Tratado de

Medicina Intensiva

Associação de Medicina Intensiva Brasileira – AMIB

Sociedade Portuguesa de Cuidados Intensivos – SPCI

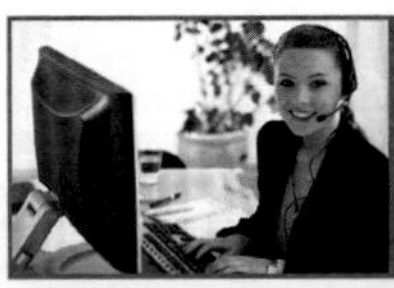

Tratado de Medicina Intensiva

Associação de Medicina Intensiva Brasileira – AMIB

Sociedade Portuguesa de Cuidados Intensivos – SPCI

Editores

CIRO LEITE MENDES

FERNANDO SUPARREGUI DIAS

ANTERO DO VALE FERNANDES

EDERLON REZENDE

HÉLIO PENNA GUIMARÃES

RUI MORENO

AMIB ASSOCIAÇÃO DE MEDICINA INTENSIVA BRASILEIRA

spci SOCIEDADE PORTUGUESA DE CUIDADOS INTENSIVOS

Atheneu

Rio de Janeiro • São Paulo

2025

EDITORA ATHENEU

São Paulo —	Rua Maria Paula, 123 – 13° andar Conjuntos 133 e 134 Tel.: (11) 2858-8750 E-mail: atheneu@atheneu.com.br
Rio de Janeiro —	Rua Bambina, 74 Tel.: (21) 3094-1295 E-mail: atheneu@atheneu.com.br

Capa: Márcio Alexandre Paranhos de Oliveira

Produção Editorial: Gabriel Martins Edições Ltda.

Diagramação: Villa d'Artes

CIP-BRASIL. CATALOGAÇÃO NA PUBLICAÇÃO
SINDICATO NACIONAL DOS EDITORES DE LIVROS, RJ

T698

Tratado de medicina intensiva / editores Ciro Leite Mendes ... [et al.]. - 1. ed. - Rio de Janeiro : Atheneu, 2025.
28 cm.

Inclui bibliografia e índice
ISBN 978-65-5586-858-6

1. Medicina intensiva. 2. Tratamento intensivo. I. Mendes, Ciro Leite.

CDD: 616.028
24-94634 CDU: 616.07

Meri Gleice Rodrigues de Souza - Bibliotecária - CRB-7/6439

Mendes CL, Suparregui Dias F, Fernandes AV, Rezende E, Guimarães HP, Moreno R
Tratado de Medicina Intensiva – 1ª edição

Editores

Antero do Vale Fernandes, MD, PhD, EDIC

Especialista em Medicina Intensiva e em Medicina Interna. Competência em Emergência Médica. Diploma Europeu de Cuidados Intensivos. Doutor em Ciências Médicas pela Universidade do Porto. Professor Catedrático Convidado na Universidade Fernando Pessoa, Portugal. Professor Associado Convidado da Universidade da Beira Interior e da Universidade de Lisboa, Portugal. Chefe de Serviço Hospitalar. Diretor Clínico Adjunto do Hospital Garcia de Orta. Diretor do Serviço de Medicina Intensiva do Hospital Garcia de Orta. Presidente da SPCI (Gestão 2014-2017). Fundador e Vice-Presidente (Gestão 2017) da Associação Lusófona de Medicina Intensiva.

Ciro Leite Mendes, MD, MSc

Médico Especialista em Medicina Intensiva e Cardiologia. Presidente da Associação de Medicina Intensiva Brasileira (AMIB) (Gestão 2018-2019). Chefe da UTI do Hospital Universitário Lauro Wanderley da Universidade Federal da Paraíba (UFPB/EBSERH).

Ederlon Rezende, MD

Médico Especialista em Medicina Intensiva e Cardiologia. Presidente da Associação de Medicina Intensiva Brasileira (AMIB) (Gestão 2010-2011). Diretor do Serviço de Terapia Intensiva do Instituto de Assistência Médica ao Servidor Público Estadual de São Paulo (IAMSPE).

Fernando Suparregui Dias, MD, PhD

Médico Especialista em Medicina Intensiva e Cardiologia. Presidente da Associação de Medicina Intensiva Brasileira (AMIB) (Gestão 2014-2015). Mestre em Cardiologia pelo Instituto de Cardiologia do Rio Grande do Sul. Doutor em Biologia Celular e Molecular pela Pontifícia Universidade Católica do Rio Grande do Sul (PUCRS). Coordenador Médico do Serviço de Terapia Intensiva do Hospital São Lucas da PUCRS.

Hélio Penna Guimarães, MD, PhD

Médico Especialista em Medicina de Emergência, Medicina Intensiva e Cardiologia. Doutor em Ciências pela Universidade de São Paulo (USP). Médico Diarista e Coordenador de Pesquisa da UTI do Hospital Israelita Albert Einstein (HIAE). Médico Supervisor da Residência de Medicina de Emergência do Hospital das Clínicas da Faculdade de Medicina da Universidade de São Paulo (HCFMUSP). Médico Diarista da UTI da Disciplina Cirurgia Cardiovascular da Escola Paulista de Medicina da Universidade Federal de São Paulo (EPM/Unifesp). Professor Titular de Medicina de Emergência do Centro Universitário São Camilo (CUSC), São Paulo. Presidente da Federação Latino-Americana de Medicina de Emergência (FLAME) (Gestão 2023-2025).

Rui Moreno, MD, PhD

Médico Especialista em Medicina Intensiva, Medicina Interna, Competência em Emergência Médica e em Gestão de Unidades de Saúde. *European Diploma in Intensive Care Medicine* (EDIC). Membro do *Council* da Federação Mundial de Sociedades de Medicina Intensiva e Crítica (*World Federation of Societies of Intensive and Critical Care Medicine*) (Gestões 2001-2004 e 2005-2008). Presidente da Sociedade Portuguesa de Cuidados Intensivos (SPCI) (Gestão 2006-2008). Presidente da *European Society of Intensive Care Medicine* (ESICM) (Gestão 2009-2011). Presidente do Comité Multidisciplinar em Medicina Intensiva (*Multidisciplinary Joint Committee of Intensive Care Medicine* – MJCICM*)* da União Europeia de Médicos Especialistas (*European Union of Medical Specialists* – UEMS*)* (2009-2012) e membro do mesmo desde essa altura. Membro do Colégio de Medicina Intensiva da Ordem dos Médicos (2009-2011). Presidente do mesmo (Gestão 2012-2016). Fundador e Presidente (Gestão 2017) da Associação Lusófona de Medicina Intensiva. Medalha de Ouro da ESICM (2016). Sócio Honorário da SPCI, AMIB e Sociedade Sérvia de Medicina Intensiva. Hospital de São José, ULS São José, Lisboa, Portugal. Professor da Faculdade de Ciências Médicas da Universidade Nova de Lisboa. Professor da Faculdade de Ciências da Saúde da Universidade da Beira Interior, Covilhã, Portugal.

Coordenadores

António João Sant'Anna Gandra Leite d'Almeida, MD, MCsDM, FCCM, FACS

Tenente-Coronel Médico do Exército Português. Diretor Executivo do Serviço Nacional de Saúde. Licenciado em Medicina pela Faculdade de Ciências Médicas da Universidade Nova de Lisboa. Diretor da Delegação Regional Norte do Instituto Nacional de Emergência Médica (INEM) (2021-2023). Pós-Graduação em Saúde Militar. Mestrado em *European Master in Disaster Medicine*. Consultor em Cirurgia Geral, Gestão de Serviços de Saúde, Emergência Médica e Medicina Militar pela Ordem dos Médicos, Portugal.

António Luís Eiras Falcão, MD, MSc, PhD

Membro Titular da Academia Brasileira de Neurologia (ABN). Livre-Docente em Medicina Intensiva da Universidade Estadual de Campinas (Unicamp). Membro da Câmara Técnica de Morte Encefálica do Conselho Federal de Medicina. Presidente do Comitê de Neurointensivismo da Associação de Medicina Intensiva Brasileira (AMIB) (Gestão 2024-2025). Coordenador Médico da UTI Adulto da Rede D'Or São Luiz, Campinas.

Flávio Eduardo Nácul, MD, PhD

Doutor em Medicina pela Universidade do Estado do Rio de Janeiro (Uerj). *Fellowship* em Medicina Intensiva pela Lahey Clinic & Tufts University, Boston – Massachusetts, Estados Unidos. *Fellowship* em Pesquisa pela Friedrich Schiller University, Jena, Alemanha; Médico Intensivista Titulado pela Associação de Medicina Intensiva Brasileira (AMIB). Médico do Hospital Universitário da Universidade Federal do Rio de Janeiro (UFRJ). Hospital Pró-Cardíaco e Hospital Federal de Ipanema, Rio de Janeiro, Brasil.

José Artur Paiva, MD, PhD

Director e Assistente Graduado Sénior do Serviço de Medicina Intensiva da Unidade Local de Saúde São João, Porto, Portugal. Especialista em Medicina Intensiva e Medicina Interna. Competência em Gestão de Serviços de Saúde, em Emergência Médica e em Controlo de Infeção e Uso Racional de Antibióticos. Professor Associado Convidado da Faculdade de Medicina da Universidade do Porto. Membro-Fundador do Grupo de Investigação e Desenvolvimento de Infeção e Sepsis. Coordenador do Grupo de Trabalho de Gestão e Liderança da Sociedade Portuguesa de Cuidados Intensivos (SPCI). Presidente do Colégio da Especialidade de Medicina Intensiva da Ordem dos Médicos (2015-2023). Diretor do Programa de Prevenção e Controlo de Infeções e de Resistência a Antimicrobianos (2013-2016 e 2020-2024), na Direção-Geral da Saúde, Portugal. Membro do *EU-Response Investigators Team* e do *Drive-AMS European Project*.

Márcio Manozzo Boniatti, MD, PhD

Médico Intensivista. Doutorado em Ciências Médicas pela Universidade Federal do Rio Grande do Sul (UFRGS). Professor do Programa de Pós-Graduação em Saúde e Desenvolvimento Humano da Universidade La Salle e do Programa de Pós-Graduação em Cardiologia e Ciências Cardiovasculares da UFRGS, Brasil.

Suzana Margareth Lobo, MD, MSc, PhD

Professora Livre-Docente de Medicina Intensiva da Faculdade de Medicina de São José do Rio Preto (FAMERP). Chefe do Serviço de Terapia Intensiva do Hospital de Base de São José do Rio Preto, Brasil. Membro do Conselho Consultivo da Associação de Medicina Intensiva Brasileira (AMIB). Membro do Comitê Científico BRICNet.

Colaboradores

A

- Afonso Gonçalves, MD
- Afonso José Celente Soares, MD
- Alexandra Briosa, MD
- Alexandra Paula, RM, MSc
- Alexandre Biasi Cavalcanti, MD, PhD
- Alexandre Guimarães de Almeida Barros, MD, PhD
- Allan Peixoto de Assis, RN, PhD
- Amanda Ayako Minemura Ordinola, MD
- Ana Catarina Guerra, MD
- Ana Isabel Pais de Moura Gonçalves, MD, MSc
- Ana Luís Garcia
- Ana Luiza Mezzaroba, MD, MSc, PhD
- Ana Margarida Gonçalves Fernandes, MD, MSc
- Ana Mestre, MD
- Ana Moura Gonçalves, MD, MSc
- Ana Paula da Costa Henriques, MD, MSc
- Ana Vigário, MD
- André Gulinelli, MD
- André Miguel Japiassú, MD
- André Silva Pinto, MD
- André Torelly, MD
- Anelise Ferreira Fontana, RN, MSc
- Angela de Alcântara Magnani Bezerra, MD
- Ângela Simas, MD
- Anna Claudia Turdo, MD, MSc
- Antonio Coutinho Madruga Neto, MD
- Antonio Helder Loiola Amorim, MD
- António João Sant'Anna Gandra Leite d'Almeida, MD, MCsDM, FCCM, FACS
- António Luís Eiras Falcão, MD, MSc, PhD
- António Marques da Silva, MD, MSc
- António Pais Martins, MD
- António Rocha, RN
- António Vieira, MD
- Aparecida Carmem de Oliveira, MD, MSc
- Arthur Henrique Ribeiro do Valle de Faria, MD

B

- Beatriz Craveiro Lopes, MD
- Beatriz Santana Watanabe, MD
- Bruno Maia, MD

C

- Caio Cézar Quintas de Medeiros Vieira, MD
- Caio V. G. Jaoude, MD, PhD
- Camilla Vasconcellos Ferreira, MD, MSc
- Carla Isabela Mimoso Santos, MD
- Carmen Silva Valente Barbas, MD
- Carolina Menezes
- Caroline Deutschendorf, MD, MSc
- Caroline Facchini, MD
- Cassiano Teixeira, MD, PhD
- Catarina Mendes Silva, MSc, PhD
- Catarina Oliveira Paulo, MD, MSc
- Catarina Pereira Cardoso, MD
- Catarina Pereira Eusébio, MD
- Catarina Pires, MD
- Celeste Dias, MD, PhD
- César Burgi Vieira, MD
- Christiano Altamiro Coli Nogueira, MD
- Cintia Magalhães Carvalho Grion, MD, PhD
- Clarissa Netto Blattner, MD, MSc, PhD
- Cláudia Falé, MD
- Claudia Maria Dantas de Maio Carrilho, MD, PhD
- Cláudio Piras, MD, MSc, PhD
- Clayton Lima Melo, RN, MSc, PhD
- Corina Loohmann, MD, MSc
- Cristina Martins, MD, MSc
- Cristina Rodrigues Tavira, MD
- Cristina Vilela, MD

D

- Dalton Barros, MD, MSc
- Daniel Moreira Gonçalves, MD, MSc, PhD
- Daniel Nobrega Medeiros
- Daniel Raylander da Silva Rodrigues, MD, MSc
- Daniela Silva, MD
- Dário Fidalgo Batista, MD
- Débora Feijó Villas Bôas Vieira, RN, MSc, PhD
- Débora Soares Santos, RN, MSc
- Diogo Pedro Santos Lopes, MD
- Duarte Gil Marques, MD

E

- Edino Parolo, MD
- Eduardo Sousa, MD
- Edvaldo Vieira Campos, MD, PhD
- Ellen Pierre de Oliveira, MD
- Érick César de Albuquerque Farias, MD

F

- Fabrício Gomes da Silva, MD, MSc
- Fátima Santos, MD, EDAIC
- Fernanda Alves Ferreira Gonçalves, RN, PhD
- Fernanda Baeumle Reese, MD, MSc
- Fernanda Bianca Paes Gulinelli, MD
- Fernanda Dias Monteiro, MD, MSc, PhD
- Fernanda Paula Santos, MD
- Fernando Guedes, MD, PhD
- Fernando Jorge Firmino Nóbrega, MD
- Filipe Amado, MD
- Filipe André Gonzalez, MD
- Filipe Froes, MD, PhD
- Filipe Gonzalez, MD
- Filipe Sousa Cardoso, MD, MSc
- Filomeno de Jesus Pires Coelho Fortes, MD, PhD

- Flavia Ribeiro Machado, MD, PhD
- Flávio Eduardo Nácul, MD, PhD
- Flávio Geraldo Rezende de Freitas, MD, PhD
- Francisco d'Oliveira Martins, MD
- Francisco Ricardo Marques Lobo, MD, PhD

G

- Gabriela Lam Brawerman
- Gabriela Queiroz do Amaral, MD
- Gerson Luiz de Macedo, MD
- Gilberto Friedman, MD, PhD
- Giovani Gadonski, MD, PhD
- Giulliana Martines Moralez, MD, PhD
- Gonçalo Faro Silva, MD
- Gonçalo Marto, MD
- Gonçalo Saldanha, RM, MSc
- Gonçalo Sousa, MD
- Graziela Luckemeyer, MD
- Guilherme Benevenuto Hasebe, MD
- Guilherme Nascimento de Morais, MD
- Gustavo C. Monteiro, MD

H

- Helena Ribeiro Pires, MD
- Hennan Salzedas Teixeira, MD

I

- Igor Dovorake Lourenço, MD
- Igor Mendonça do Nascimento, MD
- Inês Ferraz de Oliveira, MD
- Inês Pimenta Rodrigues, MD
- Isabela Argollo Ferreira, MD
- Isabelle Guerreiro Machado, MD
- Isadora Antonacci Moura, MD
- Israel Silva Maia, MD
- Ivan Leonardo A. França e Silva, MD, PhD

J

- João Chaves Caminha, MD (*In Memorian*)
- Jacobo Bacariza Blanco, MD
- Jener Guerra de Macedo, MD
- Joan Rodrigues de Castro, MD
- Joana Alves, MD
- Joana Junqueira, MD
- Joana Maria Rosa Pimenta Jardim Ferreira, MD
- Joana Melo da Silva Manuel, MD
- João Carlos Leote Rebocho, MD, PhD
- João Cruz, MD, MSc
- João Gonçalves Pereira, MD, PhD
- João Grade Santos
- João João Mendes, MD, PhD
- João Manoel Silva Jr., MD, PhD
- João Paulo Almeida e Sousa, MD
- João Paulo Gouveia, MD
- João Paulo Marochi Telles, MD, PhD
- João Pedro Baptista, MD, PhD
- João Prosil Sampaio, MD
- Jorge Alberto Menegasso Vieira, MD, MSc
- Jorge Nunes, MD, MSc
- Jorge Yukio Horstmann Murata, MD
- José Artur Paiva, MD, PhD
- José Augusto Santos Pellegrini, MD, PhD
- José Carlos Nicolau, MD, PhD
- José Eymard Moraes de Medeiros Filho, MD, PhD
- José Júlio Nóbrega, MD

- José Manuel Cordeiro Neves, MD
- José Mário Meira Teles, MD
- José Melquiades Ramalho Neto, RN, MSc, PhD
- José Otávio Costa Auler, MD, PhD
- José Pereira, RM, MSc
- José Segurado Seoane, MD
- José Serra, RN
- Josiane Cássia de Almeida, MD
- Juliana Barbosa Lima, MD, MSc

K

- Karla Verônica Spaca Millani, MD
- Kelson Nobre Veras, MD, MSc

L

- Lara Beatriz Alves de Melo, MD
- Laurindo Pereira de Souza, RN, MSc, PhD
- Leandro Braz de Carvalho, MD
- Liana Codes, MD, PhD
- Lilian Fátima Miguel Acha, MD
- Liliana Bismarque dos Santos, MD
- Lina Antunes, MD
- Lívia de Assunção Melo, MD
- Luana Alves Tannous, MD
- Luana Fernandes Machado, MD
- Luciano Ribeiro Pereira Silva, MD
- Lúcio José de Lara Santos, MD, MSc, PhD
- Luís Bagulho, MD
- Luís Felipe Esteves Brandão Alves, MD
- Luís Felipe Mallmann, MD

M

- Maiko Moura Silveira, MD
- Mamede de Carvalho, MD
- Marcelo de Oliveira Maia, MD, MSc, PhD
- Marcelo Vicente Toledo de Araújo, MD
- Márcio Guerreiro, MD, PhD
- Márcio Manozzo Boniatti, MD, PhD
- Marcos Antonio Cavalcanti Gallindo, MD
- Marcus Ferez, MD
- Margarida Ferreira, MD, MSc
- Margarida Jardim, MD
- Margarida Vera-Cruz, MD
- Maria Amellia Aquino, MD
- Maria de Lurdes Godinho de Matos, MD, PhD
- Maria do Carmo Girão, MD
- Maria do Céu d'Oliveira Martins, DVM, MSc
- Maria Eduarda Batista, MD
- Maria José Ferreira, MD
- Maria Lina de Menezes Antunes, MD, PhD
- Maria Lobo Antunes, MD, MSc
- Maria Margarida Lopes Coelho, MD
- Maria Moreno, MD, MSc
- Maria Regina de Paula Leite Kraft, MD
- Maria Rita Dias, MD
- Mariangela Pimentel Pincelli, MD
- Marina Ajeje Lobo, MD
- Marina Verçoza Viana, MD, MSc, PhD
- Mariza D'Agostino Dias, MD
- Michelle Ariana Ferreira Mateus
- Miguel Barbosa, MD
- Miguel Castelo-Branco Sousa, MD, PhD
- Misericórdia Veciana de las Heras, MD, PhD

N

- Nára Selaimen Gaertner de Azeredo, RN, MSc, PhD
- Niklas Söderberg Campos, MD, PhD

- Nuno de Almeida Cordeiro, MD
- Nuno Germano, MD
- Nuno Manuel Duarte de Carvalho, MD, MSc, FACS
- Nuno Miguel Silva Marques, MD, PhD

O

- Octávio Messeder, MD, MSc, PhD
- Odin Barbosa, MD

P

- Patrícia M. Veiga de C. Mello, MD, MSc
- Patrícia Schwarz, MD
- Paula Cristina Casanova Almeida, MD
- Paula Cristina Raminha Mendes, MD
- Paulo Azevedo Maia, MD
- Paulo César Gottardo, MD, MSc, PhD
- Paulo Figueiredo, MD
- Paulo Lisboa Bittencourt, MD, PhD
- Paulo Martins, MD
- Paulo Ricardo Marques, MD, MSc, PhD
- Pedro Henrique Rigotti Soares, MD, MSc
- Pedro Kurtz, MD, PhD
- Petrus Söderberg Campos

R

- Rafael Gonzaga Nahoum, MD
- Rafael Scotini Viana Alves, MD
- Raquel de Sousa Almeida, MD
- Régis Goulart Rosa, MD, PhD
- Remo Holanda de Mendonça Furtado, MD, PhD
- Renata Andréa Pietro Pereira Viana, RN, MSc, PhD
- Ricardo Freitas, MD
- Ricardo Goulart, MD
- Ricardo Lima, MD, PhD, FACS, FCCS, MBA
- Ricardo Luis Cordioli, MD, PhD
- Ricardo Matos, MD
- Ricardo Meireles de Mateus, MD, MSc
- Ricardo Viegas Cremonese, MD
- Rita Miranda, MD
- Rita Varudo, MD, MSc
- Roberto Liberal Fernandes Roncon de Albuquerque, MD
- Rodrigo Boldo, MD
- Rodrigo de Sá Figueiredo Meira Teles
- Roseny dos Reis Rodrigues, MD
- Rossana Saboya Leitão, MD
- Rubens Antonio Bento Ribeiro, MD
- Rui Manilha, MD
- Rui Miguel de Almeida Gomes, MD, MSc
- Rui Pereira, MD

S

- Sabrina dos Santos Pinheiro, RN, MSc
- Salomón Ordinola Rojas, MD, MSc, PhD
- Sara Beatriz Mendes Lança, MD
- Sávio Custódio, MD
- Sérgio de Vasconcellos Baldisserotto, MD, PhD, FCCP
- Sergio Henrique Loss, MBA, MD, MSc
- Sérgio Luzzi, MD
- Sérgio Paulo, MD
- Sofia Almeida, MD
- Sofia Escórcio, MD
- Susana M. Fernandes, MD
- Suzana Margareth Lobo, MD, MSc, PhD
- Sylvia Lemos Hinrichsen, MD, PhD

T

- Talison Silas Pereira, MD
- Talita Magalhães Sansoni, MD, MSc

- Tatiana Helena Rech, MD, MSc, PhD
- Thiago Bragança Lana Silveira Ataíde, MD
- Thiago Miranda Lopes de Almeida, MD, MSc, PhD
- Thiele Cabral, MSc
- Thire Baggio Machado Marazzi, MD
- Tiago de Abreu, MD
- Tiago Isidoro Duarte, MD
- Tiago Miguel Pinheiro Gonçalves Marques, MD
- Túlio Frederico Tonietto, MD

V

- Vânia Brito, MD, EDIC
- Vera Mônica Gomes Pereira, MD
- Victor Lisboa Peixoto, MD
- Viviane Bernardes de Oliveira Chaiben, MD, MSc
- Viviane Cordeiro Veiga, MD, MSc, PhD

W

- Wagner Luis Nedel, MD, PhD

Escaneie o QR Code para ver os créditos dos Colaboradores

Prefácio

Valeu a pena?
Tudo vale a pena
Se a alma não é pequena.
(Fernando Pessoa, Mar Português)

Assim como os navegadores lusitanos enfrentaram o desconhecido em busca de novas terras e desafios, os intensivistas, em sua jornada diária, enfrentam mares igualmente turbulentos, em que cada decisão pode ser crucial na luta pela vida. O *Tratado de Medicina Intensiva*, uma obra conjunta da Associação de Medicina Intensiva Brasileira (AMIB) e da Sociedade Portuguesa de Cuidados Intensivos (SPCI), reflete o conhecimento acumulado e a colaboração entre duas nações unidas por uma língua e uma missão: cuidar de pacientes em seu momento de maior gravidade.

Esta obra nasce como uma referência essencial para orientar a prática da Medicina Intensiva nos países de Língua Portuguesa, integrando as mais recentes inovações e práticas baseadas na evidência. Os editores, em sua maioria ex-presidentes das duas sociedades, trazem à tona não apenas seu profundo conhecimento, mas também a experiência acumulada em anos de dedicação à especialidade. Este Tratado representa o ápice dessa parceria luso-brasileira, reunindo contribuições valiosas que resumem o melhor da prática clínica nos dois países.

Além disso, cada capítulo é fruto do compromisso inabalável dos autores com a ciência e com a excelência no cuidado do doente crítico. Os profissionais que contribuíram para o livro trazem consigo o rigor científico e o desejo de promover uma prática baseada na melhor evidência actual, sempre com o objetivo final de melhorar os desfechos clínicos dos pacientes sob seus cuidados. A construção de um tratado como este exige não apenas conhecimento técnico e dedicação contínua ao aprimoramento das práticas clínicas, alinhadas com os mais altos padrões internacionais, mas também um notável esforço de colaboração.

Na realidade, a prática da Medicina Intensiva depende, em grande parte, da capacidade de colaborar e coordenar um grande conjunto de saberes que se encontram frequentemente fora do âmbito específico da nossa especialidade. Essa "alma grande", ou seja, a capacidade de convocar, coordenar e integrar pareceres diversos, destilando-os em um plano de intervenção coerente e centrado no melhor interesse do doente, é uma das marcas de água da Medicina Intensiva no seu melhor.

A presente obra é também testemunho dessa vontade de colaborar. A Medicina Intensiva é uma especialidade jovem e vibrante, que tem se desenvolvido a um ritmo cada vez mais acelerado, e ocupa actualmente um papel absolutamente central na organização dos sistemas de saúde modernos. A pandemia por COVID-19 mostrou ao mundo a importância da Medicina Intensiva, especialidade que encontra-se actualmente em fase de maturação, na qual há a percepção de que o impacto da intervenção se estende para além da internação nos nossos serviços. Essa constatação tem levado ao progressivo alargamento da Medicina Intensiva para além dos serviços de saúde, não só no sentido de garantir a identificação rápida de doentes em deterioração, mas também com o objectivo de assegurar os melhores cuidados aos doentes após a alta da Unidade de Terapia Intensiva.

Todos esses aspectos são abordados de forma detalhada e actual neste Tratado, e estamos certos de que ele servirá como um guia indispensável para intensivistas em todo o mundo lusófono, um recurso que apoiará decisões difíceis e que promoverá um cuidado ético e tecnicamente competente, centrado no paciente.

É com grande satisfação que apresentamos esta obra, que certamente se tornará uma referência para quem busca o melhor em Medicina Intensiva.

Patrícia Machado Veiga de Carvalho Mello
Diretora-Presidente da AMIB

Paulo Mergulhão
Presidente da SPCI

Apresentação

Os portugueses sempre foram, e continuarão sendo, muito mais do que apenas uma das três matrizes étnicas do povo brasileiro. A singular posição do Brasil como o único país da América do Sul cuja língua oficial não é o espanhol, e cuja integridade territorial se manteve após a independência, deve-se em grande parte à forma como os Bragança conduziram esse processo. Essas características históricas contribuíram para a manutenção dos fortes laços sociais, culturais e acadêmicos que persistem entre os dois povos.

No campo da Medicina Intensiva, esses vínculos também se fazem evidentes. A parceria entre a Associação de Medicina Intensiva Brasileira (AMIB) e a Sociedade Portuguesa de Cuidados Intensivos (SPCI) espelha essa sinergia histórica entre nossos povos. Essa colaboração reflete não apenas um alinhamento institucional, mas a convergência de um objetivo comum: promover o cuidado intensivo de excelência, com base no compartilhamento de experiências, práticas e conhecimentos entre profissionais de dois continentes. Este Tratado é fruto dessa união, reunindo especialistas do Brasil e de Portugal para oferecer um conteúdo abrangente e atualizado, representando um marco importante para a Medicina Intensiva em ambos os países.

A produção desta obra não teria sido possível sem o grande esforço dos seis editores, que enfrentaram o desafio de coordenar a confecção e integração de um projeto de tal magnitude. A complexidade de alinhar contribuições de especialistas de diferentes áreas e países, garantindo a coesão e a qualidade científica de cada capítulo, foi um trabalho árduo, mas absolutamente essencial para que este Tratado alcançasse seu elevado padrão.

Ao ser lançada, a obra será a referência mais completa entre as de formato semelhante sobre Medicina Intensiva na Língua Portuguesa, consolidando-se como um recurso indispensável para médicos intensivistas e outros profissionais da saúde que buscam excelência no cuidado ao paciente grave.

Além disso, o presente trabalho é muito mais do que uma coletânea de capítulos escritos por especialistas de renome; ele representa o compromisso de duas nações em avançar juntas na ciência e na prática da Medicina Intensiva. Cada página reflete o esforço coletivo e a troca de conhecimentos que, ao longo de décadas, têm moldado o atendimento aos pacientes críticos em nossos países.

A obra oferece não apenas uma visão abrangente das inovações e práticas mais recentes da Medicina Intensiva, mas também destaca a importância da Fisiologia e da Fisiopatologia, áreas fundamentais para o entendimento profundo e a prática segura e eficaz da Medicina Intensiva. Esse foco permite que os profissionais compreendam os mecanismos subjacentes às condições críticas e tomem decisões terapêuticas mais embasadas, sempre visando a excelência no cuidado ao paciente grave.

A concretização deste Tratado só foi possível graças ao apoio incansável da Editora ATHENEU, que desempenhou um papel fundamental na organização e publicação. Seu compromisso com a qualidade editorial e a disseminação do conhecimento científico foi essencial para que este projeto se tornasse uma realidade.

Esperamos que esta obra seja uma referência essencial para médicos intensivistas e profissionais de saúde, não só em nossos dois países, mas também em toda a comunidade internacional, reafirmando a importância da cooperação e da partilha de conhecimentos no avanço da ciência e na melhoria dos cuidados aos pacientes.

Editores

Sumário

Seção 1 | Procedimentos e Técnicas em Terapia Intensiva

Coordenadores: Fernando Suparregui Dias | Rui Moreno

Seção 3 | Visão Geral da Doença Crítica

Coordenador: Fernando Suparregui Dias

Seção 4 | Choque Circulatório

Coordenador: Fernando Suparregui Dias

Seção 5 | Sistema Respiratório

Coordenador: Antero do Vale Fernandes

Seção 6 | Sistema Cardiovascular

Coordenador: Ederlon Rezende

Seção 7 | Sistema Digestório e Aspectos Nutricionais

Coordenadora: Suzana Margareth Lobo

Seção 12 | Doenças Infecciosas

Coordenador: José Artur Paiva

Seção 13 | Doenças Hematológicas e Oncológicas

Coordenador: Hélio Penna Guimarães

Seção 16 | Gestão e Organização em UTI

Coordenadores: Fernando Suparregui Dias | Rui Moreno

Seção 17 | Ética e Terminalidade

Coordenador: Rui Moreno

Seção 18 | Planejamento, Educação e Pesquisa

Coordenadores: Rui Moreno | António João Sant'Anna Gandra Leite d'Almeida

SEÇÃO 1

Procedimentos e Técnicas em Terapia Intensiva

Coordenadores: Fernando Suparregui Dias | Rui Moreno

capítulo 1

Manejo das Vias Aéreas – Intubação Endotraqueal e Sistemas Alternativos Não Cirúrgicos para Manejo da Via Aérea Difícil

Maria Eduarda Batista | Miguel Barbosa | Tiago Isidoro Duarte | Nuno Germano

Introdução

A intubação orotraqueal é um dos procedimentos mais comumente realizados em Terapia Intensiva. A realização deste procedimento em doentes críticos reveste-se de particulares desafios que requerem, antecipadamente, a planificação de um modelo de abordagem seguro, eficaz e que evite o aparecimento de complicações ameaçadoras de vida. Têm sido reportadas complicações associadas à intubação orotraqueal em doentes críticos em até 40% dos casos, com 13% das intubações requerendo três ou mais tentativas e 10% com duração igual ou superior a 10 minutos.[1,2] A planificação da abordagem da via aérea deve assegurar a maior probabilidade de sucesso, perseguindo o alvo de *first attempt, the best attempt*.[1]

Breve perspetiva histórica

A história da abordagem da via aérea até o século XVIII centrava-se, exclusivamente, nas técnicas cirúrgicas de manuseio da via aérea. Desde a publicação do *De Humani Corporis Fabrica* por Andreas Vesalius em 1543, foi observando a necessidade de colocação de dispositivos através da traqueia para insuflação dos pulmões em modelos animais.[3] A descoberta de novos fármacos, de gases anestésicos e de novas técnicas anestésicas propiciou o desenvolvimento dos tubos orotraqueais e de outros dispositivos cujos autores tornaram-se populares na prática clínica atual, como Joseph O'Dwyer, Chevalier Jackson, Magill, Miller e Macintosh.[4]

Intubação orotraqueal

Preparação

A intubação é um procedimento que deve ser realizado idealmente por dois médicos, sendo pelo menos um deles experiente em via aérea difícil (VAD), e por pelo menos um enfermeiro. É um trabalho de equipa que ocorrerá da melhor forma quanto mais coesa e quanto mais experientes forem os profissionais envolvidos.[5] É um procedimento que deve ser planificado antecipadamente, partilhando dispositivos, fármacos (dose e sequência a administrar) e diferentes abordagens (preferencial ou primeira tentativa e de resgate) a utilizar entre todos os elementos da equipa. Da mesma forma, o ventilador deve ser programado previamente.

Avaliação da via aérea

O exame físico do doente pode auxiliar na antecipação de uma potencial VAD, embora alguns apresentem alterações subtis ou de difícil reconhecimento em contexto urgente.[6,7] A dificuldade da avaliação da via aérea em procedimentos eletivos contrasta substancialmente com a mesma abordagem em doentes agitados, sedados, hipoxémicos, hemodinamicamente instáveis e com evolução para falência de outros órgãos. São fatores de risco de maior dificuldade para abordagem da via aérea: índice de massa corporal (IMC) superior a 30 kg/m^2, história de VAD ou de neoplasia de cabeça ou pescoço, realização de radioterapia nessas localizações, história de doença pulmonar obstrutiva crónica, traqueostomia prévia, limitações de mobilização da coluna cervical, edema da via aérea ou das estruturas envolventes e a presença de conteúdo na via aérea (secreções, sangue ou conteúdo alimentar).

São sinais sugestivos de dificuldade na ventilação por máscara facial (mnemónica MOANS):[8]

- **M** (*mask seal*) – Refere-se à selagem da máscara facial que pode ser dificultada por barba ou trauma facial, que podem condicionar má adaptação.
- **O** (*obstruction*) – Doentes com IMC > 26 kg/m^2; grávidas de terceiro trimestre que para além do peso da parede abdominal, torácica e das vísceras, possuem tecido redundante da via aérea superior que pode causar obstrução da via aérea; inflamação ou infe-

ção localizada na via aérea superior que condicione angioedema, angina de Ludwig ou epiglotite.

A (*age*) – Idade avançada resulta em perda de músculo e de tónus facial.

N (*no teeth*) – A ausência de peças dentárias resulta na retração dos tecidos da face, levando a uma má selagem e fugas de ar.

S (*stiff*) – Doentes que apresentam elevada resistência pulmonar ou reduzida complacência requerem pressões de insuflação mais elevadas, nomeadamente em casos de hiperreatividade das vias aéreas, edema ou infeção.

São sinais sugestivos de dificuldade na laringoscopia direta e na intubação (mnemónica LEMON):[8,9]

L (*look externally*) – Uma via aérea que parece difícil, provavelmente é.

E (*evaluate the 3-3-2 rule*) – Avaliação da abertura da boca para facilitar o acesso à via aérea (3 dedos); a distância do mento ao osso hioide avalia as dimensões do espaço mandibular que acomoda a língua na laringoscopia (3 dedos); por fim, a distância entre o osso hioide e a cartilagem tireóidea identifica a posição da glote relativamente à base da língua (2 dedos) conforme representado na **Figura 1.1**.

M (*Mallampati score*) – Grau de exposição das estruturas posteriores da orofaringe avaliada pedindo ao doente que abra a boca e exteriorize a língua; informa acerca da acessibilidade da cavidade oral e visualização da glote para a intubação (**Figura 1.2**). É um indicador pouco sensível e específico.

O (*obstruction/obesity*) – É um marcador de dificuldade, associado a dispneia, disfagia e estridor. A presença de estridor associa-se a uma redução do calibre da via aérea em 50% ou diâmetro igual ou inferior a 4,5 mm.

N (*neck mobility*) – Refere-se à mobilidade cervical; doentes traumatizados, imobilizados ou com imobilidade cervical apresentam, geralmente, dificuldade no posicionamento e alinhamento das estruturas para a laringoscopia e intubação.

A dificuldade na colocação de dispositivos supraglóticos pode ser antecipada recorrendo à seguinte mnemónica RODS:[10]

R (*restricted mouth opening*) – Limitação da abertura da boca que pode dificultar a entrada e colocação de dispositivos supraglóticos.

O (*obstruction*) – Refere-se a qualquer obstrução abaixo da laringe, pois o dispositivo não a conseguirá ultrapassar.

D (*disrupted or distorted airway*) – Via aérea danificada ou deformada pode comprometer a adaptação e selagem do dispositivo.

S (*stiff lungs or cervical spine*) – Diminuição da complacência pulmonar ou limitação da mobilidade cervical podem não permitir a colocação e estabilização do dispositivo.

Outro indicador útil na avaliação da via aérea é o indicador de MACOCHA. Trata-se de um sistema de pontuação que procura determinar a dificuldade na intubação orotraqueal e, que está validado para Unidades de Terapia Intensiva (UTIs).[11,12] Tem fatores relacionados com a patologia (coma e hipoxemia) e fatores relacionados com o doente (**Tabela 1.1**). Perante uma pontuação superior a 3 deve ser solicitado apoio de um médico experiente no procedimento.[12-14]

Material necessário

O material necessário para assegurar a via aérea do doente consiste em aspirador de secreções de cânula rígida e sonda maleável, máscara facial e insuflador manual com reservatório, tubo orofaríngeo, máscara laríngea, tubo orotraqueal, laringoscópio, seringa de 10 mL para insuflação do *cuff*, estetoscópio, capnógrafo e fixador do tubo orotraqueal.[15]

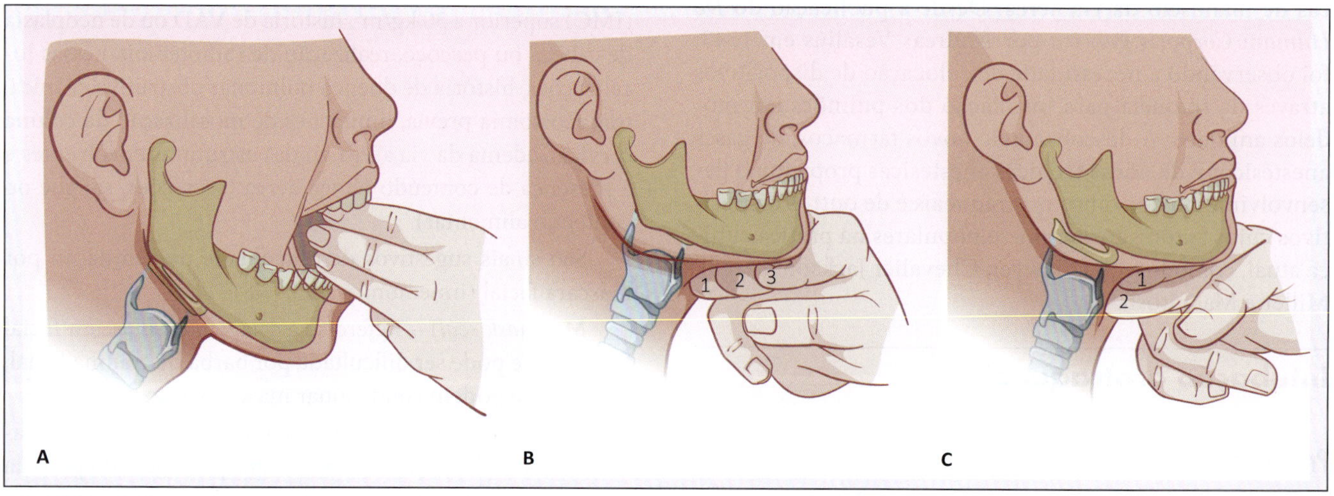

Figura 1.1. Mnemónica LEMON.

Fonte: Adaptado de Wall S, Murphy M. Identification of the Difficult and Failed Airway (2012). Disponível em: Identification of the Difficult and Failed Airway | Anesthesia Key (aneskey.com). Acessado em agosto de 2024.

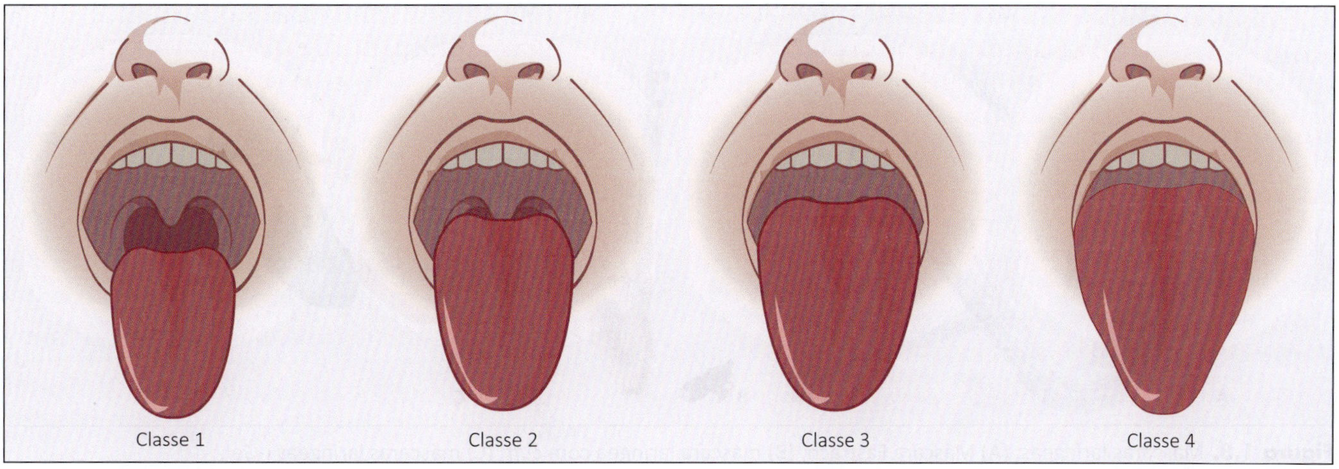

Figura 1.2. Classificação de Mallampati.

Fonte: Adaptado de Myers KA, Markobrada M, Simel D. Does This Patient have Obstructive Sleep Apnea? The Rational Clinical Examination Systematic Review. JAMA. 2013;310(7):731-741.

A máscara facial deve cobrir a boca e o nariz do doente (tamanho 3-4 é adequado para o sexo feminino e 4-5 para o masculino). Na ausência de peças dentárias e perda da musculatura facial ou queda da língua, o tubo orofaríngeo auxilia na permeabilização da via aérea superior (o tamanho varia de 0 a 4, sendo o tamanho 3 mais adequada para o sexo feminino e o 4 para o masculino). As máscaras faciais transparentes são preferíveis, pois permitem observar cianose labial, secreções ou vómito (**Figura 1.3**).

Tabela 1.1. Indicador MACOCHA

Fatores	Pontuação
Fatores relacionados com o doente	
Mallampati III ou IV	5
Síndrome de apneia obstrutiva do sono	2
Redução na mobilidade cervical	1
Limitação na abertura da boca < 3 cm	1
Fatores relacionados com a doença	
Coma	1
Hipoxemia grave (80%)	1
Fatores relacionados com o operador	
Não anestesiologista	1
Total	**12**

Pontuação de 0 = fácil; pontuação de 12 = muito difícil.

Fonte: Desenvolvida pela autoria.

O tubo orotraqueal com *cuff* (**Figura 1.4**), quando inserido na traqueia, mantém a patência da via aérea e previne a aspiração de conteúdo gástrico para o pulmão, definindo uma via aérea segura. A escolha do tamanho tem por base a idade e estrutura corporal do doente, sendo que quanto menor o diâmetro interno, maior será a resistência à passagem do ar. Um diâmetro interno de 8.0 mm é geralmente adequado. Na preparação para intubação orotraqueal, deve estar disponível um tubo de tamanho abaixo do escolhido. A intubação requer a utilização de um laringoscópio, sendo as lâminas de Macintosh® e de Miller® as mais utilizadas. A primeira é uma lâmina curva e a sua ponta deve ser introduzida na valécula; o tamanho varia de 0 a 4, sendo o número 3 o recomendando para adultos. A lâmina de Miller®, uma lâmina reta, deve ser introduzida na superfície laríngea da epiglote, pinçando a epiglote. O tamanho varia entre 0 e 4, sendo os números 2 e 3 os mais adequados para os adultos. Existe também a lâmina de McCoy® que apresenta uma alavanca que permite mobilizar a ponta da lâmina e elevar a epiglote, melhorando a visualização das cordas vocais, útil nas intubações difíceis (**Figura 1.5**).

Programação do ventilador

O ventilador deve ser programado antes de se avançar para a abordagem da via aérea. A escolha do modo ventilatório deve levar em conta a experiência do médico e a situação clínica do doente (não é recomendado a opção por modos que não façam parte da prática habitual do médico que programa o ventilador), já que não há atualmente descrita qualquer vantagem significativamente estatística de uma forma ventilatória sobre outra. Sugere-se iniciar definindo uma fração inspirada de oxigénio no ar (FiO_2) de 100% (reduzindo progressivamente e titulando pela oximetria de pulso e/ou pela gasometria arterial tendo como alvo SpO_2 > 90% e PaO_2 > 60 mmHg), frequência respiratória entre 14 e 16 ciclos por minuto, pressão no final da expiração de 5 a 6 cmH_2O e relação entre inspiração/expiração de 1:2, adaptado à doença crítica. Recomenda-se a adoção de uma estratégia de ventilação protetora, a fim de evitar o desenvolvimento de volutrauma, barotrauma, ateletoctrauma ou biotrauma. Sugere-se a seleção da pressão inspiratória ou do volume corrente de forma a obter volumes correntes expirados entre 6 e 8 mL por peso corporal ideal do doente,

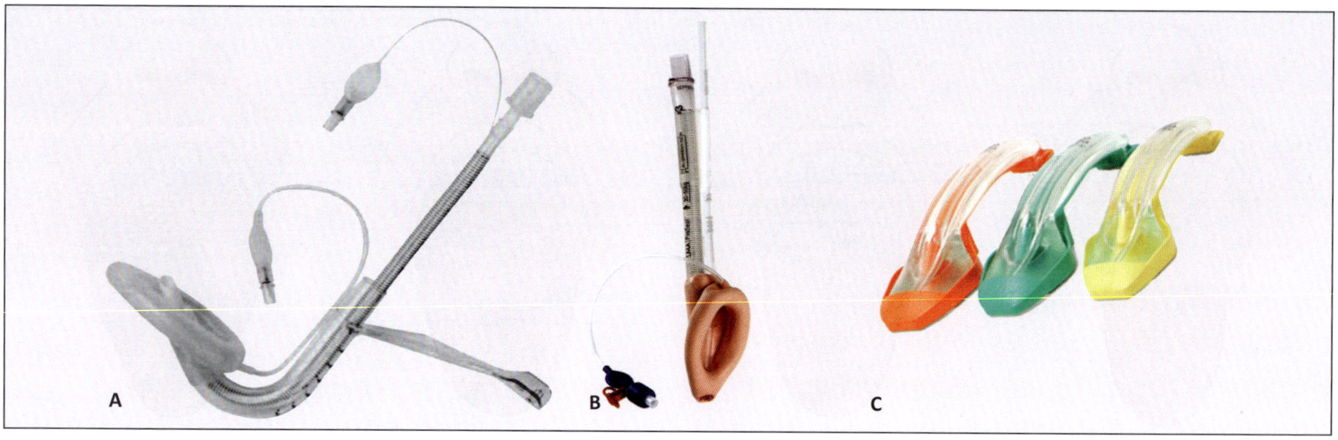

Figura 1.3. Máscaras laríngeas. (A) Máscara Fastrach, (B) máscara laríngea com *cuff*, (C) máscaras laríngeas i-Gel.

Fonte: The Airway Jedi. Tips and tricks on intubation, airway management, anesthesia and safe patient care. Disponível na internet: www.airwayjedi.com. Acesso em 28 de dezembro de 2022.

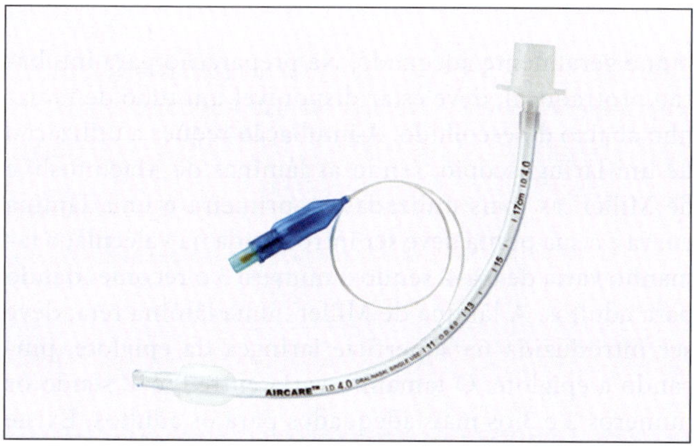

Figura 1.4. Tubo orotraqueal.

Fonte: ICUmedical Smiths Group, www.icumed.com, acesso em 21 de dezembro de 2022.

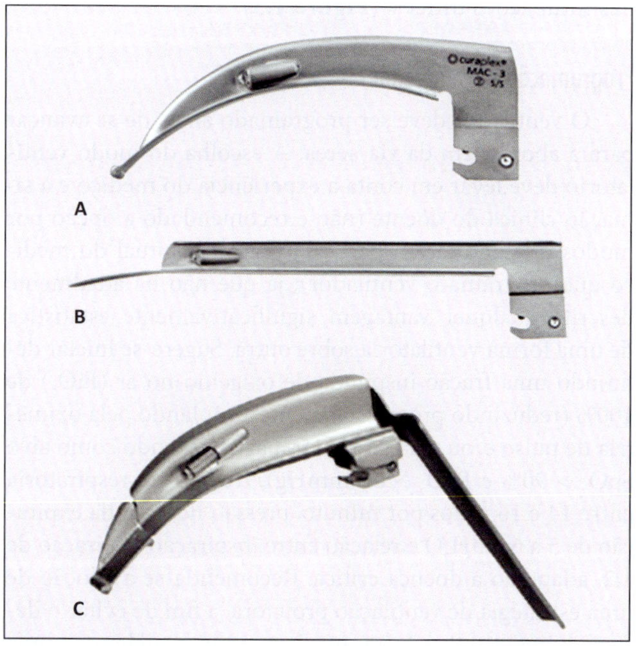

Figura 1.5. Diferentes lâminas para laringoscopia direta.

Legenda: (A) Lâmina Macintosh, (B) lâmina Miller e (C) lâmina Mccoy.

Fonte: Bound Tree. Disponível na Internet: www.boundtree.com. Acesso em 28 de dezembro de 2022.

pressão de pausa inspiratória (ou seja, a pressão que melhor se relaciona com a pressão alveolar) inferior a 28-30 cmH_2O e *driving pressure* inferior a 14 cmH_2O.

Pré-oxigenação e oxigenação apneica

Recomenda-se o posicionamento do doente na chamada *sniffing position*, que permite alinhar as estruturas segundo um eixo – cavidade oral, faringe e laringe por meio da flexão do pescoço e extensão da cabeça.[16]

O doente crítico é particularmente vulnerável à hipoxemia, já que a pré-oxigenação tem como objetivo aumentar o tempo de apneia sem dessaturação, aumentando a capacidade residual funcional e o oxigênio disponível no ar inspirado. A pré-oxigenação e intubação ideais podem ser obtidas colocando o doente em uma posição com elevação da cabeceira de 20º a 30º (evitando, se possível, a posição de supino); em caso de doentes obesos, sugere-se uma elevação superior a 25º.[11]

Vários métodos de pré-oxigenação estão disponíveis na prática clínica em Terapia Intensiva: máscara facial, cânulas nasais de oxigenoterapia de alto fluxo, ventilação não invasiva ou insuflador manual com ou sem válvula de pressão expiratória final positiva (PEEP) ou com ou sem reservatório.

A pré-oxigenação com insuflador manual (**Figura 1.6**) deve ser realizada acoplada a uma máscara facial, corretamente adaptada, cobrindo simultaneamente o nariz e a boca e com fluxo de oxigénio de pelo menos 15 litros por minuto. Idealmente, esta abordagem deve ser realizada por duas pessoas, uma responsável pela selagem da máscara à face do doente e outra comprimindo o insuflador com reservatório, utilizando a menor quantidade de volume necessária para a expansão torácica.[17]

A utilização de ventilação não invasiva, em contexto de pré-oxigenação de doentes com insuficiência respiratória hipoxémica grave, associa-se a menor hipoxemia quando comparada com a pré-oxigenação por máscara facial antes da intubação orotraqueal, uma vez que a pressão positiva com PEEP reduz o colapso alveolar e o desenvolvimento de atelectasias.[11,18] O recurso às cânulas nasais de oxigenote-

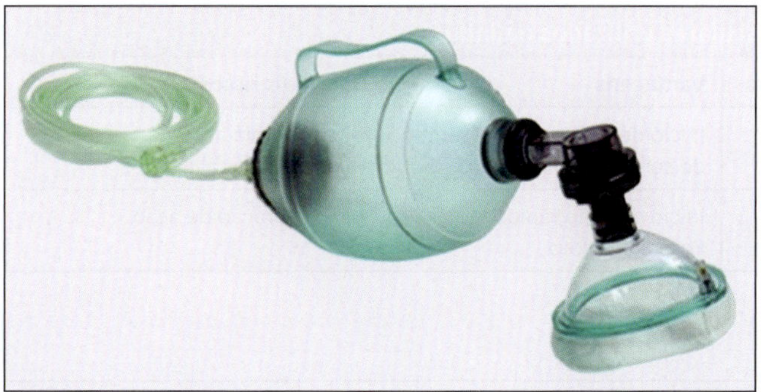

Figura 1.6. Máscara com insuflador manual e reservatório.

Fonte: Gameiros Material Clínico. Disponível na Internet: www.gameiros.pt. Acesso em 21 de dezembro de 2022.

rapia de alto fluxo (CNAF) permite o benefício teórico de manter a entrega de oxigênio durante a oxigenação apneica, uma vez que não há remoção dos dispositivos (máscaras facial ou de ventilação não invasiva) durante o intervalo de tempo da laringoscopia e intubação traqueal.[14,19] Vários estudos têm demonstrado resultados discrepantes acerca da vantagem na utilização das CNAF ou da máscara facial *standard* na pré-oxigenação de doentes críticos com insuficiência respiratória aguda, podendo estes resultados ser explicados em parte pelos diferentes fluxos utilizados (entre 15 a 60 L/min) e pela gravidade da hipoxemia. Contudo, até à data, parece ser consensual na literatura a primazia da ventilação por máscara facial como método eficaz na oxigenação durante o período de apneia.[11,17]

Fármacos e complicações associadas

A escolha dos fármacos para intubação deve ser decidida com base nas particularidades do doente crítico, nomeadamente, nas alterações no volume de distribuição e na instabilidade hemodinâmica. O colapso cardiovascular peri-intubação associa-se a um aumento na mortalidade aos 28 dias em doentes críticos.[20]

Após um período de grande ativação do sistema simpático, praticamente todos os fármacos utilizados associam-se a instabilidade hemodinâmica após a indução.[11] Recomenda-se o início precoce de fluídos e de vasopressores, inclusive como medida preventiva.[21,22] Nos **Quadros 1.1** e **1.2** encontram-se descritos alguns dos fármacos mais utilizados neste contexto. Dentro dos hipnóticos, o propofol apresenta um rápido início de ação (15 a 45 segundos) e é um bom supressor dos reflexos da via aérea superior, embora tenha maior efeito negativo sobre o sistema cardiovascular. Já o etomidato tem um início de ação idêntico ao propofol, menor efeito hemodinâmico deletério, mas maior risco de insuficiência suprarrenal. A cetamina apresenta um início de ação inferior a 1 minuto, possui efeito analgésico e broncodilatador, menor impacto sobre a estabilidade hemodinâmica, mas maior risco para alucinações. Quanto aos fármacos com ação de bloqueadores neuromusculares, a succinilcolina tem um início de ação rápido, embora apresente maior risco de hipercalemia face ao rocurónio, que possui um antídoto.

Técnica de intubação orotraqueal

Após planificação e exposição dos próximos passos aos restantes membros da equipa, correto posicionamento do doente, pré-oxigenação e administração dos fármacos de indução, com a mão esquerda introduzir a lâmina do laringoscópio através da comissura labial direita do doente, desviando a língua para a esquerda e progredindo até à valécula. Em seguida, fazer movimento ascendente, não de báscula, procurando deslocar superiormente a epiglote e expondo a fenda glótica. Introduz-se o tubo orotraqueal visualizando a sua passagem por entre as pregas vocais com insuflação posterior do *cuff*. A aplicação de pressão externa sobre a laringe pode melhorar a visualização das cordas vocais durante a laringoscopia direta.

Quadro 1.1. Fármacos utilizados na indução

Fármaco	Modo de ação	Dose por via intravenosa	Vantagens	Principais efeitos adversos
Propofol	Ativação dos recetores gamma do ácido aminobutírico (GABA) e dos receptores de N-methyl-D-aspartato (NDMA)	1 a 2 mg/kg	Pico de ação rápido e tempo de semivida curta Eliminação por redistribuição, independente da função de órgão	Depressão respiratória Aumento do risco de instabilidade hemodinâmica
Cetamina	Ativa os recetores NDMA	2 a 3 mg/kg	Pico de ação rápido e tempo de semivida curto; Não elimina o estímulo respiratório	Alucinações
Etomidato	Estimulação dos recetores GABA	0,2 a 0,6 mg/kg	Menos depressor hemodinâmico	Inibição da síntese de corticoides
Midazolam	Estimulação dos recetores GABA	0,2 a 0,3 mg/kg	Pico de ação rápido Amnésia Ansiólise	Potencia o efeito depressor respiratório do opioide Instabilidade hemodinâmica
Fentanil	Estimulação dos recetores opioides centrais	1 a 3 μg/kg	Diminui o reflexo simpático da intubação	Hipoventilação e abolição do estímulo respiratório

Fonte: Desenvolvido pela autoria.

Quadro 1.2. Bloqueadores neuromusculares utilizados na indução				
Fármaco	**Modo de ação**	**Dose por via intravenosa**	**Vantagens**	**Principais riscos**
Succinilcolina	Despolarizante	1 a 2 mg/kg	Início de ação rápido e tempo de semivida curto	Hipercalemia maligna; Hipertermia maligna
Rocurónio	Não despolarizante	0,6 a 1,2 mg/kg	Início de ação rápido; Possui antídoto	Maior duração de ação

Fonte: Desenvolvidoa pela autoria.

Intubação de sequência rápida

A intubação de sequência rápida é uma técnica desenvolvida para garantir uma via aérea segura rápida, no menor tempo entre a perda de reflexos protetores da via aérea e a intubação traqueal. A sua importância reside na redução significativa do risco de aspiração brônquica de conteúdo alimentar. Independentemente do tipo de intubação, em caso de presença de sonda gástrica, esta deve ser colocada em drenagem passiva. Várias são as combinações de hipnóticos e bloqueadores neuromusculares possíveis de serem utilizadas e descritas na literatura, embora ainda sem consenso internacional e com práticas diferentes consoante os países e o ambiente (na emergência extra-hospitalar, nos blocos operatórios ou nas UTIs).[23]

Confirmação da correta colocação do tubo orotraqueal

A intubação esofágica não reconhecida pode resultar em hipoxemia grave, lesão cerebral e morte. Além da visualização direta da passagem do tubo pelas cordas vocais e da auscultação pulmonar, após a intubação traqueal, o posicionamento correto do tubo deve ser obrigatoriamente confirmado pela colocação de um capnógrafo (**Figura 1.7**).[12] A deteção de CO_2 no gás expirado é um método confiável do correto posicionamento do tubo em posição traqueal, ressalvando-se que doentes que foram ventilados com máscara facial ou laríngea antes da colocação da via aérea definitiva podem apresentar CO_2 no estômago. A presença de ondas consecutivas durante pelo menos 5 a 7 insuflações reforça a correta colocação dentro da traqueia. A incapacidade de detectar dióxido de carbono exalado de forma consistente, deve levantar suspeita e exige confirmação imediata por laringoscopia direta ou videolaringoscopia ou por meio de fibroscopia da posição do tubo.[11]

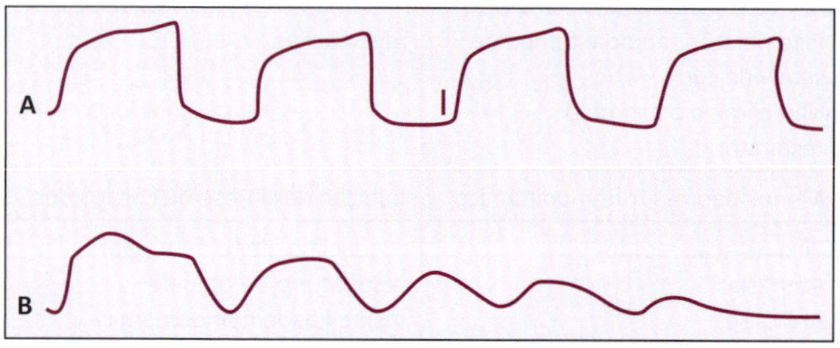

Figura 1.7. Capnógrafo. (A) Onda de capnografia normal e (B) onda de capnografia após intubação esofágica.

Fonte: Life in the Fastlane (www.litfl.com) e Anesthesia Key (www.aneskey.com). Acesso em 21 de dezembro de 2022.

Adjuvantes não cirúrgicos para manejo da via aérea

Introdutor maleável e Frova

Alguns autores têm sugerido que a utilização de um introdutor adaptado ao tubo orotraqueal pode aumentar a probabilidade de sucesso da primeira tentativa de intubação orotraqueal.[24] O estudo multicêntrico controlado randomizado STYLETO, que comparou a intubação traqueal com ou sem introdutor, demonstrou uma vantagem significativa de sucesso para o grupo que utilizou o introdutor.[25] Driver *et al.* comparou a utilização do *bougie* com o introdutor, confirmando a vantagem do segundo.[26] Contudo, a utilização de introdutores pode associar-se, embora em escassos casos, a lesões traumáticas, como hemorragia da mucosa ou perfuração da traqueia ou esófago.

A Frova é um introdutor utilizado com o intuito de facilitar a intubação orotraqueal em doentes que a visualização da glote é inadequada. Apresenta uma das suas extremidades arredondada e angulada de modo a permitir posicionamento correto do introdutor além das cordas vocais e dentro da traqueia. Apresenta, ainda, lúmen e entradas laterais que permitem a entrega de oxigénio durante a sua utilização, acoplando o adaptador à sua extremidade externa (**Figura 1.8**).

Manobra de Sellick

A manobra de Sellick consiste na pressão exercida sobre a cartilagem cricoide. Esta manobra comprime a hipofaringe fazendo um efeito de barreira à regurgitação passiva de conteúdo gástrico, sendo atualmente recomendada, sobretudo em contexto de intubação de sequência rápida e em doentes com elevado risco de aspiração. Em caso de ventilação por máscara facial difícil, a pressão sobre a cricoide deve ser aliviada progressivamente ou suspensa em caso de abordagem com dispositivos de colocação supraglótica.[27,28]

Videolaringoscópio

O aparecimento do videolaringoscópio veio revolucionar a abordagem da via aérea, incrementando o sucesso da

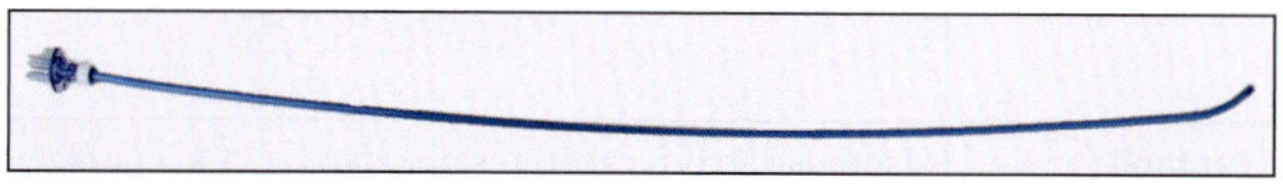

Figura 1.8. Frova.

Fonte: Dewan P, Taylor J, Gunka V, Albert A, Massey S. Manual volume delivery via Frova Intubating Introducer: a bench research study. Can J Anesth. 2019;66(5):527-531.

intubação na primeira tentativa e reduzindo o número de tentativas falhas e de intubações esofágicas.[29] Se estiver perante uma laringoscopia difícil previsível em ambiente de UTI (índice MACOCHA igual ou superior a 3), recomenda-se a opção pela videolaringoscopia.[12] A experiência do operador na utilização do videolaringoscópio é essencial para que se valide a vantagem teórica. Caso contrário, quando comparada a realização de laringoscopia direta com a videolaringoscopia feita por operadores sem treino com modelos de simulação, a vantagem desta última acaba por não se verificar.[30,31]

Fibroscopia

A intubação traqueal recorrendo à fibroscopia é o método de eleição no doente com VAD previsível, embora raramente utilizado nas UTIs. Esta abordagem apresenta várias limitações nos doentes críticos: reduzido tempo para a abordagem da via aérea que geralmente é urgente ou emergente; pouca colaboração do doente crítico, sobretudo se insuficiência respiratória hipoxémica ou hipercápnica graves; presença de sangue, secreções ou conteúdo alimentar que dificultam a visualização por fibroscopia; risco de precipitar obstrução total da via aérea, laringospasmo ou hemorragia; necessidade de anestesia tópica.[12] Esta abordagem deve apenas ser realizada por um médico com elevada experiência em fibroscopia, com o doente corretamente posicionado, utilização de sedação mínima, constante entrega de oxigénio (recorrendo às cânulas nasais de alto fluxo, por exemplo) e com um plano pré-definido em caso de falência do procedimento.[12,27]

Recomendações para manejo da VAD

Na abordagem da VAD previsível devemos sempre ponderar e prever a possibilidade de pedir ajuda e decidir pelo procedimento mais adequado para o nosso doente. Em caso de doentes com VAD não previsível, qualquer atuação deve ter como máxima prioridade a oxigenação do doente.[7] Numa primeira abordagem, começando pela laringoscopia e verificando-se dificuldade ou impossibilidade de se atingir o objetivo de intubação traqueal, sugere-se a revisão de diversos aspetos, tais como: reposicionamento do doente, reposicionamento da cabeça e pescoço do doente, protusão da mandíbula, manipulação externa da laringe, recurso a condutor ou a outro tipo de lâminas ou de videolaringoscópio e manobra de Sellick. Manter sempre a ventilação e oxigenação adequadas entre cada tentativa de intubação, que não deverá ultrapassar 4 tentativas e sempre com a certeza de melhoria relativamente à anterior.[7] Em caso de insucesso, considerar pedir ajuda e utilizar dispositivos supraglóticos como máscaras laríngeas, máscaras *fastrach* que permitem a progressão do tubo orotraqueal pela da máscara, máscaras iGel® (de utilização única, não insuflável, e quando em contato com a temperatura corporal aumentam de volume fazendo uma melhor selagem entre a máscara e a hipofaringe), entre outras. Em caso de sucesso com dispositivos supraglóticos e após estabilização do doente, a intubação orotraqueal pode ser tentada novamente, otimizando po-

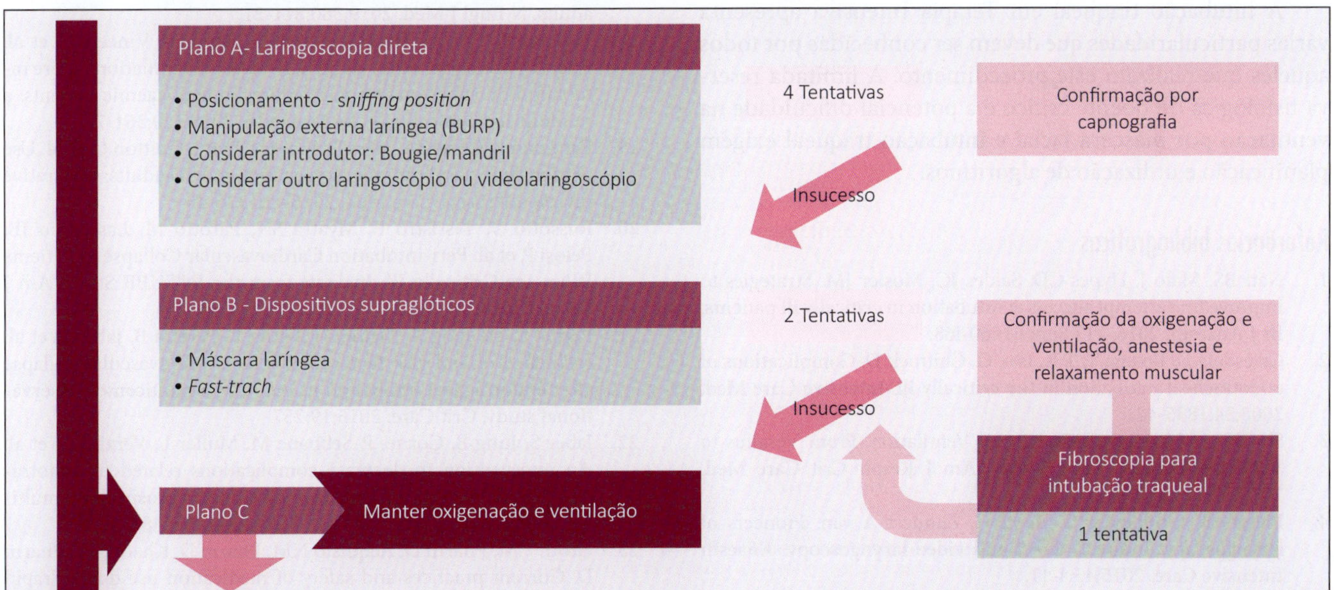

Figura 1.9. Algoritmo de abordagem da via aérea difícil (VAD).
Fonte: Desenvolvida pelos autoria.

tenciais erros ou dificuldades das primeiras tentativas. Em caso de deterioração progressiva e persistente da situação clínica, deve-se avançar para abordagens de resgate por técnicas invasivas, como a cricotirotomia por agulha ou cirúrgica ou a traqueostomia (**Figura 1.8**).[7]

Morbimortalidade associada à intubação

A intubação é um procedimento que acarreta riscos que têm sido avaliados em diversos estudos, particularmente no prospetivo *Fourth National Audit Project* (NAP4) e que foi conduzido em parceria pelo Royal College of Anaesthetics e pela *Difficult Airway Society* em 2011. Foram identificados como fatores associados a maior risco de complicações a presença de falência de vários órgãos, a obesidade, a classificação ASA elevada (**Tabela 1.1**) e o aporte de oxigénio superior a FiO^2 de 50%.[6] Em 2019, o estudo multicêntrico, prospetivo e observacional INTUBE, (*Intubation Practices and Adverse Peri-intubation Events in Critically Ill Patients*) realizado em UTI, identificou como principais motivos para intubação a presença de insuficiência respiratória (52,3%), a lesão neurológica (30,5%) ou a instabilidade hemodinâmica (9,4%). Em quase metade dos casos ocorreu pelo menos um evento adverso peri-intubação.[32] A planificação preventiva das atitudes a tomar durante o procedimento de intubação e a implementação de algoritmos de abordagem da via aérea podem conduzir à redução no número de eventos adversos peri-procedimento (**Figura 1.9**).

Conclusão

A intubação traqueal em Terapia Intensiva apresenta várias particularidades que devem ser conhecidas por todos aqueles que realizam este procedimento. A limitada reserva fisiológica do doente crítico e a potencial dificuldade na ventilação por máscara facial e intubação traqueal exigem planificação e utilização de algoritmos.

Referências bibliográficas

1. Natt BS, Malo J, Hypes CD, Sakles JC, Mosier JM. Strategies to improve first attempt success at intubation in critically ill patients. Br J Anaesth. 2016; 117 Suppl 1:i60-i68.
2. Griesdale D, Bosma T, T K, Isac G, Chittock D. Complications of endotracheal intubation in the critically ill. Intensive Care Med. 2008;34:1835-42.
3. Slutsky A. History of Mechanical Ventilation. From Vesalius to Ventilator-induced Lung Injury. Am J Respir Crit Care Med. 2015;191(10):1106-15.
4. Pieters B, Eindhoven G, Acott C, Zundert A van. Pioneers of laryngoscopy: indirect, direct and video laryngoscopy. Anaesth Intensive Care. 2015;43:4-11.
5. Tankard KA, Sharifpour M, Chang MG, Bittner EA. Design and Implementation of Airway Response Teams to Improve the Practice of Emergency Airway Management. J Clin Med. 2022;11:1-13.
6. Cook T, Woodall N, Harper J, Benger J. Major complications of airway management in the UK: results of the Fourth National Audit Project of the Royal College of Anaesthetists and the Difficult Airway Society. Part 2: intensive care and emergency departments. Br J Anaesth. 2011;106(5):632-42.
7. Órfão JM, Aguiar JG, Carrilho A, Ferreira A, Mourato C, Carvalhas J, et al. Consensos na gestão clínica da via aérea em Anestesiologia. Rev da Soc Port Anestesiol. 2016;25(1).
8. Fernandez M, Beattie L. Assessment of the Difficult Airway. Ganti, Lat. Springer; 2016.
9. Saoraya J, Vongkulbhisal K, Kijpaisalratana N, Musikatavorn K, Komindr A. Difficult airway predictors were associated with decreased use of neuromuscular blocking agents in emergency airway management: a retrospective cohort study in Thailand. BMC Emerg Med. 2021;21(37).
10. Tulaimat A, Trick WE. DiapHRaGM: A mnemonic to describe the work of breathing in patients with respiratory failure. PLoS One. 2017;12(7):e0179641.
11. Jong A De, Myatra SN, Roca O, Jaber S. How to improve intubation in the intensive care unit. Update on knowledge and devices. Intensive Care Med. 2022;48(10):1287-98.
12. Higgs A, Mcgrath BA, Goddard C, Rangasami J, Suntharalingam G, Gale R, et al. Guidelines for the management of tracheal intubation in critically ill adults. Br J Anaesth. 2018;120(2):323-52.
13. Luedike P, Totzeck M, Rammos C, Kindgen-Milles D, Rassaf T. The MACOCHA score is feasible to predict intubation failure of nonanesthesiologist intensive care unit trainees. J Crit Care. 2015;30(5):876-80.
14. De Jong A, Molinari N, Terzi N, Mongardon N, Arnal J, Guitton C, et al. Early identification of patients at risk for difficult intubation in the intensive care unit: development and validation of the MACOCHA score in a multicenter cohort study. Am J Respir Care Med. 2013;15(187):832-9.
15. Azambuja MI De, Ghiggi KC, Angelo M, Castro Júnior M De. Intubação endotraqueal e via aérea cirúrgica. Vittalle – Rev Ciências da Saúde. 2021;33(1):159-72.
16. Semler MW, Janz DR, Russell DW, Casey JD, Lentz RJ, Zouk AN, et al. A Multicenter, Randomized Trial of Ramped Position vs Sniffing Position During Endotracheal Intubation of Critically Ill Adults. Chest. 2017;152(4):712-22.
17. Casey JD, Janz D, Russell D, Vonderhaar D, Joffe A, Dischert K, et al. Bag-mask ventilation during tracheal intubation of critically ill adults. N Engl J Med. 2019;380:811-21.
18. Baillard C, Prat G, Jung B, Futier E, Lefrant J, Vincent F, et al. Effect of preoxygenation using non-invasive ventilation before intubation on subsequent organ failures in hypoxaemic patients: a randomised clinical trial. Br J Anaesth. 2018;120:361-7.
19. Papazian L, Corley A, Hess D, Fraser J, Frat J, Guitton C, et al. Use of high-flow nasal cannula oxygenation in ICU adults: a narrative review. Intensive Care Med. 2016;42:1336-49.
20. Russotto V, Tassistro E, Myatra SN, Parotto M, Lascarrou JB, Pelosi P, et al. Peri-intubation Cardiovascular Collapse in Patients Who Are Critically Ill: Insights from the INTUBE Study. Am J Respir Crit Care Med. 2022;206(4):449-458.
21. Perbet S, De Jong A, Delmas J, Futier E, Pereira B, Jaber S, et al. Incidence of and risk factors for severe cardiovascular collapse after endotracheal intubation in the ICU: a multicenter observational study. Crit Care. 2015;19:257.
22. Jaber S, Jung B, Corne. P, Sebbane M, Muller L, Verzilli D, et al. An intervention to decrease complications related to endotracheal intubation in the intensive care unit: a prospective, multiple-center study. Intensive Care Med. 2011;36:248-55.
23. Groth CM, Pharm D, Acquisto NM, Pharm D, Khadem T, Pharm D. Current practices and safety of medication use during rapid sequence intubation. J Crit Care. 2018;45:65-70.
24. Sorbello M, Hodzovic I. Tracheal tube introducers (Bougies), stylets and airway exchange catheters. In: Kristensen M, Cook T, editors. Core topics in airway management. 2020. p. 130-9.
25. Jaber S, Rollé A, Godet T, Terzi N, Riu B, Asfar P, et al. Effect of the use of an endotracheal tube and stylet versus an endotracheal tube alone on first - attempt intubation success: a multicentre, randomised clinical trial in 999 patients. Intensive Care Med. 2021;47:653-64.

26. Driver B, Semler M, Self W, Joffe A, Mitchell S, Hughes C, et al. Effect of use of a Bougie vs endotracheal tube with stylet on successful intubation on the first attempt among critically ill patients undergoing tracheal intubation: a randomized clinical trial. JAMA. 2021;326:2488-97.
27. Law JA, Broemling N, Cooper RM, Drolet P, Jones PM, Kovacs G, et al. The difficult airway with recommendations for management – Part 2 – the anticipated difficult airway. Can J Anesth. 2013;60:1119-38.
28. Law JA, Broemling N, Cooper RM, Drolet P, Mullen T, Murphy MF, et al. The difficult airway with recommendations for management – Part 1 – Difficult tracheal intubation encountered in an unconscious / induced patient. Can J Anesth. 2013;(60):1089-118.
29. De Jong A, Molinari N, Conseil M, Pouzeratte Y, Belafia F, Jung B, et al. Video laryngoscopy versus direct laryngoscopy for orotracheal intubation in the intensive care unit: a systematic review and meta-analysis. Intensive Care Med. 2014;40:629-39.
30. Lascarrou JB, Boisrame-Helms J, Bailly A, Le Thuaut A, Kamel T, Mercier E, et al. Video laryngoscopy vs direct laryngoscopy on successful first-pass orotracheal intubation among ICU patients: a randomized clinical trial. JAMA. 2017;317:483-93.
31. Zhao B, Huang T, Lui K. Video laryngoscopy for ICU intubation: a meta-analysis of randomised trials. Intensive Care Med. 43AD;947-8.
32. Russotto V, Myatra SN, Laffey JG, Antonili L, Camporota L, Pelosi P, et al. Intubation Practices and Adverse Peri-intubation Events in Critically Ill Patients From 29 Countries. JAMA. 2021;325(12):1164-72.

Bibliografia recomendada

Bound Tree. Disponível na Internet: www.boundtree.com. Acesso em 28 de dezembro de 2022.

Dewan P, Taylor J, Gunka V, Albert A, Massey S. Manual volume delivery via Frova Intubating Introducer: a bench research study. Can J Anesth. 2019;66(5):527-531.

Gameiros Material Clínico. Disponível na Internet: www.gameiros.pt. Acesso em 21 de dezembro de 2022.

ICUmedical Smiths Group, www.icumed.com, acesso em 21 de dezembro de 2022.

Life in the Fastlane (www.litfl.com) e Anesthesia Key (www.aneskey.com). Acesso em 21 de dezembro de 2022.

Myers KA, Markobrada M, Simel D. Does This Patient have Obstructive Sleep Apnea? The Rational Clinical Examination Systematic Review. JAMA. 2013;310(7):731-741.

The Airway Jedi. Tips and tricks on intubation, airway management, anesthesia and safe patient care. Disponível na internet: www.airwayjedi.com. Acesso em 28 de dezembro de 2022.

Wall S, Murphy M. Identification of the Difficult and Failed Airway (2012). Disponível em: Identification of the Difficult and Failed Airway | Anesthesia Key (aneskey.com). Acessado em agosto de 2024.

capítulo 2

Técnicas de Oxigenoterapia

Antero do Vale Fernandes | Paula Cristina Raminha Mendes

Introdução

O oxigénio é o elemento químico de número atómico 8 (8 prótons e 8 elétrons), tem uma massa atómica de 16 u , e é o terceiro elemento mais abundante do universo, atrás do hidrogénio e do hélio.[1]

Na crosta terrestre como parte de compostos óxidos constitui o elemento mais abundante formando praticamente metade da sua massa.[2]

Foi descoberto autonomamente por Carl Wilhelm Scheele em Uppsala, no ano de 1773, e por Joseph Priestley em Wiltshire no ano de 1774, no entanto é Priestley quem costuma ser designado prioritariamente, uma vez que a sua obra foi a primeira a ser publicada.

Em condições normais de pressão e temperatura, os dois átomos do elemento ligam-se para formar o de oxigénio, um gás diatómico com a fórmula O_2, fundamental para suportar a vida terrestre e que constitui 20,8% da atmosfera,[2] simplisticamente 21% do ar que respiramos.

Devido à sua reatividade química, o O_2 não pode permanecer na atmosfera terrestre como elemento livre sem que seja constantemente reabastecido pela ação fotossintética dos organismos que utilizam a energia solar para produzir O_2 a partir da água.[2]

Em condições fisiológicas, os tecidos corporais recebem O_2 em quantidades adequadas às diversas funções que lhes são subjacentes, constituindo um substrato essencial em inúmeras reações das vias metabólicas.

Aos pulmões chega o O_2 proveniente do ar e a este nível é transferido para a corrente sanguínea, num processo designado por hematose.

As alterações da oxigenação tecidual são tradicionalmente enquadradas em quatro estados: hipoxemia, hipoxia, anoxia e disoxia.[3-5]

Muitas doenças, particularmente doenças pulmonares, diminuem a quantidade de O_2 na corrente sanguínea, e nestes casos, os pacientes podem beneficiar-se da administração de O_2 suplementar. Na prática médica corrente é comum a administração de O_2 suplementar para muitos doentes.

Porém existe evidência de que a administração de O_2 suplementar pode não ser útil, a menos que o nível de O_2 esteja baixo, razão pela qual inspirar O_2 em excesso após um período de tempo prolongado pode na verdade, danificar os pulmões.[3-7]

Na UTI, a maioria dos doentes internados recebe suplementação de ou terapia com O_2, isoladamente ou em contexto de ventilação mecânica associada.

Uma doença grave pode levar o paciente a ter falta de O_2 no sangue (hipoxemia), que por sua vez pode levar à queda da concentração de O_2 nos tecidos (hipoxia) e consequentemente a falência dos órgãos.[6-7]

A prática do administrar O_2 suplementar tem-se tornado muito disseminada, o que pode trazer com consequência o excesso de O_2 nos tecidos (hiperoxia).

Contudo, apesar da falta de evidência robusta da sua eficácia, a administração de O_2 suplementar tem sido amplamente recomendada nas diretrizes internacionais de prática clínica, sendo igualmente recomendado que não se deve elevar demais o nível de O_2, uma vez que alguns (mas não todos) estudos clínicos encontraram uma ligação entre hiperoxemia e aumento do risco de óbito, em razão do qual o benefício potencial do O_2 suplementar deve ser pesado contra os efeitos potencialmente nocivos da hiperoxemia.[7-11]

O O_2 é um requisito essencial para as funções celulares que permite a produção de energia por parte das células nos diferentes órgãos e tecidos, sendo a respiração com as suas diferentes etapas o processo que leva ao fornecimento de O_2 ao sangue e à eliminação do dióxido de carbono do sangue para o ar.[10]

Alterações da oxigenação tecidual

O conceito de hipoxemia

Falta ou entrega reduzida de O_2 acarretando uma diminuição da $PaO_2 < 60$ mmHg e uma SaO_2 menor ou igual a 90%.

Os sintomas mais comuns são:

- Cefaleia
- Sonolência
- Taquicardia
- Suores frios
- Dispneia
- Tonturas
- Confusão mental
- Lipotimia
- Cianose periférica ou central

O conceito de hipoxia

Nesta condição não chega O_2 suficiente às células e aos tecidos do organismo, o que pode acontecer mesmo que o fluxo sanguíneo seja normal. Pode levar a muitas complicações graves, às vezes fatais.

Pode ter várias causas, como por exemplo:

- Insuficiência respiratória
- Asma
- Enfisema pulmonar
- Edema agudo de pulmão
- Pneumonia
- Alterações neurológicas causadas por um traumatismo craniano
- Enfarte agudo do miocárdio
- Altitudes elevadas
- Outros

Traduzindo a falta de O_2 no organismo, a hipoxia pode ser classificada em vários tipos:[12-16]

- **Hipoxia respiratória:** resulta da diminuição da oferta de O_2 aos pulmões, ocasionada pela ausência ou redução da respiração, seja por alguma doença ou por obstrução das vias aéreas.
- **Hipoxia anémica:** ocorre quando a quantidade de hemoglobina no sangue é muito baixa, levando a diminuição do O_2 que é transportado na corrente sanguínea.
- **Hipoxia circulatória:** surge em situações em que há redução da oferta de oxigênio por redução da circulação, como por exemplo em causas cardiológicas por falha de bomba, insuficiência cardíaca grave complicada de choque cardiogênico independentemente da causa deste;
- **Hipoxia histotóxica**: é a incapacidade dos tecidos corporais em utilizar o O_2 disponível. É, também, designada disoxia e ocorre, por exemplo, na intoxicação por cianeto e monóxido de carbono (que reduzem a capacidade da hemoglobina em combinar-se com o O_2), ingestão de álcool e narcóticos etc.

Diferença de hipoxia e hipoxemia

Ambas as entidades clínicas podem ter sintomas muito parecidos, pois a hipoxia pode acontecer como consequência da hipoxemia, são por vezes confundidas, traduzem, no entanto, situações diferentes.

Como definida anteriormente a hipoxemia é definida como a baixa concentração de O_2 no sangue, já a hipoxia caracteriza-se como a redução da oxigenação nos tecidos do organismo.

O conceito de anoxia

Anoxia é a "ausência" de O_2, agravante da hipoxia. Possui uma definição clara em Medicina, assim como em biologia e ecologia.

Em medicina, relaciona-se com a ausência de O_2 no cérebro, principalmente.

O conceito de disoxia

Representa a utilização anormal do O_2, independentemente das quantidades (elevadas, normais ou baixas) fornecidas ou presentes nos tecidos.

O conceito de hiperoxia

É o oposto de hipoxia, e refere-se a um estado de excessivo suprimento de O_2. A evidência atual mostra-nos que exposições prolongadas à altas pressões de O_2 podem resultar em toxicidade com particular expressão pulmonar e ocular, fruto do dano oxidativo nas respectivas membranas celulares.[17-22]

A confirmação das alterações da concentração de O_2

Oximetria de pulso

A quantidade de O_2 no sangue pode ser monitorada sem coleta de amostra de sangue, por meio de um sensor colocado em um dedo ou no lobo de uma orelha, procedimento chamado de oximetria de pulso.

Tem como base o princípio físico de espectrofotometria e constitui uma forma fácil e prática de confirmar se existe diminuição dos níveis de O_2 no organismo.

Utiliza um oxímetro, um pequeno aparelho que é colocado normalmente em uma extremidade distal e que avalia a quantidade de O_2 (saturação), indicando o valor em forma de percentagem.[23-33]

Contudo, quando temos necessidade de medir o dióxido de carbono (CO_2), em geral é necessária uma gasometria arterial ou venosa, sendo que a primeira fornece uma medição mais precisa do que a oximetria de pulso.

Gasometria arterial

Medem os níveis de O_2 e CO_2 no sangue arterial e determinam a acidez (pH) do sangue. Coletar uma amostra de sangue de uma artéria usando uma agulha pode causar alguns minutos de desconforto.

Normalmente, a amostra é coletada de uma artéria no pulso (artéria radial).

Os níveis de oxigênio, dióxido de carbono e de acidez são importantes indicadores da função pulmonar, pois refletem o quão bem os pulmões estão levando o O_2 ao sangue e removendo o CO_2 dele.

Existem maneiras mais atuais de medir o dióxido de carbono no ar expirado que não requerem amostras de sangue, mas esses métodos são menos precisos e nem sempre estão disponíveis.

Indicações e como administrar O_2

A oxigenoterapia terapêutica consiste na administração de O_2 numa concentração igual ou superior a atmosfera (FiO_2 21%) e deve ter como objetivo suprir uma deficiência do paciente, que pode ocorrer por diversos motivos, e de forma ideal deve ser específica para cada paciente.

Os objetivos gerais da oxigenoterapia são:

- Corrigir e melhorar os sintomas relacionados à hipoxemia e melhorar a difusão de O_2.
- Melhorar a oxigenação tecidular de pacientes com dificuldade de transporte de O_2.
- Minimizar a carga de trabalho cardiopulmonar.
- Manter a PaO_2 entre 80-100 mmHg e a SaO_2 entre 90%-100%.

Indicações

A administração de O_2 está indicada a pacientes que, em gasometria arterial em ar ambiente, apresentam uma pressão arterial de oxigénio (PaO_2) ≤ 55 mmHg ou saturação de oxigénio (SaO_2) ≤ 88%. Em caso de poliglobulia ou *cor pulmonale* associados, as indicações são PaO_2 menor que 60 mmHg e/ou SaO_2 menor que 90%.

Formas de administração de O_2

A suplementação de O_2 deve basear em dois princípios reitores: o fluxo a ele associado e a concentração. Com base neste dois critérios os dispositivos de suplementação de O_2 podem ser classificados em:

Sistemas de baixo fluxo

Indicado para pacientes que não necessitam de grande quantidade de O_2.

Podem ser afetados por vários fatores designadamente:

- Fluxo de O_2
- Respiração com a boca fechada
- Frequência respiratória
- Tempo inspiratório

Os seguintes dispositivos podem ser enquadrados neste tipo de sistema:

- Cateter nasal
- Cânula nasal
- Máscara facial simples
- Cateter transtraqueal

Cateter nasal tipo óculos e cânula nasal: pequeno tubo fino com dois orifícios na extremidade, é introduzido na cavidade nasal a uma distância equivalente ao comprimento entre o nariz e a orelha e é capaz de oferecer O_2 de 0,5 até 8 L/min. A aplicação de fluxos altos pode levar a ressecamento da mucosa nasal ou até lesões na mucosa. Normalmente não há necessidade de instalar umidificação (recipiente de água) no sistema, pois não há evidências de benefícios clinicamente significantes, mas há riscos de infeção.

Constitui o dispositivo mais utilizado, tanto pela disponibilidade quanto pela facilidade do uso. É simples, de baixo fluxo e baixa concentração não aumentado a FIO_2 traqueal para além dos 40% (**Figura 2.1**).

Cânula nasal: garante uma adaptação anatômica excelente e suavidade no contato mesmo para as peles mais delicadas. É utilizada para a administração de O_2 nas vias respiratórias superiores de pacientes com dificuldade respiratória leve. Normalmente oferece o aporte necessário a pacientes com dificuldade em manter respiração espontânea (**Figura 2.2**).

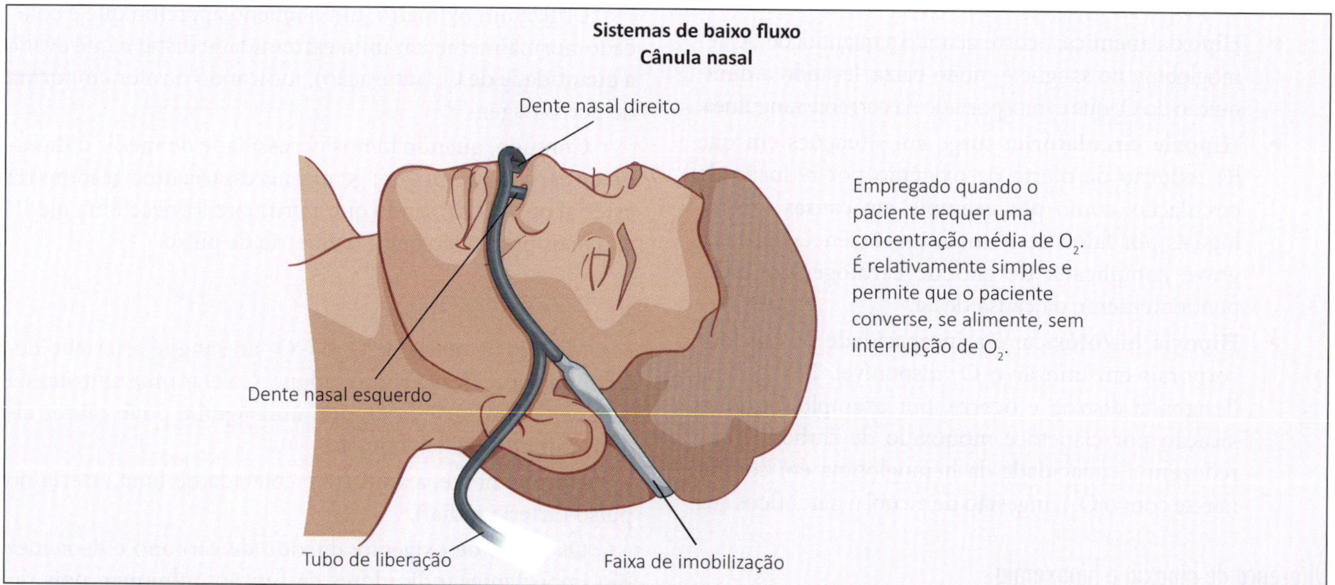

Figura 2.1. Cateter nasal tipo óculos.

Fonte: Desenvolvida pela autoria.

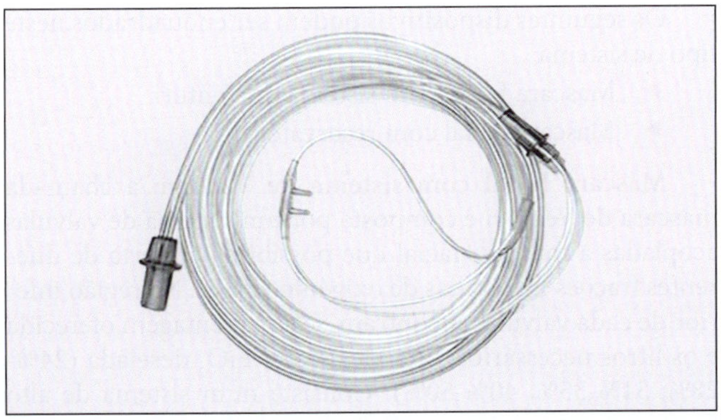

Figura 2.2. Cânula nasal.

Fonte: Desenvolvida pela autoria.

Máscara facial simples: consiste em uma máscara de plástico que deve ser colocada sobre a boca e o nariz e funciona para disponibilizar oxigénio em fluxos mais altos que os cateteres e cânulas nasais, além de servir para pessoas que respiram mais pela boca, por exemplo. Deve ser usada com um fluxo mínimo de 5 L/min para prevenir a retenção de CO_2 e tem a vantagem de ser mais acessível e leve, porém não tem garantia de selamento, além de precisar ser removida se o paciente precisar falar ou se alimentar (**Figura 2.3**).

Cateter transtraqueal: introdução do cateter através de TOT ou traqueóstomo, posicionado entre o 2º e o 3º anel traqueal (**Figura 2.4**).

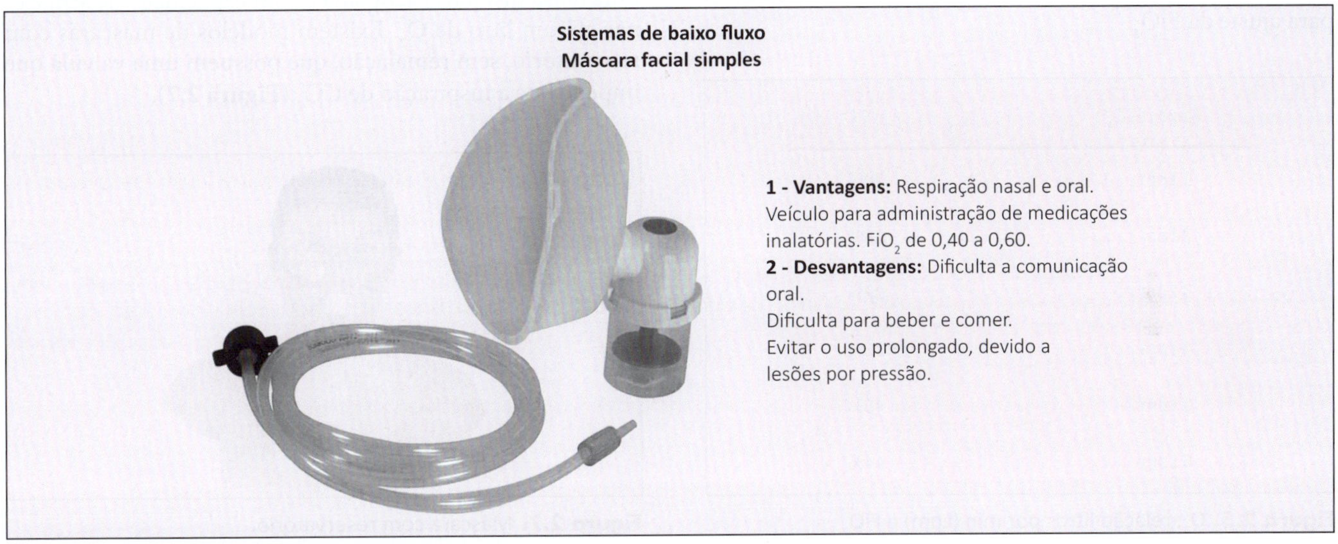

Figura 2.3. Máscara facial simples.

Fonte: Desenvolvida pela autoria.

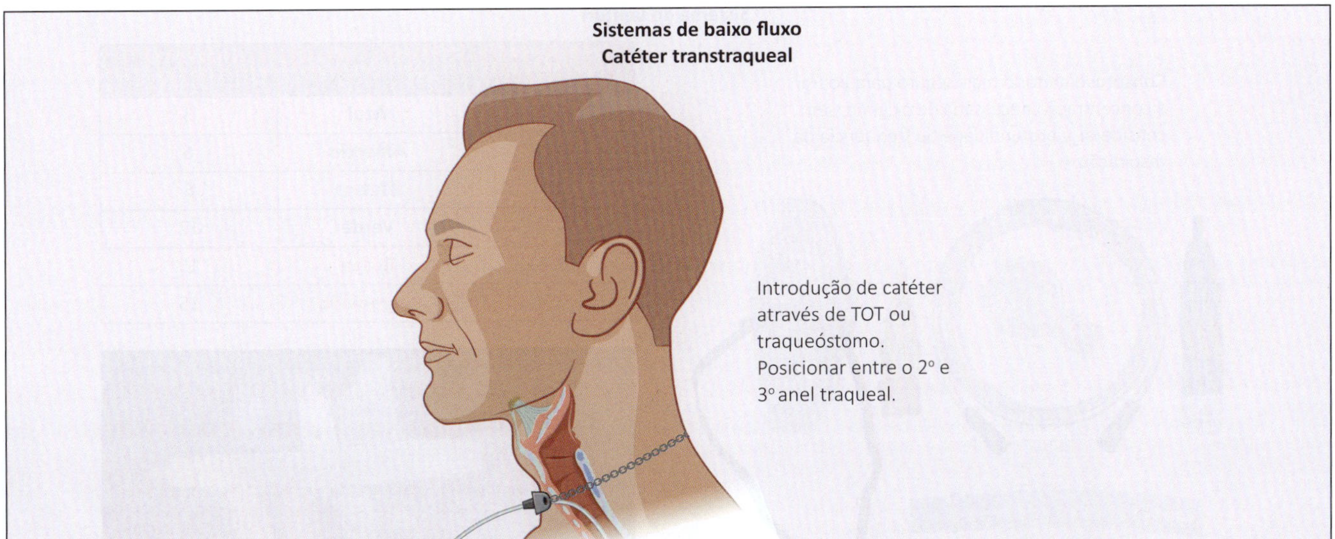

Figura 2.4. Cateter transtraqueal.

Fonte: Desenvolvida pela autoria.

Sumarizando os sistemas de baixo fluxo têm as seguintes características principais :

- O fluxo de O_2 é menor que a demanda do paciente.
- Há diluição do gás inspirado.
- Fornece uma FiO_2 baixa e variável.

A maneira de titular a FiO_2 nos sistemas de baixo fluxo segue a fórmula: [litros/min x 4 + 20], que permite estabelecer a relação, conforme se expressa na **Figura 2.5**.

■ Sistemas de alto fluxo

Fornece O_2 com um fluxo igual ou superior ao fluxo inspiratório máximo do paciente. Normalmente, utiliza orifícios de tamanhos diferentes com fluxos de O_2 variáveis para ajuste da FiO_2.

Fluxo de O_2	FiO_2
1 Lpm	24%
2 Lpm	28%
3 Lpm	32%
4 Lpm	36%
5 Lpm	40%
6 Lpm	44%

Figura 2.5. O_2: relação litros por min (Lpm) e FiO_2.
Fonte: Desenvolvida pela autoria.

Os seguintes dispositivos podem ser enquadrados neste tipo de sistema:

- Máscara facial com sistema de Venturi.
- Máscara facial com reservatório.

Máscara facial com sistema de Venturi: a chamada máscara de Venturi é composta por um sistema de válvulas acopladas à máscara facial que possibilita a oferta de diferentes frações inspiradas de oxigénio (FiO_2). Na região inferior de cada válvula, encontram-se a percentagem oferecida e os litros necessários para alcançar a FiO_2 desejada (24%-28%; 31%-35%; 40%-50%). Consiste num sistema de alto fluxo, e quanto maior o orifício de entrada, maior a concentração de oxigênio (**Figura 2.6**).

Máscara facial com reservatório: é uma máscara com uma bolsa insuflável acoplada e com capacidade de armazenar até um litro de O_2. Existem modelos de máscaras com reservatório, sem reinalação, que possuem uma válvula que impede que a inspiração de CO_2 (**Figura 2.7**).

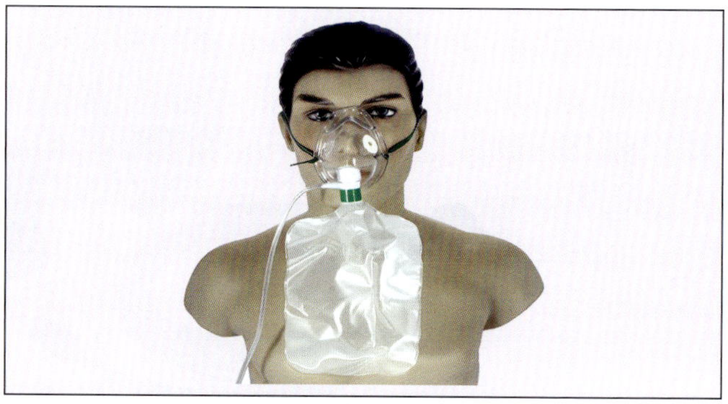

Figura 2.7. Máscara com reservatório.
Fonte: Desenvolvida pela autoria.

Sistemas de alto fluxo
Sistema de Venturi

Constitui o método mais seguro para liberar a concentração necessária de oxigêno, sem considerar a profundidade ou frequência da respiração.

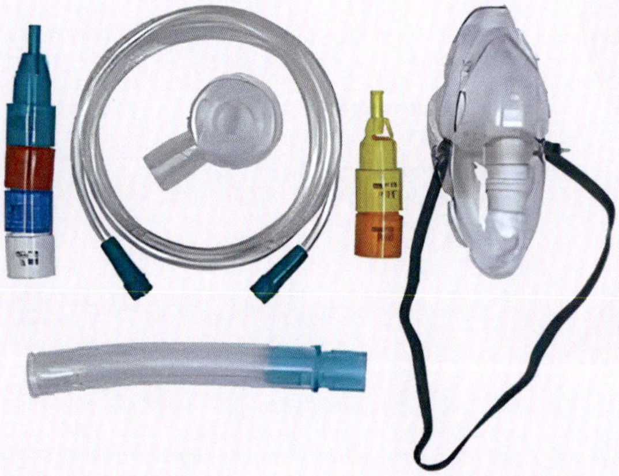

FiO_2	Cor	Fluxo de O_2 (L/min)
0,24	Azul	3
0,28	Amarelo	6
0,31	Branco	8
0,35	Verde	12
0,40	Rosea	15
0,50	Alaranjado	15

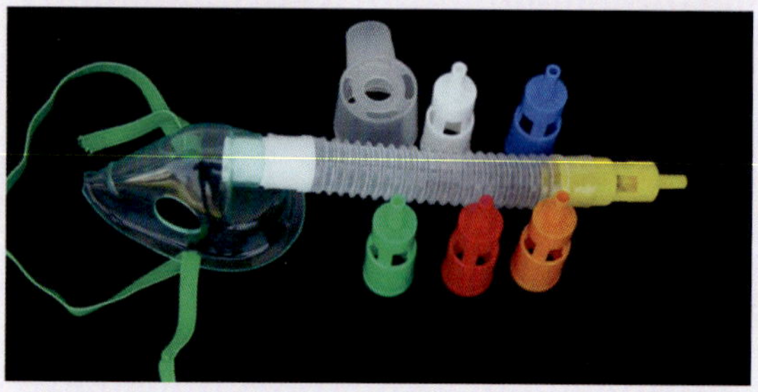

Figura 2.6. Máscara de Venturi.
Fonte: Desenvolvida pela autoria.

Resumidamente os dispositivos de suplementação de O_2 garantem a administração de O_2 a diferentes fluxos e concentrações, conforme é demonstrado na **Tabela 2.1**.

Oxigenoterapia nasal de alto fluxo

As formas mais convencionais de administração de O_2 dependem de máscaras faciais ou cânulas e dispositivos nasais. No entanto, o uso destes métodos é limitado por algumas desvantagens, que incluem a necessidade de um fluxo de O_2 superior a 15 L/minuto no caso de uma hipoxemia grave ou, de diluição do O_2 administrado por conta do ar ambiente nos casos de elevado fluxo inspiratório.[34-36]

Uma alternativa à oxigenoterapia convencional vem recebendo crescente atenção: trata-se do uso de alto fluxo nasal de oxigênio aquecido e umidificado, conhecido como oxigenoterapia nasal de alto fluxo (ONAF), técnica que pode fornecer O_2 aquecido e umidificado com uma fração inspirada de oxigênio (FiO_2) controlada e um fluxo médio máximo de 80 L/min por meio de uma cânula nasal.

Este alto fluxo pode fornecer concentrações de oxigênio inspiratório mais constantes do que a oxigenoterapia convencional e também gerar alguma pressão positiva expiratória final (PEEP).

Sistemas com ONAF também são utilizados para lavar o CO_2 expirado do espaço morto inspiratório nas vias aéreas com gás enriquecido com oxigénio.[37,38]

Nesta última década, o uso da ONAF tem sido considerado para pacientes com insuficiência respiratória aguda (IRA) hipoxémica reincidente.

Relatos recentes sugerem que a ONAF pode ser utilizada eficazmente para tratar pacientes com insuficiência respiratória hipoxémica leve a moderada, e tem-se mostrado eficaz e consistentemente mais bem tolerada como medida de prevenção contra insuficiência respiratória pós-extubação, comparativamente à ventilação não invasiva (VNI).[39-45]

Tabela 2.1. Fluxo e FiO_2 dos dispositivos de suplementação de O_2

Concentração de O_2 geradas por diferentes dispositivos de administração		
	Fluxo de O_2 (L/min)	FiO_2 (%)
Ar ambiente	0	0,21
Cânulas ou cateteres nasais	1	0,24
	2	0,28
	3	0,32
	4	0,36
	5	0,40
Máscara simples	5-6	0,40
	6-7	0,50
	7-8	0,60
Máscara tipo Venturi	3	0,24
	6	0,28
	9	0,35
	12	0,40
	15	0,50

Fonte: Desenvolvida pela autoria.

De igual modo tem sido crescente o número de estudos visando fornecer informações mais recentes a respeito da ONAF, assim como discutir os benefícios e os riscos nas suas indicações mais comuns.

Como funciona a oxigenoterapia nasal de alto fluxo?

Em termos fisiológicos, a ONAF melhora a FiO_2, lava e reduz o espaço morto, gera PEEP e proporciona maior conforto do que o obtido com O_2 frio e seco.

Os doentes com IRA têm elevadas taxas de fluxo inspiratório que variam entre 30 e 120 L/minuto.

Este fluxo comumente excede o fluxo máximo de 15 L/minuto, que os dispositivos usuais fornecem, e, subsequentemente o ar ambiente dilui o O_2, o que, por sua vez, diminui a FiO_2.

Por fornecer até 100% de O_2 com um fluxo máximo de 60 L/minuto, a ONAF minimiza a diluição pelo ar ambiente e, em consequência, aumenta a FiO_2.

Por outro lado, um elevado fluxo de ar administrado diretamente à nasofaringe melhora a depuração de CO_2, por lavar o CO_2 expirado das vias aéreas superiores. Subsequentemente, diminui-se o espaço morto atribuível à lavagem do volume, melhorando assim a ventilação alveolar.

A diminuição do espaço morto contribui para a diminuição observada, tanto na frequência respiratória quanto no trabalho respiratório.

O uso da ONAF gera um nível variável de PEEP (4-6), apesar de que em voluntários saudáveis tratados com ONAF com a boca fechada e um fluxo de 60 L/minuto, o nível de PEEP medido foi de até 7 cmH_2O. No entanto, este nível de PEEP pode facilmente diminuir, assim que a boca é aberta.[46]

Cada 10 L/minuto de aumento no fluxo incrementa a pressão média nas vias aéreas em 0,69 cmH_2O quando o indivíduo respira com a boca fechada, e em 0,35 cmH_2O quando respira com a boca aberta.

Mais ainda, a ONAF fornece um fluxo aquecido e umidificado, o que proporciona mais conforto do que o ar seco e, também, aumenta o conteúdo de água no muco, facilitando, deste modo, a remoção de secreções e evitando o ressecamento e a consequente lesão do epitélio.

Finalmente, em comparação com outros dispositivos, como a VNI, a tolerabilidade da ONAF pode ser mais elevada porque a sua *interface*, tão simples quanto um cateter nasal, possibilita ao paciente falar, comer e beber.[47-49]

Que benefícios podem ser esperados da oxigenoterapia nasal de alto fluxo?

Os benefícios esperados da ONAF dependem de sua indicação e do dispositivo em relação ao qual se compara. Até o momento, o uso da ONAF foi sugerido em diversas indicações, porém poucas delas foram avaliadas rigorosamente.

As duas indicações primárias, em termos de nível de evidência, são:[50,51]

- Prevenir a intubação em pacientes com IRA hipoxémica reincidente.
- Prevenir a IRA após extubação e a subsequente reintubação na UTI clínica ou após cirurgia.

Outras importantes indicações nas quais a ONAF foi investigada, porém ainda não sem evidências claras de benefício clínico são:

- Pré-oxigenação antes da intubação de pacientes gravemente hipoxémicos
- IRA hipoxémica reincidente em pacientes imunocomprometidos e oxigenação para assegurar broncoscopia flexível segura.

Na insuficiência respiratória aguda (IRA) hipoxémica, a ONAF pode produzir menores taxas de intubação do que a oxigenoterapia padrão e a VNI nos pacientes com hipoxemia mais grave.[52]

O maior estudo conhecido sobre ONAF em pacientes com IRA hipoxémica foi conduzido por Frat *et al.*[52] tratando-se de um estudo randomizado e controlado, que incluiu pacientes com IRA hipoxémica e um *ratio* entre a pressão parcial de O_2 arterial e a FiO_2 (PaO_2/FiO_2) de 300 mmHg ou menos, principalmente em casos decorrentes de pneumonia. Os pacientes foram designados para receber ONAF e oxigenoterapia padrão fornecida por máscara facial ou VNI.

O desfecho primário foi a proporção de intubações endotraqueais, que resultou similar entre os três grupos (38% no grupo ONAF, 47% no grupo com oxigenoterapia convencional e 50% no grupo com VNI).[52] No entanto, em análise *post hoc* restrita aos pacientes com hipoxemia inicial grave (definida por $PaO_2/FiO_2 \leq 200$ mmHg), a taxa de intubações foi significativamente mais baixa nos pacientes que receberam ONAF do que nos outros dois grupos.[52] Mais ainda, a mortalidade, que foi o desfecho secundário, foi significantemente mais baixa no grupo ONAF do que nos outros dois grupos.[52]

Embora estes resultados sejam promissores, precisam ser confirmados por outros estudos antes que se recomende o uso sistemático de ONAF em pacientes com IRA e hipoxemia grave.[52]

Assim, a ONAF tem provado constituir uma abordagem promissora para prevenir a reintubação, mas deve ser utilizada com cuidado em pacientes de alto risco.

O período após a extubação é uma fase perigosa para os pacientes de UTI, e a IRA, após uma extubação planejada, associa-se a uma mortalidade acentuadamente elevada.

Nestas condições, a IRA está relacionada a muitos fatores, como excesso de secreções, exaustão progressiva, fraqueza dos músculos respiratórios, aspiração ou sobrecarga de fluidos, de entre outros.[53]

Um primeiro estudo aberto que comparou ONAF com o uso de máscara de Venturi por 48 horas após a extubação em pacientes com hipoxemia, mas não com IRA, levou a relatos de maior conforto, menos dessaturações, melhor tolerância da *interface* e menor taxa de reintubações com o uso de ONAF.[54]

Em pacientes com baixo risco, a ONAF, aplicada por 24 horas após a extubação em comparação com a máscara de Venturi, demonstrou uma redução significativa da necessidade de reintubação.[55] Em pacientes de alto risco, a ONAF, em comparação não foi inferior à VNI, na prevenção de reintubação e na incidência de IRA pós-extubação.

Em conclusão a ONAF é uma alternativa valiosa à VNI para prevenir IRA pós-cirúrgica, sendo que a hipoxemia frequentemente ocorre logo após cirurgias de grande porte, e as complicações respiratórias constituem-se numa causa frequente de complicações após estes procedimentos.[56]

A oxigenoterapia nasal de alto fluxo foi proposta como alternativa à VNI para prevenção de intubação na IRA hipoxémica reincidente em pacientes imunocomprometidos. Até aqui, duas análises *post hoc* de grandes estudos multicêntricos, randomizados e controlados, foram publicadas, apresentando, contudo, resultados discrepantes.

Foi também proposto o uso de ONAF como alternativa à VNI para prevenir a dessaturação importante durante intubação endotraqueal em pacientes com IRA hipoxémica grave. Em razão da heterogeneidade da população, os resultados destes estudos como frisados anteriormente são discrepantes, sendo necessários mais estudos tendo como alvo populações mais homogéneas.[57]

Finalmente, a ONAF pode ser útil para proporcionar oxigenação adequada e conforto para pacientes em final de vida e com ordem de não intubação, sendo, porém, igualmente necessários mais estudos para generalização da indicação.

Quais as precauções recomendadas para usar oxigenoterapia nasal de alto fluxo?

Os médicos devem estar conscientes dos potenciais efeitos danosos da ONAF.

Primeiramente, a ONAF pode mascarar o agravamento do paciente e, consequentemente, retardar a intubação, o que pode ser perigoso. Como foi recentemente relatado em estudo observacional em pacientes com IRA reincidente tratados com ONAF, os pacientes intubados após mais de 48 horas de tratamento tiveram uma mortalidade mais elevada do que os que foram intubados dentro das primeiras 48 horas.[57]

Em pacientes com IRA hipoxémica reincidente, a ONAF preserva a respiração espontânea, permitindo pressão intratorácica altamente negativa, podendo assim teoricamente, contribuir para lesão pulmonar em pacientes que respiram com altos volumes correntes.[58]

Diferentemente da VNI, não existe disponibilidade de monitoramento de pressões ou volumes para os pacientes sob suporte respiratório com ONAF. Assim, a utilização da ONAF em pacientes de unidade de terapia intensiva (UTI) deve ser de certa forma preventiva e de implantação progressiva, como acontece com qualquer novo tratamento.

A identificação dos pacientes com maior probabilidade de benefício com a ONAF constituiu um verdadeiro desafio.[59] No entanto é notório nos últimos anos, um número cada vez maior de estudos a sugerir que existe potencial benefício do uso de ONAF para prevenir intubação ou reintubação em pacientes de UTI admitidos por IRA reincidente ou sob ventilação mecânica pós-cirurgia.[48,60]

Embora a oxigenoterapia nasal de alto fluxo pareça ser uma terapia promissora na UTI são necessários estudos adicionais para definir de forma mais precisa os subgrupos de pacientes com maior chance de se beneficiarem do uso da ONAF.[59] É preciso ter consciência que a ONAF pode ter efeitos deletérios, especialmente quando não usada adequadamente.[59]

Assim como ocorre com qualquer nova terapia, devemos aprender como utilizar e implantar o uso de ONAF de forma progressiva e cuidadosa.

Referências bibliográficas

1. Web Elements: the periodic table on the web – Oxygen: electronegativities. p. WebElements. Disponível em: http://www.webelements.com/oxygen/electronegativity.html. Acessado em 7 de novembro de 2011
2. Oxygen. Los Alamos National Laboratory. Disponível em: http://web.archive.org/web/20071026034224/http:/periodic.lanl.gov/elements/8.html. Consultado em 22 de julho de 2012. Arquivado do original em 26 de outubro de 2000.
3. Campbell EJM. Foreword. In: Derenne JP, Whitelaw WA, Similowski T. Acute Respiratory Failure in Chronic Obstructive Pulmonary Disease. New York: Marcel Dekker; 1996. p. v-vi.
4. Burls A, Emparanza JI, Quinn T, Cabello JB. Oxygen use in acute myocardial infarction: an online survey of health professionals' practice and beliefs. Emerg Med. J 2010;27:283-286.
5. Forkner IF, Piantadosi CA, Scafetta N, Moon RE. Hyperoxia-induced tissue hypoxia: a danger? Anesthesiology. 2007; 106:1051-1055.
6. Johnston AJ, Steine LA, Gupta AK, Menon DK. Cerebral oxygen vasoreactivity and cerebral tissue oxygen reactivity. Br J Anaesth 2003;90:774-786.
7. Floyd TF, Clark JM, Gelfand R, Detre JA, Ratcliff S, Guvakov D, et al. Independent cerebral vasoconstrictive eff ects of hyperoxia and accompanying arterial hypocapnia at 1 ATA. J Appl Physiol. 2003;95:2453-2461.
8. West JB. Carl Wilhelm Scheele, the discoverer of oxygen, and a very productive chemist. Am J Physiol Lung Cell Mol Physiol. 2014;307(11):L811-6.
9. West JB. Joseph Priestley, oxygen, and enlightenment. Am J Physiol Lung Cell Mol Physiol. 2014;306(2): L111-9.
10. West JB. The collaboration of Antoine and Marie-Anne Lavoisier and the first measurements of human oxygen consumption. Am J Physiol Lung Cell Mol Physiol. 2013;305(11):L775-85.
11. Singer M, Young PJ, Laffey JG, Asfar P, Taccone FS, Skrifvars MB, Meyhoff CS, Radermacher P. Dangers of hyperoxia. Crit Care. 2021 Dec 19;25(1):440.
12. Samuel J, Franklin C. Hypoxemia and Hypoxia. In: Myers JA, Millikan KW, Saclarides TJ. (eds) Common Surgical Diseases. New York, NY: Springer; 2008. P. 391-394.
13. Das KK, Honnutagi R, Mullur L, Reddy RC, Das S, Majid DSA, et al Heavy metals and low-oxygen microenvironment – its impact on liver metabolism and dietary supplementation" Dietary Interventions in Liver Disease. Academic Press; 2019. p. 315-32.
14. West JB. Pulmonary Pathophysiology: The Essentials. Williams & Wilkins; 1977. p. 22.
15. Cymerman A, Rock PB. Medical Problems in High Mountain Environments. A Handbook for Medical Officers. Technical Report USARIEM-TN94-2 (Report). US Army Research Inst. of Environmental Medicine Thermal and Mountain Medicine Division.
16. Gore CJ, Clark SA, Saunders PU. Nonhematological mechanisms of improved sea-level performance after hypoxic exposure". Med Sci Sports Exerc. 2007;39(9):1600-09.
17. Helmerhorst HJ, Schultz MJ, van der Voort PH, de Jonge E, van Westerloo DJ. Bench-to-bedside review: the effects of hyperoxia during critical illness. Crit Care. 2015 Aug 17;19(1):284.
18. Comroe JH, Dripps RD, Dumke PR, Deming M. Oxygen toxicity. JAMA. 1945;128(10):710-717.
19. Sawatzky D. "Oxygen Toxicity Signs and Symptoms. Disponível em: www.diverite.com/. Recuperado em 12 November 2014.
20. New A. Oxygen: kill or cure? Prehospital hyperoxia in the COPD patient. Emerg Med J. 2006 Feb;23(2):144-6.
21. Lang, MA. DAN nitrox workshop proceedings. Durham, NC: Divers Alert Network. Archived from the original on October 24, 2008. Retrieved 25 January 2017.
22. Bitterman N. "CNS oxygen toxicity". Undersea and Hyperbaric Medicine. 2004;31 (1):63-72.
23. Jubran A. Pulse oximetry. Intensive Care Med. 2004;30:2017.
24. Neff TA. Routine oximetry. A fifth vital sign? Chest. 1988;94:227.
25. Chan ED, Chan MM, Chan MM. Pulse oximetry: understanding its basic principles facilitates appreciation of its limitations. Respir Med. 2013;107:789.
26. Grace RF. Pulse oximetry. Gold standard or false sense of security? Med J Aust. 1994;160:638.
27. Tekin K, Karadogan M, Gunaydin S, Kismet K. Everything About Pulse Oximetry-Part 1: History, Principles, Advantages, Limitations, Inaccuracies, Cost Analysis, the Level of Knowledge About Pulse Oximeter Among Clinicians, and Pulse Oximetry Versus Tissue Oximetry. J Intensive Care Med. 2023;38:775.
28. Hanning CD, Alexander-Williams JM. Pulse oximetry: a practical review. BMJ. 1995;311:367.
29. Mengelkoch LJ, Martin D, Lawler J. A review of the principles of pulse oximetry and accuracy of pulse oximeter estimates during exercise. Phys Ther. 1994;74:40.
30. Morey TE, Rice MJ, Vasilopoulos T, Dennis DM, Melker RJ. Feasibility and accuracy of nasal alar pulse oximetry. Br J Anaesth. 2014 Jun;112(6):1109-14.
31. Severinghaus JW, Kelleher JF. Recent developments in pulse oximetry. Anesthesiology .1992;76:1018.
32. Schallom L, Sona C, McSweeney M, Mazuski J. Comparison of forehead and digit oximetry in surgical/trauma patients at risk for decreased peripheral perfusion. Heart Lung 2007; 36:188.
33. Fernandez M, Burns K, Calhoun B, George S, Martin B, Weaver C. Evaluation of a new pulse oximeter sensor. Am J Crit Care. 2007 Mar;16(2):146-52.
34. Hodgson CL, Tuxen DV, Holland AE, Keating JL. Comparison of forehead Max-Fast pulse oximetry sensor with finger sensor at high positive end-expiratory pressure in adult patients with acute respiratory distress syndrome. Anaesth Intensive Care. 2009;37:953.
35. Branson RD, Mannheimer PD. Forehead oximetry in critically ill patients: the case for a new monitoring site. Respir Care Clin N Am. 2004;10:359.
36. Dysart K, Miller TL, Wolfson MR, Shaffer TH. Research in high flow therapy: mechanisms of action. Respir Med. 2009;103(10):1400-5.

37. Fraser JF, Spooner AJ, Dunster KR, Anstey CM, Corley A. Nasal high flow oxygen therapy in patients with COPD reduces respiratory rate and tissue carbon dioxide while increasing tidal and end-expiratory lung volumes: a randomised crossover trial. Thorax. 2016;71(8):759-61.
38. Parke RL, Eccleston ML, McGuinness SP. The effects of flow on airway pressure during nasal high-flow oxygen therapy. Respir Care. 2011 Aug;56(8):1151-5.
39. Groves N, Tobin A. High flow nasal oxygen generates positive airway pressure in adult volunteers. Aust Crit Care. 2007;20(4):126-31.
40. Cuquemelle E, Pham T, Papon JF, Louis B, Danin PE, Brochard L. Heated and humidified high-flow oxygen therapy reduces discomfort during hypoxemic respiratory failure. Respir Care. 2012;57(10):1571-7.
41. Frat JP, Thille AW, Mercat A, Girault C, Ragot S, Perbet S, et al. High-flow oxygen through nasal cannula in acute hypoxemic respiratory failure. N Engl J Med. 2015;372(23):2185-96.
42. Thille AW, Harrois A, Schortgen F, Brun-Buisson C, Brochard L. Outcomes of extubation failure in medical intensive care unit patients. Crit Care Med. 2011;39(12):2612-8.
43. Maggiore SM, Idone FA, Vaschetto R, Festa R, Cataldo A, Antonicelli F, et al. Nasal high-flow versus Venturi mask oxygen therapy after extubation. Effects on oxygenation, comfort, and clinical outcome. Am J Respir Crit Care Med. 2014;190(3):282-8.
44. Hernández G, Vaquero C, González P, Subira C, Frutos-Vivar F, Rialp G, et al. Effect of postextubation high-flow nasal cannula vs conventional oxygen therapy on reintubation in low-risk patients: a randomized clinical trial. JAMA. 2016;315(13):1354-61.
45. Hernández G, Vaquero C, Colinas L, Cuena R, González P, Canabal A, et al. Effect of postextubation high-flow nasal cannula vs noninvasive ventilation on reintubation and postextubation respiratory failure in high-risk patients: a randomized clinical trial. JAMA. 2016;316(15):1565-74.
46. Arozullah AM, Daley J, Henderson WG, Khuri SF. Multifactorial risk index for predicting postoperative respiratory failure in men after major noncardiac surgery. The National Veterans Administration Surgical Quality Improvement Program. Ann Surg. 2000;232(2):242-53.
47. Lawrence VA, Dhanda R, Hilsenbeck SG, Page CP. Risk of pulmonary complications after elective abdominal surgery. Chest. 1996;110(3):744-50.
48. Serpa Neto A, Hemmes SNT, Barbas CS, Beiderlinden M, Fernandez-Bustamante A, Futier E, et al. Incidence of mortality and morbidity related to postoperative lung injury in patients who have undergone abdominal or thoracic surgery: a systematic review and meta-analysis. Lancet Respir Med. 2014;2(12):1007-15.
49. Stéphan F, Barrucand B, Petit P, Rézaiguia-Delclaux S, Médard A, Delannoy B, Cosserant B, Flicoteaux G, Imbert A, Pilorge C, Bérard L; BiPOP Study Group. High-flow nasal oxygen vs noninvasive positive airway pressure in hypoxemic patients after cardiothoracic surgery: a randomized clinical trial. JAMA. 2015;313(23):2331-9.
50. Futier E, Paugam-Burtz C, Godet T, Khoy-Ear L, Rozencwajg S, Delay JM, Verzilli D, Dupuis J, Chanques G, Bazin JE, Constantin JM1, Pereira B, Jaber S; OPERA study investigators. Effect of early postextubation high-flow nasal cannula vs conventional oxygen therapy on hypoxaemia in patients after major abdominal surgery: a French multicentre randomised controlled trial (OPERA). Intensive Care Med. 2016;42(12):1888-98.
51. Lemiale V, Mokart D, Mayaux J, Lambert J, Rabbat A, Demoule A, et al. The effects of a 2-h trial of high-flow oxygen by nasal cannula versus Venturi mask in immunocompromised patients with hypoxemic acute respiratory failure: a multicenter randomized trial. Crit Care. 2015;19:380.
52. Frat JP, J Ragot S, Girault C, Perbet S, Prat G, Boulain T, Demoule A, Ricard JD, Coudroy R, Robert R, Mercat A, Brochard L, Thille AW; REVA network. Effect of non-invasive oxygenation strategies in immunocompromised patients with severe acute respiratory failure: post hoc analysis of a randomized trial. Lancet Respir Med. 2016;4(8):646-52.
53. Miguel-Montanes R, Hajage D, Messika J, Bertrand F, Gaudry S, Rafat C, et al. Use of high-flow nasal cannula oxygen therapy to prevent desaturation during tracheal intubation of intensive care patients with mild-to-moderate hypoxemia. Crit Care Med. 2015;43(3):574-83.
54. Vourc'h M, Asfar P, Volteau C, Bachoumas K, Clavieras N, Egreteau PY, et al. High-flow nasal cannula oxygen during endotracheal intubation in hypoxemic patients: a randomized controlled clinical trial. Intensive Care Med. 2015;41(9):1538-48.
55. Jaber S, Monnin M, Girard M, Conseil M, Cisse M, Carr J, et al. Apnoeic oxygenation via high-flow nasal cannula oxygen combined with non-invasive ventilation preoxygenation for intubation in hypoxaemic patients in the intensive care unit: the single--centre, blinded, randomised controlled OPTINIV trial. Intensive Care Med. 2016;42(12):1877-87.
56. Fernandes A, Rodrigues J, Lages P, Lança S, Mendes P, Antunes L, et.al. Root causes and outcomes of postoperative pulmonary complications after abdominal surgery: a retrospective observational cohort study. Patient Safety in Surgery (2019) 13:40
57. Kang BJ, Koh Y, Lim CM, Huh JW, Baek S, Han M, et al. Failure of high-flow nasal cannula therapy may delay intubation and increase mortality. Intensive Care Med. 2015 Apr;41(4):623-32.
58. Kang BJ, Koh Y, Lim CM, Huh JW, Baek S, Han M, et al. Failure of high-flow nasal cannula therapy may delay intubation and increase mortality. Intensive Care Med. 2015;41(4):623-32.
59. Brochard L, Slutsky A, Pesenti A. Mechanical ventilation to minimize progression of lung injury in acute respiratory failure. Am J Respir Crit Care Med. 2017;195(4):438-42.
60. Qaseem A, Etxeandia-Ikobaltzeta I, Fitterman N, Williams JW Jr, Kansagara D; Clinical Guidelines Committee of the American College of Physicians, et al. Appropriate use of high-flow nasal oxygen in hospitalized patients for initial or postextubation management of acute respiratory failure: a clinical guideline from the American College of Physicians. Ann Intern Med 2021; 174:977-84.

capítulo | 3

Acesso Vascular

Subcapítulo | 3.1

Cateter Venoso Central

Márcio Guerreiro

Introdução

A passagem de cateter venoso central (CVC) foi primeiramente descrita em 1929, quando Werner Forssmann, com 25 anos, residente de cirurgia na Alemanha, perfurou sua própria veia antecubital esquerda e passou um cateter centralmente. Ele então subiu vários lances de escada até o departamento de radiologia, onde uma radiografia confirmou que a ponta do cateter se estendia até o átrio direito. Pela primeira vez, um ser humano vivo teve um posicionamento intracardíaco documentado de um cateter colocado percutaneamente (**Figura 3.1.1**).[1,2]

Atualmente, a punção venosa central é um procedimento extremamente frequente nas unidades de terapia intensiva (UTI). Estima-se que mais de 5 milhões de CVC sejam inseridos anualmente nos Estados Unidos. Este procedimento, entretanto, apresenta riscos, podendo estar associado a complicações graves e até risco de óbito. Conforme dados americanos, em cerca de 15% dos casos ocorrem complicações, sendo esperada uma incidência de 750 mil eventos adversos por ano.[3]

Durante o século XX, este procedimento era realizado por meio de determinadas referências anatômicas, porém em 2001 a Agência Norte-Americana responsável pela pesquisa e qualidade em cuidados de saúde (AHRQ – *Agency for Healthcare Research and Quality*) passou a recomendar dentro das práticas fundamentais para aumentar a segurança no cuidado dos pacientes internados e/ou submetidos a cirurgias, a utilização do ultrassom (US) para guiar as punções venosas centrais.[3]

Nos últimos 20 anos esta recomendação se tornou cada vez mais evidente, especialmente em locais onde a

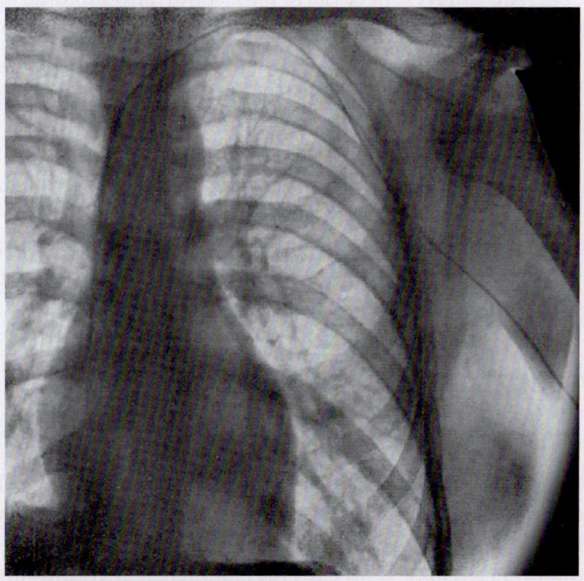

Figura 3.1. Radioscopia confirmando posicionamento do cateter intracardíaco do Dr. Werner Forssmann.

Fonte: Acervo da autoria.

proximidade com grandes vasos e estruturas viscerais como a pleura, por exemplo, aumenta muito o risco de complicações do procedimento realizado apenas com base em critérios anatômicos.[4] Complicações incluindo sangramento por punção acidental de vasos arteriais, bem como pneumotórax, mau posicionamento do cateter e, eventualmente, lesão nervosa, podem ser evitadas/reduzidas usando US.[5,6]

Os princípios gerais da passagem de CVC, incluindo indicações, contraindicações e questões gerais de preparação e colocação, e técnicas de punção serão revistos neste capítulo. Para este capítulo iremos utilizar como definição CVC, a inserção de cateter em vasos venosos de grande calibre. Estes vasos incluem a veia cava superior, as veias braquiocefálicas, as veias jugulares internas, as veias subclávias, as veias ilíacas e as veias femorais comuns.[7]

Indicações

As indicações incluem a colocação de CVC pelos seguintes motivos:[8]

- **Acesso venoso periférico inadequado:** incapaz de obter acesso periférico ou regime de infusão complexo.
- **Infusões periféricas incompatíveis:** a administração intermitente ou contínua de curto ou longo prazo de medicamentos como vasopressores, soluções hiperosmolares, agentes quimioterápicos e nutrição parenteral são normalmente administradas em uma veia central, pois podem causar inflamação venosa (flebite) quando administradas através de um cateter intravenoso periférico.
- **Monitorização hemodinâmica:** o CVC com a extremidade posicionada na veia cava superior, permite a medição da pressão venosa central e da saturação venosa central de oxigênio ($SvcO_2$).
- **Terapias extracorpóreas:** o acesso venoso de grande calibre é necessário para suportar o fluxo de alto volume necessário para muitas terapias extracorpóreas, incluindo terapia de substituição renal (hemodiálise, hemofiltração), plasmaférese e oxigenação por membrana extracorpórea (ECMO).
- **Também é necessário por outros motivos, incluindo a colocação de:** filtros de veia cava, dispositivos intervencionistas venosos (balões/*stents* para angioplastia venosa ou cateteres de infusão para terapia trombolítica venosa), cateter de artéria pulmonar (CAP), marcapassos/desfibriladores.

Preparação geral

Seleção do dispositivo e do local

O local e a abordagem mais apropriados para o cateterismo venoso central devem ser individualizados com base na situação clínica. São aspectos importantes a ser considerados a anatomia e patência do vaso pré-canulação, disponibilidade do ultrassom, habilidade do operador. Além disso, riscos associados a colocação, necessidades do paciente e duração prevista do uso do cateter.

O local anatômico escolhido para a colocação do cateter central também influencia o risco e o tipo de complicações, incluindo infecção associada ao cateter. No estudo "3SITES", o cateterismo da veia subclávia esteve associado a um menor risco de infecção de corrente sanguínea relacionada ao cateter (ICS-RC) e trombose venosa profunda (TVP) sintomática do que aquele associado ao cateterismo da veia jugular ou da veia femoral. No entanto, o cateterismo da veia subclávia foi associado a um maior risco de complicações mecânicas, principalmente pneumotórax.[9] As complicações associadas aos cateteres podem ser minimizadas com a inserção de cateteres por um médico experiente, técnica estéril rigorosa, posicionamento adequado do cateter e cuidados de rotina e monitoramento apropriados após a colocação.[8]

Preparação para o procedimento

- Higiene adequada das mãos com retirada de adornos.
- Desinfecção da pele: o uso de clorexidina alcoólica foi associada a menor incidência de infecções relacionadas ao cateter quando comparado com iodopovidona-álcool (0,28 *vs.* 1,77 por 1.000 cateteres-dia). A esfregação do local com clorexidina sabão prévio a antissepsia não foi associado a menor incidência de infecção.[10]
- Uso de campos esterilizados que cubram uma grande área para o procedimento ser realizado com a maior segurança.
- Conector fechado: as diretrizes recomendam o uso de sistemas fechados em todos os cateteres. Uma revisão sistemática da literatura identificou dez estudos que demonstram que as taxas de infecção da corrente sanguínea associadas a cateteres centrais foram significativamente maiores com torneiras de três vias (dispositivos abertos) quando comparado com dispositivos de deslocamento positivo, dispositivos de deslocamento negativo e dispositivos de deslocamento neutro.[4] Tendo em vista a grande variedade de sistemas fechados, mais estudos precisam ser realizados para se ter evidências científicas mais fortes das diferenças entre os dispositivos.[4]
- Oclusor de barreira antisséptica: a desinfecção do conector fechado é necessária para diminuir as taxas de colonização dos cateteres e subsequente ICS-RC. Sete estudos mostraram que o uso de uma tampa de barreira antisséptica foi eficaz na redução de ICS-RC.[11]
- Cateteres venosos impregnados com antimicrobianos e antissépticos: em comparação com cateteres-padrão, os cateteres revestidos com clorexidina/sulfadiazina de prata e antibióticos foram associados a números mais baixos de ICS-RC por 1.000 cateteres-dia e uma menor incidência de colonização do cateter.[12]

Técnicas do procedimento

■ Veia jugular interna (VJI)

Posicionar o paciente em posição de Trendelenburg, rodar a cabeça para o lado oposto ao da punção, posicionar-se na cabeceira do paciente e em seguida, inserir a agulha no ápice do ângulo formado pelas duas cabeças do músculo esternocleidomastóideo, lateral a pulsação carotídea em um ângulo de aproximadamente 30° com a pele. Direcionar a agulha em direção ao mamilo ipsilateral. O sangue é usualmente aspirado com cerca de 2 a 2,5 cm de inserção.[13] Após a identificação do refluxo de sangue pela seringa, proceder a técnica de Seldinger, com a progressão do fio-guia, seguido de dilatação da pele com dilatador específico e posterior progressão do cateter pelo fio-guia. Após adequado posicionamento do cateter, remover o fio-guia e proceder com a fixação do cateter.

Veia subclávia (VSC)

Abordagem infraclavicular – colocar o paciente em posição de Trendelenburg, rodar a cabeça para o lado oposto ao da punção, manter o membro superior junto ao tronco, posicionar-se próximo ao ombro do paciente, dividir a clavícula em três partes (medial, médio e lateral) e em seguida, inserir a agulha na junção do terço médio com o terço proximal a fúrcula do esterno, direcionando a agulha em sua direção. Após a agulha ter penetrado na pele, a clavícula pode ser inicialmente contatada. Tome cuidado para não empurrar a agulha no periósteo, pois um tampão ósseo pode obstruir o lúmen da agulha. A agulha deve ser suavemente progredida para alcançar a parte inferior da clavícula. A agulha deve permanecer paralela à clavícula (no plano coronal) para permitir uma passagem limpa por baixo do osso e minimizar o risco de punção pleural. À medida que passa abaixo da junção dos terços médio e medial da clavícula, deve entrar na veia. Se a primeira passagem não for bem-sucedida, oriente a agulha mais cefálica nas tentativas subsequentes.[14] Após a identificação do refluxo de sangue pela seringa, proceder a técnica de Seldinger, com a progressão do fio-guia, seguido de dilatação da pele com dilatador específico e posterior progressão do cateter pelo fio-guia. Após adequado posicionamento do cateter, remover o fio-guia e proceder com a fixação do cateter.

Veia femoral (VF)

A palpação da pulsação da artéria femoral comum auxilia na localização anatômica da veia (com ou sem ultrassonografia). O local-alvo da punção venosa é logo inferior ao ligamento inguinal, onde a veia femoral comum fica superficial e medial à artéria. A compressão deve ser minimizada ou liberada antes da tentativa de punção venosa. Pacientes cooperativos também podem ser solicitados a realizar uma manobra de Valsalva para aumentar o diâmetro venoso. Inserir a agulha 1 a 2 cm inferior ao ligamento inguinal e imediatamente medial à artéria femoral. Em geral, a agulha deve ser introduzida num ângulo de 20° a 30° em relação à pele. O vaso normalmente é alcançado dentro de 2 a 4 cm, mas pode ser mais profundo em pacientes com edema ou obesidade.[15] Após a identificação do refluxo de sangue pela seringa, proceder a técnica de Seldinger, com a progressão do fio-guia, seguido de dilatação da pele com dilatador específico e posterior progressão do cateter pelo fio-guia. Após adequado posicionamento do cateter, remover o fio-guia e proceder com a fixação do cateter.

Uso de ultrassonografia para punção

O primeiro uso relatado de US para guiar o acesso venoso central foi em 1982. Durante a década de 1990, os radiologistas intervencionistas começaram a usar imagens para locais de acesso incomuns (translombar/hemiázigos/trans-hepáticos). Com o tempo, tornou-se claro que a orientação por imagem oferecia um sucesso quase uniforme na obtenção do acesso e era mais segura para os pacientes e mais eficaz do que o acesso cego baseado em pontos de referência anatômicos.[16] A partir do século XXI, após a recomendação da AHRQ, a utilização do ultrassom para guiar as punções venosas centrais se tornou progressivamente a técnica usual e ideal, por reduzir os riscos relacionados aos procedimentos.

Tradicionalmente, a colocação do CVC é realizada utilizando técnicas de referência com base no conhecimento da anatomia das estruturas e palpação de artérias próximas às veias. Essas técnicas de referência não podem explicar variações no local de inserção do CVC. Variações anatômicas, entretanto, foram descritas em uma proporção relevante de pacientes para a veia jugular interna, veia subclávia e veia femoral.

Além das variações anatômicas, a presença de trombose, que é especialmente frequente em pacientes oncológicos e criticamente em doentes, pode tornar a passagem do cateter impossível ou muito perigoso para o paciente.[17]

Duas análises recentes da Cochrane concluíram um benefício no uso de ultrassom para punção da veia jugular interna, mas não pelas vias femoral ou axilar/subclávia. Acredita-se que os resultados para as veias femoral e axilar provavelmente seja relacionado a falta de estudos adequados.[18,19]

Para a VJI, 35 ensaios que incluíram um total de 5.108 pacientes foram incluídos em uma metanálise. A análise demonstrou que o uso de US para colocação de CVC na VJI reduz a taxa total de complicações em comparação com técnicas convencionais de 13,5% para 4%. A taxa de sucesso geral foi maior quando o US (97,6% *vs.* 87,6%)[18]. Além disso, o uso do US resultou em diminuição da taxa de punção arterial, formação de hematoma, número de tentativas e tempo até a canulação bem-sucedida, e aumento da taxa de sucesso com a primeira tentativa de punção. Estes benefícios foram consistentes entre operadores experientes e inexperientes. Desta forma, esta metanálise fornece claramente evidências de que o US oferece ganhos em segurança e qualidade durante a colocação de CVC na VJI.[18]

Para a VSC, uma metanálise incluindo nove estudos com 2.030 pacientes mostrou que o uso de US resultou em redução de punções arteriais acidentais (0,8% *vs.* 5,9%). No entanto, nenhuma diferença estatisticamente significativa foi encontrada entre o uso do US e a técnica de referência convencional no que diz respeito à taxa total de complicações, à taxa geral de sucesso, ao número de tentativas até o sucesso, ao tempo para canulação bem-sucedida e à taxa de sucesso com a primeira tentativa.[18]

Princípios básicos e técnicas

Sonda de ultrassom (*Probe*) – as sondas US mais adequadas para a colocação de CVC são pequenas sondas de arranjo linear com transdutores de alta frequência (5-15 MHz).[17] Essas sondas geralmente têm uma superfície de varredura de cerca de 20 a 50 mm e permitem imagens de alta resolução de estruturas anatômicas superficiais. A imagem 2D (complementada pelas funções Doppler US) é atualmente a técnica padrão usada para acesso venoso central guiado por US. Todas as sondas US possuem uma marca de índice (um pequeno entalhe físico em um lado da sonda) que corresponde a um marcador de orientação em um lado do setor de varredura US mostrado na tela do dispositivo US e, portanto, ajuda a obter a orientação correta da sonda durante o exame.

Técnicas de US para colocação de CVC – o US pode ser utilizada antes do procedimento para visualização da veia e das estruturas anatômicas adjacentes (incluindo a permeabilidade da veia e suas dimensões e profundidade da pele). Ou ainda pode ser utilizado durante o procedimento, onde pode acompanhar o avanço da agulha e punção do vaso sob controle permanente do US (ou seja, nesta situação a agulha é permanentemente visualizada na tela do US).

Eixos de visualização do US (eixo transversal ou longitudinal) – a sonda de US pode ser colocada em uma posição transversal ao vaso, o que resulta em uma visão de eixo curto ou em uma posição longitudinal (paralela) em relação ao vaso, resultando em uma visão do "eixo longo". As duas formas de visualização podem ser usadas tanto antes quanto durante o procedimento (**Figura 3.1.2**).

Para orientação dos US durante todo procedimento, podem ser utilizadas diferentes abordagens do US. A orientação US durante o avanço da agulha pode ser realizada usando: uma orientação da sonda de eixo curto e uma visão fora do plano da agulha ou uma orientação da sonda no eixo longo e uma visão da agulha no plano.

Não existem dados corroborando qual das duas abordagens é a ideal. A vantagem da visão do eixo curto/fora do plano é que ela permite melhor visualização da veia em relação à artéria e outras estruturas anatômicas e, portanto, pode ajudar a evitar punção arterial acidental. Entre usuários experientes, a abordagem de eixo curto/fora do plano parece resultar em uma maior taxa de sucesso com a primeira tentativa de colocação de CVC na VJI e VS. Porém, na visão do eixo curto, a agulha é visualizada apenas como um ponto ecogênico (que não deve necessariamente ser a ponta da agulha). Em contraste, ao usar a visualização no eixo longo/no plano, toda a agulha em seu trajeto completo e a profundidade da ponta da agulha podem ser visualizadas na imagem do US, reduzindo assim o risco de penetração da parede posterior do vaso.

Sequência da abordagem com US na colocação do CVC:

1. Identifique a anatomia do local de inserção e a localização da veia.
2. Confirme a patência do vaso.
3. Use US todo tempo para guiar a punção venosa (**Figura 3.1.3A e 3.1.3B**).
4. Confirme a posição da agulha na veia (**Figura 3.1.3C**).
5. Confirme a posição do fio-guia na veia (**Figura 3.1.3D e 3.1.3E**).
6. Confirme a posição do cateter na veia (**Figura 3.1.3F**).

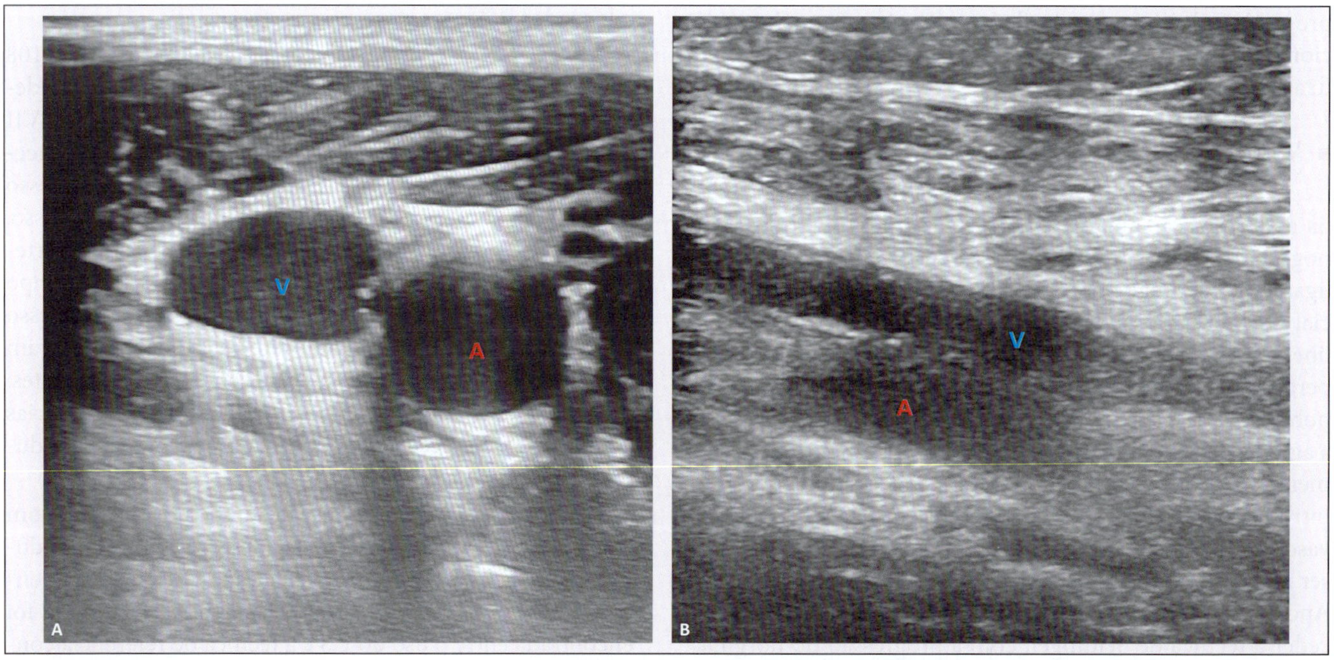

Figura 3.1.2. Veia jugular interna esquerda e artéria carótida interna esquerda em um eixo curto (A) e um eixo longo (B).
Fonte: Acervo da autoria.

Vídeo 3.1.1. Vídeo identificando a patência do vaso.

Fonte: Acervo da autoria.

Confirme a patência do vaso: aplicando uma pressão na veia com o *probe* de US, pode-se confirmar a patência da veia e por isso excluir trombose venosa (Vídeo no QR code). Para confirmar ainda mais a patência da veia e quantificar o fluxo sanguíneo venoso e arterial, devem ser realizadas imagens Doppler coloridas e medições de fluxo Doppler (**Vídeo 3.1.1**).

Para manutenção da técnica asséptica é fundamental utilizar uma capa para proteção estéril e um meio condutor estéril (gel US). A posição do operador que realiza a colocação do CVC guiado por US deve ser ideal, para que o local de inserção, a agulha e a tela do US estejam em sua linha de visão durante a inserção da agulha. Geralmente, o operador deve segurar a sonda de US com a mão não dominante enquanto avança a agulha com a mão dominante. Esta abordagem é referida como "técnica de operador único" e permite ao operador alinhar de forma ideal o plano US e a direção da agulha (**Figuras 3A e 3B**).

Ao avançar a agulha, sua ponta deve ser constantemente identificada pelo US durante a abordagem da agulha até a veia e punção da veia. Isso pode ser feito usando uma visualização de eixo curto/fora do plano ou uma visualização de eixo longo/dentro do plano.

Confirme a posição da agulha na veia – o uso do US em tempo real permite a confirmação de que a ponta da agulha está posicionada centralmente na veia antes de se progredir o fio-guia (**Figura 3.1.3C**).

Confirme a posição do fio-guia na veia – como próximo passo, após progredir o fio-guia, a correta posição do mesmo deve ser confirmada tanto em uma vista pelo eixo curto como em uma vista pelo eixo longo (**Figuras 3.1.3D e 3.1.3E**).

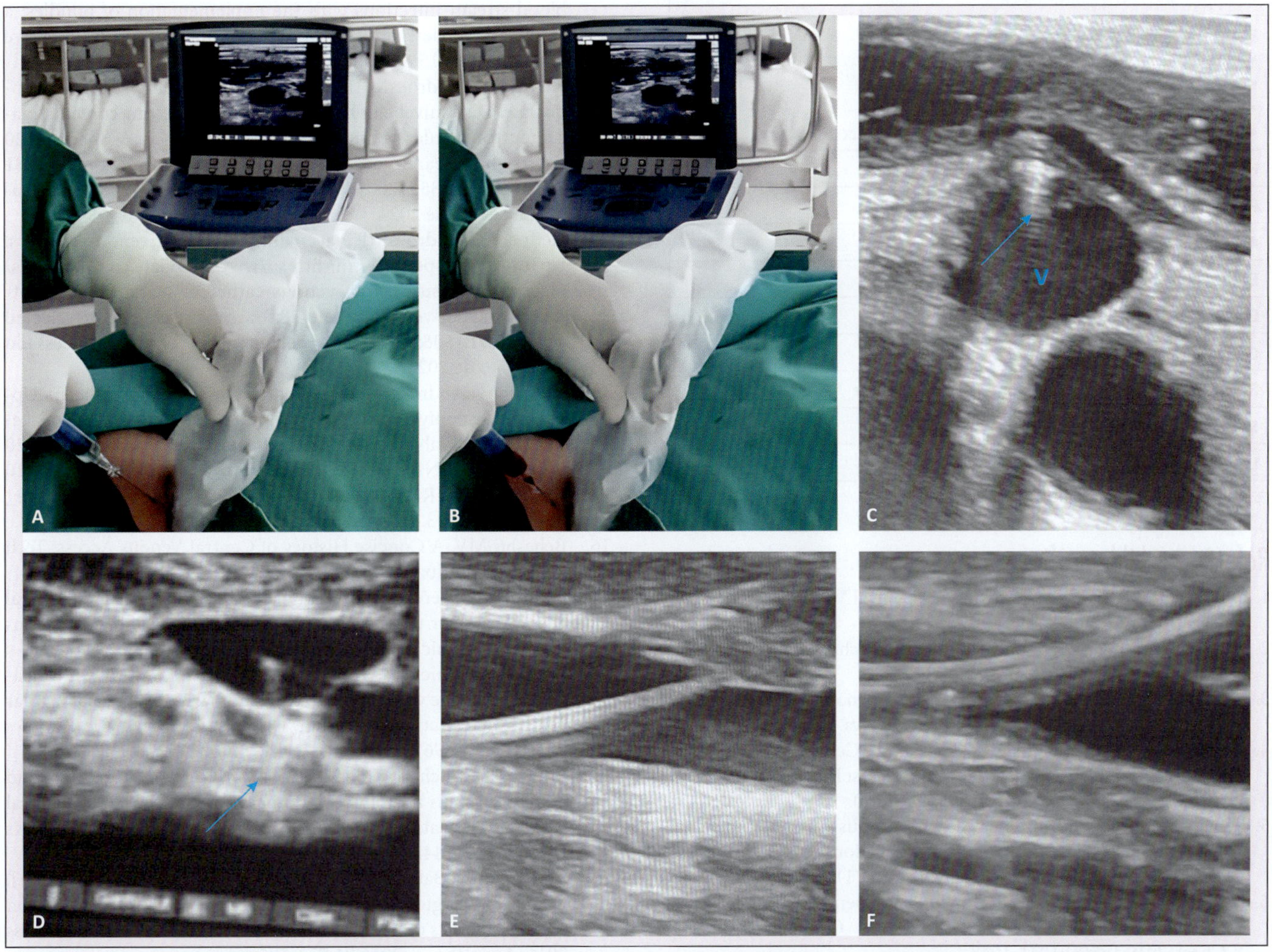

Figura 3.1.3. Sequência de abordagem de US na passagem de CVC. (A) Identificação do vaso e punção; (B) refluxo de sangue na seringa após penetração na veia; (C) agulha penetrando na veia – ponta da seta; (D) fio-guia no interior do vaso no eixo curto; (E) fio-guia no interior do vaso no eixo longo e (F) cateter no interior do vaso no eixo longo.

Fonte: Acervo da autoria.

Confirme a posição do cateter na veia – finalmente, após a passagem do CVC através do fio-guia, a correta posição do cateter deve ser visualizada com o US, novamente usando os dois eixos (**Figura 3.1.3F**).

Complicações do CVC

As publicações sugerem taxas de complicações de 1%-26% durante o CVC. No entanto, a maioria das séries são pequenas e pouco precisas.[20] No **Quadro 3.1.1** estão listadas as complicações mais graves e bem reconhecidas, cuja frequência varia dependendo da experiência do paciente, do cateter e do operador.

Quadro 3.1.1. Principais complicações relacionadas a passagem do cateter venoso central

Complicações da Inserção de CVC
Infecção • Localizada • Corrente sanguínea
Trombose/tromboembolismo • Sintomática ou assintomática
Perfuração de vasos e miocárdio • Punção arterial • Cateterização arterial • Lesão venosa • Perfuração miocárdica – tamponamento cardíaco
Hemotórax
Pneumotórax
Arritmias cardíacas
Embolia gasosa
Embolia de cateter ou fio-guia
Oclusão do cateter
Ruptura do cateter, extravasamento pelo cateter
Sangramento
Lesão nervosa

Fonte: Desenvolvido pela autoria.

Referências bibliográficas

1. Beheshti, MV. A Concise History of Central Venous Access. Tech Vasc Interv Radiol. 2011;14(4):184-5.
2. Forssmann W. Die Sondierung des Rechten Herzens. Klin Wochenschr. 1929;8:2085.
3. Neto FLD, Teixeira C, de Oliveira RP. Acesso venoso central guiado por ultrassom: qual a evidência? Rev Bras Ter Intensiva. 2011;23(2):217-221.
4. Tome ML, Sanchez AG, Perez-Granda MJ. Central venous catheter insertion: Review of recent evidence. Best Practice & Research Clinical Anaesthesiology. 2021;35:135 e 140.
5. Bedside ultrasound to detect central venous catheter misplacement and associated iatrogenic complications: a systematic review and meta-analysis. Crit Care. 2018;22(1):65.
6. Millington SJ, Lalu MM, Boivin M, Koenig S. Better With Ultrasound: Subclavian Central Venous Catheter Insertion. Chest. 2019;155(5):1041-1048.
7. American Society of Anesthesiologists Task Force on Central Venous Access; Rupp SM, Apfelbaum JL, Blitt C, Caplan RA, Connis RT, et al. Practice guidelines for central venous access: a report by the American Society of Anesthesiologists Task Force on Central Venous Access. Anesthesiology. 2012;116(3):539-73.
8. Heffner AC, Androes MP. Central venous access in adults: General principles. UpToDate. Disponível em: https://www.uptodate.com/contents/central-venous-access-in-adults-general-principles?search=acesso+venoso+central&source=search_result&selectedTitle=1%7E150&usage_type=default&display_rank=1. Acessado em agosto de 2024.
9. Parienti JJ, Mongardon N, Mégarbane B, et al for The 3SITES Study Group Intravascular Complications of Central Venous Catheterization by Insertion Site. N Engl J Med 2015;373:1220-9.
10. Mimoz O, Lucet JC, Kerforne T, Pascal J, Souweine B, Goudet V, Mercat A, et al. Skin antisepsis with chlorhexidine-alcohol versus povidone iodine-alcohol, with and without skin scrubbing, for prevention of intravascular-catheter-related infection (CLEAN): an open-label, multicentre, randomised, controlled, two-by-two factorial trial. Lancet. 2015 Nov 21;386(10008):2069-2077.
11. VoorIn'tHolt AF, Helder OK, Vos MC, et al. Antiseptic barrier-cap effective in reducing centralline-associated bloodstream infections: a systematic review and meta-analysis. Int J Nurs Stud 2017;69:34 e 40.
12. Wang H, Tong H, Liu H, et al. Effectiveness of antimicrobial--coated central venous catheters for preventing catheter-related blood-stream infections with the implementation of bundles: a systematic review and network meta-analysis. Ann Intensive Care 2018 Jun 15;8(1):71.
13. Heffner AC, Androes MP. Placement of jugular venous catheters. UpToDate. Disponível em: https://www.uptodate.com/contents/placement-of-jugular-venous-catheters?sectionName=Specific%20approaches&search=acesso%20venoso%20central&topicRef=8194&anchor=H85542669&source=see_link#H85542669. Acessado em agosto de 2024.
14. Heffner AC, Androes MP. Placement of subclavian venous catheters. UpToDate. Disponível em: https://www.uptodate.com/contents/placement-of-subclavian-venous-catheters?search=placement--of-subclavian-venouscatheters&source=search_result&selectedTitle=1%7E150&usage_type=default&display_rank=1. Acessado em agosto de 2024.
15. Heffner AC, Androes MP. Placement of femoral venous catheters. UpToDate. Disponível em: https://www.uptodate.com/contents/placement-of-femoral-venous-catheters?sectionName=FEMORAL%20VEIN%20CANNULATION&search=acesso%20venoso%20central&topicRef=8194&anchor=H58340713&source=see_link#H58340713. Acessado em agosto de 2024.
16. Beheshti MV. A Concise History of Central Venous Access. Tech Vasc Interventional Rad. 2011;14:184-185.
17. Saugel B, Scheeren TWL, Teboul JL. Ultrasound-guided central venous catheter placement: a structured review and recommendations for clinical practice. Critical Care. 2017;21:225.
18. Brass P, Hellmich M, Kolodziej L, Schick G, Smith AF. Ultrasound guidance versus anatomical landmarks for internal jugular vein catheterization. Cochrane Database of Systematic Reviews 2015;1 CD006962.
19. Brass P, Hellmich M, Kolodziej L, Schick G, Smith AF. Ultrasound guidance versus anatomical landmarks for subclavian or femoral vein catheterization. Cochrane Database of Systematic Reviews 2015;1:CD011447.
20. Bodenham A, Babu S, Bennett J, Binks R, Fee P, Fox B, Johnston AJ, Klein AA, Langton JA, Mclure H, Tigh SQM for The Association of Anaesthetists of Great Britain and Ireland. Safe vascular access 2016. Anaesthesia. 2016;71:573-585.

Punção e Cateter Arterial

Rodrigo Boldo

Destaques

Os cateteres arteriais são utilizados para monitorização da pressão sanguínea e como via de acesso para coletas de amostras sanguíneas em pacientes críticos ou de alto risco cirúrgico. Este capítulo revisará as técnicas, complicações, vantagens e usos do cateter arterial.

Introdução

O cateterismo arterial é um procedimento invasivo bastante frequente nas unidades de terapia intensiva (UTI).[1] Dados sugerem que aproximadamente um terço dos pacientes internados em UTI nos Estados Unidos da América recebem um cateter ou linha arterial.[2,3] É considerado um procedimento seguro, com baixo índice de complicações.[4]

Em pacientes críticos e instáveis hemodinamicamente, a monitorização da pressão arterial de maneira não invasiva pode subestimar os níveis pressóricos do paciente, o que pode ser deletério na recuperação da doença crítica.[3]

Indicações do procedimento

As indicações para a colocação de um cateter arterial incluem:

- Monitorização contínua da pressão arterial em pacientes em uso de aminas vasoativas.[5-8]
- Múltiplas coletas de sangue,[9] como nos casos de pacientes com lesão pulmonar aguda ou síndrome da angústia respiratória aguda (SARA).[10]
- Avaliação na variação da onda da pressão arterial para prever a capacidade de resposta a fluidos.[11,12]

A cateterização arterial de rotina, sem as indicações anteriores, é contraindicada pelo risco de complicações que podem ocorrer. Além disso, os cateteres devem ser removidos assim que deixarem de ser necessários.[13,14]

Contraindicações para o procedimento

Dentre as contraindicações gerais para a cateterização arterial, temos:[15]

- Infecção local, trombos ou distorções anatômicas no sítio de punção, como intervenções cirúrgicas, malformações adquiridas ou congênitas, *stent* ou fístulas arteriovenosas.
- Queimadura na pele no sítio de punção.[3]
- Doença vascular periférica importante no sítio de punção.
- Síndrome de Raynaud.
- Distúrbios de coagulação e o uso de agentes trombolíticos.
- Contagem de plaquetas inferior a 50 x 10^9/L.

A anticoagulação terapêutica é contraindicação relativa à passagem de cateter arterial, necessitando atenção com o manejo do sítio e o risco de hematoma local. Uso de aspirina, clopidogrel ou outro agente antiplaquetário não contraindica a passagem do cateter arterial.

Nos casos de contraindicações em determinado sítio de punção, deve-se considerar a abordagem em outro local. As contraindicações específicas de cada sítio serão tratadas separadamente.

Realização do procedimento

Escolha do sítio de punção

Deve-se escolher o local para a punção onde o pulso arterial esteja melhor palpável. Os locais mais comuns são artérias periféricas (radial – mais comum –, braquial ou dorso do pé) ou artérias centrais (femoral – mais comum – ou axilar). Normalmente as artérias periféricas são localizadas mais facilmente e tem um risco menor de infecção se comparadas as centrais.

Localização anatômica

Artéria radial

Melhor palpada entre o rádio distal e o tendão do flexor radial do carpo quando o punho está estendido (**Figura 3.2.1**). Pode-se fixar o braço a uma prancha com a palma da mão voltada para cima a fim de auxiliar no procedimento; um rolo de gaze também pode ser colocado posteriormente ao punho a fim de auxiliar na extensão do mesmo e facilitar a punção (**Figura 3.2.2**).

Artéria braquial

Melhor palpada medialmente ao tendão do bíceps na fossa antecubital, com o braço estendido e a palma da mão voltada para cima (**Figura 3.2.3**).

O braço é colocado sobre uma superfície firme, com o ombro ligeiramente abduzido, cotovelo estendido e o antebraço em supinação. A punção deve ser feita logo acima do cotovelo em um ângulo de 30º.

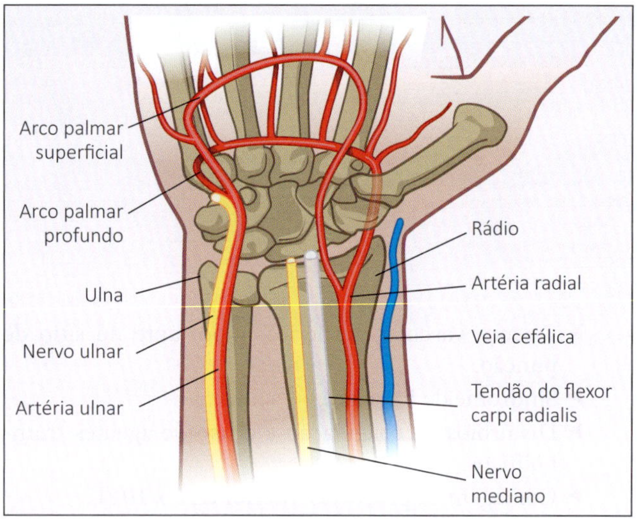

Figura 3.2.1. Localização anatômica – artéria radial.

Fonte: desenvolvida pela Editora Atheneu.

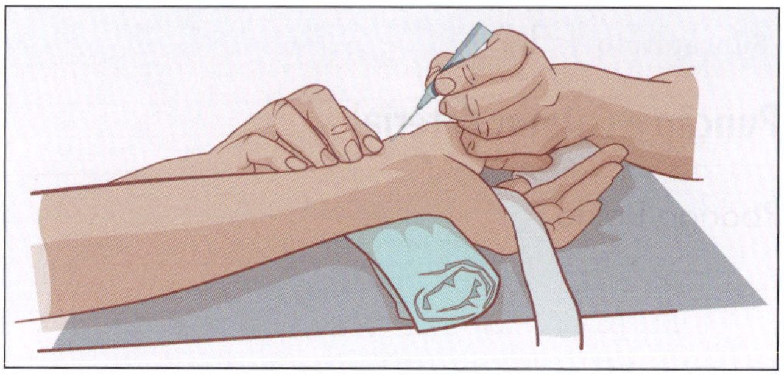

Figura 3.2.2. Fixação para punção.

Fonte: desenvolvida pela Editora Atheneu.

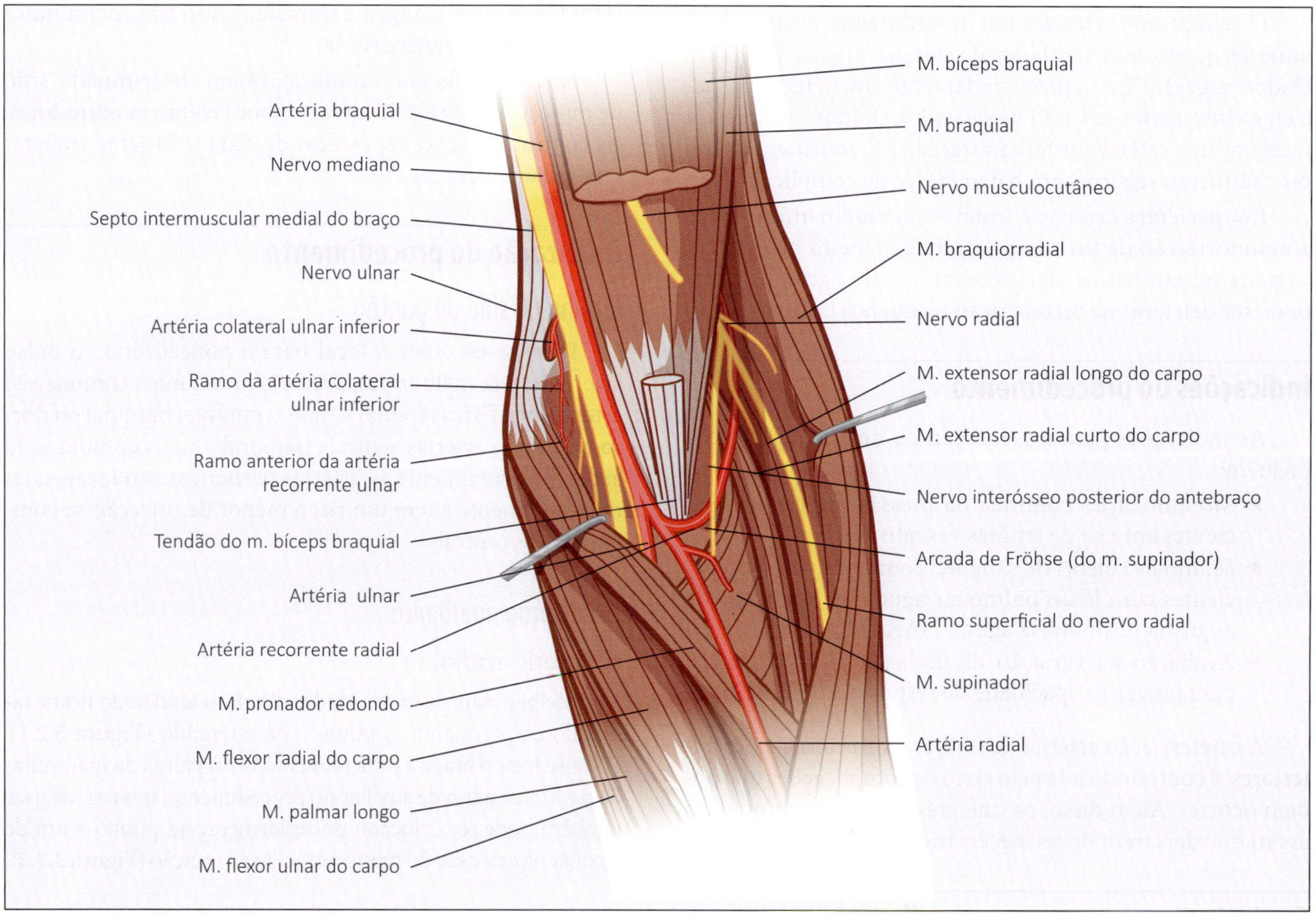

Figura 3.2.3. Localização anatômica – artéria braquial.

Fonte: desenvolvida pela Editora Atheneu.

■ Artéria femoral

Melhor palpada logo abaixo do ponto médio do ligamento inguinal, com o membro inferior estendido e o paciente em decúbito dorsal (**Figura 3.2.4**). A agulha deve ser inserida em um ângulo de 90º logo abaixo do ligamento inguinal.

■ Artéria axilar

Melhor palpada na axila, com o braço abduzido e rotado externamente. A agulha deve ser inserida mais próximo possível do ápice da axila (**Figura 3.2.5**).

■ Artéria dorsal do pé

Pode ser ocluída pelo dedo indicador comprimindo lateralmente ao tendão extensor do músculo longo do hálux e medialmente ao tendão do extensor curto do hálux (**Figura 3.2.6**).[5,15]

Peculiaridades de cada sítio e risco de isquemia

Verificação do fluxo contralateral: antes do cateterismo da artéria radial deve-se verificar o fluxo colateral para pre-

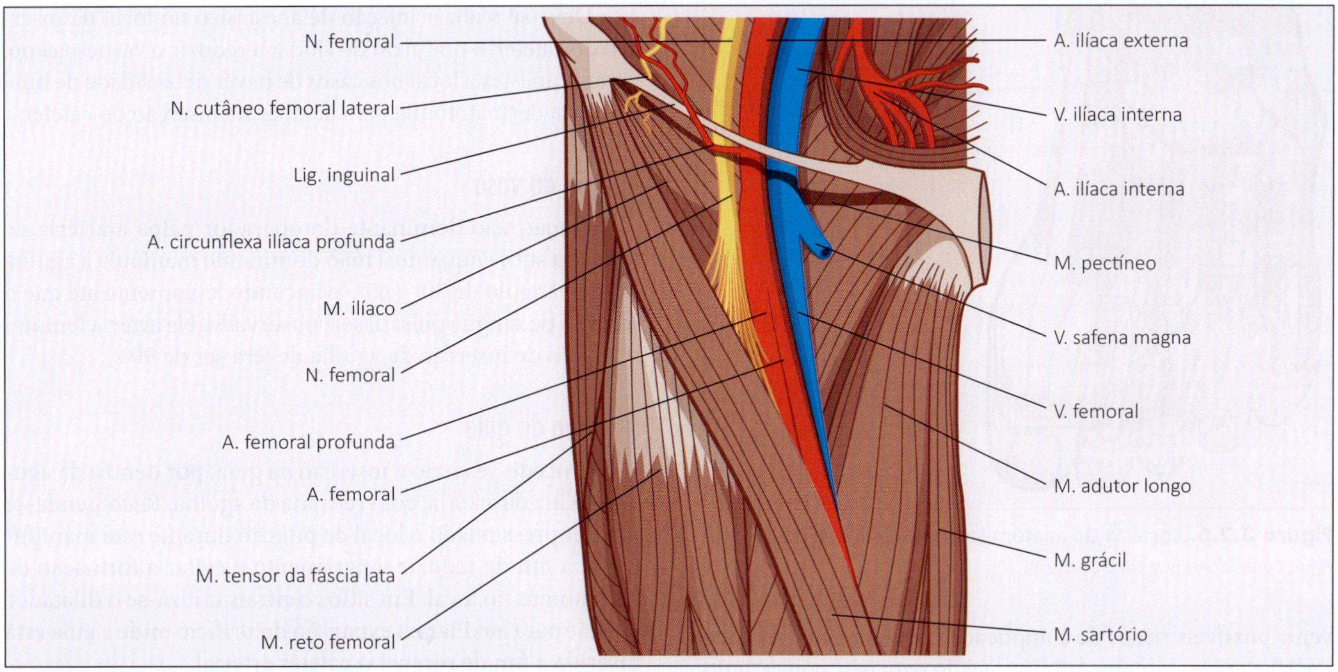

Figura 3.2.4. Localização anatômica – artéria femoral.
Fonte: desenvolvida pela Editora Atheneu.

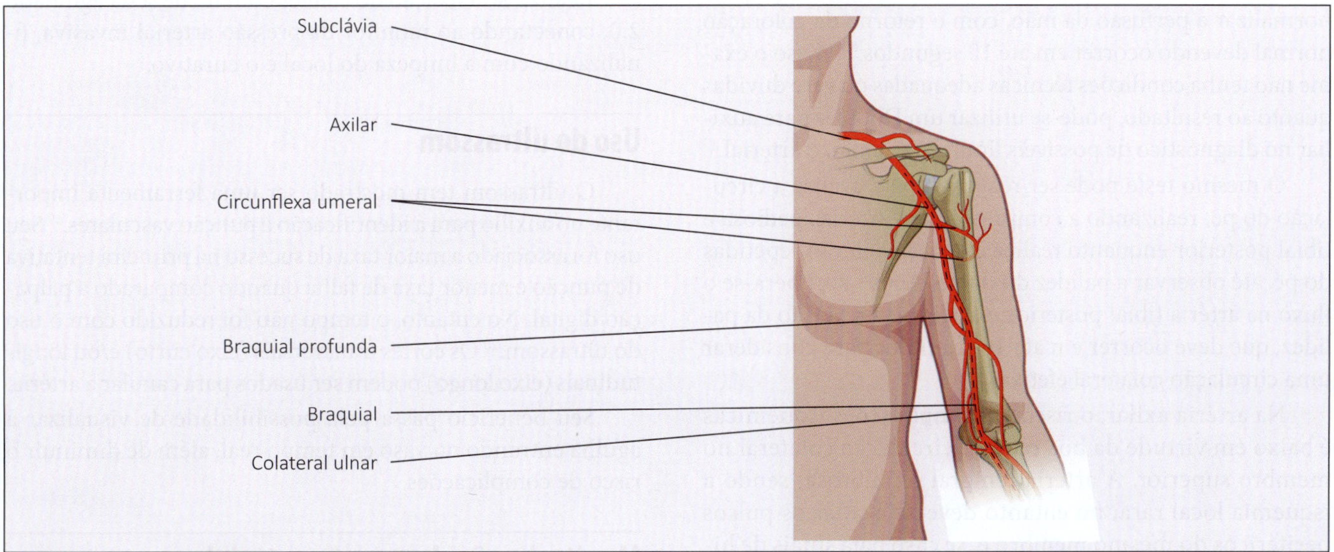

Figura 3.2.5. Localização anatômica – artéria axilar.
Fonte: desenvolvida pela Editora Atheneu.

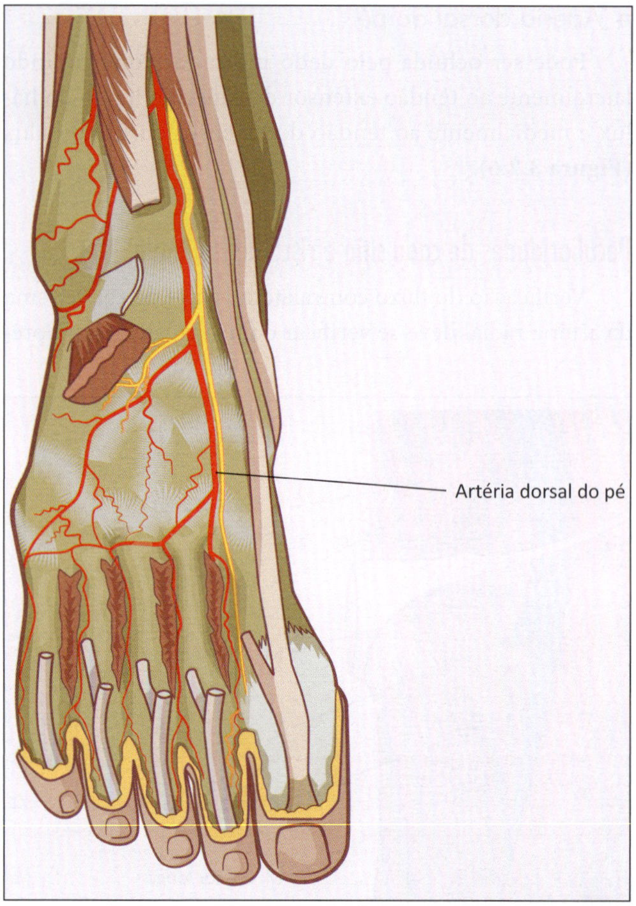

Figura 3.2.6. Localização anatômica – artéria dorsal do pé.
Fonte: desenvolvida pela Editora Atheneu.

venir possíveis riscos de complicações isquêmicas.[16] O teste de Allen é frequentemente empregado para isso, consistindo na compressão das artérias radial e ulnar ao mesmo tempo que se abre e fecha a mão até que fique pálida. Depois, libera-se a compressão da artéria ulnar e observa-se o tempo para normalizar a perfusão da mão, com o retorno da coloração normal devendo ocorrer em até 10 segundos.[5,16] Caso o exame não tenha condições técnicas adequadas ou gere dúvidas quanto ao resultado, pode-se utilizar um Doppler para auxiliar no diagnóstico de possíveis limitações ao fluxo arterial.[17]

O mesmo teste pode ser realizado para avaliar a circulação do pé, realizando a compressão das artérias pediosa e tibial posterior enquanto realiza extensão e flexão repetidas do pé, até observar a palidez do dorso. Após isso, libera-se o fluxo na artéria tibial posterior e avalia-se a reversão da palidez, que deve ocorrer em até 10 segundos para considerar uma circulação colateral efetiva.

Na artéria axilar, o risco de complicações isquêmicas é baixo em virtude da boa rede de circulação colateral no membro superior. A artéria femoral é calibrosa, sendo a isquemia local rara; no entanto deve-se avaliar os pulsos periféricos do mesmo membro e, se caso haja sinais de hipoperfusão, outro sítio de punção deve ser considerado. O raciocínio também é válido na avaliação da punção de artéria braquial.

Técnica de inserção

Técnica estéril

O local do acesso deve ser limpo com uma solução antisséptica de pele com clorexidina alcoólica, deixando secar. Devem-se utilizar precauções de barreira total como máscara, gorro, avental e luvas estéreis, além de proteção para os olhos, a fim de reduzir risco de infecção do local do cateter e minimizar risco de contaminação com material biológico.[18]

Injeção do anestésico local

Deve-se realizar injeção de anestésico no local da inserção do cateter, o que além de ajudar a reduzir o vasoespasmo, garante anestesia local nos casos de haver necessidade de uma pequena dermatotomia para auxiliar na inserção do cateter.

Punção do vaso

A mão não dominante do operador palpa a artéria de maneira sutil enquanto a mão dominante manipula a agulha em um ângulo de 30º a 45º, avançando lentamente até que o retorno de sangue pulsátil seja observado. Na artéria femoral o ângulo de inserção da agulha deverá ser de 90º.

Inserção da guia

Procede-se então a inserção da guia, por dentro da agulha, na luz da artéria, com retirada da agulha. Recomenda-se manter pressionado o local da punção durante esta manipulação, a fim de reduzir sangramento e evitar a formação de hematomas no local. Em sítios centrais utiliza-se o dilatador da pele para auxiliar na expansão do orifício onde a guia está inserida a fim de receber o cateter arterial.

Fixação

Realiza-se a fixação do cateter com fio de seda agulhado 2.0, conectando ao monitor da pressão arterial invasiva, finalizando com a limpeza do local e o curativo.

Uso do ultrassom

O ultrassom tem mostrado ser uma ferramenta importante no auxílio para a identificação e punção vasculares.[19] Seu uso foi associado a maior taxa de sucesso na primeira tentativa de punção e menor taxa de falha quando comparado a palpação digital. No entanto, o tempo não foi reduzido com o uso do ultrassom.[20] Os cortes transversais (eixo curto) e/ou longitudinais (eixo longo) podem ser usados para canular a artéria.

Seu benefício passa pela possibilidade de visualizar a agulha entrando no vaso em tempo real, além de diminuir o risco de complicações.

Monitorização da pressão arterial

A medição direta contínua com um cateter intra-arterial é o padrão-ouro para determinar a pressão arterial (PA). A pressão arterial média (PAM) determinada por medição direta via cateter intra-arterial geralmente se correlaciona bem com as pressões da esfigmomanometria manual em adultos saudáveis. Comparações entre a aferição invasiva e a não invasiva no transoperatório de cirurgias de grande porte, mostrou que a monitorização invasiva contínua detectou episódios de hipotensão mais frequentes do que na monitorização não invasiva.[21] Além disso, pacientes em choque, em uso de aminas vasoativas ou com arritmias cardíacas também têm grandes discrepâncias nos valores pressóricos utilizando aferição não invasiva.[22]

Interpretação do traçado da onda arterial

A forma da onda arterial é resultante da ejeção do ventrículo esquerdo para a aorta durante a sístole, seguida pela drenagem do sangue periférico durante a diástole.[23] A forma de onda arterial normal é mostrada na **Figura 3.2.7**. O movimento ascendente sistólico (A) representa a ejeção ventricular sistólica. O pico da pressão sistólica (B) é seguido por uma rápida diminuição da pressão (C) quando a contração ventricular termina (isto é, o declínio sistólico). A incisura dicrótica (D) representa o fechamento da válvula aórtica, que indica o início da diástole. A pressão durante a diástole (E) é o principal determinante do fluxo sanguíneo ventricular esquerdo. A pressão mais baixa no final do ciclo diastólico ocorre imediatamente antes do próximo movimento ascendente arterial.

Além de fornecer dados numéricos absolutos para os valores de pico sistólico e diastólico, outras informações hemodinâmicas úteis que podem ser derivadas da forma de onda da pressão arterial, que incluem:

- **Pressão arterial média (PAM):** é calculada ao longo de vários ciclos cardíacos no local de medição. Representa a área sob a curva durante uma única batida. A maioria dos monitores calcula eletronicamente ao longo de um período de tempo.
- **Pressão de pulso (PP):** é a diferença entre as pressões sistólica e diastólica. Geralmente, a pressão de pulso elevada indica rigidez vascular associada à idade, particularmente em pacientes hipertensos mais velhos. As diminuições na pressão de pulso de um paciente em relação à linha de base são normalmente causadas por hipovolemia, diminuições no volume sistólico (VS) ou aumentos na resistência vascular sistêmica (RVS). Os aumentos na pressão de pulso de um paciente em relação à linha de base são causados por aumentos no volume sistólico e/ou diminuição na resistência vascular sistêmica, como ocorre no exercício.[22,24]
- **Variação da pressão de pulso (VPP):** pode ser usada para avaliar o *status* do volume intravascular. Alterações no volume sistólico a cada batimento podem ser monitoradas pela VPP. A VPP é proporcional ao volume sistólico do ventrículo esquerdo (VE), com alterações causadas pela respiração sob ventilação mecânica com pressão positiva tendo sido demonstradas na variação da pressão de pulso arterial periférica. Estudos demonstraram que um VPP superior a 13% tem 94% de valor preditivo positivo como sendo respondedor a volume (**Figura 3.2.8**).[12]
- **Parâmetros adicionais de pressão sistólica e diastólica:** a inclinação do movimento ascendente sistólico está geralmente relacionada à contratilidade ventricular esquerda, ao passo que a inclinação da onda do declínio diastólico da pressão (isto é, escoamento diastólico) varia com a resistência dos vasos arteriais.

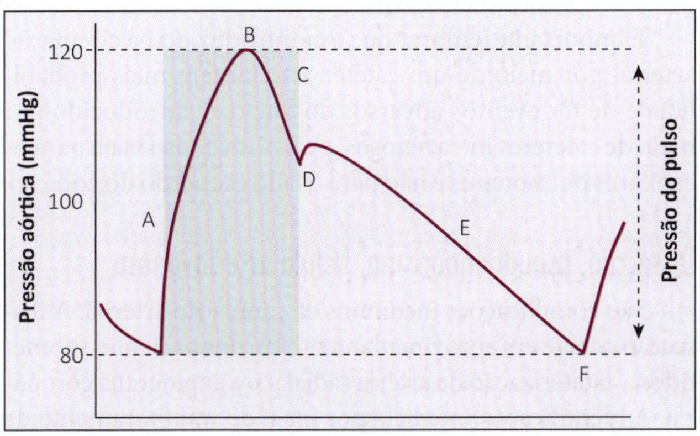

Figura 3.2.7. Onda arterial normal.
Fonte: Desenvolvida pelos autores.

Fatores que afetam a medição da pressão arterial invasiva

Local do cateterismo arterial: as formas de onda da pressão arterial mudam à medida que a onda de pressão se move da aorta para a periferia. As formas de onda arteriais periféricas têm uma PA sistólica mais alta e uma PA diastólica mais baixa e pressão de pulso mais ampla em comparação com as medidas obtidas na raiz da aorta, principalmente pelo fato de os diâmetros dos vasos sanguíneos periféricos ser menor (**Figura 3.2.9**).[1,5]

Nível do transdutor: O transdutor de pressão deve ser nivelado a um ponto que corresponda ao nível do coração, 5 cm atrás do esterno em um paciente em decúbito dorsal, ponto este que melhor se aproxima da localização da raiz aórtica em um adulto.[6,7]

Independentemente do nível escolhido para o transdutor, deve-se lembrar que a posição do transdutor é um determinante crítico de todas as pressões intravasculares monitoradas diretamente. Se a posição do paciente em relação ao transdutor for alterada, o nível do transdutor também deve ser ajustado para evitar erros nas aferições.[6]

Além do nível correto do transdutor, ele também deve ser "zerado" antes da monitorização. Para fazer isso, a torneira adjacente ao transdutor é desligada para o paciente e, em seguida, aberta ao ar para ser exposta à pressão atmosférica ambiente. O botão de zero de pressão do monitor de cabeceira é então selecionado, o que atribui a pressão atmosférica a zero. A torneira é então fechada para ventilação e ajustada na altura que melhor se alinhará com o nível do coração. O transdutor deve ser zerado sempre antes de iniciar a monitorização, sempre que o cabo de monitorização eletrônica da pressão for desconectada e quando existirem dúvidas quanto

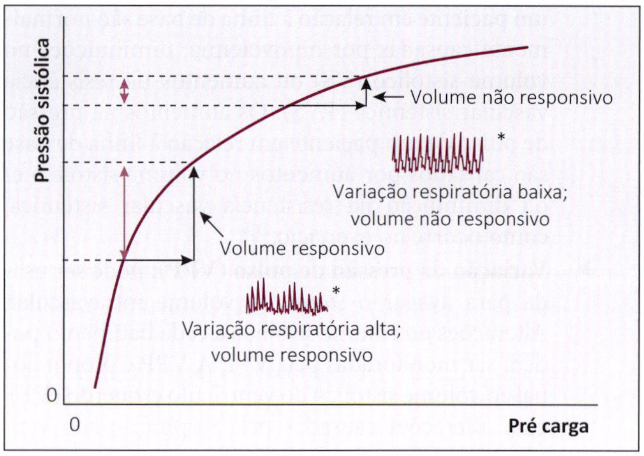

Figura 3.2.8. Variação da pressão de pulso.

Fonte: Desenvolvida pelos autores.

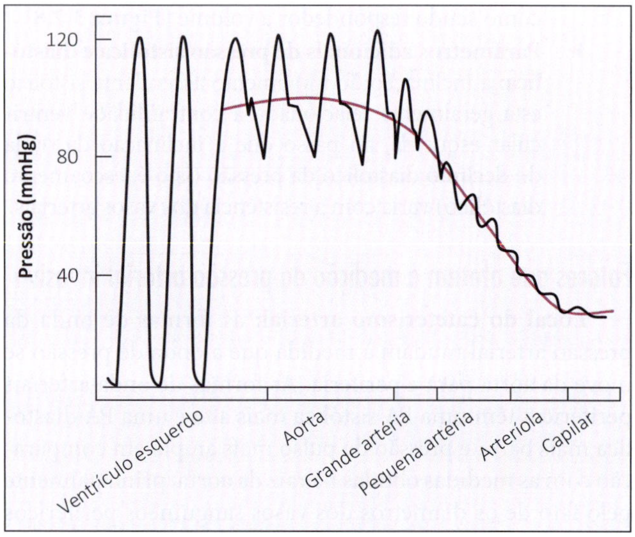

Figura 3.2.9. Formas de onda da pressão arterial.

Fonte: Desenvolvida pelos autores.

à medição da pressão.[21] Na montagem do circuito deve-se evitar tubos de comprimentos compatíveis e torneiras extras a fim de reduzir falhas na aferição, que podem ser causadas também por bolhas de ar ou coágulos no interior do cateter.

Monitorização do volume intravascular

Variação conforme a respiração: a análise da forma de onda arterial pode ser usada para determinar a responsividade a fluidos. As variações na forma de onda que ocorrem durante a respiração, como por exemplo, a VPP, variação da pressão arterial sistólica (VPS) ou variação do volume sistólico (VVS), podem ser observadas ou medidas para avaliar as respostas aos desafios de fluidos.[5,6,12,25]

Medidas para o débito cardíaco: embora o padrão-ouro seja o uso de técnicas de termodiluição com um cateter de artéria pulmonar (CAP),[25] os riscos de cateterismo venoso central e introdução e manutenção de um CAP levaram ao desenvolvimento de métodos alternativos, como a forma de onda arterial à base de lítio e dispositivos à base de termodiluição.[7,23,26]

Complicações da cateterização arterial

As complicações significativas da cateterização arterial são incomuns. A escolha do melhor sítio, a técnica estéril e o uso do ultrassom diminuem ainda mais os riscos de complicações.

Trombose

A trombose arterial pode ser suspeitada em pacientes com pulsos distais diminuídos, forma de onda arterial atenuada ou perdida ou cianose de extremidades, podendo levar a gangrena. A trombose pode ser detectada por ultrassom Doppler em até 25% dos pacientes que têm um cateter arterial, embora a trombose clinicamente significativa ocorra em menos de 1% desses pacientes.[8,27] Os fatores de risco para trombose são:

- Cateterismo por mais de 72 horas.
- Cateteres maiores.
- Vasos sanguíneos menores.
- Estados de baixo fluxo (por exemplo, baixo débito cardíaco).
- Doença arterial periférica.
- Distúrbios vasospásticos (por exemplo, fenômeno de Raynaud)

Não está indicado o uso rotineiro de heparina ou citrato de sódio para manter a desobstrução dos cateteres intra-arteriais, mas sim o uso de solução salina para enxágue e manutenção da desobstrução do cateter. Como alternativa à lavagem com heparina, o citrato de sódio é usado por alguns centros para manter a permeabilidade do cateter quando a heparina é contraindicada (por exemplo nos casos de trombocitopenia induzida por heparina).

Embolia gasosa

Bolhas de ar no sistema de monitoramento de cateter arterial podem embolizar anterógrada ou retrogradamente e podem causar danos isquêmicos ao cérebro, a medula espinhal, ao coração ou a pele.

É importante lembrar que o ar introduzido na circulação arterial por meio de um cateter arterial tem mais probabilidade de ter eventos adversos do que o ar introduzido por meio de cateteres intravenosos, pois o ar venoso viaja para os capilares pulmonares e não para o lado esquerdo do coração.

Dissecção, pseudoaneurisma, fístula arteriovenosa

São complicações incomuns da canulação arterial. A dissecção ocorre em aproximadamente 1% dos pacientes submetidos a cateterização da artéria radial para angiografia coronária. A identificação imediata por meio do monitoramento da forma de onda arterial é importante, pois a dissecção aguda pode causar oclusão arterial e isquemia distal.[28]

Raramente a fístula arteriovenosa pode-se desenvolver após uma canulação arterial

A formação de pseudoaneurisma é uma complicação muito rara da canulação arterial, apresentando-se como uma massa pulsátil, e geralmente ocorrendo após sangramento ou formação de hematoma no local. Esse dano à parede arterial está associado a várias tentativas de canulação, bainhas maiores, anticoagulação e infecção do cateter, podendo ser uma complicação precoce ou tardia após o procedimento.

Vasoespasmo

É uma complicação identificada por dor na extremidade, diminuição da PA, redução da amplitude da onda arterial, perda do pulso arterial ou diminuição significativa na qualidade do sinal da oximetria distal ao local da canulação arterial. Os fatores de risco incluem sexo feminino, *diabetes mellitus* e/ou a relação entre o diâmetro do cateter e o diâmetro da artéria radial.

Perda iatrogênica de sangue

Podem ocorrer perdas consideráveis de sangue se muitas coletas forem necessárias. Cada coleta exige retirada de um volume de 3 a 12 mL de sangue além do necessário para o exame, a fim de evitar a contaminação da amostra com solução salina.

Embolização

Pode ocorrer isquemia de extremidades como consequência da embolização se a inserção ou manipulação do cateter intra-arterial causar deslocamento ou fragmentação do trombo ou placas ateromatosas.

Os pulsos distais devem ser monitorados regularmente em todos os pacientes com cateter arterial para detecção precoce de embolização.[8]

Injeção intra-arterial acidental de medicamentos

Pode causar isquemia ou dano no membro ou outro órgão-alvo. O mecanismo de lesão pode estar relacionado à citotoxicidade do medicamento ou à obstrução do fluxo sanguíneo causada pela formação de cristais de drogas, hemólise e agregação plaquetária devido a danos na íntima do vaso ou vasoconstrição e trombose subsequente (por exemplo secundário a norepinefrina).

Infecção local ou sistêmica

A maioria das infecções relacionadas ao cateter arterial se desenvolve devido à infecção local (por exemplo, local de inserção). A incidência geral de infecção é difícil de estimar devido às definições variáveis de infecção entre os estudos e à inclusão de cateteres arteriais e venosos em muitos estudos. Uma maior incidência de infecções é observada para os cateteres femorais em comparação com os cateteres inseridos na artéria radial.[8,28]

Os fatores de risco para infecção relacionada ao cateter incluem técnica asséptica inadequada durante a inserção, inserção por corte cirúrgico e tempo de uso superior a 4 dias.[7,13,14,18]

Complicações específicas do local

Como exemplos, a inserção da artéria radial está associada com neuropatia periférica e embolização cerebral e distal; inserção da artéria femoral com hematoma retroperitoneal; inserção da artéria axilar com plexopatia braquial e inserção da artéria braquial com lesão do nervo mediano.

Manutenção dos cateteres arteriais

Cateteres arteriais não são rotineiramente trocados para um outro sítio. A avaliação do local de inserção e do paciente é empregada para determinar se um cateter arterial deve ser substituído. No entanto, qualquer cateter inserido em condições de emergência deve ser substituído assim que possível. Cateteres arteriais devem ser retirados assim que seu uso não for imprescindível para o cuidado do paciente. É preferível não deixar os cateteres femorais no local por mais de cinco dias devido ao maior risco de infecção, e não mais do que sete dias para outros sítios.[7,13]

Transdutores descartáveis são substituídos em intervalos de 96 horas, juntamente com as soluções de manutenção do sistema e os extensores.[7]

O curativo do local do cateter é substituído quando fica úmido, solto ou sujo e quando o cateter arterial é removido ou substituído.

A profilaxia antimicrobiana não é rotineiramente utilizada.

Remoção de um cateter arterial

Deve-se avaliar o exame da coagulação (plaquetas, tempo de protrombina e tempo de tromboplastina parcial ativado) e o uso de anticoagulantes ou antiagregantes plaquetários visto que isto interfere no tempo de compressão do sítio onde o cateter será retirado. Deve-se utilizar a técnica asséptica e ter o cuidado para evitar respingos de sangue, mantendo a pressão local por 5 minutos sobre a artéria radial e 10 minutos sobre a artéria femoral. Pacientes com distúrbios na coagulação devem ter este tempo dobrado. Após a retirada do cateter deve-se avaliar se ele se encontra intacto; caso contrário deve-se solicitar avaliação cirúrgica com urgência.

Referências bibliográficas

1. Celinski S, Seneff, M. Cateter arterial: colocação e cuidados. In Irwin R, Rippe J. Terapia Intensiva, Sexta edição, Philadelphia, USA, Editora Guanabara Koogan; p. 31-39.
2. Gershengorn HB, Galrand A, Kramer A, Scales DC, Rubenfeld GR, Wunsch H. Variation of Arterial and Central Venous Catheter Use in Unided States Intensive Care Units. Anesthesiology. 2014;120:650-664.

3. Zarbiv S, Pisani M. When is Peripheral Arterial Catheter (A-Line) Indicated in My ICU Patient? Thechest.org, October 2018.
4. Cousins TR, O'Donneell JM. Arterial Cannulation: a clinical review. AANA J. 2004;72 (4):267-271.
5. Knobel E, Assunção MSC, Fernandes HS. Monitorização hemodinâmica no paciente grave. São Paulo, SP, Editora Atheneu; p. 111-119.
6. Pinsky MR. Hemodynamic monitoring in the intensive care unit. Clin Chest Med. 2003;24(4):549-60.
7. Cecconi M, De Backer D, Antonelli M, Beale R, Bakker J, Hofer C. Consensus on circulatory shock and hemodynamic monitoring. Task force of the European Society of Intensive Care Medicine. Intensive Care Med. 2014;40(12):1795-1815.
8. Evans L, Rhodes A, Alhazzani W, Antonelli M, Coopersmith CM, et al. Surviving sepsis campaign: international guidelines for management of sepsis and septic shock 2021. Int Care Med. 2021.
9. Rhee AJ, Kahn RA. Laboratory point-of-care monitoring in the operating room. Curr Opin Anaesthesiol. 2010 Dec;23(6):741-8.
10. Fan E, Del Sorbo L, Goligher EC, et al. An Official American Thoracic Society / European Society of Intensive Care Medicine / Society of Critical Care Medicine Clinical Practice Guideline: Mechanical Ventilation in Adult Patients with Acute Respiratory Distress Syndrome Am J Respir Crit Care Med. 2017;195(9):1253-1263.
11. Biais M, Ouattara A, Janvier G, Sztark F. Case scenario: respiratory variations in arterial pressure for guiding fluid management in mechanically ventilated patients. Anesthesiology. 2012;116(6):1354-61.
12. Assunção M, Lopes MR. Monitorização Dinâmica da Circulação. In: Dia FS, Rezende E, Mendes CL, Réa-Neto A. Choque Circulatório. Rio de Janeiro: Editora Revinter; 2008. p. 150-161.
13. Lobo SM, Mendes CL, Rezende E. Choosing Wisely para a medicina intensiva. Rev Bras Ter Intensiva. 2020;32(1):11-13.
14. Pronovost P, Heedham D, Berenholtz S, Sinopoli D, Chu H, Cosgrove, et al. An Intervention to decrease cateter-related bloodstream infections in the ICU. N Engl J Med. 2006;355(26):2725-32.
15. AACR clinical practice guidline. Sampling for arterial blood gas analysis. American Association for Respiratory Care. Respir Care, 1992;37(8): 913-7.
16. Brzezinski M, Luisetti T, London MJ. Radial artery cannulation: a comprehensive review of recent anatomic and physiologic investigations. Anesth Analg. 2009;109(6):1763-81.
17. Maniotis C, Koutouzis M, Constantinos A, Lazaris E, Tsiafoutis I, Zografos T, et al. Transradial Approach for Cardiac Catheterization in Patients With Negative Allen's Test. J Invasive Cardiol. 2015;27(9):416-20.
18. O'Grady NP, Alexander M, Burns LA, Dellinger EP, Garland J, Heard SO, et al. Guidelines for the prevention of intravascular catheter-related infections. Am J Infect Control. 2011;39(4 Suppl 1):S1-34.
19. Gu, WJ., Wu, XD., Wang, F., Ma, ZL., Gu, XP., Ultrasound Guidance Fadilitates Radial Artery Catheterization: A Meta-analysis With Trial Sequential Analysis of Randomized Controlled Trials. Chest. 2016; 149(1):166.
20. Moussa PH, Alahdab F, Al-Khadra Y, Idris A, Rabbat F, Darmoch F, et al. Ultrasound-guided versus palpation guided radial artery catheterization in adult population: A systematic review and meta--analysis of randomized controlled trials. Am Heart J. 2018;204:1.
21. Naylor AJ, Sessler DI, Maheshwari K., Khanna AK, Yang G, Mascha EJ, et al. Arterial Catheters for Early Detection and Treatment of Hypotension During Major Noncardiac Syrgery: A Randomized Trial. Anesth Analg. 2020;131(5): 1540.
22. Cohn JN. Blood pressure measuremen in shock. Mechanism of inaccuracy in auscultatory and palpatory methods. JAMA. 1967;199(13):118.
23. Esper SA; Pinsky MR. Arterial waveform analysis. Best Pract Res Clin Anaesthesiol. 2014;28(4):363.
24. Al-Qamari A, Adeleke I, Kretzer A, Hogue CW. Pulse pressure and perioperative stroke. Curr Opin Anaesthesil. 2019; 32(1):57.
25. Monnet X, Marik PE, Teboul JL, Prediction of fluid responsiveness: an update. Ann Intensive Care. 2016;6(1):111.
26. Mehta Y, Arora D. Newer methods of cardiac output monitoring. World J Cardiol 2014;6(9):1022.
27. Weiss BM, Gattiker RI. Complications during and following radial artery cannulation: a prospective study. Intensive Care Med. 1986;12(6):424.
28. O'Horo JC, Maki DG, Krupp AE, Safdar N. Arterial catheters as a source of bloodstream inection: a systematic review and meta--analysys. Crit Care Med. 2014;42(6):1334.

Bibliografia recomendada

Dias FS, Rezende E, Mendes CL, Réa-Neto A, David CM. Parte II: monitorização hemodinâmica básica e cateter de artéria pulmonar. Rev Bras Terapia Intensiva. 2006;18(1).

Agostoni P, Biondi-Zoccai GGL, Benedictis ML, Rigattieri S, Turri M, Anselmi M. Radial versus femoral approach for percutaneous coronary diagnostic and interventional procedures; Systematic overview and meta-analysis of randomized trials. J Am Coll Cardiol 2004;44(2):349-56.

capítulo 4

Cardioversão e Desfibrilação

Gabriela Lam Brawerman | Igor Dovorake Lourenço | Hélio Penna Guimarães

Desfibrilação

Definição

A desfibrilação é um procedimento utilizado para reestabelecer o ritmo cardíaco em algumas situações de parada cardiorrespiratória (PCR), por meio da administração de uma corrente elétrica em voltagem considerável. Dentre seus aspectos principais estão: a carga, que usualmente é elevada e depende do tipo de energia (bifásico ou monofásico), e a não sincronização com o ritmo, visto que o seu objetivo é reestabelecer o pulso e a atividade fisiológica cardíaca que está descoordenada. Os ritmos cardíacos na PCR são 4, porém apenas 2 deles são chocáveis: taquicardia ventricular (TV) sem pulso e fibrilação ventricular (FV).

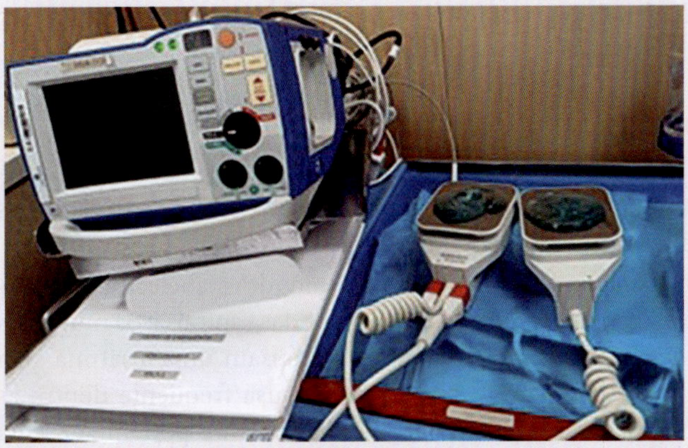

Figura 4.1. Desfibrilador Manual.

Fonte: Acervo da autoria.

■ Desfibrilador manual

Geralmente utilizados em ambiente hospitalar, esses desfibriladores acompanham o carrinho de parada e, permitem que o operador altere a carga do choque, sincronize-o com o ritmo do paciente e posicione livremente no tórax do paciente. O equipamento pode fazer a leitura do ritmo cardíaco, enquanto não forem colocadas as derivações do eletrocardiograma, mas a interpretação cabe ao operador e prestadores de socorro a vítima, por isso, seu uso é reservado a profissionais de saúde habilitados (**Figura 4.1**). [1]

■ Desfibrilador automático

O desfibrilador externo automático (DEA) é uma invenção mais recente, que teve como propósito permitir a prestação de socorro de maior complexidade por pessoas leigas com treinamento relativamente rápido e simples. Este aparelho de desfibrilação conta com pás autocolantes, e um botão de ativação. Ele estabelece uma comunicação com o socorrista, orientando todo o atendimento ao paciente em parada.

O DEA faz a leitura do ritmo, indica e fornece o choque elétrico, de forma bastante acurada e por isso, foi uma inovação importante para o atendimento de paradas cardiorrespiratórias em ambientes extra-hospitalares. Entretanto, seu uso em ambiente hospitalar deve ser feito com cautela, uma vez que pode atrasar a administração do choque do paciente,[1,2] sendo que os profissionais aptos a prestar o suporte avançado de vida já seriam mais eficazes na condução da situação.

Recomendações de tratamento

■ Taquicardia ventricular (TV) sem pulso

Na TV, observamos um ritmo acelerado e regular, acima de 100 bpm. O QRS é alargado e não tem onda p em seu início. Quando este ritmo está associado a uma instabilidade hemodinâmica, o paciente não apresenta pulso e passa a ser candidato a desfibrilação com choque (**Figura 4.2**).

Fisiopatologia: A TV sem pulso costuma estar associada a eventos tromboembólicos cardíacos, como o infarto agudo do miocárdio (IAM) ou isquemia do miocárdio. Isso porque essa arritmia ventricular provavelmente envolve mais vias de reentrada, que se revezam por um tempo prolongado. As ondas fazem a reentrância numa onda espiral ou com múltiplos focos, o que pode ter como fator disparador a morte de uma

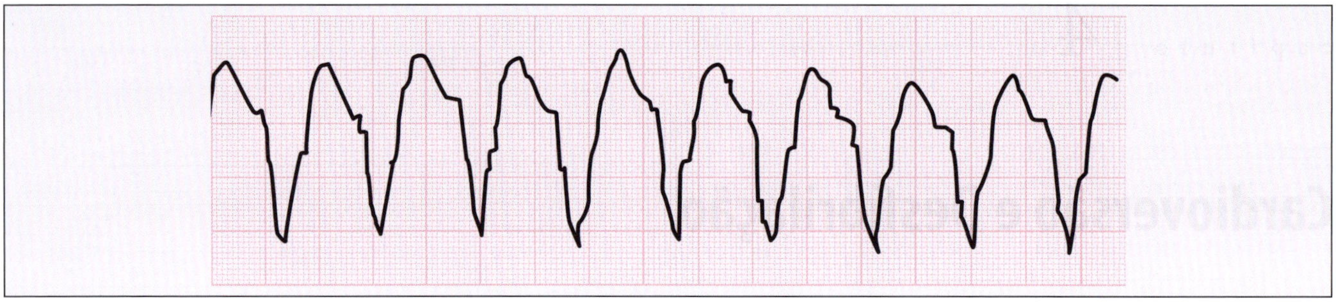

Figura 4.2. Traçado eletrocardiográfico de uma taquicardia ventricular.
Fonte: Editora Atheneu.

parte do miocárdio e a necessidade de condução do sinal na fronteira da área isquêmica.[3] É importante citar também uma variação da TV polimórfica denominada Torsades de Pointes. Essa alteração eletrocardiográfica inicia-se com extrassístoles que induzem a uma pausa da condução, e então o início da TV. Por essa razão, ela já apresenta a indicação de desfibrilação mesmo antes de se converter em um ritmo de parada cardiorrespiratória.

Fibrilação ventricular (FV)

A FV é um ritmo desordenado e irregular, no qual existem batimentos em várias amplitudes, ritmos e frequências diferentes (**Figura 4.3**).

Fisiopatologia: Os mecanismos de estabelecimento deste ritmo são as reentrâncias em ondas espirais e os múltiplos focos de ondas circulantes, que causam uma arritmia sem QRS identificável. A FV é uma causa frequente dentre as paradas extra-hospitalares, e comumente podem ser uma evolução da TV polimórfica.[3]

Etiologias

A parada cardiorrespiratória pode ocorrer por motivos não modificáveis, bem como por alterações reversíveis. É importante saber quais as razões reversíveis da parada cardiorrespiratória para que elas sejam prontamente abordadas após o retorno sustentado da circulação sanguínea espontânea. Dentre as causas reversíveis da parada cardiorrespiratória, existem 10 principais situações, que podemos pensar no mnemônico dos 5T e 5H.[4]

- Hipovolemia
- Hipóxia
- H+ (Acidose)
- Hipotermia
- Hipo/Hipercalemia
- Trombose coronariana
- Tromboembolismo pulmonar
- Tóxicos (intoxicação exógena)
- Tamponamento cardíaco
- Tensão no tórax (pneumotórax hipertensivo)

Técnicas

Ressuscitação cardiopulmonar (RCP) antes da desfibrilação

Apesar das diretrizes atuais, a aplicação de compressões na ressuscitação cardiopulmonar anterior ao choque não tem comprovação estatística clara, sendo que as taxas de retorno a circulação espontânea parecem semelhante entre os pacientes que sofrem qualquer uma das ordens de suporte avançado de vida[1,4,5]. Entretanto, alguns estudos demonstram uma ligeira superioridade em relação aos desfechos tardios pós-PCR quando o choque é retardado para realização de 90 segundos de compressões.[6]

Interface eletrodo-paciente

Tanto na desfibrilação, quanto na cardioversão, é possível utilizar as pás manuais ou pás autoadesivas, sendo comprovado a eficácia equivalente das duas modalidades de pás

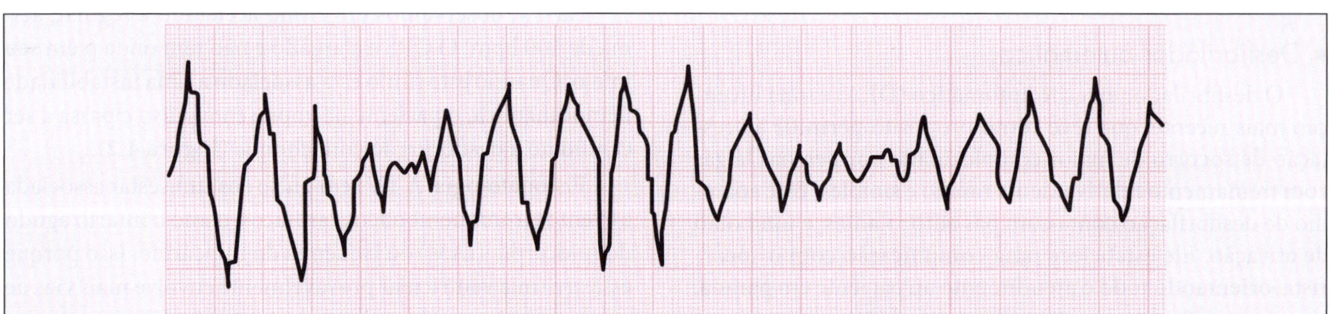

Figura 4.3. Traçado eletrocardiográfico de uma fibrilação ventricular.
Fonte: Editora Atheneu.

autoadesivas na desfibrilação ou cardioversão com energia bifásica[1,4]. Porém, para a realização de cardioversão com energia monofásica, melhores resultados são obtidos no uso de pás manuais.

A respeito do posicionamento dos eletrodos no paciente, a posição anterolateral é a mais consagrada na literatura, porém são equivalentes a essa o posicionamento anteroposterior e anteroapical, para ambas as modalidades de equipamentos, pás manuais ou autocolantes. Além disso, o tamanho das pás recomendada é geralmente > 8 cm em pacientes adultos, e ainda que seja comprovada a influência do material condutor utilizado nas pás dos eletrodos sobre a impedância transtorácica, não existe embasamento que indique algum material específico como superior a outro.[4]

Algumas particularidades a depender do paciente são: a raspagem dos pelos anterior ao posicionamento das pás, que entretanto, não deve atrasar a aplicação do choque; e o posicionamento das pás em mulheres com mamas grandes, que pode ser feito abaixo ou lateral ao tecido mamário esquerdo.

▪ Níveis de energia e formas de onda

Bifásico vs. monofásico: as ondas bifásicas mostram evidências, em alguns estudos,[5] de serem superiores às ondas monofásicas na conversão dos ritmos chocáveis de PCR. No entanto, o consenso atual é de que não existem informações de qualidade suficientes para indicar um método como mais benéfico do que o outro. Portanto, o desfibrilador monofásico pode sim ser utilizado para atender a PCR.[4,5,7]

Progressão da carga: a necessidade de choques subsequentes no atendimento a PCR traz à tona a possibilidade de manter a carga ou elevá-la, sendo ambas opções aceitáveis, desde que as compressões sejam reiniciadas prontamente após o choque, e sem interrupção até a próxima avaliação do pulso.

▪ Circunstâncias especiais

Estimulação elétrica: a estimulação elétrica é uma forma de choque em pulsos repetidos, que pode ser indicada em algumas circunstâncias nas bradiarritmias com instabilidade hemodinâmica, ou após cirurgia cardíaca. Entretanto, não deve ser utilizada como tratamento durante a PCR.

Pacientes com marcapasso ou cardioversor desfibrilador implantável (CDI): o posicionamento das pás, nesses pacientes, deve ser idealmente feito a uma distância de 8 cm do implante, porém essa escolha não deve atrasar a aplicação de choque. Ambas as posições anterolateral e anteroposterior das pás são aceitáveis.[5]

Tipos de energia

Os tipos de energia a serem utilizados na desfibrilação são as monofásicas e as bifásicas, sendo ambas ainda aplicadas na prática do atendimento a parada cardíaca. Ainda que a desfibrilação com energia bifásica mostre melhores resultados para reversão da FV, não existem evidências robustas que defendam o abandono da energia monofásica.[7]

▪ Monofásico

Tipo mais tradicional de desfibrilação, no qual o choque atravessa de um eletrodo ao outro, em uma única direção.

Energia do choque: geralmente a energia inicial utilizada com desfibriladores monofásicos precisa ser mais elevada, podendo iniciar com a carga máxima de 360 J, ou escalonar com uma sequência de 200 J no primeiro choque, 200 J no segundo e 360 J no terceiro e subsequentes.[4,5,7]

▪ Bifásico

Modelo de desfibrilação criado mais recentemente, no qual a corrente elétrica atravessa de um eletrodo a outro e depois retorna para o original, fazendo dois caminhos com vetores contrários. É o modelo de desfibrilação indicado pela American Heart Association (AHA), apesar de a energia monofásica poder também ser utilizada caso a bifásica não esteja disponível.

Energia do choque: em geral, no caso de desfibriladores bifásicos, o choque administrado pode ser de carga mais baixa incialmente com um aumento progressivo. Inicia-se, no geral, com cargas entre 120 J, 150 J ou 200 J, progredindo para 200 J nas descargas seguintes, a depender das especificações do fabricante.[4,5,7]

Desfibrilação dupla

A abordagem de FV refratária a uma terapia com ao menos três ciclos de choque, até poucos anos atrás, era fundamentada na repetição dos ciclos com a mesma estratégia e configuração das pás. Entretanto, existem evidências de que a aplicação de um outro estímulo ao miocárdio possa ser mais eficaz do que manter o padrão atual de tratamento.

Desfibrilação dupla trata-se da utilização de dois desfibriladores, posicionados com as pás em posições anteroposterior e anterolateral, que são ativados pelo mesmo operador de forma consecutiva, com cerca de 1 segundo de separação. Um ensaio clínico randomizado reuniu as informações de 6 centros de serviços paramédicos no Canadá, comparando 3 métodos de desfibrilação para FV refratária, demonstrando a superioridade do método de dupla desfibrilação. Este estudo evidencia um aumento de sobrevida dos pacientes associado a melhores desfechos neurológicos após a alta hospitalar com o uso da DSED (**Figura 4.4**).[8]

Segurança e precauções

Durante o atendimento avançado à PCR, é importante recordar alguns princípios de segurança, que garantem boa condução e processos sem acidentes.

Oxigênio suplementar: fontes de oxigênio suplementar em fluxo para o tórax podem causar importantes acidentes quando associadas a grande energia gerada pelo choque. É importante assegurar que não existe qualquer fluxo direcionado para a zona onde as pás entram em contato, e que o choque não seja aplicado em atmosfera rica em oxigênio.[9]

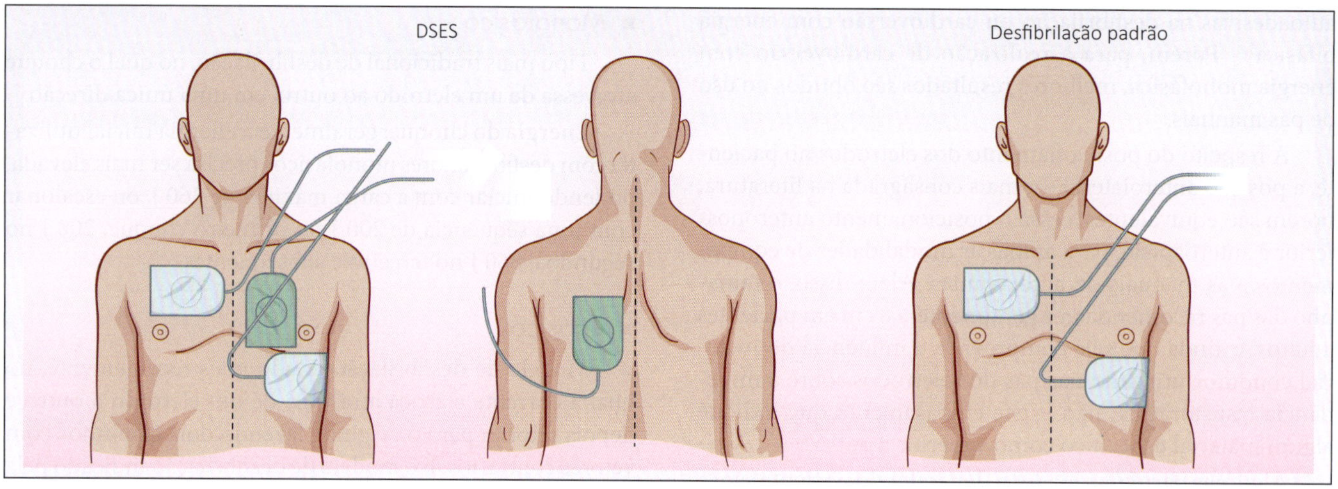

Figura 4.4. Posicionamento das pás na desfibrilação padrão e dupla.

Fonte: Pinto R, *et al.* Defibrillation Strategies for Refractory Ventricular Fibrillation. N Engl J Med. 2022;387(21):1947-1956.

Material combustível: é essencial manter quaisquer materiais que possam agir como combustível o mais longe possível do paciente durante a aplicação do choque. Esta medida é indicada para minimizar o perigo de a energia dos eletrodos iniciarem um incêndio.

Dados epidemiológicos

Segundo a Organização Mundial da Saúde (OMS), doenças cardiovasculares são a causa número um de mortes ao redor do mundo, e ainda que longe de representarem a maioria delas, as PCRs são componente importante desta estatística.

Estima-se que cerca de 350 mil estado-unidenses sofreram de PCRs letais em ambiente extra-hospitalar, e os ritmos chocáveis corresponderam a 100 mil dentre essas, apesar de sua maior sobrevida.[8]

Dentre alguns fatores de risco para a PCR temos: IAM prévio, isquemias do miocárdio, hipertrofia ventricular, e mutações genéticas relacionadas aos canais iônicos cardíacos.[3]

Cardioversão

Definição

A cardioversão corresponde ao procedimento de administração de um choque, que deve ser sincronizado com o batimento cardíaco do paciente e tem uma carga determinada, com o objetivo de reverter uma arritmia ou taquicardia em pacientes, a depender do eletrocardiograma apresentado.[10]

Indicações

A cardioversão é uma opção terapêutica considerada para alterações do ritmo cardíaco, mais especificamente, taquiarritmias, que geralmente cursam com palpitações, dor no peito e dispneia, ou podem ter como primeira manifestação com complicações tromboembólicas.[11]

Podemos separar as taquiarritmias segundo o estado clínico do paciente, podendo ele ser estável ou instável.[12]

▪ Taquiarritmias instáveis

Em pacientes hemodinamicamente instáveis com taquiarritmias, a indicação costuma ser de cardioversão elétrica, independente do ritmo apresentado, mas com algumas exceções.[13] A rapidez de aplicação desta alternativa terapêutica é eficaz em reestabelecer o ritmo sinusal.

▪ Taquiarritmias estáveis

Já pacientes com estabilidade hemodinâmica, a cardioversão elétrica é uma opção de abordagem apenas em algumas circunstâncias.

Fibrilação atrial (FA): corresponde a um ritmo desorganizado do átrio, que pode ser isolado ou associada a outras arritmias. Geralmente se manifesta como ondas oscilatórias de padrões, ritmos e desenhos variáveis, e que podem repercutir no ritmo do ventrículo a depender das condições do nó atrioventricular (AV) e o nível de tônus vagal e simpático[11]. A FA pode ser disparada por inúmeras condições entre elas taquicardias atriais, ou reentrância do nó AV (**Figura 4.5**).

***Flutter* atrial:** assim como fibrilação, o *flutter* corresponde a um ritmo aumentado do átrio, porém mais organizado, com um padrão serrilhado no ECG. O *flutter* atrial frequentemente precede a FA[14], porém o contrário também é possível, sendo que esses ritmos podem se alternar e são abordados de formas similares (**Figura 4.6**).

Contraindicações

O risco de sangramento em pacientes pode ser uma contraindicação a anticoagulação, e portanto, ao procedimento de cardioversão elétrica. Uma opção terapêutica alternativa, neste caso, é a ablação do nó AV.

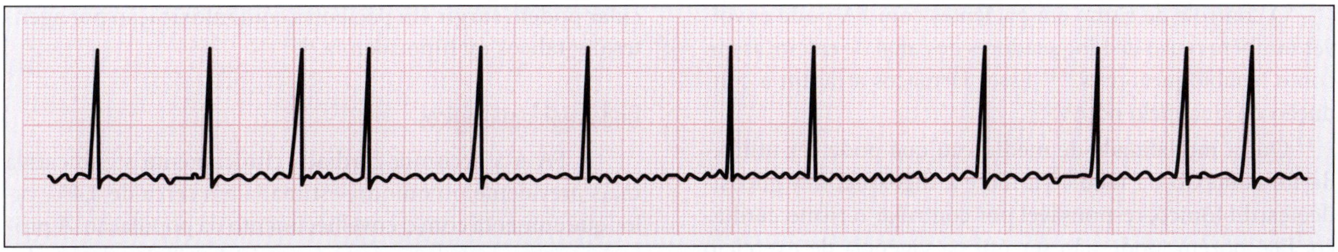

Figura 4.5. Traçado do Eletrocardiograma em DII com fibrilação atrial.

Fonte: Editora Atheneu.

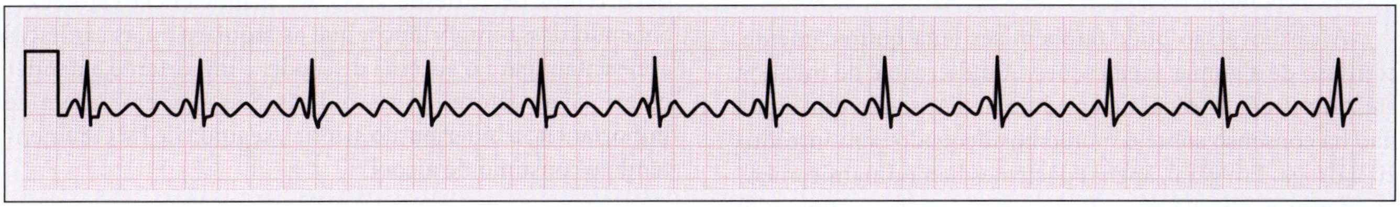

Figura 4.6. Traçado do Eletrocardiograma em DII com fibrilação atrial.

Fonte: Editora Atheneu.

Além dessa, a intoxicação por agentes digitálicos e hipocalemia também são importantes contraindicações, uma vez que nesse paciente a cardioversão pode acarretar outra arritmia.[12]

Técnicas

▪ Anticoagulação

A depender do tempo em que o paciente esteve sujeito a FA, a anticoagulação oral pode ser prescrita de diferentes formas previamente a cardioversão elétrica. Em pacientes com episódio de FA por mais de 2 dias e, portanto, indicação eletiva de Cardioversão elétrica, o indicado é realizar terapia de anticoagulação por 3 semanas antes do procedimento, para evitar os eventos tromboembólicos.[13] Outra opção é a realização de exames de imagem, como a tomografia cardíaca, para excluir a presença de trombo intracardíaco antes da aplicação do choque.

O corte de 48 horas para definição de anticoagulação do paciente, prévia a cardioversão ou não vem sendo questionada, sendo hoje indicado pelo AHA a associação do tempo de evento com o escore de risco do paciente pelo CHADSVASC.[11]

▪ Sedação

É necessário que o paciente esteja em jejum e seja submetido a anestesia adequada para que o procedimento aconteça. As medicações de uso corriqueiro costumam ser propofol, etomidato ou midazolan, sendo o propofol e midazolan as de maior embasamento clínico.[11]

Em uma comparação entre a sedação feita pelo próprio cardiologista com midazolan e a sedação com propofol com o suporte da equipe anestésica, o uso de midazolan obteve boa tolerância e custo e efetividade superiores. Por essa razão, ambos os métodos são adequados para a sedação do paciente.[15]

▪ Sincronização

É necessário que o choque seja sincronizado com o ritmo cardíaco fisiológico do paciente, uma vez que uma corrente em momento inoportuno pode chocar o miocárdio, enquanto vulnerável no ciclo, o retorno com a onda T.[13] É necessário que haja sincronização com o complexo QRS, fator que pode ser manualmente ativado pelo operador do equipamento, e deve ser confirmado pelo mesmo, para evitar a sincronização inadequada.

▪ Tipos de energia

A cardioversão pode ser feita com dois tipos de energia: monofásica e bifásica, sendo a segunda preferível em algumas circunstâncias.[4]

Energia bifásica: tipo de energia que permite redução da carga até choque eficaz, sendo preferível na fibrilação atrial, por exemplo. O mais indicado é que seja administrado um choque com carga fixa máxima de 200 J, e os subsequentes com essa mesma carga, sendo a outra opção uma terapia com cargas crescentes. Podem ser administrados até 3 choques consecutivos durante o procedimento.[16]

Monofásica: a energia monofásica costuma exigir cargas maiores para a cardioversão de sucesso, em geral a partir de 200 J.

▪ Manutenção do ritmo sinusal

A associação de drogas antiarrítmicas a terapia com cardioversão elétrica é um método que permite maior taxa de sucesso a longo prazo, com um número menor de pacientes com recorrência da arritmia prévia. Por essa razão, é essencial associar a droga antiarrítmica a pacientes com taquiarritmias, apesar da escolha por terapia com choque. Um exemplo é a amiodarona, que pode ser uma droga de escolha para pacientes com diagnóstico de FA.

O controle de ritmo em pacientes com FA pode envolver também o uso de bloqueadores de canal de cálcio, assim como betabloqueadores.[11,13] Esses fármacos atrasam a condução do sinal pelo nó AV.

Outra modalidade de medicação que pode ser utilizada no contexto da taquiarritmia é a digoxina, um glicosídeo cardiotônico, responsável por controlar o ritmo cardíaco. Ela, porém, pode não ser útil na vigência de exercício extenuante.[14]

Cardioversão farmacológica

A cardioversão pode também ser feita quimicamente, com uso de algumas medicações. A indicação é de iniciá-la até 7 dias após o início do episódio de FA, sendo que ainda não há consenso sobre o momento adequado para introduzir a droga. Em geral, apenas pacientes hemodinamicamente estáveis e com FA persistente serão alvo da cardioversão farmacológica.

Sabe-se que essa forma de cardioversão tem menor eficácia do que a cardioversão elétrica, porém tem a vantagem de não depender de sedação do paciente para realização do procedimento. Entre seus eventos adversos, temos a conversão em outras arritmias, como TV.

A droga de escolha para a cardioversão farmacológica é a amiodarona intravenosa, apesar de exigir alguns dias para produzir o efeito de conversão da arritmia. Outra opção comparável é a ibutilida, que apesar de eficaz pode desencadear mais eventos adversos em pacientes com fração de ejeção inferior a 40%.[13]

Complicações

▪ Tromboembolismo

Uma complicação associada a FA é a formação de trombo, que tem importância clínica suficiente para implicar em tratamento adicional. É necessário associar ao tratamento com cardioversão, a anticoagulação antes e depois do procedimento. Ao menos 4 semanas após reversão do ritmo, o paciente precisa estar anticoagulado, sendo que a persistência da arritmia por ao menos de 48 horas é suficiente para a formação de trombo.

Dentre as complicações associadas a formação de coágulos, o acidente vascular cerebral (AVC) destaca-se como de maior importância, sendo que sua prevalência varia de paciente a paciente. Apresentando risco ao paciente, a terapia pode sofrer alterações.[13] A recomendação atual é o uso de anticoagulantes orais diretos, que superam a varfarina devido a menor risco de sangramento e prevenção não inferior de eventos tromboembólicos.

▪ Arritmias cardíacas

Algumas arritmias podem aparecer por breve período após o procedimento de cardioversão, sendo as mais frequentes as extrassístoles ventriculares ou supraventriculares, e bradicardia. Além dessas, taquicardia ou fibrilação ventricular podem surgir em pacientes com intoxicação por agentes digitálicos ou hipocalemia.[12,13]

Dados epidemiológicos

A FA é a arritmia cardíaca clinicamente significativa mais prevalente no mundo, estimada em cerca de 0,4%, valor que aumenta com o envelhecimento da população. A projeção para os próximos anos é que 12,1 milhões de estado-unidenses tenham FA até 2050.[11]

O risco dessa condição clínica são as complicações decorrentes dela, desde AVC até insuficiência cardíaca.[17] Sabendo dessa importância que as taquiarritmias cardíacas apresentam para o sistema de saúde, é importante entender os principais fatores de risco delas. São eles, em ordem de importância, a hipertensão arterial, seguida de IMC aumentando e consumo de álcool.[17]

Referências bibliográficas

1. Panchal AR, Bartos JA, Cabañas JG, Donnino MW, Drennan IR, Hirsch KG, et al. Part 3: Adult Basic and Advanced Life Support: 2020 American Heart Association Guidelines for Cardiopulmonary Resuscitation and Emergency Cardiovascular Care. Circulation. 2020;142(16_suppl_2):S366-S468.
2. Stewart JA. Automated external defibrillators in the hospital: A case of medical reversal. W.B. Saunders; 2018.
3. J Larry J, Kasper DL, Longo DL, S Fauci A, L Hauser S, Loscalzo J. *In:* Taquicardia ventricular polimórfica e fibrilação ventricular. McGrawHill; 2018. p. 1759-1762.
4. Association AH. Hghlghts 2020 ECC Guidelines LRPTBR; 2020.
5. Jacobs I, Sunde K, Deakin CD, Hazinski MF, Kerber RE, Koster RW, et al. Part 6: Defibrillation: 2010 International Consensus on Cardiopulmonary Resuscitation and Emergency Cardiovascular Care Science with Treatment Recommendations. Resuscitation. 2010;81 Suppl 1:e71-85.
6. Huang Y, He Q, Yang LJ, Liu GJ, Jones A. Cardiopulmonary resuscitation (CPR) plus delayed defibrillation versus immediate defibrillation for out-of-hospital cardiac arrest. John Wiley and Sons Ltd; 2014.
7. Faddy SC, Jennings PA. Biphasic versus monophasic waveforms for transthoracic defibrillation in out-of-hospital cardiac arrest. John Wiley and Sons Ltd; 2016.
8. Cheskes S, Verbeek PR, Drennan IR, McLeod SL, Turner L, Pinto R, et al. Defibrillation Strategies for Refractory Ventricular Fibrillation. N Engl J Med. 2022;387:1947-56.
9. Robertshaw H, McAnulty G. Ambient oxygen concentrations during cardiopulmonary resuscitation. Anesthesia. 1998;53(7):634-7.
10. Mead G, Flapan A, Elder A. Electrical cardioversion for atrial fibrillation and flutter. In *Cochrane Database of Systematic Reviews*. John Wiley & Sons, Ltd. https://doi.org/10.1002/14651858.cd002903.
11. Asinger RW, Cannom DS, Crijns HJ, Frye RL, Halperin JL, Kay GN et al. ACC/AHA/ESC Guidelines for the Management of Patients With Atrial Fibrillation: Executive Summary A Report of the American College of Cardiology/ American Heart Association Task Force on Practice Guidelines and the European Society of Cardiology Committee for Practice Guidelines and Policy Conferences (Committee to Develop Guidelines for the Management of Patients With Atrial Fibrillation). J Am Coll Cardiol. 2001;38(4):1231-66.
12. Guimarães H, Assunção M, Carvalho F, Japiassú AM, Veras K, Nacul FE, et al. Manual de medicina intensiva: AMIB. São Paulo: Editora Atheneu; 2014.

13. Joglar JA, Chung MK, Armbruster AL, Benjamin EJ, Chyou JY, Cronin EM et al.. 2023 ACC/AHA/ACCP/HRS Guideline for the Diagnosis and Management of Atrial Fibrillation: A Report of the American College of Cardiology/American Heart Association Joint Committee on Clinical Practice Guidelines. Circulation. 2024;149(1):e1-e156.
14. Mead G, Flapan A, Elder A.. Electrical cardioversion for atrial fibrillation and flutter. Cochrane Database Syst Rev. 2002:(1):CD002903 .
15. Stronati G, Capucci A, dello Russo A, Adrario E, Carsetti A, Casella M, Donati A, Guerra, F. Procedural sedation for direct current cardioversion: A feasibility study between two management strategies in the emergency department. BMC Cardiovasc Disord. 2020;20(1):388.
16. Glover BM, Walsh SJ, McCann CJ, Moore MJ, Manoharan G, Dalzell GW et al. Biphasic energy selection for transthoracic cardioversion of atrial fibrillation. The BEST AF Trial. Heart. 2008 Jul;94(7):884-7.
17. Dai H, Zhang Q, Much AA, Maor E, Segev A, Beinart R et al. Global, regional, and national prevalence, incidence, mortality, and risk factors for atrial fibrillation, 1990-2017: Results from the Global Burden of Disease Study 2017. Eur Heart J Qual Care Clin Outcome. 2021;7(6):574-582.

capítulo 5

Pericardiocentese em Terapia Intensiva

Caio V. G. Jaoude | Gustavo C. Monteiro | Sérgio Luzzi

Introdução

Doenças do pericárdio podem ocorrer por diversos motivos e são frequentemente associadas a derrame pericárdico. Por serem associadas a doenças traumáticas, infecciosas e neoplásicas, frequentemente ocorrem em situações de maior gravidade clínica. No entanto sua abordagem é indicada em situações de tamponamento cardíaco, ou, mais raramente, para diagnóstico diferencial em condições de piora hemodinâmica ou clínica.[1]

Tal acúmulo líquido acarreta alterações hemodinâmicas marcantes, já que o espaço pericárdico é limitado e pode pressionar as câmaras cardíacas. Como dito anteriormente, independente da causa do derrame pericárdico complicado (tamponamento cardíaco, derrame infectado) a pericardiocentese é o procedimento indicado para a abordagem desta condição clínica.[2]

A primeira descrição de pericardiocentese foi realizada por Franz Schuh em 1840 em uma paciente que apresentava dispneia grave. O procedimento foi realizado por meio de trocater no 4º espaço intercostal esquerdo com drenagem de grande quantidade de sangue, seguida de melhora clínica da paciente.

Com o progredir dos anos, a técnica se desenvolveu tornando-se cada vez mais bem indicada e segura com advento da rádio intervenção e da ecocardiografia bidimensional.[3]

Indicações

Por ser um procedimento de risco aumentado de eventos adversos as indicações devem ser bastante claras e precisas.

Tamponamento cardíaco

É a principal e mais frequente indicação de pericardiocentese. O tamponamento cardíaco advém de um derrame pericárdico que gera compressão do coração por quantidades anormais de fluído ou sangue. O paciente apresenta então consequentemente:

- Aumento das pressões das câmaras cardíacas.
- Diminuição da pré-carga (retorno venoso diminuído).
- Choque obstrutivo.

Os sinais e sintomas mais específicos são conhecidos como a *tríade de Beck:*

- Estase jugular bilateral.
- Bulhas cardíacas abafadas.
- Hipotensão.

Além disso em exames subsidiários podemos encontrar:

- Eletrocardiograma (ECG):
  - Baixa amplitude de QRS (< 5 mm).
  - Alternância elétrica.
- Radiografia de tórax com aumento da razão cardiotorácica.
- Tomografia computadorizada de tórax apresentando imagem com conteúdo hipodenso circunjacente ao coração (**Figura 5.1**).
- Ecocardiografia com imagem hipoecoica (densidade de líquido, como em casos de pericardite pós-infecciosa) ou ainda imagem heterogênea/hiperecoica (pericardite infecciosa, como nos casos de tuberculose) (**Figura 5.2**).

Esses sinais que podem corroborar com diagnóstico, são sugestivos. Ao passo que o diagnóstico pode ser confirmado pela ecocardiografia à beira do leito ou tomografia de tórax.

Indicações secundárias

Derrame pericárdico grande ou recorrente: considerado para pericardiocentese como uma recomendação de classe IIa. No entanto, um derrame não maligno é improvável de evoluir para tamponamento, independentemente do colapso inicial da câmara ou do tamanho.

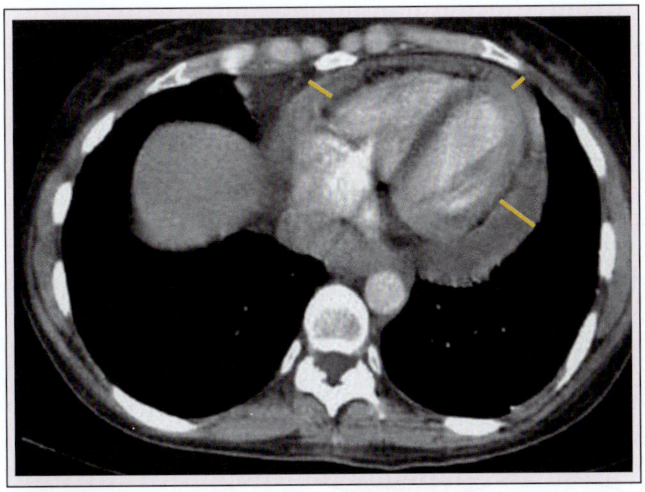

Figura 5.1. Em amarelo derrame pericárdico em corte de TC de tórax.

Fonte: Adaptada de Marchiori E, Hochhegger B, Zanetti G. Derrame pericárdico. J Bras Pneumol. 2021;47(1): e20200587.

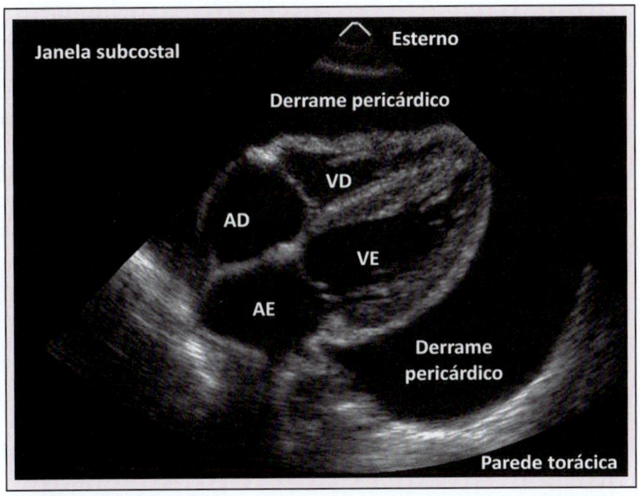

Figura 5.2. Ecocardiograma evidenciando derrame pericárdico.

AD: átrio direito; VD: ventrículo direito; AE: átrio esquerdo; VE: ventrículo esquerdo.

Fonte: Acervo da autoria.

Punção diagnóstica para derrame pequeno ou persistente: pode ser considerada como uma recomendação de classe IIb, mas não é indicada se o derrame estiver se resolvendo ou se o diagnóstico puder ser feito por outros meios.

Contraindicações

Dissecção aórtica: contraindicação absoluta devido ao risco de aumento do sangramento e extensão da dissecção. A dissecção aórtica com tamponamento é uma indicação para cirurgia imediata.

Coagulopatia não corrigida ou terapia anticoagulante: contraindicações relativas, assim como trombocitopenia com contagem de plaquetas inferior a 50 mil/mm^3. Para hemopericárdio traumático ou pericardite purulenta, é recomendada a drenagem cirúrgica.[4]

Anatomia

Para uma adequada realização do procedimento, faz-se necessário o correto entendimento da anatomia do saco pericárdico, bem como sua relação entre as demais estruturas intratorácicas que o cercam.

O saco pericárdico constitui-se por uma reflexão fibrosserosa de tecido conjuntivo, que envolve o coração e a porção inicial ou terminal dos grandes vasos sanguíneos que emergem ou se destinam ao coração. Localiza-se na região do mediastino anterior sendo fixado em sua posição por meio dos ligamentos esterno-pericárdico (anterior), vertebro-pericárdico (posterior) e diafragmático-pericárdicos laterais. Possui ainda íntima relação com as pleuras mediastinais.

O pericárdio seroso forra a lâmina fibrosa do saco pericárdio em seu interior, afastando-se para recobrir o coração em contiguidade com o epicárdio. Em seu interior, podemos encontrar alguns recessos que são resquícios da formação embriológica da região, sendo importante mencionar o seio oblíquo que é delimitado pelas veias pulmonares direita e esquerda,[6] possuindo ainda íntima relação com o átrio esquerdo, localizado anteriormente, e o esôfago, posteriormente.

Os vasos sanguíneos e nervos do pericárdio fibroso são originários da aorta torácica e das artérias tímicas, bronquiais, esofágicas e frênicas superiores, apresentando como veias para drenagem as veias ázigos, frênicas superiores, braquiocefálicas, cava superior e torácicas internas. É inervado pelos nervos frênicos, vago e simpáticos (**Figuras 5.3 e 5.4**).

A cavidade pericárdica pode ser considerada como um espaço virtual, visto que em situações fisiológicas possui cerca de 15 mL a 30 mL de líquido viscoso de aspecto seroso em um adulto.[7]

Pericardiocentese

Material

1. **Equipamentos de proteção individual (EPIs) e barreiras de infecção:**
    - Luvas estéreis.
    - Máscara cirúrgica.
    - Touca cirúrgica.
    - Avental estéril.
    - Óculos de proteção ou protetor facial.
2. **Preparação do campo estéril:**
    - Campos estéreis: para criar uma área de trabalho estéril ao redor do local de inserção.
    - Solução antisséptica (como clorexidina ou povidona-iodo): para assepsia da pele no local da punção.
3. **Equipamentos e instrumentos para o procedimento:**
    - Agulha de punção (geralmente 18 gauge a 20 gauge) ou *kit* de cateterismo venoso central, para acessar a cavidade pericárdica.
    - Seringa (10 mL a 20 mL): para aspirar o líquido pericárdico.

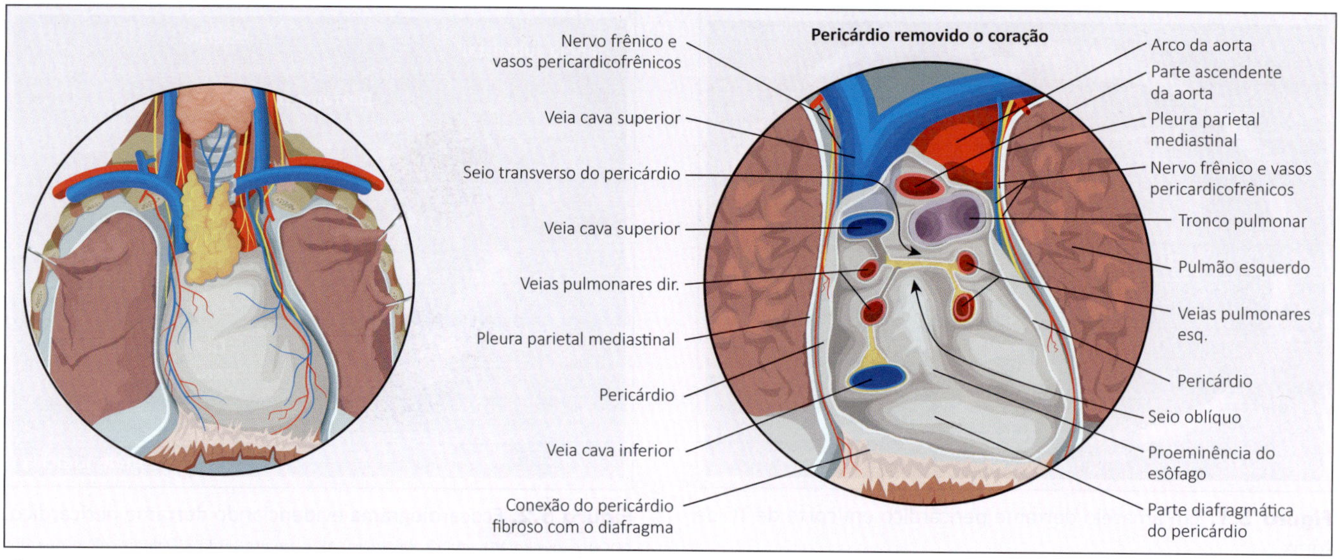

Figura 5.3. Anatomia focada no pericárdio.

Fonte: Adaptada de Netter FH. Netter Atlas of Human Anatomy: Classic Regional Approach- Ebook. Elsevier Health Sciences; 2022.

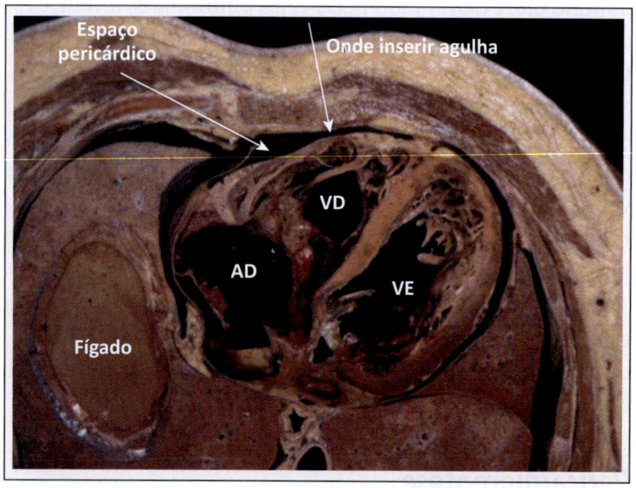

Figura 5.4. Peça anatômica evidenciando espaço pericárdico.

AD: átrio direito; VD: ventrículo direito; VE: ventrículo esquerdo.

Fonte: Adaptada de Didio LJ. Anatomia aplicada do pericárdio humano. Arq Bras Cardiol. 1985;4(6):373-376.

- Cateter sobre agulha ou conjunto de pericardiocentese: para facilitar a drenagem contínua, se necessário.
- Cuba ou recipiente estéril para deposição de líquido aspirado.
- Frascos de coleta de material para encaminhamento para análise.
- Gaze estéril: para limpar e cobrir o local da punção após o procedimento.
- Curativo estéril: para proteger o local da punção após a conclusão do procedimento.

4. **Equipamentos auxiliares:**
   - Ultrassom portátil: para guiar a punção e confirmar a posição correta da agulha.
   - Monitor de sinais vitais: para monitorar o paciente durante o procedimento.
   - Aspirador ou sistema de drenagem: para coletar o líquido pericárdico, se necessário.
5. **Outros materiais:**
   - Coletor de amostras: para enviar o líquido pericárdico para análise laboratorial, se indicado.
   - Etiquetas de identificação: para rotular as amostras coletadas.

Técnica de punção

Preparação

1. Realizar a assepsia de mãos e adequada paramentação estéril.
2. Posicionar o paciente em decúbito dorsal, se possível com decúbito elevado a 30º - 45º.
3. Realizar a assepsia da região anterior do tórax e abdome superior com solução padronizada em sua instituição (p. ex.: solução alcoólica de clorexidine ou povidona-iodo).
4. Posicionar os campos estéreis, mantendo exposta a área compreendida entre o 3º espaço intercostal e cerca de 1 cm a 2 cm abaixo do apêndice xifoide, lateralmente nas linhas hemiclaviculares (**Figura 5.5**).

Avaliação ultrassonográfica

5. Realizar uma avaliação ultrassonográfica inicial para:
   - Confirmar a presença e localização do derrame pericárdico.
   - Identificar o local mais adequado para a punção, onde há maior acúmulo de líquido.
   - Avaliar estruturas adjacentes para evitar complicações.

Procedimento

6. Proceder à infiltração de anestésico sem vasoconstritor no local de punção (imediatamente abaixo do apêndice xifoide).

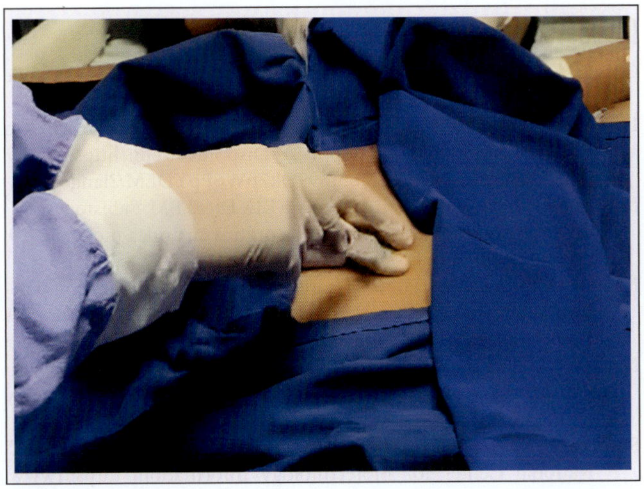

Figura 5.5. Posicionamento de campo estéril.

Fonte: Acervo da autoria.

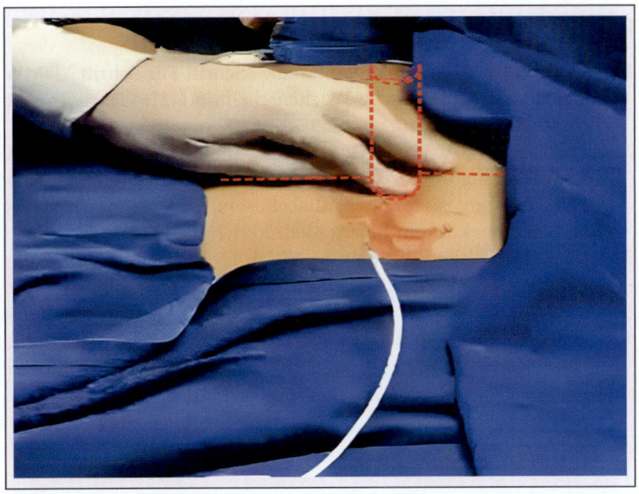

Figura 5.6. Imagem em pontilhado indica apêndice xifoide e contorno esternal.

Fonte: Acervo da autoria.

7. Com o auxílio da ultrassonografia em tempo real:
   - Visualizar o derrame pericárdico e estruturas adjacentes.
   - Guiar a agulha de punção pericárdica (18 G ou 20 G) em direção ao local de maior coleção líquida.
8. Realizar a punção com a agulha posicionada a 45º em relação à pele, em uma linha que une o apêndice xifoide ao ombro esquerdo, em direção à escápula esquerda (**Figura 5.6**).
9. Progredir lentamente a agulha sob visualização ultrassonográfica contínua até o retorno de líquido.
10. Aspirar o líquido e, se necessário, posicionar um cateter por meio de técnica de Seldinger.
11. Continuar a drenagem até que haja interrupção da saída de líquido ou até que haja melhora dos parâmetros clínico-hemodinâmicos.
12. Retirar a agulha de punção e realizar curativo estéril.

Monitoramento pós-procedimento

13. Realizar uma avaliação ultrassonográfica final para:
    - Confirmar a redução do derrame pericárdico.
    - Verificar a posição adequada do cateter, se utilizado.
    - Avaliar possíveis complicações imediatas.
14. Monitorar o paciente quanto a sinais vitais e possíveis complicações.

Complicações do procedimento

Como todo procedimento invasivo, a pericardiocentese é sujeita a complicações relacionadas a técnica, reações fisiológicas e inflamatório-infecciosas. De maneira didática disposta no **Quadro 5.1**.

Quadro 5.1. Complicações do procedimento de pericardiocentese

Categoria	Complicação
Complicações cardíacas	**Punção cardíaca:** perfuração acidental do miocárdio, causando sangramento ou arritmias.
	Arritmias cardíacas: estimulação elétrica do coração pela agulha, alterando o ritmo cardíaco.
	Laceração de vasos coronários: dano aos vasos que irrigam o coração, podendo causar isquemia.
	Tamponamento cardíaco: sangramento para o espaço pericárdico durante o procedimento.
Complicações pulmonares e pleurais	**Pneumotórax:** punção acidental do pulmão, levando ao colapso pulmonar.
	Hemotórax: sangramento para o espaço pleural por lesão de vasos intercostais ou pulmonares.
	Lesão do nervo frênico: dano ao nervo que controla o diafragma, causando dificuldade respiratória.
	Fístula pericárdica-pleural: conexão anormal entre o pericárdio e a pleura.
Complicações infecciosas e inflamatórias	**Infecção:** introdução de bactérias, causando pericardite ou mediastinite.
	Síndrome pós-pericardiotomia: resposta inflamatória após manipulação do pericárdio.
Complicações vasculares	**Embolia gasosa:** introdução de ar no sistema vascular durante o procedimento.
	Hemopericárdio: sangramento para o espaço pericárdico por lesão vascular.
Outras Complicações	**Reacumulação do derrame:** recorrência do derrame pericárdico após a drenagem inicial.
	Punção hepática: lesão acidental do fígado, especialmente em abordagens subxifoides.
	Reação vagal: estimulação do nervo vago, causando bradicardia e hipotensão súbitas.

Fonte: Desenvolvido pela autoria.

Referências bibilográficas

1. Petri N, Dirk W. Perikardpunktion – Schritt Für Schritt." DMW - Deutsche Medizinische Wochenschrift, no. 21, Georg Thieme Verlag KG, Oct. 2020, pp. 1569-72.
2. Pennacchioni A, Nanni G, Sgura FA, Imberti JF, Monopoli DE, Rossi R, Longo G, Arrotti S, Vitolo M, Boriani G. Percutaneous pericardiocentesis for pericardial effusion: predictors of mortality and outcomes. Intern Emerg Med. 2021;16(7):1771-1777.
3. Loukas M, Walters A, Boon JM, Welch TP, Meiring JH, Abrahams PH. Pericardiocentesis: a clinical anatomy review. Clin Anat. 2012;25(7):872-81.
4. Gluer R, Murdoch D, Haqqani HM, Scalia GM, Walters DL. Pericardiocentesis – How to do it. Heart Lung Circ. 2015;24(6):621-5.

Bibliografia recomendada

Chiggi KC, Pereira HC. Pericardiocentese. Vittalle – Revista de Ciências da Saúde. 2021;33(1):101-110.

Diretrizes das Indicações de Ecocardiografia. Doença pericárdica. Arq Bras Cardiol. 2009;93(6 suppl 3). Disponível em: https://www.scielo.br/j/abc/a/yCWFLm3t399Dk7pW6PpYDLM/?lang=pt

Mattox KL, Townsend CM, Beauchamp RD, Evers BM. Sabiston: tratado de cirurgia - a base biológica da prática cirúrgica moderna. 19. ed. Rio de Janeiro: Elsevier; 2015.

Nagdev A, Stone MB. Point-of-care ultrasound evaluation of pericardial effusions: does this patient have cardiac tamponade? Resuscitation. 2011;82(6):671-673.

Nguyen KS, Nickels LC, Patel RP, Rubero JA. Pericardiocentesis with Ultrasound Guidance. In: Ganti, L. (eds) Atlas of Emergency Medicine Procedures. Springer. Cham; 2022.

Stashko, Eric. "Cardiac Tamponade - StatPearls - NCBI Bookshelf." National Center for Biotechnology Information, https://www.ncbi.nlm.nih.gov/books/NBK431090/. Accessed 3 Jan. 2023.

capítulo 6

Equipamentos Mecânicos de Assistência Circulatória

Fernando Suparregui Dias

Introdução

A ocorrência de choque cardiogênico (CC) é uma condição potencialmente letal se não identificada e tratada a tempo de maneira adequada.

O CC é uma condição que vai além da falha de bomba, uma vez que a hipoperfusão periférica e a disfunção da microcirculação se instalem, a disfunção de múltiplos órgãos e sistemas (DMOS) é a consequência natural.[1]

O princípio básico é o tratamento da causa, com destaque para a síndrome coronariana aguda (SCA), com ou sem complicações mecânicas associadas. A seleção adequada dos pacientes que podem-se beneficiar da assistência circulatória mecânica (ACM) é importante, visto que até 50-60% dos pacientes com CC podem sobreviver com o tratamento clínico.[2] Entretanto, tratamento farmacológico suporta a hemodinâmica por um tempo limitado, sendo necessário identificar prontamente os pacientes com evolução inicial desfavorável, pois quando a causa não for controlada, as chances de recuperação são mínimas. O uso de dispositivos para a ACM é fundamental no manejo desses pacientes. Na tomada de decisão para otimizar o tratamento do paciente com CC três fatores são importantes:[1]

1. O momento para o implante do dispositivo de ACM deve ser o mais rápido possível.
2. Adequar o nível de suporte circulatório às necessidades do paciente, visando restabelecer a perfusão tecidual.
3. Prevenir e identificar as complicações relacionadas ao uso dos dispositivos, como mau funcionamento e infecção.

Neste capítulo serão abordadas as indicações para ACM, os principais dispositivos utilizados para suporte hemodinâmico temporário e suas complicações.

Indicações para Assistência Circulatória Mecânica (ACM)

Embora faltem evidências de qualidade para recomendar o uso de dispositivos para ACM, considerando-se o momento ideal e o perfil de pacientes,[2] as principais indicações e o racional para o implante de um dispositivo de ACM estão no **Quadro 6.1**. A indicação mais frequente para ACM é a instabilidade hemodinâmica ou choque circulatório após infarto agudo do miocárdio (IAM), incluindo complicações mecânicas como a insuficiência mitral aguda por disfunção ou ruptura de músculo papilar e a comunicação interventricular (CIV). Outras indicações são a falência miocárdica pós-cirúrgica cardíaca, miocardite viral aguda, como suporte em procedimentos percutâneos na presença de comprometimento circulatório, disfunção e enxerto após transplante cardíaco e como ponte para transplante cardíaco.[3]

Quadro 6.1. Indicações e racional para implante de dispositivos de ACM

Indicação	Racional
Choque cardiogênico	Instabilidade hemodinâmica refratária ao tratamento farmacológico
ACTP de alto risco	Suporte hemodinâmico em procedimentos complexos
Cirurgia cardíaca	Instabilidade hemodinâmica no pré-operatório Uso preemptivo em pacientes de alto risco Síndrome de BDC no pós-operatório
IC grave	Otimização da terapia com vistas à cirurgia Ponte para tomada de decisão relativa ao uso de dispositivos de longa duração
Laboratório de eletrofisiologia	Pacientes com IC grave ou com descompensação durante o procedimento

ACM: assistência circulatória mecânica; ACTP: angioplastia coronariana transluminal percutânea primária; IC: insuficiência cardíaca; BDC: síndrome do baixo débito cardíaco.

Fonte: Adaptado de Salter BS, Gross CR, Weiner MM, Dukkipati SR, Serrao GW, Moss N, *et al.* Temporary mechanical circulatory support devices: practical considerations for all stakeholders. Nature Rev Cardiology. 2023;20:263-277.

Quadro 6.2. Dispositivos utilizados para ACM temporária à curto prazo						
	BIA	**Impella 2,5**	**Impella CP, 5,0**	**ECMO**	**TandemHeart**	**CentriMag**
Suporte circulatório	15%	30%-60%	30%-60%	75%-100%	30%-60%	75%-100%
Inserção	PCT	PCT	Acesso arterial	PCT	PCT, punção do septo	Esternotomia

ACM: assistência circulatória mecânica; BIA: balão intra-aórtico; ECMO: *extracorporeal membrane oxygenation*; PCT: percutânea.

Fonte: Adaptado de Shishenbor MH, Moazami N, Tong MZY, Unai S, Tang WHW, Soltesz EG. Cardiogenic shock: From ECMO to Impella and beyond. Cleveland Clin J Med. 2017;84:287-295.

Em pacientes com choque cardiogênico pós-IAM, a decisão para a inserção de dispositivo de ACM deve ser tomada ainda no laboratório de hemodinâmica, uma vez que o paciente tenha realizado a ACTP da coronária culpada.[4]

Vários dispositivos podem ser utilizados para ACM à curto prazo (**Quadro 6.2**), não tendo sido demonstrado superioridade de um dispositivo sobre os demais, em estudo unicêntrico recente.[5]

As contraindicações para a utilização de dispositivos para ACM podem ser relativas ou absolutas (**Quadro 6.3**).[6] São contraindicações absolutas para o implante de dispositivo de ACM temporário, a falência circulatória irreversível sem uma estratégia alternativa, como transplante cardíaco ou dispositivo de longa permanência e falência orgânica extracardíaca irreversível, como encefalopatia anóxica grave, hemorragia intracraniana, câncer metastático incurável ou outra doença em estágio terminal.[6]

Quadro 6.3. Contraindicações para implante de dispositivos para ACM	
Dispositivo	**Contraindicação**
Todos os dispositivos	Absolutas • Falência não cardíaca irreversível • Falência cardíaca irreversível sem possibilidade de Tx ou DAV
	Relativas • Regurgitação aórtica moderada • Coagulopatia grave • Contraindicação para uso de ACO • Limitação de acesso vascular • Dissecção/aneurisma de aorta • Idade avançada • Manobras de RCP > 45 min
BIA	Dissecção de aorta Aneurisma de aorta abdominal Taquiarritmias
Impella	Trombos em VE Estenose aórtica grave Prótese valvar em posição aórtica Dissecção de aorta
TandemHeart	Trombos intra-atriais
ECMO-VA	Dissecção de aorta se a canulação for periférica

Tx: transplante; DAV: dispositivo de assistência ventricular; ACO: anticoagulação; RCP: reanimação cardiopulmonar; VE: ventrículo esquerdo.

Fonte: Desenvolvido pela autoria.

Balão Intra-Aórtico

É o dispositivo mais simples e utilizado há mais tempo[2] (**Figura 6.1**). Consiste em um cateter com um transdutor de pressão e um balão em sua extremidade, que é insuflado na diástole e desinsuflado na sístole, com o uso de gás hélio. Rotineiramente é inserido através da artéria femoral, utilizando-se a técnica de Seldinger, com o auxílio de fluoroscopia ou ecocardiografia transesofágica (ETE).[3] Outra via de acesso é a artéria axilar, com o uso de ultrassom, preferencialmente à esquerda por evitar a proximidade com a artéria carótida direita e apresentar menor tortuosidade.[7] A posição ideal é na aorta descendente, distal ao óstio da artéria subclávia esquerda.[3]

A contrapulsação melhora o fluxo coronariano e cerebral pelo aumento da pressão diastólica e redução da pós-carga ventricular esquerda de forma direta. Outros benefícios incluem aumento do volume sistólico (VS), diminuição da pressão diastólica final ventricular esquerda (PDFVE) e da tensão da parede ventricular.[3,8] Para otimizar a função do BIA, o balão deve ser insuflado ao final da sístole, imediatamente após o fechamento da válvula aórtica.[9]

A qualidade do suporte oferecido pelo BIA depende de inúmeros fatores, incluindo a frequência cardíaca (FC), o ritmo do coração e a resistência vascular sistêmica (RVS). Como a contrapulsação é sincronizada com o ciclo cardíaco, alterações na FC e ritmo podem comprometer seu desempenho. A taquicardia reduz o tempo diastólico, limitando a insuflação do balão, o que por sua vez, reduz o aumento

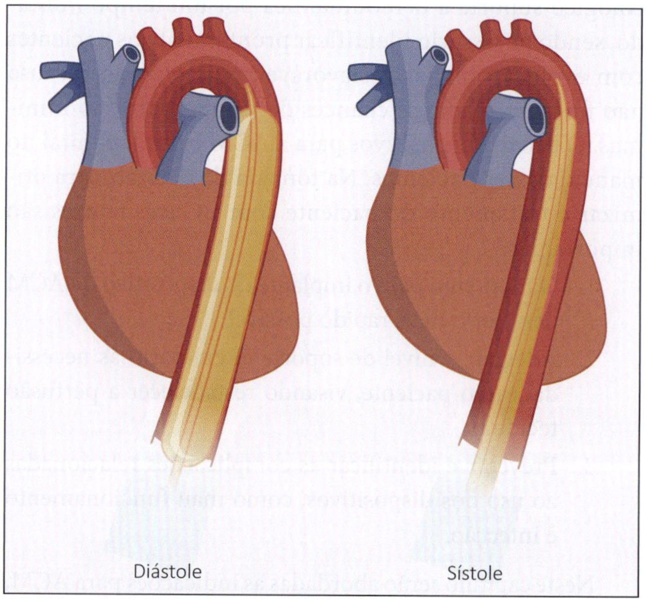

Figura 6.1. Balão intra-aórtico.
Fonte: Acervo da autoria.

desejado da pressão de perfusão coronariana. São contraindicações para a inserção de BIA dissecção de aorta e doença vascular periférica grave.[8]

O paciente em uso de BIA deve manter o tempo de tromboplastina parcial em torno de 60-75 segundos com o uso de heparina endovenosa, quando o dispositivo for mantido por mais de 24 horas ou quando o nível de suporte utilizado seja em uma relação maior do que 1:1.[9]

Embora exista associação entre o número de procedimentos e a mortalidade, com os centros com mais procedimentos apresentando menor taxa de óbitos em comparação com centros com menor uso de BIA,[10] posteriormente o estudo IAPB-SHOCK II[11] não mostrou redução de mortalidade com a utilização de BIA em pacientes com choque cardiogênico pós-IAM em comparação com o tratamento clínico, o que levou a uma redução na recomendação para seu uso nesse cenário.[2]

Outras indicações para o uso do BIA, como em pacientes com IAM com supradesnível de ST, visando reduzir o tamanho da área de infarto[12] ou em pacientes considerados de alto risco submetidos à cirurgia cardíaca,[13] não houve benefício com sua utilização. Em pacientes que recebem suporte com ECMO-VA, o BIA é utilizado para reduzir a pós-carga do VE.[7]

Impella

O Impella é um dispositivo com uma bomba de fluxo axial, que aspira sangue do ventrículo esquerdo (VE) para a aorta (**Figura 6.2**). Os diferentes modelos permitem fluxo de 2, L/min (Impella 2.5), 4,0 L/min (Impella CP) ou Impella 5,0 L/min.[13] Para prevenir o fluxo retrógado de sangue, uma infusão contínua de solução de glicose com heparina deve ser administrada pelo dispositivo.[9]

Em pacientes com choque cardiogênico pós-IAM, o uso de Impella tem mostrado resultados diferentes, considerando-se o momento de início do suporte, o perfil dos pacientes ou quando comparado com outros dispositivos. Quando este dispositivo é utilizado precocemente, antes da intervenção de revascularização percutânea em pacientes com IAM e CC, associa-se a melhora da sobrevida.[14] Este achado foi confirmado por ensaio clínico randomizado (ECR) com um número considerável de pacientes com CC por SCA com supradesnível de ST (SCASST), randomizados precocemente para o uso de Impella *versus* tratamento considerado padrão. O grupo manejado com Impella apresentou menor mortalidade em 180 dias. Entretanto, o grupo tratado com Impella apresentou maior taxa de eventos adversos, como lesão renal aguda (LRA) necessitando de terapia de substituição renal (TSR), sangramento, isquemia de membros, acidente vascular encefálico (AVE) isquêmico e sepse.[15]

Em comparação com o BIA, o uso de Impella 2.5, embora melhore o fluxo não tem mostrado redução na taxa de mortalidade.[16,17]

São contraindicações para a utilização de Impella estenose de válvula aórtica grave (área valvar ≤ 0,6 cm), insuficiência de válvula aórtica moderada/grave, prótese valvar em posição aórtica e presença de trombo no VE.[8]

TandemHeart

É um dispositivo de inserção percutânea que oferece fluxo contínuo com uma bomba centrífuga. Uma cânula de 21 French é inserida através da veia femoral até o átrio esquerdo (AE) e outra de 15-19 French é colocada na aorta descendente, fazendo um desvio do fluxo do VE. É comandado por um motor eletromagnético que faz funcionar um impulsor a uma velocidade de 3.000 a 7.500 rpm, promovendo um fluxo de até 5,0 L/min.[8]

Ao reduzir a carga do VE, aumenta o débito cardíaco (DC) e diminui a POAP e pressão venosa central (PVC), resultando em diminuição do consumo de oxigênio pelo miocárdio – MVO_2. A intensidade do suporte cardiovascular oferecido pode ser aumentada ou diminuída pelo

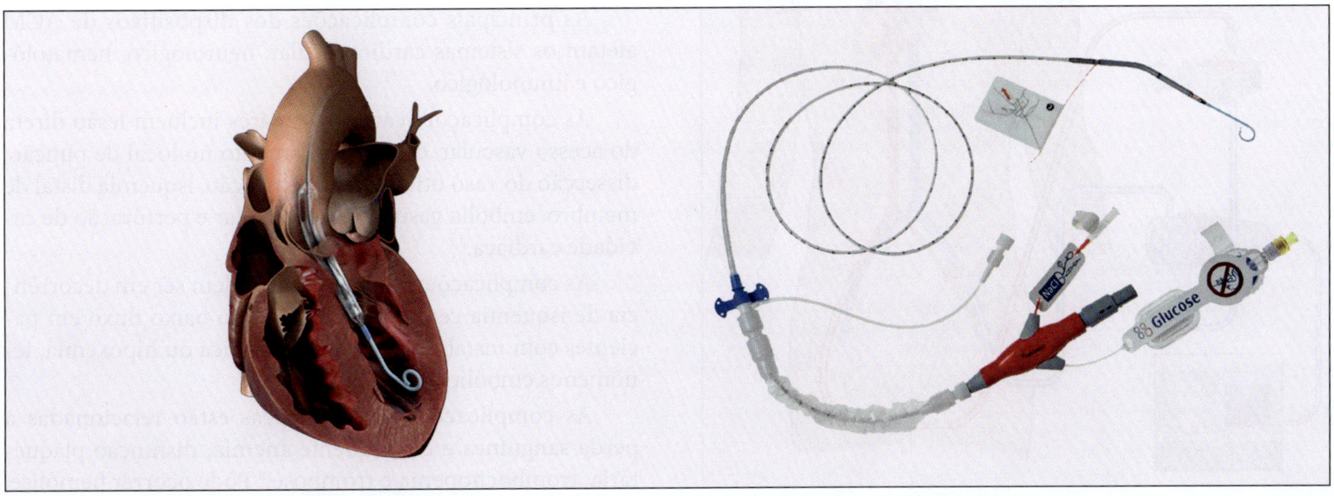

Figura 6.2. Impella.
Fonte: Acervo da autoria.

manuseio da velocidade de rotação. Para prevenir a formação de trombos, o sistema deve ser mantido com heparina administrada em solução salina de modo contínuo. As contraindicações são doença vascular periférica grave, impossibilidade de utilizar ACO e presença de trombo no AE.[9]

Ecmo Veno-Arterial (VA)

A ECMO-VA (**Figura 6.3**) é um tipo de suporte mecânico temporário, podendo permanecer por até 30 dias em pacientes com potencial de recuperação da função cardiovascular.[18]

O sangue venoso é retirado através de cânula na veia femoral, impulsionado pela centrífuga, passa pela membrana de oxigenação e retorna ao sistema arterial pela artéria femoral.

A ECMO-VA utiliza uma centrífuga para bombear o sangue venoso do átrio direito (AD) através de uma membrana de oxigenação, retornando o sangue para a circulação arterial através de uma cânula, usualmente colocada na artéria femoral. A cânula venosa tem um calibre de 18-28 French e a cânula arterial de 15-19 French. O propósito da ECMO-VA é melhorar o fluxo sistêmico e reduzir a demanda miocárdica por meio da diminuição da pré-carga do ventrículo direito (VD), do fluxo sanguíneo pulmonar, da pressão e do volume diastólico final do VE (VDFVE).[8] O fluxo gerado pode ser entre 3,0 a 6,0 L/min.[9] Com o aumento do fluxo,

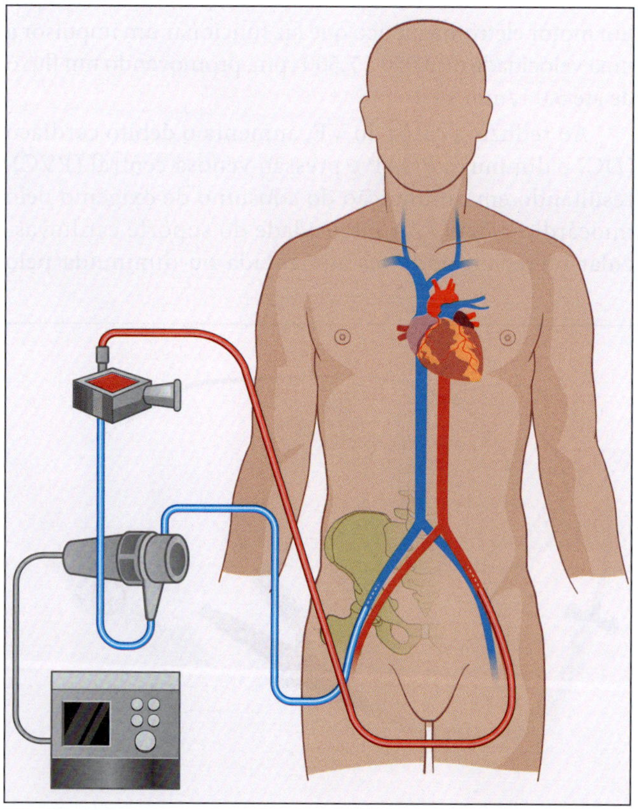

Figura 6.3. Mecanismo de funcionamento da ECMO-VA.
Fonte: Acervo da autoria.

ocorre simultaneamente aumento da pós-carga do VE, resultando em aumento do estresse ventricular esquerdo, da POAP e MVO_2, o que irá afetar o desempenho do VE. O aumento da pós-carga do VE pode ser aliviado pela redução da RVS e pela descompressão ventricular. São alternativas para essa finalidade o uso precoce de inotrópicos, inserção de BIA, septostomia atrial,[8] ou o uso concomitante ou em sequência de dispositivos como o Impella.[19]

A utilização de ECMO-VA como terapia de suporte hemodinâmico exige uma equipe multidisciplinar capacitada, incluindo cirurgião, anestesista, cardiologista, intensivista, perfusionista e pneumologista. O suporte usualmente é de 5 a 10 dias, com um tempo máximo de uso entre três a quatro semanas. Os protocolos de suspensão do suporte pela ECMO-VA são variáveis, não há um modelo universal para sua retirada.[9]

A ECMO também tem sido utilizada em pacientes com disfunção cardiovascular associadas a outras doenças, como choque séptico e miocardites,[20-23] sendo os resultados conflitantes. No choque séptico o perfil de pacientes referendados para ECMO é de extrema gravidade, sendo critérios (a) lactato acima de 5,0 mmol/L, (b) $SvO_2 < 55\%$, (c) IC < 2,0 L/min/m^2 e (d) VIS (*Vasoactive Inotropic Score*) acima de 50.[21]

Em uma coorte de 71 pacientes, a ECMO não reduziu a mortalidade quando comparados com um grupo-controle de 253 indivíduos. A mortalidade nesses pacientes mostrou relação com o grau de hipoperfusão, relacionado aos níveis de lactato sérico.[20] Outros estudos, também retrospectivos, mostraram benefício, com redução de mortalidade em pacientes com alta probabilidade de óbito, de acordo com o grau de metabolismo anaeróbico e disfunção orgânica múltipla.[21,22]

Embora existam poucos estudos com nível de evidência alto, uma série de casos-controle mostrou que pode haver benefício em não sedar esses pacientes, em particular evitando-se complicações relacionadas à ventilação mecânica.[24]

Complicações da ACM

As principais complicações dos dispositivos de ACM afetam os sistemas cardiovascular, neurológico, hematológico e imunológico.

As complicações cardiovasculares incluem lesão direta do acesso vascular, como sangramento no local de punção, dissecção do vaso utilizado na canulação, isquemia distal de membro, embolia gasosa, lesão valvular e perfuração de cavidade cardíaca.[3,8]

As complicações neurológicas podem ser em decorrência de isquemia cerebral secundária ao baixo fluxo em pacientes com instabilidade hemodinâmica ou hipoxemia, fenômenos embólicos e AVE.[8]

As complicações hematológicas estão relacionadas à perda sanguínea e consequente anemia, disfunção plaquetária, trombocitopenia e trombose.[8] Pode ocorrer hemólise, identificada pela queda na taxa de hemoglobina (Hgb), elevação da desidrogenase lática (DHL) e da bilirrubina indireta. A hemólise nesses pacientes é consequência de pressões negativas aumentadas na linha venosa (> 30 mmHg negativos), presença de coágulos na bomba centrífuga, elevação da temperatura da água no termopermutador acima de 41°C ou na presença de resistência aumentada na cânula de retorno.[18]

Por fim, o sistema imunológico já comprometido no paciente crítico, como esses pacientes têm múltiplos sítios de punção, estão expostos a complicações infecciosas, incluindo a ocorrência de sepse.[8]

Referências bibliográficas

1. Werdan K, Gielen S, Ebelt H, Hochman JS. Mechanical circulatory support in cardiogenic shock. Eur Heart J. 2014;35:156-167.
2. Combes A, Price S, Slutsky AS, Brodie D. Temporary circulatory support for cardiogenic shock. Lancet. 2020;396:199-212.
3. Rogers JG, Patel CB, Milano CA. Mechanically assisted circulation. In Fuster V, Harringtion RA, Narula J, Eapen ZJ. The Heart. 14th ed. McGraw Hill; 2017.
4. Proudfoot AG, Kalakoutas A, Meade S, Griffiths MJD, Basir M, Burzotta F, et al. Contemporary Management of Cardiogenic Shock: A RAND Appropriateness Panel Approach. Circ Heart Fail. 2021;14(12):e008635.
5. Taleb I, Koliopoulou AG, Tandar A, McKellar SH, Tonna JE, Nativi-Nicolau J, et al. Shock Team Approach in Refractory Cardiogenic Shock Requiring Short-Term Mechanical Circulatory Support: A Proof of Concept. Circulation. 2019;140(1):98-100.
6. Geller BJ, Sinha SS, Kapur N, Bakitas M, Balsam LB, Chikwe J, et al. Escalating and De-escalating Temporary Mechanical Circulatory Support in Cardiogenic Shock: A Scientific Statement From the American Heart Association. Circulation 2022;146:e50-e68.
7. Morici N, Marini C, Sacco A, Tavazzi G, Saia F, Palazzini M, et al. Intra-aortic Balloon Pump for Acute-on-Chronic Heart Failure Complicated by Cardiogenic Shock. J Card Fail. 2022;28(7):1202-1216.
8. Salter BS, Gross CR, Weiner MM, Dukkipati SR, Serrao GW, Moss N, et al. Temporary mechanical circulatory support devices: practical considerations for all stakeholders. Nature Rev Cardiology. 2023;20:263-277.
9. Gdowski M, Wolfe JD, Brown DL. Temporary Mechanical circulatory Support Devices. In Brown DL, Cardiac Intensive Care. 3rd ed. Philadelphia: Elsevier; 2019.
10. Chen EW, Canto JG, Parsons LS, Peterson ED, Littrell KA, Every NR, et al. Relation Between Hospital Intra-Aortic Balloon Counterpulsation Volume and Mortality in Acute Myocardial Infarction Complicated by Cardiogenic Shock. Circulation. 2003;108:951-957.
11. Thiele H, Zeymer U, Neumann FJ, Ferenc M, Olbrich H, Hausleiter J, et al. Intraaortic balloon support for myocardial infarction with cardiogenic shock. N Engl J Med. 2012;367:1287-1296.
12. Patel MR, Smalling RW, Thiele H, Barnhart HX, Zhou Y, Chandra P, et al. Intra-aortic balloon counterpulsation and infarct size in patients with acute anterior myocardial infarction without shock: the CRISP AMI randomized trial. JAMA. 2011;306(12):1329-37.
13. Rocha Ferreira GS, de Almeida JP, Landoni G, Vincent JL, Fominskiy E, Gomes Galas FRB, et al. Effect of a Perioperative Intra-Aortic Balloon Pump in High-Risk Cardiac Surgery Patients: A Randomized Clinical Trial. Crit Care Med. 2018;46(8):e742-e750.
14. O'Neill WW, Schreiber T, Wohns DH, Rihal C, Naidu SS, Civitello AB, et al. The current use of Impella 2.5 in acute myocardial infarction complicated by cardiogenic shock: results from the USpella Registry. J Interv Cardiol. 2014;27(1):1-11.
15. Møller JE, Engstrøm T, Jensen LO, Eiskjær H, Mangner N, Polzin A, et al. Microaxial Flow Pump or Standard Care in Infarct-Related Cardiogenic Shock. N Engl J Med. 2024;390(15):1382-1393.
16. Seyfarth M, Sibbing D, Bauer I, Fröhlich G, Bott-Flügel L, Byrne R, et al. A randomized clinical trial to evaluate the safety and efficacy of a percutaneous left ventricular assist device versus intra-aortic balloon pumping for treatment of cardiogenic shock caused by myocardial infarction. J Am Coll Cardiol. 2008;52(19):1584-8.
17. Schrage B, Ibrahim K, Loehn T, Werner N, Sinning JM, Pappalardo F, et al. Impella Support for Acute Myocardial Infarction Complicated by Cardiogenic Shock. Circulation. 2019;139(10):1249-1258.
18. Ayub-Ferreira SM, Souza Neto JD, Almeida DR et al. Diretriz de Assistência Circulatória Mecânica da Sociedade Brasileira de Cardiologia. Arq Bras Cardiol. 2016;107(Supl.2):1-33.
19. Shishenbor MH, Moazami N, Tong MZY, Unai S, Tang WHW, Soltesz EG. Cardiogenic shock: From ECMO to impella and beyond. Cleveland Clin J Med 2017;84:287-295.
20. Ro SK, Kim WK, Lim JY, Yoo JS, Hong SB, Kim JB. Extracorporeal life support for adults with refractory septic shock. J Thorac Cardiovasc Surg. 2018;156:1104-1109.
21. Falk L, Hultman J, Broman LM. Extracorporeal Membrane Oxygenation for Septic Shock. Crit Care Med 2019;47:1097-1105.
22. Bréchot N, Hajage D, Kimmoun A, Demiselle J, Agerstrand C, Montero S, et al. Venoarterial extracorporeal membrane oxygenation to rescue sepsis-induced cardiogenic shock: a retrospective, multicentre, international cohort study. Lancet. 2020;396(10250):545-552.
23. Mody KP, Takayama H, Landes E, Yuzefpolskaya M, Colombo PC, Naka Y, et al. Acute mechanical circulatory support for fulminant myocarditis complicated by cardiogenic shock. J Cardiovasc Transl Res. 2014;7(2):156-64.
24. Mohite PN, Kaul S, Sabashnikov A, Rashid N, Fatullayev J, Zych B, et al. Extracorporeal life support in patients with refractory cardiogenic shock: keep them awake. Interact Cardiovasc Thorac Surg. 2015;20(6):755-60..

capítulo | 7

Marcapasso Cardíaco Temporário

Alexandra Briosa | João Grade Santos | Rita Miranda | Sofia Almeida
Luís Filipe Esteves Brandão Alves

Destaques

O marcapasso cardíaco temporário permite a estimulação elétrica artificial do coração e é indicado no tratamento de bradiarritmias com instabilidade hemodinâmica e de algumas taquiarritmias. Pode ser utilizado até à resolução da arritmia ou como ponte para marcapasso definitivo.

Vários métodos de marcapasso estão disponíveis, no entanto o marcapasso transvenoso é a técnica mais comumente usada. Embora se trate de um método simples e eficaz, podem ocorrer complicações associadas ao acesso vascular ou à inserção do eletrocateter, durante ou após a implantação.

Pelo risco de complicações, o marcapasso transvenoso não deve ser usado por rotina, mas apenas em situações que cursem com instabilidade hemodinâmica ou refratárias à terapêutica farmacológica.

Introdução

O marcapasso cardíaco temporário é uma técnica frequentemente utilizada nas unidades de cuidados intensivos, especialmente no tratamento de doentes com instabilidade hemodinâmica no contexto de bradiarritmias cardíacas, até a resolução do problema subjacente ou até ser fornecida uma solução definitiva. Tem como objetivo restaurar a despolarização cardíaca efetiva e a contração miocárdica, de forma a promover uma melhoria do débito cardíaco e da perfusão periférica e a estabilização clínica do doente. Apesar de a sua colocação dever ser sempre contemplada, por se tratar de uma técnica invasiva com riscos associados, deve ser reservada para casos de instabilidade hemodinâmica franca ou após falência da terapêutica farmacológica e correção de causas subjacentes.

Existem várias modalidades de marcapasso cardíaco temporário disponíveis a serem utilizadas (transesofágico, epicárdico, transcutâneo e transvenoso), sendo as duas últimas as mais utilizadas na prática clínica.[3,5,6]

Este capítulo irá focar-se nas indicações para utilização de marcapasso provisório, as técnicas utilizadas para a sua correta colocação, assim como nas complicações mais habituais.

Entre todos, o marcapasso cardíaco transvenoso será abordado em maior detalhe, uma vez que é o mais utilizado em ambiente de cuidados intensivos e o que apresenta maior eficácia.

Indicações para marcapasso provisório

Qualquer indicação para implantação de marcapasso definitivo é uma potencial indicação para implantação de marcapasso provisório. A decisão de implantação de marcapasso depende do ritmo do doente e das consequências hemodinâmicas da bradicardia tais como síncope, hipotensão, dispneia ou sinais clínicos ou laboratoriais de baixo débito, até que se possa estabelecer uma terapêutica definitiva ou haja tempo para corrigir uma situação reversível (como isquemia, alterações hidroeletrolíticas ou toxicidade farmacológica). Poderá também estar indicado em casos de bradicardia relativa em que a frequência cardíaca seja demasiado baixa para as necessidades da patologia subjacente (p. ex., após transplante cardíaco).

O *pacing* antitaquicardia (*overdrive pacing*) pode ser útil em casos de taquidisritmia refratária à terapêutica médica. Embora este método seja inútil na conversão de fibrilação atrial, em muitas taquicardias supraventriculares com mecanismo de reentrada, como a taquicardia atrial por macro-reentrada, a taquicardia de reentrada nodal atrioventricular, a taquicardia de reentrada atrioventricular e o *flutter* atrial, o circuito é suscetível de ser penetrado por estímulos elétricos extrínsecos, podendo terminar a taquicardia, embora a estimulação elétrica por marcapasso provisório raramente seja utilizada neste contexto dada a elevada eficácia da terapêutica farmacológica disponível. De igual forma, a taquicardia ventricular monomórfica também pode ser terminada por *pacing* antitaquicardia tendo em consideração, contudo, que frequências de estimulação elevadas podem acelerar a taquicardia e degenerar em fibrilação ventricular. Já a taquicardia ventricular polimórfica (torsades de pointes) por prolongamento do intervalo QT (geralmente em contexto de iatrogenia farmacológica em indivíduos com maior suscetibilidade), tem caráter recorrente e o marcapasso provisório pode ser necessário para se conseguir a rápida estabilização clínica (permitindo forçar o encurtamento do intervalo QT pelo *pacing* rápido), até que as medidas corretivas da situação de base tenham tempo de produzir efeito. Esta situação deve ser suspeitada na taquicardia ventricular recorrente em ambiente de cuidados intensivos, em que o diagnóstico de Torsades de Pointes pode não ser óbvio numa única derivação do monitor (podendo ser necessário traçado de 12 derivações, para documentar a taquicardia e confirmar o prolongamento do intervalo QT). O seu correto diagnóstico é particularmente importante, pois a administração de fármacos antiarrítmicos pode agravar a disritmia.

As indicações para implantação de marcapasso temporário encontram-se discriminadas no **Quadro 7.1**.

Quadro 7.1. Indicações para implantação de marcapasso temporário
Bradiarritmias sintomáticas
Disfunção do nódulo sinusal Bloqueio auriculoventricular (BAV) Bloqueio 2º grau Mobitz II e bloqueio avançado ou de alto grau Bloqueio auriculoventricular completo (3º grau) Causas reversíveis Toxicidade farmacológica (intoxicação digitálica, betabloqueantes, amiodarona, bloqueadores canais de cálcio) Alterações eletrolíticas (hipercaliemia) Infeciosas (miocardite, endocardite) Enfarte agudo do miocárdio
Taquiarritmias
Overdrive pacing em ritmos refratários a terapêutica médica

Fonte: Desenvolvido pela autoria.

Contraindicações

Não existem contraindicações absolutas que impeçam a colocação de marcapasso temporário em doentes com bradiarritmias sintomáticas, principalmente se estes apresentarem instabilidade hemodinâmica com risco de morte.

No entanto, não parece haver benefício na colocação de marcapasso transvenoso, nos doentes com parada cardiorrespiratória em assistolia em contexto de trauma ou em doentes com bradiarritmias no contexto de hipotermia grave, sendo neste último caso fulcral o rápido tratamento da causa subjacente para a reversão da instabilidade elétrica.

A sua implantação deve ser evitada em doentes com bradicardia pouco sintomática ou bem tolerada, e em particular nos doentes com prótese valvular tricúspide, uma vez que a colocação do eletrocateter poderá provocar dano protésico, bem como em doentes submetidos a trombólise recente, dado o risco elevado de hemorragia.

Tipos de marcapasso temporário

De todos os tipos de marcapasso provisório anteriormente referidos, os marcapassos transcutâneo e transvenoso são os mais utilizados. A escolha do tipo de marcapasso temporário prende-se com as caraterísticas do doente e da patologia, com o grau de urgência e o tempo esperado da sua utilização.

O marcapasso epicárdico é rotineiramente utilizado no pós-operatório de cirurgia cardíaca, podendo por isso ser encontrado nas unidades de cuidados intensivos. Neste caso, os elétrodos são implantados na região epicárdica da aurícula/ventrículo direitos e em seguida, conectados a um marcapasso externo. Geralmente é usado apenas nos primeiros dias após cirurgia cardíaca, tendo como objetivo a prevenção de bradicardia pós-operatória ou a utilização de *pacing* antitaquicardia na presença de taquidisritmias.

Marcapasso transcutâneo

O marcapasso transcutâneo é o método de escolha quando é necessária estimulação cardíaca emergente. Consiste na aplicação de pás externas ao nível do tórax que, adaptadas a um gerador externo, permitem a estimulação cardíaca contínua.

Previamente à aplicação das pás externas, deve ser aplicada solução alcoólica na zona torácica anterior, seguida de remoção cuidadosa da pilosidade torácica, de forma a melhorar a condução elétrica.

As pás adesivas devem ser colocadas tipicamente em posição anterior e lateral-esquerda ou, em alternativa, em posição anterior (ao nível do ápex cardíaco ou na posição da derivação V3) e posterior (imediatamente abaixo da escápula ou entre a escápula direita e esquerda). Posteriormente, deve ser ligado o marcapasso externo e selecionado o modo de atuação. Se o doente estiver hemodinamicamente instável e/ou com bradicardia extrema, deve ser iniciado com o valor máximo de *output* possível, para permitir uma captura imediata e eficaz. Assim que a captura estiver estabelecida, o *output* pode ser gradualmente reduzido, devendo este ser mantido 5 a 10 miliamperes (mA) acima do limiar de captura. Na monitorização, a presença de um complexo QRS largo após o estímulo do marcapasso sugere a presença de captura, contudo, esta deve ser sempre confirmada por meio da avaliação do pulso, tensão arterial e estado hemodinâmico do doente, sendo particularmente útil a curva da oximetria de pulso.

Este método de marcapasso tem várias limitações, entre as quais se destacam:

- Incapacidade de atingir limiares de captura adequados e consequentemente *pacing* bem-sucedido. Apesar do limiar de captura ser geralmente inferior a 80 mA, este pode estar aumentado na presença de determinadas condições nomeadamente obesidade, isquemia do miocárdio, alterações hidroeletrolíticas, acidemia, pneumotórax ou mau contato na adesão das pás.

- Desconforto do doente motivado pela sensação de queimadura intensa e contrações dolorosas do músculo esquelético, devendo o doente ser sedado caso se encontre consciente.

Dadas as limitações, o marcapasso transcutâneo deve ser considerado apenas como medida temporária (até colocação de marcapasso transvenoso ou definitivo).

Marcapasso transvenoso

O marcapasso transvenoso é o método de escolha na maioria dos doentes que necessitam de marcapasso temporário, dado que está associado a maior conforto e adaptação do doente, bem como maior garantia de eficácia. Contudo, é limitado pela experiência do operador no que diz respeito a aquisição do acesso venoso central e manuseamento de eletrocateter nas estruturas anatômicas cardíacas.

Existe a modalidade de marcapasso de câmara única (a mais utilizada, com um eletrocateter, geralmente ventricular) e de dupla câmara com um eletrocateter auricular e um eletrocateter ventricular. Embora o marcapasso de dupla câmara tenha a vantagem de permitir o *pacing* sequencial atrioventricular com benefício hemodinâmico, este é raramente utilizado por ser tecnicamente mais complexo, demorado e com maiores riscos associados. Na maioria das situações o marcapasso de câmara única é suficiente para a estabilização clínica.

Material necessário para implantação

Para a implantação de um marcapasso transvenoso é necessário um introdutor, eletrocateter (com ou sem balão), gerador de marcapasso externo e um monitor cardíaco.

O introdutor permite estabelecer o acesso venoso central, devendo ser obrigatoriamente de calibre igual ou superior ao do eletrocateter selecionado.

A maior parte dos eletrocateteres disponíveis atualmente são bipolares, com diâmetro compreendido entre os 3 Fr e 6 Fr, e com aproximadamente 100 cm de comprimento. Estes podem ser semirrígidos ou flexíveis. Geralmente são utilizados os eletrocateteres semirrígidos, com ou sem presença de balão (**Figura 7.1**). A utilização de eletrocateteres com balão é preferida nos casos em que o doente não se encontra em parada cardíaca, uma vez que o balão segue o fluxo do sistema venoso até às câmaras cardíacas direitas, facilitando a sua implantação. São também escolha frequente quanto não há recurso a fluoroscopia. O balão geralmente apresenta 1,5 cc de ar no seu interior, devendo sempre ser testado previamente à sua implantação.

O gerador de marcapasso externo (**Figura 7.2**) entrega a corrente elétrica ao miocárdio através do eletrocateter. O gerador permite regular os seguintes parâmetros:

- *Output* – permite a regulação da corrente gerada, sendo esta geralmente compreendida entre 0,1 mA e 20 mA.
- Frequência cardíaca.

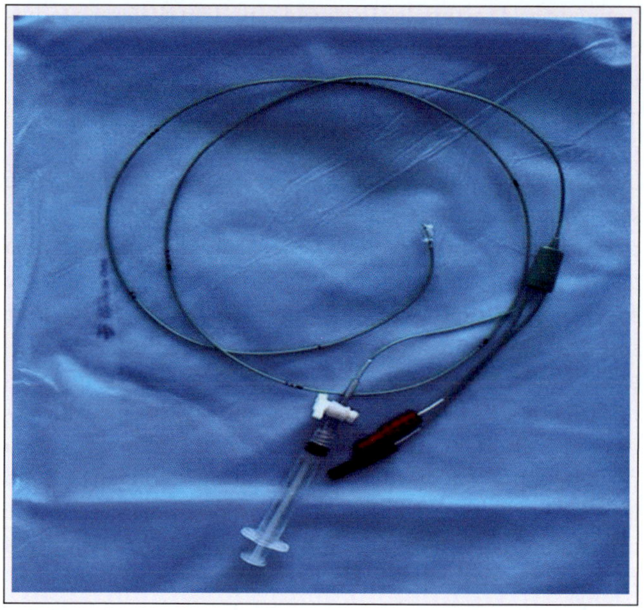

Figura 7.1. Eletrocateter semirrígido com balão.
Fonte: Acervo da autoria.

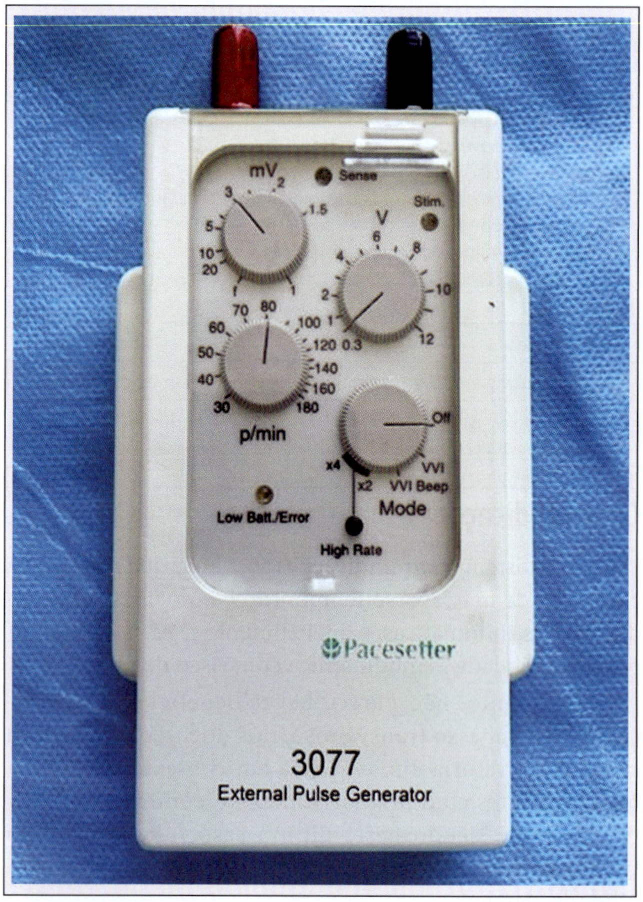

Figura 7.2. Gerador de marcapasso externo. De cima para baixo e da direita para a esquerda, temos o comando para regular a sensibilidade, o "output" ou amplitude da estimulação, a frequência de estimulação e para ligar/desligar.
Fonte: Acervo da autoria.

▸ Sensibilidade – estabelece o limiar necessário para suprimir o disparo do marcapasso, com base na amplitude da onda R.

▪ Colocação do marcapasso transvenoso

O primeiro passo na colocação de marcapasso transvenoso é a aquisição do acesso venoso central. A escolha do local de implantação do introdutor venoso deve depender da experiência e preferência do operador. As opções incluem jugular interna, subclávia, femoral e, por último, braquial. As veias jugular interna e subclávia direita são os locais de eleição para colocação de marcapasso transvenoso, uma vez que apresentam as maiores taxas de sucesso e de implantação bem-sucedida. Isto deve-se ao fato de apresentarem não só o trajeto mais direto para o ventrículo direito, como também por tirarem proveito da curvatura do próprio eletrocateter no momento da sua aplicação. Contudo, estes devem ser evitados caso o doente esteja sob anticoagulação ou se tiver sido submetido a terapêutica fibrinolítica, dada a fraca compressibilidade das estruturas vasculares nesses locais. Nestas situações é dada preferência ao acesso femoral ou braquial, este último raramente utilizado dado o risco elevado de infecção e trombose local. De notar que deve ser preservado o acesso subclávio esquerdo se antecipar a necessidade de implantação de marcapasso definitivo.

Antes da obtenção do acesso venoso, deve-se proceder à desinfeção alargada do local de punção e colocação de campos estéreis, seguido de administração de anestesia local com lidocaína a 1% ou 2%. De seguida punciona-se o acesso venoso e é colocado o introdutor utilizando a técnica de Seldinger. O eletrocateter provisório pode ser colocado de várias formas: técnica "cega", guiado pelo traçado eletrocardiográfico, sob apoio de fluoroscopia ou sob apoio de ecocardiografia.

Muitos operadores preferem a técnica "cega", uma vez que esta é mais rápida e tecnicamente menos complexa. Neste caso, o acesso vascular é usualmente a veia jugular direita e o eletrocateter (geralmente com balão) é avançado até à marca dos 20 cm (as marcas encontram-se presentes a cada 10 cm), altura em que se espera que atinja as câmaras cardíacas. De seguida, o gerador de marcapasso é ligado no *output* máximo, com frequência cardíaca programada entre os 60 e 80 bpm e com o menor nível de sensibilidade possível. À medida que o eletrocateter é avançado, o monitor cardíaco começa a identificar os *spikes* do marcapasso, surgindo um padrão de bloqueio completo de ramo esquerdo (QRS alargado), assim que este entra em contato com a parede do endocárdio. Esta alteração sugere presença de captura, devendo o balão ser então desinsuflado e o cateter seguro no local.

Outra forma de colocação é sob o apoio eletrocardiográfico no monitor cardíaco. Esta técnica requer que o elétrodo negativo (distal) da ponta do cateter seja conectada a uma qualquer derivação precordial no eletrocardiógrafo, estando as restantes normalmente conectadas. Assim que a ponta do cateter entra na aurícula direita, a onda P torna-se ampla (mais ampla do que o QRS) e ambas onda P e QRS são predominantemente negativos. Contudo, a onda P vai-se tornando bifásica e posteriormente positiva à medida que o eletrocateter ultrapassa o anel tricúspide e atinge o ventrículo direito. A entrada no ventrículo direito é assinalada pela presença de uma onda P pequena, seguida por um QRS amplamente negativo. Assim que o eletrocateter entra em contato com o endocárdio do ventrículo direito, gera-se uma corrente de lesão que se manifesta pela presença de supradesnivelamento do segmento ST (**Figura 7.3**). Por meio da morfologia do QRS é possível determinar a localização do eletrocateter no ventrículo direito. Por exemplo, se o eletrocateter se encontrar no ápex, a morfologia do complexo QRS capturado é negativo nas derivações inferiores. Ao contrário, se este se encontrar no trato de saída do ventrículo direito, a morfologia do QRS será positiva nas derivações inferiores.

Recentemente, a técnica de implantação de marcapasso sob apoio de ecocardiografia tem sido cada vez mais utilizada no serviço de urgência. Esta permite não só visualizar em tempo real a passagem do eletrocateter para as câmaras cardíacas, assim como também confirmar o seu posicionamento e excluir complicações imediatas, tais como perfuração do septo interventricular. Geralmente a sonda cardíaca é colocada em posição subcostal, uma vez que permite a visualização adequada das 4 câmaras cardíacas e do seu movimento contrátil. O eletrocateter surge como uma estrutura brilhante hiperecogênica ao entrar nas câmaras cardíacas. Quando ocorre, a captura é visível ultrassonograficamente, uma vez que a contração cardíaca ocorre à frequência de estimulação do marcapasso.

Após colocação do marcapasso, devem ser verificados os limiares de *sensing* e de *pacing* (ver subseção **Verificação da função**) e, se adequados, deve-se proceder à sutura do eletrocateter e introdutor à pele do doente para uma maior segurança. O local de punção deve ser avaliado diariamente, de forma a excluir sinais de infecção ou deslocação.

Verificação do posicionamento

Independentemente do método de escolha para a colocação do marcapasso provisório transvenoso e de este apresentar captura apropriada, o seu posicionamento deve ser

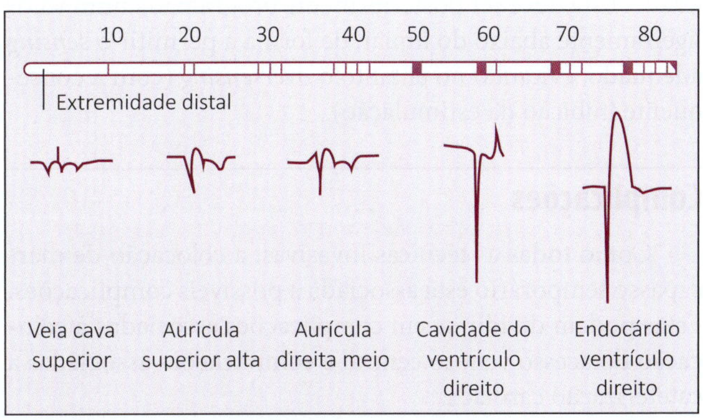

Figura 7.3. Colocação de marcapasso temporário orientado pelos potenciais elétricos intracardíacos.

Fonte: Acervo da autoria.

sempre confirmado por meio de uma radiografia de tórax, de forma a excluir complicações, nomeadamente pneumotórax.

A projeção anteroposterior é a mais comumente utilizada, devendo a ponta do cateter estar localizada idealmente no ápex do ventrículo direito. Quando surgem dúvidas relativamente à sua localização apical, pode ser realizada uma projeção lateral, sendo que se considera apical caso a ponta do cateter se encontre sobre a porção inferior da sombra cardíaca e apontada em direção ao esterno.

O correto posicionamento também pode ser confirmado por eletrocardiograma 12 derivações, tal como explicado anteriormente. O eletrocateter apical geral um padrão de bloqueio completo de ramo esquerdo-*like* com concordância negativa em todas as derivações precordiais.

Verificação da função

O *output* e limiar de *sensing* devem ser testados diariamente.

O *output* (ou limiar do *pacing)* é a corrente mínima necessária para obter captura do marcapasso. Para a sua determinação, o limiar de *output* deve ter colocado no máximo, com a frequência cardíaca pelo menos 10 bpm acima da frequência cardíaca basal (para evitar competição de ritmos). O *output* é de seguida diminuído lentamente até se verificar perda da captura. O limiar de captura ideal é < 1 mA, sendo que o *output* deve ser programado cerca de 2-2,5x acima deste valor. Quando o limiar se encontra acima dos > 5 mA, deve ser ponderada a recolocação do eletrocateter.

O limiar de sensibilidade deve ser testado quando o doente apresenta ritmo próprio e o marcapasso é usado em modo síncrono ou *"on demand"*.

Para testar o limiar de sensibilidade, a frequência cardíaca deve ser programada a cerca de 10 bpm abaixo do ritmo intrínseco do doente, e a sensibilidade colocada no valor numérico mais baixo possível (maior sensibilidade). Neste caso, o marcapasso não dispara, apenas deteta o ritmo intrínseco do doente. De seguida, o valor numérico da sensibilidade deve ser progressivamente aumentado (diminuindo a sensibilidade), até começar a haver complexos de captura. Neste momento é determinado o limiar de sensibilidade. Esta deve ser posteriormente programada num valor ligeiramente abaixo do limiar, de forma a permitir o *sensing* adequado, evitando no entanto o *oversensing* (com a consequente inibição da estimulação).

Complicações

Como todas as técnicas invasivas, a colocação de marcapasso temporário está associada a possíveis complicações. Estas podem dividir-se em complicações associadas à colocação do acesso venoso central e complicações associadas a cateterização cardíaca.

De entre as complicações associadas a colocação do acesso venoso central, destacam-se o risco de punção arterial, hematoma, infecção local e pneumotórax. Complicações como embolia gasosa, trombose venosa/tromboflebite e aprisionamento/*looping* do fio-guia são mais raras, mas devem ser tidas em consideração.

De entre as complicações mais comuns associadas à cateterização cardíaca, incluem-se as arritmias (nomeadamente extrassistolia ventricular, taquicardia ventricular, assistolia), deslocação do eletrocateter, falhas de captura, *undersensing* ou *oversensing*. A cateterização erradamente do seio coronário por vezes ocorre, devendo esta ser suspeitada na presença de limiares de estimulação inapropriadamente altos, falhas de captura, padrão de estimulação de bloqueio completo de ramo direito e presença de um eletrocateter dirigido posteriormente aquando da realização da radiografia de tórax. Entre as complicações mais raras e associadas a maior morbimortalidade, inclui-se a perfuração de parede livre ventricular. Esta manifesta-se pela presença de perda de captura, dor torácica de início súbito, atrito pericárdico e estimulação da musculatura da parede torácica. Na presença de suspeita clínica, deve ser realizado um ecocardiograma transtorácico emergente para detetar/excluir a presença desta complicação. A perfuração da parede livre pode resultar em hemopericárdio, tamponamento e morte, sendo indicação para drenagem pericárdica e eventual cirurgia cardíaca emergente.

Para além das complicações citadas a utilização de pacing transvenoso prolongado, nomeadamente com via de acesso femoral, restringe o doente ao leito com imobilização prolongada o que pode predispor a complicações infecciosas e tromboembólicas.

Conclusão

O marcapasso temporário é uma intervenção usada sobretudo no tratamento da bradicardia com instabilidade hemodinâmica, permitindo a estabilização clínica inicial até investigação da etiologia, resolução das situações transitórias ou planeamento da implantação de marcapasso definitivo, devendo fazer parte das competências do médico numa unidade de cuidados intensivos. Existem diversas modalidades de marcapasso temporário, sendo o marcapasso transvenoso o mais frequentemente usado pelo seu conforto para o doente, eficácia e segurança. No entanto por se tratar de uma técnica invasiva com potencial para complicações graves não deve ser usada de forma rotineira, mas apenas em situações refratárias à terapêutica farmacológica.

Referências bibliográficas

1. Alberola A.G. Temporary Transvenous Pacing: A simple and Safe technique? Rev Esp Cardiol 2004;57(11):1014-6
2. Goldberger J., Kruse J., Ehlert F.A., Kadish A. Temporary transvenous pacemaker placement: What criteria constitute an adequate pacing site? AMHEARTJ. 1993;126:488-493.
3. Harrigan RA, Chan TC, Moonblatt S, Vilke GM Ufberg JW. Temporary transvenous pacemaker placement in the emergency department. J Emerg Med. 2007 Jan;32(1):105-11.
4. Tjong FVY, Ruijter UW, Beurskens NEG, Knops RE. A comprehensive scoping review on transvenous temporary pacing therapy. Neth Heart J. 2019;27.462-473.

5. Senturk B, Kucuk S, Vural S, Demirtas E, Coskun F. Bedside Temporary Transvenous Pacemaker Insertion in the Emergency Department: A single Center Experience. Med Bull Sisli Etfal Hosp. 2021;55(3):359-365.
6. Sovari AA, Zarghamravanbakhsh P, Shebata M. Temporary Cardiac Pacing en Brown D.L. Cardiac Intesive Care. 3rd Ed. Philadelphia: Elsevier; 2019. p. 456-460.
7. Glikson M, Nielsen JC, Kronborg MB, Michowitz Y, Auricchio A, Barbash IM, et al. 2021 ESC Guidelines on cardiac pacing and cardiac resynchronization therapy. Eur Heart J. 2021; 42(35):3427-3520.
8. Kusumoto FM, Schoenfeld MH, Barrett C, Edgerton JR, Ellenbogen KA, Gold MR, et al. 2018 ACC/AHA/HRS Guideline on the Evaluation and Management of Patients With Bradycardia and Cardiac Conduction Delay: Executive Summary: A Report of the American College of Cardiology/American Heart Association Task Force on Clinical Practice Guidelines, and the Heart Rhythm Society. J Am Coll Cardiol. 2019;74(7):932-987.
9. Tubaro M, Vranckx P, Price S, Vrints C, Bonnefoy E "Temporary pacing" in The ESC Textbook of Intensive and Acute Cardiovascular Care. 3rd ed.The European Society of Cardiology Series (Oxford); 2021.

c a p í t u l o | 8

Punção Pleural e Drenagens Torácicas

Cristina Rodrigues | Ana Luís Garcia

Abordagem dos derrames pleurais em cuidados intensivos

A presença de derrame pleural detectável por ecografia torácica em doentes de cuidados intensivos é frequente, com uma prevalência de 62%,[1] condicionado por diversos fatores como a sépsis, excesso de fluídos ou insuficiência renal ou cardíaca.[1,2] A decisão de abordagem invasiva depende da significância clínica ou da dúvida diagnóstica relacionada com a sua presença.

O derrame clinicamente significativo foi definido num estudo prospectivo randomizado por Fysh *et al.*, como um derrame maior ou igual a 2 cm de separação entre pleuras no final da expiração, avaliado por ecografia, numa localização passível de drenagem segura, com impacto na evolução clínica do doente seja pelo seu volume ou por tratar-se de um foco séptico não diagnosticado e não controlado.[1]

A radiografia simples do tórax continua a ter o seu papel, mas tem baixa sensibilidade para derrames pleurais de baixo volume, de predomínio inferior, devido a condensações dos lobos inferiores. Para opacificar a goteira costodiafragmática lateral são necessários cerca de 175 mL. Deve ser complementada por estudo ecográfico ou tomografia axial computorizada (TAC) torácica, na suspeita de derrame pleural metapneumônico (**Figura 8.1**).[3]

A possibilidade de realização de TAC torácica fornece importantes informações sobre a extensão do processo pneumônico, loculação pleural, e espessamento pleural, preditivos de falência da abordagem inicial com drenagem percutânea e possível indicação para abordagem cirúrgica inicial.[4,5]

Porcel *et al.* propuseram um escore de avaliação por TAC de derrames parapneumônicos, com base num estudo retrospectivo de 145 doentes, preditivo da presença de der-

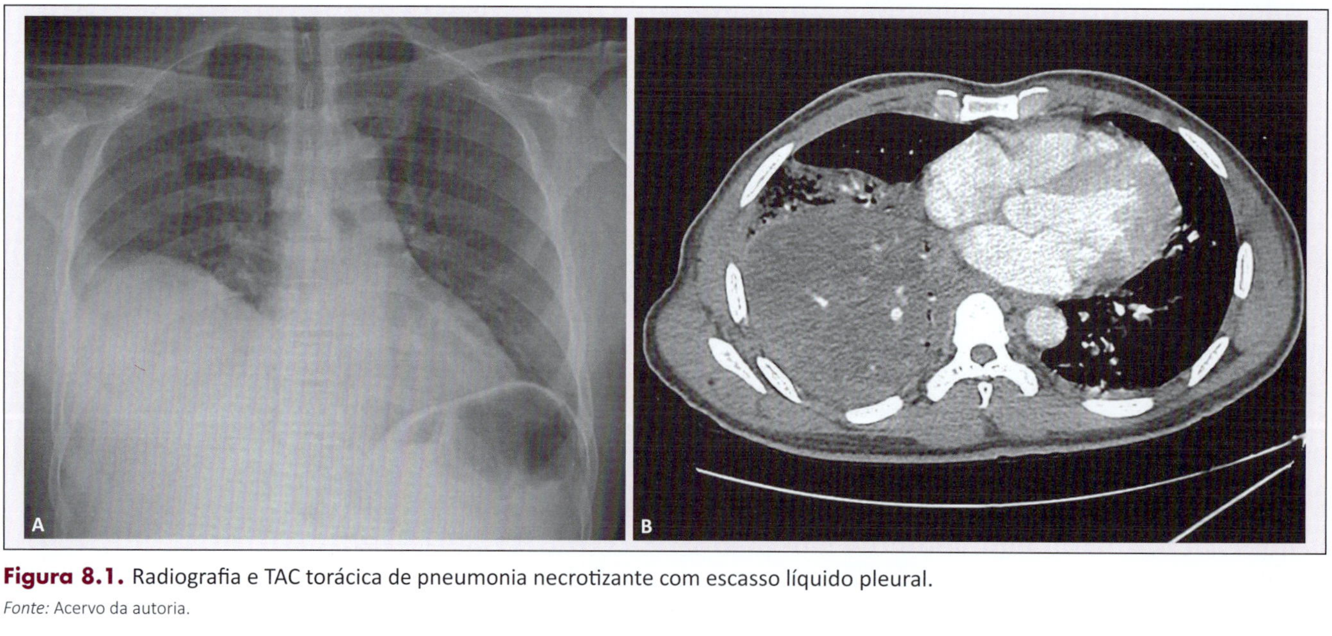

Figura 8.1. Radiografia e TAC torácica de pneumonia necrotizante com escasso líquido pleural.
Fonte: Acervo da autoria.

rame pleural complicado (DPC), com necessidade de drenagem, em que o espessamento pleural com captação de contraste pelos folhetos visceral e parietal separados por líquido (***split pleura sign***) (**Figura 8.2**), a presença de **microbolhas de ar** no seio do líquido, o aumento da atenuação da gordura extrapleural e um **volume estimado > 400 mL** todos são a favor da presença de um DPC. Um volume > 500 mL e o sinal de *split pleura* foram ainda fatores independentes de mau prognóstico na análise de regressão logística.[5]

A realização da toracocentese diagnóstica é fundamental para obter um diagnóstico correto e orientar decisões terapêuticas subsequentes.[6] O atraso na decisão da punção pleural, na expectativa de uma resposta à antibioticoterapia, aumenta a demora média e os custos associados a internação, e um atraso > 3 dias na drenagem de um derrame pleural infeccioso está associado a um aumento na mortalidade.[4]

RAPID *score (renal, age, purulence, infection source, and dietary factors)*

Um sistema de avaliação de risco foi desenvolvido com a população do estudo MIST1,[7] e depois validado no estudo MIST2,[8] identificando um conjunto de características que permite colocar os doentes com empiema em grupos de risco com valor prognóstico: escore 0-2 baixo risco; escore 3-4 risco intermédio; escore 5-7 alto risco (**Tabela 8.1**).[9]

Este escore foi posteriormente validado noutro ensaio multicêntrico, prospectivo randomizado,[10] e está atualmente integrado nas recomendações mais recentes da ERS/ESTS e da BTS na avaliação do doente crítico com empiema, potencialmente identificando os doentes com elevado risco, que podem necessitar de estratégias invasivas mais precocemente.[6,11]

Indicações para colocação de drenagem

As diretrizes da *American College of Chest Physicians* (ACCP) de 2000[12] e da *American Association for Thoracic*

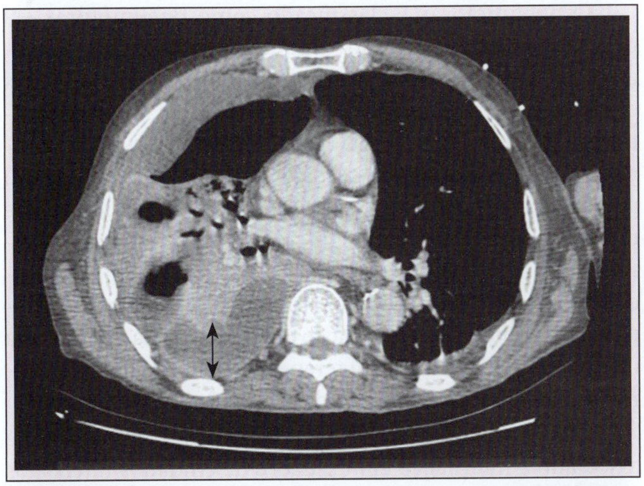

Figura 8.2. *Split pleura sign* (setas) em derrame metapneumônico fase 2.

Fonte: Acervo da autoria.

Tabela 8.1. RAPID Score (*renal, age, purulence, infection source, and dietary factors*)

Parâmetro	Valor	Escore
Ureia (mmoL)	< 5	0
	5-8	1
	> 8	2
Idade (anos)	< 50	0
	50-70	1
	> 70	2
Purulência do líquido pleural	Sim	0
	Não	1
Origem da infecção	Comunidade	0
	Hospitalar	1
Albumina (g/L)	≥ 27	0
	< 27	1
Escore	**0-2**	**Baixo risco**
	3-4	**Médio risco**
	5-7	**Alto risco**

Fonte: Adaptado de Rahman NM, Kahan BC, Miller RF, Gleeson FV, Nunn AJ, Maskell NA. A clinical score (RAPID) to identify those at risk for poor outcome at presentation in patients with pleural infection. Chest. 2014 Apr;145(4):848-855.

Surgery (AATS),[3] em 2017, recomendam a drenagem pleural se o líquido for francamente purulento ou **pH < 7,20** e mais recentemente a *Britsh Thoracicc Society* e a *European Respiratory Society* (ERS) em consenso com a *European Society of Thoracic Surgeons* (ESTS) em 2023 reconheceram critérios alargados para derrames pleurais complicados: se pH > 7,2 e < 7,4 ou desconhecido e o doseamento da **desidrogenase láctica** (**LDH**) do líquido pleural for > 900 UI/L[11] (> 1000 associado a **glicose** < 40 mg/dL[6]), sobretudo se associado a outros sinais de infecção pleural como febre, volume elevado de líquido ou captação de contraste pleural na TAC ou ainda septação na ecografia torácica.[11]

A **proteína C reativa (PCR)** sérica tem um papel inespecífico para o diagnóstico de DPC, mas doseamentos superiores a 200 mg/L quando associados a glicose pleural < 60 mg/dL têm uma especificidade até 98%. Já uma doseamento pleural da PCR > 100 mg/L tem um valor preditivo semelhante ao pH e glicose.[6]

Drenagem pleural – o calibre do dreno

Trabalhos publicados por radiologistas de intervenção, versando o calibre dos drenos torácicos, apresentam bons resultados na drenagem de coleções torácicas com drenos de até 14 F. No entanto, temos de ter em atenção de que se trata de drenagens colocadas por método de Seldinger, guiadas por método de imagem, muitas vezes por tomografia axial computorizada (TAC) em tempo real e de forma precisa.[4]

No estudo MIST1, um estudo prospectivo randomizado de fibrinólise intrapleural com estreptocinase, uma subanálise não revelou diferenças na mortalidade ou na necessidade de referenciação para cirurgia em doentes com drenos

< 10F a > 20F, mas os maiores calibres estavam associados a maior dor na colocação e no desconforto da permanência do dreno. De ressalvar que neste estudo eram efetuadas lavagens dos drenos 3 vezes ao dia com 30 mL de soro fisiológico, como forma de manter a patência.[7]

Assim, continua a ser recomendada a abordagem inicial de coleções pleurais com drenos de pequeno calibre (até 14 F,) colocados sob controle de método de imagem. Para coleções pequenas, sem segurança para colocação de dreno está recomendada uma vigilância apertada, enquanto se espera pela resposta aos antibióticos.[6]

Antibioticoterapia

Sempre que indicado, deve ser dirigido ao agente identificado, privilegiando fármacos com boa penetração pleural. Num estudo de farmacocinética de modelo animal, a penicilina, metronidazole, ceftriaxone, e clindamicina revelaram áreas debaixo da curva da relação entre a concentração no líquido pleural e a concentração sérica muito favoráveis enquanto que a gentamicina demonstrou baixa concentração pleural.[13]

Para infecções com *Staphylococcus aureus* meticilino-resistente, a linezolida apresenta um perfil de penetração pleural que a torna recomendada para infecções pleurais. Dentro dos carbapenens, recomenda-se o meropenem.[14]

Papel da fibrinólise intrapleural *versus* cirurgia

A presença de fatores de mau prognóstico num doente com suspeita de empiema deve levar a uma ação imediata. A abordagem inicial por videotoracoscopia revelou, em 2 estudos prospectivos randomizados, vantagens na permanência dos drenos e na duração da internação quando comparada com toracostomia por dreno.[4]

No entanto, a dúvida sobre a vantagem ou desvantagem da abordagem cirúrgica precoce *versus* fibrinólise intrapleural tem persistido, com uma preferência para a cirurgia minimamente invasiva, sempre que disponível. Um estudo prospectivo randomizado de fibrinólise intrapleural com base no protocolo do MIST2,[8] com abordagem inicial com drenos de calibre 12 F ou 14 F, revelou uma taxa de complicações e duração de drenagem pleural semelhante, com uma pequena vantagem na duração da inteernação para o grupo cirúrgico.[15]

O ensaio MIST2 validou a eficácia da fibrinólise intrapleural no tratamento das coleções pleurais metapneumônicas complicadas, com uma duração média de sintomas de 13 dias, com um regime combinado de DNase (5 mg) e alteplase (10 mg) com 2 administrações intrapleurais diárias durante três dias, com diminuição da duração da internação e diminuição da referenciação para cirurgia, quando comparado com placebo ou administração de cada um dos fármacos isoladamente. Não existiu vantagem em prolongar a administração dos fibrinolíticos para além dos três dias, para os doentes que não responderam às 6 administrações iniciais.[8]

Os princípios fundamentais da abordagem cirúrgica dos derrames metapneumônicos são a drenagem eficaz de todas as locas, o desbridamento pleural e o desencarceramento pulmonar com ocupação das locas pleurais.[6]

Uma revisão recente sobre séries cirúrgicas revelou que a duração dos sintomas até à cirurgia é um fator importante na conversão de cirurgia torácica por videotoracoscopia (VATS) a toracotomia. Apesar de a experiência crescente dos cirurgiões em cirurgia VATS influenciar claramente este fato, numa série de 128 doentes não foi preditivo de necessidade de reoperação ou recolocação de drenagem torácica após a abordagem cirúrgica inicial. A abordagem inicial de um derrame metapneumônico por VATS pode e deve ser considerado, com a conversão a toracotomia sempre que necessário para garantir que os objetivos cirúrgicos sejam alcançados.[4]

A tendência para abordar cirurgicamente os derrames loculados prende-se também com as dúvidas das implicações na técnica cirúrgica como resgate após a fibrinólise. Um estudo em população pediátrica, com ativador de plasminogênio tecidular (tPA), com drenos colocados e reposicionados com controle imagiológico, teve uma baixa taxa de VATS de resgate (2 em 48 doentes), sem aumento das complicações ou tempo cirúrgico, sendo que a *American Pediatric Surgical Association* (APSA) recomenda a abordagem inicial dos empiemas pediátricos loculados com fibrinólise intrapleural, com apoio de radiologia de intervenção para reposicionamento das drenagens.[16]

Estudos prospectivos randomizados em adultos estão sendo feitos, comparando fibrinólise intrapleural e cirurgia VATS.[17]

Abordagem do pneumotórax iatrogênico em cuidados intensivos

Pneumotórax cursa com a presença de ar na cavidade pleural, entre os dois folhetos pleurais, o que leva à perda de pressão positiva transpulmonar e ao colapso total ou parcial do pulmão.

O pneumotórax é classificado como pneumotórax espontâneo primário, quando surge em indivíduos sem patologias que favoreçam o seu aparecimento e como pneumotórax espontâneo secundário quando surge em indivíduos com patologia pulmonar subjacente (p. ex.: enfisema). O pneumotórax traumático resulta da entrada de ar na cavidade pleural por traumatismo, sendo o pneumotórax iatrogênico aquele que surge no seguimento de diferentes procedimentos diagnósticos ou terapêuticos. Temos ainda o pneumotórax artificial diagnóstico que é provocado pelo médico para fins diagnósticos, como para a realização de toracoscopia diagnóstica ou o pneumotórax artificial terapêutico que era usado historicamente para o tratamento da tuberculose pulmonar.

O pneumotórax iatrogênico é o mais frequentemente associado a internação em unidades de cuidados intensivos (UCI), com sua incidência diminuindo longo dos últimos anos. A incidência nos anos 1990 era cerca de 24%, atualmente em torno de 3%.[18]

Nas UCIs o pneumotórax ocorre, mais frequentemente, como complicação do barotrauma causado pela ventilação mecânica, manobras de ressuscitação cardiopulmonar ou após procedimentos invasivos como colocação de cateteres venosos centrais, toracocenteses, broncoscopia com biópsias ou cirurgias.

Podem ainda ser admitidos em UCI doentes que tenham sido vítimas de traumatismos torácicos penetrantes ou fechados que tenham como consequência um pneumotórax.

Diagnóstico de pneumotórax

O tempo de espera até o diagnóstico de um pneumotórax em um doente crítico, faz aumentar o risco de mortalidade.[18]

O diagnóstico de um pneumotórax em um doente internado em UCI pode, por vezes, ser feito com informação da história clínica e do exame físico, nomeadamente com hipoxia *de novo* ou com agravamento da hipoxia já existente, enfisema subcutâneo, ou dificuldade na ventilação com diminuição do volume corrente na ventilação com pressão controlada ou aumento das pressão nas vias aéreas (pressão de pico e de *plateau*) na ventilação com volume-controlado, taquicardia, hipotensão, diminuição do murmúrio vesicular à auscultação, pulso paradoxal e desvio contralateral da traqueia. Apesar destes achados serem importantes para o diagnóstico de um pneumotórax, nenhum deles é específico e não se relacionam diretamente com o tamanho do pneumotórax.[19]

Em termos de exames auxiliares de diagnóstico podemos ter várias alternativas, sendo que a ecografia torácica está normalmente disponível na maioria das UCIs e nos permite ter uma imagem em tempo real além de ser feita à beira do leito. É um exame com uma sensibilidade (78,6%) e especificidade (98,4%) elevadas com uma curva de aprendizagem bastante rápida, tendo por isso, nos últimos anos, sofrido um aumento progressivo da sua utilização nomeadamente no doente crítico. Apesar de a radiografia do tórax ser o exame que tradicionalmente nos permitia o diagnóstico de pneumotórax, nos doentes internados em UCI há muitas dificuldades, nomeadamente o posicionamento do doente e a patologia de base que podem limitar a sensibilidade deste exame e tornar o seu diagnóstico bastante desafiante. A TC do tórax é considerada o exame padrão-ouro para o diagnóstico de pneumotórax em doentes críticos, sendo que para além da sua grande sensibilidade para detectar pneumotórax, tem também a vantagem de nos permitir entender melhor as alterações anatômicas torácicas (**Figura 8.3**).

Tratamento do pneumotórax

As diretrizes da BTS recomendam a colocação de dreno torácico em todos os doentes sob ventilação mecânica, com um pneumotórax hipertensivo após colocação de agulha de descompressão, hemopneumotórax traumático e pneumotórax pós-operatório.[11] Os doentes em cuidados intensivos são habitualmente doentes com uma reserva respiratória baixa, já que um pneumotórax de pequenas dimensões pode implicar a sua drenagem.

Um pneumotórax hipertensivo é uma emergência médica e necessita de drenagem rápida do ar da cavidade pleural. Para isso poderá ser colocado um cateter no segundo ou terceiro espaço intercostal na linha medioclavicular, mas pode não ser suficiente para chegar até à cavidade pleural devido à grande espessura de tecidos, nesses casos poderá ser colocado no quarto ou quinto espaços intercostais na linha medioaxilar, que tem uma menor espessura de tecidos e músculos, aumentando no entanto o risco de lesão pulmonar. Após a colocação da cânula de descompressão deverá ser colocado um dreno torácico de pequeno calibre (10F-14F), dirigido para o ápex pulmonar e ligado a um sistema de drenagem digital ou com selo de água. Quando os doentes estão sob ventilação invasiva recomenda-se uma estratégia ventilatória protetora pulmonar.

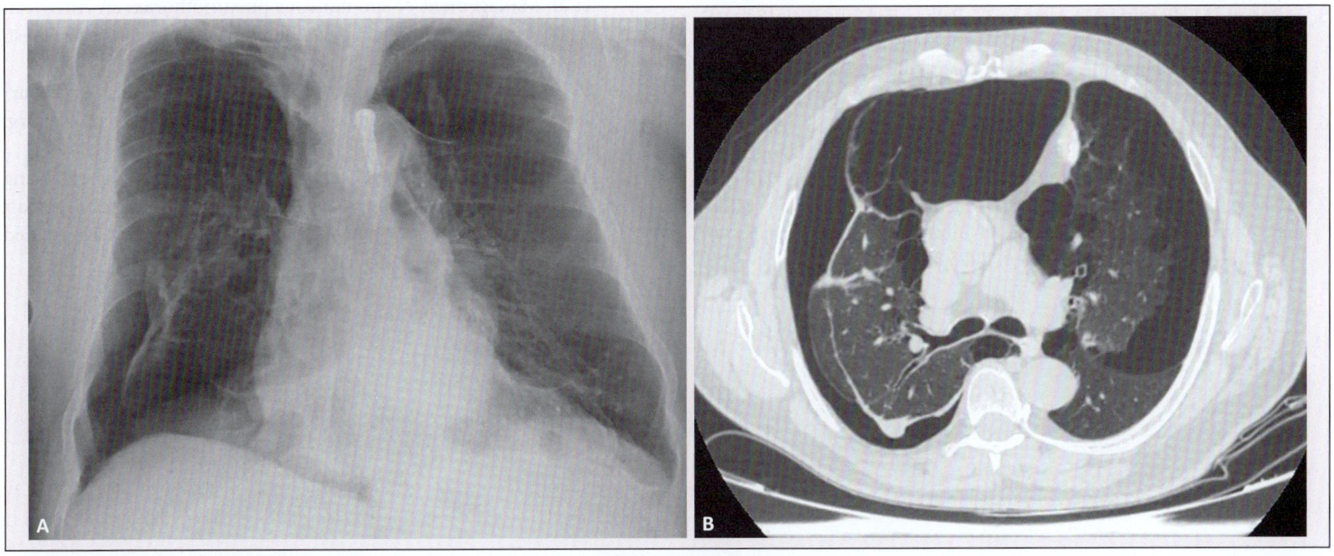

Figura 8.3. Pneumotórax septado em doente com insuficiência respiratória.
Fonte: Acervo da autoria.

Quando existe uma fuga aérea persistente, isto é entre três e cinco dias, tanto o consenso da ACCP (*American College of Chest Psysicians*) como as diretrizes da BTS recomendam que seja consultado o cirurgião torácico.[11,20] Tendo em conta que estamos a falar de doentes críticos, temos de avaliar se serão candidatos cirúrgicos, mas não existem diretrizes que falem especificamente deste *setting* de doentes. A pleurodese cirúrgica continua a ser a terapêutica de eleição para os doentes com fuga aérea persistente, por isso, caso os doentes sejam candidatos cirúrgicos, esta possibilidade deverá ser a primeira a ser colocada. Sendo que a pleurodese por VATS é a técnica recomendada.[20]

No caso dos doentes com fuga aérea prolongada que não tenham condições cirúrgicas, existem algumas alternativas, como a pleurodese com sangue autólogo, em que é instilado entre 50-100 cc de sangue do doente no dreno torácico. Este procedimento pode ser repetido até 3 vezes e tem uma taxa de sucesso de 85%.[21]

Outra possibilidade é o tratamento endoscópico da fuga aérea persistente, tendo sido testados e reportados inúmeras possibilidades, como colas de fibrina, *coils* metálicos, esclerose com álcool, neste momento o único dispositivo aprovado pela FDA são as válvulas endobrônquicas.[22]

Referências bibliográficas

1. Fysh ETH, Smallbone P, Mattock N, McCloskey C, Litton E, Wibrow B, et al. Clinically Significant Pleural Effusion in Intensive Care: A Prospective Multicenter Cohort Study. Crit Care Explor. 2020;2(1):e0070.
2. Bediwy AS, Al-Biltagi M, Saeed NK, Bediwy HA, Elbeltagi R. Pleural effusion in critically ill patients and intensive care setting. World J Clin Cases. 2023;11(5):989-999.
3. Shen KR, Bribriesco A, Crabtree T, Denlinger C, Eby J, Eiken P, et al. The American Association for Thoracic Surgery consensus guidelines for the management of empyema. J Thorac Cardiovasc Surg. 2017;153(6):e129-e146.
4. Godfrey MS, Bramley KT, Detterbeck F. Medical and Surgical Management of Empyema. Semin Respir Crit Care Med. 2019;40(3):361-374.
5. Porcel JM, Pardina M, Alemán C, Pallisa E, Light RW, Bielsa S. Computed tomography scoring system for discriminating between parapneumonic effusions eventually drained and those cured only with antibiotics. Respirology. 2017;22(6):1199-1204.
6. Bedawi EO, Ricciardi S, Hassan M, Gooseman MR, Asciak R, Castro-Añón O, et al. ERS/ESTS statement on the management of pleural infection in adults. Eur Respir J. 2023;61(2):2201062.
7. Maskell NA, Davies CW, Nunn AJ, Hedley EL, Gleeson FV, Miller R, et al. U.K. Controlled trial of intrapleural streptokinase for pleural infection. N Engl J Med. 2005;352(9):865-74.
8. Rahman NM, Maskell NA, West A, Teoh R, Arnold A, Mackinlay C, P et al. Intrapleural use of tissue plasminogen activator and DNase in pleural infection. N Engl J Med. 2011;365(6):518-26.
9. Rahman NM, Kahan BC, Miller RF, Gleeson FV, Nunn AJ, Maskell NA. A clinical score (RAPID) to identify those at risk for poor outcome at presentation in patients with pleural infection. Chest. 2014;145(4):848-855.
10. Corcoran JP, Psallidas I, Gerry S, Piccolo F, Koegelenberg CF, Saba T, et al. Prospective validation of the RAPID clinical risk prediction score in adult patients with pleural infection: the PILOT study. Eur Respir J. 2020;56(5):2000130.
11. Roberts ME, Rahman NM, Maskell NA, Bibby AC, Blyth KG, Corcoran JP, et al. British Thoracic Society Guideline for pleural disease. Thorax. 2023;78(Suppl 3):s1-s42.
12. Colice GL, Curtis A, Deslauriers J, Heffner J, Light R, Littenberg B, et al. Medical and surgical treatment of parapneumonic effusions: an evidence-based guideline. Chest. 2000;118(4):1158-71.
13. Teixeira LR, Sasse SA, Villarino MA, Nguyen T, Mulligan ME, Light RW. Antibiotic levels in empyemic pleural fluid. Chest. 2000;117(6):1734-9.
14. Bedawi EO, Ricciardi S, Hassan M, Gooseman MR, Asciak R, Castro-Añón O, et al. ERS/ESTS statement on the management of pleural infection in adults. Eur Respir J. 2023;61(2):2201062.
15. Wilshire CL, Jackson AS, Vallières E, Bograd AJ, Louie BE, Aye RW, et al. Effect of Intrapleural Fibrinolytic Therapy vs Surgery for Complicated Pleural Infections: A Randomized Clinical Trial. JAMA Netw Open. 2023;6(4):e237799.
16. Oyetunji TA, Dorman RM, Svetanoff WJ, Depala K, Jain S, Dekonenko C, et al. Declining frequency of thoracoscopic decortication for empyema – redefining failure after fibrinolysis. J Pediatr Surg. 2020;55(11):2352-2355.
17. Christensen TD, Bendixen M, Skaarup SH, Jensen JU, Petersen RH, Christensen M, et al. Intrapleural fibrinolysis and DNase versus video-assisted thoracic surgery (VATS) for the treatment of pleural empyema (FIVERVATS): protocol for a randomised, controlled trial - surgery as first-line treatment. BMJ Open. 2022;12(3):e054236.
18. Thachuthara-George J. Pneumothorax in patients with respiratory failure in ICU. J Thorac Dis. 2021;13(8):5195-5204.
19. Yarmus L, Feller-Kopman D. Pneumothorax in the critically ill patient. Chest. 2012;141(4):1098-1105.
20. Baumann MH, Strange C, Heffner JE, Light R, Kirby TJ, Klein J, et al. Management of spontaneous pneumothorax: an American College of Chest Physicians Delphi consensus statement. Chest. 2001;119(2):590-602.-
21. Robinson CL. Autologous blood for pleurodesis in recurrent and chronic spontaneous pneumothorax. Can J Surg. 1987;30(6):428-9.
22. Yu WC, Yu EL, Kwok HC, She HL, Kwong KK, Chan YH, Tsang YL, Yeung YC. Endobronchial valve for treatment of persistent air leak complicating spontaneous pneumothorax. Hong Kong Med J. 2018;24(2):158-165.

capítulo 9

Broncoscopia

Octavio Messeder | Guilherme Montal

Introdução

A broncofibroscopia (BF) é hoje um procedimento padrão em unidade de terapia intensiva (UTI). Muito evoluiu desde os tempos iniciais de Shigeto Ikeda na década de 1960, até os dias de hoje e continua a evoluir. Broncofibroscópios de diferentes espessuras e comprimentos têm sido introduzidos atendendo a diferentes populações, assim como novas adições técnicas para atender diferentes situações diagnósticas e terapêuticas. Neste capítulo, as considerações estão voltadas para a BF, o procedimento mais amplamente usado, em comparação com a broncoscopia rígida (BR), a qual está além do escopo deste trabalho. Não obstante o avanço da BF, a BR ainda é usada em casos de aspiração de corpo estranho volumoso e hemoptise de grande monta. A versatilidade e portabilidade da BF torna seu uso muito oportuno e factível em UTI, onde pacientes estão instáveis para serem mobilizados, sendo um procedimento seguro a ser realizado no leito. Em pacientes de alto risco, com risco de sangramento ou pneumotórax por indicação de realização de biopsias ou outros procedimentos de maior complexidade, notadamente, em pacientes em ventilação mecânica, o exame deverá ser feito em centro cirúrgico. Em situações de caracterização de maior risco a decisão de realizar o procedimento deverá ocorrer em bases individuais, com foco no benefício que o paciente terá na realização do mesmo. A presença de distúrbios da coagulação, hipoxemia muito grave em especial pacientes ventilados com alto nível de PEEP, assim como aqueles em instabilidade hemodinâmica em doses altas de drogas vasoativas, arritmias não controláveis, ou em curso de infarto agudo do miocárdio, assim como broncoespasmo grave são situações em que o procedimento não é aconselhável. As indicações de BF nas UTIs são múltiplas, contemplando um amplo cenário de procedimentos. Além do uso tradicional diagnóstico e terapêutico da BF, novas adições têm ocorrido dando mais alcance ao procedimento, demonstrado pelo surgimento de modalidades como o EBUS (*endoscopic bronchoscopic ultrasonography*), a criobiopsia, Nd-YAG *laser*, *stent* endobrônquico, que serão tratadas adiante e caracterizam a BF intervencionista.[1 2 3 4 5]

Os pacientes em UTI, pelo seu estado crítico, requerem cuidados adicionais do broncoscopista não obstante o reconhecido perfil de segurança do método. O envolvimento do trato respiratório é comum no paciente crítico, independente da patologia basal que o leva a criticidade. Frequentemente, estes pacientes apresentam hipoxemia, e o procedimento resultará em níveis de saturação de oxigênio abaixo daquele basal. O uso de oxigênio suplementar durante a broncoscopia constitui uma conduta estabelecida. Na UTI pode haver necessidade de meios de oxigenação mais eficientes. O uso de ventilação não invasiva (VNI) e HFNC (*high flow nasal canula*), com equipamento específico, é benéfico quando indicado e disponível. Em estudo randomizado, uma comparação entre os dois métodos, revelou que a VNI foi superior a HFNC para manter a oxigenação antes, durante e após a broncoscopia em pacientes com insuficiência respiratória hipoxêmica. Neste estudo a broncoscopia foi bem tolerada em ambos os grupos.[6]

O efeito deletério inicial da BF nas trocas gasosas, consequente à aplicação de aspiração, além da redução do volume corrente (VC), durante o período que o broncoscópio encontra-se inserido na traqueia do paciente, reflete-se na queda da oxigenação e no aumento de CO_2. Em pulmões normais, a normalização pode levar 15 minutos, enquanto em pacientes pneumopatas crônicos poderá levar horas. Estas alterações de trocas gasosas e mecânica pulmonar na primeira hora após BF são devidos a estes fenômenos.[7]

Durante a BF, o broncoscópio ocupa espaço na área interna da traqueia ou do tubo endotraqueal (40% em tubos 9 Fr e 66% em tubos 7 Fr). A diferença entre o diâmetro interno e o diâmetro do broncoscópio deve ser maior que três milímetros, a fim de garantir ventilação adequada.[8-10]

Indicações

Existem várias situações em terapia intensiva em que está indicado intervenção com BF. Algumas destas indicações serão discutidas neste capítulo.

O **Quadro 9.1** demonstra algumas indicações comuns de BF em terapia intensiva.[11]

Atelectasia

Vários estudos têm avaliado a eficiência de BF no tratamento de atelectasias na terapia intensiva, uma vez que o acúmulo de secreções retidas pode acarretar atelectasia e colapso lobar, evento comum nas unidades críticas.

Uma revisão da literatura revelou que em diferentes instituições 50% de procedimentos broncoscópicos foram para a resolução de atelectasia. A visualização de secreção acumulada na árvore brônquica durante o procedimento relacionou com 81% de melhora ventilatória, comparado com 22% quando não foi visualizada secreções em árvore traqueobrônquica. Em outro trabalho, apesar da ausência óbvia de tampão mucoso, o lavado broncoalveolar (LBA) levou à melhora na oxigenação e na mecânica respiratória em 81% e 63% dos casos, respectivamente. A análise de numerosas séries demonstra que a broncoscopia é moderadamente eficiente na remoção de secreções com uma faixa de sucesso de 19% a 89%, dependendo das características dos subgrupos analisados. Os subgrupos com maior probabilidade de benefício, são aqueles que apresentam atelectasia lobar nos quais tampões mucosos podem ser identificados e removidos. Eficiência menor é esperada em pacientes com atelectasias subsegmentares e presença de broncograma aéreo na radiografia de tórax. Nesta análise das maiores séries do uso de BF para atelectasias, não ocorreram óbitos em 1.150 procedimentos realizados. Como complicações, em um dos estudos mencionados na revisão, registrou-se queda de PaO_2 > 30% em cerca de um terço dos pacientes e 6% dos pacientes apresentaram arritmias. A conclusão desta metanálise mostrou uma taxa de sucesso de 79% a 89% na BF. Para tratamento de atelectasia e colapso lobar requer repetições do procedimento.[12]

Quadro 9.1. Indicações de BF

Manejo de via aérea difícil	Achados anormais na radiografia de tórax
Atelectasia	Paralisia de nervo laríngeo ou frênico
Citologia do escarro anormal	Colapso lobar
Pneumonia em imunodeprimido	Pneumonia persistente
Doença pulmonar difusa	Remoção de corpo estranho
Estrituras e estenoses	Sibilância isolada
Hemoptise	Tosse crônica
Infecção	Broncoscopia intervencionista

Fonte: Adaptado de Fulkerson W. Current Concepts in Fiberoptic bronchoscopy. N Engl J Med. 1984;311(8):511-5.

Aspiração

A aspiração de conteúdo gástrico é uma situação de risco em pacientes críticos que pode levar a disfunção respiratória significativa, requerendo intervenção da broncoscopia. No caso de aspiração de material particulado, resultando em atelectasias ou colapso lobar, está indicado a limpeza da árvore brônquica por meio da broncoscopia terapêutica. Se realizado prontamente em volumosas aspirações de suco gástrico, a intervenção broncoscópica pode reduzir a reação inflamatória pulmonar. Há registro que seria necessário um volume de suco gástrico maior que 0,3 mL/kg de peso (20 a 25 mL em adultos) e pH < 2,5 para o desenvolvimento de pneumonite aspirativa. O uso de LBA para obter amostras para culturas quantitativas estaria indicado em pacientes intubados em que complicação por infecção bacteriana seja considerada.[13,14]

Hemoptise

Hemoptise é uma situação que se encontra com frequência na prática médica e, a inspeção da árvore traqueobrônquica é indicação estabelecida da BF. Com uma broncoscopia pode-se determinar a origem do sangramento, assim como o diagnóstico etiológico. A hemoptise grave ou maciça, menos comum, é estimada em 5% a 15% dos episódios de hemoptise, não obstante se constitui uma ocorrência grave que pode ser fatal. Em virtude da gravidade, deve ser encarada como situação que requer abordagem multidisciplinar. O conceito de hemoptise grave é controverso na literatura com variação significativa de volume e ausência de um ponto de corte para a definição. De forma geral, a eliminação de mais de 200 mL em um período de 24 horas é definido como hemoptise maciça.[19] Em terapia intensiva o papel da broncoscopia segue paralelo as demais medidas familiares ao intensivista, como proteção de via aérea, reposição volêmica e monitorização. A BR tem lugar de destaque no enfrentamento de hemoptise maciça, devendo ser realizada por profissional treinado neste procedimento, a fim de remover coágulos, isolar o pulmão afetado, tamponar o local de sangramento e preservar a ventilação. Broncoaspiração contínua contra um brônquio segmentar para promover o colapso da via aérea sangrante; injeção de SF9% gelado e solução de adrenalina para promover a vasoconstricção; colocação de balão bloqueador para tamponar o brônquio sangrante e intubação seletiva para o brônquio fonte oposto ao lado com sangramento, mantendo uma ventilação monopulmonar satisfatória.

Entretanto, nem todos os broncoscopistas são treinados em BR. Cerca de 98% de todos os procedimentos broncoscópicos são realizados com BF e a maioria dos broncoscopistas não são treinados na técnica de BR. Como alternativa, o paciente é intubado com tubo endotraqueal de maior calibre (8 Fr ou maior) e é realizada BF para remover sangue e secreções, na tentativa de identificar o local de sangramento. O uso de soro gelado, agentes vaso constrictores, ácido tranexâmico, tamponamento com balão, fotocoagulação a *laser* e eletrocautério são abordagens que têm sido usadas nestas circunstâncias. [15] Uma estratégia prudente é a troca do broncoscópio flexível pelo rígido em hemoptises volumosas, pois o amplo canal de trabalho do broncoscópio rígido permite aspirações contundentes, proporcionando mais visibilidade e possibilidade de localização e controle do sangramento. A técnica com dois aparelhos também é muito utilizada, com o broncoscópio flexível passando por dentro do canal de trabalho do broncoscópio rígido.[39]

Manejo de via aérea difícil

A intubação orientada pelo broncoscópio vem cada vez mais sendo utilizada, estando sempre presente nos algoritmos de intubação difícil, devendo o broncoscópio ser item obrigatório em todas as UTIs. Vestimos o broncoscópio com o tubo orotraqueal e o introduzimos até que a sua ponta esteja no lobo inferior. Deslizamos o tubo pelo broncoscópio e removendo o broncoscópio até a ponta da canula endotraqueal posicionar-se acima da carina principal.[40]

Infecção

A presença de novos infiltrados pulmonares constitui uma indicação de BF em terapia intensiva. Considerando a frequência de pneumonia, notadamente aquela associada a ventilação mecânica, a tentativa de identificar um patógeno e iniciar terapia antimicrobiana apropriada justificaria esta demanda. A coleta de secreção respiratória pela BF pode ser feita por diferentes técnicas como, LBA, Mini LBA (amostra brônquica cega) e escovado protegido, configurando a forma invasiva de coleta de amostras. A análise das culturas obtidas por meio da BF na pneumonia associada à ventilação (PAV) tem diferentes pontos de corte para positividade, sendo > 10^3 UFC para amostras obtidas por escovado protegido e > 10^4 UFC para LBA. Muitos trabalhos já foram feitos na tentativa de estabelecer se a forma invasiva (BF) e a não invasiva (aspirado traqueal) têm impacto diferente no desfecho do paciente. As Diretrizes da *Infectious Disease of America* em conjunto com *American Thoracic Society* publicada em 2016, preconizam que a comparação entre o método invasivo e o não invasivo na coleta de material para uso de antibioticoterapia não impactou, em revisão sistemática, em desfechos diferentes entre os dois métodos, no que se refere a mortalidade em 28 dias, mortalidade global, tempo de permanência na UTI ou mudança de antibiótico. Consequentemente estas Diretrizes indicam a coleta pelo aspirado traqueal para análise bacteriológica com culturas semiquantitativas em casos de PAV. Acrescentam que amostras obtidas por método invasivo, podem ser úteis na suspensão do antimicrobiano, no caso de culturas abaixo do limiar de positividade anteriormente descrito no texto.[16] As Diretrizes publicadas pela ERS/ESICM/ESCMID/ALAT, em 2017, também favorecem a obtenção de amostras para culturas em PAV pelo método não invasivo.[17] A BF é uma ferramenta usada para diagnóstico de infiltrados em pacientes neutropênicos febris, por meio de LBA e biopsia transbrônquica. O valor diagnostico de 49% do LBA foi encontrado em um estudo, especialmente em pacientes com neutropenia induzida por quimioterapia, não obstante não tenha havido impacto na mortalidade.[18] Uma análise retrospectiva avaliando 35 BF em 35 pacientes demonstrou valor diagnóstico da LBA de 49% e, quando associado a análise seriada do escarro, este valor alcançou 63% em diagnosticar pneumonia por fungos. Neste estudo a biopsia transbrônquica não agregou ao diagnóstico. Em cerca de 51% dos casos o procedimento provocou mudança de conduta terapêutica. Não foram relatadas complicações importantes do procedimento.[19] O isolamento de *Candida* sp. no LBA em pacientes não neutropênicos, ainda que em alta concentração, são bastante improváveis de significar candidíase invasiva.[20] A BF com LBA é classificada como o procedimento de escolha para a investigação de infiltrados pulmonares em recipientes de transplante de células-tronco hematopoiéticas. Um estudo retrospectivo avaliou 10 anos de pacientes transplantados em que a BF foi utilizada, encontrando identificação do agente etiológico em cerca de metade dos casos, com mudança de tratamento em 20% destes casos, porém não houve impacto sobre a mortalidade. Neste estudo, o emprego de biopsia transbrônquica foi adicional à identificação de agente etiológico, a ocorrência de complicações foi uniformemente no grupo em que biopsia transbrônquica foi realizada. [21] A utilização precoce de BF, em pacientes com neoplasias hematológicas e transplante de células-tronco hematopoiéticas, em pacientes estáveis, é ferramenta importante nestes pacientes, com coleta de material do trato respiratório inferior, por meio de LBA se possível com biopsia transbrônquica. O limiar de trombocitopenia para LBA, de 20 mil plaquetas, está associado com sangramento de pouca monta, segundo o ponto de corte relatado em algumas instituições, porém o limite de 50 mil é adotado por muitos outros broncoscopistas. O impacto da biopsia transbrônquica nestes casos, especialmente em consideração ao risco de sangramento tem sido controverso.[22]

Preparação e monitorização

A monitorização durante BF incorpora, basicamente, com maior ou menor grau de evidência, a monitorização não invasiva da pressão arterial, oximetria de pulso e ritmo cardíaco. O uso de capnografia não é mencionado uniformemente nas diretrizes. O paciente deve ser mantido sob vigilância até que o nível de consciência esteja no patamar pré-procedimento. Em doentes críticos, que são considerados de alto risco, para complicações de broncoscopia, a monitorização poderá ser mais invasiva a depender da instabilidade do paciente. A profundidade da sedação, na dependência do tempo e complexidade do procedimento, especialmente, em broncoscopia intervencionista, requer monitorização em nível de anestesia geral.[23] Nos pacientes em ventilação mecânica (VM) a BF é realizada com tubo endotraqueal ou traqueostomia, idealmente de 2 mm maior que o diâmetro do BF e com emprego de válvula adaptada ao circuito, para facilitar a introdução do broncoscópio sem a necessidade de desconectar do respirador. Um *check list* facilita a organização do procedimento na UTI, incluindo sedação adequada, interrupção da alimentação enteral e aspiração do conteúdo gástrico, se necessário. Ajuste no respirador inclui aumento da FiO_2, vigilância à queda do volume corrente e desenvolvimento de PEEP intrínseca durante o procedimento.[14] A BF deve ser realizada com cuidado adicional em pacientes com hipertensão intracraniana suspeita ou documentada.[4]

Sedação em broncofibroscopia

A sedação em broncoscopia tem tido modificações pelos tempos e de tendências regionais. Inicialmente o paciente era submetido à sedação leve, mantinha-se acordado durante o procedimento, após uso de anestesia local na orofaringe e injeção opioide e atropina intramuscular. Com o tempo, e aparecimento de novas drogas sedativas, além da expansão de possibilidades da ação terapêutica e diagnóstica da BF, o procedimento tronou-se mais prolongado requerendo uma sedação mais efetiva para garantir menos desconforto do paciente durante o exame. As diretrizes de BF aconselham o uso de sedação, salvo em casos de contraindicação. As drogas sedativas devem ser ajustadas a alcançar o nível adequado de sedação, com vistas as variações interpessoais nas doses requeridas. A presença de anestesistas durante o procedimento é necessária, tendo em vista o uso de drogas sedativas com potencial de efeitos adversos. O paciente deve ter monitorização multiparamétrica, na qual ritmo cardíaco, frequência cardíaca e saturação de oxigênio estão sob controle ininterrupto. O uso de suplementação de oxigênio durante o procedimento é necessário, tendo em vista a possível queda de saturação de oxigênio durante a broncoscopia.[4]

Em um inquérito concluído em 2016, buscando avaliar as práticas atuais de sedação em BF, realizados pelo questionário enviado a membros da Associação Latino-Americana de Tórax (ALAT) secção de endoscopia respiratória, obteve resposta de 388 membros em 19 países. Tal estudo revelou que 62,5% dos entrevistados realizavam sempre sedação na BF, 35,5% utilizavam ocasionalmente e que 2,1% nunca sedavam seus pacientes para o procedimento. O inquérito também revelou que a sedação, em 57,4% dos casos, é realizada pelos anestesistas, pelos broncoscopistas em 34,9% e variável em 7,7% dos casos.[24]

A sedação é recomendada, exceto na presença de contraindicações. A sedação proporciona mais conforto e satisfação para os pacientes, aliviando ansiedade, dispneia e tosse. O nível de sedação é dependente do local, complexidade e duração da BF, situações avançadas de diagnóstico e terapêutica. A anestesia tópica, antes e durante o procedimento, pode ser feita por diversos agentes, sendo mais comum o uso de lidocaína por *spray* na passagem das vias aéreas altas ou por instilação durante o procedimento. A lidocaína tem meia-vida curta e bom perfil de segurança, reduz a tosse e a dose total de sedação durante o procedimento. A lidocaína está disponível em gel, *spray* e solução. Quando aplicada na mucosa das vias aéreas ocorre pico de concentração sérica em cerca de 30 minutos. Lembrar que a toxicidade neurológica ou cardíaca, manifestada por convulsões e arritmias, é dose-dependente e podem ocorrer se a dose total tópica exceder 7 mg/kg ou nível sérico de xilocaína exceder 5 mg/L. Pacientes idosos, com disfunção hepática ou cardíaca, são mais susceptíveis à toxicidade. A concentração da solução para uso tópico deve ser a menor dose que alcance o efeito desejado e, estudos comparando as soluções em concentrações de 1% e 2% revelaram eficácia semelhante. Um inquérito feito pelo British Thoracic Society entre seus membros, revelou > 95% dos centros empregavam sedação durante BF.[25]

Para a broncoscopia transnasal há preferência para o uso de lidocaína gel para a cavidade nasal, *spray* em áreas de orofaringe, seguida de instilação de solução de lidocaína nas vias aéreas via canal de trabalho do broncoscópio, atentando para os limites de dose a fim de evitar efeitos adversos como anteriormente mencionado.

Propofol

O Propofol (2,6-di-isopropilfenol) é um agente sedativo hipnótico usado para sedação em endoscopia e BF em particular, devido a vantagem de curto tempo de recuperação, aliado à tolerância, nível de sedação e amnésia, sendo comparável à combinação de benzodiazepínicos e opioides. Não há também diferença em eventos adversos, notadamente hipóxia.[27]

Usualmente o Propofol é usado em *bolus* intermitentes IV durante o procedimento, diferente do uso em infusão contínua como na UTI. Um estudo randomizado com 702 pacientes comparou estes dois métodos de administração do Propofol. O número de complicações e efeitos adversos, que foram poucos, foram comparáveis nos dois grupos, não havendo óbitos. A quantidade de Propofol usada foi maior no grupo de infusão contínua, independente da duração do exame e do tipo de intervenção realizada durante a broncoscopia. A pressão arterial sistólica e diastólica foi menor no grupo de infusão contínua não havendo diferença nos níveis de saturação de oxigênio entre os grupos.[26]

Um estudo randomizado em 200 broncoscopias consecutivas demonstrou que o Propofol, como único agente sedativo, não foi inferior a combinação de benzodiazepínico (midazolan) e opioide. O uso de Propofol em broncoscopia deve ser feito em presença de anestesista familiar com seu uso em virtude de sua estreita janela terapêutica.[28]

Midazolan

Midazolan, da classe dos benzodiazepínicos (maleato de midazolan) potencializa o ácido gama-amino butírico, neurotransmissor inibitório do cérebro. Caracteriza-se por um início de ação de pico rápidos, e efeito relativamente curto. Promove sedação e amnésia anterógrada. Estudos têm demonstrado benefício na combinação com opioides e também com o antitussígeno dextrometorfano com maior conforto e menos tosse durante o procedimento. Cuidados devem ser exercidos no seu uso em pacientes idosos ou cirróticos, ajustes de dose devem ser feito pelo menor metabolismo da droga nestes pacientes O midazolan pode ser antagonizado com o uso de flumazenil em casos de necessidade de reverter o efeito sedativo da droga.[27,4]

Opioides

Os opioides podem ser usados em combinação com benzodiazepínicos e, neste caso, deve ser escolhido um opioide de ação curta como o fentanil, a fim de minimizar a sedação pós-procedimento. Em uso combinado deve-se administrar o opioide primeiro, permitindo tempo de maximização da ação antes de administrar o outro agente.[27,4]

Complicações

A BF é reconhecida como um procedimento conveniente, pela sua utilidade diagnóstica e terapêutica, além de seu perfil de segurança, entretanto não é isenta de potenciais complicações. Historicamente, as taxas de complicações variam de < 0,1% a 11% com mortalidade estimada de 0,1% a 1%. Como em qualquer procedimento invasivo, a decisão de sua utilização depende da análise risco-benefício. As complicações de BR são significativamente maiores que a BF.[29] Entre as complicações maiores estão broncoespasmo, laringoespasmo, pneumotórax e hemoptise e menores epistaxe e enfisema subcutâneo, infiltrados transitórios, dispneia e sinusite maxilar. A incidência de pneumotórax com a realização de biopsia transbrônquica (BTB) foi de 6,8% em um estudo em hospital universitário. A BTB foi evitada em casos de contagem de plaquetas menor que 60 mil, como também em pacientes com uremia e hipertensão pulmonar.[30] As complicações podem ser mecânicas, como trauma em vias aéreas, notadamente cordas vocais e glote, tanto quanto secundárias ao uso de sedação. Efeitos adversos sistêmicos, como náuseas, vômitos e resposta vasovagal são descritos porém incomuns. A ocorrência de hemorragia na BF, em excesso de 50 mL, é infrequente e representou, 0,12% em um estudo de 4.273 procedimentos.[31] A ocorrência de hipoxemia e hipercapnia pode ocorrer na dependência da sedação empregada e da duração e complexidade da BF. Uso de oxigênio é indicado durante o procedimento. Em pacientes com comorbidades, especialmente doenças cardiorrespiratórias crônicas ou agudas, a probabilidade de complicações é maior. Apesar da reconhecida segurança da BF, a sua realização no período próximo ao de infarto agudo do miocárdio, dá lugar a discussões sobre sua segurança nestas circunstâncias. Alterações hemodinâmicas durante BF são bem documentadas, como: aumento da pressão arterial média, frequência cardíaca e índex cardíaco. Em um estudo retrospectivo com 21 pacientes submetidos a BF enquanto hospitalizados para infarto agudo do miocárdio, 1 paciente foi a óbito quatro horas após a BF, e neste caso o paciente estava com isquemia aguda durante o procedimento. Não houve necessidade de interrupção do procedimento nos demais pacientes nem eventos adversos graves.[32] Arritmias cardíacas respondem pela maioria das complicações sérias, e bradicardia, extrasssístole ventricular, taquicardia ventricular e a parada cardíaca já foram descritos. As arritmias relatadas durante o procedimento têm sido associadas com a anestesia geral, administração de anestesia tópica, hipóxia e até isquemia miocárdica não suspeitada, não sendo, necessariamente, causadas pelo procedimento. Cinquenta e um pacientes consecutivos foram monitorados durante BF, sendo 13 deles portadores de doença coronária. Não houve episódios de arritmias graves, ocorreram ectopia atrial e ventricular sem taquicardia sustentada. Esses pacientes eram, principalmente, do grupo de pacientes já com doença cardíaca conhecida. A taquicardia sinusal foi a arritmia mais frequente e bem tolerada.[33] A ocorrência de isquemia miocárdica, documentada por alterações de segmento ST ocorreu em 17% em um estudo envolvendo pacientes de 50 anos ou mais idosos.[34] A recomendação é a não realização de BF em pacientes com isquemia aguda ou instabilidade cardíaca pela possibilidade de complicações devidas as alterações hemodinâmicas esperadas durante o procedimento.

A BF é um procedimento gerador de aerossol, e precauções precisam ser tomadas em relação à segurança do pessoal envolvido, colocando em prática as barreiras indicadas como luvas, equipamento de proteção individual (EPI), máscara N95 e óculos protetores. Em situações de grande risco, como na pandemia da Covid-19 várias diretrizes foram publicadas com protocolos específicos de proteção. A limpeza e o armazenamento do broncoscópio deve seguir estritamente as orientações do fabricante e da CCIH da instituição que deve patrocinar orientações no assunto. A proteção contra raios ionizantes é fundamental nas situações em que é necessária a combinação da BF com exames de imagem, particularmente na broncoscopia diagnóstica.

Broncoscopia intervencionista em pacientes na unidade de terapia intensiva

Conceitualmente o termo broncoscopia intervencionista faz referência a técnicas broncoscópicas que envolvem um alto custo ou elevado índice de complicações, ou ainda, realização complexa, necessitando treinamento especializado. Neste capítulo abordaremos as técnicas mais modernas e os avanços em broncoscopia intervencionista. Geralmente estas broncoscopias são realizadas no centro cirúrgico, com o paciente sob anestesia geral. Em algumas situações de urgência/emergência, pacientes internados em UTI necessitam de broncoscopia intervencionista que deve ser realizada o mais breve possível.

Recanalização de vias aéreas inferiores

Desobstrução de vias aéreas ocluídas por tumores benignos ou malignos pode ser necessária de forma emergencial para restabelecer a patência das vias aéreas. Várias técnicas podem ser utilizadas para este fim: as técnicas "HOT" como *Laser*, Eletrocautério, plasma de Argônio e micro-ondas têm em comum a necessidade de redução da FiO_2 por parte do anestesista no momento do "disparo", visto o risco de incêndio traqueobrônquico. A crioterapia tem a vantagem de não necessitar a redução da FiO_2, pois neste caso é a propriedade de aderência causada pela redução da temperatura na ponta do *crioprobe* que permite a exérese do tecido, promovendo com isso a recanalização. (**Figura 9.1**). Do ponto de vista de comparação dos resultados, essas técnicas se equivalem, devendo cada serviço utilizar aquela onde possua mais experiência. Temos utilizado mais recentemente a crioterapia como modalidade de recanalização traqueobrônquica e para retirada de corpos estranhos (utiliza-se a mesma propriedade da crioaderência, encostando a ponta do *crioprobe* no corpo estanho e ao resfriá-lo, ocorre a aderência permitindo a retirada do mesmo).[35]

Corpos estranhos em vias aéreas inferiores de pacientes em UTI, como dentes, próteses dentárias e alimentos sólidos são ocorrências raras, sendo necessária uma rápida intervenção e remoção. Se houver condições clínicas o exame pode ser programado para ser realizado no centro cirúrgico ou no setor de broncoscopia.[41] O *crioprobe* vem sendo utilizado, recentemente, para a retirada de corpos estranhos em vias aéreas inferiores utilizando-se da propriedade de crioadesão. Em casos de corpos estranhos metálicos ou muito secos, devemos instilar SF0,9% para criação de uma interface que permita a crioaderência.

Broncoscopia diagnóstica

Em algumas situações, broncoscopias diagnósticas com equipamento sofisticado podem ser realizadas a beira do leito na UTI, principalmente quando existe insegurança no transporte do paciente para o setor de endoscopia ou para o centro cirúrgico. Assim, a ultrassonografia endobrônquica (EBUS) setorial guiando a biopsia com agulha tem alto rendimento no diagnóstico das lesões mediastinais (massas mediastinais e pulmonares ou linfonodos podem ser abordados desde que estejam contíguos a traqueia ou brônquios principais).[36] A criobiopsia transbrônquica também pode ser realizada a beira do leito, desde que os mesmos cuidados necessários sejam tomados na realização de biopsias transbrônquicas convencionais, em pacientes na UTI.[37] As criobiopsias permitem fragmentos maiores e sem artefatos de esmagamento quando comparadas às biopsias transbrônquicas com pinças convencionais. São de particular importância no diagnóstico de doenças pulmonares intersticiais que requerem arquitetura robusta para definição diagnóstica, e nas neoplasias malignas que necessitam de material suficiente para exame morfológico, análise imuno-histoquímica e testes moleculares. (**Figura 9.2**)

Em conclusão, desde o início de seu uso, a BF sedimentou-se como procedimento de grande valor na Pneumologia e Cirurgia Torácica, com papel importante em terapia intensiva. Ainda em franca evolução como já demonstra sua introdução atual na tecnologia robótica.

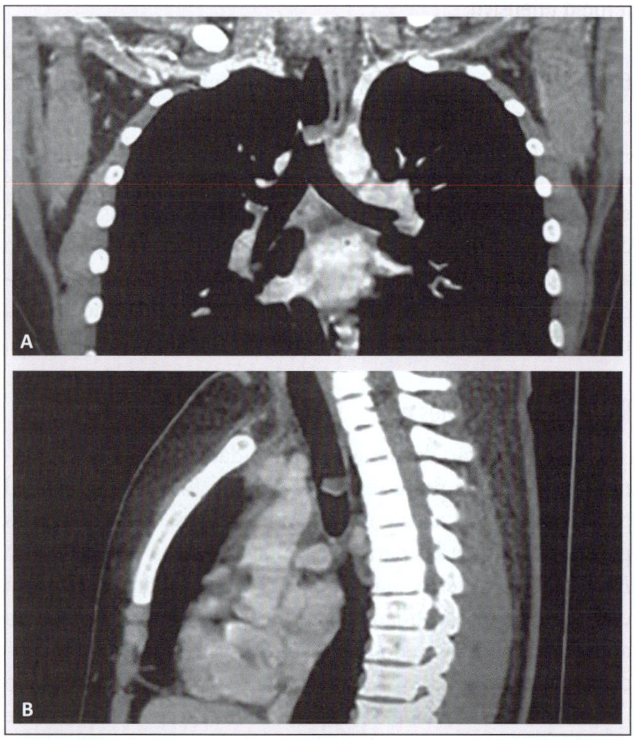

Figura 9.1. (A) Corte coronal de RMT mostrando uma massa pediculada na face lateral esquerda da extremidade distal da traqueia. (B) Corte sagital de RMT mostrando a massa com as mesmas características vistas no corte coronal.

Fonte: Acervo da autoria.

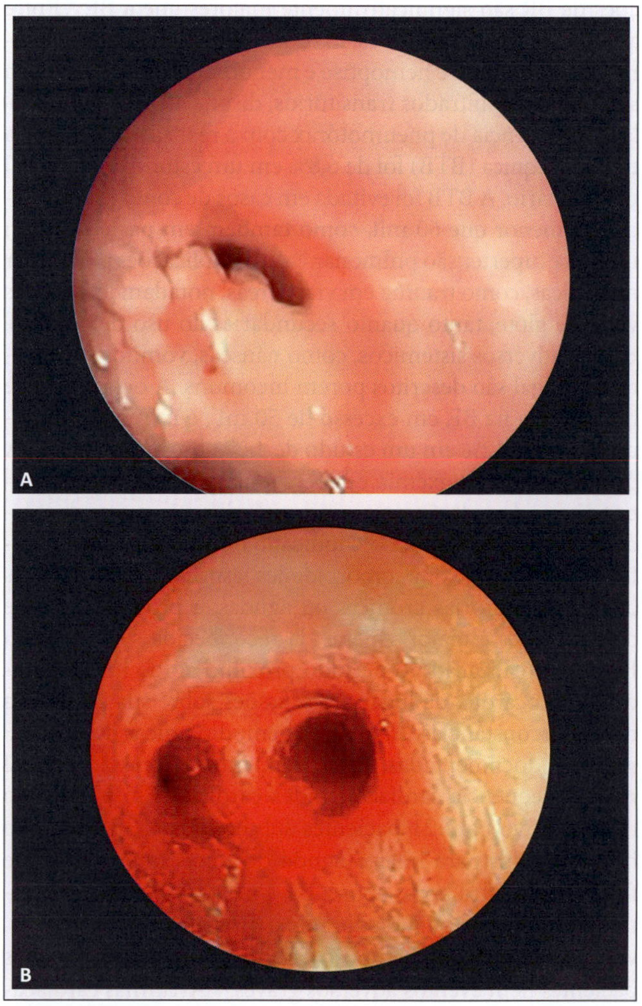

Figura 9.2. (A) Imagem broncoscópica mostrando massa grosseira ocluindo cerca de 90% da extremidade distal da traqueia. (B) Imagem broncoscópica após crioterapia com exérese total (tumor de células granulares de traqueia.)

Fonte: Cortesia de Dr. Guilherme Montal.

Referências bibliográficas

1. Raoof S, Mehrishi S, Prakash U. Role of Bronchoscopy in Modern Medical Intensive Care Unit. Clin Chest Med 2001;22(2):241-61, vii.
2. Fragoso EG, Gonçalves JM. Role of Fiberoptic Bronchoscopy in Intensive Care Unit Current Practice. J Bronchol Intervent Pulmonol 2011;18:69-83.
3. Tejadal J, Franco J, Vazquez-Espinosa E, Lopez-Riolobos C, Marco J, Naranjo O. Bronchoscopy At the ICU: Outcomes and Diagnostic Yield. Am J Respir Crit Care Med. 187;2013:A1428.
4. Du Rand IA, Blaikley J, Booton R, et al. British Thoracic Society guideline for diagnostic flexible bronchoscopy in adults: accredited by NICE. Thorax 2013;68 Suppl 1:i1-i44.
5. Suhail Raoof. ACP Manual of Critical Care. Vol.2. McGraw-Hill; 2009. p. 33-43.
6. Simon M, Braune S, Frings D, Wiontzek AK, Klose H, Skuge S. High-flow nasal cannula oxygen versus non-invasive ventilation in patients with acute hypoxaemic respiratory failure undergoing flexible bronchoscopy prospective randomised trial. Critical Care. 2014;18(6):712.
7. Kim MG, Bijkerk R, Daniels J, van de Ven P, Girbes A, Heunks L, Spijkstra J, Tuinaman P. Effect of Bronchoscopy on Gas Exchange and Respiratory Mechanics in Critically Ill Patients with Atelectasis: An Observational Cohort Study. Front Med. 2018;5:301.
8. Antonelli M, Conti G, Riccioni L, Meduri GU. Noninvasive Positive-Pressure Ventilation Via Face Mask During Bronchoscopy With BAL in High-Risk Hypoxemic Patients. CHEST 1996;110:724-28.
9. Matsushima Y, Jones RL, King EG, Moysa G, Alton JD. Alterations in pulmonary mechanics and gas exchange during routine fiberoptic bronchoscopy. Chest 1984;86:184-188.
10. Villarroel L, Blanhir J, Romero M, et al. Broncoscopia en el paciente en estado crítico. Principios básicos. Rev Inst Nal Enf Resp Mex. 2009;22 (3): 238-247.
11. Fulkerson W. Current Concepts in Fiberoptic bronchoscopy. N Engl J Med. 1984;311(8):511-5.
12. Kreider M, Lipson D. Bronchoscopy for Atelectasis in the ICU. A Case Report and Review of the Literature. Chest. 2003; 124:344-350.
13. Marik P. Aspiration Pneumonitis and Aspiration Pneumonia. N Engl J Med. 2001;344(9):665-71.
14. Kabadayi S, Bellamy M. Bronchoscopy in critical care. BJA Education. 2017;17(2):48-56.
15. Sakr L, Dutau H. Massive Hemoptysis: An Update on the Role of Bronchoscopy in Diagnosis and Management. Respiration 2010;80(1):38-58.
16. Kalil A, Metersky M, Klompas M, Muscedere J, Sweeneu D, Palmer L et al. Management of Adults with Hospital-acquired and Ventilator-associated Pneumonia: 2016 Clinical Practice Guidelines by the Infectious Diseases Society of America and the American Thoracic Society. Clinical Infectious Diseases 2016;63(5):e61-111.
17. Torres A, Niederman M, Chastre J, Ewig S, Fernandez-Vandellos P, Hanberger H et al. International ERS/ESICM/ESCMID/ALAT Guideline for the management of hospital acquired pneumonia and ventilator associated pneumonia. Guidelines for the management of hospital-acquired pneumonia (HAP)/ventilator-associated pneumonia (VAP) of the European Respiratory Society (ERS), European Society of Intensive Care Medicine (ESICM), European Society of Clinical Microbiology and Infectious Diseases (ESCMID) and Asociación Latinoamericana del Tórax (ALAT) Eur Respir J. 2017;50(3): 170058.
18. Gruson D, Hilbert G, Valentino R, Vargas F, Chene G, Bebear C et al. Utility of fiberoptic bronchoscopy in neutropenic patients admitted to the intensive care unit with pulmonary infiltrates. Crit Care Med. 2000;28(7):2224-2230.
19. Peiker T, Rana S, et al. Safety, Diagnostic Yield, and Therapeutic Implications of Flexible Bronchoscopy in Patients With Febrile Neutropenia and Pulmonary. Mayo Clinic Proceedings. 2005; 80(11):1411-1413.
20. Rello J, Esandi ME, Días E, Mariscal D, Gallego M, Vallès J. The Role of Candida sp Isolated From Bronchoscopic Samples in Nonneutropenic Patients. Chest. 1998;114(1):146-149.
21. Hofmeister CC, Czerlanis C, Forsythe S, Stiff PJ. Retrospective utility of bronchoscopy after hematopoietic stem cell transplant. Bone Marrow Transplantat. 2006;38(10):693-698.
22. Harris B, Geyer AI. Diagnostic Evaluation of Pulmonary Abnormalities in Patients with Hematologic Malignancies and Hematopoietic Cell Transplantation. Clin Chest Med. 2017;38(2):317-331.
23. Mehta AC. Clinics in Chest Medicine: Flexible Bronchoscopy Update. Volume 22, Number 2, June 2001. Filadélfia: W.B. Saunders, 2001.
24. Rubinstein-Aguñín P, García-Choque M, López-Araoz A, Fernández-Bussy S. Sedação na broncoscopia: práticas atuais na América Latina. J Bras Pneumol. 2020;48(1):e20180240.**;46(1):**
25. Antoniades N, Worsnop C. Topical lidocaine through the bronchoscope reduces cough rate during bronchoscopy reduces cough rate during bronchoscopy. Respirology 2009;14(6):873-876.
26. Grendelmeier P, Tamm M, Pflimlin E, Stolz D. Propofol sedation for Bronchoscopy. Eur Respir J. 2014;43:591-601.
27. Wahidi M, Jain P, Jantz M, Lee P, Mackensen GB, Barbour S, et al. American College of Chest Physicians Consensus Statement on the use of Topical Anesthesia, Analgesia and Sedation During Flexible Bronchoscopy in Adult Patients. Chest 2011;140(5):1342-1350.
28. Stolz D, Kurer G, Meyer A, Chhajed PN, Pflimlin E, Strobel W, Tamm M. Propofol versus combined sedation in flexible bronchoscopy: a randomised non-inferiority trial. Eur Respir J. 2009;34:1024-1030.
29. Lukomsky GI, Ovchinnikov AA, Bilal A.Complications of Bronchoscopy Comparison of Rigid Bronchoscopy Under General Anesthesia and Flexible Fiberoptic Bronchoscopy Under Topical Anesthesia. Chest. 1981;79(3):316-21.
30. Pue C, Pacht E. Complications of Fiberoptic Bronchoscopy at a University Hospital. Chest. 1995;107(2):430-2.
31. Stahl D, Richards K, Papadimos T. Complications of bronchoscopy: A concise synopsis. Int J Crit Illn Inj Sci. 2015;5(3):189-195.
32. Dweik RA, Mehta AC, Meeker DP, Arroliga AC. Analysis of the Safety of Bronchoscopy After Recent Acute Myocardial Infarction. Chest. 1996;110:825-28.
33. Luck J, Messeder O, Rubenstein MJ, Morrissey WL, Engel TR. Arrhythmias from Fiberoptic Bronchoscopy. Chest. 1978;74(2):139-43.
34. Matot I, Kramer M, Glantz L, Drenger B, Cotev S. Myocardial Ischemia in Sedated Patients Undergoing Fiberoptic Bronchoscopy. Chest. 1997;112:1454-58.
35. Criner, G, Eberhardt et al.. "Interventional Bronchoscopy. Am J Respirat Crit Care Med. 2020;202(1):29-50.
36. Murthi M, Donna E, Arias S, Villamizar N, Nguyen D, Holt E, Mirsaeidi M. "Diagnostic Accuracy of Endobronchial Ultrasound-Guided Transbronchial Needle Aspiration (EBUS-TBNA) in Real Life. Frontiers Med. 2020;7:118.
37. Helgeson S, Imam J, Burnside R, Fernandez-Bussy S, Brighan T, Patel N. Transbronchial Forceps Biopsy in the Intensive Care Unit: A Systematic Review and Meta-analysis. J Bronchology Interv Pulmonol. 2021;28(4):281-289.
38. Matta A, Gupa E, Swank Z, Aragaki-Nakahodo A, Cooley J, Caudell-Stamper D et al. The use of transbronchial cryobiopsy for diffuse parenchymal lung disease in critically ill patients with acute hypoxemic respiratory failure-A case series. Clin Respir J. 2021;15(7):788-793.
39. Gagnon Sm Quingley N, Dutau H, Delage A, Fortin M. Approach to Hemoptysis in the Modern Era. Can Respir J. 2017:2017:1565030.
40. Collins S, Black R. Fiberoptic intubation: an overview and update. Respir Care, 2014;59(6):865-78.
41. Fang, Yueh-Fu et al. Flexible bronchoscopy with multiple modalities for foreign body removal in adults. PloS One. 2015;10(3):e0118993.

capítulo 10

Endoscopia Digestiva e Posicionamento Endoscópico de Sondas

Antônio Coutinho Madruga Neto | José Eymard Moraes de Medeiros Filho
Rafael Gonzaga Nahoum

Destaques

Indicações: são apresentadas e discutidas as principais indicações da endoscopia digestiva alta (EDA) no paciente em cuidados intensivos.

Preparo e avaliação peri-procedimento: discute-se o momento ideal para se realizar a endoscopia, tempo de jejum e proteção de via aérea, necessidade de exames complementares pré-procedimento e manejo de hemoderivados e drogas antitrombóticas.

Aspectos técnicos da passagem endoscópica da sonda nasogástrica/nasoenteral: são debatidos temas como indicações de passagem de sonda auxiliada por endoscopia, situações em que se deve preferir a via gástrica ou a via enteral e recursos técnicos para a passagem endoscópica da sonda.

Introdução

No paciente em unidade de terapia intensiva (UTI), a endoscopia apresenta importância em diversas condições, sejam elas diagnósticas ou terapêuticas.

O paciente crítico pode apresentar alterações fisiopatológicas nos mecanismos de defesa e reparo da mucosa gastroduodenal, sejam eles pré-epiteliais (produção de muco e bicarbonato), epiteliais (restituição celular, liberação de fatores de crescimento, produção de prostaglandinas e óxido nitroso) e pós-epiteliais (fluxo sanguíneo submucoso). Tal desequilíbrio está relacionado ao surgimento de lesões agudas da mucosa gástrica (LAMG) ou lesão da mucosa relacionada ao estresse (LMRE).[1] Sabidamente, o estágio da LMRE está diretamente relacionado à gravidade da condição clínica do paciente.[2]

Endoscopicamente, a LAMG pode ter apresentações diversas, variando desde alterações discretas da mucosa (edema/enantema) nos casos leves, até hemorragia digestiva devido a úlceras com sangramento ativo (**Figura 10.1**) ou gastrite hemorrágica, caracterizada por mucosa difusamente friável e sangrante (**Figura 10.2**).[3]

Outro aspecto importante no manejo do paciente em UTI é a nutrição enteral precoce, visto estar associada a manutenção do trofismo da mucosa, preservação da integridade da barreira mucosa entérica, com consequente redução da translocação bacteriana.[4] Em comparação com a nutrição parenteral, a nutrição enteral reduz custos, diminui a chance de complicações sépticas, resultando em melhora dos desfechos clínicos do paciente.[4] A nutrição enteral por meio de sonda pode ser realizada com sonda nasogástrica ou nasoenteral, cuja escolha deve-se basear nas condições clínicas do paciente (por exemplo, risco de broncoaspiração, gastroparesia intensa ou alterações obstrutivas que levem ao retardo do esvaziamento gástrico.[5]

Este capítulo visa apresentar as indicações da endoscopia digestiva alta (EDA) no paciente em UTI, o preparo e a avaliação periprocedimento e os aspectos do procedimento endoscópico de passagem de sonda nasogástrica/nasoenteral.

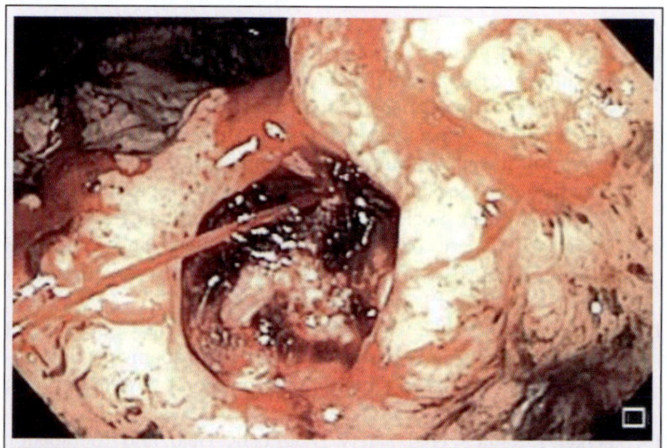

Figura 10.1. Úlcera gástrica com evidências de sangramento ativo "em jato".

Fonte: Ribeiro IB, Rezende DT, Madruga Neto AC, Ide E, Furuya CK, De Moura DTH, *et al.* Endoscopic dual therapy for giant peptic ulcer hemorrhage. Endoscopy. 2018;50[11].

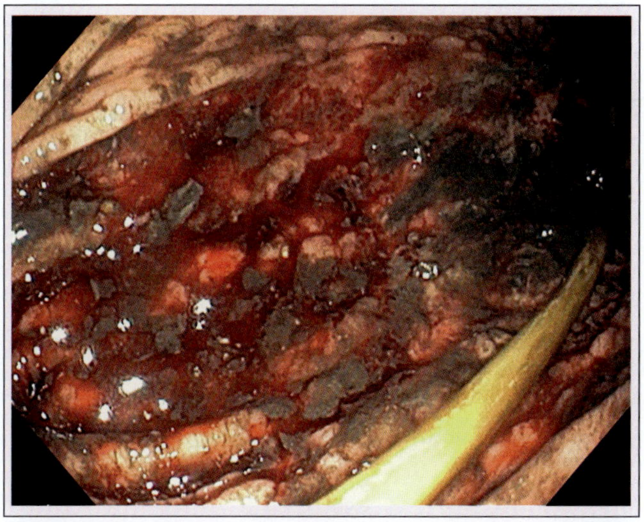

Figura 10.2. Gastrite hemorrágica, com sangramento difuso, em paciente crítico devido à infecção pelo Covid-19.

Fonte: Acervo da autoria.

Indicações

São amplas as indicações de EDA no paciente em UTI, compreendendo as indicações inerentes à população geral, como também indicações específicas relacionadas ao paciente crítico. A Diretriz sobre o Uso Adequado da Endoscopia Gastrointestinal da Sociedade Americana de Endoscopia Gastrointestinal (*American Society for Gastrointestinal Endoscopy*, ASGE) sintetiza as indicações para realização de EDA.[6] Adaptamos as indicações no **Quadro 10.1**, pormenorizando as indicações mais relacionadas ao paciente em UTI.

As LMREs são uma complicação comum em pacientes internados em UTI. Dentro de 72 horas após a admissão em UTI, 75% a 100% dos pacientes críticos apresenta algum achado endoscópico de LMRE e 1% a 6% apresenta-se com hemorragia digestiva alta (HDA).[7]

Sobre a necessidade de nutrição enteral, as principais indicações são:

- **Condições neurológicas:** acidente vascular encefálico, doenças do neurônio motor, trauma cranioencefálico e demência.[8]
- **Causas obstrutivas:** neoplasias de cabeça/pescoço, neoplasias e estenoses benignas do esôfago).[9]
- **Estados catabólicos:** pacientes críticos, grandes queimados, pacientes oncológicos, doença cardiopulmonar grave etc.[10,11]

Salientamos ainda, que a passagem de sondas gástricas pode ser requerida como método de descompressão em pacientes apresentando quadro de obstrução gastrointestinal, seja por doenças malignas, como câncer gástrico ou colorretal, seja por doenças benignas, por exemplo quadros refratários de gastroparesia e síndrome de Ogilvie.[12,13]

Quadro 10.1. Indicações de EDA no paciente em UTI

Principais indicações de EDA para pacientes em UTI	
Hemorragia digestiva	Trata-se da principal indicação de EDA de urgência[14] Realizada na vigência de sangramento ativo ou recente, ou na avaliação de queda de parâmetros hematimétricos sem clara etiologia A EDA é capaz de identificar as diversas causas de HDA, dispondo de largo arsenal terapêutico para seu tratamento
Introdução de sondas de drenagem e/ou alimentação	O paciente crítico pode apresentar condições clínicas, que geram a necessidade de desobstrução, alimentação por via suplementar (enteral) ou, até mesmo, paciente que requeiram sondas especiais que visam a desobstrução e alimentação, ao mesmo tempo
Avaliação após manipulação cirúrgica e manejo de eventuais complicações	No pós-operatório precoce que ocorre sem anormalidades, raramente a avaliação endoscópica será necessária No entanto, na suspeita de complicações cirúrgicas agudas ou crônicas (tais como hemorragia, fístulas ou estenoses), há indicação para avaliação e eventual manejo endoscópico
Investigação de quadros gastrointestinais agudos e persistentes (tais como náuseas/vômitos e diarreia)	Pacientes em UTI que apresentam tendência à imunossupressão, seja pela estado crítico, seja pela presença de doenças de base (doenças crônicas, uso de drogas imunossupressoras, pacientes transplantados, etc.) A avaliação endoscópica nestes pacientes apresentando sintomatologia gastrointestinal pode identificar a etiologia do quadro (doenças oportunistas, doença enxerto *vs.* hospedeiro, sarcoma de Kaposi etc.)
Outras Indicações	
Sintomas gastrointestinais associados a anorexia e/ou perda de peso	Investigação de disfagia e/ou doença do refluxo refratária
Uso crônico de anti-inflamatórios, anticoagulantes e antiagregantes plaquetários	Investigação de patologias identificadas por outros métodos diagnósticos (lesão maligna suspeita, úlceras e estenoses)
Avaliação de hipertensão portal em hepatopatas crônicos	Avaliação após ingestão de agentes cáusticos
Remoção de corpos estranhos	Tratamento endoscópico de estenoses

EDA: endoscopia digestiva alta; UTI: unidade de terapia intensiva.

Fonte: Adaptado de Early DS, Ben-Menachem T, Decker GA, Evans JA, Fanelli RD, Fisher DA, *et al.* Appropriate use of GI endoscopy. Gastrointest Endosc. 2012 Jun;75(6):1127-31.

Preparo e avaliação do periprocedimento

Esta seção do capítulo tem como objetivo discorrer sobre pontos importantes no tocante à segurança e qualidade do procedimento endoscópico, tais como momento ideal para realização do procedimento, tempo de jejum e manejo laboratorial periprocedimento.

O manejo do paciente que necessita da realização de endoscopia digestiva alta dependerá especialmente da indicação (se o procedimento é eletivo ou de urgência/emergência) e das condições clínicas do paciente.

Momento ideal para realização da endoscopia

Nos casos de hemorragia digestiva, em geral está indicado o manejo endoscópico dentro das primeiras 24 horas, sem causar prejuízo ao quadro geral do paciente, visando estabilização clínica, com adequada ressuscitação volêmica, transfusão sanguínea e terapia medicamentosa.[14-16] Ademais, certas situações podem requerer que o procedimento seja realizado de forma emergencial (em geral, dentro das primeiras 12 horas), tais como escore de gravidade Glasgow-Blatchford > 12 (**Tabela 10.1**), suspeita de hemorragia digestiva varicosa, hematêmese presenciada durante a internação, manutenção da instabilidade hemodinâmica refratária à reposição volêmica e contraindicação à reversão da anticoagulação.[14,17-19] No entanto, recente metanálise não mostrou diferença estatística entre a realização "precoce" e "muito precoce" da endoscopia, em relação a risco de ressangramento, mortalidade, admissão em UTI, transfusão sanguínea, necessidade de cirurgia e tempo de hospitalização.[14]

Outras situações podem necessitar de avaliação e eventual terapia endoscópica emergencial (dentro das primeiras 12 horas, idealmente até mesmo antes das primeiras 6 horas): corpo estranho esofágico pontiagudo, ímãs, baterias causando obstrução esofágica completa, achados sugestivos de perfuração esofágica espontânea (síndrome de Boerhaave); após cirurgia, procedimentos intervencionista, ou trauma).[20,21]

Outras indicações de endoscopia de urgência (< 24 horas) que o paciente em UTI possa necessitar são remoção de corpo estranho não obstrutivo, corpo estranho gástrico pontiagudo ou de grandes dimensões e acidentes cáusticos.[20]

As demais situações devem ser encaradas como procedimentos eletivos, buscando-se realizá-los assim que possível, de acordo com a condição clínica do paciente, tempo de jejum, necessidade de suspensão de medicações e/ou correção de distúrbios clínico laboratoriais e disponibilidade de recursos materiais e humanos por parte da equipe de endoscopia.

Jejum e proteção de via aérea

Sempre que possível, deve-se buscar realizar a EDA com o adequado tempo de jejum, não apenas como medida de prevenção à broncoaspiração, mas também por permitir adequada avaliação da mucosa do trato gastrointestinal.[22,23] Nas situações de urgência/emergência, deve-se avaliar caso a caso, pesando fatores como estabilidade clínica e refratariedade às medidas de estabilização. O tempo ideal de jejum depende diretamente do tipo de alimento ingerido. Segue a recomendação para o intervalo entre a última refeição e o exame, de acordo com a Sociedade Americana de Anestesiologia (*American Society for Anesthesiology*, ASA):[24]

- Líquidos claros: 2 horas
- Leite materno: 4 horas
- Leite animal/fórmulas: 6 horas
- Refeições leves: 6 horas
- Dieta geral: 8 horas

Tabela 10.1. Escore de gravidade de Glasgow-Blatchford para hemorragia digestiva

Fatores de Risco	Achados	Pontuação
Ureia (mg/dL)	< 39 ≥ 39 e < 48 ≥ 48 e < 60 ≥ 60 e < 150 ≥ 150	0 2 3 4 6
Hemoglobina (g/dL)	Homem ≥ 13 Homem ≥ 12 e < 13 Homem ≥ 10 e < 12 Mulher ≥ 12 Mulher ≥ 10 e < 12 Homem e Mulher < 10	0 1 3 0 1 6
Pressão Arterial Sistólica (mmHg)	≥ 110 100-109 90-99 < 90	0 1 2 3
Pulso (bpm)	< 100 ≥ 100	0 1
Melena	Não Sim	0 1
Síncope	Não Sim	0 2
Hepatopata	Não Sim	0 2
Insuficiência Cardíaca	Não Sim	0 2

Fonte: Adaptada de Blatchford O, Murray WR, Blatchford M. A risk score to predict need for treatment for upper-gastrointestinal haemorrhage. Lancet (London, England). 2000 Oct;356(9238):13181921.

Baseando-se nas Resoluções do Conselho Federal de Medicina (CFM) n. 1670/03 e n. 2174/17 e da Agência Nacional de Vigilância Sanitária (ANVISA) RDC n. 6/13, os procedimentos endoscópicos podem ser realizados sob sedação, na presença de dois médicos, sendo que um deles deve ser habilitado para promover sedação profunda ou anestesia, e monitorar o paciente durante o procedimento até a sua recuperação. Assim, além do médico endoscopista, o procedimento endoscópico deve ser acompanhado por um anestesiologista, pelo intensivista ou por um segundo médico que apresente a habilitação descrita anteriormente.

No entanto, algumas situações especiais podem necessitar de anestesia geral e intubação orotraqueal para proteção de via aérea, tais como pacientes com rebaixamento do nível de consciência, evidências de sangramento volumoso, situações em que há grande risco de broncoaspiração por retardo do esvaziamento gástrico, situações emergenciais ou outras situações definidas durante a avaliação pré-procedimento.[25,26]

Manejo clínico laboratorial do periprocedimento

Rotineiramente não há indicação da realização de exames complementares para o paciente que será submetido a exame endoscópico, e a escolha destes exames deve-se basear no exame clínico, nos fatores de risco do paciente e do procedimento.[27] Muitas vezes, o paciente internado em UTI já apresenta uma rotina de exames complementares que abrangem os exames necessários à realização da endoscopia.

Em situações específicas, a *American Society for Gastrointestinal Endoscopy* (ASGE) indica a realização de exames complementares previamente à realização do exame endoscópico:[27]

- **Hemoglobina e hematócrito:** em pacientes com anemia, evidências de sangramento ou quando há risco de grande perda sanguínea relacionada ao procedimento.
- **Tipagem sanguínea:** quando há chance de transfusão sanguínea, geralmente em pacientes com sangramento ativo ou anemia.
- **Contagem de plaquetas e teste de coagulação:** em pacientes com sangramento ativo, em uso de anticoagulantes e situações clínicas relacionadas a distúrbios da coagulação.
- **Testes bioquímicos seletivos:** quando há significativa disfunção hepática, renal ou endócrina.
- **Teste de gravidez:** em mulheres em idade fértil sem adequado conhecimento sobre o ciclo menstrual.
- **Radiografia de tórax:** em pacientes com sintomas respiratórios recentes ou doença cardiopulmonar descompensada.

Sobre a necessidade de transfusão sanguínea, esta deve ser indicada de forma conservadora, tendo como alvo níveis de hemoglobina entre 7 e 8 g/dL.[18,26] Pacientes idosos ou com múltiplas comorbidades podem requerer níveis mais elevados, como hemoglobina na faixa de 9 g/dL.

Embora não haja consenso sobre a correção da coagulopatia e plaquetopenia, especialmente nos pacientes cirróticos, orientam-se a transfusão de concentrados de plaquetas ou plasma fresco congelado, uso de vitamina K ou sulfato de protamina nos pacientes com distúrbios da coagulação e sangramento grave.[18,26] Uma contagem de plaquetas entre 40.000/mm^3 e 50.000/mm^3 é suficiente para realização de procedimentos invasivos.[28] Pacientes com razão normatizada internacional (INR) entre 1,5 e 2,5 apresentam taxas de sucesso na realização de procedimentos endoscópicos diagnósticos e terapêuticos comparáveis a pacientes que não fazem uso de anticoagulantes.[29]

Outro ponto importante é o manejo de anticoagulantes e antiagregantes plaquetários. Em procedimentos eletivos, a conduta deve-se basear no risco de sangramento relacionado ao procedimento e no risco tromboembólico do paciente (**Quadros 10.2 e 10.3**).[29,30] A ASGE recomenda que pacientes anticoagulados apresentando sangramento digestivo agudo devem ter a medicação suspensa e, em caso de sangramento com risco de morte, avaliar a reversão do anticoagulante.[29] Em pacientes em uso de antiagregantes plaquetários apresentando sangramento com risco de morte, a suspensão da medicação deve ser avaliada após discussão com o cardiologista.[29]

Embora não haja um consenso, recomenda-se o seguinte período para reintrodução das medicações, após alcançada a hemostasia:[29,31]

- Varfarina em paciente de baixo risco tromboembólico: reintroduzir dentro das primeiras 24 horas.
- Varfarina em pacientes de alto risco tromboembólico: reintroduzir a varfarina e manter a terapia em ponte até o INR atingir a faixa terapêutica.
- Heparina não fracionada: duas a seis horas após o procedimento.
- Heparina de baixo peso molecular: não há consenso, devendo-se priorizar a reintrodução após 48 horas do procedimento.
- Ácido acetilsalicílico: em geral, não é suspenso antes do procedimento; manter prescrição no pós-procedimento.
- Demais antiagregantes plaquetários: reintroduzidos assim que alcançada a hemostasia.
- Novos anticoagulantes orais (NACO): também não há consenso; sugere-se a realização de terapia em ponte caso não sejam reiniciados até 24 horas. Alguns autores orientam postergar a reintrodução até 48 horas após o procedimento.

Aspectos técnicos do procedimento endoscópico para passagem de sonda nasogástrica ou nasoenteral

Em geral, recorre-se à nutrição enteral em pacientes que apresentam um adequado funcionamento do trato digestivo, porém são incapazes de suprir suas necessidades metabólicas por meio da ingestão oral.[32] Neste capítulo já foram apresentadas as principais situações patológicas que levam à indicação da nutrição enteral (vide a seção INDICAÇÕES). As sondas nasogástrica ou nasoenteral devem ser indicadas em pacientes que a priori necessitarão de alimentação enteral por menos de quatro semanas.[4,5]

A passagem da sonda de alimentação frequentemente é realizada pela equipe que assiste o paciente por meio da técnica tradicional, "às cegas", onde se introduz a sonda pela narina; com auxílio da deglutição do paciente, progride-se através do esôfago até o estômago; confirma-se a posição gástrica pela ausculta de borbulhamento à insuflação de ar pela da sonda e/ou radiografia de abdome visualizando a extremidade da sonda no interior do estômago.

No entanto, algumas situações requerem que a passagem da sonda de alimentação seja feita com auxílio do procedimento endoscópico, tais como:[33]

Quadro 10.2. Estratificação dos procedimentos endoscópicos em relação ao risco de sangramento e dos pacientes em relação ao risco tromboembólico	
Alto risco	**Baixo risco**
Estratificação dos procedimentos quanto ao risco de sangramento	
Polipectomia Esfincterotomia biliar ou pancreática Tratamento de varizes Gastrostomia Gastrojejunostomia endoscópica Enteroscopia terapêutica Ecoendoscopia com punção Hemostasia endoscópica Cistogastrostomia endoscópica Ampulectomia Mucosectomia Dissecção submucosa (ESD) Dilatação de estenose	Endoscopia diagnóstica (incluindo biopsias) CPRE sem passagem de prótese Enteroscopia *"push"* ou diagnóstica assistida por balão Cápsula endoscópica Ecoendoscopia sem punção Coagulação com plasma de argônio
Estratificação de risco tromboembólico para suspensão de antiagregantes plaquetários	
Colocação de *stent* coronariano farmacológico a menos de 12 meses Colocação de *stent* coronariano não farmacológico a menos de 1 mês	Doença cardíaca isquêmica sem a colocação de *stent* coronariano Doença cerebrovascular Doença vascular periférica
Estratificação de risco tromboembólico para suspensão de anticoagulantes	
Prótese valvar mitral metálica Prótese valvar e fibrilação atrial Fibrilação atrial e estenose mitral Trombose venosa profunda a menos de 3 meses	Prótese valvar aórtica metálica Prótese valvar biológica Fibrilação atrial sem doença valvar Trombose venosa profunda a mais de 3 meses Trombofilias (discutir com o hematologista)

CPRE: colangiopancreatografia endoscópica retrógrada; ESD: European Society of Gastrointestinal Endoscopy.

Fonte: Adaptado de Acosta RD *et al.* The management of antithrombotic agents for patients undergoing GI endoscopy. Gastrointest Endosc. 2016;83(1):3-16 & Veitch AM. Endoscopy in patients on antiplatelet or anticoagulant therapy, including direct oral anticoagulants: British Society of Gastroenterology (BSG) and European Society of Gastrointestinal Endoscopy (ESGE) guidelines. Endoscopy. 2016;48(4):385-402.

Quadro 10.3. Manejo de drogas antitrombóticas para realização de procedimentos endoscópicos eletivos				
Medicações antitrombóticas	**Alto risco de sangramento**		**Baixo risco de sangramento**	
	Alto risco tromboembólico	**Baixo risco tromboembólico**	**Alto risco tromboembólico**	**Baixo risco tromboembólico**
Anticoagulantes	Descontinuar o anticoagulante Terapia em ponte Reiniciar Varfarina no mesmo dia Reiniciar NACO após adequada hemostasia	Descontinuar o anticoagulante Reiniciar Varfarina no mesmo dia Reiniciar NACO após adequada hemostasia	Continuar Varfarina e NACO	Continuar Varfarina e NACO
Antiagregantes plaquetários	Manter dose-padrão de AAS Suspender outros antiagregantes no mínimo 5 dias antes e introduzir AAS Dupla antiagregação: manter AAS e suspender outros antiagregantes no mínimo 5 dias antes	Manter dose-padrão de AAS Suspender outros antiagregantes no mínimo 5 dias antes OU trocar por AAS Dupla antiagregação: manter AAS e suspender outros antiagregantes no mínimo 5 dias antes	Manter dose-padrão de AAS Manter outros antiagregantes	Manter dose-padrão de AAS Manter outros antiagregantes

AAS: ácido acetilsalicílico; NACO: novos anticoagulantes orais.

Fonte: Adaptado de Acosta RD *et al.* The management of antithrombotic agents for patients undergoing GI endoscopy. Gastrointest Endosc. 2016 Jan;83(1):3-16.

- Alterações anatômicas na faringe, esôfago e estômago (por exemplo: neoplasias de cabeça e pescoço, esofágicas e gástricas; estenoses; divertículos; alterações de eixo; hérnia de hiato).
- Paciente não colaborativo.
- Necessidade de alocação da sonda de alimentação com extremidade pós-pilórica.

Sobre a preferência entre a via gástrica ou enteral para alimentação, a diretriz para manejo de sondas enterais em pacientes adultos da Sociedade Europeia de Endoscopia Gastrointestinal (*European Society of Gastrointestinal Endoscopy*, ESGE) recomenda que a via gástrica seja a primeira opção, com exceção das seguintes situações; (1) anatomia gástrica alterada/desfavorável; (2) evidências de retar-

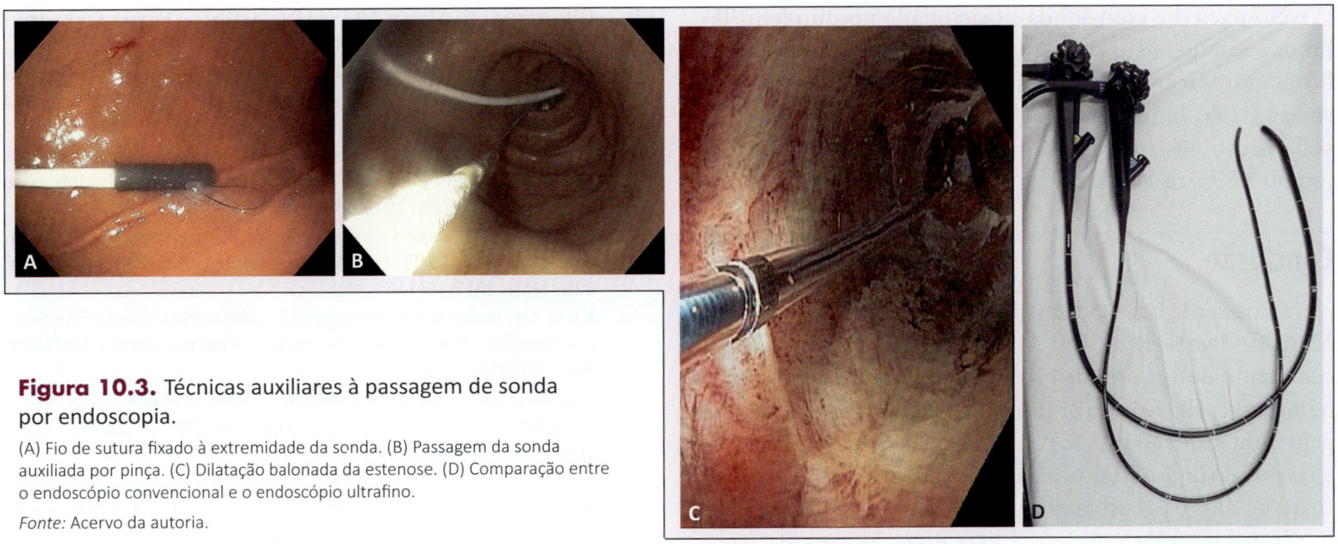

Figura 10.3. Técnicas auxiliares à passagem de sonda por endoscopia.

(A) Fio de sutura fixado à extremidade da sonda. (B) Passagem da sonda auxiliada por pinça. (C) Dilatação balonada da estenose. (D) Comparação entre o endoscópio convencional e o endoscópio ultrafino.

Fonte: Acervo da autoria.

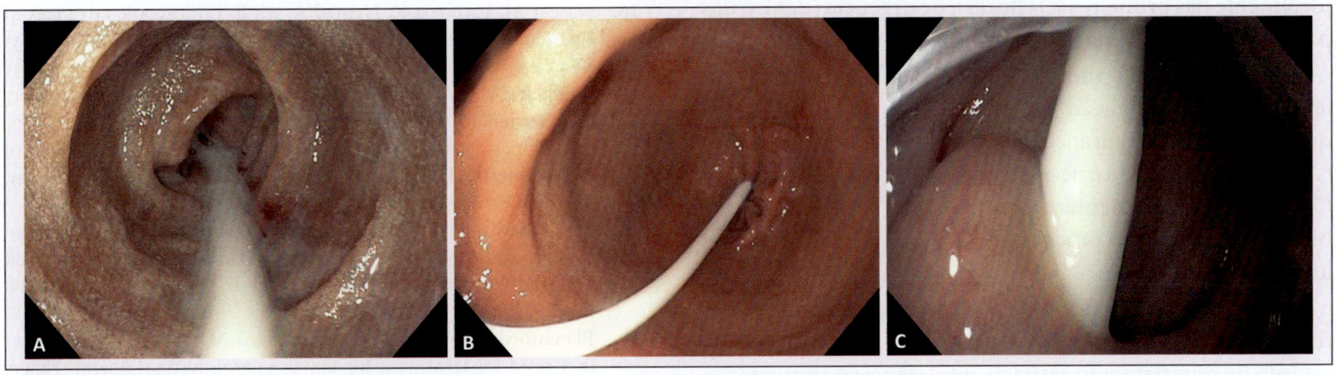

Figura 10.4. Avaliação do adequado posicionamento da sonda por via endoscópica. (A) Segunda porção duodenal; (B) estômago; (C) faringe.

Fonte: Acervo da autoria.

do no esvaziamento gástrico; (3) intolerância à alimentação gástrica; (4) alto risco para broncoaspiração.[5]

Na maioria das vezes, o procedimento endoscópico de passagem da sonda gástrica/enteral ocorre sem dificuldades, sem a necessidade de acessórios adicionais. No entanto, nos casos em que há dificuldade técnica, o endoscopista dispõe de diversos recursos para alcançar o sucesso do procedimento, tais como (**Figura 10.3**):[33]

- Fixação de ponto de sutura na extremidade da sonda e passagem auxiliada por pinça.
- Passagem guiada com auxílio de fio-guia flexível.
- Utilização de endoscópio ultrafino.
- Dilatação de estenoses.

O correto posicionamento da sonda deve ser avaliado ainda durante o procedimento endoscópico, observando se esta se encontra retificada ao longo de todo o trajeto (**Figura 10.4**). Caso isto ocorra, não há necessidade de confirmação radiológica do posicionamento e a sonda está liberada para uso.

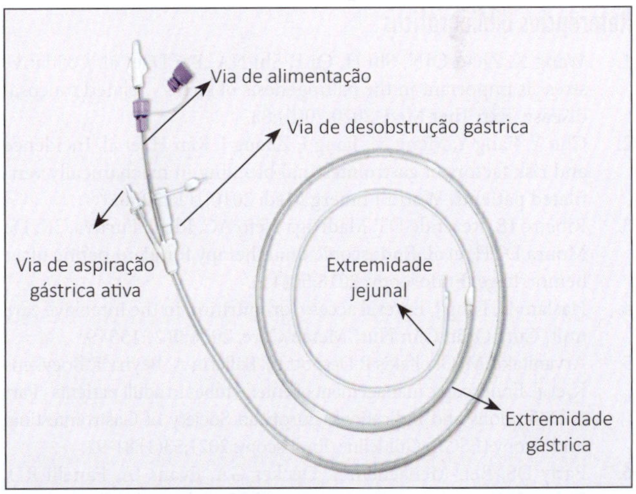

Figura 10.5. Sonda nasogastrojejunal para alimentação enteral e descompressão gástrica.

Fonte: Adaptada a partir de imagem disponível em: https://www.fresenius-kabi.com/gb/products/freka-trelumina-enfit.

No paciente com sonda posicionada no duodeno/jejuno, e que persiste com sintomas de gastroparesia e/ou broncoaspiração, tem-se como alternativa a utilização de sonda triplo lúmen nasogastrojejunal, permitindo a desobstrução gástrica e a alimentação enteral, ao mesmo tempo. (**Figura 10.5**).

Conclusão

O paciente em cuidados intensivos pode necessitar da EDA por diversos motivos. As principais indicações do procedimento neste perfil de pacientes são: (1) investigação de hemorragia digestiva; (2) introdução de sondas de drenagem e/ou alimentação; (3) manejo de eventuais complicações pós-cirúrgicas; (4) investigação de quadros gastrointestinais agudos e persistentes.

A depender da indicação, a EDA pode ser definida como emergencial (quando dever ser realizada dentro de 12 horas; idealmente nas primeiras seis horas), de urgência (dentro das primeiras 24 horas) ou eletiva.

Além da correta indicação, diversos fatores devem ser levados em consideração para a realização de um exame de qualidade e com segurança, tais como: (1) tempo de jejum; (2) sedação adequada e necessidade de proteção da via aérea; (3) exames complementares e correção de eventuais distúrbios previamente ao procedimento; (4) manejo de drogas antitrombóticas.

Por fim, a via gástrica deve ser a via de alimentação preferível, com exceção dos casos de anatomia gástrica alterada, retardo do esvaziamento gástrico, intolerância à alimentação gástrica e alto risco de broncoaspiração. Nestas situações, deve-se dar preferência à via enteral.

Referências bibliográficas

1. Wang X, Zhao QIN, Shi H, Qi F, Shi NA, Bai D, et al. Oxidative stress is important in the pathogenesis of stress - related mucosal disease. Exp Ther Med. 2020;20(5):83.
2. Chu Y, Jiang Y, Meng M, Jiang J, Zhang J, Ren H, et al. Incidence and risk factors of gastrointestinal bleeding in mechanically ventilated patients. World J Emerg Med. 2010;1(1):3236.
3. Ribeiro IB, Rezende DT, Madruga Neto AC, Ide E, Furuya CK, De Moura DTH, et al. Endoscopic dual therapy for giant peptic ulcer hemorrhage. Endoscopy. 2018;50(11).
4. Haslam D, Fang J. Enteral access for nutrition in the intensive care unit. Curr Opin Clin Nutr Metab Care. 2006;9(2):155–9.
5. Arvanitakis M, Gkolfakis P, Despott EJ, Ballarin A, Beyna T, Boeykens K, et al. Endoscopic management of enteral tubes in adult patients - Part 1: Definitions and indications. European Society of Gastrointestinal Endoscopy (ESGE) Guideline. Endoscopy. 2021;53(1):81-92.
6. Early DS, Ben-Menachem T, Decker GA, Evans JA, Fanelli RD, Fisher DA, et al. Appropriate use of GI endoscopy. Gastrointest Endosc. 2012;75(6):1127-31.
7. Lin P-C, Chang C-H, Hsu P-I, Tseng P-L, Huang Y-B. The efficacy and safety of proton pump inhibitors vs histamine-2 receptor antagonists for stress ulcer bleeding prophylaxis among critical care patients: a meta-analysis. Crit Care Med. 2010;38(4):1197-205.
8. Burgos R, Bretón I, Cereda E, Desport JC, Dziewas R, Genton L, et al. ESPEN guideline clinical nutrition in neurology. Clin Nutr. 2018;37(1):354–96.
9. Gill A, Givi B, Moore MG. AHNS Series - Do you know your guidelines?: Assessment and management of malnutrition in patients with head and neck cancer: Review of the NCCN Clinical Practice Guidelines In Oncology (NCCN Guidelines). Head Neck. 2019;41(3):577-83.
10. Singer P, Blaser AR, Berger MM, Alhazzani W, Calder PC, Casaer MP, et al. ESPEN guideline on clinical nutrition in the intensive care unit. Clin Nutr. 2019;38(1):48-79.
11. Arends J, Bachmann P, Baracos V, Barthelemy N, Bertz H, Bozzetti F, et al. ESPEN guidelines on nutrition in cancer patients. Clin Nutr. 2017;36(1):11-48.
12. Kirby DF, Raheem SA, Corrigan ML. Nutritional Interventions in Chronic Intestinal Pseudoobstruction. Gastroenterol Clin North Am. 2018;47(1):209-18.
13. Camilleri M, Parkman HP, Shafi MA, Abell TL, Gerson L. Clinical guideline: management of gastroparesis. Am J Gastroenterol. 2013;108(1):18-37; quiz 38.
14. Merola E, Michielan A, de Pretis G. Optimal timing of endoscopy for acute upper gastrointestinal bleeding: a systematic review and meta-analysis. Intern Emerg Med. 2021;16(5):1331-1340.
15. Laine L. Timing of Endoscopy in Patients Hospitalized with Upper Gastrointestinal Bleeding. N Engl J Med. 2020 ;382(14):1361-1363
16. Naseer M, Lambert K, Hamed A, Ali E. Endoscopic advances in the management of non-variceal upper gastrointestinal bleeding: A review. World J Gastrointest Endosc. 2020;12(1):1-16.
17. Gralnek IM, Dumonceau J-M, Kuipers EJ, Lanas A, Sanders DS, Kurien M, et al. Diagnosis and management of nonvariceal upper gastrointestinal hemorrhage: European Society of Gastrointestinal Endoscopy (ESGE) Guideline. Endoscopy. 2015;47(10):a1-46.
18. de Franchis R. Expanding consensus in portal hypertension: Report of the Baveno VI Consensus Workshop: Stratifying risk and individualizing care for portal hypertension. J Hepatol. 2015;63(3):743-52.
19. Blatchford O, Murray WR, Blatchford M. A risk score to predict need for treatment for upper-gastrointestinal haemorrhage. Lancet (London, England). 2000;356(9238):1318-21.
20. Chirica M, Kelly MD, Siboni S, Aiolfi A, Riva CG, Asti E, et al. Esophageal emergencies: WSES guidelines. World J Emerg Surg. 2019;14:26.
21. Ikenberry SO, Jue TL, Anderson MA, Appalaneni V, Banerjee S, Ben-Menachem T, et al. Management of ingested foreign bodies and food impactions. Gastrointest Endosc. 2011;73(6):1085-91.
22. Brady M, Kinn S, Stuart P. Preoperative fasting for adults to prevent perioperative complications. Cochrane database Syst Rev. 2003;(4):CD004423.
23. De Silva AP, Amarasiri L, Liyanage MN, Kottachchi D, Dassanayake AS, de Silva HJ. One-hour fast for water and six--hour fast for solids prior to endoscopy provides good endoscopic vision and results in minimum patient discomfort. J Gastroenterol Hepatol. 2009;24(6):1095-7.
24. Practice guidelines for preoperative fasting and the use of pharmacologic agents to reduce the risk of pulmonary aspiration: application to healthy patients undergoing elective procedures: an updated report by the American Society of Anesthesiologists Co. Anesthesiology. 2011;114(3):495-511.
25. Early DS, Lightdale JR, Vargo JJ 2nd, Acosta RD, Chandrasekhara V, Chathadi KV et al. Guidelines for sedation and anesthesia in GI endoscopy. Gastrointest Endosc. 2018;87(2):327-37.
26. Hwang JH, Shergill AK, Acosta RD, Chandrasekhara V, Chathadi K V, Decker GA, et al. The role of endoscopy in the management of variceal hemorrhage. Gastrointest Endosc. 2014;80(2):221–7.
27. Pasha SF, Acosta R, Chandrasekhara V, Chathadi KV, Eloubeidi MA, Fanelli R, et al. Routine laboratory testing before endoscopic procedures. Gastrointest Endosc. 2014;80(1):28-33.
28. Slichter SJ. Platelet transfusion therapy. Hematol Oncol Clin North Am. 2007;21(4):697-729, vii.

29. Acosta RD, Abraham NS, Chandrasekhara V, Chathadi K V, Early DS, Eloubeidi MA, et al. The management of antithrombotic agents for patients undergoing GI endoscopy. Gastrointest Endosc. 2016;83(1):3-16.
30. Veitch AM, Vanbiervliet G, Gershlick AH, Boustiere C, Baglin TP, Smith L-A, et al. Endoscopy in patients on antiplatelet or anticoagulant therapy, including direct oral anticoagulants: British Society of Gastroenterology (BSG) and European Society of Gastrointestinal Endoscopy (ESGE) guidelines. Endoscopy. 2016 Apr;48(4):385-402.
31. Baron TH, Kamath PS, McBane RD. Management of antithrombotic therapy in patients undergoing invasive procedures. N Engl J Med. 2013;368(22):2113-24.
32. Bischoff SC, Austin P, Boeykens K, Chourdakis M, Cuerda C, Jonkers-Schuitema C, et al. ESPEN guideline on home enteral nutrition. Clin Nutr. 2020;39(1):5-22.
33. Sakai P, Maluf Filho F, Moura EGH, Martins BC. Tratado de Endoscopia Digestiva - Diagnóstica e Terapêutica - Volume 1 Esôfago 3. Ed. Atheneu; 2015.

capítulo 11

Tratamento de Varizes Esofágicas Sangrantes – Balão de Sengstaken-Blakemore e Endoscopia Terapêutica

Antônio Coutinho Madruga Neto | José Eymard Moraes de Medeiros Filho

Destaques

As varizes esofágicas devem ser classificadas quanto ao seu calibre, em finas, médias e grossas. Já as varizes gástricas e da transição esofagogástrica devem ser classificadas quanto à sua localização.

Varizes esofágicas e gástricas são bem mais frequentes em pacientes com cirrose descompensada do que naqueles com doença hepática compensada. Embora menos frequentes, a hemorragia por varizes gástricas tende a apresentar maior morbimortalidade.

No paciente com hemorragia varicosa, as primeiras devem visar à estabilização clínica, avaliando necessidade de transfusão de hemoderivados, intubação orotraqueal, drogas vasoativas, entre outros pontos.

Após estabilização clínica, a endoscopia deve ser realizada assim que possível, idealmente dentro das primeiras 12 horas. A ligadura elástica é a técnica de escolha para o sangramento oriundo de varizes esofágicas.

Além do manejo do sangramento varicoso agudo, a endoscopia apresenta importância no rastreio de varizes, na profilaxia primária e secundária da hemorragia, no paciente com hipertensão portal.

Introdução

Hemorragia varicosa esofagogástrica (HVEG) ou hemorragia digestiva alta (HDA) varicosa é uma emergência médica, cuja origem está relacionada à hipertensão portal, seja ela sinusoidal ou hepática (por exemplo, doença hepática crônica avançada), pré-sinusoidal ou pré-hepática (por exemplo, esquistossomose ou trombose de veia porta), ou pós-sinusoidal ou pós-hepática (por exemplo, síndrome de Budd-Chiari).[1,2] Por se tratar de evento potencialmente catastrófico e fatal, a HVEG deve ser manejada com celeridade, geralmente requerendo uma abordagem multidisciplinar, que pode envolver intervenções medicamentosas, endoscópicas, percutâneas e/ou cirúrgicas.[3]

Fisiopatologia

Hipertensão portal (HP) é resultado de diversas patologias que afetam a circulação esplânica pré-hepática, hepática ou pós-hepática; no mundo ocidental a hipertensão sinusoidal causada pela cirrose hepática é a causa mais comum de hipertensão portal.[3,4] Na cirrose hepática, alterações estruturais no parênquima hepático, como cicatrizes, nódulos de regeneração e trombose microvascular, causam aumento da resistência vascular intra-hepática, e, por conseguinte, hipertensão portal.[3,5] A HP é uma grave consequência da cirrose hepática, resultando em diversas complicações, tais como, ascite, HVEG e encefalopatia.[2]

Quando a pressão no sistema portal é significantemente elevada (gradiente portal da veia hepática [GPVH] > 10 mmHg), há o desenvolvimento de circulação colateral, pela recanulação de canais vasculares embrionários, reversão do fluxo em veias já formadas e/ou por meio de neovascularização.[6] Em associação com outros mecanismos, como aumento da produção de substâncias vasodilatadoras e diminuição da reposta aos vasoconstrictores, a hipertensão portal é transmitida, através dos vasos colaterais, até as veias submucosas e subepiteliais, levando à formação das varizes esofagogástricas.[3]

Anatomia

Já foram publicadas diversas formas de classificar as varizes esofágicas, levando-se em consideração diversos fatores, tais como, tamanho, coloração, tortuosidade, localização, presença de manchas vermelhas, entre outros.[7] No entanto, visando a uma padronização simplificada, o Consenso sobre Hipertensão Portal – BAVENO VII orienta a estratificação em alto risco para sangramento (varizes de médio e grosso calibre ou com manchas vermelhas) e baixo risco para sangramento (varizes de fino calibre sem manchas vermelhas).[1,2] As varizes podem ser classificadas quanto ao tamanho da seguinte forma (**Figura 11.1**):[10-12]

- Fino calibre: veias retilíneas, que causam mínima impressão na mucosa esofágica.
- Médio calibre: veias tortuosas, porém ocupando menos de um terço da luz esofágica.
- Grosso calibre: veias tortuosas, às vezes de conformação nodular, ocupando mais de um terço da luz esofágica.

Segundo o Consenso para Diagnóstico e Tratamento da Hemorragia Varicosa, da Sociedade Europeia de Endoscopia Gastrointestinal (ESGE), a nomenclatura padrão que deve ser usada para as varizes gástricas é a Classificação de Sarin (**Figura 11.2**):[1,13]

- GOV-1 (*gastro-oesophageal varices-1*; varizes gastroesofágicas tipo 1): continuação de varizes esofágicas que se estendem pela pequena curvatura do estômago.
- GOV-2 (*gastro-oesophageal varices-2*; varizes gastroesofágicas tipo 2): continuação de varizes esofágicas que se estendem pelo fundo e pela grande curvatura do estômago.
- IGV-1 (*isolated gastric varices-1*; varizes gástricas isoladas tipo 1): ocorrem na ausência de varizes esofágicas e ocorrem no fundo gástrico.
- IGV-2 (*isolated gastric varices-2*; varizes gástricas isoladas tipo 2): ocorrem na ausência de varizes esofágicas e localizam-se em outros locais do estômago (corpo, antro ou piloro).

Epidemiologia

Varizes esofágicas estão presentes em 30% a 40% dos pacientes com cirrose compensada, porcentagem que se eleva até 85% em pacientes descompensados. A chance de hemorragia varicosa é aproximadamente 10% a 15% ao ano, com uma mortalidade associada em seis meses de 15% a 25%. A recorrência do sangramento nos pacientes mantidos sem tratamento é de cerca de 60%.[3,6]

A prevalência de varizes gástricas é estimada entre 17% e 25% dos pacientes com HP.[5,14,15] Embora menos prevalente, o sangramento varicoso oriundo de varizes gástricas tende a ser mais grave, com maior necessidade de hemotransfusão e maior morbimortalidade.

Tratamento

O manejo das varizes relacionadas à hipertensão portal é complexo e multidisciplinar, envolvendo diversas equipes médicas, emergencistas, intensivistas, hepatologistas,

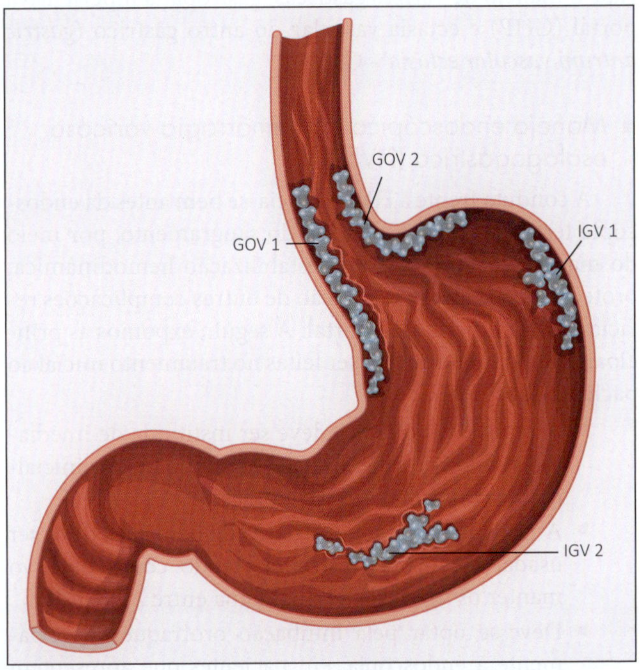

Figura 11.2. Classificação de Sarin para varizes gástricas e da transição esofagogástrica.

GOV-1: *gastro-oesophageal varices-1,* varizes gastroesofágicas tipo 1; GOV-2: *gastro-oesophageal varices-2,* varizes gastroesofágicas tipo 2; IGV-1: *isolated gastric varices-1,* varizes gástricas isoladas tipo 1; IGV-2: *isolated gastric varices-2,* varizes gástricas isoladas tipo 2.

Fonte: Gralnek IM, Camus Duboc M, Garcia-Pagan JC, Fuccio L, Karstensen JG, Hucl T, *et al.* Endoscopic diagnosis and management of esophagogastric variceal hemorrhage: European Society of Gastrointestinal Endoscopy (ESGE) Guideline. Endoscopy. 2022;54(11):1094-1120.

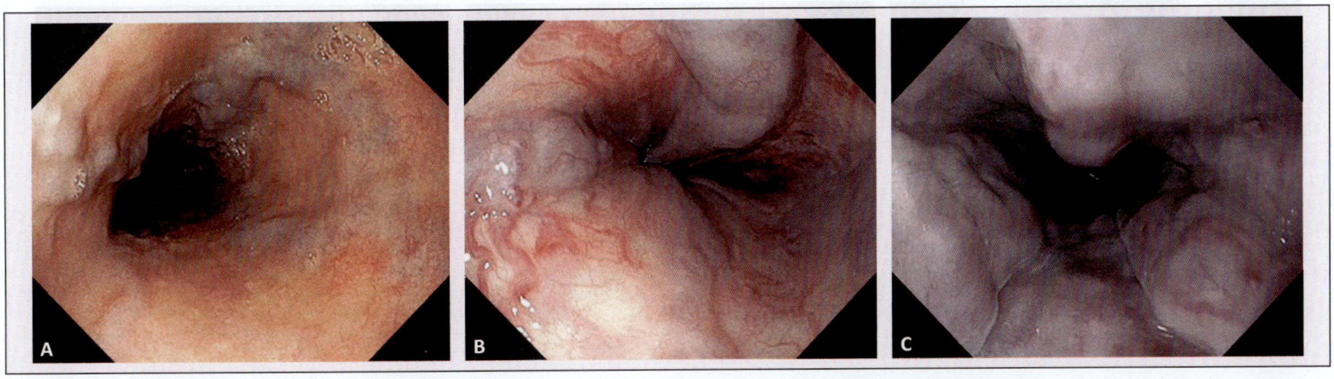

Figura 11.1. Varizes esofágicas. (A) Varizes de fino calibre; (B) varizes de médio calibre; (C) varizes de grosso calibre, com manchas vermelhas presentes.

Fonte: Acervo da autoria.

endoscospitas, radiologistas intervencionistas, cirurgiões. Inúmeras variáveis influenciam na escolha do método terapêutico, tais como, caso eletivo ou urgência, estado da doença hepática, localização e características das varizes, disponibilidade de recursos humanos e materiais, entre outros.

Cenários para terapia endoscópica

Neste capítulo, o foco está direcionado para o manejo endoscópico da hemorragia varicosa esofagogástrica (HVEG). Outros pontos que serão abordados brevemente são o papel da endoscopia na profilaxia primária e secundária e o manejo de varizes gástricas, gastropatia hipertensiva portal (GHP) e ectasia vascular do antro gástrico (*gastric antrum vascular ectasia* - GAVE).

Manejo endoscópico da hemorragia varicosa esofagogástrica (HVEG)

A conduta frente à HVEG inicia-se bem antes da endoscopia terapêutica para controle do sangramento, por meio do manejo clínico visando à estabilização hemodinâmica, proteção de via área e prevenção de outras complicações relacionadas à hipertensão portal. A seguir, expomos as principais medidas que devem ser feitas no tratamento inicial ao paciente com HVEG:[1,2]

- A reposição volêmica deve ser instituída de imediato, visando à estabilização hemodinâmica, inicialmente com soluções cristaloides.
- A transfusão de concentrados de hemácias deve ser usada, de forma "restritiva", tendo como objetivo manter os níveis de hemoglobina entre 7 e 8 g/dL.
- Deve-se optar pela intubação orotraqueal, previamente à endoscopia, em pacientes que apresentem alteração do nível de consciência e/ou que estejam apresentando hematêmese franca; a extubação deve ser realizada assim que possível após a endoscopia.
- Na suspeita de HVEG, drogas vasoativas esplâncnicas (terlipressina, octreotide, somatostatina) devem ser prescritas o mais breve possível, e mantidas por três a cinco dias.
- Antibioticoprofilaxia é parte primordial no tratamento do paciente cirrótico com HVEG e deve ser introduzida desde a admissão.

Após a estabilização hemodinâmica, a endoscopia deve ser realizada idealmente dentro das primeiras 12 horas. O uso de procinético endovenoso, especificamente a eritromicina, 30 a 120 minutos antes da endoscopia, é recomendado, visto que auxilia no esvaziamento gástrico, permitindo uma melhor avaliação endoscópica.[1,2] Embasando a indicação da endoscopia dentro das primeiras 12 horas, temos uma metanálise, incluindo quase 3.000 pacientes com doença hepática crônica avançada (DHCA) e hemorragia varicosa, que demonstrou que a mortalidade geral é significantemente menor no grupo da endoscopia precoce (< 12 horas) em relação ao grupo de endoscopia tardia (> 12 horas) (OR = 0,96; p = 0,03).[16]

O diagnóstico endoscópico de hemorragia varicosa aguda pode ser feito ao identificar-se sangramento ativo oriundo de variz ou sinais de sangramento recente ("sinal do mamilo", correspondendo ao tampão fibrinoplaquetário recobrindo o ponto de ruptura) (**Figura 11.3**).[1]

No manejo endoscópico do sangramento oriundo de varizes esofágicas, a ligadura com bandas elásticas (LBE) (**Figura 11.4**) mantém-se como terapia de primeira linha.[1,2] Em relação à escleroterapia, a LBE resulta em maior taxa de controle hemostático (RR 1,08; IC95%: 1,02-1,15), menor mortalidade RR 0,72; IC95%: 0,54-0,97), menor taxa de eventos adversos (RR 0,29 IC95%: 0,20-0,44), associado a um maior risco de ressangramento nos pacientes submetidos a escleroterapia (RR 1,41; IC95%: 1,03-1,94).[17] Ademais, a combinação de escleroterapia e LBE mostrou maior taxa de eventos adversos do que LBE isoladamente, sem diferença significativa em relação aos demais desfechos.[17] Em geral, são aplicadas 5 a 6 bandas elásticas, incluindo o ponto de ruptura ou local de sangramento ativo, e as demais a partir da transição esofagogástrica prosseguindo proximalmente em espiral.

Em pacientes que persistem com sangramento, após tratamento endoscópico e manejo clínico, o procedimento intervencionista de anastomose portossistêmica intra-hepática

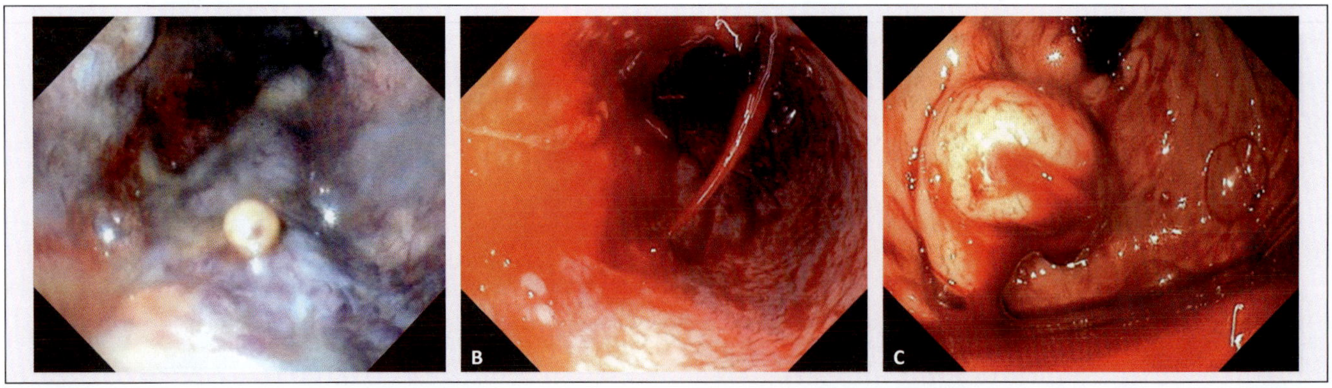

Figura 11.3. Sinais endoscópicos de sangramento varicoso ativo ou recente. (A) Ponto de ruptura em variz esofágica, recoberto por tampão fibrinoplaquetário ("sinal do mamilo"); (B) sangramento ativo em variz esofágica; (C) sangramento ativo em variz no fundo gástrico.
Fonte: Acervo da autoria.

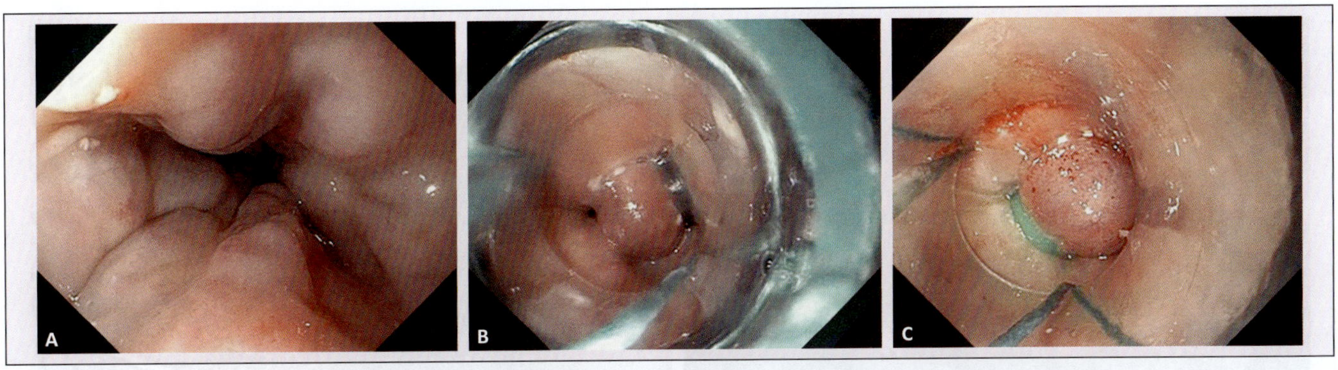

Figura 11.4. Tratamento endoscópico de varizes esofágicas com ligadura com bandas elásticas.

(A) Avaliação das varizes esofágicas previamente à ligadura; (B) ligadura elástica de variz esofágica; (C) a penúltima liga do *kit* de ligadura apresenta cor distinta em relação às demais, "alertando" ao endoscopista que há apenas uma liga restante.

Fonte: Acervo da autoria.

transjugular (TIPS) é o procedimento de resgaste definitivo.[1,2] Como procedimento "em ponte" até realização do procedimento terapêutico definitivo, temos como opções o uso de próteses metálicas autoexpansíveis (PMAE) específicas e o tamponamento com balão de Sengstaken-Blakemore (BSB) (**Figuras 11.5 e 11.6**).[1,2,18] Os dados comparativos entre estes dois métodos são escassos, porém o único estudo randomizado demonstrou maior taxa de controle do sangramento, menor necessidade de hemotransfusão e menor ocorrência de eventos adversos com o uso de PMAE; não houve diferença em relação à sobrevida em seis semanas.[19] Assim, a PMAE deve ser a escolha em relação ao BSB, a menos que a prótese não esteja disponível ou não haja equipe com *expertise* no procedimento. Ademais, a prótese pode ser mantida por até 14 dias, enquanto o BSB deve ser mantido insuflado por no máximo 24 horas (idealmente seis horas), até o tratamento definitivo, para se evitar lesão isquêmica do esôfago.[1] Detalharemos brevemente a técnica de introdução do BSB, visto que muitas vezes o médico intensivista ou emergencista será o responsável por realizar este procedimento:

- Testar se os balões esofágico e gástrico estão insuflando adequadamente.
- Realizar a intubação orotraqueal, previamente à passagem do BSB.
- Introduzir a sonda, com os balões desinsuflados, cerca de 60 a 70 cm, até a câmara gástrica.
- Confirmar a localização da sonda no estômago, antes da insuflação do balão gástrico; isto pode ser feito de três formas:
  - Exame físico: injetar ar pela via de aspiração do balão e auscultar a região do epigástrio; método mais prático.
  - Método endoscópico: quando o balão é introduzido com auxílio da endoscopia, é possível confirmar, pela visão endoscópica, seu posicionamento no estômago; método mais acurado.
  - Método radiológico: insuflar o balão gástrico com ar, sob controle radiológico, e observar seu correto posicionamento na câmara gástrica.
- Após confirmação da sonda no estômago, insuflar o balão gástrico com 250 mL de ar.
- Tracionar a sonda, para que o balão gástrico insuflado exerça pressão suficiente na região da cárdia, tamponando eventual sangramento de varizes do fundo gástrico ou transição esofagogástrica; esta tração geralmente é mantida montando-se um sistema de pêndulo, prendendo-se um objeto (geralmente um frasco de solução salina de 500 mL) à sonda.
- Insuflar o balão gástrico até um terço do valor da pressão arterial sistólica do paciente (em torno de 30 a 35 mmHg).
- Manter a via de aspiração conectada a um coletor, para permitir a drenagem do conteúdo gástrico; há uma variação do BSB, denominada balão de Minnesota, que apresenta uma via adicional, para aspiração do esôfago.

Embora haja escassos estudos, outra alternativa para o tratamento temporário da hemorragia varicosa é a terapia endoscópica com pó hemostático, que pode propiciar uma estabilização mais rápida do paciente, quando a terapia endoscópica definitiva não está disponível ou acontece falha no controle hemostático.[1,20]

Após resolução do quadro agudo, os pacientes devem ser mantidos em protocolo de profilaxia secundária da HVEG, conforme descrito a seguir, com realização de sessões de tratamento endoscópico, a cada uma a quatro semanas, até erradicação das varizes.[1,2]

Rastreio e profilaxia primária

A *priori*, pacientes com doença hepática crônica avançada (DHCA) compensada (rigidez hepática < 20 kPa à elastografia ou contagem de plaquetas > 150 x 19^9/L), a endoscopia digestiva alta de rastreio pode ser evitada. Já em pacientes com doença descompensada ou aqueles com doença hepática compensada, sem profilaxia com betabloqueador, deve-se realizar a endoscopia de rastreio visando identificar varizes esofagogástricas de alto risco (médio ou grosso calibre, ou fino calibre com manchas vermelhas).[1,2]

A profilaxia primária deve ser realizada em pacientes com DHCA compensada que apresentam hipertensão portal clinicamente significante (GPVH > 10 mmHg e/ou rigidez

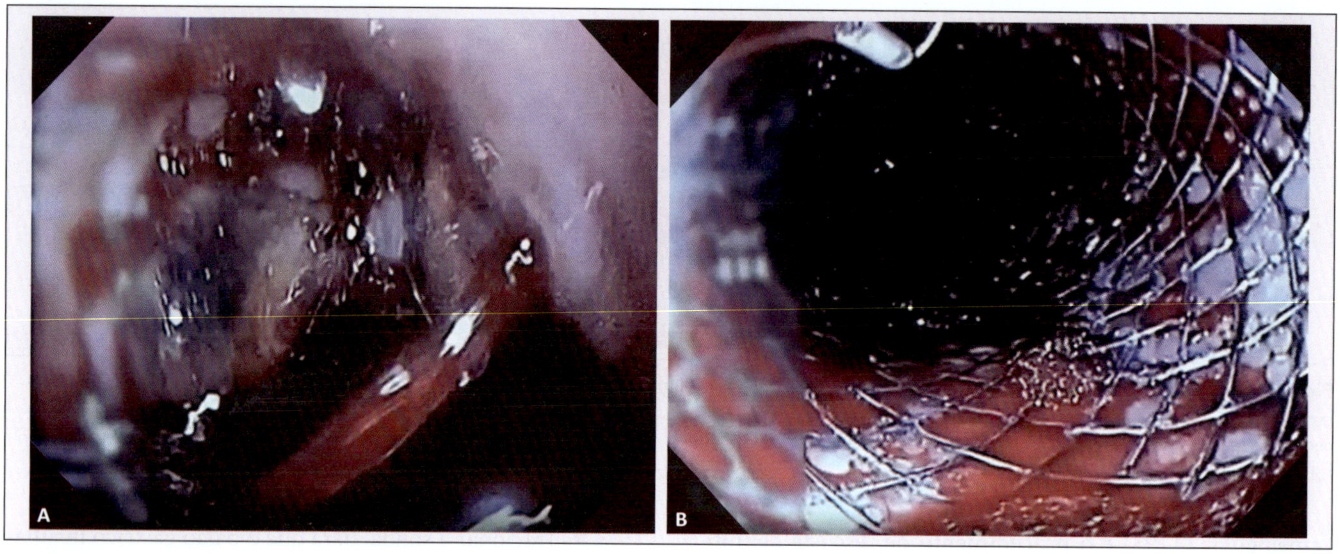

Figura 11.5. Prótese metálica autoexpansível (PMAE) para tratamento de hemorragia varicosa.
(A) Sangramento ativo oriundo de variz esofágica; (B) aspecto final do esôfago após passagem da PMAE.
Fonte: Acervo da autoria.

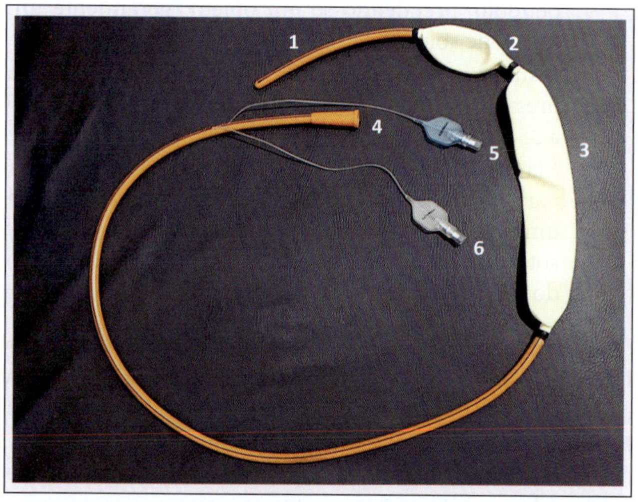

Figura 11.6. Balão de Sengstaken-Blakemore.
(1) Extremidade multiperfurada para drenagem gástrica; (2) balão gástrico; (3) balão esofágico; (4) via para drenagem gástrica; (5) válvula de insuflação do balão esofágico; (6) válvula de insuflação do balão gástrico.
Fonte: Acervo da autoria.

hepática > 25 kPa), pelo do uso de betabloqueadores não seletivos (BBNS). Em pacientes com contraindicação ou intolerância ao uso de BBNS, a profilaxia primária pode ser feita por meio de métodos endoscópicos, preferencialmente a ligadura elástica. Deve-se repetir as sessões de ligadura a cada duas a quatro semanas, até a erradicação das varizes.[1,2]

■ Profilaxia secundária

A combinação do tratamento endoscópico com ligadura elástica, associado ao uso de BBNS permanece como terapia de primeira linha para a prevenção da recorrência naqueles pacientes que já apresentaram episódio de hemorragia de origem de varizes esofágicas.[1,2] Em casos de intolerância ou contraindicação a um dos métodos profiláticos (BBNS e terapia endoscópica), o outro método deve ser mantido isoladamente.[1,2] Escleroterapia com solução de etanolamina é uma opção em situações em que a ligadura elástica é tecnicamente inviável, como na presença de múltiplas retrações cicatriciais.[3] Nos casos de hemorragia recorrente mesmo na vigência da profilaxia secundária combinada (BBNS e terapia endoscópica), TIPS é a terapia de escolha.[1,2]

■ Manejo das varizes gástricas

Para o sangramento oriundo de varizes do fundo gástrico (Sarin IGV-1) ou esofágicas que se estendem para o fundo gástrico (Sarin GOV-2), tanto o Consenso BAVENO quanto a ESGE recomendam a injeção da substância adesiva cianoacrilato como terapia de escolha (**Figura 11.7**).[1,2] Em recente metanálise de estudos randomizados, comparando o cianoacrilato com outras terapias endoscópicas no tratamento das varizes gástricas, o uso do cianoacrilato foi associado a menor mortalidade geral, menor taxa de ressangramento, e com incidência de efeitos adversos semelhantes.[21]

Em caso de sangramento oriundo de prolongamento para pequena curvatura gástrica de variz esofágica (Sarin GOV-1), tanto o tratamento endoscópico com ligadura elástica quanto a injeção de cianoacrilato são opções.[1,2] Em um estudo randomizado com 150 pacientes apresentando sangramento oriundo de varizes GOV-1, o cianoacrilato apresentou taxa mais alta de controle de sangramento e menor tempo para se alcançar a hemostasia, em comparação à ligadura elástica, com uma taxa de eventos adversos semelhantes ao grupo; no entanto, a sobrevida no seguimento de seis meses foi significantemente mais alta nos pacientes tratados com ligadura elástica.[22]

A terapia guiada por ecoendoscopia é outra opção no manejo do sangramento oriundo de varizes gástricas, em locais com recursos humanos e materiais disponíveis.[1] Com o acesso ecoguiado, a embolização combinada de molas com

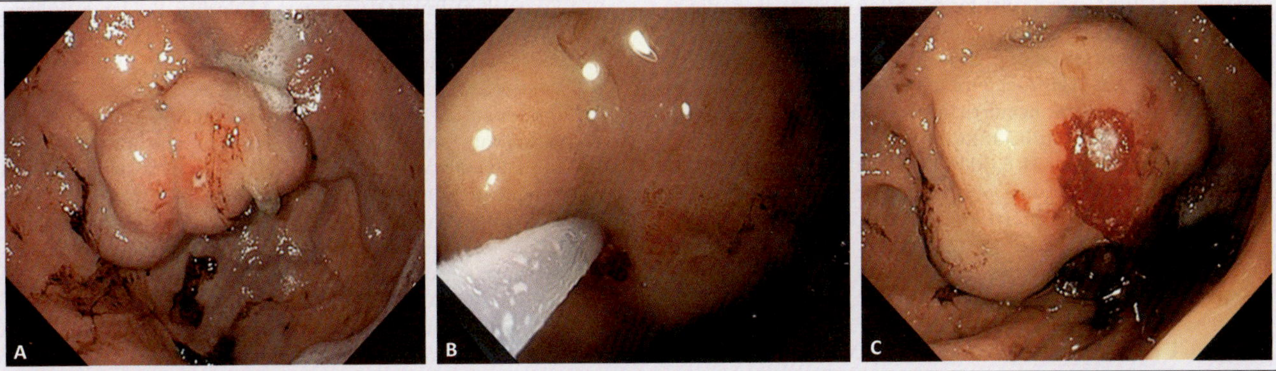

Figura 11.7. Tratamento endoscópico de variz gástrica com substância adesiva cianoacrilato.

(A) Variz gástrica com ponto de ruptura; (B) injeção de cianoacrilato em variz gástrica; (C) aspecto final da variz gástrica após injeção de cianoacrilato.

Fonte: Acervo da autoria.

cianoacrilato destaca-se como a técnica a ser escolhida, em comparação aos métodos isolados (molas ou cianoacrilato).[23]

Em casos de falha do tratamento endoscópico na hemorragia por varizes gástricas, a opções terapêuticas de resgate são o TIPS e a obliteração transvenosa retrógrada com balão (BRTO).[1,2]

No tocante à profilaxia primária e secundária de varizes gástricas, os estudos são escassos levando a recomendações com fraca força de evidências. Os BBNS devem ser a terapia de escolha para a prevenção da primeira descompensação; nos pacientes com intolerância ou contraindicação aos BBNS, são opções: (1) não realizar nenhuma terapia; (2) injeção de cianoacrilato ou (3) terapia ecoguiada combinada com molas e cianoacrilato.[1,2] De forma individualizada, a profilaxia secundária deve-se basear na *expertise* dos profissionais e nos recursos disponíveis; em geral, recomenda-se o uso de BBNS associado a algum método terapêutico para erradicação das varizes gástricas (injeção de cianoacrilato ou terapia ecoguiada combinada com molas e cianoacrilato).[1]

Manejo da gastropatia hipertensiva portal (GHP) e ectasia vascular do antro gástrico (GAVE)

O uso de BBNS permanece como terapia de primeira linha para prevenir sangramento recorrente ou perda sanguínea obscura. Em caso de sangramento recorrente, indicam-se terapias endoscópicas: para a GHP, a coagulação com plasma de argônio e pó hemostático são opções; para a GAVE, podem ser utilizados a coagulação com plasma de argônio, ligadura elástica ou ablação com radiofrequência. TIPS é opção nos casos refratários aos BBNS e métodos endoscópicos.[2]

Conclusão

A HVEG é uma condição potencialmente fatal que exige celeridade no seu manejo, geralmente de forma multidisciplinar.

Após as medidas de estabilização clínica, a endoscopia apresenta papel fundamental no controle da HVEG. A técnica de ligadura com bandas elásticas é a primeira opção no tratamento da hemorragia por varizes esofágicas; em caso de varizes gástricas, dar-se preferência à injeção da substância adesiva cianoacrilato. Nos casos que persistência com sangramento a despeito do tratamento endoscópico, o procedimento intervencionista de anastomose TIPS é o procedimento de resgaste definitivo. O balão de Sengstaken-Blakemore e próteses metálicas dedicadas são opções de terapia "em ponte" até a realização do tratamento definitivo.

Além da HVEG, a endoscopia apresentou importância em outras situações relacionadas ao paciente com hipertensão portal, tais como rastreio de varizes esofagogástricas e profilaxias primária e secundária.

Referências bibliográficas

1. Gralnek IM, Camus Duboc M, Garcia-Pagan JC, Fuccio L, Karstensen JG, Hucl T, et al. Endoscopic diagnosis and management of esophagogastric variceal hemorrhage: European Society of Gastrointestinal Endoscopy (ESGE) Guideline. Endoscopy. 2022;54(11):1094-1120.
2. de Franchis R, Bosch J, Garcia-Tsao G, Reiberger T, Ripoll C, Abraldes JG, et al. Baveno VII – Renewing consensus in portal hypertension. J Hepatol. 2022;76(4):959-974.
3. Nett A, Binmoeller KF. Endoscopic Management of Portal Hypertension-related Bleeding. Vol. 29, Gastrointestinal Endoscopy Clinics of North America. W.B. Saunders; 2019. p. 321-37.
4. Bloom S, Kemp W, Lubel J. Portal hypertension: pathophysiology, diagnosis and management. Intern Med J. 2015;45(1):16-26.
5. Garcia-Tsao G, Abraldes JG, Berzigotti A, Bosch J. Portal hypertensive bleeding in cirrhosis: Risk stratification, diagnosis, and management: 2016 practice guidance by the American Association for the study of liver diseases. Hepatology. 2017;65(1):310-35.
6. Sharma M, Rameshbabu CS. Collateral Pathways in Portal Hypertension. J Clin Exp Hepatol. 2012;2(4):338-52.
7. Paquet K, Oberhammer E. Sclerotherapy of Bleeding Oesophageal Varices by Means of Endoscopy. Endoscopy. 1978;10(01):7-12.
8. Beppu K, Inokuchi K, Koyanagi N, Nakayama S, Sakata H, Kitano S, et al. Prediction of variceal hemorrhage by esophageal endoscopy. Gastrointest Endosc. 1981;27(4):213-8.
9. Palmer ED, Brick IB. Correlation between the severity of esophageal varices in portal cirrhosis and their propensity toward hemorrhage. Gastroenterology. 1956;30(1):85-90.
10. Idezuki Y. General rules for recording endoscopic findings of esophagogastric varices (1991). World J Surg. 1995;19(3):420–2.
11. Garcia-Tsao G, Sanyal AJ, Grace ND, Carey W. Prevention and management of gastroesophageal varices and variceal hemorrhage in cirrhosis. Hepatology. 2007;46(3):922-38.

12. Inokuchi K. The General rules for recording endoscopic findings on esophageal varices. Jpn J Surg. 1980;10(1):84-7.
13. Sarin SK, Kumar A. Gastric varices: profile, classification, and management. Am J Gastroenterol. 1989;84(10):1244-9.
14. Kim T. Risk factors for hemorrhage from gastric fundal varices. Hepatology. 1997;25(2):307-12.
15. Henry Z, Patel K, Patton H, Saad W. AGA Clinical Practice Update on Management of Bleeding Gastric Varices: Expert Review. Clin Gastroenterol Hepatol. 2021;19(6):1098-1107.e1.
16. Bai Z, Wang R, Cheng G, Ma D, Ibrahim M, Chawla S, et al. Outcomes of early versus delayed endoscopy in cirrhotic patients with acute variceal bleeding: a systematic review with meta--analysis. Eur J Gastroenterol Hepatol. 2021;33(1S):e868-76.
17. Onofrio F de Q, Pereira-Lima JC, Valença FM, Azeredo-da-Silva ALF, Tetelbom Stein A. Efficacy of endoscopic treatments for acute esophageal variceal bleeding in cirrhotic patients: systematic review and meta-analysis. Endosc Int Open. 2019;07(11):E1503-14.
18. Luz GO, Matuguma SE, Madruga Neto AC, Ribeiro IB, Dal Bello F, de Moura DTH, et al. A novel technique in the management of refractory variceal bleeding. Endoscopy. 2020;52(4).
19. Escorsell À, Pavel O, Cárdenas A, Morillas R, Llop E, Villanueva C, et al. Esophageal balloon tamponade versus esophageal stent in controlling acute refractory variceal bleeding: A multicenter randomized, controlled trial. Hepatology. 2016;63(6):1957-67.
20. Ibrahim M, El-Mikkawy A, Abdel Hamid M, Abdalla H, Lemmers A, Mostafa I, et al. Early application of haemostatic powder added to standard management for oesophagogastric variceal bleeding: a randomised trial. Gut. 2019;68(5):844-53.
21. Chirapongsathorn S, Manatsathit W, Farrell A, Suksamai A. Safety and efficacy of endoscopic cyanoacrylate injection in the management of gastric varices: A systematic review and meta⊠ analysis. JGH Open. 2021;5(9):1047-55.
22. el Amin H, Abdel Baky L, Sayed Z, Abdel Mohsen E, Eid K, Fouad Y, et al. A randomized trial of endoscopic variceal ligation versus cyanoacrylate injection for treatment of bleeding junctional varices. Trop Gastroenterol. 31(4):279-84.
23. McCarty T, Bazarbashi A, Hathorn K, Thompson C, Ryou M. Combination therapy versus monotherapy for EUS-guided management of gastric varices: A systematic review and meta-analysis. Endosc Ultrasound. 2020;9(1):6.

capítulo 12

Paracentese, Punção, Drenagem e Lavagem Peritoneais

Cláudio Piras

Introdução

Procedimentos invasivos ou minimamente invasivos na cavidade abdominal são frequentes em pacientes críticos, em geral decorrentes da presença de líquido intra-abdominal, infectado ou não, que levem a ocupar espaço, podendo gerar situações de risco para o paciente. Entre elas, peritonites bacterianas, abscessos e extravasamento de líquido digestivo em perfurações de alças intestinais, levando à disfunções orgânicas e à morte, se não diagnosticadas e tratadas precocemente. Outra situação especial, vem a ser o acúmulo destes líquidos em volume que possa exceder a complacência da parede abdominal e gerar aumento de pressão intracavitária com comprometimento funcional de vários órgãos, como ocorre na síndrome compartimental do abdome.

Várias causas e vários procedimentos existem. Entretanto, vamos nos ater àqueles que permitem a evacuação de líquido peritoneal com possibilidade de desenvolver pressões elevadas intra-abdominais e aqueles de retirem líquidos infectados, bloqueados (localizados) ou não (difusos), com potencial para levar a quadros de sepse ou choque séptico. Será objetivo deste capítulo, também, descrever procedimentos que permitam utilizar o líquido peritoneal para diagnóstico de lesões viscerais maciças ou ocas da cavidade abdominal, decorrentes de traumas abertos ou fechados. Portanto este capítulo abrangerá a paracentese abdominal, a punção abdominal, a drenagem abdominal e a lavagem peritoneal diagnóstica.

Paracentese

A paracentese abdominal é um procedimento realizado à beira do leito com várias finalidades, entre elas o diagnóstico de condições patológicas como infecções e neoplasias; alívio de tensões aumentadas na cavidade abdominal que podem levar a sintomas angustiantes com a dispneia; terapêutica em casos de síndrome compartimental do abdome com comprometimento do retorno venoso, restrição de expansão pulmonar, aumento da pressão intracraniana e lesão renal aguda. Uma das indicações mais frequentes da paracentese abdominal é a ascite em pacientes portadores de disfunção hepática grave.[1,2]

Indicações[2,3]

As principais indicações da paracentese são:

- Ascite recente ou nova
- Diagnóstico de peritonite bacteriana
- Diagnóstico de patologia intra-abdominal por coleta de líquido peritoneal
- Diminuição da pressão intra-abdominal

Dentre as indicações destacaremos algumas evidências da literatura. A paracentese, e subsequente envio para análise do líquido peritoneal, é fator importante na confirmação ou exclusão de peritonite bacteriana primária ou espontânea (PBE) em pacientes cirróticos. Seu diagnóstico precoce e tratamento adequado se relacionam com menores taxas de mortalidade.[4,5] Outros autores identificaram que a paracentese em pacientes cirróticos melhorava a hemodinâmica do sistema porta e diminuía o risco de desenvolvimento de PBE.[6] Quanto à possibilidade de a paracentese ser a causa de peritonite bacteriana,[5] estudo sobre o tema concluiu que a paracentese não se relacionou com aumento de complicações infecciosas.[7] A paracentese com método auxiliar na redução da pressão intra-abdominal (PIA) tem sido descrita por vários autores, onde o aumento da PIA se relacionava à várias causas como queimaduras[8] e cirrose em estágios avançados.[9]

Contraindicações[3,10,11]

- Absoluta
  - Abdome agudo com indicação de procedimento cirúrgico.

Relativas

- Volumes pequenos de líquido
- Hipovolemia
- Trombocitopenia grave
- Coagulopatia
- Gravidez
- Celulite da parede abdominal
- Distensão aérea intestinal
- Cirurgias abdominais ou pélvicas prévias
- Visceromegalias
- Distensão vesical

O líquido peritoneal tem, normalmente, cerca de 50 mL que ficam livres dentro da cavidade abdominal.[2] Seu aumento está associado a várias condições, em especial com a doença hepática, doenças malignas, falência cardíaca, nefropatias, tuberculose e doença pancreática.[2] Em algumas situações, apesar da importância de se obter esse líquido peritoneal para o diagnóstico da condição patológica presente, o volume não é suficiente para que a punção abdominal às cegas (sem auxílio de imagem) seja feita de forma segura. Nesses casos, o uso da ultrassonografia (US) ou da tomografia computadorizada (TC) tem se mostrado eficaz e segura, reduzindo em muito as complicações deste procedimemento.[2,12,13,14] O padrão-ouro para guiar a punção é a US.[2] A US melhora a acurácia do procedimento, reduz a taxa de sangramento, reduz a taxa de complicações, possui um menor custo, menor tempo de permanência hospitalar e tem impacto positivo na mortalidade.[13] Mercaldi e Lane (2013) estudaram 69.859 paracenteses e encontraram redução da taxa de sangramento, com o uso da US, de 68% e um tempo de internação maior em 4,3 dias para os que desenvolveram essa complicação.[13]

Complicações

Entre as complicações associadas à paracentese destacam-se:[1,2,3,10,15,16]

- Hipotensão
- Sangramento
- Perfuração intestinal
- Infecções localizadas (no sítio da punção ou intra-abdominal)
- Peritonite
- Hematoma na parede abdominal
- Hemoperitônio
- Persistência de vazamento de líquido pelo orifício da punção

A análise de casos de sangramento decorrentes da paracentese, por autores variados, obteve uma taxa de sangramento geral de 0,8%[13] e de sangramento grave de 0,19%.[15] O sangramento grave associou-se a uma mortalidade de 0,016%.[15] O risco de sangramento foi associado à doença hepática avançada e à plaquetopenia (< 50.000/mm^3). O alargamento do tempo de protrombina não teve relação com sangramento nas paracenteses.[15,16] A incidência de infecção na parede abdominal pode ser diminuída a valores insignificantes, se a técnica de assepsia e antissepsia rigorosas for adotada. O risco de perfuração de vísceras pode ser minimizado com o esvaziamento da bexiga urinária e o uso do US.[2] Deve-se evitar áreas próximas a incisões cirúrgicas prévias para realizar a paracentese.[2,10] No caso de persistência de vazamento de líquido pelo orifício da punção para realização da paracentese, compressão por alguns minutos (dois a três minutos) e a manutenção de um curativo compressivo por algumas horas deve solucionar o problema.[11] Nos casos refratários, a utilização de um ponto no orifício da punção pode ser suficiente.[2] A prevenção desta complicação pode ser a tração da pele para a punção, que ao ser desfeita deixa o orifício da pele em local diverso daquele que perfurou o peritônio, ou uma punção levemente oblíqua (**Figuras 12.1 e 12.2**).[2]

Outro ponto controverso é sobre a retirada de grandes volumes de ascite durante a paracentese. É reconhecido que em pacientes cirróticos, mais vulneráveis à hipovolemia, hipotensão e disfunção renal, a retirada de grandes volumes pode ser catastrófica e levar a uma diminuição da sobrevida.[16] Da mesma forma, controversa, é a reposição de albumina quando da retirada de grandes volumes de ascite. Existe a recomendação, por alguns autores, da reposição de albumina, que teria como vantagens ser mais efetiva em diminuir o tempo de internação, preservar a condição hemodinâmica e renal, permitir ao paciente um maior tempo sem a necessidade de novo procedimento e, em casos paliativos, menor necessidade de uso dos serviços de saúde.[6,16,17] A dose recomendada de albumina varia entre 6 g a 8 g por litro de ascite retirada.[6,16] Não há recomendação do uso de albumina em pacientes portadores de líquido ascítico de origem neoplásica.[16]

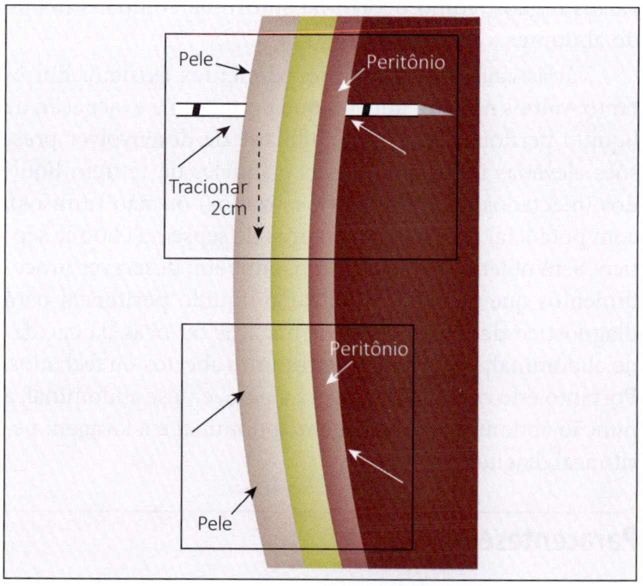

Figura 12.1. Punção da parede abdominal com tração da pele para que após a punção realizada e a liberação da tração, os orifícios da pele e o do peritônio parietal se situem em posições diferentes.

Fonte: Adaptada de Thomsen TW, Shaffer RW, White B, Setnik GS. Videos in clinical medicine. Paracentesis. N Engl J Med. 2006; 355(19):e21.

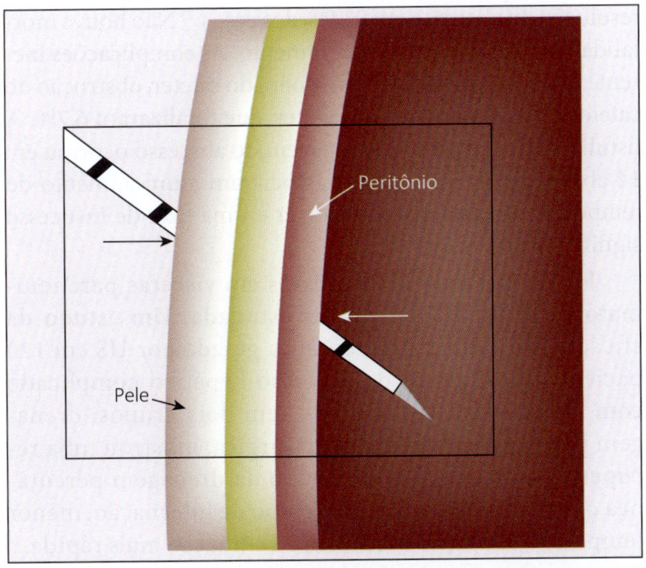

Figura 12.2. Punção da parede abdominal de forma oblíqua, para manter o orifício da pele e o orifício do peritônio parietal em posições diferentes.

Fonte: Adaptada de Thomsen TW, Shaffer RW, White B, Setnik GS. Videos in clinical medicine. Paracentesis. N Engl J Med. 2006; 355(19):e21.

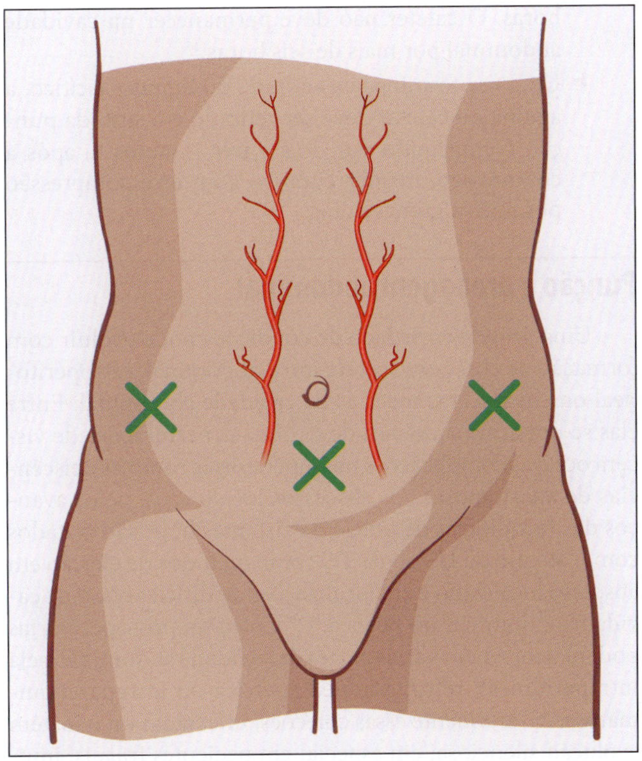

Figura 12.3. Pontos de punção na parede abdominal para realização da paracentese.

Fonte: Adaptada de Thomsen TW, Shaffer RW, White B, Setnik GS. Videos in clinical medicine. Paracentesis. N Engl J Med. 2006; 355(19):e21.

Procedimento

Compreende as seguintes etapas:[2,3,11]

- Esvaziar a bexiga antes do procedimento.
- Paciente na posição supina com a cabeça ligeiramente elevada:
  - Em casos de pequena quantidade de líquido na cavidade abdominal, a posição de decúbito lateral pode ser utilizada, sendo recomendada a utilização de US para guiar o procedimento.
  - A US é recomendada para todos os procedimentos e, em especial, para pacientes com cicatrizes cirúrgicas prévias onde aderências abdominais são esperadas, presença de distensão de alças ou obstrução intestinal, pacientes portadores de visceromegalias, pacientes com retenção urinária ou na utilização de sítios de punção alternativos em casos de ascite septadas ou bloqueadas.
- Utilizar gorro e máscara. O uso de óculos é recomendado.
- Antissepsia das mãos e dos antebraços; depois de lavados com água e sabão (ou clorexidine aquoso) e com clorexidine alcoólico, colocar capote e luvas estéreis.
  - Escolha do local da punção: (**Figura 12.3**)
  - Quadrante inferior do abdome no ponto médio entre a cicatriz umbilical e a espinha ilíaca anterossuperior, dois a três centímetros lateralmente à margem lateral do músculo reto abdominal.
  - A preferência de alguns autores é pelo lado esquerdo com intenção de evitar o ceco pressente à direita.
  - A linha média, 2 cm abaixo da cicatriz umbilical, é uma opção. Em casos de fratura de pelve ou de cicatriz cirúrgica no quadrante inferior do abdome, a incisão mediana pode ser realizada 2 cm acima da cicatriz umbilical.
- Antissepsia rigorosa da parede abdominal anterior com clorexidine alcoólico, após lavagem da superfície da pele com água e sabão ou clorexidine aquoso.
- Colocação de campo estéril.
- Anestesia do local da punção com lidocaína a 1% ou 2%, da pele até a profundidade da parede, com progressão lenta da agulha e sempre aspirando para evitar injeção vascular. Uma vez que haja a saída de líquido ascítico deve-se injetar mais de 3 a 5 mL de lidocaína para se obter anestesia do peritônio parietal, minimizando a sensação de dor.
- Escolha da agulha para a punção:
  - Calibre de 18 a 20 gauge em punções para retirada de líquido em pequenas quantidades para exames diagnósticos.
  - Calibre de 14 a 16 gauge para punções com finalidade de esvaziamento do conteúdo líquido abdominal.
- Introduzir a agulha até atingir a cavidade abdominal e haver refluxo de líquido peritoneal, retirar a parte metálica e manter a capa plástica que, nos casos de retirada de maiores volumes, deve ser acoplada a um equipo que permita a saída lenta do fluido.
- Em casos de retirada de grandes volumes de ascite, o procedimento deve ser feito entre uma hora e quatro

horas. O cateter não deve permanecer na cavidade abdominal por mais de seis horas.[16]

- Uma vez terminada a retirada do líquido ascítico, a agulha ou cateter deve ser retirado e o sítio da punção comprimido por dois a três minutos e, após a compressão, manter curativo com leve compressão por mais algumas horas.

Punção e drenagem abdominal

Uma grande variedade de condições pode evoluir com formação de abscesso, seja ele intra-abdominal, retroperitoneal ou em vísceras maciças da cavidade abdominal. Entre elas se destacam a doença de Crohn, as perfurações de víscera oca e as complicações pós-operatórias como as deiscências de anastomoses. Os abscessos localizados, pelos avanços das tecnologias de imagem existentes hoje, são tratados com o auxílio da US ou da TC como métodos de eleição em abscesso localizado e em localizações de difícil acesso na cavidade abdominal ou pélvica.[18,19] Coleções pós-operatórias podem ocorrer em várias partes da cavidade abdominal, seja intraperitoneal, retroperitoneal, pélvica ou intraparenquimatosa.[19] Geralmente essas coleções, infectadas ou não, têm evolução silenciosa, em especial em pacientes frágeis, imunossuprimidos, idosos e desnutridos. Nesses pacientes, sintomas inespecíficos e leves devem alertar para sua presença, e compete ao médico solicitar exames de imagem para sua confirmação ou exclusão, pois o desfecho de pacientes portadores de abscessos intra-abdominais depende do tempo decorrido entre a sua formação, seu diagnóstico e o tratamento efetivo. O tratamento é considerado efetivo quando há a drenagem do abscesso associada ao uso de antibioticoterapia adequada.[19,20,21]

A grande preocupação com o tratamento de coleções intra-abdominais por meio de punções e aspiração do conteúdo, ou punção com drenagem da coleção por cateter deixado no interior da mesma, seria com a eficácia, segurança do procedimento, suas complicações e ter resultados semelhantes aos da cirurgia aberta. Quanto à comparação com a cirurgia aberta, estudo em pacientes portadores de abscessos retroperitoneais encontraram uma baixa morbidade e mortalidade quando comparadas com o tratamento cirúrgico, além de ter sido bem tolerada e eliminar a necessidade de anestesia geral.[19,22] No quesito de eficácia, o mesmo estudo obteve sucesso no tratamento do abscesso em 75,3% dos pacientes (128 em 170), falência em realizar o procedimento em 12,9% (22 em 170), taxa de recorrência do abscesso em 10,6% (18 em 170) e uma mortalidade de 2,7% (4 em 150 pacientes), sendo que relacionada ao procedimento a mortalidade foi de 0,024%.[22] Em outro estudo, a eficácia da drenagem de abscessos intra-abdominais profundos encontrada em 124 pacientes foi de 92,7%, falha do procedimento em 7,3% (9 pacientes) e mortalidade de 2,42% (3 pacientes).[18] Akinci *et al.* (2018) estudando o sucesso e as complicações da drenagem de abscessos pélvicos guiados por imagem em 185 abscessos de 163 pacientes, tiveram sucesso na realização da punção guiada em 100% dos pacientes, com sucesso na resolução do abscesso em 93,9% dos casos.[23] Não houve mortalidade relacionada ao procedimento. As complicações inerentes ao procedimento foram dobra do cateter, obstrução do cateter e desalojamento do cateter, que totalizaram 6,7%. A fistulização do trajeto de drenagem do abscesso ocorreu em 14 abscessos (7,57%) que se associaram a um aumento do tempo de permanência do cateter e uma taxa de insucesso significativamente maior.[23]

Em se tratando de abscessos em vísceras parenquimatosas, a hepática é a mais estudada. Um estudo da eficácia da drenagem percutânea guiada por US em 120 pacientes portadores de abscesso hepático complicado com choque séptico, divididos em dois grupos: drenagem percutânea e drenagem cirúrgica, mostrou uma recuperação mais rápida no grupo da drenagem percutânea que também teve menor tempo de internação, menor tempo de ventilação mecânica e extubação mais rápida.[24] As taxas de infecção, hemorragia intraperitoneal, abscessos intraperitoneais e dor moderada a grave foram menores no grupo da drenagem percutânea.[24] Na análise de mortalidade em 12 meses, a taxa de sobrevida foi estatisticamente maior no grupo da drenagem percutânea com $p = 0,0004$.[24] Outro estudo correlacionou o uso da drenagem percutânea guiada por TC em abscessos hepáticos e observou que a drenagem percutânea feita até 7 dias do início da febre teve impacto positivo na remissão da mesma. Foram enviadas para cultura e antibiograma da secreção purulenta amostras de 73 pacientes. Destas, 84% foram positivas e tiveram como germes principais a *Klebsiella pneumoniae* em 60,5%, seguida pela *Echerichia coli* em 8,6%. Cepas com espectro extendido de betalactamases (ESBL) foram encontradas em 1 de 49 culturas de *Klebsiella* (2%) e em 3 de 7 culturas de *E. coli* (42,9%).[25] As complicações encontradas foram: derrame pleural (17,3%), pneumonia (9,9%), falência renal aguda (2,5%), pneumotórax (1,2%) e sangramento intraperitoneal (1,2%).[25] A eficácia da drenagem contínua comparada a drenagem intermitente de abscessos hepáticos foi estudada por Surya *et al.* (2020). As drenagens foram guiadas por US e realizadas em 100 pacientes com abscessos de diâmetro superior a 5 centímetros. No grupo de drenagem intermitente (grupo 1) foi considerada falência de tratamento se o volume do abscesso reduzisse menos que 50% com até duas punções. Na drenagem contínua (grupo 2) a falência era decorrente da não resolução do abscesso e consequente necessidade de tratamento cirúrgico. A taxa de sucesso foi semelhante nos dois grupos, sendo de 88% no grupo 1 e de 92% no grupo 2. A duração média de internação foi maior no grupo 2 (10,5 dias) em relação ao grupo 1 (6,8 dias). Houve apenas 1 complicação grave que ocorreu no grupo 2, escape de líquido para a cavidade abdominal com posterior peritonite.[26]

Um caso peculiar é o dos abscessos pélvicos, que podem ser drenados por via transretal ou transvaginal. Ballard *et al.* (2019) estudaram a drenagem pélvica, guiada por US, por via transretal ou transvaginal em 150 pacientes através da colocação de sonda de Folley pela técnica de Seldinger. A drenagem foi eficaz em 94% dos pacientes (141 de 150 drenagens). Complicações ocorreram em 3% dos pacientes sendo 2 punções de bexiga urinária, 1 evolução para sepse e 1 hemorragia intraperitoneal que necessitou de tratamento cirúrgico.[27]

Lavagem peritoneal

A lavagem peritoneal diagnóstica, desenvolvida por Root *et al.* em 1964, teve sua maior proliferação na década de 1970, quando era utilizada para o diagnóstico de lesões intraperitoneais em pacientes vítimas de trauma abdominal, contuso ou penetrante.[28,29,30,31] Sua principal indicação é a identificação de sangue na cavidade peritoneal.[28,29,32] Entretanto, nos dias atuais a utilização da US à beira do leito (FAST) pode ser uma opção mais rápida e inócua de se fazer o diagnóstico de líquido peritoneal, assim como de líquido pleural e pericárdico aumentados.[28] O diagnóstico não se restringe apenas à presença de glóbulos vermelhos, e abrange também a contagem de glóbulos brancos, células neoplásicas, bilirrubina, fosfatase alcalina e amilase.[28,29,33,34,35] A lavagem peritoneal diagnóstica (LPD) continua a ser uma ferramenta importante na avaliação de pacientes politraumatizados, que auxilia na identificação da necessidade de laparotomias imediatas.[28] Ela pode ser complementar ao FAST e a TC em casos duvidosos.[28] Tratando-se de lesões de vísceras maciças ou vasculares de mesentério ou retroperitônio, a lavagem peritoneal tem alta sensibilidade para necessidade de tratamento cirúrgico quando da presença de mais de 100 mil hemácias por mm^3 ou da saída de 10 mL de sangue logo na punção abdominal.[28,33,36] Em situações inversas, pacientes com lesões perfurantes de abdome por arma branca, estáveis hemodinamicamente, podem ser liberados com segurança se a contagem de células vermelhas obtidas pela LPD for inferior a 1 mil por mm^3.[37]

Pacientes com condições não traumáticas também podem beneficiar-se da LPD. Nos casos suspeitos de isquemia mesentérica, em especial nos pacientes críticos, frequentemente em ventilação mecânica e em uso de sedação, o diagnóstico pode ser extremamente difícil e associado a um desfecho negativo com alta mortalidade, quando do retardo do diagnóstico. Nesses casos, a LPD é de fácil realização à beira do leito, pode antecipar o diagnóstico, diminuir o tempo de espera para uma laparotomia e diminuir a mortalidade.[38] Em estudo retrospectivo de 120 pacientes com diagnóstico de isquemia mesentérica, a LPD positiva (mais de 500 glóbulos brancos por mm^3) foi comparada com a TC. Na TC os resultados obtidos foram: normal, anormal ou com sinais de isquemia mesentérica. Por meio de regressão logística multivariada os autores concluíram que a LPD foi associada a um menor risco de intervenções cirúrgicas desnecessárias e menor mortalidade.[38] Outro importante adjunto na avaliação da LPD vem a ser a proporção de contagem de células (*cell count ratio* – CCR) proposta por Fang *et al.* (1998).[32] Este marcador auxilia no diagnóstico de lesões de vísceras ocas e requer apenas a medida dos glóbulos brancos e vermelhos do lavado peritoneal e do sangue periférico. Dividindo-se o número de células vermelhas pelas células brancas no lavado peritoneal e, posteriormente, dividindo pelo valor obtido da divisão do número de células vermelhas pelas células brancas no sangue periférico, obtemos um valor que, caso seja igual ou maior que 1 indica positividade para lesão intestinal (**Figura 12.4**).[32] Em um tempo médio de cinco horas entre a lesão e o diagnóstico pela CCR evidenciou, em um grupo de 212 pacientes, uma sensibilidade de 100% e uma especificidade de 97%.[32] Chereau *et al.* (2016) utilizando a CCR no diagnóstico de lesões de intestino delgado e mesentério, após trauma abdominal fechado, concluiu que valores de CCR médio de 10 está relacionado com lesão intestinal e um valor de CCR médio de 1,8 com lesão mesentérica isolada.[36] Em seu trabalho, a CCR igual ou superior a 4 teve sensibilidade de 100%, especificidade de 90%, Valor Preditivo Positivo de 70%, Valor Preditivo Negativo de 100% e acurácia de 92%.[36] Concluem os autores que a lavagem peritoneal diagnóstica é sensível para o diagnóstico de lesões intestinais e de mesentério, no trauma abdominal fechado, em pacientes estáveis com 1 ou 2 anormalidades na TC que não tenham explicação. Número de anormalidades superiores a 2 foi considerado indicativo de laparotomia. Para indicação de laparotomia utilizando a LPD e a CCR, o valor de corte deveria ser igual ou superior a 4.[36]

Técnica[36,39,40] (Figuras 12.5 a 12.7)

- Esvaziar a bexiga com sondagem vesical.
- Em crianças, descomprimir o estômago com sonda nasogástrica.
- Paciente na posição supina com a cabeça ligeiramente elevada.
- Utilizar gorro e máscara. O uso de óculos é recomendado.
- Antissepsia das mãos e dos antebraços; depois de lavadas com água e sabão (ou clorexidine aquoso)

$$\frac{\text{Líquido peritoneal} \quad \dfrac{\text{Hemácias por mm}^3}{\text{Leucocitos por mm}^3}}{\text{Sangue} \quad \dfrac{\text{Hemácias por mm}^3}{\text{Leucocitos por mm}^3}} = \text{ou} > 1$$

Figura 12.4. Cálculo da proporção de contagem de células (cell count ratio).

Fonte: Adaptada de Fang JF, Chen RJ, Lin BC. Cell Count Ratio: new criterion of diagnostic peritoneal lavage for detection of hollow organ perforation. J trauma. 1998; 45(3):540-4.

e com clorexidine alcoólico, colocar capote e luvas estéreis.

- Antissepsia da região periumbilical com clorexidine alcoólico, após lavagem da parede anterior do abdome com água e sabão ou clorexidine aquoso.
- Colocação de campo estéril.
- Anestesia do local da incisão com lidocaína a 1% ou 2%, da pele até a profundidade da parede, com progressão lenta da agulha e sempre aspirando para evitar injeção vascular. Em casos graves, excepcionalmente, pode utiliza-se uma anestesia geral para realização do procedimento.
- Incisão longitudinal da pele 2 centímetros abaixo da cicatriz umbilical com extensão de 3 a 4 centímetros até atingir a linha alba (linha mediana).
- Incisão da linha alba até encontrar o peritônio parietal.
- Com duas pinças prender o peritônio parietal junto à aponeurose, de forma a permitir a tração do mesmo, tendo cuidado para não pinçar alguma alça intestinal, e a secção do peritônio.
- Feito a abertura do peritônio, introduzir um cateter de diálise peritoneal em direção à pelve.
- Procedimento alternativo é a utilização, no mesmo local da incisão, de um trocarte para acesso à cavidade abdominal e colocação do cateter de diálise peritoneal.

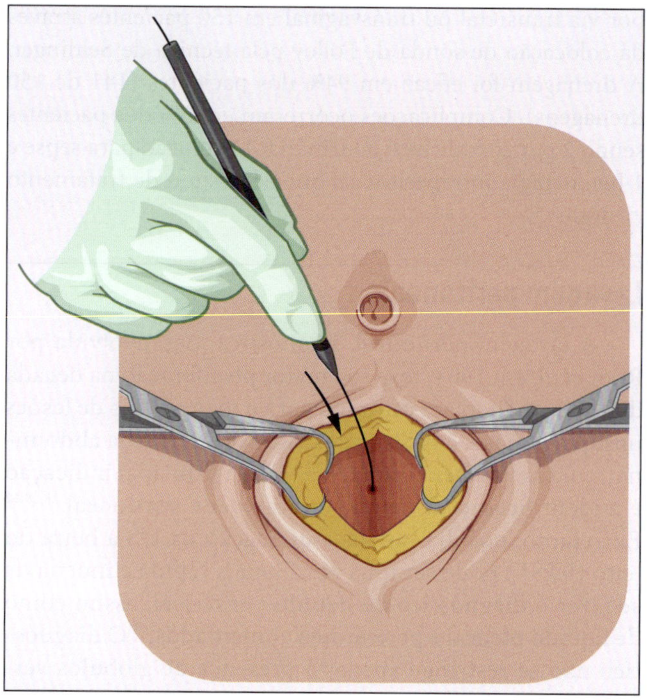

Figura 12.6. Tração da aponeurose e peritônio parietal por duas pinças para permitir, com segurança, a abertura do peritônio parietal ou a introdução de um trocarte.

Fonte: Adaptada de Schultz DJ, Weigelt JA. Diagnostic peritoneal lavage. Oper tech general Surg. 2003;5(3):139-44. Publicação Open Access.

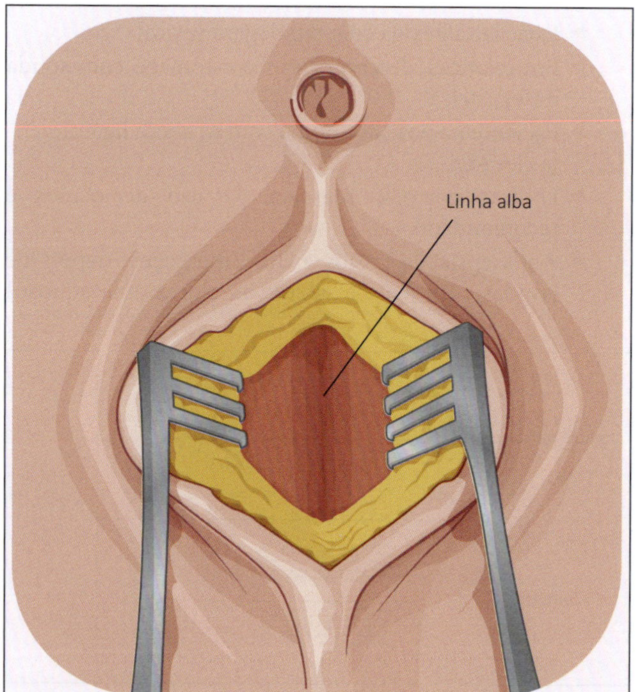

Figura 12.5. Incisão vertical de 3 cm da pele, 2 cm abaixo da cicatriz umbilical, até atingir a linha alba (*linea alba*).

Fonte: Adaptada de Schultz DJ, Weigelt JA. Diagnostic peritoneal lavage. Oper tech general Surg. 2003;5(3):139-44. Publicação Open Access.

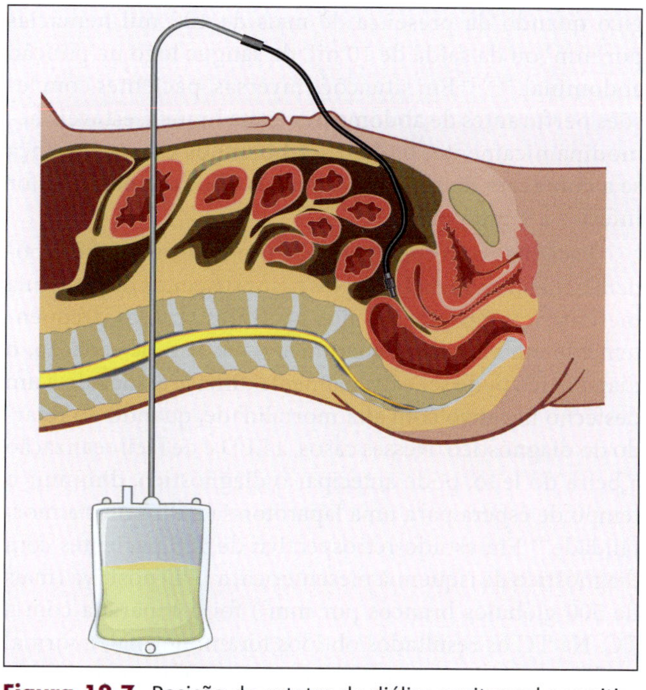

Figura 12.7. Posição do cateter de diálise peritoneal permitindo a drenagem por gravidade do líquido infundido na cavidade peritoneal.

Fonte: Adaptada de Schultz DJ, Weigelt JA. Diagnostic peritoneal lavage. Oper tech general Surg. 2003;5(3):139-44. Publicação Open Access.

- Se houver refluxo de sangue em quantidade superior a 10 mL, o procedimento é considerado positivo, o cateter retirado e a incisão suturada por planos. Caso não ocorra esta situação, 1 L de solução cristaloide é infundida pelo cateter e retirada cerca de 10 minutos após, pela drenagem por gravidade. O volume retirado, que deve ser de pelo menos 700 mL, é enviado ao laboratório para contagem de células, dosagem de amilase e pesquisa de bactérias.
- Após o término do procedimento retira-se o cateter e procede-se à sutura por planos da ferida operatória. Em caso do uso de trocarte, retirar o cateter e suturar a pele.
- Finalizar com curativo levemente compressivo.

Complicações[33,40]

- Infecção da ferida.
- Extravasamento de líquido.
- Retorno inadequado do líquido infundido.
- Lesão de vísceras (intestino delgado).

A infecção da ferida operatória tem sido mais frequente com o uso de procedimentos cirúrgicos e, provavelmente, mais associada à antissepsias e assepsias inadequadas. O uso de trocarteres leva a uma maior chance de perfuração de alças de delgado, quando neles não há mecanismo de retração da parte perfurante quando da penetração na cavidade abdominal. Nesses casos o uso de agulha de Veres e insuflação peritoneal de gás carbônico, muito utilizado nas cirurgias videolaparoscópicas, pode evitar esta complicação. Da mesma forma, quando do uso de trocarte, o calibre utilizado pode manter um espaço suficiente para que o líquido reflua pela brecha peritoneal e da aponeurose (linha alba) permitindo o vazamento. Nos casos de vazamento em procedimentos cirúrgicos a causa mais provável é do não fechamento por planos incluindo a sutura do peritônio, aponeurose e pele.[33,40]

Referências bibliográficas

1. Lee SY, Pormento JG, Koong HN. Abdominal paracentesis and thoracocentesis. Surg Laparosc Percutan Tech. 2009; 19(2):e32-e35.
2. McGibbon A, Chen GI, Peltekian KM, van Zanten SV. An evidence-based manual for abdominal paracentesis. Dig Dis Sci. 2007; 52(12):3307-15.
3. Vincent JL, Abraham E, Moore FA, Kochanek PM, Fink MP. Textbook of Critical Care. 7th ed. Philadelphia: Elsevier; 2017. 1732 p.
4. Gaetano JN, Micic D, Aronsohn A, et al. The benefit of paracentesis on hospitalized adults with cirrhosis and ascites. J Gastroenterol Hepatol. 2016;31(5):1025-30.
5. Sideris A, Patel P, Charles HW, et al. Imaging and clinical predictors of spontaneous bacterial peritonitis diagnosed by ultrasound-guided paracentesis. Proc (Bayl Univ Med Cent). 2017;30(3):262-4.
6. Grabau CM, Crago SF, Hoff LK, et al. Performance standards for therapeutic abdominal paracentesis. Hepatology. 2004; 40(2):484-8.
7. Liu L. Abdominal paracentesis drainage does not increase infeccion in severe acute pancreatitis. A prospective study. J Clin Gastroenterol. 2015;49:757-63.
8. Parra MW, Al-Khayat H, Smith HG, Cheatham ML. Paracentesis for resuscitation-induced abdominal compartment syndrome: an alternative to decompressive laparotomy in the burn patient. J Trauma. 2006; 60(5):1119-21.
9. Bernardi M, Caraceni P, Navickis RJ, Wilkes MM. Albumin infusion in patients undergoing large-volume paracentesis: a meta-analysis of randomized trials. Hepatology. 2012; 55(4):1172-81.
10. Zeller JL, Burke AE, Glass RM. Abdominal paracentesis. JAMA. 2008; 299(10):1216.
11. Thomsen TW, Shaffer RW, White B, Setnik GS. Videos in clinical medicine. Paracentesis. N Engl J Med. 2006; 355(19):e21.
12. Gaduputi V, Tariq H, Chandrala C, et al. Computerized tomography-guided paracentesis: an effective alternative to bedside paracentesis? J Clin Med Res. 2017;9(2):92-7.
13. Mercaldi CJ, Lanes SF. Ultrasound guidance decreases complications and improves the cost of care among patients undergoing thoracocentesis and paracentesis. Chest. 2013;143(2):532-8.
14. Millington SJ, Koenig S. Better with ultrasound: paracentesis. Chest. 2018;154(1):177-84.
15. Pache I, Bilodeau M. severe hemorrhage following abdominal paracentesis for ascites in patients with liver disease. Aliment Pharmacol Ther. 2005;21(5):525-9.
16. Fyson J, Chapman L, Tatton H, Raos Z. Abdominal paracentesis: use of a standardized procedure checklist and equipment kit improves procedural quality and reduces complications. Intern Med J. 2018;48(5):572-9.
17. Macken L, Bremner S, Gage H, et al. Randomized clinical trial: palliative long-term abdominal drains vs large-volume paracentesis in refractory ascites due to cirrhosis. Aliment Pharmacol Ther. 2020;52(1):107-22.
18. Zhao N, Li Q, Cui J, et al. CT-guided special approaches of drainage for intraabdominal and pelvic abscesses: one single center's experience and review of literature. Medicine (Baltimore). 2018;97(42):e12905.
19. Robert B, Yzet T, Reginbeau JM. Radiologic drainage of post-operative collections and abscesses. J Vis Surg. 2013; 150(suppl 3):s11-8.
20. Goldstone RN, Steinhagen RM. Abdominal emergencies in inflammatory bowel disease. Surg Clin North Am. 2019; 99(6):1141-50.
21. El-Hussuna A, Karer MLM, Uldall Nielsen LL, et al. Postoperative complications and waiting time for surgical intervention after radiologically guided drainage of intra-abdominal abscesses in patients with Crohn's disease. BJS Open. 2021;5(5):1-9.
22. Akhan O, Durmaz H, Balci S, et al. Percutaneous drainage of retroperitoneal abscesses: variables for success, failure, and recurrence. Diagn Interv Radiol. 2020;26(2):124-30.
23. Akinci D, Ergun D, Topel C, et al. Pelvic abscess drainage: outcome with factors affecting the clinical success. Diag Interv Radiol. 2018;24(3):146-52.
24. Li S, Luo J, Wang Z, et al. Efficacy and prognosis of ultrasound-guided percutaneous catheter drainage in patients with liver abscess complicated with septic shock. Comput Math Methods Med. 2022; https://doi.org/10.1155/2022/4688356.
25. Liu Y, Li Z, Liu A, et al. Early percutaneous catheter drainage in protecting against prolonged fever among patients with pyogenic liver abscess: a retrospective cohort study. Ann Med. 2022;54(1):2269-77.
26. Surya M, Bhoil R, Sharma YP. Study of ultrasound-guided needle aspiration and catheter drainage in the management of liver abscesses. J Ultrasound. 202;23(4):553-62.
27. Ballard DH, Gates MC, Hamidian Jahromi A, et al. Transrectal and transvaginal catheter drainages and aspiration for management of pelvic fluid collections: technique, technical success rates, and outcomes in 150 patients. Abdom Radiol (NY). 2019;44(7):2582-93.
28. Cha JY, Kashuk JL, Sarin EL, et al. Diagnostic peritoneal lavage remains a valuable adjunt to modern imaging techniques. J Trauma. 2009;67(2):330-4.
29. Thacker LK, Parks J, Thal ER. Diagnostic peritoneal lavage: is 100,000 RCBs a valid figure for penetrating abdominal trauma? J Trauma. 2007;62(4):853-7.
30. Brakenridge SC, Nagy KK, Joseph KT, et al. Detection of intra-abdominal injury using diagnostic peritoneal lavage after shotgun wound to the abdomen. J Trauma. 2003;54(2):329-31.

31. Wang YC, Hsieh CH, Fu CY, et al. Hollow organ perforation in blunt abdominal trauma: the role of diagnostic peritoneal lavage. Am J Emerg Med. 2012;30(4):570-3.
32. Fang JF, Chen RJ, Lin BC. Cell Count Ratio: new criterion of diagnostic peritoneal lavage for detection of hollow organ perforation. J trauma. 1998;45(3):540-4.
33. Fischer RP, Beverlin BC, Engrav LH, et al. Diagnostic peritoneal lavage: fourteen years and 2,586 patients later. Am J Surg. 1978;136(6):701-4.
34. Nishikawa T, Sunami E, Tanaka T, et al. Incidence and prognostic significance of positive peritoneal lavage in colorectal cancer. Surg Today. 2015;45(9):1073-81.
35. Iwagami Y, Eguchi H, Wada H, et al. Implication of peritoneal lavagem cytology in resectable left-sided pancreatic cancer. Surg Today. 2015; 45(4):444-50.
36. Chereau N, Wagner M, Tressalet C, et al. CT scan and diagnostic peritoneal lavage: towards a better diagnosis in the area of nonoperative management of blunt abdominal trauma. Injury. 2016;47(9):2006-11.
37. Gonzalez RP, Turk B, Falimirsky ME, Holivar MR. Abominal stab wounds: diagnostic peritoneal lavage criteria for emergency room discharge. J Trauma. 2001;51(5):939-43.
38. Lee MJ, Sperry JL, Rosengart MR. Evaluating for acute mesenteric ischemia in critically ill patients: diagnostic peritoneal lavage is associated with reduced operative intervention and mortality. J Trauma. 2014;77(3):441-7.
39. Markovchick VJ, Elerding SC, Moore EE, Rosen P. Diagnostic peritoneal lavage. JACEP. 1979;8(8):326-8.
40. Schultz DJ, Weigelt JA. Diagnostic peritoneal lavage. Oper tech general Surg. 2003;5(3):139-44.

capítulo 13

Sondagens Gástrica e Enteral

Nára Selaimen Gaertner de Azeredo | Débora Feijó Vieira | Anelise Ferreira Fontana

Destaques

- Atravessando o tempo no contexto histórico da sonda nasogástrica e enteral.
- As principais diferenças entre as sondas Levine e Dobb-Hoff.
- A adesão de cuidados ao paciente crítico que garantam a segurança dos procedimentos de colocação de sondas nasogástricas e enterais.

Introdução

No contexto da terapia intensiva, uma parcela significativa de pacientes possui uma depleção em suas funções orgânicas vitais. Parte disso se dá pelo efeito deletério da não alimentação, quando, por vezes, a via oral como via alimentar fisiológica nem sempre é possível de ser acessada. Com a utilização de meios artificiais, como o uso de sondas e de alimentação gástrica ou enteral, é possível garantir a alimentação tão necessária para manutenção das funções vitais. Contudo, há riscos potenciais para complicações e eventos adversos relacionados a este procedimento. Este capítulo tratará quanto ao procedimento relacionado à sondagem gástrica e enteral, e não será abordada a nutrição enteral em si.

Histórico

O procedimento da passagem da sonda nasogástrica, e posteriormente da sonda nasoenteral (SNE), desvenda-se como um procedimento antigo, que aos poucos, com o passar dos tempos, foi sendo aprimorado. Desde os períodos mais remotos, já havia a necessidade de encontrar outras vias para nutrir pacientes impedidos de alimentarem-se via oral. A história nos mostra que séculos antes de Cristo, os egípcios alimentavam seus pacientes por meio de sondas retais enquanto os gregos empregavam enemas, de nome *klustêr* (clister), que em grego significa seringa, assim, por esta via, administravam vinho, leite, soro do leite e caldo de cevada, com intenções nutricionais ou laxativas.[1]

Nessa trajetória, consoante com o empenho médico para promover a alimentação, há inúmeros esforços para que sondas de alimentação fossem produzidas com o objetivo de trazer mais conforto para quem precisava desse recurso. Na Idade Média, do século XV ao século XIX, a morte por desnutrição assolava a humanidade e as dificuldades de ingestão de nutrientes permaneceram sem uma adequada solução. Detalha-se que os primeiros tubos criados foram no século XVII e seu material era composto por prata; tempos depois, surgiram as sondas de couro de enguia, criadas pelo anatomista e cirurgião Jonh Hunter.[1,2]

Em 1598, Capivacceus, médico veneziano, foi o primeiro a usar uma sonda ligada à bexiga de um animal para alimentação via esofágica por meio de um cateter rudimentar, confeccionado em couro e prata.[1,2] Da mesma forma, em uma comuna italiana chamada Acquapendente, é creditada a colocação de sonda nasogástrica em humanos no século XVII, através de um tubo de prata, com o único propósito de alimentação. Outros autores creditam a Hunter, na década de 1790, o pioneirismo na alimentação com sucesso em um paciente, por meio de um tubo de couro oco feito de pele de enguia, que havia sido esticado sobre ossos de baleia.[3,4]

Em 1910, o médico Max Einhorn, gastroenterologista americano, promoveu uma revolução nos conhecimentos da época ao confeccionar um tubo de borracha, com um peso de metal acoplado em sua extremidade distal, para alimentação jejunal, que ocasionou uma modificação dos conceitos digestivos válidos. Essa sonda foi rapidamente adotada nos Estados Unidos da América, inclusive recebendo algumas modificações em seu formato e no modo de administração dos nutrientes.

No entanto, a despeito dos avanços na utilização da sonda por via gástrica, ainda havia a dificuldade em alimentar os pacientes com obstruções mecânicas ou funcionais do pós-operatório. No ano de 1934, Ravdin, professor de Cirurgia da faculdade de Medicina da Universidade da Pensilvânia, e o cirurgião W. O Abbott, criaram cateteres de duplo lúmen, cujo objetivo era promover a descompressão gástrica e a alimentação jejunal ao mesmo tempo nos pacientes cirúrgicos.[2,5,6]

Na década de 1950 surgem os cateteres de plástico de poliuretano, comumente usados até hoje. Entre os vários materiais empregados na confecção de SNEs (sondas nasoenterais), podemos citar a borracha, o polietileno e por último, o poliuretano e o silicone.[2,5,6]

Liffmann & Randall e Dobbie & Hoffmeister, em 1960, manufaturaram sondas de jejunostomia e sondas nasais que passaram a ser conhecidas como sondas de Dobb-Hoff, com calibre mais fino e com a presença de um projétil distal que possibilitava o posicionamento além do esfíncter piloro. Dessa forma, a administração de dietas de maneira mais confortável e segura, principalmente em pacientes idosos, acamados e com reflexos diminuídos, tornou-se viável. Na atualidade, as sondas nasais são fabricadas em poliuretano e silicone. Estes materiais não sofrem alteração física na presença de pH ácido, conservam flexibilidade, maleabilidade e durabilidade sem irritar a mucosa digestiva, o que permite o fechamento dos esfíncteres cárdio e piloro devido ao seu pequeno calibre.[5-7]

Conceito

A passagem de sonda gástrica e enteral consiste em um procedimento terapêutico necessário para instituir o suporte nutricional enteral, a descompressão gástrica e a administração de medicamentos. A escolha do dispositivo deverá levar em consideração a previsão de uso da dieta enteral, as condições clínicas, a tolerância da nutrição enteral e o risco de broncoaspiração.[8]

Indicações

Sonda gástrica Levine

Indicada para finalidade diagnóstica e terapêutica como: descompressão do estômago pela remoção de líquidos e gases; prevenção ou alívio de náuseas e vômitos, após cirurgias ou eventos traumáticos, descompressão do estômago; determinação da pressão total e da atividade motora do trato gastrintestinal (estudos diagnósticos); lavagem gástrica por sangramento ativo, intoxicação exógena ou envenenamento; tratamento de obstrução mecânica; oclusão ou suboclusão intestinal; administração de medicamentos e alimentos no trato gastrointestinal, usualmente em pacientes comatosos com ventilação mecânica; e pós-operatório de cirurgia de orofaringe/esôfago ou nos distúrbios da deglutição.[8-11]

Sonda Dobb-Hoff

Indicada em posição gástrica: para alimentação e manutenção da ingesta nutricional; pacientes sedados; ventilação mecânica; neuropatias; necessidade de esvaziamento gástrico; anorexia grave; inapetência grave; desnutrição; politraumatismos.[8-11]

Indicação em posição pós-pilórica: refluxo gastroesofágico grave; atonia gástrica ou gastroparesia ou esvaziamento gástrico diminuído; alto risco de broncoaspiração, fístula.[8-11]

Contraindicações para passagem de sonda gástrica e enteral

- Distúrbios de coagulação e ou hematológicos que possam predispor a sangramentos (verificar plaquetas, INR); condições anatômicas que impossibilitem a passagem ou progressão da sonda por via nasal ou oral; obstrução nasal; obstrução esofágica grave e neoplasia de esôfago; trauma maxilofacial grave; cirurgias do trato gastrointestinal recentes (anastomoses). Somente no transoperatório; traumatismos cefálicos (fraturas de base do crânio), colocar via oral; agitação psicomotora.
- Em situações de gastroparesia é contraindicado para o posicionamento de sonda gástrica (SG), sendo recomendada a posição pós-pilórica ou o uso de sonda de jejunostomia.
- Recusa do paciente.[9-11]

Tipos de sondas (Quadro 13.1)

O posicionamento gástrico proporciona uma via mais fisiológica para administração da nutrição, enquanto o posicionamento pós-pilórico, para prevenir aspiração. Alguns estudos demonstram que o posicionamento pós-pilórico da sonda, quando comparado ao posicionamento gástrico, proporciona maior oferta diária de calorias, e aumento significativo das concentrações séricas de pré-albumina. Outros estudos demonstram que ambos os posicionamentos são seguros. Da mesma forma, indivíduos que fizeram uso da sonda de gastrostomia tiveram maior sobrevida, em comparação com indivíduos com SNE, por longo período.[8,10,11]

A sonda Dobb-Hoff, originalmente vinha com um lastro de tungstênio. O lastro tinha o objetivo de auxiliar na visualização do posicionamento da sonda no raio-x (RX) e auxiliar na introdução por gravidade. Hoje é possível encontrar sondas com ou sem esse lastro. Estudos relatam que não existe diferença entre a sonda com ou sem lastro para o posicionamento pós-pilórico, entretanto sugere-se que a sonda sem lastro se mantém posicionada adequadamente por períodos mais prolongados.

Quadro 13.1. Tipos de sondas		
	LEVINE	**DOBB-HOFF**
Indicação	É usada em adultos e crianças para obter uma mostra do conteúdo gástrico a fim de realizar estudos laboratoriais, drenagem e lavagem gástrica e administração de medicamentos.	É usada em prematuros, neonatos, pediatria e adultos. Foi desenvolvida para proporcionar conforto e segurança na alimentação enteral dos pacientes impossibilitados de receberem sua dieta por via oral.
Imagem	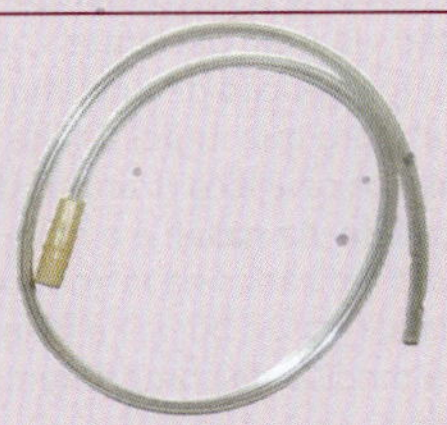 *Medsonda*™	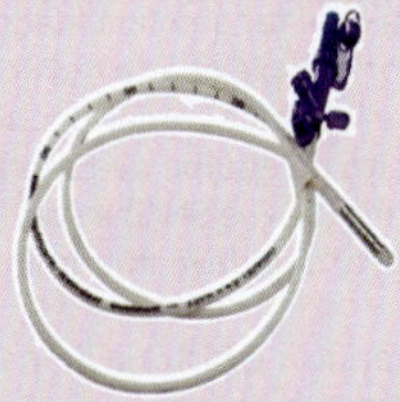 *Covidien* & Medtronic™
Descrição	Sonda de PVC transparente, flexível, atóxico, estéril, somente com uma entrada na ponta externa com tampa possibilitando vedação e conexão entre o tubo de aspiração, linha de vácuo, equipo de nutrição e seringas e na extremidade distal de forma arredondada, dotada de orifícios distribuídos para passagem de líquidos para dentro do estômago e drenagem do conteúdo gástrico.	Sonda de poliuretano ou silicone com ou sem lastro de tungstênio no ponta distal ou uma ponta grande em *bolus* que facilita a passagem e ajuda a manter o posicionamento. Projetada para a administrar alimentação. Possui fio-guia. A conexão em Y é incompatível com as conexões de Luerlock ou IV, reduzindo o risco de conexão ou infusão acidental. Preferencialmente numerada.
Posicionamento	Gástrico	Gástrico Entérico: pós-pilórico no duodeno e/ou jejuno
Radiopaco	Não	Sim
Tempo de uso recomendado	Troca a cada 7 dias, conforme avaliação do enfermeiro e protocolos da instituição.	30 dias e/ou conforme avaliação do enfermeiro. Se houver necessidade de manutenção prolongada de dieta enteral, é sugerido a troca por sonda de gastrostomia ou jejunostomia. Tempo máximo: seis meses, boa prática recomenda a troca após 30 dias.
Calibre	Devem ser utilizadas no menor calibre possível, adequado à narina do paciente e à função a que se destina. 8 a 24 French (a cada 3 unidades de French equivale a 1 mm)	6 a 12 French

Fonte: Desenvolvido pelos autores. Figuras disponibilizadas pelas fabricantes.

Técnica de procedimento

Materiais para sondagem gástrica e enteral (Quadro 13.2)[10,11]

Quadro 13.2. Materiais para sondagem gástrica e enteral	
Material	
SG: calibre de 14 a 18 Fr Adulto – Levine ou Dobb-Hoff, SE: calibre de 8 a 12 Fr Adulto – Dobb-Hoff	Avaliar o paciente para a escolha da SG ou SE e seu calibre mais adequado. Sonda Dobb-Hoff possui fio-guia.
Solução hidrossolúvel para lubrificação da sonda usualmente Xylocaina® Geleia 2%	Objetivo é lubrificar a sonda para que deslize com maior facilidade no contato com a mucosa, facilitando a introdução e diminuindo o risco de lesão.
Seringa de 20 mL sem luer-lock	Ofertar água e injetar de ar, para facilitar a passagem e o posicionamento adequado e, realizar testes para verificação de posicionamento.
Copo com água filtrada	Oferecer ao paciente consciente para deglutição durante a passagem da sonda.
Toalha	Para proteção do paciente.
Adesivo	Para fixar a sonda usar esparadrapo ou fita microporosa, hipo-alergênica, ou fixadores de sonda.
Estetoscópio	Auscultar e verificar o posicionamento da sonda.
Luvas de procedimento	Precaução-padrão.
Gaze não estéril	Limpar da narina e face do paciente. Lubrificar da extremidade distal da sonda.
Coletor para drenagem da sonda	Quando indicado drenagem gástrica.
Cuba rim	Caso acorram vômitos.

SG: Sonda gástrica, SE: Sonda Entérica.

Fonte: Desenvolvido pelos autores.

Técnicas de introdução da sonda (Quadro 13.3)[9-14]

Quadro 13.3. Técnicas de introdução da sonda

Procedimento

- Conforme Resolução do Conselho Federal de Enfermagem (Cofen) Nº 619/2019, é determinado que: "o procedimento de sondagem oro/nasoenteral, seja qual for sua finalidade, requer cuidados de Enfermagem de maior complexidade técnica, conhecimentos de base científica e capacidade de tomar decisões imediatas e, por essas razões, no âmbito da equipe de Enfermagem, a inserção de sonda oro/nasogástrica (SOG e SNG) e sonda nasoentérica (SNE) é privativa do Enfermeiro, que deve imprimir rigor técnico-científico ao procedimento".
- **Avaliar o paciente:** verificar a história do paciente e realizar exame físico identificando comorbidades.
- A escolha do calibre da sonda vai depender do objetivo, do tempo de nutrição enteral, das alterações anatômicas, da presença de disfagia e/ou de gastroparesia. Checar as indicações e contraindicações.[9-14]
- **Prevenção de infecção:** não é um procedimento estéril, mas o material deve ser limpo e descartável.
- Lavar as mãos. [9-14]
- Explicar para o paciente, se consciente, do procedimento, de como ele pode auxiliar na inserção, do risco de desconforto e do reflexo de vômito. Se sedado ou comatoso, comunicar a ele da realização do procedimento.
- Orientar ao paciente sobre os cuidados com a sonda, principalmente quanto a não mobilização e a não remoção dela.
- Obter autorização do paciente e/ou do responsável para a colocação da sonda e para administração da dieta a curto e médio prazo.
- Solicitar ao paciente que faça o *feedback* explicando o que foi orientado e expondo as suas dúvidas. [9-14]
- Se prótese dentária, remover, caso a sondagem seja oral. [9-14]
- Preparar o material que será utilizado em uma mesa auxiliar. [9-14]
- Colocar a toalha sobre o tórax do paciente. [9-14]
- Deixar os adesivos para fixar a sonda já cortados. [9-14]
- Calçar as luvas de procedimento.[9-14]
- **Introdução via oral:** pacientes com tubo orotraqueal, ventilação mecânica (prevenção de pneumonia associada à ventilação mecânica), desvio de septo que impossibilite passagem da sonda via nasal, traumatismos cefálicos (fraturas de base do crânio), e sinusite.
- **Introdução de via nasal:** é a mais utilizada. Recomendada, exceto pelos casos indicados na introdução via oral.[8,11]
- Limpar as narinas, a boca e a pele da face do paciente.
- Realizar a medida de comprimento interno necessário para introdução da SNG/SNE.
- **Neonatos:** as medidas realizadas são:
  - NOAX: medida da ponta do nariz ao lóbulo da orelha e deste ao apêndice xifoide;
  - NOAXU: da ponta do nariz ao lóbulo da orelha e deste até a linha média entre o apêndice xifoide e a cicatriz umbilical;
  - NOU: da ponta do nariz ao lóbulo da orelha e deste até a cicatriz umbilical.
  - Fórmulas: que consideram peso ou altura classificada pela idade da criança.
  - Frente a essas várias medidas de estudo prospectivo realizado em unidade neonatal, com base na análise radiográfica de 60 radiografias toracoabdominais de 28 neonatos, verificou que a técnica NOAX modificada deve ser desencorajada devido ao índice de erro encontrado. Segundo recomendação da *American Academy of Pediatrics Neonatal Resuscitation Program* e pela *National Association of Neonatal Nurses*, a técnica NOAXU é a melhor opção como medida para sonda a ser introduzida. Ressalta-se, segundo os autores, que pode haver alterações, dependendo das variações biométricas dos recém-nascidos, que carecem de mais estudos.[8,12]

Métodos de medição da sonda para posição gástrica Adulto[14]

- Entre as várias medidas encontradas na literatura, destacamos os seguintes métodos de medição:
  - NEX: distância que corresponde da ponta do nariz ao lóbulo da orelha e deste até o apêndice xifoide.
  - EXU: distância do lóbulo da orelha ao apêndice xifoide e deste ao ponto médio da cicatriz umbilical.
  - NEX + XU: distância da ponta do nariz ao lóbulo da orelha até o apêndice xifoide e deste ao ponto médio da cicatriz umbilical.
  - Alerta: embora o método NEX seja o método mais popular, e amplamente ensinado em programas de enfermagem e usado na prática dos enfermeiros para introdução da SNG em adultos, estudos têm sugerido que esta medida é curta e pode posicionar incorretamente a SNG no adulto.
  - Em ensaio clínico randomizado por Santos, desses 3 métodos: NEX, EXU e NEX-EXU, O método EXU foi o que obteve os melhores resultados no posicionamento no corpo gástrico, ao passo que os métodos EXU e NEX-EXU apresentaram melhores resultados do que o comparativamente ao método NEX.[14]

Método de medição da sonda pós-pilórica

- A literatura recomenda que, após a medida para sonda na posição gástrica, seja acrescentado de 15 a 20 cm.[8,10,11]
- Após realizar a medida, marcar na sonda de preferência com uma caneta de marcação permanente. Para introdução pós-pilórica marcar a posição gástrica e a pós-pilórica.

Posicionamento gástrico

- Posicionar o paciente sentado com cabeceira elevada a 90º de preferência.
- **Via nasal:** verificar qual a narina que o paciente tem o melhor fluxo de ar, escolher a narina e iniciar a introdução da sonda umidificada com Xylocaína® Geleia 2%. A cabeça do paciente deve ser posicionada reta ou levemente para trás. Introduzir a sonda de maneira firme, vagarosamente e com movimentos circulares conforme a introdução dela na narina, para que passe pelos meatos nasais até a nasofaringe.[10,11]
- **Via oral:** solicitar ao paciente que abra a boca e, ou com auxílio de um abaixador de língua, introduzir a sonda orogástrica até a região da orofaringe.[11]
- **Via nasal e oral:** nesse momento, solicite ou coloque a cabeça do paciente flexionada para frente, com queixo do paciente o mais próximo possível do tórax, para que feche a entrada da glote. Alerta: esse é o período mais crítico da passagem da sonda, pois ao invés de seguir para o esôfago, pode entrar nos brônquios e pulmões. Pacientes idosos, entubados, que já tiveram reintubações múltiplas podem não apresentar reflexo de tosse. [8-11]
- Em pacientes lúcidos, solicitar para que tome um pouco de água em um copo, ou, com ajuda de seringa pelo canto da boca. Quando ele deglutir, introduzir a sonda e pausar. Repetindo até chegar à marcação gástrica. O movimento lento reduz a possibilidade de dobras ou de nós na sonda.[9-11]
- Verificar a orofaringe com um abaixador de língua, para checar se a sonda não retornou para cavidade bucal.[11]
- Atentar para sinais de cianose, tosse, dispneia, reflexo de vômito ou resistência. Parar e avaliar. Poderá haver situações em que será necessário retirar a sonda até a naso/orofaringe ou retroceder. Neste caso, realizar rotação da sonda e reintroduzir. Quando encontrar resistência, não forçar, apenas refazer a manobra descrita acima.[9-11]

(*Continua*)

Quadro 13.3. Técnicas de introdução da sonda (*Continuação*)

- Quando chegar à marca gástrica, realizar alguns testes para confirmar o posicionamento. Aspirar a secreção gástrica com uma seringa de 20 mL:
  - Verificar capnografia colorimétrica. (vide item "**TECNOLOGIAS RELACIONADAS**")[8-11]
  - Verificar o pH. (vide item "**TECNOLOGIAS RELACIONADAS**")[8-11]
  - Verificar a coloração da secreção: deve ser utilizada somente como um recurso complementar; do estômago: resíduo gástrico alimentar, castanho, incolor, marrom; do duodeno: secreção biliosa amarelada; do jejuno: secreção esverdeada; do traqueobrônquico: viscosa, contendo muco, esbranquiçada; e da cavidade pleural: serossanguinolenta, cor amarelo pálida.[8,9,11]
  - Realizar o teste de ausculta (vide item "**TECNOLOGIAS RELACIONADAS**"), que ainda é realizado na prática clínica e ensinado na formação de enfermeiros. Os estudos mais recentes demonstram que ele não deve ser utilizado isoladamente, só de maneira complementar.[8-11,13]
- **Teste da ausculta:** posicionar um estetoscópio no quadrante superior esquerdo do abdome (epigástrio) e, usando uma seringa, injetar de 10 mL a 20 mL de ar na sonda, auscultando o ruído produzido. A ausculta de som claro, (borborigmos à injeção de ar), nessa região, indica o posicionamento gástrico da sonda.[11]
- Fixar a sonda conforme protocolo da instituição.[9-11]
- Para sonda LEVINE, que não é radiopaca, utilizar em conjunto do pH, aspecto da secreção e capnografia colimétrica. Alerta: a sonda Levine não deve ser utilizada para alimentação enteral.
- Realizar o RX.
- A radiografia abdominal é o padrão-ouro para verificar o posicionamento correto da sonda antes de iniciar a nutrição.[8-11]
- **Alerta:** retirar o fio-guia antes da realização do RX. A sonda Dobb-Hoff é radiopaca e na retirada do fio-guia existe o risco de a sonda tracionar.
- Conforme o protocolo de cada instituição, avaliar o RX junto com o médico intensivista e/ou enfermeiro.
- Se posicionada adequadamente, iniciar a dieta. Se não, repassar a sonda novamente.
- Registrar no prontuário o comprimento da sonda introduzida e o controle de quatro em quatro horas da marcação da inserção da sonda e do seu comprimento externo.[8,11]

Posicionamento pós-pilórico

- Em pacientes que necessitam da posição pós-pilórica da sonda Dobb-Hoff, pode ser administrado procinéticos (por exemplo, metoclopramida, domperidona), 30 minutos antes da passagem da sonda. Os procinéticos estimulam a musculatura lisa do trato gastrointestinal por meio do antagonismo da dopamina, aceleram o peristaltismo e o esvaziamento gástrico auxiliando na migração da sonda para passagem transpilórica.[8,10,11]
- Seguir os passos para o posicionamento gástrico.
- Estando a sonda em posicionamento gástrico, injetar 150 mL de ar, com intuito tanto de distender o estômago e ir abrindo o piloro, como também levar a sonda a navegar em direção a ao piloro. Colocar o paciente em decúbito lateral direito com cabeceira elevada. Introduzir lentamente a sonda e ir injetando de 10 mL a 20 mL de ar a cada introdução.[10,11]
- Se não conseguir injetar ar, provavelmente a sonda deve estar dobrada. Recuar até que o ar flua com facilidade, e após, continue a inserção da sonda, com movimentos lentos até a marcação estabelecida na medida inicial.
- Confirmar a posição da sonda pelas técnicas já citadas, pH (pH no estômago passar de < 5 para > 7 sinaliza para posição pós-pilórica), características da secreção aspirada e ausculta.
- Fixar a sonda, se ainda necessitar migrar, deixar uma alça ou fixar definitivo antes do RX.
- Realizar o RX de abdômen preferencialmente duas horas após o procedimento e repetir em 24 horas.[10,11]
- Registrar no prontuário o comprimento da sonda introduzida e o controle de quatro em quatro horas da marcação da inserção da sonda e do seu comprimento externo da sonda.[8,11]
- **Alerta:** pacientes com sondas passadas durante o procedimento cirúrgico, e ou via endoscópica, são casos que dificilmente poderão ser repassadas.

Avaliação do posicionamento da sonda gástrica ou pós-pilórica no RX

Estimativa do comprimento da sonda no posicionamento gástrico e pós-pilórico

A **Figura 13.1** mostra que até os 25 cm de introdução da sonda estamos numa zona de perigo, pois podemos ingressar a sonda nas vias aéreas inferiores. Na altura de 55 cm devemos estar ultrapassando a cárdia e entrando no estômago. Na altura dos 70 aos 75 cm estaremos no canal pilórico e entrando no duodeno, ultrapassando-o e no jejuno em até 85 cm. A visualização no RX é de um S.

Posicionamento no Adulto

Para avaliar o posicionamento da sonda pelo RX é necessário visualizar a anatomia do trato gastrointestinal e das vias aéreas superior e inferior, do diafragma, do fígado e a transição **toracoabdominal.** Esta é uma região delimitada abaixo do quarto espaço intercostal na face anterior, do sexto espaço intercostal na face lateral do tórax e da ponta da escápula ou do oitavo espaço na região dorsal, tendo como limite inferior a região epigástrica **(Figura 13.2).** A sonda deve estar pelo menos a 10 cm desta transição toracoabdominal, abaixo do seio cardiofrênico (**Figura 13.3**).

Posicionamento no Recém-Nascido (Figura 13.4)

- Posição 1: sonda posicionada acima do diafragma e da junção gastroesofágica.
- Posição 2: sonda posicionada sob a junção gastroesofágica e antes do corpo do estômago.
- Posição 3: sonda posicionada no corpo do estômago (posição correta).
- Posição 4: a sonda toca a grande curvatura do estômago, ou a ponta encontra-se na região do esfíncter pilórico.
- Posição 5: impossibilidade de avaliação do posicionamento pela da radiografia.

Complicações e eventos adversos

Os eventos adversos (EAs) relacionados a instalação e ao posicionamento da sonda gástrica ou enteral estão diretamente ligados aos cuidados de saúde que são prestados ao paciente. Estima-se que aproximadamente um em cada 10 pacientes no mundo são vítimas de EAs durante o tratamento e assistência prestada a sua enfermidade.[15]

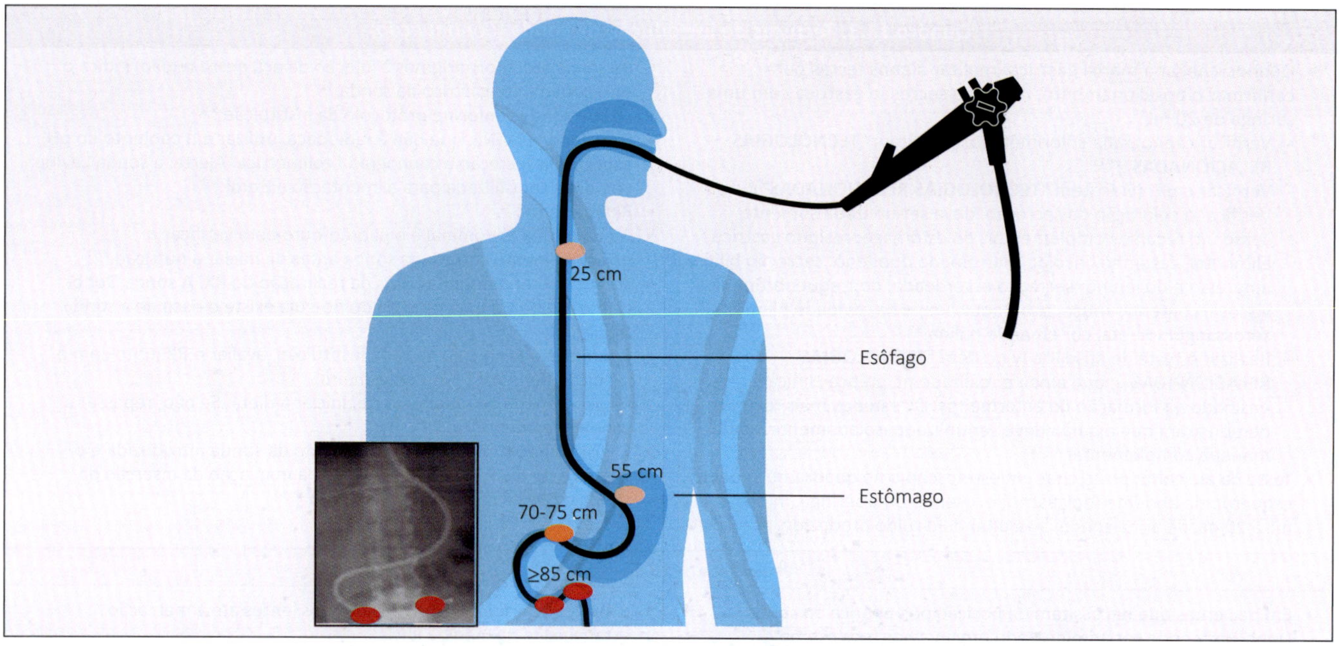

Figura 13.1. Estimativa do comprimento da sonda no posicionamento gástrico e pós-pilórico.

Fonte: Desenvolvida pelos autores.

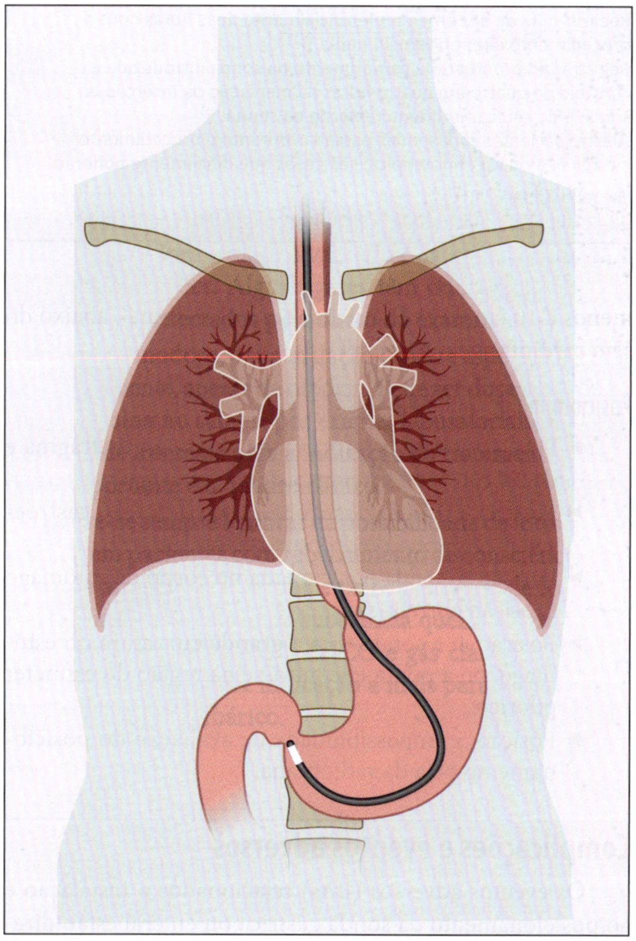

Figura 13.2. Representação de posicionamento de sonda nasogástrica.

Fonte: Janinniê M. Sonda Nasoenteral: Radiografia Simples. Disponível na internet: https://www.youtube.com/watch?v=lPHEh_pvBBA. Acesso em 05 nov. 2021.

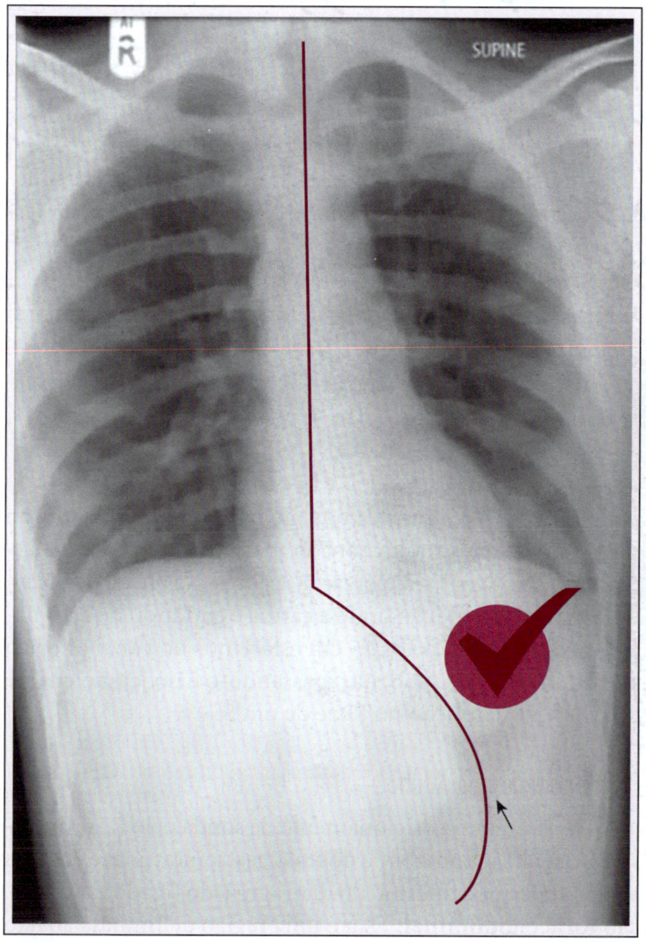

Figura 13.3. RX com destaque do posicionamento de sonda nasogástrica.

Fonte: Janinniê M. Sonda Nasoenteral: Radiografia Simples. Disponível na internet: https://www.youtube.com/watch?v=lPHEh_pvBBA. Acesso em 05 nov. 2021.

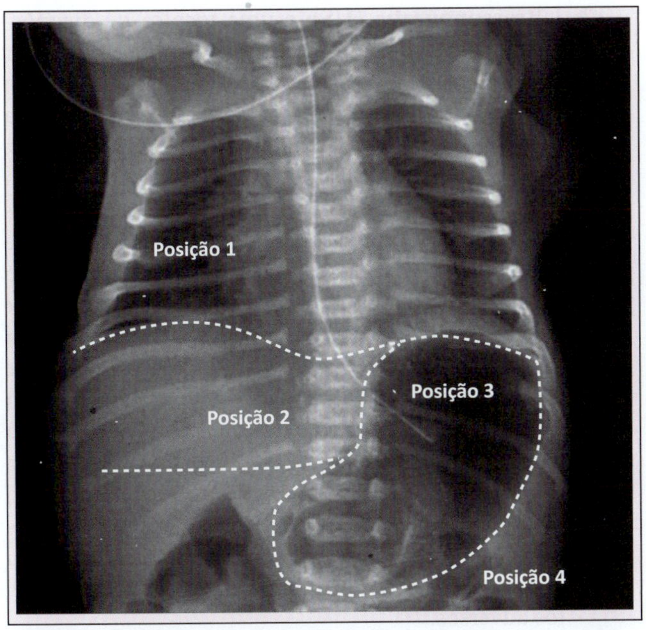

Figura 13.4. Posicionamento em recém-nascido.

Fonte: André RR, Mendes CQ, Avelar AF, Balieiro MMFG. Posicionamento de sonda enteral em neonatos segundo técnica modificada de mensuração. Acta Paul Enferm. 2017;30(6):590-7.[12]

Neste contexto, podemos inferir que todo evento adverso é uma complicação que incide no paciente, mas nem toda a complicação relacionada a sonda/dispositivo do paciente é considerado um EA.

No Brasil, um estudo mostrou que, de 1.065 EAs ocorridos em unidades de internação hospitalar, 45% estavam relacionados ao uso, ao posicionamento ou à instalação de sonda gástrica (SG) e de sonda nasoenteral (SNE). Nesse estudo, evidenciou-se a necessidade de planejar estratégias que garantam uma melhor segurança aos pacientes que necessitam destes cuidados.[16]

Para avaliar as complicações e tecnologias relacionadas a instalação e o posicionamento da sonda gástrica ou enteral, foi realizada uma busca na literatura considerando os últimos dez anos. A estratégia de busca dos artigos e a questão de pesquisa foram elaboradas de acordo com a população (P), adultos internados em terapia intensiva, intervenção (I), sonda nasogástrica (SNG), orogástrica ou SNE (sonda nasoenteral), nas quais não houve comparadores, desfechos (*outcome* – O) às complicações, eventos adversos e tecnologias em uso relacionadas a estes dispositivos.

A busca de dados foi realizada através de Pubmed/Medline e Lilacs/bvs além de literatura cinzenta e sociedade de classe de acordo com a estratégia:

1: (nasoenteral probe or enteral nutrition) AND (enteral gastric probe)
(((“nasoenteral”[All Fields] OR “nasoenteric”[All Fields]) AND (“probe”[All Fields] OR “probe s”[All Fields] OR “probed”[All Fields] OR “probes”[All Fields] OR “probing”[All Fields] OR “probings”[All Fields])) OR (“enteral nutrition”[MeSH Terms] OR (“enteral”[All Fields] AND “nutrition”[All Fields]) OR “enteral nutrition”[All Fields])) AND ((“enteral”[All Fields] OR “enterally”[All Fields]) AND (“gastrics”[All Fields] OR “stomach”[MeSH Terms] OR “stomach”[All Fields] OR “gastric”[All Fields]) AND (“probe”[All Fields] OR “probe s”[All Fields] OR “probed”[All Fields] OR “probes”[All Fields] OR “probing”[All Fields] OR “probings”[All Fields]))

#2: (gastric and enteric tube or intubation gastrintestinal) AND (intensiva care patients adults).

Relacionado às complicações e eventos adversos, doze artigos foram examinados na íntegra, além das diretrizes disponibilizadas pela sociedade de classe.

No Brasil, chamamos a atenção ao documento publicado em 2021: a Diretriz **BRASPEN** de Enfermagem em Terapia Nutricional Oral, Enteral e Parenteral, que reúne esforços de 57 profissionais e estudiosos no tema propondo responder às perguntas norteadoras com abordagem da enfermagem.[8]

A complicação mais comum é a obstrução de sondas enterais, e a medida mais indicada pelas sociedades da área nutricional, a fim de prevenir a obstrução, é a ingestão de água antes e após a administração de dietas ou medicamentos, embora seja esta uma evidência baixa, sem recomendação na literatura. As medidas de desobstrução, como utilização de água morna, sistema mecânico ou liberação enzimática de pronto uso (não disponível no Brasil) são pouco eficazes.[8]

Uma revisão integrativa com 69 estudos primários (destes, 16 artigos com relato de óbito), categorizaram os eventos adversos relacionados a SNG/SNE conforme segue:[17]

- Complicações respiratórias: o deslocamento indevido da sonda para o trato respiratório, seguido de pneumotórax e broncoaspiração. Houve relato de pneumonia associada à SNG/SNE.
- Complicações esofágicas ou faríngeas: relato de caso sobre paralisia das cordas vocais, lesão laríngea e perfuração de nasofaringe.
- Obstrução da sonda: a principal causa foi à administração concomitante de dieta enteral e medicamentos.
- Perfuração intestinal: relato de caso de um paciente pós-cirúrgico com perfuração de *bypass* e morte subsequente.
- Remoção acidental da sonda: assim como na obstrução, uma das causas mais comuns de evento adverso foi a remoção pelo próprio paciente.
- Lesão por pressão relacionada à fixação: sonda fixada em detrimento à fixação do tubo orotraqueal.
- Conexão incorreta: relacionada a conexões inadvertidas, como o equipo de dieta conectado ao cateter venoso central, a extensão de oxigênio à conexão da NG ou SNE.[17]

O principal acesso para a administração da nutrição enteral, a curto prazo (inferior a 4 semanas de uso com base na durabilidade do material), é a sonda enteral que será inserida via nasal ou oral. A longo prazo, a gastrostomia, que é um tubo de alimentação inserido diretamente no estômago por cirurgia ou endoscopia. E ainda, a jejunostomia, com inserção do tubo ou sonda no intestino delgado.

Tecnologias relacionadas

Ao pensar em tecnologias para o processo de instalação e posicionamento de sonda enteral, segue-se com o padrão-ouro de verificação que é o RX. Ele permite a visualização da posição da sonda em relação a anatomia. Entretanto, o RX implica num efeito indesejável de acúmulo de radiação por ser fonte ionizante potencialmente prejudicial aos tecidos vivos, sendo maior o risco à medida que aumentam as exposições ao paciente gravemente enfermo.[25] Há outros métodos promissores, mas que ainda não alcançaram evidência científica suficiente para substituir o RX. São eles: a verificação do pH, a capnografia ou capnografia colorimétrica, o guia eletromagnético e a ultrassonografia.[8,13]

A **ausculta**, para a confirmação de posicionamento de sonda, deve ser desencorajada, devido ao risco de erro de interpretação. A exemplo da ausculta de bulhas gástricas na região epigástrica enquanto a ponta da sonda está em outra região diversa (estômago, esôfago ou até mesmo no trato respiratório).[8,16]

A **fluoroscopia ou endoscopia** é um método de visualização seguro, direto, porém mais caro e mais invasivo, que é recomendado para casos onde há contraindicação da passagem nasal, de fratura craniana e transfenoidal, de risco de sangramento, de hérnia de hiato, de divertículo ou de cirurgia bariátrica.

As considerações descritas na diretriz brasileira sobre os métodos promissores são as seguintes:

- **pH:** usa-se a medida de pH do resíduo gástrico para verificar a ponta da sonda enteral. Valores preditores: menores de 5,5 indicativo de localização no estômago, contudo pode ser encontrado na posição esofágica. Quando o pH está acima de 6,0 impossibilita diferenciar se a localização da sonda é no estômago, no pulmão ou no intestino. Metheny *et al.* (1999) encontraram resultados para o pH considerando o posicionamento no estômago, pH 3,9; intestino, pH 7,35 e no pulmão, pH 7,73.[19] São limitantes para essa técnica presença de acidose ou alcalose metabólica, uso de antiácidos e presença de volume gástrico.[8,19]
- **Dispositivo de traçado eletromagnético**: dispositivo que fica na ponta de uma sonda. Em tempo real confirma a posição e transmite a imagem para um monitor que permite visualizar anatomicamente a sonda, mas tem um elevado custo.
- **Capnografia colorimétrica**: detecta o CO_2 no tubo orotraqueal em pacientes com ventilação mecânica. A coloração roxa é indicativa de ausência de CO_2, o que evidencia a posição em câmara gástrica, enquanto amarelo, ou marrom, sugere a presença de CO_2 e, portanto, não localizado no estômago. Erzincanli *et al.* (2017) consideraram confiável e compatível com o método radiológico, porém é inadequado para distinguir entre a inserção gástrica e duodenal.[18]
- **Ultrassonografia (US)**: é uma técnica de diagnóstico por imagem que usa ondas sonoras para criar imagens internas do corpo, possibilita a visualização em tempo real da localização da sonda se na traqueia ou no esôfago. Exame não invasivo e sem radiações. Pode ser uma alternativa à radiografia, mas as evidências ainda não são suficientes e outras variáveis precisam ser testadas. Uma revisão sistemática e metanálise de estudos observacionais sugerem que o desempenho diagnóstico de US é útil para confirmar a colocação da sonda, mas não é ideal para detectar a posição incorreta, e reforça, ainda, a necessidade de estudos mais bem desenhados explorando-a como ferramenta diagnóstica para precisar a colocação da sonda. Uma metanálise de 2024 reforça que a US não tem precisão suficiente para confirmar a colocação da sonda, contudo em cenário que não há RX disponível, a US pode ser útil, mas estudos maiores são necessários para determinar a possibilidade de eventos adversos.[20,24]

Conclusão

É indispensável que a equipe multidisciplinar esteja em todos os processos que envolvam as passagens de sondas e terapia nutricional, uma vez que auxiliam na tomada de decisão para promover a adesão aos cuidados ao paciente crítico de forma efetiva e garantir a segurança da técnica e do procedimento. Ao ser executada uma técnica devemos integrar as ações humanizadas e as nossas habilidades aprendidas.[21]

É recomendado que seja aplicado mais de um método para confirmar a inserção correta da sonda. A adoção de melhores práticas assistenciais contribui para a segurança do paciente e para a qualidade do cuidado prestado, o que irá otimizar custos, materiais, equipamentos, recursos humanos e tecnológicos. No cenário em saúde, os profissionais devem priorizar uma assistência mais segura a fim de promover o sucesso no cuidado do paciente.[16,22]

Quando se refere à terapia intensiva, um fator importante é que muitos pacientes demandam o uso de sonda nasogástrica ou orogástrica, na vigência de sedoanalgesia. A alteração do nível de consciência e os reflexos de tosse e vômito poderão levar ao deslocamento da sonda causando aspiração, lesão pulmonar, infecção e a morte.

Há necessidade de embasar o cuidado em boas práticas, resgatar cuidados simples, como, marcar com tinta, ou fita, a sonda na comissura nasal após a confirmação da radiografia, por exemplo. Tais medidas promovem a segurança do paciente e o monitoramento, que é fundamental para determinar se a prática recomendada será mantida, assim como atualizar os registros dos processos de cuidado.[23]

Ao se investir no avanço tecnológico, associado a educação continuada dos profissionais e aos protocolos assistenciais padronizados de terapia nutricional, será possível oferecer uma assistência mais segura e livre de danos aos pacientes.[23]

Referências bibliográficas

1. Ross CA, Caballero B, Cousins RJ, Tucker KL, Ziegler TR. Nutrição Moderna de Shils na saúde e na doença. 11. ed. Barueri: Manole; 2016. 2256 p.
2. Portal da educação. Disponível na internet: https://siteantigo.portaleducacao.com.br/conteudo/artigos/nutricao/historico-do-suporte-nutricional-enteral-e-parenteral/22932
3. Liffmann KE, Randall HT. A modified technique for creating a jejunostomy. Surg Gynecol Obstet. 1972;134(4):663-4.
4. Salem MR, Khorasani A, Saatee S, Crystal SJ, El-Orbany M. Gastric tubes and airway management in patients at risk of aspiration: history, current concepts, and proposal of an algorithm. Anesth Analg. 2014;118(3):569-79.
5. Paine JR. The history of the invention and development of the stomach and duodenal tubes. Ann Intern Med. 1934;8(6).
6. Paine JR, Carlson HA, Wangensteen OH. The Postoperative Control Of Distention, Nausea And Vomiting. JAMA 1933;100(24):1910-1917.
7. Satiani B, Bonner JT, Stone HH. Factors Influencing Intraoperative Gastric Regurgitation. Arch Surg. 1978;113(6):721-723.
8. Matsuba CS et al. Diretriz BRASPEN de Enfermagem em Terapia Nutricional Oral, Enteral e Parenteral. BRASPEN Journal Diretrizes 2021. Disponpivel na internet: https://www.braspen.org/diretrizes. Acesso em set. 2021.
9. Matsuba CST, Macedo LCS, Magno EA, Prete RT. Terapia e manutenção nutricional no cuidado intensivo. In: Viana R, Pereira AP, Whitaker IY, Zanei SS. Enfermagem em Terapia Intensiva: Práticas e Vivências. 2. ed. Artmed Editora; 2020. p. 196-212.
10. Poltronieri MJA. Terapia nutricional enteral. In: Padilha KG, Vattimo MD, Silva SC, Kimura M, Watanabe M. Enfermagem em UTI: cuidando do paciente crítico. Editora Manole; 2016. p. 672-713.
11. Laselva CR Cal RGR. Sondas nasogástricas e nasoenterais.In: Knobel E. Condutas no paciente grave. 4. ed. Atheneu: 2016. p. 1195-1203.
12. André RR, Mendes CQ, Avelar AF, Balieiro, MMFG. Posicionamento de sonda enteral em neonatos segundo técnica modificada de mensuração. Acta Paul Enferm. 2017;30(6):590-7.
13. Beghetto MG, Anziliero F, Leães DM, Mello ED. Sondagem enteral: concordância entre teste de ausculta e raio-x na determinação do posicionamento da sonda. Rev Gaúcha Enferm. 2015;36(4):98-103.
14. Santos SC. Validação do método preditivo para introdução da sonda nasogástrica na alimentação em adultos: ensaio clínico randomizado. Tese (doutorado) – Universidade Estadual de Campinas, Faculdade de Enfermagem. Orientador: Maria Isabel Pedreira de Freitas e Coorientador: Nelson Marcio Gomes Caserta. Campinas, SP : [s.n.], 2016.
15. Barvosa IE, Fonseca AR, Andrade EN, Makloud DC, Ribeira MC, Rodrigues AJ, et al. Segurança do paciente: principais eventos adversos na Unidade Terapia Intensiva. Rev Eletrôn Acervo Saúde 2021;13(2).
16. Silva AST, Pinto RLG, Rocha LR. Prevenção de eventos adversos relacionados à sonda nasogástrica e nasoenteral: uma revisão integrativa. J Nurs Health. 2020;10(4).
17. Motta APG, Rigobello MCG, Silveira RCC, Gimenes FR. Eventos Adversos Relacionados à Sonda Nasogástrica/ Nasoentérica: revisão integrativa. ver Lat Am Enfermagem. 2021 Jan 8;29:e3400.
18. Erzincanli S, Zaybak A, Güler A. Investigation of the efficacy of colorimetric capnometry method used to verify the correct placement of the nasogastric tube. Intensive Crit Care Nurs. 2017 Feb;38:46-52.
19. Metheny, Norma A; Stewart, Barbara J; Smith, Lisa; Yan, Hua; Diebold, Marilyn; Clouse, Ray E. pH and Concentration of Bilirubin in Feeding Tube Aspirates As Predictors of Tube Placement. Nursing Research; 1999;48(4): 189-197.
20. Lin T, Gifford W, Lan Y, Qin X, Liu X, Wang J, Yang B, You T, Chen K. Diagnostic accuracy of ultrasonography for detecting nasogastric tube (NGT) placement in adults: A systematic review and meta analysis. Int J Nurs Stud. 2017;71:80-88.
21. Cervo AS, Magnago TS, Carollo JB, Chagas BP, Oliveira AS, Urbanetto JS. Eventos adversos relacionados ao uso da terapia enteral. Rev. Gaúcha Enferm. 2014;35(2).
22. Heidarzadi E, Jalali R, Hemmatpoor B, Salari N. The comparison of capnography and epigastric auscultation to assess the accuracy of nasogastric tube placement in intensive care unit patients. MC Gastroenterol. 202;20(1):196.
23. Tripathi R, Hinic K. Best Practices to Verify Ongoing Placement of NG or OG Tube After Initial X-ray Confirmation. Worldviews Evid Based Nurs. 2021;18(4):311-313.
24. 24. Tsujimoto Y, Kataoka Y, Banno M, Anan K, Shiroshita A, Jujo S. Ultrasonography for confirmation of gastric tube placement. Cochrane Database Syst Rev. 2024 Jul 25;7(7):CD012083. doi: 10.1002/14651858.CD012083.pub3. PMID: 39051488; PMCID: PMC11270641.
25. 25. Robles-González M, Arrogante O, Sánchez Giralt JA, Ortuño-Soriano I, Zaragoza-García I. Verification of Nasogastric Tube Positioning Using Ultrasound by an Intensive Care Nurse: A Pilot Study. Healthcare (Basel). 2024 Aug 14;12(16):1618. doi: 10.3390/healthcare12161618. PMID: 39201176; PMCID: PMC11353583.

capítulo 14

Oxigenoterapia Hiperbárica em Pacientes de UTI

Mariza D´Agostino Dias

Destaques

- A oxigenoterapia hiperbárica (OHB) é um tratamento adjuvante, regulamentado pelo Conselho Federal de Medicina (CFM) desde 1995. Pode fazer parte das Terapias Regenerativas.
- A terapêutica consiste na respiração de oxigênio puro (100%) em ambiente pressurizado (câmara hiperbárica) em sessões geralmente de 90 minutos
- O O_2 entra pela respiração e distribui-se no corpo todo pela circulação, dissolvido no plasma, com efeito sistêmico; não é necessário expor a lesão.
- O tratamento hiperbárico (número de sessões, duração, frequência, intervalos, pressão utilizada, perfil da pressurização e despressurização) é indicado e controlado pelo médico hiperbarista com formação específica.
- A OHB é indicada para o tratamento da "hipóxia localizada" que ocorre em tecidos com uma ou mais das seguintes alterações patológicas: inflamação, infecção, edema, alterações autoimunes e isquemia.
- A OHB é a única terapêutica eficaz e rápida para a "hipóxia localizada."
- Fica claro que a OHB não trata doenças e sim tecidos.
- As indicações de OHB para pacientes em unidade de terapia intensiva (UTI) são as mesmas que para pacientes não críticos, isto é, as patologias são as mesmas, porém os pacientes são mais graves e/ou instáveis
- Quanto mais inflamado está o paciente e mais agudo é o processo, mais rápida e intensa é a resposta à OHB.
- Com os cuidados adequados, podem ser tratados em OHB desde recém-nascidos até idosos e muito idosos com comorbidades.
- A aplicação de OHB em pacientes de UTI deve ser realizada por médico hiperbarista que também tenha habilitação em UTI, assim como a equipe de enfermagem.

Introdução

A oxigenoterapia hiperbárica (OHB) consiste no uso científico de oxigênio puro (100% ou $FiO_2 = 1$) sob pressão com finalidade terapêutica. O paciente necessita estar dentro de uma câmara hiperbárica durante a aplicação. Há dois tipos de câmaras hiperbáricas, as ***monoplaces*** e as ***multiplaces***, que provocam o mesmo efeito biológico apesar de condições operacionais diferentes.

As ***monoplace*** ou monopacientes comportam apenas um paciente por vez; a elevação de pressão se faz por meio da injeção controlada de oxigênio até atingir o nível desejado. Portanto, desde o início do tratamento, o paciente respira oxigênio puro (**Figura 14.1**).

As câmaras hiperbáricas ***multiplace*** ou multipacientes comportam vários pacientes simultaneamente; são pressurizadas com ar até o nível de pressão predefinido, quando o paciente passa a respirar oxigênio puro através de máscara sem vazamentos, que fornecerá oxigênio na mesma pressão ambiente hiperbárica da câmara (**Figura 14.2**).

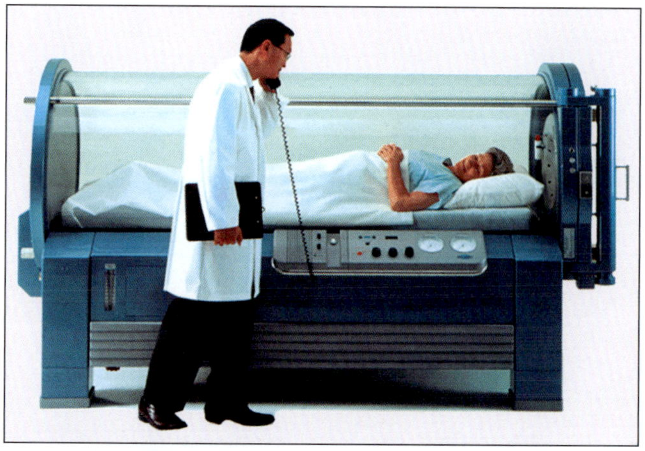

Figura 14.1. Câmara hiperbárica *monoplace*.
Fonte: Acervo da autoria.

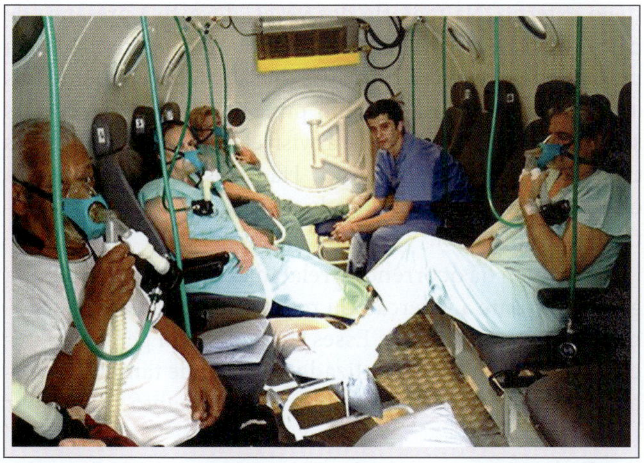

Figura 14.2. Câmara hiperbárica *multiplace*. Ao fundo, à direita, "guia interno" (técnico de enfermagem) obrigatório por lei.
Fonte: Acervo da autoria.

Na OHB, o oxigênio puro sob pressão é inspirado pelas vias aéreas, atinge os alvéolos e é distribuído a todos os tecidos do corpo pela circulação. A dissolução do oxigênio no plasma, que normalmente é desprezível, aumenta muito, podendo atingir até 6 vol%, o que significa uma quantidade equivalente ao consumo de oxigênio normal do corpo humano transportada não pelas hemácias, mas pelo plasma.[1]

As condições patológicas que podem ser tratadas com OHB são aquelas nas quais os tecidos apresentam alterações de hipóxia, isquemia, necrose, infecção, inflamação e distúrbios imunológicos, independente da doença de base. O tratamento com OHB é realizado em sessões de uma a duas horas, sob pressão de pelo menos o dobro da pressão ambiente. O modo como são realizadas as aplicações – pressão, duração, intervalos – variam conforme o tipo de paciente e a alteração a ser tratada.

Além da hiperoxigenação tecidual, outros efeitos importantes da OHB são a vasoconstrição e a redução do líquido intersticial acumulado (edema). Além desses, existem outros efeitos já comprovados da OHB, como: modulação inflamatória; redução de radicais livres de oxigênio; ativação das defesas antibacterianas celulares e teciduais.[2] Há estímulo à reparação tecidual, como proliferação de fibroblastos, neovascularização e epitelização das áreas cruentas.[3] Esses efeitos, ocorrendo simultaneamente ou em sequência, são úteis no tratamento de vários tipos de feridas refratárias ou de difícil cicatrização, como úlceras diabéticas, osteomielites, infecções necrosantes etc.

Muitos dos pacientes que podem ser tratados com OHB encontram-se internados em UTI em estado crítico, objeto deste capítulo e será discutido a seguir. Para pacientes em estado grave ou instável, podem ser empregadas câmaras do tipo *monoplace* ou *multiplace*, desde que com adaptações para manter a monitorização, ventilação e uso de drogas vasoativas. No "Grupo Oxigênio Hiperbárico de São Paulo" preferimos usar câmaras *monoplace* porque são menores, podem ser colocadas em uso rapidamente e a instalação e operação são muito mais fáceis e menos dispendiosas. (**Figuras 14.3 e 14.4**)

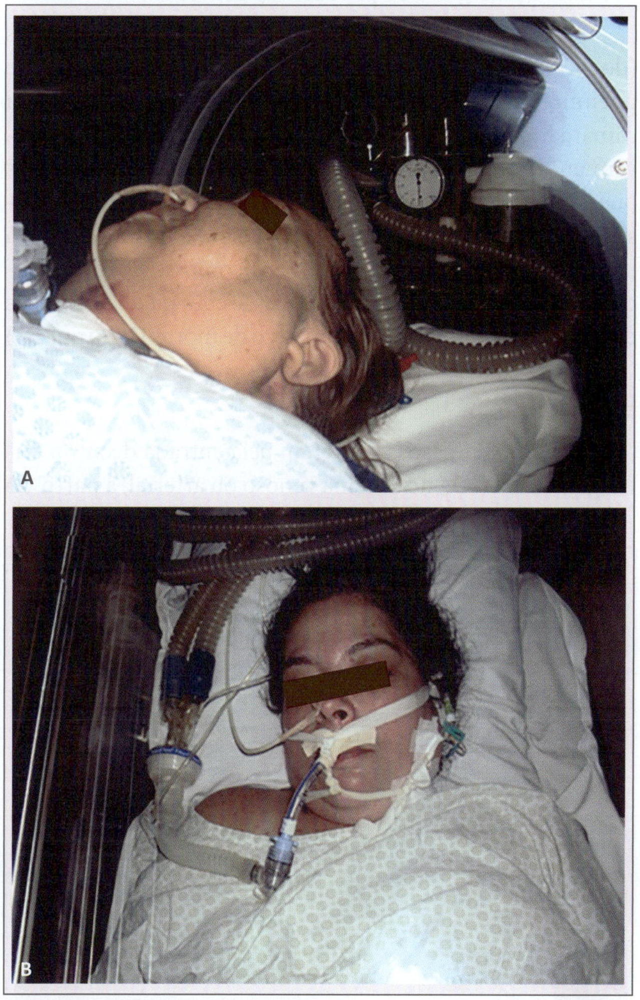

Figura 14.3. Pacientes em ventilação mecânica em monoplace. (A) Traqueostomia e (B) intubação.
Fonte: Acervo da autoria.

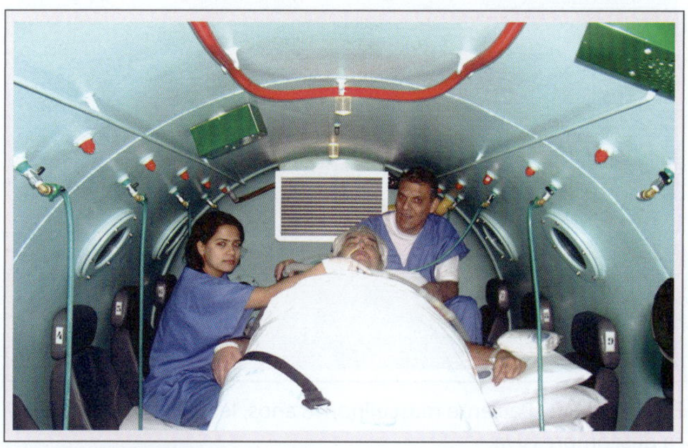

Figura 14.4. Obeso mórbido, 57 anos. Fournier, traqueostomizado, ventilação manual durante OHB em *multiplace*.
Fonte: Acervo da autoria.

Patologias críticas tratáveis com oxigenoteraia hiperbárica (OHB)

Acidentes de mergulho ou pós-descompressivos

Todos os distúrbios que ocorrem nessas circunstâncias (doenças descompressivas, embolias traumáticas pelo ar e pneumotórax pós-descompressão), devem ser tratados em câmara hiperbárica. Mesmo em dúvida do diagnóstico, convém encaminhar sempre para OHB pacientes sintomáticos que tenham mergulhado ou sofrido pressurização/despressurização nas últimas 48 horas, pois alguns quadros podem manifestar-se mais tardiamente, tais como as doenças descompressivas que podem manifestar-se com quadros clínicos desde leves até muito graves com risco de morte. (**Figura 14.5**)

Embolias gasosas

As embolias gasosas ocorrem pela entrada de ar ou outro gás, como CO_2, no sistema venoso ou arterial, a partir do meio externo. Na maioria das vezes, deve-se à presença de cateteres venosos centrais ou periféricos, cateteres de longa permanência para realização de diálise ou para tratamentos a longo prazo, ou mesmo em punções venosas periféricas sendo relatada a presença de ar visível em 4,8% dos pacientes com acesso venoso periférico.[3] Há casos em que a embolia ocorre com o fio-guia colocado na veia, antes mesmo da introdução do cateter.[4]

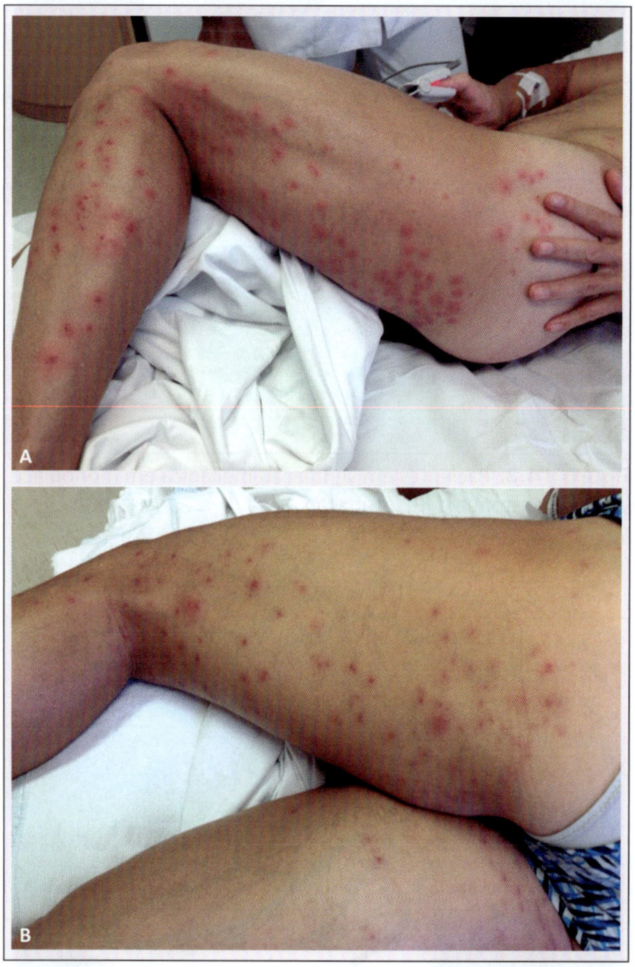

Figura 14.5. Paciente masculino, 48 anos, lesão de pele da doença descompressiva.

(A) Lesões cutâneas que facilmente se confundem com urticária. (B) Após 2 sessões descompressão terapêutica.

Fonte: Acervo da autoria.

Também há ocorrências relatadas de óbito por embolia gasosa durante a inserção ou retirada de cateteres posicionados em veias centrais. Esses acidentes, em geral, acontecem em pacientes hospitalizados, mas pode também acontecer em pacientes submetidos a tratamento domiciliar (*home care*).

Podem ocorrer embolias gasosas por meio de dispositivos colocados em artérias ou durante manipulação de aparelhos que utilizem gás sob pressão, como em procedimentos laparoscópicos ou endoscópicos. Há nove casos descritos de embolia cerebral por endoscopia digestiva alta, com gás visível na tomografia de crânio.[5]

Nos aparelhos laparoscópicos, o gás usado não é o ar, e sim o CO_2, que é cerca de 25 vezes mais solúvel no sangue do que o nitrogênio; o volume letal de CO_2, quando injetado acidentalmente nas veias, é cinco vezes maior do que o de ar.

Pode ocorrer também embolia gasosa pela ingestão intencional ou não de água oxigenada (peróxido de hidrogênio H_2O_2) causando embolia cerebral ou em veia porta. O peróxido de hidrogênio concentrado causa embolia arterial e venosa, gastrite hemorrágica, sangramento intestinal, choque e morte em adultos e crianças.[6] O quadro é totalmente reversível com OHB.

Outra possibilidade de entrada de ar no sistema circulatório ocorre durante traumatismos com lesão pulmonar. Nesses casos, pode haver ruptura de vasos e de vias aéreas simultaneamente. Se o paciente estiver em ventilação espontânea, a pressão dos vasos é maior e deverá haver hemoptise. Na ventilação mecânica, o aumento da pressão nas vias aéreas levará a embolias venosas e/ou arteriais, com óbito, se não for corrigida a comunicação. Também já foram descritos casos de embolia aérea após biopsia de tumores pulmonares e fibrinólise pleural por mecanismo semelhante.

Quadro clínico

Os sintomas da embolia gasosa pulmonar são de início súbito, e semelhantes aos de tromboembolia, com insuficiência respiratória aguda.

Pode haver embolia cerebral, algumas vezes devida à persistência do forame oval (embolia cerebral paradoxal) ou por entrada maciça de gás na circulação, microbolhas podem passar da circulação pulmonar ao coração e daí ao cérebro. Foi verificado que a presença de 30 mL de volume de gás no sangue venoso é suficiente para que seja ultrapassada a circulação pulmonar e ocorra embolia sistêmica.[7] A embolia cerebral leva a óbito em casos não tratados e sintomas neurológicos diversos, como: hemiparesia ou plegia, hemianopsia, convulsões e coma. Apesar de quase todos os casos de embolia cerebral ocorrerem dentro de hospitais, é comum que o diagnóstico não seja feito por não ser lembrado.

Suspeitar de embolia gasosa sempre que surjam sintomas respiratórios e/ou cerebrais súbitos em pacientes durante manipulações médicas ou anormalidades no funcionamento de cateteres venosos, como desconexões ou vazamentos, ainda se houver um ruído de sucção pela aspiração do ar, que não é valorizado por equipe de saúde menos experiente. Esse sinal indica situação de extrema gravidade e urgência e deve desencadear atendimento imediato para evitar óbito nos momentos seguintes.

A confirmação diagnóstica da embolia gasosa é realizada com qualquer exame de imagem, que distingue facilmente a presença de gás dentro de vasos ou do coração, ultrassom ou Doppler cardíaco ou transesofágico, exames facilmente realizados à beira do leito. Entretanto, existem casos em que as bolhas são muito pequenas e não podem ser visualizadas. Por isso, o tratamento deve ser instituído sempre que houver suspeita clínica, mesmo que não haja nenhuma confirmação de imagens.

Tratamento

Medidas heroicas para o tratamento das embolias gasosas, como punção cardíaca transtorácica para remoção de ar não têm nenhum efeito prático. A colocação do paciente em posição lateral direita ou em Trendelenburg, como se preconizou no passado para evitar a chegada de bolhas no cérebro, é inútil, porque as bolhas se deslocam com a corrente sanguínea.

O tratamento imediato das embolias gasosas consiste em oxigênio por inalação, hidratação, intubação e assistência ventilatória mecânica, com oxigênio puro nos casos mais graves. Assim que possível, deve-se realizar a compressão em câmara hiperbárica com oxigênio, o que, de imediato, controla o quadro. A mortalidade dos casos de embolia gasosa é alta quando não há agilidade nas medidas terapêuticas e o tratamento hiperbárico pode salvar a vida do paciente. Em embolia aérea cerebral houve 12% de óbitos com OHB e 36% de mortalidade sem OHB.[8]

Pneumoencéfalo ou pneumocrânio

Pneumoencéfalo ou pneumocrânio é a entrada acidental de ar dentro do crânio, ocupando espaço dentro dos ventrículos ou nas circunvoluções cerebrais. Pode ser por trauma com fratura de ossos da caixa craniana e formação de fístula liquórica. À medida em que o líquor escoa para fora, a pressão torna-se negativa, e o ar externo pode ser aspirado, principalmente se o paciente permanecer com o tronco erguido ou em pé. Outra possibilidade é a entrada de ar durante cirurgias para remoção de hematomas, higromas ou tumores. A remoção cirúrgica das massas líquidas ou sólidas pode criar espaço que, em seguida, é ocupado por ar.

Quadro clínico

Os sintomas do pneumoencéfalo são muito variáveis, dependendo da pressão que o ar está exercendo. Cefaleia desde leve até intensa e incapacitante é o sintoma predominante. Pode haver sinais de localização com paresias ou plegias. Quando a quantidade de ar aspirado é muito grande, pode haver presença de bolhas nos espaços perimedulares, com sintomas compressivos. Os sintomas podem piorar muito se o paciente apresentar hipertermia, que causa aumento de volume da bolha de ar retido.

Tratamento

Na maioria das vezes, o quadro do pneumoencéfalo é benigno e pode ser tratado conservadoramente, com medidas de suporte; sendo reabsorvido em dez a 20 dias, com regressão dos sintomas. Entretanto, em alguns casos de entrada maciça de ar, cefaleia intratável ou sinais neurológicos graves, o pneumoencéfalo pode tornar-se uma situação de urgência com indicação de tratamento com oxigênio hiperbárico.

O alívio dos sintomas ocorre rapidamente após a primeira sessão, e o desaparecimento completo do ar demanda de quatro a cinco sessões. O efeito da OHB consiste na redução do volume das bolhas gasosas e na troca do ar por oxigênio, facilitando a reabsorção do gás retido (**Figura 14.6**).[9]

Intoxicações por substâncias gasosas

São vários os tipos de intoxicações intencionais ou acidentais causadas por gases venenosos. A mais frequente é a intoxicação por monóxido de carbono (CO) pela exposição a gás de aquecedores ou gerada pela combustão de carbono em ambientes fechados, como em fumaça de incêndios ou em gás de escapamentos de veículos.

O gás butano, usado em botijões de cozinha, é menos tóxico e tem odor característico acrescentado artificialmente para poder ser detectado. As ocorrências de intoxicação acidental são menos prováveis do que as explosões e incêndios.

Outros gases tóxicos quando inalados são: metano (gás de cozinha encanado) cianídrico, sulfúrico, sulfídrico, clorídrico e amoníaco, que ocorrem por reações químicas mal controladas ou por formação espontânea na decomposição de material orgânico (lixo). Deve-se também lembrar que em 42% de pacientes atendidos com inalação intencional de CO houve outros tóxicos associados, mais comumente o álcool.[10]

O óbito por gases tóxicos é pela interferência na respiração celular e no transporte de oxigênio pelas hemácias. A dose tóxica depende da concentração no ambiente e do tempo de exposição, sendo variável para cada gás. A afinidade da hemoglobina com CO é 210 vezes maior do que com O_2.

Nos casos de intoxicação por substâncias gasosas, além das medidas de suporte avançado de vida, o oxigênio hiperbárico tem indicação pelo seu mecanismo de ação único, capaz de realizar a oxigenação pelo plasma enquanto o gás é metabolizado ou neutralizado com antídotos.

O uso de OHB em pacientes com intoxicação por fumaça tem comprovada ação anti-inflamatória, com redução da adesão dos neutrófilos à parede dos capilares pulmonares, efeito útil no tratamento da lesão pulmonar por inalação de fumaça quente.

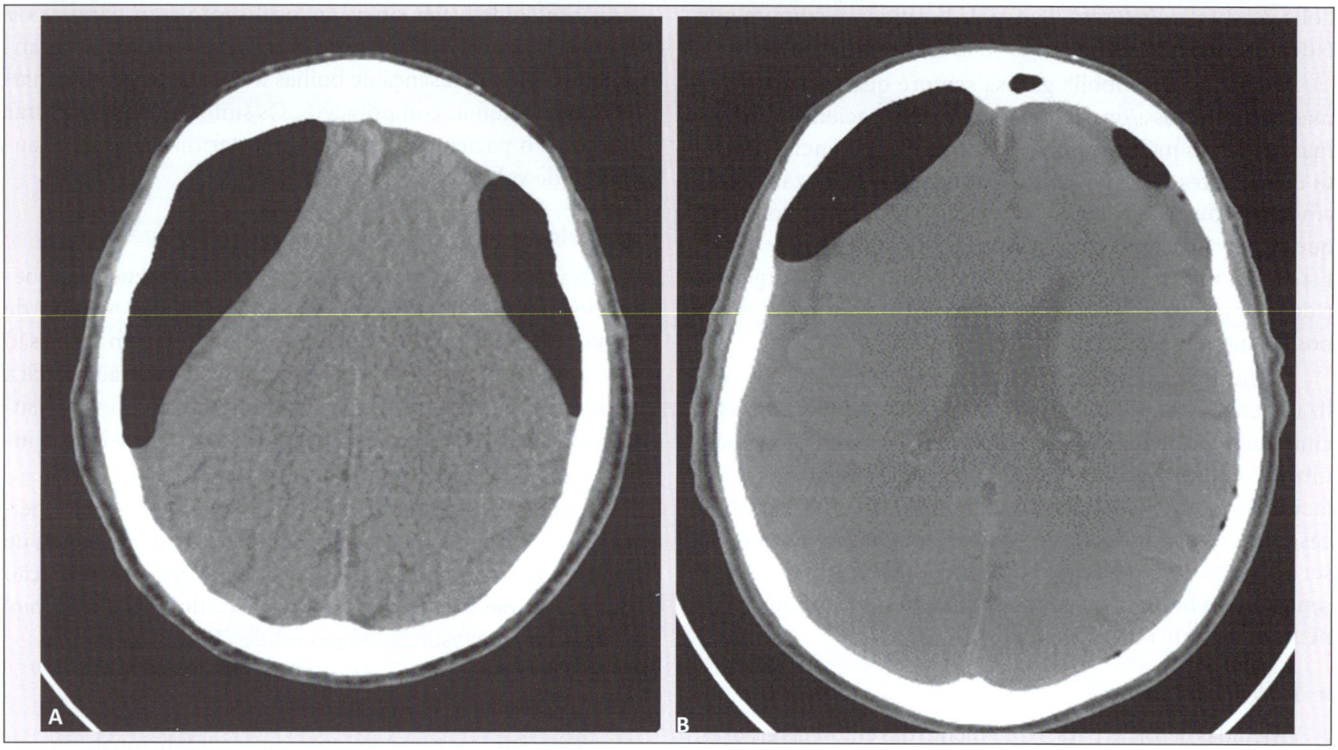

Figura 14.6. Paciente masculino, 69 anos, pneumocrânio.
(A) 18 horas após drenagem de hematoma subdural crônico à direita. (B) Após 7 sessões de OHB.
Fonte: Acervo da autoria.

Quadro clínico

A história de exposição à substância gasosa tóxica é de grande valia para o diagnóstico. Os sintomas são de início rápido, com piora progressiva, perda da consciência, com ou sem convulsões. Alguns gases têm odor característico, podendo ser detectados pelo olfato do examinador.

O CO é inodoro, e sua inalação confere aspecto rosado à pele do paciente, apesar da hipóxia. Pode ser dosada carboxi-hemoglobina no sangue por exames laboratoriais, mas não é de grande interesse para a indicação do tratamento, pois o mais importante é o quadro clínico.

Deve-se sempre lembrar da possibilidade de intoxicação por CO em pacientes com rebaixamento de consciência, trazidos de ambientes fechados e principalmente de locais de incêndios. Dependendo da substância queimada no incêndio, pode haver associação de CO e gás cianídrico ou gás sulfídrico, o que é uma indicação a mais para o tratamento com oxigênio hiperbárico.

Tratamento

Medidas imediatas no atendimento a paciente com intoxicação por CO são suporte básico e administração de oxigênio. Deve-se intubar o paciente e iniciar ventilação mecânica com O_2 a 100% nos casos com rebaixamento de consciência ou dificuldade respiratória. A OHB aplicada precocemente traz melhora rápida.

É muito importante lembrar da OHB como possibilidade de tratamento antes que se instalem lesões neurológicas pela hipóxia mantida e, principalmente, antes que tenha havido parada cardíaca, pois, nesses casos, não há relatos de pacientes sobreviventes. É realizada uma sessão com duração de duas horas a 2,5 ATA, que geralmente não precisa ser repetida. Além de poder significar uma medida salvadora, a OHB também pode servir como teste terapêutico. Foi verificado em 140 pacientes consecutivos internados em UTI que nos 98 tratados com oxigênio hiperbárico a mortalidade foi de 6%, e naqueles com tratamento convencional a mortalidade foi de 33% ($p < 0,001$).[11]

Mesmo em casos menos dramáticos de intoxicação com CO, desde que exista a suspeita diagnóstica deve-se sempre tratar com OHB devido a possibilidade das **sequelas tardias**, como maior incidência de Parkinson e distúrbios cognitivos ou comportamentais.

Infecções graves com risco de morte

Pelo seu potente efeito anti-inflamatório e imunomodulador, a OHB em pacientes com processos infecciosos graves pode ser considerada um tratamento de urgência para casos selecionados.

Gangrena gasosa

A gangrena gasosa, ou mionecrose clostridiana, é uma infecção muito grave, de alta mortalidade, que se inicia pela inoculação bacteriana em músculos, causando rapidamente necrose tecidual.

Os agentes causais são bactérias anaeróbias do gênero *Clostridium* das espécies *perfringens* ou *septicum*, que liberam na circulação sua potente toxina, levando a sepse com insuficiência orgânica múltipla. A infecção ocorre por inoculação direta dos esporos da bactéria nos músculos lesados pós-trauma ou pós-cirurgia.

Quadro clínico

O quadro clínico da gangrena gasosa é característico, com sepse, enfisema intramuscular e subcutâneo pela infiltração do gás produzido pelas bactérias. Os músculos comprometidos apresentam-se desvitalizados, de cor enegrecida ou acinzentada, com secreção líquida serossanguinolenta, misturada com gás e odor fétido de "carne podre". O tecido subcutâneo e a pele são acometidos mais tardiamente, com pontos de necrose que progridem rapidamente.

O tempo de aparecimento dos sintomas é de seis horas a três dias após a contaminação, e, sem nenhum tratamento, a morte é inevitável.

O que justifica o uso de OHB como adjuvante para tratamento da gangrena gasosa, além das experiências clínicas em vários serviços de OHB, é a comprovação experimental em ratos, cães e coelhos. Seu mecanismo de ação combina: efeito bactericida e bacteriostático diretos; inibição da toxina clostridiana; restauração da oxigenação tecidual.

Os estudos comparativos em animais têm sido aceitos como comprovação suficiente dos efeitos benéficos semelhantes da OHB também em humanos. Devido à extrema gravidade dessa infecção, acredita-se não ser eticamente aceitável propor estudos comparativos que neguem a OHB para qualquer paciente portador de gangrena gasosa.

A gangrena gasosa ocorre classicamente nos ferimentos de guerra, porém na vida civil, está ligada a traumatismos abertos, contaminados com poeira ou terra, lesões em membros isquêmicos, na evolução de tumores com grandes necroses ou ainda em contaminação de úlceras crônicas de membros inferiores.

Verificou-se que o prognóstico do tratamento da gangrena gasosa é melhor nos casos de trauma que apresentaram mortalidade de 7,1%, do que nos outros tipos de pacientes que tiveram 28,6% de óbitos ($p < 0,05$). A sobrevida é significativamente maior nos pacientes que conseguem passar da quinta sessão de OHB, o que coincide com o observado em pacientes do Hospital das Clínicas de São Paulo.[12]

Apesar de mais raras, também foram descritas gangrenas clostridianas: pós-abscesso perirretal, pós-cirurgia ortopédica ou vascular em órbita, após injeção subcutânea de vasoconstritor (epinefrina) em um paciente asmático, na musculatura da parede abdominal, após colecistectomia e drenagem de abscesso hepático. Em todos os casos, houve recuperação de *Clostridium* nas culturas.

Tratamento

No mundo todo, o que se preconiza para o tratamento das gangrenas gasosas há várias décadas é: profilaxia antibiótica em ferimentos contaminados; diagnóstico precoce pelo quadro clínico e, se disponível, por cultura de tecidos lesados; emprego imediato de antibióticos com efeito antianaeróbico ou de espectro mais ampliado se houver suspeita de associação com outras bactérias ou leveduras; cirurgia para desbridamento dos tecidos, podendo ser amputadas áreas claramente necrosadas, preservando áreas duvidosas; suporte avançado de vida em UTI; tratamento adjuvante com OHB, o mais precocemente possível, com uma sessão a cada 12 horas, até melhora clínica, e sessões a cada 24 horas a seguir.

O número necessário de sessões de OHB para o tratamento das gangrenas gasosas é de no mínimo cinco. O número máximo é indeterminado, sendo realizadas sessões até a recuperação dos tecidos, podendo, em casos excepcionais, chegar a 50. A mortalidade geral por gangrena gasosa até 1960, no início da era da OHB, de 70% passou a 41% e depois a 22% com todos os novos tratamentos. A mortalidade em trauma atualmente está em torno de 7% (**Figura 14.7**).

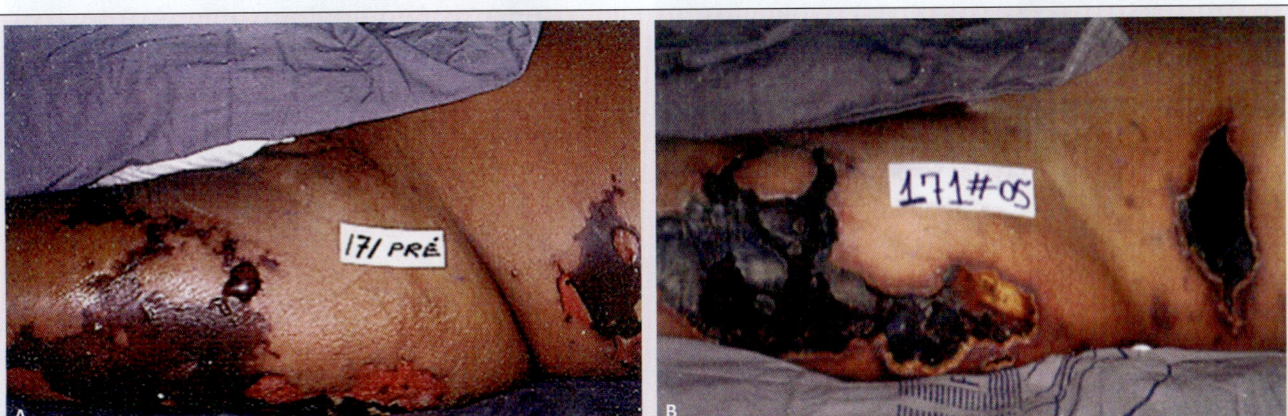

Figura 14.7. Paciente masculino, 25 anos, gangrena gasosa. (A) Áreas de necrose mal delimitadas. (B) Após 5 sessões: delimitação perfeita das áreas necrosadas e recuperação das áreas de penumbra.

Fonte: Acervo da autoria.

Fasciites necrosantes

Fasciites necrosantes são as doenças mais comuns do grupo das necroses agudas. São desencadeadas por traumas ou soluções de continuidade da pele, como lesões por pressão, picadas de insetos ou até injeções intramusculares, podendo também ocorrer em incisões cirúrgicas infectadas. Pacientes fumantes e diabéticos são mais predispostos à fasciite necrosante, porém pode também ocorrer em pessoas previamente saudáveis

São processos infecciosos acompanhados de necrose, potencialmente muito graves e de rápida progressão, causados por infecção sinergística bacteriana de partes moles, envolvendo inicialmente estruturas mais profundas, como fáscias superficiais ou profunda e, posteriormente, o subcutâneo e a pele.

Caracteristicamente, quando a lesão já se torna evidente pelo aparecimento de necrose na pele, os tecidos mais profundos apresentam um comprometimento muito mais extenso, com infecção e necrose. O processo progride rapidamente por meio de proliferação bacteriana descontrolada pela momentânea incapacidade de fagocitose local. Atribui-se à isquemia/hipóxia a impossibilidade de controle inicial, criando-se um círculo vicioso de: edema – hipóxia local – aumento da infecção – aumento da necrose – liberação de toxinas – choque – piora da perfusão – piora da infecção. Pode haver alta mortalidade devido ao diagnóstico tardio e à progressão rápida da doença.

■ Tratamento

Inicialmente consiste na identificação dos tecidos atingidos e sua cuidadosa remoção por cirurgia em desbridamentos sucessivos e uso de antibióticos, além de medidas de suporte. É importante observar que, na maioria das vezes, os tecidos a serem removidos são fáscia e subcutâneo, porque a pele está pouco comprometida e deve ser preservada.

A indicação de OHB assim que possível visa restaurar a função leucocitária, reduzir o edema, delimitar claramente os tecidos inviáveis e recuperar os tecidos parcialmente viáveis (**Figura 14.8**).

Assim, os procedimentos cirúrgicos podem ser muito menos mutilantes, o que contribui para a melhor evolução do paciente. Em 42 pacientes com fasciite necrosante depois que se introduziu OHB na rotina do tratamento, a melhora evidente foi obtida por volta da sétima sessão e, nesse grupo, comparando-se com os relatos prévios do serviço, foi constatada redução da mortalidade de 34% para 11,9%, e do índice de amputações de 50% para zero.

Gangrena (ou síndrome) de Fournier

É um tipo específico de fasciite necrosante que atinge os tecidos do períneo. Foi descrita inicialmente em homens jovens, previamente saudáveis e sem fatores desencadeantes aparentemente. Posteriormente verificou-se que incide em mulheres e homens de todas as faixas de idade, desde lactantes até idosos e que existem alguns fatores predisponentes que são: diabetes, alcoolismo, tabagismo, imunossupressão, obesidade, higiene precária. Os fatores desencadeantes mais comuns são: doenças ou cirurgias proctológicas ou urológicas e pequenos ou grandes traumatismos locais.

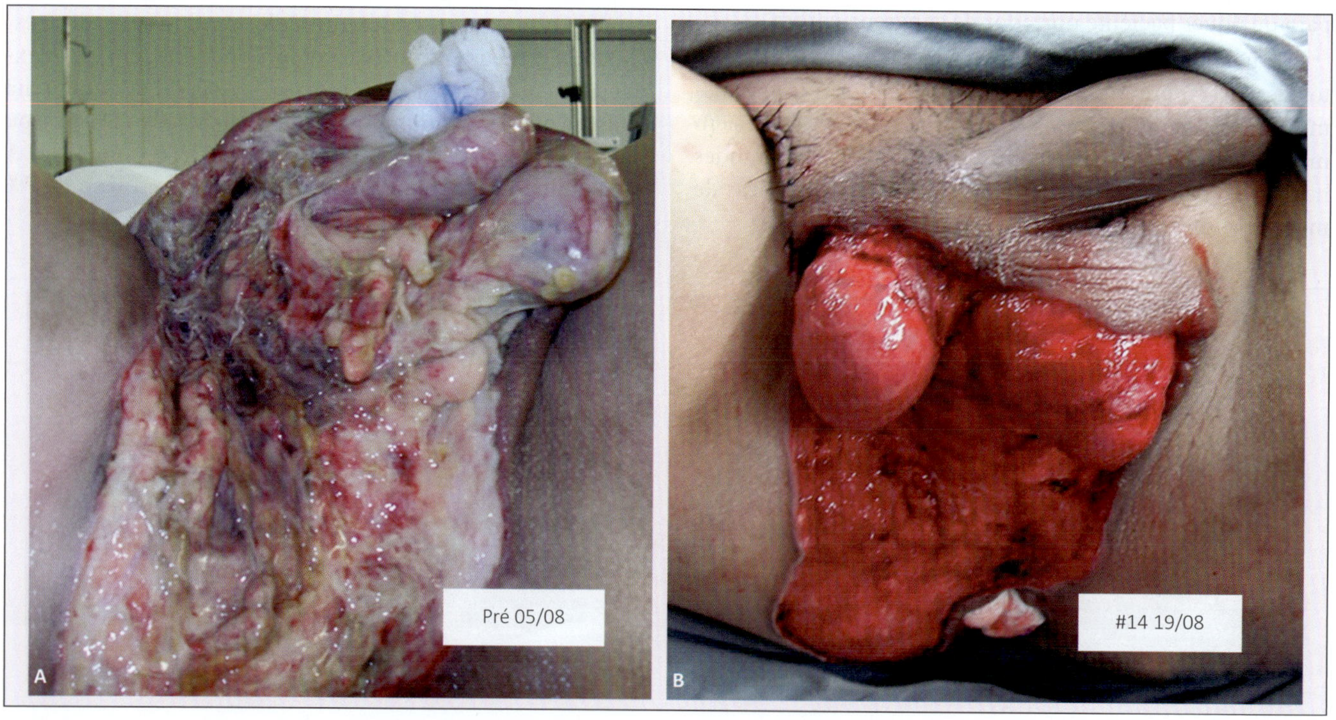

Figura 14.8. Paciente masculino, 56 anos, gangrena de Fournier.

(A) Após desbridamento de tecidos inviáveis. Infecção com biofilme extenso. (B) Após 14 OHB + aproximação de pele. Sem infecção.

Fonte: Acervo da autoria.

A infecção é causada por associação de bactérias anaeróbias e aeróbias com padrão de sensibilidade de infecções comunitárias, que atingem inicialmente a gordura subcutânea e as fáscias perineais e evoluem para as regiões contíguas, alcançando escroto, pênis, parede abdominal e coxas.

Caracteristicamente, observa-se trombose de arteríolas subcutâneas, causando a isquemia local que facilita a progressão da infecção. A pele é comprometida a seguir, com aparecimento de isquemia e necrose, o que indica a extrema gravidade do processo e geralmente identifica onde foi o ponto de partida da infecção.

Quadro clínico

A dor local é um sintoma precoce e antecede de dois até doze dias às manifestações infecciosas de sepse e choque séptico. A evolução pode ser fulminante em horas ou progressiva, e a mortalidade é variável, dependendo do tempo do diagnóstico e da instituição do tratamento, da localização do processo e das comorbidades do paciente. Não há modelo animal para estudo de gangrena de Fournier, nem exame específico para o diagnóstico, que é essencialmente clínico. A indicação de OHB para o tratamento baseia-se em modelos experimentais de infecções necrosantes e de gangrena gasosa e, na resposta clínica obtida em séries de pacientes, que é extremamente variável, dependendo das outras medidas terapêuticas tomadas simultaneamente, como cirurgia, antibióticos, curativos e outras.

Tratamento

Por envolver região anal e urinária, pode ser necessária a realização de colostomia ou cistostomia durante o tratamento, em casos selecionados, o que tem sido cada vez menos indicado com o uso precoce de OH.

Em estudo comparando-se 159 pacientes portadores de gangrena de Fournier tratados em dois centros universitários brasileiros (Hospital das Clínicas em São Paulo e Hospital Cajurú em Curitiba) ao longo de dez anos, verificou-se mortalidade global de 29,2%. O grupo de 84 pacientes não tratados com OHB teve mortalidade de 32,1%, e a mortalidade dos 75 pacientes tratados com OHB foi de 12%, significativamente menor ($p < 0,002$)[13] (**Figura 14.9**).

Infecções não necrosantes (inespecíficas) de partes moles

As infecções não necrosantes (inespecíficas) de partes moles incluem os abscessos, erisipelas, celulites e as deiscências de incisões cirúrgicas causadas ou acompanhadas por processos infecciosos. Na maioria das vezes, essas infecções são causadas por bactérias de origem cutânea (estafilococos); porém, em alguns casos, podem ser devidas a Gram-negativos ou fungos e muitas vezes são polimicrobianas.

Quadro clínico

Na enorme maioria das vezes, os sinais e sintomas de infecção, como edema, dor, eritema, flictemas, bolhas, descamação, são muito **evidentes**. Em alguns abscessos profundos, a dor precede os demais sinais. O comprometimento sistêmico depende das defesas orgânicas e da virulência dos germes causadores da infecção.

Tratamento

Consiste em remoção de corpos estranhos, como fios de sutura e tecidos desvitalizados, realização de curativos e uso de antibióticos sistêmicos, com o que, em geral, há evolução favorável. As coleções purulentas devem ser drenadas, e o

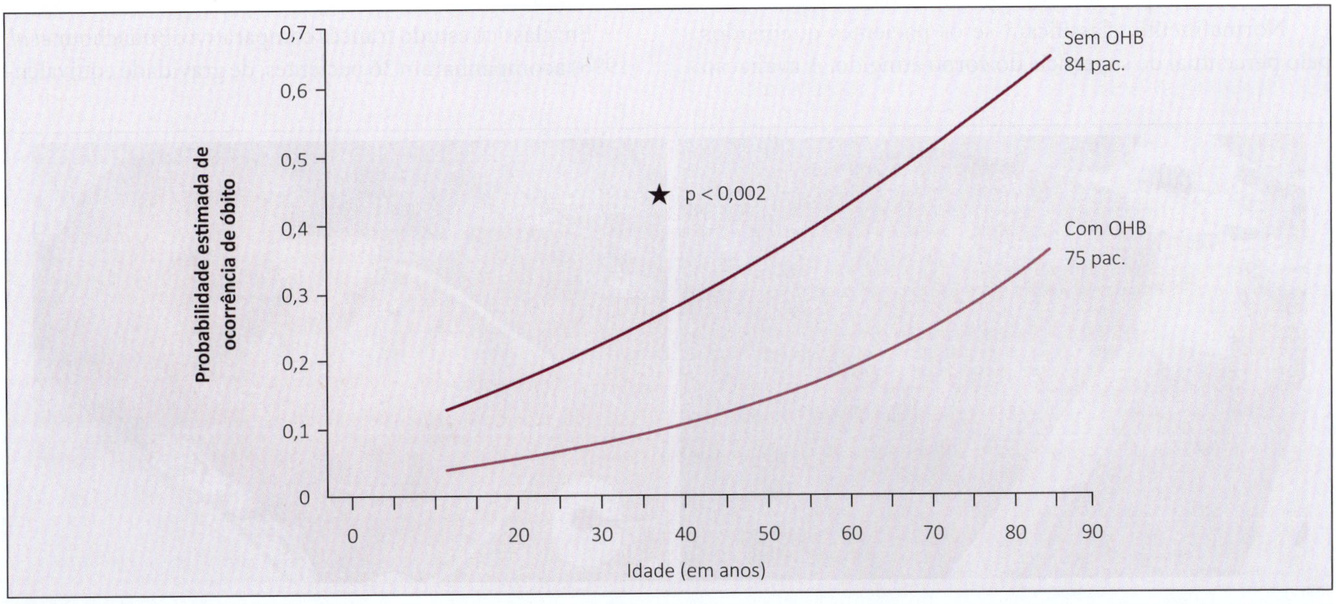

Figura 14.9. Gangrena de Fournier. Mortes de acordo com idade e tratamento com OHB. TX convencional (cirurgia + ATB) x TX convencional + OHB.

Fonte: Acervo da autoria.

material, encaminhado para identificação de bactérias e antibiograma. Em casos refratários, a lesão se estende aos planos profundos, podendo comprometer funções orgânicas e resultar em sequelas por perda tecidual. A infecção pode prolongar-se por tempo indeterminado, trazendo outras consequências, como queda do estado geral, desnutrição, outras infecções e elevação de custos do tratamento.

Nesses pacientes indica-se OHB com a finalidade de reverter a evolução desfavorável atribuída à hipóxia localizada obtendo-se resultados estéticos melhores, período de internação mais curto e custos menores, como tem sido publicado em vários serviços cirúrgicos.[14] Em casos muito graves pode-se realizar duas sessões de OHB nos dois primeiros dias e prosseguir com uma sessão diária até estabilização.

Queimaduras térmicas, elétricas e químicas

As queimaduras são lesões de pele habitualmente bem delimitadas e de extensão variável. Os agentes agressores são fogo ou líquidos ferventes ou objetos aquecidos, passagem de corrente elétrica ou produtos químicos ácidos ou alcalinos com atividade cáustica. A lesão pode ser de pele parcial (primeiro e segundo graus) ou total (terceiro grau). Em queimaduras mais graves, a lesão pode estender-se além do subcutâneo, comprometendo músculos, fáscias e até ossos.

Quadro clínico

Todas as queimaduras são lesões com hipóxia localizada pela intensa inflamação. As queimaduras de primeiro grau são idênticas àquelas que ocorrem após exposição ao sol, com eritema e dor. As de segundo grau são lesões bolhosas também dolorosas. As de terceiro grau tipicamente são menos dolorosas, devido à destruição das terminações nervosas, e mais profundas, com necrose de tecidos inicialmente branca, mas que nos dias seguintes se torna escura.

Normalmente, classificam-se os pacientes queimados pelo percentual de superfície do corpo atingido. A avaliação do paciente deve ser repetida após 48 horas, pois algumas lesões não são aparentes na fase inicial.

Tratamento

As queimaduras de segundo e terceiro graus necessitam sempre de algum tipo de tratamento, enquanto as superficiais tendem a curar-se espontaneamente.

A OHB pode ser utilizada em queimaduras precocemente, para: reduzir o edema inflamatório, restaurar a função leucocitária, bloqueando a invasão tecidual por bactérias da pele, preservar tecidos parcialmente viáveis, impedindo a extensão e o aprofundamento da lesão. Em fases mais tardias da queimadura, a OHB auxilia no tratamento de infecções, na restauração de áreas doadoras de enxertos e na garantia de integração dos mesmos.

As queimaduras de grandes áreas do corpo têm alta mortalidade devido à infecção secundária, levando à sepse. Nesses casos, assim que se estabiliza o paciente, o uso de OHB pode ser uma medida salvadora, impedindo a infecção e a progressão do processo inflamatório (**Figura 14.10**).

Em voluntários com queimaduras de segundo grau por ultravioleta, foi verificado que o grupo que passou por OHB teve 42% menos hiperemia, 35% de redução no tamanho da lesão e 22% da exsudação (p = 0,05; 0,03 e 0,04), concluindo-se que o tratamento com OHB é benéfico para esse tipo de lesão.[15]

Traumas isquêmicos de extremidades

São lesões teciduais agudas causadas por agentes externos, atingindo pele, subcutâneo, músculos e ossos, com graus variáveis de comprometimento, de escoriações até esmagamentos de membros. Sua denominação é por sempre existir hipóxia localizada pelo edema inflamatório da agressão tecidual.

Em clássico estudo francês comparativo, Bouachour *et al.* (1996) acompanharam 36 pacientes, de gravidade equivalen-

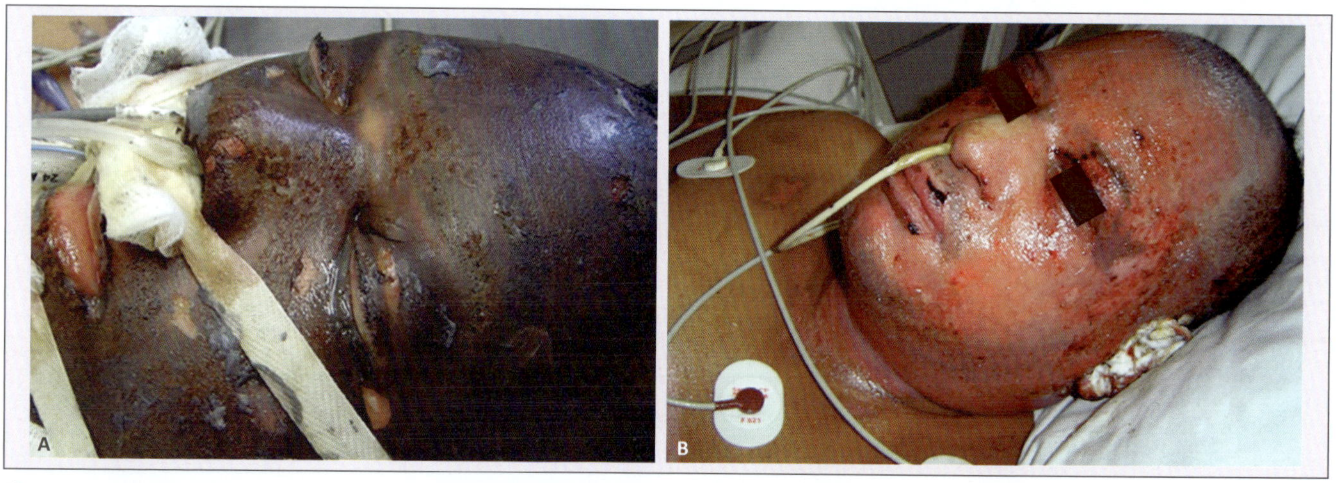

Figura 14.10. Paciente masculino, 45 anos, queimadura por fogo (explosão de gás) + lesão de vias aéreas com insuficiência respiratória grave.
(A) Admissão intubado e assistência ventilatória + queimadura de face. (B) Após 30 dias e 17 sessões OHB.
Fonte: Acervo da autoria.

te, com lesões traumáticas por esmagamento de extremidades, com duas sessões ao dia, por seis dias. Houve cicatrização completa das lesões em 17/18 pacientes do grupo com OHB e 10/18 do grupo controle ($p < 0{,}01$); foram necessários procedimentos cirúrgicos em 1/18 pacientes com OHB e em 6/18 do grupo sem OHB ($p < 0{,}05$).[16]

Mais recentemente, em ferimentos de guerra, verificou-se desenvolvimento de infecção em tecidos profundos em 68% dos pacientes com tratamento convencional e em 35% daqueles mais graves, que receberam OHB ($p < 0{,}001$); houve necrose de retalhos em 51% dos pacientes com tratamento convencional e em 15% dos tratados com OHB ($p < 0{,}001$).

Quadro clínico

A simples inspeção visual da lesão identifica os sinais da hipóxia localizada: destruição tecidual, edema intenso, laceração de pele, tecidos expostos, incluindo ossos e tendões. Em alguns dias evidencia-se infecção, secreção purulenta, pontos de necrose e eritema nas áreas adjacentes. Há sinais clínicos de infecção sistêmica e insuficiências orgânicas múltiplas.

É importante que o médico intensivista saiba reconhecer essas feridas potencialmente graves nas fases iniciais, para indicar precocemente o tratamento com OHB, reduzindo, assim, a morbidade e a mortalidade.

Tratamento

As medidas de ressuscitação inicial do trauma, com infusão de volume por via venosa, geralmente resultam em piora do edema na área traumatizada, o que é inevitável, pela intensa inflamação. Há agravamento da hipóxia local e aceleração da isquemia tecidual. Nessa fase, pode ocorrer síndrome compartimental pelo edema muscular e subcutâneo.

Num primeiro momento, o potente efeito antiedematoso da OHB nas áreas inflamadas, melhora as condições teciduais. Nas sessões subsequentes, há efeito sobre os mecanismos locais de defesa tecidual, impedindo a proliferação bacteriana e, portanto, a infecção.

Lembrar que o efeito ocorre pelo estímulo da função leucocitária, além de outros mecanismos naturais de defesa contra todo tipo de bactéria e de fungos. No decorrer do tratamento há estímulo à neovascularização, e a oxigenação tecidual é restaurada, levando à cicatrização em conjunto com as outras medidas (**Figuras 14.11 e 14.12**).

Uma revisão de 43 estudos clínicos verificou que as indicações mais frequentes de OHB em infecções ortopédicas foram as associadas a cicatrização difícil de feridas, fraturas com retardo ou ausência de cicatrização, isquemias traumáticas de extremidades, enxertos e retalhos comprometidos e queimaduras. Praticamente todos os estudos concluíram que a OHB é uma modalidade de tratamento efetiva para problemas musculoesqueléticos graves e refratários. Em pacientes selecionados, a terapêutica salva membros e vidas, reduz significativamente o tempo de hospitalização, a incidência de amputações e os curativos caros, sendo custo-efetiva.[17]

Miscelânea

Existem pacientes críticos em que a OHB pode ser indicada, que, por serem menos frequentes, serão abordadas em conjunto e mais resumidamente.

Picadas de aranhas, abelhas e cobras

Essas agressões provocam lesões dermatológicas graves, acompanhadas de injeção de toxinas, com efeito local necrótico, podendo resultar em feridas extensas e mutilantes. Os antídotos específicos contra os venenos não impedem as lesões locais. Nesses casos, o encaminhamento precoce ao tratamento com OHB previne a extensão e aprofundamento das lesões.

Lesões musculares por uso de drogas ou medicamentos

Alguns medicamentos como estatinas ou drogas como heroína podem provocar miosite aguda com rabdomiólise e insuficiência renal aguda por mioglobinúria. Pelo extenso edema muscular, pode haver síndrome compartimental, geralmente nas pernas. A realização de fasciotomias melhora os sintomas, mas não age nas causas. A aplicação rápida de OHB é indicada para reduzir o edema e impedir a extensão da necrose muscular, dispensando procedimentos invasivos.

Anemia aguda na impossibilidade de transfusão

A indicação de OHB para casos de anemia aguda na impossibilidade de transfusão é aceita no mundo todo, inclusive no Brasil, pelo Conselho Federal de Medicina, como um tratamento para casos selecionados. Na OHB a sustentação da oxigenação se faz por meio do plasma além do potente estímulo eritrogênico criado pela hipóxia relativa nos intervalos pós-hiperoxigenação.

Sempre realizar em conjunto com administração de eritropoetina. Nos casos graves, com hemoglobina abaixo de 4 g%, o paciente deve ser intubado e permanecer em ventilação mecânica a 100% de oxigênio. O tratamento com OHB tem sido a medida salvadora em pacientes com perdas sanguíneas que não podem ou se recusam a receber reposição de hemácias.[18] Deve ser indicado apenas se e quando a hemorragia estiver controlada.

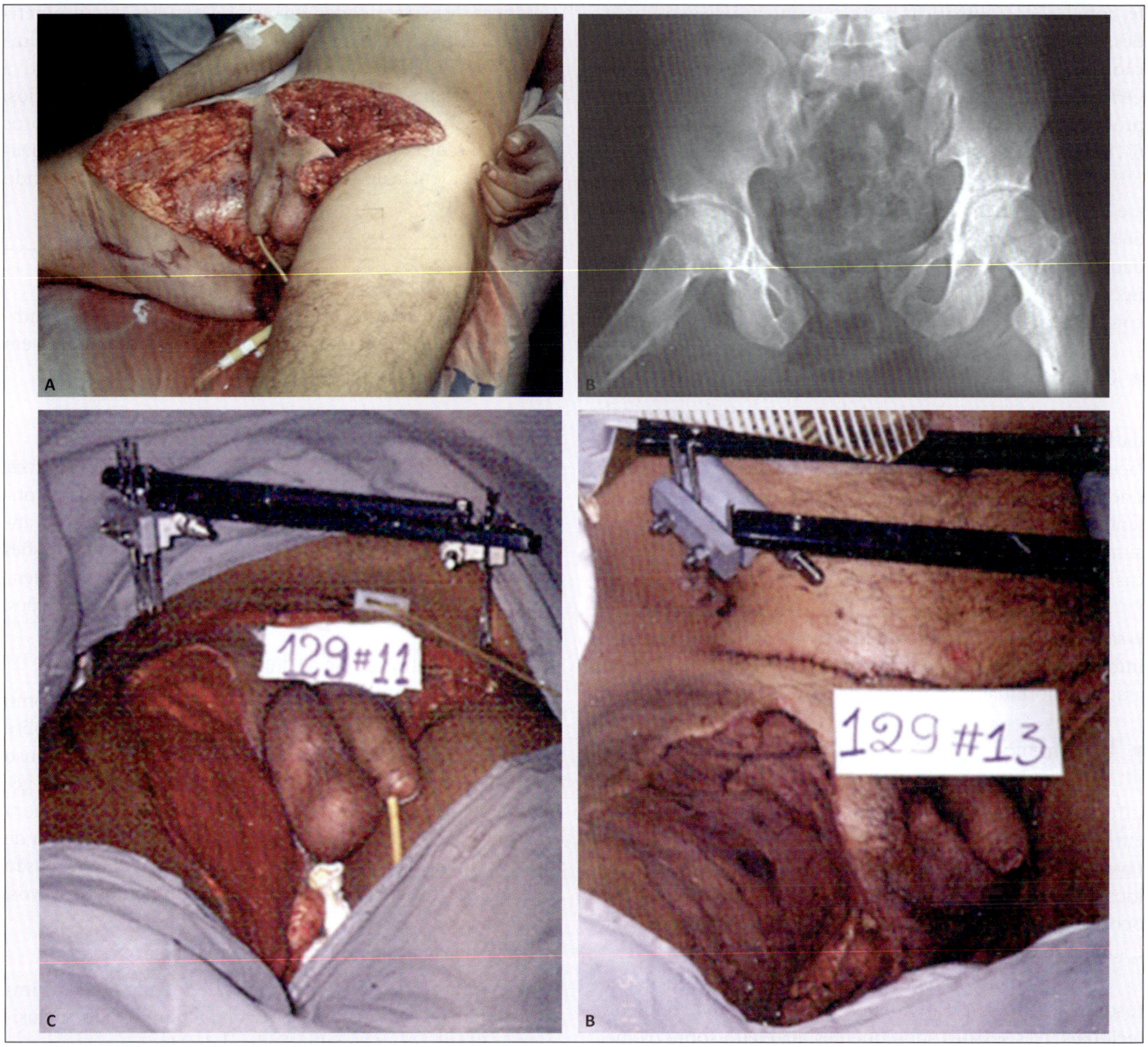

Figura 14.11. Trauma de acidente de moto.

(A) Laceração de partes moles com perdas de tecidos da coxa. (B) Fratura de bacia + diástase de púbis. (C) Aproximação + cistostomia + fixação externa de bacia com OHB desde o primeiro dia de PO. (D) Enxerto em lesão proximal, retirada cistostomia e 13 OHB, alta.

Fonte: Acervo da autoria.

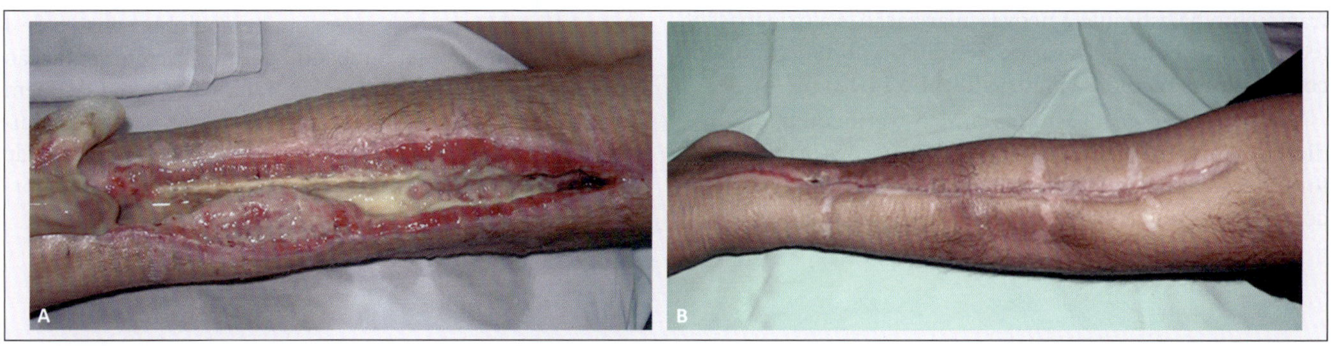

Figura 14.12. Paciente masculino, 19 anos, osteomielite crônica grave pós-trauma há 2 anos, múltiplas cirurgias.

(A) Início do tratamento com OHB. (B) Após 82 sessões em 3 meses sem cirurgia adicional.

Fonte: Acervo da autoria.

Conclusões

Indicado e empregado corretamente, o tratamento hiperbárico é seguro e eficaz para muitas condições clínicas específicas de urgência, e deve obrigatoriamente ser realizado por médico hiperbarista habilitado e treinado.

Para identificar os potenciais pacientes e encaminhá-los para o tratamento mais adequado, o intensivista deve ter conhecimentos básicos de Medicina Hiperbárica e familiarizar-se com as alterações orgânicas ou doenças que possam beneficiar-se com o tratamento específico de OHB.

Também deve ter condições de indicar e realizar o tratamento inicial adequado até que o paciente possa ser encaminhado para a Clínica Hiperbárica.

O médico intensivista que tiver um Serviço de OHB disponível em seu hospital ou nas proximidades deve compreender os efeitos do tratamento hiperbárico para encaminhar o paciente precocemente, logo após as medidas iniciais de estabilização, para assim conseguir os melhores resultados nas situações de urgência.

É conveniente que todos as UTIs tenham seu Serviço de OHB de referência não apenas para encaminhar os pacientes, mas também para poder discutir os casos com o médico hiperbarista. Além disso, devem-se avaliar quais pacientes graves necessitam ser tratados com OHB e removê-los com toda segurança ao Serviço para não terem suas condições agravadas.[19]

Referências bibliográficas

1. Iazzetti P. Hiperoxigenação hiperbárica. In: Terzi RGG. Equilíbrio Ácido-básico e transporte de oxigênio. Ed Manole; 1992. p. 180-204.
2. Top C, Yildiz S, Oncül O, Qydedi T, Cevikbaş A, Soyogul UG, Cavuşlu S. Phagocytic activity of neutrophils improves over the course of therapy of diabetic foot infections. J Infect. 2007;55(4):369-73.
3. Groell R, Schaffler GJ, Rienmueller R. The peripheral intravenous cannula: a cause of venous air embolism Am J Med Sci 1997;314(5):300-2
4. Poterack KA, Aggerwal A. Central venous air embolism without a catheter Can J Anaesth 1991;38(3):338-40.
5. Pandurangadu AV, Paul JA, Barawi M, Irvin CB. A case report of cerebral air embolism after esophagogastroduodenoscopy: diagnosis and management in the emergency department. J Emerg Med. 2012;43(6):976-9.
6. Byrne B, Sherwin R, Courage C, Baylor A, Dolcourt B, Brudzewski JR, Mosteller J, Wilson RF. Hyperbaric oxygen therapy for systemic gas embolism after hydrogen peroxide ingestion. J Emerg Med. 2014;46(2):171-5.
7. Schlotterbeck K, Tanzer H, alber G, Müller P. Cerebral air embolism after central venous catheter. Anasthesiol Intensivmed Notfallmed Schmerzther 1997;32(7):458-62.
8. Heckmann JG, Lang CJ, Kindler K, Huk W, Erbuguth FJ, Neundörfer B. Neurologic manifestations of cerebral air embolism as a complication of central venous catheterization. Crit Care Med. 2000;28(5):1621-5.
9. D'Agostino DM, Trivellato SV, Monteiro JA,.Esteves CH, Menegazzo LM, Sousa MR, Bodon LA. Pneumoencephalus treatment with hyperbaric oxygen. Undersea & Hyperbaric Medicine. 1997;24:35.
10. Hampson NB, Bodwin D. Toxic CO-ingestions in intentional carbon monoxide poisoning. J Emerg Med. 2013;44(3):625-30.
11. Liao WC, Cheng WC, Wu BR, Chen WC, Chen CY, Chen CH, Tu CY, Hsia TC. Outcome and prognostic factors of patients treated in the intensive care unit for carbon monoxide poisoning. J Formos Med Assoc. 2018 Oct 5.
12. D'Agostino Dias M, Fontes B, Poggetti RS, Birolini D. Hyperbaric oxygen therapy: types of injury and number of sessions--a review of 1506 cases. Undersea Hyperb Med. 2008;35(1):53-60.
13. D'Agostino MD, Mehl Adriano A. Gangrena de Fournier. Mortes de acordo com idade e tratamento com OHB. Hospital das Clínicas, FMUSP; Hospital Universitário Cajuru, Curitiba – PR, 2007.
14. Sugihara A, Watanabe H, Oohashi M, Kato N, Murakami H, Tsukazaki S, Fujikawa K. The effect of hyperbaric oxygen therapy on the bout of treatment for soft tissue infections. J Infect. 2004;48(4):330-3.
15. Niezgoda JA, Cianci P, Folden BW, Ortega RL, Slade JB, Storrow AB. The effect of hyperbaric oxygen therapy on a burn wound model in human volunteers. Plast Reconstr Surg. 1998;101(6):1738-9.
16. Bouachour G, Cronier P, Gouello J.P. Hyperbaric oxygen therapy in the management of crush injuries: a randomized double-blind placebo-controlled clinical trial. J Trauma. 1996:41(2):333-8.
17. Wang J, Li F, Calhoun JH, Mader JT. The role and effectiveness of adjunctive hyperbaric oxygen therapy in the management of musculoskeletal disorders. J Postgrad Med. 2002;48(3):226-31.
18. Van Meter KW The effect of hyperbaric oxygen on severe anemia. Undersea Hyperb Med. 2012;39(5):937-42
19. Bosco G, Garetto G, Rubini A, Paoli A, Dalvi P, Mangar D, Camporesi EM. Safety of transport and hyperbaric oxygen treatment in critically-ill patients from Padua hospitals into a centrally-located, stand-alone hyperbaric facility. Diving Hyperb Med. 2016;46(3):155-159.

capítulo 15

Punção Lombar e Coleta de Líquor

Odin Barbosa da Silva | Lívia de Assunção Melo | Joan Rodrigues de Castro

Introdução

A punção lombar (PL) consiste em um procedimento terapêutico e/ou diagnóstico[1] cuja finalidade é a retirada de líquido cefalorraquidiano (LCR) para exames laboratoriais, medida da pressão de abertura, descompressão do LCR e infusão de medicamentos.

A técnica engloba a palpação de processos anatômicos, as quais compreendem as bordas superiores da crista ilíaca posterior, localizadas em paralelo com processo espinhoso, L4, seguida de um espaço interespinhoso L3 a L4 ou L4 a L5.

Vale ressaltar que o procedimento realizado de maneira bem sucedida é importante para um diagnóstico preciso, bem como minimizar a dor e ansiedade do paciente.[2]

Embora a punção lombar seja um procedimento relativamente simples e seguro, pode ser um procedimento de alto risco em pacientes graves.

A primeira descrição de punção lombar foi de Quincke em 1891.[3]

Avaliação pré-procedimento

A avaliação pré-procedimento em pacientes graves é essencial para minimizar os riscos associados à punção lombar. O paciente deve ser avaliado cuidadosamente quanto à estabilidade hemodinâmica, coagulação, função renal e hepática e nível de consciência. A tomografia computadorizada (TC) pode ser realizada para avaliar a pressão intracraniana e descartar a presença de lesões intracranianas.

Além disso, é importante considerar se o paciente apresenta alguma condição que contraindique a punção lombar. Pacientes com hipertensão intracraniana, por exemplo, podem apresentar risco aumentado de herniação cerebral durante o procedimento.

Antes do procedimento, faz-se necessário que o médico responda às respectivas perguntas:

- Qual é a indicação?
- Existem contraindicações?
- Qual é o estado da coagulação?
- Há imagens prévias do cérebro e/ou da coluna?
- O paciente está clinicamente estável?[4]

Indicações e contraindicações

As indicações dividem-se em diagnósticas ou terapêuticas.

Diagnósticas

- Infecções e/ou inflamações do sistema nervoso central (SNC).
- Doenças desmielinizantes.
- Doenças neoplásicas do SNC.
- Aminoacidopatias.
- Distúrbios de neurotransmissores.
- Síndromes demenciais.

Terapêuticas

- Administração ou infusão intratecal de medicamentos (quimioterápicos, antibióticos, corticoides, antiespásticos de ação medular).
- Administração de anestesia raquidiana.
- Injeção de contraste para mielograma.[5]
- Alívio de cefaleia intensa ocasionada por hipertensão intracraniana idiopática.[1]

Contraindicações absolutas

- Recusa do paciente ou do seu responsável legal.
- Herniação do SNC.
- Lesão neurológica com efeito de massa.

- Infecção de pele no local da punção ou no trajeto (varicela, abscesso epidural).

Contraindicações relativas

- Sinais clínicos de hipertensão intracraniana não pesquisada ou não tratada.
- Suspeita de efeito de massa intracraniana (sinais neurológicos focais).
- Alterações da coagulação sanguínea.
- Comprometimento cardiorrespiratório grave que impeça a mobilização adequada.
- Cirurgia lombar prévia.
- Obesidade mórbida (por dificuldade técnica e falta de agulha adequada).

Coagulopatia, terapias anticoagulantes e antiplaquetárias (Quadro 15.1)

Quadro 15.1. Tratamento para pacientes com coagulopatia e/ou em uso de agentes anticoagulantes / antiplaquetários com base em referências

Plaquetas	Valores ≥ 50.000/mm³
Hematócrito	Nenhuma recomendação
Varfarina	Suspender de 3 a 5 dias antes do procedimento e verificar o INR. Retomar a terapia dentro de 12 horas após o procedimento. Se necessário, manter heparina nesse intervalo.
Heparina não fracionada	Se administrado < 10.000 UI IV, aguardar 4 horas após a última dose e verificar se TTPa está normal. Retorno à terapia 1 hora após o procedimento. Se SC, após 4-6 horas da última dose.
Heparina de baixo peso molecular	Puncionar 12 horas após a última dose. Retomar a terapia 24 horas após o procedimento.
Inibidores do fator Xa	
Fondaparinux	Suspender 48 horas antes do procedimento e retornar 24 horas após.
Rivaroxabana	Suspender 24-72 horas antes do procedimento. Retorno após 4-6 horas
Apixaban	Suspender 24-72 horas antes do procedimento. Retorno após 4-6 horas.
Inibidores direto da trombina	
Dabigatran	Aguarde 4 horas após a última dose para fazer o procedimento. Retomar a terapia após 1 hora.
Agentes antiplaquetários	
AINEs	Isento de contraindicação
Clopidogrel	Sete dias após suspensão. Retornar a terapêutica no dia posterior.
Ticlopidina	Dez dias após suspensão. Retornar a terapêutica no dia posterior.
Inibidores de glicoproteína IIb/IIIa	
Abciximabe	Retornar após 8 horas de procedimento.
Tirofiban	Não há consenso do retorno da terapia.

AINEs: anti-inflamatório não esteroidal; INR: razão normalizada internacional; TTPA: tempo de protrombina ativada.

Fonte: Adaptado de Özütemiz C, Rykken JB. Lumbar puncture under fluoroscopy guidance: a technical review for radiologists. Diagn Interv Radiol. 2019 Mar;25(2):144-156.

Métodos

Punção lombar guiada por ultrassonografia

A ultrassonografia (US) tem sido um método recentemente utilizado para avaliar a profundidade da agulha e localização de vaso sanguíneo para inserir o cateter peridural. Possui dentre os benefícios a atenuação da dor e redução no número de inserções da agulha para inserção do cateter e ainda localizar os espaços dos processos espinhosos.[6]

Uma das vantagens desse método é a capacidade de localização dos pontos de referência da coluna para realizar a punção em pacientes obesos.[7]

Na **Figura 15.1** é apresentada uma imagem ilustrando a apresentação longitudinal referente a região lombossacra em que se localiza a porção superior do osso sacral e processos espinhosos das vértebras lombares.[8]

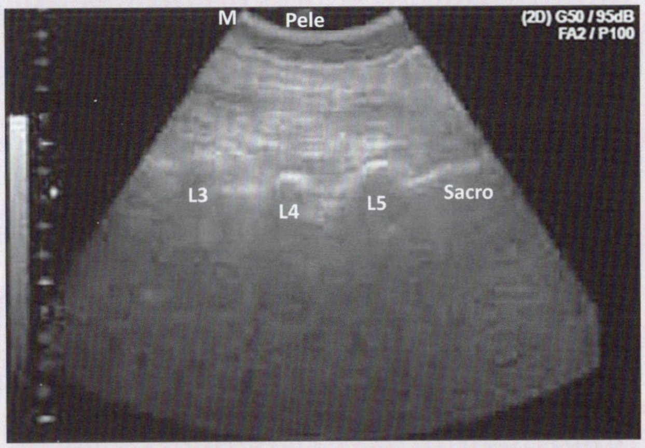

Figura 15.1. Ultrassom longitudinal da região lombossacra.

Fonte: Locks GF, Almeida MCS, Pereira AA. Uso do ultrassom para determinação do nível de punção lombar em gestantes. Rev Bras Anestesiol. 2010;60(1).

CHECK LIST PARA REALIZAÇÃO DO PROCEDIMENTO (Figuras 15.2 e 15.3)

Para realizar a punção lombar devemos separar os seguintes itens:

( ) Luva estéril
( ) Avental descartável
( ) Gorro
( ) Máscara de proteção
( ) Óculos
( ) Clorexidine degermante a 2%
( ) Clorexidine alcoólica a 0,5%
( ) Gaze estéril
( ) Campo fenestrado estéril
( ) Agulha para aspiração anestésica (40 mm x12 mm – 18 G)
( ) Agulha para infiltração (27 mm x 7 mm – 22 G)
( ) Seringa de 5 mL
( ) Lidocaína 2% (sem vasoconstritor)
( ) Agulha espinhal (18 G a 26 G)
( ) Tubos coletores (usualmente 4)
( ) Curativo adesivo (oclusivo)

Obs.: Considerar manômetro e torneira de três vias.

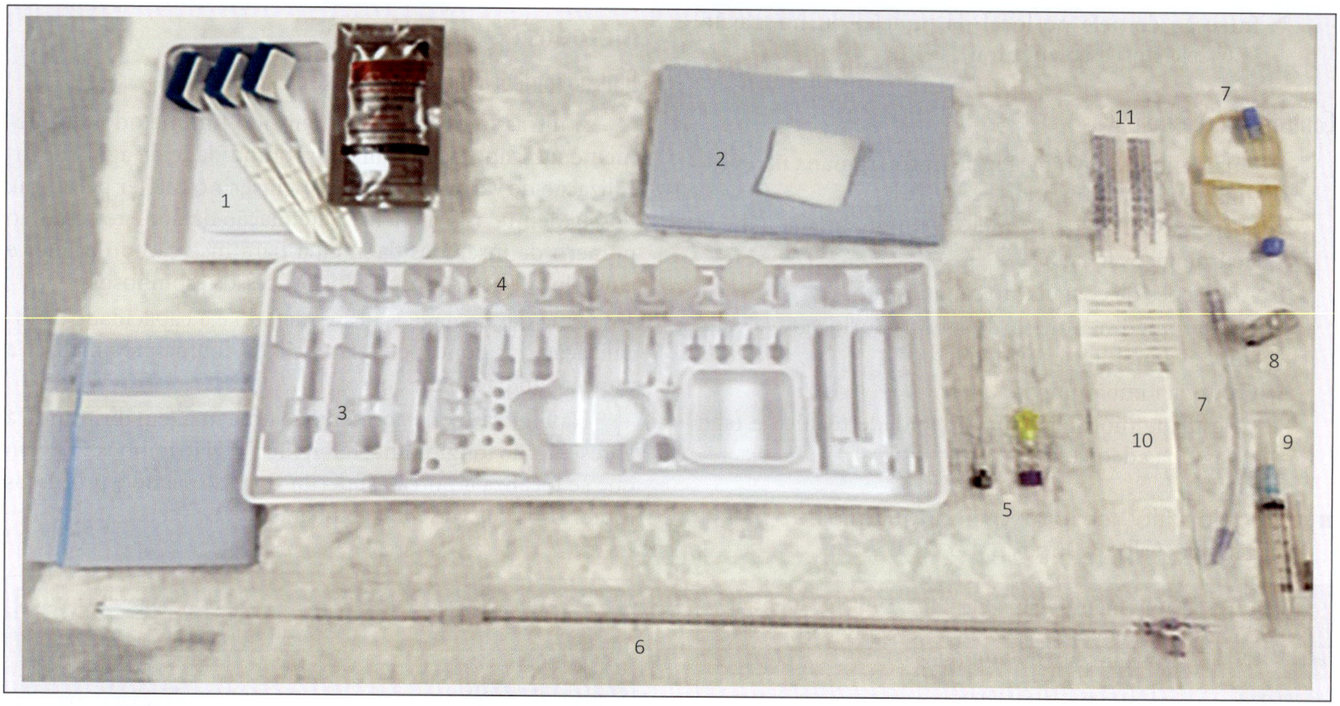

Figura 15.2. Materiais em um conjunto para coleta.

(1) Solução de limpeza estéril, (2) campo e gaze estéril, (3) bandeja de plástico, (4) tubos, (5) agulhas, (6) manômetro (opcional), (7) tubos de extensão, (8) anestésico local, (9) seringas, (10) etiquetas, (11) Band-aid®.

Fonte: Neto AS, Dias RD, Velasco IT. Procedimentos em Emergência. 2. ed. Barueri-SP: Manole; 2016.

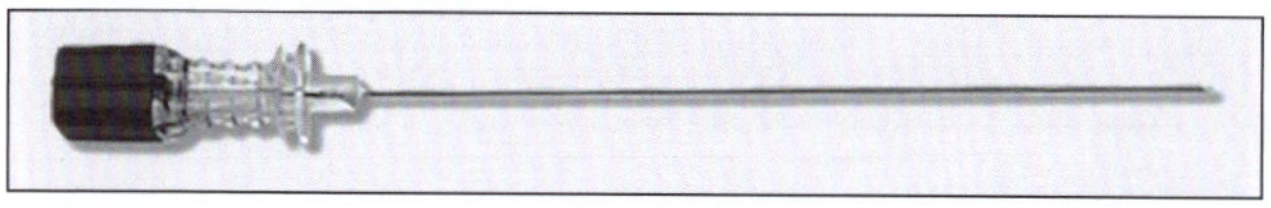

Figura 15.3. Agulha para punção espinhal com estilete de 22 gauge.

Fonte: Acervo da autoria.

Técnicas

O procedimento pode ser realizado de diferentes formas, com paciente estando em decúbito lateral ou ventral, ou sentado em postura ereta.[8]

Posições do paciente (Figura 15.4)

▪ Decúbito lateral

Posicionar o paciente em decúbito lateral, com flexão do pescoço, joelhos e quadril, mantendo os ombros perpendiculares ao leito. Essa é a posição mais indicada quando se faz necessária a mensuração da pressão do LCR.

▪ Sentado

Posicionar o paciente sentado, com flexão do pescoço e das costas, com os pés apoiados. Essa posição é utilizada quando o paciente não consegue ficar em decúbito lateral.

Descrição do procedimento

Posicionar o paciente adequadamente, realizar antissepsia do local de punção com clorexidine degermante e alcoólica, de modo unidirecional e cefalocaudal. Após colocar o campo fenestrado.

Escolher o calibre da agulha, sendo 18 G a de maior orifício e a 26 G de menor orifício. Ao escolher a agulha devemos considerar o risco de cefaleia pós punção e a viscosidade do líquor.

A punção deve ser realizada por via mediana, paramediana ou pela abordagem de Taylor.

Abordagem mediana

Após o posicionamento, as cristas ilíacas são identificadas e é traçada uma linha imaginária entre elas para a localização do corpo de L4. É considerado adequado punções entre L3-L4, L4-L5 e L5-S1, com o objetivo de minimizar o risco de lesão no cone medular, que na maioria dos adultos termina na altura de L1-L2.

Após a palpação do local desejado, realiza-se a infiltração da pele, do subcutâneo e dos tecidos profundos com lidocaína 1%, sem vasoconstritor. Em seguida introduz-se a agulha de punção com um leve ângulo cefálico de 10° a 15° com a linha média. Para chegar ao espaço subaracnoide, a agulha ultrapassa o tecido subcutâneo, ligamento supraespinhoso, ligamento interespinhoso, ligamento amarelo, espaço epidural, dura-máter e aracnoide (**Figuras 15.5 e 15.6**).

Abordagem paramediana

É a via de escolha para acessos difíceis, principalmente nos casos de paciente com dificuldade de posicionamento (por exemplo, artrose e cirurgias prévias na coluna).

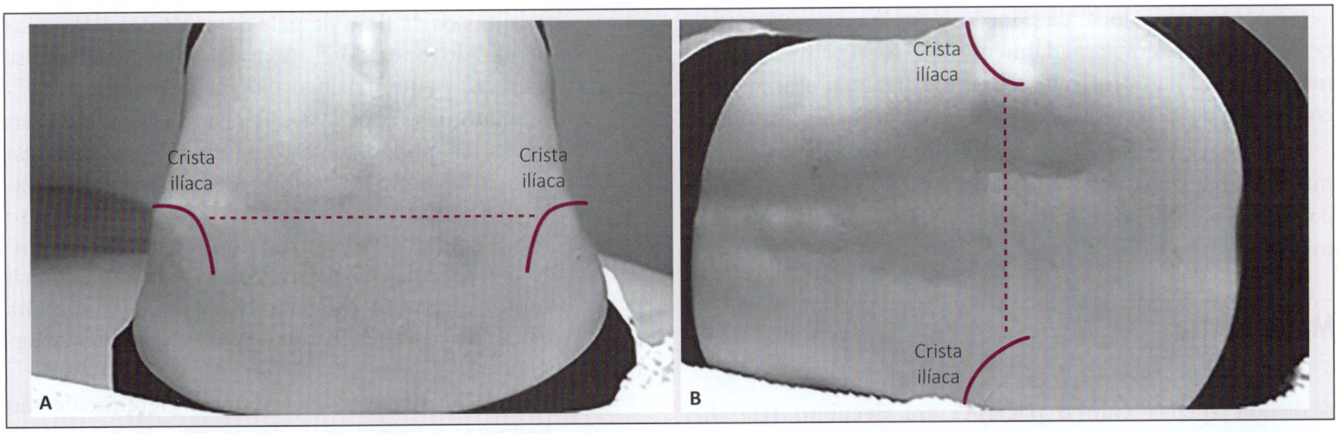

Figura 15.4. (A) Paciente sentado. (B) Paciente deitado em posição fetal. Linha tracejada ao nível das cristas ilíacas que tende a cruzar L4. Punção pode ser realizada no espaço intervertebral acima ou abaixo.

Fonte: Acervo da autoria.

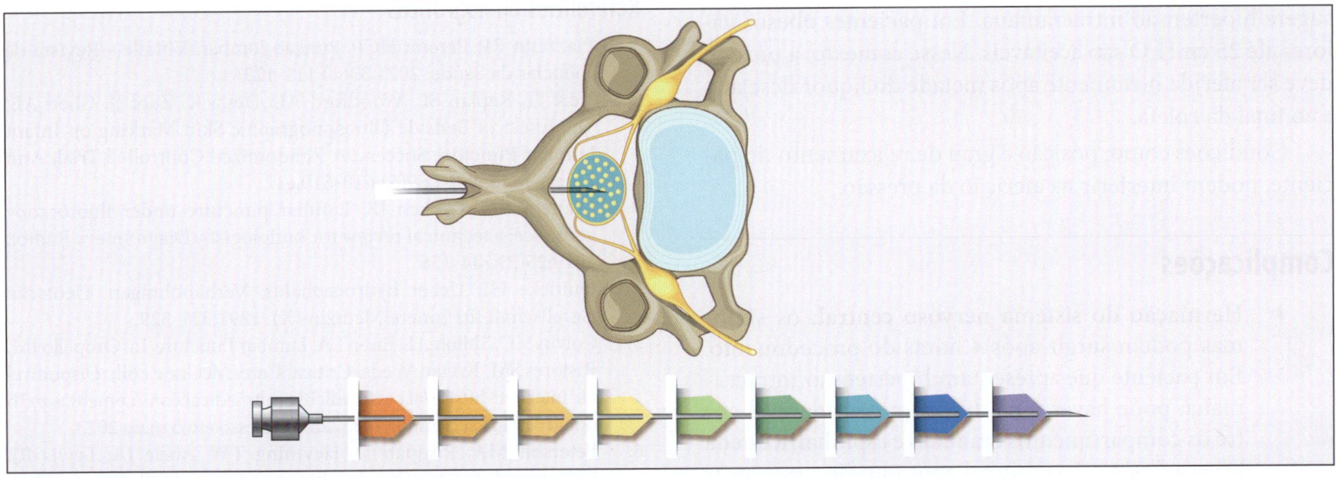

Figura 15.5. Expressa o trajeto da agulha.

Fonte: Editora Atheneu.

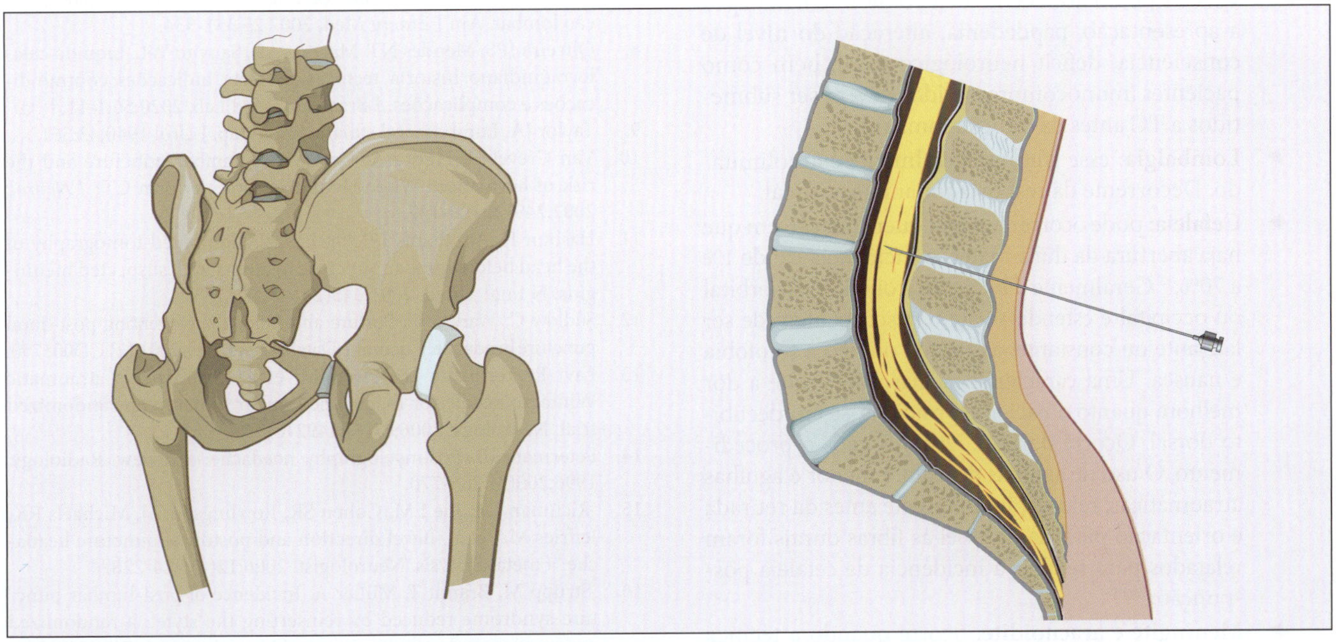

Figura 15.6. Espaço e localização da inserção da agulha.

Fonte: Editora Atheneu.

Após palpar o local da punção, a agulha é posicionada cerca de 1 cm lateral e caudalmente ao espaço palpado e penetra a musculatura paravertebral e o ligamento amarelo, com perda de resistência ao chegar ao espaço subaracnoide.

Abordagem de Taylor[9]: variação da abordagem paramediana, realizada por via lombossacral. O espaço L5-S1 é palpado e a agulha é inserida cerca de 1 cm lateral e caudalmente ao espaço.

Manometria

A medida de pressão de abertura do líquor deve ser realizada apenas com o paciente em decúbito lateral. Imediatamente após a saída do líquor, deve-se conectar o manômetro à agulha, através de um tubo flexível. A pressão inicial normalmente fica em torno de 10 a 18 cmH_2O. A pressão de abertura maior que 20 cmH_2o em um paciente adulto sugere hipertensão intracraniana. Em pacientes obesos valores até 25 cmH_2O são aceitáveis. Nesse contexto, a pressão deve ser aferida novamente após metade do líquor desejado e ao final da coleta.

Condições como: posição e grau de relaxamento do paciente, podem interferir na aferição da pressão.

Complicações

- **Herniação do sistema nervoso central:** os sintomas podem surgir após 4 horas do procedimento. Em paciente que apresentam hipertensão intracraniana, pode haver uma diferença considerável entre os compartimentos craniano e espinhal; a queda brusca de pressão espinhal após punção pode levar a herniação transtentorial ou pelo forame magno. Pacientes com história de doença do SNC, convulsões de início recente dentro de 1 semana após a apresentação, papiledema, alteração do nível de consciência, déficit neurológico focal, bem como pacientes imunocomprometidos devem ser submetidos a TC antes da punção lombar.[10,11]
- **Lombalgia:** esse sintoma geralmente é autolimitado. Decorrente da resposta inflamatória local.
- **Cefaleia:** pode ocorrer em qualquer situação em que haja abertura da dura-máter. A incidência vai de 1% a 70%.[12] Geralmente é bilateral, frontal, retro-orbital ou occipital e estende-se até o pescoço, além de ser latejante ou constante, associada ou não a fotofobia e náusea. Uma característica marcante é que a dor melhora quanto o paciente posiciona-se em decúbito dorsal. Ocorre de 12 a 72 horas após o procedimento. O uso de agulhas de calibre menor e agulhas atraumáticas, reinserção do estilete antes da retirada e orientação paralela do bisel às fibras durais foram relatados para reduzir a incidência de cefaleia pós-punção.[13-16]
- **Meningite e aracnoidite:** ocorre quando a técnica asséptica é ineficaz. Geralmente devido a contaminação do material, sendo os microrganismos mais comuns os da flora da pele do paciente ou das vias aéreas do operador.[17] A aracnoidite apresenta-se com dor e sintomas neurológicos transitórios.
- **Hematomas:** com a agulha passando pelas veias epidurais, pode ocorrer sangramento no canal espinhal, benigno e autolimitado. Geralmente o paciente queixa-se de dor no local da punção. Caso o paciente possua distúrbio de coagulação os sintomas são mais expressivos, com parestesia, déficit motor, liberação esfincteriana. Mediante suspeita está indicado a realização de uma ressonância magnética.
- **Disfunção de nervos cranianos:** Geralmente são benignas e transitórias, decorrente de hipotensão liquórica. Os pares cranianos acometidos são III, IV, V, VI e/ou VII.

Referências bibliográficas

1. Piazzetta RP, Pereira HCP. Punção lombar. Vittalle - Revista de Ciências da Saúde. 2021;33(1):111-123.
2. Neal JT, Kaplan SL, Woodford AL, Desai K, Zorc JJ, Chen AE. The Effect of Bedside Ultrasonographic Skin Marking on Infant Lumbar Puncture Success: A Randomized Controlled Trial. Ann Emerg Med. 2017;69(5):610-619.e1.
3. Özütemiz C, Rykken JB. Lumbar puncture under fluoroscopy guidance: a technical review for radiologists. Diagn Interv Radiol. 2019;25(2):144-156.
4. Quincke HI. Ueber hydrocephalus. Verhandlungen: Deutsche Gesellschaft für Innere Medizin (X). 1891;321-329.
5. Colvin MO, Shiloh AL, Eisen LA. Lumbar Puncture. In: Oropello JM, Pastores SM, Kvetan V, eds. Critical Care. McGraw Hill;. Disponível na internet: https://accessmedicine.mhmedical.com/content.aspx?bookid=1944&sectionid=143522877. Acesso em 5 maio 2023.
6. Peterson MA, Pisupati D, Heyming TW, Abele JA, Lewis RJ. Ultrasound for routine lumbar puncture. Acad Emerg Med. 2014;21(2):130-136.
7. Stiffler KA, Jwayyed S, Wilber ST, Robinson A. O uso do ultrassom para identificar pontos de referência pertinentes para punção lombar. Am J Emerg Med. 2007;25:331-334.
8. Oliveira JPS, Mendes NT, Martins AR, Sanvito WL. Líquido cefalorraquidiano: história, técnicas de coleta, indicações, contraindicações e complicações. J Bras Patol Med Lab. 2020;56:1-11.
9. Taylor JA. Lumbosacral subarachnoid tap. J Urol 1940;43:561.
10. Van Crevel H, Hijdra A, De Gans J. Lumbar puncture and the risk of herniation: When should we first perform CT? *J Neurol.* 2002;249(2):129-137.
11. Hasbun R, Abrahams J, Jekel J, et al. Computed tomography of the head before lumbar puncture in adults with suspected meningitis. N Engl J Med. 2001;345(24):1727-1733.
12. Sudlow C, Warlow C. Posture and fluids for preventing post-dural puncture headache. Cochrane Database Syst Rev. 2001;(2):CD001790.
13. Lavi R, Yernitzky D, Rowe JM, et al. Standard vs atraumatic Whitacre needle for diagnostic lumbar puncture: a randomized trial. Neurology. 2006;67(8):1492-1494.
14. Peterman SB. Postmyelography headache: a review. Radiology. 1996;200(3):765-770.
15. Richman JM, Joe EM, Cohen SR, Rowlingson AJ, Michaels RK, Jeffries MA et al. Bevel direction and postdural puncture headache: a meta-analysis. Neurologist. 2006;12(4):224-228.
16. Strupp M, Brandt T, Müller A. Incidence of post-lumbar puncture syndrome reduced by reinserting the stylet: a randomized prospective study of 600 patients. J Neurol. 1998;245(9):589-592.
17. Baer ET. Post-dural puncture bacterial meningitis. Anesthesiology 2006;105(2):381-393.

capítulo 16

Analgesia por Cateter Epidural, Anestésicos Locais e Bloqueio Nervoso em UTI

Talison Silas Pereira | João Manoel Silva Jr.

Destaques

- Em pacientes graves o uso de analgesia regional tem demostrado benefícios.
- Existem numerosos métodos para realizar analgesia regional em pacientes de terapia intensiva.
- Analgesia regional minimiza o uso de opioides e sedativos em pacientes de terapia intensiva.
- Analgesia regional é mais eficaz no controle da dor e pode reduzir tempo de internação, custos e facilitar o cuidado em pacientes graves.

Introdução

A analgesia via neuraxial, venosa ou aliada a bloqueios de nervos periféricos atua como fator decisivo em redução de complicações dos pacientes. Em pacientes que necessitam de cuidados intensivos, o manejo no pós-operatório da dor tem grande impacto na redução da morbimortalidade.[1] A aplicação de procedimentos analgésicos em ambiente de terapia intensiva, faz com que o manuseio álgico não seja quebrado, mantendo linearidade no segmento dos pacientes.

As consequências fisiológicas e psicológicas negativas da dor não aliviada é significativa e duradoura nesta população. Durante muitos anos, pacientes de terapia intensiva identificavam a dor como a maior preocupação e a principal causa de transtornos após a alta hospitalar.[2]

A resposta ao estresse provocada pela dor pode ser prejudicial e trazer consequências para os pacientes de cuidados intensivos. O estímulo álgico leva ao aumento de catecolaminas circulantes e pode provocar vasoconstrição arteriolar, prejudicar a perfusão tecidual e a oferta de oxigênio para os tecidos e é fato que a dor aumenta o consumo de oxigênio pelo miocárdio, sendo que em paciente de alto risco pode entrar como fator causal da injúria miocárdica perioperatória.[3] Além dos mecanismos apresentados, as respostas pela dor incluem hipermetabolismo, aumento do catabolismo, hiperglicemia, lipólise e degradação muscular. Esta estimulação catabólica e a baixa oferta de oxigênio, irá prejudicar a cicatrização e aumentar o risco de infecção de ferida operatória ou de outros focos.[4]

Por estes motivos, o alívio da dor é essencial para a recuperação adequada dos pacientes que necessitam de cuidados intensivos. No entanto, estes pacientes apresentam importantes alterações na farmacologia dos analgésicos. Muitas vezes, não é possível administrar fármacos por via oral e, por via endovenosa a adequação das doses é uma tarefa difícil. A absorção da medicação administrada por via oral é imprevisível em paciente com alteração da função gastrintestinal e diminuição do fluxo sanguíneo esplâncnico. Na hipotensão arterial, no trauma, na sepse, na hipoxemia há redução do fluxo sanguíneo hepático e da depuração dos fármacos. A disfunção de órgãos causa alteração da eliminação de fármacos e metabólitos. No choque, a eliminação dos medicamentos é mais lenta. No paciente com hipoproteinemia, mais fármaco livre está associado a maior possibilidade de toxicidade. A acidemia também provoca aumento do fármaco ativo. Assim, a utilização de bloqueios analgésicos neuroaxiais ou em nervos periféricos tem fundamental importância por se deter no controle da dor de forma regional.

Em adição, a estratégia atual para o controle da dor consiste em terapia multimodal com diminuição da utilização de opioides sistêmicos que proporcionam muitos efeitos colaterais.[5] O excesso de prescrição de opioides atingiu um nível crítico em todo o mundo,[6] e as cirurgias podem ser o gatilho para o uso prolongado de opioides, portanto o reconhecimento da fisiopatologia da dor alinhado ao perfil dos pacientes e arsenal terapêutico é imprescindível.

Fisiologia da dor

Adequação da analgesia requer o conhecimento fisiopatológico do seu desenvolvimento. A nocicepção refere-se à ativação de fibras nervosas sensoriais primárias com seus respectivos receptores, os chamados "nociceptores" que são estimulados por um gama de fatores como temperaturas elevadas, perturbações mecânicas (trauma cirúrgico) e substâncias químicas adstringentes.[7] Os nociceptores possuem terminações nervosas livres localizadas na pele, nos tecidos profundos e nas vísceras. Os corpos celulares dos nociceptores localizam-se nos gânglios da raiz dorsal, próximo à medula espinal, ou no gânglio trigeminal para inervação da face. Os nociceptores transmitem impulsos da periferia para o corno dorsal da medula e, onde a informação é subsequentemente processada por meio de circuito sináptico e transmitida a diversas partes do córtex sensitivo. Na cadeia de transmissão os nociceptores enviam suas informações aos neurônios aferentes, a lesão tecidual irá constituir o principal estímulo para ativação dos nociceptores, em suas membranas celulares, receptores para substâncias, como a bradicinina que são liberadas, quando as células adjacentes sofrem o trauma geram um sinal que é então captado, provocando uma despolarização e um potencial de ação na via aferente com tradução deste sinal. Se estes impulsos nos aferentes nociceptivos forem frequentes o suficiente, são percebidos como dolorosos. Em uma resposta de circuito local ou segmentar, os axônios dos aferentes nociceptivos também se conectam indiretamente, através de interneurônios, com neurônios motores eferentes na medula com resposta de retirada, ou seja, movimento muscular.[8]

Quais as fibras nervosas envolvidas na transmissão da dor?

A transmissão da dor envolve a condução nervosa, e é por estas fibras que os anestésicos locais terão seu mecanismo de ação. Em sua forma mais simples, os neurônios são compostos de dendritos, de um corpo celular e um axônio. Os axônios transmitem a informação ao longo do neurônio a partir do corpo celular ou de terminações nervosas livres para os dendritos, que fazem sinapse em outros neurônios. Dependendo do diâmetro dos axônios e seu estado de mielinização são classificados em fibras A, fibras B ou fibras C. As fibras A e as fibras B são mielinizadas com características de condução rápida, enquanto as fibras C são não mielinizadas de condução lenta. As fibras mais importantes para percepção da dor são as fibras aferentes do tipo A (delta) e tipo C com suas respectivas conexões com nociceptores no corno dorsal da medula (**Quadro 16.1**).[9,10]

Anatomia do nervo periférico

Considerações anatômicas e histológicas

O conhecimento da anatomia neuronal nos coloca a frente, sobre o entendimento da anestesia regional. O nervo periférico consiste em fascículos apoiados e envolvidos pelo perineuro e uma coleção frouxa de fibras de colágeno denominadas epineuro.[11]

Os nervos periféricos são muito fortes e elásticos, porque as fibras nervosas são sustentadas e protegidas por três revestimentos de tecido conjuntivo. (**Figura 16.1**)

Em resumo:

- **Endoneuro:** tecido conjuntivo delicado que circunda imediatamente as células do neurilema e axônios.
- **Perineuro:** uma camada de tecido conjuntivo denso que envolve o fascículo de fibras nervosas periféricas e atua como barreira semipermeável aos anestésicos locais.
- **Epineuro:** bainha de tecido conjuntivo espesso que circunda e encerra um feixe de fascículos, forman-

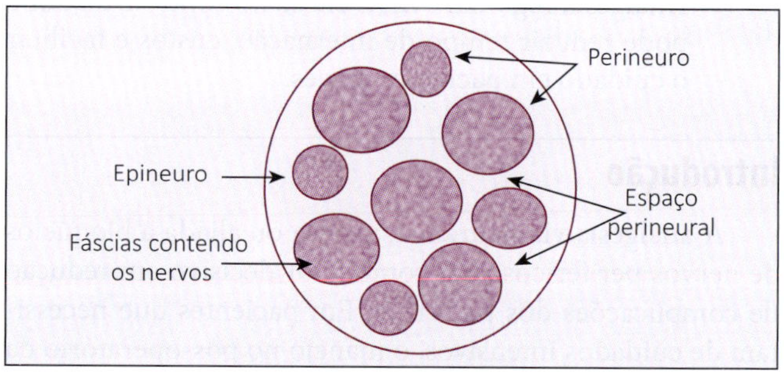

Figura 16.1. Esquema da anatomia do nervo periférico.
Fonte: Desenvolvida pelos autores.

Quadro 16.1. Classificação das fibras nervosas

Esquema 1ª	Esquema 2ª	Diâmetro (μm)	Velocidade de condução (m/s)	Tipo de fibra nervosa
A alfa	Ia	12-20	72-120	Aferente primária do fuso neuromuscular
	Ib	12-20	72-120	Órgão tendinoso de Golgi
		12-20	72-120	Eferente muscular esquelética
A beta	II	6-12	36-72	Aferente de tato e pressão
		5-12	20-72	Aferente secundária do fuso neuromuscular
A gama		2-8	12-48	Eferente do fuso neuromuscular
A delta	III	1-5	6-30	Aferente de dor e temperatura
B		< 3	2-18	Eferente pré-ganglionar
C	IV	< 1	< 2	Aferente de dor e temperatura
		< 1	< 2	Eferente pós-ganglionar

[a] Esquema de Gasser: todas as fibras nervosas periféricas; [b] Esquema de Lloyd: somente fibras nervosas periféricas.
Fonte: Desenvolvido pelos autores.

do o revestimento mais externo do nervo; inclui tecido adiposo, vasos sanguíneos e linfáticos.

Este conhecimento facilita o entendimento sobre a aplicação dos anestésicos locais (AL), que é realizada fora da bainha mais externa no epineuro, para evitar a lesão mecânica do nervo causada pela agulha; entretanto, a principal barreira à penetração dos AL no nervo é o perineuro. Os ALs afetam não apenas os nociceptores, mas também outras fibras nervosas aferentes e eferentes somáticas e autônomas como já foi exposto. Todas essas fibras podem ser contidas dentro de um nervo periférico, e a condução em todas as fibras podem ser bloqueadas pelos ALs durante a anestesia regional. Os ALs atuam bloqueando a transmissão do potencial de ação pela inibição dos canais de sódio voltagem-dependente.[12]

Anestésicos locais (ALs)

Os ALs são amplamente utilizados como agentes para a analgesia. Para sua utilização, faz-se necessário o conhecimento sobre a farmacologia desses agentes bem como o seu mecanismo de ação e limitações da sua aplicabilidade.

O AL pode ser definido como uma droga que pode bloquear de forma reversível a transmissão do estímulo nervoso no local onde for aplicado, sem ocasionar alterações no nível de consciência, isso a depender da dose utilizada sem ultrapassar o limiar tóxico de cada tipo de AL.

A estrutura dos anestésicos locais

Os anestésicos locais possuem, em sua maioria, um grupo aromático (lipossolúvel, hidrofóbico) associado a um grupo amina (polar, hidrofílico). Esses dois grupos são ligados por uma cadeia intermediária que determina a classificação do anestésico local como amida ou éster. Os exemplos de amidas são a lidocaína, bupivacaína e ropivacaína. Os exemplos de ésteres incluem a cocaína e procaína (**Figura 16.2**).

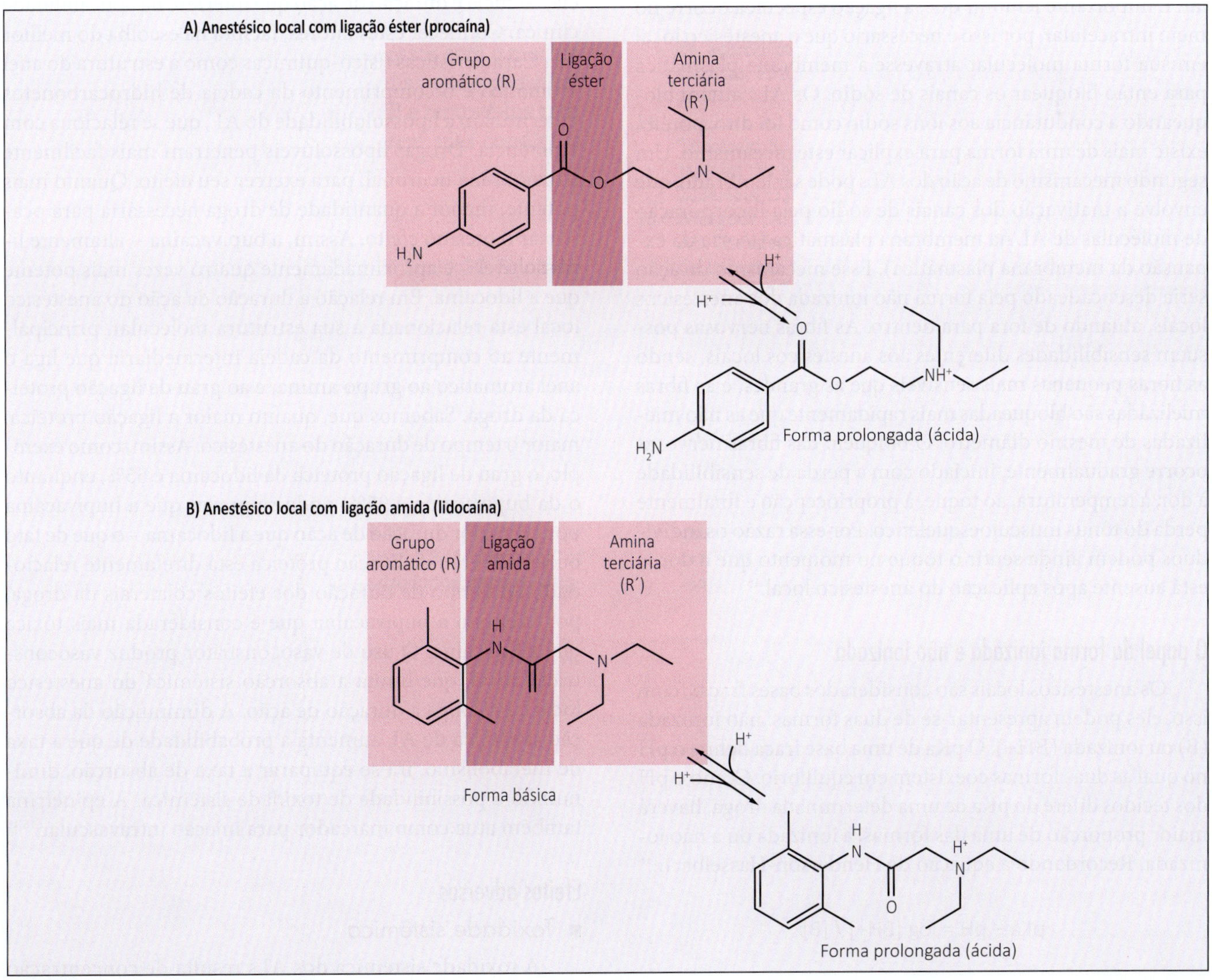

Figura 16.2. Grupos de anestésicos locais.
Fonte: Editora Atheneu.

Fatores clinicamente relevantes entre amidas e ésteres

A ligação molecular que existe nos anestésicos locais do tipo éster é mais fácil de ser desfeita que a ligação molecular do grupo amida, diante disso os ésteres são mais instáveis em solução e não podem ser armazenados por tanto tempo quanto as amidas. Outro dado relevante é que os ésteres sofrem metabolismo plasmáticos por hidrólise, enquanto os aminoamidas sofrem metabolismo pelas enzimas microssomiais hepáticas. O metabolismo da maioria dos ésteres resulta na produção de ácido para-aminobenzoico (PABA) que pode ser associado a reações alérgicas, enquanto as amidas raramente causam reações alérgicas. Por essas razões, atualmente as amidas são mais utilizadas na prática clínica.[13,14]

Mecanismo de Ação

Os anestésicos locais atuam bloqueando a ação de canais iônicos na membrana celular neuronal, impedindo a propagação do potencial de ação. A forma ionizada do anestésico local liga-se de modo específico aos canais de sódio, inativando-os e impedindo a propagação da despolarização celular. É importante lembrar que, a ligação específica ocorre no meio intracelular, por isso é necessário que o anestésico local em sua forma molecular atravesse a membrana plasmática para então bloquear os canais de sódio. Os ALs atuam bloqueando a condutância aos íons sódio como foi dito, porém, existe mais de uma forma para explicar este mecanismo. Um segundo mecanismo de ação dos ALs pode ser lembrado, que envolve a inativação dos canais de sódio pela incorporação de moléculas de AL na membrana plasmática (teoria da expansão da membrana plasmática). Esse mecanismo de ação seria desencadeado pela forma não ionizada dos anestésicos locais, atuando de fora para dentro. As fibras nervosas possuem sensibilidades diferentes aos anestésicos locais, sendo as fibras pequenas mais sensíveis que as grandes, e as fibras mielizadas são bloqueadas mais rapidamente que as não mielizadas de mesmo diâmetro. O bloqueio das fibras nervosas ocorre gradualmente, iniciado com a perda de sensibilidade à dor, à temperatura, ao toque, à propriocepção e finalmente perda do tônus musculoesquelético. Por essa razão os indivíduos podem ainda sentir o toque no momento que a dor já está ausente após aplicação do anestésico local.[15]

O papel da forma ionizada e não ionizada

Os anestésicos locais são considerados bases fracas, com isso, eles podem apresentar-se de duas formas: não ionizada (B) ou ionizada (BH+). O pKa de uma base fraca define o pH no qual as duas formas coexistem em equilíbrio. Como o pH dos tecidos difere do pKa de uma determinada droga, haverá maior proporção de uma das formas, a ionizada ou a não ionizada. Recordando a equação de Henderson-Hasselbach:[16]

$$pKa - pH = \log [BH+] / [B]$$

[B] é a concentração não ionizada e [BH+] é a concentração ionizada da droga.

Diante da fórmula exposta podemos entender que o pKa dos anestésicos locais determina a quantidade de droga existente na forma ionizada em um determinado pH. Em pH fisiológico de 7,4 todos os anestésicos locais apresentam sua forma ionizada em maior proporção, visto que o pKa de todos os ALs é maior que 7,4. Contudo, como cada AL possui um pKa diferente, a proporção da forma ionizada e não ionizada presentes no local apresenta variabilidade. Um exemplo seria a lidocaína que possui pKa de 7,9, por isso em pH fisiológico apenas 25% da droga apresenta-se na sua forma não ionizada. O AL deve atravessar a membrana lipídica neuronal, para no meio intracelular, atuar nos canais de sódio. A porção não ionizada possui maior facilidade nessa travessia que a ionizada. Assim, a droga com maior fração não ionizada em pH fisiológico alcança seu sítio efetor de forma mais rápida, fato este que explica porque a lidocaína tem menor tempo de latência que a bupivacaína ou ropivacaína.[17]

Que fatores podem interferir na ação dos anestésicos locais?

Basicamente os anestésicos locais dependem de potência, latência e duração de ação que interfere na aplicabilidade clínica. Conhecer estes fatores, facilita na escolha do melhor AL. Características físico-químicas como a estrutura do anel aromático e o comprimento da cadeia de hidrocarbonetos determinam a lipossolubilidade do AL, que se relaciona com a potência. Drogas lipossolúveis penetram mais facilmente a membrana neuronal, para exercer seu efeito. Quanto mais potente, menor a quantidade de droga necessária para ocasionar o mesmo efeito. Assim, a bupivacaína – altamente lipossolúvel – é aproximadamente quatro vezes mais potente que a lidocaína. Em relação a duração da ação do anestésico local está relacionada à sua estrutura molecular, principalmente ao comprimento da cadeia intermediária que liga o anel aromático ao grupo amina, e ao grau de ligação proteica da droga. Sabemos que, quanto maior a ligação proteica, maior o tempo de duração do anestésico. Assim, como exemplo, o grau de ligação proteica da lidocaína é 65%, enquanto o da bupivacaína é 95%, pode-se prever que a bupivacaína possua maior duração de ação que a lidocaína – o que de fato ocorre. O grau de ligação proteica está diretamente relacionado ao tempo de duração dos efeitos colaterais da droga, por exemplo a bupivacaína que é considerada mais tóxica que a lidocaína. O uso de vasoconstritor produz vasoconstrição local, que limita a absorção sistêmica do anestésico local e prolonga a duração de ação. A diminuição da absorção sistêmica de AL aumenta a probabilidade de que a taxa de metabolismo, irá se equiparar a taxa de absorção, diminuindo a possibilidade de toxidade sistêmica. A epinefrina também atua como marcador para injeção intravascular.[18,19]

Efeitos adversos

■ Toxidade sistêmica

A toxidade sistêmica dos ALs resulta de concentração plasmática excessiva, ou por injeção intravascular inadvertida ou por absorção do AL dos sítios de injeção tecidual por doses acimas das recomendadas. O grau de absorção sistêmica depende da dose injetada, local e da adição de vasoconstritores. Absorção sistêmica é maior após bloqueios traqueais, intercostais, caudal, epidural e plexo braquial. A toxidade se manifestará com efeitos no sistema nervoso central e cardiovascular. O uso de doses máximas aceitáveis de anestésicos para realização de anestesia regional é uma tentativa de limitar as concentrações plasmáticas que possam resultar em absorção sistêmica desses fármacos (**Tabela 16.1**).[19]

Os efeitos centrais incluem parestesia nos lábios, dificuldade na articulação das palavras, vertigem, zumbido, redução do nível de consciência e convulsões tônicos-clônicas. Os ALs são depressores neurais e acredita-se que o início das convulsões reflita a depressão seletiva dos neurônios corticais inibitórios, deixando as vias excitatórias sem oposição. As múltiplas alterações em canais de sódio cardíaco desencadeiam prolongamento do intervalor PR, alargamento do QRS e redução da contratilidade miocárdica. No caso da bupivacaína, os efeitos cardíacos são de difícil tratamento pelo alto grau de ligação proteica desse anestésico, tornando difícil sua remoção do miocárdio. Em contrapartida, a lidocaína pode ser usada clinicamente por seus efeitos cardíacos antiarrítmicos, sendo classificada como fármaco antiarrítmico de classe IB.[20]

Analgesia regional

Neuraxial e outras técnicas regionais podem ser tratamentos eficazes para controle da dor pós-operatória e podem fornecer esse controle de maneira superior quando comparados com opioides sistêmicos. Embora a analgesia neuroaxial tenha sido associada a maior incidência de prurido, a técnica evita alguns dos efeitos colaterais da administração sistêmica de opioides. Por exemplo, como parte do protocolo *Enhanced Recovery After Surgery* (ERAS), a analgesia peridural pode facilitar o retorno precoce da função intestinal e melhorar o controle da dor,[21] mas seu efeito sobre o tempo de permanência e outros resultados é menos consistente (**Quadro 16.2**).[22]

Tabela 16.1. Doses máximas de anestésicos locais em adultos

	Sem adrenalina	Com adrenalina
Doses máximas de anestésicos locais em adultos		
Lidocaína	4-5 mg.kg^{-1}	7 mg.kg^{-1}
Prilocaína	7 mg.kg^{-1}	8,5 mg.kg^{-1}
Mepivacaína	4-5 mg.kg^{-1}	7 mg.kg^{-1}
Bupivacaína	2,5 mg.kg^{-1}	3 mg.kg^{-1}
Doses máximas de Levobupivacaína e Ropivacaína		
	Dose única	Dose total em 24h
Levobupivacaína	2 mg.kg^{-1}	5,5 mg.kg^{-1}
Ropivacaína	3 mg.kg^{-1}	11 mg.kg^{-1}

Fonte: Desenvolvida pelos autores.

Quadro 16.2. Vantagens e desvantagens da analgesia regional

Vantagens	Desvantagens
Jejum não é necessário	Requer adicional treinamento
Não há risco de rebaixamento do nível de consciência	Requer adicional equipamentos
Não há risco de depressão respiratória	Risco de toxicidade pelo anestésico local
Diminui necessidade de monitoramento neurológico	Risco de dano no nervo ou infecção local
Diminuição de necessidade de opioides	Risco de sangramentos em pacientes anticoagulados
Não há risco de hipotensão, exceto na analgesia epidural	Risco de perder parâmetros para diagnóstico de síndrome compartimental
Mais eficaz controle de dor	Vasodilatação e hipotensão com analgesia epidural em pacientes hipovolêmicos

Fonte: Desenvolvida pelos autores.

Uma das maiores preocupações para realização da analgesia regional são os pacientes em uso de anticoagulantes, neste caso os tempos para administração destas medicações devem ser alinhados com os tempos para proceder os bloqueios regionais analgésicos (**Quadro 16.3**).[23-25]

Analgesia epidural

A analgesia peridural com anestésicos locais e pequenas doses de opioides é amplamente conhecida por sua eficácia, proporcionando bom controle da dor e, como consequência, diminuição da morbidade pós-operatória (**Figura 16.3**).[21]

Existem vários motivos para a analgesia peridural apresentar superioridade em relação a outras modalidades.[26] Os anestésicos locais no espaço peridural atenuam ou bloqueiam a entrada dos estímulos nociceptivos no sistema nervoso central, e a adição de opioides resulta em efeito sinérgico e potencialização da analgesia. Estudos demonstraram superioridade da analgesia peridural para todos os tipos de procedimentos cirúrgicos, independentemente dos fármacos utilizados, da modalidade de infusão, da localização do cateter e do momento da avaliação.[27]

Os benefícios do uso da analgesia peridural não se restringem à diminuição da dor pós-operatória e à maior satisfação dos pacientes, também a redução das complicações cardiovasculares, sobretudo em pacientes de alto risco e naqueles submetidos a procedimentos complexos. Além disso, se evidenciou diminuição das complicações pulmonares pós-operatórias, infecções e falência respiratória. Em adição o uso da analgesia peridural proporciona recuperação mais rápida da função intestinal após cirurgias abdominais.[27]

Quadro 16.3. Tempo para realização da analgesia regional e para retorno do uso de cada tipo de anticoagulantes[23-25]		
	Tempo para a realização do bloqueio ou manuseio do cateter	**Tempo para o retorno da medicação após realização do bloqueio ou manuseio do cateter**
Warfarina	4-5 dias, verificar INR < 1,5	O mais breve possível
Heparina não fracionada		
Dose terapêutica	2-4 horas, checar TTPA	1 hora
Dose profilática	Apenas suspender no dia do procedimento	1 hora
Heparinas de baixo peso molecular (enoxaparina, daltaparina, nadroparina, tinzaparina)		
Dose terapêutica	> 24 horas	6-8 horas, se procedimento do bloqueio traumático atrase 24 horas para retorno
Dose profilática	10-12 horas	6-8 horas, se procedimento do bloqueio traumático atrase 24 horas para retorno
Fondaparinux	36-42 horas	6-8 horas, se procedimento do bloqueio traumático atrase 24 horas para retorno
Inibidores do fator Xa		
Rivaroxaban	3 dias	6 horas
Apixaban	3 dias	6 horas
Inibidores de trombina	Evitar técnicas de bloqueios	Verificar TTPA ou tempo de trombina
Dabigatran	5 dias (para nefropatas 7dias)	6 horas
Argatroban	5 dias (para nefropatas 7dias)	6 horas
Derivados de hirudina (desirudina e bivalirudina)	5 dias (para nefropatas 7dias)	6 horas
Medicações antiplaquetárias		
Clopidogrel	7 dias	Logo após remover cateter
Prasugrel	7-10 dias	6 horas
Ticlopidina	14 dias	Logo após remover cateter
Ticagrelor	5-7 dias	6 horas
Inibidores de GP IIb/IIIa		Contraindicado retorno por 4 semanas após procedimentos
Tirofiban	4-8 horas	
Eptifibatide	4-8 horas	
Abciximab	24-48 horas	
Aspirina	Pode continuar dose se plaquetas normais, caso alterado suspender por 24 horas	Pode continuar dose se plaquetas normais

Fonte: Desenvolvido pela autoria.

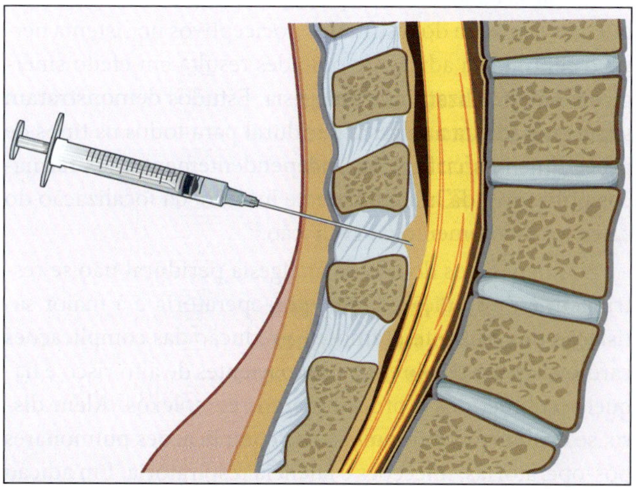

Figura 16.3. Bloqueio peridural.
Fonte: Editora Atheneu.

A analgesia epidural deve ser individualizada para cada paciente, por exemplo em cirurgias abdominais, o cateter peridural deve ser colocado abaixo do nível torácico ou em nível alto da coluna vertebral lombar. Por outro lado, nos procedimentos cirúrgicos torácicos, o cateter deve ser colocado em nível médio torácico.

Além disso, os medicamentos epidurais podem ser administrados por infusão contínua ou podem ser administrados por analgesia peridural controlada pelo paciente (PCEA). Com PCEA, o paciente tem a capacidade de autoadministrar *bolus* de medicação epidural. A bomba PCEA pode ser programada com ou sem infusão basal.[28] No caso de alguns pacientes cirúrgicos como os obstétricos, o PCEA único em *bolus* com anestésicos locais e opioides pode fornecer analgesia semelhante à infusão contínua.[29]

Melhores resultados a favor do cateter peridural foram observados nos seguintes quesitos: redução da intensidade da dor em repouso e em movimento, diminuição da necessidade de analgesia complementar com opioides e melhor satisfação dos pacientes.[29]

O bloqueio motor de membros inferiores é considerado um efeito adverso importante, pois, além de desconforto, pode ser um sinal precoce de hematoma peridural em pacientes em terapia anticoagulante, é pouco frequente quando utilizado doses apenas analgésicas de anestésicos locais.

Os pacientes que recebem analgesia neuraxial devem ser monitorados cuidadosamente para efeitos colaterais e possíveis complicações, que raramente podem ser fatais. Toxicidade sistêmica, hipotensão, bloqueio inadequado, prurido, náuseas e vômitos e depressão respiratória são possíveis após a administração de anestésicos locais epidural com opioides. Alguns pacientes correm risco de depressão respiratória, incluindo idosos, pacientes com obesidade ou apneia obstrutiva do sono, e aqueles que recebem medicação opiácea ou sedativa por outra via.

Bloqueio de nervo periférico e seu impacto na terapia intensiva

A progressão das técnicas anatômicas e de parestesia para o estimulador de nervo e o então ultrassom (US) tem melhorado o sucesso da qualidade do bloqueio de nervo periférico. O US oferece a habilidade para visualizar o que era previamente avaliado as cegas. Profissionais são hábeis para apreciar o nervo e suas estruturas adjacentes e determinar o local da punção da agulha, além de observar a dissipação do anestésico local. (**Figura 16.4**).[30,31]

Bloqueio de nervos periféricos nas extremidades superiores (plexo braquial)

O bloqueio do plexo nervoso tem a vantagem para realizar a analgesia na localização onde todos os nervos se agrupam, antes da divisão dos ramos que inervam as extremidades. Além disso, dependendo do anestésico local a duração de uma dose pode ser maior que 12 horas, proporcionando, com a técnica de bloqueio de plexo braquial, o alívio da dor mesmo nas mais graves injúrias das extremidades nos membros superiores, onde pode ser locado cateter para analgesia contínua se for necessário.

O plexo braquial é formado de C5 a T1 na coluna cervical e compõem os nervos periféricos que incluem os nervos mediano, radial, ulnar, axilar e musculocultâneo, inervando o ombro, o braço, o antebraço e a mão.[30]

Esse bloqueio é contraindicado em pacientes com problemas respiratórios graves, pois ele pode provocar paralisia do nervo frênico, também tem outros efeitos colaterais como paresia do nervo laríngeo recorrente e a síndrome de Horner

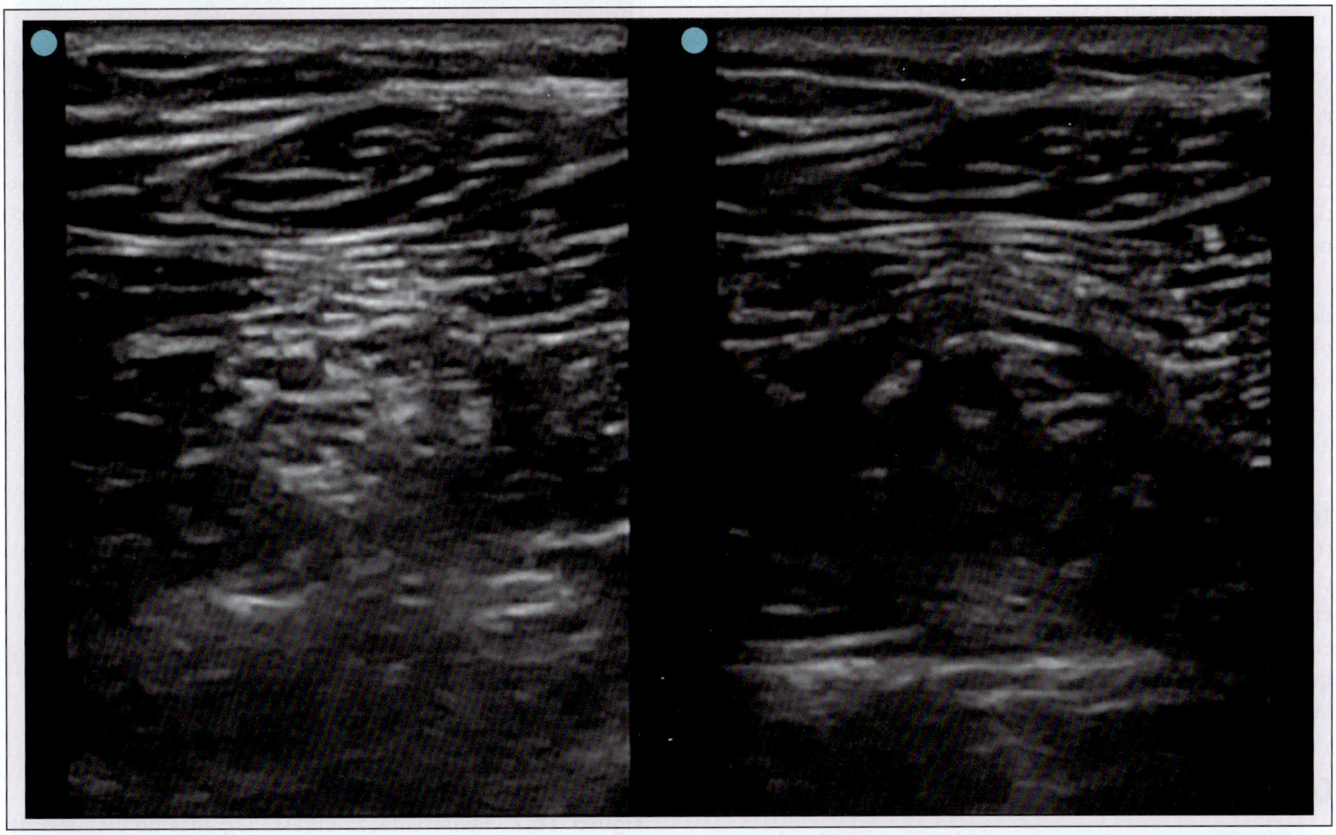

Figura 16.4. À esquerda a imagem prévia a injeção no nervo ciático, à direita a imagem da distensão subepineural secundária a injeção do anestésico local.

Fonte: Acervo da autoria.

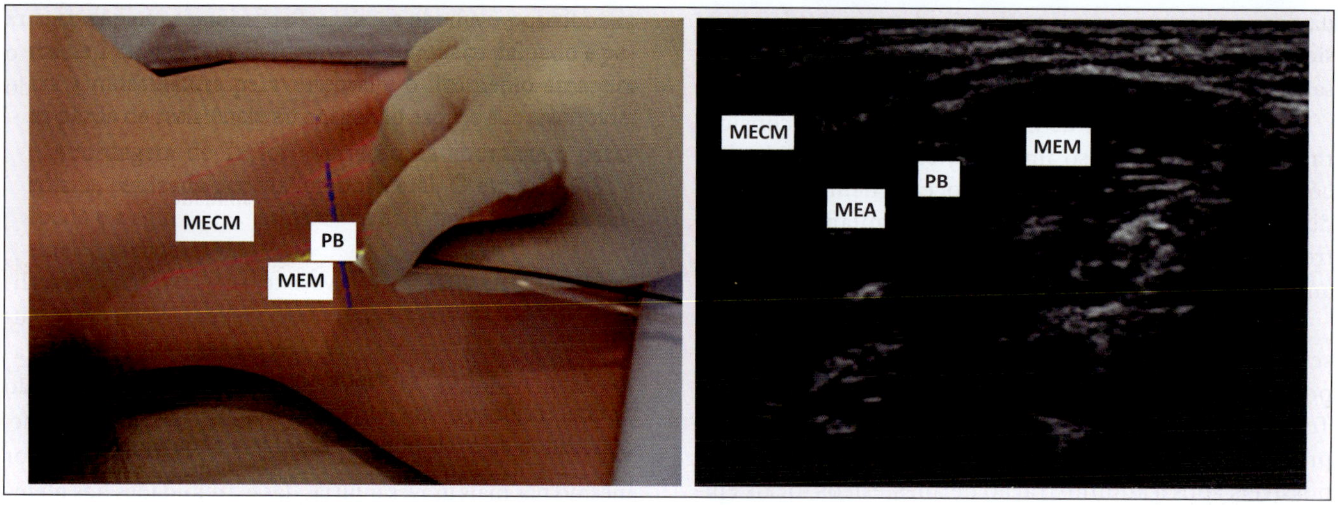

Figura 16.5. Visão da utilização do US no bloqueio de plexo braquial.

MECM: músculo esternocleidomastóideo; PB: plexo braquial; MEM; músculo escaleno médio; MEA: músculo escaleno anterior.

Fonte: Acervo da autoria.

que resulta em anisocoria e prejudicar a avaliação de pacientes com problemas neurológicos (**Figura 16.5**).

Bloqueio de nervos periféricos nas extremidades inferiores

É fato que está cada vez mais frequente a admissão de população idosa e frágil em leito de terapia intensiva e em pré- ou pós-operatório de correção de fraturas de quadril, fêmur e outras partes do membro inferior. O paciente exposto a fratura de quadril possui um leque de comorbidades, e a presença da dor leva a uma cascata de potenciais complicações, como *delirium*, infarto agudo miocárdio perioperatório, prolongamento de tempo de internação entre outras já discutidas anteriormente. Atuar diretamente sobre este fator causal pode reduzir complicações e maiores necessidades de opioides sistêmicos que provocam mais efeitos colaterais nesta população.[32,33]

O maior nervo periférico inferior é o ciático (originado do plexo sacral) seguido do nervo femoral (originado do plexo lombar). O nervo ciático inerva grande parte do quadril, da perna, da panturrilha e dos pés, enquanto o femoral inerva a parte anterior da coxa, a proximal da tíbia, o joelho e a parte medial da perna principalmente.[11]

A realização do bloqueio do nervo femoral (**Figura 16.6**), garante analgesia em casos de fraturas de fêmur (colo, trocanter, corpo ou terço distal), enquanto o bloqueio da fáscia ilíaca (**Figura 16.7**) poderá ter superioridade em fraturas, envolvendo cabeça femoral e acetábulo. Uma metanálise de ensaios randomizados, incluindo 1.422 pacientes concluiu que o bloqueio da fáscia ilíaca, foi mais efetivo contra o *delirium* pós-operatório.[33]

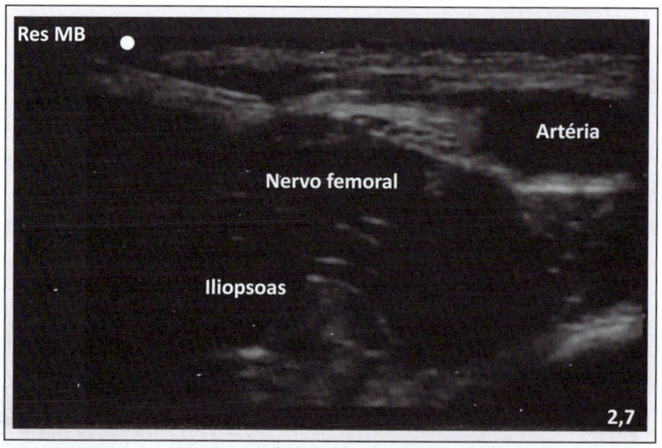

Figura 16.6. Representação ultrassonográfica do bloqueio do nervo femoral. O nervo encontra-se lateralmente a artéria femoral. Em destaque podemos observar o avançar da agulha em direção ao nervo.

Fonte: Acervo da autoria.

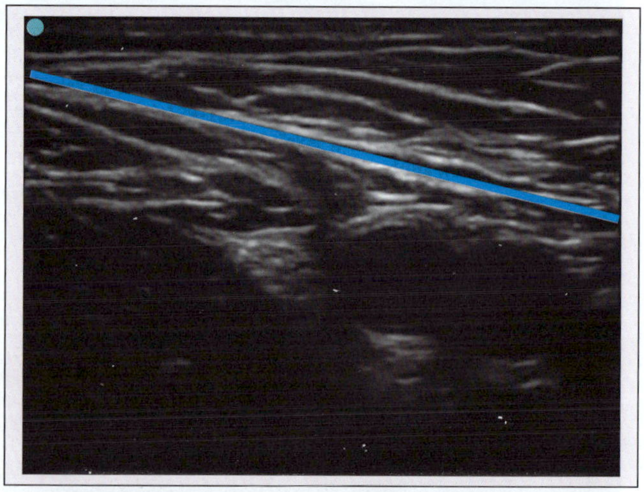

Figura 16.7. Representação ultrassonográfica do bloqueio da fáscia ilíaca. A linha traçada em azul, representa a área da deposição do anestésico local, correspondente *à* fáscia ilíaca.

Fonte: Acervo da autoria.

Conclusão

Não há uma receita a ser seguida senão a individualização do tratamento da dor no paciente grave. Como visto a dor pode ser devido a uma agressão tecidual, inflamação ou estimulação de vias neuronais. Sua etiologia multifatorial vai muito além da anatomia do sistema nervoso, passando pelas condições clínicas e psicológicas, pela cultura, pela expectativa e ansiedade do paciente.

É importante dominar o arsenal terapêutico existente hoje para o manejo da dor em pacientes de cuidados intensivos para minimizar as possíveis complicações dos tratamentos empregados. A utilização de drogas de múltiplas classes e de técnicas que agem em pontos diferentes das vias da dor permite a diminuição dos efeitos adversos. Isto proporciona abordagem personalizada de acordo com o paciente e suas comorbidades, diminuindo complicações, tempo de internação, morbidade e mortalidade. Dessa forma, analgesias regionais são eficazes e geralmente seguras no controle da dor em pacientes de terapia intensiva.

Referências bibliográficas

1. Rasmussen LS, Moller JT. Central nervous system dysfunction after anesthesia in the geriatric patient. Anesthesiol Clin North America. 2000;18(1):59-70, vi.
2. Barr J, Fraser GL, Puntillo K, Ely EW, Gelinas C, Dasta JF, et al. Clinical practice guidelines for the management of pain, agitation, and delirium in adult patients in the intensive care unit. Crit Care Med. 2013;41(1):263-306.
3. Akca O, Melischek M, Scheck T, Hellwagner K, Arkilic CF, Kurz A, et al. Postoperative pain and subcutaneous oxygen tension. Lancet. 1999;354(9172):41-2.
4. Hedderich R, Ness TJ. Analgesia for trauma and burns. Crit Care Clin. 1999;15(1):167-84.
5. Rosero EB, Joshi GP. Preemptive, preventive, multimodal analgesia: what do they really mean? Plast Reconstr Surg. 2014;134(4 Suppl 2):85S-93S.
6. Alam A, Juurlink DN. The prescription opioid epidemic: an overview for anesthesiologists. Can J Anaesth. 2016;63(1):61-8.
7. Cohen SP, Christo PJ, Moroz L. Pain management in trauma patients. Am J Phys Med Rehabil. 2004;83(2):142-61.
8. Erden S, Arslan S, Deniz S, Kaya P, Gezer D. A review of postoperative pain assessment records of nurses. Appl Nurs Res. 2017;38:1-4.
9. Coggeshall RE. A fine structural analysis of the myelin sheath in rat spinal roots. Anat Rec. 1979;194(2):201-11.
10. Ritchie JM, Ritchie B, Greengard P. The effect of the nerve sheath on the action of local anesthetics. J Pharmacol Exp Ther. 1965;150(1):160-4.
11. Grabinsky A, Sharar SR. Regional anesthesia for acute traumatic injuries in the emergency room. Expert Rev Neurother. 2009;9(11):1677-90.
12. Jeng CL, Torrillo TM, Rosenblatt MA. Complications of peripheral nerve blocks. Br J Anaesth. 2010;105 Suppl 1:i97-107.
13. Boren E, Teuber SS, Naguwa SM, Gershwin ME. A critical review of local anesthetic sensitivity. Clin Rev Allergy Immunol. 2007;32(1):119-28.
14. Phillips JF, Yates AB, Deshazo RD. Approach to patients with suspected hypersensitivity to local anesthetics. Am J Med Sci. 2007;334(3):190-6.
15. Savio-Galimberti E, Gollob MH, Darbar D. Voltage-gated sodium channels: biophysics, pharmacology, and related channelopathies. Front Pharmacol. 2012;3:124.
16. Hille B. The pH-dependent rate of action of local anesthetics on the node of Ranvier. J Gen Physiol. 1977;69(4):475-96.
17. McLure HA, Rubin AP. Review of local anaesthetic agents. Minerva Anestesiol. 2005;71(3):59-74.
18. Neal JM. Effects of epinephrine in local anesthetics on the central and peripheral nervous systems: Neurotoxicity and neural blood flow. Reg Anesth Pain Med. 2003;28(2):124-34.
19. Sinnott CJ, Cogswell IL, Johnson A, Strichartz GR. On the mechanism by which epinephrine potentiates lidocaine's peripheral nerve block. Anesthesiology. 2003;98(1):181-8.
20. Neal JM, Bernards CM, Butterworth JFt, Di Gregorio G, Drasner K, Hejtmanek MR, et al. ASRA practice advisory on local anesthetic systemic toxicity. Reg Anesth Pain Med. 2010;35(2):152-61.
21. Turunen P, Carpelan-Holmstrom M, Kairaluoma P, Wikstrom H, Kruuna O, Pere P, et al. Epidural analgesia diminished pain but did not otherwise improve enhanced recovery after laparoscopic sigmoidectomy: a prospective randomized study. Surg Endosc. 2009;23(1):31-7.
22. Khan SA, Khokhar HA, Nasr AR, Carton E, El-Masry S. Effect of epidural analgesia on bowel function in laparoscopic colorectal surgery: a systematic review and meta-analysis. Surg Endosc. 2013;27(7):2581-91.
23. Gogarten W, Vandermeulen E, Van Aken H, Kozek S, Llau JV, Samama CM, et al. Regional anaesthesia and antithrombotic agents: recommendations of the European Society of Anaesthesiology. Eur J Anaesthesiol. 2010;27(12):999-1015.
24. Tafur A, Wysokinski WE, McBane RD, 2nd. Periprocedural anticoagulant management. Hosp Pract (1995). 2012;40(3):40-9.
25. Wysokinski WE, McBane RD, 2nd. Periprocedural bridging management of anticoagulation. Circulation. 2012;126(4):486-90.
26. Block BM, Liu SS, Rowlingson AJ, Cowan AR, Cowan JA, Jr., Wu CL. Efficacy of postoperative epidural analgesia: a meta-analysis. JAMA. 2003;290(18):2455-63.
27. Chestnut DH. Efficacy and safety of epidural opioids for postoperative analgesia. Anesthesiology. 2005;102(1):221-3.
28. Liu SS, Richman JM, Thirlby RC, Wu CL. Efficacy of continuous wound catheters delivering local anesthetic for postoperative analgesia: a quantitative and qualitative systematic review of randomized controlled trials. J Am Coll Surg. 2006;203(6):914-32.
29. Werawatganon T, Charuluxanun S. Patient controlled intravenous opioid analgesia versus continuous epidural analgesia for pain after intra-abdominal surgery. Cochrane Database Syst Rev. 2005(1):CD004088.
30. Stone MB, Wang R, Price DD. Ultrasound-guided supraclavicular brachial plexus nerve block vs procedural sedation for the treatment of upper extremity emergencies. Am J Emerg Med. 2008;26(6):706-10.
31. Neal JM, Gerancher JC, Hebl JR, Ilfeld BM, McCartney CJ, Franco CD, et al. Upper extremity regional anesthesia: essentials of our current understanding, 2008. Reg Anesth Pain Med. 2009;34(2):134-70.
32. Foss NB, Kristensen MT, Kristensen BB, Jensen PS, Kehlet H. Effect of postoperative epidural analgesia on rehabilitation and pain after hip fracture surgery: a randomized, double-blind, placebo-controlled trial. Anesthesiology. 2005;102(6):1197-204.
33. Rashiq S, Vandermeer B, Abou-Setta AM, Beaupre LA, Jones CA, Dryden DM. Efficacy of supplemental peripheral nerve blockade for hip fracture surgery: multiple treatment comparison. Can J Anaesth. 2013;60(3):230-43.

capítulo | 17

Colheita de Produtos para Exame Microbiológico

Marcos Antonio Cavalcanti Gallindo | Ana Paula da Costa Henriques | Arthur Henrique Ribeiro do Valle de Faria

Introdução

O laboratório de microbiologia é fundamental para um rápido e correto diagnóstico das infecções. As técnicas utilizadas dependem da capacidade tecnológica de cada serviço e da infraestrutura disponível. Tão ou mais importante, é a presença de profissionais treinados e em número suficiente para atender a demanda.[1] Além disso, mecanismos que otimizem a interação entre a microbiologia e o médico que está prestando assistência ao paciente são fundamentais para que o resultado do exame microbiológico possa chegar o mais rapidamente possível, a fim de eventualmente, mudar o desfecho clínico.

Sangue

O termo bacteriemia é utilizado para determinar a presença de patógenos viáveis na corrente sanguínea. Este fato está relacionado a um aumento da morbimortalidade, daí sua grande relevância clínica. Pode ser definida como primária ou secundária. A primária ocorre quando se origina no próprio sistema circulatório ou pelo contato direto dos patógenos com o sangue (por uso de cateter, agulhas ou outros dispositivos contaminados). A secundária ocorre pela entrada, na corrente sanguínea, de patógenos originados de infecção de outro sítio do organismo.[2]

A coleta de hemoculturas, retirada de amostras de sangue para semeio em meios de culturas específicos, deve ser feita de maneira asséptica, evitando assim a contaminação destas amostras e resultados falso-positivos.[2] Quanto à sensibilidade e especificidade, não há diferença entre amostras coletadas de veias ou artérias. Devem ser coletadas preferencialmente antes do início dos antimicrobianos, porém não devem retardar seu início. O *Surviving Sepsis Campaign* (2016) determina que um atraso de até 45 minutos para a administração da primeira dose do antimicrobiano é tolerável para a obtenção destas culturas.[3]

O número de amostras e o volume coletado também são variáveis importantes. Há uma chance de positividade crescente quando se aumenta o número de amostras (70% com apenas uma amostra; 80%-90 % com duas amostras; 96-98% com três amostras e próximo de 99% com quatro amostras). Em geral, são coletadas 2 a 3 amostras (cada amostra, uma punção), que são adequadas para aumentar a sensibilidade e ajudar no diagnóstico diferencial entre possível contaminação na coleta e bacteriemia verdadeira.[2,4] O *Surviving Sepsis Campaign* (2016) recomenda a coleta de duas ou mais amostras, que podem ser coletadas simultaneamente (punções em sítios diferentes ou mais de uma punção no mesmo sítio), sem fazer referência a intervalo de tempo entre as punções e, preferencialmente junto com a elevação da temperatura. Se houver suspeita de infecção associada a dispositivos invasivos, pelo menos uma amostra deve ser coletada por cada via dele, simultaneamente com amostras periféricas pareadas. Cada amostra deve ser devidamente identificada quanto ao local de coleta.[2,3]

O volume a ser coletado é uma variável crítica. Um maior volume está diretamente relacionado a uma maior chance de positividade, porém deve ser respeitada a proporção determinada por cada fabricante e respectivo meio de cultivo, levando em conta a idade do paciente. Cada amostra, em geral, deve conter entre 5 e 10 mL por frasco/amostra em pacientes adultos, sendo um frasco para aeróbios e outro para anaeróbios, no total de 20 mL.[2,5] Para fungos filamentosos, dimórficos ou *micobacterium*, também são indicados 5 a 10 mL, idealmente com intervalo de 24 horas entre elas. Quando houver um material menor do que o recomendado para a amostra, deve ser priorizado o frasco para aeróbios, para a detecção de aeróbios estritos (*Pseudomonas aeruginosa*, *Stenotrophomonas maltophilia* ou leveduras).[2,5]

É fundamental a coleta asséptica das amostras, seguindo as normas e padrões de cada unidade. A limpeza cuidadosa da pele com álcool iodado 1 a 2% ou soluções de clorexidina alcoólica 0,5% apresentam equivalência entre si, e ambas são mais eficazes do que preparações de iodo-povidine (PVPI).[6]

Há uma preferência pela clorexidina alcoólica 0,5% atualmente, por ser incolor e menos irritante para a pele.[2]

De Araújo MRE (2012) em seu artigo de revisão sobre hemoculturas[2] sugere o seguinte roteiro para coleta das amostras (texto adaptado):

1. Preparar o material, dispor a etiqueta de identificação no frasco, anotando o nome do paciente, leito, data, hora e local de coleta (sítio anatômico), imediatamente ao procedimento.
2. Limpar a tampa de borracha com algodão embebido em álcool 70%. Manter o algodão sobre o frasco até o momento da punção ou proceder conforme as instruções do fabricante.
3. Escolher o melhor local de punção para a coleta de sangue. Colocando o garrote e apalpando livremente as veias do paciente para escolher a mais calibrosa e menos móvel. Soltar o garrote.
4. Fazer a antissepsia com clorexidine alcoólico 0,5%, friccionando a pele em círculos semiabertos a partir do ponto a ser puncionado. Secar por 30 segundos. Em seguida, aplicar novamente clorexidine alcoólico 0,5% utilizando novo algodão ou gaze. Esperar cerca de 30 segundos para secar, repetir o procedimento por mais uma vez e aguardar secar.
5. Colocar novamente o garrote e puncionar a veia com agulha e seringa ou dispositivo para coleta a vácuo, sem tocar diretamente no local de punção.
6. Coletar de 5 a 10 mL de sangue em adultos ou de 1 a 4 mL de sangue em crianças para cada frasco.
7. Ao retirar a agulha, fazer compressão local com algodão seco, sem flexionar o braço.
8. Transferir a amostra para os frascos de hemocultura, colocando primeiramente o sangue no frasco **anaeróbio** (sem troca de agulhas). Se a coleta for realizada com escalpe e adaptador próprio (sistema de coleta fechado a vácuo), inocular primeiro o frasco **aeróbio**. É importante lembrar que, nesse caso, os frascos de hemocultura devem permanecer em pé durante toda a etapa de coleta, para evitar refluxo para a veia do paciente. Observar o volume correto observando a guia de marcação na etiqueta do próprio frasco, já que a maioria deles não tem volumes de aspiração a vácuo calibrados. Utilizar um conjunto de seringa-agulha ou dispositivo próprio de coleta a vácuo para cada punção/amostra.
9. Dispensar o material de punção em local apropriado (caixa de perfurocortante).

Com relação às metodologias para processamento e análise das amostras, o método manual foi muito utilizado no passado, porém tem baixa sensibilidade, demanda um trabalho maior e tem maior potencial de contaminação das amostras. Ainda é utilizado em alguns centros devido ao seu baixo custo. Nele são utilizados meio de cultivo comerciais, tanto para aeróbios como para anaeróbios. É necessário um período de incubação de até 7 dias e agitação periódica dos frascos. Durante o período de incubação, subcultivos podem ser realizados. As amostras devem ser mantidas a 35°C ± 2°C e observadas diariamente para detecção do surgimento de colônias. As amostras devem ser inspecionadas rotineiramente para a presença de outros sinais de positividade, tais como surgimento de gás, bolhas, turvamento, hemólise entre outros. Nesses casos, uma lâmina deve ser preparada para análise microscópica e coloração pelo Gram. Em casos de germes de crescimento lento, um tempo maior de incubação é necessário.[2,7]

O método lise-centrifugação consiste em um sistema a vácuo, contendo uma substância que promove a lise dos leucócitos e das hemácias. Após, a amostra é centrifugada e o sobrenadante desprezado (restos celulares, complemento e plasma). O centrifugado, contendo o suposto microrganismo é semeado para cultivo. Este é um método que apresenta como vantagem a possibilidade de realizar culturas quantitativas (contagem de colônias por mL de sangue) e como grande fator limitante o custo elevado.[2]

O método automatizado apresenta como grandes vantagens o menor tempo de incubação (máximo de 5 dias, porém a grande maioria das amostras já positivam nas primeiras 48 horas) e o menor trabalho. A detecção é feita por calorimetria ou fluorescência. O monitoramento pode ser realizado de maneira contínua, com uma rápida leitura feito pelo sistema. O tempo de positivação pode ser avaliado, sendo útil nos casos de infecções relacionadas a dispositivos intravasculares. Este método também pode ser utilizado para a criação de um banco de dados da microbiota local. Apresenta como maior desvantagem o custo elevado.[2,7]

Acessos intravasculares são fontes frequentes de bacteriemia ou fungemia além de estarem relacionados com infecções no sítio de inserção. Na suspeita de infecção, esses dispositivos devem ser removidos e o segmento distal enviado para processamento microbiológico. A retirada dos cateteres deve seguir a mesma técnica de assepsia utilizada para sua introdução. O seguimento distal, de aproximadamente 5 cm, deve ser colocado num tubo estéril e processado em até 1 hora. Pelo menos duas amostras de hemoculturas também devem ser coletadas.[2,3,7] A técnica de Maki é a mais utilizada. Esta consiste em rolar o seguimento distal, 4 a 5 vezes, com o auxílio de uma pinça estéril, sobre a superfície de uma placa Agar-sangue.[8] Este método avalia apenas o seguimento externo do dispositivo venoso. Após um período de incubação de 24 a 36 horas a amostra é avaliada. Um crescimento ≥ 15 unidades formadoras de colônias (UFC) é compatível com colonização do cateter. A técnica quantitativa é mais sensível e consegue avaliar tanto a superfície interna como externa do dispositivo. A parte distal é imersa em caldo e é utilizado um ultrassom para liberar os microrganismos aderidos à superfície interna e externa do cateter. Esse caldo é depois processado e culturas quantitativas são realizadas. O crescimento de ≥ 100 UFC/mL na ausência de sinais inflamatórios sugere colonização e, na presença destes, infecção relacionada ao cateter.[8]

Uma abordagem mais conservadora pode ser utilizada em casos selecionados (cateteres de longa permanência, pacientes com grandes dificuldades de acessos venosos profundos, por exemplo). Essa consiste na coleta de material transcateter e coleta de amostras de sangue periférico pareadas. Estudos demonstraram que se a contagem de colônias/mL da amostra de sangue obtida pelo cateter for no mínimo quatro vezes maior que a da amostra obtida através da veia periférica, significa alto valor preditivo positivo para infecção relacionada ao dispositivo vascular.[9] Também pode ser utilizada a inoculação simultânea dos materiais (cateter e amostras periféricas) em frascos de hemocultura de sistemas automatizados de monitoração contínua. Nestes casos o tempo de positivação é um fator determinante na sua análise. O tempo de positivação mais precoce no frasco com amostra transcateter, maior que duas horas, está fortemente ligado a uma infecção relacionada ao cateter. Esta metodologia apresenta uma grande variação na sua sensibilidade, mas possui um valor preditivo negativo elevado, principalmente em cateteres de longa permanência.[10]

Urina

Infecções do trato urinário estão entre os principais acometimentos da prática clínica. Crianças, mulheres sexualmente ativas e idosos são a população mais acometida. São divididas de acordo com a topografia que acometem em infecções altas (pielonefrite, ureterites) e baixas (cistite, prostatites, uretrites e epididimites). Bacteriúria é a presença de bactérias na urina (≥ 100 mil bactérias por mL de urina) e pode ser sintomática, ou seja, infecção urinária ou assintomática. Em geral, bacteriúria assintomática não deve ser tratada.[11].

A amostra de urina deve ser coletada preferencialmente pela manhã, sendo a primeira micção do dia, ou após retenção vesical de 2 a 3 horas. Deve ser feita uma higiene da região genitourinária com sabão neutro e retirado o excesso com água. O jato inicial deve ser desprezado, coletando 5 mL do jato médio em um frasco de boca larga e estéril. Em pacientes com sistema de drenagem fechada deve-se coletar a urina puncionando-se o cateter na proximidade da junção com o tubo de drenagem. Não coletar a urina da bolsa coletora. No pedido laboratorial deverá constar que o paciente está cateterizado. A amostra deve ser processada em até 1 hora (ou em até 24 horas, se refrigerada a 4°C). Para pesquisa de BAAR, deve ser coletada toda a urina da manhã e a coleta deve ser repetida por 3 dias para aumentar a sensibilidade.[11]

Líquor (líquido cefalorraquiano – LCR)

O procedimento de coleta do LCR é realizado por equipe médica especializada, com técnica asséptica. Recomenda-se jejum. Caso a coleta permita somente a disponibilidade de um tubo, o laboratório de microbiologia deverá ser o primeiro a manipulá-lo. Caso haja coleta de dois ou mais tubos, o laboratório de microbiologia deverá ficar com o tubo que contiver menos sangue. Ao transportar a amostra, nunca se deve refrigerar, transportando a amostra imediatamente ao laboratório. Os exames a serem realizados devem ser especificados e priorizados de acordo com o volume coletado: cultura bacteriana >1 mL; cultura para fungos 2-5 mL; estudo molecular > 1 mL; cultura para micobactérias 5-10 mL; cultura viral > 1 mL.[11]

Secreções do trato respiratório

Escarro

A coleta de escarro, apesar de ser relativamente simples, ainda apresenta muita controvérsia em relação a sua sensibilidade e especificidade. Aspectos da análise macroscópica, como coloração, consistência, cheiro e quantidade, podem dar informações válidas sobre o sítio de infecção e sobre o agente etiológico:

- Escarro purulento: pneumonia bacteriana (embora nas pneumonias por vírus ou micoplasma a infecção secundária pode oferecer os mesmos achados em cerca de 30% a 50% dos casos).
- Expectoração matinal, abundante e fétida: bronquiectasia.
- Expectoração escassa ou aquosa (mucoide): pneumonias atípicas.
- Escarro avermelhado, mucoide: *Klebsiella pneumonia.*
- Escarro fétido associado a pneumonia aspirativa: anaeróbios.[11]

A análise da bacterioscopia pela coloração de Gram é um método simples, de baixo custo e que pode oferecer informações rápidas e acuradas, desde que seja analisada uma amostra de qualidade. As amostras devem ser qualificadas de acordo com a quantidade de células epiteliais, neutrófilos e muco. São consideradas de boa qualidade para processamento, quando pertencem ao grupo 5 ou quando a comparação entre essas três variáveis apresentar um escore positivo, conforme **Tabela 17.1**.[11]

Secreção traqueal

A aspiração de secreção traqueal é uma técnica simples de ser realizada em pacientes intubados ou traqueostomizados, porém, pelo fato de haver uma rápida colonização do trato respiratório inferior, é um método questionável quanto a sua especificidade. A análise quantitativa, com ponto de corte > 10^5 UFC/mL, apresenta maior especificidade e um alto valor preditivo negativo. No escovado protegido é recuperado um volume aproximado de 0,001 mL de secreção pulmonar. Após diluição em 1 mL em meio de cultivo, consegue-se uma diluição bacteriana 100-1000 vezes. Por isso uma concentração de 10^3 UFC/mL representa uma concentração bacteriana de 10^5 a 10^6 UFC/mL na secreção pulmonar. O lavado broncoalveolar (LBA), também é uma técnica mais sensível do que o aspirado traqueal. No LBA, 1 mL de secreção pulmonar é diluída em 10 a 100 mL de solução salina. Uma

Tabela 17.1. Avaliação da qualidade do escarro

Grupos	Células epiteliais	Leucócitos	Neutrófilos	Escore	Células epiteliais	Escore
Grupo 1	≥ 25	≤ 10	< 10	0	10-25	-1
Grupo 2	≥ 25	10-25	10-25	+1	> 25	-2
Grupo 3	≥ 25	≥ 25	> 25	+2		
Grupo 4	10-25	≥ 25	Muco	+1		
Grupo 5	< 10	≥ 25				

Fonte: Adaptada de BRASIL, Sanitária AN de V. Manual de Microbiologia Clínica para o Controle de Infecção em Serviços de Saúde. Manual de Microbiologia Comemorativa do IX congresso Brasileiro de Controle de Infecção Hospitalar. 2004.

concentração de 10^4 UFC/mL representa uma concentração de 10^5 a 10^6 UFC/mL na secreção pulmonar.

No **Quadro 17.1** vemos um resumo do tempo crítico para entrega de amostras de vários materiais no laboratório, bem como os frascos e meios de transporte:

Novas metodologias utilizadas em microbiologia

A cultura, pilar da microbiologia clínica durante o século passado, exigia, para a sua aplicabilidade, a necessidade absoluta de quantidades significativas de organismos viáveis.[12]

Situações como uso prévio de antibióticos, microrganismos intracelulares e fastidiosos dificultam o crescimento nos meios de culturas convencionais. A metodologia é lenta, pois necessita de um período de incubação para crescimento em meios controlados de nutrientes e temperatura, para posteriormente realizar testes fenotípicos que exploram diferenças metabólicas por testes bioquímicos e sorológicos para a identificação do microrganismos.[3] Nesta fase de identificação, o teste de sensibilidade geralmente é realizado em paralelo. A cultura convencional dura no mínimo 48 horas para produzir um resultado final ou parcial de interesse clínico. Este tempo pode dificultar o realinhamento de uma terapia, como também, dificultar a identificação de pacientes portadores de microrganismos que necessitam ter a implantação de medidas preventivas para controle de infecção em um ambiente hospitalar.

As culturas são métodos extremamente poderosos de recuperação de patógenos: teoricamente, um único patógeno viável em meio adequado se multiplica em escala logarítmica, amplificando assim o sinal a partir de amostras com pouquíssimos agentes.[13] Sua aplicabilidade se mantém na atualidade, pois mesmo com metodologias recentes que identificam microrganismos em minutos, é necessário ter microrganismos em meios de culturas para a realização de testes de susceptibilidade antimicrobianos (TSA).

Métodos de automatização em microbiologia se consolidaram no Brasil na década de 1990 e isso se refletiu em ganho de qualidade e facilidade para a microbiologia clínica. O TSA em fase líquida foi facilmente automatizado e os sistemas mais conhecidos são o Becton Dickinson Phoenix™, o Siemens Micoscan WalkAway® ou os sistemas BioMérieux VITEK2™.[12]

Os meios cromogênicos são meios de cultura que utilizam substratos enzimáticos cromogênicos sintéticos, a fim de direcionar o crescimento de um grupo de espécies patogênicas ou uma determinada espécie com base na sua ati-

Quadro 17.1. Tempo crítico para a entrega da amostra ao laboratório e meios de transporte

Amostra	Tempo crítico	Frascos e meios de transporte
Líquor	Imediatamente (não refrigerar)	Tubo seco, estéril
Líquido pleural	Imediatamente (não refrigerar)	Tubo seco, estéril
Swab	Imediatamente (não refrigerar)	Tubo seco, estéril ou meio semissólido (Stuart, Amies)
Suspeita de anaeróbios	30 minutos	Meio de transporte apropriado. Evitar transporte em seringa com agulha
Feridas e tecidos	30 minutos ou até 12 horas (meio de transporte)	Meio de transporte apropriado
Hemocultura	30 minutos (não refrigerar)	Frascos com meio de cultura para a rotina manual ou automatizada
Trato respiratório	30 minutos	Tubo seco, estéril
Trato gastrointestinal	1 hora	Tubo seco, estéril
Urina	1 hora ou refrigerada até 24 horas	Pote seco, estéril
Fezes	12 horas se em meio de transporte	Cary Blair meio modificado para transporte de fezes, com pH 8,4. Boa recuperação também para *Vibrio* sp. e *Campylobacter* sp.

Fonte: Adaptado de BRASIL, Sanitária AN de V. Manual de Microbiologia Clínica para o Controle de Infecção em Serviços de Saúde. Manual de Microbiologia Comemorativa do IX congresso Brasileiro de Controle de Infecção Hospitalar. 2004.

vidade enzimática. Tais atividades enzimáticas nunca são totalmente específicas das espécies, necessitando o uso de substratos enzimáticos complementares e/ou agentes seletivos. Os agentes seletivos podem ser antibióticos ou outros inibidores, permitindo que os patógenos desenvolvam e metabolizem um ou mais substratos enzimáticos cromogênicos. O fato de que apenas os agentes patogênicos-alvo devem gerar colônias de uma determinada cor, reduz o número de colônias que requerem investigação dentro de uma cultura polimicrobiana, devido a seletividade do meio. Meios cromogênios podem ser direcionados às seguintes espécies: Leveduras patogênicas, *Salmonella* sp., patógenos urinários, *Staphylococcus aureus, Streptococcus agalactiae, Enterobacteriales, Acinetobacter spp., Pseudomonas aeruginosa, Clostridioides difficile, Campylobacter* spp. , *Vibrio* spp., *Shigella* spp. e *Yersinia enterocolitica.* Estes meios também podem ser preparados para detectar bactérias resistentes a antimicrobianos.[14] Estes meios são atualmente uma realidade em laboratórios clínicos.

Novos métodos diagnósticos, que não dependam do crescimento da bactéria ou fungo e que inclusive sejam efetivos quando os patógenos não estão viáveis, têm sido desenvolvidos. Os que utilizam ácidos nucleicos são mais rápidos do que as culturas, porém demandam tempo para realizar a técnica que pode demorar aproximadamente 6 a 8 horas de trabalho. Um grande progresso é o uso de estudos proteômicos para diagnóstico rápido, tão rápido como 5 a 15 minutos, conhecido como MALDITOF.[13]

A sigla MALDITOF significa *Matrix Associated Laser Desorption-Ionization – Time of Flight* e consiste num sistema no qual o material biológico, uma colônia após crescimento em meios convencionais ou um concentrado de hemocultura é colocado em uma placa em que há a matriz polimérica. Isso é irradiado com um *laser* que vaporiza a amostra e há ionização de várias moléculas, que são aspiradas em um tubo de vácuo e levadas a um detector. Conforme a molécula, o tempo de chegada ao detector é diferente. Isso é colocado em um gráfico, dando vários picos e, para cada espécie bacteriana ou fúngica, obtém-se um gráfico específico. Uma base de dados computadorizada interpreta e fornece o resultado, de forma rápida e com menor custo.[15,16] Trata-se, portanto, de uma aplicação da espectrometria de massa.[13]

Outras aplicações para a metodologia estão sendo realizadas, incluindo tipagem epidemiológica, que é relativamente fácil de executar em relação a outros métodos padrões, como *Pulsed-field gel electrophoresis* (PFGE) e *multi-locus sequence typing* (MLST) para detecção de mecanismos de resistência.[17] No entanto, a MALDI-TOF possui certas limitações, incluindo a incapacidade de identificar espécies entre populações mistas, diretamente em espécimes clínicos sólidos e possui um poder discriminatório ruim das corinebactérias e estreptococos.[18]

A união do MALDI-TOF MS e Kiestra TLA com ou sem InoquIA+ corresponde a automação total do laboratório de microbiologia, envolve o transporte de placa contendo meio de cultura, incubação e imagem latente automatizada da placa, bancadas ergonômicas integradas e estações de leitura com *software* digital da leitura da placa. Trabalho recente demonstrou que a implementação de MALDI-TOF e Kiestra TLA individualmente e quando utilizadas em conjunto diminuíram significativamente o tempo e a variabilidade do tempo de resposta para identidades de organismos, relatórios de TSA e relatórios negativos de cultura de urina.[15]

O desenvolvimento recente de *microarrays* fenotípicos de alto rendimento, como o sistema Biologue (Biologue, Inc.), que combina até 2 mil testes fenotípicos em um só experimento, pode desafiar a posição de liderança do MALDI-TOF MS.[18]

Existem várias técnicas de biologia molecular sendo a reação em cadeia da polimerase (PCR) a mais conhecida. Devido à sua alta sensibilidade, são propensos a problemas de contaminação, que podem levar a falso-positivos.[16] O PCR é um processo dependente da temperatura, mediado por iniciador e orientado por enzima para replicar uma sequência de DNA específica *in vitro*. Existem vários tipos de PCR que estão indicadas em situações específicas:

1. A PCR específica é o método mais simples, projetado para detectar um microrganismo-alvo. Este é o método mais utilizado no diagnóstico de doenças infecciosas.
2. A PCR multiplex possui dois ou mais pares de iniciadores de reação e dois ou mais modelos de DNA são direcionados simultaneamente. Esta é uma maneira molecular relativamente simples de detectar algumas bactérias diferentes em uma reação de PCR. Na PCR multiplex, os pares de iniciadores devem ser específicos para o gene-alvo e os produtos de PCR devem estar em tamanhos diferentes.
3. PCR aninhada/semi-aninhada: neste método, o DNA de modelo genômico é amplificado com dois conjuntos de *primers*. O primeiro conjunto de PCR produz um produto de PCR maior do que o segundo. Este método pode ser usado para aumentar a sensibilidade da detecção ou para identificar os primeiros produtos de PCR estabelecidos quando os iniciadores na segunda reação de PCR são específicos da espécie.
4. PCR de ampla gama é um método muito útil para a detecção de micróbios universalmente. O gene *16S rRNA* é encontrado em todas as bactérias e contém certas regiões conservadas de sequência, tem sido usado principalmente como o gene-alvo de PCR de ampla gama para detectar bactérias. O *rRNA 23S* é semelhante com o gene *16S rRNA*, e também, pode ser usado em menor grau, como o gene-alvo de amplitude gama.
5. Reação em cadeia de transcrição-polimerase reversa (RT-PCR) é a técnica de síntese de cDNA a partir de RNA por transcrição reversa (RT) em primeiro lugar, que é seguida com a amplificação de um cDNA específico por PCR. Esta é a técnica mais útil e sensível para a detecção e quantificação de mRNA atual-

mente disponível. RT-PCR é usado principalmente para detectar vírus e a viabilidade de células microbianas através do exame de mRNA microbiano.

6. PCR em tempo real: este método baseia-se no uso de sondas marcadas fluorescentes para detectar, confirmar e quantificar os produtos de PCR à medida que estão sendo gerados em tempo real. Nos últimos anos, alguns sistemas comerciais automatizados de PCR em tempo real estão disponíveis (LightCycler & TaqMan). Estes sistemas, como o LightCyclerTM e o SmartCycler®, realizam o monitoramento de fluorescência em tempo real usando corantes fluorescentes, como SYBR-Green I, que se liga ao DNA não específico ao de cadeia dupla gerado durante a amplificação por PCR.[16]

As novas metodologias valorizam a qualidade na identificação e rapidez na obtenção do agente e das possíveis resistências envolvidas que direcionam a terapia.[16]

Outro desafio para microbiologia clínica é a necessidade de redução de custos. A cultura convencional continua a ser necessária para o isolamento de culturas mistas e, principalmente, na realização do TSA. É importante preservar e estimular interações permanentes entre microbiologistas clínicos, equipe multiprofissional e médicos, fornecendo indicação de testes e auxiliando na interpretação adequada dos resultados e gerenciamento ótimo de terapia.

Conclusão

Para que exames microbiológicos tragam resultados confiáveis e úteis à beira do leito e para o controle de infecções, é necessário educação continuada em toda a corrente de profissionais que lida com as amostras. O profissional solicitante, deve conhecer o exame solicitado, bem como seus pontos positivos e negativos. Os que coletam as amostras (em geral técnicos de laboratório/flebotomistas e enfermeiros) devem conhecer detalhadamente as técnicas de coleta, identificação, armazenamento e transporte determinadas pelo laboratório da microbiologia do serviço de saúde. No laboratório, é fundamental, além de parque tecnológico atualizado, uma equipe de microbiologistas clínicos experientes e capazes de interagir com o profissional solicitante e com o controle de infecções, para que os resultados sejam capazes de responder ao questionamento clínico da forma mais rápida possível, fechando assim o ciclo solicitação do exame e a entrega do resultado, permitindo ajustes ou correções na terapia antimicrobiana, medidas de controle de infecções e melhores desfechos clínicos.

Referências bibliográficas

1. Hinrichsen SL. Microbiologia e infecções. In: Hinrichsen SL, editor. Biossegurança e controle de infecções - risco sanitário hospitalar. 3. ed. Guanabara Koogan; 2018. p. 334-40.
2. de Araújo MRE. Hemocultura: recomendações de coleta, processamento e interpretação dos resultados. J Infect Control. 2012;1(1):8-19.
3. Rhodes A, Evans LE, Alhazzani W, Levy MM, Antonelli M, Ferrer R, et al. Surviving Sepsis Campaign: International Guidelines for Management of Sepsis and Septic Shock: 2016. Intensive Care Med. 2017;43(3):304-377.
4. Lee A, Mirrett S, Reller LB, Weinstein MP. Detection of bloodstream infections in adults: How many blood cultures are needed? J Clin Microbiol. 2007;45(11):3546-8.
5. Cockerill FR, Wilson JW, Vetter EA, Goodman KM, Torgerson CA, Harmsen WS, et al. Optimal testing parameters for blood cultures. Clin Infect Dis. 2004;38(12):1724-30.
6. Mimoz O, Karim A, Mercat A, Cosseron M, Falissard B, Parker F, et al. Chlorhexidine compared with povidone-iodine as skin preparation before blood culture: A randomized, controlled trial. Ann Intern Med. 1999;131(11):834-7.
7. Hinrichsen, Sylvia Lemos; Santos Vilella, Tatiana de Aguiar; Galvão BHA. Papel do laboratório no controle das infecções. In: Hinrichsen SL, editor. Biossegurança e controle de infecções - risco sanitário hospitalar. 3. ed. Guanabara Koogan; 2018. p. 341-6.
8. Mermel LA, Allon M, Bouza E, Craven DE, Flynn P, O'Grady NP, et al. Clinical practice guidelines for the diagnosis and management of intravascular catheter-related infection: 2009 update by the infectious diseases society of America. Clinical Infectious Diseases; 2009.
9. Capdevila JA, Planes AM, Palomar M, Gasser I, Almirante B, Pahissa A, et al. Value of differential quantitative blood cultures in the diagnosis of catheter-related sepsis. Eur J Clin Microbiol Infect Dis. 1992;11(5):403-7.
10. de Araújo MRE. Como pode ser feito o diagnóstico microbiológico das infecções relacionadas a cateter? In: Mendes CMF, editor. Microbiologia Clínica: 156 perguntas e respostas. Sarvier; 2005. p. 98.
11. BRASIL, Sanitária AN de V. Manual de Microbiologia Clínica para o Controle de Infecção em Serviços de Saúde. Manual de Microbiologia Comemorativa do IX congresso Brasileiro de Controle de Infecção Hospitalar. 2004.
12. Van Belkum A, Durand G, Peyret M, Chatellier S, Zambardi G, Schrenzel J, et al. Rapid clinical bacteriology and its future impact. Ann Lab Med. 2013;33(1):14-27.
13. Pasternak J. Novas metodologias de identificação de micro-organismos: MALDI-TOF. Einstein; 2012.
14. Perry JD. A decade of development of chromogenic culture media for clinical microbiology in an era of molecular diagnostics. Clin Microbiol Rev. 2017;30(2):449-479.
15. Theparee T, Das S, Thomson RB. Total laboratory automation and matrix-assisted laser desorption ionization–Time of flight mass spectrometr improve turnaround times in the clinical microbiology laboratory: A retrospective analysis. J Clin Microbiol. 2017;56(1):e01242-17.
16. Millar BC, Xu J, Moore JE. Molecular diagnostics of medically important bacterial infections. Curr Issues Mol Biol. 2007;9(1):21-39..
17. Fournier PE, Drancourt M, Colson P, Rolain JM, Scola B La, Raoult D. Modern clinical microbiology: New challenges and solutions. Nat Rev Microbiol. 2023;11:574-585.
18. Greatorex J, Ellington MJ, Köser CU, Rolfe KJ, Curran MD. New methods for identifying infectious diseases. Br Med Bull. 2014;112(1):27-35.

SEÇÃO 2

Monitorização em UTI

Coordenador: Fernando Suparregui Dias

capítulo 18

Fisiologia e Anatomia Aplicadas à Medida das Pressões Vasculares

Ciro Leite Mendes | Caio Cézar Quintas de Medeiros Vieira

Introdução

A estrutura de um vaso sanguíneo depende essencialmente do leito vascular em que se localiza, já que cada um dos territórios que compõem o sistema circulatório tem funções específicas que exigem uma configuração estrutural apropriada dos seus componentes.

A distribuição da circulação sanguínea, entre as diferentes unidades funcionais, obedece às necessidades do organismo como um todo, a depender do tipo e da magnitude da exigência enfrentada. Ao analisar a **Figura 18.1**, fica nítido que o fluxo sanguíneo não guarda proporção ao consumo de oxigênio, nos diferentes territórios apresentados na ilustração. Alguns deles, como os rins, cujo fluxo é desproporcional à sua massa de tecido, utilizam a maior parte do volume de sangue que recebem para cumprir sua função e apenas pequena parte dele para atender suas próprias demandas.

Tendo em vista isso, até mesmo algumas dessas prioridades funcionais precisam ser redirecionadas, no intuito de preservar a integridade do organismo, quando a situação assim o exige. Isso torna essas configurações muito variáveis, tanto em aspecto quanto em intensidade, e sua análise, bastante desafiadora, particularmente no contexto da doença crítica e seus inúmeros fenótipos.

O primeiro passo, portanto, para tentar compreender esse cenário dinâmico, é saber como ocorrem e quais os efetores dessas modificações, a começar pelas características morfofuncionais dos elementos atuantes.

Os aspectos fisiológicos de cada um desses leitos vasculares serão abordados em seções subsequentes, quando os princípios físicos que regem a sua hemodinâmica forem apresentados; antes, entretanto, será discutida a constituição estrutural dos vasos sanguíneos, visto que a morfologia dessas unidades é indissociável de como se dispõem, res-

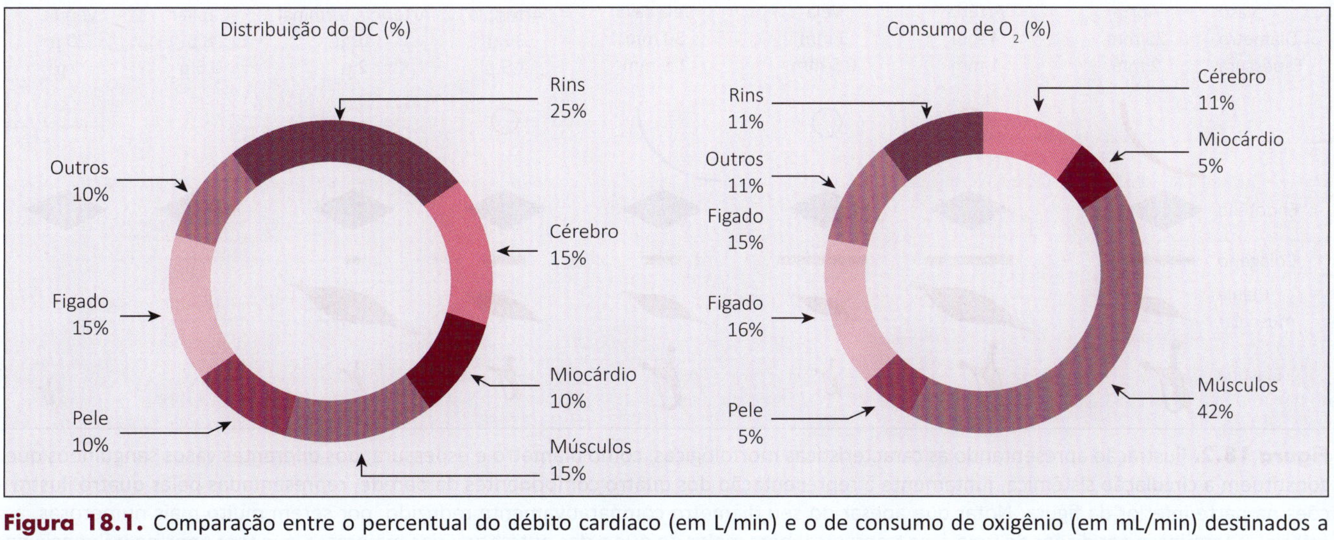

Figura 18.1. Comparação entre o percentual do débito cardíaco (em L/min) e o de consumo de oxigênio (em mL/min) destinados a diferentes territórios.

Fonte: Acervo da autoria.

pondem, interagem e definem a distribuição do fluxo de sangue aos tecidos.[1]

Visão Geral da Circulação

Como antes sublinhado, a constituição dos vasos sanguíneos difere de acordo com a função que desempenham e essas diferenças são encontradas, fundamentalmente, na composição das suas paredes, em seus diâmetros e em sua quantidade. Todos esses três itens são muito importantes, mas no final das contas, o que define a configuração dos dois últimos é a atuação da parede do vaso.

O principal ponto a ser destacado em defesa dessa afirmativa é lembrar que os vasos sanguíneos não são apenas tubos de conexão que só servem para transportar sangue de um lado para outro; ao contrário, são componentes ultradinâmicos de um sistema que muda de configuração a cada instante. Para responder a tantas mudanças e com rapidez, há que se estar equipado com um agente executor à altura; essa ferramenta é exatamente a parede do próprio vaso. Como e por que isso ocorre é o que será discutido a seguir.[2]

Constituintes da parede dos vasos sanguíneos

Os componentes que estruturam, em maior ou menor proporção, a parede dos vasos sanguíneos, são quatro: o endotélio, composto por uma só camada de células e, portanto, sem importância (exclusivamente nesse aspecto) em determinar a espessura e a elasticidade do vaso; as fibras de elastina, as de colágeno e a camada de músculo liso.[3] As espessuras e a proporção desses quatro constituintes, nos diferentes tipos de vasos, estão ilustradas na **Figura 18.2**.

Como se pode notar, à exceção dos capilares, todos os outros vasos apresentam uma camada de fibras de elastina, localizada imediatamente abaixo do endotélio; além disso, há mais desses constituintes, dispersos entre a camada média e adventícia.[1,4] Essas estruturas se caracterizam, principalmente, por se distenderem com grande facilidade e atingirem dimensões correspondentes a muitas vezes o seu comprimento inicial, antes de alcançarem o que se denomina de *limite elástico*. A sua principal função, portanto, é conferir tensão à parede do vaso sem que seja necessário qualquer gasto energético adicional. Assim, quando por algum motivo ocorre aumento da pressão transparietal de um vaso, grande o suficiente, suas paredes são submetidas ao vaso que sofre distensão provocada pelo aumento da pressão transparietal, fazendo com as fibras, acumulem energia, em proporção à deformação sofrida, para usá-la logo em seguida na recomposição do formato original ao vaso. Essa característica é extremamente importante para as artérias, por exemplo, garantirem um fluxo sanguíneo contínuo aos tecidos, mesmo quando o ventrículo já interrompeu sua contração, como será mais bem detalhado oportunamente.[1,2,5]

O componente seguinte, as fibras de colágeno, forma uma entrelaçamento por todo o perímetro das camadas média e adventícia que circundam o vaso. Uma propriedade importante do colágeno é ser bem menos distensível do que a elastina, além de ser muito resistente à ruptura (não é à toa que é o principal constituinte dos tendões). De fato, bastam poucas fibras desse constituinte para diminuir a capacidade de distensão da parede vascular de forma substancial. Por outro lado, o diâmetro da camada circundante formada por essas fibras excede ao do vaso, o que faz com que precise formar rugas para se acomodar. Essa disposição permite ao vaso distender-se com relativa facilidade até que essas dobras sejam desfeitas e, a partir desse ponto, essa capacidade diminuirá rápida e acentuadamente. Tal disposição é particularmente importante nas artérias que são submetidas a grandes aumentos pressóricos, já que preserva a elasticidade

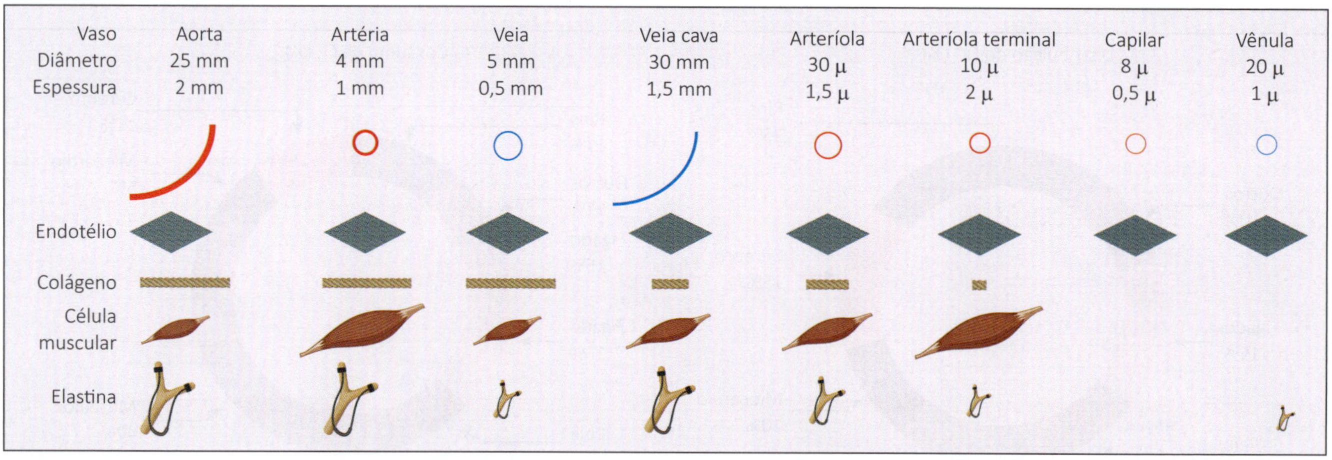

Figura 18.2. Ilustração apresentando as características morfológicas, como diâmetro e espessura, dos diferentes vasos sanguíneos que constituem a circulação sistêmica, juntamente à representação dos quatro componentes da parede, representadas pelas quatro ilustrações na parte inferior da figura. Notar que apesar do seu diâmetro comparativamente reduzido, por serem muito mais numerosas, as arteríolas terminam por dispor de uma área transversal bem maior do que a das outras artérias maiores, o que tem enorme influência na determinação da resistência periférica. Voltaremos a rever essa gravura ao discutir o território venoso.

Fonte: Redesenhada de Burton AC. Relation of Structure to Function of the Tissues of the Wall of Blood Vessels. Physiological Reviews. 1954;34(4):619-642.

e evita a deformação excessiva da parede desses vasos, assim como o consequente risco de lesão ou mesmo ruptura.[6,7]

O último componente, a camada de células musculares lisas, exerce sua principal função no território arteriolar, gerando tensão ativa e regulando o diâmetro desses vasos, de acordo com as necessidades. A **Figura 18.2** ilustra as dimensões e a composição das paredes dos diferentes tipos de vasos sanguíneos, começando na aorta e terminando nas veias cava. A análise dessa gravura traz algumas informações importantes: inicialmente, chama a atenção que a quantidade relativa de musculatura lisa na parede das arteríolas não é muito diferente das artérias maiores, o que não parece justificar o controle hegemônico que esses pequenos vasos têm sobre a regulação da resistência vascular e, consequentemente, sobre o fluxo sanguíneo.[8]

Essa dúvida é elucidada quando se observa o gráfico da **Figura 18.3**, que apresenta as áreas seccionais transversas totais dos diferentes vasos (usando uma analogia precária, mas eficiente, essa área seria medida se fosse possível seccionar transversalmente, por exemplo, todas as arteríolas de um indivíduo, dispô-las lado a lado e a seguir somar seus diâmetros). O que se constata é a maior área transversal, entre todos os vasos do território arterial sistêmico, das arteríolas. A importância do raio do vaso para determinar a resistência ao fluxo será pormenorizada em uma seção posterior, em que o princípio de Poiseuille será apresentado, mas é possível adiantar que a resistência ao fluxo é diretamente proporcional à quarta potência do raio do vaso. Não difícil imaginar, dessa forma, a enorme influência que variações no diâmetro desses vasos têm sobre a resistência vascular e o fluxo sanguíneo

O leitor arguto poderá se perguntar porque o capilar não detém essa prerrogativa, já que compõem a maior área transversal de todos os vasos, segundo a mesma **Figura 3**. O motivo é simples e pode ser detectado em uma rápida olhada na **Figura 2**: os capilares não apresentam uma única fibra muscular nas suas paredes e por esse motivo não podem regular a resistência, já que não possuem a capacidade de diminuir ou aumentar os seus diâmetros de forma ativa, como fazem as arteríolas.[9]

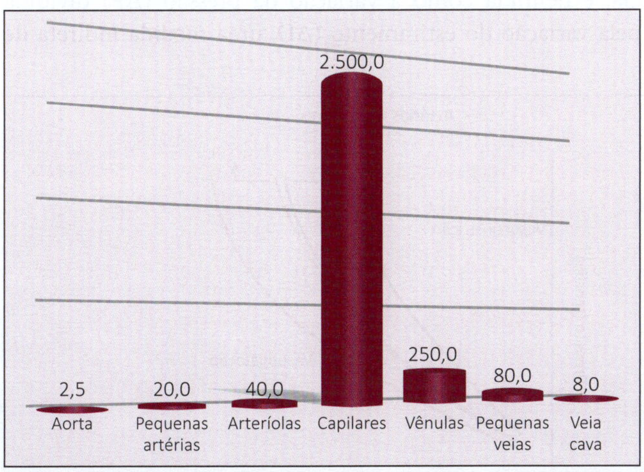

Figura 18.3. Comparação entre as áreas de secção transversal (em cm²) dos vasos sanguíneos de um ser humano médio. Notar a grande área correspondente aos capilares, seguida daquela referente ao território venoso.

Fonte: Acervo da autoria.

UT TENSO SIC VIS

Apesar de ainda não terem sido apresentados os princípios físicos que regem o comportamento do circuito cardiovascular e do fluxo sanguíneo, não seria difícil antever, tendo em vista a ênfase até aqui concedida a esse fator, que a elasticidade parece ser um elemento muito importante no funcionamento desse sistema. Essa suspeita é pertinente, porque a energia elástica é, de fato, o principal propulsor da circulação sanguínea.

A deformação dos corpos é regida pela Lei de Hooke e seu enunciado em latim, que significa, literalmente, "como a deformação, assim a força", intitula essa seção. Mais sintético, impossível.[10,11] Apesar disso, definições maiores mesmo que ainda bastante sucintas, nada fazem além de adicionar termos completamente dispensáveis, como é o caso de uma das mais frequentemente utilizadas: "a deformação provocada em um corpo é proporcional à força que a originou".

Essa lei também pode ser expressa pela equação, em sua versão simplificada:

$$F = \frac{\ell - \ell_0}{\ell_0}$$

Onde F é força em dinas/cm², ℓ é o tamanho da deformação e ℓ_0 é o comprimento inicial do corpo.

Essa relação, por sua vez, pode ser ilustrada por meio de uma curva, como a do gráfico apresentado na **Figura 18.4**, que correlaciona tensão (F/A, ou força por área) com a deformação (ℓ) do corpo. Observa-se, a partir do tamanho inicial (ℓ_0), que a relação é linear (como previsto pela equação) até alcançar o "ponto de rendimento", que delimita o alongamento após o qual, persistindo a aplicação da força, a deformação será permanente. Para além desse ponto, a relação perde a linearidade e logo em seguida atinge o ponto de ruptura, descrito como "tensão de quebra".[8]

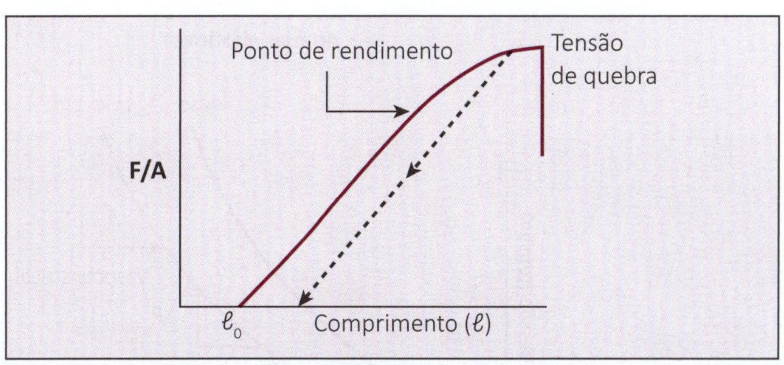

Figura 18.4. O gráfico correlaciona tensão (F/A, ou força dividida por área) com a deformação (ℓ) do corpo.

Observa-se, a partir do tamanho inicial (ℓ0) que a relação é linear (como previsto pela equação) até o "ponto de rendimento", que delimita o comprimento após o qual, persistindo a aplicação da força, a deformação será permanente. Além desse ponto, a relação perde a linearidade para, logo em seguida, atingir o ponto de ruptura, descrito como "tensão de quebra".

Fonte: Redesenhada e traduzida de Burton AC. Physiology and biophysics of the circulation an introductory text.1 st ed. Vol. 1. Year Book Medical Publishers Inc; 1965.

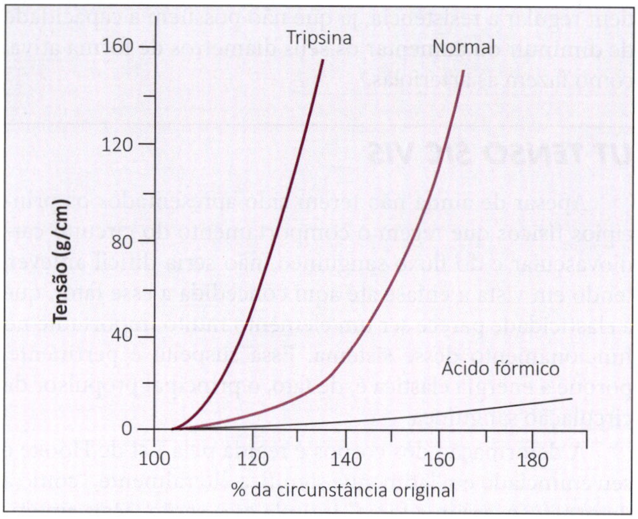

Figura 18.5. Curvas obtidas a partir de experimentos feitos em artéria ilíaca externa humana.

A curva verde é de uma artéria cuja parede tinha todos os componentes preservados; a azul é de uma artéria sem fibras de elastina; e a vermelha, de um vaso sem fibras de colágeno. Observa-se que quanto mais tensão (T) é gerada no eixo vertical, mais a artéria resiste à deformação, representada pelo % de aumento em relação ao comprimento inicial da artéria. Esse comportamento se justifica em parte, pela ação conjunta das fibras de elastina e colágeno. As outras duas curvas evidenciam a importância da elasticidade promovida pela elastina (em azul), já que a artéria tornou-se rígida ao ser desprovida dessa proteína, bem como o papel do colágeno em evitar deformações excessivas da parede arterial. Detalhes no texto principal.

Fonte: Adaptada de Burton AC. Physiology and biophysics of the circulation an introductory text. 1st ed. Vol. 1. Year Book Medical Publishers Inc; 1965.

A semelhança desse gráfico com as curvas de pressão-volume exibidas nos ventiladores artificias, ou aquelas relacionadas à função dos ventrículos não é mera coincidência, já que tanto um quanto os outros ilustram a mesma coisa, ou seja: a magnitude da deformação de um corpo elástico (representada por volumes pulmonares e ventriculares, que constituem moldes dessa deformação, em três dimensões) frente a uma força aplicada (pressões transpulmonares e intraventriculares, respectivamente). A mesma curva pode ser usada para avaliar a deformação dos vasos sanguíneos, como pode ser observado no gráfico da **Figura 18.5**, representando as curvas de deformação de uma artéria ilíaca externa humana. Observa-se que a artéria estruturalmente íntegra (curva em verde) tem um formato que não corresponde exatamente àquele da curva apresentada na **Figura 18.4**. O que se observa é o aumento desproporcional da tensão em relação ao alongamento, sugerindo que após um determinado limiar de deformação, a parede arterial perde elasticidade de forma considerável e resiste cada vez mais à tensão provocada por aumentos progressivamente menores. A razão para isso é o arranjo de fibras característico da parede arterial, sobre o qual discutiu-se anteriormente e que será aqui um pouco mais detalhado, tendo em vista a sua importância.[8]

Assim, a parte inicial da curva verde, bem menos inclinada, é decorrente da participação da elastina e da grande distensibilidade que ela confere à parede arterial; nessa fase, o colágeno ainda não foi recrutado porque as dobras características da sua camada ainda não foram completamente desfeitas. A partir de um determinado ponto, entretanto, todas as plicaturas são eliminadas e as fibras de colágeno passam a resistir ao estiramento, o que determina a mudança súbita na inclinação da curva, que se torna bem mais íngreme.

Na mesma figura, as duas outras curvas (azul e vermelha) exemplificam de forma nítida a ação, assim como a importância dessas camadas para manter as características elásticas necessárias à função desses vasos. Essas curvas representam o comportamento de segmentos arteriais que tiveram suas camadas de elastina e colágeno digeridas por tripsina e ácido fólico, respectivamente.

O segmento sem elastina, representado pela curva azul, tornou-se praticamente inelástico, enquanto aquele sem colágeno, representado pela curva vermelha, ganhou elasticidade excessiva, o que se manifestou pelas grandes deformações ocasionadas por aumentos relativamente pequenos na tensão.

A **Figura 18.6** compara as curvas de tensão-deformação de artérias elásticas e musculares em idosos e jovens. Considerando-se que a elastância, recíproca da complacência, é definida como a variação da pressão (ΔP) dividida pela variação do estiramento (ΔD, uma medida indireta de

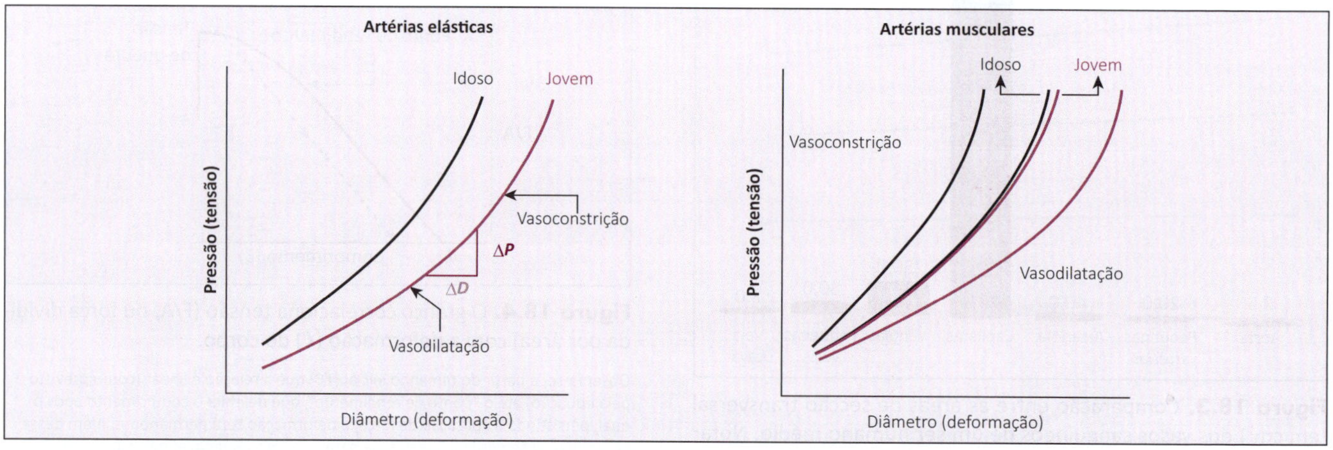

Figura 18.6. Curvas de tensão-deformação de artérias elásticas e musculares em idosos e jovens.

Fonte: Adaptada de Nichols WW, Edwards DG. Arterial Elastance and Wave Reflection Augmentation of Systolic Blood Pressure: Deleterious Effects and Implications for Therapy. In J Cardiovasc Pharmacol Therapeut. 2001;6(1).

volume), pode-se notar, pela análise das curvas, que as artérias musculares dos indivíduos jovens têm uma elastância maior e são mais resistentes à deformação do que as elásticas.

Com o avançar da idade, as curvas das artérias elásticas deslocam-se para a esquerda e tornam-se mais íngremes, o que indica aumento da elastância. Em contraposição, esse parâmetro pouco muda nas artérias musculares com o passar dos anos.

A **Figura 18.7**, de uma referência mais antiga, complementa essas informações. Curvas de tensão-deformação de segmentos das artérias ilíacas de indivíduos com diferentes idades são apresentadas e observa-se claramente o progressivo aumento da rigidez dos vasos com o envelhecimento, decorrente.

Importância da Lei de Laplace (Figura 18.8)

O estudo do comportamento das variáveis, envolvidas na geração do fluxo sanguíneo vascular começa por compreender como duas forças antagônicas, no caso, as pressões intra e extravascular, agem sobre a superfície circular de um cilindro oco (o vaso sanguíneo) e qual o papel dessa atuação em determinar o fluxo intravascular. O modelo mais apropriado nesse caso é aquele disposto pela lei de Laplace,[12] que estabelece a relação entre a tensão da parede com a pressão interna e o raio do vaso, da seguinte forma:

$$P = \frac{T}{r}$$

Onde P é a pressão intravascular, r é o raio do vaso e T, a tensão.

Todos os elementos envolvidos nesse princípio estabelecem interações que, apesar da natureza diversa e do grande número de envolvidos, têm como resultado único o grau de tensão/deformação da parede vascular, responsável pelo acúmulo de energia elástica que, uma vez liberada, impulsionará o fluxo sanguíneo.

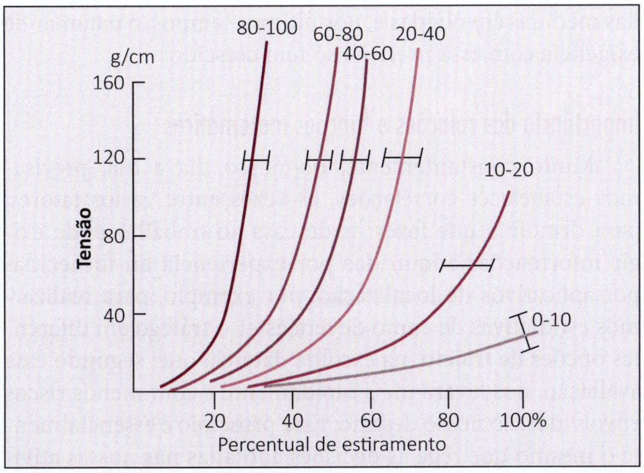

Figura 18.7. Curvas de tensão-deformação de segmentos das artérias ilíacas de indivíduos com diferentes idades.

Fonte: Acervo da autora.

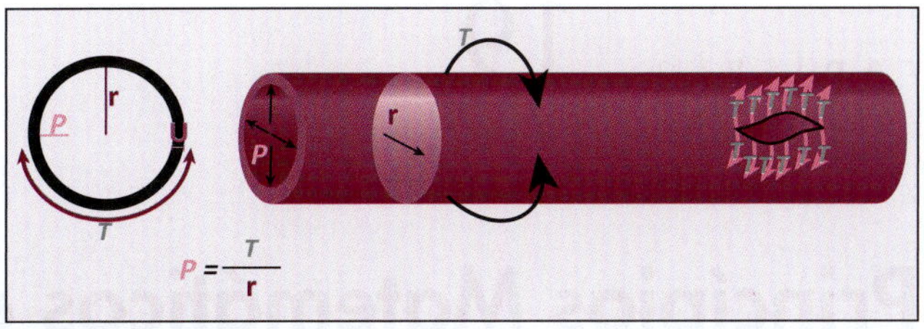

Figura 18.8. Lei de Laplace e seus constituintes: a pressão intravascular gera tensão na parede do vaso que será tanto maior quanto menor for seu raio.

No exemplo, caso fosse feito um corte linear na parede do vaso, paralelo ao seu maior eixo, a tensão T equivaleria à soma dos vetores que tendem a ampliar a lesão ou, de outra forma, à força que deveria ser usada para unir novamente as bordas da ferida.

Fonte: Acervo da autoria.

O entendimento de que a energia elástica acumulada é o resultado final dessa interação, e que é ela a determinar a magnitude do fluxo intravascular, é fundamental para compreender como as características morfológicas dos diversos tipos de vasos são talhadas para garantir que as exigências de fluxo sanguíneo do organismo como um todo e dos diferentes territórios vasculares sejam obedecidas e reguladas de forma precisa e ininterrupta.

Além disso, essa perspectiva permite integrar e compreender, muito mais facilmente, o papel de variáveis como pressões, volumes e do próprio fluxo, tanto de maneira genérica, como por exemplo, no estudo da fisiologia dos diferentes territórios vasculares, na compreensão das relações entre débito cardíaco e retorno venoso, e do papel das artérias e veias ou no entendimento da interferência da interação entre coração e pulmões sobre o fluxo sanguíneo, assim como na análise de contextos específicos, à beira do leito.

Referências bibliográficas

1. Westerhof N, Stergiopulos N, Noble MIM, Westerhof BE. Snapshots of Hemodynamics, An Aid for Clinical Research and Graduate Education. 2018;207-216.
2. Li W, Ahn AC. Pulsatile hemodynamics of hypertension. J Hypertens. 2012;30:1493-1499.
3. Stouffer GA (Editor). Cardiovascular Hemodynamics for the Clinician. Filadélfia: Wiley-Blackwell, 2017.
4. Badeer SH. Hemodynamics for medical students. Am Phys Society. 2001;25(1):44-52.
5. Baskurt O, Meiselman, H. Blood Rheology and Hemodynamics. M.Sc. 2003;29:435-450.
6. Burton CA. Physiology and Biophysics of the Circulation: An Introductory Text. Chicago: Year Book Medical Publishers; 1972.
7. Burton AC. Relation of structure to function of the tissues of the wall of blood vessels. Physiol Rev. 1954;34(4):619-42.
8. Burton AC. Physiology and Biophysics of the Circulation an Introductory Text. Chicago: Year Book Medical; 1965.
9. Burton AC. Relation of structure to function of the tissues of the wall of blood vessels. Physiol Rev. 1954;34(4):619-42
10. Mead J, Takishima T, Leith D. Stress distribution in lungs: a model of pulmonary elasticity. J Appl Physiol. 1970;28(5):596-608.
11. Bhana RH, Magan AB. Lung Mechanics: A Review of Solid Mechanical Elasticity in Lung Parenchyma. J Elast. 2023;153(1):53-117.
12. Shelmerdine SC, Barber JL, George CD. Applications of Laplace's law in clinical medicine: a radiological pictorial review. Br J Hosp Med (Lond). 2013;74(8):451-6.

capítulo | 19

Princípios Matemáticos e Físicos que Todo Intensivista Deve Saber

Ciro Leite Mendes | Caio Cézar Quintas de Medeiros Vieira

Introdução

A medicina intensiva surgiu a partir de especialidades médicas cujas abordagens aos problemas são um tanto quanto diferentes: de um lado, a clínica médica, que investiga as doenças com o ritmo necessário para coletar, contemplar e integrar o maior número possível de informações; e do outro, as especialidades cirúrgico-anestésicas, as quais se deparam frequentemente com distúrbios que exigem rápida resolução e são relacionados ou decorrentes às intervenções realizadas no teatro operatório. Para isso, fazem uso frequente de dados obtidos de forma invasiva que envolvem a medida e o acompanhamento de diferentes grandezas físicas, tais como concentrações, fluxos, pressões, volumes e outras.

Herdeira dessas duas formas de investigação e ordenamento, que longe de serem incompatíveis, se complementam, a Medicina Intensiva usa o melhor de cada uma delas, e os intensivistas permutam essas abordagens, a todo instante, em proveito da eficiência na condução dos seus pacientes.

Em contrapartida, para fazer bom uso dessas estratégias, o especialista em Medicina Intensiva precisa conhecer os seus preceitos: parte da herança, exige entender profundamente a fisiopatologia das doenças que são alvo da sua atenção, enquanto o outro lado demanda o conhecimento de princípios matemáticos e físicos relacionados às variáveis que utiliza para averiguar a evolução dos pacientes ou aqueles que estão envolvidos no funcionamento da grande diversidade de equipamentos e tecnologias, hoje em dia acessíveis em qualquer UTI, por menos especializada que seja.

Diante disso, este capítulo se reveste de um duplo propósito: o primeiro é revisar, da forma mais objetiva e simples possível, senão todos, pelo menos os mais importantes desses princípios, sempre buscando correlacioná-los aos fenômenos fisiológicos e suas aplicações práticas à beira do leito e que também serão discutidos ou utilizados inúmeras vezes neste tratado.

Além disso, pretende-se enfatizar a importância desses conceitos, não raramente desconhecidos, esquecidos ou negligenciados, principalmente às novas gerações de profissionais que se interessam pela especialidade ou que se preparam para abraçá-la. O principal objetivo é deixar claro que a aquisição de tais conhecimentos não é uma opção, já que constituem um dos pilares da especialidade e são essenciais ao seu pleno exercício.

Princípios matemáticos

Apesar de a Medicina não ser vista como uma ciência exata e tampouco exigente por conhecimentos matemáticos complexos ao seu exercício, a matemática sempre se mostra presente e necessária no dia a dia dos intensivistas. Sempre que a dose de uma droga precisa ser ajustada a algum parâmetro, uma medida da mecânica ventilatória deve ser calculada a partir de outra, ou uma probabilidade de desfecho deve ser estimada, a matemática se faz anunciar. O nível de complexidade do conhecimento matemático é proporcional à precisão exigida para os resultados dos cálculos ou das medidas envolvidas e, nos últimos tempos, o patamar de exigência com essa precisão só tem crescido.

Importância das relações e funções matemáticas

Muito constantemente, no nosso dia a dia, precisamos estabelecer correlações, às vezes entre vários fatores, para decidir o que fazer: ir de casa ao trabalho pode exigir informações adquiridas por experiência ou fornecidas por aplicativos de localização, por exemplo, para realizarmos estimativas de como deverá estar o tráfego em diferentes opções de trajeto, na escolha daquela que, segundo essa avaliação, nos levará mais rapidamente e com menos riscos envolvidos, ao nosso destino. Esse princípio é essencialmente o mesmo que rege as decisões adotadas nas nossas atividades profissionais, em que, frequentemente, duas ou mais alternativas são comparadas e ao final, a escolha recai sobre aquela com a maior chance de oferecer o melhor resultado.

Quando as decisões afetam vidas humanas, as estimativas precisam carregar o menor risco de erro possível, já que as consequências de uma escolha equivocada, nesse contexto, são invariavelmente intoleráveis. Além disso, as correlações (ou a falta delas) precisam ser apropriadamente entendidas para que se possa prever, com algum grau de certeza, o comportamento ou a resposta de uma variável a partir dos dados disponíveis.

Adicionalmente, as relações e as funções de probabilidade são um dos pilares da estatística inferencial, ferramenta basilar da metodologia científica e da Medicina baseada em evidências, o que só aumenta a lista de razões para que o intensivista se aprimore em resposta a essas exigências.

Relações e funções lineares

A relação entre duas variáveis é normalmente retratada de três maneiras: na forma de tabelas, como uma equação ou como uma representação gráfica. A notação gráfica de uma relação é normalmente apresentada em um plano cartesiano (**Figura 19.1**) cujo eixo horizontal (ou dos *x*) representa os valores da variável dita *preditora* ou *independente*, definida como aquela que determina ou explica a variação de uma segunda grandeza, denominada *dependente,* de *resultado* ou de *desfecho,* reproduzida no eixo vertical (ou dos *y*). Assim, dados dois conjuntos de variáveis, A e B, diz-se que existe uma função de A para B quando há um tipo especial de relação entre esses dois conjuntos, de tal forma que cada elemento x do conjunto A se relacione com outra variável y do conjunto B. Quando essa característica existe, os elementos do primeiro conjunto são designados *Entrada*, enquanto os do segundo conjunto são a *Saída*.

Uma *função*, por sua vez, consiste em um conjunto de entradas, um conjunto de saídas e uma regra para atribuir cada entrada a exatamente uma saída. O conjunto de entradas é chamado de *domínio* da função, enquanto o de saídas é chamado de *intervalo* da função (**Figura 19.2**).

Uma relação é dita linear quando *uma reta* é formada a partir da união desses pontos de intersecção e é representada por uma função de 1º grau, definida pela equação $f(y) = ax + b$, em que *a* representa o coeficiente angular (correspondente à inclinação da reta) e *b*, o ponto de intersecção com o eixo *y*, no plano cartesiano.

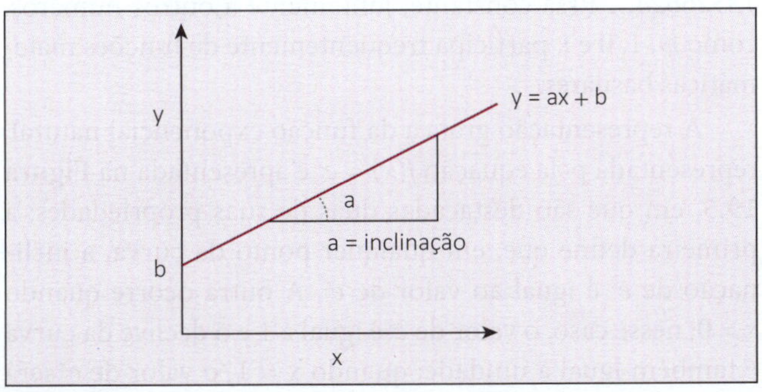

Figura 19.1. Função linear diretamente proporcional.
Fonte: Acervo da autoria.

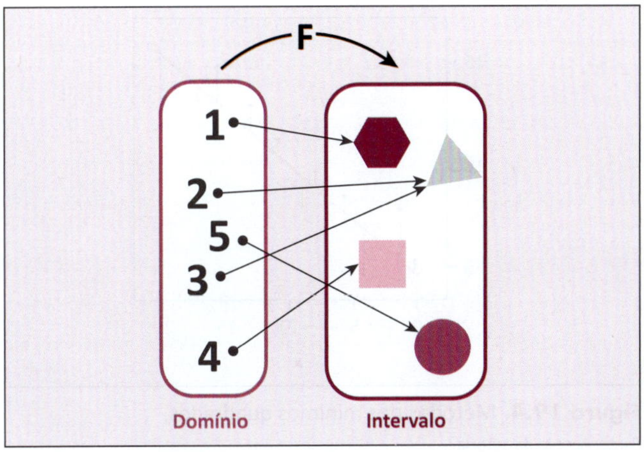

Figura 19.2. Função entradas e saídas.
Fonte: Acervo da autoria.

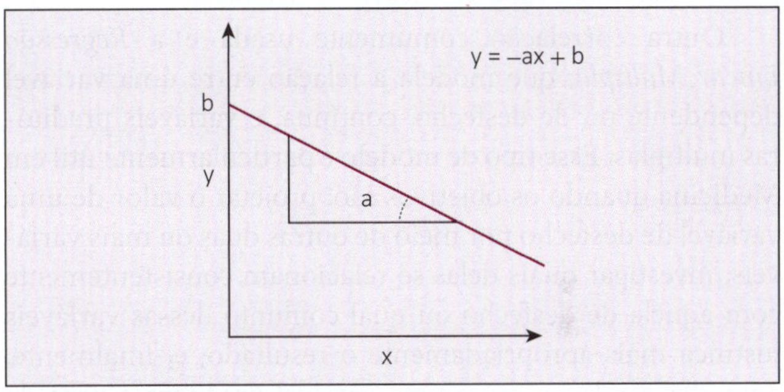

Figura 19.3. Função linear inversamente proporcional.
Fonte: Acervo da autoria.

As relações lineares podem ser positivas ou negativas: sempre que a variável independente aumentar e a dependente também se elevar, diz-se que a relação é positiva; e quando a variável dependente sofre mudanças inversas em relação àquela independente, ou seja, diminui quando a variável independente se eleva e vice-versa, é chamada de negativa (**Figura 19.3**).

Um uso comum dessas funções consiste em representar a relação entre duas variáveis medidas quando uma delas está sendo experimentalmente controlada e a outra é determinada pela relação funcional. Um exemplo prático consiste em prever o comportamento do fluxo sanguíneo (a variável dependente) frente a mudanças induzidas na pressão de perfusão (variável independente). Nesse caso, diz-se que o fluxo sanguíneo é função da pressão de perfusão.

O modelo estatístico utilizado para quantificar e concluir sobre a existência desse tipo de relação é a *Regressão Linear Simples.*

Esse modelo utiliza o método dos quadrados mínimos para estabelecer o melhor ajuste por meio da minimização dos erros (ou resíduos), que são representados, na **Figura 19.4**, como as diferenças (retas verticais) entre os pontos da reta prevista pela função (em azul) e os valores observados (pontos vermelhos). Mesmo quando a relação linear entre duas variáveis não é perfeita (ou seja, quando os pontos de intersecção entre as variáveis desviam-se de uma reta ideal),

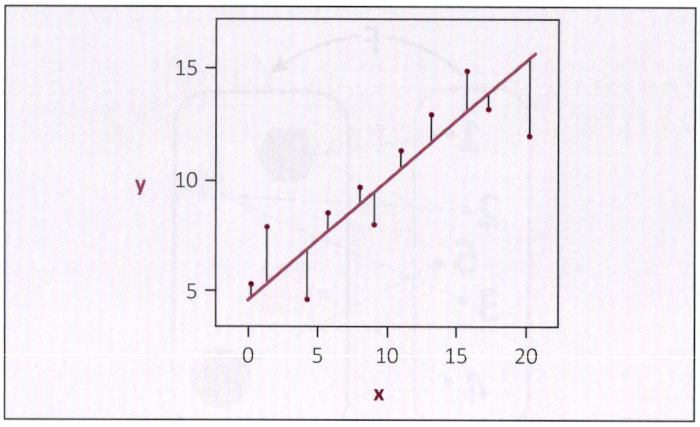

Figura 19.4. Métodos dos mínimos quadrados.
Fonte: Acervo da autoria.

pode-se desconsiderar tal imperfeição, a depender do propósito e da magnitude dos desvios existentes.

Outra correlação comumente usada é a *Regressão Linear Múltipla*, que modela a relação entre uma variável dependente ou de desfecho, contínua, e variáveis preditoras múltiplas. Esse tipo de modelo é particularmente útil em Medicina quando os objetivos são: projetar o valor de uma variável de desfecho por meio de outras duas ou mais variáveis; investigar quais delas se relacionam consistentemente com aquela de desfecho ou qual conjunto dessas variáveis justifica mais apropriadamente o resultado; e, finalmente, entender a relação entre uma variável preditora e uma de resultado, controlando o efeito de outras que também sejam preditoras.

A equação da *Regressão Linear Múltipla* é bastante semelhante à da ***Linear Simples***, apenas acrescida de outras variáveis preditoras, como se segue:

$$Y = a + B_1X_1 + B_2X_2 \ldots + BnXn$$

Funções não lineares: exponencial, logarítmica, sigmoide e hiperbólica

Nem todas as relações, entretanto, são lineares. Uma boa parte das variáveis, mesmo que relacionadas, de alguma forma, apresenta correlações que são regidas por funções matemáticas de outras naturezas, entre as quais se destacam as relações exponenciais e suas correlatas, como a logarítmica, a sigmoide e a hiperbólica.

Função exponencial

O matemático austríaco de origem judia, Walter Rudin, certa vez afirmou que a função exponencial era a "mais importante da Matemática", devido ao seu caráter ubíquo. As funções exponenciais servem para estabelecer uma relação na qual mudanças em uma variável independente determinam alterações proporcionais em outra, dependente. Esse contexto é muito comum no campo das ciências biológicas. Nesse cenário, mostram-se particularmente úteis, porque descrevem modelos de crescimento e decaimento em que a variação da função é dependente do seu próprio valor, a cada instante. Além disso, tais funções se relacionam com progressões aritméticas e geométricas, que amiúde, estabelecem o comportamento de inúmeros fenômenos biológicos, bioquímicos e biofísicos. Como consequência, o estudo da função exponencial e da sua recíproca, a logarítmica (assim como suas correlatas) se reveste de particular importância, tendo em vista a enorme quantidade de fenômenos regidos por essas funções e que interferem no comportamento e nas respostas às intervenções oferecidas no âmbito do cuidado intensivo.

Nessa relação, a variável independente (x) é o fator exponencial da função $y = ax$. Além disso, a base (a), obrigatoriamente, tem que ser maior que zero e diferente de 1, visto que um número negativo elevado a uma fração, como em $-3^{1/2}$, por exemplo, teria como imagem uma raiz quadrada de um número negativo, o que não existe nos números reais, domínio desse tipo de função. Adicionalmente, se o valor de a fosse 1, para qualquer expoente, o resultado seria sempre igual à unidade e a representação gráfica, nesse caso, uma reta horizontal.

Antes de estudarmos aspectos mais específicos, como os principais fenômenos regidos por essas funções e as aplicações práticas decorrentes desse entendimento, cabe aqui revisar alguns conceitos matemáticos fundamentais à sua compreensão e aplicação.

Expoentes e logaritmos

As regras matemáticas apresentadas a seguir são essenciais para o completo entendimento das funções exponenciais e logarítmicas, porque se aplicam à sua fundamentação matemática (**Fluxograma 1**):

e (Número de Euler)

Apesar de ser erroneamente conferido a Leonhard Euler, matemático suíço, o primeiro a usar o símbolo (e) para se referir a essa constante matemática, atribui-se a outro suíço, Jacob Bernoulli, a sua descoberta, em 1683, quando tentava resolver um problema relacionado a juros compostos e ter concluído que a aplicação de um expoente (n) cada vez maior e de juros cada vez mais frequentes determinaria um valor limite de *$ 2,718281828459045235360287471 3526624...* Essa constante, juntamente a outros números, como φ, 1, 0 e i, participa frequentemente de funções matemáticas basilares.

A representação gráfica da função exponencial natural, representada pela equação $f(x) = e^x$ é apresentada na **Figura 19.5**, em que são destacadas duas de suas propriedades: a primeira define que, em qualquer ponto da curva, a inclinação de e^x é igual ao valor de e^x. A outra ocorre quando x = 0; nesse caso, o valor de e^x é igual a 1 e o declive da curva é também igual à unidade; quando x = 1, o valor de e^x será igual a e, assim como o será o declive. Por fim, a área abaixo da curva, até qualquer valor x também é igual a e^x.

Expoentes e Logaritmos

1 Comecemos por três regras básicas:

$x^1 = x$ → $x^0 = 1$ → $x^{-1} = 1/x$

2 Essas três primeiras leis são decorrentes de um mesmo padrão. A observação da tabela a seguir é útil para entendê-lo:

$5^2 = 1 \times 5 \times 5 = 25$

$5^1 = 1 \times 5 = 5$

$5^0 = 1 = 1$

$5^{-1} = 1 \div 5 = 0{,}2$

$5^{-2} = 1 \div 5 \div 5 = 0{,}04$

5 vezes maior ↑ 5 vezes menor ↓

⋮

Assim é que os expoentes positivos, zero ou negativos obedecem ao padrão de crescimento ou decréscimo que é o mesmo que é seguido, proporcionalmente, pela base (no caso do exemplo aqui ilustrado, o número 5).

3 $x^m x^n = x^{m+n}$

Exemplo:

$x^2 x^5 = (xx)(xxxxx)\ xxxxxxx\ x^7$

Quando se multiplica a mesma base, elevada a diferentes expoentes, mantem-se a base e somam-se os expoentes.

4 $x^m / x^n = x^{m-n}$

Exemplo:

$x^2 / x^5 = x^{5-2} = x^3$

Ao se dividir a mesma base elevada a diferentes expoentes, mantem-se a base e subtraem-se os expoentes.

5 $(xy)^n = x^n y^n$

Exemplo:

$(xy)^4 = (xy)\,(xy)\,(xy)\,(xy) = xxxx\ yyyy = x^4 y^4$

Elevar a multiplicação de bases diferentes ao mesmo expoente corresponde a multiplicar as formas exponenciais correspondentes dessas diferentes bases.

6 $x^{m/n} = \sqrt[n]{x^m}$

Exemplo: $x^{½} \cdot x^{½} = x^{(½)} = x^1 = x$

Lembrar que: $\sqrt{x} \cdot \sqrt{x} = x$

Implica em: $x^{½} = \sqrt{x}$

Uma base elevada a uma n-ésima fração exponencial é igual à enésima raiz da referida base.

7 $x^n / y^n = (x/y)^n$

Exemplo:

$x^3 / y^3 = x/y\ x/y\ x/y = (x/y)^3$

Dividir duas formas exponenciais de bases diferentes elevadas ao mesmo expoente, corresponde a elevar a divisão das bases ao expoente em questão.

8 $(x^m)^n = x^{mn}$

Exemplo:

$(x^2)^5 = (xx)^5 = (xx)(xx)(xx)(xx)(xx)(xx)(xx)(xx)(xx)(xx) = x^{10}$

Elevar uma forma exponencial a um expoente corresponde a manter a base e multiplicar os expoentes.

9 Expoente

$3^2 = 6 \longleftrightarrow \log_3(6) = 2$

Base

O logaritmo corresponde ao expoente ao qual uma base deve ser elevada para se obter um determinado resultado. Dito de outra forma, o logaritmo fornece o expoente como resposta.

Fluxograma 19.1. As 9 regras sobre expoentes e logaritmos.

Fonte: Acervo da autoria.

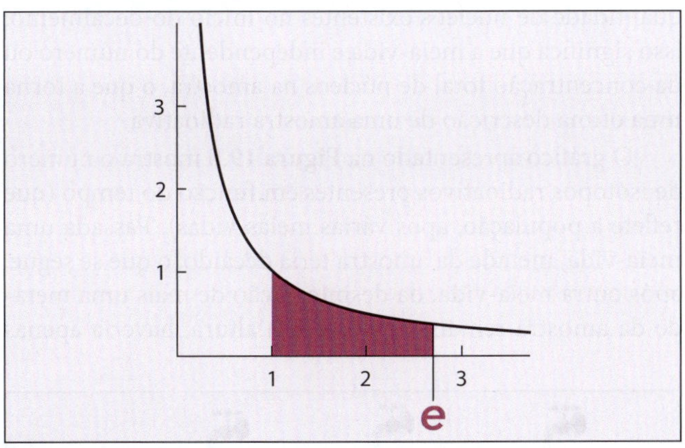

Figura 19.5. Gráfico com função e *e*.

Fonte: Acervo da autoria.

• Aplicações da função exponencial (ênfase em medicina intensiva)

A função exponencial, muito além do já citado cálculo dos juros compostos, contexto em que foi descoberta, é usada em praticamente todos os campos do conhecimento humano.

Ciências naturais

A função exponencial modela o comportamento de muitos fenômenos de interesse das ciências naturais e alguns dos mais importantes são: decaimento de radiação, movimento harmônico amortecido, atenuação do som e da luz, crescimento de uma reação nuclear em cadeia, decaimento da pressão atmosférica, entre outros.

Probabilidade e estatística

Uma das mais importantes aplicações da função exponencial é no campo da estatística, em que é usada para modelar distribuições paramétricas de variáveis contínuas e discretas, conjuntamente denominadas como *Família Exponencial de Distribuições*. Esse grupo possibilita realizar, por meio exclusivo da estrutura que tais modelos disponibilizam, vários cálculos importantes e úteis para a estatística inferencial. Entre elas, destacam-se a normal, a binomial, a logarítmica, a do qui-quadrado, a *lognormal*, a de Poisson, a de Bernoulli, a de Pareto, a de Laplace e muitas outras. Além disso, nos últimos anos, seu uso tem sido ainda mais ampliado, em decorrência da grande aplicabilidade em inteligência artificial e aprendizado de máquina.

Medicina

Como ressaltado, a função exponencial tem inúmeras aplicações na Medicina e alguns exemplos podem ilustrar essa importância: crescimento e decaimento de populações, como as humanas e de microrganismos, comportamento das epidemias, dos movimentos oscilatórios (como o das ondas sonoras, ultrassônicas e das pressões intravasculares), da cinética química de primeira ordem, dos processos de esterilização, da mortalidade por determinadas doenças, do clareamento de contrastes e substâncias, entre muitas outras.

▶ Meia-vida & constante de tempo

O conceito de meia-vida, em Medicina, quase sempre se refere à eliminação de drogas do corpo humano e consiste do intervalo de tempo em que a concentração de uma determinada substância diminui à metade daquela inicialmente presente no organismo. Os conceitos de meia-vida e constante de tempo são aplicados frequentemente, inclusive à beira do leito, para auxílio à tomada de decisões. Antes de discutirmos as aplicações mais importantes desses dois parâmetros, é interessante entendê-los um pouco mais; as analogias a seguir podem facilitar essa tarefa.

Considere um reservatório de água (**Figura 19.6**), com paredes verticais e uma capacidade de 5.000 mL. Para que se possa enchê-lo de água, há uma torneira, cuja capacidade de vazão máxima é de 500 mililitros por minuto e para esvaziá-lo, um ralo de escoamento, disposto na parte mais inferior do reservatório, com capacidade máxima de vazão de idênticos 500 mL/min.

Inicialmente, ao encher o reservatório com um fluxo constante e laminar de 500 mL/min e com o escoamento obstruído, a relação entre Volume e Tempo seria do tipo linear, visto que o fluxo Q constante (Volume x Tempo) determinaria, a cada minuto, um aumento de 500 mL no volume do reservatório, como representado na **Figura 6**. O fluxo constante e as paredes verticais do reservatório determinam um aumento uniforme do volume em relação ao tempo e isso é a causa da relação representada no gráfico.

O esvaziamento, por outro lado, ao se interromper o fluxo de entrada e abrindo-se o ralo de escoamento na parte mais inferior do reservatório, obedeceria a outro tipo de relação, isso porque o fluxo de saída do líquido iria depender da pressão determinada pela altura da coluna de água (vide Princípio de Pascal). Assim, a altura máxima da coluna líquida corresponderia à maior diferença de pressão, responsável pelo fluxo inicialmente elevado. A diminuição gradativa do volume no reservatório seria acompanhada por uma queda proporcional da pressão exercida pela coluna líquida, assim como do fluxo, obedecendo a uma função de decaimento exponencial, cuja representação gráfica é mostrada na **Figura 19.7**.

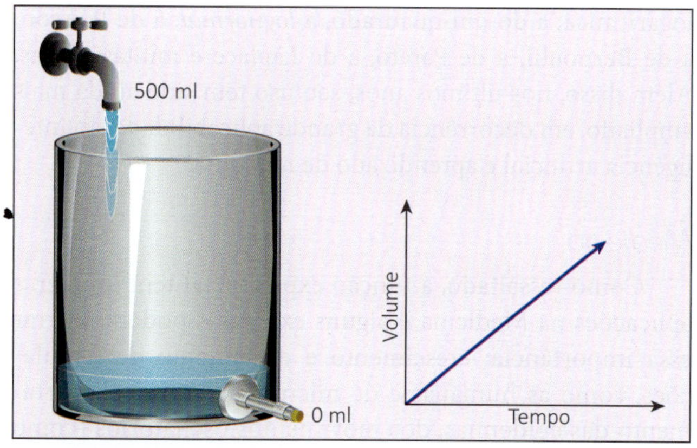

Figura 19.6. Preenchimento de recipiente função linear.
Fonte: Acervo da autoria.

Esse modelo exponencial de decaimento é determinado pela seguinte equação:

$$x(t) = a \times e^{-1t/\tau}$$

Onde:

a = valor (concentração ou quantidade) inicial

$$e = 2{,}7182$$

τ = *constante de tempo* (tempo necessário para *x* diminuir a 1/*e* do seu valor prévio ou para *x* atingir um valor de zero, se o decaimento inicial houvesse permanecido) = 1/*e* ≅ 0,368.

Nessa função, o decréscimo da quantidade ou da proporção de interesse depende fundamentalmente desse próprio parâmetro, a cada instante. Para facilitar o entendimento do conceito de *meia-vida*, um exemplo útil é fornecido pelos compostos radioativos; nesse caso, a meia vida consiste no tempo gasto para que metade do material radioativo se decomponha. Além disso, o decaimento da radiação é caracteristicamente um processo de *primeira ordem*, ou seja, o número de isótopos que se desintegra é proporcional à quantidade de núcleos existentes no início do decaimento; isso significa que a meia-vida é independente do número ou da concentração total de núcleos na amostra, o que a torna uma ótima descrição de uma amostra radioativa.

O gráfico apresentado na **Figura 19.8** mostra o número de isótopos radioativos presentes em função do tempo (que reflete a população, após várias meias-vidas). Passada uma meia-vida, metade da amostra teria decaído, o que se segue, após outra meia-vida, da desintegração de mais uma metade da amostra remanescente; a essa altura, haveria apenas

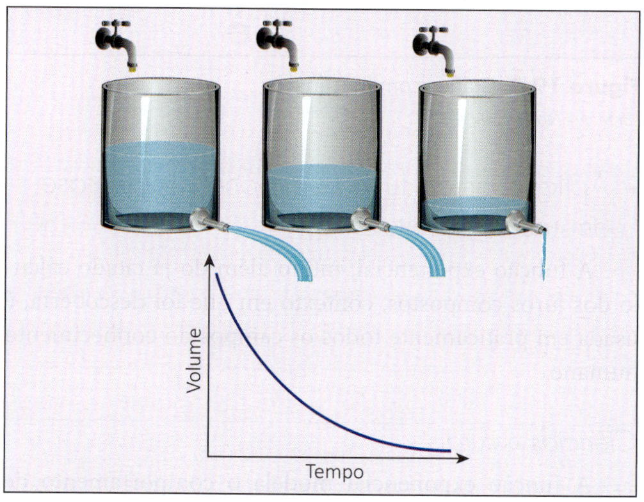

Figura 19.7. Fluxo de escoamento decaimento exponencial.
Fonte: Acervo da autoria.

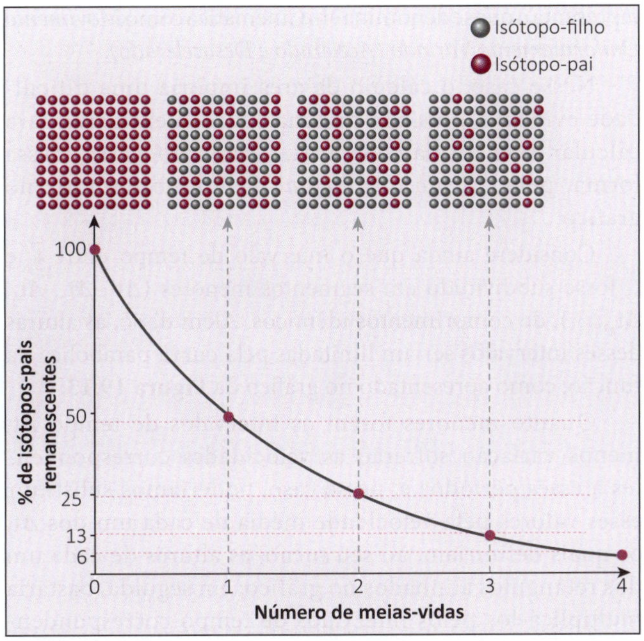

Figura 19.8. Decaimento radioativo e número de meias vidas.
Fonte: Acervo da autoria.

25% do número original de isótopos. Após mais uma meia-vida, metade dos isótopos restantes decairia, restando 12,5% da amostra inicial e assim sucessivamente.

De maneira idêntica ao decaimento radioativo, a maior parte das substâncias clinicamente importantes obedece à cinética de *primeira ordem*, o que significa que sua taxa de eliminação é diretamente proporcional à sua própria concentração plasmática. Além disso, a absorção dos medicamentos também obedece a um comportamento exponencial, já que a sua velocidade depende fundamentalmente da diferença de concentração entre dois compartimentos.

A meia-vida está relacionada com a constante de eliminação *k* por meio da equação:

$$t½ = (ln\ 2)/k,$$

onde *ln 2* é o logaritmo natural de 2.

Esses dois parâmetros (*t½* e *k*), juntamente com o valor inicial da concentração *C0*, definem a velocidade de um processo exponencial de *primeira ordem*. Essa característica é bastante conveniente, pois não se faz necessário saber a quantidade total da droga no organismo para estimar o tempo necessário até sua eliminação. De uma maneira geral, qualquer processo regido por uma função exponencial terá sido 96,875% completado após 5 meias-vidas, o que equivale a dizer que foi efetivamente concluído, principalmente em termos biológicos.

A *constante de tempo*, por sua vez, corresponde ao tempo necessário para que o valor de interesse atingisse zero, se a taxa de decaimento permanecesse inalterada, desde o seu início. Isso pode ser observado na **Figura 19.9**, em que uma curva de decaimento é registrada em função do número de

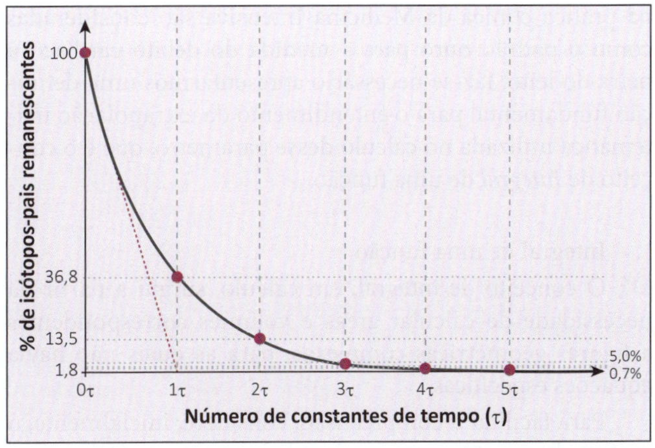

Figura 19.9. Gráfico de decaimento com constantes de tempo.
Fonte: Acervo da autoria.

constantes de tempo, representadas pela letra grega tau (**τ**). Assim como em relação à meia vida, a cada 1 **τ**, uma proporção equivalente a aproximadamente 63% do processo é completada, o que equivale a dizer que após 3 **τ**, terá atingido 94,9% e será considerado como concluído, em termos biológicos.

A recíproca da constante de tempo é o *coeficiente de velocidade (k)*, que é um marcador de rapidez da mudança em um processo exponencial, como na equação *y* = *ekt*, em que *k*, ao se elevar, diminui a constante de tempo, como evidenciado na **Figura 19.10**.

Nem todas as drogas, entretanto, obedecem a esse modelo de eliminação. O exemplo mais conhecido é o do etanol, cujo processo de eliminação é de *zero ordem*, representado por uma função linear, já que, em concentrações acima de 0,02%, a enzima desidrogenasse alcoólica, responsável pela metabolização do álcool etílico, é rapidamente saturada, o que limita a eliminação dessa substância a uma taxa constante e não dependente da concentração.

▶ Medida do débito cardíaco

Antes de estudarmos os princípios envolvidos na utilização dessas técnicas, que além de serem bastante utilizadas

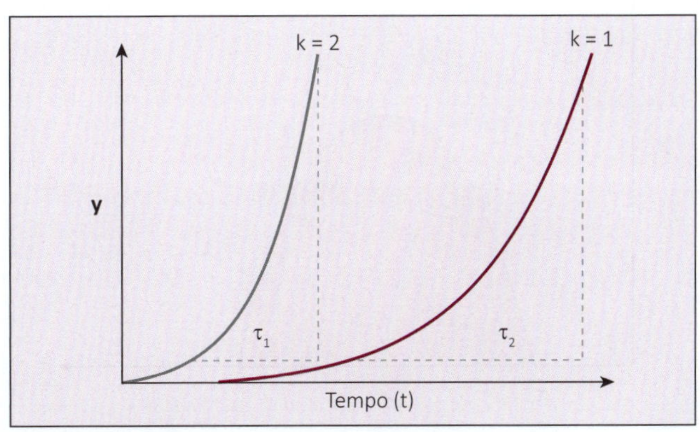

Figura 19.10. Coeficiente de velocidade.
Fonte: Acervo da autoria.

na prática clínica da Medicina Intensiva são consideradas como o padrão-ouro para a medida do débito cardíaco à beira do leito, faz-se necessário apresentarmos uma definição fundamental para o entendimento da extrapolação matemática utilizada no cálculo desse parâmetro, que é o conceito de *Integral* de uma função.

Integral de uma função

O conceito de integral, em cálculo, surgiu a partir da necessidade de calcular áreas e volumes correspondentes a figuras geométricas complexas, para as quais não havia equações específicas.

Para facilitar a compreensão, considere, inicialmente, o gráfico da relação entre a velocidade constante ($\bar{V}$) de um automóvel em movimento retilíneo uniforme durante um determinado intervalo de tempo (t_1 a t_2), apresentado na **Figura 19.11**. Se quiséssemos calcular a distância (*d*) percorrida pelo automóvel, bastaria multiplicar o valor de $\bar{V}$ pelo de t_2 subtraído de t_1. Isso equivale a calcular a área do retângulo em amarelo claro, que consiste em multiplicar o comprimento do retângulo (t_1 - t_2) pela sua altura (valor de $\bar{V}$).

Agora, imagine se estivéssemos tentando calcular a distância percorrida por um automóvel cujo gráfico de velocidade encontra-se representado na **Figura 19.12** e que representa o que se denomina em Cinemática como *Movimento Uniformemente Variado (Acelerado e Desacelerado).*

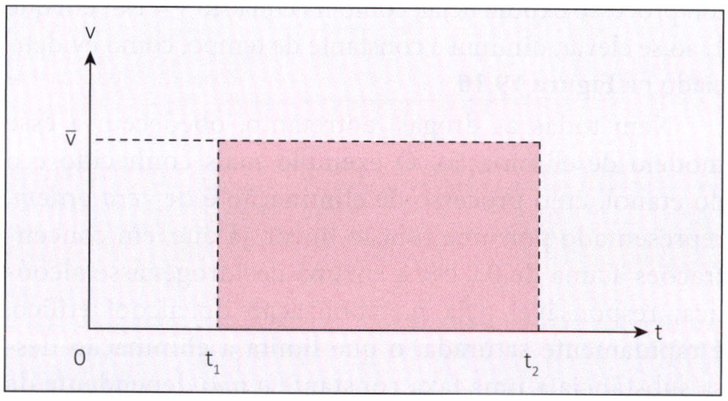

Figura 19.11. Gráfico de distância do movimento retilíneo uniforme.

Fonte: Acervo da autoria.

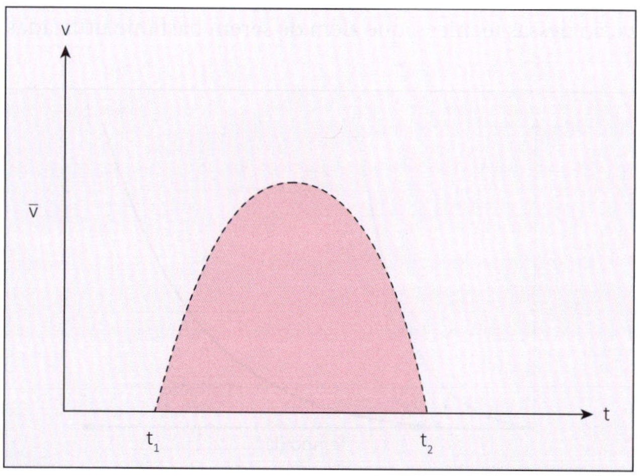

Figura 19.12. Gráfico de velocidade variável.

Fonte: Acervo da autoria.

Nesse caso, o cálculo da área imporia uma dificuldade evidente, pois não há uma equação exclusiva para calcular esse formato de área. A solução passa, dessa forma, pelo *cálculo da integral da função* definida no gráfico.

Considere ainda que o intervalo de tempo entre t_1 e t_2 fosse subdividido em segmentos menores (Δt_1, Δt_2, Δt_3, Δt_4, ...), de comprimentos idênticos. Além disso, as alturas desses intervalos seriam limitadas pela curva parabólica da função, como apresentado no gráfico da **Figura 19.13**.

Quanto menores forem os intervalos de tempo Δt, menos variação sofrerão as velocidades correspondentes a esses períodos e, nesse caso, poderíamos substituir esses valores pela velocidade média de cada um dos Δt, os quais definiriam, ao seu turno, as alturas de cada um dos retângulos alinhados no gráfico; em seguida, bastaria multiplicá-los pelos intervalos de tempo correspondentes para se obter as áreas dos retângulos que "preenchem" a parábola e que, uma vez somadas, perfazem aproximadamente a área sob a curva parabólica, ou seja, a distância percorrida pelo automóvel!

Essa soma será tanto mais precisa quanto menores forem os Δt; como esses intervalos são na verdade os comprimentos dos retângulos, no limite teórico em que tendem a zero, os retângulos, no final das contas, teriam se transformado em infinitas retas verticais dispostas lado a lado (lembrar que, por definição, a largura de uma reta tende a zero, da mesma forma). Por fim, os limites superiores das alturas dessas retas corresponderiam aos pontos que comporiam a curva definida pela função.

Em Medicina Intensiva, especificamente, uma das principais aplicações dessa função é na estimativa do débito cardíaco. Diferentes tecnologias aferem o fluxo sanguíneo por meio da introdução de um contraste na corrente sanguínea, seguida da mensuração contínua da sua concentração. A variação dessa concentração, em função do

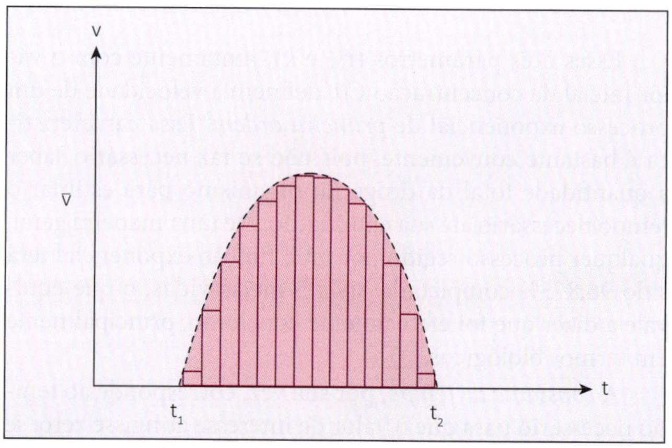

Figura 19.13. Gráfico de velocidade variável dividido em retângulos.

Fonte: Acervo da autoria.

tempo, obedece a um modelo exponencial de aumento e decréscimo cuja magnitude se correlaciona com o débito cardíaco. Para entender o princípio dessa aferição, iremos retornar à analogia do reservatório de água, anteriormente descrita.

Considere, dessa forma, o mesmo modelo de reservatório, com volume constante (2.500 mL) graças à manutenção contínua de idênticos fluxos de entrada e saída (500 mL), ao qual foram acrescidos alguns acessórios: a) um sensor de concentração, específico para um contraste *C*, que foi acoplado à tubulação de saída do reservatório; b) um monitor que registra, continuamente, um gráfico correspondente à concentração do contraste no líquido que passa pelo sensor, em função do tempo.; e c) uma hélice centrífuga de uma eficiência bastante conveniente e impossível de existir no mundo real, pois consegue misturar, completa e imediatamente, o contraste adicionado à água do reservatório, antes da saída do líquido pelo tubo de escoamento, como se pode visualizar na **Figura 19.14**.

Repare que antes de ser adicionado o contraste, o gráfico registrado pelo monitor conectado ao sensor é representado por uma linha horizontal contínua que passa pelo zero na escala de concentração, já que o líquido que sai do reservatório e entra em contato com o sensor conectado à tubulação de escoamento é composto por água, apenas, sem qualquer traço do contraste *C*.

O passo seguinte, na analogia, consiste em adicionar o contraste C (em quantidade e velocidade tais que provoquem uma variação de concentração distinta o suficiente para ser captada pelo sensor, bem como graficamente registrada, de forma a permitir sua extrapolação matemática, como apresentado na **Figura 19.15**.

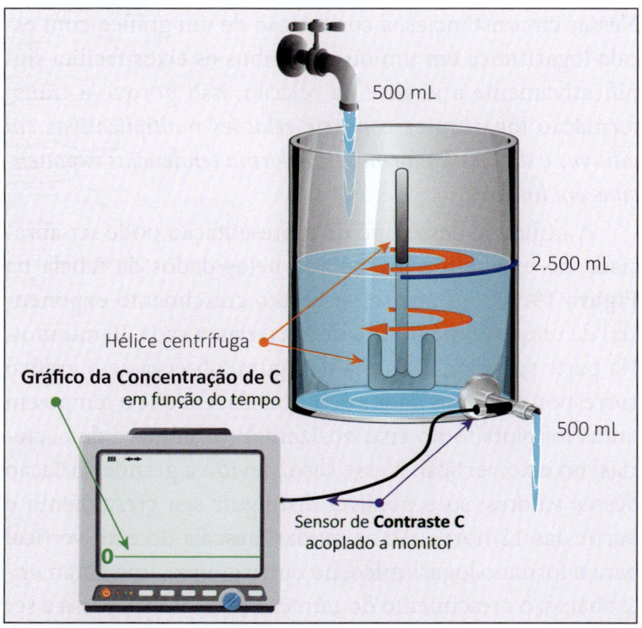

Figura 19.14. Reservatório com fluxos de entrada e saída idênticos.

Fonte: Acervo da autoria.

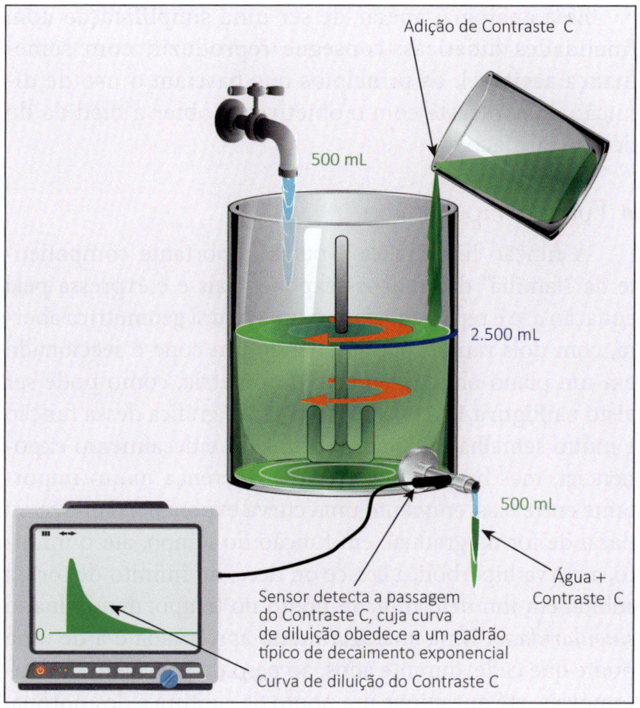

Figura 19.15. Reservatório com contraste.

Fonte: Acervo da autoria.

A sequência de eventos que determina o formato da curva apresentada na figura pode ser assim descrita:

1. Após a adição do corante, o fluxo estável do sistema provoca a saída da sua mistura com água pelo tubo de escoamento e o sensor registra a variação na concentração de *C* correspondente.
2. No início, a proporção de contraste é máxima, o que é registrado pelo sensor como um aumento íngreme na sua concentração, caracterizado por um pico arredondado (pressupondo-se um fluxo laminar do líquido, no sistema de escoamento);
3. Esse pico segue-se de um decréscimo gradativo, provocado tanto pela expulsão do corante do reservatório quanto pela adição e participação, em proporções cada vez maiores, de água livre de corante, na mistura.
4. A proporção de corante que sai pelo escoamento é determinada pelo produto entre o fluxo de líquido através do reservatório (500 mL) e a sua própria concentração, a cada instante, que será cada vez menor, o que é típico de uma função de decaimento exponencial.
5. Alterações no fluxo por meio do reservatório provocam mudanças proporcionais na curva de diluição do corante, de tal forma que um aumento do fluxo determina uma eliminação mais rápida do contraste e a inscrição de uma curva com área proporcionalmente menor, assim como uma diminuição aumenta o tempo necessário para eliminar o contraste, o que promove uma curva com área maior.

Essa analogia, apesar de ser uma simplificação com finalidades didáticas, consegue reproduzir, com semelhança aceitável, os princípios que baseiam o uso de diluição de contraste com o objetivo de obter a medida do débito cardíaco.

▪ Função hiperbólica

A função hiperbólica é outra importante componente da "família" das funções exponenciais e é expressa pela equação e^x e é representada por uma figura geométrica aberta, com dois ramos, obtida quando um cone é seccionado em um plano oblíquo ao eixo de simetria, como pode ser visto na **Figura 19.16**. A representação gráfica dessa função é muito semelhante às de crescimento e decaimento exponencial, mas há pelo menos uma diferença muito importante entre elas: enquanto uma curva exponencial cresce ou decai de forma gradual, em função do tempo, até o infinito, a curva hiperbólica cresce ou decai ao infinito de forma súbita, em um determinado ponto no tempo, denominado *singularidade*. Uma analogia muito apropriada é a de uma ponte que cede, durante anos, ao peso da passagem dos automóveis, até que atinge um ponto de ruptura e desmorona, subitamente.

A presença de fenômenos fisiológicos humanos regidos por funções hiperbólicas é muito frequente. Alguns exemplos são: as curvas de cinética enzimática; o comportamento da frequência cardíaca em resposta a aumentos da carga de esforço em um teste ergométrico; a relação força-velocidade do encurtamento de fibras musculares esqueléticas; a curva de sensibilidade à insulina, em jejum, nos indivíduos com intolerância à glicose; a perda de consciência em pilotos de caças supersônicos, quando submetidos a forças de aceleração extremas; e a percepção espacial dos humanos, entre outros.

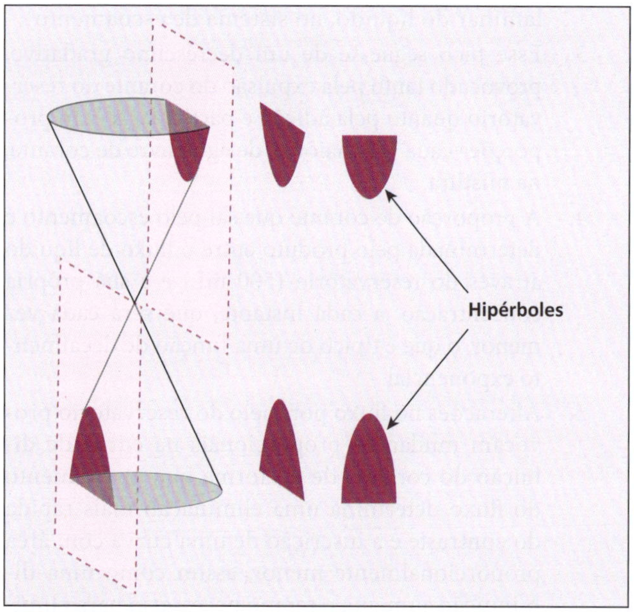

Figura 19.16. Função hiperbólica.
Fonte: Acervo da autoria.

▪ Função logarítmica

A função logarítmica, como já ressaltado, é a recíproca da função exponencial e o conceito de logaritmo de um número diz respeito ao expoente ao qual um valor fixo (denominado como "base") deve ser elevado, para produzir tal número. Esse conceito foi introduzido no século XV, por John Napier, para facilitar as operações matemáticas com números muito extensos e Leonhard Euler, no século XVIII, estabeleceu a correlação com a função exponencial, o que constitui a sua noção mais atual.

Resumidamente, as funções exponenciais são o modelo matemático mais adequado para os fenômenos em que um pequeno aumento da variável independente provoca um aumento muito grande na dependente, enquanto a função logarítmica, como sua recíproca, modela mais eficientemente os eventos em que um grande aumento na variável independente produz um pequeno aumento na variável desfecho.

Exemplos dos usos mais conhecidos da função logarítmica são: a *escala Richter*, usada nos sismógrafos para a medir a *energia liberada pelos terremotos*; a *escala musical temperada;* a *intensidade* (ou volume) *do som* (assim como do ultrassom), medida em unidades *Bel* (ou seu submúltiplo mais utilizado, o *decibel*, tendo em vista a grande sensibilidade do ouvido humano à escala Bel); e a mais conhecida pelos intensivistas, o *pH* (potencial hidrogeniônico), usado para medir a *concentração de íons hidrogênio em uma solução* (ou sanguínea, no caso).

Outra grande utilidade da função logarítmica é na representação gráfica de relações com variações muito amplas nos valores ou quando as mudanças de uma ou de ambas as variáveis obedecem a um modelo exponencial. Nessas circunstâncias, a construção de um gráfico com escala logarítmica em um ou em ambos os eixos facilita significativamente a análise da relação, isso porque a transformação logarítmica *converte relações multiplicativas em aditivas e da mesma forma, transforma tendências exponenciais em lineares.*

A utilidade desse tipo de representação pode ser apreciada no exemplo representado pelos dados da tabela na **Figura 19.17**, em que se observa o crescimento exponencial de uma colônia fictícia de bactérias, a cada 30 minutos. Na parte superior, à direita da figura, observa-se o gráfico correspondente aos dados dessa tabela, em que o tempo em horas foi plotado no eixo horizontal e o número de bactérias, no eixo vertical. Nesse caso, devido à grande variação desses valores, só é possível distinguir seu crescimento a partir das 12 horas. Ao se mudar a escala do eixo vertical para o formato logarítmico, no outro gráfico, imediatamente abaixo, o crescimento do número de bactérias passa a ser registrado em uma escala exponencial e a relação com o tempo, nesse caso, torna-se linear, o que permite uma análise mais adequada.

Hora	Contagem Bacteriana
0,0	1
0,5	2
1,0	4
1,5	8
2,0	16
2,5	32
3,0	64
3,5	128
4,0	256
4,5	512
5,0	1.024
5,5	2.048
6,0	4.096
6,5	8.192
7,0	16.384
7,5	32.768
8,0	65.536
8,5	131.072
9,0	262.144
9,5	524.288
10,0	1.048.576
10,5	2.097.152
11,0	4.194.304
11,5	8.388.608
12,0	16.777.216
12,5	33.554.432
13,0	67.108.864
13,5	134.217.728
14,0	268.435.456
14,5	536.870.912
15,0	1.073.741.824
15,5	2.147.483.648

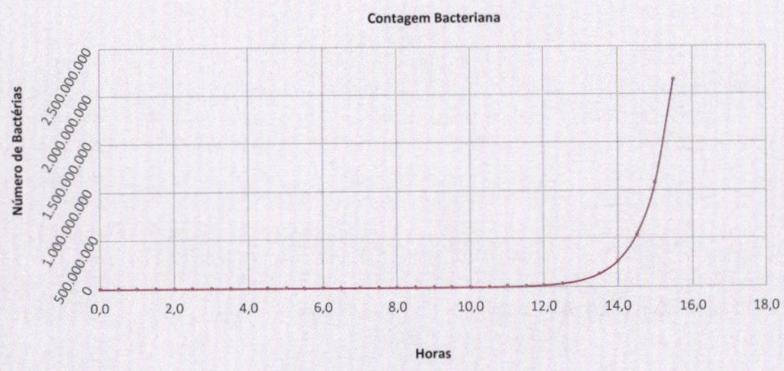

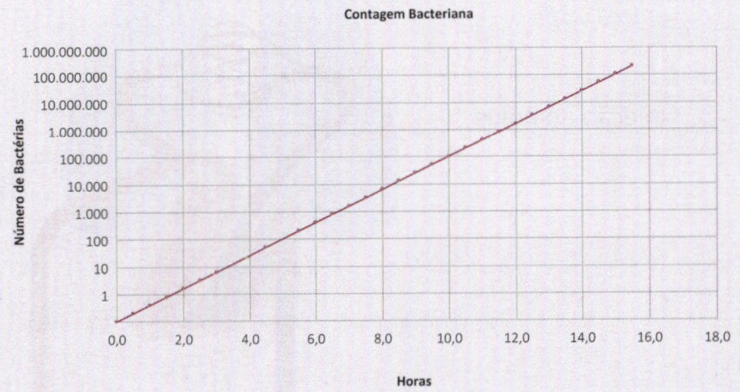

Figura 19.17. Função logarítmica de bactérias.

Fonte: Acervo da autoria.

• Função logarítmica e a medida dos volumes de líquidos intratorácicos

Essa função também é aplicada nos cálculos para quantificar os volumes dos líquidos intratorácicos por meio da transformação logarítmica da curva de decaimento exponencial fornecida pela termodiluição transpulmonar. Como já discutido neste texto, a transformação logarítmica facilita a análise, porque é mais prático explorar diferenças entre as proporções do que entre os valores numéricos extremos, que são característicos da função exponencial.

Princípios da medida do débito cardíaco pelo método de termodiluição transpulmonar

Nessa metodologia, a medida do débito cardíaco é obtida pela injeção de uma alíquota de solução salina resfriada (de 15 mL a 20 mL) em uma veia central (geralmente, por um cateter inserido na veia cava superior) que, ao se misturar com o sangue venoso, provoca a queda da sua temperatura. Esse volume de sangue com a temperatura mais baixa será transportado pela corrente sanguínea até um cateter, cuja extremidade encontra-se posicionada na porção medial da aorta abdominal e que é dotada de um termistor. A passagem desse volume sanguíneo resfriado será registrada pelo sensor como um gráfico de variação de temperatura que, como já visto, é regido por uma função de decaimento exponencial. Uma vez obtida essa curva, o débito cardíaco é calculado pela equação de Stewart-Hamilton, de forma idêntica ao cálculo do DC por termodiluição com o CAP. A diferença é que a curva da termodiluição transpulmonar (TDTP) tem um início mais tardio em relação àquela do CAP em decorrência do trajeto mais longo a ser percorrido pela mistura resfriada de sangue e salina.

Em decorrência da maior troca de calor provocada durante esse trajeto mais longo, a curva da TDTP é também mais amortecida, como pode ser verificado na **Figura 19.18**. Para evitar que esse reaquecimento comprometa ainda mais o registro da curva de termodiluição, o trajeto deve ser minimizado ao máximo e esse é o motivo pelo qual as extremidades dos cateteres devem ser posicionadas o mais próximo uma da outra quanto possível: a venosa, próximo ao átrio direito e a arterial, na porção medial da aorta (com o cateter geralmente inserido através de uma das artérias femorais).

A necessidade de um cateter arterial central tem um aspecto positivo, pois permite o registro da onda de pressão arterial invasiva, cuja análise (discutida em detalhes mais adiante) será utilizada para estimar o volume sistólico e suas variações, batimento a batimento.

Cálculo dos volumes dos líquidos intratorácicos

Uma das grandes vantagens da TDTP e motivo da disseminação dessa metodologia, nos últimos anos, é que ela, além de oferecer as medidas do débito cardíaco e do volume sistólico, também fornece dados que permitem o cálculo de diversas variáveis úteis na condução do paciente crítico e que não são fornecidos por outras modalidades de monitorização hemodinâmica, entre elas até mesmo o versátil cateter de Swan Ganz. A aquisição dessas variáveis é possibilitada pelo trajeto que a solução resfriada tem de percorrer e que inclui as quatro câmaras cardíacas, a macro e a microcirculação pulmonares.

O conhecimento necessário à obtenção das principais variáveis oferecidas pela TDTP e que se relacionam à estimativa dos volumes de líquidos intratorácicos foi desenvolvido graças à técnica de monitorização por duplo indicador, usada antes do advento do CAP e que, como o nome sugere, consistia na injeção venosa de dois indicadores para a obtenção do débito cardíaco. Um dos indicadores era a indocianina verde, que tem por característica se ligar rapidamente às proteínas plasmáticas, o que lhe permite atravessar a circulação pulmonar e permanecer integralmente no território intravascular. O segundo indicador era uma alíquota de solução salina resfriada que, em decorrência de sua isotonicidade, sofre extravasamento do intravascular para o interstício, ao passar pela microcirculação pulmonar. As curvas de diluição obtidas com esses dois indicadores

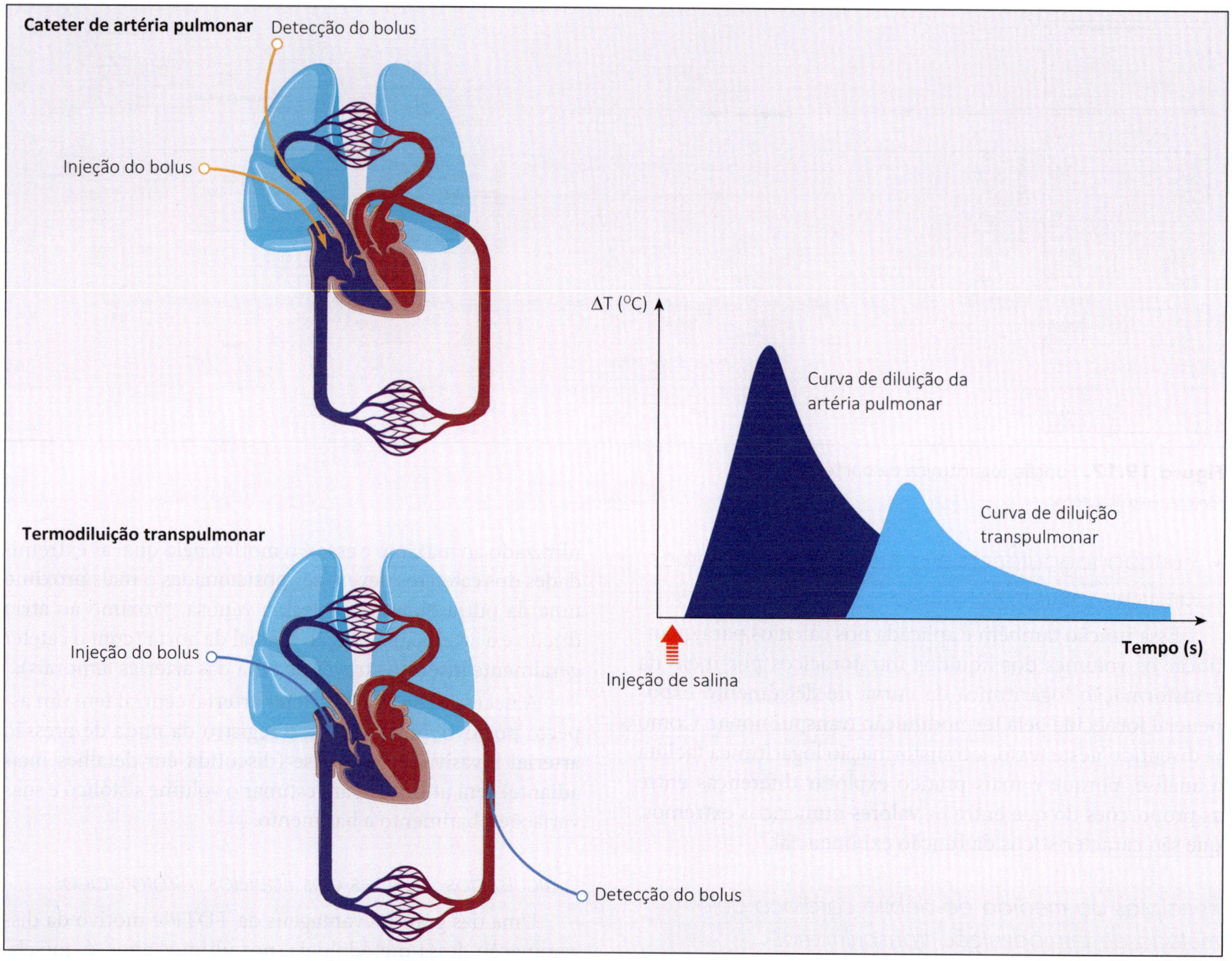

Figura 19.18. Com o CAP, a solução salina resfriada é injetada no átrio direito e a variação de temperatura é detectada diretamente na artéria pulmonar, resultando em uma curva mais pronunciada e precoce. Já na técnica de termodiluição transpulmonar (TDTP), a solução é injetada em uma veia central e a temperatura é detectada em uma artéria sistêmica, produzindo uma curva que ocorre de forma mais tardia e é mais amortecida, em função do maior trajeto percorrido pela solução salina antes de ser detectada.

Fonte: Acervo da autoria.

apresentavam, em decorrência desse comportamento diverso, características também diferentes.

A quantificação dessas diferenças permitiu inferir matematicamente a distribuição dos compartimentos sanguíneos intratorácicos que englobava parte do líquido isotônico extravasado e que se refletia na duração e no formato da curva de diluição térmica transpulmonar da solução salina, captada mais adiante, na aorta.

O primeiro dos volumes obtidos a partir da curva de TDTP, o *Volume Térmico Intratorácico (VTIT)*, corresponde à soma do *Volume Sanguíneo Intratorácico (VSIT)* com a *Água Pulmonar Extravascular (APEV)*, ou seja, o volume líquido total dos compartimentos com os quais a passagem do indicador se relaciona (**Figura 19.18**: Comparação entre as curvas de TDTP e CAP) e que é determinado pelo produto do *DC* pelo *Tempo de Trânsito Médio (TTM)* do indicador.

O entendimento dessa última correlação é facilitado pela análise da **Figura 19.19** se um indicador atravessa um sistema composto por diversas câmaras de mistura organizadas em série e sua concentração é medida na saída do último reservatório, o produto do fluxo nas câmaras pelo TTM do indicador (obtido por meio da curva de diluição, como mostra a **Figura19.20** (Tempo de Trânsito Médio) fornece o volume total de distribuição entre os sítios de injeção e de detecção. Essa compreensão é intuitiva, já que o tempo que o indicador leva desde sua entrada na circulação até o registro da curva de diluição é definido pelo volume total dos reservatórios que ele precisa transpor (basta imaginar o tempo gasto por um barquinho que precisa atravessar um grande lago com outro, que cruza um lago bem menor) e pela velocidade do fluxo no sistema (que corresponde, na analogia, à velocidade do barquinho). Assim, ao se multiplicar o DC pelo TTM, obtém-se o volume de distribuição total entre os sítios de injeção e detecção, que nada mais é do que o VTIT.

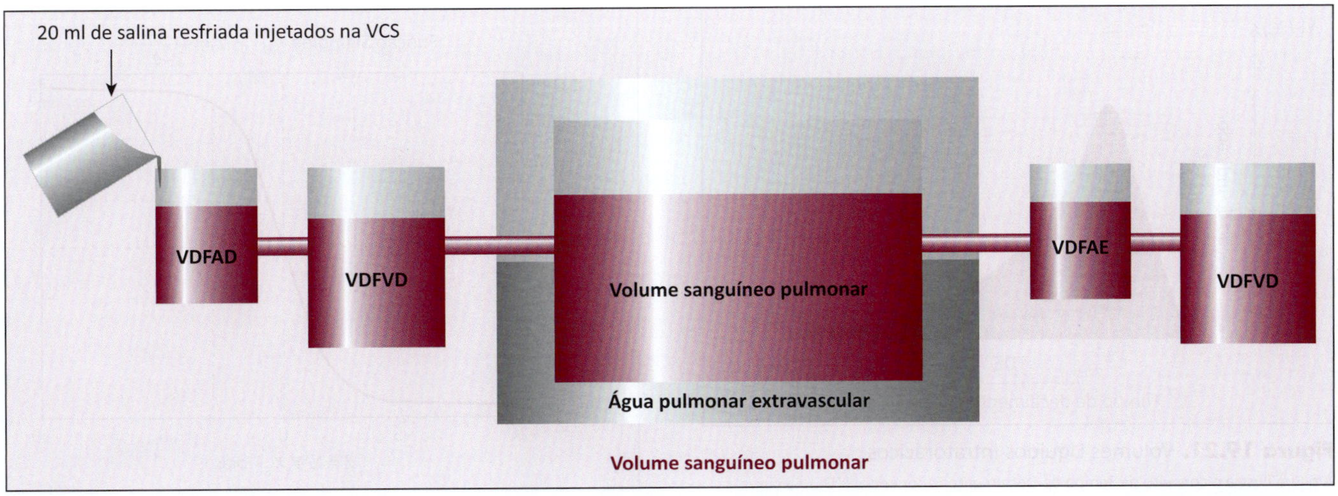

Figura 19.19. Sistema de Câmaras.

Representação esquemática do sistema de câmaras de diferentes volumes às quais o indicador injetado deve atravessar até alcançar o ponto de detecção localizado no lado arterial, na técnica de termodiluição transpulmonar (TDTP). Para facilitar o entendimento, podemos compará-lo a um barco que deve atravessar uma série de lagos de diferentes tamanhos para chegar do ponto A ao ponto B. O tempo total que o barco levaria para completar a travessia é determinado, principalmente, pelo maior lago, que tem o maior volume e superfície, retardando mais a jornada. De forma semelhante, no sistema de câmaras, o indicador injetado percorre compartimentos de diferentes volumes, e o maior compartimento, representado pelo Volume Sanguíneo Pulmonar (PBV), exerce a maior influência sobre o tempo de trânsito do indicador e a inclinação da curva de diluição. Essa curva é utilizada para calcular o Volume Térmico Intratorácico (VTIT), que corresponde ao volume total dos compartimentos (ou "lagos") entre o ponto de injeção e o ponto de detecção. Este volume é obtido multiplicando-se o Débito Cardíaco (DC) pelo Tempo de Trânsito Médio (TTM) do indicador, fornecendo informações importantes para o monitoramento hemodinâmico dos pacientes.

Fonte: Acervo da autoria.

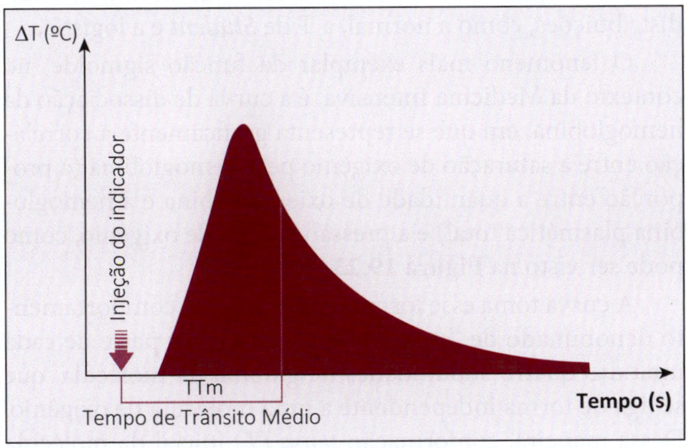

Figura 19.20. Tempo de Trânsito Médio.

A figura demonstra o conceito de Tempo de Trânsito Médio (TTM), que é crucial para a análise na termodiluição transpulmonar. O TTM representa o tempo médio que o indicador leva para atravessar o sistema circulatório, desde o ponto de injeção até o ponto de detecção. Podemos comparar o TTM ao tempo que um barco levaria para atravessar uma série de lagos de diferentes tamanhos. Assim como o tempo total que o barco leva depende do tamanho e volume dos lagos, o TTM reflete a quantidade de sangue e fluido (ou "lagos") que o indicador percorre. Quanto maior o volume de distribuição (ou maior o "lago"), maior será o TTM. Portanto, ao multiplicar o Débito Cardíaco (DC) pelo TTM, obtém-se o Volume de Distribuição Total, que é equivalente ao Volume Térmico Intratorácico (VTIT). Esse volume representa a quantidade total de fluido intratorácico que o indicador atravessa, fornecendo uma medida crítica para o monitoramento hemodinâmico em pacientes.

Fonte: Acervo da autoria.

O *Volume Sanguíneo Intratorácico (VSIT)* corresponde à soma do volume diastólico final dos átrios e ventrículos, denominado *Volume Telediastólico Global (VTDG) com o Volume Térmico Pulmonar (VTP).*

O VTP é definido pelo tempo de decaimento exponencial da curva de termodiluição, que se encontra ilustrado na **Figura 19.21** (Tempo de Decaimento Exponencial). Isso decorre do fato de o tempo de decaimento ser definido pelo volume de líquido do maior reservatório no sistema de câmaras apresentado na **Figura 19.19**. Essa compreensão também é intuitiva, já que, independentemente das demais câmaras, o que vai definir o maior intervalo de tempo para que o decaimento do indicador na sua passagem pelo sensor é o reservatório mais volumoso, porque demora mais tempo para ser transposto, ou seja, a câmara representada pelo VTP.

Assim, para se obter o VTDG, basta subtrair o VTP do VTIT. É preciso destacar que o VTDG superestima o volume diastólico real das quatro câmaras cardíacas, porque envolve adicionalmente uma parte do volume da veia cava superior e da aorta, que estão entre o local da injeção do indicador e o termístor. Apesar dessa limitação, há evidências de que o VTDG é comparável à ecocardiografia e mais preciso do que as informações fornecidas pelo CAP volumétrico em acompanhar as variações de pré-carga induzidas por desafios volumétricos. Essa informação, não é demais ressaltar, é bastante útil, pois representa uma estimativa bastante precisa e confiável da pré-carga do coração. Apesar disso, como todo parâmetro estático de pré-carga, não é adequado para avaliar fluidorresponsividade.

A APEV, outra variável de grande interesse fisiopatológico, corresponde ao líquido que se acumula nos espaços intersticial e alveolar e que aumenta nas condições que cursam com permeabilidade vascular pulmonar aumentada ou naquelas em que a pressão hidrostática nos capilares pulmonares se eleva ou ambas.

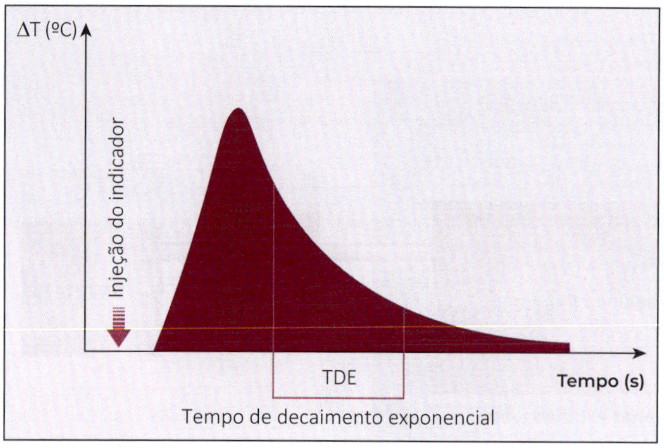

Figura 19.21. Volumes Líquidos Intratorácicos.

A figura ilustra o conceito de Tempo de Decaimento Exponencial (TDE) na curva de termodiluição, que é essencial para calcular o Volume Térmico Pulmonar (VTP). Podemos entender o TDE usando a analogia de um barco que atravessa um lago. Após o barco entrar no maior lago da sequência, o tempo que ele leva para atravessá-lo até a saída influencia fortemente a descida gradual na velocidade do barco, assim como o TDE reflete o tempo necessário para o indicador térmico sair da maior câmara de mistura no sistema circulatório. Neste contexto, o VTP, que representa a maior câmara de mistura do sistema (ou o maior "lago" no percurso), é calculado multiplicando-se o Débito Cardíaco (DC) pelo TDE. Quanto mais tempo o indicador leva para sair dessa câmara maior, maior será o VTP. Assim, o TDE é fundamental para determinar o VTP, que, quando subtraído do Volume Térmico Intratorácico (VTIT), permite o cálculo do Volume Telediastólico Global (VTDG). Este, por sua vez, é usado junto com o Volume Sanguíneo Intratorácico (VSIT) para calcular a quantidade de Água Pulmonar Extravascular (APEV), um parâmetro crítico para avaliar o estado de sobrecarga de fluidos nos pulmões.

Fonte: Acervo da autoria.

Essa variável é calculada a partir de informações possibilitadas pelo uso da técnica do duplo indicador. Com essa metodologia, foi possível constatar que o VTDG correspondia, de forma sistemática e previsível, a 25% do VSIT. Dessa forma, para se calcular o VSIT, basta multiplicar o VTDG por 1,25.

Por fim, a APEV é obtida ao se subtrair o VSIT do VTIT. Todas essas equações e os passos para o cálculo dessas variáveis encontram-se resumidas na **Figura 19.21**.

▪ Função Sigmoide

A função sigmoide é um modelo matemático que tem como valores de entrada os números reais e que é representada graficamente por uma curva que lembra a letra "ς" (sigma, origem do nome) ou "S". Os termos "função" e "curva" sigmoide são frequentemente usados de forma intercambiável, assim como é comum o uso de "função logística", como sinônimo. Outra importante característica dessa função e que lhe dá a sua representação gráfica peculiar, é ser contida por valores entre 0 e 1 (ou -1 e 1, ocasionalmente) representados por duas horizontais assintóticas, linhas para as quais a curva da função se aproxima, sem nunca chegar a tocar, à medida que os valores de x tendem a ± ∞, como pode ser visto na **Figura 19.22**.

A importância dessa função se deve ao fato de que ela é o modelo de diversos fenômenos naturais e biológicos, que tipicamente se iniciam a partir de valores muito pequenos, sofrem em seguida grande aceleração no seu crescimento e à medida que se aproximam dos valores máximos, sofrem desaceleração.

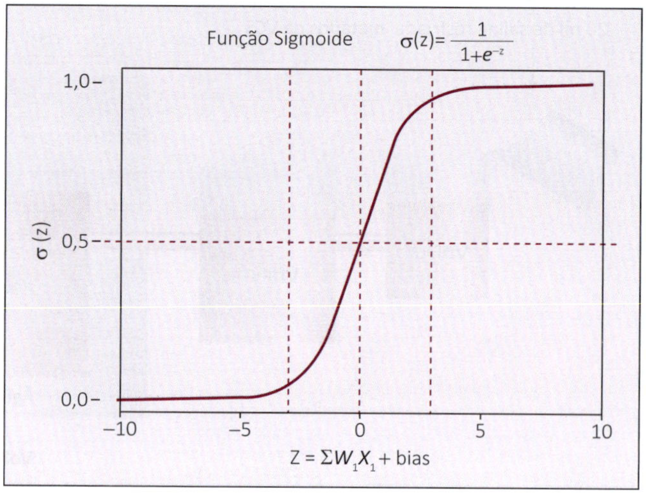

Figura 19.22. Função sigmoide.

Fonte: Acervo da autoria.

A função sigmoide tem também experimentado um grande crescimento em seu uso, devido a sua capacidade de modelar curvas de aprendizado em sistemas complexos, como as que ocorrem no aprendizado de máquina e nas redes neurais artificiais.

A função sigmoide é frequentemente usada em estatística para representar funções cumulativas de importantes distribuições, como a normal, a T de *Student* e a logística.

O fenômeno mais exemplar da função sigmoide, no contexto da Medicina Intensiva, é a curva de dissociação da hemoglobina, em que se representa graficamente a correlação entre a saturação de oxigênio pela hemoglobina (a proporção entre a quantidade de oxiemoglobina e a hemoglobina plasmática total) e a pressão parcial de oxigênio, como pode ser visto na **Figura 19.23**.

A curva toma esse formato por causa do comportamento denominado de *"cooperação positiva"*, por parte de cada uma das quatro subunidades de globina da molécula, que se liga de forma independente a uma molécula de oxigênio. Dessa maneira, conformação *tensa (T)* inicial da molécula de desoxiemoglobina, após se ligar à primeira molécula de O_2, sofre mudança na conformação estrutural do tetrâmero de globina, o que facilita a ligação seguinte, de tal maneira que as ligações subsequentes ocorrem de forma cada vez mais facilitada (**Figura 19.24**).

À medida que a PO_2 se eleva, cada vez mais sítios de ligação vão sendo ocupados, o que sucessivamente dificulta novas ligações. Em condições fisiológicas, a uma saturação de oxigênio igual ou superior à do sangue venoso misto, que é normalmente de 75%, apenas um dos sítios de cada molécula de hemoglobina encontra-se disponível para se ligar ou se desprender do oxigênio, o que resulta na retificação cada vez mais evidente da curva de dissociação e uma eficiência máxima do sistema, além desse ponto, exatamente a faixa em que opera a captação, o transporte e a oferta de oxigênio, no organismo normal (**Figura 19.23**).

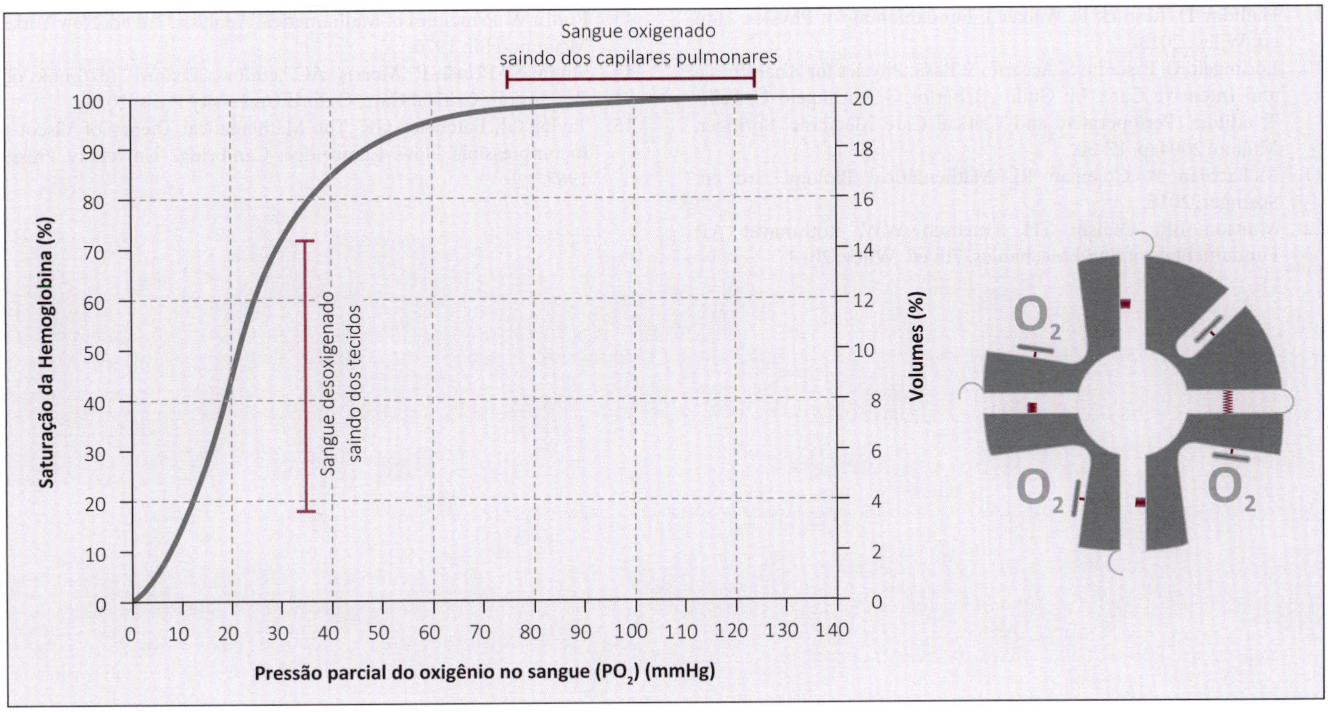

Figura 19.23. Função sigmoide, dissociação da hemoglobina.

Fonte: Acervo da autoria.

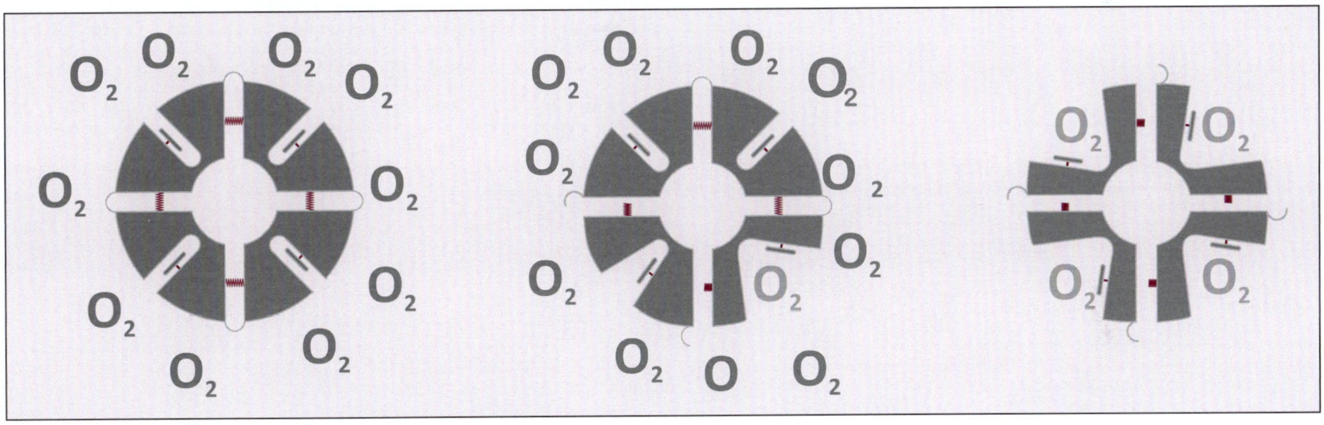

Figura 19.24. Mudanças estruturais na hemoglobina.

Fonte: Acervo da autoria.

Conclusão

O domínio dos princípios matemáticos e físicos é fundamental para a prática da Medicina Intensiva. Esses conhecimentos permitem ao intensivista não apenas interpretar corretamente as diversas variáveis fisiológicas monitoradas à beira do leito, mas também aplicar intervenções com maior precisão e segurança. Este capítulo revisou de forma objetiva e simplificada os conceitos mais relevantes, destacando suas aplicações práticas no contexto da medicina crítica. Embora a abordagem tenha sido breve, ficou claro que o aprofundamento nesses temas é essencial para o exercício pleno da especialidade. Aos que desejam se aprofundar, recomenda-se a consulta às referências utilizadas, que oferecem um vasto panorama e aprofundamento dos tópicos abordados

Referências bibliográficas

1. AAPM Reports. Journal of Applied Clinical Medical Physics. AAPM; 2023. Available from: AAPM Reports.
2. West JB, Luks AM. West's Respiratory Physiology, The Essentials. 10th ed. Philadelphia: Wolters Kluwer; 2016.
3. Berne RM, Levy MN. Principles of Physiology. 3rd ed. Mosby; 1997.
4. Courant R, John F. Introduction to Calculus and Analysis. Volume 1. New York: Springer-Verlag; 1989.
5. Drazin PG, Reid WH. Hydrodynamic Stability. Cambridge: Cambridge University Press; 1981.
6. Gnaiger E. Bioenergetics at a Glance. 1st ed. Cambridge: Cambridge University Press; 2020.
7. Giannazzo E. Lezioni di biofisica e tecnologie biomediche. Padua: Piccin; 1998.
8. Guyton AC, Hall JE. Textbook of Medical Physiology. 11th ed. Philadelphia: Elsevier Saunders; 2006.

9. Halliday D, Resnick R, Walker J. Fundamentals of Physics. 10th ed. Wiley; 2013.
10. Lucangelo U, Pascotto S, Accardo P. Basic Physics for Anaesthesia and Intensive Care. In: Gullo A, Berlot G, Lucangelo U, Pellis T, editors. Perioperative and Critical Care Medicine. Springer, Milano; 2004. p. 17-30.
11. McLachlan B, Coleman RJ. Mathematical Biology. 3rd ed. Springer; 2016.
12. Munson BR, Okiishi TH, Huebsch WW, Rothmayer AP. Fundamentals of Fluid Mechanics. 7th ed. Wiley; 2013.
13. Rudin W. Principles of Mathematical Analysis. 3rd ed. New York: McGraw-Hill; 1976.
14. Singh S, Pelosi P, Morris AC, editors. Oxford Textbook of Respiratory Critical Care. Oxford University Press; 2023.
15. Taylor GI, Batchelor GK. The Mathematical Theory of Viscous Incompressible Flow. Cambridge: Cambridge University Press; 1967.

capítulo 20

Monitorização da Pré-Carga e da Resposta à Infusão de Fluidos

Jacobo Bacariza Blanco | Cristina Martins | Ricardo Meireles de Mateus | Rita Varudo
Filipe André Gonzalez

Princípio fisiológico e método

Princípio fisiológico

A resposta aos fluidos é um dos conceitos básicos mais importantes no contexto do doente crítico ou subcrítico. Independentemente da alocação do doente, unidade de cuidados intensivos (UCI), serviço de urgência (SU), bloco operatório (BO), unidade de cuidados intermédios (UCIM), o controle dos fluidos do doente representa um dos grandes desafios terapêuticos. Quer hipervolemia, quer hipovolemia têm efeitos negativos, o que torna a apropriada gestão hídrica do doente um ponto fulcral na estabilização hemodinâmica.

Curva de Frank-Starling

Segundo a lei de Frank-Starling (FS) o ventrículo esquerdo (VE) tem uma capacidade de distensão elevada, pelo que quanto mais volume de sangue entrar na cavidade durante a diástole, maior será a distensão desta estrutura e maior a força contrátil desenvolvida durante a fase sistólica do ciclo cardíaco. Como resultado, o volume de sangue ejetado, o volume sistólico (VS), aumentaria (**Figura 20.1**).[1] No entanto, este mecanismo é saturável. Existe um ponto a partir do qual o ventrículo esquerdo não consegue distender mais e, como tal, não vai ter tradução no aumento do volume sistólico apesar do aumento no preenchimento diastólico.

A definição clássica de resposta aos fluidos é aquela em que o VS do doente, aumenta entre 10%-15% após a administração hídrica.[2] O problema está em que apenas 50% dos doentes hemodinâmicamente instáveis vão responder aos fluidos. No restante, esta resposta não existe, e a hidratação conduz a um aumento da pré-carga cardíaca. Esta sobrecarga provoca uma distensão da aurícula direita e secundariamente uma libertação do peptídeo natriurético atrial (BNP),[3] numa tentativa do coração de escoar o excesso de fluidos, por meio da otimização do seu desempenho funcional sistólico. Mas o BNP vai se ligar aos peptidoglicanos e

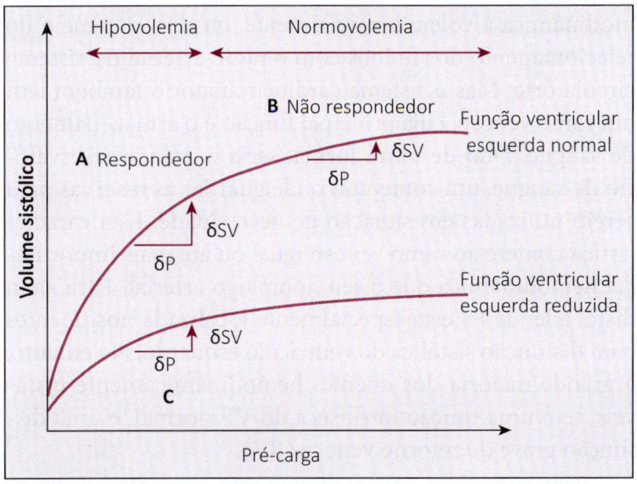

Figura 20.1. Curva de Frank-Starling e relação com os doentes respondedores e não respondedores.

Fonte: Adaptada de Ueyama H, Kiyonaka S. Predicting the Need for Fluid Therapy—Does Fluid Responsiveness Work? J Intensive Care. 2017;5(1):34.

glicoproteínas do glicocálix endotelial, condicionando uma lesão endotelial severa. Secundariamente, há uma alteração estrutural que limita significativamente a permeabilidade da parede vascular, a qual pela sua vez permite o extravasamento exagerado de líquidos para os terceiro espaço, e subsequente edema. Estes efeitos negativos são especialmente evidentes no pulmão. Isto é, neste tipo de doente a hidratação não somente não traduz uma melhoria do débito cardíaco, como ainda provoca um edema intersticial pulmonar, com o posterior aumento da mortalidade. A curva de Marik Philips descreve a relação direta entre a sobrecarga hídrica e o seu efeito ao nível respiratório. Quanto maior a hidratação do doente, maior será também o edema pulmonar. Esta é a razão pela qual existe uma corrente de pensamento que propõe uma gestão hídrica conservadora, sem ultrapassar a fase de plateau de FS para evitar o abuso de fluidos.

Sobrepondo as curvas de Starling e de Marik Philips (**Figura 20.2**),[4] podemos perceber que todos os doentes na fase ascendente da curva de FS, serão respondedores a volemia, e esta volemia vai aumentar o VS com pouco o nenhum efeito na sobrecarga hídrica pulmonar. Na situação contrária, os doentes na fase de plateau de FS, não são respondedores, o VS não aumenta em resposta a hidratação administrada, e além disto, a volemia terá um impacto negativo no edema pulmonar, com os efeitos deletérios supracitados.

Em resumo, apenas devem-se administrar cristaloides, coloides ou hemoderivados nos casos que venha a refletir numa melhora funcional cardíaca pelo aumento do VS, isto é, nos doentes respondedores.

Curva de Guyton

Toda a argumentação anterior também não consegue explicar a resposta volêmica do doente, na sua abrangência global. A lei de Frank-Starling descreve a resposta hemodinâmica à volemia parcialmente, ou seja, por meio do relacionamento dos fluidos com o ramo arterial do sistema circulatório. Mas o sistema cardiocirculatório também tem um ramo venoso, cuja principal função é o armazenamento de sangue. Dito de outra forma, seria o grande reservatório de sangue, um contentor, onde guardar as reservas para serem utilizadas em situação de necessidade. Esta característica confere ao ramo venoso igual ou até mais importância hemodinâmica que o seu homólogo arterial. Para além disto, a lei de FS está especialmente focalizada nos doentes com disfunção sistólica do ventrículo esquerdo. No entanto, a grande maioria dos doentes hemodinâmicamente instáveis, tem uma função intrínseca do VE normal, e uma disfunção grave do retorno venoso (RV).

Para sumarizar, classicamente não somente olhava-se para o choque de uma forma parcial e limitada, como também negligenciava-se o principal motivo da disfunção circulatória, a disfunção venosa.

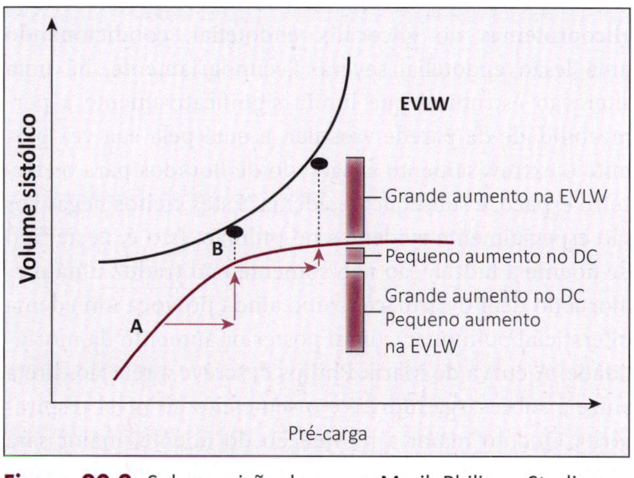

Figura 20.2. Sobreposição de curvas Marik-Philips e Starling.

DC: débito cardíaco; EVLW: água extravascular pulmonar (*extra vascular lung water*).

Fonte: adaptado de Marik, PE, Desai H. Goal Directed Fluid Therapy. Current Pharmaceutical Design, 2012;18(38):6215-6224.

Nos anos 1950 o Prof. Guyton[5] descreveu os fatores condicionantes do RV, bem como as curvas do comportamento do retorno venoso no sistema cardiocirculatório (**Figura 20.3**).

As curvas do retorno venoso dependem de três fatores.[6] A pressão na aurícula direita (A.dta), a pressão sistêmica média (PSM), e a resistência da vasculatura venosa. O movimento de um fluido de um ponto A para um ponto B vai de depender do gradiente de pressões entre esses dois pontos. No caso do sangue venoso, vai acontecer entre o ponto de maior pressão, vasos venosos (VV), e o ponto de menor pressão, a A.dta. O diferencial entre os pontos, será a *driving pressure* que providencia este efeito, a pressão sistêmica média. A PSM seria a pressão do sistema venoso se o fluxo de sangue estivesse totalmente parado e está determinada pela resistência das veias e o volume de sangue dentro destes vasos. O volume de sangue venoso tem dois componentes diferentes, o volume estressado e o não estressado. Para existir a movimentação venosa de sangue sempre precisará de um mínimo volume de prenchimento das veias que não se movimenta, sendo este o volume não estressado. Já aquele volume que se movimenta e intervém no jogo hemodinâmico, seria o volume estressado (**Figura 20.4**).

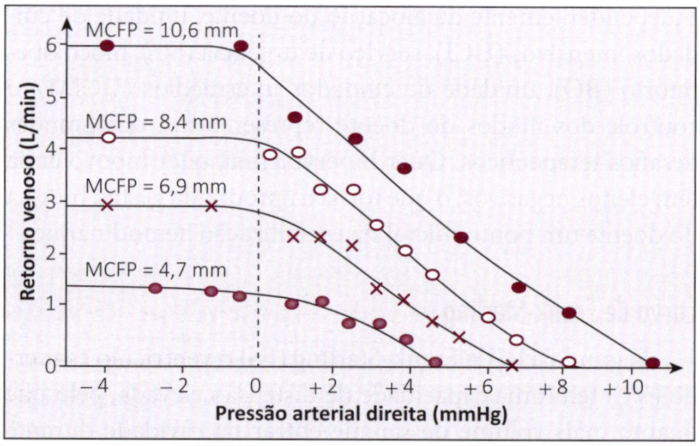

Figura 20.3. Curva de retorno venoso de Guyton.

MCFP: *mean circulatory filling pressure*.

Fonte: Adaptada de Guyton AC. Determination of Cardiac Output By Equating Venous Return Curves With Cardiac Response Curves. Physiological Reviews, 1955;35(1):123-129.

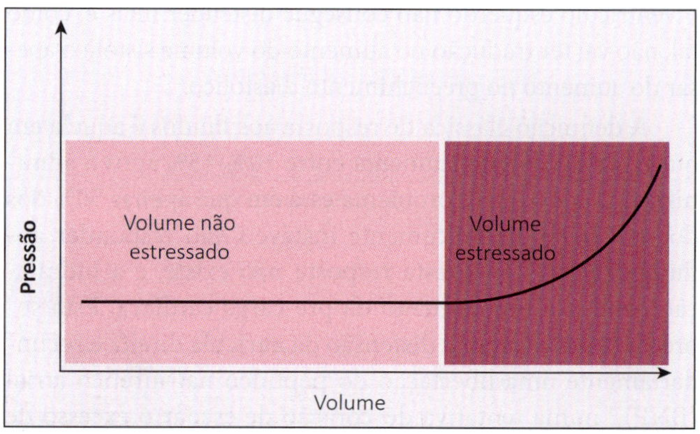

Figura 20.4. Volumes estressados *vs.* volumes não estressados.

Fonte: Acervo da autoria.

Estabelecendo um símil comparativo, um banheiro com um ralo de saída no meio de uma parede, não possibilita que à agua que está abaixo desse nível seja escoada, o mesmo acontece com o volume não estressado, que seria a água abaixo do nível do ralo; não escoa quando tiramos a tampa. O volume estressado, seria aquele que esta por cima do ralo e como tal, movimenta-se no sentido exterior do banheiro quando tiramos o tampo.

Em situações de instabilidade hemodinâmica com insuficiência do retorno venoso, podemos aumentar o RV de duas formas diferentes (**Figura 20.5**). Aumentando o volume por meio da administração extrínseca de fluidos, ou comprimindo as paredes do contentor. Ao fazermos isto, parte daquele volume não estressado, "abaixo do ralo", ficaria por cima do ralo tornando-se estressado e passando a integrar a quantidade total de líquido que se movimenta. Se fizermos uma extrapolação com o choque séptico, observa-se que a vasodilatação distributiva reduz a pressão intravascular, arterial e venosa. Ao nível do ramo venoso, esta queda de pressão vai providenciar a passagem do sangue do leito venoso da área estressada para a área não estressado. Nesse caso a volemia extrínseca consegue aumentar a pressão intravascular e reverter esse efeito, voltando a colocar o sangue na "área útil" hemodinâmica, isto é na área estressada. O mesmo efeito é plausível de conseguir sem o recurso da hidratação, e sim com os vasopressores. A administração das drogas vasoativas permite elevar a pressão intravascular venosa, deslocando grandes volumes de sangue da área não estressada para a estressada, e tudo isto sem perigo de sobrecarga hídrica por hipervolemia.

Conceito de tolerância a fluidos

Sinteticamente, a abordagem da instabilidade hemodinâmica de forma global e completa, deve ser realizada com a percepção do ramo arterial e do ramo venoso no sistema cardiociculatório, a considerar não somente a curva de Starling, mas também a curva de Guyton, e a perceber o conceito de responsividade ou não a fluidos, assim como o conceito de resposta hemodinâmica do retorno venoso e da pressão sistémica média. Por último é importante ter consciência de um último conceito, o da tolerância a fluidos.

De mesma forma que existe um gradiente de pressões que permite a dinâmica do sangue no ramo venoso, existe também outro gradiente entre o ramo arterial e o ramo venoso do sistema cardiocirculatório. Este gradiente será o diferencial entre a pressão no início do ramo arterial, na saída do coração esquerdo, na pressão no fim do ramo venoso, na entrada do coração direito. A pressão arterial estaria representada pela pressão arterial média, (PAM) e a pressão venosa pela pressão venosa central (PVC). A administração volêmica vai condicionar um aumento das pressões arteriais e também venosas. O problema existe quando a PVC eleva-se até um ponto de equalização com a PAM, neste ponto o gradiente de pressões desaparece e como tal a força motriz da movimentação de sangue, a *driving pressure*. Como resultado final, o fluxo de sangue paraliza e reduz-se de forma dramática. Nestes casos os doentes até podem estar responsivos a volemia, mas essa hidratação extra terá efeitos negativos no débito cardíaco face ao efeito no retorno venoso. Estes doentes são os tolerantes a volemia. O comportamento fica evidenciado ao associar as duas curvas de referência hemodinâmicas, a curvas de Guyton e de Frank-Starling (**Figura 20.6**). Quando contrapostas, observa-se que as respostas volêmica das duas não são exatamente contrárias, mas complementares.

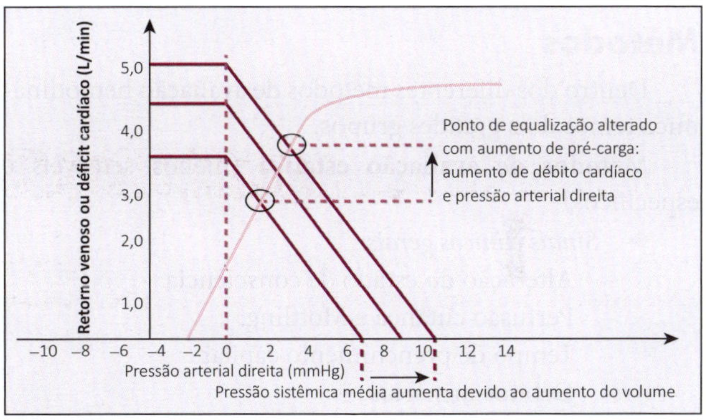

Figura 20.6. Comparação de curvas de Guyton e de Frank-Starling.
Fonte: Desenvolvida pela Autoria.

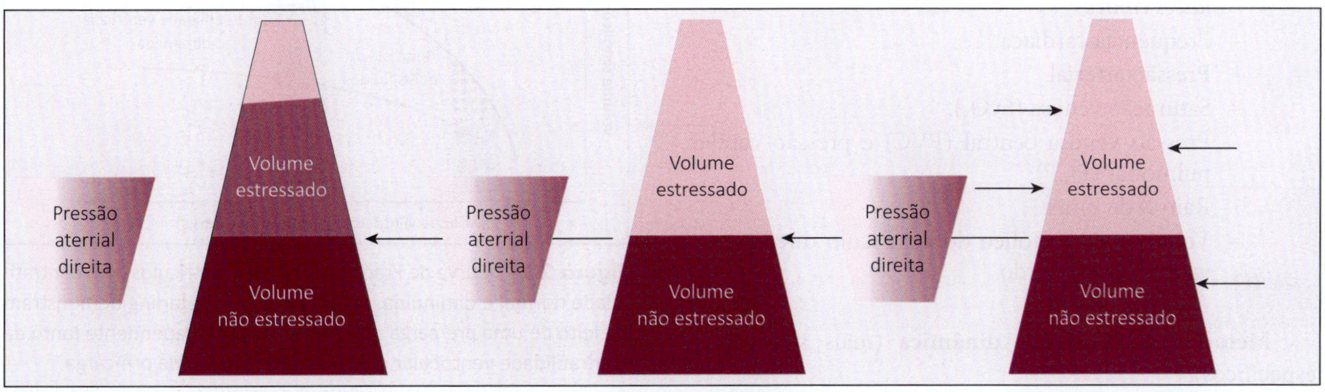

Figura 20.5. Volume estressado *vs.* não estressado; *bolus* fluidos e RV; vasopressores e RV.
Fonte: Acervo da autoria.

Pontos-Chave

- A hemodinâmica baseia-se no gradiente de pressões dentro do sistema cardiovascular entre o ramo arterial (ramo de alta pressão) e ramo venoso (ramo de baixa pressão).
- O comportamento hemodinâmico do ramo arterial do sistema cardiovascular responde a curva de Frank-Staling e fornece informação sob a responsividade ou não a fluidos.
- O comportamento hemodinâmico do ramo venoso do sistema cardiovascular responde a curva de Guyton e fornece informação sob a tolerância ou não a fluidos.
- Entende-se por responsividade o doente cuja resposta à administração hídrica supõe um aumento do débito cardíaco (mais de 10%-15% do SV).
- Entende-se por tolerância, aquela situação em que a administraçao hídrica no doente não equaliza as pressões de saída das cavidades esquerdas e de entrada nas cavidades direitas, limitando o movimento de sangue dentro do sistema cardiocirulatório.
- O volume no estressado do ramo venoso do sistema cardiovascular pode ser movimentado pela ação dos vasopressores.
- As variáveis de avaliação dinâmica são mais sensíveis e específicas do que as estáticas.

Métodos

Dentro dos diferentes métodos de avaliação hemodinâmica temos dois grandes grupos.

Métodos de avaliação estática (menos sensíveis e específicos)

- *Sinais clínicos gerais:*
  - Alteração do estado de consciência.
  - Perfusão cutânea e Mottling.
  - Tempo de prenchimento capilar.
  - Débitos urinários.
- *Índices analíticos:*
  - Ácido láctico.
  - pH, BE, HCO_3, GAP CO_2 arteriovenoso.
- *Índices clínicos:*
  - Frequência cardíaca.
  - Pressão arterial.
  - Saturação venosa (SvO_2).
  - Pressão venosa central (PVC) e pressão capilar pulmonar (PCP).
  - Raio X de tórax.
  - Volume telediastólico do ventrículo direito e do ventrículo esquerdo.

Métodos de avaliação dinâmica (mais sensíveis e específicos)

- Variação da pressão de pulso (VPP) e da variação do volume sistólico (VVS).
  - Técnicas com base no *fluid challenge*
    - *Passive legs raising* (PLR).
    - *Mini fluid challenge* (100 mL).
    - *Rapid Fluid challenge* (100-150 mL).
    - Teste de oclusão expiratória/inspiratória.
  - Técnicas ecográficas
    - Ecocardiografia:
      - Variação do fluxo no trato de saída de válvula aórtica.
      - Variação respiratória da veia cava superior e veia cava inferior.
    - Ecografia pulmonar:
      - Avaliação dinâmica da congestão vascular.

Parâmetros estatísticos

A monitorização da resposta ao volume pelos parâmetros estáticos baseia-se na premissa de que um valor absoluto estático de pressão, volume ou área, permite inferir sobre a pré-carga ventricular. Ou seja, caso um destes valores represente uma pré-carga baixa, assume-se que existe resposta ao volume.

Os parâmetros comumente conhecidos são a pressão venosa central (PVC) medida por meio de um cateter venoso central e a pressão de oclusão da artéria pulmonar (POAP) pelo cateter da artéria pulmonar. Outros parâmetros incluem a área telediastólica do ventrículo esquerdo e o diâmetro da veia cava inferior medidos por ecocardiograma e o volume telediastólico global medido por termodiluição transpulmonar.

Curva de Frank-Starling e os Parâmetros Estáticos

A curva de Frank-Starling tal e como supracitado, dita a relação entre a pré-carga cardíaca e o volume sistólico, na dependência da contratilidade ventricular e da pós-carga (**Figura 20.7**).

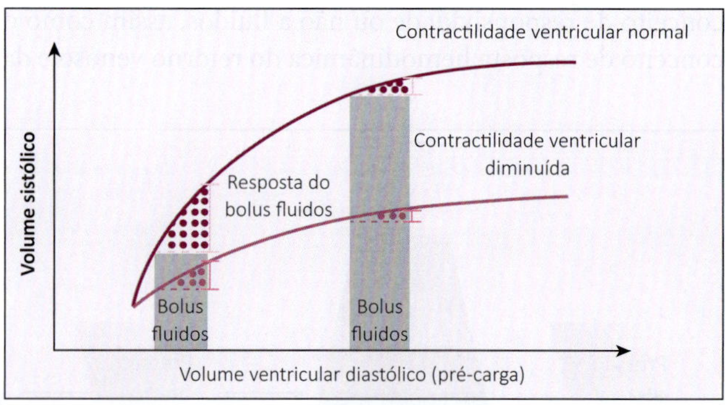

Figura 20.7. Curva de Frank-Starling em ventrículos com contratilidade normal e diminuída. A curvas de Frank-Starling demonstram o efeito de uma pré-carga no volume sistólico dependente tanto da contratilidade ventricular quanto da base inicial da pré-carga.

Fonte: Adaptada de Bentzer P, Griesdale D. E, Boyd J, MacLean K, Sirounis, Ayas NT. Will this hemodynamically unstable patient respond to a bolus of intravenous fluids? JAMA. 2016;316(12):1298-309.

É pela relação fisiológica que o uso destes marcadores tem sido alvo de controvérsia, uma vez que um valor estático de pré-carga pode corresponder a um ponto de resposta ao volume ou não. Em outras palavras, a previsão da resposta à fluidoterapia tem pouca robustez com o uso de valores estáticos, sejam eles de pressão ou de volume.[7]

Pressão Venosa Central

A medição da PVC é facilmente obtida por meio de um cateter venoso central cuja ponta se encontra na junção entre a veia cava e a aurícula direita. Deve existir qualidade na sua aquisição para uma interpretação mais correta. Em primeiro lugar, ao ser obtido por um cateter, este deve estar corretamente colocado e nivelado, podendo a manipulação do doente e alteração da posição do cateter enviesar a interpretação da PVC. Por outro lado, a sua medição deve ser realizada na expiração, quando existe o valor mais baixo de pressão intratorácica.

A PVC é um valor que procura estimar a pré-carga do ventrículo direito e do ventrículo esquerdo, pela presunção de uma equalização de pressões nas diferentes cavidades cardíacas.[8] Tendo em conta os princípios descritos, estabelece-se que um valor elevado de PVC está relacionado com um maior débito cardíaco.

No entanto, não demonstrou ser um bom preditor da pressão telediastólica do ventrículo esquerdo, pois a relação pressão-volume deste ventrículo apresenta uma grande variabilidade interindividual e depende de vários fatores como a dimensão e a complacência das cavidades cardíacas e a presença de insuficiências valvulares. Adicionalmente, vários estudos demonstraram a fraca correlação entre o valor da PVC e a resposta ao volume pelos argumentos fisiológicos apresentados anteriormente.[2,7,8,9]

Em contrapartida, a interpretação clinicamente contextualizada do valor de PVC pode contribuir com informações importantes.[10] Como foi referido, ao refletir as pressões de enchimento do ventrículo direito, é um indicador de suspeita de disfunção do mesmo, sobretudo se $\geq$ 8 mmHg (p. ex., tamponamento cardíaco, tromboembolismo pulmonar, pneumotórax hipertensivo).

A pressão média de perfusão (PMP) dos órgãos resulta da diferença entre a pressão arterial média e a PVC. Os valores baixos de PMP estão correlacionados com risco de congestão venosa dos órgãos e consequente disfunção dos mesmos, sobretudo com a progressão de lesão renal aguda e morte em doentes críticos.[11] Deste modo, a PVC permite inferir sobre a PMP, e a sua redução pode contribuir para evitar a congestão venosa nos órgãos.

Pressão de Oclusão da Artéria Pulmonar (POAP)

A POAP é adquirida pela cateterização da artéria pulmonar e oclusão de um dos seus ramos. Apesar de permitir estimar com maior precisão a pressão telediastólica do ventrículo esquerdo (PTVE), partilha com a PVC algumas das suas limitações, especialmente na predição da resposta ao volume.[12] Como referido na descrição da PVC, a PTVE e, consequentemente o volume telediastólico do ventrículo esquerdo, não são bons preditores de resposta ao volume pela relação imprevisível entre a pressão e o volume. Esta relação varia não só entre indivíduos como durante a progressão da doença, das cavidades, das válvulas e do inotropismo do doente.

Pontos-Chave

- Atestar a resposta ao volume permite evitar *bolus* desnecessários de fluidoterapia e reduzir o risco de sobrecarga hídrica associado.
- Os marcadores estáticos de pré-carga cardíaca têm pouca fiabilidade na previsão da resposta ao volume.
- A PVC, ao ser interpretada na situação clínica e hemodinâmica, traduz informação importante sobre a função das câmaras cardíacas direitas e da pressão média de perfusão.

Índices dinâmicos

Afim de corrigir as limitações de predição de resposta à fluidoterapia associadas às medidas estáticas, surgiram nos anos 1990 os primeiros testes dinâmicos.[13,14] Estes baseiam-se no pressuposto de que pequenas variações da pré-carga poderão ter um efeito significativo no volume sistólico (VS) se o perfil volêmico do doente se encontrar na fase ascendente da curva de Frank-Starling.[13,15]Neste sentido, os índices dinâmicos tornaram-se prática comum no dia a dia da gestão do doente crítico, como preditores fidedignos de resposta à fluidoterapia.[15]

O princípio fisiológico subjacente a estes testes prende-se com a interação pulmão-coração.[15,16] Sendo um órgão pertencente à cavidade torácica, poder-se-á dizer que o coração não é nada mais do que uma câmara de pressão dentro de outra câmara. Neste sentido, quaisquer alterações na pressão intratorácica irão inerentemente afetar o gradiente de pressão entre o retorno venoso e as cavidades cardíacas direitas, assim como o volume sanguíneo ejetado dos ventrículos.[15] No doente sob ventilação mecânica invasiva (VMi), o efeito cíclico da pressão positiva intratorácica (PIT) provoca, na fase inspiratória, diminuição da pré-carga do ventrículo direito (VD) pela diminuição do retorno venoso devido ao aumento da pressão no átrio direito em relação à veia cava.[15] Para além disso, dado o volume-corrente administrado e respectiva pressão positiva com consequente aumento da pressão pleural, ocorre redução da pressão transmural (PTM) da vasculatura pulmonar, o que por sua vez eleva as resistências pulmonares, levando ao aumento da pós-carga do VD.[14] O aumento da resistência vascular pulmonar no doente ventilado é particularmente importante nas zonas pulmonares de West 1 e 2, onde ocorre maior pressão negativa transmural vascular, podendo haver um colapso quase contínuo da vasculatura pulmonar ao longo da fase inspiratória. O efeito destes fenômenos resulta num

VS mínimo do VD no final da inspiração. No caso das cavidades esquerdas, a diminuição do VS do VD leva a uma diminuição da pré-carga do ventrículo esquerdo (VE) após cerca de 3 batimentos cardíacos devido ao tempo de trânsito da circulação pulmonar. Neste sentido ocorre numa diminuição do VS do VE na fase expiratória.[13] A pressão positiva promove ainda uma diminuição da PTM do VE e porção torácica da aorta, o que resulta numa diminuição da pós-carga. O efeito final da interação pulmão-coração no doente ventilado é de diminuição do volume sistólico na expiração e aumento na inspiração.[17] Se o doente se encontrar na porção ascendente da curva de Frank-Starling, estas pequenas variações respiratórias tornam-se preponderantes visto que o efeito na pré-carga do VD induzido pela VM possui um efeito marcado no VS.

Variação da pressão de pulso e do volume sistólico

Tendo em conta que a pressão de pulso (pressão sistólica – pressão diastólica) se encontra diretamente relacionada com o VS e com a complacência arterial, e assumindo que a complacência da árvore arterial não sofre oscilações ao longo do ciclo respiratório, a avaliação da variação da pressão de pulso (VPP) permite inferir o efeito cíclico da ventilação sobre o volume sistólico.[14,18,19] Neste sentido, vários estudos ao longo dos últimos 30 anos têm demonstrado a utilidade do uso da variação da pressão de pulso (VPP) no doente ventilado como um marcador fidedigno de resposta à fluidoterapia.[20,21] Dos vários índices dinâmicos disponíveis, a VPP é inclusivamente, à data atual, um dos índices mais estudados e utilizados na abordagem clínica e decisão terapêutica do doente em choque. De acordo com uma metanálise de Yang e Du,[22] o limiar diagnóstico para predição de resposta à fluidoterapia utilizando a VPP é de 12% (variação interquartis de 10-13%), apresentando uma sensibilidade e especificidade combinadas de 88% e 89% respetivamente.[23] referem contudo que poderá existir uma zona cinzenta na precisão diagnóstica da VPP em valores compreendidos entre 9% e 13%. No entanto, apesar desta aparente zona cinzenta, quanto maior for o valor da VPP em relação ao *cut-off* diagnóstico, maior a precisão deste marcador como preditor de resposta à fluidoterapia.[21]

Por forma a obter o valor da VPP este é efetuado por meio do cálculo da diferença da pressão de pulso máxima e a pressão de pulso mínima durante um ciclo respiratório dividido pela média dos dois valores (**Figura 20.8**).[24]

$$VPP = \frac{(PPmáx-PPmin)}{(PPmáx+PPmin)/2} \times 100\ (\%)$$

Figura 20.8. Fórmula de cálculo da variação da pressão de pulso.

PPmáx: pressão de pulso máxima; PPmin: pressão de pulso mínima.

Fonte: Acervo da autoria.

Atualmente, uma vasta maioria de monitores obtêm o valor da VPP automaticamente, batimento a batimento, e em tempo real, bastando somente a presença de uma linha arterial e transdutor (**Figura 20.9**).[13]

No caso da variação do volume sistólico (VVS), tal como a VPP reflete as oscilações cíclicas do VS no doente sob ventilação mecânica, esta é também calculada pela razão entre o valor da diferença do VS máximo pelo VS mínimo com a média do VS.[25] A VVS é habitualmente obtida pelos algoritmos de análise do contorno da onda de pulso (**Figura 20.9**) por dispositivos de monitorização hemodinâmica minimamente invasivos com ou sem calibração externa, tais como o sistema FloTrac ou Acumen IQ (Edwards Lifesciences), sistema PICCO (Gettinge), ou sistema LiDCO (Masimo LiDCO).[25] Apesar de ser um dos índices extensamente validados e de fácil aplicabilidade na prática clínica, a VVS, em comparação com a VPP, apresenta menor acuidade diagnóstica como preditor de resposta à fluidoterapia (apresentando uma área sob a curva de 0,84 *vs.* 0,94 respectivamente).[22]

Dispositivos de monitorização hemodinâmica não invasiva recentemente introduzidos no mercado tais como os sistemas de volume-clamp ou de análise da variabilidade da amplitude da onda de pletismografia permitem a obtenção da VPP ou da VVS sem a presença de uma linha arterial, tornando-os sistemas bastante práticos, particularmente em contexto de bloco operatório.[21] De acordo com alguns autores, a obtenção da VPP por meio do método de volume-clamp é igualmente fidedigna como preditor de resposta a fluidoterapia quando comparada com métodos invasivos ou minimamente invasivos.[26,27] No caso da onda de pletismografia, a análise da sua variabilidade ao longo do ciclo respiratório permite detectar quais os doentes potencialmente responsivos à fluidoterapia, no entanto este índice aparenta possuir menor acuidade diagnóstica em doentes que se encontrem sob terapêutica vasopressora assim como em doentes de UCI.[28,29]

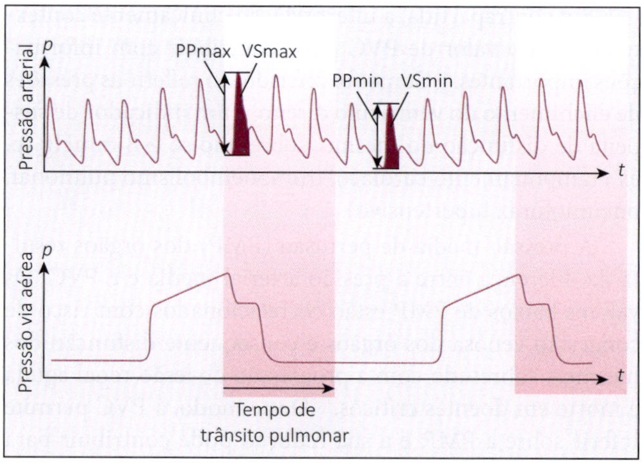

Figura 20.9. Avaliação da variação da pressão de pulso e da variação do volume sistólico.

PPmáx: pressão de pulso máxima; PPmin: pressão de pulso mínima; VSmáx: volume sistólico máximo; VSmin: volume sistólico mínimo.

Fonte: Adaptada de Cannesson M, Aboy M. Hofer CK, Rehman M. Pulse pressure variation: where are we today? J Clin Monitoring Computing.2011; 5(1):45-56.

Limitações associadas à variação da pressão de pulso e do volume sistólico

Apesar do uso da VPP e da VVS se encontrarem extensamente validadas na comunidade científica, previamente à sua utilização na prática clínica, é importante que o intensivista esteja familiarizado com as limitações que lhes estão associadas, no sentido de evitar leituras errôneas com consequências deletérias. No **Quadro 20.1** encontram-se descritos os principais fatores que limitam a aplicabilidade destes parâmetros dinâmicos.[2,11]

Disritmias

Uma das premissas principais com o uso da VPP ou VVS prende-se com a regularidade da frequência cardíaca, (com um intervalo R-R constante) por forma a que, aquando da avaliação destes índices, somente o efeito cíclico da pressão positiva seja o fator preponderante na avaliação da pré-carga/potencial responsivo à fluidoterapia.[15] No caso de doentes com arritmias, fibrilação auricular, extrassístoles ventriculares frequentes, a irregularidade R-R provoca um tempo de preenchimento diastólico ventricular diferente batimento a batimento, enviesando o resultado destes índices.[15,19]

Disfunção do ventrículo direito

Na disfunção do ventrículo direito, o uso da VPP ou VVS pode condicionar resultados falso-positivos, secundários a magnificação do efeito hemodinâmico do aumento da pós-carga do VD associado à ventilação mecânica.[16] No entanto mais estudos são necessários neste subgrupo de doentes por forma a aferir fiabilidade diagnóstica com a utilização destes índices dinâmicos.[15,22]

Aumento da pressão intra-abdominal

A hipertensão intra-abdominal é outro fator limitante na acuidade diagnóstica da VPP e VVS, por que o aumento da pressão abdominal irá condicionar as variações do VS com os ciclos respiratórios.[31,32] No entanto VPP e a VSS são válidas, embora com o limiar diagnóstico de detecção de doentes respondedores *vs.* não respondedores mais elevado, e sem um *cut-off* exato definido.[33]

Quadro 20.1. Fatores que limitam a aplicabilidade da VPP e da VVS como preditores fidedignos de resposta a fluidoterapia

Fator Limitante	Efeito
Arritmias	Falso +
Disfunção ventricular direita	Falso +
Aumento da pressão intra-abdominal	Falso +
Esternostomia/toracostomia	Falso-
Elevada frequência respiratória (FC/FR < 3,6)	Falso-
Ventilação espontânea	Falso +
Baixo volume corrente	Falso-
Baixa cpmplacência pulmonar	Falso-

FC: frequência cardíaca; FR: frequência respiratória.

Fonte: Adaptado de Marik PE, Cavallazzi R. Does the central venous pressure predict fluid responsiveness? An updated meta-analysis and a plea for some common sense. Crit Care Med. 2013 Jul;41(7):1774-81 & Enev R *et al.* Prediction of fluid responsiveness: a review. Biotechnology & Biotechnological Equipment 2021; 35: 1147-1155.

Esternostomia / toracostomia

Na presença de tórax aberto as variações da pressão pleural no doente ventilado tornam-se muito menos pronunciadas, o que modifica drasticamente as interações cardiopulmonares[34] e como tal o valor de VPP e VVS, limitando o seu uso.[22,34]

Elevada frequência respiratória

Backer *et al.*[35] demonstraram que na presença de elevadas frequências respiratórias (FR) deixa de haver variação do volume sistólico. Os mesmos autores referem ainda que se deve ter em conta não o valor absoluto da FR mas sim o rácio entre a frequência cardíaca (FC) e a FR, sendo que com rácios FC/FR < 3,6 a VPP ou VVS perdem valor preditivo como índices fidedignos para resposta à fluidoterapia.[34]

Ventilação espontânea

Nos doentes em ventilação espontânea a VPP e a VVS não deverão ser utilizadas por forma a aferir o potencial responsivo, já que com a ventilação espontânea nunca é homogênea totalmente. Há irregularidades, na amplitude, na frequência das variações respiratórias da pressão intratorácica, assim como do volume-corrente,[36] Para além disso, esforços inspiratórios espontâneos poderão provocar aumento da pressão intra-abdominal devido ao uso dos músculos abdominais provocando um aumento da resposta à pré-carga.[36] Estes fatores alteram a fiabilidade destes testes dinâmicos como adequados preditores, levando frequentemente a resultados falso-positivos.[26]

Baixo volume corrente e/ou baixa compliance

Para que se possa utilizar índices que tenham como base a interação pulmão–coração, é necessário que a pressão positiva induzida pela ventilação mecânica produza uma alteração da PIT suficiente que induza variações cíclicas da pré-carga.[14] Neste sentido, a VPP e a VVS encontram-se validadas somente para volumes-correntes > 8 mL/kg.[21,23,37] Na ventilação protetora com baixos volumes correntes, a amplitude da PIT diminui sendo por vezes insuficiente para provocar um efeito na pré-carga, e condicionando resultados falso-negativos da VPP e VVS,[21,37]demonstraram que com um volume-corrente de 6 mL/kg a performance da VPP era baixa (com uma área sob a curva de 0,69). No entanto, caso ocorra um aumento transitório do volume-corrente de 6 mL/kg para 8 mL/kg durante 1 minuto e um aumento transitório no valor absoluto da VPP ≥ 3,5% e da VVS de 2,5%, a probabilidade de responsividade à fluidoterapia é elevada (AUC 0,99 e 0,97 para VPP a VVS).[38]

A baixa complacência pulmonar e respiratória do mesmo modo inviabilizam o uso da VPP e da VVS, secundariamente a redução da transmissão das pressões alveolares para as estruturas intratorácicas.[39] No caso da SDRA, caracterizada pela baixa complacência, assim como pela instituição de ventilação protetora, o uso destes índices encontra-se também associado a resultados falso-negativos.[22,40] Sugerem, contudo, que o fator preponderante para um baixo valor diagnóstico da VPP no doente com SDRA parece estar mais associado à complacência e não tanto aos baixos volumes-corrente. As limitações supracitadas são bastante comuns no doente crítico na UCI, pelo que nestes casos se deve privilegiar a utilização de outros índices dinâmicos que não sofram influência na acuidade diagnóstica por tais fenômenos.[21] No caso do doente em bloco operatório, dado o diferente perfil, a pluripatologia, e a relativa ausência de disfunção orgânica, a aplicabilidade da VPP e da VVS é válida.[41]

Variações respiratórias do diâmetro das veias cavas

A variação respiratória do diâmetro das veias cavas é utilizada há vários anos em doentes sob VMi como método dinâmico para avaliação da tolerância aos fluidos. A interação coração–pulmão está na base da variabilidade das veias cavas ao longo do ciclo respiratório, uma vez que as alterações na pressão intratorácica induzidas pela VMi podem induzir variações nas veias cavas, em grande proximidade com o coração, quando o volume de sangue central é baixo.[42] A veia cava inferior (VCI) tem a vantagem de poder ser avaliada por ecocardiografia transtorácica e, portanto, de forma não invasiva, sem necessidade de um treino avançado em ecocardiografia. Por outro lado, a utilização da veia cava superior (VCS) requer a realização de ecocardiografia transesofágica.

Princípio fisiológico

Dois fatores fundamentais justificam a variabilidade no diâmetro das veias cavas durante a VMi em situações de previsível resposta à administração de fluidos. Em primeiro lugar, as variações da pressão intratorácica induzem maior compressão das veias intratorácicas mais complacentes, ou seja, verifica-se uma maior tendência ao colapso dos vasos nas situações em que o volume de sangue central é menor. Em segundo lugar, a variação respiratória da pressão na aurícula direita, ou PVC e, consequentemente, do gradiente de pressão responsável pelo retorno venoso sistêmico é maior se os dois ventrículos se encontrarem na fase ascendente da curva de Frank-Starling.[43] Assim, em situações de responsividade verifica-se um aumento do diâmetro da VCI durante a fase inspiratória e uma diminuição da VCS em doentes sob VMi. Contrariamente, nos doentes em ventilação espontânea, é expectável uma diminuição do calibre da VCI durante a inspiração em doentes potencialmente responsivos à administração de fluidos.

Avaliação e aplicabilidade

A ecocardiografia permite a avaliação do diâmetro das veias cavas e da sua variabilidade respiratória, nomeadamente da VCI através de ecocardiografia transtorácica e da VCS por meio de ecocardiografia transesofágica.

▪ Veia Cava Inferior

O diâmetro da VCI é medido por ecocardiografia transtorácica, idealmente com o doente em decúbito dorsal, por meio da janela subcostal, utilizando o seu longo eixo, em modo bidimensional ou modo M, a 1-2 cm da entrada na aurícula direita e evitando o local de confluência das veias supra-hepáticas.[44] A confirmação da correta identificação do vaso deve ser realizada pela visualização da sua entrada na aurícula direita e da identificação das veias supra-hepáticas. É fundamental o adequado alinhamento da sonda perpendicularmente ao longo eixo da VCI (o posicionamento oblíquo relativamente ao longo eixo do vaso sobrestima o diâmetro da VCI) sendo o diâmetro inspiratório o de maior valor e o expiratório o de menor valor.[44]

A VCI é um vaso complacente intra-abdominal, cujo diâmetro, durante a ventilação mecânica, é muito dependente da volemia, da função cardíaca direita e da pressão intrabdominal,[45] razão pela qual um valor isolado de diâmetro da VCI não nos permite tirar conclusões fidedignas sobre o estado de volemia ou responsividade hídrica do doente.

Takata *et al.*[46] sugerem que o diâmetro da VCI depende do gradiente de pressão necessário para a ocorrência do retorno venoso. Em doentes sob VMi, durante a fase inspiratória, a pressão intratorácica torna-se superior à pressão fora do tórax, induzindo uma diminuição do gradiente de pressão que garante o retorno venoso sistêmico. O aumento do volume de sangue venoso extratorácico consequente à diminuição do retorno de sangue ao coração direito, justifica o aumento do diâmetro da VCI durante a inspiração[47] e diminuição na expiração, contrariamente ao que se verifica nos doentes em ventilação espontânea.[48]

No entanto, durante a insuflação (para a mesma variação da pressão intratorácica), uma pressão na aurícula direita mais elevada (por sobrecarga volêmica e/ou disfunção cardíaca direita) induz um aumento da pressão transmural da VCI, com dilatação do vaso e perda da variabilidade respiratória do calibre da VCI por redução da complacência do vaso. As alterações respiratórias cíclicas do diâmetro da VCI são, portanto, apenas observadas quando um doente sob VMi (sem disfunção ventricular direita) se encontra hipo- ou normovolêmico.[48] A ausência de variação respiratória da VCI em doentes sépticos sob VMi descartou a hipótese de aumento significativo do débito cardíaco após administração de fluidos em mais de 90% dos casos.[47]

Assim, a utilização da VCI para avaliar a possibilidade de resposta à administração de fluidos baseia-se na variação do seu diâmetro durante um ciclo respiratório.

Feissel *et al.*[47] e Barbier *et al.*[45] demonstraram que a "variabilidade" da VCI e o índice de distensibilidade da VCI, respetivamente, constituem preditores de resposta à administração de fluidos em doentes sob VMi:

$$\Delta D_{VCI} = \frac{D_{máx} - D_{mín}}{D_{médio}} \times 100$$

(equação 1)

$$ID_{VCI} = \frac{D_{máx} - D_{mín}}{D_{mín}} \times 100$$

(equação 2)

A equação 1, proposta por Feissel *et al.*, calcula a "variabilidade" do diâmetro da VCI (ΔD_{VCI}) por meio da diferença entre o diâmetro máximo ($D_{máx}$) inspiratório e o diâmetro mínimo ($D_{mín}$) expiratório, normalizada pela média dos dois valores anteriores ($D_{médio}$), expressa em percentagem (**Figura 20.10**). Um *cut-off* superior a 12% identifica os respondedores à administração de fluidos com um valor preditivo positivo de 93% e um valor preditivo negativo de 92%.[47]

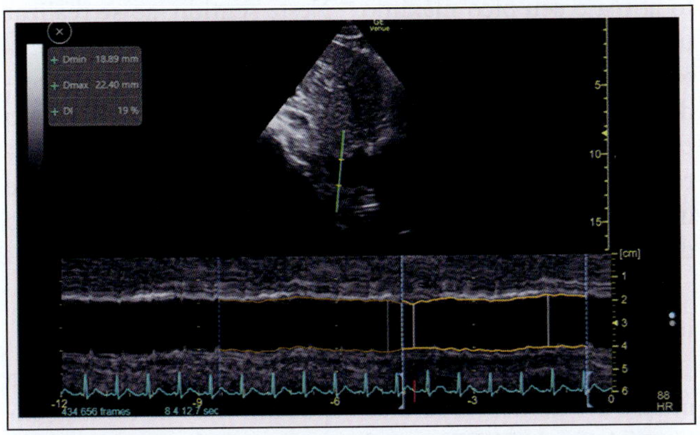

Figura 20.10. Determinação da variabilidade respiratória da VCI em doente sob ventilação mecânica invasiva, sem estímulo respiratório espontâneo e em ritmo sinusal, com posterior cálculo do índice de distensibilidade ID_{VCI} = [(22,40-18,89) / (18,89)] x 100 = 19%.

Fonte: Acervo da autoria.

Na equação 2, proposta por Barbier *et al.*, o índice de distensibilidade da VCI (ID_{VCI}), que reflete o aumento do seu diâmetro durante a inspiração, é calculado por meio da diferença entre $D_{máx}$ e o $D_{mín}$, dividida pelo $D_{mín}$, expressa em percentagem (**Figura 20.11**). Um ID_{VCI} superior a 18% identifica doentes previsivelmente responsivos a administração de fluidos com uma sensibilidade e especificidade de 90%.[45]

Tal como referido anteriormente, nos doentes em VE ocorre uma diminuição do calibre da VCI durante a inspiração devido à redução da pressão transmural do vaso (diminuição da pressão intratorácica e aumento da pressão intra-abdominal com consequente aumento do retorno venoso). Assim, o índice de colapsibilidade (ICVCI, que reflete a diminuição inspiratória do diâmetro da VCI) permite determinar os doentes em VE potencialmente responsivos à administração de fluidos).[49,50]

Na equação 3 representa o diâmetro máximo na expiração e o diâmetro mínimo durante a inspiração. Uma redução do diâmetro da VCI igual ou superior a 42% em doentes em VE permite distinguir entre respondedores e não respondedores à administração de fluidos com elevada especificidade (97%) mas baixa sensibilidade. Estudos demonstraram ainda que o diâmetro máximo da VCI avaliado de forma isolada não constitui um preditor da responsividade aos fluidos.[49]

$$IC_{VCI} = \frac{D_{máx} - D_{mín}}{D_{máx}} \times 100$$

(equação 3)

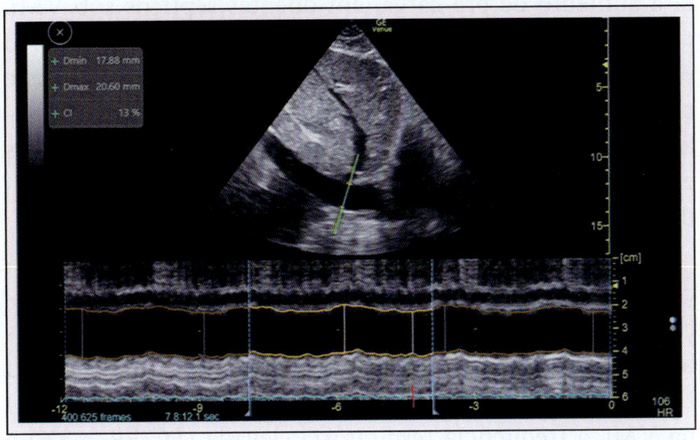

Figura 20.11. Determinação da variabilidade respiratória da VCI em doente em ventilação espontânea, com posterior cálculo do índice de colapsibilidade IC_{VCI} = [(20,60-17,88) / (20,60)] x 100 = 13%.

Fonte: Acervo da autoria.

▪ Veia cava superior

Atendendo à localização intratorácica da VCS, a VMi induz uma redução cíclica do seu diâmetro durante a fase inspiratória consequente a uma redução transitória da pressão transmural por aumento da pressão pleural (pressão transmural ou pressão de distensão da VCS = pressão na aurícula direita menos a pressão pleural).[48,51]

Esta redução do calibre do vaso durante a inspiração pode ser mais ou menos significativa conforme a pressão intravascular. O colapso da VCS durante a VMi sugere, que nesse período, a pressão externa exercida pela cavidade torácica sob o vaso é maior do que a pressão necessária para manter o vaso distendido, tal como ilustrado num estudo de Vieillard-Baron *et al.* em que o colapso foi corrigido pela administração de fluidos.[52] A avaliação da VCS requer a realização de ETE.[1] A visualização do vaso no seu longo eixo (90°) permite a determinação do diâmetro inspiratório e expiratório, por meio do modo M.[48] Vieillard-Baron *et al.* demonstraram em doentes com disfunção circulatória sob VMi, um índice de colapsibilidade > 36% (equação 4) prevê a existência de resposta a administração de fluidos (definida como um aumento no débito cardíaco de pelo menos 11% após administração de fluidos), com uma sensibilidade de 90% e especificidade de 100%:[51]

$$IC_{VCS} = \frac{D_{máx} - D_{mín}}{D_{máx}} \times 100$$

(equação 4)

$D_{máx}$ representa o diâmetro máximo na expiração e $D_{mín}$ o diâmetro mínimo durante a inspiração.

O índice de colapsibilidade da VCS demonstrou ser um indicador mais fidedigno da resposta à fluidoterapia em doentes sob VMi do que o ID da VCI.[53,54]

■ Limitações

Os estudos iniciais demonstraram a utilidade do ID_{VCI} e IC_{VCS} como parâmetros dinâmicos para avaliação da resposta a aumento de pré-carga, em doentes sépticos sob VMi, com elevados valores de sensibilidade e especificidade. No entanto, estudos posteriores mais heterogêneos, médicos e cirúrgicos reportam uma menor precisão destes parâmetros,[53,54] questionando muito a sua utilidade em condições específicas tais como SDRA, pós-operatório de cirurgia abdominal ou doentes sob doses elevadas de vasopressores.[53]

De fato, atualmente reconhece-se que algumas limitações ao uso da VPP tambem são limitações para a utilização do índice de distensibilidade da VCI. No SDRA, existem como mínimo três condições limitantes a utilização do ID_{VCI} e do IC_{VCS}; os baixos volumes-correntes (< 8 mL/kg) na VMi, a frequência respiratória elevada (FC/FR < 3,6) e a complacência reduzida (< 30 mL/cmH_2O). A razão para tal são que as variações de pressão e volume intratorácicos induzidas podem não ser suficientes para desencadear variações significativas de pré-carga, mesmo em doentes que seriam responsivos à administração de fluidos.[53,55,30] A presença de estímulo respiratório espontâneo, a disfunção ventricular direita, a hipertensão intra-abdominal e cirurgia com abertura da cavidade torácica são também contraindicações para a valorização da variabilidade da VCI e utilização do ID.[45,53,55,56]

Contrariamente à VCI, a VCS pode ser utilizada em doentes com hipertensão intra-abdominal e disfunção VD.[57] No casos de doses elevadas de vasoconstritores e a hipertensão pulmonar grave podem também influenciar a variação da VCI, de acordo com Barbier *et al.*[45]

Contrariamente a VPP e VVS, os índices baseados na variabilidade das veias cavas são válidos nas arrtimias, uma vez que a variação das veias cavas não depende do ritmo cardíaco.[58]

De acordo com Vignon *et al.*,[54] o ID_{VCI} demonstrou ser o indicador menos fidedigno para avaliação da responsividade a fluidos (AUC 0.635, sensibilidade de 55% e especificidade de 70%, com intervalo de confiança de 95%), quando comparado com o IC_{VCS}, a variação da velocidade máxima aórtica (ΔVmáxAo) e VPP, em doentes sem fatores confundidores que limitam a utilização dos parâmetros dinâmicos (ou seja, em ritmo sinusal, com volume-corrente ≥ 8 mL/kg e pressão intra-abdominal < 12 mmHg). O IC_{VCS} constitui o parâmetro dinâmico mais específico (84%, sensibilidade de 61%) e a ΔVmáxAo o mais sensível (79%). Os *cut-offs* determinados para uma especificada otimizada (18% para o ID_{VCI} e 31% para o IC_{VCS}) foram semelhantes aos previamente definidos.

Em qualquer dos casos o intensivista deve ter em mente que a identificação de preditores de resposta a fluidos não significa necessariamente que o doente necessita da administração de fluidos, independentemente do tipo e valor do parâmetro dinâmico em causa.

Testes de oclusão respiratória

Tal como os métodos de avaliação de resposta à fluidoterapia previamente descritos, os testes de oclusão respiratória baseiam-se nas variações cíclicas da pressão intratorácica, seus efeitos na pré-carga e, por conseguinte, no débito cardíaco.

Durante a ventilação mecânica, na fase tele-expiratória (correspondendo à pressão positiva no final da expiração ou PEEP) ocorre suspensão transitória da redução cíclica do retorno venoso, levando a que a pré-carga no coração direito atinja o seu pico máximo.[59] Neste sentido, ao se realizar uma pausa expiratória com duração suficiente, o aumento da pré-carga direita é transmitido às cavidades esquerdas com consequente aumento do volume sistólico e débito cardíaco, o que poderá indiciar responsividade à fluidoterapia.[59] Em oposição, a pausa ou oclusão no final da fase inspiratória no doente responsivo irá levar á diminuição do débito cardíaco pela diminuição da pré-carga.[60]

Teste de oclusão expiratória final

Monnet *et al.*[60] demonstraram que um aumento de pelo menos 5% do débito cardíaco após um teste de oclusão expiratória final (TOEF) com duração não inferior a 15 segundos possuía elevado valor preditivo (sensibilidade e especificidade de 87% e 100% respectivamente) para resposta à fluidoterapia. Estudos posteriores confirmaram, resultados e aplicabilidade, em doentes médicos e cirúrgicos mantendo o valor de variação do débito cardíaco ≥ 5% como valor de referência.[61,62]

Relativamente ao tempo de pausa expiratória, deve assegurar um período de tempo suficiente por forma a que o aumento da pré-carga direita e subsequente passagem pela circulação pulmonar se reflita no aumento da pré-carga esquerda.[25] Paralelamente, o período de tempo mínimo do teste deve englobar necessariamente vários ciclos cardíacos, asegurando a sua validade nas disritmias.[25] Alguns estudos utilizaram tempos de oclusão entre 12, 20 e 30 segundos,[62-64] no entanto, numa metanálise de Gavelli *et al.*,[65] não foi demonstrado qualquer benefício na acuidade diagnóstica em realizar testes de oclusão superiores a 15 segundos.

Por forma a avaliar com exatidão os efeitos hemodinâmicos provocados pelo teste de oclusão respiratória, a medição do débito cardíaco deverá ser efetuada continuamente, idealmente batimento a batimento e o método a utilizar deverá ser preciso o suficiente que permita a detecção de pequenas variações percentuais, tal como o *cut-off* de 5%.[25,60] Neste sentido, a avaliação contínua do débito cardíaco por métodos de análise de contorno de pulso tem sido amplamente usada em vários estudos.[60,67,68] Outros métodos como a análise pletismográfica, ecocardiografia transtorácica e Doppler transesofágico também têm sido utilizados, no entanto possuem menor precisão na avaliação do débito cardíaco.[59,68]

Valor adicional do teste de oclusão inspiratória final

Apesar dos métodos ecográficos permitirem uma avaliação em tempo real do débito cardíaco, estes não possuem acuidade diagnóstica suficiente para detetarem variações do débito cardíaco de 5%, visto que a capacidade discriminatória mínima na variação da integral velocidade tempo (VTI) do trato de saída do ventrículo esquerdo é de 11% e 9%, respetivamente para o Eco transtorácico e Eco transesofágico.[69,70] No sentido de colmatar esta baixa precisão ecográfica na avaliação do potencial responsivo com o teste de oclusão respiratória,[62] propuseram que para além da avaliação do TOEF, se deveria, após 1 minuto, realizar um teste de oclusão inspiratória final (TOIF). Esta associação de testes comprovou que o somatório dos valores absolutos das variações percentuais da VTI do TOEF e do TOIF, resultam em um valor igual ou superior a 13% e como tal elevam a exatidão e acuidade da avaliação ecográfica da resposta à fluidoterapia. A razão é que este valor de *cut-off* seria mais compatível com o limiar de precisão diagnóstica na avaliação da VTI (e, por conseguinte, do débito cardíaco) obtido por meio de métodos ecográficos.[69] O uso do TOEF + TOIF combinados e respectiva avaliação da variação do débito cardíaco pode ser bastante útil quando não se encontram disponíveis outras técnicas, para além da ecografia, de avaliação contínua do débito cardíaco.[25]

Limitações dos testes de oclusão respiratória

A principal limitação associada aos testes de oclusão respiratória é que estes só podem ser realizados em doentes sob ventilação mecânica.[59,60] Para além disso, provavelmente muitos doentes não conseguirão tolerar uma oclusão com duração de 15 segundos.[59,68,25] O teste de oclusão deverá ainda ser realizado somente após um período de estabilidade (**Figura 20.12**).

Relativamente ao impacto da PEEP na robustez diagnóstica do TOEF, Silva *et al.*[68] demonstraram uma precisão do TOEF semelhante a valores da PEEP entre 5 e 14 cmH_2O. No respeitante ao volume-corrente valores de volumes-correntes inferiores a 6 mL/kg diminuem a precisão do TOEF, não sendo influenciada com volume-corrente de 8 mL/kg. Ainda assim, são necessários mais estudos de correlação da influência do volume-corrente na acuidade diagnóstica do TOEF. O mesmo acontece na sua aplicação no doente em posição prona.[68,70,71]

Testes de elevação passiva das pernas

O teste de elevação passiva das pernas é um método transitório e reversível de aumentar a pré-carga e prever se existe resposta ao volume.[72] É considerado uma alternativa ao clássico *bolus* de fluido por meio da transferência de aproximadamente 300 mL de sangue venoso da parte inferior do corpo (membros inferiores e circulação esplênica) para o compartimento intratorácico.

Para uma maior sensibilidade do teste, o doente deve ser colocado numa posição semirreclinada com elevação da cabeceira a 45º. Posteriormente, a cama é ajustada para um ângulo obtuso onde a parte superior fica em posição de 0º e a parte inferior a 45º. (**Figura 20.13**).[73]

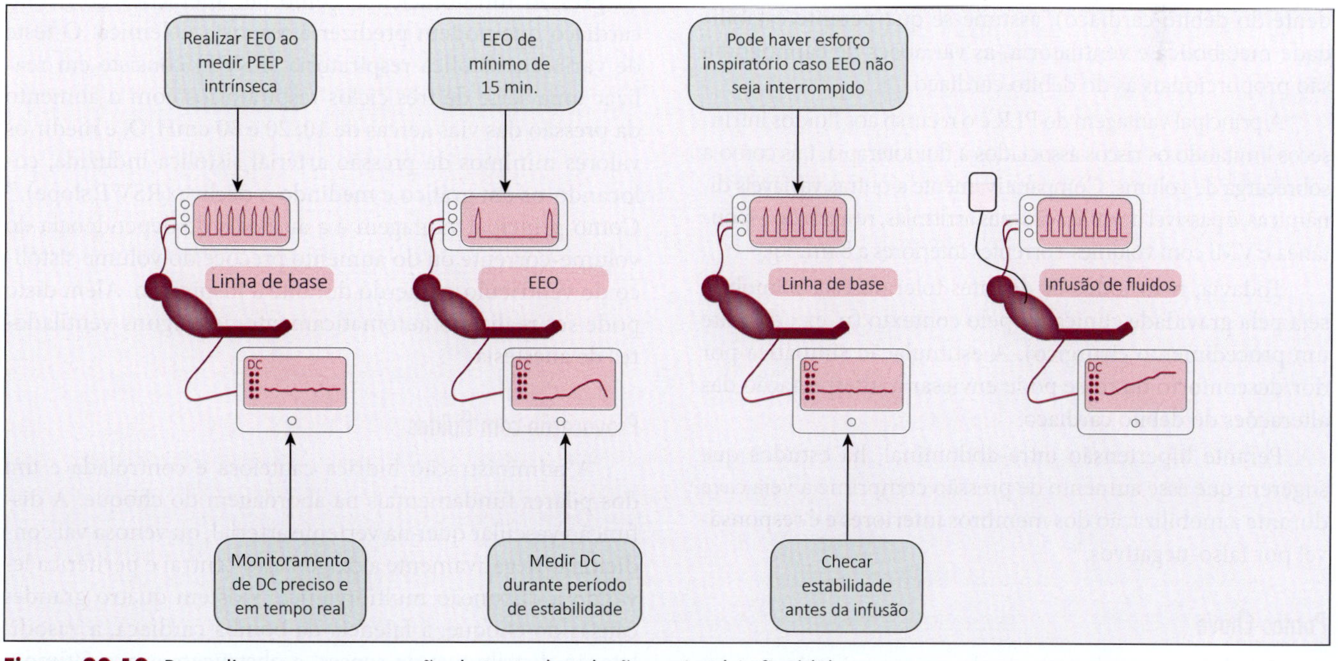

Figura 20.12. Procedimento para execução do teste de oclusão expiratória final (1).
DC: débito cardíaco; EEO: oclusão expiração final (*end-expiratory occlusion*); PEE: pressão positiva expiratória final (*positive end-expiratory pressure*).
Fonte: Adaptada de Monnet X, Teboul JL. Passive leg raising: five rules, not a drop of fluid! Crit Care. 2015;19(1):18.

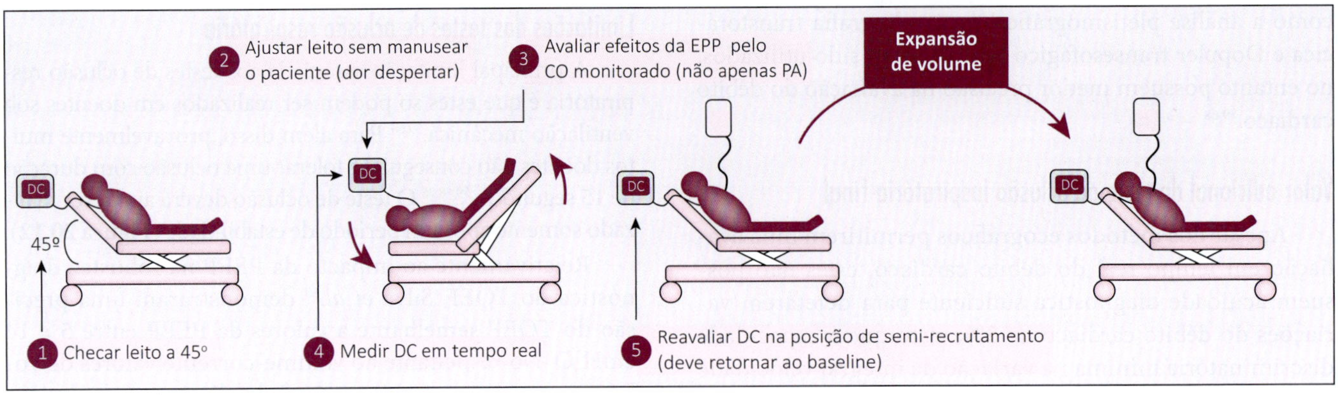

Figura 20.13. Teste de elevação passiva das pernas.

DC: débito cardíaco; PA: pressão arterial; EPP: elevação passiva das pernas.

Fonte: Adaptada de Monnet X, Teboul JL. Passive leg raising: five rules, not a drop of fluid! Crit Care. 2015;19(1):18.

As alterações no débito cardíaco ocorrem em cerca de 60 segundos, o que torna imprescindível que seja utilizado um sistema de monitorização contínua e em tempo real destas alterações (p. ex., análise da curva de pressão arterial; ecocardiograma). A medição do débito cardíaco deve ser realizada previamente e durante a manobra, considerando haver resposta ao volume se houver uma variação > 10%.[42] Idealmente deve também ser medido o débito cardíaco quando o doente é novamente colocado na posição inicial, para averiguar se retorna ao valor de base e se a variação observada é essencialmente atribuída ao teste.

Estudos estabelecem a relação deste teste com os valores de capnografia, demonstrando que um aumento superior a 5% durante o teste de elevação passiva das pernas prediz resposta ao volume.[74,75] Sabendo que o valor de CO_2 expirado depende da sua produção tecidual, da ventilação alveolar e do fluxo sanguíneo pulmonar (por sua vez dependente do débito cardíaco), assume-se que perante estabilidade metabólica e ventilatória, as variações de capnografia são proporcionais às do débito cardíaco.

A principal vantagem do PLR é o recurso aos fluidos intrínsecos limitando os riscos associados à fluidoterapia, tais como a sobrecarga de volume. Comparativamente a outras variáveis dinâmicas, é passível de utilização, nas arritmias, respiração espontânea e VMi com volumes-correntes inferiores a 8 mL/kg.

Todavia, nem todos os doentes toleram esta manobra, seja pela gravidade clínica ou pelo contexto (p. ex., durante um procedimento cirúrgico). A estimulação simpática por dor/desconforto ou tosse pode enviesar a interpretação das alterações do débito cardíaco.

Perante hipertensão intra-abdominal, há estudos que sugerem que esse aumento de pressão comprime a veia cava durante a mobilização dos membros inferiores e é responsável por falso-negativos.[76]

Pontos-Chave

- A execução do teste de elevação passiva das pernas deve ser corretamente realizada para uma interpretação mais fiável dos resultados.
- Este teste carece de uma monitorização contínua do débito cardíaco, considerando-se um teste positivo se existir uma variação > 10%.
- Contrariamente a outros parâmetros dinâmicos, o teste de elevação passiva das pernas pode ser utilizado na presença de arritmias e em doentes em respiração espontânea ou sob VMi com volumes-correntes < 8 mL/kg.

Outros testes usando interações coração-pulmão

Um aumento no nível de pressão expiratória positiva de 5 para 10 cmH_2O induz uma diminuição da pré-carga cardíaca que pode ser usada para detectar a resposta volêmica do doente.[77]

As manobras de recrutamento induzem um aumento da pressão intratorácica e, como tal, alterações do débito cardíaco que podem predizer a resposta volêmica. O teste de variação sistólica respiratória (RSVT) consiste em realizar uma série de três ciclos respiratórios com o aumento da pressão das vias aéreas de 10, 20 e 30 cmH_2O, e medir os valores mínimos da pressão arterial sistólica induzida, colocando-os em gráfico e medindo o declive (RSVT slope).[78] Como principal vantagem é a ausência de dependência do volume-corrente ou do aumento precoce do volume sistólico do ventrículo esquerdo durante a inspiração. Além disto pode ser realizado automaticamente por alguns ventiladores de anestesia.

Provocação com fluidos

A administração hídrica cautelosa e controlada é um dos pilares fundamentais na abordagem do choque. A disfunção vascular quer na vertente arterial, ou venosa vai condicionar negativamente a oxigenação central e periférica levando a disfunção multiorgânica. Existem quatro grandes causas do choque, a falência da bomba cardíaca, a vasodilatação distributiva da sepses, a obstrução, e por último a hipovolemia. No entanto e desde os anos 1970 sabe-se que independentemente da natureza etiológica do choque, a hipovolemia persistente tem efeitos altamente negativos no doente e, como tal, tem que ser rapidamente tratada. A questão está em saber ou conhecer a resposta hemodinâmica do doente a administração hídrica, para tal é consenso, os melhores testes disponíveis são os testes de provocação com fluidos.

O que é um *fluid challenge*?

O *fluid challenge* (FC) é um teste dinâmico de avaliação no choque, cujo objetivo é saber a resposta hemodinâmica do doente à hidratação. Basicamente trata-se de administrar fluidos, independentemente do tipo do choque, e observar se a tensão arterial aumenta. Inicialmente a avaliação era realizada de uma forma muito liberal e agressiva, com administrações desmedidas de fluidos. A partir do estudo SOAP,[79] ficaram evidenciados os efeitos deletérios da sobrecarga hídrica, nomeadamente no aumento da mortalidade. Desde então o paradigma terapêutico muda e a abordagem passa a ser mais cautelosa e controlada.

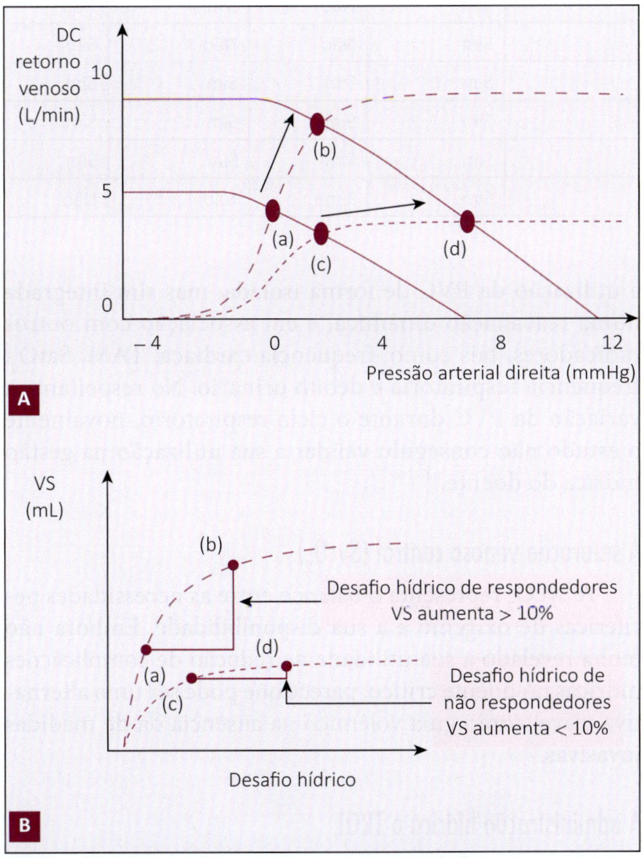

Figura 20.14. Curva de F.Starling *vs.* curva Guyton.

A Se a contratilidade cárdica está mantida, linha tracejada, o *fluid challenge* conduz ao aumento do retorno venoso e aumento do débito cardíaco (DC). O ponto de equilíbrio (ponto de cruzamento entre a curva de FS e curva de Guyton, débito cardíaco e retorno venoso estão equalizados) passa do (a) ao (b). Se a contratilidade está limitada, linha contínua, o efeito é minino, o ponto de equilíbrio (c) passa a (d), evidenciando uma ausência de aumento do débito cardíaco. **B** Efeito do fluid challenge na curva de FS com teste considerado positivo.

DC: débito cardíaco; VS: volume sistólico.

Fonte: Adaptada de Cecconi M, Parsons AK, Rhodes A. What is a fluid challenge? Curr Opinion Crit Care. 2011;17(3):290-295.

Considera-se uma resposta positiva à volemia, quando o volume sistólico (VS) aumenta acima dos 10%-15%. O VS está condicionado pela pré-carga, pós-carga, contratilidade, e frequência cardíaca. O seu comportamento está claramente representado na curva de Frank-Starling (FS). No entanto o principal condicionante do débito cardíaco não está no ramo arterial do sistema cardiocirulatório, mas no venoso, e não é outro do que o retorno venoso (RV). O RV depende de pressão na aurícula direita, das resistências venosas e da pressão sistêmica média, a qual atua como a *driving pressure* venosa. O retorno venoso pela sua vez tem o seu comportamento representado pela curva de Guyton. O *fluid challenge* aumenta as pressões sistêmicas médias, o qual leva ao aumento do retorno venoso e posterior aumento no débito cardíaco (**Figura 20.14**).

No entanto a resposta do *fluid challenge* está condicionada pela capacidade contrátil.[80]

Em resumo, no *fluid challenge* a administração hídrica deve assegurar o apropriado preenchimento da aurícula, e como tal a distensão do ventrículo direito que permita a ativação da lei de FS nas cavidades ventriculares direitas e nas esquerdas otimizando o débito cardíaco.

Fluid challenge vs. hidratação livre

O *fluid challenge* é um teste provocativo de resposta hídrica. Um teste controlado, no qual administramos uma quantidade certa de volume, e aguardamos a reação hemodinâmica do doente. Mais uma vez, numa tentativa de evitar a sobrecarga hídrica e os seus efeitos negativos. Na hidratação livre, o controle desaparece totalmente e os fluidos são administrados de forma cega e radical. No entanto, se o *fluid challenge* fosse positivo, a administração volêmica continuaria, mas sempre com limites estabelecidos, no respeitante a quantidades e tempo de administração. Paralelamente durante a hidratação precisamos de um guia de monitorização hemodinâmica invasiva ou não invasiva. Existe apenas uma situação em que a administração hídrica poderia ser realizada de uma forma livre, na fase inicial da reanimação, e com o limite máximo dos 30 mL/kg, ainda sim há muita controvérsia sobre esse valor.[81]

Quando e como fazer um *fluid challenge*

Considerando o *fluid challenge* como teste positivo nos casos em que o aumento do SV é superior a 10%-15%, o desafio estaria em perceber quais do doentes teriam essa resposta positiva, e se seriam candidatos a hidratação. Por isso, ao longo dos anos, tem sido realizadas múltiplas tentativas no sentido de estabelecer indicadores clínicos de resposta a fluidos.[82] Por último é importante salientar que apenas 40% a 72% do doentes críticos respondem a volemia.[82] (**Quadro 20.2**).

Quadro 20.2. Indicadores e preditores da resposta volêmica

Parâmetros	Indicador	Preditor	Objetivo alcançado	Limite
Avaliação clínica	Sim	Sim	Sim	Sim
Sede, menor turgor da pele, boca seca, extremidades frias	Sim	Não	Não	Não
Terapia perioperatória (jejum, manutenção, insensibilidade, evapotranspiração, perda de sangue)	Sim	Não	Não	Não
Hipernatremia	Sim	Não	Sim	Não
Uso de vasopressores	Sim	Não	Sim	Não
Batimentos > 100	Sim	Não	Sim	Não
Oligúria < 0,5 mL/min/m²	Sim	Não	Sim	Não
Pressão sistólica < 90 mmHg	Sim	Não	Sim	Não
Índice cardíaco < 2,5 L/min/m²	Sim	Não	Sim	Não
Pressão venosa central ≤ 15 mmHg	Sim	Não	Sim	Sim
Δ variação da pressão venosa central com respiração espontânea	Sim	Sim	Sim	Sim
Pressão da oclusão da artéria pulmonar	Sim	Não	Sim	Sim
Lactato sérico > 2 mmol/L	Sim	Não	Sim	Não
$ScVO_2$ < 70%	Sim	Sim (Δ)	Sim	Não
DO_2i < 600 mL/min/m²	Sim	Não	Sim	Não
Taxa de fluxo correta < 400 ms	Sim	Não	Não	Sim
Variação do volume sistólica ≥ 10%	Sim	Sim	Sim	Sim
Variação da pressão sistólica > 10%	Sim	Sim	Sim	Sim
Variação da pressão arterial ≥ 13%	Sim	Sim	Sim	Sim
Resposta à elevação da perna	Sim	Sim	Não	Não

Fonte: Desenvolvida pela autoria.

Preditores de resposta volêmica

Dos diferentes preditores de resposta volêmica, apenas os estáticos, a PVC com a sua variação e a saturação venosa central ($ScVO_2$), não foram abordados nas seções anteriores.

A pressão venosa central (PVC)

A pressão venosa central foi classicamente admitida com preditor de volemia no doente crítico até o ponto de ser validada pela edição da *Surviving Sepsis Campaign*, (SSC) em 2012,[83] com valores-alvo a atingir nas primeiras 6 horas, entre 8 -12 mmHg. Inicialmente foi assumida a relação direta entre a PVC e volume telediastólico do ventrículo direito, mas existem outros fatores a condicionar esse volume, nomeadamente a complacência da parede do ventrículo e ao gradiente de pressão transmural auricular. Por isso, aquelas situações em que existem alterações severas desta complacência ou desse gradiente transmural, hipertensão pulmonar, derrames pleurais, miocardiopatia dilatadas ou hipertróficas, vão alterar também o valor da PVC sem isso ter quaisquer relação com estado volêmico do doente. Marik *et al.*, em sua metanálise de 2013[2], sob a capacidade da PVC na predição das resposta a volemia, propõe o abandono da sua medição como preditor volêmico. A SSC , na sua revisão de 2017[84], também desaconselha a utilização da PVC de forma isolada, mas sim integrada numa reavaliação dinâmica, e em associação com outros indicadores, tais como, frequência cardíaca, TAM, $SatO_2$, frequência respiratória e debito urinário. No respeitante a variação da PVC durante o ciclo respiratório, novamente o estudo não conseguiu validar a sua utilização na gestão hídrica do doente.[84]

A saturação venosa central ($SvcO_2$)

A $SvcO_2$ representa o balanço entre as necessidades periféricas de oxigênio e a sua disponibilidade. Embora não tenha revelado a sua utilidade na redução de complicações hídricas no doente crítico, parece que pode ser uma alternativa viável como guia volêmico na ausência da de medidas invasivas.

A administração hídrica o TROL

Vincent *et al.* descrevem no seu estudo de 2006[79] a abordagem TROL no contexto da gestão hídrica do doente. O conceito , posteriormente suportado por Malbrain *et al.*, supõe realizar a administração hídrica com focalização no:

1. Tipos de fluidos.
2. Ritmo de administração.
3. Objetivos terapêuticos.
4. Limites de segurança.

■ Tipos de fluidos

Os tipos de fluidos a administrar estará muito condicionado pela situação clínica do doente. Preferencialmente serão usados os cristaloides, nomeadamente as soluções balanceadas, em detrimento dos coloides. Ter sempre atenção as soluções salinas e o seu risco associado de acidose hiperclorêmica.

Os hemoderivados ficam reservados para as situação de choque hemorrágico com perdas de sangue muito elevadas.

As soluções salinas não demonstraram redução de mortalidade quando comparadas com a albumina. Para além disto as albuminas poderão ter a sua utilidade prática em contexto séptico, mas devem ser evitadas na lesão traumática cerebral.[85]

O hidroxietilamido será uma solução a evitar[86] devido as suas intercorrências renais e ao aumento das necessidade técnicas de substituição renal.

■ Ritmo de administração

O ritmo não tem um valor determinado, embora o mais sugerido são os 500 mL durante 20 a 30 minutos, valores estes não validados. Muller *et al.*[86] levaram o conceito de segurança hídrica a um nível superior propondo o *mini fluid challenge*, uma infusão de 100 mL de coloide em um minuto seguido de 400 mL de cristaloide adicional durante mais 14 minutos.

■ Objetivos

- Tensão arterial média (TAM): 65 mmHg ou superior em doentes com HTA.
- Débito urinário: superior a 0,5 mL/kg/h.
- Avaliação dos preditores estáticos: sinais de melhora na perfusão de órgãos e sistemas, redução de hipoperfusão cutânea, redução do láctico, SVO_2, normalização das frequências cardíacas, respiratórias etc.
- Avaliação dos preditores dinâmicos: variação da pressão de pulso e do volume sistólico.
- Limites de segurança:
- Inicialmente propunha-se a PVC e a sua variação como ferramenta balizadora da hidratação do doente. No entanto este conceito cai em desuso pelos estudos e razões supracitadas. Atualmente, fazer uma avaliação global dinâmica, multimodal, dos diferentes indicadores com especial relevância na avaliação ecográfica das cavas e da sobrecarga hídrica pulmonar por meio da ecografia torácica.

Pontos-Chave

- O *fluid challenge* é um teste dinâmico de avaliação no choque, cujo objetivo é saber a resposta hemodinâmica do doente à hidratação.
- Existe apenas uma situação em que a administração hídrica poderia ser realizada de uma forma livre, na fase inicial da reanimação, e com o limite máximo dos 30 mL/kg.
- A PVC como preditor a resposta volêmica isolada, foi abandonada, pois a correlação entre o seu valor e o estado hídrico real do doente só coincide em 50% dos casos.
- A $SvCO_2$ representa o balanço entre as necessidades periféricas de oxigênio e a sua disponibilidade.
- Abordagem TROL no contexto da gestão hídrica do doente sugere realizar a utilização de fluidos orientada por: tipo de fluidos, ritmo de administração, objetivos terapêuticos, e finalmente limites de segurança. Em definitivo sob a premissas de quanto, como, quando e qual classe de fluido a usar.

Conclusão e pontos-chave finais

No que diz respeito a quando devemos testar a responsividade a fluidos:

1. Apenas em pacientes com instabilidade hemodinâmica e/ou sinais de hipoperfusão.
2. Não se a hipovolemia for clinicamente óbvia: choque hipovolêmico, ou fase inicial de choque séptico.
3. A responsividade a fluidos deve ser testada antes de realizar a expansão volêmica para evitar administração desnecessária e sobrecarga de volume.

No que diz respeito aos efeitos hemodinâmicos:

1. Em um tratamento por si só, cujos efeitos dependem da dose e cuja eficácia é muitas vezes incerta. É razoável tentar prever os seus efeitos hemodinâmicos antes de realizá-lo. Cabe ao clínico selecionar os testes apropriados dependendo da situação clínica e das técnicas de monitorização hemodinâmica em vigor.

No que diz respeito a expansão de volume:

1. Marcadores estáticos de pré-carga cardíaca, como pressão venosa central, não são capazes de avaliar a responsividade a fluidos.
2. Variações de pressão de pulso e volume sistólico são confiáveis, mas restritas a condições determinadas, ausência de SDRA, atividade respiratória e arritmias cardíacas.
3. Variações dos diâmetros das veias cavas superior e inferior não são válidas na SDRA e na VE.
4. Elevação passiva das pernas é confiável para prever a responsividade a fluidos, mas requer um método de monitorização contínua do débito cardíaco, que pode ser invasivo ou não invasivo.
5. O teste de oclusão expiratória final pode ser usado em pacientes ventilados sem forte atividade respiratória espontânea. A combinação dos testes de oclusão expiratória final e inspiratória final torna o teste avaliável por ecocardiografia.
6. O teste de resposta a *bolus* de volume tradicional com 300 a 500 mL requer uma medição do débito

cardíaco. É mais um tratamento do que um teste, e contribui inevitavelmente para a sobrecarga hídrica.

7. O teste de resposta a um "mini"-*bolus* de volume pode substituir o tradicional, com vantagens inerentes, mas requer uma técnica precisa e contínua para medição do débito cardíaco.

Referências bibliográficas

1. Ueyama H, Kiyonaka S. Predicting the Need for Fluid Therapy-Does Fluid Responsiveness Work? J Intensive Care. 2017;5:34.
2. Marik PE, Cavallazzi R. Does the central venous pressure predict fluid responsiveness? An updated meta-analysis and a plea for some common sense. Crit Care Med. 2013;41(7):1774-81.
3. Asai T. Is it safe to use supraglottic airway in children with difficult airways? Br J Anaesth. 2014;112(4):620-2.
4. Marik PE, Desai H. Goal directed fluid therapy. Curr Pharm Des. 2012;18(38):6215-24.
5. Guyton AC. Determination of cardiac output by equating venous return curves with cardiac response curves. Physiol Rev. 1955;35:123-129
6. Spiegel R. Stressed vs. unstressed volume and its relevance to critical care practitioners. Clin Exp Emerg Med. 2016;3(1):52-54.
7. Bentzer P, Griesdale DE, Boyd J, MacLean K, Sirounis D, Ayas NT. Will This Hemodynamically Unstable Patient Respond to a Bolus of Intravenous Fluids? JAMA. 2016;316(12):1298-309.
8. Enev R, Krastev P, Abedinov F. Prediction of fluid responsiveness: a review. Biotechnology & Biotechnological Equipment 2021;35: 1147-1155.
9. Eskesen TG, Wetterslev M, Perner A. Systematic review including re-analyses of 1148 individual data sets of central venous pressure as a predictor of fluid responsiveness. Intensive Care Med. 2016;42(3):324-332.
10. Hamzaoui O, Teboul JL. Central venous pressure (CVP). Intensive Care Med. 2022 Oct;48(10):1498-1500. doi: 10.1007/s00134-022-06835-6. Epub 2022 Aug 11. Erratum in: Intensive Care Med. 2022;48(10):1512.
11. Chen CY, Zhou Y, Wang P, Qi EY, Gu WJ. Elevated central venous pressure is associated with increased mortality and acute kidney injury in critically ill patients: a meta-analysis. Crit Care. 2020;24(1):80.
12. Kumar A, Anel R, Bunnell E, Habet K, Zanotti S, Marshall S, et al. Pulmonary artery occlusion pressure and central venous pressure fail to predict ventricular filling volume, cardiac performance, or the response to volume infusion in normal subjects. Crit Care Med. 2004 Mar;32(3):691-9.. https://doi.org/10.1097/01.CCM.0000114996.68110.C9
13. Cannesson M, Aboy M, Hofer CK, Rehman M. Pulse pressure variation: where are we today? J Clin Monit Comput. 2011;25(1):45-56.
14. Teboul JL, Monnet X, Chemla D, Michard F. Arterial Pulse Pressure Variation with Mechanical Ventilation. Am J Respir Crit Care Med. 2019;199(1):22-31.
15. Pinsky MR. Cardiopulmonary Interactions: Physiologic Basis and Clinical Applications. Ann Am Thorac Soc. 2018;15(Suppl 1):S45-S48. https://doi.org/10.1513/AnnalsATS.201704-339FR
16. Mahjoub Y, Pila C, Friggeri A, Zogheib E, Lobjoie E, Tinturier F, et al. Assessing fluid responsiveness in critically ill patients: False-positive pulse pressure variation is detected by Doppler echocardiographic evaluation of the right ventricle. Crit Care Med. 2009;37(9):2570-5.
17. Grübler MR, Wigger O, Berger D, Blöchlinger S. Basic concepts of heart-lung interactions during mechanical ventilation. Swiss Med Wkly. 2017;147:w14491.
18. Marik PE, Monnet X, Teboul JL. Hemodynamic parameters to guide fluid therapy. Ann Intensive Care. 2011;1(1):1.
19. Chemla D, Hébert JL, Coirault C, Zamani K, Suard I, Colin P, Lecarpentier Y. Total arterial compliance estimated by stroke volume-to-aortic pulse pressure ratio in humans. Am J Physiol. 1998;274(2):H500-5.
20. Mesquida J, Kim HK, Pinsky MR. Effect of tidal volume, intrathoracic pressure, and cardiac contractility on variations in pulse pressure, stroke volume, and intrathoracic blood volume. Intensive Care Med. 2011;37(10):1672-9.
21. Marik PE, Cavallazzi R, Vasu T, Hirani A. Dynamic changes in arterial waveform derived variables and fluid responsiveness in mechanically ventilated patients: a systematic review of the literature. Crit Care Med. 2009;37(9):2642-7.
22. Monnet X, Marik PE, Teboul JL. Prediction of fluid responsiveness: an update. Ann Intensive Care. 2016 Dec;6(1):111.
23. Yang X, Du B. Does pulse pressure variation predict fluid responsiveness in critically ill patients? A systematic review and meta-analysis. Crit Care. 2014;18(6):650.
24. Cannesson M, Le Manach Y, Hofer CK, Goarin JP, Lehot JJ, Vallet B, Tavernier B. Assessing the diagnostic accuracy of pulse pressure variations for the prediction of fluid responsiveness: a "gray zone" approach. Anesthesiology. 2011;115(2):231-41.
25. Monnet X, Teboul JL. *Assessment of Fluid Responsiveness.* 2019. P. 283-299.
26. Pinsky MR. Functional hemodynamic monitoring. Crit Care Clin. 2015;31(1):89-111.
27. Biais M, Stecken L, Ottolenghi L, Roullet S, Quinart A, Masson F, Sztark F. The ability of pulse pressure variations obtained with CNAP™ device to predict fluid responsiveness in the operating room. Anesth Analg. 2011;113(3):523-8.
28. Monnet X, Dres M, Ferré A, Le Teuff G, Jozwiak M, Bleibtreu A, Le Deley MC, Chemla D, Richard C, Teboul JL. Prediction of fluid responsiveness by a continuous non-invasive assessment of arterial pressure in critically ill patients: comparison with four other dynamic indices. Br J Anaesth. 2012;109(3):330-8.
29. Sandroni C, Cavallaro F, Marano C, Falcone C, De Santis P, Antonelli M. Accuracy of plethysmographic indices as predictors of fluid responsiveness in mechanically ventilated adults: a systematic review and meta-analysis. Intensive Care Med. 2012;38(9):1429-37.
30. Monnet X, Guérin L, Jozwiak M, Bataille A, Julien F, Richard C, Teboul JL. Pleth variability index is a weak predictor of fluid responsiveness in patients receiving norepinephrine. Br J Anaesth. 2013;110(2):207-13.
31. Díaz F, Erranz B, Donoso A, Salomon T, Cruces P. Influence of tidal volume on pulse pressure variation and stroke volume variation during experimental intra-abdominal hypertension. BMC Anesthesiol. 2015;15:127.
32. Duperret S, Lhuillier F, Piriou V, Vivier E, Metton O, Branche P, Annat G, Bendjelid K, Viale JP. Increased intra-abdominal pressure affects respiratory variations in arterial pressure in normovolaemic and hypovolaemic mechanically ventilated healthy pigs. Intensive Care Med. 2007;33(1):163-71.
33. Jacques D, Bendjelid K, Duperret S, Colling J, Piriou V, Viale JP. Pulse pressure variation and stroke volume variation during increased intra-abdominal pressure: an experimental study. Crit Care. 2011;15(1):R33.
34. de Waal EE, Rex S, Kruitwagen CL, Kalkman CJ, Buhre WF. Dynamic preload indicators fail to predict fluid responsiveness in open-chest conditions. Crit Care Med. 2009;37(2):510-5.
35. De Backer D, Taccone FS, Holsten R, Ibrahimi F, Vincent JL. Influence of respiratory rate on stroke volume variation in mechanically ventilated patients. Anesthesiology. 2009;110(5):1092-7.
36. De Backer D, Pinsky MR. Can one predict fluid responsiveness in spontaneously breathing patients? Intensive Care Med. 2007;33(7):1111-1113.
37. Michard F, Boussat S, Chemla D, Anguel N, Mercat A, Lecarpentier Y, et al. Relation between respiratory changes in arterial pulse pressure and fluid responsiveness in septic pa-

tients with acute circulatory failure. Am J Respir Crit Care Med. 2000;162(1):134-8.

38. Myatra SN, Prabu NR, Divatia JV, Monnet X, Kulkarni AP, Teboul JL. The Changes in Pulse Pressure Variation or Stroke Volume Variation After a "Tidal Volume Challenge" Reliably Predict Fluid Responsiveness During Low Tidal Volume Ventilation. Crit Care Med. 2017;45(3):415-421.
39. Teboul JL, Monnet X. Pulse pressure variation and ARDS. Minerva Anestesiol. 2013;79(4):398-407. Epub 2013 Jan 31.
40. Liu Y, Wei LQ, Li GQ, Yu X, Li GF, Li YM. Pulse Pressure Variation Adjusted by Respiratory Changes in Pleural Pressure, Rather Than by Tidal Volume, Reliably Predicts Fluid Responsiveness in Patients With Acute Respiratory Distress Syndrome. Crit Care Med. 2016;44(2):342-51.
41. Preau S, Dewavrin F, Demaeght V, Chiche A, Voisin B, Minacori F, et al. The use of static and dynamic haemodynamic parameters before volume expansion: A prospective observational study in six French intensive care units. Anaesth Crit Care Pain Med. 2016;35(2):93-102.
42. Monnet X, Marik P, Teboul JL. Passive leg raising for predicting fluid responsiveness: a systematic review and meta-analysis. Intensive Care Med. 2016;42(12):1935-1947.
43. Pinsky MR, Teboul JL, Vincent JL. (Eds.). Hemodynamic Monitoring. Springer International Publishing; 2019.
44. Mitchell C, Rahko PS, Blauwet LA, Canaday B, Finstuen JA, Foster MC, et al. Guidelines for Performing a Comprehensive Transthoracic Echocardiographic Examination in Adults: Recommendations from the American Society of Echocardiography. J Am Soc Echocardiogr. 2019;32(1):1-64.
45. Barbier C, Loubières Y, Schmit C, Hayon J, Ricôme JL, Jardin F, Vieillard-Baron A. Respiratory changes in inferior vena cava diameter are helpful in predicting fluid responsiveness in ventilated septic patients. Intensive Care Med. 2004;30(9):1740-6.
46. Takata M, Wise RA, Robotham JL. Effects of abdominal pressure on venous return: abdominal vascular zone conditions. J Appl Physiol. 1990;69:1961-1972.
47. Feissel M, Michard F, Faller JP, Teboul JL. The respiratory variation in inferior vena cava diameter as a guide to fluid therapy. Intensive Care Med. 2004;30(9):1834-7.
48. Jardin F, Vieillard-Baron A. Ultrasonographic examination of the venae cavae. Intensive Care Med. 2006;32(2):203-206.
49. Airapetian N, Maizel J, Alyamani O, Mahjoub Y, Lorne E, Levrard M, et al. Does inferior vena cava respiratory variability predict fluid responsiveness in spontaneously breathing patients? Crit Care. 2015;19:400.
50. Muller L, Bobbia X, Toumi M, Louart G, Molinari N, Ragonnet B, et al. Respiratory variations of inferior vena cava diameter to predict fluid responsiveness in spontaneously breathing patients with acute circulatory failure: need for a cautious use. Crit Care. 2012;16(5):R188.
51. Vieillard-Baron A, Chergui K, Rabiller A, Peyrouset O, Page B, Beauchet A, Jardin F. Superior vena caval collapsibility as a gauge of volume status in ventilated septic patients. Intensive Care Med. 2004;30(9):1734-9.
52. Vieillard-Baron A, Augarde R, Prin S, Page B, Beauchet A, Jardin F. Influence of superior vena caval zone condition on cyclic changes in right ventricular outflow during respiratory support. Anesthesiology. 2001;95(5):1083-8.
53. Charbonneau H, Riu B, Faron M, Mari A, Kurrek MM, Ruiz J, et al. Predicting preload responsiveness using simultaneous recordings of inferior and superior vena cavae diameters. Crit Care. 2014;18(5):473.
54. Vignon P, Repessé X, Bégot E, Léger J, Jacob C, Bouferrache K, et al A. Comparison of Echocardiographic Indices Used to Predict Fluid Responsiveness in Ventilated Patients. Am J Respir Crit Care Med. 2017;195(8):1022-1032.
55. Monnet X, Shi R, Teboul JL. Prediction of fluid responsiveness. What's new? Ann Intensive Care. 2022;12(1):46.
56. Monnet X, Teboul JL. Assessment of volume responsiveness during mechanical ventilation: recent advances. Crit Care. 2013;17(2):217.
57. Valenti E, Moller PW, Takala J, Berger D. Collapsibility of caval vessels and right ventricular afterload: decoupling of stroke volume variation from preload during mechanical ventilation. J Appl Physiol (1985). 2021;130(5):1562-1572.
58. Monnet X, Marik PE, Teboul JL. Prediction of fluid responsiveness: an update. Ann Intensive Care. 2016;6(1):111.
59. Gavelli F, Teboul JL, Monnet X. The end-expiratory occlusion test: please, let me hold your breath! Crit Care. 2019 Aug 7;23(1):274.
60. Monnet X, Osman D, Ridel C, Lamia B, Richard C, Teboul JL. Predicting volume responsiveness by using the end-expiratory occlusion in mechanically ventilated intensive care unit patients. Crit Care Med. 2009;37(3):951-6.
61. Xu LY, Tu GW, Cang J, Hou JY, Yu Y, Luo Z, et al. Predicting Fluid Responsiveness in Critically Ill Patients by Using Combined End-Expiratory and End-Inspiratory Occlusions With Echocardiography. Crit Care Med. 2017;45(11):e1131-e1138.
62. Biais M, Larghi M, Henriot J, de Courson H, Sesay M, Nouette-Gaulain K. End-Expiratory Occlusion Test Predicts Fluid Responsiveness in Patients With Protective Ventilation in the Operating Room. Anesth Analg. 2017;125(6):1889-1895.
63. Messina A, Montagnini C, Cammarota G, De Rosa S, Giuliani F, Muratore L, et al. Tidal volume challenge to predict fluid responsiveness in the operating room: An observational study. Eur J Anaesthesiol. 2019;36(8):583-591.
64. Gavelli F, Shi R, Teboul JL, Azzolina D, Monnet X. The end-expiratory occlusion test for detecting preload responsiveness: a systematic review and meta-analysis. Ann Intensive Care. 20204;10(1):65.
65. Silva S, Jozwiak M, Teboul JL, Persichini R, Richard C, Monnet X. End-expiratory occlusion test predicts preload responsiveness independently of positive end-expiratory pressure during acute respiratory distress syndrome. Crit Care Med. 2013;41(7):1692-701.
66. Monnet X, Bleibtreu A, Ferré A, Dres M, Gharbi R, Richard C, Teboul JL. Passive leg-raising and end-expiratory occlusion tests perform better than pulse pressure variation in patients with low respiratory system compliance. Crit Care Med. 2012;40(1):152-7.
67. Horejsek J, Kunstyr J, Michalek P, Porizka M. Novel Methods for Predicting Fluid Responsiveness in Critically Ill Patients-A Narrative Review. Diagnostics (Basel). 2022;12(2):513.
68. Jozwiak M, Mercado P, Teboul JL, Benmalek A, Gimenez J, Dépret F, Richard C, Monnet X. What is the lowest change in cardiac output that transthoracic echocardiography can detect? Crit Care. 2019;23(1):116.
69. Dépret F, Jozwiak M, Teboul JL, Alphonsine JE, Richard C, Monnet X. Esophageal Doppler Can Predict Fluid Responsiveness Through End-Expiratory and End-Inspiratory Occlusion Tests. Crit Care Med. 2019;47(2):e96-e102.
70. Myatra SN, Prabu NR, Divatia JV, Monnet X, Kulkarni AP, Teboul JL. The Changes in Pulse Pressure Variation or Stroke Volume Variation After a "Tidal Volume Challenge" Reliably Predict Fluid Responsiveness During Low Tidal Volume Ventilation. Crit Care Med. 2017;45(3):415-421.
71. Monnet X, Rienzo M, Osman D, Anguel N, Richard C, Pinsky MR, et al. Passive leg raising predicts fluid responsiveness in the critically ill. Crit Care Med. 2006;34(5):1402-7.
72. Monnet X, Teboul JL. Passive leg raising: five rules, not a drop of fluid! Crit Care. 2015;19(1):18.
73. Monge García MI, Gil Cano A, Gracia Romero M, Monterroso Pintado R, Pérez Madueño V, Díaz Monrové JC. Non-invasive assessment of fluid responsiveness by changes in partial end-tidal CO2 pressure during a passive leg-raising maneuver. Ann Intensive Care. 2012;2:9.
74. Monnet X, Bataille A, Magalhaes E, Barrois J, Le Corre M, Gosset C, et al. End-tidal carbon dioxide is better than arterial pressure

for predicting volume responsiveness by the passive leg raising test. Intensive Care Med. 2013;39(1):93-100.

75. Malbrain ML, Reuter DA. Assessing fluid responsiveness with the passive leg raising maneuver in patients with increased intra-abdominal pressure: be aware that not all blood returns! Crit Care Med. 2010;38(9):1912-5.
76. Tusman G, Groisman I, Maidana GA, Scandurra A, Arca JM, Bohm SH, Suarez-Sipmann F. The Sensitivity and Specificity of Pulmonary Carbon Dioxide Elimination for Noninvasive Assessment of Fluid Responsiveness. Anesth Analg. 2016;122(5):1404-11.
77. Preisman S, Kogan S, Berkenstadt H, Perel A. Predicting fluid responsiveness in patients undergoing cardiac surgery: functional haemodynamic parameters including the Respiratory Systolic Variation Test and static preload indicators. Br J Anaesth. 2005;95(6):746-55.
78. Vincent JL, Sakr Y, Sprung CL, Ranieri VM, Reinhart K, Gerlach H, et al. Sepsis in European intensive care units: results of the SOAP study. Crit Care Med. 2006;34(2):344-53.
79. Cecconi M, Parsons AK, Rhodes A. What is a fluid challenge? Curr Opin Crit Care. 2011;17(3):290-5.
80. Marik PE, Byrne L, van Haren F. Fluid resuscitation in sepsis: the great 30 mL per kg hoax. J Thorac Dis. 2020;12(Suppl 1):S37-S47.
81. Michard F, Teboul JL. Predicting fluid responsiveness in ICU patients: a critical analysis of the evidence. Chest. 2002;121(6):2000-8.
82. Rhodes A, Evans LE, Alhazzani W, Levy MM, Antonelli M, Ferrer R, et al. Surviving Sepsis Campaign: International Guidelines for Management of Sepsis and Septic Shock: 2016. Crit Care Med. 2017;45(3):486-552.
83. Marik PE, Baram M, Vahid B. Does central venous pressure predict fluid responsiveness? A systematic review of the literature and the tale of seven mares. Chest. 2008;134(1):172-8.
84. Finfer S, Bellomo R, Boyce N, French J, Myburgh J, Norton R; SAFE Study Investigators. A comparison of albumin and saline for fluid resuscitation in the intensive care unit. N Engl J Med. 2004;350(22):2247-56.
85. Mutter TC, Ruth CA, Dart AB. Hydroxyethyl starch (HES) versus other fluid therapies: effects on kidney function. Cochrane Database Syst Rev. 2013;(7):CD007594.
86. Muller L, Toumi M, Bousquet PJ, Riu-Poulenc B, Louart G, Candela D, Zoric L, Suehs C, de La Coussaye JE, Molinari N, Lefrant JY; AzuRéa Group. An increase in aortic blood flow after an infusion of 100 ml colloid over 1 minute can predict fluid responsiveness: the mini-fluid challenge study. Anesthesiology. 2011;115(3):541-7.

Bibliografia recomendada

Mahjoub Y, Pila C, Friggeri A, Zogheib E, Lobjoie E, Tinturier F, et al. Assessing fluid responsiveness in critically ill patients: False-positive pulse pressure variation is detected by Doppler echocardiographic evaluation of the right ventricle. Crit Care Med. 2009;37(9):2570-5.

Malbrain MLNG, Van Regenmortel N, Saugel B, De Tavernier B, Van Gaal PJ, Joannes-Boyau O, Teboul JL, Rice TW, Mythen M, Monnet X. Principles of fluid management and stewardship in septic shock: it is time to consider the four D's and the four phases of fluid therapy. Ann Intensive Care. 2018;8(1):66. _

Monnet X, Marik PE, Teboul JL. Prediction of fluid responsiveness: an update. Ann Intensive Care. 2016;6(1):111.

Vincent JL, Weil MH. Fluid challenge revisited. Crit Care Med. 2006;34(5):1333-7.

Weil MH, Henning RJ. New concepts in the diagnosis and fluid treatment of circulatory shock. Thirteenth annual Becton, Dickinson and Company Oscar Schwidetsky Memorial Lecture. Anesth Analg. 1979;58(2):124-32.

capítulo | 21

Cateterização da Artéria Pulmonar

Fernando Suparregui Dias | Ederlon Rezende

Introdução

O cateter arterial pulmonar (CAP) como conhecemos, foi criado à partir da necessidade de se monitorizar os pacientes submetidos à cirurgia cardíaca com circulação extracorpórea (CEC) e com infarto agudo do miocárdio (IAM), para um melhor entendimento da falência circulatória.[1] Desde sua introdução, o CAP estabeleceu uma nova era na Medicina, que se caracterizou por decisões terapêuticas com base em premissas fisiológicas, possibilitando a estratificação de gravidade em pacientes com IAM e falha de bomba, identificando grupos com diferentes perfis hemodinâmicos e necessidade de abordagens específicas (**Figura 21.1**).[2] O uso do CAP fora do âmbito da cardiologia não tardou, abrindo um vasto campo para o manejo hemodinâmico em pacientes críticos.

A ideia de que um método de monitorização pudesse reduzir a mortalidade, gerou uma controvérsia a respeito da sua utilização,[3,4,5] levando a uma redução de seu uso ao longo do tempo.[6]

Atualmente, uso do CAP embora tenha reduzido em número, ganhou em especificidade e custo-benefício. As indicações estão mais precisas, o momento de sua inserção deve ser antes do estabelecimento de DMOS, as condutas devem considerar os achados hemodinâmicos, e, principalmente, a capacitação do médico deve ser permanente, para minimizar o risco de complicações e beneficiar-se de suas informações.[7]

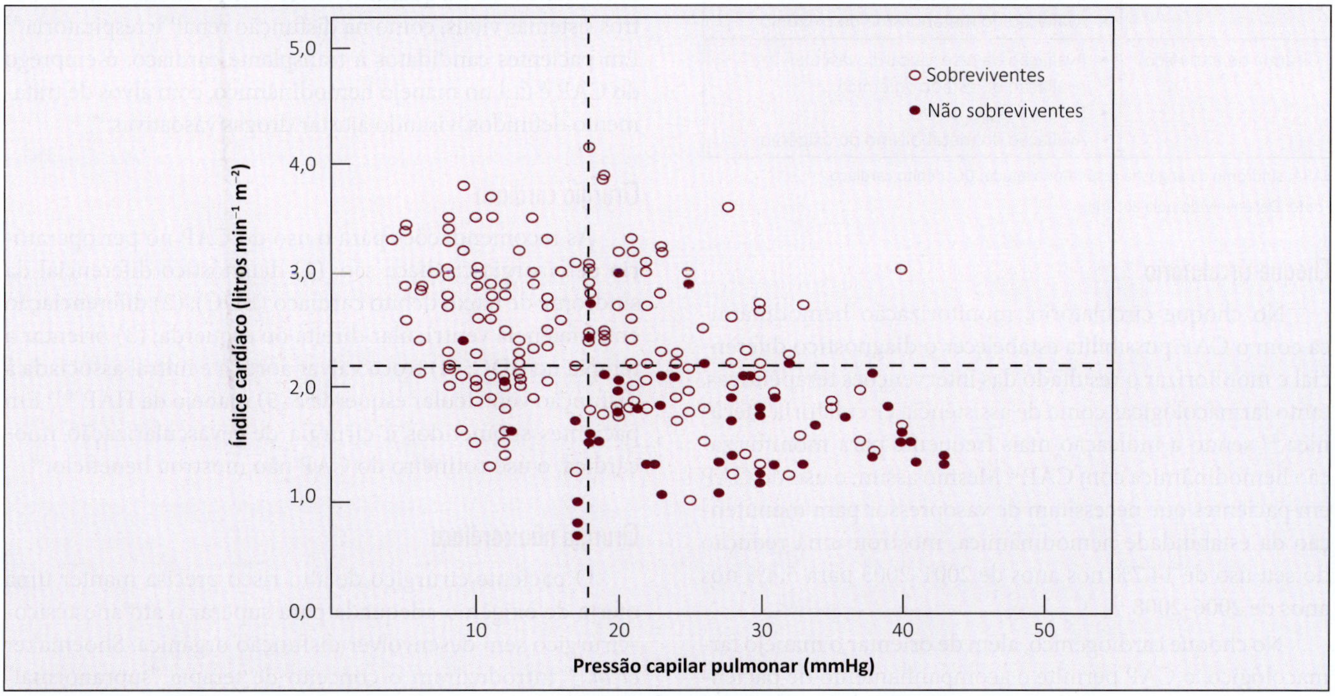

Figura 21.1 Classificação hemodinâmica no IAM proposta por Forrester *et al.*

Fonte: Adaptada de Forrester JS, Diamond G, Chatterjee K, Swan HJC. Medical therapy of acute myocardial infarction by application of hemodynamic subsets (Second of two parts). N Engl J Med. 1976;295:1404-1413.

Indicações

A indicação de monitorização hemodinâmica, independente da técnica utilizada, é feita em função da necessidade de melhorar a acurácia no estabelecimento da condição cardiovascular e da disponibilidade e consumo de oxigênio. Tradicionalmente, o CAP está indicado em função da patologia que causa uma alteração hemodinâmica grave, não havendo uma análise de quais informações são necessárias para restaurar a condição cardiovascular. São indicações para sua utilização as seguintes patologias (**Quadro 21.1**).

Quadro 21.1. Principais indicações e benefícios potenciais do uso do CAP

Condição clínica	Benefícios potenciais
Infarto agudo do miocárdio complicado	• Avaliação da pré-carga • Determinação do DC • Diagnóstico de complicações mecânicas • Orientar o uso de drogas
Choque circulatório	• Avaliação da pré-carga e pós-carga • Determinação do DC • Estimar o grau de vasoplegia • Avaliação do metabolismo do oxigênio • Orientar o uso de drogas
Insuficiência cardíaca	• Avaliação da pré-carga e pós-carga • Determinação do DC • Orientar o uso de drogas
SARA	• Avaliação da pré-carga e pós-carga • Determinação do DC • Avaliação do metabolismo do oxigênio • Titular o impacto da ventilação mecânica
Trauma grave	• Avaliação do estado volêmico • Determinação do DC • Avaliação do metabolismo do oxigênio
Cirurgia de alto risco	• Avaliação da reserva cardiovascular • Avaliação do estado volêmico • Determinação do DC • Avaliação do metabolismo do oxigênio

SARA: síndrome da angústia respiratória aguda; DC: débito cardíaco.
Fonte: Desenvolvido pela autoria.

Choque circulatório

No choque circulatório, monitorização hemodinâmica com o CAP possibilita estabelecer o diagnóstico diferencial e monitorizar o resultado das intervenções terapêuticas, tanto farmacológicas como de assistência circulatória mecânica,[8,9] sendo a indicação mais frequente para monitorização hemodinâmica com CAP.[10] Mesmo assim, o uso do CAP em pacientes que necessitam de vasopressor para manutenção da estabilidade hemodinâmica, mostrou uma redução do seu uso de 14,7% nos anos de 2001-2003 para 5,4% nos anos de 2006-2008.[11]

No choque cardiogênico, além de orientar o manejo farmacológico, o CAP permite o acompanhamento de pacientes com assistência circulatória mecânica, principalmente naqueles com complicações mecânicas em decorrência de IAM.[7] Nos pacientes que recebem assistência circulatória mecânica com dispositivos avançados, o uso CAP associa-se com redução de mortalidade,[12,13] em particular quando inserido antes da utilização desses dispositivos.[12]

Infarto agudo do miocárdio (IAM)

As principais indicações para monitorização hemodinâmica no IAM são determinar a origem do edema pulmonar (cardiogênico *vs.* não cardiogênico), o manejo hemodinâmico no IAM de ventrículo direito, na presença de complicações mecânicas e na embolia pulmonar.[14,15]

No IAM de VD, a pressão atrial direita (PAD) está elevada, frequentemente mais alta do que a POAP, e, em pacientes com disfunção ventricular grave, a pressão sistólica na artéria pulmonar (AP) não se encontra tão elevada como em casos de hipertensão arterial pulmonar (HAP). Nos casos de IAM e comunicação interventricular (CIV), dois achados são significativos: a presença de onda *v* gigante no traçado da pressão de oclusão de artéria pulmonar (POAP), que pode ocorrer em ambas as condições e o salto oximétrico presente na CIV pós-IAM, em decorrência do *shunt* esquerda-direita que ocorre nesta situação.[14] Quando uma coleta gasométrica mostrar um aumento superior a 10% na saturação de oxigênio entre o átrio direito I (AD) e uma amostra da AP, pode-se estabelecer este diagnóstico.[16]

Insuficiência cardíaca

Nestes pacientes, a indicação de monitorização hemodinâmica com CAP poderá auxiliar em estabelecer diagnóstico diferencial do edema pulmonar (cardiogênico *vs.* não cardiogênico), no uso de drogas frente à refratariedade ao tratamento convencional ou quando houver comprometimento de outros sistemas vitais, como na disfunção renal[15]e respiratória.[17] Em pacientes candidatos à transplante cardíaco, o emprego do CAP é útil no manejo hemodinâmico, com alvos de tratamento definidos, visando ajustar drogas vasoativas.[18]

Cirurgia cardíaca

As recomendações para o uso do CAP no perioperatório de cirurgia cardíaca são: (1) diagnóstico diferencial da síndrome de baixo débito cardíaco (BDC); (2) diferenciação entre falência ventricular direita ou esquerda; (3) orientar a terapia no BDC; (4) troca valvar aórtica e mitral associada à disfunção ventricular esquerda e (5) manejo da HAP.[10,15] Em pacientes submetidos à cirurgia de revascularização miocárdica, o uso rotineiro do CAP não mostrou benefício.[19]

Cirurgia não cardíaca

O paciente cirúrgico de alto risco precisa manter uma oferta de oxigênio adequada para superar o ato anestésico-cirúrgico sem desenvolver disfunção orgânica. Shoemaker *et al.*,[10] introduziram o conceito de terapia "supranormal" para esses pacientes, com base na hipótese de que aumentando a oferta de oxigênio, reduziria a ocorrência de disfunção orgânica. Estudos posteriores utilizando a mesma abordagem em pacientes semelhantes, mostram resultados conflitantes, alguns com benefício com esta abordagem.[20,21] Apesar dessa controvérsia, em pacientes cirúrgicos de alto risco, a otimização perioperatória se mostrou benéfica em reduzir a ocorrência de lesão renal aguda (LRA),[22] de infecção no pós-operatório,[23] a mortalidade,[24] tempo de internação,[25] além da redução de custos.[26]

Insuficiência respiratória aguda

A redução do edema pulmonar está associada a melhores desfechos em pacientes com SARA.[27] Nesse contexto, o CAP tem sido utilizado há muitos anos para auxiliar no diagnóstico e orientar a terapia, visando a melhora na oxigenação sem prejuízo hemodinâmico.

Técnica de passagem

A passagem do CAP pode ser realizada à beira do leito, sem necessidade de fluoroscopia para auxiliar no avanço do cateter, que será orientado pelas curvas de pressão nas cavidades cardíacas. O paciente deve estar sob monitorização contínua do eletrocardiograma (ECG) e com material para reanimação cardiopulmonar (RCP) disponível.[7] Antes do procedimento deve-se checar se todo o material necessário está disponível (**Quadro 21.2**).

Quadro 21.2. Material necessário para a inserção do CAP

Material para prevenção de infecção	**Gorro, máscara e luvas estéreis Avental e campos estéreis**
Material para acesso vascular	Seringas de 10 mL, 5 mL e 2 mL Agulhas hipodérmicas e lidocaína 1% Lâmina de bisturi, porta-agulha e tesoura Introdutor valvulado e capa de proteção Gazes estéreis e torneiras
Material para verificação das pressões	Transdutor de pressão Solução salina para manutenção da patência Pressurizador

Fonte: Desenvolvido pela autoria.

Feito isto e estando criado o acesso vascular, coloca-se a capa de proteção do cateter e procede-se sua passagem por meio do introdutor valvulado. O sítio de punção pode ser as veias jugular, subclávia ou femoral.[7,8]

Passos para a passagem do CAP

- Introduzir entre 12 e 15 cm do CAP.
- Insuflar o balonete com 1,5 CC de ar e avançar o CAP.
- Posição do CAP é confirmada pela flutuação das ondas de pressão com a respiração e pela distância de quanto foi introduzido.[8]
- Quando a inserção é pelas veias jugulares internas ou subclávias, a extremidade do CAP chega ao AD com 20 cm, ao ventrículo direito (VD) com 30 cm, até a AP com 40 a 45 cm e na posição de oclusão da AP com 50 cm.
- A posição da extremidade do CAP pode ser identificada pela morfologia das ondas de pressão (**Figura 21.2**).[7]

Caso mais de 15 cm de cateter seja avançado a partir do VD e não se obtenha curva de AP, ele provavelmente está enrolado, devendo o balonete ser desinflado, recuado até obter-se curva de VD e avançar novamente.[7]

Obtido traçado de oclusão da AP, retira-se o ar do balonete e no monitor de pressão deve aparecer traçado com curva de AP.

Dificuldades na passagem do CAP

Pode haver dificuldade no avanço do CAP na presença de dilatação do VD, baixo DC, insuficiência da válvula tricúspide,[7] HAP, massa intracardíaca (mixoma) ou alteração anatômica (veia cava superior esquerda).[8]

Quando é impossível a oclusão de um ramo da AP, deve-se afastar embolia pulmonar e HAP grave. A documentação de oclusão embólica de ramo importante da AP já foi descrita,[7] o que serve de alerta para quando ocorrer esse tipo de situação.

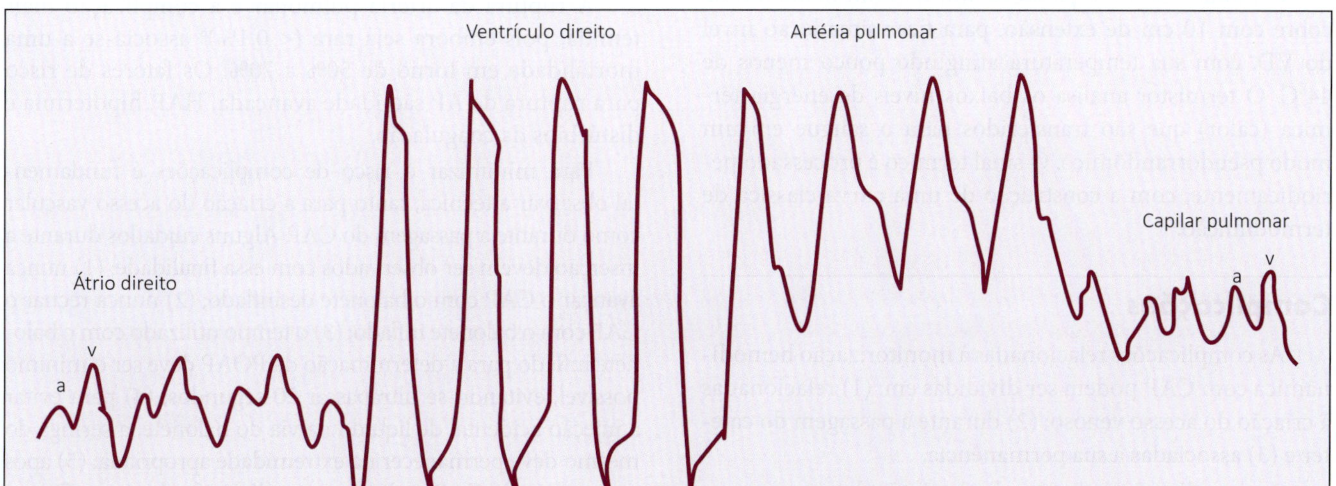

Figura 21.2. Curvas de pressão obtidas com o cateter de artéria pulmonar.
Fonte: Adaptada de Dias FS. Vinte anos de "Swan-Ganz". Arq Bras Cardiol. 1991;56:435-443.

Determinação do débito cardíaco

O DC é expresso em litros/minuto e significa a quantidade de sangue que é ejetado pelos ventrículos nessa unidade de tempo.[28] Talvez o DC seja a variável hemodinâmica mais difícil de estabelecer um valor "normal", já que depende do peso, altura, idade, sexo e taxa metabólica do paciente. Com a utilização do CAP podemos determinar o DC de modo intermitente ou contínuo.

DC por termodiluição de modo intermitente (método por *bolus*)

A determinação do DC com esta técnica é feita por meio da injeção de um *bolus* de um marcador no AD e pela análise da mudança de sua concentração na AP. O marcador utilizado normalmente é solução salina, injetada no AD a uma temperatura mais baixa. A variação de temperatura é monitorizada na AP por um termistor localizado na extremidade do CAP.[29]

A termodiluição têm importantes limitações, que devem ser consideradas: (1) pode haver uma superestimava do DC na presença de *shunt* intracardíaco, variação na temperatura basal da AP, valores anormais de hematócrito e arritmias cardíacas; (2) a injeção de soro à temperatura ambiente pode não ser recomendada em extremos, quando o IC está fora de valores considerados como "normais", entre 2,6 e 4,2 L/min/m^2; (3) variações no volume e na velocidade da injeção podem alterar as medidas; (4) a ventilação mecânica (VM) aumenta as variações cíclicas da respiração sobre o DC; (5) na presença de insuficiência tricúspide, frequente quando há aumento da pós-carga do VD, o tempo de trânsito do injetado está aumentado e a temperatura se altera pela regurgitação de sangue para o AD. Nesta condição, o DC pode estar sub ou superestimado.[29,30]

Determinação do DC contínua

O modelo de CAP para este fim tem um filamento de cobre com 10 cm de extensão, para ficar situado ao nível do VD, com sua temperatura atingindo pouco menos de 44ºC. O termistor analisa os baixos níveis de energia térmica (calor) que são transferidos para o sangue em um modo pseudorrandômico. O sinal térmico é processado periodicamente, com a construção de uma curva clássica de termodiluição.[29]

Complicações

As complicações relacionadas à monitorização hemodinâmica com CAP podem ser divididas em: (1) relacionadas à criação do acesso venoso; (2) durante a passagem do cateter e (3) associadas à sua permanência.

As complicações relacionadas à criação do acesso venoso são as mesmas descritas no capítulo 3.1 (Cateter Venoso Central) e não serão abordadas neste capítulo.

Complicações durante a passagem do cateter

Durante a inserção do CAP a complicação mais frequente é a ocorrência de arritmias cardíacas, variando sua incidência entre 11% e 69%.[7,14] Esta complicação geralmente é transitória, podendo-se minimizar sua ocorrência com a correção de distúrbios eletrolíticos e evitando-se estimular demasiadamente o ventrículo direito, particularmente na presença de isquemia miocárdica. Outros fatores associados à ocorrência de arritmia são a presença de hipoxemia e acidose.[7]

Deve-se ter cuidado em paciente com bloqueio de ramo esquerdo prévio, pelo risco de evoluir para bloqueio atrioventricular (BAV) total.[8]

A formação de uma alça com o cateter durante a passagem, pode resultar em um nó, o que trará problemas na retirada do CAP. Para evitar-se esse tipo de complicação, o CAP não deve ser inserido demasiadamente, sem atentar-se às curvas que indicam sua localização dentro das cavidades cardíacas.[8]

Lesões valvulares também podem ocorrer quando o CAP é inadvertidamente recuado com o balonete insuflado, provocando regurgitação da válvula pulmonar e tricúspide.[7,8,14]

Complicações associadas à permanência do CAP

A infecção relacionada ao cateter pode-se apresentar desde bacteremia até sepse.[14] Entre os fatores de risco, assim como para todo tipo de cateter estão a permanência em tempo superior a três a quatro dias, uso inadequado da técnica de assepsia, manipulação frequente para reposicionamento e curativos transparentes.[8] A ocorrência de endocardite infecciosa de válvulas do coração direito varia entre 2,2% e 7,1%.[14]

O infarto pulmonar pode ocorrer quando a extremidade do CAP migra para um ramo pequeno da artéria pulmonar, o balonete é mantido inflado por tempo prolongado ou liberação de trombo aderido ao cateter. Clinicamente deve-se suspeitar de infarto pulmonar pela presença de tosse em pacientes extubados, hemoptise e sinais radiológicos típicos de infarto pulmonar.[8]

A ruptura da artéria pulmonar é a complicação mais temida, pois embora seja rara (< 0,1%)[8] associa-se a uma mortalidade em torno de 50% a 70%. Os fatores de risco para ruptura da AP são idade avançada, HAP, hipotermia e distúrbios da coagulação.

Para minimizar o risco de complicações é fundamental observar a técnica, tanto para a criação do acesso vascular como durante a passagem do CAP. Alguns cuidados durante a inserção devem ser observados com essa finalidade: (1) nunca avançar o CAP com o balonete desinflado; (2) nunca recuar o CAP com o balonete inflado; (3) o tempo utilizado com o balonete inflado para a determinação da POAP deve ser o mínimo possível, evitando-se ultrapassar 20 segundos; (4) para evitar a injeção acidental de líquido na via do balonete, a seringa do mesmo deve permanecer na extremidade apropriada; (5) após a passagem do CAP, realizar uma radiografia de tórax (**Figura 21.3**) para identificar a posição da extremidade do mesmo e eventuais acidentes relacionados ao procedimento.[8]

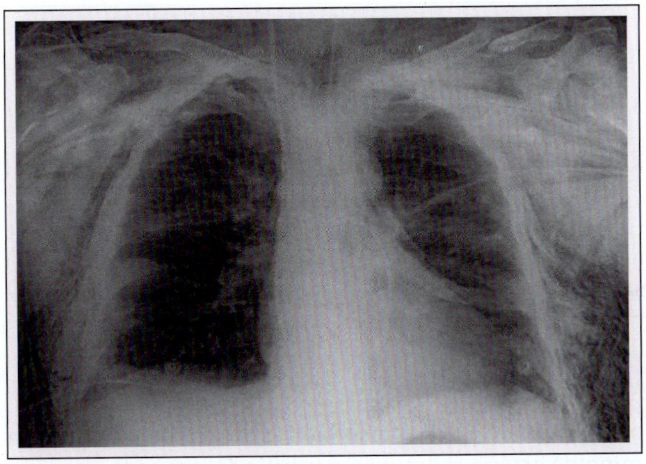

Figura 21.3. Cateter de artéria pulmonar em posição "ideal".

Fonte: Acervo da autoria.

Interpretação dos dados hemodinâmicos

Por meio da monitorização com CAP podemos obter uma série de variáveis hemodinâmicas (**Quadro 21.3**). Tão importante quanto dominar a técnica de passagem, é saber como lidar com as informações obtidas e transformá-las em intervenções terapêuticas seguras e eficazes.

Pressões intracardíacas

O CAP possibilita por meio de mensuração direta, obter-se a pressão atrial direita (PAD), pressão arterial pulmonar (PAP) e pressão de oclusão da artéria pulmonar (POAP) (**Figura 21.4**). A onda "a" corresponde à contração atrial, seguindo a onda P no ECG. A onda "*c*" deve-se à elevação das válvulas atrioventriculares em direção aos átrios no início da sístole ventricular e a onda "*v*" reflete o enchimento atrial quando as válvulas atrioventriculares estão fechadas. O pico da onda "*v*" ocorre no final da sístole, quando os átrios estão com seu enchimento máximo. O descenso "x" reflete a queda na pressão atrial durante a diástole, após a contração dos átrios e o descenso "y' é consequência da súbita redução na pressão atrial no início da diástole com a abertura das válvulas atrioventriculares e o esvaziamento do sangue em direção aos ventrículos.[31]

Para a aferição correta das pressões de enchimento, deve-se zerar o sistema para a atmosfera, com o transdutor de pressão estando na altura correspondente ao centro dos átrios. Na prática, as pressões são determinadas na altura do quinto espaço intercostal, na altura da linha axilar média.[31]

Quadro 21.3. Variáveis hemodinâmicas obtidas com o cateter de artéria pulmonar

Variável	Determinação	Valor normal
PAD	Direta	02-06 mmHg
PAM	Direta	60-90 mmHg
PAP Sistólica Média Diastólica	Direta	 15-30 mmHg 09-17 mmHg 06-15 mmHg
POAP	Direta	05-12 mmHg
IC	Direta	2,5-4,0 L/min/m^2
IRVP	PAPm – POAP/IC x 80	250-280 dina/seg/cm^{-5}
IRVS	PAM – PAD/IC x 80	2.000-2.400 dina/seg/cm^{-5}
ITSVD	IVS x (PAPm – PAD) x 0,0136	05-10 gm-m/m^2
ITSVE	IVS x (PAM – POAP) x 0,0136	50-62 gm-m/m^2
CaO_2	(Hb x SaO_2 x 1,34) + (PaO_2 x 0,0031)	20,1 mL/dL
CvO_2	(Hb x SvO_2 x 1,34) + (PvO_2 x 0,0031)	15,1 mL/dL
C(a-v)O_2	CaO_2 – CvO_2	4,0-5,5 mL/dL
$TexO_2$	C(a-v)O_2 / CaO_2	22%-30%
VO_2	C(a-v)O_2 x IC	120-160 mL/min/m^2
DO_2	CaO_2 x IC	500-600 mL/min/m^2
SvO_2	Direta	65%-75%
VDFVD	Direta	100-160 mL
FEVD	Direta	40%-60%

CaO_2: conteúdo arterial de oxigênio; CvO_2: conteúdo venoso misto de oxigênio; DO_2: distribuição do oxigênio; FEVD:fração de ejeção ventricular direita; IC: índice cardíaco; IRVP: índice de resistência vascular pulmonar; IRVS: índice de resistência vascular sistêmica; ITSVD: índice de trabalho sistólico do ventrículo direito; ITSVE: índice de trabalho sistólico do ventrículo esquerdo; PAD: pressão atrial direita; PAM: pressão arterial média; PAP: pressão arterial pulmonar; POAP: pressão de oclusão da artéria pulmonar; SvO_2: saturação venosa mista de de oxigênio; $TexO_2$: taxa de extração de oxigênio; VDFVD: volume diastólico final do ventrículo direito; VO_2: consumo de oxigênio.

Fonte: Desenvolvido pela autoria.

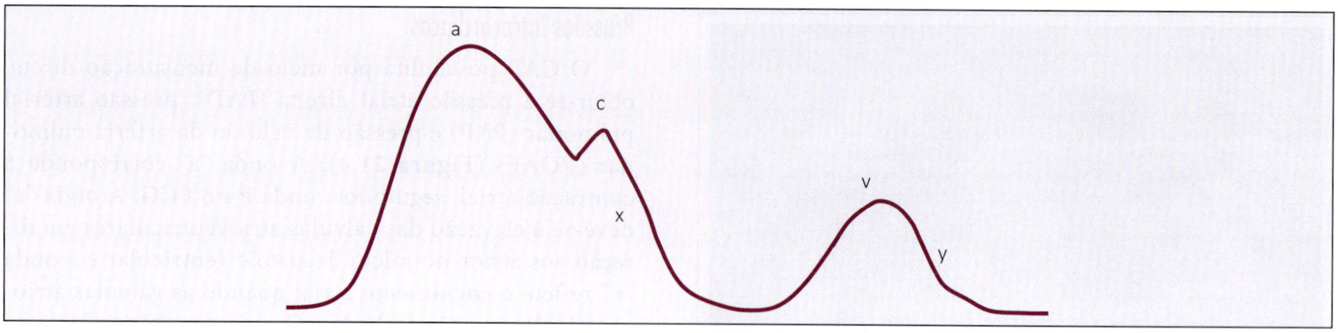

Figura 21.4. Curvas de pressão atrial em traçado normal.

Fonte: Acervo da autoria.

Pressão atrial direita

Para a aferição ser confiável, o paciente não deve apresentar esforço ventilatório importante, pois nessa condição ocorre elevação da pressão atrial em relação à pressão atmosférica.[31] Os valores considerados normais para a PAD são entre 0-5 mmHg em um paciente respirando espontaneamente e seu valor superior 10 mmHg em paciente sob ventilação mecânica.

A elevação da PAD sem mudança no DC é indicativa de que a condição hemodinâmica não irá melhorar com a infusão de fluidos. Quando a PAD está baixa e o paciente apresenta sinais de DC inadequado, deve-se pensar em hipovolemia relativa ou absoluta e pressão intratorácica negativa.[8]

A análise morfológica da curva de PAD indica importantes alterações da condição circulatória. Uma onda "*a*" aumentada significa um retorno de sangue aumentado ou uma redução na complacência diastólica do lado direito do coração. Outra condição de aumento da onda "*a*" é quando o átrio se contrai e a válvula tricúspide está fechada, levando a uma redução do DC medido. O aumento da onda "*v*" indica aumento do retorno venoso ou regurgitação tricúspide.[32]

Pressão da artéria pulmonar

A PAP normal varia entre 15-30/5-13 mmHg, com seu valor médio variando entre 10-18 mmHg. Quando a PAP média está acima de 20 mmHg indica a presença de hipertensão arterial pulmonar (HAP). A HAP ocorre no tromboembolismo pulmonar agudo, na insuficiência respiratória aguda grave e no desrecrutamento capilar secundário à redução do volume sanguíneo central.[33]

Pressão de oclusão da artéria pulmonar

No coração normal, a pressão atrial esquerda (PAE) média é igual a pressão diastólica final do ventrículo esquerdo (PDFVE). A POAP é importante da diferenciação de condições em que as pressões de enchimento ventricular esquerdo são normais (*cor pulmonale*, SARA) e patologias que cursam que elevação das pressões de enchimento, como o edema pulmonar cardiogênico e o tamponamento cardíaco. A POAP é determinada quando o balonete do CAP é insuflado e ocorre oclusão de um ramo da artéria pulmonar, permitindo que se forme uma coluna contínua de sangue entre a AP e o VE durante a diástole (**Figura 21.5**).[29,34] A POAP reflete a pressão venosa (Pv) somente quando esta excede a pressão alveolar (Palv), o que ocorre quando a extremidade do CAP se encontra na zona 3 de West (**Figura 21.5**). Nas zonas 1 e 2, a Palv excede a Pv e a pressão aferida reflete a Palv e não a Pv. Quando a extremidade do CAP está fora da zona 3, o traçado mostra uma curva sem pulsação e com uma variação significativa com o ciclo respiratório.[35]

O **Quadro 21.4** apresenta problemas comuns durante a verificação da POAP, como reconhecê-los e que medidas adotar para solucioná-los.

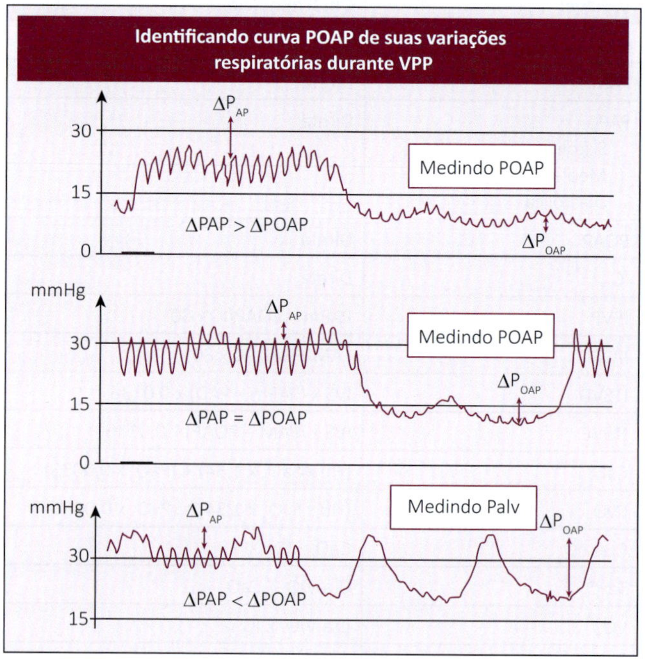

Figura 21.5. Curva pressão de oclusão da artéria pulmonar.

Palv: pressão alveolar; PAP: pressão da artéria pulmonar; POAP: pressão de oclusão da artéria pulmonar; VPP: ventilação por pressão positiva.

Fonte: Adaptada de Teboul JL, Besbes M, Andrivet P, Besbes M, Rekik N, Lemaire F, *et al.* A bedside index assessing the reliability of pulmonary artery occlusion pressure measurements during mechanical ventilation with positive end-expiratory pressure. J Crit Care. 1992;7:22-29.

Débito cardíaco

A interpretação de um dado valor de DC deveria ser considerada com base individual. Várias situações clínicas cursam com DC no limite inferior e consegue-se manter a perfusão tecidual, desde que o balanço entre a oferta e o consumo de oxigênio pelos tecidos esteja adequado.

Quadro 21.4. Problemas na verificação da pressão de oclusão da artéria pulmonar

Condição	Interpretação	Reconhecimento	Conduta
Aumento da resistência venosa	POAP < PCP	Suspeitar na HAP	Análise da PA pós-oclusão
Extremidade fora da zona 3	POAP > PVP	PEEP ou hipovolemia Verificar posição do CAP em radiografia de perfil	Reposicionar o CAP
Redução da complacência VE	POAP > PDFVE	Isquemia miocárdica Hipertrofia Dilatação	Interpretar tendência em vez de valores absolutos

Fonte: Desenvolvido pela autoria.

O exemplo clássico de baixo DC está associado ao choque cardiogênico, estratificado no estudo seminal de Forrester *et al.*[2] A identificação da necessidade de um DC elevado está associada a estados de hipermetabolismo, como trauma ou cirurgia de grande porte.

Cabe ao intensivista identificar o paciente corretamente, e ajustar o DC de acordo com "momento hemodinâmico" com os recursos farmacológicos adequados para esse fim.

Resistência vascular sistêmica

A resistência vascular sistêmica (RVS) reflete a força que se opõem ao fluxo sanguíneo na circulação sistêmica. O aumento da RVS pode ocorrer por uma redução do fluxo, como no choque cardiogênico e no tamponamento cardíaco, ou por uma elevação no tônus arteriolar, quando há excesso de catecolaminas (p. ex.: feocromocitoma). A redução da RVS se dá quando o fluxo aumenta, como na hipervolemia aguda ou quando há redução no tônus arteriolar (choque distributivo).[33]

Resistência vascular pulmonar

O cálculo da resistência vascular pulmonar (RVP) segue o mesmo princípio da RVS, inclusive com as mesmas limitações. Entretanto, à partir de estudos experimentais, sabe-se que a relação entre PAP e o DC não é linear, porém, no cenário clínico ainda falta ser comprovado.[8]

Índice sistólico

Semelhante ao DC, o índice sistólico (IS) é indexado pela SC. A utilização do IS permite a separação da FC dos outros determinantes do DC.[8]

Trabalho sistólico ventricular esquerdo

O trabalho sistólico ventricular esquerdo representa o trabalho necessário para pressurizar o volume ejetado durante a sístole,[33] podendo ser extrapolado da curva pressão/volume ou pela composição de fórmula (**Quadro 21.3**).

Trabalho sistólico ventricular direito

Seu cálculo baseia-se nos mesmos princípios que determinam o TSVE, sendo considerado de pouca aplicação na clínica.[33]

Fração de ejeção ventricular direita

Com um termistor de resposta rápida e eletrodos intracardíacos, é possível estimar a fração de ejeção do ventrículo direito (FEVD) simultaneamente com o DC, em pacientes com ritmo cardíaco regular e FC entre 45-150 bpm.[36] A FEVD normal é em torno de 40%.[37]

Volume diastólico final do ventrículo direito

Uma vez calculados o DC e a FEVD, pode-se estimar o volume diastólico final do ventrículo direito (VDFVD), que é totalmente independente de referência pressórica para o cálculo do volume da cavidade, e, consequentemente, da pré-carga.[36] Para que as avaliações volumétricas sejam confiáveis, é preciso assegurar-se de que o CAP com o filamento térmico está bem-posicionado e não se encontra preso em estruturas do VD.[38]

O VDFVD mostra uma melhor relação com o DC do que as pressões de enchimento em vários grupos, incluindo pacientes em VM, com SARA, trauma, síndrome compartimental abdominal e HAP. O VDFVD mostra também uma boa correlação com o ITSVD e ITSVE.[36]

Saturação venosa mista de oxigênio

A saturação venosa mista de oxigênio (SvO_2) reflete a relação entre o consumo de oxigênio global e o DC, mostrando boa correlação com a razão oferta/consumo de oxigênio. Uma queda na SvO_2 representa um aumento no metabolismo, sendo várias as causas que levam a essa queda. A queda da SvO_2 por comprometimento do sistema circulatório pode ocorrer por duas maneiras: (1) secundária à anemia, hipóxia ou queda do DC ou (2) aumento do consumo de oxigênio (VO_2), em decorrência de febre, dor, tremores ou estresse.[39] O impacto clínico da redução da SvO_2 no metabolismo está no **Quadro 21.5**.

Quadro 21.5. Valores de SvO_2 e seu impacto clínico	
Valor SvO_2 (%)	**Impacto metabólico**
> 75	Extração de oxigênio normal Oferta atende à demanda
> 50 e < 75	Extração de oxigênio compensada Aumento da demanda ou queda da oferta
< 50 e > 30	Exaustão da extração de oxigênio Início da acidose láctica
< 30 e > 25	Acidose láctica grave
< 25	Morte celular

Fonte: Desenvolvida pela autoria.

Distribuição e consumo de oxigênio

A distribuição de oxigênio (DO_2) para os tecidos é o produto do conteúdo arterial de oxigênio (CaO_2) e o DC:

$$DO_2 = CaO_2 \times DC \ (1)$$
$$CaO_2 = (PaO_2 \times 0{,}003) + (SaO_2 \times Hb \times 1{,}34)$$

O consumo dc oxigênio (VO_2) reflete a soma de todos os processos oxidativos, sendo seus determinantes o DC e a diferença arteriovenosa de oxigênio $[C(a\text{-}v)O_2]$[33]. Em condições normais o VO_2 é regulado pela demanda metabólica, não sendo dependente da DO_2. O VO_2 torna-se dependente da DO_2 quando a queda da oferta de oxigênio atinge um nível crítico.[8] Em seres humanos, o valor da DO_2 crítica global em indivíduos anestesiados é em torno de 8,2 mL/kg/min[40] e em pacientes moribundos com e sem sepse, esses valores variam entre 3,8 e 4,5 mL/kg/min, respectivamente.[41]

Conclusões

A introdução da monitorização hemodinâmica à beira do leito com o CAP revolucionou o entendimento da fisiologia cardiovascular. A possibilidade de mensurar o DC e seus determinantes foi um passo fundamental para a correção da hipoxia tecidual nos estados de choque circulatório, permitindo a titulação de fármacos e o uso de terapias de suporte, como a assistência circulatória mecânica, a VM invasiva e a terapia de substituição renal.

Como qualquer método de monitorização, tem suas vantagens e limitações, que devem consideradas na tomada de decisão de quando o utilizar. É indispensável o conhecimento da técnica, o conhecimento de fisiologia e farmacologia, para que a interpretação de números e fórmulas sejam devidamente transformados em benefício aos pacientes.

Paradoxalmente, seu uso reduziu ao longo dos anos graças ao entendimento que proporcionou da fisiologia cardiovascular. Como a macro-hemodinâmica deve ser restaurada precocemente, vários estudos mostraram que quando usado tardiamente não traz nenhum benefício, principalmente depois que os efeitos da hipoxia tecidual levaram à disfunção de múltiplos órgãos e sistemas.

Apesar de novas tecnologias, seu uso ainda é de extrema importância na abordagem do paciente crítico. A indicação no paciente certo, no momento preciso e com decisões terapêuticas adequadas, são os elementos que ditam o benefício de sua utilização.

Referências bibliográficas

1. Swan HJC, Ganz W, Forrester J, Marcus H, Diamond G, Chonette D. Catheterization of the heart in man with use of a flow-directed balloon-tipped catheter. N Engl J Med. 1970;283:447-451.
2. Forrester JS, Diamond G, Chatterjee K, Swan HJC. Medical therapy of acute myocardial infarction by application of hemodynamic subsets (Second of two parts). N Engl J Med. 1976;295:1404-1413.
3. Dalen JE, Bone RC. Is it time to pull the pulmonary artery catheter? JAMA. 1996;276:916-918.
4. Michard F, Descorps-Declère A. The times are a-changing': Should we bury the yellow catheter? Crit Care Med 2007;35:1427-1428.
5. Connors AF Jr, Speroff T, Dawson NV, Thomas C, Harrell FE Jr, Wagner D, et al. The effectiveness of right heart catheterization in the initial care of critically ill patients. SUPPORT Investigators. JAMA. 1996;276(11):889-97.
6. Wiener B, Welch HG. Trends in the use of the pulmonar artery catheter in the United States, 1993-2004. JAMA 2007;298:423-429.
7. Dias FS. Vinte anos de Swan-Ganz. Arq Bras Cardiol 1991;56:435-443.
8. Perret C, Tagan D, Feihl F, Marini JJ. The Pulmonary Artery Catheter in Critical Care, Blackwell Science 1996, Londres.
9. Mueller HS, Chatterjee K, Davis KB et al. Present use of bedside right heart catheterization in patients with cardiac disease. JACC 1998;32:840-864.
10. Shoemaker WC, Appel PL, Kriam HB et al. Prospective trial of supranormal values of survivors as therapeutic goals in high risk surgical patients. Chest 1988;94:1176-1186.
11. Rapoport J, Teres D, Steingrub J, Higgins T, McGee W, Lemeshow S. Patient characteristics and ICU organizational factors that influence frequency of pulmonary artery catheterization. JAMA. 2000;283(19):2559-67.
12. Garan AR, Kanwar M, Thayer KL, Whitehead E, Zweck E, Hernandez-Montfort J, et al. Complete Hemodynamic Profiling With Pulmonary Artery Catheters in Cardiogenic Shock Is Associated With Lower In-Hospital Mortality. JACC Heart Fail. 2020;8(11):903-913.
13. Osman M, Syed M, Patel B, Munir MB, Kheiri B, Caccamo M, et al. Invasive Hemodynamic Monitoring in Cardiogenic Shock Is Associated With Lower In-Hospital Mortality. J Am Heart Assoc. 2021;10(18):e021808.
14. Gidwani UK, Goel S. The pulmonary artery catheter in 2015. Cardiol Rev. 2016;24:1-13.
15. Friesinger GC, Williams S, Achord JL et al. Clinical competence in hemodynamic monitoring – a stateman for physicians from the ACP/ACC/AHA Task Force on clinical privileges in cardiology. Circulation. 1990;81:2036-2040.
16. Sharkey SW. Beyond the wedge: clinical physiology and the Swan-Ganz catheter. Am J Med. 1987;83:111-122.
17. Kittleson MM, Prestinezzi P, potena L. Right Heart Catheterization in Patients with Advanced Heart Failure. When to Perform? How to Interpret? Heart Fail Clin. 2021;17:647-660.
18. Stevenson LW, Dracup KA, Tillisch JH. Efficacy of medical therapy tailored for severe congestive heart failure in patients transferred for urgent cardiac transplantation. Am J Cardiol. 1989;63:461-464.
19. Tuman KJ, McCarthy RJ, Spiess BD, DaValle M, Hompland SJ, Dabir R, et al. Effect of pulmonary artery catheterization

on outcome in patients undergoing coronary artery surgery. Anesthesiology. 1989;70(2):199-206.
20. Boyd O, Grounds M, Bennett ED. A randomized clinical trial of the effect of deliberate perioperative increase of oxygen delivery on mortality in high-risk surgical patients. JAMA. 1993;270:2699-2707.
21. Lobo SM, Salgado PF, Castillo VG, Borim AA, Polachini CA, Palchetti JC, et al. Effects of maximizing oxygen delivery on morbidity and mortality in high-risk surgical patients. Crit Care Med. 2000;28(10):3396-404.
22. Brienza N, Giglio MT, Marucci M, Fiore T. Does perioperative hemodynamic optimization protect renal function in surgical patients? A meta-analytic study. Crit Care Med. 2009;37(6):2079-90.
23. Dalfino L, Giglio MT, Puntillo F, Marucci M, Brienza N. Haemodynamic goal-directed therapy and postoperative infections: earlier is better. A systematic review and meta-analysis. Crit Care. 2011;15(3):R154..
24. Rhodes A, Cecconi M, Hamilton M, Poloniecki J, Woods J, Boyd O, et al. Goal-directed therapy in high-risk surgical patients: a 15-year follow-up study. Intensive Care Med. 2010;36(8):1327-32.
25. Donati A, Loggi S, Preiser JC, Orsetti G, Münch C, Gabbanelli V, et al. Goal-directed intraoperative therapy reduces morbidity and length of hospital stay in high-risk surgical patients. Chest. 2007;132(6):1817-24.
26. Guest JF, Boyd O, Hart WM, Grounds RM, Bennett ED. A cost analysis of a treatment policy of a deliberate perioperative increase in oxygen delivery in high risk surgical patients. Intensive Care Med. 1997;23(1):85-90.
27. Marinelli WA, Weinert CR, Gross CR, Knoedler JP Jr, Bury CL, Kangas JR, et al. Right heart catheterization in acute lung injury: an observational study. Am J Respir Crit Care Med. 1999;160(1):69-76.
28. Vincent JL. Understanding cardiac output. Crit Care. 2008;12:174.
29. Robin E, Costecalde M, Lebuffe G, Vallet B. Clinical relevance of data from the pulmonary artery catheter. Crit Care. 2006;10 Suppl 3(Suppl 3):S3.
30. Jardin F, Bourdarias JP. Right heart catheterization at bedside: a critical review. Intensive Care Med. 1995;21:291-295.
31. Madger S. How to use central venous pressure measurements. Curr Opin Crit Care. 2005;11:264-270.
32. Madger S. How Right atrial pressure in the critically ill. How to measure, what is the value, what are the limitations? Chest. 2017;151:908-916.
33. Dias FS. Interpretação dos dados hemodinâmicos obtidos com o cateter de artéria pulmonar. In: Réa Neto A, Mendes CL, Rezende EAC, Dias FSD. Monitorização em UTI. Rio de Janeiro: Revinter; 2004.
34. Takala J. Pulmonary capillary pressure. Intensive Care Med. 2003;29:890-893.
35. O'Quin R, Marini JJ. Pulmonary artery occlusion pressure: clinical physiology, measurement, and interpretation. Am Rev Resp Dis. 1983;128:319-326.
36. Safcsak K, Nelson LD. Right heart volumetric monitoring: measuring preload in the critically injured patient. AACN Clinical Issues. 999;10:22-31.
37. Hines R, Griffin M. Pulmonary artery catheterization. In: Lake c, Hines RL, Blitt CD. Clinical Monitoring – Practical Applications for Anesthesia and Critical Care. Philadelphia: W.B.Saunders Company; 2001.
38. Leeper B. Monitoring right ventricular volumes. A paradigm shift. AACN Clinical Issues. 2003;14:208-219.
39. Bloos F, Reinhart K. Venous oximetry. Intensive Care Med. 2005;31:911-913.
40. Shibutani K, Komatsu T, Kubal K, Sanchala V, Kumar V, Bizzarri DV. Critical level of oxygen delivery in anesthetized man. Crit Care Med. 1983;11(8):640-3.
41. Ronco JJ, Fenwick JC, Tweeddale MG, Wiggs BR, Phang PT, Cooper DJ, et al. Identification of the critical oxygen delivery for anaerobic metabolism in critically ill septic and nonseptic humans. JAMA. 1993;270(14):1724-30.

capítulo | 22

Monitorização da Perfusão e da Oxigenação Tecidual – Marcadores de Hipoperfusão

Patrícia M. Veiga de C. Mello | Gilberto Friedman

Introdução

Os quadros de choque se caracterizam pela presença de hipoperfusão e apresentam um alto risco de morbidade e mortalidade.[1] A administração de fluídos e drogas vasoativas, constituem medidas essenciais para a restauração da perfusão tecidual.[2] No entanto, estas intervenções apresentam limitações e, portanto, a monitorização adequada da perfusão é fundamental para evitar hipoperfusão progressiva ou ressuscitação excessiva.[3] Durante os estágios iniciais do choque, distúrbios macro-hemodinâmicos, como hipovolemia e diminuição do débito cardíaco (DC), tendem a predominar. Porém, durante o choque tardio, a disfunção endotelial e de coagulação induzem alterações da microcirculação, dificultando a reperfusão tecidual.[4] Múltiplas variáveis de perfusão foram descritas na literatura, desde exame clínico à beira do leito até exames laboratoriais complexos. A utilização das informações obtidas a partir dessas variáveis de forma apropriada exige o conhecimento de suas limitações, a interpretação conjunta e monitorização seriada das mesmas, e o significado dos achados de forma individualizada para o caso clínico em questão.

A perfusão tecidual adequada à demanda metabólica tecidual é essencial para funcionamento dos órgãos, e a presença de desequilíbrio entre a oferta de oxigênio e a demanda metabólica pelos tecidos e consequente hipoperfusão tecidual representa a característica fisiopatológica central de quadros ameaçadores a vida como choque e falência múltipla de órgãos.[5,6]

Para que a perfusão tecidual seja adequada, o oxigênio precisa ser transportado (TO_2). Os determinantes do TO_2 são o fluxo sanguíneo (débito cardíaco) e o conteúdo arterial de oxigênio (CaO_2). Uma vez que o O_2 é entregue as células ele será consumido (VO_2). Os tecidos extraem o O_2 do sangue arterial na taxa necessária para manter o metabolismo. Sempre que o TO_2 se torna insuficiente, a taxa de extração de O_2 aumenta até um ponto crítico que ela não é capaz de garantir o VO_2, esse é momento que caracteriza o choque ou a hipoperfusão.[5,7] O desequilíbrio TO_2/VO_2 é caracterizado pelo aumento da taxa de extração de O_2, e quando crítico (hipoperfusão) o lactato sérico aumenta por vários mecanismos, sendo um deles o metabolismo anacróbico.[8]

Assim, os passos iniciais na estabilização desses pacientes são a restauração da macro-hemodinâmica para corrigir o fluxo sanguíneo com volume ou drogas vasoativas e o conteúdo arterial de O_2 com administração de O_2 e de hemoglobina. O restabelecimento precoce do TO_2 aos tecidos, para que sua demanda seja atendida, pode evitar a progressão para a síndrome de disfunção orgânica. Portanto, a monitoração da perfusão tecidual permite intervenções adequadas e precoces que podem mudar o desfecho desses pacientes.

O parâmetro ideal para avaliação da perfusão deve ser rápido, não invasivo e facilmente disponível à beira do leito, no entanto, todas as ferramentas clínicas e laboratoriais disponíveis têm limitações importantes e precisam ser avaliadas em conjunto.[9,10] Esse capítulo tem como objetivo revisar os principais marcadores de adequação da oferta de O_2 tecidual nos pacientes com choque à beira do leito, bem como o racional para seu uso, aplicabilidade clínica e implicações.

Débito cardíaco

O principal determinante do TO_2 é o DC e, como tal, deve ser monitorizado e otimizado a fim de garantir adequada perfusão tecidual.[7] A avaliação do DC pode ser realizada de maneira invasiva ou minimamente invasiva por meio da termodiluição com o cateter de artéria pulmonar, análise do contorno de pulso arterial, ou ecocardiografia com Doppler, entre outras técnicas.[11] O DC é uma medida de fluxo sanguíneo macro-hemodinâmica e não é uma variável de hipoperfusão. A sua adequação à condição metabólica do paciente é o que deve ser avaliada e, portanto, a simples medida quantitativa pouco informa e deve ser sempre acompanhada por marcadores clínicos ou metabólicos de perfusão tecidual. Um DC reduzido que não é acompanhado de hiperlactatemia como na insuficiência cardíaca não caracteriza choque. O inverso é verdadeiro, no choque séptico hiperdinâmico, um DC tão elevado como num atleta fazendo exercício pode ser insuficiente e indicar a necessidade de um inotrópico.[12] Os estudos que buscaram atingir valores pré-determinados de DC, muitas vezes supranormais não lograram diminuição da mortalidade, pois não eram acompanhados da avaliação de hipoperfusão.[13,14] A presença de hiperlactatemia em choque cardiogênico, mesmo assistido mecanicamente para garantir um DC mínimo, é o principal marcador de mortalidade.[15]

Débito urinário

O débito urinário depende fundamentalmente da filtração glomerular, secreção e reabsorção tubulares. A filtração glomerular depende do fluxo sanguíneo renal (FSR), que é dependente do volume sanguíneo circulante, do débito cardíaco e da pressão de perfusão renal. Diante do estado de choque ocorre redução do FSR por alteração de qualquer dos parâmetros referidos ou mesmo pelo prejuízo dos seus mecanismos de regulação, levando a queda do débito urinário.[16] Um débito urinário reduzido nessa situação, portanto, sugere redução de perfusão tecidual e medidas de ressuscitação que incluam otimizar volemia, débito cardíaco e pressão sanguínea, que devem ser adotadas e otimizadas a fim de restabelecer adequada perfusão e melhora do débito urinário.

Entretanto, a oligúria é um bom marcador de choque nas apresentações precoces de choque. Contudo, evolutivamente, a complexidade dos mecanismos envolvidos na disfunção renal de um paciente crítico faz com que a oligúria possa persistir por lesão intrarrenal.[17] Em outras palavras, a redução da diurese deve ser considerada como resultado de insuficiência renal pré-renal quando acompanhada de marcadores de hipoperfusão sistêmicos e, nesse contexto, tentativas de aumentar o fluxo sanguíneo podem ajudar e devem ser sempre acompanhadas de responsividade urinária, ou seja, de aumento da diurese.

Lactato

O lactato é o produto final da glicólise anaeróbia que ocorre no citoplasma.[18,19] A produção diária de lactato pode chegar a 1500 mmol. Entretanto, a depuração do lactato, que acontece principalmente no fígado (gliconeogênese-Ciclo de Cori) e rins, gera uma concentração sérica entre 0,7 e 1,3 mmol/L.[20] As condições que podem levar a hiperlactatemia podem ser de origem hipóxica e não hipóxica.[21] Nos estados de hipoperfusão tecidual ou hipoxia tecidual, os níveis de lactato aumentam devido ao aumento da glicólise anaeróbia, numa tentativa de manter a produção energética celular. Nessas condições hipóxicas ou anaeróbicas, a mitocôndria não metaboliza o piruvato, que é reduzido a lactato. Em estados adrenérgicos ou inflamatórios como a sepse, de grande demanda metabólica, também pode ocorrer hiperlactatemia por aceleração da glicólise que leva a produção aumentada de piruvato que é convertido à lactato, ainda que o metabolismo aeróbico esteja preservado. Outros mecanismos que contribuem são a disfunção mitocondrial e presença de insuficiências renal e/ou hepática.[22,23]

A hiperlactatemia indica que existe desarranjo fisiológico por vários mecanismos e, por isso, é um importante fator prognóstico em pacientes com choque. A persistência da hiperlactatemia associa-se a um pior prognóstico, enquanto que o clareamento do lactato associa-se a melhor sobrevida em pacientes com choque (**Figura 22.1**).[24-29] A presença de hiperlactatemia, em qualquer nível, sinaliza uma taxa de mortalidade até 5 vezes maior em comparação com pacientes sépticos que nunca desenvolvem hiperlactatemia, apesar de necessitar a infusão de um vasopressor para manter uma pressão artéria média (PAM) aceitável.[20]

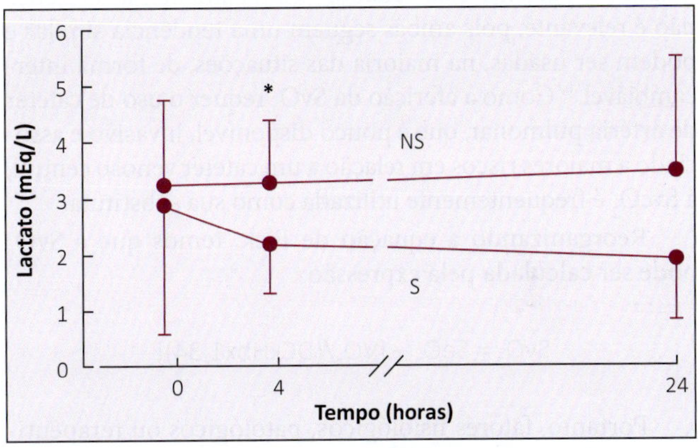

Figura 22.1. Diminuição significativa do lactato sérico.

Fonte: Acervo da autoria.

O lactato sérico diminuiu significativamente em sobreviventes (S) e não clareia nos não sobreviventes (NS). Esse padrão é consistente em todas as formas de choque. Não há necessariamente a normalização do lactato para os S, mas o clareamento é relevante.[26]

Particularmente na apresentação inicial, a hiperlactatemia é considerada como marcador de hipoperfusão e pode ser usada para disparar a ressuscitação hemodinâmica, mesmo na ausência de hipotensão. Uma vez iniciado o manejo hemodinâmico, um segundo lactato sanguíneo deve ser medido em até 6 horas, preferentemente a cada duas a três horas para a observação do clareamento sanguíneo.[31] A diminuição do lactato em pelo menos 10% em seis horas já é um bom indicativo de melhora. A normalização do lactato só é atingida em metade dos pacientes, mesmo quando o manejo hemodinâmico foi adequado.[32] Isso demonstra que o lactato deve ser interpretado em conjunto com outros parâmetros de oxigenação tecidual. A hiperlactatemia na presença de taxa de extração de O_2 normal e variáveis de fluxo normais (p. ex., delta PCO_2, perfusão periférica) pode ser explicada por mecanismos não hipóxicos como a própria inflamação da sepse e, pode ser inadequado proceder com ressuscitação hemodinâmica e assim evitar excesso de fluídos ou drogas vasoativas.[33]

Saturação venosa mista de oxigênio e saturação venosa central de oxigênio

A saturação venosa mista de oxigênio (SvO_2) reflete a saturação de oxigênio na hemoglobina do sangue que retorna ao coração direito pela veia cava superior, veia cava inferior, seio coronário e rede de Tebesius. É aferida no sangue venoso homogeneizado na artéria pulmonar, por meio de cateter de artéria pulmonar. Por sua vez a saturação venosa central de oxigênio ($SvcO_2$) é obtida do sangue que se encontra na veia cava superior em sua desembocadura no átrio direito retornando ao coração direito proveniente dos membros superiores, parte do tórax, pescoço e cabeça.[34] Normalmente a $SvcO_2$ tem valores menores que a SvO_2, porém nos estados de choque a situação se inverte devido ao maior VO_2 na circulação esplâncnica e membros inferiores, e menor VO_2 cerebral quando o paciente está sedado.[35] Clinicamente, a diferença não é relevante, pois ambas seguem uma tendência similar e podem ser usadas, na maioria das situações, de forma intercambiável.[34] Como a aferição da SvO_2 requer o uso de cateter de artéria pulmonar, que é pouco disponível, invasivo e associado a maiores riscos em relação a um cateter venoso central, a $SvcO_2$ é frequentemente utilizada como sua substituta.

Reorganizando a equação de Fick, temos que a SvO_2 pode ser calculada pela expressão:

$$SvO_2 = SaO_2 - [VO_2/(DC x Hb x 1,34)]$$

Portanto, fatores fisiológicos, patológicos ou terapêuticos que alterem os parâmetros da expressão anteriores acabam por impactar no valor da SvO_2.[35] Defere-se ainda que mantendo constantes as outras variáveis, a SvO_2 é diretamente proporcional ao débito cardíaco.[36]

A medida da saturação venosa é importante, pois reflete a taxa de extração de O_2 sempre que a saturação arterial de O_2 esteja normal (> 92%). Assim, a redução da SvO_2 (≤ 65%) ou da $SvcO_2$ (≤ 70%) indica que o balanço entre a entrega e o consumo de O_2 está alterado (**Figura 22.2**). Quando ocorre redução do TO_2, a taxa de extração de oxigênio (TEO_2) aumenta para manter o VO_2 estável. A SvO_2, portanto, não é um biomarcador de hipoperfusão. A SvO_2 é útil como marcador prognóstico, visto que a persistência de valores baixos durante a ressuscitação está associada a piores desfechos em pacientes com choque séptico.[37]

Uma vez a saturação arterial estando próxima de 100%, qualquer redução significativa da $SvcO_2$ indica que O_2 foi extraído em maior quantidade. Se o transporte de O_2 (TO_2) não atende as necessidades, a taxa de extração de O_2 aumenta, seja por redução do TO_2 ou por aumento do consumo de O_2.

A SvO_2 e $SvcO_2$ são marcadores globais. Sendo assim, sua normalização não significa que o fluxo sanguíneo está adequado a todos os órgãos e tecidos. A perfusão de órgãos não vitais se deteriora mais precocemente e se recupera mais tardiamente que a de órgãos vitais.[38,39] Se faz necessário, portanto, durante a ressuscitação investigar se persiste ainda déficit de O_2, que estaria caracterizado por aumento do VO_2 à medida que se aumenta o TO_2.[5]

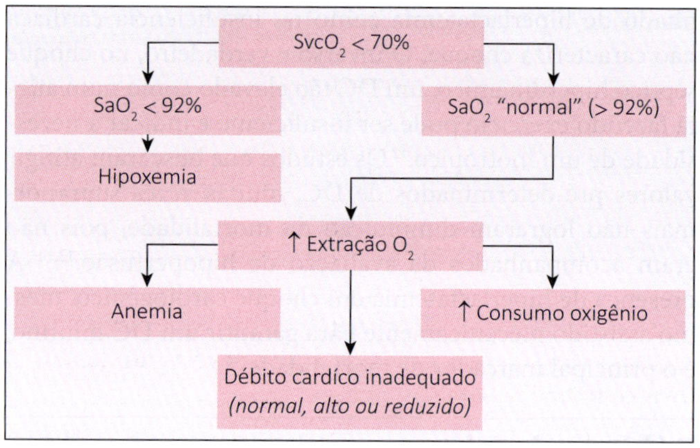

Figura 22.2. Como interpretar a saturação venosa central ($SvcO_2$)?
Fonte: Acervo da autoria.

A SvO_2, na fase inicial do choque séptico, costuma refletir adequadamente o equilíbrio entre TO_2 e VO_2. Contudo, a SvO_2 pode variar substancialmente depois da reanimação inicial, quando os doentes internam na UTI. A SvO_2 costuma estar normal ou elevada mesmo na presença de hipoperfusão, refletindo uma mudança evolutiva do processo séptico, onde pode predominar alterações da capacidade de extrair oxigênio.[40,41] Vários investigadores demonstraram que a hiperoxia venosa acompanhada de hiperlactatemia está associada a altas taxas de mortalidade, provavelmente pela presença de *shunts* microcirculatórios e/ou alterações mitocondriais que conferem baixo aproveitamento de oxigênio ao nível dos tecidos.[42]

Gradientes sanguíneos e teciduais de CO_2

O GAP de CO_2, também denominado diferença venoarterial de CO_2 ou delta CO_2 (ΔPCO_2), é a diferença entre as tensões parciais de CO_2 (pCO_2) no sangue venoso misto ($PvCO_2$) e no sangue arterial ($PaCO_2$). Fisiologicamente, a ΔPCO_2 varia de 2 a 5 mmHg e valores normais podem ser interpretados como sinal de que o débito cardíaco é suficiente para carrear o CO_2 produzido pelos tecidos periféricos.[43]

O CO_2 é transportado no sangue em 3 formas:[2] (a) 7% dissolvido; (b) 70% como íon bicarbonato; e (c) em combinação com proteínas plasmáticas e como compostos carbamino-hemoglobina. O CO_2 é cerca de 20 vezes mais solúvel que o oxigênio, de modo que a forma dissolvida desempenha um papel mais significativo no transporte normal no sangue.

No sangue periférico, o carregamento de CO_2 é facilitado pela presença de hemoglobina (Hb) reduzida (efeito Haldane). Assim, a descarga de oxigênio nos capilares periféricos facilita o carregamento de CO_2, enquanto a oxigenação aumenta a descarga de CO_2 no pulmão.[44]

A aplicação da equação de Fick ao CO_2 mostra que a excreção de CO_2 (chamamos de produção de $CO_2 = VCO_2$) se iguala ao produto do débito cardíaco (DC) pela diferença entre o conteúdo de CO_2 no sangue venoso ($CvCO_2$) e no sangue arterial ($CaCO_2$): $VCO_2 = DC \times (CvCO_2 - CaCO_2)$

A relação normal entre a pressão de CO_2 e o conteúdo é quase linear em condições fisiológicas. A PCO_2 pode substituir o CCO_2, e se obtém a equação modificada e corrigida pelo coeficiente de correlação K: $VCO_2 = DC \times K \times (\Delta PCO_2)$.[45] O CO_2 é o produto final do metabolismo oxidativo e, por isso, o CCO_2 no sangue venoso é maior que no arterial. Se o aporte de oxigênio aos tecidos é normal, a VCO_2 é diretamente relacionada ao consumo de oxigênio (VO_2). Se o débito cardíaco permanecer estável, mas o VO_2 aumentar por aumento do metabolismo oxidativo ou uma ingestão elevada de calorias, a VCO_2 deveria aumentar. O inverso também seria verdadeiro.

De acordo com a Equação de Fick modificada, o ΔPCO_2 é inversamente correlacionado ao DC. Essa relação é curvilínea e depende do nível de VCO_2 (**Figura 22.3**).

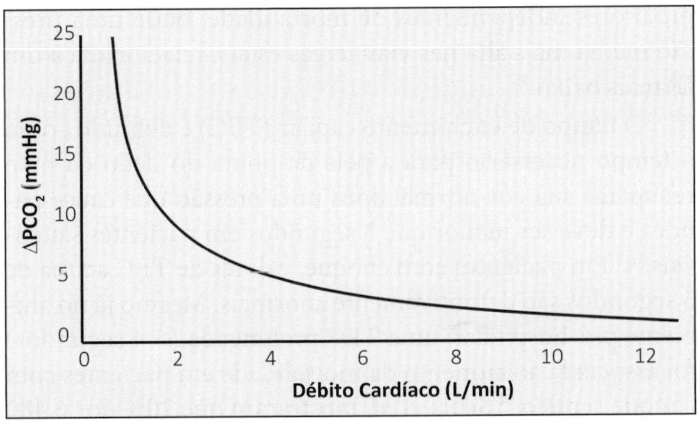

Figura 22.3. Relação entre o gradiente venoarterial de CO_2 (ΔPCO_2) e o débito cardíaco (DC) é curvilínea.
Fonte: Acervo da autoria.

Para valores constantes de VCO_2, mudanças no DC resultam em grandes mudanças no ΔPCO_2 quando o DC é baixo, mas poucas mudanças no ΔPCO_2 quando o DC é elevado. Essas relações serão mais complexas sempre que o VCO_2 mudar junto com o DC e, por isso, em estados hiperdinâmicos como a sepse, se o VCO_2 estiver aumentado o ΔPCO_2 poderá alargar mesmo com valores de DC elevados.

Em condições estáveis de VO_2 e VCO_2, o decréscimo do DC será acompanhado pelo alargamento do ΔPCO_2.[46] O alargamento do ΔPCO_2 ocorre pelo fenômeno de estagnação. Se o fluxo sanguíneo é lento na microcirculação, uma maior quantidade de CO_2 será adicionada ao sangue venoso. Portanto, o conceito de lentidão do DC é relativo à condição metabólica do paciente e, por isso, o maior determinante do ΔPCO_2 é o DC em situações de hipoxia ou não.[47] Esse marcador deve ser usado para avaliar a adequação do fluxo sanguíneo venoso (= DC) para remover o CO_2 tecidual, e não como marcador de hipoperfusão.[43]

A interpretação do ΔPCO_2 pode ser enganosa se a fisiologia não é observada. Em choque, se existir dependência do consumo de oxigênio (VO_2) pelo transporte de oxigênio (TO_2), o ΔPCO_2 pode estreitar mais lentamente, pois o aumento do VO_2 com a ressuscitação também leva a um aumento do VCO_2. O ΔPCO_2 diminuirá rapidamente quando a ressuscitação leva a independência do VO_2 pelo TO_2, o que significa que o VCO_2 também será constante.[46,48] Nessa condição, o DC será o único ou o maior determinante do ΔPCO_2. A combinação do ΔPCO_2 com a saturação venosa mista ajuda a adequar a terapêutica e a definir a fase da ressuscitação que se encontra o paciente. Em resumo, sempre que houver hipoxia tecidual grave com redução do consumo de oxigênio, por consequência a produção de CO_2 também diminuirá e, mesmo um DC lento será capaz de remover o CO_2 venoso em menor quantidade e o ΔPCO_2 pode não alargar ou pouco se alterar.

Em condições em que o ΔPCO_2 está normal, não está indicado aumentar o fluxo sanguíneo, e tentativas de elevação do mesmo não demonstraram benefício em pacientes críticos, mesmo que haja evidências de hipoxia tecidual, como hiperlactatemia. Ao contrário, um valor aumentado de ΔPCO_2 ($\geq$ 6 mmHg) associado a marcadores de hipoxia como hiperlactatemia, sugere que medidas para aumentar o débito cardíaco podem ser benéficas.[41]

O ΔPCO_2 também tem valor prognóstico.[49,50] Em pacientes com choque séptico, a persistência de valores elevados dessa variável ao longo da ressuscitação está associada a piores desfechos.[49] Diversos estudos mostram que a redução do débito cardíaco está associada ao alargamento do ΔPCO_2. Bakker *et al.*, em uma série de 64 pacientes com choque séptico, demonstraram uma relação inversa entre ΔPCO_2 e DC. Ao se analisar os pacientes subdividindo-os em dois grupos (ΔPCO_2 normal e anormal [> 6 mmHg]), observou-se que o grupo ΔPCO_2 anormal tinha um débito cardíaco mais baixo e ambos os grupos apresentavam níveis semelhantes de lactato e VO_2, sugerindo que a diferença encontrada não se deve a um aumento na produção de CO_2.[51]

Valleé *et al.* estudaram pacientes com choque séptico avaliados após a ressuscitação inicial.[41] Encontraram uma correlação inversa entre DC e ΔPCO_2 e um valor médio mais baixo de DC nos pacientes com ΔPCO_2 elevado. Após a ressuscitação, 89% dos pacientes apresentavam $SvcO_2$ acima de 70%. Dentro deste grupo, aqueles que tiveram um ΔPCO_2 normal apresentaram uma concentração de lactato mais baixa, assim como um clareamento de lactato significativo nas primeiras 12 horas e um decréscimo no escore de disfunção orgânica nas primeiras 24 horas, quando comparados ao grupo com ΔpCO_2 anormal. Araujo *et al.* estudaram o ΔPCO_2 em 60 pacientes com choque séptico imediatamente após a ressuscitação inicial.[50] Pacientes com $SvcO_2$ normal (> 70%) e ΔPCO_2 anormal (> 6 mmHg) apresentaram escores SOFA mais altos. Os pacientes com ΔPCO_2 normal reduziram seus níveis de lactato em comparação com o grupo ΔPCO_2 anormal ao longo de 24 horas (**Figura 22.4**). Estes achados, em conjunto, sugerem que o ΔPCO_2 elevado é útil para identificar pacientes ainda não adequadamente ressuscitados apesar de uma $SvcO_2$ normalizada.

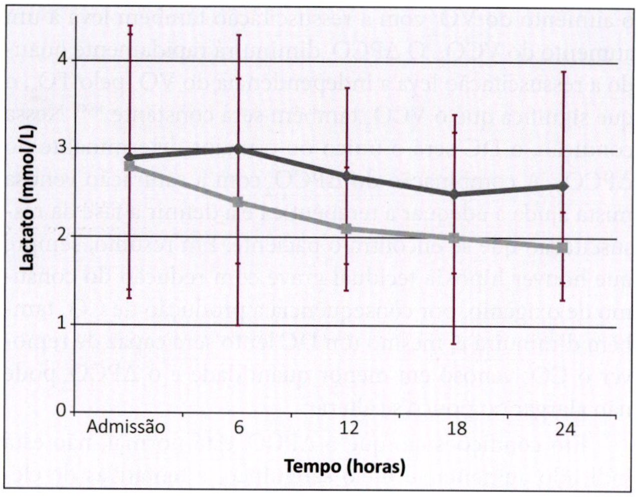

Figura 22.4. Comparação de lactato entre pacientes com ΔPCO_2 normal e anormal ao longo de 24 horas.

Fonte: Acervo da autoria.

Os pacientes que tinham ΔPCO_2 normal (< 6 mmHg) continuaram a clarear o lactato sanguíneo ao longo de 24 horas após a ressuscitação inicial.[50]

Recentemente, o estudo Andromeda randomizou duas estratégias de ressuscitação em choque séptico, uma por lactato e outra por tempo de enchimento capilar.[33] Foi possível observar que os pacientes apresentavam valores médios de 70% de saturação venosa na unidade de terapia intensiva (UTI), mas um ΔPCO_2 médio alargado e hiperlactatemia. Com ambas as estratégias de ressuscitação o lactato clareou, o ΔPCO_2 estreitou e a saturação venosa média aumentou para 73% ao longo de 24 horas. Outro estudo que sugere que por meio do ΔPCO_2 a melhoria do fluxo sanguíneo foi associada à melhora da hipoxia apesar da $SvcO_2$ inicial já sugerir um equilíbrio TO_2/VO_2. A principal limitação é quando o DC está elevado, as variações do fluxo sanguíneo associam-se a pequenas mudanças no ΔPCO_2 que já vai estar estreito.[43] Esse contexto é, particularmente, importante em choque séptico hiperdinâmico. Além disso, o ΔPCO_2 global ou sistêmico não exclui redução de fluxo regional, como o território esplâncnico.[52] Outras fontes de erros podem ser significativas e é importante destacar os erros de coleta e transporte de qualquer amostra de sangue para análise de gases.

Perfusão periférica

No choque circulatório, um dos principais mecanismos é a ativação simpática com consequente redistribuição de fluxo sanguíneo, priorizando órgãos centrais como o cérebro e o coração. A perfusão da pele, que é funcionalmente circulação sanguínea periférica, sofre vasoconstrição e, por apresentar pouca autorregulação de fluxo sanguíneo, reflete a estimulação simpática e correlaciona-se com a hipoperfusão de órgãos viscerais.[38,39] Além disso, a avaliação da perfusão periférica permite acompanhar a ressuscitação hemodinâmica em tempo real. Em ambiente com temperatura ambiente controlada, e em situações clínicas que a dose de drogas vasoconstritoras não são particularmente elevadas, a avaliação da perfusão periférica é muito útil no diagnóstico e manejo do choque.

Na última década, o interesse pela perfusão periférica ressurgiu, e vários estudos padronizando a avaliação subjetiva da perfusão periférica permitiram associar com disfunção metabólica (hiperlactatemia) e disfunção orgânica em pacientes com sepse e outras formas de choque.[53,54]

Os pacientes que apresentam circulação periférica anormal são diferentes dos pacientes com periferia quente e bem perfundida. Estudos demonstraram um aumento na probabilidade de mortalidade em pacientes com perfusão periférica anormal em vários estágios do tratamento. Em um estudo em 5.103 pacientes críticos sob ventilação mecânica, Su *et al.* mostraram que o índice de perfusão (IP) e a pressão média das vias aéreas foram os dois melhores preditores independentes de mortalidade, onde uma pressão média mais alta nas vias aéreas estava relacionada a um IP mais baixo.[55]

O tempo de enchimento capilar (TEC) é definido como o tempo necessário para a pele da ponta do dedo da mão recuperar sua cor normal após uma pressão que cause palidez e deve ser menor que 3 segundos em pacientes saudáveis,[9,33] Em pacientes com choque, valores de TEC acima de 5 segundos são definitivamente anormais. Mesmo já no ambiente pré-hospitalar, uma TEC prolongada (> 4 segundos) foi associada ao aumento da mortalidade em pacientes com choque séptico.[54] Sebat *et al.* mostraram que 20% dos 6.480 pacientes atendidos pela equipe de resposta rápida apresentavam uma TEC anormal que estava associada à duplicação da mortalidade (36% *vs.* 18%).[56] Das 11 variáveis registradas pela equipe de resposta rápida, o TEC anormal ficou em segundo lugar, atrás da hipoxia, como preditor independente de mortalidade.

O TEC e outros parâmetros de perfusão periférica respondem rapidamente a tratamentos como reposição volêmica e vasopressores,[33] mas também podem ser melhorados pela infusão de nitroglicerina.[57,58] Van Genderen *et al.* mostraram que a mitigação da ressuscitação com fluidos em pacientes com perfusão periférica normal estava associada à melhora da função dos órgãos e dos parâmetros de resultados.[59] Numa análise *post hoc* do estudo ANDROMEDA SHOCK, Kattan *et al.* encontraram um aumento na mortalidade em pacientes onde a ressuscitação volêmica foi continuada após as primeiras 2 horas, enquanto o TEC foi normal (40% *vs.* 23%, P = 0,009).[60] Este foi o caso dos pacientes randomizados para o braço de lactato do estudo, onde a reanimação continuada às duas horas era justificada quando a meta de lactato não era atingida. No grupo TEC, a reanimação foi interrompida quando o TEC estava normal, mesmo quando os níveis de lactato não haviam diminuído. Juntos, esses estudos indicam que a ressuscitação volêmica pode ser orientada pela normalização da TEC.

A temperatura da pele é um sinal de vasoconstricção, sendo que pacientes críticos com pele fria cursam com menores valores de índice cardíaco e SvO_2, e maiores níveis de lactato em comparação a aqueles com pele quente.[53] Mais do que a avaliação subjetiva, gradientes de temperatura podem ser utilizados como marcadores de hipoperfusão periférica, tais como: gradiente entre temperatura central e temperatura na face ventral do dedão do pé ($T_{c\text{-}toe}$), que sendo maior que 7°C indica vasoconstricção; e gradiente de temperatura entre o dedo indicador e o lado radial do antebraço ($T_{skin\text{-}diff}$), cujos valores acima de 0, 2° e 4° indicam respectivamente vasoconstrição leve, moderada e severa. Tais parâmetros são avaliados de maneira não invasiva, porém o $T_{c\text{-}toe}$ pode sofrer interferência da temperatura ambiente ou da hipotermia induzida.

O moteamento da pele (*skin mottling*) é o resultado da vasoconstrição heterogênea dos pequenos vasos, leva a uma descoloração irregular da pele, geralmente violácea (livedo) e em torno dos joelhos, podendo também estar presente nas orelhas e nos dedos. É um sinal facilmente detectável de hipoperfusão periférica e apresenta valor prognóstico, visto que a demora na sua resolução está associada a maior mortalidade em pacientes com choque .[9,61] É avaliado com uso de escore (*skin mottling score* – SMS) que varia de 0 a 5 de acordo com a extensão das manchas em ordem crescente a partir do joelho. Graus elevados do SMS (4 e 5) estão associados com piores desfechos. A avaliação do SMS é limitada em pacientes com queimaduras, amputações ou pele negra.[61]

Marcadores de perfusão regional

Conforme mencionado anteriormente, o lactato, SvO_2 e o GAP de CO_2 são marcadores que avaliam a perfusão de modo global. No entanto, a perfusão periférica de órgãos não vitais deteriora-se mais precocemente e, também, se recupera mais tardiamente quando comparado aos órgãos vitais e à perfusão de maneira global.[26,38,62] Desse modo, é interessante utilizar ferramentas ou parâmetros para avaliar a perfusão de maneira regional para tentar guiar a ressuscitação nos estados de choque.

- **Tonometria gástrica:** a aplicação clínica dessa técnica nos anos 1990 tornou possível a avaliação da perfusão na circulação esplâncnica.[26] A isquemia esplâncnica está associada à disfunção orgânica e mortalidade aumentada. Um estudo clássico multicêntrico que randomizou pacientes com choque séptico, onde um braço buscava um pH intramucoso (pHi) de 7,32, não mostrou diferença em termos de sobrevida.[63] Contudo, entre os pacientes nesse braço que normalizaram o pHi com terapia guiada pela tonometria gástrica tiveram aumento de sobrevida. O uso do pHi foi abandonado e passou-se a usar o gradiente entre a PCO_2 da mucosa gástrica e a PCO_2 arterial. Um gradiente acima de 8 mmHg é anormal e acima de 20 mmHg definitivamente indica hipoperfusão esplâncnica.[64] No entanto, seu uso clínico nunca foi implementado devido a limitações técnicas no sistema de monitorização
- **Espectroscopia próxima ao infravermelho:** a espectroscopia próxima ao infravermelho (NIRS – *near infrared reflectance spectroscopy*) é uma técnica que avalia a saturação tecidual de oxigênio (StO_2).[65] NIRS baseia-se nas diferentes propriedades de absorção da hemoglobina, seja oxigenada ou desoxigenada e usualmente é avaliada na musculatura esquelética. A luz próxima ao infravermelho atravessa os tecidos e é absorvida por moléculas como a hemoglobina, mioglobina e pelos citocromos aa3 da cadeia respiratória. As duas últimas moléculas pouco contribuem e, assim, o sinal de NIRS fica afetado pela presença de hemoglobina no tecido atravessado pela luz.[66] A superposição de valores da StO_2 entre pacientes sadios e os com choque séptico limitou o uso para a tomada de decisões. Outros investigadores, propuseram a determinação da StO_2 na eminência tenar de pacientes com choque séptico junto com uma manobra de oclusão arterial, com a finalidade de avaliar a reatividade microvascular e tentar associar o padrão de resposta com desfechos clínicos.[67] Essa ferramenta também foi abandonada comercialmente pelas limitações técnicas e dúvidas quanto à sua utilidade à beira do leito.
- **Visualização direta da microcirculação:** a visualização direta da microcirculação sublingual permite avaliar parâmetros como densidade vascular, fluxo e proporção de vasos perfundidos por meio de microscópios portáteis que usam a técnica *Orthogonal Polarization Spectral* (OPS) ou sua sucessora *Sidestream Dark-field* (SDF).[68] A técnica SDF emite um sinal luminoso que é absorvido pela hemoglobina e permite a visualização das hemácias fluindo pela microcirculação. Tal ferramenta pode, portanto, diagnosticar precocemente alterações na microcirculação, bem como verificar seu recrutamento durante a ressuscitação dos pacientes em choque. Alterações na microcirculação sublingual de pacientes com sepse são indicativo de pior prognóstico,[69] mas o uso dessa técnica para guiar intervenções que melhorem a microcirculação é complexa, pois depende muito do estado basal do paciente e do tipo de intervenção.[70-72] Seu uso está restrito a protocolos de pesquisa, a qualidade da avaliação da microcirculação é examinador-dependente e os *softwares* usados pelo monitor não são completamente confiáveis.

Conclusão

A avaliação e monitorização da adequação da perfusão tecidual à demanda metabólica do organismo é fundamental para o diagnóstico e a terapêutica de pacientes em estados críticos com grande potencial de desfechos ruins. Para tal, é essencial o conhecimento e interpretação adequada dos parâmetros clínicos e laboratoriais que permitam avaliar tanto a macro como a microcirculação, de maneira global e regional. A avaliação conjunta dos diversos marcadores descritos de maneira conjunta e, também, integrada ao quadro clínico e resposta às intervenções apresentadas pelo paciente representam a melhor maneira de melhorar o desfecho nesses quadros.

Referências bibliográficas

1. Vincent JL, De Backer D. Circulatory shock. N Engl J Med. 2013;369(18):1726-34.
2. Friedman G, Patiao C.R., Hernandez G. Drogas Vasoativas. In: Knobel E, organizador. Condutas no Paciente Grave. Sao Paulo: Atheneu; 2016. p. 143-54.
3. Payen D, de Pont AC, Sakr Y, Spies C, Reinhart K, Vincent JL. A positive fluid balance is associated with a worse outcome in patients with acute renal failure. Crit Care. 2008;12:R74.
4. Arina P, Singer M. Pathophysiology of sepsis. Curr Opin Anaesthesiol. 2021;34:77-84.
5. Friedman G, De Backer D, Shahla M, Vincent JL. Oxygen supply dependency can characterize septic shock. Intensive Care Med. 1998;24(2):118-123.
6. Brealey D, Singer M. Multi-organ dysfunction in the critically ill: epidemiology, pathophysiology and management. J R Coll Physicians Lond. 2000;34(5):424-7.
7. Vincent JL. Determination of oxygen delivery and consumption versus cardiac index and oxygen extraction ratio. Crit Care Clin. 1996;12(4):995-1006.
8. Groeneveld AB, Kester AD, Nauta JJ, Thijs LG. Relation of arterial blood lactate to oxygen delivery and hemodynamic variables in human shock states. Circ Shock. 1987;22:35-53.
9. Hasanin A, Mukhtar A, Nassar H. Perfusion indices revisited. J Intensive Care. 2017;5:24.
10. Hernandez G, Bruhn A, Castro R, Regueira T. The holistic view on perfusion monitoring in septic shock. Curr Opin Crit Care. 2012;18(3):280-286.
11. Vincent JL, Pelosi P, Pearse R, Payen D, Perel A, Hoeft A, et al. Perioperative cardiovascular monitoring of high-risk patients: a consensus of 12. Crit Care Lond Engl. 2015;19(1):224.
12. De Backer D, Cecconi M, Chew MS, Hajjar L, Monnet X, Ospina-Tascon GA, et al. A plea for personalization of the hemodynamic management of septic shock. Crit Care Lond Engl. 2022;26(1):372.
13. Hayes MA, Timmins AC, Yau EH, Palazzo M, Hinds CJ, Watson D. Elevation of systemic oxygen delivery in the treatment of critically ill patients. N Engl J Med. 1994;330(24):1717-1722.
14. Gattinoni L, Brazzi L, Pelosi P, Latini R, Tognoni G, Pesenti A, et al. A trial of goal-oriented hemodynamic therapy in critically ill patients. SvO2 Collaborative Group. N Engl J Med. 1995;333(16):1025-1032.
15. Scolari FL, Schneider D, Fogazzi DV, Gus M, Rover MM, Bonatto MG, et al. Association between serum lactate levels and mortality in patients with cardiogenic shock receiving mechanical circulatory support: a multicenter retrospective cohort study. BMC Cardiovasc Disord. 2020;20(1):496.
16. Greenwood JC, Orloski CJ. End Points of Sepsis Resuscitation. Emerg Med Clin North Am. 2017;35(1):93-107.
17. Felice VB, Lisboa TC, Souza LV, Sell LC, Friedman G. Hemodynamically stable oliguric patients usually do not respond to fluid challenge. Rev Bras Ter Intensiva. 2020;32:564-570.
18. De Backer D, Ospina-Tascon GA. How to assess tissue oxygenation? Curr Opin Crit Care. 2023;29(3):244-251.
19. Vincent JL, Bakker J. Blood lactate levels in sepsis: in 8 questions. Curr Opin Crit Care. 2021;27(3):298-302.
20. Fuller BM, Dellinger RP. Lactate as a hemodynamic marker in the critically ill. Curr Opin Crit Care. 2012;18(3):267-272.
21. Kreisberg RA. Lactate homeostasis and lactic acidosis. Ann Intern Med. 1980;92(2Pt1):227-237.
22. De Backer D. Lactic acidosis. Intensive Care Med. 2003;29(5):699-702.
23. Nedel WL, Strogulski NR, Kopczynski A, Rodolphi MS, Montes THM, Junior JA, et al. Association Between Hyperlactatemia, Perfusional Parameters, and Lymphocyte Mitochondrial Dysfunction in Septic Shock Patients. Shock Augusta Ga. 2022;57(3):378-383.
24. Bakker J, Gris P, Coffernils M, Kahn RJ, Vincent JL. Serial blood lactate levels can predict the development of multiple organ failure following septic shock. Am J Surg. 19960;171(2):221-226.
25. Alves FA, Sant'Anna UL, Oliveira E, Weingartner R, Oliveira E, Friedman G. O valor prognostico do curso hemodinamico inicial de pacientes com falencia circulatoria. Rev Bras Terap Intens. 1998;10(2):68-75.
26. Friedman G, Berlot G, Kahn RJ, Vincent JL. Combined measurements of blood lactate concentrations and gastric intramucosal pH in patients with severe sepsis. Crit Care Med. 1995;23(7):1184-1193.
27. Calvete JO, Schonhorst L, Moura DM, Friedman G. Acid-base disarrangement and gastric intramucosal acidosis predict outcome from major trauma. Rev Assoc Med Bras. 2008;54:116-121.
28. Meregalli A, Oliveira RP, Friedman G. Occult hypoperfusion is associated with increased mortality in hemodynamically stable, high-risk, surgical patients. Crit Care. 2004;8:R60-5.
29. Nguyen HB, Rivers EP, Knoblich BP, Jacobsen G, Muzzin A, Ressler JA, et al. Early lactate clearance is associated with improved outcome in severe sepsis and septic shock. Crit Care Med. 2004;32:1637-1642.
30. Hernandez G, Bruhn A, Castro R, Pedreros C, Rovegno M, Kattan E, et al. Persistent Sepsis-Induced Hypotension without Hyperlactatemia: A Distinct Clinical and Physiological Profile within the Spectrum of Septic Shock. Crit Care Res Pract. 2012;2012:536852.
31. Jansen TC, van Bommel J, Schoonderbeek FJ, Sleeswijk Visser SJ, van der Klooster JM, Lima AP, et al. Early lactate-guided therapy in intensive care unit patients: a multicenter, open-label, randomized controlled trial. Am J Respir Crit Care Med. 2010;182:752-761.
32. Hernandez G, Luengo C, Bruhn A, Kattan E, Friedman G, Ospina-Tascon GA, et al. When to stop septic shock resuscitation: clues from a dynamic perfusion monitoring. Ann Intensive Care. 2014;4:30.
33. Hernandez G, Ospina-Tascon GA, Damiani LP, Estenssoro E, Dubin A, Hurtado J, et al. Effect of a Resuscitation Strategy Targeting Peripheral Perfusion Status vs Serum Lactate Levels on 28-Day Mortality Among Patients With Septic Shock: The ANDROMEDA-SHOCK Randomized Clinical Trial. JAMA. 2019;321:654-664.
34. Reinhart K, Rudolph T, Bredle DL, Hannemann L, Cain SM. Comparison of central-venous to mixed-venous oxygen saturation during changes in oxygen supply/demand. Chest. 1989;95:1216-21.
35. Bloos F, Reinhart K. Venous oximetry. Intensive Care Med. 2005;31(7):911-913.
36. Friedman G, Alves FA, Weingartner R, Oliveira E, Oliveira ES, Azambuja LA. Choque septico e SvO2: Revisão e analise da literatura. Rev Bras Terap Intens. 1996;9(1):19-24.
37. Pope JV, Jones AE, Gaieski DF, Arnold RC, Trzeciak S, Shapiro NI. Multicenter study of central venous oxygen saturation (ScvO2) as a predictor of mortality in patients with sepsis. Ann Emerg Med. 2010;55:40-46.
38. Brunauer A, Kokofer A, Bataar O, Gradwohl-Matis I, Dankl D, Bakker J, et al. Changes in peripheral perfusion relate to visceral organ perfusion in early septic shock: A pilot study. J Crit Care. 2016;35:105-109.
39. Hariri G, Joffre J, Leblanc G, Bonsey M, Lavillegrand JR, Urbina T, et al. Narrative review: clinical assessment of peripheral tissue perfusion in septic shock. Ann Intensive Care. 2019;9:37.
40. van Beest PA, Hofstra JJ, Schultz MJ, Boerma EC, Spronk PE, Kuiper MA. The incidence of low venous oxygen saturation on admission to the intensive care unit: a multi-center observational study in The Netherlands. Crit Care. 2008;12:R33.
41. Vallee F, Vallet B, Mathe O, Parraguette J, Mari A, Silva S, et al. Central venous-to-arterial carbon dioxide difference: an additional target for goal-directed therapy in septic shock? Intensive Care Med. dezembro de 2008;34:2218-2225.

42. Gattinoni L, Vasques F, Camporota L, Meessen J, Romitti F, Pasticci I, et al. Understanding Lactatemia in Human Sepsis. Potential Impact for Early Management. Am J Respir Crit Care Med. 2019;200:582-589.
43. Dubin A, Pozo MO, Hurtado J. Central venous minus arterial carbon dioxide pressure to arterial minus central venous oxygen content ratio as an indicator of tissue oxygenation: a narrative review. Rev Bras Ter Intensiva. 2020;32(1):115-122.
44. Groeneveld AB. Interpreting the venous-arterial PCO2 difference. Crit Care Med. 1998;26:979-980.
45. Giovannini I, Chiarla C, Boldrini G, Castagneto M. Calculation of venoarterial CO2 concentration difference. J Appl Physiol 1993;74:959-964.
46. Zhang H, Vincent JL. Arteriovenous differences in PCO2 and pH are good indicators of critical hypoperfusion. Am Rev Respir Dis. 1993;148:867-871.
47. Durkin R, Gergits MA, Reed JF III, Fitzgibbons J. The relationship between the arteriovenous carbon dioxide gradient and cardiac index. J Crit Care. 1993;8:217-221.
48. Groeneveld AB, Vermeij CG, Thijs LG. Arterial and mixed venous blood acid-base balance during hypoperfusion with incremental positive end-expiratory pressure in the pig. Anesth Analg. 1991;73:576-582.
49. Ospina-Tascon GA, Bautista-Rincon DF, Umana M, Tafur JD, Gutierrez A, Garcia AF, et al. Persistently high venous-to-arterial carbon dioxide differences during early resuscitation are associated with poor outcomes in septic shock. Crit Care. 2013;17:R294.
50. Araujo DT, Felice VB, Meregalli AF, Friedman G. Value of Central Venous to Arterial CO2 Difference after Early Goal-directed Therapy in Septic Shock Patients. Indian J Crit Care Med. 2019;23:449-53.
51. Bakker J, Vincent JL, Gris P, Leon M, Coffernils M, Kahn RJ. Veno-arterial carbon dioxide gradient in human septic shock. Chest. 1992;101:509-515.
52. Ruokonen E, Takala J, Kari A, Saxen H, Mertsola J, Hansen EJ. Regional blood flow and oxygen transport in septic shock. Crit Care Med. 1993;21:1296-1303.
53. Lima A, Jansen TC, van Bommel J, Ince C, Bakker J. The prognostic value of the subjective assessment of peripheral perfusion in critically ill patients. Crit Care Med. 2009;37:934-938.
54. Lara B, Enberg L, Ortega M, Leon P, Kripper C, Aguilera P, et al. Capillary refill time during fluid resuscitation in patients with sepsis-related hyperlactatemia at the emergency department is related to mortality. PloS One. 2017;12(11):e0188548.
55. Su L, Zhang R, Zhang Q, Xu Q, Zhou X, Cui N, et al. The Effect of Mechanical Ventilation on Peripheral Perfusion Index and Its Association With the Prognosis of Critically Ill Patients. Crit Care Med. 2019;47(5):685-690.
56. Sebat C, Vandegrift MA, Oldroyd S, Kramer A, Sebat F. Capillary refill time as part of an early warning score for rapid response team activation is an independent predictor of outcomes. Resuscitation. 2020;153:105-110.
57. Felice VB, de Moraes RB, Bakker J, Friedman G. Nitroglycerin infusion improves peripheral perfusion of patients with septic shock. J Crit Care. 2023;78:154396.
58. Lima A, van Genderen ME, van Bommel J, Klijn E, Jansem T, Bakker J. Nitroglycerin reverts clinical manifestations of poor peripheral perfusion in patients with circulatory shock. Crit Care. 2014;18:R126.
59. van Genderen ME, Paauwe J, de Jonge J, van der Valk RJP, Lima A, Bakker J, et al. Clinical assessment of peripheral perfusion to predict postoperative complications after major abdominal surgery early: a prospective observational study in adults. Crit Care Lond Engl. 2014;18(3):R114.
60. Kattan E, Hernandez G, Ospina-Tascon G, Valenzuela ED, Bakker J, Castro R. A lactate-targeted resuscitation strategy may be associated with higher mortality in patients with septic shock and normal capillary refill time: a post hoc analysis of the ANDROMEDA-SHOCK study. Ann Intensive Care. 2020;10(1):114.
61. Ait-Oufella H, Lemoinne S, Boelle PY, Galbois A, Baudel JL, Lemant J, et al. Mottling score predicts survival in septic shock. Intensive Care Med. 2011;37:801-807.
62. Lebuffe G, Vallet B. Gastric tonometry. Intensive Care Med. 2001;27(1):317-319.
63. Gutierrez G, Palizas F, Doglio G, Wainsztein N, Gallesio A, Pacin J, et al. Gastric intramucosal pH as a therapeutic index of tissue oxygenation in critically ill patients. Lancet. 1992;339:195-199.
64. Calvete J, Schonhorst L, Moura DM, Friedman G. The prognostic value of gastric tonometry in severe polytrauma patients. Crit Care. 2002;6(Suppl 1):P175.
65. Alan C da SZ, Lima AAP, Bakker J, Friedman G. Can central-venous oxygen saturation be estimated from tissue oxygen saturation during a venous occlusion test? Rev Bras Ter Intensiva. 2022;34(2):255-261.
66. Lipcsey M, Woinarski NC, Bellomo R. Near infrared spectroscopy (NIRS) of the thenar eminence in anesthesia and intensive care. Ann Intensive Care. 2012;2:11.
67. Lima A, Bakker J. Near-infrared spectroscopy for monitoring peripheral tissue perfusion in critically ill patients. Rev Bras Ter Intensiva. 2011;23:341-51.
68. Dubin A, Henriquez E, Hernandez G. Monitoring peripheral perfusion and microcirculation. Curr Opin Crit Care. 2018;24(3):173-180.
69. De Backer D, Creteur J, Preiser JC, Dubois MJ, Vincent JL. Microvascular blood flow is altered in patients with sepsis. Am J Respir Crit Care Med. 2002;166:98-104.
70. De Backer D, Creteur J, Dubois MJ, Sakr Y, Koch M, Verdant C, et al. The effects of dobutamine on microcirculatory alterations in patients with septic shock are independent of its systemic effects. Crit Care Med. 2006;34:403-408.
71. Boerma EC, Koopmans M, Konijn A, Kaiferova K, Bakker AJ, van Roon EN, et al. Effects of nitroglycerin on sublingual microcirculatory blood flow in patients with severe sepsis/septic shock after a strict resuscitation protocol: a double-blind randomized placebo controlled trial. Crit Care Med. 2010;38:93-100.
72. Dubin A, Pozo MO, Casabella CA, Palizas FJ, Murias G, Moseinco MC, et al. Increasing arterial blood pressure with norepinephrine does not improve microcirculatory blood flow: a prospective study. Crit Care Lond Engl. 2009;13(3):R92.

capítulo 23

Fisiologia Respiratória e Mecânica Ventilatória

Antero do Vale Fernandes | Paula Cristina Raminha Mendes | Filipe André Gonzalez
Sara Lança | Vânia Brito | Corina Loohmann | Rui Miguel de Almeida Gomes | Fátima Santos
Daniel Moreira Gonçalves | Lúcio José de Lara Santos

A importância do estudo da fisiologia respiratória, mecânica ventilatória e monitorização da função respiratória e ventilatória

- A respiração é um processo realizado pelo sistema respiratório e essencial para os seres humanos, garantindo a captação do oxigênio (O_2) presente na atmosfera, a disponibilização do mesmo para o organismo, bem como a eliminação do dióxido de carbono (CO_2) em resultado da atividade das células.
- O conhecimento de como funciona o *sistema respiratório* humano, com os seus órgãos e funções, é muito importante para a compreensão do processo respiratório.
- A monitorização do processo respiratório proporciona informações importantes sobre a qualidade do ar inalado e exalado, volumes, fluxos e pressões associadas, e ao mesmo tempo o estado das trocas gasosas e a sua reflexão nos teores sanguíneos de O_2 e CO_2.
- A ventilação mecânica (VM) é aplicada em várias situações clínicas em que o doente desenvolve insuficiência respiratória, sendo, dessa forma, incapaz de manter valores adequados de O_2 e CO_2 sanguíneos, determinando um gradiente (ou diferença) alvéolo-arterial de O_2 [$(PA\text{-}a)O_2$] e outros indicadores da eficiência das trocas gasosas (por exemplo, relação PaO_2/FIO_2) alterados.
- A VM tem por objetivos, além da manutenção das trocas gasosas, ou seja, correção da hipoxemia e da acidose respiratória associada à hipercapnia: aliviar o trabalho da musculatura respiratória que, em situações agudas de alta demanda metabólica, está elevado; reverter ou evitar a fadiga da musculatura respiratória; diminuir o consumo de oxigênio, reduzindo dessa forma o desconforto respiratório; e permitir a aplicação de terapêuticas específicas.
- A monitorização do doente ventilado é determinante, pois permite medir diversos parâmetros, indicando a necessidade de ajustes na ventilação, prevenindo complicações e possibilitando intervenções médicas imediatas, caso seja necessário, fundamentais para a eficácia da ventilação e para o sucesso do tratamento.

Mensagens-chave

1. A **respiração** é fundamental para vida humana sendo responsável pela troca do O_2 e CO_2 do organismo com o meio ambiente.
2. O ar atmosférico é constituído por uma mistura de diversos gases, como o nitrogênio, oxigênio, dióxido de carbono e gases nobres.
3. As trocas gasosas pulmonares constituem a principal função do sistema respiratório, sendo que a relação de organização estabelecida entre os capilares e os alvéolos pulmonares durante a irrigação pulmonar constitui a base estrutural da sua realização.
4. Os movimentos do processo respiratório compreendem :
   - *Inspiração*: a contração do diafragma e dos músculos intercostais promove a entrada de ar para dentro do organismo, contendo o ar inspirado cerca de 20% de O_2 e apenas 0,04% de CO_2.
   - *Expiração*: o relaxamento do diafragma e dos músculos intercostais promove a saída de ar dos pulmões, contendo o ar expirado cerca de 16% de O_2 e 4,6 % de CO_2.
5. O aparelho respiratório é dividido em uma **porção condutora** (fossas nasais, nasofaringe, laringe, traqueia, brônquios e bronquíolos) e uma outra, a **porção respiratória** (bronquíolos respiratórios, ductos alveolares e alvéolos), onde ocorrem as trocas gasosas:
   - A **porção condutora** tem a função de acondicionar o ar, fazendo com que ele seja aquecido

e humidificado, para além da função de retirar do ar as partículas indesejadas.
- A porção respiratória é o **local onde ocorrem as trocas gasosas entre o ar e o sangue**.

6. O pulmão possui um mecanismo de retração elástica muito importante para a dinâmica respiratória e para o qual contribuem a estrutura alveolar, o revestimento interno e a caixa torácica.
7. Podemos dividir o processo da respiração em quatro eventos principais:
    - **Ventilação pulmonar**: traduz a entrada e saída do ar entre a atmosfera e os alvéolos pulmonares
    - **Difusão de oxigênio e dióxido de carbono** entre os alvéolos e o sangue.
    - **Transporte de oxigênio e dióxido de carbono** no sangue e nos líquidos corporais para dentro e para fora das células.
    - **Regulação da ventilação** e outras características da respiração.
8. O diafragma, principal músculo respiratório que separa a caixa torácica do abdome, é comandado pelo nervo frênico e pode ser controlado voluntariamente. Em condições normais, os centros respiratórios enviam um impulso a cada 5 segundos para que o diafragma se contraia e ocorra a inspiração.
9. Ao contrair-se gera diferenças de pressão entre o interior dos pulmões e a atmosfera, garantindo a entrada do ar no organismo.
10. As pressões de perfusão do pulmão são mais baixas comparadas à circulação sistémica e são produto do fluxo sanguíneo da circulação pulmonar disponível para as troca gasosas.
11. Em fisiologia respiratória, as capacidades pulmonares são formadas pela soma de dois ou mais volumes pulmonares, sendo a capacidade residual funcional (CRF) uma das mais importantes, ao representar o "ponto de equilíbrio" onde as forças de recolhimento elástico do pulmão anulam as forças de expansão da caixa torácica.
12. O transporte dos gases respiratórios é feito pela corrente sanguínea, que assegura o seu fluxo entre os pulmões e todas as células do organismo.
13. A mecânica pulmonar assenta em dois tipos de propriedades:
    - *Estáticas:* relacionadas ao volume pulmonar sem variação.
    - *Dinâmicas:* devido à variação do volume do pulmão em relação ao tempo.
14. O fluxo de ar do meio ambiente, a partir da boca e do nariz, progride em direção ao alvéolo, devido ao gradiente de pressão transmural, dado pela diferença entre a pressão alveolar e a pressão pleural, gerando um **gradiente de pressão transpulmonar** que aumenta na inspiração.
15. A musculatura do tórax pela variação do seu diâmetro interno, gera um trabalho com influência direta na pressão pleural e indireta na pressão alveolar.
16. O surfactante, líquido produzido pelo organismo que tem a função de facilitar a troca dos gases respiratórios, diminui a tensão superficial dos alvéolos impedindo o seu colapso.
17. O controle dos movimentos respiratórios e a regulação da respiração são realizados pelo centro respiratório, composto por diversos grupos de neurônios localizados bilateralmente entre a ponte e o bulbo.
18. O centro respiratório pode ser dividido em três grandes grupos: (1) Respiratório dorsal – responsável pela inspiração; (2) Respiratório ventral – responsável pelas inspirações e expirações; (3) Pneumotáxico – frequência e padrão de ventilação.

Subcapítulo | 23.1

Fisiologia Respiratória e Mecânica Ventilatória

Bases gerais anatomofisiológicas

Na fisiologia humana, a palavra respiração pode apresentar muitos significados, compreendendo a **respiração celular** que se refere à reação intracelular do oxigênio com moléculas orgânicas para produzir dióxido de carbono, água e energia na forma de ATP, e a **respiração externa**, o movimento de gases entre o meio externo e as células do corpo.

O aparelho respiratório está dividido em uma **porção condutora** (fossas nasais, nasofaringe, laringe, traqueia, brônquios e bronquíolos) e uma **porção respiratória**, onde ocorrem as trocas gasosas (bronquíolos respiratórios, ductos alveolares e alvéolos).[1,2]

A porção condutora do sistema respiratório tem a função de acondicionar o ar, aquecendo-o e humidificando-o e retirando as partículas indesejadas.

A porção respiratória do sistema respiratório constitui o local onde ocorrem as trocas gasosas entre o ar e o sangue.

A base estrutural para a realização das **trocas gasosas** é a relação de organização estabelecida entre os capilares pulmonares e os alvéolos durante a irrigação pulmonar.

Em ambos os pulmões existem cerca de 500 milhões de pequenas dilatações, que lembram um favo de mel e que por sua vez se originam das ramificações dos brônquios, os **alvéolos pulmonares**, cujo número varia entre 270 e 800 milhões, com base na altura e no volume pulmonar do indivíduo.

São anatomicamente unidades interdependentes com integridade estrutural e estão revestidas por uma camada de células, a maioria pavimentosa, com diâmetro de aproximadamente 250 μm. As paredes alveolares são muito finas e compostas por uma camada única de células epiteliais planas, os pneumócitos tipo I. Nesse epitélio também se encontram os pneumócitos tipo II, que secretam o surfactante pulmonar, substância que reduz a tensão superficial dos líquidos pulmonares que podem oferecer resistência considerável à expansão alveolar.[1,2]

Os **septos interalveolares** são constituídos por vasos sanguíneos e fibras elásticas e colágenas e terminações nervosas. Possuem descontinuidades denominadas **poros de Kohn**, que permitem a passagem de ar, líquido e macrófagos entre os alvéolos.[1,2]

Do ponto de vista histofisilógico, a **unidade alvéolo-capilar** constitui o principal local de realização das trocas gasosas a nível pulmonar, e é composta pelo alvéolo, o septo alveolar e a rede capilar.[3]

Curiosamente, se a superfície da **membrana alveolar** de um pulmão fosse estendida como um tapete, o seu tamanho seria de cerca de 140 m^2, o equivalente à uma *quadra de tênis*.

Por outro lado a extensão dos vasos sanguíneos em contato com a mesma seria de cerca de 115 m^2 , e o mais impressionante, é que essa área inteira é "lavada" por somente 200 mL de sangue.[1,2]

O **surfactante pulmonar** (dipalmitoilfosfatidilcolina), é uma mistura lipoproteica composta por 80% de fosfolípidos, 8% de lípidos e 12% de proteínas, produzido pelos pneumócitos tipo II do epitélio alveolar. Possui propriedades tensoativas, e a sua principal função é a de reduzir de forma significativa a tensão superficial dentro do alvéolo pulmonar, prevenindo o colapso durante a expiração.[1]

O surfactante pulmonar consegue reduzir bastante a tensão superficial entre a água e o ar. Porém seu efeito depende de sua concentração na interface. A concentração de saturação na interface depende somente da temperatura e da composição da mistura.

A tensão superficial também gera uma pressão negativa que pode condicionar a entrada de mais líquido dos capilares para a cavidade alveolar. Ao reduzir a tensão superficial. o surfactante pulmonar limita o potencial desta difusão.[1]

Os pulmões e a parede torácica são revestidos por uma fina membrana transparente composta por duas camadas: **pleura visceral** que reveste os pulmões e **pleura parietal** que reveste o interior da parede torácica.

Entre as duas camadas finas e flexíveis há uma pequena quantidade de líquido (líquido pleural) que as lubrifica e permite um deslizamento suave de uma sobre a outra a cada movimento respiratório. A cavidade virtual entre as duas pleuras recebe nome de espaço pleural.

Os diversos músculos da respiração auxiliam tanto na inspiração quanto na expiração, o que requer mudanças na pressão dentro da cavidade torácica, por meio da alteração das dimensões da cavidade torácica.[1]

A inspiração é um fenômeno ativo de expansão da caixa torácica, decorrente fundamentalmente da contração dos músculos inspiratórios, que constituem uma verdadeira bomba respiratória. Já a expiração normal é um processo passivo, na qual acontece a saída de ar pelo relaxamento desses mesmos músculos.[1]

O **diafragma**, um músculo estriado esquelético em forma de cúpula é o principal músculo respiratório cuja principal função é auxiliar nos movimentos de inspiração e de expiração, serve de fronteira entre a cavidade torácica e a abdominal e está coberto pelo peritoneu na sua face inferior, e adjacente à pleura parietal na sua face superior.

Possui tendões periféricos que se ligam anteriormente ao osso esterno ou ao seu processo xifoide ; lateralmente às seis costelas inferiores (7ª, 8ª, 9ª e 10ª costelas, e ápices das 11ª e 12ª que são as **costelas flutuantes**) e às cartilagens costais correspondentes; e posteriormente às três vértebras lombares superiores.

O **processo da respiração** pode ser dividido em quatro eventos principais: (1) ventilação pulmonar que significa a entrada e saída do ar entre a atmosfera e os alvéolos pulmonares; (2) a difusão de oxigênio e dióxido de carbono entre os alvéolos e o sangue; (3) o transporte de oxigênio e dióxido de carbono no sangue e nos líquidos corporais para dentro e para fora das células e (4) a regulação da ventilação e outras características da respiração.[1]

Como é constituído o ar atmosférico

O ar atmosférico é constituído por uma mistura de diversos gases, como o nitrogênio, oxigênio, dióxido de carbono e gases nobres.

O oxigênio e o nitrogênio são os gases mais abundantes, sendo que os outros gases são encontrados em quantidades menores.

Além dos gases citados, o ar atmosférico também apresenta vapor de água (cuja quantidade depende de alguns fatores como clima, temperatura e local), que se apresenta na forma de neblina, nuvens e chuva. No ar também encontramos em suspensão poluentes, poeira, cinzas, microrganismos e pólen.

O O_2 presente no ar atmosférico é de extrema importância para a manutenção da vida no planeta, pois ele é o gás utilizado na respiração de todos os seres vivos e também é necessário para que ocorra a combustão. Calcula-se que o ar atmosférico seja composto por aproximadamente 21% de oxigênio.

O N_2 compõe aproximadamente 78% do ar atmosférico, e é de extrema importância para todos os seres vivos, pois participa da formação de diversas moléculas orgânicas necessárias ao seu metabolismo.

O CO_2 é encontrado em proporções muito pequenas na atmosfera, contribuindo com apenas 0,03% da composição do ar. É um gás de extrema importância para a realização da fotossíntese pelos vegetais, e é libertado para a atmosfera pela combustão e também pela respiração dos animais.

Entre os gases nobres que fazem parte da composição do ar podemos citar: argônio (Ar), neônio (Ne), radônio (Rn), hélio (He), criptônio (Kr) e xenônio (Xe), sendo que eles compõem cerca de 0,93% do ar atmosférico (**Figura23.1.1**).

Esses gases não produzem nenhum tipo de reação química com outras substâncias e por isso são considerados nobres.[1]

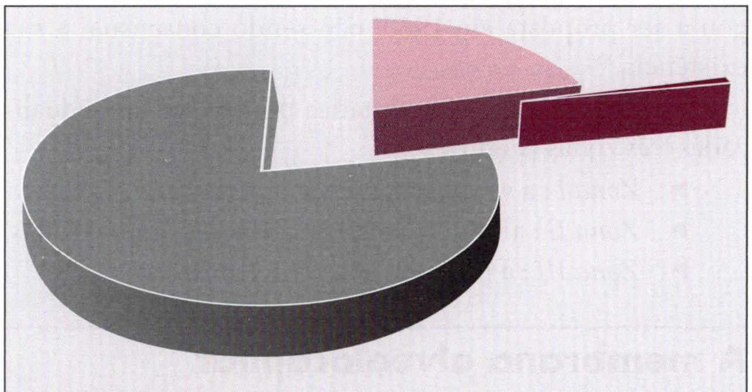

Figura 23.1.1. Composição do ar atmosférico.

Fonte: Desenvolvida pela autoria.

A ventilação pulmonar

Funcionalmente, o sistema respiratório é responsável pelas trocas gasosas entre o organismo dos animais e o meio ambiente, ou seja, a hematose pulmonar, possibilitando a respiração celular.

As células usam o oxigênio para oxidar substâncias orgânicas diversas, como carboidratos, e nesse processo, libertam água, CO_2 e a energia utilizada no trabalho celular.

O processo de obtenção de O_2 para geração de energia vital, tem como base processos químicos, ocorre no interior das células essencialmente a nível mitocondrial, e denomina-se respiração celular .

Como o oxigênio chega às células para a respiração celular ?

A ventilação pulmonar permite que o O_2 entre no nosso organismo e seja transportado dos pulmões até as células, usando a corrente sanguínea como veículo.

Na ventilação pulmonar, insuflamos e desinsuflamos os alvéolos pulmonares, por meio da contração e relaxamento da musculatura do diafragma (inspiração e expiração).

As contrações do diafragma provocam diferenças de pressão entre o interior dos pulmões e a atmosfera e isso garante a entrada do ar no organismo.[4-6]

O mesmo sangue que transporta o O_2 para as células trará de volta aos pulmões o CO_2 libertado por elas, para que seja eliminado pela expiração.

Assim, a ventilação pulmonar é responsável por capturar o O_2 na atmosfera e também por possibilitar a eliminação do CO_2 no ambiente.

Volumes e fluxos pulmonares

Um indivíduo normal e sadio, respirando ar puro sob uma pressão de 760 mmHg (*pressão atmosférica ao nível do mar*), terá a nível dos seus alvéolos pulmonares uma pressão parcial de O_2 final de 100 mmHg, o suficiente para oxigenar 98% da hemoglobina do sangue que passa pelos pulmões.[7]

A quantidade total de ar presente nas vias aéreas de um adulto é tipicamente 5 a 6 litros e essa quantia pode ser dividida em vários volumes e capacidades, podendo esses valores ser facilmente medidos em instrumentos laboratoriais, conferindo informações muito úteis as avaliações clínicas.

Volumes pulmonares

São os seguintes os principais volumes pulmonares:

- **Corrente (VC):** volume de ar inspirado ou expirado em cada respiração normal.
- **Reserva inspiratória (VRI):** volume máximo de ar que pode ser inspirado após uma inspiração espontânea, significando o volume de ar extra inspirado além do volume-corrente normal.
- **Reserva expiratória (VRE):** máximo volume extra de ar que pode ser expirado em uma expiração forçada após a expiração espontânea.
- **Residual (VR):** volume de ar que fica nos pulmões após uma expiração forçada máxima.

Realce particular para o volume residual, fundamental para manter a abertura dos alvéolos e impedir a tendência de colapso, para além de garantir o contínuo contato entre o sangue venoso misto e o ar alveolar, o que permite a continuidade das trocas gasosas mesmo durante a expiração.

Capacidades pulmonares

As capacidades pulmonares são sempre formadas pela soma de dois ou mais volumes pulmonares.

São as seguintes as principais capacidades pulmonares:

- **Capacidade pulmonar total (CPT):** volume máximo a que os pulmões podem ser expandidos com o maior esforço, ou seja, representa a quantidade total de ar presente nos pulmões na inspiração máxima. Corresponde à soma dos quatro volumes pulmonares.
- **Capacidade residual funcional (CRF):** quantidade de ar que permanece nos pulmões ao final da

expiração normal. Corresponde à soma do volume residual com o volume de reserva expiratória.

- **Capacidade inspiratória (CI):** volume total de ar que pode ser inspirado a partir da CRF. Corresponde à soma do volume-corrente com o volume de reserva inspiratório.
- **Capacidade vital (CV):** quantidade total de ar que pode ser mobilizado entre a inspiração máxima e a expiração máxima. Reflete a soma entre o volume de reserva inspiratória, o volume de reserva expiratória e o volume-corrente.

Realce particular para a CRF, que representa o "ponto de equilíbrio" onde as forças de recolhimento elástico do pulmão anulam as forças de expansão da caixa torácica e para a CV, que representa a quantidade máxima de ar que um indivíduo pode expelir dos pulmões após enchê-los previamente a sua extensão máxima. Corresponde à amplitude útil de ar disponível ao sistema respiratório.

Resumidamente, as principais capacidades pulmonares (**Figura 23.1.2**):

- Capacidade inspiratória = Volume de reserva inspiratória + Volume-corrente.
- Capacidade vital = Capacidade inspiratória + Volume de reserva expiratória.
- Capacidade residual funcional = Volume de reserva expiratória + Volume residual.
- Capacidade pulmonar total = Capacidade vital + Volume residual.
- Capacidade pulmonar total = Capacidade inspiratória + Capacidade residual funcional.

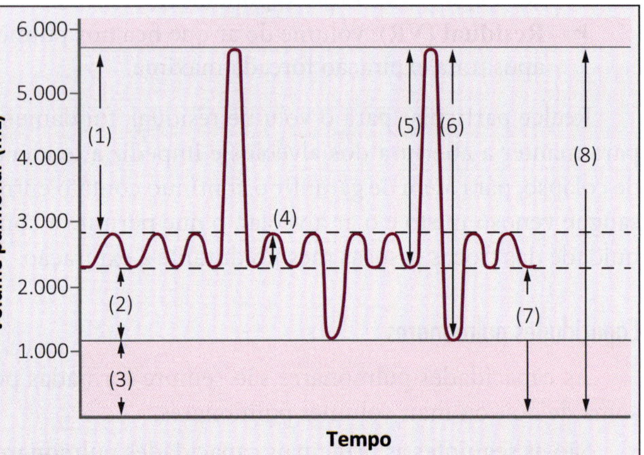

1) Volume de reserva inspiratório; 2) Volume de reserva expiratório; 3) Volume residual; 4) Volume corrente; 5) Capacidade inspiratório; 6) Capacidade vital; 7) Capacidade residual funcional; 8) Capacidade pulmonar total

Figura 23.1.2. Principais volumes e capacidades pulmonares resultantes das excursões respiratórias durante respiração normal e durante inspiração e expiração máximas.

Fonte: Adaptada de Hall JE. Tratado de Fisiologia Médica. 13. ed. Guanabara; 2017.

A perfusão pulmonar

A perfusão pulmonar refere-se ao fluxo sanguíneo da circulação pulmonar disponível para as trocas gasosas, sendo que as suas pressões são relativamente mais baixas quando comparadas à circulação sistêmica.

Todo o débito cardíaco proveniente das câmaras direitas entra no pulmão.

O diâmetro dos capilares é de cerca de 7 a 10 μm e a espessura de boa parte das paredes capilares é inferior a 0,3 μm.

O sangue despende cerca de 0,75 segundo durante sua passagem nos capilares.

A perfusão pulmonar é dependente da postura e está aumentada nas bases pulmonares devido à gravidade. John B. West dividiu o pulmão em três zonas verticais numeradas de 1 (no ápice) a 3 (na base) – uma quarta zona chegou a ser proposta em 1968, não sendo consensual a sua existência.[8,9]

Assim , em posição ortostática podem ser individualizadas três zonas (**Figura 3**):

- *Zona I* : a ventilação excede a perfusão.
- *Zona II* : a ventilação e a perfusão são equivalentes.
- *Zona III* : a perfusão excede a ventilação.

A membrana alveolocapilar

A superfície da **membrana alveolar** de um pulmão, se estendida, teria de cerca de 140 m². Por outro lado a extensão dos vasos sanguíneos em contato com a mesma seria de cerca de 115 m², e o mais impressionante, é que essa área inteira é "lavada" por somente 200 mL de sangue.[1,2]

A membrana alvéolo-capilar é extremamente fina, tem uma área entre 50 e 100 m², tornando-a ideal para a troca gasosa por difusão passiva, e está estruturalmente constituída em 3 componentes:

1. Camada surfactante.
2. Membrana epitelial do alvéolo.
3. Membrana endotelial capilar.

O ar atinge um lado da membrana alvéolo-capilar através das vias aéreas e o outro pelos vasos sanguíneos.

Através da membrana alvéolo-capilar o O_2 e o CO_2 movem-se entre o ar e o sangue por um processo de difusão simples, isto é, de uma área de pressão parcial alta para outra de pressão parcial baixa, assim como a água flui de um morro abaixo.

A difusão alvéolo-capilar

O princípio da difusão é a lei de Fick que afirma que a quantidade de gás que se move por uma lâmina de tecido é proporcional à área dessa lâmina, mas inversa à sua espessura.

Em essência é difundido o O_2 do ar presente nos alvéolos para o sangue e CO_2 presente no sangue para os alvéolos.

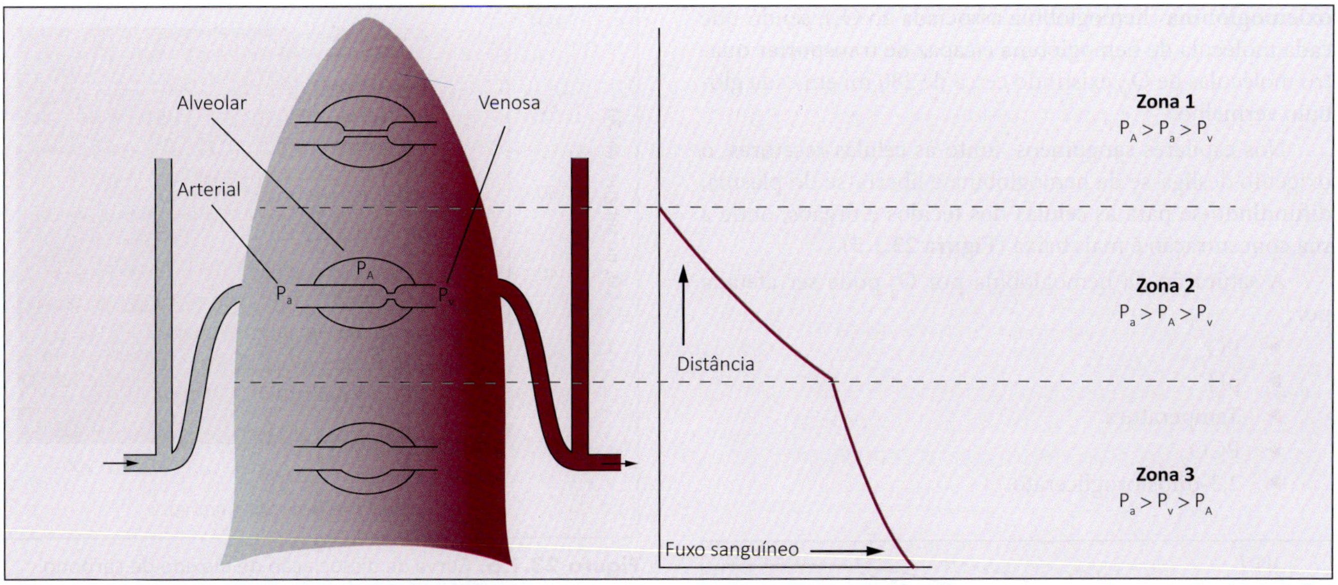

Figura 23.1.3. Zonas pulmonares de West: efeitos da gravidade, o fluxo sanguíneo capilar para o alvéolo depende da pressão do gás dentro do alvéolo.

Fonte: Adaptada de Hall JE. Tratado de Fisiologia Médica. 13. ed. Guanabara; 2017.

As trocas gasosas (hematose)

A hematose, ou troca gasosa, é um processo que pode ser definido, de uma maneira simplificada, como a remoção do CO_2 e a incorporação de O_2 no sangue, levando à transformação do sangue rico em CO_2 (venoso) em sangue rico em O_2 (arterial).[10,11]

Estão dependentes do equilíbrio entre a *ventilação* alveolar e a perfusão dos capilares alveolares.

Após a troca gasosa, o sangue segue em direção ao coração para ser bombeado para todo o corpo e o CO_2 é libertado para o meio via expiração.

A eficiência das trocas gasosas depende de vários fatores incluindo área de superfície, gradiente de pressão parcial, fluxo sanguíneo e fluxo de ar (**Figura 23.1.4**).

O transporte de oxigênio e dióxido de carbono no sangue e nos líquidos corporais para dentro e para fora das células

O transporte dos gases respiratórios é feito pela corrente sanguínea, que assegura o seu fluxo entre os pulmões e todas as células do organismo.

No entanto, embora sendo ambos transportados pelo sangue, o O_2 e o CO_2 utilizam diferentes vias de transporte.

O O_2 inspirado ao nível dos pulmões, difunde-se para do interior dos capilares pulmonares para o sangue, onde é transportado até às células, sob duas formas:

- **Dissolvido no plasma.**
- **Ligado à hemoglobina**, no interior dos glóbulos vermelhos.

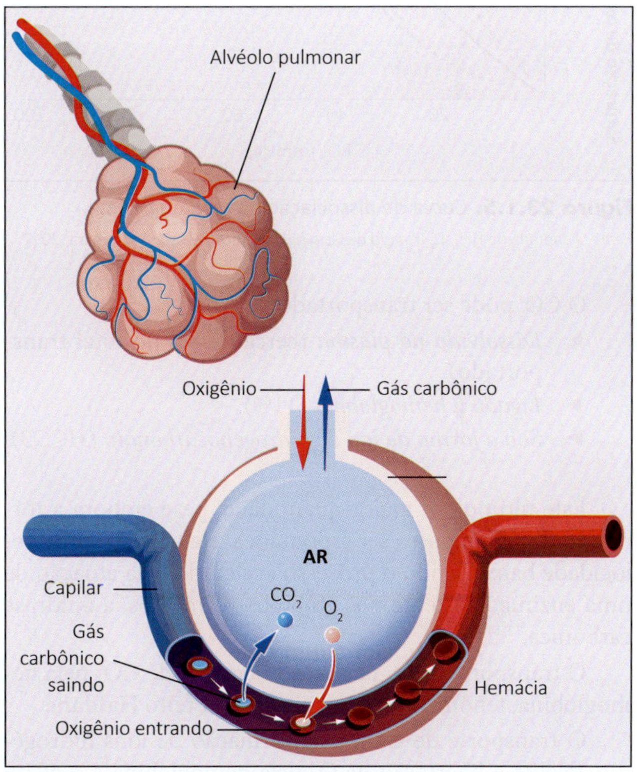

Figura 23.1.4. A hematose pulmonar ocorre nos alvéolos pulmonares.

Fonte: Adaptada de Hall JE. Tratado de Fisiologia Médica. 13. ed. Guanabara; 2017.

O O_2 é relativamente insolúvel na água, pelo que apenas cerca de 3 mL (2%) é transportado dissolvido no plasma, por cada litro de sangue.

O O_2 é transportado em grande parte associado à hemoglobina, molécula com a qual tem grande afinidade, estabelecendo uma reação reversível, em que se forma a

oxiemoglobina (hemoglobina associada ao O_2), sendo que cada molécula de hemoglobina é capaz de transportar quatro moléculas de O_2, existindo cerca de 280 mi em cada glóbulo vermelho.[1]

Nos capilares sanguíneos, junto às células recetoras, o oxigênio desliga-se da hemoglobina e liberta-se do plasma, difundindo-se para as células dos tecidos e órgãos, onde a sua concentração é mais baixa (**Figura 23.1.5**).

A saturação da hemoglobina por O_2 pode ser afetada por:

- PO_2
- pH
- Temperatura
- PCO_2
- 2,3-difosforoglicerato

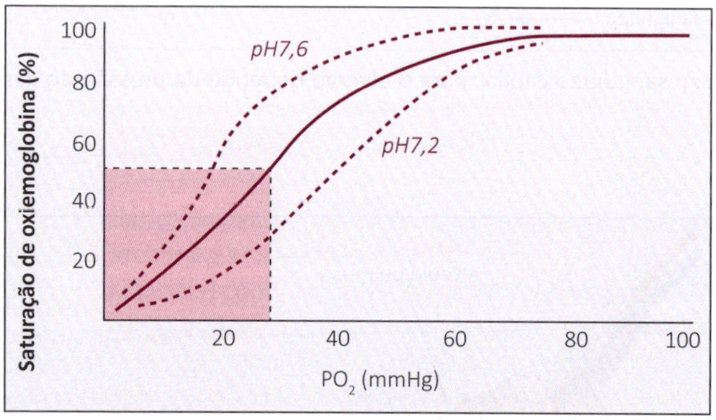

Figura 23.1.5. Curva de dissociação da oxiemoglobina.
Fonte: Adaptada de Hall JE. Tratado de Fisiologia Médica. 13. ed. Guanabara; 2017.

O CO_2 pode ser transportado por três vias:

- *Dissolvido no plasma* (cerca de 8% do total transportado).
- *Ligado à hemoglobina* (11%).
- *Sob a forma de íon de hidrogenocarbonato (HCO3).*

Este último em maior quantidade, pese embora a formação deste íon possa ser espontânea, ela ocorre a uma velocidade baixa, sendo o processo acelerado pela atuação de uma enzima, existente nos glóbulos vermelhos, a anidrase carbônica.[12-14]

O transporte de O_2 facilita a libertação de CO_2 pela hemoglobina, fenômeno conhecido como **Efeito Haldane**.

O transporte de CO_2, pela formação de íons hidrogênio, facilita a libertação de O_2 pela hemoglobina e o efeito de redução do pH com a libertação de O_2 é conhecido como **Efeito Bohr** (**Figura 23.1.6**).

O controle da respiração

A respiração é realizada pela contração e relaxamento da musculatura estriada envolvida no processo, possui um controle automático no sistema nervoso central, por meio do automatismo respiratório feito geralmente por via medular, com participação bulbar e modulação pontina.

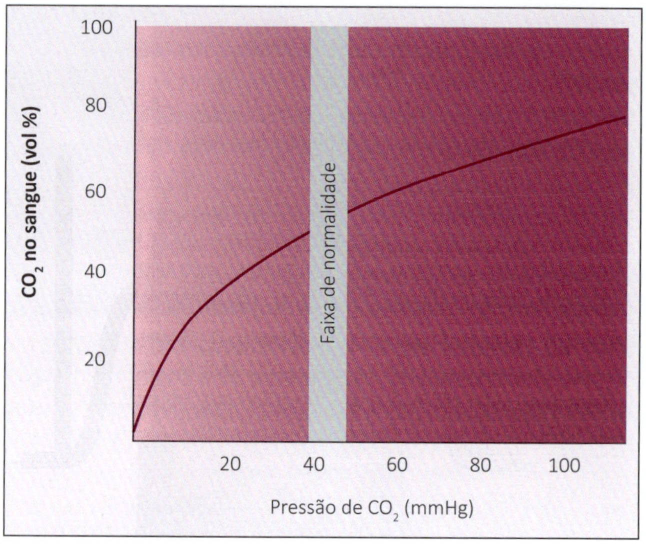

Figura 23.1.6. Curva de dissociação de dióxido de carbono.
Fonte: Adaptada de Hall JE. Tratado de Fisiologia Médica. 13. ed. Guanabara; 2017.

O centro respiratório pode ser dividido em três grandes grupos: (1) Respiratório dorsal – responsável pela inspiração; (2) Respiratório ventral – responsável pelas inspirações e expirações; (3) Pneumotáxico – frequência e padrão de ventilação.[15-17]

Os sensores (receptores) respiratórios estão distribuídos em várias partes do organismo, e estimulam a respiração quando ocorrem alterações fisiológicas importantes.

Existem vários tipos de sensores, sendo os principais: os químicos, o de pressão, os de inflação e deflação, o de estiramento pulmonar, e dos estímulos das vias aéreas superiores.

Os quimioreceptores são classificados em periféricos e centrais.

Os sensores periféricos estão localizados na croça da aorta e bifurcação da carótida e controlam a PCO_2, pH e PO_2 do sangue arterial e alteram o ritmo respiratório.

Os sensores centrais são localizados nas áreas dos órgãos encefálicos do sistema nervoso central e podem ser estimulados por meio das variações de $PaCO_2$, PaO_2 e pH no sangue e no líquor.

Os barorreceptores estão localizados no seio aórtico e seio carotídeo e são estimulados quando ocorre queda brusca da pressão arterial levando a mensagem aos centros respiratórios bulbares, o que resulta em hiperventilação. O mesmo mecanismo pode ocorrer quando há grande hipertensão arterial e consequente hipoventilação.[18-20]

Os sensores de estiramento estão distribuídos por toda a via aérea e pelos alvéolos, estimulados por estiramento das vias aéreas ou dos alvéolos.

O chamado reflexo de inflação alveolar de Hering e Breuer descrito em 1868, em coelhos, é um reflexo no qual, ao final da expiração, é desencadeado um mecanismo estimulador da inspiração, estando este relacionado à deflação alveolar (**Figura 23.1.7**).[21]

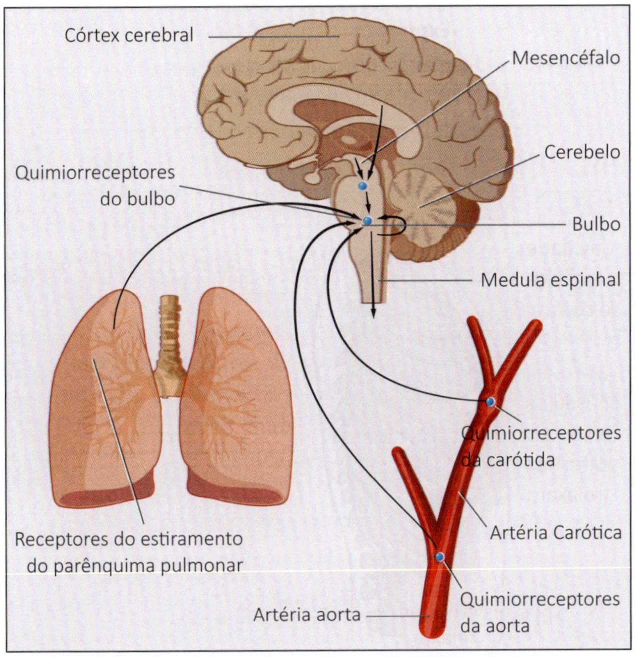

Figura 23.1.7. Controle neuro-humoral da respiração.

Fonte: Adaptada de Hall JE. Tratado de Fisiologia Médica. 13. ed. Guanabara; 2017

A mecânica da ventilação pulmonar

Bases gerais

1. O ar, como outros fluidos, passa de uma região de pressão mais alta para uma de pressão mais baixa. Portanto, para que o ar seja movido para dentro ou para fora dos pulmões, deve ser estabelecida uma diferença de pressão entre a atmosfera e os alvéolos. Se não houver gradiente de pressão, não haverá fluxo de ar.
2. O estudo da mecânica ventilatória permite compreender como funciona as diferenças de pressão e volume necessárias para que ocorra fluxo de ar de dentro dos pulmões para fora do corpo e vice-versa.
3. Sob circunstâncias normais, a inspiração é realizada fazendo com que a pressão alveolar caia abaixo da pressão atmosférica. Portanto, baixar a pressão alveolar abaixo da pressão atmosférica é conhecida como respiração com pressão negativa. Assim que é estabelecido um gradiente de pressão suficiente para superar a resistência ao fluxo de ar entre a atmosfera e os alvéolos, o ar flui para dentro dos pulmões.
4. Durante a respiração normal com pressão negativa, a pressão alveolar é menor que a pressão atmosférica. Isso é conseguido contraindo os músculos da inspiração, o que aumenta o volume dos alvéolos, diminuindo a pressão alveolar de acordo com a lei de Boyle.
5. Os alvéolos não são capazes de se expandir por si mesmos. Eles só se expandem passivamente em resposta a um aumento da pressão distensora pela parede alveolar. Esse aumento do gradiente de pressão transmural, gerado pelos músculos da inspiração, abre ainda mais os alvéolos altamente distensíveis e, assim, diminui a pressão alveolar.
6. O gradiente de pressão transmural é convencionalmente calculado subtraindo a pressão externa (neste caso, a pressão intrapleural) da pressão interna (neste caso, a pressão alveolar).

Propriedades da mecânica pulmonar

A mecânica pulmonar é dividida em:

- **Mecânica pulmonar estática:** propriedade mecânica de um pulmão cujo volume não varia com o tempo.
- **Mecânica pulmonar dinâmica:** variação com o ciclo respiratório.

A expansão e retração do pulmão é feita por estruturas que desempenham um importante papel na dinâmica respiratória:

- **Caixa torácica:** esterno, 12 costelas e 12 vértebras torácicas.
- **Músculos inspiratórios:** diafragma, músculos intercostais.
- **Músculos inspiratórios acessórios (respiração forçada):** esternocleidomastóideo, músculos escalenos, serrátil anterior, peitoral maior, peitoral menor, trapézio, grande dorsal, eretores da espinha, iliocostal lombar e quadrado lombar.
- **Músculos expiratórios (expiração forçada):** músculos reto abdominal, abdominal transverso, oblíquo externo, oblíquo interno.

Dinâmica do diafragma no ciclo respiratório

O **diafragma**, um músculo estriado esquelético em forma de cúpula é o principal músculo respiratório cuja principal função é auxiliar nos movimentos de inspiração e de expiração, serve de fronteira entre a cavidade torácica e a abdominal e está coberto pelo peritoneu na sua face inferior, e adjacente à pleura parietal na sua face superior.

Possui tendões periféricos que se ligam anteriormente ao osso esterno ou ao seu processo xifoide; lateralmente às seis costelas inferiores (7ª, 8ª, 9ª e 10ª costelas, e ápices das 11ª e 12ª que são as **costelas flutuantes**) e às cartilagens costais correspondentes; e posteriormente às três vértebras lombares superiores.

O **diafragma** é um músculo muito importante que atua nos movimentos de ambas as fases do ciclo respiratório (inspiração e expiração).

Ao inspirarmos o ar, o diafragma e os músculos intercostais contraem-se. Em consequência o diafragma desce e as costelas sobem, fazendo com que haja aumento do volume da caixa torácica e forçando o ar a entrar nos pulmões.

Com a expiração ocorre o inverso, o diafragma e os músculos intercostais relaxam-se, e em consequência o diafragma sobe e as costelas baixam, fazendo com que haja diminuição do volume da caixa torácica, forçando o ar a sair dos pulmões (**Figuras 23.1.8 a 23.1.10**).

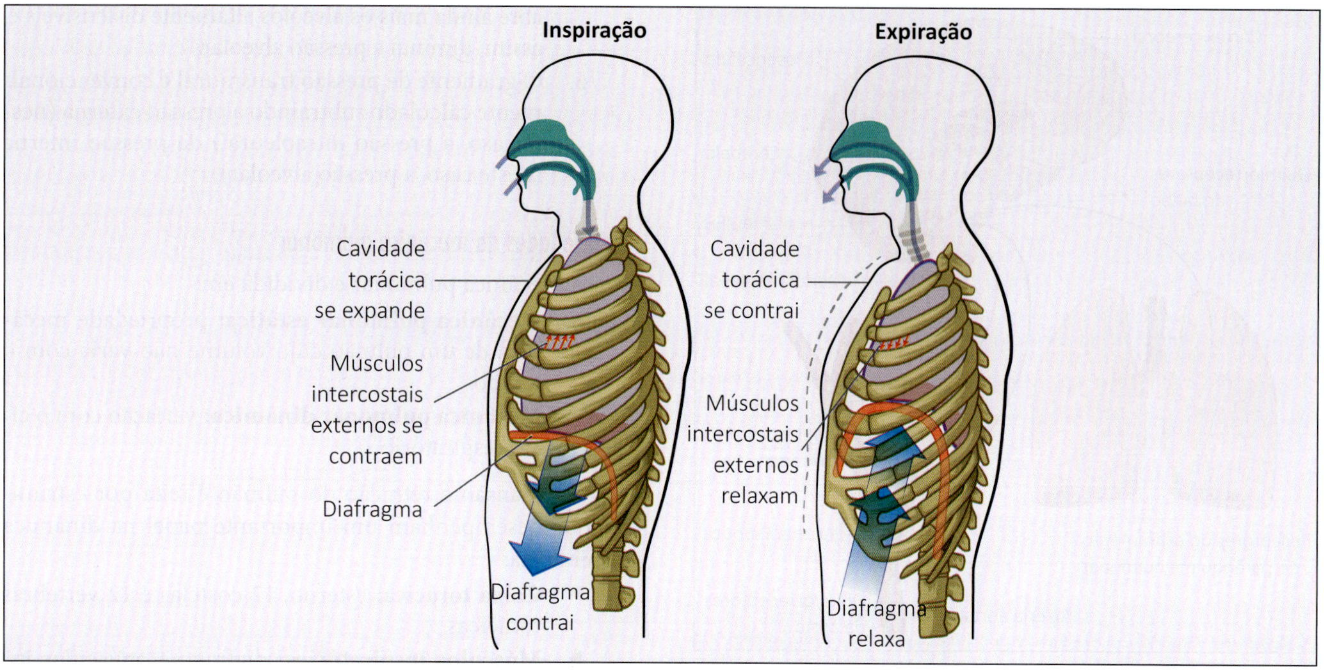

Figura 23.1.8. Atividade muscular respiratória em ambas as fases do ciclo respiratório.

Fonte: Adaptada de Hall JE. Tratado de Fisiologia Médica. 13. ed. Guanabara; 2017.

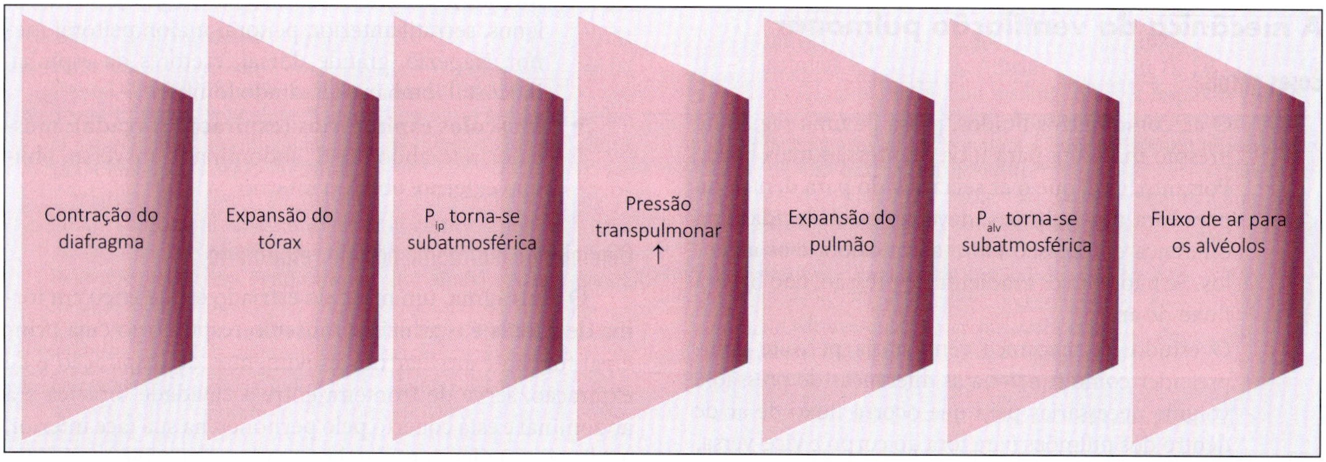

Figura 23.1.9. Dinâmica pressórica da inspiração.

Fonte: Adaptada de https://www.kenhub.com/pt/library/anatomia/anatomia-da-respiracao.

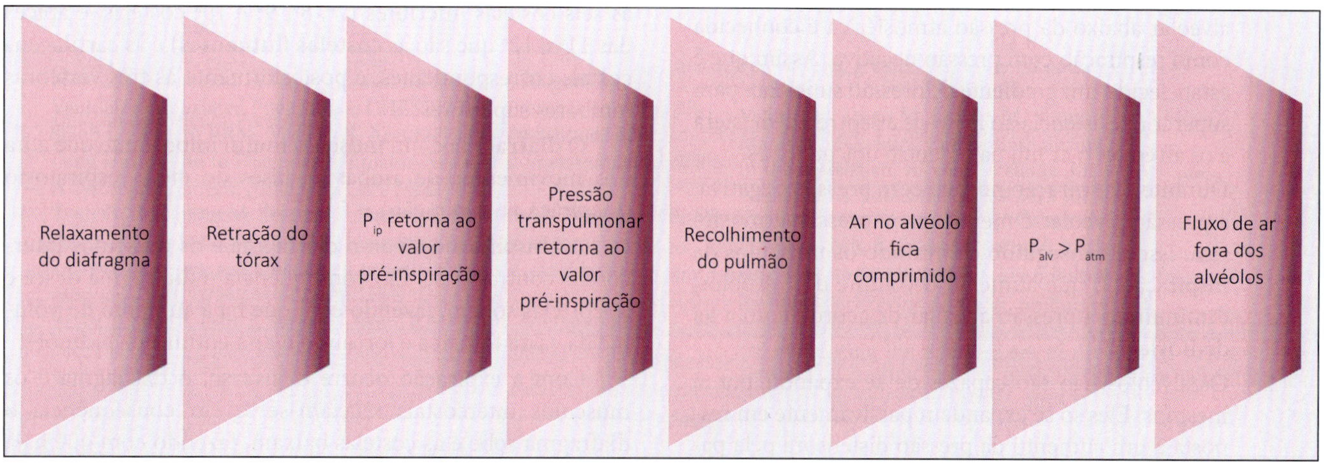

Figura 23.1.10. Dinâmica pressórica da expiração.

Fonte: Adaptada de https://www.kenhub.com/pt/library/anatomia/anatomia-da-respiracão.

O fluxo

Conhecem-se dois principais padrões de fluxo nas vias aéreas:

- **Turbulento**, nas vias aéreas grande calibre, ruidosos à auscultação (nariz, boca, glote, brônquios).
- **Laminar** (nas vias aéreas periféricas) silencioso à auscultação.

No fluxo laminar o gás flui mais rápido na parte central do tubo enquanto nas partes mais externas ele é mais lento, por sofrer a resistência do atrito com a parede do tubo.[22] No fluxo turbulento, a ordem de distribuição do fluxo é quebrada, acontecendo quando o fluxo é muito alto em um tubo estreito, nas angulações, nas ramificações e também nas mudanças bruscas de diâmetro.[22,23]

O fluxo de ar para dentro e para fora dos pulmões ocorre em função da diferença de gradientes de pressão entre o alvéolo e o ar atmosférico.

Durante a inspiração, o diafragma contrai-se, a pressão pleural diminui e o gás flui para o interior dos pulmões, no qual para que a troca gasosa seja efetiva, o ar tem que entrar para os alvéolos, bem como deve-se retirar os produtos metabólicos da respiração.[24-26]

Dois fatores determinam a velocidade do fluxo gasoso para o interior das vias aéreas: o padrão do fluxo e a resistência das vias aéreas (**Figura 23.1.11 e 23.1.12**).

A resistência

Ao receber o fluxo de ar pelas vias aéreas, o pulmão é insuflado, deforma-se e altera o seu volume, constituindo isto a **impedância pulmonar**.

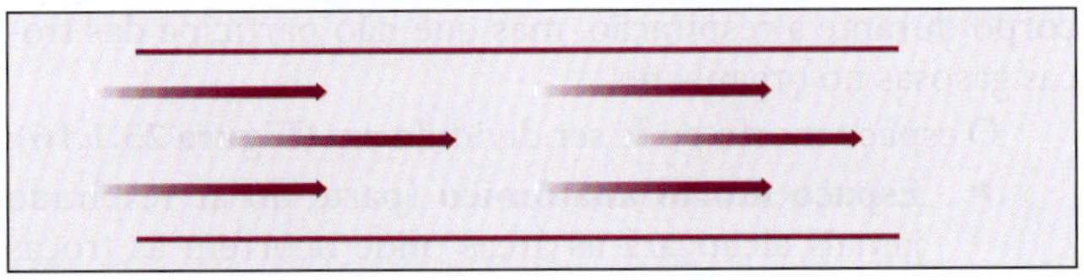

Figura 23.1.11. Fluxo laminar.

Fonte: Acervo da autoria.

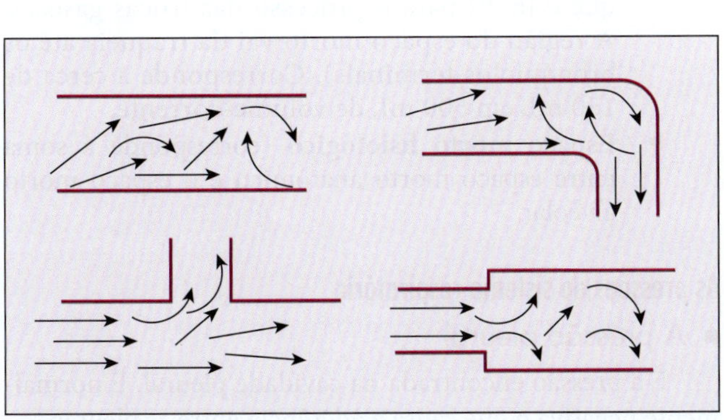

Figura 23.1.12. Fluxo turbulento em um tubo estreito (a), nas angulações (b), nas ramificações (c) e também nas mudanças bruscas de diâmetro (d).

Fonte: Acervo da autoria.

A resistência devido à impedância, ou seja, a resistência imposta ao fluxo de ar decorrente da deformação tecidual do pulmão, somada à resistência das vias aéreas, eram conhecidas anteriormente como resistência pulmonar.[27]

Posteriormente, a resistência pulmonar foi separada em **resistência das vias aéreas** e **resistência dos tecidos pulmonares.**

Existem também como resistência pulmonar, no conceito amplo, a **inércia tecidual** que é a resistência não elástica e a inércia do gás, sendo que apenas em situações especiais de doença pulmonar a inércia tecidual deve ser considerada.

De um ponto de vista prático, a medida da resistência é feita com base na aplicação da **lei de Ohm**, na qual Resistência = Pressão/Fluxo; conhecendo-se a pressão propulsora e o fluxo, a resistência é calculada.

Resistência de vias aéreas (Rva) pode ser definida como a diferença de pressão entre o alvéolo e a boca dividida pela taxa de fluxo ou como a pressão necessária para produzir um fluxo de 1 L/s para dentro e para fora dos pulmões.

Existem três principais medidas de resistência do sistema respiratório:

- **Resistência pulmonar:** resistência coletiva dos tecidos pulmonares e vias aéreas usualmente determinada com um balão esofágico.
- **Resistência das vias aéreas (Rva):** refere-se à resistência ao fluxo nas vias aéreas entre a boca e os alvéolos.
- ***Resistência respiratória total* (R Total):** como determinado com as técnicas de oscilação forçada e do interruptor, é a soma da Rva, parede torácica e tecido pulmonar.

A **lei de Poiseuille** modela a resistência e relaciona a queda de pressão friccional associada com o fluxo aéreo à área de secção transversal da via aérea, para a viscosidade específica do gás:[28]

$$P = \mu L V / \pi r4$$

P = pressão; μ = viscosidade; L = comprimento do tubo; V = fluxo; r = raio do tubo

Pese embora constitua um modelo conceitual conveniente, aplica-se apenas às condições de fluxo laminar e estruturas rígidas. O fluxo nas grandes vias aéreas é turbulento e a natureza elástica das vias aéreas leva à compressão dinâmica, mesmo na ausência de doença.

A resistência ao fluxo de ar difere de acordo com o calibre das vias.

O principal local de resistência ao longo da árvore brônquica está localizado nos brônquios mais calibrosos, acontecendo porque a velocidade do fluxo é diminuída à medida que a área da secção transversa aumenta devido as gerações das vias aéreas que estão organizadas em paralelo.

A resistência das vias aéreas é a soma do inverso das resistências individuais (**Figura 23.1.13 e 23.1.14**).

$$Raw = \frac{P_{máx} - Pi}{V'} \times 100$$

Figura 23.1.13. Raw = resistência das vias aéreas.

Fonte: Acervo da autoria.

Adulto extubado	1,5 $cmH_2O/L/s$
Adulto intubado	4,5-6 $cmH_2O/L/s$

Figura 23.1.14. Valores normais da Raw.

Fonte: Acervo da autoria.

A condutância

A condutância das vias aéreas (Gva), é o inverso da resistência, constituindo o fluxo gerado por unidade de pressão através das vias aéreas, sendo fornecida juntamente com a Rva.

A complacência

A complacência dos pulmões é o grau de extensão dos pulmões para cada aumento da pressão transpulmonar e pode ser definida como a medida da capacidade de distensão pulmonar.

Sumariamente representa a distensibilidade do sistema, a capacidade de se estirar e é produto da relação entre a variação de volume gasoso e a pressão motriz necessária para mobilizá-lo, sendo que a variação de volume dos pulmões é diretamente proporcional à intensidade da pressão gerada pelos músculos inspiratórios.

A medida da complacência é definida pela variação do volume do pulmão que acarreta uma variação na pressão intrapulmonar de 1 cmH_2O (1 cmH_2O = 0,735 mmHg), sendo obtido pela fórmula Cp = variação de volume/variação de pressão.[29,30]

No adulto normal a complacência total é cerca de 200 mililitros de ar para cada centímetro de pressão de água e pode estar diminuída ou aumentada em determinadas situações clínicas, nomeadamente:

- **Fibrose:** diminuição da complacência pulmonar.
- **Enfisema/doença pulmonar obstrutiva crônica (DPOC):** aumento da complacência pulmonar.

A complacência é máxima em volumes pulmonares moderados, e muito baixa em volumes que são muito baixos ou muito altos.

$$C = \frac{\Delta V}{\Delta P}$$

A complacência pulmonar é calculada usando a seguinte equação, onde ΔV é a mudança no volume e ΔP é a mudança na pressão .

Existem dois tipos de complacência:

- **Complacência dinâmica** (CDin) que compreende a soma de alterações resistivas e elásticas de todo o sistema respiratório e o valor de normalidade está entre 100 a 200 mL/cmH_2O.
- **Complacência estática** (CEst) que é distensibilidade do tecido pulmonar e o valor de normalidade está entre 50 a 100 mL/cmH_2O.

Para a complacência estática a variação de volume refere-se à pressão de platô estática e para a complacência dinâmica a variação de volume refere-se à pressão de pico inspiratória (Ppico), conforme descrito na **Figura 23.1.15**.

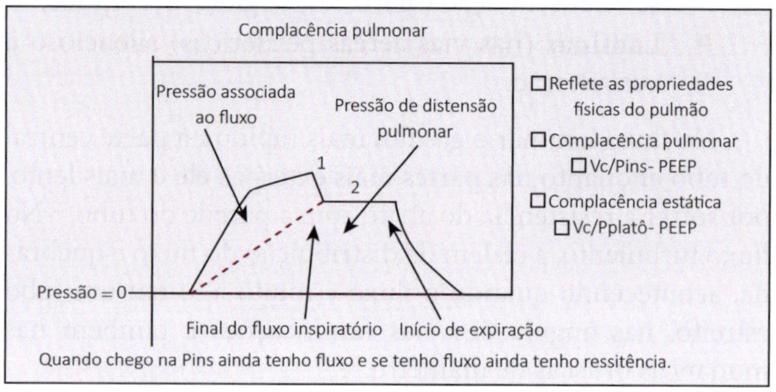

Figura 23.1.15. Representação esquemática da complacência pulmonar.

Fonte: Acervo da autoria.

A elastância

É a variação da pressão intrapulmonar, determinada pela correspondente variação do volume pulmonar.

- A complacência pulmonar é inversamente proporcional à elastância.
- Complacência: Se diminuída, há dificuldade de inspirar.
- Elastância: Se diminuída, há dificuldade de expirar.

$$Est_1L = \frac{Pel - PEEP}{VT}$$

O espaço morto (VD)

Em fisiologia, espaço morto é o ar que é inalado pelo corpo durante a respiração, mas que não participa das trocas gasosas no organismo.

O espaço morto pode ser dividido em (**Figura 23.1.16**):

- **Espaço morto anatômico** (parte do ar respirado jamais alcançará as áreas onde ocorrem as trocas gasosas, preenchendo apenas as vias aéreas onde não ocorrem trocas, como nariz, faringe e traqueia. Esse ar é determinado ar do espaço morto, visto que é inútil para o processo das trocas gasosas. A região do espaço morto vai da traqueia até os bronquíolos terminais). Corresponde a cerca de 150 mL em 500 mL de volume-corrente.
- **Espaço morto fisiológico** (corresponde á soma entre espaço morto anatômico e o espaço morto alveolar.

As pressões do sistema respiratório

A pressão pleural

É a pressão encontrada na cavidade pleural. É normalmente negativa o que causa a aderência entre as pleuras.

Quando se torna mais negativa, o pulmão tende a expandir-se e quando se torna menos negativa (mais ainda assim negativa) o pulmão tende a retrair-se.

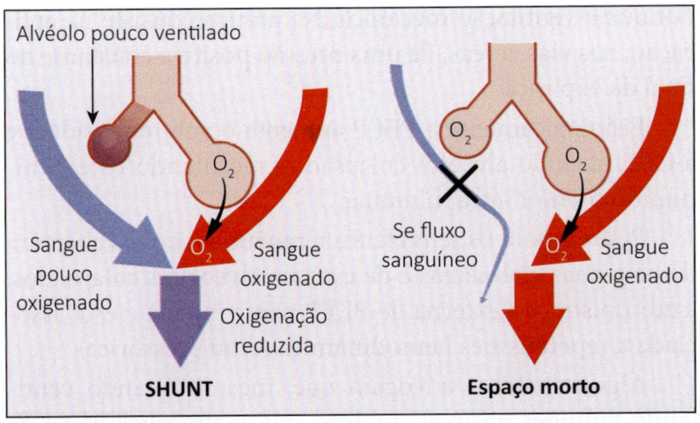

Figura 23.1.16. *Shunt* pulmonar – Proporção de ventilação/perfusão , espaço morto.

Fonte: Adaptada de Hall JE. Tratado de Fisiologia Médica. 13. ed. Guanabara; 2017.

A pressão pleural (Ppl) normal no início da inspiração (fase de repouso no final da expiração) é cerca de –5 cmH_2O, que é a quantidade de pressão necessária para manter os alvéolos abertos.

A pressão pleural (Ppl) de repouso negativa (-5 cmH_2O) resulta do equilíbrio entre a força de sucção exercida para grade costal que tende a expandir a caixa torácica e a pressão de retração pulmonar que em sentido contrário representa as forças elásticas nos pulmões que tendem a colapsá-los (**Figura 17**).[31,32]

Para a divisão das medidas de mecânica do sistema respiratório nos seus componentes pulmonar e parede torácica, torna-se necessário o conhecimento da pressão pleural.

A variação da pressão intraesofágica reflete a variação da pressão intrapleural, podendo ser usada como medida alternativa à pressão pleural direta, no estudo da mecânica dos componentes pulmão e parede do sistema respiratório, podendo a medida da pressão esofágica ser realizada por meio de um balão posicionado no interior do esôfago, constituindo este o método mais utilizado para a obtenção da medida indireta da pressão pleural.

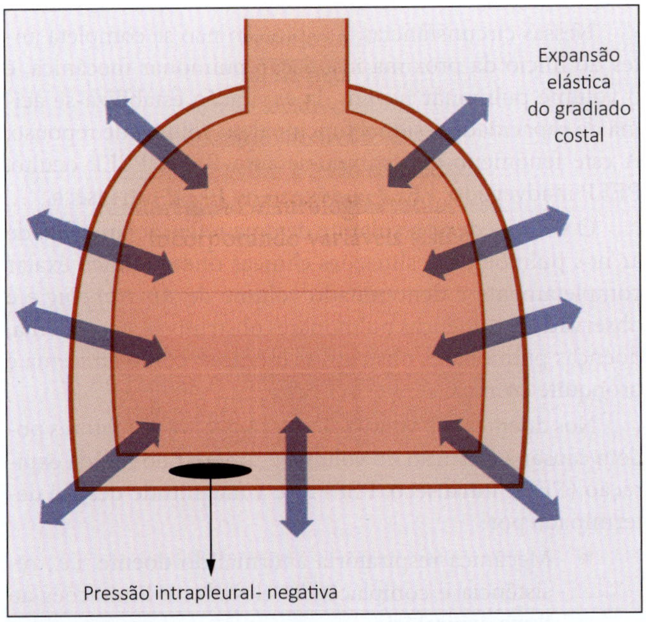

Figura 23.1.17. Pressão intrapleural.

Fonte: Adaptada de Tobin M. Principles and Practice of Mechanical Ventilation. 2nd ed. McGraw-Hill; 2006.

■ A pressão alveolar

A pressão alveolar (Palv) é a pressão dentro dos alvéolos e cujo valor varia em dependência da fase do ciclo respiratório. Para que o ar entre nos pulmões, a pressão alveolar deve diminuir, exercendo uma força que impulsiona o ar para dentro (o ar tende deslocar-se do local maior pressão para o local de menor pressão).[33-36]

No doente ventilado a pressão alveolar é avaliada indiretamente pela pressão de platô (pressão de pausa) e representa a pressão que chega aos alvéolos no final da inspiração, constituindo um indicador indireto de distensão alveolar no final da inspiração.

Valores muito altos de pressão de platô, além de 35 cmH_2O, estão associados a lesão pulmonar induzida pela ventilação mecânica (**Figura 23.1.18**).

■ A pressão transpulmonar

Como já fizemos referência anteriormente, os alvéolos expandem-se de forma passiva em resposta a aumentos da pressão de distensão por meio da parede pulmonar.

A alteração de volume dos pulmões depende do gradiente de pressão transmural (pressão transpulmonar), sendo esta definida pela diferença entre a pressão alveolar e a pressão pleural. Quanto maior a pressão transpulmonar maior a quantidade de ar que entra nos pulmões (**Figura 23.1.19**).[37-39]

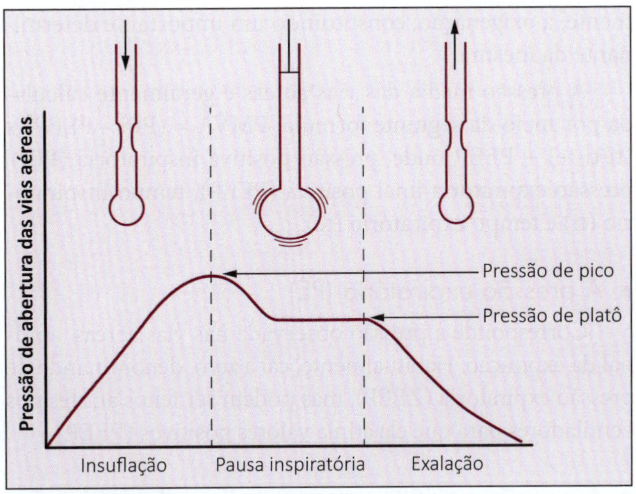

Figura 23.1.18. Representação esquemática da pressão de platô em doente sedado e ventilado.

Fonte: Adaptada de Tobin M. Principles and Practice of Mechanical Ventilation. 2nd ed. McGraw-Hill; 2006.

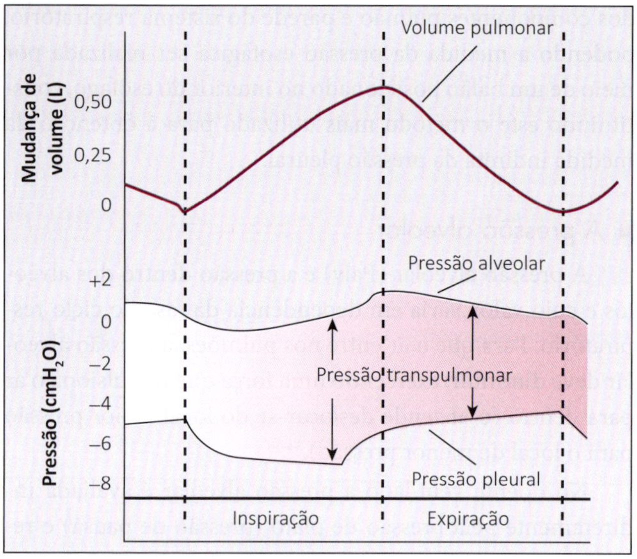

Figura 23.1.19. A pressão transpulmonar (PTP) é a diferença entre a pressão alveolar (Palv) – a pressão pleural (Ppl), que representa a pressão de expansão dos alvéolos.

Fonte: Adaptada de Guérin C, Reignier J, Richard JC, Beuret P, Gacouin A, Boulain T, *et al.* Prone positioning in severe acute respiratory distress syndrome. N Engl J Med. 2013 Jun 6;368(23):2159-68.

A pressão inspiratória máxima (pressão de pico)

É o valor de pressão máxima atingido durante a inspiração no ventilador , durante um ciclo de ventilação mecânica, representado o somatório de forças resistivas e elásticas , ao contrário da pressão de planalto ou de pausa que traduz exclusivamente forças elásticas do pulmão. Valores excessivos, geralmente além de 50 cmH_2O, podem cursar com lesão pulmonar à ventilação mecânica, tais como pneumotórax e pneumomediastino.[40,41]

A pressão média das vias aéreas

O controle da pressão média das vias aéreas (PMVA) determina o estado de insuflação pulmonar e consequentemente, a oxigenação, constituindo um importante determinante da mesma.

A pressão média das vias aéreas é geralmente calculada por meio da seguinte fórmula: PMVA = (PPI - PEEP) x (ti/ti-te) + PEEP, onde: pressão positiva inspiratória (PPI), pressão expiratória final positiva (PEEP), tempo inspiratório (ti) e tempo expiratório (te).

A pressão expiratória (PE)

Corresponde à pressão observada nas vias aéreas, ao final da expiração. Habitualmente, cai a zero, denominando-se pressão expiratória (ZEEP), mas podem ser feitos ajustes nos ventiladores para que ela atinja valores positivos (PEEP).

A pressão positiva externa no final da expiração (PEEPe)

É uma pressão alveolar acima da pressão atmosférica medida no fim da expiração, usada de forma terapêutica durante a ventilação mecânica. Na prática consiste na aplicação, nas vias aéreas, de uma pressão positiva constante no final da expiração.

Fisiologicamente a PEEP aumenta o volume residual e a CRF, abrindo alvéolos colapsados, recrutando-os e diminuindo o *shunt* intrapulmonar.

Pese embora os seus efeitos terapêuticos com a abertura de pequenas vias aéreas e de espaços alveolares colapsados, a administração externa de PEEP não é inócua e está associada a repercussões hemodinâmicas e/ou pressóricas.

Alguns autores advogam que, mesmo quando ventilando pulmões normais, se deva aplicar um nível baixo de PEEP, o chamado "*PEEP fisiológico*" (3-5 cmH_2O).[42]

Quando se ventila pulmões com baixa complacência, valores elevados de PEEP podem ser necessários para abrir alvéolos colapsados (5-20 cmH_2O). Nessa última situação, é mais adequado titular o valor de PEEP utilizando vários métodos que permitem indicar valor adequado à abertura de alvéolos colapsados.

A pressão positiva intrínseca no final da expiração (PEEPi - auto-PEEP)

Em doentes sob ventilação mecânica, a pressão alveolar pode permanecer positiva se o tempo disponível para a expiração for menor que o tempo necessário para o volume pulmonar retornar ao volume de repouso.

Isso pode ser consequência de:

- Redução da retração elástica do pulmão.
- Aumento da resistência ao fluxo.
- Limitação ao fluxo expiratório.
- Volume-corrente excessivo.
- Tempo expiratório curto (devido, por exemplo, à frequência respiratória elevada).

Nessas circunstâncias, a expiração não se completa antes do início da próxima insuflação pulmonar mecânica, e o volume pulmonar no fim da expiração estabiliza-se acima da capacidade residual funcional ou volume de repouso. A este fenômeno denominou-se auto-PEEP, PEEP oculto, PEEP inadvertido, PEEP endógeno ou PEEP intrínseco.

O volume de ar resultante de uma retenção anormal de ar nos pulmões, em situações clínicas onde é difícil exalar completamente é denominado volume de *Air trapping* e é observado em doenças pulmonares obstrutivas, como asma, doenças pulmonares obstrutivas crônicas, como enfisema e bronquite crônica.

Nos doentes sob ventilação mecânica, vários fatores podem causar a elevação do volume pulmonar no fim da expiração (PEEP intrínseco, PEEPi) e a magnitude deste é determinada por:

- Mecânica respiratória anormal do doente, *i.e.*, resistência e complacência elevadas e limitações ao fluxo expiratório.
- Resistência ao fluxo expiratório adicional, *i.e.*, sonda endotraqueal e válvulas e circuitos do ventilador.

- Padrão ventilatório, com volume-corrente elevado, frequência alta e tempo expiratório curto (devido aos parâmetros ventilatórios, ao padrão e demanda do próprio doente ou ambos) e pausa no fim da inspiração.

Os valores do PEEPi podem ser relatados de duas formas:

- *Auto-PEEP estático* (medido num doente relaxado, a pausa expiratória).
- *Auto-PEEP dinâmico* (medido como uma mudança na pressão das vias aéreas necessárias para reduzir o fluxo expiratório a zero e iniciar uma insuflação pulmonar pelo ventilador).

Da mesma forma que a redução de débito cardíaco, que ocorre com o PEEP externo, o auto-PEEP pode ter efeitos hemodinâmicos adversos como originalmente foram descritos por Pepe e Marini (**Figuras 23.1.20 e 23.1.21**).[42,43]

A *driving pressure*

A *Driving pressure*, ou em tradução literal para o português (pressão motriz) é uma valiosa ferramenta utilizada em ventilação mecânica para mitigar os riscos de lesão pulmonar principalmente em doentes com síndrome da angústia respiratória aguda (SARA).

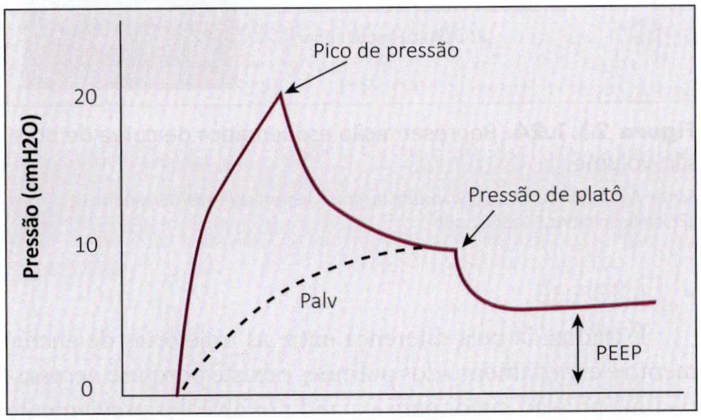

Figura 23.1.20. Representação esquemática das pressões de Pico, Platô, e PEEPe.

Fonte: Acervo da autoria.

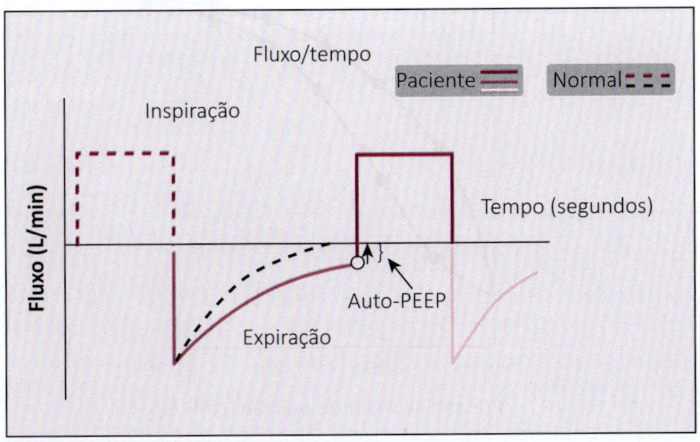

Figura 23.1.21. Representação esquemática do auto-PEEP.

Fonte: Acervo da autoria.

Também pode ser expresso como a razão entre o volume corrente e a complacência do sistema respiratório, indicando a diminuição do tamanho funcional do pulmão observado em pacientes com SARA (ou seja, Baby Lung) (**Figura 23.1.22**).[44,45]

O trabalho respiratório

O processo cíclico de respiração envolve um trabalho mecânico por parte dos músculos respiratórios para vencer as forças de oposição, estando com base em dois tipos de forças:

- **Forças elásticas** (complacência pulmonar e da caixa torácica).
- **Forças resistivas** (vias aéreas).

Sumariamente pode ser entendido como sendo a energia necessária para movimentar na inspiração determinado volume de gás nas vias aéreas e expandir os pulmões permitindo as trocas gasosas, constituindo o esforço feito para vencer a complacência e a resistência do sistema respiratório.[46-48]

Durante a respiração normal e tranquila todas as contrações dos músculos respiratórios ocorrem durante a inspiração, sendo a expiração um processo quase inteiramente passivo, causado pelo recolhimento elástico dos pulmões e da caixa torácica.

Assim, sob condições de repouso, os músculos respiratórios realizam normalmente o trabalho para originar a inspiração, mas não na expiração.

Se a complacência diminui e aumenta resistência, aumenta a força para movimentar o ar e em consequência o trabalho respiratório.

A constante de tempo

A constante de tempo (CT) é o tempo necessário para que as pressões entre as vias aéreas e os alvéolos se equilibrem, sendo representado pelo produto da resistência pela complacência (C x R) de uma unidade pulmonar.

A primeira constante de tempo (CT) representa o tempo necessário para a unidade pulmonar encher até 63% do volume-final se uma pressão constante for aplicada, e esvaziar 63% se a pressão positiva inspiratória cessar.

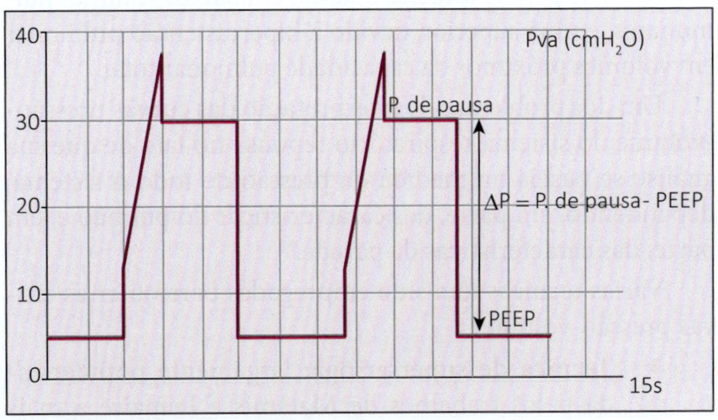

Figura 23.1.22. A pressão de distensão – *Driving Pressure.*

Fonte: Acervo da autoria.

Durante uma expiração passiva, a taxa de esvaziamento depende da constante de tempo expiratória do sistema. A fim de alcançar expiração passiva quase total (99%) o sistema respiratório exige um tempo expiratório igual a 5 vezes a sua constante de tempo expiratória ao passo que um tempo expiratório de 3 vezes a constante de tempo permite 95% de expiração total.[49]

Existem áreas do pulmão com pequenas constantes de tempo (isto é, baixa resistência e/ou baixa complacência) , as quais são preenchidas mais rapidamente do que as áreas com maiores constantes de tempo.

O esvaziamento alveolar não é uniforme como demonstrado na figura a seguir, dependendo das constantes de tempo que não são uniformes, particularmente no pulmão lesado (**Figura 23.1.23**).

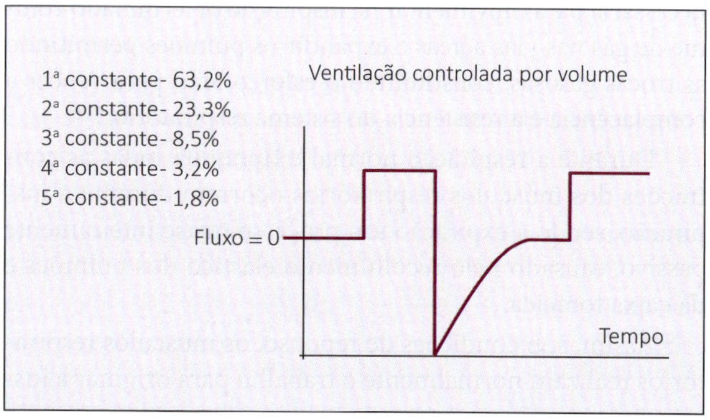

Figura 23.1.23. Distribuição exponencial do esvaziamento pulmonar.

Fonte: Desenvolvida pela autoria.

Efeito Pendelluft

Por meio desde efeito há transferência de pequenos volumes de gás de alvéolos com altas pressões para alvéolos com baixas pressões, devido às desigualdades nas constantes de tempo das unidades alveolares e o relaxamento de tensão do tecido pulmonar – *stress relaxation*.[48]

A curva de pressão-volume

Em indivíduos normais, em posição supina, a curva pressão-volume mostra duas inflexões: uma inferior, devido à mecânica da parede torácica quando em baixos volumes pulmonares, e uma superior, devido à hiperdistensão pulmonar em volumes próximos da capacidade pulmonar total.

Um dos problemas de interpretação das curvas pressão-volume do sistema respiratório repousa no fato de que sua análise se baseia na medida da pressão de todo o sistema, dependendo, em parte, das características do pulmão e, em parte, das características da parede.[50]

Várias técnicas têm sido empregadas para obter as curvas pressão-volume:

- **Técnica de superseringa:** largamente popularizada pelos trabalhos de Matamis e Lemaire a mais utilizada, mais conhecida e mais antiga, sendo considerada como referência para traçar as curvas pressão-volume estáticas do sistema respiratório em pacientes com IRA.
- **Técnica das oclusões inspiratórias múltiplas:** bastante empregue nas determinações das curvas pressão-volume estáticas, foi introduzida por diferentes autores.
- **Técnica de insuflação com fluxo contínuo:** um método dinâmico alternativo, usando um fluxo contínuo, também proposto para determinar a complacência respiratória, embora introduzido há vários anos, ainda não foi devidamente validado.

Em doentes com SARA, a forma habitual da curva pressão-volume é a de uma relação frequentemente descrita como sigmoidal, com uma parte inferior correspondente a uma complacência baixa, uma parte linear com uma complacência um pouco menos reduzida e uma parte superior onde a complacência cai novamente (**Figura 23.1.24**).

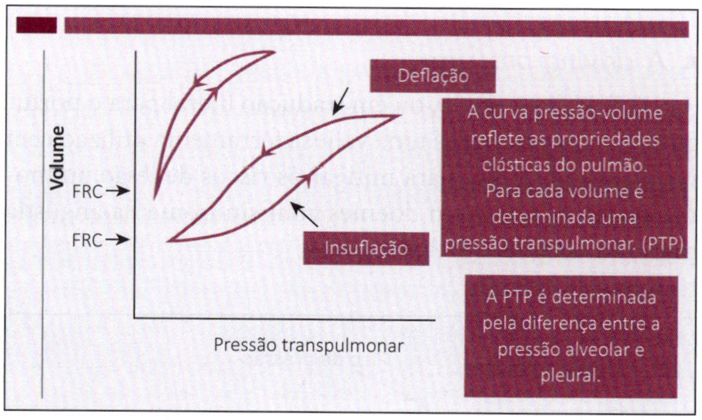

Figura 23.1.24. Representação esquemática de curva de pressão-volume.

Fonte: Adaptada de https://www.ufjf.br/laura_leite/files/2019/03/Mec%c3%a2nica-Respirat%c3%b3ria2.pdf

Histerese

É traduzida pela diferença entre as trajetórias de enchimento e esvaziamento dos pulmões e existe porque é necessária uma pressão maior para expandir os alvéolos previamente fechados do que para esvaziar alvéolos já abertos (**Figura 25**).

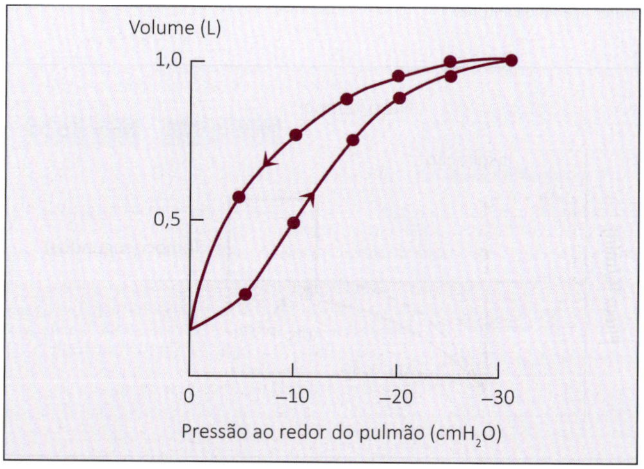

Figura 23.1.25. Histerese.

Fonte: Desenvolvida pela autoria.

O papel da parede torácica no sistema respiratório

Bases gerais

A caixa torácica ou cavidade torácica é o espaço totalmente compreendido pela curvatura das costelas, entre o osso externo e a coluna vertebral. No seu interior encontram-se os pulmões e o coração, e é onde ocorre a chamada pequena circulação.

A parede torácica abrange a caixa torácica óssea, os músculos da caixa torácica, o diafragma e o abdome, sendo uma estrutura com propriedades elásticas, devido à distribuição das costelas, com os espaços intercostais amplos, e à presença de tecidos elásticos como os músculos, as pleuras e as fáscias de tecido conjuntivo.

Uma série de músculos associados, no tórax, nas costas e abdome (diafragma), auxiliam na expansão e contração da caixa torácica durante a respiração.

A caixa torácica é composta por 12 vértebras torácicas e por 12 costelas de cada lado, sendo as 7 primeiras verdadeiras, 3 falsas e 2 flutuantes, além do esterno na parte anterior, totalizando 37 ossos.

A integridade estrutural e funcional dos seus componentes musculares e não musculares, torna-se muito importante para a função respiratória normal, em particular na ventilação pulmonar.

Por meio das suas propriedades elásticas, o comportamento elástico da parede torácica assegura uma tendência natural à expansão, exceto em volumes pulmonares acima de 60%-70% da capacidade vital.

Também pela sua elasticidade, a caixa torácica promove na inspiração o aumento dos diâmetros torácicos vertical, anteroposterior e lateral, fazendo com que os pulmões sejam insuflados (**Figura 23.1.26**).

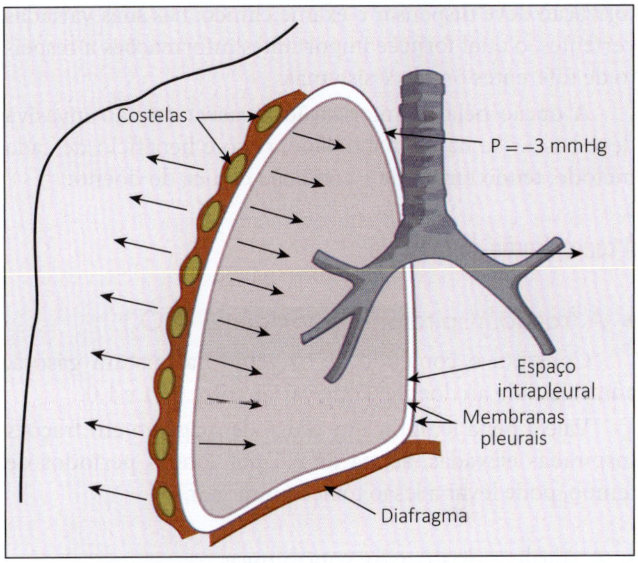

Figura 23.1.26. Representação esquemática da complacência da caixa torácica.

Fonte: https://www.kenhub.com/pt/library/anatomia/anatomia-da-respiracao.

Subcapítulo | 23.2

Monitorização da Função Respiratória e Ventilatória

A importância da monitorização da função respiratória e ventilatória

Pela função respiratória, o oxigênio (O_2) respirado pelos organismos aeróbicos, assim como o libertado pelas plantas no processo de fotossíntese, participa na conversão de nutrientes em energia intracelular (ATP), sendo o oxigênio molecular , o aceitador final de elétrons da cadeia de transporte na respiração aeróbica celular.

Um ser humano adulto em repouso respira em média 13,5 vezes por minuto – 1,8 a 2,4 gramas de oxigênio e a soma total da quantidade inalada por cada pessoa no planeta produz um total de 6 milhões de toneladas de O_2 por ano.

O propósito essencial da respiração consiste na absorção de O_2 do ar e, em Medicina, são utilizados suplementos de O_2, cujo tratamento não só aumenta os níveis de O_2 no sangue, como pode igualmente apresentar o efeito secundário de diminuição da resistência ao fluxo sanguíneo, sobretudo em pulmões doentes, o que facilita o trabalho de bomba do coração.

O conteúdo de O_2 livre é normalmente expresso como pressão parcial no organismo e é maior no sistema respiratório, diminuindo ao longo do sistema arterial, tecidos periféricos, sistema venoso, respectivamente e, a pressão parcial é a pressão que o O_2 teria se ocupasse por si só o volume.

Aos pulmões compete manter dentro de níveis fisiológicos estreitos os níveis circulantes de O_2 e CO_2, essenciais para a manutenção da vida.

O O_2 é também utilizado clinicamente em doentes que necessitam de ventilação mecânica, normalmente em concentrações superiores a 21% encontradas no ar ambiente.

Não há célula que, para viver, não dependa da integridade da função pulmonar, razão pela qual a monitorização da função respiratória é tão essencial à manutenção do equilíbrio homeostático.

Muitos progressos conceituais e tecnológicos foram obtidos na evolução das técnicas de monitorização nas últimas 2 décadas , em particular na monitorização da função cardiovascular e respiratória .

É certo que a monitorização não é terapêutica, raramente é diagnóstica, mas é indubitável a sua importância na orientação diagnóstica e terapêutica. Porém, jamais a monitorização deve dispensar o exame clínico, nas suas variadas vertentes, o qual fornece importantes informações a respeito de diferentes órgãos e sistemas.

A opção pela monitorização invasiva ou não invasiva deve basear-se na confiabilidade, risco e benefício de cada método, tendo em conta a condição clínica do doente.

A concentração de oxigênio

■ A fração inspiratória de oxigênio (FiO_2)

Constitui o conteúdo de oxigênio na mistura gasosa, administrada ao doente. Pode variar entre 0,21 e 1,0.

Vale a pena lembrar que o uso de oxigênio em frações inspiradas elevadas, acima de 0,6 por longos períodos de tempo, pode levar a lesão tóxica pulmonar.

■ A análise dos gases sanguíneos

A gasometria é um exame de sangue feito através da colheita de sangue arterial, com o objetivo de analisar os gases presentes, a sua distribuição, o pH e o equilíbrio ácido-base no sangue. É efetuada por um **gasômetro**, um aparelho que mede o pH e os gases sanguíneos sob a forma de pressão parcial do oxigênio e do dióxido de carbono.

Os parâmetros principais observados no exame de gasometria são:

- $SatO_2$ (Saturação de oxigênio)
- pCO_2 (Pressão parcial de dióxido de carbono)
- HCO3 (Bicarbonato de sódio)
- pH
- *Anion Gap* (AG)

Além destes, outros parâmetros podem ser observados, como o sódio, o cálcio iônico, o potássio e o cloreto.

Quando estes eletrólitos estão fora das taxas fixas, o doente apresenta o que chamamos de **distúrbio hidroeletrolítico.**

• O que pode ser analisado com a interpretação de gasometria?

O bicarbonato de sódio é a principal base avaliada na **gasometria**, sendo o bicarbonato *standard* a principal representação de sua concentração no organismo.

Porém, ele não é a única base. Existem outras que, quando somadas, representam um valor que é o *buffer* base. É fixo e serve como referência para a soma das bases. Se as bases forem somadas e não corresponderem ao valor da *buffer* base, o excesso é a base *excess*.

A análise da gasometria pode ser dividida em etapas e ela determinará se há distúrbios metabólicos no paciente.

De forma geral, essas etapas são:

1. **Determinar se há acidose ou alcalose**

   Primeiramente, é necessário analisar o pH do sangue. Se o pH for menor que 7,35 há acidose, e se for maior que 7,45 há alcalose.

2. **Identificar o distúrbio**

   Após verificar se o pH está ácido ou alcalino, é preciso entender se o distúrbio primário é metabólico ou respiratório.

   Para isso, precisamos de analisar o HCO_3, que é o componente metabólico, e a $PaCO_2$ que é o componente respiratório.

   Esses fatores podem, ou não, representar distúrbios mistos.

3. **Determinar se há compensação**

   Na acidose metabólica, a resposta compensatória deve ser uma hiperventilação para reduzir o CO_2.

   A $PaCO_2$ dentro da faixa esperada indica que está para acontecer a compensação, e teremos acidose metabólica compensada. Se estiver abaixo do valor mínimo, estamos diante de uma maior hiperventilação e, neste caso, também existe alcalose respiratória.

   Por outro lado, se o valor estiver acima da faixa, o doente não está hiperventilando como deveria e, por isso, existe associação de acidose respiratória.

   Além disso, a acidose metabólica pode ser com ânion *gap* elevado ou hiperclorêmica, tornando-se necessário sempre calcular o ânion *gap*.

   Já no caso da alcalose metabólica, a resposta compensatória deve ser a hipoventilação para reter o CO_2.

   Na acidose respiratória, há dificuldade de ventilação, o que leva a hipoventilação e, consequentemente, retenção do CO_2. Neste caso, a resposta compensatória é renal e na gasometria haverá elevação do HCO_3.

   Por outro lado, a alcalose respiratória mostra que o doente está hiperventilando e elimina o CO_2 (**Figuras 23.2.1 e 23.2.2**).

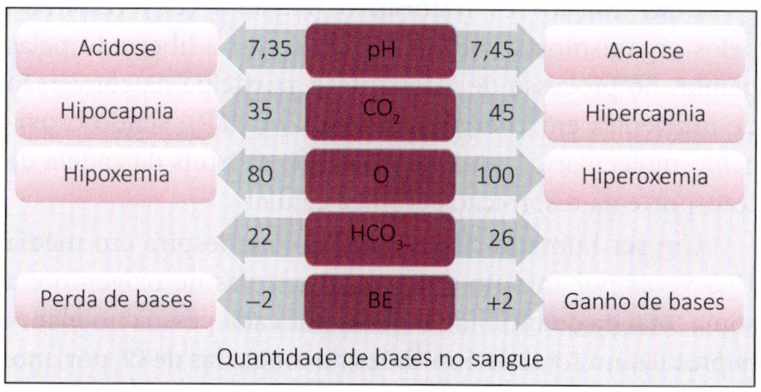

Figura 23.2.1. Valores normais da gasometria arterial.

Fonte: Adaptada de Wilkins RL, Stoller JK, Kacmarek RM. Egan: Fundamentos da Terapia Respiratória. 9. ed. Elsevier; 2010.

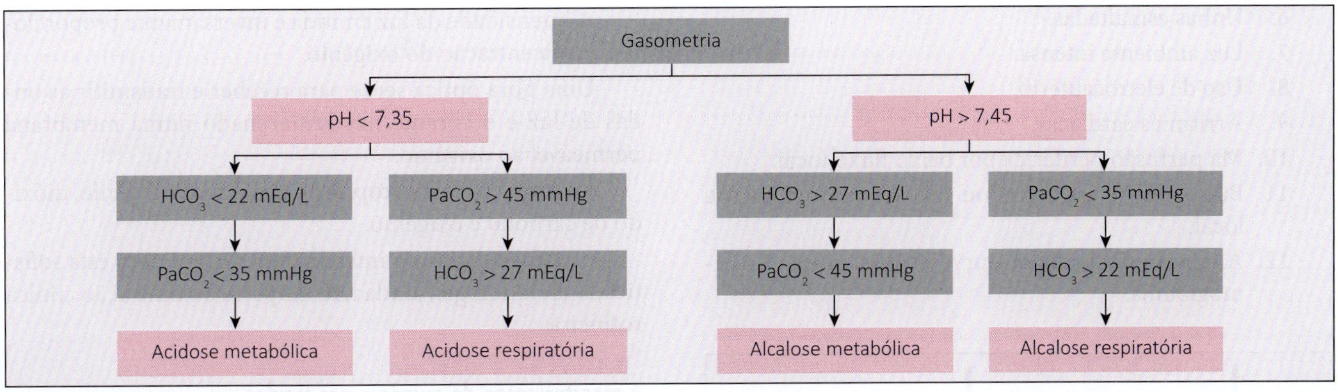

Figura 23.2.2. Principais distúrbios do equilíbrio ácido-base.

Fonte: Acervo da autoria.

A gasometria arterial

Ainda é um dos métodos mais utilizados para avaliação da oxigenação sanguínea. Depende da colheita intermitente de amostras de sangue arterial que são analisadas sucessivamente.

Embora invasivo, deve ser sempre realizado quando não se dispõe de monitorização não invasiva, para verificação de outros métodos ou quando se deseja análise de dados não fornecidos pela oximetria como pH e HCO_3.

A gasometria arterial não deve ser realizada em caso de doença arterial periférica, pois pode haver dificuldades para retirar o sangue, problemas de coagulação ou, se a pessoa estiver em uso de anticoagulantes.

Nesses casos, o médico poderá solicitar outros exames para identificar as doenças que estão causando alterações respiratórias.

Os valores normais da gasometria arterial são:

- **pH:** 7,35-7,45.
- **PaO_2** (pressão parcial de oxigênio): 80-100 mmHg.
- **Bicarbonato** (HCO_3): 22-26 mEq/L.
- **PCO_2** (pressão parcial de gás carbônico): 35-45 mmHg.

Por meio da gasometria arterial pode-se aferir o funcionamento do pulmão, se as trocas gasosas estão a ser realizadas da maneira correta, indicando assim a presença de um estado de acidose ou alcalose respiratória ou metabólica.

No entanto, não é suficiente para concluir o diagnóstico, sugerindo apenas distúrbios respiratórios, renais ou metabólicos, havendo necessidade de serem solicitados outros exames complementares.

O sangue venoso na monitorização da perfusão tecidular

No plano metabólico os valores da gasometria arterial e venosa são sobreponíveis, exceto na componente oximétrica, onde os valores no sangue venoso são normalmente mais baixos.

Uma amostra de sangue coletada na veia cava superior ou no átrio direito confere a possibilidade de obtenção da saturação venosa central, $SVcO_2$, em analogia a SVO_2 cuja amostra é coletada na artéria pulmonar.

Portanto, embora possuam termos parecidos, a via de acesso é completamente diferente, exigindo técnicas e dispositivos distintos.

Assim, a $SVcO_2$ pode ser obtida por meio de um cateter convencional para acesso venoso central, enquanto a saturação venosa mista de oxigênio (SVO_2) demanda a utilização de um cateter na artéria pulmonar, também conhecido como cateter de Swan-Ganz.

Ambos, $SVcO_2$ e SVO_2 constituem indicadores globais de perfusão tecidular, e aferem um equilíbrio na relação VO_2-DO_2, e têm recebido grande atenção nos últimos anos por constituírem indicadores da disponibilidade de oxigênio aos tecidos, bem como do seu metabolismo oxidativo, e são considerados por alguns autores mais fiéis que os cálculos convencionais de consumo de oxigênio.[52]

A oximetria de pulso

Baseia-se no princípio físico de espectofotometria (absorção da luz num determinado comprimento de onda), e tem como base a receção e perceção de um estímulo luminoso pulsátil captado a partir de uma extremidade (digital, lóbulo da orelha, septo ou asa do nariz, artelhos, bochecha etc.), que atravessa os tecidos onde é parcialmente absorvida.

Os sensores no lobo da orelha acusam mais precocemente (com diferença de segundos) alterações da saturação arterial de oxigênio. Nos recém-nascidos a monitorização pode ser realizada na região palmar, no dorso da mão ou no braço. (**Figura 23.2.3**)

Em determinadas situações a absorção da luz pode estar comprometida e o valor fornecido pelo oxímetro pode não ser confiável e, nestas circunstâncias, a gasometria arterial deve ser realizada:

1. Defeitos no sensor ou no aparelho.
2. Espessura e cor da pele.
3. Carboxihemoglobinemia.
4. Metahemoglobinemia.
5. Presença de corantes intravasculares.

6. Unhas esmaltadas.
7. Luz ambiente intensa.
8. Uso de eletrocautério.
9. Arritmias cardíacas.
10. Má perfusão periférica por baixo fluxo local.
11. Baixo débito cardíaco ou hipotermia central ou local.
12. Alteração na forma da curva de dissociação da hemoglobina.

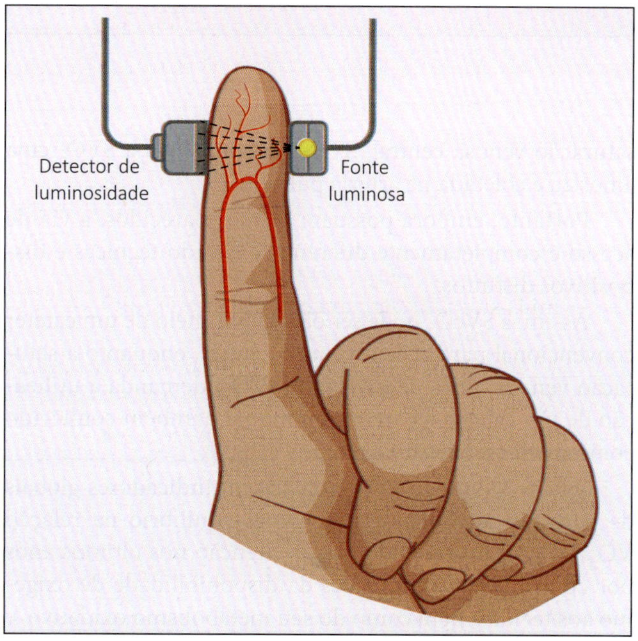

Figura 23.2.3. Oximetria de pulso.
Fonte: Acervo da autoria.

A oximetria de pulso e frequência respiratória fornecem parâmetros da função ventilatória e das trocas de gases, que determinam necessidade de suporte ventilatório invasivo (intubação orotraqueal), ajuste de parâmetros ventilatórios, necessidade de suplementação de oxigênio etc.

Oxigênio transcutâneo

Mede a pressão parcial do oxigênio que se difunde livremente pela pele intacta e aquecida, usando o princípio polarográfico de eletrodos que desenvolvem reações químicas na presença de oxigênio. É capaz de medir adequadamente a PaO_2 em crianças e adultos bem perfundidos.

O aquecimento da pele, a calibração demorada, a fragilidade dos eletrodos e a necessidade de boa perfusão limitam muito seu uso em adultos, sendo mais utilizado em pediatria.

Fluorescência óptica

O método baseia-se no princípio da reação entre um corante específico e o oxigênio com emissão de fluorescência de máxima intensidade quando exposto à luz de determinado comprimento de onda.[51]

A intensidade da luz emitida é inversamente proporcional à concentração do oxigênio.

Uma fibra óptica serve para receber e transmitir as ondas de luz e o corante fica armazenado numa membrana permeável ao oxigênio.

Existem cateteres próprios para o íon hidrogênio, dióxido de carbono e oxigênio.

Embora seja muito interessante e promissora esta sofisticada metodologia, ainda não faz parte da utilização clínica rotineira.

A monitorização do oxigênio nos tecidos

▪ Bases gerais

Um homem adulto em repouso consome em média 10^{20} moléculas de O_2 por segundo. Como não existem no organismo condições para o armazenamento do O_2, qualquer alteração no processo de captação ou no transporte de O_2 resultará numa rápida alteração celular.

De uma maneira geral, as alterações da oxigenação tecidular são normalmente enquadradas em 4 estágios principais: **isquemia**, **hipoxia**, **anoxia** e **disoxia.**

A **isquemia** traduz a falta de fornecimento sanguíneo para um tecido orgânico devido, normalmente, à uma obstrução trombótica.

Por **hipoxia** se entende o baixo teor (concentração) de O_2 nos tecidos orgânicos cuja ocorrência é atribuída a diversos fatores. Pode ocorrer mesmo na presença de uma quantidade normal de O_2 no sangue arterial, cuja baixa de concentração se designa **hipoxemia**, refletindo a descida do O_2 no sangue arterial.

A **disoxia** tecidular representa a utilização anormal de oxigênio, independentemente das quantidades (elevadas, normais ou baixas) presente nos tecidos.

O termo **anoxia** traduz "ausência" de oxigênio, um agravante da hipoxia.

Nas últimas décadas, várias técnicas analíticas foram desenvolvidas para a medida do O_2 e do CO_2 no sangue ou durante a respiração, com o propósito de se verificar respectivamente a adequação da oxigenação e da ventilação.

Podendo ser realizada no circuito respiratório, junto as vias aéreas e no sangue arterial, é notório um enorme avanço na monitorização da oxigenação, com destaque para os métodos não invasivos.

A monitorização contínua da oferta e consumo de oxigênio a um órgão específico é um assunto que merecerá particular desenvolvimento em outro capítulo específico do presente livro pelo que nos cingiremos de forma simples à descrição dos indicadores mais importantes.

▪ Conteúdo arterial de oxigênio (CaO_2)

Representa a quantidade de oxigênio transportado pela hemoglobina e a pequena parcela dissolvida no sangue arterial.

$$CaO_2 = (1{,}34 . Hb . SaO_2/100) + (PaO_2 . 0{,}0031)$$
Valor normal: 17 a 20 mL. dL^{-1}

Conteúdo venoso de oxigênio (CvO_2)

Idem ao anterior para o sangue venoso.

$$CvO_2 = (1{,}34 . Hb . SvO_2/100) + (PaO_2 . 0{,}0031)$$
Valor normal: 12 a 15 mL. dL^{-1}

- Diferença arteriovenosa de oxigênio (DA-V O_2)
  Mede quanto de oxigênio existe no sangue arterial a mais que no sangue venoso.
  Valores muito altos refletem grande extração de oxigênio do sangue, que é característico dos tecidos que estão recebendo baixo fluxo sanguíneo.
  Isto ocorre durante o choque, quando o fluxo sanguíneo é desviado para cérebro e coração.

$$Da\text{-}v\ O_2 = CaO_2 - CvO_2$$
Valor normal: 4 a 5 mL. dL^{-1}

Transporte de oxigênio (DO_2)

Expressa a quantidade de oxigênio que deixa o coração a cada minuto e a quantidade de oxigênio que está disponível para os tecidos.

Normalmente, menos de 30% do oxigênio é efetivamente extraído do sangue.

De acordo com alguns estudos, este é um bom índice de sobrevida na fase precoce do choque.

$$DO_2 = CaO_2 \times DC \times 10$$
Valor normal: 950 a 1150 mL.min^{-1}

Consumo de oxigênio (VO_2)

Representa o consumo de oxigênio pelos tecidos na unidade de tempo.

$$VO_2 = Da\text{-}vO_2 . DC . 10$$
$$I\ VO_2 = VO_2,\ SC^{-1}\ (SC - \text{superfície corporal})$$

Valor normal: 195 a 285 mL.min-1 (ou 150 a 200 mL.min^{-1}.m^{-2}).

Índice de consumo de oxigênio menor que 100 mL.min^{-1}.m^{-2} são preocupantes por indicarem que as necessidades metabólicas teciduais não estão sendo satisfeitas.

Extração de oxigênio (ERO_2)

Razão entre o consumo e o transporte de oxigênio. Representa a fração do oxigênio transportado que é extraído e consumido pelos tecidos. Normalmente, apenas um quinto do oxigênio do sangue arterial é extraído pelos capilares.

Durante o choque, há diminuição do fluxo sanguíneo e os tecidos extraem maior quantidade de oxigênio do sangue arterial.

$$ERO_2 = ERO_2 = (Ca\ O_2 - CvO_2) / CaO_2$$

ou

$$DO_2 / VO_2$$

Valor normal: 0,20 a 0,28.

Valores acima de 0,30 causam preocupação e valores acima de 0,35 são motivos de alarme.

É um bom índice prognóstico nas fases iniciais do choque.

Gradiente alveoloarterial de oxigênio (DA-aO_2)

Avalia a eficácia da troca de oxigênio entre o alvéolo e o capilar pulmonar.

Valor normal – 10 a 15 mmHg (ar ambiente) e 10 a 65 mmHg (FiO_2- 1).

Elevações na diferença alveoloarterial de oxigênio indicam falência respiratória instalada ou incipiente.

Considerando-se o quociente respiratório como igual a 1, a fórmula simplificada para o cálculo da DA-aO_2) é:

$$PA\text{-}aO_2 = PAO_2 - PaO_2$$

$$PAO_2 = FiO_2 \times (PB - PH_2O) - \frac{PaCO_2}{R}$$

$$PaO_2 = \text{cálculo}$$

Pa-aO_2 = A-a Gradiente (mmHg)
FiO_2 = fração de inspiração O_2 (fração)
PB = pressão barométrica
PH_2O = vapor d'água (pressão parcial) (mmHg)
$PaCO_2$ = tensão arterial CO_2 (mmHg)
PaO_2 = tensão arterial O_2 (mmHg)

Shunt intrapulmonar

O *shunt* pulmonar é caracterizado por um desequilíbrio entre perfusão e ventilação, e acarreta uma alteração nas trocas gasosas.

Ocorre quando, apesar da circulação sanguínea nos alvéolos pulmonares, por alguma razão, não há ventilação na proporção esperada, o que diminui a oxigenação do sangue e afeta as trocas gasosas.

O *shunt* pode ter origens diversas, como a presença de líquido nos alvéolos decorrente de uma embolia pulmonar, pneumonias maciças ou atelectasias extensas.

Quando o desequilíbrio tem taxas baixas, de até 5%, diz-se que é um *shunt* fisiológico, sem danos maiores, sendo aceitável dentro de uma margem de erros. Mas, em casos severos, excedendo 50%, o *shunt* pulmonar pode provocar lesões graves nos tecidos e até risco de morte.[51,52]

Quando essa alteração é leve, não chega a causar danos ao organismo; porém, quando mais severa, pode provocar uma diminuição de oxigenação, com diversas consequências e até risco de morte.

Bases gerais

A ventilação pulmonar normalmente é monitorizada indiretamente pela observação da expansão do tórax, ajuste dos parâmetros ventilatórios programados, em especial, o volume-corrente e frequência respiratória adequados ao doente, monitorização da pressão de insuflação pulmonar e avaliação dos volumes respiratórios.

De forma intermitente realizam-se colheitas de sangue arterial para análise das pressões parciais de O_2 e CO_2.

Recentemente, assistimos à incorporação de equipamentos para medida contínua do CO_2 exalado ou transcutâneo, que desenvolveremos adiante.

O CO_2 exalado

O CO_2 produzido durante o metabolismo celular é transportado pelo sistema venoso ao átrio e ventrículo direitos, chega aos pulmões e difunde-se dos capilares aos alvéolos. Dos alvéolos, é finalmente eliminado com a mistura exalada.

A quantidade de CO_2 que alcança os espaços alveolares é proporcional ao débito cardíaco e ao fluxo sanguíneo pulmonar.

A eliminação para o ambiente depende da eficácia da ventilação. Assim, a medida do CO_2 ao final da expiração ($ETCO_2$) permite a monitorização contínua e não invasiva do CO_2 alveolar, indiretamente refletindo os seus níveis circulantes.

Alguns aparelhos calculam a fração de CO_2 na mistura exalada ($FETCO_2$) dividindo a pressão parcial deste gás ($PETCO_2$) pela pressão atmosférica.

A capnografia é uma técnica não invasiva e monitoriza continuamente a pressão parcial de CO_2 – ($ETCO_2$) ao longo do tempo e exibe no monitor multiparamétrico uma forma de onda referente ao CO_2.

Basicamente, utilizam-se as técnicas de absorção de luz infravermelha e a espectrometria de massa.

Em relação aos aspectos clínicos da capnometria deve-se entender que o padrão normal depende do metabolismo, da circulação e da ventilação alveolar.

Apesar de constituir um meio não invasivo de detectar problemas que podem ocorrer durante a assistência respiratória como a desconexão do ventilador, intubação seletiva, embolia pulmonar e hipertermia, a capnografia, quando utilizada em conjunto com a oximetria de pulso, com monitorização de todos os movimentos respiratórios confere extraordinária segurança ao doente, melhorando de forma significativa a qualidade da assistência ventilatória.

O capnógrafo apresenta uma onda que possui quatro fases principais (**Figura 23.2.4**):

1. **A fase 1** representa o final de uma respiração, sendo esta a ventilação do espaço morto, o que significa que o ar que não participou da troca gasosa não tem CO_2 e é eliminado das vias aéreas.

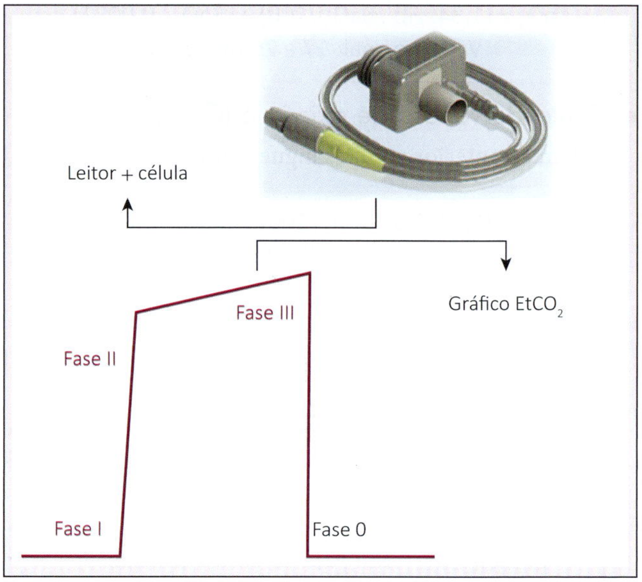

Figura 23.2.4. Capnograma normal. O cronograma está dividido em 4 fases (0, I, II e III). A fase 0 é a fase de inspiração, e a expiração é dividida em 3 fases (I, II e III).

Fonte: Acervo da autoria.

2. A **fase 2** é um aumento exponencial na quantidade de CO_2 medida (linha em ascensão), que representa o primeiro gás que é trocado nos alvéolos, ou seja, os primeiros momentos da expiração.
3. A **fase 3** é conhecida como "**planalto alveolar**". Representa a quantidade de CO_2 em todos os alvéolos, em média.
4. A **fase 0,** última fase da forma de onda, representa a inspiração.

CO_2 transcutâneo

Baseia-se no princípio do aquecimento da pele que, acima de 40°C difunde os gases através da mesma.

O eletrodo, composto de solução eletrolítica e membrana permeável ao CO_2 é colocado sobre a pele e possui aquecedor e sensor de temperatura.

Quando o dióxido de carbono se difunde através da membrana, reage quimicamente libertando hidrogênio e bicarbonato. A produção de hidrogênio altera o pH da solução, e esta variação é proporcional à variação do CO_2 do sangue.

Em doentes hemodinamicamente estáveis e com a perfusão da pele normal, a diferença entre o CO_2 transcutâneo e o expirado é constante.

Contudo, nenhum dos dois métodos reflete com acurácia a $PaCO_2$, devendo-se considerar sempre todos os fatores de erro na utilização de quaisquer dos dois métodos não invasivos de monitorização do CO_2.

Pressão arterial de CO_2

A pressão parcial de CO_2 do sangue arterial exprime a eficácia da ventilação alveolar, sendo praticamente a mesma do CO_2 alveolar, dada a grande difusibilidade deste gás, que é cerca de 30 vezes mais solúvel em água que o oxigênio, em consequência da maior polaridade da sua nuvem eletrônica e da capacidade de se combinar com a água para formar íons bicarbonato e íons H+.

Avalia-se por meio de análise intermitente da gasometria arterial ou cateteres intra-arteriais com fluorescência óptica (análise contínua).

Os valores normais oscilam entre 35 a 45 mmHg.

Avaliação da função do centro respiratório (drive respiratório)

▪ Pressão inspiratória máxima com via aérea ocluída (P0.1)

Constitui a pressão gerada sob as vias aéreas ocluídas durante os primeiros 100 milissegundos (0,1 segundos) de um esforço inspiratório. Para tal, é ocluída a ventilação ao final da expiração, e obtemos medidas de esforço durante a inspiração que se iniciará (Figura 5).[51,52]

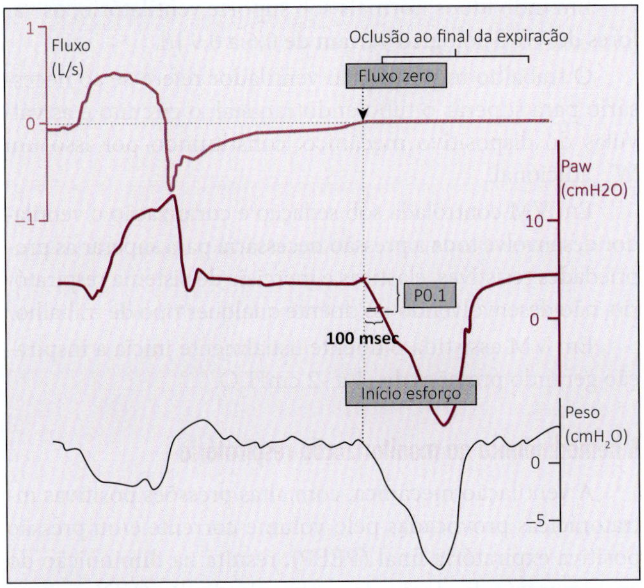

Figura 23.2.5. Demonstração gráfica da medida da P0.1.

Fonte: Esteban, Andrés *et al.* Modes of Mechanical Ventilation and Weaning. CHEST, 1994 ;106(4):1188-1193.

▪ Porque é que a P0.1 é um bom marcador do drive respiratório?

Um esforço respiratório gerado sob um circuito ocluído condiciona efeitos sobre a mecânica inspiratória, porém, a oclusão por si só, não tem efeito no esforço gerado nos primeiros 100 milissegundos da inspiração, pois, não há tempo hábil para uma reação seja ela consciente ou inconsciente a essa oclusão, o que torna a *P0.1* uma medida com boa correlação com o *drive* respiratório .

Vários estudos realizados em doentes sob ventilação assistida, a *P0.1* teve boa correlação com o trabalho respiratório e o esforço inspiratório.[53]

Valores altos de *P0.1* estão associados a maior trabalho respiratório e a maior esforço inspiratório (**Figura 23.2.6**).

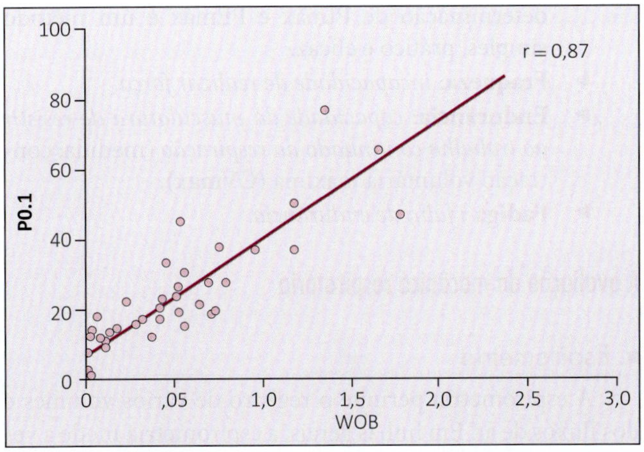

Figura 23.2.6. Relação entre o aumento do trabalho respiratório (WOB: *work of breathing*) e a P0.1.

P0.1: pressão inspiratória máxima com via aérea ocluída; WOB: work of breathing.

Fonte: Esteban, Andrés *et al.* Modes of Mechanical Ventilation and Weaning. CHEST, 1994 ;106(4):1188-1193.

▪ Como medir a P0.1 nos ventiladores mecânicos?

A maioria dos ventiladores atuais oferecem a medida da P0.1 de forma automática, realizando a manobra de oclusão.

Este método de avaliação é completamente confiável, sendo importante a avaliação clínica como medida da frequência respiratória e avaliação do padrão respiratório do doente.

A avaliação da função da musculatura respiratória

▪ Bases gerais

Atualmente tem-se dado grande atenção à função da musculatura respiratória, especialmente do diafragma, nas doenças respiratórias ou ao retorno de sua ação após curarização ou após assistência ventilatória prolongada.

Considerando-se que a força gerada pelos músculos respiratórios pode ser avaliada em termos de pressão gerada (o estiramento muscular pela alteração de volume produzida e a velocidade de estiramento pelo fluxo gerado), diversas técnicas como a avaliação da **pressão transdiafragmatica** (Pdi) ou a resposta à **estimulação do nervo frênico** podem ser utilizadas para avaliar a função muscular, todas elas com limitações.

O movimento paradoxal da caixa torácica e do abdome tem-se mostrado indicador mais simples de fadiga da musculatura respiratória.

Entretanto, a fadiga não é nem necessária, nem suficiente para o desenvolvimento do movimento paradoxal da caixa torácica e do abdome, mas o aumento do trabalho respiratório é o mecanismo predominantemente responsável para o desenvolvimento de tal padrão.

▪ Força, fraqueza e endurância

- **Força:** *actividade muscular respiratória* (medida: *força muscular inspiratória* – ***PImax*** / força dos músculos abdominais e intercostais – ***PEmax***). A determinação de PImáx e PEmáx é um método simples, prático e eficaz.

- **Fraqueza:** *incapacidade de realizar força.*
- **Endurância:** *capacidade da musculatura de resistir ao trabalho continuado da respiração* (medida: contração voluntária máxima **(CVmax)**.
- **Fadiga :** *falta de endurância.*

A avaliação da mecânica respiratória

Espirometria

A espirometria permite o registro de vários volumes e dos fluxos de ar. Em linhas gerais, a espirometria mede a velocidade e a quantidade de ar que um indivíduo é capaz de colocar para dentro e para fora dos pulmões.

Trata-se de um exame não invasivo e indolor, porém em raras situações é de potencial risco para o doente devido às manobras forçadas, ou quando a situação do doente possa comprometer o resultado do exame.

O exame é realizado respirando-se pela boca por meio de um tubo conectado a um aparelho chamado espirômetro que é capaz de registrar o volume e a velocidade do ar respirado.

Os parâmetros de avaliação mais comuns na espirometria são a **capacidade vital** (CV), **capacidade vital forçada** (CVF), **volume expiratório forçado** (VEF) em intervalos cronometrados de 0,5, 1 (FEV1), 2 e 3 segundos, **fluxo expiratório forçado** 25%-75% (FEF25-75) e **ventilação voluntária máxima** (VVM).

Constitui um dos diversos métodos que pode ser utilizado na avaliação da mecânica pulmonar mas, embora simples, a necessidade de colaboração do doente limita a sua utilização. A espirometria também é utilizada para calcular a calorimetria, ao permitir a obtenção da taxa de consumo de O_2 do organismo.

Em respiração espontânea é frequente a avaliação da capacidade vital, que representa o esforço dependente da quantidade de ar que o indivíduo consegue exalar após uma inspiração máxima, tratando-se de um método sensível em detectar alterações da mecânica respiratória, mas pouco específico pois a sua redução pode ocorrer devido à alterações neuromusculares como a curarização ou diversos tipos de doenças, em alterações restritivas e obstrutivas das vias aéreas, ou mesmo por falta de colaboração do doente.

O valor normal da capacidade vital varia entre 65 a 75 $mL.\ kg^{-1}$, mas valores maiores que 10 $mL.kg^{-1}$ são considerados favoráveis para se prosseguir o desmame do ventilador.

A avaliação do trabalho respiratório

- O trabalho respiratório (W_r) subdivide-se em :
- Trabalho respiratório elástico (**W_{el}**).
- Trabalho respiratório fluxo-resistivo (**W_{res}**).
- Trabalho do circuito ventilatório (**W_{vm}**) em doentes sob VM.

Pode ser avaliado nas duas fases do ciclo respiratório (inspiração e expiração) , durante a ventilação passiva (trabalho realizado pelo ventilador mecânico – W_{vm}) ou ativa (trabalho realizado pelo doente).

A unidade do Wr é o Joule e é normalmente medido em Joules/L ou Joules/minuto. Os valores considerados normais são até 0,47 ou 3,9 J/min (Tobin ,1988), sendo que valores maiores são compatíveis com excesso de força muscular com consequente fadiga dos músculos respiratórios.

Em doentes em suporte ventilatório é composto pelo trabalho fisiológico e pelo trabalho imposto pelo dispositivo mecânico.

O trabalho fisiológico inclui o W_{el}, o trabalho necessário para superar as forças elásticas pulmonares e da caixa torácica, o W_{res}, trabalho necessário para superar as resistências das vias aéreas e dos tecidos pulmonares ao fluxo de ar, e pelo trabalho inercial, negligenciável quando comparado aos anteriores.

Em indivíduos normais sob suporte ventilatório, os valores do Wr fisiológico variam de 0,6 a 0,9 J/l.

O trabalho imposto pelo ventilador refere-se ao necessário para superar o tubo endotraqueal, o circuito e as válvulas do dispositivo mecânico, constituindo por isso um W_{res} adicional.

Em VM controlada sob sedação e curarização o ventilador desenvolve toda a pressão necessária para superar as propriedades resistivas, elásticas e inerciais do sistema respiratório, não desenvolvendo no doente qualquer tipo de trabalho.

Em VM assistida o doente usualmente inicia a inspiração gerando pressões de -1 a -2 cmH_2O.

A hemodinâmica na monitorização respiratória

A ventilação mecânica, com altas pressões positivas intratorácicas provocadas pelo volume corrente e/ou pressão positiva expiratória final (PEEP), resulta na diminuição do enchimento e da ejeção de ventrículo direito (VD), principalmente nos doentes já com insuficiência.

Por conseguinte, a redução no débito do VD na inspiração reduz a pré-carga, o volume sistólico e o débito do ventrículo esquerdo (VE) na expiração, causando oscilações na curva da pressão arterial (pressão arterial invasiva – PAI) que chamamos de variação da pressão de pulso (ΔPP).

A avaliação da variação do débito cardíaco secundário a qualquer tipo de ventilação torna-se fundamental e na atualidade os métodos não invasivos como a ecografia cardíaca e torácica são fundamentais na orientação dos doentes.

Por outro lado, a ventilação mecânica com o uso de altas pressões também proporciona um aumento do trabalho ventricular direito por aumento da pós-carga devido o efeito mecânico de aumento do volume pulmonar que provoca compressão vascular direta.

Estudos hemodinâmicos comparativos entre diversos modos de ventilação mecânica demonstram que, independente do modo específico de ventilação, a pressão média de vias aéreas é o principal responsável pelos efeitos cardiovasculares associados à ventilação mecânica.

Aumentos do tempo inspiratório, diminuição do tempo expiratório (principalmente quando associados à inversão da relação I:E), grandes pausas inspiratórias, uso de altos volumes correntes, uso de fluxos inspiratórios decrescentes, e PEEP são recursos e manobras que tendem a elevar a pressão média de vias aéreas, podendo comprometer a situação hemodinâmica.

Os complexos efeitos dos ajustes ventilatórios sobre a hemodinâmica devem ser além de compreendidos e reconhecidos precocemente, como forma de fornecer os valores mais apropriados e individualizados para cada doente.

Muitas informações sobre as propriedades mecânicas do sistema respiratório podem ser obtidas de forma simples e rápida à beira do leito, mas, embora forneçam informações úteis, nenhum método substitui a cuidadosa avaliação clínica do doente.

Referências bibliográficas

1. Hall JE. Tratado de Fisiologia Médica. 13. ed. Guanabara; 2017.
2. Standring S.Gray's Anatomy: The Anatomical Basis of Clinical Practice. 41st ed. Elsevier; 2015.
3. Fawcett DW. Bloom & Fawcett Textbook of Histology. Hodder Education; 1997.
4. Gravenstein JS, Paulus DA. Clinical monitoring practice. 2nd ed. Lippincott Company; 1987.
5. .Benito S, Net A. Pulmonary Function in Mechanically Ventilated Patients. In: Update in Intensive Care and Emergency Medicine. Springer-Verlag Berlin Heildelberg; 1991.
6. Tobin MJ. Mechanical Ventilation. Critical Care Clinics. 1990;6(3):679-709.
7. Casey D. Blitt. Monitoring in Anesthesia and Critical Care Medicine. Churchill Livingstone; 1985.
8. Tobin MJ. State of art: Respiratory monitoring in the intensive care unit. Am Rev Respir Dis 1988;38:1625-1642
9. Shapiro BA. Arterial Blood gas monitoring. Crit Care Clin 1988,4:479-492.
10. yff JV, Vaughn S, Yang SC, Raheja R, Puri VK. Continuous monitoring of mixed venous oxygen saturation in patients with acute myocardial infarction. Chest. 1989 Mar;95(3):607-11.
11. Snyder JV, Elliot FL, Grenvik A. Capnography. Clin Crit Care Med 1982;4:100-121.
12. McLellan PA, Goldstein RS, Ramcharan V, Rebuck AS. Transcutaneous carbon dioxide monitoring. Am Rev Respir Dis. 1981 Aug;124(2):199-201.
13. Derenne JP, Mackelem PT, Roussos C. The respiratory muscles: mechanics, control and pathophisiology. Am Rev Respir Dis 1988;118:119-133, 373-390, 581-601.
14. Sassoon CS, Te TT, Mahutte CK, Light RW. Airway occlusion pressure. An important indicator for successful weaning in patients with chronic obstructive pulmonary disease. Am Rev Respir Dis. 1987 Jan;135(1):107-13.
15. Martins M A. Relações fluxo-resistivas no sistema respiratório normal - Aspectos aplicados. J Pneumol.1987; 13(supl 1):21-26.
16. Zin WA. Métodos e técnicas para a monitorização das propriedades elásticas e resistivas dos pulmões e da parede torácica na insuficiência respiratória aguda. J Pneumol 1990;16:91-96.
17. Auler Jr. JOC, Zin WA, Caldeira MPR, Saldiva PHN. Pre and postoperative inspiratory mechanics in ischemic and valvular heart disease. Chest 1987;92:984-990.
18. Pepe PE, Marini JJ, Occult positive end-expiratory pressure in mechanically patients with airflow obstruction. Am Rev Respir Dis 1982; 126:166-170.
19. Marini JJ, Rodriguez M, Lamb V, Bedside estimation of the inspiratory work of breathing during mechanical ventilation. Chest 1986; 89:56-63,.
20. Wiedemann H P, Matthay MA, Matthay RA. cardiovascular--pulmonary monitoring in the intensive care unit (part 2). Chest 1984; 85(4)656-667.
21. Rocco M, Teboul JL, Rekik N, Conti G, et al. Interpretation of balloon occlusion pulmonary angiography during mechanical ventilation with PEEP in acute respiratory failure. Am Rev Respir Dis, 1988;137:228-231.
22. Comroe Jr JH, Botelho S - The unreability of cyanosis in the recognition of the arterial anoxemia. Am J Med Sci, 1947;214:1-6.
23. Kramer K. Bestimmung des Sauerstoffgehaltes und der Hamoglobin Konzentration in Hamoglobinlosungen umd hamolysierten Blut auf lichtelektrischen Wege. Z Biol, 1934:95:126-34.
24. Millikan GA. The oximeter. An instrument for measuring continuously oxygen saturation of arterial blood in man. Rev Sci Instrum. 1942:13:434-44.
25. Tobin MJ. Respiratory monitoring during mechanical ventilation. Crit Care Clin. 1990:6:679-709.
26. Marini JJ. Monitoring during mechanical ventilation. Clin Chest Med. 1988:9:73-100.
27. Caplan RC, Posner KL, Ward RJ, Cheney FW. Adverse respiratory events in anesthesia: a closed claims analysis. Anesthesiology. 1990:72:828-33.
28. Coté CJ, Lliu LMP, Szyfelbein SK, Firestone S, Goudsouzian NG, Welch JP, Daniels AL. Intraoperative evensts diagnosed by expired carbon dioxide monitoring in children. Can Anaesth Soc J. 1986: 33:315-20.
29. Buschman A, Morris R, Warren D, Philip J, Raemer D. Pulse oximetry and the incidence of hypoxemia during recovery from anesthesia. Anesthesiology. 1987:67:A481.
30. Canet J, Ricos M, Vidal F. Early postoperative arterial oxygen desaturation. Determining factors and response to oxygen therapy. Anesth Analg. 1989:69:207-12.
31. Sanders AB.Capnometry in Emergency Medicine. Ann Emerg Med. 1989:18:1287-90.
32. Shapiro BA. Blood gas monitoring: yesterday, today and tomorrow. Crit Care Med, 1989:17:573-81. 1.
33. Ozanne GM, Young WG, Mazzei WJ, Severinghaus JW. Multipatient anesthetic mass spectrometry: rapid analysis of data stored in long catheters. Anesthesiology, 1981:55:62-70.
34. Krisovic-Horber R. Place de la capnographie dans le monitorage anesthésique. Ann Fr Anesth Réanim. 1989:8:175-81.
35. Dubois AB, Fowler RC, Soffer A, Fenn WO. Alvcolar CO2 measured by expiration into the rapid infrared gas analyzer. J Appl Physiol. 1952:4:526-34.
36. Gravenstein N, Mclaughlin G, Vanderingen HR, Lampotang S. Effect of respiratory rate, tidal volume, and sample volume on pediatric capnography. Anesthesiology. 1985:63:A182.
37. From RP, Scamman FL. Ventilatory frequency influences accuracy of end-tidal CO2 measurements. Anesth Analg. 1988:67:884-6.
38. Badgwell JM, McLeod ME, Lerman J, Creighton RE. End-tidal measurements sampled at the distal and proximal ends of the endotraqueal tube in infants and children. Anesth Analg. 1987:66:959-64.
39. McEvedy BAB, McLeod ME, Kirpalani H, Lerman J. End-tidal carbon dixide measurements in critically ill neonates: a comparison of side-stream and mainstream capnometers. Can J Anaesth. 1990:37:322-6.
40. Severinghaus JW. Water vapor calibration errors in some capnometers: respiratory conventions misunderstood by manufacturers? Anesthesiology. 1989:70:996-8.

41. Murray IP, Modell JH. Early detection of endotracheal tube accidents by monitoring carbon dixide concentretion in respiratory gas. Anesthesiology. 1983:59:344-6.
42. Guggenberger H, Lenz G, Federle R. Early detection of inadvertent oesophageal intubation: pulse oximetry vs. capnography. Acta Anesthesiol Scand. 1989:33:112-5.
43. Carlon GC, Ray Jr C, Miodownik S, Kopec I, Groeger JS. Capnography in mechanically ventilated patients. Crit Care Med. 1988:16:550-6.
44. Douglas MJ, McMorland GH. The anaestheticmanagement of malignant hyperthermia susceptible parturient. Can Anaesth Soc J. 1986:33:371-8.
45. Berman LS, Pyles ST. Capnographic detection of anaesthesia circle valve malfunctions. Can J Anaesth. 1988:35:473-5.
46. Byrick RJ, Kay JC, Mullen JB. Capnography is not as pulmonary artery pressure monitoring in detecting marrow microembolism. Anaesth Analg. 1989:68:94-100.
47. Garnett AR, Ornato JP, Gonzales ER, Johnsosn EB. End-tidal carbon dioxide monitoring during cardiopulmonary resuscitation. J Am Med Assoc. 1987:257:512-15.
48. Falk JL, Rackon EC, Weil MH. End-tidal carbon dioxide concentration during cardiopulmonary resuscitation. N Engl J Med. 1988:318:607-11.
49. Gudipati CV, Weill MH, Bisera J, Deshmukh HG, Rackon EC. Expired carbon dioxide: a noninvasive monitoring of cardiopulmonary resuscitation. Circulation. 1988:77:234-9.
50. Gazmuri RJ, Vonplanta M, Weil MH, Rackow EC. Arterial PCO2 as an indicator of systemic perfusion during cardiopulmonary resuscitation. Crit Care Med. 1989:17:237-40.
51. Callahan M, Barton C. Prediction of outcome of cardiopulmonary resuscitation from end-tidal carbon dixide concentration. Crit Care Med. 1990:18:358-62.
52. Murray IP, Modell JH, Gallagher TJ, Banner MJ. Titration of PEEP by the arterial minus end-tidal carbon dioxide gradient. Chest. 1984:85:100-4.
53. Blanch L, Fernadez R, Benito S, Mancebo J, Net A. Effect of PEEP on the arterial minus end-tidal carbon dioxide gradient. Chest. 1987:92:451-54.

capítulo | 24

Monitorização Eletroencefalográfica na UTI

João Carlos Leote Rebocho | Misericórdia Veciana de las Heras | Dário Batista

Destaques

- O sinal eletroencefalográfico deriva de um conjunto de dipolos, gerados pelos neurônios piramidais, com área de 6 cm^2 influenciados também por atividade subcortical.
- A monitorização contínua de eletroencefalograma (EEG) à beira do leito carece de interpretação sindromática.
- A monitorização contínua de EEG no doente crítico contribui para a otimização das medidas terapêuticas.

Introdução

A unidade de cuidados intensivos (UCI) trata doentes após insulto neurológico primário e com elevado risco de insultos secundários por crises convulsivas, edema cerebral, pressão intracraniana elevada, isquemia e infeção.[1] Estes insultos promovem défices neurológicos permanentes pelo que a monitorização multimodal tornou-se fundamental no doente sedado.[1] A monitorização contínua por eletroencefalograma (mcEEG) permite registar a atividade elétrica cerebral com moderada resolução espacial, excelente resolução temporal, identificando e estabelecendo a repercussão elétrica de alterações estruturais ou funcionais em relação com a avaliação clínica.[1,2]

Desta forma, as indicações para a utilização da mcEEG na UCI são as seguintes:

- Deteção de crises convulsivas e monitorização da eficácia terapêutica.
- Estudo etiológico de movimentos motores anômalos.
- Identificação e avaliação da severidade na encefalopatia.
- Avaliação prognóstica na encefalopatia, nomeadamente de hipóxico-isquêmica.
- Monitorização da profundidade da terapia sedativa.

Sinal eletroencefalográfico

A eletrofisiologia cerebral ocorre em diferentes medidas escalares. O eletroencefalograma (EEG) traduz atividade elétrica de cerca de 10^8 neurônios registrada numa área do escalpe. No entanto, inclui também atividade projetada de áreas subcorticais, nomeadamente do tálamo.[1] Os geradores de campos elétricos são os potenciais de ação sinápticos excitatórios e inibitórios provenientes das células piramidais.[3] Os potenciais de ação sináptica ocorrem nos neurônios piramidais presentes nas camadas três, cinco e seis do córtex. Estes possuem longa duração promovendo a somação da atividade em campo elétrico medível no escalpe. Para cada neurônio piramidal que conduz um potencial sináptico excitatório, ocorre uma corrente iônica ativa positiva para dentro da célula que gera um campo elétrico negativo extracelular, e simultaneamente uma corrente passiva na outra extremidade do neurônio (que gera um campo elétrico positivo extracelular).[4]

O sinal de EEG regista maioritariamente o campo elétrico extracelular promovido pela corrente passiva deste conjunto de 'dipolos'. A amplitude e polaridade do sinal de EEG depende da localização dos mesmos. Convencionalmente em caso de ocorrer uma despolarização cortical, é gerado um campo elétrico negativo que é registado com uma deflexão para cima, e na profundidade é gerado um campo elétrico positivo, que é registado com uma deflexão para baixo. Como o córtex é uma estrutura multilaminar e possui uma rede complexa de aferências e eferências, diversos fatores são determinantes para a voltagem registada no EEG. Estes podem ser agrupados em físicos, como a localização, orientação e área; e funcionais, como a amplitude, frequência e sincronia.[4]

A localização do dipolo pode ser extrapolada pela relação entre o mesmo e o eletrodo de escalpe. Em parte, é necessário gerar um campo elétrico com área entre 6 cm^2 a 10 cm^2 para ser visualizado no EEG de escalpe.[5] O tamanho desta área cerebral pode ser menor se os dipolos tiverem uma orientação radial.[4] Por outro lado, em caso de existirem dois dipolos adjacentes com polaridade oposta, ocorrerá um cancelamento de atividade e não haverá registo nos eletrodos de EEG.[5]

O ritmo de base fisiológico no adulto possui uma escala de microvolts (μV), enquanto a atividade paroxística patológica (por exemplo, ponta; ponta-onda) apresenta-se numa escala de milivolts (mV). De fato, a frequência (Hz) e sincronia da atividade elétrica também contribuem para a amplitude da voltagem. Assim como, para o aumento do declive na presença de pontas patológicas (i.e. em inglês, *sharpness*) Estima-se que bastaria 1% dos 10^8 neurônios piramidais com atividade síncrona numa área de 1 cm^2 para originar um campo elétrico medível no EEG.[6]

Ritmo de base no EEG, artefactos e duração

O EEG de um sujeito saudável demonstra um conjunto de ondas com espectro de frequências entre 1 e 30 Hz, e amplitude entre os 10 e 100 μV .[1] Quando de olhos fechados, é registada atividade na região occipital bilateral de 8 a 13 Hz (ritmo alfa) que está relacionada lineamente com o fluxo cerebral.[1] Após abertura ocular, verifica-se uma atenuação do ritmo alfa associada ao artefacto de movimento ocular.[4] Nas regiões frontocentrais observa-se atividade de menor amplitude em comparação com a alfa, mas de frequência mais elevada entre 13 e 30 Hz, que se denomina de beta. Por outro lado, atividade de elevada voltagem e frequência lenta (< 3,5 Hz) que se denomina de delta, apenas está presente fisiologicamente em vigília nas crianças (de idade inferior a 10 anos) e durante o sono. Idosos com déficit cognitivo ligeiro podem apresentar esta atividade em vigília na localização temporal.

A presença de artefatos no registo de EEG é descrita quando se observa um sinal sem origem no parênquima cerebral.[7] Artefatos fisiológicos comuns o movimento ocular, movimento muscular, cardíaco, sudorese profunda e tremores. No entanto, o ambiente da UCI é hostil pela presença de artefatos não fisiológicos provenientes da corrente elétrica, como ventilador, equipamento de hemodiálise, e durante cuidados de reabilitação e higiene pelo que é recomendado o registo de vídeo-EEG (vEEG) durante a mcEEG (mcvEEG).[8]

A duração de registo convencional do EEG em laboratório é de 30 minutos.[7,9] Estudos compararam a relevância da duração do registo de EEG na deteção de crises electrográficas em doentes com estado de mal epiléptico e demonstraram que apesar do mcEEG não ter influência na morbimortalidade, permite avaliar a progressão da atividade elétrica cerebral patológica.[9] Em alguns contextos clínicos esta característica é relevante, nomeadamente na encefalopatia hipóxica-isquêmia,[11] e no estado de mal para avaliação da resposta elétrica às medidas terapêuticas.[10]

No entanto, a mcEEG necessita de recursos humanos para uma análise rápida e atempada de registos prolongados.[8] Por este motivo os equipamentos devem estar munidos da análise quantitativa.[12] O EEG quantitativo (qEEG) permite observar dados das variáveis, como a voltagem e a frequência (demonstradas convencionalmente no eixo do Y) durante as horas de registo (eixo do X). Na crise convulsiva generalizada, a tendência da variável voltagem (codificada por cores: azul – menor amplitude; vermelho – maior amplitude) é crescente no início da crise em relação ao ritmo de base, evoluindo posteriormente para uma voltagem inferior ao de ritmo de base. A análise de frequências centra-se na codificação da potência (uV^2) após transformada de *Fourier* com esquema de cores escalar (azul – menor frequência; vermelho – maior frequência). Na presença de uma crise convulsiva generalizada, como exemplificado na **Figura 24.1**, ocorre um aumento da potência e da frequência (cores quentes no espectro de frequência altas com posterior aumento da potência de frequências mais lentas (como teta/delta).[13]

Por lidar com volumes extensos de registo de EEG, alguns centros optam pelo registo inicial como abordagem diagnóstica, até intervalos de 12 horas na inexistência de eventos agudos ou de 24 horas pelo seu valor prognóstico.[8] A interpretação e revisão periódica deve ser realizada por neurofisiologista médico e/ou neurologista com formação em EEG.[9]

Reatividade

As características que são avaliadas no registo de EEG estão demonstradas no **Quadro 24.1**.[7] A reatividade cerebral é uma das características a ser avaliada em doentes na UCI.[8] Para isso, são aplicados estímulos externos e avaliadas alterações de voltagem e frequência em comparação com a atividade de base. Durante o período de registo é comum aplicar estímulos de intensidade gradual, iniciando pelos auditivos (por exemplo, chamada pelo nome ou aplauso forte). Em seguida são realizados estímulos dolorosos no hemicorpo direito e esquerdo incluindo face. Após cada estímulo, é avaliado o estado de alerta, resposta ocular e resposta motora. A mcEEG na UCI, deve ser complementada por vEEG no momento da realização dos testes de reatividade. Nestes doentes, deve ser também assinalada a presença de atividade beta-rítmica frontocentral na existência de craniotomia prévia (em inglês *breach rhythm*) que não corresponderá à resposta da atividade cerebral reativa ao estímulo.[13]

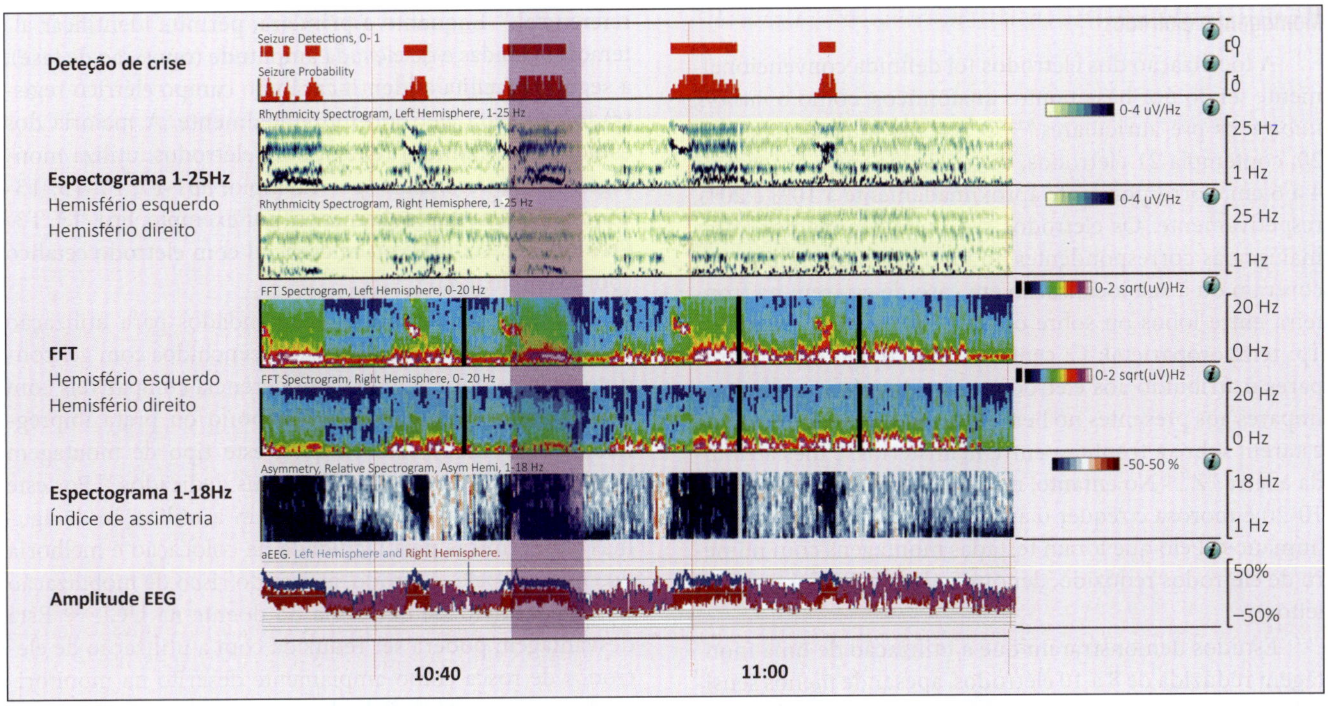

Figura 24.1. Parâmetros obtidos após tratamento de sinal de eletroencefalograma.

Dados obtidos com consentimento esclarecido de doente com epilepsia secundária a lesão ocupante de espaço temporal esquerda com crise focal, com manifestação clínica de riso incontrolável. Notar na região selecionada em roxo, aumento da potência de frequências rápidas no hemisfério esquerdo associada a aumento de amplitude de sinal compatível com crise eletrográfica. FFT: transformada de *Fourier*.

Fonte: Desenvolvida pela autoria.

Quadro 24.1. Descrição simplificada da atividade de base do eletroencefalograma em doentes críticos

Característica	Descrição
Simetria hemisférica	1. (N) 2. Assimetria ligeira 3. Assimetria grave (≥ 50% da amplitude ou ≥ 1 Hz)
Ritmo alfa	Modulação do ritmo com abertura ocular
Atividade de base	Banda de frequência
Gradiente AP	Períodos (> 1 minuto) de frequência e ↑ amplitude ou o inverso, na região anterior ou posterior
CAPE	1. Presença 2. Ausência 3. Indefinido
Reatividade	1. Reativo 2. Não reativo 3. SIRPDs 4. Indefinido
Voltagem	1. (N) 2. Diminuída ≤ 20 μV 3. Suprimida (≤ 10 μV)
Ritmo *Breach*	1. Presença 2. Ausência 3. Indefinido
Estadio sono II	1. (N); Complexos K e Fusos do sono presentes 2. Presença de 1 3. Ausentes
Continuidade*	1. (N) 2. Contínuo com atenuação 3. Contínuo com supressão 4. Descontínuo 5. Surto-atenuação/supressão 6. Supressão

AP: anteroposterior; CAPE: *cyclic alternating pattern of encephalopathy*; SIRDPs: *stimulus induced rhythmic periodic, or ictal discharges*; (N): normal; ↑: aumento; ↓: diminuição.
*Contínuo com atenuação: ≤ 10% de períodos de atenuação (≥ 10 mV, ≤ 50% da voltagem de base); Descontínuo: 10%-49% de atividade com atenuação/supressão; Supressão: períodos de voltagem ≤ 10 mV; Surto-supressão registo com atenuação/supressão ≥ 50%.
Fonte: Adaptado de Sansevere AJ, Hahn CD, Abend NS. Conventional and quantitative EEG in status epilepticus. Seizure. 2019; 68:3 8-45.

Montagem e eletrodos

A localização dos elétrodos foi definida convencionalmente tendo por base pontos anatômicos, como o *nasion*, *inion* e os pré-auriculares.[9,15] O sistema internacional 10-20, contempla 21 eletrodos, distanciados entre si cerca de 4 a 6 cm, correspondente aproximadamente a 10% e 20%, respetivamente. Os eletrodos são identificados por letras maiúsculas correspondentes ao lobo cerebral onde se encontram ou à sua localização em caso de estarem na fronteira entre lobos ou sobre o sulco central (por exemplo,. Tp: temporoparietal; C: central). Um código de números pares é atribuído aos eletrodos sob o hemisfério direito e ímpares aos presentes no hemisfério esquerdo. Em caso de estarem sobre a fronteira entre hemisférios, é lhes atribuída a letra "Z".[15] No entanto, na UCI a utilização do sistema 10-20 é morosa e requer o apoio diferenciado de recursos humanos.[8] Pelo que foram testadas montagens com número de eletrodos reduzido, denominado por EEG à beira do leito.

Estudos demonstraram que a utilização de uma montagem reduzida de 8 a 10 elétrodos, apesar de menos sensível em comparação com a montagem de 21 eletrodos, permite identificar atividade epileptiforme com sensibilidade de 70% e especificidade de 91%.[16] Westeover *et al.* (2020)[17] avaliaram retrospetivamente o registo de EEG em doentes internados na UCI, e concluíram que utilizando uma montagem de 10 eletrodos (Fp1/Fp2; F7/F8; T3/T4/; T5/T6; 01/02), foi possível identificar o mesmo número de registos com atividade elétrica patológica em comparação com a montagem de 21 elétrodos. No entanto, apresentando como desvantagem a menor caracterização da atividade epileptiforme.[17] Na **Figura 24.2** está demonstrado um exemplo da localização dos eletrodos para realização de EEG à beira do leito.

O registo de cada eletrodo de EEG pode ser apresentado utilizando uma montagem bipolar (longitudinal, transversal ou circunferencial) ou utilizando uma montagem referencial.[15] Enquanto a primeira, permite identificar alterações rápidas e de elevada amplitude (oposição de fase), a segunda facilita a identificação do campo elétrico registrado por cada eletrodo individualmente. A maioria dos estudos com número reduzido de elétrodos, utiliza montagens circunferenciais (por exemplo, Fp1-F7; F7-T3; T3-T5; T5-01), em duplo diamante (por exemplo, Fp1-T3, T3-O1, Fp1-Cz, Cz-O1), ou referencial com eletrodo cefálico (por exemplo, Cz).[18]

Os tipos de eletrodos recomendados para utilização do EEG na UCI são os de disco preenchidos com gel condutor e fixos por colódio, de preferência compatíveis com a tomografia computorizada (carbono ou prata impregnada em plástico).[2] No entanto, este tipo de montagem clássica requer tempo e profissionais dedicados.[19] Por este motivo, algumas unidades reportam a utilização de agulhas subdérmicas pela facilidade de colocação e melhoria do contacto pele–elétrodo, apesar do risco de mobilização durante a atividade de rotina do doente na UCI.[20,21] Esta desvantagem poderá ser reduzida com a utilização de eletrodos de rosca como amplamente descrito na monitorização intraoperatória.[22] Ambos os eletrodos minimamente invasivos, apresentam uma maior atenuação de sinais de baixa frequência, porém a relevância clinica deste aspeto permanece por investigar.[9]

O equipamento de EEG deve ter determinadas especificações, para além de elevada taxa de amostragem (cerca de 512 Hz), o amplificador deve permitir 21 eletrodos de EEG e ainda outros canais, chamados de poligráficos (registo de movimentos oculares, musculares e eletrocardiograma). Deve também permitir armazenar 3 dias de registo com capacidade de vídeo, ter aplicações de qEEG e transferência de dados para um servidor com acesso remoto facilitando a articulação com a equipa de neurofisiologia/neurologia.[9] Na **Figura 24.2** está representado um exemplo de disposição do equipamento de EEG na UCI.[8]

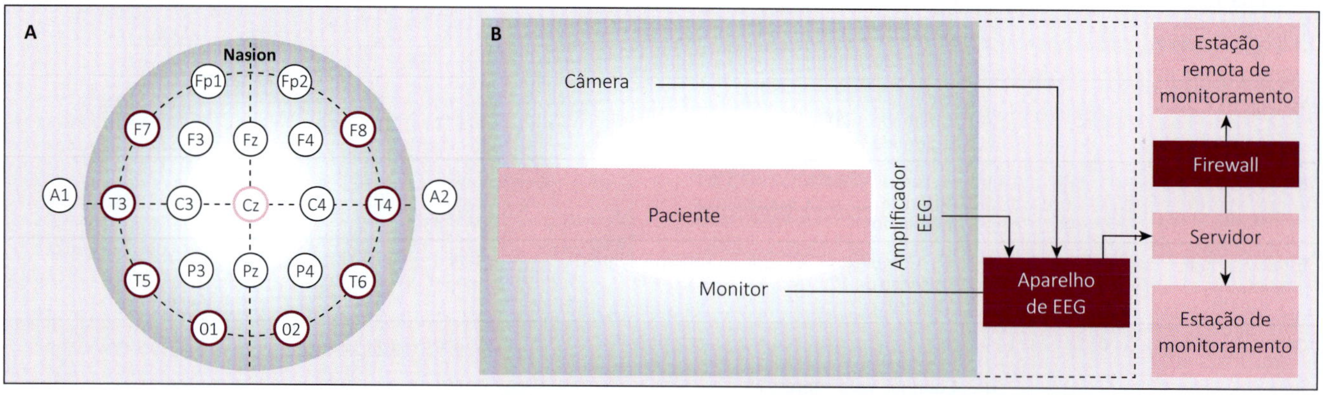

Figura 24.2. (A) Montagem utilizada na monitorização de EEG contínuo. A cor verde está representado o eletrodo terra cefálico. A adição de FP1/FP2 deve ser realizada consoante a presença de outros dispositivos de monitorização (por exemplo, oximetria cerebral). Não foram incluídos os elétrodos não cefálicos. (B) Exemplo da disposição do equipamento de eletroencefalograma (EEG) na unidade de cuidados intensivos.

Fonte: Adaptada de Sinha S, Hirsch L. Continous EEG monitoring in Intensive Care Unit. In: Ebersole J, Husain A, Nordli D, ed. Current practice of clinical electroencephalography. 4th ed. Philadelphia. 2014:9 542-598.

Aplicações clínicas da mcEEG na UCI

o mcEEG é uma ferramenta útil na UCI predominantemente em doentes após lesão cerebral aguda ou crise convulsiva com alteração persistente ou flutuação do estado de consciência.[22] Diversos estudos demonstraram que o mcEEG influencia decisões clínicas em 80% dos doentes.[9,23,24] Relativamente à influência terapêutica, numa análise retrospectiva de 300 registos, 52% dos doentes tiveram alterações de prescrição de anticonvulsivantes (AED) sendo o ajuste da dose diária realizado em 33% dos casos.[23] Porém, o impacto do mcEEG no prognóstico clínico permanece incerto. Com exceção da utilidade na definição do prognóstico em doentes com encefalopatia hipóxica-isquêmica.[25]

Atividade epileptiforme, BIRDs e padrões periódicos

A disseminação do mcEEG na UCI tornou a presença de padrões patológicos mais prevalente.[19] No entanto, estes representam um espectro extenso de alterações epilépticas, incluindo ictais, interictais e não epilépticas, tornando a sua gestão desafiante.[9]

A definição de descargas epileptiformes centra-se na identificação de pontas, ponta-onda ou ondas abruptas de voltagem facilmente discernível da atividade de base, com a duração de 20 a 70 ms e 70 a 200 ms, respetivamente.[14] Porém, a sua relevância clínica depende do número de eletrodos envolvidos, periodicidade e contexto clínico. Na presença de mais de 1 ponta a cada 10 segundos a sua frequência é descrita como abundante, e na presença de 1 por cada 60 segundos é descrita como frequente.[14] A atitude terapêutica com AED depende da probabilidade pré-teste aferida pela apresentação clínica.[2,9,24]

A periodicidade, duração e localização das descargas epileptiformes traduzem a definição de padrões periódicos. A presença de duas pontas com duração < 0,5 segundos terá o nome de polipontas, no entanto pontas com frequência de 4 Hz e duração entre 0,5 e 10 segundos denominam-se de descargas ictais, rítmicas e breves (em inglês *Brief Potentially Ictal Rhytmic Discharges*, BIRDs). Na presença de descargas epileptiformes durante mais de 10 segundos, denominam-se de crise eletrográfica. Na UCI a presença de BIRDs ou atividade de duração > 10 segundos estão associadas à presença de crises convulsivas clínicas e carecem de AED.[9,19,24]

Todavia, pontas isoladas podem ter frequência regular e ser classificadas quanto a sua localização: hemisférica (em inglês *lateralized periodic discharges, LPD*), bilateral de foco independente (em inglês *bilateral independent periodic discharges*), multifocal (em inglês *multifocal periodic discharges*) ou generalizadas (em inglês *generalized periodic discharge, GPD*). A forma mais comum e menos específica para atividade epileptiforme, são as hemisféricas (LPD).[26,27] A sua etiologia é variável podendo estar associada a insultos infeciosos, neoplásicos, isquêmicos, hemorrágicos e anóxicos. Adicionalmente, em doentes na UCI sedados, esta atividade pode representar atividade ictal (crise convulsiva) ou interictal. Deste modo, a orientação terapêutica com AED deve ser meticulosa e discutida em equipa multidisciplinar.[9]

Outro padrão identificado é composto por complexos trifásicos que surgem em intervalos regulares com morfologia de três fases em relação à linha de base (por exemplo, negativa, positiva, negativa). A duração das fases é crescente, sendo a fase positiva de maior voltagem.[28] Este padrão inespecífico é identificado nas encefalopatias e, a sua evolução temporal e associação com descargas epileptiformes devem ser realizadas para orientação terapêutica.[9]

Outro padrão rítmico identificado são as ondas deltas, por vezes com características epileptiformes, por vezes associados ao aumento da probabilidade de crise convulsiva ou eletrográfica.[9,14] Estas características quando presentes definem-se como '*plus*' e baseiam-se na presença de atividade rápida; complexos periódicos ou pontas sobrepostas à atividade delta.[14]

EEG na crise convulsiva e estado de mal epilético

A mcEEG é útil no tratamento do estado mal epilético[29] e mandatório no tratamento de estado de mal refratário.[30,31] Na presença de crises convulsivas, estudos demonstraram que os doentes não responsivos ao tratamento de primeira linha têm elevada probabilidade de manter sinais clínicos sutis epiléticos[29] ou apresentam crises não clínicas (apenas eletrográficas) durante as primeiras 24 horas.[9,29] Estima-se uma mortalidade de 51% em doentes em estado de mal não convulsivo,[9,31] e de 31% em doentes com crises eletrográficas.[9,32] A etiologia mais comum destes estados promotores de flutuação de estado de consciência são a hemorragia subaracnoideia, acidente vascular cerebral isquêmico cardioembólico e traumatismos cranioencefálicos moderados a graves.[32]

No registo de EEG, uma crise eletrográfica é definida por um padrão > 10 segundos onde se observe descargas epileptiformes a 2,5 Hz; com evolução progressiva em ao menos dois dos seguintes: frequência, localização e morfologia. Estas poderão ter tradução clínica evidente (crises eletroclinicas), sutil (como mioclonias ou desvio do olhar conjugado) ou não ter manifestação clínica.[14] Descargas epileptiformes que não cumpram a definição também cabem como definição de crise eletroclínica.[14] Na **Figura 24.3** está demonstrada o registo de EEG durante uma crise focal temporal esquerda.

O estado de mal epilético é definido pelos seguintes critérios clínicos: crise tônico-clônica generalizada com duração superior a 5 minutos ou ≥ 2 crises tônico-clônicas generalizadas sem recuperação total da consciência entre si;[30] assim como por critérios de EEG como crise eletrográfica > 10 minutos ou crises eletrográficas < 10 minutos, mas que num período de 60 minutos comtemple pelo menos 20% do tempo (12 minutos).[14] Esta última definição exige a mcEEG prolongado em comparação com o registo de duração convencional.

A utilização da mcEEG na UCI permitiu identificar padrões com características potencialmente epileptógenas e que não cumprem os critérios de crise eletrográfica. Os padrões de EEG frequentemente associados a crises convulsivas são os BIRDs, LPD, GPD e atividade delta rítmica lateralizada '*plus*'.[9,33,34] Estes doentes devem ser monitorizados com mcEEG durante 12 horas ou 24 horas para identificar presença de crises electrográficas.[9] No entanto, a sua interpretação deve ser realizada em conjunto com a síndrome clínica. Isto porque, podemos estar na presença de um estado de mal não convulsivo (definido no **Quadro** 24.**2**),[34] na presença de padrões interictal ou ictal mas sem critério eletrográfico.[35] Este último, promove alteração do estado de consciência e é descrito como *Ictal Interictal Continum*.[35] Neste contexto, o tratamento deve ser multifactorial, incluindo medicação com AED, correção de distúrbios neurológicos, hemodinâmicos, eletrolíticos, infeciosos e efeitos adversos medicamentosos.[9] No estado de mal refratário, definido pela ausência de resposta aos AED, o mcEEG é considerado mandatório pela necessidade da utilização de sedoanalgesia titulada pela atividade de surto-supressão na mcEEG durante pelo menos 24 horas.[30] Porém, um estudo recente indica que idosos com crises focais sem alteração evidente do estado de consciência e por isso baixa pontuação do índice de estado de mal refratário, podem ser tratados sem necessidade de intubação (**Figura 24.3**).[31]

Quadro 24.2. Critérios de crises eletrográficas (EEG) não convulsivas em doente com alteração do estado de consciência (estado de mal não convulsivo). O não cumprimento dos critérios não exclui a presença de estado de mal não convulsivo

Critério primário
1. Descargas epileptiformes focais ou generalizadas repetitivas ≥ 2,5 Hz. 2. Descargas epileptiformes focais ou generalizadas repetitivas ≥ 2,5 Hz; e critério secundário. 3. Descargas periódicas e rítmicas, ou quase periódicas ≥ 1 Hz e sinais de progressão na frequência, morfologia e localização.
Critério secundário
1. Resposta da atividade de base do EEG e melhoria clínica após administração de anticonvulsivantes endovenosos.

Fonte: Adaptado de Hirsch LJ, Fong MWK, Leitinger M, LaRoche SM, Beniczky S, Abend NS *et al.* American Clinical Neurophysiology Society's Standardized Critical Care EEG Terminology: 2021 Version. J Clin Neurophysiol. 2021;38:1-29.

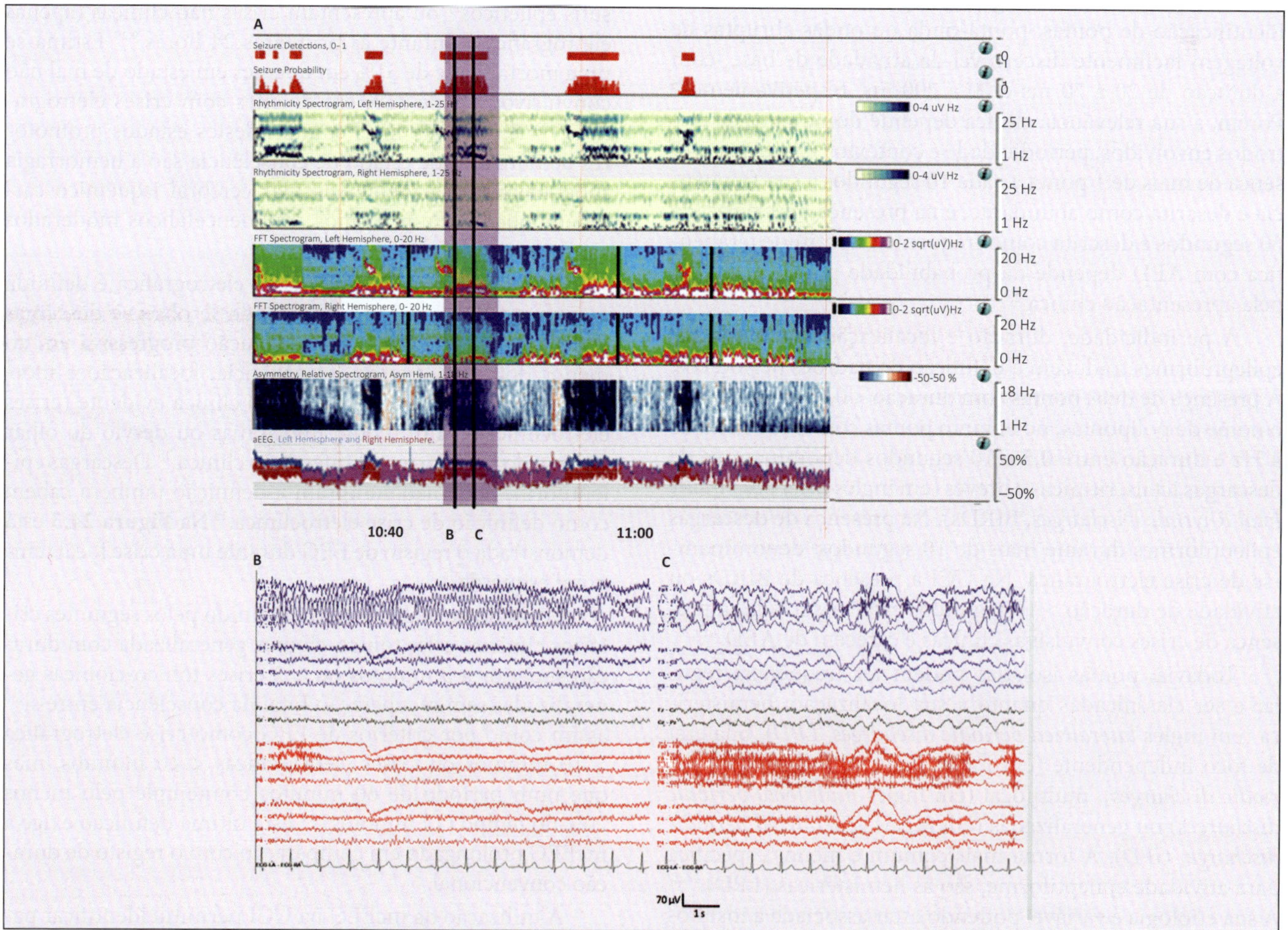

Figura 24.3. Registo de eletroencefalograma (EEG) quantitativo (A) demonstrado na **Figura 24.1.** Traçado de EEG com duas páginas de 30 segundos identificando o sinal do hemisfério esquerdo codificado na cor azul e hemisfério direito codificado na cor vermelha. Notar a presença de pontas com duração superior a 10 segundos compatível com aumento insidioso de frequência e amplitude (B) e posterior evolução para ponta-onda com aumento de amplitude e diminuição de frequência (C) compatível com crise eletrográfica temporal esquerda.

Fonte: Desenvolvida pela autoria.

EEG na encefalopatia

Na investigação etiológica da alteração cognitiva, o EEG permite entender aspetos funcionais do cérebro. Na suspeita de encefalopatia e ausência de lesão focal deve ser realizado um registo de mcEEG para localizar e avaliar a reatividade cerebral e a existência de características epileptiformes.[28]

Alterações cerebrais focais podem produzir alteração do estado de consciência, como o acidente vascular cerebral hemorrágico (nomeadamente talâmico).[28] A presença de atividade frontal delta rítmica ou arrítmica intermitente (em inglês '*intermittent rhythmic delta activity*' - IRDA) é o padrão mais frequentemente associado às lesões focais. Este destaca-se da atividade de base por ter maior amplitude e estende-se aos eletrodos temporais e centrais.[36] Na lesão talâmica, existe também atenuação da amplitude dos fusos do sono e complexos K no estadio 2.[36] A disfunção cortical focal (por exemplo, abcesso cortical) promove assimetria da atividade beta por diminuição de amplitude.[36]

Encefalopatias que promovam disfunção difusa da atividade elétrica cerebral tem comumente por base uma alteração metabólica de etiologia tóxica, hepática ou infeciosa.[28] Os padrões de EEG e a repetitiva correlação clínica está demonstrada no **Quadro 3**. A utilização de barbitúricos, benzodiazepinas, antidepressivos tricíclicos, anfetaminas, abstinência alcoólica e hipertiroidismo promovem o aumento da atividade beta.[28]

Quadro 24.3. Correlação clínica entre encefalopatia e padrão eletroencefalográfico

Padrão de EEG	Correlação clínica
Delta generalizado	Distúrbio metabólico, sepse, sedação.
Delta rítmico intermitente (IRDA)	Distúrbio metabólico, lesão na linha média, aumento de pressão intracraniana
Delta contínuo de elevada voltagem	Lesão difusa da substância branca, encefalopatia metabólica, sepse, traumatismo crânio-encefálico
Coma alfa	Intoxicação, lesão do tronco cerebral, encefalopatia hipóxico-isquêmica.
Ondas trifásicas	Encefalopatia hepática, renal, hipóxico-isquêmica, sepse. Encefalopatia priônica.
Descargas generalizadas periódicas	Intoxicação, encefalopatia hipóxico-isquêmica, metabólica. Abstinência de benzodiazepinas. Período tardio de estado de mal.
Surto-supressão.	Intoxicação, sedação, encefalopatia hipóxico-anóxica, hipotermia.
Supressão generalizada	Intoxicação, sedação, encefalopatia hipóxico-anóxica, hipotermia, traumatismo crânio-encefálico grave
Inatividade eletrográfica	Sedação profunda, hipotermia, morte cerebral.

Fonte: Adaptado de Illis LS, Taylor FM. Herpes simplex encephalitis. Br Med J. 1972;4:790.

De modo contrário, a toxicidade farmacológica, lesões do tronco cerebral ou encefalopatia hipóxico-isquêmica podem promover atividade alfa com ausência de reatividade e diminuição da sua voltagem.[37] Na afeção cerebral generalizada, a presença da IRDA costuma ser contínua e difusa, por vezes com características arrítmicas e polimórficas. Tipicamente, apresenta-se com voltagem de 100 uV e diminuição de amplitude.[28,36] No entanto, lesões difusas com envolvimento da substância branca, tálamo e/ou com aumento da pressão intracraniana promovem comumente IRDA polimórfica e complexos trifásicos, sendo a sua presença potencialmente reversível com a resolução etiológica.[28]

Na lesão aguda com envolvimento focal e difuso podem também estar presentes LPD. A sua frequência varia entre 3 e 12 Hz e estão associados a crises eletrográficas até 80% dos doentes.[33,34] Na encefalite por *herpex simplex virus* tipo 1, os LPD surgem entre o 5º e 12º dia, sendo unilaterais (região frontal e temporal) e com frequência de 3 Hz.[38] Podem também estar associados a distúrbios eletrolíticos como hiponatremia e hipocalcemia.[36] Na sua presença, pelo potencial estado *Ictal Interictal Continum*, o registo de mcEEG deve ser realizado e a terapêutica de AED deve ser revista.[34] De modo geral, a severidade da encefalopatia correlaciona-se com a lentificação do traçado de EEG, presença de surto-supressão, ausência de reatividade e de estrutura do sono.[28,36]

EEG como ferramenta de prognóstico

A parada cardiorrespiratória é a principal etiologia de encefalopatia hipóxico-isquêmica e é uma das causas mais comuns de coma nas UCIs.[9] Dois terços destes doentes não sobrevive e, na sua maioria ocorre a suspensão de medidas terapêuticas pela predição de mau prognóstico neurológico.[39] O EEG faz parte das ferramentas úteis na predição de mau prognóstico neurológico, em conjunto com a avaliação clínica, potenciais evocados somatossensitivos, marcadores séricos e técnicas de neuroimagem.[39-41]

O padrão de EEG mais associado ao mau prognóstico neurológico é a identificação de padrão surto-supressão – definido pela perda de continuidade da atividade de base do EEG em que 50%-99% do registo é composto por períodos de supressão (voltagem < 10 uV).[14] No entanto, estudos recentes demonstram que este padrão pode estar presente de forma transitória nas primeiras 12 horas em doentes com bom prognóstico neurológico.[41,42] Provavelmente associado à lesão aguda e reversível da atividade elétrica neuronal por hipóxia.[42] Desta forma, deve ser utilizada a mcEEG[43] entre as 12 e 48 horas após parada cardiorrespiratória para evitar a deteção de falso-positivos.[42] Em doentes normotérmicos, a presença de padrão surto-supressão entre 24-72 horas, está associada a mau prognóstico neurológico (definido pela pontuação de 3-5 na escala *Cerebral Performance Category;* e de 4-6 na *modified Rankin Scale)* sem identificação de falso-positivos.[41] Todavia, a sensibilidade do EEG de rotina neste período de tempo na identificação de mau prognóstico neurológico varia entre 20% e 60%.[43] A baixa sensibilidade do EEG centra-se, entre outros fatores, na variabilidade entre observadores, variação de critérios eletrográficos (por exemplo, definição de supressão *vs.* atenuação), variabilidade de montagem, utilização de sedação e reversão parcial do insulto neurológico.[41,44] Algumas formas de minimizar esta desvantagem, é a utilização do mcEEG para identificação da progressão da atividade elétrica, sendo a evolução para uma atividade de base contínua, com melhoria de voltagem do sinal, no mesmo período de tempo preditor de melhor prognóstico neurológico.[41,42,44] Adicionalmente, a inclusão da avaliação clínica, de biomarcadores e dos potenciais evocados dever ser realizada em simultâneo pela possibilidade da presença de falso-positivos até 10% dos doentes em alguns estudos.[41]

No registo de EEG podem também ser LPD ou GPD na atividade de base descontínua do EEG.[44,45] Este padrão de surto-supressão *'plus'* apresenta também alto risco de malignidade e está associado ao mau prognóstico neurológico (nomeadamente na identificação de *status mioclonus).*[9,41,45] Todavia, a presença de LPD ou GPD em atividade de base contínua de EEG, não possui o mesmo valor preditivo de mau prognóstico.[41] Deve também ser realizada a atividade de base (por exemplo, contínua *vs.* descontínua) na presença de crises eletrográficas com ou sem manifestação clínica evidente.[45] Durante o registo de mcEEG, devem também ser realizados testes de reatividade. No entanto, a ausência de reatividade do EEG, possui menor especificidade para a predição de mau prognóstico neurológico.[41] A evolução clínica e eletroencefalográfia para um registo de baixa voltagem e sem reatividade está associada ao diagnóstico de morte cerebral. Na **Figura 24.4** está demonstrado o traçado de EEG sem atividade elétrica cerebral.

Por outro lado, o padrão de EEG mais comumente associado a bom prognóstico neurológico (definido pela pontuação de 1-2 na escala *Cerebral Performance Category)* é a presença da atividade e base contínua no EEG 12 horas após a parada cardiorrespiratória. Cerca de 80% destes doentes evoluirá para um traçado de EEG de base em cerca de 30 horas.[41] Também por este motivo é sugerida a utilização da mcEEG para identificar o padrão evolutivo da atividade cerebral após insulto hipóxico.[9]

Referências bibliográficas

1. Nuwer MR. Electroencephalograms and evoked potentials. Monitoring cerebral function in the neurosurgical intensive care unit. Neurosurg Clin N Am. 1994;5:647-659.
2. Herman ST, Abend NS, Bleck TP, Chapman KE, Drislane FW, Emerson RG et al. Consensus statement on continuous EEG in critically ill adults and children, part I: indications. J Clin Neurophysiol. 2015;32:87-95.
3. Eccles JC. Interpretation of action potentials evoked in the cerebral cortex. Electroencephalogr Clin Neurophysiol.1951;3:449-464.
4. Creutzfeldt O, Houchin J. Neuronal basis of EEG waves. In: Creutzfeldt O, ed. Handbook of electroencephalography and clinical neurophysiology, Vol 2C. Amsterdam, the Netherlands: Elsevier; 1974: p. 5-55.

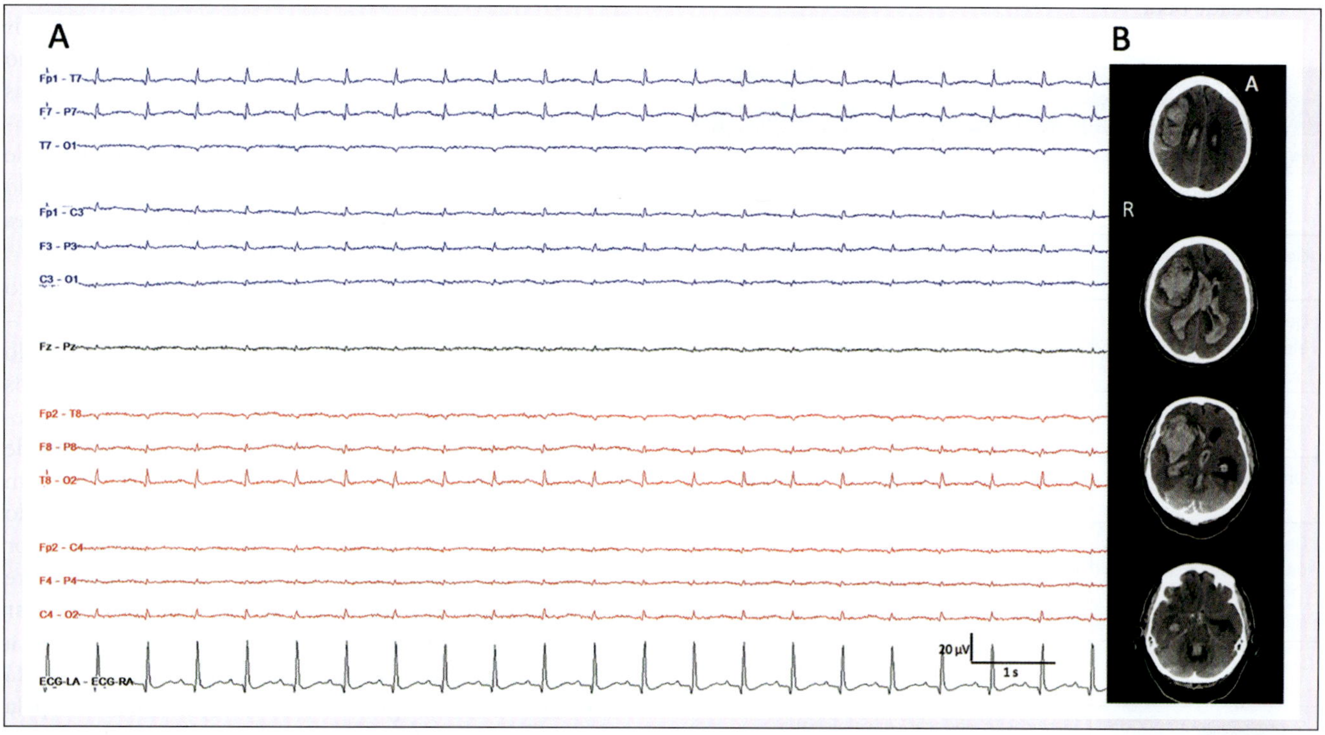

Figura 24.4. Traçado de eletroencefalograma de doente com 81 anos* em coma, obtido sem sedação 24 horas (A) após acidente vascular isquêmico hemorrágico com inundação tetraventricular na tomografia computorizada craniana (B). Clinicamente com critérios de morte encefálica e registo de EEG demonstrando ausência de atividade elétrica cerebral com amplificação de 2 uV. Notar a existência de artefato fisiológico do eletrocardiograma no traçado de EEG.

*(Obtido com consentimento esclarecido).

Fonte: Desenvolvida pela autoria.

5. Gloor P. Neuronal generators and the problem of localization in electroencephalography: application of volume conductor theory to electroencephalography. J Clin Neurophysiol 1985;2: 327-354.
6. Nunez P, Srinivasan R. Electric fields and currents in biological tissue. In: Nunez P, Srini- vasan R, eds. Electric fields of the brain: the neurophysics of EEG. New York, NY: Oxford University Press, 1981:47-202.
7. Tataum W. Normal Adult EEG. In: Ebersole J, Husain A, Nordli D, ed. Current practice of clinical electroencephalography. 4th ed. Philadelphia: Wolters Kluwer; 2014:90 129.
8. Sinha S, Hirsch L. Continous EEG monitoring in Intensive Care Unit. In: Ebersole J, Husain A, Nordli D, ed. Current practice of clinical electroencephalography. 4th ed. Philadelphia. 2014:9:542-598.
9. Herman ST, Abend NS, Bleck TP, Chapman KE, Drislane FW, Emerson RG, et al. Critical Care Continuous EEG Task Force of the American Clinical Neurophysiology Society. Consensus statement on continuous EEG in critically ill adults and children, part II: personnel, technical specifications, and clinical practice. J Clin Neurophysiol. 2015;32:96-108.
10. Khan OI, Azevedo CJ, Hartshorn AL, Montanye JT, Gonzalez JC, Natola MA, et al. A comparison of continuous video-EEG monitoring and 30-minute EEG in an ICU. Epileptic Disord. 2014;16: 439-448.
11. Lamartine Monteiro M, Taccone FS, Depondt C, Lamanna I, Gaspard N, Ligot N, et al. The Prognostic Value of 48h continuous EEG during therapeutic hypothermia after cardiac arrest. Neurocrit Care. 2016;24:153-162.
12. Wong PKH. Digital EEG in clinical practice. Philadelphia, PA: Lippincott-Raven; 1996.
13. Sansevere AJ, Hahn CD, Abend NS. Conventional and quantitative EEG in status epilepticus. Seizure. 2019; 68:3 8-45.
14. Hirsch LJ, Fong MWK, Leitinger M, LaRoche SM, Beniczky S, Abend NS, et al. American Clinical Neurophysiology Society's Standardized Critical Care EEG Terminology: 2021 Version. J Clin Neurophysiol. 2021;38:1-29.
15. Sinha S, Recording Techniques. In: Ebersole J, Husain A, Nordli D, ed. Current practice of clinical electroencephalography. 4th ed. Philadelphia. 2014:9 78-89.
16. Karakis I, Montouris GD, Otis JA, Douglass LM, Jonas R, Velez-Ruiz N, et al. A quick and reliable EEG montage for the detection of seizures in the critical care setting. J Clin Neurophysiol. 2010;27:100-105.
17. Westover MB, Gururangan K, Markert MS, Blond BN, Lai S, Benard S,et al. Diagnostic Value of Electroencephalography with Ten Electrodes in Critically Ill Patients. Neurocrit Care. 2020;33:479-490.
18. Goldman D. The clinical use of the "average" reference electrode in monopolar recording. Electroencephalogr Clin Neurophysiol 1950;2:209-212.
19. Kubota Y, Nakamoto H, Egawa S, Kawamata T. Continuous EEG monitoring in ICU. J Intensive Care. 2018:17;6:39.
20. Das RR, Lucey BP, Chou SH, Espinosa PS, Zamani AA, Dworetzy B, et al.The utility of conductive plastic electrodes in prolonged ICU EEG monitoring. Neurocrit Care 2009;10:368-372.
21. Legatt AD, Emerson RG, Epstein CM, MacDonald DB, Deletis V, Bravo RJ, et al. ACNS Guideline: Transcranial Electrical Stimulation Motor Evoked Potential Monitoring. J Clin Neurophysiol. 2016;33:42-50.
22. Kondziella D, Bender A, Diserens K, van Erp W, Estraneo A, Formisano R, et al. EAN Panel on Coma, Disorders of Consciousness. European Academy of Neurology guideline on the diagnosis of coma and other disorders of consciousness. Eur J Neurol. 2020;27:741-756.
23. Vespa PM, Nenov V, Nuwer MR. Continuous EEG monitoring in the intensive care unit: early findings and clinical efficacy. J Clin Neurophysiol 1999;16:1-13.
24. Kilbride RD, Costello DJ, Chiappa KH. How seizure detection by continuous electroencephalographic monitoring affects the prescribing of antiepileptic medications. Arch Neurol 2009;66: 723-728.
25. Westhall E, Rossetti AO, van Rootselaar AF, Wesenberg Kjaer T, Horn J, Ullén S, et al. Standardized EEG interpretation accurately predicts prognosis after cardiac arrest. Neurology. 2016;86:1482-1490.
26. DeLorenzo RJ, Waterhouse EJ, Towne AR, Boggs JG, Ko D, DeLorenzo GA, Brown A, Garnett L. Persistent nonconvulsive status epilepticus after the control of convulsive status epilepticus. Epilepsia. 1998;39:833-840.
27. Pohlmann-Eden B, Hoch DB, Cochius JI, Chiappa KH. Periodic lateralized epileptiform discharges--a critical review. J Clin Neurophysiol. 1996;13:519-530.
28. Waterhouse E. Generalized encephalopathy In: Ebersole J, Husain A, Nordli D, ed. Current practice of clinical electroencephalography. 4th ed. Philadelphia. Wolters Kluwer; 2014:9 213-246.
29. De Stefano P, Baumann SM, Semmlack S, Rüegg S, Marsch S, Seeck M, Sutter R. Safety and Efficacy of Coma Induction Following First-Line Treatment in Status Epilepticus: A 2-Center Study. Neurology. 2021.;10(97):e564-e576.
30. National Guideline Centre (UK). Evidence review: Antiseizure medication for status epilepticus: Epilepsies in children, young people and adults: diagnosis and management: Evidence review 9. London: National Institute for Health and Care Excellence (NICE); 2022.
31. Beuchat I, Rosenow F, Kellinghaus C, Trinka E, Unterberger I, Rüegg S, et al. Refractory Status Epilepticus: Risk Factors and Analysis of Intubation in the Multicenter SENSE Registry. Neurology. 2022:10.1212/WNL.0000000000201099.
32. Sutter R, Fuhr P, Grize L, Marsch S, Rüegg S. Continuous video-EEG monitoring increases detection rate of nonconvulsive status epilepticus in the ICU. Epilepsia. 2011;52:453-457.
33. Swisher CB, Shah D, Sinha SR, Husain AM. Baseline EEG pattern on continuous ICU EEG monitoring and incidence of seizures. J Clin Neurophysiol. 2015;32:147-151.
34. Chong DJ, Hirsch LJ. Which EEG patterns warrant treatment in the critically ill? Reviewing the evidence for treatment of periodic epileptiform discharges and related patterns. J Clin Neurophysiol. 2005;22:79-91.
35. Rodríguez V, Rodden MF, LaRoche SM. Ictal-interictal continuum: A proposed treatment algorithm. Clin Neurophysiol. 2016;127:2056-2064.
36. Sirven J., EEG in Focal Encephalopathies: Cerebrovascular Disease, Neoplasms, and Infections. In: Ebersole J, Husain A, Nordli D, ed. Current practice of clinical electroencephalography. 4th ed. Philadelphia. Wolters Kluwer; 2014:9 238-257
37. Berkhoff M, Donati F, Bassetti C. Postanoxic alpha (theta) coma: a reappraisal of its prognostic significance. Clin Neurophysiol. 2000;111:297-304
38. Illis LS, Taylor FM. Herpes simplex encephalitis. Br Med J 1972;4:790.
39. Taccone F, Cronberg T, Friberg H, Greer D, Horn J, Oddo M, Scolletta S, Vincent JL. How to assess prognosis after cardiac arrest and therapeutic hypothermia. Crit Care. 2014;18:202.
40. Nolan JP, Soar J, Cariou A, Cronberg T, Moulaert VR, Deakin CD, et al. European Resuscitation Council; European Society of Intensive Care Medicine. 2015 guidelines for post-resuscitation care. Intensive Care Med. 2015;41:2039-2056. Erratum in: Intensive Care Med. 2016r;42:488-490.

41. Sandroni C, D'Arrigo S, Cacciola S, Hoedemaekers CWE, Kamps MJA, Oddo M, et al. Prediction of poor neurological outcome in comatose survivors of cardiac arrest: a systematic review. Intensive Care Med. 2020;46:1803-1851.
42. Sandroni C, Cronberg T, Sekhon M. Brain injury after cardiac arrest: pathophysiology, treatment, and prognosis. Intensive Care Med. 2021;47:1393-1414.
43. Bronder J, Cho SM, Geocadin RG, Ritzl EK. Revisiting EEG as part of the multidisciplinary approach to post-cardiac arrest care and prognostication: A review. Resusc Plus. 2021;16;9:100189.
44. Alvarez V, Sierra-Marcos A, Oddo M, Rossetti AO. Yield of intermittent versus continuous EEG in comatose survivors of cardiac arrest treated with hypothermia. Crit Care. 2013 Sep 4;17:R190.
45. Backman S, Cronberg T, Friberg H, Ullén S, Horn J, Kjaergaard J, et al. Highly malignant routine EEG predicts poor prognosis after cardiac arrest in the Target Temperature Management trial. Resuscitation. 2018;131: 24-28. Erratum in: Resuscitation. 2019;145:82.

Leitura recomendada

herman ST, Abend NS, Bleck TP, Chapman KE, Drislane FW, Emerson RG, et al. Consensus statement on continuous EEG in critically ill adults and children, part I: indications. J Clin Neurophysiol. 2015;32:87-95.

Herman ST, Abend NS, Bleck TP, Chapman KE, Drislane FW, Emerson RG, et al. Critical Care Continuous EEG Task Force of the American Clinical Neurophysiology Society. Consensus statement on continuous EEG in critically ill adults and children, part II: personnel, technical specifications, and clinical practice. J Clin Neurophysiol. 2015;32:96-108.

Hirsch LJ, Fong MWK, Leitinger M, LaRoche SM, Beniczky S, Abend NS, et al. American Clinical Neurophysiology Society's Standardized Critical Care EEG Terminology: 2021 Version. J Clin Neurophysiol. 2021;38:1-29.

Jarrar R, Buchhalter J, Williams K, et al. Technical tips: electrode safety in pediatric prolonged EEG recordings. Am J Electroneurodiagnostic Technol 2011;51(2):114-117.

Sinha S, Hirsch L. Continous EEG monitoring in Intensive Care Unit. In: Ebersole J, Husain A, Nordli D, ed. Current practice of clinical electroencephalography. 4th ed. Philadelphia. 2014:9542-598.

Sandroni C, D'Arrigo S, Cacciola S, Hoedemaekers CWE, Kamps MJA, Oddo M, et al. Prediction of poor neurological outcome in comatose survivors of cardiac arrest: a systematic review. Intensive Care Med. 2020;46:1803-1851.

capítulo 25

Monitorização da Pressão Intracraniana, Oxigenação Cerebral e Autorregulação Cerebral

Celeste Dias

Destaques

- A pressão intracraniana (PIC) aumentada > 22 mmHg é uma causa importante de lesão secundária associada a mau resultado clínico.
- A pressão tecidular de oxigênio ($PbtO_2$) baixa < 10 mmHg é um marcador de hipoxia cerebral grave e um fator independente associado com mau *outcome* e mortalidade.
- A autorregulação cerebral é um mecanismo robusto e vital de estabilização do fluxo sanguíneo cerebral em resposta às variações da pressão de perfusão.
- A pressão de perfusão cerebral ótima (PPCopt) é a pressão de perfusão que otimiza o fenômeno de autorregulação cerebral e o tratamento orientado pela PPCopt associa-se a resultados clínicos mais favoráveis.

Introdução

O objetivo principal da neuromonitorização é permitir manter a viabilidade do tecido cerebral normal e otimizar as condições de recuperação do tecido em risco na zona de penumbra, de forma a evitar a lesão secundária.[1]

A monitorização neurológica atual recomendada é multimodal, incorporando variáveis sistêmicas e variáveis intracranianas avaliadas em simultâneo na mesma janela temporal, de forma a permitir a identificação de fenômenos fisiopatológicos e integração de conhecimento em tempo real.

A **neuromonitorização básica** abrange o conceito de pressão e inclui a pressão intracraniana (PIC) e pressão de perfusão cerebral (PPC). A **neuromonitorização avançada** adiciona os conceitos de oxigenação cerebral pela medição da pressão tecidular de oxigênio ($PbtO_2$) ou da saturação regional cerebral com oximetria por luz quase infravermelha (NIRS), de fluxo sanguíneo cerebral (FSC) através do Doppler transcraniano e da avaliação contínua do FSC com sensor intraparenquimatoso (fluxometria de termodiluição), de metabolismo por meio da microdiálise e da atividade elétrica cerebral, incluindo eletroencefalografia clássica (EEG) ou processada como o índice bispectral (BIS) e a entropia.[2,3] A personalização de tratamento acrescenta à neuromonitorização multimodal a avaliação de autorregulação cerebral e a possibilidade de estimar a pressão de perfusão cerebral ótima, individualizada ao doente com lesão cerebral aguda.[4] As recomendações da Conferência Internacional de Consenso Multidisciplinar de 2014[5], sobre Monitorização Multimodal em Cuidados Neurocríticos, foram resumidas no **Quadro 25.1**.

Quadro 25.1. Sumário da Conferência Internacional de Consenso Multidisciplinar sobre Monitorização Multimodal em Cuidados Neurocríticos

Tecnologia	Indicação	Rec.	Qual. evidência	Uso clínico
Pressão intracraniana	• Doentes com LCA em risco de HTC • Doentes em risco de herniação cerebral	Forte	Moderada	Elevado
Oxigenação cerebral	• Doentes com risco de isquemia e/ou hipoxia cerebral	Forte	Baixa	Crescente
Autorregulação cerebral	• Manuseamento da pressão de perfusão cerebral para assegurar estabilização de FSC. O PRx é indicador mais usado e validado	Fraco	Moderada	Crescente
EEG	• Doentes com alteração da consciência não esclarecida • Estado de mal epilético convulsivo e não convulsivo	Forte	Baixa	Alto
	• Doentes com HSA em risco de isquemia cerebral tardia	Fraco	Baixa	Baixo
Fluxometria de termodiluição	• Doentes em risco de isquemia cerebral focal	Fraco	Baixa	Baixo

EEG: eletroencefalografia; FSC: fluxo sanguíneo cerebral; HSA: hemorragia subaracnoidea; HTC: hipertensão intracraniana; LCA: lesão cerebral aguda; PRx: índice de reatividade cerebrovascular à pressão; Rec.: Recomendação.

Fonte: Desenvolvido pela autoria.

Pressão intracraniana (PIC)

A PIC é o parâmetro neurológico mais frequentemente monitorizado no doente com lesão cerebral aguda[6] e, a hipertensão intracraniana é provavelmente a causa mais importante de lesão secundária associada a mau resultado clínico.[7]

▪ Métodos de monitorização da PIC

A onda de pressão intracraniana deriva do FSC e da circulação do líquido cefalorraquidiano (LCR) dentro de um crânio rígido e define-se como a pressão medida com um cateter colocado no sistema ventricular ao nível do forâmen de Monro (ou externamente do trago) sem perda de fluido do sistema.[8]

Os métodos de medição da PIC mais confiáveis são o **cateter intraventricular** e o **sensor intraparenquimatoso** com *strain gauge* ou fibra ótica. Um cateter introduzido no sistema ventricular por ventriculostomia e conectado a uma transdutor externo colocado ao nível do trago é considerado o método padrão-ouro para medição da PIC. Este método tem as vantagens de permitir realizar drenagem de LCR e ser recalibrado, mas apresenta risco aumentado de hemorragia e infeção. Os sensores intraparenquimatosos de *strain gauge* (*Codman®*, *Sophysa®*, *Raumedic®*), apesar de não permitirem recalibração, somado aos de fibra óptica (*Camino®*) são bastante fiáveis e têm menor risco de complicações; por essa razão são preferidos, sobretudo nos doentes que não têm hidrocefalia.

▪ Indicações para monitorização da PIC

As *guidelines* internacionais de manuseamento de traumatismo cranioencefálico (TCE) recomendam a monitorização da PIC em doentes em risco de hipertensão intracraniana, i.e., em doentes com pontuação < 8 na escala de coma de Glasgow e tomografia cerebral (TC CE) anormal (Marshall III e IV) (recomendação nível 2 – grau moderado de certeza clínica); ou doentes com pontuação < 8 e TC CE normal, se dois ou mais dos seguintes estiverem presentes: idade > 40 anos, pressão arterial sistólica < 90 mmHg ou descerebração (recomendações nível 3 – grau de certeza não estabelecido).[9,10]

▪ Valor normal e onda de PIC

O controle da PIC requer monitorização contínua e valores > 22 mmHg sustentados por mais que 5 minutos devem ser tratados agressivamente. Contudo, o estudo publicado em 2012 por Chesnut *et al.*[11] chamou a atenção para o fato que a PIC é mais que apenas um número, a interpretação do seu valor e a onda devem ser integrados numa abordagem terapêutica multimodal. Atualmente, também se considera relevante a monitorização do tempo total de exposição a PIC elevada.

A onda de PIC é constituída por 3 componentes P1, P2 e P3 que se relacionam com o pulso arterial e a complacência cerebral (**Figura 25.1A**). Normalmente P1 > P2 > P3 e quando a relação P2/P1 aumenta há diminuição da complacência cerebral (**Figura 25.1B**). Além disso, a relação de P2 sobre P1 é um preditor sensível (99%), mas não específico (1-17%) de subsequente aumento da PIC.

▪ Curva pressão-volume de reserva compensatória cerebral

A relação entre pressão e volume intracranianos, curva P-V ou curva de Langfitt estabelece a reserva compensatória cerebral, que também designamos de complacência cerebral e deriva do fato de o cérebro estar encerrado num compartimento fechado de volume fixo e ter mecanismos de compensação para evitar a hipertensão intracraniana, doutrina de Monro-Kellie.

A reserva compensatória cerebral pode ser estudada pela correlação entre a PIC e a sua amplitude – RAP *index* (**Figura 25.2**). Sempre que acontece um aumento do volume intracraniano numa primeira fase a PIC não aumenta por diminuição dos restantes componentes intracranianos (LCR, sangue, parênquima) e o RAP = 0. Contudo, numa

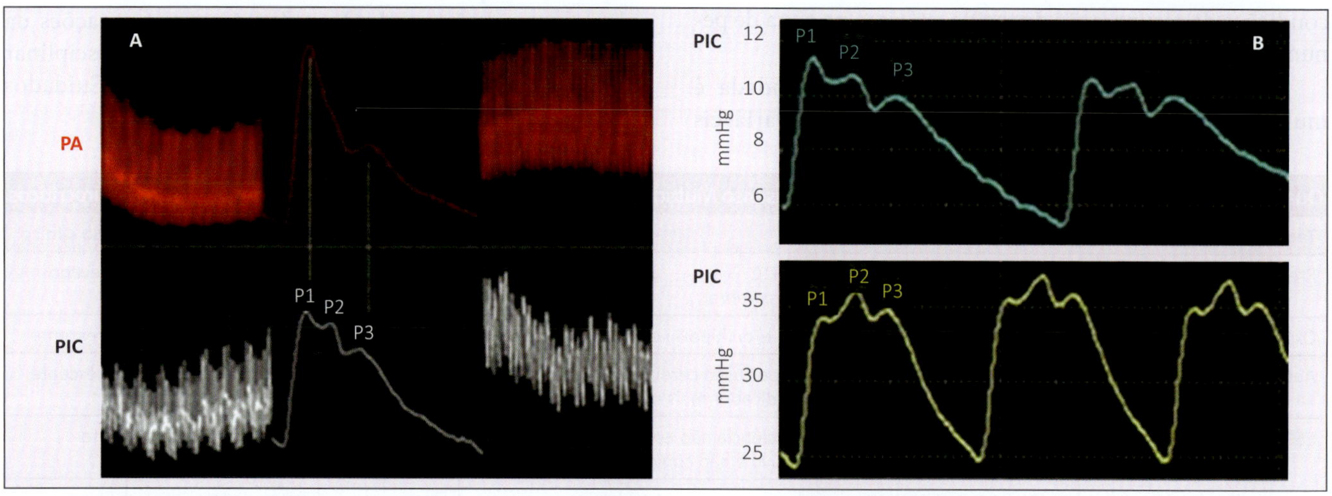

Figura 25.1. **(A)** Onda de pressão intracraniana (PIC) e sua relação com a onda de pulso arterial (PA) com os componentes de P1, P2 e P3. **(B)** Relação P1 > P2 > P3 na situação de PIC normal e P2 > P1 na hipertensão intracraniana.

Fonte: Acervo da autoria.

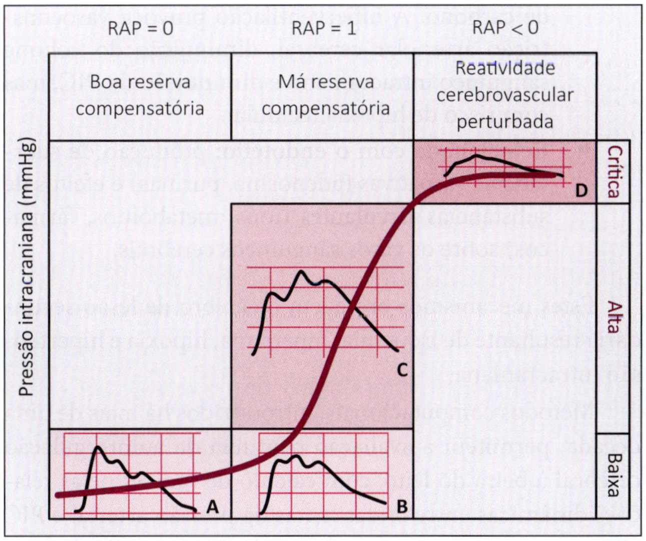

Figura 25.2. Curva pressão-volume ou de *Langfitt* e índice de reserva compensatória (RAP).

Fonte: Acervo da autoria.

segunda fase, quando se atinge o volume crítico, pequenos aumentos de volume geram grandes incrementos de pressão com RAP = 1. Por último, se esgotam os mecanismos de compensação, a pressão atinge o valor crítico com RAP < 0, a reatividade cerebrovascular fica perturbada e o risco de herniação cerebral é extremamente elevado.

Monitorização não invasiva da PIC (nICP)

Os métodos não invasivos de avaliação da PIC são majoritariamente qualitativos. Salientam-se:[12]

- **Diâmetro da bainha do nervo óptico avaliado por ultrassonografia:** o diâmetro da bainha do nervo óptico deve ser medido 3 mm atrás do polo posterior do globo ocular e um diâmetro > 5,5 mm; correlaciona-se com valores de PIC > 20 mmHg com sensibilidade e especificidade elevadas.[13,14]
- **Doppler transcraniano e índice de pulsatilidade (IP):** o índice de pulsatilidade deriva da onda de velocidade de fluxo (FV) avaliado na artéria cerebral média e define-se como o cociente entre a diferença da FV sistólica e diastólica e a FV média [IP=FVs-FVd)/FVm]. Valores de IP = 1,2-1,3 podem ser interpretados como elevada probabilidade de existir hipertensão intracraniana, mas a sensibilidade e especificidade são muito variáveis entre diferentes estudos.[12]
- **Elasticidade do crânio (*Brain4Care*®):** consiste na aplicação superficial sobre o osso temporal de um sensor de tensão (*strain sensor*) que regista a curva de pressão intracraniana e permite interpretar a alteração de complacência cerebral através da amplitude da curva e da relação P2/P1.[15]
- **TC cerebral:** os critérios de avaliação de baixa complacência e provável aumento da PIC incluem a detecção de apagamento difuso dos sulcos corticais e cisura de Sylvius, apagamento das cisternas da base, desvio da linha média > 5 mm, herniação uncal ou transtentorial e dilatação de ambos os cornos ventriculares temporais > 2 mm.

Pressão tecidular de oxigênio ($PbtO_2$)

A oxigenação tecidular adequada é fundamental para manter o metabolismo e função celulares. Tanto a hipoxia como a hiperoxia são deletérias e causas de lesão cerebral secundária.

Os mecanismos de hipoxia podem ser de tipo isquêmico (hipoperfusão e isquemia), citopático (dificuldade de extração, disperfusão por edema e disfunção mitocondrial), anêmico (déficit de Hb e alterações na afinidade) ou hipóxico (baixo FiO_2 ou alteração da diferença alveolocapilar).[16]

Métodos de monitorização da $PbtO_2$

A monitorização da pressão tecidular de oxigênio requer a inserção de um sensor polarográfico tipo Clark sensível à temperatura no parênquima cerebral, especialmente na substância branca subcortical. Existem dois tipos de sensores comercializados (*Licox® e Neurovent®*) que vêm calibrados de fábrica e cuja membrana de avaliação varia entre 18 e 24 mm², respetivamente.[17]

Indicações para monitorização da $PbtO_2$

A monitorização da oxigenação tecidular está recomendada nas situações de lesão cerebral aguda grave (evidencia classe 3), designadamente traumatismo cranioencefálico (TCE), hemorragia subaracnoidea (HSA), hemorragia intracerebral (HIC), enfarte cerebral maligno, cirurgia de aneurisma cerebral e malformação arteriovenosa.

Valor normal e localização do sensor

O valor normal de $PbtO_2$ é 23-35 mmHg e a hipoxia tecidular cerebral define-se por $PbtO_2$ < 20 mmHg. O valor da $PbtO_2$ é influenciada pela temperatura tecidular e pela sua localização. Assim, é importante a realização de uma TC CE multicorte pós-inserção para verificar a posição da ponta do sensor e, assim, permitir a interpretação adequada dos valores medidos. Atualmente, recomenda-se a localização do sensor em tecido aparentemente normal que permita orientar o tratamento baseado numa medida local da oxigenação cerebral tomada como global.[18] Um valor de $PbtO_2$ < 10 mmHg é um marcador de hipoxia cerebral grave e um fator independente associado a mau *outcome* e mortalidade.[19,20]

Interpretação da monitorização simultânea de $PbtO_2$ e PIC

Em 2020 foram publicadas as conclusões da Conferência de Consenso SIBICC[21] que estabeleceu protocolos de abordagem do TCE grave com monitorização de PIC e $PbtO_2$[i]. Cada protocolo tem três níveis de medidas

i. Consultar o link https://globalneuro.org/EN/resources/sibicc-stbi-algorithm.html

de risco progressivamente maior consoante as seguintes condições (**Figura 25.3**).

Autorregulação cerebral e PPC ótima

A regulação do FSC é alcançada pela variação da resistência vascular cerebral e é influenciada por mecanismos complexos que envolvem majoritariamente quatro tipos de respostas (**Figura 25.4**):[22]

- **Acoplamento metabólico neurovascular:** o adequado processamento de informação é metabolicamente muito exigente necessitando de estabilização do fluxo sanguíneo cerebral (FSC) para manter o equilíbrio entre a oferta e o consumo de O_2 e glicose cerebrais.
- **Autorregulação cerebral:** a curva de autorregulação cerebral classicamente descrita por Lassen define um *plateau*, para um intervalo de variação da PPC entre 50-150 mmHg, em que a reatividade cerebrovascular é ativa e o fluxo sanguíneo permanece estável. Para baixo do limite inferior ou para cima do limite superior da autorregulação o diâmetro arteriolar varia passivamente e o fluxo fica dependente da pressão.[23] Quando a reatividade cerebrovascular é normal, as variações na pressão arterial produzem uma mudança inversa no volume sanguíneo cerebral e, consequentemente na PIC. Um valor de PPC baixo do limite superior de autorregulação pode desencadear lipotimia e acima do limite superior de autorregulação pode causar encefalopatia hipertensiva.
- **Vasorreatividade química:** resposta vascular em função das variações da pressão arterial e conteúdo arterial de oxigênio e da pressão arterial de dióxido de carbono. A hiperventilação provoca vasoconstrição arteriolar cerebral, diminuição do volume sanguíneo intracraniano e diminuição da PIC, mas com risco de hipoxia tecidular.
- **Relacionada com o endotélio:** produção de substâncias vasoativas (adenosina, purinas) e efeitos de substâncias circulantes (íons, metabólitos, fármacos) sobre os vasos sanguíneos cerebrais.

	PIC < 22 mmHg	PIC > 22 mmHg
$PbtO_2$ > 20 mmHg	Cuidados básicos para todos os doentes Tipo **A**	Tipo **B**
$PbtO_2$ < 20 mmHg	Tipo **C**	Tipo **D**

Figura 25.3. Conjugação de PIC e $PbtO_2$.

A. PIC N e $PbtO_2$ N; B. PIC elevada e $PbtO_2$ N; C. PIC N e $PbtO_2$ baixa; D. PIC elevada e $PbtO_2$ baixa.

Fonte: Acervo da autoria.

Estes mecanismos protegem o cérebro de lesão secundária resultante de isquemia, hiperemia, hipoxia e hipertensão intracraniana.

Métodos computacionais, introduzidos há mais de uma década, permitem a avaliação contínua da autorregulação cerebral à beira do leito, com cálculo de índices pelas relações dinâmicas entre ondas lentas da pressão arterial e PIC (*PRx – pressure reactivity index*), velocidade média da artéria cerebral média (ACM) avaliada com Doppler (*Mx*)[24] ou oximetria cerebral avaliada com NIRS (*near-infrared spectroscopy) (COx)*[25]. Um valor "positivo" de PRx (> 0,2) significa perda de autorregulação e, um valor negativo de PRx (< 0,2) significa autorregulação preservada. O PRx pode ser usado para determinar os limites inferior e superior de autorregulação e definir a pressão de perfusão cerebral ótima (PPCopt). Múltiplos estudos publicados retrospetivos e prospetivos mostram que o resultado favorável está associado a tratamento com valores de PPC próximos da PPC ótima (**Figura 25.5**).[26,27]

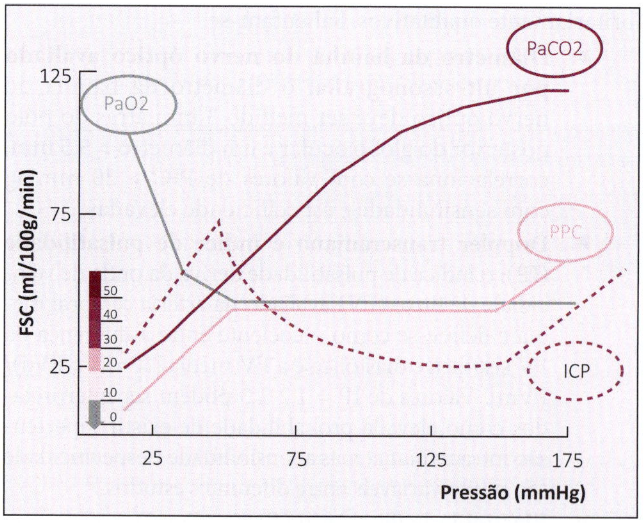

Figura 25.4. Regulação do fluxo sanguíneo cerebral (FSC) através da pressão de perfusão cerebral (PPC), pressão arterial de O_2 (PaO_2) e pressão arterial de dióxido de carbono ($PaCO_2$). Relação da pressão intracraniana (PIC) com a autorregulação cerebral.

Fonte: Acervo da autoria.

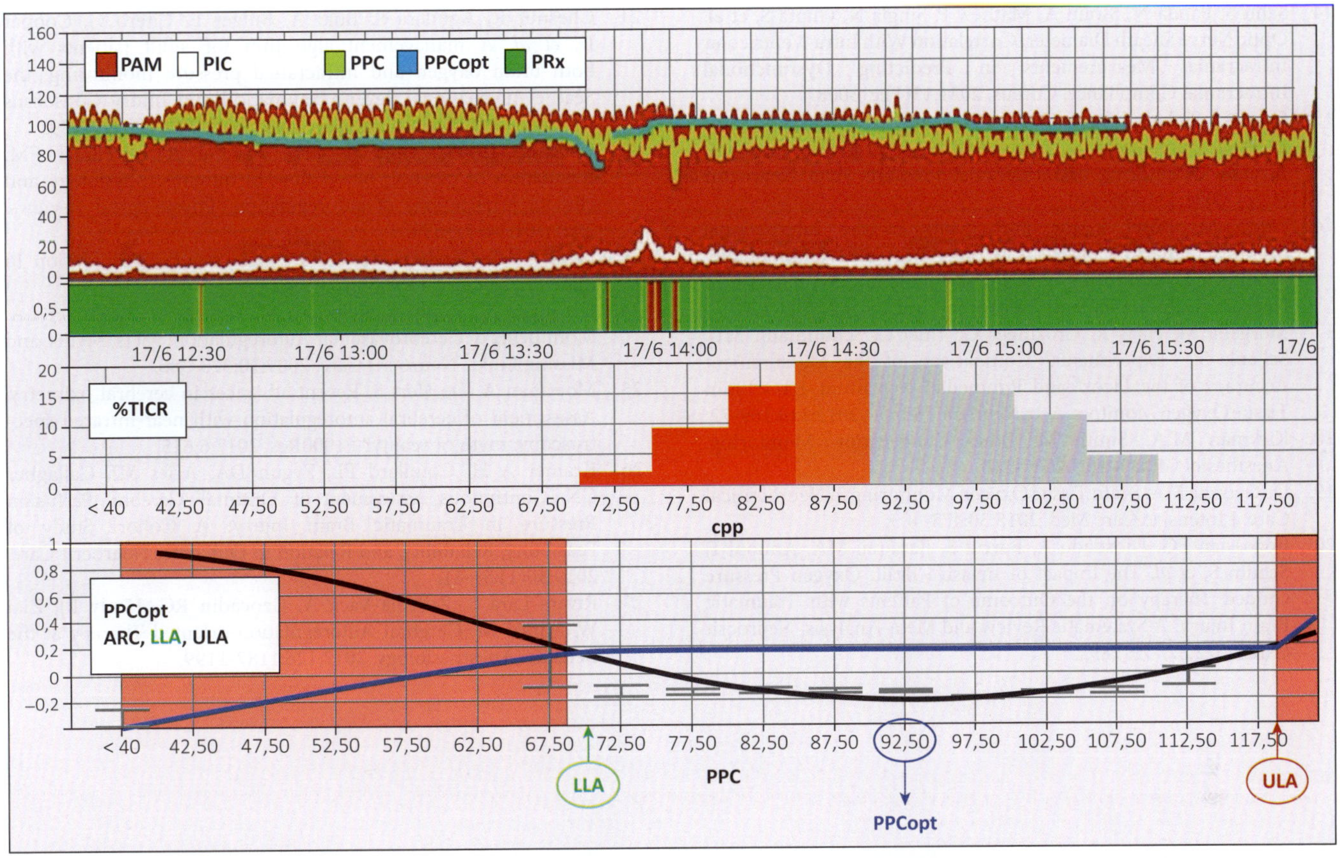

Figura 25.5. Painel superior: neuromonitorização multimodal com PAM, PIC, PPC, PPC ótima e PRx; painel intermediário: percentagem de tempo com valores críticos de PPC (%TICR); painel inferior: curva em U de distribuição do PRx e definição do intervalo de autorregulação cerebral (ARC) com os limites inferior (LLA) e superior (ULA) e PPCopt como o nadir da curva (ponto mínimo).

PAM: pressão arterial média; PIC: pressão intracraniana; PPC: de perfusão cerebral; PRx: índice de reatividade cerebrovascular à pressão.

Fonte: Desenvolvida pela autoria.

Conclusão e perspectivas futuras

A monitorização integrada da PIC, $PbtO_2$ e autorregulação cerebral aumenta a janela de segurança de tratamento do doente com lesão cerebral aguda, pois permite evitar excessos ou défices de intervenções terapêuticas, diminuir o risco de lesão secundária cerebral e de complicações sistêmicas, contribuindo para um resultado mais favorável.

A evolução tecnológica com desenvolvimento de sistemas de informação clínica e os algoritmos de neuromonitorização de apoio à decisão clínica são ferramentas cada vez mais imprescindíveis no neurointensivismo.

Referências bibliográficas

1. Fan TH, Rosenthal ES. Physiological Monitoring in Patients with Acute Brain Injury. A Multimodal Approach. Crit Care Clin. 2023;39(1):221-233.
2. Lara LR, Püttgen HA. Multimodality Monitoring in the Neurocritical Care Unit. Continuum (Minneap Minn). 2018 Dec;24(6):1776-1788.
3. Smith, M. Multimodality Neuromonitoring in Adult Traumatic Brain Injury: A Narrative Review. Anesthesiology. 2018;128(2):401-415.
4. Dias C. Multimodal brain monitoring in neurocritical care practice. IJCNMH. 2014;1(Suppl.1).S08.
5. Le Roux P, Meon DK, Citerio G, Vespa P, Bader MK, Brophy G, et al. The International Multidisciplinary Consensus Conference on Multimodality Monitoring in Neurocritical Care: a list of recommendations and additional conclusions: a statement for healthcare professionals from the Neurocritical Care Society and the European Society of Intensive Care Medicine. Neurocrit Care. 2014;21 Suppl 2(Suppl 2):S282-96.
6. Czosnyka M, Smielewski P, Timofees I, Lavinio A, Guazzo E, Hutchinson P, et al. Intracranial pressure: more than a number. Neurosurg Focus. 2007;22(5):E10.
7. Robba C. Intracranial Pressure Monitoring. Neuromonitoring Techniques. 2018;1-29.
8. Czosnyka M, Pickard JD. Monitoring and interpretation of intracranial pressure. J Neurol Neurosurg Psy. 2004;**75**:813-821.
9. Carney N, Totten AM, O'Reilly C, et al. Guidelines for the Management of Severe Traumatic Brain Injury, Fourth Edition. Neurosurgery. 2017;80(1):6-15.
10. Narayan RK, Kihore PR, Becker DP, Ward JD, Enas GG, Greenberg, et al. Intracranial pressure: to monitor or not to monitor? A review of our experience with severe head injury. J Neurosurg. 1982;56:650-659.
11. Chesnut RM, Temkin N, Carney N, Dikmen S, Rondina C, Videtta W, et al. A trial of intracranial-pressure monitoring in traumatic brain injury. N Engl J Med. 2012;367:2471-2481.
12. Moraes FM, Silva GS. Noninvasive intracranial pressure monitoring methods: a critical review. Arq Neuropsiquiatr. 2021;**79**:437-446.
13. Montorfano L, Yu Q, Bordes S, Sivanushanthan S, Rosenthal RJ, Montorfano M, et al. Mean value of B-mode optic nerve sheath diameter as an indicator of increased intracranial pressure: a systematic review and meta-analysis. Ultrasound J. 2021;13(1):35.

14. Sahu S, Panda N, Swain A, Mathew P, Singla N, Gupta S, et al. Optic Nerve Sheath Diameter: Correlation With Intra-Ventricular Intracranial Measurements in Predicting Dysfunctional Intracranial Compliance. Cureus. 2021;13(1):e13008.
15. Gomes I, Shibaki J, Padua B, Silva F, Gonçalves T, Spavieri-Junior D, et al. Comparison of Waveforms Between Noninvasive and Invasive Monitoring of Intracranial Pressure. Acta Neurochir Suppl. 2021:131:135-140.
16. Oddo M, Bösel J, the Participants in the International Multidisciplinary Consensus Conference on Multimodality Monitoring. Monitoring of Brain and Systemic Oxygenation in Neurocritical Care Patients. Neurocrit Care. 2014;21:103-120.
17. Morgalla M, Haas R, Grözinger G, Thiel C, Schuhmann MU, Schenk S. Experimental Comparison of the Measurement Accuracy of the Licox® and Raumedic® Neurovent–PTO Brain Tissue Oxygen Monitors. Acta Neurochir Suppl . 2012:114:169-72.
18. Kirkman M.A, Smith M. Brain Oxygenation Monitoring. Anesthesiol Clin. 2016;34:537-556.
19. De Georgia MA. Brain Tissue Oxygen Monitoring in Neurocritical Care. J Intensive Care Med. 2015;30:473-483.
20. Bogossian EG, Diosdado A, Barrut S, Barajraji MA, Annoni F, Schuin S, *et al.* The Impact of Invasive Brain Oxygen Pressure Guided Therapy on the Outcome of Patients with Traumatic Brain Injury: A Systematic Review and Meta-Analysis. Neurocrit Care. 2022;37:779-789.
21. Chesnut R, Aguilera S, Buki A, Bulger E, Citero G, Cooper D, *et al.* A management algorithm for adult patients with both brain oxygen and intracranial pressure monitoring: the Seattle International Severe Traumatic Brain Injury Consensus Conference (SIBICC). Intensive Care Med. 2020;46:919-929.
22. Claassen JAHR, Thijssen DHJ, Panerai R B, Faraci FM. Regulation of cerebral blood flow in humans: physiology and clinical implications of autoregulation. Physiological Reviews. 2021;101:1487-1559.
23. Lassen NA. Cerebral blood flow and oxygen consumption in man. Physiol Rev. 1959;39:183-238.
24. Czosnyka M, Brady K, Reinhard M, Smielewski P, Steiner LA. Monitoring of Cerebrovascular Autoregulation: Facts, Myths, and Missing Links. Neurocrit Care. 2009;**10**:373-386.
25. Moerman A, De Hert S. Recent advances in cerebral oximetry. Assessment of cerebral autoregulation with near-infrared spectroscopy: myth or reality? F1000Res. 2017;6;615.
26. Kramer A H, Couillard PL, Zygun DA, Aries MJ, Gallagher CN. Continuous Assessment of 'Optimal' Cerebral Perfusion Pressure in Traumatic Brain Injury: A Cohort Study of Feasibility, Reliability, and Relation to Outcome. Neurocrit Care. 2019;30(1):51-61.
27. Rivera-Lara L, Zorrilla-Vaca A, Geocadin RG, Healy RJ, Ziai W, Mirski M. Cerebral Autoregulation-oriented Therapy at the Bedside. Anesthesiology. 2017;126:1187-1199.

capítulo 26

Doppler Transcraniano

Bruno Maia

Introdução

O Doppler transcraniano (DTC) foi introduzido por Aaslid em 1982.[1] Envolve a emissão de ultrassons, usando uma sonda transmissora de baixa frequência, por meio da espessura do crânio. Os ecos recebidos pela sonda são analisados e convertidos em velocidades de circulação sanguínea. O DTC "cego", isto é, sem o componente ecográfico – designado *duplex* ultrassonográfico – permite a identificação das artérias da base do crânio, pela profundidade a que estas se encontram e do sentido do fluxo sanguíneo no seu interior. Os novos aparelhos de eco-Doppler transcraniano permitem a visualização das várias artérias e suas posições, codificadas a cor, de acordo com a intensidade do sinal e o sentido do fluxo. O DTC permite detectar estenoses e oclusões das artérias intracranianas na doença cerebrovascular, identificar e monitorizar vasospasmo após hemorragia subaracnoidea, fazer monitorização intraoperatória das artérias do círculo de Willis, determinar parada circulatória intracraniana e, tem um papel na avaliação da autorregulação cerebral.[2]

Princípios básicos de Doppler

Se sobre um objeto que está em movimento fizermos incidir uma onda mecânica, como por exemplo um ultrassom, a onda refletida pelo objeto em movimento (o "eco") vai sofrer uma modificação na sua frequência, causada pela energia do movimento do objeto. Quando essa onda é refletida de volta ao emissor, ela tem uma frequência diferente, diretamente relacionada com a energia com que o objeto circula. Existe um "desvio" da frequência que é dado pela diferença entre a frequência com que a onda saiu da sonda e a frequência com que regressa. Esse desvio é diretamente proporcional à velocidade do objeto: quanto maior a velocidade, maior a mudança de frequência, maior o "desvio". No caso do Doppler, o objeto em movimento é um eritrócito e a onda mecânica é um ultrassom. Se *FT* representa a frequência da onda emitida pela sonda e *FR* representa a frequência da onda refletida pelo eritrócito, então é fácil compreender que: $\Delta F = (F_R - F_T)$, sendo ΔF o "desvio de Doppler". O ΔF vai ser positivo se o eritrócito está a se deslocar em direção ao transdutor ($F_R > F_T$), ou negativo caso esteja a se afastar dele ($F_R < F_T$). O cálculo do desvio de Doppler é dado pela equação de Doppler:

$$\Delta F = (F_R - F_T) = 2 \cdot FT \cdot v/c$$

Na qual, é a velocidade do eritrócito e *c* é a velocidade de propagação do ultrassom no tecido cerebral. Daqui resulta que conhecendo as frequências das ondas emitas e das recebidas, é possível calcular a velocidade com que circulam os eritrócitos. O desvio de Doppler causado pelo movimento dos eritrócitos encontra-se na faixa do som audível pelo ser humano, pelo que, para além de um gráfico visual de velocidades que se obtém com o DTC, este produz um som que pode ser analisado.[3,4]

O aparelho de Doppler recebe uma gama de frequências diferentes e as analisa por meio de uma técnica designada "*fast Fourier transformation*" ou análise de Fourier. Esta técnica consiste em transformar o sinal recebido em tempo, em um gráfico de frequências. A intensidade correspondente a cada frequência recebida é dada pelo número de refletores, ou seja pelo número de eritrócitos que refletem naquela frequência. O gráfico de frequências e respectivas intensidades é posteriormente transformado em um gráfico de velocidade por tempo – o espectro do Doppler (**Figura 26.1**), é apresentado no monitor do aparelho de Doppler, e as suas características, para além do valor absoluto das velocidades, são então analisadas pelo operador para inferência diagnóstica. O espectro pode ser apresentado na região positiva ou negativa do gráfico, correspondendo a fluxo em direção à sonda ou contra a sonda, respetivamente.[3,4]

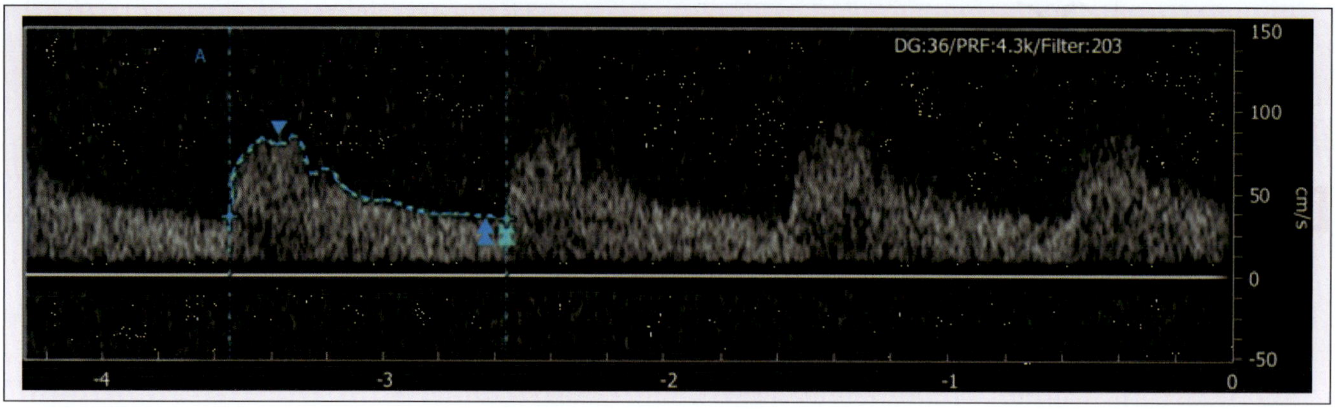

Figura 26.1. Espetro de Doppler transcraniano, exibindo velocidades de circulação sanguínea em uma artéria cerebral média.
Fonte: Acervo da autoria.

Anatomia

O segmento mais distal da artéria carótida interna, o segmento supraclinoide, bifurca-se em artéria cerebral média e artéria cerebral anterior. É deste segmento carotídeo que parte a artéria comunicante posterior que conecta a carótida com o segmento inicial da artéria cerebral posterior, após a bifurcação da basilar. O segmento inicial da artéria cerebral média (ACM), designa-se M1 e dele partem, perpendicularmente ao seu eixo longitudinal, as artérias lenticulostriadas que são circulação terminal e vão irrigar os gânglios da base. Quando atinge a fissura Sylviana, o segmento M1 da ACM divide-se, passando a designar-se segmento M2. Na maioria dos indivíduos existem dois ramos M2 – uma divisão superior que vai suprir as regiões frontais e parietais anteriores dos hemisférios e uma divisão inferior que irriga os lobos temporais e parietais posteriores. A artéria cerebral anterior (ACA) dirige-se anterior e medialmente como segmento A1, até encontrar a artéria comunicante anterior (ACoA) que conecta as duas ACA homólogas e a partir daí passa a designar-se segmento A2. O segmento A2 muda de direção, passa a circular rostralmente e na fissura cerebral.[2-4]

A artéria vertebral entra na cavidade craniana através do buraco magno e segue anteriormente ao tronco cerebral e, posteriormente ao *clivus* até se juntar com a vertebral contralateral e formar a artéria basilar. Este segmento terminal da vertebral designa-se V4 e dele sai a artéria cerebelosa posterior inferior (PICA), que vai suprir a região dorsolateral do bulbo raquidiano e a região posteroinferior dos hemisférios cerebelosos. A artéria basilar tem cerca de 3 a 4 cm de comprimento longitudinal. Dela saem múltiplos ramos: a artéria cerebelosa anterior inferior (AICA), a artéria cerebelosa superior (ASCA) e múltiplos ramos perfurantes que vão nutrir o tronco – ramos paramedianos e ramos circunferenciais. A artéria basilar divide-se, originando as artérias cerebrais posteriores (ACP). Estas vão circundar os pedúnculos cerebrais (*crux cerebri*) e caminhar medialmente na fenda cerebral para os lobos occipitais. O segmento inicial da ACP, designado P1, termina quando a comunicante posterior se junta à ACP, dando origem ao segmento P2.[2-4]

Técnica

O DTC utiliza sondas de baixa frequência, geralmente na gama de 2 a 3 MHz.[5] O doente deve ser examinado na posição supina, com a cabeça na linha média, e o operador deve estar por trás da cabeça. A correta obtenção de imagem e espectros depende da perícia do operador que aplica movimentos finos e estabilidade na sonda, para o conforto de doente e operador são fundamentais. Existem hoje capacetes que permitem fixar a sonda na posição correta, mas dependem da absoluta imobilidade do doente. Há 4 janelas de insonação possíveis para as artérias intracranianas. As duas mais importantes são a janela transtemporal e a janela suboccipital. Na janela transtemporal a sonda é colocada contra a escama do osso temporal (tem uma espessura inferior ao restante crânio) e orientada medialmente. Esta janela permite a identificação da ACM nos seus segmentos M1 e M2, da ACA, no seu segmento A1, do topo da artéria carótida interna, antes da sua bifurcação e da ACP, nos seus segmentos P1 e P2. Por vezes, também é possível identificar as artérias comunicantes. Na janela suboccipital a sonda é colocada na nuca, na linha média e orientada para cima. Ela permite identificar ambas as artérias vertebrais no seu segmento V4 e a artéria basilar até à sua bifurcação em cerebrais posteriores. A janela transorbital permite visualizar a artéria oftálmica, essencial em estudos cerebrovasculares, uma vez que o seu sentido de fluxo se inverte nas oclusões carotídeas. A janela submandibular permite insonar a parte terminal da artéria carótida interna (**Figura 26.2**).[2,4]

Os espectros obtidos pelo DTC são curvas de velocidades de circulação sanguínea, com um componente sistólico e um componente diastólico. A relação entre os dois componentes permite calcular o índice de pulsatilidade, que é uma medida de resistência do fluxo sanguíneo. Quando há uma obstrução à circulação arterial, a resistência ao fluxo aumenta, produzindo um espectro com diminuição do componente diastólico – é o que acontece em todas as artérias

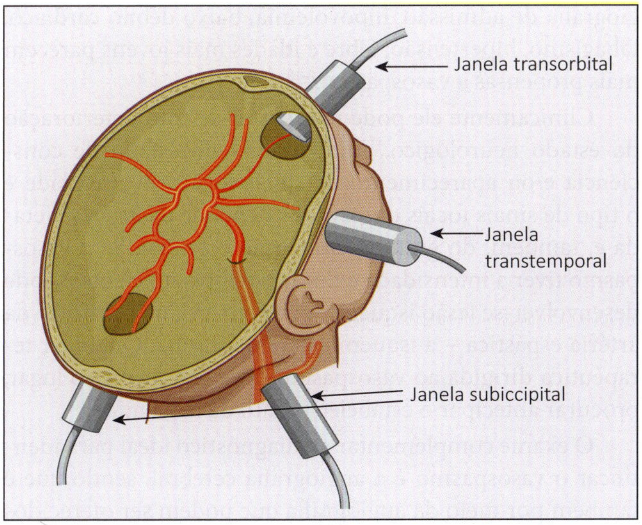

Figura 26.2. Janelas de insonação no Doppler transcraniano.

Fonte: Acervo da autoria.

intracranianas quando há aumento da pressão intracraniana ou num segmento arterial a montante de uma oclusão arterial. O resultado é um aumento dos índices de pulsatilidade. Numa artéria estenosada (por uma placa aterosclerótica ou vasospasmo) é expectável que as velocidades sanguíneas se elevem no ponto estenótico. A **Tabela 26.1** indica as velocidades de circulação sanguínea na fase sistólica e na fase diastólica normais num adulto.[2,5]

Tabela 26.1. Velocidades de fluxo sanguíneo normais nas artérias do círculo de Willis no adulto

	Velocidade sistólica máxima (cm/s)	Velocidade diastólica final (cm/s)	Índices de pulsatilidade
ACM	110 [100-119]	50 [40-55]	0,81-0,97
ACA	95 [80-105]	40 [30-50]	0,72-0,92
ACP	70 [55-75]	35 [20-30]	0,78-0,97
Vertebral	55 [40-60]	25 [20-30]	0,78-0,94
Basilar	60 [50-70]	35 [30-35]	0,77-0,95

ACM: artéria cerebral média; ACA: artéria cerebral anterior; ACP: artéria cerebral posterior.

Fonte: Acervo da autoria.

Limitações da técnica

A muito baixa incidência de efeitos colaterais associados ao DTC, a não invasividade e a facilidade de transporte do aparelho, tornam-no um exame de cabeceira, que pode ser repetido tantas vezes quanto necessárias, sem deslocar o doente. No entanto ele tem limitações.

A utilização do DTC depende da penetração dos ultrassons por meio do crânio. Em alguns doentes a densidade óssea dificulta a obtenção de imagens e espectros, o que acontece particularmente em doentes mais velhos. Cerca de 10% a 20% dos doentes não podem ser estudados por esta razão, diz-se que há ausência de "janela óssea".[2] Na janela suboccipital, podem surgir limitações em doentes com obesidade ou por anatomia desfavorável na região do pescoço. Por vezes, o percurso tortuoso da artéria basilar também pode dificultar a insonação por esta janela.[2,4]

O DTC, mesmo o *duplex* ultrassonográfico, não permite a avaliação da parede arterial ou do diâmetro da artéria, uma vez que a resolução ecográfica é muito baixa. É possível identificar a localização da artéria e, por vezes, o seu percurso por meio do Doppler colorido, mas este não reflete o tamanho e a constituição da parede arterial.[2]

O DTC é um exame que exige perícia. Pequenas alterações no posicionamento da sonda podem produzir espectros diferentes. A artéria cerebral média é passível de ser insonada em todo o seu trajeto M1 e, por vezes, M2, no entanto só os segmentos iniciais da ACA e da ACP podem ser analisadas, encontrando-se estas na profundidade do crânio o que as torna mais difíceis de identificar. O DTC é, por isto, altamente dependente do operador.

Neuromonitorização e o doente neurocrítico

A neuromonitorização em doentes neurocríticos tem se desenvolvido extraordinariamente nas últimas décadas. É feita utilizando vários aparelhos que permitem identificar alterações circulatórias, metabólicas e estruturais cerebrais, de forma contínua. Inclui a medição da pressão intracraniana, da pressão parcial de oxigênio no tecido cerebral, o registo da atividade elétrica cortical, a medição de metabólitos energéticos como o lactato ou o piruvato, entre outros. A integração e interpretação de todos estes dados permite uma avaliação multimodal que é o cerne da neuromonitorização do doente neurocrítico.[6,7]

O DTC faz parte integrante da neuromonitorização, permitindo a avaliação do estado circulatório cerebral e dando pistas sobre a pressão intracraniana. O DTC não mede o fluxo sanguíneo cerebral, mede velocidades, mas a sua utilidade assenta na premissa de que as alterações nas velocidades são proporcionais às alterações no fluxo.[2]

O fluxo sanguíneo cerebral e, consequentemente, as velocidades de circulação sanguínea são afetados por múltiplas variáveis. Isto é especialmente verdade em doentes críticos. O fluxo sanguíneo cerebral é determinado, primariamente, pela pressão de perfusão cerebral e pela resistência cerebrovascular.

A pressão de perfusão cerebral depende da pressão arterial sistêmica e da pressão intracraniana. Alterações que afetem a pressão sistêmica, como choque ou crise hipertensiva, repercutem-se no fluxo sanguíneo cerebral, especialmente no doente neurocrítico onde a autorregulação cerebral está comprometida. Aumentos da pressão intracraniana afetam diretamente o fluxo sanguíneo cerebral. Doentes ventilados estão suscetíveis a perturbações no fluxo sanguíneo cerebral, sobretudo porque a pressão positiva criada pela ventilação diminui o retorno venoso a partir do crânio, aumentando o risco de hipertensão intracraniana.

A resistência cerebrovascular é determinada pelo tônus das arteríolas cerebrais, sendo estas influenciadas por diversos estímulos, como a pressão arterial de dióxido de carbono, a oxigenação sanguínea ou a taxa metabólica regional, que podem variar em múltiplas situações como a febre, crises convulsivas, administração de fármacos sedoanalgésicos ou quadros de hipermetabolismo cerebral despoletados, por exemplo, por dor e agitação no doente crítico. Quando há uma mudança neste leito arteriolar, os índices de pulsatilidade medidos pelo DTC podem-se alterar: aumentam com a vasoconstrição arteriolar e diminuem com a vasodilatação.[2,7]

Existem hoje múltiplos métodos experimentais que utilizam o DTC na avaliação da autorregulação e da vasorreatividade cerebral. No entanto, são necessários ainda mais e melhores estudos para determinar a sua utilidade na clínica.[2]

Na prática clínica, o aparecimento no DTC de um fluxo de elevada resistência difuso, com aumento dos índices de pulsatilidade, num doente neurocrítico é sugestivo de aumento da pressão intracraniana. À medida que esta se eleva, surgem outros achados no DTC, que serão descritos na seção "morte cerebral".[2,7]

Um outro método que tem sido testado para avaliar a pressão intracraniana é a medição da bainha do nervo óptico. Nesta técnica não é utilizada a sonda de DTC, mas sim uma de frequência mais elevada, habitualmente usada no estudo das artérias extracranianas. A bainha do nervo óptico é uma extensão da dura-máter e contém espaço subaracnoide a rodear o nervo. Quando aumenta a pressão intracraniana, a bainha distende-se, uma alteração que antecede a formação de papiledema. Os valores normais do diâmetro da bainha do nervo óptico, medidos 3 mm posteriormente ao olho é de 5,2 a 5,9 mm.

Vasospasmo na hemorragia subaracnoidea

A hemorragia subaracnoidea (HSA) é, na maioria dos casos, espontânea e causada pela rotura de aneurisma cerebral. O vasospasmo é a complicação da HSA que apresenta um maior peso na morbidade e mortalidade destes doentes. É uma contração uni ou plurissegmentar da parede de uma artéria, não adaptativa e que funciona como uma estenose, diminuindo o fluxo de sangue para o respectivo território de distribuição. A etiologia do vasospasmo ainda é motivo de debate. Esta contração, apesar de ser reversível com terapêutica ou espontaneamente, representa uma perda da capacidade de autorregulação do cérebro, ou seja, as artérias contraem de forma fixa, independentemente da pressão arterial ou do ambiente metabólico. Em alguns casos pode ser intensa e duradoura o suficiente para provocar lesão parenquimatosa irreversível. Ocorre tipicamente entre o 3º e o 14º dia após a HSA. Foram identificados vários fatores de risco para vasospasmo, nomeadamente um mau estado neurológico na admissão, a quantidade de sangue observada na tomografia, a presença de sangue intraventricular ou intraparenquimatoso, a detecção de vasospasmo logo na angiografia de admissão, hipovolemia, baixo débito cardíaco, tabagismo, hipertensão, febre e idades mais jovens parecem mais propensas a vasospasmo.[8-10]

Clinicamente ele pode manifestar-se com deterioração do estado neurológico, afundamento do estado de consciência e/ou aparecimento de sinais focais. A gravidade e o tipo de sinais focais observados depende da artéria afetada e, também, do grau de circulação colateral. Se o vasospasmo tiver a intensidade e durar o tempo suficientes, pode desenvolver-se lesão isquêmica irreversível, no território da artéria espástica – a isquemia cerebral tardia. Qualquer terapêutica dirigida ao vasospasmo deve, em primeiro lugar, procurar antecipar o estabelecimento da isquemia.[7-10]

O exame complementar de diagnóstico ideal para identificar o vasospasmo é a angiografia cerebral, sendo que é também por meio da angiografia que podem ser oferecidos alguns tratamentos para o vasospasmo: angioplastia química ou mecânica. A tomografia cerebral com estudo angiográfico também pode ter um papel na identificação do vasospasmo. No entanto, estes exames são invasivos e implicam o transporte do doente crítico, pelo que, apesar de poderem ter um papel no diagnóstico do vasospasmo, não são adequados à sua monitorização.[11] É aqui que entra o DTC, que detecta aumento das velocidades de circulação nas artérias da base do crânio com vasospasmo. E esse aumento das velocidades do fluxo sanguíneo antecedem o estabelecimento dos sintomas, ou seja, antecedem o desenvolvimento de lesão isquêmica, daí que o DTC tem um papel importante no rastreio e prevenção do vasospasmo, não apresentando as limitações logísticas da angiografia. E pela mesma ordem de razões, o DTC é importante na avaliação da resposta aos tratamentos instituídos e na avaliação diária (ou mais frequente) do doente em risco de desenvolver vasospasmo. Ele é especialmente útil em doentes com alteração do estado de consciência ou sedoanalgesiados, onde o exame neurológico dá pouca informação. Para além disso, fornece outros elementos como os índices de pulsatilidade, que nos poderão indicar um aumento da pressão intracraniana.[8-11]

O espectro de DTC numa artéria vasospástica aparece com um aumento generalizado das velocidades, tanto do componente diastólico como do sistólico, semelhante a uma estenose arterial aterosclerótica (**Figura 26.3**). As velocidades médias de circulação sanguínea são calculadas e comparadas. O conjunto de evidências disponível na literatura científica foca-se sobretudo no diagnóstico do vasospasmo da artéria cerebral média e da artéria basilar. No caso da ACM, é utilizado o índice de Lindegaard, calculado dividindo a velocidade média na ACM pela velocidade média na carótida interna ipsilateral, utilizando a mesma sonda. Este índice permite distinguir verdadeiro vasospasmo de estados hipercirculatórios, como na hipervolemia, na anemia, na febre ou no aumento do débito cardíaco por outras causas. No caso da artéria basilar, utiliza-se o índice de Sviri, calculado dividindo a velocidade média na basilar pela média das velocidades médias em ambas as vertebrais extracranianas.[11] As **Tabelas 26.2 e 26.3** enunciam os valores das velocidades

Tabela 26.2. Critérios velocimétricos para vasospasmo na artéria cerebral média

	Velocidade média cm/s	Índice de Lindegaard
Vasospasmo ligeiro	< 120	< 3
Vasospasmo moderado	120-200	3-6
Vasospasmo grave	> 200	> 6

Fonte: Acervo da autoria.

Tabela 26.3 Critérios velocimétricos para vasospasmo na artéria basilar

	velocidade média cm/s	índice de Sviri
Vasospasmo ligeiro	> 70	> 2
Vasospasmo moderado	> 85	> 2,5
Vasospasmo grave	> 85	> 3

Fonte: Acervo da autoria.

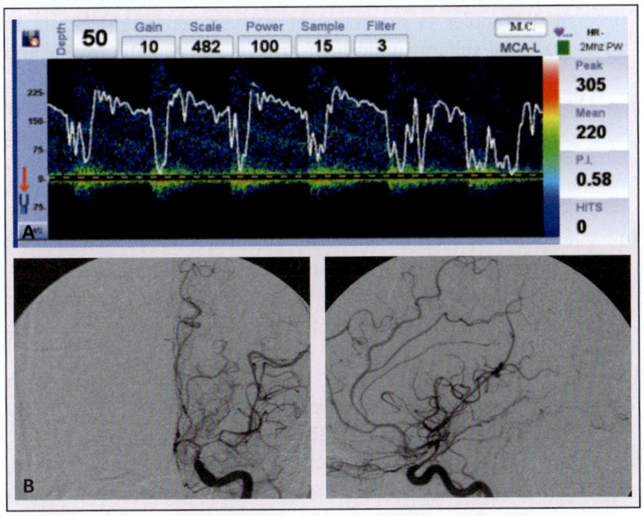

Figura 26.3. Vasospasmo cerebral grave na artéria cerebral média esquerda. (A) Doppler transcraniano mostra velocidades médias de 220 cm/s. (B) Angiografia realizada no mesmo doente, mostra estenose grave no segmento M1 da mesma artéria.[11]

Fonte: Adaptada de Kumar G, Alexandrov AV. Vasospasm Surveillance With Transcranial Doppler Sonography in Subarachnoid Hemorrhage. J Ultrasound Med. 2015;34:1345-1350.

médias e índices de Lindegaard e Sviri, pelos quais é classificado o vasospasmo, de acordo com a sua gravidade.

Morte cerebral

A morte cerebral é um desfecho possível em muitos doentes internados em unidades de cuidados intensivos, nomeadamente nos doentes neurocríticos. A determinação diagnóstica é feita recorrendo a um conjunto definido de provas clínicas – coma irreversível, ausência de reflexos do tronco cerebral e apneia – e tem particular interesse em doentes potenciais dadores de órgãos para transplante. Há situações clínicas em que as provas clínicas não são totalmente esclarecedoras e o recurso a exames complementares de diagnóstico é a regra. Alguns países exigem um exame complementar para confirmar o diagnóstico clínico.[12]

Os exames complementares atualmente utilizados dividem-se em 2 grupos: aqueles que testam a função cerebral e os que demonstram a ausência de circulação intracraniana. No primeiro grupo, o eletroencefalograma demonstra a ausência de atividade elétrica cortical e a tomografia por emissão de pósitrons (PET) mostra ausência de metabolismo cerebral. Entre os exames complementares que demonstram colapso circulatório cerebral encontram-se a angiografia, a tomografia com estudo angiográfico e o DTC.

À medida que a pressão intracraniana (PIC) vai aumentando, o padrão espectral observado no DTC deixa de ser o de uma onda de baixa resistência e sofre um conjunto de transformações, até à total ausência de fluxo sanguíneo. Numa primeira fase aparece um padrão típico de hipertensão intracraniana, com diminuição do fluxo diastólico e aumento do índice de pulsatilidade. O componente sistólico vai tornando-se encurtado, assumindo o aspecto de ondas "apiculadas". Quando a PIC ultrapassa o valor da pressão diastólica sistêmica, o componente diastólico desaparece. Aumentos subsequentes da PIC vão produzir 3 padrões espectrais específicos que se correlacionam fortemente com os achados angiográficos da morte cerebral (**Figura 26.4**).[13-15]

1. **Fluxo bifásico alternante:** observa-se fluxo anterógrado e fluxo retrógrado em cada ciclo cardíaco, que alternam entre si. Também conhecido como o sinal "*to-and-fro*".

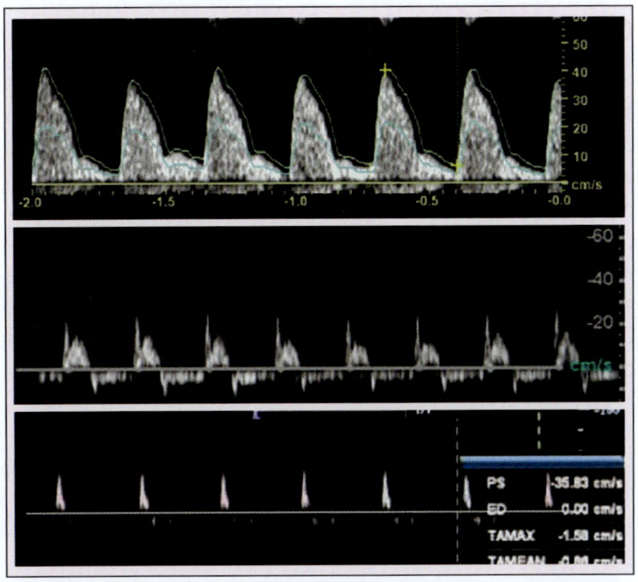

Figura 26.4. Padrões espectrais observados na hipertensão intracraniana e morte cerebral. (A) Diminuição do componente diastólico, com aumento dos índices de pulsatilidade. (B) Padrão de fluxo bifásico alternante ("*to-and-fro*"). (C) Picos sistólicos isolados.

Fonte: Acervo da autoria.

2. **Picos sistólicos:** presença de picos sistólicos isolados, sem nenhum componente diastólico, com duração inferior a 200 milissegundos e uma velocidade de pico inferior a 50 cm/s.
3. Ausência total de sinal circulatório.

Para se obter informação precisa de um padrão espectral em DTC compatível com evolução para morte cerebral, é necessário otimizar tecnicamente o aparelho, no sentido de evitar os falso-positivos. Deve ser:

1. Reduzida a frequência de repetição de pulso.
2. Desativados os filtros.
3. Aumentado o volume da amostra.
4. Aumentados os ganhos.
5. Reduzido tamanho da janela do Doppler colorido.
6. Aumentado o ganho de cor.

Os espectros descritos devem ser obtidos em várias artérias insonadas e bilateralmente. Repetir o exame, após um determinado intervalo de tempo, também aumenta a precisão diagnóstica. A total ausência de espectro não pode ser imediatamente interpretada como ausência de circulação cerebral, uma vez que o doente pode, simplesmente, não ter janela acústica óssea. No entanto, se um DTC prévio tiver sido obtido nesse mesmo doente, num momento em que ainda era possível observar-se circulação cerebral, e se mantiver o mesmo aparelho de DTC e as mesmas especificações técnicas, a ausência de sinal espectral pode então ser aceita como indicativo de parada circulatória cerebral.[2]

A sensibilidade e a especificidade do DTC na determinação da parada circulatória cerebral varia de acordo com os critérios utilizados. Os valores reportadas na literatura variam entre 75% e 95% para a sensibilidade e 98% a 100% para a especificidade.[2]

Conclusão

O DTC é uma ferramenta útil na avaliação de doentes neurocríticos. Ele permite diagnosticar doentes com doença cerebrovascular que apresentem oclusões ou estenoses das artérias da base crânio, incluindo a porção terminal da carótida interna. Permite diagnosticar e monitorizar rotineiramente o vasospasmo em doentes com hemorragia subaracnoidea espontânea, sendo um método de rastreio que se antecipa ao estabelecimento de lesão isquêmica irreversível. O DTC pode ser um exame de diagnóstico importante na determinação da morte cerebral, devendo ser sempre encarado como complementar às provas clínicas. Ele permite inferir mudanças na pressão intracraniana do doente neurocríticos, por meio da análise dos seus espectros. O DTC faz hoje parte da neuromonitorização multimodal, juntamente com outras ferramentas, permitindo uma avaliação integrada da função cerebral.

Referências bibliográficas

1. Aaslid R, Markwalder T-M, Nornes H. Noninvasive transcranial Doppler ultrasound recording of velocity in basal cerebral arteries. J Neurosurg. 1982;57:769-774.
2. Csiba L, Baracchini C. Manual of Neurosonology. Cambridge: Cambridge University Press; 2016. p 118-53.
3. Rumack C, Levine D. Diagnostic Ultrasound. 4th ed. Philadelphia: Elsevier; 2018. p 1-33.
4. Valdueza JM, Schreiber SJ, Roehl J, Klingebiel R. Neurosonology and Neuroimaging of Stroke. New York: Thieme Stuttgart; 2008.
5. Bartels E, Fuchs H-H, Flügel KA. Color Doppler imaging of basal cerebral arteries. Examination technique and normal reference values. Angiology. 1995;10:877-844.
6. Blanco P, Abdo-Cuza A. Transcranial Doppler ultrasound in neurocritical care. J Ultrasound. 2018;21(1):116.
7. Le Roux PD, Levine JM, Kofke WA. Monitoring in Neurocritical Care. Philadelphia: Elsevier Saunders; 2013.
8. Kumar G, Shahripour RB, Harrigan MR. Vasospasm on transcranial Doppler is predictive of delayed cerebral ischemia in aneurysmal subarachnoid hemorrhage: a systematic review and meta-analysis. J Neurosurg. 2016;124(5):1257-64.
9. Diringer MN, Bleck TP, Claude Hemphill J 3rd, Menon D, Shutter L, Vespa P, et al. Critical care management of patients following aneurysmal subarachnoid hemorrhage: recommendations from the Neurocritical Care Society's Multidisciplinary Consensus Conference. Neurocrit Care. 2011;15(2):211-40.
10. Connolly ES, Rabinstein AA, Carhuapoma JR. Guidelines for the management of aneurysmal subarachnoid hemorrhage: a guideline for healthcare professionals from the American Heart Association/American Stroke Association. Stroke. 2012; 43(6):1711-37.
11. Kumar G, Alexandrov AV. Vasospasm Surveillance With Transcranial Doppler Sonography in Subarachnoid Hemorrhage. J Ultrasound Med 2015;34:1345-1350.
12. Greer DM, Shemie SD, Lewis A, Torrance S, Varelas P, Goldenberg FD, et al. Determination of Brain Death/Death by Neurologic Criteria - The World Brain Death Project. JAMA. 2020;324(11):1078-1097.
13. Ropper AH, Kehne SM, Wechsler L. Transcranial Doppler in brain death. Neurology. 1987;37:1733-1735.
14. Hassler W, Steinmetz H, Gawlowski J. Transcranial Doppler ultrasonography in raised intracranial pressure and in intracranial circulatory arrest. J Neurosurg. 1988;68:745-751.
15. Hassler W, Steinmetz H, Pirschel J. Transcranial Doppler study of intracranial circulatory arrest. J Neurosurg. 1989; 71:195-201.

capítulo | 27

Monitorização Multimodal do Paciente Neurológico Grave

Salomón Ordinola Rojas | Hennan Salzedas Teixeira | Amanda Ayako Minemura Ordinola
Maiko Moura da Silveira | Guilherme Nascimento de Morais | Fabrício Gomes da Silva

Introdução

Pacientes que evoluem com quadro neurológico agudo e/ou complicações neurológicas durante a internação devem ser monitorizados em unidade de terapia intensiva neurológica (UTIN). Dentre as emergências neurológicas admitidas em UTIN existem quadros vasculares incluindo acidente vascular cerebral hemorrágico (AVCh), hemorragia subaracnoide (HSA), acidente vascular cerebral isquêmico (AVCi) e trauma cranioencefálico (TCE).[1]

O manejo destes pacientes requer adequado treinamento e conhecimento nas áreas de neurointensivismo, manejo hemodinâmico e em técnicas de neuromonitorização básica e avançada, uma vez que medidas de fluxo sanguíneo cerebral (FSC), pressão intracraniana (PIC) e pressão de perfusão cerebral (PPC) devem ser cuidadosamente monitorizadas.[1]

A monitorização multimodal (MMM) representa ferramenta fundamental para esse fim, permitindo identificação, compreensão da fisiopatologia e avaliação do tratamento com o intuito de evitar lesão secundária, melhorar os resultados neurológicos e a sobrevida dos pacientes.[2]

Deve-se individualizar a neuromonitorização sendo preconizado que se inicie com o exame clínico neurológico em associação às técnicas de exames de imagem e laboratoriais. O conjunto de achados fornece ferramentas necessárias para direcionamento da melhor terapêutica a ser aplicada.[3]

É de grande importância destacar o papel da equipe multidisciplinar, cujos profissionais quando devidamente capacitados são capazes de identificar alterações no exame neurológico, permitindo que intervenções precoces possam ser realizadas.[1]

A monitorização sistêmica inclui oximetria de pulso, pressão arterial invasiva ou não invasiva, temperatura corpórea e monitor cardíaco. Já a MMM divide-se em básica incluindo medidas de PIC e PPC e avançada com uso de Doppler transcraniano (DTC), bainha de nervo óptico, eletroencefalograma (EEG), monitorização de curva de complacência cerebral com método Brain4care, espectroscopia de infravermelho (NIRS), bulbo jugular, oxigenação cerebral e microdiálise cerebral.

Fisiologia cerebral

O cérebro não tem capacidade de armazenamento de glicose e oxigênio, o que faz com que o fluxo ofertado para o tecido seja de fundamental importância para a preservação da função neurológica e desfecho favorável no momento de recuperação. O valor normal de FSC é em torno de 50 mL/100g de tecido cerebral por minuto, sendo que valores abaixo 20 a 30 mL/100g apresentam-se clinicamente com variações da consciência, desde leves alterações em seu nível ao coma. Valores inferiores a 10 mL/100g se relacionam à falha metabólica e dano neuronal irreversível.[3]

Fluxo sanguíneo cerebral (FSC)

Para o entendimento do FSC devemos compreender a lei de Poiseuille, em que o fluxo é proporcional à diferença nas pressões de entrada e saída (DELTA P), dividida pela resistência ao fluxo que demostra que o FSC e a PPC dependem da viscosidade do sangue e do raio do vaso (**Figura 27.1**).[3,4]

Lei de Poiseuille	Lei de Ohm
$Q = (P1 - P2)^4/8L\,\eta$	Resistência = (P1 – P2)/fluxo

Figura 27.1. Leis de Poiseuille e de Ohm.

Q = velocidade do fluxo; P1- P2 = diferença de pressão ao longo do tubo; r = raio do tubo; L = comprimento do tubo; η = viscosidade do líquido.

Fonte: Acervo da autoria.

A PPC é resultado da subtração da PIC pela PAM e, sua manutenção está estritamente relacionada com o FSC e a capacidade cerebral de manter sua autorregulação. Em situações em que tanto a autorregulação quanto a PAM encontram-se preservadas, alterações na PPC não produzem mudanças no FSC. Porém, quando existe perda de autorregulação e PAM anormal, as mudanças no FSC são dependentes da PPC. Como consequência da perda de autorregulação e liberação de substratos vasoativos, ocorrem alterações na regulação metabólica, na perfusão e no tônus vascular.[5]

$$PPC = PAM - PIC$$

Além disso, o FSC está diretamente relacionado aos níveis de pressão de gás carbônico (PCO^2), uma vez que a vasculatura cerebral é extremamente sensível aos níveis do gás. Valores elevados de PCO_2 promovem vasodilatação cerebral e aumento do FSC, porém podem promover, como consequência, aumento de PIC pelo aumento do compartimento venoso. Em situações de refratariedade ou de herniação cerebral, manter PCO_2 entre 32 e 35 mmHg por no máximo duas horas pode ser utilizado como medida de resgate até a implementação de demais medidas para redução de PIC, porém não deve ser utilizada de forma rotineira a fim de evitar lesões por isquemia e redução do FSC.[5]

Oxigenação cerebral

Nos pacientes neurocríticos manter oxigenação cerebral é de demasiada importância com o intuito de minimizar hipoxia e isquemia cerebral após lesão aguda. A oxigenação do tecido cerebral ($PbtO_2$) traduz a oxigenação tecidual cerebral e corresponde à diferença arteriovenosa de oxigênio cerebral e FSC.[6]

Reduções no FSC secundárias a edema endotelial ou colapso microvascular ocorrem por aumento do gradiente de difusão de oxigênio entre tecido cerebral e o sangue venoso.[6]

O estudo BOOST-II mostrou que os pacientes monitorizados com $PbTO_2$ e PIC tiveram menor taxa de mortalidade em 6 meses do que aqueles manejados só com PIC.[7]

Metabolismo cerebral

O cérebro corresponde a 2%-3% do peso corporal e consome cerca de 2% a 25% do débito cardíaco. É um órgão metabolicamente ativo e sem capacidade de armazenar glicose e oxigênio, o que o torna dependente do fornecimento contínuo desses substratos para atender sua demanda metabólica.

Após lesão cerebral aguda, ocorre liberação de neurotransmissores e alteração metabólica com alterações dos níveis de glicose, lactato e piruvato (**Quadro 27.1**). Dessa forma, a monitorização desses metabólitos nos fornece informações do processo fisiopatológico da lesão cerebral aguda.[8,9]

Quadro 27.1. Relação lactato/piruvato no evento isquêmico e não isquêmico

Lactato elevado	Piruvato baixo	Isquemia
Lactato elevado	Piruvato normal ou elevado	Evento não isquêmico

Fonte: Desenvolvido pela autoria.

Vários estudos demonstraram que alteração metabólica após injúria cerebral está relacionada a piores desfechos, reforçando o benefício da monitorização com terapia guiada.[10]

Fisiopatologia da lesão cerebral aguda

As lesões cerebrais podem ser divididas em lesão primária e secundária. Lesão primária acontece imediatamente na hora do evento e, incluem TCE, hemorragia intracraniana, HSA e AVCI. Acredita-se que os danos da lesão primária sejam imediatos, porém alguns mecanismos de morte celular podem ocorrer em horas, podendo ser reversível nesta situação.[3]

A lesão secundária leva a complicações metabólicas e/ou isquêmicas, incluem edema, hipertensão intracraniana (HIC), convulsão, hipotensão e hipoxia. Algumas destas alterações são passíveis de tratamento.[10]

Pressão intracraniana (PIC) e pressão de perfusão cerebral (PPC)

de acordo com a doutrina de Morro Kellie, o crânio ósseo é uma estrutura rígida com volume fixo composto por cérebro, vasculatura cerebral, líquido cefalorraquidiano (LCR) e sangue, sendo sua expansão limitada.[3]

Cerca de 87% do conteúdo intracraniano corresponde à cérebro, 9% à LCR e 4% à sangue. Quando há aumento de um dos componentes, ocorre um mecanismo compensatório de manutenção da pressão intracraniana a partir da remoção de um deles. Primeiramente, pequenos aumentos de massa são compensados pela drenagem do LCR para o espaço subaracnoideo espinhal com pouca ou mínima alteração da PIC. A seguir, toma-se a drenagem de sangue venoso como medida compensatória visando manter a PIC estável. Porém, à medida que os mecanismos se esgotam, pequenos aumentos no volume intracraniano são suficientes para aumentar a PIC.[3]

A curva de Langfitt (**Figura 27.2**), mostra a relação entre pressão intracraniana e lesões com efeito de massa. Observa-se que a primeira parte da curva é caracterizada por aumento no volume acompanhado de apenas discreta elevação na pressão, uma vez que a reserva compensatória é suficiente para acomodar o volume extra. Porém, já na segunda parte da curva, o volume mantém seu aumento com elevação exponencial nos valores pressóricos devido à perda na capacidade de acomodação volumétrica, consequência da exaustão dos mecanismos compensatórios. Dessa forma, pequenos aumentos no volume aumentam consideravelmente os valores de PIC.[11]

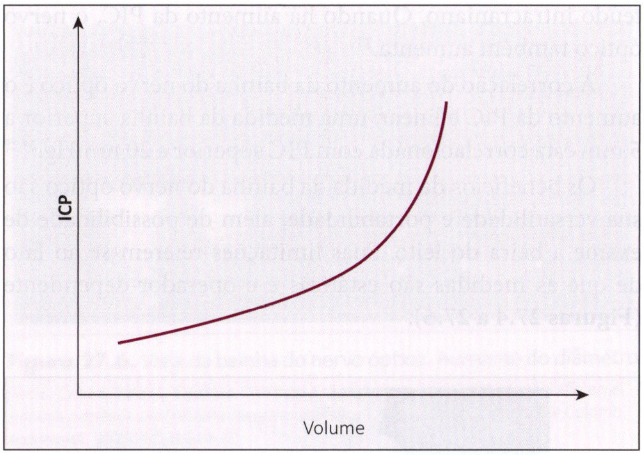

Figura 27.2. Curva de Langfitt.

Fonte: Adaptada de Raboel PH, Bartek Jr J, Andresen M, Bellander BM, Bommer B. Intracranial Pressure Monitoring: Invasive versus Non-Invasive Methods-A Review. Crit Care Res Pract. 2012:2012:950393.

Indicações de monitorização da PIC

Alguns aspectos acerca da monitorização da PIC permanecem controversos e são motivos de debate na literatura, como as exatas indicações clínicas de mensuração, o papel da PIC em predizer desfecho ou protocolos terapêuticos, benefícios clínicos em relação ao exame clínico e radiológico, e como a PIC deve ser medida.[12]

Existem inúmeras causas de elevação da PIC, sendo que as indicações de monitorização variam conforme a patologia clínica. Dessa forma, a monitorização pode ser usada ainda nos casos de:[11]

- TCE com escala de coma de Glasgow ≤ 8 e tomografia computadorizada (TC) de crânio alterada (evidência de hematomas, contusões, edema, herniação ou compressão de cisternas da base).
- TCE grave com TC de crânio sem alterações, porém paciente com duas ou mais condições:
  - Idade > 40 anos.
  - Postura motora anormal uni ou bilateralmente.
  - Pressão arterial sistólica < 90 mmHg.
- Hemorragia intracerebral.
- Hemorragia subaracnoide.
- Hidrocefalia.
- Infarto cerebral.
- Edema cerebral.
- Infecção do sistema nervoso central.
- Encefalopatia hepática.

Monitorização invasiva e não invasiva

Invasiva

O cateter intraparenquimatoso (**Quadro 27.2**) é locado no parênquima cerebral e fixado ao crânio com parafuso ajustável (**Figura 27.3**). Sua colocação é mais fácil do que a realização de dreno ventricular externo, pois não requer a precisão para alocar o dispositivo dentro do ventrículo.[13]

Quadro 27.2. Cateter intraparenquimatoso

Vantagens	Desvantagens
Transmissão de dados Permite alocação mesmo com ventrículos colabados	Incapacidade de ser recalibrado uma vez locado Incapacidade de drenar LCR Podem indicar incorretamente PIC, caso estejam locados em uma área de isquemia

Fonte: Desenvolvido pela autoria.

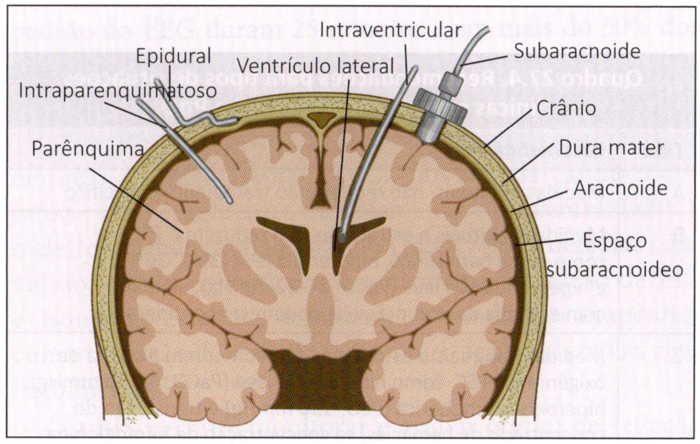

Figura 27.3. Locais para monitorização invasiva de PIC.

Fonte: Harary M, Dolmans RGF, Gormley WB. Intracranial pressure monitoring. Review and avenues for development. Sensors 2018;18:465. (*Open Access*)

Já a derivação ventricular externa (DVE) é um dispositivo conectado a um sistema de drenagem do LCR e ao monitor para medir a PIC. Em situações clínicas em que PIC está aumentada, permite drenar LCR para tratamento da HIC. Além disso, pelo cateter da DVE é possível a opção terapêutica de injetar fármacos na cavidade intraventricular.[13,14] Como por exemplo, a possibilidade de injeção de solução salina ou substância ativadora de plasminogênio tecidual em dose baixa para lise de coágulo intraventricular em pacientes com hemorragia intraventricular.[15]

Em alguns cateteres é possível monitorar a PIC sem necessidade de fechar a DVE para realizar a medida. A acurácia deste cateter é maior para medir PIC,[13] no entanto existe risco de infecção e obstrução do cateter.[14]

Oxigenação do tecido cerebral ($PbtO_2$)

Sua medição ocorre através da locação de microcateter no tecido cerebral para medir de forma contínua o $PbtO_2$. São inseridos pelo mesmo orifício de trepanação para colocar o cateter da PIC, colocados adjacente ao cateter. Existem cateteres que além de medir PIC, obtém $PbtO_2$ e temperatura cerebral.[16,17]

Estudo randomizado com 119 pacientes com TCE grave (BOOST II) sugeriu que terapêuticas guiadas com monitorização da $PbtO_2$ e PIC, apresentaram melhores resultados que quando guiados de forma isolada com monitorização da PIC.[18]

- Elasticidade craniana e ondas de pressão intracraniana

Recentemente foi implantado uma tecnologia não invasiva usada para detectar pequenas variações no volume craniano causadas por mudanças na PIC. O dispositivo possui um sensor que é colocado na região temporoparietal.[34]

O contato não invasivo é obtido pela pressão colocada no couro cabeludo por um sensor. Sua localização permite contato com área de pele fina e crânio, enquanto uma leve pressão é aplicada em uma tiara ajustável, até que o sinal ideal seja captado. O dispositivo filtra, amplifica, verifica o sinal do sensor e envia os dados para um dispositivo móvel.[35]

O dispositivo não fornece valores de pressão em mmHg, porém é capaz de fornecer informações de forma contínua e em tempo real sobre o formato de onda da PIC, a qual possibilita a interpretação sobre a complacência cerebral. As informações adquiridas com o aparelho mostram semelhança com as curvas por meio de métodos invasivos (**Figura 27.9**).[12,34]

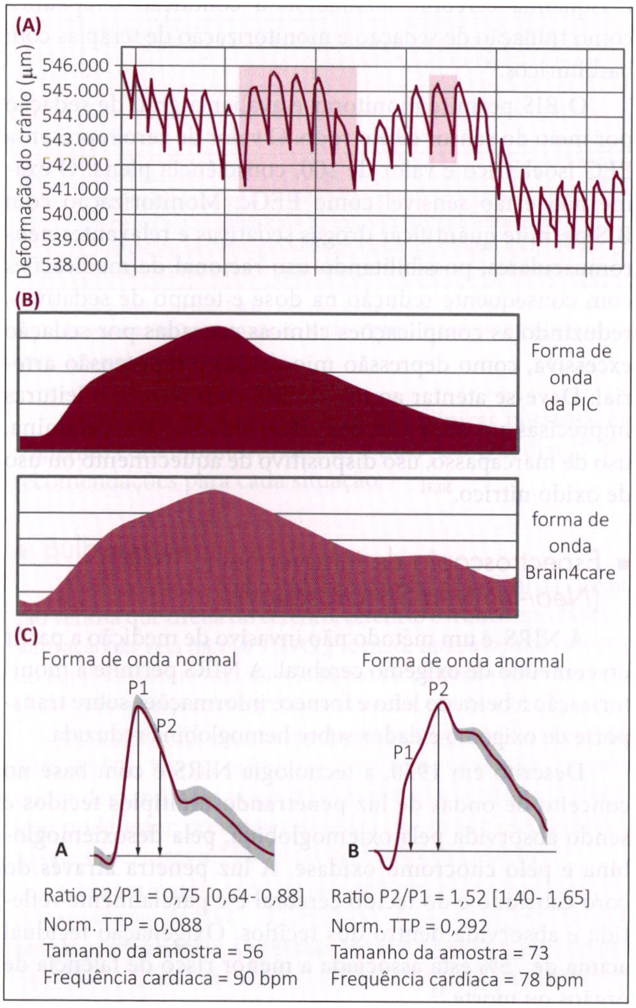

Figura 27.9. (**A**) Onda obtida com sensor sistema Brain4care®. (**B**) Comparação da forma de onda obtidas por sistema invasivo e o sensor não invasivo Brain4care®. (**C**) A: forma de onda normal (P1 > P2), B: forma de onda anormal.[12]

A detecção das mudanças na forma de onda da PIC auxilia os profissionais a preverem variações na complacência cerebral pelo método rápido, inofensivo ao paciente e de simples aplicação.
Fonte: Acervo da autoria.

Exames de imagem

Ressonância magnética (RM) e tomografia computadorizada (TC)

Os exames de imagem possibilitam a detecção de alterações anatômicas associadas ao aumento da pressão intracraniana. Podem ser vistos presença de massa no parênquima e desvio de linha média, dilatação ventricular associada a hidrocefalia, além de perda da diferenciação de substância cinzenta e branca, sugestiva de edema.

O exame de TC de crânio, em combinação com o exame clínico, é muitas vezes usado como forma inicial de avaliação no diagnóstico e tratamento de patologias intracranianas relacionados à elevação da PIC.[36]

As limitações do uso da TC relacionam-se ao fato de que mesmo na ausência de alterações de imagem, a PIC pode estar elevada. Estudos já demonstraram que pacientes com cisternas da base inalteradas apresentavam PIC > 30 mmHg, o que demonstra baixa sensibilidade e consequente incapacidade do método em predizer valores absolutos de PIC.[36]

A partir da mensuração de volume e pressão a cada ciclo cardíaco, é possível calcular a elastância intracraniana (relação entre variação de pressão/variação de volume), que corresponde ao inverso da complacência. A variação de volume é dada pela mensuração contrastada na fase arterial, venosa e do LCR dentro e fora da caixa intracraniana em cada ciclo cardíaco. Já a variação de pressão, deriva das velocidades do LCR. Pode-se estimar a PIC média através da relação entre elastância e PIC.[36]

Alperin *et al.* estudaram a relação entre elevação de PIC e elastância pela RM. Os resultados demonstraram relação linear entre amplitude do gradiente de pressão do LCR medido pela RM e amplitude de pulso medida de forma invasiva, uma vez que o índice de elastância apresentava boa correlação com a PIC invasiva.[37]

Microdiálise cerebral

Representa outra opção de monitorização à beira do leito, mas é um método invasivo, em que um parafuso é inserido no tecido cerebral. Um soluto é infundido em uma velocidade constante e as concentrações de moléculas glicose, lactato, piruvato, glutamato e glicerol se equilibram na membrana do cateter que é semipermeável e permitem que se difundam em ambas as direções. Estas substâncias do dialisato são encaminhadas para análise em laboratório.[38,39]

Marcadores de disfunção celular, como relação lactato/piruvato, glutamato e glicerol e são medidos na microdiálise. Uma relação de lactato/piruvato superior a 40 indica fornecimento inadequado de oxigênio ao cérebro, anormalidade no suprimento de glicose ou disfunção mitocondrial no cérebro subjacente.[39]

Resultados da relação de lactato/piruvato superior a 40 e glicose inferior a 0,8 mmol/L estão relacionados a piores desfechos. Atualmente, a microdiálise cerebral é utilizada em cenários de investigação, mas seu uso pode evoluir e se difundir no futuro.[39]

Conclusão

Os cuidados com os pacientes neurocríticos evoluíram com a tecnologia crescente. Por meio dos métodos disponíveis, a compreensão e monitorização da resposta terapêutica tornaram-se realidades que podem auxiliar no manejo à beira do leito.

A monitorização multimodal permite uma avaliação abrangente e acompanhamento da resposta terapêutica, por meios invasivos ou não invasivos. Deve-se realizar a integração de dados da monitorização e direcionar a terapêutica individualizada, permitindo adequado planejamento e promoção de melhores desfechos.

Referências bibliográficas

1. Rincon F, Mayer SA. Neurocritical care: a distinct discipline? Curr Opin Crit Care. 2007;13(2):115-121.
2. Le Roux P, Menon DK, Citerio G, Bader MK, Brophy G, Diringer MN, et al. Neurocritical Care Society; European Society of Intensive Care Medicine. Consensus summary statement of the International Multidisciplinary Consensus Conference on Multimodality Monitoring in Neurocritical Care: a statement for healthcare professionals from the Neurocritical Care Society and the European Society of Intensive Care Medicine. Intensive Care Med. 2014;40(9):1189-1209.
3. Zacharia BE, Connolly ES Jr. Principles of cerebral metabolism and blood flow. In: Le Roux PD, Levine JM, Kofke WA, eds. Monitoring in Neurocritical Care. Philadelphia, PA: Saunders; 2013:2-8.
4. Cipolla MJ. Control of cerebral blood flow. In: Cipolla MJ. The Cerebral Circulation. San Rafael, CA: Morgan & Claypool Life Sciences; 2009.
5. Kety SS, Schmidt CF. The effects of altered arterial tensions of carbon dioxide and oxygen on cerebral blood flow and cerebral oxygen consumption of normal young men. J Clin Invest. 1948;27(4):484-492.
6. Stocchetti N, Le Roux P, Vespa P, Oddo M, Citerio G, Andrews PJ, et al. Clinical review: neuromonitoring—an update. Crit Care. 2013;17(1):201.
7. Bouzat P, Marques-Vidal P, Zerlauth JB, Sala N, Suys T, Shoettker P, et al. Accuracy of brain multimodal monitoring to detect cerebral hypoperfusion after traumatic brain injury. Crit Care Med. 2015;43(2):445-452
8. Tasneem N, Samaniego EA, Pieper C, Leira EC, Adams HP, Hasan D, et al. Brain multimodality monitoring: a new tool in neurocritical care of comatose patients. Crit Care Res Pract. 2017;2017:6097265.
9. Larach DB, Kofke WA, Le Roux P. Potential non-hypoxic/ ischemic causes of increased cerebral interstitial fluid lactate/pyruvate ratio: a review of available literature. Neurocrit Care. 2011;15(3):609-622.
10. Hutchinson PJ, Jalloh I, Helmy A, Carpenter KLH, Rostami E, Bellander B, et al. Consensus statement from the 2014 International Microdialysis Forum. Intensive Care Med. 2015;41(9):1517-1528.
11. Raboel PH, Bertek Jr J, Andresen M, Bellander BM, Rommer. Intracranial Pressure Monitoring: Invasive versus Non-Invasive Methods —A Review. Crit Care Res Pract. 2012:2012:950393.
12. Evensen KB, Eide PK. Measuring intracranial pressure by invasive, less invasive or non-invasive means: limitations and avenues for improvement. Fluids and Barriers of the CNS. 2020 May 6;17(1):34. (Moraes FM et al. Pearls and pitfalls in niICP monitoring. Arq Neuropsiquiatr 2021;79(5):437-446.)
13. Chesnut RM. Intracranial pressure. In: Le Roux PD, Levine JM, Kofke WA, eds. Monitoring in Neurocritical Care. Philadelphia, PA: Saunders; 2013. p. 338-347.
14. Muralidharan R. External ventricular drains: management and complications. Surg Neurol Int. 2015;6(Suppl 6): S271-S274.
15. Hanley DF, Lane K, McBee N, Ziai W, Tuhrin S, Lees KR, et al. Thrombolytic removal of intraventricular haemorrhage in treatment of severe stroke: results of the randomised, multicentre, multiregion, placebo-controlled CLEAR III trial. Lancet. 2017;389(10069):603-611.
16. Muellner T, Schramm W, Kwasny O, Vécsei V. Patients with increased intracranial pressure cannot be monitored using near infrared spectroscopy. Br J Neurosurg. 1998;12(2):136-139.
17. Oddo M, Le Roux PD. Brain oxygen. In: Le Roux PD, Levine JM, Kofke WA, eds. Monitoring in Neurocritical Care. Philadelphia, PA: Saunders; 2013. p. 348-355.
18. Okonkwo DO, Shutter LA, Moore C, Temkin NR, Puccio AM, Madden CJ, et al. Brain Oxygen Optimization in Severe Traumatic Brain Injury Phase-II: A Phase II Randomized Trial. Crit Care Med. 2017;45(11):1907-1914.
19. Chesnut R, Aguilera S, Buki A, Bulger E, Citero G, Cooper DJ, et al. A management algorithm for adult patients with both brain oxygen and intracranial pressure monitoring: the Seattle International Severe Traumatic Brain Injury Consensus Conference (SIBICC). Intensive Care Med. 2020;46:919-929.
20. Prakash A, Matta BF. Jugular bulb oximetry. In: Le Roux PD, Levine JM, Kofke WA, eds. Monitoring in Neurocritical Care. Philadelphia, PA: Saunders; 2013. p. 320-326.
21. Myerson A, Halloran RD, Hirsch HL. Technic for obtaining blood from the internal jugular vein and internal carotid artery. Arch Neurol Psychiatry. 1927;17(6):807-808.
22. Matta BF, Lam AM, Mayberg TS, Shapira Y, Winn HR. A critique of the intraoperative use of jugular venous bulb catheters during neurosurgical procedures. Anesth Analg. 1994;79(4):745-750.
23. Hansen HC, Helmke K, Kunze K. Optic nerve sheath enlargement in acute intracranial hypertension. J Neuroophthalmol. 1994;14(6):345-354.
24. Kimberly HH, Shah S, Marill K, Noble V. Correlation of optic nerve sheath diameter with direct measurement of intracranial pressure. Acad Emerg Med. 2008;15(2):201-204.
25. Moretti R, Pizzi B, Cassini F, Vivaldi N. Reliability of optic nerve ultrasound for the evaluation of patients with spontaneous intracranial hemorrhage. Neurocrit Care. 2009;11(3):406-410.
26. Czosnyka M, Schmidt B, Schmidt EA, Ramakrishna R, Mourad PD, Kliot M. Noninvasive brain monitoring. In: Le Roux PD, Levine JM, Kofke WA, eds. Monitoring in Neurocritical Care. Philadelphia, PA: Saunders; 2013. p. 445-455.
27. Cardim D, Robba C, Bohdanowicz M, Donnelly J, Cabella B, Liu X, et al. Non-invasive Monitoring of Intracranial Pressure Using Transcranial Doppler Ultrasonography: Is It Possible? Neurocrit Care. 2016;25:473-491.
28. Horn P, Oddo M, Schmitt SE. Electroencephalography. In: Le Roux PD, Levine JM, Kofke WA, eds. Monitoring in Neurocritical Care. Philadelphia, PA: Saunders; 2013. p. 246-255.
29. Young GB. Continuous EEG monitoring in the ICU: challenges and opportunities. Can J Neurol Sci. 2009;36 Suppl 2:S89-S91.
30. Pandit JJ, Cook TM. National Institute for Clinical Excellence guidance on measuring depth of anaesthesia: limitations of EEG-based technology. Br J Anaesth. 2013;110(3):325-328.
31. Al-Rawi PG, Kirkpatrick PJ. Near infrared spectroscopy. In: Le Roux PD, Levine JM, Kofke WA, eds. Monitoring in Neurocritical Care. Philadelphia, PA: Saunders; 2013. p. 327-335.
32. Muellner T, Schramm W, Kwasny O, Vécsei V. Patients with increased intracranial pressure cannot be monitored using near infrared spectroscopy. Br J Neurosurg. 1998;12(2):136-139.

33. Bellander BM, Cantais E, Enblad P, Hutchinson P, Nordstom CH, Robertson C, et al. Consensus meeting on microdialysis in neurointensive care. Intensive Care Med. 2004;30(12):2166-2169.
34. Vilela GH, Cabella B, Mascarenhas S, Czosnyka M, Smielewski P, Dias C, et al. Validation of a New Minimally Invasive Intracranial Pressure Monitoring Method by Direct Comparison with an Invasive Technique. Acta Neurochir Suppl. 2016;122:97-100.
35. Brasil S, Taccone FS, Wayhs SY, Tomazini BM, Annoni F, et al. Cerebral Hemodynamics and Intracranial Compliance Impairment in Critically Ill COVID-19 Patients: A Pilot Study. Brain Sci. 2021;11(7):874.
36. Kristiansson H, Nissborg E, Bartek Jr E, Andresen M, Reinstrup P, Rommer B.Measuring Elevated Intracranial Pressure through Noninvasive Methods, J Neurosurg Anesthesiol. 2013;25(4):372-85
37. Alperin NJ, Lee SH, Loth F, Raksin PB, Lichtor T. MR-Intracranial pressure (ICP): a method to measure intracranial elastance and pressure noninvasively by means of MR imaging: baboon and human study. Radiology 2000;217(3):877-85.
38. Shannon RJ, Carpenter KL, Guilfoyle MR, Helmy A, Hutchinson PJ. Cerebral microdialysis in clinical studies of drugs: pharmacokinetic applications. J Pharmacokinet Pharmacodyn. 2013;40(3):343-358.

Biliografia recomendada

hajat Z, Ahmad N, Andrzejowski J. The role and limitations of EEG-based depth of anaesthesia monitoring in theatres and intensive care. Anaesthesia. 2017; 72(Suppl 1):38-47.

capítulo | 28

Ultrassonografia como Ferramenta de Monitorização

Subcapítulo | 28.1

Ultrassonografia Pulmonar como Ferramenta de Monitorização Ventilatória e Hemodinâmica

Paulo César Gottardo | Ricardo Luis Cordioli | Rui Moreno

Destaques

- A avaliação sequencial pulmonar por meio da ultrassonografia permite uma compreensão detalhada e dinâmica da evolução da lesão pulmonar, contribuindo para uma conduta mais precisa e individualizada.
- A melhora sustentada da aeração pulmonar, particularmente quando associada à preservação da função diafragmática, durante a aplicação de ventilação não invasiva com pressão positiva, é um indicador positivo de resposta ao tratamento da insuficiência respiratória aguda. Enquanto a piora desses parâmetros pode indicar falha do método, exigindo uma revisão imediata do plano terapêutico para evitar agravamento do quadro clínico.
- O *Lung Ultrasound* (LUS) Score pode fornecer dados relevantes sobre a progressão do acometimento pulmonar do paciente crítico. O qual pode ser utilizado para a avaliação da resposta a diferentes medidas terapêuticas, como a mudança para decúbito (pronação), as manobras de recrutamento alveolar e a antibioticoterapia.
- A ultrassonografia pulmonar do intensivista (USIP) é uma ferramenta efetiva e precisa na identificação rápida de complicações comuns da ventilação mecânica, como pneumonia associada à ventilação e pneumotórax, permitindo uma intervenção precoce e adequada.
- A utilização USIP, especialmente quando combinada às informações provenientes da avaliação ultrassonográfica cardíaca e diafragmática, possibilita uma análise mais precisa e abrangente do processo de desmame ventilatório, fornecendo informações relevantes para a tomada de decisão clínica.
- A quantificação da água pulmonar extravascular (APEV) por meio da ultrassonografia proporciona informações importantes para a monitorização do paciente crítico. O que envolve a avaliação hemodinâmica, com a distinção etiológica do choque circulatório, avaliação de seu tratamento e prognóstico.

Introdução

A ultrassonografia pulmonar do intensivista (USIP) é uma técnica não invasiva e dinâmica, realizada à beira do leito, sem acarretar riscos ou custos significativos. Essa abordagem fornece informações cruciais para a monitorização contínua do paciente crítico, especialmente em situações de instabilidade hemodinâmica ou ventilatória. Ao avaliar a aeração pulmonar e a água pulmonar extravascular, a USIP orienta diagnósticos precisos e intervenções direcionadas, garantindo um manejo clínico individualizado e eficaz. Neste capítulo, exploraremos a importância dessa ferramenta na monitorização ventilatória e hemodinâmica do paciente crítico.

Ultrassonografia pulmonar na monitorização ventilatória

A perda de aeração pulmonar aferida pela USIP tem relação estreita com a mecânica e a *performance* pulmonar. O aumento do *Lung Ultrasound* (LUS) Score, assim como da quantificação das Linhas B tem relação direta com a elastância pulmonar e por conseguinte, inversa com a sua complacência.[1,2] Hasan e Makhlouf demonstraram uma boa correlação entre a distância entre as Linhas B e a capacidade vital forçada ($r = -0{,}848$, $p < 0{,}001$), assim como com a capacidade pulmonar total ($r = -0{,}664$, $p < 0{,}001$), com a capacidade de difusão de monóxido de carbono ($r = -0{,}817$, $p < 0{,}001$) e com a pressão arterial de oxigênio ($r = -0{,}902$, $p < 0{,}001$).[3] Barnikel M *et al.* também demonstram uma relação direta entre o LUS Score a fração de oxigênio ofertada (Pearson 0,591, $p = 0{,}033$), com a pressão de platô (Pearson 0,617, $p = 0{,}008$) e inversa com a relação PaO_2/FiO_2 (Pearson -0,723, $p = 0{,}005$).[2] Esses princípios fazem com que a USIP possa ser empregada para a monitorização ventilatória, proporcionando dados relevantes que norteiam a tomada de decisão, com ajustes terapêuticos direcionados.[4-6]

Monitorização do suporte ventilatório não invasivo

A avaliação da resposta a medidas de suporte não invasivo para a insuficiência respiratória aguda pode ser realizada por meio da análise evolutiva da USIP. Redondo Calvo *et al.* observaram em seu estudo que os pacientes que responderam de forma eficaz à ventilação não invasiva (VNI) apresentaram volumes menores de água pulmonar extravascular (APEV) no momento da instituição da terapia, com redução significativa após 1 hora ($p < 0{,}001$). Eles identificaram um ponto de corte de 0,5 mL/kg de APEV como preditor de maior risco de falha nas medidas terapêuticas.[7] Esses princípios aplicados à USIP indicam que indivíduos com aumento significativo de Linhas B e ausência de redução após a introdução da VNI podem ter menor probabilidade de sucesso terapêutico.

Em outro estudo retrospectivo, Lu X *et al.* acompanharam pacientes com trauma contuso pulmonar, submetidos à USIP diariamente em três momentos distintos: nas primeiras 12 horas após a admissão na unidade de terapia intensiva (UTI), entre 24 e 48 horas e entre 72 e 96 horas. Os pacientes que necessitaram de intubação orotraqueal (IOT) apresentaram aumento significativo no LUS Score nas primeiras 72 a 96 horas ($p < 0{,}05$). Além disso, a utilização de cateter nasal de alto fluxo resultou em redução do LUS Score, da mortalidade e do tempo de internação ($p < 0{,}05$).[8]

Em pacientes com COVID-19, o LUS Score demonstrou boa acurácia na predição de resposta às medidas ventilatórias não invasivas em casos de insuficiência respiratória. Biasucci *et al.* observaram que pacientes que necessitaram de suporte ventilatório invasivo apresentaram escores mais elevados de ultrassonografia pulmonar e maior número de áreas acometidas desde a avaliação inicial ($p < 0{,}001$).[9] Esses resultados corroboram com o estudo de Yasukawa *et al.*, onde um LUS Score inferior a 5 apresentou valor preditivo negativo de 100% para a necessidade de suporte ventilatório invasivo. Pacientes admitidos em UTI e aqueles que necessitaram de suporte ventilatório invasivo apresentaram escores mais elevados (18 *vs.* 8,5, $p < 0{,}001$).[10]

Monitorização do suporte ventilatório invasivo

Quando se faz necessário instituir suporte ventilatório invasivo, é essencial buscar uma terapêutica individualizada que busque reduzir danos e aumentar a probabilidade de desfechos positivos.[11] A USIP é uma ferramenta importante para direcionar essas medidas e fornecer dados para ajustes sequenciais do suporte, principalmente em pacientes que preenchem os critérios para síndrome do desconforto respiratório agudo (SDRA). Um dos primeiros passos para estabelecer essas medidas é entender o padrão morfológico pulmonar, que pode ser classificado como focal ou difuso.[12-16]

Existem diferentes métodos para distinguir esses perfis, com boa acurácia para predição. A **Figura 28.1.1** apresenta

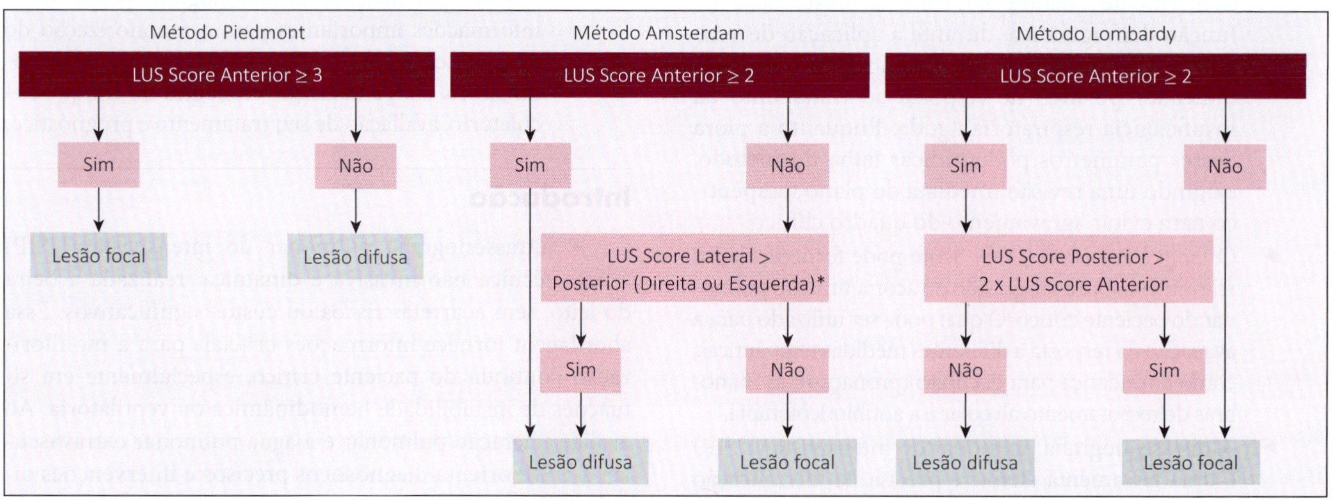

Figura 28.1.1. Métodos de diagnóstico de padrão morfológico da síndrome do desconforto respiratório agudo (SDRA), diferenciando as lesões focais daquelas com acometimento difuso.

Fonte: Adaptada de Pierrakos C, Smit MR, Pisani L, Paulus F, Schultz MJ, Constantin JM, *et al.* Lung Ultrasound Assessment of Focal and Non-focal Lung Morphology in Patients With Acute Respiratory Distress Syndrome. Front Physiol. 2021 Sep 14;12:730857.

três métodos de classificação: o método de Piedmont, com área sob Curva-ROC (AUROC) de 0,83 para essa predição; o de Amsterdan, com AUROC de 0,92; e o da Lombardia, com AUROC de 0,86.[13] Um escore anterior elevado tem alta sensibilidade para distinguir esses perfis.[12,13] Essas informações são cruciais para garantir um melhor suporte ventilatório e evitar lesões induzidas pela ventilação. Pois enquanto um perfil difuso tende a ter melhor resposta ao incremento das pressões ventilatórias, o mesmo não ocorre naqueles com lesões focais. Os quais tendem a responder melhor a pronação do que a tais medidas.

O acometimento pulmonar associado à COVID-19 apresenta alguns aspectos atípicos que levaram à consolidação de dois fenótipos distintos. O perfil L é caracterizado por baixa elastância, elevada complacência e um pequeno grau de acometimento parenquimatoso, que é consistente com o padrão ultrassonográfico associado a um baixo LUS Score. Já o perfil H apresenta elevada elastância e um padrão mais próximo ao da SDRA convencional, com baixa complacência alveolar e um LUS Score mais elevado, com áreas de perda completa da aeração pulmonar (Perfil C). Esses fenótipos morfológicos tendem a apresentar um padrão evolutivo sequencial, com um incremento gradual de alterações intersticiais (Linhas B), associado a alterações pleurais (irregularidade e espessamento), seguido pelo acometimento alvéolo-intersticial (consolidação). De forma inversa, a regressão do quadro tende a seguir um caminho oposto.[17-25]

Os índices de recrutamento e de-recrutamento pulmonar (**Figura 28.1.2**) oferecem uma visualização clara e dinâmica do processo fisiopatológico do paciente crítico e das respostas terapêuticas adotadas de modo direcionado, garantindo maior individualização do cuidado.[26,27] Estudos conduzidos por Chiumello *et al.* destacaram que um escore de reaeração superior a 8 estava associado a um aumento de volume pulmonar superior a 600 mL, enquanto um escore inferior a 4 resultava em um aumento de 75 a 450 mL. Além disso, observou-se uma correlação significativa entre o escore de reaeração e a PaO_2 (0,63; p = 0,05).[15] Essa avaliação pode ser empregada para avaliar a resposta às manobras de recrutamento alveolar, à pronação e ao uso de antimicrobianos.

A realização de manobras de recrutamento alveolar tem sido constantemente questionada ao longo dos anos.[28] Contudo, quando realizadas, o paciente deve receber o máximo de monitorização para evitar potenciais complicações. Nesse contexto, a USIP possibilita a avaliação da efetividade dessas manobras, refletida na regressão do LUS Score.[29] O que foi evidenciado por Chiumello *et al.* que ao avaliarem pacientes com SDRA, encontraram uma redução do LUS Score global (26 [21-29] *vs.* 22 [16-27], p < 0,001) e regional, com a progressão da pressão expiratória final positiva (PEEP) de 5 para 15 cm H_2O. O que foi fortemente associada à densidade média do tecido pulmonar avaliado pela tomografia (R = 0,85, p < 0,0001, p < 0,001).[15]

Da mesma forma, a resposta à pronação também pode ser avaliada usando esses princípios. Wang *et al.* observaram que pacientes pronados que sobreviveram apresentaram uma redução significativa do LUS Score 27,7 ± 5,9 para 22,5 ± 7,8, p < 0,001) , associada a um maior escore de reaeração (8,3 ± 4,9 *vs.* 5,2 ± 2,4, p < 0,005).[30] Além disso, Prat *et al.* evidenciaram que a presença de um Perfil A após 2 horas de pronação tinha um valor preditivo positivo de 100% e negativo de 58% para avaliar a resposta tardia.[31] A **Figura 28.1.3** ilustra a melhoria regional da aeração pulmonar em um paciente com SDRA após a mudança para a posição prona e ajuste da PEEP.

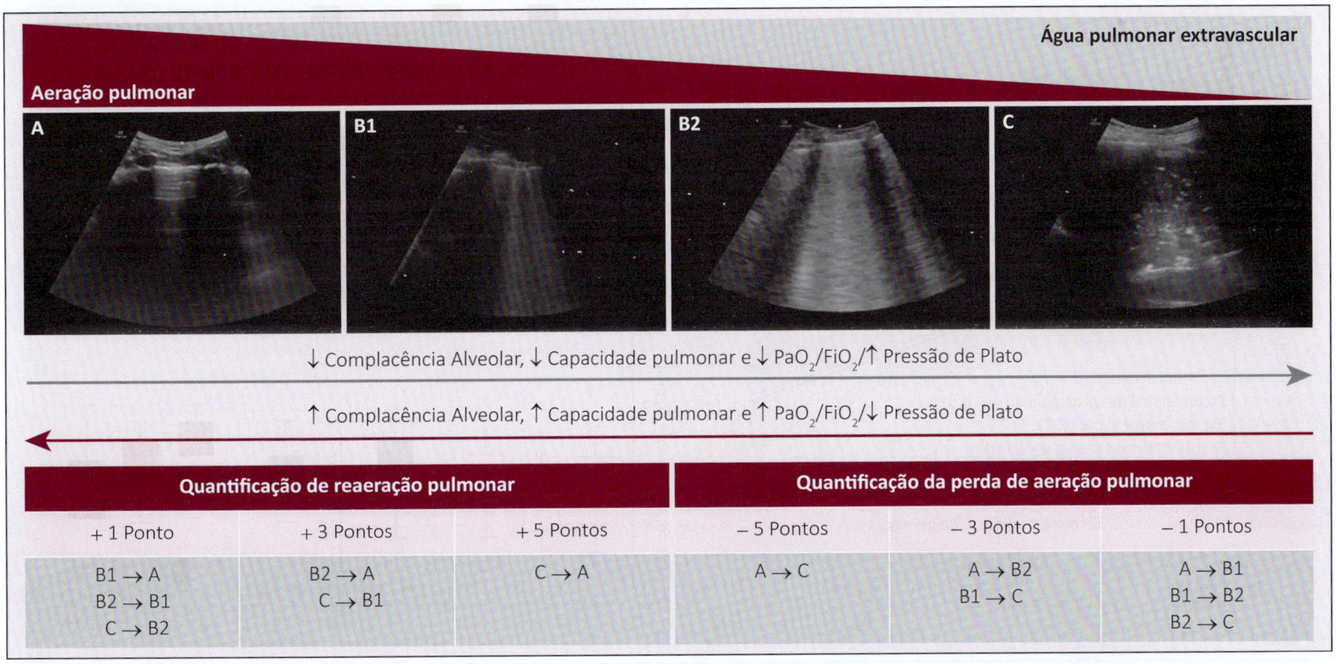

Figura 28.1.2. Escore de reaeração e de perda de aeração pulmonar, ilustrando a mudança dinâmica dos padrões na USIP e sua relação com os padrões de mecânica e função pulmonar.[26,27]

FiO_2: fração inspirada de oxigênio; PaO_2: pressão parcial de oxigênio arterial.

Fonte: Acervo da autoria.

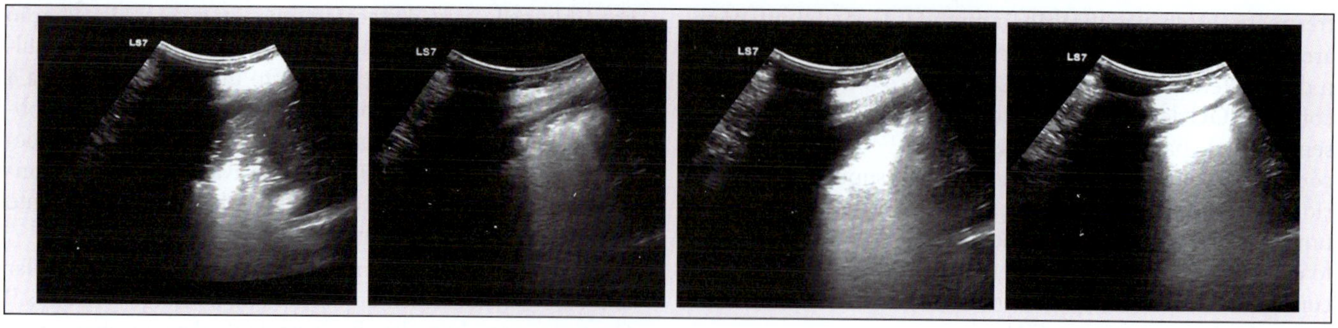

Figura 28.1.3. Melhora regional da aeração pulmonar em um paciente com síndrome do desconforto respiratório agudo (SDRA) após a pronação e a titulação de pressão expiratória final positiva (PEEP).

Fonte: Acervo da autoria.

Em pacientes com SDRA associada à COVID-19, Cammarota *et al.* demonstraram a redução do LUS Score com as manobras de recrutamento alveolar e pronação, conforme ilustrado na **Figura 28.1.4.**[32]

Na SDRA, a avaliação da função ventricular direita é crucial, proporcionando uma compreensão abrangente do paciente e orientando terapias específicas, como a limitação do incremento da PEEP, a pronação e até mesmo medidas de suporte circulatório invasivo.[33-44] Esses parâmetros são discutidos de forma mais detalhada no capítulo sobre ultrassonografia cardíaca.

Em pacientes com pneumonia, a redução do LUS Score pode ser um indicador de sucesso na antibioticoterapia, como demonstrado por Bouhemad *et al.*[26] Pacientes com um escore de reaeração > 5 apresentaram um aumento de 400 mL no volume pulmonar estimado pela tomografia e uma maior taxa de sucesso na antibioticoterapia. Por outro lado, aqueles com escore < -10 tiveram uma redução média superior a 400 mL e maior risco de falha na antibioticoterapia.

O paciente sob suporte ventilatório invasivo pode apresentar inúmeras complicações. Entre as quais destacam-se a presença de pneumotórax, derrame pleural, tromboembolismo pulmonar (TEP) e pneumonia associada à ventilação mecânica (PAV). A USIP tem uma elevada acurácia para o diagnóstico dessas enfermidades,[45-59] o que possibilita tomadas de decisões direcionadas, incluindo por exemplo a realização de drenagem torácica percutânea guiada,[46,50-52] a qual demonstrou ser segura e efetiva.[46,53-60]

O diagnóstico de TEP com base em dados da ultrassonografia requer uma avaliação abrangente, que inclui o rastreamento de trombose venosa e a análise cardíaca, buscando evidências de *cor pulmonale* agudo. Essa abor-

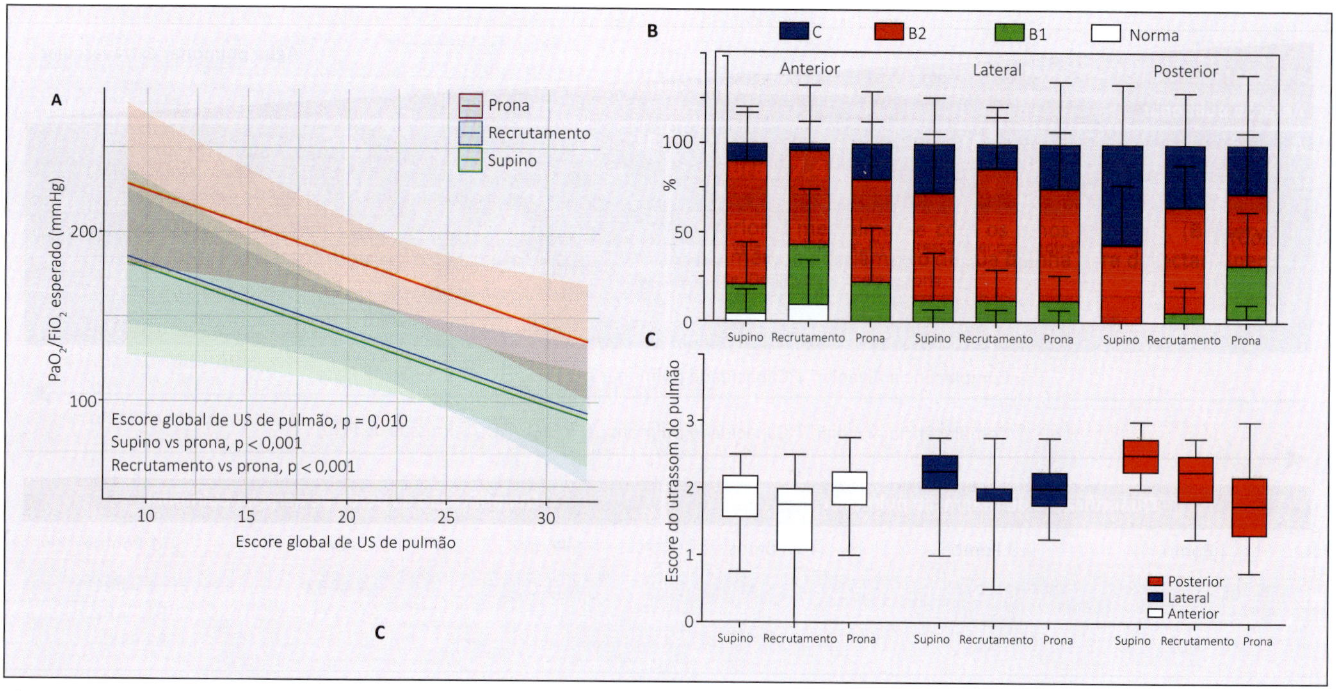

Figura 28.1.4. Redução do LUS Score associada ao recrutamento alveolar e a pronação, com sua resposta no incremento da relação PaO_2/FiO_2 (A), da aeração pulmonar, com redução de perfis C e B2 (B), sobretudo na região posterior do tórax (C).

Fonte: Adaptada Cammarota G, Bruni A, Morettini G, Vitali L, Brunelli F, Tinarelli F, *et al.* Lung ultrasound to evaluate aeration changes in response to recruitment maneuver and prone positioning in intubated patients with COVID-19 pneumonia: preliminary study. Ultrasound J. 2023 Jan 25;15(1):3.

dagem orienta a conduta terapêutica específica, como trombólise ou trombectomia.[34-40] Embora inicialmente possa não apresentar um padrão específico na USIP, a presença de lesão pulmonar pode ser diferenciada de outras formas de consolidação, como mostrado no **Quadro 28.1.1.**[61]

O diagnóstico de PAV pode ser obtido pela integração dos dados da USIP com informações clínicas e laboratoriais do paciente em ventilação mecânica (**Quadro 28.1.2**). O Escore VPLUS (*Ventilator-associated Pneumonia Lung Ultrasound Score*) combina os achados da USIP, como consolidação e broncogramas, com o aspecto da secreção, e, sempre que possível, com os resultados da análise do Gram (VPLUS-Egram). Essa abordagem apresenta uma elevada sensibilidade e especificidade no diagnóstico de PAV, como evidenciado nas **Tabelas 28.1.1** e **28.1.2.**[62-65]

Quadro 28.1.1. Apresentação de diferentes causas de consolidação pulmonar

	Pneumonia	Atelectasia	TEP	Carcinoma
Ecotextura	• Heterogênea	• Heterogênea (maioria)	• Homogênea (início) • Heterogênea (tardia)	• Homogênea (maioria)
Morfologia	• Poligonal	• Côncava	• Triangular (maioria) • Redonda	• Redonda ou • Policíclica
Bordas	• Margens indefinidas	• Estreitas/finas	• Bem definida	• Pode ser infiltrada
Broncograma	• Presente/dinâmico	• Presente/estático	• Ausente	• Ausente
Particularidades	• Sinal do Retalho • Linhas C	• Relacionado à efusão pleural: reduz com drenagem*	• Pode ter somente área ecoica central	• Pode ter necrose tissular
Vascularização ao Doppler	• Sinal do Retalho (*shunt*)	• Pode detectar fluxo	• Sem vascularização visível	• Pode detectar fluxo

A realização de recrutamento alveolar pode reduzir a área de atelectasia visível na USI.
Fonte: Acervo da autoria.

Quadro 28.1.2. Critérios de PAV com base no uso da USIP[62-65]

Estudo*	Avaliação	Escore
Zagli *et al*[a]	**Escore Clínico (CEPPIS)** • Sinais de consolidação à USIP • Procalcitonina • Gasometria • Dados clínicos	• Secreção purulenta (2 pontos) • Cultura de aspirado traqueal positiva (2 pontos) • Temperatura entre 38,5°C e 38,9°C (1 ponto) • Temperatura < 36°C ou > 39°C (2 pontos) • Consolidação na USIP (2 pontos) PaO_2/FiO_2 < 240, sem evidência de SDRA (2 pontos)
Berlet *et al*[b]	• Tipos de consolidação na USIP	• Homogênea sem ou com poucos broncogramas • Heterogênea com broncograma dinâmico • Heterogênea com broncograma estático
Mongodi *et al*[c]	**Escore VPLUS-EAgram e VPLUS-EAquant** • Tipos de consolidação na USIP • Aspecto de secreção • Gram ou cultura de aspirado traqueal	• ≥ 2 áreas de consolidação justapleural (1 ponto) • ≥ 1 área com broncograma dinâmico (2 pontos) • Secreção purulenta no aspirado traqueal (1 ponto) • Gram ou cultura positiva do aspirado traqueal (2 pontos)

[a]Estudo italiano, retrospectivo, não cego, com 221 pacientes, utilizando como referência o gram quantitativo coletado por aspirado traqueal >10^4 CFU/mL.
[b]Estudo suíço, prospectivo, com 57 pacientes, cego, com Gram semiquantitativo coletado por aspirado traqueal (avaliado por especialista).
[c]Estudo francês, prospectivo, com 99 pacientes, com Gram coletado por lavado broncoalveolar como referência (≥ 10^4 CFU/mL), que tiveram critérios clínicos positivos para PAV, sendo considerado para tal ≥ 2 dos seguintes: temperatura ≥ 38,5°C ou ≤ 36,5°C, leucocitose (> 10^4 mL) ou leucopenia (< 4 10^4 mL)) secreção traqueal purulenta e PaO_2/FiO_2 < 300.
* Todos avaliaram pacientes com > 48 horas de suporte ventilatório invasivo e sem sinais de pneumonia na admissão.
CEPPIS: Escore de Infecção Pulmonar baseado em ecografia torácica e procalcitonina; CFU: unidades formadoras de colônias; FiO_2: fração inspirada de oxigênio; PaO_2: pressão parcial de oxigênio arterial; PAV: pneumonia associada à ventilação mecânica; USIP: ultrassonografia pulmonar.
Fonte: Desenvolvido pela autoria.

Tabela 28.1.1. Comparação do VPUS com o CPIS para o diagnóstico de PAV[62-65]

Estudo	Padrão de USIP	Sensibilidade	Especificidade	LR+	LR-
Zagli *et al.*	Consolidação	59%	84%	3,8	0,5
Berlet *et al.*	Qualquer consolidação	100%	58%	2,4	0
	Consolidação com broncograma estático ou dinâmico	100%	60%	2,5	0
	Consolidação com broncograma dinâmico	92%	65%	2,63	0,1
Mongodi *et al.*	Consolidação Lobar/hemilobar	93%	0	0,9	-
	≥ 1 área com consolidação justapleural	81%	41%	1,4	0,5
	≥ 2 áreas com consolidação justapleural	65%	56%	1,5	0,6
	≥ 1 área com consolidação com broncograma dinâmico	44%	81%	2,4	0,7
	≥ 2 áreas com consolidação com broncograma dinâmico	22%	97%	7,1	0,8
	≥ 1 área com broncograma dinâmico ou consolidação justapleural	90%	34%	1,4	0,3
	≥ 1 área com broncograma dinâmico e consolidação justapleural	35%	88%	2,8	0,7

LR+: *likelihood ratio positive*; LR-: *likelihood ratio negative*; PAV: pneumonia associada à ventilação mecânica; USIP: ultrassonografia pulmonar.
Fonte: Desenvolvida pela autoria.

Tabela 28.1.2. Comparação entre os métodos de diagnóstico de PAV com base na USIP associados à dados clínicos e laboratoriais[62-65]

Estudo	Padrão de USIP	Sensibilidade	Especificidade	LR+	LR-
Zagli *et al.*	Consolidação e procalcitonina > 1ng/m	29%	94%	5	0,7
	CEPPIS > 5 pontos	80%	85%	5,4	0,2
Mongodi *et al.*	≥ 1 área com consolidação justa-pleural e Gram +	45%	93%	5	0,6
	≥ 1 área com broncograma dinâmico e Gram +	20%	88%	3,3	0,9
	≥ 2 área com broncograma dinâmico e Gram +	18%	100%	-	0,8
	≥ 1 área com consolidação justapleural ou ≥1 área com broncograma	45%	88%	3,8	0,6
	dinâmico e Gram +	20%	97%	6,6	0,8
	≥ 1 área com consolidação justapleural e ≥1 área com broncograma	20%	100%	-	0,8
	dinâmico e Gram +	59%	91%	6,9	0,4
	≥ 2 área com broncograma dinâmico e Cultura +	20%	97%	7,1	0,8
	≥ 1 área com consolidação justapleural ou ≥1 área com broncograma	48%	97%	14,5	0,5
	dinâmico e Cultura +	78%	77%	3,3	0,3
	≥ 1 área com consolidação justapleural e ≥1 área com broncograma	57%	96%	15,9	0,4
	dinâmico e Cultura +	83%	79%	3,9	0,2
	VPLUS-EAgram ≥ 4				
	VPLUS-EAgram ≥ 3				
	VPLUS-EAquant ≥ 4				
	VPLUS-EAquant ≥ 3				

CEPPIS: Escore de Infecção Pulmonar baseado em ecografia torácica e procalcitonina; LR+: *likelihood ratio positive*; LR-: *likelihood ratio negative*; PAV: pneumonia associada à ventilação mecânica; USIP: ultrassonografia pulmonar.

Fonte: Desenvolvida pela autoria.

Avaliação do desmame ventilatório

A USIP proporciona uma avaliação dinâmica do processo de desmame ventilatório. Idealmente, sua realização deve ocorrer em conjunto de modo integrativo com a análise cardíaca e diafragmática, assim como com todos os parâmetros clínicos, antes, durante e após o teste de respiração espontânea (TRE).[66] Com base nos dados do padrão de aeração pulmonar, é possível prever o estresse ventilatório pós-extubação com alta precisão. Silva *et al.* demonstraram isso em seu estudo, obtendo uma área sob a curva ROC de 0,9 para esse fim.[67] A **Figura 28.1.5** ilustra esse processo avaliativo do TRE com base na avaliação ultrassonográfica.

Antes do TRE, é importante criar condições adequadas para o sucesso do processo. Onde uma boa aeração pulmonar é fundamental. A presença de um derrame pleural moderado a volumoso tem implicação direta nesses desfechos. O que foi evidenciado por Razazi *et al*, que demonstraram que uma efusão pleural relacionada a uma distância interpleural > 1,5 cm determina um aumento do risco de falha do desmame (*odds ratio* de 3 (IC95% 1,5-5,8, p = 0,001), assim como um maior tempo de ventilação mecânica (p = 0,001) e mortalidade (p = 0,004).[66]

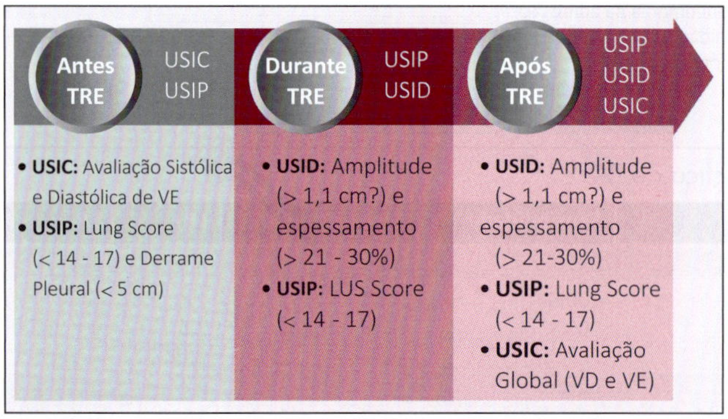

Figura 28.1.5. Avaliação ultrassonográfica do desmame ventilatório.

USIC: ultrassonografia cardíaca; USIP: ultrassonografia pulmonar; USID: ultrassonografia diafragmática; TRE: teste de respiração espontânea.

Fonte: Adaptada de Mayo P, Volpicelli G, Lerolle N, Schreiber A, Doelken P, Vieillard-Baron A. Ultrasonography evaluation during the weaning process: the heart, the diaphragm, the pleura and the lung. Intensive Care Med. 2016 Jul;42(7):1107-17.

O LUS Score idealmente deve ser realizado antes e após o TRE.[68,69] Um escore inferior a 14 está relacionado a uma alta taxa de sucesso no desmame ventilatório, enquanto valores acima de 17 sugerem falha [69]. Um LUS Sscore intermediário (entre 14 e 17) devem ser analisados com critério, com maior ênfase na análise conjunta cardíaca e pulmonar. Além disso, esses podem ter a taxa de falência da extubação reduzida pelo uso de cateter nasal de alto fluxo.[69,70]

A quantificação das linhas B também é relevante, fornecendo dados adicionais. Gonzáles-Aguirre *et al.* destacaram que a presença de linhas B após o TRE é um fator de risco significativo para a falha do desmame ventilatório (OR 5,91, IC95% 2,33-14,98), com sensibilidade de 66% e especificidade de 92% e uma área sob a curva ROC foi de 0,81 (IC95% 0,7-0,93).[71]

Monitorização hemodinâmica com base na ultrassonografia pulmonar

A USIP oferece uma abordagem integrada e precisa para o diagnóstico, conduta e monitorização do choque circulatório, especialmente quando combinada com a análise da veia cava inferior (VCI). Uma VCI pletórica sugere um choque cardiogênico e/ou obstrutivo, e a evidência de pneumotórax nesse contexto indica etiologia obstrutiva, enquanto um Perfil B na USIP sugere choque cardiogênico. Por outro lado, uma VCI com diâmetro reduzido e variabilidade ampla indicam potenciais tipos de choque, como o hipovolêmico e o distributivo. A identificação de um Perfil C na USIP também pode ajudar a localizar o foco de infecção em casos de séptico. Essas informações guiam a conduta terapêutica de forma direcionada e eficaz, permitindo uma abordagem personalizada para cada paciente. O que pode ser contemplado na **Figura 28.1.6.**[72]

Essa abordagem pode inclusive direcionar a etiologia de uma parada cardiorrespiratória. Nesse cenário, a USIP pode ser realizada durante as compressões torácicas, sem prejudicar sua execução. A complementação desse exame pode ser realizada com o rastreamento de líquido livre em cavidade abdominal, rastreamento de trombose venosa profunda e durante a troca de profissionais que realizam as compressões torácicas, a rápida avaliação cardíaca.[73]

A USIP pode auxiliar na orientação terapêutica durante o choque circulatório, especialmente ao avaliar a fluidotolerância. As Linhas B, que estão diretamente relacionadas à APEV, à pressão de oclusão da artéria pulmonar e à permeabilidade capilar, oferecem informações valiosas para essa avaliação. Em pacientes com choque circulatório, a presença de um Perfil A pode sugerir uma maior segurança na administração de fluidos, enquanto um Perfil B está associado a um risco aumentado de extravasamento capilar, indicando a necessidade de cautela na administração de líquidos.[72,74-76]

A integração desse conceito com a análise da VCI oferece uma alternativa precisa para a ressuscitação desses pacientes. Um modelo simplificado de otimização volêmica, proposto por Lee *et al.*, baseia-se na avaliação da VCI e da USIP. Resumidamente, a análise da VCI pode determinar a resposta à infusão de fluidos com base em seus extremos de diâmetro e variabilidade. Contudo, em padrões de apresentação intermediários, a presença de Linhas B na região anterior do tórax deve ser um marcador de segurança para determinar uma conduta mais restritiva perante a infusão de fluidos.[76]

Em pacientes com choque circulatório e aumento de APEV, a avaliação temporal das Linhas B na USIP pode orientar a terapia. Isso pode levar a ajustes no tratamento, como a administração de vasodilatadores, inotrópicos, diuréticos e ventilação com pressão positiva. Em casos refratários, a persistências de aumento de APEV pode denotar na indicação de hemodiálise. Onde a redução desses artefatos segue como um alvo terapêutico. A **Figura 28.1.7** ilustra esse processo, mostrando a redução das Linhas B com tratamentos direcionados ao choque cardiogênico.[77-83]

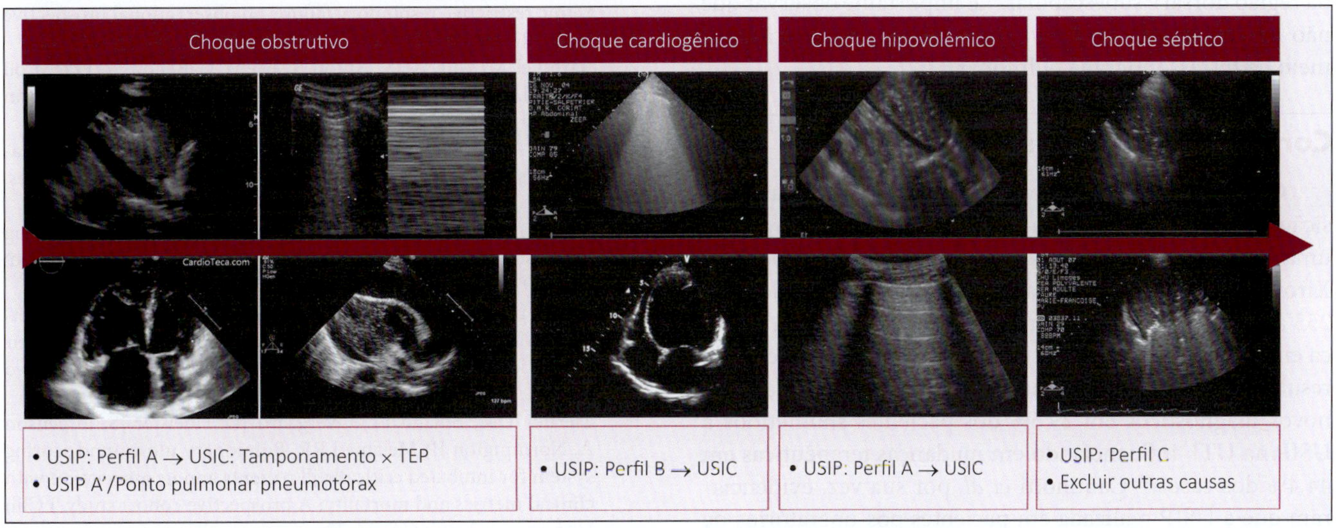

Figura 28.1.6. Abordagem diagnóstica do choque circulatório com base na análise da VCI e da USIP.

USIC: ultrassonografia cardíaca; USIP: ultrassonografia pulmonar; VCI: veia cava inferior.

Fonte: Adaptada de Lichtenstein DA. BLUE-protocol and FALLS-protocol: two applications of lung ultrasound in the critically ill. Chest. 2015 Jun;147(6):1659-1670.

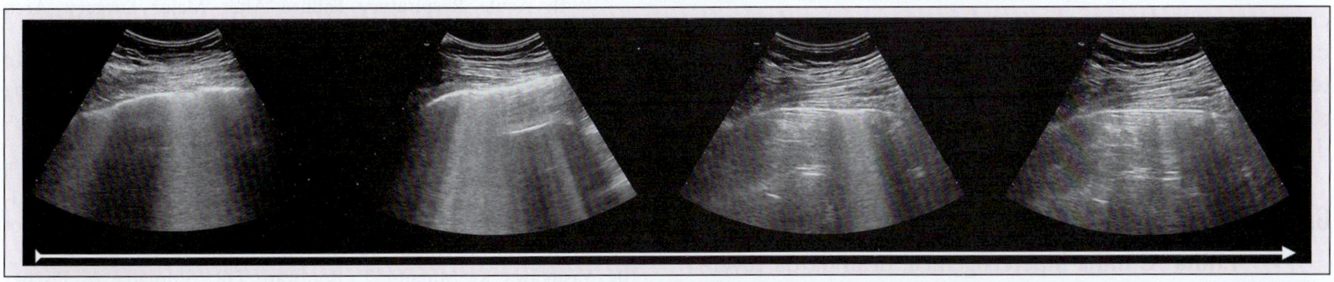

Figura 28.1.7. Redução gradual de água pulmonar extravascular (APEV) em paciente com choque cardiogênico mediante instituição de medidas terapêuticas direcionadas.

Fonte: Acervo da autoria.

A quantificação e a persistência do Perfil B, independentemente da terapia adotada, pode ser um indicador prognóstico. Palazzuoli *et al.* demonstraram que a contagem de Linhas B permitiu prever a mortalidade em pacientes hospitalizados por insuficiência cardíaca descompensada, com uma área sob a curva ROC de 0,83 (IC95% 0,77-0,90).[84] O que foi respaldado por uma revisão sistemática conduzida por Platz *et al.*, que encontrou uma associação direta entre a presença de mais de 15 Linhas B e taxas mais altas de reinternação e mortalidade.[85]

Limitações da USIP como ferramenta de monitorização

Embora seja de fácil execução e compreensão, com um tempo relativamente curto para adquirir as habilidades necessárias, a ultrassonografia pulmonar pode ser afetada pela habilidade do operador.[86] Além disso, o método tem suas limitações, como a incapacidade de detectar lesões que não se estendem até a linha pleural, resultando em artefatos ausentes na imagem.[87-89] Outros obstáculos incluem a presença de enfisema subcutâneo, que dificulta a análise, e a interferência de drenos, curativos ou lesões na região torácica, que podem dificultar a sondagem pulmonar direta, especialmente na região dorsal e subescapular.[90] É importante observar que não há consenso sobre a avaliação da hiperinsuflação por meio da ultrassonografia pulmonar.[27,91-94]

Considerações finais

Os argumentos supracitados conferem à USIP uma posição de destaque no arsenal do intensivista, ao prover-lhe uma importante ferramenta para a mudança terapêutica. Xirouchaki *et al.* demonstraram que, em um estudo com 253 avaliações, a USIP levou a mudanças na conduta médica em 119 casos (47%).[95] Esses achados corroboram com os resultados obtidos por Bernier-Jean *et al*, que constataram novos diagnósticos em 29,6% dos pacientes submetidos à USIP na UTI, influenciando em mudanças terapêuticas em 44,4% dos casos.[96] Cantinotti *et al*, por sua vez, evidenciaram que a USIP realizada em pacientes pós-operatórios de cirurgia cardíaca reclassificou 58,7% dos achados radiográficos, levando a mudanças na conduta médica em 21% dos casos avaliados.[97] Em suma, a USIP é uma técnica diagnóstica versátil e efetiva, capaz de direcionar a terapia do paciente em cuidados intensivos, e deve ser considerada como um recurso indispensável no arsenal clínico do médico intensivista. Sendo sua utilização continuada um importante recurso para a monitorização hemodinâmica e ventilatória do paciente crítico gravemente enfermo.

Glossário

- **Linha A:** linha hiperecogênica, oriunda da reverberação da linha pleural. Visualizada como uma linha paralela à linha pleural que mantem uma distância fixa entre si idêntica a distância entre a pele e a linha pleural. Quando associada a delineamento pleural designa o Perfil A, que indica uma imagem normal ao ultrassom pulmonar.
- **Linha B:** linha hiperecogênica, que se forma a partir de alterações intersticiais. Ao ser formada apresenta-se perpendicular a pleura, onde tem origem, segue até o final da imagem, movimenta-se junto com a pleura e apaga a Linha A por onde passa. Pode assumir o formato de um rabo de cometa quando utilizado transdutor convexo, setorial ou microconvexo.
- **LUS Score (*Lung Ultrasound Score*):** escore de aeração pulmonar que se baseia na análise de 12 áreas que recebem uma pontuação de 0 a 3 pontos consoante aos artefatos ultrassonográficos encontrados, configurando em um escore que pode variar de 0 a 36. Onde valores mais elevados são relacionados a redução da relação PaO_2/FiO_2, maior elastância pulmonar e a um *mechanical power* mais elevado.

Referências bibliográficas

1. Biasucci DG, Loi B, Centorrino R, Raschetti R, Piastra M, Pisapia L, et al. Ultrasound-assessed lung aeration correlates with respiratory system compliance in adults and neonates with acute hypoxemic restrictive respiratory failure: an observational prospective study. Respir Res. 2022;23(1):360.
2. Barnikel M, Alig AHS, Anton S, Arenz L, Bendz H, Fraccaroli A, et al. Follow-up lung ultrasound to monitor lung failure in COVID-19 ICU patients. PLoS One. 2022;17(7):e0271411.
3. Hasan AA, Makhlouf HA. B-lines: Transthoracic chest ultrasound signs useful in assessment of interstitial lung diseases. Annals of Thoracic Medicine 2014;9(2):99-103.
4. Mojoli F, Bouhemad B, Mongodi S, Lichtenstein D. Lung Ultrasound for Critically Ill Patients. Am J Respir Crit Care Med. 2019;199(6):701-714.
5. Xie Y, Liu S, Mou Z, Wang Y, Li X. Correlation Analysis between Mechanical Power and Lung Ultrasound Score and Their Evaluation of Severity and Prognosis in ARDS Patients. Biomed Res Int. 2021;2021:4156162.
6. Tierney DM, Boland LL, Overgaard JD, Huelster JS, Jorgenson A, Normington JP, Melamed RR. Pulmonary ultrasound scoring system for intubated critically ill patients and its association with clinical metrics and mortality: A prospective cohort study. J Clin Ultrasound. 2018;46(1):14-22.
7. Redondo Calvo FJ, Bejarano Ramirez N, Uña Orejon R, Villazala Garcia R, Yuste Peña AS, Belda FJ. Elevated Extravascular Lung Water Index (ELWI) as a Predictor of Failure of Continuous Positive Airway Pressure Via Helmet (Helmet-CPAP) in Patients With Acute Respiratory Failure After Major Surgery. Arch Bronconeumol. 2015;51(11):558-63.
8. Lu X, Wu C, Gao Y, Zhang M. Bedside Ultrasound Assessment of Lung Reaeration in Patients With Blunt Thoracic Injury Receiving High-Flow Nasal Cannula Oxygen Therapy: A Retrospective Study. J Intensive Care Med. 2020;35(10):1095-1103.
9. Biasucci DG, Buonsenso D, Piano A, Bonadia N, Vargas J, Settanni D, et al. Lung ultrasound predicts non-invasive ventilation outcome in COVID-19 acute respiratory failure: a pilot study. Minerva Anestesiol. 2021;87(9):1006-1016.
10. Yasukawa K, Minami T, Boulware DR, Shimada A, Fischer EA. Point-of-Care Lung Ultrasound for COVID-19: Findings and Prognostic Implications From 105 Consecutive Patients. J Intensive Care Med. 2021;36(3):334-342.

11. Pelosi P, Ball L, Barbas CSV, Bellomo R, Burns KEA, Einav S, Gattinoni L, Laffey JG, Marini JJ, Myatra SN, Schultz MJ, Teboul JL, Rocco PRM. Personalized mechanical ventilation in acute respiratory distress syndrome. Crit Care. 2021;25(1):250.
12. Costamagna A, Pivetta E, Goffi A, Steinberg I, Arina P, Mazzeo AT, et al. Clinical performance of lung ultrasound in predicting ARDS morphology. Ann Intensive Care. 2021;11(1):51.
13. Pierrakos C, Smit MR, Pisani L, Paulus F, Schultz MJ, Constantin JM, et al. Lung Ultrasound Assessment of Focal and Non-focal Lung Morphology in Patients With Acute Respiratory Distress Syndrome. Front Physiol. 2021;12:730857.
14. Costamagna A, Pivetta E, Goffi A, Steinberg I, Arina P, Mazzeo AT, et al. Clinical performance of lung ultrasound in predicting ARDS morphology. Ann Intensive Care. 2021;11:51.
15. Chiumello D, Mongodi S, Algieri I, Vergani GL, Orlando A, Via G, et al. Assessment of Lung Aeration and Recruitment by CT Scan and Ultrasound in Acute Respiratory Distress Syndrome Patients. Crit. Care Med. 2018;46:1761-1768.
16. Ranieri VM, Rubenfeld GD, Thompson BT, Ferguson ND, Caldwell E, Fan E, et al. Acute Respiratory Distress Syndrome. JAMA.2012;307:2526-2533.
17. Hussain A, Via G, Melniker L, Goffi A, Tavazzi G, Neri L, et al. Multi-organ point-of-care ultrasound for COVID-19 (PoCUS4COVID): international expert consensus. Crit Care. 2020;24(1):702.
18. Peng QY, Wang XT, Zhang LN; Chinese Critical Care Ultrasound Study Group (CCUSG). Findings of lung ultrasonography of novel corona virus pneumonia during the 2019-2020 epidemic. Intensive Care Med. 2020;46(5):849-850.
19. Pivetta E, Goffi A, Tizzani M, Locatelli SM, Porrino G, Losano I, et al. Lung Ultrasonography for the Diagnosis of SARS-CoV-2 Pneumonia in the Emergency Department. Ann Emerg Med. 2021;77(4):385-394.
20. Zieleskiewicz L, Markarian T, Lopez A, Taguet C, Mohammedi N, Boucekine M, et al. Comparative study of lung ultrasound and chest computed tomography scan in the assessment of severity of confirmed COVID-19 pneumonia. Intensive Care Med. 2020;46(9):1707-1713.
21. Nouvenne A, Zani MD, Milanese G, Parise A, Baciarello M, Bignami EG, et al. Lung Ultrasound in COVID-19 Pneumonia: Correlations with Chest CT on Hospital admission. Respiration. 2020;99(7):617-624.
22. Lieveld AWE, Heldeweg MLA, Schouwenburg J, Veldhuis L, Haaksma ME, van Haaften RM, et al. Monitoring of pulmonary involvement in critically ill COVID-19 patients - should lung ultrasound be preferred over CT? Ultrasound J. 2023;15(1):11.
23. Gil-Rodríguez J, Pérez de Rojas J, Aranda-Laserna P, Benavente-Fernández A, Martos-Ruiz M, Peregrina-Rivas JA, et al. Ultrasound findings of lung ultrasonography in COVID-19: A systematic review. Eur J Radiol. 2022;148:110156.
24. Velati M, D'Albo R, Brusatori S, Lombardo F, Maj R, Zinnato C, et al. Pathophysiology of COVID-19 pneumonia and respiratory treatment. Minerva Anestesiol. 2023 Mar 31.
25. Gattinoni L, Coppola S, Cressoni M, Busana M, Rossi S, Chiumello D. COVID-19 Does Not Lead to a "Typical" Acute Respiratory Distress Syndrome. Am J Respir Crit Care Med. 2020;201(10):1299-1300.
26. Bouhemad B, Liu ZH, Arbelot C, Zhang M, Ferarri F, Le-Guen M, et al. Ultrasound assessment of antibiotic-induced pulmonary reaeration in ventilator-associated pneumonia. Crit Care Med. 2010;38(1):84-92.
27. Bouhemad B, Brisson H, Le-Guen M, Arbelot C, Lu Q, Rouby JJ. Bedside ultrasound assessment of positive end-expiratory pressure-induced lung recruitment. Am J Respir Crit Care Med 2011;183:341-347.
28. Writing Group for the Alveolar Recruitment for Acute Respiratory Distress Syndrome Trial (ART) Investigators; Cavalcanti AB, Suzumura ÉA, Laranjeira LN, Paisani DM, Damiani LP, Guimarães HP, et al. Effect of Lung Recruitment and Titrated Positive End-Expiratory Pressure (PEEP) vs Low PEEP on Mortality in Patients With Acute Respiratory Distress Syndrome: A Randomized Clinical Trial. JAMA. 2017;318(14):1335-1345.
29. Cammarota G, Simonte R, Longhini F, Spadaro S, Vetrugno L, De Robertis E. Advanced Point-of-care Bedside Monitoring for Acute Respiratory Failure. Anesthesiology. 2023;138(3):317-334.
30. Wang XT, Ding X, Zhang HM, Chen H, Su LX, Liu DW; Chinese Critical Ultrasound Study Group (CCUSG). Lung ultrasound can be used to predict the potential of prone positioning and assess prognosis in patients with acute respiratory distress syndrome. Crit Care. 2016;20(1):385.
31. Prat G, Guinard S, Bizien N, Nowak E, Tonnelier JM, Alavi Z, Renault A, Boles JM, L'Her E. Can lung ultrasonography predict prone positioning response in acute respiratory distress syndrome patients? J Crit Care. 2016;32:36-41.
32. Cammarota G, Bruni A, Morettini G, Vitali L, Brunelli F, Tinarelli F, et al. Lung ultrasound to evaluate aeration changes in response to recruitment maneuver and prone positioning in intubated patients with COVID-19 pneumonia: preliminary study. Ultrasound J. 2023;15(1):3.
33. Patel CJ, Bhatt HB, Parikh SN, Jhaveri BN, Puranik JH. Bedside Lung Ultrasound in Emergency Protocol as a Diagnostic Tool in Patients of Acute Respiratory Distress Presenting to Emergency Department. J Emerg Trauma Shock. 2018 Apr-Jun;11(2):125-129.
34. Bikdeli B. Early Use of Echocardiography in Patients With Acute Pulmonary Embolism: Findings From the RIETE Registry. J Am Heart Assoc. 2018;7: e009042.
35. Mathis G, Blank W, Reissig A, Lechleitner P, Reuss J, Schuler A, et al. Thoracic ultrasound for diagnosing pulmonary embolism: a prospective multicenter study of 352 patients. Chest 2005128:1531-1538.
36. Squizzato A, Galli L, Gerdes EA. Point-of-care ultrasound in the diagnosis of pulmonary embolism. Critical Ultrasound Journal. 2015;7:7.
37. Reissig A, Kroegel C. Transthoracic ultrasound of lung and pleura in the diagnosis of pulmonary embolism: a novel noninvasive bedside approach. Respiration. 2003;70(5):44152.
38. Mathis G, Bitschnau R, Gehmacher O, Scheier M, Kopf A, Schwärzler B, et al. Chest ultrasound in diagnosis of pulmonary embolism in comparison to helical CT. Ultraschall Med. 1999;20(2):54-9.
39. Reissig A, Heyne JP, Kroegel C. Sonography of lung and pleura in pulmonary embolism: sonomorphologic characterization and comparison with spiral CT scanning. Chest 2001;120(6):197783.
40. Squizzato A, Rancan E, Dentali F, Bonzini M, Guasti L, Steidl L, et al. Diagnostic accuracy of lung ultrasound for pulmonary embolism: a systematic review and meta-analysis. J Thromb Haemost 2013; 11:1269-1278.
41. Huang SJ, Nalos M, Smith L, Rajamani A, McLean AS. The use of echocardiographic indices in defining and assessing right ventricular systolic function in critical care research. Intensive Care Med. 2018;44(6):868-883.
42. Zochios V, Yusuff H, Schmidt M; Protecting the Right Ventricle Network (PRORVnet). Acute right ventricular injury phenotyping in ARDS. Intensive Care Med. 2023;49(1):99-102.
43. Baron AV, Prin S, Chergui K, Dubourg O, Jardin F. Echo–Doppler Demonstration of Acute Cor Pulmona- le at the Bedside in the Medical Intensive Care Unit. Am J Respir Crit Care Med 2002;166:310-1319.
44. Mansencal N, Vieillard-Baron A, Beauchet A, Farcot JC, El Hajjam M, Dufaitre G, et al. Triage patients with suspected pulmonary embolism in the emergency department using a portable ultrasound device. Echocardiography 2008;25:451-6.
45. Brogi E, Gargani L, Bignami E, Barbariol F, Marra F, Forfori F, et al. Thoracic ultrasound for pleural effusion in the intensive care unit: a narrative review from diagnosis to treatment. Critical Care. 2017;21:325.

46. Lichtenstein D, Hulot JS, Rabiller A, Tostivint I, Mezière G. Feasibility and safety of ultrasound-aided thoracentesis in mechanically ventilated patients. Intensive Care Med. 1999 Sep;25(9):955-8.
47. Soldati G, Testa A, Silva FR, Carbone L, Portale G, Silveri NG. Chest ultrasonography in lung contusion. Chest. 2006;130(2):533-8.
48. Abbasi S, Shaker H, Zareiee F, Farsi D, Hafezimoghadam P, Rezai M, et al. Screening performance of Ultrasonographic B-lines in Detection of Lung Contusion following Blunt Trauma; a Diagnostic Accuracy Study. Emerg (Tehran). 2018;6(1):e55.
49. Remerand F, Dellamonica J, Mao Z, Rouby JJ. Percutaneous chest tube insertions: is the" safe triangle" safe for the lung? Intensive Care Med 2006;32:S43.
50. Kopec SE, Conlan AA, Irwin RS. Perforation of the right ventricle: a complication of blind placement of a chest tube into the postpneumonectomy space. Chest. 1998;114(4):1213-5.
51. Bozzani A, Arici V, Bellinzona G, Pirrelli S, Forni E, Odero A. Iatrogenic pulmonary artery rupture due to chest-tube insertion. Tex Heart Inst J. 2010;37(6):732-3.
52. Harris A, O'Driscoll BR, Turkington PM. Survey of major complications of intercostal chest drain insertion in the UK. Postgrad Med J. 2010;86(1012):68-72.
53. Patel PA, Ernst FR, Gunnarsson CL. Ultrasonography guidance reduces complications and costs associated with thoracentesis procedures. J Clin Ultrasound 2012;40:135-41.
54. Millington SJ, Koenig S. Better With Ultrasound: Pleural Procedures in Critically Ill Patients. Chest. 2018;153(1):224-232.
55. Havelock T, Teoh R, Laws D, Gleeson F; BTS Pleural Disease Guideline Group. Pleural procedures and thoracic ultrasound: British Thoracic Society Pleural Disease Guideline 2010. Thorax. 2010;65 Suppl 2:ii61-76.
56. Peris A, Tutino L, Cianci G, Genuini g. Ultrasound Guidance for Pleural-Catheter Placement. N Engl J Med 2018;378:e19.
57. Sikora K, Perera P, Mailhot T, et al. Ultrasound for the detection of pleural effusions and guidance of the thoracentesis procedure. ISRN Emergency Medicine 2012.
58. Chinardet B, Brisson H, Arbelot C, Langeron O, Rouby JJ, Lu Q. Ultrasound assessment of lung consolidation and reaeration after pleural effusion drainage in patients with Acute Respiratory Distress Syndrome: a pilot study . Acta Anaesth Belg.,2016;67:29-35.
59. Lobo M et al. Thoracic Ultrasonography. Crit Care Clin. 2014(30) 93-117.
60. Corcoran JP, Psallidas I, Ross CL, Hallifax RJ, Rahman NM. Always Worth Another Look? Thoracic Ultrasonography before, during, and after Pleural Intervention. Ann Am Thorac Soc. 2016;13(1):118-21.
61. Al Hashimy M, Madsen KH, Schmidt TA. Point-Of-Care Ultrasound in Patients with Suspected Deep Vein Thrombosis (DVT). Scandinavian Journal of Trauma, Resuscitation and Emergency Medicine. 2013. 21 [suppl 2]:A39.
62. Mongodi S, Via G, Girard M, Rouquette I, Misset B, Braschi A, Mojoli F, Bouhemad B, Lung Ultrasound for Early Diagnosis of Ventilator-Associated Pneumonia, CHEST. 2016.
63. Staub LJ, Biscaro RRM, Maurici R. Accuracy and Applications of Lung Ultrasound to Diagnose Ventilator-Associated Pneumonia: A Systematic Review. J Intensive Care Med. 2017.
64. Zagli G, Cozzolino M, Terreni A, Biagioli T, Caldini AL, Peris A. Diagnosis of ventilator-associated pneumonia a pilot, exploratory analysis of a new score based on procalcitonin and chest echo--graphy. Chest. 2014;146(6):1578-1585.
65. Berlet T, Etter R, Fehr T, Berger D, Sendi P, Merz TM. Sonographic patterns of lung consolidation in mechanically ventilated patients with and without ventilator-associated pneumonia: a prospective cohort study. J Crit Care. 2015; 30(2):327-333
66. Mayo P, Volpicelli G, Lerolle N, Schreiber A, Doelken P, Vieillard-Baron A. Ultrasonography evaluation during the weaning process: the heart, the diaphragm, the pleura and the lung. Intensive Care Med. 2016;42(7):1107-17.
67. Razazi K, Boissier F, Neuville M, Jochmans S, Tchir M, May F, et al. Pleural effusion during weaning from mechanical ventilation: a prospective observational multicenter study. Ann Intensive Care. 2018;8(1):103.
68. Silva S, Ait Aissa D, Cocquet P, Hoarau L, Ruiz J, Ferre F, et al. Combined Thoracic Ultrasound Assessment during a Successful Weaning Trial Predicts Postextubation Distress. Anesthesiology. 2017;127(4):666-674.
69. Soummer A, Perbet S, Brisson H, Arbelot C, Constantin JM, Lu Q, et al. Lung Ultrasound Study Group. Ultrasound assessment of lung aeration loss during a successful weaning trial predicts postextubation distress. Crit Care Med 2012;40:2064-2072.
70. Xu SX, Wu CS, Liu SY, Lu X. High-flow nasal cannula oxygen therapy and noninvasive ventilation for preventing extubation failure during weaning from mechanical ventilation assessed by lung ultrasound score: A single-center randomized study. World J Emerg Med. 2021;12(4):274-280.
71. González-Aguirre JE, et al. Pulmonary Ultrasound and Diaphragmatic Shortening Fraction Combined Analysis for Extubation-Failure-Prediction in Critical Care Patients. Archivos de Bronconeumología, 2018.
72. Lichtenstein DA. BLUE-protocol and FALLS-protocol: two applications of lung ultrasound in the critically ill. Chest. 2015;147(6):1659-1670.
73. Lichtenstein D. How can the use of lung ultrasound in cardiac arrest make ultrasound a holistic discipline. The example of the SESAME-protocol. Med Ultrason 2014;16(3):252-255.
74. Lichtenstein DA, Mezière GA, Lagoueyte JF, Biderman P, Goldstein I, Gepner A. A-lines and B-lines: lung ultrasound as a bedside tool for predicting pulmonary artery occlusion pressure in the critically ill. Chest. 2009;136(4):1014-1020.
75. Caltabeloti F, Monsel A, Arbelot C, Brisson H, Lu Q, Gu WJ, Zhou GJ, et al. Early fluid loading in acute respiratory distress syndrome with septic shock deteriorates lung aeration without impairing arterial oxygenation: a lung ultrasound observational study. Crit Care. 2014;18(3):R91.
76. Lee CWC, Kory PD, Arntfield BT, Development of a fluid resuscitation protocol using inferior vena cava and lung ultrasound. Journal of Critical Care. 2016;31:96-100.
77. Trezzi M, Torzillo D, Ceriani E, Costantino G, Caruso S, Damavandi PT, et al. Lung ultrasonography for the assessment of rapid extravascular water variation: evidence from hemodialysis patients. Intern Emerg Med. 2013;8(5):409-15.
78. Enghard P, Rademacher S, Nee J, Hasper D, Engert U, Jörres A, Kruse JM. Simplified lung ultrasound protocol shows excellent prediction of extravascular lung water in ventilated intensive care patients. Crit Care. 2015;19(1):36.
79. Shyamsundar M, Attwood B, Keating L, Walden AP. Clinical review: the role of ultrasound in estimating extra-vascular lung water. Crit Care. 2013;17(5):237.
80. Jambrik Z, Gargani L, Adamicza A, Kaszaki J, Varga A, Forster T, et al. B-lines quantify the lung water content: a lung ultrasound versus lung gravimetry study in acute lung injury. Ultrasound Med Biol. 2010;36(12):2004-10.
81. Venturi N, Dugo M, Soattin M, Simoni F, Maresca L, Zagatti R, Maresca MC. Lung ultrasound during hemodialysis: the role in the assessment of volume status. Int Urol Nephrol. Springer Netherlands; published online 2013 Jul 25.
82. Volpicelli G, Caramello V, Cardinale L, Mussa A, Bar F, Frascisco MF, Bedside ultrasound of the lung for the monitoring of acute decompensated heart failure. Am J Emergency Med. 2008;26:585-591.
83. Smart M, Poisen G, Borovnik Lesjak V. Bedside lung ultrasound for monitoring the effectiveness of prehospital treatment with continuous positive airway pressure in acute decompensated heart failure. Eur J Emerg Med. 2014 Sep 12.
84. Palazzuoli A, Ruocco G, Beltrami M, Nuti R, Cleland JG. Combined use of lung ultrasound, B-type natriuretic peptide, and echocardiography for outcome prediction in patients with acute HFrEF and HFpEF. Clin Res Cardiol. 2018;107:586.

85. Platz E, Merz AA, Jhund PS, Vazir A, Campbell R, McMurray JJ. Dynamic changes and prognostic value of pulmonary congestion by lung ultrasound in acute and chronic heart failure: a systematic review. Eur J Heart Fail. 2017;19(9):1154-1163.
86. Arntfield RT, Millington SJ. Point of care cardiac ultrasound applications in the emergency department and intensive care unit—a review. Curr Cardiol Rev. 2012;8(2):98-108.
87. Buhemad B, Zhang M, Lu Q, Rouby JJ. Clinical review: Bedside lung ultrasound in critical care practice. Critical Care 2007;11:205
88. Lichtenstein D, Meziere G, Biderman P, Gepner A, Barre O. The comet-tail artifact. An ultrasound sign of alveolar-interstitial syndrome. Am J Respir Crit Care Med 1997;156:1640-1646.
89. Lichtenstein D, Goldstein I, Mourgeon E, Cluzel P, Grenier P, Rouby JJ. Comparative diagnostic performances of auscultation, chest radiography, and lung ultrasonography in acute respiratory distress syndrome. Anesthesiology 2004;100:9-15.
90. Volpicelli G, Elbarbary M, Blaivas M, Lichtenstein DA, Mathis G, Kirkpatrick AW, et al. International Liaison Committee on Lung Ultrasound (ILC-LUS) for International Consensus Conference on Lung Ultrasound (ICC-LUS). International evidence-based recommendations for point-of-care lung ultrasound. Intensive Care Med. 2012;38(4):577-91.
91. Cortellaro F, Colombo S, Coen D, Duca PG. Lung ultrasound is an accurate diagnostic tool for the diagnosis of pneumonia in the emergency department. Emerg Med J. 2012;29(1):19-23.
92. Reissig A, Copetti R. Lung ultrasound in community-acquired pneumonia and in interstitial lung diseases. Respiration. 2014;87:179-89.
93. Gargani L, Volpicelli G. How I do it: Lung Ultrasound. Cardiovasc Ultrasound 2014;12:35.
94. Chavez MA, Shams N, Ellington LE, Naithani N, Gilman RH, Steinhoff MC, et al. Lung ultrasound for the diagnosis of pneumonia in adults: a systematic review and meta-analysis. Respir Res. 2014;15(1):50.
95. Xirouchaki N, Kondili E, Prinianakis G, Malliotakis P, Georgopoulos D. Impact of lung ultrasound on clinical decision making in critically ill patients. Intensive Care Med. 2014:40:57-65.
96. Bernier-Jean A, Albert M, Shiloh AL, Eisen LA, Williamson D, Beaulieu Y. The Diagnostic and Therapeutic Impact of Point-of-Care Ultrasonography in the Intensive Care Unit. J Intensive Care Med. 2017;32(3):197-203.
97. Cantinotti M, Ait Ali L, Scalese M, Giordano R, Melo M, Remoli E, et al. Lung ultrasound reclassification of chest X-ray data after pediatric cardiac surgery. Paediatr Anaesth. 2018;28(5):421-427.

Subcapítulo | 28.2

Ultrassonografia Pulmonar

Paulo César Gottardo | Igor Mendonça do Nascimento | Ricardo Luis Cordioli | Rui Moreno

Destaques

A ultrassonografia pulmonar realizada pelo intensivista (USIP) é altamente sensível e específica para diagnosticar insuficiência respiratória aguda, sendo crucial no manejo clínico do paciente.

A interpretação da USIP é com base na análise de artefatos específicos, como Linhas A, Linhas B, Linhas C, consolidação, aerobroncogramas e derrame pleural, que caracterizam diferentes perfis pulmonares e guiam o fluxo diagnóstico da insuficiência respiratória aguda, assim como os princípios da monitorização ventilatória. Os perfis pulmonares incluem:

- **Perfil A:** pulmão completamente aerado, com deslizamento pleural associado a Linhas A.
- **Perfil A':** presença de Linhas A, mas ausência de deslizamento pleural, indicando ar entre as pleuras ou ausência de volume corrente.
- **Perfil B:** presença de mais de duas Linhas B em um mesmo espaço intercostal sem deslizamento pleural.
- **Perfil C:** consolidações pulmonares, aerobroncogramas e potencialmente Linhas C.

O *Lung Ultrasound* (LUS) Score é uma avaliação semiquantitativa do acometimento pulmonar, variando de 0 a 36, diretamente relacionado à perda de aeração pulmonar e gravidade do paciente.

A quantificação das Linhas B pulmonares permite estimar o volume de água pulmonar extravascular (APEV), utilizando protocolos estabelecidos e validados em pacientes críticos.

Em pacientes politraumatizados, a USIP permite avaliar o risco de progressão para síndrome do desconforto respiratório agudo (SDRA) por meio de escores simples e rápidos realizados à beira do leito, além de diagnosticar insuficiência respiratória e choque circulatório.

Introdução

Durante muito tempo, a avaliação do parênquima pulmonar por ultrassom foi desconsiderada devido à limitação na propagação dos feixes de ultrassom causada pela presença de ar. No entanto, essa limitação foi superada com o reconhecimento de que alterações parenquimatosas e/ou pleurais permitem a propagação adequada das ondas ultrassônicas, possibilitando a formação de imagens.

Daniel Lichtenstein dedicou anos de pesquisa a partir desse princípio, e demonstrou que os artefatos ultrassonográficos do parênquima pulmonar apresentam padrões organizados similares aos achados anatomopatológicos e tomográficos de diversas patologias pulmonares. Esse reconhecimento permitiu a catalogação de diferentes perfis de imagem, relacionados a tais alterações patológicas, e possibilitou o desenvolvimento da ultrassonografia pulmonar como ferramenta diagnóstica e de monitorização hemodinâmica e ventilatória dos pacientes críticos internados na unidade de terapia intensiva (UTI).

Desde então, o escopo de aplicação do método vem crescendo de forma contínua, proporcionando um aprimoramento no conhecimento das condições pulmonares dos pacientes internados na UTI e possibilitando a realização de intervenções terapêuticas precisas e efetivas.

Neste capítulo, exploraremos os diversos artefatos e perfis da USIP, com foco no diagnóstico da insuficiência respiratória aguda. Apresentaremos ferramentas como o LUS Score e escores de quantificação de Linhas B, que permitem uma avaliação semiquantitativa e objetiva do acometimento pulmonar. Além disso, discutiremos um escore para estimar o risco de SDRA em pacientes politraumatizados, fornecendo uma abordagem abrangente para a monitorização e intervenção precoces em condições críticas.

Histórico da ultrassonografia pulmonar

O profícuo histórico da USIP tem sua centralidade no trabalho de Daniel Lichtenstein, que desde 1989, se esforça em aperfeiçoar e expandir o emprego da ultrassonografia na abordagem do paciente crítico.[2,3] A avaliação pulmonar foi o principal destaque desse trabalho pela construção da linguagem de artefatos ultrassonográficos para avaliação e descrição do USIP. No entanto, inicialmente, Lichtenstein encontrou inúmeros obstáculos para publicar os seus primeiros trabalhos, os quais desmitificaram o antigo entendimento de que a ultrassonografia era incapaz de proporcionar imagens pulmonares.[4,5]

O Protocolo BLUE (*Basic Lung Ultrasound in Emergency*) foi um importante marco desse processo no diagnóstico das principais síndromes relacionadas à insuficiência respiratória.[1] conferindo maior confiabilidade e credibilidade ao método perante a comunidade médica. Outros importantes pesquisadores devem ser lembrados como Giovanni Volpicelli, Michael Blaivas, Luna Gargani, Belaid Bouhemad, Eustachio Agricola e Jean-Jacques Rouby. Esses renomados especialistas, juntamente com outros colaboradores, compuseram um grupo de 28 profissionais de oito países que, em 2012, publicaram as primeiras 73 recomendações internacionais com base em evidências para o uso da USIP, fornecendo uma sólida base para as implicações clínicas do uso da USIP, especialmente no diagnóstico etiológico de patologias pleurais e pulmonares e na monitorização do paciente crítico.[6]

O LUS Score desenvolvido pelo Prof. Jean-Jacques Rouby teve um impacto significativo na consolidação do método, proporcionando uma avaliação quantitativa da aeração pulmonar com relação direta à mecânica e função pulmonar.[7]

A pandemia de COVID-19 representou um marco singular na história da USIP, dada sua elevada relevância na abordagem da insuficiência respiratória, bem como do ajuste ao suporte ventilatório e hemodinâmico, num contexto de racionalização de recursos. Nesse cenário, a USIP assumiu um papel preponderante e atrativo, tendo demonstrado resultados promissores. Além disso, sua execução sempre à beira do leito, dispensando a necessidade de deslocamento do paciente e evitando riscos e custos adicionais, conferiu-lhe um grande valor.[8,9,10]

Todo esse processo evolutivo foi contemplado na atualização das recomendações internacionais de USIP publicada no ano de 2023, resultante de um trabalho multidisciplinar. Conta com 20 pontos de recomendação, abordando aspectos técnicos (05 recomendações), clínicos (11 recomendações), educacionais (3 recomendações) e de segurança (1 recomendação).[11] Todos esses aspectos fazem com que a USIP seja uma competência básica da formação do intensivista defendido seu aprendizado por diversas sociedades.[12,13]

Nessa sequência evolutiva, atualmente já há a aplicação da inteligência artificial para aprimoramento da USIP.[14-17] A **Figura 28.2.1** destaca a diferenciação entre diferentes artefatos utilizando inteligência artificial, enquanto a **Figura 28.2.2** contempla a avaliação quantitativa automatizada pela USIP.[17,18]

Conceito: quais são os artefatos e como os interpretar?

A USIP é realizada com base na análise sistemática das estruturas pulmonares em busca de artefatos que possam classificar a apresentação ultrassonográfica pulmonar em diferentes

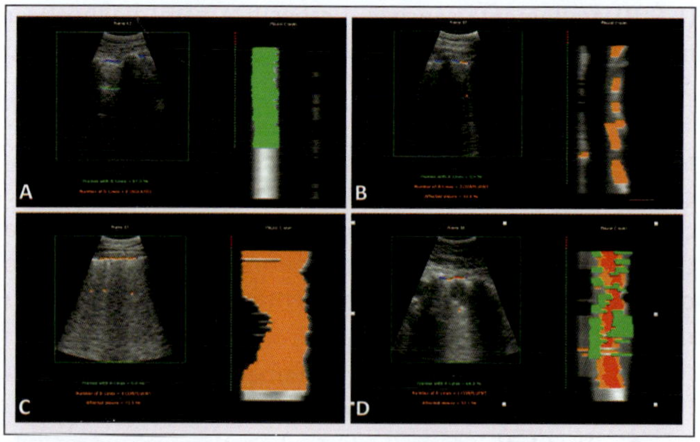

Figura 28.2.1. Diferenciação de diversos artefatos da USIP com a utilização da inteligência artificial. (A) Padrão de normalidade (Linhas A, identificadas pela cor verde); (B,C) determinação de Linhas B (visualizadas em laranja) e (D) consolidação (vermelho).

Fonte: Adaptada de Camacho J, Muñoz M, Genovés V, Herraiz JL, Ortega I, Belarra A, *et al.* Artificial Intelligence and Democratization of the Use of Lung Ultrasound in COVID-19: On the Feasibility of Automatic Calculation of Lung Ultrasound Score. Int J Transl Med. 2022;2:17-25.

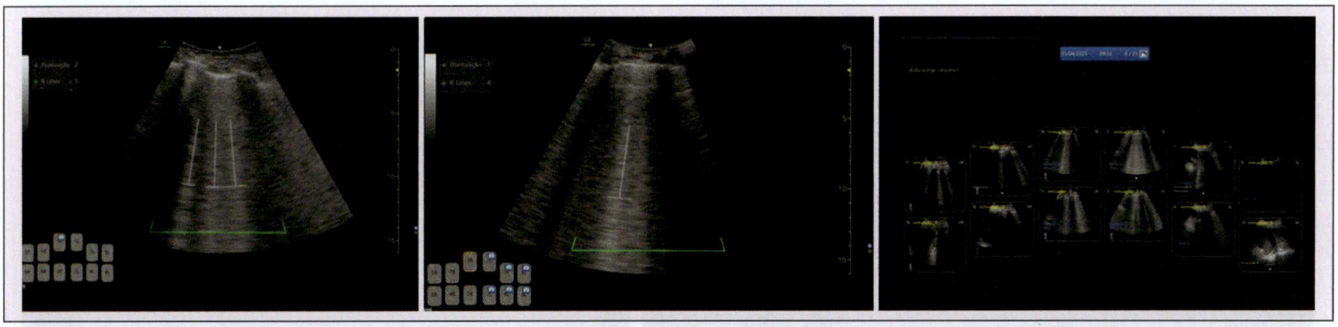

Figura 28.2.2. Quantificação automatizada de Linhas B e determinação automatizada de escore de aeração pulmonar.

Fonte: Acervo da autoria.

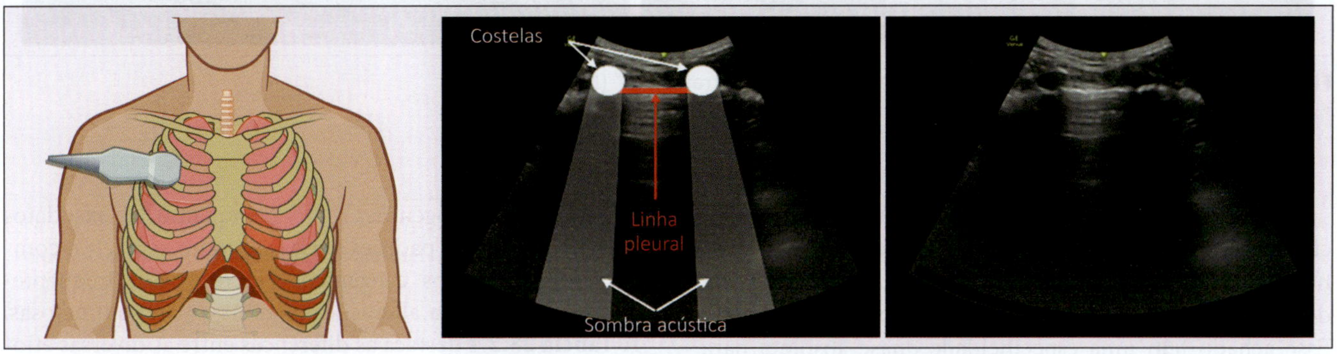

Figura 28.2.3. (A-C) Campo ultrassonográfico pulmonar, destacando as costelas com sombras acústicas e a linha pleural cerca de 0,5 cm abaixo da borda superior das costelas. O "Sinal do Morcego" é caracterizado pela confluência desses artefatos.

Fonte: (A) Adaptada de Atlas de Anatomia 3D- BioDigital®. Disponível em: **https://pfizer-brazil.biodigital.com/view/production/maleAdult/asthma_03**. Acesso em 21 abr. 2023. (com autorização) (B, C). Fotografias do acervo da autoria.

contextos clínicos. Portanto, a partir da obtenção da janela ultrassonográfica pulmonar, a presença de alterações pleurais, intersticiais e alvéolo-intersticiais devem ser avaliadas.

Janela Ultrassonográfica Pulmonar

Para a obtenção da janela ultrassonográfica de análise pulmonar, o transdutor deve ser colocado de modo transversal ao gradil costal do paciente. O que possibilita a visualização das costelas, de sua sombra acústica e da linha pleural. A **Figura 28.2.3** ilustra a colocação da sonda ultrassonográfica sobre o tórax do paciente e os principais achados a serem avaliados até atingir a linha pleural, com a obtenção do "Sinal do Morcego".

Artefatos relacionados ao padrão normal ultrassonográfico: deslizamento pleural, sinal da praia e Linhas A

A presença de deslizamento pleural associada a visualização de Linhas A indica um padrão de normalidade da USIP. O deslizamento pleural ocorre quando há contato direto entre as pleuras durante o movimento respiratório, o que é evidenciado no Modo-M pela presença do "sinal da praia", como ilustrado na **Figura 28.2.4.**[1,19,20]

Ausência de deslizamento pleural, o sinal da estratosfera e o ponto pulmonar

A presença de ar entre as pleuras, caracterizada pela ausência de deslizamento pleural, é observada no Modo-M

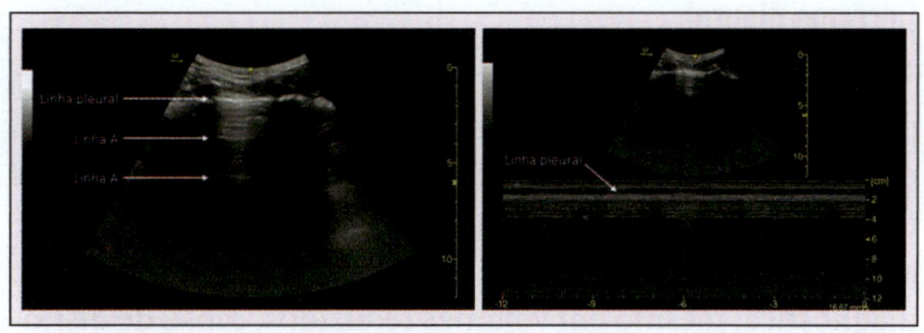

Figura 28.2.4. USIP normal: (A) Modo-B: linha pleural e Linhas A (imagens de reverberação da linha pleural); (B) Modo-M: "sinal da praia", indicando deslizamento pleural.

Fonte: Acervo da autoria.

por meio do "sinal da estratosfera". No entanto, é crucial ressaltar que esse sinal pode surgir em diversas condições, como apneia, pleurodese, doença pulmonar parenquimatosa grave, SDRA com ventilação de baixo volume-corrente, bolhas pulmonares gigantes, oclusão brônquica por rolha ou intubação seletiva. Em casos de intubação esofágica, pode haver ausência de deslizamento bilateral, enquanto em intubação seletiva, o deslizamento pleural pode ser observado apenas no lado em que o brônquio fonte foi intubado. Portanto, o "sinal da estratosfera" não é um sinal patognomônico de pneumotórax.[1,19] (**Figura 28.2.5**)

A presença de artefatos distintos das Linhas A, como as Linhas B ou consolidação, exclui o diagnóstico de pneumotórax, indicando a propagação dos feixes de ultrassom para o parênquima pulmonar.

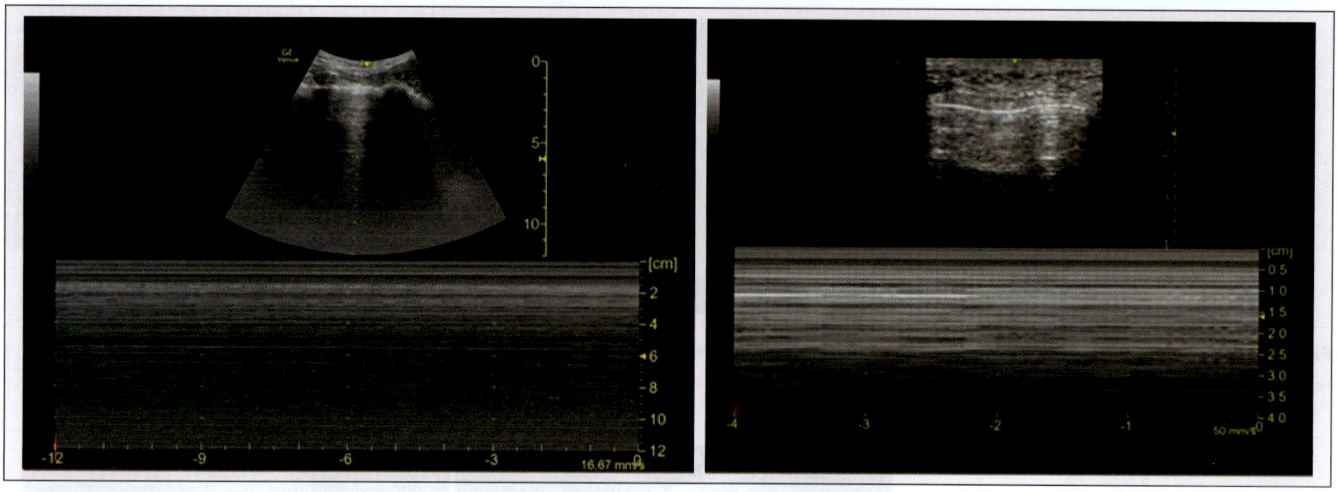

Figura 28.2.5. Ausência de deslizamento pleural: "sinal da estratosfera" (Modo-M).
Fonte: Acervo da autoria.

Além disso, a sondagem direta sobre o ponto de início da coleção de ar entre as pleuras resulta na visualização, na mesma janela ultrassonográfica, de uma área com e sem deslizamento pleural, conhecida como "ponto pulmonar". Esse achado tem uma especificidade quase absoluta para o diagnóstico de pneumotórax, embora com sensibilidade moderada.[1,19,21] A imagem ilustrativa desse achado pode ser encontrada na **Figura 28.2.6**.

Derrame pleural

O derrame pleural é frequente em pacientes críticos, porém sua detecção pelo exame físico é eficaz em apenas 8% dos casos.[24,25] Enquanto a radiografia de tórax na UTI pode identificar volumes de derrame acima de 200 a 500 mL,[23] a ultrassonografia pulmonar (USIP) oferece maior precisão diagnóstica, mesmo em volumes reduzidos, capaz de distinguir quantidades tão baixas quanto 3 a 5 mL.[22,26,27,30]

Além disso, a avaliação ultrassonográfica do líquido pleural fornece informações cruciais para distinguir sua etiologia. Efusões pleurais transudativas tendem a ser anecoicas e homogêneas,[1,22,25,26,31] enquanto os exsudatos podem apresentar padrões variados, como septações complexas e conteúdos ecogênicos heterogêneos, frequentemente associados a alterações pleurais e parenquimatosas. A **Tabela 28.2.1** destaca as diferenças entre as diversas etiologias de derrame pleural, enquanto a **Figura 28.2.7** ilustra esses perfis de apresentação.

Inúmeros métodos foram validados com o intuito de estimar o volume do derrame pleural pela USIP. A visualização restrita ao ângulo costofrênico indica derrame de pequena quantidade (< 100 mL), enquanto o número de espaços intercostais onde o derrame é visualizado pode ser uma estimativa semiquantitativa. A presença de efusão pleural em apenas um espaço está associada a um volume pequeno (< 500 mL), enquanto três ou mais espaços sugerem volumes mais substanciais (> 500 mL).[34] Além disso, a distância máxima entre as pleuras, avaliada entre o 9º e 11º espaço intercostal, pode ser usada para uma aferição detalhada do volume total do derrame pleural. Uma distância interpleural superior a 5 cm apresentou especificidade de 90% e sensibilidade de 83% para determinar um volume

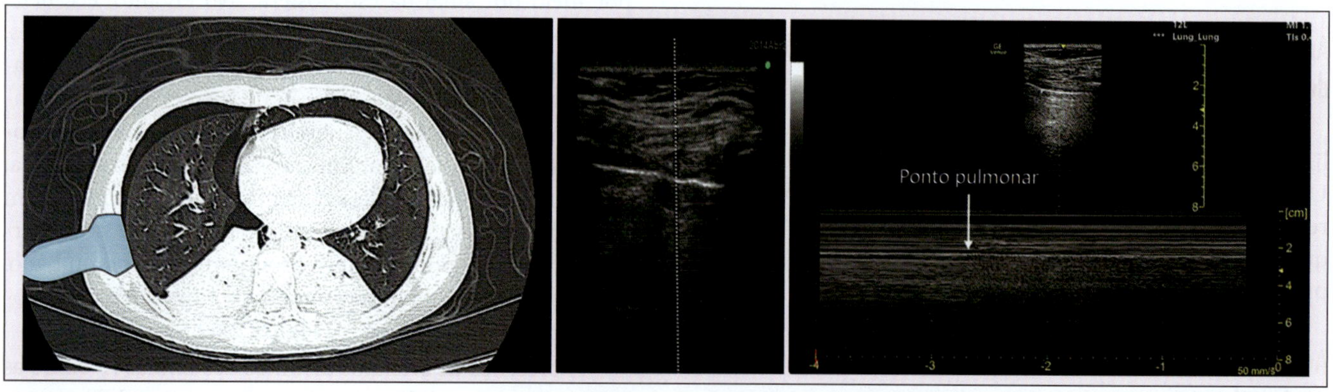

Figura 28.2.6. Tomografia de tórax com pneumotórax (direita), com equivalente encontrado na USIP por meio do ponto pulmonar demarcado no Modo-M.
Fonte: Acervo da autoria.

Tabela 28.2.1. Diferenciação da natureza do derrame pleural com o USIP

	Anecoico (n = 172)	Complexo não septado (n = 50)	Complexo septado (n = 76)	Homogêneo ecogênico (n = 22)	Lesão parenquimatosa (n = 54)	Pleura espessada (n = 76)	Nódulo pulmonar (n = 10)
Transudato (n = 96)	96	0	0	0	3	3	0
Exsudato não maligno (n = 111)	30	27	40	14	38	42	0
Exsudato maligno (n = 113)	45	23	36	8	13	31	10

Fonte: Adaptada de Yang PC, Luh KT, Chang DB, Wu HD, Yu CJ, Kuo SH. Value of sonography in determining the nature of pleural effusion: analysis of 320 cases. Am J Roentgenol. 1992;159:29-33.

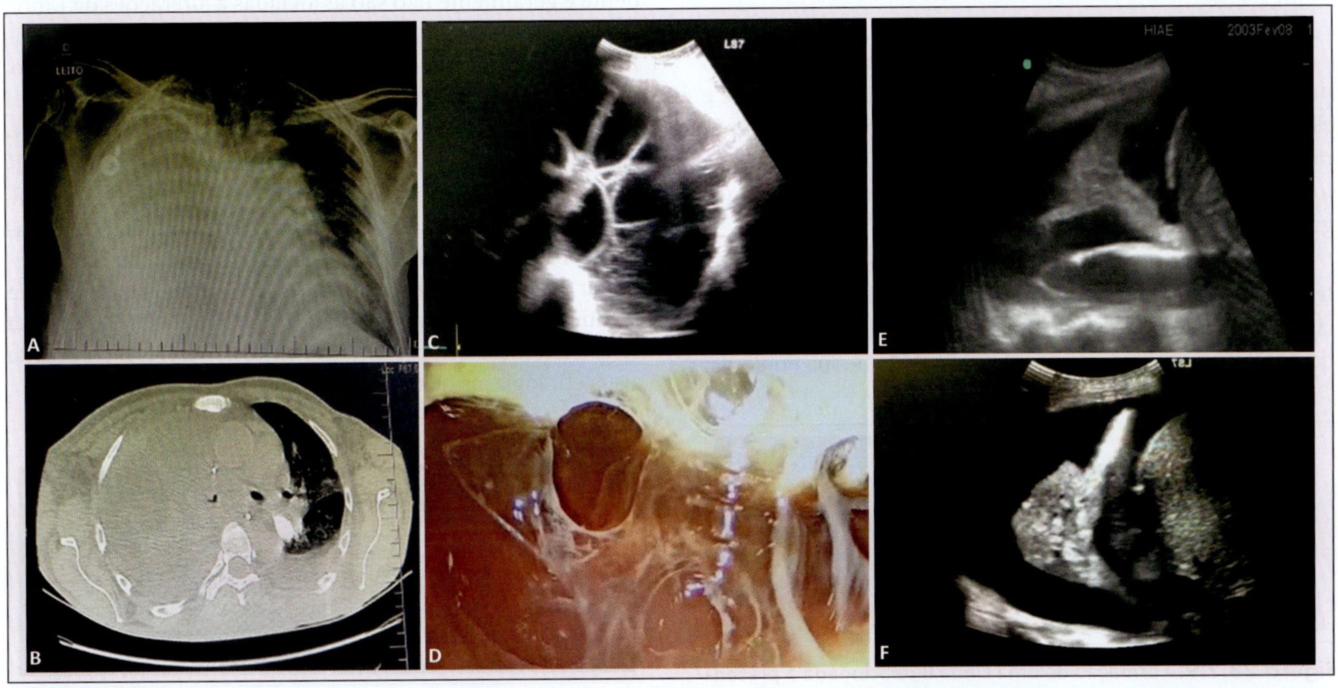

Figura 28.2.7. Diferenciação etiológica do derrame pleural. (A-D) Exames realizados na admissão em uma UTI de um paciente com choque séptico de foco pulmonar e insuficiência respiratória. (A) Radiografia de tórax, (B) tomografia computadorizada de tórax, (C) USIP demonstrando material heterogêneo com diferentes ecotexturas, caracterizando um exsudato; (D) videotoracoscopia evidenciando derrame pleural loculado; (E-F) USIP mostrando duas avaliações de efusões pleurais típicas de transudatos, com padrão homogêneo e anecoico.

Fonte: Acervo da autoria.

superior a 500 mL, enquanto uma distância inferior a 2 cm correspondeu a um quantitativo inferior a 500 mL, conforme **Figura 28.2.8.**[28]

Outros pesquisadores também exploraram esse princípio, como mostrado na **Tabela 28.2.2**, que resume os resultados das estimativas de volume por Yang *et a.l*, que foram baseados na maior distância entre as pleuras.[26] Formulações mais complexas, validadas em pacientes críticos e aplicáveis em UTIs, também estão disponíveis.[29,37,38]

Linhas B

Quando as alterações intersticiais atingem a pleura, possibilitam a propagação dos feixes ultrassônicos, originando o artefato conhecido como Linhas B. As quais são caracterizadas por alguns padrões básicos. Entre os quais se destacam a sua apresentação (serem hiperecoicas e se estenderem até o final da imagem) e comportamentamente (moverem-se em conjunto com a Linha Pleural e apagarem as Linhas A).[1,3,19,20,41,95]

Quando o acometimento é puramente intersticial, as Linhas B estão distanciadas por cerca de 7 mm. No entanto, em casos de aumento significativo da água pulmonar extravascular, incluindo acometimento alveolar, esse espaçamento pode ser reduzido para menos de 3 mm.[39-42,95]

Tabela 28.2.2 Estimativa de volume de efusão pleural

Distância máxima entre as pleuras (mm)	Equivalente em volume da efusão (variação)
0	0 (0-90) mL
5	80 (20-170) mL
10	170 (50-300) mL
15	260 (90-420) mL
20	380 (150-660) mL
30	550 (210-1060) mL
40	1000 (490-1670) mL
50	1420 (650-1840) mL

Fonte: Acervo da autoria.

A ultrassonografia demonstrou uma notável precisão na detecção de alterações intersticiais, com sensibilidade e especificidade consistentementes superiores a 92%, superando a radiografia de tórax.[42-47] A **Figura 28.2.9** ilustra a formação das Linhas B e sua representação na ultrassonografia pulmonar.

Toda alteração intersticial denota na presença desse artefato.[51,53,54] Contudo a avaliação de sua apresentação, associada a padrão da Linha Pleural e as demais variáveis clínicas do paciente contribuem para a determinação de sua etiologia.

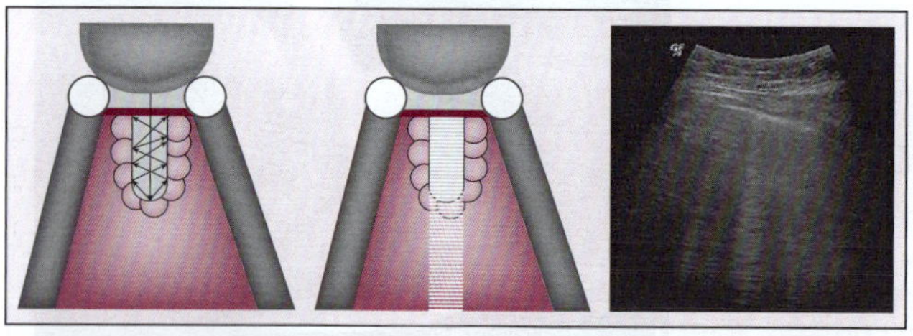

Figura 28.2.9. Formação de uma Linha B relacionada a presença de alteração intersticial, denotando em um meio de progressão para os feixes de ultrassom, conferindo os requisitos para a formação desse artefato.

Fonte: Acervo da autoria.

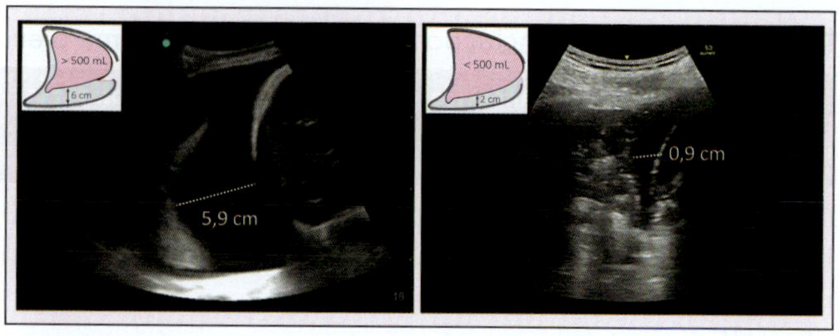

Figura 28.2.8. Avaliação do volume de efusão pleural pela distância interpleural.

Fonte: Acervo da autoria.

As Linhas B de etiologia cardiogênica têm um padrão de distribuição simétrico (bilateral), gravitacional dependente e geralmente não são associadas a alterações da Linha Pleural. Além disso, a administração de diurético e a realização de hemodiálise tendem a reduzir o seu quantitativo, geralmente em um curto período.

As Linhas B associadas a processos inflamatórios tendem a se distribuir de modo assimétrico, com áreas de pulmão poupada de permeio e com alterações da linha pleural, que pode estar espessada, contendo irregularidades e associada à consolidações. Nesses casos as Linhas B costumam apresentar uma redução mínima perante a instituição de terapia dialítica ou do uso de diuréticos.[46-50] A **Tabela 28.2.3** destaca essas diferenças de apresentação entre as Linhas B consoante a sua etiologia, as quais são ilustradas na **Figura 28.2.10.**

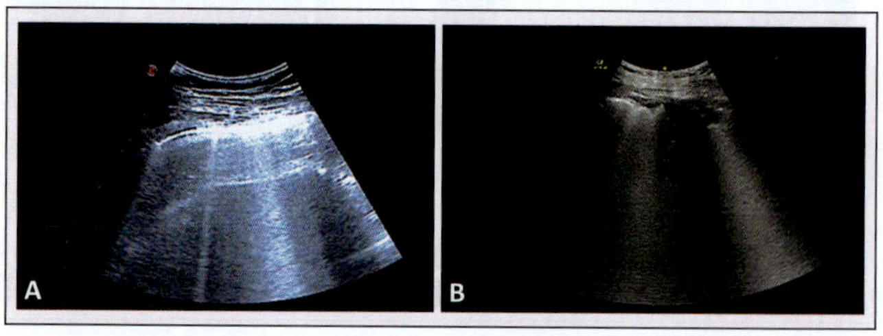

Figura 28.2.10. (A) Linhas B de etiologia cardiogênica: preservação da Linha Pleural, (B) Linha B inflamatória: pleura irregular, espessada e com consolidação justapleural.

Fonte: Acervo da autoria.

Tabela 28.2.3. Distinção das Linhas B de etiologia cardiogênica daquelas derivadas de SDRA

	Edema pulmonar cardiogênico			SDRA			p
	Frequência	Sensibilidade	Especificidade	Frequência	Sensibilidade	Especificidade	
Anormalidade da Linha Pleural	100%	25%	0%	25%	100%	45%	< 0,001
Deslizamento pleural reduzido ou ausente	100%	0%	0%	0	100%	100%	< 0,001
Áreas de pulmão poupado	100%	0%	0%	0	100%	100%	< 0,001
Consolidações	83,3%	0%	0%	0	83,3%	100%	< 0,001
Derrame pleural	66,6%	95%	33,3%	95%	66,6%	5%	0,004
Pulso pulmonar*	50%	0%	50%	0	50%	100%	< 0,001

*Pulso pulmonar: evento associado a ausência de deslizamento pleural acrescida da pulsão sincronizada do pulmão com a atividade cardíaca.[52]

Fonte: Adaptada de Copetti R, Soldati G, Copetti P. Chest sonography: a useful tool to differentiate acute cardiogenic pulmonary edema from acute respiratory distress syndrome. Cardiovasc Ultrasound. 2008;6:16.

Consolidação Pulmonar

A perda total da aeração pulmonar estabelece um cenário propício para a propagação dos feixes de ultrassom, como observado em casos de consolidação. Nesse contexto, a estrutura parenquimatosa é visualizada em sua totalidade, com uma padrão análogo ao dos tecidos moles na USIP, resultando no sinal de "hepatização pulmonar" ou sinal "pseudotissular", semelhante aos achados hepáticos.[1,19,54-58] Adicionalmente, é viável caracterizar o broncograma no modo bidimensional, onde um padrão estático está correlacionado a pontos puntiformes hiperrefrigentes, sugerindo atelectasia, enquanto um broncograma aéreo dinâmico implica pneumonia como causa da condensação visualizada na USIP.[57]

Em casos de pneumonia, o Doppler pode também permitir a visualização do *shunt* pulmonar, conforme exemplificado na **Figura 28.2.11**.[54] Além disso, outro indicativo da pneumonia é a manifestação das Linhas C, cujo padrão assemelha-se ao da Linha B, embora esta última seja derivada da linha pleural, enquanto as primeiras originam-se de uma consolidação subpleural.[1,19,54-58]

Execução da USIP e a integração dos diferentes artefatos

O propósito de todos os exames é fornecer informações pertinentes para abordar uma questão clínica específica com base nas imagens pulmonares. Portanto, a interpretação dos achados dos artefatos pulmonares deve considerar a história clínica do paciente crítico.[61]

Para a realização da USIP, diferentes transdutores podem ser empregados. No entanto, a escolha do transdutor adequado depende do questionamento clínico em questão. Transdutores lineares de alta frequência são preferíveis para analisar o deslizamento pleural, enquanto transdutores de frequência mais baixa, como o convexo, são mais úteis para avaliar estruturas mais profundas, como derrames pleurais e consolidações.[61-63]

É crucial ressaltar que ao conduzir uma análise sequencial com quantificação de Linhas B, é imprescindível manter a consistência utilizando o mesmo transdutor.[64] Ademais, para obter resultados mais precisos na formação das Linhas B, é recomendado desativar os filtros do aparelho e, sempre que possível, optar pelo Modo Ultrassom Pulmonar, se disponível.[61-63]

Utilização do USIP como ferramenta diagnóstica

O Protocolo BLUE desenvolvido por Daniel Lichtenstein foi concebido para o diagnóstico de insuficiência respiratória aguda (IRpA) em situações de emergência. Realiza-se um avaliação sistemática e rápida de seis regiões pulmonares, iniciando-se pela região anterior do tórax e quando

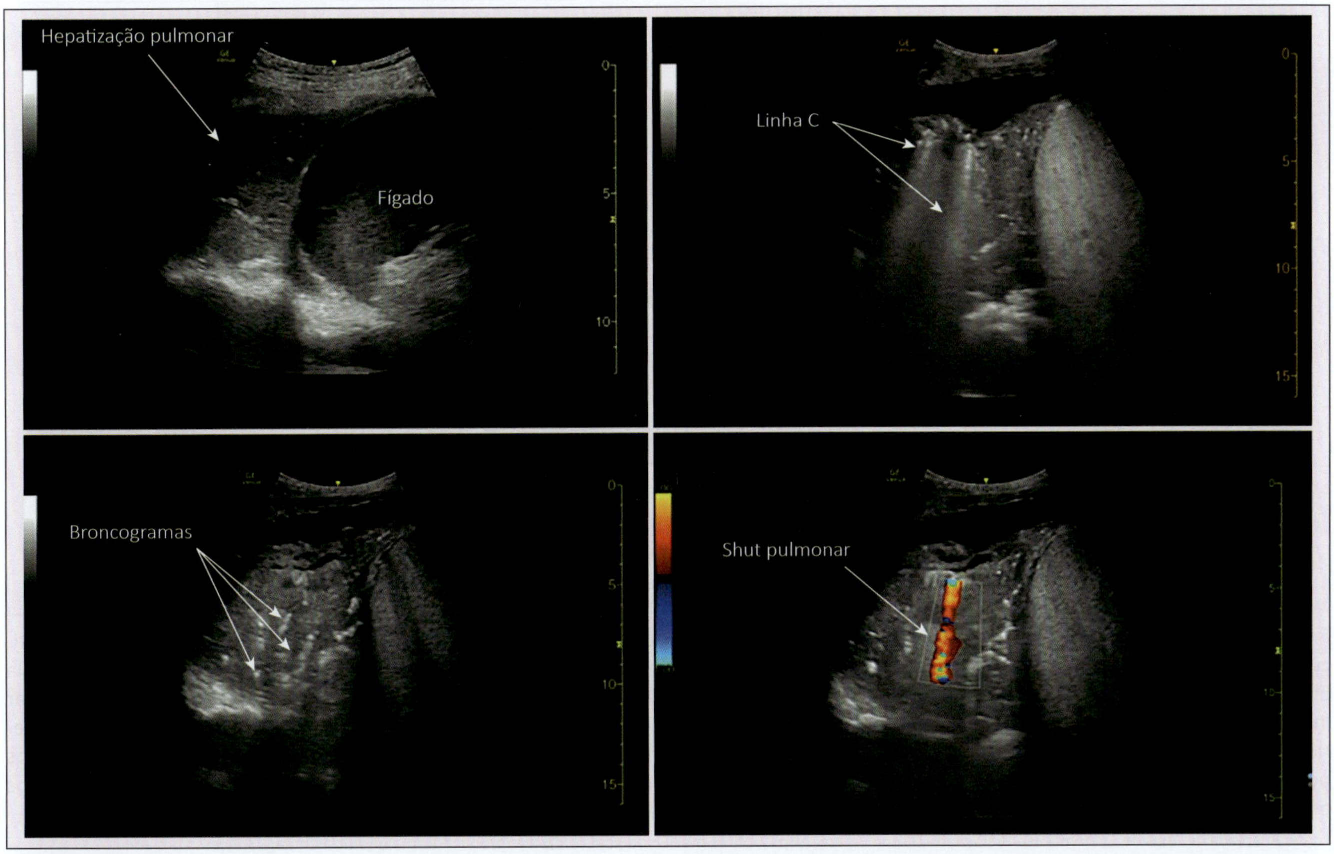

Figura 28.2.11. Consolidações com evidência de hepatização pulmonar (sinal pseudotissular), Linhas C, broncogramas e um *Shunt* pulmonar identificado pelo Color Doppler.

Fonte: Acervo da autoria.

necessário nas regiões laterais e posteriores, de ambos os lados. Soma-se possível avaliação venosa de membros inferiores para o rastreamento de trombose venosa profunda.[1] Os pontos de avaliação para a realização desse protocolo estão ilustrados na **Figura 28.2.12**, enquanto os perfis a serem destacados encontram-se detalhados no **Quadro 28.2.1** e o fluxograma diagnóstico na **Figura 28.3.13**.

O Protocolo BLUE tem-se destacado por sua alta precisão no diagnóstico da IRpA, demonstrada em diversos estudos. Além disso, apresenta uma superioridade significativa em relação à radiografia de tórax, com a vantagem adicional de não envolver exposição à radiação.[19,44,47,55,56,66,67,74] A **Tabela 28.2.5** apresenta os dados de estudos clássicos de Daniel Lichtenstein sobre a eficácia desse método.[69]

Tabela 28.2.4. Perfis pulmonares utilizados para a avaliação do Protocolo BLUE[5]

Perfil A	Perfil B	Perfil C	PLAPS
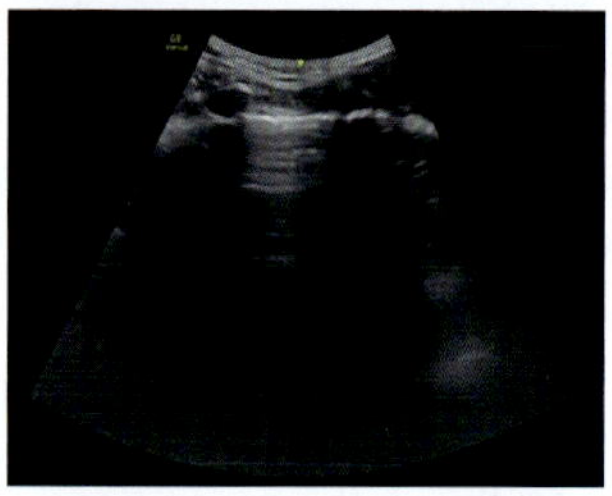	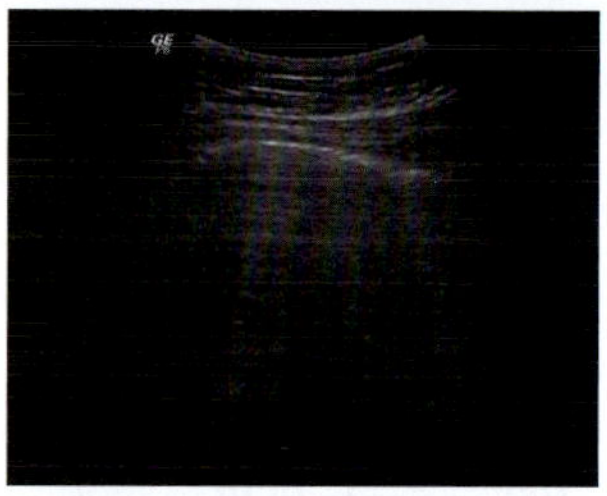	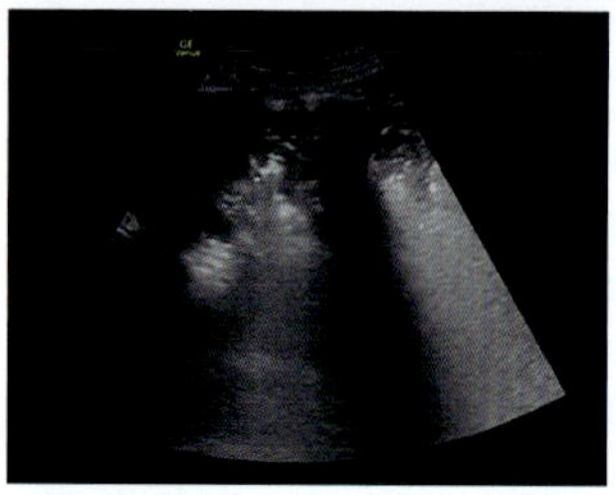	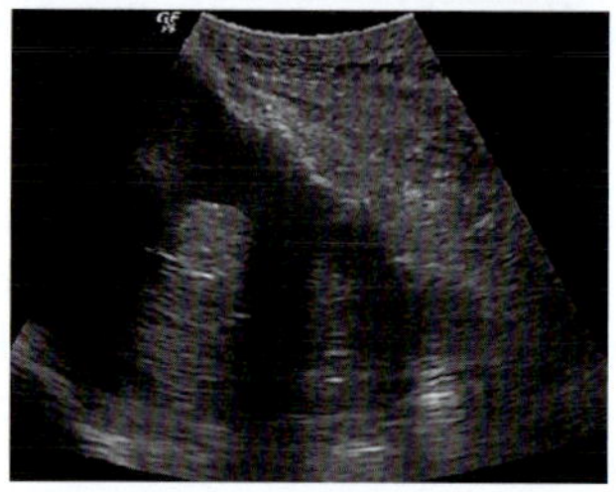
• Deslizamento pleural • Linhas A	• ≥ 2 Linhas B (mesmo espaço intercostal)	• Consolidação pulmonar • Broncogramas • Linhas C • Sinal do retalho	• Derrame pleural ou • Consolidação

Fonte: Desenvolvida pela autoria.

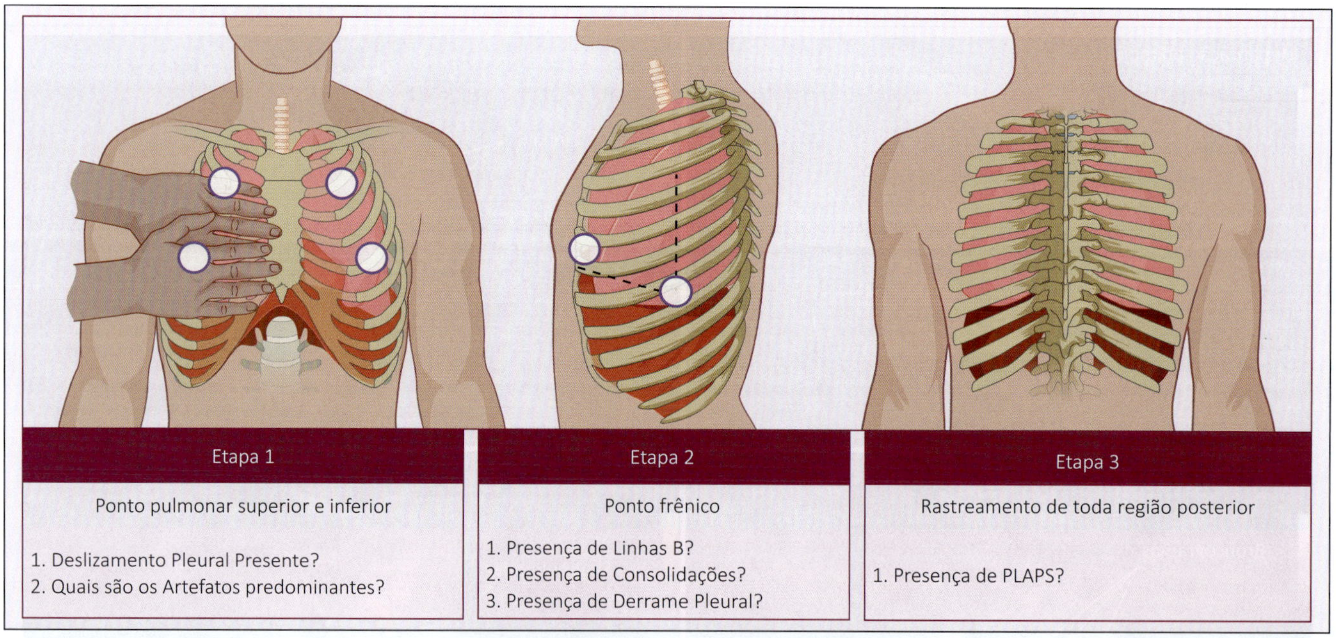

Figura 28.2.12. Etapas do Protocolo BLUE. Na Etapa 1, o examinador avalia dois pontos em cada hemitórax: o superior, entre as articulações metacarpofalangeanas do terceiro e quarto dedos, e o inferior, localizado no meio do dorso da mão colocada inferiormente. Na Etapa 2, o ponto frênico é definido como a interseção entre a linha axilar média e uma linha oriunda de 1-2 cm abaixo do ponto pulmonar inferior designado na Etapa 1. Na Etapa 3, é realizada a varredura completa da região posterior do tórax, limitada pela linha axilar posterior, para detectar a presença de derrame pleural e/ou consolidação, indicativos de PLAPS. Se houver Perfil A bilateralmente em todos os pontos da Etapa 1, a avaliação das veias dos membros inferiores é necessária para descartar eventos trombóticos. Após a Etapa 3, todos os achados são revisados para determinar o diagnóstico da insuficiência respiratória.[5]

Fonte: Adaptada de Atlas de Anatomia 3D- BioDigital®. Disponível em: https://pfizer-brazil.biodigital.com/view/production/maleAdult/asthma_03. Acesso em abr. 2023.

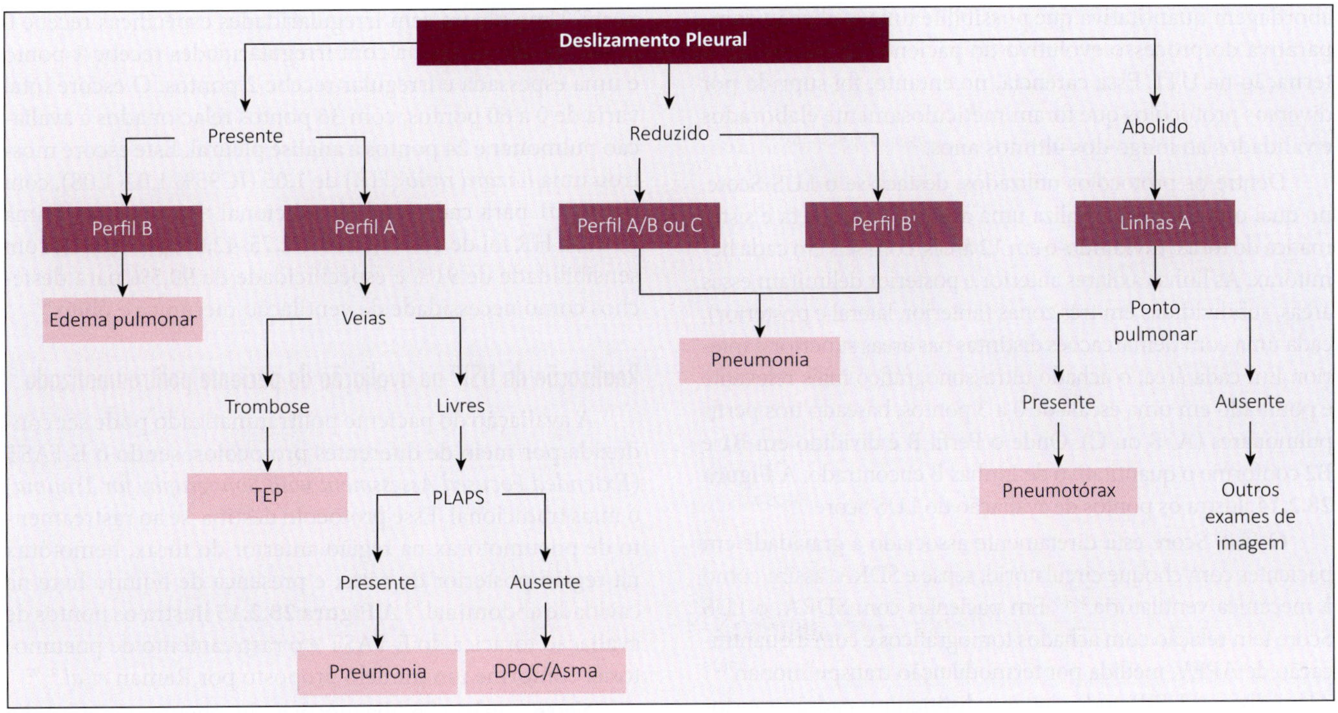

Figura 28.2.13. Fluxograma diagnóstico da insuficiência respiratória com base no Protocolo BLUE.[5]

Fonte: Acervo da autoria.

Tabela 28.2.5. Sensibilidade e especificidade do Protocolo BLUE para o diagnóstico de IRpA[69-73]

	Sensibilidade (%)	Especificidade (%_
Pneumotórax	95	94
Pneumotórax Oculto	79	100
Pneumotórax Maciço	100	96
Síndrome Intersticial	93	93
Consolidação Alveolar	90	98
Derrame Pleural	94	97

Fonte: Desenvolvida pela autoria.

O diagnóstico de tromboembolismo pulmonar pelo Protocolo BLUE inclui a avaliação vascular, devido à falta de artefatos específicos para essa condição em sua fase aguda. Contudo, em casos que evoluem para infarto pulmonar, podem ser identificadas consolidações, presentes em até 75% das situações.[108,109] Esses artefatos geralmente se manifestam como múltiplas pequenas consolidações justapleurais de formato irregular, com dimensões médias de 1,5 cm × 2,8 cm [0,5 – 8,5], podendo variar de uma única consolidação a até nove, com uma média de 2,6. É importante observar que essas consolidações são mais prevalentes nos lobos inferiores e podem estar associadas a derrame pleural, encontrado em até 20% dos casos.[110-113]

Devido a sua simplicidade e elevada acurácia, vale destacar que a avaliação venosa exposta nesse protocolo é com base unicamente na compressão vascular pelo transdutor. Onde a não colapsibilidade do vaso indica a presença de obstrução venosa. Diversos estudos mostraram que essa abordagem apresenta uma alta eficiência e reduz significativamente o tempo para diagnóstico, mesmo quando realizada por médicos não radiologistas.[47,106] Esses resultados foram inclusive validados por metanálise, que envolveu 15 estudos, conjugando uma população de 6.991 indivíduos. A presença de TEV foi constatada em 30% dessa amostra. A sensibilidade foi baixa (41%, IC95% 34-46%) ao analisar apenas os vasos proximais, mas a especificidade foi elevada (96%, IC95% 94-98%). O rastreamento expandido para as veias da panturrilha, cobrindo toda a extensão da perna, denota em um aumento na sensibilidade (79%, IC95% 24-98%), mas uma redução na especificidade (84%, IC95% 76-90%).[107]

Diagnóstico de síndrome da desconforto respiratório agudo

A SDRA por conceito é uma condição clínica de instituição aguda (relacionada a um evento com < 7 dias de instituição), com acometimento pulmonar difuso (bilateral) associada a redução da *performance* pulmonar, que pode ser avaliada pela redução da relação PaO_2/FiO_2 (≤ 300 mmHg), ou mesmo pela relação SaO_2/FiO_2 (≤ 315 se SaO_2 ≤ 97%), mesmo na presença de suporte ventilatório com pressão positiva equivalente a ≥ 5 cmH_2O, ou com cateter nasal de alto fluxo (≥ 30 L/min), ou mesmo na ausência desse tipo de suporte em condições de recursos limitados. A ultrassonografia pode ser empregada para esse fim, com a avaliação de Linhas B associadas ou não a consolidações de modo bilateral.[114]

Lung Ultrasound Score

Embora o Protocolo BLUE seja altamente valioso para a avaliação pulmonar, sua limitação reside na falta de uma abordagem quantitativa que possibilite uma avaliação comparativa do processo evolutivo do paciente ao longo da internação na UTI. Essa carência, no entanto, foi suprida por diversos protocolos que foram meticulosamente elaborados e validados ao longo dos últimos anos.[75-81,85-90,94,98-103]

Dentre os protocolos utilizados, destaca-se o LUS Score, no qual o examinador realiza uma avaliação completa e sistemática do tórax, dividindo-o em 12 áreas, com seis em cada hemitórax. As linhas axilares anterior e posterior delimitam essas áreas, subdivididas em três zonas (anterior, lateral e posterior), cada uma com demarcações distintas nas áreas superior e inferior. Em cada área, o achado ultrassonográfico mais relevante é pontuado em uma escala de 0 a 3 pontos, baseado nos perfis pulmonares (A, B ou C). Onde o Perfil B é dividido em B1 e B2 conforme o quantitativo de Linhas B encontrado. A **Figura 28.2.14** ilustra os pontos de avaliação do LUS Score.[7,65,75-77]

O LUS Score está diretamente associado à gravidade em pacientes com choque circulatório, sepse e SDRA, assim como à mecânica ventilatória.[84-88] Em pacientes com SDRA, o LUS Score tem relação com achados tomográficos e com a quantificação de APEV, medida por termodiluição transpulmonar.[78,79] Além disso, o USIP pode ajudar a distinguir o padrão morfológico da SDRA, diferenciando entre acometimento difuso e focal, o que é útil para definir estratégias terapêuticas.[82,83]

Durante a pandemia de COVID-19, houve avanços significativos na aplicação do USIP. Ji *et al.* propuseram a avaliação do LUS Score, acrescentando uma análise da Linha Pleural, que pode receber de 0 a 2 pontos com base em seu perfil. Uma pleura sem irregularidades específicas recebe 0 pontos, enquanto uma com irregularidades recebe 1 ponto e uma espessada e irregular recebe 2 pontos. O escore total varia de 0 a 60 pontos, com 36 pontos relacionados à avaliação pulmonar e 24 pontos à análise pleural. Este escore mostrou uma *hazard ratio* (HR) de 1,05 (IC95% 1,02-1,08), com $p < 0,001$ para cada unidade adicional. Para valores acima de 12, a HR foi de 10,76 (IC95% 2,75-42,05; $p = 0,001$), com sensibilidade de 91% e especificidade de 90,5% para desfechos como necessidade de ventilação mecânica e óbito.[89]

Realização da USIP na avaliação do paciente politraumatizado

A avaliação do paciente politraumatizado pode ser conduzida por meio de diferentes protocolos, sendo o E-FAST (*Extended Focused Assessment with Sonography for Trauma*) o mais tradicional. Esse protocolo destina-se ao rastreamento de pneumotórax na região anterior do tórax, hemotórax na região posterior do tórax e presença de líquido livre na cavidade abdominal.[92] A **Figura 28.2.15** ilustra os pontos de avaliação torácica do E-FAST e o rastreamento de pneumotórax conforme um modelo proposto por Raman *et al.*[91,92]

Nesse cenário, o diagnóstico de pneumotórax ganha grande relevância, destacando a importância da USIP devido à sua alta acurácia diagnóstica.[66,91,92,104,105] Estudo conduzido por Oveland NP *et al.* demonstrou sensibilidade de 65% com volume de 15 mL, alcançando 100% com 50 mL, enquanto a radiografia apresentou apenas 11% de sensibilidade com volumes de 15 mL e 63% com volumes de 300 mL.[105]

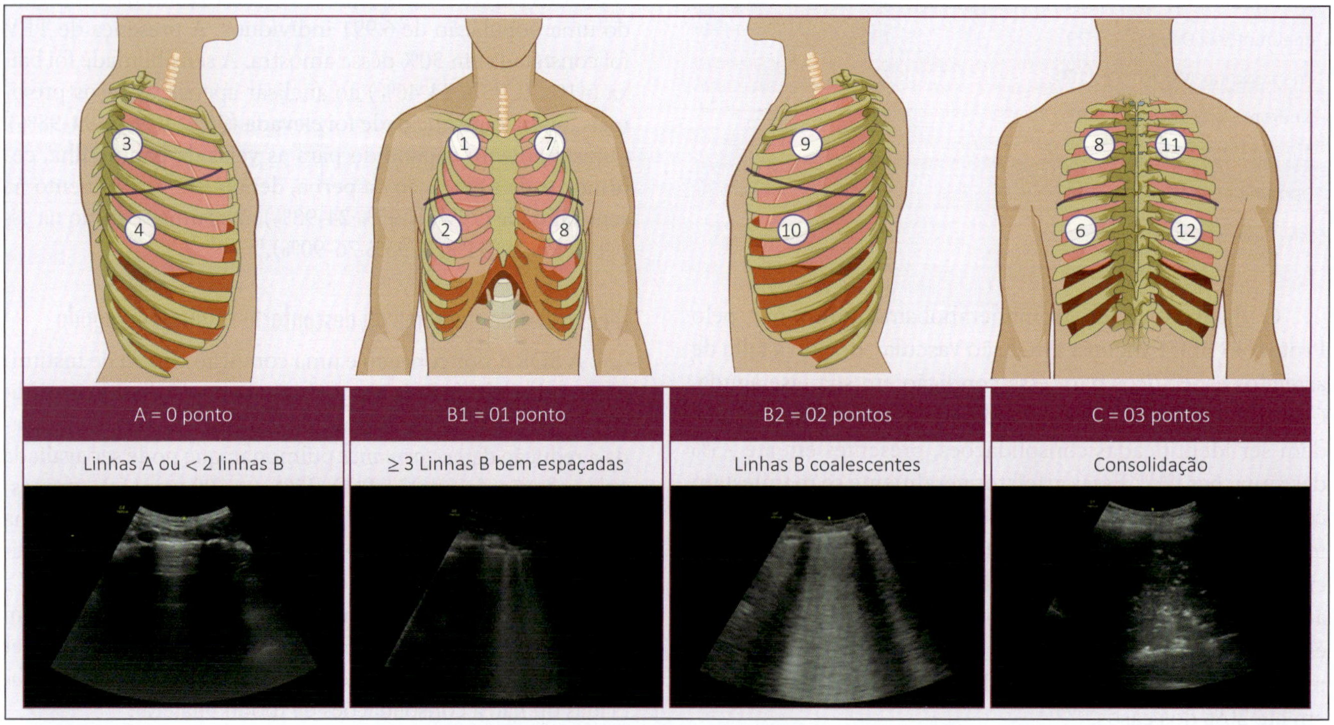

Figura 28.2.14. Pontos de avaliação do LUS Score e os perfis correspondentes, com suas respectivas pontuações. O Perfil A não recebe pontuação. No Perfil B, são atribuídos 01 ponto (B1) quando é possível distinguir cada Linha B encontrada e 02 pontos (B2) quando há confluência entre as Linhas B. Para o Perfil C, são atribuídos 03 pontos.[7,77-79]

Fonte: Adaptada de Atlas de Anatomia 3D- BioDigital®. Disponível em: https://pfizer-brazil.biodigital.com/view/production/maleAdult/asthma_03. Acesso em abr. 2023. (com autorização) e fotos do acervo da autoria.

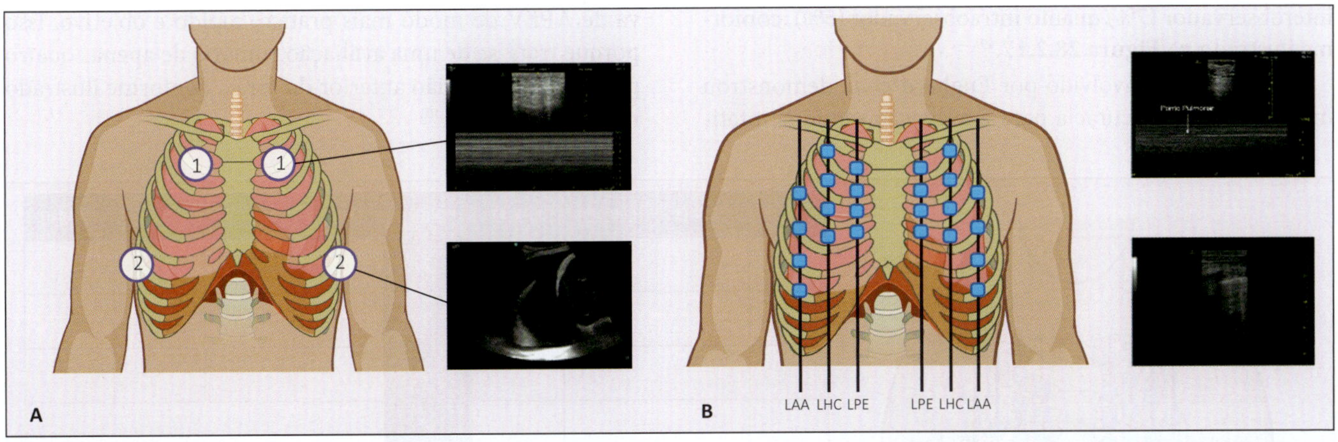

Figura 28.2.15. (A) Pontos de avaliação torácica do E-FAST: rastreamento de pneumotórax (região superior) e de hemotórax (ponto frênico). (B) Rastreamento de pneumotórax (seguindo uma orientação mediolateral e craniocaudal, seguindo a linha paraesternal (LP), a linha hemiclavicular (LHC) e a linha axilar anterior (LAA).[101,102]

Fonte: Adaptada de Atlas de Anatomia 3D- BioDigital®. Disponível em: https://pfizer-brazil.biodigital.com/view/production/maleAdult/asthma_03. Acesso em abr. 2023.

Até 20% dos pacientes com trauma contuso no tórax podem desenvolver contusão pulmonar, evidenciada na USIP por um padrão inflamatório intersticial, representado por Linhas B, muitas vezes acompanhado por lesões justapleurais hipoecogênicas de margens imprecisas. Esses achados combinados apresentam alta sensibilidade e especificidade para o diagnóstico de contusão pulmonar, superando a radiografia de tórax.[93,94]

A USIP pode ser empregada na avaliação do risco de evolução para SDRA em pacientes politraumatizados, usando um protocolo simples que aborda oito áreas. Cada área recebe uma pontuação de 0 a 2 pontos, onde 0 indica ausência de lesão, 1 ponto para presença localizada de pneumotórax, lesão ou hemotórax, e 2 pontos para envolvimento difuso. Isso resulta em um escore variando de 0 a 16 pontos. Leblanc *et al.* identificaram um ponto de corte de 6 para prever SDRA grave, enquanto Sayed MS *et al.* sugeriram um escore superior a 4, com boa correlação com achados tomográficos e alta sensibilidade e especificidade na predição de SDRA dentro de 72 horas após o trauma.[96,97] A **Figura 28.2.16** ilustra os pontos de avaliação desse escore preditivo de progressão para SDRA em pacientes politraumatizados.

USIP para avaliação de água pulmonar extravascular

O escore proposto por Picano *et al.* é um método semiquantitativo que abrange a avaliação de 28 áreas com o paciente em posição supina. Ele envolve a varredura dos espaços intercostais do segundo ao quarto à esquerda e até o quinto à direita, nas linhas paraesternal, hemiclavicular, axilar anterior e média. Em cada ponto de varredura, o número total de Linhas B é somado para obter o escore final. Este método demonstrou uma baixa variabilidade tanto

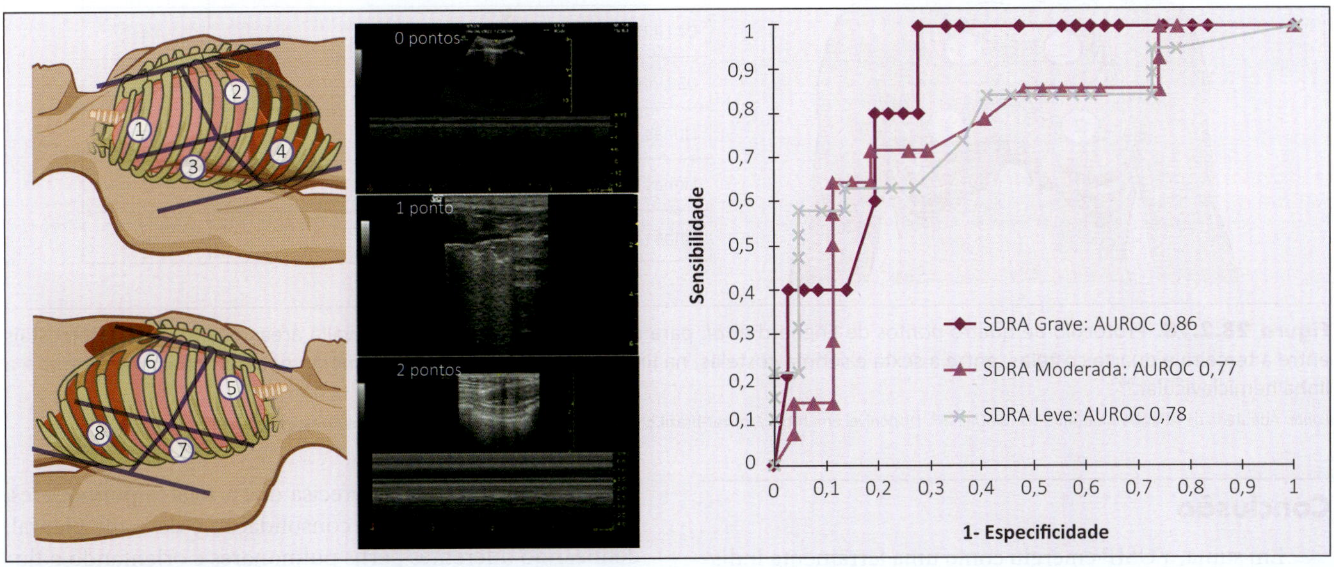

Figura 28.2.16. Escore de Predição de SDRA em pacientes politraumatizados, onde um escore > 6 teve uma sensibilidade de 58% e especificidade de 96% para esse fim.[106]

Fonte: Adaptada de Atlas de Anatomia 3D- BioDigital®. Disponível em: https://pfizer-brazil.biodigital.com/view/production/maleAdult/asthma_03. Acesso em abr. 2023.

interobservador (7%) quanto intraobservador (5%), conforme ilustrado na **Figura 28.2.17**.[49]

O escore desenvolvido por Enghard *et al.* demonstrou manter uma boa acurácia para a avaliação semiquantitativa de APEV de modo mais prático, rápido e objetivo. Isso porque trata-se de uma avaliação sumária de apenas quatro pontos sobre a região anterior do tórax, conforme ilustrado na **Figura 28.2.18**.[101]

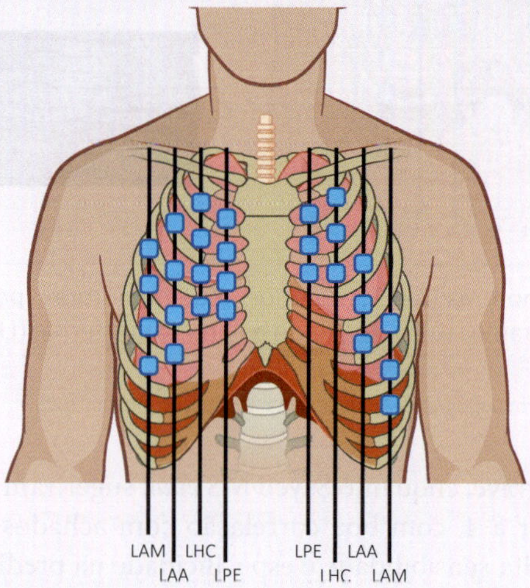

LAM-D	LAA-D	LHC-D	LPE-D	EIC	LPE-E	LHC-E	LAA-E	LAM-E
				2				
				3				
				4				
				5				

Escore	Linhas B	Quantificação de APEV
0	< 5	Sem significância
1	5 - 15	Aumento leve
2	15 - 30	Aumento moderado
3	> 30	Aumento severo

Figura 28.2.17. Quantificação de água pulmonar extravascular (APEV) segundo o Protocolo de 28 pontos desenvolvido por Picano *et al.*

LAM: linha axilar média; LAA: linha axilar anterior; LHC: linha hemiclavicula; LPE: linha para-esternal; D: direita; E: esquerda.[108]

Fonte: Adaptada de Atlas de Anatomia 3D- BioDigital®. Disponível em: https://pfizer-brazil.biodigital.com/view/production/maleAdult/asthma_03. Acesso em abr. 2023.

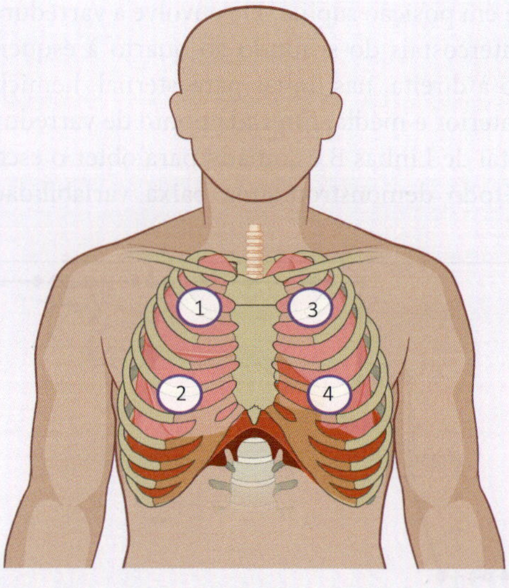

Achado ultrassonográfico	Escore
Ausência de Linhas B	0
01 Linha B em um EIC	1
02 Linhas B em um EIC	2
03 Linhas B em um EIC	3
04 Linhas B em um EIC	4
05 Linhas B em um EIC	5
Linhas B Confluentes > 50% do EIC	6
Linhas B Confluentes > 75% do EIC	7
Linhas B Confluentes em 100% do EIC	8

Figura 28.2.18. Protocolo de quatro pontos de Enghard *et al.* para quantificação de APEV, que avalia áreas nos espaços intercostais entre a terceira e quarta costelas, entre a sexta e sétima costelas, na linha paraesternal e no ponto médio entre a linha paraesternal e a linha hemiclavicular.[94]

Fonte: Adaptada de Atlas de Anatomia 3D- BioDigital®. Disponível em: https://pfizer-brazil.biodigital.com/view/production/maleAdult/asthma_03. Acesso em abr. 2023.

Conclusão

Em suma, a USIP emergiu como uma ferramenta indispensável no diagnóstico e manejo da insuficiência respiratória aguda (IRpA). Sua alta sensibilidade e especificidade permitem uma avaliação precisa dos artefatos pulmonares, como Linhas A, Linhas B, consolidação e derrame pleural, delineando diferentes perfis pulmonares e orientando o fluxo diagnóstico. O LUS Score e a quantificação das Linhas B fornecem uma abordagem semiquantitativa e precisa da perda de aeração pulmonar e do volume de água pulmonar extravascular. Além disso, à beira do leito, a USIP é crucial na avaliação do risco de progressão para a SDRA em pacientes politraumatizados, permitindo intervenções rápidas e direcionadas. Em suma, a USIP destaca-se como uma ferramenta vital na avaliação e tratamento da insuficiência respiratória aguda em pacientes críticos.

Glossário

- **Broncogramas:** visualização brônquica possibilitada pela perda completa de aeração pulmonar. Mediante o seu comportamento durante o ciclo ventilatório, pode ser designado como dinâmico (quando apresenta alterações morfológicas nesse contexto), ou estáticos.
- **Linha A:** linha hiperecogênica, oriunda da reverberação da linha pleural. Visualizada como uma linha paralela à linha pleural que mantem uma distância fixa entre si idêntica a distância entre a pele e a linha pleural. Quando associada a delineamento pleural designa o Perfil A, que indica uma imagem normal ao ultrassom pulmonar.
- **Linha B:** linha hiperecogênica, que se forma a partir de alterações intersticiais. Ao ser formada apresenta-se perpendicular a pleura, onde tem origem, segue até o final da imagem, movimenta-se junto com a pleura e apaga a Linha A por onde passa. Pode assumir o formato de um "rabo de cometa" quando utilizado transdutor convexo, setorial ou microconvexo.
- **Linha C:** linha hiperecogênica, que se assemelha à Linha B. Contudo, não tem origem na linha pleural, mas sim de uma consolidação. A sua presença tende a ser relacionada a presença de alterações intersticiais que atingem a área consolidada.
- **LUS Score (*Lung Ultrasound Score*):** escore de aeração pulmonar que se baseia na análise de 12 áreas que recebem uma pontuação de 0 a 3 pontos consoante aos artefatos ultrassonográficos encontrados, configurando em um escore que pode variar de 0 a 36. Onde valores mais elevados são relacionados a redução da relação PaO_2/FiO_2, maior elastância pulmonar e a um *mechanical power* mais elevado.
- **Ponto Pulmonar (*Lung Point*):** visualização em uma mesma janela ultrassonográfica de uma área com e outra sem deslizamento pleural. A sua presença corrobora a presença de pneumotórax.
- **Protocolo BLUE:** Protocolo de diagnóstico de insuficiência respiratória na emergência, baseado no ultrassom pulmonar.
- **Pulso Pulmonar (*Lung Pulse*):** evento associado a ausência de deslizamento pleural acrescida da pulsão sincronizada do pulmão com a atividade cardíaca.
- **Sinal do Código de Barras ou da Estratosfera:** visualização no Modo-M da ausência de deslizamento pleural, a qual pode acontecer por inúmeros motivos, sobretudo na presença de pneumotórax e quando não há volume-corrente, como em casos de apneia ou de mal posicionamento do tubo endotraqueal.
- **Sinal de Hepatização Pulmonar, do Retalho ou Pseudotissular:** sinais associados a perda completa da aeração pulmonar (consolidação), onde o tecido pulmonar passa a ser visualizado como uma víscera maciça (hepatização pulmonar), com densidade de tecidos moles (pseudotissular), com visualização dos brônquios e vasos em seu interior (sinal da "colcha de retalhos").
- **"Sinal do Morcego":** sinal característico da janela ultrassonográfica pulmonar. O qual é composto basicamente das costelas, suas sombras acústicas e a linha pleural.
- **"Sinal da Praia":** visualização característica no Modo-M da movimentação pleural durante o ciclo ventilatório. Para ser visualizado necessita que haja interface entre as pleuras e volume-corrente.
- **Sinal do Sinusóide:** visualização do derrame pleural no Modo-M, onde o parênquima pulmonar forma uma onda sinusoidal conforme há evolução do ciclo ventilatório.

Referências bibliográficas

1. Lichtenstein DA, Mezière GA. Relevance of lung ultrasound in the diagnosis of acute respiratory failure: the BLUE protocol. Chest. 2008;134(1):117-25.
2. Paris. CEURF: Ceercle des Echographistes D'Urgence et de Réanimation Francophones - Who is Daniel Lichtenstein? [acesso em 2023 mar 21]. Disponível em: https://www.ceurf.com/who-is-d-l
3. Linchtenstein D. Lung ultrasound in the critically ill. Annals of Intensive Care 2014, 4:1
4. Weinberger SE, Drazen JM: Diagnostic procedures in respiratory diseases. In Harrison's principles of internal medicine. 16th edition. New York: McGraw-Hill; 2005:1505–1508.
5. Desai SR, Hansel DM: Lung imaging in the adult respiratory distress syndrome: current practice and new insights. Intensive Care Med 1997, 23:7–15.
6. Volpicelli G, Elbarbary M, Blaivas M, Lichtenstein DA, Mathis G, Kirkpatrick AW, et al.; International Liaison Committee on Lung Ultrasound (ILC-LUS) for International Consensus Conference on Lung Ultrasound (ICC-LUS). International evidence-based recommendations for point-of-care lung ultrasound. Intensive Care Med. 2012;38(4):577-91.
7. Bouhemad B, Liu ZH, Arbelot C, Zhang M, Ferarri F, Le-Guen M, Girard M, Lu Q, Rouby JJ. Ultrasound assessment of antibiotic--induced pulmonary reaeration in ventilator-associated pneumonia. Crit Care Med. 2010;38(1):84-92.
8. Cammarota G, Vetrugno L, Longhini F. Lung ultrasound monitoring: impact on economics and outcomes. Curr Opin Anaesthesiol. 2023;36(2):234-239.
9. Hussain A, Via G, Melniker L, Goffi A, Tavazzi G, Neri L, Villen T, et al. Multi-organ point-of-care ultrasound for COVID-19

(PoCUS4COVID): international expert consensus. Crit Care. 2020;24(1):702.

10. Demi L. Lung ultrasound: The future ahead and the lessons learned from COVID-19. J Acoust Soc Am. 2020;148(4):2146.
11. Demi L, Wolfram F, Klersy C, De Silvestri A, Ferretti VV, Muller M, et al. New International Guidelines and Consensus on the Use of Lung Ultrasound. J Ultrasound Med. 2023;42(2):309-344.
12. Expert Round Table on Ultrasound in ICU. International expert statement on training standards for critical care ultrasonography. Intensive Care Med. 2011;37(7):1077-83.
13. Robba C, Wong A, Poole D, Al Tayar A, Arntfield RT, Chew MS, et al.; European Society of Intensive Care Medicine task force for critical care ultrasonography*. Basic ultrasound head-to-toe skills for intensivists in the general and neuro intensive care unit population: consensus and expert recommendations of the European Society of Intensive Care Medicine. Intensive Care Med. 2021;47(12):1347- 1367.
14. Díaz-Gómez JL, Mayo PH, Koenig SJ. Point-of-Care Ultrasonography. N Engl J Med. 2021;385(17):1593-1602.
15. Kuroda Y, Kaneko T, Yoshikawa H, Uchiyama S, Nagata Y, Matsushita Y, et al. Artificial intelligence-based point-of-care lung ultrasound for screening COVID-19 pneumoniae: Comparison with CT scans. PLoS One. 2023;18(3):e0281127.
16. Brusasco C, Santori G, Bruzzo E, Trò R, Robba C, Tavazzi G, et al. Quantitative lung ultrasonography: a putative new algorithm for automatic detection and quantification of B-lines. Crit Care. 2019;23(1):288.
17. Tsaban G, Galante O, Almog Y, Ullman Y, Fuchs L. Feasibility of machine integrated point of care lung ultrasound automatic B-lines tool in the Corona-virus 2019 critical care unit. Crit Care. 2021;25(1):345.
18. Camacho J, Muñoz M, Genovés V, Herraiz JL, Ortega I, Belarra A, et al. Artificial Intelligence and Democratization of the Use of Lung Ultrasound in COVID-19: On the Feasibility of Automatic Calculation of Lung Ultrasound Score. Int. J. Transl. Med. 2022;2:17-25.
19. Lichtenstein D. Lung ultrasound in the critically ill. Curr Opin Crit Care. 2014;20(3):315-22.
20. Lichtenstein DA, Mezière GA, Lagoueyte JF, Biderman P, Goldstein I, Gepner A. A-lines and B-lines: lung ultrasound as a bedside tool for predicting pulmonary artery occlusion pressure in the critically ill. Chest. 2009;136(4):1014-1020.
21. Staub LJ, Biscaro RRM, Kaszubowski E, Maurici R. Chest ultrasonography for the emergency diagnosis of traumatic pneumothorax and haemothorax: A systematic review and meta-analysis Injury, Int. J. Care Injured 2018(49) 457–466
22. Gryminski JKP, Lypacewicz G, The diagnosis of pleural effusion by ultrasonic and radiologic techniques. Chest, 1976. 70(1): p 33-7
23. Blackmore CC, Black WC, Dallas RV, Crow HC. Pleural fluid volume estimation: a chest radiograph prediction rule. Acad Radiol.1996;3(2):103–9.
24. Mattison LE, Coppage L, Alderman DF, Herlong JO, Sahn SA. Pleural effusions in the medical ICU: prevalence, causes, and clinical implications. Chest. 1997;111(4):1018–23
25. Fartoukh M, Azoulay E, Galliot R, Le Gall JR, Baud F, Chevret S, Schlemmer B. Clinically documented pleural effusions in medical ICU patients: how useful is routine thoracentesis? Chest. 2002;121(1):178–84.
26. Yang PC, Luh KT, Chang DB, Wu HD, Yu CJ, Kuo SH: Value of sonography in determining the nature of pleural effusion: analysis of 320 cases. Am J Roentgenol 1992, 159:29-33.
27. Gryminski JKP, Lypacewicz G, The diagnosis of pleural effusion by ultrasonic and radiologic techniques. Chest, 1976. 70(1): p 33-7
28. Roch A, Bojan M, Michelet P, Romain F, Bregeon F, Papazian L, Auffray JP: Usefulness of ultrasonography in predicting pleural effusions > 500 mL in patients receiving mechanical ventilation. Chest 2005, 127:224-232.
29. Remérand F, Dellamonica J, Mao Z, Ferrari F, Bouhemad B, Jianxin Y, Arbelot C, Lu Q, Ichaï C, Rouby JJ. Multiplane ultrasound approach to quantify pleural effusion at the bedside 2010;(36)4:656-664.
30. Xirouchaki N, Magkanas E, Vaporidi K, Kondili E, Plataki M, Patrianakos A, Akoumianaki E, Georgopoulos E. Lung ultrasound in critically ill patients: comparison with bedside chest radiography. Intensive Care Med . 2011(37:)1488–1493
31. Brogi E, Gargani L, Bignami E, Barbariol F. Marra F, Forfori F, Vetrugno L. Thoracic ultrasound for pleural effusion in the intensive care unit: a narrative review from diagnosis to treatment. Critical Care. 2017; 21:325
32. Patel PA, Ernst FR, Gunnarsson CL. Ultrasonography guidance reduces complications and costs associated with thoracentesis procedures. J Clin Ultrasound 2012;40:135-41.
33. Han J, Xiang H, Ridley WE, Ridley LJ. Plakton sign: Pleural Efusion. The Royal Australian and New Zealand College of Radiologist. 2018.
34. Prina E, Torres A, Carvalho CRR. Lung ultrasound in the evaluation of pleural effusion. J Bras Pneumol. 2014;40(1):1-5
35. Balik M, Plasil P, Waldauf P, Pazout J, Fric M, Otahal M, Pachl J. Ultrasound estimation of volume of pleural fluid in mechanically ventilated patients. Intensive Care Med. 2006;32(2):318.
36. Vignon P, Chastagner C, Berkane V, Chardac E, Francois B, Normand S, Bonnivard M, Clavel M, Vignon P, Chastagner C, Berkane V, et al. Quantitative assessment of pleural effusion in critically ill patients by means of ultrasonography. Crit Care Med. 2005;33(8):1757-1763.
37. Teichgräber U.K-M, Hackbarth J. Sonographic Bedside Quantification of Pleural Effusion Compared to Computed Tomography Volumetry in ICU Patients. Ultrasound Int Open 2018; 4: E131–E135
38. Schmidt O, Simon S, Schmitt R et al. Volumetrie von Pleuraergüssen bei multimorbiden, postoperativen Patienten einer operativen Intensivstation, Vergleich von Sonographie und Thoraxbettaufnahme. Zentralbl Chir 2000; 125: 375–379
39. Buhemad B, Zhang M, Lu Q, Rouby JJ. Clinical review: Bedside lung ultrasound in critical care practice. Critical Care 2007, 11:205
40. Lichtenstein D, Meziere G: A lung ultrasound sign allowing bedside distinction between pulmonary edema and COPD: the comet-tail artifact. Intensive Care Med 1998, 24:1331- 1334.
41. Lichtenstein D, Meziere G, Biderman P, Gepner A, Barre O: The comet-tail artifact. An ultrasound sign of alveolar-interstitial syndrome. Am J Respir Crit Care Med 1997, 156:1640- 1646.

42. Al Al Deeb M, Barbic S, Featherstone R, Dankoff J, Barbic D. Point-of-care ultrasonography for the diagnosis of acute cardiogenic pulmonary edema in patients presenting with acute dyspnea: a systematic review and meta-analysis. Acad Emerg Med. 2014;21(8):843-852.
43. Cortellaro F, Colombo S, Coen D, Duca PG. Lung ultrasound is an accurate diagnostic tool for the diagnosis of pneumonia in the emergency department. Emerg Med J. 2012;29(1):19-23.
44. Wooten WM, Shaffer LET, Hamilton LA. Bedside Ultrasound Versus Chest Radiography for Detection of Pulmonary Edema A Prospective Cohort Study. J Ultrasound Med 2018; 00:1–7
45. Cibinel GA. et a., Diagnostic accuracy and repreducibility of pleural and lung ultrasound in discriminating cardiogenic causes of acute dyspnea in the emergency department. Intern Emerg Med. 2012(7):65-70
46. Zhou S. The clinical value of bedside lung ultrasound in the diagnosis of chronic obstructive pulmonary disease and cardiac pulmonary edema. Zhonghua Wei Zhong Bing Ji Jiu Yi Xue. 2014;26(8):558-62
47. Patel CJ, Bhatt HB, Parikh SN, Jhaveri BN, Puranik JH.Bedside Lung Ultrasound in Emergency Protocol as a Diagnostic Tool in Patients of Acute Respiratory Distress Presenting to Emergency Department. J Emerg Trauma Shock. 2018;11(2):125-129.
48. Copetti R, Soldati G, Copetti P. Chest sonography: a useful tool to differentiate acute cardiogenic pulmonary edema from acute respiratory distress syndrome. Cardiovasc Ultrasound. 2008;6:16.
49. Picano et.al, Ultrasound Lung Comets: A Clinically Useful Sign of Extravascular Lung Water. J Am Soc Echocardiogr 2006;19:356-363
50. Trezzi M, Torzillo D, Ceriani E, et al. Lung ultrasonography for the assessment of rapid extravascular water variation: evidence from hemodialysis patients. Intern Emerg Med. 2013;8(5):409-415.
51. Singh AK, et al. The Use of M-Mode Ultrasonography to Differentiate the Causes of B Lines. Chest. 2018;153(3):689- 696.
52. Lichtenstein DA, Lascols N, Prin S, Mezière G. The "lung pulse": an early ultrasound sign of complete atelectasis. Intensive Care Med. 2003;29(12):2187-2192.
53. Tardella M, Di Carlo M, Carotti M, Filippucci E, Grassi W, Salaffi F. Ultrasound B-lines in the evaluation of interstitial lung disease in patients with systemic sclerosis: Cut-off point definition for the presence of significant pulmonary fibrosis. Medicine (Baltimore). 2018;97(18):e0566.
54. Colmenero M, Garcia-Delgado M, Navarrete I, López-Milena G. Utilidad de la ecografia pulmonar en la unidad de medicina intensiva. Med Intensiva. 2010;34(9):620–628
55. Ellington LE, Gilman RH, Chavez MA, et al. Lung ultrasound as a diagnostic tool for radiographically-confirmed pneumonia in low resource settings. Respir Med. 2017;128:57-64.
56. Llamas-Álvarez AM, Tenza-Lozano EM, Latour-Pérez J, Accuracy of lung ultrasound in the diagnosis of pneumonia in adults: systematic review and meta-analysis, CHEST (2016),
57. Lichtenstein D, Mezière G, Selitz J. Le bronchogramme aérien dynamique: un signe échographique de consolidation alveolaire non rétractile. Réanimation, 2002. 11(Suppl 3): p.98.
58. Reissig A, Gramegna A, Aliberti S. The role of lung ultrasound in the diagnosis and follow-up of community-acquired pneumonia. European Journal of Internal Medicine 2012(23) 391–397
59. Rose G, Siadecki S, Tansek R, Baranchuk N, Saul T. A novel method of assessing for lung sliding using Doppler imaging. Am J Emerg Med. 2017;35(11):1738-1742.
60. Haaksma ME, Smit JM, Heldeweg MLA, Nooitgedacht JS, de Grooth HJ, Jonkman AH, et al. Extended Lung Ultrasound to Differentiate Between Pneumonia and Atelectasis in Critically Ill Patients: A Diagnostic Accuracy Study. Crit Care Med. 2022;50(5):750-759.
61. Lichtenstein D. Basic Knobology Useful for the BLUE-Protocol (Lung and Venous Assessment) and Derived Protocols .In: Lichtenstein D: Lung Ultrasound in the Critically Ill. Springer Cham Heidelberg New York Dordrecht London. © Springer International Publishing Switzerland 2016, p 3-10
62. Lichtenstein D. Which Equipment for the BLUE-Protocol? (And for Whole-Body Critical Ultrasound). 1 – The Unit .In: Lichtenstein D: Lung Ultrasound in the Critically Ill. Springer Cham Heidelberg New York Dordrecht London. © Springer International Publishing Switzerland 2016, p 11-22
63. Lichtenstein D. Which Equipment for the BLUE-Protocol 2. The Probe. In: Lichtenstein D: Lung Ultrasound in the Critically Ill. Springer Cham Heidelberg New York Dordrecht London. © Springer International Publishing Switzerland 2016, p 23-36
64. Pivetta E, Baldassa F, Masellis S, Bovaro F, Lupia E, Maule MM. Sources of Variability in the Detection of B-Lines Using Lung Ultrasound.. Ultrasound in Med. & Biol. 2018 (44)6: 1212–1216,
65. Atlas de Anatomia 3D - BioDigital®, [acesso em 2023 abr 21]. Disponível em: https://pfizer-brazil.biodigital.com/view/production/maleAdult/asthma_03
66. Helland G, Gaspari R, Licciardo S, et al. Comparison of Four Views to Single-view Ultrasound Protocols to Identify Clinically Significant Pneumothorax. Acad Emerg Med. 2016;23(10):1170-1175.
67. Hu QJ, Shen YC, Jia LQ, et al. Diagnostic performance of lung ultrasound in the diagnosis of pneumonia: a bivariate meta-analysis. Int J Clin Exp Med. 2014;7(1):115-121.
68. Lichtenstein D, Hulot JS, Rabiller A, et al. Feasibility and safety of ultrasound- aided thoracentesis in mechanically ventilated patients. Intensive Care Med 1999; 25:955 – 958
69. Lichtenstein D, Meziere G, Seitz J. The dynamic air bronchogram. An ultrasound sign of alveolar consolidation ruling out atelectasis. Chest 2009; 135:1421 – 1425
70. Lichtenstein D, Meziere G, Lascols N, et al. Ultrasound diagnosis of occult pneumothorax. Crit Care Med 2005; 33:1231–1238.
71. Lichtenstein D, Meziere G, Biderman P, Gepner A. The lung point: an ultrasound sign specific to pneumothorax. Intensive Care Med 2000; 26: 1434 – 1440.
72. Lichtenstein D, Meziere G, Biderman P, Gepner A. The comet-tail artifact, an ultrasound sign ruling out pneumothorax. Intensive Care Med 1999; 25:383– 388.
73. Lichtenstein D, Lascols N, Meziere G, Gepner A. Ultrasound diagnosis of alveolar consolidation in the critically ill. Intensive Care Med 2004; 30:276– 281
74. Seyedhosseini J, Bashizadeh-fakhar G, Farzaneh S, Momeni M, Karimialavije E. The impact of the BLUE protocol ultrasonography on the time taken to treat acute respiratory distress in the ED. American Journal of Emergency Medicine. 2017(35): 1815–1818.

75. Mongodi S, Bouhemad B, Orlando A, Stella A, Tavazzi G, Via G, et al. Modified lung ultrasound score for assessing and monitoring pulmonary aeration. Ultraschall Med 2017;38:530–537
76. Bouhemad B, Brisson H, Le-Guen M, Arbelot C, Lu Q, Rouby JJ. Bedside ultrasound assessment of positive end-expiratory pressure-induced lung recruitment. Am J Respir Crit Care Med 2011;183:341–347.
77. Soummer A, Perbet S, Brisson H, Arbelot C, Constantin JM, Lu Q, et al.; Lung Ultrasound Study Group. Ultrasound assessment of lung aeration loss during a successful weaning trial predicts postextubation distress. Crit Care Med 2012;40:2064–2072.
78. Chiumello D, Mongodi S, Algieri I, Vergani GL, Orlando A, Via G, et al. Assessment of lung aeration and recruitment by CT scan and ultrasound in acute respiratory distress syndrome patients. Crit Care Med 2018;46:1761–1768
79. Zhao Z, Jiang L, Xi X, Jiang Q, Zhu B, Wang M, et al. Prognostic value of extravascular lung water assessed with lung ultrasound score by chest sonography in patients with acute respiratory distress syndrome. BMC Pulm Med 2015;15:98
80. Mongodi S, Pozzi M, Orlando A, Bouhemad B, Stella A, Tavazzi G, et al. Lung ultrasound for daily monitoring of ARDS patients on extracorporeal membrane oxygenation: preliminary experience. Intensive Care Med 2018;44:123–124.
81. Mojoli F, Bouhemad B, Mongodi S, Lichtenstein D. Lung Ultrasound for Critically Ill Patients. Am J Respir Crit Care Med. 2019 Mar 15;199(6):701-714.
82. Costamagna A, Pivetta E, Goffi A, Steinberg I, Arina P, Mazzeo AT, Del Sorbo L, Veglia S, Davini O, Brazzi L, Ranieri VM, Fanelli V. Clinical performance of lung ultrasound in predicting ARDS morphology. Ann Intensive Care. 2021 Mar 29;11(1):51.
83. Pierrakos C, Smit MR, Pisani L, Paulus F, Schultz MJ, Constantin JM, Chiumello D, Mojoli F, Mongodi S, Bos LDJ. Lung Ultrasound Assessment of Focal and Non-focal Lung Morphology in Patients With Acute Respiratory Distress Syndrome. Front Physiol. 2021;12:730857.
84. Hasan AA, Makhlouf HA. B-lines: Transthoracic chest ultrasound signs useful in assessment of interstitial lung diseases. Annals of Thoracic Medicine 2014;9(2):99-103.
85. Xie Y, Liu S, Mou Z, Wang Y, Li X. Correlation Analysis between Mechanical Power and Lung Ultrasound Score and Their Evaluation of Severity and Prognosis in ARDS Patients. Biomed Res Int. 2021;2021:4156162.
86. Li L, Yao Y, Liu S. The Value of Pulmonary Bedside Ultrasound System in the Evaluation of Severity and Prognosis of Acute Lung Injury. Comput Math Methods Med. 2022;2022:6471437.
87. Yin W, Zou T, Qin Y, Yang J, Li Y, Zeng X, Kang Y; Chinese Critical Ultrasound Study Group (CCUSG). Poor lung ultrasound score in shock patients admitted to the ICU is associated with worse outcome. BMC Pulm Med. 2019;19(1):1.
88. Santos TM, Franci D, Coutinho CM, Ribeiro DL, Schweller M, Matos-Souza JR, Carvalho-Filho MA. A simplified ultrasound-based edema score to assess lung injury and clinical severity in septic patients. Am J Emerg Med. 2013;31(12):1656-60.
89. Ji L, Cao C, Gao Y, Zhang W, Xie Y, Duan Y, Kong S, You M, Ma R, Jiang L, Liu J, Sun Z, Zhang Z, Wang J, Yang Y, Lv Q, Zhang L, Li Y, Zhang J, Xie M. Prognostic value of bedside lung ultrasound score in patients with COVID-19. Crit Care. 2020;24(1):700.
90. Manivel V, Lesnewski A, Shamim S, Carbonatto G, Govindan T. CLUE: COVID-19 lung ultrasound in emergency department. Emerg Med Australas. 2020;32(4):694-696.
91. Raman D, Sharma M, Moghekar A, Wang X, Hatipoğlu U. Utilization of Thoracic Ultrasound for Confirmation of Central Venous Catheter Placement and Exclusion of Pneumothorax: A Novel Technique in Real-Time Application. J Intensive Care Med. 2019;34(7):594-598.
92. Williams SR, Perera P, Gharahbaghian L. The FAST and E-FAST in 2013: trauma ultrasonography: overview, practical techniques, controversies, and new frontiers. Crit Care Clin. 2014;30(1):119-vi.
93. Soldati G, Testa A, Silva FR, Carbone L, Portale G, Silveri NG. Chest ultrasonography in lung contusion. Chest. 2006;130(2):533-538.
94. Abbasi S, Shaker H, Zareiee F, et al. Screening performance of Ultrasonographic B-lines in Detection of Lung Contusion following Blunt Trauma; a Diagnostic Accuracy Study. Emerg (Tehran). 2018;6(1):e55.
95. Reissig A, Copetti R, Kroegel C. Current role of emergency ultrasound of the chest. Crit Care Med 2011 Vol. 39, No. 4. 839-45
96. Leblanc D, Bouvet C, Degiovanni F, Nedelcu C, Bouhours G, Rineau E, Ridereau-Zins C, Beydon L, Lasocki S. Early lung ultrasonography predicts the occurrence of acute respiratory distress syndrome in blunt trauma patients. Intensive Care Med. 2014;40(10):1468-74.
97. Sayed MS, Elmeslmany KA, Elsawy AS, Mohamed NA. The Validity of Quantifying Pulmonary Contusion Extent by Lung Ultrasound Score for Predicting ARDS in Blunt Thoracic Trauma. Crit Care Res Pract. 2022;2022:3124966.
98. Mayr U, Lukas M, Habenicht L, Wiessner J, Heilmaier M, Ulrich J, Rasch S, Schmid RM, Lahmer T, Huber W, Herner A. B-Lines Scores Derived From Lung Ultrasound Provide Accurate Prediction of Extravascular Lung Water Index: An Observational Study in Critically Ill Patients. J Intensive Care Med. 2022;37(1):21-31.
99. Corradi F, Ball L, Brusasco C, Riccio AM, Baroffio M, Bovio G, Pelosi P, Brusasco V. Assessment of extravascular lung water by quantitative ultrasound and CT in isolated bovine lung. Respir Physiol Neurobiol. 2013;187(3):244-9.
100. Frassi F, Gargani L, Tesorio P, Raciti M, Mottola G, Picano E. Prognostic value of extravascular lung water assessed with ultrasound lung comets by chest sonography in patients with dyspnea and/or chest pain. J Card Fail. 2007;13(10):830-835
101. Enghard P, Rademacher S, Nee J, Hasper D, Engert U, Jörres A, Kruse JM. Simplified lung ultrasound protocol shows excellent prediction of extravascular lung water in ventilated intensive care patients. Crit Care. 2015;19(1):36.
102. Tierney DM, Boland LL, Overgaard JD, et al. Pulmonary ultrasound scoring system for intubated critically ill patients and its association with clinical metrics and mortality: A prospective cohort study. J Clin Ultrasound. 2018;46(1):14-22.
103. Lasarte Izcue A, Navasa Melado JM, Blanco Rodríguez G, Fidalgo González I, Parra Blanco JA. Diagnóstico ecográfico del neumotórax. Radiología. 2014;56(3): 229-234.
104. Oveland NP, Søreide E, Lossius HM, Johannessen F, Wemmelund KB, Aagaard R, Sloth E. The intrapleural volume threshold for ul-

trasound detection of pneumothoraces: an experimental study on porcine models. Scand J Trauma Resusc Emerg Med. 2013;21:11.
105. Al hashimy M, Benn Madsen KH, Schmidt TA. Point-of-care ultrasound in patients with suspected deep vein thrombosis (DVT). Scand J Trauma Resusc Emerg Med. 2013;21(Suppl 2):A39.
106. Da Costa Rodrigues J, Alzuphar S, Combescure C, Le Gal G, Perrier A. Diagnostic characteristics of lower limb venous compression ultrasonography in suspected pulmonary embolism: a meta-analysis. J Thromb Haemost. 2016;14(9):1765-1772.
107. Mathis G, Blank W, Reissig A, Lechleitner P, Reuss J, Schuler A, Beckh S. Thoracic ultrasound for diagnosing pulmonary embolism: a prospective multicenter study of 352 patients. Chest 2005;128:1531–1538.
108. Squizzato A, Galli L, Gerdes EA. Point-of-care ultrasound in the diagnosis of pulmonary embolism. Critical Ultrasound Journal. 2015 7:7.
109. Reissig A, Kroegel C. Transthoracic ultrasound of lung and pleura in the diagnosis of pulmonary embolism: a novel noninvasive bedside approach. Respiration. 2003;70(5):44152.
110. Mathis G, Bitschnau R, Gehmacher O, et al. Chest ultrasound in diagnosis of pulmonary embolism in comparison to helical CT. Ultraschall Med. 1999;20(2):54-59.
111. Reissig A., Heyne JP, Kroegel C. Sonography of lung and pleura in pulmonary embolism: sonomorphologic characterization and comparison with spiral CT scanning. Chest 2001;120(6):197783.
112. Squizzato A, Rancan E, Dentali F, Bonzini M, Guasti L, Steidl L, Mathis G, Ageno W. Diagnostic accuracy of lung ultrasound for pulmonary embolism: a systematic review and meta-analysis. J Thromb Haemost 2013; 11:1269–1278
113. Matthay MA, Arabi Y, Arroliga AC, Bernard G, Bersten AD, Brochard LJ, et al. A New Global Definition of Acute Respiratory Distress Syndrome. Am J Respir Crit Care Med. 2024;209(1):37-47.

Subcapítulo | 28.3

Ecocardiografia

28.3.1 – Transtorácica

Paulo César Gottardo | Ricardo Luis Cordioli | Dalton Barros | Marcus Ferez | Rui Moreno

Destaques

- **Ultrassonografia Cardíaca em Terapia Intensiva (USIC):** esta técnica permite uma análise detalhada das causas de choque circulatório e fornece informações cruciais para tratamento e monitoramento, os quais podem interferir no prognóstico do paciente.
- **Estimativas de Pressões de Enchimento:** por meio da ultrassonografia, é possível estimar a pressão de pré-carga do ventrículo direito (VD), analisando a pressão venosa central (PVC) via diâmetro e variação da veia cava inferior (VCI). Também se estima a pré-carga do ventrículo esquerdo (VE) medindo a relação E/e'.
- **Avaliação da Função do VE:** esta avaliação pode ser qualitativa, para uma competência básica em situações graves, ou quantitativa, exigindo análise mais complexa e considerada uma habilidade avançada.
- **Avaliação da Função do VD:** baseia-se em parâmetros de sobrecarga ventricular, como a pressão sistólica da artéria pulmonar (PSAP) e a relação entre os diâmetros diastólicos finais de VD e VE. Inclui também avaliações diretas da função sistólica do VD, como TAPSE (*tricuspid annular plane systolic excursion*), onda S e a fração de ejeção de VD.
- **Mensuração do Volume Sistólico (VS):** pode ser realizada por meio da integral velocidade-tempo (VTI) da via de saída do VE, servindo como indicador dinâmico de resposta a fluídos.
- **Avaliação dinâmica do choque circulatório:** avaliar fluidorresponsividade e fluidotolerância, integrando variáveis de variação do VS e da VCI associadas a todas as etapas de suporte do choque circulatório (ressuscitação, otimização, estabilização e descalonamento ou evacuação).
- **Integração Clínica da USIC:** a ultrassonografia deve ser sempre interpretada considerando o quadro clínico do paciente e avaliando sistemas adicionais como pulmonar e vascular para uma visão completa (integrativa e sistêmica).

Introdução

A ultrassonografia do intensivista (USI) é fundamentalmente orientada para responder a questões clínicas específicas, o que se aplica igualmente à ultrassonografia cardíaca em terapia intensiva (USIC), a qual é realizada de maneira rápida e eficiente, com o objetivo de identificar e avaliar as diversas estruturas cardíacas, suas morfologias e funcionalidades. Este processo é essencial para compreender a fisiopatologia em curso e fornecer informações críticas para o tratamento adequado do paciente. Além disso, a capacidade de repetir a USIC várias vezes permite um monitoramento continuado, aumentando a segurança e a eficácia das intervenções médicas. Portanto, o treinamento em USIC é um componente essencial na formação do médico intensivista.

Contexto histórico e níveis de competências

A ultrassonografia (US) é uma ferramenta crucial para avaliar e gerenciar pacientes críticos na unidade de terapia intensiva (UTI), tornando-se uma habilidade fundamental na formação de intensivistas. Isso foi formalmente reconhecido na Declaração de 2011 de especialistas internacionais sobre padrões de treinamento em US para cuidados críticos, durante o Congresso Europeu de Medicina Intensiva em Viena. Neste evento, 29 especialistas de 11 sociedades globais, incluindo a Associação Brasileira de Medicina Intensiva (AMIB) e a Sociedade Europeia de Medicina Intensiva (ESICM), concordaram unanimemente em considerar a US geral e básica como competências essenciais para especialistas em cuidados intensivos.[1]

Por outro lado, a competência avançada, que inclui técnicas mais sofisticadas como a aquisição de imagens de alta qualidade, uso de recursos como Doppler, e medidas quantitativas, é considerada uma habilidade opcional. O desenvolvimento dessa habilidade requer um programa de formação adicional mais complexo e extenso.[1-3] A **Figura 28.3.1.1** destaca a progressão na formação de intensivistas em ecocardiografia.

Em 2023, AMIB, a ABRAMEDE (Associação Brasileira de Medicina de Emergência) e a SOBRAMH (Sociedade Brasileira de Medicina Hospitalar) publicaram recomendações sobre o uso da USIC, ressaltando sua distinção da ecocardiografia convencional e a necessidade de treinamento específico. Houve consenso unânime (100%) sobre essa exigência, com ênfase (93,75%) na diversificação dos níveis de competência. As diretrizes destacam a importância da ecocardiografia realizada por médicos não especialistas, enfatizando agilidade e capacidade de resposta às demandas clínicas à beira do leito, com ênfase na monitorização com a evolução do paciente. Esse enfoque é respaldado por evidências crescentes e sublinha a importância de programas de formação abordando teoria e prática, conforme indicado pelo consenso europeu sobre ecocardiografia à beira do leito.[3,4] A **Tabela 28.3.1.1** detalha as atribuições conferidas as competências básicas e avançadas conforme as referidas recomendações.[3]

Tabela 28.3.1.1. Competências Básicas e Avançadas da USIC conforme as recomendações da AMIB[3]

Atribuições		Grau de concordância
Competências básicas	• Reconhecimento da disfunção grave de VE	93,75% concordância
	• Reconhecimento da disfunção leve de VE	100% discordância
	• Avaliação quantitativa da função de VE	93,75% discordância
	• Avaliação de alteração segmentar de VE	81,25% discordância
	• Reconhecimento da disfunção de VD	83,75% concordância
	• Medidas de pressões de câmaras direitas	87,5% discordância
	• Avaliação do diâmetro e colapsibilidade de VCI	100% concordância
	• Mensuração do débito cardíaco	81,25% discordância
	• Avaliação da função diastólica de VE	81,25% discordância
	• Reconhecimento de tamponamento cardíaco	100% concordância
	• Utilização durante a parada cardiorrespiratória	93,75% concordância

(*Continua*)

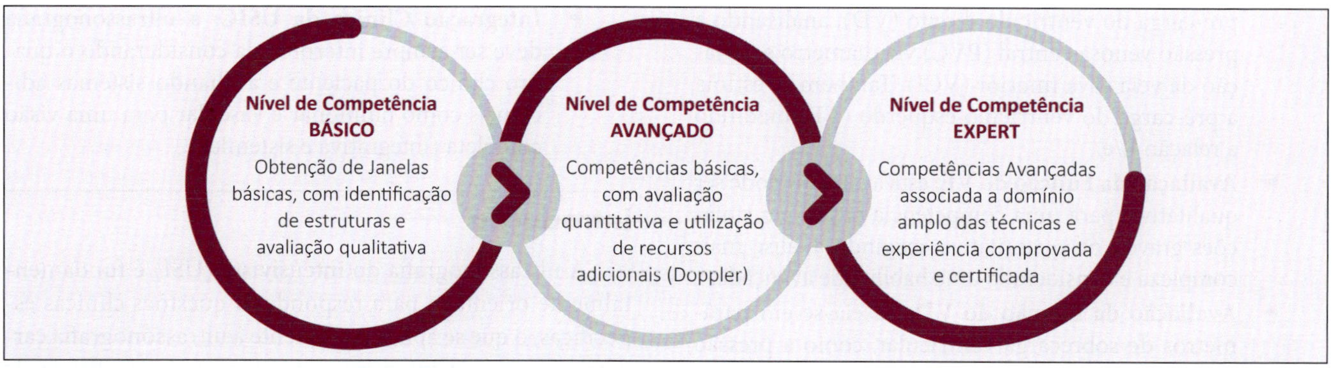

Figura 28.3.1.1. O nível de competência básico envolve capacidade de obter imagens ecocardiográficas por meio de janelas subcostais, paraesternais e apicais, com enfoque no entendimento fisiopatológico por meio de avaliações qualitativas; o nível avançado acrescenta avaliações quantitativas, uso de Doppler e medidas detalhadas. O Expert abrange as habilidades dos níveis anteriores, com formação especializada e certificação comprovada.[2,3]

Fonte: Acervo da autoria.

Tabela 28.3.1.1. Competências Básicas e Avançadas da USIC conforme as recomendações da AMIB[3] (*Continuação*)

Atribuições		Grau de concordância
Competências avançadas	• Reconhecimento de disfunção leve de VE	81,25% concordância
	• Avaliação quantitativa da função sistólica de VE	81,25% concordância
	• Avaliação de alteração segmentar de VE	87,5% concordância
	• Mensuração do débito cardíaco	87,5% concordância
	• Avaliação da função diastólica	87,5% concordância
	• Avaliação de fluidorresponsividade	81,25% concordância
	• Reconhecimento de valvopatias graves	81,25% concordância
	• Avaliação quantitativa de valvopatias leves e moderadas	87,25% discordância

VD: ventrículo direito; VE: ventrículo esquerdo; VCI: veia cava inferior.

Fonte: Desenvolvida pela autoria.

Janelas ecocardiográfias aplicadas na avaliação do paciente crítico

Na ecocardiografia aplicada a pacientes críticos, a obtenção precisa de janelas específicas é fundamental para uma avaliação detalhada das estruturas e funções cardíacas. Entre as mais importantes estão as janelas paraesternais, subcostais e apicais, cuja obtenção se baseia em pontos de referência topográficos, como o esterno e o ictus cardíaco. A **Figura 28.3.1.2** ilustra com precisão essas janelas e seus marcos anatômicos.

Em pacientes críticos, a obtenção de janelas ecocardiográficas pode ser desafiadora devido a fatores como drenos, curativos e ventilação com pressão positiva. A janela subcostal é frequentemente a mais acessível, mesmo em situações de emergência, sendo chamada de "janela do intensivista". Posiciona-se o transdutor abaixo do apêndice xifoide, orientado para o braço esquerdo, usando o fígado como interface para visualizar as câmaras cardíacas direitas (VD e AD), ventrículo esquerdo (VE) e átrio esquerdo (AE). Alterando a direção do transdutor em direção ao mento do paciente, é possível visualizar a veia cava inferior (VCI). Essa avaliação conjunta possibilita um entendimento completo do perfil hemodinâmico, fornecendo *insights* valiosos sobre o estado fisiopatológico e orientando a conduta clínica.[2,5] A **Figura 28.3.3** ilustra esses cortes subcostais e as estruturas visualizadas.

Os cortes paraesternais, obtidos posicionando-se o transdutor entre o segundo e quarto espaços intercostais na borda esternal esquerda, fornecem informações sobre as estruturas e a função cardíaca. A janela paraesternal longitudinal do VE (eixo longo) é visualizada ao direcionar o transdutor para o ombro esquerdo (**Figura 28.3.1.4**). A mudança do índice para o ombro direito possibilita a obtenção do corte transversal de VE (eixo curto), o qual permite avaliar a anatomia do VE desde a base até o ápice (por meio do movimento de báscula do transdutor em sentido craniocaudal, conforme ilustrado na **Figura 28.3.1.5**). Esses cortes permitem analisar o diâmetro da via de saída do VE (VSVE), a movimentação da valva mitral (VM), a dinâmica do septo interventricular (SIV) e a relação entre ventrículo direito (VD) e VE. Além disso, o corte paraesternal de eixo curto permite uma rápida avaliação da função global e

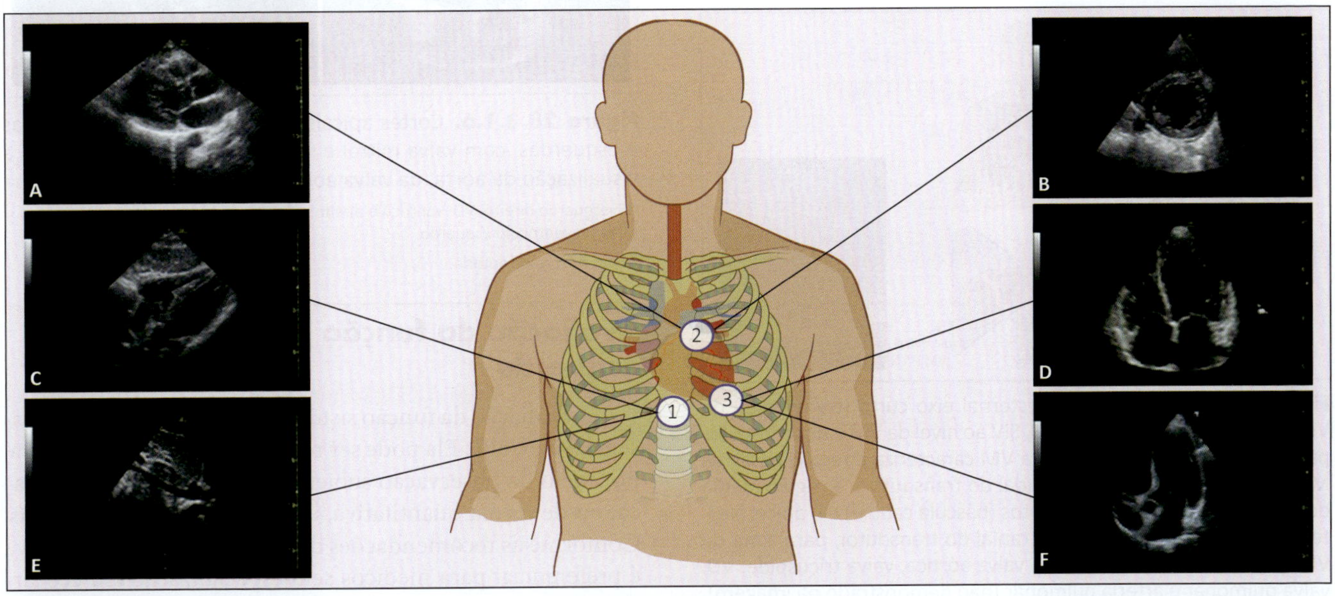

Figura 28.3.1.2. Janelas ecocardiográficas básicas: 1. cortes subcostais: c) subcostal 04 câmaras, e) visualização da VCI; 2. cortes paraesternais: a) paraesternal eixo longo ou longitudinal de VE, b) paraesternal eixo curto ou transversal de VE; 3. cortes apicais: d) 04 câmaras, f) 05 câmaras.

Fonte: Acervo da autoria.

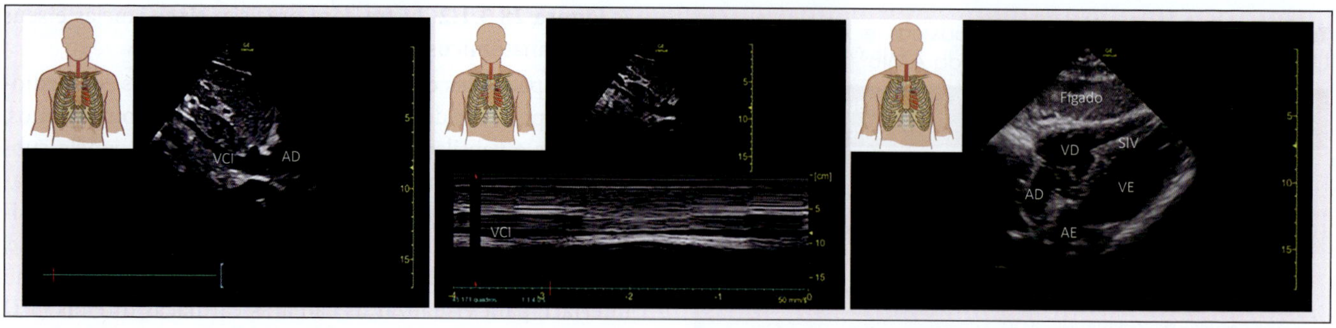

Figura 28.3.1.3. (A) Corte subcostal: VCI no Modo-B (recebendo o fluxo da veia supra-hepática e confluído para o AD), (B) VCI durante o ciclo ventilatório no Modo-M. (C) Corte subcostal 04 câmaras (partindo-se do transdutor, destaca-se o fígado, seguido pelas câmaras cardíacas direitas (VD e AD), septo interventricular (SIV) e as câmaras cardíacas esquerdas (VE e AE).

AD: átrio direito; AE: esquerdo direito; VD: ventrículo direito; VE: ventrículo esquerdo; SIV: septo interventricular; VCI: avaliação da veia cava inferior.

Fonte: Acervo da autoria.

segmentar do VE, além de identificar o "sinal do D" em casos de sobrecarga do VD.[2,5]

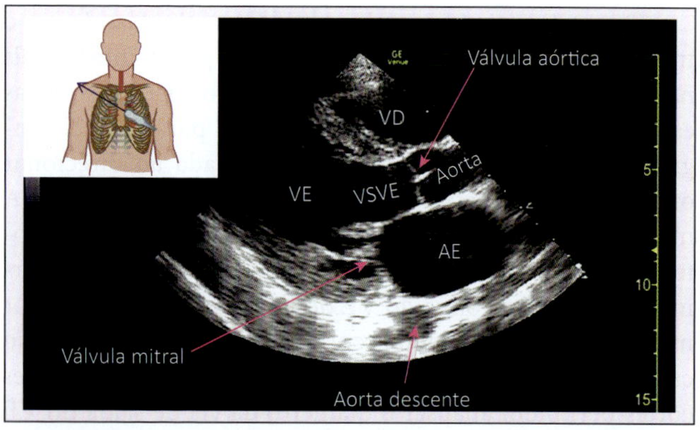

Figura 28.3.1.4. Corte paraesternal eixo longo ou longitudinal de VE.

AE: esquerdo direito; VD: ventrículo direito; VE: ventrículo esquerdo; VSVE: via de saída do ventrículo esquerdo.

Fonte: Acervo da autoria.

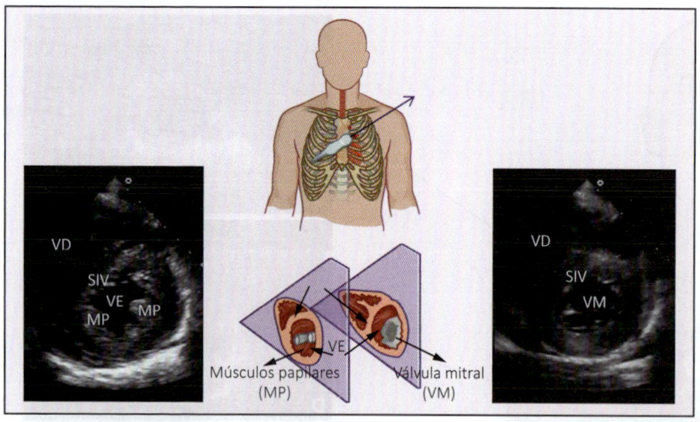

Figura 28.3.1.5. Corte paraesternal eixo curto (transversal) de VE, com a visualização de VE, VD, SIV ao nível da VM e dos músculos papilares (MP). A visualização da VM caracteriza a região basal, os MPs (obtidos com a báscula caudal do transdutor), a região média de VE e a ausência desses artefatos (báscula caudal) e o ápice. Neste mesmo corte, uma báscula cranial do transdutor, para cima da VM, possibilitaria visualizar: AD, valva aórtica, valva tricúspide, VD, valva pulmonar e artéria pulmonar (não demonstrado na imagem).

AD: átrio direito; AE: esquerdo direito; VD: ventrículo direito; VE: ventrículo esquerdo; SIV: septo interventricular.

Fonte: Acervo da autoria.

Os cortes apicais, são obtidos com a colocação do transdutor sobre o ictus cardíaco entre o quinto e sexto espaços intercostais e fornecem uma visualização abrangente das câmaras cardíacas. O corte apical 04 câmaras oferece uma visão do VE, AE, VD e átrio direito (AD), além das valvas mitral e tricúspide. Para incluir a válvula aórtica na imagem, um movimento suave do transdutor para cima resulta no corte apical 05 câmaras, que também permite a visualização da aorta e a avaliação do fluxo da VSVE (incluindo a análise da velocidade integral-tempo: VTI, essencial para o cálculo da VTI). Este corte é ilustrado na **Figura 28.3.1.6**. O corte apical 02 câmaras concentra-se no VE e AE, facilitando a análise segmentar e global, sendo usado para medir a fração de ejeção do VE (FEVE) pelo método de Simpsons modificado.[2,5]

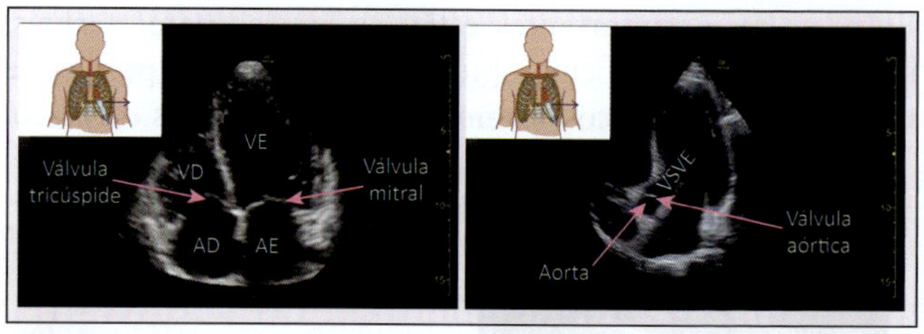

Figura 28.3.1.6. Cortes apicais 04 (câmaras cardíacas direitas e esquerdas, com valva mitral e tricúspide) e 05 câmaras, com a visualização da aorta, da valva aórtica e da VSVE.

AE: esquerdo direito; VD: ventrículo direito; VE: ventrículo esquerdo; VSVE: via de saída do ventrículo esquerdo.

Fonte: Acervo da autoria.

Avaliação da função de ventrículo esquerdo

A avaliação da função sistólica do VE é um elemento essencial da USIC. Ela pode ser realizada de forma qualitativa, por meio da observação subjetiva da contratilidade cardíaca, ou de forma quantitativa, utilizando medidas objetivas. Conforme as recomendações da AMIB, a análise qualitativa é preferencial para médicos sem especialização em ecocardiografia (concordância de 100%), enquanto a abordagem quantitativa é indicada para situações específicas, exigindo um nível mais elevado de treinamento.[2]

A análise qualitativa da função do VE, conhecida como "*eye-balling*", é rápida e eficiente na terapia intensiva, demonstrando boa correlação com métodos quantitativos, mesmo quando realizada com equipamentos portáteis. Essa abordagem é ideal para distinguir entre função ventricular preservada e disfunção grave, embora sua precisão seja menor em casos de disfunção leve a moderada. Endossada pelas diretrizes da ESICM, essa técnica requer o uso máximo dos cortes ecocardiográficos e é uma habilidade fundamental na formação do intensivista.[4]

A integração dos princípios de análise dos critérios quantitativos é essencial para uma análise qualitativa adequada, onde se destacam as bases dos cálculos da FEVE e do MAPSE (incursão sistólica do anel da valva mitral). Características como o espessamento e a aproximação das paredes do VE, juntamente com a mobilidade da valva mitral, distinguem a função preservada da disfunção sistólica, que apresenta movimentação valvar limitada e potencial dilatação do VE.

Dentre os métodos quantitativos mais utilizados para avaliar a função de VE em pacientes críticos, destacam-se a FEVE pelos métodos de Simpsons e de Teichholz, a taxa de variação de pressão por intervalo de tempo (dP/dT), a MAPSE e a Onda S'. Adicionalmente, a mensuração da integral de velocidade (VTI) pode ser empregada para esse fim, mesmo que sua precisão possa ser afetada por fatores como pré-carga e pós-carga do VE, valvopatias e condições que alterem o fluxo da VSVE, como obstruções dinâmicas.[6] Métodos que empregam o Doppler Colorido ou espectral (Onda S. dP/dT, e VTI) são considerados competências básicas do intensivista, conforme as Diretrizes da ESICM.[4]

A aplicação da FEVE na avaliação da função sistólica em pacientes críticos é controversa, devido a desafios como complicações relacionadas a doenças cardíacas estruturais, condições agudas e variações hemodinâmicas (como alterações de pré-carga e pós-carga), bem como às limitações na obtenção de janelas ecocardiográficas nesse contexto. A complexidade e as restrições desse método levam à sua ausência nas diretrizes da ESICM.[19] A **Tabela 28.3.1.2** propõe uma alternativa para avaliar a função ventricular esquerda, baseada nos valores da FEVE.

Tabela 28.3.1.2. Estimativa da função de VE perante a sua FEVE

Função de VE	FEVE (%)
Preservada*	> 55
Redução discreta	45- 54
Redução moderada	30- 45
Gravemente reduzida	< 30

* Valores de FEVE > 75% podem estar associadas a quadros hiperdinâmicos, como os encontrados em casos de hipovolemia, de cardiomiopatia hipertrófica ou mesmo a uma insuficiência mitral grave.

VE: ventrículo esquerdo; FEVE: fração de ejeção do ventrículo esquerdo.

Fonte: Desenvolvida pela autoria.

O método de Teichholz estima a FEVE por meio da variação do diâmetro ventricular entre a diástole e a sístole nos cortes paraesternais, conforme ilustrado na **Figura 28.3.1.7** (inferindo assim a mudança do volume intracavitário durante o ciclo cardíaco). O que é associado a inúmeros potenciais viéses, devido a aspectos técnicos e anatômicos, como a presença de déficits segmentares no VE. O que determinou na ausência de consenso sobre seu uso nas recomendações da AMIB.[5,6]

O método de Simpson depende de uma maior complexidade para a sua execução, com a obtenção de imagens apicais 04 e 02 câmaras e com a realização de planimetria da borda endocárdica. O que apesar de possibilitar a estimativa de FEVE mesmo com alterações segmentares de VE, enfrenta importantes desafios para sua execução. Entre os quais se destacam a obtenção de imagens sub-ótimas, contornos irregulares da borda endocárdica e um maior tempo de execução (mediante realização de uma média de 12 imagens). Além disso, em ambiente de UTI, evidências apon-

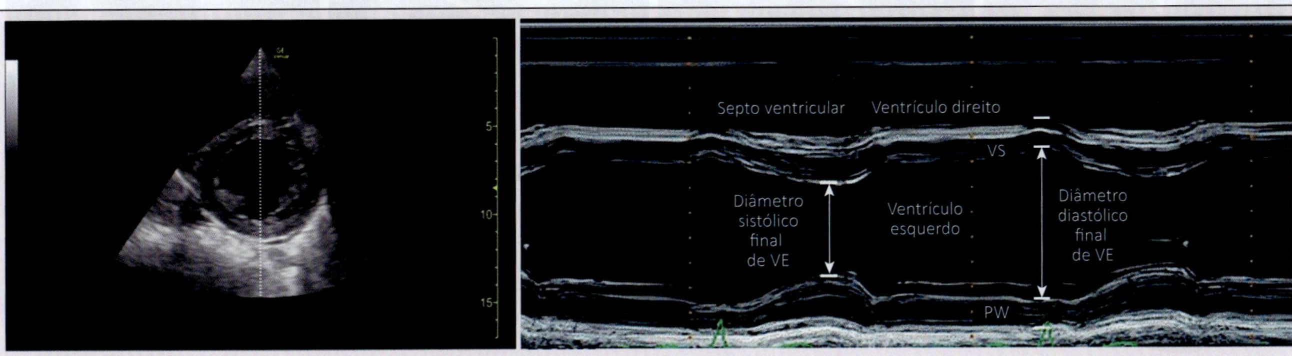

Volume (mL) = 7 × Diâmetro 3/(2,4 + diâmetro)

$$FEVE = \frac{VDFVE - VSFVE}{VDFVE}$$

Figura 28.3.1.7. Mensuração da FEVE pelo método de Teichholz por meio do corte paraesternal eixo curto.

FEVE: fração de ejeção do VE; VDFVE: volume diastólico final do VE; VE: ventrículo esquerdo; VSFVE: volume sistólico final do VE.

Fonte: Acervo da autoria.

tam uma boa correlação com a avaliação qualitativa ('*eye--balling*'). O que determinou que 81,25% dos especialistas que participaram da junta que redigiu as recomendações da AMIB desaconselharam sua utilização por médicos não especializados em ecocardiografia. A **Figura 28.3.1.8** ilustra a planimetria durante a sístole e a diástole no corte apical.[6]

A mensuração da MAPSE demonstrou ser factível na UTI, contudo necessita de uma precisão que denotou em divergências nas recomendações da AMIB.[5,8] A sua medida tem relação direta com a função sistólica, onde valores > 10 mm indicam uma FEVE preservada (> 55%) e < 8 mm, uma FEVE reduzida (< 50%). Valores < 7 mm são associados a disfunções graves (FEVE < 30%). Além disso, a MAPSE apresentou uma boa correlação com a relação E/e', sendo associada a função diastólica.[5,9,10]

A avaliação da relação dP/dT é realizada por meio do Doppler contínuo no refluxo mitral (**Figura 28.3.1.9**). Ela determina a rapidez na mudança da velocidade do fluxo de 1 m/s a 3 m/s. Valores entre 1.000 e 1.200 mmHg/s indicam uma função preservada de VE. Enquanto aqueles < 800 mmHg/s indicam uma função reduzida.[11,12] Devido à sua complexidade técnica, 87,5% dos especialistas da AMIB não recomendam o uso frequente deste método na avaliação do VE.[5]

A movimentação sistólica do miocárdio, medida pelo Doppler tissular posicionado no ângulo lateral do anel mitral, possibilita uma estimativa da função sistólica de VE (**Figura 28.3.1.10**). O traçado espectral resultante mostra o movimento do miocárdio em direção ao transdutor (Onda S), começando após a contração isovolumétrica (posterior ao QRS do ECG) e terminando após o tempo de relaxamento isovolumétrico (TRIV), relacionado ao fim da Onda T. Este método requer *expertise* avançada e, devido à complexidade, não há consenso sobre sua aplicação tanto nas recomendações da AMIB, como nas Diretrizes da ESICM.[4,5]

A função sistólica do VE pode ser estimada por ouras técnicas, com menor grau de evidência e recomendação na UTI. Entre elas destacam-se a distância E-Septo, o índice de *performance* miocárdico (Tei), o estresse parietal e fração

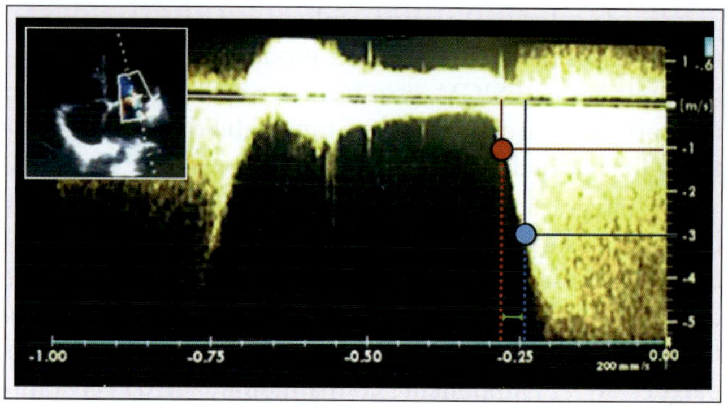

Figura 28.3.1.9. Mensuração da relação dP/dT, calculada usando a fórmula 32/t(s), onde 't' é o tempo medido para a variação de velocidade do fluxo de 1 m/s para 3 m/s, resultando em um gradiente médio de pressão de 32 mmHg.

Fonte: Acervo da autoria.

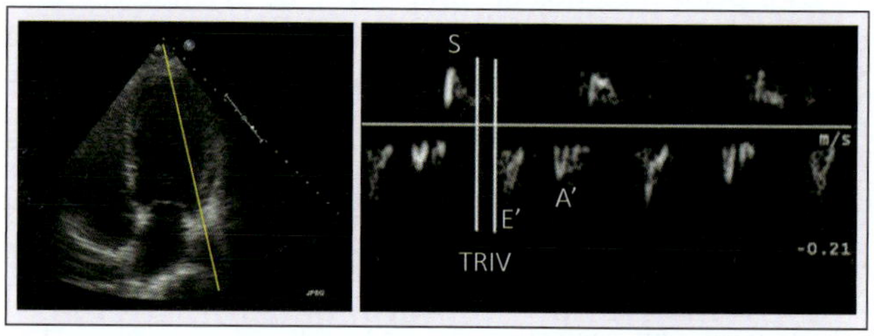

Figura 28.3.1.10. Doppler tissular sobre o anel mitral, com a avaliação da Onda S (traçado espectral iniciado após a contração isovolumétrica (pós-QRS do ECG) e terminado após o tempo de relaxamento isovolumétrico (TRIV), ao final da Onda T.

Fonte: Acervo da autoria.

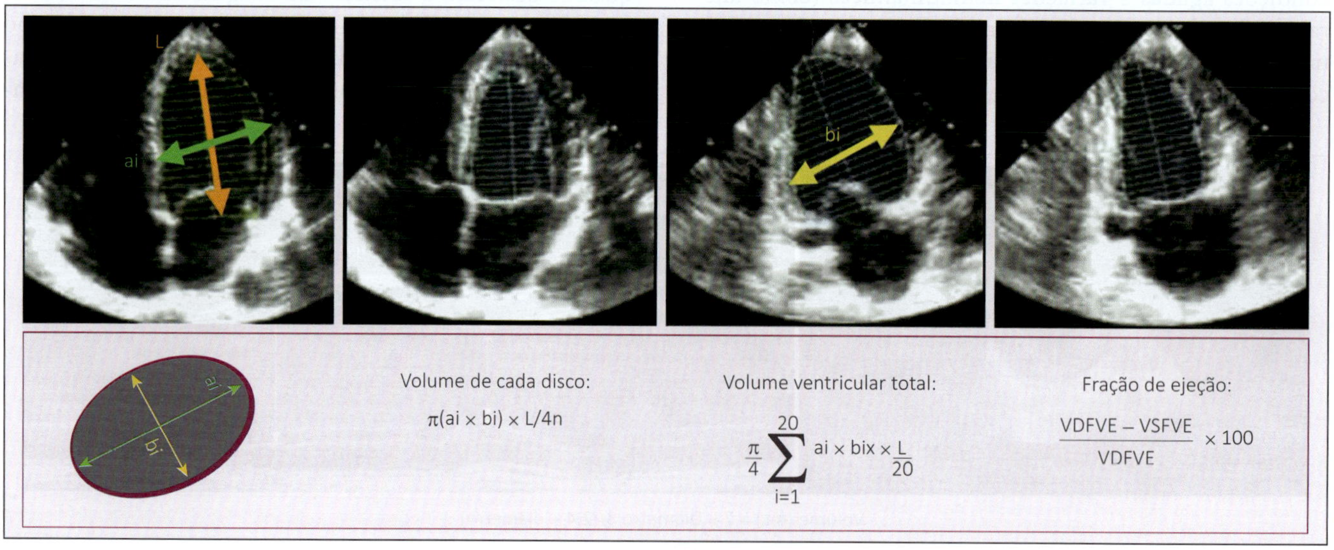

Figura 28.3.1.8. Estimativa da FEVE pelo método de Simpsons modificado, conhecido como "empilhamento de discos". O cálculo envolve medir o volume diastólico final do ventrículo esquerdo (VDFVE) no pico da onda R no ECG e o volume sistólico final do ventrículo esquerdo (VSFVE) no final da onda T no ECG. Esta mensuração é realizada pela planimetria, contornando a borda endocárdica nos cortes apicais 04 e 02 câmaras.

Fonte: Acervo da autoria.

de encurtamento. O entendimento desses métodos pode ser útil na avaliação qualitativa do VE, onde uma aproximação maior do folheto mitral ao septo e maior espessamento septal sugerem melhor função sistólica.[13-16]

O VS é um produto final da interação de muitos fatores que determinam a pré-carga, a pós-carga e a contratilidade de VE. Apesar de não ser um indicador único para mensurar a função sistólica de VE, pode ser útil na sua avaliação. A estimativa do VS requer duas medições específicas da VSVE: o diâmetro e a VTI do fluxo, obtida pelo Doppler pulsátil.[17-19] A **Figura 28.3.1.11** mostra os cortes necessários para essa avaliação, incluindo a medição do diâmetro da VSVE no corte paraesternal longitudinal e da VTI no corte apical 05 câmaras. Fatores que influenciam na dinâmica do fluxo da VSVE, como obstruções dinâmicas e valvopatias podem ser fatores limitantes para esse método.

A partir de pontos de corte da VTI, o VS pode ser estimado de modo simplificado. Segundo essa metodologia, uma VTI < 14 cm indica um VS reduzido (< 60 mL), enquanto valores > 22 cm, um VS normal ou elevado (> 60 mL). Valores intermediários, contudo determinam na necessidade e realizar a mensuração do diâmetro da VSVE para uma estimativa adequada.[20]

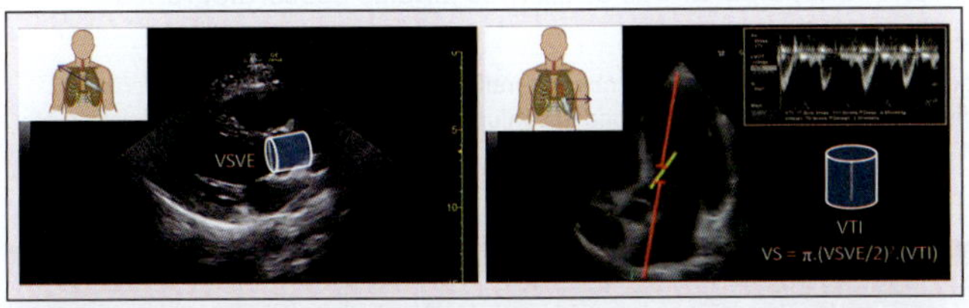

Figura 28.3.1.11. Cálculo do VS combinando o diâmetro da VSVE e a VTI nos cortes paraesternal eixo longo e apical 05 câmaras. A partir do VS é possível determinar o DC (VS x Frequência Cardíaca), o índice cardíaco (DC / superhcie corporal) e a potência cardíaca (DC x pressão arterial média x 0,0022).

Fonte: Acervo da autoria.

A identificação de déficit de contratilidade miocárdica podem ser realizadas pela sua avaliação segmentar. O que é especialmente útil na avaliação dos casos de síndrome coronariana aguda com outros indicadores inconclusivos. Para isso, correlaciona-se cada região topográfica com a sua irrigação coronariana.[21] O que é obtido com uma subdivisão em setores (**Figuras 28.3.1.12** e **28.3.1.13**). Apesar de ser reconhecida pela ESICM como uma competência básica do intensivista, ela requer habilidades avançadas e treinamento apropriado.[4] O que influenciou em resultados de estudos que mostraram baixa a moderada correlação entre medidas realizadas por ecocardiografistas e médicos não especialistas.[22] Esse entendimento foi o ponto-chave para ser categorizada como uma competência avançada nas Recomendações AMIB.[3]

Avaliação da função diastólica

A avaliação da função diastólica pelo intensivista deve ser direcionada para as condições clínicas onde esta informação pode ser pertinente. Onde destaca-se a avaliação perioperatória, a sepse e a lesão renal crônica, onde tem relação direta com desfechos desfavoráveis. Além de um papel importante durante o processo de desmame ventilatório, conforme destacado inclusive no capítulo de ultrassonografia pulmonar.[23,24] A sua mensuração é com base na análise do Doppler pulsátil do fluxo mitral (onda E e onda A) e do Doppler tecidual (onda e' e onda a'). Medidas adicionais podem ser consideradas em casos específicos (fluxo de regurgitação tricúspide e volume indexado de AE), as quais têm menor implicação na avaliação de pacientes críticos. O **Quadro 28.3.1.1** apresenta os padrões de função diastólica com base nesses parâmetros.

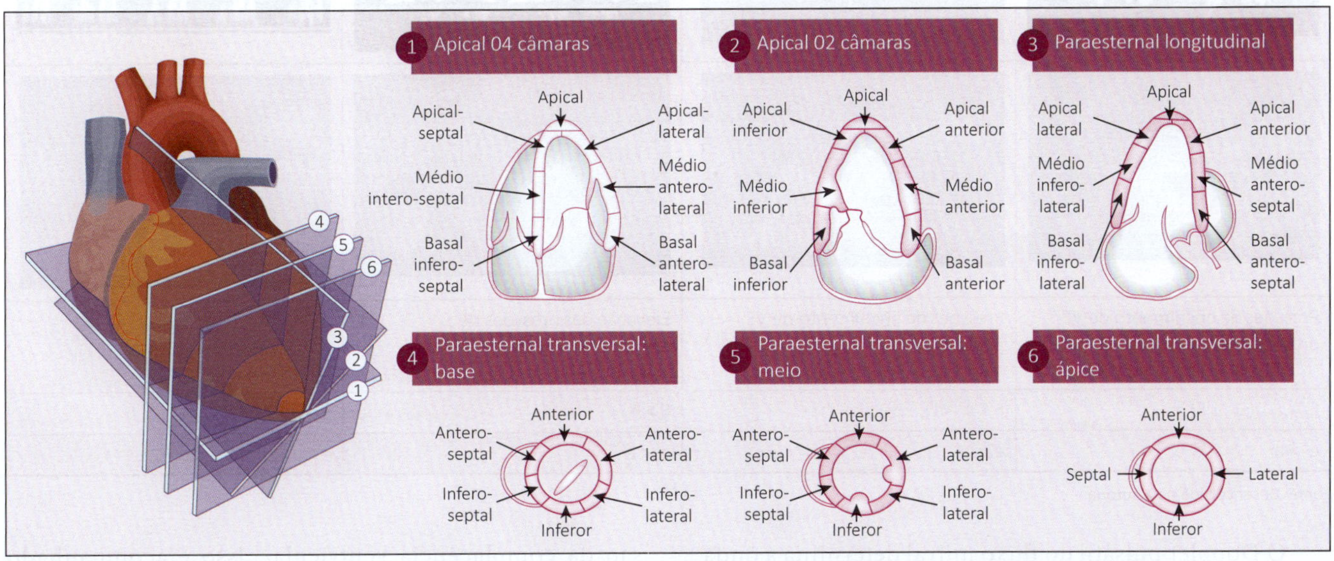

Figuras 28.3.1.12. Segmentação miocárdica para avaliação ecocardiográfica, nos cortes apicais (04 e 05 câmaras) e paraesternais (longitudinal e paraesternal).

Fonte: Adaptada de Lang RM, Bierig M, Devereux RB, Flachskampf FA, Foster E, Pellikka PA, *et al.* Recommendations for chamber quantification: a report from the American Society of Echocardiography's Guidelines and Standards Commiãee and the Chamber Quantification Writing Group, developed in conjunction with the European Association of Echocardiography, a branch of the European Society of Cardiology. J Am Soc Echocardiogr. 2005 Dec;18(12):1440-63.

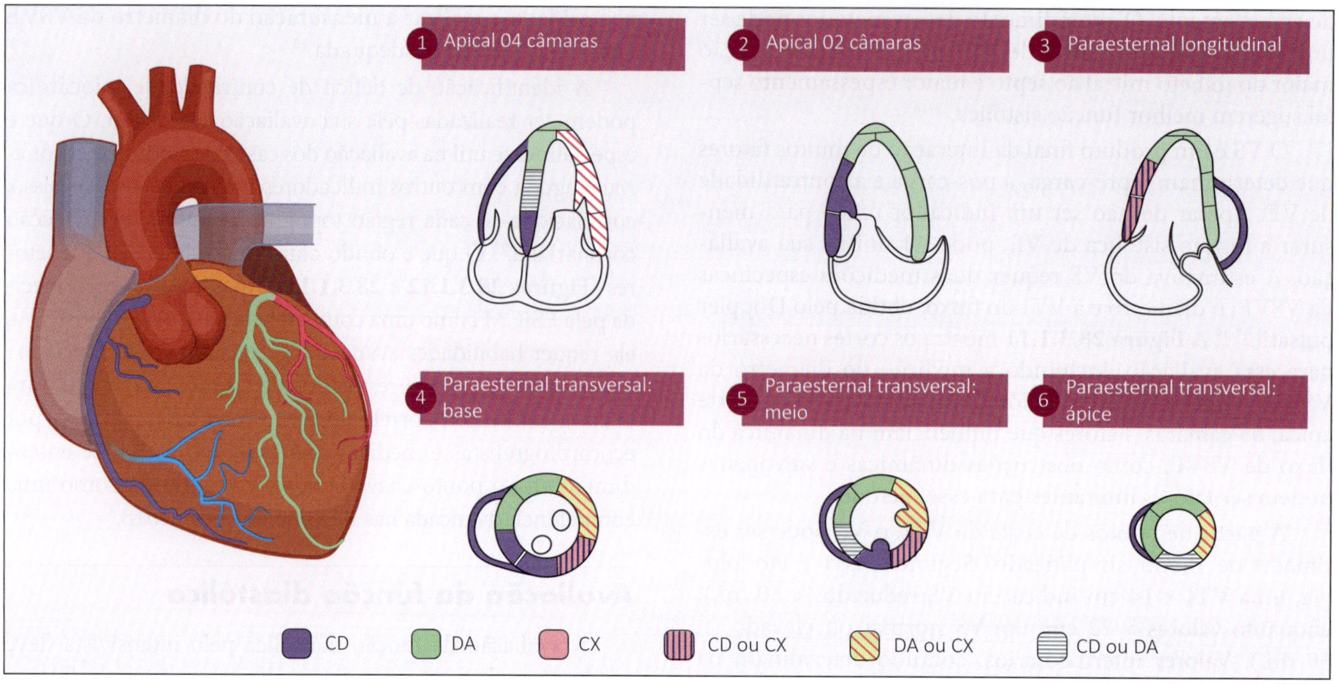

Figura 28.3.1.13. Relação entre os segmentos cardíacos e a irrigação coronariana, a partir das diferentes janelas ecocardiográficas.

CD: artéria coronária direita; DA: artéria coronária descendente anterior; CX: artéria coronária circunflexa.

Fonte: Adaptada de Lang RM, Bierig M, Devereux RB, Flachskampf FA, Foster E, Pellikka PA, *et al.* Recommendations for chamber quantification: a report from the American Society of Echocardiography's Guidelines and Standards Commiâee and the Chamber Quantification Writing Group, developed in conjunction with the European Association of Echocardiography, a branch of the European Society of Cardiology. J Am Soc Echocardiogr. 2005 Dec;18(12):1440-63.

Quadro 28.3.1.1. Avaliação diastólica com base na análise do fluxo mitral (Doppler pulsátil) e do movimento da inserção da valva mitral (Doppler tissular)

Normal	Alteração de relaxamento (Grau I)	Padrão pseudonormal (Grau II)	Padrão restritivo (Grau III)
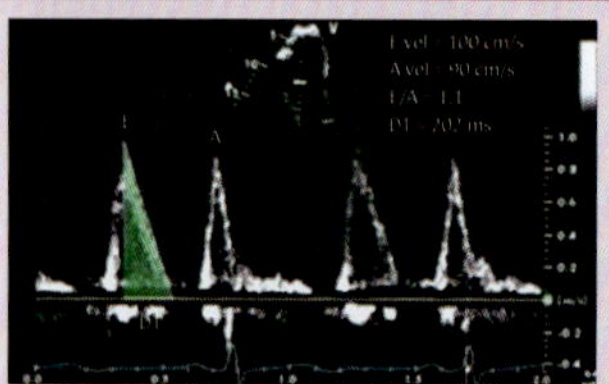	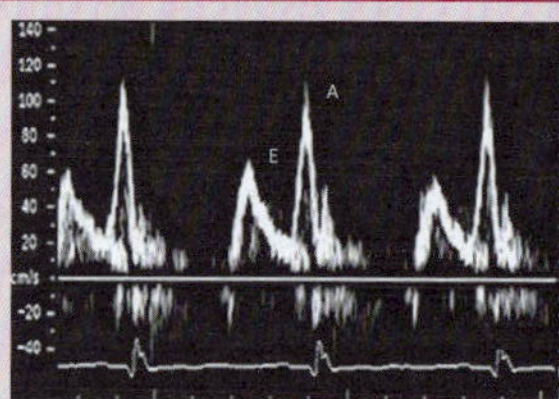	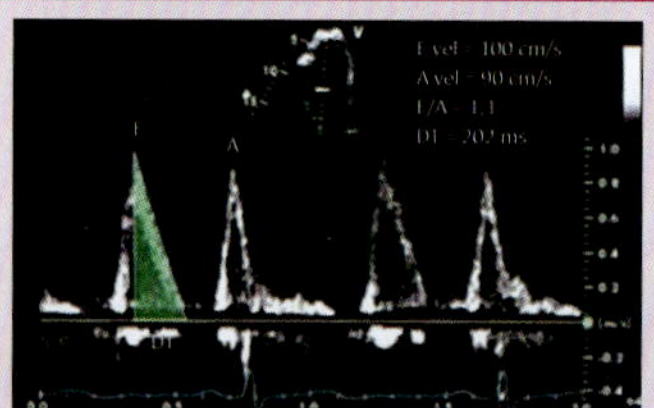	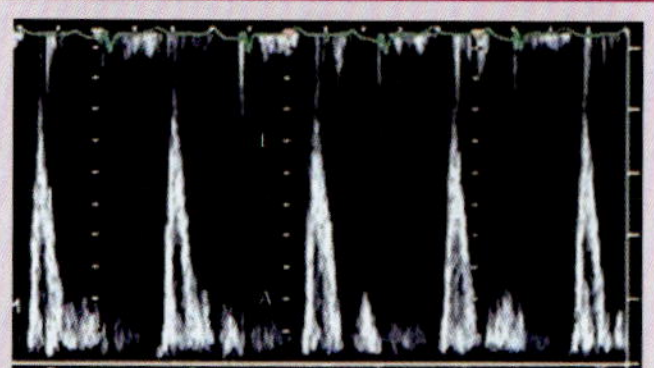
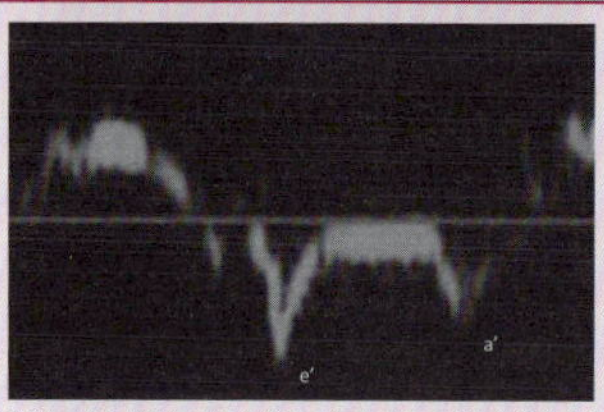	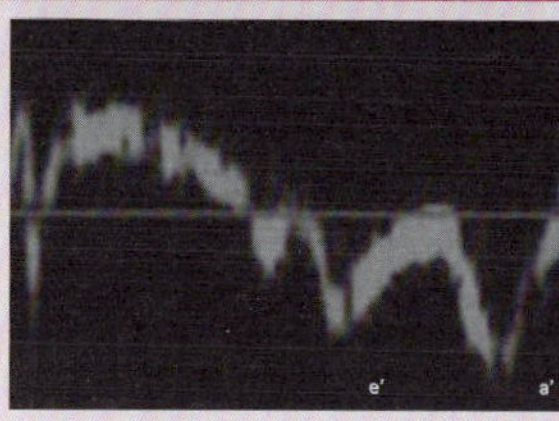	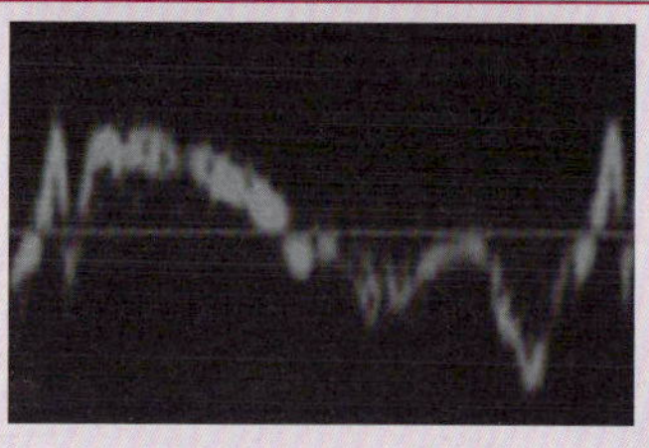	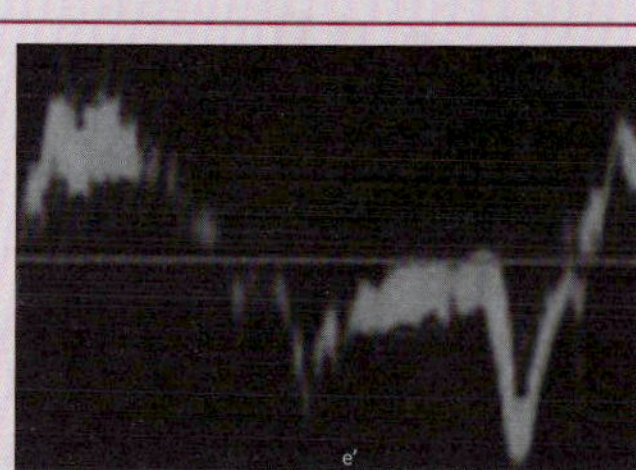
Pressões de enchimento de VE preservadas	Pressões de enchimento de VE preservadas	Elevação das pressões de enchimento de VE	a' Pressões de enchimento muito elevadas
E/A > 1 (1- 1,5)	E < A (<1)	E > A	E > A (>2)
e' > a'	e' < a'	e' < a'	e'< a'

Fonte: Desenvolvido pela autoria.

O Doppler pulsátil do fluxo mitral determina a onda E (enchimento ventricular rápido) e a onda A (contração atrial), como mostrado no quadro. A inversão da relação E/A indica disfunção diastólica de grau I, que evolui para uma dominância da onda E com a progressão da complacência ventricular. Isso é acompanhado por uma redução da onda e' e aumento da onda a' no Doppler tissular, posicionado na inserção da valva mitral. Portanto, o diagnóstico de disfunção diastólica é determinado por uma redução da velocidade da onda e' (septal < 7 cm/s, ou lateral < 10 cm/s) e um aumento da relação E/e' (médio > 14, septal > 15 e lateral > 13). A avaliação do refluxo tricúspide e do volume de AE podem contribuir com essa análise, conforme ilustrado na **Figura 28.3.1.14.**[25-30]

A relação E/e' possibilita, ainda, uma análise dicotômica do padrão das pressões de enchimento de VE. Onde uma relação E/e' < 10 é associada a uma pressão de oclusão de artéria pulmonar (POAP) < 12 mmHg (sensibilidade de 91% e especificidade de 81%) e valores > 15, uma POAP > 18 mmHg.[31]

Avaliação da função ventricular direita

A avaliação da função do VD é uma competência básica do intensivista, especialmente em situações como *cor pulmonale* agudo, associado a condições como síndrome do desconforto respiratório agudo (SDRA) e tromboembolismo pulmonar (TEP), assim como em pacientes com doença pulmonar obstrutiva crônica e outras formas de hipertensão pulmonar crônica. Essa avaliação fornece informações cruciais sobre a gravidade e o prognóstico, além de orientar mudanças nas estratégias terapêuticas, especialmente em pacientes sob ventilação invasiva com pressão positiva. No contexto de TEP, a presença de *cor pulmonale* agudo e choque circulatório requer intervenções específicas, como trombólise, enquanto pacientes com sepse e COVID-19 se beneficiam do monitoramento do VD devido à sua relação com prognósticos desfavoráveis. O infarto do VD, identificado pela ultrassonografia cardíaca, também exige avaliação cuidadosa devido à sua relevância clínica no manejo do paciente.[22,32-40]

A análise da função do VD envolve diversos métodos validados, que devem ser escolhidos com base no nível de competência do profissional. A avaliação básica foca em aspectos qualitativos, observando a dilatação do VD, o movimento do SIV e sua relação com o diâmetro do VE. Técnicas simples como o TAPSE e a relação entre diâmetros de VD e de VE podem fornecer *insights* importantes sobre a função do VD. Métodos mais avançados incluem a análise da FAC (*FracJonal Area Change*), da PSAP, da onda S (Doppler tecidual do anel valvar tricúspíde) e da relação TAPSE/ PSAP. Estes métodos estão detalhados no **Quadro 28.3.1.2.**[3]

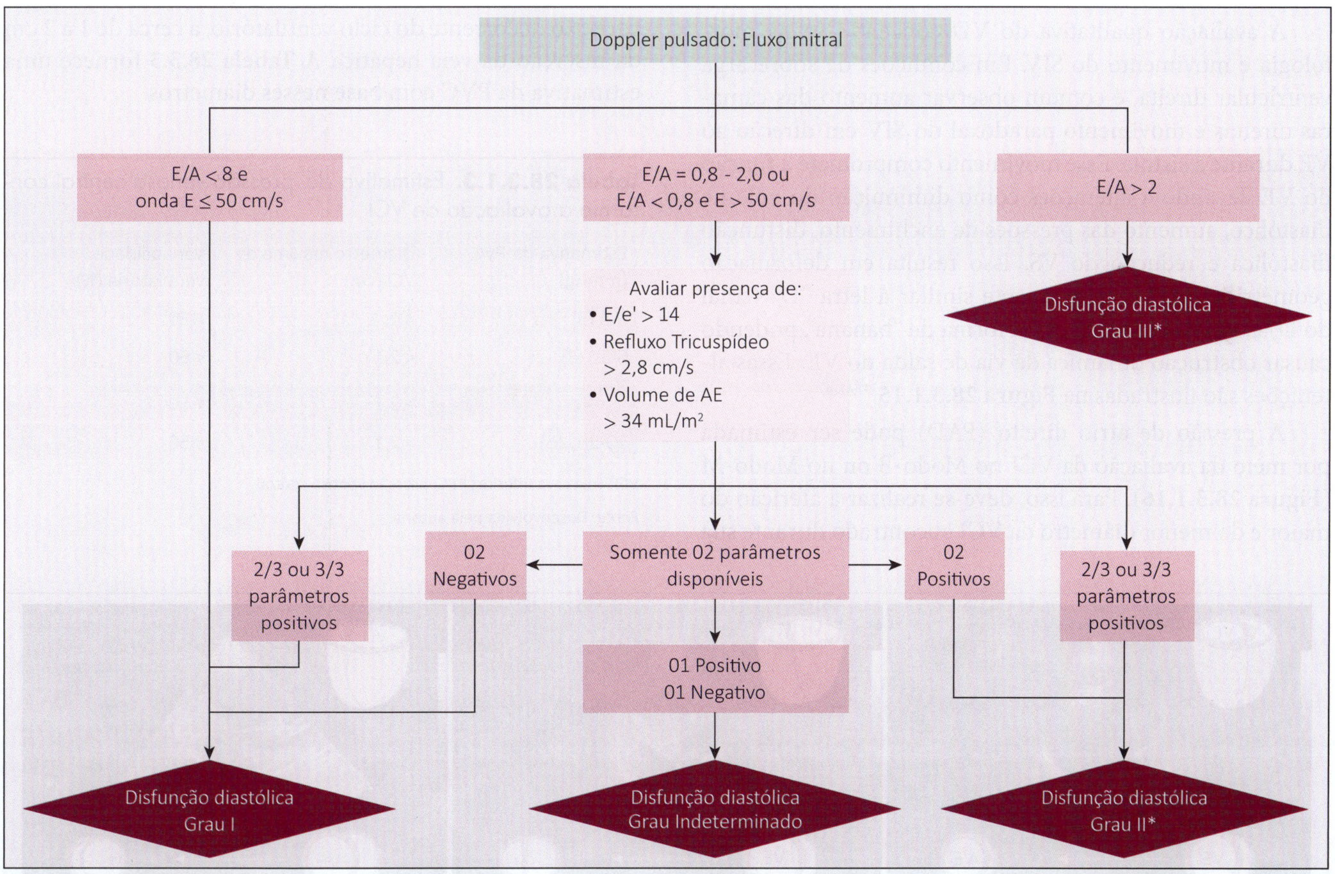

Figura 28.3.1.14. Graduação da disfunção diastólica com base na relação E/A e na velocidade de onda E, com complementação de parâmetros (relação E/e', velocidade do fluxo de regurgitação tricúspide e volume indexado de AE) em casos intermediários.

* Padrões associados a elevação das pressões de enchimento de AE.

Fonte: Adaptada de Nagueh SF, Smiseth OA, Appleton CP, Byrd BF 3rd, Dokainish H, Edvardsen T, *et al.* Recommendations for the Evaluation of Leë Ventricular Diastolic Function by Echocardiography: An Update from the American Society of Echocardiography and the European Association of Cardiovascular Imaging. J Am Soc Echocardiogr. 2016;29(4):277- 314.

Quadro 28.3.1.2. Medidas de avaliação de VD, com formas de obtenção e valores de referência		
Medida	**Forma de obtenção**	**Valor de Referência**
Relação ADFVD/ADFVE	Corte paraesternal eixo longo ou apical, medida dos diâmetros de VD e de VE no final da diástole	< 0,6
Pressão de Átrio Direito	Corte subcostal, com medida da VCI em seu maior e menor diâmetro	Estimativa de PAD: vide **Tabela 28.3.3**
TAPSE	Corte apical 04 câmaras com colocação do cursos do Modo-M sobre a inserção do folheto lateral da valva tricúspide	2,4-3,5 mm Anormal < 1,6 mm
Velocidade da Onda S	Colocação Doppler tissular da inserção do folheto lateral da valva Tricúspide (no mesmo sítio da avaliação do TAPSE)	1,4 +2,3 cm/s Anormal < 9,5 cm/s
PSAP	Doppler contínuo do refluxo Tricúspide no corte apical, acrescido do valor da PAD (estimado pela VCI)	Normal < 30 mmHg
Espessura da Parede	Medida linear da parede livre de VD no final da diástole	< 5 mm
Área Diastólica de VD	Traçado manual no final da diástole no corte apical	Homens: 5-12,6 cm^2/m^2 Mulher: 4,8-11,5 cm^2/m^2
Área Sistólica de VD	Traçado manual no final da sístole no corte apical	Homens: 2-7,4 cm^2/m^2 Mulher: 1,6-6,4 cm^2/m^2
Variação da área fracional de VD (FAC)	Relação da ADFVD e da ASFVD, durante a sístole na janela apical (100x(ADFVD-ASFVD) / ADFVD)	> 35%
Tempo de Aceleração da Vida de Saída de VD	Doppler pulsado da artéria pulmonar no corte paraesternal eixo curto, com a avaliação do tempo decorrido para atingir o pico de velocidade do fluxo pulmonar	Anormal < 105 ms

ADFVD: área diastólica final de VD; ASFVD: área sistólica final de VD.

Fonte: Desenvolvido pela autoria.

A avaliação qualitativa do VD concentra-se na morfologia e movimento do SIV. Em condições de sobrecarga ventricular direita, é comum observar aumento das câmaras direitas e movimento paradoxal do SIV em direção ao VE durante a sístole. Esse movimento compromete a função do VE, levando a alterações como diminuição do volume diastólico, aumento das pressões de enchimento, disfunção diastólica e redução do VS. Isso resulta em deformação geométrica do VE, visualmente similar à letra "D" (sinal do D) e, em casos graves, uma forma de "banana", podendo causar obstrução dinâmica da via de saída do VE. Essas alterações são ilustradas na **Figura 28.3.1.15.**[37,41-47]

A pressão de átrio direito (PAD) pode ser estimada por meio da avaliação da VCI no Modo-B ou no Modo-M (**Figura 28.3.1.16**). Para isso, deve-se realizar a aferição do maior e do menor diâmetro da VCI encontrado durante sua variação decorrente do ciclo ventilatório, a cerca de 1 a 2 cm da inserção da veia hepática A **Tabela 28.3.3** fornece uma estimativa da PVC com base nesses diâmetros.

Tabela 28.3.1.3. Estimativa da pressão venosa central conforme a avaliação de VCI

Estimativa da PVC (mmHg)	Diâmetro máximo de VCI (cm)	Variabilidade ventilatória (%)
0-5 (3)	< 2, 1	> 50
5-10 (8)	< 2,1	< 50
	> 2,1	> 50
10-20 (15)	> 2,1	< 50

VCI: veia cava inferior; PVC: pressão venosa central.

Fonte: Desenvolvida pela autoria.

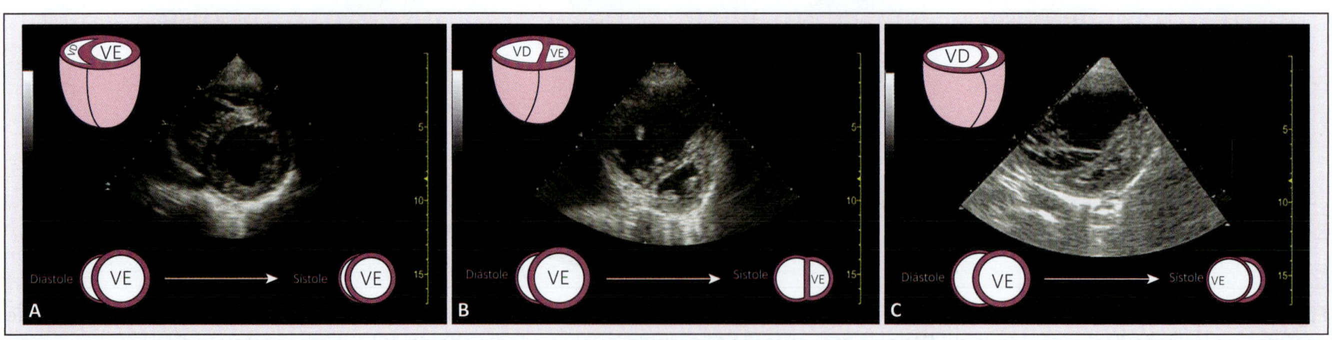

Figura 28.3.1.15. Sobrecarga ventricular direita, com mudança da morfologia habitual de VE (A), que passa apresentar-se com uma maior variação de seus diâmetros (aumento do índice de excentricidade), denotando no sinal do "D" (B) e em seu extremo de excentricidade, no sinal conhecido como forma de "banana" (C).

Fonte: Acervo da autoria.

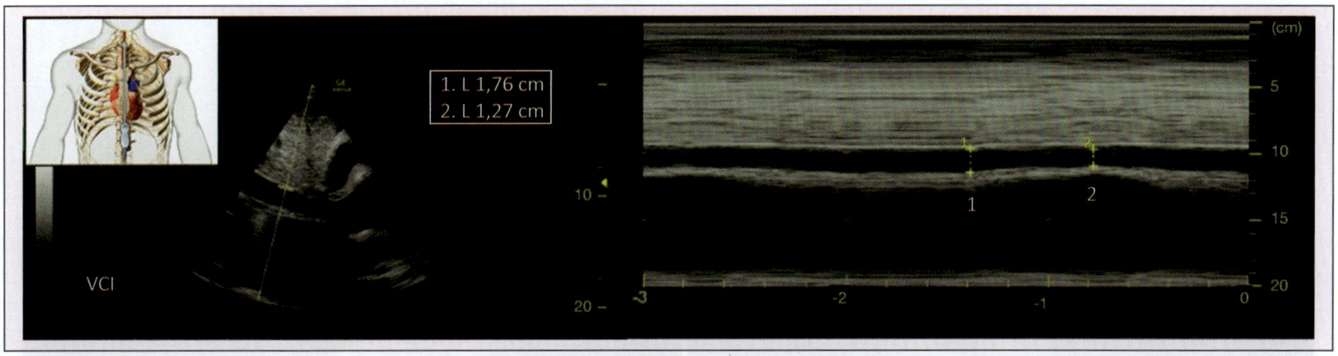

Figura 28.3.1.16. Corte subcostal com avaliação de VCI, com medida de seu maior (1,76 cm) e menor (1,27 cm) diâmetro, ou seja com um diâmetro < 2,1 cm e uma variação < 50%, determinando uma PVC estimada em torno de 8 mmHg.

Fonte: Acervo da autoria.

A estimativa da pressão sistólica da artéria pulmonar (PSAP) é obtida por meio da equação de Bernoulli modificada, baseada na conservação da energia. Para isso, além da estimativa da pressão venosa central (PVC) por meio da análise da VCI é necessário obter-se um corte apical e aplicar o Doppler contínuo sobre o refluxo tricúspide, onde pode-se obter o pico da velocidade desse fluxo. Com base nessas variáveis, a PSAP pode ser estimada pela fórmula: $4V^2$ + PAD, onde V é a velocidade do jato de regurgitação. Além disso, a pressão média da artéria pulmonar (PMAP) pode ser inferida pela fórmula: PMAP = 0.61 x PSAP + 2. A **Figura 28.3.1.17** demonstra como esses dados são obtidos para avaliar a PSAP.[37,42-48]

O VD difere significativamente do VE em morfologia e função. O VD tem uma geometria assimétrica e, em condições normais, envolve um VE circular em seu eixo transverso. A espessura da parede do VD geralmente é < 3 mm, enquanto a do VE pode chegar a 11 mm. O VD opera contra uma pós-carga muito menor que a do VE, gerando pressões sistólicas máximas em torno de 25 mmHg, comparadas a mais de 120 mmHg no VE. Enquanto o VE se adapta bem a variações de pressão, o VD tem baixa adaptação a mudanças de pressão, mas boa complacência a variações de volume.

Essas características são fundamentais para entender a dinâmica cardíaca-pulmonar em casos de *cor pulmonale* agudo, onde um aumento súbito da pós-carga do VD pode causar alterações morfológicas, com dilatação de VD e deslocamento do SIV para o VE (septo paradoxal). Normalmente, a área diastólica final do VD (ADFVD) é menor que 60% da do VE (ADFVE), mas em sobrecarga ventricular direita, essa proporção pode exceder 1,0, indicando dilatação severa do VD. Essa avaliação preferencialmente pode ser realizada no corte apical, podendo ser avaliada de modo alternativo no paraesternal eixo longo (**Figura 28.3.1.18**).[37,41,42-47]

A avaliação continuada relação ADFVD/ADFVE tem um papel importante no manejo do paciente com SDRA. A presença de *cor pulmonale* é um dos indicativos da mudança para decúbito (pronação). A qual pode reduzir a sobrecarga de VD, o que pode ser visualizado pela análise seriada dessa variável.[48-53] Além dessa implicação, a sua análise dinâmi-

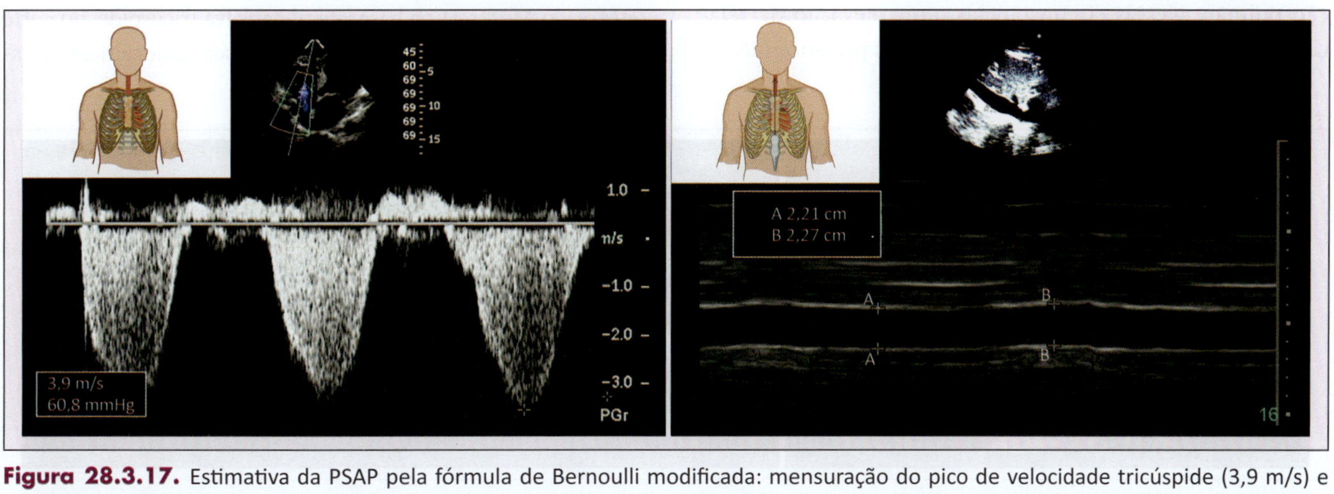

Figura 28.3.17. Estimativa da PSAP pela fórmula de Bernoulli modificada: mensuração do pico de velocidade tricúspide (3,9 m/s) e a estimativa da PVC (15 mmHg), resultando em uma PSAP de 75,8 mmHg ($4V^2$ + PAD = 4 x (3,9)2 + 15 = 60,8 + 15 = 75,8 mmHg). O que permite o cálculo da PMAP (0,61 x PSAP + 2 = 48,24 mmHg).

Fonte: Acervo da autoria.

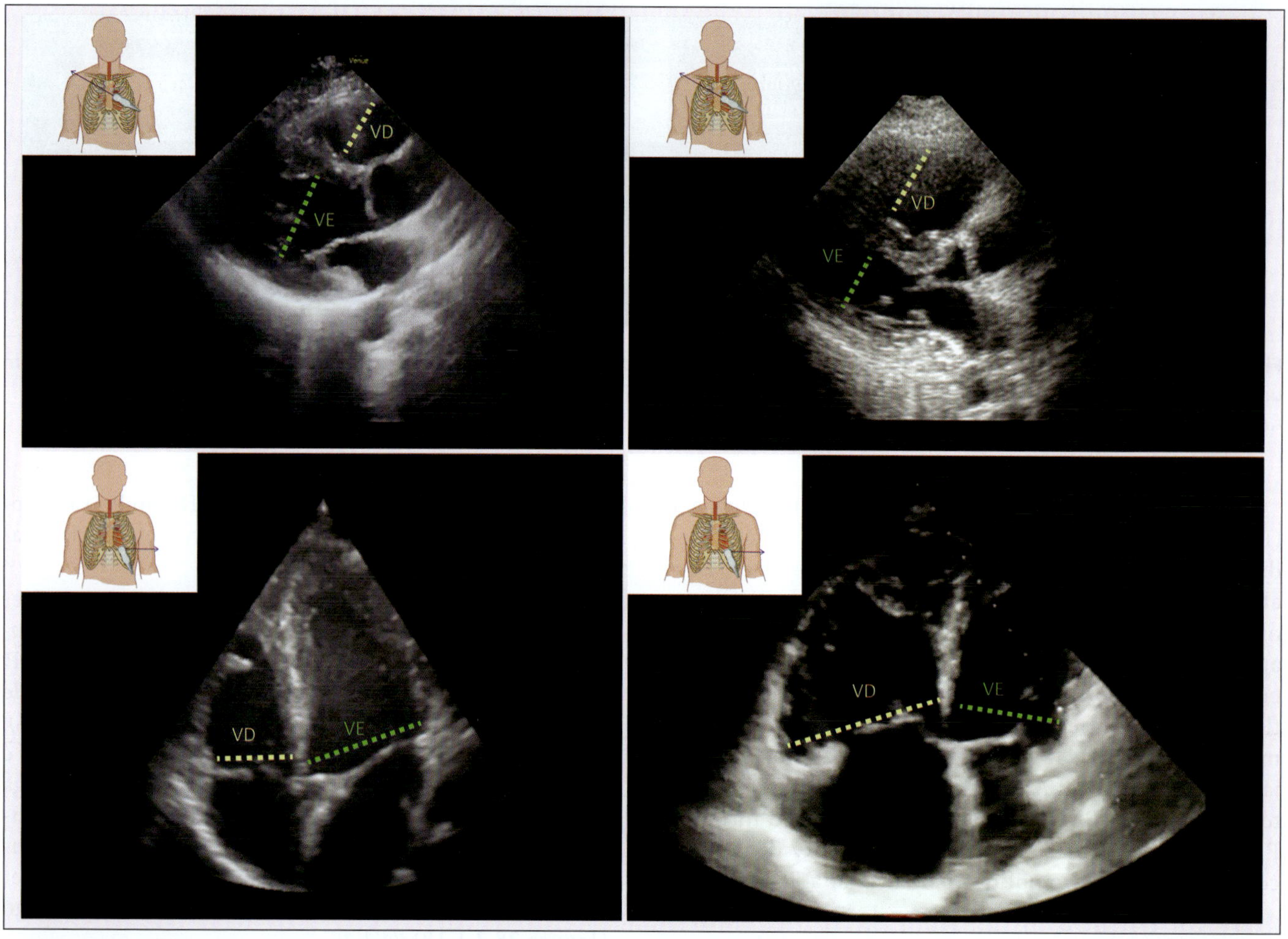

Figura 28.3.1.18. Avaliação da sobrecarga de VD, em cortes apicais e paraesternais eixo longo, demonstrando à esquerda uma relação preservada (< 0,6) e a direita, uma sobrecarga de VD (> 0,6).

Fonte: Acervo da autoria.

ca pode ser empregada como um limiar de segurança para a titulação de pressões ventilatórias, obtendo-se um equilíbrio entre a melhora de aeração pulmonar (estimada pelo *Lung Ultrasound Score*) e o seu impacto na interação coração-pulmão. Nessas circunstâncias, uma elevação da relação ADFVD/ADFVE indica a redução das pressões ofertadas pela ventilação mecânica. O que pode ser contemplado com a redução dessa medidas pela USIC.[54]

A mensuração da excursão sistólica do plano anular da valva tricúspide (TAPSE) pode ser obtido por meio da colocação do cursor do Modo-M na base lateral da valva tricúspide, no corte apical (**Figura 28.3.1.19**). A medida do seu deslocamento é as-

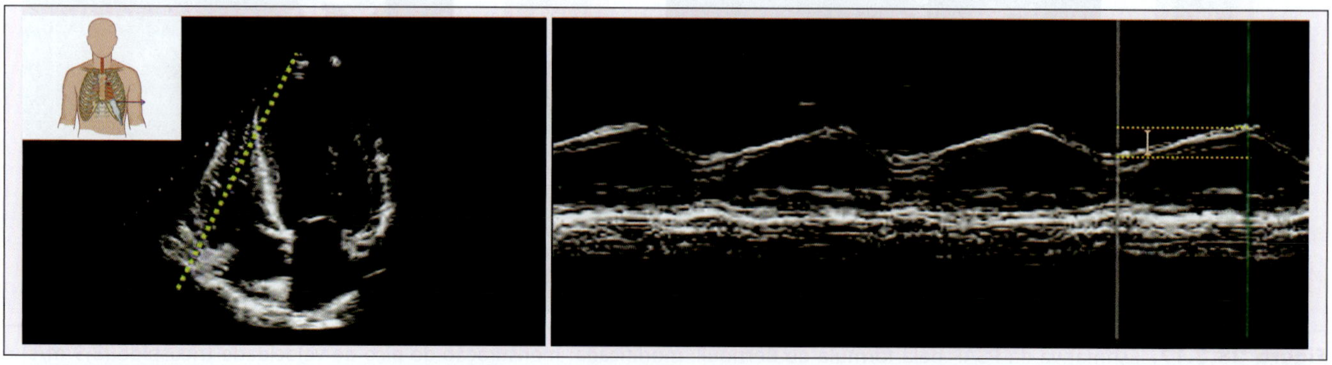

Figura 28.3.1.19. Mensuração da TAPSE: realizada por meio de uma janela apical, posicionando o cursor do Modo-M na região lateral da valva tricúspide. A medida é obtida pela amplitude da excursão da valva durante a sístole.

Fonte: Acervo da autoria.

sociado a função sistólica de VD. Valores > 1,7 cm denotam uma função preservada. Apesar de ser um método confiável em termos de acurácia, tem a limitação de ser baseada na análise de um único ponto, levando a potencial viés de aferição.[37,41-47]

A relação TAPSE/PSAP pode ser empregada para aferir o acoplamento arterioventricular. Onde valores < 0,63 mm/mmHg indicam um desacoplamento entre a função de VD e a PSAP. Essa métrica é particularmente valiosa na identificação de fenótipos de SDRA. Os quais podem ser definidos em conjunto com a relação ADVD/ADFVE e a análise da congestão venosa. A qual pode ser realizada por meio do Protocolo VExUS (*Venous Excess Ultrasound Score*), que integra a análise da PVC, com os fluxos venosos hepático, portal e renal. O **Quadro 28.3.1.3** detalha os fenótipos baseados na avaliação hemodinâmica, abordando sobrecarga e função sistólica do VD, acoplamento ventrículo-arterial e padrões de congestão venosa.[48]

A função sistólica do VD pode ainda ser avaliada pela medição da onda S' e pela *Fractional Area Change* (FAC). A onda S' reflete a velocidade de deslocamento sistólico do anel lateral da válvula tricúspide e está diretamente relacionada à função ventricular. Valores abaixo de 9 cm/s indicam disfunção do VD. No entanto, sua limitação está relacionada ao viés de aferição, semelhante ao TAPSE, pois também é uma avaliação em um único ponto. A obtenção da Onda S' no corte apical é ilustrada na **Figura 28.3.1.20**.[37,41-47]

A FAC do VD é com base na variação da sua área durante o ciclo cardíaco. O que pode ser obtido com base na planímetro do VD no final da sístole (ASFVD) e da diástole (ADFVD), no corte apical 04 câmaras (**Figura 28.3.1.21**). O que fornece os valores para a sua mensuração pela fórmula:

$$[ADFVD - ASFVD / ADFVD] \times 100.$$

Valores > 35% indicam função sistólica de VD preservada.

Avaliação valvar pelo intensivista

A avaliação valvar por não especialistas em ecocardiografia é controversa, como destacado nas recomendações

Quadro 28.3.1.3. Diferentes fenótipos de SDRA mediante a avaliação de ventrículo direito[48]

	Fenótipo 1*	Fenótipo 2*	Fenótipo 3*	Fenótipo 4*	Fenótipo 5
ADFV/ADFVE	> 0,6	> 0,6	> 0,6	> 0,6	> 1
TAPSE	> 17 mm	> 17 mm	> 17 mm	< 17 mm	< 17 mm
TAPSE / PSAP	> 0,63 mm/mmHg	< 0,63 mm/mmHg	< 0,63 mm/mmHg	< 0,63 mm/mmHg	< 0,63 mm/mmHg
PVC	> 8 mmHg	> 8 mmHg	> 8 mmHg	> 8 mmHg	> 15 mmHg
VCI	Dilatada/fixa	Dilatada/fixa	Dilatada/fixa	Dilatada/fixa	Pletórica
Fluxo portal	Pulsátil	Pulsátil	Pulsátil	Pulsátil	Ampla pulsação
Fluxo veia hepática	Onda sistólica < diastólica	Onda sistólica < Diastólica	Onda sistólica < Diastólica	Onda sistólica < Diastólica	Onda sistólica reversa
Fluxo Renal	Bifásico	Bifásico	Bifásico	Bifásico	Monofásico

* Considerados como fenótipos que conseguem gerar fluxo; ** não atendem a demanda de fluxo, denotando choque obstrutivo.

ADFVD/ADFVE: relação entre diâmetro diastólico final de ventrículo direito e esquerdo.

Fonte: Desenvolvido pela autoria.

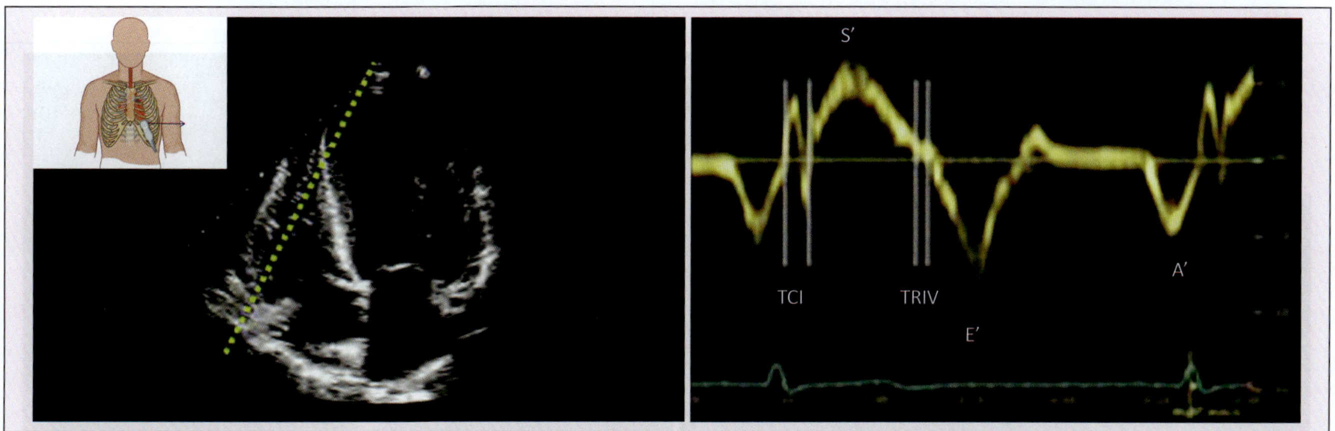

Figura 28.3.1.20. Doppler tecidual da inserção lateral da valva tricúspide, seguido do traçado espectral, com a onda S', entre o tempo de contração isovolumétrico (TCI) e o tempo de relaxamento isovolumétrico (TRIV), a onda E' e a onda A'.

Fonte: Acervo da autoria.

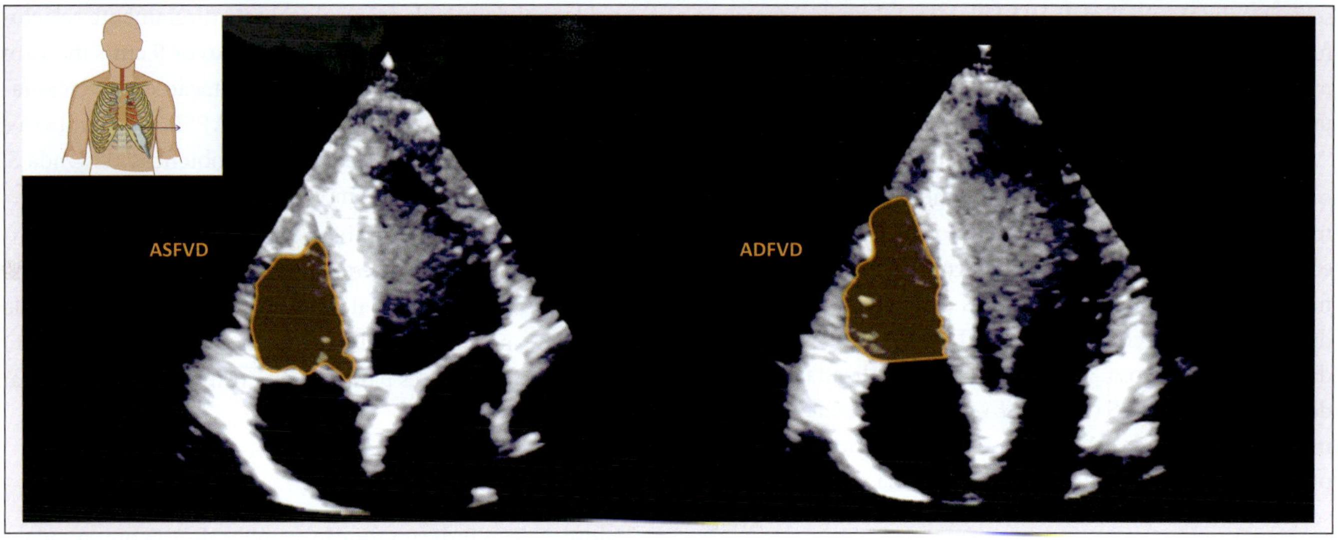

Figura 28.3.1.21. Mensuração da FAC de VD com base na planimetria de VD no final da sístole e da diástole.
ADFVD: área diastólica final de VD; ASFVD: área sistólica final de VD.
Fonte: Acervo da autoria.

da AMIB,[3] que se baseia nos resultados de diversos estudos, que indicam resultados conflitantes, incluindo correlação baixa a moderada quando comparada a especialistas.[55-58] As Diretrizes da ESICM, contudo, destacam que a capacidade dos intensivistas em identificar alterações valvares significativas em situações agudas, como valvopatias mitral e aórtica. Embora o Doppler colorido por intensivistas seja reconhecido, avaliações mais detalhadas devem ser realizadas por ecocardiografistas, especialmente em casos de valvas protéticas e na classificação da gravidade das valvopatias. No entanto, diagnósticos básicos em contextos de descompensação cardiopulmonar têm valor para o manejo clínico.[4,59,60]

A avaliação inicial da função valvar envolve estabelecer um padrão de normalidade, o que requer a obtenção de diversas janelas ecocardiográficas para uma análise anatômica abrangente. A valva aórtica, composta pelas cúspides coronariana direita, coronariana esquerda e não coronariana, além do anel aórtico, é melhor visualizada nos cortes paraesternais (**Figura 28.3.1.22**). No corte paraesternal transversal, as três cúspides da valva aórtica podem ser visualizadas: na diástole, apresentam-se com uma forma semelhante à letra "Y", e durante a sístole, adquirem um aspecto triangular. No corte paraesternal longitudinal, são visíveis a cúspide coronariana direita e a não coronariana.[61-63]

Na estenose aórtica, pode ser observado um espessamento das válvulas, redução de mobilidade e da área valvar, que normalmente é > 3 cm² e cai para < 1 cm² na estenose. A distância entre as válvulas no corte paraesternal eixo longo pode ultrapassar 7 mm. Estes achados são importantes para indicar cirurgia, com critérios principais sendo área valvar < 0,7 cm² e gradiente médio VE-aorta > 60 mmHg, conforme a fórmula de Gorlin (**Tabela 28.3.1.4**). Na insuficiência aórtica, há coaptação valvar insuficiente, geralmente com espessamento valvar e aumento do VE com hipertrofia excêntrica.[61,64-68]

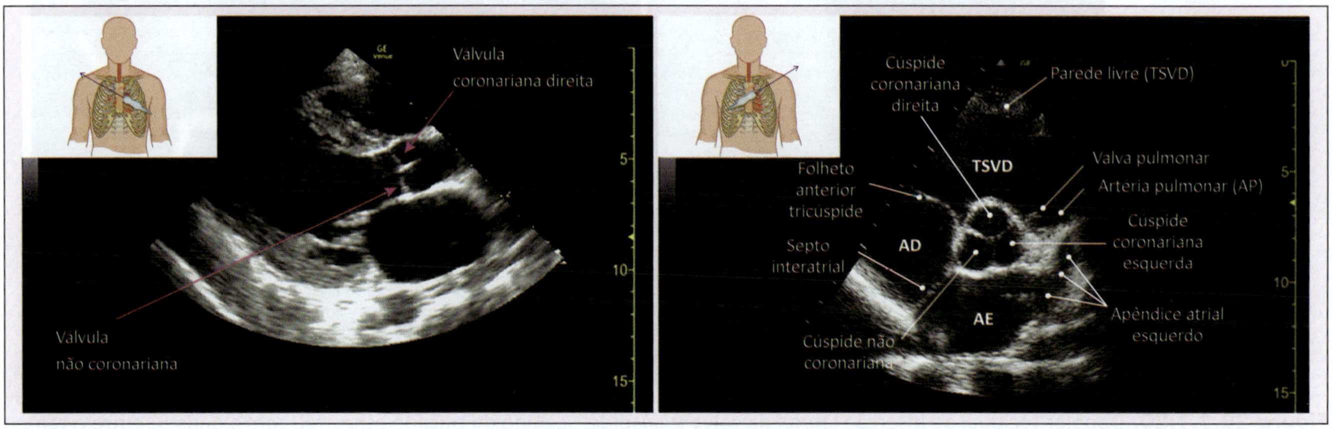

Figura 28.3.1.22. Valva aórtica visualizada nos cortes paraesternais eixo longo (longitudinal) e curto (transversal) de VE.
Fonte: Acervo da autoria.

Tabela 28.3.1.4. Correlação entre a área valvar aórtica e o gradiente médio entre o VE e a aorta estimado

Área valvar aórtica (cm^2)	Gradiente médio (mmHg)
4	1,7
3	2,9
2	6,6
1	26
0,9	32
0,8	41
0,7	53
0,6	73
0,5	105

Área valvar aórtica (cm^2) = [DC / (tempo de ejeção sistólica x FC)] / 44.3 √ gradiente médio

Fonte: Desenvolvida pela autoria.

O corte apical 05 câmaras é usado para analisar o fluxo transvalvar aórtico. Em situação de normalidade, apresenta fluxo sistólico, com coloração azul no Doppler colorido e com velocidade e gradientes baixos no Doppler pulsado (< 1,5 m/s e < 10 mmHg). Na estenose aórtica, há um fluxo sistólico turbulento e de alta velocidade indicando um gradiente elevado. Velocidades máximas do jato > 5 m/s e gradientes > 60 mmHg sugerem gravidade elevada e possível necessidade de cirurgia. A avaliação detalhada da gravidade da estenose aórtica (**Tabela 28.3.1.5**), é geralmente atribuída ao especialista em ecocardiografia.[61,62,63,64,]

Tabela 28.3.1.5. Graduação da gravidade da estenose aórtica

	Leve	Moderada	Grave
Área valvar **aórtica (cm^2)**	> 1,5	0,8- 1,5	< 0,8
Gradiente médio VE-Aorta (mmHg)	< 25	25- 40	> 40
Velocidade de fluxo aórtico (m/s)	< 3	3 4	> 4

Fonte: Desenvolvida pela autoria.

A insuficiência aórtica é identificada no Doppler colorido por um fluxo diastólico vermelho transvalvar. Sua gravidade é avaliada pela *vena contracta*, a parte mais estreita do jato regurgitante na origem valvar. Valores > 6 mm, com o jato ocupando mais de 65% do diâmetro da VSVE, indicam insuficiência grave, enquanto medidas < 3 mm sugerem casos leves. Para uma análise mais detalhada, o Doppler contínuo mostra uma rápida desaceleração do fluxo na diástole, típica dessa condição. A **Figura 28.3.1.23** ilustra valvopatias aórticas graves em pacientes de UTI.[61,62,63,65,66]

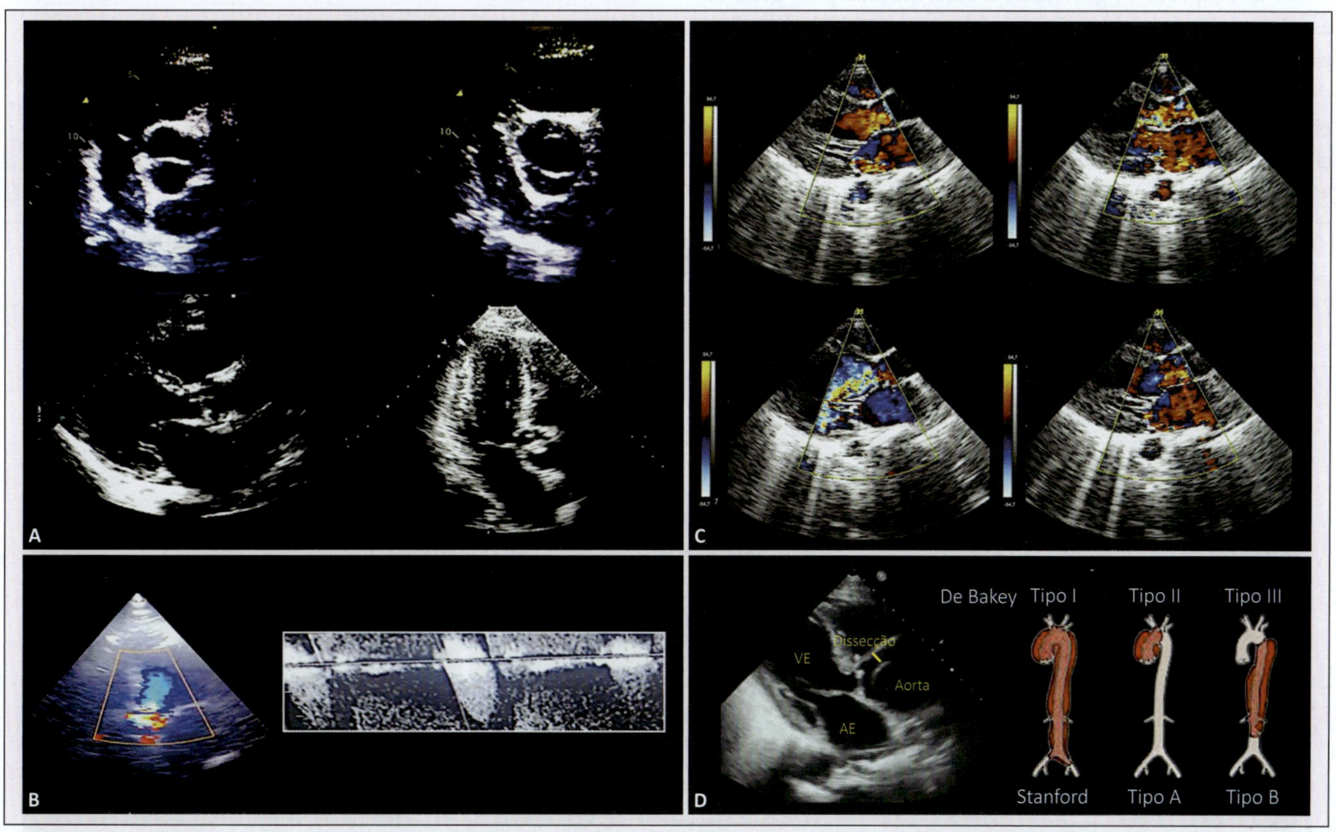

Figura 28.3.1.23. Patologias aórticas: (A) Valvopatias aórticas com espessamento valvar aórtico; (B) estenose aórtica: Doppler colorido com velocidade elevada e turbilhonamento do fluxo e Doppler contínuo com fluxo espectral "mais arredondado"; (C) insuficiência aórtica (corte paraesternal eixo longo). (D) Dissecção de aorta no corte paraesternal eixo longo, onde pode ser visualizada dissecações que envolvam a raiz da aorta; classificações da dissecção de aorta.

Fonte: Acervo da autoria.

Embora a USIC possa detectar dissecção de aorta (**Figura 28.3.1.23**), especialmente com sintomas como dor torácica, sua capacidade de avaliar a raiz da aorta é limitada, mesmo quando associada a avaliação da aorta abdominal (extensão do exame à beira do leito). O ecocardiograma transesofágico é considerado mais adequado, preciso e acurado para esse fim.[61]

A valva mitral é bicúspide, composta por um folheto anterior e um posterior ligados a cordas tendíneas e músculos papilares. Ela é melhor visualizada no corte paraesternal longitudinal. Na diástole, a cúspide anterior se abre amplamente em direção ao SIV, enquanto a posterior tem uma abertura mais restrita, coaptando na sístole. A área valvar é medida no corte paraesternal eixo curto. Na estenose mitral, observa-se redução da amplitude de abertura (< 7 mm), área valvar diminuída (< 1 cm^2) e cúspides espessadas, com possibilidade de aumento do AE, especialmente em casos graves. Achados específicos relacionados a diferentes patologias relacionadas a sua etiologia.[61]

Na estenose mitral reumática, o comprometimento começa nas extremidades das cúspides e progride para o anel valvar, reduzindo a mobilidade, especialmente da cúspide posterior. Isso resulta em um padrão de abertura em cúpula da cúspide anterior e espessamento das cordas tendíneas. Na estenose senil, o processo inicia no anel valvar e se estende às cúspides. A gravidade é determinada pelo grau de espessamento e calcificação dos folhetos, mobilidade valvar e acometimento subvalvar.[61,64]

A insuficiência mitral é caracterizada por um déficit de coaptação valvar, cujas causas podem ser identificadas por meio de diferentes achados ecocardiográficos. Estes incluem a presença de vegetações, ruptura de cordas tendíneas, déficits segmentares devido à miocardiopatia isquêmica ou dilatação resultante de miocardiopatia dilatada. Outro sinal comum é o aumento do AE. A **Figura 28.3.1.24** exemplifica valvopatias mitrais, ilustrando essas características.[61,65,66,67,68]

O fluxo transvalvar mitral deve ser avaliado no corte apical. Em situação de normalidade, apresenta coloração vermelha na diástole no Doppler colorido. O Doppler pulsado apresenta 02 ondas no traçado espectral: a onda E (enchimento rápido do VE) e a onda A (contração atrial).[61]

A estenose mitral é caracterizada por uma aceleração do fluxo transvalvar, que passa a apresentar um padrão de mosaico no Doppler colorido e um aumento do pico de velocidade, com subsequente elevação do gradiente transvalvar entre o AE e o VE. A gravidade é relacionada a redução da área valvar e ao aumento do gradiente transvalvar. Os quais podem estar associados ao aumento do AE e da PSAP, relacionados à elevação da pressão venocapilar pulmonar. A **Tabela 28.3.1.6** classifica a graduação de gravidade da estenose mitral.[61,64,69]

Tabela 28.3.1.6. Graduação da gravidade da estenose mitral

	Leve	Moderada	Grave
Área **valvar mitral (cm^2)***	> 1,5	1 a 1,5	< 1
Gradiente médio AE-VE (mmHg)	< 5	5 a 10	> 10
PSAP (mmHg)	< 30	30 a 50	> 50

*A *área* valvar mitral (AVM) pode ser estimada pela fórmula: AVM (cm^2) = 220 / PHT (ms), onde PHT é o tempo médio que o gradiente AE-VE seja reduzido a metade.

Fonte: Desenvolvida pela autoria.

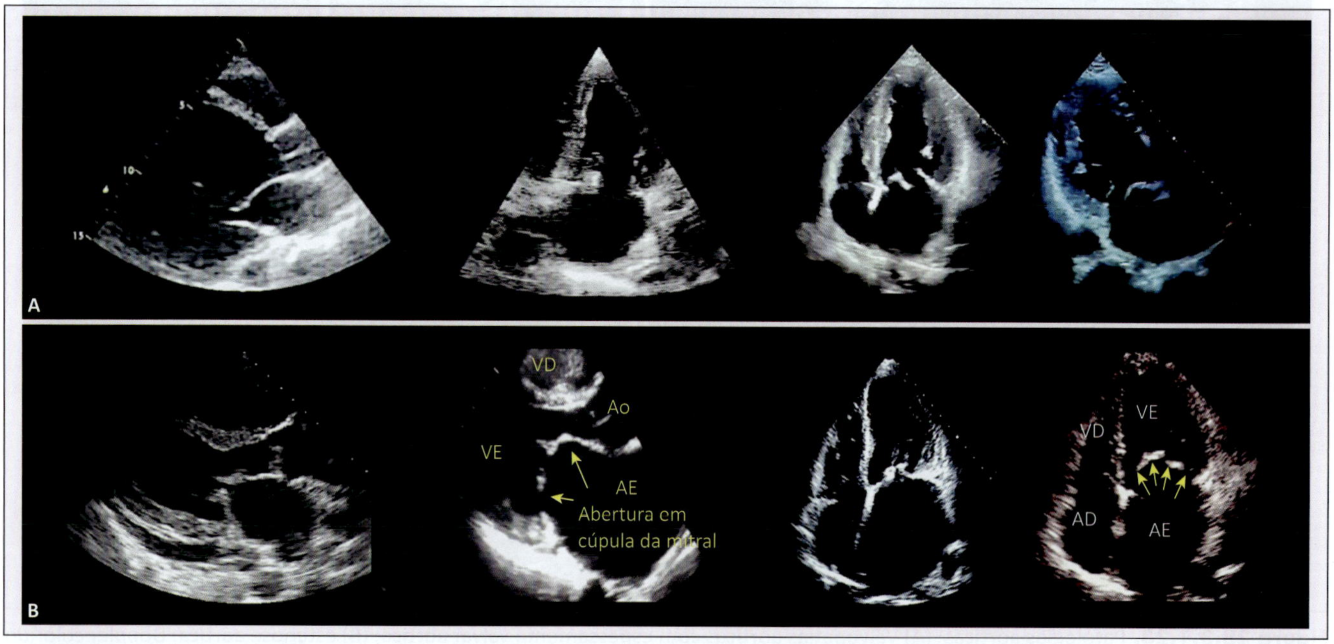

Figura 28.3.1.24. (A) Insuficiência mitral grave (iniciando, da esquerda para direita): associada a miocardiopatia dilatada, a endocardite e a um infarto agudo do miocárdio (últimas 02 imagens), com ruptura de cordoalha tendínea. (B) Estenose mitral reumática, ilustrando a abertura valvar em cúpula, em cortes paraesternais eixo longo e em cortes apicais.

Fonte: Acervo da autoria.

A insuficiência mitral é identificada pelo fluxo regurgitante sistólico no Doppler colorido. A gravidade dessa valvopatia pode ser determinada pela análise do Doppler colorido, de modo mais prático com a avaliação da área do jato regurgitante, da *vena contracta* (região mais estreita do jato regurgitante) e de modo mais detalhado, com a análise da convergência de fluxo (PISA) e com a área do orifício regurgitante efetivo (ERO). A análise do fluxo transvalvar mitral com o Doppler pulsado (mensuração da onda E) e do Fluxo das veias pulmonares com o Doppler contínuo complementam a estratificação da gravidade da insuficiência mitral, conforme descrito no **Quadro 28.3.1.4.**[61,65,66] (**Figura 28.3.1.25**)

Quadro 28.3.1.4. Graduação da gravidade da insuficiência mitral

	Sinais de gravidade associadas a insuficiência mitral
Doppler colorido	Área do jato regurgitante > 8 cm^2 ou > 40% da área do AE
	Vena contracta ≥ 7 mm
	PISA-ERO ≥ 0,4 cm^2 ou volume regurgitante > 60 mL
Doppler pulsado	Fluxo sistólico mitral: onda E > 1,2 cm/s
Doppler contínuo	Veias pulmonares: fluxo sistólico reverso

Fonte: Desenvolvido pela autoria.

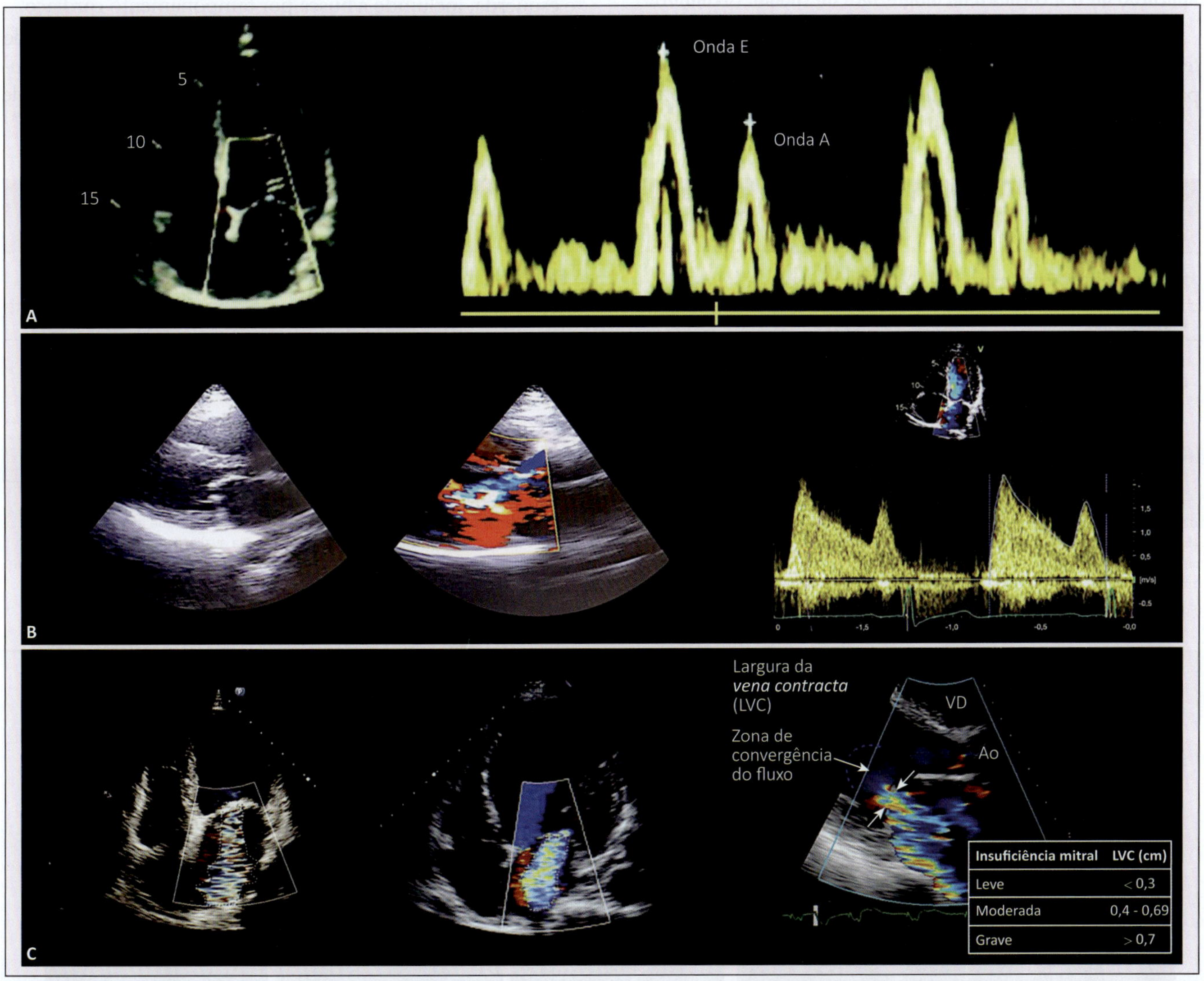

Figura 28.3.1.25. (A) Doppler pulsado com fluxo mitral normal, (B) estenose mitral: turbilhonamento de fluxo e alteração do padrão de desaceleração do fluxo da onda E; (C) insuficiência mitral: jato regurgitante com a largura da *vena contracta* (LVC) e a classificação de gravidade, assim como a proporção da área total de AE durante a sístole.

Fonte: Acervo da autoria.

Aplicação da USI cardíaca na avaliação hemodinâmica na UTI

A ultrassonografia cardíaca é crucial na avaliação hemodinâmica de pacientes críticos, auxiliando no diagnóstico de choques, na orientação de terapias e na previsão de prognósticos. Sua eficácia depende de três princípios: estar alinhada com questionamentos clínicos específicos, integrar dados de outras avaliações ultrassonográficas e clínicas, e ser realizada de forma continuada, adaptando-se às mudanças clínicas e intervenções. Esta abordagem enriquece a tomada de decisão do intensivista e fortalece o atendimento ao paciente crítico.

Aplicação da USI cardíaca no diagnóstico do choque circulatório

A ultrassonografia é amplamente reconhecida como uma ferramenta valiosa no diagnóstico do choque circulatório, uma posição reforçada pelas recomendações da AMIB. Onde o uso rotineiro da USIC na avaliação inicial do choque foi recomendado com 100% de concordância.[5] Argumento sustentado pela sua elevada precisão na diferenciação das principais causas, como hipovolemia grave, *cor pulmonale* agudo, tamponamento cardíaco e disfunção grave do VE. A USIC facilita a identificação das causas do choque circulatório, analisando fatores como pré-carga, pós-carga e contratilidade, combinando informações de ultrassonografia pulmonar e outros dados clínicos para um diagnóstico eficiente e preciso.[70,71] O **Quadro 28.3.1.5** destaca a relação entre essas variáveis e os diferentes tipos de choque.[70-73-74]

Diversos protocolos ultrassonográficos foram desenvolvidos para diagnosticar a etiologia do choque circulatório. O RUSH (*Rapid Ultrasound in Shock evaluaJon*) é um dos mais difundidos, focando na "bomba", no "tanque" e nos "vasos". A "bomba" envolve a avaliação da função ventricular direita e esquerda, incluindo a busca por tamponamento cardíaco.

O "tanque" abrange a análise da VCI, a detecção de líquido livre em cavidades (tórax e abdômen) e o rastreamento de pneumotórax. Já a análise vascular inclui a busca por dissecção de aorta e trombose venosa profunda (TVP) **Figura 28.3.1.26.**[76-78]

Quadro 28.3.1.5. Apresentação ultrassonográfica das principais etiologias de choque circulatório[74,75,79]

Tipo de choque	PVC*	DC**	RVS***	PSAP	E/e'	US pulmonar	Achados USI cardíaca
Hipovolêmico	↓	↓	↑	↓	< 8	Perfil A ou derrame pleural#	Coração hipercinético Kissing Walls
Cardiogênico	↑	↓	↑	↑	> 15	Perfil B	Disfunção de VE, presença
Obstrutivo&	↑	↓	↑	↑	> 15	Perfil A ou A' (sinal da estratosfera, ponto pulmonar)	*Cor Pulmonale* sgudo ou tamponamento cardíaco
Distributivo	Variável	↑	↓	Variável	Variável	Perfil A ou C## , derrame pleural com potencial empiema	Variável, contudo tende a apresentar uma padrão hipercinético

* PVC: estimada pela avaliação da VCI; ** DC: estimado a partir da obtenção da VTI e do diâmetro da VSVE; *** RVS (resistência vascular sistêmica): estimada pela aplicação da fórmula: RVS = [(PAM- PVC) / DC] x 80 (onde PAM é a pressão arterial média); # A presença de derrame pleural pode ser associada a etiologia do choque hemorrágico (hemotórax), ## No choque distributivo pode estar presente um perfil B/C ou B, quando as Linhas B tiverem etiologia inflamatória (SDRA); & Na avaliação do choque obstrutivo relacionado a um tromboembolismo pulmonar, a avaliação da colapsabilidade venosa em membro inferior por compressão no transdutor pode ser utilizada no rastreamento de trombose venosa profunda (diagnóstico presumido pela ausência de colapso venoso por meio da compressão do transdutor sobre o membro).

Fonte: Desenvolvido pela autoria.

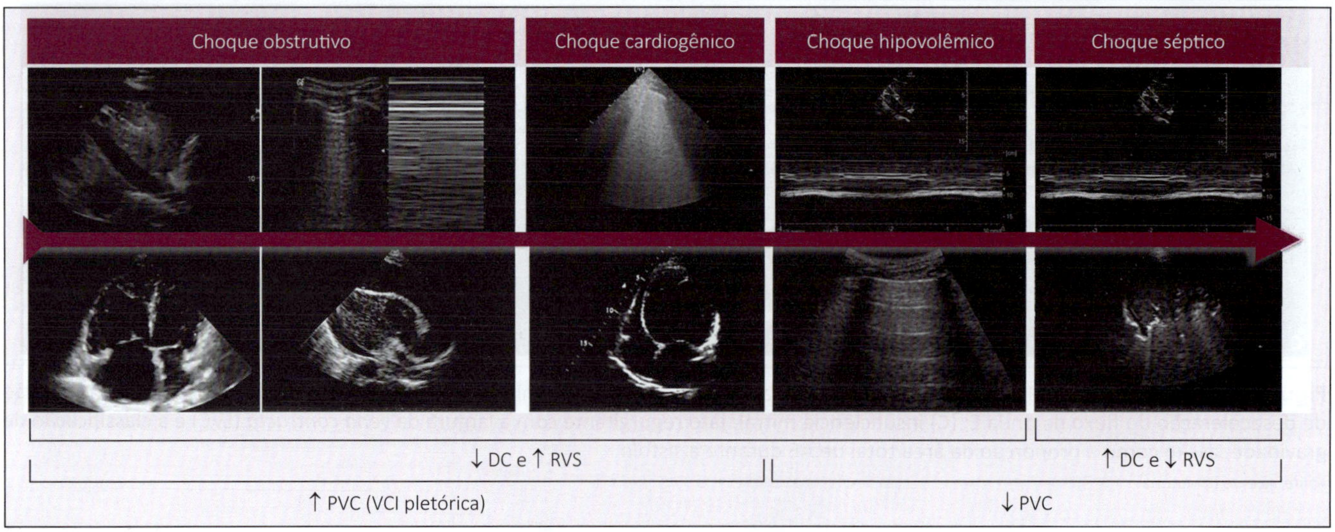

Figura 28.3.1.26. Adaptação do Protocolo FALLS, iniciado pela exclusão do choque obstrutivo, seguido do cardiogênico e por fim pela distinção entre o hipovolêmico e o distributivo, com base na associação da USIC e da USIP. Na parte inferior, destaca-se a distinção entre as diferentes etiologias e apresentação de variáveis como DC, RVS e PVC.[79]

Fonte: Acervo da autoria.

Outro protocolo notável é o FALLS (*Fluid AdministraJon Limited by Lung Sonography*), desenvolvido por Lichtenstein, que prioriza o diagnóstico de choque obstrutivo, seguido pelo cardiogênico, hipovolêmico e distributivo, conforme ilustrado na **Figura 28.3.1.26.**[79]

Choque Obstrutivo

O choque obstrutivo é caracterizado por altas pressões de enchimento e redução do DC devido ao aumento da pós-carga ventricular, frequentemente acompanhado por elevação da RVS e da frequência cardíaca. A combinação de avaliações cardíacas, pulmonares e rastreamento de TVP via ultrassonografia oferece um diagnóstico preciso e rápido para estas condições (**Figura 28.3.1.26** e **Quadro 28.3.1.6**). As alterações relacionadas a função de VD estão descritas de modo detalhado previamente nesse capítulo, enquanto que as alterações pulmonares estão no capítulo específico deste livro.[70,71,73,74,76-79]

O tamponamento cardíaco, resultante do acúmulo de líquido no espaço pericárdico, leva à restrição do enchimento das câmaras cardíacas, equalização das pressões diastólicas e redução do VS. Na USIC, este processo é evidenciado pela visualização de VCI pletórica, líquido pericárdico e colapso das câmaras cardíacas, conforme ilustrado na **Figura 28.3.1.27**. O colapso inicia-se nas câmaras de menor pressão (AD), progredindo para câmaras de maior pressão (VD e AE), sendo o colapso do AD o achado mais sensível e o do AE mais específico.[74,80-88]

O acumulo significativo de líquido no espaço pericárdico pode fazer com que o coração se movimente livremente dentro deste espaço durante o ciclo cardíaco, um fenômeno conhecido como "*swing heart*". O movimento do coração determina uma variação do eixo cardíaco, que se manifesta no eletrocardiograma como um padrão de alternância elétrica. A **Figura 28.3.1.28** mostra um exemplo de "*swing heart*" associado a alternância elétrica.[80,88]

No tamponamento cardíaco, a interação coração-pulmão influencia de modo significativo os fluxos mitral e tricúspide. Durante a respiração, a pressão intratorácica mais alta aumenta o fluxo mitral (> 20%), reduzindo o enchimento do VD. Com menor pressão intratorácica, o fluxo tricúspide eleva-se (> 35%), restringindo o enchimento do VE e diminuindo seu VS em mais de 25% (**Figura 28.3.1.29**). Este fenômeno está na base do pulso paradoxal, caracterizado por uma queda significativa na pressão arterial sistólica durante a inspiração, um marco do tamponamento cardíaco.[80,88]

Quadro 28.3.1.6. Diferenciação das etiologias do choque obstrutivo através de achados ultrassonográficos

USI	Tamponamento cardíaco	Tromboembolismo pulmonar	Pneumotórax hipertensivo
Cardíaca	• Derrame pericárdico • Colapso diastólico de câmaras direitas • *"Swing Heart"* • Alterações de fluxos mitral e tricúspide com a ventilação	• Sobrecarga de VD: dilatação de câmaras direitas, sinal do "D", ADFVD/ADFVE > 0,6 • Sina de McConell • Disfunção de VD: TAPSE < 1,6 cm e Onda S < 9 cm/s • PSAP elevada • Desacoplamento ventrículo-arterial (TAPS/PSAP < 0,63)	
Pulmonar	• Sem alterações específicas (geralmente perfil A)	• Inicialmente: normal • Áreas de infarto pulmonar podem ser visualizadas como consolidação e serem associadas a derrame pleural	• Ponto pulmonar • Sinal da estratosfera • Ausência de deslizamento pulmonar
Vascular	• Sem alterações específicas	• Trombose venosa profunda	• Sem alterações específicas

*A VCI encontra-se pletórica (distendida e sem variabilidade no ciclo ventilatório) em todas as etiologias de choque obstrutivo. As alterações pulmonares referentes aos achados são bem destacadas no capítulo referente a USI pulmonar.

Fonte: Acervo da autoria.

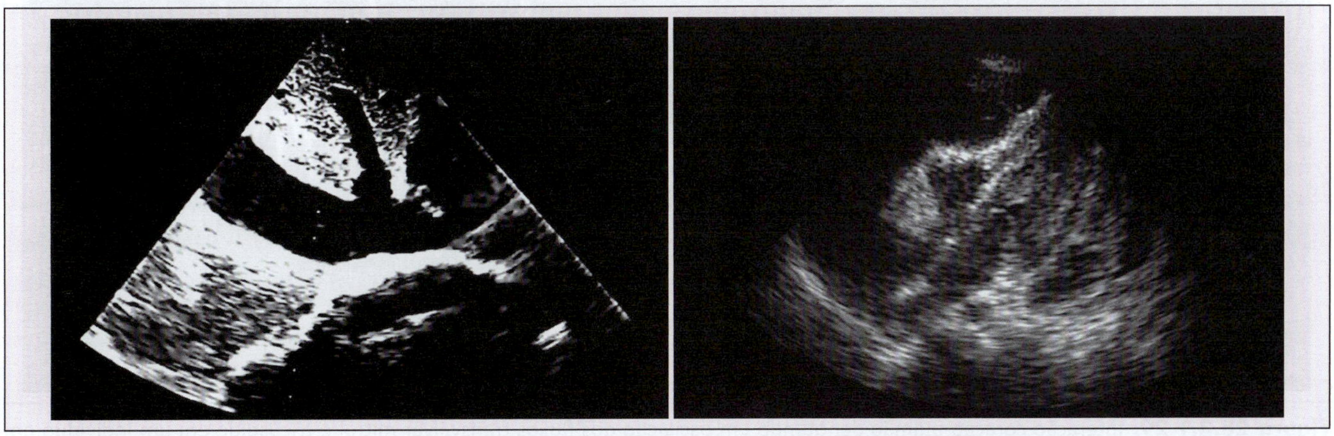

Figura 28.3.1.27. Tamponamento cardíaco: VCI pletórica associada ao colapso de câmaras cardíacas direitas.

Fonte: Acervo da autoria.

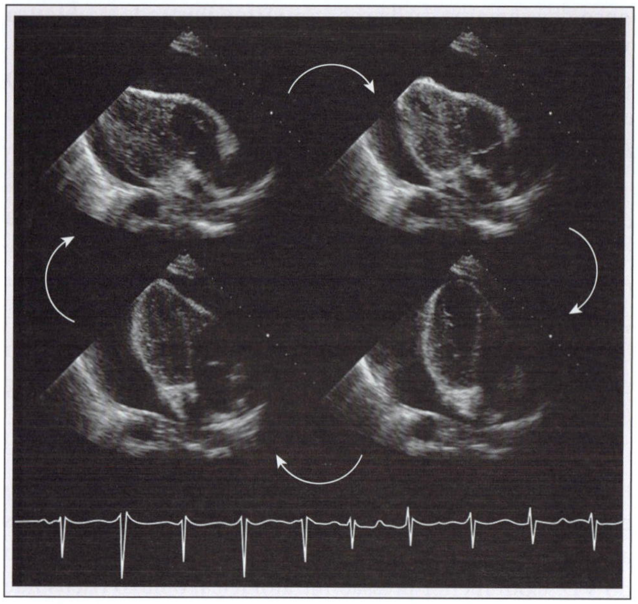

Figura 28.3.1.28. *"Swing heart"* e alternância elétrica no ECG em um indivíduo com tamponamento cardíaco.

Fonte: Acervo da autoria.

Choque cardiogênico

O choque cardiogênico é caracterizado pela diminuição do VS devido à disfunção ventricular, detectável pela USIC na avaliação da função do VE. Isso geralmente resulta em elevadas pressões de enchimento, evidenciadas por VCI pletórica, aumento da PSAP e sinais de disfunção diastólica. A ultrassonografia pulmonar pode revelar extravasamento capilar pulmonar, indicado por um perfil B bilateral. Além disso, a USIC pode identificar déficits segmentares e complicações estruturais, como ruptura de cordas tendíneas e insuficiência mitral. O diagnóstico ultrassonográfico do choque cardiogênico é predominantemente qualitativo, incorporando todas as variáveis mencionadas na avaliação da função do ventrículo esquerdo, resumidas na **Tabela 28.3.1.7.**[74]

Tabela 28.3.1.7. Parâmetros objetivos de avaliação de função ventricular esquerda

Função Sistólica de VE	Preservada	Reduzida
Fração de ejeção (%)	> 55	< 55 (discreta: 45-54, moderada 30-45, grave < 30)
MAPSE (mm)	≥10 mm	< 8 (FEVE < 50%), < 7 (FEVE <30%)
Onda S (mm)	> 9	< 9
dP/dT (mmHg/s)	> 1200*	< 800
Distância E-septo (mm)	< 7-10	> 10

*Valores de dP/dT entre 800-1200 mmHg/s: valores limítrofes (*área* cinzenta).

Fonte: Desenvolvida pela autoria.

Choque hipovolêmico

O choque hipovolêmico decorre da redução da pré-carga ventricular, caracterizada por uma PVC baixa, indicada por uma VCI de diâmetro reduzido (< 2,1 cm) e ampla variabilidade (> 50%). Essa redução denota em uma depleção do VS, com subsequente aumento da RVS e da frequência cardíaca. A USIC pode exibir um VE hipercinético, o qual em casos de hipovolemia severa é caracterizado pelo contato entre as suas paredes no final da sístole (*"kissing walls"*). A US pulmonar tipicamente apresenta um perfil A.

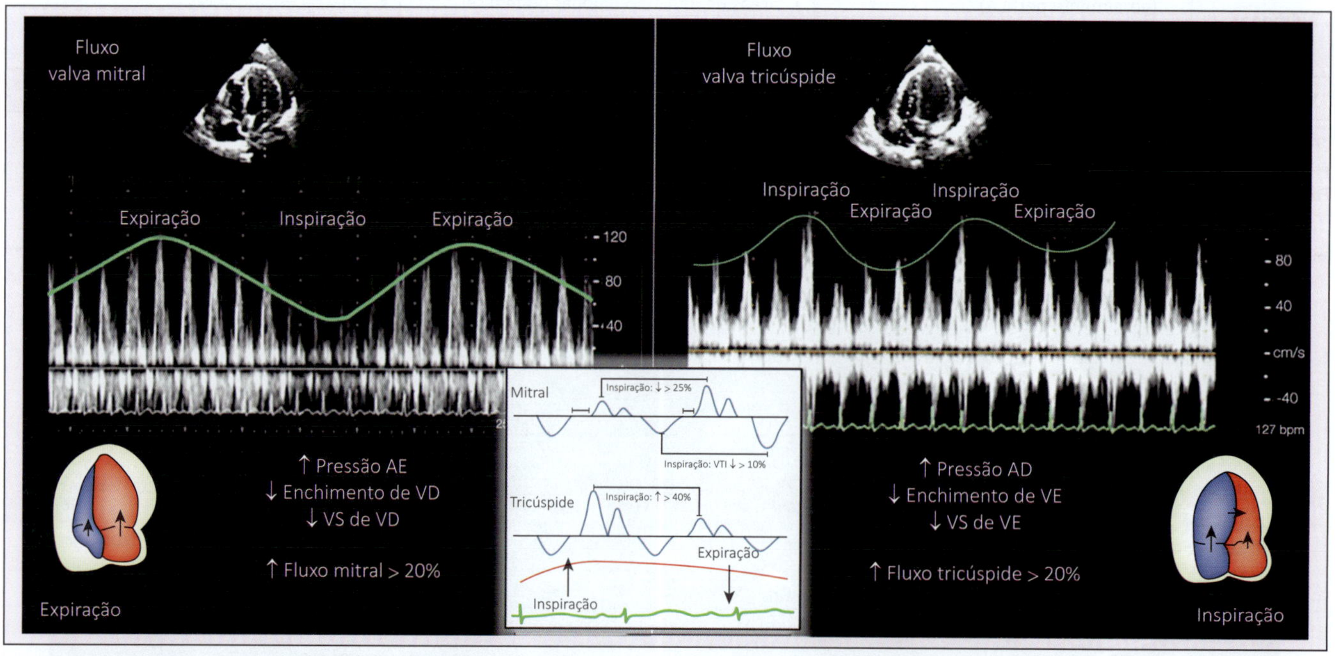

Figura 28.3.1.29. Interação coração-pulmão denotando em oscilação dos fluxos transvalvar mitral e tricúspide em um indivíduo em ventilação espontânea e com tamponamento cardíaco.

Fonte: Acervo da autoria.

Contudo, em situações associadas a um choque hemorrágico, pode ser visualizado um derrame pleural. A US abdominal pode ser interessante nesses casos para rastrear líquido livre em cavidade, assim como a US óssea pode indicar fraturas de ossos longos e assim indicar a etiologia do sangramento em pacientes politraumatizados. Os protocolos E-FAST (*Extended focused abdominal sonography for trauma*) e o FAST-PLUS (*FAST–PL pleural –US ultrasound of symphysis*) ilustram bem esse padrão de rastreamento. A **Figura 28.3.1.30** ilustra o padrão da VCI, do VE hipercinético e da US pulmonar com perfil A.[74,89,90]

Choque distributivo

O choque distributivo é marcado por um débito cardíaco (DC) elevado, refletido em uma VTI geralmente superior a 18 cm, e um VE hiperdinâmico, acompanhado de baixa RVS. Embora o estado de volemia possa variar, o padrão de pico em choque puramente distributivo é de hipovolemia, evidenciado por uma VCI estreitada (< 2,1 cm) com alta variabilidade ventilatória (> 50%). A apresentação na ultrassonografia pulmonar depende do quadro clínico, mas em casos de choque séptico, é comum encontrar um perfil C, além de poder apresentar derrame pleural (empiema), que podem estar relacionados ao foco infeccioso.[72,74]

O choque séptico é o mais comum entre os choques distributivos e também em relação a todas as demais etiologias.[78] Frequentemente, ele ocorre em combinação com outros fatores que afetam o padrão hemodinâmico, resultando em diversos fenótipos. Esses podem incluir disfunção miocárdica, com alteração tanto da função sistólica quanto diastólica do VE e do VD, além de variados padrões de comprometimento pulmonar. A compreensão desses aspectos é crucial na USIC para uma visão global e dinâmica do choque séptico, enfatizando a importância do estado volêmico do paciente e do perfil pulmonar. Esse entendimento possibilita guiar ajustes hemodinâmicos e ventilatórios com maior precisão, de modo individualizado. Onde por exemplo, a simples presença de linhas B indica baixa tolerância à infusão de fluidos.[91-95]

No choque séptico, mesmo com um VE hiperdinâmico, pode ocorrer uma diminuição do DC devido à obstrução dinâmica da VSVE. Essa situação afeta até 20% desses indivíduos, sobretudo na vigência de miocardiopatia hipertrófica ou deformidades septais. O reconhecimento dessa condição é crucial para o ajuste terapêutico e melhores desfechos clínicos, possível somente pela avaliação ecocardiográfica. A obstrução dinâmica da VSVE pode ser vista de modo dinâmico no Modo-B. No Doppler colorido caracteriza-se por um padrão de aceleração de fluxo pré-anular. No Doppler contínuo apresenta um pico de velocidade telessistólico elevado ("sinal da adaga"). Esse aumento pode desencadear em impacto hemodinâmico ao ultrapassar um gradiente prescrito > 30 mmHg (casos graves chegam a valores > 100 mmHg).[96-98] A **Figura 28.3.1.31** ilustra a presença de obstrução dinâmica da VSVE no Modo B e no Doppler.

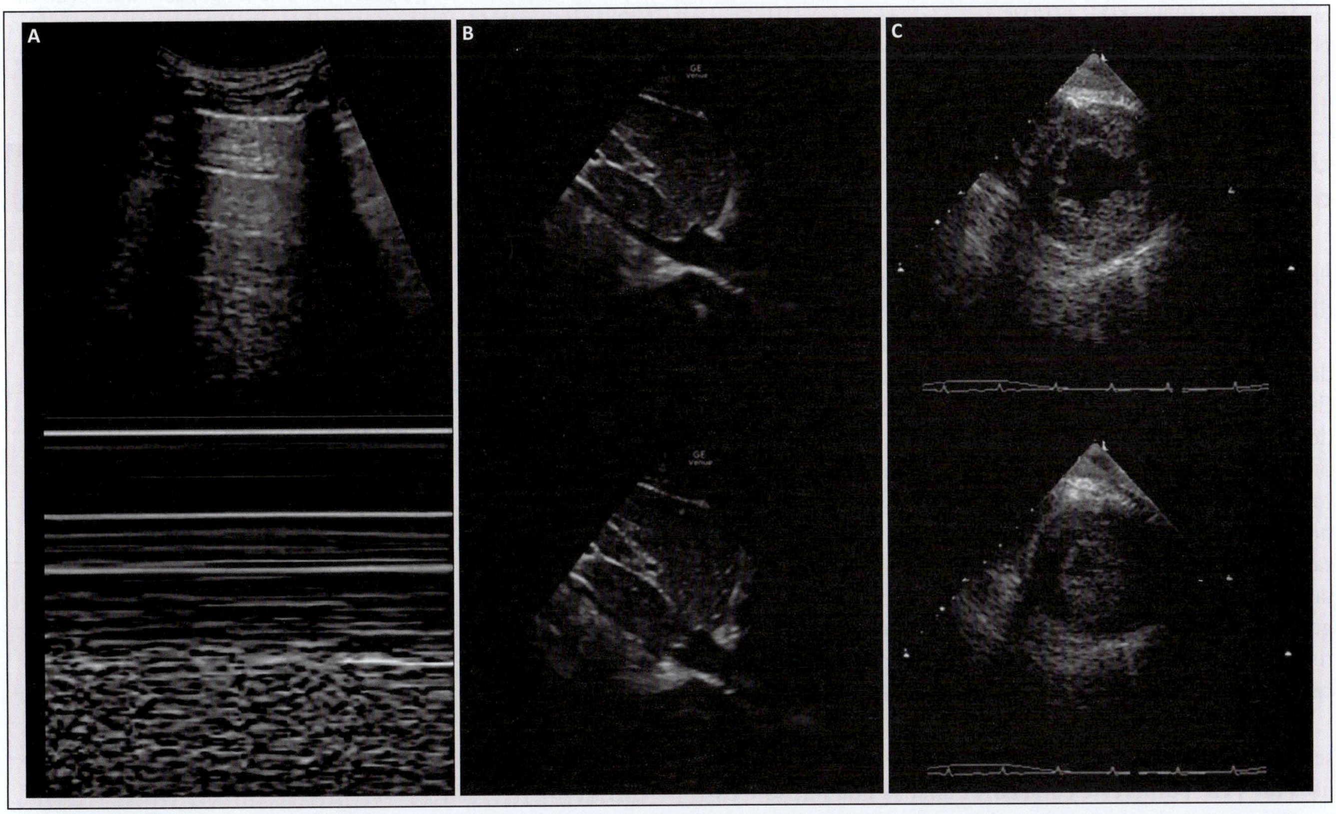

Figura 28.3.1.30. Choque hipovolêmico: (A) Pulmão perfil A (deslizamento pleural indicado pelo "sinal da praia" no Modo-M); (B) VCI < 2,1 cm com variação > 50%; (C) corte paraesternal eixo curto com *"kissing walls"*.

Fonte: Acervo da autoria.

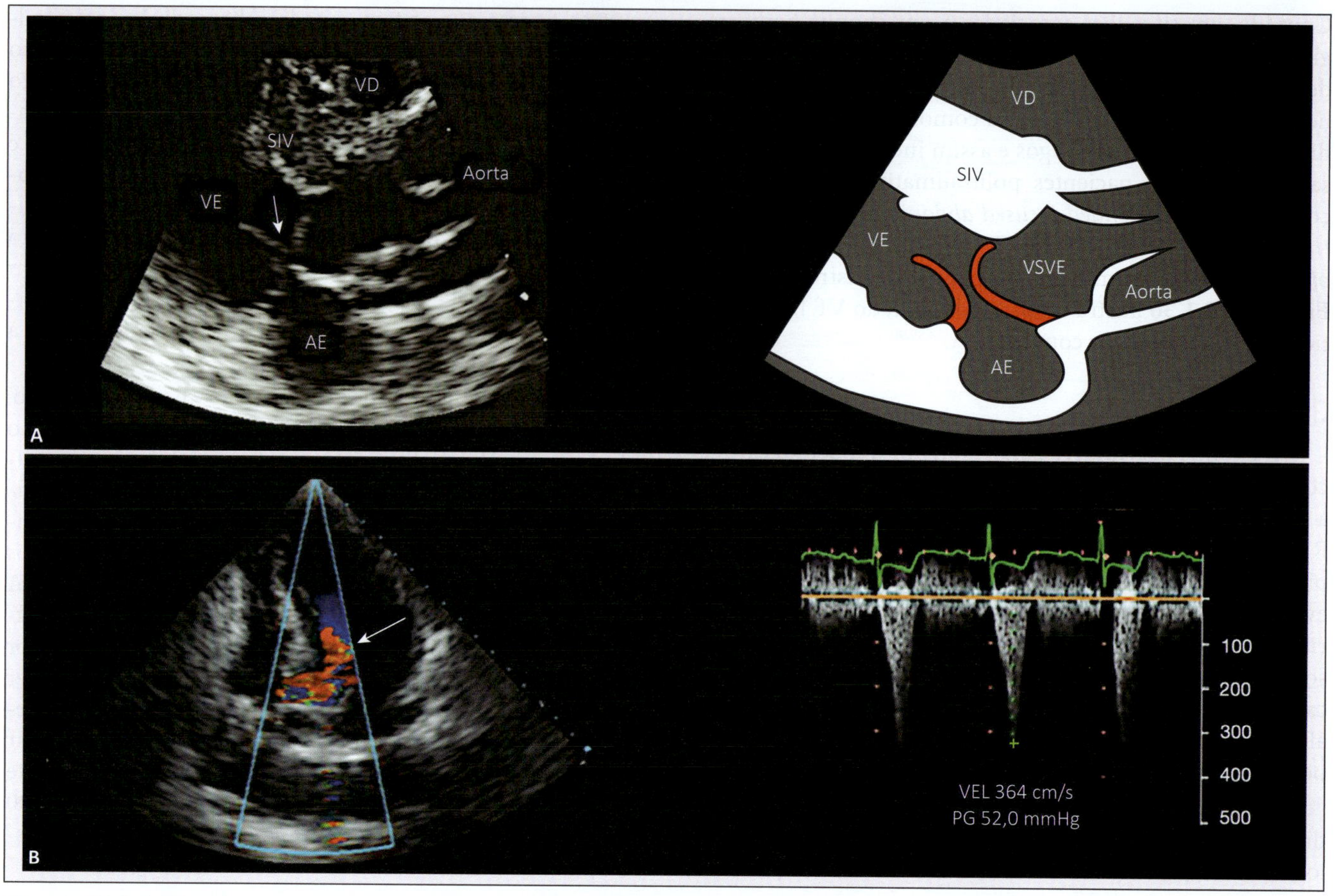

Figura 28.3.1.31. Obstrução dinâmica de VSVE: (A) miocardiopatia hipertrófica, em corte paraesternal eixo longo, com ilustração demonstrando a obliteração da VSVE pela cúspide anterior da valva mitral; (B) corte apical 05 câmaras, com fluxo de elevada velocidade (turbilhonamento de fluxo) com Doppler contínuo evidenciando uma velocidade elevada (364 cm/s) e um gradiente aumentado (52 mmHg).

Fonte: Acervo da autoria.

USI cardíaca: monitorização continuada do paciente crítico

A USIC é essencial para o monitoramento continuado de pacientes com choque circulatório. Ela não só oferece diagnósticos precisos em tempo hábil, mas também fornece informações valiosas para o manejo terapêutico, abordando variáveis como pré-carga, contratilidade e pós-carga. Estes dados são fundamentais para otimizar o DC e a oferta de oxigênio tecidual. A integração com a ultrassonografia pulmonar aprimora a avaliação da tolerância a fluidos, aumentando a segurança do tratamento. Assim, o uso da USI no manejo do choque circulatório facilita a administração racional de fluidos, inotrópicos e vasopressores, e aumenta a segurança em procedimentos como a pericardiocentese guiada, podendo levar a melhores desfechos clínicos.[99-101] As recomendações da AMIB quanto a avaliação hemodinâmica estão contempladas no **Quadro 28.3.1.7.**[5]

A avaliação de pacientes com choque circulatório deve ser integrativa e multimodal, combinando, no mínimo, análises da VCI, pulmões e coração. A análise qualitativa é essencial, mas pode ser aprimorada com métodos quantitativos, aplicados conforme o nível de experiência do avaliador, para garantir condutas seguras e eficazes.

Quadro 28.3.1.7. Recomendações da AMIB referente a avaliação hemodinâmica do paciente crítico baseado na USI

Recomendação	Concordância
Utilização da USIC como rotina para reavaliação após a instituição de medidas terapêuticas	100%
Estimativa de PVC por meio da VCI	81,25%
Estimativa da pressão de AE	Sem Consenso
Estimativa de água pulmonar extravascular (Linhas B)	87,5%
Utilização de Linhas B para avaliar tolerância a infusão de fluidos	81,25%
Utilização da variabilidade da VCI para avaliar responsividade a fluidos	Sem Consenso
Utilização de testes funcionais (minibolus e EOT) para avaliar responsividade a fluidos	Sem Consenso
Utilização de manobra de elevação passiva das pernas para avaliar responsividade a fluidos	93,75%
Utilização da VTI para estimar o DC para avaliação hemodinâmica	100%

EOT: teste de oclusão expiratória final; USIC: ultrassonografia cardíaca em terapia intensiva; VCI: veia cava inferior; PVC: pressão venosa central; VCI: veia cava inferior; AE: átrio esquerdo.

Fonte: Desenvolvido pela autoria.

O objetivo é alcançar um equilíbrio hemodinâmico, visando à euvolemia e ao controle adequado do DC, mantendo-se dentro dos limites de tolerância para evitar um balanço hídrico positivo e seus efeitos adversos.[102-106] A **Figura 28.3.1.32** representa esse processo como um ciclo contínuo, enfatizando a importância de adequar a perfusão tecidual, considerando a função ventricular e a euvolemia, sempre atentando à tolerância aos fluidos.

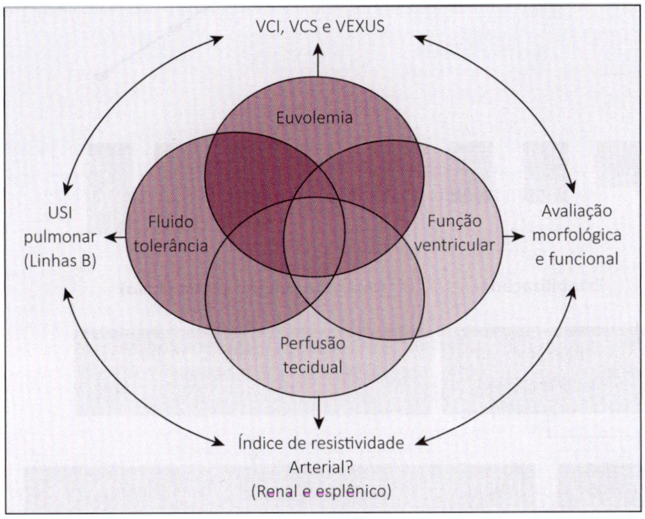

Figura 28.3.1.32. Processo cíclico de avaliação do choque circulatório, com vistas a monitorização individualizada, que almeja atingir uma boa perfusão tecidual, a qual poderia ser realizada pela avaliação dinâmica do índice de resistividade da artéria renal ou esplênica (o que ainda carece de maior evidência). VCI: veia cava inferior, VCS: veia cava superior, USI Pulmonar para avaliação de Linhas B; VExUS: ultrassonografia para avaliação de congestão venosa.

Fonte: Acervo da autoria.

O manejo do choque circulatório pode ser dividido em 04 fases: ressuscitação, otimização, estabilização e descalonamento. Inicialmente busca-se restabelecer a perfusão tecidual, seguida da otimização da oferta tissular de oxigênio, da estabilização orgânica e por fim com a retirada de medidas invasivas e quando possível e indicado, a negativação do balanço hídrico. Em todas essas etapas a USIC pode trazer informações relevantes, sobretudo no manejo volêmico e na adequação do DC, sobretudo quando associada a dados da US pulmonar. O que denota em uma utilização racional e continuada do método, com vistas a uma maior assertividade e individualização do cuidado.

Essas avaliações têm um papel ainda mais relevante onde o balanço hídrico positivo pode ter uma implicação mais deletéria, como em casos de SDRA e de hipertensão intra-abdominal. Nesses casos, medidas mais restritivas devem ser adotadas quanto a infusão de fluidos, e o uso de vasopressores pode ser útil para evitar um balanço hídrico mais positivo e auxiliar em uma melhor resposta a infusão de fluidos.[106-113]

Perante o consenso atual, a infusão desnecessária de fluidos sempre deve ser evitada. O que denota na realização testes de fluidorresponsividade com a administração de "*mini-bolus*" de fluidos e em testes funcionais, como a prova passiva de elevação de pernas (PLR – *Passive Leg Raising*). Esses testes sempre devem ser realizados em conjunto com a análise de fluidotolerância, abordando a US pulmonar em conjunto com a USIC e a interpretação da resposta clínica de modo continuado, com vistas a melhora da perfusão tissular e da oferta tissular de oxigênio (**Figura 28.3.1.33**).

A avaliação de fluidorresponsividade baseado na infusão de "*mini-bolus*" pode ser realizada pela análise do VS (VTI) após a administração de pequenas alíquotas de fluidos (50-100 mL) de 10 a 60 segundos. Um incremento > 10% da VTI indica uma resposta positiva, mesmo em pacientes em ventilação espontânea.[114,115]

A PLR é uma alternativa validada para essa análise. Esta técnica, que simula um desafio volumétrico de até 300 mL sem administrar fluidos, minimizando os riscos associados ao balanço hídrico positivo. Inúmeras evidências corroboram sua eficácia, mesmo em pacientes com ventilação espontânea. De modo ideal, a variação do VS deve ser realizada por meio da VTI. Contudo, em situações onde há obtenção de uma janela adequada, a variação dos fluxos das artérias femorais e carótidas podem ser utilizados para esse fim.[110,113,116-123] Em pacientes posicionados em prona, a manobra de Trendelenburg pode ser uma alternativa à PLR para avaliar a resposta hemodinâmica.[113,124]

Em pacientes com suporte ventilatório invasivo, a USIC pode utilizar testes que explorem a interação coração-pulmão para determinar a fluidorresponsividade. Testes como o desafio de volume corrente e as pausas de oclusão inspiratória e expiratória são exemplos. No entanto, a precisão ótima desses testes depende de condições ideais, que podem ser desafiadoras para alcançar. Isso inclui a ausência de ciclos ventilatórios espontâneos, uma complacência estática >30 mL/cmH_2O, um volume-corrente > 8 mL/Kg de peso predito, uma relação entre frequência cardíaca e respiratória > 3,6, ritmo cardíaco regular e ausência de hipertensão intra-abdominal. A conformidade com essas condições é essencial para garantir a precisão e eficácia desses testes.[106,125,126]

O desafio de volume-corrente consiste em avaliar o impacto no VS de um aumento temporário dessa variável durante o suporte ventilatório. Esta técnica foi validada tanto em posição supina como em prona. Além disso, pode ser adaptada para pacientes em ventilação espontânea, utilizando a manobra de suspiro.[7,113,127]

O teste de oclusão expiratória final envolve avaliar o impacto de uma pausa de 15 segundos no final da expiração no VS. Apesar de ser um teste validado em diversas condições, incluindo arritmias e esforço ventilatório, requer medições precisas do DC devido ao seu impacto mais sutil no VS. Por isso, recomenda-se combinar este teste com a pausa inspiratória de 15 segundos para uma avaliação mais precisa na USIC.[128-136] Sua aplicabilidade é uma alternativa útil, sobretudo em situações onde há limitação à PLR, como na vigência de hipertensão intracraniana, hipertensão intra-abdominal ou em casos de fraturas graves de quadril ou fêmur.[136]

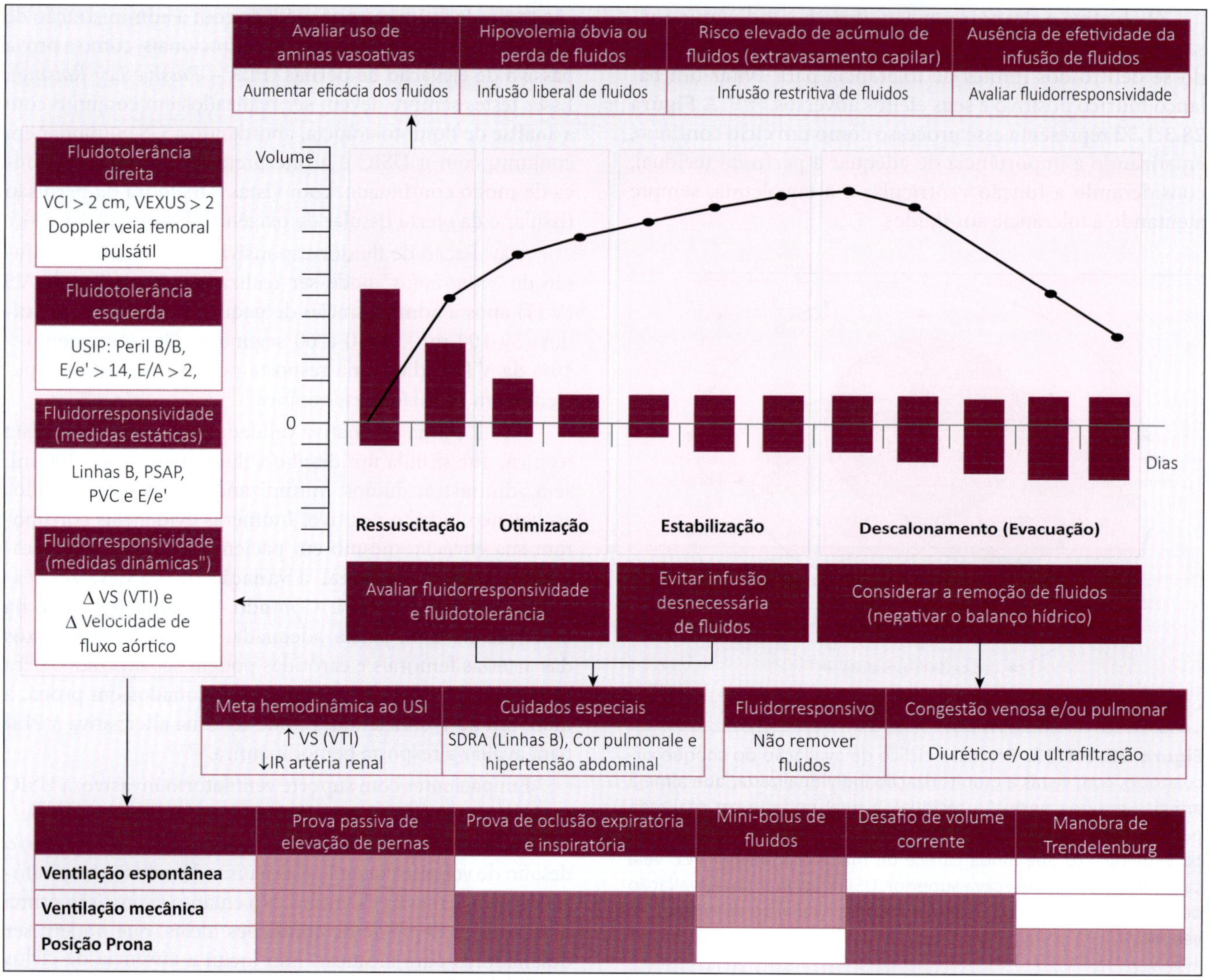

Figura 28.3.1.33. Fases do suporte hemodinâmico no choque circulatório, com considerações específicas sobre o balanço hídrico. Na fase de ressuscitação, analisa-se a necessidade de fluidos (mais restritiva ou liberal), juntamente com o uso de aminas vasoativas. A fase de otimização hemodinâmica foca em metas de fluidorresponsividade (principalmente parâmetros dinâmicos) e fluidotolerância, visando melhorar o VS (VTI) e o **índice** de resistividade (IR) da artéria renal. Em casos de SDRA, a análise de Linhas B é crucial. Durante a estabilização, mantém-se a perfusão tecidual, com atenção para evitar acúmulo de fluidos, monitorado pela US pulmonar. No descalonamento, a resposta a fluidos e sinais de congestão venosa (VExUS) ou pulmonar (Linhas B) orientam a estratégia de negatividade do balanço hídrico, potencialmente incluindo diuréticos e ultrafiltração. É importante considerar que, além da VTI, a variação da VCI (**índice** de colapsibilidade e distensibilidade) também serve como marcador dinâmico de fluidorresponsividade.

Fonte: Adaptada de Monnet *et al.*[128,231]

A avaliação da VCI deve ser parte adicional da análise do perfil volêmico do paciente crítico, auxiliando na análise da fluidorresponsividade, que pode ser avaliada como um parâmetro estático (estimativa da PVC) e dinâmico (variabilidade durante ciclo ventilatório). A sua interpretação sempre deve ser associada a análise cardíaca e pulmonar. Ela é útil por ser simples, econômica e por fornecer um parâmetro seguro durante a administração de fluidos, especialmente na vigência de arritmias.[137,138]

A variabilidade da VCI durante o ciclo ventilatório deve ser interpretada mediante o tipo de suporte ventilatório em que o paciente se encontra. Em pacientes com ventilação espontânea, durante a inspiração há uma redução da pressão intratorácica, o que leva a uma redução do diâmetro da VCI. O que determina o racional do índice de colapsibilidade (diâmetro máximo – diâmetro mínimo/diâmetro máximo × 100%).[139] Em contraste, em pacientes com pressão positiva, a VCI se dilata na porção intra-hepática, determinado o índice de distensibilidade (diâmetro máximo – diâmetro mínimo/diâmetro mínimo × 100%).[140]O índice de variabilidade (diâmetro máximo – diâmetro mínimo)/diâmetro médio × 100%) também pode ser utilizado.[141]

Os pontos de corte para esses índices variam entre os estudos. Contudo, apesar de certa divergência, valores > 18% do índice de distensibilidade e > 12% de variabilidade são indicativos de fluidorresponsividade.[140-142] Em pacientes com ventilação espontânea, pontos de corte mais elevados tendem a ser utilizados, variando entre 31% a 50%.[137,139, 143,144]

Apesar de um número significativo de evidências apoiarem a análise da variabilidade da VCI, há falta de consenso e alta heterogeneidade entre os estudos, apesar das metanálises que demonstraram moderada acurácia.[145-147] Isso levanta uma visão crítica desse parâmetro. Por exemplo, Vignon *et al.* observaram que 30% dos pacientes estudados apresentavam medidas extremas da VCI (< 13 mm ou > 25 mm), dispensando análises quantitativas, onde medidas > 25 mm indicam não responsividade, e < 13 mm, uma resposta positiva à infusão de fluidos.[142] Duwat *et al.* confirmaram a eficácia da análise qualitativa nesses extremos, mas relataram perda de precisão para valores intermediários.[148] Em resumo, medidas extremas da VCI são úteis para avaliar o benefício da infusão de fluidos em casos de choque circulatório. No entanto, valores intermediários exigem a consideração de variáveis adicionais da ultrassonografia cardíaca e pulmonar.

As limitações na análise da VCI em pacientes críticos são acentuadas por fatores como hipertensão abdominal e disfunção ventricular direita. Além disso, limitações técnicas como pneumoperitônio ou outros artefatos que afetam a visualização ecocardiográfica também impactam a sua análise.[133,142,149-151] Essas complexidades contribuem para a falta de consenso sobre a utilização dessas medidas para determinar a resposta do paciente à infusão de fluidos.[5]

A avaliação da função ventricular é crucial na análise da fluidorresponsividade. A disfunção do VD pode afetar a resposta a esses testes, reduzindo sua capacidade discriminatória. Portanto, a sua avaliação deve preceder a análise de fluidorresponsividade.[153,154] A função sistólica do VE está intimamente ligada à resposta à infusão de fluidos. A presença de disfunção ventricular indica uma menor eficácia na adaptação ao aumento do volume sanguíneo. Nesses casos, o aumento da contratilidade, por meio de inotrópicos, pode melhorar a resposta ao aumento da pré-carga, resultando em um maior aumento do VS.[155] O uso da USIC é indicado para a titulação do inotrópico, visando obter a melhor resposta ventricular possível para o quadro clínico em questão.

Em conjunto com a análise de fluidorresponsividade, sempre deve ser avaliada a fluidotolerância. O que tem um significado ainda mais importante nos pacientes com elevado risco de extravasamento capilar e de consequências deletérias de um balanço hídrico mais positivo, como nos casos de SDRA, hipertensão intra-abdominal e choque séptico.[106,107,112,113,156]

A análise da tolerância á infusão de fluidos deve considerar varáveis relacionadas ao acoplamento dessa conduta com as câmaras cardíacas direitas (fluidotolerância direita) e esquerdas (fluidotolerância esquerda). A fluidotolerância direita é relacionada com a congestão venosa que é caracterizada pela dilatação de VCI (> 2 cm), do VExUS (> 2) e pela presença de pulsatilidade no fluxo de veia femoral. A fluidotolerância esquerda, em contrapartida, é relacionada à congestão pulmonar. Para esse fim, podem ser empregados dados relacionados a pressão de oclusão da artéria pulmonar (a relação E/e'> 14 e da E/A > 2) e ao aumento de água pulmonar extravascular (APEV), que pode ser estimada pela USI pulmonar (Linhas B).[156]

A estimativa de APEV pela USI pulmonar é uma competência básica do intensivista.[5] Essa estimativa é realizada pela quantificação das Linhas B, as quais tem relação direta com o volume de APEV. Diferentes protocolos foram validados para esse fim e são detalhados no capítulo 31 (Ultrassonografia Pulmonar).[157-161] Além disso, o Perfil B pulmonar é associado a uma POAP > 18 mmHg.[162-164] A presença de Linhas B, portanto, pode ser empregada como um limite de segurança para a infusão de fluidos, para evitar efeitos nocivos, como o aumento da APEV e o edema intersticial tecidual.[79,162-167]

A mensuração da onda E, relação E/A, onda e' e relação E/e' podem ser utilizadas para a avaliação da fluidotolerância esquerda, como correlatos da POAP. A relação E/A < 1 indica a presença de disfunção diastólica. Enquanto valores > 2 sugerem um padrão restritivo e é relacionado a uma POAP > 18 mmHg,[168,169] a relação E/e' < 8 indica tolerância adequada à infusão de fluidos, enquanto valores > 15 sugerem disfunção diastólica e menor tolerância à infusão de fluidos.[170,171] Contudo, a estimativa da POAP pode ser limitada nesse contexto.[172]

Além dessas medidas, a USIC desempenha um papel de extrema relevância em casos de tamponamento cardíaco, como já mencionado nesse capítulo, onde pode direcionar não apenas o diagnóstico, como o tratamento de modo mais seguro e efetivo.[83,173-176] A **Figura 28.3.1.34** ilustra esse processo de decisão e de manejo terapêutico guiado pela ultrassonografia no choque circulatório.

Após a obtenção da estabilização, o uso da USIC possibilita tomadas de decisão direcionadas para um descalonamento terapêutico individualizado e seguro, que pode ser contemplado pelo rastreamento de congestão venosa e pulmonar associado a avaliação da função ventricular.

A detecção de congestão venosa ou pulmonar durante a fase de descalonamento indica a possível vantagem da indução de um balanço hídrico negativo. Isso pode ser alcançado com diuréticos ou ultrafiltração, visando melhorar a perfusão tecidual e reduzir os danos associados ao balanço hídrico positivo e à congestão intersticial.[71,179-181] Além disso, a análise dos parâmetros de fluidorresponsividade pode ser utilizada como um marcador de segurança para essas condutas. A presença de fluidorresponsividade indica a restrição das medidas para obtenção de um balanço hídrico negativo, para evitar danos associados a hipovolemia e a má perfusão tissular concomitante.[182-185]

A presença de disfunção ventricular estabelece uma estreita margem de tolerância e responsividade aos fluidos, demandando atenção especial no manejo do choque. Devido à sua capacidade limitada de manter o volume ideal (euvolemia), tanto a administração excessiva de fluidos, levando à hipervolemia, quanto sua remoção excessiva, resultando em hipovolemia, podem culminar com a deterioração da perfusão tissular. Nesse contexto, a USIC permite uma abordagem mais individualiza-

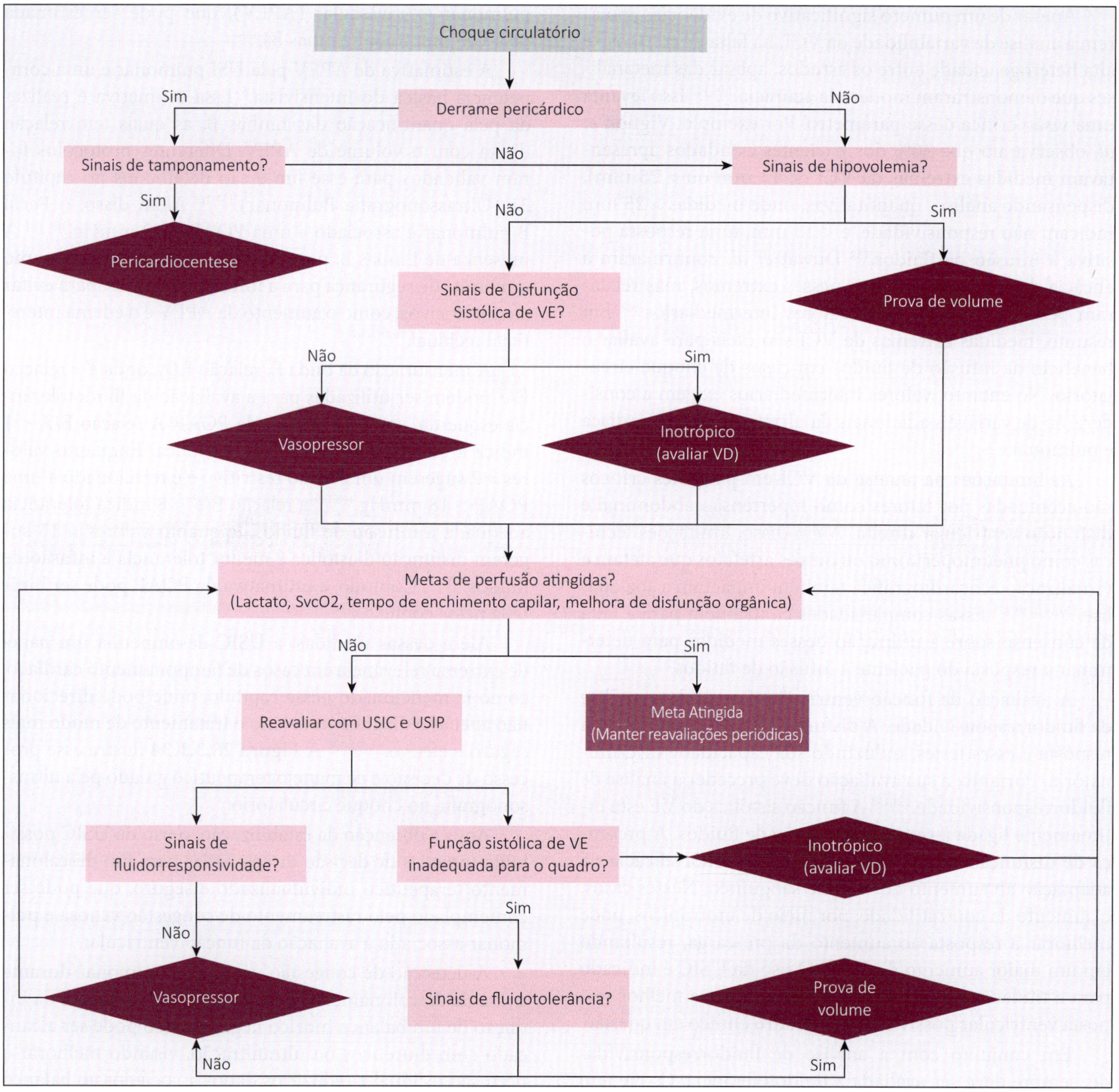

Figura 28.3.1.34. Abordagem sequencial do choque circulatório com base na USI cardíaca e pulmonar.[79,177,178]

Fonte: Acervo da autoria.

da, ao analisar de modo integrativo o perfil hemodinâmico do paciente.[186-188] Este processo é exemplificado na **Figura 28.3.1.35**, que ilustra as respostas aos fluidos em diferentes cenários de hipovolemia e hipervolemia, destacando as variáveis ultrassonográficas pertinentes para essa avaliação.

Limitações e vantagens do método

A USIC é uma ferramenta de elevada valia no manejo de pacientes com choque circulatório em UTIs, destacando-se por sua portabilidade, rapidez, precisão, baixo custo e segurança. Útil na avaliação cardíaca e na sua interação com outros sistemas corporais, a USIC permite decisões clínicas individualizadas e seguras, fornecendo informações detalhadas sobre a função cardíaca. Comparativamente mais segura e rápida que métodos invasivos, ela tem limitações como falta de monitoramento contínuo, a dificuldade adicional de obtenção de janelas ecocardiográficas no paciente crítico e dependência da habilidade do operador. Apesar desses desafios, sua abordagem holística e a promoção da presença médica contínua ao lado do paciente são vantagens adicionais. Amplamente usada mundialmente em UTIs, a USIC é vital para avaliar choque circulatório, medir o débito cardíaco e analisar a resposta a fluidos.[18,177,178,189-1496]

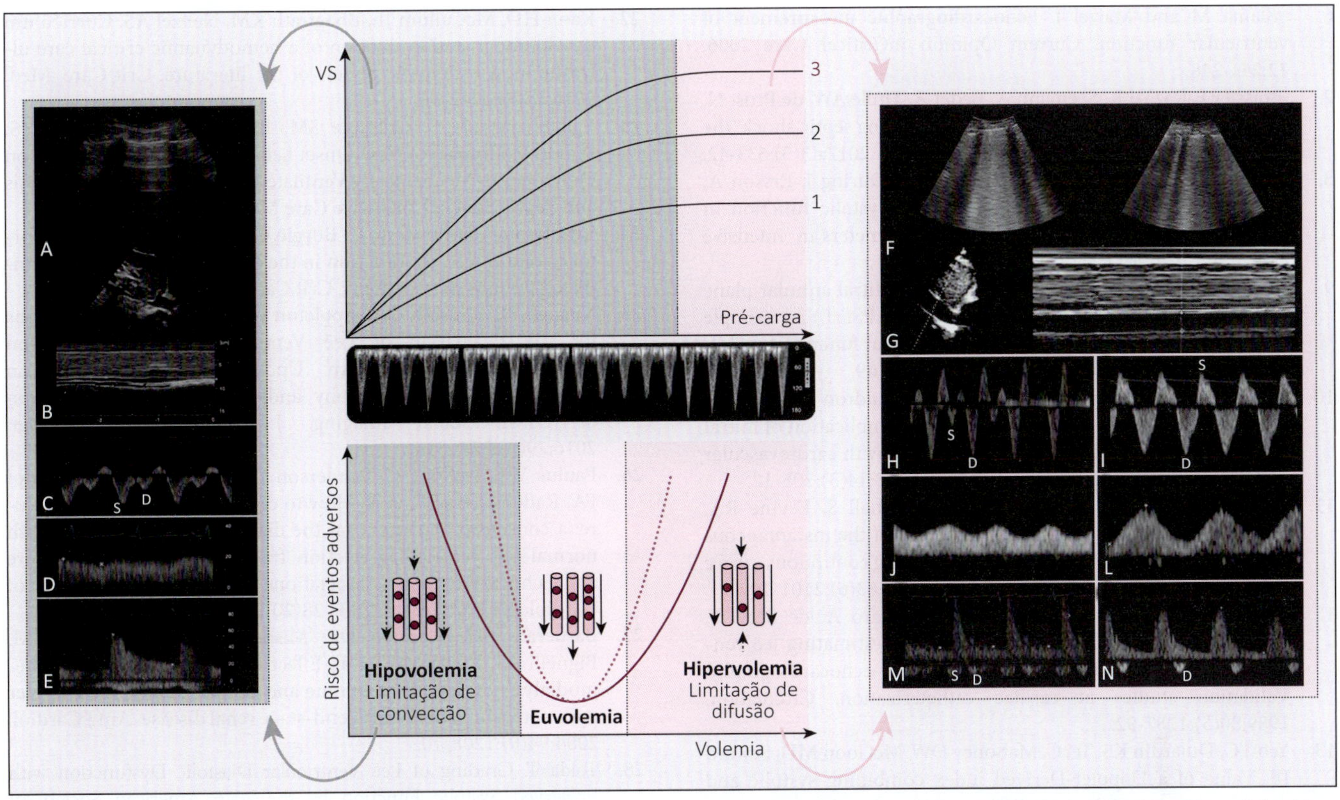

Figura 28.3.1.35. Curva de Frank-Starling, com a relação entre o VS e o aumento da pré-carga em 03 cenários distintos: (1) déficit sistólico do VE, (2) após iniciar inotrópico e (3) após aumentar a dose de inotrópico; onde a melhora da contabilidade determina uma resposta mais efetiva à infusão de fluidos. A fase ascendente da curva indica fluidorresponsividade, que geralmente é associada a um perfil A pulmonar (a), e ausência de congestão venosa, conforme avaliação da VCI (b), veia hepática (c), porta (d) e renal (e). Ao atingir o platô da curva, o paciente tende a não responder mais à infusão de fluidos, com risco de hipervolemia. Neste estágio, observam-se congestão pulmonar (f) e venosa (mudança dos fluxos hepático ((h) e (i)), portal ((j) e (l)) e renal ((m) e (n)). O gráfico na parte inferior determina os padrões de hipovolemia (limitando o transporte de oxigênio por questões convectivas), a euvolemia (melhor transporte de oxigênio) e a hipervolemia (limitação do transporte devida a difusão). A baixa tolerância indica um limiar mais estreito de euvolemia (curva pontilhada) em relação ao habitual (traçado contínuo), conferindo maior risco tanto de hipervolemia como de hipovolemia.[186-188]

Fonte: Acervo da autoria.

Conclusão

A USIC tem-se consolidado como um método crucial para a avaliação hemodinâmica do paciente crítico, com um aumento significativo em recomendações e evidências que apoiam seu uso. Apesar de oferecer diversas variáveis para essa análise, o maior valor da USIC reside em sua capacidade de avaliação holística e integrativa, que permite uma compreensão completa do estado do paciente. Isso facilita decisões clínicas mais personalizadas e eficazes, potencialmente levando a melhores resultados clínicos. Para sua aplicação, poucas janelas ecocardiográficas são necessárias, e os métodos quantitativos de avaliação são geralmente simples, recebendo forte recomendação de sociedades de medicina intensiva, tanto europeias quanto brasileiras. A USIC é considerada um componente essencial na formação de profissionais de medicina intensiva.

Referências bibliográficas

1. Expert Round Table on Ultrasound in ICU. International expert statement on training standards for critical care ultrasonography. Intensive Care Med. 2011;37(7):1077-83.
2. Expert Round Table on Echocardiography in ICU. International consensus statement on training standards for advanced critical care echocardiography. Intensive Care Med. 2014;40(5):654-66.
3. Pellegrini JAS, Mendes CL, Goåardo PC, Feitosa K, John JF, Oliveira ACT, et al. Use of bedside echocardiography in the care of critically ill patients - a joint consensus document of the Associação de Medicina Intensiva Brasileira, Associação Brasileira de Medicina de Emergência, and Sociedade Brasileira de Medicina Hospitalar. Part 1 - Competence in bedside echocardiography. Crit Care Sci. 2023;35(1):2-10.
4. Robba C, Wong A, Poole D, Al Tayar A, Arnçield RT, Chew MS, et al. Basic ultrasound head-to-toe skills for intensivists in the general and neuro intensive care unit population: consensus and expert recommendations of the European Society of Intensive Care Medicine. Intensive Care Med. 2021;47(12):1347-1367.
5. Pellegrini JAS, Mendes CL, Goåardo PC, Feitosa K, John JF, Oliveira ACT, et al. The use of bedside echocardiography in the care of critically ill patients - a joint consensus document of the Associação de Medicina Intensiva Brasileira, Associação Brasileira de Medicina de Emergência and Sociedade Brasileira de Medicina Hospitalar. Part 2 - Technical aspects. Crit Care Sci. 2023;35(2):117-146.

6. Slama M and Maizel J. Echocardiographic measurement of ventricular function. Current Opinion inCritical Care 2006, 12:241-248.
7. Boissier F, Razazi K, Seemann A, Bedet A, Thille AW, de Prost N, et al. Leë ventricular systolic dysfunction during septic shock: the role of loading conditions. Intensive Care Med. 2017;43(5):633-42.
8. Bergenzaun L, Gudmundsson P, Ohlin H, During J, Ersson A, Ihrman L, et al. Assessing leë ventricular systolic function in shock: evaluation of echocardiographic parameters in intensive care. Crit Care. 2011;15(4):R200.
9. Terada T, Mori K, Inoue M, Yasunobu H. Mitral annular plane systolic excursion/leë ventricular length (MAPSE/L) as a simple index for assessing leë ventricular longitudinal function in children. Echocardiography. 2016;33(11):1703-1709.
10. Hu K, Liu D, Herrmann S, Niemann M, Gaudron PD, Voelker W, Ertl G, Bijnens B, Weidemann F. Clinical implication of mitral annular plane systolic excursion for patients with cardiovascular disease. Eur Heart J Cardiovasc Imaging. 2013;14(3):205-12.
11. Chen C, Rodriguez L, Guerrero JL, Marshall S, Levine RA, Weyman AE, et al. Noninvasive estimation of the instantaneous first derivative of leë ventricular pressure using continuous- wave Doppler echocardiography. Circulation. 1991;83(6):2101-10.
12. Bargiggia GS, Bertucci C, Recusani F, Raisaro A, de Servi S, Valdes- Cruz LM, et al. A new method for estimating leë ventricular dP/dt by continuous wave Doppler-echocardiography. Validation studies at cardiac catheterization. Circulation. 1989;80(5):1287-92.
13. Yeo TC, Dujardin KS, Tei C, Mahoney DW, McGoon MD, Seward JB. Value of a Doppler-Derived index combining systolic and diastolic time intervals in predicting outcome in primary pulmonary hypertension. Am J Cardiol. 1998;81(9):1157-1161.
14. Brunelli CP, Poulsen SH, Nielsen JC. The Influence of Heart Rate on the Doppler-Derived Myocardial Performance Index. J Am Soc Echocardiogr. 2000;13(5):0379-0384.
15. Salgado AA; Albanesi Filho FM; Castier M; Bedirien R. Índice de Performance Miocárdica: Fim da Fração de Ejeção? Rev Bras Ecocardiografia. 2004;17(3):69-74.
16. Guadalajara JF, Martínez C, Gutiérrez PE, Za-Mora C, Huerta D. Estudio de la función ventricu- lar mediante la cuantificación de la relación grosor/radio (h/r) del ventrículo izquierdo en sujetos sanos. Arch Inst Cardiol Mex 1989;59:293-300.
17. McLean AS, Huang SJ, Kot M, Rajamani A, Hoyling L. Comparison of cardiac output measurements in critically ill patients: FloTrac/Vigileo vs transthoracic Doppler echocardiography. Anaesth Intensive Care. 2011;39(4):590-8.
18. Lefrant JY, Benbabaali M, Ripart J, Aya AG, Sassi G, Dauzat M, de La Coussaye JE, Eledjam JJ. CO assessment by suprasternal Doppler in critically ill patients: comparison with thermodilution. Intensive Care Med. 2000;26(6):693-7.
19. 1 Michard F, Malbrain ML, Martin GS, Fumeaux T, Lobo S, Gonzalez F, Pinho-Oliveira V, Constantin JM. Haemodynamic monitoring and management in COVID-19 intensive care patients: an International survey. Anaesth Crit Care Pain Med 2020;39(5):563-569Mercado P. et al, Transthoracic echocardiography: an accurate and precise method for estimating cardiac output in the critically ill patient. Crit Care 2017;21(1):136.
20. Saôn M, Burhani Z, Jaidka A, Millington SJ, Arnçield RT. Stroke Volume Determination by Echocardiography. Chest. 2022;161(6):1598-1605.
21. Lang RM, Bierig M, Devereux RB, Flachskampf FA, Foster E, Pellikka PA, et al. Recommendations for chamber quantification: a report from the American Society of Echocardiography's Guidelines and Standards Commiâee and the Chamber Quantification Writing Group, developed in conjunction with the European Association of Echocardiography, a branch of the European Society of Cardiology. J Am Soc Echocardiogr. 2005;18(12):1440-63.
22. Kanji HD, McCallum JL, Bhagirath KM, Neitzel AS. Curriculum development and evaluation of a hemodynamic critical care ultrasound: a systematic review of the literature. Crit Care Med. 2016;44(8):e742-50
23. Vallabhajosyula S, Gillespie SM, Barbara DW, Anavekar NS, Pulido JN. Impact of New-Onset Left Ventricular Dysfunction on Outcomes in Mechanically Ventilated Patients With Severe Sepsis and Septic Shock. J Intensive Care Med. 2018;33(12):680-686.
24. Sanfilippo F, Santonocito C, Burgio G, Arcadipane A. The importance of diastolic dysfunction in the development of weaning-induced pulmo- nary oedema. Crit Care. 2017;21:29.
25. Nagueh SF, Smiseth OA, Appleton CP, et al. Recommendations for the Evaluation of Leë Ventricular Diastolic Function by Echocardiography: An Update from the American Society of Echocardiography and the European Association of Cardiovascular Imaging. J Am Soc Echocardiogr. 2016;29(4):277- 314.
26. Paulus WJ, Tschöpe C, Sanderson JE, Rusconi C, Flachskampf FA, Rademakers FE, et al. How to diagnose diastolic heart failure: a consensus statement on the diagnosis of heart failure with normal left ventricular ejection fraction by the Heart Failure and Echocardiography Associations of the European Society of Cardiology. Eur Heart J. 2007;28(20):2539-50.
27. Barberato SH, Mantilla DE, Misocami MA, Gonçalves SM, Bignelli AT, Riella MC, et al. Effect of preload reduction by hemodialysis on left atrial volume and echocardiographic Doppler parameters in patients with end-stage renal disease. Am J Cardiol. 2004;94(9):1208-10.
28. Tolda T. Grading of Leë Ventricular Diastolic Dysfunction with Preserved Systolic Function by the 2016 American Society of Echocardiography/European Association of Cardiovascular Imaging Recommendations Contributes to Predicting Cardiovascular Events in Hemodialysis Patients. Cardiorenal Med. 2019;9(3):190-200.
29. Thomas L, Marwick TH, Popescu BA, Donal E, Badano LP. Left Atrial Structure and Function, and Left Ventricular Diastolic Dysfunction: JACC State-of-the-Art Review. J Am Coll Cardiol. 2019;73(15):1961-1977.7
30. Liu TX, Tanenbaum MT, Seo CH, Park D, Lystash JC, Joseph M, Arnold WS. Leë Ventricular Diastolic Dysfunction and Pulmonary Hypertension: Outcomes in SAVR. Thorac Cardiovasc Surg. 2023;71(5):398-406. d
31. Andersen OS, Smiseth OA, Dokainish H, et al. Estimating Leë Ventricular Filling Pressure by Echocardiography. J Am Coll Cardiol. 2017;69(15):1937-1948.
32. Jardin F, Gueret P, Dubourg O, Farcot JC, Margairaz A, Bourdarias JP. Two- dimensional echocardiographic evaluation of right ventricular size and contractility in acute respiratory failure. Crit Care Med. 1985;13(11):952-6.
33. Vieillard-Baron A, Naeije R, Haddad F, Bogaard HJ, Bull TM, Fletcher N, et al. Diagnostic workup, etiologies and management of acute right ventricle failure : a state-of-the-art paper. Intensive Care Med. 2018;44(6):774-90
34. Huang SJ, Nalos M, Smith L, Rajamani A, McLean AS. The use of echocardiographic indices in defining and assessing right ventricular systolic function in critical care research. Intensive Care Med. 2018;44(6):868-83.
35. Grifoni S, Olivoâo I, Cecchini P, Pieralli F, Camaiti A, Santoro G, et al. Short- term clinical outcome of patients with acute pulmonary embolism, normal blood pressure, and echocardiographic right ventricular dysfunction. Circulation. 2000;101(24):2817-22.
36. Morrison DA, Adcock K, Collins CM, Goldman S, Caldwell JH, Schwarz MI. Right ventricular dysfunction and the exercise limitation of chronic obstructive pulmonary disease. J Am Coll Cardiol. 1987;9(6):1219-29.
37. Baron, AV. Assessment of right ventricular function. Curr Opin Crit Care 2009; 15:254-260.
38. Kinch JW, Ryan TJ. Right ventricular infarction. N Engl J Med. 1994;330(17):1211-7.

39. Mehta SR, Eikelboom JW, Natarajan MK, Diaz R, Yi C, Gibbons RJ, et al. Impact of right ventricular involvement on mortality and morbidity in patients with inferior myocardial infarction. J Am Coll Cardiol. 2001;37(1):37-43.
40. Hamon M, Agostini D, Le Page O, Riddell JW, Hamon M. Prognostic impact of right ventricular involvement in patients with acute myocardial infarction: meta-analysis. Crit Care Med. 2008;36(7):2023-33.
41. Lang RM, Badano LP, Mor-Avi V, Afilalo J, Armstrong A, Ernande L, et al. Recommendations for cardiac chamber quantification by echocardiography in adults: an update from the American Society of Echocardiography and the European Association of Cardiovascular Imaging. J Am Soc Echocardiogr. 2015;28(1):1-39.e14
42. Rudski LG, Lai WW, Afilalo J, Hua L, Handschumacher MD, Chandrasekaran K, Solomon SD, et al, Diretrizes para Avaliação Ecocardiográfica do Coração Direito em Adultos: um Informe da Sociedade Americana de Ecocardiografia Aprovado pela Associação Européia de Ecocardiografia (registrada pela Sociedade Européia de Cardiologia), e pela Sociedade Canadense de Ecocardiografia. J Am Soc Echocardiogr 2010; 23:685-713
43. Baron, AV, Prin S, Chergui K, Dubourg O, Jardin F. Echo–Doppler Demonstration of Acute Cor Pulmona- le at the Bedside in the Medical Intensive Care Unit. Am J Respir Crit Care Med 2002; 166:310-1319.
44. Jardin F, Baron, AV. Monitoring of right-sided heart function. Curr Opin Crit Care 2005; 11:271-279.
45. Kitabatake A, Inoue M, Asao M, et al. Noninvasive evaluation of pulmonary hypertension by a pulsed Doppler technique. Circulation. 1983;68(2):302-309.
46. Huang SJ, Nalos M, Smith L, Rajamani A, McLean AS. The use of echocardiographic indices in defining and assessing right ventricular systolic function in critical care research. Intensive Care Med. 2018;44(6):868-883.
47. Lahm T, Douglas IS, Archer SL, Bogaard HJ, Chesler NC, Haddad F, et al. Assessment of Right Ventricular Function in the Research Setting: Knowledge Gaps and Pathways Forward. An Official American Thoracic Society Research Statement. Am J Respir Crit Care Med. 2018;198(4):e15-e43.
48. Zochios V, Yusuff H, Schmidt M; Protecting the Right Ventricle Network (PRORVnet). Acute right ventricular injury phenotyping in ARDS. Intensive Care Med. 2023;49(1):99-102.
49. Baron, AV. Is right ventricular function the one that maåers in ARDS patients? Definitely yes. Intensive Care Med 2009; 35:4-6.
50. Jardin F, Baron, AV. Is there a safe plateau pressure in ARDS? The right heart only knows. Intensive Care Med 2007 33:444-447.
51. Osman D, Monnet X, Castelain V, et al. Incidence and prognostic value of right ventricular failure in acute respiratory distress syndrome. Intensive Care Med 2009; 35:69-76.
52. Jardin F, Vieillard-Baron A. Is there a safe plateau pressure in ARDS? The right heart only knows. Intensive Care Med. 2007;33(3):444-447.
53. Vieillard-Baron P, Brun-Buisson C, Legras A. Repesse X, Bégot E, Charron C, Boissier F, Dessap AM. Acute cor pulmonale during protective ventilation for acute respiratory distress syndrome: prevalence, predictors, and clinical impact. Intensive Care Med (2016) 42:862-870.
54. Mercado P, Maizel J, Kontar L, Nalos M, Huang S, Orde S, McLean A, Slama M. Moderate and Severe Acute Respiratory Distress Syndrome: Hemodynamic and Cardiac Effects of an Open Lung Strategy With Recruitment Maneuver Analyzed Using Echocardiography. Crit Care Med. 2018;46(10):1608-1616.
55. Levitov A, Frankel HL, Blaivas M, Kirkpatrick AW, Su E, Evans D, et al. Guidelines for the Appropriate Use of Bedside General and Cardiac Ultrasonography in the Evaluation of Critically Ill Patients-Part II: Cardiac Ultrasonography. Crit Care Med. 2016;44(6):1206-27.
56. Hammadah M, Ponce C, Sorajja P, Cavalcante JL, Garcia S, Gössl M. Point- of-care ultrasound: closing guideline gaps in screening for valvular heart disease. Clin Cardiol. 2020;43(12):1368-75.
57. Kobal SL, Trento L, Baharami S, Tolstrup K, Naqvi TZ, Cercek B, et al. Comparison of effectiveness of hand-carried ultrasound to bedside cardiovascular physical examination. Am J Cardiol. 2005;96(7):1002-6.
58. Kanji HD, McCallum JL, Bhagirath KM, Neitzel AS. Curriculum development and evaluation of a hemodynamic critical care ultrasound: a systematic review of the literature. Crit Care Med. 2016;44(8):e742-50
59. Heiberg J, El-Ansary D, Royse CF, Royse AG, Alsaddique AA, Canty DJ. Transthoracic and transoesophageal echocardiography: a systematic review of feasibility and impact on diagnosis, management and outcome after cardiac surgery. Anaesthesia. 2016;71(10):1210-21.
60. Vignon P, Repessé X, Bégot E, Léger J, Jacob C, Bouferrache K, Slama M, Prat G, Vieillard-Baron A. Comparison of Echocardiographic Indices Used to Predict Fluid Responsiveness in Ventilated Patients. Am J Respir Crit Care Med. 2017;195(8):1022-1032.
61. Barros DS, Vieira MLC, de Isla LP. Avaliação Ecocardiográfica Básica das Valvopatias pelo Intensivista. Ecografia em Terapia Intensiva e na Medicina de Urgência.Bravin BA e Barros DS. Editora Atheneu.2018.1ed:245-259
62. Walpot J, Vermeiren GL, Al Mafragi A, LN G Malbrain M. Comprehensive assessment of the aortic valve in critically ill patients for the non-cardiologist. Part I: Aortic stenosis of the native valve. Anaesthesiol Intensive Ther. 2021;53(1):37-54.
63. Walpot J, Vermeiren GL, Al Mafragi A, L N G Malbrain M. Comprehensive assessment of the aortic valve in critically ill patients for the non-cardiologist. Part II: Chronic aortic regurgitation of the native valve. Anaesthesiol Intensive Ther. 2021;53(1):55-68
64. Baumgartner H, Hung J, Bermejo J, et al.; EAE/ASE. Echocardiographic Assessment of Valve Stenosis: EAE/ASE Recommendations for Clinical Practice. Eur J Echocardiogr. 2009;10(1):1-25.
65. Zoghbi WA, Enriquez-Sarano M, Foster E, Grayburn PA, Kraft CD, Levine RA, et al. Recommendations for evaluation of the severity of native valvular regurgitation with two-dimensional and Doppler echocardiography. J Am Soc Echocardiogr. 2003;16(7):777-802.
66. Zoghbi WA, Adams D, Bonow RO, Enriquez-Sarano M, Foster E, Grayburn PA, et al. Recommendations for Noninvasive Evaluation of Native Valvular Regurgitation: A Report from the American Society of Echocardiography Developed in Collaboration with the Society for Cardiovascular Magnetic Resonance. J Am Soc Echocardiogr. 2017;30(4):303-371
67. Ploutz M, Lu JC, Scheel J, Webb C, Ensing GJ, Aliku T, Lwabi P, Sable C, Beaton A. Handheld echocardiographic screening for rheumatic heart disease by non-experts. Heart. 2016;102(1):35-9.
68. Engelman D, Kado JH, Remény B, et al. Screening for rheumatic heart disease: quality and agreement of focused cardiac ultrasound by briefly trained health workers. BMC Cardiovasc Disord. 2016;16:30.
69. Pandian NG, Kim JK, Arias-Godinez JA, Marx GR, Michelena HI, Chander Mohan J, et al. Recommendations for the Use of Echocardiography in the Evaluation of Rheumatic Heart Disease: A Report from the American Society of Echocardiography. J Am Soc Echocardiogr. 2023;36(1):3-28.
70. Jones AE, Tayal VS, Sullivan DM, Kline JA. Randomized, controlled trial of immediate versus delayed goal-directed ultrasound to identify the cause of nontraumatic hypotension in emergency department patients. Crit Care Med. 2004;32(8):1703-8.
71. Hall MK, Taylor RA, Luty S, Allen IE, Moore CL. Impact of point-of-care ultrasonography on ED time to disposition for patients with nontraumatic shock. Am J Emerg Med. 2016;34(6):1022-30.

72. Vincent JL, De Backer D. Circulatory shock. N Engl J Med. 2013;369(18):1726-34.
73. Nagueh SF, Middleton KJ, Kopelen HA, Zoghbi WA, Quiñones MA. Doppler tissue imaging: a noninvasive technique for evaluation of left ventricular relaxation and estimation of filling pressures. J Am Coll Cardiol. 1997;30(6):1527-33.
74. Ramadan A, Abdallah T, Abdelsalam H, Mokhtar A, Razek AA. Accuracy of echocardiography and ultrasound protocol to identify shock etiology in emergency department. BMC Emerg Med. 2022;22(1):117.
75. Beraud AS, Rizk NW, Pearl RG, Liang DH, Paåerson AJ. Focused transthoracic echocardiography during critical care medicine training: curriculum implementation and evaluation of proficiency. Crit Care Med. 2013;41(8):e179-81
76. Perera P, Mailhot T, Riley D, Mandavia D. The RUSH exam: Rapid Ultrasound in SHock in the evaluation of the critically lll. Emerg Med Clin North Am. 2010;28(1):29-56, vii.
77. Bagheri-Hariri S, Yekesadat M, Farahmand S, Arbab M, Sedaghat M, Shahlafar N, et al. The impact of using RUSH protocol for diagnosing the type of unknown shock in the emergency department. Emerg Radiol. 2015;22(5):517-20.
78. Stickles SP, Carpenter CR, Gekle R, Kraus CK, Scoville C, Theodoro D, et al. The diagnostic accuracy of a point-of-care ultrasound protocol for shock etiology: a systematic review and meta-analysis. CJEM. 2019;21(3):406-17.
79. Lichtenstein DA. BLUE-protocol and FALLS-protocol: two applications of lung ultrasound in the critically ill. Chest. 2015;147(6):1659-70.
80. Spodick DH. Pathophysiology of cardiac tamponade. Chest 1998; 113:1372-1378.
81. P. Vignon et al. échocardiographie doppler chez le patient en état critique. Echo-in-ICU Group. Elsevier; 2008.
82. Spodick, David H . current concepts: Acute cardiac Tamponade. N Eng J Med.. 349(7):684-690.
83. Imazio M, Mayosi BM, Brucato A, Markel G, Trinchero R, Spodick DH, Adler Y. Triage and management of pericardial effusion. J Cardiovasc Med (Hagerstown). 2010;11(12):928-35.
84. Khandaker MH, Espinosa RE, Nishimura RA, Sinak LJ, Hayes SN, Melduni RM, Oh JK. Pericardial disease: diagnosis and management. Mayo Clin Proc. 2010;85(6):572-93.
85. Ceriani E, Cogliati C. Update on bedside ultrasound diagnosis of pericardial effusion Intern Emerg Med. 2016;11(3):477-80.
86. Tsang TS, Barnes ME, Hayes SN, Freeman WK, Dearani JA, Butler SL, Seward JB. Clinical and echocardiographic characteristics of significant pericardial effusions following cardiothoracic surgery and outcomes of echo-guided pericardiocentesis for management: Mayo Clinic experience, 1979-1998. Chest. 1999;116(2):322-31.
87. Thourani VH, Feliciano D V, Cooper WA, et al. Penetrating cardiac trauma at an urban trauma center: a 22-year perspective. Am Surg. 1999;65(9):811-818.
88. De Backer, D et al. Hemodynamical monitoring using echocardiography in the critical ill. Springer Verlag; 2011.
89. Akoglu H, Celik OF, Celik A, Ergelen R, Onur O, Denizbasi A. Diagnostic accuracy of the Extended Focused Abdominal Sonography for Trauma (E-FAST) performed by emergency physicians compared to CT. Am J Emerg Med. 2018;36(6):1014-1017.
90. Ianniello S, Conte P, Di Serafino M, Miele V, Trinci M, Vallone G, Galluzzo M. Diagnostic accuracy of pubic symphysis ultrasound in the detection of unstable pelvis in polytrauma patients during e-FAST: the value of FAST-PLUS protocol. A preliminary experience. J Ultrasound. 2021;24(4):423-428.
91. Guérin L, Vieillard-Baron A. The Use of Ultrasound in Caring for Patients with Sepsis. Clin Chest Med. 2016;37(2):299-307.
92. Nikravan S, Song P, Bughrara N, Díaz-Gómez JL. Focused ultrasonography for septic shock resuscitation. Curr Opin Crit Care. 2020;26(3):296-302.
93. Vieillard-Baron A, Cecconi M. Understanding cardiac failure in sepsis. Intensive Care Med. 2014;40(10):1560-3.
94. 94 Daulasim A, Vieillard-Baron A, Geri G. Hemodynamic clinical phenotyping in septic shock. Curr Opin Crit Care. 2021;27(3):290-297.
95. Bughrara N, Diaz-Gomez JL, Pustavoitau A. Perioperative Management of Patients with Sepsis and Septic Shock, Part II: Ultrasound Support for Resuscitation. Anesthesiol Clin. 2020;38(1):123-134.
96. Chauvet JL, El-Dash S, Delastre O, Bouffandeau B, Jusserand D, Michot JB, et al. Early dynamic leë intraventricular obstruction is associated with hypovolemia and high mortality in septic shock patients. Crit Care. 2015;19(1):262.
97. Yang JH, Park SW, Yang JH, Cho SW, Kim HS, Choi KA, et al. Dynamic leë ventricular ouçlow tract obstruction without basal septal hypertrophy, caused by catecholamine therapy and volume depletion. Korean J Intern Med. 2008;23(2):106-9.
98. Caselli S, Martino A, Genuini I, Santini D, Carbone I, Agati L, Fedele F. Pathophysiology of dynamic left ventricular outflow tract obstruction in a critically ill patient. Echocardiography. 2010;27(10):E122-4.
99. Bouferrache K, Amiel JB, Chimot L, Caille V, Charron C, Vignon P, et al. Initial resuscitation guided by the Surviving Sepsis Campaign recommendations and early echocardiographic assessment of hemodynamics in intensive care unit septic patients: a pilot study. Crit Care Med. 2012;40(10):2821-7.
100. Kanji HD, McCallum J, Sirounis D, MacRedmond R, Moss R, Boyd JH. Limited echocardiography-guided therapy in subacute shock is associated with change in management and improved outcomes. J Crit Care. 2014;29(5):700-5.
101. Feng M, McSparron JI, Kien DT, Stone DJ, Roberts DH, Schwartzstein RM, et al. Transthoracic echocardiography and mortality in sepsis: analysis of the MIMIC-III database. Intensive Care Med. 2018;44(6):884-92.
102. Boerma EC, Bootsma IT. Physician factors in utilizing haemodynamic data in patient care. Curr Opin Crit Care. 2019; 25(3):292-297.
103. Fiorini K, Basmaji J. Point-of-care ultrasound in the management of shock: what is the optimal prescription? Can J Anaesth. 2022;69(2):187-191. English.
104. Hannula O, Hällberg V, Meuronen A, Suominen O, Rautiainen S, Palomäki A, Hyppölä H, Vanninen R, Maôla K. Self-reported skills and self-confidence in point-of-care ultrasound: a cross--sectional nationwide survey amongst Finnish emergency physicians. BMC Emerg Med. 2023;23(1):23.
105. Corradi F, Via G, Tavazzi G. What's new in ultrasound-based assessment of organ perfusion in the critically ill: expanding the bedside clinical monitoring window for hypoperfusion in shock. Intensive Care Med. 2020;46(4):775-779.
106. Monnet X, Lai C, Teboul JL. How I personalize fluid therapy in septic shock? Crit Care. 2023;27(1):123.
107. Monnet X, Teboul JL. My patient has received fluid. How to assess its efficacy and side effects? Ann Intensive Care. 2018;8(1):54.
108. Persichini R, Silva S, Teboul JL, Jozwiak M, Chemla D, Richard C, Monnet X. Effects of norepinephrine on mean systemic pressure and venous return in human septic shock*. Crit Care Med. 2012;40(12):3146–53.
109. Yeo HJ, Lee YS, Kim TH, Jang JH, Lee HB, Oh DK, Park MH, Lim CM, Cho WH, Korean Sepsis Alliance I. Vasopressor initiation within 1 hour of fluid loading is associated with increased mortality in septic shock patients: analysis of national registry data. Crit Care Med. 2022;50(4):e351-60.
110. Adda I, Lai C, Teboul JL, Guerin L, Gavelli F, Monnet X. Norepinephrine potentiates the efficacy of volume expansion on mean systemic pressure in septic shock. Crit Care. 2021;25(1):302.
111. Malbrain M, Langer T, Annane D, Gaônoni L, Elbers P, Hahn RG, De Laet I, Minini A, Wong A, Ince C, et al. Intravenous

fluid therapy in the perioperative and critical care seông: executive summary of the International Fluid Academy (IFA). Ann Intensive Care. 2020;10(1):64.
112. Holodinsky JK, Roberts DJ, Ball CG, Blaser AR, Starkopf J, Zygun DA, Stelfox HT, Malbrain ML, Jaeschke RC, Kirkpatrick AW. Risk factors for intra-abdominal hypertension and abdominal compartment syndrome among adult intensive care unit patients: a systematic review and meta-analysis. Crit Care. 2013;17(5):R249.
113. Hasanin A, Mostafa M. Evaluation of fluid responsiveness during COVID-19 pandemic: what are the remaining choices? J Anesth. 2020;34(5):758-764.
114. Muller L, Toumi M, Bousquet PJ, Riu-Poulenc B, Louart G, Candela D, et al. An increase in aortic blood flow aëer an infusion of 100 ml colloid over 1 minute can predict fluid responsiveness: the mini-fluid challenge study. Anesthesiology. 2011;115(3):541-7.
115. Wu Y, Zhou S, Zhou Z, Liu B. A 10-second fluid challenge guided by transthoracic echocardiography can predict fluid responsiveness. Crit Care. 2014;18(3):R108
116. Jabot J, Teboul JL, Richard C, Monnet X. Passive leg raising for predicting fluid responsiveness: importance of the postural change. Intensive Care Med. 2009;35(1):85-90.
117. Monnet X, Rienzo M, Osman D, Anguel N, Richard C, Pinsky MR, et al. Passive leg raising predicts fluid responsiveness in the critically ill. Crit Care Med. 2006;34(5):1402-7.
118. Lamia B, Ochagavia A, Monnet X, Chemla D, Richard C, Teboul JL. Echocardiographic prediction of volume responsiveness in critically ill patients with spontaneously breathing activity. Intensive Care Med. 2007;33(7):1125-32.
119. Préau S, Saulnier F, Dewavrin F, Durocher A, Chagnon JL. Passive leg raising is predictive of fluid responsiveness in spontaneously breathing patients with severe sepsis or acute pancreatitis. Crit Care Med. 2010;38(3):819-25.
120. Biais M, Vidil L, Sarrabay P, Coåenceau V, Revel P, Sztark F. Changes in stroke volume induced by passive leg raising in spontaneously breathing patients: comparison between echocardiography and Vigileo/FloTrac device. Crit Care. 2009;13(6):R195.
121. Cherpanath TG, Hirsch A, Geerts BF, Lagrand WK, Leeflang MM, Schultz MJ, et al. Predicting fluid responsiveness by passive leg raising: a systematic review and meta-analysis of 23 clinical trials. Crit Care Med. 2016;44(5):981-91.
122. Monnet X, Marik P, Teboul JL. Passive leg raising for predicting fluid responsiveness: a systematic review and meta-analysis. Intensive Care Med. 2016;42(12):1935-47.
123. Marik PE, Levitov A, Young A, Andrews L. The use of bioreactance and carotid Doppler to determine volume responsiveness and blood flow redistribution following passive leg raising in hemodynamically unstable patients. Chest. 2013;143(2):364-70.
124. Yonis H, Bitker L, Aublanc M, Perinel Ragey S, Riad Z, Lissonde F, Louf-Durier A, Debord S, Gobert F, Tapponnier R, et al. Change in cardiac output during Trendelenburg maneuver is a reliable predic- tor of fluid responsiveness in patients with acute respiratory distress syndrome in the prone position under protective ventilation. Crit Care. 2017;21(1):295.
125. Monnet X, Shi R, Teboul JL. Prediction of fluid responsiveness. What's new? Ann Intensive Care. 2022;12(1):46.
126. De Backer D, Taccone FS, Holsten R, Ibrahimi F, Vincent JL. Influence of respiratory rate on stroke volume variation in mechanically ventilated patients. Anesthesiology. 2009;110(5):1092-7.
127. Messina A, Colombo D, Barra FL, Cammarota G, De Maåei G, Longhini F, Romagnoli S, DellaCorte F, De Backer D, Cecconi M, et al. Sigh maneu- ver to enhance assessment of fluid responsiveness during pressure support ventilation. Crit Care. 2019;23(1):31.
128. Gavelli F, Shi R, Teboul JL, Azzolina D, Monnet X. The end--expiratory occlusion test for detecting preload responsiveness: a systematic review and meta-analysis. Ann Intensive Care. 2020;10(1):65.
129. Gavelli F, Teboul JL, Monnet X. The end-expiratory occlusion test: Please, let me hold your breath! Crit Care. 2019;23(1):274.
130. Jozwiak M, Depret F, Teboul JL, Alphonsine JE, Lai C, Richard C, Monnet X. Predicting fluid responsiveness in critically ill patients by using cobined end-expiratory and end-inspiratory occlusions with echocardiog- raphy. Crit Care Med. 2017;45(11):e1131-8.
131. Jozwiak M, Mercado P, Teboul JL, Benmalek A, Gimenez J, Depret F, Richard C, Monnet X. What is the lowest change in cardiac output that transthoracic echocardiography can detect? Crit Care. 2019;23(1):116.
132. Georges D, de Courson H, Lanchon R, Sesay M, Noueåe-Gaulain K, Biais M. End-expiratory occlusion maneuver to predict fluid responsiveness in the intensive care unit: an echocardiographic study. Crit Care. 2018;22(1):32
133. Vieillard-Baron A, Evrard B, Repessé X, Maizel J, Jacob C, Goudelin M, et al. Limited value of end-expiratory inferior vena cava diameter to predict fluid responsiveness impact of intra- abdominal pressure. Intensive Care Med. 2018;44(2):197-203.
134. Monnet X, Bleibtreu A, Ferré A, Dres M, Gharbi R, Richard C, et al. Passive leg-raising and end-expiratory occlusion tests perform beåer than pulse pressure variation in patients with low respiratory system compliance. Crit Care Med. 2012;40(1):152-7.
135. Monnet X, Osman D, Ridel C, Lamia B, Richard C, Teboul JL. Predicting volume responsiveness by using the end-expiratory occlusion in mechanically ventilated intensive care unit patients. Crit Care Med. 2009;37(3):951-6
136. Messina A, Dell'Anna A, Baggiani M, Torrini F, Maresca GM, Benneå V, et al. Functional hemodynamic tests: a systematic review and a metanalysis on the reliability of the end- expiratory occlusion test and of the mini-fluid challenge in predicting fluid responsiveness. Crit Care. 2019;23(1):264
137. Das SK, Choupoo NS, Pradhan D, Saikia P, Monnet X. Diagnostic accuracy of inferior vena caval respiratory variation in detecting fluid unresponsiveness: a systematic review and meta-analysis. Eur J Anaesthesiol. 2018;35(11):831-9.
138. De Backer D, Vincent JL. Should we measure the central venous pressure to guide fluid management? Ten answers to 10 questions. Crit Care. 2018;22(1):43.
139. Muller L, Bobbia X, Toumi M, Louart G, Molinari N, Ragonnet B, Quintard H, Leone M, Zoric L, Lefrant JY; AzuRea group. Respiratory variations of inferior vena cava diameter to predict fluid responsiveness in spontaneously breathing patients with acute circulatory failure: need for a cautious use. Crit Care. 2012;16(5):R188.
140. Barbier C, Loubières Y, Schmit C, Hayon J, Ricôme JL, Jardin F, et al. Respiratory changes in inferior vena cava diameter are helpful in predicting fluid responsiveness in ventilated septic patients. Intensive Care Med. 2004;30(9):1740-6.
141. Feissel M, Michard F, Faller JP, Teboul JL. The respiratory variation in inferior vena cava diameter as a guide to fluid therapy. Intensive Care Med. 2004;30(9):1834-7.
142. Vignon P, Repessé X, Bégot E, Léger J, Jacob C, Bouferrache K, et al. Comparison of echocardiographic indices used to predict fluid responsiveness in ventilated patients. Am J Respir Crit Care Med. 2017;195(8):1022-32.
143. Airapetian N, Maizel J, Alyamani O, Mahjoub Y, Lorne E, Levrard M, et al. Does inferior vena cava respiratory variability predict fluid responsiveness in spontaneously breathing patients? Crit Care. 2015;19:400.
144. Préau S, Bortoloô P, Colling D, Dewavrin F, Colas V, Voisin B, et al. Diagnostic accuracy of the inferior vena cava collapsibility to predict fluid responsiveness in spontaneously breathing patients with sepsis and acute circulatory failure. Crit Care Med. 2017;45(3):e290-7.
145. Zhang Z, Xu X, Ye S, Xu L. Ultrasonographic measurement of the respiratory variation in the inferior vena cava diameter is predic-

tive of fluid responsiveness in critically ill patients: systematic review and meta- analysis. Ultrasound Med Biol. 2014;40(5):845-53.
146. Long E, Oakley E, Duke T, Babl FE; Paediatric Research in Emergency Departments International Collaborative (PREDICT). Does respiratory variation in inferior vena cava diameter predict fluid responsiveness: a systematic review and meta-analysis. Shock. 2017;47(5):550-9.
147. Orso D, Paoli I, Piani T, Cilenti FL, Cristiani L, Guglielmo N. Accuracy of ultrasonographic measurements of inferior vena cava to determine fluid responsiveness: a systematic review and meta-analysis. J Intensive Care Med. 2020;35(4):354-63.
148. Duwat A, Zogheib E, Guinot P, Levy F, Trojeâe F, Diouf M, et al. The gray zone of the qualitative assessment of respiratory changes in inferior vena cava diameter in ICU patients. Crit Care. 2014;18(1):R14.
149. Millington SJ. Ultrasound assessment of the inferior vena cava for fluid responsiveness: easy, fun, but unlikely to be helpful. Can J Anaesth. 2019;66(6):633-8.
150. Juhl-Olsen P, Frederiksen CA, Sloth E. Ultrasound assessment of inferior vena cava collapsibility is not a valid measure of preload changes during triggered positive pressure ventilation: a controlled cross-over study. Ultraschall Med. 2012;33(2):152-9.
151. Via G, Tavazzi G, Price S. Ten situations where inferior vena cava ultrasound may fail to accurately predict fluid responsiveness: a physiologically based point of view. Intensive Care Med. 2016;42(7):1164-7
152. Gudmundsson P, Rydberg E, Winter R, Willenheimer R. Visually estimated leë ventricular ejection fraction by echocardiography is closely correlated with formal quantitative methods. Int J Cardiol. 2005;101(2):209-212.
153. Mahjoub Y, Pila C, Friggeri A, Zogheib E, Lobjoie E, Tinturier F, Galy C, Slama M, Dupont H. Assessing fluid responsiveness in critically ill patients: False-positive pulse pressure variation is detected by Doppler echocardiographic evaluation of the right ventricle. Crit Care Med. 2009;37(9):2570-5.
154. Vieillard-Baron A, Prigent A, Repessé X, Goudelin M, Prat G, Evrard B, Charron C, Vignon P, Geri G. Right ventricular failure in septic shock: characterization, incidence and impact on fluid responsiveness. Crit Care. 2020;24(1):630.
155. McGee WT, Raghunathan K, Adler AC. Utility of Functional Hemodynamics and Echocardiography to Aid Diagnosis and Management of Shock. Shock. 2015;44(6):535-41.
156. Melo RH, dos Santos MHC, Ramos FJS. Além da fluido--responsividade: o conceito de fluidotolerância e sua potencial implicação no manejo hemodinâmico. Crit Care Sci. 2023;35(2):226-229.
157. Lichtenstein D, Mézière G, Biderman P, Gepner A, Barré O. The comet-tail artifact. An ultrasound sign of alveolar-interstitial syndrome. Am J Respir Crit Care Med. 1997;156(5):1640-6.
158. 158Enghard P, Rademacher S, Nee J, Hasper D, Engert U, Jorres A, et al. Simplified lung ultrasound protocol shows excellent prediction of extravascular lung water in ventilated intensive care patients. Crit Care. 2015;19(1):36.
159. Sakka SG, Klein M, Reinhart K, Meier-Hellmann A. Prognostic value of extravascular lung water in critically ill patients. Chest. 2002;122(6):2080-6.
160. Noble VE, Murray AF, Capp R, Sylvia-Reardon MH, Steele DJ, Liteplo A. Ultrasound assessment for extravascular lung water in patients undergoing hemodialysis. Time course for resolution. Chest. 2009;135(6):1433-9.
161. Zhao Z, Jiang L, Xi X, Jiang Q, Zhu B, Wang M, et al. Prognostic value of extravascular lung water assessed with lung ultrasound score by chest sonography in patients with acute respiratory distress syndrome. BMC Pulm Med. 2015;15:98.
162. Lichtenstein DA, Mezière GA, Lagoueyte JF, Biderman P, Goldstein I, Gepner A. A-lines and B-lines: lung ultrasound as a bedside tool for predicting pulmonary artery occlusion pressure in the critically ill. Chest. 2009;136(4):1014-20.
163. Agricola E, Bove T, Oppizzi M, Marino G, Zangrillo A, Margonato A, et al. "Ultrasound comet-tail images": a marker of pulmonary edema: a comparative study with wedge pressure and extravascular lung water. Chest. 2005;127(5):1690-5.
164. Volpicelli G, Skurzak S, Boero E, Carpinteri G, Tengaôni M, Stefanone V, et al. Lung ultrasound predicts well extravascular lung water but is of limited usefulness in the prediction of wedge pressure. Anesthesiology. 2014;121(2):320-7.
165. Gargani L, Lioneô V, Di Cristofano C, Bevilacqua G, Recchia FA, Picano E. Early detection of acute lung injury uncoupled to hypoxemia in pigs using ultrasound lung comets. Crit Care Med. 2007;35(12):2769-74.
166. Coen D, Cortellaro F, Pasini S, Tombini V, Vaccaro A, Montalbeô L, et al. Towards a less invasive approach to the early goal-directed treatment of septic shock in the ED. Am J Emerg Med. 2014;32(6):563-8.
167. Theerawit P, Touman N, Sutherasan Y, Kiatboonsri S. Transthoracic ultrasound assessment of B-lines for identifying the increment of extravascular lung water in shock patients requiring fluid resuscitation. Indian J Crit Care Med. 2014;18(4):195-9.
168. Boussuges A, Blanc P, Molenat F, Burnet H, Habib G, Sainty JM. Evaluation of leë ventricular filling pressure by transthoracic Doppler echocardiography in the intensive care unit. Crit Care Med. 2002;30(2):362-7.
169. Nagueh SF, Kopelen HA, Zoghbi WA. Feasibility and accuracy of Doppler echocardiographic estimation of pulmonary artery occlusive pressure in the intensive care unit. Am J Cardiol. 1995;75(17):1256-62.
170. Nagueh SF, Middleton KJ, Kopelen HA, Zoghbi WA, Quinones MA. Doppler tissue imaging: a noninvasive technique for evaluation of leë ventricular relaxation and estimation of filling pressures. J Am Coll Cardiol. 1997;30(6):1527-33
171. Nagueh SF, Middleton KJ, Kopelen HA, Zoghbi WA, Quinones MA. Doppler tissue imaging: a noninvasive technique for evaluation of leë ventricular relaxation and estimation of filling pressures. J Am Coll Cardiol. 1997;30(6):1527-33.
172. Mercado P, Maizel J, Marc J, Beyls C, Zerbib Y, Zogheib E, Titeca-Beauport D, Joris M, Kontar L, Riviere A, et al. Doppler echocardiographic indices are specific but not sensitive to predict pulmonary artery occlusion pressure in critically ill patients under mechanical ventilation. Crit Care Med. 2021;49(1):e1-10.
173. Chetrit M, Lipes J, Mardigyan V. A Practical Approach to Pericardiocentesis With Periprocedural Use of Ultrasound Training Initiative. Can J Cardiol. 2018.
174. Akyuz S, Zengin A, Arugaslan E, et al. Echo-guided pericardiocentesis in patients with clinically significant pericardial effusion: Outcomes over a 10- year period. Herz. 2015.
175. Fitch MT, Nicks BA, Pariyadath M, McGinnis HD, Manthey DE. Videos in clinical medicine. Emergency pericardiocentesis. N Engl J Med. 2012;366(12):e17.
176. Reichman E, Simon R. Pericardiocentesis. In: Emergency Medicine Procedures. USA: McGraw Hill; 2004:204-216
177. Yu K, Zhang S, Chen N, Chen M, Zhang W; CCUGDT Study Group. Critical care ultrasound goal-directed versus early goal-directed therapy in septic shock. Intensive Care Med. 2022;48(1):121-123.
178. Lanspa MJ, Burk RE, Wilson EL, Hirshberg EL, Grissom CK, Brown SM. Echocardiogram-guided resuscitation versus early goal-directed therapy in the treatment of septic shock: a randomized, controlled, feasibility trial. J Intensive Care. 2018;6:50.
179. Nazerian P, Volpicelli G, Gigli C, Becaôni C, Sferrazza Papa GF, Grifoni , S, Vanni S; Ultrasound Wells Study Group. Diagnostic performance of wells score combined with point-of-care lung and venous ultrasound in suspected pulmonary embolism. Acad Emerg Med. 2017;24(3):270-80.

180. Vieillard-Baron A, Caille V, Charron C, Belliard G, Page B, Jardin F. Actual incidence of global leë ventricular hypokinesia in adult septic shock. Crit Care Med. 2008;36(6):1701-6.

181. Vignon P, Repesse X, Begot E, Leger J, Jacob C, Bouferrache K, Slama M, Prat G, Vieillard-Baron A. Comparison of echocardiographic indices used to predict fluid responsiveness in ventilated patients. Am J Respir Crit Care Med. 2017;195(8):1022–32.

182. Malbrain M, Martin G, Ostermann M. Everything you need to know about deresuscitation. Intensive Care Med. 2022;48(12):1781-6.

183. Silversides JA, McAuley DF, Blackwood B, Fan E, Ferguson AJ, Marshall JC. Fluid management and deresuscitation practices: a survey of critical care physicians. J Intensive Care Soc. 2020;21(2):111-8.

184. Monnet X, Cipriani F, Camous L, Sentenac P, Dres M, Krastinova E, Anguel N, Richard C, Teboul JL. The passive leg raising test to guide fluid removal in critically ill patients. Ann Intensive Care. 2016;6(1):46.

185. Cordemans C, De Laet I, Van Regenmortel N, Schoonheydt K, Dits H, Martin G, Huber W, Malbrain ML. Aiming for a negative fluid balance in patients with acute lung injury and increased intra-abdominal pressure: a pilot study looking at the effects of PAL-treatment. Ann Intensive Care. 2012;2(Suppl 1):S15.

186. Ince C. The rationale for microcirculatory-guided fluid therapy. Curr Opin Crit Care 2014, 20:301-8.

187. Ince C. Hemodynamic coherence and the rationale for monitoring the microcirculation. Crit Care. 2015;19 Suppl 3(Suppl 3):S8.

188. Rola P, Miralles-Aguiar F, Argaiz E, Beaubien-Souligny W, Haycock K, Karimov T, Dinh VA, Spiegel R. Clinical applications of the venous excess ultrasound (VExUS) score: conceptual review and case series. Ultrasound J. 2021;13(1):32.

189. Cecconi M, De Backer D, Antonelli M, et al. Consensus on circulatory shock and hemodynamic monitoring. Task force of the European Society of Intensive Care Medicine. Intensive Care Med. 2014;40(12):1795-1815.

190. Zieleskiewicz L, Lopez A, Hraiech S, Baumstarck K, Pastene B, Di Bisceglie M, Coiffard B, Duclos G, Boussuges A, Bobbia X, Einav S, Papazian L, Leone M. Bedside POCUS during ward emergencies is associated with improved diagnosis and outcome: an observational, prospective, controlled study. Crit Care. 2021;25(1):34.

191. Feng M, McSparron JI, Kien DT, Stone DJ, Roberts DH, Schwartzstein RM, Vieillard-Baron A, Celi LA. Transthoracic echocardiography and mortality in sepsis: analysis of the MIMIC-III database. Intensive Care Med. 2018;44(6):884-892.

192. Mercado P, Maizel J, Beyls C, Titeca-Beauport D, Joris M, Kontar L, Riviere A, Bonef O, Soupison T, Tribouilloy C, de Cagny B, Slama M. Transthoracic echocardiography: an accurate and precise method for estimating cardiac output in the critically ill patient. Crit Care. 2017;21(1):136.

193. Luo Y, Zhan S, Zhu L, Xiong M, Liu G, Wang C. The role of pulse indicator continuous cardiac output (PiCCO) and critical care ultrasound in volume status assessment during fluid resuscitation for and prognosis of septic shock patients. Pak J Med Sci. 2023;39(1):214-218.

194. Olivieri PP, Patel R, Kolb S, Fatima S, Galvagno SM, Haase DJ, Ramani GV, Ludmir J, Alkhatib H, Herr D, Bruno DA, Scalea TM, Murthi SB. Echo is a good, not perfect, measure of cardiac output in critically ill surgical patients. J Trauma Acute Care Surg. 2019;87(2):379-385.

195. Boerma EC, Bootsma IT. Physician factors in utilizing haemodynamic data in patient care. Curr Opin Crit Care. 2019;25(3):292-297.

196. Michard F, Malbrain ML, Martin GS, Fumeaux T, Lobo S, Gonzalez F, Pinho-Oliveira V, Constantin JM. Haemodynamic monitoring and management in COVID-19 intensive care patients: an International survey. Anaesth Crit Care Pain Med. 2020;39(5):563-569.

Bibliografia recomendada

Bortoloô P, Colling D, Colas V, Voisin B, Dewavrin F, Poissy J, et al. Respiratory changes of the inferior vena cava diameter predict fluid responsiveness in spontaneously breathing patients with cardiac arrhythmias. Ann Intensive Care. 2018;8(1):79.

Combes A, Arnoult F, Trouillet JL. Tissue Doppler imaging estimation of pulmonary artery occlusion pressure in ICU patients. Intensive Care Med. 2004;30(1):75-81.

Corl KA, Prodromou M, Merchant RC, Gareen I, Marks S, Banerjee D, Amass T, Abbasi A, Delcompare C, Palmisciano A, et al. The restrictive IV fluid trial in severe sepsis and septic shock (RIFTS): a randomized pilot study. Crit Care Med. 2019;47(7):951-9.

Frederiksen CA, Juhl-Olsen P, Hermansen JF, Andersen NH, Sloth E. Clinical utility of semi-automated estimation of ejection fraction at the point-of-care. Hear lung Vessel. 2015;7(3):208-20816.

Garry D, Newton J, Colebourn C. Tissue Doppler indices of diastolic function in critically ill patients and association with mortality - a systematic review. J Intensive Care Soc. 2016;17(1):51-62.

Ginsburg S, Conlon T, Himebauch A, Glau C, Weiss S, Weber MD, O'Connor MJ, Nishisaki A. Left Ventricular Diastolic Dysfunction in Pediatric Sepsis: Outcomes in a Single-Center Retrospective Cohort Study. Pediatr Crit Care Med. 2021;22(3):275-285.

Gudmundsson P, Rydberg E, Winter R, Willenheimer R. Visually estimated leë ventricular ejection fraction by echocardiography is closely correlated with formal quantitative methods. Int J Cardiol. 2005;101(2):209-212.

Guérin L, Vieillard-Baron A. The Use of Ultrasound in Caring for Patients with Sepsis. Clin Chest Med. 2016;37(2):299-307.

Jensen-Urstad K, Bouvier F, Hojer J, Ruiz H, Hulting J, Samad B, et al. Comparison of different echocardiographic methods with radionuclide imaging for measuring leë ventricular ejection fraction during acute myocardial infarction treated by thrombolytic therapy. Am J Cardiol. 1998;81(5):538-44.

Johnson BK, Tierney DM, Rosborough TK, Harris KM, Newell MC. Internal medicine point-of-care ultrasound assessment of left ventricular function correlates with formal echocardiography. J Clin Ultrasound. 2016;44(2):92-9.

Kanji HD, McCallum JL, Bhagirath KM, Neitzel AS. Curriculum development and evaluation of a hemodynamic critical care ultrasound: a systematic review of the literature. Crit Care Med. 2016;44(8):e742-50.

Lancelloô P, Galderisi M, Edvardsen T, Donal E, Goliasch G, Cardim N, et al. Echo-Doppler estimation of leë ventricular filling pressure: results of the multicentre EACVI Euro-Filling study. Eur Heart J Cardiovasc Imaging. 2017;18(9):961-8.

Mahmoud-Elsayed HM, Moody WE, Bradlow WM, Khan-Kheil AM, Senior J, Hudsmith LE, Steeds RP. Ech

Mansencal N, Vieillard-Baron A, Beauchet A, Farcot JC, El Hajjam M, Dufaitre G Brun-Ney D, Lacombe P, Jardin F, Dubourg O. Triage patients with suspected pulmonary embolism in the emergency department using a portable ultrasound device. Echocardiography 2008;25:451-6.

Melamed R, Sprenkle MD, Ulstad VK, Herzog CA, Leatherman JW. Assessment of leë ventricular function by intensivists using hand-held echocardiography. Chest. 2009;135(6):1416-20.

Messina A, Dell'Anna A, Baggiani M, Torrini F, Maresca GM, Benneâ V, et al. Functional hemodynamic tests: a systematic review and a metanalysis on the reliability of the end-expiratory occlusion test and of the mini-fluid challenge in predict- ing fluid responsiveness. Crit Care. 2019;23(1):264.

Messmer AS, Zingg C, Muller M, Gerber JL, Schefold JC, Pfortmueller CA. Fluid overload and mortality in adult critical care patients—a systematic review and meta-analysis of observational studies. Crit Care Med. 2020;48(12):1862-70.

Meyhoff TS, Hjortrup PB, Weåerslev J, Sivapalan P, Laake JH, Cronhjort, M, et al. Restriction of intravenous fluid in ICU patients with septic shock. N Engl J Med. 2022;386(26):2459-70.

Meyhoff TS, Moller MH, Hjortrup PB, Cronhjort M, Perner A, Weåerslev, J. Lower vs higher fluid volumes during initial management of sepsis: a systematic review with meta-analysis and trial sequential analysis. Chest. 2020;157(6):1478-96.

Mousavi N, Czarnecki A, Ahmadie R, Tielan Fang, Kumar K, Lytwyn M, et al. The utility of tissue Doppler imaging for the noninvasive determination of leë ventricular filling pressures in patients with septic shock. J Intensive Care Med. 2010;25(3):163-7.

Myatra SN, Prabu NR, Divatia JV, Monnet X, Kulkarni AP, Teboul JL. The changes in pulse pressure variation or stroke volume variation aëer a "tidal volume challenge" reliably predict fluid responsiveness during low tidal volume ventilation. Crit Care Med. 2017;45(3):415-21.

Ogawa T, Niåa K. Clinical Impact of Leë Ventricular Diastolic Dysfunction in Chronic Kidney Disease. Contrib Nephrol. 2018;195:81-91.

Ommen SR, Nishimura RA, Appleton CP, Miller FA, Oh JK, Redfield MM, et al. Clinical utility of Doppler echocardiography and tissue Doppler imaging in the estimation of leë ventricular filling pressures: A comparative simultaneous Doppler-catheterization study. Circulation. 2000;102(15):1788-94.

Pagnesi M, Baldetti L, Beneduce A, et al. Pulmonary hypertension and right ventricular involvement in hospitalised patients with COVID-19. Heart. 2020;106(17):1324-1331.

Porter TR, Shillcuå SK, Adams MS, Desjardins G, Glas KE, Olson JJ, Troughton RW. Guidelines for the Use of Echocardiography as a Monitor for Therapeutic Intervention in Adults: A Report from the American Society of Echocardiography. J Am Soc Echocardiogr 2015;28:40-56.

Poulsen SH. Clinical aspects of leë ventricular diastolic function assessed by Doppler echocardiography following acute myocardial infarction. Dan Med Bull. 2001;48(4):199-210.

Sanfilipopo F, Scolleåa S, Morelli A, Vieillard-Baron A. Practical approach to diastolic dysfunction in light of the new guidelines and clinical applications in the operating room and in the intensive care. Ann. Intensive Care (2018) 8:100.

Sanfilippo F, Corredor C, Arcadipane A, Landesberg G, Vieillard-Baron A, Cecconi M, Fletcher N. Tissue Doppler assessment of diastolic function and relationship with mortality in critically ill septic patients: a systematic review and meta-analysis. Br J Anaesth. 2017;119(4):583-594.

Saugel B, Vincent JL, Wagner JY. Personalized hemodynamic management. Curr Opin Crit Care. 2017;23(4):334-341.

Schwarzl M, Huber S, Maechler H, Steendijk P, Seiler S, Truschnig-Wilders M, Nestelberger T, Pieske BM, Post H. Leë ventricular diastolic dysfunction during acute myocardial infarction: effect of mild hypothermia. Resuscitation. 2012;83:1503-10.

Seo Y, Iida N, Yamamoto M, Machino-Ohtsuka T, Ishizu T, Aonuma K. Estimation of Central Venous Pressure Using the Ratio of Short to Long Diameter from Cross-Sectional Images of the Inferior Vena Cava. J Am Soc Echocardiogr. 2017;30(5):461-467.

Shahgaldi K, Gudmundsson P, Manouras A, Brodin LÅ, Winter R. Visually estimated ejection fraction by two dimensional and triplane echocardiography is closely correlated with quantitative ejection fraction by real-time three dimensional echocardiography. Cardiovasc Ultrasound. 2009;7(1):1-7.

Shapiro NI, Douglas IS, Brower RG, Brown SM, Exline MC, Ginde AA, et al. Early restrictive or liberal fluid management for sepsis- induced hypotension. N Engl J Med. 2023;388(6):499-510.

Shi R, Ayed S, Moreåo F, Azzolina D, De Vita N, Gavelli F, Carelli S, Pavot A, Lai C, Monnet X, et al. Tidal volume challenge to predict preload responsiveness in patients with acute respiratory distress syndrome under prone position. Crit Care. 2022;26(1):219.

Silversides JA, McMullan R, Emerson LM, Bradbury I, Bannard-Smith J, Szakmany T, et al. Feasibility of conservative fluid administration and deresuscitation compared with usual care in critical illness: the Role of Active Dere- suscitation Aëer Resuscitation-2 (RADAR-2) randomised clinical trial. Intensive Care Med. 2022;48(2):190-200.

Vetrugno L, Bove T, Guadagnin GM, Orso D, Brussa A, Volpicelli G. Advances in lung ultrasound in critically ill patients.J Emerg Crit Care Med 2019;3:32.

Vieillard-Baron A, Prigent A, Repessé X, Goudelin M, Prat G, Evrard B, Charron C, Vignon P, Geri G. Right ventricular failure in septic shock: characterization, incidence and impact on fluid responsiveness. Crit Care. 2020;24(1):630.

Vieillard-Baron A, Prin S, Chergui K, Dubourg O, Jardin F. Hemodynamic instability in sepsis: bedside assessment by Doppler echocardiography. Am J Respir Crit Care Med. 2003; 168(11):1270-6.

Vieillard-Baron A, Schmiå JM, Beauchet A, et al. Early preload adaptation in septic shock? A transesophageal echocardiographic study. Anesthesiology. 2001;94:400-406.

Wang J, Wang XT, Liu DW, Zhang HM, Su LX. Induction and deduction in sepsis-induced cardiomyopathy: five typical categories. Chin Med J (Engl). 2020;133(18):2205-2211.

28.3.2 – Transesofágica

Paulo César Gottardo | Marcus Ferez | Rui Moreno

Destaques

A ecocardiografia transesofágica (ETE) não é uma competência básica da formação do intensivista. Contudo, pode fornecer dados de grande relevância na avaliação do paciente crítico, especialmente quando a avaliação transtorácica apresenta limitações na obtenção de janelas ecocardiográficas ou dúvidas relacionadas a sua análise.

A utilização da ETE na unidade de terapia intensiva (UTI) requer um conjunto de competências e habilidades que exigem um grau avançado de formação para uma realização e interpretação adequadas do exame.

A abordagem do choque circulatório por meio da ETE permite determinar sua etiologia, fornecendo informações adicionais que podem influenciar nas decisões terapêuticas.

A ETE é de grande valia para o diagnóstico de complicações mecânicas cardíacas e alterações estruturais, especialmente no pós-operatório de cirurgia cardíaca, em pacientes politraumatizados e na dissecção de aorta.

A utilização da ETE durante o manejo da parada cardiorrespiratória (PCR) tem ganhado maior respaldo, sendo incluída em protocolos assistenciais para fornecer diagnóstico etiológico da PCR, avaliar a qualidade das compressões e auxiliar na tomada de decisão.

A ETE desempenha um papel relevante no manejo de pacientes com suporte circulatório, como aqueles em Oxigenação por Membrana Extracorpórea (ECMO – *Extracorporeal Membrane Oxygenation*), auxiliando desde a indicação e canulação até a avaliação de potenciais complicações e o desmame.

Apesar de seu foco primário na análise cardíaca, a ETE também pode complementar a avaliação pulmonar no paciente crítico, permitindo uma visão mais abrangente e precisa, além de facilitar a avaliação do fluxo renal, entre outras aplicações.

Introdução

A avaliação cardíaca pelo intensivista tem sido amplamente utilizada em todo o mundo. Embora a abordagem transtorácica seja geralmente suficiente, a ecocardiografia transesofágica (ETE) se torna crucial quando ela falha ou produz dados inconclusivos. Isso é especialmente relevante em situações como pós-operatório cardíaco, politraumatismo, parada cardiorrespiratória (PCR) e análise valvar, onde pode orientar a terapia. Além disso, o posicionamento esofágico da sonda pode complementar avaliações pulmonares e renais em pacientes críticos, quando abordagens convencionais são insuficientes. No entanto, essa avaliação requer recursos adequados, como aparelho e sonda ultrassonográfica, além de um avaliador experiente em ultrassonografia.

Comparação entre a ecocardiografia transtorácica e a transesofágica

Antes de comparar as diferentes abordagens ultrassonográficas cardíacas, é importante destacar que o exame realizado pelo intensivista difere do especialista. Essa abordagem segue um tripé fundamental, típico de todo exame ultrassonográfico intensivista. Ela se baseia em um questionamento clínico abrangente, integração multissistêmica dos dados clínicos e ultrassonográficos de outros sistemas (como pulmonar, vascular e renal), culminando em um diagnóstico sindrômico e um direcionamento terapêutico.

A avaliação cardíaca, seja transtorácica ou transesofágica, segue princípios semelhantes, mas com diferenças na obtenção das imagens.[1,2] A abordagem transesofágica oferece melhor visualização do átrio esquerdo (AE), apêndice atrial esquerdo e veias pulmonares, enquanto a transtorácica é mais clara para o ápice cardíaco.[1,2] Essas vantagens da ETE são mais evidentes em pacientes com fatores de risco para imagens transtorácicas inadequadas, como ganho de peso > 10%, pressão expiratória positiva final ≥ 15 cmH_2O e tubos torácicos.[3]

A sonda de ETE oferece maior resolução das imagens devido à sua frequência mais alta e proximidade com as estruturas cardíacas. No entanto, o alinhamento do fluxo de regurgitação tricúspide pode ser mais difícil de obter com a ETE, dificultando sua análise com Doppler. Cirurgias esofágicas podem também dificultar a avaliação.[1]

A abordagem cardíaca via transesofágica expande o uso da ultrassonografia na unidade de terapia intensiva (UTI) em diversos cenários clínicos.[4] Além disso, essa técnica amplia o escopo de atuação da ultrassonografia, especialmente na avaliação pulmonar e intra-abdominal.[5] Apesar das limitações relacionadas à disponibilidade do aparelho e custos, seu uso é seguro e preciso.[6] A abordagem integrativa, aliada à ultrassonografia, proporciona uma medicina mais personalizada e de qualidade.[7]

Realização da ecocardiografia transesofágica na unidade de terapia intensiva

A ETE é uma habilidade avançada para o intensivista,[4] mas é viável mesmo em situações de urgência. Ela ajuda a determinar as causas do choque e da parada cardíaca, fornecendo informações cruciais para o tratamento e prognóstico.[5] Estudos demonstram eficácia comparável à de especialistas, com baixa variabilidade entre observadores,[8,9] e seu domínio pode ser adquirido rapidamente.[10] É segura, com baixas taxas de complicações,[11] e pode resultar em mudanças significativas no manejo terapêutico em até 89% dos casos.[11,12]

O uso de sondas transesofágicas menores facilitou sua adoção na UTI, mantendo qualidade de imagem e segurança.[11,11,13,-15] Esses transdutores permitem uma permanência mais longa, facilitando a monitorização.[10] Também possibilitam exames intranasais, aumentando conforto e precisão.[7] Aparelhos portáteis oferecem boa resolução e interpretação de imagens.[8] A constante evolução dessas tecnologias tornou o exame mais acessível na UTI. A **Figura 28.3.2.1** ilustra essas sondas de tamanho mais reduzido e aparelhos compactos com ETE.

A execução da ETE pelo intensivista varia na sequência de visualizações, mas é essencial seguir uma abordagem padronizada para garantir uma avaliação completa do paciente.[1,16,17,18] Geralmente realizada em pacientes intubados sob sedação profunda e monitorização adequada, a inserção da sonda é facilitada pelo uso de lubrificação e, em alguns casos, pelo videolaringoscópio, reduzindo riscos de lesões e aumentando as taxas de sucesso do procedimento.[6]

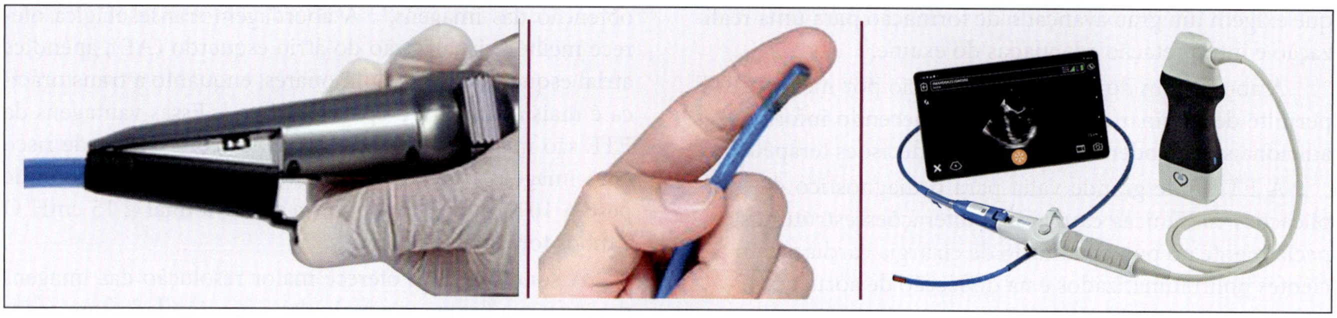

Figura 28.3.2.1. Sondas de tamanho reduzido aplicáveis à avaliação do paciente crítico.

Fonte: Adaptada de Wagner CE, Bick JS, Webster BH, Selby JH, Byrne JG. Use of a miniaturized transesophageal echocardiographic probe in the intensive care unit for diagnosis and treatment of a hemodynamically unstable patient after aortic valve replacement. J Cardiothorac Vasc Anesth. 2012 Feb;26(1):95-7.

A manipulação do transdutor é crucial para a obtenção de imagens precisas durante a ETE, envolvendo uma série de movimentos, como avançar, recuar, flexionar e girar a sonda, além de ajustar o plano do feixe.[19,20] Essas técnicas permitem uma visualização detalhada das estruturas cardíacas, facilitando o diagnóstico do choque circulatório e o monitoramento hemodinâmico. A **Figura 28.3.2.2** ilustra essas possibilidades de análise, incluindo a avaliação da variação

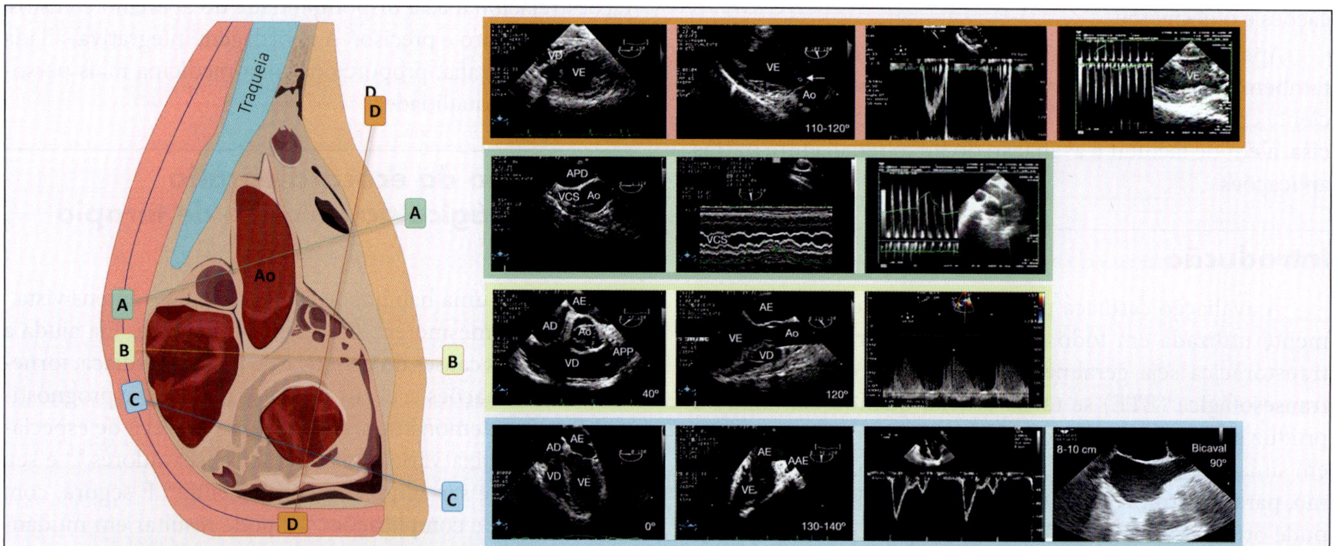

A Transesofágico superior grandes vasos	• VCS (Modo-M) • Artéria pulmonar (Doppler pulsado)	• Avaliação de fluidorresponsividade
B Transesofágico médio	• 40°: Valva aórtica, tricúspide e pulmonar; cavidade cardíaca direita • 120°: VSVE, Valva aórtica e mitral	• Avaliação estrutural e funcional (regurgitação tricúspide pode ser quantificada com 20-60°)
C Transesofágico médio de 04 e 02 Câmaras (35-40 cm dos incisivos)	• 04 Câmaras: VD, VE, AE e AD • 02 Câmaras: AE e VE (a partir do 04 câmaras, angulação de 130-140 centrando imagem no VE) • Bicaval: câmaras direitas, VCI e VCS	• Avaliar tamanho e função de VE e VD • Avaliar Doppler Mitral (painel direito) • Avaliar posição de cânulas de ECMO • Análise de compressões torácicas (RCP)
D Transgástrico Eixo Curto e Eixo Longo (40-45 cm dos incisivos)	• Eixo curto: VE, VD e SIV • Eixo Longo (110-120°): VSVE, Ao	• Eixo Curto: Função sistólica de VE e movimento do SIV (painel esquerdo) • Eixo longo: VTI da VSVE (estimar VS e fluidorresponsividade

Figura 28.3.2.2 Cortes básicos da ETE com as estruturas visualizadas e algumas das aplicações clínicas relacionadas.

Ao: aorta; AE: átrio esquerdo; AP: artéria pulmonar; VE: ventrículo esquerdo; VD: ventrículo direito; VCS: veia cava superior; VCI: veia cava inferior.

Fonte: Adaptada de Vignon P, Merz TM, Vieillard-Baron A. Ten reasons for performing hemodynamic monitoring using transesophageal echocardiography. Intensive Care Med. 2017 Jul;43(7):1048-1051.

de fluidorresponsividade pela análise da variação da veia cava superior (VCS) e da variação do volume sistólico (VS) por meio da avaliação da variação da velocidade tempo-integral (VTI) da via de saída de ventrículo esquerdo (VSVE).

Com base na avaliação dessas estruturas, é possível identificar diversas etiologias de choque, cada uma com suas características específicas. O **Quadro 28.3.2.1.** apresenta alguns desses achados relacionados às manifestações na ETE e os cortes mais indicados para sua avaliação. [12,17,20,22,23,25]

Indicações da ecocardiografia transesofágica na unidade de terapia intensiva

A ultrassonografia (US) na abordagem do paciente crítico é essencialmente associada a um questionamento clínico. Enquanto a US cardíaca transtorácica é suficiente em mais de 90% dos casos, a ETE é indicada nos restantes 10%, especialmente no pós-operatório de cirurgia cardíaca e no trauma torácico.[19,20,24-26]

O ETE pode ser muito útil no suporte com ECMO, avaliando pré-carga, contratilidade e pós-carga, fornecendo informações essenciais para o tratamento.[10,22,23,27,28]

A ETE desempenha um papel crucial na abordagem do paciente crítico, especialmente em questões hemodinâmicas.[10,22,23,27,28] Além disso, auxilia em demasia o suporte de pacientes em ECMO, auxiliando desde o posicionamento da cânula até o desmame. Para isso, avalia pré-carga, contratilidade e pós-carga, com cortes cardíacos e avaliação da VCS.[10,22,27,28] Essas avaliações, combinadas com monitorização invasiva adequada, fornecem informações essenciais para o tratamento.[17] As contraindicações são raras e estão destacadas no **Quadro 28.3.2.2.**

Quadro 28.3.2.1. Avaliação da ETE em diferentes etiologias de choque circulatório[16-18,21-23]

Situação clínica	Cortes de ETE			Achados ultrassonográficos
	Tg.	Tf. M.	Tf. S.	
Obstrução dinâmica de VSVE	X	X		• Movimento sistólico anterior da valva mitral* • Hipertrofia de VE • Obliteração da cavidade de VE • Regurgitação mitral • Estenose aórtica
Hipovolemia	X	X	X	• VCS reduzida com ampla variabilidade - Obliteração da cavidade de VE (*"Kissing Walls"*)
Choque cardiogênico*	X	X	X	• Alteração de contratilidade segmentar • Insuficiência mitral ou outras valvopatias • Déficit sistólico de VE • VCS pode estar pletórica
Isquemia miocárdica	X	X		• Hipocinesia /acinesia difusa de VE
Tamponamento cardíaco	X	X		• Derrame pericárdico • VCS pletórica • Colapso de câmaras direitas • Variação excessiva da velocidade da onda E metal ou da onda S pulmonar na inspiração
***Cor pulmonale* agudo**	X	X	X	• Sobrecarga de VD • VCS pletórica • Trombo intracardíaco ou na artéria pulmonar • Aumento de densidade da artéria pulmonar
***Shunt* intracardíaco**	X	X		• Defeito ou *shunt* septal atrial ou ventricular, ou fístula visualizada pelo Doppler colorido
Dissecção de aorta*		X	X	• *Flaps* iniciais em múltiplos planos • Regurgitação aórtica grave • Tamponamento pericárdico • Alteração de contratilidade segmentar • Avaliação de fluxo em falso lúmen
Estenose aórtica grave	X	X		• Estenose valvar aórtica (calcificada) • Hipertrofia de VE • Pode ser acompanhada de regurgitação mitral
Choque séptico*	X	X	X	• Resistência vascular sistêmica reduzida • VE hiperdinâmico • Disfunção diastólica de VE (E > A) • Obstrução de VSVE

*Análises complementares a cardíaca: US pulmonar com consolidação no choque séptico ou de Linhas B no choque cardiogênico e de líquido livre em cavidade abdominal em um choque hipovolêmico, o qual pode estar associado a lesões de aorta. Tg.: transgástrico; Tf. M.: transesofágico médio; Tf. S.: transesofágico superior; VE: ventrículo esquerdo; VCS: veia casa superior; VD: ventrículo direito; VSVE: via de saída do ventrículo esquerdo.

Fonte: Desenvolvido pela autoria.

Quadro 28.3.2.2. Contraindicações à ETE[1,29]	
Contraindicações Absolutas	**Contraindicações Relativas**
• Hemorragia digestiva alta em atividade • Esofagectomia • Perfuração ou laceração esofágica • Trauma esofágico • Estenose esofágica • Tumor esofágico • Víscera perfurada	• Hérnia hiatal sintomática • Hemorragia digestiva alta recente • História de cirurgia gastroesofágica • História de disfagia • História de radiação para pescoço ou tórax • Restrição de mobilidade cervical • Coagulopatia/ trombocitopenia* • Esofagite ativa/esôfago de Barret • Doença ulcerosa péptica

*A ETE realizada por intensivistas demonstrou ser segura na vigência de coagulopatia e trombocitopenia (INR > 2, tempo de tromboplastina parcial ativada > 40 segundos, fibrinogênio < 150 mg/dL e/ou de plaquetas < 50.000/mL).[29]

Fonte: Desenvolvida pela autoria.

A ETE possibilita, assim, um entendimento hemodinâmico amplo e soluciona questionamentos para tomada de decisão segura. O que decorre de uma avaliação ampla do perfil volêmico e da função biventricular.[30]

Rastreamento de dissecção de aórtica

A dissecção aórtica é uma condição grave e potencialmente fatal que exige um diagnóstico rápido e preciso. A ETE é o método preferido, sendo realizada rapidamente à beira do leito, mesmo na sala de emergência. Antes de encaminhar o paciente para cirurgia, quatro itens devem ser avaliados pela ETE: a localização e extensão da lágrima íntima, a presença de regurgitação aórtica, a função sistólica do ventrículo esquerdo (VE) e a ocorrência de tamponamento cardíaco. Esses itens ecocardiográficos são suficientes para determinar a necessidade de intervenção cirúrgica.[31]

Sinais sugestivos de lesão aórtica incluem aumento da distância entre o transdutor e a aorta, sinal de duplo contorno na parede aórtica, presença de coleção de líquido mediastinal ou pleural, disfunção valvar, lesão da íntima e perda de continuidade aórtica.[32]

Abordagem perioperatória

As complicações pós-operatórias são comuns em pacientes cirúrgicos de alto risco, abrangendo instabilidade cardiorrespiratória devido à hipovolemia, hemorragia, sepse, disfunção cardíaca aguda (com alteração global ou segmentar de VE) e embolia pulmonar. A ETE se destaca como uma ferramenta eficaz para diagnosticar e tratar essas complicações. Estudos já abordaram o impacto da ecocardiografia pré e intraoperatória na sobrevida de pacientes de alto risco submetidos a procedimentos complexos, como transplante de fígado, cirurgia vascular major, trauma grave e choque refratário. A combinação da ETE com a ultrassonografia pulmonar pode ser particularmente benéfica no manejo perioperatório de pacientes obstétricas.[33]

Após cirurgias cardíacas, complicações pós-operatórias são uma preocupação frequente, incluindo instabilidade hemodinâmica, disfunção valvar protética, tamponamento cardíaco e síndrome de baixo débito cardíaco. Nesse contexto a ETE destaca-se como uma ferramenta crucial para o diagnóstico e gerenciamento dessas complicações.[34,35,36] A **Figura 28.3.2.3** ilustra uma proposta de abordagem hemodinâmica no pós-operatório de cirurgia cardíaca.

Considerando a alta incidência de lesão renal aguda (LRA) após cirurgia cardíaca, é importante avaliar a perfusão renal com Doppler pulsado das artérias arqueadas. Um índice de resistividade superior a 0,7 indica alto risco de LRA, exigindo medidas preventivas. A ETE pode ser usada para essa avaliação.[37] Além disso, o VExUS, em conjunto com a ultrassonografia pulmonar e a análise cardíaca, pode guiar a tomada de decisões.

Abordagem do paciente politraumatizado

A utilização do ETE na abordagem do paciente crítico politraumatizado com instabilidade hemodinâmica, permite uma rápida análise das variáveis do choque circulatório.[38,39] Além de detectar contusões cardíacas e derrames pericárdicos, é crucial para identificar lesões aórticas.[1,40] Com a movimentação da sonda, é possível também identificar complicações pulmonares, como hemotórax e pneumotórax, e outras condições, como hematoma subcapsular esplênico. Essa abordagem direcionada pode resultar em condutas rápidas e assertivas, beneficiando o prognóstico do paciente politraumatizado.[41] A **Figura 28.3.2.4** ilustra a abordagem sistematizada do paciente politraumatizado com a ETE.[38,39,42]

ETE no manejo do paciente com ECMO

Tanto a ecocardiografia transtorácica quanto a ETE têm um papel crucial no manejo da ECMO. A ETE possui uma ampla aplicação, desde o posicionamento das cânulas (**Figura 28.3.2.5**) até o desmame do suporte, conforme detalhado no **Quadro 28.3.2.3**. Além disso, complementa a monitorização invasiva contínua em pacientes com dispositivos de suporte hemodinâmico extracorpóreos, fornecendo informações valiosas para ajustes terapêuticos e prognóstico.[10,43-46]

O desmame da ECMO é simplificado pela ETE, aliado a uma avaliação clínica ampla e dados de US pulmonar e hemodinâmica. A função biventricular é monitorada sistematicamente, com repetições a cada 30 minutos após reduções sequenciais do fluxo, seguidas de avaliações adicionais em intervalos específicos. Medidas corretivas, como administração de fluidos e inotrópicos, são adotadas para uma avaliação mais completa da função ventricular. Posteriormente, considera-se a redução adicional do fluxo, com novas avaliações periódicas da função biventricular.[47,48] Dispositivos de assistência ventricular podem ser uma opção para pacientes com disfunção ventricular persistente, enquanto aqueles com melhora da função biventricular podem ser considerados para decanulação, conforme mostrado na **Figura 28.3.2. 6.**[45]

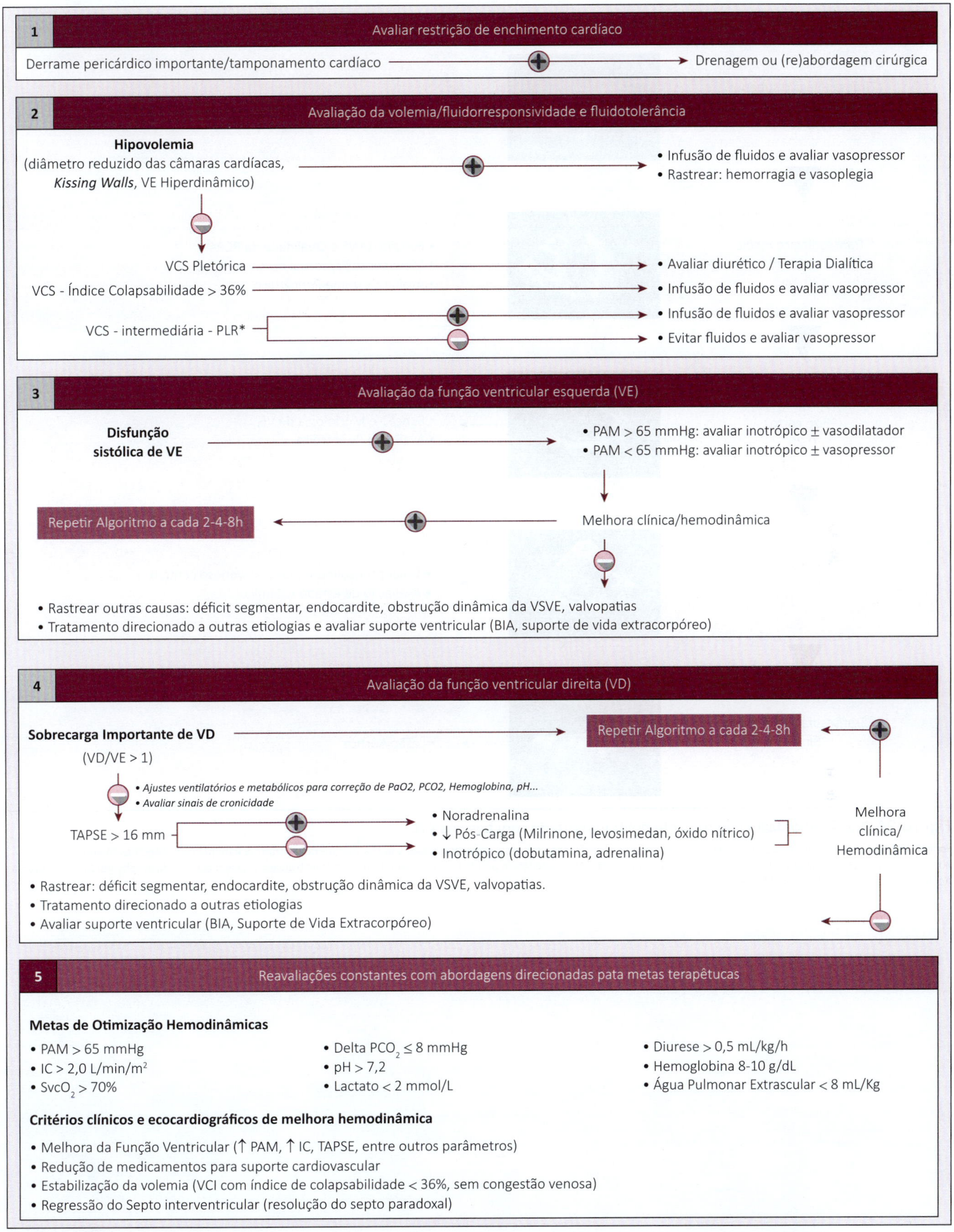

Figura 28.3.2.3. Abordagem Hemodinâmica do paciente em pós-operatório de cirurgia cardíaca com base na ETE.

Fonte: Adaptada de Treskatsch S, Balzer F, Knebel F, Habicher M, Braun JP, Kastrup M, *et al.* Feasibility and influence of hTEE monitoring on postoperative management in cardiac surgery patients. Int J Cardiovasc Imaging. 2015 Oct;31(7):1327-35.

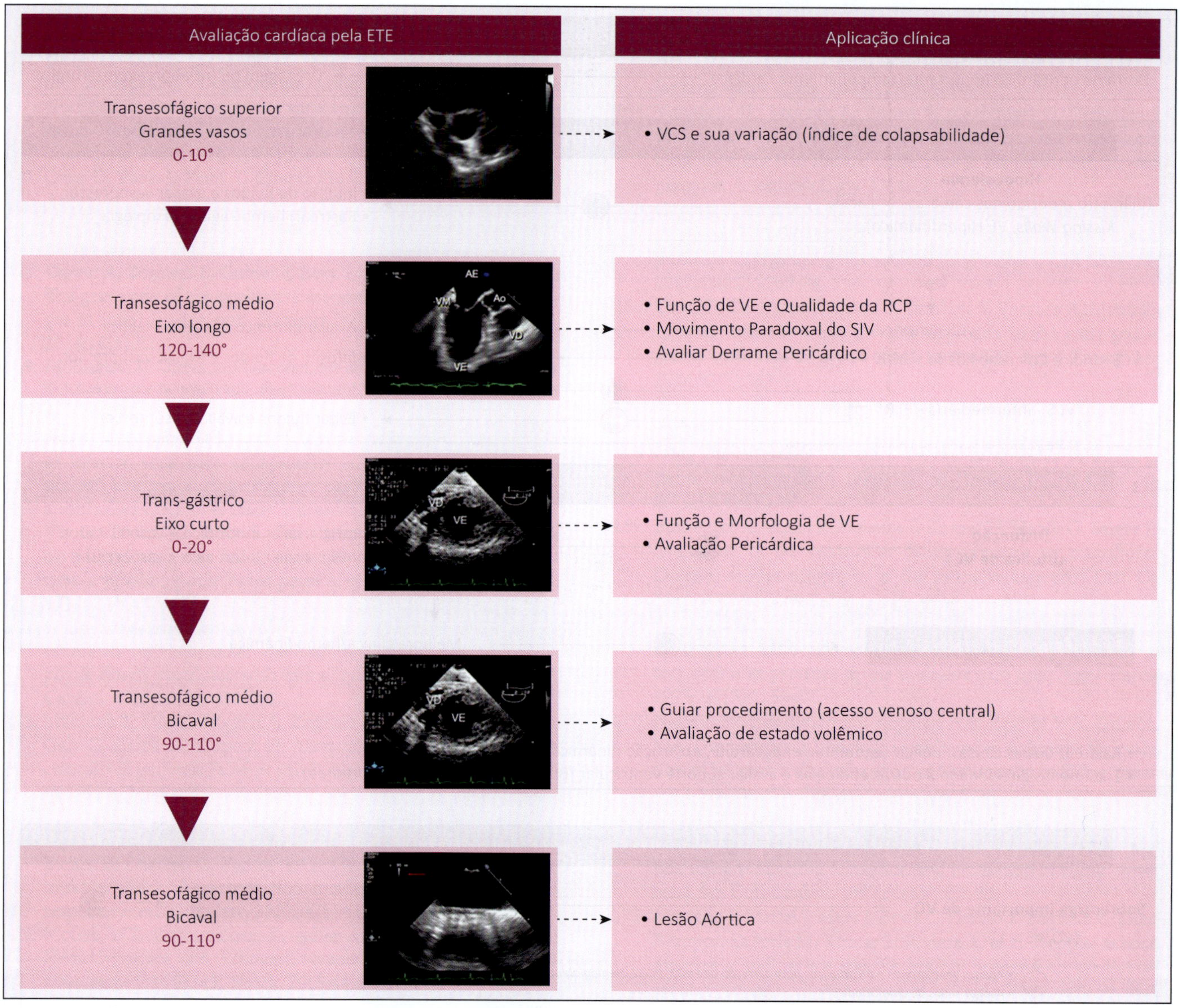

Figura 28.3.2.4. Abordagem do paciente politraumatizado com base na ETE.

Fonte: Adaptada de Girón-Arango L, D'Empaire PP. Is There a Role for Transesophageal Echocardiography in the Perioperative Trauma Patient? Curr Anesthesiol Rep. 2022;12(2):210-216; & Nowack T, Christie DB 3rd. Ultrasound in trauma resuscitation and critical care with hemodynamic transesophageal echocardiography guidance. J Trauma Acute Care Surg. 2019 Jul;87(1):234-239.

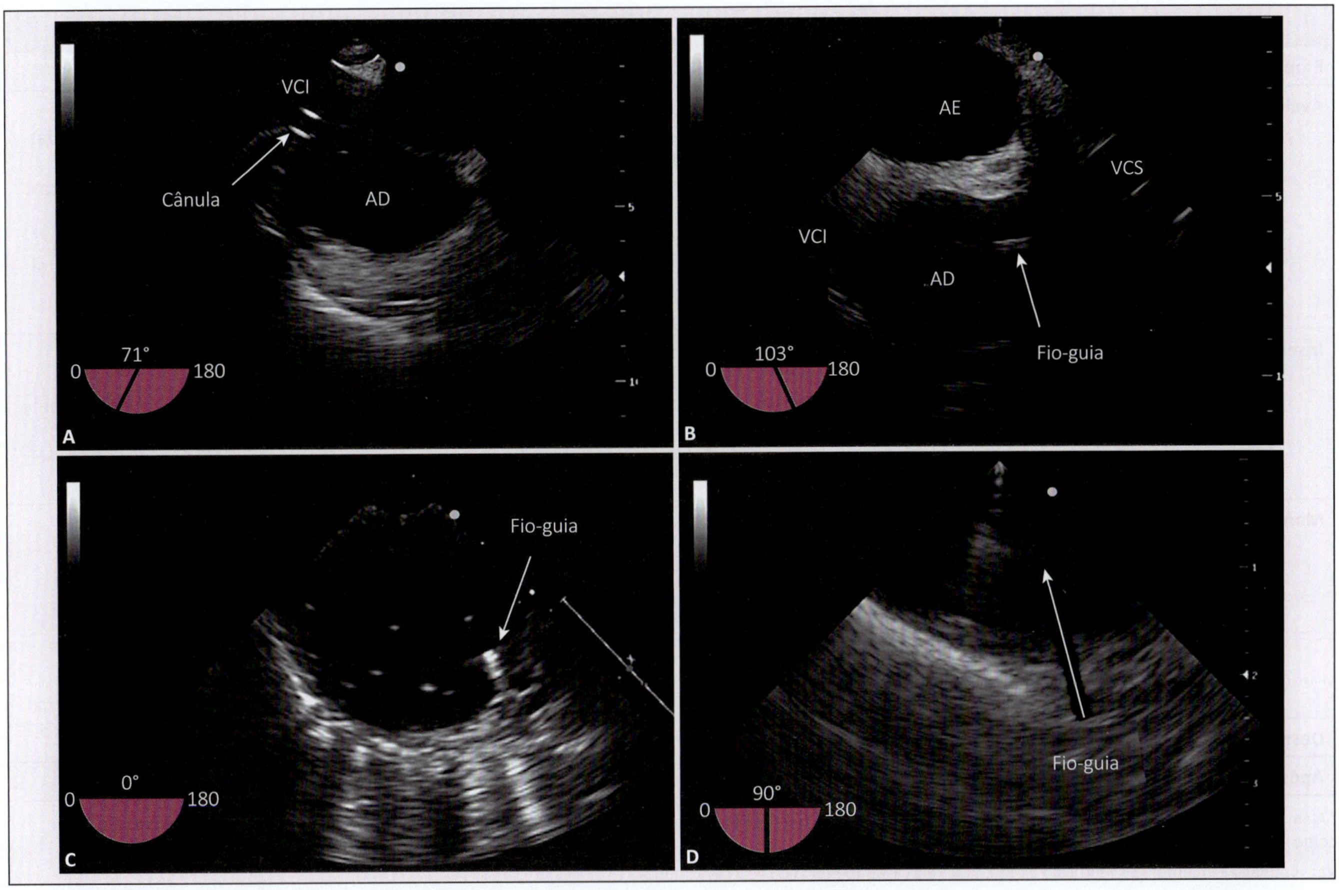

Figura 28.3.2.5 Progressão do fio-guia e posicionamento da cânula de ECMO guiados pela ETE. (A) Cânula na VCI na iminência de sua entrada no AD, visualizada no corte bicaval; (B) Fio-guia na junção da VCS e do AD, no corte bicaval; (D) Fio-guia na aorta torácica no corte transversal (eixo curto) e (D) no corte longitudinal (eixo longo).

Fonte: Adaptada de Fair J, Tonna J, Ockerse P, Galovic B, Youngquist S, McKellar SH, Mallin M. Emergency physician-performed transesophageal echocardiography for extracorporeal life support vascular cannula placement. Am J Emerg Med. 2016 Aug;34(8):1637-9

	Ações adotadas	Recuperação ventricular	Falência ventricular
Estágio 1	• Fluxo de ECMO total • Avaliação inicial da função biventricular	• Dados de contratilidade basal • Avaliação de volemia basal	• Dados de contratilidade basal • Avaliação de volemia basal
Estágio 2	• Redução sequenciais de fluxo de 0,5 L/min • Repetir análise biventricular a cada 30 min	• Contratilidade responde à redução de fluxo da ECMO • Mantem euvolemia	• Contratilidade não-responde à redução de fluxo da ECMO • Progressão para congestão venosa
Estágio 3	• Metade do fluxo • Desafio de volume (10 mL/kg em 20 min) • Reavaliação biventricular em 1 hora	• Contratilidade semelhante ao estágio 2 • Resposta adequada à infusão de fluidos	• Contratilidade não-responde à redução de fluxo da ECMO • Congestão venosa
Estágio 4	• Fluxo mínimo (1-1,5.min) • Administração de inotrópico • Reavaliação biventricular em 1 hora	• Contratilidade adequada • Manutenção de euvolemia	• Sem resposta à administração de inotrópico • Congestão venosa
		Avaliar decanulação	**Avaliar interrupção**
		• Realizar cuidado seriado com uso da US para auxiliar na otimização hemodinâmica (incluindo VEXUS e US pulmonar) e ventilatória	• Falência biventricular: avaliar transplante ou terminalidade; • Falência apenas de VD ou de VE: avaliar dispositivos de assistência específicos

Figura 28.3.2.6. Desmame da ECMO com base na análise sequencial da ETE.

Fonte: Adaptada de Cavarocchi NC, Pitcher HT, Yang Q, Karbowski P, Miessau J, Hastings HM, Hirose H. Weaning of extracorporeal membrane oxygenation using continuous hemodynamic transesophageal echocardiography. J Thorac Cardiovasc Surg. 2013 Dec;146(6):1474-9

Quadro 28.3.2.3. Aplicação da US e da ETE no manejo do paciente com ECMO[10]		
Etapa do suporte	**ECMO -VA**	**ECMO -VV**
Avaliação inicial*	• Avaliar a aorta (calcificação, placas móveis, dissecção) e as valvas mitral e, aórtica • Descartar: ruptura de septo intracavitário, trombo intracavitário e barreiras à anulação	• Avaliar função de VE • Rastrear derrame pericárdico (comparação dinâmica para descartar potencial iatrogênico pós-procedimento) • Descartar disfunção de VD, forame oval patente e defeito septal atrial • Descartar trombose da VCS/VCI • Rastrear hipertensão pulmonar e valvopatia aórtica/mitral • Avaliar barreiras para canulação (válvula de eustáquio proeminente)
Inserção das Cânulas	• Visualizar o fio-guia: aorta ascendente e descendente (cortes médio-esofágicos) • Aorta descendente (periférica)/aorta ascendente (central) • Orientar o posicionamento adicional de outros dispositivos de suporte circulatório mecânico (Impella e balão intra-aórtico)	• Visualização do fio-guia: janela bicaval)/ • VCI (periférica) AI/VS/VCI (central) • Rastreamento de derrame pericárdico novo ou de aumento do tamanho de efusão prévia ao procedimento
Manutenção	• Avaliar problemas de fluxos inadequados • Avaliação de hipovolemia • Rastreamento de derrame pericárdico • Rastreamento de trombo (válvulas protéticas, intracavitário) • Reavaliação de dispositivos de suporte circulatório mecânico concomitantes	• Avaliar problemas em fluxos inadequados • Migração da cânula (veia supra-hepática) • Trombo (cânula, intracavitário, VCI/SVC) • Derrame pericárdico • Hipovolemia • Avaliação da recirculação • Progressão da doença • Reavaliar tamanho e função biventriculares/tamanho atrial
Desmame	• Avaliação de VD	• Avaliação de função biventricular
Após-decanulação	• Avaliação hemodinâmica ampla e continuada	

*Além da avaliação cardíaca e aórtica, a US deve ser utilizada para análise arterial e venosa com intuito de analisar potenciais dificuldades para a inserção de cânulas, assim como o diâmetro adequado das mesmas.

VE: ventrículo esquerdo; VD: ventrículo direito; VCS: veia cava superior; VCI: veia cava inferior.

Fonte: Desenvolvido pela autoria.

Abordagem da parada cardiorrespiratória

A US pode ser empregada em todas as fases do suporte à PCR.[1] Em um estudo de Arntfield *et al.*, a ETE foi utilizada com sucesso em 54 pacientes durante a reanimação cardiopulmonar (RCP), influenciando tanto no diagnóstico (78%) quanto no tratamento (67%).[49] Inicialmente, uma análise multissistêmica é realizada para identificar a possível causa do quadro e auxiliar na tomada de decisões.[50] O Protocolo CURE (Core Ultrasound in REsuscitation) ilustra essa abordagem (**Figura 28.3.2.7**), incorporando o uso da ETE. Isso proporciona informações adicionais que podem ser cruciais no manejo e prognóstico dos pacientes, com vantagens em relação à abordagem transtorácica (**Quadro Quadro 28.3.2.4**).[51,52,53]

As potenciais etiologias da PCR incluem avaliação de sobrecarga de VD, tamponamento cardíaco, hipovolemia, dissecção de aorta e outros fatores.[20,46,52,54-57,59] Além disso, é crucial observar a contractilidade cardíaca em ritmos não chocáveis para determinar o prognóstico e a conduta apropriada. [20,46,52,54-57,59] A ultrassonografia cardíaca (USIC) associada a ETE permite a avaliação direta da qualidade das compressões torácicas, otimizando o enchimento e esvaziamento do VE durante cada compressão (**Figura 28.3.2.8**).[20,59,60] Essa abordagem sistemática é apresentada no **Quadro 28.3.2.5** e ilustrada no fluxograma de atendimento na **Figura 28.3.2.9**.

BLS → IOT	RCP	Pós-RCP
FAST **A**orta Abdominal **T**VP **A**irway (via aéra) **L**ung (pulmão)	**M**ovimento Cardíaco **A**orta (emergências) **T**rombo Intracavitário **C**ompressões **H**ipovolemia	**P**ump (bomba) **P**ré-carga (euvolemia) **P**rocedimentos
USIC	USIC/ETE	USIC/ETE

Figura 28.3.2.7. Abordagem da PCR com base na US, incluindo a ETE, envolvendo a avaliação do suporte básico de vida (BLS) e a busca da etiologia do choque com base na US cardíaca transtorácica (USIC) (FAST), avaliação das vias aéreas e confirmação do posicionamento correto de cânula endotraqueal após intubação orotraqueal (IOT) por meio da US pulmonar, determinando a sigla: FATAL. Durante a RCP, inicia-se o uso do ETE para avaliação da aorta, rastreamento de trombo intracavitário e qualidade das compressões, determinando a sigla MATCH. Após o retorno da circulação espontânea, otimização hemodinâmica e realização de procedimentos guiados por US.

Fonte: Adaptada de Chu SE, Chang CJ, Chen HA, Chiu YC, Huang CY, Huang EP, *et al.* Core Ultrasound in REsuscitation (CURE): A novel protocol for ultrasound-assistant life support via application of both transesophageal and transthoracic ultrasound. Resuscitation. 2022 Apr;173:1-3.

Quadro 28.3.2.4. Diferenças entre avaliação da US cardíaca por via transtorácica e por ETE[52-54,57]		
	USIC	**ETE**
Janela ecocardiográfica	Limitada	Melhor qualidade de imagem
Tempo para obter a imagem	Limitado: durante checagem e pulso (< 10 segundos)	Avaliação contínua, inclusive durante as compressões
Qualidade das compressões torácicas	Difícil avaliação (pouco utilizada)	Permite avaliação contínua em tempo real, possibilitando melhorias
Assistência à identificação do ritmo	Qualidade de imagem pode limitar análise de ritmo	Qualidade de imagem adequada, auxilia a avaliação do ECG
Diagnóstico de causas reversíveis	Limitada	Superior
Auxílio da ressuscitação extracorpórea	Limitado	Superior
Segurança e riscos	Não invasiva	Invasiva
Interferência nas compressões torácicas	Risco de interferir na qualidade das compressões torácicas	Não interfere nas compressões torácicas
Interferência no tempo de checagem de pulso	Potencial aumento do tempo	Potencial redução do tempo

Fonte: Desenvolvido pela autoria.

Quadro 28.3.2.5. Janelas de ETE, estruturas cardíaca observadas e utilidade na PCR		
Corte ETE		**Utilidade na PCR**
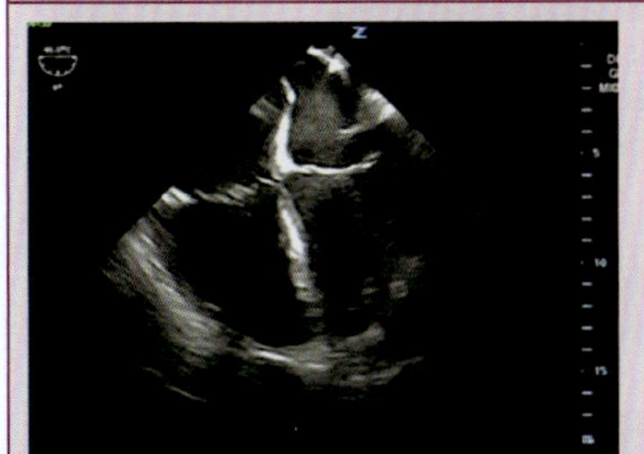	**Médio-esofágico 04 Câmaras** • VE, VD, AE, AD • Valva mitral • Valva tricúspide • Pericárdio	• Rastrear etiologia: • Tamponamento cardíaco • Trombo intracavitário • Avaliar possibilidade de atividade cardíaca contrátil • Tamanho e função de VD/VE, FV
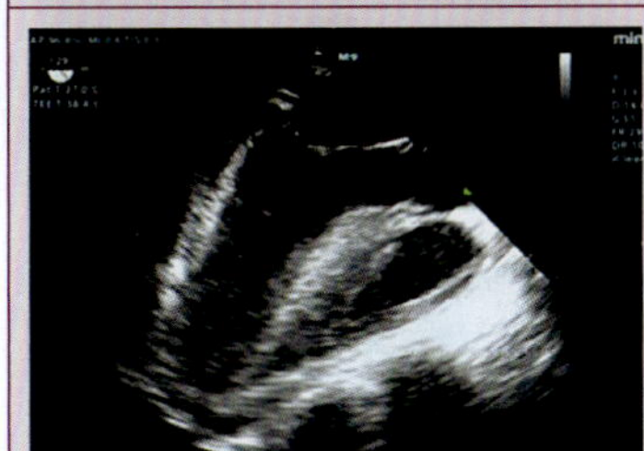	**Médio-Esofágico Axial Longo** • VE, AE, VD, VSVE • Raiz da aorta • Valva aórtica • Valva mitral	• Determinar a área de compressão máxima durante a RCP (ajustar posicionamento e técnica das compressões em tempo real) • Rastrear: dissecção de aorta • Avaliar possibilidade atividade cardíaca contrátil
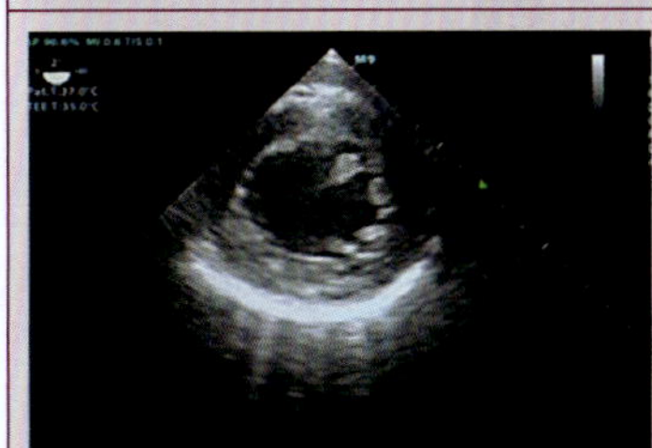	**Médio Esofágico Bicaval** • VCI • AD • VCS	• Guiar procedimentos (ECMO) • Avaliar fluidorresponsividade mo pós-PCR
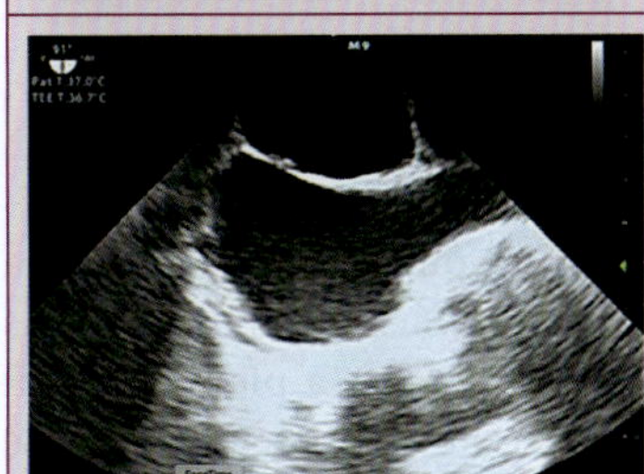	**Transgástrico axial no nível dos músculos papilares** • VE (todas paredes) • SIV	• Avaliar atividade cardíaca • Tamanho de VD/VE • Função de VD e VE

Fonte: Adaptado de Teran F. Resuscitative Cardiopulmonary Ultrasound and Transesophageal Echocardiography in the Emergency Department. Emerg Med Clin North Am. 2019 Aug;37(3):409-430.

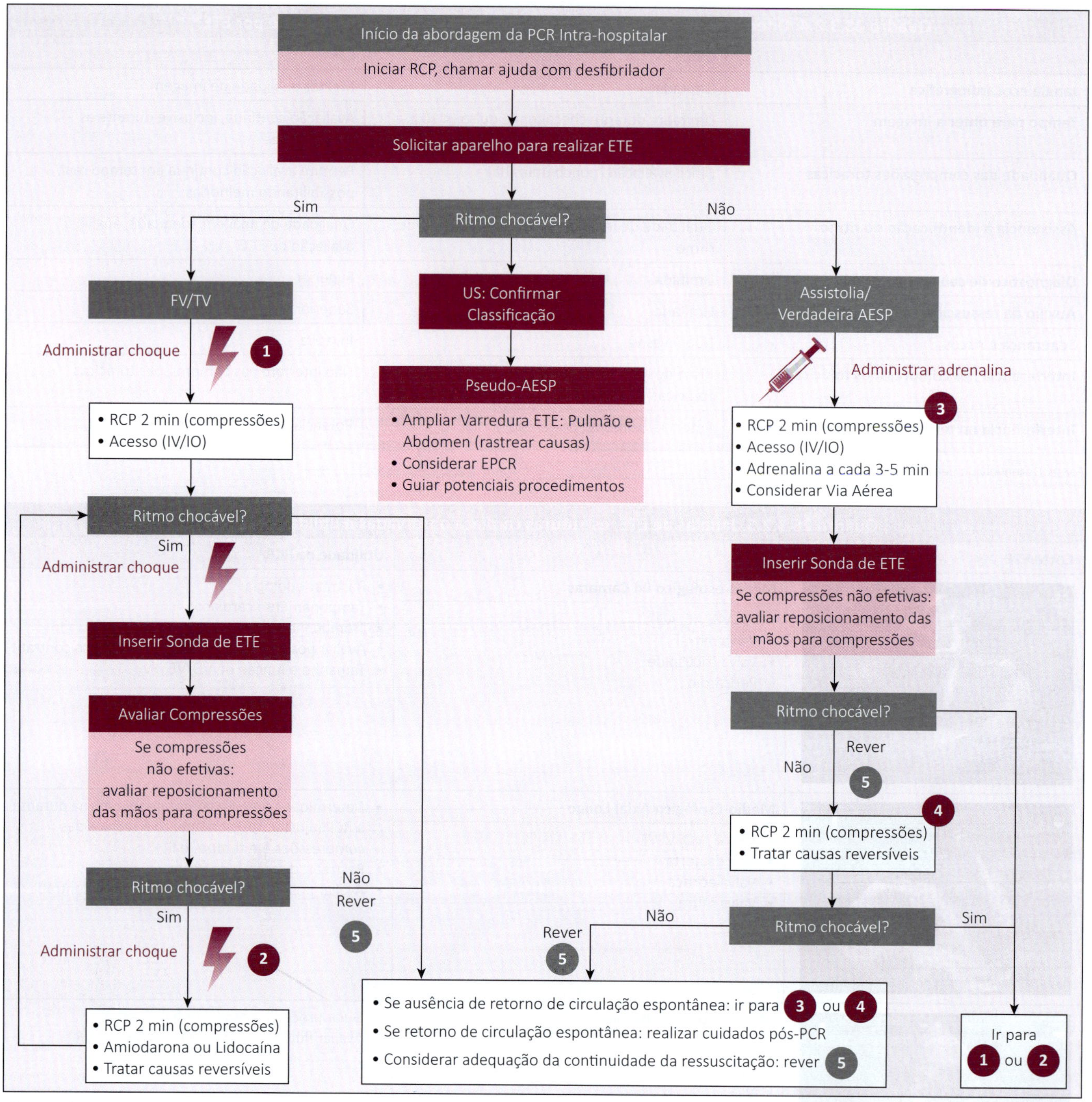

Figura 28.3.2.8. Algoritmo de RCP com uso combinado da USIC e ETE. Após a intubação, a ETE é inserida para localizar a área de maior compressão usando o corte médio-esofágico axial longo. Além de orientar as compressões, a ETE ajuda no rastreamento das possíveis causas da PCR, incluindo avaliação pulmonar e abdominal.

Fonte: Adaptada de Riendeau Beaulac G, Teran F, Lecluyse V, Costescu A, Belliveau M, Desjardins G, Denault A. Transesophageal Echocardiography in Patients in Cardiac Arrest: The Heart and Beyond. Can J Cardiol. 2023 Apr;39(4):458-473.

Avaliação da hipoxemia sem etiologia definida

Na UTI, a avaliação ultrassonográfica integrativa, que combina análise cardíaca, vascular e pulmonar, oferece uma compreensão mais completa do estado fisiopatológico do paciente.[61] A ETE fornece uma perspectiva alternativa para avaliação pulmonar, especialmente em pacientes com limitações para a análise transtorácica, ampliando o campo de varredura pulmonar. Enquanto a ultrassonografia pulmonar transtorácica detecta apenas lesões pleuroparenquimatosas próximas à pleura, a ETE possibilita uma visualização mais abrangente, o que pode aprimorar a precisão diagnóstica, conforme ilustrado na **Figura 28.3.2.10.**[62]

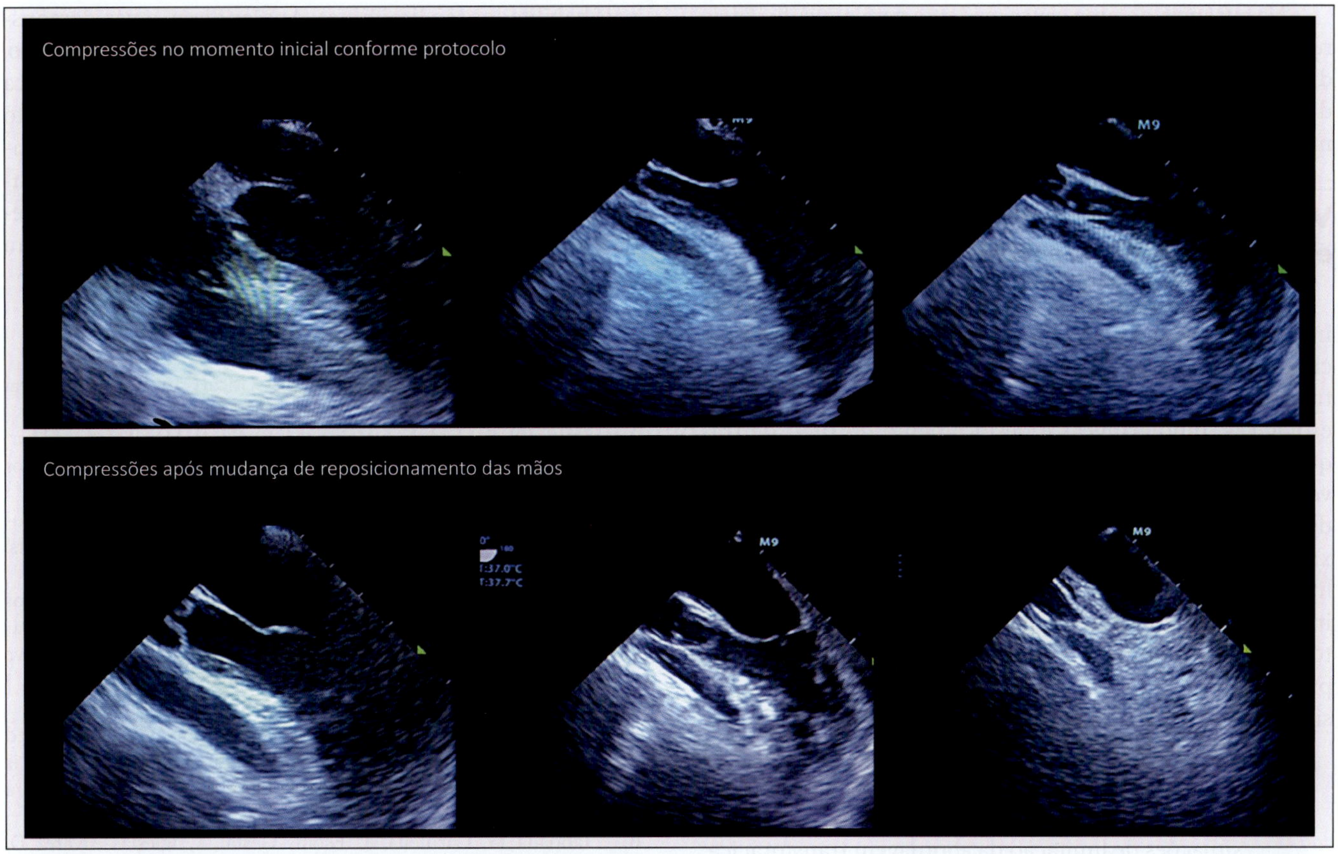

Figura 28.3.2.9. Avaliação da qualidade de compressões torácicas pela ETE, com ajuste de posicionamento das mãos para posição diretamente acima do VE.

Fonte: Adaptada de Giorgetti R, Chiricolo G, Melniker L, Calaf C, Gaeta T. RESCUE transesophageal echocardiography for monitoring of mechanical chest compressions and guidance for extracorporeal cardiopulmonary resuscitation cannulation in refractory cardiac arrest. J Clin Ultrasound. 2019;1-4.

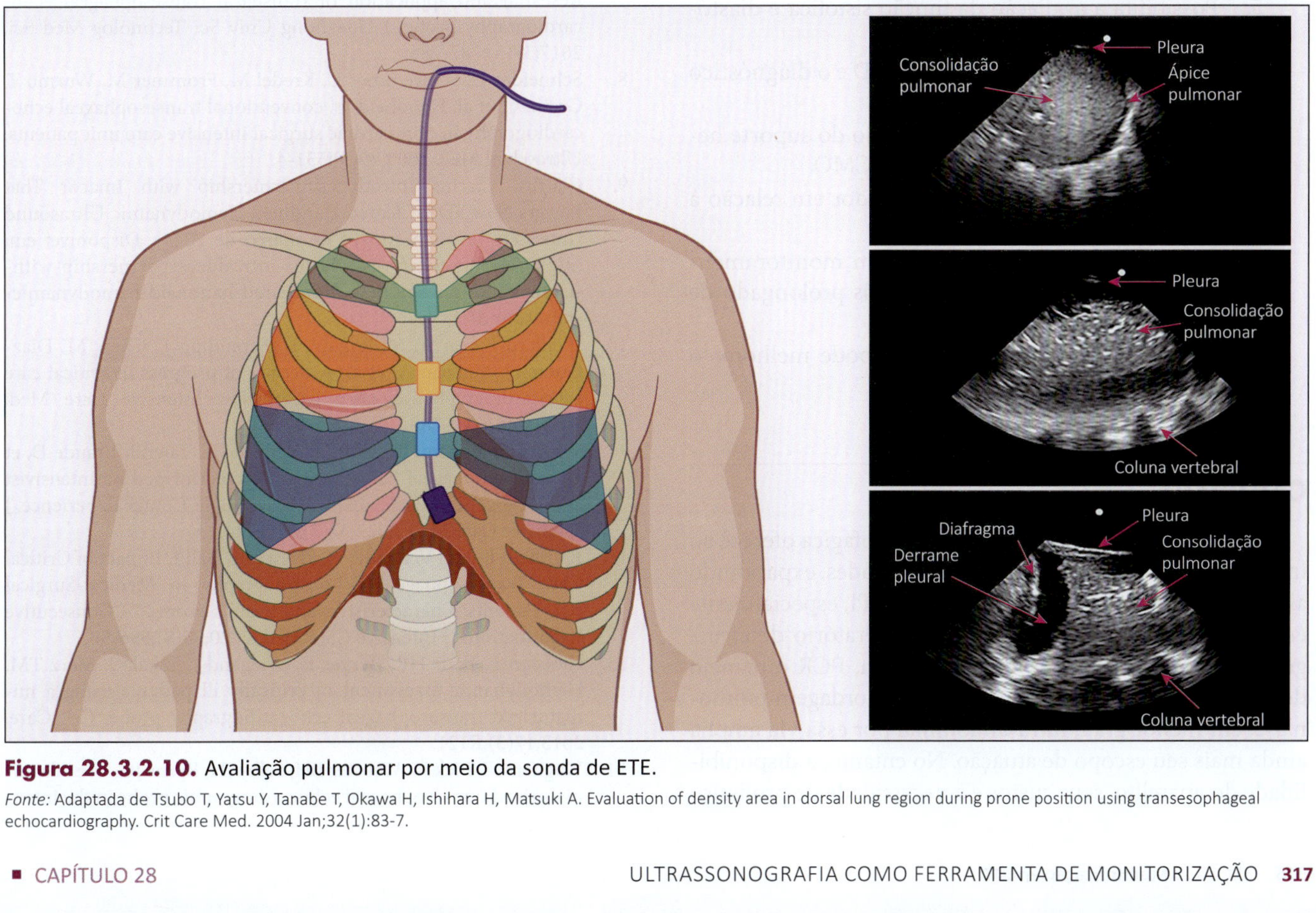

Figura 28.3.2.10. Avaliação pulmonar por meio da sonda de ETE.

Fonte: Adaptada de Tsubo T, Yatsu Y, Tanabe T, Okawa H, Ishihara H, Matsuki A. Evaluation of density area in dorsal lung region during prone position using transesophageal echocardiography. Crit Care Med. 2004 Jan;32(1):83-7.

Na ausência de uma causa evidente para a insuficiência respiratória, a ETE pode ser útil para rastrear *shunt* intracardíaco, utilizando Doppler colorido ou microbolhas. Além disso, pode auxiliar na detecção de tromboembolismo pulmonar (TEP).[62]

Vantagens, complicações e limitações do método

Os exames realizados por intensivistas em pacientes intubados, sob sedação e monitorização contínua, proporcionam segurança, mas apresentam riscos de lesões gastrointestinais e complicações nas vias aéreas.[1,17] Lesões esofágicas, hipofaríngeas e deslocamento do tubo de traqueostomia são raras,[63] mas podem ter consequências graves.[17] O uso de videolaringoscópio durante a introdução da sonda para ETE reduz complicações, aumentando as taxas de sucesso na primeira tentativa.[6] Na UTI, a ETE realizada por médicos intensivistas demonstrou segurança e influência nas condutas clínicas, incluindo ajustes ventilatórios, hemodinâmicos e orientação da canulação vascular para ECMO.[63] Vignon P *et al.* elencam 10 pontos de grande significância da ETE na UTI:[19]

1. Visualização cardíaca e de grandes vasos com elevada qualidade de imagem.
2. Diagnóstico diferencial do choque circulatório em situações de limitação da abordagem transtorácica.
3. Fornece dados qualitativos e quantitativos para avaliação hemodinâmica sequencial.
4. Disponibiliza dados para análise de fluidorresponsividade e fluidotolerância.
5. Possibilita a avaliação da função sistólica e diastólica do VE.
6. Viabiliza a análise da função de VD e o diagnóstico de *cor pulmonale* agudo.
7. Avaliação hemodinâmica e manejo do suporte hemodinâmico em pacientes com ECMO.
8. Menor variabilidade interobservador em relação à análise transtorácica.
9. As sondas miniaturadas permitem monitoramento hemodinâmico por tempo mais prolongado de modo seguro e efetivo.
10. A utilização correta do recurso pode melhorar o desempenho da UTI.

Conclusão

A abordagem cardíaca por via transesofágica oferece ao intensivista uma ampla gama de possibilidades, expandindo ainda mais o uso da ultrassonografia na UTI, especialmente em casos de choque circulatório, pós-operatório de cirurgias cardíacas, politrauma, lesões de aorta, PCR e manejo de pacientes com ECMO. Além disso, a abordagem pulmonar e, em menor grau, intra-abdominal por essa via amplia ainda mais seu escopo de atuação. No entanto, a disponibilidade do aparelho, seus custos e a necessidade de profissionais habilitados são limitantes. Apesar disso, o uso demonstrou ser seguro, viável e com boa acurácia nesse contexto. É importante ressaltar que toda avaliação ultrassonográfica em pacientes críticos está relacionada a um questionamento clínico e a uma análise integrativa e sistemática do paciente, considerando todos os parâmetros associados. Esse enfoque proporciona uma Medicina de maior qualidade, precisão e personalização, gerando benefícios importantes para os pacientes.

Referências bibliográficas

1. Mayo PH, Narasimhan M, Koenig S. Critical Care Transesophageal Echocardiography. Chest. 2015;148(5):1323-1332.
2. Smith BB, Rehfeldt KH, Meinhardt JR, Smith MM. Safety and feasibility of transesophageal echocardiography in patients with prior esophageal surgery. Echocardiography. 2020;37(9):1430-1435.
3. Cook CH, Praba AC, Beery PR, Martin LC. Transthoracic echocardiography is not cost-effective in critically ill surgical patients. J Trauma. 2002;52(2):280-284.
4. Nanjayya VB, Orde S, Hilton A, Yang Y, Costello C, Evans J, Nalos M, Yastrebov K. Levels of training in critical care echocardiography in adults. Recommendations from the College of Intensive Care Medicine Ultrasound Special Interest Group. Australas J Ultrasound Med. 2019;22(1):73-79.
5. Arntfield R, Pace J, Hewak M, Thompson D. Focused Transesophageal Echocardiography by Emergency Physicians is Feasible and Clinically Influential: Observational Results from a Novel Ultrasound Program. J Emerg Med. 2016;50(2):286-94.
6. Taboada M, Cariñena A, Estany-Gestal A, Iglesias-Álvarez D, Veiras S, et al. Videolaryngoscope versus conventional technique for insertion of a transesophageal echocardiography probe in intubated ICU patients (VIDLARECO trial): A randomized clinical trial. Anaesth Crit Care Pain Med. 2024;43(2):101346.
7. Wang L, Zhang J, Zheng SP, He L, Wang J, Wang XF, Xie MX. Research and application of transnasal transesophageal echocardiography probe. J Huazhong Univ Sci Technolog Med Sci. 2017;37(5):782-786.
8. Schneider C, Schwemmer U, Kredel M, Frommer M, Wurmb T, Greim C, et al. Handheld vs. conventional transesophageal echocardiography in non-cardiac surgical intensive care unit patients. Ultraschall Med. 2008;29(5):531-4.
9. Clarius. Clarius Introduces Partnership with Imacor That Powers New FDA-Cleared Handheld Hemodynamic Ultrasound [Internet]. [Acesso em: 14 de março de 2024]. Disponível em: https://clarius.com/press/clarius-introduces-partnership-with-imacor-that-powers-new-fda-cleared-handheld-hemodynamic-ultrasound/
10. Vieillard-Baron A, Millington SJ, Sanfilippo F, Chew M, Diaz-Gomez J, McLean A, et al. A decade of progress in critical care echocardiography: a narrative review. Intensive Care Med. 2019;45(6):770-788.
11. Wray TC, Johnson M, Cluff S, Nguyen FT, Tawil I, Braude D, et al. Transesophageal Echocardiography Performed by Intensivist and Emergency Physicians-A 5-Year, Single-Center Experience. J Intensive Care Med. 2022;37(7):917-924.
12. Arntfield R, Lau V, Landry Y, Priestap F, Ball I. Impact of Critical Care Transesophageal Echocardiography in Medical-Surgical ICU Patients: Characteristics and Results From 274 Consecutive Examinations. J Intensive Care Med. 2020;35(9):896-902.
13. Cioccari L, Baur HR, Berger D, Wiegand J, Takala J, Merz TM. Hemodynamic assessment of critically ill patients using a miniaturized transesophageal echocardiography probe. Crit Care. 2013;17(3):R121.
14. Wagner CE, Bick JS, Webster BH, Selby JH, Byrne JG. Use of a miniaturized transesophageal echocardiographic probe in the inten-

sive care unit for diagnosis and treatment of a hemodynamically unstable patient after aortic valve replacement. J Cardiothorac Vasc Anesth. 2012;26(1):95-7.
15. Hastie J, Panzer OPF, Weyker P, Flynn BC. Miniaturized Echocardiography in the Cardiac Intensive Care Unit. J Cardiothorac Vasc Anesth. 2019;33(6):1540-1547.
16. Mielnicki W, Dyla A, Małyszek-Tumidajewicz J. A systematic approach to transoesophageal echocardiography in the intensive care unit - a practical guide for intensivists. Anaesthesiol Intensive Ther. 2021;53(4):329-335.
17. Guarracino F, Baldassarri R. Transesophageal echocardiography in the OR and ICU. Minerva Anestesiol. 2009;75(9):518-29.
18. Prager R, Bowdridge J, Pratte M, Cheng J, McInnes MD, Arntfield R. Indications, Clinical Impact, and Complications of Critical Care Transesophageal Echocardiography: A Scoping Review. J Intensive Care Med. 2023;38(3):245-272.
19. Vignon P, Merz TM, Vieillard-Baron A. Ten reasons for performing hemodynamic monitoring using transesophageal echocardiography. Intensive Care Med. 2017;43(7):1048-1051.
20. Teran F. Resuscitative Cardiopulmonary Ultrasound and Transesophageal Echocardiography in the Emergency Department. Emerg Med Clin North Am. 2019;37(3):409-430.
21. Peng YG, Janelle GM. Emergent limited perioperative transesophageal echocardiography: should new guidelines exist for limited echocardiography training for anesthesiologists? Front Med. 2012;6(3):332-7.
22. Hüttemann E. Transoesophageal echocardiography in critical care. Minerva Anestesiol. 2006;72(11):891-913.
23. Dan M, Sorbara C. Transesophageal echocardiography in the ICU. Contrib Nephrol. 2001;(132):114-35.
24. Grotberg JC, McDonald RK, Co IN. Point-of-Care Echocardiography in the Difficult-to-Image Patient in the ICU: A Narrative Review. Crit Care Explor. 2024;6(1):e1035.
25. Ofili EO, Labovitz AJ. Transesophageal echocardiography: expanding indications for ICU use. How TEE can complement--or surpass--transthoracic techniques. J Crit Illn. 1992;7(1):85-96.
26. Patel KM, Desai RG, Trivedi K, Neuburger PJ, Krishnan S, Potestio CP. Complications of Transesophageal Echocardiography: A Review of Injuries, Risk Factors, and Management. J Cardiothorac Vasc Anesth. 2022;36(8 Pt B):3292-3302.
27. Poortmans G, Schüpfer G, Roosens C, Poelaert J. Transesophageal echocardiographic evaluation of left ventricular function. J Cardiothorac Vasc Anesth. 2000;14(5):588-98.
28. Wray TC, Schmid K, Braude D, Azevedo K, Dettmer T, Tawil I, Boivin M, Marinaro J. Safety of Transesophageal Echocardiography Performed by Intensivists and Emergency Physicians in Critically Ill Patients With Coagulopathy and Thrombocytopenia: A Single-Center Experience. J Intensive Care Med. 2021;36(1):123-130.
29. Nowack T, Christie DB 3rd. Ultrasound in trauma resuscitation and critical care with hemodynamic transesophageal echocardiography guidance. J Trauma Acute Care Surg. 2019;87(1):234-239.
30. Salem R, Vallee F, Rusca M, Mebazaa A. Hemodynamic monitoring by echocardiography in the ICU: the role of the new echo techniques. Curr Opin Crit Care. 2008;14(5):561-8.
31. Karski JM. Transesophageal echocardiography in the intensive care unit. Semin Cardiothorac Vasc Anesth. 2006;10(2):162-6.
32. Jasudavisius A, Arellano R, Martin J, McConnell B, Bainbridge D. A systematic review of transthoracic and transesophageal echocardiography in non-cardiac surgery: implications for point-of--care ultrasound education in the operating room. Can J Anaesth. 2016;63:480-487.
33. Maltais S, Costello WT, Billings FT 4th, Bick JS, Byrne JG, Ahmad RM, Wagner CE. Episodic monoplane transesophageal echocardiography impacts postoperative management of the cardiac surgery patient. J Cardiothorac Vasc Anesth. 2013;27(4):665-9.
34. Treskatsch S, Balzer F, Knebel F, Habicher M, Braun JP, Kastrup M, Grubitzsch H, Wernecke KD, Spies C, Sander M. Feasibility and influence of hTEE monitoring on postoperative management in cardiac surgery patients. Int J Cardiovasc Imaging. 2015;31(7):1327-35.
35. Heiberg J, El-Ansary D, Royse CF, Royse AG, Alsaddique AA, Canty DJ. Transthoracic and transoesophageal echocardiography: a systematic review of feasibility and impact on diagnosis, management and outcome after cardiac surgery. Anaesthesia. 2016;71(10):1210-1221.
36. Geisen M, Spray D, Nicholas Fletcher S. Echocardiography-based hemodynamic management in the cardiac surgical intensive care unit. J Cardiothorac Vasc Anesth. 2014;28:733-744.
37. Haglund NA, Maltais S, Bick JS, Costello W, Keebler M, Davis ME, Tricarico NM, Wagner CE. Hemodynamic transesophageal echocardiography after left ventricular assist device implantation. J Cardiothorac Vasc Anesth. 2014;28(5):1184-90.
38. Girón-Arango L, D'Empaire PP. Is There a Role for Transesophageal Echocardiography in the Perioperative Trauma Patient? Curr Anesthesiol Rep. 2022;12(2):210-216.
39. Nowack T, Christie DB 3rd. Ultrasound in trauma resuscitation and critical care with hemodynamic transesophageal echocardiography guidance. J Trauma Acute Care Surg. 2019;87(1):234-239.
40. Agricola E, Oppizzi M, Melisurgo G, Margonato A. Transesophageal echocardiography: a complementary view of the heart. Expert Rev Cardiovasc Ther. 2004;2(1):61-75.
41. Soltani T, Crimi E, Watson C, Liu H, Zelmanovich R, Charles A, Ang DN. Practice Patterns of Transesophageal Echocardiography Use Among Trauma Patients: A Multi-Institutional Retrospective Study. Am Surg. 2023;89(6):2943-2946.
42. Kohli-Seth R, Neuman T, Sinha R, Bassily-Marcus A. Use of echocardiography and modalities of patient monitoring of trauma patients. Curr Opin Anaesthesiol. 2010;23(2):239-45.
43. Bahatyrevich N, Yang Q, Cavarocchi NC, Hirose H. Is hemodynamic transesophageal echocardiography needed for patients with left ventricular assist device? J Thorac Cardiovasc Surg. 2018;155(3):1071-1077.
44. Haglund NA, Maltais S, Bick JS, Costello W, Keebler M, Davis ME, Tricarico NM, Wagner CE. Hemodynamic transesophageal echocardiography after left ventricular assist device implantation. J Cardiothorac Vasc Anesth. 2014;28(5):1184-90.
45. Cavarocchi NC, Pitcher HT, Yang Q, Karbowski P, Miessau J, Hastings HM, Hirose H. Weaning of extracorporeal membrane oxygenation using continuous hemodynamic transesophageal echocardiography. J Thorac Cardiovasc Surg. 2013;146(6):1474-9.
46. Fair J, Tonna J, Ockerse P, Galovic B, Youngquist S, McKellar SH, Mallin M. Emergency physician-performed transesophageal echocardiography for extracorporeal life support vascular cannula placement. Am J Emerg Med. 2016;34(8):1637-9.
47. Aissaoui N, Caudron J, Leprince P, Fagon JY, Lebreton G, Combes A, Diebold B. Right-left ventricular interdependence: a promising predictor of successful extracorporeal membrane oxygenation (ECMO) weaning after assistance for refractory cardiogenic shock. Intensive Care Med. 2017;43:592-594.
48. Aissaoui N, Luyt CE, Leprince P, Trouillet JL, Léger P, Pavie A, Diebold B, Chastre J, Combes A. Predictors of successful extracorporeal membrane oxygenation (ECMO) weaning after assistance for refractory cardiogenic shock. Intensive Care Med. 2011;37:1738-1745.
49. Arntfield R, Pace J, Hewak M, et al. Focused Transesophageal Echocardiography by Emergency Physicians is Feasible and Clinically Influential: Observational Results from a Novel Ultrasound Program. J Emerg Med. 2016;50(2):286-94.
50. Ennezat PV, Sudre A, Pouwels S, Aubert JM, Cordova H, Samaille PP, Gonin X, Sautière K, Bauchart JJ, Auffray JL, Van Belle E, Lablanche JM, Goldstein P, Asseman P. Acute coronary syndromes associated with thrombus in the sinus of valsalva and normal coronary arteriography: the pivotal role of transesophageal echocardiography in the intensive care unit. Mayo Clin Proc. 2006;81(3):399-402.

51. Chu SE, Chang CJ, Chen HA, Chiu YC, Huang CY, Huang EP, Hsieh MJ, Chiang WC, Ma MH, Sun JT. Core Ultrasound in REsuscitation (CURE): A novel protocol for ultrasound-assistant life support via application of both transesophageal and transthoracic ultrasound. Resuscitation. 2022;173:1-3.
52. Riendeau Beaulac G, Teran F, Lecluyse V, Costescu A, Belliveau M, Desjardins G, Denault A. Transesophageal Echocardiography in Patients in Cardiac Arrest: The Heart and Beyond. Can J Cardiol. 2023;39(4):458-473.
53. Long B, Alerhand S, Maliel K, Koyfman A. Echocardiography in cardiac arrest: An emergency medicine review. American Journal of Emergency Medicine. 2018 (36):488-493.
54. Fair J 3rd, Mallin MP, Adler A, Ockerse P, Steenblik J, Tonna J, Youngquist ST. Transesophageal echocardiography during cardiopulmonary resuscitation is associated with shorter compression pauses compared with transthoracic echocardiography. Ann Emerg Med 2019; 73:610–616.
55. Guidelines for the use of transesophageal echocardiography (TEE) in the ED for cardiac arrest. Ann Emerg Med. 2017;70:442-445.
56. Fair J, Mallin M, Mallemat H, Zimmerman J, Arntfield R, Kessler R, et al. Transesophageal echocardiography: guidelines for point-of-care applications in cardiac arrest resuscitation. Ann Emerg Med. 2018; 71:201-207.
57. Blaivas M. Transesophageal echocardiography during cardiopulmonary arrest in the emergency department. Resuscitation. 2008;78:135-140.
58. Gaspari R, Weekes A, Adhikari S, Noble VE, Nomura JT, Theodoro D, et al. Emergency department point-of-care ultrasound in out-of-hospital and in-ED cardiac arrest. Resuscitation 2016;109:33-39.
59. West FM, Saati A, Lewiss RE. A brief history of point-of-care transesophageal echocardiography in the USA. Eur J Emerg Med. 2021 Jan 1;28(1):3-4.
60. Giorgetti R, Chiricolo G, Melniker L, Calaf C, Gaeta T. RESCUE transesophageal echocardiography for monitoring of mechanical chest compressions and guidance for extracorporeal cardiopulmonary resuscitation cannulation in refractory cardiac arrest. J Clin Ultrasound. 2019;1-4.
61. Vieillard-Baron A, Mayo P. Lung ultrasonography and echocardiography in the Intensive Care Unit: a combined and practical approach. Minerva Anestesiol. 2018 Mar;84(3):398-408.
62. Tsubo T, Yatsu Y, Tanabe T, Okawa H, Ishihara H, Matsuki A. Evaluation of density area in dorsal lung region during prone position using transesophageal echocardiography. Crit Care Med. 2004 Jan;32(1):83-7. d.
63. Garcia YA, Quintero L, Singh K, Lakticova V, Iakovou A, Koenig SJ, Narasimhan M, Mayo PH. Feasibility, Safety, and Utility of Advanced Critical Care Transesophageal Echocardiography Performed by Pulmonary/Critical Care Fellows in a Medical ICU. Chest. 2017 Oct;152(4):736-741.

Bibliografia recomendada

Anderson KL, Castaneda MG, Boudreau SM, Vargas TE, Bebarta VS. Ultrasound Guided Chest Compressions Over the Left Ventricle During Cardiopulmonary Resuscitation Increases Coronary Perfusion Pressure and Return of Spontaneous Circulation in a Swine Model of Cardiac Arrest. Circulation. 2013;128:A17933

Begot E, Dalmay F, Etchecopar C, Clavel M, Pichon N, Francois B, Lang R, Vignon P. Hemodynamic assessment of ventilated ICU patients with cardiorespiratory failure using a miniaturized multiplane transesophageal echocardiography probe. Intensive Care Med. 2015;41(11):1886-94.

Charron C, Prat G, Caille V, Belliard G, Lefèvre M, Aegerter P, Boles JM, Jardin F, Vieillard-Baron A. Validation of a skills assessment scoring system for transesophageal echocardiographic monitoring of hemodynamics. Intensive Care Med. 2007;33(10):1712-8.

Clarius. Clarius Introduces Partnership with Imacor That Powers New FDA-Cleared Handheld Hemodynamic Ultrasound [Internet]. [Acesso em: 14 de março de 2024]. Disponível em: https://clarius.com/press/clarius-introduces-partnership-with-imacor-that-powers-new-fda-cleared-handheld-hemodynamic-ultrasound/

Clarius. Clarius Introduces Partnership with Imacor That Powers New FDA-Cleared Handheld Hemodynamic Ultrasound [Internet]. [Acesso em: 14 de março de 2024]. Disponível em: https://clarius.com/press/clarius-introduces-partnership-with-imacor-that-powers-new-fda-cleared-handheld-hemodynamic-ultrasound/

Hahn RT, Abraham T, Adams MS, Bruce CJ, Glas KE, Lang RM, et al. Guidelines for performing a comprehensive transesophageal echocardiographic examination: recommendations from the American Society of Echocardiography and the Society of Cardiovascular Anesthesiologists. J Am Soc Echocardiogr 2013; 26: 921–64.

Hüttemann E, Schelenz C, Kara F, Chatzinikolaou K, Reinhart K. The use and safety of transoesophageal echocardiography in the general ICU -- a minireview. Acta Anaesthesiol Scand. 2004;48(7):827-36.

Lau V, Priestap F, Landry Y, Ball I, Arntfield R. Diagnostic Accuracy of Critical Care Transesophageal Echocardiography vs Cardiology-Led Echocardiography in ICU Patients. Chest. 2019 Mar;155(3):491-501. Epub 2018 Dec 10. PMID: 30543807

Leichtle SW, Singleton A, Singh M, Griffee MJ, Tobin JM. Transesophageal echocardiography in the evaluation of the trauma patient: A trauma resuscitation transesophageal echocardiography exam. J Crit Care. 2017;40:202-206.

Poularas J, Saranteas T, Karakitsos D, Karabinis A. Transoesophageal ultrasound monitoring of subcapsular splenic haematoma in the intensive care unit. Anaesth Intensive Care. 2009;37(5):862-3.

Poularas J, Saranteas T, Karakitsos D, Karabinis A. Transoesophageal ultrasound monitoring of subcapsular splenic haematoma in the intensive care unit. Anaesth Intensive Care. 2009;37(5):862-3.

capítulo 29

Monitorização da Pressão Intra-abdominal

Ricardo Lima

Introdução

A síndrome compartimental é definida como um aumento pressórico em uma cavidade fechada, ameaçando a perfusão sanguínea, não apenas deste compartimento, mas a de tecidos circunjacentes, além de outros compartimentos orgânicos. De uma maneira geral apresentamos quatro grandes compartimentos orgânicos a saber: abdome, tórax, crânio e extremidades, bem exemplificados por Malbrain.[1] É necessário não apenas a compreensão da fisiopatologia da síndrome como também o aprendizado da mensuração da pressão intra-abdominal, responsável principalmente pela agressão simultânea a outros compartimentos orgânicos e consequente falência orgânica.

Histórico

A relação entre a pressão intra-abdominal e a função respiratória foi descrita inicialmente em 1863 por Etienne-Jules Marey no livro "*Physiologie médicale de la circulation du sang*" relacionando o aumento desta pressão a falência respiratória tão somente.[2]

Emerson, em 1911, foi o primeiro a demonstrar experimentalmente a influência da contração diafragmática na alteração da pressão intra-abdominal, como também, foi pioneiro em validar que esta elevação contribuía de maneira direta na diminuição do retorno venoso, como consequência provocando um choque obstrutivo na cobaia antes mesmo de provocar asfixia, o que era acreditado até então.[2]

Somente depois do estudo chamado "controle do dano" em trauma, termo introduzido por Rotondo,[3] cenários de hipertensão intra-abdominal devido a sutura da parede abdominal sob tensão e a consequente discussão sobre os efeitos dessa hipertensão na cavidade abdominal e em outros sistemas orgânicos voltaram.

Estudos experimentais sobre hipertensão intra-abdominal apareceram em maior número após o advento da cirurgia laparoscópica, nas quais a cavidade abdominal é insuflada com CO_2 criando modelos vivos para observação dos efeitos da hipertensão intracavitária. Contudo, muitos pesquisadores argumentam que a volatilidade do gás não simularia a realidade pressórica contínua intra-abdominal esperada sugerindo o uso de salina intraperitoneal.[4]

O termo "síndrome policompartimental" foi introduzido por Scalea em estudo com mais de uma centena de pacientes, que apresentaram aumento das pressões intra-abdominal, intratorácica, e intracraniana após trauma craniano.[5]

Fisiopatologia

O aumento na pressão de um compartimento vai elevar a resistência venosa e diminuir a pressão de perfusão do mesmo compartimento, mas esse efeito não se limita ao compartimento inicial. A causa da síndrome compartimental pode ser primária ou ser devida a uma segunda agressão, a qual o paciente tenha sido submetido como por exemplo, uma reposição maciça de volume após um quadro de sepse (fístula capilar) ou trauma com choque, que em seus quadros mais graves, apresenta-se com disfunção da coagulação.[6-9]

Essa classificação está demonstrada na **Figura 29.1**.

Tipos de HIA/SCA

Primária
Lesão/doença da região abdomino-pélvica: cirúrgica

Secundária
Sepse, permeabilidade capilar, queimados: médica

Recorrente
SCA desenvolve-se apesar da intervenção cirúrgica

Figura 29.1. Tipos de HIA/SCA.

HIA: hemorragia intra-abdominal; SCA: síndrome compartimental abdominal.

Fonte: World Society of the Abdominal Compartment Syndrome (Sociedade Mundial de Síndrome Abdominal Compartimental). Disponível em: https://www.wsacs.org/. Acessado em agosto de 2024.

Os principais sistemas orgânicos atingidos podem ser vistos na **Figura 29.2**.

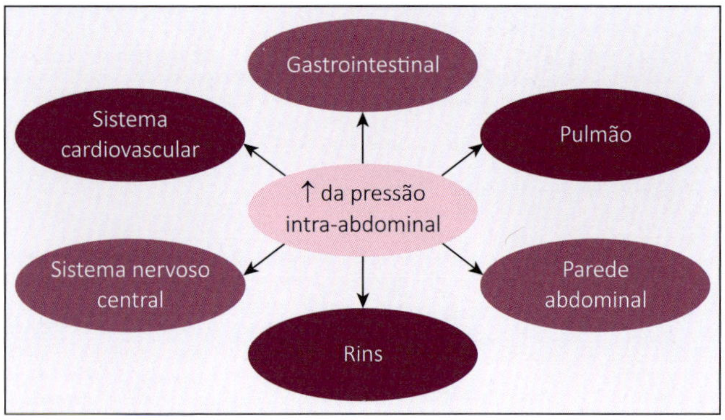

Figura 29.2. Principais sistemas orgânicos atingidos pela pressão intra-abdominal.

Fonte: Acervo da autoria.

Os efeitos nesses diversos sistemas têm sido avaliados em estudos humanos e em animais:

- **Sistema gastrointestinal:** o aumento da pressão nesse espaço tem reflexo na microcirculação, ocasionando uma perda na perfusão abdominal e em seu conteúdo orgânico. O segundo insulto, já descrito, gera um edema visceral contribuindo não só com o aumento da pressão, como também com a perda das principais funções do trato gastrointestinal. Lima *et al.* (2011) demonstraram em modelo experimental, no intestino delgado, com uma pressão intra-abdominal mantida em 12 mmHg por três horas, necrose das vilosidades, congestão e inflamação.[10]
- **Sistema cardiovascular:** os efeitos cardiovasculares podem ser resumidos na **Figura 29.3**.
- **Sistema renal:** a elevação da pressão intra-abdominal diminui o fluxo renal causando uma hipertensão venosa levando à disfunção orgânica e falência. Oligúria aparece em valores acima de 15 mmHg e, valores acima de 25 mmHg provocam anúria mesmo na presença de normovolemia. Evidentemente na presença de hipovolemia a função renal fica mais facilmente comprometida.[11,12]
- **Sistema respiratório:** a elevação do diafragma por si só já atua na diminuição da *complacência* pulmonar, mas além disso provoca uma aumento tanto na pressão inspiratória de pico quanto na média que podem servir de alarme para a presença de aumento de pressão na cavidade torácica.[13] Lima *et al.* demonstraram, em estudo experimental com cobaias mantidas por três horas com pressões intra-abdominais acima de 12 mmg, além de edema e inflamação nos tecidos pulmonares, um aumento na quantidade de apoptose celular.[14]
- **Sistema neurológico:** há ainda poucas evidências da correlação entre o aumento da pressão intra-abdominal e o incremento da pressão intracraniana, mas Deeren[15] correlacionou medidas seriadas das duas pressões em adultos sedados e em ventilação mecânica e, observaram as tendências das mesmas após a aplicação de bloqueio neuromuscular como podemos ver na **Figura 29.4**.
- **Mensuração da pressão intra-abdominal:** muitos métodos foram tentados até que Kron *et al*,[16] em 1984, descreveram um método utilizando a mensuração da pressão intravesical que foi aperfeiçoado por Cheatham.[17] A ilustração do método pode ser vista na **Figura 29.5** e a descrição na **Figura 29.6** com base no procedimento operacional-padrão descrito pelo manual da EBSERH.

A Sociedade do Compartimento Abdominal fundada em 2007 tem como objetivo padronizar Diretrizes para diagnóstico e tratamento de diversas condições que envolvem o aumento da pressão intra-abdominal e suas consequências. As **Figuras 29.7 e 29.8** descrevem as diretrizes e as recomendações da Sociedade a respeito.

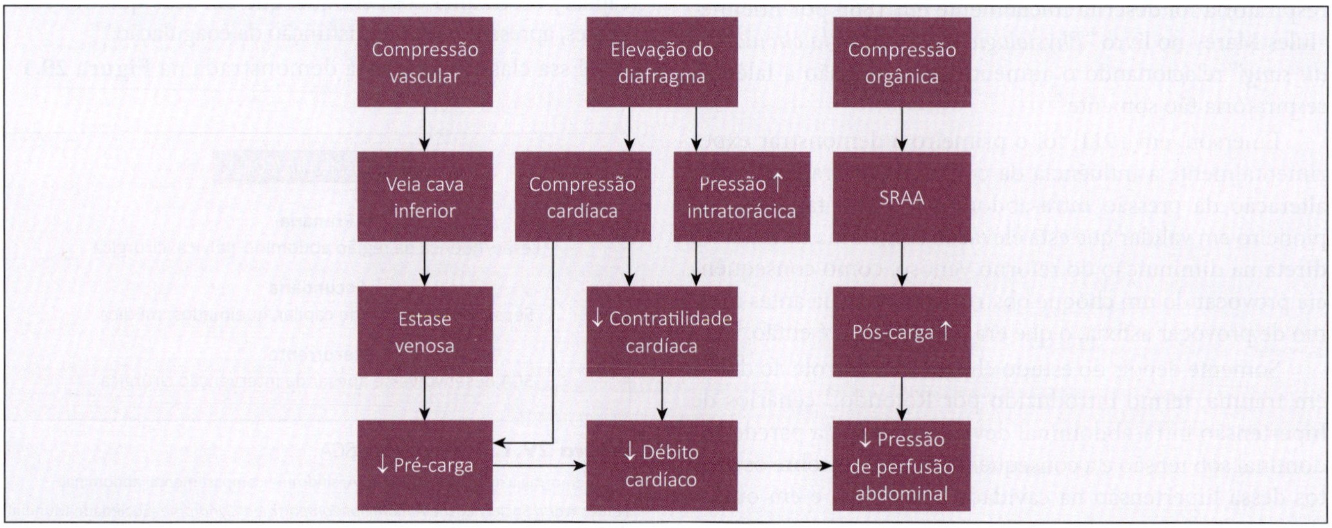

Figura 29.3. Efeitos das HIA/SCA no sistema cardiovascular.

HIA: hemorragia intra-abdominal; SCA: síndrome compartimental abdominal; SRAA: sistema renina-angiotensina-aldosterona.

Fonte: Adaptado de De laet IE, De Waele JJ, Malbrain MLNG. Fluid resuscitation and intra--abdominal hypertension. In: Vincent J-L (ed:) Yearbook of intensive care and emergency medicine. Berlin: Springer-Verlag; 2008. p. 536-548.

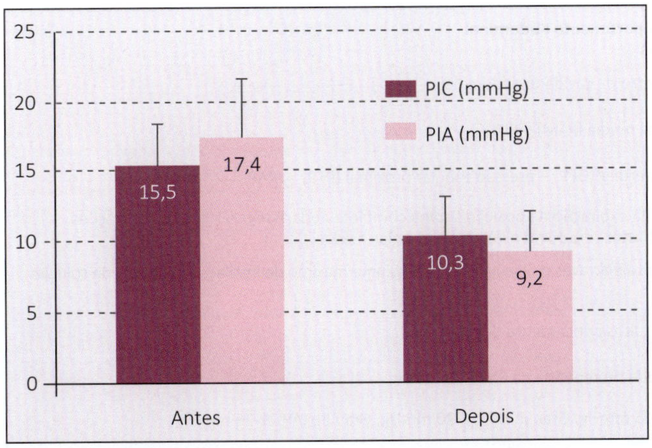

Figura 29.4. Correlação de PIC e PAC em adultos sedados e em ventilação mecânica.

PAC: pressão intra-abdominal; PIC: pressão intracraniana.

Fonte: Acervo da autoria.

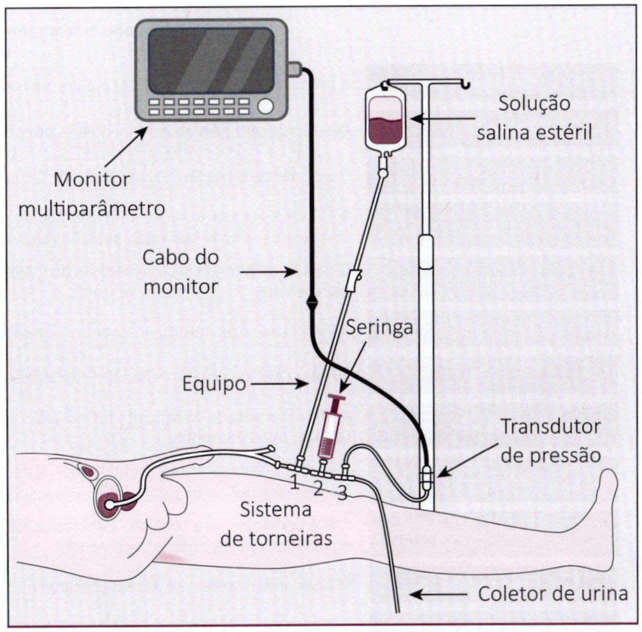

Figura 29.5. Método aperfeiçoado para mensuração da pressão intravesical.

Fonte: Acervo da autoria.

Monitorização da PIA com transdutor de pressão

- Proceder cateterismo vesical de demora, caso o paciente não se encontre sondado no momento (ver POP relativo ao cateterismo vesical de demora);
- Lavar as mãos;
- Separar o material para procedimento, colocando-o na bandeja;
- Colocar gorro, máscara cirúrgica, óculos de proteção e luva de procedimento;
- Montar o sistema de transdução de pressão:
  - Conectar o módulo de pressão ao monitor multiparamétrico;
  - Conectar o cabo de pressão ao módulo de pressão invasiva;
  - Selecionar no monitor a medida a ser verificada: PIA;
  - Conectar o SF 0,9% ao equipo de transdução de pressão e preenchê-lo todo com solução salina, retirando todo o ar do sistema;
  - Fixar o transdutor no suporte do soro e adaptar o transdutor de pressão;
  - Localizar o paciente zero, nivelando a régua no ângulo de Louis do paciente.

Para mensuração da PIA

Clampear o coletor de urina em sistema fechado;
Lavar as mãos e colocar luvas estéreis;
Conectar a via do transdutor de pressão ao paciente;

- Em pacientes com SVF de 3 vias: conectar na 3ª via da sonda;
- Em pacientes com SVF de 2 vias: conectar na válvula antirrefluxo do sistema coletor de urina com agulha 40x12 ou jelco – atentar para a técnica séptica!!!!

Zerar o sistema com a pressão atmosférica: abrir a torneira de 3 vias do transdutor de pressão para o ar ambiente (girar a torneira e retirar a tampa), fechando para o paciente, e finalmente acionando a tecla "zero" do monitor;
Infundir 25 mL de solução salina a 0,9%, aguardar 30 a 60 segundos e abrir a torneira comunicando o manômetro de água ao jelco;
Zerar o sistema com a pressão atmosférica: abrir a torneira de 3 vias do transdutor de pressão para o ar ambiente (girar a torneira e retirar a tampa), fechando para o paciente, e finalmente acionando a tecla "zero" do monitor;

-x-x-x-x-x-x-x-x-x-x-x-x-x-x-x-x-x-

Após confirmada a zeragem do sistema, abrir novamente a torneira de 3 vias do transdutor de pressão para o paciente, fechando para o ambiente, verificando a onda de pressão no monitor, bem como o valor da PIA.

A mensuração da PIA deve ser feita no final da expiração, na ausência de contração da musculatura abdominal.

Figura 29.6. POP da EBSERH para mensuração da PIA.

EBSERH: Empresa Brasileira de Serviços Hospitalares; PIA: pressão intravesical; POP: procedimento operacional padrão; SF: soro fisiológico; SVF: sonda vesical Folley.

Fonte: Acervo da autoria.

Sociedade de síndrome do compartimento abdominal Diretrizes	
Definição 1	A pressão intra-abdominal (PIA) é a pressão oculta dentro da cavidade abdominal.
Definição 2	Pressão de perfusão abdominal (PPA) = pressão arterial média (PAM) – PIA.
Definição 3	Gradiente de Filtração (FG) = pressão de filtração glomerular (GFP) – pressão tubular proximal (PTP) = MAP – 2 * IAP.
Definição 4	A PIA deve ser expressa em mmHg e medida no final da expiração na posição supina completa após assegurar que as contrações musculares abdominais estão ausentes e com o transdutor zerado no nível da linha axilar média.
Definição 5	O padrão de referência para medição de PIA intermitente é através da bexiga com um volume máximo de instilação de 25 mL de solução salina estéril.
Definição 6	A PIA normal é de aproximadamente 5-7 mmHg em adultos criticamente doentes.
Definição 7	A HIA é definida por uma elevação patológica sustentada ou repetida da PIA ≥ 12 mmHg.
Definição 8	A HIA é classificada da seguinte forma: Grau I: IAP 12-15 mmHg, Grau II: IAP 16-20 mmHg, Grau III: IAP 21-25 mmHg, Grau IV: IAP > 25 mmHg.
Definição 9	A síndrome compartimental abdominal (SCA) é definida como uma PIA sustentada > 20 mmHg (com ou sem APP < 60 mmHg) que está associada à disfunção/falência de novo órgão.
Definição 10	A SCA primária é uma condição associada a lesão ou doença na região abdominopélvica que frequentemente requer intervenção cirúrgica ou radiológica intervencionista precoce.
Definição 11	SCA secundária refere-se a condições que não se originam da região abdominopélvica.
Definição 12	SCA recorrente refere-se à condição na qual a SCA se desenvolve após tratamento cirúrgico ou médico prévio de SCA primária ou secundária.

Figura 29.7. Diretrizes para Síndrome Abdominal Compartimental da *World Society of the Abdominal Compartment Syndrome* (Sociedade Mundial de Síndrome Abdominal Compartimental).

Fonte: World Society of the Abdominal Compartment Syndrome (Sociedade Mundial de Síndrome Abdominal Compartimental). Disponível em: https://www.wsacs.org/. Acessado em agosto de 2024.

Sociedade de síndrome do compartimento abdominal Recomendações	
Fatores de risco para IAH/ACS	Os pacientes devem ser rastreados para fatores de risco de HIA/SCA na admissão na UTI e na presença de falência orgânica nova ou progressiva (GRAU 1B).
Medição de IAP	Se dois ou mais fatores de risco para HIA/SCA estiverem presentes, uma medida inicial da PIA deve ser obtida (GRAU 1B). Se HIA estiver presente, medidas seriadas de PIA devem ser realizadas durante toda a doença crítica do paciente (GRAU 1C). Os estudos devem adotar o método padronizado de medição de PIA recomendado pelas definições de consenso OU fornecer detalhes suficientes da técnica utilizada para permitir uma interpretação precisa dos dados de PIA apresentados (GRAU 2C).
Pressão de perfusão abdominal	A APP deve ser mantida acima de 50-60 mmHg em pacientes com HIA/SCA (GRAU 1C).
Sedação e analgesia	Existem dados insuficientes para fazer recomendações neste momento.
Bloqueio neuromuscular	Uma breve tentativa de bloqueio neuromuscular pode ser considerada em pacientes selecionados com HIA leve a moderada, enquanto outras intervenções são realizadas para reduzir a PIA (GRAU 2C).
Posicionamento do corpo	A potencial contribuição da posição corporal na elevação da PIA deve ser considerada em pacientes com HIA ou SCA moderada a grave (GRAU 2C).
Descompressão gástrica/colônica	Existem dados insuficientes para fazer recomendações neste momento.
Ressuscitação com fluidos	O volume de ressuscitação com fluidos deve ser cuidadosamente monitorado para evitar a ressuscitação excessiva em pacientes com risco de HIA/SCA (GRAU 1B). Ressuscitação baseada em cristaloide e coloide hipertônica deve ser considerada em pacientes com HIA para diminuir a progressão para SCA secundária (GRAU 1C).
Diuréticos/hemofiltração	Existem dados insuficientes para fazer recomendações neste momento.
Descompressão percutânea	A descompressão percutânea por cateter deve ser considerada em pacientes com líquido intraperitoneal, abscesso ou sangue que demonstrem HIA ou SCA sintomática (GRAU 2C).
Descompressão abdominal	A descompressão cirúrgica deve ser realizada em pacientes com SCA refratária a outras opções de tratamento (GRAU 1B). A descompressão presuntiva deve ser considerada no momento da laparotomia em pacientes que demonstrem múltiplos fatores de risco para HIA/SCA (GRAU 1C).
Fechamento abdominal definitivo	Existem dados insuficientes para fazer recomendações neste momento.
Pesquisa futura	As estimativas de incidência e prevalência de HIA/SCA devem ser baseadas nas definições de consenso (GRAU 1C). Os valores médios, medianos e máximos da PIA devem ser fornecidos tanto na admissão quanto durante o período do estudo (GRAU 2C).

Figura 29.8. Recomendações para Síndrome Abdominal Compartimental da *World Society of the Abdominal Compartment Syndrome* (Sociedade Mundial de Síndrome Abdominal Compartimental).

Fonte: World Society of the Abdominal Compartment Syndrome (Sociedade Mundial de Síndrome Abdominal Compartimental). Disponível em: https://www.wsacs.org/. Acessado em agosto de 2024.

Conclusão

A hipertensão abdominal e sua forma mais agressiva, a síndrome do compartimento abdominal são reais e ameaçam dia a dia nossos pacientes nas unidades intensivas. A mensuração da pressão intra-abdominal pode nos mostrar as tendências nos pacientes de risco e fazer com que possamos antecipar medidas diagnósticas e/ou terapêuticas a fim de evitar maior morbimortalidade em nossos pacientes críticos.

Referências bibliográficas

1. Malbrain ML, Cheatham ML, Kirkpatrick A, et al. Results from the International Conference of Experts on Intra-abdominal Hypertension and Abdominal Compartment Syndrome. I. Definitions. Intensive Care Med 2006;32:1722-1732.
2. Papravramidis TS, Marinis AD, Pilakos I, Kesisoglou I, Papavramidou N. Abdominal compartment syndrome – Intra abdominal hypertension: Defining, diagnising and managing. J Emerg Trauma Shock. 2011;4(2):279-91.
3. Rotondo M, Schwab C, McGonigal M, Phillips 3rd GR, Fruchterman TM, Kauder DR, et al. 'Damage Control': an approach for improved survival in exsanguinating penetrating abdominal injury. J Trauma. 1993;35(3):375-82.
4. Wauters J, Claus P, Brosens N, McLaughlin M, Malbrain M, Wilmer A. Pathophysiology of renal hemodynamics and renal cortical microcirculation in a porcine model of elevated intra-abdominal pressure. J Trauma. 2009;66(3):713-719.
5. Scalea TM, Bochicchio GV, Habashi N, McCunn M, Shih D, McQuillan K, et al. Increased intra-abdominal, intrathoracic, and intracranial pressure after severe brain injury: multiple compartment syndrome.J Trauma. 2007;62(3):647-56.
6. De laet IE, De Waele JJ, Malbrain MLNG. Fluid resuscitation and intra- -abdominal hypertension. In: Vincent J-L (ed:) Yearbook of intensive care and emergency medicine. Berlin: Springer-Verlag; 2008. p. 536-548.
7. Malbrain ML, De Laet I. AIDS is coming to your ICU: be prepared for acute bowel injury and acute intestinal distress syndrome. Intensive Care Med. 2008;34:1565-1569.
8. Malbrain ML, De laet I. It's all in the gut: introducing the concept of acute bowel injury and acute intestinal distress syndrome. Crit Care Med 2009;37:365-366.
9. Malbrain ML, Vidts W, Ravyts M, De Laet I, De Waele J. Acute intestinal distress syndrome: the importance of intra-abdominal pressure. Minerva Anestesiol. 2008;74:657-673.
10. Lima R, Schanaider A, Santana M, Oliveira M, Capelozi V, Rocco P. Develping a new model of abdominal compartment syndrome. Rev. Col. Bras. Cir. 201;38(6):417-421.
11. Bradley SE, Mudge GH, Blake WD, Alphonse P. The effect of increased intra-abdominal pressure on the renal excretion of water and electrolytes in normal human subjects and in patients with diabetes insipidus. Acta Clin Belg. 1955;10:209-223.
12. Harman PK, Kron IL, McLachlan HD, Freedlender AE, Nolan SP. Elevated intra-abdominal pressure and renal function. Ann Surg. 1982;196:594-597.
13. Balogh ZJ, Butcher NE: Compartment syndromes from head to toe. Crit Care Med 2010;38(Suppl):S445-451.
14. Lima R, Silva P, Capelozi V, Oliveira M, Santana M, Cruz F, Pelosi P, Schanaider A, Malbrain M, Rocco P. Early impact of abdominal compartment syndrome on liver, kidney and lung damage in a rodent moodel. Anaesthesiol Intensive Ther. 2017;49(2):135-143.
15. Deeren DH, Dits H, Malbrain M. Correlation between intrabdominal and intracranial pressure in nontraumatic brain injuriy. Intensive Care Med. 2005;3(11):1577-81.
16. Kron IL, Harman PK, Nolan SP. The measurement of intrabdominal pressure as a criterion for abdominal re-exploration. Ann Surg.1984;199:28-30.
17. Cheatham M, Safcsak K. Intrabdominal pressure: a revised method for measurement. J Am.Coll Surg. 1998;186(3):368-9.

capítulo 30

Monitorização da Coagulação

Francisco Ricardo Marques Lobo | Marina Ajeje Lobo

Introdução

A monitorização da coagulação sanguínea em condições clínicas complexas como choque hemorrágico, coagulação intravascular disseminada, deficiências graves de fatores da coagulação, trauma, sepse, é uma das tarefas mais desafiadoras na unidade de terapia intensiva (UTI). O objetivo da monitorização é a avaliação precoce do equilíbrio entre trombose e hemorragia, permitindo introdução de estratégias tanto preventivas, como terapêuticas, no paciente grave, de acordo com os protocolos estabelecidos. Nos pacientes com alto risco de sangramento, o equilíbrio da hemostasia é considerado crítico para manter a coagulação otimizada, diminuir a transfusão homóloga e diminuir a morbidade e a mortalidade.[1] Os testes utilizados são os convencionais ou de rotina: tempo de tromboplastina parcial ativada (TTPa), tempo de protrombina (TP), relação normalizada internacional (INR), tempo de sangramento (TS), contagem de plaquetas, dosagem de fibrinogênio e D-dímeros plasmáticos (DD) ou testes à beira do leito, *point-of-care* (tromboelastografia, tromboelastometria).

Os testes de rotina, estáticos, oferecem pouca informação sobre a dinâmica da hemostasia, porque são realizados em laboratórios e em condições diferentes ao do paciente (pH, temperatura, reagentes). O aspecto mais importante na compreensão dos distúrbios da coagulação, anterior à monitorização, é a avaliação pré-anestésica dirigida por um questionário específico e por uma boa história clínica. Os testes convencionais de coagulação são ensaios funcionais que avaliam a taxa de formação do coágulo a partir do momento em que a hemostasia primária e a secundária são ativadas. Esses testes são comumente utilizados para identificar defeitos da hemostasia sanguínea.

Monitorizar significa tomar medidas frequentes e repetidas para uma melhor compreensão de um processo, valorizando pequenos detalhes, tendências e padrões de mudança de alguns fenômenos. A monitorização da coagulação é importante para diagnosticar causas potenciais de hemorragia, para guiar terapias hemostáticas e predizer risco de sangramento em procedimentos graves.[2]

Os testes de rotina, realizados *in vitro*, tornaram-se a base para a monitorização da coagulação sanguínea por muitos anos, mas nunca foram desenhados para predizer ou orientar condutas em sangramentos por coagulopatias *in vivo*. O entendimento atual da hemostasia tem dirigido o foco do entendimento para o modelo celular, proposto por Hoffmann e Monroe em 2001.[3]

Sabemos que a história clínica é de importância fundamental para se avaliar o risco de sangramento do paciente crítico. Entretanto, a compreensão da fisiopatologia e a instituição de um tratamento adequado estão baseadas nos achados laboratoriais. Dessa maneira, torna-se evidente o valor de se conhecer os objetivos e as limitações dos exames laboratoriais relacionados à hemostasia.

Os métodos modernos de monitorização são mais rápidos e mais precisos na identificação de alterações no sistema hemostático, porém, os exames tradicionais são úteis na validação destas novas tecnologias.

A monitorização da coagulação é importante para o diagnóstico de causa potencial de hemorragia e para predizer risco de sangramento durante procedimento cirúrgico.[4] A avaliação da coagulação tem sido feita pelos testes convencionais, TTPa, INR, TP, contagem de plaquetas, tempo de sangramento, fibrinogênio e D-dímeros. Entretanto, o valor destes testes tem sido questionado em eventos agudos, porque os resultados demoram de 50 a 60 minutos para ficarem disponíveis, são obtidos a partir do plasma e não do sangue total, são realizados em uma temperatura padrão de 37°C e não na temperatura do paciente e, também, não informam praticamente nada sobre a função plaquetária.

Testes convencionais ou "de rotina"

São testes que utilizam o tempo como indicador da velocidade de formação do coágulo.[5] Tanto o TP como o

TTPa medem o tempo necessário para formação de um coágulo formado apenas por fibrina sem influência de plaquetas ou de hemácias. Devemos ter em mente que estes ensaios foram criados unicamente para acompanhamento de coagulopatias congênitas raras e eles não predizem ou determinam nível de risco de sangramento perioperatório. São testes realizados em plasma isolado por centrifugação a partir do sangue total. Quando a amostra de sangue anticoagulado (citrato ou EDTA) chega ao laboratório, o sangue é centrifugado e o plasma é retirado. A seguir, adiciona-se ao plasma, o íon cálcio e outro reagente que vai determinar o tipo de reação. Para o TTPa utiliza-se o caolim ou celite e assim, mede-se o tempo necessário para a formação inicial do coágulo de fibrina.

Tempo de tromboplastina parcial ativado (TTPa)

O TTPa é um dos testes da coagulação convencionais mais comum, o qual mede, o tempo de coagulação a partir da ativação do fator XII (amplificação) para formar um coágulo estável (propagação). É útil clinicamente como teste para *screening* de deficiências, congênitas ou adquiridas dos fatores de coagulação, de anticoagulantes como argatroban e hirudina. Também útil para detectar anticoagulante lúpico.

O TTPa é o teste de escolha para monitorar terapia com heparina não fracionada (HNF), embora a procura de anti--Xa seja o padrão-ouro para mensurar os efeitos da HNF. Os reagentes comerciais usados para produzir TTPa contém tromboplastina parcial, a qual, é um ativador de contato, substituindo fosfolípide plaquetário. Tromboplastina combina-se com outro ativador de contato como, caolim, celite, sílica ou ácido elágico. A tromboplastina elimina a variabilidade causada pela alteração funcional e quantitativa das plaquetas. O valor referência do TTPa (menor que 40 segundos) poderá sofrer variação dependendo do aparelho de confecção, anticoagulante, tipo de tubo de coleta, tipo de reagente e lote do reagente.[5]

Tempo de protrombina (TP)

O tempo de protrombina foi descrito por Quick em 1935 para quantificar a protrombina e avaliar os fatores II, V, VII e X da coagulação.[6,7] O TP é sensível aos fatores relacionados à iniciação e Propagação da hemostasia e, normalmente, é usado para monitorar a terapia anticoagulante provocada por warfarin. O valor do TP pode estar prolongado em deficiência de vitamina K ou níveis elevados de heparina, anticorpos antifosfolípides e produtos de degradação da fibrina (PDF). O teste é realizado adicionando reagente tromboplastina/$CaCl_2$ ao plasma do paciente. O anticoagulante preferido na coleta é o citrato de sódio. A adição do cloreto de cálcio é para restaurar a concentração de cálcio ligado ao citrato. O valor referência, normalmente, é entre 10 e 13 segundos e varia com o tipo de tromboplastina utilizado e no método de detecção do coágulo.[4]

Relação normalizada internacional (INR)

O INR foi instituído pela Organização Mundial da Saúde em 1983, e expressa a uniformização dos resultados, pois leva em consideração a sensibilidade do reagente (tromboplastina) utilizado no ensaio.[8] A determinação do INR foi um dos fatores que proporcionou grande segurança ao tratamento dos anticoagulantes orais. Uma mesma amostra tem que apresentar o mesmo valor de INR em diversos laboratórios, apesar de apresentar diferentes porcentagens de atividade de protrombina. O valor referência para INR é de 0,8 a 1,2. Embora o TP e o TTPa tenham sido desenvolvidos para detectar grande parte das coagulopatias, existem algumas situações em que estes exames não são capazes de demonstrar. O risco de sangramento quando TP e/ou TTPa estiverem prolongados para um mesmo procedimento dependerá mais do tipo de fator envolvido do que o grau de alteração do exame. Pacientes com INR menor que 1,5 podem ser submetidos a procedimentos de grande porte sem aumento no risco de sangramento. Em algumas situações, podemos encontrar INR até menor que 1,5, porém com risco aumentado para sangramento, estes pacientes, geralmente, têm associados quadros como disfunção plaquetária, acidose, hipotermia, fibrinólise.[9] A atividade da protrombina (AP) varia entre 70% e 100%, podendo variar de acordo com o laboratório, reagente utilizado e equipamento.

Tempo de sangramento (TS)

O tempo de sangramento é utilizado historicamente, de uma forma grosseira, como avaliador de função das plaquetas. O tempo de sangramento está prolongado por defeito das plaquetas ou cofatores proteicos plasmáticos como, por exemplo, fator von Willebrand (FvW). Este teste é usado para medir a duração do sangramento após uma incisão de pele. O tempo de sangramento depende da elasticidade da parede do vaso sanguíneo ou da quantidade e capacidade funcional das plaquetas. Um TS prolongado com uma contagem normal de plaquetas sugere uma alteração plaquetária funcional, necessitando melhor avaliação funcional.

Este é um teste invasivo, e pouco sensível a anormalidades funcionais,[10] não específico, resultados com grande variabilidade e pode produzir escaras. Embora seja um teste bastante solicitado não tem poder de predição. O TS encontra-se prolongado em pacientes que fazem uso de aspirina ou outros agentes inibidores plaquetários. O fluxo sanguíneo da pele é dependente da hipo/hipertermia, vasoconstrição, hidratação, uso de componentes vasoativos, dor e ansiedade. Dessa forma, além de não predizer o sangramento perioperatório, o TS não pode ser usado como guia terapêutico.

Contagem de plaquetas

A contagem de plaquetas pode ser feita por: a) método direto, em que a amostra a ser examinada é diluída apropriadamente e a contagem é realizada em câmara conta-glóbulos ou eletronicamente e por b) método indireto, onde as plaquetas são contadas em uma extensão sanguínea e posteriormente relacionadas com o número de hemácias por mm^3 de sangue. A contagem eletrônica pode ser feita por impedância elétrica ou dispersão de luz. O método óptico é mais específico, uma vez que identifica as plaquetas por seus grânulos, enquanto a impedância mede partículas de um determinado tamanho, o que poderá ocasionar erros como, por exemplo, contar fragmentos de hemácias e excluir plaquetas com tamanho aumentado. A contagem eletrônica pode gerar pseudotrombocitopenia se fragmentos celulares agruparem-se em grumos, por exemplo, aglutinação de plaquetas em meio de EDTA. O valor normal está entre 150 e 350 mil/mm^3.

A contagem de plaquetas pode diminuir se a medula óssea não produzir o número suficiente, como leucemia, linfomas, infecção por HIV ou por meio de sequestro por esplenomegalia. As plaquetas podem ser destruídas por HIV, lúpus, púrpura trombocitopênica idiopática, púrpura trombocitopênica trombótica, síndrome hemolítica urêmica e o uso de drogas como heparina ou antibióticos.

A trombocitose (> 400 mil/mm^3) pode ser fisiológica, quando, por exemplo, após exercício físico intenso, há uma grande mobilização plaquetária para a circulação; pode ser reacional, secundária a uma hemorragia aguda, doença inflamatória crônica, hemólise, câncer e deficiência de ferro; também pode ser primária, em casos de doenças mieloproliferativas, onde são alcançados valores acima de 1.000.000/mm^3.

Fibrinogênio

O fibrinogênio (fator I), substrato para a formação da rede de fibrina, é uma proteína de 340 mil daltons, com três cadeias peptídicas. Todas as cadeias, chamadas de Aα, Bβ e γ, possuem a mesma sequência de aminoácidos, exceto nas raízes terminais, o que, as diferenciam funcionalmente. Há muitos métodos disponíveis para medir a concentração do fibrinogênio. Os atuais aparelhos automatizados calculam a concentração a partir do grau de mudança da dispersão da luz ou da densidade óptica. Embora seja simples e barato, este método não é eficaz em alguns casos como coagulação intravascular disseminada (CIVD), doença hepática, doença renal, desfibrinogenemia, terapia trombolítica e uso de soluções de amido na reposição volêmica.

Normalmente, o fibrinogênio é solicitado junto com outros testes da coagulação em situações de sangramento prolongado. Sua interpretação ajuda na avaliação da habilidade de formar coágulo. A avaliação do fibrinogênio deve ser um constituinte obrigatório no algoritmo da transfusão sanguínea, especialmente, em pacientes com sangramento excessivo. O valor normal da concentração plasmática de fibrinogênio está entre 200 e 400 mg/dL.[11] Valor abaixo de 100 mg/dL é insuficiente para assegurar coagulação do sangue em um sangramento maciço. Embora haja recomendações para repor fibrinogênio quando sua concentração alcance valores menores que 100 mg/dL, a recomendação mais aceita atualmente é repor com valores plasmáticos inferiores a 200 mg/dL.[12,13]

Sendo uma proteína de fase aguda nos processos inflamatórios, a concentração de fibrinogênio pode estar aumentada em situações de processos inflamatórios ou lesão traumática como: resposta inflamatória sistêmica (SIRS), sepse, doença coronariana, infarto miocárdio, câncer, glomerulonefrite, artrite reumatoide e trauma.[14] A elevação da concentração plasmática do fibrinogênio é transitória e volta ao valor basal assim que cessar o processo inflamatório.

Os níveis séricos diminuídos cronicamente são encontrados em situações congênitas como, afibrinogenemia ou hipofibrinogenemia ou, em situações adquiridas como, doenças hepáticas ou má-nutrição. Os níveis séricos diminuídos agudamente podem ser encontrados em condições clínicas como, coagulação intravascular disseminada (CIVD) ou hiperfibrinólise.

A concentração plasmática de fibrinogênio parece ser o fator determinante para garantir a eficácia da qualidade do coágulo sanguíneo em indivíduos normais e em traumáticos.[15]

D-dímero (DD)

D-dímero é um biomarcador da formação e degradação de fibrina, podendo ser mensurada no sangue total ou no plasma. A degradação de coágulos de fibrina pelo sistema fibrinolítico ocorre por ação de três vias enzimáticas sequenciais: 1 – Propagação – o complexo protrombinase produz trombina, a qual, converte fibrinogênio em monômeros de fibrina, 2 – Estabilização – o fator XIIIa estabiliza a rede de fibrina, polimerizando-a por meio de ligações entre seus monômeros e 3 – Fibrinólise, que degrada a rede de fibrina por ação da enzima plasmina. O processo de fibrinólise começa quando a proteína circulante plasminogênio é convertida em plasmina por ação do ativador do plasminogênio tecidual (t-PA) liberado das células endoteliais, geralmente, em resposta a um trauma. A plasmina degrada a rede de fibrina em fragmentos solúveis, denominados: A, B, C, D e E. A união de dois fragmentos D (D-D) forma o que chamamos D-dímeros. A meia-vida dos D-dímeros é de aproximadamente 8 horas, sendo eliminado pelos rins e sistema retículoendotelial. Assim, D-dímeros é usado como marcador global da ativação da coagulação e do sistema fibrinolítico. Pode ser utilizado como marcador indireto de atividade trombótica.[16]

Reconhecidos como marcadores de trombose e fibrinólise, os D-dímeros contribuem sobremaneira para excluir eventos trombóticos ou tromboembólicos quando se encontram em valores inferiores a 500 ng/mL (FEU). Contudo, sua determinação pode-se mostrar elevada também em outras situações, caso de pós-operatório, gestação, puerpério, doença vascular periférica, câncer, insuficiência renal, sepse e em várias outras doenças inflamatórias, inclusive a Covid-19, assim como à medida que a idade avança, o que inspira cautela na interpretação de seus resultados.

As diretrizes mais recentes recomendam como prática o ajuste dos níveis de D-dímeros de acordo com a faixa etária (a partir dos 51 anos), associado ao escore de risco clínico, em lugar de considerar o valor de corte-padrão, de 500 ng/mL (FEU). Dessa maneira, há um limite progressivamente maior para classificar os resultados elevados por meio da fórmula: idade do paciente em anos x 10. Assim, um indivíduo com 75 anos pode apresentar um *cutoff* de 750 ng/mL. Esse ajuste no *cutoff* aumenta sua especificidade sem comprometer sua sensibilidade. O D-dímero tem sido utilizado para validação prospectiva de pacientes com suspeita de embolismo pulmonar.[17] Entretanto, é importante destacar que sua aplicação precisa levar em conta a probabilidade clínica do evento trombótico.

Testes viscoelásticos, *Point-of-Care* (POC)

A monitorização da coagulação com testes POC avalia as propriedades viscoelásticas do sangue total oferecendo, rapidamente, uma avaliação completa e precisa da hemostasia sanguínea. Os testes mais utilizados são a tromboelastografia (TEG) e tromboelastometria rotacional (Rotem®). Os POC superam várias limitações dos testes de coagulação de rotina. O sangue é analisado à beira do leito e não necessariamente dentro do laboratório central, permitindo maior rapidez na confecção e no retorno. A hemostasia é avaliada com sangue total, permitindo interações *in vivo* da hemostasia primária com a secundária para fornecer informações úteis na função plaquetária, além disso, o desenvolvimento do coágulo pode ser exibido em tempo real e a análise da coagulação pode ser feita na temperatura do paciente. Mesmo assim, devemos considerar que há limitações nos testes viscoelásticos. São testes realizados em condições estáticas (sem fluxo contínuo) em uma cubeta. A cubeta não é um vaso sanguíneo endotelizado, o que significa que, resultados obtidos a partir desses testes, devem ser interpretados com cuidado após considerar as condições clínicas, por exemplo, sangramento evidente no campo.

Tromboelastografia (TEG®)

A tromboelastografia foi descrita pela primeira vez por Hartet em 1948,[18] como método de avaliação da função hemostática global a partir de uma amostra simples de sangue. Apesar de existir desde 1948, apenas recentemente a TEG® passou a ser utilizada na prática clínica; no início dos anos 1980 foi introduzido na anestesia para transplante de fígado, no final dos anos 1980, começou a ser utilizado durante a cirurgia cardíaca e hoje é usado em vários outros procedimentos. A TEG® avalia a coagulação interagindo todos os componentes do sistema, as plaquetas, os fatores da coagulação e a fibrinólise. Além dessa análise, a TEG® permite uma análise qualitativa do coágulo, medindo assim, as propriedades viscoelásticas do sangue *in vitro*. Para realizar o teste colocamos 0,36 mL de sangue natural a 37°C em uma cubeta aquecida. Um cabo suspenso dentro dessa alíquota de sangue registra os movimentos de que a rotação do tubo vai impor ao sangue (**Figura 30.1**).

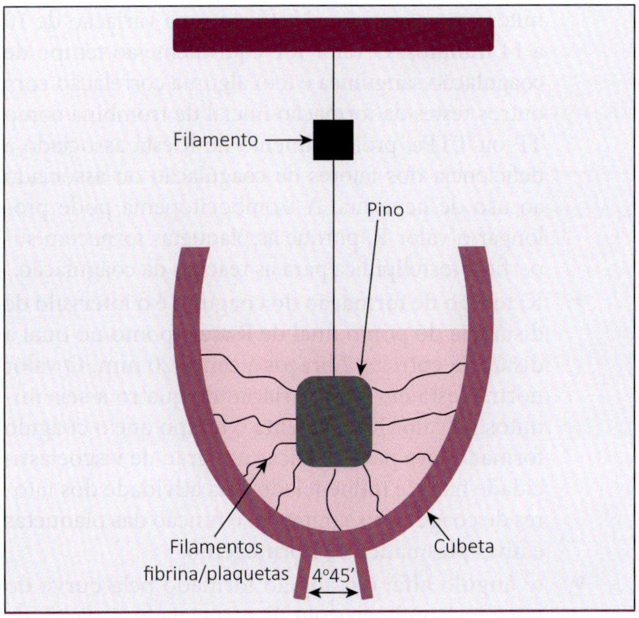

Figura 30.1. Diagrama do tromboelastógrafo. O diagrama mostra o pino mergulhando no sangue total (ou ativado) dentro da cubeta. Fibras compostas de fibrina e plaquetas unem a cubeta ao pino, mantendo a propriedade elástica do coágulo.

Fonte: Editora Atheneu.

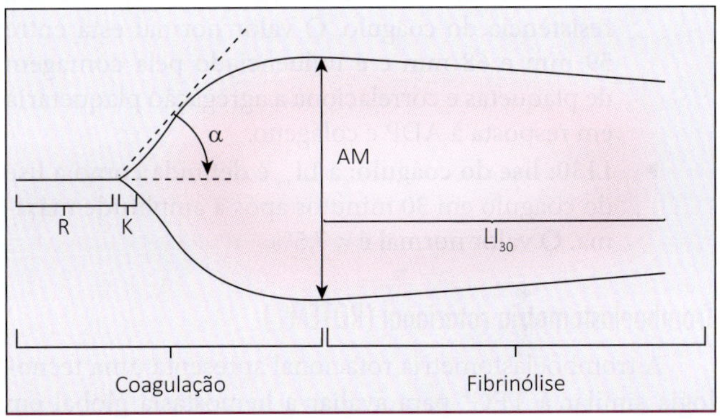

Figura 30.2. Variáveis e valores normais medidos pela tromboelastografia.

R: tempo de reação, 10 a 14 minutos; K: cinética da formação do coágulo, 4 a 6 minutos; α: taxa de formação de fibrina, > 50º; AM: mede o grau de dureza do coágulo, 50 mm a 70 mm; LI_{30}: lise do coágulo, < 7,5%.

Fonte: Acervo da autoria.

À medida que o coágulo começa a se formar, os movimentos de rotação do tubo são transmitidos para o cabo suspenso. Quando ocorre a lise do coágulo, as pontes de fibrina vão se desfazendo e a transmissão do movimento do tubo para o cabo vai diminuindo. Esses movimentos são registrados por uma curva que permite a análise de diversas fases da coagulação, a qualidade do trombo formado e, também, da fibrinólise (**Figura 30.2**).

Cinco medidas são feitas em cada traçado tromboelastográfico.

- **R: tempo de reação:** valor medido do início do traçado até o ponto em que a curva se alarga em 1 mm. O valor R pode ser expresso como distância, em minutos e o valor normal está em uma variação de 10 a 14 minutos. O valor R é equivalente ao tempo de coagulação sanguínea e tem alguma correlação com outros testes da formação inicial de trombina como TP ou TTPa; prolongamento de R está associado a deficiência dos fatores de coagulação ou associado ao uso de heparina. A trombocitopenia pode prolongar o valor R, porque as plaquetas fornecem superfície fosfolipídica para as reações da coagulação.

- **K: tempo de formação do coagulo:** é o intervalo de distância do ponto final de R até o ponto no qual a distância entre os 2 braços alcança 20 mm. O valor normal está em uma variação de quatro a seis minutos. O valor K representa o tempo que o coágulo formado leva para alcançar um grau de viscoelasticidade fixo e é influenciado pela atividade dos fatores de coagulação, contagem e função das plaquetas e nível plasmático de fibrinogênio.
- **α: ângulo alfa:** é o ângulo formado pela curva do traçado tromboelastográfico tracejado a partir de R para K. O valor normal está entre uma variação de 54º a 67º e é indicador da taxa de formação do coágulo sólido, sendo dependente da contagem de plaquetas e do fibrinogênio.
- **AM: amplitude máxima: é** a largura da curva no ponto na sua máxima divergência e representa a resistência do coágulo. O valor normal está entre 59 mm e 68 mm e é influenciado pela contagem de plaquetas e correlaciona a agregação plaquetária em resposta à ADP e colágeno.
- **LI30: lise do coágulo:** a LI_{30} é definida como a lise do coágulo em 30 minutos após a amplitude máxima. O valor normal é < 7,5%.

Tromboelastometria rotacional (ROTEM®)

A tromboelastometria rotacional apresenta uma tecnologia similar à TEG® para avaliar a hemostasia global em qualquer área de um hospital. É um dispositivo *poin-of--care* que pode ser manuseado pelo intensivista. Embora o ROTEM® compartilha alguns princípios funcionais com a TEG tradicional há algumas diferenças entre os dois métodos e seus resultados não podem ser intercambiáveis.[19] O ROTEM® avalia as interações dos fatores da coagulação, componentes celulares, inibidores da coagulação e a lise do coágulo. As condições reológicas desse método mimetizam as condições de baixo fluxo das veias. Uma amostra de sangue total é colocada em uma cubeta e um pino cilíndrico é imerso na solução. Entre o pino e a cubeta há o espaço de 1 mm que é ocupado pelo sangue. O pino movimenta-se da direita para esquerda. Como o sangue é líquido o movimento não sofre restrição. Quando se inicia a coagulação, o coágulo oferece certa restrição ao movimento de rotação, sendo que esta restrição aumenta à medida que aumenta a firmeza do coágulo. Essa cinética é detectada mecanicamente e calculada por um computador integrado ao sistema e que mostra como resultado, uma figura típica (**Figura 30.3**) e parâmetros numéricos.

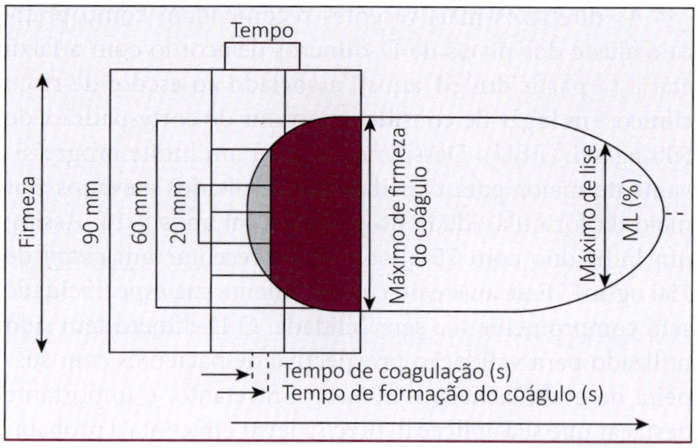

Figura 30.3. Variáveis da tromboelastometria.

ML_{30}: máximo de lise; TC: tempo de coagulação; TFC: tempo de formação do coágulo.

Fonte: Acervo da autoria.

Quadro 30.1. Testes comerciais disponíveis para ROTEM®	
Teste	**Interpretação**
INTEM	Ativadores: ácido elágico e fosfolípides Interpretação semelhante ao TTPa e polimerização da fibrina
EXTEM	Ativador: fator tecidual Interpretação semelhante ao TP Avalia fibrinólise
FIBTEM	Usa citocalasina D, inibidor plaquetário O bloqueio da plaqueta avalia o desempenho do fibrinogênio
HEPTEM	Ativador: fator de contato + heparinase Útil para neutralização heparina
APTEM	Ativador: aprotinina Interpreta fibrinólise

Fonte: Desenvolvido pela autoria.

Os parâmetros avaliados são:

- **TC:** é o tempo de o início da análise até a firmeza alcançar 2 mm e avalia o início da coagulação e é afetada pela concentração plasmática dos fatores da coagulação.
- **TFC:** é o tempo a partir de 2 mm da firmeza do coágulo até alcançar 20 mm e reflete a taxa de formação do coágulo que é influenciada pela concentração do fibrinogênio e atividade plaquetária.
- **MFC:** reflete o máximo de firmeza do coágulo e é determinado pela atividade das plaquetas e concentração do fibrinogênio. O ROTEM® normalmente utiliza sangue total citratado que é recalcificado para iniciar a coagulação e ativadores para padronizar testes específicos (**Quadro 30.1**).

INTEM é um teste basal que utiliza o ácido elágico como ativador de contato para analisar o estado geral da coagulação do paciente. Com a realização simultânea do HEPTEM, o qual, contém heparinase, podemos demonstrar a presença ou o efeito residual de heparina.

Além disso, o HEPTEM, isolado, pode avaliar a coagulação sem um possível efeito da heparina. Essa associação de INTEM e HEPTEM pode informar se a coagulopatia observada pode ser tratada com fatores da coagulação ou com protamina. EXTEM é um teste que utilize o fator tecidual como ativador da coagulação. O EXTEM é sensível para alterações da formação do complexo FT–fator VIIa responsável pela iniciação da coagulação, para alterações da polimerização da fibrina/fibrinogênio e para disfunção plaquetária.[20] A diferenciação entre função plaquetária e polimerização do fibrinogênio é possível com a utilização simultânea de EXTEM e FIBTEM. No FIBTEM a função das plaquetas é eliminada com a inclusão da citocalasina, um inibidor plaquetário. O coágulo obtido pelo FIBTEM é primariamente um coágulo de fibrinogênio. A diferença entre a firmeza do coágulo obtido com essa associação representa a contribuição da plaqueta no EXTEM. Se o FIBTEM apresenta um valor normal indicando uma boa rede de fibrina e a amplitude do coágulo no EXTEM está diminuída, o diagnóstico é de disfunção plaquetária e o paciente necessita de concentrado de plaquetas.[21] A tromboelastometria evita algumas limitações da TEG tradicional especialmente a sensibilidade a traumas mecânicos. A transmissão do sinal do pino suspenso é realizada por um detector óptico, evitando que movimentos bruscos criem artefatos. O ROTEM® tem demonstrado bastante utilidade em pós-CEC de cirurgias cardíacas, transplante hepático, coagulopatia do trauma e terapia intensiva para diagnósticos de coagulopatias graves.[22] A base do entendimento da coagulação é inseparável de qualquer monitorização apresentada neste capítulo. Apesar do enorme avanço ocorrido nos últimos anos na compreensão dos mecanismos que regem a hemostasia, ainda não conseguimos avançar com a mesma velocidade em direção à monitorização perfeita da coagulação sanguínea.

Necessitamos de maior conhecimento referente as interações com os fatores de risco e suas interações com os diversos mecanismos da hemostasia e assim, talvez, poderemos utilizar algoritmos apropriados para hemotransfusões e intervenções farmacológicas nos pacientes com sangramento grave.

Atualmente, a maioria das decisões sobre hemostasia são baseadas em resultados laboratoriais. Entretanto, poderemos mudar um pouco esse perfil se, começarmos avaliando o paciente, primeiro com exame físico apropriado e segundo, com um questionário padrão, dirigido especificamente para distúrbios da coagulação. O paciente deve ser visto como um todo e a monitorização secundária à clínica. Esse foco talvez nos forneça resultados com menor custo e mais eficiência.

Referências bibliográficas

1. Rocha Filho JA, Figueira ERR. Monitorização do Sistema Hematológico. In: Cangiani LM, Carmona MJC, Ferez D, et al, editors. Tratado de Anestesiologia. 9. ed. São Paulo: Editores Eireli; 2021. p.1603-13.
2. Counts RB. Physiology of hemostasis. In: Spiess BD, Counts RB, Gould SA, editores. *Perioperative Transfusion Medicine. 2nd* Ed. Baltimore: Williams and Wilkins; 1998. p.79-96.
3. Hoffman M, Monroe DM. A cell-based model of hemostasis. Thromb Haemost. 2001;85:958-65.
4. Society of Thoracic Surgeons Blood Conservation Guideline Task Force; Ferraris VA, Ferraris SP, Saha SP, Hessel EA 2nd, Haan CK, et al. Perioperative blood transfusion and blood conservation in cardiac surgery: the Society of Thoracic Surgeons and The Society of Cardiovascular Anesthesiologists clinical practice guideline. Ann Thorac Surg. 2007;83(5 Suppl):S27-86.
5. Winter WE, Flax SD, Harris NS. Coagulation Testing in the Core Laboratory. Lab Medicine. 2017;48:295-313.
6. Bang FB, Frost JL. The toxic effect of a marine bacterium in Limulus and the formation of blood clots, Bull. John Hopkins Hosp. 1953;105:361.
7. Horsti J. Comparison of quick and owner prothrombin time with regard to the harmonization of the International Normalized Ratio (INR) system. Clin Chem Lab Med. 2002;40(4):399-403.
8. Kagawa K, Fukutake K. Prothrombin time and its standardization: a potentiality to introduce INR method in criteria for disseminated intravascular coagulation. Rinsho Byori. 2002; 50(3):277-82.
9. Lorenzi TF. Manual de Hematologia – Propedêutica e Clínica. 2. ed. Rio de Janeiro: Medsi; 1999. p.641.
10. Costa Filho R, Gutierrez F e Nácul FE. Monitorização da coagulação. In: Monitorização em UTI. Eds: Réa Neto A, Mendes CL, Rezende EAC e Dias FS. Rio de Janeiro; Revinter; 2004. p.353-362.
11. Gewirtz AS, Miller ML, Keys TF. The clinical usefulness of the preoperative bleending time. Arch Pathol Lab Med. 1966;120(4):353-356.
12. Fries D, Haas T, Klinger A, et al. Efficacy of fibrinogen and prothrombin complex concentrate used to reverse dilutional coagulopathy--a porcine model. Br J Anaesth. 2006;97(4):460-467.
13. Heindl B, Delorenzo C, Spannagl M. High dose fibrinogen administration for acute therapy of coagulopathy during massive perioperative transfusion. Anesthesist. 2005;54(8):787-790.
14. Mosesson MW. Fibrinogen and fibrin polymerization: appraisal of the binding events that accompany fibrin generation and fibrin clot assembly. Blood Coag Fibrinolylis. 1997;8(5):257-267.
15. 16. Hiippala ST, Myllyla GJ, Vahtera EM. Hemostatic factors and replacement of major blood losse with plasma-poor red cell concentrates. Anesth Analg. 1995;81(2):360-365.
16. Hager K, Platt D. Fibrin degeneration product concentrations (D-dimers) in the course of ageing. Gerontology. 1995;41:159-65.
17. Society of Thoracic Surgeons Blood Conservation Guideline Task Force; Ferraris VA, Ferraris SP, Saha SP, Hessel EA 2nd, et al. Perioperative blood transfusion and blood conservation in cardiac surgery: the Society of Thoracic Surgeons and The Society of Cardiovascular Anesthesiologists clinical practice guideline. Ann Thorac Surg. 2007;83(5 Suppl):S27-86.
18. Hartert H. Blutgerinnungstudien mit der Thrombelastographie, einem neuen Untersuchungsverfahren. Klin Wochenschrift 1948;26:557-83.
19. Jackson GN, Ashpole KJ, Yentis SM. The TEG vs the ROTEM thromboelastography/thromboelastometry systems. Anaesthesia. 2009;64:212-15.
20. Lang T, Bauters A, Braun SL, Pötzsch B, von Pape KW, Kolde HJ, Lakner M. Multi-centre investigation on reference ranges for ROTEM thromboelastometry. Blood Coagul Fibrinolysis. 2005;16(4):301-10.
21. Flisberg P, Rundgren M, Engstrom M. The effects of platelets transfusions evaluated using rotational thromboelastometry. Anesth Analgesia. 2009;108:1430-32.

22. Ganter MT, Hofer CK. Point-of-care coagulation monitoring: current status of viscoelastic techniques. In: Vincent JL. Yearbook of Intensive Care and Emergency Medicine. Germany: Springer-Verlag, Berlin Heidelberg; 20007. p.834-46.

Bibliografia recomendada

Larsen OH, Ingerslev J, Sorensen B. Whole laboratory model of thrombocytopenia for use in evaluation of hemostatic interventions. Ann Hematol. 2007;86:217-21.

capítulo 31

Monitorização das Disfunções Orgânicas

Rui Moreno

"When you can measure a phenomenon about which you are talking and express it in numbers, you know something about it. But, when you cannot express it in numbers, your knowledge is vague and unsatisfactory. It may be the beginning of knowledge, but you progressed very little toward the state of science "

Lord Kelvin (1824-1907)

Introdução

Os índices de disfunção/falência múltipla de órgãos foram concebidos para descrever a presença e a evolução da disfunção multiorgânica, de forma sequencial (ou repetitiva), em doentes individuais com doença crítica. No desenvolvimento destes instrumentos, é necessário ter em conta três princípios importantes:[1]

- Em primeiro lugar, a falência de um órgão não é um fenômeno simples de tudo ou nada, mas sim um espectro ou um *continuum* de disfunção orgânica que vai desde uma alteração muito ligeira da função até à falência total do órgão.
- Em segundo lugar, a falência de órgãos não é um processo estático, e o grau de disfunção pode variar ao longo do tempo durante a evolução da doença, pelo que as pontuações têm de ser calculadas repetidamente.
- Em terceiro lugar, as variáveis escolhidas para avaliar cada órgão têm de ser objetivas, simples e disponíveis por rotina em todas as unidades de cuidados intensivos (UCIs), mas fiáveis, específicas para o órgão em questão e tanto quanto possível independentes das variáveis relacionadas com o manuseamento do doente, para que a pontuação possa ser facilmente calculada em qualquer doente em qualquer UCI.

Idealmente, todos esses escores deveriam ser independentes de variáveis terapêuticas,[2] mas isto tem-se mostrado virtualmente impossível de ser alcançado, pois todos os fatores fisiológicos são mais ou menos dependentes ou afetados pelo tratamento. Por exemplo, a relação pressão parcial de oxigênio (PaO_2)/fração da concentração de oxigênio inspirado (FIO_2) (também conhecida como relação P/F) depende das condições do ventilador e da pressão expiratória final positiva (PEEP), a contagem de plaquetas pode ser influenciada por transfusões de plaquetas e os níveis de ureia e creatinina são afetados pelas Técnicas de Substituição Renal.

Ao longo dos anos, desde a descrição do *Organ System Failure* de William Knaus *et al.* em 1985,[3] muitos sistemas diferentes foram desenvolvidos para avaliar a disfunção orgânica, desde o início dos anos 1980, diferindo nos órgãos e sistemas incluídos na pontuação, nas definições utilizadas para a definição e quantificação da disfunção orgânica e na escala de classificação utilizada. Atualmente, quase todas as pontuações amplamente utilizadas incluem apenas seis sistemas de órgãos – cardiovascular, respiratório, hematológico, neurológico, renal e hepático. Os três sistemas mais amplamente utilizados serão discutidos seguidamente.

Multiple organ dysfunction score (MODS)

Este sistema de pontuação foi desenvolvido com base numa revisão da literatura de 1969 a 1993 efetuada por Marshall *et al.*[2] Neste sistema, foram identificados descritores de disfunção orgânica, que foram validados numa base de dados clínicos. Foram escolhidos seis sistemas e atribuída uma pontuação de 0-4 a cada órgão, variando entre a normalidade (0 pontos) e a falência completa (4 pontos), com uma pontuação que varia entre 0 e 24 pontos. A pior pontuação para cada sistema de órgãos em cada período de 24 horas é considerada para o cálculo da pontuação agregada.

Um MODS inicial alto mostrou correlacionar-se com a mortalidade na UCI e o delta MODS (calculado como o MODS máximo durante toda a permanência na UCI menos o MODS de admissão) foi ainda mais preditivo do resultado.[2] Num estudo com 368 doentes em estado crítico, verificou-se que o MODS descrevia melhor os grupos de resultados do que o APACHE II ou a pontuação de falência orgânica, embora o risco previsto de mortalidade fosse semelhante para todos os sistemas de pontuação.[4] O MODS tem sido utilizado para avaliar a disfunção orgânica em vários estudos clínicos, embora o seu uso tenha vindo a declinar ao longo do tempo.

Logistic organ dysfunction score (LODS)

Este sistema foi desenvolvido em 1996 usando regressão logística múltipla aplicada a variáveis selecionadas do banco de dados de pacientes de UCI utilizado em 1993 para construir o Simplified Acute Prognostic Score II (SAPS II).[5] Para calcular a pontuação, cada sistema de órgãos recebeu um número de pontos de acordo com o pior valor de qualquer variável no dia da admissão. Se não houver disfunção orgânica, a pontuação é 0, subindo até um máximo de 5. Como a gravidade relativa da disfunção orgânica difere entre os sistemas de órgãos, a pontuação do LODS permite que o máximo de 5 pontos seja atribuído apenas aos sistemas neurológico, renal e cardiovascular. Para a disfunção máxima dos sistemas pulmonar e de coagulação, pode ser atribuído um máximo de 3 pontos para os níveis mais graves de disfunção e para o fígado, a disfunção mais grave recebe apenas 1 ponto. Assim, a pontuação máxima total é de 22. A pontuação LODS foi concebida (devido às limitações da base de dados utilizada no seu desenvolvimento) para ser utilizada como uma medida única da disfunção orgânica nas primeiras 24 horas de admissão na UCI, e não como uma medida de avaliação repetida. O sistema LODS é bastante complexo e o menos utilizado de todos, com exceção da França.

O *sequential organ failure assessment* (SOFA) *score*

O SOFA foi desenvolvido em 1994 durante uma conferência de consenso organizada pelo Grupo de trabalho de Sépsis da Sociedade Europeia de Cuidados Intensivos em Versailles.

Trata-se de um escore concebido para quantificar objetivamente o grau de falência de órgãos ao longo do tempo, órgão a órgão, em indivíduos ou grupos de indivíduos adultos[1] (embora tenha sido posteriormente adaptado para utilização pediátrica.[6,7] Inicialmente designado por *Sepsis-related Organ Failure Assessment*, o escore passou a designar-se por *Sequential Organ Failure Assessment*, uma vez que se percebeu que podia ser aplicado igualmente a doentes não sépticos. E no sentido de realçar a necessidade da sua aplicação dever ser repetida sequencialmente, no mínimo diariamente. Ao conceberem a pontuação, os participantes na conferência decidiram limitar a seis o número de sistemas estudados – respiratório, coagulação, hepático, cardiovascular, sistema nervoso central e renal. Foi tentada a construção de um escore de falência gastrointestinal mas sem sucesso. A cada órgão é atribuída uma pontuação de 0 para a função normal até 4 para a falência completa (para um total máximo de 24 pontos), sendo registados os piores valores em cada dia. A função de cada órgão pode assim ser avaliada e monitorizada ao longo do tempo, podendo também ser calculada uma pontuação global.

Com base nesta pontuação, várias pontuações podem ser derivadas, que demonstraram fornecer informações adicionais sobre o curso temporal da doença:[8]

- O SOFA de admissão (calculado com os piores valores na primeira hora após a admissão na UTI).
- O SOFA diário.
- O SOFA máximo de falência orgânica (soma dos piores valores de cada um dos componentes, independentemente do dia em que ocorreram, pois o grau máximo de falência de cada órgão/sistema geralmente ocorre em dias diferentes), bem demonstrado anteriormente.
- A variação entre a disfunção orgânica que aparece após a admissão na UCI e a presente à admissão (delta SOFA), calculada como a pontuação máxima total do SOFA menos a pontuação total do SOFA na admissão.
- O SOFA diário máximo (o dia na estadia na UCI em que a pontuação agregada foi máxima).
- O SOFA de alta (que demonstrou estar significativamente relacionado à mortalidade após a alta da UTI).[9]

Uma excelente revisão destes diferentes modos de utilização e das suas regras de cálculo, publicada em 2019 por Simon Lambden *et al.* pode ser encontrada.[10]

Um SOFA total alto (SOFA máximo) e um SOFA delta alto (o SOFA total máximo menos o SOFA total de admissão) demonstraram estar relacionados a um pior resultado,[8,11], e a pontuação total demonstrou aumentar ou manter-se estável ao longo do tempo em não sobreviventes em comparação com sobreviventes,[11] resultados mais tarde confirmados no estudo SOAP (*Sepsis Occurrence in Acutely ill Patients*).[12] Do mesmo modo, nem todas as falências atingem o seu pico na mesma altura,[8] nem todas as combinações de falências têm o mesmo impacto prognóstico.[12] O que aliás foi claramente demonstrado num estudo multicêntrico canadense, que mostrou claramente que os componentes dinâmicos acrescentam informação à avaliação à admissão[13] e que confirmou que nem todos os órgãos se comportam do mesmo modo.[14]

Tem a grande vantagem de ser o único sistema de avaliação da disfunção orgânica validado em idosos (> 80 anos de idade) e em "novas" doenças como a Covid-19.[15,16]

É, de longe, o sistema de avaliação da função de órgão mais utilizada mundialmente com mais de 12.000 acessos (dados de 29/set/2024), 7.790 citações (*Web of Science*) ou 7.715 citações (CrosRef), o que o transforma em um dos manuscritos mais citados na nossa área do conhecimento. Está, neste momento, sujeito a um processo de revisão, envolvendo mais de 60 especialistas, após centenas de "pequenas" revisões e ajustes, geralmente de apenas um dos seus componentes, e que nunca ganharam qualquer relevância, introduzindo confusão ao usarem a mesma denominação para definições (e variáveis) diferentes.

Este processo, que se encontra na sua fase final, envolveu mais de 60 intensivistas de todo o mundo, incluindo de países de média e baixa renda. Utilizou uma metodologia que respeitou os mais rigorosos princípios científicos, tendo sido desenvolvido e validado em milhões de pacientes, precedidos por revisões sistemáticas sempre que justificáveis. Ele mantém os 6 órgãos iniciais (devido à incapacidade de construção de escalas que façam parte dos atuais dados registados nas várias bases de dados e que cumpram as regras para os sistemas imunológico e gastrointestinal). Mantém também a pontuação de 0 a 24 pontos (variando de 0 a 4 pontos em cada um dos 6 órgãos avaliados). O estudo ainda será publicado no início de 2025.[17]

Comparação dos sistemas de disfunção múltipla de orgão s

A principal diferença entre os três modelos descritos é o método escolhido para a avaliação da disfunção cardiovascular:

- O SOFA utiliza a pressão arterial e o nível de suporte vasoativo (quantidade máxima de fármacos vasoativos ou inotrópicos em infusão intravenosa contínua por via EV por mais de uma hora consecutiva).
- O MODS utiliza uma variável composta, a frequência cardíaca ajustada à pressão arterial (PAR, o produto da frequência cardíaca (FC) multiplicada pela razão entre a pressão venosa central (PVC) e a pressão arterial média (FC × PVC/PAM)).
- O LODs utiliza a frequência cardíaca e a pressão arterial sistólica.
- Uma comparação entre eles sugere que o MODS e o SOFA são preditores confiáveis do resultado, mas a disfunção/falha cardiovascular está melhor relacionada ao desfecho com o SOFA do que com o MODS.[18] É também mais fácil de calcular.

Vários modelos mistos, integrando uma combinação destes tipos de sistemas com índices prognósticos gerais, foram publicados[19,20] e foram progressivamente abandonados (**Quadro 31.1**).[1,2,5]

Uma revisão mais exaustiva destes sistemas bem como da sua comparação com os modelos prognósticos gerais pode ser encontrada em Vincent *et al.*, 2000[21]

Quadro 31.1. Sistemas de disfunção múltipla de órgãos

Sistemas Orgânicos	MODS[2]	SOFA[1]	LODS[5]
Respiratório	Razão PaO_2/ FiO_2	Razão PaO_2/ FiO_2 Ventilação mecânica	Razão PaO_2/ FiO_2 Ventilação mecânica
Cardiovascular	PAR	PAM Use de agentes vasoativos	PAM Use de agentes vasoativos
Renal	Creatinina	Creatinina Débito urinário	Creatinina Débito urinário Ureia
Hematológico	Plaquetas	Plaquetas	Plaquetas
Neurológico	GCS	GCS	GCS
Hepático	Bilirrubina total	Bilirrubina total	Bilirrubina total Tempo de protrombina

GCS: escala de coma de Glasgow; PAM: pressão arterial média; PAR: frequência cardíaca ajustada para a pressão arterial; PAS: pressão arterial sistólica.

Fonte: Desenvolvido pela autoria.

Referências bibliográficas

1. Vincent JL, Moreno R, Takala J, Willatts S, De Mendonca A, Bruining H, et al. The SOFA (Sepsis-related Organ Failure Assessment) score to describe organ dysfunction/failure. On behalf of the Working Group on Sepsis-Related Problems of the European Society of Intensive Care Medicine. Intensive Care Med 1996;22:707-10.
2. Marshall JC, Cook DA, Christou NV, Bernard GR, Sprung CL, Sibbald WJ. Multiple organ dysfunction score: a reliable descriptor of a complex clinical outcome. Crit Care Med. 1995;23:1638-52.
3. Knaus WA, Draper EA, Wagner DP, Zimmerman JE. Prognosis in acute organ-system failure. Ann Surg. 1985;202:685-93.
4. Jacobs S., Zuleika M., Mphansa T. The multiple organ dysfunction score as a descriptor of patient outcome in septic shock compared with two other scoring systems. Critical Care Medicine 1999;27:741-4.
5. Le Gall JR, Lemeshow S, Saulnier F. A new simplified acute physiology score (SAPS II) based on a European/North American multicenter study. J Am Med Associat. 1993;270:2957-63.
6. Schlapbach LJ, Straney L, Bellomo R, Maclaren G, Pilcher D. Prognostic accuracy of age-adapted SOFA, SIRS, PELOD-2, and qSOFA for in-hospital mortality among children with suspected infection admitted to the intensive care unit. Intensive Care Med. 2018;44:179-88.
7. Matics TJ, Sanchez-Pinto LN. Adaptation and Validation of a Pediatric Sequential Organ Failure Assessment Score and Evaluation of the Sepsis-3 Definitions in Critically Ill Children. JAMA Pediatrics 2017;171:e172352.
8. Moreno R, Vincent JL, Matos R, Mendonça A, Cantraine F, Thijs L, et al. The use of maximum SOFA score to quantify organ dysfunction/failure in intensive care. Results of a prospective, multicentre study. Intensive Care Med. 1999;25:686-96.
9. Moreno R, Miranda DR, Matos R, Fevereiro T. Mortality after discharge from intensive care: the impact of organ system failure and nursing workload use at discharge. Intensive Care Med. 2001;27:999-1004.
10. Lambden S, Laterre PF, Levy MM, Francois B. The SOFA score—development, utility and challenges of accurate assessment in clinical trials. Crit Care 2019;23:374.

11. Vincent JL, de Mendonca A, Cantraine F, Moreno R, Takala J, Suter PM, et al. Use of the SOFA score to assess the incidence of organ dysfunction/failure in intensive care units: results of a multicenter, prospective study. Working group on "sepsis-related problems" of the European Society of Intensive Care Medicine. Crit Care Med 1998;26:1793-800.
12. Sakr Y, Lobo SM, Moreno RP, Gerlach H, Ranieri VM, Michalopoulos A, et al. Patterns and early evolution of organ failure in the intensive care unit and their relation to outcome. Crit Care 2012;16:R222.
13. Cook R, Cook D, Tilley J, Lee K, Marshall J. Multiple organ dysfunction: baseline and serial component scores. Crit Care Med 2001;29:2046-50.
14. Pölkki A, Pekkarinen PZ, Takala J, Selander T, Reinikainen M. Association of Sequential Organ Failure Assessment (SOFA) components with mortality. Acta Anaesthesiol Scand. 2022;66:731-41.
15. Polok K, Fronczek J, Putowski Z, Czok M, Guidet B, Jung C, et al. Validity of the total SOFA score in patients ≥ 80 years old acutely admitted to intensive care units: a post-hoc analysis of the VIP2 prospective, international cohort study. Ann Intensive Care 2023;13.
16. Flaatten H, Jung C, Beil M, Fjølner J, Guidet B, Van Heerden PV, et al. The profile of organ failure at ICU admission and outcomes in elderly COVID-19 patients. Intensive Care Med Experimental. 2021;9:000825.
17. Moreno R, Rhodes A, Piquilloud L, Hernandez G, Takala J, Gershengorn HB, et al. The Sequential Organ Failure Assessment (SOFA) Score: has the time come for an update? Crit Care 2023;27:15.
18. Peres Bota D, Melot C, Lopes Ferreira F, Nguyen Ba V, Vincent JL. The Multiple Organ Dysfunction Score (MODS) versus the Sequential Organ Failure Assessment (SOFA) score in outcome prediction. Intensive Care Med. 2002;28:1619-24.
19. Chang RW, Jacobs S, Lee B. Predicting outcome among intensive care unit patients using computerised trend analysis of daily Apache II scores corrected for organ system failure. Intensive Care Med. 1988;14:558-66.
20. Timsit JF, Fosse JP, Troche G, De Lassence A, Alberti C, Garrouste-Orgeas M, et al. Accuracy of a composite score using daily SAPS II and LOD scores for predicting hospital mortality in ICU patients hospitalized for more than 72 h. Intensive Care Med. 2001;27:1012-21.
21. Vincent JL, Ferreira F, Moreno R. Scoring systems for assessing organ dysfunction and survival. Critical Care Clin.2000;16:353-36.

SEÇÃO 3

Visão Geral da Doença Crítica

Coordenador: Fernando Suparregui Dias

capítulo | 32

Aspectos Genéticos de Interesse no Paciente Crítico

Fernando Suparregui Dias

Aspectos básicos da genômica humana

A conclusão do sequenciamento do genoma humano despertou um grande interesse pela genética na Medicina. Considerando-se que o genoma humano tem mais de três bilhões de pares de bases, a diferença no sequenciamento do DNA entre duas pessoas pode variar em milhões de bases, sendo essa grande variabilidade, definida pela sigla SNP (do inglês, *single-nucleotide polymorphisms*), o que alguns autores consideram como marcadores da diversidade biológica.[1]

Para facilitar o entendimento de expressões utilizadas em Genômica, o **Quadro 32.1** apresenta as mais frequentes neste campo.

Quadro 32.1. Glossário de Medicina Genômica

Alelo	Forma alternativa de um uma sequência de DNA
Base nitrogenada	Adenina (A), timina (T), citosina (C) e guanina (G)
Códon	Sequência de três bases que de DNA ou RNA específica para um aminoácido
Desequilíbrio de ligação	Associação não randômica de alelos em dois lócus ligados
DNA	Molécula formada por duas cadeias de nucleotídeos (pentose, fosfato e base nitrogenada) organizadas em hélice
Epigenética	Engloba os mecanismos reguladores que controlam a expressão gênica, porém, sem resultar de alteração no sequenciamento do DNA.
Éxon	Região de um gene que codifica para uma proteína
Fenótipo	Apresentação clínica ou expressão de um ou mais genes específicos, fatores ambientais ou ambos
Gene	Segmento de DNA envolvido na produção de uma proteína ou uma molécula de RNA com função fisiológica
Genotipagem	Determinação do tipo de alelos/genes que o indivíduo herdou para certos lócus
Genótipo	Conjunto diploide de alelos/genes que o indivíduo herdou para certo lócus
Haplótipo	Grupo de alelos próximos que são herdados como uma unidade
Heterozigoto	Dois alelos diferentes em um mesmo lócus
Homozigoto	Dois alelos idênticos no mesmo lócus
Íntron	Região de um gene que não codifica para uma proteína
Lócus	Lugar específico onde se localiza um gene (ou porção de um gene) no cromossomo
Mutação	Alteração hereditária estável no sequenciamento do DNA que pode ser transmitida
Nucleotídeo	Base estrutural dos ácidos nucleicos (DNA e RNA) constituída por pentose, fosfato e base nitrogenada
Polimorfismo	Diferença no sequenciamento do DNA ocupantes do mesmo lócus
Promotor	Sequência de DNA da região que será transcrita e promove a transcrição
SNPs	Variações na sequência do DNA devido a mudança em um único nucleotídeo
Transcrição	Processo pelo qual um gene é usado como molde para a síntese de moléculas de RNA

SNP: do inglês, *single-nucleotide polymorphisms*.

Fonte: Desenvolvido pela autoria.

A estrutura do DNA (ácido desoxirribonucleico) é formada pelos nucleotídeos, que são constituídos por uma de quatro bases: adenina (A), timina (T), guanina (G) e citosina (C). Um polimorfismo consiste na variação na sequência do DNA, ocorrendo em mais de 1% das pessoas.[2] Pode ocorrer pela substituição de um dos pares de base por outro, correspondendo ao chamado SNP[2,3] ou pela inserção/deleção (I/D) de um ou mais nucleotídeos em sequência.[3] Já as mutações, são mudanças na sequência do DNA que ocorrem com uma frequência inferior a 1% de indivíduos.[2] Os SNPs representam marcadores genéticos importantes para o estudo de doenças multifatoriais, como as que cursam com uma resposta inflamatória significativa, estimando-se que existam em torno de 2 a 3 milhões no genoma humano.[4,5] Os estudos de associação são utilizados com frequência, porém, apresentam muitas dificuldades para serem reproduzidos, sendo influenciados por diferentes populações, pela variação do desequilíbrio de ligação, viés de publicação, repetição de análise de subgrupos, falhas na classificação da genotipagem[4] e pela falta de poder estatístico.[4,6] Os erros de genotipagem limitam a validação desses estudos, podendo ser em consequência de problemas com as amostras do material genético ou mesmo na aplicação da técnica de biologia molecular utilizada.[7,8] Outro ponto a ser considerado é a ocorrência de viés de seleção, como por exemplo, incluir mulheres em grupo-controle de doenças limitadas ao sexo masculino[8] e não considerar a etnia da população estudada.[6]

Os polimorfismos de genes envolvidos na resposta imune influenciam na suscetibilidade e nos desfechos de algumas infecções.[9] Em pacientes com sepse, a explicação plausível para a baixa replicação dos resultados de estudos de associação, seria a ocorrência de falso-positivos. Também são apontados o baixo poder estatístico em razão do tamanho da amostra, havendo a especulação de que seria necessária uma amostra de pelo menos 2 mil pacientes para detectar-se um risco relativo (RR) de morte de 1,5 para qualquer polimorfismo.[10]

O perfil transcriptômico, dos leucócitos circulantes no sangue periférico de pacientes com infecção pulmonar, sugere que a resposta à infecção depende da expressão de genes específicos. Em um estudo, foram identificados dois grupos fenotípicos, que os autores denominaram como "*sepsis response signatures* (SRS), resultado da identificação de 3.080 genes. A mortalidade no grupo SRS1 foi significativamente maior em 28 dias e em 6 meses. O perfil imunológico do grupo SRS1 caracterizou-se por imunossupressão relativa, tolerância à endotoxina, exaustão dos linfócitos T e distúrbios metabólicos. Esses pacientes apresentaram menor capacidade para erradicar a infecção e eram suscetíveis a episódios recorrentes de infecção nosocomial,[11] indicando que a resposta a uma agressão infecciosa depende do perfil genético do indivíduo e tem impacto nos desfechos.

Influência genética na doença crítica

As grandes patologias que modelam a doença crítica e demandam tratamento intensivo como a sepse, trauma, a síndrome do desconforto respiratório agudo (SDRA) e doenças cardiovasculares, têm em comum uma resposta que envolve a imunidade, a coagulação e a consequente inflamação, sendo a sobrevivência dependente da magnitude dessa resposta.[12] Esse tipo de resposta é determinado por vários genes, que agem em diferentes lócus, o que define essas patologias como poligênicas. Por essa característica, o estudo da susceptibilidade genética nessas doenças é mais difícil de ser realizado.[13] Quando a resposta inflamatória é exagerada, provoca um quadro sistêmico de aumento da demanda metabólica, que pode levar à DMOS em suas formas mais graves. Além da gravidade inerente a cada uma dessas situações, a capacidade do indivíduo reagir está condicionada ao seu estado de saúde prévio e de fatores como a idade, o sexo, a presença de comorbidades e seu perfil genético.[14]

Vários polimorfismos de genes envolvidos na resposta imune e coagulação estão associados aos desfechos em pacientes críticos. Considerando-se a sepse como modelo de doença crítica, entre os polimorfismos associados a desfechos nesta condição estão o gene *CD-14*,[15,16,17] receptores Toll-Like,[18] fator de necrose tumoral alfa (FNT-alfa),[19] receptor Fc Gama, IIA,[20] HLA-G,[21] superóxido dismutase (SOD),[22] PAI1,[23] Apolipoproteína E (APOE)[24] e *Killer-Cell Immunoglobulin-like receptors* (KIR).[25] Os desfechos de outras patologias também são influenciados por SNP, incluindo trauma,[26] doenças cardiovasculares,[27,28] SDRA,[29] lesão renal aguda (LRA)[30] assim como a intensidade das disfunções orgânicas em pacientes críticos.[31]

Em infecções bacterianas existe uma grande variabilidade na resposta imune, evidenciada por diferentes padrões de produção de citocinas pró e anti-inflamatórias. No início do quadro de sepse, não existe relação entre os níveis de citocinas e ocorrência de choque, porém, ao final de uma semana, os pacientes que apresentam choque têm expressão do RNAm do FNT-alfa e interferon-gama (Y-gama) significativamente menores. Os sobreviventes apresentam um número maior de cópias de RNAm de TNF-alfa em comparação aos não sobreviventes, indicando que uma resposta pró-inflamatória é desejável na fase inicial nesses pacientes.[32] Este padrão de resposta é fundamental para a sobrevivência, visto que a redução da expressão de genes envolvidos na resposta pró-inflamatória, associa-se a imunodepressão e mortalidade.[33]

Outro aspecto a considerar é a influência do ambiente externo na expressão de genes sem modificar o DNA, área conhecida como epigenética. As alterações derivadas da epigenética têm um impacto significativo sobre a expressão de genes envolvidos na resposta inflamatória, e, embora sejam mutáveis, podem-se tornar hereditárias. Entre os mecanismos responsáveis pelas mudanças epigenéticas estão a metilação do DNA, as modificações de histonas e do microRNA.[34,35]

A metilação na região do promotor do FNT-alfa e da IL-6, reduz a intensidade da resposta inflamatória.[36,37] As histonas são proteínas que formam o nucleossoma onde a dupla hélice do DNA está envolta, sendo suscetíveis a inúmeras alterações como metilação, acetilação e fosforilação. As modificações epigenéticas das histonas são responsáveis pela fase de imunossupressão da inflamação. Os microRNAs são pequenos nucleotídeos que não codificam RNA e desempenham papel na regulação da inflamação.[34,35]

A presença de DNA livre no plasma também tem impacto em várias condições como trauma, câncer, acidente vascular cerebral (AVC) e infarto agudo do miocárdio (IAM). Em pacientes críticos, a concentração de DNA livre pode-se correlacionar com a gravidade na admissão avaliada pelo APACHE II e com o grau de disfunção orgânica avaliado pelo SOFA. Além disso, uma maior concentração de DNA livre nas primeiras 96 horas de internação em UTI, associa-se com mortalidade.[38]

Farmacogenética e o paciente crítico

A genética desempenha um importante papel no metabolismo e na resposta a drogas, estimando-se uma variação individual entre 15%-30%, podendo, algumas drogas ou classes de drogas atingir até 95% de variabilidade individual referente à disponibilidade e efeitos.[39] Por sua vez, a farmacogenética estuda as diferenças individuais em relação à resposta clínica a uma droga em particular, isto é, uma droga e vários genomas.[40]

Como os fármacos não são isentos de efeitos colaterais, deve-se considerar no seu uso, a indicação, as doses e a possibilidade de taquifilaxia, com risco aumentado de toxicidade, entre outros fatores. A ineficácia de um determinado medicamento, além de ser prejudicial ao paciente, pode acarretar desperdício na utilização de recursos e aumento de custos.[3] Nesse sentido, a farmacogenética é um campo promissor para o uso efetivo e seguro de medicamentos na UTI.

A variação individual na resposta a um tratamento pode ser em decorrência de SNP em genes que codifiquem enzimas relacionadas ao metabolismo de fármacos, transportadores, canais iônicos ou receptores.[41] A variabilidade genética está relacionada às enzimas que metabolizam esses fármacos, sendo determinante para a ocorrência de efeitos adversos, como a hepatotoxicidade e arritmias cardíacas. Um polimorfismo genético que produza a perda de função de uma enzima que metaboliza um fármaco resultará em uma concentração maior. Estando esta concentração associada a uma maior probabilidade de toxicidade, um paciente com este genótipo tem elevada probabilidade de apresentar reação tóxica ao receber a mesma dose que pacientes que não tenham esta variação genética.[39]

Analgesia e sedação

A analgesia com opioides é muito utilizada em pacientes cirúrgicos e com trauma. Diferenças individuais no metabolismo dessa classe de medicamentos associa-se a uma variabilidade significativa na resposta a doses semelhantes nesses pacientes, o que é atribuído a diferentes taxas de metabolização.[42] O fentanil, um dos opioides mais utilizados, age por meio da ativação dos receptores u, presentes no sistema nervoso central (SNC) e periférico. É metabolizado no fígado por isoformas da família citocromo P450 (CYP), em particular a CYP3A4 e CYP3A5. Em voluntários sadios, a administração sublingual de fentanil não altera a farmacocinética ou farmacodinâmica de portadores do alelo *CYP3A5*3*[43] e em pacientes cirúrgicos, não há impacto no consumo de opioides tanto em portadores de genótipo *CYPA4* ou *CYPA5*.[44]

Outro gene de interesse no estudo da dor é o do receptor opioide u1 (*OPRM1*, da sigla em inglês), cuja variação de maior prevalência é a A118G. Em indivíduos de etnia nipônica, os portadores do SNP com o alelo G do gene *OPRM1*, necessitaram de doses maiores de analgésicos para controle da dor no pós-operatório.[45] Em pacientes de origem caucasiana e dor de origem nociceptiva, que os portadores do alelo G tiveram uma resposta pobre ao tratamento com opióide.[46]

A influência genética em medicamentos utilizados para analgesia e sedação, depende de suas propriedades farmacológicas e das características individuais dos pacientes, o que torna evidente a necessidade de estudos bem delineados para identificar seu impacto em desfechos como as doses adequadas ou a possibilidade de efeitos colaterais.

Trombose e coagulação

O risco de eventos trombóticos está associado a inúmeras condições clínicas, podendo haver participação de componentes genéticos[47] ou estarem relacionados à patologia primária, em particular as doenças cardiovasculares.[48] Existem evidências que a falta de eficácia ou o risco de eventos adversos com drogas antitrombóticas e anticoagulantes, poderiam ser previstos por meio da avaliação de SNP de genes relacionados.[49]

A CYP2C9 é a principal enzima que controla o metabolismo dos cumarínicos e polimorfismos em seus alelos 2C9*2 e 2C9*3 e associam-se a redução de sua atividade, o que representa risco para sangramentos em tratamentos de longo prazo em pacientes portadores de pelo menos um alelo variante.[39,50] A ocorrência de polimorfismos em genes que codificam para fatores de coagulação, como o *VKORC1* (*vitamin K epoxide reductase complex 1*) também pode influenciar os efeitos anticoagulantes da varfarina.[39] A resposta inicial ao uso de varfarina é dependente de variações genéticas no gene *VKORC1* e não pela CYP2C9, que influenciaria o metabolismo da droga somente após a segunda semana de uso.[51] A farmacogenética também pode ser útil na identificação de pacientes com risco de desenvolver trombocitopenia induzida pela heparina (*HIT*, do inglês), efeito adverso mediado por reação imune. Existe documentação de que os portadores de SNP nos genes *FcyRIIA-H131R*, *GPIIb/IIIa-HP-1*, *PECAM-1* e *FcyRIIIA-F158V*, podem apresentar complicações trombóticas.[52]

A função plaquetária tem um importante papel na hemostasia. A inibição de sua ativação em doenças que cursam com trombose e isquemia, como as patologias cardiovasculares, faz parte do tratamento dessas síndromes. Como ocorre com outros fármacos, os efeitos da aspirina sobre a função plaquetária apresentam uma grande variabilidade, que pode estar associada a fatores ambientais, do próprio paciente, e, também é especulada a possibilidade de variantes genéticas participarem desse processo.[53]

Tônus vascular e vasopressores

A variabilidade genética está implicada na intensidade das alterações no tônus vascular e na resposta às drogas vasopressoras. Em indivíduos saudáveis, a avaliação da resposta da venoconstrição na veia dorsal da mão à infusão de fenilefrina, mostrou que a variante rs10070745 do gene do receptor *alfa1B-AR* (ADRA1B) associa-se com aumento da sensibilidade a este fármaco. Deve-se levar em conta que este é um modelo experimental em indivíduos saudáveis, não podendo ser extrapolado para outros leitos vasculares.[54]

No choque vasoplégico, secundário à sepse ou queimadura grave, com o emprego de 15 genes relacionados à imunidade, criou-se um escore para avaliação da condição imunológica. De acordo com as características clínicas, foram divididos em dois grupos principais: grupo com prevalência da imunidade adaptativa (IA-P) e grupo com prevalência da imunidade inata (IN-P). Os pacientes do grupo IN-P, em comparação com o grupo IA-P, apresentaram menor contagem de leucócitos, menor taxa de linfopenia, menor incidência de choque, escores SOFA e APACHE II com valores menores, além de menor mortalidade (22,3% *vs.* 35,2%). O uso de hidrocortisona no grupo IA-P associou-se com aumento de mortalidade. Esses achados sugerem que o uso dirigido de hidrocortisona no choque vasoplégico é uma alternativa promissora, devendo ser utilizado em pacientes que tenham perfil de IN-P.[55]

No estudo VANISH, foram identificados dois perfis de SRS (*sepsis response signature*). O SRS1 relativamente imunossuprimido e o SRS2 relativamente imunocompetente. Nos pacientes com o fenótipo SRS2, o uso de hidrocortisona associou-se com aumento de mortalidade,[56] sugerindo que o para o uso seguro desta categoria de fármacos no choque vasoplégico, deveríamos conhecer seu perfil genético.

Inibidores de bomba de prótons (IBP)

O metabolismo dos IBP é catalisado pela CYP2C19 e pela CYP3A4. Um polimorfismo na CYP2C19 pode manifestar-se de três modos diferentes: metabolizador fraco, metabolizador heterozigoto extensivo e metabolizador extensivo. São conhecidos pelo menos oito alelos com perda de função da CYP2C19, havendo estreita relação com a etnia. Sua frequência varia entre 1,2% a 3,8% em caucasianos europeus, podendo chegar a 23% em populações orientais[39]. Essas variações significam que os efeitos dos IBP apresentam uma significativa variabilidade em função do genótipo da CYP2C19.[39,57]

Uma interação medicamentosa importante deve-se ao fato dos IBP interferirem nos efeitos do clopidogrel. Polimorfismos nos genes da *CYP2C9*, *CYP2C19* e *CYP3A4/5* provocam redução na ação do clopidogrel. Em particular, polimorfismos nos genes da CYP2C19 e ABCB1 são associados a desfechos desfavoráveis.[58]

Como utilizar a genética na doença crítica

Amostra adequada das populações estudadas

A maioria dos estudos de Genômica em pacientes críticos tem amostras reduzidas, o que dificulta a análise estatística e a interpretação de seus resultados. Alguns autores indicam que é necessária uma amostra de pelo menos 2.000 pacientes para detectar-se um risco relativo (RR) de morte de 1,5 para qualquer polimorfismo.[10] Deve-se considerar também a etnia, a variação do desequilíbrio de ligação e limitações técnicas na genotipagem, para a precisão dos resultados dos estudos de associação.[4]

Farmacogenômica

A farmacogenômica tem por objetivo identificar a suscetibilidade individual a uma doença ou efeito de um medicamento, com base no perfil genético do indivíduo. Atualmente, a não utilização de testes genéticos para otimizar a farmacologia utilizada em UTI deve-se a indisponibilidade de testes rápidos, que influenciem a tomada de decisão, às alterações farmacocinéticas decorrentes da doença crítica, que não são somente de natureza genética[40] e aos custos elevados. A utilização de testes *point-of-care* poderia identificar e minimizar erros de doses de medicamentos e o tempo necessário para atingir-se níveis terapêuticos, particularmente em pacientes com reserva fisiológica reduzida.[40]

Desafios na utilização da genômica no doente crítico

O uso da genômica pode auxiliar no diagnóstico,[59] na identificação de populações de risco para determinadas doenças,[11] na predição de desfechos[32] e nos efeitos de tratamentos.[41] Usar de forma racional e custo efetiva essas tecnologias é o primeiro desafio. Para tanto, são necessários estudos que avaliem seu impacto em doenças como a sepse ou a SDRA, que cursam com uma resposta sistêmica que se traduz em DMOS. Um paciente com essa evolução poderá inevitavelmente apresentar complicações do tratamento intensivo, como imunodepressão e suscetibilidade à infecção por germes multirresistentes, ventilação mecânica prolongada e necessidade de terapia de substituição renal, condição conhecida com doença crítica crônica. Além de aumento da morbidade e da mortalidade, ocorre aumento de custos, em um sistema de saúde que atualmente encontra-se exaurido.

Apesar de sua importância, a medicina genômica ainda está longe de ser explorada em sua plenitude. Para que isto ocorra de modo seguro e custo-efetivo, é necessário que seja difundida por meio do ensino para os profissionais da saúde, que se desenvolvam técnicas com menor custo e sejam realizados estudos em populações pontuais, para identificação dos possíveis beneficiários.

Referências bibliográficas

1. Guttmacher AE, Collins FS. Genomic Medicine – A primer. N Engl J Med. 2002;347:1512-1520.
2. Yende S, Kammerer CM, Angus DC. Genetics and proteomics: deciphering gene association studies in critical illness. Crit Care. 2006;10:227.
3. Hayashi M, Hamdy DA, Mahmoud SH. Applications for pharmacogenomics in pharmacy practice: A scoping review. Res Social Adm Pharm. 2022;18:3094-3118.
4. Imahara SD, O'Keefe GE. Genetic determinants of the Inflammatory response. Curr Opin Crit Care. 2004;10:318-324
5. Roberts R, Stewart AFR. The genetics of coronary artery disease. Curr Opin Cardiol. 2012;27:221-227.
6. Bochud PY, Bochud M, Telenti A, Calandra T. Innate immunogenetics: a tool for exploring new frontiers of host defense. Lancet Infect Dis. 2007;7:531-542.
7. Attia J, Ioannidis JPA, Thakkinstian A et al. How to Use na Article About Genetic Association – Are the Results of the Study Valid? JAMA. 2009;301:191-197.
8. Pearson TA, Manolio TA. How to Interpret a Genome-wide Association Study. JAMA 2008;299:1335-1344.
9. Surbatovic M, Veljovic M, Jevdjic J et al. Immunoinflammatory response in critically ill patients: severe sepsis and/or trauma. Mediators of Inflammation 2013.
10. Clark MF, Baudoin SV. A systematic review of the quality of genetic association studies in human sepsis. Intensive Care Med. 2006;32:1706-1712.
11. Davenport EE, Bumham KL, Rahdakrisnan J et al. Genomic landscape of the individual host response and outcomes in sepsis: a prospective cohort study. Lancet. 2016;4:259-271.
12. Xiao W, Mindrinos MN, Seok J, Cuschieri J, Cuenca AG, Gao H, et al. A genomic storm in critically injured humans. J Exp Med. 2011 Dec 19;208(13):2581-90.
13. Holmes CL, Russell JA, Walley KR. Genetic Polymorphisms in Sepsis and Septic Shock. Chest. 2003;124:1103-1115.
14. De Maio A, Torres AB, Reeves RH. Genetic determinants influencing the response to injury, inflammation, and sepsis. Shock. 2005;23:11-17.
15. D'Avila LC, Albarus MH, Franco C et al. Effect of CD14 -260C>T polymorphism on the mortality of critically ill patients. Immunol Cell Biol. 2006;84:342-348.
16. Aguiar BB, Girardi I, Paskulin DA et al. CD 14 expression in the first 24 h of sepsis: Effect of the -260C>T CD14 SNP. Immunol Invest. 2008;37:752-769.
17. Fallavena PRV, Borges TJ, Paskulin et al. The influence of CD14 -260C>T polymorphism on survival in ICU critically ill patients. Immunol Invest. 2009;38:797-811.
18. Kompoti M, Michopoulos A, Michalia M et al. Genetic polymorphisms of innate and adaptative immunity as predictors of outcome in critically ill patients. Immunobiology. 2015;220;414-421.
19. Paskulin DD, Fallavena PRV, Paludo FJO et al. TNF -308G. A promoter polymorphism (rs1800629) and outcome from critical illness. Braz J Infect Dis. 2011;15:231-238.
20. Beppler J, Koehler-Santos P, Pasqualim G et al. Inflammation 2016;39:518-525.
21. Graebin P, Veit TD, Alho CS, Dias FS, Chies JAB. Polymorphic variants in exon 8 at the 3'UTR of the HLA-G gene are associated with septic shock in critically ill patients. Crit Care. 2012;16:R211.
22. Majolo F, Paludo FJO, Ponzoni A, Graebin P, Dias FS, Alho CS. Effect of 593C>T GPx1 SNP alone and in synergy with 47C>T SOD2 SNP on the outcome of critically ill patients. Cytokine 2015;71:312-317.
23. García-Segarra G, Espinosa G, Tassies D, Oriola J, Aibar J, Bové A, Castro P, Reverter JC, Nicolás JM. Increased mortality in septic shock with the 4G/4G genotype of plasminogen activator inhibitor 1 in patients of white descent. Intensive Care Med. 2007;33(8):1354-62.
24. Moretti EW, Morris RW, Podgoreanu M, Schwinn DA, Newman MF, Bennett E, et al. APOE polymorphism is associated with risk of severe sepsis in surgical patients. Crit Care Med. 2005;33(11):2521-6.
25. Oliveira LM, Portela P, Merzoni J, Lindenau JD, Dias FS, Beppler J, et al. Reduced frequency of two activating KIR genes in patients with sepsis. Hum Immunol. 2017;78(4):363-369.
26. Menges T, Hermans PW, Little SG, Langefeld T, Böning O, Engel J, et al. Plasminogen-activator-inhibitor-1 4G/5G promoter polymorphism and prognosis of severely injured patients. Lancet. 2001;357(9262):1096-7.
27. Stüber F, Hoeft A. The influence of genomics on outcome after cardiovascular surgery. Curr Opin Anestheiol. 2002;15:3-8.
28. Westphal S, Stoppe C, Gruenewald M, Bein B, Renner J, Cremer J, et al. Genome-wide association study of myocardial infarction, atrial fibrillation, acute stroke, acute kidney injury and delirium after cardiac surgery – a sub-analysis of the RIPHeart-Study. BMC Cardiovasc Disord. 2019;19(1):26.
29. Dias FS, Alho CS, Schwartz C, Coelho JC, Paganella MC, et al. Suscetibilidade genética na lesão pulmonar aguda e síndrome da angústia respiratória aguda. Rev Bras Ter Intensiva. 2009;21:416-424.
30. Pedroso JA, Paskulin DA, Dias FS, França E, Alho CS. Análise da tendência temporal de dano renal agudo entre pacientes graves conforme polimorfismo I/D e -262A>T da enzima conversora da angiotensina. J Bras Nefrol. 2010;32:182-194.
31. Fraga LR, Paludo FJO, Bós AJB, Dias FS, Alho CS. More severe clinical course of cardiovascular dysfunction in intensive care unit patients with the 894TT eNOS genotype. Genetic Mol Res. 2013;12:562-568.
32. O'Dwyer MJ, Mankan AK, Stordeur P, O'Connell B, Duggan E, White M, et al. The occurrence of severe sepsis and septic shock are related to distinct patterns of cytokine gene expression. Shock. 2006 Dec;26(6):544-50.
33. McCall CE, Yoza BK. Gene Silencing in Severe Systemic Inflammation. Am J Respir Crit Care Med. 2007;175:763-767.
34. Binnie A, Tsang JLY, Hu P, Carrasqueiro G, Castelo-Branco P, Dos Santos CC. Epigenetics of Sepsis. Crit Care Med. 2020;48(5):745-756.
35. Dahmer MK, Cornell T, Quasney MW. Genetic and epigenetic factors in the regulation of the immune response. Curr Opin Pediatr. 2018;28:281-286.
36. McGuire W, Hill AV, Allsopp CE, Greenwood BM, Kwiatkowski D. Variation in the TNF-alpha promoter region associated with susceptibility to cerebral malaria. Nature. 1994;371(6497):508-10.
37. Shanmugam MK, Sethi G. Role of epigenetics in inflammation-associated disease. Subcell Biochem. 2013;61:627-657.
38. Saukkonen K, Lakkisto P, Varpula M, Varpula T, Voipio-Pulkki LM, Pettilä V, et al. Association of cell-free plasma DNA with hospital mortality and organ dysfunction in intensive care unit patients. Intensive Care Med. 2007 Sep;33(9):1624-7.
39. Eichelbaum M, Ingelman-Sundberg M, Evans WE. Pharmacogenomics and Individualized Drug Therapy. Annu Ver Med. 2006;57:119-137.
40. MacKenzie M, Hall R. Pharmacogenomics and pharmacogenetics for the intensive care unit: a narrative review. Can J Anesth. 2017;64:45-64.
41. Koo SH, Lee EJD. Pharmacogenetics approach to therapeutics. Clin Exp Pharmacol Physiol. 2006;33:525-532.
42. Rocco R, Thiels CA, Ubl DS, Moyer AM, Habermann EB, Cassivi SD. Use of pharmacogenetic data to guide individualized opioid prescribing after surgery. Surgery. 2019;166(4):476-482.

43. Saiz-Rodríguez M, Almenara S, Navares-Gómez M, Ochoa D, Román M, Zubiaur P, et al. Effect of the Most Relevant CYP3A4 and CYP3A5 Polymorphisms on the Pharmacokinetic Parameters of 10 CYP3A Substrates. Biomedicines. 2022;8(4):94.
44. Senagore AJ, Champagne BJ, Dosokey E, Brady J, Steele SR, Reynolds HL, et al. Pharmacogenetics-guided analgesics in major abdominal surgery: Further benefits within an enhanced recovery protocol. Am J Surg. 2017;213(3):467-472.
45. Hayashida M, Nagashima M, Satoh Y, Katoh R, Tagami M, Ide S, et al. Analgesic requirements after major abdominal surgery are associated with OPRM1 gene polymorphism genotype and haplotype. Pharmacogenomics. 2008;9(11):1605-16.
46. Campa D, Gioia A, Tomei A, Poli P, Barale R. Association of ABCB1/MDR1 and OPRMI Gene Polymorphisms With Morphine Pain Relief. Clin Pharmacol Ther. 2008;83:559-566.
47. Iuliano A, Galeazzi M, Sebastiani GD. Antiphospholipid syndrome's genetic and epigenetic aspects. Autoimm Rev. 2019;18:102352.
48. Lurie A, Wang J, Hinnegan KJ, McIntyre WF, Belley-Côté EP, Amit G, et al. Prevalence of Left Atrial Thrombus in Anticoagulated Patients With Atrial Fibrillation. J Am Coll Cardiol. 2021;77(23):2875-2886.
49. Miklosz J, Kalaska B, Mogielnicki A. Pharmacogenetic considerations of anticogulant medication. J Physiol Pharmacol. 2018;69.
50. Tàssies D. Pharmacogenetics of Antithrombotic Drugs. Curr Pharm Design. 2006;12:2425-2435.
51. Schwarz UI, Ritchie MD, Bradford Y, Li C, Dudek SM, Frye-Anderson et al. Genetic determinants of response to warfarin during initial anticoagulation. N Engl J Med. 2008;358(10):999-1008.
52. Pamela S, Anna Maria L, Elena D, Giovanni M, Emanuele A, Silvia V, et al. Heparin-induced thrombocytopenia: the role of platelets genetic polymorphisms. Platelets. 2013;24(5):362-8.
53. Faraday N, Becker DM, Becker LC. Pharmacogenomics of platelet responsiveness to aspirin. Pharmacogenomics. 2007;8:1413-1425.
54. Adefurin A, Ghimire LV, Kohli U, Muszkat M, Sofowora GG, Li C, et al. Genetic variation in the alpha1B-adrenergic receptor and vascular response. Pharmacogenomics J. 2017;17(4):366-371.
55. Yao L, Rey DA, Bulgarelli L, Kast R, Osborn J, Van Ark E, et al. Gene Expression Scoring of Immune Activity Levels for Precision Use of Hydrocortisone in Vasodilatory Shock. Shock. 2022;57(3):384-391.
56. Antcliffe DB, Burnham KL, Al-Beidh F, Santhakumaran S, Brett SJ, Hinds CJ, et al. Transcriptomic Signatures in Sepsis and a Differential Response to Steroids. From the VANISH Randomized Trial. Am J Respir Crit Care Med. 2019;199(8):980-986..
57. Klotz U, Schwab M, Treiber G. CYP2C19 Polymorphism and Proton Pump Inhibitors. Pharmacol Toxicol. 2004;95:2-8.
58. Fernando H, Dart AM, Peter K, Shaw JÁ. Proton pump inhibitors, genetic polymorphisms and response to clopidogrel therapy. Thromb Hemost. 2011;105:933-944.
59. Lukaszewski RA, Jones HE, Gersuk VH, Russell P, Simpson A, Brealey D, Walker J, Thomas M, Whitehouse T, Ostermann M, Koch A, Zacharowski K, Kruhoffer M, Chaussabel D, Singer M. Presymptomatic diagnosis of postoperative infection and sepsis using gene expression signatures. Intensive Care Med. 2022;48(9):1133-1143.

capítulo | 33

Interação entre Órgãos

Caio Cézar Quintas de Medeiros Vieira

Introdução

A compreensão de como os órgãos e sistemas interagem em condições fisiológicas e no contexto da doença crítica é fundamental para o médico intensivista, conferindo a este especialista a capacidade de interpretação de informações obtidas por meio da avaliação clínica, laboratorial e de uma grande variedade de monitores de maneira integrada, como na predição de fluido responsividade utilizando princípios de interação cardiopulmonar e alterações hemodinâmicas pelas técnicas diversas.

Este entendimento também se faz necessário perante a complexidade da condição crítica de doença, onde entidades nosológicas de órgãos e sistemas isolados podem ser o estopim para este cenário, mas já não explicam as circunstâncias que são resultado de uma sequência de eventos envolvendo essencialmente a inflamação sistêmica e a disfunção endotelial, conferindo à doença um caráter multifacetado com a possibilidade do envolvimento de diversos órgãos, sistemas e compartimentos a distância da injúria inicial, colaborando com a piora desta e das demais disfunções, numa espiral que leva ao óbito.

A identificação de tais interações e relações de causa e efeito é, portanto, indispensável para a obtenção da homeostase e cura. Tais princípios foram estudados ao longo da história, no século XVIII e primeira metade do século XIX, notadamente por Claude Bernard, que propôs uma visão integrada da fisiologia humana e animal, sugerindo que sistemas trabalhassem de maneira orquestrada e integrada, inclusive nas respostas as mudanças fisiológicas localizadas, deflagradas por injúria ou doença.[1]

O conceito de interação entre órgãos esteve no cerne do debate entre materialistas e vitalistas ao longo do século XIX, na tentativa da elucidação sobre o conceito da vida que não podia ser explicada por métodos ultranalíticos já que estes estudavam as estruturas de maneira independente, desconsiderando sua relação com outros órgãos e tecidos.

Neste capítulo estão demonstrados os mecanismos de interação entre órgãos no doente criticamente enfermo, desde o *cross-talking* por intermediação molecular até as síndromes policompartimentais e suas consequências fisiológicas e fisiopatológicas.

Princípios da interação entre órgãos

Alguns aspectos da fisiologia, não se tratando especificamente do contexto de doença crítica, são importantes para a compreensão de como os órgãos vitais e sistemas interagem. Todo órgão vital recebe sangue contendo oxigênio e nutrientes, como também moléculas de sinalização que influenciam em suas funções. A circulação é regulada para ofertar o sangue de maneira adequada, a fim de atingir as necessidades metabólicas de cada tecido especializado, que variam, pois, cada tecido tem um metabolismo próprio com demandas específicas. Cada órgão vital desempenha pelo menos uma função essencial que pode ser parametrizada e aferida.

Os órgãos vitais têm o potencial de geração e transmissão de sinais por meio da secreção de hormônios e neurotransmissores. Esta sinalização de maneira disfuncional, na vigência da doença crítica como na síndrome de resposta inflamatória sistêmica (SRIS), pode constituir tanto na causa como na consequência da disfunção de múltiplos órgãos e sistemas (DMOS), alimentando a espiral caso a homeostase circunstancial, necessária para o momento em que a doença se encontra, não seja obtida (**Figura 33.1**).

Além da relação de causa e efeito em virtude da interação entre órgãos e de sua instabilidade, quando esta relação se torna deletéria no contexto de uma condição patológica, vale salientar que muitas manobras e intervenções realizadas pela própria equipe assistencial influenciam nesta dinâmica, como quando há alterações cardiopulmonares em virtude do ajuste de parâmetros da ventilação pulmonar artificial (VPA), sobrecarga volêmica causando piora nas síndromes que envolvem mais de um compartimento, ou na simples administração de furosemida, que tem como efeito secundário a vasodilatação pulmonar[2] podendo, portanto, trazer consequências cardiovasculares e hemodinâmicas.

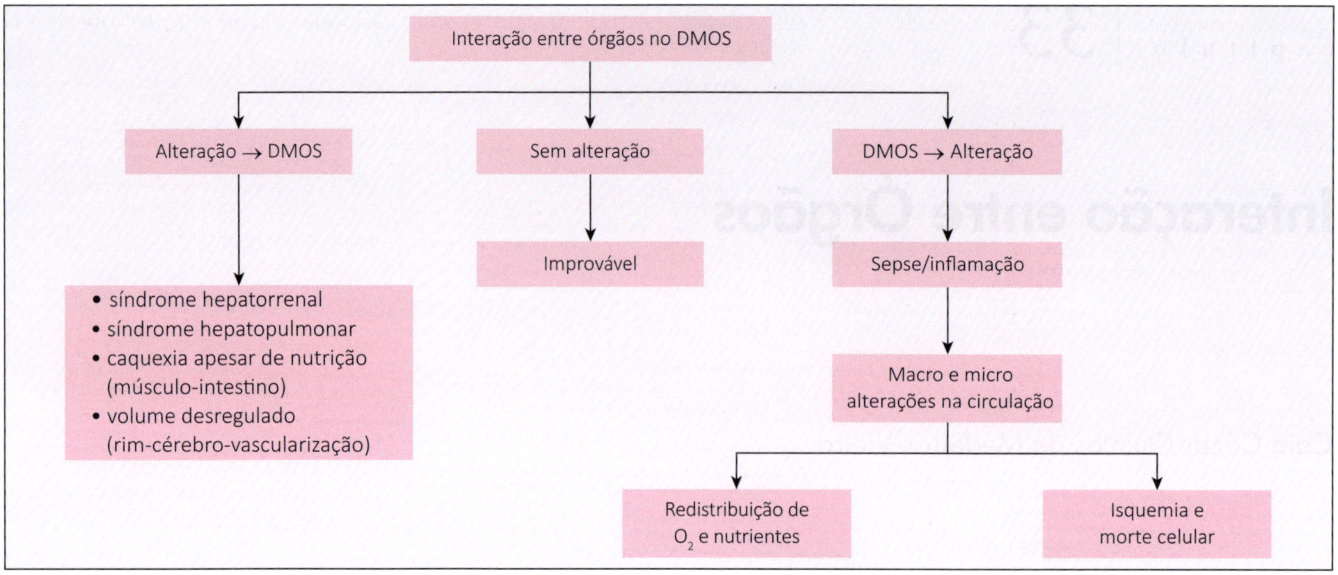

Figura 33.1. Interação em órgãos na disfunção de múltiplos órgãos e sistemas (DMOS).

Fonte: Adaptada de J. J. Wizorek and T. G. Buchman – J. L. Vincent Update in Intensive Care and Emergency Medicine – 2002 .

Interação cardiopulmonar

Uma das principais interações entre órgãos é a cardiopulmonar, haja vista que o sistema cardiovascular está intimamente conectado aos pulmões por meio da vasculatura pulmonar e dos dois ocuparem o mesmo compartimento, a caixa torácica, que sofre variações de volume com consequências em ambos os sistemas. Como exemplo, na VPA, a variação da pressão transpulmonar se dá pela positivação da pressão nas vias aéreas, com aumento da pressão intratorácica, acarretando num aumento da pós-carga ao ventrículo direito (VD). Por outro lado, ocorre uma elevação da pressão transmural na raiz da artéria aorta, diminuindo o trabalho do ventrículo esquerdo (VE) para ejeção na sístole.

A hipertensão arterial pulmonar (HAP) pode ser em decorrência do uso da VPA, que leva a pressão positiva nas vias aéreas, como por hipoxia/hiperoxia ou tromboembolismo pulmonar (TEP). No primeiro exemplo, HAP pode ocorrer especialmente quando há necessidade de pressões elevadas, como a pressão positiva ao final da expiração (PEEP, *positive end expiratory pressure*), originando ou potencializando uma condição crônica, como em manobras de recrutamento alveolar na síndrome do desconforto respiratório agudo (SDRA).

Ocorre então um aumento da pós-carga ao VD, elevando seu trabalho para garantir um volume sistólico adequado pela vasculatura pulmonar. O VE, por sua vez, apesar de inicialmente favorecido pela ventilação por pressão positiva como explicado anteriormente, pode ter sua *performance* prejudicada por uma pré-carga insuficiente, com potencial prejuízo no volume sistólico e débito cardíaco, levando a um volume efetivo diminuído e a baixos níveis de pressão arterial sistêmica.[3]

A redução na pressão arterial média somada ao aumento da pressão diastólica final do VD deve levar a uma queda na pressão de perfusão coronariana e consequente isquemia miocárdica, potencializando a disfunção desta câmara.[4] Esta sequência de eventos, se não interrompida em tempo hábil, levará ao choque circulatório e DMOS. Em um estudo com cães submetidos a condições que mimetizavam um TEP maciço e consequentes HAP grave e disfunção aguda do VD, Molloy *et al.* evidenciaram o impacto macro-hemodinâmico e no desfecho a curto prazo do uso de noradrenalina, demonstrando a importância da estabilização macro-hemodinâmica neste cenário (**Tabela 33.1**).

Tabela 33.1. Efeitos hemodinâmicos do tratamento com norepinefrina em Molloy *et al.*

	Baseline	Tratamento	15 min	60 min	30 min após norepinefrina
DC (L/min)	3,5 ± 1,5	-	2,3 ± 0,7	2,3 ± 0,3	1,2 ± 0,3
PA (mmHg)	140 ± 22	71 ± 2	112 ± 25	106 ± 16	74 ± 28
PVDF (mmHg)	0,7 ± 0,8	10 ± 1	5 ± 5	5 ± 3	4 ± 2
PAP (mmHg)	13 ± 3	62 ± 11	55 ± 7	50 ± 6	43 ± 5
RVP (mmHg/L por min)	2,5 ± 0,7	-	28 ± 8	31 ± 18	44 ± 19

Valores média ± desvio-padrão. PA: pressão arterial; PAP: pressão da artéria pulmonar; PVDF: pressão ventricular direita final; RVP: resistência vascular pulmonar.

Fonte: Adaptada de Prewitt RM, Ducas J. Heart Failure in Acute Pulmonary Hypertension. In: Perret C, Vicent JL (eds). Acute Heart Failure. Update in Intensive Care and Emergency Medicine, vol 6. Berlin, Heidelberg: Springer; 1988. p. 164-180.

O suporte hemodinâmico deve se dar inicialmente com o uso de vasopressores para manutenção da pressão de perfusão sistêmica (PPS), devendo se considerar também a associação de inotrópicos como a dobutamina ou milrinona, em casos em que persistam sinais de baixo débito cardíaco e uma relação entre a oferta e consumo de oxigênio inadequada. O uso de vasodilatadores parenterais pode ser cogitado, quando a vasodilatação pulmonar deve diminuir a resistência vascular pulmonar reduzindo a pós-carga ao VD e consequentemente seu trabalho para ejeção do volume recrutado ao final da diástole. Apesar do evidente racional fisiológico para o uso destas medicações no contexto da HAP grave com repercussão hemodinâmica sistêmica, e até da identificação do incremento de alguns parâmetros macro-hemodinâmicos, como o aumento do débito cardíaco com o uso de hidralazina endovenosa e diminuição da RVP utilizando-se o nitroprussiato, não foi observado impacto nos desfechos. Além disso, a ação de vasodilatadores parenterais deve resultar também numa diminuição da resistência vascular sistêmica (RVS) e queda da pressão arterial média (PAM) com prejuízo na PPS, necessitando do uso de ferramentas de monitorização hemodinâmica avançadas como o cateter de artéria pulmonar (CAP – *cateter de Swan Ganz*) ou a termodiluição transpulmonar com o objetivo tanto de estabelecer as metas para o uso de tais medicações, como para diagnosticar em tempo hábil possíveis complicações relacionadas a administração delas.

O tratamento também se baseia na reavaliação das causas que deflagaram ou potencializaram a HAP, como o ajuste da VPA ou mudança na estratégia para hipoxemia refratária, como a ventilação em posição prona ou instituição de ECMO (*extracorporeal membrane oxigenation*) em caso de SDRA, trombólise sistêmica ou *in situ*, trombectomia nos casos de TEP maciço.

Síndrome cardiorrenal

Na síndrome cardiorrenal tipo I a disfunção renal aguda ou agudização de uma condição renal crônica se dá por insuficiência cardíaca aguda, com prejuízo na perfusão renal por um débito cardíaco insuficiente, além do aumento na pressão venosa central (PVC) com congestão renal e mais prejuízo na pressão de perfusão deste órgão. Na ocasião de uma cardiopatia crônica (síndrome cardiorrenal tipo II) e de um estado de má perfusão a longo prazo, mais mecanismos fisiopatológicos, principalmente de cunho neuro-hormonal, como a produção excessiva de mediadores vasoconstritores, estão envolvidos (**Figura 33.2**).

Na síndrome cardiorrenal tipo III (síndrome renocardíaca aguda), ocorre inicialmente uma disfunção renal aguda que pode levar a sobrecarga volêmica e consequentes sobrecarga cardíaca e congestão pulmonar. Hipercalemia pode levar a arritmias e parada cardíaca. Uremia não tratada deve levar a um prejuízo na contratilidade miocárdica por acúmulo de mediadores depressores deste órgão, além de induzir a pericardite urêmica.

Acidemia tem efeito inotrópico negativo além de potencializar arritmias cardíacas. Além de toda a direta relação entre as consequências metabólicas de uma disfunção renal aguda e a função miocárdica, a própria isquemia renal deve aumentar a concentração sistêmica de mediadores inflamatórios com repercussão negativa ao coração (**Figura 33.3**).

Quando a sequência de eventos que levam a disfunção cardíaca, em decorrência de um compromisso renal de instalação crônica, se dá de maneira insidiosa, tem-se a síndrome cardiorrenal tipo IV (**Figura 33.4**).

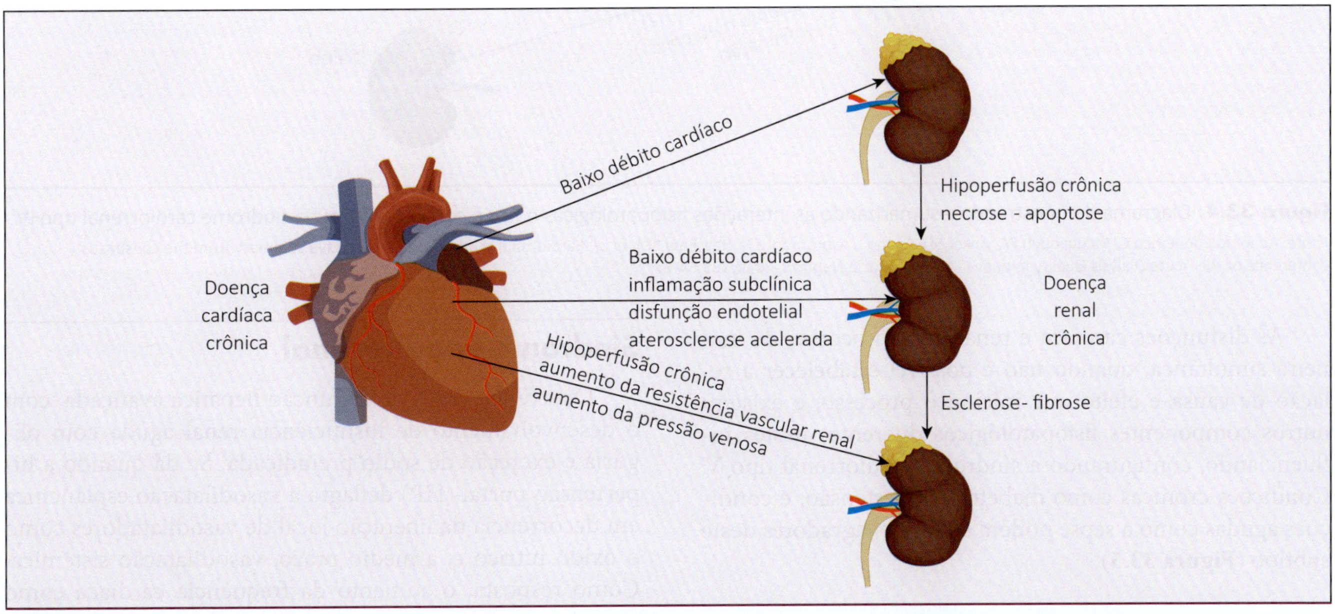

Figura 33.2. Diagrama demonstrando e sumarizando as interações fisiopatológicas entre o coração e o rim na síndrome cardiorrenal tipo II.

Fonte: Adaptada de Ronco C, McCullough PA, Anker SD, Anand I, Aspromonte N, Bagshaw SM, *et al.* Cardiorenal syndromes: an executive summary from the consensus conference of the Acute Dialysis Quality Initiative (ADQI). Contrib Nephrol. 2010;165:54-67.

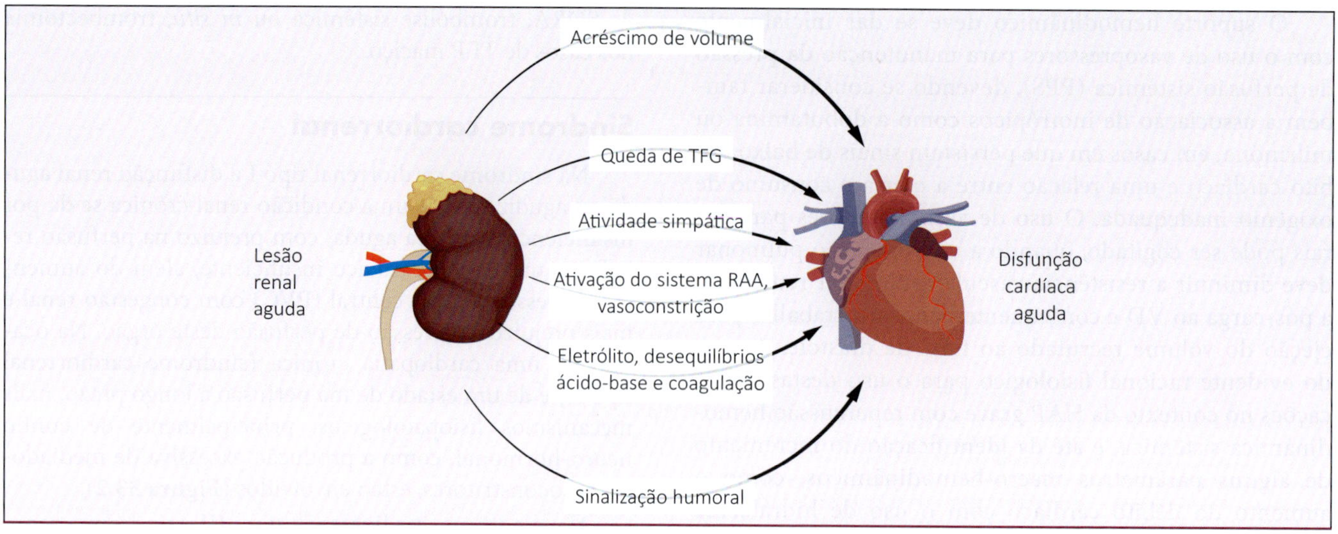

Figura 33.3. Diagrama demonstrando e sumarizando as interações fisiopatológicas entre o coração e o rim na síndrome cardiorrenal tipo III.

RAA: renina-angiotensina-aldosterona; TFG: taxa de filtração glomerular.

Fonte: Adaptada de Ronco C, McCullough PA, Anker SD, Anand I, Aspromonte N, Bagshaw SM, *et al.* Cardiorenal syndromes: an executive summary from the consensus conference of the Acute Dialysis Quality Initiative (ADQI). Contrib Nephrol. 2010;165:54-67.

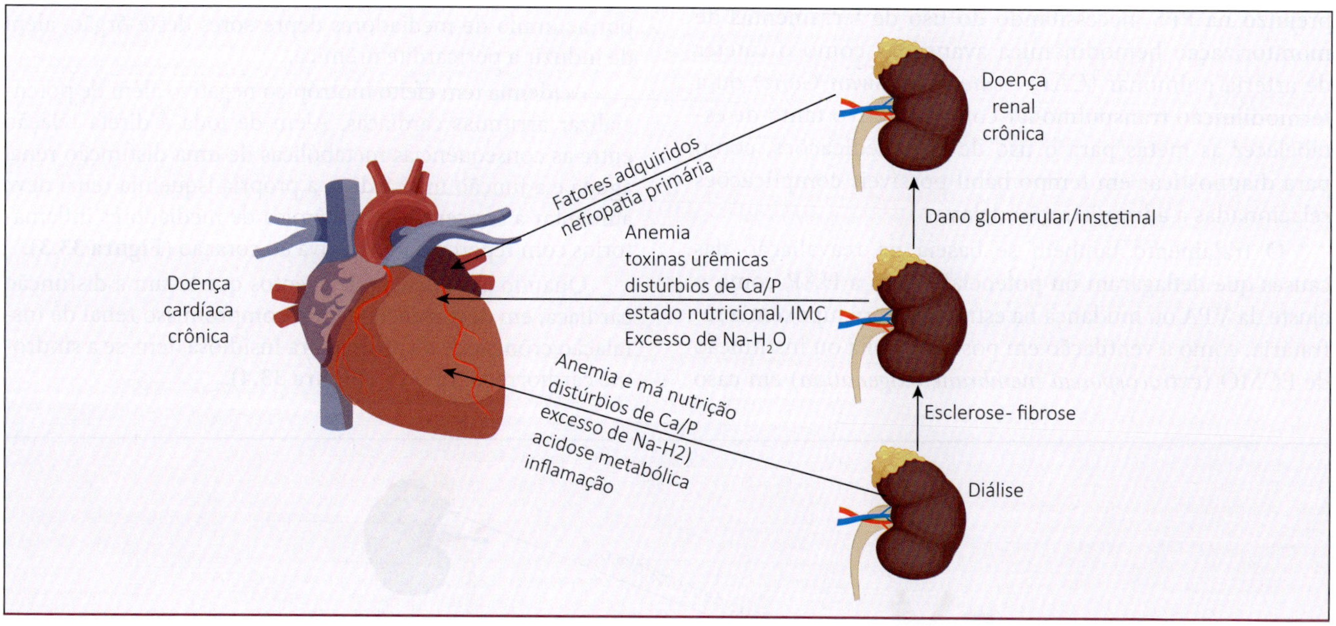

Figura 33.4. Diagrama demonstrando e sumarizando as interações fisiopatológicas entre o coração e o rim na síndrome cardiorrenal tipo IV.

Fonte: Adaptada de Ronco C, McCullough PA, Anker SD, Anand I, Aspromonte N, Bagshaw SM, *et al.* Cardiorenal syndromes: an executive summary from the consensus conference of the Acute Dialysis Quality Initiative (ADQI). Contrib Nephrol. 2010;165:54-67.

As disfunções cardíaca e renal podem ocorrer de maneira simultânea, quando não é possível estabelecer a relação de causa e efeito que iniciou o processo, e existem outros componentes fisiopatológicos diferentes destes influenciando, configurando a síndrome cardiorrenal tipo V. Condições crônicas como diabetes e hipertensão, e condições agudas como a sepse podem ser os deflagradores deste subtipo (**Figura 33.5**).

Síndrome hepatorrenal

Ocorre em casos de disfunção hepática avançada, com o desenvolvimento de insuficiência renal aguda com oligúria e excreção de sódio prejudicada. Se dá quando a hipertensão portal (HP) deflagra a vasodilatação esplâncnica em decorrência da liberação local de vasodilatadores como o óxido nítrico e, a médio prazo, vasodilatação sistêmica. Como resposta, o aumento da frequência cardíaca como tentativa as custas do estado hiperdinâmico de manter o fluxo sanguíneo adequado.

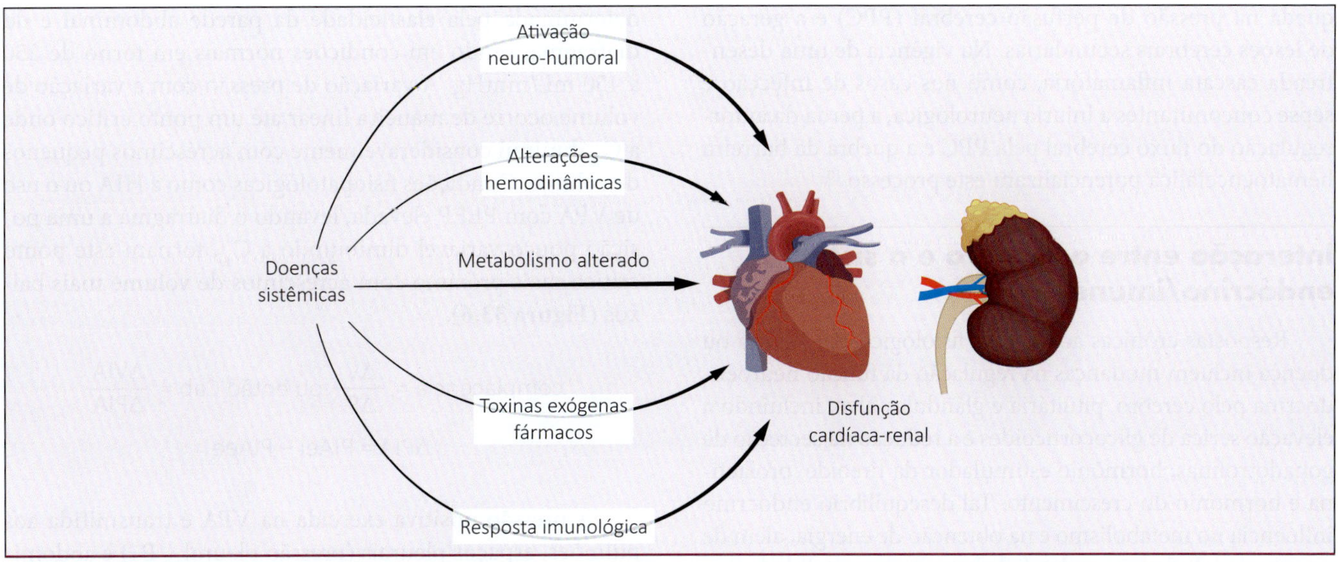

Figura 33.5. Diagrama demonstrando e sumarizando as interações fisiopatológicas entre o coração e o rim na síndrome cardiorrenal tipo V.

Fonte: Adaptada de Ronco C, McCullough PA, Anker SD, Anand I, Aspromonte N, Bagshaw SM, *et al*. Cardiorenal syndromes: an executive summary from the consensus conference of the Acute Dialysis Quality Initiative (ADQI). Contrib Nephrol. 2010;165:54-67.

Quando esta tentativa de compensação se esgota, predomina o estímulo dos barorreceptores de alta pressão, com ativação do sistema renina-angiotensina-aldosterona e do sistema nervoso simpático, com retenção de sódio e água como esforço para o reestabelecimento do volume circulante efetivo. Esta última resposta deve piorar o quadro de ascite, já deflagrada pela HP. A longo prazo, ocorre ainda o aumento da secreção de hormônio antidiurético e consequente hiponatremia dilucional. Todo o quadro deve ser potencializado por uma diminuição do débito cardíaco na medida em que a hipovolemia efetiva piora.[5-6]

A vasoconstrição periférica com aumento da resistência vascular periférica (RVP), somada a congestão venosa e aumento da pressão intra-abdominal resultam numa comprometida pressão de perfusão renal, levando a lesão renal aguda. Tal acometimento tem relação com a piora do prognóstico, predispondo a interações deletérias com outros órgãos como o cérebro e pulmão.[7] A depender do estadiamento da doença hepática e da classificação da síndrome hepatorrenal, o transplante hepático muitas vezes consiste na única opção terapêutica.

Síndrome hepatopulmonar

Ocorre na maioria dos casos na presença de HP, com ou sem doença hepática conhecida, hipoxemia arterial e vasodilatação arterial pulmonar. Esta última também ocorre a nível capilar pulmonar, resultando numa baixa relação ventilação/perfusão e franco *shunt* anatômico. O efluente das veias hepáticas de um fígado disfuncional deve conter mediadores e sinalizadores que induzem as alterações pulmonares características da síndrome hepatopulmonar, haja vista que a HP, aventada como principal causadora de tal condição não a justifica por completo, podendo haver síndrome hepatopulmonar na sua ausência.[8] Mais ainda que na síndrome hepatorrenal, poucas alternativas para tratamento desta condição estão disponíveis, sendo o transplante hepático definitivo.

Interação entre os rins e o pulmão

A necessidade do uso de VPA com pressões elevadas gera aumento da pressão intratorácica com consequente diminuição do retorno venoso, culminando num aumento da pressão venosa central (PVC) com congestão venosa e diminuição da pressão de perfusão renal, mecanismo conhecido como VIKI (*Ventilator Induced Kidney Injury*), sabidamente relacionado a uma maior incidência de disfunção renal aguda.[9] Pressões elevadas na VPA também podem levar a insuficiência cardíaca direta aguda, potencializando o impacto na função renal. Medidas que visem um adequado suporte hemodinâmico, com a manutenção da PPS e pressão de perfusão abdominal (PPA) adequadas às custas de vasopressores, administração de fluidos guiada por metas e ferramentas dinâmicas de monitorização da fluidor-responsividade, somadas ao uso racional de diuréticos ou instituição da ultrafiltração evitando positivação do balanço hídrico, devem contribuir para a reversão deste processo.

Interação entre o cérebro e o pulmão

A hemodinâmica cerebral é influenciada pela ventilação por pressão positiva na VPA. A redução do retorno venoso em decorrência do aumento da pressão intratorácica gera aumento na pressão venosa intracraniana e a uma aproximação ao limite dos mecanismos de compensação que evitam a hipertensão intracraniana (HIC). Somado a isto, o compromisso macro-hemodinâmico que pode ocorrer por mecanismos já descritos em decorrência da interação cardiopulmonar, com redução da PAM, favorece a uma queda na pressão de perfusão cerebral (PPC) e a geração de lesões cerebrais secundárias. Na vigência de uma desenfreada cascata inflamatória, como nos casos de infecção e sepse concomitantes a injuria neurológica, a perda da autorregulação do fluxo cerebral pela PPC e a quebra da barreira hematoencefálica potencializam este processo.[10]

Interação entre o cérebro e o sistema endócrino/imune

Respostas crônicas ao estresse fisiológico por injúria ou doença incluem mudanças na regulação da função neuroendócrina pelo cérebro, pituitária e glândulas-alvo, incluindo a elevação sérica de glicocorticoides e a redução na secreção de gonadotrofinas, hormônio estimulador da tireoide, prolactina e hormônio do crescimento. Tal desequilíbrio endócrino influencia no metabolismo e na obtenção de energia, além de perpetuar a disfunção endotelial elevando a mortalidade.[11]

A liberação de citocinas (interleucina 1 e fator de necrose tumoral alfa, TNF-α) como parte da resposta imunológica a infecção e inflamação deve afetar o cérebro e as funções neuroendócrinas.

A resposta imune também pode ser afetada pelo desequilíbrio hormonal deflagrado por uma lesão cerebral grave, como no compromisso da imunidade dependente de células-T na vigência de níveis séricos diminuídos de prolactina.

Dinâmica entre compartimentos

A dinâmica entre compartimentos que interagem, principalmente em condições limítrofes como na doença crítica, influencia na mecânica, no funcionamento e na perfusão dos órgãos neles contidos. Neste contexto, dois compartimentos interdependentes assumem protagonismo: o abdome e o tórax.

O compartimento abdominal é fechado e ancorado por estruturas rígidas (costelas, ossos da pelve e coluna) e estruturas semiflexíveis (parede abdominal e diafragma), preenchido por órgãos sólidos e vísceras ocas. Seu volume é influenciado pela posição do diafragma e dos arcos costais, pelo relaxamento da parede abdominal, pelo conteúdo intestinal e contido no peritônio. A pressão intra-abdominal (PIA) é aquela aferida de maneira estática, com referência na pressão intravesical no final da expiração, em posição supina com transdutor nivelado na linha axilar média passando pela crista ilíaca. Tem como valores fisiológicos 5 a 7 mmHg ou aceitáveis 10 mmHg em pacientes críticos. Sua elevação para níveis > 12 mmHg constitui em hipertensão intra-abdominal (HIA), podendo ser classificada em classe I (12 a 15 mmHg), classe II (16 a 20 mmHg), classe III (21 a 25 mmHg) e classe IV (> 25 mmHg). Quando há persistência de uma PIA > 20 mmHg com pressão de PPA (PPA = PAM – PIA) < 60 mmHg e nova disfunção orgânica, tem-se a síndrome compartimental abdominal (SCA).

A complacência abdominal (C_{ab}) tem relação com a facilidade ou dificuldade para expandir seu conteúdo, sendo determinada pela elasticidade da parede abdominal e do diafragma, sendo em condições normais em torno de 250 a 450 mL/mmHg. A variação de pressão com a variação de volume ocorre de maneira linear até um ponto crítico onde a C_{ab} diminui consideravelmente com acréscimos pequenos de volume. Condições fisiopatológicas como a HIA ou o uso de VPA com PEEP elevada, levando o diafragma a uma posição pouco variável diminuindo a C_{ab}, tornam este ponto crítico mais próximo com acréscimos de volume mais baixos (**Figura 33.6**).

$$\text{complacência} = \frac{\Delta V}{\Delta P} \text{ ou então Cab} = \frac{\Delta VIA}{\Delta PIA}$$

$$\Delta PIA = PIAei - PIAee$$

A pressão positiva exercida na VPA é transmitida aos pulmões, espaços pleurais (pressão pleural – P_{pl}) e abdominal. Num modelo simplificado, o pulmão e o tórax estão em série, acoplados ao diafragma e ao abdome também em série. Alterações na PIA ocorrem em paralelo a alterações na P_{pl}, como as complacências torácica e abdominal também se influenciam. Sendo assim, elevações da PIA irão resultar numa complacência torácica diminuída.

A percentagem de pressão que a cavidade torácica exerce no abdome é denominada índice toracoabdominal (ITA) de transmissão, enquanto a percentagem de pressão que o abdome exerce sobre a cavidade torácica é o índice abdominotorácico (IAT) de transmissão. Sabe-se que, em condições fisiopatológicas, o IAT é cerca de 50%. Tomemos como exemplo um paciente acometido por SDRA, HIA com PIA ~ 22 mmHg, onde 11 mmHg devem ser acrescidos a pressão de platô ($P_{platô}$), podendo levar facilmente a níveis além daqueles preconizados na estratégia protetora de ventilação, demonstrando a influência que a PIA exerce na mecânica ventilatória.

Além desta direta relação entre os compartimentos abdominal e torácico, outros órgãos e sistemas podem es-

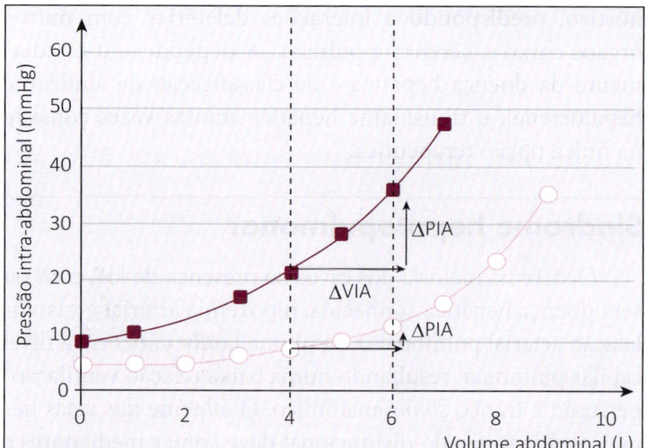

Figura 33.6. Curva pressão-volume no compartimento abdominal.
PIA: pressão intra-abdominal; VIA: volume intra-abdominal.
Fonte: Adaptada de Malbrain ML, Peeters Y, Wise R. The neglected role of abdominal compliance in organ-organ interactions. Crit Care. 2016 Mar 16;20:67.

tar envolvidos, levando a síndrome policompartimental, como quando uma SCA leva a disfunção renal aguda e oligúria, que consequentemente leva a sobrecarga volêmica ocasionando uma elevada água extravascular pulmonar com necessidade de pressões na VPA mais altas, com piora da complacência abdominal e potencialização do quadro de SCA. Além disso, levará a um aumento da pós-carga do VD e todo compromisso hemodinâmico mostrado anteriormente que, somados a congestão venosa, levará a uma piora na perfusão renal, levando a um agravo do quadro de LRA com mais retenção hídrica. A sequência de eventos descrita consiste na síndrome cardiorrenal-abdominal.

Cross-talk

Boa parte da interação entre órgãos e sistemas no contexto da doença crítica se dá no âmbito da influência entre compartimentos, de maneira macro, como foi descrito anteriormente. Porém, não somente por estes mecanismos deve se dar tais interações, já que estas podem ocorrer pela liberação de moléculas deflagradoras de respostas fisiopatológicas a distância, fenômeno conhecido como *Cross-Talk.*

Na vigência de lesão renal aguda (LRA), por exemplo, a consequente uremia reduz a expressão de aquaporinas alveolares, reduzindo o *clearance* de fluido nos alvéolos e contribuindo com a congestão pulmonar, aumentando o tempo de ventilação mecânica.[12]

Como exemplo de *Cross-Talk* envolvendo os rins e o coração, como foi descrito, é sabido que na síndrome cardiorrenal ocorre aumento nos níveis séricos do TNF-α, assim como depósito miocárdico inflamatório com potencial redução da fração de encurtamento miocárdico e aumento do volume diastólico final do VE, como evidenciado nos estudos de Kelly *et al.*, propondo que a fisiopatologia desta síndrome passe por mais fatores que aqueles citados anteriormente, como o baixo DC ou a sobrecarga hídrica.[13]

Conclusão

No racional fisiopatológico de qualquer doença, em especial no paciente crítico, é necessário considerar a interdependência dos órgãos e sistemas no curso de suas disfunções, a fim de se estabelecer um plano terapêutico que vislumbre proporcionar a homeostase por meio da abordagem destas relações sendo, para tanto, fundamental a compreensão de como elas ocorrem, tanto no âmbito macro quando consideramos o efeito mecânico de compartimentos sobre o outro, com consequências hemodinâmicas e fisiológicas importantes, como a nível molecular, com ativação de cascatas que culminam na sinalização de estruturas a distância.

Referências bibliográficas

1. Bernard C. Lecons sur les Phenomenes de la Vie Communs aux Animaux et aux Vegetaux. Paris: JB Balliere;1879.
2. 2. Wizorek JJ, Buchman TG;Organ-Organ Interactions in Multiple Organ Failure. In: Evans TW, Fink MP (eds). Mechanisms of Organ Dysfunction in Critical Illness. Update in Intensive Care and Emergency Medicine, vol 38. Berlin, Heidelberg: Springer; 2002. p. 159-171.
3. Prewitt RM, Ducas J. Heart Failure in Acute Pulmonary Hypertension. In: Perret C, Vicent JL (eds). Acute Heart Failure. Update in Intensive Care and Emergency Medicine, vol 6. Berlin, Heidelberg: Springer; 1988. p. 164-180.
4. Scharf SM, Warner KG, Josa M, Brown R, Khursi SF (1986) Load tolerance of the right ventricle: Effect of increased aortic pressure. J Crit Care. 1986;1:163-173.
5. Ruiz-del-Arbol L, Urman J, Fernandez J, González M, Navasa M, Monescillo A, et al. Systemic, renal, and hepatic hemodynamic derangement in cirrhotic patients with spontaneous bacterial peritonitis. Hepatology. 2003;38:1210-8.
6. Ruiz-del-Arbol L, Monescillo A, Arocena C, Valer P, Ginès P, Moreira V, et al. Circulatory function and hepatorenal syndrome in cirrhosis. Hepatology. 2005;42(2):439-47.
7. Ginès P, Arroyo V. Hepatorenal syndrome. J Am Soc Nephrol. 1999;10(8):1833-9.
8. 8. Krowka MJ. Hepatopulmonary syndromes. Gut. 2000;46(1):1-4.
9. Mullens W, Abrahams Z, Francis GS, Sokos G, Taylor DO, Starling RC, et al. Importance of Venous Congestion for Worsening of Renal Function in Advanced Decompensated Heart Failure. Journal of the American College of Cardiology. 2009;53(7):589-96.
10. Influence of Mechanical Ventilation on Brain Circulation and Function. D. M. Payen and C. Lamer. Brain Failure – J. L. Vincent – Update in Intensive Care and Emergency Medicine – 1989
11. Holaday JW, Bryant HU, Kenner J., Bernton EW. (1989). Brain, Endocrine and Immune Interactions: Implications in Intensive Care. In: Bihari, D., Holaday, J.W. (eds) Brain Failure. Update in Intensive Care and Emergency Medicine. vol 9. Berlin, Heidelberg: Springer;1989. p. 1-13.
12. Vieira JM, Castro I, Curvello-Neto A, Demarzo S, Caruso P, Pastore L Jr, et al. Effect of Acute Kidney Injury on Weaning from Mechanical Ventilation in Critically Ill Patients. Criticall Care Medicine. 2007;35(1):184-91.
13. Kelly KJ. Distant Effects of Experimental Renal Ischemia/Reperfusion Injury. Journal of the American Society of Nephrology, JASN. 2003;14(6):1549-58.

capítulo 34

Disfunção de Múltiplos Órgãos e Sistemas

Fernando Suparregui Dias

Introdução

Até a I Guerra Mundial, a perda sanguínea causava choque circulatório, que era tratado de forma inadequada, tornando-se irreversível e a causa da morte. Nos anos do pós-guerra, este problema foi corrigido e durante a II Guerra Mundial o uso de sangue foi difundido para prevenção do choque circulatório refratário, o que modificou a forma como os combatentes morriam: a lesão renal aguda (LRA), passou a ser o limitante para a sobrevivência. Na guerra da Coreia, a ocorrência de LRA em pacientes ressuscitados com reposição de sangue, passou a ser prevenida por meio da infusão de grandes volumes de cristaloides, visando manter a perfusão renal. Assim, na guerra do Vietnam a LRA deixou de ser uma causa primária de morte, com os pacientes mais graves sobrevivendo por um tempo maior, porém, com uma nova ameaça: a insuficiência respiratória aguda pós-traumática, também conhecida como "síndrome do desconforto respiratório do adulto".[1] Essa capacidade de suporte orgânico durante as guerras do século XX, levou a uma nova síndrome: a disfunção de múltiplos órgãos e sistemas (DMOS).

Os primeiros relatos de DMOS como conhecemos, são da década de 1960 e já mostravam associação com choque circulatório e sepse,[2,3] até que em 1973, Tilney *et al.*, relatam uma série de 18 pacientes com aneurisma de aorta abdominal roto submetidos à cirurgia e, que no pós-operatório evoluíram com DMOS.[4] Outros relatos dessa época já apontavam a infecção como um importante desencadeante de DMOS,[5,6] além de inflamação generalizada e hipoxia tecidual.[7] A partir da década de 1980, novas evidências deram sustentação a novas teorias, como o efeito sinérgico negativo de algumas associações de disfunção o orgânica,[8] o papel do intestino como sendo o "motor" da DMOS[9] e a ocorrência de um estado hipermetabólico em resposta às disfunções orgânicas.[10] Passou-se a prestar atenção na resposta ao estresse, principalmente na resposta cardiovascular e na oferta de oxigênio aos tecidos, além de estabelecer-se critérios para caracterizar a DMOS.[1,11] Usualmente, o pico desses distúrbios ocorre entre o 3º e 5º dias após trauma ou início de infecção, resolvendo-se em 7 a 10 dias.[11]

Epidemiologia

A incidência de DMOS em pacientes críticos pode variar entre 12,0% e 55,7%, dependendo da doença de base (**Tabela 34.1**).[12-17]

A incidência é variável em decorrência do tipo de admissão, fatores demográficos, gravidade na admissão e comorbidades,[15,18] e a mortalidade dependente dos sistemas envolvidos.[13,14]

Fisiopatologia

Resposta imune desregulada e inflamação

A resposta imunoinflamatória desregulada é a principal característica fisiopatológica da DMOS. O gatilho para esta resposta pode ser de natureza infecciosa ou por trauma, havendo também a participação de eventos (iatrogênicos) desencadeados pelo tratamento,[19,20] como a reposição de fluidos excessiva[21] ou a ventilação mecânica lesiva.[22]

Tabela 34.1. Incidência de DMOS em unidades de terapia intensiva

Autor (referência)	Casos (n)	População	Incidência %
Bingold *et al.*[12]	122.215	Paciente crítico	34,6
Eriksson *et al.*[13]	660	Trauma	26,0
Cole *et al.*[14]	440	Trauma	55,7
van Wessen *et al.*[15]	157	Trauma	20,0
Aggarwal *et al.*[16]	475	Ins. respiratória	66,8
Jentzer *et al.*[17]	10.004	Cardiológica	12,0

Fonte: Desenvolvida pela autoria.

Os agentes infecciosos (bactérias, vírus, fungos) e seus produtos, induzem uma resposta imune intensa, que pode levar à dano tecidual quando excessiva e a consequente DMOS. Inicialmente, as células imunes por meio dos receptores de reconhecimento padrão (RRP), como NODs (*nucleotide-biding oligomerization domain*), *Toll-like* e CD14, identificam o agente agressor pelo seu padrão molecular associado ao patógeno (PMAP). Existem vários PMAP conforme o tipo de agente, sendo o mais conhecido o lipopolissacarídeo (LPS) das bactérias gram-negativas. Quando as células imunes detectam o PMAP, ativam uma série de vias de sinalização intracelular, que incluem o receptor do fator de necrose tumoral alfa (FNT-alfa) e a quinase do receptor associado da interleucina-1 (IRAK-1). O modelo da resposta à sepse ilustra a ativação dessas vias e a resultante transcrição dos inúmeros genes responsáveis pela resposta imune e inflamatória (**Figura 34.1**).[23,24]

Para compensar o efeito das citocinas pró-inflamatórias, as células T *helper* tipo 2 (Th2), liberam citocinas anti-inflamatórias, como a IL-4 e a IL-10. Os macrófagos e monócitos ativados irão sintetizar outras citocinas, incluindo a Il-6, Il-8, II-10 e HMGB1 (*high mobility group protein box 1*), que agem de modo sinérgico e antagônico,[23] o que torna a resposta imunoinflamatória nestas condições, um alvo de difícil abordagem terapêutica.

Outra classe de moléculas produzidas por células sob estresse ou em processo de morte, são as chamadas DAMP ("*damage-associated molecular patterns*"), como o DNA mitocondrial e nuclear, histonas (HMGB-1), adenosina trifosfato (ATP), "*heat shock proteins*" (HSP) e componentes da matriz extracelular, como os peptidoglicanos. Estas moléculas sinalizam a presença de ameaças aos tecidos e ao sistema imune, além de auxiliarem no controle de patógenos, na reparação e remoção de *debris* teciduais. A presença

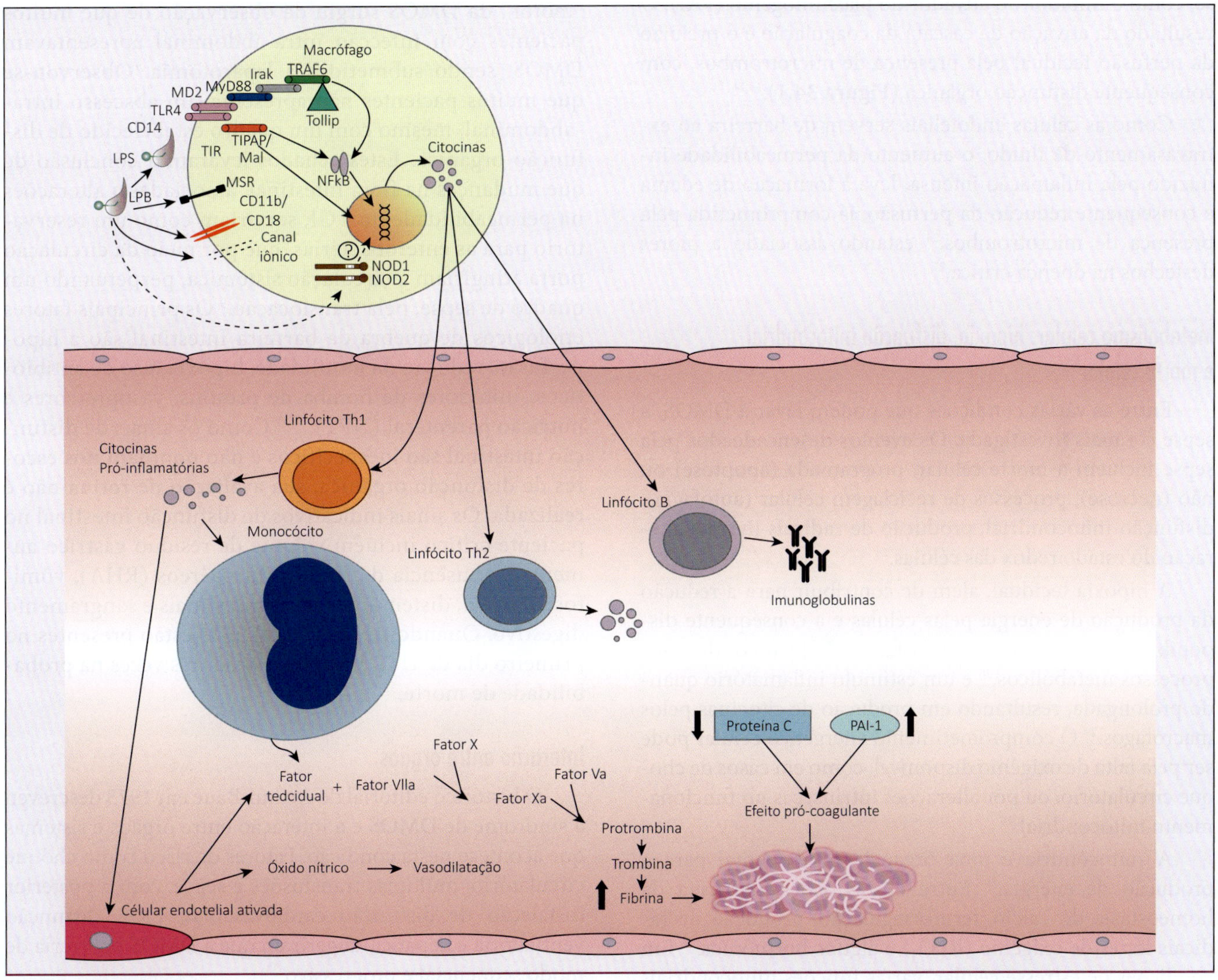

Figura 34.1. Resposta imune e inflamatória na sepse.

IRAK: receptor IL-1 ligado à quinase; LBP: proteína ligadora LPS; LPS: lipopolissacarídeo; MSR: receptor de macrófago depurador; MyD88: proteína adaptadora fator de diferenciação mieloide 88; NFkB: NFkappabeta; PAI-1: inibidor-1 do ativador do plasminogênio; TIR: Toll/receptor IL-1 com domínio homólogo; TIRAP/Mal: domínio TIR com proteína adaptadora; TLR4: receptor tipo *Toll-4*; Tollip: interação proteína Toll; TRAF.: receptor ligado fator TNF.

Fonte: Acervo da autoria.

de tecidos necróticos em decorrência de trauma ou toxinas de germes, leva à síntese de DAMP e o resultado da sua ação é desencadear inflamação e ativar o sistema imune, buscando prevenir o dano celular, em particular no trauma e infecção.[25]

O endotélio na DMOS

A ativação do endotélio desempenha um papel importante na resposta imune, em particular na sepse, onde suas alterações estruturais influenciam no controle da permeabilidade.[24,26] Além disso, a inflamação induz a um estado de hipercoagulabilidade, provocando aumento na expressão do fator tecidual (FT) nas células endoteliais, macrófagos e monócitos. Concomitantemente, há síntese de moléculas de adesão pelas células endoteliais. Cria-se assim, um estado pró-coagulante, com redução dos níveis circulantes de proteína C e antitrombina III, diminuição da expressão de trombomodulina e aumento de inibidores da fibrinólise, como o inibidor do ativador do plasminogênio (PAI). O resultado da ativação da cascata da coagulação é o prejuízo da perfusão tecidual pela presença de microtrombos, com consequente disfunção orgânica (**Figura 34.1**).[19,26]

Como as células endoteliais servem de barreira ao extravasamento de fluido, o aumento da permeabilidade induzido pela inflamação intensa, leva à formação de edema e consequente redução da perfusão, já comprometida pela presença de microtrombos,[24] estando associado a piores desfechos na doença crítica.[27]

Metabolismo celular: hipoxia, disfunção mitocondrial e morte celular

Entre as várias condições que podem levar à DMOS, a sepse é a mais investigada. Os eventos desencadeados pela sepse incluem a morte celular, programada (apoptose) ou não (necrose), processos de reciclagem celular (autofagia), disfunção mitocondrial, produção de radicais livres e alteração do estado redox das células.[24]

A hipoxia tecidual, além de contribuir para a redução da produção de energia pelas células e a consequente disponibilidade de adenosina trifosfato (ATP) para os diversos processos metabólicos,[28] é um estímulo inflamatório quando prolongada, resultando em produção de citocinas pelos macrófagos.[29] O comprometimento energético celular pode ser pela falta de oxigênio disponível, como em casos de choque circulatório, ou por alterações intrínsecas no funcionamento mitocondrial.[28]

A mitocôndria é uma organela fundamental para a produção de energia.[30] Entre outras ações, participa da homeostasia do cálcio, termorregulação, produção de radicais livres de oxigênio (RLO_2) e alguns hormônios.[24] Em condições de estresse celular, várias funções mitocondriais são alteradas, levando a um funcionamento inadequado e queda na produção de energia. Um importante mecanismo envolvido na disfunção mitocondrial é a abertura dos poros de sua membrana externa. Normalmente estes poros estão fechados, sendo abertos em algumas condições patológicas como períodos de isquemia/reperfusão ou exposição a toxinas, o que altera o gradiente de prótons e afeta a produção de ATP,[28] sendo um gatilho para a ocorrência de apoptose.[30]

A necrose é o modo de morte celular não programado, que pode ser ativado por fatores como componentes de patógenos, estado volêmico e perfusional. Um exemplo é a necrose tubular aguda, que pode aumentar o estado de inflamação pela produção de outros mediadores.[24] A apoptose é dependente de gatilhos como a ativação de caspases e catepsinas.[24] Uma vez ativadas, as caspases dividem vários substratos intracelulares, com a formação dos corpos apoptóticos que serão fagocitados pelos macrófagos, sem provocar uma resposta inflamatória exuberante, como a que ocorre na necrose.[28]

O papel do trato gastrintestinal

O conceito de que o trato gastrintestinal (TGI) é o "motor" da DMOS surgiu da observação de que muitos pacientes com infecção intra-abdominal apresentavam DMOS, sendo submetidos à laparotomia. Observou-se que muitos pacientes não apresentavam abscesso intra-abdominal, mesmo com um quadro estabelecido de disfunção orgânica. Estes achados levaram a conclusão de que mudanças na flora intestinal, associadas a alterações na permeabilidade do TGI, serviriam como um reservatório para as enterobactérias, que por meio da circulação porta atingiriam a circulação sistêmica, perpetuando um quadro de sepse, pela translocação.[9] Os principais fatores etiológicos de quebra da barreira intestinal são a hipoperfusão, redução da motilidade, hipoxia, uso de antibióticos, inibidores de bomba de prótons, vasopressores e nutrição parenteral (NPT).[24,31] Como os sinais de disfunção intestinal são inespecíficos e não pontuam nos escores de disfunção orgânica, sua avaliação de rotina não é realizada. Os sinais indicativos de disfunção intestinal no paciente crítico incluem volume de resíduo gástrico aumentado, ausência de ruídos hidroaéreos (RHA), vômitos, diarreia, distensão de alças intestinais e sangramento digestivo. Quando três ou mais sinais estão presentes no primeiro dia de UTI, há aumento de três vezes na probabilidade de morte.[32]

Interação entre órgãos

O histórico editorial de Arthur Baue em 1975 descreveu a síndrome de DMOS e a interação entre órgãos e sistemas que acontece nesta condição. Fatores de risco como choque circulatório, múltiplas transfusões e sepse, com a posterior instalação de disfunção cardiovascular, LRA, disfunção ventilatória e hepática, sugeriram que a DMOS ocorreria de modo sequencial e progressivo.[33]

O cérebro interage de diversas maneiras com os sistemas orgânicos, em particular o coração, os pulmões e os rins. A interação cérebro-coração pode ser explicada de três formas: os efeitos do coração sobre o cérebro, sendo uma fonte de êmbolos para acidente vascular cerebral (AVC), os efeitos do cérebro sobre o coração, como no edema pulmonar cardiogênico ou na ativação do sistema nervoso autônomo (SNA) e condições neurocardiológicas como a ataxia de Friereich.[34] Os sistemas simpático e parassimpático, podem modular a função cardíaca. No paciente com comprometimento neurológico, pode haver hiperatividade simpática,[35] e o cérebro lesado pode comprometer a função respiratória em pacientes com disfunção neurológica. Alterações cerebrais que podem impactar a função pulmonar incluem aumento da pressão intracraniana (PIC), síntese de catecolaminas, inflamação e disfunção na via anti-inflamatória colinérgica. Por sua vez, os pulmões lesados podem afetar o cérebro por hipoxemia, hiper ou hipocapnia, assincronia respiratória ou lesão induzida pela VM.[36]

A alteração da função neurológica é comum em pacientes com LRA, predispondo ao *delirium* por provocar inflamação generalizada e consequente aumento da permeabilidade da barreira hematoencefálica. Esses eventos associados à ocorrência de acidose metabólica e hiperosmolaridade pela retenção de produtos do metabolismo nitrogenado, resultam em aumento da água cerebral. A interação cérebro-rim também é afetada na presença de lesões cerebrais agudas, que podem provocar distúrbios no metabolismo do sódio, devido a mudanças na secreção de vasopressina, resultando em excreção de sódio, fenômeno frequente em pacientes com HSA e cirurgia de hipófise.[37]

A interação coração-pulmão é das mais importantes, pois é a principal envolvida em garantir e manter a oxigenação tecidual. Usualmente as medidas para melhorar a função cardiovascular, como o uso de fluidos e drogas vasoativas, afetam de modo negativo a função respiratória, pelo aumento da água pulmonar extravascular (APEV) e do desequilíbrio na relação ventilação-perfusão (VQ).[38] O aumento das pressões intratorácicas pelo uso da ventilação com pressão positiva e uso de PEEP (*positive end expiratory pressure*), comprime os vasos pulmonares, resultando em aumento da pós-carga do VD e redução do DC e consequente hipotensão.[39] O aumento da pós-carga do VD leva à hipertensão arterial pulmonar (HAP) provocando o deslocamento do septo interventricular para a esquerda com consequente diminuição da cavidade e da complacência do ventrículo esquerdo.[38]

A interação entre coração e rins é frequente, tendo inclusive uma classificação própria desde 2008. Essa classificação tem cinco combinações, denominadas genericamente de síndrome cardiorrenal (SCR), sendo os tipos 1, 3 e 5 as formas que podem ocorrer em situações críticas. Os mecanismos envolvidos nesta interação são complexos, envolvendo a ativação neuro-hormonal, incluindo o sistema nervoso simpático (SNS) e o eixo renina-angiotensina-aldosterona (RAA). Essas alterações resultam em redução do DC e da perfusão renal, que juntamente com fatores externos como uso de contraste, inibidores da enzima conversora de angiotensina (ECA) e diuréticos, podem piorar a função renal.[40] Por sua vez, a LRA leva à sobrecarga de volume, distúrbios eletrolíticos e acidose metabólica, o que agrava a congestão pulmonar, induz a arritmias cardíacas e a prejuízo da contratilidade miocárdica.[41] A função renal também pode ser comprometida pela VM quando há redução do DC e do fluxo sanguíneo para os rins. O resultado dessa redução é uma queda na taxa de filtração glomerular, na excreção de sódio e diurese. Por sua vez, a LRA pode contribuir para a disfunção pulmonar pela redução do clareamento e aumento na produção de mediadores inflamatórios.[42]

O fígado tem um papel importante na DMOS, sendo a síndrome hepatorrenal uma condição com morbidade significativa.[43] Entre os mecanismos envolvidos estão alterações na circulação esplâncnica e inflamação sistêmica, secundária ao aumento da permeabilidade intestinal, tendo como resultado a translocação bacteriana[44] e a perpetuação do quadro de DMOS. A interação entre fígado e coração é dependente de fatores crônicos que podem estar agravados em situações críticas. As cardiopatias que cursam com insuficiência cardíaca direita e congestão sistêmica, como doença tricúspide, miocardiopatias e pericardite constritiva, podem piorar um quadro de disfunção hepática. Por sua vez, a cirrose e esteatose hepática, podem agravar situações de disfunção cardíaca em pacientes críticos.[45]

Estratificação de risco e escores

Os principais fatores de risco para a ocorrência de DMOS são a sepse e o choque circulatório. Outras condições incluem a pancreatite aguda grave, reações imunes de rejeição em transplantes, intoxicações exógenas e reações a fármacos, distúrbios endócrinos e fatores iatrogênicos, como reações transfusionais.[19]

Inicialmente as disfunções/falências orgânicas eram descritas de modo aleatório, de acordo com a visão pessoal, sem critérios que permitissem a comparação de populações semelhantes em diferentes centros ou diferentes populações de pacientes críticos. O desenvolvimento de escores[46,47] permitiu que fosse possível estratificar os diferentes graus de comprometimento, em disfunção ou falência múltipla de órgãos.[47]

Os escores mais utilizados[46,47] avaliam seis órgãos/sistemas para estratificar as disfunções/falências orgânicas: neurológico, cardiovascular, respiratório, renal, hepático e hematológico. O escore ideal deveria ser objetivo, simples, de fácil obtenção, confiável, obtido em qualquer hospital de modo rotineiro, específico para o órgão/sistema avaliado, passível de ser mensurado de forma contínua, sem depender do tipo de paciente ou de intervenção terapêutica.[47]

As variáveis utilizadas para a construção dos escores de gravidade estão no **Quadro 34.1**.

Devemos ter em mente que a utilização de escores é útil para estimarmos a gravidade de grupos de pacientes e não devemos considerá-los para tomada de decisão com base individual.

Quadro 34.1. Escores de disfunção/falência orgânica e seus valores mínimos de pontuação			
Órgão/sistema	**Variável**	**SOFA**	**MODS**
Neurológico	ECG	< 15	< 15
Cardiovascular	PAM	< 70 mmHg	NA
	FC x PVC/PAM	NA	> 10
	FC	NA	NA
Respiratório (mmHg)	P/F	< 400	< 300
Renal	Creatinina (mg/dL)	1,2-1,9	1,13
	NU (g/L)	NA	NA
	Diurese (litro)	NA	NA
Hepático	Bilirrubina (mg/dL)	1,2-1,9	1,26-3,6
	TP (segundos)	NA	NA
Hematológico	Plaquetas $x10^3/mm^3$	< 150	< 120
	Leucócitos	NA	NA

ECG: escala de coma de Glasgow; FC: frequência cardíaca; NA: não se aplica; NU: nitrogênio urinário; PAM: pressão arterial média; PVC: pressão venosa central; TP: tempo de protrombina; VM: ventilação mecânica.

Fonte: Desenvolvido pela autoria.

Manejo da DMOS

Como não existe um tratamento específico para a DMOS, uma estratégia fundamental para sua resolução seria o reconhecimento precoce dos pacientes de risco. O tratamento deve ser individualizado, tendo como principal objetivo evitar a progressão de disfunção para falência orgânica. A abordagem da DMOS consiste em: (1) otimizar o suporte das funções circulatória e respiratória; (2) redução o hipermetabolismo e suporte nutricional; (3) uso adequado de antibióticos; (4) adequada política transfusional[19] (5) técnicas extracorpóreas de suporte orgânico.[48]

Restaurar a função circulatória

O rápido manejo do paciente com choque circulatório é vital para a redução da incidência e intensidade de disfunções orgânicas no paciente crítico, independente da causa. A reposição volêmica visando restaurar o intravascular e o uso de drogas vasoativas, são elementos-chave com essa finalidade.

A reposição volêmica deve observar alguns preceitos como: (1) realizar a infusão de fluídos precocemente na instabilidade hemodinâmica; (2) a escolha preferencial do tipo de fluido deve ser cristaloide; (3) não há demonstração definitiva de que as soluções cristaloides balanceadas sejam melhores; (4) evitar-se balanço hídrico (BH) positivo; (5) sendo atingida a estabilidade hemodinâmica, deve-se proceder a de-ressuscitação, visando retirar o excesso de líquido.

Na sepse, a *Surviving Sepsis Campaingn* (SSC) recomenda o emprego de cristaloides como primeira opção e sugere o uso de soluções balanceadas na reposição volêmica. A albumina é sugerida quando o paciente tiver recebido uma grande quantidade de cristaloide.[49] Existem evidências de que o BH positivo após a estabilidade hemodinâmica associa-se com maior risco de morte[27,50] e que a de-ressuscitação após está relacionada a melhores desfechos.[40]

O uso de drogas vasoativas (DVA) visa restaurar a pressão arterial e a contratilidade miocárdica, com vasopressores e inotrópicos, respectivamente. A noradrenalina é atualmente a droga de primeira escolha para o tratamento da hipotensão refratária à volume,[49,51] incluindo pacientes com disfunção de ventrículo direito.[51] A dopamina atualmente não é recomendada no tratamento de pacientes com choque circulatório por associar-se a taquicardia e efeito arritmogênico. A adrenalina é um fármaco de segunda linha no tratamento da hipotensão, em particular por associar-se a maior risco de isquemia mesentérica, taquiarritmias e hiperlactatemia, em comparação com a noradrenalina. A vasopressina é um hormônio com efeitos na osmorregulação por sua ligação nos receptores V2 e efeito vasoconstritor por ligação nos receptores V1. É utilizada como segunda linha no tratamento da hipotensão, tendo como vantagens não induzir a taquicardia e arritmias, e, como desvantagem o risco de isquemia digital.[73]

O uso de inotrópicos está indicado na disfunção miocárdica com instabilidade hemodinâmica e hipoperfusão. Os pacientes com choque circulatório, que apresentem cardiopatia ou sepse, frequentemente necessitam de inotrópicos para melhorar a função miocárdica e a perfusão tecidual. A droga mais utilizada para este fim é a dobutamina.[52] Outras alternativas são os inibidores da fosfodiesterase e sensibilizadores dos canais de cálcio, milrinone e levosimendana, respectivamente. Em comparação com a dobutamina, o uso de milrinone em pacientes com choque cardiogênico não se mostrou superior.[53] A levosimendana não mostrou benefício após cirurgia cardíaca em pacientes com indicação de suporte hemodinâmico[54] ou com disfunção ventricular prévia e baixo DC[55] e em pacientes com sepse associa-se a maior risco de falha na liberação da VM e incidência de taquiarritmias supraventriculares.[56]

Suporte ventilatório

Os pacientes com DMOS invariavelmente necessitarão de suporte ventilatório invasivo. A estratégia recomendada nesses pacientes (estratégia protetora) preconiza: (1) volume-corrente de 6 mL/kg de peso predito; (2) pressão de platô (Pplat) inferior a 30 cmH_2O; (3) pressão de distensão inferior a 15 cmH_2O; (4) uso de PEEP individualizado; (5) FiO_2 para manter a $SaO_2 > 92\%$.

Hipermetabolismo e suporte nutricional

Na doença crítica, como a sepse por exemplo, a resposta orgânica cursa com um estado de hipermetabolismo, com aumento do gasto energético, proteólise e hiperglicemia.[57] Para atender a demanda elevada na doença crítica, entre as principais medidas estão o aporte nutricional no momento adequado, com os nutrientes apropriados e nas quantidades necessárias. Como o metabolismo dos principais macronutrientes (proteínas, carboidratos e lipídeos) está desregulado na doença crítica, o equilíbrio nutricional nessa condição é difícil de ser atingido.

Entre as medidas prioritárias, a oferta proteica suficiente para repor a perda que ocorre pelo catabolismo muscular deve ser atendida. As recomendações nessa situação são para uma oferta de 1,2 a 2,0 g/kg/dia de proteína.[58] A oferta de carboidratos e lipídeos para atender a demanda energética, deve ser ajustada para minimizar os efeitos da hiperglicemia consequente à resistência insulínica e a hipertrigliceridemia, presentes nesses pacientes.

Embora micronutrientes como selênio e zinco, ou vitamina C, sejam importantes para a homeostasia, as evidências atuais ainda são limitadas e novos estudos são necessários para estabelecer seu verdadeiro papel na doença crítica.[59]

O doente crítico pode enfrentar algumas dificuldades para o atendimento de suas demandas metabólicas, pelo tubo digestivo. A disfunção gastrintestinal limita o uso de nutrição enteral e entre os fatores relacionados estão a motilidade reduzida, intolerância alimentar, baixa absorção de nutrientes, constipação ou diarreia.

Uso adequado de antibióticos e controle do foco

O uso adequado de antibióticos e controle do foco são de vital importância para a interrupção da cascata de eventos que leva à disfunção/falência de órgãos na sepse. O controle do foco implica na drenagem de abscessos, desbridamento de tecido necrótico e retirada de dispositivos potencialmente infectados.[49]

A recomendação atual para administrar antibióticos em pacientes com sepse e choque séptico é na primeira hora após o diagnóstico.[49]

Terapia transfusional

A terapia transfusional com concentrado de hemácias visa melhorar a capacidade de transportar oxigênio no paciente crítico. Uma estratégia restritiva para transfusão de concentrado de hemácias em pacientes críticos mostrou-se efetiva[60] e é recomendada em vários grupos de doentes, como pacientes em ventilação mecânica[61] e com sepse ou choque séptico. Pacientes que apresentam isquemia miocárdica, hipoxemia grave e hemorragia aguda, devem ser avaliados de modo personalizado,[49] não se estabelecendo um gatilho transfusional único nestas circunstâncias.

Técnicas extracorpóreas de suporte orgânico

O suporte orgânico por técnicas extracorpóreas pode ser utilizado em pacientes com disfunção de vários sistemas, como cardiovascular, respiratório, renal e hepático.[48] Os avanços nas técnicas de suporte a falências orgânicas graves, permitem que pacientes que anteriormente morreriam, tenham tempo para controlar as causas e reverter situações críticas que anteriormente levariam ao óbito. O conceito de terapia de suporte multiorgânica (do inglês, MOST – *multiple organ support therapy*) baseia-se no princípio de que o doente crítico requer uma abordagem terapêutica complexa e articulada, que inclui fármacos e sistemas de suporte orgânico específicos. O conceito MOST inclui os seguintes tipos de suporte orgânico: oxigenação – ventilação mecânica invasiva e não invasiva, ECMO V-V, remoção extracorpórea de CO_2 ($ECCO_2R$), assistência circulatória mecânica (BIA), ECMO V-A, dispositivos de assistência circulatória ventricular, TSR e terapia de suporte extracorpóreo hepático.[48]

O uso de ECMO no paciente crítico permite suportar a oxigenação e a função cardiovascular, dependendo do tipo utilizado, se venovenosa ou venoarterial. Este tópico será abordado com maior profundidade no Capítulo 49.

Em pacientes com choque séptico, a SSC sugere que possa ser utilizada tanto a TSR contínua como a intermitente.[49] Entretanto, em pacientes com DMOS e instabilidade hemodinâmica grave, em uso de vasopressores, a TSR intermitente não permite mudanças rápidas e significativas no volume intravascular, o que pode inviabilizar seu uso nesse grupo de pacientes.

O suporte extracorpóreo no paciente com insuficiência hepática, seja aguda ou crônica agudizada, visa a remoção de tóxicos ligados à albumina e melhorar a qualidade de vida, como aliviar sintomas como o prurido, melhorando a encefalopatia, a função renal, e, reduzindo a colestase e icterícia. O sistema mais avaliado é o que utiliza diálise extracorpórea com albumina, que embora sendo uma técnica segura, a recomendação é que seja realizada em centros experientes, no manejo de pacientes com doença hepática avançada e possibilidade de transplante hepático.[62]

Referências bibliográficas

1. Deitch EA. Multiple Organ Failure. Ann Surg. 1992;216;117-131.
2. Clowes GH, Vucinic M, Weidner MG. Circulatory and Metabolic Alterations Associated with Survival or Death in Peritonitis: Clinical Analysis of 25 cases. Ann Surg. 1966;163:866-884.
3. Skillman JJ, Bushnell LS, Goldman H, Silen W. Respiratory Failure, Hypotension, Sepsis and Jaundice. Am J Surg. 1969;117;523-530.

4. Tilney NL, Bailey GL, Morgan AP. Sequential System Failure after Rupture of Abdominal Aortic Aneurysms: An Unsolved Problem in Perioperative Care. Ann Surg. 1973;178:117-122.
5. Polk Jr HC, Shields CL. Remote organ failure: A valid sign of occult intra-abdominal infection. Surgery. 1977;81:310-313;6.
6. Fry DE, Pearlstein L, Fulton RL, Polk Jr HC. Multiple System Organ Failure. Arch Surg. 1980;115:136-140.
7. Goris RJA, Boekhorst TPR, Nuytinek JKS, Gimbrère JSF. Multiple-Organ Failure. Arch Surg. 1985;120:1109-1115.
8. Sweet SJ, Glenney CU, Fitzgibbons JP, Friedman P, Teres D. Synergistic Effect of Acute Renal Failure and Respiratory Failure in the Surgical Intensive Care Unit. Am J Surg. 1981;141:492-496.
9. Carrico CJ, Meakins JL, Marshall JC, Fry D, Maier RV. Multiple-Organ-Failure Syndrome. Arch Surg. 1986;121:195-208.
10. Barton R, Cerra FB. The hypermetabolism – Multiple Organ Failure Syndrome. Chest. 1989;96:1153-1160.
11. Beal AL, Cerra FB. Multiple Organ Failure Syndrome in the 1990s. JAMA. 1994;271:226-233.
12. Bingold TM, Lefering R, Zacharowski K et al. Individual Organ Failure and Concomitant Risk of Mortality Differs According to the Type of Admission to ICU – A Retrospective Study of SOFA Score of 23,795 Patients. PLOS ONE. 2015;August 4.
13. Eriksson J, Nelson D, Holst A, Hellgren E, Friman O, Oldner A. Temporal patterns of organ dysfunction after severe trauma. Crit Care. 2021;25:16;
14. Cole E, Gillespie S, Vulliamy P, Brohi K. Multiple organ dysfunction after trauma. Br J Surg. 2020;107:402-412.
15. van Wessem KJP, Leenen LPH. Reduction in mortality rates of postinjury multiple organ dysfunction syndrome: a shifting paradigm? A prospective population-based cohort study. Shock. 2018;49:33-38.
16. Aggarwal AN, Agarwal R, Gupta D, Jindal SK. Non pulmonary Organ Dysfunction and Its Impact on Outcome in Patients With Acute Respiratory Failure. Chest. 2007;132:829-835.
17. Jentzer JC, Wiley B, Bennett C et al. Early noncardiovascular organ failure and mortality in the cardiac intensive care unit. Clin Cardiol. 2020;43:516-523.
18. Guidet B, Aegerter P, Gauzit R, Meshaka P, Dreyfuss D. Incidence and Impact of Organ Dysfunctions Associated With Sepsis. Chest. 2005;127:942-951.
19. Mizock BA. Multiple Organ Dysfunction Syndrome. Dis Mon. 2009;55:476-526.
20. Tiesi G, Mason L, Chandler B, Watkins A, Palange D, Deitch EA. Systemic Inflammatory Response and Multiple-Organ Dysfunction Syndrome: Definition, diagnosis, and Management. In Asensio JA, Trunkey DD. Current Therapy of Trauma and Surgical Critical Care. 2nd ed. Philadelphia: Elsevier; 2016.
21. Hippensteel JA, Uchimido R, Tyler PD, Burke RC, Han X, Zhang F, et al. Intravenous fluid resuscitation is associated with septic endothelial glycocalyx degradation. Crit Care. 2019 Jul 23;23(1):259.
22. Slutsky AS, Tremblay LN. Multiple Organ Failure. Is Mechanical Ventilation a Contributing Factor? Am J Respir Crit Care Med. 1998;157:1721-1725.
23. Henkin CS, Coelho JC, Paganella MC, Siqueira RM, Dias FS. Sepse: Uma visão atual. Scientia Medica. 2009;19:135-145.
24. Lelubre C, Vincent JL. Mechanisms and treatment of organ failure in sepsis. Nature Rev Nephrology. 2018;14:417-427.
25. Schenck EJ, Ma KC, Murthy SB, Choi AMK. Danger Signals in the ICU. Crit Care Med. 2018;46:791-798.
26. Abraham E, Singer M. Mechanisms of sepsis-induced organ dysfunction. Crit Care Med. 2007;35:2408-2416.
27. van Mourik N, Geerts BF, Binnekade JM et al. A Higher fluid Balance in the Days After Septic Shock Reversal Is Associated With Increased Mortality: An Observational Cohort Study. Crit Care Expl. 2020;2e0219.
28. Fink MP, Evans TW. Mechanisms of organ dysfunction in critical illness: report from a Round Table Conference held in Brussels. Intensive Care Med. 2002;28:369-375.
29. Kiers HD, Scheffer GJ, van der Hoeven JG, Eltzchig HK, Pickkers P, Kox M. Immunological Consequences of hypoxia during Critical illness. Anesthesiology. 2016;125:237-249.
30. Hubbard WJ, Bland KI, Chaudry IH. The Role of Mitochondrion in Trauma and Shock. Shock. 2004;22:395-402.
31. de Jong PR, González-Navajas JM, Jansen NJG. The digestive tract as the origin of systemic inflammation. Crit Care. 2016;20:279.
32. Kingensmith NJ, Coopersmith CM. The Gut as the Motor of Multiple Organ Dysfunction in Critical Illness. Crit Care Clin. 2016;32:203-212.
33. Baue A. Multiple, Progressive, or Sequential System Failure. Arch Surg. 1975;110:779-781.
34. Samuels M. The Brain-Heart Connection. Circulation. 2007;116:77-84.
35. Silvani A, Calandra-Buonaura G, Dampney RAL, Cortelli P. Brain-heart interactions: physiology and clinical implications. Phil Trans R Soc A. 2016;374:20150181.
36. Blanch L, Quintel M. Lung-brain cross talk in the critically ill. Intensive Care Med. 2017;43:557-559.
37. Nongnuch A, Pnorchan K, Davenport A. Brain-kidney crosstalk. Crit Care. 2014;18:225.
38. Wood LDH, Prewitt RM. Cardiovascular Management in Acute Hypoxemic Respiratory Failure. Am J Cardiol. 1981;47:963-972.
39. Husain-Syed F, McCullough PA, Birk HW, Renker M, Brocca A, Seeger W, Ronco C. Cardio-Pulmonary-Renal Interactions: A Multidisciplinary Approach. J Am Coll Cardiol. 2015;65(22):2433-48.
40. Silversides JA, Fitzgerald E, Manickavasagam US, Lapinsky SE, Nisenbaum R, Hemmings N, et al. Deresuscitation of Patients With Iatrogenic Fluid Overload Is Associated With Reduced Mortality in Critical Illness. Crit Care Med. 2018 Oct;46(10):1600-1607.
41. Kociol R, Rogers J, Shaw A. Organ Cross Talk in the Critically Ill: The Heart and Kidney. Blood Purif. 2009;27:311-320.
42. Joannidis M, Forni LG, Klein SJ, Honore PM, Kashani K, Ostermann M, et al. Lung-kidney interactions in critically ill patients: consensus report of the Acute Disease Quality Initiative (ADQI) 21 Workgroup. Intensive Care Med. 2020;46(4):654-672.
43. Ologunder R, Zhan H, Lu K, Ma D. Organ cross talk and remote damage following acute kidney injury. Int Urol Nephrol. 2014;46:2337-2345.
44. Ojeda-Yuren AS, Cerda-Reyes E, Herrero-Maceda MR, Castro-Narro G, Piano S. An Integrated Review of the Hepatorenal Syndrome. Ann Hepatol. 2021;22:100236.
45. El Hadi H, Di Vicenzo A, Vettor R, Rossato M. Relationship between Heart Disease and Liver Disease: A Two-Way Street. Cells. 2020;9:567.
46. Marshall JC, Cook DJ, Christou NV, Bernard GR, Sprung CL, Sibbald WJ. Multiple organ dysfunction score: a reliable descriptor of a complex clinical outcome. Crit Care Med. 1995;23(10):1638-52.
47. Vincent JL, Moreno R, Takala J, Willatts S, De Mendonça A, Bruining H, et al. The SOFA (Sepsis-related Organ Failure Assessment) score to describe organ dysfunction/failure. On behalf of the Working Group on Sepsis-Related Problems of the European Society of Intensive Care Medicine. Intensive Care Med. 1996;22(7):707-10.
48. Ronco C, Ricci Z, Husain-Syed F. From Multiple Organ Support Therapy to Extracorporeal Organ Support in Critically Ill Patients. Blood Purif. 2019;48:99-105.
49. Evans L, Rhodes A, Alhazzani W, Antonelli M, Coopersmith CM, French C, et al. Surviving sepsis campaign: international guidelines for management of sepsis and septic shock 2021. Intensive Care Med. 2021;47(11):1181-1247.
50. Sakr Y, Rubatto Birri PN, Kotfis K, Nanchal R, Shah B, Kluge S, et al. Higher Fluid Balance Increases the Risk of Death From Sepsis: Results From a Large International Audit. Crit Care Med. 2017;45(3):386-394.
51. Legrand M, Zarbock A. Ten tips to optimize vasopressor use in the critically ill patient with hypotension. Intensive Care Med. 2022;48:736-739.

52. Scheeren TWL, Bakker J, Kaufmann T, Annane D, Asfar P, Boerma EC, et al. Current use of inotropes in circulatory shock. Ann Intensive Care. 2021;11(1):21.
53. Mathew R, Di Santo P, Jung RG, Marbach JA, Hutson J, Simard T, et al. N Engl J Med. 2021;385(6):516-525.
54. Landoni G, Lomivorotov VV, Alvaro G, Lobreglio R, Pisano A, Guarracino F, et al. Levosimendan for Hemodynamic Support after Cardiac Surgery. N Engl J Med. 2017;376(21):2021-2031.
55. Cholley B, Caruba T, Grosjean S, Amour J, Ouattara A, Villacorta J, et al. Effect of Levosimendan on Low Cardiac Output Syndrome in Patients With Low Ejection Fraction Undergoing Coronary Artery Bypass Grafting With Cardiopulmonary Bypass: The LICORN Randomized Clinical Trial. JAMA. 2017;318(6):548-556.
56. Gordon AC, Perkins GD, Singer M, McAuley DF, Orme RM, Santhakumaran S, et al. Levosimendan for the Prevention of Acute Organ Dysfunction in Sepsis. N Engl J Med. 2016;375(17):1638-1648.
57. Vincent JL. Metabolic support in sepsis and multiple organ failure. More questions than answers. Crit Care Med. 2007;35[Suppl]:S436-S440.
58. Wernerman J, Christopher KB, Annane D, Casaer MP, Coopersmith CM, Deane AM, et al. Metabolic support in the critically ill: a consensus of 19. Crit Care. 2019;23(1):318.
59. Englert JA, Rogers AJ. Metabolism, Metabolomics, and Nutritional Support of Patients with Sepsis. Clin Chest Med. 2016;37:321-331.
60. Hébert PC, Wells G, Blajchman MA, Marshall J, Martin C, Pagliarello G, et al. Transfusion Requirements in Critical Care Investigators, Canadian Critical Care Trials Group. N Engl J Med. 1999;340(6):409-17.
61. Juffermans NP, Aubron C, Duranteau J, Vlaar APJ, Kor DJ, et al. Transfusion in the mechanically ventilated patient. Intensive Care Med. 2020;46(12):2450-2457.
62. Saliba F, Bañares R, Larsen FS, Wilmer A, Parés A, Mitzner S, et al. Artificial liver support in patients with liver failure: a modified DELPHI consensus of international experts. Intensive Care Med. 2022;48(10):1352-1367.

Bibliografia recomendada

Russell JA, Gordon AC, Williams MD, Boyd JH, Walley KR, Kissoon N. Vasopressor Therapy in the Intensive Care Unit. Semin Respir Crit Care Med. 2021;42(1):59-77.

SEÇÃO 4

Choque Circulatório

Coordenador: Fernando Suparregui Dias

capítulo 35

Epidemiologia e Classificação dos Estados de Choque

Fernando Suparregui Dias

Classificação dos estados de choque circulatório

A classificação do choque circulatório (CC) era feita de acordo com a etiologia da falência circulatória até a década de 1970. Em um simpósio realizado em outubro de 1971, na cidade de Oklahoma, EUA, foi proposta uma nova classificação pelos doutores Max Harry Weil e Herbert Shubin. A nova nomenclatura focava no mecanismo fisiopatológico e na hemodinâmica. Até então, o choque hipovolêmico era designado como choque por perda sanguínea e o choque distributivo, com base no protótipo do choque séptico, era chamado de choque endotóxico ou bacteriêmico.[1] Essa classificação do CC passou a ser adotada universalmente, por ser objetiva e ter como base o racional hemodinâmico responsável pela hipoperfusão e pelas alterações metabólicas presentes. Posteriormente, com a introdução de ferramentas capazes de determinar e monitorar o estado circulatório, foi possível documentar objetivamente o perfil hemodinâmico nos estados de CC.[2] Outros autores, buscando uma simplificação maior, classificaram o CC em hipodinâmico, que se caracteriza por um perfil de baixo débito cardíaco (DC) e vasoconstrição, condição presente no choque hipovolêmico, choque cardiogênico e choque obstrutivo. Por outro lado, um segundo grupo que se caracteriza por aumento do DC e vasodilatação, presente em condições como a sepse, anafilaxia ou trauma raquimedular (TRM), foi denominado como hiperdinâmico.[3]

Entre os quatro grandes grupos de CC, o choque hipovolêmico e o choque cardiogênico, têm classificações próprias, que estratificam sua gravidade, indicam as possibilidades de tratamento e definem seu prognóstico.[4,5] No caso do choque séptico, considerando-se como protótipo do choque distributivo, sua gravidade é determinada pela refratariedade ao tratamento, em particular aos vasopressores[6] e da intensidade do metabolismo anaeróbico e das disfunções orgânicas presentes.[7] No choque obstrutivo, a oclusão maciça de um ramo proximal da artéria pulmonar pode ser considerada como um importante marcador de gravidade, estando associada a elevado risco de morte na presença de CC.[8]

No choque hipovolêmico em decorrência de hemorragia, a classificação baseia-se no volume da perda sanguínea e o que isso representa em termos de prejuízo hemodinâmico e na perfusão tecidual. Tomando-se como exemplo um indivíduo com 70 kg de peso corporal, ele terá aproximadamente 5 litros de volemia. A classificação da gravidade do choque hipovolêmico hemorrágico baseia-se na estimativa das perdas sanguíneas (**Tabela 35.1**).[4] Esta classificação permite estratificar a gravidade, orientar a reposição do intravascular e auxiliar na determinação do prognóstico.

Tabela 35.1. Classificação do choque hipovolêmico hemorrágico

Variável	Classe I	Classe II	Classe III	Classe IV
Perda sanguínea (mL)	< 750	750-1.500	1.500-2.000	> 2.000
Perda sanguínea (%)	< 15	15-30	30-40	> 40

Fonte: Desenvolvida pela autoria.

Pacientes nas classes I e II, por meio de mecanismos de compensação, conseguem manter a relação entre oferta e consumo de oxigênio atendida. Isso ocorre na classe I por redistribuição do fluxo sanguíneo e na classe II por recrutamento de capilares na microcirculação. A partir da classe III, a demanda de oxigênio deixa de ser atendida, iniciando-se o metabolismo anaeróbio. Havendo progressão para a classe IV, ocorrerão alterações celulares significativas, tendo como resultado a morte celular.[4]

O choque cardiogênico tem classificações com base nos achados clínicos,[9] hemodinâmicos[10] e, recentemente, a SCAI (*Society for Cardiovascular Angiography and Interven-*

tions) criou uma classificação que leva em conta o cenário clínico e os fenótipos do paciente nesta condição.[5]

A classificação clínica mais utilizada é a desenvolvida por Killip e Kimball,[9] utilizada em pacientes com infarto agudo do miocárdio. Deve ser utilizada em um primeiro momento, como um elemento da avaliação clínica. Serve para identificar os diferentes graus de falha de bomba e documentar ou não, a presença de choque cardiogênico. A classificação hemodinâmica utiliza o cateter de artéria pulmonar (CAP).[10] Identifica quatro subgrupos de pacientes com infarto agudo, e, com base na pressão de oclusão da artéria pulmonar (POAP) e do índice cardíaco (IC), estratifica a gravidade do comprometimento hemodinâmico. São considerados em choque cardiogênico os pacientes dos grupos III (componente de hipovolemia associado) e IV (falha de bomba e congestão pulmonar).

A classificação da SCAI tem cinco estágios de gravidade. O estágio A compreende os pacientes de risco para choque cardiogênico, ainda hemodinamicamente estáveis, porém, com comprometimento de uma grande área de miocárdio ou com insuficiência cardíaca grave. No estágio B, o paciente já apresenta algum grau de instabilidade hemodinâmica, como hipotensão e taquicardia, ainda sem manifestações de hipoperfusão. O estágio C caracteriza o paciente com o perfil clássico de choque cardiogênico, que se apresenta com hipotensão e sinais clínicos de hipoperfusão. Neste estágio, o paciente necessita de suporte com drogas vasoativas e assistência circulatória mecânica. O estágio D compreende os pacientes do estágio C que não responderam ao tratamento, com evidente piora do quadro de CC. Por fim, o estágio E engloba os pacientes refratários ao tratamento, considerados *in extremis*. Um ponto destacado nesta classificação é que os estágios são dinâmicos, havendo melhora os pacientes podem migrar de um estágio de maior gravidade para outro de menor impacto hemodinâmico; o contrário também pode ocorrer.[5]

Epidemiologia do choque circulatório

A epidemiologia do CC não é fácil de ser determinada por uma série de fatores. Primeiramente, os critérios de CC são variáveis na literatura e mesmo em um grupo específico, como no choque cardiogênico, existem múltiplas definições.[5] Outros fatores que podem interferir na precisão diagnóstica de CC são a ausência de hipotensão em suas fases iniciais e a identificação precisa do componente hemodinâmico preponderante.

Estudos prospectivos de pacientes com CC não são frequentes. A ocorrência de CC foi avaliada em um registro de pacientes atendidos em emergência, entre os anos 2000 e 2011, em um hospital da Dinamarca. O critério para o diagnóstico de CC foi pressão arterial sistólica (PAS) ≤ 100 mmHg e ≥ 1 disfunção orgânica presente. De um total de 438.191 atendimentos, 1.533 (0,4%) preencheram os critérios de CC e foram analisados. A média de idade foi 71 anos e 53,4% eram do sexo masculino. As etiologias mais frequentes foram, em ordem decrescente: choque hipovolêmico (30,8%), choque distributivo por sepse (27,2%), choque distributivo sem sepse (23,4%), choque cardiogênico (14,0%) e choque obstrutivo (0,9%). Em 3,7% dos casos, não foi possível estabelecer uma etiologia precisa.[11] Se não levarmos em conta a presença de sepse, o tipo de CC mais frequente foi o choque distributivo, com 50,6% dos casos, seguido do choque hipovolêmico e do choque cardiogênico. A ocorrência de choque obstrutivo é rara.

Em pacientes com trauma de torso, nas guerras do Iraque e Afeganistão, a incidência de CC foi 17,1% e a mortalidade 18,7%. Foi avaliada a relação entre o nível de pressão arterial sistêmica (PAS) e óbito, sendo que valores abaixo de 110 mmHg associaram-se com aumento de mortalidade.[12] Embora seja praticamente consenso que o nível de PAS é 90 mmHg como critério para CC,[13] no choque hipovolêmico por hemorragia, este ponto de corte vem sendo questionado.[12]

Outro fator importante nos desfechos de pacientes admitidos em unidade de terapia intensiva (UTI) com CC é a idade. Em termos epidemiológicos, o tipo de CC mais frequente em pacientes idosos é o choque cardiogênico, não havendo diferença na incidência de choque séptico em função da idade, quando analisados pacientes com 75 anos ou mais.[14]

Choque hipovolêmico

Uma causa frequente de choque hipovolêmico é a hemorragia secundária a trauma, sendo causa direta de morte na cena e um fator associado a desfecho desfavorável, com a maioria dos óbitos ocorrendo em até 48 horas. Uma PAS ≤ 90 mmHg inicial secundária a hemorragia está relacionada a complicações, como DMOS e sepse.[15] O nível de hipotensão avaliado pela PAS tem sido questionado,[12,15,16] com valores que variam entre 90 e 110 mmHg como ponto de corte para definir CC.

Em uma população de mais de 16.000 pacientes, de um registro de um centro de trauma nível I, uma PAS ≤ 110 mmHg foi utilizada como critério para CC, ao invés de 90 mmHg13, pois uma PAS ≤ 90 mmHg é considerada um marcador tardio e associa-se a uma mortalidade em torno de 65%.[16] O suporte avançado de vida no trauma (ATLS) também aponta a frequência cardíaca (FC) como um marcador precoce da magnitude das perdas sanguíneas no trauma, onde a progressão da classe I para a classe IV, associa-se com aumento de menos de 100 bpm para mais de 140 bpm.[17] Entretanto, dois estudos retrospectivos não mostraram relação entre a perda sanguínea e o grau de taquicardia, sendo considerada uma variável insuficiente para a determinação da gravidade da hemorragia.[18,19]

São fatores relacionados a piores desfechos no CC hemorrágico secundário a trauma, a gravidade da perda sanguínea e a concomitância de lesão cranioencefálica. Em pacientes com trauma e choque hemorrágico, mais de 90% dos óbitos ocorrem naqueles em classe III-IV[18] e a ocorrência de trauma cranioencefálico associado, embora seja inferior a 4%, cursa com uma mortalidade de 41,2%.[20] Neste grupo de pacientes com CC tendo como fator desencadeante o trauma, deve-se ter atenção à perda sanguínea e trauma cranioencefálico, dois grupos com alto risco de morte. Por fim, uma análise retrospectiva de um registro de trauma canadense entre os anos de 1999 e 2012, concluiu que os desfechos em centros de trauma níveis I-II, são melhores por apresentarem maior experiência em função do volume cirúrgico e pela disponibilidade de recursos, como imagem e intervenções por meio de angiografia.[21]

Choque cardiogênico

Apesar dos avanços no manejo do paciente com cardiopatia, a incidência de choque cardiogênico permanece na faixa de 5%-10% em pacientes com infarto agudo do miocárdio (IAM), principalmente nos casos com supradesnível de ST[22] em alguns centros, enquanto alguns registros nacionais indicam uma tendência de redução ao longo do tempo.[23]

Nos últimos anos, registros com grande número de pacientes têm fornecido informações epidemiológicas, com a identificação do perfil e da resposta ao tratamento com as novas tecnologias de suporte hemodinâmico e do impacto da reperfusão percutânea e das intervenções cirúrgicas. Vários registros oriundos dos EUA apontam para uma redução na mortalidade apesar de uma incidência variável. Em uma população de 12.322 pacientes admitidos em UTI cardiológica entre os anos de 2007 e 2018, a incidência de choque foi de 15,1% (n = 1.859). Nesse registro, 65% dos pacientes apresentavam choque cardiogênico isoladamente e 15% tinham um componente distributivo associado a sepse. A mortalidade hospitalar foi menor nos casos associados à insuficiência cardíaca (IC) (31%) em comparação aos pacientes com choque cardiogênico não relacionado à IC (40%), havendo uma tendência de redução ao longo do período de observação.[24] Na mesma faixa temporal, incluindo pacientes admitidos entre 2004 e 2018, no registro do NIS (*National Inpatient Sample*), a incidência de choque cardiogênico em mais de 560 milhões de admissões nos EUA, foi 0,2% (1.254.358 casos).

No mesmo período, a mortalidade reduziu de 49% para 37%, embora houvesse aumento nas hospitalizações de 122/100.000 em 2004 para 408/100.000 em 2018.[25]

Em pacientes com IAM sem supradesnível de ST, a incidência de choque cardiogênico ao longo de 18 anos de observação, entre 2000 e 2017, foi de 2,6%, em uma população de 7,3 milhões de casos. Apesar do aumento de falências orgânicas extracardíacas e de parada cardiorrespiratória, houve redução da mortalidade, de 50,2% em 2000 para 32,3% em 2017.[26]

A classificação da SCAI tem sido utilizada nos últimos anos para determinar a incidência e mortalidade no choque cardiogênico, com vários registros utilizando-a para documentar sua ocorrência. Um registro entre os anos de 2009 e 2017 documentou uma mortalidade geral 49,4% em 30 dias. De acordo com as classes da SCAI, a mortalidade foi 3,6% na classe A, 33,9% na classe B, 53,9% na classe C, 66,9% na classe D e 77,4% na classe E, demostrando que essa classificação identifica risco de morte nesses pacientes.[27] Outro registro multicêntrico, avaliou a incidência de choque cardiogênico em 24 hospitais os EUA, entre os anos de 2017 e 2019, também utilizando a classificação da SCAI. A incidência nas classes A, B, C, D e E, foi de 33%, 7%, 16%, 23% e 21%, com uma mortalidade de 0,8%, 2,2%, 15,8%, 32,1% e 62,5%, respectivamente. Nesse registro, a ocorrência de parada cardiorrespiratória foi um fator associado ao aumento de mortalidade.[28]

Na Europa, um estudo francês, avaliou a incidência e a mortalidade do choque cardiogênico nos anos de 2005, 2010 e 2015. Houve redução em sua incidência de 5,9%, para 4,0% e 2,8%, respectivamente. A mortalidade não mostrou alteração significativa nesse período, sendo 41,8% e 37,8% nos pacientes que se apresentavam com choque cardiogênico no diagnóstico de infarto agudo do miocárdio, e, 57,3% e 58,8% naqueles que apresentaram choque durante a evolução, entre os anos de 2005 e 2015, respectivamente.[23] Na América Latina, um registro unicêntrico mexicano, com pacientes incluídos entre os anos de 2006 e 2019, relatou uma incidência de choque cardiogênico de 3,7% em 22.747 admissões. A incidência foi 5,0% e 2,3%, e, a mortalidade hospitalar 69,7% e 72,3%, em pacientes com e sem IAM, respectivamente.[29]

Choque distributivo

Entre as causas de choque distributivo, o choque séptico é a mais estudada. Pode haver vasoplegia levando ao choque distributivo em várias outras condições, incluindo pós-circulação extracorpórea (CEC),[30,31] TRM[32] e anafilaxia.[33]

No choque séptico, entre os fatores epidemiológicos mais estudados estão a incidência, mortalidade, idade, comorbidades e gravidade das disfunções orgânicas. Também tem sido estudada a evolução temporal dessas variáveis, em uma tentativa de se estabelecer o impacto das medidas de suporte e tratamento sobre os desfechos desses pacientes.[34,35] A análise de um registro entre os anos de 1994 e 2014, avaliando a mortalidade no choque séptico, documentou uma redução de 21,1% para 10,8% nas primeiras 48 horas de internação e de 22,1% para 15,5% entre o 3° e o 14° dia. Os autores concluíram que essa redução da mortalidade ocorreu devido a melhora da abordagem desses pacientes com a medidas instituídas nesse período, como o reconhecimento precoce e o rápido tratamento do paciente com sepse.[34] Em outro estudo retrospectivo, que incluiu mais de 6,5 milhões de hospitalizações entre os anos de 2005 e 2014, a incidência de choque séptico foi 1,5% por critérios clínicos e 1,3% de acordo com registros com o CID-9. Os critérios clínicos utilizados foram uso de vasopressor por 48 horas, culturas e uso de antibióticos por pelo menos quatro dias para caracterizar choque séptico. Nesse período, a incidência aumentou de 12,8 para 18,6 casos por 1.000 hospitalizações e a mortalidade reduziu de 54,9% para 50,7%, com base nos critérios clínicos. Por sua vez, a incidência aumentou de 6,7 para 19,3 por 1.000 admissões e a mortalidade reduziu de 48,3% para 39,3%, com base no CID-9.[35]

Em estudo multicêntrico francês entre 2009 e 2011, a incidência de choque séptico foi 13,7% de um total de

10.941 admissões em UTI, com uma mortalidade de 39,4% e 48,6%, na UTI e hospital, respectivamente. Eram, em sua maioria, pacientes clínicos (84%), o foco era respiratório em sua maioria (53,6%) e apresentavam um grau significativo de disfunções orgânicas, com um escore SOFA médio de 11.[36] Dados do sistema médico francês, coletados entre os anos de 2010 e 2015, indicam que houve aumento na incidência de choque séptico de 135 para 171 casos por 100 mil habitantes, com uma redução da mortalidade de 46% para 44% nesse período.[37] Estudo observacional, multicêntrico e prospectivo alemão, identificou em um período de 4 semanas, uma incidência de choque séptico de 56,4% em pacientes admitidos em UTI. A mortalidade na UTI e hospitalar foi de 37,3% e 43,3%, respectivamente.[38]

Uma limitação importante nos estudos epidemiológicos sobre choque séptico é a grande variabilidade nos critérios adotados e o momento do diagnóstico. Revisão sistemática com metanálise de pacientes com diagnóstico de choque séptico, identificou uma incidência de 8,3% quando descrito em qualquer momento da internação, com uma mortalidade hospitalar de 39,0%, entre os anos de 2005 e 2018.[39] O impacto da mudança na definição de choque séptico, fica evidente com a adoção dos critérios propostos pelo Sepse-3, na sua incidência em um grupo de 632 pacientes, admitidos por sepse em um centro médico da Holanda. A incidência foi 48,4% e 76,3% e a mortalidade 38,9% e 34,0%, com critérios do Sepse-3 e Sepse-2, respectivamente.[40] Levando em conta as diferenças apontadas na definição de choque séptico,[39,40] é provável que os estudos epidemiológicos das últimas duas décadas, apontem para desfechos diferentes, com incidência menor e maior taxa de mortalidade, em função de critérios mais rígidos, selecionarem pacientes mais graves para o grupo de choque séptico.

O choque distributivo por vasoplegia pós-CEC caracteriza-se por hipotensão com resistência vascular sistêmica baixa e débito cardíaco (DC) preservado. Sua incidência varia entre 6,37% e 20,3% e são fatores associados à vasoplegia o uso prévio de inibidores da enzima de conversão da angiotensina (IECA) e bloqueadores de receptor da angiotensina (BRA), o tempo de duração da CEC, troca valvar, necessidade de dispositivos de assistência circulatória, diabete melito[30,31] e idade avançada.[31] No TRM a ocorrência de choque neurogênico ocorre quando a lesão é acima de T6. Em virtude de sua complexidade, os critérios para definir choque neurogênico não são rígidos, sendo uma FC abaixo de 80 bpm e uma pressão arterial sistólica abaixo de 100 mmHg, usualmente utilizados.[32] De acordo com esses critérios, em um grupo de 3.069 pacientes com trauma 15 (0,48%) apresentaram choque neurogênico[33] e em uma análise retrospectiva de 84 pacientes com TRM, sendo 66 acima de T6, a incidência de choque foi 53,6%, caindo para 29,1% após correção de hipovolemia.[41] Em outra série de 490 pacientes com TRM isolado, durante os anos de 1989 e 2003, a incidência de choque neurogênico foi 19,3%.[19] Como no trauma, pode haver um componente hipovolêmico por perda sanguínea, o diagnóstico de choque neurogênico é desafiador, e, deveria ser firmado somente após afastar hipovolemia ou a correção do intravascular. O choque anafilático é uma condição clínica menos frequente, e, por isso, as evidências mais escassas. Uma das razões para esse fato é que por ser um diagnóstico desafiador, pode ser subestimado.[33] Um grande estudo epidemiológico dinamarquês, incluiu pacientes 6.707 pacientes com anafilaxia entre os anos de 1995 e 2012. Entre 3.734 casos que foram admitidos pela primeira vez, 542 (14,5%) necessitaram de admissão em UTI, com 79 (2,1%) recebendo ventilação mecânica e 100 pacientes (2,7%) fazendo uso de drogas vasoativas. A mortalidade geral foi de 0,74% (50), havendo relação com a idade avançada, em particular acima de 75 anos.[42] Estudo semelhante no Reino Unido, com inclusão de casos entre os anos de 2005 e 2009, registrou uma incidência de 0,1% e 0,3% nas admissões em UTI, com uma mortalidade de 5% e 8%, em crianças e adultos, respectivamente.[43]

Choque obstrutivo

A ocorrência de choque obstrutivo é a de menor frequência, com uma incidência de 0,9 % em um grupo de 1.553 pacientes atendidos em um serviço de emergência. Apesar da baixa incidência a mortalidade em uma semana foi de 50%.[11] As principais causas de choque obstrutivo são tamponamento cardíaco, tromboembolismo pulmonar maciço, pneumotórax hipertensivo, mixoma atrial e coarctação de aorta.[44] As etiologias mais frequentes são complicações de intervenções cardíacas percutâneas e relacionadas neoplasias.[45] Em um registro com 243.149 pacientes submetidos a procedimentos de intervenção coronariana percutânea entre 2005 e 2017, a incidência de perfuração coronariana foi 0,42% (1.008 casos). Nesse grupo, a incidência de tamponamento foi 36%, visto que 640 (64%) pacientes nunca apresentaram sinais desta complicação.[46] Em outra série com 40.696 pacientes submetidos a procedimentos percutâneos, 51 (0,13%) apresentaram perfuração de coronária, dos quais 19 (37%) necessitaram pericardiocentese para tratar tamponamento.[47] Também pode ocorrem tamponamento em pacientes utilizando ECMO[48] e portadores de doenças sistêmicas como a esclerose sistêmica.[49]

Em uma coorte do NIS (*National Impatient Sample*, EUA), a ocorrência de choque foi 51,6% em pacientes com embolia pulmonar. O registro incluiu pacientes entre os anos de 1999 e 2017, com exceção de 2015. Durante esse período, a mortalidade caiu de 58,4% em 1999 para 39,0% em 2017.[50] Dados epidemiológicos sobre choque obstrutivo secundário a pneumotórax hipertensivo, mixoma atrial e coartação de aorta são escassos, atendo-se principalmente a relatos de casos, o que torna difícil uma estimativa mais apurada.

Referências bibliográficas

1. Weil MH, Shubin H. In Hinshaw LB & Cox BG. The fundamental Mechanisms of Shock. Plenum Press, New York; 1972.
2. Swan HJC, Ganz W, Forrester J, Marcus H, Diamond G, Chonette D. Catheterization of the heart in man with use of a flow-directed balloon-tipped catheter. N Engl J Med. 1970;283:447-451.
3. Astiz ME. Pathophysiology and Classification of Shock States. In Fink MP, Abraham E, Vincent JL, Kochaneck PM. Textbook of Critical Care. Philadelphia: Elsevier Saunders; 2005.
4. Gutierrez G, Reines HD, Wulf-Gutierrez ME. Clinical Review: Hemorrhagic shock. Crit Care. 2004;8:373-381.
5. Naidu SS, Baran DA, Jentzer JC, Hollenberg SM, van Diepen S, Basir MB, et al. SCAI SHOCK Stage Classification Expert Consensus Update: A Review and Incorporation of Validation Studies: This statement was endorsed by the American College of Cardiology (ACC), American College of Emergency Physicians (ACEP), American Heart Association (AHA), European Society of Cardiology (ESC) Association for Acute Cardiovascular Care (ACVC), International Society for Heart and Lung Transplantation (ISHLT), Society of Critical Care Medicine (SCCM), and Society of Thoracic Surgeons (STS) in December 2021. J Am Coll Cardiol. 2022;79(9):933-946..
6. Evans L, Rhodes A, Alhazzani W, Antonelli M, Coopersmith CM, French C, et al. Surviving sepsis campaign: international guidelines for management of sepsis and septic shock 2021. Intensive Care Med. 2021;47(11):1181-1247.
7. Marshall JC, Deutschman CS. The Multiple Organ Dysfunction Syndrome: Syndrome, Metaphor, and Unsolved Clinical Challenge. Crit Care Med. 2021;49:1402-1413.
8. Stein PD, Matta F, Hughes PG, Hughes MJ. Nineteen-Year Trends in Mortality of Patients hospitalized in the United States with High-Risk pulmonary Embolism. Am J Med. 2021;134:1260-1264.
9. Killip III T, Kimball JT. Treatment of Myocardial Infarction in Coronary Care Unit. Am J Cardiol. 1967;20:457-464.
10. Forrester JS, Diamond G, Chatterjee, Swan HJC. Medical Therapy of acute myocardial infarction by application of hemodynamic subsets (First of Two Parts. N Engl J Med. 1976;295:1356-1362.
11. Gitz Holler J, Jensen HK, Henriksen DP, Rasmussen LM, Mikkelsen S, Pedersen C, Lassen AT. Etiology of Shock in the Emergency Department: A 12-Year Population-Based Cohort Study. Shock. 2019;51(1):60-67.
12. Bruns B, Gentilello L, Elliot A, Shafi S. Prehospital hypotension Redefined. J Trauma. 2008;65:1217-1221.
13. Sevransky JE, Nour S, Susla GM, Needham DM, Hollemberg S, Pronovost P. Hemodynamic goals in randomized clinical trials in patients with sepsis: a systematic review of the literature. Crit Care. 2007;11:R67.
14. Biston P, Aldecoa C, Devriendt J, Madl C, Chochrad D, Vincent JL, De Backer D. Outcome of elderly patients with circulatory failure. Intensive Care Med. 2014;40(1):50-6.
15. Kauvar DS, Wade CE. The epidemiology and modern management of traumatic hemorrhage: US and international perspectives. Crit Care. 200;9(Suppl 5):S1-S9.
16. Park JK, Elliot AC, Gentilello LM, Shafi S. Systemic hypotension is a late marker of shock after trauma: a validation study of Advanced Trauma Life Support principles in a large national sample. Am J Surg. 2006;192:727-731.
17. American College of Trauma. Advanced Life Support, 10th Edition, Chicago, IL. American College of Surgeons. 2018.
18. Jávor P, Csonka E, Butt E, Rárosi F, Babik B, Török L, Varga E, Hartmann P. Comparison of the Previous and Current Trauma-Related Shock Classifications: A Retrospective Cohort Study from a Level I Trauma Center. Eur Surg Res. 2021;62(4):229-237.
19. Guly HR, Bouamra O, Spiers M, Dark P, Coats T, Lecky FE; Trauma Audit and Research Network. Vital signs and estimated blood loss in patients with major trauma: testing the validity of the ATLS classification of hypovolaemic shock. Resuscitation. 2011;82(5):556-9.
20. Chico-Fernández M, Barea-Mendoza JA, Pérez-Bárcena J, García-Sáez I, Quintana-Díaz M, Marina L, et al. Concomitant Traumatic Brain Injury and Hemorrhagic Shock: Outcomes Using the Spanish Trauma ICU Registry (RETRAUCI). Am Surg. 2021;87(3):370-375.
21. Dufresne P, Moore L, Razek T, Omar M, Boutin A, Clément J. Impact of trauma centre designation level on outcomes following hemorrhagic shock: a multicentre cohort study. Can J Surg. 2017;60:45-52.
22. Vahdatpour C, Collins D, Goldberg S. Cardiogenic shock. J Am Heart Assoc. 2019;8:e011991.
23. Aissaoui N, Puymirat E, Delmas C, Ortuno S, Durand E, Bataille V, et al. Trends in cardiogenic shock complicating acute myocardial infarction. Eur J Heart Fail. 2020;22(4):664-672..
24. Jentzer JC, Ahmed AM, Vallabhajosyula S, Burstein B, Tabi M, Barsness GW, et al. Shock in the cardiac intensive care unit: Changes in epidemiology and prognosis over time. Am Heart J. 2021;232:94-104.
25. Osman M, Syed M, Patibandla S, Sulaiman S, Kheiri B, Shah MK, et al. Fifteen-Year Trends in Incidence of Cardiogenic Shock Hospitalization and In-Hospital Mortality in the United States. J Am Heart Assoc. 2021;10(15):e021061.
26. Vallabhajosyula S, Bhopalwala HM, Sundaragiri PR, Dewaswala N, Cheungpasitporn W, Doshi R, et al. Cardiogenic shock complicating non-ST-segment elevation myocardial infarction: An 18-year study. Am Heart J. 2022;244:54-65.
27. Schrage B, Dabboura S, Yan I, Hilal R, Neumann JT, Sörensen NA, Goßling A, et al. Application of the SCAI classification in a cohort of patients with cardiogenic shock. Catheter Cardiovasc Interv. 2020;96(3):E213-E219.
28. Lawler PR, Berg DD, Park JG, Katz JN, Baird-Zars VM, Barsness GW, et al. The Range of Cardiogenic Shock Survival by Clinical Stage: Data From the Critical Care Cardiology Trials Network Registry. Crit Care Med. 2021;49(8):1293-1302..
29. González-Pacheco H, Manzur-Sandoval D, Gopar-Nieto R, Álvarez-Sangabriel A, Martínez-Sánchez C, Eid-Lidt G, et al. Cardiogenic Shock Among Patients with and without Acute Myocardial Infarction in a Latin American Country: A Single-Institution Study. Glob Heart. 2021;16(1):78.
30. Bastopcu M, Sargin M, Kuplay H, Erdogan SB, Yapici N, Aka AS. Risk factors for vasoplegia after coronary artery by-pass and valve surgery. J Card Surg. 2021;36:2729-2734.
31. Tsiouris A, Wilson L, Haddadin AS, Yun JJ. Risk assessment and outcomes of vasoplegia after cardiac surgery. Gen Thorac Cardiovasc Surg. 2017;65:557-565.
32. Taylor MP, Wrenn P, O'Donnell D. Presentation of neurogenic shock within the emergency department. Emerg Med. J 2017;34:157-162.
33. LoVerde D, Iwela OI, Eginli A, Krishnaswamy G. Anaphylaxis. Chest. 2018;153:528-543.
34. Law AC, Stevens JP, Walkey AJ. National Trends in Timing of Death Among Patients With Septic Shock, 1994-2014. Crit Care Med. 2019;47:1493-1496.
35. Kadri SS, Rhee C, Strich JR, Morales MK, Hohmann S, Menchaca J, et al. Estimating Ten-Year Trends in Septic Shock Incidence and Mortality in United States Academic Medical Centers Using Clinical Data. Chest. 2017;151(2):278-285.
36. Pavon A, Binquet C, Kara F, Martinet O, Ganster F, Navellou JC, et al. Profile of the risk of death after septic shock in the present era: an epidemiologic study. Crit Care Med. 2013;41(11):2600-9.
37. Dupuis C, Bouadma L, Ruckly S, Perozziello A, Van-Gysel D, Mageau A, et al. Sepsis and septic shock in France: incidences, outcomes and costs of care. Ann Intensive Care. 2020;10(1):145.
38. SepNet Critical Care Trials Group. Incidence of severe sepsis and septic shock in German intensive care units: the prospective, multicentre INSEP study. Intensive Care Med. 2016;42:1980-1989.

39. Vincent JL, Jomnes G, David S, Olariu E, Cadwell KK. Frequency and mortality of septic shock in Europe and North America: a systematic review and meta-analysis. Crit Care. 2019;23:196.
40. Driessen RGH, van de Poll MCG, Mol MF, Mook WNKA, Schnabel RM. The influence of a change in septic shock definitions on intensive care epidemiology and outcome: comparison of sepsis-2 and sepsis-3 definitions. Infect Dis. 2018;50:207-213.
41. Ruiz IA, Squair JW, Phillips AA, Lukac CD, Huang D, Oxciano P, et al. Incidence and Natural Progression of Neurogenic Shock after Traumatic Spinal Cord Injury. J Neurotrauma. 2018;35(3):461-466.
42. Jeppesen AN, Christiansen CF, Frøslev T, Sørensen HT. Hospitalization rates and prognosis of patients with anaphylactic shock in Denmark from 1995 through 2012. J Allergy Clin Immunol. 2016;137:1143-1147.
43. Gibbison B, Sheikh A, McShane P, Haddow C, Soar J. Anaphylaxis admissions to UK care units between 2005 and 2009. Anaesthesia. 2012;67:833-838.
44. Mello PMVC, Sharma VK, Dellinger RP. Shock Overview. Sem Resp Crit Care Med. 2004;25:619-628.
45. Orbach A, Schliamser JE, Flugelman MY, Zafrir B. Contemporary evaluation of the causes of cardiac tamponade: Acute and long--term outcomes. Cardiol J. 2016;23:57-63.
46. Harnek J, James S, Lagerqvist B. Coronary Artery Perforation and Tamponade – Incidence, Risk Factors, Predictors and Outcomes From 12 Years' Data of the SCAAR Registry. Circ. J 2020;84:43-53.
47. Krishnegowda C, Puttegowda B, Krishnappa S, Ananthakrishna R, Mahadevappa NC, Siddegowda SK, et al. "Incidence, clinical and angiographic characteristics, management and outcomes of coronary artery perforation at a high volume cardiac care center during percutaneous coronary intervention". Indian Heart J. 2020;72(4):232-238..
48. Basílio C, Fontoura A, Fernandes J, Roncon-Albuquerque R, Paiva JA. Cardiac Tamponade Complicating Extracoroporeal Membrane Oxygenation: A single-Centre Experience. Heart Lung Circ. 2021;30:1540-1544.
49. Fernández Morales A, Iniesta N, Fernández-Codina A, Vaz de Cunha J, Pérez Romero T, Hurtado García R, et al. Cardiac tamponade and severe pericardial effusion in systemic sclerosis: report of nine patients and review of the literature. Int J Rheum Dis. 2017;20(10):1582-1592.
50. Stein PD, Matta F, Hughes PG, Hughes MJ. Nineteen-Year Trends in Mortality of Patients hospitalized in the United States with High-Risk Pulmonary Embolism. Am J Med. 2021;134:1260-1264.

Bibliografia recomendada

van Diepen S, Katz JN, Albert NM, Henry TD, Jacobs AK, Kapur NK, et al. Contemporary Management of Cardiogenic Shock: A Scientific Statement From the American Heart Association. Circulation. 2017;136(16):e232-e268.

capítulo | 36

Fisiologia e Fisiopatologia da Relação entre Oferta e Consumo Sistêmicos de Oxigênio

Subcapítulo | 36.1

Introdução e Generalidades

Ciro Leite Mendes | Igor Mendonça do Nascimento | Érick César de Albuquerque Farias
Caio Cézar Quintas de Medeiros Vieira

Introdução

A evolução na pesquisa científica proporcionou o entendimento de diversos mecanismos celulares, possibilitando que aspectos da bioquímica orgânica fossem mais bem elucidados.

A compreensão das relações fisiológicas entre a microcirculação, perfusão e oxigenação tissular é fundamental para a assimilação da fisiopatologia de diversas doenças, visto que a manutenção da vida dos organismos aeróbios pluricelulares depende da interação entre glicose, oxigênio e ATP. Em consequência, uma avaliação precisa, tanto do fornecimento quanto do consumo de oxigênio sistêmico e nos tecidos regionais, pode ajudar o médico na atenuação de danos aos sistemas orgânicos em pacientes criticamente enfermos, já que a redução da oferta de oxigênio aos tecidos ou a incapacidade da célula em utilizá-lo ocorre em diversas situações de doença e, quando não reconhecidas, podem resultar em disfunção orgânica e morte.[1,2]

Sabe-se que os processos bioenergéticos que mantêm a integridade celular dos mamíferos dependem de um fornecimento contínuo de oxigênio para garantir o metabolismo aeróbico.[3]

Em inúmeras reações das vias metabólicas, o oxigênio apresenta-se como um substrato essencial. Em condições fisiológicas, os tecidos corporais recebem oxigênio em quantidade adequada às diversas funções que lhes são atribuídas.

Em situações adversas nas quais há depleção dos mecanismos de transporte de oxigênio, as vias metabólicas deixam de atuar normalmente e, assim, instalam-se anomalias funcionais com repercussão em todo o organismo. Entretanto, a quantidade de oxigênio oferecida aos tecidos não é a única variável que condiciona o metabolismo oxidativo, pois em muitas situações o fornecimento pode estar normal, porém, podem haver alterações profundas na utilização de oxigênio. Desse modo, tanto o fornecimento como a utilização insuficiente de oxigênio a nível molecular podem afetar substancialmente o metabolismo celular e, em consequência, a fisiologia corporal.[4]

Assim sendo, a oferta reduzida ou insuficiente de oxigênio para utilização celular pode ocorrer em várias situações e, se não reconhecida de imediato, resulta em disfunção e alterações da oxigenação tecidual e morte celular.[4]

Determinantes da oferta sistêmica de oxigênio – generalidades

O desenvolvimento do sistema circulatório e de moléculas transportadoras de oxigênio constitui-se em etapas evolutivas fundamentais para os vertebrados, já que o primeiro e principal problema a ser resolvido para garantir a viabilidade celular em organismos multicelulares seria contornar a necessidade contínua de oxigênio às células, que é com frequência o fator limitante à sua sobrevivência. O suprimento de O_2 por difusão, apesar de eficiente para pequenas dimensões, é ineficaz para suprir as necessidades dos trilhões de células componentes do corpo humano, apartadas por distâncias consideráveis, cuja sobrevivência depende da estabilidade do seu meio circundante (no caso, o líquido intersticial), que é relativamente pequeno (pouco mais que metade do líquido intracelular) e com uma composição direta e continuamente influenciada pelo metabolismo delas próprias. Por consequência, a manutenção da estabilidade do fluido intersticial seria o objetivo a ser alcançado e a solução evolutiva encontrada foi assegurar o contato desse meio com o sangue arterial, um líquido cuja composição é continuamente renovada. Dessa maneira, o sistema cardiovascular foi delineado para suprir os tecidos,[5] de forma convectiva e contínua, com sangue arterial rico em O_2 e nutrientes, com o objetivo de garantir uma oferta de oxigênio (DO_2) adequada às demandas, gerar energia nas mitocôndrias e sustentar forças vitais, como o gradiente eletroquímico das membranas celulares, as contrações musculares e a síntese de macromoléculas complexas, entre outras.[6]

A necessidade de oxigênio é variável entre os tecidos, mas exige-se uma oferta mínima e ininterrupta para obtenção energética ideal.[7] Vários componentes ajudam a realizar essa tarefa, como por exemplo: os pulmões e sua rede de capilares, que proporcionam uma grande área de superfície para troca de gases com o ar ambiente;[8] a hemoglobina, que funciona como carregadora especializada para aumentar a capacidade de transporte de O_2 no sangue;[9,10] e o sistema cardiocirculatório, responsável pelo transporte convectivo sanguíneo entre os diversos sistemas. O transporte de oxigênio a partir do ar ambiente até às mitocôndrias ocorre por convecção e difusão, sendo regulado por fatores humorais, hormonais e neuronais.[11]

A convecção é o processo pelo qual grandes quantidades de oxigênio podem ser transportadas em distâncias macroscópicas. Os grandes vasos do sistema circulatório são responsáveis pela distribuição eficiente do sangue oxigenado para todos os órgãos, sendo também importantes para a distribuição do oxigênio dentro da rede de microvasos, além de serem responsáveis pelo transporte na via ventilatória.[12]

Já a difusão é um mecanismo eficiente de transporte de oxigênio em pequenas distâncias (frações de mícron) e é o meio de transporte de oxigênio dos pequenos vasos e capilares para as células.[12] A microcirculação possui um papel fundamental na oxigenação tecidual, pois é pelas paredes dos pequenos vasos que o oxigênio atravessa, vindo do sangue para as células do tecido periférico, por difusão simples.[11]

As principais etapas da cascata de oxigênio são: absorção nos pulmões; transporte pelo sangue; entrega global de O_2 dos pulmões para os tecidos; distribuição do fornecimento de oxigênio regional; difusão a partir do capilar para a célula; e utilização celular de oxigênio.[13,14] Conclui-se que a quantidade de oxigênio transportado para os tecidos não depende apenas da hemoglobina: necessita da existência de um complexo sistema de transporte, envolvendo diversos órgãos e sistemas com mecanismos regulatórios próprios como os pulmões, o sistema cardiovascular e o sangue. Consequentemente, pode-se dizer que o sistema de transporte de oxigênio inclui quatro variáveis essenciais: trocas gasosas pulmonares, fluxo sanguíneo, concentração de hemoglobina e afinidade da hemoglobina para o oxigênio.[15]

Para a manutenção da homeostasia, as células necessitam de uma oferta contínua de O_2 com o propósito de manter o metabolismo aeróbio e, também, requerem remoção contínua de dióxido de carbono (CO_2) para conservar o equilíbrio ácido-base. Dos capilares, o O_2 difunde-se para a célula, enquanto a difusão de CO_2 ocorre na direção inversa.[12]

A quantidade de oxigênio disponível para a célula é determinada por fatores centrais e periféricos. Os fatores centrais estão relacionados com a adequação funcional cardiorrespiratória e com a concentração de hemoglobina. Os fatores periféricos vinculam-se à redistribuição do débito cardíaco (DC) para os diversos órgãos e à regulação da microcirculação. Esse último mecanismo é determinado, principalmente, pelo controle autônomo do tônus vascular, resposta microvascular local e com o grau de afinidade da molécula de hemoglobina para o oxigênio.[16,17]

Entre os fatores centrais, o débito cardíaco, que é definido como a quantidade de sangue em litros ejetada pelos ventrículos a cada minuto, é o mais importante determinador da oferta sistêmica de oxigênio (DO_2). A diminuição da concentração de hemoglobina ou da saturação arterial de oxigênio (SaO_2) pode ser compensada por um aumento do DC, enquanto o inverso não é verdadeiro. De igual modo, na maioria das circunstâncias, a SaO_2 encontra-se próxima a 100%, o que não permite aumentos subsequentes, enquanto a concentração de hemoglobina não pode ser alterada de forma aguda. Além disso, intervenções como as transfusões sanguíneas não aumentam sistematicamente a DO_2, pois o DC pode inclusive diminuir devido ao aumento da viscosidade do sangue associado a essa interferência.[17]

Enfim, vários fatores podem aumentar a oferta de O_2 ou remoção de CO_2 nos tecidos, aguda ou cronicamente, mas o fluxo de sangue é o principal elemento que afeta a oferta de O_2 aos tecidos. Um aumento do fluxo sanguíneo resulta em uma elevação equivalente na entrega de O_2. Se o aporte sanguíneo para um determinado tecido se torna aumentado ou seu metabolismo diminui, a PO_2 (pressão parcial de oxigênio) intersticial aumenta, assim como a PO_2 venular. Por outro lado, a PO_2 intersticial e venular diminuem se houver queda do fluxo sanguíneo (vasoconstrição, queda do DC, etc.) ou se o metabolismo tissular aumentar desproporcionalmente ao fluxo. Em suma, a PO_2 tecidual é determinada pelo equilíbrio entre a taxa de oferta de oxigênio aos tecidos e as suas alíquotas de consumo. Fatores periféricos podem ser alterados nas condições inflamatórias (incluindo sepse) que, além do aumento da permeabilidade capilar, levam à formação de microtrombos que podem alterar o controle do tônus e inviabilizar alguns capilares, com a formação de edema como resultado desses distúrbios, o que contribui para a alteração da distribuição do fluxo sanguíneo.

Por outro lado, um fator que aumenta a entrada de O_2 no tecido é o aumento do número de capilares pérvios ao fluxo de sangue, assim como um aumento no gradiente de pressão parcial entre o capilar e o tecido também aumenta a oferta de O_2. Mudanças na curva de dissociação da oxiemoglobina com relação às variações no equilíbrio ácido-basc também podem alterar a entrada de O_2 nos tecidos. Diversos fatores podem influir na afinidade da hemoglobina (Hb) por oxigênio, resultando na movimentação da curva de dissociação para a direita (acidose, aumento na temperatura ou na concentração do 2,3-DPG) ou para a esquerda (Hb fetal, alcalose, diminuição na temperatura ou na quantidade de 2,3-DPG).[18] Da mesma forma, um aumento no número de hemácias ou no hematócrito também pode influenciar a oferta de O_2 tecidual.

Uma vez estabelecida essa perspectiva inicial, por motivos didáticos decorrentes da importância e extensão do tema, iremos aprofundar a discussão sobre os determinantes da relação entre a oferta e consumo de oxigênio nos dois próximos capítulos. No seguinte, serão pormenorizados aspectos da fisiologia das trocas gasosas e da hemoglobina; no seu subsequente, serão perscrutados os conceitos envolvidos no funcionamento do sistema cardiovascular e na dinâmica sanguínea, além das operações matemáticas envolvidas nos cálculos da oferta e do consumo de oxigênio.

Referências bibliográficas

1. Russell A, Rivers EP, Giri PC, Jaehne AK, Nguyen HB. A Physiologic Approach to Hemodynamic Monitoring and Optimizing Oxygen Delivery in Shock Resuscitation. J Clin Med. 2020;9:2052.
2. Vincent JL, De Backer D. Circulatory shock. N Engl J Med. 2013;369:1726-1734.
3. Edwards JD. Oxygen transport in cardiogenic and septic shock. Crit Care Med. 1991;19:658-63.
4. Samaja M, Ottolenghi S. The Oxygen Cascade from Atmosphere to Mitochondria as a Tool to Understand the (Mal)adaptation to Hypoxia. Int J Mol Sci. 2023;24(4):3670.
5. Pappano AJ, Wier WG. Cardiovascular Physiology. vol. 1. Philadelphia: Elsevier Inc; 2019.
6. Sheriff DD, Zhou X. Influence of cardiac output distribution on cardiac filling pressure during rest and dynamic exercise in dogs. Am J Physiol Heart Circ Physiol. 1994;267.
7. Young DB. Control of Cardiac Output. Colloquium Series on Integrated Systems Physiology: From Molecule to Function; 2010;2:1-97.
8. Bigatello L, Pesenti A. Respiratory Physiology for the Anesthesiologist. Anesthesiology. 2019;130:1064-1077.
9. Webb KL, Dominelli PB, Baker SE, Klassen SA, Joyner MJ, Senefeld JW, Wiggins CC. Influence of High Hemoglobin-Oxygen Affinity on Humans During Hypoxia. Front Physiol. 2022;12:763933.
10. Antonini E, Brunori M. Hemoglobin. Annu Rev Biochem. 1970;39:977-1042.
11. Poole DC, Musch TI, Colburn TD. Oxygen flux from capillary to mitochondria: integration of contemporary discoveries. Eur J Appl Physiol. 2022;122(1):7-28. doi: 10.1007/s00421-021-04854-7.
12. Hall JE, Hall ME. Guyton and Hall Textbook of Medical Physiology. vol. 1. Philadelphia: Elsevier; 2021.
13. Grodins FS. Integrative Cardiovascular Physiology: A Mathematical Synthesis of Cardiac and Blood Vessel Hemodynamics. Q Rev Biol. 1959;34:93-116.
14. Gidwani H, Gómez H. The crashing patient: hemodynamic collapse. Curr Opin Crit Care. 2017;23(6):533-540.
15. Wijntjens GW, Fengler K, Fuernau G, Jung C, den Uil C, et al. Prognostic implications of microcirculatory perfusion versus macrocirculatory perfusion in cardiogenic shock: a CULPRIT-SHOCK substudy. Eur Heart J Acute Cardiovasc Care. 2020;9(2):108-119.
16. Fernandez-Jimenez R, Hoit BD, Walsh R, Fuster V, Borja Ibanez, B. Normal Physiology of the Cardiovascular System. in Hurst's The Heart (eds. Fuster, V., Harrington, R. A., Narula, J. & Eapen, Z. J.) vol. 1 (McGraw-Hill Education, New York; 2017.
17. Magder S, Malhotra A, Hibbert KA, Hardin CC. Cardiopulmonary Monitoring Basic Physiology, Tools, and Bedside Management for the Critically Ill.
18. Macdonald R. Red cell 2,3-diphosphoglycerate and oxygen affinity. Anaesthesia. 1977;32:544-553.

Bibliografia recomendada

Vincent JL, De Backer D. Oxygen transport-the oxygen delivery controversy. *Intensive Care Med.* 2004;30(11):1990-1996.

Sistema Respiratório e Transporte de Oxigênio

Ciro Leite Mendes | Igor Mendonça do Nascimento | Érick César de Albuquerque Farias
Caio Cézar Quintas de Medeiros Vieira

Sistema respiratório e transporte de oxigênio

Uma vez que o oxigênio disponível no sangue depende primariamente daquele captado nos alvéolos pulmonares e do transporte do oxigênio no sangue, principalmente aquele ligado à hemoglobina, faz-se importante a incorporação do conhecimento a respeito de algumas particularidades da fisiologia respiratória relacionadas às trocas gasosas e à oxiemoglobina. Este capítulo irá pormenorizar esses aspectos.

Pressões parciais (Lei de Dalton)[1]

O O_2 existe no ar atmosférico, assim como em muitos processos fisiológicos, como componente de uma mistura gasosa. No caso do ar ambiente, a composição é feita predominantemente como uma mistura de oxigênio e nitrogênio. Uma combinação de gases exerce pressão de forma semelhante a um gás isolado e é igual à soma da atividade cinética dos seus componentes individuais. A pressão de um único gás da mistura é denominada *pressão parcial.*

A *lei de Dalton* descreve a relação entre a pressão parcial e a pressão total de uma mistura de gases. Segundo ela, a pressão total de uma mistura é a soma das pressões parciais de todos os gases componentes. Isso implica que a pressão de cada um deles é proporcional à sua percentagem na mistura. No caso do ar atmosférico, também uma mistura de gases, o oxigênio que compõe 21% dela, exerce 21% da pressão total, enquanto o nitrogênio, que compõe 79% da mistura, é responsável por 79% dessa pressão. A pressão parcial é o produto da proporção do gás (também denominada *concentração fracionada* e representada, em geral, simplesmente como *F*) vezes a pressão total da mistura gasosa. Ao nível do mar, a pressão parcial de oxigênio no ar atmosférico é fornecida pela equação:

$$\text{Pressão parcial de } O_2 = FO_2 \times \text{pressão total}$$
$$\text{(atmosférica ao nível do mar)}$$

$$\Rightarrow PO_2 = 0{,}21 \times 760 \text{ mmHg}$$

$$\Rightarrow PO_2 = 160 \text{ mmHg}$$

Se a pressão total da mistura muda, as pressões parciais permanecerão proporcionais à concentração do gás. Nas grandes altitudes, com a queda da pressão atmosférica, observa-se diminuição proporcional da pressão parcial de oxigênio. Toma-se como exemplo uma altitude de aproximadamente 7.600 metros, na qual a pressão atmosférica é de apenas 282 mmHg, enquanto a proporção de oxigênio continua sendo de 21%. Isso fornece uma PO_2 de $0{,}21 \times 282 = 59$ mmHg[2] ou três vezes menor que a PO_2 ao nível do mar. O contrário acontece ao aumentar a pressão atmosférica, tanto naturalmente, como nas condições impostas pelo mergulho em grandes profundidades, quanto artificialmente, como o que ocorre no interior de uma câmara hiperbárica. Com uma pressão correspondente a três atmosferas, a PO_2 será:

$$0{,}21 \times 2.280 = 479 \text{ mmHg}$$

Ou seja, três vezes a PO_2 ao nível do mar.[3]

Solubilidade dos gases nos líquidos (Lei de Henry)[1]

Os gases são carreados nos líquidos na forma dissolvida em várias proporções, e a relação entre a quantidade de gás dissolvido em líquido e sua pressão parcial é regida pela Lei de Henry, da seguinte forma:

$$C = \alpha \times P$$

onde C é a concentração do gás na solução e α é o coeficiente de solubilidade de Bunsen, que é específico para cada gás ou líquido.[1]

Para o oxigênio dissolvido no sangue, a equação é:

$$CdO_2 = \alpha \times PO_2,$$

onde CdO_2 é a concentração de oxigênio dissolvido no sangue em condições padrões de temperatura e pressão (mililitros por decilitro de sangue, o que equivale a 1 mL/100 mL, também denominado volume por cento – vol%) e α é o coeficiente de solubilidade do oxigênio (que para o sangue é $\alpha = 0{,}0031$ mL/mmHg/dL de sangue a 37°C)

Como exemplo, se a pressão parcial do sangue arterial (PaO_2) é de 100 mmHg, a concentração de oxigênio dissolvido será de:

$$CdO_2 = 0{,}0031 \times 100 = 0{,}3 \text{ mL/dL}.$$

É importante ressaltar que quando um líquido é colocado em contato com uma fase gasosa, o gás irá se dissolver no líquido até que o equilíbrio entre as fases gasosa e líquida seja alcançado, o que ocorre quando as pressões parciais (e não as concentrações) do gás sejam iguais nos dois lados. Esse princípio é importante, por exemplo, para entender a troca gasosa entre o alvéolo (fase gasosa) e o sangue capilar pulmonar (fase líquida). Assim sendo, para que um gás (o oxigênio) se difunda de um meio para outro (do líquido intersticial para o citoplasma celular, por exemplo) é necessário que as PO_2 (e não as concentrações de O_2) sejam diferentes. Quando essas pressões se equilibram, a troca gasosa se encerra.[3,4]

Além disso, os gases podem ser transportados no líquido sob outras formas: ligados a proteínas ou modificados quimicamente (CO_2 sob a forma de HCO_3^-, por exemplo). Essas formas não contribuem para a pressão parcial do gás e, assim, podem aumentar substancialmente a sua quantidade no líquido, já que não obedecem às leis que regem o comportamento das moléculas gasosas livres. O grupo heme da molécula de hemoglobina liga-se ao oxigênio ou ao monóxido de carbono e o grupo amino terminal da hemoglobina ou outras proteínas plasmáticas ligam-se ao dióxido de carbono. Esse último é majoritariamente carreado no sangue (aproximadamente 90%) na forma quimicamente modificada, como HCO_3^-. O CO_2 é convertido a bicarbonato nas hemácias e no plasma (por intermédio da enzima anidrase carbônica) à medida que o sangue atravessa os tecidos e o processo contrário acontece quando passa na circulação pulmonar.[5]

Em consequência, a concentração total de um gás em um líquido é a soma das concentrações das diversas formas nas quais pode ser carreado e é fornecida pela equação:

$$[X] = \alpha_x P_x [gás]_{total} =$$
$$= [gás]_{dissolvido} + [gás]_{combinado} + [gás]_{quimicamente\ modificado}$$

Levando-se em consideração a baixa solubilidade do oxigênio no sangue sob pressões parciais fisiológicas,[1] pode-se entender que a forma dissolvida de transporte seja incapaz de suprir as grandes demandas por esse elemento nos organismos multicelulares. Se tivermos em conta o consumo médio de oxigênio de um ser humano em repouso, em um minuto, que é de aproximadamente 250 mL, e a quantidade de oxigênio na forma dissolvida, de apenas 3 mL/L, com um débito cardíaco médio de 5 L/min, a quantidade de oxigênio transportado aos tecidos por minuto seria de apenas 15 mL, nitidamente desprezível aos propósitos. Quantidade adicional muito maior no modo combinado, sob a forma de oxiemoglobina, é necessária, por ser o principal modo de transporte do oxigênio, como será detalhado adiante.[6]

O transporte do oxigênio no sangue

O oxigênio é transportado no sangue, desde os alvéolos pulmonares até os tecidos periféricos, quase totalmente na forma combinada com a hemoglobina, que aumenta a capacidade de carreamento desse gás no sangue de 30 a 100 vezes, em comparação ao que seria possível àquela transportada na forma dissolvida. Da mesma maneira, o CO_2 produzido nos tecidos periféricos é transportado, desde lá, unido a diversas substâncias que também aumentam a sua capacidade de transporte em 15 a 30 vezes.[5] Apesar disso, é importante lembrar que, não obstante o oxigênio dissolvido no sangue representar apenas 2% do total transportado, é o que produz a pressão parcial do gás e garante a difusão por diferença de pressão. O oxigênio ligado à hemoglobina não contribui para a pressão parcial do O_2 no sangue e, portanto, não participa nos processos de difusão.

O sangue proveniente do ventrículo direito é pobre em oxigênio, já que parte dele foi utilizada nos tecidos periféricos, o que faz com que a pressão parcial desse gás no sangue da artéria pulmonar (sangue venoso misto) e na extremidade venosa do capilar pulmonar caia para cerca de 40 mmHg. A PO_2 alveolar (PAO_2) é de aproximadamente 104 mmHg. Essa diferença de pressão, de 64 mmHg, é o suficiente para determinar a rápida difusão do oxigênio alveolar ao sangue, cuja pressão parcial se iguala àquela do alvéolo já quando apenas percorrido 1/3 da extensão do capilar.

O sangue que chega aos tecidos periféricos proveniente do ventrículo esquerdo e que se mistura àquele, pouco oxigenado, proveniente da circulação brônquica, tem uma pressão parcial de oxigênio (PaO_2) de cerca de 95 mmHg. O líquido intersticial, por sua vez, exibe uma pressão parcial de oxigênio de aproximadamente 40 mmHg e essa diferença de 50 mmHg também permite uma rápida difusão de oxigênio, desde o sangue capilar até o interstício.

A hemoglobina e sua ligação reversível ao oxigênio[7]

A hemoglobina é uma proteína globular que consiste de quatro unidades. Cada subunidade contem uma molécula *heme*, que é uma porfirina ligadora de ferro, e uma cadeia de polipeptídio, denominada de α ou β. A hemoglobina do adulto (hemoglobina A) é chamada de $\alpha_2\beta_2$: duas subunidades têm cadeias α e duas, β (**Figura 36.2.1**).

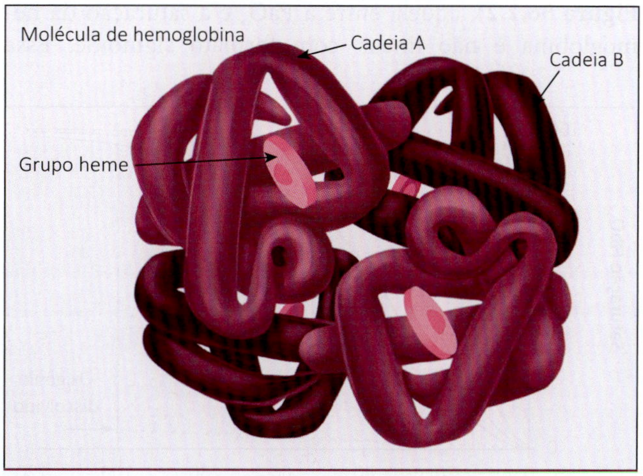

Figura 36.2.1. Representação esquemática da molécula de hemoglobina, suas cadeias e os grupos heme.

Fonte: Adaptada de Kotter ML, Trevithick SG. Alterations in Oxygen Transport. Basicmedical Key. Disponível em: https://basicmedicalkey.com/alterations-in-oxygen-transport/. Acesso em agosto de 2024.

Cada subunidade pode ligar-se a uma única molécula de O_2, num total de quatro moléculas de oxigênio para cada uma de hemoglobina. Quando a hemoglobina se encontra oxigenada é denominada oxi-hemoglobina e quando está desoxigenada, desoxi-hemoglobina.[6]

A característica mais importante da hemoglobina é a sua capacidade de combinação de forma *fraca e reversível* com o oxigênio. Além disso, o oxigênio não se transforma em oxigênio iônico, pois é transportado na sua forma molecular e com essa configuração é liberado aos tecidos.

Saturação da hemoglobina[7,8]

A saturação da hemoglobina define a proporção de moléculas de hemoglobina ligadas ao oxigênio em relação à quantidade total de hemoglobina, ou seja, a proporção de hemoglobina disponível que se encontra carreando O_2. Ainda em outras palavras, indica a proporção de sítios de ligação que estão preenchidos com oxigênio entre o total daqueles disponíveis nas moléculas de hemoglobina de um indivíduo. A saturação é calculada como a relação entre a oxiemoglobina (HbO_2) e a Hb total. A saturação arterial de oxigênio arterial de O_2 (SaO_2) é expressa como percentagem e calculada da seguinte forma:

$$SaO_2 = (HbO_2 \div \text{Hb Total}) \times 100$$

Onde HbO_2 é a oxiemoglobina. Assim, se houver 15 g/dL de hemoglobina no sangue de um indivíduo e dessas, 14,7 g/dL de oxiemoglobina, a saturação da hemoglobina será de 97%.

Curva de dissociação do oxigênio-hemoglobina

O gráfico da correlação entre a pressão parcial de oxigênio (eixo *x*) e a saturação de hemoglobina no sangue (eixo *y*) tem a aparência que pode ser vista na **Figura 36.2.2**.

Diferentemente do que ocorre com a relação entre a PaO_2 e o oxigênio dissolvido no plasma (ver detalhe na **Figura 36.2.2**), aquela entre a PaO_2 e a saturação da hemoglobina é não linear, com formato sigmoide. Essa configuração de curva decorre do fato de a molécula de hemoglobina ser capaz de ligar-se às de oxigênio mesmo sob pressões parciais mais baixas do gás e consiste em uma vantagem evolutiva, pois permite aos organismos dotados dessa molécula suportar variações significativas da pressão atmosférica e, portanto, grandes altitudes. Essa forma decorre do aumento progressivo da afinidade da hemoglobina pelo oxigênio à medida que incorpora novas moléculas do gás com o aumento gradativo da PaO_2. Obviamente, há um limite máximo de ligação que é alcançado quando todos os sítios de ligação das moléculas de Hb se tornam preenchidos, a partir do qual posteriores aumentos da PaO_2 não interferem na SaO_2.

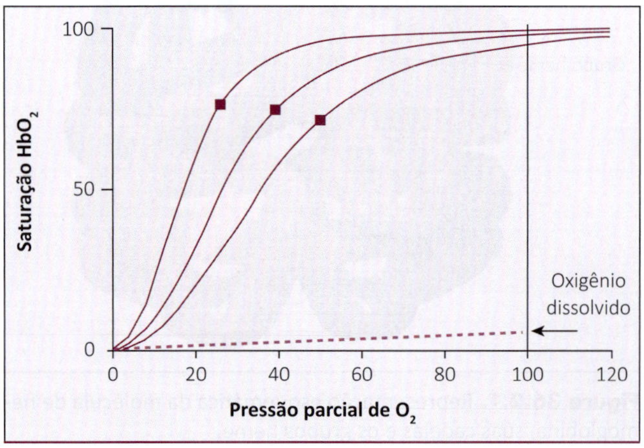

Figura 36.2.2. Curva de dissociação do oxigênio-hemoglobina.
Fonte: Acervo da autoria.

O sangue arterial, em consequência, tem caracteristicamente saturações de oxiemoglobina que se situam na parte mais aplanada da curva. Em um indivíduo saudável, com uma PaO_2 de 100 mmHg, a SaO_2 será de aproximadamente 97% (o que indica uma grande afinidade da Hb pelo O_2). Caso o indivíduo adquira alguma doença pulmonar e sua troca respiratória fique prejudicada, uma queda da PaO_2 para 65 mmHg, por exemplo, ainda assim garantiria uma SaO_2 de aproximadamente 90%, suficiente para mantê-lo vivo, apesar da moléstia que o atingiu. Abaixo desses níveis de PaO_2 a curva de dissociação torna-se bastante inclinada, indicando que mesmo pequenas diminuições adicionais na PaO_2 conduzirão a grandes quedas na SaO_2 (o que corresponde a uma afinidade diminuída da Hb pelo O_2).

P50 da hemoglobina[9,10]

Um parâmetro frequentemente utilizado para quantificar a afinidade da hemoglobina pelo oxigênio é a P50 da hemoglobina, que nada mais é do que a pressão parcial de oxigênio na qual a hemoglobina encontra-se saturada a 50%. Fatores que aumentam a afinidade da hemoglobina pelo oxigênio desviam a sua curva de dissociação para a esquerda e diminuem a P50, enquanto aqueles que diminuem a afinidade da hemoglobina pelo O_2 desviam a curva para a direita e aumentam a P50. Essas mudanças resultam de alterações alostéricas na molécula de hemoglobina, as quais influenciam a "avidez" da ligação Hb-O_2. Assim, a conformação quaternária da desoxiemoglobina (T-Tensa) difere daquela da oxiemoglobina (R-Relaxada) e é mais favorável à ligação com o 2,3-difosfoglicerato (2,3-DPG) (**Figura 36.2.3**). O 2,3-DPG é um composto intermediário da glicólise anaeróbica das hemácias, que aumenta em situações de hipoxia crônica, por exemplo. Quando o 2,3-DPG liga-se à parte central da molécula de desoxiemoglobina ele ancora a configuração molecular na forma T-Tensa, a afinidade da hemoglobina pelo oxigênio é reduzida e a P50 é aumentada.

Essa informação é importante, pois a hipofosfatemia, uma condição frequentemente encontrada em pacientes com sepse e também na cetoacidose diabética, diminui a concentração de 2,3-DPG, o que reduz a P50 e pode acentuar a hipoxia celular.

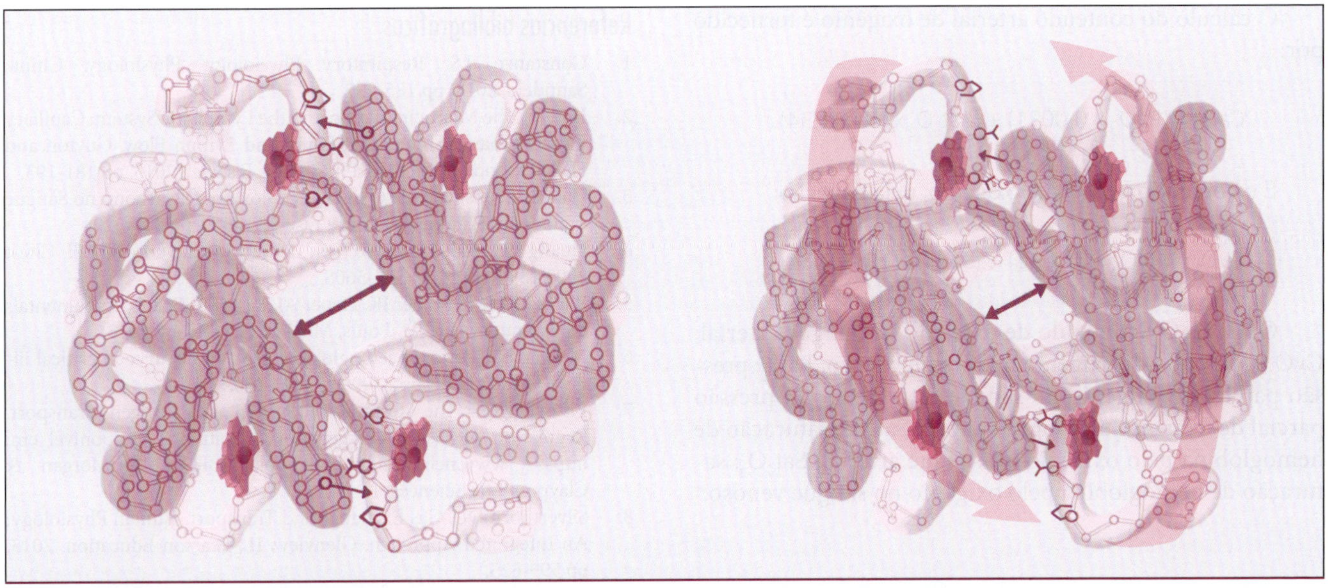

Figura 36.2.3. Estrutura tridimensional da desoxiemoglobina (A) e da oxiemoglobina (B). Observar as mudanças conformacionais que ocorrem de um estado para o outro, representadas pela movimentação dos dímeros (setas largas transparentes), mudança na posição de alguns aminoácidos e estreitamento da parte central da molécula (setas duplas).

Fonte: Adaptada de Amo Bioquimica Blogspot. Hemoglobina – Hb. Disponível em: http://amobioquimica.blogspot.com.br/2011/12/hemoglobina-hb.html Acesso em agosto de 2024.

O tempo de estocagem das hemácias também determina deficiência progressiva em 2,3-DPG, o que prejudica a capacidade de liberação de O_2 aos tecidos por hemácias armazenadas.

Efeito Bohr

O efeito Bohr é justamente o desvio à direita da curva de dissociação da hemoglobina em resposta à acidemia e, é mais pronunciado na redução da hemoglobina e em concentrações elevadas de 2,3-DPG. Tal efeito em nível capilar é primordialmente uma ação do CO_2, que serve para reduzir a queda do gradiente de pressão de difusão do O_2 durante a queda da saturação do sangue arterial por ocasião da sua passagem nos capilares. Isso diminui a possibilidade de que a tensão de O_2 mitocondrial caia abaixo do limiar anaeróbico (1 a 2 mmHg). Esse efeito é particularmente importante para manter a oxigenação celular nos músculos esqueléticos durante o esforço.[11]

Difusão do O_2 aos tecidos[12]

Em decorrência do uso celular contínuo de oxigênio, o PO_2 intracelular permanece sempre muito inferior ao PO_2 arterial e intersticial, o que permite sua rápida difusão para o interior das células. Os sistemas enzimáticos respiratórios da célula são configurados de tal forma que a quantidade de oxigênio necessária para as reações químicas terem lugar é mínima. Basta que a PO_2 intracelular esteja pouco acima de 1 mmHg para que o oxigênio não seja mais um fator limitante às reações químicas celulares. Ao invés, o fator limitante principal é a concentração de difosfato de adenosina (ADP). Como as células estão separadas por não mais do que 50 micrômetros dos capilares circundantes, a distância também não é um fator limitante à difusão do oxigênio, exceto em condições patológicas, como na presença de edema intersticial.[13]

O conteúdo sanguíneo de oxigênio[14]

O oxigênio no sangue encontra-se em duas formas: dissolvido, que é a responsável pela geração da pressão parcial do gás no sangue e representa uma quantidade mínima do O_2 transportado; e ligado à hemoglobina, que é a maior parte do oxigênio presente no sangue.

O oxigênio dissolvido é determinado pela lei de Henry, ou seja, representa a pressão parcial do oxigênio no sangue (arterial ou venoso) multiplicado pelo coeficiente de dissolução do O_2 no plasma (0,0031), dessa forma:

$$O_2 \text{ dissolvido} = PO_2 \times 0{,}0031.$$

Já o oxigênio ligado à hemoglobina depende:

1. Da quantidade de hemoglobina no sangue.
2. Do número de sítios da hemoglobina ligados a moléculas de oxigênio, que pode ser representado pela saturação de oxigênio.
3. Da quantidade de oxigênio em mL que cada grama de hemoglobina é capaz de transportar quando encontra-se 100% saturada, que é de 1,34 mL/g.

Resumidamente:

$$O_2 \text{ ligado à hemoglobina} = SatO_2 \times Hb \times 1{,}34.$$

Assim, o conteúdo sanguíneo de O_2 é definido pela equação:

$$\text{Conteúdo de } O_2 = (O_2 \text{ dissolvido}) + (O_2 \text{ ligado a Hb}) \Rightarrow$$

$$\text{Conteúdo de } O_2 = (PO_2 \times 0{,}0031) + (SatO_2 \times Hb \times 1{,}34).$$

O cálculo do conteúdo arterial de oxigênio é fornecido por:

$$CaO_2 = (PaO_2 \times 0{,}0031) + (Sat_aO_2 \times Hb \times 1{,}34).$$

E o conteúdo venoso de oxigênio, pela equação:

$$CvO_2 = (PvO_2 \times 0{,}0031) + (Sat_vO_2 \times Hb \times 1{,}34).$$

Onde CaO_2: conteúdo de oxigênio no sangue arterial; CvO_2: conteúdo de oxigênio no sangue venoso; PaO_2: pressão parcial de oxigênio no sangue arterial; PvO_2: pressão parcial de oxigênio no sangue venoso; Sat_aO_2: saturação de hemoglobina pelo oxigênio no sangue arterial; Sat_vO_2: saturação de hemoglobina pelo oxigênio no sangue venoso.

Referências bibliográficas

1. Constanzo LS. Respiratory Physiology. Physiology. China: Saunders. 2014, pp 185-237.
2. Hall JE. The Microcirculation and the Lymphatic System: Capillary Fluid Exchange, Interstitial Fluid, and Lymph Flow. Guyton and Hall Textbook of Medical Physiology. Elsevier. 2015, pp 181-193.
3. Hall JE. Transporte de Oxigênio e Dióxido de Carbono no Sangue Tratado de Fisiologia Médica. Elsevier. 2015, pp 519-529.
4. Huang YC. Monitoring oxygen delivery in the critically ill. Chest 2005;128(5Suppl2):554S-560S.
5. Kacmarek RM, Stoller JK, Heuer AJ, Egan DF. Egan's fundamentals of respiratory care. St. Louis, Mo. Elsevier/Mosby. 2013.
6. Morgan TJ. The oxyhaemoglobin dissociation curve in critical illness. Crit Care Resusc. 1999;1(1):93-100.
7. Pittman RN. The Respiratory System and Oxygen Transport. Regulation of Tissue Oxygenation. Capítulo 3. Disponível em: https:// www.ncbi.nlm.nih.gov/books/NBK54114/, Morgan & Claypool Life Sciences. 1.
8. Silverthorn DU. Gas Exchange and Transport. Human Physiology: An Integrated Approach. Glenview, IL, Pearson Education. 2013. pp 599-625.

Subcapítulo | 36.3

Sistema Cardiovascular e Transporte de Oxigênio

Ciro Leite Mendes | Igor Mendonça do Nascimento | Érick César de Albuquerque Farias
Caio Cézar Quintas de Medeiros Vieira

Introdução

A principal função do sistema cardiovascular é manter constante a composição do meio interno (homeostasia), transportando oxigênio e nutrientes aos tecidos periféricos, ao mesmo tempo em que retira de lá os produtos residuais das reações energéticas. O fluxo sanguíneo tem papel fundamental nessa função, já que, se ele cessa, a quantidade de oxigênio disponível cai a zero, o que por sua vez inviabiliza a vida celular.

O débito cardíaco (DC) é regulado pelas necessidades de oxigênio dos diferentes tecidos e é repartido para cada um deles por controle local da microcirculação, conforme suas demandas particulares. A atividade contrátil dos ventrículos garante uma pressão de perfusão média idêntica a todos os leitos vasculares, enquanto as redes microvasculares de cada tecido e órgão regulam o fluxo localmente.

Do ponto de vista macro-hemodinâmico, os ventrículos atuam como duas bombas em série interdependentes que impulsionam sangue de forma pulsátil às circulações sistêmica e pulmonar. Em decorrência dessa configuração, a quantidade de sangue que atravessa cada um desses territórios em um determinado período é idêntica, já que cada um dos ventrículos só é capaz de ejetar a quantidade máxima de sangue proveniente do outro: se um deles diminui seu débito, por algum motivo, o outro obrigatoriamente terá o seu próprio débito sanguíneo decrescido por falta de aporte. Apesar dessa interdependência de fluxo, as câmaras devem atuar em regimes pressóricos diferentes e, consequentemente, têm uma anatomia adaptada e diversa. Enquanto o ventrículo esquerdo e as artérias da circulação sistêmica têm uma constituição mais robusta, que possibilita gerar e suportar as altas pressões necessárias para dispor o fluxo sanguíneo a um território vascular mais vasto, o ventrículo direito e os ramos arteriais pulmonares são mais delgados e complacentes, pois precisam acomodar a mesma quantidade de sangue num território vascular bem menor.[1,2]

Resistências vasculares sistêmica e pulmonar

Lei de Ohm[3]

A condição fundamental para gerar fluxo de líquido ou gás em um conduto é que haja uma diferença de pressão entre as duas extremidades do tubo. Em princípio, quanto maior o gradiente de pressão, maior será o fluxo. Em contrapartida, como todo fluido, o sangue sofre a oposição de forças resistivas decorrentes da fricção com as paredes dos vasos. Essa resistência não é medida por meios diretos, mas calculada a partir de um princípio físico denominado *Lei de Ohm* que define a resistência como a relação entre a diferença da pressão inicial (P1) pela final (P2) do circuito dividida pelo fluxo (Q), da seguinte forma:

$$R = P1 - P2/Q$$

Se considerarmos as circulações sistêmica e pulmonar como circuitos com início e fim, o cálculo das resistências vasculares sistêmica e pulmonar poderá ser feito substituindo as variáveis na equação de Ohm.

Dessa maneira, para o cálculo da resistência vascular sistêmica (RVS), a pressão da raiz da aorta (clinicamente substituída pela pressão arterial média – PAM), é o equivalente de P1, enquanto a pressão do átrio direito (PAD) é análoga a P2. O fluxo na circulação sistêmica é dado pelo DC. Assim, a equação para o cálculo da RVS será:

$$RVS = PAM - PAD/DC$$

Com essa equação, obtém-se a unidade em Wood. Para obter a unidade de resistência em dinas.s.cm^{-5}, multiplica-se o resultado por 80:

$$RVS = PAM - PAD/DC \times 80$$

No caso da resistência vascular pulmonar (RVP), a pressão inicial no circuito (P1) é a pressão arterial pulmonar média (PAPm) e a final (P2), a pressão do átrio esquerdo. Como essa última é raramente obtenível na prática clínica, usa-se o seu substituto, obtido pela medida da pressão de oclusão da artéria pulmonar (POAP). O fluxo que atravessa a circulação pulmonar é também o DC. Dessa forma, o cálculo da RVP, em dinas.s.cm^{-5}, será feito da seguinte forma:

$$PAPm - POAP/DC \times 80$$

As resistências vasculares são as medidas que mais bem espelham a *pós-carga ventricular* na prática clínica, conceito que será detalhado mais adiante neste capítulo.

Débito cardíaco e seus determinantes[4]

O DC é convencionalmente definido como a quantidade de sangue em litros ejetado pelos ventrículos a cada minuto e é o principal determinador da oferta sistêmica de oxigênio, como ressaltado anteriormente. A distribuição do fluxo sanguíneo aos tecidos e órgãos é controlada pelas necessidades locais, que em algumas circunstâncias podem ser até trinta vezes maiores do que as demandas basais. Os ventrículos, por outro lado, não conseguem aumentar o DC a esses níveis. Assim, o controle para alterar o fluxo sanguíneo reside na microcirculação, que continuamente afere, por mecanismos de retroalimentação que envolvem os níveis locais de CO_2 e outros resíduos, as necessidades regionais de oxigênio e nutrientes. Esse acoplamento permite o ajuste contínuo e preciso do fluxo sanguíneo às demandas energéticas locais por meio de dilatação ou constrição microvascular. Além disso, o sistema nervoso central fornece controle adicional sobre o fluxo sanguíneo tecidual.

O princípio de Fick e a medida do débito cardíaco[4,5]

Esse princípio foi originalmente descrito pelo médico e fisiologista alemão Adolf Eugen Fick e em resumo rege que *"a absorção total (ou liberação) de uma substância pelos tecidos periféricos é igual ao produto do fluxo sanguíneo para esses tecidos e a diferença de concentração arteriovenosa (gradiente) dessa substância"*. O princípio é uma aplicação direta da lei de conservação das massas.

O seu fundamento é que o fluxo de sangue a um órgão pode ser calculado por meio do uso de um material indicador, desde que se conheça: a) a quantidade de indicador que é coletada pelo tecido; b) a concentração do indicador que entra no órgão por meio do sangue arterial; e c) a concentração do indicador no sangue venoso que sai do órgão. O indicador é variável, mas na descrição original de Fick, era o oxigênio. O princípio está esquematizado na **Figura 36.3.1** e pode ser assim explicado: o fluxo aéreo fornece aos pulmões cerca de 200 mL de oxigênio por minuto. Além disso, a concentração de oxigênio no sangue que entra na artéria pulmonar é, em média, 160 mL/L, enquanto aquele ejetado na aorta é de 200 mL/L. A partir dessas informações, deduz-se que cada litro de sangue que atravessa os pulmões capta 40 mL de O_2. Como a quantidade de oxigênio absorvido pelo sangue a partir dos pulmões é de 200 mL, dividir 200/40 fornece a quantidade de sangue em litros por minuto que deve atravessar a circulação pulmonar e necessária para captar essa quantidade de oxigênio, que é de cinco alíquotas de 1 litro de sangue. Ou seja, o volume de sangue que atravessa os pulmões é de 5 litros em um minuto, o que é, não por acaso, equivalente ao DC. Com a obtenção dos dados necessários, pode-se calcular o DC a partir da seguinte equação:

$$DC\text{ - L/min} = \frac{O_2(\text{mL/min})^*}{O_2(\text{mL/L de sangue})^{**}}$$

*absorvido pelos pulmões;

**diferença arteriovenosa de O2;

DC: débito cardíaco.

Foi originalmente descrito em uma experiência na qual a captação de oxigênio pelos pulmões era mensurada, assim como eram conhecidos o conteúdo venoso misto e arterial de oxigênio. Com um conteúdo venoso de oxigênio de 160 mL/L de sangue e um conteúdo arterial de 200 mL/L, conclui-se que foram adicionados 40 mL a cada litro de sangue

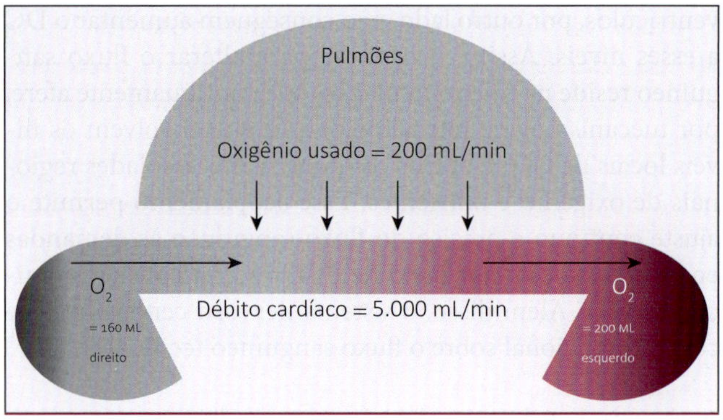

Figura 36.3.1. O princípio de Fick.
Fonte: Acervo da autoria.

que passou pelo pulmão. Como a captação é de 200 mL/min, que é 5 vezes o valor da diferença (40 × 5 = 200), nesse período de tempo deverão ter passado 5 litros de sangue pelos alvéolos para que tal absorção possa ter ocorrido.[6]

Obviamente, esse princípio é aplicável também em relação ao oxigênio absorvido pelos tecidos periféricos. A captação de O_2 pelos tecidos orgânicos (que nada mais é do que o consumo sistêmico de oxigênio, ou VO_2) é igual ao produto do fluxo sanguíneo à periferia pela diferença arteriovenosa de O_2 e escrito como se segue:

$$VO_2 = DC \times (CaO_2 - CvO_2) \times 10$$

Onde CaO_2 é o conteúdo arterial de oxigênio e CvO_2 é o conteúdo de oxigênio no sangue venoso.

O princípio de Fick, apesar de ser o método mais preciso de medida do DC em indivíduos normais, não é utilizado na prática clínica, porque é demasiado operoso e demorado: o indivíduo precisa estar em um estado hemodinâmico e metabólico estável, ter frequências respiratória e cardíaca regulares, além de consumo e troca respiratória de oxigênio constantes. Outro inconveniente para seu uso clínico, particularmente em pacientes graves, é o fato de perder acurácia nos casos que cursam com curto-circuito pulmonar. Assim, apesar de ser considerado o verdadeiro padrão-ouro, contra o qual os outros métodos de medida do DC são testados, é usualmente confinado aos laboratórios e ambientes de pesquisa.

Os determinantes do débito cardíaco[7]

Grande parte das mais graves condições com as quais o intensivista se depara, rotineiramente, são aquelas que provocam ou estão associadas ao comprometimento da perfusão sanguínea sistêmica, invariavelmente manifestada por desequilíbrio na relação entre oferta e consumo do oxigênio, hipoxia celular e tecidual, bem como por disfunções orgânicas tanto mais numerosas e graves quanto maior for o grau dessas perturbações.

Para conseguir tratar essas condições de uma maneira previsivelmente eficaz e com o menor risco possível à segurança do paciente, tal intensivista deverá ter uma profunda compreensão do funcionamento do sistema cardiovascular, assim como ter familiaridade com os ajustes macro e micro-hemodinâmicos continuamente efetuados por esse aparato para garantir a homeostase. A mesmas abrangência e profundez são exigidas ao entendimento dos inúmeros desajustes que surgem com essas condições, sem as quais o médico também não terá a acuidade necessária para vislumbrar as soluções e alternativas para resolver esses distúrbios.

O trecho a seguir evidencia a importância de parte desse entendimento:

> ...os ventrículos não podem se dilatar, a menos que fluido entre neles, para que possam ser, por assim dizer, "carregados posteriormente" em cada estágio de seu relaxamento. Se o sangue, portanto, não entrar no coração, os ventrículos não se dilatam durante a diástole e podem-se tornar cada vez menores a cada sístole, até esvaziarem completamente. Essa condição foi descrita por Henderson, como resultado da acapnia, correspondendo ao "aumento da tonicidade do coração", mas é puramente um resultado mecânico de um fluxo venoso deficiente ou da sua total ausência. Um fluxo venoso "adequado" pode ser definido como aquele que exerce uma força distensiva mínima no músculo ventricular durante todo o seu relaxamento, de modo que em nenhum momento o músculo possa ser considerado como "carregado posteriormente". Nessas circunstâncias, se a diástole for prolongada, o coração se dilatará ao máximo ou até ser restringido pelo pericárdio circundante. No entanto, geralmente antes dessa condição de extrema dilatação ser atingida, uma nova sístole começa, a aurícula se esvazia no ventrículo e, então, o ventrículo se contrai novamente. Se o fluxo venoso for ainda maior, ou seja, mais do que adequado, ele pode exercer uma tensão ativa no músculo ventricular durante seu período de recuperação da condição contraída e durante toda a sua subsequente condição relaxada. Nesse caso, o fator importante agora é a pressão na qual o sangue entra nas aurículas e nos ventrículos. Quanto maior a pressão, mais rapidamente ela esticará essas estruturas e, portanto, mais rapidamente o coração adquirirá sua condição máxima de dilatação.

Esse texto contemporâneo e esclarecedor aborda aspectos importantes da fisiologia do retorno venoso e do funcionamento do coração. É interessante notar que foi escrito há quase 110 anos por Samuel W. Patterson e Ernest H. Starling,[8] o que revela, caro leitor, que o conhecimento fisiológico necessário para evitar danos aos nossos pacientes já estava disponível para consulta pelos nossos avós, o que só aumenta a nossa responsabilidade em adquirir e aplicar esses rudimentos apropriadamente. Sendo assim, mãos à obra!

A lei do coração[9,10]

A "Lei do Coração", também conhecida como "Lei de Frank-Starling", recebe essa denominação em homenagem aos fisiologistas Otto Frank e Ernest Starling, que realizaram contribuições significativas para o entendimento dessa relação fisiológica. Convém lembrar, que essa lei foi postulada antes do conhecimento detalhado a respeito do microaparato contrátil do coração, e que sua descrição foi possível apenas por meio de observações fenomenológicas e de diversos experimentos com corações isolados de animais, realizados ao longo do século XIX. Nessa época, os pesquisadores já tinham um conhecimento razoável da estrutura geral do miocárdio e compreendiam que a contração cardíaca era mediada por mecanismos celulares. Embora o conhecimento sobre a estrutura molecular específica e o detalhamento dos processos bioquímicos subjacentes à contração cardíaca ainda estivessem em estágios iniciais, as observações macroscópicas e a análise funcional serviram como base para estabelecer esse importante princípio, que estabelecia a relação entre a pré-carga ventricular, comumente caracterizada como o volume ventricular diastólico final (ou volume de enchimento do ventrículo) e a contratilidade do miocárdio, representada pela força de ejeção ventricular.

Segundo estabelece esse princípio, o aumento do volume de enchimento ventricular resulta no alongamento (ou "estiramento") das fibras musculares cardíacas, o que determina um aumento proporcional na força contrátil e, consequentemente, no DC. Esse preceito, portanto, é de extrema importância para compreender como o coração se adapta à variação nas demandas sanguíneas do organismo. Quando a quantidade de sangue que retorna ao coração se eleva, geralmente em decorrência de aumento no retorno venoso, o ventrículo se dilata, durante a diástole, de forma a acomodar esse incremento volumétrico. A decorrência desse estiramento é um aumento proporcional na força de contração ventricular, suficiente para garantir a ejeção, durante a sístole, do volume extra acomodado na diástole precedente.

Hoje se sabe que o sistema microscópico contrátil do miocárdio desempenha um papel essencial na resposta fisiológica definida pela Lei de Starling do coração. As unidades funcionais desse aparato são os sarcômeros e os seus componentes contráteis, entre os quais se sobressaem os filamentos proteicos de actina e miosina.

Durante o período diastólico, o ventrículo se dilata para acomodar o volume sanguíneo correspondente ao retorno venoso, e nesse processo os sarcômeros são submetidos à tensão provocada pela pré-carga ventricular (geralmente associada à magnitude da dilatação à qual o ventrículo é submetido, no final da fase de relaxamento, pela presença do sangue correspondente ao volume diastólico final dessa câmara) e, como consequência, sofre deformação por estiramento. Essa distensão, evidentemente, envolve também proteínas sensoras presentes na intimidade estrutural do sarcômero, incluindo a titina (a maior molécula proteica do corpo humano), cuja principal função é a de fornecer, em decorrência do seu formato, parecido com uma mola em espiral, resistência ao estiramento demasiado rápido e extremo do miocárdio, tanto na contração quanto no decorrer do relaxamento. Assim, a participação da tinina e de outras moléculas proteicas estruturais, que desempenham um papel crucial na detecção e na resposta aos estímulos mecânicos, o que permite a adaptação e os ajustes necessários do miocárdio, durante o ciclo cardíaco.

Não é difícil imaginar, tendo em vista o exposto, que a atuação "moderadora" da titina seja fundamental para manter a integridade estrutural e funcional do tecido muscular. Essa molécula, além de modular a intensidade e a rapidez com que atuam as forças envolvidas nas atividades musculares, também promove a distribuição mais uniforme e controlada das forças vetoriais geradas quando o músculo é acionado e durante o seu posterior relaxamento.

Esse comportamento contrátil singular, definido pela Lei de Frank-Starling, é vantajoso por uma diversidade de motivos, a saber:

1. **Proporciona a autorregulação do débito cardíaco:** o comportamento até aqui descrito permite ao coração ajustar seu DC de acordo com as demandas sistêmicas. Quando ocorre um aumento no volume de enchimento ventricular, como durante o aumento do retorno venoso ou a necessidade de um maior fluxo sanguíneo para os tecidos, o estiramento das fibras musculares cardíacas resulta em uma resposta contrátil mais vigorosa. Isso leva a um maior volume de ejeção e, portanto, um aumento no DC, garantindo um suprimento adequado de oxigênio e nutrientes aos tecidos.
2. **Garante eficiência energética:** a resposta adaptativa com base no estiramento das fibras musculares permite ao coração otimizar a sua eficiência energética. Ao aumentar a força de contração em resposta ao estiramento, o coração é capaz de gerar um maior DC sem um aumento desproporcional no consumo de energia. Isso ocorre, porque o coração aproveita o mecanismo intrínseco de ativação das proteínas contráteis, em vez de depender apenas de estimulação nervosa ou hormonal adicional.
3. **Mantém o controle da pressão arterial:** o mecanismo também desempenha um papel na manutenção da pressão arterial adequada, já que o aumento do retorno venoso retroalimenta o maior volume de ejeção sistêmico que por sua vez contribui para a manutenção da pressão arterial correspondente às demandas vigentes.
4. **Permite adaptabilidade à mudanças fisiológicas:** o mecanismo de Starling permite ao coração adaptar-se a diferentes condições fisiológicas. Por exemplo, durante o exercício físico, o aumento da demanda metabólica é acompanhado por um aumento no retorno venoso e no volume de enchimento ventricular, que determinam, ao seu turno, uma resposta contrátil aprimorada e proporcional às demandas impostas.

O DC é o principal determinador da oferta sistêmica de oxigênio e é arbitrariamente definido como o volume de sangue em litros ejetado pelos ventrículos a cada minuto, que é a mesma quantidade que flui pela circulação e volta aos átrios. O volume de sangue que retorna aos átrios, a partir das veias, é definido como *retorno venoso* e é idêntico ao DC, em decorrência do mecanismo de Frank-Starling, que será discutido mais adiante neste texto.

Os fatores envolvidos na manutenção do DC podem ser resumidos na equação:

$$DC = VS \times FC$$

Onde VS é o volume sistólico ventricular e FC é a frequência cardíaca.

Ao analisar a equação, constata-se rapidamente que a FC é diretamente proporcional ao DC, ou seja, em limites fisiológicos, quando a FC se eleva, o DC aumenta. Esse é o primeiro mecanismo de adaptação frente à necessidade de aumentos instantâneos do DC e é mediado pelo sistema nervoso simpático, que pode aumentar a FC para até 200 batimentos/min ou mais, em indivíduos jovens.

O volume sistólico ventricular (VS), por sua vez, é a quantidade de sangue ejetada pelo ventrículo a cada batimento em mL ou fração de litro. O volume sistólico é influenciado por três fatores: pré-carga, pós-carga e contratilidade, conceitos esses que serão expostos de forma mais minuciosa a seguir.

Pré-carga, retorno venoso e volemia[11,12]

Em meados do século XIX, diversos fisiologistas europeus desenvolveram experimentos que definiram as bases para o entendimento de alguns aspectos do funcionamento dos músculos esqueléticos e do coração. A elaboração de uma teoria que consolidou esses conhecimentos é geralmente atribuída a Otto Frank e Ernest Starling, fisiologistas de origem alemã e inglesa, respectivamente. A compreensão de um experimento clássico com uma faixa muscular é particularmente útil para entender as relações entre o comprimento da fibra miocárdica e a tensão gerada por esse músculo. Nesse experimento (**Figura 36.3.2**) um peso constante foi fixado a uma faixa miocárdica isolada. Em seguida, a faixa muscular era submetida a graus progressivos de estiramento e, após cada um deles, era estimulada eletricamente para que se contraísse. Observou-se então que quanto maior o estiramento, maior era a tensão gerada pelo músculo. A correlação entre esse experimento e o coração intacto é bastante intuitiva: o peso é o correspondente da pós-carga ventricular, ou seja, à tensão que precisa ser gerada para impulsionar o sangue às artérias, enquanto o estiramento da faixa de músculo é análogo ao volume diastólico final do ventrículo, que é o responsável pelo estiramento das fibras miocárdicas ao final da diástole. Esse princípio, conhecido como lei de Frank-Starling, foi descrito originalmente da seguinte forma: "quanto maior o comprimento da fibra e, portanto, maior a superfície longitudinal de seus elementos contráteis no momento em que começa a se contrair, maior será a energia sob a forma de estresse contrátil configurada na contração, e tanto mais extensas serão as mudanças químicas em vigor. Essa relação entre o comprimento da fibra do coração e seu poder de contração eu chamei *a lei do coração*".

Esse princípio foi posteriormente aperfeiçoado a partir da década de 1960, com a análise da mecânica dos músculos cardíacos isolados, a investigação das relações de comprimento-tensão do músculo inteiro comparadas às do sarcômero por fixação do músculo em um ponto particular da curva e a determinação do comportamento do sarcômero por microscopia eletrônica, o que elucidou as bases da relação comprimento-tensão miocárdica a nível microestrutural. Assim, como se pode observar nas **Figuras 36.3.3 e 36.3.4**,

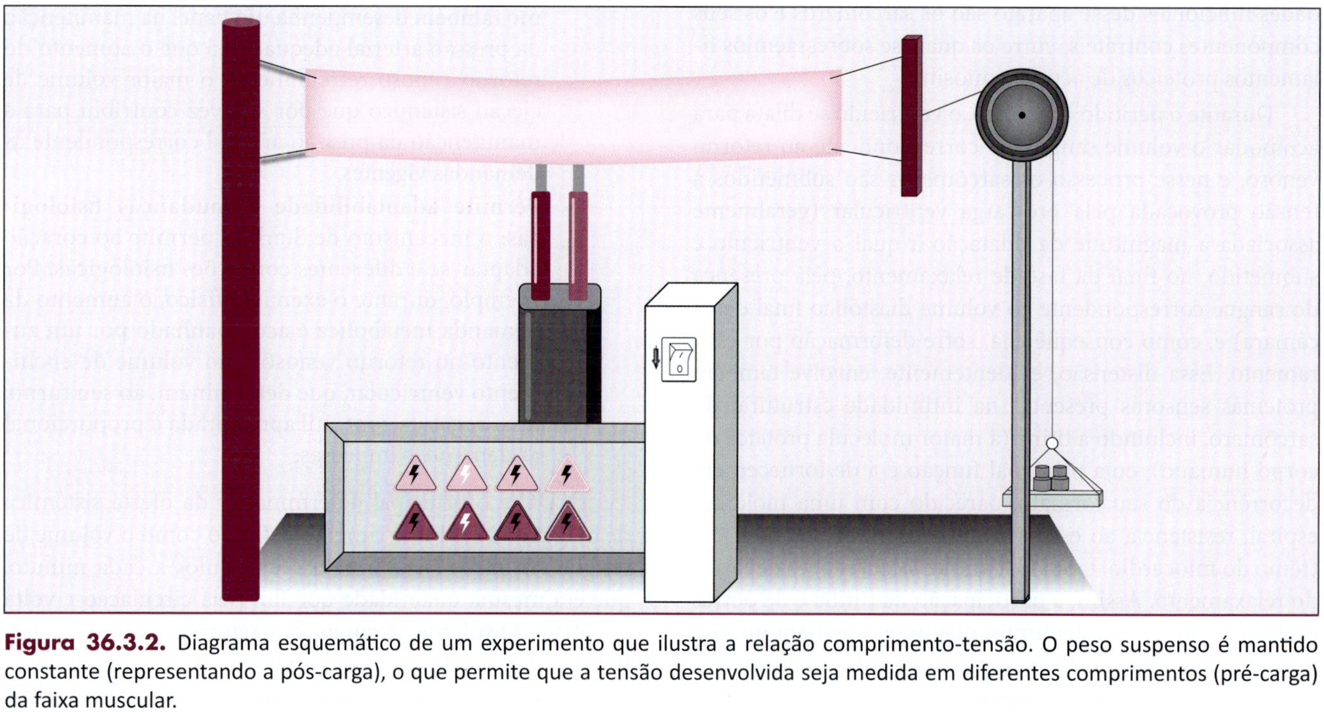

Figura 36.3.2. Diagrama esquemático de um experimento que ilustra a relação comprimento-tensão. O peso suspenso é mantido constante (representando a pós-carga), o que permite que a tensão desenvolvida seja medida em diferentes comprimentos (pré-carga) da faixa muscular.

Fonte: Acervo da autoria.

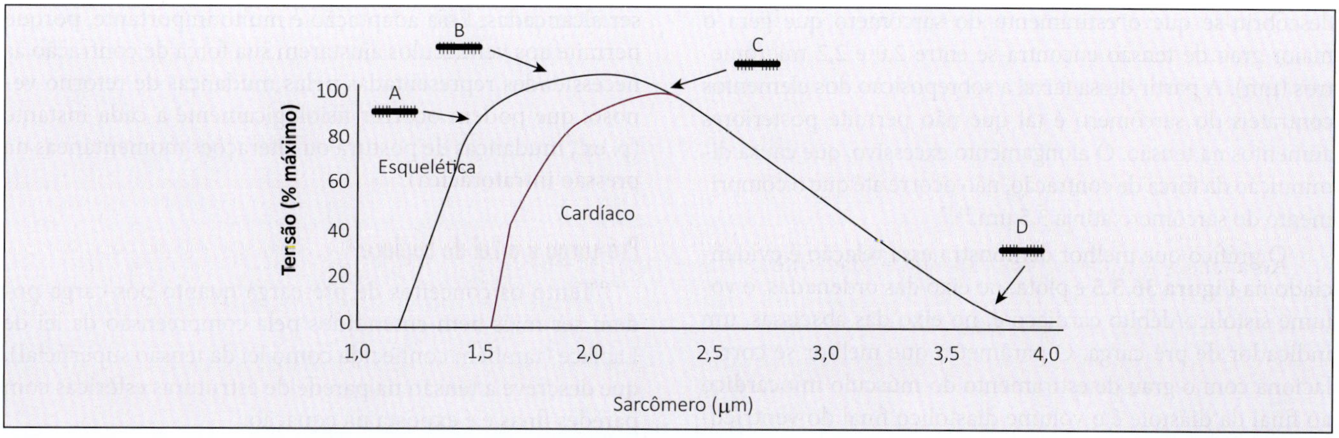

Figura 36.3.3. Comportamento da curva comprimento-tensão em fibras musculares esqueléticas e cardíacas (em vermelho): Observar que de (a) a (d), ocorre alteração na disposição dos microfilamentos da fibra, o que ocasiona perda progressiva da capacidade de gerar tensão a partir de 2,2 mμ, aproximadamente.

Fonte: Acervo da autoria.

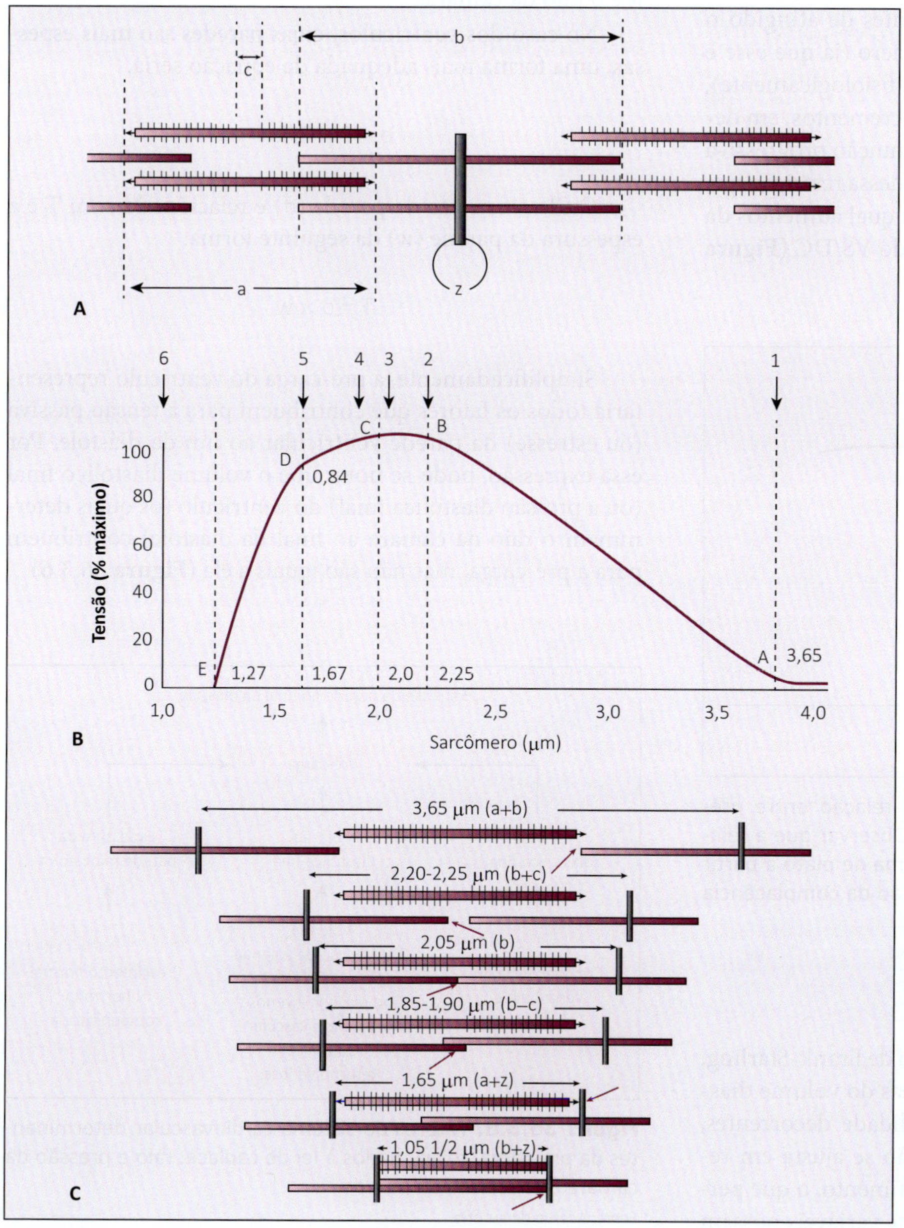

Figura 36.3.4. Hipótese dos filamentos deslizantes e curva comprimento-tensão (A) arranjo de filamentos em músculo estriado. Os seguintes comprimentos foram admitidos para os filamentos: a. filamento espesso (miosina) – 1,6 μm; b. filamento fino (actina + tropomiosina + troponina) estendendo-se até linha Z – 2,05 μm; c. zona livre de projeção no meio do filamento espesso – 0,2-0,25 μm; (B) curva comprimento-tensão para parte de uma fibra de músculo esquelético de sapo (sumário esquemático dos resultados). As setas numeradas mostram os diversos estágios críticos da sobreposição que são representados em (C).

Fonte: Acervo da autoria.

descobriu-se que o estiramento do sarcômero que gera o maior grau de tensão encontra-se entre 2,0 e 2,2 micrômetros (μm). A partir dessa faixa, a sobreposição dos elementos contráteis do sarcômero é tal que não permite posteriores aumentos na tensão. O alongamento excessivo, que causa diminuição da força de contração, não ocorre até que o comprimento do sarcômero atinja 3,5 μm.[11,13]

O gráfico que melhor demonstra essa relação é evidenciado na **Figura 36.3.5** e plota, no eixo das ordenadas, o volume sistólico/débito cardíaco e, no eixo das abscissas, um indicador de pré-carga. O parâmetro que melhor se correlaciona com o grau de estiramento do músculo miocárdico ao final da diástole é o volume diastólico final do ventrículo (VDFV), que é geralmente utilizado como o indicador de pré-carga. À medida que o VDFV aumenta, alonga-se o aparato ultraestrutural contrátil do miocárdio e, como já exposto, também aumenta a força de contração do músculo. Essa relação é inicialmente linear e direta, como pode ser observado no gráfico, porém, mesmo antes de atingido o limite máximo de estiramento do sarcômero (já que esse é praticamente impossível de ser alcançado fisiologicamente), a força de contração não sofre maiores incrementos, em decorrência da limitação imposta pela diminuição progressiva da complacência ventricular. É por causa dessa restrição que o gráfico passa a ter uma fase de platô na qual aumentos da pré-carga não determinam incrementos do VS/DC (**Figura 36.3.5**, a partir do ponto).

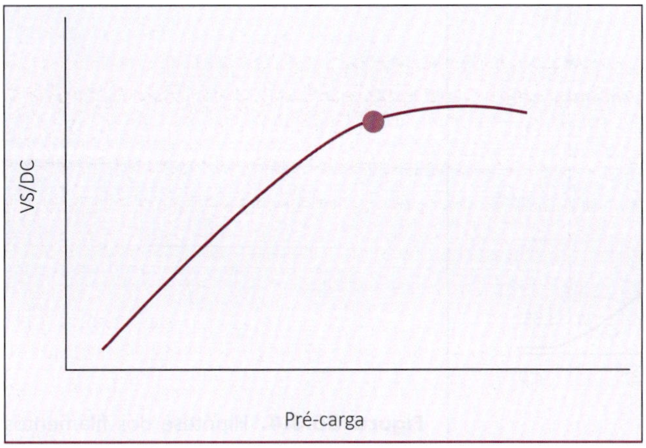

Figura 36.3.5. Curva de Frank-Starling: relação entre pré-carga e volume sistólico/débito cardíaco. Observar que a relação inicialmente linear e direta assume forma de platô a partir do ponto, que delimita o início da diminuição da complacência ventricular.

DC: débito cardíaco; VS: volume sistólico ventricular (VS).

Fonte: Acervo da autoria.

A constante interação do mecanismo de Frank-Starling, representada pelas mudanças instantâneas do volume diastólico final e as adaptações de contratilidade decorrentes, determina a maneira pela qual o coração se ajusta em relação ao retorno venoso, batimento a batimento, o que permite que demandas rápidas e amplamente variáveis possam ser alcançadas. Essa adaptação é muito importante, porque permite aos ventrículos ajustarem sua força de contração às necessidades representadas pelas mudanças de retorno venoso, que podem ocorrer fisiologicamente a cada instante (p. ex., mudanças de postura ou alterações momentâneas na pressão intratorácica).

Pré-carga e a Lei de Laplace[14]

Tanto os conceitos de pré-carga quanto pós-carga podem ser mais bem entendidos pela compreensão da lei de Laplace (também conhecida como lei da tensão superficial), que descreve a tensão na parede de estruturas esféricas com paredes finas e é exposta na equação:

$$T = P \times R/2$$

Onde T é a tensão da parede, P é a pressão da câmara e R é o raio da câmara.

No caso dos ventrículos, cujas paredes são mais espessas, uma forma mais adequada da equação seria:

$$\sigma = P \times R/2w$$

Onde o estresse da parede (σ) é relacionado com T e a espessura da parede (*w*) da seguinte forma:

$$T = \sigma \times w$$

Simplificadamente, a pré-carga do ventrículo representaria todos os fatores que contribuem para a tensão passiva (ou estresse) da parede ventricular ao fim da diástole. Por essa expressão, pode-se notar que o volume diastólico final (ou a pressão diastólica final) do ventrículo (os quais determinam o raio da câmara ao final da diástole) contribuem para a pré-carga, mas não são iguais a ela (**Figura 36.3.6**).

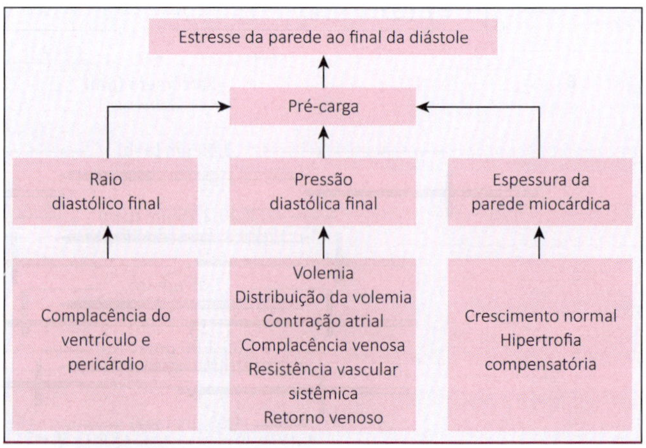

Figura 36.3.6. Fatores do sistema cardiovascular determinantes da pré-carga, relacionados à lei de Laplace: raio e pressão da câmara e espessura da parede.

Fonte: Acervo da autoria.

Funções do sistema venoso

As principais funções do sistema venoso são garantir o retorno de sangue ao coração a partir dos tecidos periféricos e de servir como um território de alta capacitância para manter o preenchimento do coração. As veias contêm aproximadamente 70% do volume sanguíneo total, enquanto as artérias comportam 18% e as pequenas artérias e arteríolas terminais, 3%. Por conta da sua constituição mais delicada e distensível, as veias são trinta vezes mais complacentes do que as artérias, decorrência disso, modificações na volemia são associadas com mudanças relativamente pequenas na *pressão transmural* (ver esse conceito em mais detalhes adiantes neste texto) desses vasos o que faz com que eles sejam capazes de acomodar um grande volume de sangue que pode ser mobilizado, conforme necessário, para alimentar o mecanismo de Frank-Starling e que os caracteriza como vasos de capacitância. Visto que grande parte da complacência do sistema vascular reside no território venoso, poderemos prever, com uma pequena margem de erro, mudanças no fluxo a partir de alterações do volume sanguíneo dessa região.[11,15]

As veias cutâneas e esplâncnicas são as mais complacentes do corpo humano e representam o seu maior reservatório de sangue. As veias das extremidades, entretanto, são menos complacentes do que as esplâncnicas e seu papel como reservatório é limitado. As veias cutâneas e esplâncnicas têm muitos receptores adrenérgicos α-1 e α-2 e são muito sensíveis ao estímulo adrenérgico, enquanto as veias dos músculos esqueléticos têm pouca inervação simpática. As veias cutâneas, por sua vez, são controladas principalmente por variações de temperatura, o que determina que a mobilização de sangue por meio de vasoconstrição simpática seja essencialmente restrita às veias esplâncnicas.

Pressão hidrostática, pressão transmural, capacidade e complacência vasculares, volume estressado e não estressado[12,16-18]

O entendimento de alguns conceitos de hidrodinâmica é fundamental para se compreender adequadamente a noção de retorno venoso. Portanto, antes de apresentar esse tema, faz-se necessária uma pequena revisão sobre alguns tópicos essenciais.

Inicialmente, é importante distinguir *pressão intraluminal,* que é a pressão exercida no interior de um vaso, medida diretamente por meio de um cateter nele inserido e que independe da pressão que o circunda, de *pressão transmural ou de distensão*, que é a diferença entre a pressão intraluminal e a pressão fora do vaso.

Capacidade vascular é o volume contido em um vaso a uma dada pressão transmural.

Complacência vascular é a mudança no volume (V) contido em um vaso (ou rede vascular) associada a uma variação na pressão de distensão intravascular (P). Assim, complacência vascular (CV) pode ser definida pela seguinte equação:

$$CV = \Delta V/\Delta P$$

A complacência é uma variável importante, porque o recolhimento elástico dos vasos cria energia potencial que pode gerar fluxo sanguíneo mesmo quando a diferença de pressão no circuito decresce. Estruturas elásticas, como os vasos, podem receber algum volume sem que suas paredes sofram tensão. Esse volume é chamado de "não estressado". Com o enchimento gradativo, atinge-se um volume a partir do qual a parede elástica do vaso começa a ser "esticada". Esse volume adicional que provoca tensão na parede do vaso denomina-se "estressado". Normalmente, em estado de repouso, aproximadamente 30% do volume sanguíneo é estressado e o restante, não estressado. Isso corresponde a aproximadamente 1,4 litros de sangue em um indivíduo com volemia de 5,5 litros.

A complacência vascular, particularmente a venosa, é uma importante variável para determinar a manutenção de fluxo venoso, como será mais bem elucidado adiante. Além disso, a distinção entre complacência e capacidade vascular (venosa) é necessária porque esses termos são frequentemente confundidos. Essa diferença pode ser mais bem apreciada na **Figura 36.3.7**.

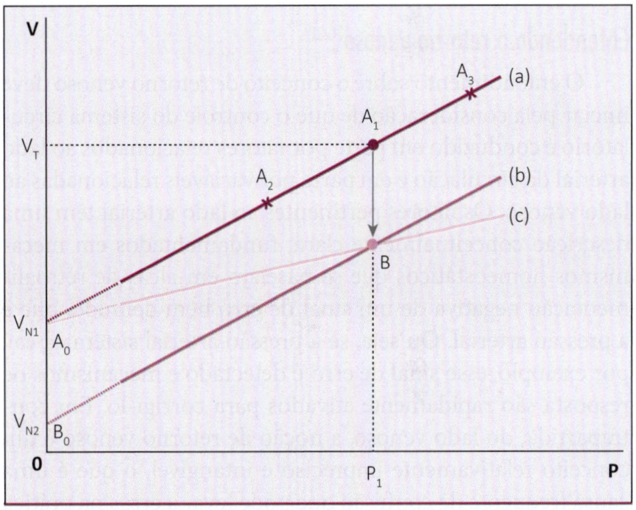

Figura 36.3.7. Gráfico da capacidade e complacência venosas, volumes venosos total, estressado e não estressado.
Fonte: Acervo da autoria.

Observar no gráfico a relação entre volume (V) e pressão (P) no sistema venoso, com V representado no eixo das ordenadas (Y) e P no eixo das abscissas (X). No ponto A_1 há a representação do volume total de sangue venoso sob uma pressão transmural P_1. Nos pontos A_2 e A_3 há a mudança no volume induzida por alteração na pressão intraluminal das veias. A linha (a) representa a complacência basal. O ponto A_0 é obtido por extrapolação da linha (a) até o cruzamento com o eixo Y. Esse ponto (A_0) representa o volume de sangue a uma pressão transmural de zero, o que pode ser denominado de *volume não estressado* (V_N). A diferença entre o *volume total* (Vt) e V_{N1} é o *volume estressado* (VE). Quando uma certa quantidade de sangue é mobilizada das veias, o ponto A_1 se move para o ponto B. Nesse contexto, as veias contêm agora menos sangue sob a mesma pressão intramural P_1. Remoção de sangue entre os pontos A_1 e B pode ser associada com nenhuma mudança na inclinação da relação pressão-volume (a linha (b) continua paralela à linha (a)) e isso significa que a complacência não mudou, mas a capacidade, sim. O ponto B_0 (linha (b) pontilhada extrapolada ao eixo Y) representa diminuição do volume não estressado (de V_{N1} a V_{N2}). Nessa situação, a relação pressão-volume dentro das veias, que sofreu alteração, pode se apa-rentar como a linha (c). A mesma quantidade de sangue é mobilizada (do ponto A_1 para B), mas VN não mudou: a linha (c) atravessa o eixo Y no mesmo ponto A_0: o sangue foi mais mobilizado por uma diminuição na complacência do que por uma diminuição no VN.

A interseção da linha de complacência com o eixo Y reflete o volume não estressado (VN), que é o volume de sangue em uma veia com uma pressão transmural de zero. O volume estressado é um volume de sangue dentro de uma veia com uma pressão transmural acima de zero (V_E). A soma do V_E (aproximadamente 30% do V_T) e do V_N (aproximadamente 70% do VT) é o total do volume sanguíneo dentro das veias.[19-21]

Entendendo o retorno venoso[20-23]

O entendimento sobre o conceito de retorno venoso deve iniciar pela consideração de que o controle do sistema circulatório é conduzido em parte por fatores relacionados ao lado arterial da circulação e em parte por variáveis relacionadas ao lado venoso. Os fatores pertinentes ao lado arterial têm uma descrição conceitualmente clara, fundamentados em mecanismos homeostáticos que se baseiam em alças de retroalimentação negativa de um sinal de erro bem definido, que é a pressão arterial. Ou seja, se a pressão arterial sistêmica cai, por exemplo, esse sinal de erro é detectado e mecanismos de resposta são rapidamente ativados para corrigi-lo. Em contrapartida, do lado venoso, a noção de retorno venoso é um conceito relativamente impreciso e intangível, o que é uma causa frequente de confusão que pode levar a erros na prática clínica. O problema central em relação ao retorno venoso que o torna inapropriado para controlar a circulação é que ele não pode ser convertido em um sinal de erro.

Reddi e Carpenter[21] propuseram uma nova variável, o excesso venoso, com alternativa para o entendimento da participação do sistema venoso na manutenção da homeostasia. Esse conceito representaria o acúmulo de qualquer desajuste entre o volume de sangue que entra nas grandes veias e aquele de saída, ou seja, o DC. Além de ser diretamente observável sem intervenção (de forma desarmada, na veia jugular de um paciente ou na veia cava inferior, com o auxílio da ultrassonografia, por exemplo), atende a todos os requisitos de um sinal de erro: se ocorre excesso venoso (maior quantidade de sangue chegando ao coração do que aquela que havia previamente sido ejetada) uma resposta é desencadeada tanto para que o DC seja elevado, por meio do mecanismo de Frank-Starling, como para que a complacência venosa diminua, o que reduz a perturbação original.

A diferença entre o comportamento dos leitos arterial e venoso, entretanto, deve ser ressaltada, para um melhor entendimento. Enquanto no lado arterial o fluxo é definido por pressão e resistência, do lado venoso, os determinantes do fluxo são volume e complacência. O território venoso é caracteristicamente distensível e aproximadamente 64% do sangue da circulação estão nele contidos, o que define uma grande capacidade de acúmulo e mobilização de volume sanguíneo, quando necessário. Em consequência, usar um modelo baseado em resistências e pressões, típico do território arterial, para definir os mecanismos de retroalimentação e controle de fluxo no lado venoso, resulta em inconsistências óbvias.

Por outro lado, ao concordar que a resistência venosa pode ser negligenciada e que a capacitância é o que define o retorno venoso, admite-se que o controle predominante da pressão do átrio direito e em consequência do DC é exercido por volume de sangue, mais do que por fluxo sanguíneo. Do ponto de vista de um sistema de controle, isso faz muito mais sentido, porque o retorno venoso, se considerado como um fluxo a partir do sistema venoso, está muito próximo ao DC para mediar um controle de retroalimentação para o coração, já que sempre que o retorno venoso aumenta, ocorre também aumento do DC e assim sucessivamente, o que caracterizaria uma alça de retroalimentação positiva, disposição nitidamente inadequada para um controle de erro. Em suma, o retorno venoso, como fluxo, não serve para controlar o DC.

Dessa forma, o importante não seria o valor absoluto do retorno venoso, mas a relação com o DC. Mais precisamente, a diferença entre retorno venoso e DC é uma medida de incompatibilidade entre a taxa de sangue que entra nas grandes veias e a taxa de saída: se os dois são iguais, há estabilidade. É somente quando o retorno venoso excede o DC (excesso venoso), ou o contrário, que ocorre necessidade de correção. É esse volume em excesso, caracterizado de fato como um sinal de erro, que define a necessidade de aumentar o DC, ao promover o aumento da pré-carga.

Magder propôs uma analogia que se complementa ao conceito de excesso venoso e que é bastante útil para entender como a grande complacência venosa influi na dinâmica do fluxo sanguíneo e, porque, a pressão gerada pela injeção do volume sistólico ventricular pouco interfere no retorno venoso, o que o autor denominou de "teoria da banheira". Para entendê-la, convém observar a **Figura 36.3.8**. Ao se encher de líquido uma banheira vazia, cuja entrada seja uma torneira aberta e a saída, um ralo no fundo do recipiente, o fluxo de saída do líquido pelo ralo será determinado pela altura da coluna de água, que cria a energia potencial para empurrar o fluido através dele. O fluxo de entrada pela torneira não interfere na saída, a não ser pela sua influência na rapidez com que a banheira será cheia, ou seja, apenas o volume que entra na banheira num determinado intervalo de tempo é capaz de influir no fluxo de saída, o que não é o caso da pressão de

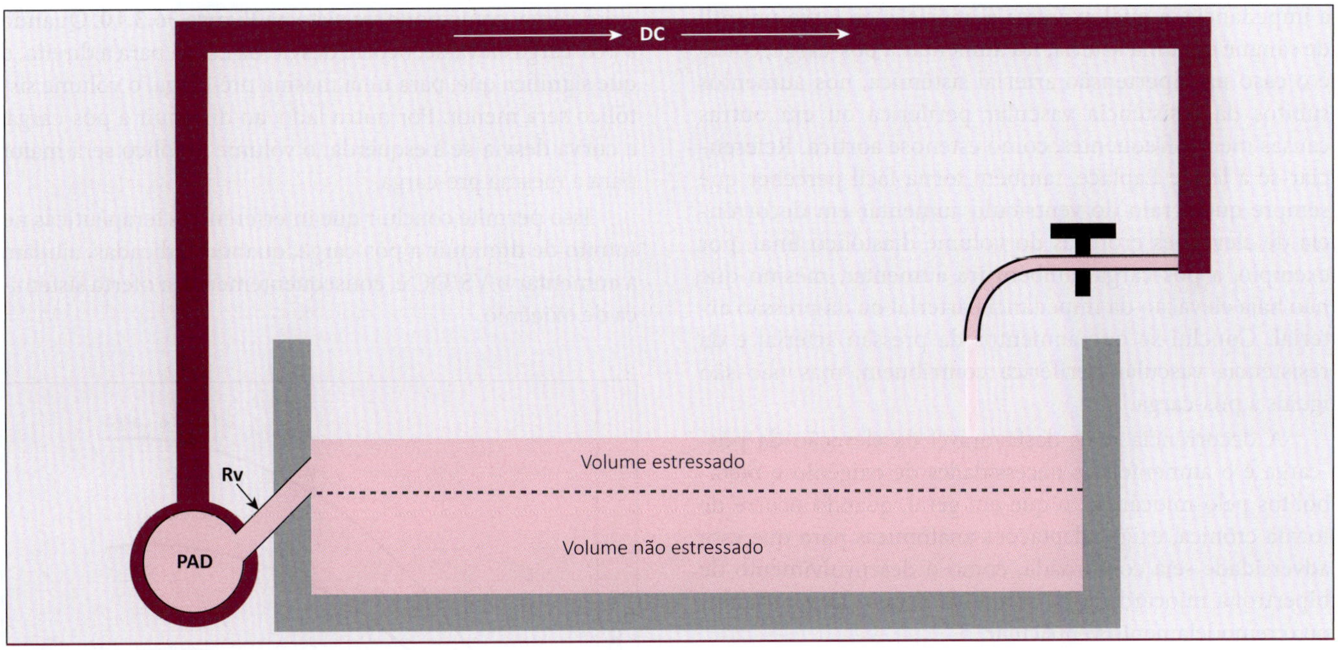

Figura 36.3.8. A teoria da "banheira".
Fonte: Acervo da autoria.

saída da água pela torneira. Em curtos períodos de tempo, o fluxo da torneira tem pouca influência sobre o nível de água, porque a superfície da banheira é muito grande, proporcionalmente. Seguindo a analogia, isso significa que a banheira é muito "complacente". Essa condição é similar à circulação, particularmente no território venoso: o fluxo e a pressão arterial (equivalente à torneira, na analogia), não afetam o fluxo de sangue que escoa das veias para o coração. Como na banheira, somente o fluxo em um período significativo de tempo influi na quantidade de sangue que escoa das veias. A diferença é que, ao contrário da banheira, a quantidade de sangue que pode ser adicionada às veias pelo coração é limitada, porque a maior parte do volume sanguíneo encontra-se no território venoso. No caso da banheira, quando o nível de líquido ultrapassa o limite da altura do recipiente, a água extravasa para fora e não aumenta a saída de fluido pelo ralo. O mesmo ocorre na circulação: quando a volemia ultrapassa a capacidade venosa, seja por oferta exagerada de fluidos ou por retenção, ocorre extravasamento de líquido do intravascular para o espaço intersticial através dos capilares e o retorno de sangue ao coração não aumenta.[11,12,22]

A torneira que enche a banheira, que na analogia seria o equivalente ao DC, tem pouco influência momentânea no retorno venoso, em decorrência da alta complacência do território venoso, o que na analogia corresponderia à grande superfície da banheira. O retorno venoso seria essencialmente definido pelo volume estressado, o que na analogia, seria o equivalente à altura do ralo da banheira, à esquerda da figura. O volume não estressado, abaixo da linha pontilhada em branco, serve para preencher o território venoso e não determina tensão na parede das veias. Quanto maior o volume estressado, maior o retorno venoso, maior o enchimento atrial e maior a pré-carga ventricular. O aumento da pré-carga ventricular, em contrapartida, define o aumento do DC, dentro dos limites fisiológicos já descritos neste texto. PAD: pressão no átrio direito; RV: resistência venosa; DC: débito cardíaco.[11]

Pós-carga[13,23,24]

A assimilação desse conceito pode ser também facilitada pela análise do experimento descrito anteriormente no texto sobre pré-carga, no qual o peso constante que era fixado na extremidade distal da faixa de músculo seria o equivalente da pós-carga, ou seja, o elemento responsável pela geração de tensão na fibra miocárdica durante a contração muscular. Esse entendimento passa também pelo uso da equação de Laplace, na qual a tensão ventricular (σ) durante a ejeção sistólica é definida da seguinte forma:

$$\sigma = P \times R/2w,$$

ou mais especificamente para o ventrículo:

$$\sigma = PsV \times RsV/2wV,$$

onde: PsV é a pressão sistólica ventricular; RsV é o raio do ventrículo durante a sístole;

e wV é a espessura da parede ventricular.

Em resumo, a pós-carga representa todos os fatores que contribuem para a tensão ventricular (ou estresse) durante a fase de ejeção. Ou seja, qualquer fator que aumente a impedância, a qual expressa a oposição ao fluxo pulsátil de sangue em uma artéria, irá aumentar a pós-carga, como é o caso na hipertensão arterial sistêmica, nos aumentos súbitos da resistência vascular periférica ou em outras causas menos frequentes, como estenose aórtica. Referenciar-se à lei de Laplace, também torna fácil perceber que sempre que o raio do ventrículo aumentar em decorrência de elevações crônicas do volume diastólico final, por exemplo, a pós-carga também irá aumentar, mesmo que não haja elevação da impedância arterial ou da pressão arterial. Conclui-se que aumentos da pressão arterial e da resistência vascular periférica contribuem, mas não são iguais à pós-carga.

A decorrência mais desfavorável da elevação da pós-carga é o aumento das necessidades de oxigênio e metabólitos pelo miocárdio, o que em geral, quando ocorre de forma crônica, exige adaptações anatômicas para que essa adversidade seja contornada, como o desenvolvimento de hipertrofia miocárdica (para reduzir o raio do ventrículo) ou o remodelamento ventricular.

O aumento da pós-carga representando pela elevação aguda da resistência vascular periférica e da pressão arterial tem como consequência uma queda no volume sistólico, o que pode ser observado na **Figura 36.3.9**.

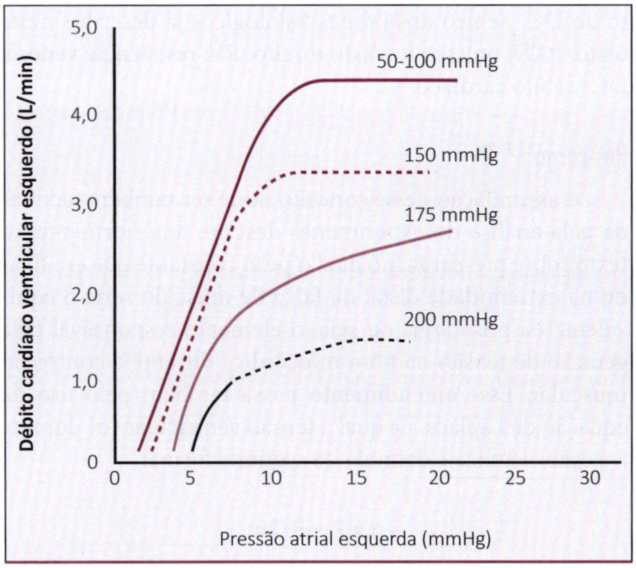

Figura 36.3.9. Relação entre débito cardíaco e pressão atrial esquerda em diferentes níveis de pressão aórtica.

Fonte: Acervo da autoria.

Observar que o DC aumenta com incrementos da pressão atrial, mas que essas mudanças são também definidas pelo valor da pressão arterial, que é o equivalente da pós-carga: quanto maior a pressão da aorta (pós-carga), menor é a elevação do DC.[25]

Isso ocorre porque o aumento da pós-carga dificulta o esvaziamento ventricular e consequentemente diminui o volume sistólico de ejeção. Em decorrência disso, alterações na pós-carga irão interferir na relação entre volume sistólico e pré-carga, como pode ser visto na **Figura 36.3.10**. Quando a pós-carga eleva-se, ocorre desvio da curva para a direita, o que significa que, para uma mesma pré-carga, o volume sistólico será menor. Por outro lado, ao diminuir a pós-carga, a curva desvia-se à esquerda: o volume sistólico será maior para a mesma pré-carga.

Isso permite concluir que interferências terapêuticas no intuito de diminuir a pós-carga, quando indicadas, ajudam a aumentar o VS/DC e, consequentemente, a oferta sistêmica de oxigênio.

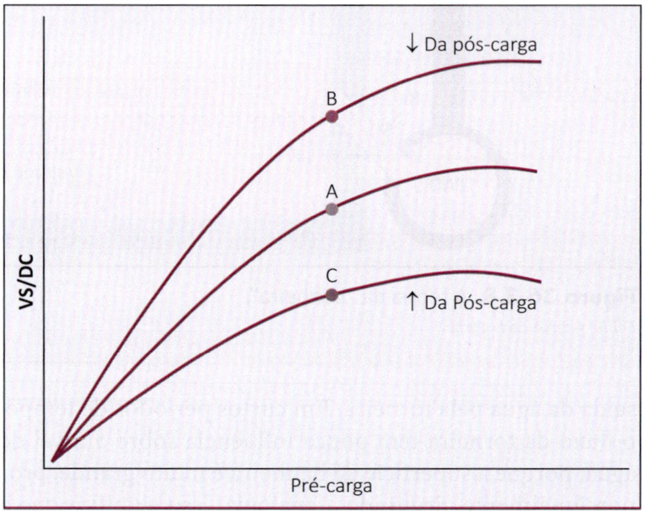

Figura 36.3.10. Relação VS/DC com pré-carga sob diferentes níveis de pós-carga.

Fonte: Acervo da autoria.

Observar que quando a pós-carga eleva-se, a curva é desviada para a direita e, para um mesmo nível de pré-carga (ponto C) o volume sistólico será menor. O contrário ocorre quando a pós-carga aumenta: o mesmo nível de pré-carga (ponto B) corresponderá a um volume sistólico maior.

Contratilidade miocárdica[26-28]

Contratilidade é um termo cuja acepção inicial relacionava-se com a capacidade de encurtamento do músculo em geral. Obviamente, esse sentido se sofisticou e contratilidade miocárdica, atualmente, define a capacidade do coração em ejetar um dado volume sistólico em condições prevalecentes de pré-carga e pós-carga. Uma medida bastante utilizada para avaliar essa capacidade é a estimativa da fração de ejeção (FE), definida pela relação entre o volume sistólico e o volume diastólico final do ventrículo (VS/VDF). Outras formas de avaliar contratilidade são oferecidas pela avaliação da velocidade de elevação da pressão máxima [dp/dt(máx)] nos ventrículos ou artérias e pela estimativa da velocidade de fluxo aórtico por meio da ecocardiografia Doppler. O aumento ou a diminuição da contratilidade tem relação diretamente proporcional ao volume sistólico e sua interferência na relação de Frank-Starling pode ser observada na **Figura 36.3.11**.

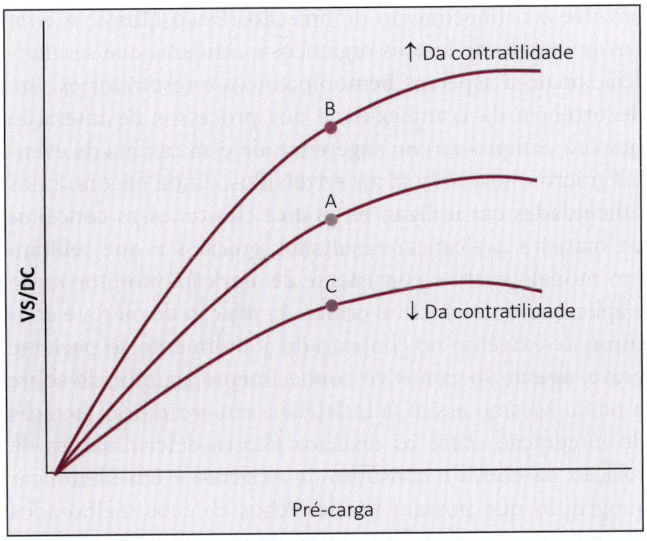

Figura 36.3.11. Interferência da contratilidade na relação de Frank-Starling. O aumento da contratilidade leva a incremento do VS/DC para uma dada pré-carga e a sua diminuição determina decréscimo do VS/DC.

Fonte: Acervo da autoria.

A oferta sistêmica de oxixênio – resumindo

Todos esses fundamentos fisiológicos anteriormente apresentados estão envolvidos na determinação da oferta sistêmica de oxigênio por meio da seguinte equação:

$$DO_2 = CaO_2 \times DC$$

Onde DO_2 é a oferta sistêmica de oxigênio; CaO_2é o conteúdo arterial de oxigênio; e DC: é odébito cardíaco.

O conteúdo arterial de oxigênio, por sua vez, é definido, como já mencionado, pela equação:

$$CaO_2 = (PaO_2 \times 0{,}0031) + (Hb \times 1{,}34 \times Sat_aO_2),$$

Onde Hb é a quantidade de hemoglobina em g/dL; PaO_2 é a pressão parcial de oxigenado no sangue arterial, em mL/dL de sangue; 0,0031 o coeficiente de dissolução do oxigênio no plasma; Hb é a hemoglobina no sangue em g/dL; 1,34 a quantidade de oxigênio em mL que cada grama de hemoglobina é capaz de transportar, quando 100% saturada; e Sat_aO_2 é o percentual de hemoglobina saturada com oxigênio no sangue arterial.

Observa-se que, mantidas as unidades finais após o cálculo do conteúdo arterial de oxigênio, haverá uma incompatibilidade matemática, já que o DC é expresso em L/min e o CaO_2 será enunciado em mL/dL. Assim, para que se possa calcular a oferta sistêmica de oxigênio em mL/min, será preciso transformar a unidade do CaO_2 em mL/L. Como cada litro contém dez decilitros, basta multiplicar o resultado do CaO_2 por 10.

Para calcular a oferta sistêmica de oxigênio de um indivíduo com uma hemoglobina sérica de 15 g/dL, DC de 8 L/min, saturação arterial de O_2 de 98% e PaO_2 de 100 mmHg, a primeira providência a ser feita é calcular o seu conteúdo arterial de O_2:

$$CaO_2 = (PaO_2 \times 0{,}0031) + (Hb \times 1{,}34 \times Sat_aO_2)$$
$$CaO_2 = (100 \times 0{,}0031) + (15 \times 1{,}34 \times 0{,}98)$$
$$CaO_2 = 0{,}31 + 19{,}698 = 20{,}008 \text{ mL/dL},$$
$$\text{ou } 20{,}008 \times 10 = 200{,}08 \text{ mL/L}$$

Com isso, agora pode-se calcular a DO_2:

$$DO_2 = CaO_2 \times DC$$
$$DO_2 = 200{,}08 \text{ mL/L} \times 8 \text{ L/min} = 1.600{,}64 \text{ mL/min}$$

O cálculo do consumo sistêmico de oxigênio (VO_2), por sua vez, é um importante passo para estabelecer a adequação do seu relacionamento com a oferta de oxigênio. O equilíbrio dessa relação, como ressaltado anteriormente, é fundamental para a manutenção da homeostasia e o seu desbalanço decorrente de distúrbios cardiovasculares é o que caracteriza o estado de choque circulatório. Dessa forma, no caso do exemplo anterior, para se calcular o consumo sistêmico de oxigênio, haveria a necessidade de coletar sangue da artéria pulmonar e obter os dados gasimétricos correspondentes. A determinação do VO_2 se inicia, então, pelo cálculo do conteúdo venoso misto de oxigênio (CvO_2), da seguinte maneira:

$$CvO_2\text{: } (PvO_2 \times 0{,}0031) + (Hb \times 1{,}34 \times Sat_vO_2)$$

Onde PvO_2 é a pressão parcial de oxigênio no sangue venoso misto; Hb é a quantidade de hemoglobina no sangue venoso misto (idêntica à do sangue arterial) em g/dL; e Sat_vO_2 é o percentual de hemoglobina saturada com oxigênio no sangue venoso misto.

Ainda no exemplo citado, se o indivíduo tivesse seu sangue venoso misto colhido e apresentasse os valores de Hb de 15 g/dL; PvO_2 de 68 mmHg; e Sat_vO_2 de 75%, o seu conteúdo venoso misto de oxigênio seria calculado como se segue:

$$CvO_2\text{: } (68 \times 0{,}0031) + (15 \times 1{,}34 \times 0{,}75)$$
$$CvO_2\text{: } 0{,}2108 + 15{,}075$$
$$CvO_2\text{: } 15{,}2858 \text{ mL/dL ou } 152{,}85 \text{ mL/L}$$

O consumo sistêmico de oxigênio, por sua vez, representa a quantidade de sangue extraída pelos tecidos corporais a partir do que é ofertado. A primeira informação que se precisa é a diferença entre os conteúdos de O_2 no sangue arterial e venoso misto, para se saber o quanto de oxigênio ofertado foi aproveitado pelos tecidos:

$$(CaO_2 - CvO_2) = 200{,}08 - 152{,}85$$

No nosso indivíduo hipotético, essa diferença é de 47,23 mL para cada litro de sangue que permeia os tecidos. Como o que o que se quer saber é a quantidade de O_2 consumida em um minuto, multiplica-se a diferença pelo DC:

$$VO_2 = DC\ (CaO_2 - CvO_2)$$

No indivíduo hipotético anteriormente apresentado, o consumo de oxigênio em mL/min será de:

$$VO_2 = (200{,}08 - 152{,}85) \times 8 = 47{,}23 \times 8 =$$
$$VO_2 = 377{,}84\ mL/min$$

a taxa de extração de oxigênio (TEO_2), que representa a relação entre consumo e a oferta, será de:

$$TEO_2 = VO_2/DO_2 \times 100 = 377{,}84/1.600{,}64 \times 100 = 23{,}6\%$$

A vantagem do uso da taxa de extração de oxigênio como parâmetro de avaliação na relação oferta e consumo de O_2 sistêmico é defensável, porque o cálculo do VO_2 usa o DC, mesma variável utilizada para o cálculo da DO_2. Isso ocasiona um acoplamento matemático entre essas duas grandezas, que é potencial fonte de erro. Quando o DC eleva-se, por exemplo, interfere tanto no cálculo da DO_2 quanto da VO_2, aumentando ambas. Estudos que compararam o VO_2 calculado com aquele medido ou avaliado por outras técnicas detectaram diferenças sistemáticas atribuíveis a esse acoplamento. Como a TEO_2 não utiliza o DC no seu cálculo, não sofre essa influência e é mais fidedigna para avaliar a relação entre VO_2 e DO_2. A análise da TEO_2, isoladamente, permite determinar se há ou não desequilíbrio na relação. A taxa de extração normal varia entre 25% a 30%, ou seja, os tecidos de um indivíduo saudável consomem 25% a 30% do oxigênio que lhes é ofertado. Ao sair dessa faixa, a TEO_2 indica que está ocorrendo desequilíbrio na relação VO_2/DO_2. Entretanto, a detecção do desbalanço fornecida pela TEO_2 permite apenas a análise dos componentes dessa relação, ou seja, quando a taxa diminui, pode significar que o consumo foi reduzido ou que a oferta se elevou. Em contrapartida, quando aumenta, indica que o consumo subiu ou que a oferta diminuiu. Essa apreciação não permite detectar o fator responsável pelo desequilíbrio, devendo ser analisada conjuntamente a outros dados para estabelecer o(s) motivo(s) do desarranjo e guiar as intervenções adequadas.

Conclusão

A relação entre a oferta e o consumo de oxigênio pode ser traduzida como o principal definidor da viabilidade dos organismos aeróbicos pluricelulares. Após a leitura deste capítulo, o que se constata é a necessidade do entendimento aprofundado dessa relação, por parte dos profissionais de saúde que lidam com o paciente grave e agudamente enfermo. Tal compreensão exige uma análise multifatorial que envolve o conhecimento de preceitos físico-químicos e do envolvimento de fatores orgânicos e celulares que se inter-relacionam a aspectos hemodinâmicos e respiratórios. Em decorrência da complexidade dos processos de interação que ora comprovam ou sugerem toda essa cascata de eventos micro e macroscópicos envolvidos, ainda encontramos dificuldades em utilizar, na prática clínica, esses conceitos de maneira a alcançar resultados precisos e que reflitam um modelo exato e consistente de aferição, monitorização e aplicação do raciocínio crítico da relação de oferta e consumo de oxigênio no contexto do atendimento ao paciente grave, apesar do exaustivo conhecimento acumulado sobre o tema. Mesmo assim, a insistência em aprimorar técnicas de integração entre os diversos fatores determinantes da relação da oferta e consumo de oxigênio e em identificar subgrupos que possam ter desfechos clínicos melhorados visando, por exemplo, a redução da mortalidade, continua sendo um dos propósitos mais relevantes no campo da medicina intensiva.

Referências bibliográficas

1. Fernandez-Jimenez R, Hoit BD, Walsh R, Fuster V, Borja Ibanez B. Normal Physiology of the Cardiovascular System. in Hurst's The Heart. New York: McGraw-Hill Education; 2017.
2. Pappano AJ, Wier WG. Cardiovascular Physiology. Philadelphia: Elsevier Inc; 2019.
3. Oliveira MAB. de et al. Conceitos de física básica que todo cirurgião cardiovascular deve saber: parte I – mecânica dos fluídos. Braz J Cardiovasc Surg. 2010;25:1-10.
4. C A B, Burton. Physiology and Biophysics of the Circulation: An Introductory Text. Chicago: Year Book Medical Pulblishers Incorporated.
5. Fishman AP. The Fick Principle and the Steady State. Am J Respir Crit Care Med vol. 161 www.atsjournals.org (2000).
6. Argueta, E. E. & Paniagua, D. Thermodilution Cardiac Output: A Concept over 250 Years in the Making. Cardiol Rev. 2019;27:138-144.
7. Chatterjee K. The Swan-Ganz Catheters: Past, Present, and Future. Circulation. 2009;119:147-152.
8. Patterson SW, Starling EH. On the mechanical factors which determine the output of the ventricles. J Physiol. 1914;48(5):357-79.
9. Sarnoff SJ, Berglund E. Ventricular function. I. Starling's law of the heart studied by means of simultaneous right and left ventricular function curves in the dog. Circulation. 1954;9(5):706-18.
10. Ribarič S, Kordaš M. Simulation of the Frank-Starling Law of the Heart. Comput Math Methods Med. 2012;2012:267834.
11. Magder S. Understanding central venous pressure: not a preload index? Curr Opin Crit Care. 2015;21(5):369-75.
12. Magder S. Volume and its relationship to cardiac output and venous return. Crit Care. 2016 Sep 10;20(1):271. doi: 10.1186/s13054-016-1438-7. Erratum in: Crit Care. 2017;21(1):16.
13. Rothe C. Toward consistent definitions for preload and afterload—revisited. Adv Physiol Educ. 2003;27:44-45.
14. Shelmerdine SC, Barber JL, George CD. Applications of Laplace's law in clinical medicine: a radiological pictorial review. Br J Hosp Med (Lond). 2013;74(8):451-6.
15. Magder S, Malhotra A, Hibbert KA, Hardin CC. Cardiopulmonary Monitoring. Springer International Publishing; 2021.
16. Gelman S. Venous function and central venous pressure: a physiologic story. Anesthesiology. 2008;108(4):735-48.
17. Guyton AC, Lindsey AW, Abernathy B, Richardson T. Venous return at various right atrial pressures and the normal venous return curve. Am J Physiol. 1957;189(3):609-15.

18. Beard DA, Feigl EO. Understanding Guyton's venous return curves. Am J Physiol Heart Circ Physiol. 2011;301(3):H629-33.
19. Sondergaard S, Moller PW. Beware of the venous return in cardiovascular control. J Appl Physiol. 2012;113:984.
20. Persichini R, et al. Venous return and mean systemic filling pressure: physiology and clinical applications. Critical Care. 2022;9.
21. Reddi BAJ, Carpenter RHS. Venous excess: A new approach to cardiovascular control and its teaching. J Appl Physiol. 2005;98:356-364.
22. Magder S, Malhotra A, Hibbert KA, Hardin CC. Cardiopulmonary Monitoring Basic Physiology, Tools, and Bedside Management for the Critically Ill. Springer; 2021.
23. Sonnenblick EH, Downing SE. Afterload as a primary determinat of ventricular performance. Am J Physiol. 1963;204:604-10..
24. Ross J. Afterload mismatch in aortic and mitral valve disease: Implications for surgical therapy. J Am Coll Cardiol. 1985;5:811-826.
25. Stergiopulos N, Meister JJ, Westerhof N. Determinants of stroke volume and systolic and diastolic aortic pressure. Am J Physiology-Heart Circulat Phys. 1996;270:H2050-H2059.
26. Muir WW, Hamlin RL. Myocardial Contractility: Historical and Contemporary Considerations. Front Physiol. 2020;11:222.
27. Domenech RJ; Parra VM. Contractilidad ventricular: Fisiologa y proyeccin clnica. Revista Medica de Chile. 2016;144:767-771.
28. Penefsky ZJ. The determinants of contractility in the heart. Comp Biochem Physiol A Physiol. 1994;109:1-22.

Bibliografia recomendada

Brengelmann GL. Venous return and the physical connection between distribution of segmental pressures and volumes. REVIEW Translational Physiology Am J Physiol Heart Circ Physiol. 2019;317:939-953.

Funk DJ, Jacobsohn E, Kumar A. The role of venous return in critical illness and shock-Part I: Physiology. Crit Care Med. 2013;41:255-262.

capítulo | 37

Estabelecendo Metas no Atendimento Inicial do Choque

Ederlon Rezende | Maria Amellia Aquino

Introdução

No manejo inicial do choque, estabelecer metas claras e objetivas é crucial para guiar intervenções terapêuticas eficazes e melhorar os desfechos clínicos. O choque, independentemente de sua etiologia, representa uma emergência médica caracterizada por inadequada perfusão tecidual e desequilíbrio entre oferta e demanda de oxigênio, levando à falência orgânica e potencialmente à morte. A identificação precoce e a implementação de metas terapêuticas direcionadas são fundamentais para reverter esse quadro e reduzir a mortalidade associada.[1,2]

Nas últimas décadas, o avanço no conhecimento sobre a fisiopatologia do choque e o desenvolvimento de ferramentas de monitoramento hemodinâmico permitiram uma abordagem mais precisa e personalizada.[3] Estudos como o ANDROMEDA-SHOCK e o CENSER mostraram que estratégias de ressuscitação guiadas por metas específicas, como tempo de enchimento capilar, depuração de lactato e uso precoce de vasopressores, podem melhorar a estabilização hemodinâmica e reduzir a disfunção orgânica.[4,5] No entanto, a aplicação dessas metas deve ser ajustada à condição clínica específica de cada paciente, considerando fatores como o tipo de choque (séptico, cardiogênico, hipovolêmico, obstrutivo) e as comorbidades preexistentes.

Este capítulo tem como objetivo discutir a importância de definir metas claras e SMART (específicas, mensuráveis, atingíveis, relevantes e temporais) no manejo inicial do choque. Exploraremos as diferentes fases da ressuscitação e as estratégias para monitorar e ajustar essas metas conforme a resposta do paciente.[6] A relevância clínica desse tema está na capacidade de otimizar o tratamento, melhorar a alocação de recursos e, principalmente, aumentar a sobrevida dos pacientes criticamente enfermos.

A definição de metas claras no manejo do choque fornece uma base sólida para a condução das intervenções iniciais.[1,7] No entanto, a adaptação dessas metas às características hemodinâmicas individuais de cada paciente é fundamental. Essa abordagem personalizada e dinâmica é crucial para garantir que as intervenções sejam direcionadas de maneira eficaz, levando em consideração as variabilidades clínicas e as respostas terapêuticas de cada caso.

Definição de metas clínicas

No manejo do choque, a definição de metas clínicas claras é essencial para orientar as intervenções terapêuticas e avaliar a resposta ao tratamento. Metas que são específicas, mensuráveis, atingíveis, relevantes e com base no tempo (SMART) proporcionam uma estrutura sólida para a equipe multidisciplinar, permitindo um cuidado direcionado e dinâmico. Essas metas ajudam a identificar rapidamente as necessidades do paciente, priorizar intervenções e ajustar o tratamento conforme a evolução clínica.[6]

Uma meta SMART específica no contexto do choque, por exemplo, pode envolver a estabilização da pressão arterial média (PAM) em pacientes com choque séptico. Ao definir uma meta SMART, como elevar a PAM para $\geq$ 65 mmHg em até uma hora após a admissão, é possível alinhar as intervenções clínicas com um objetivo claro e tangível. Essa abordagem não apenas melhora a coordenação da equipe, mas também permite uma avaliação contínua e objetiva da eficácia das terapias empregadas (**Figura 37.1**).[6]

A adaptação das metas clínicas ao tipo específico de choque e à condição individual do paciente é essencial para a personalização do tratamento. Cada tipo de choque apresenta uma fisiopatologia distinta que demanda abordagens terapêuticas específicas. Por exemplo, no choque hipovolêmico, a reposição volêmica rápida e eficaz é crucial para restaurar o volume circulante e a perfusão tecidual.[1,8-10] Já no choque cardiogênico, o manejo deve priorizar a otimização da função ventricular, muitas vezes utilizando inotrópicos para melhorar a contratilidade miocárdica e agentes vasodilatadores para reduzir a pós-carga. No choque distributivo, como o séptico, a principal meta é restaurar o tônus vascular e garantir uma pressão arterial média adequada, geralmente por meio do uso de vasopressores. No choque obstrutivo, como no caso de um tromboembolismo pulmonar, a remoção ou redução da obstrução é a intervenção mais urgente para restabelecer o fluxo sanguíneo e a oxigenação.[1,8-10]

É importante que essas metas sejam dinâmicas, permitindo ajustes conforme a resposta do paciente ao tratamento. Um manejo eficaz do choque requer não apenas a aplicação de metas pré-estabelecidas, mas também a capacidade de reavaliá-las e modificá-las à medida que o quadro clínico evolui.[11] Esse processo contínuo de avaliação e ajuste é o que realmente confere valor ao conceito de metas SMART, garantindo que cada intervenção seja relevante e direcionada para as necessidades atuais do paciente, maximizando a eficácia terapêutica e minimizando os riscos de intervenções desnecessárias ou prejudiciais.[6]

Metas hemodinâmicas

Garantir a PAM para adequada perfusão tecidual

A PAM é essencial no manejo do choque, pois reflete a capacidade de manter a perfusão tecidual, fornecendo oxigênio e nutrientes essenciais aos órgãos. Em situações de choque, a incapacidade de manter uma PAM adequada pode precipitar a falência de múltiplos órgãos, tornando a manutenção de uma PAM-alvo uma prioridade terapêutica.[12,13]

Níveis de PAM e perfusão tecidual: diferenças entre saudáveis, hipertensos e pacientes com choque séptico

A regulação neuro-hormonal desempenha um papel crítico na manutenção da PAM e da perfusão tecidual. Em indivíduos saudáveis, a autorregulação do fluxo sanguíneo é eficaz em uma ampla faixa de PAM. Pacientes com hipertensão crônica, no entanto, têm um ponto de regulação mais elevado, o que significa que uma PAM inferior ao habitual pode resultar em hipoperfusão. Em choque séptico, a inflamação, a vasoplegia e a disfunção endotelial distorcem ainda mais essa relação, resultando em uma maior suscetibilidade à hipoperfusão e falência orgânica.[12,14,15] A **Figura 37.2** ilustra essas diferenças, destacando como a curva de regulação do fluxo sanguíneo se altera em indivíduos saudáveis, hipertensos crônicos e pacientes com choque séptico.

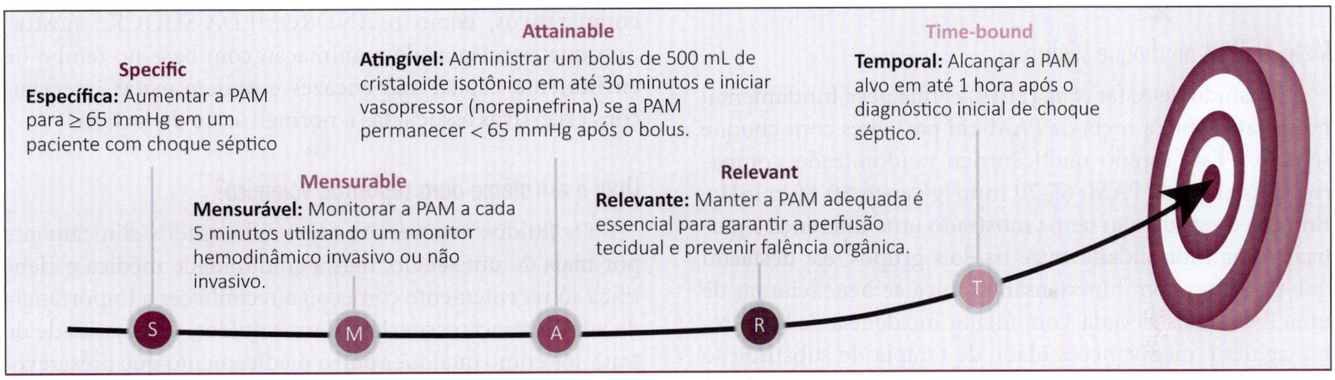

Figura 37.1. Meta SMART de estabilização da pressão arterial média (PAM).
Fonte: Acervo da autoria.

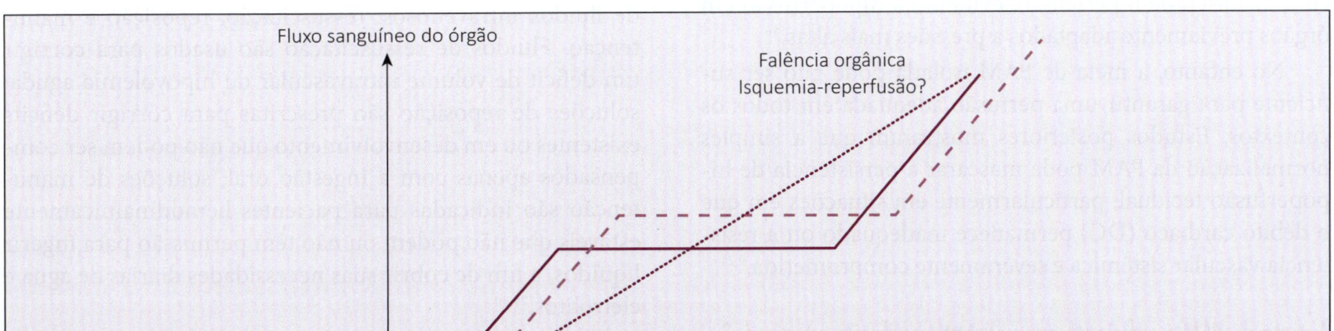

Figura 37.2. Relação entre o fluxo sanguíneo e pressão arterial.
Fonte: Acervo da autoria.

PAM como marcador prognóstico no choque

A PAM tem sido reconhecida como um marcador prognóstico importante no choque. Estudos epidemiológicos, incluindo a análise detalhada de Martin W. Dünser *et al.*, mostraram que a PAM correlaciona-se significativamente com a mortalidade em pacientes críticos.[16] Dünser *et al.* conduziram uma revisão abrangente que revelou que níveis persistentemente baixos de PAM durante o manejo inicial do choque estão associados a desfechos adversos, incluindo maior mortalidade, disfunção orgânica prolongada e maior necessidade de suporte vasopressor.[16] Esse estudo sublinha a importância de não apenas alcançar, mas manter uma PAM adequada durante a ressuscitação inicial para melhorar os resultados clínicos.

Além disso, outras investigações destacaram a importância de individualizar a meta de PAM. Estudos observacionais e ensaios clínicos sugerem que a meta-padrão de 65 mmHg pode não ser universalmente aplicável, particularmente em pacientes com histórico de hipertensão crônica. Esses achados reforçam a necessidade de uma abordagem mais personalizada, ajustando a meta de PAM de acordo com o perfil hemodinâmico e as comorbidades do paciente.[17-20]

Meta de PAM no choque séptico

O estudo de Asfar *et al.* (2014) é uma peça fundamental no debate sobre a meta de PAM em pacientes com choque séptico.[16] Este estudo multicêntrico randomizado comparou dois alvos de PAM: 65-70 mmHg *versus* 80-85 mmHg. Embora o estudo não tenha mostrado uma diferença significativa na mortalidade entre os dois grupos, ele destacou que pacientes com hipertensão crônica se beneficiaram de uma PAM mais elevada, com menor incidência de lesão renal aguda e menor necessidade de terapia de substituição renal.[16] Esses achados sugerem que, enquanto a meta de 65 mmHg pode ser suficiente para a maioria dos pacientes, uma meta mais elevada pode ser necessária para aqueles com histórico de hipertensão, evitando a hipoperfusão em órgãos previamente adaptados a pressões mais altas.[16]

No entanto, a meta de PAM isolada pode não ser suficiente para garantir uma perfusão adequada em todos os contextos. Estudos posteriores mostraram que a simples normalização da PAM pode mascarar a persistência de hipoperfusão tecidual, particularmente em situações em que o débito cardíaco (DC) permanece inadequado ou a resistência vascular sistêmica é severamente comprometida.[9,21]

A meta de PAM é suficiente para garantir perfusão adequada?

Embora a PAM seja um marcador essencial, focar-se exclusivamente nela pode ser enganoso. O estudo seminal de Rivers *et al.* (2001) introduziu o conceito de terapia guiada por metas (EGDT), que incorporou a saturação venosa central de oxigênio ($ScvO_2$) como um indicador adicional de perfusão tecidual.[22] Esta abordagem multidimensional revelou que pacientes com PAM normalizada, mas com $ScvO_2$ abaixo do alvo, ainda estavam em risco de hipoperfusão e desfechos adversos.[22]

A importância de incluir outros parâmetros, como a pressão venosa central (PVC), foi reforçada por Dubé *et al.* (2019) que propuseram a consideração da pressão de perfusão (PAM - PVC) para uma avaliação mais precisa. Monitorar apenas a PAM pode levar a intervenções excessivas, como infusões volêmicas desnecessárias, sem melhorar efetivamente a perfusão tecidual. Vários estudos mostram que intervenções guiadas por PAM isolada podem resultar em sobrecarga volêmica e aumento de mortalidade, especialmente se o DC não for considerado.[19,23,24]

Qual a melhor maneira de avaliar a perfusão adequada?

A determinação da perfusão adequada permanece um desafio clínico. Parâmetros como $ScvO_2$, lactato e tempo de enchimento capilar são utilizados para avaliar a eficácia da ressuscitação, cada um com suas vantagens.[19,20,25-27] A $ScvO_2$ fornece uma medida direta do equilíbrio entre oferta e demanda de oxigênio, enquanto o lactato é um marcador sensível de hipoperfusão tecidual, refletindo o metabolismo anaeróbico. O tempo de enchimento capilar é um método simples e rápido para avaliar a perfusão periférica. Estudos comparativos, como o ANDROMEDA-SHOCK, mostraram que estratégias de reanimação com base no tempo de enchimento capilar são eficazes e podem evitar intervenções excessivas associadas à normalização do lactato.[4]

Qual a estratégia para reposição volêmica?

Os fluidos intravenosos têm sido usados clinicamente por mais de um século, mas a comunidade médica e científica só recentemente começou a reconhecer a importância da administração criteriosa desses fluidos, a necessidade de tratá-los como qualquer outro medicamento que prescrevemos e os consideráveis efeitos colaterais com os quais podem estar associados.[12,28]

Existem três principais indicações para a administração de fluidos intravenosos: ressuscitação, reposição e manutenção. Fluidos de ressuscitação são usados para corrigir um déficit de volume intravascular ou hipovolemia aguda; soluções de reposição são prescritas para corrigir déficits existentes ou em desenvolvimento que não podem ser compensados apenas com a ingestão oral; soluções de manutenção são indicadas para pacientes hemodinamicamente estáveis que não podem ou não têm permissão para ingerir líquidos, a fim de cobrir suas necessidades diárias de água e eletrólitos.[29,30]

Além dessas indicações clássicas, a relevância quantitativa dos fluidos administrados como diluentes de medicamentos e para garantir a permeabilidade dos cateteres foi recentemente destacada.[14,31]

As soluções intravenosas chamadas de "balanceadas" incluem cristaloides e coloides com efeito mínimo na homeostase do compartimento extracelular, e em particular no equilíbrio ácido-base e nas concentrações de eletrólitos.[31-34]

Além disso, o termo "balanceado" tem sido recentemente aplicado também a fluidos com baixo conteúdo de cloreto (Cl^-). Portanto, existem duas categorias principais de soluções balanceadas:

1. Fluidos que causam um efeito mínimo no equilíbrio ácido-base, com uma diferença iônica *in vivo* (SID), ou seja, o SID após o metabolismo do ânion orgânico, próximo a 24-29 mEq/L.
2. Fluidos com um conteúdo de Cl^- normal ou um pouco abaixo do valor da normalidade ($Cl^- \leq 110$ mEq/L).

O conceito de SID é definido como a diferença entre a soma dos cátions fortes (como sódio e potássio) e a soma dos ânions fortes (como cloreto e lactato) na solução. Pode ser calculado com a fórmula:

$$SID = (Na^{++}K^{+}) - (Cl^{-} + \text{lactato}^{-}).$$

Para manter o equilíbrio ácido-base, a SID ajuda a entender como a administração de fluidos pode afetar o equilíbrio ácido-base no corpo. Uma SID mais alta geralmente está associada a uma tendência para a alcalose, enquanto uma SID mais baixa pode estar associada a uma tendência para a acidose.[31-34]

De acordo com a abordagem quantitativa do equilíbrio ácido-base, as três variáveis que regulam o pH dos fluidos biológicos de forma independente são:

1. Pressão parcial de dióxido de carbono (pCO_2).
2. Concentração de ácidos fracos não voláteis.
3. A SID, definida como a diferença entre a soma de todos os cátions fortes e a soma de todos os ânions fortes conforme descrito anteriormente.

Esses princípios sugerem que os fluidos intravenosos podem afetar o pH devido ao conteúdo eletrolítico específico que caracteriza a solução, alterando assim a SID do compartimento extracelular, bem como o efeito de diluição causado pelo volume infundido, reduzindo assim a concentração de ácidos fracos não voláteis.[35,36] Idealmente, o fluido capaz de manter o pH do plasma inalterado após sua administração, com PCO_2 constante, deve equilibrar essas variações.[35,36]

Estudos recentes mostraram que, nesse sentido, a solução balanceada ideal deve ter um SID *in vivo* igual à concentração basal de HCO_3^-. Se o SID do fluido infundido for maior que o HCO_3^- plasmático, o pH plasmático tenderá à alcalose; se o SID do fluido infundido for menor que o HCO_3^- plasmático, o pH plasmático tenderá à acidose, como é sempre o caso para NaCl 0,9%, a chamada solução salina "normal".[37]

Entretanto, a administração de fluidos é um dos pilares da ressuscitação hemodinâmica em pacientes críticos. A quantidade de fluido a ser administrada tem sido amplamente debatida ao longo dos anos. O excesso de fluidos pode causar consequências prejudiciais em vários sistemas orgânicos, como a piora da troca gasosa, função renal e cicatrização de feridas. A sobrecarga de fluidos é particularmente provável em condições em que a permeabilidade capilar é alterada devido a uma resposta inflamatória, como na sepse.[2,31]

Um balanço positivo de fluidos tem sido associado a piores desfechos em vários estudos com pacientes de unidades de terapia intensiva (UTI). Em pacientes com choque séptico, a administração de fluidos e o balanço positivo de fluidos foram associados independentemente do aumento das taxas de mortalidade. Da mesma forma, em pacientes admitidos na UTI após grandes cirurgias, o balanço de fluidos foi um fator de risco independente para morte. Uma estratégia multimodal restritiva de fluidos visando um balanço negativo de fluidos em pacientes com lesão pulmonar aguda foi associada a melhores desfechos em um estudo retrospectivo.[22]

É importante reconhecer que um balanço positivo de fluidos pode ser um marcador da doença e não apenas um problema iatrogênico ou evitável. A ressuscitação inadequada devido à administração insuficiente de fluidos pode resultar em pior perfusão tecidual e, consequentemente, disfunção e falência orgânica, especialmente na fase inicial do tratamento.[18,22,26]

Assim, é necessário alcançar um equilíbrio de modo que cada paciente receba fluido suficiente, mas não excessivo, para suas necessidades. Diferentes pacientes terão necessidades e *status* de fluidos basais variados, dependendo de fatores como idade, comorbidades e diagnóstico atual.

Além disso, é válido considerar índices de tolerância a fluidos, como PVC, água pulmonar, oxigenação e níveis de hemoglobina. As necessidades de fluidos variam durante o curso da doença, e, portanto, os fluidos devem ser prescritos com base em cada paciente individualmente.[18,22,26]

A questão de saber se a sobrecarga de fluidos é um problema na UTI dependerá do momento em que é feita. Na fase aguda de ressuscitação/salvamento, a administração de fluidos é generosa. Embora a sobrecarga de fluidos deva sempre ser uma preocupação, um balanço positivo de fluidos é um alvo específico dessa fase.[22]

A sobrecarga de fluidos e um balanço cumulativo positivo de fluidos estão associados a maior morbidade e piores desfechos. O curso natural dos eventos após um primeiro insulto (como infecção, trauma etc.) é uma resposta inflamatória sistêmica com aumento da permeabilidade capilar e disfunção orgânica.[22]

A presença de sobrecarga de fluidos e edema intersticial pode desencadear um ciclo vicioso. Na maioria dos pacientes, a reversão do choque ocorre (com antibióticos corretos e controle adequado da fonte) e os fluidos em excesso podem ser mobilizados. No entanto, alguns pacientes permanecem em um estado de choque não resolvido com balanço cumulativo positivo de fluidos, e é aí que a ressuscitação ativa pode ter um papel importante. Conforme ilustrado na **Figura 37.3**.

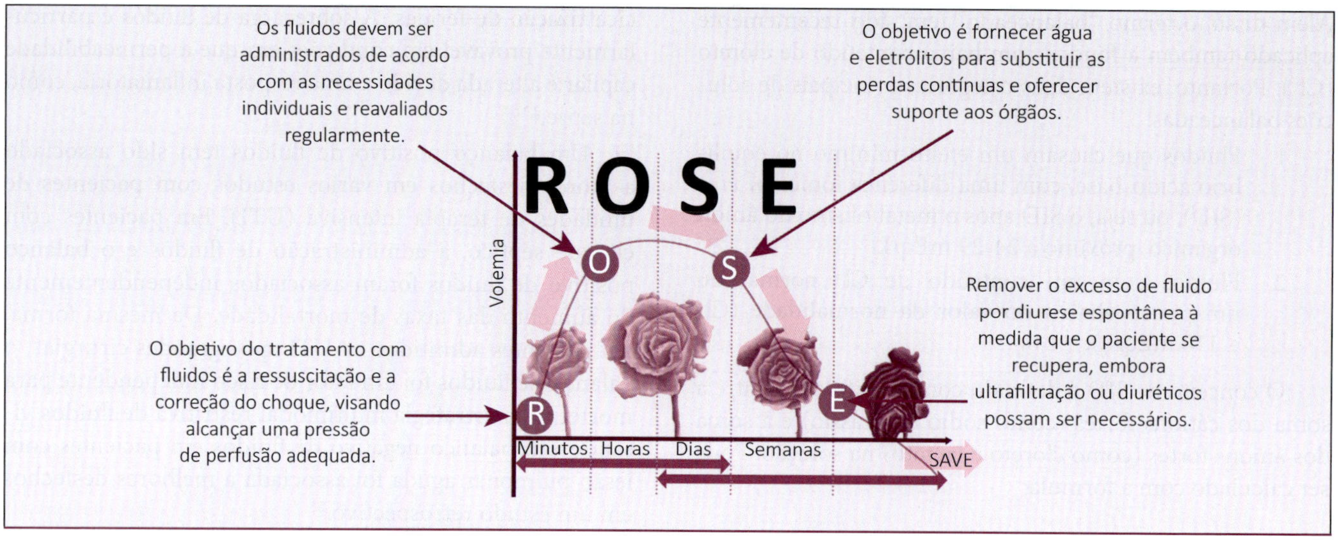

Figura 37.3. Fases da reposição de fluídos.

Fonte: Acervo da autoria.

Fase da ressuscitação com fluidos

■ Fase de ressuscitação

Na primeira fase, de ressuscitação, quando um paciente apresenta choque circulatório, o objetivo do tratamento é a ressuscitação e a correção do choque, alcançando uma pressão de perfusão adequada.

O estudo ROSE sugere administrar um *bolus* de fluidos rapidamente (embora a quantidade exata possa variar, geralmente 3-4 mL/kg administrados ao longo de 10 a 15 minutos e repetidos quando necessário), normalmente associado ao uso de vasopressores. Paralelamente, devem ser realizados procedimentos de emergência para resolver qualquer causa subjacente óbvia, com monitoramento hemodinâmico iniciado. Nessa fase, o objetivo é uma gestão de fluidos adequada e direcionada desde o início: o balanço de fluidos deve ser positivo.[22]

Já a *guideline* do *Surviving Sepsis Campaign* recomenda administrar 30 mL/kg de fluidos na primeira hora para todos os pacientes. Entretanto, isso pode levar a uma ressuscitação excessiva ou insuficiente em alguns pacientes. Sendo assim, cada paciente precisa de uma abordagem individual e personalizada.

■ Fase de otimização

A fase de otimização começa quando o paciente não está mais em hipovolemia absoluta/relativa manifesta, mas ainda permanece hemodinamicamente instável. Alguma forma de monitoramento já estará em vigor.[22]

Os fluidos devem ser administrados de acordo com as necessidades individuais e reavaliados regularmente, por exemplo, usando técnicas de desafio com fluidos. Os desafios com fluidos devem ser realizados com cuidado, levando em consideração os quatro componentes essenciais:

1. Tipo de fluido (por exemplo, um cristaloide balanceado como o PlasmaLyte).
2. Taxa (100-200 mL ao longo de 10 minutos).
3. Objetivo (por exemplo, pressão arterial normal ou frequência cardíaca).
4. Limites (por exemplo, níveis elevados de pressão venosa central).

O objetivo dessa fase é otimizar e manter a perfusão e a oxigenação tecidual adequadas para prevenir e limitar danos aos órgãos.

O paciente deve ser cuidadosamente monitorado durante a fase de otimização: frequentemente, vários tipos de monitoramento (por exemplo, cateter arterial, ecocardiografia, pressão venosa central, gases sanguíneos arteriovenosos) são necessários para obter uma visão mais completa do *status* hemodinâmico do paciente.[22]

Embora a ressuscitação com base em pontos finais microcirculatórios deva resultar em melhora análoga na microcirculação, pode haver falta de coerência entre a macrocirculação e a microcirculação. Assim, os marcadores de hipoperfusão também devem incluir lactato, tempo de preenchimento capilar prolongado e escore de moteamento.[13,16,38]

■ Fase de estabilização

Uma vez que o paciente esteja estável, inicia-se a fase de estabilização, que evolui ao longo de dias. Nesta fase, o objetivo da gestão de fluidos é garantir água e eletrólitos para substituir as perdas contínuas e oferecer suporte aos órgãos. O alvo deve ser um balanço de fluidos zero ou ligeiramente negativo.

Vale destacar que, em estudos que sugerem um efeito prejudicial dos amidos, esses coloides foram administrados abundantemente também na fase de estabilização, ou seja, em uma fase que possivelmente não necessitava desses medicamentos.[22]

As soluções mais comuns são a albumina a 4%, 5% ou 20%. É uma solução relativamente cara e sua disponibilidade pode ser limitada em alguns países. Embora a ressuscitação com albumina tenha sido usada com algumas reservas, especialmente na fase aguda da ressuscitação por queimaduras, estudos fornecem dados promissores sobre o uso da albumina como terapia adjuvante na ressuscitação por queimaduras.[22]

Da mesma forma, a solução salina hipertônica tem sido usada há décadas na ressuscitação por queimaduras; teoricamente, ela expande o volume circulante por meio de um deslocamento de água intravascular. Os defensores afirmam que esse processo reduzirá o edema tecidual e diminuirá a taxa de complicações. No entanto, essa hipótese precisa ser confirmada por estudos adicionais.

■ Fase de deressuscitação

A fase final é a de evacuação ou deressuscitação, com o propósito de remover o excesso de fluidos. Isso será frequentemente alcançado por diurese espontânea à medida que o paciente se recupera, embora ultrafiltração ou diuréticos possam ser necessários. Vale notar que foi recentemente demonstrado que diuréticos podem favorecer o recrutamento da microcirculação, diminuindo as distâncias de difusão e melhorando a extração de oxigênio.[22]

Em conclusão, sugere-se, com base no que temos na literatura vigente, que, durante a fase de ressuscitação, o foco esteja na correção do choque e no restabelecimento da pressão de perfusão adequada. Na fase de otimização, a administração de fluidos deve ser ajustada conforme as necessidades individuais do paciente. A fase de estabilização busca manter um balanço hídrico neutro, enquanto a fase de deressuscitação envolve a remoção de fluido em excesso para evitar sobrecarga hídrica e seus efeitos deletérios.[24,39]

Fluidoterapia restritiva ou liberal?

Shapiro, N. *et al.* demonstraram, por um estudo clínico randomizado, a comparação de duas estratégias diferentes para o tratamento de pacientes com hipotensão provocada por sepse.[15] Um grupo recebeu uma abordagem restritiva, que prioriza o uso antecipado de vasopressores, e o outro grupo recebeu uma abordagem liberal, que enfatiza a administração de grandes volumes de fluidos antes da introdução de vasopressores. A pesquisa foi realizada em 60 hospitais nos Estados Unidos e incluiu um total de 1.563 pacientes.

Os resultados indicaram que não houve diferença significativa na taxa de mortalidade em 90 dias entre os grupos que seguiram as abordagens restritiva e liberal. No entanto, a estratégia restritiva resultou na administração de volumes menores de fluidos e no uso mais precoce e prolongado de vasopressores. Apesar da ausência de diferença na mortalidade, a abordagem restritiva foi associada a menos eventos adversos graves relacionados ao excesso de fluidos, como edema pulmonar.[15]

Em pacientes com hipotensão induzida por sepse, o uso precoce de vasopressores junto com uma abordagem restritiva de fluidos não levou a uma melhor taxa de sobrevivência quando comparado à estratégia liberal. Portanto, ambas as estratégias podem ser seguras, com a escolha entre elas devendo ser baseada nas características clínicas individuais do paciente.

Quando iniciar vasopressor?

Iniciar o uso de vasopressores no tratamento do choque é uma decisão crítica que deve ser baseada em avaliações clínicas detalhadas. Estudos sugerem que, se a hipotensão persistir apesar da administração adequada de fluidos (normalmente definida como PAM < 65 mmHg), é indicado iniciar vasopressores.[26,40,41] Em alguns casos, mesmo após a administração de fluidos, a pressão arterial pode permanecer abaixo do objetivo terapêutico, indicando a necessidade de vasopressores para melhorar a perfusão tecidual.

A norepinefrina é amplamente reconhecida como o vasopressor de primeira escolha no manejo do choque séptico, devido à sua eficácia em restaurar a pressão arterial com menor risco de taquicardia excessiva e arritmias quando comparada a outros agentes adrenérgicos.[26,40,41] A *Surviving Sepsis Campaign* recomenda fortemente o uso precoce de norepinefrina para alcançar a meta de PAM ≥ 65 mmHg, especialmente em pacientes que não respondem adequadamente à ressuscitação volêmica. Evidências recentes também sugerem que a administração precoce de norepinefrina, concomitantemente à reposição de fluidos, pode ajudar a evitar sobrecarga volêmica, melhorar a perfusão tecidual e estabilizar a pressão arterial de maneira mais eficaz.[26,40,41]

Além da norepinefrina, a vasopressina é frequentemente utilizada como uma terapia adjuvante, especialmente em doses de 0,03 U/min, com o objetivo de reduzir a necessidade de doses elevadas de vasopressores adrenérgicos. A vasopressina, ao atuar em receptores diferentes daqueles dos agentes adrenérgicos, como a norepinefrina, oferece uma vantagem significativa ao complementar o efeito vasopressor e minimizar os efeitos adversos associados a doses elevadas de norepinefrina.[26,40,41] A *Surviving Sepsis Campaign* também recomenda a adição de vasopressina em pacientes que requerem doses elevadas de norepinefrina para manter a PAM-alvo, como forma de reduzir a toxicidade associada aos agentes adrenérgicos.

Embora o uso precoce de vasopressores seja uma estratégia promissora, ainda há muitas perguntas sem resposta sobre o momento ideal para iniciá-los e a quantidade ideal de fluidos a ser administrada. A personalização do tratamento, considerando as características específicas de cada paciente e monitorando continuamente a resposta hemodinâmica, é essencial para o sucesso terapêutico.

Importância do monitoramento contínuo

O monitoramento contínuo desempenha um papel crucial no manejo de pacientes críticos, oferecendo uma avaliação dinâmica e permitindo a detecção precoce de alterações no estado clínico. Esse acompanhamento em tempo real facilita ajustes rápidos no tratamento, como a administração de fluidos e vasopressores, e é fundamental para a personalização das estratégias terapêuticas.[27,42,43]

Além disso, o monitoramento contínuo ajuda a prevenir complicações ao identificar sinais precoces, possibilitando intervenções rápidas. Essa abordagem orienta decisões clínicas e melhora a eficácia das intervenções terapêuticas. Como resultado, contribui significativamente para a melhoria dos desfechos clínicos, reduzindo as taxas de mortalidade e morbidade. Em última análise, a prática de monitoramento contínuo é essencial para otimizar o tratamento e avaliar a resposta das terapias, garantindo um manejo mais eficaz e seguro dos pacientes críticos.[43]

Em um estudo com pacientes com sepse, Velissaris *et al.* mostraram que altos níveis de saturação venosa mista de oxigênio (SvO_2) não excluem a resposta ao volume de fluidos. A SvO_2 é assumida como um reflexo do equilíbrio entre a entrega arterial de oxigênio (DO_2) e o consumo de oxigênio (VO_2), assumindo que a saturação arterial de oxigênio (SaO_2) está normal.[25,27]

No entanto, a interpretação da SvO_2 e suas mudanças em estados de choque deve ser feita com cautela por pelo menos quatro razões:

1. Em qualquer estado de choque, a demanda de oxigênio excede o VO_2 por definição, de modo que a SvO_2 não pode refletir o equilíbrio entre DO_2 e a demanda de oxigênio, sendo mais bem avaliada por marcadores de metabolismo anaeróbico, como o nível de lactato no sangue.
2. Como a dependência VO_2/DO_2 é um padrão característico dos estados de choque, qualquer aumento no DO_2 durante a ressuscitação será associado a um aumento simultâneo no VO_2, resultando em um aumento pequeno ou nenhum aumento na SvO_2 até que um DO_2 crítico seja alcançado.
3. A utilização de oxigênio nos tecidos está prejudicada na sepse; portanto, o VO_2 pode diminuir em relação à demanda de oxigênio, mesmo que o DO_2 esteja normal ou alto.
4. Devido à relação hiperbólica entre SvO_2 e o débito cardíaco, a SvO_2 não deve mudar muito em resposta a um aumento no débito cardíaco em casos de estados de choque hiperdinâmico.

A saturação de oxigênio SvO_2 tem sido amplamente utilizada como um indicador do equilíbrio entre demanda global de oxigênio e fornecimento de oxigênio, com um valor de corte de 70% sendo adotado como um objetivo na ressuscitação precoce. No entanto, estudos recentes questionam se a SvO_2 igual ou superior a 70% deve ser a meta da ressuscitação inicial. Perseguir a normalização da SvO_2 pode, de fato, ter efeitos adversos, e torna-se desafiador determinar quando interromper a ressuscitação para evitar a sobrecarga.[25,27]

Moore *et al.* sugeriram a revisão do conceito de terapia dirigida a metas precoces, defendendo a inclusão da restauração da perfusão periférica na ressuscitação inicial. Com o avanço das técnicas médicas, a avaliação quantitativa da perfusão tecidual periférica tornou-se comum na prática clínica.[44]

O índice de perfusão periférica (PI), que reflete mudanças na perfusão periférica e hipovolemia central, tem se mostrado um indicador confiável e precoce do sucesso de bloqueios regionais. Um valor de PI abaixo de 1,4 é considerado altamente sensível para identificar perfusão periférica anormal em pacientes críticos. Embora alguns estudos usem esse valor de PI anormal como um gatilho para iniciar o tratamento, não está claro se uma correção total do PI é necessária.[44]

A perda de perfusão no tecido periférico durante o choque é um mecanismo de proteção para os órgãos vitais. Presume-se que o tecido periférico seja o primeiro a ser sacrificado durante o choque e o último a ser reperfundido na ressuscitação. Assim, a hipótese é de que haja um valor crítico de PI relacionado à mortalidade, funcionando como um limite seguro.

Esses resultados estão bastante alinhados com a fisiologia básica e merecem discussão. Assim, a responsividade à pré-carga é, por definição, um conceito diferente do equilíbrio global entre o consumo de oxigênio (VO_2) e a oferta de oxigênio (DO_2), e, consequentemente, da saturação venosa de oxigênio (SvO_2).[25,44,45]

Vale ressaltar a evolução e a eficácia da terapia de ressuscitação guiada por metas no manejo do choque séptico, desde sua introdução em 2001, incorporada às diretrizes da *Surviving Sepsis Campaign*, com a proposta de otimizar a ressuscitação por meio de monitoramento invasivo de variáveis hemodinâmicas, como a PVC e a $ScvO_2$.[46] No entanto, estudos recentes, incluindo os ensaios ProCESS, ARISE e ProMISe, não encontraram redução significativa na mortalidade com a implementação da ressuscitação guiada por metas em comparação com os cuidados usuais. Esses estudos questionaram a eficácia de direcionar a ressuscitação com base em medidas estáticas de PVC e $ScvO_2$.[13,44,47]

Dessa forma, mostra-se relevante a importância de métodos dinâmicos como o DC. São discutidas alternativas ao monitoramento tradicional, como índices dinâmicos de responsividade a fluidos, a manobra de elevação passiva das pernas e o uso de ultrassom para avaliação do volume intravascular.[4,39,47]

A avaliação da responsividade ao volume por meio de ultrassonografia cardíaca é uma técnica cada vez mais utilizada para orientar a terapia com fluidos em pacientes críticos. Um paciente é considerado responsivo a fluidos quando a função do ventrículo esquerdo está na parte ascendente da curva de Frank-Starling. Nessa fase, a administração adicional de fluidos pode aumentar o débito cardíaco. No entanto, se os fluidos são administrados além desse ponto, o débito cardíaco não aumenta mais, e o risco de sobrecarga de volume se agrava.

O desafio de prova volêmica consiste na administração de um *bolus* de 100 a 500 mL de cristaloides durante 10 a 30 minutos. Em contraste, a elevação passiva das pernas funciona como um "desafio de fluidos" autônomo, aumentando a pré-carga cardíaca. Ambas as técnicas utilizam um monitor de débito cardíaco por ultrassom para avaliar a responsividade ao volume com base na posição do paciente na curva de Frank-Starling. Um paciente é considerado responsivo a fluidos, se o débito cardíaco aumentar em pelo menos 10% a 15% após o desafio de fluidos.[42,47]

A monitorização contínua de variáveis como o DC, $ScvO_2$ e PVC é crucial para ajustar a meta de PAM de maneira mais precisa. A combinação desses parâmetros permite uma abordagem personalizada, guiando as intervenções para alcançar a melhor perfusão tecidual com o mínimo de complicações.[10,38,44,48,49]

$$SvO_2 = SaO_2 - \left[\frac{VO_2}{(\text{débito cardíaco} \times \text{Hb} \times 1{,}34)} \right]$$

Metas metabólicas

Controle glicêmico

O manejo glicêmico dos pacientes internados em UTI tem se consolidado como um componente crítico na abordagem clínica desses pacientes. Em cenários de choque, sepse e outras condições críticas, o controle da glicemia é essencial para otimizar os desfechos clínicos e minimizar complicações.

Nas últimas décadas, o foco no controle glicêmico intensivo tem se intensificado, impulsionado por evidências que sugerem que a manutenção de níveis glicêmicos normais pode melhorar os resultados clínicos. Estudos iniciais indicaram que o controle estrito da glicose poderia reduzir a mortalidade e as complicações infecciosas em pacientes críticos. No entanto, a prática de controle glicêmico intensivo não é isenta de controvérsias e desafios.[50-52]

Enquanto o controle glicêmico continua a ser um aspecto fundamental do manejo de pacientes críticos, é crucial avaliar cuidadosamente a abordagem a ser adotada, considerando as necessidades específicas de cada paciente e os riscos associados ao controle intensivo.[53]

O estudo NICE-SUGAR investigou os efeitos do controle glicêmico intensivo comparado ao controle convencional em pacientes críticos em unidades de terapia intensiva. Foram incluídos mais de 6.000 pacientes, divididos em dois grupos: um com meta glicêmica abaixo de 110 mg/dL (controle intensivo) e outro com meta abaixo de 180 mg/dL (controle convencional). O objetivo principal era avaliar a mortalidade em 90 dias e outras complicações associadas ao controle glicêmico.[52]

Os resultados mostraram que não houve diferença significativa na taxa de mortalidade entre os dois grupos. Entretanto, o grupo com controle glicêmico intensivo apresentou mais episódios de hipoglicemia grave. Esses achados sugerem que estratégias de controle glicêmico menos rigorosas podem ser mais seguras e igualmente eficazes. Estudos subsequentes confirmaram essa hipótese, demonstrando que um controle glicêmico mais moderado pode ser eficaz e menos arriscado, especialmente devido ao risco aumentado de hipoglicemia grave com abordagens mais agressivas.[53,54]

Correção da acidose metabólica no manejo inicial

A correção da acidose metabólica é um componente fundamental no manejo de pacientes críticos em UTI. A acidose metabólica, caracterizada pela diminuição do pH sanguíneo devido a um excesso de ácidos ou à perda de bicarbonato, pode resultar em insuficiência renal, choque séptico e distúrbios endocrinometabólicos.[55-57]

Embora a administração de bicarbonato possa melhorar temporariamente o pH sanguíneo, sua eficácia na redução da mortalidade não é clara. O uso de bicarbonato deve ser cuidadosamente ponderado, especialmente em situações de acidose metabólica associada a distúrbios hemodinâmicos graves. O tratamento deve focar na causa subjacente da acidose, e a correção com bicarbonato deve ser considerada apenas quando há uma indicação clara de seus benefícios.[34,58]

A administração de bicarbonato de sódio pode ser indicada em situações específicas, como acidose metabólica grave com sinais de comprometimento hemodinâmico, mas o tratamento primário deve sempre ser direcionado à correção das causas subjacentes da acidose. O uso do bicarbonato, portanto, deve ser considerado com cautela, sendo uma ferramenta adjuvante, em vez de uma solução primária.

Correção de distúrbios eletrolíticos

O manejo dos desequilíbrios eletrolíticos é crucial no tratamento de pacientes críticos em UTI. Eletrólitos como potássio, cálcio, magnésio e sódio desempenham papéis essenciais na regulação da estabilidade hemodinâmica e no equilíbrio metabólico do organismo.

É importante destacar a relevância das alterações eletrolíticas no paciente grave, conforme ilustrado na **Tabela 1**. A literatura aborda de maneira abrangente as estratégias para o manejo de desequilíbrios eletrolíticos na UTI, enfatizando a importância do tratamento adequado e da monitoração cuidadosa para prevenir complicações e melhorar a estabilidade hemodinâmica dos pacientes. Correções rápidas desses eletrólitos podem causar alterações fatais.[57] A **Tabela 37.1**, resume os principais distúrbios eletrolíticos dos pacientes clínicos e as respectivas consequências clínicas deles.

Metas de oxigenação e ventilação

A gestão das metas de oxigenação e ventilação é fundamental na UTI para assegurar níveis adequados de PaO_2 (pressão parcial de oxigênio arterial) e SaO_2 (saturação de oxigênio), garantindo a oferta adequada de oxigênio aos tecidos e prevenindo a hipoxia.[42]

Vicent *et al.*, em 2018, demonstraram que a titulação da PaO_2 deve ser realizada com base nas necessidades metabólicas individuais e nas condições clínicas específicas, enquanto a SaO_2 deve ser mantida geralmente acima de 90% para otimizar a oxigenação tecidual e evitar complicações associadas à hipoxemia, como disfunção orgânica e falência multissistêmica.[8]

Tabela 37.1 Principais distúrbios eletrolíticos do paciente crítico e repercussão clínica

Distúrbio	Repercussões clínicas
Hipocalemia	Fraqueza muscular, arritmias cardíacas e disfunção neuromuscular. As causas incluem perda gastrointestinal, uso de diuréticos e distúrbios hormonais.
Hipercalemia	Arritmias fatais e fraqueza muscular. As causas comuns incluem insuficiência renal, lesão muscular e uso de medicamentos como inibidores da enzima conversora de aldosterona.
Hipocalcemia	Espasmos musculares, tetania e arritmias cardíacas. Pode ser causada por hipoparatireoidismo, deficiência de vitamina D ou disfunção renal.
Hipercalcemia	Fraqueza, confusão e disfunção renal. As causas incluem hiperparatireoidismo primário e malignidades.
Hipomagnesemia	Arritmias cardíacas, fraqueza muscular e convulsões. É frequentemente associada a alcoolismo, má absorção e uso de diuréticos.
Hipermagnesemia	Pode ocorrer em pacientes com insuficiência renal e pode levar a hipotensão, depressão respiratória e paralisia muscular.
Hiponatremia	Edema cerebral, confusão e convulsões. As causas incluem excesso de água, síndrome da secreção inadequada de hormônio antidiurético (SIADH) e insuficiência renal.
Hipernatremia	Desidratação celular, convulsões e coma. É frequentemente causada por perda de água livre, insuficiência renal e uso inadequado de soluções salinas.

Fonte: Desenvolvida pela autoria.

A literatura atual destaca a ventilação mecânica (VM) como uma estratégia importante, devendo ser ajustada para prevenir hipoxemia e hiperoxia no paciente crítico. A hipoxemia pode levar a uma série de complicações graves, incluindo disfunção orgânica, acidose metabólica pela produção excessiva de ácido lático, alterações neurológicas e comprometimento cardiovascular.[59-61] Além disso, a hipoxemia pode causar isquemia e dano tecidual, afetando particularmente órgãos vitais como cérebro, coração e rins. Por outro lado, a hiperoxia também apresenta efeitos adversos, como a produção de radicais livres e espécies reativas de oxigênio (ERO), resultando em danos oxidativos aos tecidos e inflamação pulmonar.

Portanto, é crucial manter um equilíbrio adequado entre hipoxemia e hiperoxia, ajustando cuidadosamente a ventilação e a administração de oxigênio com base em monitoramento contínuo e avaliações clínicas. A ventilação protetora e a gestão criteriosa da oxigenação são essenciais para melhorar os resultados clínicos e minimizar complicações associadas a esses desequilíbrios.[59-61]

Amato *et al.* demonstraram que o ajuste da VM é essencial para a função respiratória adequada em pacientes com insuficiência respiratória aguda. A abordagem protetora da ventilação, utilizando volumes correntes baixos (6-8 mL/kg de peso corporal predito) e adequação das pressões de platô, é uma estratégia estabelecida para evitar barotrauma e volutrauma.[59] Ajustes finos na ventilação são necessários para evitar hipercapnia e hipocapnia, condições que podem prejudicar a homeostase ácido-base e comprometer as funções respiratória e cardiovascular.[59]

A ventilação com pressão positiva e o uso de modos de suporte ventilatório devem ser ajustados conforme a dinâmica respiratória do paciente, buscando o equilíbrio entre a ventilação alveolar adequada e a proteção pulmonar.[62]

Metas terapêuticas personalizadas

O manejo do choque exige uma abordagem altamente individualizada, que considere as características específicas de cada paciente, incluindo a etiologia do choque, comorbidades e a resposta terapêutica ao longo do tempo. É crucial entender que uma abordagem uniforme pode não ser adequada para todos os casos. A personalização das metas terapêuticas baseia-se em uma avaliação contínua e dinâmica do estado clínico do paciente, garantindo que as intervenções sejam ajustadas conforme necessário para otimizar a perfusão tecidual e prevenir danos orgânicos.

Individualização das metas de acordo com a etiologia do choque

Cada tipo de choque, seja distributivo, cardiogênico, hipovolêmico ou obstrutivo apresenta uma fisiopatologia distinta que requer intervenções específicas. No choque séptico, por exemplo, a principal meta é restaurar o tônus vascular por meio do uso de vasopressores, enquanto no choque cardiogênico, a prioridade é a otimização da função ventricular, frequentemente utilizando inotrópicos para melhorar a contratilidade miocárdica. Estudos, como o de Asfar *et al.* (2014), sugerem que pacientes com hipertensão crônica podem-se beneficiar de metas de PAM mais elevadas, enquanto outros pacientes podem necessitar de alvos hemodinâmicos diferentes para evitar hipoperfusão.[16,20,27]

Consideração das comorbidades

As comorbidades desempenham um papel fundamental na determinação das metas terapêuticas. Pacientes com hipertensão crônica, por exemplo, podem necessitar de uma PAM mais elevada para manter uma perfusão adequada devido à sua autorregulação vascular ajustada a níveis mais altos de pressão arterial. Pacientes com insuficiência renal ou hepática podem exigir uma abordagem mais cuidadosa em relação à reposição volêmica e ao uso de vasopressores para evitar sobrecarga hídrica e danos adicionais aos órgãos.[2,27]

Outro aspecto importante é a consideração da pressão arterial basal do paciente antes do choque. Conforme discutido por Gershengorn *et al.*, pacientes com pressão arterial basal naturalmente baixa apresentam maiores desafios no manejo com vasopressores, necessitando de doses mais altas e por mais tempo, o que pode aumentar a mortalidade e a permanência na UTI.[63] A individualização da meta de PAM nesses casos pode significar a adoção de alvos mais baixos de PAM, em torno de 55 mmHg, em vez dos 65 mmHg comumente recomendados, evitando assim os potenciais efeitos adversos do uso excessivo de vasopressores.[63]

Adaptação ao estado clínico dinâmico do paciente

O estado clínico do paciente em choque é dinâmico e pode evoluir rapidamente, exigindo ajustes frequentes nas metas terapêuticas. A monitorização contínua de parâmetros hemodinâmicos, como débito cardíaco, $ScvO_2$, PVC e lactato, é essencial para guiar essas adaptações. A combinação desses parâmetros com a avaliação clínica permite uma abordagem verdadeiramente personalizada, garantindo que as intervenções sejam ajustadas em tempo real para maximizar a eficácia terapêutica e minimizar complicações.[49,64,65]

Estudos como o ANDROMEDA-SHOCK e o CENSER destacam a importância de estratégias de ressuscitação guiadas por metas específicas que consideram não apenas a PAM, mas também indicadores de perfusão tecidual, como o tempo de enchimento capilar e o *clearance* de lactato. Essas abordagens, que incorporam variáveis dinâmicas e específicas do paciente, demonstraram reduzir a disfunção orgânica e melhorar a estabilização hemodinâmica.[4,5]

Personalização das metas de oxigenação e fluidoterapia

Além das metas de PAM, a personalização dos alvos de oxigenação também tem ganhado destaque. Estudos recentes, como o de Buell *et al.*, demonstram que as metas de SpO_2 devem ser adaptadas às características individuais dos pacientes, especialmente em situações onde há lesão cerebral ou sepse.[66] O uso de modelos preditivos com base em *machine learning* mostrou que o ajuste das metas de oxigenação com base nas características individuais pode reduzir significativamente a mortalidade em pacientes criticamente enfermos.[66]

O conceito de personalização também se estende ao manejo dos fluidos. O modelo conceitual R.O.S.E., descrito por Malbrain *et al.*, propõe uma abordagem dinâmica para a terapia com fluidos, que inclui as fases de Ressuscitação, Otimização, Estabilização e Evacuação. Esta abordagem sugere que a administração de fluidos deve ser cuidadosamente ajustada para cada paciente, considerando a permeabilidade endotelial e o risco de sobrecarga de fluidos, especialmente em pacientes sépticos.[66] A deressuscitação ativa, como sugerido na fase de Evacuação do modelo R.O.S.E., é uma estratégia essencial para evitar complicações relacionadas ao excesso de fluidos e melhorar os resultados clínicos.[66]

O estabelecimento de metas terapêuticas personalizadas no manejo do choque é essencial para otimizar os resultados. A consideração das características individuais, como pressão arterial basal, comorbidades e a resposta inicial ao tratamento, deve guiar a definição de alvos hemodinâmicos e o uso de vasopressores, fluidos e oxigênio. A aplicação de tecnologias avançadas, como modelos preditivos e a monitorização contínua, pode melhorar ainda mais a precisão dessas intervenções, adaptando-as às necessidades específicas de cada paciente crítico.

Metas de comunicação e tomada de decisão

Coordenação da equipe multidisciplinar

A coordenação multidisciplinar em UTI é crucial para a qualidade do atendimento, e uma comunicação clara entre todos os membros da equipe desempenha um papel fundamental nesse processo. A literatura destaca que a colaboração entre médicos, enfermeiros, farmacêuticos, nutricionistas e outros profissionais é essencial para a gestão bem-sucedida dos pacientes críticos.[67-69]

Weller *et al.* (2014) enfatizaram que a comunicação eficaz entre os membros da equipe está associada a melhores desfechos clínicos e maior satisfação dos pacientes.[69] A falta de comunicação pode levar a erros médicos, atrasos no tratamento e, consequentemente, a uma piora nos resultados dos pacientes. Para evitar esses problemas, é fundamental estabelecer protocolos de comunicação claros e utilizar ferramentas como reuniões diárias de equipe e registros eletrônicos de saúde para garantir que todas as informações pertinentes sejam compartilhadas de maneira eficiente.[69]

The *Joint Commission Journal on Quality and Patient Safety* complementa essa visão, destacando que a comunicação ineficaz pode criar barreiras entre os membros da equipe e impactar negativamente a tomada de decisões.[70] Recomenda-se a implementação de treinamentos específicos para melhorar as habilidades de comunicação e promover um ambiente de trabalho colaborativo. A formação contínua e o desenvolvimento de estratégias para a comunicação interprofissional são essenciais para minimizar conflitos e promover uma abordagem integrada no cuidado ao paciente.[70]

Além disso, é bem estabelecido a importância da liderança e da coordenação dentro da equipe de UTI. Líderes eficazes desempenham um papel crucial em garantir que a comunicação flua adequadamente entre todos os membros da equipe. Os líderes devem facilitar reuniões regulares, encorajar *feedback* e criar um ambiente onde todos se sintam à vontade para compartilhar informações e preocupações.[67,71]

Em resumo, uma comunicação clara e eficaz entre todos os membros da equipe de UTI é essencial para garantir uma coordenação adequada, otimizar a gestão dos pacientes críticos e melhorar os desfechos clínicos. Investir em treinamentos, estabelecer protocolos de comunicação e promover uma cultura de colaboração são passos cruciais para alcançar esses objetivos.

Tomada de decisão compartilhada

A tomada de decisão compartilhada é um componente essencial no manejo de pacientes críticos na UTI. Esse processo envolve a colaboração ativa entre a equipe médica, os pacientes (quando possível) e suas famílias para garantir que as decisões de tratamento sejam alinhadas com os valores, preferências e expectativas dos envolvidos. Em situações de alta complexidade e incerteza, como no contexto do choque, a abordagem compartilhada na tomada de decisão promove transparência, confiança e adesão ao plano terapêutico.[70]

A literatura enfatiza que a tomada de decisão compartilhada é particularmente relevante em cuidados intensivos, onde as escolhas terapêuticas podem ter implicações significativas para a qualidade de vida e os desfechos dos pacientes. Estudos demonstram que a participação ativa dos pacientes e de suas famílias no processo de decisão pode melhorar a satisfação com os cuidados recebidos, reduzir o arrependimento em decisões tomadas e aumentar a conformidade com o tratamento.[48,70]

No entanto, a implementação eficaz da tomada de decisão compartilhada exige habilidades de comunicação avançadas por parte dos profissionais de saúde. É essencial que os membros da equipe sejam capazes de explicar claramente as opções de tratamento, os riscos e benefícios associados, e as possíveis evoluções do quadro clínico. Ferramentas de apoio à decisão, como gráficos, diagramas e modelos de prognóstico, podem facilitar a compreensão e o envolvimento dos pacientes e familiares nas discussões.[71]

Além disso, a tomada de decisão compartilhada deve ser conduzida de maneira ética, respeitando a autonomia do paciente e garantindo que as decisões sejam com base em informações precisas e na melhor evidência disponível. Em casos que o paciente está incapacitado de participar ativamente, a equipe deve colaborar estreitamente com os representantes legais ou familiares para garantir que as decisões reflitam os melhores interesses do paciente.

Em resumo, a tomada de decisão compartilhada é um processo colaborativo que fortalece a relação entre a equipe de saúde, os pacientes e suas famílias. Quando bem implementada, contribui para uma abordagem de cuidado centrada no paciente, melhorando os desfechos clínicos e a satisfação com o tratamento. Promover uma cultura de decisão compartilhada na UTI não apenas reforça o papel da equipe multidisciplinar, mas também assegura que o cuidado prestado seja alinhado com os valores e desejos dos pacientes.

Metas de reavaliação e ajustes

A reavaliação contínua e os ajustes dinâmicos das metas terapêuticas são elementos cruciais no manejo de pacientes em estado de choque. O choque é uma condição clínica complexa e evolutiva, em que as necessidades hemodinâmicas e metabólicas do paciente podem mudar rapidamente ao longo do tempo. Portanto, as metas estabelecidas durante a fase inicial de ressuscitação precisam ser revisadas e ajustadas conforme a resposta ao tratamento e a evolução clínica do paciente.

Reavaliação contínua

A reavaliação contínua é essencial para garantir que as metas iniciais estabelecidas estejam alinhadas com a condição clínica atual do paciente. A monitorização contínua de parâmetros como débito cardíaco, $ScvO_2$, lactato e tempo de enchimento capilar permite uma avaliação precisa da resposta do paciente ao tratamento e a detecção precoce de sinais de deterioração ou melhora.[9,10,64]

A literatura destaca que o ajuste das metas terapêuticas deve ser com base em dados objetivos e em uma avaliação clínica detalhada. Por exemplo, Kattan *et al.* (2020) sugerem que a abordagem com base na normalização de lactato pode não ser adequada para todos os pacientes, especialmente em casos em que o tempo de enchimento capilar permanece alterado, indicando hipoperfusão persistente.[72] Nesses casos, a reavaliação e o ajuste das metas são fundamentais para evitar intervenções desnecessárias e potencialmente prejudiciais.[72]

Adaptação ao longo do tempo

O manejo do choque exige uma abordagem dinâmica e adaptativa, em que as metas terapêuticas são ajustadas de acordo com as mudanças no quadro clínico do paciente. As fases de ressuscitação, otimização, estabilização e evacuação, descritas no modelo R.O.S.E. de Malbrain *et al.*, oferecem uma estrutura para guiar esses ajustes ao longo do tempo. Durante a fase de estabilização, por exemplo, as metas podem mudar de uma abordagem agressiva para uma mais conservadora, focando na prevenção de sobrecarga hídrica e no suporte hemodinâmico sustentado.[23,36]

Estudos como o de Asfar *et al.* (2014) também reforçam a importância de ajustar as metas de pressão arterial média (PAM) ao longo do tempo, especialmente em pacientes com comorbidades como hipertensão crônica, em que metas mais elevadas de PAM podem ser necessárias inicialmente, mas podem ser ajustadas à medida que a estabilidade hemodinâmica é alcançada.[20]

Integração de novas informações clínicas

A reavaliação contínua permite a integração de novas informações clínicas, que podem surgir com o progresso da doença ou com a introdução de novos dados de monitoramento. Essa flexibilidade é essencial para adaptar o tratamento às necessidades emergentes do paciente, garantindo uma abordagem de cuidado realmente centrada no paciente.

A reavaliação contínua e os ajustes dinâmicos das metas são elementos centrais no manejo eficaz do choque. Uma abordagem que se adapta às mudanças no quadro clínico e que integra novas informações, garante que as intervenções sejam sempre direcionadas e apropriadas, otimizando os resultados para os pacientes.

Conclusão

Este capítulo destacou a importância de estabelecer metas claras e bem definidas no manejo inicial do choque, considerando a diversidade de situações clínicas e as respostas individuais dos pacientes. A adoção de metas SMART (específicas, mensuráveis, atingíveis, relevantes e temporais) proporciona uma estrutura sólida para orientar intervenções terapêuticas eficazes, garantindo que as ações tomadas sejam direcionadas e adaptáveis às necessidades dinâmicas dos pacientes críticos.

A personalização das metas terapêuticas, levando em consideração a etiologia do choque, as comorbidades e a resposta ao tratamento, é essencial para otimizar a perfusão tecidual e prevenir a falência orgânica. A flexibilidade no ajuste dessas metas, conforme o estado clínico evolui, foi enfatizada como um componente vital para o sucesso no manejo do choque.

Adicionalmente, o uso de tecnologias avançadas e de estratégias de monitorização contínua possibilita intervenções mais precisas e eficazes, adaptando-se às necessidades específicas de cada paciente. Ao equilibrar a necessidade de alcançar metas terapêuticas com a individualização do tratamento, é possível melhorar significativamente os desfechos clínicos e reduzir a mortalidade em pacientes críticos.

Essa abordagem integrada e personalizada reflete o progresso no entendimento e na gestão do choque, ressaltando a importância de uma prática clínica que se adapte às variáveis individuais de cada caso.

Referências bibliográficas

1. Tølløfsrud S, Elgjo GI, Prough DS, Williams CA, Traber DL, Kramer GC. The dynamics of vascular volume and fluid shifts of lactated Ringer's solution and hypertonic-saline-dextran solutions infused in normovolemic sheep. Anesth Analg. 2001;93(4):823-31.
2. Arabi YM, Belley-Cote E, Carsetti A, De Backer D, Donadello K, Juffermans NP, et al. European Society of Intensive Care Medicine clinical practice guideline on fluid therapy in adult critically ill patients. Part 1: the choice of resuscitation fluids. Intensive Care Med. 2024;50(6):813-31.
3. Seitz KP, Qian ET, Semler MW. Intravenous fluid therapy in sepsis. Nutr Clin Pract. 2022;37(5):990-1003.
4. Glenn Hernández, MD, PhD1; Gustavo A. Ospina-Tascón, MD, PhD2; Lucas Petri Damiani Ms et al. Effect of a Resuscitation Strategy Targeting Peripheral Perfusion Status vs Serum Lactate Levels on 28-Day Mortality Among Patients With Septic Shock The ANDROMEDA-SHOCK Randomized Clinical Trial. JAMA 2019;321(7):654-664.
5. Permpikul C, Tongyoo S, Viarasilpa T, Trainarongsakul T, Chakorn T, Udompanturak S. Early use of norepinephrine in septic shock resuscitation (CENSER) a randomized trial. Am J Respir Crit Care Med. 2019;199(9):1097-105.
6. Ogbeiwi O. Ogbeiwi, O. (2017). Why written objectives need to be really SMART. Br J Healthcare Management. 2017;23(7):324-336.
7. Myburgh JA, Mythen MG. Resuscitation fluids. N Engl J Med. 2013;369(13):1243-1251.
8. Malbrain MLNG, Marik PE, Witters I, Cordemans C, Kirkpatrick AW, Roberts DJ, et al. Fluid overload, de-resuscitation, and outcomes in critically ill or injured patients: a systematic review with suggestions for clinical practice. Anaesthesiol Intensive Ther [Internet]. 2014;46(5):361–80.
9. Osman D, Ridel C, Ray P, Monnet X, Anguel N, Richard C, et al. Cardiac filling pressures are not appropriate to predict hemodynamic response to volume challenge. Crit Care Med. 2007;35(1):64-8.
10. Parker MM. Goals for fluid resuscitation: A real challenge. Crit Care Med. 2007;35(1):295-6.
11. Hahn RG. Arterial pressure and the rate of elimination of crystalloid fluid. Anesth Analg. 2017;124(6):1824-33.
12. Myburgh JA, Mythen MG. Resuscitation fluids. N Engl J Med [Internet]. 2013;369(13):1243-51.
13. ARISE Investigators; ANZICS Clinical Trials Group; Peake SL, Delaney A, Bailey M, Bellomo R, Cameron PA, Cooper DJ, et al. Goal-directed resuscitation for patients with early septic shock. N Engl J Med. 2014;371(16):1496-506.
14. Grocott MPW, Hamilton MA. Resuscitation fluids. Vox Sang. 2002;82(1):1-8.
15. National Heart, Lung, and Blood Institute Prevention and Early Treatment of Acute Lung Injury Clinical Trials Network; Shapiro NI, Douglas IS, Brower RG, Brown SM, Exline MC, et al. Early Restrictive or Liberal Fluid Management for Sepsis-Induced Hypotension. N Engl J Med. 2023;388(6):499-510.
16. Asfar P, Meziani F, Hamel JF, Grelon F, Megarbane B, Anguel N, et al. High versus low blood-pressure target in patients with septic shock. N Engl J Med. 2014;370(17):1583-93.
17. Vincent JL, Nielsen ND, Shapiro NI, Gerbasi ME, Grossman A, Doroff R, et al. Mean arterial pressure and mortality in patients with distributive shock: a retrospective analysis of the MIMIC-III database. Ann Intensive Care. 2018;8(1).
18. Dünser MW, Takala J, Ulmer H, Mayr VD, Luckner G, Jochberger S, et al. Arterial blood pressure during early sepsis and outcome. Intensive Care Med. 2009;35(7):1225-33.
19. Grand J, Møller JE, Hassager C, Schmidt H, Mølstrøm S, Boesgaard S, et al. Impact of blood pressure targets on central hemodynamics during intensive care after out-of-hospital cardiac arrest. Resuscitation. 2024;194:110094.
20. Leone M, Asfar P, Radermacher P, Vincent JL, Martin C. Optimizing mean arterial pressure in septic shock: A critical reappraisal of the literature. Crit Care. 2015;19(1):1-7.
21. Lang RM, Badano LP, Mor-Avi V, Afilalo J, Armstrong A, Ernande L, et al. Recommendations for Cardiac Chamber Quantification by Echocardiography in Adults: An Update from the American Society of Echocardiography and the European Association of Cardiovascular Imaging. J Am Soc Echocardiogr. 2015;28:1-39.e14.
22. Rivers E, Nguyen B, Havstad S, Ressler J, Muzzin A, Knoblich B, et al. Early Goal-Directed Therapy in the Treatment of Severe Sepsis and Septic Shock. N Engl J Med. 2001;345(19):1368-77.
23. Malbrain MLNG, Langer T, Annane D, Gattinoni L, Elbers P, Hahn RG, et al. Intravenous fluid therapy in the perioperative and critical care setting: Executive summary of the International Fluid Academy (IFA). Ann Intensive Care. 2020;10(1).
24. Thooft A, Favory R, Salgado DR, Taccone FS, Donadello K, De Backer D, et al. Effects of changes in arterial pressure on organ perfusion during septic shock. Crit Care. 2011;15(5):5-12.
25. Öveges N, László I, Tánczos K, Németh M, Lebák G, Tudor-Drobjewski BA, et al. Mean arterial pressure targeted fluid resuscitation may lead to fluid overload: A bleeding-resuscitation animal experiment. PLoS One. 2018;13(6):1-11.
26. Carlos Sanchez E, Pinsky MR, Sinha S, Mishra RC, Lopa AJ, Chatterjee R. Fluids and Early Vasopressors in the Management of Septic Shock: Do We Have the Right Answers Yet? J Crit Care Med. 2023;9(3):138-47.
27. Monnet X, Lai C, Teboul JL. How I personalize fluid therapy in septic shock? Crit Care. 2023;27(1):1-11.
28. Perel P, Roberts I, Ker K. Colloids versus crystalloids for fluid resuscitation in critically ill patients. Cochrane Database Syst Rev. 2013;2013(2).

29. Lewis SR, Pritchard MW, Evans DJW, Butler AR, Alderson P, Smith AF, et al. Colloids versus crystalloids for fluid resuscitation in critically ill people. Cochrane Database Syst Rev. 2018;2018(8).
30. Gordon D, Spiegel R. Fluid Resuscitation: History, Physiology, and Modern Fluid Resuscitation Strategies. Emerg Med Clin North Am. 2020;38(4):783-93.
31. Messina A, Albini M, Samuelli N, Brunati A, Costantini E, Lionetti G, et al. Fluid boluses and infusions in the early phase of resuscitation from septic shock and sepsis-induced hypotension: a retrospective report and outcome analysis from a tertiary hospital. Ann Intensive Care. 2024;14(1):123.
32. Zampieri FG, Cavalcanti AB, Di Tanna GL, Damiani LP, Hammond NE, Machado FR, et al. Protocol for balanced versus saline trialists: living systematic review and individual patient data meta-analysis of randomised controlled trials (BEST-Living study). Crit Care Resusc. 2022;24(2):128-36.
33. Wang P, Huang Y, Li J, Cao D, Chen B, Chen Z, et al. Balanced crystalloid solutions versus normal saline in intensive care units: a systematic review and meta-analysis. Int Urol Nephrol. 2023;55(11):2829-44.
34. Arslantas R, Dogu Z, Cevik BE. Normal Saline Versus Balanced Crystalloid Solutions for Kidney Transplantation. Transplant Proc. 2019;51(7):2262-4.
35. Greenhalgh DG. Current Thoughts on Burn Resuscitation. Adv Surg. 2024;58:1-17.
36. Messina A, Chew MS, Poole D, Calabrò L, De Backer D, Donadello K, et al. Consistency of data reporting in fluid responsiveness studies in the critically ill setting: the CODEFIRE consensus from the Cardiovascular Dynamic section of the European Society of Intensive Care Medicine. Intensive Care Med. 2024;50(4):548-60.
37. Dan Drobin MD, Hahn RG. Volume kinetics of Ringer's solution in hypovolemic volunteers. Anesthesiology. 1999;90(1):81-91.
38. Lima A, Bakker J. Noninvasive monitoring of peripheral perfusion. Intensive Care Med. 2005;31(10):1316-26.
39. Peng Y, Wu B, Xing C, Mao H. Severe fluctuation in mean perfusion pressure is associated with increased risk of in-hospital mortality in critically ill patients with central venous pressure monitoring: A retrospective observational study. PLoS One [Internet]. 2023;18:1-14.
40. Early Restrictive or Liberal Fluid Management for Sepsis-Induced Hypotension. N Engl J Med. 2023;388(6):499-510.
41. Monnet X, Lai C, Ospina-Tascon G, De Backer D. Evidence for a personalized early start of norepinephrine in septic shock. Crit Care. 2023;27(1):1-4.
42. He H, Long Y, Liu D, Wang X, Zhou X. Clinical classification of tissue perfusion based on the central venous oxygen saturation and the peripheral perfusion index. Crit Care. 2015;19(1):1-10.
43. Vincent JL, Joosten A, Saugel B. Hemodynamic Monitoring and Support. Crit Care Med. 2021;49(10):1638-50.
44. Moore JPR, Fraser JF. Clinical monitoring of peripheral perfusion: Perspective on ProCess. Crit Care. 2014;18(1):1-1.
45. Bath MF, Schloer J, Strobel J, Rea W, Lefering R, Maegele M, et al. Trends in pre-hospital volume resuscitation of blunt trauma patients: a 15-year analysis of the British (TARN) and German (TraumaRegister DGU®) National Registries. Crit Care. 2024;28(1).
46. Dellinger RP, Carlet JM, Masur H, et al. Surviving Sepsis Campaign guidelines for management of severe sepsis and septic shock Crit Care Med. 2004;32(3):858-873.
47. Mouncey PR, Osborn TM, Power GS, Harrison DA, Sadique MZ, Grieve RD, et al. Protocolised Management In Sepsis (ProMISe):A multicentre randomised controlled trial of the clinical effectiveness and cost-effectiveness of early, goal-directed, protocolised resuscitation for emerging septic shock. Health Technol Assess (Rockv). 2015;19(97):1-150.
48. Salas E, DiazGranados D, Klein C, Burke CS, Stagl KC, Goodwin GF, et al. Does team training improve team performance? A meta-analysis. Hum Factors. 2008;50(6):903-33.
49. Tang X, Liang J, Tan D, Chen Q, Zhou C, Yang T, et al. Value of carotid corrected flow time or changes value of FTc could be more useful in predicting fluid responsiveness in patients undergoing robot-assisted gynecologic surgery: a prospective observational study. Front Med. 2024;11:1387433.
50. Van den Berghe G, Bouillon R, Mesotten D. Glucose control in critically ill patients. N Engl J Med. 2009;361(1):89.
51. Inzucchi SE, Siegel MD. Glucose Control in the ICU — How Tight Is Too Tight? N Engl J Med. 2009;360(13):1346-9.
52. S F, DR C, SY S, D B, D F, V D, et al. Intensive versus conventional glucose control in critically ill patients. N Engl J Med. 2009;360(13):1283-97.
53. Jacob S, Nitschmann S. Intensive or conventional glucose control in critically ill patients. Internist. 2010;51(5):670-3.
54. Van den Berghe G, Wouters P, Weekers F, Verwaest C, Bruyninckx F, Schetz M, et al. Intensive insulin therapy in critically ill patients. N Engl J Med. 2001;345(19):1359-67.
55. Adeva-Andany MM, Fernández-Fernández C, Mouriño-Bayolo D, Castro-Quintela E, Domínguez-Montero A. Sodium Bicarbonate Therapy in Patients with Metabolic Acidosis. Sci World J. 2014;2014.
56. Achanti A, Szerlip HM. Acid-Base Disorders in the Critically Ill Patient. Clin J Am Soc Nephrol. 2023;18(1):102-12.
57. Quintanilla AP. Acute acid base disorders. II. Specific disturbances. Postgrad Med. 1976;60(5):75-83.
58. Lentz SA, Ackil D. Metabolic Acid-Base Disorders. Emerg Med Clin North Am. 2023;41(4):849-62.
59. Amato MBP, Barbas CSV, Medeiros DM, Magaldi RB, Schettino GP, Lorenzi-Filho G, et al. Effect of a protective-ventilation strategy on mortality in the acute respiratory distress syndrome. N Engl J Med. 1998;338(6):347-54.
60. Stewart TE, Meade MO, Cook DJ, Granton JT, Hodder R V., Lapinsky SE, et al. Evaluation of a Ventilation Strategy to Prevent Barotrauma in Patients at High Risk for Acute Respiratory Distress Syndrome. N Engl J Med. 1998;338(6):355-61.
61. Villar J, Kacmarek RM, Pérez-Méndez L, Aguirre-Jaime A. A high positive end-expiratory pressure, low tidal volume ventilatory strategy improves outcome in persistent acute respiratory distress syndrome: A randomized, controlled trial. Crit Care Med. 2006;34(5):1311-8.
62. Chiche JD, Brunet F, Lamy M, Kacmarek R. Protective Ventilation for the Acute Respiratory Distress Syndrome. N Engl J Med. 1998;339(3):196-9.
63. De Backer D, Cecconi M, Chew MS, Hajjar L, Monnet X, Ospina-Tascón GA, et al. A plea for personalization of the hemodynamic management of septic shock. Crit Care. 2022;26(1):1-13.
64. Joseph A, Petit M, Vignon P, Vieillard-Baron A. Fluid responsiveness and venous congestion: unraveling the nuances of fluid status. Crit Care. 2024;28(1).
65. Donnino MW, Clardy P, Talmor D. A central venous pressure goal of 8-12 mm Hg for all patients in septic shock [3]. Crit Care Med. 2007;35(5):1441.
66. Zotzmann V, Rottmann FA, Müller-Pelzer K, Bode C, Wengenmayer T, Staudacher DL. Obstructive Shock, from Diagnosis to Treatment. Rev Cardiovasc Med. 2022;23(7):248.
67. Professional Communication and Team Collaboration Patient Safety and Quality NCBI Bookshelf [Internet]. [cited 2024 Aug 22]. Available from: https://www.ncbi.nlm.nih.gov/books/NBK2637/
68. Leasure EL, Jones RR, Meade LB, Sanger MI, Thomas KG, Tilden VP, et al. There is no "i" in teamwork in the patient-centered medical home: defining teamwork competencies for academic practice. Acad Med. 2013;88(5):585-92.

69. Weller J, Boyd M, Cumin D. Teams, tribes and patient safety: overcoming barriers to effective teamwork in healthcare. Postgrad Med J. 2014;90(1061):149-54.
70. Mcewan D, Ruissen GR, Eys MA, Zumbo BD, Beauchamp MR. The effectiveness of teamwork training on teamwork behaviors and team performance: A systematic review and meta-Analysis of controlled interventions. PLoS One. 2017;12(1).
71. Eddy K, Jordan Z, Stephenson M. Health professionals' experience of teamwork education in acute hospital settings: a systematic review of qualitative literature. JBI database Syst Rev Implement reports. 2016;14(4):96-137.
72. Bruna M, Alfaro S, Muñoz F, Cisternas L, Gonzalez C, Conlledo R, et al. Dynamic changes of hepatic vein Doppler velocities predict preload responsiveness in mechanically ventilated critically ill patients. Intensive care Med Exp. 2024;12(1):46.

capítulo 38

Choque Hipovolêmico

Ciro Leite Mendes | Fernando Suparregui Dias

Introdução

A hipovolemia é um problema clínico comum em pacientes críticos, ocorrendo frequentemente como um fator primário ou como um agravante secundário em diversas situações clínicas. Sua identificação precoce e o manejo adequado são essenciais para prevenir complicações graves, como choque hipovolêmico, disfunção orgânica múltipla e aumento da mortalidade. O termo hipovolemia refere-se à redução do volume sanguíneo intravascular, o que resulta em uma diminuição do retorno venoso e da pré-carga cardíaca, levando a um comprometimento do débito cardíaco e, consequentemente, da perfusão tecidual sistêmica.[1-6]

O tratamento da hipovolemia envolve a reposição de fluidos intravenosos, um procedimento amplamente utilizado nas unidades de terapia intensiva (UTIs) para restaurar a hemodinâmica do paciente. No entanto, essa intervenção não está isenta de riscos, pois tanto a insuficiência quanto o excesso de fluidos podem ter efeitos adversos significativos. Estudos têm demonstrado que a sobrecarga de fluidos está associada a um aumento da morbidade e mortalidade em pacientes críticos, especialmente aqueles com sepse, síndrome do desconforto respiratório agudo (SDRA) e insuficiência renal aguda (IRA).

O objetivo deste capítulo é fornecer uma visão abrangente e atualizada dos principais conceitos e evidências relacionadas ao manejo da hipovolemia em pacientes críticos. Serão abordados desde os fundamentos fisiológicos até as estratégias avançadas de monitorização hemodinâmica e terapia volêmica, com foco na aplicação prática desses conhecimentos no ambiente de UTI.

Conceitos fundamentais

Hipovolemia

A hipovolemia,[7] conforme definido, é uma condição caracterizada pela redução do volume sanguíneo intravascular. Essa condição pode ocorrer devido à perda de sangue, perda de fluidos corporais ou má distribuição dos mesmos, como observado em casos de sepse ou síndrome de resposta inflamatória sistêmica (SRIS). Quando grave, a hipovolemia resulta em diminuição do retorno venoso ao coração, redução da pré-carga e, por fim, queda do débito cardíaco, prejudicando a perfusão tecidual e a oferta de oxigênio.

Choque hipovolêmico

O choque hipovolêmico[8-10] é uma forma de choque circulatório resultante de uma hipovolemia significativa, que leva a uma redução crítica na perfusão tecidual. A falta de perfusão adequada resulta em hipoxia celular, disfunção orgânica e, se não corrigida, morte celular em larga escala. A gravidade do choque hipovolêmico está diretamente relacionada ao grau de desequilíbrio entre a oferta e a demanda de oxigênio nos tecidos, o que pode levar a complicações sistêmicas graves.

Síndrome do extravasamento capilar (SEC)

A **síndrome do extravasamento capilar** (SEC) é caracterizada por um aumento significativo da permeabilidade capilar, resultando em perda de fluido e proteínas para o espaço intersticial. Essa condição pode ocorrer em resposta a infecções graves, queimaduras extensas ou outras condições inflamatórias.[11,12] O extravasamento capilar excessivo pode levar a edema generalizado e hipovolemia, agravando o quadro clínico do paciente e aumentando o risco de choque.

Água pulmonar extravascular (APEV)

A **água pulmonar extravascular** (APEV) refere-se à quantidade de líquido presente nos espaços extravasculares pulmonares, como os espaços intersticial e alveolar. O acúmulo de água pulmonar extravascular é um marcador importante de edema pulmonar, que pode ocorrer devido ao aumento da pressão hidrostática nos capilares pulmonares ou à permeabilidade capilar alterada. Em pacientes críticos, o monitoramento da APEV é essencial para a avaliação da sobrecarga de fluidos e da resposta ao tratamento.[13]

Monitorização hemodinâmica e avaliação da fluidorresponsividade

Desafio volumétrico[14]

O desafio volumétrico é uma técnica usada para avaliar a resposta hemodinâmica de um paciente à administração de fluidos. Consiste na infusão rápida de uma quantidade específica de fluido intravenoso, geralmente 500 mL de cristaloide, administrada em um curto período, variando entre 15 e 20 minutos. A resposta positiva ao desafio volumétrico é indicada por um aumento significativo do débito cardíaco, geralmente superior a 15% em relação ao valor basal. Este procedimento é útil para determinar se o paciente está na fase ascendente da curva de Frank-Starling, onde o aumento da pré-carga resulta em um aumento proporcional do volume sistólico.

Curva de Frank-Starling[15]

A curva de Frank-Starling é uma representação gráfica da relação entre a pré-carga e o volume sistólico ou débito cardíaco. Esta curva ajuda a entender como o coração responde a variações no volume sanguíneo e na pressão diastólica final do ventrículo. Na fase dependente da pré-carga, qualquer aumento na pré-carga leva a um aumento significativo no débito cardíaco, enquanto na fase independente, o débito cardíaco não aumenta significativamente com a pré-carga adicional.

Tratamento e manejo de fluidos

Abordagem de manejo de fluidos no choque: Modelo dos "4 D"

O tratamento do choque hipovolêmico, particularmente em pacientes críticos, requer uma abordagem sistemática e individualizada. O modelo dos "4D" – ressuscitação, otimização, estabilização e reescalonamento ou evacuação – é amplamente utilizado para guiar a administração de fluidos intravenosos durante o manejo do choque.[16,17]

- **Ressuscitação:** esta fase inicial tem como objetivo restaurar a perfusão tecidual o mais rápido possível. A administração rápida de grandes volumes de fluidos, geralmente cristaloides, é recomendada para aumentar o retorno venoso, a pré-carga e, consequentemente, o débito cardíaco.
- **Otimização:** uma vez que a perfusão inicial foi restaurada, o foco se volta para otimizar o débito cardíaco e a oxigenação tecidual. Durante essa fase, a monitorização contínua e a avaliação da fluidorresponsividade são cruciais para ajustar a administração de fluidos e evitar sobrecarga.
- **Estabilização:** na fase de estabilização, a administração de fluidos é cuidadosamente ajustada para manter a perfusão tecidual sem causar edema ou outras complicações. A meta é alcançar um equilíbrio entre a oferta e a demanda de oxigênio, evitando a sobrecarga volêmica.
- **Reescalonamento ou evacuação:** após a estabilização do paciente, pode ser necessário remover o excesso de fluidos acumulados durante as fases anteriores. Esta fase envolve o uso de diuréticos ou outras estratégias para reduzir o volume intravascular, prevenindo complicações como edema pulmonar ou insuficiência cardíaca.

Escolha do tipo de fluido

A escolha do tipo de fluido para ressuscitação volêmica é uma decisão crítica no manejo do choque. Existem dois principais grupos de fluidos utilizados: cristaloides e coloides.

- **Cristaloides:**[18] são soluções de sais que podem atravessar facilmente as membranas capilares, distribuindo-se tanto no compartimento intravascular quanto no intersticial. Os cristaloides isotônicos, como a solução salina 0,9% e o Ringer lactato, são amplamente utilizados em situações de choque hipovolêmico devido à sua eficácia e baixo custo. No entanto, grandes volumes de cristaloides podem causar edema periférico e pulmonar devido à sua rápida distribuição no espaço intersticial.
- **Coloides:**[19,20] estas soluções contêm grandes moléculas que permanecem principalmente no compartimento intravascular, aumentando a pressão oncótica e retendo o fluido dentro dos vasos sanguíneos. A albumina é um exemplo comum de coloide utilizado na prática clínica. Embora teoricamente os coloides possam ser mais eficazes na expansão do volume intravascular com menores volumes infundidos, estudos recentes têm questionado sua eficácia e segurança em comparação aos cristaloides, especialmente em pacientes sépticos e críticos.

Impacto da sobrecarga de fluidos

A administração excessiva de fluidos é uma preocupação significativa em pacientes críticos, pois pode levar a uma série de complicações graves, incluindo edema pulmonar, insuficiência cardíaca congestiva, e aumento da mortalidade.[1,21-24] A sobrecarga de fluidos aumenta a pressão hidrostática nos capilares, promovendo o extravasamento de líquido para o espaço intersticial e causando edema. Em pacientes com sepse ou síndrome do desconforto respiratório agudo (SDRA), a sobrecarga de fluidos está associada a piores desfechos clínicos.

Uma metanálise recente[5] demonstrou que a sobrecarga de fluidos está associada a um aumento significativo na mortalidade em pacientes críticos, particularmente aqueles que requerem ventilação mecânica. Assim, é essencial monitorar cuidadosamente o balanço hídrico e utilizar estratégias como a restrição de fluidos após a fase inicial de ressuscitação para minimizar os riscos de sobrecarga.

Fluidos de manutenção

Após a fase inicial de ressuscitação e estabilização, o manejo de fluidos de manutenção torna-se uma consideração importante. O objetivo dos fluidos de manutenção é suprir as necessidades basais de água e eletrólitos do paciente, sem causar sobrecarga volêmica. A escolha do tipo de fluido e a velocidade de infusão devem ser ajustadas com base na condição clínica do paciente, nas perdas contínuas de fluidos e na avaliação contínua da função renal e cardiovascular.

É recomendado que, em pacientes estabilizados, os fluidos de manutenção sejam administrados com cautela, considerando o risco de desenvolvimento de edema e outras complicações associadas ao excesso de fluidos. Em pacientes com insuficiência renal ou disfunção cardíaca, a redução da taxa de infusão de fluidos de manutenção pode ser necessária para evitar a sobrecarga volêmica.

Tipos de fluidos

Cristaloides

Os cristaloides são soluções eletrolíticas que podem atravessar facilmente as membranas capilares, distribuindo-se no compartimento intravascular e intersticial. Eles são a primeira escolha para a maioria das situações de ressuscitação volêmica devido ao seu baixo custo e fácil disponibilidade. Os principais tipos de cristaloides utilizados na prática clínica incluem:

- **Solução salina 0,9%:**[25,26] é a solução cristaloide mais comumente utilizada. Contém 154 mmol/L de sódio e cloreto, com uma osmolaridade de aproximadamente 308 mOsm/L. A solução salina 0,9% é isotônica em relação ao plasma, mas pode levar à acidose metabólica hiperclorêmica quando administrada em grandes volumes devido ao alto teor de cloreto.
- **Ringer Lactato:** contém uma combinação de sódio, cloreto, potássio, cálcio e lactato. O lactato é metabolizado em bicarbonato no fígado, atuando como um tampão e ajudando a prevenir a acidose metabólica. Esta solução é frequentemente utilizada em cirurgias e em pacientes com risco de acidose.
- **PlasmaLyte:**[27,28] esta solução é uma alternativa balanceada que contém acetato e gluconato como tampões, com uma composição eletrolítica semelhante à do plasma. Estudos mostram que a PlasmaLyte tem menor propensão a causar distúrbios ácido-base em comparação com a solução salina 0,9%.

Coloides

Os coloides são soluções que contêm moléculas grandes, como proteínas ou polímeros, que permanecem principalmente no compartimento intravascular, aumentando a pressão oncótica e retendo fluidos nos vasos sanguíneos. Os principais coloides utilizados incluem:

- **Albumina:**[29,30] a albumina é uma proteína natural que representa aproximadamente 80% da pressão oncótica do plasma. É disponível em concentrações de 4%-5% (isotônica) e 20%-25% (hipertônica). Embora seja eficaz na expansão do volume intravascular, estudos recentes mostram que a albumina não oferece benefícios significativos em termos de mortalidade em comparação com a solução salina, exceto em casos específicos, como cirrose hepática com síndrome hepatorrenal.
- **Hidroxi-etil-amido (HES):**[31,32] o HES é um coloide semissintético derivado do amido de milho ou batata. Existem diferentes formulações de HES, diferenciadas pela concentração, massa molecular e grau de substituição. O uso de HES tem diminuído significativamente devido à associação com nefrotoxicidade e aumento da mortalidade em pacientes sépticos.
- **Gelatinas:**[33] as gelatinas são coloides derivados de colágeno bovino ou suíno. Elas têm uma massa molecular menor em comparação com outros coloides e são metabolizadas mais rapidamente. No entanto, seu uso é limitado devido ao risco de reações anafiláticas e à falta de evidências robustas que demonstrem superioridade em relação aos cristaloides.

Fisiologia avançada do retorno venoso

Complacência vascular[34]

A complacência vascular refere-se à capacidade de um vaso sanguíneo de se dilatar em resposta a um aumento da pressão interna. Esta propriedade é fundamental para entender como o sistema venoso acomoda o sangue e regula o retorno venoso ao coração. A complacência é maior nas veias do que nas artérias, permitindo que as veias armazenem grandes volumes de sangue com pequenas variações de pressão.

Elastância e capacitância[35]

A elastância é o inverso da complacência, representando a capacidade de uma estrutura de retornar à sua forma original após ser distendida. A capacitância, por outro lado, refere-se à capacidade de um vaso de armazenar sangue em resposta a mudanças de pressão. As veias, devido à sua alta complacência, têm uma alta capacitância, o que permite que armazenem grandes volumes de sangue e ajudem a regular o retorno venoso ao coração.

Pressão média de enchimento sistêmico (PMES)[36,37]

A **pressão média de enchimento sistêmico** (PMES) é uma medida teórica da pressão que existiria em todo o sistema circulatório se o coração parasse de bombear e o sangue fosse distribuído uniformemente. Essa pressão é essencial para entender o equilíbrio entre o volume sanguíneo e a capacidade dos vasos sanguíneos. Na prática clínica, a PMES é usada para avaliar o estado volêmico e guiar a administração de fluidos em pacientes críticos.

Análise integrada das funções vascular e cardíaca

Modelo de Guyto n[38,39]

O modelo de Guyton é um *framework* que descreve a relação entre o débito cardíaco e o retorno venoso, enfatizando a importância da pressão atrial direita como uma resistência ao retorno venoso. Este modelo é crucial para entender como o coração e o sistema vascular trabalham juntos para manter a homeostase circulatória.

Equilíbrio circulatório[40-42]

O ponto de equilíbrio circulatório é alcançado quando o débito cardíaco é igual ao retorno venoso. Este ponto de intersecção é crítico para entender como o sistema cardiovascular responde a mudanças na volemia e na resistência vascular periférica. A análise integrada das curvas de função vascular e cardíaca permite uma compreensão mais profunda da fisiologia cardiovascular e auxilia na tomada de decisões clínicas.

Considerações finais

A hipovolemia é uma condição comum em pacientes críticos e exige uma abordagem sistemática para o diagnóstico e tratamento. A administração de fluidos intravenosos é uma ferramenta essencial, mas deve ser utilizada com cautela, considerando os riscos de sobrecarga de fluidos e as necessidades individuais de cada paciente. A escolha do tipo de fluido, o monitoramento hemodinâmico e a avaliação da fluidorresponsividade são componentes fundamentais de uma estratégia de manejo eficaz. O objetivo final é restaurar a perfusão tecidual e a oxigenação sem causar danos adicionais ao paciente.

Referências bibliográficas

1. Yerram P, Karuparthi PR, Misra M. Fluid overload and acute kidney injury. Hemodial Int. 2010;14(4):348-54.
2. Woodward CW, Lambert J, Ortiz-Soriano V, Li Y, Ruiz-Conejo M, Bissell BD, Kelly A, Adams P, Yessayan L, Morris PE, Neyra JA. Fluid Overload Associates With Major Adverse Kidney Events in Critically Ill Patients With Acute Kidney Injury Requiring Continuous Renal Replacement Therapy. Crit Care Med. 2019;47(9):e753-e760.
3. Gist KM, Selewski DT, Brinton J, Menon S, Goldstein SL, Basu RK. Assessment of the Independent and Synergistic Effects of Fluid Overload and Acute Kidney Injury on Outcomes of Critically Ill Children. Pediatr Crit Care Med. 2020;21(2):170-177.
4. Boyd JH, Forbes J, Nakada TA, Walley KR, Russell JA. Fluid resuscitation in septic shock: a positive fluid balance and elevated central venous pressure are associated with increased mortality. Crit. Care Med. 2011;39:259-265.
5. Malbrain ML, Marik PE, Witters I, Cordemans C, Kirkpatrick AW, Roberts DJ, Van Regenmortel N. Fluid overload, de-resuscitation, and outcomes in critically ill or injured patients: a systematic review with suggestions for clinical practice. Anaesthesiol Intensive Ther. 2014;46(5):361-80.
6. Perner A, Cecconi M, Cronhjort M, Darmon M, Jakob SM, Pettilä V, van der Horst ICC. Expert statement for the management of hypovolemia in sepsis. Intensive Care Med. 2018;44(6):791-798.
7. Bonanno FG. Management of Hemorrhagic Shock: Physiology Approach, Timing and Strategies. J Clin Med. 2022 Dec 29;12(1):260..
8. Cannon JW. Hemorrhagic Shock. N Engl J Med. 2018;378:370-379.
9. Vincent J-L, De Backer, D. Circulatory shock. N Engl J Med. 2013;369:1726-1734.
10. Peterson CG, Krippaehne WW. Shock in sepsis. Am J Surg. 1958 Aug;96(2):158-71.
11. Siddall E, Khatri M, Radhakrishnan J. Capillary leak syndrome: etiologies, pathophysiology, and management. Kidney. 2017;Int 92:37-46.
12. Isakow W, Schuster DP. Extravascular lung water measurements and hemodynamic monitoring in the critically ill: bedside alternatives to the pulmonary artery catheter. Am J Physiol Lung Cell Mol Physiol. 2006;291(6):L1118-31..
13. Lat I, Coopersmith CM, De Backer D; Research Committee of the Surviving Sepsis Campaign; Members of the Surviving Sepsis Campaign Research Committee contributing to this article are as follows; Co-chair, et al. The Surviving Sepsis Campaign: Fluid Resuscitation and Vasopressor Therapy Research Priorities in Adult Patients. Crit Care Med. 2021;49(4):623-635.
14. Kosta S, Dauby PC. Frank-Starling mechanism, fluid responsiveness, and length-dependent activation: Unravelling the multiscale behaviors with an in silico analysis. PLoS Comput Biol. 2021;17:e1009469.
15. Rackow EC, Falk JL, Fein IA, Siegel JS, Packman MI, Haupt MT, et al. Fluid resuscitation in circulatory shock: a comparison of the cardiorespiratory effects of albumin, hetastarch, and saline solutions in patients with hypovolemic and septic shock. Crit Care Med. 1983;11(11):839-50.
16. Rackow EC, Falk JL, Fein IA, Siegel JS, Packman MI, Haupt MT, Kaufman BS, Putnam D. Fluid resuscitation in circulatory shock: a comparison of the cardiorespiratory effects of albumin, hetastarch, and saline solutions in patients with hypovolemic and septic shock. Crit Care Med. 1983;11(11):839-50.
17. Annane D, Siami S, Jaber S, Martin C, Elatrous S, Declère AD, et al. Effects of fluid resuscitation with colloids vs crystalloids on mortality in critically ill patients presenting with hypovolemic shock: the CRISTAL randomized trial. JAMA. 2013;310(17):1809-17.
18. Groeneveld AB, Navickis RJ, Wilkes MM. Update on the comparative safety of colloids: a systematic review of clinical studies. Ann Surg. 2011;253(3):470-83.
19. Bunn F, Trivedi D. Colloid solutions for fluid resuscitation. Cochrane Database Syst Rev. 2012;2012(7):CD001319.
20. Koratala A, Ronco C, Kazory A. Diagnosis of Fluid Overload: From Conventional to Contemporary Concepts. Cardiorenal Med. 2022;12:141-154.
21. Granado RCD, Mehta RL. Fluid overload in the ICU: evaluation and management. BMC Nephrol. 2016;17:109.
22. Mitchell KH, Carlbom D, Caldwell E, Leary PJ, Himmelfarb J, Hough CL. Volume Overload: Prevalence, Risk Factors, and Functional Outcome in Survivors of Septic Shock. Ann Am Thorac Soc. 2015 Dec;12(12):1837-44.
23. Miller WL. Fluid Volume Overload and Congestion in Heart Failure. Circ Heart Fail. 2018;9:e002922.
24. Awad S, Allison SP, Lobo DN. The history of 0.9% saline. Clinical Nutrition. 2008;27:179-188.
25. Wahba A, Sendtner E, Strotzer M, Wild K, Birnbaum DE. Fluid therapy with Ringer's solution versus Haemaccel following coronary artery bypass surgery. Acta Anaesthesiol Scand. 1996;40:1227-1233.
26. Semler MW, Self WH, Wanderer JP, Ehrenfeld JM, Wang L, Byrne DW, et al. Balanced Crystalloids versus Saline in Critically Ill Adults. N Engl J Med. 2018;378(9):829-839.

27. Semler MW, Wanderer JP, Ehrenfeld JM, Stollings JL, Self WH, Siew ED, et al. Balanced Crystalloids versus Saline in the Intensive Care Unit. The SALT Randomized Trial. Am J Respir Crit Care Med. 2017;195(10):1362-1372.
28. Caironi P, Tognoni G, Masson S, Fumagalli R, Pesenti A, Romero M, et al. Albumin replacement in patients with severe sepsis or septic shock. N Engl J Med. 2014 Apr 10;370(15):1412-21.
29. Martin GS, Mangialardi RJ, Wheeler AP, Dupont WD, Morris JA, Bernard GR. Albumin and furosemide therapy in hypoproteinemic patients with acute lung injury. Crit Care Med. 2002;30(10):2175-82.
30. JP B. Hydroxyethylamidons versus gelatines: impact sur le cout du rempissage dans un service de reanimation. Ann Fr Anesth Reanim. 14:R335.
31. Alavi SM, Baharvand Ahmadi B, Baharestani B, Babaei T. Comparison of the effects of gelatin, Ringer's solution and a modern hydroxyl ethyl starch solution after coronary artery bypass graft surgery. Cardiovasc J Afr. 2012;23:428-431.
32. Moeller C, Fleischmann C, Thomas-Rueddel D, Vlasakov V, Rochwerg B, Theurer P, et al. How safe is gelatin? A systematic review and meta-analysis of gelatin-containing plasma expanders vs crystalloids and albumin. J Crit Care. 2016;35:75-83.
33. Guyton AC, Lindsey AW, Abernathy B, Langston JB. Mechanism of the increased venous return and cardiac output caused by epinephrine. Am J Physiol. 1958;192(1):126-30.
34. Chiew YS, Pretty C, Docherty PD, Lambermont B, Shaw GM, Desaive T, et al. Time-varying respiratory system elastance: a physiological model for patients who are spontaneously breathing. PLoS One. 2015;10(1):e0114847.
35. Persichini R et al. Venous return and mean systemic filling pressure: physiology and clinical applications. Critical Care. 2022;26.
36. Zucker M, Kagan G, Adi N, Ronel I, Matot I, Zac L, Goren O. Changes in mean systemic filling pressure as an estimate of hemodynamic response to anesthesia induction using propofol. BMC Anesthesiol. 2022;22(1):234.
37. Beard DA, Feigl EO. Understanding Guyton's venous return curves. Am J Physiol Heart Circ Physiol. 2011;301.
38. Sunagawa K. Guyton's venous return curves should be taught at medical schools (complete English translation of Japanese version). J Phys Sciences. 2017;67:447-458.
39. Guyton AC, Polizo D, Armstrong GG. Mean Circulatory Filling Pressure Measured Immediately After Cessation of Heart Pumping. Am J Physiology-Legacy Content. 1954;179:261-267.
40. Guyton AC, Lindsey AW, Kaufmann BN. Effect of mean circulatory filling pressure and other peripheral circulatory factors on cardiac output. Am J Physiol. 1955;180(3):463-8.
41. Guyton AC, Lindsey AW, Abernathy B, Richardson T. Venous return at various right atrial pressures and the normal venous return curve. Am J Physiol. 1957;189(3):609-15.

capítulo 39

Choque Obstrutivo

Afonso José Celente Soares | Lilian Fátima Miguel Acha

Destaques

- Reconhecer o choque obstrutivo como uma das etiologias de choque e que pode levar rapidamente ao óbito.
- Entender a fisiopatologia deste tipo de choque que ocorre por obstrução ao fluxo de sangue nos vasos centrais da circulação sistêmica ou pulmonar.
- Valorizar o uso do ECO/US à beira do leito como ferramenta diagnóstica.
- Conhecer que se deve abordar de imediato a causa do choque obstrutivo visando um desfecho favorável.

Introdução

O choque pode ser caracterizado por uma condição em que ocorre uma intensa e generalizada redução da perfusão tecidual efetiva, inicialmente reversível, que, quando se torna prolongada, leva à lesão celular irreversível. Todos os tipos de choque (hipovolêmico, cardiogênico, distributivo e obstrutivo) são situações de extrema gravidade que podem levar o paciente a óbito se não forem tratados de forma correta.[1]

No choque obstrutivo, fazer o diagnóstico da causa e abordá-la imediatamente, faz a diferença entre a vida e a morte do paciente. Como veremos adiante, isto exigirá uma atitude precisa do médico tanto para pensar na possibilidade de choque obstrutivo, quando para confirmá-lo e intervir de pronto na causa.

Histórico

A primeira descrição de choque obstrutivo como uma das categorias de choque deve-se a Weil em 1967.[2] Também, logo após a introdução da monitorização hemodinâmica com o cateter de artéria pulmonar, onde se passou a conhecer os perfis hemodinâmicos, Hisnshaw e Cox em 1972[3] propuseram uma classificação com base nestes perfis (hipovolêmico, cardiogênico, obstrutivo e distributivo), que foi aceita e continua sendo utilizada até hoje.

Embora o choque obstrutivo represente um percentual pequeno em relação aos outros tipos de choque, em torno de 2% dos casos,[4] o axioma que usamos ao estarmos diante do paciente chocado "*ofereça rapidamente os suportes de vida e aborde imediatamente a causa*" representa a mais pura verdade neste tipo de choque.

Lembrar sempre que o choque obstrutivo pode estar associado a outro tipo de choque. Podemos citar, como por exemplo, um paciente politraumatizado grave, onde os componentes hipovolêmico e obstrutivo podem coexistir na etiologia da hipoperfusão.

Fisiopatologia

São três as condições que mais comumente causam o choque obstrutivo a saber: tromboembolismo pulmonar (TEP)/embolia pulmonar (EP), tamponamento cardíaco e pneumotórax hipertensivo. O mecanismo comum neste tipo de choque, o obstrutivo, é a resistência ao fluxo de sangue por meio da circulação cardiopulmonar.

O choque ocorre pelo impedimento, pela obstrução aguda ao fluxo de sangue a nível central, leia-se grandes vasos e câmaras cardíacas (obstrução ao fluxo nos vasos centrais da circulação sistêmica ou pulmonar). A obstrução significativa ao fluxo de sangue limitando o enchimento ventricular (tamponamento cardíaco ou pneumotórax hipertensivo) ou determinando excessiva pós-carga ventricular (embolia pulmonar), compromete a função cardíaca, diminuindo o débito cardíaco (DC) de forma severa, levando a hipoperfusão tecidual.[5] Cabe então ressaltar que o choque obstrutivo se deve ao "comprometimento físico" (causa extracardíaca) do DC não associado a disfunção primária miocárdica ou valvar.

O uso da ventilação mecânica com pressão positiva alcançando pressões inspiratórias muito elevadas e/ou a aplicação de altos níveis de pressão positiva no final da expiração (PEEP) também gerando altas pressões em vias respiratórias, são, ambos, fatores citados como causa de choque obstrutivo.

Monitorização hemodinâmica (MH) e choque obstrutivo

Diante de um paciente chocado, a obtenção de dados hemodinâmicos é fundamental por vários motivos. A MH nos ajuda a definir a etiologia do choque, decidir estratégias de tratamento e acompanhar a evolução do paciente. No choque obstrutivo não é diferente, talvez com um sentido de urgência um pouco maior.

Podemos obter estas informações à beira do leito e por um conjunto iniciais de dados, o que passamos a chamar de monitorização hemodinâmica básica. Por meio do uso da imagem, aqui já colocando o uso do ECO/US como fundamental como veremos adiante. Temos para os casos complexos onde a necessidade de mais informações se impõe, a monitorização hemodinâmica avançada com tecnologias sofisticadas que podem nos ajudar muito nestes casos difíceis.

MH básica e choque obstrutivo

Á beira do leito podemos extrair informações importantes ao examinar o paciente chocado. Hipotensão, taquicardia, taquipneia, perfusão periférica diminuída caracterizada pelo enchimento capilar lentificado ou livedo cutâneo, cianose de extremidades, oligúria (diurese < 0,5 mL/kg/h), queda do sensório, caracterizam a hipoperfusão tecidual presente nos vários tipos de choque. Usualmente encontramos no laboratório lactato sérico elevado e $SvcO_2$ baixa, que revelam o comprometimento da perfusão tecidual e inequidades entre a oferta e consumo de O_2 respectivamente.[6] A pressão venosa central continua sendo uma variável importante na avaliação do *status* intravascular.

Podemos encontrar além das anormalidades descritas acima, alguns dados clínicos que podem apontar para a possibilidade etiológica de choque obstrutivo. O murmúrio vesicular inaudível em um dos seguintes: hemitórax, bulhas abafadas, jugulares túrgidas, P2 > A2 – o que significa que o componente pulmonar da segunda bulha está mais intenso que o componente da válvula aórtica.

Também, em relação aos exames complementares que poderiam apontar para o choque obstrutivo, o ECG com baixa amplitude do QRS e alternância elétrica, o padrão S1Q3T3, na radiografia de tórax a presença do pneumotórax extenso, hipertensivo, comprimindo e desviando coração, estruturas vasculares e mediastinais ou uma gasometria arterial com uma PaO_2 muito baixa com radiologia de tórax normal.

Estes dados clínicos e de exames complementares simples nos ajudam a fazer o diagnóstico de choque e pensar em patologias que poderiam levar ao choque obstrutivo. A maioria das anormalidades colocadas não são específicas para fechar o diagnóstico de choque obstrutivo (exceto a descrição da radiografia de pneumotórax) e devemos lançar mão de outros métodos propedêuticos que serão descritos a seguir.

Ecocardiografia/Ultrassonografia (ECO/US) e choque obstrutivo

Nos últimos 30 anos, a realização da ecocardiografia/ultrassonografia no local de atendimento do paciente (*point of care*) tem sido enfatizada como uma poderosa ferramenta para determinar a etiologia do choque. Nos dias atuais, as sociedades de especialidades, como a Medicina Intensiva, a nível mundial, recomendam ao intensivista obter o necessário treinamento em ecocardiografia/ultrassonografia para capacitação tanto anatômica como fisiológica visando a realização do exame em alto nível. O treinamento dos intensivistas deve alcançar competências em três áreas: ultrassonografia geral e ecocardiografias básica e avançada.[5]

O uso do ECO/US não é somente útil para analisar anatomia e função. Ela pode ser uma ferramenta para salvar vidas. Quando um médico é confrontado com um paciente em choque, nenhuma outra técnica oferece o necessário esclarecimento sobre a causa com a rapidez necessária à beira do leito, dentro de poucos minutos, não invasivamente e com precisão. O que escolher, fluidos ou diuréticos, vasodilatadores ou inotrópicos? A avaliação clínica, mesmo em mãos experientes, pode deixar dúvidas sobre o estado hemodinâmico do paciente. Tem sido mostrado que o uso do ECO/US é mais fácil e rápido do que cateterização da artéria pulmonar para obter informações hemodinâmicas que definirão a estratégia terapêutica.[5]

O ECO/US no tamponamento cardíaco revela o derrame pericárdico, ventrículos pequenos e dilatação da veia cava inferior e no tromboembolismo pulmonar revela ventrículo direito dilatado e ventrículo esquerdo pequeno. Já no pneumotórax hipertensivo temos compressão dos ventrículos com câmaras cardíacas pequenas.[5]

O US do tórax avançou nas últimas décadas, sendo utilizado para o diagnóstico de inúmeras condições patológicas. Os pulmões aerados e o arcabouço ósseo do tórax representam barreira sonora para o estudo ultrassonográfico, gerando artefatos que, bem conhecidos, são utilizados como ferramentas diagnósticas. Os padrões de consolidação e de pneumotórax também são bem estabelecidos. Alguns protocolos têm sido utilizados no manuseio dos pacientes.[8] A ultrassonografia de tórax, aliada à radiografia de tórax, muitas vezes é suficiente para o diagnóstico e a conduta das afecções pulmonares e da parede torácica.

Mesmo publicações que abordam o uso de tecnologias de monitorização hemodinâmica avançada no choque, incluindo o choque obstrutivo, recomendam nos seus algoritmos incluir junto com a monitorização básica, obtenção de um acesso venoso central e linha arterial no paciente chocado o uso do ECO/US desde o primeiro momento.[9]

Monitorização hemodinâmica (MH) avançada e choque obstrutivo

▪ Cateter de artéria pulmonar (CAP)

Aprendemos muito com a monitorização hemodinâmica com o CAP (cateter de Swan-Ganz) nestes quase 50 anos desde a sua introdução na prática clínica. Os chamados perfis hemodinâmicos dos vários tipos de choque, nos ajudam a definir a etiologia, assim como decidir as intervenções terapêuticas necessárias a cada caso.

No choque obstrutivo, com a passagem do CAP, encontramos o seguinte perfil: o DC é tipicamente baixo, a resistência vascular sistêmica é elevada e as pressões de enchimento, leia-se pressão venosa central (PVC), pressão de oclusão de artéria pulmonar (PAOP) e pressão diastólica da artéria pulmonar (PAPD) igualmente elevadas e com valores bastante semelhantes. Usamos o termo de pressões equalizadas ou em formato de raiz quadrada. Este perfil é único dentre os tipos de choque e cursa a favor de choque obstrutivo. A SvO_2 é baixa como em outros tipos de choque devido a queda do DC e ao aumento da extração de O_2 pelos tecidos.[10]

Termodiluição transpulmonar

A mensuração do DC e de vários parâmetros como como o volume diastólico final global, a água extravascular pulmonar e a variação do volume sistólico são importantes na condução de um caso complexo com hipoperfusão. Porém, até o momento, são poucas as publicações relativas ao uso desta tecnologia no choque obstrutivo.[9]

A seguir vamos abordar com maior profundidade as três principais condições patológicas quando evoluem com choque obstrutivo. Particularidades de cada condição relativas a monitorização básica à beira do leito, ECO/US e a MH avançada serão melhor descritas.

Tromboembolismo pulmonar e choque obstrutivo

Definição

O tromboembolismo pulmonar pode ser definido como a impactação de material dentro dos ramos do leito arterial pulmonar.

Importância

Embora previamente vistas como entidades clínica separadas, o tromboembolismo pulmonar (TEP) e a trombose venosa profunda (TVP) são hoje consideradas como dois componentes de uma única patologia chamada tromboembolismo venoso (TEV).

O TEV é a terceira doença cardiovascular mais comum depois da doença coronária e cerebrovascular, representando um custo socioeconômico considerável. Nos pacientes hospitalizados, o TEV é 100 vezes mais frequente do que na população em geral. A TVP pode ser diagnosticada em até 80% dos pacientes cirúrgicos e clínicos de alto risco sem profilaxia.[11-13]

O TEP fatal, consequência mais grave de TEV, varia de 0,01% entre os pacientes cirúrgicos de baixo risco para 5% entre os pacientes clínicos hospitalizados com múltiplos fatores de risco, e é atualmente considerada a causa evitável de morte hospitalar mais comum. É a 3º doença cardiovascular mais comum (depois de doenças isquêmicas e acidentes vasculares encefálicos – AVEs). Afeta mais homens que mulheres e atinge grupos etários com maior idade. Nos EUA ocorrem 600 mil casos/ano levando a 100 mil óbitos, sendo que até 30% dos pacientes morrem na primeira hora.[11]

Fisiopatologia

Em 1856, Rudolf Virchow descreveu os fatores que estão presentes na formação do trombo. O trauma local na parede do vaso, a hipercoagulabilidade e a estase. Na quase totalidade dos casos de embolia pulmonar é a embolização por êmbolos de veias profundas da coxa e pélvis. Muito raramente, pode ser por células neoplásicas, gotículas de gordura, bolhas de ar, líquido amniótico e substâncias exógenas injetadas na circulação. Na prática clínica, o que ocorre é uma sequência de eventos. Temos a ocorrência da TVP e posteriormente a TEP.[14]

Quanto mais proximal a TVP, maior o risco de TEP. Em relação a localização da TVP e incidência de TEP temos: quando restrita às panturrilhas (46% dos casos de TEP), com envolvimento proximal MMII (67% dos casos de TEP) e com envolvimento pélvico (77% dos casos de TEP).

Critérios diagnósticos

O tromboembolismo pulmonar é uma condição comum, apresentando-se como o motivo principal de uma internação, ocorrendo tanto em pacientes clínicos como cirúrgicos e complicando a sua evolução. O diagnóstico da embolia pulmonar é muitas vezes difícil de ser feito. A literatura propõe escores de probabilidade para ajudar no processo decisório.[15] Em muitos casos o início do quadro é insidioso e silencioso, o que faz que não se faça suspeição desta patologia com muita frequência. A confirmação do diagnóstico pode ser difícil e a mortalidade é elevada (de 20% a 30% quando sem tratamento e menor que 10% quando com tratamento).

Os estados trombofílicos primários e adquiridos são condições com risco elevado de TVP e TEP. Inúmeros outros fatores de risco também contribuem para uma chance maior de desenvolvimento de TVP e subsequente TEP:

- Idade > 40 anos.
- História prévia de TVP/TEP.
- Grande cirurgia / trauma.
- Fratura de fêmur / pelve.
- Imobilização / paralisia.
- Estase venosa.
- Insuficiência cardíaca congestiva
- Obesidade.
- Gravidez / puerpério.
- Uso de contraceptivos.
- AVE.
- Câncer.

Obs: Estes fatores de risco são condições clínicas comuns em centros de terapia intensiva (CTIs).

Os sinais e sintomas mais comuns na TEP são a dispneia e a dor torácica. Devemos fazer o diagnóstico diferencial entre várias condições: infarto agudo do miocárdio, pneumonia, insuficiência cardíaca, asma, hipertensão pulmonar primária, pericardite, dissecção aórtica, tumor torácico, pneumotórax, costocondrite, fratura de arco costal, dor muscular esquelética e ansiedade.[16]

A dor pleurítica acompanhada de tosse e hemoptoicos geralmente estão presentes na embolia pequena. A taquipneia é o sinal mais frequente, e algumas vezes pode-se observar a bradicardia paradoxal. Dispneia, síncope, hipotensão e cianose estão presentes na embolia maciça.

Exames complementares

Vários exames podem ser feitos para confirmar o diagnóstico. Discutiremos todos, mas salientamos desde já o valor da angiotomografia e da ecocardiografia para o diagnóstico da embolia pulmonar maciça como a causa de choque obstrutivo.

Hemograma / bioquímica: como muitas vezes o paciente é admitido com dor torácica, é feito a investigação com a dosagem dos marcadores de necrose miocárdica. A troponina estará positiva na embolia pulmonar na ocorrência de microinfarto de ventrículo direito (VD).

ECG: as alterações no ECG devido a TEP variam desde a taquicardia sinusal até a presença de arritmias ventriculares. O padrão descrito como típico da TEP, S1;Q3;T3, é raramente identificado.

Radiografia de tórax: a radiografia de tórax pode ser normal na TEP. Também pode-se encontrar as seguintes alterações na radiografia de tórax na TEP: elevação do diafragma, derrame pleural, infiltrado ou consolidação, atelectasia, alterações dos vasos pulmonares (oligoemia na região acometida) e alterações no tamanho da área cardíaca.

Gasometria arterial: A ⇓ PaO_2 e ⇓ $PaCO_2$ – apesar de serem achados inespecíficos, aumentam a suspeita diagnóstica de TEP principalmente com a radiologia normal.

D-dímero: reflete degradação da fibrina. O D-dímero é muito sensível e pouco específico (a grande vantagem é a do valor preditivo negativo.[17]

Cintilografia pulmonar ventilação / perfusão: o exame normal essencialmente exclui o diagnóstico. Muitos pacientes sem TEP podem ter a cintilografia anormal e o diagnóstico diferencial deve ser feito.[18,19]

Ecodoppler vascular: o Doppler venoso de MMII revela a presença de trombose venosa profunda proximal em 50% dos casos de TEP comprovado.[20]

Ecocardiografia: é útil para confirmar o diagnóstico de TEP, no diagnóstico diferencial e na avaliação de condições associadas.[21] Alterações descritas pelo ECO na TEP:

- Dilatação, hipocinesia VD, regurgitação tricúspide.
- Na presença da disfunção de VD a contratilidade preservada do ápex de VD tem sensibilidade de 94% para TEP (sinal de McCornell).
- Movimentação paradoxal do septo.
- Reduzida distensibilidade do ventrículo esquerdo (VE) durante a diástole.
- Hipertensão arterial pulmonar.
- Visualização direta do êmbolo em alguns casos.
- Trombos vistos em átrio direito (AD) ou VD são evidências para TEP. Coágulos podem ser vistos em artérias pulmonares proximais.

Angio-TC helicoidal: a angio-TC tem mostrado estudos uma sensibilidade de 83% e uma especificidade de 96% para a TEP. Êmbolos em vasos pulmonares centrais, lobares ou segmentares podem ser diagnosticados com moderado a alto grau de sensibilidade.[22,23] O método pode revelar ou excluir outros diagnósticos. A ressonância magnética (RM) pode ser usada, porém não é prática na urgência.

Angiografia pulmonar: embora seja o método de referência, seu emprego é reservado para casos nos quais a dúvida diagnóstica persiste após outros métodos.[26-26]

Embolia pulmonar maciça e choque obstrutivo

As repercussões hemodinâmicas da súbita oclusão do leito arterial pulmonar dependerão da localização e tamanho do trombo, condição cardiopulmonar prévia e capacidade do VD em vencer o aumento da pós-carga. Algumas síndromes clínicas podem ser descritas nos pacientes com tromboembolismo pulmonar:

- **Embolia pulmonar maciça:** falência circulatória, choque, insuficiência respiratória.
- **Embolia moderada / grande:** sem hipotensão, hipocinesia VD no ECO.
- **Embolia leve / moderada:** sem hipotensão, função VD normal, bom prognóstico.
- **Infarto pulmonar:** embolia pequena com muita dor.
- **Embolia pulmonar não trombótica:** menos comum.

Podemos encontrar no paciente com TEP na UTI:

- P2 > A2.
- Atrito pleural.
- Broncoespasmo difuso.
- Turgência jugular patológica.
- PVC elevada.
- Hipotensão, choque.
- Saturação Hb baixa, hipoxemia, $PaCO_2$ baixo.
- Arritmias – FA, ESV, TV, FV, atividade elétrica sem pulso.

Dentre as síndromes descritas acima, a de maior gravidade é a embolia pulmonar maciça (duas ou mais artérias lobares com > 50% do leito vascular ocluído) que evolui com choque obstrutivo. A falência circulatória aguda na TEP é a principal causa de óbito, mais de 50% na primeira hora.

A anormalidade mais frequente em relação aos gases arteriais é a hipoxemia e um aumento no gradiente alveolar-arterial que representa o comprometimento da troca.

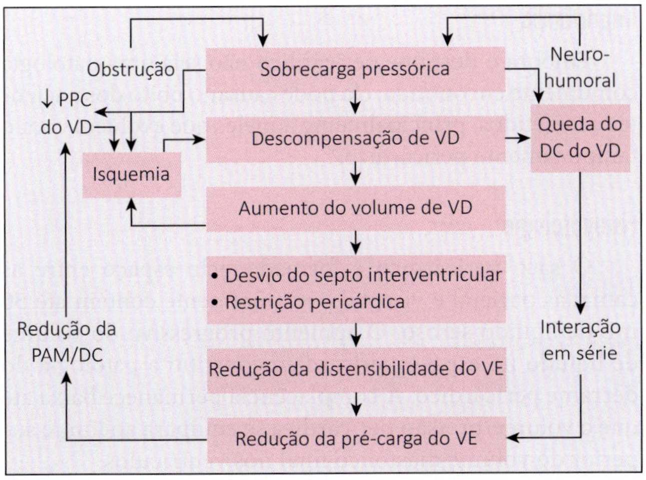

Figura 39.1. Mecanismos responsáveis pelas alterações hemodinâmicas na TEP.

DC: débito cardíaco; VD: ventrículo direito; VE: ventrículo esquerdo; PAM: pressão arterial média; PPC: pressão de perfusão coronariana.

Fonte: Adaptada de Wood E K. Major Pulmonary Embolism. Chest. 2002;121:877-905.

O efeito de espaço morto devido a obstrução vascular determina a hipoxemia. A liberação de mediadores vasoativos pode produzir inequidades na ventilação / perfusão em sítios remotos do êmbolo, podendo haver discordância entre o tamanho da obstrução e a magnitude da hipoxemia.

A obstrução arterial pulmonar causa o aumento da pressão e resistência vascular pulmonar. Quando a tensão da parede do VD aumenta, ocorre a dilatação e disfunção do VD. O septo interventricular desvia-se e comprime o VE intrinsicamente normal. A disfunção diastólica de VE reduz a distensibilidade e compromete o enchimento de VE. O comprometimento do enchimento de VE pode levar a queda do DC e pressão arterial sistêmica com consequente colapso circulatório e óbito.

As alterações hemodinâmicas neste contexto são: aumento de pós-carga do VD (elevação aguda *afterload* VD), dilatação/disfunção do VD (isquemia VD), desvio septal para esquerda, restrição diastólica do VE, queda de pré-carga do VE (diminuição da pressão de enchimento VE – interdependência diastólica) e queda do DC. O aumento na tensão da parede de VD pode comprimir a artéria coronária direita, limitando o suprimento de oxigênio miocárdico precipitando isquemia da artéria coronária direita e microinfarto de VD, elevando biomarcadores como a troponina.[27,28] Tais anormalidades estão descritas na **Figura 39.1**.

O uso da monitorização hemodinâmica avançada contínua pode trazer informações importante na embolia pulmonar maciça.

O uso do CAP nos ajuda em vários aspectos a saber: acesso a etiologia do choque, seu perfil hemodinâmico e, com estas informações, decidir quais intervenções devem ser feitas. Na TEP, os dados encontrados com o uso do CAP são:

- $\Uparrow$ PDAP, $\Uparrow$ PAP, $\Uparrow \Leftrightarrow \Uparrow$ POAP
- PDAP > POAP
- $\Downarrow$ IC, $\Uparrow$ IRVS
- $\Downarrow$ SvO_2, $\Downarrow$ DO_2, $\Downarrow$ VO_2, $\Uparrow$ O_2ER

DO_2: oferta de oxigênio; IC: insuficiência cardíaca; IRVS: índice de resistência vascular sistêmica; O_2ER: extração de oxigênio; PAD: pressão arterial diastólica; PAP: pressão da artéria pulmonar PDAP: pressão diastólica da artéria pulmonar; POAP: pressão de oclusão da artéria pulmonar; SvO_2:saturação venosa mista de oxigênio; VO_2:consumo de oxigênio

Em relação ao uso da termodiluição transpulmonar, não é a melhor opção para a monitorização destes pacientes visto que não mensura as pressões em território pulmonar. Porém, uma particularidade tem sido colocada por autores na cirurgia de endarterectomia na hipertensão pulmonar devido a TEP colocando como útil tal tecnologia. A injúria de reperfusão pulmonar é comum após a endarterectomia pulmonar e tem sido identificada como importante causa de morbidade e mortalidade no pós-operatório. Pode ocorrer em variados graus de severidade.

A injúria de reperfusão pulmonar é definida por uma troca ruim e opacidades na radiografia de tórax. Pacientes com resistência vascular pulmonar (RVP) maior que 1.000 dinas.s.cm^{-5} têm um risco maior de óbito e um risco maior de injúria de reperfusão pulmonar se a queda da RVP é substancial. Na forma mais severa da hipoxemia profunda, tempo maior de ventilação mecânica, tempo de UTI e mortalidade.

O uso da tecnologia da termodiluição transpulmonar permite a medida da água extravascular pulmonar. Este parâmetro representa a quantidade de água contida nos pulmões fora da vasculatura pulmonar. É a soma da intersticial, alveolar, intracelular e fluido linfático, exceto o líquido pleural. Nestes pacientes submetidos a endarterectomia pulmonar, os níveis de água extravascular pulmonar se elevam após o procedimento, e a sua medida sequencial pode ser feita para então ser feita a "titulação" da abordagem cirúrgica.[29]

Tratamento

O tratamento a ser escolhido para o tromboembolismo pulmonar é baseado na estratificação do risco. Instabilidade hemodinâmica, disfunção de VD presente no ECO, aumento de VD no TC e elevação da troponina devido a microinfarto de VD colocam o paciente sob risco elevado de desfecho ruim. Quando a função de VD permanece normal em paciente estável sob o ponto de vista hemodinâmico, é altamente provável que somente a anticoagulação plena obtenha um desfecho favorável.[30]

Como o nosso foco é a situação de maior gravidade, o choque obstrutivo por tromboembolismo pulmonar é a conduta, além das medidas iniciais de suporte a vida necessárias no paciente grave. O uso de trombolíticos, por dissolver o trombo aliviando anatomicamente a obstrução vascular, está indicado por reverter com rapidez a falência de VD e resultar em menor taxa de óbito. Previne a liberação continuada de serotonina e outros fatores neuro-humorais que exacerbam a hipertensão pulmonar e, também, lisa na origem o trombo na pelve ou veias profundas diminuindo a recorrência do tromboembolismo pulmonar. A droga preferencial é o ativador do plasminogênio tecidual recombinante (tPA) (alteplase) na dose de 100 mg intravenoso infundido em duas horas. As contraindicações incluem doença intracraniana, cirurgia recente e trauma. Para pacientes sem choque e moderada ou severa disfunção de VD o uso de trombolíticos permanece controverso.[31,32]

Pacientes com contraindicação para a fibrinólise, a terapia farmacomecânica direcionada por cateter combina a fragmentação física ou pulverização do trombo com o direcionamento com o cateter e baixa dose de trombólise. Pode incluir a maceração do trombo, trombectomia associada a sucção e trombólise facilitada por ultrassonografia de baixa energia. A dose do trombolítico alteplase é menor, em torno de 20 mg a 25 mg.[33]

A tromboembolectomia cirúrgica é reservada para os pacientes gravíssimos, com contraindicação absoluta ao uso de trombólise sistêmica ou que não apresentaram resposta favorável ao procedimento endovascular.[33]

Prevenção

A algumas décadas já sabemos que doses baixas de heparinas de baixo peso molecular (HBPM) diminuem de forma significativa o TEV. A indicação e os benefícios provados da profilaxia da TEV fizeram com que a TEP possa ser vista como "causa de morte evitável no paciente hospitalizado".[34]

Tamponamento cardíaco

Definição

O aumento progressivo do volume de líquido no espaço pericárdico constitui a patologia chamada derrame pericárdico.

Importância

Embora o derrame pericárdico não seja uma patologia comumente encontrada, ela pode causar o óbito dos pacientes acometidos, principalmente aqueles que evoluem com o tamponamento pericárdico.[35]

Fisiopatologia

O saco pericárdico é formado pelo espaço entre as camadas parietal e visceral e normalmente contém até 50 mL de líquido seroso. O aumento progressivo do volume de líquido no espaço pericárdico constitui a patologia do derrame pericárdico. A complacência permanece baixa até que o volume/pressão pericárdica se equipara ao limite superior do volume diastólico final nos ventrículos.

O tamponamento ocorre quando pela pressão intrapericárdica elevada (maior do que 15 mmHg) restringe o retorno venoso e limita o enchimento ventricular. Como resultado, o volume sistólico e a pressão de pulso arterial caem e a frequência cardíaca e a pressão venosa aumentam. Ocorre colapso mecânico das veias cavas, átrio direito e ventrículo direito. Também acorre redução do DC, hipotensão arterial, choque e morte podem resultar. Deve-se saber que o acúmulo rápido de fluido no saco pericárdico, como 150 a 200 mL pode causar tamponamento cardíaco, enquanto acúmulo muito lento de fluido em maiores quantidades pode ser mais bem tolerado.[36] A relação entre a pressão e o volume do caso pericárdico determina os efeitos hemodinâmicos do derrame pericárdico como descrito na **Figura 39.2**.

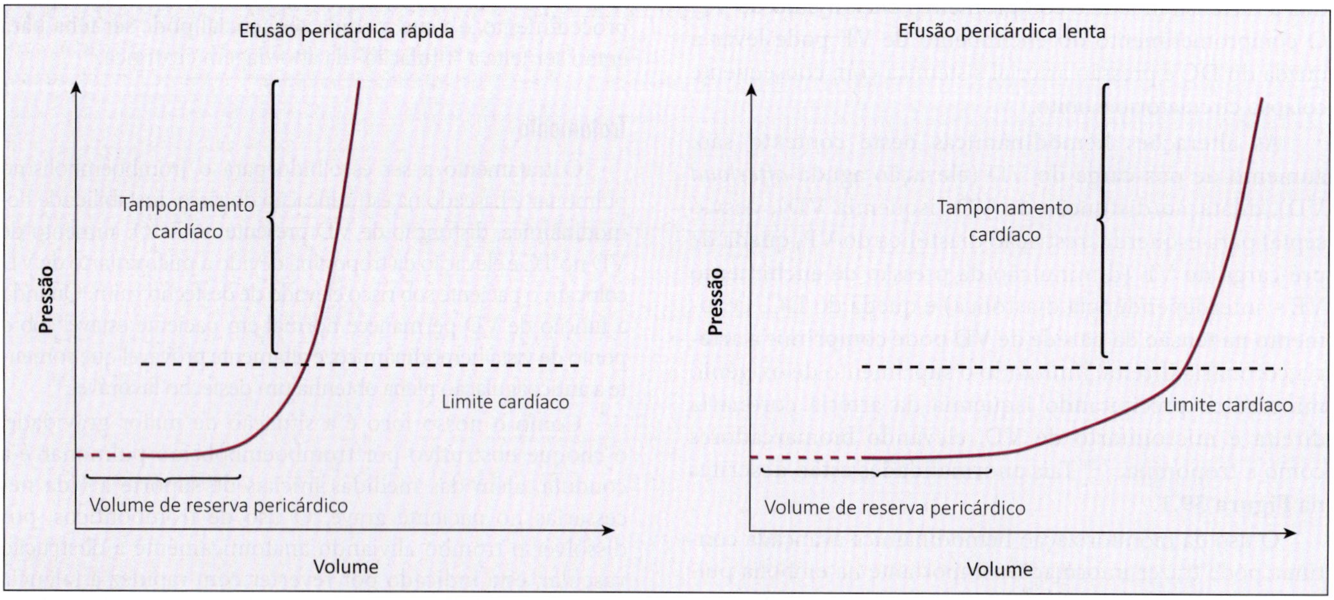

Figura 39.2. Curva de pressão-volume pericárdica. Na medida que o derrame pericárdico aumenta o espaço pericárdico acomoda a expansão de volume sem aumento significativo da pressão até o limite em que o volume de reserva pericárdico é alcançado. (A) O aumento rápido de volume faz com que o limite seja rapidamente alcançado mesmo com volumes baixos em torno de 200 mL. (B) No derrame com uma taxa de enchimento lento, o limite demora a ser alcançado e o espaço pericárdico pode acomodar volumes de 1500 mL sem comprometimento hemodinâmico. Neste momento, pequenos volumes adicionais podem provocar o tamponamento cardíaco.
Fonte: Adaptada de Grecu L. Cardiac tamponade. Int Anesthesiol Clin. 2012 Spring;50(2):59-77.

Critérios diagnósticos

Qualquer patologia que cause pericardite envolvendo o pericárdio, pode causar o derrame pericárdico. Pericardite idiopática, infecções incluindo a tuberculose, neoplasias, doenças autoimunes, pericardite pós-IAM (infarto agudo do miocárdio) com supradesnível de ST, pós-trauma. O derrame pericárdico também pode ocorrer em pacientes com a cardiomiopatia estresse induzida (Takotsubo), sendo o tamponamento cardíaco raro nesta condição. Os derrames pericárdicos que podem progredir e apresentar maior chance de causar tamponamento cardíaco incluem aqueles causados por hemorragia, malignidade e infecções (bacterianas, fúngicas ou associadas a soropositividade pelo HIV).[32]

Alguns comentários adicionais sobre o hemopericárdio:

- Complicações de procedimentos cardíacos percutâneos, incluindo as intervenções coronárias, o desfibrilador implantável, o marcapasso definitivo, a ablação de arritmias, fechamento de *shunts* e troca valvar, são causas de hemopericárdio.
- Outras causas incluem trauma e rotura de parede livre de ventrículo pós-IAM.
- Também pode ocorrer na dissecção aórtica envolvendo o seu segmento intrapericárdico.

Neste último cenário e tipicamente letal.

Entendemos que uma boa dose de suspeição clínica deve existir para que o diagnóstico de derrame pericárdico e tamponamento cardíaco possa ser feito. Na Medicina só fazemos diagnóstico daquela patologia que pensamos ser responsável pela clínica apresentada pelo paciente. Independente de poder ser sugestivo, o exame físico com bulhas abafadas e turgência jugular patológica, a confirmação do diagnóstico passa sempre pela realização de exame complementar. Neste quesito destacamos o valor do ecocardiograma, que detalharemos a seguir.

Como patologia que causa dor torácica e coloca em risco a vida do paciente, o diagnóstico diferencial deve sempre ser feito entre outras patologias como o IAM, a dissecção aórtica, o tromboembolismo pulmonar e o pneumotórax hipertensivo.

Dentre os fatores de risco colocaríamos o trauma de tórax e o pós-operatório de cirurgia cardíaca como os principais fatores que contribuem para a possibilidade de derrame e tamponamento pericárdico.

Em relação a apresentação clínica, o derrame pericárdico é assintomático a menos que cause o tamponamento cardíaco. Neste caso, dispneia, taquipneia, taquicardia e sinais de hipoperfusão estarão presentes. Também, faz parte do quadro clínico, bulhas abafadas, pulso paradoxal (redução inspiratória da pressão sistólica > 10 mmHg) e jugulares túrgidas. Muitos pacientes com tamponamento cardíaco têm pericardite com dor típica e atrito pericárdico. Os pacientes podem apresentar sintomas da doença de base que causou a pericardite.

Na nossa visão, duas síndromes são colocadas como possibilidades principais. A primeira é a ocorrência do derrame pericárdico cujo diagnóstico é feito e o paciente investigado e tratado de acordo com a causa e extensão do derrame. A segunda é o tamponamento cardíaco propriamente dito. Uma verdadeira emergência médica, causa o choque obstrutivo e deve ser diagnosticado e abordado imediatamente senão o paciente evolui para óbito rapidamente. Lembrar que derrames idiopáticos também podem evoluir para tamponamento no seu curso.

Exames complementares

ECG: o ECG no tamponamento pode revelar baixa amplitude do QRS e alternância elétrica. A baixa amplitude é não específica e pode ser vista em doença miocárdica infiltrava, pneumotórax e enfisema. A alternância elétrica é específica, mas tem baixa sensibilidade para detecção de derrames extensos. O ECG na pericardite revelará pelas alterações usuais desta condição.

Radiografia de tórax: a radiografia de tórax revela uma silhueta cardíaca normal até que o derrame seja moderado. Com derrames maiores o coração assume uma forma arredondada semelhante a uma moringa. Em pacientes com tamponamento, a oligoemia pode estar presente em ambos os pulmões.

ECO: o ecocardiograma é o método de escolha para avaliação do derrame pericárdico como também do tamponamento. Pode e deve ser usado para guiar a pericardiocentese. O ECO transesofágico é mais acurado que o transtorácico para definição do diagnóstico. O derrame circunferencial é o mais comum e aparece como um espaço ecolucente entre o pericárdio parietal e visceral. Podem ser graduados como pequenos (< 10 mm de espaço ecolucente na diástole), moderados (10-20 mm) e grandes (mais do que 20 mm). Como dito anteriormente, a significância hemodinâmica de um derrame nem sempre se correlaciona diretamente com o seu tamanho e sim com a rapidez do acúmulo. O derrame loculado pode também causar tamponamento regional. O ECO pode trazer informações como presença de fibrina (sugere derrame antigo), aparência nodular / irregular (sugere derrame neoplásico) ou coágulo devido a derrame por sangramento.

TC: a TC pode trazer informações importantes quando o derrame é loculado e complexo. Diferencia espessamento pericárdico de derrame. Derrame associado a linfadenopatia sugere malignidade. A TC pode acrescentar outros dados importantes para o diagnóstico. A RM pode ser usada em situações especiais e também pode acrescentar informações importantes para a etiologia do derrame.

Tamponamento cardíaco e choque obstrutivo

O mais importante é determinar se o tamponamento está presente e tomar as providências. Os derrames idiopáticos moderados a grandes podem vir a tamponar a despeito da terapia (30%-35% de risco) e podem necessitar de pericardiocentese.

O ECO é o exame fundamental para o diagnóstico de tamponamento cardíaco e pode mostrar as alterações a seguir.

No modo M – bidimensional 2

- Colabamento diastólico do AD no final da diástole que pode-se estender até o início da sístole. É um sinal sensível e mais específico que os demais, porém pode ocorrer em pacientes hipovolêmicos sem tamponamento. Quando o colapso se estende por mais de 1/3 do ciclo cardíaco ele é específico para tamponamento.
- Colabamento diastólico da parede livre do ventrículo direito.
- Colabamento do átrio esquerdo.
- Colapso ventricular esquerdo muito raramente.
- *Swinging heart* é observado em derrames pericárdicos volumosos, o coração tem ampla mobilidade dentro do saco pericárdico.
- Dilatação da veia cava inferior com perda ou atenuação da variação respiratória, sinal sensível e pouco específico.

Doppler

- **Fluxo tricúspide:** aumento da velocidade da onda E com a inspiração (≥ 40%).
- **Fluxo mitral:** redução da velocidade da onda E com a inspiração (≥ 25%).

A variação dos fluxos intracardíacos com a respiração acontece, pois a pressão intrapericárdica diminui menos com a inspiração do que com a pressão intratorácica.

A MH avançada com o CAP pode revelar alterações específicas nas pressões de enchimento e na morfologia das curvas que são típicas de várias condições. No tamponamento pericárdico pressões pericárdicas elevadas equalizam as pressões diastólicas nas quatro câmaras cardíacas e no território pulmonar e as curvas de pressões têm a morfologia anormal. No átrio direito, o descenso **x** torna-se exagerado devido à queda da pressão pericárdica durante a sístole ventricular, enquanto o descenso **y** torna-se minimizado devido à pressão pericárdica que permanece constante durante a diástole ventricular. De forma resumida: PVC = POAP = PAP diastólica / desaparece **y** no atriograma.[34]

Tratamento do tamponamento cardíaco

A pericardiocentese é feita quando necessária para fins diagnósticos e terapêuticos. A abordagem percutânea é a recomendada na maioria dos casos. Deve-se confirmar que o derrame é grande e que a punção pode ser feita com segurança. Derrame loculado, coágulos e fibrina podem dificultar a drenagem percutânea. Evitar a punção no caso de sangramento significativo no saco pericárdico, como por exemplo, na rotura da parede livre de VE e dissecção aórtica tipo A.

O procedimento é guiado por ECO que permite localizar o melhor local para punção, angulação da agulha e drenagem. A punção subxifoide é a mais usada. A monitorização hemodinâmica é de valor antes, durante e depois da pericardiocentese. O cateter deve ser deixado no saco pericárdico para reduzir a recorrência do derrame. As pressões podem continuar elevadas na pericardite constritiva depois da drenagem completa.

A drenagem aberta, cirúrgica, é raramente o método inicial para a drenagem do fluido. Deve ser reservada para o sangramento por trauma, derrame loculado, rotura da parede livre de VE. A realização de biópsia pode ser necessária assim como a confecção de uma janela pericárdica.

A análise do líquido pericárdico deve incluir o seu aspecto, a avaliação de glicose, as proteínas, a desidrogenase láctica, a pesquisa direta de microrganismos incluindo micobactérias e fungos, culturas, celularidade e a pesquisa de células neoplásicas. Na suspeita de tuberculose incluir a adenosina deaminase. A biopsia pode determinar a etiologia.

O manejo deve ser individualizado com ECO seriado. O prognóstico é determinado pela etiologia. Etiologia bacteriana, fúngica e neoplásica têm pior desfecho.

Pneumotórax hipertensivo

Definição

O pneumotórax significa a presença ou acúmulo anormal de ar na cavidade pleural, como consequência da solução de continuidade das pleuras.[37]

Importância

O pneumotórax hipertensivo é uma doença incomum que leva o paciente ao óbito caso não tratado. É encontrado no ambiente de atendimento pré-hospitalar ao trauma, nas emergências e UTIs. No dia a dia os sintomas e sinais diagnósticos clássicos podem não estar presentes e gerar dificuldades para o correto diagnóstico e intervenção terapêutica. A sua incidência varia de acordo com a população estudada.

Na UTI temos a possibilidade do pneumotórax em duas situações bastante comuns: após a punção de uma veia profunda (subclávia ou jugular) a radiografia de tórax se impõe, e nos pacientes em ventilação mecânica, o pneumotórax hipertensivo se correlaciona com a demora no diagnóstico do pneumotórax.[36]

Fisiopatologia

No pneumotórax hipertensivo temos: aumento progressivo do volume de ar no espaço pleural; desvio das estruturas do mediastino causando angulação e colapso mecânico das veias cavas; diminuição do retorno venoso; redução do DC, hipotensão arterial e choque.[38]

Critérios diagnósticos

O pneumotórax ou acúmulo de ar no espaço pleural, é classificado como espontâneo primário (ausência de doença pulmonar prévia) ou secundário (presença de doença pulmonar prévia), traumático ou iatrogênico.

O primário ocorre em pacientes jovens por ruptura de bolhas subpleurais. A história familiar e o tabagismo são fatores importantes. O secundário ocorre como complicação de DPOC, asma, tuberculose, fibrose cística e uma série de doenças intersticiais. O traumático resulta de trauma penetrante ou fechado. O iatrogênico pode seguir procedimentos como toracocentese, biopsia pleural, broncoscopia com biopsia transbrônquica, punção de veia profunda (subclávia ou jugular) e ventilação mecânica com pressão positiva.

O pneumotórax hipertensivo usualmente ocorre no traumatismo de tórax penetrante, infecção pulmonar (como por exemplo a pneumocistose), reanimação cardiopulmonar e ventilação mecânica. A pressão do ar no espaço pleural excede a pressão no ar ambiente durante o ciclo respiratório. Um mecanismo valvar permite que o ar entre no espaço pleural na inspiração e impede a sua saída na expiração.[39]

O diagnóstico diferencial do pneumotórax hipertensivo deve ser feito dentro das etiologias do choque no ambiente de atendimento ao trauma, e nos pacientes que estão em ventilação mecânica que deterioram de forma abrupta, especialmente, após a punção de uma veia profunda em vasos superiores.

Estaria o paciente chocado por conta de um pneumotórax hipertensivo? Á beira do leito podemos encontrar dados clínicos que apontariam para esta possibilidade. O paciente pode referir dor torácica e dispneia.

Além dos sinais de hipoperfusão tecidual já descritos anteriormente, no exame do aparelho respiratório podemos encontrar expansão unilateral do tórax, diminuição do frêmito toracovocal, hipersonoridade (hipertimpânico) a percussão, (a macicez a percussão sugere hemotórax), murmúrio vesicular diminuído ou abolido (na maioria das vezes fazemos o diagnóstico com este dado) no hemitórax acometido. Podemos encontrar no exame físico o enfisema subcutâneo. O emergencista ou o intensivista deve, diante destas anormalidades, fazer o diagnóstico de pneumotórax hipertensivo. Isto inclui a necessidade imediata da descompressão por agulha seguida pela colocação de dreno de tórax. Não espere pela radiografia de tórax para fazer o diagnóstico; a demora pode ser fatal.

Exames complementares

Radiografia de tórax: deve ser feita rapidamente à beira do leito, o pneumotórax é identificado pela presença de ar no espaço pleural caracterizado pela ausência de trama vascular, hipertransparência local, visualização de linha pleural e desvio das estruturas mediastinais para o lado contralateral. A linha pleural é melhor visualizada na radiografia com o pulmão em expiração. O pneumomediastino e o enfisema subcutâneo podem estar presentes no pneumotórax hipertensivo. Quando secundário a trauma, além do pneumotórax, temos muitas vezes o derrame pleural associado (hemorrágico).

US pulmonar: tem sido muito enfatizado o valor da ultrassonografia pulmonar que pode nos trazer informações importantes à beiro do leito para o diagnóstico do pneumotórax. Existem critérios para diagnóstico de pneumotórax pela ultrassonografia: 1. no pulmão normal o US identifica com facilidade o deslizamento / movimento normal da pleura visceral contra a pleura parietal durante a respiração, o "*lung sliding*" em inglês. A não visualização do pulmão se movimentando com a respiração (o gás no espaço pleural não permite que vejamos a linha pleural subjacente deslizando) significa ausência do "*lung sliding*". Assim, quando nos deparamos com hemitórax com deslizamento pulmonar ausente e, por conseguinte, não sincronizado com a inspiração e expiração do paciente, devemos estar diante de um pneumotórax. Cabe lembrar que outras patologias além do pneumotórax também podem levar a esta não visualização do movimento pulmonar como síndrome da angústia respiratória aguda (SARA), atelectasia e doença pleural; 2. impossibilidade de identificar as linhas B (são formadas e emergem a partir da linha pleural, representando a visualização dos septos interlobulares; a presença de linhas B descarta pneumotórax); 3. a presença de "ponto pulmonar" (visualização do pulmão aerado, expandindo-se na região do pneumotórax). A ultrassonografia é considerada um método com muito boa acurácia para detectar pneumotórax, muitas vezes até superior à radiografia em pneumotórax mínimos e localizados.[40,41]

TC: quando feita, a tomografia de tórax nos revela com precisão a extensão do pneumotórax.

Gasometria: revela hipoxemia e hipocapnia em muitos pacientes. O pneumotórax a esquerda pode levar a alterações no ECG no QRS e segmento ST que podem ser interpretadas erroneamente como SCA.

Pneumotórax hipertensivo e choque obstrutivo

Na radiologia de tórax encontramos a presença do pneumotórax extenso, hipertensivo, comprimindo e desviando coração, estruturas vasculares e mediastinais acompanhado de hipotensão e choque.

Lembramos, que dependendo da condição clínica do paciente, que pode estar agônico ou bradicardizando, com PCR iminente, e, diante do que foi dito no parágrafo anterior, se impõe a punção com agulha do pneumotórax na altura do segundo espaço intercostal na linha hemiclavicular, no bordo superior das costela inferior, para aliviar a tensão de imediato, antes da colocação de dreno no tórax em selo de água.[42,43]

A MH avançada com o CAP pode trazer informações importantes na ocorrência do pneumotórax obstrutivo. O aumento progressivo do volume de ar no espaço pleural leva ao colapso mecânico das veias cavas e diminuição do retorno venoso. Advém a elevação das pressões de enchimento, redução do DC, hipotensão arterial e choque.

Deterioração aguda em trauma ou punção. Hipotensão, hipoxemia, queda da SVO_2. Um aumento súbito e inexplicado da pressão diastólica da artéria pulmonar se eleva sem aumento concomitante da pressão sistólica e existe a possibilidade de barotrauma, isto pode indicar um pneumotórax hipertensivo.

Quando ocorre o pneumotórax, a transmissão do aumento da pressão pleural na vasculatura pulmonar pode converter a posição do CAP da zona de West de 3 para 2 equalizando as pressões pleurais e alveolares. A pressão pleural aumenta e excede a pressão do átrio direito, o fluxo de sangue durante a diástole cessa e a pressão diastólica pulmonar reflete mais a pressão pleural do que a pressão de artéria pulmonar.

As pressões de enchimento do lado direito e esquerdo se elevam gradualmente em paralelo com o aumento da pressão pleural pelo pneumotórax, sem gradientes durante o pneumotórax hipertensivo. Ocorre a equalização das pressões de enchimento como descrito na publicação de Lee[44] e mostrado na **Figura 39.3** com a curva de POAP antes após a drenagem.

Tratamento

A drenagem com dreno de tórax em sistema fechado com selo d'água é o procedimento indicado para a solução deste problema.

Inclui assepsia do local, anestesia no quinto espaço intercostal na altura da linha axilar média, incisão de 2 cm, dissecção com Pinça de "Kelly" do subcutâneo e plano muscular até a pleura parietal, perfuração da pleura parietal com a própria pinça (neste momento já observamos a saída de ar), introdução do dreno que está pinçado na extremidade para facilitar a passagem, conexão do sistema fechado em selo d'água, fixação do dreno na pele; observar a formação de bolhas no frasco de drenagem, radiografia de tórax de controle.[45,46] Todo emergencista ou intensivista deve saber proceder a drenagem.

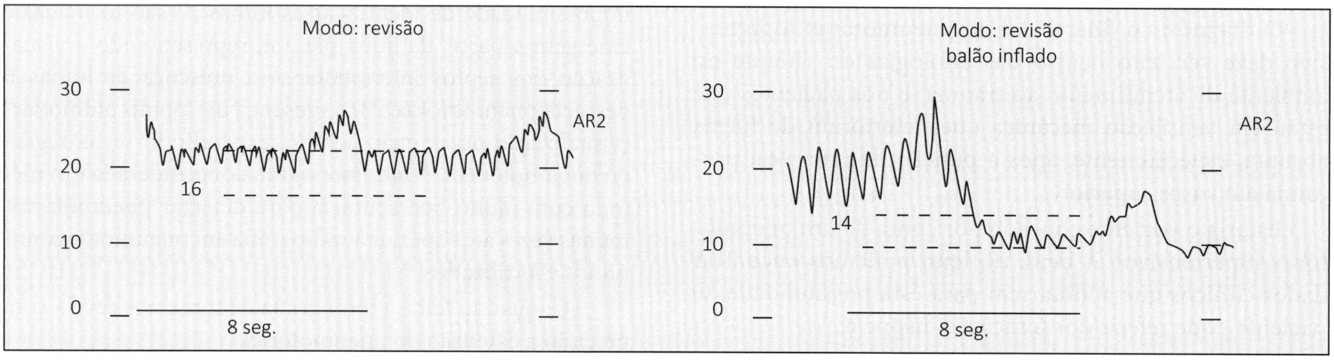

Figura 39.3. (A) Curvas de pressões em território arterial pulmonar equalizadas. (B) Depois da drenagem do pneumotórax, morfologia normal para verificação da POAP.

Fonte: Adaptada de Lee L. W. Pulmonary artery pressures with tension pneumothorax. Can J Anaesth. 1990;37(5):584-6.

Referências bibliográficas

1. Cecconi M, De Backer D, Antonelli M, Beale R, Bakker J, Hofer C, et al. Consensus on circulatory shock and hemodynamic monitoring. Task force of the European Society of Intensive Care Medicine. Intensive Care Med. 2014 Dec;40(12):1795-815.
2. Weil MH. Bacterial shock. In Weil MH, Shubin H (eds). Diagnosis and Treatment of Shock. Baltimore: Williams & Wilkins; 1967. p 10.
3. Hinshaw LB, Cox BG. The Fundamental Mechanisms of Shock. New York: Plenum Press; 1972.
4. De Backer D, Biston P, Devriendt J, Madl C, Chochrad D, Aldecoa C, et al. Comparison of dopamine and norepinephrine in the treatment of shock. N Engl J Med. 2010;362(9):779-89.
5. McLean. Echocardiography in shock management Critical Care. 2016;20:275.
6. Vincent JL, De Backer D. Circulatory Shock. N Engl J Med. 2013;369:1726-34.
7. Perera P. The RUSH exam: Rapid Ultrasound in Shock in the evaluation of the critically lll. Emerg Med Clin North Am. 2010;28(1):29-56
8. Lichtenstein DA, Mezière GA. Relevance of lung ultrasound in the diagnosis of acute respiratory failure: the BLUE protocol. Chest. 2008;134(1):117-25.
9. Monnet X, Teboul JL. Transpulmonary thermodilution: advantages and limits. Critical Care. 2017 Jun 19;21(1):147
10. Lee M. The Swan Ganz catheter remains a critically important component of monitoring in cardiovascular critical care. Cana J Cardiol. 2016.
11. White RH. The epidemiology of venous thromboembolism. Circulation. 2003;107:Suppl. 1:I4-I8.
12. Dobromirski M, Cohen AT. How I manage venous thromboembolism risk in hospitalized medical patients. Blood. 2012;120:1562.
13. Heit JA, Melton LJ 3rd, Lohse CM, Petterson TM, Silverstein MD, Mohr DN, et al. Incidence of venous thromboembolism in hospitalized patients vs community residents. Mayo Clin Proc. 2001;76(11):1102-10.
14. Goldhaber 1. SZ, Visani L, De Rosa M. Acute pulmonary embolism: clinical outcomes in the International Cooperative Pulmonary Embolism Registry (ICOPER). Lancet. 1999;353:1386-9.
15. Wells PS, Ginsberg JS, Anderson DR, Kearon C, Gent M, Turpie AG, et al. Use of a clinical model for safe management of patients with suspected pulmonary embolism. Ann Intern Med. 1998;129(12):997-1005.
16. Le Gal G, Righini M, Roy PM, Sanchez O, Aujesky D, Bounameaux H, et al. Prediction of pulmonary embolism in the emergency department: the revised Geneva score. Ann Intern Med. 2006;144(3):165-71.

17. Gupta RT, Kakarla RK, Kirshenbaum KJ, Tapson VF. D-dimers and efficacy of clinical risk estimation algorithms: sensitivity in evaluation of acute pulmonary embolism. AJR Am J Roentgenol 2009;193:425-30.
18. Meignan M, Rosso J, Gauthier H, Brunengo F, Claudel S, Sagnard L, et al. Systematic lung scans reveal a high frequency of silent pulmonary embolism in patients with proximal deep venous thrombosis. Arch Intern Med. 2000;160(2):159-64.
19. Sostman HD, Stein PD, Gottschalk A, Matta F, Hull R, Goodman L. Acute pulmonary embolism: sensitivity and specificity of ventilation-perfusion scintigraphy in PIOPED II study. Radiology 2008;246:941-6.
20. Turkstra F, Kuijer PM, van Beek EJ, Brandjes DP, ten Cate JW, Büller HR. Diagnostic utility of ultrasonography of leg veins in patients suspected of having pulmonary embolism. Ann Intern Med. 1997;126(10):775-81.
21. Frémont B, Pacouret G, Jacobi D, Puglisi R, Charbonnier B, de Labriolle A. Prognostic value of echocardiographic right/left ventricular end-diastolic diameter ratio in patients with acute pulmonary embolism: results from a monocenter registry of 1,416 patients. Chest. 2008;133:358-62.
22. Perrier A, Roy PM, Sanchez O, Le Gal G, Meyer G, Gourdier AL, et al. Multidetector-row computed tomography in suspected pulmonary embolism. N Engl J Med. 2005;352(17):1760-8.
23. Remy-Jardin M, Pistolesi M, Goodman LR, Gefter WB, Gottschalk A, Mayo JR, et al. Management of suspected acute pulmonary embolism in the era of CT angiography: a statement from the Fleischner Society. Radiology. 2007;245(2):315-29.
24. Righini M, Le Gal G, Aujesky D, Roy PM, Sanchez O, Verschuren F, et al. Diagnosis of pulmonary embolism by multidetector CT alone or combined with venous ultrasonography of the leg: a randomised non inferiority trial. Lancet. 2008;371(9621):1343-52.
25. Stein PD, Chenevert TL, Fowler SE, Goodman LR, Gottschalk A, Hales CA, et al. Gadolinium-enhanced magnetic resonance angiography for pulmonary embolism: a multicenter prospective study (PIOPED III). Ann Intern Med. 2010;152(7):434-43, W142-3.
26. Anderson DR, Kahn SR, Rodger MA, Kovacs MJ, Morris T, Hirsch A, et al. Computed tomographic pulmonary angiography vs ventilation-perfusion lung scanning in patients with suspected pulmonary embolism: a randomized controlled trial. JAMA. 2007;298(23):2743-53.
27. Kucher N, Rossi E, De Rosa M, Goldhaber SZ. Massive pulmonary embolism. Circulation. 2006;113:577-82.
28. Wood E K. Major Pulmonary Embolism. Chest 2002; 121:877-905.
29. Stéphan F. Evaluation of Reperfusion Pulmonary Edema by Extravascular Lung Water Measurements After Pulmonary Endarterectomy. Crit Care Med. 2017;45:e409-e417.
30. Quinlan DJ, McQuillan A, Eikelboom JW. Low-molecular-weight heparin compared with intravenous unfractionated heparin for treatment of pulmonary embolism: a meta-analysis of randomized, controlled trials. Ann Intern Med. 2004;140:175-83.
31. Wan S, Quinlan DJ, Agnelli G, Eikelboom JW. Thrombolysis compared with heparin for the initial treatment of pulmonary embolism: a meta-analysis of the randomized controlled trials. Circulation. 2004;110:744-9.
32. Guyatt GH, Akl EA, Crowther M, Schünemann HJ, Gutterman, Lewis SZ. Antithrombotic Therapy and Prevention of Thrombosis, 9th ed: American College of Chest Physicians Evidence-Based Clinical Practice Guidelines. CHEST. 2012;141(2_suppl).
33. Kuo WT, Gould MK, Louie JD, Rosenberg JK, Sze DY, Hofmann LV. Catheter directed therapy for the treatment of massive pulmonary embolism: systematic review and meta-analysis of modern techniques. J Vasc Interv Radiol. 2009;20:1431-40.
34. Guyatt GH, Eikelboom JW, Gould MK, Garcia DA, Crowther M, Murad MH, et al. Approach to outcome measurement in the prevention of thrombosis in surgical and medical patients: Antithrombotic Therapy and Prevention of Thrombosis, 9th ed: American College of Chest Physicians Evidence-Based Clinical Practice Guidelines. Chest. 2012;141(2 Suppl):e185S-e194S.
35. Amir Azarbal, Martin M. LeWinter. Pericardial Effusion. Cardiol Clin. 2017;35:515-524.
36. Grecu L. Cardiac tamponade. Int Anesthesiol Clin. 2012;50(2): 59-77.
37. Davidson CJ, Bonow RO. Cardiac catheterization. In: Libby P, Bonow RO, Mann DL, Zipes DP, eds. Braunwald's heart disease: a textbook of cardiovascular medicine. 8th ed. Vol. 1. Philadelphia: Saunders; 2007:439-63.
38. I Imran JB, Eastman AL. Pneumothorax. JAMA. 2017;318(10):974.
39. Hsu HH, Chen JS. The etiology and therapy of primary spontaneous pneumothoraces. Expert Rev Respir Med. 2015;9(5):655-65.
40. Leigh-Smith. Tension pneumothorax—time for a re-think? Emerg Med. J 2005;22:8-16.
41. Neto MJF. Avanços em ultrassonografia pulmonar. Einstein. 2016;14(3):443-8
42. Barton, ed. Tension pneumothorax. Curr Opin Pulm Med. 1999;5:269-74.
43. Thelle A, Gjerdevik M, SueChu M, Hagen OM, Bakke P. Randomised comparison of needle aspiration and chest tube drainage in spontaneous pneumothorax. Eur Respir J. 2017;49(4):1601296.
44. Lee L. W. Pulmonary artery pressures with tension pneumothorax. Can J Anaesth. 1990;37(5):584-6.
45. Novoa NM, Jiménez MF, Varela G. When to Remove a Chest Tube. Thorac Surg Clin. 2017;27(1):41-46.
46. Pompili C, Salati M, Brunelli A. Chest Tube Management after Surgery for Pneumothorax. Thorac Surg Clin. 2017;27(1):25-28.

capítulo | 40

Choque Cardiogênico

Ciro Leite Mendes | Fernando Suparregui Dias

Introdução

O choque cardiogênico (CC) pode ser definido, sob o aspecto fisiopatológico, como uma condição na qual o débito cardíaco é insuficiente para atender as demandas metabólicas, causado por um distúrbio cardíaco primário e resultando em manifestações clínicas e bioquímicas de perfusão tecidual inadequada.[1] Se não for reconhecido e tratado rapidamente, a hipoperfusão tecidual pode determinar, rapidamente, disfunção orgânica e morte do paciente.[2] Apesar do progresso das terapias cardiovasculares e cuidados intensivos nas últimas décadas, a mortalidade associada ao CC não diminuiu de forma substancial e persiste elevada, em 50% de mortalidade em trinta dias após o diagnóstico.

Nos dias atuais, a causa mais frequente de CC é o infarto agudo do miocárdio (IAM), que responde por aproximadamente 80% dos casos.[3] Relacionado a isso foi demonstrado, por meio de biópsias comparativas em indivíduos com IAM que haviam evoluído com ou sem CC anteriormente à morte, um comprometimento miocárdico superior a 40% naqueles casos relacionados a choque.[4]

Definição

Apesar do melhor entendimento a respeito da sua fisiopatologia, o CC ainda carece de uma definição universalmente aceita, mesmo entre as diferentes diretrizes e grandes séries mais recentes. O estudo SHOCK (*Should We Emergently Revascularize Occluded Coronaries for Cardiogenic Shock*)[5] adotou como critério clínico a medida de pressão arterial sistólica (PAS) menor que 90 mmHg por um intervalo de tempo igual ou superior a 30 minutos, e, alternativamente, a necessidade de suporte farmacológico ou mecânico para manter uma PAS maior ou igual a 90 mmHg. Além disso, hipoperfusão era detectada mediante presença de pele fria e pegajosa ou diminuição da diurese (< 30 mL/h) e como critérios hemodinâmicos, um índice cardíaco (IC) de 2,2 L/min/m^2 ou menos, com uma pressão de oclusão de artéria pulmonar (POAP) de pelo menos 15 mmHg, (após exclusão de hipovolemia). Por sua vez, o estudo IABP-SHOCK (*Intra-Aortic Balloon Pump-SHOCK*),[6] além dos critérios já citados, contemplou também sinais clínicos de congestão pulmonar e lactato sérico acima de 2 mmol/L como indicador de hipoperfusão. Em contrapartida, não requereu dados hemodinâmicos. De uma maneira geral, essas discrepâncias nas definições do CC são observadas com frequência na literatura. Isso, em conjunto com a falta de uma discriminação mais refinada dos diferentes estágios de gravidade, bem como dos vários fenótipos de apresentação do CC entre os pacientes envolvidos nos estudos de intervenção, pode ter sido responsável pelo desempenho insatisfatório de alguns recursos terapêuticos testados, como foi o caso do balão de contrapulsação intra-aórtico (BCIA).[7] Não obstante essas diferenças, alguns itens estão invariavelmente presentes em todas as definições de CC: queda do débito cardíaco decorrente de disfunção cardíaca e a conseguinte hipoperfusão sistêmica, o que essencialmente define a condição.

A classificação da SCAI (*Society for Cardiovascular Angiography and Interventions*)

Apesar do significativo avanço representado pelos resultados do estudo SHOCK, o fato é que a mortalidade no CC permanece elevada e não sofreu modificações após a publicação desse importante estudo. Desde então, além do BCIA, único equipamento de suporte circulatório mecânico percutâneo (SCMP) disponível à época, foram incorporadas várias novas modalidades de suporte cardiovascular, para as quais ainda não se conseguiu comprovar interferência benéfica no prognóstico dos pacientes que desenvolvem CC.

Em relação a isso, deve-se atentar ao fato de que os pacientes com CC representam um grupo muito heterogêneo, com diferentes etiologias e comorbidades, bem como espectro de alterações hemodinâmicas diversas, o que se reflete em níveis de gravidade diferentes. Dessa forma, as apresentações relacionadas a essa patologia podem abranger desde hipoperfusão rapidamente reversível às medidas terapêuticas iniciais, até choque refratário e falência de múltiplos órgãos, o que implica em respostas diferentes aos tratamentos, assim como desfechos distintos. Não obstante, devido à falta de uma classificação que contemplasse essas diferenças, os bancos de dados compilados e os ensaios clínicos de intervenção até aqui realizados não conseguiam fazer essa distinção, o que não permitia avaliar, de forma eficaz, o prognóstico de cada uma dessas diferentes apresentações, bem como o impacto dos tratamentos.[8]

Frente a esse cenário, a SCAI promoveu um consenso de especialistas, que também incluiu associações científicas das especialidades envolvidas na condução desses pacientes, como o *American College of Cardiology* (ACC), a American Heart Association (AHA), a *Society of Critical Care Medicine* (SCCM) e a *Society of Thoracic Surgeons* (STS) com o objetivo de elaborar uma nova classificação para o CC.

O objetivo dessa classificação seria facilitar uma apropriada caracterização do estado clínico, assim como proporcionar uma discriminação mais objetiva dessas diferentes categorias de CC. Além disso, pretendia-se que a classificação fosse simples, de fácil e rápida aplicação por múltiplas especialidades, bem como pudesse ser usada para analisar, de forma confiável, os dados armazenados retrospectivamente, para discriminar esses subgrupos de pacientes, caracterizá-los de modo mais eficiente em relação ao prognóstico e, eventualmente, identificar os motivos pelos quais as intervenções testadas em ensaios clínicos não conseguiram modificar o desfecho do CC.

A classificação proposta divide os pacientes em cinco estágios: A – (sob risco); B – (começando); C – (clássico); D – (deteriorando); E – (extremo), que estão caracterizados no **Quadro 40.1**.

A classificação também previu a parada cardiorrespiratória (PCR) como um parâmetro modificador de prognóstico

Quadro 40.1. Classificação de cardiogênico da SCAI

Estágio	Descrição	Exame físico	Marcadores bioquímicos	Hemodinâmica
A	Paciente que atualmente não apresenta sinais ou sintomas de CC, mas corre risco de desenvolvimento. Esses pacientes podem incluir aqueles com IAM extenso ou infarto agudo prévio e/ou agudo com sintomas de insuficiência cardíaca crônica	PVJ normal Pulmões limpos Extremidades quentes e bem perfundidas Pulsos distais fortes Estado mental normal.	Laboratórios normais. Função renal normal. Ácido láctico normal	Normotenso (PAS ≥ 100 ou normal). Se dados hemodinâmico disponíveis: Índice cardíaco ≥ 2,5 PAD < 10 PA sat ≥ 65%
B	Paciente com evidência clínica de hipotensão relativa ou taquicardia sem hipoperfusão	PVJ elevada Pulmões com crepitações Extremidades quentes e bem perfundidas Pulsos distais fortes Estado mental normal	Lactato normal Função renal minimamente alterada BNP elevado	PAS < 90 ou PAM < 60 OU queda superior a 30 mmHg em relação à PA de base Se dados hemodinâmico disponíveis: Índice cardíaco ≥ 2,2 PA sat ≥ 65%
C	Um paciente que se manifesta por hipoperfusão que requer intervenção (inotrópico, vasopressin ou suporte mecânico, incluindo ECMO) além da ressuscitação de volume para restaurar a perfusão. Esses pacientes geralmente apresentam hipotensão relativa	Pode incluir qualquer um dos seguintes: • Não parece bem • Em pânico • Cinza, manchado, escuro • Sobrecarga de volume • Estertores extensos • Killip 3 ou 4 • VNI ou VMI • Frio, pegajoso • Alteração aguda no estado mental • Produção de urina < 30 mL/h	Pode incluir qualquer um dos seguintes: • Lactato ≥ 2 • Duplicação da creatinina OU queda superior a 50% na TFG • Testes de função hepática e BNP elevados	Pode incluir qualquer um dos seguintes: PAS < 90 ou PAM < 60 ou queda superior a 30 mmHg em relação à PA de base E medicamentos/dispositivos usados para manter a pressão arterial acima dessas metas Dados hemodinâmicos: Índice cardíaco < 2,2 POAP > 15 PAD/POAP ≥ 0,8 IPAP < 1,85 Potência cardíaca ≤ 0,6
D	Um paciente semelhante à categoria C, mas está piorando. Eles não respondem às intervenções iniciais. Qualquer estágio C	Qualquer um do estágio C.	Qualquer um do estágio C E: Deteriorado	Exigindo múltiplos vasopressores ou adição de dispositivos de suporte circulatório mecânico para manter a perfusão
E	Um paciente em parada cardíaca sob RCP e/ou ECMO em andamento, com suporte de várias intervenções	Quase sem pulso Colapso cardíaco VMI Usado desfibrilador	"Tentando morrer" RCP (modificador A). pH ≤ 7,2 Lactato ≥ 5	PAS ausente sem RCP AESP ou TV/FV refratária Hipotensão mesmo com máximo suporte

A: em risco; B: começando; C: clássico; D: deteriorando; E: extremo. CC: choque cardiogênico; IAM: infarto agudo do miocárdio; PVJ: pressão venosa jugular; PAS: pressão arterial sistólica; PAD: pressão arterial diastólica; PA: pressão arterial; BNP: peptídeo natriurético tipo B; PAN: pressão arterial média; ECMO: oxigenação por membrana extracorporal; VNI: ventilação não invasiva; VMI: ventilação mecânica; POAP: pressão de oclusão de artéria pulmonar; RCP: ressuscitação cardiopulmonar.

Fonte: Desenvolvido pela autoria.

importante e a denominou como "modificador A" (de Arrest). Isso porque os participantes do consenso consideraram que a parada cardíaca, por menor duração que tenha tido, pode determinar um impacto negativo significativo no prognóstico, já que modifica a evolução do paciente de forma imprevisível. Sendo assim, esse modificador A é aplicado para descrever pacientes que tiveram uma parada cardíaca, independentemente da duração (tratados com compressões torácicas ou desfibrilação). Dessa forma, a classificação em estágio B_A de choque indica um paciente do estágio B que apresentou PCR, o que é distinto de outro indivíduo cujo estágio é E, por exemplo. Com isso, acreditam os idealizadores da classificação, que o prognóstico e as intervenções relacionadas a essas duas diferentes condições poderiam também ser avaliadas de forma mais precisa, mediante o uso desse item modificador.

Desde quando foi publicada, essa classificação tem sido avaliada por diversos estudos que demonstraram resultados bastante consistentes.

Uma análise retrospectiva de um banco de dados de 10.004 pacientes adultos admitidos na unidade de terapia intensiva (UTI) do Mayo Clinic Hospital St. Mary's Campus em um período de oito anos (2007 a 2015),[8] evidenciou que a proporção de indivíduos nos estágios A a E de choque foi de 46,0%; 30,0%; 15,7%; 7,3%; e 1,0%, respectivamente. A hierarquia dos estágios mostrou correlação com a prevalência de PCR, que aumentou de 7,3% no estágio A para 55,8% no estágio E. Além disso, à medida que os estágios progrediam de gravidade, ocorria piora gradativa dos sinais vitais, maiores anormalidades nos exames de laboratório, maior gravidade dos escores de doença e aumento na frequência de lesão renal aguda (LRA). Essa correlação também ocorreu com a frequência de uso e dosagem dos medicamentos vasoativos, terapias de suporte, inclusive ventilação mecânica invasiva e diálise, os quais aumentaram ao longo dos estágios da classificação. Adicionalmente, houve aumento gradual nas mortalidades na UTI e hospitalar relacionado a cada estágio de maior gravidade da classificação: de 3,0% no estágio A para 67,0% no estágio E ($p < 0,001$). A ocorrência de PCR determinou taxas de mortalidade hospitalar não ajustadas mais elevadas na população geral (pacientes com síndrome aguda – SCA, insuficiência cardíaca – IC e não classificados em quaisquer desses diagnósticos) ($p < 0,001$). Por fim, após análise multivariável, cada estágio mais grave, em comparação com o A, foi associado com aumento da mortalidade hospitalar ($p < 0,001$). A área sob a curva ROC final do modelo multivariável foi de 0,883 na população geral. Em comparação com o estágio A, os valores de razão de chance (RC) ajustados para mortalidade hospitalar dos pacientes nos estágios B a E foram de 1,53; 2,62; 3,07; e 6,80, respectivamente.

Epidemiologia

A análise do banco de dados do Collège des Utilisateurs de Bases de données em Réanimation[9] que coleta prospectivamente dados das UTIs na área metropolitana de Paris, averiguou, entre os anos de 1997 e 2012, as tendências em relação à incidência de CC, desfechos do paciente [Crude and Simplified Acute Physiology Score (SAPS)-II Standardized Mortality] e preditores de mortalidade na UTI. Das 316.905 internações em UTI, 19.416 (6,1%) apresentaram CC, cuja incidência nesse período aumentou de 4,1% para 7,7% ($P < 0,001$).[8]

O CardShock,[10] um estudo observacional, prospectivo, multicêntrico, realizado entre 2010 e 2012 arrolou pacientes com CC de início com pelo menos seis horas de diagnóstico. Entre os 219 pacientes incluídos, a causa mais comum do CC (81%) foi SCA [68% deles com IAMEST (infarto agudo do miocárdio com elevação do segmento ST) e 8% com complicações mecânicas de síndrome coronariana aguda SCA]; 94% realizaram angiografia coronária, dos quais 89% foram submetidos a intervenção coronariana percutânea (ICP). Dos 11% restantes, sete pacientes foram submetidos à correção cirúrgica de complicação mecânica da SCA, três foram submetidos apenas a revascularização cirúrgica e nove foram tratados de forma conservadora. A mortalidade nessa série foi de 37% ($n = 80$). Além disso, SCA como etiologia de CC foi independentemente associada a aumento de mortalidade (razão de chances (RC): 7,4 – 1.9 – 29,8; $p = 0,005$).

O registro Ruti-STEMI-Shock, um banco de dados prospectivo de base populacional, mantido de fevereiro de 1989 a dezembro de 2018, investigou todos os pacientes com IAMEST elegíveis da área metropolitana do norte de Barcelona, na Catalunha, Espanha, com aproximadamente 850 mil habitantes. Os investigadores analisaram a prevalência e as taxas de mortalidade em 30 dias e 1 ano relacionadas a IAMEST complicado por CC (IAMEST-CC) nas últimas três décadas.[11] Os pacientes foram estratificados de acordo com o ano de admissão em seis períodos de cinco anos: 1989-1993 (período 1), 1994-1998 (período 2), 1999-2003 (período 3), 2004-2008 (período 4), 2009- 2013 (período 5) e 2014–2018 (período 6). Um total de 7.984 pacientes consecutivos com IAMEST foram incluídos no período do estudo. A mortalidade em UTI na fase aguda foi de 52,6% entre os pacientes com IAMEST-CC, em comparação a 2,2% nos pacientes sem CC ($p < 0,001$). Tendências semelhantes foram observadas para mortalidade em 30 dias (61,3% *vs.* 3,3%; $p < 0,001$) e em um ano (66,5% *vs.* 5,6%; $p < 0,001$). A prevalência de IAMEST-CC diminuiu 13% entre os períodos de 1989 a 1993 e 2014 a 2018 (7,1% *vs.* 6,2%, $p = 0,218$). O uso de terapia de reperfusão quadruplicou do período de 1989 a 1993 em comparação àquele de 2014 a 2018 (22,5% *vs.* 85,4%; $p < 0,001$). A mortalidade em 30 dias no IAMEST–CC diminuiu do período 2 para o período 6 (80,9% *vs.* 50,5%, $p < 0,001$) (**Figura 40.1**), com uma redução de 9% após o ajuste multivariável (HR: 0,91; IC 95%: 0,84-0,99; $p = 0,024$).

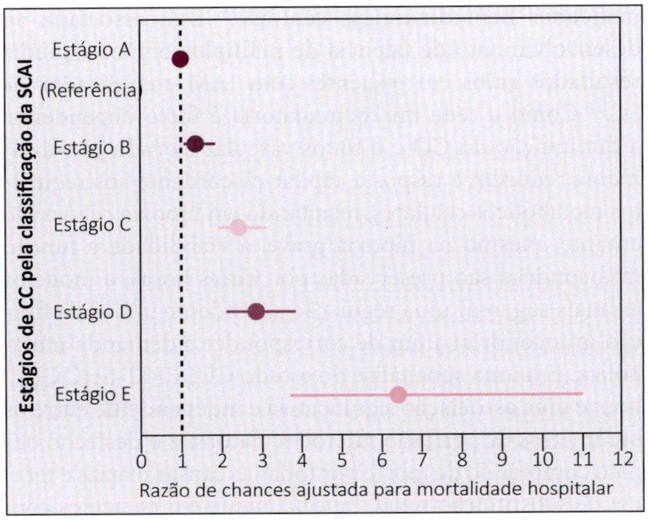

Figura 40.1. Razão de chances de mortalidade hospitalar para cada um dos estágios de classificação de CC da SCAI.

Fonte: Adaptada da Jentzer JC, van Diepen S, Barsness GW, Henry TD, Menon V, Rihal CS, Naidu SS, Baran DA. Cardiogenic Shock Classification to Predict Mortality in the Cardiac Intensive Care Unit. J Am Coll Cardiol. 2019 Oct 29;74(17):2117-2128.

A mortalidade por todas as causas de STEMI-CC em um ano diminuiu do período 1 para o período 6 (85,3% *vs.* 57,3%, p = 0,007), com uma redução de 8% após o ajuste multivariável (HR: 0,92; IC 95%: 0,85-0,99; p = 0,030).

Um grande banco de dados suíço (AMIS – Acute Myocardial Infarction in Switzerland), com o registro de pacientes atendidos com quadro de infarto agudo do miocárdio em 83 hospitais da Suíça permitiu, recentemente, a análise da incidência e da evolução do CC em 51.842 indivíduos durante um período de 20 anos (1997 a 2017).[12] Desses, 4.090 (7,9%) evoluíram com CC. Nessa série, o CC apresentou tendência de declínio de 13%, ao longo de três décadas, semelhantemente a outros achados.[13,14]

Parece ter havido um decréscimo significativo, contribuição relativa das síndromes coronarianas agudas (SCA) como causa do CC, pelo menos é o que demonstrou a análise de um grande banco de dados norte-americano que envolveu 144.254 pacientes com CC de qualquer etiologia.[15] De acordo com esse registro, a incidência de CC relacionado às SCA caiu de 65,3% para 45,6%, no período de 2005 a 2014.

Os dados coletados em um ano (setembro de 2017 a setembro de 2018) pela "The Critical Care Cardiology Trials Network", uma rede multicêntrica de UTI cardiológicas dos EUA e Canadá, evidenciou que, dos 450 pacientes internados com CC nesse período, apenas 30% eram relacionados a IAM, 18% eram decorrentes de cardiomiopatia isquêmica sem infarto, 28% eram provocados por cardiomiopatia de etiologia não isquêmica e 17% tinham uma etiologia cardíaca que não envolvia disfunção miocárdica.[16]

Fisiopatologia

Muito embora o CC possa ser definido como um estado de baixo DC e consequente hipoperfusão sistêmica provocada por insulto grave e comprometimento funcional do coração, essa ordenação fisiopatológica pode-se relacionar a diferentes causas e gravidades de lesão cardíaca original, assim como a diversas condições mórbidas precedentes ou simultâneas ao choque e respostas compensatórias também variáveis, tanto em caráter quanto em magnitude, o que finda por determinar um espectro de apresentações e evoluções muito amplo, bem como respostas distintas às intervenções terapêuticas (**Figura 40.2**).[17]

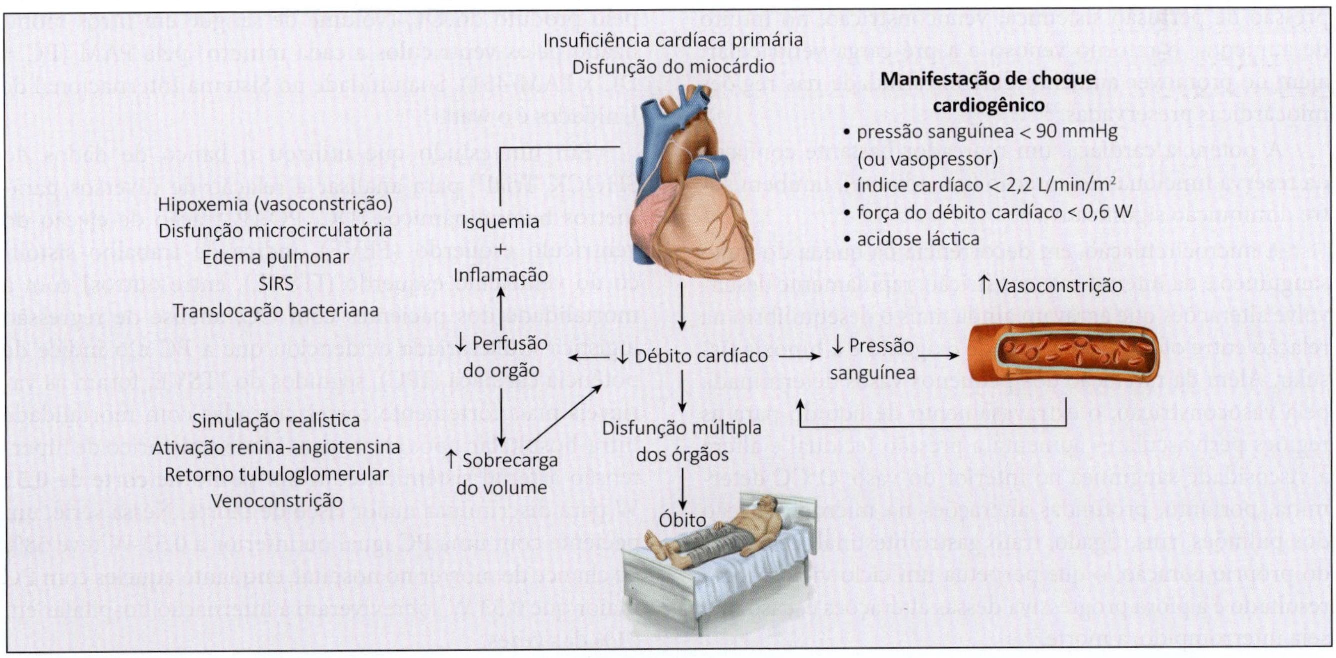

Figura 40.2. Fisiopatologia e evolução do choque cardiogênico.

Fonte: Acervo da autoria.

Esse insulto inicial pode ser agudo (como no IAM) ou progressivo (IC agravada por fatores precipitantes súbitos). Como já ressaltado, a fisiopatologia do CC engloba vários componentes que se seguem ao insulto inicial que determina a diminuição do DC e que envolvem alterações na complacência ventricular associadas a aumento nas pressões de enchimento, disfunção microcirculatória, resposta inflamatória sistêmica e disfunção orgânica múltipla.[18] Essas alterações podem-se apresentar de forma sequencial ou simultaneamente e em graus variáveis, a depender da magnitude do insulto original e do efeito das intervenções terapêuticas, como o da revascularização precoce, por exemplo.

O mecanismo fisiopatológico mais conhecido do CC é a insuficiência ventricular esquerda decorrente de necrose do tecido miocárdico, associada ou não a complicações mecânicas do IAM.[19] Além dessa via, outras anormalidades do tecido miocárdico, das valvas cardíacas, do sistema de excitação/condução e do pericárdio podem determinar queda do DC suficientemente grave para iniciar o choque.[20] A função do ventrículo direito (VD) pode também ser comprometida pelo mesmo insulto que levou à falência do ventrículo esquerdo (VE) ou por mecanismos que comprometam exclusivamente essa câmara, como na embolia pulmonar, doença valvar tricúspide ou síndrome do desconforto respiratório agudo (SDRA).[21]

Independentemente da etiologia, a queda do volume sistólico (VS) e do DC determina hipoperfusão tissular sistêmica (associada ou não a hipotensão arterial) ao mesmo tempo em que determina o aumento do volume e da pressão diastólica final (VDF e PDF) ventriculares. A diminuição do DC determina também descarga simpática compensatória que induz a: aumento da frequência cardíaca; vasoconstrição periférica com o objetivo de preservar a pressão de perfusão sistêmica; venoconstricão, no intuito de aumentar o retorno venoso e a pré-carga ventricular; além de promover aumento de contratilidade nas regiões miocárdicas preservadas.[22]

A potência cardíaca, um marcador bastante confiável da reserva funcional do coração (ver adiante), também sofre diminuição significativa.[23]

A microcirculação, em decorrência da queda do fluxo sanguíneo e da intensa vasoconstrição, rapidamente desenvolve alterações que agravam ainda mais o desequilíbrio na relação entre oferta e consumo de oxigênio e a hipoxia tissular. Além da rarefação dos pequenos vasos determinada pela vasoconstrição, o extravasamento de líquido para as regiões perivasculares aumenta a pressão tecidual e altera a viscosidade sanguínea no interior do vaso. O CC determina, portanto, profundas alterações na microcirculação dos pulmões, rins, fígado, trato gastrointestinal, cérebro e do próprio coração, o que perpetua um ciclo vicioso cujo resultado é a piora progressiva dessas alterações e, caso não seja interrompido, a morte.[24]

A disfunção microcirculatória está presente precocemente em pacientes com SC e pode preceder as anormalidades hemodinâmicas centrais.[24] Está associada ao desenvolvimento de falência de múltiplos órgãos e prediz resultados ruins em pacientes com IAM complicador de SC.[24] Como a rede microcirculatória é fluxo-dependente, a diminuição do CO e o tônus vascular elevado provavelmente reduzem a resposta capilar discordante aos requisitos metabólicos celulares, resultando em hipoxia celular No entanto, mesmo na hipoxia grave, a viabilidade e função mitocondrial são preservadas por várias horas, e modelos animais sugerem uma regulação ascendente inicial da função mitocondrial a fim de corresponder à demanda metabólica. Em uma subanálise do estudo CULPRIT-SHOCK,[25] houve uma associação significativa e independente entre os parâmetros de perfusão microcirculatória e o desfecho clínico combinado de morte por todas as causas diárias e terapia de substituição renal, especialmente em pacientes com perda de coerência hemodinâmica entre microcirculação e macrocirculação. Embora ter como alvo a microcirculação na SC seja atraente, a resposta da microcirculação às intervenções terapêuticas é frequentemente dissociada dos efeitos sistêmicos.

Potência cardíaca

Mesmo sendo um conceito conhecido há mais de um século, a potência cardíaca (PC) tem recebido bastante relevância nos últimos anos, como um indicador consistente da capacidade funcional do coração e como marcador prognóstico mais eficiente do que os tradicionalmente usados, como fração de ejeção, pressões de enchimento e o próprio DC.[23]

Potência é definida em física como a grandeza corresponde ao trabalho realizado em um intervalo de tempo. Esse princípio, aplicado à hemodinâmica, é representado pelo produto do DC (volume de sangue em litros mobilizado pelos ventrículos a cada minuto) pela PAM (PC = DC x PAM/451). Sua unidade no Sistema Internacional de Unidades é o watt.[23]

Em um estudo que utilizou o banco de dados do SHOCK Trial[23] para analisar a relação de diversos parâmetros hemodinâmicos [DC, POAP, fração de ejeção do ventrículo esquerdo (FEVE), índice de trabalho sistólico do ventrículo esquerdo (ITSVE), entre outros] com a mortalidade dos pacientes com CC, análise de regressão logística multivariada evidenciou que a PC e o índice de potência cardíaca (IPC), seguidos do ITSVE, foram as variáveis mais fortemente correlacionadas com mortalidade intra-hospitalar, após ajuste para idade e histórico de hipertensão arterial sistêmica, com um ponto de corte de 0,53 W para discriminar maior risco de morte. Nessa série, um paciente com uma PC igual ou inferior a 0,53 W teve 58% de chance de morrer no hospital, enquanto aqueles com PC maior que 0,53 W sobreviveram à internação hospitalar em 71% das vezes.

Além desse melhor desempenho, a PC tem uma vantagem adicional, que é a de poder ser fornecida rapidamente e de forma não invasiva, com várias metodologias. A PAM, por exemplo, pode ser obtida de forma confiável por meio da técnica oscilométrica e a estimativa do DC, pela ecocardiografia transtorácica com Doppler pulsado.

Manejo do choque cardiogênico

O ideal é que pacientes com CC estejam em uma instituição com condições de oferecer monitorização e suporte hemodinâmico avançado, cinecoronariografia e reperfusão mecânica, assistência circulatória mecânica e com potencial para realizar tratamento cirúrgico, incluindo transplante cardíaco. A constituição de uma equipe com cardiologistas com experiência em insuficiência cardíaca, *expertise* em cardiologia intervencionista, intensivista, cirurgião cardiotorácico, enfermeiro intensivista e perfusionista é denominada "*shock team*". O objetivo dessa equipe é facilitar a rápida identificação e o fenótipo dos pacientes com CC, para uma abordagem rápida e dirigida, visando identificar a causa e estabelecer um plano terapêutico (**Figura 40.3**).[26-28]

Infelizmente, essa não é a realidade da grande maioria dos hospitais. A estabilização inicial utilizando uma abordagem nos moldes ABCDE (**Quadro 40.2**) visa garantir condições hemodinâmicas para a manutenção da perfusão tecidual e a sobrevida do pacientes para o tratamento definitivo. Pacientes nos estágios A e B da classificação SCAI podem ser encaminhados diretamente ao laboratório de hemodinâmica para cinecoronariografia e revascularização da artéria culpada, sempre com avaliação constante das manifestações de progressão do choque.[29]

Quadro 40.2. Abordagem do paciente com choque cardiogênico

Via aérea	Via aérea segura – IOT se: • Sofrimento respiratório ou alteração grave das trocas gasosas • Glasgow < 8 ou alteração grave do estado mental • Trocas gasosas comprometidas e necessidade de transporte Iniciar suporte hemodinâmico antes da IOT – vasopressores
Respiração	Garantir adequação das trocas gasosas Ventilação protetora Nível de PEEP de acordo com falência ventricular: VD x VE RX tórax +/- US pulmonar
Circulação	Avaliar necessidade de fluidos PAM-alvo de 65 mmHg – vasopressores Inotrópicos para melhorar perfusão tecidual Tratamento de arritmias • CVE • Desfibrilação • Amiodarona • Lidocaína
Danos sob controle	Garantir perfusão de órgãos e sistemas vitais Evitar neurotoxicidade Reposição de eletrólitos Considerar bicarbonato de sódio se pH < 7,20 Controle de temperatura após PCR Antibióticos na suspeita de sepse
Etiologia	Descartar IAM Ecocardiograma Linha arterial para monitorizar PAM Cateterização da artéria pulmonar Avaliar necessidade de ACM

IOT: intubação orotroqueal; PEEP: pressão expiratória final positiva; VD: ventrículo direito; VE: ventrículo esquerdo; US: ultrassom; PAM: pressão arterial média; PCR: parada cardiorrespiratória; IAM: infarto agudo do miocárdio.

Fonte: Adaptado de Jentzer JC, Tabi M, Burstein B. Managein the first 120 min of cariogenic shock: from resuscitation to diagnosis. Curr Opin Crit Care 2021;27:416-425.

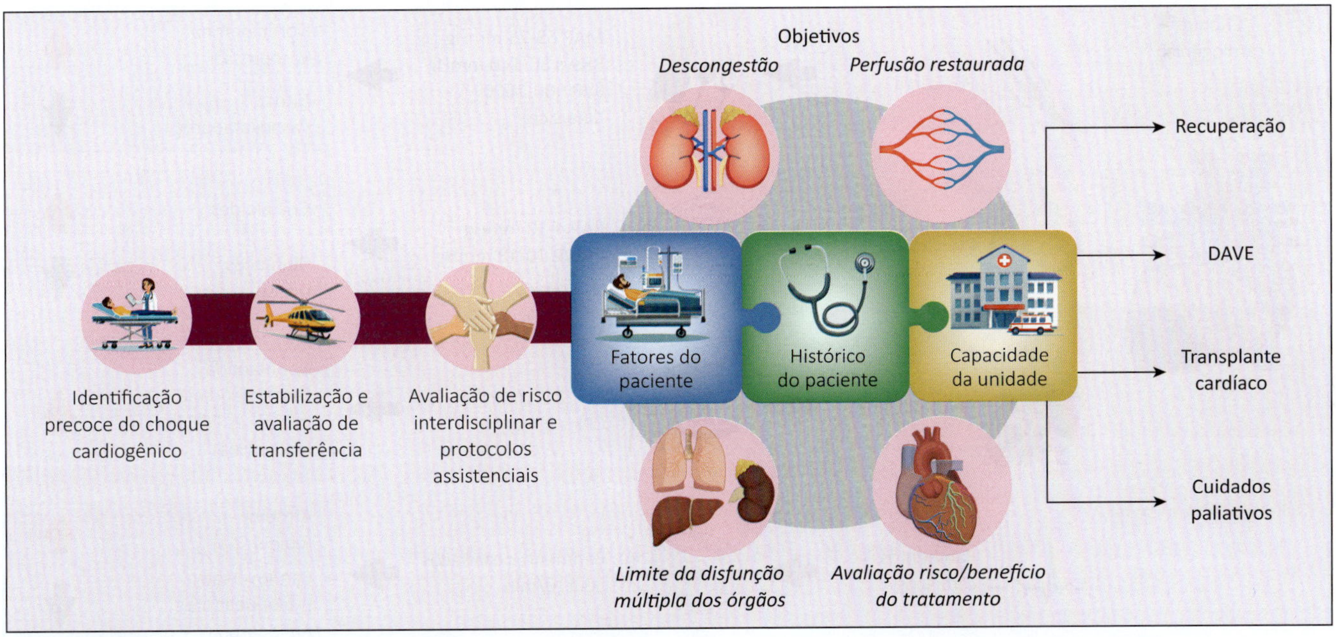

Figura 40.3. Abordagem do paciente com choque cardiogênico.

DAVE: dispositivos de assistência do ventrículo esquerdo.

Fonte: Acervo da autoria.

Monitorização e suporte hemodinâmico avançado

A utilização do cateter de artéria pulmonar (CAP) pode auxiliar na identificação do perfil hemodinâmico e fenótipo do CC, facilitando o tratamento com fármacos e dispositivos de assistência circulatória mecânica (ACM). Essa abordagem individualizada se mostrou benéfica em particular com o uso de Impella.[30]

Uma vez identificada e corrigida eventual hipovolemia ou quadro de congestão pulmonar, o uso de drogas vasoativas é fundamental, visando melhorar a contratilidade miocárdica e o DC, a manutenção da perfusão dos sistemas orgânicos e a redução das pressões de enchimento cardíacas.[17] Uma vez restabelecido o fluxo coronariano, devemos empregar drogas vasoativas de acordo com o perfil hemodinâmico (**Figura 40.4**).[31]

Os pacientes com CC por agravamento de insuficiência cardíaca crônica perfazem cerca de 30% dos casos. O manejo recomendado nesses casos envolve uma avaliação criteriosa do estado volêmico e da função do VD, devendo-se preferir drogas que aumentem a pressão arterial e não aumentem a resistência vascular pulmonar.[17]

Os vasopressores (**Quadro 40.3**) são os fármacos de primeira linha para a estabilização da hemodinâmica, devendo seu uso ser restrito ao menor tempo possível e na menor dose, pois doses elevadas associam-se com aumento da mortalidade no CC.[21] As catecolaminas são a classe de drogas mais utilizada, devendo a escolha do fármaco levar em conta não somente os efeitos cardíacos, mas também seus efeitos vasculares, metabólicos, microcirculatórios e imunes.[33]

A noradrenalina tem sido recomendada como a droga de primeira escolha, devendo ser titulada para a manutenção de uma PAM ≥ 65 mmHg[22,23] e recomendada por *guidelines* de sociedades europeias. Por outro lado, a AHA continua a reco-

Quadro 40.3. Vasopressores utilizados no choque cardiogênico

Fármaco	Mecanismo/receptor	PAM	FC	DC	Dose
Nor	alfa-1 +++; beta-1 +	++	≤ 0	+	0,05-1,0 mcg/kg/min
Dop	alfa-1 ++; beta-1 +++	+	+++	+	5-20 mcg/kg/min
Adr	alfa-1 +++; beta-1 +++: beta-2 ++	++	++	++	0,1-1,0 mcg/kg/min
Vas	V1	++	≤ 0	≤ 0	0,01-0,04 UI/min

Nor: noradrenalina; Dop: dopamina; Adr: adrenalina; Vas: vasopressina.

Fonte: Desenvolvido pela autoria.

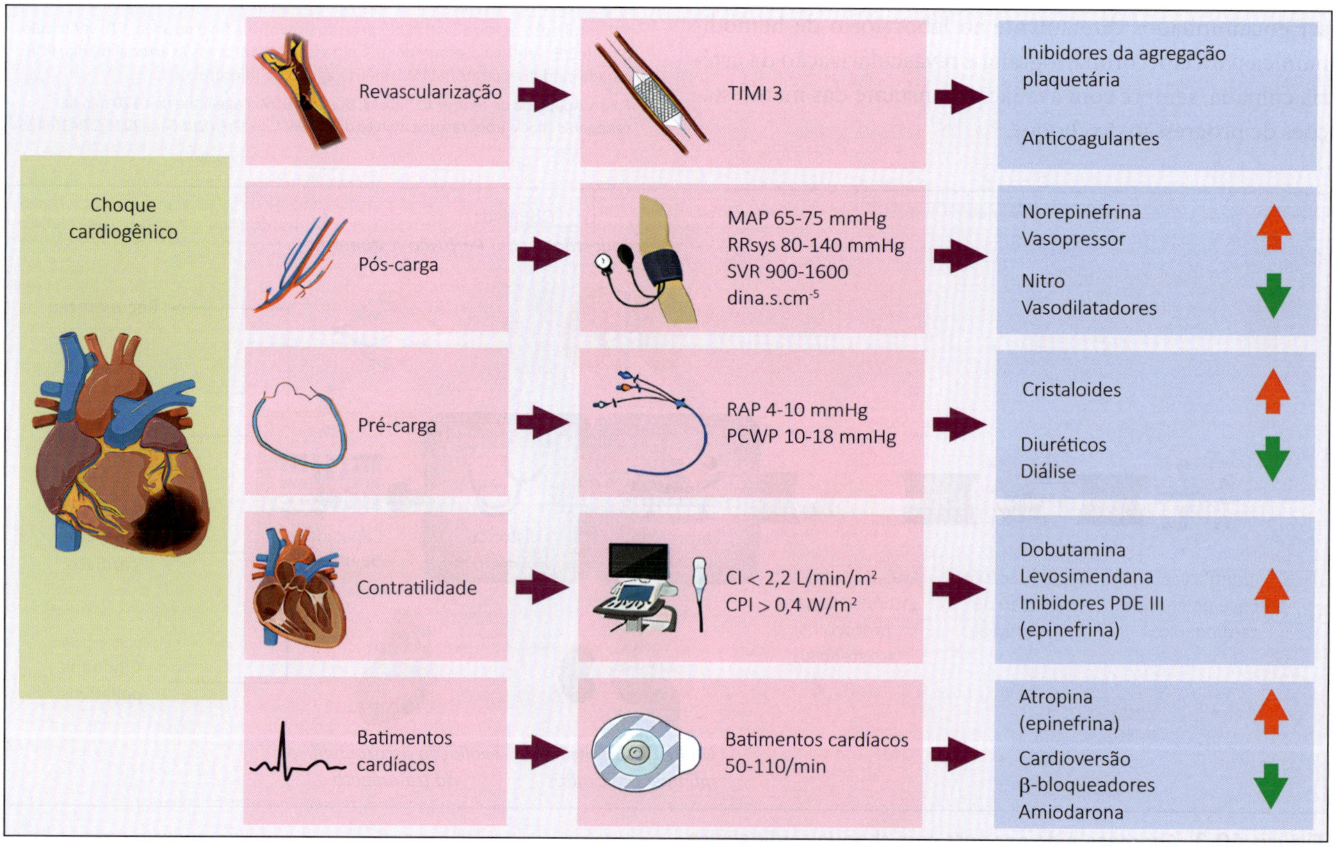

Figura 40.4. Uso de drogas vasoativas de acordo com o perfil hemodinâmico.[32]

Fonte: Adaptada de Bruno RR, Wolff G, Kelm M, Jung C. Pharmacological treatment of cardiogenic shock – A state of the art review. Pharmacol Ther. 2022;240:108230.

mendar o uso de dopamina no CC, embora se associe a maior incidência de arritmias e mortalidade.[22] A adrenalina tem efeitos similares à noradrenalina relativos ao DC e pressão arterial, porém, em estudo recente associou-se à maior incidência de choque refratário.[24] A vasopressina não é recomendada por ser desprovida de ação inotrópica e não melhorar o DC. Por ter um efeito vasoconstritor menor do que a noradrenalina na circulação pulmonar, pode ser uma alternativa em pacientes com CC, taquicardia persistente e falência de VD.[32,33]

Os inotrópicos podem ser utilizados concomitantemente com vasopressores, com o objetivo de melhorar a contratilidade cardíaca e a perfusão sistêmica (**Quadro 40.4**). Embora não exista diferença com outros inotrópicos, como o milrinone,[34] a dobutamina é a droga utilizada com maior frequência no choque cardiogênico. Outros inotrópicos como a levosimendana, embora tenham um racional farmacológico singular, como não aumentar o consumo de oxigênio pelo miocárdio (MVO_2), prejudicar a função diastólica ou efeito pró-arrítmico, ainda não foi avaliado em pacientes com choque cardiogênico.[33] A escolha do inotrópico no CC irá depender muito mais da tolerância e dos efeitos adversos.

O racional para o uso de vasodilatadores como o nitroprussiato de sódio (NPS) e a nitroglicerina (NTG) tem com objetivo melhorar a congestão pulmonar (redução da pré-carga) e diminuir a impedância à ejeção ventricular (redução da pós-carga). Todavia, não existem estudos que avaliem seus efeitos no CC.[32]

Reperfusão mecânica

A angioplastia coronariana transluminal percutânea (ACTP) é o método de reperfusão recomendado para pacientes com CC após IAM, independente do tempo de início.[20,26] Em pacientes com idade < 75 anos a revascularização imediata, em comparação com uma estratégia visando a estabilização clínica inicial, reduz a mortalidade em seis meses de 70%-80% para 40%-50%.[29] Na presença de doença coronariana multiarterial, a revascularização da coronária culpada é a recomendação, devendo a revascularização de outros vasos ser realizada em um segundo momento.[29,35]

Assistência circulatória mecânica

A necessidade de altas doses de drogas vasoativas associa-se à mortalidade elevada, o que reflete a gravidade do CC. Nesses casos a assistência circulatória mecânica (ACM) temporária desempenha um importante papel, permitindo o ajuste de doses de medicamentos e evitando seus efeitos tóxicos.[27] Apesar do aumento do número de dispositivos de ACM, as evidências provenientes de estudos randomizados sobre a efetividade, segurança e o momento ideal para sua utilização, ainda são limitadas.[28] A indicação de ACM temporária deve ser a pacientes com potencial de recuperação, candidatos a dispositivos de ACM de longa permanência ou a transplante cardíaco. Não sendo esta a situação, o paciente com CC deve ser encaminhado para consultoria de cuidados paliativos.[36] Neste capítulo iremos abordar a utilização do balão intra-aórtico (BIA), Impella, TandemHeart e da ECMO V-A.

Balão intra-aórtico

O BIA é o dispositivo de ACM mais utilizado pelo seu baixo custo, pela facilidade de inserção e uma taxa de complicações relativamente baixa (**Figura 40.5**).[36] Usualmente é inserido via artéria femoral ou axilar. Pelo mecanismo de contrapulsação, aumenta a PAM, a perfusão coronariana e o DC, resultando em diminuição da pressão diastólica final do VE, do estresse do miocárdio e no MVO_2. O BIA é sincronizado com o ciclo cardíaco, o que faz que a presença de arritmias prejudique seu desempenho. A ocorrência de taquicardia, por reduzir o tempo da diástole, limita a insuflação do balão e o aumento consequente da perfusão coronariana. São contraindicações para sua utilização dissecção de aorta, doença vascular periférica grave, tortuosidade vascular e aneurisma de aorta.[37] Apesar dos benefícios hemodinâmicos que proporciona, não se associa com redução de mortalidade em 30 dias em pacientes com CC complicando o IAM.[38]

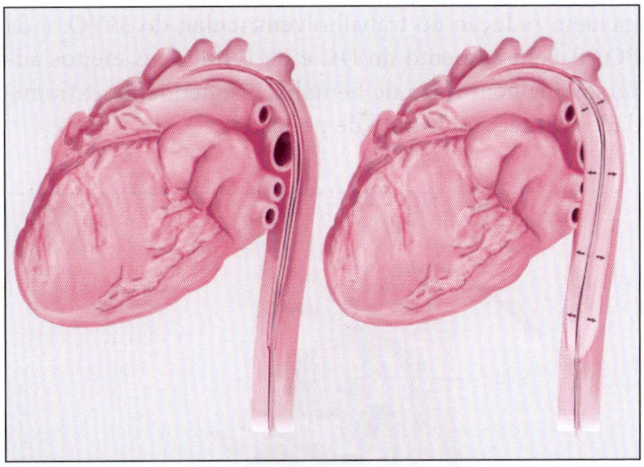

Figura 40.5. Balão intra-aórtico.
Fonte: Acervo da autoria.

Quadro 40.4. Inotrópicos

Fármaco	Mecanismo/receptor	PAM	FC	DC	Dose
Dobutamina	beta-1 ++	≤ 0	++	++	2,0-20,0 mcg/kg/min
Milrinona	inibidor da PDE-III	≤ 0	+	++	0,125-0,75 mcg/kg/min
Levosimendana	sensibilizador dos canais Ca^{++}	≤ 0	++	++	0,5-2,0 mcg/kg/min

PDE-III: fração III da fosfodiesterase.
Fonte: Desenvolvido pela autoria.

Impella

O Impella consiste em uma bomba rotatória em miniatura, inserida de forma retrógrada pela válvula aórtica no VE. Existem diversos modelos disponíveis, com um fluxo de 2,5 e 3,5 L/min, que podem ser inseridos por via percutânea e um modelo com fluxo de 5,0 L/min que deve ser inserido por meio de abordagem cirúrgica. Seus efeitos incluem aumento do DC, do fluxo sanguíneo miocárdico, da PAM e da pressão de perfusão sistêmica, além de reduzir a demanda de oxigênio pelo coração (**Figura 40.6**).[37,39] Estudo recente aponta que a utilização do Impella juntamente com o cuidado usual em pacientes com CC pós-IAM com supradesnível de ST, associou-se com redução de mortalidade em 180 dias. Entretanto, estes resultados precisam ser interpretados com cautela, visto que a duração do estudo foi de uma década e a maioria dos pacientes foram incluídos nos últimos 4 anos de recrutamento.[40]

■ TandemHeart

O TandemHeart é uma bomba centrífuga extracorpórea, que retira o sangue do AE através de uma cânula transeptal inserida na veia femoral, retornando à artéria femoral (**Figura 40.7**). A cânula venosa de 21 French é passada através do septo interatrial para o AE por punção, devendo ser realizada no laboratório de hemodinâmica por profissional habilitado. Como usualmente o septo interatrial é destruído durante o procedimento, após a remoção do dispositivo é necessária sua reconstrução. O fluxo sanguíneo é de 5,0 L/min. Seus efeitos incluem redução do trabalho ventricular, do MVO_2 e da POAP, com aumento do DC e da PAM. Seus efeitos adversos incluem risco de hemólise, isquemia de extremidades e infecção do sítio de punção.[37]

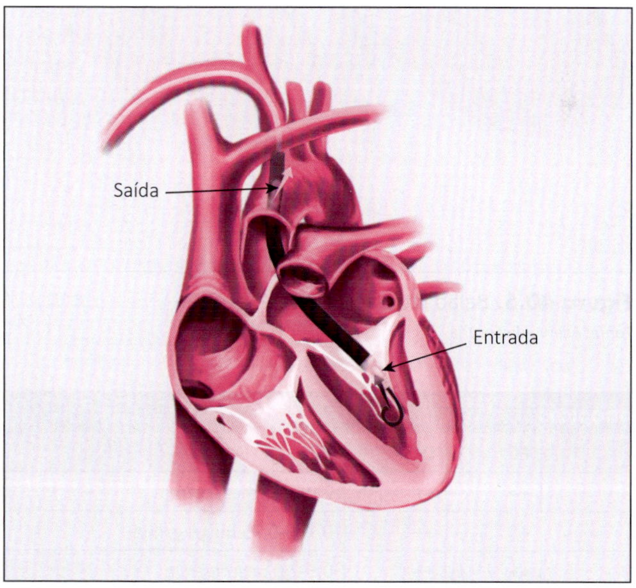

Figura 40.6. Impella.
Fonte: Acervo da autoria.

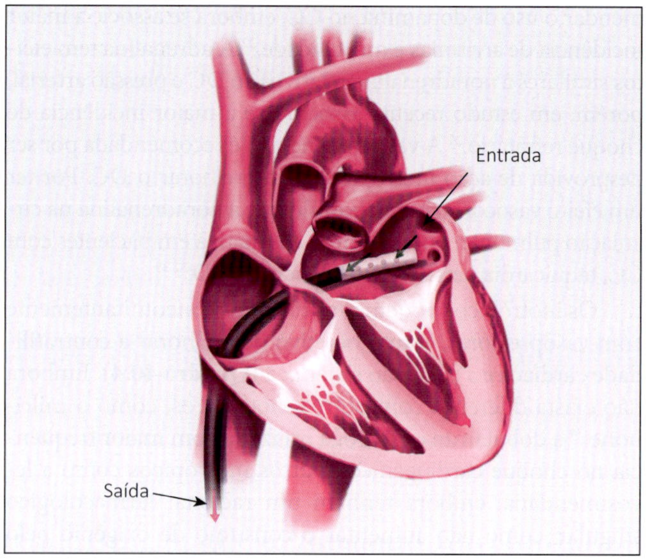

Figura 40.7. TandemHeart.
Fonte: Acervo da autoria.

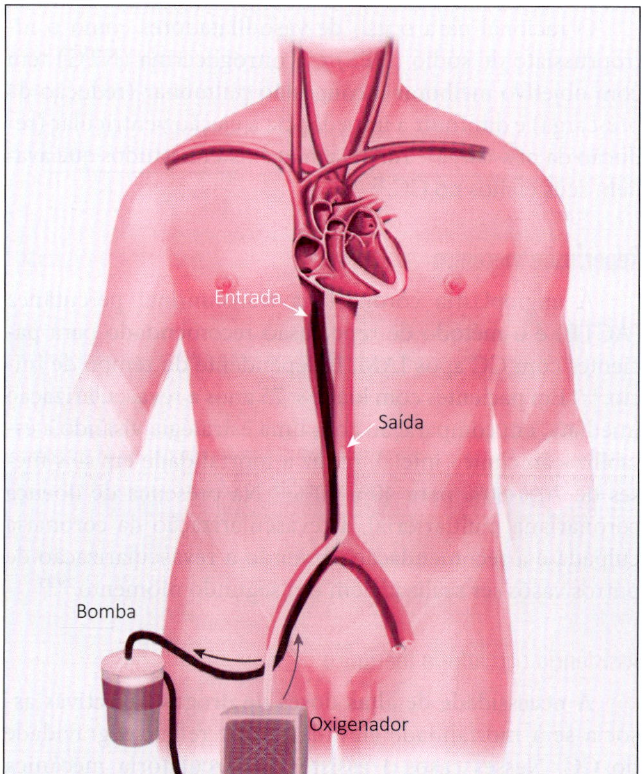

Figura 40.8. ECMO V-A.
Fonte: Acervo da autoria.

■ ECMO venoarterial (V-A)

A ECMO V-A utiliza uma bomba centrífuga que recolhe sangue no AD com uma cânula de 18-28 French inserida na veia femoral, o qual passa através de um oxigenador de membrana, retornando à circulação arterial através da artéria femoral por uma cânula de 15-19 French (**Figura 40.8**).[29]

A ECMO V-A é o único dispositivo que pode oferecer um suporte biventricular e pulmonar, sendo útil em pacientes com CC refratário (SCAI classe D e E), incluindo durante RCP em parada cardíaca.[27]

A ECMO V-A pode aumentar a pós-carga do VE, tendo como consequência a elevação da pressão diastólica final do ventrículo esquerdo (PDFVE), dilatação do VE e prejuízo na abertura da válvula aórtica. Isso torna necessárias medidas para reduzir a carga imposta ao VE, o que pode ser obtido com o uso de BIA, uso de inotrópicos, septostomia atrial, ou uma "janela" à nível do AE ou VE.[36,37]

Tratamento cirúrgico

O objetivo da cirurgia de revascularização miocárdica (CRM) no CC pós-IAM é obter a completa revascularização e o reparo de complicações mecânicas eventuais. A CRM está indicada quando a reperfusão por meio de intervenção percutânea não é possível, podendo ser realizada em qualquer faixa etária, desde que sejam pacientes sem comprometimento significativo por síndromes geriátricas. O transplante cardíaco é o tratamento definitivo para os pacientes com insuficiência cardíaca refratária que evoluem com CC. Neste grupo, uma grande limitação é a disponibilidade de doadores.[28]

Referências bibliográficas

1. van Diepen S, Katz JN, Albert NM, Henry TD, Jacobs AK, Kapur NK, etal.; American Heart Association Council on Clinical Cardiology; Council on Cardiovascular and Stroke Nursing; Council on Quality of Care and Outcomes Research; and Mission: Lifeline. Contemporary Management of Cardiogenic Shock: A Scientific Statement From the American Heart Association. Circulation. 2017;136(16):e232-e268.
2. Tewelde SZ, Liu SS, Winters ME. Cardiogenic Shock. Cardiol Clin. 2018;36:53-61.
3. Hochman JS, Buller CE, Sleeper LA, Boland J, Dzavik V, Sanborn TA, et al. Cardiogenic shock complicating acute myocardial infarction-etiologies, management and outcome: a report from the SHOCK Trial Registry. SHould we emergently revascularize Occluded Coronaries for cardiogenic shocK? J Am Coll Cardiol. 2000;36(3 Suppl A):1063-70.
4. Wackers FJ, Lie KI, Becker AE, Durrer D, Wellens HJ. Coronary artery disease in patients dying from cardiogenic shock or congestive heart failure in the setting of acute myocardial infarction. Br Heart J. 1976;38(9):906-10.
5. Hochman JS, Sleeper LA, Webb JG, Sanborn TA, White HD, Talley JD, et al. Early revascularization in acute myocardial infarction complicated by cardiogenic shock. SHOCK Investigators. Should We Emergently Revascularize Occluded Coronaries for Cardiogenic Shock. N Engl J Med. 1999;341(9):625-34.
6. Thiele H, Zeymer U, Neumann FJ, Ferenc M, Olbrich HG, Hausleiter J, et al. Intraaortic balloon support for myocardial infarction with cardiogenic shock. N Engl J Med. 2012;367(14):1287-96.
7. Thiele H, Zeymer U, Neumann FJ, Ferenc M, Olbrich HG, Hausleiter J, et al. Intra-aortic balloon counterpulsation in acute myocardial infarction complicated by cardiogenic shock (IABP-SHOCK II): final 12 month results of a randomised, open-label trial. Lancet. 2013;382(9905):1638-45.
8. Jentzer JC, van Diepen S, Barsness GW, Henry TD, Menon V, Rihal CS, et al. Cardiogenic Shock Classification to Predict Mortality in the Cardiac Intensive Care Unit. J Am Coll Cardiol. 2019;74(17):2117-2128.
9. Puymirat E, Fagon JY, Aegerter P, Diehl JL, Monnier A, Hauw-Berlemont C, et al. Cardiogenic shock in intensive care units: evolution of prevalence, patient profile, management and outcomes, 1997-2012. Eur J Heart Fail. 2017;19(2):192-200..
10. Harjola VP, Lassus J, Sionis A, Køber L, Tarvasmäki T, Spinar J, et al. Clinical picture and risk prediction of short-term mortality in cardiogenic shock. Eur J Heart Fail. 2015;17(5):501-9.
11. García-García C, Oliveras T, El Ouaddi N, Rueda F, Serra J, Labata C, et al. Short- and Long-Term Mortality Trends in STEMI-Cardiogenic Shock over Three Decades (1989-2018): The Ruti-STEMI-Shock Registry. J Clin Med. 2020;9(8):2398.
12. Hunziker L, Radovanovic D, Jeger R, Pedrazzini G, Cuculi F, Urban P, et al. Twenty-Year Trends in the Incidence and Outcome of Cardiogenic Shock in AMIS Plus Registry. Circ Cardiovasc Interv. 2019;12(4):e007293.
13. Goldberg RJ, Spencer FA, Gore JM, Lessard D, Yarzebski J. Thirty-year trends (1975 to 2005) in the magnitude of, management of, and hospital death rates associated with cardiogenic shock in patients with acute myocardial infarction: a population-based perspective. Circulation. 2009;119(9):1211-9.
14. Redfors B, Angerås O, Råmunddal T, Dworeck C, Haraldsson I, Ioanes D, et al. 17-year trends in incidence and prognosis of cardiogenic shock in patients with acute myocardial infarction in western Sweden. Int J Cardiol. 2015;185:256-62.
15. Shah M, Patnaik S, Patel B, Ram P, Garg L, Agarwal M, et al. Trends in mechanical circulatory support use and hospital mortality among patients with acute myocardial infarction and non--infarction related cardiogenic shock in the United States. Clin Res Cardiol. 2018;107(4):287-303.
16. Berg DD, Bohula EA, van Diepen S, Katz JN, Alviar CL, Baird-Zars VM, et al. Epidemiology of Shock in Contemporary Cardiac Intensive Care Units. Circ Cardiovasc Qual Outcomes. 2019;12(3):e005618.
17. Nicolls W. Haemodynamics. J Physiol. 1896 Oct 19;20(4-5):407-426.1
18. De Backer D, Creteur J, Dubois MJ, Sakr Y, Vincent JL. Microvascular alterations in patients with acute severe heart failure and cardiogenic shock. Am Heart J. 2004;147(1):91-9.
19. Kapur NK, Thayer KL, Zweck E. Cardiogenic Shock in the Setting of Acute Myocardial Infarction. Methodist Debakey Cardiovasc J. 2020;16(1):16-21.
20. Gaubert M, Laine M, Resseguier N, Aissaoui N, Puymirat E, Lemesle G, et al. Hemodynamic Profiles of Cardiogenic Shock Depending on Their Etiology. J Clin Med. 2020;9(11):3384.
21. Lala A, Guo Y, Xu J, Esposito M, Morine K, Karas R, et al. Right Ventricular Dysfunction in Acute Myocardial Infarction Complicated by Cardiogenic Shock: A Hemodynamic Analysis of the Should We Emergently Revascularize Occluded Coronaries for Cardiogenic Shock (SHOCK) Trial and Registry. J Card Fail. 2018;24(3):148-156.
22. Edwards JD. Oxygen transport in cardiogenic and septic shock. Crit Care Med. 1991;19(5):658-63.
23. Fincke R, Hochman JS, Lowe AM, Menon V, Slater JN, Webb JG, et al. Cardiac power is the strongest hemodynamic correlate of mortality in cardiogenic shock: a report from the SHOCK trial registry. J Am Coll Cardiol. 2004;44(2):340-8.
24. Jung C, Fuernau G, de Waha S, Eitel I, Desch S, Schuler G, et al. Intraaortic balloon counterpulsation and microcirculation in cardiogenic shock complicating myocardial infarction: an IABP-SHOCK II substudy. Clin Res Cardiol. 2015;104(8):679-87.
25. Wijntjens GW, Fengler K, Fuernau G, Jung C, den Uil C, Akin S, et al. Prognostic implications of microcirculatory perfusion versus macrocirculatory perfusion in cardiogenic shock: a CULPRIT-SHOCK substudy. Eur Heart J Acute Cardiovasc Care. 2020;9(2):108-119.
26. Tehrani BN, Truesdell AG, Sherwood MW, Desai S, Tran HA, Epps KC, et al. Standardized Team-Based Care for Cardiogenic Shock. J Am Coll Cardiol. 2019;73(13):1659-1669.

27. Khariton Y, Hassan OA, Hernandez-Montfort JA. Update on cardiogenic shock: from detection to team management. Curr Opin Cardiol. 2023;38(2):108-115.
28. Sperry AE, Williams M, Atluri P, Szeto WY, Cevasco M, Bermudez CA, et al. The Surgeon's Role in Cardiogenic Shock. Curr Heart Fail Rep. 2021;18(4):240-251.
29. Henry TD, Tomey MI, Tamis-Holland JE, Thiele H, Rao SV, Menon V, et al. Invasive Management of Acute Myocardial Infarction Complicated by Cardiogenic Shock: A Scientific Statement From the American Heart Association. Circulation. 2021;143(15):e815-e829.
30. Amin AP, Spertus JA, Curtis JP, Desai N, Masoudi FA, Bach RG, et al. The Evolving Landscape of Impella Use in the United States Among Patients Undergoing Percutaneous Coronary Intervention With Mechanical Circulatory Support. Circulation. 2020;141(4):273-284.
31. Jentzer JC, Tabi M, Burstein B. Managing the first 120min of cardiogenic shock: from resuscitation to diagnosis. Curr Opin Crit Care. 2021;27(4):416-425.
32. Bruno RR, Wolff G, Kelm M, Jung C. Pharmacological treatment of cardiogenic shock – A state of the art review. Pharmacol Ther. 2022;240:108230.
33. Levy B, Buzon J, Kimmoun A. Inotropes and vasopressors use in cardiogenic shock: when, which and how much? Curr Opin Crit Care. 2019;25(4):384-390.
34. Mathew R, Di Santo P, Jung RG, Marbach JA, Hutson J, Simard T, et al. Milrinone as Compared with Dobutamine in the Treatment of Cardiogenic Shock. N Engl J Med. 2021;385(6):516-525.
35. Samsky MD, Morrow DA, Proudfoot AG, Hochman JS, Thiele H, Rao SV. Cardiogenic Shock After Acute Myocardial Infarction: A Review. JAMA. 2021;326(18):1840-1850.
36. Jentzer JC, Pöss J, Schaubroeck H, Morrow DA, Hollenberg SM, Mebazaa A. Advances in the Management of Cardiogenic Shock. Crit Care Med. 2023;51(9):1222-1233.
37. Salter BS, Gross CR, Weiner MM, Dukkipati SR, Serrao GW, Moss N, et al. Temporary mechanical circulatory support devices: practical considerations for all stakeholders. Nat Rev Cardiol. 2023;20(4):263-277.
38. Thiele H, Zeymer U, Neumann FJ, Ferenc M, Olbrich HG, Hausleiter J, et al. Intraaortic balloon support for myocardial infarction with cardiogenic shock. N Engl J Med. 2012;367(14):1287-96.
39. Shishehbor MH, Moazami N, Tong MZ, Unai S, Tang WH, Soltesz EG. Cardiogenic shock: From ECMO to Impella and beyond. Cleve Clin J Med. 2017;84(4):287-295.
40. Møller JE, Engstrøm T, Jensen LO, Eiskjær H, Mangner N, Polzin A, et al. Microaxial Flow Pump or Standard Care in Infarct-Related Cardiogenic Shock. N Engl J Med. 2024;390(15):1382-1393.

capítulo 41

Choque Distributivo

Antero do Vale Fernandes | Maria Lobo Antunes | Paula Cristina Raminha Mendes
Lúcio José de Lara Santos | Miguel Castelo-Branco Sousa

Destaques

Choque é a expressão clínica de uma falência circulatória aguda que resulta de uma diminuição da entrega de oxigênio aos tecidos e constitui uma entidade bem comum na prática clínica, correspondendo a cerca de um terço das internações em unidades de cuidados intensivos (UCI).

Choque por si só não é hipotensão arterial, que até pode não estar presente, mas quando presente e significativa, representa um componente muito importante da síndrome de choque e é geradora de hipoperfusão celular com subsequente hipoxia, que pode no entanto ocorrer com normo- ou hipertensão arterial.

No choque distributivo de causa séptica, um célebre estudo realizado em 2006 por Kumar *et al.*, enfatiza a importância da duração da hipotensão e o início de uma terapêutica antimicrobiana eficaz, considerando-a um fator determinante de sobrevivência.

O estudo antes referido concluiu que a sobrevivência era ainda maior se a terapêutica antimicrobiana fosse iniciada nos primeiros 30 minutos de hipotensão arterial (82,7%) do que nos segundos 30 minutos (77,2%), razão pela qual a primeira hora de administração de antimicrobianos no choque séptico é conhecida por " hora de ouro", assente no fato de que, depois disso, por cada hora adicional até ao início de uma terapêutica eficaz, a sobrevivência diminui em média 7,7% por hora.

Com base em um perfil hemodinâmico específico, o choque pode ser classificado em 4 tipos principais: hipovolêmico, cardiogênico, obstrutivo e distributivo, podendo ter vários subtipos.

A restauração da perfusão tecidular em qualquer dos tipos de choque distributivo não deve ser adiada pela ausência de hipotensão arterial.

O choque distributivo caracteriza-se por uma alteração da distribuição do fluxo sanguíneo, que resulta em um desequilíbrio entre o consumo e a entrega de oxigênio aos tecidos, fenômeno descrito como *shunt*.

Tem sido proposta a inclusão de uma quinta categoria de choque secundário à hipoxia histotóxica resultante da intoxicação por cianeto, monóxido de carbono e ferro.

Os doentes com choque séptico podem ter um componente hipovolêmico e cardiogênico associado, conferindo ao mesmo um padrão misto, condição muito frequente.

A perfusão inadequada dos tecidos resultantes do choque distributivo, também conhecido como choque vasodilatador, ocorre em consequência de uma vasodilatação sistêmica (vasoplegia), que por sua vez, origina uma diminuição do fluxo sanguíneo para o cérebro, coração e rins, lesando estes órgãos vitais.

De acordo com a literatura, a sépsis e a anafilaxia constituem as causas mais comuns de choque distributivo.

O choque séptico, exemplo clássico, é o mais importante e o mais prevalente subtipo de choque distributivo, e está associado a elevadas taxas de mortalidade, que podem variar entre 20% e 50% de acordo com a literatura.

Do ponto de vista hemodinâmico, o choque séptico é caracterizado por um aumento do débito cardíaco (DC), em resultado do grande aumento da frequência cardíaca (FC) induzido pela vasoplegia; a resistência vascular periférica (RVP) diminui e o volume circulante está habitualmente diminuído, podendo contudo apresentar-se sem alteração.

As manifestações clínicas do choque distributivo são habitualmente multissistêmica, podem ser inespecíficas dificultando o seu diagnóstico, tornando-se por vezes necessário um elevado grau de suspeição.

O quadro clínico de choque distributivo quando extremado evolui para um estado de colapso cardiovascular e de insuficiência respiratória.

A segunda causa principal de choque distributivo é o choque anafilático, em consequência de uma reação sistêmica aguda a estímulos ambientais, que inclui reações alérgicas a alimentos, ou picadas de insetos, de uma maneira geral.

Na anafilaxia, existe normalmente uma história de exposição prévia a um antígeno (embora tal não seja necessário), com a consequente formação de IgE para esse antígeno.

Os traumatismos, em especial os raquimedulares altos, podem ser geradores de choque medular e neurogênico, que apesar de serem entidades clinicamente distintas, culminam habitualmente em má perfusão tecidular por uma perda súbita do tônus vascular.

Na base da etiologia do choque distributivo relacionado à insuficiência suprarrenal está uma diminuição da expressão do receptor alfa-1 nas arteríolas secundária à deficiência de cortisol, o que resulta em vasodilatação sistêmica.

A síndrome de fuga capilar, embora rara, pode ser causa de choque distributivo, e o extravasamento do líquido dos capilares para os tecidos circundantes que o caracteriza, complica ainda mais o quadro clínico.

O objetivo final do tratamento do choque distributivo é conseguir uma perfusão tecidular adequada por meio da ressuscitação com fluidos e vasopressores, visando a obtenção de uma pressão arterial média (PAM) superior a 65 mmHg, considerada na generalidade a pressão de perfusão crítica para o coração e os rins.

Devido as alterações hemodinâmicas subjacentes aos diferentes subtipos de choque distributivo, a ressuscitação volêmica e vasopressora constituem uma das pedras basilares do seu tratamento.

A administração eficaz de antimicrobianos na primeira hora após a hipotensão documentada foi associada a uma maior sobrevivência até à alta hospitalar em doentes adultos com choque séptico.

No choque séptico refratário são utilizadas com relativa frequência terapêuticas consideradas de "resgate", apesar de muitas vezes, a evidência de algumas delas como terapêutica adjuvante não ser tão robusta, e até haver alguma indefinição relativamente à dosagem e ao seu perfil de segurança.

Introdução

A síndrome do choque circulatório, chamada comumente apenas de choque, é a expressão clínica de uma falência circulatória aguda que resulta de uma diminuição da oferta de oxigênio para os tecidos.[1-3.] É resultante de uma redução considerável da perfusão tecidular sistêmica devido a diferentes etiologias e mecanismos fisiopatológicos, que conduzem a uma baixa oferta de oxigênio e nutrientes aos tecidos, embora, de forma frequente, o problema pode estar também na efetiva utilização do oxigênio fornecido, condição frequente e vulgarmente conhecida como disoxia celular.[1-3]

A hipoxia, consequência da hipoperfusão, quando prolongada pode levar a morte celular, lesão de órgãos-alvo, falência múltipla de órgãos e morte.[1-3]

Apesar de ser um componente importante da síndrome, choque não é sinônimo de hipotensão arterial e pode algumas vezes estar ausente.[1-3]

A hipoxia celular pode ocorrer mesmo com normotensão ou hipertensão, e o manejo agressivo do choque na tentativa de restaurar a perfusão tecidular, não deve esperar pela presença de hipotensão arterial.[1-3]

O choque pode ser classificado em 4 tipos principais, baseados tradicionalmente no seu perfil hemodinâmico: **hipovolêmico, cardiogênico, obstrutivo e distributivo**, os quais possuem características comuns e específicas de cada um.[4-6] Porém, o choque também pode ser misto, por exemplo, os doentes com choque séptico podem apresentar um componente hipovolêmico e cardiogênico associados. A inclusão de uma quinta categoria que englobaria o choque secundário às causas de hipoxia histotóxica (p. ex., intoxicação por cianeto, monóxido de carbono, ferro), tem sido proposta.[7-8]

Os últimos anos têm sido marcados por grandes avanços na terapêutica do choque, que apesar disso ainda apresenta elevadas taxas de mortalidade.[4-6] Representa um dos quadros clínicos mais complexos nas emergências médicas e nos serviços de medicina intensiva/UCIs, resultando em altos índices de letalidade, sobretudo quando o seu diagnóstico é tardio e a terapêutica inadequada, fatos infelizmente ainda muito frequentes, mesmo com os avanços do conhecimento das últimas décadas.[9,10]

O choque distributivo é uma entidade muito comum, e corresponde a cerca de um terço das internações em UCIs.[10]

Uma abordagem adequada do choque requer um conhecimento profundo da sua fisiopatologia, pois cada tipo de choque tem especificidades terapêuticas.

Os sinais e sintomas dos diferentes tipos de choque podem ser inespecíficos, e por vezes é necessário um elevado grau de suspeição, bem como a realização de uma avaliação cuidadosa do doente para o reconhecimento precoce das disfunções que lhe estão associadas. Quanto mais precoce for o reconhecimento e o início do tratamento melhor será o prognóstico.[1-3]

A **Figura 41.1** sumariza a visão sinóptica dos diferentes subtipos de choque, e as suas principais causas.

Tal como acontece com os outros tipos genéricos de choque, o choque distributivo, também conhecido como choque vasodilatador, provoca uma perfusão inadequada dos tecidos e vasodilatação sistêmica (vasoplegia) que o caracteriza e leva a uma considerável diminuição do fluxo sanguíneo para o cérebro, coração e rins, resultando em lesão destes órgãos vitais.[11-17] Além disso ocorre uma fuga de líquido dos capilares para os tecidos circundantes, o que complica ainda mais o quadro clínico.

Face às múltiplas etiologias do choque distributivo, o seu tratamento deve idealmente ser multimodal, com um início precoce de uma estratégia de tratamento com base na gestão de fármacos, em particular os vasopressores e os fluidos, com o intuito de reduzir os atrasos no restabelecimento da perfusão adequada dos órgãos e para atenuar os efeitos secundários associados à administração de catecolaminas em doses elevadas.[15-17]

Epidemiologia

O choque séptico é o exemplo clássico, mais importante e mais prevalente do choque distributivo e associa-se à altas taxas de mortalidade, que variam entre 20% e 50%.[18]

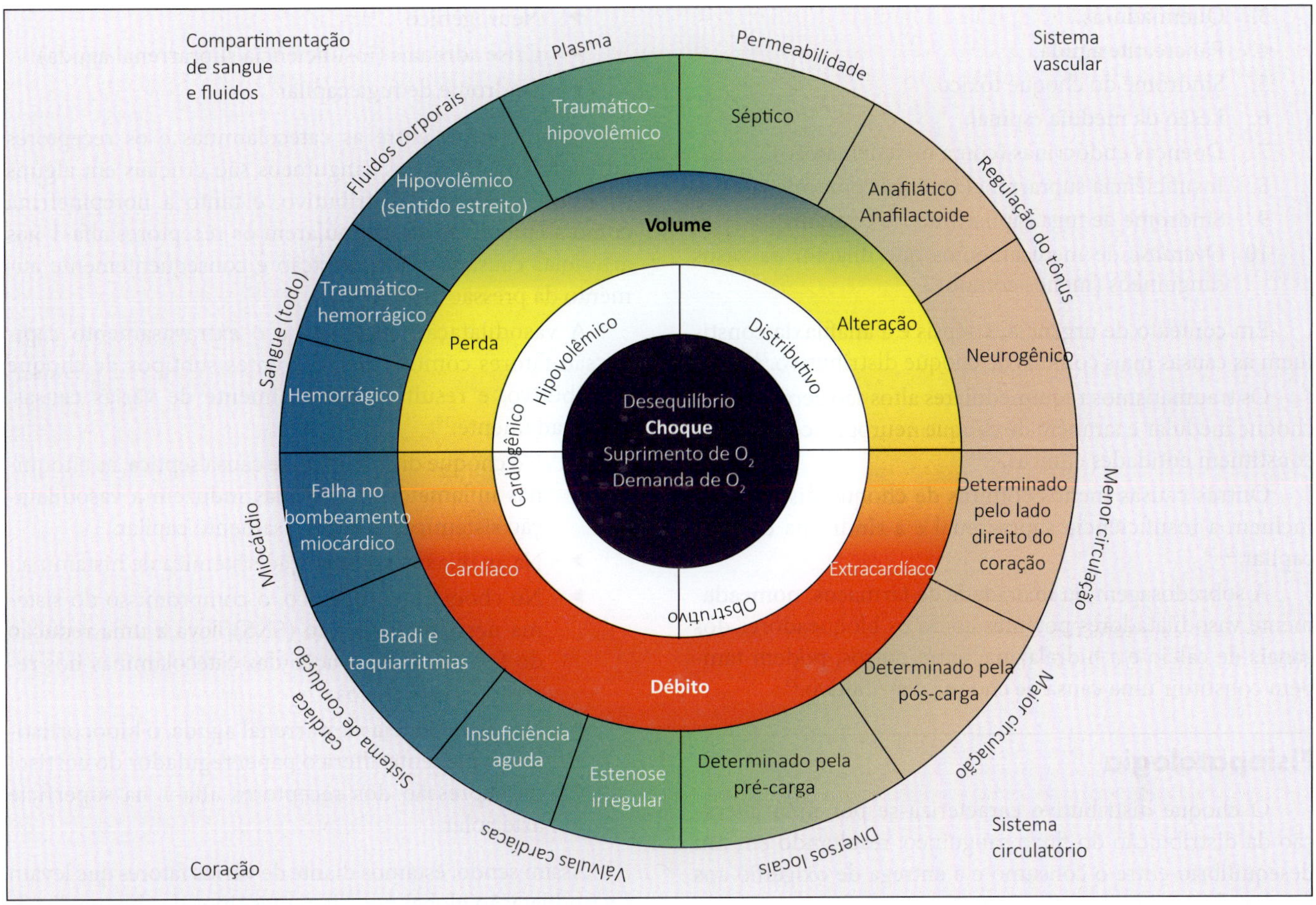

Figura 41.1. Visão sinóptica dos quatro tipos de choque.

Fonte: Adaptada de Standl T, Annecke T, Cascorbi I, Heller AR, Sabashnikov A, Teske W. The Nomenclature, Definition and Distinction of Types of Shock. Dtsch Arztebl Int. 2018 Nov 9;115(45):757-768.

À luz do atual estado da arte, em capítulos específicos do presente tratado far-se-ão abordagens específicas de diferentes tipos de choque, sendo que, neste capítulo, o faremos apenas em relação ao choque distributivo e seus diferentes subtipos em termos genéricos.

Refletindo a importância epidemiológica do choque, em uma publicação científica recente, foi referida que, em 2017, registaram-se 48,9 milhões de casos e 11 milhões de mortes relacionadas com a sépsis em todo o mundo, o que representou 20% de todas as mortes globais.[18] De acordo com a mesma publicação, ainda em 2017 quase metade de todos os casos globais de sépsis ocorreram em crianças, numa estimativa de 20 milhões de casos, e destes, 2,9 milhões resultaram em mortes em crianças com menos de 5 anos de idade.[18]

Em todo o mundo, e em especial nos países de baixa e média renda, ainda hoje são reconhecidas grandes disparidades na incidência e mortalidade da sépsis, e neste dinâmico espaço geográfico cerca de 85% dos casos de mortes estão com ela relacionadas.[18]

Infecções associadas aos cuidados de saúde podem estar na origem de muitos casos de sépsis, constituindo um acontecimento adverso que pode ocorrer durante a prestação de cuidados de saúde, afetando todos os anos centenas de milhões de doentes em todo o mundo.[18,19]

Cerca de 50% dos doentes sépticos apresentam algum grau de disfunção/lesão de órgãos, algumas terminais, originando um estado crítico caracterizado por uma perfusão tecidular inadequada, ainda que por vezes possamos estar perante uma pressão arterial (PA) normal.[18]

A segunda principal causa de choque distributivo é o choque anafilático, uma reação sistêmica aguda a estímulos ambientais, incluindo reações alérgicas a alimentos, picadas de insetos, etc.

O choque anafilático pode ocorrer em qualquer idade, independentemente dos antecedentes, e pode ser fatal em 0,7% a 2% dos casos.[20-22]

Na dependência dos critérios utilizados, a incidência dos outros subtipos de choque distributivo não é desprezível, cifrando-se em cerca de 14% para o choque neurogênico, 50% dos doentes com insuficiência suprarrenal crônica podem desencadear crises adrenais agudas com choque associado, sendo muito rara, mas com elevada mortalidade, a síndrome de fuga capilar.[23]

Etiologia

As principais causas do choque distributivo incluem:

1. Sépsis (geralmente devido a infeções bacterianas).
2. Anafilaxia (devido a alergias alimentares ou asma).

3. Queimaduras.
4. Pancreatite aguda.
5. Síndrome do choque tóxico.
6. Lesão da medula espinal.
7. Doenças endócrinas (coma mixedematoso).
8. Insuficiência suprarrenal (menos comum).
9. Síndrome de fuga capilar (menos comum).
10. *Overdose* de medicamentos que dilatam os vasos sanguíneos (menos comum).

Em contexto de urgência, a sépsis e a anafilaxia constituem as causas mais comuns de choque distributivo.[22,23]

Os traumatismos raquimedulares altos são geradores de choque medular e também de choque neurogênico, os quais constituem entidades clínicas.[22,23]

Outras causas menos comuns de choque distributivo incluem a insuficiência suprarrenal e a síndroma de fuga capilar.[22,23]

A sobredosagem ou toxicidade de fármacos, nomeadamente vasodilatadores potentes como os bloqueadores dos canais de cálcio e a hidralazina, entre outros, podem também constituir uma causa de choque distributivo.[23]

Fisiopatologia

O choque distributivo caracteriza-se por uma alteração da distribuição do fluxo sanguíneo, resultando em um desequilíbrio entre o consumo e a entrega de oxigênio aos tecidos, fenômeno descrito como *shunt*.[19]

A má perfusão tecidular comum a todos os subtipos de choque distributivo é o resultado de uma vasodilatação sistêmica que leva a uma redução acentuada da pressão de enchimento capilar (PEC), comprometendo não só a entrega de oxigênio pelos capilares como também a sua captura pelos tecidos.[19]

É importante observar que o choque distributivo é a única modalidade de choque em que ocorre vasodilatação global, já que em todos os outros tipos de choque há uma vasoconstrição reflexa, em consequência de um mecanismo compensatório determinado pela ativação simpática.[19]

No caso do choque distributivo, este mecanismo compensatório não consegue atuar, pois a musculatura lisa arteriolar ao encontrar-se seriamente lesada, não responde ao estímulo simpático, e por esse motivo, o choque distributivo é o tipo de choque mais grave, com pior prognóstico e maiores índices de mortalidade.[19]

Constituindo a vasodilatação periférica a pedra basilar da fisiopatologia do choque distributivo, resultando habitualmente de várias causas distintas, estas dão nome aos principais subtipos, de choque distributivo que, tendo em conta o mecanismo fisiopatológico presente, são na atualidade em número de cinco (5), em contraste com os 4 subtipos clássicos anteriormente descritos.[19]

Eis os subtipos atuais de choque distributivo:

- Séptico
- Anafilático
- Neurogênico
- Crise adrenais (insuficiência suprarrenal aguda)
- Síndrome de fuga capilar

As interações entre as catecolaminas e os receptores adrenérgicos nos vasos sanguíneos são cruciais em alguns subtipos de choque distributivo, e tanto a norepinefrina como a epinefrina ao estimularem os receptores alfa-1 nas arteríolas causam vasoconstrição e consequentemente aumento da pressão arterial (PA).

A vasodilatação sistêmica e o extravasamento capilar são fatores comuns aos diferentes subtipos de choque distributivo, e resultam habitualmente de várias causas, designadamente:[19]

- No choque distributivo de causa séptica, as citoquinas inflamatórias liberadas induzem a vasodilatação sistêmica e o extravasamento capilar.
- Na anafilaxia, há liberação sistêmica de histamina.
- No choque neurogênico, o compromisso do sistema nervoso simpático (SNS), leva a uma redução do fornecimento e ação das catecolaminas nos receptores específicos.
- Na insuficiência suprarrenal aguda, o hipocortisolismo presente altera o papel regulador do cortisol na expressão dos receptores alfa-1 na superfície arteriolar.

Assim sendo, estamos diante de vários fatores que levam à vasodilatação global nos diferentes tipos de choque distributivo, evidenciado sua natureza multimodal e a sua complexidade. Resulta daí a importância de uma história clínica e um exame físico cuidados para elucidar as causas subjacentes e facilitar a abordagem multissistêmica do tratamento.

O choque distributivo de etiologia séptica, vulgarmente designado de choque séptico, redefinido por Singer *et al.*,[20] em 2016, é em geral decorrente de uma infecção grave de etiologia microbiana diversa e que se dissemina por todo o organismo.

Pode associar-se à cuidados de saúde, justificando a sua ocorrência frequente em ambiente hospitalar, preferencialmente em indivíduos imunodeprimidos, mas, também, ocorre na sequência de infecções secundárias em contexto de complicações sistêmicas após procedimentos invasivos realizados em meio hospitalar.[19,20]

Conceitualmente há uma resposta imunitária desregulada à infecção que leva à liberação sistêmica de citoquinas, vasodilatação generalizada e fuga de fluidos dos capilares.[20]

De uma maneira geral, o *trigger* é uma infecção local, que se transmite aos tecidos de outros sistemas orgânicos por via hematogênica, e determinando o caráter sistêmico do quadro clínico. Alguns agentes causais podem ser produtores de toxinas que induzem a produção de mediadores inflamatórios como as interleucinas, bem como a síntese de óxido nítrico, substâncias com potente ação vasodilatadora.[19,20]

A resposta inflamatória desencadeada é de crucial importância no processo de combate à infecção, e a vasodilatação local inicial pode não ser tão deletéria, se a infecção persistir localizada. No entanto, em infecções sistêmicas, a vasodilatação generaliza-se e é responsável pela diminuição da resistências vasculares periféricas (RVP), da PA e da PEC.[19]

O DC está normalmente aumentado nas fases iniciais hiperdinâmicas do choque séptico, em resultado do grande aumento da frequência cardíaca induzido pela vasoplegia. Contudo, na fase hipodinâmica, em resultado de alterações irreversíveis da microcirculação, a RVP pode não estar diminuída.[17,19]

A disfunção miocárdica decorrente de um fator depressor do miocárdio circulante, representado pelo fator de necrose tumoral (TNFα) e interleucina (IL-1β), associada à geração de óxido nítrico, pode ter um papel central na depressão cardiovascular da sépsis, e pode contribuir para a diminuição do DC.[19,24] Por outro lado, a venodilatação decorrente da vasodilatação global leva a uma diminuição da pré-carga e do retorno venoso, diminuindo ainda mais o DC.[17,19] O resultado é uma ativação da resposta simpática (o que explica a taquicardia nos estágios iniciais deste choque), porém tal resposta não consegue reverter a vasodilatação, uma vez que a microcirculação se encontra seriamente afetada.[19,24]

O DC também pode aumentar após a administração de fluídos numa tentativa de compensar a diminuição da RVP.[17,19]

Os mediadores inflamatórios liberados condicionam também um aumento da permeabilidade vascular, o que resulta numa perda de plasma para os espaços intersticiais, além de uma perda concomitante de proteínas. Esta última, ao diminuir a pressão coloidosmótica nos capilares, induz a uma perda ainda maior de plasma, agravando o choque.[24]

As citoquinas TNF-α e IL-1 são os mediadores pró-inflamatórios mais amplamente estudados na sépsis e são capazes de ativar células imunitárias-alvo para produzir mediadores inflamatórios adicionais e, consequentemente, aumentar a respostas imunitária.[25-27]

Atuam como um "veneno metabólico", intoxicando a musculatura lisa das arteríolas e produzindo uma vasodilatação generalizada e refratária a qualquer mecanismo compensatório de tratamento, o que faz do choque séptico uma das principais causas de morte nas UCIs.[25-27] Dentre as disfunções orgânicas causadas pelas citoquinas inflamatórias a cardiomiopatia séptica, quando presente, contribui para a persistência do estado de choque.[25-27]

Uma forma especial de choque séptico é a síndrome do choque tóxico, uma entidade rara que pode causar uma falência aguda e progressiva de múltiplos órgãos rapidamente progressiva e associa-se historicamente à utilização de tampões vaginais e nasais, habitualmente causada por exotoxinas de *Staphylococcus aureus* e de streptococos do grupo A, que ao estimularem a liberação sistêmica de citoquinas provocam uma acentuada vasodilatação e extravasamento capilar, que pode levar a morte do doente.[26] Do ponto de vista de terapêutica antimicrobiana, a adição do antibiótico clindamicina é importante como adjuvante útil no tratamento, pois demonstrou aumentar a opsonização bacteriana (ligação do complemento às bactérias), diminuir a ativação de citocinas inflamatórias, não ser afetada pelo tamanho do inóculo, e sobretudo um efeito pós-antibiótico e supressor de toxinas bacterianas.[18,26]

No choque distributivo de etiologia anafilática, a má perfusão tecidular também é resultado de uma vasodilatação generalizada, e as alterações hemodinâmicas são semelhantes ao choque séptico. No entanto, a causa é distinta, pois no choque séptico a causa é infecção, enquanto no choque anafilático a causa é uma alergia.

Na anafilaxia, existe normalmente uma história de exposição prévia a um antígeno (embora tal não seja necessário), com a consequente formação de IgE para esse antígeno. Estas moléculas de IgE ligam-se então à superfície dos mastócitos nos tecidos e dos basófilos no sangue. A exposição consequente ao mesmo antígeno resulta na libertação de histamina mediada por IgE dos mastócitos e basófilos, levando à vasodilatação sistêmica e à fuga de fluido capilar secundária ao aumento da permeabilidade vascular com consequente diminuição do retorno venoso, vasodilatação arteriolar e diminuição da RVP.[20-22]

O aumento da permeabilidade vascular causa extravasamento de plasma e proteínas dos capilares para os espaços intersticiais.[20-22] Um grande aumento da permeabilidade pode ter como consequência edema da glote, o que muitas vezes leva ao óbito mesmo antes da instalação do choque circulatório.[20-22,28]

Obviamente, nem todas as reações alérgicas resultam em choque anafilático. A intensidade e a distribuição dessa reação irão depender do grau de hipersensibilidade do indivíduo a determinado antígeno. No entanto, há casos em que tal reação é tão significativa que leva o doente à morte em poucos minutos.[29]

O choque distributivo de etiologia neurogênica, choque neurogênico, culmina em inadequada perfusão tecidular por uma perda súbita do tônus vascular simpático. Para manutenção da PA e da PEC é necessário uma contração mantida nos vasos sanguíneos, sob regulação do sistema nervoso autônomo (SNA). No choque neurogênico a perda desse tônus causa dilatação das arteríolas e vênulas, diminuição da RVP e diminuição do retorno venoso, originando um desequilíbrio hemodinâmico semelhante ao choque anafilático e séptico.[30,31]

Anatomicamente, no choque neurogênico há lesão no centro vasomotor do SNC, normalmente de causa multifatorial, resultando de vários fatores, como por exemplo, de uma anestesia geral profunda (por excessiva depressão do centro vasomotor), uso de drogas ou fármacos que deprimem o sistema nervoso central, anestesia espinhal (por bloqueio da descarga simpática acima da medula espinhal), traumatismo cranioencefálico grave, lesão cerebral difusa com paralisia vasomotora ou lesão medular acima do nível torácico superior.[32] A lesão do SNA em vertente simpática resulta numa diminuição do aporte adrenérgico aos vasos sanguíneos e ao coração, causando vasodilatação com consequente hipotensão e bradicardia paradoxal.

O choque distributivo da insuficiência suprarrenal aguda tem como base fisiopatológica uma diminuição da expressão do receptor alfa-1 nas arteríolas secundária à deficiência de cortisol. O cortisol é uma hormona corticosteroide da família dos esteroides, produzido na porção fasciculada ou média da parte superior do córtex suprarrenal, diretamente envolvido na resposta ao estresse, sendo a hormona mais importante para a manutenção do tônus vascular.[33,34] Além disso, a presença de níveis adequados de cortisol é indispensável para que a adrenalina (hormona de estresse) possa atuar.

Assim, se houver uma diminuição dos níveis de cortisol sérico, a insuficiência suprarrenal é resultante, decorrerá de uma vasodilatação generalizada com consequente redução da PEC. Esta situação acontece, principalmente, em doentes que estão medicados de forma crônica com corticosteroides e em que é interrompida de forma brusca a medicação A inibição crônica do ACTH a que estão sujeitos leva a uma atrofia da zona fasciculada do córtex suprarrenal.[33,34] A hemorragia global das suprarrenais, que pode ocorrer eventualmente na sépsis, pode ser causa de uma crise adrenal, com insuficiência suprarrenal aguda e choque.[33,34]

A hipoalbuminemia, particularmente acentuada na síndrome de fuga capilar e também presente em outros subtipos de choque distributivo, ao condicionar uma diminuição da pressão oncótica plasmática, traz como consequência uma perda de plasma dos capilares para o interstício, o que contribui para a hipotensão.[35-37]

Manifestações clínicas

As manifestações clínicas do choque distributivo são habitualmente multissistêmica e inespecíficas, o que pode dificultar o diagnóstico, e quando graves causam habitualmente colapso cardiovascular e insuficiência respiratória.[9]

A apresentação clínica do choque distributivo pode variar de acordo com o subtipo presente, da causa inicial e da resposta orgânica à hipoperfusão e hipoxia.

Existem sinais e sintomas que são comuns aos vários subtipos de choque distributivo, embora alguns possam ser sugestivos de um tipo particular de subtipo.[9]

A interpretação das variáveis hemodinâmicas dos diferentes tipos de choque e a sua integração em um determinado tipo de perfil é muito importante. Alguns aspectos de diferenciação clínica também são muito importantes, nomeadamente os choques hipodinâmicos (frios) e hiperdinâmicos (quentes), sendo que nos primeiros são integrados os choques hipovolêmico, cardiogênico e obstrutivo, que apresentam baixo DC e alta RVP, enquanto os segundos, são integrados pelo choque distributivo que apresenta baixa RVP e DC elevado.[9,17]

Mais uma vez, se recorda que a presença de hipotensão arterial, apesar de ser um componente importante, pode não estar presente no quadro clínico de choque e a hipoxia celular dele resultante pode ocorrer mesmo com normo- ou hipertensão.

Avaliação

Particularidades da anamnese, exame físico e exames complementares de diagnóstico

A avaliação do doente com choque distributivo deve incluir uma anamnese cuidadosa e um exame físico meticuloso e orientado. Muitas vezes as circunstâncias clínicas no momento da admissão não o permitem, mas a preocupação de recolha da maior informação possível junto de familiares ou outros deve estar sempre presente.

A presença de sinais sugestivos de infecção pode polarizar para uma etiologia séptica.

Devem ser valorizados sinais de disfunção, falência eminente ou estabelecida dos sistemas orgânicos envolvidos, antecedentes pessoais patológicos e/ou terapêuticos relevantes, como por exemplo, alergias conhecidas/exposição a alergênicos, história de anafilaxia, estados de imunossupressão, hospitalizações recentes, terapêutica habitual, em especial corticoides, imunossupressores, anti-hipertensores, consumo de drogas ilícitas etc.

Embora o exame físico não seja sempre fiável para determinar a origem do choque, alguns achados podem ser sugestivos da etiologia subjacente.

Como sempre, a avaliação deve começar com um exame primário que avalie as vias aéreas, a respiração e a circulação (ABCDE), e não menos importante o estabelecimento de um acesso intravenoso (IV) adequado e uma adequada monitorização hemodinâmica, deve ser tida em conta.

O doente deve ser totalmente exposto e deve ser efetuado um exame rápido da cabeça aos pés. As extremidades quentes podem apontar para a vasodilatação como causa do choque. De igual modo deve ser efetuado um exame cuidadoso da pele para identificar uma possível fonte cutânea de infecção, como celulite, úlceras ou abcessos, e a urticária que quando presente sugere fortemente anafilaxia.

Devemos considerar sempre a hipótese de uma insuficiência suprarrenal aguda num doente com hipotensão, sem sinais de infeção e que demonstre resistência aos métodos habituais de ressuscitação, aliada a presença de dor abdominal, náuseas, vômitos e febre, sinais de desidratação e laboratorialmente presença de hipoglicemia, hiponatremia com natriurese elevada, hipercalemia, hemoconcentração, acidose metabólica hipoclorêmica e insuficiência renal funcional. O diagnóstico é confirmado por hipocortisolismo, aumento da ACTH e resposta inadequada ao teste rápido de estimulação com ACTH.

O ECG deve ser obtido rapidamente para identificar arritmias ou isquemia, que podem simular um quadro clínico do choque distributivo.

Do ponto de vista de imagem, obter uma radiografia de tórax portátil para identificar uma pneumonia, edema pulmonar ou um pneumotórax é muito importante. A ecografia à beira do leito recorrendo a metodologia RUSH (*Rapid Ultrasound for Shock*) permite uma avaliação rápida da função cardíaca global e do estado volêmico e ajuda-nos a identificar situações de tamponamento cardíaco, edema pulmonar, pneumotórax ou hemorragia intra-abdominal oculta.

Um conjunto de exames laboratoriais analíticos devem ser realizados, com importância particular para gasometria arterial e venosa, doseamento do lactato, CO_2 gap e $ScVO_2$.

As culturas de líquidos orgânicos incluindo o sangue e urina são igualmente importantes, não se devendo excluir um teste de gravidez em mulheres em idade reprodutiva.

Tratamento e gestão

Neste capítulo são abordados os aspectos genéricos da terapêutica do choque distributivo, e muitas opções terapêuticas principais e adjuvantes são objeto de abordagem em outros capítulos específicos do presente tratado.

Nunca é demais reforçar a ideia de que, devido à sua complexidade, as suas causas e as particularidades fisiopatológicas dos diferentes subtipos, o tratamento do choque distributivo deve ser multimodal.[38] O objetivo final é obter uma perfusão tecidular adequada por meio da ressuscitação com fluidos e vasopressores, tendo como alvo de uma pressão arterial média (PAM) superior a 65 mmHg, a pressão de perfusão crítica aproximada para o coração e os rins.[39]

A adequação da perfusão tecidular deve ser monitorizada por meio de múltiplas modalidades, incluindo o exame físico, a saturação venosa central ($ScvO_2$) superior ou igual a 70% e parâmetros laboratoriais, com realce para lactato, déficit de bases *gap* de CO_2, $ScVO_2$, entre outros.[39]

Independentemente da etiologia do choque distributivo, a terapêutica vasopressora tem como base o uso de norepinefrina em infusão contínua.[39] Nos casos em que os vasopressores não estão imediatamente disponíveis e o doente tem uma pressão de perfusão criticamente baixa (particularmente uma PAM inferior a 50 mmHg, considerada a pressão de perfusão crítica para o cérebro), podem ser utilizados vasopressores em dose de impulso (*bolus*).

A noradrenalina, vasopressor de eleição, é um fármaco com efeitos combinados de ação alfa-1 e beta-1 agonista, cronotrópico e inotrópico positivo, aumento da pré-carga e do DC aumentando em consequência a PA e as RVP pela vasoconstrição periférica.[40,41]

No choque séptico catecolamina-refratário (dose superior a 0,5 mcg/kg/min,) em associação à noradrenalina podem ser usadas em, segunda linha, outros fármacos de ação vasopressora, com preferência na atualidade para a neuro-hormona hipofisária vasopressina, um vasopressor de ação não simpaticomimética que, ligando-se aos receptores V1, potencia a ação vasopressora.

Além disso o seu uso tem sido associado a tendência de redução da creatinina ao longo do tempo, bem como a redução da progressão para insuficiência/falência renal e redução da mortalidade em doentes com choque séptico e lesão renal associada, consubstanciando um provável efeito protetor renal. O racional para a sua utilização é a existência de uma deficiência plasmática relativa e a hipersensibilidade aos seus efeitos vasopressores durante o choque séptico.[42-47]

Por outro lado, alguns estudos recentes, vêm reabilitando o uso de azul de metileno (AM), enquanto inibidor da guanilil ciclase, integrante da via óxido nítrico-guanosina monofosfato cíclico (GMPc), responsável pela vasodilatação sistêmica. Os dados sugerem que, no choque séptico humano, o AM aumenta a pressão arterial média (PAM) por meio de um aumento do índice cardíaco (IC) e da resistência vascular sistêmica (RVS), e com base nisto. tem sido testado como terapia de resgate para doentes com choque séptico refratário.[48-51]

No entanto, há ainda falta de forte evidência sobre a sua utilização como terapia adjuvante, seu momento ideal de uso, dosagem e perfil de segurança. [48-51]

Devido as alterações hemodinâmicas subjacentes aos diferentes subtipos, de choque distributivo, a terapêutica de ressuscitação, integrando a reposição volêmica e a terapêutica vasopressora são as pedras basilares do tratamento do choque distributivo. Perante a presença de uma causa infecciosa na etiologia do choque distributivo, para além da terapêutica de ressuscitação com vasopressores e fluidos, estes de acordo com a campanha de sobrevivência à sépsis (30 mL/kg nas primeiras 3 horas), a administração precoce de antibióticos e o controle de foco são também muito importantes na estratégia de tratamento.[50,52]

Na ressuscitação volêmica com fluidos, as soluções cristaloides são as preferenciais e a sua administração deve ser guiada por objetivos de acordo com o princípio ROSE definido por Malbrain e *et al.*[53-55] Em outros capítulos deste livro são descritos os princípios gerais de fluidoterapia com soluções cristaloides, terapêutica vasoativa, em especial a terapêutica vasopressora, inotrópica, inodilatadora e outras terapêuticas adjuvantes.

Nos casos de choque anafilático, a epinefrina é o fármaco de eleição, uma vez que oferece uma estimulação alfa-1 e beta-1 semelhante à da norepinefrina, mas também fornece uma estimulação beta-2, que estimula a broncodilatação e a estabilização dos mastócitos e basófilos.[39] As intervenções adjuvantes incluirão anti-histamínicos H1 e H2, esteroides, albuterol, fluidos e, potencialmente, glucagon para aqueles que usam beta-bloqueadores.[56-58]

O choque que não responde a fluidos e vasopressores pode indicar estar perante uma insuficiência suprarrenal aguda, e nestes casos, devem ser administrados esteroides para o aumento da expressão arteriolar dos receptores alfa-1. A hidrocortisona é o tratamento recomendado.[39,59-68]

No choque séptico, a terapêutica antimicrobiana é a sua pedra basilar, com a maior das evidências reconhecida, e deve idealmente ser feita atempadamente, e de forma apropriada, se possível na primeira hora. Kumar *et al.* destacaram a importância da duração da hipotensão e o início de uma terapêutica antimicrobiana eficaz, considerando-a um fator determinante de sobrevivência, e concluíram que a sobrevivência era ainda maior se a terapêutica antimicrobiana fosse iniciada nos primeiros 30 minutos de hipotensão arterial (82,7%) do que nos segundos 30 minutos (77,2%), razão pela qual a primeira hora de administração de antimicrobianos no choque séptico é conhecida por " hora de ouro", assente no fato de que, depois disso, por cada hora adicional até ao início de uma terapêutica eficaz, a sobrevivência diminui em média 7,7% por hora.[63]

Vários outros estudos reforçam a importância da antibioterapia precoce e apropriada no desfecho clínico do choque séptico.[59-68]

Prognóstico e *outcome*

A mortalidade do choque distributivo varia consoante a etiologia, situando-se entre 20% e 80%, e o reconhecimento precoce do quadro de choque constitui a chave para melhorar a sobrevivência.[69-76]

As taxas de mortalidade mais elevadas estão geralmente associadas à sinais de mau prognóstico, onde os significativos são:[69-76]

- *Frailty score* elevado.
- Infeções por agentes multirresistentes (MDR).
- Hipotensão persistente e terapêutica antimicrobiana tardia.
- Terapêutica inapropriada.
- Irresponsividade a ressuscitação com fluídos.
- Irresponsividade a terapêutica vasopressora.
- Disfunção orgânica/falência progressiva.
- Curva de lactato tendencialmente crescente (anaerobiose aumentada e/ou *clereance* diminuído).
- Consumo de álcool com repercussão sistêmica.
- Doentes imunodeprimidos.
- Mau estado geral e funcional antes da instalação da síndrome de choque distributivo.

Os doentes que respondem a ressuscitação com fluidos, não apresentam falência de órgãos e geralmente têm bons resultados.[71,72] Os com disfunção de múltiplos órgãos e necessidade de doses elevadas de vasopressores têm geralmente um mau resultado.[71,72]

Conclusão

O choque distributivo é uma doença potencialmente fatal com múltiplas causas. Acarreta uma elevada morbilidade e mortalidade se não for rapidamente diagnosticado e tratado de forma adequada.

Os resultados dependem da etiologia subjacente, e podem ser necessárias várias especialidades médicas e vários níveis de cuidados de enfermagem, dependendo da causa do choque.

A etiologia subjacente do choque distributivo deve ser abordada e tratada para maximizar os resultados dos doentes.

Nos doentes críticos, são necessárias intervenções médicas frequentes e de enfermagem intensas e adequada monitorização em UCIs.

Referências bibliográficas

1. Auerbach PS, Donner HJ, Weiss EA. Field Guide to Wilderness Medicine. 3th ed. Mosby; 2008.
2. Hema Thakar, Jennifer Blumetti, in Parkland Trauma Handbook (Third Edition), 2009
3. Landsberg JW. Manual for Pulmonary and Critical Care Medicine. Elsevier; 2017.
4. Gaieski D, Parsons PE, Finlay G. Shock in adults: types, presentation and diagnostic approach. UptoDate; 2009.
5. Rapp JH, Owens CD, Johnson MD. Blood vessel & lymphatic disorders: shock. In: Papadakis MA, McPhee SJ, Rabow MW. Current medical diagnosis & treatment. 53 rd ed. New York: McGraw-Hill; 2014. p. 485-89.
6. Rivers EP. Approach to the patient with shock. In: Goldman L, Schafer AI. Goldman's Cecil Medicine. 24. ed. Philadelphia: Elsevier; 2012. p. 645-54.
7. S J Moore, I K Ho, A S Hume. Severe hypoxia produced by concomitant intoxication with sublethal doses of carbon monoxide and cyanide. Toxicol Appl Pharmacol. 1991 Jul;109(3):412-20.
8. Goel RK, Bagga P. Cobalt chloride induced histotoxic cerebral hypoxia: A new experimental model to study neuroprotective effect". J Pharmaceut Educat Res. 2010;**1**:88-95.
9. Vincent JL, De Backer D. Circulatory shock. N Engl J Med. 2014;370(6):583.
10. Angus DC, van der Poll T. Severe sepsis and septic shock. N Engl J Med. 2013;369(9):840-51.
11. Mark E. Astiz, Eric C. Rackow, Max Harry Weil. Pathophysiology and Treatment of Circulatory Shock. Crit Care Clin. 1993;9(2):183-203.
12. Howell MD, Davis AM. Management of Sepsis and Septic Shock. JAMA. 2017;317(8):847-848.
13. Cecconi M, Evans L, Levy M, Rhodes A. Sepsis and septic shock. Lancet. 2018;392(10141):75-87.
14. Fabrizio Giuseppe Bonanno. Physiopathology of shock. J Emerg Trauma Shock. 2011; 4(2):222-232.
15. Thiemermann C, Szabó C, Mitchell JA, Vane JR. Vascular hyporeactivity to vasoconstrictor agents and hemodynamic decompensation in hemorrhagic shock is mediated by nitric oxide. Proc Natl Acad Sci U S A. 1993;90:267-71.
16. Sharma AC, Singh G, Gulati A. Decompensation characterized by decreased perfusion of the heart and brain during hemorrhagic shock: role of endothelin-1. J Trauma. 2002;53:531-6.
17. Fernandes A, Póvoa P, Almeida E, Moreira P, Mealha R, Sabino H. Débito Cardíaco por Termodiluição – Comparação por Bólus e Método Contínuo. Revista Portuguesa de Medicina Intensiva. 200;0;9(1):9-12.
18. Melatovic D, Braveny I, Verhoef J. Clindamycin enhances opsonization of Staphylococcus aureus. Antimicrob Agents Chemother. 1983;24:413-7
19. Gotts JE, Matthay MA. Sepsis: pathophysiology and clinical management. Br Med J. 2016:353:i1585.
20. Singer M, Deutschman CS, Seymour CW, Shankar-Hari M, Annane D, Bauer M, et al. The Third International Consensus Definitions for Sepsis and Septic Shock (Sepsis-3). JAMA. 2016;315(8):801-10.
21. Mitsuhata H, Matsumoto S, Hasegawa J. The epidemiology and clinical features of anaphylactic and anaphylactoid reactions in the perioperative period in Japan. Masui. 1992;41:1664-9.
22. Mertes PM, Laxenaire MC, Alla F, Groupe d'Etudes des Reactions Anaphylactoıdes Peranesthe´siques:Anaphylactic and anaphylactoid reactions occurring during anesthesia in France in 1999-2000. Anesthesiology. 2003;99:536-45.
23. Narayan S, Peterson T. Uncommon Etiologies of Shock. Crit Care Clin. 2022;38:429-441.
24. Greipp PR. Narrative review: the systemic capillary leak syndrome. Ann Intern Med. 2010;153:90-98

25. Doganyigit Z, Eroglu E, Akyuz E. Inflammatory mediators of cytokines and chemokines in sepsis: From bench to bedside. Hum Exp Toxicol. 2022;41:9603271221078871.
26. Gyawali B, Ramakrishna K, Dhamoon AS. Sepsis: The evolution in definition, pathophysiology, and management. SAGE Open Med. 2019;7:2050312119835043.
27. Rello J, Valenzuela-Sánchez F, Ruiz-Rodriguez M, Moyano S. Sepsis: A Review of Advances in Management. Adv Ther. 2017;34(11):2393-2411.
28. Stelter K, Leunig A, Jacob M, Bas M. Laryngeal angioedema: do we need a new treatment algorithm in the ER? Crit Care. 2010;14(Suppl 1):P214.
29. Bork K, Barnstedt SE. Laryngeal edema and death from asphyxiation after tooth extraction in four patients with hereditary angioedema. J Am Dent Assoc. 2003;134(8):1088-94.
30. Janeen R. Jordan MD & Jens-Peter Witt. Neurogenic Shock. Encyclopedia of Intensive Care Medicine; pp 1527-1528.
31. Guly HR, Bouamra O, Lecky FE; Trauma Audit and Research Network. The incidence of neurogenic shock in patients with isolated spinal cord injury in the emergency department. Resuscitation. 2008;76(1):57-62.
32. Dave S· Cho J. Neurogenic Shock StatPearls [Internet]. Treasure Island (FL): StatPearls Publishing; 2023;2022.
33. Tompkins MG, Bissell BD, Sowders V, Kern PA. Inclusion of adrenal crisis in the differential diagnosis of distributive shock. Am J Health Syst Pharm. 2020;77(6):415-417.
34. Maxime V, Lesur O, Annane D. Adrenal Insufficiency in Septic Shock. Clin Chest Med. 2009;30(1):17-2.
35. Alyeşil C, Doğan NÖ, Özturan İU, Güney S. Distributive Shock in the Emergency Department: Sepsis, Anaphylaxis, or Capillary Leak Syndrome? J Emerg Med. 2017;52(6):e229-e231.
36. Ledochowski S, Freichet M, Prieur C, Friggeri A, Lega JC. An uncommon cause of distributive shock: Lessons from two consecutive cases of idiopathic systemic capillary leak syndrome (Clarkson's disease). Anaesth Crit Care Pain Med. 2015;34(4):251-3.
37. Val-Flores LS, Fior A, Santos A, Reis L, Bento L. Is this septic shock? A rare case of distributive shock. Rev Bras Ter Intensiva. 2014;26(4):416-20.
38. Allen JM, Gilbert BW. Angiotensin II: A New Vasopressor for the Treatment of Distributive Shock. Clin Ther. 2019;41(12):2594-2610.
39. Smith N, Lopez R, Silberman M. Distributive Shock. StatPearls [Internet]. Last Update: January 31, 2023.
40. VanValkinburgh D, Kerndt C, Hashmi F. Inotropes and Vasopressors. StatPearls [Internet].Last Update: February 19, 2023.
41. Einav S, Helviz Y, Ippolito M, Cortegiani A. Vasopressor and inotrope treatment for septic shock: An umbrella review of reviews. J Crit Care. 2021;65:65-71.
42. Guerci P, Belveyre T, Mongardon N, Novy E. When to start vasopressin in septic shock: the strategy we propose. Crit Care. 2022;26(1):125.
43. Wieruszewski PM, Khanna AK. Vasopressor choice and timing in vasodilatory shock. Crit Care. 2022;26:76.
44. Evans L, Rhodes A, Alhazzani W, Antonelli M, Coopersmith CM, French C, et al. Surviving sepsis campaign: international guidelines for management of sepsis and septic shock 2021. Intensive Care Med. 2021;47:1181-247.
45. Leone M, Goyer I, Levy B, Dünser MW, Asfar P, Jentzer JC. Dose of norepinephrine: the devil is in the details. Intensive Care Med. 2022.
46. Sacha GL, Lam SW, Wang L, Duggal A, Reddy AJ, Bauer SR. Association of catecholamine dose, lactate, and shock duration at vasopressin initiation with mortality in patients with septic shock. Crit Care Med. 2022;50:614-23.
47. Nagendran M, Russell JA, Walley KR, Brett SJ, Perkins GD, Hajjar L, et al. Vasopressin in septic shock: an individual patient data meta-analysis of randomised controlled trials. Intensive Care Med. 2019;45(6):844-855.
48. Ibarra-Estrada M, Kattan E, Aguilera-González P, Sandoval-Plascencia L, Rico-Jauregui U, Gómez-Partida CA, et al. Early adjunctive methylene blue in patients with septic shock: a randomized controlled trial. Crit Care. 2023;27(1):110.
49. Ince C, Mayeux PR, Nguyen T, Gomez H, Kellum JA, Ospina-Tascón GA, Hernandez G, Murray P, De Backer D. ADQI XIV workgroup THE ENDOTHE- LIUM IN SEPSIS. Shock. 2016;45:259-70.
50. Evans L, Rhodes A, Alhazzani W, Antonelli M, Coopersmith CM, French C. Surviving sepsis campaign: international guidelines for management of sepsis and septic shock 2021. Intensive Care Med. 2021;47:1181-247.
51. Bentzer P, Griesdale DE, Boyd J, MacLean K, Sirounis D, Ayas NT. Will this hemodynamically unstable patient respond to a bolus of intravenous fuids? JAMA. 2016;316:1298-309.
52. Aya HD, Ster IC, Fletcher N, Grounds RM, Rhodes A, Cecconi M. Pharmaco- dynamic analysis of a fuid challenge. Crit Care Med. 2016;44:880-91.
53. Malbrain MLNG, Langer T, Annane D, Gattinoni L, Elbers P, Hahn RG, et al. Intravenous fluid therapy in the perioperative and critical care setting: Executive summary of the International Fluid Academy (IFA). Ann Intensive Care. 2020 May 24;10(1):64.
54. Malbrain ML, Van Regenmortel N, Owczuk R. It is time to consider the four D's of fuid management. Anaesthesiol Intensive Ther. 2015;47(Spec No):s1-5.
55. Malbrain M, Van Regenmortel N, Saugel B, De Tavernier B, Van Gaal PJ, Joannes-Boyau O, et al. Principles of fuid management and stewardship in septic shock: it is time to consider the four D's and the four phases of fuid therapy. Ann Intensive Care. 2018;8(1):66.
56. Pumphrey RS. Lessons for management of anaphylaxis from a study of fatal reactions. Clin Exp Allergy. 2000;30:1144.
57. Simons KJ, Simons FE. Epinephrine and its use in anaphylaxis: current issues. Curr Opin Allergy Clin Immunol. 2010;10:354.
58. Sheikh A, Ten Broek V, Brown SG, Simons FE. H1-antihistamines for the treatment of anaphylaxis: Cochrane systematic review. Allergy. 2007;62:830.
59. Martínez ML, Plata-Menchaca EP, Ruiz-Rodríguez JC, Ferrer R. An approach to antibiotic treatment in patients with sepsis. J Thorac Dis. 2020;12(3):1007-1021.
60. Prescott HC, Angus DC. Enhancing recovery from sepsis: a review. JAMA 2018;319:62-75.
61. Singer M, Deutschman CS, Seymour CW, Shankar-Hari M, Annane D, Bauer M, et al. The Third International Consensus Definitions for Sepsis and Septic Shock (Sepsis-3). JAMA. 2016;315(8):801-10.
62. Ferrer R, Martin-Loeches I, Phillips G, Osborn TM, Townsend S, Dellinger RP, et al. Empiric antibiotic treatment reduces mortality in severe sepsis and septic shock from the first hour: results from a guidelinebased performance improvement program. Crit Care Med 2014;42:1749-55.
63. Kumar A, Roberts D, Wood KE, Light B, Parrillo JE, Sharma S, et al. Duration of hypotension before initiation of effective antimicrobial therapy is the critical determinant of survival in human septic shock. Crit Care Med. 2006;34(6):1589-96.
64. Kumar A, Ellis P, Arabi Y, Roberts D, Light B, Parrillo JE, et al. Initiation of inappropriate antimicrobial therapy results in a fivefold reduction of survival in human septic shock. Chest. 2009;136(5):1237-1248.
65. Bernhard M, Lichtenstern C, Eckmann C, Weigand MA. The early antibiotic therapy in septic patients--milestone or sticking point? Crit Care. 2014;18(6):671.
66. Mi MY, Klompas M, Evans L. Early administration of antibiotics for suspected sepsis. N Engl J Med. 2019;380:593-6.
67. Gerding DN. The search for good antimicrobial stewardship. Jt Comm J Qual Improv. 2001;27:403-4.
68. Joseph J, Rodvold KA. The role of carbapenems in the treatment of severe nosocomial respiratory tract infections. Expert Opin Pharmacother. 2008;9:561-75.

69. Roumpf SK, Hunter BR. Does the Addition of Vasopressin to Catecholamine Vasopressors Affect Outcomes in Patients With Distributive Shock? Ann Emerg Med. 2019;74(1):153-155.
70. Nedel WL, Rech TH, Ribeiro RA, Pellegrini JAS, Moraes RB. Renal Outcomes of Vasopressin and Its Analogs in Distributive Shock: A Systematic Review and Meta-Analysis of Randomized Trials. Crit Care Med. 2019;47(1):e44-e51
71. Vincent JL, Nielsen ND, Shapiro NI, Gerbasi ME, Grossman A, Doroff R, et al. Mean arterial pressure and mortality in patients with distributive shock: a retrospective analysis of the MIMIC-III database. Ann Intensive Care. 2018;8(1):107.
72. Dunser MW, Takala J, Ulmer H, Mayr VD, Luckner G, Jochberger S, et al. Arterial blood pressure during early sepsis and outcome. Intensive Care Med. 2009;35:1225-33.
73. Varpula M, Tallgren M, Saukkonen K, Voipio-Pulkki LM, Pettila V. Hemodynamic variables related to outcome in septic shock. Intensive Care Med. 2005;31:1066-71.
74. Rhodes A, Evans LE, Alhazzani W, Levy MM, Antonelli M, Ferrer R, et al. Surviving Sepsis Campaign: international guidelines for management of sepsis and septic shock: 2016. Crit Care Med. 2017;45:486-552.
75. Asfar P, Radermacher P, Ostermann M. MAP of 65: target of the past? Intensive Care Med. 2018.
76. Chawla LS, Russell JA, Bagshaw SM, Shaw AD, Goldstein SL, Fink MP, et al. Angiotensin II for the treatment of high-output shock 3 (ATHOS-3): pro- tocol for a phase III, double-blind, randomised controlled trial. Crit Care Resusc. 2017;19:43-9.

SEÇÃO 5

Sistema Respiratório

Coordenador: Antero do Vale Fernandes

capítulo 42

Imagiologia do Tórax no Paciente Crítico

Gonçalo Saldanha | João Cruz | José Pereira | Alexandra Paula | Afonso Gonçalves

Introdução

A realização de exames de imagem tem estado cada vez mais ligada à Medicina Intensiva, nomeadamente pela frequente dificuldade de realização do exame objetivo de doentes internados em unidades de cuidados intensivos (UCI).

A dificuldade logística na mobilização e transporte destes doentes para o Serviço de Radiologia fez com que a utilização de aparelhos de raios-X portáteis fosse privilegiada. Assim, e apesar da sua difícil interpretação, as radiografias torácicas realizadas à beira do leito são o exame de imagem mais frequente e representam uma peça fundamental no diagnóstico e monitorização de doentes na UCI.

A interpretação de radiografias efetuadas em doentes intransportáveis pode ser difícil por vários motivos:[1,2]

- Limitações técnicas dos aparelhos de raios-X portáteis, geralmente com aquisição de radiografias de qualidade inferior às realizadas no Serviço de Radiologia.
- Realização de exames em decúbito, com menor grau de inspiração e com efeito da gravidade nos componentes líquidos e gasosos.
- Pelas projeções efetuadas, já que à beira do leito geralmente são efetuadas incidências anteroposteriores do tórax com reduzida distância entre a ampola de raios-X e o receptor, condicionando fenômenos de ampliação e menor detalhe das estruturas anatômicas.
- Pela presença de dispositivos médicos em torno ou dentro do paciente que se sobrepõem e podem ocultar as estruturas anatômicas radiografadas.

Há diferentes opiniões quanto à indicação e frequência da realização de estudos radiográficos do tórax nos doentes da UCI. A *American College of Radiology* (ACR) sugere:[3]

- Radiografia com frequência diária indicada em doentes com patologia pulmonar ou cardíaca aguda e pacientes em ventilação mecânica.
- Controle radiográfico indicado após colocação de acessos venosos centrais, sondas de alimentação, drenos pleurais ou cateteres arteriais pulmonares.
- Doentes com função cardíaca estável e com apenas patologia extratorácica não necessitam de radiografia torácica de rotina, apenas na admissão.

Tendo em conta as condicionantes referidas, é imperativo o estudo comparativo com radiografias prévias e/ou outros estudos de imagem, nomeadamente tomografia computorizada (TC) torácica, sempre que possível. A avaliação comparativa facilita a aferição de novas opacidades ou transparências e a avaliação da evolução das já documentadas anteriormente. É necessário ter atenção às condições técnicas dos estudos e perceber se alguma das alterações notadas pode ser justificada por diferenças técnicas (por exemplo, pelo grau de penetração dos raios-X) ou por diferenças na posição do examinado que levem à sobreposição de diferentes estruturas anatômicas. Além disso, a correlação clinicorradiológica é fundamental, dado que os achados imagiológicos no tórax são muitas vezes inespecíficos quando apreciados isoladamente.[1]

A TC, pela dificuldade e logística do transporte de doentes da UCI para o Serviço de Radiologia, está reservada para a avaliação de casos mais complexos. Esta técnica, pelas suas características, apresenta indubitavelmente maior acuidade diagnóstica na avaliação de patologia torácica. As suas principais desvantagens, que se prendem com a utilização de maior dose de radiação ionizante e eventuais efeitos adversos dos contrastes iodados endovenosos utilizados, são largamente suplantadas pela sua maior capacidade diagnóstica.

A ecografia torácica realizada à beira do leito é uma técnica de imagem não invasiva e, atualmente, com grande disponibilidade, que permite fornecer informação importante específica em doentes da UCI. Pelas características inerentes à própria técnica, nomeadamente incapacidade de avaliar estruturas profundas ou quando há sobreposição gasosa, ela permite uma avaliação limitada de algumas patologias pleuroparenquimatosas como derrame pleural, pneumotórax ou condensações pulmonares periféricas, reduzindo a utilização de radiação ionizante de forma desnecessária.

Cateteres, tubos e outros dispositivos médicos

Apesar de a sobreposição de dispositivos médicos nos estudos radiográficos poder ocultar achados importantes, a sua visibilidade na radiografia (conferida pela sua densidade) permite utilizar a imagem para confirmar o seu posicionamento ou eventuais complicações associadas a esses dispositivos.

Além dos dispositivos descritos neste tópico, é importante ter em conta que os dispositivos médicos localizados no exterior do examinado também vão aparecer no estudo radiográfico. Sempre que possível deverão ser afastados da região de interesse de forma a diminuir a sobreposição desnecessária dos mesmos. Estes dispositivos externos – seringas, tubos, clampes, eletrodos, componentes de ventilador, entre outros – sendo diretamente visualizados, são fáceis de identificar na radiografia.[4]

Sondas entéricas

Vários tipos de sondas podem ser utilizadas para alimentação entérica de doentes.

As sondas nasogástricas são as mais frequentes, quer para alimentação e administração de medicamentos, quer para aspiração de conteúdo gástrico.

Estas sondas são facilmente identificadas pelo seu trajeto esofágico ao longo do mediastino posterior. A sua extremidade distal deverá estar localizada pelo menos 10 cm abaixo da junção gastroesofágica de modo a reduzir o risco de aspiração, não devendo permanecer orifícios do tubo acima da mesma (**Figura 42.1**).

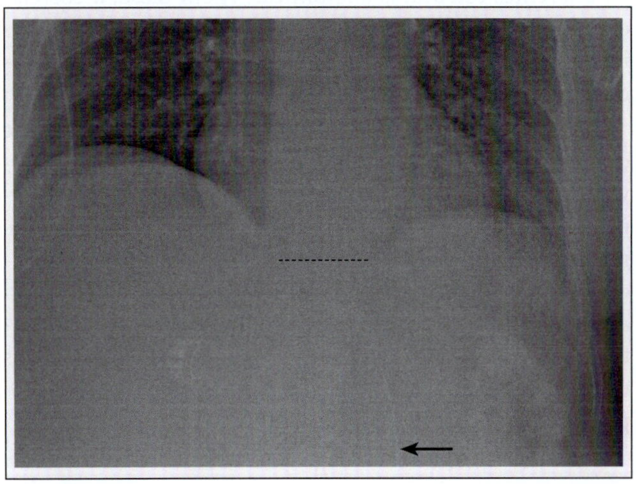

Figura 42.1. Controle após colocação de sonda nasogástrica. A extremidade da sonda (seta) apresenta-se bem-posicionada, bem abaixo da presumível topografia da junção gastroesofágica (linha tracejada).
Fonte: Acervo da autoria.

O mau posicionamento destas sondas, que pode ser avaliado pela radiografia torácica, pode ter consequências graves. Por meio da imagem é possível observar tubos enrolados na faringe ou no esôfago, com elevado risco de aspiração, ou tubos colocados na via aérea com risco de graves lesões broncopulmonares, principalmente se forem utilizados para alimentação. Quando intragástricos podem também apresentar-se dobrados, impedindo a sua utilização.

A radiografia permite ainda avaliar o posicionamento de tubos de gastrostomia, jejunostomia (no abdome superior parcialmente intercetado) ou sondas de enteróclise.[1,5]

Tubo endotraqueal e de traqueostomia

Os **tubos endotraqueais** são utilizados para suporte respiratório com ventilação mecânica de curta duração. Como estes tubos são móveis, podem sofrer deslocação cefálica ou caudal de cerca de 2 cm durante a extensão e a flexão cervical, respectivamente. Por esse motivo, com a cabeça em posição neutra, a extremidade inferior do tubo deverá encontrar-se posicionada a cerca de 5 cm da carina (**Figura 42.2**). Este posicionamento impede a intubação seletiva de um dos brônquios principais (mais frequentemente o direito), com risco de atelectasia do pulmão contralateral e pneumotórax por sobreventilação do pulmão intubado. Se colocado em topografia demasiado alta, pode ocorrer exteriorização do tubo ou lesão da laringe.

O posicionamento do balão do tubo endotraqueal é difícil de avaliar por radiografia, sendo, contudo, visualizado em TC. Idealmente deverá estar posicionado abaixo das cordas vocais, a nível da cartilagem cricoide ou mais inferior. A hiperinsuflação do balão pode ter como complicações isquemia da mucosa, traqueomalácia, estenose traqueal ou ruptura traqueal, esta última podendo ser evidenciada por pneumomediastino. A hipoinsuflação do balão pode levar a aspiração de secreções com possível pneumonia associada ao ventilador.

No caso de entubações difíceis, é necessário avaliar a via aérea para a presença de corpos estranhos ao longo do trajeto traqueobrônquico que possam corresponder a dentes partidos ou arrancados.[1,6]

Os **tubos de traqueostomia** são colocados quando é necessária intubação prolongada. São tubos semelhantes aos endotraqueais, embora mais curtos. Ao contrário dos tubos endotraqueais, o tubo de traqueostomia está fixo e não apresenta valorizável deslocação com o movimento do pescoço. A extremidade inferior do tubo de traqueostomia deverá encontrar-se ao nível de T3-T4 e deve ocupar pelo menos cerca de 50% do lúmen traqueal.

É possível ocorrer algum grau de pneumomediastino após colocação do tubo de traqueostomia, não sendo sinônimo de complicação.[1,4-6]

Marcapasso e cardiodesfibriladores implantados (CDI)

Uma percentagem significativa da população vive com estes dispositivos de condução cardíaca, visíveis nas radio-

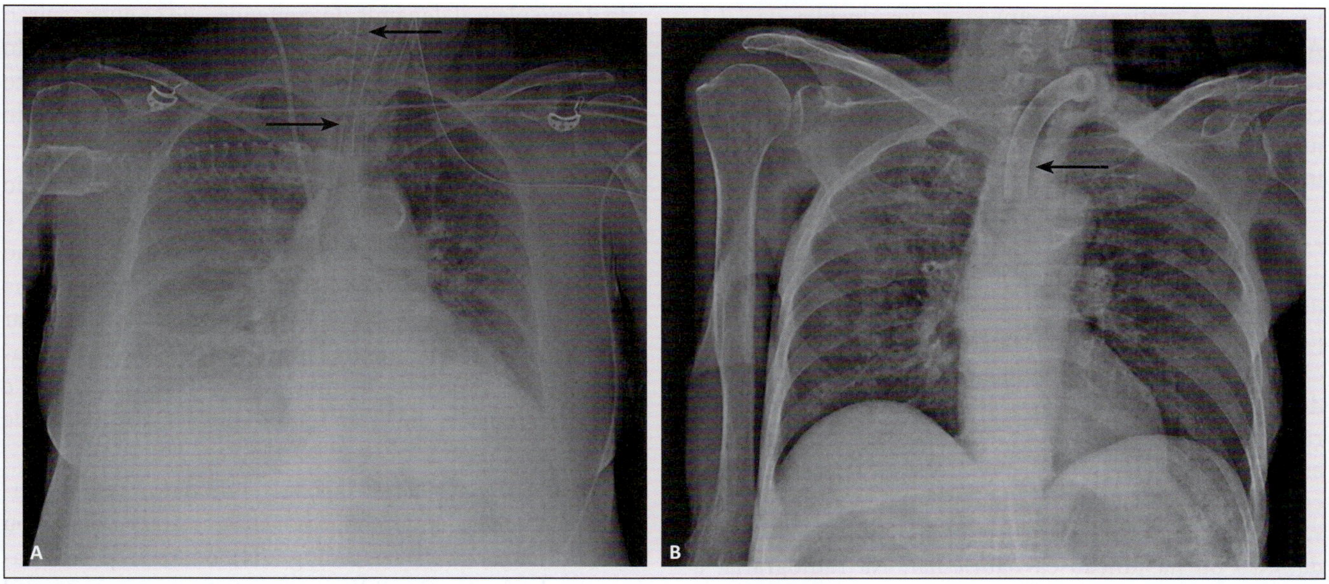

Figura 42.2. Tubo endotraqueal e de traqueostomia. (A) Controle após colocação de tubo endotraqueal. O tubo pode ser identificado pelas linhas radio-opacas paralelas (setas) no lúmen traqueal. (B) Tubo de traqueostomia bem-posicionado (seta).

Fonte: Acervo da autoria.

grafias torácicas, técnica que permite avaliar a sua integridade. Ambos são facilmente identificados na radiografia pelo seu aspecto característico de um dispositivo na parede torácica anterior do qual partem fios condutores que se dirigem através das veias para o coração.

Existem vários tipos de marcapassso (MP), nomeadamente: marcapassso de câmara única (apenas 1 fio condutor para aurícula ou ventrículo direito), de dupla câmara (com fios condutores para aurícula e ventrículo direito), ou biventriculares (para ambos os ventrículos).

Nos cardiodesfibriladores implantados (CDI), estes fios condutores apresentam áreas de maior espessamento metálico correspondentes às bobinas de choque, idealmente localizados na junção da veia braquiocefálica com a cava superior e no ventrículo direito.

A visualização destes componentes na radiografia torácica permite a avaliação do seu trajeto com identificação de mau posicionamento ou deslocamento de fios condutores. Tendo em conta o trajeto curvo dos fios condutores, são aconselháveis duas incidências quando se pretende avaliar especificamente o seu trajeto (**Figura 42.3**).

A radiografia permite avaliar complicações destes dispositivos, tanto agudas (mau posicionamento ou má conexão de fios condutores, pneumotórax, hemotórax, ou mesmo perfuração transmural do coração), como crônicas (geralmente relacionadas com desgaste e fratura dos fios condutores).

A TC com *gating* de eletrocardiograma (ECG) pode ser utilizada para confirmar a posição dos fios condutores em casos de dúvida, principalmente se houver suspeita de perfuração miocárdica.[7]

Cateteres vasculares

Tendo em conta a necessidade de aporte de fluídos e fármacos por via endovenosa, a utilização de acessos

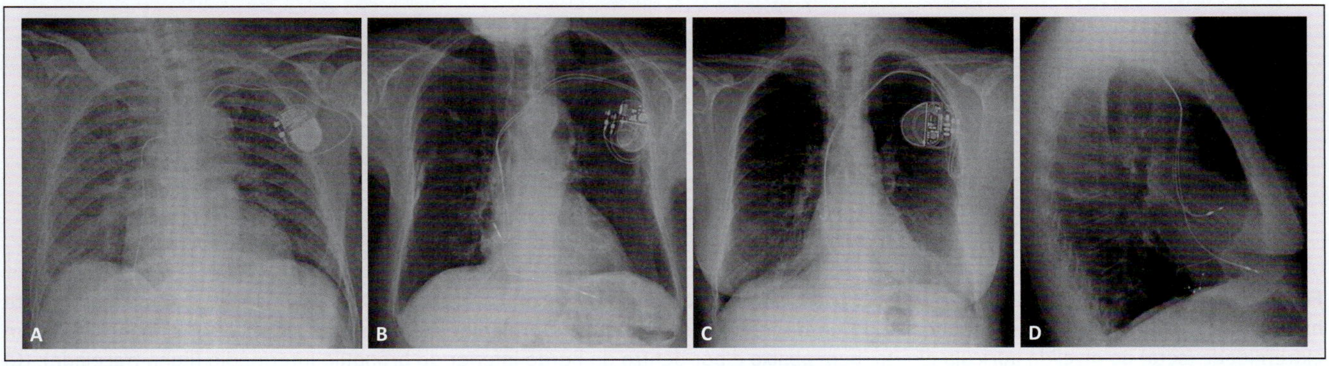

Figura 42.3. Diferentes tipos de marcapasso (MP). (A) MP de câmara única com fio condutor para o ventrículo direito. (B) MP de dupla câmara com fios condutores para aurícula e ventrículo direito. (C, D) MP de 3 câmaras, com fios condutores bem-posicionados para a aurícula direita e ambos os ventrículos.

Fonte: Acervo da autoria.

vasculares é praticamente universal nos doentes da UCI. Ainda que, na maioria dos pacientes um acesso periférico seja suficiente, há doentes que necessitam de cateter venoso central (CVC), o qual pode ser inserido centralmente (veia jugular ou subclávia) ou perifericamente – cateter central de inserção periférica (PICC).

Os CVC são visíveis na radiografia torácica, pelo que este exame pode ser utilizado para controlar o seu posicionamento. A extremidade do CVC deverá ser colocada distalmente à última válvula venosa, situada na junção da jugular interna com a veia subclávia. Na radiografia torácica esta topografia geralmente corresponde à extremidade anterointerna da primeira costela direita. Existe maior risco de entupimento do cateter por trombose quando este está posicionado no segmento mais cefálico da veia cava superior (VCS) ou no opérculo torácico, comparativamente quando se encontra no segmento mais inferior da VCS ou na junção cavoauricular. Na radiografia, a junção cavoauricular geralmente encontra-se localizada na projeção do bordo inferior do brônquio intermédio (**Figura 42.4**). Por outro lado, o posicionamento do CVC demasiado distal na aurícula direita aumenta o risco de disritmia.

O arco da veia ázigos está posicionado habitualmente sobre o ângulo traqueobrônquico direito, pelo que a extremidade do CVC nessa topografia pode migrar para a veia ázigos e levar a complicações. A localização do CVC na veia ázigos pode ser identificada na radiografia pela sua orientação curva característica.

Os PICC podem ficar mal posicionados por enrolamento nas veias dos membros superiores ou cateterização da jugular interna, da braquiocefálica contralateral ou da veia ázigos.[1,4,5]

Drenos pleurais

Os drenos pleurais/tubos de toracostomia são utilizados para drenar ar ou líquido do espaço pleural, podendo apresentar vários tamanhos e formas. O posicionamento do dreno pleural depende do conteúdo que se quer aspirar. No caso do pneumotórax o dreno deverá estar inclinado anterossuperiormente (para o ápex pulmonar), enquanto que na aspiração de líquido pleural deverá estar inclinado posteroinferiormente (para a base pulmonar).

Os drenos deverão ser visualizados na superfície do pulmão re-expandido, entre os folhetos pleurais visceral e parietal. Apresentam extremidade radiopaca, assim como marcador radiodenso ao longo da sua borda que os torna visíveis na radiografia. Na radiografia é possível visualizar os orifícios do dreno pleural, que deverão estar posicionados no espaço pleural, de modo a otimizar a aspiração e evitar acumulação de ar ou líquido nos tecidos da parede torácica.

A drenagem pleural ineficaz pode dever-se a dobragem do dreno, entupimento por coágulos sanguíneos ou *debris* (não visíveis na radiografia) ou mau posicionamento do dreno. Considera-se que este se apresenta mal posicionado quando se encontra na cisura pulmonar (o posicionamento do dreno na cisura pulmonar pode ou não afetar a sua drenagem, já que a aposição dos folhetos pleurais viscerais de dois lobos pulmonares pode obstruir os orifícios do dreno), dentro do parênquima pulmonar ou no tecido subcutâneo, ou quando apresenta a sua extremidade contra o mediastino. Por outro lado, a presença de uma fístula broncopleural pode impedir a redução do volume de pneumotórax e re-expansão pulmonar, mesmo com dreno pleural funcionante.

Para averiguar a posição do dreno pleural, podem ser necessárias duas incidências radiográficas (frente e perfil) e, em caso de dúvidas, poderá ser necessário avaliar a posição do dreno por TC.

A colocação do dreno no parênquima pulmonar pode levar a lesão parenquimatosa iatrogênica (contusão, hematoma, enfarte ou fístula broncopleural). Lesões mais graves podem decorrer por trauma acidental do coração, grandes vasos, diafragma, fígado ou baço, embora sejam raras.[1,5]

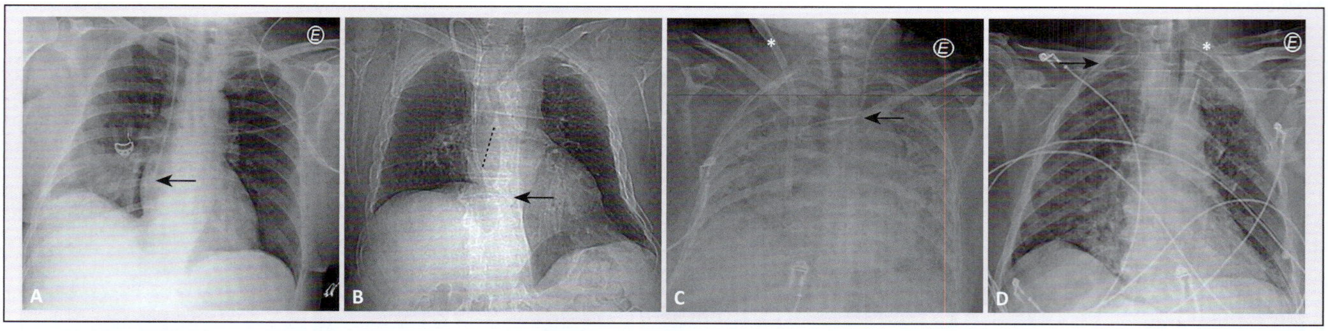

Figura 42.4. Controle após colocação de CVC. (A) A extremidade do cateter (seta) apresenta-se bem posicionada, aproximadamente na junção cavoauricular, ligeiramente abaixo do bordo inferior do brônquio intermédio. Exemplos de CVC mal posicionados: (B) com extremidade (seta) ao nível da aurícula direita, bem abaixo e por dentro do bordo inferior do brônquio intermédio (linha tracejada). (C) CVC inserido na jugular esquerda, enrolado no seu trajeto no tronco venoso braquiocefálico (seta). Na jugular interna direita, observa-se cateter de maior calibre (asterisco) destinado a oxigenação por membrana extracorporal (ECMO). (D) CVC colocado na jugular direita, apresenta extremidade na veia braquial homolateral. À esquerda apresenta CVC de diálise (asterisco).

Fonte: Acervo da autoria.

Patologias específicas

Edema pulmonar

O edema pulmonar (EP) caracteriza-se pela acumulação de líquido nos compartimentos extravasculares do pulmão, nomeadamente a nível do interstício e espaços alveolares.[8] O EP pode resultar do aumento da pressão hidrostática, aumento da pressão oncótica ou da permeabilidade capilar, ou da combinação destes vários mecanismos. Dependendo da causa subjacente, o EP é geralmente classificado em cardiogênico e não cardiogênico.[9]

Uma das primeiras manifestações radiográficas do EP é a cefalização dos vasos pulmonares, detectada quando os vasos pulmonares superiores apresentam um calibre igual ou superior aos vasos pulmonares inferiores, como consequência de fenômenos de **redistribuição vascular**. Este achado deve ser valorizado em ortostatismo, podendo ser de difícil valorização em decúbito dorsal, posição preferencial em doentes críticos na UCI. Outro achado radiográfico relativamente precoce do EP é o alargamento do pedículo vascular, definido como uma distância superior a 7 cm entre a veia cava superior à direita e a origem da artéria subclávia esquerda, traduzindo um aumento de volume intravascular.[10] Ambos os achados são sobretudo observados no EP por aumento da pressão hidrostática (nomeadamente cardiogênico e por sobrecarga de volume), sendo menos comuns no edema por aumento de permeabilidade capilar.[9,10]

O aumento progressivo da pressão hidrostática capilar resulta na passagem de líquido do espaço intravascular para o interstício envolvente, resultando em **edema intersticial**. Nesta fase, surgem diversas manifestações radiográficas que podem preceder o aparecimento dos sintomas. O ingurgitamento dos septos interlobulares traduz-se por linhas B de Kerley - opacidades lineares periféricas com menos de 2 cm de comprimento, orientadas perpendicularmente à superfície pleural. A presença de líquido no interstício peribroncovascular condiciona aumento da espessura parietal brônquica ("manguito peribrônquico") e perda de definição dos grandes vasos pulmonares ("enevoamento peri-hilar"). Adicionalmente, pode coexistir espessamento difuso das cisuras pulmonares.[8,11]

Com o aumento contínuo da pressão hidrostática capilar, existe transudação de líquido para os espaços alveolares, resultando em **edema alveolar**. Nesta fase, surgem habitualmente opacidades pulmonares bilaterais mal definidas que se estendem a partir das regiões hilares num padrão em "asas de morcego", poupando a periferia pulmonar.[8,11] Com o agravamento do edema, as opacidades tornam-se progressivamente mais homogêneas e coalescentes, podendo apresentar o sinal do "broncograma aéreo" .[12]

De uma forma geral, o EP apresenta expressão imagiológica bilateral e simétrica. Contudo, existem formas atípicas que podem dificultar o diagnóstico, como o EP unilateral e/ou assimétrico.[12] Estas podem surgir quando existe doença pulmonar de base ou como consequência de forças gravitacionais relacionadas com o posicionamento do doente.[9,12]

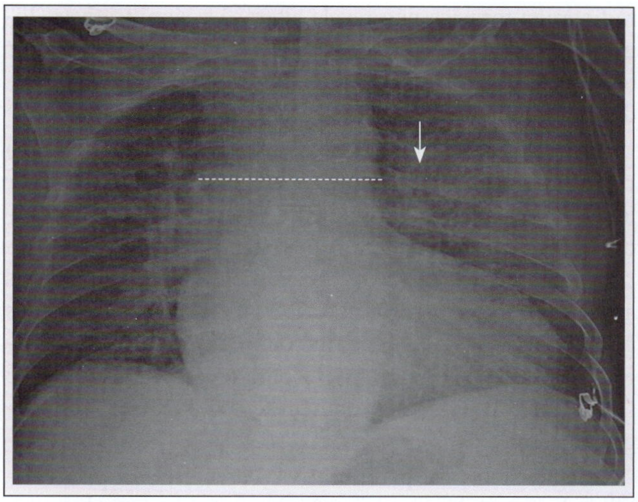

Figura 42.5. Edema pulmonar cardiogênico. Radiografia do tórax demonstra cefalização dos vasos pulmonares (seta), alargamento do pedículo vascular (linha tracejada) e enevoamento peri-hilar. Coexistem opacidades parenquimatosas bilaterais mal definidas, mais evidentes à esquerda. Cardiomegalia notada.

Fonte: Acervo da autoria.

Ainda que a radiografia torácica seja muito útil na detecção do EP, a distinção entre edema cardiogênico e não cardiogênico nem sempre é possível, sendo que os dois tipos podem coexistir. Os sinais radiográficos sugestivos de edema cardiogênico incluem cardiomegalia, cefalização dos vasos pulmonares, alargamento do pedículo vascular, espessamento septal e derrame pleural. Adicionalmente, o edema cardiogênico assume, mais frequentemente, uma distribuição central ou basal, enquanto o edema não cardiogênico é tendencialmente mais periférico.[10,12]

A TC tem uma sensibilidade muito superior à radiografia no diagnóstico de EP, podendo ser extremamente útil nos casos em que a radiografia não é inequívoca. Na TC, o edema intersticial manifesta-se por espessamento peribroncovascular e dos septos interlobulares; o edema alveolar traduz-se por opacidades bilaterais em "vidro despolido", tendencialmente confluentes, podendo progredir para consolidação.[9]

São várias as manifestações imagiológicas de EP, sendo o seu reconhecimento fundamental para uma abordagem diagnóstica e terapêutica adequadas (**Figura 42.5**). Contudo, alguns destes achados carecem de especificidade e podem ser encontrados em outras patologias como pneumonia e hemorragia pulmonar. Desta forma, o devido enquadramento clínico é fundamental.

Síndrome de dificuldade respiratória aguda (SDRA)

A SDRA é uma forma de hipoxemia rapidamente progressiva resultante de lesão alveolar difusa, condicionando aumento da permeabilidade alveolocapilar e consequente edema pulmonar. Pode surgir por lesão pulmonar direta ou como resposta a patologia sistêmica.[13]

Nas primeiras 24 a 48 horas após a agressão inicial, existe habitualmente um **período de latência** durante o qual a radiografia torácica não revela alterações significativas (**Figura 42.6A**). No entanto, se a SDRA for desencadeada por lesão pulmonar direta (como por exemplo pneumonia), podem surgir alterações radiográficas em uma fase precoce.[13,14]

Após este período, segue-se uma fase de deterioração rápida designada **fase exsudativa**. Esta caracteriza-se por lesão endotelial com consequente extravasamento de líquido rico em proteínas para o interstício pulmonar e posteriormente para os alvéolos. Na radiografia de tórax, estes aspectos traduzem-se, numa fase inicial, por opacidades parenquimatosas bilaterais mal definidas, que vão tendencialmente coalescer e progredir para áreas de consolidação (**Figura 42.6B, C**). Pode estar presente o sinal do "broncograma aéreo".[14,15]

Segue-se a **fase proliferativa**, caracterizada pela estabilidade imagiológica dos achados previamente descritos durante um período variável de tempo (dias ou semanas) - (**Figura 42.6D**). Deste modo, o surgimento de novas opacidades nesta fase sugere sobreinfecção ou outras complicações associadas a SDRA.[14]

Por último, na **fase fibrótica**, as áreas de consolidação pulmonar tendem a regredir, podendo existir resolução imagiológica completa. A velocidade de recuperação depende de vários fatores, incluindo eventuais comorbilidades. Contudo, podem persistir alterações sequelares como opacidades reticulares dispersas e sinais de distorção arquitetural do parênquima, como bronquiectasias e bronquiolectasias.[13-15]

A distinção radiográfica entre SDRA e edema pulmonar cardiogênico pode ser desafiante, com a agravante que as duas patologias podem coexistir. Em ambos os casos podem estar presentes opacidades parenquimatosas bilaterais. Contudo, a SDRA não se associa habitualmente a cardiomegalia, cefalização dos vasos pulmonares, alargamento do pedículo vascular e derrame pleural. Adicionalmente, a estabilidade dos achados radiográficos em estudos subsequentes sugere SDRA em detrimento de edema pulmonar ou pneumonia, os quais tendem a resolver mais rapidamente.[14,15]

A TC corrobora os achados evidenciados na radiografia torácica (**Figura 42.7**). Na fase aguda, assinalam-se múltiplas opacidades parenquimatosas com um padrão de distribuição não homogêneo e com gradiente anteroposterior: nas regiões pulmonares dependentes, identificam-se áreas de maior consolidação associadas a densificações em "vidro despolido"; nas regiões antidependentes, o parênquima encontra-se relativamente preservado ou hiperinsuflado.[13,14] A TC pode ainda ser útil na determinação da etiologia da SRDA, nomeadamente na distinção entre causa intrapulmonar ou extrapulmonar.[13]

Hemorragia pulmonar

As hemorragias parenquimatosas pulmonares tendem a ocorrer em doentes com alterações da coagulação, anticoagulados ou antiagregados, com vasculites pulmonares (granulomatose com poliangeíte por exemplo), entre outras.

Por imagens, as alterações são muito semelhantes às do edema pulmonar com surgimento súbito de opacidades em

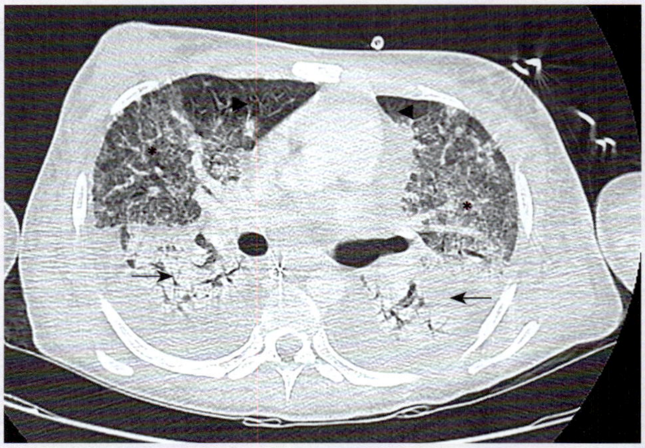

Figura 42.7. Síndrome de dificuldade respiratória aguda (SDRA). TC do tórax demonstra diversas alterações parenquimatosas com gradiente anteroposterior: áreas de consolidação a nível da vertente posterior de ambos os lobos inferiores (setas), com opacidades em vidro despolido (*) e parênquima pulmonar arejado em um plano mais anterior. Derrame pleural bilateral notado.
Fonte: Acervo da autoria.

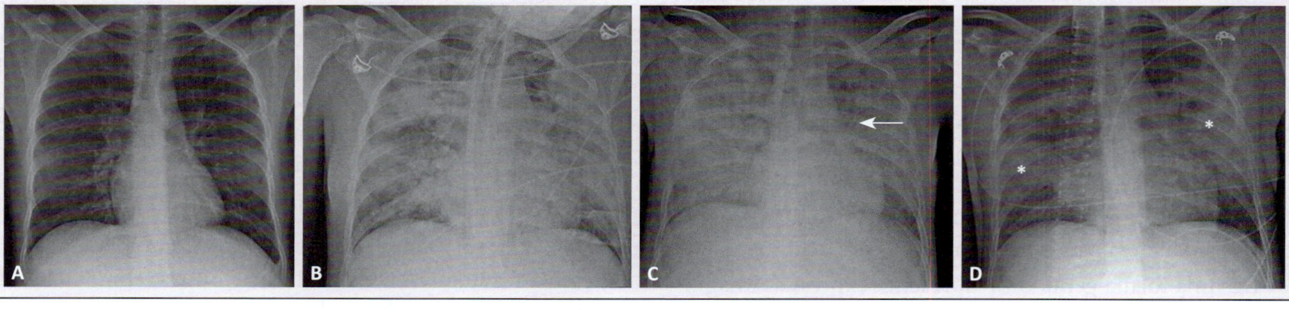

Figura 42.6. Síndrome de dificuldade respiratória aguda (SDRA). (A) Radiografia sem alterações a destacar. (B) Radiografia, realizada poucos dias depois, demonstra opacidades parenquimatosas bilaterais mal definidas tendencialmente coalescentes, (C) com progressão para áreas de consolidação – fase exsudativa; sinal do "broncograma aéreo" notado (seta). (D) Uma semana depois persistem áreas de condensação bilaterais (*) – fase proliferativa.
Fonte: Acervo da autoria.

"vidro despolido" difusas ou mesmo consolidações associadas a descida repentina do hematócrito. Estas opacidades podem ser difusas com envolvimento uniforme do pulmão ou então demonstrar uma predominância central e peri-hilar poupando os ápices pulmonares, a periferia e os ângulos costofrênicos. O derrame pleural é uma raridade nestes casos. No caso de hemorragia pulmonar associada a vasculites podem também visualizar-se alguns nódulos cavitados sugestivos destas patologias.[16]

Alguns dias após o episódio de hemorragia, começa a visualizar-se espessamento do interstício septal por acumulação de macrófagos, traduzindo-se na radiografia do tórax pela presença de linhas de Kerley. Geralmente, a menos que ocorram novas hemorragias pulmonares no intervalo, observa-se resolução completa das alterações na radiografia em cerca de 10 a 14 dias, uma resolução mais lenta do que a visualizada no edema pulmonar, patologia que faz o principal diagnóstico diferencial conforme já referido (**Figura 42.8**).[16]

Pneumonia

Pneumonias ocorrem em cerca de 10% a 20% dos internados em UCI, estando associadas a elevada mortalidade devido ao estado débil destes doentes e ao fato de os mecanismos usuais de limpeza mucociliar estarem comprometidos pela terapêutica com oxigênio ou pela ventilação mecânica. Para além disso, as pneumonias associadas aos cuidados de saúde ou associadas ao ventilador são majoritariamente causadas por microrganismos resistentes à antibioterapia, o que irá dificultar o seu tratamento.[17]

Os padrões imagiológicos que podem surgir nas infecções pulmonares são diversos e estão de acordo com as áreas afetadas pela infecção pulmonar:[18]

- **Parênquima pulmonar:** pneumonia lobar: opacidade periférica unilateral que progride para consolidação homogênea geralmente circunscrita por uma cisura ou pelo diafragma. Geralmente manifesta o "sinal da coluna" na radiografia lateral de tórax (aumento da densidade da coluna torácica baixa) bem como broncograma aéreo, uma vez que o exsudado infecioso opacifica os alvéolos envolvidos que rodeiam os brônquios preenchidos com ar.
- **Epitélio brônquico:** broncopneumonia: a infecção geralmente começa nas vias aéreas distais estendendo-se depois para os alvéolos adjacentes. Inicialmente limitada a um ou mais segmentos broncopulmonares antes de progredir para consolidações multifocais bilaterais. Geralmente não apresenta broncograma aéreo uma vez que os brônquios também estão preenchidos com conteúdo purulento. Este padrão é mais bem visualizado em TC com surgimento de vários nódulos centrilobulares com padrão de *tree-in-bud*, envolvendo as vias aéreas.
- **Interstício:** pneumonia intersticial: reflete um processo inflamatório envolvendo o interstício pulmonar geralmente secundário a infecções virais ou *Pneumocystis jirovecii*. Habitualmente traduz-se por opacidades em "vidro despolido" ou consolidações, espessamento septal, espessamento parietal brônquico e nódulos centrilobulares, aspectos mais bem caracterizados por TC. Não costumam ser frequentes os derrames pleurais neste tipo de envolvimento pulmonar.

O diagnóstico radiográfico de pneumonia nem sempre é fácil nos doentes em UCI, uma vez que as manifestações imagiológicas se sobrepõem a outras patologias (atelectasia, edema pulmonar, hemorragia pulmonar ou enfarte pulmonar). Por isso é importante ter um método sistemático para visualizar as radiografias adquiridas e estabelecer a mais provável etiologia:[19]

- **Estabelecer o padrão temporal:** as atelectasias lobares, devido à impactação mucosa, são súbitas e resolvem-se rapidamente após tratamento; as pneumonites de aspiração desenvolvem-se em horas; a pneumonia geralmente apresenta alterações radiográficas díspares face ao estado clínico do doente (com um atraso temporal de cerca de seis a oito semanas), sugerindo-se controle imagiológico

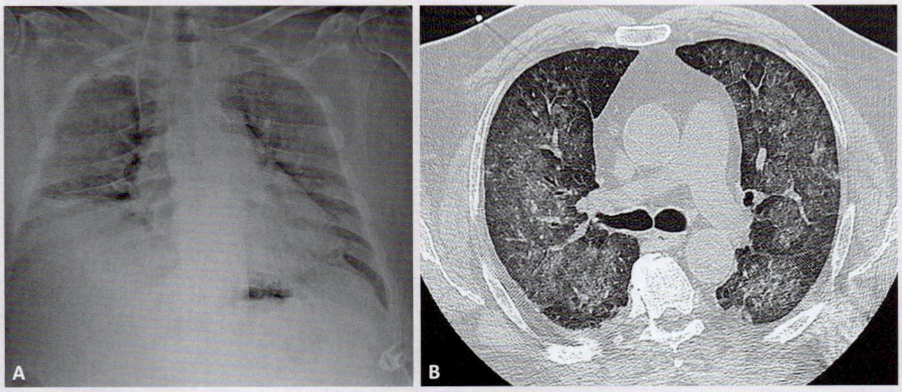

Figura 42.8. Hemorragia alveolar. Radiografia torácica demonstra opacidades difusas ocupando todos os campos pulmonares, em doente com hemoptises e história de vasculite. (B) TC do tórax demonstra áreas em vidro despolido bilateralmente, com poupança das regiões subpleurais.

Fonte: Acervo da autoria.

ao fim deste período para documentar resolução da pneumonia.

- **Visualizar assimetria ou perda de volume:** desvio hilar, desvio das cisuras ou do diafragma sugerem atelectasia; aumento da opacidade num hemitórax sem evidência de perda de volume sugere pneumonia, com ou sem derrame pleural associado.
- **Localizar a anomalia:** o sinal da silhueta determinado pelo apagamento das estruturas adjacentes devido a um processo parenquimatoso permite avaliar qual dos lobos pulmonares está afetado pela consolidação/atelectasia.
- **Avaliar a distribuição e morfologia:** opacidades homogêneas com bordos bem definidos podem sugerir atelectasias ou pneumonias lobares – caso haja desvio de cisuras ou das estruturas broncovasculares adjacentes, o diagnóstico de atelectasia é mais provável; opacidades em topografia dependente sugerem aspiração; consolidações centrais de desenvolvimento súbito, bilaterais e simétricas sugerem como provável causa edema pulmonar; finalmente consolidações em forma de cunha podem sugerir enfarte pulmonar.

Aspiração

A aspiração de conteúdo ocorre frequentemente nos doentes em UCI, pelo estado alterado de consciência, como pela utilização de sondas nasogástricas e intubação endotraqueal. As alterações clínicas e radiográficas são majoritariamente determinadas pelo volume e pela natureza do conteúdo aspirado e pela posição do doente durante o episódio de aspiração, uma vez que esta ocorre majoritariamente para as posições dependentes do pulmão.[17]

Assim, na posição de decúbito dorsal, tende a envolver, principalmente, os segmentos posteriores dos lobos superiores e os segmentos superior e basal posterior dos lobos inferiores, enquanto que um episódio de aspiração em ortostatismo tende a envolver os segmentos basais bilateralmente, o lobo médio e a língula (**Figura 42.9**).[17]

Com base no conteúdo aspirado é possível, até certo ponto, prever as alterações imagiológicas e clínicas esperadas:[20]

- A aspiração de substâncias neutras como sangue ou água é clinicamente insignificante a menos que o volume do aspirado seja grande, uma vez que causa pouca resposta inflamatória pulmonar. Em termos radiográficos, visualizam-se várias opacidades correspondendo à topografia dependente acima definida, que tendem a desaparecer rapidamente com cinesiterapia ou o reflexo da tosse.
- A aspiração de conteúdo alimentar ou de substâncias irritantes tende a produzir uma pneumonite química (síndrome de Mendelson, no caso do suco gástrico) muito semelhante ao edema pulmonar não cardiogênico e com tendência à evolução para uma pneumonia de aspiração. Os sintomas surgem rapidamente, podendo haver broncoespasmo associado, hipotensão ou hipoxemia, com rápido surgimento de múltiplas opacidades/consolidações favorecendo as posições dependentes do pulmão na radiografia convencional. Geralmente ocorre melhoria das alterações imagiológicas e da clínica ao longo de vários dias a menos que ocorra sobreinfecção ou SDRA. Os derrames pleurais não são um achado frequente na aspiração a menos que haja evolução para pneumonia de aspiração.

Derrame pleural

O derrame pleural caracteriza-se por uma acumulação anormal de líquido no espaço pleural, causado habitualmente pelo excesso de produção do mesmo e/ou diminuição da capacidade de reabsorção linfática.

Na UCI, os derrames pleurais são geralmente transudados, não complicados e de pequena volumetria, ocorrendo frequentemente em doentes após cirurgia cardiotorácica ou abdominal, ou em contexto de edema pulmonar concomitante.[21]

A distribuição do derrame pleural é fortemente dependente da posição adotada pelo doente. Numa radiografia

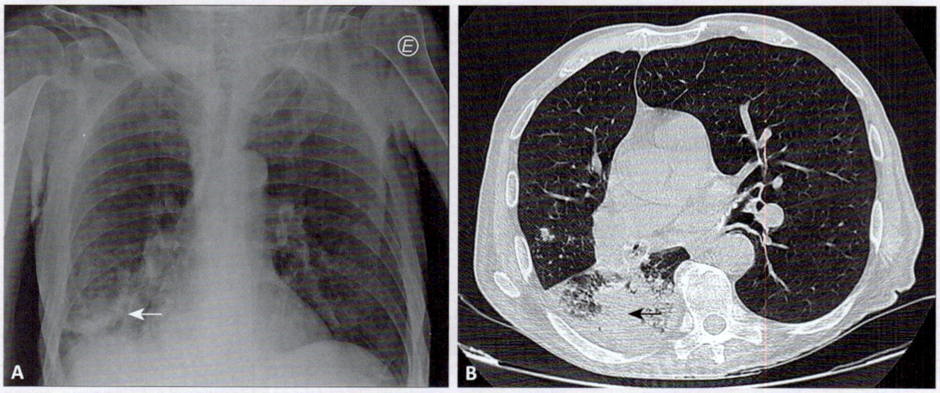

Figura 42.9. Pneumonia de aspiração. (A) Radiografia revela consolidação no terço inferior no lobo inferior direito (seta). (B) TC do tórax demonstra consolidação em posição dependente no lobo inferior direito com sinal do broncograma aéreo (seta).

Fonte: Acervo da autoria.

obtida em ortostatismo, o líquido tende a acumular-se nas regiões inferiores do tórax, o que se traduz por opacidades homogêneas que obliteram os seios costofrênicos e que assumem a forma de menisco (**Figura 42.10A**). Geralmente, são necessários cerca de 200 mL de líquido na cavidade pleural para obliterar o seio costofrênico (em condições fisiológicas estão presentes cerca de 25 mL), apesar de a radiografia poder ser normal com cerca de 500 mL de líquido.[22] Por outro lado, um derrame pleural massivo pode condicionar opacificação praticamente completa do hemitórax afetado, condicionando desvio contralateral das estruturas mediastínicas (**Figura 42.11**).

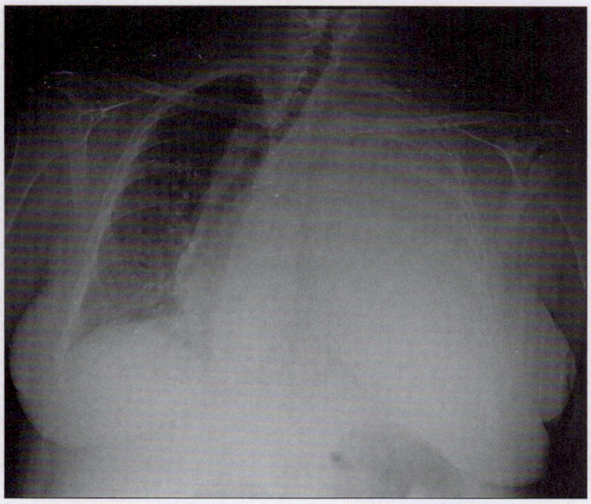

Figura 42.11. Derrame pleural massivo. Hipotransparência do hemicampo pulmonar esquerdo, com desvio contralateral das estruturas mediastínicas.

Fonte: Acervo da autoria.

Contudo, na UCI, a grande maioria das radiografias é efetuada em decúbito dorsal, tornando o diagnóstico de derrame pleural mais desafiante, nomeadamente quando de reduzida volumetria.[23] Nesta posição, o líquido tende a distribuir-se de forma homogênea ao longo das regiões posteriores da cavidade pleural, com consequente redução da transparência do campo pulmonar afetado. Estes aspectos podem não ser evidentes, particularmente se o derrame pleural for bilateral. Assim, em casos de forte suspeita de derrame pleural, deve ser obtida uma radiografia em decúbito lateral (**Figura 42.10B**), uma vez que esta posição aumenta a sensibilidade para detecção do mesmo.[23,24].

Existem outros desafios na avaliação radiográfica do derrame pleural:[20]

- A atelectasia ou pneumonia podem também condicionar obliteração do diafragma, mimetizando um derrame pleural.
- O derrame pleural pode acumular-se a nível das cisuras, resultando num aspecto pseudotumoral. Contudo, contrariamente a uma verdadeira lesão, esta imagem pseudotumoral varia de forma e dimensões com o reposicionamento do doente.

Dadas as limitações da radiografia torácica na visualização de derrame pleural, a TC surge como o exame de eleição na abordagem diagnóstica. Ela tem uma sensibilidade muito superior na detecção de pequenos derrames, e permite a exclusão de componentes loculados. Adicionalmente, pode fornecer informações acerca da natureza do derrame, por meio da medição da sua densidade (**Figura 42.12**).[26] No entanto, não permite diferenciar de forma inequívoca exsudados de transudados, pelo que a toracocentese com análise do líquido pleural é crucial quando esta distinção é clinicamente pertinente.[27]

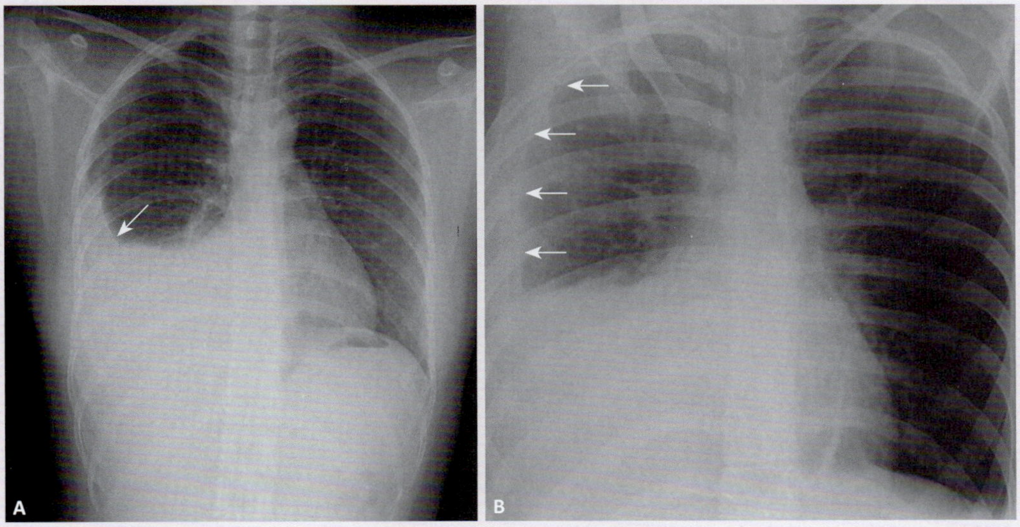

Figura 42.10. Derrame pleural. (A) Radiografia de tórax em ortostatismo demonstra obliteração do ângulo costofrênico direito em forma de menisco (seta). (B) Radiografia do tórax em decúbito lateral direito revela derrame acumulado ao longo da vertente lateral do hemitórax direito (setas).

Fonte: Acervo da autoria.

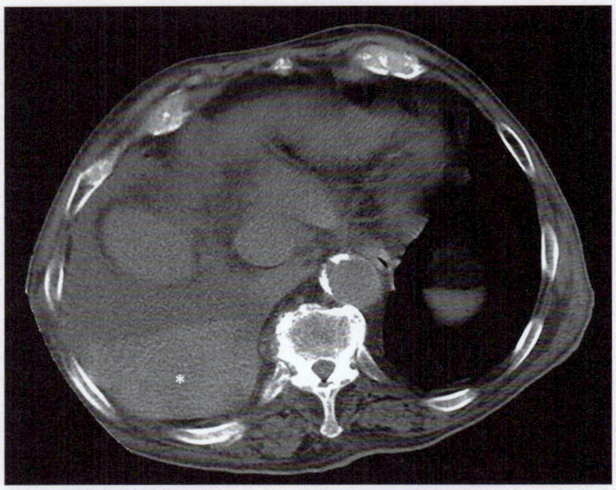

Figura 42.12. Hemotórax. Derrame pleural à direita com componente de elevada densidade espontânea (*) formando nível líquido-líquido, em relação com conteúdo hemático.

Fonte: Acervo da autoria.

Atelectasia

As atelectasias representam áreas de pulmão não arejado e são um achado comum nos doentes internados nos cuidados intensivos.

Etiologias comuns incluem atelectasias subsegmentares devido a hipoinsuflação, atelectasias passivas devido a compressão provocada pelo derrame pleural adjacente e atelectasias obstrutivas devido a impactação mucosa, aspiração, corpos estranhos, tumores endobrônquicos ou compressão extrínseca.

Nos doentes pós-cirúrgicos, áreas de atelectasia basal são comuns e tipicamente surgem nas primeiras 24 a 48 horas de internação.[28]

A sintomatologia depende do grau de atelectasia sendo a vasta maioria dos doentes com atelectasias ligeiras, assintomáticos, embora o aparecimento súbito de hipoxemia e dificuldade respiratória possa acompanhar atelectasias mais severas (lobar ou pulmão inteiro).

A alteração radiográfica mais frequente na radiografia convencional é uma região de hipotransparência localizada (geralmente mais frequente na base pulmonar esquerda), por vezes difícil de distinguir de uma pneumonia ou pneumonite de aspiração pela sua aparência, a menos que estejam associados achados de perda de volume como sejam: desvio homolateral da traqueia, alterações da normal posição dos hilos ou cisuras pulmonares, apinhamento dos vasos e brônquios ou elevação do diafragma (**Figura 42.13**).

A presença ou ausência do broncograma aéreo nas atelectasias lobares permite distinguir entre uma atelectasia causada por colapso dos alvéolos, mas com vias aéreas permeáveis, caso este esteja presente, e uma causada por impactação mucosa a nível dos brônquios, caso esteja ausente.[17]

Na TC com injeção de contraste EV as atelectasias podem distinguir-se das pneumonias por apresentarem intenso realce no pulmão colapsado.

Contrariamente a um mito por vezes ainda perpetuado, as atelectasias não causam febre pelo que em doentes sintomáticos, no caso da presença de sinais sugestivos de atelectasia, recomenda-se exclusão de pneumonia ou outras causas para a opacificação na radiografia.[29,30]

Barotrauma

O barotrauma é uma complicação frequentemente observada na UCI, apesar da utilização crescente de ventilação mecânica a baixa pressão. Manifesta-se predominantemente por pneumotórax, mas também por pneumomediastino, pneumopericárdio, pneumoperitônio, enfisema intersticial e enfisema subcutâneo.[31]

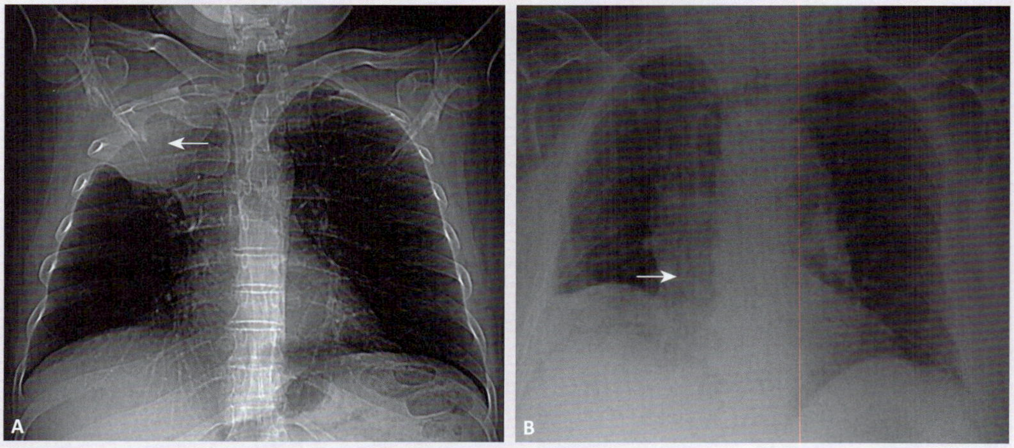

Figura 42.13. Atelectasia. (A) Atelectasia do lobo superior direito. Topograma de estudo TC do tórax revela opacidade envolvendo todo o lobo superior direito (seta), configurando o sinal radiológico de "S invertido de Golden. (B) Atelectasia do lobo médio. Radiografia do tórax com opacidade no campo pulmonar direito (seta), condicionando sinal de silhueta com o bordo cardíaco homolateral. Coexiste elevação do diafragma direito.

Fonte: Acervo da autoria.

▪ Pneumotórax

Para além de constituir uma complicação da ventilação mecânica, o pneumotórax pode surgir como iatrogenia após procedimentos diagnósticos e terapêuticos, ou por descompensação de patologias pulmonares subjacentes como doença pulmonar obstrutiva crônica (DPOC), asma, patologia do interstício pulmonar e pneumonia cavitada.

Na radiografia torácica, o pneumotórax manifesta-se pela visualização da pleura visceral como uma linha fina e opaca, com ausência de estruturas broncovasculares externamente à mesma (**Figura 42.14**).[1] Estes achados são mais facilmente detectados em ortostatismo e em expiração, pela maior redução relativa do volume pulmonar comparativamente ao volume de ar no espaço pleural. Contudo, na UCI, as radiografias são habitualmente efetuadas em respiração livre e decúbito dorsal, o que dificulta o diagnóstico.[32] Nesta posição, o ar concentra-se nas regiões anteromediais e subpulmonares da cavidade pleural, o que resulta em um aumento da transparência das bases pulmonares e delineamento mais acentuado e profundo dos sulcos costofrênico e cardiofrênico ("sinal do sulco profundo").[1]

O reconhecimento de pequenos pneumotórax é crucial, nomeadamente em doentes sob ventilação mecânica, pelo risco de progressão rápida para pneumotórax hipertensivo e morte.[1] O pneumotórax hipertensivo ocorre quando a pressão do ar no espaço pleural excede a pressão atmosférica. Os sinais radiográficos característicos incluem desvio contralateral das estruturas mediastínicas, aplanamento dos bordos cardíacos, depressão hemidiafragmática e colapso total do pulmão (**Figura 42.15**). Contudo, em doentes com patologias que limitam a elasticidade pulmonar (como a SDRA), pode não existir significativo desvio mediastínico ou colapso pulmonar, sendo o diagnóstico nestes casos com base em critérios clínicos.[26]

Algumas entidades podem mimetizar a apresentação radiológica do pneumotórax, nomeadamente o pneumoperitônio, que se pode manifestar com hipertransparência do abdome superior.

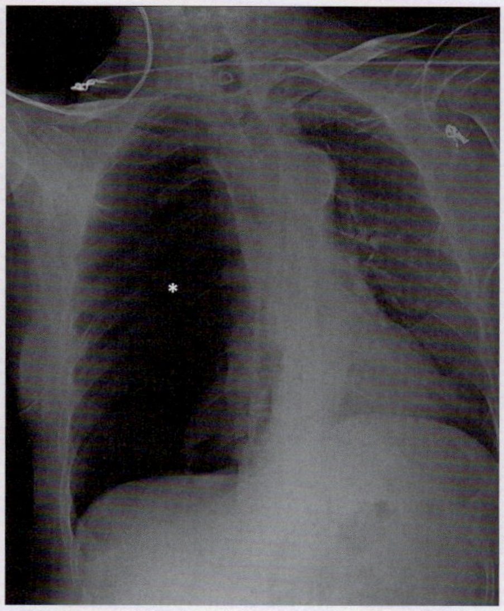

Figura 42.15. Pneumotórax hipertensivo. Volumoso pneumotórax à direita (*), condicionando colapso pulmonar, depressão hemidiafragmática direita e desvio contralateral das estruturas mediastínicas.

Fonte: Acervo da autoria.

As pregas cutâneas podem simular a linha pleural, contudo prolongam-se habitualmente para fora da caixa torácica (**Figura 42.16**); as linhas/cateteres e tubos projetados sobre o pulmão podem igualmente ser confundidos com a pleura visceral.[33]

A TC pode ser extremamente útil na detecção de pneumotórax com volumetria insuficiente para serem reconhecidos na radiografia, permitindo ainda, avaliar componentes loculados ou guiar a colocação de drenos torácicos.[1]

▪ Pneumomediastino

Apenas duas estruturas mediastínicas contêm ar: o esôfago e traqueia. A presença de ar fora de um destes compartimentos é considerada patológica e designada por pneumomediastino.[34]

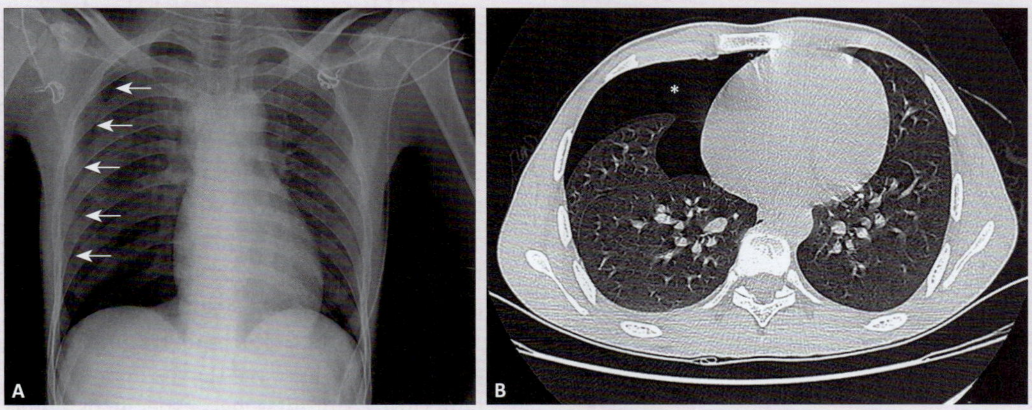

Figura 42.14. Pneumotórax. (A) Radiografia torácica demonstra linha pleural à direita (setas) sem evidência de estruturas broncovasculares externamente à mesma. (B) TC do tórax confirma a presença de pneumotórax (*).

Fonte: Acervo da autoria.

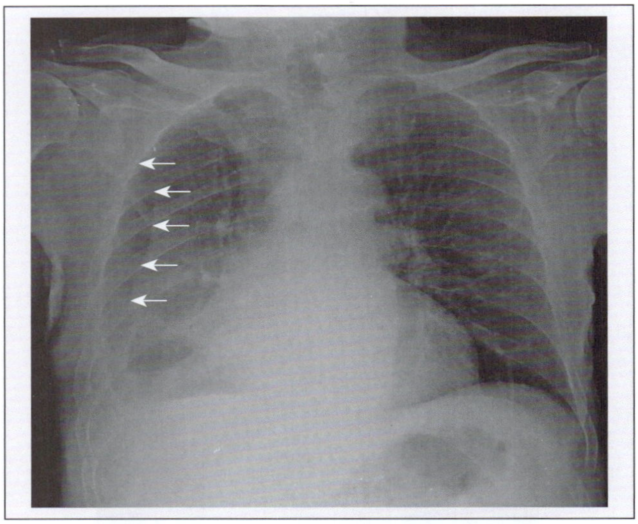

Figura 42.16. Prega cutânea a mimetizar pneumotórax. Linha curvilínea bem definida projetada a nível na vertente lateral do campo pulmonar direito, paralela à parede torácica (setas). Identificam-se estruturas broncovasculares externamente à mesma.

Fonte: Acervo da autoria.

Em doentes ventilados, a causa mais comum de pneumomediastino é a ruptura alveolar com consequente migração retrógrada do ar ao longo interstício peribroncovascular até o mediastino. O pneumomediastino pode ainda resultar de lesão traqueobrônquica após colocação de um tubo endotraqueal ou de uma traqueostomia, por asma ou por ruptura esofágica.[34]

O pneumomediastino traduz-se radiograficamente por imagens lucentes bem-definidas em torno do coração e do mediastino (**Figura 42.17**).

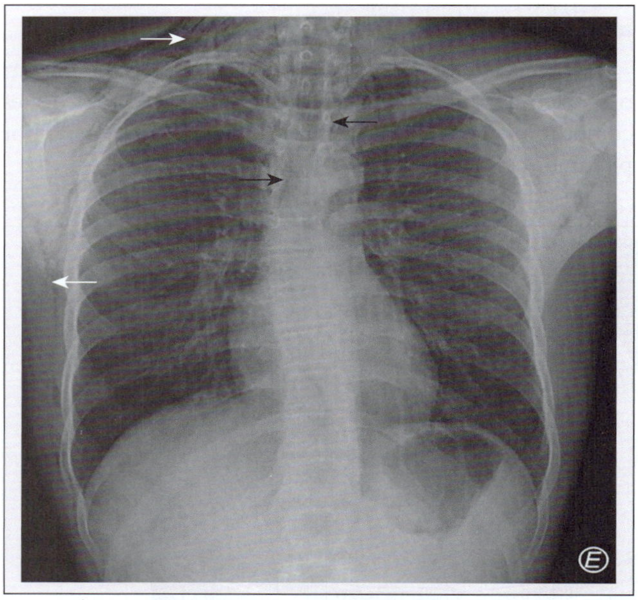

Figura 42.17. Pneumomediastino e enfisema subcutâneo. Radiografia torácica com múltiplas imagens lineares em torno do mediastino (setas pretas), com extensão aos tecidos moles da região cervical e parede torácica (setas brancas).

Fonte: Acervo da autoria.

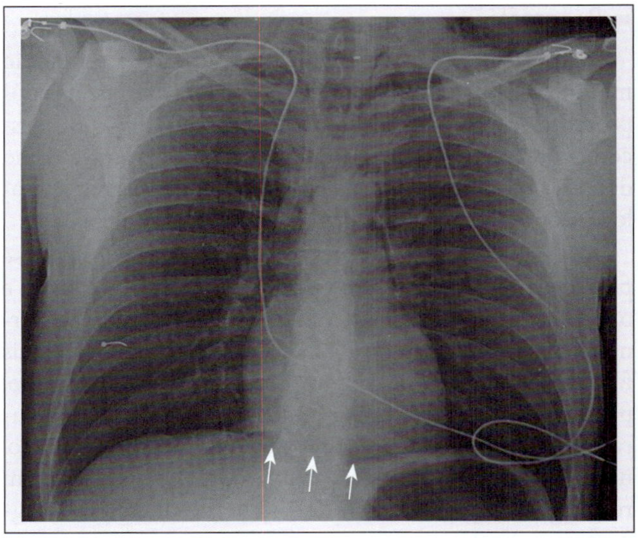

Figura 42.18. Sinal do diafragma contínuo. Radiografia do tórax com linha hipertransparente contínua localizada entre a porção central do diafragma e as porções laterais (setas).

Fonte: Acervo da autoria.

Pode ainda ser observado o "sinal do diafragma contínuo", caracterizado pela presença de uma linha hipertransparente contínua entre a porção central do diafragma e as porções laterais, resultado da interposição de ar entre e o coração e o diafragma (**Figura 42.18**).[34]

O pneumomediastino é, por vezes, confundido com pneumopericárdio, o qual se manifesta pela presença de um halo lucente em torno do coração. Contudo, uma vez que o pericárdio termina a nível do pedículo vascular, a presença de ar acima deste ponto traduz invariavelmente pneumomediastino. No entanto, o pneumomediastino e pneumopericárdio podem coexistir em alguns casos.[34]

Com o agravamento do quadro, o ar mediastínico pode dissecar os tecidos moles da região cervical e do retroperitônio, dando origem a enfisema subcutâneo e retropneumoperitônio, respectivamente.[34]

Tromboembolismo pulmonar (TEP)

O TEP ocorre quando êmbolos de vasos distantes deslocam-se para as artérias pulmonares onde ficam impactados. A fonte mais comum são as veias periféricas em doentes com patologia de base (hipercoagulação, cancro, períodos longos de imobilidade). Assim, os doentes internados nas unidades de cuidados intensivos têm muitos fatores de risco para tromboembolismo venoso.[35,36]

Outras fontes de êmbolos que também podem ocorrer nestes doentes são a embolização séptica, embolia gorda pós-trauma e embolia de líquido amniótico.

O diagnóstico clínico do tromboembolismo pulmonar é muito difícil uma vez que os doentes com TEP apresentam vários sintomas não específicos como dor torácica, dispneia e taquipneia. A correlação com biomarcadores, D-dímeros, critérios de Wells, ECG e gasometria teria como objetivo estratificar os doentes com indicação para realizarem TC torácica angiográfica, mas a verdade é que clinicamente há um limiar baixo para a realização de TC pelas implicações desta patologia se não for adequadamente e atempadamente tratada.[35,36]

A avaliação da maior parte dos doentes com suspeita de TEP deverá começar com uma radiografia convencional do tórax. Apesar de existirem sinais radiográficos sugestivos de TEP entre os quais: oligoemia focal, opacidade em forma de cunha em cima do diafragma (bossa de Hampton) e aumento do calibre da artéria pulmonar direita (sinal de Palla), a verdade é que estes têm baixa sensibilidade e são frequentemente muito sutis e de difícil avaliação. O principal papel da radiografia de tórax é excluir outras causas para a sintomatologia do doente (pneumotórax ou pneumonia).[17]

Após a exclusão de outras causas está indicada a utilização da TC que apresenta ótima acuidade diagnóstica na identificação de TEP, enfartes pulmonares ou outros indicadores de mau prognóstico como sobrecarga cardíaca direita (**Figura 42.19**).

O diagnóstico do TEP por TC implica a utilização de contraste iodado EV, pelo que nos doentes com contraindicação para administração destes contrastes (doentes com insuficiência renal sem diálise ou com alergia a contraste iodado) a exclusão de TEP pode ser alternativamente feita por cintigrafia de ventilação/perfusão.

Embolização séptica pulmonar

A embolização séptica pulmonar caracteriza-se pela embolização de trombos intravasculares contendo microrganismos, os quais alcançam o pulmão por meio do sistema arterial pulmonar. Ela pode apresentar múltiplas etiologias, nomeadamente endocardite das câmaras cardíacas direitas, infecção de cateteres/linhas, infecção da pele ou de tecidos moles, entre outras causas de sépsis.

Os achados radiográficos mais característicos incluem múltiplas opacidades parenquimatosas periféricas, nodulares ou com morfologia "em cunha", de dimensões variáveis e com envolvimento predominante dos lobos inferiores, refletindo o fluxo sanguíneo mais proeminente nas áreas dependentes do pulmão (**Figura 42.20A**). A cavitação destas lesões é extremamente comum.[37]

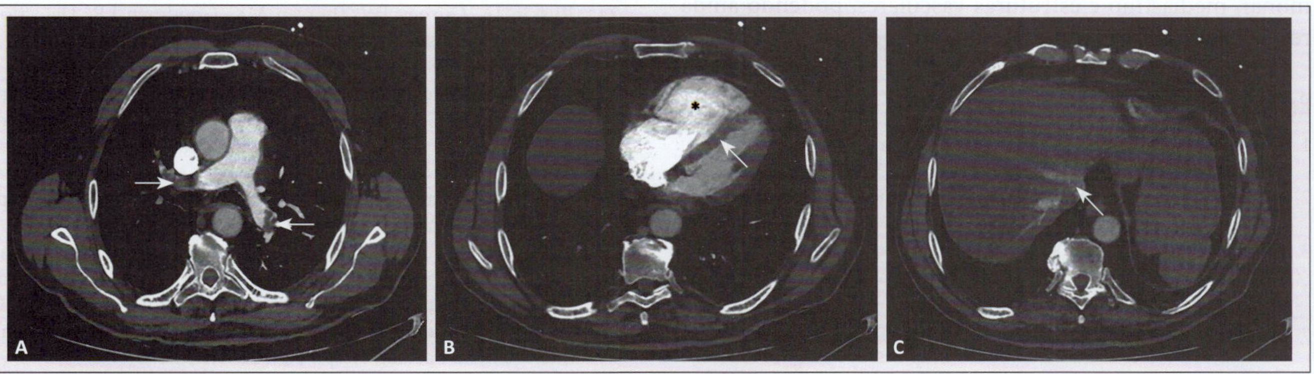

Figura 42.19. Tromboembolismo pulmonar. (A) TC do tórax demonstra defeitos de repleção hipodensos presentes em ambos os ramos principias da artéria pulmonar (setas), compatíveis com TEP central. (B) Aumento das dimensões das câmaras cardíacas direitas (*) e retificação do septo interventricular (seta). (C) Refluxo de contraste para a veia cava inferior e veias supra-hepáticas (seta).

Fonte: Acervo da autoria.

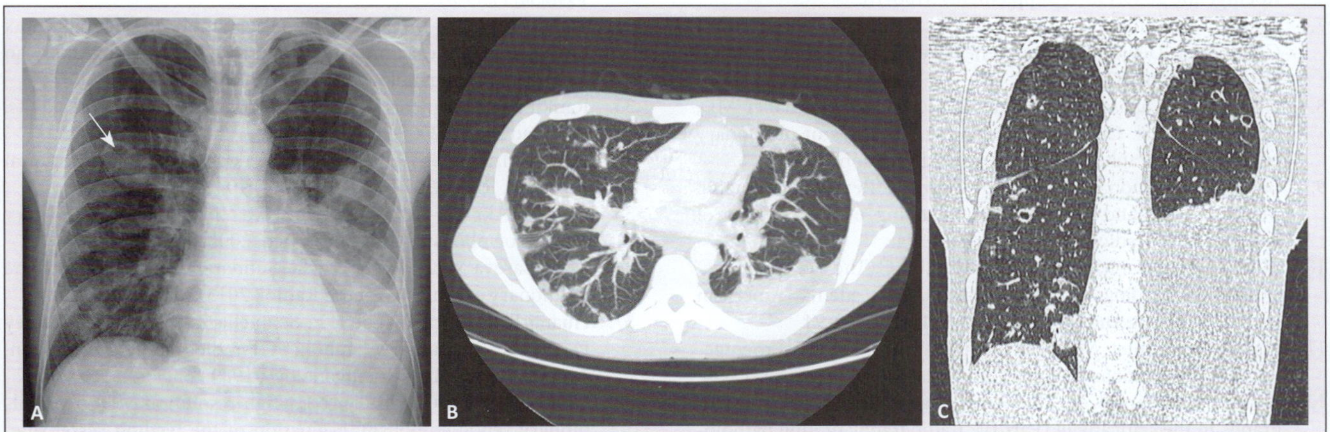

Figura 42.20. Embolização séptica. (A) Radiografia torácica demonstra várias opacidades nodulares dispersas por ambos os campos pulmonares, à direita com nódulo demonstrando cavitação central (seta). (B, C) TC axial e coronal confirmam a presença de múltiplos nódulos periféricos sólidos e cavitados.

Fonte: Acervo da autoria.

A TC permite uma caracterização mais adequada desta entidade, corroborando os achados demonstrados na radiografia (**Figuras 42.20B, C**).[28] Possibilita ainda a identificação do "sinal do vaso nutritivo", atestando a origem hematogênica destas lesões.[38]

Conclusão

Os exames de imagem desempenham um papel central na prestação de cuidados de saúde ao paciente crítico na UCI.

Apesar das limitações associadas à radiografia portátil, esta constitui uma ferramenta indispensável na avaliação destes doentes, particularmente quando o exame objetivo é difícil de efetuar. A interpretação das imagens é extremamente desafiante. Muitas vezes os achados carecem de especificidade e sobrepõem-se nas diversas patologias. Contudo, o reconhecimento de padrões característicos de imagem e o devido enquadramento no contexto clínico, permitem obter um correto diagnóstico.

A TC poderá ser utilizada nos casos mais ambíguos, permitindo uma melhor caracterização do parênquima pulmonar, mediastino e estruturas vasculares, podendo ainda revelar diagnósticos clinicamente insuspeitos.

Referências bibliográficas

1. Lohan R. Imaging of ICU Patients. In: Thoracic Imaging. Singapore: Springer Singapore; 2019. p. 173-94.
2. Eisenhuber E, Schaefer-Prokop CM, Prosch H, Schima W. Bedside Chest Radiography. Respir Care. 2012 Mar 1;57(3):427-43.
3. Suh RD, Genshaft SJ, Kirsch J, Kanne JP. ACR Appropriateness Criteria® Intensive Care Unit Patients. J Thorac Imaging. 2015;30(6):W63-5.
4. Hunter TB, Taljanovic MS, Tsau PH, Berger WG, Standen JR. Medical Devices of the Chest. RadioGraphics. 2004;24(6):1725-46.
5. de La Hoz Polo M, Sandhu A, Kashef E, Aylwin C. Medical and surgical devices in the emergency and trauma patient: what the radiologist should know, and how they can add value. Br J Radiol. 2021;94(1119):20200530.
6. Bahrami S, Chow D, Kadell B. Thoracic and Abdominal Devices Radiologists Should Recognize: Pictorial Review. Am J Roentgenol. 2009;193(6_supplement):S106-18.
7. Aguilera AL, Volokhina Y v., Fisher KL. Radiography of Cardiac Conduction Devices: A Comprehensive Review. RadioGraphics. 2011;31(6):1669-82.
8. Gluecker T, Capasso P, Schnyder P, Gudinchet F, Schaller MD, Revelly JP, et al. Clinical and radiologic features of pulmonary edema. Radiographics. 19(6):1507-31; discussion 1532-3.
9. Barile M. Pulmonary Edema: A Pictorial Review of Imaging Manifestations and Current Understanding of Mechanisms of Disease. Eur J Radiol Open. 2020;7:100274.
10. Milne E, Pistolesi M, Miniati M, Giuntini C. The radiologic distinction of cardiogenic and noncardiogenic edema. American Journal of Roentgenology. 1985 May 1;144(5):879-94.
11. Pistolesi M, Miniati M, Milne EN, Giuntini C. The chest roentgenogram in pulmonary edema. Clin Chest Med. 1985;6(3):315-44.
12. Khan A, Hamdan AJ, AL-Ghanem S, Alaa G. Reading chest radiographs in the critically ill (Part II): Radiography of lung pathologies common in the ICU patient. Ann Thorac Med. 2009;4(3):149.
13. Zompatori M, Ciccarese F, Fasano L. Overview of current lung imaging in acute respiratory distress syndrome. European Respiratory Review. 2014;23(134):519-30.
14. Sheard S, Rao P, Devaraj A. Imaging of Acute Respiratory Distress Syndrome. Respir Care. 2012;57(4):607-12.
15. Desai SR. Acute Respiratory Distress Syndrome: Imaging of the Injured Lung. Clin Radiol. 2002;57(1):8-17.
16. Reisman S, Chung M, Bernheim A. A Review of Clinical and Imaging Features of Diffuse Pulmonary Hemorrhage. American Journal of Roentgenology. 2021 Jun;216(6):1500-9.
17. Shepard JAO, McLoud TC, Editors. Thoracic imaging. Third edition. Philadelphia, PA. 2019.
18. Cook AE, Garrana SH, Martínez-Jiménez S, Rosado-de-Christenson ML. Imaging Patterns of Pneumonia. Semin Roentgenol. 2022; 57(1):18-29.
19. Rosado de Christenson ML, Bhalla S, Abbott GF. Chest imaging. New York, NY. Oxford University Press. 2019.
20. Franquet T, Giménez A, Rosón N, Torrubia S, Sabaté JM, Pérez C. Aspiration Diseases: Findings, Pitfalls, and Differential Diagnosis. RadioGraphics. 2000;20(3):673-85.
21. Mattison LE, Sahn SA, Coppage L, Alderman DF, Herlong JO. Pleural Effusions in the Medical ICU. Chest. 1997;111(4):1018-23.
22. Craig Blackmore C, Black WC, Dallas R v., Crow HC. Pleural fluid volume estimation: A chest radiograph prediction rule. Acad Radiol. 1996;3(2):103-9.
23. Rubinowitz AN, Siegel MD, Tocino I. Thoracic Imaging in the ICU. Crit Care Clin. 2007;23(3):539-73.
24. Ruskin JA, Gurney JW, Thorsen MK, Goodman LR. Detection of pleural effusions on supine chest radiographs. AJR Am J Roentgenol. 1987;148(4):681-3.
25. Ilsen B, Vandenbroucke F, Beigelman-Aubry C, Brussaard C, de Mey J. Comparative Interpretation of CT and Standard Radiography of the Pleura. J Belg Soc Radiol. 2016;100(1).
26. Abramowitz Y, Simanovsky N, Goldstein MS, Hiller N. Pleural effusion: characterization with CT attenuation values and CT appearance. AJR Am J Roentgenol. 2009;192(3):618-23.
27. Çullu N, Kalemci S, Karakaş Ö, Eser İ, Yalçin F, Boyacı FN, et al. Efficacy of CT in diagnosis of transudates and exudates in patients with pleural effusion. Diagn Interv Radiol. 2014(2):116-20.
28. Peroni DG, Boner AL. Atelectasis: mechanisms, diagnosis and management. Paediatr Respir Rev. 2000;1(3):274-8.
29. Crompton JG, Crompton PD, Matzinger P. Does Atelectasis Cause Fever After Surgery? Putting a Damper on Dogma. JAMA Surg. 2019;154(5):375.
30. Mavros MN, Velmahos GC, Falagas ME. Atelectasis as a Cause of Postoperative Fever. Chest. 2011 Aug;140(2):418-24.
31. Tocino I, Westcott JL. Barotrauma. Radiol Clin North Am. 1996;34(1):59-81.
32. Tocino I, Miller M, Fairfax W. Distribution of pneumothorax in the supine and semirecumbent critically ill adult. American Journal of Roentgenology. 1985;144(5):901-5.
33. Rankine JJ. Diagnosis of pneumothorax in critically ill adults. Postgrad Med J. 2000;76(897):399-404.
34. Zylak CM, Standen JR, Barnes GR, Zylak CJ. Pneumomediastinum Revisited. RadioGraphics. 2000;20(4):1043-57.
35. Gulsun Akpinar M, Goodman LR. Imaging of Pulmonary Thromboembolism. Clin Chest Med. 2008;29(1):107-16.
36. Komissarova M, Chong S, Frey K, Sundaram B. Imaging of acute pulmonary embolism. Emerg Radiol. 2013 Apr 14;20(2):89-101.
37. Huang R, Naidich D, Lubat E, Schinella R, Garay S, McCauley D. Septic pulmonary emboli: CT-radiographic correlation. American Journal of Roentgenology. 1989;153(1):41-5.
38. Dodd JD, Souza CA, Müller NL. High-resolution MDCT of pulmonary septic embolism: evaluation of the feeding vessel sign. AJR Am J Roentgenol. 2006;187(3):623-9.

capítulo | 43

Insuficiência Respiratória por Desordens Específicas

Subcapítulo | 43.1

Síndrome do Desconforto Respiratório Agudo

Ellen Pierre de Oliveira | Ricardo Goulart | Carmen Silva Valente Barbas

Introdução

A síndrome do desconforto respiratório agudo (SDRA) caracteriza-se por uma lesão inflamatória pulmonar aguda associada a um aumento da permeabilidade da membrana alveolocapilar pulmonar, levando ao extravasamento de plasma dos capilares pulmonares para o interior dos alvéolos com o consequente "encharcamento", aumento do peso pulmonar e redução da aeração dos pulmões. Apesar de se tratar de uma síndrome com alta morbimortalidade, o reconhecimento precoce e tratamento individualizado pode evitar complicações associadas ao seu tratamento e assim, contribuir para uma diminuição da mortalidade, na melhora da recuperação e da reabilitação do paciente acometido, com a diminuição de suas possíveis sequelas.[1-9]

A SDRA tem uma predisposição genética e apresenta-se em diversos subfenótipos e endótipos. O subfenótipo hiperinflamatório está associado a uma melhor resposta a aplicação de pressão expiratória final positiva alta, ao balanço hídrico positivo e a terapêutica com sinvastatina, quando comparada ao subfenótipo hipoinflamatório. O melhor entendimento dos diversos subfenótipos e endótipos levará a aplicação de avaliações e terapêuticas individualizadas visando melhorar os desfechos dos pacientes com SDRA.[1]

Histórico

A SDRA foi pela primeira vez descrita em 1967 por David Ashbaugh.[2] Nesta época, foram avaliados 12 pacientes que cursaram com dispneia, taquidispneia, cianose refratária a oxigenoterapia, redução da complacência pulmonar e infiltrado pulmonar difuso em exame de radiografia de tórax. Nenhum dos pacientes apresentava histórico de insuficiência respiratória prévia ao quadro respiratório agudo. Os dados da necrópsia dos pacientes que evoluíram à óbito apresentavam dilatação e ingurgitamento de capilares, hemorragia, edema intersticial e presença de membrana hialina, achados similares aos descritos na doença da membrana hialina em neonatos.[2]

Ao longo das últimas décadas algumas definições de SDRA surgiram, porém as principais características destas definições são: déficit de oxigenação (PaO_2/FIO_2 ou $SpaO_2/FIO_2$) associado a infiltrado pulmonar em exame de imagem pulmonar (radiografia de tórax ou tomografia computadorizada de tórax).[3,6]

Uma destas definições que foi amplamente utilizada é a de Berlim, publicada em 2012, que define a SDRA como uma síndrome de instalação aguda, com queda da relação PaO_2/FIO_2 e exclusão de congestão pulmonar e hipervolemia (**Quadro 43.1.1**).[3]

Quadro 43.1.1. Síndrome do desconforto respiratório agudo, definição de Berlim	
Início	**Início dentro de uma semana após insulto clínico**
Exame de imagem	Opacidades bilaterais não totalmente explicadas por derrame, colapso pulmonar ou nódulos pulmonares
Origem do edema	Insuficiência respiratória não totalmente explicada por insuficiência cardíaca ou sobrecarga de fluidos
Oxigenação	
Leve	200 mmHg < PaO_2/FIO_2 ≤ 300 mmHg com PEEP ou CPAP ≥ 5 cmH_2O
Moderada	100 mmHg < PaO_2/FIO_2 ≤ 200 mmHg com PEEP ≥ 5 cmH_2O
Grave	PaO_2/FIO_2 ≤ 100 mmHg com PEEP ≥ 5 cmH_2O

Fonte: Adaptado de Force ADT, Ranieri VM, Rubenfeld GD, Thompson BT, Ferguson ND, Caldwell E, *et al.* Acute respiratory distress syndrome: the Berlin Definition. JAMA. 2012;307(23):2526-33.

A SDRA representa 10,4% (95% IC, 10,0 % – 10,7%) de todas as internações em unidade de terapia intensiva (UTI) e 23,4% (95%IC, 21,7% – 25,2%) dos pacientes que necessitaram de ventilação mecânica invasiva em UTI. Devido a sua gravidade, a mortalidade destes pacientes pode chegar a 40%, geralmente associada à SDRA grave.[4]

Pacientes com SDRA podem cursar com VILI (*ventilator induced lung injury*) se não ventilados com ventilação protetora. Assim, o reconhecimento precoce e a instituição de ventilação protetora com o uso de volume-corrente baixo e ventilação em decúbito prona nos casos com PaO_2/FIO_2 abaixo de 150 têm contribuído para diminuição de mortalidade desta grave síndrome.[4]

Etiologia

A SDRA é uma complicação que pode ocorrer em pacientes ventilados mecanicamente em ambiente de terapia intensiva e continua relacionada a alta morbimortalidade, desta forma o reconhecimento dos fatores de risco para esta síndrome é crucial para identificação e o tratamento adequado destes pacientes.

Dentre os fatores de risco mais comumente associados a ocorrência de SDRA encontramos: pneumonia, sepse, trauma, aspiração de conteúdo gástrico, cirurgias de grande porte e múltiplas transfusões que são responsáveis pela maioria dos casos.[5]

Em um estudo conduzido por Hudson *et al.* demonstrou uma incidência de SDRA em pacientes internados em UTI de 25,7% (179 dos 695 pacientes internados em UTI). A maior incidência de casos de SDRA foi associada a septicemia (75 de 176 casos, 42,6%) e múltiplas transfusões (46 de 115 casos, 40%). Nesta população de 695 pacientes, 271 eram vítimas de trauma e tinham um ou mais dos fatores a seguir: contusão pulmonar, múltiplas fraturas e múltiplas transfusões de sangue; 69 destes 271 pacientes (25,5%) desenvolveram SDRA.[9]

O principal fator de risco para a SDRA é a septicemia, cerca de 40% dos casos de SDRA, aproximadamente 6% a 7% dos pacientes com sepse desenvolvem SDRA, dentre estes, pacientes com choque séptico possuem maior risco.[10]

Uma outra causa comum de SDRA é a pneumonia, principalmente a pneumonia hospitalar, com taxas semelhantes de SDRA em bactérias gram-positivas e gram-negativas. Apesar dos vírus e fungos serem uma causa menos prevalente de pneumonia, estes patógenos possuem risco maior para SDRA que as bactérias.[10] A pneumonia aspirativa é uma causa importante de SDRA, representando até 30% dos casos em alguns estudos. Fatores de risco para desenvolvimento de SDRA por aspiração são: sexo masculino, abuso de álcool e rebaixamento do nível de consciência.[11]

Transfusões múltiplas de sangue representam de 25% a 40% dos casos de SDRA, sendo que transfusões de plasma e plaquetas possuem maior risco que a transfusão de concentrado de hemácias isolada.[12]

Fisiopatologia

A fisiopatologia da SDRA é complexa e inclui *upregulation* e *downregulation* de múltiplas vias de resposta inflamatória e da cascata de coagulação tanto pulmonar como sistêmica. Estas vias são normalmente ativadas na resposta do hospedeiro à infecção ou lesão, porém uma ativação exacerbada pode ser prejudicial e levar a lesões pulmonares e sistêmicas. Devido aos vários mecanismos inflamatórios envolvidos, a SDRA pode ter apresentações clínicas diferentes.[4]

A lesão se inicia na barreira alveolocapilar, isto é, epitélio pulmonar, esta barreira é composta por pneumócitos tipo I e tipo II. O grau de lesão epitelial pulmonar é um determinante da gravidade clínica apresentada pelo paciente. A lesão pulmonar pode variar desde a ativação de vias pró-inflamatórias e ativação da cascata de coagulação até o aumento da permeabilidade de barreira alveolocapilar.[4]

A lesão desta membrana leva a lesão dos pneumócitos tipo II com redução da produção de surfactante, que além de ter sua produção reduzida, pode também ser inativado levando a uma instabilidade alveolar e tendência ao colapso. O endotélio capilar forma a barreira entre o sangue e o interstício e espaço aéreo, a lesão deste endotélio causa a deposição de trombomodulina e o receptor de proteína C endotelial, favorecendo a formação de microtrombos intravasculares. A lesão da barreira alveolocapilar e o extravasamento de líquido rico em proteína para dentro dos espaços alveolares levam a alteração da troca gasosa e aos achados radiológicos de infiltrado pulmonar bilateral encontrados nesta síndrome. Além disto, a formação de microtrombos nos vasos pulmonares pode levar ao aumento do espaço morto alveolar, disfunção ventricular direita e hipertensão pulmonar, contribuindo para a piora da gravidade do paciente.[13]

O achado patológico clássico é o dano alveolar difuso, que é caracterizado por uma fase inicial exsudativa (aguda) com edema, inflamação intersticial e deposição de membrana hialina, seguida de uma fase de organização fibroblástica.

A presença de trombos é comum em vasos de pequenos e médios calibres.[14]

Diagnóstico

A primeira descrição da SDRA foi realizada em 1967, e a primeira definição desta síndrome foi elaborada por uma conferência americana-europeia em 1992, pela *American Thoracic Society* e *European Society of Intensive Care Medicine*. Após esta definição surgiram outras definições, mas a mais comumente usada é a definição de Berlim publicada em 2012, descrita no início deste capítulo.[3]

As definições se baseiam em três pilares: 1) fator de risco, tempo de aparecimento e envolvimento pulmonar; 2) realização de exame de imagem pulmonar e 3) critério de oxigenação.

Em 2023, foi sugerida uma nova definição global de SDRA visando contemplar pacientes no cateter nasal de alto fluxo e no CPAP e pacientes moradores de locais com pouco recursos.[6] Os novos critérios sugeridos estão descritos no **Quadro 43.1.2**.

Quadro 43.1.2. Critérios de Síndrome do Desconforto Respiratório Agudo (2023)

Critérios Gerais de SDRA			
Fator de risco e origem do edema	Síndrome desencadeada por um fator de risco como pneumonia, aspiração, transfusão etc. Edema pulmonar não atribuído a edema cardiogênico ou hipervolemia.		
Tempo de início	Início agudo ou agravamento da insuficiência respiratória hipoxêmica em até 1 semana após a exposição ao fator de risco predisponente.		
Imagem pulmonar	Opacidades bilaterais em radiografia de tórax ou tomografia de computadorizada de tórax ou linhas B/consolidações em ultrassom não totalmente explicadas por atelectasia, nódulo/massa ou derrame		
Critérios para categorias específicas de SDRA			
	Não intubados	**Intubados**	**Definição para recursos limitados**
Oxigenação	PaO_2: $FIO_2 \leq 300$ mmHg ou SpO_2: $FIO_2 \leq 315$ (Se $SpO_2 \leq 97\%$), em CNAF com fluxo ≥ 30 L/min ou VNI com PEEP $\geq$ 5 cmH_2O	Leve: $200 < PaO_2$: $FIO_2 \leq 300$ mmHg ou $235 < SpO_2$: $FIO_2 \leq 315$ (Se $SpO_2 \leq 97\%$) Moderada: $100 < PaO_2$:$FIO_2 \leq 200$ mmHg ou $148 < SpO_2$: $FIO_2 \leq 235$ (Se $SpO_2 \leq 97\%$) Grave: PaO_2: $FIO_2 \leq 100$ mmHg ou SpO_2: $FIO_2 \leq 148$ (Se $SpO_2 \leq 97\%$)	SpO_2: $FIO_2 \leq 315$ (Se $SpO_2 \leq 97\%$) Não sendo necessário PEEP ou fluxo mínimo de oxigênio para definição.

Fonte: Desenvolvido pela autoria.

Um problema encontrado pela definição de Berlim é o sub diagnóstico da SDRA. O estudo Lung SAFE mostrou que 20% dos pacientes com SDRA grave e quase 50% da SDRA leve não foram diagnosticados, baseando-se nos critérios de Berlim publicados em 2012. Além disto, as alterações sugeridas por esta nova definição global de SDRA visam a realização mais precoce do diagnóstico desta síndrome oferecendo a oportunidade para que pacientes que estejam em lugares com recursos limitados possam ser diagnosticados e receberem tratamento adequado.[6]

Como visto anteriormente, os critérios de SDRA se apoiam em três pilares. Ao analisar a definição atual, se mantém o conceito anterior do primeiro pilar, isto é, a insuficiência respiratória aguda ou piora da insuficiência respiratória aguda em até uma semana após a exposição do fator de risco. Em pacientes que já tenham uma doença pulmonar como a doença pulmonar obstrutiva crônica ou doença pulmonar intersticial que evoluam piora da hipoxemia e preenchem os demais critérios para SDRA, podem receber o diagnóstico desta síndrome. Vale ressaltar que a piora da hipoxemia não deve ser atribuído a edema cardiogênico, sobrecarga hídrica, atelectasia, derrame pleural, ou embolia pulmonar.

Em relação ao segundo pilar, que se trata da imagem pulmonar obtida por meio da radiografia de tórax e da tomografia computadorizada de tórax (**Figura 43.1.1**), em casos em que estes exames não estejam disponíveis poderá ser utilizado a ultrassonografia pulmonar para identificação de perda de aeração pulmonar não totalmente explicada por derrame pleural, atelectasias, massas ou nódulos pulmonares.

Por último, em relação ao pilar da oxigenação, houve a criação de três categorias: pacientes não intubados, pacientes intubados e uma categoria modificada para locais onde os recursos são limitados.

Uma grande modificação dos critérios de SDRA, publicado em 2023, foi a introdução da oximetria de pulso para avaliação de oxigenação, facilitando o diagnóstico precoce e possibilitando o diagnóstico em locais com baixo recurso.

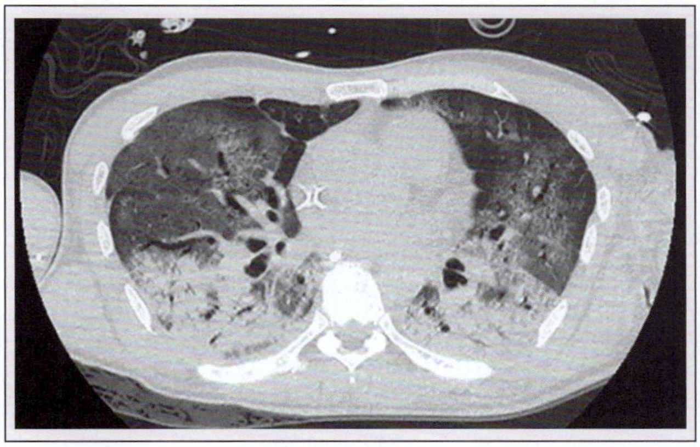

Figura 43.1.1. Tomografia computadorizada de tórax com achado de vidro fosco difuso e colapso posterior.

Fonte: Acervo da Dra. Ellen Pierre de Oliveira.

A saturação por oximetria de pulso (SpO_2) é um bom preditor de PaO_2 até valores de saturação de 97%, acima de 97%, as mudanças na PaO_2 resultam em mudanças mínimas de SpO_2, devido a forma da curva de dissociação de oxiemoglobina (**Figura 43.1.2**).[15]

A saturação de oxigênio por oximetria de pulso possui vantagens e desvantagens. As principais vantagens são: medição não invasiva (sem risco de complicações), alta sensibilidade para hipoxemia, mensuração contínua e de fácil interpretação. Em relação as desvantagens temos: falhas de acurácia na medição que podem ser decorrentes de condições observadas em UTI como má perfusão, uso de vasopressores, acidemia e em pacientes com pigmentação mais escura da pele ou ictéricos.[15]

A primeira descrição do diagnóstico de SDRA pela saturação de oximetria de pulso foi em 2016, quando surgiu uma nova ferramenta diagnóstica, "os critérios modificados de Kigali".[16] Para avaliação do critério de oxigenação, Kigali utilizou a fração de $SpO_2/FiO_2 \leq 315$. Nesta definição não é necessário a utilização da pressão expiratória final positiva para avaliação da saturação, os demais critérios de tempo de início da lesão pulmonar e alterações na imagem pulmonar foram os mesmos adotados pela definição de Berlim.[16] A sensibilidade e especificidade dos critérios modificados de Kigali para SDRA moderada e grave foram avaliadas em Netherlands, sendo encontrado uma sensibilidade de 0,96 (95%IC 0,78-1,00), e especificidade de 0,86 (95%IC 0,78-0,91).[16]

Como descrito anteriormente, o pilar oxigenação divide-se em três categorias. No grupo de pacientes não intubados os critérios para SDRA são: possuir a relação $PaO_2:FIO_2 \leq 300$ mmHg ou $SpO_2:FIO_2 \leq 315$ (se $SpO_2 \leq 97\%$) em uso de CNAF com fluxo ≥ 30 L/min ou em BIPAP ou CPAP com PEEP ≥ 5 cmH_2O. Em relação aos pacientes intubados, estes foram subdivididos conforme gravidade em: SDRA leve, $200 < PaO_2:FIO_2 \leq 300$ mmHg ou $235 < SpO_2:FIO_2 \leq 315$ (se $SpO_2 \leq 97\%$); SDRA moderada, $100 < PaO_2:FIO_2 \leq 200$ mmHg ou $148 < SpO_2:FIO_2 \leq 235$ (se $SpO_2 \leq 97\%$); SDRA grave, $PaO_2:FIO_2 \leq 100$ mmHg ou $SpO_2:FIO_2 \leq 148$ (se $SpO_2 \leq 97\%$)[6] (**Quadro 43.1.2**).

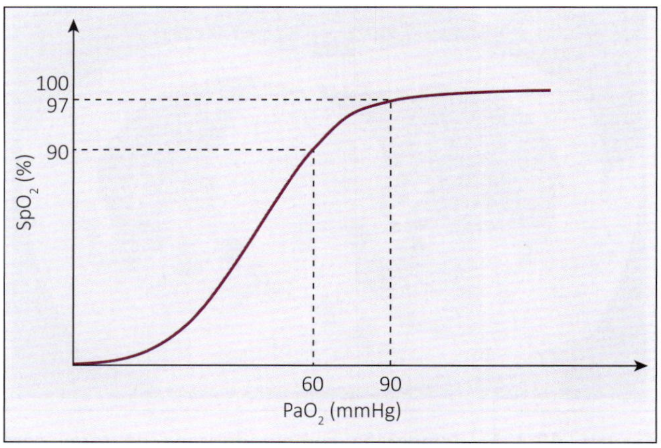

Figura 43.1.2. Curva de dissociação de oxiemoglobina.
Fonte: Acervo da autoria.

Tratamento

O tratamento de pacientes com SDRA deve ser direcionado a identificação, controle e tratamento do fator de risco, isto é, tratamento da sepse com uso precoce de antibióticos, uso de corticosteroides em casos selecionados, manejo adequado de fluidos, ventilação protetora, estratégias ventilatórias de resgate, como recrutamento guiado por imagem torácica e titulação de PEEP, uso da posição prona nos casos com $PaO_2/FIO_2 < 150$ e, nos casos mais graves, ECMO venovenosa.[4,17]

Ventilação protetora

▪ Volume corrente

A ventilação protetora tem por objetivo manter o pulmão aerado da forma mais homogênea possível, evitando a ocorrência de colapso e a hiperdistensão alveolar. Em 1998, Amato *et al.*[18] estudaram 53 pacientes com SDRA precoce e randomizaram estes pacientes para receberem ventilação com volume corrente de 6 mL/kg e PEEP titulada pelo ponto de inflexão inferior da curva pressão-volume do sistema respiratório, ou 12 mL/kg de peso predito e PEEP suficiente para evitar piora hemodinâmica. Os pacientes que receberem volume corrente menor apresentaram uma melhor evolução da relação PaO_2/FIO_2, melhor complacência do sistema respiratório e melhor sobrevida na UTI. Em 2000 o estudo ARMA[19] realizado pelo NIH americano comparou 860 pacientes que randomicamente receberam volumes correntes de 6 mL/kg *versus* 12 mL/kg de peso predito e mostraram que os pacientes que receberam volumes correntes menores receberam alta da UTI mais precocemente e apresentaram melhor sobrevida hospitalar. Em pacientes com SDRA o uso de volumes correntes de 4 a 8 mL/kg é fortemente recomendado.[4]

▪ Pressão de distensão (*driving pressure*)

Driving pressure (DP) é definida como a diferença entre a pressão de platô do sistema respiratório menos a PEEP – o auto-PEEP. Esta também pode ser expressa como a fração entre o volume corrente e a complacência estática do sistema respiratório (DP = volume corrente/complacência estática), avaliando, assim, a pressão de distensão a que os alvéolos são submetidos durante a expansão pulmonar pelo volume corrente inspiratório.[20] A maneira mais fácil de se calcular a pressão de distensão à beira do leito é através do cálculo da diferença entre a pressão de platô e a PEEP menos o auto-PEEP (**Figura 43.1.3**).

Uma revisão sistemática realizada por Amato *et al.* analisou 3.562 pacientes com SDRA e eles observaram uma associação entre a pressão de distensão e a mortalidade (RR: 1,36, 95%CI, 1,17-1,58, P < 0,001).[20]

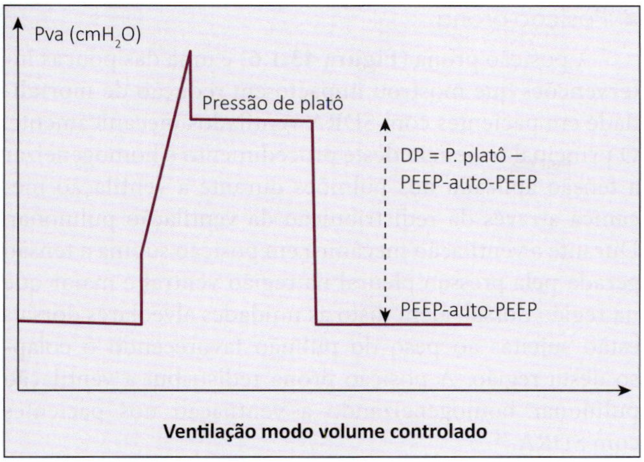

Figura 43.1.3. *Driving pressure.*
Fonte: Acervo da autoria.

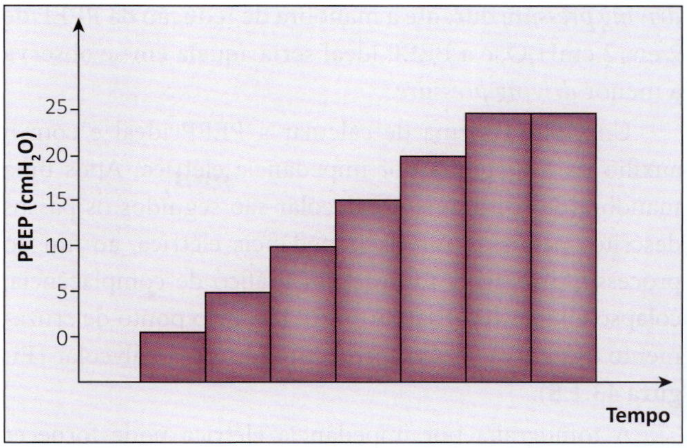

Figura 43.1.4. Manobra de recrutamento alveolar.
Fonte: Acervo da autoria.

Posteriormente, um estudo realizado por Guérin em pacientes com SDRA mostrou que pacientes ventilados com DP ≤ 13 cmH_2O tiveram uma maior taxa de sobrevivência em comparação aos pacientes que foram ventilados com pressões de distensão maiores. Este estudo também demonstrou que para cada centímetro de H_2O de aumento na *drivng pressure* foi associado a um aumento de 5% no risco de morte.[21]

Manobra de recrutamento alveolar

A SDRA pode evoluir com perda de aeração pulmonar com colapso de regiões posteriores pulmonares, restando poucas áreas de pulmões mais preservados nas regiões anteriores dos pulmões denominados por Gattinoni de pulmão de bebê ou "*baby lung*". Estas áreas colapsadas possuem o potencial de serem recrutadas por meio da manobra de recrutamento alveolar ou mesmo com a utilização da ventilação em decúbito prona para voltarem a participar das trocas gasosas.[22,23]

A manobra de recrutamento (MR) alveolar é uma manobra de aumento transitório da pressão transpulmonar com o objetivo de abrir áreas pulmonares colapsadas. Pacientes que mais se beneficiam desta manobra são aqueles pacientes que possuem em imagem de tomografia computadorizada de tórax ou ultrassom pulmonar mostrando colapso posterior pulmonar.[23]

A MR pode ser realizada em modo PCV, com relação inspiração: expiração de 1:1, delta de pressão 10-20 cmH_2O, frequência respiratória de 10 rpm e incremento de PEEP 5 em 5 cmH_2O até uma PEEP final previamente estabelecida (**Figura 43.1.4**). Esta manobra deverá ser feita sempre com auxílio da monitorização por imagem, seja a impedância elétrica à beira do leito ou na sala de tomografia computadorizada de tórax. Antes de se iniciar a manobra, deve-se realizar a monitorização com pressão invasiva, usar o monitor multiparamétrico para avaliação de frequência cardíaca, observar a saturação por oximetria de pulso, ajustar os alarmes no ventilador e certificar que não há esforço do paciente, passos esses cruciais para que não haja intercorrências como parada cardiorrespiratória ou barotrauma. É de suma importância que este processo seja realizado por profissional habilitado e experiente.[23]

Em 2003 o grupo ARDS Network publicou um estudo avaliando os benefícios e os efeitos deletérios da manobra de recrutamento alveolar em pacientes com SDRA. Este estudo demonstrou que os pacientes que foram recrutados apresentaram maiores taxas de hipotensão e dessaturação durante a manobra e, não houve incremento de complacência pulmonar em comparação ao grupo que não foi recrutado.[24] Mattos *et al.* avaliaram 51 pacientes submetidos a manobra de recrutamento alveolar na sala de tomografia de tórax, com PEEP de até 45 cmH_2O, pressão controlada de 15 cmH_2O e ajuste da PEEP para mínimo colapso, onde observou-se melhora da complacência do sistema respiratório e da relação PaO_2/FIO_2 nos 7 dias subsequentes a manobra e uma mortalidade na UTI de 28% e hospitalar de 32% para estes pacientes. Estudo ART randomizado e controlado, que testou a manobra de recrutamento alveolar sem monitorização de imagem à beira do leito, mostrou aumento de mortalidade hospitalar nos pacientes submetidos a manobra de recrutamento alveolar.[23].

A manobra de recrutamento alveolar tem sido utilizada por décadas como resgate em pacientes com SDRA, a escolha do paciente ideal que se beneficie deste processo é de suma importância para o melhor desfecho, além disto a realização desta manobra por uma equipe com *expertise* e monitorada por imagem é de fundamental importância para evitar efeitos deletérios durante a manobra.[23]

Titulação da PEEP

A escolha da PEEP ideal é um aspecto importante na estratégia de ventilação pulmonar protetora. A otimização da PEEP é a busca do melhor equilíbrio entre manter a aeração pulmonar evitando áreas de colapso e a hiperdistensão pulmonar excessiva. A titulação da PEEP pode ser realizada após uma manobra de recrutamento alveolar à beira do leito através do cálculo da mecânica pulmonar e *driving pressure* durante a manobra de redução da PEEP de 2 em 2 cmH_2O, e a PEEP ideal seria aquela em se observa a menor *driving pressure*.[22]

Uma outra forma de calcular a PEEP ideal é com o auxílio da tomografia por impedância elétrica. Após uma manobra de recrutamento alveolar são seguidos os passos descritos pelo *software* da impedância elétrica, ao fim do processo, o *software* fornece um gráfico de complacência, colapso e hiperdistensão. A PEEP ideal é o ponto de cruzamento das curvas de colapso e hiperdistensão alveolar (**Figura 43.1.5**).

A tomografia por impedância elétrica pode fornecer mudança de volumes globais e regionais durante a manobra de recrutamento e titulação de PEEP, embora não represente valor absoluto e sim porcentagens, tem sido uma ferramenta muito útil à beira do leito na avaliação de ganho e perda de aeração em tempo real.

A PEEP nos pacientes com SDRA pode ser estabelecida através da utilização da tabela PEEP/FIO_2 do NIH americano.[19] Estudos que compararam a utilização da tabela PEEP/FIO_2 a outras técnicas de titulação da PEEP não conseguiram mostrar diferenças de desfechos nos pacientes com SDRA.

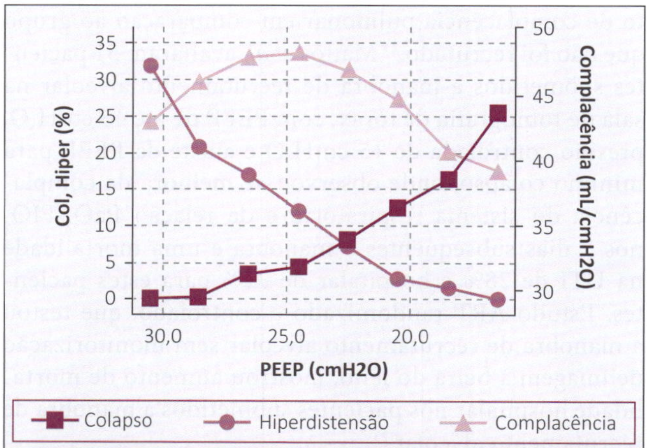

PEEP (cmH_2O)	Complacência (mL/cmH_2O)	Hiperdist. (%)	Colapso (%)
30,6	43	32	0
28,6	46	21	0
26,6	48	17	3
24,5	48	12	4
22,5	47	7	8
20,5	45	3	12
18,4	41	2	16
16,4	39	0	26

Figura 43.1.5. Exemplo de titulação de PEEP com auxílio da tomografia de impedância elétrica em um paciente com SDRA.
Fonte: Acervo da Dra. Ellen Pierre de Oliveira.

Posição prona

A posição prona (**Figura 43.1.6**) é uma das poucas intervenções que mostrou impacto em redução de mortalidade em pacientes com SDRA ventilados mecanicamente. O principal benefício deste procedimento é homogeneizar a tensão aplicada nos pulmões durante a ventilação mecânica através da redistribuição da ventilação pulmonar. Durante a ventilação mecânica em posição supina a tensão gerada pela pressão pleural na região ventral é maior que na região dorsal, além disto as unidades alveolares dorsais estão sujeitas ao peso do pulmão favorecendo o colapso desta região. A posição prona redistribui a ventilação pulmonar homogeneizando a ventilação nos pacientes com SDRA.[24]

O estudo PROSEVA recrutou pacientes mecanicamente ventilados com o diagnóstico de SDRA de moderada a grave, com critério de inclusão de $PaO_2:FIO_2 < 150$, com uma FIO_2 de até 60% e ventilados com uma PEEP de 5 cmH_2O com volume corrente de 6 mL/kg de peso predito. Foram incluídos neste estudo um total de 466 pacientes, destes, 237 foram randomizados para a posição prona. A mortalidade em 90 dias foi 23,6% no grupo prona e 41% no grupo supina ($p < 0,001$). A incidência de complicações foi igual nos dois grupos com exceção de parada cardiorrespiratória que foi mais prevalente na posição supina.[24]

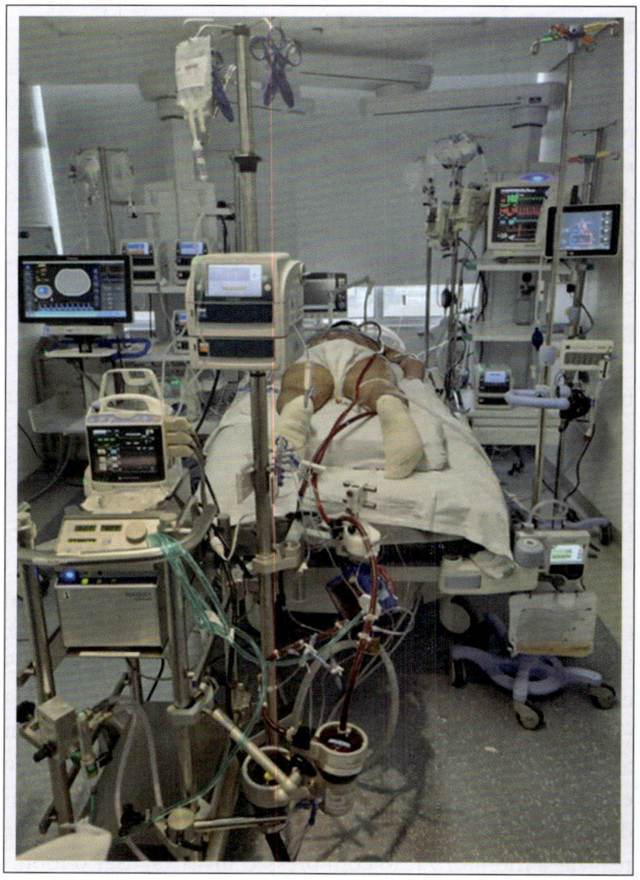

Figura 43.1.6. Paciente com SDRA moderada em ECMO venovenosa e em posição prona.
Fonte: Acervo da Dra. Ellen Pierre de Oliveira.

Para realização da manobra, deve-se contar com uma equipe de 5 profissionais: um médico, um fisioterapeuta, um enfermeiro e dois técnicos de enfermagem treinados para a realização desta. Antes do início da manobra checar se os cateteres e a cânula orotraqueal estão bem fixados. A manobra do envelope facilita a virada do paciente do decúbito supino para a prona. O médico se posicionará na cabeceira do leito, para coordenar o giro e para re-entubar caso seja necessário. Em cada lado do paciente dever ter no mínimo dois profissionais de saúde. O giro deve ser realizado em 3 momentos ao comando do médico. O paciente deve ser deslocado para o lado do ventilador mecânico, lateralizar e em seguida colocado em posição prona. Após o procedimento, checar novamente a posição da cânula orotraqueal, checar os cateteres, abrir a sonda vesical de demora, verificar os drenos e monitorar o paciente. Após uma hora da manobra, coletar uma gasometria arterial e avaliar a melhora da relação PaO_2/FIO_2 que é esperada em 70% dos casos.

As possíveis complicações da posição prona são: extubação acidental, deslocamento de cateter ou drenos, alterações hemodinâmicas e parada cardiorrespiratória. A equipe que realiza a manobra deve estar apta para atuar em qualquer intercorrência que possa surgir durante o procedimento.

Suporte por membrana extracorpórea

■ Oxigenação por membrana extracorpórea (ECMO)

A ECMO é uma terapia de resgate usada em casos de SDRA que cursam com hipoxemia grave ou hipercapnia refratária apesar do tratamento inicial com ventilação protetora, posição prona, recrutamento pulmonar, titulação de PEEP e bloqueio neuromuscular.[4]

A grande dificuldade durante a ventilação em pacientes com SDRA grave é manter uma ventilação protetora, sem que haja hipoxemia ou hipercapnia. Nos casos em que, apesar da ventilação protetora, a PaO_2/FIO_2 estiver abaixo de 80 por 6 horas ou abaixo de 50 por 3 horas e ou pH abaixo de 7,25 com $PaCO_2$ acima de 60 mmHg por mais de 6 horas está indicado a ECMO venovenosa como terapia de resgate durante a fase precoce da SDRA, permitindo o repouso pulmonar enquanto a ECMO venovenosa supre a oxigenação tecidual e provê a eliminação do dióxido de carbono.[4]

■ Remoção de dióxido de carbono por membrana extracorpórea ($ECCO_2$-R)

O $ECCO_2$-R (**Figura 43.1.7**) tem por objetivo a remoção do dióxido de carbono, utilizando baixo fluxo sanguíneo, podendo ser utilizado em sistemas de hemodiálise contínua, enquanto na ECMO venovenosa o fluxo de sangue é alto. Esta terapia pode ser utilizada para pacientes extremamente hipercápnicos, mas com oxigenação adequada; um outro exemplo em que este procedimento pode ser utilizado é para prevenir intubação em pacientes com doença pulmonar obstrutiva cônica exacerbada que cursam com hipercapnia.[25,26]

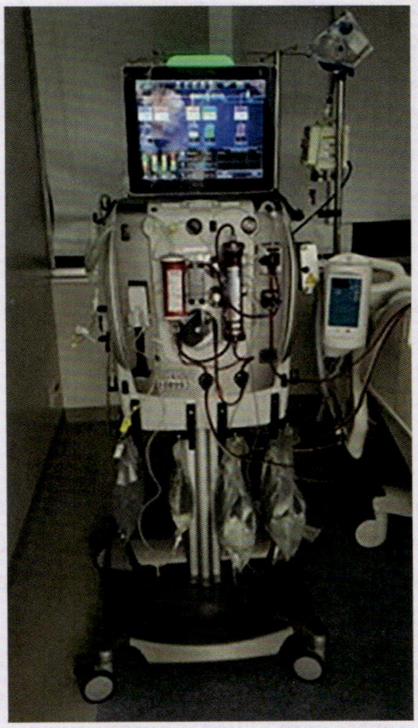

Figura 43.1.7. Exemplo de $ECCO_2$-R.
Fonte: Acervo da Dra. Ellen Pierre de Oliveira.

Um estudo clínico randomizado com 412 pacientes, utilizou a ventilação com volume corrente reduzido associado a $ECCO_2$-R em um grupo, e no outro grupo ventilação com volume corrente reduzido apenas. A taxa de mortalidade de 90 dias foi de 41,5% no grupo-intervenção e 39,5% no grupo sem ECCO2-R (RR, 1,05 [95%CI, 0,83-1,33]; diferença de 2,0% [95%CI, −7,6% a 11,5%]; P = 0,68). No grupo-intervenção houve redução de dias de ventilação em comparação ao grupo sem ECCO2-R (7,1 [95% CI, 5,9-8,3] *vs.* 9,2 [95% CI, 7,9-10,4] dias; diferença média de, −2,1 [95% CI, −3,8 a −0,3]; P = 0,02). No grupo de intervenção houve maior número de sangramentos.[27]

A $ECCO_2$-R é uma técnica nova e os ensaios clínicos não mostraram benefícios robustos até o momento, é preciso mais estudos para avaliar a eficácia da $ECCO_2$-R nos pacientes com SDRA e hipercapnia grave.[25-27]

Bloqueio neuromuscular

O bloqueio neuromuscular pode ser utilizado nos casos de SDRA grave para diminuir as assincronias e diminuir o esforço respiratório excessivo dos pacientes, que pode ser lesivo levando à lesão autoinfligida.[28,29] Bloqueadores neuromusculares podem ser utilizados em pacientes com SDRA moderada a grave, especialmente naqueles com PaO_2/FIO_2 < 120 mmHg a fim de reduzir dissincronias paciente-ventilador e otimizar a oxigenação.[30,31] O estudo ACURASYS, publicado em 2010, demonstrou que a administração de bloqueadores neuromusculares por 48 horas em pacientes com SDRA moderada a grave foi capaz de reduzir a mortalidade. Posteriormente, em 2019 foi publicado o estudo ROSE, que incluiu pacientes com SDRA ventilados mecanicamente e com relação $PaO_2/FIO_2 < 150$ mmHg. Este estudo incluiu 1006 pacientes, randomizados em dois grupos, o grupo-intervenção recebeu infusão contínua de cisatracúrio por 48 horas e o grupo-controle recebeu cisatracúrio só se necessário. A mortalidade em 90 dias foi 42,5% no grupo-intervenção e 42,8% no grupo-controle.[28]

Ainda são necessários mais estudos para avaliar a eficácia do bloqueio neuromuscular em pacientes com SDRA, porém para pacientes com SDRA moderada a grave que apresentam dissincronias e esforço respiratório excessivo, o uso de bloqueadores neuromusculares deve ser avaliado.[28,29]

Óxido nítrico

A hipoxemia da SDRA resulta de um distúrbio ventilação-perfusão e a hipoxemia por si pode levar à vasoconstrição com aumento da resistência vascular pulmonar resultando em hipertensão pulmonar.

A inalação com óxido nítrico, um importante vasodilatador pulmonar com baixa atividade sistêmica, tem sido usado em pacientes com SDRA e hipoxemia refratária como terapia de resgate.[29]

O **Quadro 43.1.3** mostra as recomendações de ventilação mecânica em pacientes com SDRA.

Quadro 43.1.3. Recomendações de ventilação mecânica em pacientes com SDRA
Uso de estratégias ventilatórias com volume corrente baixo (i.e. 4-8 mL/kg)
Driving pressure reduzida (DP ≤ 15 cmH_2O)
PEEP de acordo com tabela PEEP/FIO_2 ou a PEEP necessária para evita colapso alveolar e alteração hemodinâmica
Posição prona em pacientes com relação $PaO_2/FIO_2 < 150$ mmHg
Bloqueadores neuromusculares em pacientes com SDRA moderada a grave com assincronia ou esforço excessivo, se necessário
ECMO VV para pacientes com $PaO_2/FIO_2 < 80$ por 6 horas ou menor que 50 por 3 horas e pH menor que 7,25 e $PaCO_2$ maior que 60 mmHg por mais de 6 horas
Manobras de resgate como recrutamento alveolar monitorada por imagem e realizada por profissionais habilitados e o uso de óxido nítrico em casos selecionados

Fonte: Desenvolvido pela autoria.

Conclusão

A SDRA possui uma alta taxa de morbimortalidade. A identificação precoce da síndrome, monitorização adequada e tratamento e controle dos fatores de risco associados a ela são de primordial importância para um bom desfecho clínico. A ventilação mecânica protetora com uso de volume corrente de 4-8 mL/kg de peso predito associado a PEEP adequada, posição prona, uso de bloqueio neuromuscular se necessário, manobras de resgate e ECMO V-V devem ser sempre utilizados por profissionais treinados e habilitados.

Referências bibliográficas

1. Artigas A, Barbas CSV, Matthay MA. Unraveling the enigma of genetics and phenotypes in ARDS. Intensive Care Med. 2024;50(1):125-127.
2. Ashbaugh DG, Bigelow DB, Petty TL, Levine BE. Acute respiratory distress in adults. Lancet. 1967;2(7511):319-23.
3. Force ADT, Ranieri VM, Rubenfeld GD, Thompson BT, Ferguson ND, Caldwell E, et al. Acute respiratory distress syndrome: the Berlin Definition. JAMA. 2012;307(23):2526-33.
4. Grasselli G, Calfee CS, Camporota L, Poole D, Amato MBP, Antonelli M, et al. ESICM guidelines on acute respiratory distress syndrome: definition, phenotyping and respiratory support strategies. Intensive Care Med. 2023;49(7):727-59.
5. Caser EB, Zandonade E, Pereira E, Gama AM, Barbas CS. Impact of distinct definitions of acute lung injury on its incidence and outcomes in Brazilian ICUs: prospective evaluation of 7,133 patients*. Crit Care Med. 2014;42(3):574-82.
6. Matthay MA, Arabi Y, Arroliga AC, Bernard G, Bersten AD, Brochard LJ, et al. A New Global Definition of Acute Respiratory Distress Syndrome. Am J Respir Crit Care Med. 2024;209(1):37-47.
7. Bellani G, Laffey JG, Pham T, Fan E, Brochard L, Esteban A, et al. Epidemiology, Patterns of Care, and Mortality for Patients With Acute Respiratory Distress Syndrome in Intensive Care Units in 50 Countries. JAMA. 2016;315(8):788-800.
8. Kaku S, Nguyen CD, Htet NN, Tutera D, Barr J, Paintal HS, et al. Acute Respiratory Distress Syndrome: Etiology, Pathogenesis, and Summary on Management. J Intensive Care Med. 2020;35(8):723-37.
9. Hudson LD, Milberg JA, Anardi D, Maunder RJ. Clinical risks for development of the acute respiratory distress syndrome. Am J Respir Crit Care Med. 1995;151(2 Pt 1):293-301.
10. Kojicic M, Li G, Hanson AC, Lee KM, Thakur L, Vedre J, Ahmed A, et al. Risk factors for the development of acute lung injury in patients with infectious pneumonia. Crit Care. 2012;16(2):R46.
11. Lee A, Festic E, Park PK, Raghavendran K, Dabbagh O, Adesanya A, et al. Characteristics and outcomes of patients hospitalized following pulmonary aspiration. Chest. 2014;146(4):899-907.
12. Khan H, Belsher J, Yilmaz M, Afessa B, Winters JL, Moore SB, et al. Fresh-frozen plasma and platelet transfusions are associated with development of acute lung injury in critically ill medical patients. Chest. 2007;131(5):1308-14.
13. Bos LDJ, Ware LB. Acute respiratory distress syndrome: causes, pathophysiology, and phenotypes. Lancet. 2022;400(10358):1145-56.
14. Cardinal-Fernandez P, Lorente JA, Ballen-Barragan A, Matute-Bello G. Acute Respiratory Distress Syndrome and Diffuse Alveolar Damage. New Insights on a Complex Relationship. Ann Am Thorac Soc. 2017;14(6):844-50.
15. Wick KD, Matthay MA, Ware LB. Pulse oximetry for the diagnosis and management of acute respiratory distress syndrome. Lancet Respir Med. 2022;10(11):1086-98.
16. Lazzeri C, Peris A. The Kigali modification of the berlin definition: a new epidemiological tool for ARDS? J Thorac Dis. 2016;8(6):E443-5.
17. Putensen C, Theuerkauf N, Zinserling J, Wrigge H, Pelosi P. Meta-analysis: ventilation strategies and outcomes of the acute respiratory distress syndrome and acute lung injury. Ann Intern Med. 2009;151(8):566-76.
18. Amato MB, Barbas CS, Medeiros DM, Magaldi RB, Schettino GP, Lorenzi-Filho G, et al. Effect of a protective-ventilation strategy on mortality in the acute respiratory distress syndrome. N Engl J Med. 1998;338(6):347-54.
19. Brower RG, Matthay MA, Morris A, Schoenfeld D, Thompson BT, Wheeler A. Ventilation with lower tidal volumes as compared with traditional tidal volumes for acute lung injury and the acute respiratory distress syndrome. Acute Respiratory Distress Syndrome Network. N Engl J Med. 2000;342(18):1301-8.

20. Amato MB, Meade MO, Slutsky AS, Brochard L, Costa EL, Schoenfeld DA, et al. Driving pressure and survival in the acute respiratory distress syndrome. N Engl J Med. 2015;372(8):747-55.
21. Guerin C, Papazian L, Reignier J, Ayzac L, Loundou A, Forel JM, et al. Effect of driving pressure on mortality in ARDS patients during lung protective mechanical ventilation in two randomized controlled trials. Crit Care. 2016;20(1):384.
22. Barbas CS, Matos GF, Amato MB, Carvalho CR. Goal-oriented respiratory management for critically ill patients with acute respiratory distress syndrome. Crit Care Res Pract. 2012;2012:952168.
23. Barbas CSV, Matos GJF. Recruitment manouvres. Handbook Invasive Mechanical Ventilation. Editors Leo Heunks and Marcus J. Schultz 2019:185-194.
24. Brower RG, Morris A, MacIntyre N, Matthay MA, Hayden D, Thompson T, et al. Effects of recruitment maneuvers in patients with acute lung injury and acute respiratory distress syndrome ventilated with high positive end-expiratory pressure. Crit Care Med. 2003;31(11):2592-7.
25. Guldner A, Kiss T, Bluth T, Uhlig C, Braune A, Carvalho N, et al. Effects of ultraprotective ventilation, extracorporeal carbon dioxide removal, and spontaneous breathing on lung morphofunction and inflammation in experimental severe acute respiratory distress syndrome. Anesthesiology. 2015;122(3):631-46.
26. Cove ME, MacLaren G, Federspiel WJ, Kellum JA. Bench to bedside review: Extracorporeal carbon dioxide removal, past present and future. Crit Care. 2012;16(5):232.
27. Bein T, Aubron C, Papazian L. Focus on ECMO and ECCO(2)R in ARDS patients. Intensive Care Med. 2017;43(9):1424-6.
28. National Heart L, Blood Institute PCTN, Moss M, Huang DT, Brower RG, Ferguson ND, et al. Early Neuromuscular Blockade in the Acute Respiratory Distress Syndrome. N Engl J Med. 2019;380(21):1997-2008.
29. Ho ATN, Patolia S, Guervilly C. Neuromuscular blockade in acute respiratory distress syndrome: a systematic review and meta-analysis of randomized controlled trials. J Intensive Care. 2020;8:12.

Bibliografia recomendada

Al Sulaiman K, Korayem GB, Altebainawi AF, Al Harbi S, Alissa A, Alharthi A, et al. Evaluation of inhaled nitric oxide (iNO) treatment for moderate-to-severe ARDS in critically ill patients with COVID-19: a multicenter cohort study. Crit Care. 2022;26(1):304.

Guerin C, Reignier J, Richard JC, Beuret P, Gacouin A, Boulain T, et al. Prone positioning in severe acute respiratory distress syndrome. N Engl J Med. 2013;368(23):2159-68.

Vercesi V, Pisani L, van Tongeren PSI, Lagrand WK, Leopold SJ, Huson MMA, et al. External confirmation and exploration of the Kigali modification for diagnosing moderate or severe ARDS. Intensive Care Med. 2018;44(4):523-4.

Subcapítulo | 43.2

Asma Aguda Grave – Princípios Gerais de Tratamento e Ventilação Mecânica

Vera Mônica Gomes Pereira | Rui Miguel de Almeida Gomes

Introdução

A asma é uma doença respiratória crônica comum que afeta cerca de 300 milhões de indivíduos a nível mundial, com uma prevalência que varia de 1% a 18%, de acordo com a população estudada. É caracterizada por limitação variável do fluxo do ar expirado, com graus variáveis de sibilos, dispneia, desconforto torácico e/ou tosse. Estas variações são muitas vezes desencadeadas por fatores como exercício, exposição a alérgenos ou irritantes, mudança no clima, ou infeções respiratórias.

Os doentes podem experimentar crises episódicas, que levam a diminuição da qualidade de vida, redução temporária ou permanente da função pulmonar e da capacidade para o exercício. Uma exacerbação com necessidade de admissão em **unidade de cuidados intensivos (UCI)**, entubação traqueal (ET) ou ambos, identifica os doentes com alto risco de morbidade e mortalidade subsequentes e tem um grande impacto a nível económico.[1] As exacerbações de asma correspondem a aproximadamente 1% das admissões em Medicina Intensiva. Nos últimos anos, esta percentagem tem diminuído, em provável relação com implementação de novas estratégias terapêuticas.[2]

Neste capítulo serão abordados os mecanismos fisiopatológicos envolvidos numa exacerbação de asma, assim como a sua abordagem clínica com foco no suporte ventilatório.

Fisiopatologia

Os mecanismos da doença que levam à alteração do estado basal do doente, aquando de uma exacerbação, estão bem caracterizados. A musculatura lisa das vias aéreas torna-se hipertrofiada, contraindo vigorosamente causando broncospasmo. Também há hipertrofia das glândulas mucosas, edema da parede brônquica e extensa infiltração por linfócitos e eosinófilos. Assim, a quantidade e a consistência do muco estão aumentadas e o seu movimento é mais lento, podendo levar a obstrução das vias aéreas por rolhões mucosos.[3] Estas alterações culminam com uma limitação ao fluxo expiratório, que condiciona um aumento da capacidade residual funcional (CRF).

Ao contrário do que acontece num pulmão sem patologia, onde no final da expiração a pressão alveolar e nas vias aéreas é 0 cmH_2O relativamente à atmosfera e a pressão pleural é negativa, no doente com asma, o aumento da CRF faz com que a pressão alveolar se mantenha positiva no final da expiração. Este fenômeno leva a um aumento do trabalho respiratório, na tentativa de preservar a ventilação alveolar (**Figura 43.2.1**).

Estes mecanismos explicam a forma como podemos interpretar o comportamento pulmonar de um doente asmático quando submetido a ventilação mecânica invasiva (VMI). Quando é parametrizado um volume corrente excessivo e/ou um tempo expiratório insuficiente agrava a hiperinsuflação, que pode aumentar em ciclos respiratórios subsequentes, com ainda maior aumento da CRF que se traduz em graus variáveis de pressão positiva no final da expiração ($PEEP_i$ ou PEEP intrínseco também designado auto-PEEP).[4] Numa fase inicial, o aumento da CRF, leva a um melhor fluxo expiratório devido ao aumento da pressão de retração elástica e ao aumento do diâmetro das vias aérea, facilitando a saída do volume corrente administrado. Embora a hiperinsuflação numa fase inicial possa ser adaptativa, a respiração ocorre na parte mais superior e de menor complacência da relação pressão/volume, perto da capacidade pulmonar total (CPT), com aumento do trabalho respiratório, do risco de efeitos hemodinâmicos e de lesão pulmonar associada ao ventilador.

A hipoxemia é comum na asma aguda grave e é secundária a alterações da relação ventilação-perfusão (V/Q). Esta é habitualmente atenuada pela redistribuição compensatória do fluxo de sangue mediado pela vasoconstrição hipoxêmica e alterações no débito cardíaco (DC).

Está descrito que nos doentes com asma, a hipercapnia deve-se sobretudo ao aumento do espaço morto causado pela sobredistensão, no entanto este mecanismo ainda não foi provado.[4]

Os doentes asmáticos podem desenvolver hipotensão e este fenômeno pode ser agravado pela ventilação mecânica. A hiperinsuflação dinâmica tem efeitos adversos na função cardíaca, fundamentalmente ao nível do ventrículo direito (VD).[5,6] A compressão da vasculatura pulmonar, mais a vasoconstrição hipóxica, resulta no aumento da pós-carga do VD. Numa situação clínica aguda, o aumento da pós-carga pode causar dilatação e insuficiência ventricular direita. Por si só, a dilatação do VD pode condicionar aplanamento do septo interventricular, diminuindo o volume telediastólico do ventrículo esquerdo (VE) e o DC. Este efeito é agravado em doentes com estímulo respiratório vigoroso, em que, para permitir uma ventilação adequada têm que gerar pressão pleural negativa o suficiente para ultrapassar a pressão positiva no final da expiração (PEEP). O resultado é um aumento do retorno venoso e da pré-carga do VD já em falência, agravando o movimento paradoxal do septo interventricular, diminuindo ainda mais o DC.

Outro efeito hemodinâmico adverso da hiperinsuflação dinâmica, é secundário à diminuição do retorno venoso no final da expiração, devido à compressão do segmento intratorácico da veia cava inferior. O resultado é a diminuição do DC do VD. Este efeito será mais grave em doentes com hipovolemia ou com falência do VD.

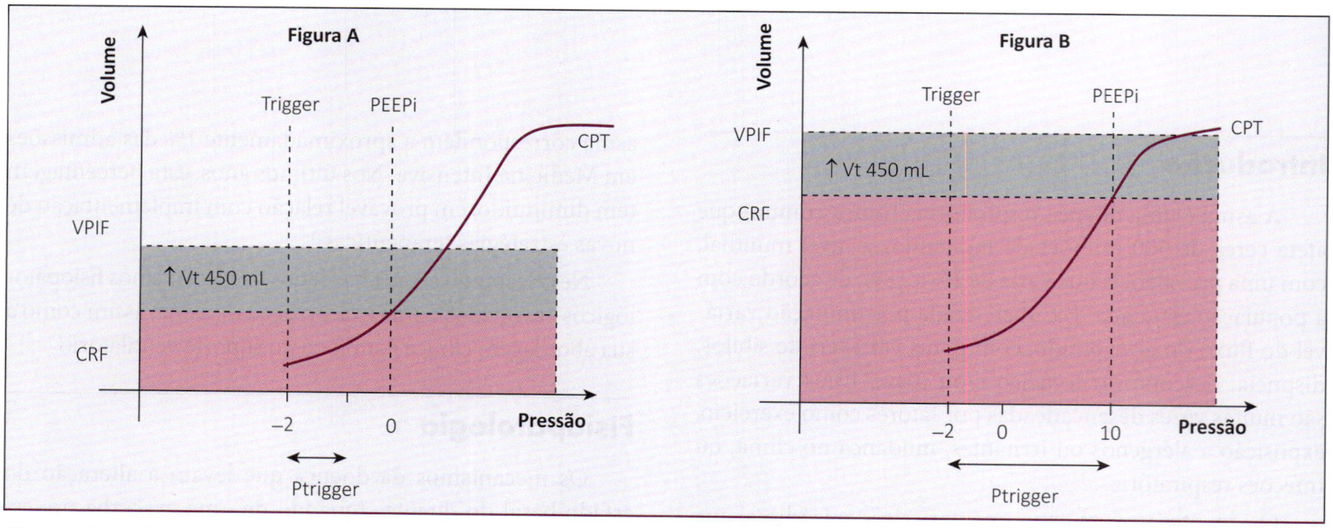

Figura 43.2.1. (A) Exemplo de uma curva de pressão-volume de um doente ventilado com $PEEP_e$ 0 cmH_2O e sem patologia pulmonar. (B) Exemplo de um doente com asma, também ventilado com $PEEP_e$ 0 cmH_2O. Verifica-se que a capacidade residual funcional (CRF) é superior no doente asmático, secundária á limitação ao fluxo expiratório. Constata-se que inspirando a partir deste ponto, o doente aproxima-se da sua capacidade pulmonar total (CPT) com os riscos associados. Outro problema é que no final da expiração, ao contrário do doente sem patologia pulmonar em que a pressão no final da expiração é 0 cmH_2O, no doente com asma exemplificado, a pressão é 10 cmH_2O. Este fenômeno está associado a um aumento do trabalho respiratório, já que para iniciar um ciclo respiratório (assumindo um Ptrigger de -2 cmH_2O) o doente tem que gerar uma pressão superior a 12 cmH_2O.

Fonte: Acervo da autoria.

O impacto hemodinâmico da hiperinsuflação dinâmica será agravado com a ventilação mecânica invasiva, até resolução ou minimização da hiperinsuflação dinâmica.

Tratamento

Abordagem global

A hipercapnia *per se* não é uma indicação para ET, uma vez que a maioria das exacerbações da asma com hipercapnia responde ao tratamento broncodilatador.[7] Os tratamentos disponíveis para tratar a asma devem ser efetuados em simultâneo para obter uma rápida melhoria clínica. No **Quadro 43.2.1**, estão resumidas as opções terapêuticas com base nas *guidelines* de 2022 propostas pela Global Strategy For Asthma Management And Prevention (GINA).[8]

Ventilação não invasiva (VNI)

A evidência científica a favor da utilização de ventilação não invasiva (VNI) no tratamento de exacerbações graves da asma é fraca, razão pela qual as *guidelines* não recomendam a sua utilização.[8-10] Novos trabalhos têm sido desenvolvidos, e em estudo retrospectivo recente parece haver algum benefício nos resultados da internação, nomeadamente na necessidade de VMI e na mortalidade hospitalar.[11] Assim, apesar da não recomendação, as *guidelines* ressalvam, que caso utilizada VNI, o doente deve estar sob monitorização apertada, salientando ainda que a VNI não deve ser uma alternativa em doentes agitados e que os doentes não devem ser sedados com esse objetivo.[8]

Ventilação mecânica invasiva (VMI)

A VMI aumenta o risco de complicações, nomeadamente: infeciosas (pneumonia e traqueobronquite associada ao ventilador), relacionados com a imobilização (embolia pulmonar e polineuropatia associada aos cuidados intensivos), lesão pulmonar associada ao ventilador (VILI) e complicações hemodinâmicas. Os doentes asmáticos têm maior risco de algumas complicações (**Quadro 43.2.2**).

Quadro 43.2.1. Tratamento farmacológico da asma

Tratamento farmacológico da asma	
Oxigênio	Objetivo $SatO_2$ 93%-95%
β_2- Agonista inalado de curta duração	Não existe evidência de benefício da administração em perfusão endovenosa
Brometo de ipratrópio inalado	Recomendado
Adrenalina	Administração intramuscular se evidência de angioedema ou anafilaxia
Corticoide sistêmico	Acelera a resolução da exacerbação
Corticoide inalado	Administrar em alta dose, mesmo nos doentes sob corticoterapia sistêmica
Aminofilina	Não está recomendado
Sulfato de magnésio	Não recomendado por rotina. Quando administrado, apenas em dose única
Antibióticos	Indicado se forte evidência de infeção
Sedativos	Não indicados em doentes sem ET

ET: entubação traqueal.

Fonte: Desenvolvida pela autoria.

Abordagem da via aérea

A indicação para ET deve ser limitada a doentes em situação *life-threatening* (paragem respiratória, bradipneia, alteração do estado de consciência, doentes exaustos e/ou em agravamento da hipercapnia ou do trabalho respiratório mesmo sob tratamento médico adequado). Uma vez tomada a decisão de ET ainda há controvérsia quanto à escolha do método mais apropriado. Alguns especialistas defendem que deve ser feita ET de sequência rápida, mas por um médico com experiência em abordagem de via aérea, porque em caso de entubação falhada, a ventilação com insuflador manual pode ser difícil. Numa exacerbação de asma fulminante o prolongar da manipulação das vias aéreas e a repetição de entubações malsucedidas podem ser catastróficos. Na ET de sequência rápida são administrados de forma sequencial fármacos sedativos e relaxantes musculares (**Quadro 43.2.3**).[12]

Salientamos, que muitos destes fármacos usados para facilitar a ET reduzem o tônus vascular, que juntamente com a diminuição do retorno venoso secundário à hiperinsuflação pulmonar, pode resultar em hipotensão pós-entubação. Esta última deve ser antecipada e corrigida pela administração rápida de fluidos e ventilação com insuflador manual a frequência lenta para limitar a gravidade da hiperinsuflação. Aquando de hipotensão pós-entubação refratária a estas intervenções devem ser administrados fármacos vasopressores, e pode ser necessário um período controlado de apneia.[12]

Quadro 43.2.2. Complicações do uso de ventilação mecânica na asma grave

Complicações	Mecanismo Provável
Hipotensão	• Primário: hiperinsuflação excessiva, sedativos • Secundário: pneumotórax, depressão miocárdica
Barotrauma	• Hiperinsuflação excessiva
Disfunção Miocárdica	• Primário: miocardiopatia de *stress* secundário à libertação massiva de catecolaminas • Secundário: hipoxia miocárdica grave e/ ou acidose
Rabdomiólise	• Primário: esforço muscular externo com ou sem hipoxia • Secundário: Propofol em altas doses
Acidose Láctica	• Primário: Excesso de $beta_2$-agonistas • Secundário: esforço muscular externo com ou sem hipoxia
Lesão do Sistema Nervoso Central	• Primário: anóxia cerebral secundária a paragem cardiorrespiratória • Secundária: Edema cerebral relacionado com a hipercapnia, hemorragia subaracnoideia
Miopatia	• Uso de corticoides associado a sedação e paralisia muscular prolongadas

Fonte: Traduzido e adaptado de M. Tobin, Principles and Practice of Mechanical Ventilation, 3 ed. The McGraw-Hill Companies; 2013. p. 727-739.

Quadro 43.2.3. Fármacos utilizados para entubação do doente asmático	
Cetamina	Efeito a nível do musculo liso dos brônquios levando a broncodilatação Aumenta a pressão arterial – opção nos doentes com instabilidade hemodinâmica
Propofol	Alternativa à cetamina nos doentes hipertensos
Etomidato	Causa menos hipotensão que o propofol – opção nos doentes com instabilidade hemodinâmica
Benzodiazepinas de ação curta (Midazolam)	Podem ser usadas
Opioides	Não devem ser usados em doentes asmáticos devido à potencial libertação de histamina, náuseas, vômitos e hipotensão
Relaxante muscular	Succinilcolina: o seu uso deve ser evitado Revisões sistemáticas suportam a segurança da utilização do vecurônio, rocurônio e cisatracurium para ET do doente asmático[13]

ET: entubação traqueal.

Fonte: Desenvolvido pela autoria.

Estratégia ventilatória

Atendendo à fisiopatologia da asma, o objetivo da VMI é minimizar a hiperinsuflação dinâmica com diminuição do trabalho respiratório e melhoria da insuficiência respiratória.

A existência de hiperinsuflação dinâmica deve ser considerada se o fluxo expiratório não terminar no final da expiração (**Figura 43.2.2**).

A gravidade da hiperinsuflação varia entre doentes e também pode haver variações individuais ao longo do tempo. A monitorização frequente da hiperinsuflação dinâmica é importante para identificar um risco aumentado de complicações e avaliar as alterações da obstrução ao fluxo, em resposta à terapêutica instituída.

Existem dois métodos para monitorização da hiperinsuflação dinâmica: a medição do volume de ar exalado após o final da inspiração, seguido de período de apneia até CRF; e a medição da pressão nas vias aéreas. O primeiro método é o de referência, mas de difícil execução. As pressões habitualmente medidas na via aérea são a pressão de pico (P_{pico}), pressão de *plateau* (P_{plat}) e PEEP total ($PEEP_T$). A P_{pico} depende muito da resistência das vias aéreas e do fluxo inspiratório, logo não é uma medida confiável para avaliar a hiperinsuflação no estado asmático. As medidas de pressão utilizadas para monitorização da hiperinsuflação são a $PEEP_T$ e a P_{plat}.

Quando o doente está ventilado em modo controlado, a $PEEP_T$ é medida durante uma pausa expiratória.[14] A P_{plat} é medida com pausa no final da inspiração. Doentes com asma, na ausência de crises, têm a complacência quase normal. Na hiperinsuflação grave, em que o doente no final da inspiração se aproxima da CPT, a complacência vai estar diminuída, refletindo-se em P_{plat} aumentada. Como a P_{plat} dá uma estimativa da pressão alveolar máxima, pode (em teoria) ajudar a prever o risco de lesão pulmonar induzida pelo ventilador. Deve notar-se, no entanto, que a P_{plat} representa a pressão alveolar inspiratória média e a pressão alveolar será maior em algumas unidades. O limite seguro para P_{plat} na asma grave não está bem definido, mas frequentemente, tem sido sugerido como sendo aceitável um limite superior entre 25 a 30 cmH_2O.[7]

O grau de hiperinsuflação deve ser cuidadosamente monitorizado com o objetivo de minimizar a P_{plat} e a $PEEP_T$,[4] tendo atenção que estas medições podem não ser fidedignas em doentes com estímulo respiratório presente.

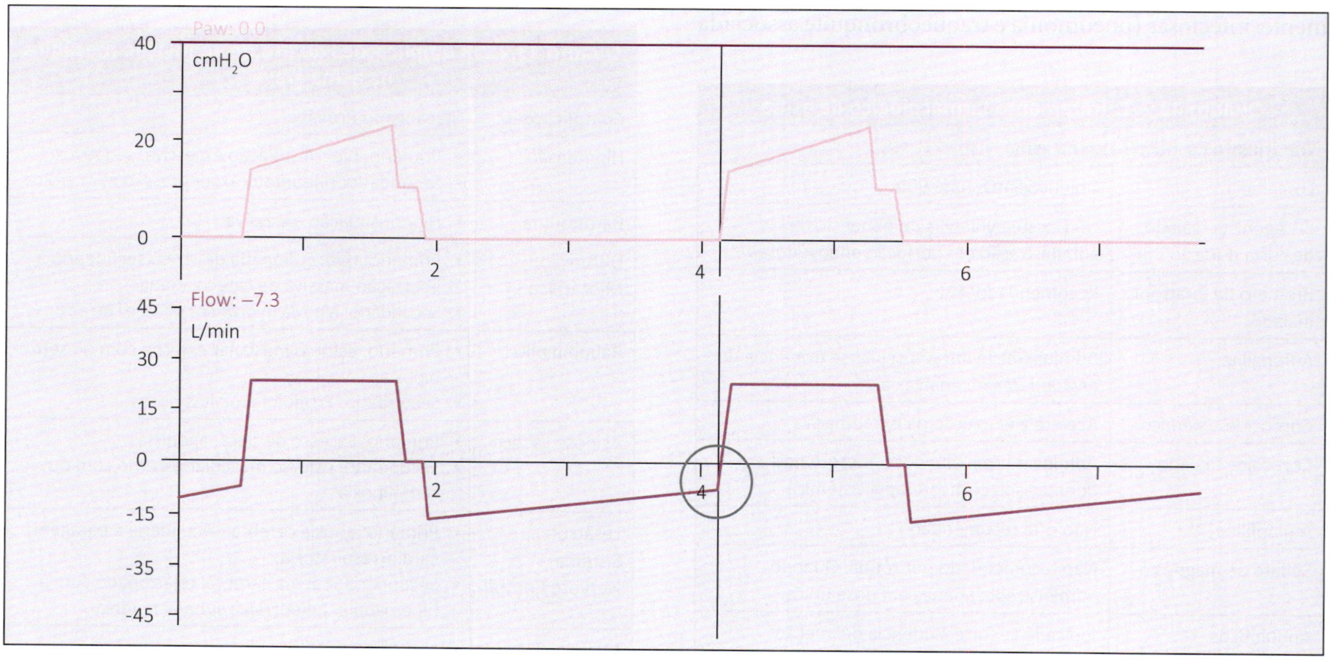

Figura 43.2.2. Em um doente obstrutivo, o fluxo expiratório não termina no final da expiração o que sugere hiperinsuflação dinâmica e pressão positiva no final da expiração intrínseca ($PEEP_i$).

Fonte: Acervo da autoria.

A hipoventilação controlada com hipercapnia permissiva foi proposta pela primeira vez como uma estratégia de ventilação para asma grave há quase 40 anos. A razão para esta abordagem é que a hipercapnia apresenta menos risco para o doente que o aumento do volume pulmonar.[15]

Diferentes modos ventilatórios podem ser utilizados nos doentes asmáticos sob VMI, no entanto, não está definida a superioridade de um modo relativamente a outro. Um modo ventilatório comumente utilizado é a ventilação assistida-controlada por volume. As características desta modalidade permitem a monitorização da P_{plat} ciclo a ciclo.[4]

Para limitar a hiperinsuflação, a ventilação-minuto deve ser minimizada e priorizado o aumento do tempo expiratório (**Quadro 43.2.4**).

Quadro 43.2.4. Ventilação mecânica na asma grave
Configurações inicias do ventilador
Modo: assistido-controlado V_T: 6 a 8 mL/kg (peso ideal) FR: 10 a 14 ciclos/min I:E: 1:3 V_I: 60 a 90 L/min Fluxo: desacelerante ou constante $PEEP_e$: ≤ 5 cmH_2O FiO_2: ajustado para $SatO_2$ > 90%
Ajustes nas configurações do ventilador (Objetivos: P_{plat} < 30 cmH_2O (ideal: ≤ 25) e pH ≥ 7,2)
• P_{plat} > 30 cmH_2O → diminuir FR • pH < 7,2 e P_{plat} < 25 → aumentar FR • pH < 7,2 e P_{plat} 25-30 → nenhuma mudança (considere uso de sistema de tampão se suspeita de efeitos adversos relacionados com a acidemia)

Abreviaturas: V_T: volume-torrente; FR: frequência respiratória; I:E: relação inspiração/expiração; V_I: fluxo de ar inspirado; $PEEP_e$: PEEP externa.

Fonte: Traduzido e adaptado de M. Tobin, Principles and Practice of Mechanical Ventilation, 3 ed. The McGraw-Hill Companies; 2013. p. 727-739.

Como ponto de partida razoável, é proposta a parametrização do volume-corrente em torno de 6-8 mL/kg do peso ideal, frequência de 12/min com relação inspiração/expiração baixa (propondo-se como início 1:3) e fluxo inspiratório de 60-90 L/min.

Se a P_{plat} for alta (por exemplo, > 28 cmH_2O), a ventilação-minuto pode ser reduzida limitando o volume-corrente e/ou a frequência respiratória, sugerindo-se inicialmente diminuir a frequência respiratória. Um baixo nível de PEEP extrínseco (< 5 cmH_2O) é recomendado por alguns autores, embora esta estratégia seja discutível. À beira do leito, o efeito da PEEP na hiperinsuflação é imprevisível, pelo que se aconselha medir a P_{plat} enquanto se titula cautelosamente a PEEP. A titulação da PEEP deve ser imediatamente interrompida se a P_{plat} aumentar.[4,7]

Como efeito da maximização da redução do volume-minuto, pode haver um aumento da $PaCO_2$, no entanto, como já foi dito anteriormente, reduzir a $PaCO_2$ é um objetivo secundário.

Na fase de recuperação, quando o doente apresenta estímulo respiratório a parametrização da PEEP externa ($PEEP_e$) pode ser útil na diminuição do trabalho respiratório e na otimização da interação doente-ventilador. (**Figura 43.2.3**)

De uma forma geral a $PEEP_e$ não deve ser superior à $PEEP_T$. Deve ter-se em atenção que o aumento da $PEEP_e$ pode agravar a insuflação dinâmica, perdendo-se os potenciais benefícios. Simplificando, a aplicação da $PEEP_e$ deve melhorar a interação com o ventilador, diminuindo potenciais assincronias, sem com isso condicionar aumento das pressões na via aérea ou instabilidade hemodinâmica.

Desmame ventilatório

Diariamente deve ser verificada a possibilidade de desmame ventilatório.[4,16]

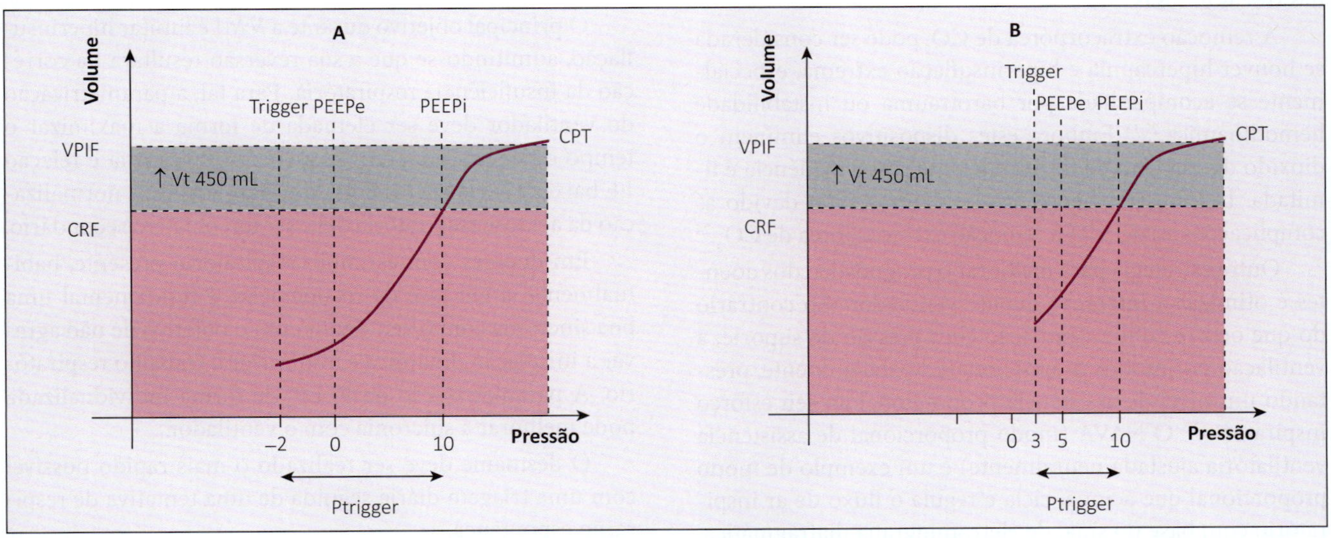

Figura 43.2.3. (A) Doente ventilado com PEEPe de 0 cmH_2O e (B) mesmo doente ventilado com PEEPe de 5 cmH_2O. Pode constatar-se que a pressão necessária para iniciar um ciclo respiratório é substancialmente inferior quando é aplicada uma PEEPe de 5 cmH_2O, verificando-se que a PEEPe pode ter um papel importante na diminuição do trabalho respiratório e na melhoria da interação doente-ventilador. Considerar Ptrigger de -2 cmH_2O

Fonte: Acervo da autoria.

Nos doentes aptos a iniciar o desmame ventilatório, um teste de respiração espontânea deverá ser realizado com tubo T ou ventilação por pressão assistida. Os doentes que toleram a tentativa de respiração espontânea podem prosseguir para extubação.[16] Em contraste aos doentes com doença pulmonar obstrutiva crônica (DPOC), o desmame ventilatório nos doentes com asma habitualmente é rápido.[17]

Novas abordagens em investigação

A VNI e a oxigenoterapia por cânulas nasais de alto fluxo (CNAF) têm sido usadas com sucesso na DPOC agudizada, mas nas exacerbações da asma ainda não está bem definido o seu papel.[18]

Outras estratégias terapêuticas estão a ser exploradas para otimizar a abordagem a estes doentes. Um exemplo é o heliox, que pode ser uma opção nos doentes que não respondem à terapêutica *standard*. No entanto a disponibilidade, o custo e a experiência com a técnica devem ser considerados na decisão.[8] Devido à sua baixa densidade em comparação com o ar, a mistura hélio/oxigênio leva a diminuição da resistência das vias aéreas e à consequente diminuição do trabalho respiratório com melhoria das trocas gasosas.[19] No entanto, apesar da melhoria de algumas variáveis fisiológicas, ensaios controlados randomizados não mostraram que o uso do heliox tivesse benefício clínico (redução na taxa de intubação ou mortalidade). Uma das limitações deste tratamento, é que as propriedades físicas do heliox, são similares à mistura de oxigênio convencional quando as concentrações de O_2 excedem os 40%.[20,21]

A ECMO (oxigenação por membrana extracorporal) é uma técnica de suporte vital extracorporal que tem sido considerada como um possível adjuvante no tratamento da asma grave. Dado que a asma grave é totalmente reversível, esta abordagem é justificada quando há compromisso grave das trocas gasosas.[22,23]

A remoção extracorpórea de CO_2 pode ser considerada se houver hipercapnia e hiperinsuflação extrema, especialmente se acompanhada por barotrauma ou instabilidade hemodinâmica.[22,23] Embora estes dispositivos eliminem o dióxido de carbono de forma eficiente, a sua evidência é limitada. Demonstrar benefícios será um desafio devido às complicações associadas à remoção extracorpórea de CO_2.[24]

Outra estratégia para melhorar o prognóstico dos doentes é otimizar a interação doente-ventilador. Ao contrário do que ocorre com a ventilação com pressão de suporte, a ventilação por modos proporcionais auxilia o doente, prestando um nível de assistência proporcional ao seu esforço inspiratório.[25] O NAVA (modo proporcional de assistência ventilatória ajustada neuralmente) é um exemplo de modo proporcional que aciona, cicla e regula o fluxo de ar inspiratório com base no sinal de eletromiografia diafragmática. Não há influência da $PEEP_i$ durante a ventilação assistida, uma vez que o ciclo respiratório se inicia com o esforço do próprio doente. Vários estudos mostraram que o NAVA melhora a interação doente-ventilador, a eficiência do diafragma e o conforto do doente, em comparação com ventilação em pressão de suporte.[26]

A ecografia pode ser usada para avaliar a função dos músculos respiratórios e ajudar a controlar a ventilação mecânica, pois pode dar uma estimativa grosseira da função do diafragma.[27] A disfunção do diafragma está associada a um maior risco de falha de desmame. A ecografia também pode ser aplicada para a imagem dos pulmões e pode ser útil na diferenciação de causas de insuficiência respiratória aguda nestes doentes.[28] Ainda não se sabe se o uso da ecografia dos músculos respiratórios melhora os resultados do doente. Além disso, é necessário treino para garantir uma implementação segura e válida.

Prognóstico pós-hospitalização

Embora a mortalidade intra-hospitalar de doentes que recebem VMI por asma grave seja relativamente baixa, um estudo reportou que 14% dos doentes morreram de exacerbação de asma durante um período de acompanhamento de 6 anos, sendo que mais de metade dessas mortes ocorreram no primeiro ano após a alta hospitalar.[29] Outro estudo identificou ET prévia como sendo o maior fator de risco para morte por asma.[1]

Conclusão

A ventilação mecânica tem um papel importante no tratamento de doentes com asma que apresentam insuficiência respiratória com risco de vida, no entanto, o tratamento farmacológico deve ser mantido e otimizado.

A VNI e a CNAF, parecem ter resultados promissores, no entanto, a sua utilização nas exacerbações da asma não é recomendada por rotina.

O principal objetivo durante a VMI é limitar hiperinsuflação, admitindo-se que a sua reversão resultará na correção da insuficiência respiratória. Para tal, a parametrização do ventilador deve ser efetuada de forma a maximizar o tempo de expiração, com frequência respiratória e relação I:E baixas e V_T entre 6 a 8 mL/kg (peso ideal). A normalização da acidose respiratória deve ser um objetivo secundário.

Em doentes com estímulo respiratório presente, habitualmente já em fase de recuperação, é fundamental uma boa sincronia com o ventilador com o objetivo de não agravar a insuflação dinâmica e minimizar o trabalho respiratório. A parametrização da $PEEP_e$ de forma individualizada pode melhorar a sincronia com o ventilador.

O desmame deve ser realizado o mais rápido possível com uma triagem diária seguida de uma tentativa de respiração espontânea.

Os doentes com asma ventilados de forma invasiva devem ter um seguimento apertado após a alta hospitalar, uma vez que parecem ter maior risco de eventos adversos.

Referências bibliográficas

1. Hussain M, Hassan T, Hussain G, Shah MZ, Kimbley Z. Adherence to National Asthma Guidelines in the Acute Care Setting: A Retrospective Cohort Study. Cureus. 2023;15(11):e48725.
2. Peñuelas O, Muriel A, Abraira V, Frutos-Vivar F, Mancebo J, Raymondos K, et al. Inter-country variability over time in the mortality of mechanically ventilated patients. Intensive Care Med. 2020;46:444–453.
3. West JB. Fisiopatologia Pulmonar – princípios básicos. Artmed; 2014. p. 84-95.
4. Demoule A, Brochard L, Dres M, Heunks L, Jubran A, Laghi F, et al. How to ventilate obstructive and asthmatic patients. Intensive Care Med. 2020;46(12):2436-2449.
5. Cheyne WS, Gelinas JC, Eves ND. Hemodynamic effects of incremental lung hyperinflation. Am J Physiol Heart Circ Physiol. 2018;315(3):H474-H481.
6. Neder JA, O'Donnell DE. Right ventricular dimensions during COPD exacerbations: A matter of low preload versus high afterload? Respirology. 2022;27(1):7-9.
7. Tobim M. Principles and Practice of Mechanical Ventilation. 3 ed. Chicago: The McGraw-Hill Companies; 2013. p. 727-739.
8. "Global Initiative for Asthma. Global Strategy for Asthma Management and Prevention," 2022. [Online]. Available: https://ginasthma.org/.
9. Le Conte P, Terzi N, Mortamet G, Abroug F, Carteaux G, Charasse C, et al. Management of severe asthma exacerbation: guidelines from the Société Française de Médecine d'Urgence, the Société de Réanimation de Langue Française and the French Group for Pediatric Intensive Care and Emergencies. Ann Intensive Care. 2019;9(1):115.
10. Rochwerg B, Brochard L, Elliott MW, Hess D, Hill NS, Nava S, et al. Official ERS/ATS clinical practice guidelines: noninvasive ventilation for acute respiratory failure. Eur Respir J. 2017;50(2):1602426.
11. Althoff MD, Holguin F, Yang F, Grunwald GK, Moss M, Vandivier RW, et al. Noninvasive Ventilation Use in Critically Ill Patients with Acute Asthma Exacerbations. Am J Respir Crit Care Med. 2020;202(11):1520-1530.
12. Brenner B, Corbridge T, Kazzi A. Intubation and mechanical ventilation of the asthmatic patient in respiratory failure. J Allergy Clin Immunol. 2009;124(2 Suppl):S19-28.
13. Bayable SD, Melesse DY, Lema GF, Ahmed SA. Perioperative management of patients with asthma during elective surgery: A systematic review. Ann Med Surg (Lond). 2021;70:102874.
14. Tuxen DV, Lane S. The effects of ventilatory pattern on hyperinflation, airway pressures, and circulation in mechanical ventilation of patients with severe air-flow obstruction. Am Rev Respir Dis. 1987;136(4):872-9.
15. Darioli R, Perret C. Mechanical controlled hypoventilation in status asthmaticus. Am Rev Respir Dis. 1984 Mar;129(3):385-7.
16. Boles JM, Bion J, Connors A, Herridge M, Marsh B, Melot C, Pearl R, Silverman H, Stanchina M, Vieillard-Baron A, Welte T. Weaning from mechanical ventilation. Eur Respir J. 2007;29(5):1033-56.
17. Management of mechanical ventilation in acute severe asthma: practical aspects.
18. Lim WJ, Mohammed Akram R, Carson KV, Mysore S, Labiszewski NA, et al. Non-invasive positive pressure ventilation for treatment of respiratory failure due to severe acute exacerbations of asthma. Cochrane Database Syst Rev. 2012;12:CD004360.
19. Kass JE, Castriotta Rj. Heliox Therapy in Acute Severe Asthma. Chest. 1995;107:757-760.
20. Jaber S, Fodil R, Carlucci A, Boussarsar M, Pigeot J, Lemaire F, et al. Noninvasive ventilation with helium-oxygen in acute exacerbations of chronic obstructive pulmonary disease. Am J Respir Crit Care Med. 2000;161(4 Pt 1):1191-200.
21. Jolliet P, Ouanes-Besbes L, Abroug F, Ben Khelil J, Besbes M, Garnero A, et al. A Multicenter Randomized Trial Assessing the Efficacy of Helium/Oxygen in Severe Exacerbations of Chronic Obstructive Pulmonary Disease. Am J Respir Crit Care Med. 2017;195(7):871-880.
22. Mikkelsen ME, Pugh ME, Hansen-Flaschen JH, Woo YJ, Sager JS. Emergency extracorporeal life support for asphyxic status asthmaticus. Respir Care. 2007;52(11):1525-9..
23. Elliot SC, Paramasivam K, Oram J, Bodenham AR, Howell SJ, Mallick A. Pumpless extracorporeal carbon dioxide removal for life-threatening asthma. Crit Care Med. 2007;35(3):945-8.
24. Sklar MC, Beloncle F, Katsios CM, Brochard L, Friedrich JO. Extracorporeal carbon dioxide removal in patients with chronic obstructive pulmonary disease: a systematic review. Intensive Care Med. 2015;41(10):1752-62.
25. Jonkman AH, Rauseo M, Carteaux G, Telias I, Sklar MC, Heunks L, et al. Proportional modes of ventilation: technology to assist physiology. Intensive Care Med. 2020;46(12):2301-2313.
26. Demoule A, Clavel M, Rolland-Debord C, Perbet S, Terzi N, Kouatchet A, et al. Neurally adjusted ventilatory assist as an alternative to pressure support ventilation in adults: a French multicentre randomized trial. Intensive Care Med. 2016;42(11):1723-1732.
27. Tuinman PR, Jonkman AH, Dres M, Shi ZH, Goligher EC, Goffi A, et al. Respiratory muscle ultrasonography: methodology, basic and advanced principles and clinical applications in ICU and ED patients-a narrative review. Intensive Care Med. 2020;46(4):594-605.
28. Mayo PH, Copetti R, Feller-Kopman D, Mathis G, Maury E, Mongodi S, et al. Thoracic ultrasonography: a narrative review. Intensive Care Med. 2019;45(9):1200-1211.
29. Marquette CH, Saulnier F, Leroy O, Wallaert B, Chopin C, Demarcq JM, et al. Long-term prognosis of near-fatal asthma. A 6-year follow-up study of 145 asthmatic patients who underwent mechanical ventilation for a near-fatal attack of asthma. Am Rev Respir Dis. 1992;146(1):76-81.
30. Langer D, Ciavaglia CE, Neder JA, Webb KA, O'Donnell DE. Lung hyperinflation in chronic obstructive pulmonary disease: mechanisms, clinical implications and treatment. Expert Rev Respir Med. 2014;8(6):731-49.
31. Cheyne WS, Williams AM, Harper MI, Eves ND. Heart-lung interaction in a model of COPD: importance of lung volume and direct ventricular interaction. Am J Physiol Heart Circ Physiol. 2016;311(6):H1367-H1374.
32. Cheyne WS, Gelinas JC, Eves ND. Hemodynamic effects of incremental lung hyperinflation. Am J Physiol Heart Circ Physiol. 2018;315(3):H474-H481.
33. Georgopoulos D, Giannouli E, Patakas D. Effects of extrinsic positive end-expiratory pressure on mechanically ventilated patients with chronic obstructive pulmonary disease and dynamic hyperinflation. Intensive Care Med. 1993;19(4):197-203.
34. Lemaire F, Teboul JL, Cinotti L, Giotto G, Abrouk F, Steg G, et al. Acute left ventricular dysfunction during unsuccessful weaning from mechanical ventilation. Anesthesiology. 1988;69(2):171-9.
35. Heunks LM, van der Hoeven JG. Clinical review: the ABC of weaning failure--a structured approach. Crit Care. 2010;14(6):245.
36. Aquino Esperanza J, Pelosi P, Blanch L. What's new in intensive care: tracheostomy-what is known and what remains to be determined. Intensive Care Med. 2019;45(11):1619-1621.
37. Trouillet JL, Collange O, Belafia F, Blot F, Capellier G, Cesareo E, et al. Tracheotomy in the intensive care unit: guidelines from a French expert panel. Ann Intensive Care. 2018;8(1):37.
38. Bayable SD, Melesse DY, Lema GF, Ahmed SA. Perioperative management of patients with asthma during elective surgery: A systematic review. Ann Med Surg (Lond). 2021;70:102874.

Doença Pulmonar Obstrutiva Crônica Exacerbada

Sérgio de Vasconcellos Baldisserotto

Introdução

O tabagismo é o a principal fator de risco para o desenvolvimento da doença pulmonar obstrutiva crônica (DPOC). Em 2020 o uso de algum tipo de tabaco foi estimado em 22,3% da população mundial com 15 anos ou mais, um número bem menor que os 32,7% observados no ano 2000. Dados de 2020 sugerem que o uso de tabaco foi de 12,8% na população brasileira.[1]

Apesar da tendência de queda do consumo mundial de tabaco, a DPOC segue sendo um problema atual e encontra-se entre as principais causas de morbidade e mortalidade nos países desenvolvidos, uma vez que a prevalência de hoje reflete o consumo de tabaco de décadas passadas. Em 2019 a DPOC foi a terceira causa de morte no mundo.[2,3] Em 2005 foi publicado o estudo PLATINO que estimou a prevalência de DPOC entre 7,8% e 19,7% da população adulta, estudando 5 capitais da América Latina.[4] No Brasil, estima-se que a prevalência varie de 12% a 25%, conforme a região estudada, com média nacional de 17% na população com idade superior a 40 anos.[5]

A exacerbação de DPOC (EDPOC) tem um grande impacto nos portadores da doença, pois interfere negativamente na qualidade de vida dos pacientes,[6] aumenta a taxa de hospitalizações e readmissões e acelera a progressão da doença.

Definições de DPOC E DPOC exacerbada

A DPOC é uma doença comum, prevenível e tratável, caracterizada por sintomas respiratórios persistentes e limitação ao fluxo aéreo causada por alterações nas vias aéreas e alvéolos, comumente causada por exposição significativa à partículas ou gases nocivos e, influenciada por fatores do indivíduo, incluindo o desenvolvimento anormal dos pulmões.[2] O tabagismo, somado a ouros fatores ambientais, é responsável por 95% dos casos da DPOC, apesar disto, somente 15% dos fumantes desenvolvem a doença.[7] Fatores do indivíduo, o equilíbrio entre proteases e antiproteases (por exemplo, deficiência de alfa-1 antitripsina) e a ingesta de vitaminas antioxidantes (A, C, E),[8] são responsáveis por uma minoria dos casos.

A exacerbação da DPOC é definida como uma piora aguda dos sintomas respiratórios, além das variações diárias normais do quadro crônico do paciente, que resulta em terapia adicional. As exacerbações são caracterizadas por aumento da inflamação das vias aéreas, da produção de muco e do alçaponamento aéreo significativo.[2] O principal sintoma da exacerbação é o aumento da dispneia que pode ser acompanhado de outras manifestações como aumento do volume e purulência do escarro, aumento da frequência e intensidade da tosse e sibilância.[9]

Classificação da gravidade da exacerbação da DPOC

Enquanto a *Global Initiative for Chronic Obstructive Lung Disease* (GOLD)[2] classifica a gravidade das exacerbações principalmente de acordo com a necessidade de medicações para tratá-la, outras classificações utilizam associação e gravidade dos sintomas[10] como métrica. A associação destas duas abordagens gera a seguinte classificação:

- **Leve:** somente um dos três sintomas principais (aumento da dispneia, aumento do volume de secreção ou aumento da purulência do escarro) estão presentes.[10] Tratada somente com broncodilatadores de ação curta.[2]
- **Moderada:** pelo menos dois de três dos principais estão presentes.[10] Tratada com broncodilatadores de ação curta + antibióticos e/ou corticosteroides.[2]
- **Grave:** presença dos três sintomas respiratórios principais.[10] Geram visitas ao departamento de emergência e hospitalizações[2] para manejo de sintomas (piora súbita da dispneia, frequência respiratória (FR) elevada, queda de saturação, confusão e tontura), resposta insatisfatória inicial aos broncodilatadores de ação curta, podendo deteriorar, causando insuficiência respiratória aguda (IRpA) com necessidade de suporte ventilatório não invasivo ou invasivo. O tratamento inclui o uso de broncodilatadores de curta ação, antibióticos e corticosteroide oral ou endovenoso.[2]

Proposta atual de definição e estratificação de gravidade da EDPOC

A definição e classificação de gravidade atual da EDPOC apresenta diversas limitações que podem afetar negativamente as decisões de manejo do paciente, pois baseia-se somente na percepção subjetiva do paciente, não se correlaciona com variáveis fisiopatologicamente mensuráveis e permite a estratificação da gravidade somente depois que atendimento aconteceu *(post facto).*

Com a intenção de corrigir estas deficiências conceituais, um grupo de especialistas produziu em 2021 a Proposta de Roma como nova definição e estratificação da gravidade da EDPOC, com o objetivo de orientar o manejo e o diagnóstico diferencial bem como registrar variáveis quantificáveis, fisiopatologicamente relacionadas à gravidade do evento, que facilitem pesquisas futuras.[11] Segundo a proposta de Roma a EDPOC tem a seguinte definição: "em um paciente com DPOC, uma exacerbação é um evento caracterizado por dispneia e/ou tosse e expectoração que piorem em um tempo ≤ 14 dias, que podem estar acompanhados de taquipneia e/ou taquicardia e que está frequentemente associada a inflamação local e sistêmica causada por infecção das vias aéreas, poluição, ou outro insulto às vias aéreas".[11] Este painel de *experts* sugere que se utilize uma escala analógica visual (EAV),[12] de 0 a 10, para quantificação da dispneia sendo que uma pontuação ≥ 5, no contexto de suspeita de EDPOC, indica dispneia severa. A estratificação da EDPOC está descrita no **Quadro 43.3.1**.

Embora esta definição revisada aborde muitas das limitações da definição atual, oriente melhor o manejo do paciente, pesquisa e planejamento dos serviços da saúde, ela ainda carece de validação em estudos bem delineados para tal.

Fisiopatologia

Proporções variadas de enfisema pulmonar, bronquite crônica e bronquiolite obstrutiva causam a redução do fluxo aéreo expiratório na DPOC ao gerar aumento da resistência das vias aéreas e redução da retração elástica pulmonar.

Quadro 43.3.1. Estratificação da Gravidade da EDPOC segundo a proposta de Roma

Gravidade	Critério para julgar a gravidade
Leve (padrão)	• EAV de dispneia < 5 • FR < 24 mrm • FC < 95 bpm • SaO_2 ≥ 92% em ar ambiente (ou prescrição usual de O_2 do paciente) E mudança ≤ 3% (quando conhecida) • PCR < 10 mg/L (quando coletada)
Moderada (pelo menos três dos cinco)	• EAV de dispneia ≥ 5 • FR ≥ 24 mrm • FC ≥ 95 bpm • SaO_2 < 92% em ar ambiente (ou prescrição usual de O_2 do paciente) E mudança > 3% (quando conhecida) • PCR ≥ 10 mg/L • Se coletada, a GA pode mostrar hipoxemia (PaO_2 ≤ 60 mmHg) e/ou hipercapnia ($PaCO_2$ > 45 mmHg), mas não acidose (pH > 7,35)
Grave	• GA mostra hipercapnia ($PaCO_2$ > 45 mmHg) e acidose (pH < 7,35)

EAV: escala analógica visual; FR: frequência respiratória; FC: frequência cardíaca; mrm: movimentos respiratórios por minuto; SaO_2: saturação arterial de O_2; PCR: proteína C reativa; GA: gasometria arterial; $PaCO_2$: pressão parcial de gás carbônico arterial; PaO_2: pressão parcial arterial de oxigênio.

Fonte: Adaptado de Celli BR, Fabbri LM, Aaron SD, Agusti A, Brook R, Criner GJ, *et al.* An Updated Definition and Severity Classification of Chronic Obstructive Pulmonary Disease Exacerbations: The Rome Proposal. Am J Respir Crit Care Med. 2021;204(11):1251-8.

A resistência das vias aéreas é aumentada por edema e hipertrofia da mucosa, secreções, broncoespasmo, tortuosidade das vias aéreas, turbulência do fluxo aéreo e perda de tecidos elásticos do parênquima pulmonar que normalmente sustentam as pequenas vias aéreas. A perda da pressão de retração elástica pulmonar se deve tanto à perda de elastina pulmonar quanto à perda da tensão superficial alveolar pela destruição das paredes alveolares.

O enfisema pulmonar é a principal causa da perda de retração elástica pulmonar. A destruição do parênquima causa perda e ruptura das ancoragens alveolares que conferem tração radial e permeabilidade às pequenas vias aéreas durante a expiração no pulmão normal. Esta redução diminui o fluxo expiratório ao reduzir pressão interalveolar que gera o fluxo e ao reduzir a pressão intraluminal nas vias aéreas, que normalmente também contribui na patência das pequenas vias aéreas durante a expiração. O esforço expiratório do paciente aumenta a pressão alveolar, mas também causa compressão dinâmica das vias aéreas, sendo que o resultado global é de nenhuma melhora ou, muitas vezes, a piora do fluxo expiratório. Esses fatores estão presentes em proporções variadas, dependendo do fenótipo do paciente, com predomínio enfisematoso ou bronquítico. Como resultado, ocorre alçaponamento aéreo e aumento do volume residual que pode chegar a até 60% a 70% da capacidade pulmonar total predita.[7]

A hiperinsuflação resultante tem um componente estático e outro dinâmico. O componente estático ocorre ao final de uma expiração longa o suficiente para que o fluxo expiratório cesse completamente, permitindo que os pulmões e a caixa torácica alcancem a sua capacidade residual funcional (CRF) estática. Já o componente dinâmico é uma hiperinsuflação adicional que ocorre em função de um fluxo expiratório baixo que não permite a expiração completa antes do início da próxima inspiração. O grau de hiperinsuflação dinâmica depende da gravidade da obstrução, do volume corrente e do tempo expiratório.[13] A caixa torácica hiperinsuflada coloca o diafragma em desvantagem mecânica e relação força/tensão sub-ótima, o que predispõe o aumento do trabalho ventilatório e a fadiga da musculatura respiratória. O risco de fadiga aumenta com condições miopáticas associadas: uso de corticosteroides e distúrbios eletrolíticos.[14,15]

A limitação do fluxo aéreo resulta em expiração prolongada, hiperinsuflação pulmonar, desvantagem da musculatura inspiratória, aumento do trabalho respiratório e sensação de dispneia. Todos esses fatores são agravados durante uma EDPOC. Durante as exacerbações, pequenas reduções da função pulmonar relacionadas a infecções, descompensações menores da função cardíaca[16] ou atelectasias aumentam a impedância e o espaço morto do sistema causando aumento da carga de trabalho a um sistema com reserva funcional já limítrofe, levando facilmente o paciente a um quadro de insuficiência ventilatória e hipercápnica aguda.

A hipercapnia crônica causada pela redução do volume-minuto alveolar, geralmente é acompanhada de um aumento compensatório na retenção de bicarbonato para correção do pH baixo relacionado à acidose respiratória. Este mecanismo compensatório pode atuar como um mecanismo poupador de fadiga em alguns pacientes ao evitar descompensação ventilatória associada a acidose hipercápnica. Além disso, em algumas situações, o controle ventilatório central pode estar pouco responsivo aos gatilhos fisiológicos normais, hipoxemia e hipercapnia, levando à hipoventilação e aumento na retenção de CO_2. Condições associadas como síndrome das apneias obstrutivas do sono (SAOS),[17,18] obesidade[19,20] e exposição a drogas (álcool, sedativos, anticonvulsivantes) podem agravar este quadro.[21]

A hipoxemia e as alterações nas paredes dos vasos levam a vasoconstrição pulmonar, hipertensão pulmonar, *cor pulmonale*, desacoplamento entre ventilação e perfusão (V/Q) e desenvolvimento de *shunt* intrapulmonar.[22]

Fatores de risco para EDPOC

Múltiplos fatores de risco para desenvolvimento de EDPOC foram identificados em diferentes estudos: idade avançada, sexo feminino,[23,24] tosse produtiva, hipersecreção mucosa crônica, tempo de diagnóstico da DPOC aumentado, história de antibioticoterapia prévia, uso de teofilina, eosinófilos periféricos > 340 células/mL,[25-27] presença de uma ou mais comorbidades (cardiopatia isquêmica, insuficiência cardíaca ou diabetes melito), hipertensão pulmonar[28] e refluxo gastroesofágico,[29,30] internação relacionada a DPOC nos últimos 12 meses e história prévia de exacerbações.[2]

O melhor preditor isolado de exacerbações é a história prévia de EDPOC, independente da gravidade da DPOC. Uma história de 0 a 1 exacerbações sugere um baixo risco de exacerbações, enquanto duas ou mais exacerbações se correlacionam com alto risco futuro. O impacto das exacerbações é tão importante no prognóstico e história natural da doença que o relatório GOLD sugere que o estadiamento completo, além da alteração da função pulmonar mensurada pela queda do VEF1 na espirometria, incorpore o número de exacerbações, hospitalizações, grau de dispneia classificada pela escala MRC (*Medical Research Council*) modificada e qualidade de vida do paciente mensurada pelo questionário CAT (COPD *assessment tool*).[2]

Etiologia da EDPOC

As principais manifestações da EDPOC são inespecíficas o que representa um desafio ao clínico no diagnóstico diferencial de outras condições cardiopulmonares prevalentes.[31] A poluição do ar e outras condições ambientais provavelmente são responsáveis por 15% a 20% das EDPOC.[32] Estima-se que 50% a 70% das EDPOC sejam causadas por infecções respiratórias virais ou bacterianas.[2,22,31,32]

As exacerbações causadas por vírus, 30% e 60% dos casos,[31] costumam ser mais graves, mais longos e geram mais internações hospitalares, como observado no inverno. O vírus mais comumente isolado é o rinovírus, responsável pelo resfriado comum. Outros vírus associados a EDPOC são o vírus sincicial respiratório, enterovírus e coronavírus. Viroses podem ser fator predisponente à infecção bacteriana secundária na EDPOC.[22]

As bactérias são responsáveis entre 30% e 50% das EDPOC.[31] O *Haemophilus influenzae* (20% a 30%), o *Streptococcus pneumoniae* (10% a 15%) e a *Moraxella catarrhalis* (10% A 15%) representam a maioria dos casos, contudo *H parainfluenzae*, bacilios Gram negativos entéricos e *Pseudomonas* spp. também podem estar presentes.[22,32] Bactérias atípicas, *Mycoplasma pneumoniae* e *Chlamydophila pneumoniae*, são pouco frequentes.[32] Bactérias podem comumente ser isoladas no escarro de pacientes estáveis e a diferenciação entre colonização e infecção pode ser difícil.[22]

Os *Aspergillus* spp. e o *Pneumocystis jirovecii*, embora incomuns, podem estar presentes em pacientes muito graves, usuários de corticoide ou imunodeprimidos por outras causas.[32,33]

Diagnóstico diferencial

Os principais diagnósticos diferenciais de DPOC exacerbado incluem: insuficiência cardíaca (IC) descompensada, arritmias cardíacas, síndrome coronariana aguda (SCA), pneumotórax, derrame pleural, pneumonia e tromboembolismo pulmonar (TEP).[2,34]

A IC pode ser aguda ou crônica, com ou sem edema agudo de pulmão. Entre as arritmias, a fibrilação atrial é frequente nos pacientes com DPOC. Portadores de DPOC geralmente acumulam fatores de risco para cardiopatia isquêmica e o diagnóstico de SCA deve ser considerado. Dor pleurítica aguda e piora súbita da dispneia pode sugerir pneumotórax ou tromboembolismo pulmonar (TEP). O TEP pode ser excluído com dosagem de D-dímeros, em pacientes de baixa probabilidade pré-teste de TEP, ou com angiotomografia nos casos de probabilidade moderada a alta. A identificação de tromboembolismo venoso profundo na ecografia vascular à beira do leito apoia a suspeita de TEP como fator de descompensação. A prevalência de TEP em descompensação de DPOC inexplicada foi estimada em 16,1%.[35]

Neste contexto o ecocardiograma (ECG), a radiografia (RX) de tórax e a ultrassonografia (USG) à beira do leito (pulmonar, cardiológica e vascular) podem ser úteis. Do ponto de vista laboratorial, além dos exames de rotina, a dosagem de D-dímeros, troponina, peptídeo natriurético cerebral, procalcitonina, proteína C reativa e culturas podem auxiliar no diagnóstico diferencial de pacientes gravemente descompensados.

Critérios de internação hospitalar

Critérios a serem considerados: severidade dos sintomas, (piora súbita da dispneia de repouso, taquipneia, alteração do estado mental), queda na saturação de O_2, IRpA, surgimento de novos sinais (cianose, edema periférico), falha na resposta ao manejo clínico inicial, presença de comorbidades graves e suporte domiciliar insuficiente.

Quando o paciente chega ao departamento de emergência deve inicialmente receber oxigênio suplementar e ser avaliado clinicamente quanto a gravidade da exacerbação:[2,36]

a. **Sem IRpA:** FR = 20-30 mrm, sem uso de musculatura acessória, sem alteração do estado mental, melhora da hipoxemia com Venturi a 35%-50% de O_2 suplementar, sem aumento na $PaCO_2$.
b. **IRpA não ameaçadora da vida:** FR > 30 mrm, uso de musculatura acessória, sem alteração do estado mental, melhora da hipoxemia com Venturi a 35%-50% de O_2 suplementar, hipercapnia, aumento na $PaCO_2$ em relação ao valor basal ou $PaCO_2$.
c. **IRpA ameaçadora da vida:** FR > 30 mrm, uso de musculatura acessória, alteração do estado mental, sem melhora da hipoxemia ou necessidade de FiO_2 > 0,4, hipercapnia, aumento na $PaCO_2$ em relação ao valor basal ou > 60 mmHg ou acidose grave (pH < 7,25).

Critérios de admissão em UTI ou unidade respiratória

- Dispneia intensa com resposta inadequada a terapia inicial de emergência.
- Alterações do estado mental (confusão, letargia ou coma).
- Piora ou persistência da hipoxemia (PaO_2 < 40 mmHg) e/ou piora ou gravidade da acidose respiratória (pH < 7,25) apesar de O_2 suplementar e ventilação não invasiva (VNI).
- Necessidade de ventilação mecânica invasiva (VMI).
- Instabilidade hemodinâmica – necessidade de vasopressores.
- Avaliação pragmática dos recursos locais para manejo adequado.

Tratamento farmacológico

O tratamento farmacológico das EDPOC baseia-se no uso de três classes de medicamentos: broncodilatadores, corticoides e antibióticos.

O tratamento inicial com broncodilatadores deve ser realizado com uso de β-2 agonistas inalados de curta duração (SABA: fenoterol, salbutamol) associados ou não a antagonistas muscarínicos (anticolinérgicos) inalados de curta duração (SAMA: brometo de ipratrópio). A dose de 2 a 4 jatos via inalador dosimetrado (MDI), com aerocâmara, de 1 em 1 hora podem ser iniciados com espaçamento progressivo das doses conforme reposta clínica. Apesar da ausência de estudos controlados recomenda-se a manutenção dos broncodilatadores de longa duração LABA e LAMA (β-2 agonistas de longa duração, antagonistas muscarínicos de longa duração) e corticoides inalados de uso prévio do paciente ou início deles antes da alta hospitalar. Em função do risco de narcose carbônica, caso se opte por nebulização para administrar broncodilatadores a mesma deve ser realizada conectada ao ar comprimido e não ao O_2 hospitalar.[37] Embora não existam evidências de superioridade do inalador dosimetrado sobre a nebulizador como dispositivo de administração dos broncodilatadores, a nebulização pode ser mais confortável para os pacientes mais graves.[38] Ressalta-se a importância de que o paciente mesmo em ventilação mecânica deve receber broncodilatadores inalatórios. Para atingir uma dose efetiva a administração deve respeitar os aspectos técnicos peculiares à ventilação mecânica.[39-42] O uso subcutâneo ou endovenoso de β-2 agonistas de curta duração (terbutalina e salbutamol) não é recomendado pelo alto risco de eventos adversos cardiológicos, isquemia miocárdica e arritmias, relacionados aos efeitos cronotrópicos e inotrópicos das drogas. Da mesma forma, o uso de metilxantinas endovenosas, teofilina e aminofilina, está contraindicado.[43-45] O sulfato de magnésio tem efeito broncodilatador e metanálise recente sugere que seu uso intravenoso pode estar associado a menos admissões hospitalares, diminuição do tempo de internação e melhora da dispneia quando comparado ao placebo, contudo não houve diferenças em relação a admissão na UTI, uso de VNI, função pulmonar, saturação de oxigênio e eventos adversos.[46]

Problemas metodológicos nos estudos fazem com que o uso generalizado de antibióticos seja controverso na EDPOC.[47] Seu uso está indicado quando há evidência ou suspeita forte de infecção bacteriana (por exemplo, purulência do escarro aumentada).[48] A observação de purulência do escarro tem uma sensibilidade de 94,4% e uma especificidade de 52% para carga bacteriana elevada, direcionando uma relação causal da exacerbação.[49] Dados de metanálises suportam o uso de antibióticos em exacerbações moderadas e graves com evidência de redução de mortalidade em 77% a curto prazo e redução de 53% na falha de tratamento.[50,51] A antibioticoterapia está indicada quando a exacerbação apresenta os três sintomas cardinais de gravidade (dispneia, aumento do volume do escarro e aumento da purulência), ou quando apresenta dois e um deles é a purulência do escarro bem como quando VNI e ventilação invasiva (VI) forem necessárias. Apesar do potencial para redução de exposição à antibioticoterapia, o uso de protocolos baseados em biomarcadores, procalcitonina[52-58] e proteína C reativa,[59-62] para início e suspensão de antibióticos na EDPOC, apresenta resultados conflitantes na literatura e não é recomendado de forma rotineira.[2] A escolha de antibióticos depende de protocolos locais, mas geralmente envolvem o uso de uma aminopenicilina associada a ácido clavulânico, azitromicina ou tetraciclina. Em exacerbadores frequentes e em casos mais graves cobertura para Gram-negativos e outros patógenos resistentes deve ser considerada. Melhora da dispneia e purulência do escarro sugerem resposta clínica adequada. O tempo de antibioticoterapia recomendado é de 5 a 7 dias.[2]

Os corticoides encurtam o tempo de recuperação na EDPOC, melhoram o VEF1 e a oxigenação.[63-64] O uso de corticoide está associado a maior sucesso da VNI e menor tempo de VI.[65] Eles também se relacionam à menor risco de recaída precoce, falha de tratamento e redução no tempo de internação hospitalar.[63,65,66] Os glicocorticoides orais são rapidamente absorvidos, atingem pico sérico em uma hora, com biodisponibilidade completa, não havendo diferenças significativas em desfechos quando comparado ao seu uso endovenoso.[66-68] Portanto, o uso endovenoso fica reservado a pacientes graves nos quais houve falha com o uso de corticoide via oral, quando há dificuldade na ingesta deles e quando a absorção se encontra alterada em função de choque e da hipoperfusão esplâncnica. Embora a dose ideal na EDPOC seja desconhecida, atualmente existe uma tendência ao uso de doses menores por tempo menor.[67,69,70] O relatório GOLD recomenda o uso oral de 40 mg de prednisona ou seu equivalente dose-endovenoso por 5 dias.[2,67] Conforme a gravidade da exacerbação, a dose de prednisona varia entre 30 e 60 mg uma vez ao dia ou metilprednisolona de 60 a 125 mg duas a quatro vezes ao dia.[67,68,70] O uso de corticoides sistêmicos está indicado em pacientes com EDPOC moderada e severa.

Oxigenoterapia

A oxigenoterapia inicial na EDPOC pode ser fornecia por máscara de Venturi 28% a 4 L/min com uma meta inicial de saturação de pulso de O_2 (SpO_2) 88% a 92% em pacientes com risco de hipercapnia.[71,72] A máscara de Venturi gera uma oferta de O_2 inspirado mais previsível e acurada que o cateter nasal e o óculos nasal. Durante a oxigenoterapia devem ser monitoradas com frequência a gasometria arterial e o nível de consciência pelo risco de depressão ventilatória em retentores crônicos de CO_2.[2]

Cateter nasal de alto fluxo

O uso de cateter nasal de alto fluxo (CNAF) está associado à diminuição do esforço e da FR, do trabalho ventilatório,[73] melhora das trocas gasosas, dos volumes pulmonares e da mecânica ventilatória em pacientes com DPOC estável.[74]

Em um estudo atual, com limitações metodológicas, o CNAF não reduziu a necessidade de entubação quando comparado a oxigenoterapia convencional em pacientes com EDPOC e hipercapnia leve.[75] Comparando o uso CNAF com VNI em EDPOC, não foram detectadas diferenças na taxa de entubação, falência ventilatória e mortalidade em 30 dias.[76,77] Recentemente foi publicado protocolo do estudo ELVIS, prospectivo, randomizado, multicêntrico, aberto, de não inferioridade que comparará o uso de VNI com CNAF em paciente com DPOC exacerbada e IRpA hipercápnica acidótica.[78]

Até o presente momento, as metanálises publicadas, com base em estudos de baixa qualidade e com grande heterogeneidade, não permitem gerar uma conclusão sobre papel do uso de CNAF na exacerbação de DPOC.[79-81]

Ventilação não invasiva (VNI)

A VNI é o modo preferencial de suporte ventilatório aos pacientes com EDPOC e IRpA.[2,82]. A VNI tem taxa de sucesso de 80% a 85% dos casos[2] e está associada à redução significativa de mortalidade (RR: 0,54, IC95%: 0,38 a 0,76).[22,83-85]

São indicações de VNI (pelo menos um dos critérios):[2]

- Acidose respiratória ($PaCO_2 \geq 45$ mmHg ou pH arterial $\leq 7{,}35$).
- Dispneia intensa ou sinais clínicos de fadiga da musculatura respiratória e aumento do trabalho ventilatório (uso de musculatura acessória, ventilação paradoxal abdominal e tiragem intercostal).
- Hipoxemia persistente, apesar da oxigenoterapia suplementar.

Em situação de rebaixamento de consciência, condição que usualmente contraindicaria suporte não invasivo, a VNI pode ser tentada em pacientes com EDPOC e narcose carbônica, sob supervisão médica rigorosa e avaliação criteriosa e frequente da resposta clínica e gasométrica.[82] Contudo, pacientes com pontuação < 8 na escala de coma de Glasgow têm indicação de suporte ventilatório invasivo.[86]

Os efeitos benéficos da VNI ocorrem com a melhora da acidose respiratória, pela redução da $PaCO_2$, melhora da hipoxemia, pelo aumento da PaO_2, redução do trabalho ventilatório, da FR e dispneia. Ao evitar a entubação na maioria dos casos (RR: 0,36, IC95%: 0,28 a 0,46),[83] a VNI evita a morbimortalidade associada à VI e reduz o tempo de internação hospitalar.[26,82,85,87,88]

Como abordagem inicial, pode-se usar uma modalidade espontânea com dois níveis de pressão (BiLevel), com pressão inspiratória positiva da via aérea (IPAP) entre 8 e 12 cmH_2O e pressão expiratória positiva na via aérea (EPAP) entre 3 e 5 cmH_2O, tituladas para produzir volume corrente de 6 a 8 mL/kg/peso predito, frequência de retaguarda ajustada em oito ventilações por minuto e FiO_2 ajustada para uma SpO_2 entre 88% e 92%.[89]

Embora na EDPOC as indicações de entubação sejam as mesmas que outras causas de IRpA, a falha da tentativa da VNI, método primário de suporte nestes pacientes, ocorre em aproximadamente 25% dos casos.[82] A deterioração ou falha na melhora da troca gasosa após uso de VNI é preditor de necessidade de suporte invasivo.[90-92] Uma vez que muitos pacientes são hipoxêmicos e hipercápnicos crônicos, não existem limiares gasométricos definidos para indicar entubação, e os resultados da gasometria arterial devem ser comparados aos valores basais do paciente, quando disponíveis, e interpretados de acordo com o cenário clínico do momento. A probabilidade de falha da VNI é de 70% caso o paciente apresente uma das seguintes características na apresentação: Glasgow < 11, APACHEII ≥ 29, FR = 30 mrm em pH < 7,25. Se após duas horas de VNI o paciente ainda apresentar um pH < 7,25 esta chance de falha aumenta para 90%.[91] A monitorização de resposta da VNI e decisão de entubar deve ser feita, no máximo, em até duas horas, seguida de reavaliações frequentes, clínicas e gasométricas, para identificação de eventual falha tardia da VNI. Os pacientes que falham na tentativa inicial de VNI apresentam morbidade, permanência hospitalar e mortalidade aumentadas.[85] Um estudo com 205 pacientes admitidos com DPOC e IRpA obteve mortalidade intra-hospitalar de 8,4%, em seis meses de 24% e em três anos de 49%, revelando um prognóstico ruim após a alta hospitalar.[93]

Uma vez que os pacientes se recuperam da IRpA hipercápnica e passam a tolerar quatro horas contínuas de ventilação espontânea, a VNI pode ser interrompida diretamente.[94]

Ventilação mecânica invasiva na EDPOC

Embora a mortalidade dos pacientes com EDPOC submetidos a VMI gire em torno 22%, bem menor do que os 52% observados em pacientes com SDRA,[95] o pessimismo equivocado em relação ao prognóstico deles muitas vezes limita o seu acesso à UTI.[96] A VMI está indicada em situações de: pós-parada cardíaca ou respiratória, ventilação agônica ("*gasping*"), pH < 7,15, instabilidade hemodinâmica grave não responsiva a volume com necessidade de vasopressores, incapacidade de remover secreções, vômito persistente, aspiração maciça, arritmias cardíacas ventriculares ou supraventriculares graves, Glasgow < 8 ou agitação psicomotora severa, hipoxemia ameaçadora da vida e quando a VNI falha ou não é tolerada pelo paciente.[2,82,86]

As modalidades ventilatórias podem ser nominadas de acordo com a varável de controle, sequência ventilatória e esquema-alvo utilizando modalidades controladas a volume, pressão ou modalidades híbridas.[97] Contudo, apesar da nova taxonomia proposta, da variabilidade de nomenclatura imposta por diferentes fabricantes, persiste o uso corrente dos termos VCV (volume controlada), PCV (pressão controlada) e PSV (pressão de suporte) para designar as modalidades mais comumente utilizadas.

Os principais objetivos da VMI na EDPOC são a correção das alterações agudas nas trocas gasosas em relação ao basal do paciente, redução do trabalho ventilatório, repouso da musculatura ventilatória e a prevenção da hiperinsuflação dinâmica.[82,86] Os ajustes iniciais do ventilador, devem contemplar estes objetivos, independente da modalidade escolhida, através do ajuste das variáveis pertinentes a cada método.

Durante a VM, o aumento da resistência das vias aéreas pode afetar tanto a inspiração quanto a expiração. Durante a inspiração, as vias aéreas estreitadas produzem uma alta resistência ao fluxo que pode resultar em maiores pressões de pico das vias aéreas.[98] A pressão de pico, gerada pelo componente resistivo ao fluxo, não distende diretamente os alvéolos distais e se dissipa durante a inspiração. Já durante a expiração ocorre a limitação ao fluxo expiratório (LFE), uma condição dinâmica na qual, em função do aumento da resistência e da perda de retração elástica do parênquima pulmonar, quando a pressão fora das vias aéreas é maior que a pressão interna, as vias distais aéreas colapsam determinando alçaponamento aéreo.[98,99] Nesta condição um aumento no "*drive*" de pressão expiratória e/ou da atividade muscular expiratória não consegue aumentar o fluxo expiratório, pois ele encontra-se limitado.[100] A hiperinsuflação, por sua vez, aumenta a carga muscular, coloca o diafragma em desvantagem mecânica e pode levar a redução do retorno venoso e instabilidade hemodinâmica em função da auto-PEEP (pressão expiratória final positiva) gerada. Por esta razão, independente da modalidade ventilatória, na EDPOC devemos utilizar frequência ventilatória baixa e relação I:E > 1:3, permitindo tempos expiratórios longos em função da constante de tempo expiratório elevada.[82,86]. A curva de fluxo-tempo é utilizada para avaliar a expiração incompleta que gera a auto-PEEP, já para medirmos seu valor, é necessária a manobra de pausa expiratória e a avalição do valor de auto-PEEP na curva pressão-tempo. Quando a otimização da broncodilatação e o ajuste da relação I:E, aumentam o tempo expiratório, não é suficiente corrigir a auto-PEEP, pode-se tentar aplicação de PEEP extrínseca de até 85% do valor da PEEP mensurada.[101] Nos pacientes que respondem a esta manobra ocorre a manutenção ou redução na pressão de platô, a elevação da pressão de platô e da pressão de pico sugerem hiperdistensão e falha. Pacientes com DPOC tem risco aumentado de assincronias ventilatórias, neste contexto, a prevenção da auto-PEEP e titulação da PEEP extrínseca são medidas centrais na prevenção de assincronia de disparo. A ventilação assistida ajustada neuralmente (NAVA) e a NAVA não invasiva (NIV-NAVA), guiadas pela atividade elétrica do diafragma, são um modo de ventilação assistida que melhora a interação paciente-ventilador, tanto em termos de temporização quanto de resposta ao aumento da demanda, independentemente de vazamentos.[102,103] Já o modo de ventilação assistida proporcional (PAV+) representa uma abordagem alternativa onde não há meta de fluxo, volume ou pressão. A PAV+ é uma modalidade de ventilação espontânea que segue a equação do movimento para gerar a pressão inspiratória (Pvent) proporcional ao esforço inspiratório do paciente (Pmus). Portanto, quando o Pmus diminui, a Pvent também diminui e vice-versa. Estes modos avançados de VM têm o potencial de reduzir as assincronias nos pacientes com EDPOC, principalmente na fase de desmame.[104-108]

As seguir, sugestão de ajustes iniciais da VMI em paciente com EDPOC:

- Modalidade inicial VCV ou PCV.
- Fração inspirada de oxigênio (FiO_2): suficiente para garantir uma SaO_2 de 88% a 92%.[86]
- Volume corrente (VC): 6 mL/kg de peso predito (quando em PCV ou PSV monitore o excesso de VC que pode ser gerado).[82]
- Pressão sobre PEEP: quando em PCV utilize a menor pressão que permita o zeramento do fluxo inspiratório ao final da fase inspiratória, com tempo inspiratório curto para evitar auto-PEEP.
- Frequência ventilatória: de 8 a 12 mrm, com ajustes visando a correção do pH (> 7,20) e não da $PaCO_2$.[82]

- PEEP: 5 a 10 cmH_2O.
- Fluxo inspiratório: 40 a 60 L/min.
- Relação I:E: > 1:3 para permitir tempo expiratório longo e evitar auto-PEEP

O desmame dos pacientes com EDPOC deve ser tentado o mais breve possível uma vez que a sedação contínua prolongada, o uso de corticosteroides e bloqueadores neuromusculares se correlacionam com miopatia induzida por drogas, a fraqueza da musculatura ventilatória e o prolongamento do tempo de VM. A hiperinsuflação dinâmica tem um papel central na falha de desmame e cerca de 50% dos pacientes com EDPOC evoluem com desmame difícil.[109,110] Monitorar a atividade diafragmática com ultrassom pode ser útil neste contexto.[111-114] Os dois índices mais utilizados são o deslocamento diafragmático, que expressa o movimento do diafragma e é considerado normal se > 10 mm, e a fração de espessamento, que é a diferença de espessura entre inspiração e expiração, e é expresso em porcentagem. Uma fração de espessamento > 30% é considerada normal e está associada a um aumento da probabilidade de sucesso do desmame.[115] Os pacientes com DPOC beneficiam-se de estratégias de uso de VNI pós-extubação para encurtar o tempo de VMI, na VNI facilitadora, e para reduzir as falhas de extubação, na VNI preventiva.[86,116-118] Em pacientes com DPOC, a alternância entre VNI profilática e CNAF podem diminuir significativamente o risco de re-entubação.[119]. Apesar das controvérsias na literatura e da ausência de um marco temporal definido, pacientes com desmame prolongado, podem-se beneficiar de traqueostomia. Geralmente, na EDPOC, o procedimento não é cogitado antes de 10 dias de VMI e de uma tentativa de extubação para VNI.[120-124]

Conclusão

A DPOC exacerbada é uma situação extremamente prevalente nas UITs. A introdução de dispositivos de suporte ventilatório não invasivo mudou o desfecho dessa população de pacientes. A IRpA por EDPOC apresenta melhor prognóstico que outras causas de IRpA. Na maioria dos casos EDPOC severa com IRpA é possível evitar a entubação com uso de VNI. O principal objetivo do suporte ventilatório é limitar a hiperinsuflação. Atenção especial deve ser dada as assincronias e ao desmame precoce da VM pelo maior risco de falha associada. Em muitos casos, a exacerbação pode representar a fase final da história natural da doença e a adequação e proporcionalidade dos cuidados devem ser definidas junto ao paciente e seus familiares, levando-se em conta seus valores e preferências. Os pacientes com exacerbação grave de DPOC necessitam acompanhamento pneumológico para otimização do tratamento clínico, reabilitação e prevenção da recaída após a alta.

Referências bibliográficas

1. World health statistics 2022: monitoring health for the SDGs, sustainable development goals Geneva: World Health Organization; 2022 [131]. Disponível na Internet:: https://www.who.int/data/gho/publications/world-health-statistics.
2. GOLD. Global Initiative for Chronic Obstructive Disease. Global strategy for the diagnosis, management, and prevention of chronic obstructive pulmonary disease: 2022 Report 2022. Disponível na Internet: https://goldcopd.org/2022-gold-reports-2/.
3. WHO global health estimates: the top 10 causes of death World Healh Organization 2020 https://www.who.int/news-room/fact-sheets/detail/the-top-10-causes-of-death.
4. Menezes AM, Perez-Padilla R, Jardim JR, Muino A, Lopez MV, Valdivia G, et al. Chronic obstructive pulmonary disease in five Latin American cities (the PLATINO study): a prevalence study. Lancet. 2005;366(9500):1875-81.
5. Cruz MM, Pereira M. Epidemiology of Chronic Obstructive Pulmonary Disease in Brazil: a systematic review and meta--analysis. Cien Saude Colet. 2020;25(11):4547-57.
6. Seemungal TA, Donaldson GC, Paul EA, Bestall JC, Jeffries DJ, Wedzicha JA. Effect of exacerbation on quality of life in patients with chronic obstructive pulmonary disease. Am J Respir Crit Care Med. 1998;157(5 Pt 1):1418-22.
7. Niewoehner DE. Clinical practice. Outpatient management of severe COPD. N Engl J Med. 2010;362(15):1407-16.
8. Britton JR, Pavord ID, Richards KA, Knox AJ, Wisniewski AF, Lewis SA, et al. Dietary antioxidant vitamin intake and lung function in the general population. Am J Respir Crit Care Med. 1995;151(5):1383-7.
9. Wedzicha JA, Seemungal TA. COPD exacerbations: defining their cause and prevention. Lancet. 2007;370(9589):786-96.
10. Anthonisen NR, Manfreda J, Warren CP, Hershfield ES, Harding GK, Nelson NA. Antibiotic therapy in exacerbations of chronic obstructive pulmonary disease. Ann Intern Med. 1987;106(2):196-204.
11. Celli BR, Fabbri LM, Aaron SD, Agusti A, Brook R, Criner GJ, et al. An Updated Definition and Severity Classification of Chronic Obstructive Pulmonary Disease Exacerbations: The Rome Proposal. Am J Respir Crit Care Med. 2021;204(11):1251-8.
12. Gift AG, Narsavage G. Validity of the numeric rating scale as a measure of dyspnea. Am J Crit Care. 1998;7(3):200-4.
13. Tuxen DV, Lane S. The effects of ventilatory pattern on hyperinflation, airway pressures, and circulation in mechanical ventilation of patients with severe air-flow obstruction. Am Rev Respir Dis. 1987;136(4):872-9.
14. Aubier M, Viires N, Piquet J, Murciano D, Blanchet F, Marty C, et al. Effects of hypocalcemia on diaphragmatic strength generation. J Appl Physiol. 1985;58(6):2054-61.
15. Aubier M, Murciano D, Lecocguic Y, Viires N, Jacquens Y, Squara P, et al. Effect of hypophosphatemia on diaphragmatic contractility in patients with acute respiratory failure. N Engl J Med. 1985;313(7):420-4.
16. Abroug F, Ouanes-Besbes L, Nciri N, Sellami N, Addad F, Hamda KB, et al. Association of left-heart dysfunction with severe exacerbation of chronic obstructive pulmonary disease: diagnostic performance of cardiac biomarkers. Am J Respir Crit Care Med. 2006;174(9):990-6.
17. Marin JM, Soriano JB, Carrizo SJ, Boldova A, Celli BR. Outcomes in patients with chronic obstructive pulmonary disease and obstructive sleep apnea: the overlap syndrome. Am J Respir Crit Care Med. 2010;182(3):325-31.
18. Kendzerska T, Leung RS, Aaron SD, Ayas N, Sandoz JS, Gershon AS. Cardiovascular Outcomes and All-Cause Mortality in Patients with Obstructive Sleep Apnea and Chronic Obstructive Pulmonary Disease (Overlap Syndrome). Ann Am Thorac Soc. 2019;16(1):71-81.
19. Franssen FM, O'Donnell DE, Goossens GH, Blaak EE, Schols AM. Obesity and the lung: 5. Obesity and COPD. Thorax. 2008;63(12):1110-7.
20. Zewari S, Vos P, van den Elshout F, Dekhuijzen R, Heijdra Y. Obesity in COPD: Revealed and Unrevealed Issues. COPD. 2017;14(6):663-73.

21. Le TT, Park S, Choi M, Wijesinha M, Khokhar B, Simoni-Wastila L. Respiratory events associated with concomitant opioid and sedative use among Medicare beneficiaries with chronic obstructive pulmonary disease. BMJ Open Respir Res. 2020;7(1):e000483.
22. White AJ, Gompertz S, Stockley RA. Chronic obstructive pulmonary disease. 6: The aetiology of exacerbations of chronic obstructive pulmonary disease. Thorax. 2003;58(1):73-80.
23. Stolz D, Kostikas K, Loefroth E, Fogel R, Gutzwiller FS, Conti V, et al. Differences in COPD Exacerbation Risk Between Women and Men: Analysis From the UK Clinical Practice Research Datalink Data. Chest. 2019;156(4):674-84.
24. Oshagbemi OA, Keene SJ, Driessen JHM, Jordan R, Wouters EFM, de Boer A, et al. Trends in moderate and severe exacerbations among COPD patients in the UK from 2005 to 2013. Respir Med. 2018;144:1-6.
25. You Y, Shi GC. Blood Eosinophils and Clinical Outcome of Acute Exacerbations of Chronic Obstructive Pulmonary Disease: A Systematic Review and Meta-Analysis. Respiration. 2021;100(3):228-37.
26. Gonzalez-Barcala FJ, San-Jose ME, Nieto-Fontarigo JJ, Calvo-Alvarez U, Carreira JM, Garcia-Sanz MT, et al. Blood eosinophils could be useful as a biomarker in chronic obstructive pulmonary disease exacerbations. Int J Clin Pract. 2019:e13423.
27. Vedel-Krogh S, Nielsen SF, Lange P, Vestbo J, Nordestgaard BG. Blood Eosinophils and Exacerbations in Chronic Obstructive Pulmonary Disease. The Copenhagen General Population Study. Am J Respir Crit Care Med. 2016;193(9):965-74.
28. Wells JM, Washko GR, Han MK, Abbas N, Nath H, Mamary AJ, et al. Pulmonary arterial enlargement and acute exacerbations of COPD. N Engl J Med. 2012;367(10):913-21.
29. Kim J, Lee JH, Kim Y, Kim K, Oh YM, Yoo KH, et al. Association between chronic obstructive pulmonary disease and gastroesophageal reflux disease: a national cross-sectional cohort study. BMC Pulm Med. 2013;13:51.
30. Terada K, Muro S, Sato S, Ohara T, Haruna A, Marumo S, et al. Impact of gastro-oesophageal reflux disease symptoms on COPD exacerbation. Thorax. 2008;63(11):951-5.
31. Kim V, Aaron SD. What is a COPD exacerbation? Current definitions, pitfalls, challenges and opportunities for improvement. Eur Respir J. 2018;52(5):1801261.
32. Sethi S, Murphy TF. Infection in the pathogenesis and course of chronic obstructive pulmonary disease. N Engl J Med. 2008;359(22):2355-65.
33. Leung JM, Tiew PY, Mac Aogain M, Budden KF, Yong VF, Thomas SS, et al. The role of acute and chronic respiratory colonization and infections in the pathogenesis of COPD. Respirology. 2017;22(4):634-50.
34. Zvezdin B, Milutinov S, Kojicic M, Hadnadjev M, Hromis S, Markovic M, et al. A postmortem analysis of major causes of early death in patients hospitalized with COPD exacerbation. Chest. 2009;136(2):376-80.
35. Aleva FE, Voets L, Simons SO, de Mast Q, van der Ven A, Heijdra YF. Prevalence and Localization of Pulmonary Embolism in Unexplained Acute Exacerbations of COPD: A Systematic Review and Meta-analysis. Chest. 2017;151(3):544-54.
36. Celli BR, Barnes PJ. Exacerbations of chronic obstructive pulmonary disease. Eur Respir J. 2007;29(6):1224-38.
37. Bardsley G, Pilcher J, McKinstry S, Shirtcliffe P, Berry J, Fingleton J, et al. Oxygen versus air-driven nebulisers for exacerbations of chronic obstructive pulmonary disease: a randomised controlled trial. BMC Pulm Med. 2018;18(1):157.
38. van Geffen WH, Douma WR, Slebos DJ, Kerstjens HA. Bronchodilators delivered by nebuliser versus pMDI with spacer or DPI for exacerbations of COPD. Cochrane Database Syst Rev. 2016(8):CD011826.
39. Kallet RH. Adjunct therapies during mechanical ventilation: airway clearance techniques, therapeutic aerosols, and gases. Respir Care. 2013;58(6):1053-73.
40. Dhanani J, Fraser JF, Chan HK, Rello J, Cohen J, Roberts JA. Fundamentals of aerosol therapy in critical care. Crit Care. 2016;20(1):269.
41. Maccari JG, Teixeira C, Gazzana MB, Savi A, Dexheimer-Neto FL, Knorst MM. Inhalation therapy in mechanical ventilation. J Bras Pneumol. 2015;41(5):467-72.
42. Miller DD, Amin MM, Palmer LB, Shah AR, Smaldone GC. Aerosol delivery and modern mechanical ventilation: in vitro/in vivo evaluation. Am J Respir Crit Care Med. 2003;168(10):1205-9.
43. Duffy N, Walker P, Diamantea F, Calverley PM, Davies L. Intravenous aminophylline in patients admitted to hospital with non-acidotic exacerbations of chronic obstructive pulmonary disease: a prospective randomised controlled trial. Thorax. 2005;60(9):713-7.
44. Barr RG, Rowe BH, Camargo CA. Methylxanthines for exacerbations of chronic obstructive pulmonary disease. Cochrane Database Syst Rev. 2003(2):CD002168.
45. Barr RG, Rowe BH, Camargo CA, Jr. Methylxanthines for exacerbations of chronic obstructive pulmonary disease: meta-analysis of randomised trials. BMJ. 2003;327(7416):643.
46. Ni H, Aye SZ, Naing C. Magnesium sulfate for acute exacerbations of chronic obstructive pulmonary disease. Cochrane Database Syst Rev. 2022;5:CD013506.
47. Vollenweider DJ, Jarrett H, Steurer-Stey CA, Garcia-Aymerich J, Puhan MA. Antibiotics for exacerbations of chronic obstructive pulmonary disease. Cochrane Database Syst Rev. 2012;12:CD010257.
48. Miravitlles M, Kruesmann F, Haverstock D, Perroncel R, Choudhri SH, Arvis P. Sputum colour and bacteria in chronic bronchitis exacerbations: a pooled analysis. Eur Respir J. 2012;39(6):1354-60.
49. Stockley RA, O'Brien C, Pye A, Hill SL. Relationship of sputum color to nature and outpatient management of acute exacerbations of COPD. Chest. 2000;117(6):1638-45.
50. Ram FS, Rodriguez-Roisin R, Granados-Navarrete A, Garcia-Aymerich J, Barnes NC. Antibiotics for exacerbations of chronic obstructive pulmonary disease. Cochrane Database Syst Rev. 2006(2):CD004403.
51. Quon BS, Gan WQ, Sin DD. Contemporary management of acute exacerbations of COPD: a systematic review and metaanalysis. Chest. 2008;133(3):756-66.
52. Certain L, Schuetz P. The role of procalcitonin in respiratory infections. Curr Infect Dis Rep. 2012;14(3):308-16.
53. Daubin C, Valette X, Thiolliere F, Mira JP, Hazera P, Annane D, et al. Procalcitonin algorithm to guide initial antibiotic therapy in acute exacerbations of COPD admitted to the ICU: a randomized multicenter study. Intensive Care Med. 2018;44(4):428-37.
54. Ni W, Bao J, Yang D, Xi W, Wang K, Xu Y, et al. Potential of serum procalcitonin in predicting bacterial exacerbation and guiding antibiotic administration in severe COPD exacerbations: a systematic review and meta-analysis. Infect Dis (Lond). 2019;51(9):639-50.
55. Schuetz P, Briel M, Christ-Crain M, Stolz D, Bouadma L, Wolff M, et al. Procalcitonin to guide initiation and duration of antibiotic treatment in acute respiratory infections: an individual patient data meta-analysis. Clin Infect Dis. 2012;55(5):651-62.
56. Schuetz P, Christ-Crain M, Thomann R, Falconnier C, Wolbers M, Widmer I, et al. Effect of procalcitonin-based guidelines vs standard guidelines on antibiotic use in lower respiratory tract infections: the ProHOSP randomized controlled trial. JAMA. 2009;302(10):1059-66.
57. Schuetz P, Muller B, Christ-Crain M, Stolz D, Tamm M, Bouadma L, et al. Procalcitonin to initiate or discontinue antibiotics in acute respiratory tract infections. Cochrane Database Syst Rev. 2012(9):CD007498.
58. Wang JX, Zhang SM, Li XH, Zhang Y, Xu ZY, Cao B. Acute exacerbations of chronic obstructive pulmonary disease with low serum procalcitonin values do not benefit from antibiotic treatment: a prospective randomized controlled trial. Int J Infect Dis. 2016;48:40-5.

59. Peng C, Tian C, Zhang Y, Yang X, Feng Y, Fan H. C-reactive protein levels predict bacterial exacerbation in patients with chronic obstructive pulmonary disease. Am J Med Sci. 2013;345(3):190-4.
60. Clark TW, Medina MJ, Batham S, Curran MD, Parmar S, Nicholson KG. C-reactive protein level and microbial aetiology in patients hospitalised with acute exacerbation of COPD. Eur Respir J. 2015;45(1):76-86.
61. Butler CC, Gillespie D, White P, Bates J, Lowe R, Thomas-Jones E, et al. C-Reactive Protein Testing to Guide Antibiotic Prescribing for COPD Exacerbations. N Engl J Med. 2019;381(2):111-20.
62. Prins HJ, Duijkers R, van der Valk P, Schoorl M, Daniels JMA, van der Werf TS, et al. CRP-guided antibiotic treatment in acute exacerbations of COPD in hospital admissions. Eur Respir J. 2019;53(5).
63. Davies L, Angus RM, Calverley PM. Oral corticosteroids in patients admitted to hospital with exacerbations of chronic obstructive pulmonary disease: a prospective randomised controlled trial. Lancet. 1999;354(9177):456-60.
64. Niewoehner DE, Erbland ML, Deupree RH, Collins D, Gross NJ, Light RW, et al. Effect of systemic glucocorticoids on exacerbations of chronic obstructive pulmonary disease. Department of Veterans Affairs Cooperative Study Group. N Engl J Med. 1999;340(25):1941-7.
65. Alia I, de la Cal MA, Esteban A, Abella A, Ferrer R, Molina FJ, et al. Efficacy of corticosteroid therapy in patients with an acute exacerbation of chronic obstructive pulmonary disease receiving ventilatory support. Arch Intern Med. 2011;171(21):1939-46.
66. Walters JA, Tan DJ, White CJ, Gibson PG, Wood-Baker R, Walters EH. Systemic corticosteroids for acute exacerbations of chronic obstructive pulmonary disease. Cochrane Database Syst Rev. 2014(9):CD001288.
67. Leuppi JD, Schuetz P, Bingisser R, Bodmer M, Briel M, Drescher T, et al. Short-term vs conventional glucocorticoid therapy in acute exacerbations of chronic obstructive pulmonary disease: the REDUCE randomized clinical trial. JAMA. 2013;309(21):2223-31.
68. de Jong YP, Uil SM, Grotjohan HP, Postma DS, Kerstjens HA, van den Berg JW. Oral or IV prednisolone in the treatment of COPD exacerbations: a randomized, controlled, double-blind study. Chest. 2007;132(6):1741-7.
69. Pu X, Liu L, Feng B, Wang M, Dong L, Zhang Z, et al. Efficacy and Safety of Different Doses of Systemic Corticosteroids in COPD Exacerbation. Respir Care. 2021;66(2):316-26.
70. Lindenauer PK, Pekow PS, Lahti MC, Lee Y, Benjamin EM, Rothberg MB. Association of corticosteroid dose and route of administration with risk of treatment failure in acute exacerbation of chronic obstructive pulmonary disease. JAMA. 2010;303(23):2359-67.
71. O'Driscoll BR, Howard LS, Davison AG, British Thoracic S. BTS guideline for emergency oxygen use in adult patients. Thorax. 2008;63 Suppl 6:vi1-68.
72. Beasley R, Chien J, Douglas J, Eastlake L, Farah C, King G, et al. Thoracic Society of Australia and New Zealand oxygen guidelines for acute oxygen use in adults: 'Swimming between the flags'. Respirology. 2015;20(8):1182-91.
73. Rittayamai N, Phuangchoei P, Tscheikuna J, Praphruetkit N, Brochard L. Effects of high-flow nasal cannula and non-invasive ventilation on inspiratory effort in hypercapnic patients with chronic obstructive pulmonary disease: a preliminary study. Ann Intensive Care. 2019;9(1):122.
74. Fraser JF, Spooner AJ, Dunster KR, Anstey CM, Corley A. Nasal high flow oxygen therapy in patients with COPD reduces respiratory rate and tissue carbon dioxide while increasing tidal and end-expiratory lung volumes: a randomised crossover trial. Thorax. 2016;71(8):759-61.
75. Xia J, Gu S, Lei W, Zhang J, Wei H, Liu C, et al. High-flow nasal cannula versus conventional oxygen therapy in acute COPD exacerbation with mild hypercapnia: a multicenter randomized controlled trial. Crit Care. 2022;26(1):109.
76. Lee MK, Choi J, Park B, Kim B, Lee SJ, Kim SH, et al. High flow nasal cannulae oxygen therapy in acute-moderate hypercapnic respiratory failure. Clin Respir J. 2018;12(6):2046-56.
77. Sun J, Li Y, Ling B, Zhu Q, Hu Y, Tan D, et al. High flow nasal cannula oxygen therapy versus non-invasive ventilation for chronic obstructive pulmonary disease with acute-moderate hypercapnic respiratory failure: an observational cohort study. Int J Chron Obstruct Pulmon Dis. 2019;14:1229-37.
78. Braunlich J, Koppe-Bauernfeind N, Petroff D, Franke A, Wirtz H. Nasal high-flow compared to non-invasive ventilation in treatment of acute acidotic hypercapnic exacerbation of chronic obstructive pulmonary disease-protocol for a randomized controlled noninferiority trial (ELVIS). Trials. 2022;23(1):28.
79. Bonnevie T, Elkins M, Paumier C, Medrinal C, Combret Y, Patout M, et al. Nasal High Flow for Stable Patients with Chronic Obstructive Pulmonary Disease: A Systematic Review and Meta-Analysis. COPD. 2019;16(5-6):368-77.
80. Fu C, Liu X, Zhu Q, Wu X, Hao S, Xie L, et al. Efficiency of High-Flow Nasal Cannula on Pulmonary Rehabilitation in COPD Patients: A Meta-Analysis. Biomed Res Int. 2020;2020:7097243.
81. Prieur G, Delorme M, Lebret M, Combret Y, Machefert M, Medrinal C, et al. Nasal High-Flow Therapy during Exercise in Patients with Chronic Obstructive Pulmonary Disease: A Systematic Review and Meta-Analysis. Ann Am Thorac Soc. 2022;19(2):291-302.
82. Barbas CS, Isola AM, Farias AM, Cavalcanti AB, Gama AM, Duarte AC, et al. Brazilian recommendations of mechanical ventilation 2013. Part I. Rev Bras Ter Intensiva. 2014;26(2):89-121.
83. Osadnik CR, Tee VS, Carson-Chahhoud KV, Picot J, Wedzicha JA, Smith BJ. Non-invasive ventilation for the management of acute hypercapnic respiratory failure due to exacerbation of chronic obstructive pulmonary disease. Cochrane Database Syst Rev. 2017;7:CD004104.
84. Brochard L, Mancebo J, Wysocki M, Lofaso F, Conti G, Rauss A, et al. Noninvasive ventilation for acute exacerbations of chronic obstructive pulmonary disease. N Engl J Med. 1995;333(13):817-22.
85. Chandra D, Stamm JA, Taylor B, Ramos RM, Satterwhite L, Krishnan JA, et al. Outcomes of noninvasive ventilation for acute exacerbations of chronic obstructive pulmonary disease in the United States, 1998-2008. Am J Respir Crit Care Med. 2012;185(2):152-9.
86. Davidson AC, Banham S, Elliott M, Kennedy D, Gelder C, Glossop A, et al. BTS/ICS guideline for the ventilatory management of acute hypercapnic respiratory failure in adults. Thorax. 2016;71 Suppl 2:ii1-35.
87. Brown H, Dodic S, Goh SS, Green C, Wang WC, Kaul S, et al. Factors associated with hospital mortality in critically ill patients with exacerbation of COPD. Int J Chron Obstruct Pulmon Dis. 2018;13:2361-6.
88. Chen Y, Liu Y, Zhang J, Yao W, Yang J, Li F, et al. Comparison of the Clinical Outcomes Between Nebulized and Systemic Corticosteroids in the Treatment of Acute Exacerbation of COPD in China (CONTAIN Study): A Post Hoc Analysis. Int J Chron Obstruct Pulmon Dis. 2020;15:2343-53.
89. Mehta S, Hill NS. Noninvasive ventilation. Am J Respir Crit Care Med. 2001;163(2):540-77.
90. Carratu P, Bonfitto P, Dragonieri S, Schettini F, Clemente R, Di Gioia G, et al. Early and late failure of noninvasive ventilation in chronic obstructive pulmonary disease with acute exacerbation. Eur J Clin Invest. 2005;35(6):404-9.
91. Confalonieri M, Garuti G, Cattaruzza MS, Osborn JF, Antonelli M, Conti G, et al. A chart of failure risk for noninvasive ventilation in patients with COPD exacerbation. Eur Respir J. 2005;25(2):348-55.
92. Phua J, Kong K, Lee KH, Shen L, Lim TK. Noninvasive ventilation in hypercapnic acute respiratory failure due to chronic obstructive pulmonary disease vs. other conditions: effectiveness and predictors of failure. Intensive Care Med. 2005;31(4):533-9.

93. Gunen H, Hacievliyagil SS, Kosar F, Mutlu LC, Gulbas G, Pehlivan E, et al. Factors affecting survival of hospitalised patients with COPD. Eur Respir J. 2005;26(2):234-41.
94. Sellares J, Ferrer M, Anton A, Loureiro H, Bencosme C, Alonso R, et al. Discontinuing noninvasive ventilation in severe chronic obstructive pulmonary disease exacerbations: a randomised controlled trial. Eur Respir J. 2017;50(1).
95. Aaron SD, Vandemheen KL, Hebert P, Dales R, Stiell IG, Ahuja J, et al. Outpatient oral prednisone after emergency treatment of chronic obstructive pulmonary disease. N Engl J Med. 2003;348(26):2618-25.
96. Wildman MJ, Sanderson C, Groves J, Reeves BC, Ayres J, Harrison D, et al. Implications of prognostic pessimism in patients with chronic obstructive pulmonary disease (COPD) or asthma admitted to intensive care in the UK within the COPD and asthma outcome study (CAOS): multicentre observational cohort study. BMJ. 2007;335(7630):1132.
97. Chatburn RL, El-Khatib M, Mireles-Cabodevila E. A taxonomy for mechanical ventilation: 10 fundamental maxims. Respir Care. 2014;59(11):1747-63.
98. MacIntyre N, Huang YC. Acute exacerbations and respiratory failure in chronic obstructive pulmonary disease. Proc Am Thorac Soc. 2008;5(4):530-5.
99. Volta CA, Dalla Corte F, Ragazzi R, Marangoni E, Fogagnolo A, Scaramuzzo G, et al. Expiratory flow limitation in intensive care: prevalence and risk factors. Crit Care. 2019;23(1):395.
100. Scaramuzzo G, Ottaviani I, Volta CA, Spadaro S. Mechanical ventilation and COPD: from pathophysiology to ventilatory management. Minerva Med. 2022;113(3):460-70.
101. Ranieri VM, Giuliani R, Cinnella G, Pesce C, Brienza N, Ippolito EL, et al. Physiologic effects of positive end-expiratory pressure in patients with chronic obstructive pulmonary disease during acute ventilatory failure and controlled mechanical ventilation. Am Rev Respir Dis. 1993;147(1):5-13.
102. Piquilloud L, Tassaux D, Bialais E, Lambermont B, Sottiaux T, Roeseler J, et al. Neurally adjusted ventilatory assist (NAVA) improves patient-ventilator interaction during non-invasive ventilation delivered by face mask. Intensive Care Med. 2012;38(10):1624-31.
103. Brander L, Sinderby C, Lecomte F, Leong-Poi H, Bell D, Beck J, et al. Neurally adjusted ventilatory assist decreases ventilator-induced lung injury and non-pulmonary organ dysfunction in rabbits with acute lung injury. Intensive Care Med. 2009;35(11):1979-89.
104. Vitacca M, Clini E, Pagani M, Bianchi L, Rossi A, Ambrosino N. Physiologic effects of early administered mask proportional assist ventilation in patients with chronic obstructive pulmonary disease and acute respiratory failure. Crit Care Med. 2000;28(6):1791-7.
105. Porta R, Appendini L, Vitacca M, Bianchi L, Donner CF, Poggi R, et al. Mask proportional assist vs pressure support ventilation in patients in clinically stable condition with chronic ventilatory failure. Chest. 2002;122(2):479-88.
106. Kacmarek RM. Proportional assist ventilation and neurally adjusted ventilatory assist. Respir Care. 2011;56(2):140-8; discussion 9-52.
107. Moerer O. Effort-adapted modes of assisted breathing. Curr Opin Crit Care. 2012;18(1):61-9.
108. Al-Hegelan M, MacIntyre NR. Novel modes of mechanical ventilation. Semin Respir Crit Care Med. 2013;34(4):499-507.
109. Petrof BJ, Legare M, Goldberg P, Milic-Emili J, Gottfried SB. Continuous positive airway pressure reduces work of breathing and dyspnea during weaning from mechanical ventilation in severe chronic obstructive pulmonary disease. Am Rev Respir Dis. 1990;141(2):281-9.
110. Rossi A, Ganassini A, Polese G, Grassi V. Pulmonary hyperinflation and ventilator-dependent patients. Eur Respir J. 1997;10(7):1663-74.
111. Wang F, Zhu X, Zhang C, Zhu H, Feng Y, Liu Y, et al. [Effects of mechanical ventilation on diaphragmatic contractile function in patients with AECOPD]. Zhonghua Wei Zhong Bing Ji Jiu Yi Xue. 2017;29(11):988-93.
112. Marchioni A, Castaniere I, Tonelli R, Fantini R, Fontana M, Tabbi L, et al. Ultrasound-assessed diaphragmatic impairment is a predictor of outcomes in patients with acute exacerbation of chronic obstructive pulmonary disease undergoing noninvasive ventilation. Crit Care. 2018;22(1):109.
113. Cammarota G, Sguazzotti I, Zanoni M, Messina A, Colombo D, Vignazia GL, et al. Diaphragmatic Ultrasound Assessment in Subjects With Acute Hypercapnic Respiratory Failure Admitted to the Emergency Department. Respir Care. 2019;64(12):1469-77.
114. Marchioni A, Tonelli R, Fantini R, Tabbi L, Castaniere I, Livrieri F, et al. Respiratory Mechanics and Diaphragmatic Dysfunction in COPD Patients Who Failed Non-Invasive Mechanical Ventilation. Int J Chron Obstruct Pulmon Dis. 2019;14:2575-85.
115. Jung B, Moury PH, Mahul M, de Jong A, Galia F, Prades A, et al. Diaphragmatic dysfunction in patients with ICU-acquired weakness and its impact on extubation failure. Intensive Care Med. 2016;42(5):853-61.
116. Nava S, Gregoretti C, Fanfulla F, Squadrone E, Grassi M, Carlucci A, et al. Noninvasive ventilation to prevent respiratory failure after extubation in high-risk patients. Crit Care Med. 2005;33(11):2465-70.
117. Ferrer M, Valencia M, Nicolas JM, Bernadich O, Badia JR, Torres A. Early noninvasive ventilation averts extubation failure in patients at risk: a randomized trial. Am J Respir Crit Care Med. 2006;173(2):164-70.
118. Barbas CS, Ísola AM, Farias AM, Cavalcanti AB, Gama AM, Duarte AC, et al. Brazilian recommendations of mechanical ventilation 2013. Part 2. Rev Bras Ter Intensiva. 2014;26(3):215-39.
119. Thille AW, Coudroy R, Nay MA, Gacouin A, Decavele M, Sonneville R, et al. Non-invasive ventilation alternating with high-flow nasal oxygen versus high-flow nasal oxygen alone after extubation in COPD patients: a post hoc analysis of a randomized controlled trial. Ann Intensive Care. 2021;11(1):30.
120. Hsu CL, Chen KY, Chang CH, Jerng JS, Yu CJ, Yang PC. Timing of tracheostomy as a determinant of weaning success in critically ill patients: a retrospective study. Crit Care. 2005;9(1):R46-52.
121. Pierson DJ. Tracheostomy and weaning. Respir Care. 2005;50(4):526-33.
122. Bickenbach J, Fries M, Offermanns V, Von Stillfried R, Rossaint R, Marx G, et al. Impact of early vs. late tracheostomy on weaning: a retrospective analysis. Minerva Anestesiol. 2011;77(12):1176-83.
123. Lim CK, Ruan SY, Lin FC, Wu CL, Chang HT, Jerng JS, et al. Effect of Tracheostomy on Weaning Parameters in Difficult-to-Wean Mechanically Ventilated Patients: A Prospective Observational Study. PLoS One. 2015;10(9):e0138294.
124. Guia M, Ciobanu LD, Sreedharan JK, Abdelrahim ME, Goncalves G, Cabrita B, et al. The role of non-invasive ventilation in weaning and decannulating critically ill patients with tracheostomy: A narrative review of the literature. Pulmonology. 2021;27(1):43-51.

Traumatismo de Crânio Encefálico

Jacobo Bacariza Blanco | Rui Manilha

Introdução

A lesão cerebral traumática representa uma das principais causas de mortalidade e dependência nos países industrializados, estando presente em quase metade da totalidade dos traumatismos, com uma incidência anual de 150-200/1 mil habitantes e uma taxa de mortalidade que atinge 14-30/100 mil traumatismos. O principal grupo etário de risco está entre os 15-35 anos, com predomínio no sexo masculino, com um ratio homens/mulheres 2,5/1.[1] Segundo dados da Organização Mundial da Saúde (OMS),[2] a primeira causa do Traumatismo de Crânio Encefálico (TCE) são os acidentes de viação atingindo níveis de epidemia. No entanto as medidas de prevenção de acidentes rodoviários diminuiu drasticamente o número de TCEs graves. Nos países subdesenvolvidos e em vias de desenvolvimento a incidência do TCE está a aumentar devido ao crescente uso de veículos motorizados. Por último, estudos recentes relativos aos custos relacionados com TCE, que dizem respeito apenas aos custos diretos (internação hospitalar, acompanhamento ambulatório, reabilitação) revelam valores astronômicos. Entretanto, estima-se que uma grande fatia dos custos associados aos TCEs sejam indiretos, como o decréscimo na produtividade do doente como trabalhador.

Na abordagem do TCE grave é fundamental reconhecer a diferença entre lesão neurológica primária e secundária.

A lesão neurológica primária depende da violência e dinâmica do acidente e está relacionada com vários fatores, nomeadamente, se o traumatismo foi direto ou indireto. Nos casos em que foi direto, se foi com penetrante ou não penetrante. Nos casos de traumatismo indireto interessa saber a dinâmica do acidente para inferir sobre a intensidade e direção das forças de aceleração e desaceleração. Nesta categoria insere-se, a título de exemplo, a lesão axonal difusa. Este tipo de lesão está fora do âmbito da intervenção direta do intensivista. A forma de reduzir a lesão primária passa por medidas de prevenção que visem reduzir o número de acidentes que levam a essa mesma lesão. Por outro lado, existem cenários onde pode existir uma intervenção direta que visa diminuir os danos causados. É este o caso da intervenção cirúrgica nos doentes com focos de contusão ou com hematomas epidurais ou subdurais com marcado efeito de massa.

Nas horas e dias subsequentes a esta lesão primária ocorre uma deterioração neurológica secundária, que tem por base uma profunda alteração dos mecanismos da homeostasia cerebral. Esta alteração coloca em causa o equilíbrio de pressões que contribuem para manter uma perfusão cerebral adequada.

O impacto que as alterações metabólicas associadas à lesão secundária tem em termos do *outcome* neurológico é potencialmente reversível ou, até mesmo, evitável. Esta é a área de atuação do neurointensivismo.[4,5]

Neste capítulo será especificada a abordagem do doente com TCE no contexto dos cuidados intensivos.

Classificação

A lesão traumática cranioencefálica é classificada em função da sua severidade, baseada na escala de coma de Glasgow (GCS). O tipo de lesão pode ainda ser descrito do ponto de vista das suas características morfoestruturais (**Quadros 43.4.1 e 43.4.2**).[6,7]

O TCE pode ser classificado como penetrante ou não penetrante. Os traumatismos não penetrantes resultam, majoritariamente, de acidentes de viação e quedas e são os mais frequentes. Nestes traumatismos, o cérebro é sujeito a um mecanismo de golpe e contragolpe, isto é, uma lesão direta resultante do embate, e outra lesão resultante de forças de aceleração e desaceleração.

Quadro 43.4.1. Classificação das lesões cranioencefálicas traumáticas

Severidade	**Leve** **Moderado** **Grave**		GCS 13-15 GCS 9-12 GCS 3-8
Morfologia	**Fraturas de calota**	Base	Linear *vs.* estrelada Deprimida *vs.* não deprimida
		Basilar	Com/sem perda de LCR Com/sem lesão 7º par
	Lesões intracranianas	Focal	Epidural Subdural Intracerebral
		Difusa	Contusão Contusão múltipla Hipóxico-isquêmica Lesão axonal difusa

GCS: escala de coma de Glasgow; LCR: líquido cefalorraquidiano.

Fonte: Adaptado de Levin HS. Outcomes from mild head injury. Classification of head injury. In: Narayan RK, Wilberger JE, Povlishock JT, eds. Neurotrauma. New York, NY: McGraw-Hill; 1996:31-42.

Quadro 43.4.2. Escala de Glasgow revisado		
	Classificação	**Pontuação**
Abertura ocular		
Olhos abertos previamente à estimulação	Espontânea	4
Abertura ocular após ordem em tom de voz normal ou em voz alta	Ao som	3
Abertura ocular após estimulação da extremidade dos dedos	À pressão	2
Ausência persistente de abertura ocular, sem fatores de interferência	Ausente	1
Olhos fechados devido a fator local	Não testável	NT
Resposta verbal		
Resposta adequada relativamente ao nome, local e data	Orientada	5
Resposta não orientada, mas comunicação coerente	Confusa	4
Palavras isoladas inteligíveis	Palavras	3
Apenas gemidos	Sons	2
Ausência de resposta audível, sem fatores de interferência	Ausente	1
Fator que interfere com a comunicação	Não testável	NT
Melhor resposta motora		
Cumprimento de ordens com 2 ações	A ordens	6
Elevação da mão acima do nível da clavícula ao estímulo na cabeça ou pescoço	Localizadora	5
Flexão rápida do membro superior ao nível do cotovelo, padrão predominante não anormal	Flexão normal	4
Flexão do membro superior ao nível do cotovelo, padrão predominante claramente anormal	Flexão anormal	3
Extensão do membro superior ao nível do cotovelo	Extensão	2
Ausência de movimentos dos membros superiores/inferiores, sem fatores de interferência	Ausente	1
Fator que limita resposta motora	Não testável	NT

Fonte: Adaptado de The Glasgow Structured Approach To Assessment Of The Glasgow Coma Scale. Disponível na internet em: https://www.glasgowcomascale.org/.

O TCE pode ainda ser classificado de acordo com a sua patologia e descrição morfológica; lesões focais: fraturas, hemorragia epidurais/subdurais/subaracnoideas e contusões ou hematomas intraparenquimatosos; e lesões difusas: lesão axonal difusa e edema cerebral.

Lesões focais

■ Lesões do crânio

As lesões do crânio podem atingir toda a extensão do osso ou apenas a base do crânio. Segundo o seu traço fraturário podem ser lineares, estreladas, abertas ou fechadas, com ou sem afundamento, alinhadas ou não alinhadas. Estão presentes de forma crescente de acordo com a severidade do traumatismo e podem estar associadas a uma série de complicações como a infecção e as fístulas de líquor. As fraturas da base podem apresentar-se com sinais clássicos como as equimoses periorbitárias (sinal de guaxinim), equimoses retroauriculares, associadas a fraturas do rochedo (sinal de Battle) ou a ocorrência de rinorreia e/ou otorreia. As lesões dos VII/VIII pares cranianos condicionando surdez ou paralisia facial podem ser imediatas ou tardias. Paralelamente não devemos esquecer a possibilidade de lesão vascular ao nível das artérias carotídeas e vertebrais.

■ Hematoma epidural

São lesões primárias com incidência baixa entre 0,5% e 9%. Com localização entre a dura e a calota apresentam morfologia biconvexa ou, mais raramente, lenticular. Ocorrem geralmente na região temporal ou na fossa média, no contexto de laceração da artéria meníngea média. No entanto, podem ter também localizações na fossa anterior e posterior (podendo estar associadas a lacerações dos seios venosos). Na maioria dos casos apresentam fraturas da calota adjacentes. Do ponto de vista clínico pode existir um intervalo de tempo entre o traumatismo e o início dos sintomas associados ao efeito de massa provocado pelo hematoma, intervalo lúcido.

■ Hematoma subdural

Os hematomas subdurais são mais comuns do que os epidurais, atingindo cerca de 30% dos doentes com lesão traumática craniana grave. Geralmente resultam da ruptura de um vaso arterial da superfície cortical ou da laceração de uma veia ponte (mais vezes associada aos hematomas subdurais crônicos que fogem do âmbito deste capítulo) ou de um extravasamento de um foco de contusão hemorrágico para o espaço subdural. Morfologicamente não são convexos como os hematomas epidurais, mas côncavos e predominantemente lenticulares e tendendo assumir a forma da convexidade cerebral e a espalhar-se por uma grande área do hemisfério afetado. O seu efeito de massa pode condicionar desvio das estruturas da linha média, assim como a compressão do tronco cerebral. Estas hemorragias são muito graves e potencialmente mais letais do que as epidurais. As hemorragias subdurais estão associadas a um pior prognóstico uma vez que estão geralmente associadas a um dano cerebral adjacente.

Hematoma subdural

A hemorragia subaracnoidea (HSA) também é frequente no doente com TCE grave sendo esta a causa mais prevalente deste tipo de hemorragia. Normalmente não está associada a risco de vasospasmo, em comparação como a HSA aneurismática.

Contusões cerebrais

As contusões cerebrais estão presentes em 20%-30% dos TCE graves. Localizam-se predominantemente nas regiões do cérebro adjacentes a estruturas ósseas como os polos frontais e temporais. O seu curso clínico é variável, sendo que, em alguns casos, podem evoluir com efeito de massa importante (20%) e necessidade de eventual abordagem cirúrgica. Dada esta evolução imprevisível desta entidade, é recomendado repetir de forma seriada estudos imagiológicos em tomografia computadorizada (TC), mesmo quando os focos de contusão não apresentem um efeito de massa significativo na TC inicial.

Lesões difusas

Lesão axonal difusa (LAD)

A lesão axonal difusa (LAD) é um termo que se refere às alterações que ocorrem no cérebro após um TCE, onde operaram forças rotacionais. Considera-se a causa mais comum de um estado comatoso prolongado, na ausência de elevação da pressão intracraniana (PIC) e/ou contusões. É definida como a presença de hemorragia no tronco cerebral ao nível dos quadrantes posterossuperiores, perto dos pedúnculos cerebelosos superiores e/ou no corpo caloso. A LAD pode ser dividida em três graus: as lesões de grau 1 implicam alterações microscópicas que não costumam ser detectadas por TC (sendo apenas visíveis com ressonância magnética (RM) ou, em alguns casos, em autópsia), tratam-se de lesões a nível dos axônios do *centrum* semioval, as de grau 2 implicam alterações a nível do corpo caloso e as de grau 3 traduzem-se por alterações a nível dos quadrantes posterossuperiores do tronco cerebral. As lesões grau 3 estão invariavelmente associadas com o estado vegetativo persistente.

Edema cerebral

Existem dois tipos de edema cerebral no contexto do TCE grave: edema citotóxico e edema vasogênico. O edema citotóxico consiste em um conjunto de alterações celulares que resultam na falência energética que ocorre em associação com uma cascata de eventos, como o aumento dos níveis de cálcio intracelular, libertação de aminoácidos excitatórios, formação de radicais livres e degradação do citoesqueleto e membrana celular com consequente disfunção vascular. Esta disfunção contribui, por seu turno, para a falência da barreira hematoencefálica que origina extravasamento de plasma para o espaço extracelular (edema vasogênico) culminando num desequilíbrio das pressões oncótica e osmótica. Estas alterações contribuem para um aumento da isquemia locorregional que, por sua vez, alimenta a expansão do edema. Todo este processo constitui, em grande parte, o foco de atuação do neurointensivista, cujo o papel é o de criar as condições ótimas a nível desde ambiente "micro" para travar o processo de lesão cerebral secundária: atuando principalmente na otimização da perfusão e oxigenação cerebral.

Fisiopatologia

A **doutrina de Monro-Kellie** permite compreender a fisiopatologia[8] da elevação da pressão intracraniana. Esta doutrina baseia-se no fato de a caixa craniana ser um compartimento fechado e de volume constante. O volume da caixa craniana é igual à soma dos volumes do parênquima cerebral, liquido cefalorraquidiano (LCR) e volume sanguíneo cerebral. Considerando o parênquima cerebral incompressível, a presença de uma lesão intracraniana, implicará em uma diminuição compensatória do volume de LCR e, posteriormente, do volume sanguíneo cerebral. Quando este mecanismo se esgota, ocorre um aumento marcado da PIC (**Figura 43.4.1**).[9]

A avaliação da PIC assume um papel fundamental na abordagem ao doente neurocrítico de três formas diferentes: avaliação do valor absoluto da PIC, cálculo da pressão de perfusão cerebral e avaliação da autorregulação vascular cerebral.

A avaliação do valor da PIC permite inferir, caso este esteja aumentado, que se esgotou o mecanismo de compensação para um aumento de volume dentro da caixa craniana, alertando para um risco eminente de herniação cerebral. A abordagem ao doente neurocrítico centrada exclusivamente no registo do valor da PIC é, desta forma, uma abordagem na medida em que se atua numa fase avançada da lesão secundária, onde grande parte do déficit neurológico já se encontra estabelecido.

A pressão de perfusão cerebral (PPC) constitui outro dos parâmetros essenciais na avaliação do doente neurocrítico. Define-se como a diferença entre a pressão arterial média (PAM) e a PIC. Diretamente relacionada com a PIC, é a força-motriz do fluxo sanguíneo cerebral e o principal determinante da resposta autorreguladora da vasculatura cerebral. Sob condições fisiológicas normais, uma PAM de 80 a 100 mmHg e uma PIC de 5 a 10 mmHg geram uma PPC de 70 a 95 mmHg. No entanto, a PPC pode variar ±27 mmHg de acordo com a medição da PAM. Esta relação entre a PAM e a PPC permite inferir sob o estado da autorregulação cerebral e a fase da lesão secundária em que o doente se encontra.

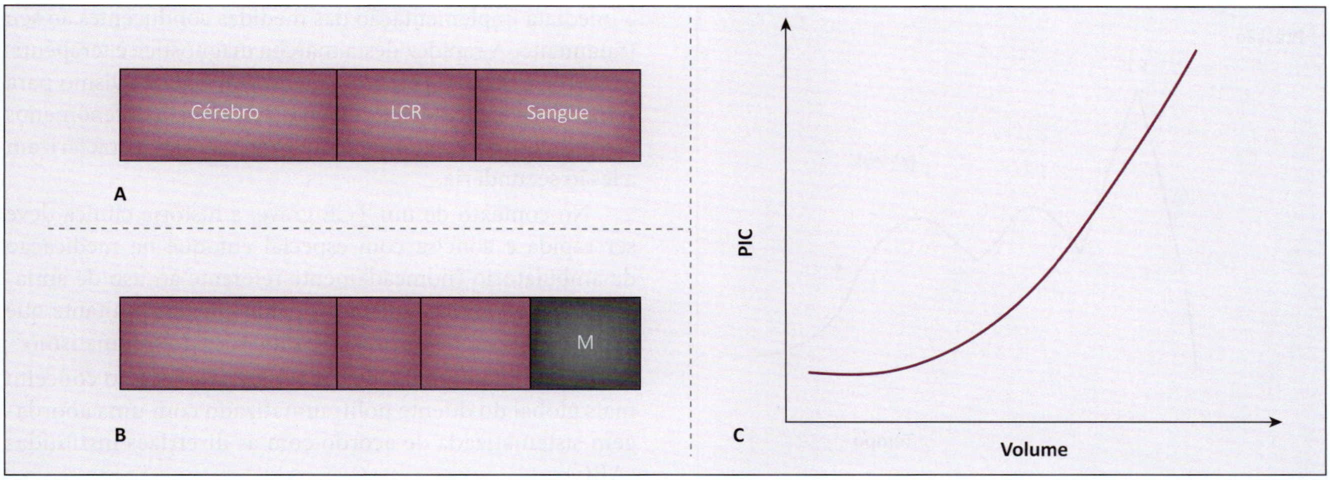

Figura 43.4.1. A compreensão e Monro-Kelly.

A hipótese de Monroe-Kelly afirma que a caixa craniana apresenta um volume constante equivalente à soma dos volumes do parênquima cerebral, LCR e sangue (A). Na presença de uma lesão com efeito de massa, considerando o volume de parênquima cerebral constante, existe uma redução do volume de sangue e LCR (B). Numa fase inicial, essa lesão com efeito de massa não produzirá um aumento marcado da pressão intracraniana. No entanto, assim que se esgotam os mecanismos compensatórios, um ligeiro aumento do volume corresponderá a um aumento marcado da pressão (C).

Fonte: Acervo da autoria.

Uma forma de atuar preventivamente por meio de uma avaliação mais cuidadosa da PIC é avaliar em que ponto da curva pressão/fluxo (**Figura 43.4.2**) o doente se encontra atendendo à relação entre a pressão intracraniana e a onda de pulso. Essa relação é dada pelo mecanismo de autorregulação cerebral que implica que, para manter uma pressão de perfusão cerebral relativamente constante, um aumento/diminuição da pressão arterial (dentro de intervalos definidos) terá como resposta uma vasoconstrição/vasodilatação do leito sanguíneo cerebral. Essa vasoconstrição/vasodilatação implica uma ligeira diminuição/aumento do volume sanguíneo cerebral e, consequentemente, uma diminuição/aumento da PIC. No indivíduo normal esta variação de volume não implica grandes alterações da pressão, levando em conta a hipótese de Monroe-Kelly. No entanto, quando se começam a esgotar os mecanismos de compensação, pequenas variações de volume poderão traduzir-se em marcadas variações de pressão. Desta forma, a relação entre a onda de pulso e a onda de PIC torna-se fundamental na abordagem do doente com TCE grave (**Figura 43.4.3**).[10,11]

Após uma lesão cerebral, as diferentes alterações metabólicas que caracterizam a lesão secundária vão alterar os limites da autorregulação (**Figura 43.4.4**). A relação entre a onda de pulso e a onda da PIC permite avaliar, indiretamente, de que forma o mecanismo de autorregulação está afetado (vide abordagem).

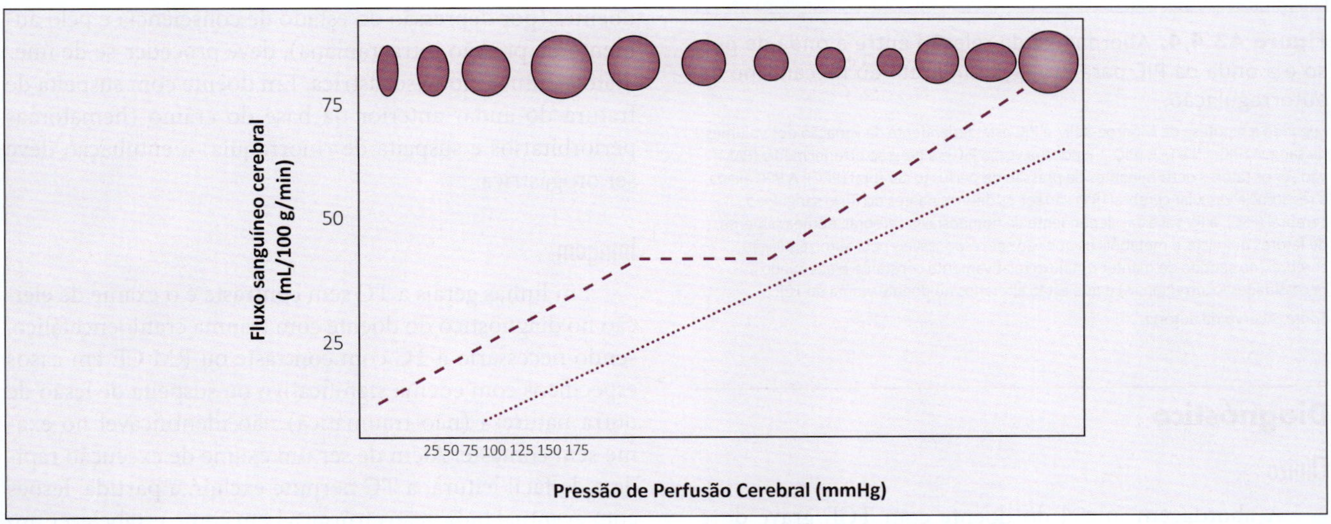

Figura 43.4.2. Ponto da curva pressão/fluxo na relação entre a pressão intracraniana e a onda de pulso.

O fluxo sanguíneo cerebral mantém-se constante para um determinado intervalo de pressão de perfusão cerebral que define os limites da autorregulação da vasculatura cerebral. No doente, vítima de traumatismo craniano grave, estes limites podem estar alterados (linha tracejada) ou poderá mesmo haver uma total disfunção da autorregulação (linha ponteada).

Fonte: Acervo da autoria.

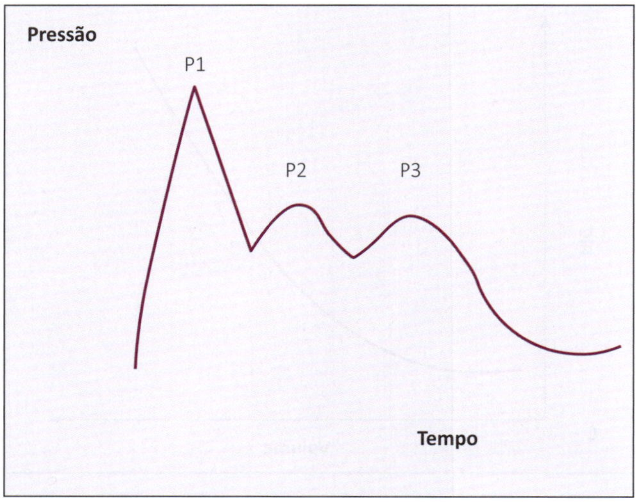

Figura 43.4.3. Relação entre o fluxo sanguíneo e a onda de pulso da PIC.

Em uma fase inicial, as alterações do volume sanguíneo cerebral não alteram de forma significativa o valor da PIC. À medida que os mecanismos de compensação se esgotam, os valores da PIC respondem de forma direta às alterações do volume sanguíneo cerebral (vasodilatação cerebral traduz-se num aumento da PIC). A fase terminal corresponde a uma exaustão da reserva compensatória com colapso do leito vascular por aumento da PIC acima dos valores da tensão arterial.

Fonte: Acervo da autoria.

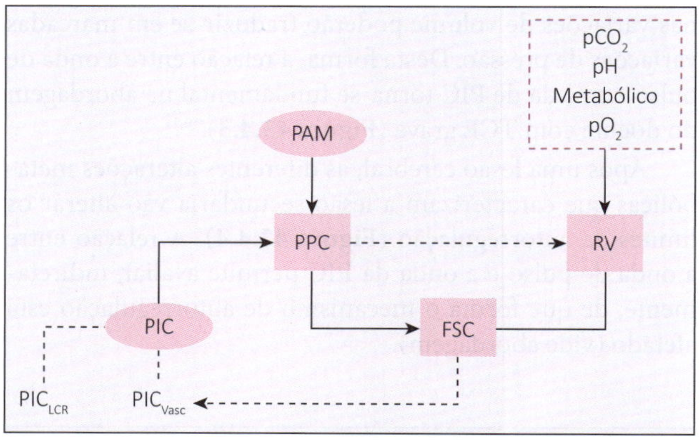

Figura 43.4.4. Abordagem da relação entre a onda de pulso e a onda da PIC para avaliação indireta do mecanismo de autorregulação.

Segundo a hipótese de Monroe-Kelly, a PIC está dependente da variação dos volumes de sangue (PIC_{vasc}) e LCR (PIC_{LCR}); por sua vez, a PIC e a pressão arterial média (PAM) vão ser os fatores determinantes da pressão de perfusão cerebral (PPC). A PPC aliada à resistência vascular cerebral (RV) vão ser os determinantes do fluxo sanguíneo cerebral (FSC); a RV vai estar dependente da homeostasia cerebral, nomeadamente, de fatores químicos e metabólicos que vão ser responsáveis pela autorregulação cerebral (no sentido de manter um fluxo relativamente constante e adequado às necessidades locorregionais) e que estão alterados no doente vítima de TCE.

Fonte: Acervo da autoria.

Diagnóstico

Clínico

A abordagem inicial do doente com TCE grave deve incluir a caracterização clínica e diagnóstica da lesão neurológica estrutural e, simultaneamente, o reconhecimento, quando é o caso, da falência de outros órgãos ou sistemas e a imediata implementação das medidas conducentes ao seu tratamento. A rapidez desta marcha diagnóstica e terapêutica inicial é de vital importância no neurointensivismo para minorar os efeitos deletérios que decorrem dos fenômenos de hipoperfusão e consequente isquemia que caracterizam a lesão secundária.

No contexto de um TCE grave, a história clínica deve ser rápida e concisa com especial enfoque na medicação de ambulatório (nomeadamente referente ao uso de antiagregantes ou anticoagulantes), patologia concomitante que aumente o risco hemorrágico e dinâmica do traumatismo.

A avaliação inicial tem de ser enquadrada no conceito mais global do doente politraumatizado com uma abordagem sistematizada de acordo com as diretrizes instituídas (ABC).

No que diz respeito ao exame objetivo, o essencial na observação inicial passa pela:

- Avaliação de sinais vitais – tríade de Cushing (bradicardia, hipertensão e irregularidade respiratória): associada a hipertensão intracraniana grave.
- Escala de coma de Glasgow (GCS): como indicador inicial da gravidade da lesão subjacente.
- Reflexos pupilares, reflexos oculocefálicos, oculovestibulares, reflexo glossofaríngeo: como indicadores de lesão do tronco cerebral.
- Avaliação de sinais de herniação transtentorial.
- A colheita destes dados não deve impedir a realização de um exame objetivo mais cuidadoso, no entanto, a sua realização deve ser talhada de acordo com a gravidade da situação e o grau de consciência do doente, tendo em conta que em situação de maior gravidade o clínico deve agir de forma célere focando-se no essencial.

Ainda no contexto da abordagem inicial e no sentido de evitar a aspiração do vômito que é um risco eminente neste doentes (por depressão do estado de consciência e pelo aumento da pressão intracraniana), deve proceder-se de imediato à entubação nasogástrica. Em doente com suspeita de fratura do andar anterior da base do crânio (hematomas periorbitários e suspeita de rinorraquia) a entubação deve ser orogástrica.

Imagem

Em linhas gerais a TC sem contraste é o exame de eleição no diagnóstico do doente com trauma cranioencefálico, sendo necessário a TC com contraste ou RM CE em casos específicos com edema significativo ou suspeita de lesão de outra natureza (não traumática) não identificável no exame sem contaste. Além de ser um exame de execução rápida e de fácil leitura, a TC permite excluir, à partida, lesões com eventual indicação cirúrgica bem como estabelecer um prognóstico inicial (por exemplo, classificação de Marshall ou de Rotterdam).

Os principais achados na TC são indicados a seguir.

Hemorragia

- **Extra-axial:** as lesões com indicação cirúrgica são superiores a 1 cm de espessura (**Figuras 43.4.5A** e **43.4.5B**).
  - Epidural: normalmente biconvexo.
  - Subdural: normalmente em crescente e mais extenso que o epidural. Aguda (hiperdenso em relação ao parênquima cerebral); subagudo (isodenso); crônico (hipodensidade).
- **Subaracnoidea:** o mais frequente em contexto do TCE (**Figura 43.4.5C**). Este tipo de hemorragia faz diagnóstico diferencial com a HSA aneurismática, pelo que se deve ter sempre em consideração a necessidade de realizar angio-TC para despiste de malformação vascular.
- **Intracerebral:** hiperdensidades no parênquima cerebral (**Figura 43.4.5D**).
- **Contusão hemorrágica:** aspecto heterogêneo alternando áreas hiperdensas e hipodensas intraparenquimatosos, geralmente, perto das proeminências ósseas (**Figura 43.4.5E**).
- **Hemorragia intraventricular:** observada aproximadamente em 10% dos TCEs e relacionada com mau prognóstico (**Figura 43.4.5F**).

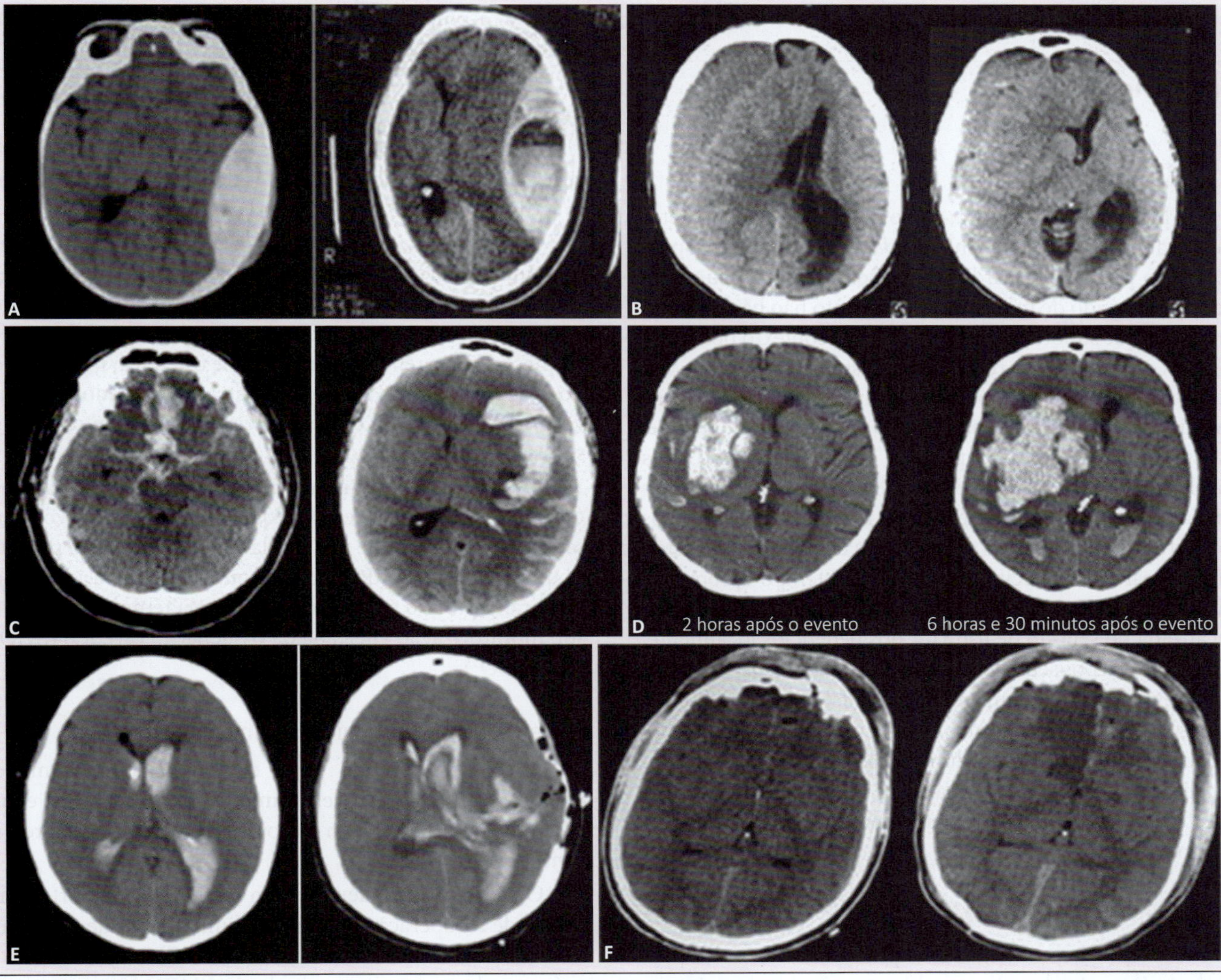

Figura 43.4.5. (A-F) Principais achados em tomografia computadorizada (TC).

Fonte: Acervo da autoria.

Hidrocefalia

Alargamento dos ventrículos laterais.

Edema cerebral

Obliteração das cisternas basais, assim como compressão dos sulcos e ventrículos.

Anoxia cerebral

Desdiferenciação córtico-subcortical, associada a edema cerebral.

Fraturas ósseas

Fraturas da base do crânio/orbitas/cúpula.

Tratamento[2,12]

Médico

■ Hipotermia profilática

A hipotermia profilática, como protetor celular nos estados catabólicos, é aceita como *standard of care*, na neuroproteção, no pós-parada cardiorrespiratória (PCR) secundária ao enfarte agudo de miocárdio. No entanto não há evidência científica que suporte a sua utilização em contexto pós-TCE. As suas capacidades na redução da pressão intracraniana vão ser contrabalançadas pelos riscos: imunossupressão, coagulopatia, disritmias malignas, ou até o falecimento do doente. As suas duas vertentes terapêuticas são a profiláctica (antes da elevação de PIC) ou terapêutica (na hipertensão intracraniana refratária). Ambas apresentam resultados controversos nos estudos, sendo que as novas linhas de investigação estão viradas para o conhecimento do nível e tempo apropriado da hipotermia. Paralelamente, está a ser testada a hipotermia localizada no sentido de usufruir dos benefícios localmente, mas sem sofrer os seus efeitos deletérios sistêmicos. O seu nível de evidencia é IIB, em ambas as modalidades. Os estudos atuais comparam hipotermia *vs.* normotermia, hipotermia de curta duração *vs.* longa duração, assim como hipotermia localizada *vs.* sistêmica. A qualidade da evidência em todos eles foi muito baixa. Da mesma forma a sua aplicabilidade é muito variável.

■ Tratamento hiperosmolar

A terapêutica com agentes hiperosmolares, forma parte do tratamento de rotina da hipertensão intracraniana e da herniação cerebral desde o início do século 1920. Nesta data, Wedd *et al*[13] demostram as alterações do volume cerebral quando usados fluidos hipertônicos ou hipotônicos. No entanto, ainda se desconhece o agente mais apropriado, assim como a melhor forma de administração (*bolus vs.* perfusão contínua). Os agentes mais usados na atualidade são o manitol e o soro hipertônico. Com efeitos deletérios mais relevantes são a hipernatremia para o soro hipertônico e a hipotensão por hiperdiurese no caso do manitol. Ambos os agentes reduzem a PIC por meio da redução da viscosidade do sangue que conduz a otimização do fluxo microvascular e posteriormente a vasoconstrição arteriolar. É importante salientar que o seu nível de recomendação II/III, na terceira edição das *guidelines* da Brain Trauma Organization foram revisadas na quarta edição, face a falta de evidência científica em relação aos resultados clínicos. No entanto reconhece-se a sua capacidade na redução da PIC. A dose preconizada para o manitol varia entre o 0,25 e 1 g/kg. Recomenda-se a sua utilização previamente à colocação de um sensor de PIC apenas em doentes com sinais de herniação transtentorial ou rápida deterioração neurológica. Fora deste cenário, a terapêutica hiperosmolar é uma terapêutica de resgate, a usar sob monitorização apertada da PIC. A qualidade da evidência científica é baixa e claramente insuficiente para atingir o nível de recomendação II/III. A sua aplicabilidade levantou igualmente muitas dúvidas.

■ Ventilação

A hiperventilação profilática está contraindicada e deve ser evitada nas primeiras 24 horas devido ao risco de isquemia (diretrizes da *Brain Trauma Foundation* - BTF).

Níveis normais de oxigenação e de $PaCO_2$ devem ser mantidos de forma agressiva. Pode-se recorrer ao uso de relaxantes musculares para melhorar a ventilação, tendo em conta, no entanto, que estes reduzem a capacidade para reconhecer a ocorrência de crises e que o seu uso prolongado pode estar associado à polineuropatia dos cuidados intensivos. A PEEP não tem efeito deletério nestes doentes e pode ser usada sem descrição.

O CO_2 é um potente vasodilatador e a hipocapnia conduz a vasoconstrição e consequente redução do volume sanguíneo cerebral. Se por um lado este fenômeno permite uma diminuição da PIC, por outro conduz à isquemia cerebral, devendo ser utilizado de forma temporária com e sob monitorização apertada da oxigenação cerebral ($SvjO_2$ e/ou $PtbO_2$).

■ Sedativos , anestésicos e analgésicos

A sedação tem um papel central na abordagem do doente com TCE grave permitindo o controlo da PIC e facilitando, juntamente com o uso de relaxantes musculares, a ventilação invasiva.[14]

O sedativo ideal deve ter um início de ação curto, um tempo de recuperação igualmente limitado, ser de fácil manuseamento, e ser eficaz na redução da PIC, do fluxo sanguíneo e do metabolismo cerebral ($CMRO_2$), mantendo a autorregulação cerebral e a vasorreatividade ao PaO_2. Deve, ainda, ter o mínimo de efeitos adversos cardiovasculares bem como um metabolismo previsível e independente da falência multiorgânica. Os sedativos mais utilizados são o propofol e as benzodiazepinas de ação curta. Ambos os fármacos reduzem o fluxo sanguíneo cerebral e o metabolismo cerebral, mantendo intato o acoplamento metabolismo/fluxo. O midazolam pode ser administrado em infusão e é um sedativo e anticonvulsivante eficaz, apresentando poucos efeitos hemodinâmicos em doentes euvolêmicos.

O propofol tem ação rápida e é de curta duração permitindo superficializar a sedação do doente para a avaliação neurológica. Pode, raramente, estar associado ao colapso cardiovascular e a síndrome de infusão do propofol. Não é recomendado nos doentes hipotérmicos devido ao risco de hiperlipidemia.

A analgesia é também um componente fundamental na abordagem do doente neurocrítico e deve ser realizada por meio do uso de acetaminofeno e infusões de opioides. A morfina não está recomendada devido ao seu longo tempo de ação e às propriedades pró-convulsivantes do seu metabólito, normeperidina. O fentanil tem um tempo de ação curto, mas que pode prolongar-se quando se mantém em perfusão por muito tempo. O remifentanil acaba por set mais apelativo pela sua curta semivida.

Os doentes com uma sedação adequada não devem ter aumento da PIC em resposta à aspiração endotraqueal. Uma forma eficaz de monitorizar a profundidade da sedação é pelo BIS (*bi-spectral index*).

Os barbitúricos, como o tiopental, podem ser utilizados em alta dose até ser atingido um padrão de surto-supressão (objetivo de 3 a 5 surtos por minutos, segundo o protocolo de Addenbrooke). Na ausência de monitorização EEG, pode ser utilizada monitorização por BIS. A utilização do coma barbitúrico de forma profilática está contraindicada.

Os efeitos secundários dos barbitúricos são potencialmente graves. A hipotensão pode resultar de alteração do retorno venoso, inibição dos barorreflexos e depressão miocárdica. A hipocalemia deve ser monitorizada de perto durante a infusão de barbitúricos. Após a cessação do coma barbitúrico está descrita a ocorrência de colapso cardiovascular e hipocalemia grave. A imunossupressão e a disfunção hepática são outras das complicações associadas a estes fármacos.

Nutrição

Desde o início dos anos 1980 que se conhece a relação do aumento das necessidades energéticas da corpo e o TCE grave. [15]

O controlo apertado dos níveis de glicemia, tem demostrado uma franca melhoria dos resultados clínicos em doentes de intensivos. No entanto, estudos recentes em doentes com TCE grave, têm demostrado os efeitos negativos em contexto de neurotrauma.[23] Existem ainda muitas dúvidas a esclarecer; qual é o aporte calórico, a via de administração, a composição, e o tipo de alimentação oportunos; quando devemos iniciar a dieta, qual deve ser o controlo glicêmico, e ainda mais importante, qual é o resultado destas medidas na evolução clínica do doente. Face a isto, a sua recomendação é II A, propondo assegurar o aporte calórico basal durante os primeiros cinco dias após o evento traumático, sendo que pode-se estender até os sete dias. E nível de evidência II B é recomendado a dieta entérica como limitador da pneumonia associada ao ventilador. A qualidade da evidência para o tempo de início e tipo de dieta foi moderada permitindo a sua recomendação, as restantes questões não obtiveram este nível de evidência. A aplicabilidade foi razoável.

Profilaxia antibiótica

O TCE severo aumenta a probabilidade da infecção nosocomial, aumentado a morbimortalidade do doente. A necessidade de entubação orotraqueal e ventilação mecânica, a utilização dos acessos venosos centrais, além da monitorização contínua da PIC, são fatores favorecedores deste tipo de infeção. No caso da pneumonia associada ao ventilador (PAV) são muitos os estudos realizados em populações de doentes críticos no geral, mas poucos em doentes com TCE severo. O *Centers for Disease Control and Prevention* (CDC) revisou, em 2011, e atualizou em 2015, as medidas de vigilância e prevenção da PAV.[16] Secundariamente a necessidade de tempos prolongados de ventilação mecânica invasiva, a sua incidência chega atingir os 40%, sendo que o aumento da mortalidade é devido a hipoxia, hipotensão e ao aumento da PIC.[17] O nível de evidência científica é um II A: recomendando-se a realização da traqueostomia precoce permitindo uma redução dos dias de ventilação mecânica. A utilização de povidona-iodada oral não revelou redução na mortalidade e pode aumentar o risco de *stress* respiratório, face ao qual foi desincentivada. A utilização de cateteres com impregnação antibiótica conta com uma recomendação III na redução da infecção relacionada com a DVE. A qualidade da evidência é baixa, embora os estudos relacionados com a traqueostomia precoce tenham uma qualidade moderada.

Profilaxia da trombose venosa profunda

A trombose venosa profunda (TVP) é um preditor independente de mau prognóstico no doente politraumatizado. Os estudos demostraram uma incidência de 54%[18] de TVP sem profilaxia e 25%[19] com meias de compressão mecânica sem profilaxia medicamentosa associada. Idade, hemorragia subaracnoidea, *Injury Severity Score* >15, e lesão traumática associada nas extremidades são preditores de TVP. Reiff *et al.* observaram nos seus estudos um acréscimo entre 3-4 vezes no risco de TVP no TCE apesar da profilaxia química e mecânica. As principais causas são a hipercoagulabilidade, imobilização prolongada, e os déficits motores; sendo o tromboembolismo pulmonar o principal efeito negativo secundário da TVP. O nível de recomendação é I-II para a profilaxia da TVP em contexto de TCE grave, e nível III para a utilização de heparina de baixo peso molecular/heparina não fracionada em associação com a profilaxia mecânica.

Profilaxia convulsivante

As convulsões são uma consequência muito comum do TCE severo. A epilepsia pós-traumática (EPT) é definida como a atividade convulsiva recorrente durante um período mínimo de sete dias após a lesão traumática. Classificadas em precoces (nos primeiros sete dias) ou tardias (após de sete dias do TCE), atingindo a sua incidência valores entre os 20% e 25%. Como principais fatores de risco temos: GCS ≤ 10, convulsões logo depois do evento traumático, amnésia pós-trauma > 30 minutos, fraturas da calota, lesão penetrante craniana, hematoma subdural, epidural ou intracerebral, idade < 65 anos e etanolismo crônico. A sua profilaxia está indicada na tentativa de evitar os efeitos deletérios das convulsões. No entanto, toda a medição anticonvulsivante tem efeitos secundários não desejados no sistema nervoso central (SNC), sendo fulcral a avaliação do risco/benefício quando pensarmos na profilaxia. O nível de evidência é de nível II, não recomendando a utilização de fenitoína ou valproato de Na, na prevenção da epilepsia tardia,[20] mas recomenda o uso da fenitoína na profilaxia de convulsão precoce. Salienta-se, contudo, que a profilaxia precoce[21] não demostrou ainda uma melhoria dos resultados clínicos do doente. A qualidade de evidência e aplicabilidades são ambas baixas.

Neuromonitorização

A neuromonitorização assume um lugar de destaque na avaliação do doente com TCE grave, dado o seu papel extremamente relevante na orientação terapêutica e detecção precoce de complicações.

Os dados obtidos pela monitorização da função cerebral permitem inferir do decurso dos processos fisiopatológicos na fase aguda da lesão cerebral e do resultado das medidas terapêuticas implementadas favorecendo uma abordagem proativa.

Estas medidas incluem a monitorização da pressão intracraniana (e pressão de perfusão cerebral), da oxigenação cerebral, da temperatura, do fluxo sanguíneo cerebral, assim como a eletroencefalografia e a microdiálise.

A monitorização da PIC assume um papel vital na fase inicial do TCE, fornecendo informação crucial sobre a fisiopatologia da lesão cerebral.

O sensor de PIC fornece mais dados que um simples cálculo da pressão intracraniana. A variação dos valores ao longo tempo cria vários padrões patológicos (por exemplo, as ondas Lundberg) que nos dão a indicação da gravidade e, por vezes, do tipo de lesão.

Por outro lado, a variação fisiológica da PIC (com um padrão sinusoidal) também pode fornecer indicações quanto ao tipo e gravidade da lesão. A análise da onda da PIC permite-nos identificar três componentes. A periodicidade destes componentes: "onda de pulso", "ondas respiratórias" e ondas lentas; está relacionada com a frequência cardíaca, os ciclos respiratórios e as alterações no leito vascular, respectivamente. Por sua vez, a onda de pulso é constituída por três picos, P1, P2 e P3 (**Figura 43.4.3**). A relação entre estes picos, no que diz respeito à sua amplitude está relacionada com as alterações fisiopatológicas que encontramos nos doentes com TCE grave (**Quadro 43.4.3**).

A PIC apresenta uma variação sinusoidal relacionada com a frequência cardíaca. Esta onda de pulso apresenta, por sua vez, três componentes: P1, P2 e P3. A relação entre os vários componentes da onda de pulso pode dar indicações sobre mecanismos fisiopatológicos subjacentes.

As ondas lentas (que estão correlacionadas com a vasorreatividade cerebral) permitem calcular índices como o PRx (*Pressure Reactivity Index*) e o RAP (coeficiente de correlação [R] entre a amplitude da componente fundamental da onda de pulso [A] e a PIC média[P]), permitindo aferir a integridade da resposta autorreguladora.

Quadro 43.4.3. Correlação entre os processos fisiopatológicos cerebrais e os diferentes padrões da onda de pulso da PIC

Processo fisiopatológico	Alteração da PIC
Lesão com efeito de massa	Aumento da PIC média Aumento da amplitude da onda de PIC
Aumento/diminuição do volume de LCR	Aumento/diminuição da PIC média Aumento/diminuição da amplitude da onda de PIC Alteração ligeira da configuração da onda de PIC
Hipotensão arterial marcada	Diminuição da PIC média Diminuição da amplitude da onda de PIC, especialmente de P1
Hipertensão arterial marcada	Aumento da PIC média Aumento da amplitude da onda de PIC
Hipercapnia e hipoxia marcadas	Aumento da PIC média Aumento da amplitude da onda de PIC Amento dos componentes tardios da onda que resultam num "arredondar" da onda
Hiperventilação	Diminuição da PIC média Diminuição da amplitude da onda de PIC: P2, P3 em menor grau e alteração ligeira de P1
Compressão da veia jugular	Aumento da PIC média Aumento da amplitude da onda de PIC, principalmente P2 e P3

LCR: líquido cefalorraquidiano, PIC: pressão intracraniana.
Fonte: Desenvolvido pela autoria.

A monitorização da oxigenação cerebral acrescenta dados á monitorização da PIC no sentido em que permite inferir, se as medidas instituídas para a manutenção de uma pressão de perfusão cerebral, dentro dos limites estabelecidos, se traduz numa oxigenação cerebral local ou regional (mediante o tipo de monitorização usado) adequada. Por exemplo, algumas medidas usadas para diminuir a PIC podem traduzir num aumento da afinidade da hemoglobina (Hb) pelo O_2 e, desta forma, a PPC é normal, mas a oxigenação pode não ser adequada, daí a importância de juntar os dados da oxigenação cerebral.

Para avaliar a oxigenação cerebral existem 3 métodos: saturação de O_2 no bulbo da jugular ($SjvO_2$), pressão tecidular de oxigênio ($PbtO_2$) e NIRS (*Near Infrared Spectroscopy*). A oxigenação cerebral pode estar diminuída/aumentada na sequência de uma diminuição/aumento da entrega ou aumento/diminuição do consumo (**Quadro 43.4.4**).

As medidas específicas para abordagem terapêutica do doente com TCE grave visam diminuir a lesão secundária pelo estabelecimento de uma adequada oxigenação cerebral.

Inicialmente, as diretrizes da BTF consideravam que os valores de PPC deviam ser superiores a 70 mmHg. No entanto, devido a um aumento das complicações cardiovasculares decorrentes da sobrecarga hemodinâmica provocada pelo aumento agressivo da PAM (para manter este valor de PPC), o valor foi revisto, em 2003, para 60 mmHg e na última edição considera-se que a PPC deve ser mantida num intervalo entre os 50 e 70 mmHg.

Quadro 43.4.4. Causas de alterações dos valores de oxigenação cerebral ($SvjO_2$ e $PtbO_2$)			
$SvjO_2$ ou $PbtO_2$ baixa		**$SvjO_2$ ou $PbtO_2$ alta**	
Diminuição da entrega	**Aumento do consumo**	**Aumento da entrega ou *shunt***	**Diminuição do consumo**
↓PaO_2	Crises	FiO_2 alto→↑PaO_2	Sedação profunda (p. ex.: barbitúricos)
Anemia	Febre	↑FSC	Hipotermia
Hipotensão	Sedação ou analgesia inadequadas	Hipertensão ou ∅ autorregulação com ↑PPC	Hipometabolismo, p. ex.: enfarte cerebral, morte cerebral
Vasospasmo	Hipermetabolismo	↑PaO_2	
↑PIC/↓PPC		*Shunt* arteriovenoso	
↓$PaCO_2$		∅ Difusão	

FSC: fluxo sanguíneo cerebral; PPC: pressão de perfusão cerebral; PIC: pressão intracraniana.

Fonte: Desenvolvido pela autoria.

Não obstante, deve-se levar em conta que valores de PPC considerados aceitáveis para manter uma boa oxigenação cerebral podem condicionar isquemia em zonas do cérebro com exigências metabólicas aumentadas. Por outro lado, o aumento da pressão hidrostática pode condicionar um aumento do edema vasogênico, particularmente se houver um comprometimento da autorregulação.

A abordagem para manter os valores de PPC nos limites definidos centra-se na manutenção de uma boa PAM. A hipotensão deve ser evitada a todo o custo. Deve-se começar por garantir um preenchimento vascular adequado (pressões venosas centrais 5-10 mmHg). Se não for possível atingir os valores de PAM desejados desta forma, deve-se recorrer aos vasopressores, como a noradrenalina. A insuficiência suprarrenal tem que ser descartada em doentes com TCE graves com hipotensões refratárias (levando a considerar a necessidade de iniciar compensação com corticoides).

Nas últimas décadas têm sido desenvolvidos protocolos para a abordagem do doente vítima de TCE. Utilizam-se fundamentalmente dois protocolos: o de Addenbrooke e Rosner e o de Lund. O primeiro centra-se na manutenção da pressão de perfusão cerebral, reconhecendo o papel da PIC no prognóstico e incorporando valores de referência para este parâmetro. O segundo, foca-se na regulação do volume cerebral, diferindo do primeiro na abordagem da PIC e da pressão arterial (PA).

Ambos os protocolos respeitam as diretrizes da *Brain Trauma Foundation* (BTF).

Protocolo de Addenbrooke e Rosner

O protocolo de Addenbrooke e Rosner é o mais frequentemente utilizado. Apresenta uma divisão por etapas na abordagem da hipertensão intracraniana, sendo que, se as medidas preconizadas na primeira etapa falharem, deve-se passar à etapa seguinte e assim por diante. Juntamente com as medidas para controlo da PIC, este protocolo contempla os outros parâmetros da neuromonitorização e dá indicações sobre a necessidade de realização de exame de imagem de controle.

De considerar que, recentemente, vários autores têm defendido a existência de um valor ótimo de PPC que varia não apenas de doente para doente, mas no mesmo doente, ao longo do tempo. A utilização dos índices como PRx e o RAR permite calcular a PPC ótima.

Conceito de Lund

O **conceito de Lund**, desenvolvido nos anos 1990 na Suécia, baseia-se na fisiopatologia da lesão secundária. Defende a manutenção da pressão capilar hidrostática e da pressão oncótica plasmática responsáveis pela perfusão cerebral e pelo edema e, consequente aumento da PIC. Esta abordagem recomenda um conjunto de medidas que visam uma PIC < 20 mmHg tolerando valores de PPC mais baixos (50-60 mmHg).

Além da manutenção da normocapnia, normoxemia e normotermia, o grupo de Lund considera a euvolemia mandatória, usando transfusões de concentrado eritrocitário e albumina para manter um valor de Hb (12-14 g/dL) e uma pressão oncótica normais. O objetivo principal passa por atingir um balanço hídrico negativo. A sedação eficaz pelo propofol, midazolam ou tiopental em dose baixa (2,3 mg/kg) e a redução da resposta de *stress* por meio do uso de bloqueadores ß-1 e α-2 agonistas são outros dos objetivos defendidos por esta escola.

Existem poucos estudos a comparar ambas as abordagens. Alguns autores defendem que a atuação com base na PPC é mais eficaz nos casos em que a autorregulação está intacta e, que a com base na PIC (Lund) é mais eficaz quando a autorregulação está comprometida.

Protocolo de atuação de acordo com a pressão tecidular de oxigénio

Como já foi referido anteriormente, o principal fator a contribuir para a lesão cerebral secundária é a isquemia cerebral. A abordagem até aqui referida centra-se na prevenção deste tipo de lesão, seja pela abordagem orientada primordialmente para a PPC ou a PIC. No entanto, no cenário de uma monitorização multimodal, estes tipos de abordagens podem ser redutoras, isto é, não contemplarem a importância dos outros parâmetros monitorizados.

As causas mais frequentes de hipoxia são a isquemia e a baixa extração de O_2 secundária à hipocapnia (que causa vasoconstrição e aumenta a afinidade de O_2 para a Hb).

A baixa extração de O_2 pode ser identificada através do índice de Px (pressão de extração de O_2). Este índice refere-se ao oxigênio que pode ser removido do sangue e transferido para os tecidos, o que, por sua vez, depende da PaO_2, da concentração de Hb e da afinidade da Hb para o O_2.

A afinidade da Hb para o O_2 pode ainda ser testada por outro índice com o qual está inversamente relacionada, o p50 (pressão de O_2 correspondente a uma saturação de 50%). Estes índices podem ser calculados automaticamente, estando disponíveis em algumas máquinas de gases, mas também podem ser facilmente calculados pela introdução dos resultados de algumas análises básicas (gasometria arterial e hemograma) em calculadoras *on-line*.

O protocolo de atuação sustentado pela $PbtO_2$ está restrito a unidades com monitorização multimodal, predominantemente em centros de investigação clínica.

Correção da anticoagulação

Perante a crescente utilização da anticoagulação e antiagregação no doente crítico na vertente aguda ou por continuação da terapêutica ambulatória prévia a internação, deve-se ter disponíveis os diferentes anticoagulantes, assim como os seus antídotos ou eventuais tratamentos (**Quadro 43.4.5**).

Cuidados gerais[22]

No geral, as medidas terapêuticas são as mesmas dos doentes internados na UTI:

- Elevação de cabeceira entre 30° e 45° no sentido de reduzir o risco de pneumonia associada ao ventilador (PAV), a pressão intracraniana e otimizar a pressão de perfusão cerebral.
- Manutenção da cabeça do doente numa posição neutral, para melhorar a drenagem venosa e reduzir a PIC.
- Evitar compressão externa/interna das veias jugulares pelo colar cervical ou o nastros de fixação do tubo endotraqueal, para não dificultar a drenagem venosa.
- Movimentação regular do doente sempre com monitorização e observação cautelosa da PIC.
- Manter os cuidados de higiene oral, ocular, e pele convencionais.
- Cumprimento das diretrizes na prevenção da pneumonia associada ao ventilador assim como a infecção associada ao cateter venoso central.
- Dieta apropriada para evitar a obstipação e o aumento da pressão intra-abdominal.
- Fisioterapia e cinesioterapia.

Quadro 43.4.5. Agentes anticoagulantes e tratamento recomendado

Agente	Tratamento	Considerações
Antiagregantes: (aspirina/trifusal/ clopidogrel/ ticagrelor/ticlopidina)	Plaquetas	Presumível necessidade de administrar várias unidades Considerar acetato de desmopressina
Varfarina	Vitamina K, complexo protromibínico, Fator VIIa	Monitorização de INR Controle cauteloso dos aportes hídricos em doentes idosos com falência cardíaca grave
Heparina	Sulfato de protamina	Monitorização de TTPA
Heparina de baixo peso molecular	Sulfato de protamina	
Inibidores diretos da trombina (dabigatrana)	Idarucizumabe (Praxbind)	Pode beneficiar de complexos protrombínicos
Xarelto (rivaroxabana)	Não disponível	Pode beneficiar de complexos protrombínicos

INR: Relação Normatizada Internacional; TTPA: Tempo de Tromboplastina Parcial Ativada.
Fonte: Desenvolvida pela autoria.

Cirúrgico

No que diz respeito à indicação cirúrgica nos doentes com lesões estruturais, o que está preconizado, segundo as diretrizes publicadas em 2006 pela *Congress of Neurological Surgeons*:

Hematoma-epidural

- Volume > 30 cc (independente do GCS), desvio da LM > 5 mm, espessura do HED >15 mm – cirurgia.
- Vol < 30 cc, espessura < 15 mm, < 5 mm de desvio da LM e GCS > 8 e outra localização que não temporal, pode ser abordado conservadoramente (TC de controle às seis a oito horas).

Hematoma-subdural

- Desvio da LM > 5 mm, espessura > 10 mm – cirurgia (independente do GCS);
- GCS < 9: desvio da LM < 5, espessura < 10 – cirurgia se:
  - GCS desceu dois ou + pontos entre o local do acidente e a admissão.
  - Assimetria pupilar ou midríase fixa de instalação recente, com reflexos do tronco preservados.
  - PIC > 20 mmHg.

Lesões parenquimatosas

- Deterioração neurológica associada à lesão.
- Hipertensão craniana refratária à terapêutica médica.
- Efeito de massa na TC.
- GCS 6-8:
  - Contusão frontal ou temporal > 20 cm^3, com desvio da LM > 5 mm e/ou compressão das cisternas na TC.
  - Qualquer lesão com mais de 50 cm^3.

Lesões da fossa posterior

- Efeito de massa na TC: distorção, apagamento do IV ventrículo, compressão ou perda de visualização das cisternas da base ou hidrocefalia obstrutiva.

- Déficit neurológico ou deterioração neurológica atribuível à lesão.

- Fraturas afundadas
  - Fraturas abertas (compostas) com afundamento superior à espessura da calota.
  - Tratamento conservador de fraturas compostas se não houver: evidência radiográfica/clínica de penetração dural, hematoma intracraniano significativo, afundamento > 1 cm, envolvimento do seio frontal, deformação cosmética grosseira, infecção da ferida, pneumoencefalia, contaminação grosseira da ferida.
  - Fraturas simples (fechadas) podem ser tratadas de forma conservadora.

Craniectomia descompressiva

A craniectomia descompressiva assume duas modalidade no contexto do TCE. A craniectomia descompressiva primária é realizada inicialmente, no momento da drenagem cirúrgica de um hematoma. A craniectomia descompressiva secundária é realizada apenas como terapêutica de última linha para controlo de PICs refratárias a todas as medidas médicas. O estudo *Decompressive Craniectomy in Patients with Severe Traumatic Brain Injury* (DECRA) testou a eficácia da craniotomia bifrontal precoce. Este estudo concluiu que esta craniectomia não é superior ao tratamento médico. Os estudos: *Randomised Evaluation of Surgery with Craniectomy for Uncontrollable Elevation of ICP* (RESCUEicp) e o *Randomised Evaluation of Surgery with Craniectomy for patients Undergoing Evacuation of Acute SubDural Haematoma* (RESCUE-ASDH) estão em fase de conclusão e visam esclarecer melhor o papel desta ferramenta cirúrgica.

Conclusão

O traumatismo craniano dada sua prevalência e incidência, constitui um dos grandes desafios nos cuidados intensivos. É fulcral salientar a fragilidade deste doente à hipoperfusão cerebral e os seus efeitos deletérios, embora com períodos de hipotensão muito breves. Por isto exige uma rápida e eficiente reanimação inicial, médica e cirúrgica, dirigida à manutenção da pressão sanguínea e oxigenação adequadas para evitar a lesão cerebral secundária. Deve ser abordada em centros de referência com meios técnicos e humanos, no pré-hospitalar e hospitalar, especializados nesta área. É fundamental o desenvolvimento de políticas multidisciplinares, nacionais e internacionais, com base nas realidades epidemiológicas de cada área, no sentido de reduzir os riscos e limitar as consequências dos acidentes de viação.

Referências bibliográficas

1. Piek J. Guidelines for the pre-hospital care of patients with severe head injuries. Working Group for Neurosurgical Intensive Care of the European Society of Intensive Care Medicine. Intensive Care Med 1998;24 (11):1221-1225.
2. Traumatic brain injuries, NEUROLOGICAL DISORDERS public health challenges, chapter 3.10, 164-177, World Health Organization 2006.
3. Irwin R, Rippe J. Critical. Care on trauma brain injury. In: Irwin R, Rippe J. Critical.Irwin and Rippe`s, Intensive care medicine. 5th edition. Lippincott Williams; 2009.
4. Lundberg N.Continuous recording and control of ventricular fluid pressure in neurosurgical practice. Acta Psychiatr Scand Suppl. 1960;36(149):1-193.
5. Teasdale G, Jennett B. Assessment of coma and impaired consciousness. A practical scale. Lancet. 1974;2(7872):81-4.
6. Classification of head injury. In: Narayan RK, Wilberger JE, Povlishock JT, eds. Neurotrauma. New York, NY: McGraw-Hill; 1996:31-42.
7. He Glasgow Structured Approach To Assessment Of The Glasgow Coma SCALE. Disponível na internet: http://www.glasgowcomascale.org
8. Wilson MH. Monro-Kellie 2.0: The dynamic vascular and venous pathophysiological components of intracranial pressure J Cereb Blood Flow Metab. 2016;36(8):1338-50.
9. Whitfield P, Thomas EO. Multimodality monitoring in head injury. In: Whitfield P, Thomas EO. Head Injury: A Multidisciplinary Approach. Cambridge University Press; 2009. p. 103-113.
10. Whitfield P, Thomas EO. Anesthesia for emergency medicine. In: Whitfield P, Thomas EO. Head Injury: A Multidisciplinary Approach. Cambridge University Press; 2009. p. 160-166.
11. Whitfield P, Thomas EO. Experimental modelo f traumatic brain injury. In: Whitfield P, Thomas EO. Head Injury: A Multidisciplinary Approach. Cambridge University Press; 2009. p. 22-27.
12. Guidelines for the Severe Traumatic Brain Injury, 4rd edition, Brain Trauma Foundation and the American Association of Neurological Surgeons (AANS), Congress of neurological surgeons, (CNS).September 2016.
13. Weed L, McKibben PS. Experimental alteration of brain bulk. Am J Physiol. 1919;48:531-558.
14. Mellion SA, Bennett KS, Ellsworth GL, Moore K, Riva-Cambrin J, Metzger R, et al. High-dose barbiturates for refractory intracranial hypertension in children with severe traumatic brain injury. Pediatr Crit Care Med. 2013;14(3):239-247.
15. Clifton GL, Robertson CS, Choi SC. Assessment of nutritional requirements of head- injured patients. J Neurosurg. 1986;64(6):895-901.
16. Hui X, Haider AH, Hashmi ZG, Rushing A, Dhiman N, Scott V, et al. Increased risk of pneumonia among ventilated patients with traumatic brain injury: every day counts! *J Surg Res.* 2013;184(1):438- 443.
17. Centers for Disease Control and Prevention Ventilator-Associated Event (VAEfile://localhost/). Disponível na internet: http/:www.cdc.gov:nhsn:pdfs:pscmanual:10-vae_final.pdf. (4 d ago. 2016).
18. Geerts WH, Code KI, Jay RM, Chen E, Szalai JP. A prospective study of venous thromboembolism after major trauma. N Engl J Med. 1994;331(24):1601-1606.
19. Denson K, Morgan D, Cunningham R, Nigliazzo A, Brackett D, Lane, et al. Incidence of venous thromboembolism in patients with traumatic brain injury. Am J Surg. 2007;193(3):380-383; discussion 383-384.
20. Temkin NR, Dikmen SS, Wilensky AJ, Keihm J, Chabal S, Winn HR. A randomized, double-blind study of phenytoin for the prevention of post-traumatic seizures. N Engl J Med. 1990;323(8):497-502.
21. Temkin NR, Dikmen SS, Anderson GD, Wilensky AJ, Holmes MD, Cohen W, et al. Valproate therapy for prevention of posttraumatic seizures: a randomized trial. J Neurosurg. 1999;91(4):593-600.
22. Samir H Haddad, Yaseen M Arabi Critical care management of severe traumatic brain injury in adults. Scand J Trauma Resusc Emerg Med. 2012:20:12.

Bibliografia recomendada

Alali AS, Fowler RA, Mainprize TG, Scales D, Kiss A, Mestral C, et al. Intracranial pressure monitoring in severe traumatic brain injury: results from the American College of Surgeons Trauma Quality Improvement Program. J Neurotrauma. 2013;30(20):1737-1746.

Berry C, Ley EJ, Bukur M, Malinoski D, Margulies D, Mirocha J, et al. Redefining hypotension in traumatic brain injury. Injury. 2012;43(11):1833-1837.

Bilotta F, Gelb AW, Stazi E, Titi L, Paoloni FP, Rosa G. Pharmacological perioperative brain neuroprotection: a qualitative review of randomized clinical trials. Br J Anaesth. 2013;110 Suppl 1:i113-120.

Edwards P, Arango M, Balica L, Cottingham R, El-Sayed H, Farrel B, et al. Final results of MRC CRASH, a randomised placebo-controlled trial of intravenous corticosteroid in adults with head injury--outcomes at 6 months. Lan*cet*. 2005;365(9475):1957-1959.

Gerber LM, Chiu YL, Carney N, Hartl R, Ghajar J. Marked reduction in mortality in patients with severe traumatic brain injury. J Neurosurg. 2013;119(6):1583-1590..

Griesdale DE, McEwen J, Kurth T, Chittock DR. External ventricular drains and mortality in patients with severe traumatic brain injury. Can J Neurol Sci. 2010;37(1):43- 88.

Jones KE, Puccio AM, Harshman KJ, Falcione B, Benedict N, Jankowitz B, et al. Levetiracetam versus phenytoin for seizure prophylaxis in severe traumatic brain injury. Neurosurg Focus. 2008;25(4):E3.

Liu S, Wan X, Wang S, Huang L, Zhu M, Zhang S, Liu X, et al. Posttraumatic cerebral infarction in severe traumatic brain injury: characteristics, risk factors and potential mechanisms. Acta Neurochir (Wien). 2015;157(10):1697-1704.

Martini RP, Deem S, Yanez ND, Chesnut RM, Weiss N, Daniel S, et al. Management guided by brain tissue oxygen monitoring and outcome following severe traumatic brain injury. J Neurosurg. 2009;111(4):644-649.

Roberts I, Yates D, Sandercock P, Farrel B, Wasserberg, Lomas G, et al. Effect of intravenous corticosteroids on death within 14 days in 10008 adults with clinically significant head injury (MRC CRASH trial): randomised placebo-controlled trial. Lancet. 2004;364(9442):1321-1328.

Sorrentino E, Diedler J, Kasprowicz M, Budohoski KP, Haubrich C, Smielewski P, et al. Critical thresholds for cerebrovascular reactivity after traumatic brain injury. Neurocrit Care. 2012;16(2):258-266.

Stein NR, McArthur DL, Etchepare M, Vespa PM. Early cerebral metabolic crisis after TBI influences outcome despite adequate hemodynamic resuscitation. Neurocrit Care. 2012;17(1):49-57.

Vespa P, Boonyaputthikul R, McArthur DL, Miller C, Etchepare M, Bergsneider M, et al. Intensive insulin therapy reduces microdialysis glucose values without altering glucose utilization or improving the lactate/pyruvate ratio after traumatic brain injury. *Crit Care Med.* 2006;34(3):850- 856.

Subcapítulo | 43.5

Traumatismo de Tórax

Jacobo Bacariza Blanco | Nuno Manuel Duarte de Carvalho

Introdução

O trauma torácico representa cerca de 2/3 da totalidade dos casos de trauma no mundo e é responsável por 25% dos casos de mortes em contexto traumático. Nos Estados Unidos é responsável por 40 mil mortes/ano. Muitos doentes morrem no local do acidente ou a caminho do hospital. As mortes imediatas são devidas a lesões dos grandes vasos, coração, árvore traqueobrônquica, laceração cerebral ou coluna cervical.

O traumatismo torácico classifica-se em aberto/penetrante ou fechado/contuso, de acordo com a presença ou ausência de solução de continuidade da parede torácica para a cavidade pleural.

Os custos das internações são muito elevados, apesar da maioria dos casos não necessitar de intervenção cirúrgica. Apenas 10% dos traumatismos fechados e entre 15%-30% dos traumatismos penetrantes vão precisar de abordagem cirúrgica.

O trauma fechado é o mais comum, correspondendo a cerca de 90% dos casos na maioria das séries.

Um estudo europeu recente,[2] de trauma torácico, com mais de 16 mil doentes, durante um período de 10 anos, revelou que a principal causa de morte são os acidentes de automóvel, com 39% dos casos, seguidos dos acidentes de moto em 19%, quedas de localização elevada em 7%, localização baixa em 10% e outras. A média de idade foi de 51 anos, com 77% dos casos do sexo masculino. A mortalidade global foi de 5%, sendo maior no trauma fechado, do que no penetrante. No entanto, é de salientar que os valores são difíceis de estimar dado que o trauma fechado produz complicações pulmonares e não pulmonares, alargando com isto o leque de situações que podem condicionar a morte do doente.

Assistiu-se a falência cardiovascular em 24% dos casos, falência respiratória em 23%, além de falência do sistema nervoso central (SNC), coagulação, renal e hepática. Salienta-se a redução significativa na incidência de sépsis e da falência multiorgânica ao longo do período de estudo.

A abordagem do traumatismo torácico divide-se numa primeira avaliação inicial, onde as lesões potencialmente letais são identificadas e tratadas de imediato, e numa segunda avaliação, de identificação de lesões específicas secundárias, em relação direta com a mecânica do trauma. Quer a avaliação inicial, quer a secundária deve seguir as regras desenvolvidas pelo Comitê de Trauma da *American College of Surgeons*, ATLS, ABCDE: *Airway, Breathing, Circulation, Disability and Exposure*.[3]

A maioria dos traumatismos torácicos resolve-se com medidas simples e imediatas, como oxigenação, analgesia e colocação de tubos de toracostomia.[4]

Avaliação inicial

Está sistematizada em problemas de via aérea, respiratórios e circulatórios.

Problemas de via aérea: o objetivo é assegurar a permeabilidade da via aérea. Doentes com alterações da consciência condicionando escala de coma de Glasgow (GCS) < 8 devem ser entubados de imediato, assim como nas situações com comprometimento das trocas gasosas e do equilíbrio ácido-base. A proteção da coluna cervical deve ser sempre assegurada.

Problemas respiratórios: após manutenção da permeabilidade da via aérea, devemos assegurar a oxigenação e ventilação do doente.

Existem 4 entidades traumáticas que podem comprometer a ventilação e oxigenação no imediato: pneumotórax tensional, pneumotórax aberto, hemotórax e volet costal/contusão pulmonar. É fundamental identificar instabilidade hemodinâmica, dispneia, desvio contralateral da traqueia, ingurgitamento dos vasos do pescoço, enfisema subcutâneo ou diminuição do murmúrio vesicular pulmonar.

O tratamento muda em função da situação clínica específica, sendo a terapêutica mais efetuada, a colocação de uma drenagem torácica, que resolverá no imediato as situações mais comuns ameaçadoras de vida, pneumotórax e hemotórax.

Problemas circulatórios: é o último passo da avaliação primária, e tem como objetivo assegurar a estabilidade hemodinâmica do doente. As principais causas de instabilidade hemodinâmica são: choque hipovolêmico traumático, hemotórax maciço, pneumotórax hipertensivo e tamponamento cardíaco.

É mandatário a avaliação da frequência de pulso, de tensão arterial, identificação de alteração do estado de consciência, palidez, diaforese, cianoses labial ou periférica e distensão dos vasos do pescoço.

Em termos eletrocardiográficos a arritmia mais característica é a atividade elétrica sem pulso, típica do tamponamento cardíaco, pneumotórax tensional ou choque hipovolêmico.

Após realizada a monitorização hemodinâmica, elétrica, ventilação de oxigênio (Saturação de O_2 + capnografia), colocados os acessos periféricos ou centrais e realizadas as colheitas para tipagem sanguínea e hemograma, começamos com o tratamento inicial.

A reanimação inicial é baseada na reposição de volume e eventualmente na utilização de suporte de aminas, assim como na rápida identificação e controle de hemorragia. O tratamento é realizado com aporte de fluidos, de preferência soluções equilibradas, como o lactato de Ringer ou hemoconcentrados, em volumes variáveis, mas frequentemente acima dos 30 mL/kg nos adultos ou até os 20 mL/kg nas crianças.

A frequência cardíaca, a tensão arterial, os débitos urinários, os sinais de perfusão central ou periférica serão o principal indicador de resposta clínica ao volume e, também, a forma de monitorizar as necessidades do doente, permitindo evitar a sobrecarga hídrica.

Em caso da falta de resposta à reposição de volume deve suspeitar-se da presença de hemorragia ativa não identificada e não controlada. Nestas circunstâncias, a necessidade de abordagem cirúrgica é frequente e os exames complementares de diagnóstico, ecografia FAST/convencional, tomografia computorizada (TC) e exames radiográficos, são essenciais.

Boffard *et al.* dividem as lesões torácicas que ocorrem no contexto de trauma em 6 letais: obstrução da via aérea, pneumotórax hipertensivo, pneumotórax aberto, hemotórax maciço, *flail chest*, tamponamento cardíaco e 6 lesões escondidas, que também podem ser letais, mas cuja clínica é mais sutil, inespecífica e tardia: lesão traqueobrônquica, contusão pulmonar, disrupção aórtica, lesão cardíaca fechada, perfuração esofágica e lesão diafragmática.[4] Abordaremos algumas de forma sumária.

Lesões específicas

▪ Via aérea

• Obstrução de via aérea

A obstrução da via aérea normalmente é secundária a vômitos, hemorragia, edema pós-traumático, corpos estranhos ou peças dentárias. Outras causas possíveis são os traumatismos penetrantes do pescoço, trauma da clavícula e esterno, ou trauma da laringe. Na avaliação inicial deve ser inspecionada a cavidade oral, verificar a presença/ausência de dispneia, estridor, incapacidade para falar, crepitações, enfisema do pescoço e a auscultação dos campos pulmonares. Por vezes bastam medidas simples como a aspiração de secreções/sangue, ou remoção do corpo estranho, para a situação se resolver.

• Lesão da árvore traqueobrônquica

A lesão da traqueia é rara, mas potencialmente fatal. O doente com tosse, enfisema cervical e hemoptises, cianose, pneumotórax ou pneumopericárdio/derrame pericárdico, expansão assimétrica do tórax, pode ter uma lesão de traqueia.

Etiologicamente pode ocorrer no trauma fechado, como em acidentes de viação, pela contusão secundária ao batimento do pescoço/esterno contra o volante do automóvel; nos traumas penetrantes, por laceração. A resolução imediata passa pela entubação orotraqueal e posterior realização de broncofibroscopia para confirmar a lesão. A entubação orotraqueal (EOT) pode ser particularmente difícil devido à presença de secreções, sangue, corpos estranhos, alterações estruturais anatômicas causadas pelo trauma, sendo frequente a utilização de métodos avançados de EOT, tubos com assistência de fibra ótica ou Froba. Sempre que existir lesão de brônquio principal, é presumível que haja lesão concomitante do coração ou grandes vasos, situação em que a toracotomia urgente estaria indicada. Por último salientar que a localização das lesões traqueobrônquicas situa-se por volta dos 2 cm da carina.

Problemas respiratórios

Espaço pleural

Na avaliação de potencial lesão do espaço pleural é fundamental aplicar os princípios de ver/ouvir/sentir. Reparar na simetria da expansão torácica, desvio de traqueia, ingurgitamento jugular, padrão respiratório (amplitude, expansibilidade, movimentos paradoxais, taquipneia, polipneia), auscultação para avaliar diminuição do murmúrio vesicular, fervores, palpar crepitações. Identificar precocemente sinais de hipoxia grave, cianose central – periférica, acidose respiratória, hipotensão, alterações do estado de consciência. As três principais entidades patológicas nesta secção são o pneumotórax hipertensivo, pneumotórax aberto e hemotórax maciço.

Pneumotórax tensional

Resulta da acumulação de ar no espaço pleural provocando o colapso do pulmão e a falência respiratória. O mediastino sofre uma deslocação por efeito da compressão do pulmão atingido, condicionando compressão venosa e consequentemente redução do débito cardíaco. É causado por lesões da pleura visceral secundária a rotura alveolar no trauma fechado, ou por perfuração da pleura parietal por fratura das costelas, ou traumatismo penetrante. A principal causa de pneumotórax hipertensivo é a ventilação mecânica com pressão positiva em doentes com lesão prévia da pleura visceral ou na sequência da colocação de um acesso venoso central. O doente apresenta taquipneia, abolição do murmúrio vesicular no pulmão atingido, hiperressonância, desvio contralateral da traqueia, ingurgitamento jugular e hipotensão. A radiografia do tórax, ou a ecografia torácica FAST, por meio da interpretação da ausência de *lung sliding*, são excelentes ajudas na identificação. Se a situação clínica é grave e a suspeita muito clara, não devemos esperar por estes exames e drenar rapidamente o pneumotórax. Procede-se a colocação de Abocath 16 ou 18 G no segundo espaço intercostal linha média clavicular ou 5º espaço intercostal linha axilar média, no bordo superior da costela, para descompressão do espaço pleural, com colocação de dreno torácico para tratamento definitivo. A ausência de eficácia da drenagem pode ser sinal de má colocação do tubo ou lesão brônquica grave (**Figura 43.5.1**).[5]

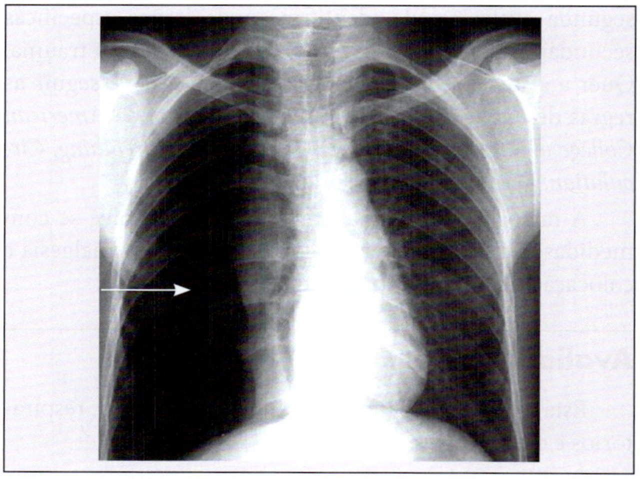

Figura 43.5.1. Pneumotórax.
Fonte: Acervo da autoria.

Pneumotórax aberto

Pode ocorrer no trauma fechado ou aberto. A clínica e semiologia é sobreponível ao pneumotórax hipertensivo e o seu tratamento consiste na drenagem do ar do espaço pleural para o exterior. Efetua-se penso sobre a ferida torácica encerrada em três lados, deixando o quarto lado aberto para o exterior. O sistema permite a saída de ar da pleura durante a expiração, sendo que durante a inspiração o penso cola-se à parede torácica selando a cavidade pleural e evitando a entrada de ar de novo para a pleura.

Hemotórax e hemotórax maciço

A presença de sangue intrapleural pode ser provocada por trauma fechado, ou aberto. A origem do sangue pode ser torácica, abdominal ou cervical. O hemotórax resulta da laceração de pequenos vasos, músculos ou parênquima pulmonar.

O seu tratamento passa pela colocação de uma drenagem torácica, o pulmão expande e na maioria dos casos a hemorragia é detida pelo efeito expansivo do parênquima pulmonar. Dreno torácico de 36 F é recomendado pelo ATLS.[3] O hemotórax maciço, por definição, acontece quando o volume de sangue drenado é superiora 1.500 mL, ou superior 200 mL/hora durante pelo menos quatro horas. Normalmente está associada a lesões cardíacas, de grandes vasos ou diafragmáticas. Nestes casos o tratamento não seria apenas a colocação de drenagem, mas a realização de toracotomia de urgência e determinação da origem do hemotórax.

Contusão pulmonar

A contusão pulmonar é a lesão pulmonar mais frequente e tem uma elevada morbimortalidade devido à associação com pneumonia. Ocorre em 25%-35% do trauma torácico fechado. Devemos suspeitar desta lesão na presença de fratura de costelas ou *flail chest*. A contusão surge na sequência do impacto das forças mecânicas con-

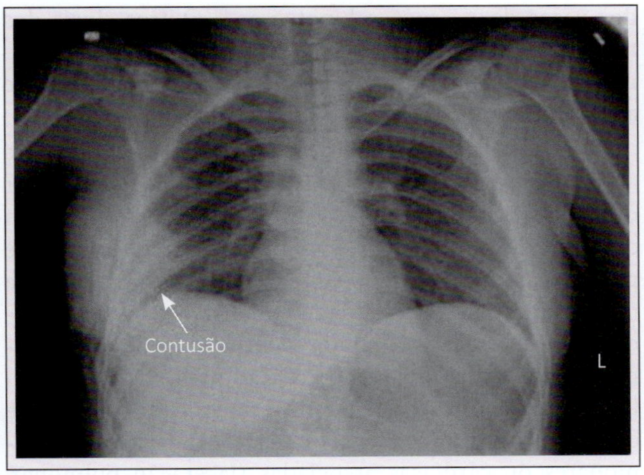

Figura 43.5.2. Contusão pulmonar.

Fonte: Acervo da autoria.

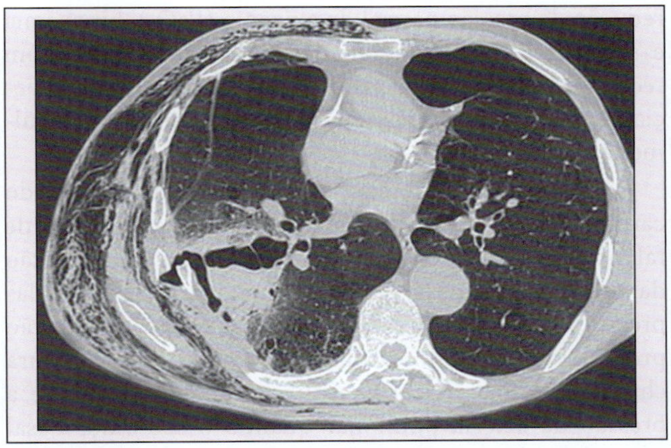

Figura 43.5.3. Laceração e contusão pulmonar direita.

Fonte: de Melo AS, Moreira LB, Pessoa FM, Saint-Martin N, Ancilotti Filho R, Souza Jr A, *et al.* Aspectos tomográficos do trauma torácico aberto: lesões por projéteis de arma de fogo e armas brancas. Radiol Bras. 2017;50(6):372-77.

tra o pulmão durante o trauma, provocando três efeitos, o inercial (separa áreas mais leves das áreas mais pesadas), o efeito de lasca (separa áreas com conteúdo gasosos das áreas com conteúdo hídrico) e o efeito de implosão (compressão e descompressão do gás interalveolar provocando a rotura do alvéolo).[1]

Secundariamente ativa-se o processo inflamatório produzindo edema, hematoma e consolidação que em muitos casos infecta *à posteriori*. Do ponto de vista fisiológico, há uma redução da complacência e aumento da elastância, isto é, o pulmão fica mais rígido, com comprometimento das trocas gasosas e vascularização, além das atelectasias produzidas pela perda da sua elasticidade. Clinicamente existe uma deterioração progressiva da ventilação de oxigênio, com necessidade de EOT e suporte ventilatório mecânico. A necessidade de EOT e ventilação mecânica é rara quando a contusão é de pequenas dimensões ou isolada, sem outro trauma associado.

Em caso de ausência de infeção a lesão melhora clinicamente a partir das 72 horas sendo as primeiras 24-48 horas as de maior risco clínico. A identificação da contusão pulmonar na radiografia de tórax é difícil nas primeiras horas, sendo por vezes necessária a realização de TC.

O tratamento inclui a oxigenoterapia, suporte hemodinâmico e, ocasionalmente, o recurso da ventilação mecânica, invasiva ou não invasiva (*Continuous Positive Airway Pressure* – CPAP, *Bilevel Positive Airway Pressure* – BIPAP). Recentemente a oxigenoterapia de alto débito apresenta-se como alternativa terapêutica. Alguns casos podem necessitar de entubação e ventilação seletiva se a contusão incapacita totalmente um dos pulmões. A estratégia ventilatória está dirigida a prevenir as atelectasias e o colapso alveolar, identificadas por meio das curvas de pressão/volume com quedas muito significativas do *lower in flexion point (LIP)*, com necessidade de manobras de recrutamento e titulação de PEEP ótima.

É fundamental monitorizar a pressão na via aérea para evitar sobredistensão e barotrauma/volumetrauma, pela visualização das curvas de pressão/volume com identificação do *upper in flection point* (UIP). Por último, salientar a necessidade do uso judicioso da fluidoterapia no contexto do choque quando existe trauma torácico para evitar uma sobrecarga hídrica pulmonar que seja contraproducente (**Figura 43.5.2**).

▪ Laceração pulmonar

A rotura ou laceração pulmonar é muito comum nos traumatismos penetrantes por armas de fogo ou armas brancas. O comportamento fisiológico é determinado pelo hemotórax e o pneumotórax que provoca, além das atelectasias e consolidações.

Clinicamente é similar à contusão pulmonar, mas de evolução muito mais rápida e violenta quando as quantidades de sangue são elevadas. O seu tratamento depende da dimensão da laceração, se pequenas selam espontaneamente, as de médias ou grandes dimensões vão requerer tratamento cirúrgico: resseção parcial, lobectomia ou até pneumectomias (**Figura 43.5.3**).

• Embolia gordurosa

A embolia gordurosa representa um desafio diagnóstico face à inespecificidade dos seus sintomas, especialmente em contexto de trauma, onde há muitos sinais e sintomas que podem confundir o clínico. A sua identificação é difícil, com elevada taxa de mortalidade, atingindo quase 100% nas formas fulminantes.

Nos casos de politraumatismo associado ao trauma torácico e traumatismo osteoarticular com fratura dos ossos longos, pode ocorrer libertação de gotículas de gordura do interior ósseo, obstruindo vasos sanguíneos, em potencialmente qualquer órgão, nomeadamente pulmão e cérebro. A fixação precoce de fraturas diminui a incidência de embolia gordurosa. O principal problema está nas alterações da ventilação/perfusão (V/Q), em que temos áreas ventiladas, mas que não estão perfundidas, ou estão mal perfundidas, provocando um *shunt* pulmonar. Teremos uma redução da pressão parcial de oxigênio (PaO_2), hipoxemia e secundariamente hiperventilação compensatória, com redução da pressão parcial de $PaCO_2$ (hipocapnia) especialmente nas fases iniciais e em doentes sem doença pulmonar obstrutiva crônica.

A estabilidade hemodinâmica depende do estado cardiovascular prévio do doente, presença/ausência de falência cardíaca, especificamente direita. A elevação da pressão da artéria pulmonar conduz a elevação das pressões das cavidades cardíacas direitas, com redução progressiva do débito cardíaco e eventual evolução para choque cardiogênico. Esta situação acontece quando a pressão da artéria pulmonar quando o seu valor basal normal é inferior a 20 mmHg.

A apresentação clínica da embolia gordurosa é variável, a confirmação ou exclusão do quadro de acordo com os achados clínicos é particularmente difícil.[5-8] As manifestações neurológicas são comuns, e podem evoluir para coma, é fundamental um elevado índice de suspeição para a sua deteção. A presença das petéquias no contexto clínico é patognomônico, mas surge em menos da metade dos casos.

Em termos diagnósticos, além dos exames laboratoriais com perfil de coagulação completo, a gasometria, a radiografia de tórax e o eletrocardiograma, são de grande valor. O ecocardiograma é fundamental, para avaliar a sobrecarga de cavidades cardíacas direitas e outras causas de choque cardiogênico, eco-Doppler dos membros inferiores para despiste de prováveis fontes embolígenas, e eco-FAST torácico.[9] A TC com contraste, assim como a angiografia pulmonar são exames padrão-ouro. Em termos terapêuticos, no contexto do trauma sempre será uma decisão difícil, sendo necessário, equilibrar riscos/benefícios na aplicação da terapêutica anticoagulante, fibrinolítica, num doente traumatizado com perdas hemáticas. Além de ponderação do uso, ou não, deste tratamento, a terapêutica será de suporte com recurso e em muitos dos casos, a assistência ventilatória mecânica.

Problemas cardiovasculares

Tamponamento cardíaco

O tamponamento cardíaco resulta da compressão extrínseca do músculo cardíaco secundária a acumulação de líquido no espaço pericárdico.

Esta compressão condiciona uma síndrome cardíaca restritiva que conduz a redução do retorno venoso, assim como do débito cardíaco e da evolução para eventual choque cardiogênico. É mais comum nos traumatismos penetrantes, embora também possa ocorrer como resultado de traumatismo fechado. Entre os traumas penetrantes os mais comuns são os produzidos por arma branca, com porta de entrada muito pequena que selam rapidamente tamponando o coração com sangue proveniente dos grandes vasos ou da vascularização pericárdica, ou até do próprio músculo cardíaco.

Clinicamente caracteriza-se pela tríade clássica, descrita por Beck, murmúrio cardíaco diminuído, dilatação dos vasos do pescoço e hipotensão.[10] Outros sinais dos mais significativos são o pulso paradoxal, sinal de Kussmaul e redução da pressão sistólica > 10 mmHg durante a inspiração.

Suspeitar de tamponamento na presença de doente agitado, hipotenso, acidótico com ferida torácica anterior ou epigástrica. Salienta-se a dificuldade diagnóstica em caso de concomitância de pneumotórax tensional que pode emascarar o tamponamento. A ecografia torácica (FAST) é um método validado em termos de sensibilidade e especificidade na rápida identificação do tamponamento, abordando não só o coração para observação do tamponamento,[11] mas também o pulmão no sentido de despistar o pneumotórax sob tensão e outras lesões pulmonares ou cardíacas associadas (laceração pulmonar, rotura cardíaca).

O tratamento passa pela rápida reanimação volêmica e imediata descompressão pericárdica, via pericardiocentese percutânea com agulha, ou por via aberta, cirúrgica nos casos mais graves. Por vezes e nos casos mais estáveis, sem compromisso hemodinâmico pode optar-se por tratamento conservador.

Contusão cardíaca

A contusão cardíaca resulta do efeito direto das forças dinâmicas do trauma sob o coração, assim como por compressão extrínseca da parede torácica sobre o miocárdio. Aparece no trauma fechado, acidentes de viação por impacto da vítima contra estruturas rígidas como o volante, painel ou, no caso das motos, contra estruturas rígidas da rua ou da estrada após a projeção. A sua incidência é muito variável (3%-56%) dado a sua dificuldade diagnóstica.

Não existe uma clínica muito definida e a sua correlação com os exames complementares de diagnóstico também é relativa. O ECG, o doseamento dos biomarcadores cardíacos, creatinina quinase, troponina I/T, assim como a ecocardiografia transtorácica, ou a cintilografia de perfusão do miocárdio apresentam grandes limitações na sua identificação. Como intercorrências potencialmente letais, temos a falência cardíaca aguda grave ou arritmias malignas, ambas raras (16%), e entre 80%-95% das ocasiões ocorrem durante as primeiras 24-48 horas.[12] É fulcral a internação e monitorização do doente durante este período de tempo. O tratamento está centrado na estabilização hemodinâmica e abordagem das lesões secundárias (**Figura 43.5.4**).

Rotura cardíaca e valvulopatias

A rotura cardíaca é uma das mais temíveis lesões em contexto de traumatismo torácico, com elevada mortalidade. A maioria dos doentes morre no local do acidente.

Em 82% dos casos ocorre em acidentes de automóvel.[13] A hipotensão está presente em 100% dos casos, elevação da pressão venosa central em 95%, taquicardia em 89%, distensão dos vasos do pescoço em 50%, cianose do pescoço, membros superiores e tórax em 76% e redução dos sons cardíacos em 61%.

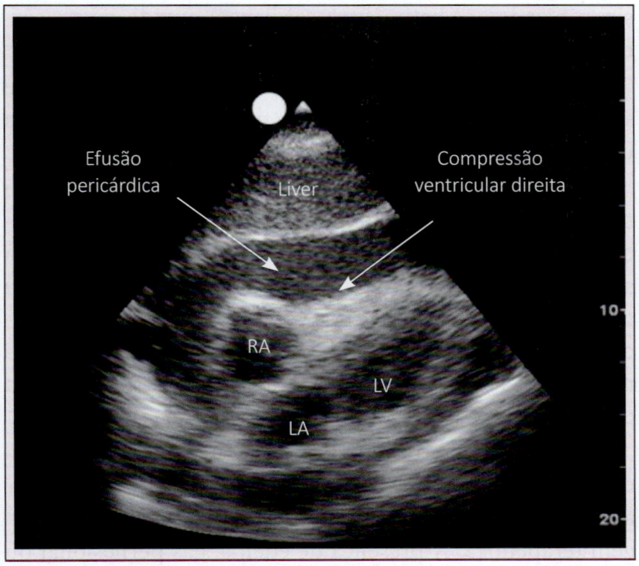

Figura 43.5.4. Derrame pericárdico.
LA: átrio esquerdo; Liver: fígado; LV: ventrículo esquerdo. (termos traduzidos para preservar a imagem).
Fonte: https://cdemcurriculum.com/chest-trauma/.

O principal determinante da sobrevivência do doente é a rápida chegada ao local das equipas pré-hospitalares. Entre os sobreviventes, as câmaras cardíacas atingidas, são as de baixa pressão, aurícula direita (50%), aurícula esquerda (24%), e ventrículo direito (17%). Em 90% dos casos associa-se envolvimento pericárdico, com quadro clínico de tamponamento pericárdico. O diagnóstico é realizado na toracotomia de urgência.

Doentes que chegam ao hospital com sinais de vida têm uma mortalidade de 50% a 75 %.[14]

A lesão valvular é pouco comum. As válvulas mais atingidas são a aórtica seguida da mitral e tricúspide.[15] A sua rotura é consequência das elevadas pressões que devem suportar durante o traumatismo, levando ao seu prolapso e rotura. O diagnóstico é feito por ecocardiografia transesofágica, e o seu tratamento passa sempre pela abordagem cirúrgica.

- Traumatismo dos grandes vasos (aorta)

A rotura aórtica é a segunda causa de morte após o traumatismo cranioencefálico[16] em contexto de trauma fechado. É o resultado de um traumatismo de alta energia cinética, com rápida desaceleração. O coração e os grandes vasos (veias cavas superior e inferior, artéria e veia pulmonar e a aorta torácica) não estão fixas a nenhuma estrutura, ao contrário do que sucede com a aorta abdominal, sendo esta a razão pela qual estes grandes vasos são mais vulneráveis no trauma torácico.

Um movimento rápido e severo, de desaceleração, pode provocar a laceração e rotura da aorta, normalmente ao nível da origem da artéria subclávia esquerda. A principal causa são os acidentes de viação, com impacto frontal (58%), seguidos dos de impacto lateral (19%), acidentes de motorizadas (7%) e atropelamentos (7%). Mudanças de velocidade superior a 32 Km/hora, impacto direto no lado da vítima, ou invasão de mais de 38 cm do habitáculo do carro, são fatores de risco na rotura aórtica traumática.[17] Neste estudo não se encontrou relação entre a incidência do trauma aórtico e a utilização dos dispositivos de segurança, como cintos ou *airbags*. Cerca de 80% dos doentes morrem no local do acidente por exsanguineação. Os que chegam vivos ao hospital (normalmente por apresentarem rutura contida), cerca de 30% morrem nas primeiras 24 horas.

As lesões mais letais são da aorta descendente proximal (93%) e de aorta ascendente (25%). Clinicamente o doente pode apresentar as queixas típicas de dor torácica, dor interescapular, dispneia, disfagia, ou apresentar-se assintomático ou com clínica fruste.

No exame físico são frequentes os hematomas, as lacerações provocadas pelo guiador, o cinto de segurança, os *airbags*, ou as fraturas de costelas. É importante ter presente a hipertensão arterial nos membros superiores e hipotensão arterial nos inferiores, típica da pseudocoartação ou rotura aórtica.

A radiografia de tórax é importante na abordagem diagnóstica inicial. Os achados mais relevantes que podemos encontrar são o alargamento mediastínico, que é o mais comum, o apagamento do botão aórtico, o derrame pleural esquerdo, a ausência da janela aortopulmonar, o deslocamento da traqueia e da sonda nasogástrica (SNG) para a direita e descendente do brônquio principal esquerdo. A ausência de alterações na radiografia de tórax não exclui a presença de rotura da aórtica. Em caso de dúvida, a TC com contraste endovenoso é o método de diagnóstico complementar mais usado, tendo ultrapassado a angiografia, que é o método de eleição, dados os custos e o tempo preciso para fazer o estudo angiográfico comparativamente com o tempo de realização da TC. Pode evidenciar-se extravasamento ativo de contraste, pseudoaneurisma, defeitos de preenchimento vascular, hematoma periaórtico ou alterações morfológicas do contorno da aorta. A ecocardiografia transesofágica revelou ser de grande utilidade no diagnóstico da rotura aórtica, no entanto deve salientar-se a necessidade de estabilidade hemodinâmica e a grande variabilidade de interpretação, segundo o observador, como principais limitações·

O tratamento passa pela reparação da lesão vascular quer por via endovascular, quer por cirurgia aberta com toracotomia esquerda. Na atualidade, a via endovascular com colocação de *stent* é a mais usada[18] tendo os estudos demonstrado uma redução de mortalidade muito relevante quando comparados com tratamento cirúrgico (7% *vs.* 23%). No entanto, é de salientar que, o nível de evidência científica neste estudos foi baixa.[19] A utilização de β-bloqueadores de ação rápida no pré-operatório, no sentido de limitar a progressão da lesão vascular e a rotura completa, é fundamental (**Figura 43.5.5**).

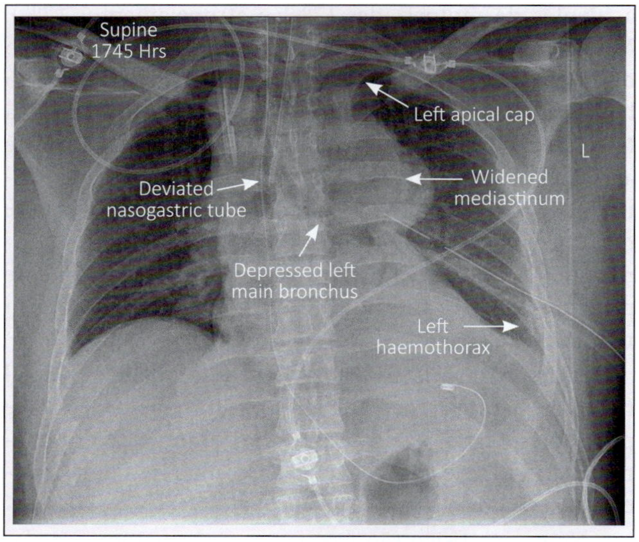

Figura 43.5.5. Lesão da aorta torácica.

depressed left main bronchus: brônquio principal esquerdo deprimido; *deviated nasogastric tube*: tubo nasogástrico desviado; *left apical cap*: capa apical esquerda; *left haemothorax*: hemotórax esquerdo; *widened mediastinum*: mediastino aumentado. (termos traduzidos para preservar a imagem).

Fonte: Acervo da autoria.

■ Outros problemas

• Traumatismo esofágico

O trauma esofágico é uma entidade patológica rara em contexto de trauma, mas de diagnóstico difícil e tardio. Com consequências devastadoras, como mediastinite e choque séptico.[20]

A perfuração é mais frequente no traumatismo penetrante da parede torácica posterior, do que nos traumatismo fechados. Dada a sua localização e extensão, 90% das perfurações esofágicas em contexto de trauma estão associadas a outras lesões, traqueia, vasculares, pulmonares, diafragmáticas e da medula espinal. A mortalidade varia entre 10% e 40% dependendo de vários fatores como existência de patologia prévia, tipo e causa da perfuração, localização, e celeridade com que é feita o diagnóstico.[21] Segundo a *American Association for the Surgery of Trauma* (AAST)[22] a lesão esofágica perfurante é classificada em 5 graus:

- **Grau I:** Contusão/hematoma
- **Grau II:** Laceração < 50% da circunferência
- **Grau III:** Laceração > 50% da circunferência
- **Grau IV:** Perda de segmento ou desvascularização menor de 2 cm
- **Grau V:** Perda de segmento ou desvascularização maior de 2 cm

O principal sintoma é a dor torácica de intensidade moderada a grave, em 70% dos casos.[23] Em função da localização da lesão, esta dor pode ser irradiada ao ombro esquerdo. Vômitos e náuseas acompanham o quadro em 25% dos casos. A tríade de Macklers (enfisema subcutânea, dor torácica e vômitos) é considerada patognomônica, mas é observada apenas em uma de cada sete perfurações esofágicas. O sinal de Hamman, (som de mastigação, estridente, sincronizado aos batimentos cardíacos) ouvido no precórdio é identificado em metade das perfurações.

Não existe avaliação, teste ou exame de imagem que seja sempre diagnóstico, pelo que perante suspeição clínica utilizam-se vários: TC, esofagograma, endoscopia.

A radiografia de tórax pode evidenciar a perfuração esofágica, sendo importante estar atento aos sinais radiológicos, como o alargamento do mediastino, enfisema subcutâneo ou derrame pleural. É de salientar que, dada a evolução lenta do quadro, por vezes, estes sinais não aparecem logo, razão pela qual deve repetir-se a radiografia de tórax passadas umas 12 horas, em caso de dúvida ou suspeita desta lesão.

A TC com contraste oral pode ser útil na identificação e avaliação das lesões não transmurais. Permite estabelecer a extensão do atingimento esofágico e a posterior abordagem terapêutica. A presença de edema, gás perilesional ou alargamento da parede são todos sinais de lesão do esôfago. Pode identificar pneumopericárdio, pneumoperitônio, ou derrame pleural associados.

A esofagoscopia flexível é o exame padrão-ouro com sensibilidade de quase 100% e especificidade de 85%, mas sempre em contexto de trauma penetrante. Dada a necessidade de insuflação de ar para progredir ao longo do esôfago e observar a sua estrutura, a esofagoscopia, não está indicada em casos de lesão mucosa ou submucosa, pois pode agravar o quadro, aumentando o tamanho da perfuração. A endoscopia não está indicada na fase inicial, reservando-se para casos de alta suspeita com esofagograma e TC negativos. Valor de amilase elevada no líquido pleural é considerada diagnóstica de perfuração esofágica.

O tratamento dirige-se à restituição da integridade esofágica, no sentido de evitar complicações posteriores (mediastinite, choque séptico). A reparação cirúrgica pode ir desde a rafia simples a resseção esofágica completa.[24]

• Traumatismo diafragmático

O trauma diafragmático é uma lesão rara e difícil de diagnosticar. A sua incidência real é desconhecida face ao fato de serem altamente subdiagnosticadas.[25] Estima-se que esteja presente em 1%-7% dos traumas fechados e em 10%-15% dos traumas penetrantes. Cardoso *et al.*, num estudo retrospectivo, encontraram uma mortalidade de 16,5%, dos quais 15,8% das mortes estavam relacionadas com trauma penetrante.[26]

Fisiopatologicamente, o mecanismo muda segundo a etiologia, a lesão penetrante ou o trauma fechado. No caso do trauma penetrante, rotura é por efeito direto de arma branca, projétil ou objeto que produz a lesão. A sua localização pode variar em função da fase respiratória em que é realizada a agressão. Qualquer lesão penetrante do abdome ou tórax desde T4 até T12 anteriormente ou L3 posteriormente pode potencialmente atingir o diafragma. No trauma penetrante as lesões esquerdas são mais frequentes do que as direitas. Normalmente têm dimensão inferior a 2 cm e costumam estar associadas a lesões do fígado, víscera oca ou baço.

No trauma fechado, o mecanismo é secundário a um aumento de pressão que ultrapassa a capacidade de tolerância do músculo diafragmático. As lesões são maiores, entre 5 e 15 cm e de morfologia radial. A localização é mais frequente à esquerda como no trauma fechado, devido à maior fraqueza diafragmática congênita nesta área e ausência de proteção hepática.

Quando as lesões estão presentes à direita, a cinética do trauma é muito maior, com lesões mais graves e mortalidade superior que as lesões à esquerda. No caso dos traumas fechados a lesão diafragmática está associada a lesões da aorta, do pulmão, da pélvis ou do baço.

A apresentação clínica é variável, em função do mecanismo da lesão. O sinal mais evidente é a auscultação de ruídos hidroaéreos abdominais no tórax. O seu diagnóstico é sempre de suspeição.

Em termos diagnósticos as radiografias de tórax e abdome, podem ser de alguma ajuda embora em mais do 40% dos casos não apresentem qualquer alteração, especialmente nos doentes sob ventilação mecânica em que a pressão positiva tende a corrigir a herniação abdominal. A elevação do diafragma, atelectasias ou derrame homolateral são achados na radiografia de tórax que podem ajudar no diagnóstico. A ecografia FAST, pode evidenciar líquido livre no abdome, derrame pericárdio ou pleural que podem ser indicadores de lesão diafragmática, ocasionalmente podem ser identificadas alças intestinais dentro do tórax. A TC é útil com uma sensibilidade que permeia os 70%. A laparoscopia tem uma sensibilidade próxima dos 100% e especificidade de 88%. (**Figura 43.5.6**)

A colocação cautelosa da SNG estaria indicada nestes casos, pois poderia demonstrar a presença da sonda em localização torácica. O tratamento passa sempre pela reparação cirúrgica da lesão com suturas não absorvidas, por via laparoscópica ou toracoscópica.[27] A laparotomia de urgência com exploração e reparação cirúrgica é o padrão-ouro hoje em dia.[28] O tratamento não cirúrgico é desaconselhado.[29]

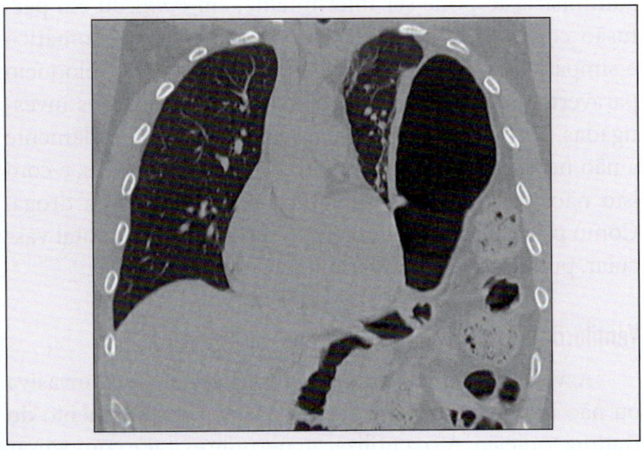

Figura 43.5.6. Hérnia diafragmática traumática esquerda, estômago e cólon.

Fonte: de Melo AS, Moreira LB, Pessoa FM, Saint-Martin N, Ancilotti Filho R, Souza Jr A, *et al.* Aspectos tomográficos do trauma torácico aberto: lesões por projéteis de arma de fogo e armas brancas. Radiol Bras. 2017;50(6):372-77.

Tratamento médico no trauma torácico

Antibioticoterapia

A utilização da antibioticoterapia, no controlo da infecção provocada por ferimentos infectados, é sempre controversa em contexto de trauma.

Segundo o grau de contaminação, os ferimentos classificam-se em:

1. **Limpos:** sem sinais de infecção e sem atingir os tratos respiratórios, digestivo, genital ou urinário. Probabilidade de ocorrência de infeção de 1% a 5%.
2. **Limpos-contaminados:** ocorrem no ambiente doméstico ou são feridas cirúrgicas que atingem tratos respiratórios, digestivo, urinário e genital. O risco de infeção não ultrapassa 10%.
3. **Contaminadas:** são consideradas contaminadas, aquelas feridas acidentais com mais de seis horas de trauma ou que tiveram contato com substâncias contaminadas como terra e fezes. São exemplos as cirurgias que não respeitaram a técnica asséptica. Apresentam índice de infeção entre 20% a 30%;
4. **Infetadas:** aquelas que apresentam sinais nítidos de infeção.

Os doentes vítimas de trauma torácico penetrante, com ferimentos com presença de corpos estranhos, representam uma das populações mais sensíveis à infeção pós-traumática. Nestes casos a indicação cirúrgica urgente para desbridamento e limpeza dos ferimentos e remoção dos corpos estranhos é mandatória.

A profilaxia antibiótica de curta duração durante 24 horas, com cefalosporinas de primeira geração, com cobertura para *Staphylococcus aureus,* o agente etiológico mais frequente no empiema, nos casos de contaminação de cavidades estéreis do tórax é muito controversa. Várias metanálises nos anos 1990 demostraram a redução da incidência do empiema com profilaxia antibiótica.[30,31] No entanto, os estudos assumiam uma homogeneidade de populações que não foi demonstrada *à posteriori*.

Nos anos 2000, Maxwell *et al*,[32] no estudo mais extenso realizado até à data e já tendo em conta a vertente das resistências aos antibióticas, a presença de agentes multirresistentes, assim como a necessidade de decalagem de antibióticos quando possível, concluiu que a utilização profilática de antibióticos não parece reduzir o risco de empiema ou pneumonia. Em resumo, não há nenhuma publicação com suficiente evidência científica, que suporte a indicação de profilaxia de antibióticos na tentativa de evitar o empiema ou pneumonia, sendo o seu recurso muito controverso. A *Eastern Association for the Surgery of Trauma* (EAST)[33] nas suas diretrizes suporta esta conclusão. Os traumatismos abertos com hidropneumotórax secundário a contaminação da flora cutânea, têm uma etiologia bacteriana predominantemente de Gram-positivos; os fechados, com capacidade para desenvolver empiema ou pneumonias mais tardiamente, costumam ter uma origem bacteriana diferente, com predomínio de Gram-negativos.

Analgesia – opioides

Umas das mais temíveis complicações do trauma torácico é a insuficiência respiratória, quer na sua vertente aguda ou hiperaguda, quer na vertente crônica agudizada, quando existem antecedentes patológicos respiratórios prévios (DPOC). Em ambos os casos a morbimortalidade do quadro aumenta exponencialmente.[34] A cinesiterapia, o suporte ventilatório e especialmente o controlo da dor, tornam-se fundamentais. A dor pode agravar a dificuldade respiratória por limitação dos movimentos respiratórios, da tosse, da proteção da via aérea e da eliminação das secreções brônquicas, como medidas de defesa antiálgica.[35]

Analgesia controlada pelo doente (PCA)

A administração de narcóticos intravenosos, de forma contínua ou em *bolus* é a modalidade analgésica inicial no controlo da dor traumática.

Desde o final dos anos 1990 a *Patient-Controlled Analgesia* (PCA) é usada no sentido de aproveitar as virtudes das duas formas de administração, alternando uma dose contínua de narcótico (morfina, fentanil, ou outros) com a possibilidade associada de uma administração extra, em *bolus*, controlada pelo próprio doente, em caso de necessidade.[36]

Os narcóticos têm demonstrado uma melhoria da capacidade vital e controlo da dor. A principal vantagem está na fácil administração e monitorização pelo pessoal de enfermagem. Quando as doses usadas são muito elevadas, tem a desvantagem de condicionar sedação, depressão dos reflexos de proteção de via aérea, depressão do centro respiratório, com agravamento da insuficiência respiratória que já existia previamente. Esta é a principal razão pela qual alguns autores propõem alternativas mais seguras (analgesia epidural) para o controlo da dor.[37]

Analgesia epidural (AE)

A analgesia epidural (AE) fornece a possibilidade de administrar narcóticos, anestésicos, ou uma combinação de ambos, no espaço epidural, a nível lombar ou torácico, de acordo com as necessidades do doente, fornecendo uma analgesia dirigida, regional e com necessidades inferiores de fármaco, reduzindo assim os seus efeitos deletérios. É administrada através de um cateter epidural previamente colocado. Tal como nas PCAs, permite a possibilidade de administração contínua, em *bolus*, (*on demand*) ou ambas. Como principal virtude está a ausência do componente sedativo mantendo a eficiência analgésica da PCA. A analgesia epidural tem revelado aumento da capacidade vital, complacência pulmonar, capacidade residual pulmonar, assim como uma redução das resistências da via aérea e melhoria na oxigenação.[38]

Como intercorrências associadas, temos as resultantes da introdução do cateter no espaço epidural, hipotensão, infeção, hematoma, trauma espinal. Como contraindicações, inclui-se febre, alterações da coagulação e depressão do estado de consciência.

Bloqueio intercostal (BI)

O bloqueio intercostal (BI) ou analgesia intercostal permite a administração de um anestésico local na face posterior do espaço intercostal.[39] O bloqueio deve ser feito nos nervos superiores e inferiores da costela fraturada, devido à sobreposição segmentar dos nervos intercostais. Este tipo de anestesia permite controlar a dor, especificamente nas fraturas múltiplas de costelas, melhorar o pico fluxo expiratório, a frequência e o volume respiratório.[40] Como principal desvantagem tem a necessidade de puncionar várias vezes e em vários pontos as costelas que estão fraturadas. O bloqueio das fraturas de costelas superiores é difícil por causa da proximidade da escápula. Estudos recentes,[41] quando comparam BI com AE, não encontraram redução do risco de pneumonia associada ao ventilador no trauma torácico com fratura de costelas. Com o BI registaram-se menos complicações, menos contraindicações e menor tempo de colocação.

Anestesia intrapleural

A anestesia intrapleural consiste na administração de anestésico local no espaço pleural via cateter. Permite o bloqueio nervoso unilateral intercostal por meio de vários dermátomos, pelo efeito da gravidade. As vantagens são semelhantes às do bloqueio intercostal, limitando drasticamente os efeitos sistémicos deletérios do anestésico.

Vários estudos demonstraram bons resultados no trauma fechado[42]. Tem como limitação o fato de se perder anestésico pelo tubo de toracostomia, reduzindo a sua eficiência. A clampagem temporária do tubo uma vez administrado o anestésico consegue contornar este problema, no entanto, a presença de pneumotórax é uma contraindicação para esta solução.

Bloqueio paravertebral torácico

O bloqueio paravertebral consiste na administração local de anestésico muito próximo das vértebras torácicas. A administração pode ser intermitente, em *bolus* ou em perfusão contínua, e permite o bloqueio unilateral somático e simpático ao longo de vários dermátomos.[43] O bloqueio paravertebral é umas das opções analgésicas menos investigadas, apresentando múltiplas vantagens, nomeadamente a não necessidade de manipular as costelas partidas, e com isto não provocar dor durante a administração da droga. Como principais complicações está a punção acidental vascular, pulmonar e secundariamente o pneumotórax.

Ventilação

A ventilação mecânica nas suas modalidades invasiva ou não invasiva é um dos pilares básicos do tratamento do trauma torácico. A sua utilização permite evitar e compensar a falência respiratória, reduzindo significativamente a morbimortalidade nestes doentes. No entanto ao longo do tempo os conceitos e a abordagem têm mudado, tornando a decisão de usar ventilação mecânica mais complexa e controversa.

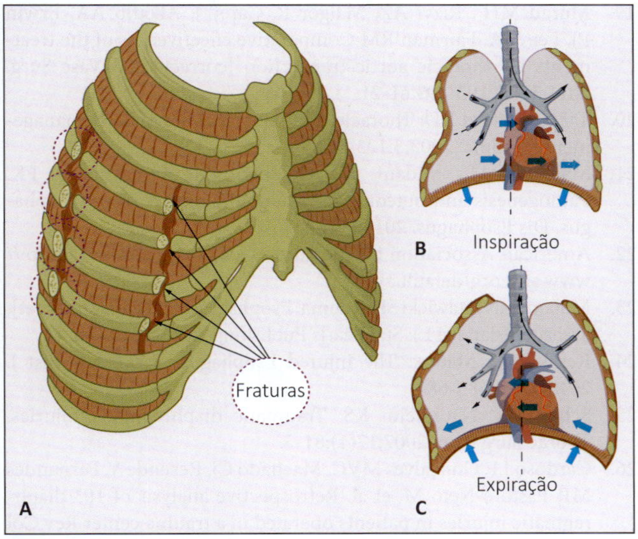

Figura 43.5.7. Volet costal.
Fonte: Acervo da autoria.

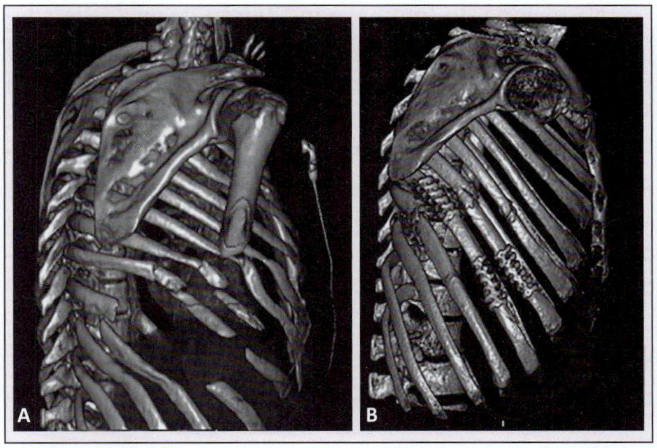

Figura 43.5.8. *Volet* costal (A) e após fixação das costelas (B).
Fonte: https://www.semanticscholar.org/paper/Flail-Chest-in-Polytraumatized-Patients%3A-Surgical-Jayle-Allain/8db3a9e0c0357bd02032155bbc9d866c6201 5d34/figure/0.

Umas das primeiras entidades a serem estudadas foram a contusão pulmonar e o *volet* costal.

Os primeiros estudos que demonstraram os benefícios da aplicação de PEEP e da ventilação mecânica, datam dos anos 1970,[44-45] tornando desde então esta técnica, um dos *standard of care*, no tratamento da contusão em contexto traumático. No respeitante ao *volet*, também nos anos 1970, aparecem os primeiros estudos com a intenção de confirmar o benefício da estabilização da grelha costal, por meio da ventilação mecânica[46] permitindo a sua rápida recuperação. Os mesmos autores que defendiam o recurso da ventilação na contusão, ainda nos anos 1970, demostraram, em outros estudos, que nem sempre a ventilação era necessária, identificando séries de doentes com *volet* costal, que apesar de não terem sido ventilados, e tendo recebido apenas tratamento conservador, tiveram, também, um bom *outcome*.[47] Shackford *e tal.*, ao estudar a ventilação mecânica no *volet* costal, encontraram um aumento da mortalidade, no braço do estudo dos doentes ventilados, secundária às complicações da própria ventilação mecânica.[48] Na sua conclusão final, sugere uma utilização mais seletiva e cautelosa da ventilação, ficando apenas reservada para aqueles doentes com *volet* costal em que exista uma alteração de ventilação de oxigênio, mas não como recurso para a estabilização da parede torácica.

A fixação cirúrgica das fratura de costelas é um tema controverso que pode estar indicado no *flail chest*, nas fraturas móveis, dolorosas, refratárias à analgesia, na deformidade da parede torácica, na não união dos topos e falência ventilatória (**Figura 43.5.7**).[49]

Modalidades ventilatórias

A utilização de PEEP em contexto do *volet* costal, não tem quaisquer efeitos no espaço morto do pulmão, mas sim no recrutamento alveolar e no aumento da capacidade funcional residual.[49]

No respeitante à modalidade ventilatória a escolher, um dos primeiros estudos, Pinella *et al.*[50] comparam a ventilação mandatória intermitente com as modalidades controladas contínuas, não encontrando diferenças significativas em relação aos tempos de ventilação, nível de PEEP, FiO_2, ou resultado final.

Nos anos 2000, com o desenvolvimento da ventilação não invasiva, surgem estudos que exploram as potencialidades do CPAP no *volet* costal.[51] Quando comparado o CPAP em contexto de ventilação mecânica não invasiva, com a ventilação invasiva convencional, pressão controlada, o grupo da ventilação não invasiva apresentou uma incidência de complicações (atelectasias e pneumonia) e dos tempos de ventilação, significativamente mais baixa do que a ventilação invasiva.

A ventilação de alta frequência (HFOV) tem-se revelado com grande potencial em contexto do *Acute Respiratory Distress Syndrome* (ARDS).

Tendo em conta que a contusão pulmonar é uma das causas do ARDS, a HFOV deveria ter o seu espaço próprio nas indicações ventilatórias no contexto da contusão/*volet* traumática. Até à data de hoje não existem estudos com validade suficiente, que suportem esta hipótese.

Por último, a ventilação pulmonar seletiva tem sido estudada nas últimas décadas em casos de doentes com traumatismo unilateral e com alterações de ventilação de oxigênio refratárias a ventilação convencional. Da mesma forma que na ventilação de alta frequência, não há estudos suficientemente válidos para considerar o seu uso de forma estandardizada (**Figura 43.5.8**).

Conclusão

O traumatismo torácico é uma entidade clínica frequente, com taxas de mortalidade variáveis de acordo com a gravidade da lesão.

O reconhecimento de lesões potencialmente letais, em tempo útil, é de importância fundamental, pelo que o clínico deve estar familiarizado com esta realidade.

Na maioria do trauma, a instituição de analgesia adequada, oxigenoterapia e tubo de toracostomia resolvem a situação, em outras, devido à complexidade das lesões, o envolvimento precoce de cirurgião torácico é fundamental.

A abordagem inicial de acordo com os princípios de ATLS, avaliação clínica rigorosa, escolha criteriosa de exames complementares de diagnóstico e instituição precoce de terapêutica multidisciplinar podem melhorar os resultados nesta entidade clinica tão comum.

Referências bibliográficas

1. Cuba RM, Bezerra, JA. Traumatismo torácico: estudo retrospectivo de 168 casos Rev. Col. Bras. Cir. 2005;32(2).
2. Horst K, Andruszkow H, Webe CD, Pishnamaz M, Herren C, Zhi Q, et al. Thoracic trauma now and then: A 10 year experience from 16,773 severely injured patients PLoS One. 2017;12(10):e0186712.
3. The Advanced Trauma Life Support® (ATLS®) 10Th edition.2017.
4. Tai N, Boffard KD. Thoracic trauma: principles of early management. Trauma 5:123-36.
5. EvansBJ, Hornick P. Blunt injuries to the chest. Surgery. 2005;23:11: 409-411.
6. Stein PD, Terrin ML, Hales CA, Palevsky HI, Saltzman HA, Thompson BT, Weg JG. Clinical, laboratory, roentgenographic, and electrocardiographic findings in patients with acute pulmonary embolism and no pre-existing cardiac or pulmonary disease. Chest. 1991;100(3):598-603.
7. Stein PD, Saltzman HA, Weg JG. Clinical characteristics of patients with acute pulmonary embolism. Am J Cardiol. 1991;68(17):1723-4.
8. PIOPED Investigators[1] Division of Lung Diseases, National Heart, Lung, and Blood Institute, Bethesda, MD 20892, USA. Value of the ventilation/perfusion scan in acute pulmonary embolism. Results of the prospective investigation of pulmonary embolism diagnosis (PIOPED). JAMA. 1990;263(20):2753-9.
9. Cronin P, Dwamena BA. A Clinically Meaningful Interpretation of the Prospective Investigation of Pulmonary Embolism Diagnosis (PIOPED) II and III Data. Acad Radiol. 2018:S1076-6332(17)30501-9.
10. DeArmond D, Carpenter AJ, Calhoon JH, MD Critical Primary Survey Injuries. Semin Thorac Cardiovasc Surg. 2008;20:6-7.
11. Lichtenstein DA, Mezière GA. Relevance of lung ultrasound in the diagnosis of acute respiratory failure: the BLUE protocol. Chest. 2008;134(1):117-25.
12. Illig KA, Swierzewski MJ, Feliciano DV, Morton JH. A rational screening and treatment strategy based on the electrocardiogram alone for suspected cardiac contusion. Am J Surg. 1991;162(6):537-43; discussion 544.
13. Leavitt BJ, Meyer JA, Morton JR, Clark DE, Herbert WE, Hiebert CA. Survival following nonpenetrating traumatic rupture of cardiac chambers. Ann Thorac Surg. 1987;44(5):532-5.
14. Fulda G, Brathwaite CE, Rodriguez A, Turney SZ, Dunham CM, Cowley RA. Blunt traumatic rupture of the heart and pericardium: a ten-year experience (1979-1989). Trauma. 1991;31(2):167-72; discussion 172-3.
15. Liedtke AJ, DeMuth WE Jr. Nonpenetrating cardiac injuries: a collective review. Am Heart J. 1973;86(5):687-97.
16. Seligson MT, Marx WH. Aortic, Rupture.StatPearls [Internet]. Treasure Island (FL): StatPearls Publishing; 2018-.2017 Oct 6.
17. Schulman CI, Carvajal D, Lopez PP, Soffer D, Habib F, Augenstein J. Incidence and crash mechanisms of aortic injury during the past decade. J Trauma. 2007;62(3):664-7.
18. Mokrane FZ, Revel-Mouroz P, Saint Lebes B, Rousseau Traumatic injuries of the thoracic aorta: The role of imaging in diagnosis and treatment DiagnInterv Imaging. 2015;96(7-8):693-706.
19. Murad MH[1], Rizvi AZ, Malgor R, Carey J, Alkatib AA, Erwin PJ, Lee WA, Fairman RM Comparative effectiveness of the treatments for thoracic aortic transection [corrected]. J Vasc Surg. 2011;53(1):193-199.e1-21..
20. Tai N, Boffard KD. Thoracic trauma: principles of early management. Trauma. 2003;5:123-36.
21. Makhani M, Midani D, Goldberg A, Friedenberg FK. Pathogenesis and outcomes of traumatic injuries of the esophagus. Dis Esophagus. 2014;27(7):630-6.
22. American Association for the Surgery of Trauma (AAST) http://www.aast.org/default.aspx.
23. Mubang RN, Stawicki SP. Trauma, Esophageal Stat Pearls [Internet]. Treasure Island (FL): Stat Pearls Publishing. 2018-2017 Dec 14.
24. Kenneth L. Mattox. The Injured Esophagus. Tex Heart Inst J. 2010;37(6):683-684.
25. Scharff JR, Naunheim KS. Traumatic diaphragmatic injuries. Thorac Surg Clin. 2007;17(1):81-5.
26. Cardoso LF, Gonçalves MVC, Machado CJ, Resende V, Fernandes MP, Pastore-Neto M, et al. Retrospective analysis of 103 diaphragmatic injuries in patients operated in a trauma center Rev Col Bras Cir. 2017;44(3):245-251.
27. Tai N, Boffard KD. Thoracic trauma: principles of early management. Trauma. 2003 5:123-36.
28. Dwivedi S, BanodeP, Gharde P, Bhatt M, Johrapurkar S. Treating traumatic injuries of the diaphragm. J Emerg Trauma Shock. 2010; 3(2):173-176.
29. Zarour AM, El-Menyar A, Al-Thani H, Scalea TM, Chiu WC. Presentations and outcomes in patients with traumatic diaphragmatic injury: a 15-year experience. J Trauma AcuteCareSurg. 2013;74(6):1392-8.
30. Fallon WF Jr, Wears RL. Prophylactic antibiotics for the prevention of infectious complications including empyema following tube thoracostomy for trauma: results of meta-analysis. J Trauma. 1992;33:110-117.
31. Evans JT, Green JD, Carlin PE, Barrett LO. Meta-analysis of antibiotics in tube thoracostomy. Am Surg. 1995;61: 215-219.
32. Maxwell RA, Campbell DJ, Fabian TC, Croce MA, Luchette FA, Kerwin AJ, et al. Use of presumptive antibiotics following tube thoracostomy for traumatic hemopneumothorax in the prevention of empyema and pneumonia—a multicenter trial. J Trauma. 2004; 57: 742–748.
33. Eastern Association for the Surgery of Trauma. Chest tube. Disponível em: www.east.org. Acessado em agosto de 2024.
34. Demling RH, Pomfret EA Blunt chest trauma.New Horiz. 1993;1(3):402-21. Review
35. Craven KD, Oppenheimer L, Wood LDH. Effects of contusion and flail chest on pulmonary perfusion and oxygen exchange. J Appl Physiol. 1979;47:729-37.
36. Moon MR, Luchette FA, Gibson SW, et al. Prospective, randomized comparison of epidural versus parenteral opioid analgesia in thoracic trauma. Amer Surg. 1999;229:684-92.
37. Yeh DD, Kutcher ME, Knudson MM, Tang JF. Epidural analgesia for blunt thoracic injury--which patients benefit most? Injury. 2012;43(10):1667-71.
38. Govindrajan R, Bakalova T, Michael R, Abadir AR. Epidural buprenorphine in management of pain in multiple rib fractures. Acta Anaesthesiol Scand 2002;46:660-65.
39. Hwang EG, Lee Y. Effectiveness of intercostal nerve block for management of pain in rib fracture patients J Exerc Rehabil. 2014;10(4):241-4.
40. Pedersen VM, Schulze S, Hoier-Madsen K, Halkier E. Air flow meter assessment of the effect of intercostal nerve blockade on respiratory function in rib fractures. Acta Chir Scand. 1983;149:119-20.
41. Britt T, Sturm R, Ricardi R, Labond V. Comparative evaluation of continuous intercostal nerve block or epidural analgesia on the rate of respiratory complications, intensive care unit, and hospital stay following traumatic rib fractures: a retrospective review. Local Reg Anesth. 2015;8:79-84.

42. Knottennelt JD, James MF, Bloomfield M. Intrapleural bupivacaine analgesia in chest trauma: a randomized double-blind controlled trial. Injury. 1991;22:114-116.
43. Karmakar MK. Thoracic paravertebral block. Anaesthesiology 2001;95:771-80.
44. Christensson P, Gisselsson L, Lacerof L, Malm AJ, Ohlsson NM.. Early and late results of controlled ventilation in flail chest. Chest. 1979;75:456-460.
45. Trinkle JK, Furman RW, Hinshaw MA, Bryant LR, Griffen WO. Pulmonary contusion. Pathogenesis and effect of various resuscitative measures. Ann Thorac Surg. 1973;16:568-573.
46. Diethelm AG, Battle W. Management of flail chest injury: a review of 75 cases. Am Surg. 1971;37:667-670.
47. Trinkle JK, Richardsin JD, Franz JL, Grover FL, Arom KV, Holmstrom FM. Management of flail chest without mechanical ventilation. Ann Thorac Surg. 1975;19: 355-363.
48. Shackford SR, Smith DE, Zarins CK, Rice CL, Virfilio RW. The management of flail chest. A comparison of ventilatory and nonventilatory treatment. Am J Surg. 1976; 132:759-762.
49. Sladen A, Aldredge CF, Albarran R. PEEP vs. ZEEP in the treatment of flail chest injuries. Crit Care Med. 1973;1:187-191.
50. Pinella J. Acute respiratory failure in severe blunt chest trauma. J Trauma. 1982;22: 221-225.
51. Tanaka H, Tajimi K, Endoh Y, Kobayashi K. Pneumatic stabilization for flail chest injury: an 11-year study. Surg Today. 2001;31:12-17.

Subcapítulo | 43.6

Insuficiência Respiratória Perioperatória

Antero do Vale Fernandes | Paula Cristina Raminha Mendes | Lúcio José de Lara Santos

Destaques

O sistema respiratório é particularmente vulnerável aos efeitos da anestesia geral e da cirurgia, e no período pós-operatório o compromisso respiratório é comum.

Em geral, os efeitos residuais da anestesia, a dor pós-operatória e a alteração da mecânica toracoabdominal contribuem para diminuir a capacidade residual funcional (CRF), originando um colapso progressivo das unidades alveolares dependentes.

A insuficiência respiratória aguda é comum no período pós-operatório, sendo a atelectasia a sua causa mais frequente.

A insuficiência respiratória perioperatória, também designada insuficiência respiratória aguda (tipo 3), representa geralmente um subconjunto da insuficiência respiratória do tipo 1, porém às vezes é considerada separadamente porque é muito comum.

A síndrome clínica reflete os sinais e sintomas de hipoxemia, hipercapnia ou do aumento do trabalho respiratório compensatório.

O diagnóstico de insuficiência respiratória perioperatória é essencialmente clínico, devendo sempre ser confirmado laboratorialmente, por meio da gasometria arterial.

A imagiologia do tórax é muito importante para o diagnóstico, no qual a avaliação da radiografia do tórax se revela de grande importância, sobretudo em termos etiológicos, e a ultrassonografia pode dar-nos um diagnóstico preciso das condições que comumente causam insuficiência respiratória aguda, podendo melhorar a precisão geral do diagnóstico, particularmente em ambiente de cuidados intensivos, comparativamente as abordagens de diagnóstico-padrão.

O manejo da insuficiência respiratória aguda pode ser dividido em uma fase de ressuscitação urgente seguida de uma fase de atendimento contínuo e quase todos os doentes necessitam de oxigénio suplementar.

Apesar de dados limitados e da necessidade de novos ensaios randomizados, a ventilação não invasiva sob pressão positiva (VPPNI) pode ser considerada uma ferramenta profilática e terapêutica na melhoria das trocas gasosas no período pós-operatório.

A potencial gravidade da insuficiência respiratória pós-operatória poderá necessitar de recurso a ventilação mecânica invasiva por pressão positiva (VIPP), onde diferentes estratégias de abordagem poderão ser tidas em conta, independente da etiologia presente.

Introdução

O sistema respiratório é particularmente vulnerável aos efeitos da anestesia geral e da cirurgia, e o compromisso do sistema respiratório no período pós-operatório é comum, sendo que as suas alterações podem ocorrer ainda na indução da anestesia geral, podendo o sistema respiratório levar até 6 semanas para retornar ao estado pré-operatório em cirurgias de grande magnitude.[1-3]

O *drive* respiratório, a função muscular e os volumes pulmonares alteram-se de forma frequente, e a atelectasia, enquanto principal causa de insuficiência respiratória aguda perioperatória (IRAPO), desenvolve-se em mais de 75% dos doentes que recebem um medicamento bloqueador neuromuscular.[1-3]

Em doentes jovens e saudáveis, as alterações do sistema respiratório são geralmente moderadas e bem toleradas, mas em idosos e em doentes com doença pulmonar pré-existente pode ter sérias consequências.[4]

Vários fatores de risco para o desenvolvimento de complicações no período pós-operatório (CPOs) e em particular as complicações pulmonares pós-operatórias (CPPO) causadoras de IRAPO estão descritos na literatura, e os médicos devem estar cientes dos fatores não modificáveis e modificáveis, reconhecendo a sua importância, no intuito de intervir precocemente por meio da otimização dos cuidados perioperatórios, de forma a mitigar o risco de desenvolvimento de CPOs.

A ocorrência de anormalidades, doenças ou disfunções clinicamente significativas, relacionadas ao sistema respiratório, e que alterem negativamente o curso clínico do doente após um procedimento cirúrgico, define o conceito de complicação pulmonar pós-operatória (CPPO). Integram este grupo: atelectasias clinicamente relevantes, broncoespasmo, traqueobronquites, pneumonias, síndrome de desconforto respiratório agudo (SDRA), insuficiência respiratória, necessidade de ventilação mecânica invasiva ou não invasiva prolongada (> 48 horas) e exacerbações de doenças pulmonares pré-existentes.[5,6]

A magnitude das complicações pós-operatórias (CPO) causadoras de IRAPO é sobejamente reconhecida, para além do elevado custo económico estão associadas ao aumento da mortalidade, sendo muito importante a avaliação pré-operatória e os adequados cuidados perioperatórios.

Muitos modelos de previsão de risco perioperatório estão descritos e validados, revelando-se de grande utilidade na melhoria da nossa compreensão de desenvolvimento de CPPO, continuando, contudo, a existir um consenso inadequado sobre o grau de sensibilidade e especificidade dos diferentes escores preditivos de risco em prever CPO e até a própria mortalidade.

O escore de risco ARISCAT é específico para CPPO e pode guiar a tomada de decisão para reduzir o risco de CPO, encorajando estratégias preventivas.

Várias CPPO, como atelectasia, pneumonia, pneumonite por aspiração e a SDRA são causadoras frequentes de IRAPO, independente do estado pré-cirúrgico do doente, porém outras causas clínicas são comuns na sua gênese: aspiração, edema pulmonar e embolia pulmonar.[7-11]

Intervir de forma preventiva no desenvolvimento de CPPO causadoras de IRAPO inclui, entre outras medidas, a otimização pré-operatória das comorbilidades, cessação do tabagismo e correção da anemia, além de estratégias de ventilação protetora intraoperatória e manejo apropriado dos medicamentos bloqueadores neuromusculares.

Os doentes cujo estado geral está comprometido por outras afecções tais como doenças neurológicas, insuficiência renal, infecções, anormalidades hepáticas, desnutrição ou disfunção pulmonar, apresentam risco mais elevado de CPPO, porque essas condições exacerbam o estresse cirúrgico.[12]

Em vários estudos publicados, a incidência, o impacto na sobrevida e os fatores associados ao aumento do risco de IRAPO, são variáveis, e em um dos primeiros inquéritos envolvendo mais de 7 mil doentes submetidos a vários procedimentos gastrointestinais, urológicos, ginecológicos e ortopédicos, a IRAPO exigindo ventilação mecânica após 24 horas ocorreu em apenas 0,8%.[13]

Mais recentemente, uma análise de 180.359 doentes submetidos a grandes procedimentos cirúrgicos em 128 hospitais Veterans Affairs e 14 hospitais privados dos Estados Unidos documentaram uma incidência de 3% de IRAPO (definida como ventilação mecânica além de 48 horas após a cirurgia ou necessidade de reintubação).[13] A mortalidade aos 30 dias foi de 27% para o grupo que desenvolveu IRA em comparação com apenas 1,4% para aqueles não desenvolveram. Vinte e oito variáveis foram identificadas como estando associadas ao aumento do risco de IRAPO. Estas incluíram uma classe alta da American Society of Anesthesiologists Physical Status score (ASA PS), sépsis no pré-operatório, emergência em oposição ao procedimento eletivo, função renal pré-operatória alterada, história de tabagismo ou doença pulmonar obstrutiva crónica (DPOC) e idade mais avançada. O tipo de procedimento também impactou o risco, com a maior incidência de IRAPO associada à cirurgia do trato aerodigestivo superior, correção de aneurisma torácico ou toracoabdominal, cirurgia torácica e cirurgia gastrointestinal e hepatobiliar.[13]

De uma maneira geral, as estratégias de tratamento da IRAPO dirigem-se ao tratamento da causa da insuficiência e a restauração da função pulmonar, devendo todos os doentes cirúrgicos ser cuidadosamente avaliados antes da cirurgia, monitorizados de perto durante e após o procedimento e tratados agressivamente para prevenir ou corrigir a IRAPO.

A prevenção das CPPO geradoras de IRAPO é muito importante e é alcançada por meio da modificação de múltiplos fatores, incluindo educação do doente/família, controle da dor e fisioterapia, entre muitas outras medidas, reforçando o conceito basilar da medicina perioperatória que inclui a necessidade de uma vigilância pós-operatória, com intensidade proporcional ao risco individual do paciente.[14-18]

Este capítulo pretende abordar a consequência mais grave do compromisso respiratório no período perioperatório, a IRAPO, efetuando uma revisão dos seus aspectos fisiopatológicos, clínicos e terapêuticos mais relevantes.

Conceito

Insuficiência respiratória aguda

Em sentido amplo, define-se insuficiência respiratória aguda (IRA), como a perda da capacidade de ventilar adequadamente ou fornecer oxigénio suficiente ao sangue e órgãos sistémicos, sendo que o sistema respiratório não é mais capaz de atender às demandas metabólicas do organismo em relação à oxigenação do sangue e/ou eliminação de dióxido de carbono (CO_2).

Insuficiência respiratória aguda pós-operatória

Em geral, define-se insuficiência respiratória aguda pós-operatória (IRAPO), como alterações das trocas gasosas que se apresentam após um procedimento cirúrgico como resultado das mudanças induzidas pela anestesia e cirurgia.

A gravidade pode variar de hipoxemia transitória no período pós-operatório precoce até a forma mais letal, normalmente tardio sob a forma de SDRA.

De acordo com o recente consenso internacional sobre SDRA, a IRAPO pode ser classificada como leve ($PaO_2/FIO_2 > 200$ mmHg e ≤ 300 mmHg), moderada ($PaO_2/FIO_2 > 100$ mmHg e ≤ 200 mmHg), ou grave ($PaO_2/FIO_2 \leq 100$ mmHg).

Classificação

De uma maneira geral, a insuficiência respiratória (IR) pode ser classificada de acordo com os seguintes critérios:

a. *Duração e natureza dos mecanismos de compensação:*
   - *Aguda*: rápida deterioração da função respiratória.
   - *Crónica*: instalação progressiva (meses ou anos).
   - *Crónica agudizada*: insuficiência respiratória aguda sobreposta a insuficiência crónica.

b. *Mecanismo fisiopatológico envolvido:*
   - **Tipo 1** (hipoxémica)

     Pressão parcial de oxigénio no sangue arterial (PaO_2) < 60 mmHg (8,0 kPa) a ar ambiente. Geralmente observada em doentes em edema agudo de pulmão ou lesão pulmonar aguda. Esses distúrbios interferem na capacidade do pulmão de oxigenar o sangue à medida que ele flui pela vasculatura pulmonar.
   - **Tipo 2** (Hipercápnica/Ventilatória)

     Pressão parcial de dióxido de carbono no sangue arterial ($PaCO_2$) > 50 mmHg (6,7 kPa) (se não for um retentor crónico de CO_2). É geralmente vista em doentes com um aumento do trabalho respiratório devido à obstrução ao fluxo aéreo ou diminuição da complacência do sistema respiratório, com diminuição da força muscular respiratória devido a doença neuromuscular ou com insuficiência respiratória central e diminuição do *drive* respiratório.
   - **Tipo 3** (Perioperatória)

     Representa geralmente um subconjunto da insuficiência respiratória do tipo 1, porém às vezes é considerada separadamente, porque é muito comum.
   - **Tipo 4** (Choque)

     Secundária à hipoperfusão dos músculos respiratórios na síndrome clínica de choque por instabilidade cardiovascular.

Etiologia

A IRA pode resultar de uma variedade de etiologias, entre patologias pulmonares primárias ou por patologia extrapulmonar.

Causas multifactoriais

Anormalidades de vários sistemas orgânicos podem causar IRA:

- Sistema nervoso central (SNC): drogas, encefalopatia metabólica, infecções do SNC, aumento da pressão intracraniana (PIC), apneia obstrutiva do sono (AOS), hipoventilação alveolar central, medula espinhal (trauma, mielite transversa).
- Sistema Neuromuscular: poliomielite, tétano, *miastenia gravis*, Guillain-Barré, cuidados intensivos ou miopatia esteroide
- Parede torácica: cifoescoliose, obesidade.
- Vias aéreas superiores: obstrução de aumento de tecido, infecção, massa; paralisia das pregas vocais, traqueomalácia.
- Vias aéreas inferiores: broncoespasmo, insuficiência cardíaca congestiva, infecção.
- Parênquima pulmonar: infecção, doença pulmonar intersticial.
- Sistema cardiovascular.

Insuficiência respiratória tipo 3 (perioperatória)

A IRA é comum no período pós-operatório, sendo a atelectasia a sua causa mais frequente. Outras causas correntes de IRAPO independente do estado pré-cirúrgico do doente podem incluir a pneumonia, pneumonite por aspiração, edema pulmonar e embolia pulmonar. A IRA secundária à disfunção cardíaca é excluída do conceito de IRAPO.

Assim, as medidas para reverter as atelectasias são primordiais.

Em geral, os efeitos residuais da anestesia, a dor pós-operatória e a alteração da mecânica toracoabdominal contribuem para diminuir a capacidade residual funcional (CRF), condicionando o colapso progressivo das unidades pulmonares dependentes.

Podem incluir-se de entre as causas mais frequentes de atelectasia pós-operatória:

- Diminuição de CRF.
- Decúbito dorsal /obesidade /ascite.
- Anestesia.
- Incisão abdominal superior.
- Secreções das vias aéreas.

Sinais clínicos e sintomas

As manifestações clínicas do desconforto respiratório associado a IRA refletem sinais e sintomas de hipoxemia, hipercapnia ou o aumento do trabalho respiratório necessário.

Esses incluem:

- Estado mental alterado (agitação, sonolência).
- Cianose periférica ou central ou diminuição da saturação de oxigénio na oximetria de pulso.
- Manifestações de uma "resposta ao estresse", incluindo taquicardia, hipertensão e diaforese.

- Evidência de aumento do trabalho respiratório, incluindo uso de musculatura acessória, *flaring* nasal, indução de movimentos intercostais, retrações supraesternais ou supraclaviculares, taquipneia.
- Evidência de fadiga diafragmática (paradoxo abdominal).
- Resultados anormais de gases no sangue arterial.

Avaliação diagnóstica da etiologia da hipoxemia e da hipercapnia

O diagnóstico sindrómico envolve a identificação de sinais e sintomas e deve sempre ser confirmado laboratorialmente, por meio da gasometria arterial.

Avaliação de hipoxemia

O primeiro passo para identificar o mecanismo responsável pela hipoxemia envolve a determinação da diferença alvéolo-arterial de O_2, D (A – a) O_2, medida indireta do distúrbio de V/Q. A D(A – a) O_2 é determinada pela equação do gás alveolar: $PAO_2 = PiO_2 - (PaCO_2/RQ)$.

Onde, PAO_2 é a pressão alveolar de O_2, PiO_2, a pressão inspirada de O_2, $PaCO_2$, a pressão arterial de CO_2, e RQ, o quociente respiratório, definido como a razão entre a produção de CO_2 e o consumo de O_2 ($VCO2/VO_2$). A PiO_2 é uma função da FiO_2, da pressão barométrica (PB) e da pressão parcial do vapor de água no gás umidificado (PH_2O). Assim, $PiO_2 = FiO_2 \times (PB - PH_2O)$. Na temperatura corporal a PH_2O é 47 mmHg. Num indivíduo saudável, respirando ar ambiente ao nível do mar, onde $FiO_2 = 0{,}21$, PB = 760 mmHg, PaO_2 = 90 mmHg, $PaCO_2$ = 40 mmHg, e RQ = 0,8, temos:

$$\begin{aligned} PAO_2 &= PiO_2 - (PaCO_2/RQ) \\ &= FiO_2 \times (PB - PH_2O) - (PaCO_2/RQ) \\ &= 0{,}21 \times (760 - 47) - (40/0{,}8) \\ &= 100 \text{ mmHg} \end{aligned}$$

Se PaO_2 = 90 mmHg, então a D (A – a) O_2, nesta condição ideal, é 10 mmHg.

A D(A – a) O_2 normal, entretanto, varia com a idade. Tomando como exemplo um doente admitido numa unidade de cuidados intensivos (UCIs) que tenha mais de 40 anos, respirando ar ambiente, a D (A – a)O_2 pode chegar a 25 mmHg.

A FiO_2 também influencia o valor da D (A – a)O_2. Para cada acréscimo em 10% na FiO_2, a D (A – a) O_2 aumenta 5 a 7 mmHg, chegando a 60 mmHg com O_2 puro. A explicação baseia-se no conceito de que altas FiO_2 resultam em perda do mecanismo de vasoconstrição hipóxica regional, levando, inadvertidamente, a aumento de fluxo sanguíneo em áreas pouco ventiladas. Isto ocasiona aumento da fração de *shunt* e consequente aumento da D (A – a)O_2. O doente em UTI, recebendo O_2 suplementar, pode ter, portanto, valores de D (A – a)O_2 bastante elevados. Depois de corrigir a D (A – a)O_2 para a idade e FiO_2, a interpretação da D (A – a) O_2 é a seguinte:

1. D (A–a)O_2 normal: indica a hipoventilação como mecanismo responsável pela hipoxemia. Geralmente, na UTI, as causas mais comuns são depressão do *drive* respiratório induzida por drogas e fraqueza neuromuscular. Esta última pode ser reconhecida pela medida da pressão inspiratória máxima (Pimáx).
2. D (A–a)O_2 aumentada: indica distúrbio V/Q e/ou desequilíbrio oferta/consumo (DO_2/VO_2) como mecanismos para hipoxemia. Nesta situação, é necessária a medida da pressão venosa de oxigénio (PvO_2) (central ou mista) para identificar a presença desse desequilíbrio.

A medida da PvO_2 só se aplica aos doentes que possuírem cateter venoso central ou cateter de artéria pulmonar. Interpreta-se o valor da PvO_2 do seguinte modo:

1. PvO_2 normal: indica que se trata de distúrbio V/Q. PvO_2 maior ou igual a 40 mmHg coloca os pulmões como fonte da hipoxemia.
2. PvO_2 baixa: valores de PvO_2 abaixo de 40 mmHg apontam para existência de desequilíbrio DO_2/VO_2 (baixa DO_2 ou alto VO_2).

Avaliação da hipercapnia

O nível de CO_2 no sangue arterial ($PaCO_2$) é diretamente proporcional à taxa de produção pelo metabolismo oxidativo (VCO_2) e inversamente proporcional à taxa de eliminação pela ventilação alveolar (VA). Assim, $PaCO_2 = k \times (VCO_2/VA)$, onde k é uma constante de proporcionalidade. A VA refere-se à fração do volume expiratório total que não é espaço morto (Vd/Vt), ou seja, VA = VE × (1 – Vd/Vt). Portanto:

$$PaCO_2 = k \times [VCO_2/VE \times (1 - Vd/Vt)]$$

Esta equação revela três fatores causais para hipercapnia: aumento da produção de CO_2 (VCO_2), hipoventilação (VE) e aumento do espaço morto (Vd/Vt). O aumento da produção de CO_2 é acompanhado por aumento na ventilação-minuto, de forma que, normalmente, não resulte em hipercapnia. Na presença de espaço morto, entretanto, pode haver aumento da $PaCO_2$.

A avaliação diagnóstica da etiologia da hipercapnia segue o mesmo raciocínio utilizado para a hipoxemia. A avaliação começa com o cálculo da D (A – a)O_2. O encontro de D (A – a)O_2 aumentada indica aumento no espaço morto. D (A – a) O_2 normal aponta para presença de hipoventilação alveolar.

A produção de CO_2: em condições normais, a taxa de eliminação de CO_2 é equivalente à VCO_2 e pode ser aferida pela calorimetria indireta. A VCO_2 normal varia de 90 a 130 L/min/m^2 e corresponde a 80% do VO_2.

O aumento na VCO_2 pode ser causado por hipermetabolismo ou hiperalimentação. Esta última é causa importante de hipercapnia em doentes com doença pulmonar grave e IRA, especialmente quando em ventilação mecânica (VM), podendo causar atraso no processo de desmame.

A hipoventilação alveolar em cuidados intensivos tem habitualmente duas causas comuns: depressão respiratória induzida por drogas e fraqueza neuromuscular. A medida da $Pi_{máx}$ é o método-padrão para avaliar a força da musculatura respiratória. Pode ser aferida quando há esforço inspiratório máximo contra válvula fechada. A $Pi_{máx}$ varia com a idade e o sexo. Indivíduos saudáveis apresentam valores de $Pi_{máx}$ maiores do que 80 cmH_2O. Desenvolve-se hipercapnia quando o valor da $Pi_{máx}$ cai para menos de 40% do normal.

Achados da radiografia do tórax

Embora não patognomônicos no diagnóstico de IR aguda, a avaliação da radiografia do tórax revela-se de grande importância, sobretudo em termos etiológicos. De uma maneira geral os seguintes achados radiológicos podem polarizar-nos para as seguintes etiologias, sobretudo quando associados a clínica e ao laboratório:

- **Radiografia torácica clara com hipoxemia e normocapnia:** embolia pulmonar, *Shunt* direita-esquerda, choque.
- **Radiografia torácica difusa (opacificada) com hipoxemia e normocapnia:** SDRA, edema pulmonar de origem não cardíaca, insuficiência cardíaca congestiva (ICC), fibrose pulmonar.
- **Infiltrado localizado:** pneumonia, atelectasia, infarto.
- **Radiografia torácica clara com hipercapnia:** DPOC, asma, *overdose*, fraqueza neuromuscular.

Achados da ecografia torácica

A ultrassonografia do tórax pode dar-nos um diagnóstico preciso das condições que comumente causam IRA e pode melhorar a precisão geral do diagnóstico em ambientes de cuidados intensivos em comparação com as abordagens de diagnóstico-padrão. Os médicos que trabalham em unidades de cuidados intensivos estão a tornar-se cada vez mais familiarizados com a ultrassonografia como parte da prática clínica de rotina, embora a maioria dos dados até o momento se tenha concentrado em cenários de emergência e terapia intensiva.

Existe forte evidência no uso do ultrassom diagnóstico de tórax, com foco em diferentes níveis de eficácia de imagem; especificamente atributos do teste de ultrassom, impactos no comportamento clínico e até impacto nos resultados.

P. Wallbridge *et al.*[19] sumarizam no **Figura 43.6.1** representando as características diagnósticas da ultrassonografia torácica para etiologias comuns da IRA.

Tratamento da insuficiência respiratória aguda

Atelectasia enquanto causa frequente de IRA tipo III

Medidas gerais de reversão

- Virar o doente de uma a duas horas se possível.
- Fisioterapia respiratória.
- Espirometria de incentivo.
- Tratamento da dor incisional (pode incluir anestesia peridural ou analgesia controlada pelo doente).
- Ventilar 45 graus na posição vertical.
- Drenagem adequada de interposições líquidas pleurais e abdominais (derrame pleural e ascite).
- Re-expansão do colapso pulmonar.
- Evitar a sobrecarga hídrica.

O manejo da IR aguda pode ser dividido em uma fase de ressuscitação urgente seguida por uma fase de atendimento contínuo.

O objetivo da fase de ressuscitação urgente é estabilizar o doente o máximo possível e evitar qualquer deterioração que ameace a vida. Uma vez que esses objectivos sejam alcançados, o foco deve ser direcionado para o diagnóstico do processo subjacente e, em seguida, a instituição da terapia deve estar voltada para reverter a etiologia primária da IR aguda.

Ressuscitação urgente

- Oxigenação.
- Controle das vias aéreas.
- Suporte ventilatório mecânico se indicado.
- Estabilização da circulação.
- Broncodilatadores/esteroides.

Cuidados contínuos

- Diagnóstico diferencial e investigações.
- Plano terapêutico adaptado ao diagnóstico.

O suporte respiratório da IRAPO pode incluir dentre outras medidas a seguintes: oxigenoterapia, ventilação mecânica por pressão positiva invasiva e não invasiva e fisioterapia.

Oxigenação

Quase todos os pacientes com IRA necessitam de oxigénio suplementar. Todos devem ser colocados em um oxímetro de pulso e a saturação de oxigénio geralmente deve ser mantida acima de 90%.

O oxigénio difunde-se do alvéolo por meio da membrana alveolar para o sangue capilar. A taxa de difusão é impulsionada pelo gradiente de pressão parcial de oxigénio. Portanto, aumentar o PAO_2 com oxigênio suplementar deve melhorar a transferência de oxigénio para o sangue capilar pulmonar.

Existem vários dispositivos diferentes que podem ser usados para fornecer oxigênio. Eles diferem em termos de sistemas abertos ou fechados, se fornecem concentrações de oxigénio baixas ou altas, e se são sistemas de fluxo baixo ou alto. A sua eficácia depende se eles podem fornecer oxigénio suficiente a uma taxa de fluxo suficiente para atender às demandas dos doentes.

Pneumothorax	Absent lung sliding	Lung bullae	88% (85-91)	99% (98-99%)	Studies typically in trauma (high prevalence)
	Absence of B-lines Lung-point 'Stratosphere sign' Ruled out by presence of 'lung pulse'	Localised fibrosis ARDS Mainstem intubation	91% (86-94) 79% (68-98) 87% (81-92%)	98% (97-99%) 98% (97-99) 99% (98-99)	Heterogeneity on meta-analysis Clinical significance of pneumothorax not detected on CXR unclear
Pleural effusion	Hypoechoic space: 'quad sign'	Pleural thickening	93% (89-96)	96% (95-98)	High prevalence of effusion in included studies
	'Sinusoid sign'	Intra-parenchymal fluid	94% (88-97)	98% (92-100)	
Pneumonia	Increased echogenicity Loss of pleural line Air-bronchograms	Atelectasis Pulmonary infarction Pulmonary contusion	All comers: 97% (93-99) 94% (92-96)	All comers: 94% (85-98) 96% (94-97)	Studies report high prevalence of pneumonia (clinical context important)
	Hypo-echoic/serrated distal edge Hypoechoic vascular structures	Neoplasm	95 (93-97) ARF: 91% (81-97) ARF: 100% (95-100)	90% (86-94) ARF: 78% (52-94) ARF: 100% (99-100)	Sensitivity of US in ARF depends on unit of analysis (per patient or per region)
Pulmonary embolism	Peripheral wedge- shaped consolidation	Pneumonia	87% (76-92)	82% (71-89)	Poor performance as both 'rule-in' and 'rule out' test
	Lower limb DVT Right ventricular dysfunction Pleural effusion	Neoplasm	85% (78-90)	83% (73-90)	
Pulmonary oedema and interstitial lung disease (ILD)	Increased B-lines ("interstitial syndrome")	Diffuse: Cardiogenic pulmonary oedema, ARDS, Infection, Interstitial lung disease	Cardiogenic pulmonary oedema: 94% (81-98) 85% (83-88)	Cardiogenic pulmonary oedema 92% (84-96) 93% (91-94)	Poorly predicts pulmonary occlusion pressure
		Non-cardiogenic pulmonary oedema	Non-cardiogenic pulmonary oedema/ILD:	Non-cardiogenic pulmonary oedema/ILD:	Predicts extravascular lung water
		Focal: Pneumonia, pulmonary contusion, fibrosis, lymphangitis	N/A	N/A	
Diaphragm dysfunction	Reduced thickness Reduced thickening ratio Reduced/paradoxical excursion	Direct trauma Surgery Adjacent consolidation, malignancy or atelectasis Fluid (pleural/ascites) COPD Neuromuscular disease Denervation (neck/chest)	N/A	N/A	Thickening ratio has modest predictive value for weaning outcome, with lower accuracy for excursion [87].

Figura 43.6.1. Características diagnósticas da ultrassonografia torácica param etiologias comuns da IRA.

ARDS- acute respiratory distress syndrome; ARF- acute respiratory failure; COPD- chronic obstructive pulmonary disease; CXR- chest x-ray; US- ultrasound. a Reported by systematic reviews.

Fonte: Acervo da autoria.

Doentes não intubados respirando espontaneamente por um sistema aberto "arrastam" algum ar ambiente a cada respiração. Assim, a concentração final de oxigénio fornecida a eles dependerá de quanto foi distribuído pelo dispositivo de oxigénio e quanto foi o ar ambiente arrastado. Quanto mais baixo o fluxo liberado pelo dispositivo de oxigénio, e quanto maior for o fluxo inspiratório do doente, mais espaço ele será arrastado, resultando em uma menor concentração de oxigénio. Por exemplo, um doente taquipneico provavelmente terá um *drive* respiratório alto e altos fluxos inspiratórios. Ele exigirá um sistema de alto fluxo para evitar o arrastamento significativo de ar ambiente e, assim, a diluição do oxigénio liberado.

Cânula nasal

Baixo fluxo, baixa concentração de oxigénio, dispositivo aberto. O oxigénio a 100% é fornecido através de cânulas a 0,5 a 6 L/min. Maiores taxas de fluxo não aumentam significativamente a FIO_2 e levam à secagem da mucosa e ao desconforto do doente. A FIO_2 resultante depende da ventilação-minuto do doente e da quantidade de ar ambiente que é arrastado. Assim, não pode ser controlado com precisão. A concentração máxima de oxigénio na traqueia não deve exceder 40% a 50%. Os óculos nasais são geralmente usados para doentes relativamente estáveis que não necessitam de FIO_2 elevado ou controle preciso de sua FIO_2.

Máscaras de Venturi

Estas são concentrações variáveis de oxigénio, fluxo baixo a moderado, dispositivos abertos. Essas máscaras de entrada de ar fornecem 100% de oxigénio por meio de um dispositivo de mistura a jato que causa um arraste controlado de ar e, assim, permite a entrega de concentrações precisas de oxigénio de 24% a 60%. Essas máscaras são úteis em doentes com DPOC nos quais uma titulação precisa da concentração de oxigénio pode ser desejável para minimizar o aumento da PCO_2.

Máscaras de reservatório

Estes são dispositivos abertos de alto fluxo de oxigénio, projetados para minimizar o arrastamento de ar em doentes com alta demanda de fluxo inspiratório. Essas máscaras incorporam uma bolsa reservatória que é preenchida com oxigénio a 100%. Se o doente fizer um esforço inspiratório, gerando um fluxo maior do que o circuito da parede pode fornecer, o reservatório de oxigénio será esvaziado para minimizar o arrastamento do ar ambiente. O uso de "presas" na máscara facial é um princípio semelhante. A bolsa deve estar pelo menos parcialmente distendida durante todo o ciclo respiratório.

Unidade de ressuscitação bolsa-máscara-válvula

Alta concentração de oxigénio, dispositivo de alto fluxo. O fluxo de oxigénio deve ser mantido alto (15 L/min) quando este dispositivo for usado. Quando a máscara é mantida firmemente sobre a face com uma boa vedação da máscara facial, o arrastamento do ar ambiente é minimizado.

Ventilação por pressão positiva não invasiva (VPPNI)

A NPPV fornece assistência ventilatória, pressão positiva e uma concentração controlada de oxigénio usando uma máscara facial justa como a interface entre o doente e o ventilador, em vez de um tubo endotraqueal. Pode ser usado para evitar ou impedir a intubação em doentes cuidadosamente selecionados.

A NPPV aplicada principalmente no edema pulmonar cardiogênico, na DPOC descompensada e na insuficiência pulmonar hipoxémica, também é usada atualmente em ambientes perioperatórios. Apesar desses dados limitados e da necessidade de novos ensaios randomizados, a NPPV pode ser considerada uma ferramenta profilática e terapêutica para melhorar a troca gasosa em doentes no pós-operatório.[20-22]

Ventilação mecânica invasiva por pressão positiva

A potencial gravidade da IRAPO poderá necessitar do recurso da ventilação mecânica invasiva (VIPP), cuja abordagem do ponto de vista de programação genérica, potenciais complicações e efeitos adversos serão objeto em outro capítulo.

Fisioterapia respiratória

O racional para o uso fisioterapia respiratória no período pós-operatório assenta no fato de que de um modo geral as cirurgias, em particular as cirurgias abdominais, causam limitações no fluxo respiratório e alteram a força dos músculos envolvidos na respiração, o que leva a restrição funcional e dolorosa, alterando a mecânica respiratória, per si geradora de insuficiência respiratória perioperatória.

Além disso, os períodos prolongados de imobilismo decorrente da restrição ao leito, a presença de drenos e pensos, também contribuem para disfunções respiratórias e motoras. Diante disso, é consensual a necessidade de cuidados especiais no período pós-operatório, sendo a fisioterapia um recurso de importância reconhecida na prática clínica para este fim.

Existem comprovadas evidências científicas relacionadas a atuação fisioterapêutica nos acometimentos respiratórios e motores de doentes pós-operados, sendo a fisioterapia respiratória importante na recuperação e prevenção de complicações, visto que há uma perda da função pulmonar decorrente dos fatores já mencionados (manipulação abdominal, período cirúrgico, tempo prolongado no leito, dor no local da incisão e resíduos anestésicos).[23]

Para realização da fisioterapia, uma prévia avaliação do doente, considerações sobre sua clínica e o conhecimento das indicações e contraindicações das manobras fisioterapêuticas no período pós-operatório são imprescindíveis.[24]

Diversas técnicas, manuais e mecânicas, são utilizadas nesses casos com objetivo de aumentar o volume pulmonar, diminuir o trabalho dos músculos da respiração e melhorar a ventilação e as trocas gasosas. O intuito final é tornar o mecanismo de respiração eficiente, sem gastos excessivos de energia, evitando-se complicações.[25]

Particular desenvolvimento do tema será feito no capítulo específico.

Referências bibliográficas

1. Lawrence VA, Cornell JE, Smetana GW; American College of Physicians. Strategies to reduce postoperative pulmonary complications after noncardiothoracic surgery: systematic review for the American College of Physicians. Ann Intern Med. 2006;144(8):596-608.
2. Smetana GW, Lawrence VA, Cornell JE. Preoperative pulmonary risk stratification for noncardiothoracic surgery: systematic review for the American College of Physicians. Ann Intern Med 2006;144: 581-95.
3. Dayton MT. Surgical Complications. In: Townsend CM, Beauchamp RD, Evers BM, Mattox KL, editors. Sabiston Textbook of Surgery. Philadelphia: Elsevier Saunders; 2004.
4. Neto et al. Postoperative respiratory complications from elective and urgent/emergency surgery performed at a university hospital. J Bras Pneumol. 2005;31(1):41-7.
5. Shapiro BA, Warren J, Egol AB, Greenbaum DM, Jacobi J, Nasraway SA, Schein RM, Spevetz A, Stone JR. Practice parameters for intravenous analgesia and sedation for adult patients in the intensive care unit: an executive summary. Society of Critical Care Medicine. Crit Care Med. 1995;23(9):1596-600.
6. Shapiro BA, Warren J, Egol AB, Greenbaum DM, Jacobi J, Nasraway SA, Schein RM, Spevetz A, Stone JR. Practice parameters for sustained neuromuscular blockade in the adult critically ill patient: an executive summary. Society of Critical Care Medicine. Crit Care Med. 1995 Sep;23(9):1601-5.
7. Silva DR, Bahlio PT, Gazzana MB, Barreto SM. Pulmonary evaluation and prevention of perioperative respiratory complications. Rev Bras Clin Med. 2009;7:114-123.
8. Qaseem A, Snow V, Fitterman N, Hornbake ER, Lawrence VA, Smetana GW, et al. Risk assessment for and strategies to reduce perioperative pulmonary complications for patients undergoing noncardiothoracic surgery: a guideline from the American College of Physicians. Ann Intern Med. 2006;144(8):575-80.
9. Arozullah AM, Daley J, Henderson WG, Khuri SF. Multifactorial risk index for predicting postoperative respiratory failure in men after major noncardiac surgery. The National Veterans Administration Surgical Quality Improvement Program. Ann Surg. 2000;232(2):242-53.
10. Smetana GW. Preoperative pulmonary evaluation: identifying and reducing risks for pulmonary complications. Cleve Clin J Med. 2006;73 Suppl 1:S36-41.
11. Manku K, Bacchetti P, Leung JM. Prognostic significance of postoperative in-hospital complications in elderly patients. I. Long-term survival. Anesth Analg. 2003;96(2):583-9, table of contents.
12. Ávila AC, Fenili R. Incidence and risk factors for postoperative pulmonary complications in patients undergoing thoracic and abdominal surgeries. Rev Col Bras Cir. 2017;44(3):284-292.
13. Grippi MA, Elias JA, Fischman JA, Kotloff RM, Pack AI, Senior RM. Fishman's Pulmonary Diseases and Disorders, 5th ed. McGraw-Hill Education; 2015.
14. Miskovic A, Lumb AB. Postoperative pulmonary complications. Br J Anaesth. 2017;118(3):317-334.
15. Warner DO. Preventing postoperative pulmonary complications: the role of the anesthesiologist. Anesthesiology. 2000;92(5):1467-72.
16. Fernandez-Bustamante A, Frendl G, Sprung J, Kor DJ, Subramaniam B, Martinez Ruiz R, et al. Postoperative Pulmonary Complications, Early Mortality, and Hospital Stay Following Noncardiothoracic Surgery: A Multicenter Study by the Perioperative Research Network Investigators. JAMA Surg. 2017;152(2):157-166.
17. Sabate S, Mazo V, Canet J. Predicting postoperative pulmonary complications: implications for outcomes and costs. Curr Opin Anesthesiol. 2014; 27:201-209.
18. Dimick JB, Chen SL, Taheri PA, Henderson WG, Khuri SF, Campbell DA Jr. Hospital costs associated with surgical complications: a report from the private-sector National Surgical Quality Improvement Program. J Am Coll Surg. 2004;199(4):531-7.
19. Wallbridge P, Steinfort D, Tay TR, Irving L, Hew M. Diagnostic chest ultrasound for acute respiratory failure. Respir Med. 2018;141:26-36.
20. Chiumello D, Chevallard G, Gregoretti C. Non-invasive ventilation in postoperative patients: a systematic review. Intensive Care Med. 2011 Jun;37(6):918-29. 9
21. Esquinas AM, Jover JL, Úbeda A, Belda FJ; International Working Group on Critical and Noninvasive Mechanical Ventilation Anesthesiology. Ventilación mecánica no invasiva en el postoperatorio. Revisión clínica [Non-invasive mechanical ventilation in postoperative patients. A clinical review]. Rev Esp Anestesiol Reanim. 2015;62(9):512-22.
22. Corrêa TD, Sanches PR, de Morais LC, Scarin FC, Silva E, Barbas CS. Performance of noninvasive ventilation in acute respiratory failure in critically ill patients: a prospective, observational, cohort study. BMC Pulm Med. 2015;15:144.
23. Wong WP. Physical therapy for a patient in acute respiratory failure. Phys Ther. 2000;80(7):662-70.
24. Guidelines for standards of care for patients with acute respiratory failure on mechanical ventilatory support. Task Force on Guidelines; Society of Critical Care Medicine. Crit Care Med. 1991;19(2):275-8.
25. Richard D Branson. The Scientific Basis for Postoperative Respiratory Care. Respir Care. 2013;58(11):1974-1984.

capítulo 44

Ventilação Pulmonar Artificial

Subcapítulo | 44.1

Princípios Físicos Importantes para a Ventilação Pulmonar Artificial

Ciro Leite Mendes | Caio Cézar Quintas de Medeiros Vieira

Princípios físicos na ventilação pulmonar artificial e suas semelhanças com o fluxo circulatório

O funcionamento do aparato respiratório, especialmente no transporte de ar atmosférico, um fluido, desde as vias aéreas superiores até o interior das unidades alveolares, segue princípios físicos que compartilham semelhanças com o fluxo sanguíneo no sistema cardiovascular e que envolvem a interação entre três grandezas principais: fluxo, pressões e resistência.

Adicionalmente, a elastância e a complacência dos pulmões, pleuras e do arcabouço torácico também desempenham papéis essenciais, determinando o volume disponível para a troca respiratória, bem como o trabalho respiratório e a potência mecânica necessários para essa função.

Além disso, tendo em vista que muitos desses princípios são também discutidos detalhadamente em outras seções deste tratado, nosso foco será direcionado para a sua aplicação exclusiva no contexto da ventilação pulmonar artificial.

Por fim, aqui iremos abordar conceitos que não são aprofundados em outras partes desta obra, mas que são fundamentais, tanto para a aplicação adequada da ventilação pulmonar artificial quanto para a compreensão das interações e fenômenos envolvendo os gases participantes da troca respiratória.

Importância dos estados da matéria na ventilação pulmonar artificial

A matéria pode ser caracterizada de diversas formas, como por exemplo, de acordo com sua composição química, estrutura molecular, densidade, reatividade, estabilidade, etc. No contexto das ciências biológicas, o estado da matéria é uma propriedade que influencia inúmeros processos vitais e o entendimento do que o determina é útil para compreender muitos desses fenômenos.

Os estados da matéria (também denominados *fases da matéria*) são definidos pelas configurações estruturais em que as substâncias físicas se apresentam e que são determinadas pelo comportamento e organização espacial das suas partículas componentes (átomos, íons ou moléculas).[1,2]

Além desses, estima-se que atualmente existam de 15 a 20 estados da matéria menos comuns, como o condensado de Bose-Einstein, produzido em 1995, e os cristais de tempo, sintetizados em 2012, além de alguns mais exóticos, como o condensado fermiônico, a matéria degenerada de elétrons e de nêutrons, entre outros, que geralmente ocorrem em condições extremas, como temperaturas muito baixas ou altíssimas pressões.

Entretanto, neste texto, exploraremos apenas a análise dos três estados relevantes para as ciências biológicas: *sólido, líquido e gasoso*.[1,2] Os estados líquido e gasoso da matéria, particularmente, desempenham papéis fundamentais em inúmeros processos biológicos, como a circulação sanguínea, a ventilação alveolar e a difusão tecidual de substâncias. O plasma, em contrapartida, por não participar desses processos, será aqui apenas brevemente definido.

Influência da pressão e temperatura nos estados da matéria

Quando se adiciona energia a um sistema de matéria (definido como qualquer arranjo de uma ou mais substâncias que pode ser controlado e analisado em um contexto específico), seja aplicando-se calor (energia térmica), forças (como a pressão) ou outras formas de energia (reações químicas, radiação, eletricidade, ondas sonoras etc.), a principal forma de transformação energética é o aumento da energia cinética das partículas constituintes da matéria. Isso ocorre de forma particularmente frequente no nosso dia a dia, em que a transferência de calor por aquecimento ou resfriamento é a forma mais comum de interferência nos estados da matéria. A depender da magnitude, esse aumento da energia cinética das partículas pode suplantar as forças de coesão intermoleculares e ocasionar mudanças de fase.

Nos organismos vivos, esse aumento da energia cinética molecular, mesmo não mudando os estados da matéria, frequentemente interfere, de diversas maneiras, nos processos biológicos. O exemplo mais típico dessa relação é o aumento do metabolismo que se observa com a elevação da temperatura corporal.

Assim como o calor, a pressão é uma influência externa muito importante nas mudanças de estado da matéria. Aumentar a pressão sobre uma substância pode fazê-la transitar a um estado mais compacto, como de gás para líquido (condensação) ou de líquido para sólido (solidificação), por exemplo. A variação da temperatura, como já ressaltado, é fator importantíssimo, pois a energia fornecida por níveis adequados de calor pode neutralizar as forças intermoleculares que determinam o estado de uma substância ocasionar sua transição para outra fase.

Essa importância pode ser prontamente verificada ao observar a presença dessas duas grandezas como componentes de vários dos principais modelos teóricos que descrevem o comportamento dos fluidos e que são detalhados nas sessões correspondentes deste texto.

Características do estado sólido da matéria

Essa fase distingue-se pela disposição altamente ordenada de suas partículas, regidas por forças intermoleculares intensas, denominadas forças de van der Waals, que determinam um espaçamento muito compacto e praticamente constante entre as partículas, o que reduz ao mínimo a distância que precisam percorrer antes de colidirem umas com as outras. Dessa forma, o movimento que elas apresentam nesse estado da matéria pode ser descrito mais precisamente como uma vibração sutil, que ocorre como consequência da energia térmica existente, mesmo em sistemas aparentemente estáticos. O fato é que essa conformação estrutural é o que confere, às substâncias no estado sólido, *forma e volume definidos, além da sua difícil compressibilidade*.

Diferenças e semelhanças entre os estados sólido e líquido

Os líquidos são substâncias com um volume definido, mas forma variável, que se adapta ao recipiente onde são depositados. Essa característica é proporcionada pela maior movimentação das suas partículas constituintes, que conseguem deslizar umas sobre as outras e modificar suas posições.

Assim, além de possuírem um volume definido, os líquidos compartilham com os sólidos a característica de potencial incompressibilidade. No entanto, quando submetidos à aplicação de uma força, esses estados reagem de maneiras distintas. Enquanto os sólidos transmitem a força aplicada na mesma direção a outras regiões de sua estrutura, os fluidos a conduzem em todas as direções. Essa propriedade é denominada *isotropia de pressão* e decorre da livre movimentação que caracteriza as moléculas presentes nos líquidos e gases.

No caso específico dos líquidos incompressíveis, o aumento da pressão em qualquer ponto é transmitido integralmente a todos os outros pontos do líquido. Esse fenômeno é conhecido como o **princípio de Pascal.**[2]

Definição do estado gasoso e sua classificação como fluido

As principais características da matéria gasosa são sua forma e seu volume indefinidos. Isso decorre do comportamento das suas partículas, dotadas de grande energia cinética e que se movimentam de forma intensa e aleatória em todas as direções, terminando por ocupar todo o espaço onde se encontram.

Como os líquidos e gases têm a capacidade de fluir, são denominados, conjuntamente, de **fluidos**.

Lei de Boyle: o princípio que rege a entrada e a saída de ar dos pulmões

O princípio físico que explica a ventilação pulmonar é o mesmo que justifica o enchimento e esvaziamento de um fole, como ilustrado na **Figura 44.1.1**. Ao expandir as dimensões de um fole provoca-se uma variação de pressão que faz com que o ar seja aspirado para o interior do instrumento.

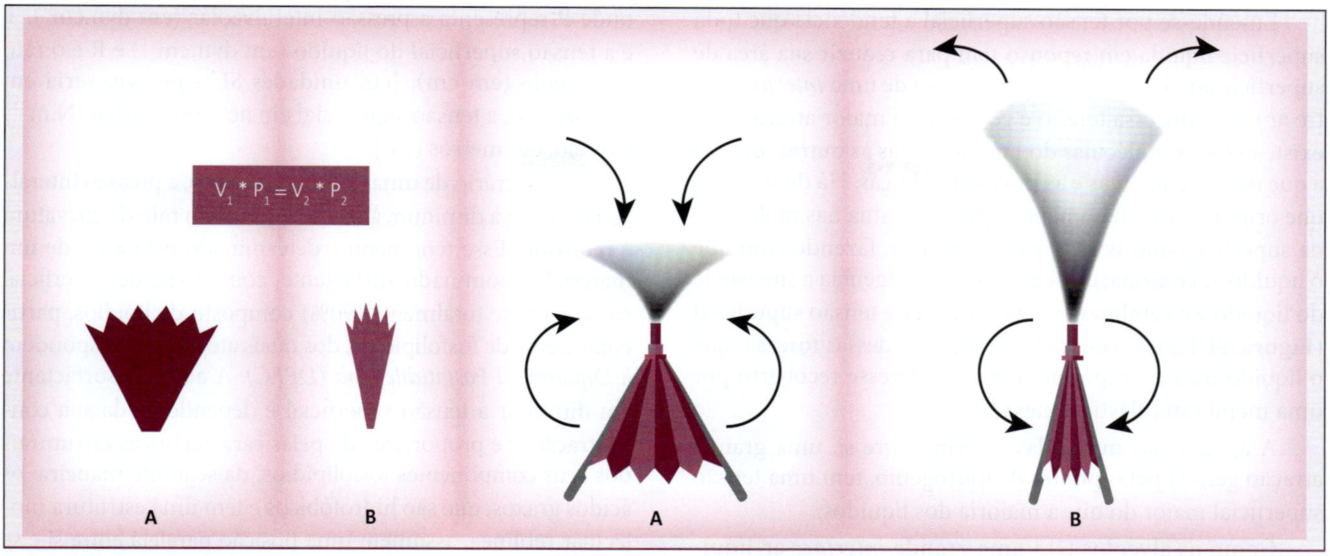

Figura 44.1.1. Em (A), o aumento do volume do gás determina a queda da pressão no interior do fole, assim como em (B) a diminuição do volume ocasiona aumento da pressão. Essa relação é a mesma que explica a entrada e saída de ar dos alvéolos.

Fonte: Acervo da autoria.

Esse princípio recebe o nome de *lei de Boyle*[1,3] e estabelece que a uma temperatura constante, a relação entre a pressão (P) exercida por um número fixo de moléculas de um gás e o volume (V) do seu recipiente é expressa pela equação:

$$V_1 * P_1 = V_2 * P_2$$

Ou seja, o aumento no volume do recipiente diminui a pressão exercida pelo gás e de maneira inversa, a diminuição do volume do recipiente aumenta a pressão do gás em seu interior, o que significa afirmar que, em um sistema fechado, a pressão de um gás e o volume de seu recipiente são inversamente proporcionais.

Como ilustrado na **Figura 44.1.1**, em (A), ao se aumentar o volume do fole (o recipiente) diminui-se a pressão do gás no seu interior, o que gera o gradiente necessário para impulsionar o ar para dentro do instrumento. Em B, ocorre o contrário, ou seja, ao diminuir o volume do recipiente, aumenta-se a pressão do ar no interior do fole, o que ocasiona a expulsão do gás. No caso da ventilação pulmonar, o volume do recipiente, representado pelos pulmões, é alterado e essas mudanças, de acordo com esse mesmo princípio, causam as alterações na pressão interalveolar responsáveis por impulsionar o ar para o interior e para fora dos pulmões. Portanto, o que define o processo ventilatório são os fatores que interferem, de forma cíclica, nas dimensões pulmonares. Esses fatores são fundamentalmente definidos pela relação entre os pulmões e a caixa torácica, que será discutida a seguir.

A interação antagônica entre pulmões e caixa torácica

Compreender a relação entre os pulmões e a estrutura torácica durante o ciclo ventilatório, seja ele espontâneo ou induzido por pressão positiva artificial, é fundamental para entender os fenômenos e as variáveis físicas que influenciam a determinação dos volumes de gás mobilizados durante a ventilação.[4-7]

O primeiro ponto a ser enfatizado é a natureza totalmente passiva dos pulmões nesse processo. Em outras palavras, as alterações e movimentações que ocorrem no tecido pulmonar são governadas por elementos externos, independentes dos próprios pulmões.

Outro aspecto crucial a ser compreendido diz respeito à dinâmica da interação entre o pulmão e a caixa torácica, considerando suas tendências naturais opostas de oscilação volumétrica. Os pulmões possuem características estruturais intrínsecas que os levam a se retrair. Enquanto a caixa torácica, que aloja os pulmões, apresenta um comportamento biomecânico variável, resultado da contribuição alternada de seus componentes elásticos e ósseos.

Tensão superficial dos alvéolos e sua importância na dinâmica ventilatória

Durante bastante tempo, imaginava-se que a tendência dos pulmões a se retrair era determinada exclusivamente pelo estiramento dos seus constituintes microestruturais, particularmente das fibras de elastina, abundantes no parênquima pulmonar. Um experimento, realizado em 1929, por Kurt von Neergaard, no qual o pulmão de um gato completamente preenchido e imerso em água mostrou um comportamento elástico muitíssimo diferente de quando estava repleto de ar, em que apresentava uma elastância muito maior. Esse achado levou o pesquisador a concluir que grande parte da retração elástica do pulmão aerado era determinada pela *tensão superficial*[8,9] que atuava na enorme *interface* entre ar e líquido que normalmente reveste as unidades alveolares.

Entende-se por tensão superficial a tendência que toda superfície líquida em repouso tem para reduzir sua área de superfície ao mínimo possível. No caso de uma *interface* entre ar e líquido, essa tensão é gerada pela maior atração que existe entre as moléculas do líquido, umas às outras, do que a que ocorre entre elas e as moléculas do gás. Há duas forças que originam esse fenômeno: a primeira atua nas moléculas da superfície, que as atrai para o interior, fazendo com que o líquido se contraia; e a segunda, que tangencia a superfície do líquido e é geralmente denominada de tensão superficial (**Figura 44.1.2**). O resultado da atuação dessas forças é que o líquido irá se comportar como se estivesse recoberto por uma membrana elástica retesada.

A água, cujas moléculas sofrem, entre si, uma grande atração gerada pelas pontes de hidrogênio, tem uma tensão superficial maior do que a maioria dos líquidos.

Como os alvéolos têm uma grande *interface* ar-líquido no seu interior, se comportam, nesse aspecto, a pequenas esferas elásticas semelhantes a bolhas, à diferença de que o ar alveolar não se encontra completamente preso, mas se conecta ao meio externo por meio das vias aéreas. Apesar disso, a analogia é válida, porque da mesma forma que em uma bolha, a tensão superficial promove a tendência ao colabamento dos alvéolos, particularmente durante a expiração. A pressão interalveolar, além de depender da tensão superficial criada pelo líquido na sua superfície. também é determinada pelo raio de curvatura do alvéolo e é definida de acordo com a lei de Laplace, como se segue:

$$P = 2T / R$$

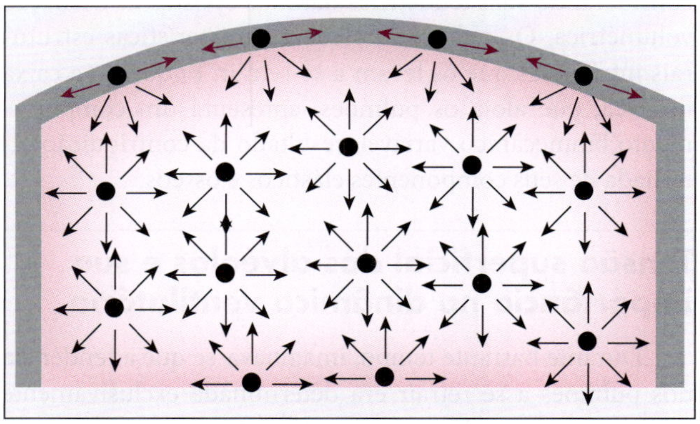

Figura 44.1.2. Forças de atração em ação na *interface* ar-líquido: enquanto as moléculas do interior do líquido (esferas com setas em preto) sofrem uma força de atração idêntica umas às outras, aquelas localizadas na superfície (esferas com setas em vermelho) sofrem maior atração por parte das moléculas do interior do líquido do que por aquela provocada pelas moléculas do ar. O resultado das ações dessas duas forças é a tendência do líquido a se contrair para ocupar a menor área possível. Tais forças atuam da mesma forma na superfície do alvéolo, que possui uma grande área de *interface* ar-liquido, o que é responsável à tendência dos alvéolos aerados a se colabar (assim como todo o parênquima pulmonar).

Fonte: Adaptada de https://commons.wikimedia.org/wiki/File:Wassermolek%C3%BCleInTr%C3%B6pfchen.svg).

onde P representa a pressão interalveolar (em $dyn.cm^2$), T é a tensão superficial do líquido (em $dyn.cm^{-1}$) e R é o raio do alvéolo (em cm). [em unidades SI, a pressão seria em pascals (Pa), a tensão superficial em newtons/metro ($N.m^{-1}$) e o raio, em metros (m)].

Ao contrário de uma bolha, entretanto, a pressão interalveolar tende a diminuir, à medida que o seu raio de curvatura é reduzido. Esse fenômeno é determinado pela ação de um material denominado surfactante, com atividade superficial e que é quase totalmente (90%) composto de lipídios, particularmente de fosfolipídios, dos quais até 80% correspondem à *Dipalmitoil Fosfatidilcolina (DPFC)*. A ação do surfactante em diminuir a tensão superficial é dependente da sua concentração, e é proporcionada pelas características estruturais dos seus componentes fosfolipídios, da seguinte maneira: os ácidos graxos, que são hidrofóbicos e têm uma estrutura molecular retilínea, assumem uma posição paralela entre si e se projetam na *interface* gasosa da superfície alveolar, enquanto a outra extremidade da molécula, por ser hidrofílica, se encontra imersa no fluido de revestimento dos alvéolos, como ilustrado na **Figura 44.1.3**. Dessa maneira, a ação detergente do surfactante decorre dessa disposição, que faz com que suas moléculas fiquem restritas à superfície dos alvéolos e se interponham e aumentem a distância entre as moléculas de água, nessa *interface*, reduzindo a tensão superficial. Essa disposição permite que os alvéolos se expandam adequadamente durante a respiração, evitando o seu colapso.[10]

Para facilitar ainda mais o entendimento, voltemos à analogia com as bolhas de sabão: de forma semelhante, o sabão de cozinha também atua quebrando a tensão superficial da água, que, como já mencionado, é muito elevada e normalmente impede que essa substância se espalhe, por exemplo, como uma camada fina sobre uma superfície plana ou forme bolhas estáveis. No entanto, quando se mistura sabão com a água, torna-se possível a formação de bolhas que não se rompem com a mesma facilidade.

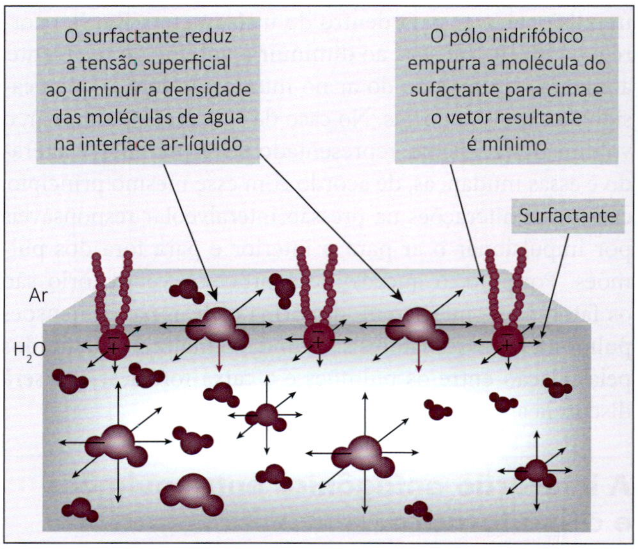

Figura 44.1.3. Ação do surfactante na *interface* ar-líquido.

Fonte: Acervo da autoria.

Comportamento elástico dos componentes do sistema respiratório na ventilação pulmonar[11]

Na inspiração, os músculos intercostais e o diafragma trabalham em conjunto para expandir a caixa torácica, aumentando seu volume interno e tracionando as pleuras e os pulmões, o que os leva a se expandir. No término da inspiração, quando cessam as forças geradas pela ação dos músculos inspiratórios, a energia acumulada pela distensão dos componentes elásticos da caixa torácica e do tecido pulmonar conduz todo o conjunto a uma retração. Esse movimento gera o gradiente de pressão responsável por expelir o ar dos pulmões.

Essa remissão persiste até que o limite de recolhimento da estrutura osteoarticular da caixa torácica seja alcançado, o que neutraliza as forças elásticas ainda presentes e interrompe o recuo dos pulmões, cujo volume, nesse ponto, equivale à capacidade residual funcional (representada no gráfico da **Figura 44.1.4** como a linha pontilhada em azul claro). Além disso, no gráfico, essas relações podem ser vistas de forma mais detalhada (**Figura 44.1.4**).

Esse equilíbrio só será perturbado novamente na próxima inspiração. A interferência responsável por romper esse balanço de forças é determinada, na inspiração não assistida, pela contração muscular. Na ventilação artificial, geralmente é o gradiente gerado pela pressão positiva que o ventilador determina nas vias aéreas superiores do paciente, a força responsável por impulsionar o fluxo aéreo.

De qualquer forma, o obstáculo a ser superado para alcançar a deformação pulmonar necessária, a fim de acomodar o volume de gás inspirado é influenciado por uma série de fatores, intrínsecos ao próprio sistema respiratório, que são:

1. Elastância do tecido pulmonar e da parede torácica.
2. Tensão superficial gerada pela *interface* entre o gás e o líquido nos alvéolos.
3. Resistência determinada pelo atrito gerado pelo fluxo do gás nas vias aéreas.
4. Resistência à deformação dos tecidos torácicos (resistência viscoelástica).
5. Inércia associada ao movimento do gás e dos tecidos.

Esses elementos costumam ser agregados em dois grupos: o primeiro é composto pela elastância do sistema respiratório (para mais detalhes sobre esse conceito, ver Elastância) e pela tensão superficial dos alvéolos; e o segundo, formado pelos três últimos itens da lista precedente e que representam diferentes tipos de resistência por fricção.

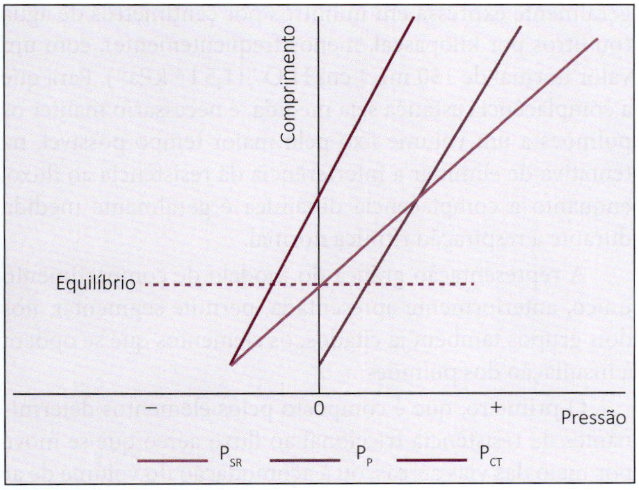

Figura 44.1.4. As relações entre o comprimento e a pressão do sistema respiratório (SR - linha azul), dos pulmões (P – linha verde) e da caixa torácica (CT – linha vermelha).

O ponto em que cada linha cruza a reta vertical indica que o elemento está sob pressão 0, ou seja, que nesse momento, não há força de deformação atuando sobre esse componente específico. É importante notar que quando a caixa torácica atinge o equilíbrio (representado pela linha pontilhada em azul claro), o sistema respiratório e os pulmões permanecem desequilibrados. Esses últimos apresentam pressão positiva, o que significa que, se fossem liberados da caixa torácica, ainda poderiam expelir ar, já que a pressão externa (atmosférica) seria menor.

Fonte: Acervo da autoria.

Histerese elástica dos pulmões

O termo histerese (do grego antigo, "*ὑστέρησις*,": "deficiência" ou "atraso") foi originalmente utilizado para descrever o comportamento de materiais magnéticos, mas é um fenômeno físico presente em outros sistemas, como os elétricos e mecânicos. A histerese é uma propriedade que explica como o estado atual presente em um sistema depende tanto da condição em que ele se encontra, quanto de como ele atingiu tal disposição. Em materiais deformáveis, como as molas, a histerese é observada quando a curva de deformação ao distender não coincide com a curva formada ao liberar a mola.

Esse fenômeno é observado também na ventilação pulmonar: quando se registra um gráfico da relação entre pressão e volume ao se insuflar e desinsuflar lentamente os pulmões, observa-se que as curvas não coincidem e que formam uma alça, como ilustrado na **Figura 44.1.5**. O formato dessa curva de relação indica que, durante a insuflação, maiores pressões são necessárias para garantir o mesmo volume que é observado sob pressões de menor magnitude durante a desinsuflação.[12-14]

Esse comportamento pode ser justificado por alguns fatores, como: *relaxamento de tensão*, que é a diminuição gradual da tensão ou estresse em resposta a uma deformação constante decorrente das propriedades viscoelásticas do tecido pulmonar; *redistribuição de ar*, decorrente das constantes de tempo diferentes entre as unidades alveolares (*pendelluft*); e o *recrutamento alveolar*, que ocorre devido ao colabamento de unidades alveolares após a desinsuflação pulmonar e que, para serem novamente abertos, exigem pressões transmurais mais altas do que aquelas em que foram fechadas.[15]

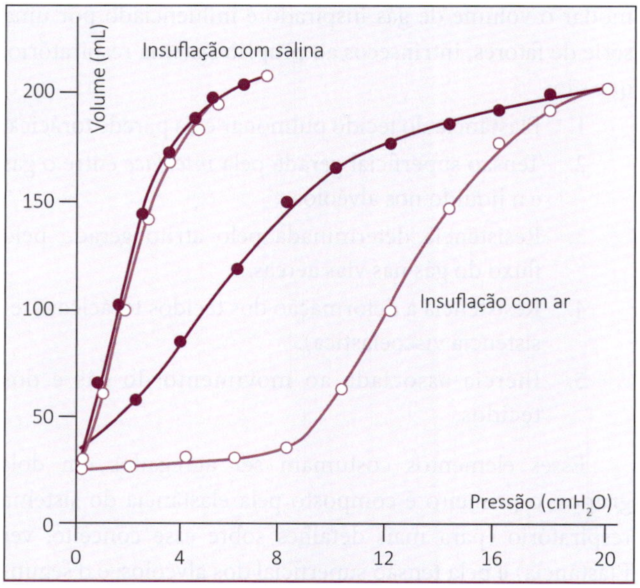

Figura 44.1.5. Curvas de pressão-volume de um pulmão de gato inflado com ar e com solução salina.

Notar, que as pressões iniciais necessárias para iniciar o aumento significativo do volume pulmonar, durante a insuflação com ar são substancialmente maiores do que as pressões suportadas durante a curva de exalação subsequente. Além disso, notar o desaparecimento da histerese na curva do pulmão inflado com solução salina, o que indica que a tensão superficial dos alvéolos desempenha um papel crucial na determinação desse fenômeno.

Fonte: Acervo da autoria.

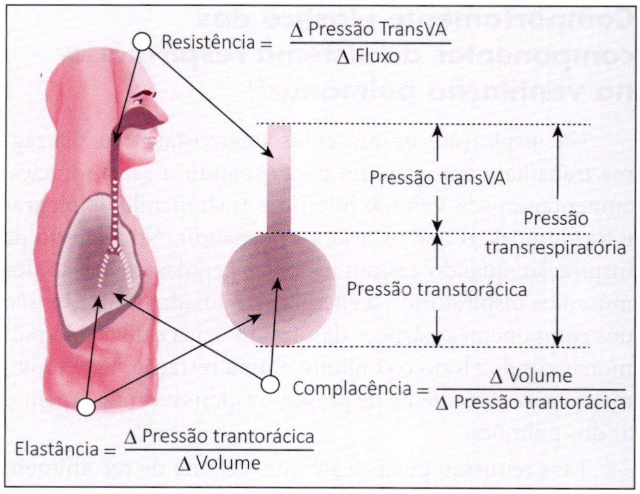

Figura 44.1.6. Modelo de compartimento único do sistema respiratório.

Pressão TransVA: diferença entre a pressão de abertura das vias aéreas e a pressão interalveolar; pressão transtorácica: diferença entre a pressão interalveolar e a pressão pleural; pressão transrespiratória: diferença entre a pressão de abertura das vias aéreas e a pressão na superfície corpórea.

Fonte: Acervo da autoria.

Modelo de compartimento único do sistema respiratório

Como forma de facilitar a compreensão desses elementos e da sua inter-relação, costuma-se representá-los como um *modelo de compartimento único do sistema respiratório*, ilustrado na **Figura 44.1.6**.

Esse modelo agrega as duas propriedades mecânicas de interesse, já descritas, que são a elastância (junto a sua recíproca, a complacência) e a resistência.[16] Apesar desses conceitos terem sido pormenorizados em outra seção deste tratado, quando em referência ao sistema cardiovascular, no contexto do sistema respiratório, é necessária uma contextualização suplementar.

Costuma-se representar as estruturas anatômicas do sistema respiratório de forma esquemática, com o intuito de facilitar a compreensão do comportamento e a interação entre os elementos envolvidos nesse sistema, conforme ilustrado na **Figura 44.1.6**.

Com esse objetivo, as vias aéreas condutoras são representadas na forma consolidada à esquerda da figura, como um tubo vertical conectado na sua parte inferior a uma esfera que, por sua vez, representa o conjunto de todas as unidades alveolares.[11,17,18]

Além disso, conforme demonstrado na mesma figura, a resistência ao fluxo aéreo é determinada pela relação entre a pressão TransVA e o volume-corrente, enquanto a elastância está associada à relação entre a pressão transtorácica e a variação de volume que ela gera (no caso, novamente, o volume-corrente). A complacência, por sua vez, é calculada de forma inversa a essa mesma relação.[10]

Uma observação mais atenta revela que essas duas equações consistem em adaptações da lei de Ohm, estabelecendo a mesma relação entre as três variáveis da equação original: gradiente de pressão, resistência e fluxo/volume. Essas modificações, obviamente, são específicas para o modelo do sistema respiratório.[3,19]

A complacência pode ser descrita como estática ou dinâmica, dependendo do método como é mensurada, sendo geralmente expressa em mililitros por centímetros de água (ou litros por kilopascal, menos frequentemente), com um valor normal de 150 mL * cm H_2O^{-1} (1,5 l * kPa^{-1}). Para que a complacência estática seja medida, é necessário manter os pulmões a um volume fixo pelo maior tempo possível, na tentativa de eliminar a interferência da resistência ao fluxo, enquanto a complacência dinâmica é geralmente medida durante a respiração rítmica normal.

A representação gráfica do modelo de compartimento único, anteriormente apresentada, permite segmentar, nos dois grupos também já citados, os elementos que se opõem à insuflação dos pulmões:

O primeiro, que é composto pelos elementos determinantes da resistência friccional ao fluxo aéreo que se move por meio das vias aéreas, ou à acomodação do volume de ar inspirado nas unidades alveolares, que passaremos a denominar, a partir de agora, apenas como **resistência**.

O segundo, responsável pela impedância elástica à deformação (definida pela elastância/complacência do sistema respiratório), que iremos denominar, de agora em diante, como **complacência** ou **elastância**, do aspecto mais relevante ao entendimento do fenômeno sendo discutido. Essa distinção é necessária, porque o conceito de complacência é de maior interesse quando pretende-se avaliar quão facilmente uma estrutura acomoda volume ao se encher, enquanto a elastância informa mais sobre a rapidez com que ela se esvazia.

Para que o volume inspiratório insufle, de fato, os pulmões, deve-se suplantar a oposição oferecida pelos fatores anteriormente discutidos. Para isso, algum agente deverá gerar um gradiente de pressão, representado pela pressão transrespiratória, em magnitude suficiente para vencer esses elementos opositores.

Na inspiração não assistida, a pressão transrespiratória é exclusivamente gerada pela contração dos músculos inspiratórios do paciente, que é geralmente representada por P_{musc}. Por ocasião da ventilação mandatória contínua (VMC), ou seja, quando o paciente é ventilado artificialmente e não controla a frequência respiratória e nem o seu volume-corrente, a pressão transrespiratória é gerada de forma exclusiva pelo ventilador artificial (P_{vent}).

De uma maneira geral, a VMC é utilizada apenas naqueles pacientes sem qualquer estímulo respiratório, seja em decorrência de doença ou por intervenção terapêutica proposital.

Na grande maioria dos pacientes, o que proporciona a geração da pressão transrespiratória é uma associação entre a ativação da musculatura respiratória do paciente e a pressão positiva imposta nas suas vias aéreas pelo ventilador artificial ($P_{musc} + P_{vent}$). A participação de cada um desses componentes é variável e corresponde mais apropriadamente a um espectro, que é representado pela ausência de contração muscular do paciente ($0 + P_{vent}$), em um extremo, enquanto no outro, todo o trabalho realizado na inspiração é feito pela musculatura respiratória do paciente ($P_{musc} + 0$).

A soma dessas duas pressões, dessa forma, tem que ser igual à soma das grandezas que se opõem ao enchimento dos pulmões e o modelo matemático que usualmente é aplicado para estabelecer essa relação é a *equação do movimento para o sistema respiratório*, que discutiremos a seguir.[10]

Equação do movimento para o sistema respiratório

Levando-se em conta a necessidade de que, para que ocorra a insuflação pulmonar, os elementos que favorecem a entrada de ar nos pulmões – *essencialmente, as forças representadas pelos gradientes de pressão entre a abertura das vias aéreas superiores e a superfície torácica e que são geradas pelos músculos inspiratórios auxiliados ou substituídos pela pressão gerada por um ventilador pulmonar artificial* – precisam vencer aqueles que se opõem à dilatação dos alvéolos – *equivalentes a resistência ao fluxo nas vias aéreas somada à elastância do sistema respiratório* – a equação do movimento para o sistema respiratório poderia ser, em princípio, representada dessa maneira:

$$(P_{musc} + P_{vent}) = \text{Cargas}_{\text{Resistivas}} + \text{Cargas}_{\text{Elásticas}}$$

A pressão necessária para suplantar as cargas resistivas pode ser definida por uma variação da equação de Ohm, visto que:

$$Q = \Delta P / R \Rightarrow \Delta P = Q * R \Rightarrow (\text{Pmusc} + \text{Pvent}) = \text{Fluxo} * \text{Resistência}$$

Por sua vez, o gradiente de pressão necessário para vencer as cargas elásticas poderia ser obtido por meio do cálculo da complacência ou da elastância, como se segue:

$$C = \Delta V/\Delta P \text{ ou } E = \Delta P/\Delta V \Rightarrow$$
$$(P_{musc} + P_{vent}) = \text{Volume}/C_{\text{ ou }} E * \text{Volume}$$

Integrando as equações:

$$(P_{musc} + P_{vent}) = \text{Fluxo} * \text{Resistência} + \text{Volume}/C_{;}$$

ou

$$(P_{musc} + P_{vent}) = \text{Fluxo} * \text{Resistência} + E * \text{Volume}$$

Compreender as relações contidas na equação do movimento do sistema respiratório é fundamental. Isso não apenas nos permite entender como os ventiladores pulmonares artificiais funcionam e fornecem suporte ventilatório, mas também nos ajuda a identificar e diferenciar os numerosos modos de ventilação artificial disponíveis atualmente em uma variedade de equipamentos, cada um com sua própria nomenclatura, a depender do fabricante.

Além disso, essa equação é essencial para entender a interação entre o ventilador e o paciente (ou a ausência dela). Isso nos permite adotar estratégias de ventilação específicas e individualizadas, não apenas entre diferentes pacientes, mas, também, ao longo do tempo no mesmo indivíduo.

A equação do movimento permite também usar as informações dos gráficos de mecânica ventilatória fornecidos pelo ventilador artificial, como as curvas de volume-pressão, entre outras, para calcular o trabalho e a potência mecânica da respiração com o intuito de individualizar a estratégia ventilatória.

A análise dos parâmetros numéricos e gráficos apresentados pelo ventilador permite dimensionar a contribuição individual dos componentes contra os quais o agente efetor tem que atuar, para promover a ventilação. Isso é possível graças à indissociável relação entre fluxo e componente resistivo. A ausência de fluxo, portanto, assegura que os parâmetros de mecânica respiratória sendo analisados se relacionam exclusivamente ao componente elástico do sistema respiratório. Essa discriminação, além de permitir identificar o modo ventilatório por meio do comportamento desses componentes, tem implicações importantes sobre a estratégia de ventilação a ser adotada.

Conclusão

A ventilação pulmonar artificial é um processo complexo que depende de uma compreensão profunda dos princípios físicos subjacentes que regulam o comportamento dos gases e a mecânica respiratória. Este capítulo abordou as interações entre fluxo, pressão e resistência, bem como a importância da elastância e complacência no contexto da ventilação pulmonar. A análise detalhada dos estados da matéria e suas implicações para a função respiratória também é fundamental para entender as variações que ocorrem durante a ventilação mecânica.

A aplicação eficaz da ventilação artificial depende de um entendimento claro da equação do movimento respiratório, que integra as variáveis de fluxo, resistência e complacência. Essa equação não só permite ajustar os ventiladores de forma a otimizar o suporte respiratório, mas também possibilita uma adaptação contínua das estratégias ventilatórias para atender às necessidades individuais dos pacientes ao longo do tempo.

Em suma, o conhecimento dos princípios físicos aplicados à ventilação pulmonar artificial é essencial para maximizar os benefícios clínicos dessa intervenção, garantindo que cada paciente receba um suporte respiratório ajustado às suas condições fisiológicas específicas. O domínio desses conceitos contribui para a melhoria dos desfechos clínicos, reduzindo os riscos associados à ventilação mecânica e promovendo uma melhor qualidade de cuidado no ambiente de terapia intensiva.

Referências bibliográficas

1. Pisano A. Physics for Anesthesiologists. Springer; 2021.
2. Ebrahim H, Ashton-Cleary D. Maths, Physics and Clinical Measurement for Anaesthesia and Intensive Care. Cambridge University Press; 2019.
3. Thomas G, Stamatakis S. Physics of gases. Anaesthesia and Intensive Care Medicine. 2009;10:48-51.
4. Lacour B, Belon J-P. Physiologie Humaine. Elsevier; 2016.
5. Hubmayr RD, Abel MD, Rehder, K. Physiologic approach to mechanical ventilation. Crit Care Med. 1990;18:103-113.
6. Van Scott MR, Chandler J, Olmstead S, Brown JM, Mannie M. Airway Anatomy, Physiology, and Inflammation. The Toxicant Induction of Irritant Asthma, Rhinitis, and Related Conditions. 2013:19-61.
7. Costanzo LS. Physiology. Elsevier; 2018.
8. Monjezi M, Jamaati H. Dynamic of alveolar physiology. J Appl Physiol. 2018 ;124 :523-524.
9. Nieman GF, Satalin J, Kollisch-Singule M, Andrews P, Aiash H, Habashi NM, Gatto LA. Physiology in Medicine: Understanding dynamic alveolar physiology to minimize ventilator-induced lung injury. J Appl Physiol (1985). 2017;122(6):1516-1522.
10. Kacmarek RM, Stoller JK, Heuer AJ. Egan's Fundamentals of Respiratory Care. Egan's Fundamentals of Respiratory Care, Elsevier; 2021.
11. Murias G, Blanch L, Lucangelo U. The Physiology of Ventilation. Respir Care. 2014;59:1795-1807.
12. Mead J, Takishima T, Leith D. Stress distribution in lungs: a model of pulmonary elasticity. J Appl Physiol. 1970;28:596-608.
13. Bhana RH, Magan AB. Lung Mechanics: A Review of Solid Mechanical Elasticity in Lung Parenchyma. J Elast. 2023;153:53-117.
14. Mitzner W. Mechanics of the lung in the 20th century. Compr Physiol. 2011;1:2009.
15. Kallet R H, Lipnick MS, Burns GD. The nature of recruitment and de-recruitment and its implications for management of ards. Respir Care. 2021;66:510-530.
16. Özdilek A. Lung Mechanics - Compliance and Resistance - Extrapulmonary Response. Springer, Cham; 2022.
17. Williams EC, Motta-Ribeiro GC, Melo MF. V. Driving Pressure and Transpulmonary Pressure: How Do We Guide Safe Mechanical Ventilation? Anesthesiology. 2019;131:155-163.
18. Mietto C, Malbrain MLNG, Chiumello D. Transpulmonary pressure monitoring during mechanical ventilation: a bench-to-bedside review. Anaesthesiol Intensive Ther. 2015;47:27-37.
19. Hubmayr RD, Abel MD, Rehder K. Physiologic approach to mechanical ventilation. Crit Care Med. 1990;18(1):103-13.

Subcapítulo | 44.2

Modos Convencionais de Ventilação Mecânica

Israel Silva Maia | Mariangela Pimentel Pincelli

Destaques

- Definições de respiração e ciclo respiratório em VM.
- Formas de disparo (tempo e sensibilidade).
- Definições de modo ventilatório.
- Definição da sequência de respiração (mandatória, intermitente e espontânea).
- Exemplo de curvas dos modos ventilatórios.

Introdução

A ventilação mecânica (VM) é um recurso amplamente utilizado no ambiente de terapia intensiva, que desempenha papel primordial no manejo de pacientes com insuficiência respiratória aguda como: síndrome da angústia respiratória aguda (SARA), pneumonias graves, insuficiência cardíaca ou doença pulmonar obstrutiva crônica (DPOC) e ainda para suporte de pacientes neurológicos com doenças que alterem o comando neural respiratório e/ou suas aferências, ou ainda, que prejudiquem o mecanismo de deglutição e proteção de vias aéreas.

Inicialmente os dispositivos aplicavam pressão negativa ao tórax ou corpo do paciente de maneira a gerar um gradiente de pressão que resultasse na movimentação da parede torácica e, consequente, aumento do volume pulmonar propiciando a ventilação e a continuidade de trocas gasosas. O pulmão de ferro (*iron lung*), desenvolvido à época da pandemia de poliomielite, no início do século XX, em que unidades com grande número de pacientes sob este suporte foram implementadas, ficou muito conhecido. Também nesta época e por falta de número suficiente de ventiladores por pressão negativa, muitos pacientes foram mantidos ventilados após a intubação traqueal com ventilação por balão, com pressão positiva aplicada à via aérea. De maneira não esperada, os pacientes com poliomielite, assim ventilados, apresentaram melhores desfechos pois a via aérea ficava protegida, o que muitas vezes não ocorria no pulmão de aço, especialmente nos pacientes com poliomielite de acometimento bulbar.

Posteriormente desenvolveram-se os aparelhos ventiladores por aplicação de pressão positiva às vias aéreas, que foram sendo aprimorados tornando-se mais precisos e personalizáveis para as necessidades de cada paciente, o que fez com que atualmente predomine a VM com a aplicação de pressão positiva tanto nas unidades de emergência quanto nas de terapia intensiva.

Os ventiladores atuais incrementam a troca gasosa, reduzem o trabalho respiratório do paciente, apresentam parâmetros ventilatórios e curvas de pressão, fluxo e volume, em tempo real, continuamente monitorados, além de disporem de sistemas de segurança com diferentes alarmes, o que os torna mais seguros e efetivos.

Com o aprimoramento técnico e científico, novos aparelhos multiprocessados e eletrônicos foram desenvolvidos, permitindo a ventilação com diferentes modalidades cujas formas principais serão abordadas neste capítulo. necessária em pacientes com

Modos convencionais

Os modos ventilatórios representam sistemas de estratégias predefinidas que regem a interação entre o ventilador mecânico e o paciente, visando à otimização do suporte ventilatório. Cada modo ventilatório apresenta *nuances* distintas em sua operação, caracterizadas por parâmetros específicos que determinam a forma como a VM é administrada e ajustada para atender às necessidades respiratórias do paciente.

Para entender como os modos ventilatórios funcionam, inicialmente faz-se necessário definir alguns conceitos relacionados à ventilação mecânica. O primeiro conceito é a definição de respiração: definimos como respiração em VM um ciclo de fluxo positivo (inspiração) seguido por um fluxo negativo (expiração) definidos na curva fluxo-tempo (**Figura 45.2.1**). Na inspiração aplica-se, ativamente, por intermédio do ventilador, uma pressão positiva à via aérea, representada por deflexão positiva nas curvas de pressão, volume e fluxo. Já na expiração, a energia potencial elástica do sistema respiratório é a força motriz que determinará a expiração quando o aparelho deixar de aplicar uma pressão à via aérea, fechando-se a válvula inspiratória e abrindo-se a válvula expiratória, permitindo a expiração passiva do paciente, representada por uma deflexão negativa na curva de fluxo, observadas ao longo do tempo (**Figura 44.2.1**).

Outro conceito importante é a definição de ciclo respiratório, o qual é composto por quatro fases: disparo (1), fase inspiratória (2), ciclagem (3) e fase expiratória (4) (**Figura 44.2.2**).

Disparo: fase na qual, após completa a expiração, fecha-se a válvula expiratória e abre-se a válvula inspiratória, dando início à inspiração. O disparo, ou início da inspiração pode ser determinado por tempo ou por sensibilidade (sensibilidade em resposta a uma flutuação de fluxo ou de pressão no circuito inspiratório) (**Figura 44.2.3**).

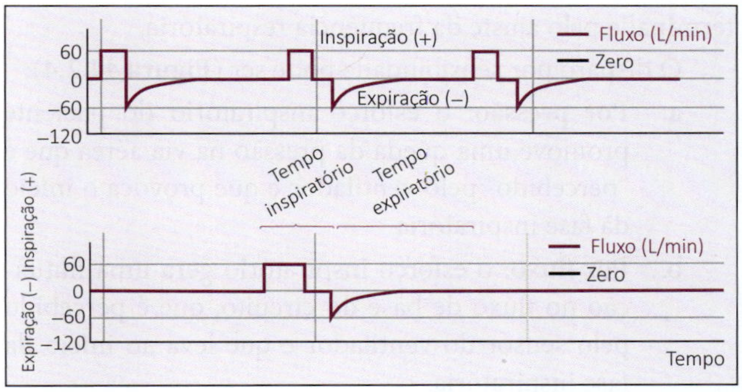

Figura 44.2.1. Respiração no ventilador: onda de fluxo positiva na inspiração e negativa na expiração.

Fonte: Adaptada de Xlung. Simulador de Ventilação Mecânica Invasiva. Disponível em https://www.xlung.net. Acessado em julho de 2024.

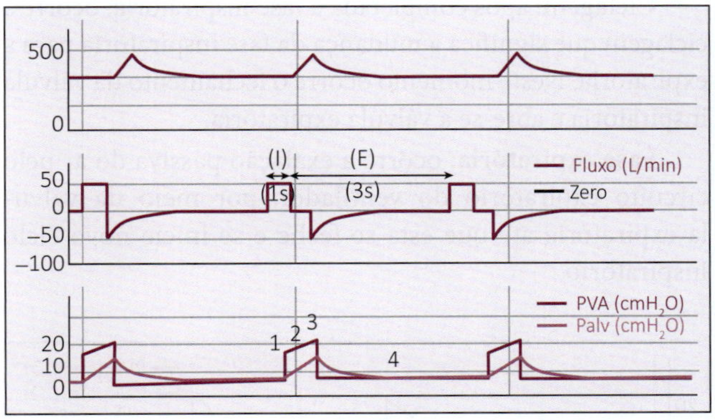

Figura 44.2.2. Ciclo respiratório (Xlung). Curva de volume, fluxo e pressão de vias aéreas no tempo.

I: inspiração; E: expiração. Fases do ciclo respiratório: (1) disparo ou início da fase inspiratória; (2) fase inspiratória; (3) ciclagem ou passagem da fase inspiratória à expiratória e (4) fase expiratória. Pva: pressão em vias áereas; Palv: pressão alveolar; cmH_2O: centímetros de água; s: segundos; L: litros, min: minutos.

Fonte: Adaptada de Xlung. Simulador de Ventilação Mecânica Invasiva. Disponível em https://www.xlung.net. Acessado em julho de 2024.

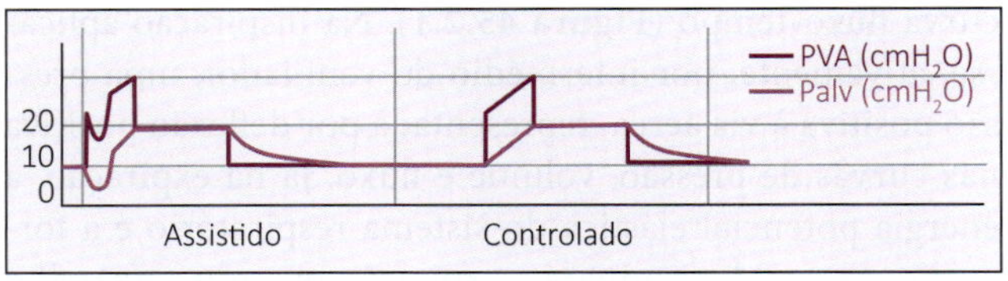

Figura 44.2.3. Disparo assistido e disparo controlado, curvas de pressão de via aérea e pressão alveolar no tempo.

Pva: pressão em vias aéreas; Palv: pressão alveolar; cmH_2O: centímetros de água.

Fonte: Adaptada de Xlung. Simulador de Ventilação Mecânica Invasiva. Disponível em https://www.xlung.net. Acessado em julho de 2024.

No primeiro ciclo observa-se a deflexão negativa na curva de pressão alveolar correspondente ao esforço muscular do paciente, iniciando a fase inspiratória (ciclo assistido), o que não se nota no segundo ciclo, que é disparado por tempo (ciclo controlado).

O disparo a tempo ocorre independente do esforço do paciente e é determinado pela frequência respiratória ajustada no ventilador e, portanto, não se observa a incursão negativa na curva pressão-tempo mostrando ausência de atividade muscular inspiratória. Nesta forma de disparo, o ventilador inicia a inspiração de maneira temporizada, determinada pelo ajuste da frequência respiratória.

O disparo por sensibilidade pode ser (**Figura 44.2.4**):

a. **Por pressão:** o esforço inspiratório do paciente promove uma queda da pressão na via aérea que é "percebido" pelo ventilador e que provoca o início da fase inspiratória.
b. **Por fluxo:** o esforço inspiratório gera uma flutuação no fluxo de base do circuito, que é percebido pelo sensor do ventilador e que leva ao início da fase inspiratória.

Fase inspiratória: o ventilador realiza a insuflação pulmonar até que sejam atingidas as metas predefinidas, como: tempo, volume ou queda no fluxo inspiratório, predeterminados durante a regulagem do ventilador.

Ciclagem: após completada a fase inspiratória, ocorre a ciclagem que significa a mudança da fase inspiratória para a expiratória. Neste momento ocorre o fechamento da válvula inspiratória e abre-se a válvula expiratória.

Fase expiratória: ocorre a exalação passiva do ar pelo circuito expiratório do ventilador, por meio da válvula expiratória até que esta se feche e se inicie novo ciclo inspiratório.

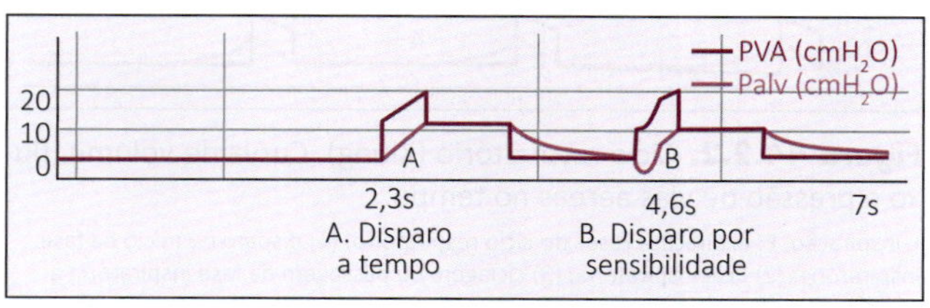

Figura 44.2.4. Formas de disparo (Xlung).

Fonte: Adaptado de Xlung. Simulador de Ventilação Mecânica Invasiva. Disponível em https://www.xlung.net. Acessado em julho de 2024.

Para falarmos dos modos convencionais devemos entender como o aparelho de ventilação mecânica libera os ciclos respiratórios ao paciente. Essas incursões respiratórias podem ser assistidas ou controladas: uma respiração controlada significa que o aparelho determina a frequência respiratória e o tempo inspiratório. Não existe participação do paciente durante o ciclo respiratório controlado. Já na respiração assistida, o paciente tem que disparar o aparelho com um esforço respiratório inicial. O trabalho respiratório inicial é dividido entre o paciente e o aparelho.

Nos ciclos controlados, tanto o disparo quanto a ciclagem são determinados pelo respirador. Nos ciclos assistidos o paciente determina o disparo e a ciclagem é determinada pelo respirador. Nos ciclos espontâneos tanto o disparo quanto a ciclagem são determinados pelo paciente.

A respiração em VM pode ser descrita pela forma com a qual se inicia a respiração, pelo mecanismo de controle do fluxo de gás e pelo mecanismo que termina a inspiração e começa a expiração ou ciclagem.

Os ventiladores convencionais entregam 5 tipos básicos de ventilação:[1]

1. Ventilação controlada a volume, em que o disparo é controlado pelo tempo e a ciclagem ocorre após ser atingido um volume previamente determinado.
2. Ventilação assistida a volume, em que o disparo é controlado pelo esforço respiratório do paciente (que determina uma pressão negativa no circuito ou gera uma perda do fluxo de lavagem – *flow bias* – ou fluxo de base do circuito) e ciclado a volume, como acima descrito.
3. Ventilação controlada a pressão, cujo disparo é controlado pelo tempo e ciclado a tempo, na dependência de frequência respiratória e da relação inspiratória e expiratória (relação I:E) previamente estabelecidas.
4. Ventilação assistida a pressão, cujo disparo é controlado pelo esforço respiratório e ciclado a tempo, como acima descrito para a ventilação controlada à pressão.
5. Ventilação por pressão de suporte cujo disparo é controlado pelo esforço respiratório e ciclado por diminuição no fluxo inspiratório, em decorrência da cessação do esforço do paciente, ou seja, também a ciclagem é determinada pelo paciente e assim sendo é considerado um modo espontâneo de ventilação.
6. CPAP ou pressão positiva contínua na via aérea – em que o paciente respira espontaneamente em um circuito continuamente pressurizado, durante todo o ciclo respiratório.

Os modos ventilatórios básicos são as formas pelas quais esses 5 mecanismos básicos de respiração são entregues ao paciente, ou seja:

1. Volume assistido/controlado.
2. Pressão assistida/controlada.

3. Pressão de Suporte.
4. CPAP/BIPAP.

Em qualquer que seja o modo ventilatório, a pressão motriz externa (pressão positiva aplicada ao sistema respiratório) ou a própria pressão da musculatura respiratória deve ser capaz de sobrepujar elementos mecânicos do sistema respiratório: resistência ao fluxo de ar nas vias aéreas e complacências pulmonar e da parede torácica. Por simplificação, a inertância (relacionada à aceleração do fluxo) e os componentes viscoelásticos do sistema respiratório são relativamente pequenos e podem ser ignorados para finalidades clínicas. Desta forma as interações entre pressão, fluxo e volume do sistema respiratório podem ser expressos pela equação simplificada do movimento:

Pressão motora = (Fluxo X Resistência) +
(volume corrente/complacência)

Ventilação controlada a volume

Geralmente utilizamos os modos controlados na instalação da ventilação mecânica, em que o paciente ainda se encontra sedado e paralizado, após a intubação traqueal, ou nos casos mais graves onde a interação do paciente com o respirador possa determinar volumes e/ou pressões muito elevadas no sistema respiratório, podendo assim determinar dano adicional (VILI - *ventilatory induced lung injury* ou VALI - *ventilatory associated lung injury*).

A ventilação controlada a volume (VCV) se destaca pela entrega de um volume-corrente predeterminado em cada ciclo respiratório, independentemente das propriedades mecânicas do sistema respiratório do paciente.

Essa modalidade permite que, por meio de uma pausa inspiratória ao final da inspiração (método EIOM - ou *end-inspiratory occlusion method*– oclusão do circuito ao final da inspiração,) se possa estudar a mecânica do sistema respiratório. Quando se faz uma pausa inspiratória, as válvulas inspiratória e expiratória permanecem fechadas e a pressão medida à boca do paciente se equilibra com a pressão alveolar (pressão de pausa ou pressão de platô). Nesta ocasião, como o fluxo respiratório encontra-se pausado, as forças resistivas associadas ao fluxo em vias aéreas também são anuladas, e a pressão resultante é proporcional às forças elásticas do sistema respiratório. Sendo assim, é possível que se estude, separadamente, as pressões resistivas e elásticas do sistema e, desta forma, pode-se avaliar evolutivamente o seu comportamento mecânico, inferindo melhora ou piora do quadro, além de se poder, objetivamente, avaliar resposta a tratamentos como broncodilatadores e posição prona, por exemplo.

Pode-se calcular a pressão resistiva como a diferença entre a pressão de pico e a pressão de pausa e a resistência do sistema respiratório, dividindo-se a pressão resistiva pelo fluxo imediatamente antes da pausa (em fluxo constante e quadrático) que deve estar expresso em litros por segundo. Também a pressão elástica pode ser calculada pela diferença entre a pressão de pausa e a PEEP (*positive end -expiratory pressure* ou pressão positiva ao final de expiração) e de maneira semelhante a complacência do sistema pode ser calculada dividindo-se o volume corrente pela pressão elástica ou *driving pressure* (**Figura 44.2.5**).

pressão resistiva (Presist) =
pressão de pico – pressão de pausa

resistência de vias aéreas (Rva) = Presist / fluxo

pressão elástica (Pel) = pressão de pausa – PEEP

complacência do sistema respiratório (Crs) =
volume corrente / Pel

Nesta modalidade, como o volume a ser entregue é fixo, se a mecânica respiratória for muito ruim o ventilador pode gerar pressões muito elevadas em vias aéreas e determinar barotrauma. Para que isso seja evitado, geralmente existe um mecanismo de segurança que abre a válvula expiratória em situações em que a pressão de pico for muito elevada (elevação de resistência ou piora da complacência do sistema respiratório). Neste caso, o ventilador deixa de entregar o volume predeterminado e gera alarme para que se possa corrigir o mecanismo que levou a pressões muito elevadas na via aérea.

Em relação ao modo volume-controlado deve-se ajustar os alarmes para que sejam disparados quando haja elevação e/ou queda dos valores pressóricos. A seguir será resumido as principais características do modo controlado a volume.

Ventilação controlada a volume (VCV)

Vantagens:

- Oferece uma entrega de volume predefinido a cada inspiração, o que é útil em pacientes com mecânica respiratória variável.
- Como o fluxo é constante, com o auxílio de uma pausa inspiratória é possível calcular dados de mecânica pulmonar como: pressão resistiva e pressão

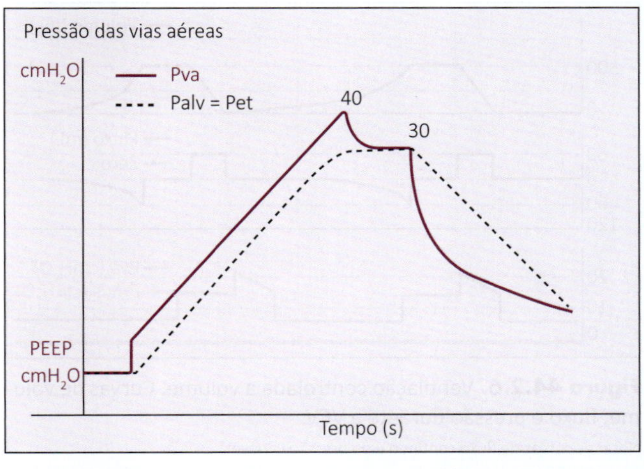

Figura 44.2.5. Curva de pressão de vias aéreas com pausa inspiratória. Estudo da mecânica respiratória.
Fonte: Acervo da autoria.

elástica do sistema, além de resistência e complacência do sistema respiratório.

- Facilmente ajustável, com parâmetros como volume corrente (VT), frequência respiratória (FR) e fluxo inspiratório para ajustes da ventilação e PEEP e FIO_2 para a oxigenação.

Desvantagens:

- Pode determinar hipo- ou hiperventilação na dependência dos ajustes escolhidos.
- Pode levar à pressurização excessiva de vias aéreas para a entrega do volume ajustado.

Preferências:

- Indicado em pacientes com função pulmonar relativamente estável e previsível.
- Útil na iniciação da ventilação de pacientes mais graves por permitir ventilação segura e por permitir avaliação dos parâmetros mecânicos iniciais e no seguimento do paciente.

Ajustes e alarmes:

- Parâmetros ajustáveis incluem VT, FR, fluxo inspiratório e relação I:E.
- Alarmes devem ser definidos para pressão de pico elevada, hipoventilação, hiperventilação (ajustes de volume-minuto mínimo e máximo e de desconexão do circuito.

A **Figura 44.2.6** ilustra as curvas de volume, fluxo e pressão em modo controlado a volume. Nota-se que neste modo o fluxo inspiratório é contínuo e não há deflexão negativa na curva de pressão, por não haver esforço inspiratório do paciente.

Ventilação assistida controlada (ACV)

Vantagens:

- Permite ao paciente iniciar uma respiração espontânea, enquanto garante um suporte ventilatório predefinido.
- Promove melhor sincronia entre paciente-ventilador, por permitir que o paciente dispare ciclos assistidos durante a ventilação.
- Permite a utilização da musculatura respiratória, prevenindo atrofia.
- Comando neural do paciente não precisa ser agressivamente abolido (sedação profunda ou bloqueio neuromuscular), a sedação pode ser mais superficial e a função muscular respiratória própria pode se recuperar mais rapidamente.

Desvantagens:

- Pode resultar em hipoventilação e hiperventilação, dependendo da adaptação do paciente ao ventilador.
- O risco de respiração sincronizada inadequada pode levar à fadiga do paciente ou à geração de auto-PEEP (pressão positiva ao final da expiração excessiva).

Preferências:

- Útil em pacientes que podem iniciar espontaneamente a respiração, mas ainda necessitam de suporte ventilatório, como por exemplo na transição entre a sedação profunda e a mais superficial.
- Adequada quando se retira o bloqueio neuromuscular e se diminui a sedação permitindo que o paciente dispare alguns ciclos respiratórios.

Ajustes e alarmes:

- Parâmetros ajustáveis incluem volume-corrente, volume-minuto, frequência respiratória e sensibilidade do disparo (**Figura 44.2.7**).

Ventilação controlada a pressão (PCV)

Por outro lado, a ventilação controlada a pressão (PCV) caracteriza-se pelo fornecimento de suporte ventilatório regulado por pressão, mantendo a pressão inspiratória constante ao longo da fase inspiratória, e na qual a ciclagem, ou o fechamento da válvula inspiratória e abertura da válvula expiratória é determinada por tempo.

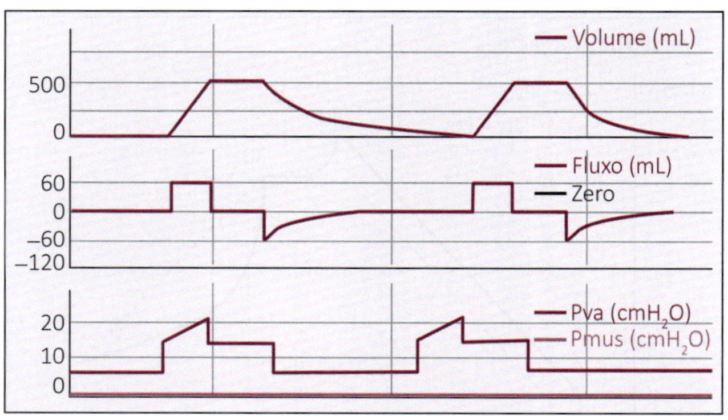

Figura 44.2.6. Ventilação controlada a volume. Curvas de volume, fluxo e pressão durante a VCV.

Notar as curvas de fluxo contínuo e de pressão variável.

Pva: pressão em vias aéreas; Pmus: pressão espontânea gerada por força muscular; mL: mililitros; L: litros; min: minutos; cmH_2O: centímetros de água.

Fonte: Adaptada de Xlung. Simulador de Ventilação Mecânica Invasiva. Disponível em https://www.xlung.net. Acessado em julho de 2024.

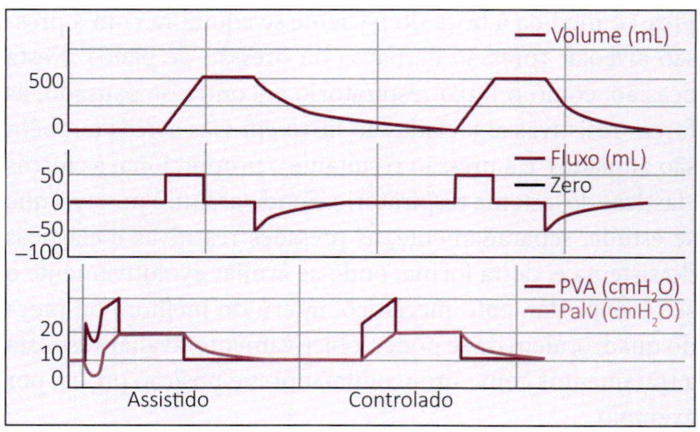

Figura 44.2.7. Ventilação assisto/controlada a volume. Curvas de volume, fluxo e pressão durante a VCV.

Notar as curvas de fluxo contínuo e de pressão variável.

Pva: pressão em vias aéreas; Pmus: pressão espontânea gerada por força muscular; mL: mililitros; L: litros; min: minutos; cmH_2O: centímetros de água.

Fonte: Adaptada de Xlung. Simulador de Ventilação Mecânica Invasiva. Disponível em https://www.xlung.net. Acessado em julho de 2024.

A **Figura 44.2.8** mostra as curvas de volume, fluxo e pressão de vias aéreas para pacientes em VCP. Note a curva de pressão inspiratória constante que caracteriza o modo.

A ventilação controlada a pressão (PCV) se caracteriza pelo fornecimento de suporte ventilatório regulado por pressão, que é disparado por tempo e que mantém a pressão inspiratória constante ao longo da fase inspiratória, e na qual a ciclagem, ou o fechamento da válvula inspiratória e abertura da válvula expiratória é determinada também por tempo.

A **Figura 44.2.8** mostra as curvas de volume, fluxo e pressão de vias aéreas para pacientes em PCV. Note a curva de pressão inspiratória constante que caracteriza o modo.

Vantagens:

- Oferece uma pressão inspiratória predefinida, útil em casos de pacientes obstrutivos graves em que o mecanismo de segurança não permite a entrega de volume (VCV) sem que sejam geradas pressões muito elevadas em vias aéreas.
- Reduz o risco de barotrauma pulmonar, especialmente em pacientes com doença pulmonar heterogênea.

Desvantagens:

- O volume-corrente pode variar muito na dependência de flutuações da complacência pulmonar do paciente e da resistência das vias aéreas.
- Pode resultar em hipoventilação e/ou hiperventilação devido às flutuações de mecânica respiratória.

Preferências:

- Indicado em pacientes obstrutivos mais graves.
- Não há estudos que demonstrem melhores desfechos entre VCP ou VCV.

Ajustes e alarmes:

- Parâmetros ajustáveis incluem pressão inspiratória, frequência respiratória e relação inspiração/expiração (I:E).

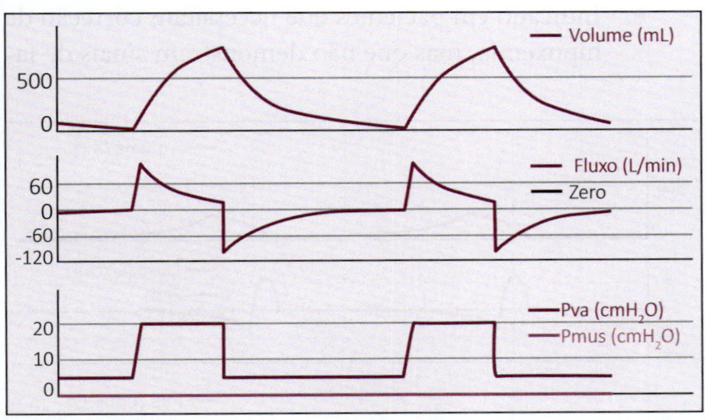

Figura 44.2.8. Ventilação controlada a pressão. Curvas de volume, fluxo e pressão durante a VCP.

Notar as curvas de pressão contínua e de fluxo variável.

Pva: pressão em vias aéreas; Pmus: pressão espontânea gerada por força muscular; mL: mililitros; L: litros; min: minutos; cmH_2O: centímetros de água.

Fonte: Adaptada de Xlung. Simulador de Ventilação Mecânica Invasiva. Disponível em https://www.xlung.net. Acessado em julho de 2024.

- Alarmes devem ser definidos para pressão de pico elevada, hipoventilação e hiperventilação (volumes-minuto mínimos e máximos) e de desconexão.

Quando se permitem ciclos disparados pelo esforço do paciente em ventilação com pressão controlada, o modo ganha a denominação de ventilação assito/controlada a pressão e, também, pode ser útil quando o paciente não mais necessita de bloqueio neuromuscular ou de sedação profunda, como uma transição para modos espontâneos de ventilação.

Pressão de suporte

A ventilação de suporte proporcional (PSV), por sua vez, se diferencia ao oferecer suporte ventilatório proporcional à atividade respiratória espontânea do paciente, permitindo que este inicie e encerre o ciclo respiratório, com o ventilador dividindo o trabalho ventilatório com o paciente.

Na ventilação em pressão de suporte (PSV), o paciente dispara os ciclos ventilatórios, e a aceleração do fluxo de ar pode ser ajustada conforme o tempo neural do paciente. Pode-se ajustar esse fluxo de maneira acelerada ou lentificada, por meio de um mecanismo conhecido como *rise time* (**Figura 44.2.9**).

Também o critério de ciclagem da PSV é determinado pela queda do fluxo a partir do fluxo de pico inspiratório que pode ser ajustada no ventilador entre 10% e 70% do pico de fluxo. Este mecanismo permite que o tempo inspiratório do ventilador seja ajustado do modo mais semelhante possível ao tempo inspiratório neural do paciente. Quando o fluxo inspiratório cai até a porcentagem ajustada, a válvula expiratória se abre iniciando a expiração.

A **Figura 44.2.10** ilustra ajustes no critério de ciclagem; com estes ajustes o tempo inspiratório muda consideravelmente, alterando também o volume-corrente ofertado.

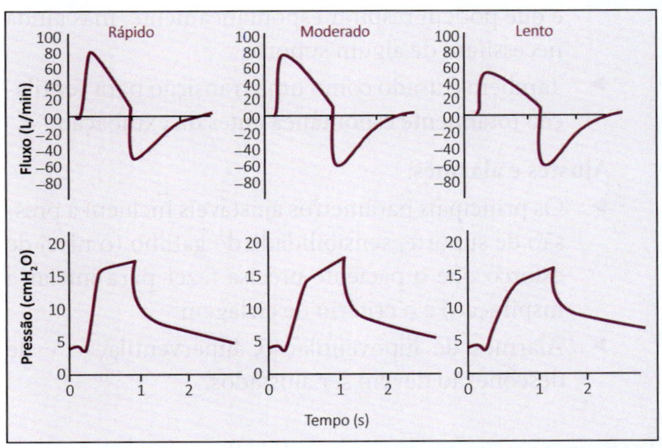

Figura 44.2.9. *"Rise time"*. Aceleração do fluxo e por consequência da pressão em vias aéreas no modo PSV.

Fonte: Acervo da autoria.

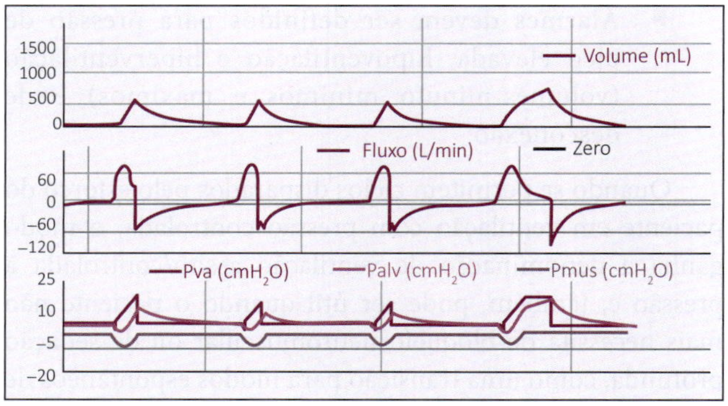

Figura 44.2.10. Critérios de ciclagem (Xlung).

Fonte: Adaptado de Xlung. Simulador de Ventilação Mecânica Invasiva. Disponível em https://www.xlung.net. Acessado em julho de 2024.

Pressão de suporte (PSV)

Vantagens

- Ajuda a reduzir o trabalho respiratório, pois o paciente recebe suporte pressórico para superar as pressões elásticas e resistivas do sistema respiratório e assim, diminuir o esforço da ventilação.
- Permite ao paciente determinar o momento e o volume de cada respiração, promovendo uma sensação de maior conforto.
- Pode melhorar a sincronia paciente-ventilador, uma vez que o paciente tem controle sobre o início da inspiração e da expiração.
- Mantém a atividade da musculatura respiratória evitando atrofia por desuso e lesão por sobrecarga de trabalho.

Desvantagens:

- Existe o risco de hipoventilação se o suporte de pressão não for adequado a uma sobrecarga mecânica.
- Não garante ciclos ventilatórios caso haja necessidade de aumento de sedação ou caso haja depressão do comando neural ventilatório.

Preferências

- É preferido em pacientes que estão se recuperando e que podem respirar espontaneamente, mas ainda necessitam de algum suporte.
- Também é usado como uma transição para ventilação totalmente espontânea antes da extubação.

Ajustes e alarmes:

- Os principais parâmetros ajustáveis incluem a pressão de suporte, sensibilidade do gatilho (o nível de esforço que o paciente precisa fazer para iniciar a inspiração) e o critério de ciclagem
- Alarmes de hipoventilação, hiperventilação e de desconexão devem ser ajustados.

Continuous positive airway pressure (CPAP)

Neste modo conhecido como CPAP (*continuous positive airway pressure*) ou aplicação de pressão positiva contínua em vias aéreas, o ventilador permite que o paciente ventile espontaneamente, porém fornece uma pressurização contínua de valores iguais, tanto na inspiração quanto na expiração. Não há auxílio ao trabalho ventilatório do paciente, em contraposição ao modo *Bi-level positive airway pressure* em que o ventilador tem capacidade de detectar o esforço respiratório do paciente e, em resposta, aumentar o nível de pressurização na via aérea, auxiliando o trabalho ventilatório. Os dois modos são considerados espontâneos pois o paciente inicia a inspiração e a expiração, conforme seu próprio comando neural (**Figura 44.2.11**).

Vantagens:

- O paciente ventila espontaneamente em um circuito pressurizado continuamente. Permite que a capacidade residual seja aumentada, aumentando a capacidade de oxigenação.
- Fácil adaptação e sem assincronias, pois os ciclos são inteiramente determinados pelo comando neural do paciente, tanto o disparo quanto a ciclagem.
- Facilmente ajustável, pois necessário apenas o ajuste do nível pressórico e da FIO_2.
- Não necessita de próteses traqueais e, assim, se relaciona a menor taxa de lesões traqueais e infecções respiratórias associadas ao suporte ventilatório.
- Não há necessidade de sedação, que não deve ser ministrada nesta modalidade.

Desvantagens:

- Pode determinar hipo ou hiperventilação na dependência do comando neural do paciente
- Não há efeito no repouso da musculatura e o trabalho ventilatório não é partilhado pelo ventilador no CPAP (esforço ventilatório exclusivamente do paciente).
- Contraindicado quando a necessidade de analgesia e/ou sedação do paciente interferir com o controle neural do paciente.

Preferências:

- Indicado em pacientes que necessitam correção de hipoxemia, mas que não demonstram sinais de fa-

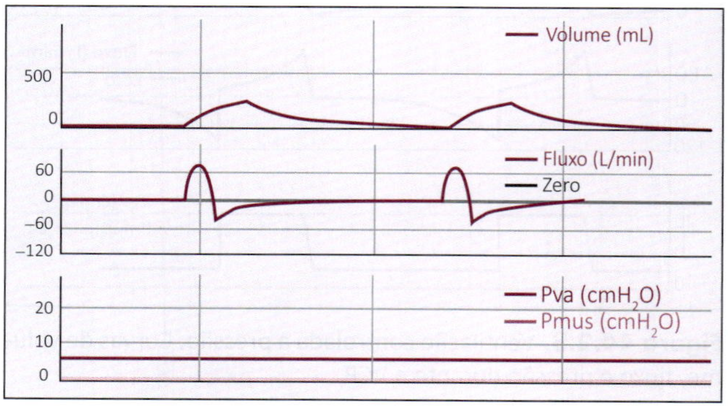

Figura 44.2.11. Curvas de volume, fluxo e pressão de vias aéreas em CPAP.

Fonte: Adaptada de Xlung. Simulador de Ventilação Mecânica Invasiva. Disponível em https://www.xlung.net. Acessado em julho de 2024.

diga respiratória. O *Bi-level* tem efeito em diminuir o trabalho da musculatura respiratória.

Ajustes e alarmes:

- Parâmetros ajustáveis: nível pressórico contínuo e FIO_2.
- Alarmes devem ser definidos para hipoventilação, hiperventilação e desconexão do circuito.

Sequência temporal do modo ventilatório

O modo ventilatório pode ainda ser definido como o padrão predeterminado da interação paciente e ventilador (**Figura 44.2.12**).[2] Ele pode ser construído usando 3 componentes básicos: a variável que controla a respiração do ventilador, a sequência da respiração e o seu esquema de alvo.

Sequência da respiração é um padrão de respiração que pode ser espontânea e/ou mandatória.[3] Respiração mandatória é aquela iniciada ou não pelo *drive* respiratório do paciente (disparo a tempo ou por sensibilidade), mas com o término da inspiração não realizada pela mecânica pulmonar do próprio paciente ou por seu comando (*drive*) respiratório. Se a respiração for iniciada e terminada pelo paciente denominamos de respiração espontânea. Existem 3 sequências possíveis de respiração:

Ventilação mandatória contínua (VMC): é a sequência de respiração comumente chamada de assisto/controlada. Nesse caso, respirações espontâneas não são possíveis entre respirações mandatórias, pois o disparo pode ser ou não iniciado pelo paciente, porém, todo disparo produz uma inspiração ciclada pelo ventilador. Uma respiração mandatória é, por definição, assistida. Portanto, o início pode ser pelo tempo ou pelo esforço do paciente (parte da respiração é feita pelo aparelho = assisto/controlada), mas o final da inspiração é determinado pelo ventilador, independente do paciente.

Ventilação mandatória intermitente (VMI): é a sequência de respiração na qual ciclos espontâneos são possíveis entre as respirações mandatórias. Respirações mandatórias disparadas pelo ventilador (disparo a tempo) são liberadas em uma frequência prestabelecida. O esforço respiratório do paciente realizado entre as respirações mandatórias pode iniciar uma respiração espontânea. Existem 3 variações da VMI:

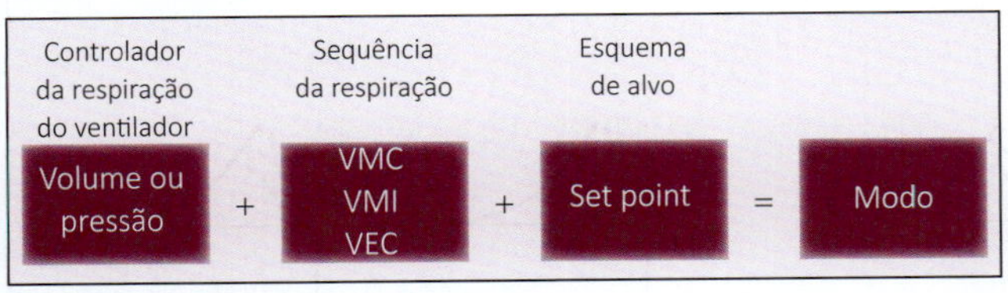

Figura 44.2.12. Definição de modo ventilatório.

VMC: ventilação mandatória contínua; VMI: ventilação mandatória intermitente; VEC: ventilação espontânea contínua.

Fonte: Adaptada de Chatburn RL, Khatib ME, Mireles-Cabodevila E. A Taxonomy for Mechanical Ventilation: 10 Fundamental Maxims. Resp Care 2014; 59(11):1-17.

1. Respirações mandatórias são sempre liberadas a uma frequência prestabelecida (chamada de VMI sincronizada).
2. Respirações mandatórias são liberadas apenas quando a frequência das respirações espontâneas cai abaixo de uma frequência prestabelecida.
3. Respirações mandatórias são liberadas apenas quando o volume-minuto (VE) cai abaixo de um limiar predeterminado.

Ventilação espontânea contínua (VEC): é a sequência na qual o paciente detém o controle da respiração durante todo o tempo do suporte ventilatório. O início e final da inspiração são determinados pelo paciente, independente de qualquer parâmetro do ventilador para tempo inspiratório e expiratório. O paciente dispara e cicla a respiração. A respiração espontânea pode ser assistida (pressão de s5uporte) ou não assistida (pressão positiva contínua de vias aéreas ou CPAP) nas quais o ventilador permite que o paciente ventile espontaneamente, porém fornece uma pressurização contínua de valores iguais, tanto na inspiração como na expiração.

A **Figura 44.2.13** sumariza a definição das sequências de ventilação.

Esquemas de alvo

Eles são um modelo de relação entre as entradas (alvos) dos parâmetros no ventilador e suas entregas para alcançar um certo padrão ventilatório geralmente na forma de sistema de retroalimentação.[3] Para alvos tipo "*set-point*", ajustamos pontos estáticos específicos como limite de pressão, volume-corrente e fluxo. Outros parâmetros incluem: pico de fluxo e volume-corrente (na ventilação controlada volume) e pressão inspiratória e *rise time* (na ventilação controlada a pressão).

Há duas modalidades de entrega de respirações com pressão positiva: determinando um fluxo alvo (nas moda-

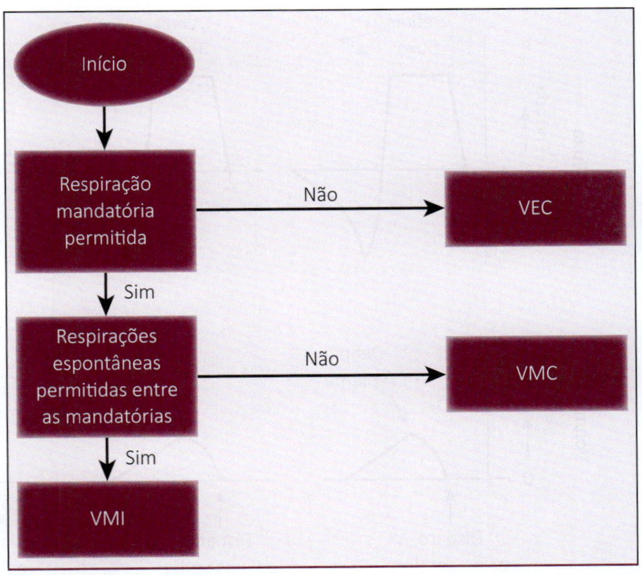

Figura 44.2.13. Definição de sequência da respiração.

Fonte: Adaptada de Chatburn RL. Classification of ventilator modes: update and proposal for implementation. Respir Care. 2007 Mar;52(3):301-23.

lidades a volume e na PSV) ou uma pressão-alvo (modalidades cicladas a pressão). Com o alvo de fluxo, o operador ajusta determinado fluxo inspiratório de forma que a pressão no circuito seja a variável dependente. Por outro lado, quando o alvo é uma determinada pressão inspiratória, ajustada pelo operador, o volume e o fluxo são as variáveis dependentes (isto é, que variam com o esforço e a mecânica respiratória do paciente). Cada estratégia tem vantagens e desvantagens, como acima assinaladas. Para os ciclos com fluxo-alvo, deve-se garantir um mínimo de volume-corrente. Em uma ventilação com alvo de fluxo, mudanças na resistência de vias aéreas, na complacência do sistema respiratório ou no esforço do paciente, determinarão mudanças na pressão do circuito (mas não no fluxo). Em contraste, na respiração com alvo depressão, mudanças similares na complacência, resistência ou esforço, irão causar mudanças no volume-corrente (mas não na pressão aplicada ao circuito). Para a ventilação com alvos de pressão, o fluxo inspiratório rápido inicial e o seu subsequente declínio podem aumentar a sincronia paciente-ventilador. Nos ventiladores mais modernos, uma variedade de mecanismos de *feedback* podem combinar características de alvos de fluxo e de pressão.

Para realizar a classificação do modo podemos utilizar o **Quadro 44.2.1** (**Figuras 44.2.14 a 44.2.19**).

Quadro 44.2.1. Modos ventilatórios

Variável de controle	Sequência de respiração	Disparo	Ciclagem	Alvo	Modo
Volume	Mandatória	Tempo	Volume	Volume e fluxo	VC-VMC
Volume	Intermitente	Tempo e fluxo/ pressão	Volume	Volume e fluxo	VC-VMI
Pressão	Mandatória	Tempo	Tempo	Pressão e *rise time*	PC-VMC
Pressão	Intermitente	Tempo e fluxo/ pressão	Tempo	Pressão e *rise time*	PC-VMI
Pressão	Espontânea	Fluxo/pressão	Fluxo (PS) / pressão (CPAP)	Pressão, fluxo	PC-VEC (PS / CPAP)

Fonte: Adaptado de MacIntyre, N. R., & Branson, R. D. (Eds.). Mechanical Ventilation. Elsevier Health Sciences; 2011.

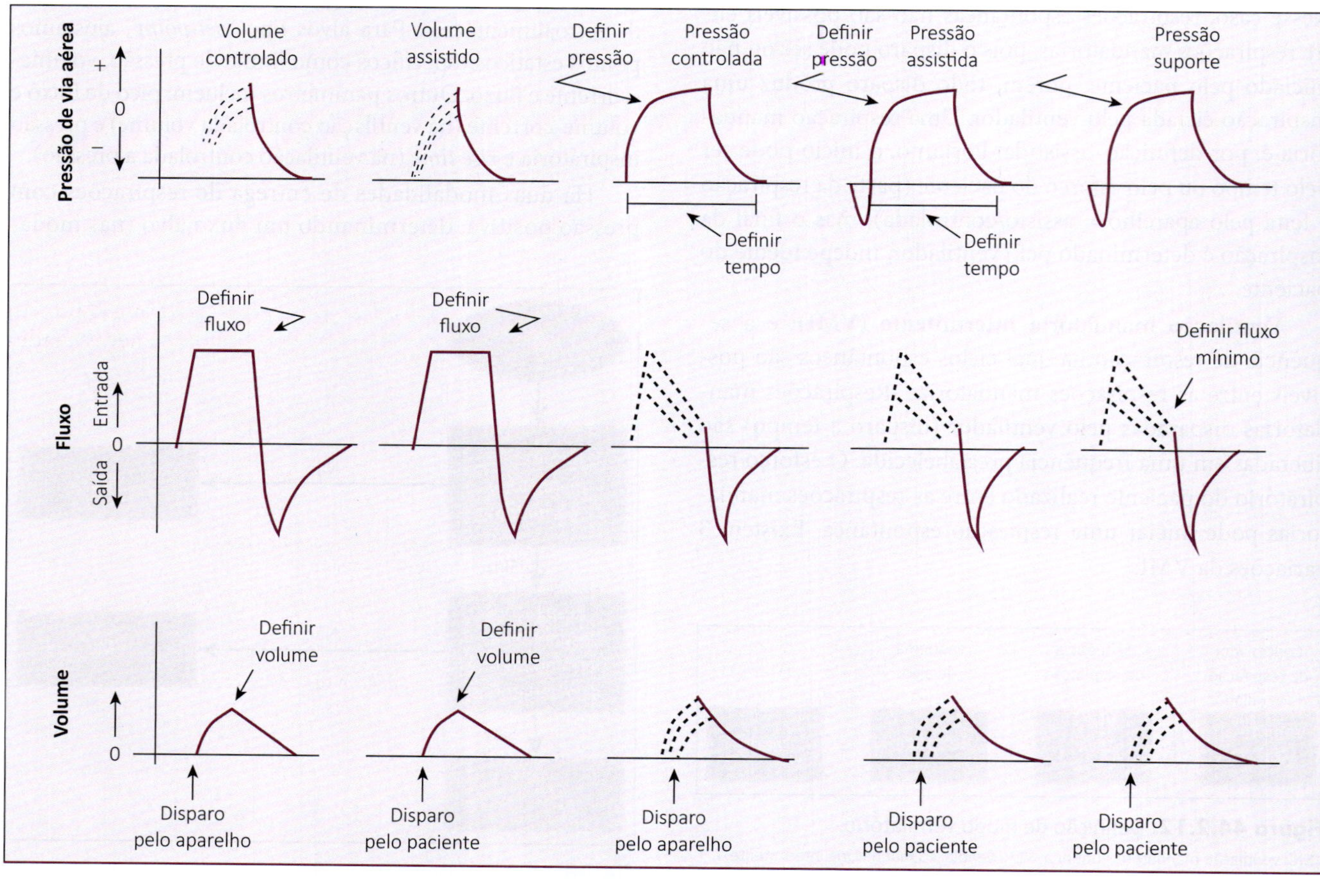

Figura 44.2.14. Traçados na tela do ventilador de pressão de via aérea, fluxo e volume para ilustrar os cinco modos do Quadro 44.2.1.[1]
Fonte: Adaptada de MacIntyre, N. R., & Branson, R. D. (Eds.). Mechanical Ventilation. Elsevier Health Sciences; 2011.

Exemplos de curvas mostradas na tela do ventilador de cada modo ventilatório:

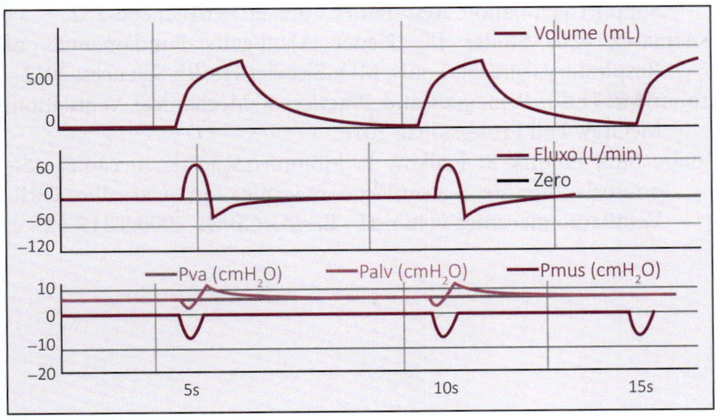

Figura 44.2.15. Ventilação espontânea contínua (CPAP).

Fonte: Adaptada de Xlung: Simulador de Ventilação Mecânica Invasiva. Disponível em https://www.xlung.net. Acessado em julho de 2024.

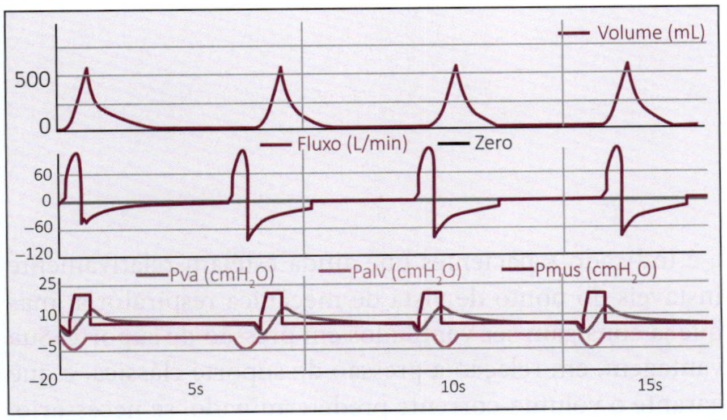

Figura 44.2.16. Ventilação espontânea contínua: pressão de suporte.

Fonte: Adaptada de Xlung. Simulador de Ventilação Mecânica Invasiva. Disponível em https://www.xlung.net. Acessado em julho de 2024.

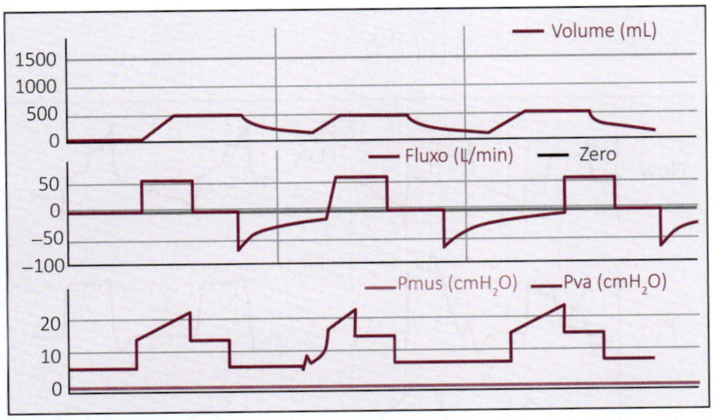

Figura 44.2.17. Ventilação mandatória contínua controlada a volume (assisto/controlada).

Fonte: Adaptada de Xlung. Simulador de Ventilação Mecânica Invasiva. Disponível em https://www.xlung.net. Acessado em julho de 2024.

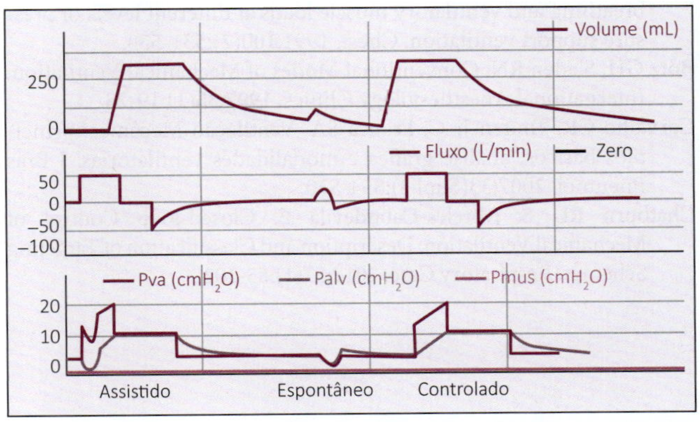

Figura 44.2.18. Ventilação mandatória intermitente controlada a volume.

Fonte: Adaptada de Xlung. Simulador de Ventilação Mecânica Invasiva. Disponível em https://www.xlung.net. Acessado em julho de 2024.

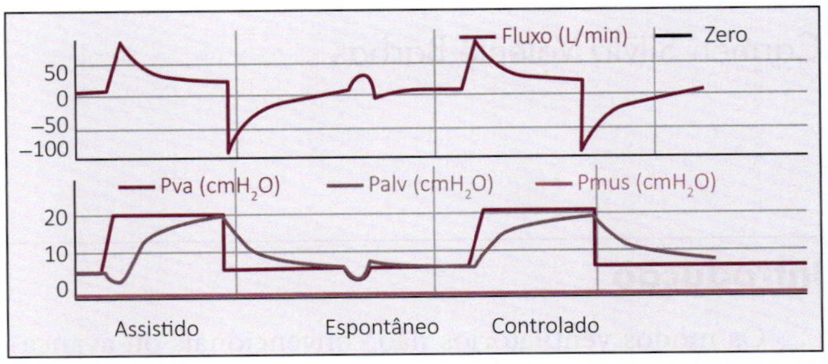

Figura 44.2.19. Ventilação mandatória intermitente controlada a pressão.

Fonte: Adaptada de Xlung. Simulador de Ventilação Mecânica Invasiva. Disponível em https://www.xlung.net. Acessado em julho de 2024.

Essas modalidades ventilatórias, embora apenas algumas entre as diversas existentes, representam os pilares fundamentais no arsenal terapêutico disponível na ventilação mecânica, exigindo dos profissionais de saúde não apenas o domínio técnico de sua operacionalização, mas também a capacidade de interpretar criteriosamente as necessidades clínicas e fisiológicas de cada paciente, a fim de garantir a aplicação do modo mais adequado e eficaz em cada contexto individual.

Referências bibliográficas

1. MacIntyre NR. Patient-Ventilator Interactions: Optimizing Conventional Ventilation Modes. Resp Care. 2011;56(1):73-84.
2. Chatburn RL, Khatib ME, Mireles-Cabodevila E. A Taxonomy for Mechanical Ventilation: 10 Fundamental Maxims. Resp Care. 2014;59(11):1-17
3. Chatburn RL. Classification of ventilator modes: update and proposal for implementation. Respir Care. 2007 Mar;52(3):301-23.

Biliografia recomendada

Banner MJ, Kirby RR, MacIntyre NR. Patient and ventilator work of breathing and ventilatory muscle loads at different levels of pressure support ventilation. Chest. 1991;100(2):531-533.

Botz GH, Sladen RN. Conventional Modes of Mechanical Ventilation. International Anesthesiology Clinics. 1997;35(1):19-28.

Carvalho CR, Toufen Jr C, Franca SA. Ventilação Mecânica: princípios básicos, análise gráfica e modalidades ventilatórias. J Bras Pneumol. 2007;33(Supl 2):S54-S70.

Chatburn RL, & Mireles-Cabodevila E. Closed-loop Control of Mechanical Ventilation: Description and Classification of Targeting Schemes. Respiratory Care. 2012;57(1):85-102.

Hess DR. Ventilator Waveforms and the Physiology of Pressure Support Ventilation. Respiratory Care. 2016;61(2):266-282.

Kacmarek RM, Stoller JK, Heuer AJ. Egan's Fundamentals of Respiratory Care. St. Louis, MO: Elsevier Health Sciences; 2012.

Tobin MJ. (Ed.). Principles and Practice of Mechanical Ventilation. McGraw Hill Professional; 2015.

Vieira SRS, Plotnik R, Fialkow L. Monitorização da mecânica respiratória durante a ventilação mecânica. In: Carvalho CRR. Ventilação mecânica volume I - Básico. CBMI. 2000;9:215-52.

Subcapítulo | 44.3

Modos Ventilatórios Não Convencionais

Carmen Sílvia Valente Barbas

Introdução

Os modos ventilatórios não convencionais ou avançados, como VAPSV , BI-LEVEL (Medtronic), APRV, NAVA (Maquet®), PAV+ (Medtronic®), *Adaptive Ventilatory Support* (ASV-Hamilton®) e *Intellivent-ASV* (ASV-Hamilton®), *Adaptative ventilatory mode* (AVM), *Smart-care* (Drager®), foram desenvolvidos numa tentativa de um melhor controle do ventilador pelo paciente, possibilidades de medidas de mecânica respiratória nos modos assistidos e uma melhor sincronia entre o paciente e o ventilador mecânico. Estes modos possibilitam uma melhor adaptação e sincronia dos pacientes à ventilação mecânica assistida em relação aos modos tradicionais como volume assistido e a pressão de suporte.[1] A seguir vamos discorrer sobre estes novos modos ventilatórios e sua aplicabilidade clínica.

VAPSV (*Volume Assured Pressure Support Ventilation*)

Este modo foi desenvolvido no Brasil em 1992. Consiste na associação, em um mesmo ciclo respiratório, do fluxo da pressão de suporte e do volume -assistido, permitindo assim, que o paciente seja ventilado no modo pressão de suporte, assegurando o volume-corrente predeterminado com a suplementação de fluxo constante, se necessário, isto é, se o paciente não conseguir obter, com seu próprio esforço e a pressão suporte oferecida, o volume-corrente que foi preestabelecido. Este modo ventilatório é classificado como um modo *dual* de ventilação mecânica e é indicado a pacientes que ainda estejam relativamente instáveis do ponto de vista de mecânica respiratória, mas que já consigam ser ventilados em pressão de suporte. Sua vantagem, em relação a pressão de suporte clássica, é que garante o volume-corrente predeterminado, se necessário, para uma adequada ventilação e sem riscos de hipoventilação e retenção de CO_2. Este modo foi testado clinicamente e comparado com o volume-assistido mostrando um menor trabalho ventilatório durante a ventilação mecânica assistida (**Figura 44.3.1**).[2,3]

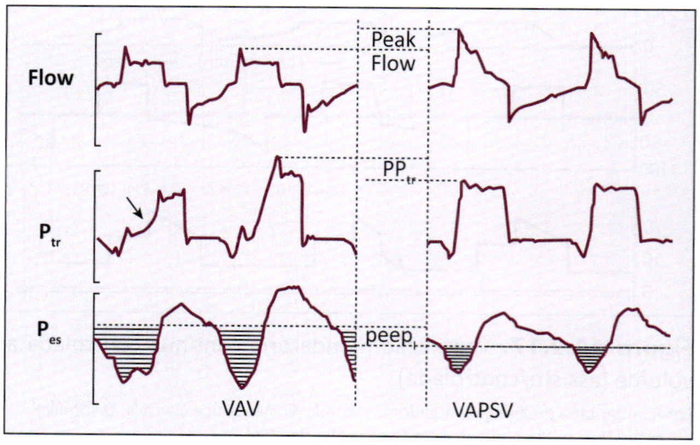

Figura 44.3.1. Curvas de fluxo, pressão em vias aéreas e pressão esofágica de paciente intubado e ventilado em volume-assistido e depois em VAPSV, mostrando uma diminuição significativa do trabalho muscular respiratório.

Fonte: Acervo da autoria.

Bi-Level

O modo dois níveis de pressão (Bi-Level) é um modo ventilatório disparado e ciclado a tempo, e limitado a pressão que permite ao paciente respirar espontaneamente ou com a ajuda da pressão de suporte durante o ciclo respiratório. É um modo que pode ser usado durante a estratégia de ventilação protetora em um paciente com síndrome do desconforto respiratório agudo (SDRA), pois pode maximizar o recrutamento alveolar, a sincronia paciente–ventilador mecânico e o conforto do paciente, diminuindo a necessidade de sedação profunda. Na ventilação com dois níveis de pressão, deve-se ajustar o nível de pressão inferior (PEEP), para manter os alvéolos abertos e melhorar a oxigenação e os níveis de pressão superior, com o intuito de manter uma pressão de distensão ou *driving pressure* adequada (diferença entre a pressão inferior e superior) (usualmente menor que 15 cmH_2O) para manutenção de adequada ventilação e minimização de lesão associada a ventilação mecânica.[4]

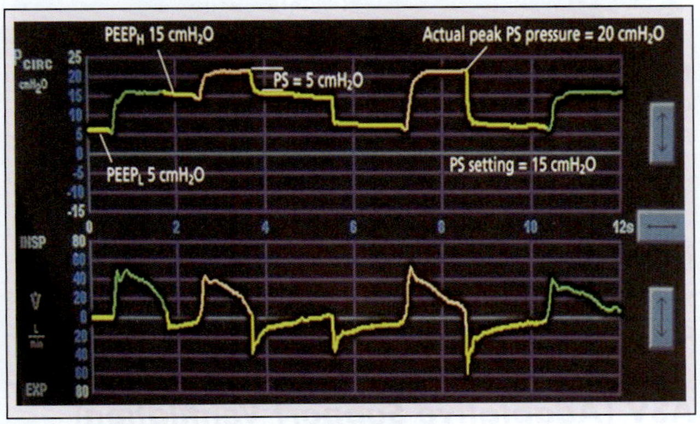

Figura 44.3.2. Ventilação em Bi-Level.
Fonte: Acervo da autoria.

APRV (*Airway Pressure Release Ventilation*)

A ventilação com liberação de pressão nas vias aéreas é uma ventilação com dois níveis de pressão nas vias aéreas que, por definição, deve manter um tempo inspiratório maior que o tempo expiratório (ventilação com tempo I/E invertido). Este tipo de ventilação foi idealizado para pacientes com SDRA com o intuito de manter as vias aéreas pressurizadas, para maximizar o recrutamento alveolar e evitar o **desrecrutamento** alveolar, enquanto mantém uma ventilação adequada pela liberação de pressão das vias aéreas. Este modo pode ser utilizado na fase de desmame de pacientes com SDRA (**Figura 44.3.3**).[5-7]

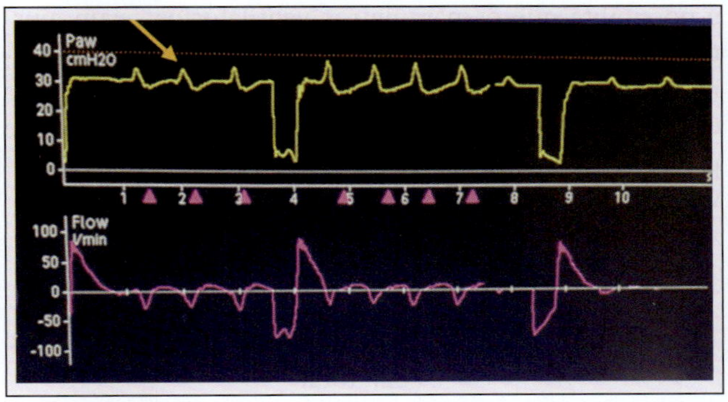

Figura 44.3.3. Ventilação em APRV (note o tempo inspiratório maior que o tempo expiratório e o paciente podendo respirar espontaneamente durante a pressurização).
Fonte: Acervo da autoria.

NAVA (*Neurally Adjust Ventilatory Assist*)

O modo ventilatório NAVA foi desenvolvido para ser disparado pelo *drive* neural diafragmático do paciente em ventilação mecânica assistida. Para isso, é necessário a passagem de um cateter no esôfago distal do paciente o qual contém um sensor capaz de detectar o estímulo neural diafragmático e transmiti-lo ao ventilador mecânico, que irá transformá-lo em sinal digital. O *drive* neural diafragmático (Edi) é mensurado em microvolts que multiplicado por um ganho (cmH_2O/microvolt), determinado pelo operador do ventilador, adicionado a PEEP colocada, vai estabelecer a pressão inspiratória nas vias aéreas com seu consequente volume-corrente expirado. A frequência respiratória vai ser estabelecida pelo paciente. Este modo ventilatório é especialmente útil em crianças, pacientes com doença pulmonar obstrutiva crônica agudizadas e com auto-PEEP e, ainda, em pacientes que estiverem apresentando assincronia de esforço ineficaz (**Figura 44.3.4**).[8]

PAV+

A ventilação proporcional assistida (PAV) é uma ventilação que oferece uma ajuda proporcional ao esforço do paciente. A ventilação proporcional assistida *plus* (PAV+) foi projetada como um modo ventilatório no qual o aparelho oferece assistência proporcional e instantânea, ou seja, o ventilador amplifica os esforços inspiratórios do paciente

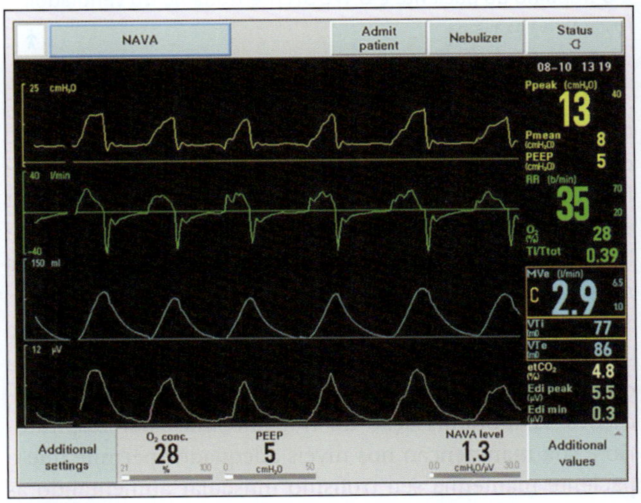

Figura 44.3.4. Paciente ventilando no modo NAVA.
Fonte: Acervo da autoria.

e possibilita que os parâmetros ventilatórios sejam ajustados de forma automática. Para que ocorra o funcionamento adequado do modo, o ventilador precisa estimar o esforço muscular do paciente, este esforço é definido pela pressão muscular inspiratória (Pmus) na equação do movimento:

$$\text{P muscular} + \text{P ventilador} = (\text{fluxo} \times \text{resistência do tubo}) + (\text{fluxo} \times \text{resistência do sistema respiratório}) + (\text{volume-corrente}/\text{complacência do sistema respiratório}) + \text{PEEP total}$$

A cada 5 ms a PAV+ compensa automaticamente a resistência do tubo, e mede o fluxo inspiratório e o volume-corrente (VC) (sendo este, a integral do fluxo pelo tempo). Para obtenção dos valores de resistência e complacência, o ventilador realiza pausas inspiratórias por meio de microplatôs com duração de 300 ms. Essas pausas ocorrem de forma automática e aleatória a cada 4 a 10 ciclos respiratórios. A partir do momento que o ventilador obtém todas as variáveis da equação, ele estimará o valor da Pmus e conhecerá o esforço realizado pelo paciente. Com o conhecimento das variáveis, o ventilador ajudará o paciente a respirar de acordo com a porcentagem de apoio (% apoio) preestabelecida que varia de 5% a 95%. Assim, se a porcentagem de apoio for de 45%, o ventilador realizará 45% do trabalho respiratório e o paciente os restantes 55%. Para sabermos se o ajuste da %apoio está adequada, o PAV+ oferece uma barra gráfica onde é possível monitorar o trabalho respiratório (WOB) (**Figura 44.3.5**) de forma ilustrativa.[9,10]

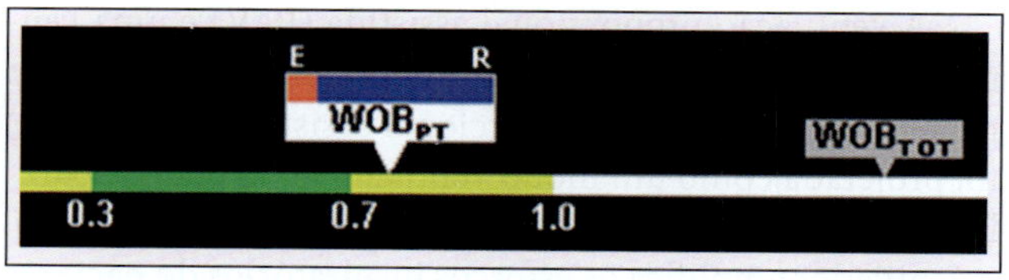

Figura 44.3.5. Barra gráfica de WOB na PAV+, em que WOBPT é o trabalho do paciente e o WOBTOT é trabalho do ventilador.
Fonte: Acervo da autoria.

O objetivo terapêutico é manter WOBPT (trabalho do paciente) entre 0,3 e 0,7 J/L, sendo este um nível ótimo de trabalho, pois abaixo de 0,3 J/L, significa que o trabalho muscular está abaixo do recomendado, podendo levar a atrofia muscular e, acima de 1,0 J/L, o paciente está trabalhando acima da sua capacidade, podendo levar a fadiga muscular no decorrer do tempo.[9,10]

A monitoração da resistência e da complacência do sistema respiratório ajuda a acompanhar a progressão da doença e a identificar, em tempo real, as eventuais complicações. A monitorização do trabalho muscular respiratório e sua manutenção nos níveis adequados permite que o paciente mantenha seu trofismo muscular aumentando as probabilidades de um desmame adequado. Como a pressão, o fluxo e o volume são definidos pelo centro respiratório, os parâmetros ajustados no ventilador no modo PAV+ são: %apoio, disparo (fluxo ou pressão), ciclagem (fluxo), fração inspirada de oxigênio (FiO_2), PEEP, diâmetro e tipo do tubo orotraqueal ou traqueostomia e limites de pressão e volume (**Figura 44.3.6**).[9,10]

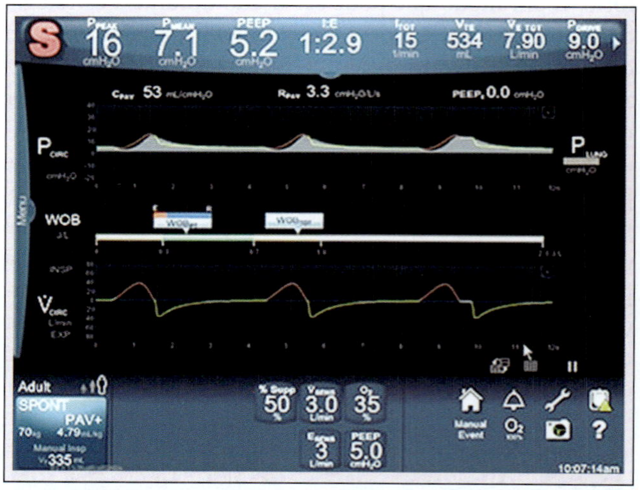

Figura 44.3.6. Parâmetros ajustados pela PAV+, onde %Supp corresponde ao %apoio.
Fonte: Acervo da autoria.

Quando comparado com a pressão de suporte (PSV), o modo PAV+ aumenta as chances de o paciente permanecer em modos espontâneos, reduzindo consideravelmente as assincronias e o tempo de ventilação mecânica.

ASV (*Adaptative Support Ventilation*)

O modo suporte adaptativo é um modo ventilatório em alça fechada no qual o ventilador oferece uma ventilação controlada automaticamente, na qual o volume-minuto é mantido constante (preestabelecido pelo operador do ventilador) e controlado por uma combinação de volume-corrente/frequência respiratória de acordo com a mecânica do sistema respiratório do paciente. Se o paciente iniciar o ciclo respiratório, ele ventilará em PSV que será controlada automaticamente para manter o volume-minuto de acordo com a frequência respiratória do paciente. Se o paciente não iniciar o ciclo respiratório ele será ventilado em pressão controlada com o ajuste da pressão inspiratória, do tempo inspiratório e da frequência respiratória para atingir o volume-minuto pré-ajustado (**Figura 44.3.7**).[11]

Intellivent-ASV

O modo ventilatório Intellivent-ASV ajusta automaticamente e continuamente a frequência respiratória, o volume-corrente, o tempo inspiratório, a PEEP e a FIO_2 dependendo das variáveis obtidas continuamente do paciente (CO_2 expirado, SpO_2, parâmetros de mecânica respiratória e se o paciente está fazendo esforço inspiratório).

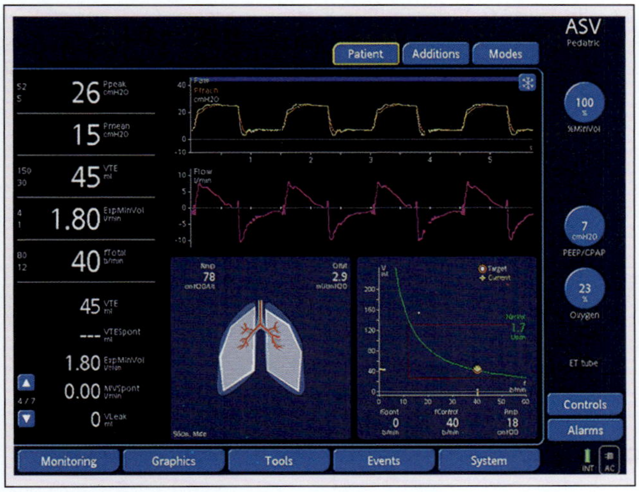

Figura 44.3.7. Paciente ventilando no modo ASV.
Fonte: Acervo da autoria.

O modo Intellivent-ASV pode ser utilizado em pacientes em ventilação assistida e ou controlada. O ventilador controla automaticamente parâmetros de ventilação e oxigenação de acordo com os parâmetros colocados com o operador do ventilador e com os princípios de ventilação protetora, mas com o intuito de propiciar o desmame mais rápido possível do ventilador mecânico.[11]

AVM (*Adaptative Ventilatory Mode*)

O modo ventilatório adaptativo é um novo modo ventilatório comparável ao ASV. Ambos os modos funcionam com uma combinação de volume-corrente e frequência respiratória com base na mecânica do sistema respiratório. No entanto, o AVM ajusta automaticamente a rampa ou *slope* e a ciclagem expiratória nos ciclos de pressão de suporte.[12]

Smart-Care

O Smart-Care é um modo ventilatório direcionado para o desmame do paciente em ventilação mecânica invasiva e que utiliza das medidas de $ETCO_2$ acopladas ao ventilador para seu funcionamento. Para o operador do ventilador iniciar o modo, este tem que escolher entre paciente DPOC (o limite superior para o $ETCO_2$ da zona de conforto será de 65 mmHg) e ou paciente neurológico (o limite superior para o $ETCO_2$ será de 45 mmHg). A programação do Smart-Care estabelece uma zona de conforto com as medidas de frequência respiratória, frequência respiratória/volume-corrente (L), $ETCO_2$ e vai abaixando os níveis de pressão de suporte se o paciente se mantiver na zona de conforto até a realização de um teste de respiração espontânea e a sinalização que o paciente avaliado está em condições de ser extubado (**Figura 44.3.8**).[13]

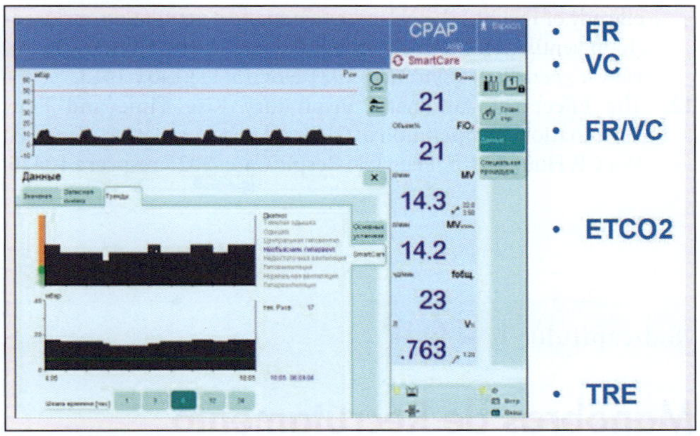

Figura 44.3.8. Paciente em desmame da ventilação mecânica no modo Smart-Care.
Fonte: Acervo da autoria.

Referências bibliográficas

1. Barbas CSV, Nemer S. Advances Modes of Mechanical Ventilation. In: Lovich-Sapola J, Alter J, Harders M. Mechanical Ventilation. IntechOpen; 2022.
2. Amato MB, Barbas CS, Bonassa J, Saldiva PH, Zin WA, de Carvalho CR. Volume-assured pressure support ventilation (VAPSV). A new approach for reducing muscle workload during acute respiratory failure. Chest. 1992;102(4):1225-34.
3. Abbasi S, Alikiaii B, Kashefi P, Haddadzadegan N. Comparison of Volume Support, Volume-Assured Pressure Support, and Spontaneous Modes in Postoperative Early Extubated Patients. Adv Biomed Res. 2022;11:99.
4. Comparing effectiveness of intelligent volume-assured pressure support (iVAPS) vs bi-level positive airway pressure spontaneous/timed (BPAP S/T) for hypercapnic respiratory failure in chronic obstructive pulmonary disease. Söyler Y, Akın Kabalak P, Saral Öztürk Z, Uğurman F.Int J Clin Pract. 2021;75(10):e14595.
5. Spiegel R, Hockstein M. Airway Pressure Release Ventilation: A Field Guide for the Emergency Physician. Emerg Med Clin North Am. 2022;40(3):489-501.
6. Cheng J, Ma A, Dong M, Zhou Y, Wang B, Xue Y, Wang P, Yang J, Kang Y.J Does airway pressure release ventilation offer new hope for treating acute respiratory distress syndrome? Med. 2022;2(4):241-248.
7. Ong SL, Tantawy H, Assi R, Chichra A, Treggiari MM. Combined Use of ECMO, Prone Positioning, and APRV in the Management of Severe COVID-19 Patients. Clin Med Insights Circ Respir Pulm Med. 2022 Nov 17;16:11795484221134451.
8. Pinto CB, Leite D, Brandão M, Nedel W. Clinical outcomes in patients undergoing invasive mechanical ventilation using NAVA and other ventilation modes - A systematic review and meta-analysis. J Crit Care. 2023 Mar 21;76:154287.
9. Vasconcelos RS, Sales RP, Melo LHP, Marinho LS, Bastos VP, Nogueira ADN, Ferreira JC, Holanda MA. Influences of Duration of Inspiratory Effort, Respiratory Mechanics, and Ventilator Type on Asynchrony With Pressure Support and Proportional Assist Ventilation. Respir Care. 2017;62(5):550-557.
10. Tirupakuzhi Vijayaraghavan BK, Hamed S, Jain A, Chimunda T, Telias I, Friedrich JO, Burns KEA. Evidence Supporting Clinical Use of Proportional Assist Ventilation: A Systematic Review and Meta-Analysis of Clinical Trials. J Intensive Care Med. 2020;35(7):627-635.
11. Botta M, Wenstedt EFE, Tsonas AM, Buiteman-Kruizinga LA, van Meenen DMP, Korsten HHM, et al. Effectiveness, safety and

efficacy of INTELLiVENT-adaptive support ventilation, a closed--loop ventilation mode for use in ICU patients - a systematic review. *Expert Rev Respir Med.* 2021 Nov;15(11):1403-1413.

12. The Effects of Automatic Inspiratory Rise Time and Flow Termination on Operation of Closed-Loop Ventilation. Yang SH, Wu CP, Huang YCT, Peng CK.Respir Care. 2023:respcare.10475.

13. Taniguchi C, Victor ES, Pieri T, Henn R, Santana C, Giovanetti E, et al. Smart Care™ versus respiratory physiotherapy-driven manual weaning for critically ill adult patients: a randomized controlled trial. Crit Care. 2015;19(1):246.

Subcapítulo | 44.4

Manobras de Recrutamento

Rafael Scotini Viana Alves | Daniel Raylander da Silva Rodrigues | Israel Silva Maia | Alexandre Biasi Cavalcanti

Introdução

Uma das principais características da síndrome do desconforto respiratório agudo (SDRA) é a presença de um parênquima pulmonar heterogêneo. Durante todo ciclo ventilatório, as áreas de total colapso alveolar coexistem com regiões de abertura e fechamento cíclicos e hiperdistensão.[1]

A manobra de recrutamento (MR) alveolar consiste em promover um aumento, de forma transitória, na pressão transpulmonar com o objetivo de reabrir pequenas vias aéreas e alvéolos parcial ou totalmente colapsados. Em seguida, aplicando-se uma pressão expiratória final positiva (PEEP) capaz de manter estas unidades abertas, como resultado de todo processo, espera-se: melhora da troca gasosa e complacência do sistema respiratório (aumento da área funcional pulmonar), assim como, redução de lesão pulmonar induzida pela ventilação mecânica (VILI) que ocorre por meio da hiperdistensão (volutrauma) e abertura e fechamento cíclicos de alvéolos (atelectrauma).[1-2] A associação de manobra de recrutamento alveolar com uso de PEEPs suficientes para prevenir atelectasia é chamada de estratégia de "*open lung approach*".

Por outro lado, a MR é cercada de potenciais riscos de efeitos colaterais, ampla variabilidade de resposta quanto ao potencial de recrutabilidade pulmonar, incertezas da melhor configuração de executá-la e controvérsias de desfechos em estudos experimentais e clínicos.[1]

Efeitos fisiológicos

Lesão pulmonar induzida pela ventilação mecânica (VILI)

Dois importantes mecanismos fisiopatológicos da VILI são a hiperdistensão e o atelectrauma. O primeiro ocorre por consequência de um parênquima pulmonar acometido pela SDRA com elevada área de colapso e que recebe um volume-corrente desproporcionalmente elevado ao volume disponível para o fluxo e acomodação de gases durante o ciclo ventilatório. O atelectrauma surge nas regiões de abertura e fechamento cíclicos de pequenas vias aéreas e alvéolos, sendo fonte de inflamação e alimentação do ciclo de perpetuação da SDRA. O efeito da MR nestes mecanismos de VILI é uma questão importante, pois ela poderia levar à abertura (e manutenção desta) de alvéolos total ou parcialmente colapsados com redução do substrato para a VILI por meio da hiperdistensão e atelectrauma. Reduções em edema, marcadores inflamatórios e lesões em células alveolares epiteliais do tipo 1 também são descritas após MR e titulação de PEEP.[3]

Mecânica ventilatória

Os efeitos da MR na curva P-V dependem da recrutabilidade pulmonar. Os pacientes com recrutamento têm um deslocamento vertical da curva, ou para cima ao longo do eixo do volume, indicando um aumento no volume para uma mesma pressão. Por outro lado, a mudança da curva ao longo do eixo da pressão, mostrando aumento de pressão para um mesmo volume, reflete hiperdistensão.[3-4]

O volume pulmonar funcional em pacientes com SDRA é reduzido – o chamado *baby lung*. A complacência das unidades alveolares abertas é normal ou próxima do normal, sendo a complacência global do sistema respiratório reduzida justamente porque uma fração das unidades alveolares não é ventilada. A complacência pulmonar pode ser otimizada quando a MR é capaz de transformar alvéolos previamente colapsados em aerados. Isto causa aumento da fração pulmonar funcional e redução das pressões de distensão e platô para um dado volume-corrente. Em contrapartida, caso a recrutabilidade alveolar seja limitada, a complacência será pouco afetada e a insistência em realizar ventilação mecânica com níveis elevados de PEEP de fato pode levar a hiperdistensão do parênquima pulmonar.[3-4]

Troca gasosa

A oxigenação pode melhorar por redução do *shunt* intrapulmonar após aumento de áreas ventiladas e redução da mistura venosa (Qs/Qt) por aumento da relação ventilação/perfusão (V/Q).[3-4] Fato este pôde ser observado quase de forma unânime nos trabalhos, os quais demonstram aumento da oxigenação sérica, bem como na redução de hipoxemia refratária e da necessidade de terapias de resgate.[3-5] No entanto, de forma paradoxal, outro mecanismo também pode existir, o qual é a redução da Qs/Qt por redução do débito cardíaco em consequência de comprometimento hemodinâmico da MR.[3-4]

A $PaCO_2$ é altamente dependente da área de espaço morto (Vd/Vt). De modo interessante, o resultado da MR pode ser ambíguo em relação à quantidade de espaço morto. A abertura de áreas colapsadas por meio de pressões adequadas levam à queda do Vd/Vt com otimização da eliminação do CO_2. Em contrário, se houver hiperdistensão de unidade alveolares, ocorrerá aumento do espaço morto e elevação da $PaCO_2$.[3-4]

Hemodinâmica

Durante a MR o paciente pode sofrer importantes alterações hemodinâmicas. Altas pressões alveolares são transmitidas aos vasos pulmonares adjacentes com consequentes aumentos da resistência vascular pulmonar e pós-carga do ventrículo direito, levando ao desvio do septo interventricular para esquerda, redução da complacência ventricular esquerda e aumento de sua pressão diastólica final. A complacência cardíaca também pode ser reduzida por compressão direta do mediastino pelo volume pulmonar. A soma destas alterações associada à redução do retorno venoso por elevação da pressão intratorácica resulta na redução do débito cardíaco.[5]

O risco de instabilidade hemodinâmica é proporcional à intensidade de pressão e tempo utilizados na manobra. Também é descrito que, à medida que ocorre a recuperação da complacência pulmonar, é facilitada a transmissão das pressões do parênquima pulmonar ao espaço pleural e comprometimento do sistema circulatório.[5]

Reduções de 20% a 30% do débito cardíaco e da pressão arterial média são descritas durante MR utilizando pressão de 40 cmH_2O. Queda na perfusão da mucosa gástrica com risco de isquemia gastrointestinal e aumento de resposta inflamatória podem potencializar múltiplas disfunções orgânicas. Além disso, em pacientes com SDRA e injúria neurológica, uma queda de 17% da pressão de perfusão cerebral, assim como, redução sustentada da saturação venosa jugular de oxigênio foram documentadas.[5]

Potencial de recrutabilidade

O potencial de recrutabilidade, ou seja, a porcentagem de parênquima pulmonar que pode recuperar a aeração, é amplamente variável entre pacientes com SDRA. Em casos de pulmões com baixa recrutabilidade, a MR causa aumento da inflação de regiões já ventiladas previamente, resultando em aumento do *stress* e *strain* nestas áreas.[3-5]

A capacidade preditiva do potencial de recrutabilidade ou sua mensuração após a MR podem ser avaliadas por meio dos seguintes métodos: *stress index*, tomografia computadorizada, tomografia por impedância elétrica, ultrassom pulmonar, relação R/I, curva P-V, modificação na mecânica ventilatória e nas trocas gasosas.[2-5]

As respostas são heterogêneas e dependem da pressão de platô aplicada durante a manobra e à PEEP utilizada posteriormente. No entanto, alguns fatores como precocidade de início da SDRA, gravidade da relação PaO_2/FiO_2, baixa complacência pulmonar, doença de morfologia difusa, elevada quantidade de espaço morto e peso pulmonar aumentado favorecem a recrutabilidade. Gattinoni *et al.* demonstraram que maior quantidade de alvéolos potencialmente recrutáveis é associada a maior mortalidade.[6]

Por que o potencial de recrutabilidade é tão variável em pacientes com SDRA? Há várias causas potenciais, incluindo o momento da SDRA. Na SDRA mais recente predomina edema, e a recrutabilidade tende a ser melhor, na evolução mais tardia, pode haver proliferação celular e fibrose, com redução da recrutabilidade. Outra fonte de variação para recrutabilidade está relacionada a diversidade das etiologias subjacentes à SDRA. Estudo de necropsia de pacientes com SDRA demonstra que somente em torno de 45% dos casos apresenta o padrão de lesão alveolar difusa, o correlato anatomopatológico clássico de SDRA (com membranas hialinas, edema, necrose celular ou fibrose).[7] Outros diagnósticos com pneumonia, hemorragia e câncer são identificados em mais da metade dos casos.

Efeitos clínicos

Em se tratando de resultados clínicos e avaliando de modo cronológico, encontram-se dados mais robustos produzidos em relativo recente espaço de tempo. Em 2008, Meade *et al.* realizaram o estudo clínico randomizado, LOVS, com 983 pacientes portadores de SDRA utilizando recrutamento e manutenção da PEEP elevada em comparação a um grupo-controle utilizando tabela de PEEP baixa.[8] No grupo-intervenção, os pacientes receberam manobra de recrutamento inicial em CPAP, com nível de 40 cmH_2O por 40 segundos, e o ajuste de PEEP foi realizado usando tabela de combinações de PEEP e FiO_2, com níveis mais altos de PEEP. Não houve efeito significativo no desfecho primário, mortalidade hospitalar (intervenção, 36,4% *vs.* controle, 40,4%; risco relativo [RR], 0,90; intervalo de 95% de confiança [IC 95%], 0,77-1,05; P = 0,19). Taxas de barotrauma não foram significativamente diferentes. Mas houve melhora em hipoxemia e redução da necessidade de terapias de resgate para este fim.[8]

Nove anos após, o *Alveolar Recruitment for Acute Respiratory Distress Syndrome Trial (ART)*, um estudo randomizado multicêntrico, promoveu grande discussão colocando a técnica à prova ao apresentar aumento da mortalidade no grupo experimental, bem como redução no número de dias fora da ventilação, aumento do risco de barotrauma, de necessidade de drenagem torácica e do comprometimento hemodinâmico, contraindicando em sua conclusão o uso rotineiro das MR.[9] O estudo ART envolveu 1.010 pacientes com SDRA moderada a grave, randomizados para estratégia de recrutamento que envolvia aumentos progressivos de PEEP, chegando a 35 cmH_2O (até 45 cmH_2O no início do estudo), e pressão de platô de 50 cmH_2O (até 60 cmH_2O no início do estudo), seguida de titulação da PEEP de acordo com a melhor complacência estática. O grupo-controle foi tratado com PEEP baixa (tabela de PEEP e FiO_2 do grupo ARDSNet).

Além do estudo LOVS e ART, diversos outros estudos de menor porte avaliaram estratégias com recrutamento alveolar, e foram incluídos em revisões sistemáticas e metanálises com mais de 3 mil pacientes.[10,11] Estas metanálises demonstram não haver efeito de estratégias com recrutamento alveolar sobre mortalidade. Existe melhora na oxigenação (relação PaO_2/FiO_2) e necessidade de terapias de resgate para hipoxemia, por outro lado, aumenta o risco de comprometimento hemodinâmico.

Diversos estudos demonstram que os efeitos clínicos de estratégias de "*open lung approach*" são bastante heterogêneos. Em análise secundária do estudo ART verificou-se efeito deletério mais acentuado em mortalidade nos pacientes com pneumonia e choque séptico.[12]Análise secundária do estudo ALVEOLI identificou 2 agrupamentos de pacientes (subfenótipos) com base em padrões de biomarcadores. Um dos grupos (subfenótipo 2) apresentava sinais de hiperinflamação e o outro grupo menos alterações inflamatórias (subfenótipo 1).[13] Em pacientes do subfenótipo 2, a mortalidade foi menor com a estratégia de PEEP alta do que com a estratégia PEEP baixa. E o inverso ocorreu no subfenótipo 1 (maior mortalidade com PEEP alta do que baixa).

Um estudo randomizado (LIVE) de 420 pacientes com SDRA propôs grupo intervenção com tratamento "personalizado": para pacientes com aspecto radiológico difuso foi realizada estratégia tipo "*open lung approach*" e para pacientes com padrão focal (consolidações) não se aplicava RM e usava-se PEEP mais baixa.[14] O grupo-controle foi tratado com tabela de PEEP baixo. Não houve efeito significativo na mortalidade. No entanto, erros de classificação do padrão radiológicos foram muito comuns (21%). Análise dos pacientes tratados corretamente (ou seja, os casos com padrão realmente difuso tratados com "*open lung approach*" e os casos focais tratados sem RM e com PEEP baixa) sugeriu benefício. Esta análise secundária é frágil, mas sugere que os efeitos clínicos de estratégia com RM são heterogêneos. Ou seja, ainda não há prova de que perfis específicos de pacientes se beneficiam de estratégia "*lung open approach*", mas há boas pistas que merecem ser exploradas em pesquisas futuras.

Tipos de manobras de recrutamento alveolar

Uma boa divisão dos tipos de manobra de recrutamento é dada por estudo recente[15] onde os autores dividiram em dois tipos:

1. Manobras de recrutamento breve, onde as pressões de via aérea permanecem elevadas por menos de 60 segundos. Nesta categoria, incluímos o método de insuflação sustentada por pressão positiva contínua de via aérea (CPAP, *continuous positive airway pressure*) na qual uma pressão de 40 cmH_2O é aplicada em via aérea por até 60 segundos (**Figura 44.4.1**).[16,17]
2. Manobras de recrutamento prolongadas onde a exposição a pressões elevadas de via aérea ocorrem por 60 segundos ou mais. Nesta categoria, incluímos o método de elevação gradual da pressão expiratória final de via aérea (PEEP) com pressão de distensão (*driving pressure*) constante (**Figura 44.4.2**).[18] Esse método tem sido proposto para oferecer um aumento gradual da pressão transpulmonar em detrimento de um aumento rápido como no método anterior. Nesta categoria não somente a duração da manobra é maior, mas os níveis de pressão em vias aéreas atingidos são maiores.

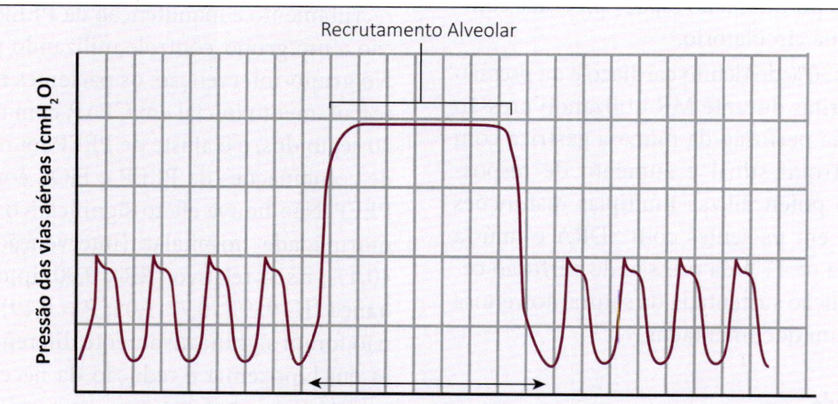

Figura 44.4.1. Manobra de recrutamento alveolar breve com pressão contínua positiva de vias aéreas.

Fonte: Adaptada de Del Sorbo L, Tonetti T, Ranieri VM. Alveolar recruitment in acute respiratory distress syndrome: should we open the lung (no matter what) or may accept (part of) the lung closed? Intensive Care Med. 2019;45(10):1436-1439.

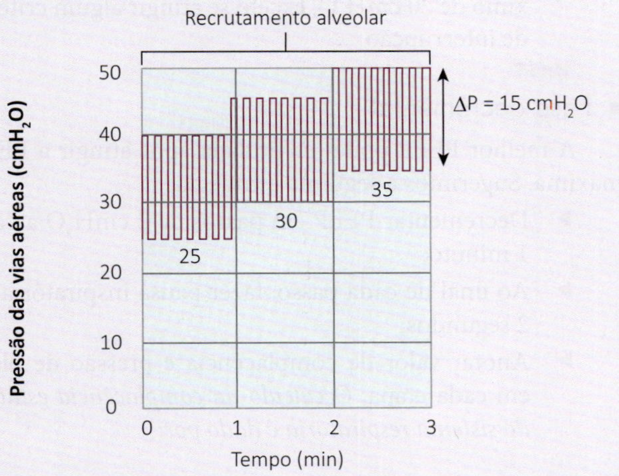

Figura 44.4.2. Manobra de recrutamento alveolar em modo pressão controlada com elevação gradual da PEEP.

Fonte: Adaptada de Cavalcanti AB, Berwanger O, Suzumura ÉA, Amato MBP, Tallo FS, Rezende EAC, *et al.* Rationale, study design, and analysis plan of the Alveolar Recruitment for ARDS Trial (ART): Study protocol for a randomized controlled trial. Trials [Internet]. 2012;13:1-14.

Tanto a insuflação sustentada como o método de elevação gradual da PEEP têm mostrado eficácia na melhora da oxigenação e na diminuição de áreas de atelectasias/colapso pulmonar em estudos experimentais e clínicos.[19-22] Mas podemos ter eventos adversos como risco de hipotensão,[23] barotrauma[24] e eficácia de curta duração com efeito não sustentado.[25] A elevação gradual da PEEP pode recrutar unidades pulmonares de forma tão eficaz quanto a insuflação sustentada com um menor pressão média das vias aéreas, o que pode levar a menos comprometimento hemodinâmico e hiperinsuflação.[26]

Apesar da extensa pesquisa sobre as aplicações de manobras de recrutamento alveolar, muita dúvida ainda existe sobre a eficácia de tais manobras. Ainda temos incerteza para decidir qual a melhor manobra para titulação da melhor PEEP em pacientes com SDRA)[27] Estudo epidemiológico recente mostrou que a maioria dos pacientes são ventilados com PEEP mais baixas.[28] Estratégias para titulação de PEEP mais elevadas muitas vezes são acompanhadas de manobras de recrutamento alveolar.

Revisão sistemática com metanálise em rede, comparando estratégias de titulação da PEEP com e sem recrutamento alveolar, mostrou que a probabilidade de diminuir a mortalidade é de 99% naqueles pacientes que utilizam PEEP maiores sem manobras de recrutamento alveolar e de 96% naqueles que incluem manobras de recrutamento alveolar de curta duração associadas a PEEP elevada com alta a moderada qualidade da evidência.[15] Por outro lado, em comparação indireta entre realizar manobra de recrutamento alveolar de curta duração associada a PEEP alta *versus* somente PEEP alta (sem manobra breve de recrutamento) estima-se probabilidade de benefício de 32%, com baixo nível de evidência. Ou seja, há evidência sugerindo benefícios de uma estratégia de PEEP alta, mas não há evidência robusta para agregar manobra de recrutamento de curta duração a uma estratégia de PEEP alta.

Em compensação, a probabilidade de aumentar a mortalidade com essas estratégias associadas a manobras de recrutamento alveolar de longa duração é de 99%, porém com qualidade de evidência baixa. O risco de barotrauma existiu em todas as estratégias de ventilação e titulação da PEEP, porém ele foi maior naqueles pacientes ventilados com PEEP mais elevado associado a manobras de recrutamento prolongadas. Sendo assim, não recomendamos a manobra de recrutamento alveolar de rotina para os pacientes com SDRA. Sugerimos utilizar apenas como terapia de resgate para pacientes com hipoxemia refratária.

Recomendações de diretrizes

Publicadas em 2013, as Diretrizes Brasileiras de Ventilação Mecânica propuseram as manobras de recrutamento como possibilidade nos pacientes com SDRA moderada a grave ainda dentro do contexto da estratégia protetora, com o objetivo de reduzir a pressão de distensão inspiratória. Esta recomendação baseou-se em um estudo prospectivo comparando tomografias de pacientes nesta condição, além de outro trabalho de série de casos, tornando fraca a evidência.[29]

Quatro anos após, o painel multidisciplinar responsável pela *Guideline* de 2017 da *American Thoracic Society* (ATS), *European Society of Intensive Care Medicine* (ESICM) e da *Society of Critical Care Medicine* (SCCM) sugeriu (recomendação condicional) que pacientes com SDRA devessem receber MR, entretanto com nível de evidência fraca.[30] Em metanálise feita para esta diretriz, havia redução de mortalidade com recrutamento alveolar. Entretanto, a metanálise incluiu estudos com diversas co-intervenções diferentes entre grupo experimental e controle, por exemplo, volume-corrente baixo no grupo experimental e alto no grupo-controle. Adicionalmente, a diretriz foi conduzida antes que resultados do estudo ART e outros estudos randomizados importantes estivessem disponíveis.[31]

Como realizar uma manobra de recrutamento alveolar

Preparação

As etapas para preparação são descritas no **Quadro 44.4.1**.

Manobra de recrutamento alveolar

Sugerimos uma manobra de recrutamento utilizada no estudo Stamina, o qual compara uma estratégia de titulação da PEEP guiada pela melhor complacência e redução da pressão de distensão comparada à estratégia guiada pela tabela PEEP/FiO_2 de PEEP baixos.[31] A estratégia de titulação da PEEP do estudo Stamina é descrita a seguir e caracteriza-se por uma elevação gradual e mais rápida da PEEP até o máximo de 20 cmH_2O. Apesar de ser uma estratégia de aumento gradual das pressões expiratórias, temos um tempo mais curto de no máximo 60 segundos para atingir a pressão máxima. Além disso os níveis de pressão expiratória são

Quadro 44.4.1. Preparação para realização da manobra de recrutamento alveolar	
Sedação e bloqueio neuromuscular	RASS-5 e administrar bloqueador neuromuscular intermitente
Higiene brônquica	Instalar sistema fechado de aspiração traqueal, realizar aspiração de secreções das vias respiratórias
Circuito	Verificar a presença de vazamentos no circuito; caso necessário, trocar o circuito
Monitoramento	Saturação de oxigênio, pressão arterial invasiva, frequência e ritmo cardíaco
Otimização da volemia	Se possível, garantir que a variação da pressão de pulso arterial durante o ciclo respiratório (DPP) não esteja acima de 13%. No momento da mensuração do DPP, o volume-corrente deve ser ajustado provisoriamente em 8 mL/kg de peso corporal predito. Se necessário, infundir cristaloides ou coloides de modo rápido antes da manobra
Ventilação de *backup* ou de apneia	Desabilitar a ventilação de *backup* ou de apneia no ventilador mecânico
Posição	Supina ou prona
Ventilação	• Modo de ventilação: volume-controlado ou VCV • Pressão de platô: ≤ 30 cmH_2O • Volume-corrente (VC): 6 mL/kg peso predito (se pressão de platô > 30 cmH_2O reduzir VC para 5 mL/kg de peso predito) • FR: suficiente para manter um volume-minuto mínimo • Fluxo: 30 a 60 L/min • Formato de onda de fluxo: descendente ou quadrada • Pausa inspiratória: máximo de 0,5 segundo • Relação I:E: entre 1:1 a 1:2 • PEEP: 8 cmH_2O • FiO_2: 100%

Fonte: Desenvolvido pela autoria.

menores que em outros estudos,[9,32] com critérios de interrupção levando em consideração pressões resistivas e elásticas do pulmão, o que pode estar relacionado a menor impacto hemodinâmico e maior segurança diminuindo o risco de barotrauma.

A manobra ocorre em duas fases, uma fase incremental em que há recrutamento pulmonar propriamente dito, e na sequência fase decremental onde ocorre a titulação da PEEP ideal.

Fase incremental

- Reduzir FR para 20 incursões respiratórias por minuto (irpm).
- Reduzir fluxo para 30 L/min.
- Incrementar PEEP em passos de 2 cmH_2O a cada 10 segundos a partir de 8 a 10 cmH_2O até um máximo de 20 cmH_2O, exceto se atingir algum critério de interrupção.

Fase decremental

A melhor PEEP pode ser titulada após atingir a PEEP máxima. Sugerimos a seguinte estratégia:

- Decrementar PEEP em passos de 2 cmH_2O a cada 1 minuto;
- Ao final de cada passo, fazer pausa inspiratória de 2 segundos;
- Anotar valor da complacência e pressão de platô em cada etapa. *O cálculo da complacência estática do sistema respiratória é dado por:*

$$Csr = \frac{\text{Volume Corrente}}{\text{Pplatô} - \text{PEEP}}$$

- Quando observar queda da complacência ≥ 2 mL/cmH_2O em UMA etapa decremental da PEEP ou de pelo menos 1 mL/cmH_2O em DUAS etapas consecutivas, RETORNAR para a PEEP com a MAIOR complacência, garantindo pressão de platô ≤ 30 cmH_2O, sendo esse número considerado como valor de melhor PEEP;
- No caso de empate nos valores de PEEP, considerar valor mais baixo;
- FiO_2 ajustada para manter SpO_2 entre 90% e 94%.

Contraindicações e critérios de interrupção

Contraindicações

- Uso de drogas vasoconstritoras em doses crescentes nas últimas 2 h (aumento de norepinefrina ≥ 0,5 mcg/kg/min ou aumento de dopamina ≥ 5 mcg/kg/min).
- Pressão arterial média < 65 mmHg.
- Hipertensão intracraniana.
- Síndrome coronariana aguda.
- Pneumotórax ou enfisema subcutâneo.

Critérios de interrupção:

Interromper a manobra de recrutamento na presença dos sinais:

- Pressão de pico de via aérea ≥ 40 cmH_2O por 4 ciclos ventilatórios.
- Pressão de platô ≥ 33 cmH_2O por 4 ciclos ventilatórios.
- Instabilidade hemodinâmica com queda da pressão arterial média para menos de 65 mmHg ou pressão arterial sistólica menor que 90 mmHg ou incremento ≥ 20 mcg/min de droga vasoativa.
- Bradicardia inferior a 60 bpm/min
- Queda da saturação de oxigênio para menos de 88% que se mantenha por mais de 30 s.
- Arritmias cardíacas graves como fibrilação ou *flutter* atrial ou taquicardia ventricular, sustentada ou não.

Considerações finais

Estratégia de *open lung approach*, ou seja, manobras de recrutamento para abertura de unidades alveolares não ventiladas ou pouco ventiladas associada a titulação da PEEP para manutenção das unidades alveolares abertas, tem sido estudada há várias décadas. Estudos clínicos randomizados não demonstram benefício em mortalidade, e demonstram aumento de instabilidade hemodinâmica. Os efeitos clínicos são heterogêneos, provavelmente sendo menos favoráveis em pacientes com SDRA predominantemente focal (com consolidações) em vez de difusa, pacientes com choque e pacientes com SDRA leve.

Sugerimos não realizar manobras de recrutamento alveolar rotineiramente em pacientes com SDRA. Por outro lado, MR produzem melhora na oxigenação e podem ser um recurso necessário em pacientes com hipoxemia refratária. Caso opte-se por realizar manobra de recrutamento alveolar, sugerimos evitar pressões de pico acima de 40 cmH_2O e utilizar manobras com tempo de duração curto (não superior a 60 segundos).

Referências bibliográficas

1. Hess DR. Recruitment Maneuvers and PEEP Titration. Respir Care. 2015;60(11):1688-1704.
2. Suzumura EA, Amato MBP, Cavalcanti AB. Understanding recruitment maneuvers. Intensive Care Med. 2016;42(5):908-911.
3. Del Sorbo L, Tonetti T, Ranieri VM. Alveolar recruitment in acute respiratory distress syndrome: should we open the lung (no matter what) or may accept (part of) the lung closed? Intensive Care Med. 2019;45(10):1436-1439.
4. Jonkman AH, Ranieri VM, Brochard L. Lung recruitment. Intensive Care Med. 2022;48(7):936-938.
5. Kacmarek RM, Kallet RH. Respiratory controversies in the critical care setting. Should recruitment maneuvers be used in the management of ALI and ARDS? Respir Care. 2007;52(5):622-635.
6. Gattinoni L, Caironi P, Cressoni M, Chiumello D, Ranieri VM, Quintel M, et al. Lung recruitment in patients with the acute respiratory distress syndrome. N Engl J Med. 2006;354(17):1775-86.
7. Thille AW, Esteban A, Fernández-Segoviano P, Rodriguez JM, Aramburu JA, Peñuelas O, et al. Comparison of the Berlin definition for acute respiratory distress syndrome with autopsy. Am J Respir Crit Care Med. 2013;187(7):761-7.
8. Meade MO, Cook DJ, Guyatt GH, Slutsky AS, Arabi YM, Cooper DJ, et al. Ventilation strategy using low tidal volumes, recruitment maneuvers, and high positive end-expiratory pressure for acute lung injury and acute respiratory distress syndrome: a randomized controlled trial. JAMA. 2008;299(6):637-45.
9. Writing Group for the Alveolar Recruitment for Acute Respiratory Distress Syndrome Trial (ART) Investigators, Cavalcanti AB, Suzumura ÉA, et al. Effect of Lung Recruitment and Titrated Positive End-Expiratory Pressure (PEEP) vs Low PEEP on Mortality in Patients With Acute Respiratory Distress Syndrome: A Randomized Clinical Trial. JAMA. 2017;318(14):1335-1345.
10. Pensier J, de Jong A, Hajjej Z, Molinari N, Carr J, Belafia F, et al. Effect of lung recruitment maneuver on oxygenation, physiological parameters and mortality in acute respiratory distress syndrome patients: a systematic review and meta-analysis. Intensive Care Med. 2019;45(12):1691-1702.
11. Cui Y, Cao R, Wang Y, Li G. Lung Recruitment Maneuvers for ARDS Patients: A Systematic Review and Meta-Analysis. Respiration. 2020;99(3):264-276.
12. Zampieri FG, Costa EL, Iwashyna TJ, Carvalho CRR, Damiani LP, Taniguchi LU, et al. Heterogeneous effects of alveolar recruitment in acute respiratory distress syndrome: a machine learning reanalysis of the Alveolar Recruitment for Acute Respiratory Distress Syndrome Trial. Br J Anaesth. 2019;123(1):88-95.
13. Calfee CS, Delucchi K, Parsons PE, Thompson BT, Ware LB, Matthay MA, eu al. Subphenotypes in acute respiratory distress syndrome: latent class analysis of data from two randomised controlled trials. Lancet Respir Med. 2014;2(8):611-20.
14. Constantin JM, Jabaudon M, Lefrant JY, Jaber S, Quenot JP, Langeron O, et al. Personalised mechanical ventilation tailored to lung morphology versus low positive end-expiratory pressure for patients with acute respiratory distress syndrome in France (the LIVE study): a multicentre, single-blind, randomised controlled trial. Lancet Respir Med. 2019;7(10):870-880.
15. Dianti J, Tisminetzky M, Ferreyro BL, Englesakis M, Del Sorbo L, Sud S, et al. Association of Positive End-Expiratory Pressure and Lung Recruitment Selection Strategies with Mortality in Acute Respiratory Distress Syndrome A Systematic Review and Network Meta-analysis. Am J Respir Crit Care Med. 2022;205(11):1300-10.
16. Fan E, Wilcox ME, Brower RG, Stewart TE, Mehta S, Lapinsky SE, et al. Recruitment maneuvers for acute lung injury: A systematic review. Am J Respir Crit Care Med. 2008;178(11):1156-63.
17. Lim SC, Adams AB, Simonson DA, Dries DJ, Broccard AF, Hotchkiss JR, et al. Intercomparison of recruitment maneuver efficacy in three models of acute lung injury. Crit Care Med. 2004;32(12):2371-7.
18. Cavalcanti AB, Berwanger O, Suzumura ÉA, Amato MBP, Tallo FS, Rezende EAC, et al. Rationale, study design, and analysis plan of the Alveolar Recruitment for ARDS Trial (ART): Study protocol for a randomized controlled trial. Trials [Internet]. 2012;13:1-14.
19. Riva DR, Oliveira MBG, Rzezinski AF, Rangel G, Capelozzi VL, Zin WA, et al. Recruitment maneuver in pulmonary and extrapulmonary experimental acute lung injury. Crit Care Med. 2008;36(6):1900-8.
20. Silva PL, Moraes L, Santos RS, Samary C, Ornellas DS, Maron-Gutierrez T, et al. Impact of pressure profile and duration of recruitment maneuvers on morphofunctional and biochemical variables in experimental lung injury. Crit Care Med. 2011;39(5):1074-81.
21. Oczenski W, Hörmann C, Keller C, Lorenzl N, Kepka A, Schwarz S, et al. Recruitment maneuvers after a positive end-expiratory pressure trial do not induce sustained effects in early adult respiratory distress syndrome. Anesthesiology [Internet]. 2004;101(3):620-5.
22. Hodgson CL, Tuxen D V., Bailey MJ, Holland AE, Keating JL, Pilcher D, et al. A positive response to a recruitment maneuver with PEEP titration in patients with ARDS, regardless of transient oxygen desaturation during the maneuver. J Intensive Care Med. 2011;26(1):41-9.
23. Odenstedt H, Åneman A, Kárason S, Stenqvist O, Lundin S. Acute hemodynamic changes during lung recruitment in lavage and endotoxin-induced ALI. Intensive Care Med [Internet]. 2005;31(1):112-20.
24. Meade MO, Cook DJ, Griffith LE, Hand LE, Lapinsky SE, Stewart TE, et al. A study of the physiologic responses to a lung recruitment maneuver in acute lung injury and acute respiratory distress syndrome. Respir Care [Internet]. 2008;53(11):1441-9.
25. Brower RG, Morris A, MacIntyre N, Matthay MA, Hayden D, Thompson BT, et al. Effects of recruitment maneuvers in patients with acute lung injury and acute respiratory distress syndrome ventilated with high positive end-expiratory pressure. Crit Care Med. 2003;31(11):2592-7.
26. Pelosi P, de Abreu MG, Rocco PRM. New and conventional strategies for lung recruitment in acute respiratory distress syndrome. Crit Care. 2010;14(2):210.

27. Gattinoni L, Carlesso E, Cressoni M. Selecting the "right" positive end-expiratory pressure level. Curr Opin Crit Care. 2015;21(1):50-7.
28. Bellani G, Laffey JG, Pham T, Fan E, Brochard L, Esteban A, et al. Epidemiology, Patterns of Care, and Mortality for Patients With Acute Respiratory Distress Syndrome in Intensive Care Units in 50 Countries. JAMA [Internet]. 2016;315(8):788-800.
29. Associação de Medicina Intensiva Brasileira-AMIB, Sociedade Brasileira de Pneumologia E Tisiologia -SBPT Diretrizes Brasileiras de Ventilação Mecânica 2013.
30. Fan E, Del Sorbo L, Goligher EC, Hodgson CL, Munshi L, Walkey AJ, et al. An Official American Thoracic Society/European Society of Intensive Care Medicine/Society of Critical Care Medicine Clinical Practice Guideline: Mechanical Ventilation in Adult Patients with Acute Respiratory Distress Syndrome. Am J Respir Crit Care Med. 2017;195(9):1253-1263.
31. Clinical Ttrials. Disponível em: https://clinicaltrials.gov/ct2/show/NCT04972318
32. Hodgson CL, Cooper DJ, Arabi Y, King V, Bersten A, Bihari S, et al. Maximal recruitment open lung ventilation in acute respiratory distress syndrome (PHARLAP) A Phase II, multicenter randomized controlled clinical trial. Am J Respir Crit Care Med. 2019;200(11):1363-72.

Subcapítulo | 44.5

Tratamento de Hipoxemia Refratária: Almitrina, Óxido Nítrico e Posição Prona

Gonçalo Silva | Antero do Vale Fernandes | José Júlio Nóbrega | Paula Cristina Raminha Mendes

Destaques

A ventilação em posição prona altera a mecânica e a fisiologia das trocas gasosas com resultados consistentes na melhoria da oxigenação e na redução da mortalidade nos doentes com síndrome do desconforto respiratório agudo (SDRA) moderada a grave (ratio $PaO_2/FiO_2 < 150$).

A posição prona é uma manobra que não carece de recursos sofisticados, devendo ser implementada numa fase de evolução precoce da SDRA e por períodos prolongados associada a uma estratégia de ventilação protetora.

Apesar do racional fisiológico convincente para a utilização de óxido nítrico inalatório (ONi) no tratamento da hipoxemia e disfunção do ventrículo direito na SDRA, e dos efeitos demonstrados na melhoria da oxigenação, não há evidência de melhoria de resultados clínicos ou para a sua utilização na prática clínica a não ser em situações de resgate em quadros refratários.

Revisitando a literatura recente, podemos afirmar que a administração de almitrina IV na fase inicial da lesão pulmonar com SDRA pode estar associada a uma melhoria na oxigenação do sangue arterial e particularizando a SDRA Covid-19 (CSDRA), esta tendência mantém-se como demonstrado em alguns estudos.

Alguns autores propõem reservar o uso de almitrina IV na SDRA grave como tratamento de resgate em vigência de hipoxemia muito grave e refratária.

Atualmente, não existe um claro consenso sobre a indicação da almitrina IV na SDRA.

Quando o ONi associa-se a almitrina IV os resultados são favoráveis em termos de melhoria da oxigenação e de redução do shunt intrapulmonar. Além disso, a proporção de "respondedores" é maior com esta combinação, constituindo esta, uma boa estratégia para tratar a hipoxemia grave nestes doentes.

Introdução

A síndrome do desconforto respiratório agudo (SDRA) persiste um dos maiores desafios para a Medicina Intensiva e para o tratamento do doente crítico. Apesar de todo o conhecimento adquirido desde o seu reconhecimento como entidade clínica, a mortalidade da SDRA, especialmente nas suas formas mais graves (ratios $PaO_2/FiO_2 \leq 100$ mmHg com PEEP ≥ 5 cmH_2O) permanece superior a 40%.[1] É também reconhecido que, apesar da causa de morte da maioria dos doentes ser a falência multiorgânica derivada da doença primária ou de complicações secundárias, há uma percentagem significativa de doentes que morre por hipoxemia refratária, normalmente definida como uma $PaO_2 < 60$ mmHg apesar de FiO_2 de 1,0.[2] É assim premente a implementação de estratégias que previnam e controlem a hipoxemia refratária e a lesão pulmonar induzida pelo ventilador (VILI), uma vez que, para além do tratamento da etiologia da SDRA, não há nenhum tratamento específico comprovado para a SDRA enquanto entidade sindromática.

A abordagem reconhecida da SDRA foca-se na implementação de uma estratégia de ventilação protetora que minimize os efeitos adversos da ventilação mecânica. A aplicação de volumes correntes baixos (V_T de 4 a 8 mL/kg de peso previsto, com V_T alvo 6 mL/kg) e de limitação da pressão de *plateau* a valores inferiores a 30 cmH_2O demonstrou benefício em ensaios clínicos randomizados.[3,4] Outras estratégias, como a aplicação de níveis elevados de Pressão expiratória final positiva (PEEP),[5] o bloqueio neuromuscular,[6] e o posicionamento do doente em decúbito ventral[7] demonstraram benefícios em subgrupos específicos. Outras terapias ou técnicas como a utilização de vasodilatadores pulmonares, a manometria esofágica para guiar a aplicação de PEEP, a utilização de modalidades ventilatórias específicas como *a airway pressure release ventilation* (APRV) ou a ventilação por oscilação de alta frequência (HFOV) e a utilização de técnicas de oxigenação extracorporal podem ser consideradas, mas o seu benefício não foi demonstrado em estudos clínicos.

Dada a sua gravidade, os doentes com SDRA para além da abordagem específica da falência respiratória e da etiologia de base, requerem tratamento de suporte meticuloso, nomeadamente no que se refere à abordagem hemodinâmica, da fluidoterapia e balanço hídrico, prevenção e tratamento precoce de infecção nosocomial, suporte nutricional e controle glicêmico, entre outros para evitar complicações que contribuam para o agravamento do prognóstico destes doentes.

Neste capítulo irão ser abordadas especificamente a ventilação em decúbito ventral, a utilização do óxido nítrico inalatório (ONi) e de outros vasodilatadores pulmonares inalados e da almitrina no tratamento da hipoxemia refratária.

Ventilação em posição prona

Os primeiros trabalhos experimentais no âmbito do efeito do posicionamento na dinâmica respiratória reportam-se ao início do século passado. Em 1922, foi relatado uma diminuição da capacidade vital pulmonar em indivíduos saudáveis em posição supina relativamente à posição prona.[8]

Apesar de ser mais conveniente e até segura a abordagem de um doente em ambiente de cuidados intensivos em posição supina, seja para cuidados médicos ou de enfermagem, poucos indivíduos adultos efetivamente dormem nesta posição. A orientação típica da caixa torácica e dos pulmões evoluiu, à semelhança dos restantes mamíferos, para uma melhor eficiência em posição prona. Em posição prona há um melhor ajustamento conformacional entre o pulmão e a parede torácica,[9] o que resulta numa adequação da ventilação/perfusão maior e num aumento da capacidade residual funcional quando comparada com a posição supina.[10]

Os primeiros trabalhos a explorar o posicionamento em decúbito ventral dos doentes com insuficiência respiratória aguda e SDRA surgiram já desde os finais dos anos 1970 do século XX.[11] Contudo, apesar da evidência robusta e significativa do seu benefício em doentes com formas graves de SDRA,[12] e da aparente segurança e relativa simplicidade da sua aplicação, a sua implementação efetiva ainda é relativamente baixa[13] nos doentes com SDRA em ambiente de cuidados intensivos.

Mecanismos fisiológicos de benefício

O efeito favorável nos resultados da ventilação em posição prona em doentes com SDRA grave decorre não só pelo benefício demonstrado ao nível da oxigenação, como também por um possível efeito na redução da lesão pulmonar induzida pelo ventilador. Existem também efeitos hemodinâmicos, efeitos na *clearance* de secreções e numa eventual redução de complicações infecciosas pulmonares possíveis, mas cuja evidência é menos estabelecida.

Em posição supina as estruturas do mediastino exercem pressão sobre os pulmões, especialmente sobre os lobos pulmonares inferiores que são mais bem perfundidos. Isto favorece a ocorrência de atelectasia das regiões dependentes e a inadequação da ventilação/perfusão.[14] Em posição prona, pelo contrário, o peso do coração deixa de repousar sobre os pulmões e passa a assentar sobre o esterno, bem como o conteúdo abdominal que é deslocado anteriormente e reduz a pressão exercida sobre os lobos pulmonares inferiores.[15] O efeito da gravidade aparenta ser um determinante menor da perfusão regional pulmonar do que da ventilação, já que em posição prona o sangue flui preferencialmente para as regiões posteriores e inferiores do pulmão.[16] A melhor adaptação conformacional entre a parede torácica e o pulmão contribuem para um aumento dos volumes pulmonares, para uma aeração mais homogénea e para uma melhoria da adequação da ventilação/perfusão o que aparenta ser o mecanismo principal pelo qual o posicionamento em prona melhora a oxigenação dos doentes com SDRA grave (**Figura 44.5.1**).

O efeito benéfico na oxigenação por si só não explica nem garante melhores *outcomes* aos doentes com SDRA.[3,17] Outro mecanismo proposto para os melhores *outcomes* dos doentes com SDRA grave, submetidos a ventilação em posição prona, é uma provável relação com a redução na VILI.[18] Apesar de não existir evidência direta deste efeito em estudos em humanos, amostras de lavado broncoalveolar de doentes com SDRA ventilados em posição prona demonstra menores concentrações de mediadores inflamatórios em comparação a doentes ventilados em posição supina. Os mecanismos propostos para este efeito são a redução do *shear stress* (lesão de cisalhamento) ao nível da interface alveolocapilar, a redução da hiperinsuflação alveolar tidal com consequente menor sobredistensão pulmonar e uma distribuição do volume mais homogénea.

Os efeitos hemodinâmicos da ventilação em posição prona são mais variáveis e estão dependentes do estado volêmico do doente. Em doentes com reserva de pré-carga, a posição prona aumenta o débito cardíaco (DC),[19] por via do aumento da pré-carga e redução da pós-carga do ventrículo direito (VD) e aumento da pós-carga do ventrículo esquerdo (VE). O efeito ao nível do VD também acontece devido à redução do tônus vascular pulmonar e consequente redução da resistência vascular pulmonar.[20]

Foi demonstrado um efeito benéfico na incidência de pneumonia associada ao ventilador num estudo experimental animal.[21] Postula-se que o posicionamento mais anterior da traqueia e orofaringe possa facilitar a eliminação de secreções, e assim, reduzir a incidência de pneumonia associada a ventilação mecânica (PAV). Contudo, este efeito em estudos clínicos não foi demonstrado de forma consistente.[21,23]

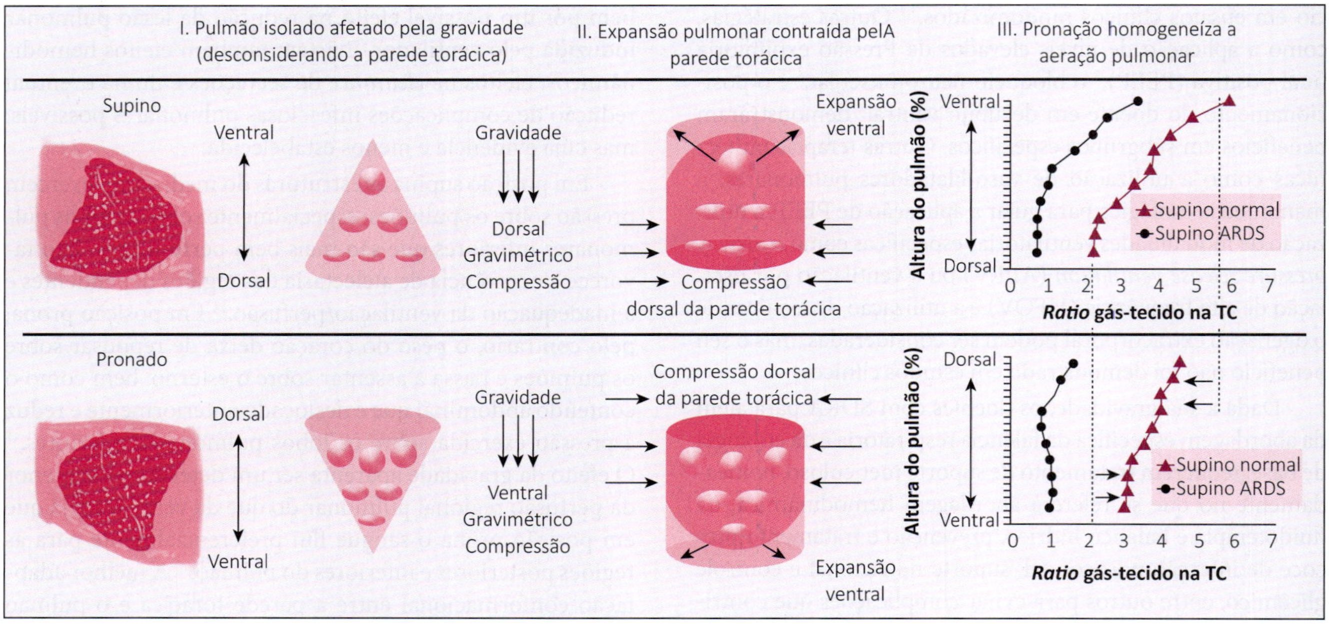

Figura 44.5.1. Interações entre o pulmão e a parede torácica e o efeito da gravidade em doentes nas posições supina e prona.

Na coluna I observa-se um pulmão isolado (cone) e unidades alveolares (círculos) removidos da parede torácica. O pulmão contém mais unidades alveolares nas regiões dorsais do que nas regiões ventrais e criando-se um gradiente de pressão pleural gravitacional que leva à compressão de segmentos dependentes. Quando o doente é posicionado em decúbito ventral, a fração de unidades alveolares comprimidas é menor do que quando o paciente está em decúbito dorsal. A coluna II ilustra os efeitos da compressão da forma cônica nativa dos pulmões na parede torácica rígida. Enquanto, o paciente em decúbito dorsal, os efeitos compressivos da gravidade são ampliados pela parede torácica, comprimindo ainda mais os segmentos dorsais enquanto expandem os segmentos ventrais. Por outro lado, quando o paciente está em decúbito ventral, os efeitos da parede torácica opõem-se aos efeitos gravimétricos, levando a uma aeração mais homogénea. A coluna III exibe dados experimentais que evidenciam como a aeração pulmonar (relação gás-tecido na TC) varia à medida que se move ao longo do eixo vertical do pulmão em doentes com SDRA. Observa-se uma marcada assimetria na aeração ao longo do eixo ventral/dorsal quando em decúbito dorsal e uma relação gás-tecido muito mais uniforme quando em decúbito ventral. As setas brancas significam recrutamento de regiões dependentes e as setas pretas significam hiperinsuflação regional reduzida.[17]

Fonte: Adaptada de Scholten EL, Beitler JR, Prisk GK, Malhotra A. Treatment of ARDS With Prone Positioning. Chest. 2017 Jan;151(1):215-24.

Evidência clínica

Apesar de considerada desde longa data como uma estratégia com benefício potencial na abordagem de doentes com SDRA,[11] dos ganhos comprovados na oxigenação em doentes com SDRA e dos benefícios potenciais na redução da VILI e do efeito hemodinâmico favorável, a evidência para a sua utilização só foi demonstrada de forma clara após a publicação do estudo PROSEVA em 2013.[12] Este estudo demonstrou um claro benefício na oxigenação e na mortalidade para os doentes com SDRA com *ratio* $PaO_2/FiO_2 < 150$ ventilados em posição prona.

Vários estudos randomizados controlados prévios foram realizados, contudo em nenhum deles foi demonstrado um benefício significativo na mortalidade,[22,24-26] apesar de em alguns terem sido verificados efeitos significativos ou tendências em *end-points* secundários ou em análise de subgrupos específicos de doentes. A maioria foi realizada numa era anterior à publicação dos estudos ARDSNET, pelo que foram utilizados volumes correntes > 8 mL/kg, *driving pressures* >15 cmH_2O e valores de PEEP baixos (< 8 cmH_2O). Por outro lado, a duração do posicionamento em prona, o número de sessões de prona e o *timing* de aplicação na evolução da doença foi também amplamente discutida durante um longo período.

O estudo PROSEVA englobou 466 doentes com SDRA moderada a grave (*ratio* $PaO_2/FiO_2 < 150$), ventilados em modalidades de pressão controlada (com controlo rigoroso do V_T e pressão de *plateau*), que foram randomizados precocemente (mas após 12 horas da apresentação, para exclusão de causas não SDRA para a hipoxemia) para receberem ventilação em posição supina ou ventilação em posição prona durante 16 h/dia em sessões repetidas diárias até melhoria clínica sustentada (*ratio* $PaO_2/FiO_2 > 150$ com PEEP < 10 cmH_2O e $FiO_2 < 0{,}6$ durante pelo menos quatro horas). Comparado com os estudos anteriores, os doentes foram recrutados mais precocemente, tinham valores de oxigenação piores, complacência pulmonar mais baixa (~35 a 36 mL/cmH_2O) e foram ventilados com V_T mais baixos (~6,1 mL/kg peso ideal) e PEEP mais elevada (~10 cmH_2O). Apesar de algumas diferenças entre os 2 grupos (doentes do grupo-controle eram mais velhos, tinham maior gravidade de doença, receberam mais vasopressores e terapia de substituição da função renal) os resultados demonstraram uma diferença substancial nos *outcomes*. Verificou-se uma redução significativa quer na mortalidade a 28 dias (16,0% no grupo prona *vs.* 32,8% no grupo supino, redução de risco absoluto 16,8%, NNT 6, P < 0,001) e na mortalidade a 90 dias (23,6% no grupo em posição prona *vs.* 41,0% no grupo em posição supina, redução de risco absoluto 17,4%, NNT 6; P < 0,001). A magnitude da diferença é de tal ordem que torna pouco provável que possa ser explicada pelas diferenças entre os grupos. Desde então, a ventilação em posição prona é recomendada e deve ser considerada como o *standard* de cuidados dos doentes com SRDA moderada a grave com *ratio* $PaO_2/FiO_2 < 150$, apesar de ainda ser substancialmente subutilizada na prática clínica, com taxas de utilização de cerca de 32% em doentes com SDRA grave.[13] Várias metanálises e revisões sistemáticas confirmaram o benefício da ventilação em posição prona em doentes com SDRA.[27-29]

A pandemia da Covid-19 e o grande número de doentes que desenvolveram SDRA grave vieram reforçar o seu papel no manejo destes doentes com taxas de adoção crescentes, em um estudo de até 79% na SDRA grave.[30]

O benefício potencial da posição prona é extensivo a doentes em respiração espontânea com insuficiência respiratória hipoxêmica aguda. Apesar da existência de alguns estudos observacionais prévios apontarem efeitos benéficos da sua utilização,[31] após o advento da pandemia da Covid-19 existe evidência crescente e progressivamente mais robusta para o seu benefício, não só na melhoria da oxigenação, como na redução de falência de tratamento não invasivo e necessidade de ventilação mecânica invasiva,[32] ao ponto da sua utilização ser incluída nas recomendações de abordagem inicial de doentes com insuficiência respiratória aguda.[33]

Quando posicionar o doente em pronação

Os doentes que apresentem critérios de SDRA moderada a grave ($PaO_2/FiO_2 < 150$) devem ser posicionados em posição prona em fase precoce da evolução da doença e por períodos alargados. A posição prona deve ser encarada não como uma opção de resgate para doentes com doença já em fases avançadas de evolução, mas precocemente no curso da doença e de forma integrada com as restantes estratégias de tratamento da SDRA. É assim possível aproveitar, desde o início os seus benefícios, não só em termos de oxigenação, numa fase inicial de evolução da SDRA normalmente mais propícia ao efeito do recrutamento alveolar conseguido, mas também ao nível de uma melhor homogeneização conformacional do pulmão e da distribuição do volume-minuto, reduzindo as forças de tensão e deformação impostas pela ventilação mecânica.[34]

A manobra de pronação de um doente ventilado

A manobra de pronação deve ser feita de forma sistematizada, pelo que os profissionais envolvidos necessitam estar sensibilizados para o procedimento e de igual modo, devem ter conhecimento de como colocar o doente rapidamente em posição supina caso surjam complicações. O número de pessoas necessário para o procedimento varia, contudo, por razões de segurança deverão estar presentes pelo menos 4 a 5 pessoas: 1 pessoa à cabeceira, verificando a via aérea e restantes dispositivos e 3 a 4 pessoas aos lados da cama para posicionar o doente. Uma das pessoas deverá estar responsável pela supervisão da manobra e é mandatório que esteja presente um profissional capacitado para a abordagem da via aérea em caso de extubação acidental. No **Quadro 44.5.1** e na **Figura 44.5.2** são apresentados um exemplo de procedimento de posicionamento em decúbito ventral. Este deve ser adaptado às particularidades e realidade de cada unidade. O movimento descrito é de rotação em bloco que é o mais frequentemente utilizado. Existem vários vídeos disponíveis com demonstração do procedimento, estando um deles disponível com o artigo original do estudo PROSEVA (**Vídeo 44.5.1**).[12]

Quadro 44.5.1. Procedimento para o posicionamento em pronação

Preparação do procedimento	
Verificar contraindicações	• **Fraturas da face, coluna ou pélvis instáveis** • Queimaduras ou feridas abertas na região ventral • Hipertensão intracraniana • Arritmias graves instáveis
Explicar a manobra ao doente e/ou a família sempre que possível	
Planear o posicionamento com a equipa	
Confirmar posicionamento do tubo traqueal em radiografia de tórax (2 cm a 4 cm acima da carina)	
Confirmar posicionamento e fixação de tubo traqueal e restantes cateteres e dispositivos	
Suspender a nutrição entérica, aspirar o resíduo gástrico e clampear a sonda gástrica	
Preparar equipamento de aspiração, aspirar secreções, colocar sistema de aspiração fechado, auscultar o doente	
Decidir para que lado e como posicionar o doente	
Assegurar o cumprimento suficiente do circuito ventilatório e linhas de acessos venosos e arteriais	
Deslocar e orientar os dispositivos e tubagens em direção às extremidades do doente	
Retirar os elétrodos de ECG da região ventral	
Hidratar os olhos e fixar as pálpebras em posição fechada	
Otimizar a sedação, e se necessário, administrar curarizante	
Procedimento de pronação	
Colocar 1 ou mais pessoas de cada lado da cama e 1 pessoa à cabeceira (especial atenção à fixação do tubo traqueal e restantes dispositivos)	
Aumentar a FiO_2 para 1 e confirmar a modalidade ventilatória, V_T, V_M e pressões de pico e *plateau*	
Colocar o doente em decúbito dorsal com os braços ao longo do corpo	
Puxar o doente para a extremidade lateral da cama oposta à do lado para o qual o doente será rodado (idealmente a mais afastada do ventilador)	
Colocar a mão e o antebraço que farão a rotação inferior por baixo da bacia, em supinação	
Rodar lentamente o doente no sentido do ventilador, vigiando o posicionamento da mão e do antebraço que estão por baixo do doente	
Aos 90º de rotação, colocar almofadas na região torácica, abdominal e sob as pernas	
Continuar a rotação controlada até completar o decúbito ventral	
Otimizar o alinhamento corporal e a redistribuição da pressão sobre as almofadas	
Verificar todos os dispositivos, circuito ventilatório e linhas de acessos. Auscultar o tórax	
Recolocar elétrodos de ECG no dorso do doente	
Elevar a cama em posição Trendlenburg invertido	
Rever e otimizar parâmetros ventilatórios (ajuste de PEEP, FiO_2 e V_T) de acordo com a mecânica respiratória	
Realizar posicionamentos laterais ligeiros (20º a 30º) de forma intermitente a cada duas horas	
Vigiar integridade da pele, zonas de pressão e lesões oculares	

ECG: eletrocardiograma.

Fonte: Adaptado de Serviço de Medicina Intensiva, SESARAM, EPERAM, Ventilação mecânica em decúbito dorsal, Protocolo nº 015.

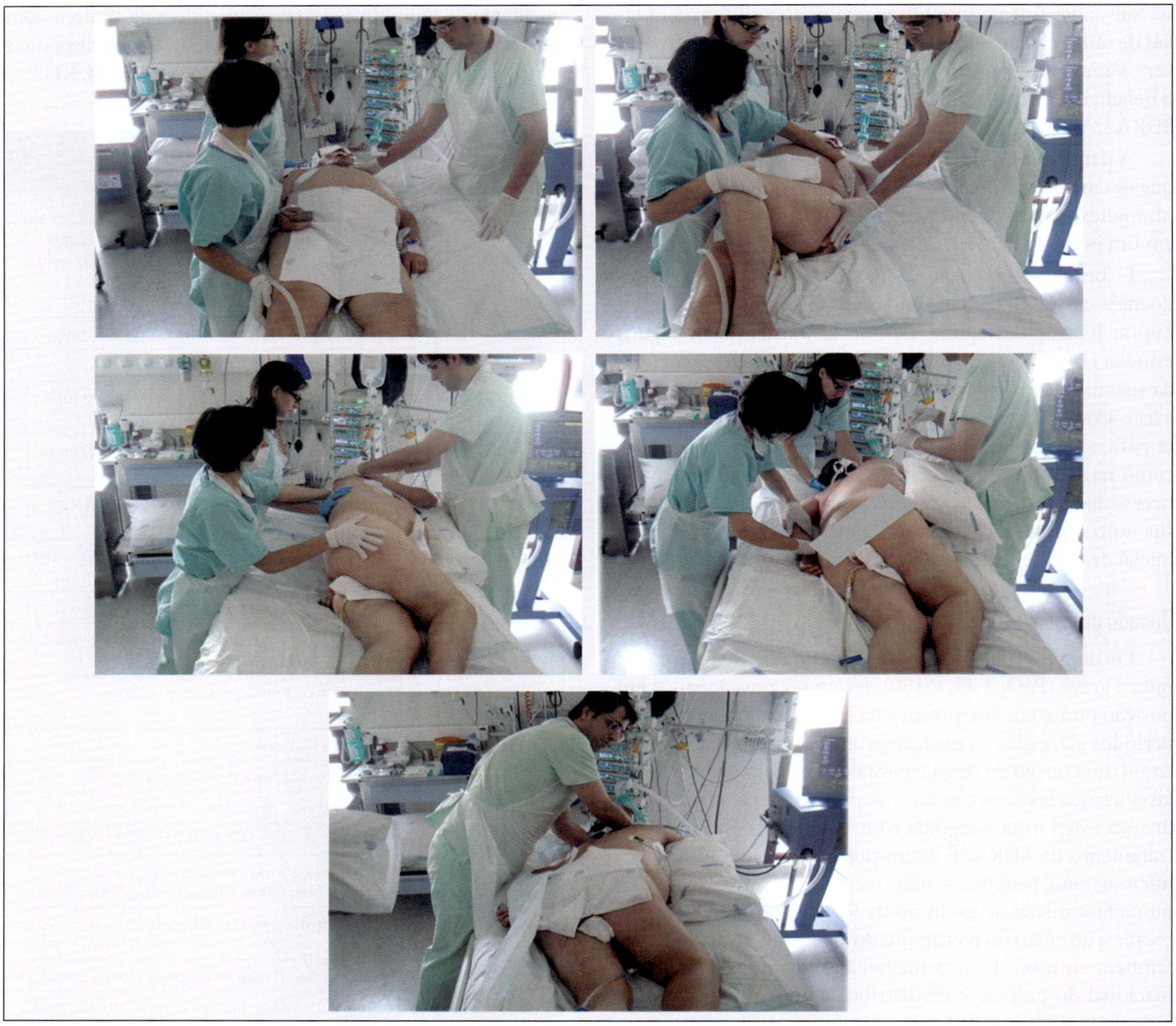

Figura 44.5.2. Procedimento para o posicionamento em pronação.

Fonte: Adaptada de Serviço de Medicina Intensiva, SESARAM, EPERAM, Ventilação mecânica em decúbito dorsal, Protocolo nº 015.

Vídeo 44.5.1. Prone Positioning of Patients with the Acute Respiratory Distress Syndrome (ARDS) 5m 11s.

Fonte: Guérin C, Reignier J, Richard JC, Beuret P, Gacouin A, Boulain T *et al.* Prone Positioning in Severe Acute Respiratory Distress Syndrome. N Engl J Med 2013;368:2159-2168.

Manutenção do doente em posição prona

A estratégia ventilatória dos doentes em posição prona não é consensual, contudo, a aplicação de baixo V_T é importante para os efeitos benéficos.[35] A aplicação de PEEP em doentes em posição prona não está bem estudada, contudo, estudos animais sugerem que os efeitos da posição e da PEEP na complacência pulmonares aparentam ser independentes e complementares,[36] pelo que a aplicação das duas estratégias de forma precoce e em conjunto, numa fase em que o pulmão será mais recrutável é teoricamente benéfica.

Os doentes sob ventilação mecânica em decúbito dorsal requerem normalmente doses mais elevadas de sedação e muitos necessitam de bloqueio neuromuscular. Na maior parte dos estudos realizados os doentes estão profundamente sedados e com taxas de bloqueio neuromuscular elevado (87% no estudo PROSEVA). A possibilidade de permitir a respiração espontânea aos doentes com SDRA ventilados em posição prona não está suficientemente estudada.

As contraindicações para o posicionamento em prona são relativamente poucas. A única contraindicação formal considerada atualmente é a fratura instável da coluna vertebral e pélvis. Outras situações como a esternotomia recente,[37] hipertensão intracraniana, instabilidade hemodinâmica e gravidez devem ser vistas como contraindicações relativas e o recurso a posição prona ponderado numa base individual.

Muitas das complicações decorrentes do posicionamento em prona, como o deslocamento de dispositivos e as úlceras de pressão,[38] são na sua maioria minimizadas com o treino adequado e com a correta preparação e realização da manobra. A maioria dos procedimentos de enfermagem e terapêuticos poderão ser feitos em posição prona ou programados para serem realizados nos períodos em que o doente está em posição supina. Procedimentos mais complexos, como a broncoscopia,[39] transporte inter-hospitalar[40] e mesmo as técnicas de circulação extracorpórea[41] podem ser realizados de forma segura.

O aumento da pressão intra-abdominal é uma complicação bem documentada do posicionamento em posição prona.[42] Em doentes com obesidade abdominal foram descritas frequências aumentadas de insuficiência renal e hepatite hipóxica.[43,44] A utilização de colchões com almofadas de ar demonstrou benefícios na redução das complicações associadas ao aumento da pressão intra-abdominal.[45]

A alimentação dos doentes por via entérica pode normalmente ser retomada, contudo é frequente o aumento da êmese e/ou do resíduo gástrico, pelo que se recomenda uma abordagem cautelosa na progressão da dieta, com especial atenção ao posicionamento do doente (cabeceira elevada) e uso de procinéticos.

A manobra de posicionamento em decúbito dorsal é uma manobra que, desde que feita de modo sistematizado e com uma preparação adequada, é segura e que, apesar dos benefícios potenciais, não requer a utilização de equipamentos específicos para além dos já existentes numa unidade de terapia intensiva (UTI), mesmo em locais com recursos limitados. A utilização de camas específicas e que permitam a realização da manobra de forma automatizada não tem benefícios demonstrados.[45]

Óxido nítrico e vasodilatadores pulmonares inalados

A utilização de vasodilatadores inalados na abordagem de doentes com SDRA grave tem um racional fisiológico incontornável, contudo, os dados de investigação experimental e clínica acumulados revelaram um papel significativamente mais limitado para a sua utilização.

Racional fisiológico

O *baby lung* é uma das características da SDRA grave, em que alvéolos pouco arejados devido a edema exsudativo, membranas hialinas e atelectasia, alternam com zonas de parênquima pulmonar relativamente preservadas e com complacência preservada que recebem uma fração desproporcionadamente alta do volume-minuto. As zonas mais afetadas estão normalmente localizadas nas regiões mais dependentes dos pulmões, mas recebem muito do débito do VD, o que resulta numa significativa desproporção da relação ventilação/perfusão.[46] A vasoconstrição induzida pela hipoxia local resulta em hipertensão pulmonar,[47] que é agravada pela desregulação de mediadores vasodilatadores e vasoconstritores,[48] que no limite podem levar à falência do VD.[49]

Os vasodilatadores administrados através do circuito ventilatório atingiriam preferencialmente os alvéolos mais bem arejados. A vasodilatação seletiva de zonas mais arejadas teriam o efeito de redistribuir o fluxo sanguíneo de zonas menos bem perfundidas, reduzindo assim, a fração de *shunt* e a magnitude da hipertensão pulmonar.[49]

A administração de vasodilatadores pulmonares por via inalada apresenta a vantagem do seu efeito sistêmico ser residual e normalmente negligenciável. Com base no racional fisiológico para a sua utilização, verificou-se uma disseminação relativamente rápida na sua utilização,[50] contudo, a evidência clínica é baixa no que se refere a um real benefício em *end-points* significativos e sustentados.

O óxido nítrico (ON), na sua forma natural (endógena), é produzido pelas células do endotélio vascular a partir da L-arginina e oxigênio numa reação catalisada pelo óxido cítrico sintetase (eNOS tipo III).[52] O ON, assim produzido, difunde-se para o músculo liso adjacente, onde provoca a ativação da guanilato ciclase solúvel, que por sua vez produz guanosina monofosfato cíclico (GMPc) levando à ativação de quinases proteicas que reduzem o cálcio intracelular e levam a vasodilatação ao nível das arteríolas de resistência pré-capilares (**Figura 44.5.3**)[53]

Quando administrado por via inalatória, provoca a diminuição do tônus do músculo liso da vasculatura pulmonar

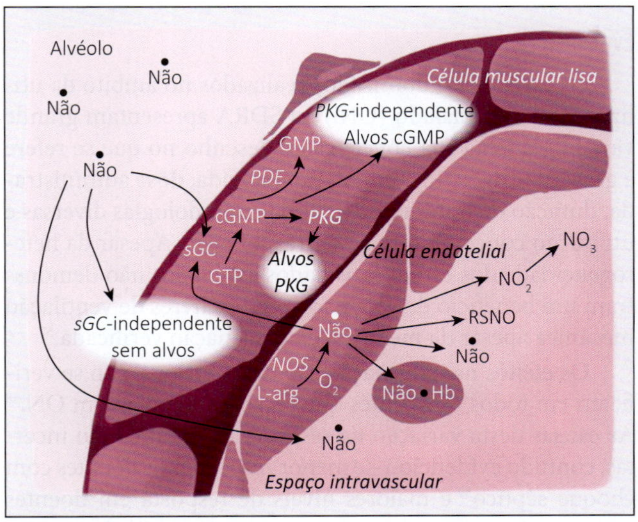

Figura 44.5.3. Via de sinalização do óxido nítrico a nível pulmonar.

NO: óxido nítrico; PKG: proteínas cinases dependentes do GMPc; NOS: óxido nítrico sintetase solúvel; L-arg: L-arginina; sGC: guanilato ciclases solúveis; RSNO: S-nitrosotiol.

Fonte: Ichinose F, Roberts JD, Zapol WM. Inhaled Nitric Oxide: A Selective Pulmonary Vasodilator: Current Uses and Therapeutic Potential. Circulation. 2004 Jun 29;109(25):3106-11. (*Open Access*)

nas áreas ventiladas com consequente efeito vasodilatador local, melhoria da perfusão local e redução da fração de *shunt* pulmonar. Este efeito local dos vasodilatadores inalados contrasta com o efeito dos vasodilatadores administrados por via sistêmica que ao provocarem uma vasodilatação difusa de toda a vasculatura pulmonar, incluindo as áreas não ventiladas, aumenta a fração de *shunt* e leva ao agravamento da oxigenação.[52] O efeito vasodilatador tem um rápido início de ação e uma semivida curta o que o torna um agente altamente seletivo com poucos efeitos na circulação sistêmica.

Para além dos efeitos vasodilatadores, o ON tem também efeitos adicionais anti-inflamatórios pela modulação da proliferação e migração de neutrófilos,[54] efeito inibidor da ativação plaquetar[55] e efeito broncodilatador[56] documentados.

O ON é muito reativo, sendo rapidamente inativado pela ligação a moléculas Heme. É rapidamente oxidado, formando os metabólitos mais estáveis dióxido de nitrogênio (NO_2^-) e trióxido de nitrogênio (NO_3^-). A semivida do ON é muito curta (0,15 a 0,30 segundos), sendo que a sua duração de ação, por via da transdução de sinal via GMPc/quinases proteicas é de cerca de 15 a 30 segundos numa dose de 5 ppm a 80 ppm.

À semelhança do ON, as prostaglandinas nebulizadas, pelo seu efeito vasodilatador direto, também foram estudadas na SDRA, nomeadamente a prostaciclina (Epoprostenol, PGI_2), alprostadil (PGE_1) e dinoprostona (PGE_2). A prostaciclina apresenta ainda propriedades adicionais antiagregantes plaquetares e de inibição da migração plaquetária.

Múltiplos outros vasodilatadores por via inalatória foram estudados, nomeadamente o oxigênio, os doadores de óxido nítrico, a milrinona, a nitroglicerina, o nitroprussiato, os inibidores da fosfodiesterase, os antagonistas do receptor da endotelina e os agonistas da guanilato ciclase. Destes o grosso da evidência experimental e clínica provém do óxido nítrico e das prostaglandinas.

Evidência clínica

Os estudos randomizados realizados no âmbito da utilização de ON inalado (ONi) na SDRA apresentam grande variabilidade na sua concepção e desenho no que se refere à gravidade da SDRA, população incluída, dose administrada, duração de tratamento e, ainda, metodologias diversas e utilização concomitante de outras terapias. Apesar da heterogeneidade dos estudos, os dados agregados não demonstram um benefício de sobrevida ou dias livres de ventilação mecânica apesar da melhoria da oxigenação verificada.[57]

Os efeitos na oxigenação são transitórios e não se verificam em todos os doentes que recebem terapia com ON.[58] As causas desta variação na resposta terapêutica são incertas, contudo evidenciou-se menor resposta nos doentes com choque séptico[59] e maiores níveis de resposta em doentes com resistência vascular pulmonar aumentada de base e nos doentes responsivos a PEEP.[60]

A utilização de ON foi associada a um aumento significativo do risco de disfunção renal[61,62] e a uma tendência agregada para maior mortalidade.[62] Os dados dos efeitos da sua utilização a longo prazo em sobreviventes de SDRA são contraditórios, sendo que uma análise retrospectiva demonstrou efeitos favoráveis a nível da capacidade total pulmonar, na percentagem de volume expiratório forçado em um segundo e na capacidade vital forçada.[63]

A evidência clínica para a utilização de prostaglandinas inaladas na SDRA é mais limitada do que a existente para o ON e os dados menos consistentes. Em alguns estudos foi demonstrado um efeito positivo na oxigenação,[64-66] noutros não.[67,68]

Quer o ON, quer as prostaglandinas apresentam resultados similares quando comparadas entre si no que se refere aos seus efeitos ao nível da pressão da artéria pulmonar, oxigenação (*ratio* PaO_2/FiO_2), duração de ventilação mecânica e sobrevida.[69-71] A administração de ON é substancialmente mais cara e requer dispositivos específicos e mais complexos do que as prostaglandinas inaladas.

De acordo com a evidência existente, a utilização de vasodilatadores pulmonares inalados não é neste momento recomendada na abordagem do doente com SDRA grave. Deverá ser considerada a sua utilização em situações de resgate em doentes com hipoxemia refratária, mas o benefício deverá ser ponderado de acordo com o risco de efeitos secundários extrapulmonares como a insuficiência renal, entre outros.

Administração do óxido nítrico

O ON é administrado de forma pressurizada pelo sistemas de entrega calibrados no circuito ventilatório em mistura com o oxigênio. Dado o risco dos efeitos decorrentes da suspensão imediata do tratamento, deve estar disponível equipamento e bateria de reserva.

Não existem recomendações nem protocolos universalmente aceitos para a administração de ON. Em regra, deve ser iniciado em dose baixa (5 ppm a 10 ppm) com titulação progressiva até a dose eficaz mais baixa para cada doente. Está descrito o surgimento de tolerância em administrações prolongadas (> 96 horas) que podem levar a uma redução da dose eficaz e a um aumento de efeitos adversos se não identificada.[72] A dose utilizada na maioria dos estudos varia entre 1 ppm e 80 ppm, sendo em geral de 10 ppm a 20 ppm.[73,74]

Efeitos adversos[75]

A administração de ON é, em regra, considerada segura, sendo os efeitos adversos normalmente de curta duração e facilmente reversíveis dada a sua semivida curta. A ocorrência de efeitos adversos é mais frequente quando a administração é prolongada e em doses elevadas.

De igual modo que com os vasodilatadores sistêmicos pode ocorrer instabilidade hemodinâmica após o início da sua administração por diminuição da resistência vascular sistêmica, com hipotensão arterial, taquicardia, edema pulmonar e hipoxemia. A sua ocorrência deve levar à suspensão do tratamento e à consideração da existência de causas precipitantes como a doença veno-oclusiva pulmonar.

A suspensão abrupta do tratamento pode precipitar hipertensão pulmonar *rebound*, com hipoxemia e compromisso hemodinâmico. É mais frequente ocorrer após tratamentos prolongados, devendo o desmame do tratamento ser feito de forma lenta.

O risco de disfunção renal está associado a tratamentos mais prolongados (> 7 dias) e é mais frequente em doentes submetidos a tratamento com ON devido a SDRA.[76]

A metemoglobinemia é uma complicação rara, mas possível dado o metabolismo do ON. O risco é maior em doentes com predisposição genética para a doença e em doses superiores de ON (> 20 ppm). É recomendada a vigilância dos níveis de meta-hemoglobina após o início do tratamento.

A citotoxicidade decorre também do metabolismo do ON, especialmente o metabolito NO_2^- que é diretamente tóxico para o tecido alveolar e muscular. Os níveis de NO_2^- no ar ambiente devem ser monitorizados, (valores-alvo < 2 ppm), especialmente se utilizadas altas concentrações de O_2 e com utilizações prolongadas de terapia com ON. Deverá ser considerada a utilização de sistemas de extração de gases.

Almitrina

O dismesilato de almitrina (Vectarion®) é um agonista dos quimiorreceptores periféricos aórticos e principalmente carotídeos, que modula a concentração de catecolaminas, em especial a de dopamina.[77,78]

Foi utilizado incialmente como estimulante respiratório na bronquite crônica de obstrução, pois ao permitir uma maior ventilação alveolar por meio de estímulos carotídeos e aórticos, aumentava o volume-corrente, a frequência respiratória e a capacidade vital forçada.[79,80]

Características físico-químicas

A almitrina é uma complexa molécula de elevado peso molecular (477.552 g/mol), derivada triazínico da benzidrilpiperazina que se apresenta na forma de dismesilato, (**Figura 44.5.4**), tem uma baixa solubilidade aquosa, é muito lipossolúvel, o que a permite atravessar rapidamente as membranas celulares, e lhe confere estabilidade nos meios biológicos.[81-85]

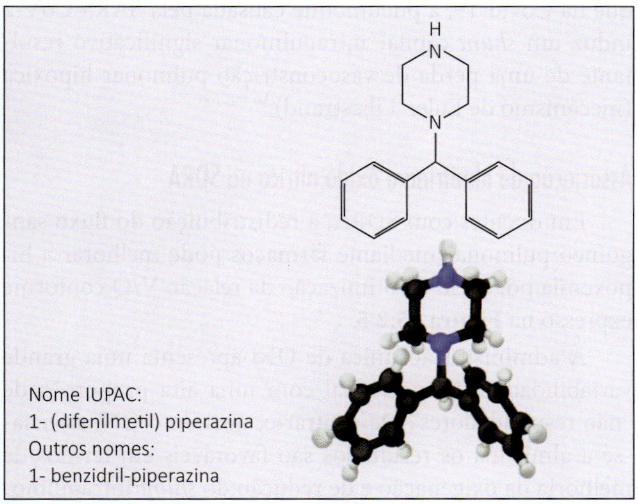

Figura 44.5.4. Representação esquemática da difenilmetilpiperazina (benzidrilpiperazina).

Fonte: AHFS/drugs.com.

Farmacocinética

O seu metabolismo é fundamentalmente hepático, não provocando indução enzimática, formando-se, no entanto, diversos metabólitos inativos rapidamente após as primeiras duas a quatro horas de administração.[84,85]

O *clearance* hepático e plasmático são similares e são relativamente baixos, em redor de 4 mL/min/kg.[84,85] A eliminação é muito lenta, sendo feita fundamentalmente por via biliar e em menor grau por via urinária (10%), sendo que a lenta eliminação é resultante da combinação de um grande volume de distribuição e de um baixo *cleareance* palsmático.[86,87]

A cinética plasmática de eliminação da almitrina segue um modelo tricompartimental, apresentando uma primeira fase de semivida de 3 minutos, correspondente a distribuição do fármaco no organismo, seguindo-se duas fases de eliminação com semividas de 1,25 h e 27,5 h.[87,88]

Na forma oral, a almitrina não está comercializada no espaço lusófono, contudo em alguns países está comercializada com indicação aprovada para uso no tratamento da hipoxia em doentes com doença pulmonar obstrutiva crônica (DPOC), e, na formulação IV, é utilizada como estratégia complementar à melhoria da oxigenação na SDRA grave.

Farmacodinâmica

O seu mecanismo de ação não é claro, mas o facto dos inibidores dos canais de cálcio impedirem a ação da almitrina sobre a vasoconstrição pulmonar hipóxica (VPH) sugere um mecanismo de ação em que estão implicados os canais de cálcio tipo L.

A atuação como agonista dos quimiorreceptores periféricos aórticos e carotídeos é feita por meio da inibição seletiva da atividade de um canal de K+ dependente de $Ca2^+$, modulando a concentração de catecolaminas em especial a dopamina, alterando em consequência a relação ventilação – perfusão capilar (relação V/Q), o que permite uma maior ventilação alveolar e em consequência a melhoria da respiração.[87-89]

O efeito vasoconstritor da almitrina sobre a circulação pulmonar predomina nas zonas pulmonares não ventiladas, onde potencializa a VPH quando esta se encontra diminuída, desviando o fluxo sanguíneo pulmonar para zonas ventiladas com boa relação V/Q.[89]

O efeito da almitrina sobre a oxigenação arterial depende de vários fatores:

- **Grau de vasoconstrição pulmonar:** A almitrina somente potencializa a VPH quando esta se encontra deficiente. Nas zonas onde a VPH não está alterada, a almitrina não induz a vasoconstrição adicional.[88]
- **Dose administrada** Com um *bolus* de (0,5 mg/kg) a almitrina inicia a sua ação sobre os gases sanguíneos em cerca de dois minutos, com um efeito máximo sobre a PaO_2 e a $PaCO_2$ observado aos 4 e 10 minutos, respectivamente.[88,90]

Aos 30 minutos desparece o efeito que exerce sobre a PaO_2 ($\Delta PaO2$) e quando administrada em perfusão contínua alcança uma concentração máxima aos 20 minutos, mantendo-se, contudo, estável a partir daí.[88,90]

O efeito máximo sobre a PaO_2 coincide no tempo com a concentração máxima de almitrina, mantendo-se o efeito sobre a PaO_2 ($\Delta PaO2$) , enquanto se mantiver a concentração máxima, sendo que para obter o efeito clínico são necessários níveis plasmáticos de almitrina acima de 100 ng/mL.[88,90]

A forma de administração oral é sobretudo recomendada no tratamento da insuficiência respiratória com hipoxemia grave, causada por doença pulmonar obstrutiva crônica (DPOC) em particular a bronquite crônica obstrutiva com hipoxemia associada, constituindo aí um poderoso agente farmacológico químico-agonista com ação alveolocapilar, que melhora o intercâmbio gasoso e a perfusão alveolocapilar.[90]

Almitrina na SDRA

A almitrina é uma droga cientificamente reconhecida que potencializa a vasoconstrição pulmonar por um efeito vasoconstritor específico para as artérias pulmonares por meio de uma ação mediada pelo cálcio.

O resultado da ação terapêutica da almitrina é um aumento da quantidade de oxigénio captado pelo sangue ao nível dos pulmões e daí um aumento na pressão parcial arterial de oxigênio (PaO_2) e uma diminuição da pressão parcial arterial de dióxido de carbono ($PaCO_2$).[90,91]

A almitrina em baixas doses ($\leq$ 4 µg/kg/min) pode potenciar a vasoconstrição pulmonar hipóxica, tal como se demostrou em estudos experimentais,[81,82,92,93] e em indivíduos sãos.[94]

Vários estudos em animais mostram que a almitrina em doses altas ($\geq$ 5 µg/kg/min) pode causar vasoconstrição pulmonar global e inespecífica, efeito que pode desviar o fluxo sanguíneo pulmonar desde as zonas bem ventiladas até as zonas mal ventiladas, opondo-se ao da vasoconstrição pulmonar hipóxica e portanto, piorando o intercâmbio gasoso.[83,92,94,95]

No entanto, contrastando com os estudos clínicos anteriormente assinalados, pode também observar-se uma melhoria da oxigenação arterial com doses elevadas de almitrina (16 µg/kg/min).[96,97]

Conclui-se, portanto, que os efeitos da almitrina sobre a oxigenação em doentes com SDRA mostram resultados dispares: *resposta efectiva*;[96-100] *efeito inconstante*, de forma a que só respondem alguns doentes[96,97] e *não respondedores*,[101,102] disparidade de resultados que poderia dever-se às distintas doses utilizadas nos diferentes estudos clínicos.

Para dar resposta a esta controvérsia, foi estudada a curva dose–resposta da almitrina em 30 doentes com SDRA[98,101,102] isoladamente ou em combinação com o NOi (5 ppm).

Observou-se que o aumento máximo da PaO_2 e a descida máxima do *shunt* intrapulmonar foram observados com a almitrina a 2 µg/kg/min em doentes com choque séptico e a 4 µg/kg/min em doentes sem choque séptico. Esta resposta poderia explicar-se por duas razões; primeiro, porque o próprio choque séptico pode diminuir a vasoconstrição pulmonar hipóxica,[103] sendo os vasos sanguíneos pulmonares mais reativos à almitrina, e em segundo lugar, porque os doentes com choque séptico foram tratados com noradrenalina, fármaco que poderia potencializar o efeito vasoconstritor da almitrina.[98]

Em contrário, este efeito máximo sobre a oxigenação não se observou na pressão da artéria pulmonar, nem no índice de resistência vascular pulmonar, que aumentaram de forma dose-dependente.[101,102]

Até ao momento não se conhecem os fatores preditivos da resposta ao tratamento com almitrina, já que nem ela é sempre efetiva em melhorar a oxigenação na SDRA.

O estudo de Gallart *et al.* analisou vários fatores, porém em nenhum deles foi observada a capacidade de previsão da resposta à almitrina.[98]

O dismesilato de almitrina pode igualmente ser usado no tratamento de outras condições clínicas nomeadamente: declínio cognitivo relacionado à idade, tonturas, distúrbios neurológicos, deficiência visual, perda ou deficiência auditiva e tem sido relatado um efeito potencialmente benéfico no tratamento da dessaturação noturna de oxigênio sem prejuízo da qualidade do sono.

Como sabemos, a SDRA é caracterizada por uma hipoxemia refratária secundária a distúrbios da relação V/Q, existindo muitas áreas de *shunt* (relação V/Q igual a zero) e de *efeito shunt* (relação V/Q baixa).

Na SDRA grave, em doentes muito hipoxêmicos, os tratamentos farmacológicos, especialmente almitrina-dismesilato intravenoso (IV), podem ser de interesse em associação às estratégias não ventilatórias específicas, como o posicionamento do corpo (decúbito ventral e anti-Trendelenburg) enquanto estratégias complementares a melhoria da oxigenação gravemente comprometida em resultado do aumento do *shunt* intrapulmonar.[103-105]

Como desenvolveremos mais adiante, ao abordarmos o uso da almitrina IV no CSDRA parece haver evidência de que na Covid-19, a pneumonite causada pela SARS-CoV-2 induz um *shunt* capilar intrapulmonar significativo resultante de uma perda de vasoconstrição pulmonar hipóxica (mecanismo de Euler-Liljestrand).[99,106-109]

Associação de almitrina e óxido nítrico na SDRA

Em doentes com SDRA, a redistribuição do fluxo sanguíneo pulmonar mediante fármacos pode melhorar a hipoxemia por meio da otimização da relação V/Q conforme expresso na **Figura 45.2.5**.

A administração única de ONi apresenta uma grande variabilidade interindividual com uma alta proporção de "não respondedores". De contrário, quando o ONi associa-se a almitrina os resultados são favoráveis em termos de melhoria da oxigenação e de redução do *shunt* intrapulmonar. Além disso, a proporão de "respondedores" é maior com esta combinação, constituindo esta uma boa estratégia para tratar a hipoxemia grave nestes doentes.[110]

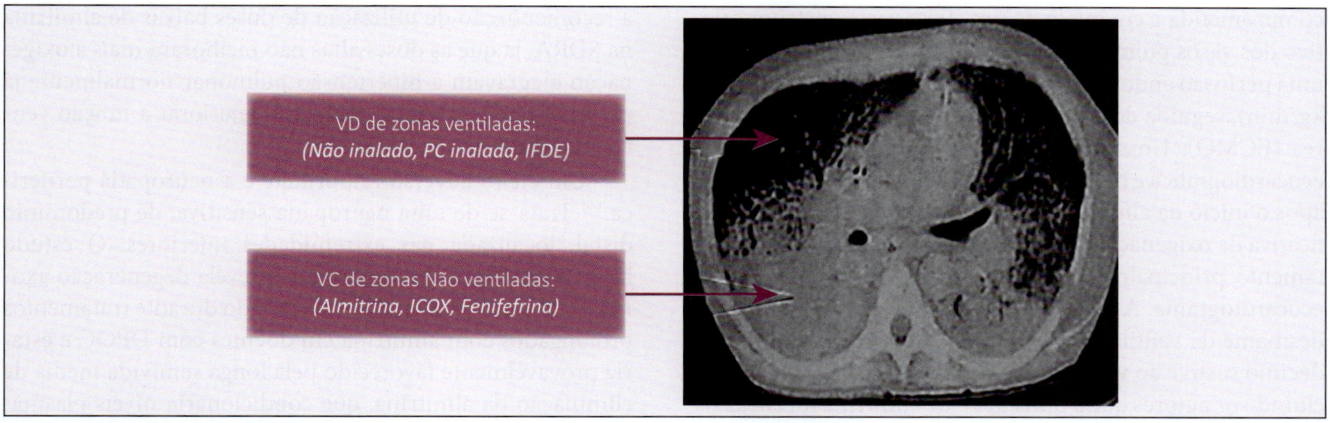

Figura 44.5.5. Tomografia do tórax de um doente com SDRA que mostra esquematicamente as possibilidades de tratamento farmacológico da hipoxemia.

O NOi produz vasodilatação seletiva das zonas bem ventiladas e a almitrina induz vasoconstrição seletiva das zonas não ventiladas potenciando a VPH.

NO: óxido nítrico; PC: prostaciclina: IFDE: inibidores da fosfodiesterase; ICOX: inibidores da ciclo-oxigenase.

Fonte: Adaptada de Sheard S, Rao P, Devaraj A. Imaging of acute respiratory distress syndrome. Respir Care. 2012 Apr;57(4):607-12.

A almitrina aumenta o efeito do ONi , deslocando a curva dose-resposta do ONi , não modificando a sua forma, ou seja, as curvas dose-resposta de ONi com ou sem almitrina são paralelas.[96,99]

A hipertensão pulmonar da SDRA pode agravar-se com a almitrina, sendo certo que a pressão arterial pulmonar e as resistências vasculares pulmonares podem ser menores se se administra almitrina em doses baixas e ONi.[98,99]

Particularizando a Covid-19

Na literatura, em alguns artigos interessantes examinando perspectivas diferentes, mas convergentes, da administração de almitrina IV nas desigualdades da ventilação-perfusão em doentes com CSDRA, os autores levantaram a hipótese de que a almitrina IV pode restaurar alguma oxigenação do sangue, mesmo que parcialmente, quando associada a manobras posturais e/ou inalação de óxido nítrico (NOi).[98,110-116]

Assim, constitui um fato real que o uso de almitrina endovenosa isolada e/ou em associação com o NOi em baixas doses na SDRA pode potencialmente melhorar as trocas gasosas, sendo como tal considerada uma alternativa efetiva no âmbito das estratégias terapêuticas adjuvantes para melhorar a oxigenação.[117-121]

Neste caso, o mecanismo de ação farmacológico da almitrina seria a redistribuição do fluxo sanguíneo pulmonar, ao provocar uma vasoconstrição seletiva das zonas não ventiladas, contrariamente ao ONi que promove uma vasodilatação seletiva das zonas bem ventiladas.[122-126]

Importante realçar que o efeito da almitrina é dose-dependente, particularmente na ação sobre a pressão arterial pulmonar média, sendo certo que o uso de doses mais elevadas aumenta substancialmente a pressão arterial pulmonar, ao contrário de doses baixas, que praticamente não provocam o referido efeito.[127-129]

Assim, o uso de doses baixas de almitrina tem como objetivo a melhoria da oxigenação não alterando de forma marcada a circulação pulmonar, reservando-se as doses mais altas para a hipoxemia refratária, tendo em conta os seus efeitos sobre a hemodinâmica pulmonar.[130,131]

O uso cuidadoso de ONi e almitrina endovenosa de forma combinada na SDRA, revela-se muito útil pela interação dos mesmos com a relação V/Q, melhorando o ONi o efeito benéfico da almitrina sobre a oxigenação ao atenuar a hipertensão arterial pulmonar causada pela mesma.[119,131-134]

É sabido que na Covid-19, o neurotropismo do SARS-CoV-2 para centros autonômicos cardiorrespiratórios pode causar lesão autonômica, o que contribui para a gênese da insuficiência respiratória hipoxêmica associada à doença.[135-137]

Enquanto potente estimulante respiratório usado em doenças hipoxêmicas crônicas, atuando nos quimiorreceptores periféricos, na pneumonia da Covid-19 presumiu-se poder ter a almitrina IV o mesmo efeito ao promover a contração dos vasos sanguíneos em regiões do pulmão com níveis mais baixos de oxigênio (O_2).

Em consequência a Almitrina IV foi ensaiada em pequena série de doentes, como um dos tratamentos potenciais, admitindo-se uma eventual estratégia terapêutica para a Covid-19 no intuito de otimizar os quimiorreceptores, melhorar o controle respiratório afetado pela SARS-CoV-2, e ajudar a restaurar o processo protetor natural nos pulmões nos doentes infectados, o que em consequência, aumentaria os níveis de oxigênio no sangue arterial, reduzindo desta forma a necessidade de suporte respiratório, como por exemplo o recurso à ventilação mecânica.[99,108,111-113,118,138]

Em um artigo publicado na revista *Case Reports.2020;2(9):1311-14*, na França foi relatado o caso de uma mulher de 57 anos com sobrepeso, que foi diagnosticada por ecocardiografia transesofágica e cateterismo da artéria pulmonar, ao décimo segundo dia de início de sintomas um *cor pulmonale* agudo (CPA) secundário à SDRA grave por Covid-19. Face à uma deterioração clínica, hemodinâmica e gasométrica significativa, como estratégia complementar a melhoria da oxigenação gravemente comprometida e em busca de um efeito vasoconstritor seletivo dos vasos pulmonares, foi efetuada durante quatro dias uma perfusão endovenosa de almitrina em baixa dose (4 µg/kg/min), seguida de oxigenação por membrana extracorpórea (ECMO). Uma subsequente avaliação hemodinâmica, ecocardiográfica e biológica completa foi feita 1, 2 e 12 horas após o início da almitrina, que revelou uma melhoria significativa da oxigenação em poucas horas após o início do tratamento, principalmente no que se refere aos parâmetros do ecocardiograma. A evolução favorável da doente permitiu o desmame da ventilação mecânica (VM) e a alta da UTI ao décimo sexto e ao vigésimo sexto dia respectivamente, concluindo os autores que a infusão IV de almitrina foi eficaz na melhora da oxigenação e da função do ventrículo direito.[27]

Em um primeiro estudo de referência, Losser *et al.* apresentaram uma pequena série prospectiva de casos de 17 doentes com CSDRA admitidos na UTI para VM invasiva.[128] Após avaliação inicial, 10 doentes receberam almitrina IV na fase inicial da SDRA grave. A dose foi inicialmente de 4, depois de 12 mcg/kg/min, com medidas da mecânica pulmonar e oxigenação sob FiO_2 de 100% após 45 minutos de cada aumento de dose. Com PEEP de 10 cmH_2O e VT mediana de 425 mL, a complacência respiratória manteve-se em 35,4 mL/cmH_2O com uma *driving pressure* de 12 cmH_2O. As relações PaO_2/FiO_2 aumentaram de 135 para 215 mmHg ($P < 0,05$), com aumento da $SvcO_2$ (73%, 81%, 85% respectivamente, $P < 0,05$). O índice cardíaco e as pressões auriculares direitas não foram afetados pela medicação. Também foi observada ausência de melhoria espontânea da PaO_2, ao longo de oito horas, em um grupo-controle (7 doentes).[128]

Recentemente, Barthélémy *et al.* também completaram uma análise retrospectiva de 19 pacientes com CSDRA grave tratados com uma infusão de almitrina de 2 mcg/kg/min, como terapia de resgate para hipoxemia refratária.[16] A mediana do tempo de internação na UTI foi de quatro dias. PEEP foi de 10 cmH_2O e Crs de 32 mL/cmH_2O. Dezoito pacientes tiveram pelo menos uma sessão de decúbito ventral antes da infusão de almitrina e 15 receberam bloqueadores neuromusculares e posicionamento prona no momento da infusão. A relação PaO_2/FiO_2 mediana aumentou de 79 antes do início da infusão para 117 mmHg nas primeiras 6 horas ($P = 0,001$). Apesar de uma melhora na oxigenação, a maioria dos doentes sob almitrina necessitou de terapias de resgate adicionais ou morreu.[139]

Efeitos adversos

O principal efeito adverso da almitrina derivado do seu mecanismo de ação é o aumento das resistências vasculares pulmonares (RVP) e da pressão arterial pulmonar (PAP). Em doentes com SDRA[96,99] este efeito é dose-dependente, não sendo observado o seu efeito máximo como acontece com a oxigenação arterial.

A almitrina provoca vasoconstrição arterial pulmonar, mas não venosa, bem como não agrava o eventual edema pulmonar. Em doses baixas, a almitrina praticamente não modifica o valor basal da PAP e das RVP.[98] Este fato reforça a recomendação de utilização de doses baixas de almitrina na SDRA, já que as doses altas não melhoram mais a oxigenação e agravam a hipertensão pulmonar normalmente já presente nestes doentes, podendo deteriorar a função ventricular direita.

Um efeito adverso importante é a neuropatia periférica.[140] Trata-se de uma neuropatia sensitiva, de predomínio distal, localizada nas extremidades inferiores. O estudo histopatológico e eletromiográfico revela degeneração axonal.[141] Este efeito adverso foi observado durante tratamentos prolongados com almitrina em doentes com DPOC e estaria provavelmente favorecido pela longa semivida média de eliminação da almitrina, que condicionaria níveis plasmáticos elevados.[84] Esta alteração foi, contudo, reversível em todos os casos depois da suspensão do tratamento, se bem que em alguns casos condicionou o prolongamento da internação hospitalar.[114,115,140-143]

Foi também descrito uma alteração da condução dos nervos motores periféricos, assintomática, depois da administração prolongada de almitrina, igualmente reversível com a suspenção do tratamento.[80]

Em alguns doentes com SDRA em que se administrou almitrina observou-se um aumento dos níveis plasmáticos de ácido lático principalmente em mulheres com disfunção hepática prévia.[144] A causa deste transtorno seria a inibição da cadeia respiratória mitocondrial provocada pelo fármaco, embora alguns autores não corroborem esta hipótese, recomendando, contudo, a monitorização dos níveis séricos das aminotransferases hepáticas e do ácido lático no decurso do tratamento com almitrina.[89]

Outros efeitos adversos descritos são náuseas, vômitos, diarreia e perda de peso durante o tratamento prolongado com almitrina, igualmente em doentes com DPOC.[114,140,145]

Concluiu-se, portanto, que a administração de almitrina não é inócua, e os seus efeitos secundários, em especial a neuropatia periférica e a perda de peso, não são desprezíveis e exigem uma adequada farmacovigilância, pelo que a sua prescrição deve obedecer a uma rigorosa avaliação risco-benefício.[145]

Contraindicações

A principal contraindicação da almitrina é a insuficiência hepática grave, dado o grave comprometimento da sua eliminação hepática.

É pouco provável que almitrina seja o fator desencadeante de episódios de broncoespasmo severo relatados em alguns casos após o início da perfusão em doentes graves com SDRA, até porque na revisão da literatura não há casos de descritos de episódios de broncoespasmo associados à almitrina.

Mesmo assim, alguns autores aconselham precaução no uso da almitrina IV na asma aguda grave com hipoxemia associada, pelo fato de almitrina não só poder exacerbar a hipertensão pulmonar, como também poder exacerbar o broncoespasmo preexistente, tornando-o mais severo, o que pode levar a sua retirada e à necessidade de tratamento broncodilatador.

Igualmente, não se recomenda o uso da almitrina em mulheres grávidas e/ou em amamentação, no entanto, caso o tratamento seja necessário neste perfil de doentes é necessária uma intensiva monitorização clínica e laboratorial.

Devido à presença de sacarose na formulação oral, a almitrina está contraindicada na intolerância à frutose, má absorção de galactose, glicose ou deficiência na produção da sucrase-isomaltase, e, pelo fato de conter sacarose a almitrina na sua formulação oral deve ser usado com precaução em doentes diabéticos.[146]

Nos doentes com peso corporal < 50 kg está recomendada a redução da dose.[146]

Situação atual e recomendações de investigação futura

Atualmente, não existe um consenso claro sobre a indicação da almitrina IV na SDRA e até nas outras eventuais indicações no que concerne à sua formulação oral.

Alguns autores propõem reservar o uso de almitrina IV na SDRA grave como tratamento de resgate em vigência de hipoxemia muito grave e refratária.

De fato, revisitando a literatura recente podemos afirmar que a administração de almitrina IV na fase inicial da lesão pulmonar com SDRA pode estar associada a uma melhoria na oxigenação do sangue arterial e particularizando o CSDRA, esta tendência mantém-se como demonstrado em alguns estudos.

No entanto, no manejo da SDRA grave, na atualidade à luz do estado da arte e porque muitas estudos continuam a revelar uma ausência de melhoria espontânea da PaO_2, o uso rotineiro de almitrina IV isoladamente ou em associação ao ONi, na prática clinica diária, ainda não constitui uma recomendação transversal com elevado nível de evidência, enquanto estratégia complementar de melhoria da oxigenação no doente submetido a VM.

Torna-se necessário a realização de estudos mais amplos e multicêntricos visando determinar o impacto do uso de almitrina em termos de prognóstico, aferindo sobretudo a morbilidade e a duração da internação em UTI e no hospital.

Conclusão

1. A posição prona deve ser usada precocemente (menos de 48 horas) nos casos de SDRA com P/F < 150.
2. O posicionamento de um doente em posição prona é uma manobra que não carece de recursos sofisticados, estando associada a técnicas e cuidados específicos.
3. A posição prona não deve ser utilizada de forma rotineira na SDRA ligeira.
4. Na SDRA moderada o uso da posição prona deve ser sugerido nas seguintes situações:
   a. Após PEEP titulada.
   b. IVD (insuficiência ventricular direita aguda – *cor pulmonale* agudo) moderada a grave.
   c. Na impossibilidade de manter a ventilação protetora: necessário pressão de distensão > 15 cmH_2O; f > 35 rpm; pH < 7,2.
5. Idealmente a posição prona deve-se manter durante 16 a 20 horas, com todos os cuidados adequados de proteção e monitorização.
6. Contraindicam a posição prona as seguintes situações:
   - Hipertensão intracraniana.
   - Fratura pélvica.
   - Fratura de coluna.
   - Hipertensão intra-abdominal (contraindicação relativa).
   - Peritoniostomia.
   - Gestação (contraindicação relativa).
   - Tórax instável.
   - Instabilidade hemodinâmica grave.
   - Equipa inexperiente.
7. Apesar do racional fisiológico convincente para a utilização de óxido nítrico inalatório (ONi) no tratamento da hipoxemia e disfunção do VD na SDRA, e dos efeitos demonstrados na melhoria da oxigenação, não há evidência de melhoria de *outcomes* clínicos ou para a sua utilização na prática clínica a não ser em situações de resgate em quadros refratários.
8. Revisitando a literatura recente podemos afirmar que a administração de almitrina IV na fase inicial da lesão pulmonar com SDRA pode estar associada a uma melhoria na oxigenação do sangue arterial e particularizando o CSDRA, esta tendência mantém-se como demonstrado em alguns estudos.
9. Alguns autores propõem reservar o uso de almitrina IV na SDRA grave como tratamento de resgate em vigência de hipoxemia muito grave e refratária.
10. Quando o ONi associa-se a almitrina os resultados são favoráveis em termos de melhoria da oxigenação e de redução do *shunt* intrapulmonar. Além disso, a proporção de "respondedores" é maior com esta combinação, constituindo esta uma boa estratégia para tratar a hipoxemia grave nestes doentes.

Referências bibliográficas

1. Bellani G, Laffey JG, Pham T, Fan E, Brochard L, Esteban A, et al. Epidemiology, Patterns of Care, and Mortality for Patients With Acute Respiratory Distress Syndrome in Intensive Care Units in 50 Countries. JAMA. 2016;315(8):788.
2. Duan EH, Adhikari NKJ, D'Aragon F, Cook DJ, Mehta S, Alhazzani W, et al. Management of Acute Respiratory Distress Syndrome and Refractory Hypoxemia. A Multicenter Observational Study. Ann Am Thorac Soc. 2017;14(12):1818-26.
3. Brower RG, Matthay MA, Morris A, Schoenfeld D, Thompson BT, Wheeler A, et al. Ventilation with lower tidal volumes as compared with traditional tidal volumes for acute lung injury and the acute respiratory distress syndrome. N Engl J Med. 2000;342(18):1301-8.
4. Burns KEA, Adhikari NKJ, Slutsky AS, Guyatt GH, Villar J, Zhang H, et al. Pressure and Volume Limited Ventilation for the Ventilatory Management of Patients with Acute Lung Injury: A Systematic Review and Meta-Analysis. Gold JA, editor. PLoS ONE. 2011;6(1):e14623.

5. Briel M, Meade M, Mercat A, Brower RG, Talmor D, Walter SD, et al. Higher vs lower positive end-expiratory pressure in patients with acute lung injury and acute respiratory distress syndrome: systematic review and meta-analysis. JAMA. 2010;303(9):865-73.
6. Torbic H, Krishnan S, Harnegie MP, Duggal A. Neuromuscular Blocking Agents for ARDS: A Systematic Review and Meta-Analysis. Respir Care. 2021;66(1):120-8.
7. Sud S, Friedrich JO, Adhikari NKJ, Fan E, Ferguson ND, Guyatt G, Meade MO. Comparative Effectiveness of Protective Ventilation Strategies for Moderate and Severe Acute Respiratory Distress Syndrome. A Network Meta-Analysis. Am J Respir Crit Care Med. 2021;203(11):1366-1377.
8. Christie CD, Beams AJ. The estimation of normal Vital Capacity: with especial reference to the effect of posture. Arch Intern Med. 1922;30(1):34-9.
9. Lumb AB, Nunn JF. Respiratory Function and Ribcage Contribution to Ventilation in Body Positions Commonly Used During Anesthesia. Anesth Analg. 1991;73(4):422-6.
10. Mure M, Domino K, Lindahl S, Hlastala M, Altemeier W, Glenny R. Regional ventilation-perfusion distribution is more uniform in the prone position. J Appl Physiol. 2000;88:1076-83.
11. Douglas WW, Rehder K, Beynen FM, Sessler AD, Marsh HM. Improved Oxygenation in Patients with Acute Respiratory Failure: The Prone Position. Am Rev Respir Dis. 1977;115(4):559-66.
12. Guérin C, Reignier J, Richard JC, Beuret P, Gacouin A, Boulain T, et al. Prone Positioning in Severe Acute Respiratory Distress Syndrome. N Engl J Med. 2013;368(23):2159-68.
13. Guérin C, Beuret P, Constantin JM, Bellani G, Garcia- Olivares P, Roca O, et al. A prospective international observational prevalence study on prone positioning of ARDS patients: the APRONET (ARDS Prone Position Network) study. Intensive Care Med. 2018;44(1):22-37.
14. Albert RK, Hubmayr RD. The prone position eliminates compression of the lungs by the heart. Am J Respir Crit Care Med. 2000;161(5):1660-5.
15. Mutoh Takash, Guest RJ, Lamm WJE, Albert RK. Prone Position Alters the Effect of Volume Overload on Regional Pleural Pressures and Improves Hypoxemia in Pigs In Vivo. Am Rev Respir Dis. 1992;146(2):300-6.
16. Glenny RW, Lamm WJ, Albert RK, Robertson HT. Gravity is a minor determinant of pulmonary blood flow distribution. J Appl Physiol. 1991;71(2):620-9.
17. Scholten EL, Beitler JR, Prisk GK, Malhotra A. Treatment of ARDS With Prone Positioning. Chest. 2017;151(1):215-24.
18. Albert RK, Keniston A, Baboi L, Ayzac L, Guérin C; Proseva Investigators. Prone position-induced improvement in gas exchange does not predict improved survival in the acute respiratory distress syndrome. Am J Respir Crit Care Med. 2014;189(4):494-6.
19. Jozwiak M, Teboul JL, Anguel N, Persichini R, Silva S, Chemla D, et al. Beneficial Hemodynamic Effects of Prone Positioning in Patients with Acute Respiratory Distress Syndrome. Am J Respir Crit Care Med. 2013;188(12):1428-33.
20. Zochios V, Parhar K, Vieillard-Baron A. Protecting the Right Ventricle in ARDS: The Role of Prone Ventilation. J Cardiothorac Vasc Anesth. 2018;32(5):2248-51.
21. Zanella A, Cressoni M, Epp M, Hoffmann V, Stylianou M, Kolobow T. Effects of tracheal orientation on development of ventilator-associated pneumonia: an experimental study. Intensive Care Med. 2012;38(4):677-85.
22. Guerin, C. et al. (2004) 'Effects of systematic prone positioning in hypoxemic acute respiratory failure: a randomized controlled trial', JAMA, 292(19), pp. 2379–2387.
23. Ayzac L, Girard R, Baboi L, et al. Ventilator-associated pneumonia in ARDS patients: the impact of prone positioning. A secondary analysis of the PROSEVA trial. Intensive Care Med. 2016;42(5):871-878. doi:10.1007/s00134-015-4167-5
24. Gattinoni L, Tognoni G, Pesenti A, et al. Effect of prone positioning on the survival of patients with acute respiratory failure. N Engl J Med. 2001;345(8):568-573.
25. Mancebo J, Fernández R, Blanch L, et al. A multicenter trial of prolonged prone ventilation in severe acute respiratory distress syndrome. Am J Respir Crit Care Med. 2006;173(11):1233-1239.
26. Taccone P, Pesenti A, Latini R, et al. Prone positioning in patients with moderate and severe acute respiratory distress syndrome: a randomized controlled trial. JAMA. 2009;302(18):1977-1984.
27. Bloomfield R, Noble DW, Sudlow A. Prone position for acute respiratory failure in adults. Cochrane Database Syst Rev. 2015;2015(11):CD008095.
28. Aoyama H, Uchida K, Aoyama K, et al. Assessment of Therapeutic Interventions and Lung Protective Ventilation in Patients With Moderate to Severe Acute Respiratory Distress Syndrome: A Systematic Review and Network Meta-analysis. JAMA Netw Open. 2019;2(7):e198116.
29. Sud S, Friedrich JO, Adhikari NKJ, et al. Comparative Effectiveness of Protective Ventilation Strategies for Moderate and Severe Acute Respiratory Distress Syndrome. A Network Meta-Analysis. Am J Respir Crit Care Med. 2021;203(11):1366-1377.
30. COVID-ICU Group on behalf of the REVA Network and the COVID-ICU Investigators. Clinical characteristics and day-90 outcomes of 4244 critically ill adults with COVID-19: a prospective cohort study. Intensive Care Med. 2021;47(1):60-73.
31. Scaravilli V, Grasselli G, Castagna L, et al. Prone positioning improves oxygenation in spontaneously breathing nonintubated patients with hypoxemic acute respiratory failure: A retrospective study. J Crit Care. 2015;30(6):1390-1394.
32. Ehrmann S, Li J, Ibarra-Estrada M, et al. Awake prone positioning for COVID-19 acute hypoxaemic respiratory failure: a randomised, controlled, multinational, open-label meta-trial. Lancet Respir Med. 2021;9(12):1387-1395.
33. Nasa P, Azoulay E, Khanna AK, et al. Expert consensus statements for the management of COVID-19-related acute respiratory failure using a Delphi method. Crit Care. 2021;25(1):106.
34. Mentzelopoulos SD, Roussos C, Zakynthinos SG. Prone position reduces lung stress and strain in severe acute respiratory distress syndrome. Eur Respir J. 2005;25(3):534-544.
35. Beitler JR, Shaefi S, Montesi SB, et al. Prone positioning reduces mortality from acute respiratory distress syndrome in the low tidal volume era: a meta-analysis. Intensive Care Med. 2014;40(3):332-341.
36. Keenan JC, Cortes-Puentes GA, Zhang L, Adams AB, Dries DJ, Marini JJ. PEEP titration: the effect of prone position and abdominal pressure in an ARDS model. Intensive Care Med Exp. 2018;6(1):3.
37. Brüssel T, Hachenberg T, Roos N, Lemzem H, Konertz W, Lawin P. Mechanical ventilation in the prone position for acute respiratory failure after cardiac surgery. J Cardiothorac Vasc Anesth. 1993;7(5):541-546.
38. Lee JM, Bae W, Lee YJ, Cho YJ. The efficacy and safety of prone positional ventilation in acute respiratory distress syndrome: updated study-level meta-analysis of 11 randomized controlled trials. Crit Care Med. 2014;42(5):1252-1262.
39. Kalchiem-Dekel O, Shanholtz CB, Jeudy J, Sachdeva A, Pickering EM. Feasibility, safety, and utility of bronchoscopy in patients with ARDS while in the prone position. Crit Care. 2018;22(1):54.
40. Hersey D, Witter T, Kovacs G. Transport of a Prone Position Acute Respiratory Distress Syndrome Patient. Air Med J. 2018;37(3):206-210.

41. Lucchini A, De Felippis C, Pelucchi G, et al. Application of prone position in hypoxaemic patients supported by veno-venous ECMO. Intensive Crit Care Nurs. 2018;48:61-68.
42. Hering R, Wrigge H, Vorwerk R, et al. The effects of prone positioning on intraabdominal pressure and cardiovascular and renal function in patients with acute lung injury. Anesth Analg. 2001;92(5):1226-1231.
43. Weig T, Janitza S, Zoller M, et al. Influence of abdominal obesity on multiorgan dysfunction and mortality in acute respiratory distress syndrome patients treated with prone positioning. J Crit Care. 2014;29(4):557-561.
44. Michelet P, Roch A, Gainnier M, Sainty JM, Auffray JP, Papazian L. Influence of support on intra-abdominal pressure, hepatic kinetics of indocyanine green and extravascular lung water during prone positioning in patients with ARDS: a randomized crossover study [published correction appears in Crit Care. 2005 Aug;9(4):308]. Crit Care. 2005;9(3):R251-R257.
45. Bellinghausen AL, Owens RL, Anand A. 'Does patient positioning make a difference in ARDS?', in Evidence-Based Practice of Critical Care. 3rd edn. Philadelphia, PA: Elsevier. 2020.
46. Gattinoni L, Pesenti A, Bombino M, et al. Relationships between lung computed tomographic density, gas exchange, and PEEP in acute respiratory failure. Anesthesiology. 1988;69(6):824-832.
47. Tomashefski JF Jr, Davies P, Boggis C, Greene R, Zapol WM, Reid LM. The pulmonary vascular lesions of the adult respiratory distress syndrome. Am J Pathol. 1983;112(1):112-126.
48. Moloney ED, Evans TW. Pathophysiology and pharmacological treatment of pulmonary hypertension in acute respiratory distress syndrome. Eur Respir J. 2003;21(4):720-727.
49. Boissier F, Katsahian S, Razazi K, et al. Prevalence and prognosis of cor pulmonale during protective ventilation for acute respiratory distress syndrome. Intensive Care Med. 2013;39(10):1725-1733.
50. Siobal MS, Hess DR. Are inhaled vasodilators useful in acute lung injury and acute respiratory distress syndrome?. Respir Care. 2010;55(2):144-161.
51. Beloucif S, Payen D. A European survey of the use of inhaled nitric oxide in the ICU. Working Group on Inhaled NO in the ICU of the European Society of Intensive Care Medicine. Intensive Care Med. 1998;24(8):864-877.
52. Ichinose F, Roberts JD Jr, Zapol WM. Inhaled nitric oxide: a selective pulmonary vasodilator: current uses and therapeutic potential. Circulation. 2004;109(25):3106-3111.
53. Archer SL, Huang JM, Hampl V, Nelson DP, Shultz PJ, Weir EK. Nitric oxide and cGMP cause vasorelaxation by activation of a charybdotoxin-sensitive K channel by cGMP-dependent protein kinase. Proc Natl Acad Sci U S A. 1994;91(16):7583-7587.
54. Kinsella JP, Parker TA, Galan H, Sheridan BC, Halbower AC, Abman SH. Effects of inhaled nitric oxide on pulmonary edema and lung neutrophil accumulation in severe experimental hyaline membrane disease. Pediatr Res. 1997;41(4 Pt 1):457-463.
55. Nong Z, Hoylaerts M, Van Pelt N, Collen D, Janssens S. Nitric oxide inhalation inhibits platelet aggregation and platelet-mediated pulmonary thrombosis in rats. Circ Res. 1997;81(5):865-869.
56. Kacmarek RM, Ripple R, Cockrill BA, Bloch KJ, Zapol WM, Johnson DC. Inhaled nitric oxide. A bronchodilator in mild asthmatics with methacholine-induced bronchospasm. Am J Respir Crit Care Med. 1996;153(1):128-135.
57. Gebistorf F, Karam O, Wetterslev J, Afshari A. Inhaled nitric oxide for acute respiratory distress syndrome (ARDS) in children and adults. Cochrane Database Syst Rev. 2016;2016(6):CD002787.
58. Rossaint R, Gerlach H, Schmidt-Ruhnke H, et al. Efficacy of inhaled nitric oxide in patients with severe ARDS. Chest. 1995;107(4):1107-1115.
59. Manktelow C, Bigatello LM, Hess D, Hurford WE. Physiologic determinants of the response to inhaled nitric oxide in patients with acute respiratory distress syndrome. Anesthesiology. 1997;87(2):297-307.
60. Puybasset L, Rouby JJ, Mourgeon E, et al. Factors influencing cardiopulmonary effects of inhaled nitric oxide in acute respiratory failure. Am J Respir Crit Care Med. 1995;152(1):318-328.
61. Ruan SY, Wu HY, Lin HH, Wu HD, Yu CJ, Lai MS. Inhaled nitric oxide and the risk of renal dysfunction in patients with acute respiratory distress syndrome: a propensity-matched cohort study. Crit Care. 2016;20(1):389.
62. Afshari A, Brok J, Møller AM, Wetterslev J. Inhaled nitric oxide for acute respiratory distress syndrome (ARDS) and acute lung injury in children and adults. Cochrane Database Syst Rev. 2010;(7):CD002787.
63. Dellinger RP, Trzeciak SW, Criner GJ, et al. Association between inhaled nitric oxide treatment and long-term pulmonary function in survivors of acute respiratory distress syndrome. Crit Care. 2012;16(2):R36.
64. Sawheny E, Ellis AL, Kinasewitz GT. Iloprost improves gas exchange in patients with pulmonary hypertension and ARDS. Chest. 2013;144(1):55-62.
65. Kallet RH, Burns G, Zhuo H, et al. Severity of Hypoxemia and Other Factors That Influence the Response to Aerosolized Prostacyclin in ARDS. Respir Care. 2017;62(8):1014-1022.
66. Meyer J, Theilmeier G, Van Aken H, et al. Inhaled prostaglandin E1 for treatment of acute lung injury in severe multiple organ failure. Anesth Analg. 1998;86(4):753-758.
67. Camamo JM, McCoy RH, Erstad BL. Retrospective evaluation of inhaled prostaglandins in patients with acute respiratory distress syndrome. Pharmacotherapy. 2005;25(2):184-190.
68. Domenighetti G, Stricker H, Waldispuehl B. Nebulized prostacyclin (PGI2) in acute respiratory distress syndrome: impact of primary (pulmonary injury) and secondary (extrapulmonary injury) disease on gas exchange response. Crit Care Med. 2001;29(1):57-62.
69. Walmrath D, Schneider T, Schermuly R, Olschewski H, Grimminger F, Seeger W. Direct comparison of inhaled nitric oxide and aerosolized prostacyclin in acute respiratory distress syndrome. Am J Respir Crit Care Med. 1996;153(3):991-996.
70. Torbic H, Szumita PM, Anger KE, Nuccio P, LaGambina S, Weinhouse G. Inhaled epoprostenol vs inhaled nitric oxide for refractory hypoxemia in critically ill patients. J Crit Care. 2013;28(5):844-848.
71. Ammar MA, Bauer SR, Bass SN, Sasidhar M, Mullin R, Lam SW. Noninferiority of Inhaled Epoprostenol to Inhaled Nitric Oxide for the Treatment of ARDS. Ann Pharmacother. 2015;49(10):1105-1112.
72. Gerlach H, Keh D, Semmerow A, et al. Dose-response characteristics during long-term inhalation of nitric oxide in patients with severe acute respiratory distress syndrome: a prospective, randomized, controlled study. Am J Respir Crit Care Med. 2003;167(7):1008-1015.
73. Adhikari NK, Dellinger RP, Lundin S, et al. Inhaled nitric oxide does not reduce mortality in patients with acute respiratory distress syndrome regardless of severity: systematic review and meta-analysis. Crit Care Med. 2014;42(2):404-412.
74. Dzierba AL, Abel EE, Buckley MS, Lat I. A review of inhaled nitric oxide and aerosolized epoprostenol in acute lung injury or acute respiratory distress syndrome. Pharmacotherapy. 2014;34(3):279-290.
75. Weinberger B, Laskin DL, Heck DE, Laskin JD. The toxicology of inhaled nitric oxide. Toxicol Sci. 2001;59(1):5-16.
76. Ruan SY, Huang TM, Wu HY, Wu HD, Yu CJ, Lai MS. Inhaled nitric oxide therapy and risk of renal dysfunction: a systematic review and meta-analysis of randomized trials. Crit Care. 2015;19(1):137.

77. Naeije R, Melot C, Mols P, Hallemans R, Naeije N, et al. Effects of almitrene in decompensated chronic respiratory insufficiency. Bullet Europ Physiopathol Resp. 1981;17:153–161.
78. De Backer W, Vermeire P, Bogaert E, Janssens E, Van Maele R. Almitrine has no effect on gas exchange after bilateral carotid body resection in severe chronic airflow obstruction. Bull Eur Physiopathol Respir. 1985;21(5):427-432.
79. Guillerm R, Radziszewski E. Ventilatory effects in healthy men of a new analeptic drug, S 2620. Bullet Physiopathologie Respiratoire, 1972;10(6):775–791.
80. Winkelmann BR, Kullmer TH, Kneissl DG, Trenk D, Kronenberger H. Low-dose almitrine bismesylate in the treatment of hypoxemia due to chronic obstructive pulmonary disease. Chest. 1994;105(5):1383-1391.
81. Romaldini H, Rodriguez-Roisin R, Wagner PD, West JB. Enhancement of hypoxic pulmonary vasoconstriction by almitrine in the dog. Am Rev Respir Dis. 1983;128(2):288-293.
82. Falus F, Herget J, Hampl V. Almitrine in low dose potentiates vasoconstrictor responses of isolated rat lungs to moderate hypoxia. Eur Respir J. 1991;4(6):688-693.
83. Nakanishi S, Hiramoto T, Ahmed N, Nishimoto Y. Almitrine enhances in low dose the reactivity of pulmonary vessels to hypoxia. Respir Physiol. 1988;74(2):139-150.
84. Bromet N, Singlas E. Pharmacocinétique clinique du bismésilate d'almitrine [Clinical pharmacokinetics of almitrine dimesylate]. Presse Med. 1984;13(34):2071-2077.
85. Tweney J. Almitrine bismesylate: current status. Bull Eur Physiopathol Respir. 1987;23 Suppl 11:153s-163s.
86. Bromet N, Aubert Y, Baune A, Courte S, Guillaudeux J. Etude de pharmacocinétique de l'almitrine [Pharmacokinetics of almitrine]. Rev Fr Mal Respir. 1980;8(6):569-576.
87. Saadjian A, Philip-Joët F, Barret A, Levy S, Arnaud A. Nifedipine inhibits the effects of almitrine in patients suffering from pulmonary artery hypertension secondary to chronic obstructive pulmonary disease. J Cardiovasc Pharmacol. 1993;21(5):797-803.
88. Gottschall EB, Fernyak S, Wuertemberger G, Voelkel NF. Almitrine mimics hypoxic vasoconstriction in isolated rat lungs. Am J Physiol. 1992;263(2 Pt 2):H383-H391.
89. Gallart L, Rovira I Oxido nítrico. Fisiopatología y aplicaciones clínicas'. In: Torres LM, ed. Tratado de anestesiologia, reanimación y tratamiento del dolor. Madrid: Aran Ediciones. 2001:1045-1071.
90. Gallart L, Rouby JJ, Puig MM. [Pharmacologic treatment of hypoxemia in adult respiratory distress syndrome]. Rev Espan Anestesiol Reanim, 1997;44(7):273–283.
91. Ansquer JC, Bertrand A, Blaive B, et al. Intérêt thérapeutique et acceptabilité du Vectarion 50 mg comprimés enrobés (bismésilate d'almitrine) à la dose de 100 mg/jour. Etude des résultats gazométriques, cliniques et biologiques en traitement prolongé pendant 1 an [Therapeutic importance and tolerance of coated 50 mg Vectarion tablets (almitrine bismesylate) at a dosage of 100 mg/day. Study of blood gas, clinical and biological results after a year of long-term treatment]. Rev Mal Respir. 1985;2 Suppl 1:S61-S67.
92. Naeije R, Lejeune P, Vachiéry JL, et al. Restored hypoxic pulmonary vasoconstriction by peripheral chemoreceptor agonists in dogs. Am Rev Respir Dis. 1990;142(4):789-795.
93. Mélot C, Dechamps P, Hallemans R, Decroly P, Mols P. Enhancement of hypoxic pulmonary vasoconstriction by low dose almitrine bismesylate in normal humans. Am Rev Respir Dis. 1989;139(1):111-119.
94. Leeman M, Lejeune P, Hallemans R, Mélot C, Naeije R. Effects of increased pulmonary vascular tone on gas exchange in canine oleic acid pulmonary edema. J Appl Physiol (1985). 1988;65(2):662-668.
95. Chen L, Miller FL, Malmkvist G, Clergue FX, Marshall C, Marshall BE. High-dose almitrine bismesylate inhibits hypoxic pulmonary vasoconstriction in closed-chest dogs. Anesthesiology. 1987;67(4):534-542.
96. Lu Q, Mourgeon E, Law-Koune JD, et al. Dose-response curves of inhaled nitric oxide with and without intravenous almitrine in nitric oxide-responding patients with acute respiratory distress syndrome. Anesthesiology. 1995;83(5):929-943.
97. Reyes A, Roca J, Rodriguez-Roisin R, Torres A, Ussetti P, Wagner PD. Effect of almitrine on ventilation-perfusion distribution in adult respiratory distress syndrome. Am Rev Respir Dis. 1988;137(5):1062-1067.
98. Gallart L, Lu Q, Puybasset L, Umamaheswara Rao GS, Coriat P, Rouby JJ. Intravenous almitrine combined with inhaled nitric oxide for acute respiratory distress syndrome. The NO Almitrine Study Group. Am J Respir Crit Care Med. 1998;158(6):1770-1777.
99. Papazian L, Roch A, Bregeon F, et al. Inhaled nitric oxide and vasoconstrictors in acute respiratory distress syndrome. Am J Respir Crit Care Med. 1999;160(2):473-479.
100. Roch A, Papazian L, Bregeon F, et al. High or low doses of almitrine bismesylate in ARDS patients responding to inhaled NO and receiving norepinephrine?. Intensive Care Med. 2001;27(11):1737-1743.
101. Dreyfuss D, Djedaini K, Lanore JJ, Mier L, Froidevaux R, Coste F. A comparative study of the effects of almitrine bismesylate and lateral position during unilateral bacterial pneumonia with severe hypoxemia. Am Rev Respir Dis. 1992;146(2):295-299.
102. Wysocki M, Delclaux C, Roupie E, et al. Additive effect on gas exchange of inhaled nitric oxide and intravenous almitrine bismesylate in the adult respiratory distress syndrome. Intensive Care Med. 1994;20(4):254-259.
103. Theissen JL, Loick HM, Curry BB, Traber LD, Herndon DN, Traber DL. Time course of hypoxic pulmonary vasoconstriction after endotoxin infusion in unanesthetized sheep. J Appl Physiol (1985). 1991;70(5):2120-2125.
104. Arnaud F, Bertrand A, Charpin J, et al. Long term almitrine bismesylate treatment in patients with chronic bronchitis and emphysema: a multicentre double-blind placebo controlled study. Eur J Respir Dis Suppl. 1983;126:323-336.
105. Bakran I, Vrhovac B, Stangl B, et al. Double-blind placebo controlled clinical trial of almitrine bismesylate in patients with chronic respiratory insufficiency. Eur J Clin Pharmacol. 1990;38(3):249-253.
106. Bardsley PA, Howard P, DeBacker W, et al. Two years treatment with almitrine bismesylate in patients with hypoxic chronic obstructive airways disease. Eur Respir J. 1991;4(3):308-310.
107. González Ruiz JM, Villamor León J, García-Satué JL, Sánchez Agudo L, Calatrava JM, Carreras J. Tratamiento con bismesilato de almitrina en la insuficiencia respiratoria crónica [Almitrine bismesylate treatment in chronic respiratory insufficiency]. Rev Clin Esp. 1994;194(12):1007-1012.
108. Lumb AB, Slinger P. Hypoxic pulmonary vasoconstriction: physiology and anesthetic implications. Anesthesiology. 2015;122(4):932-946.
109. Marsac J. The assessment of almitrine bismesylate in the long-term treatment of chronic obstructive bronchitis. Eur J Respir Dis Suppl. 1986;146:685-693.
110. Payen DM, Muret J. Nitric oxide and almitrine: the definitive answer for hypoxemia. Curr Opin Anaesthesiol. 1999;12(1):37-42.
111. Bendjelid K, Raphaël G. Treating hypoxemic patients with SARS-COV-2 pneumonia: Back to applied physiology. Anaesth Crit Care Pain Med. 2020;39(3):389-390.
112. Naeije R, Brimioulle S. Physiology in medicine: importance of hypoxic pulmonary vasoconstriction in maintaining arterial oxygenation during acute respiratory failure. Crit Care. 2001;5(2):67-71.

113. Marshall BE, Hanson CW, Frasch F, Marshall C. Role of hypoxic pulmonary vasoconstriction in pulmonary gas exchange and blood flow distribution. 2. Pathophysiology. Intensive Care Med. 1994;20(5):379-389.
114. Voisin C, Howard P, Ansquer JC. Almitrine bismesylate: a long-term placebo-controlled double-blind study in COAD--Vectarion International Multicentre Study Group. Bull Eur Physiopathol Respir. 1987;23 Suppl 11:169s-182s.
115. Bardsley PA, Howard P, Tang O, et al. Sequential treatment with low dose almitrine bismesylate in hypoxaemic chronic obstructive airways disease. Eur Respir J. 1992;5(9):1054-1061.
116. Górecka D, Sliwiński P, Pałasiewicz G, Pachocki R, Zieliński J; Almitrine Study Group. Effects of almitrine bismesylate on arterial blood gases in patients with chronic obstructive pulmonary disease and moderate hypoxaemia: a multicentre, randomised, double-blind, placebo-controlled study. Respiration. 2003;70(3):275-283.
117. Nowak D, Wywiol A, Magnussen H. [Almitrine in therapy of chronic obstructive respiratory tract diseases with hypoxemia--a clinical multicenter study comparing 2 dosages]. Pneumologie. 1998;52(3):121-127.
118. Cardinale M, Esnault P, Cotte J, Cungi PJ, Goutorbe P. Effect of almitrine bismesylate and inhaled nitric oxide on oxygenation in COVID-19 acute respiratory distress syndrome. Anaesth Crit Care Pain Med. 2020;39(4):471-472.
119. Li YC, Bai WZ, Hashikawa T. The neuroinvasive potential of SARS-CoV2 may play a role in the respiratory failure of COVID-19 patients. J Med Virol. 2020;92(6):552-555.
120. Lechien JR, Chiesa-Estomba CM, De Siati DR, et al. Olfactory and gustatory dysfunctions as a clinical presentation of mild--to-moderate forms of the coronavirus disease (COVID-19): a multicenter European study. Eur Arch Otorhinolaryngol. 2020;277(8):2251-2261.
121. Mao L, Jin H, Wang M, et al. Neurologic Manifestations of Hospitalized Patients With Coronavirus Disease 2019 in Wuhan, China. JAMA Neurol. 2020;77(6):683-690.
122. Lescure FX, Bouadma L, Nguyen D, et al. Clinical and virological data of the first cases of COVID-19 in Europe: a case series [published correction appears in Lancet Infect Dis. 2020;20(7):e148.
123. Li JY, You Z, Wang Q, et al. The epidemic of 2019-novel-coronavirus (2019-nCoV) pneumonia and insights for emerging infectious diseases in the future. Microbes Infect. 2020;22(2):80-85.
124. Kabbani N, Olds JL. Does COVID19 Infect the Brain? If So, Smokers Might Be at a Higher Risk. Mol Pharmacol. 2020;97(5):351-353.
125. Dubé M, Le Coupanec A, Wong AHM, Rini JM, Desforges M, Talbot PJ. Axonal Transport Enables Neuron-to-Neuron Propagation of Human Coronavirus OC43. J Virol. 2018;92(17):e00404-18.
126. Li YC, Bai WZ, Hirano N, Hayashida T, Hashikawa T. Coronavirus infection of rat dorsal root ganglia: ultrastructural characterization of viral replication, transfer, and the early response of satellite cells. Virus Res. 2012;163(2):628-635.
127. Huette P, Beyls C, Guilbart M, et al. Acute Cor Pulmonale in COVID-19-Related ARDS: Improvement With Almitrine Infusion. JACC Case Rep. 2020;2(9):1311-1314.
128. Losser MR, Lapoix C, Delannoy M, Champigneulle B, Payen D. Almitrine as a non-ventilatory strategy to improve intrapulmonary shunt in COVID-19 patients. Anaesth Crit Care Pain Med. 2020;39(4):467-469.
129. Li YC, Bai WZ, Hirano N, et al. Neurotropic virus tracing suggests a membranous-coating-mediated mechanism for transsynaptic communication. J Comp Neurol. 2013;521(1):203-212.
130. Md Insiat Islam Rabby. Current Drugs with Potential for Treatment of COVID-19: A Literature Review. J Pharm Pharm Sci. 2020;23(1):58-64.
131. Smith PD, Gotz VP, Ryerson GG. Almitrine bismesylate. Drug Intell Clin Pharm. 1987;21(5):417-421.
132. Moreira TS, Takakura AC, Colombari E, Guyenet PG. Central chemoreceptors and sympathetic vasomotor outflow. J Physiol. 2006;577(Pt 1):369-386.
133. Cremaschi RMC, Frange C, Bittencourt LRA, Coelho FM. Almitrine: a possible therapeutic strategy for COVID-19?', Revista Neurociências. 2020;28:1-7.
134. Bendjelid K, Giraud R, Von Düring S. Treating hypoxemic COVID-19 "ARDS" patients with almitrine: The earlier the better?. Anaesth Crit Care Pain Med. 2020;39(4):451-452.
135. Tobin MJ. Basing Respiratory Management of COVID-19 on Physiological Principles. Am J Respir Crit Care Med. 2020;201(11):1319-1320.
136. Gattinoni L, Coppola S, Cressoni M, Busana M, Rossi S, Chiumello D. COVID-19 Does Not Lead to a "Typical" Acute Respiratory Distress Syndrome. Am J Respir Crit Care Med. 2020;201(10):1299-1300.
137. Marini JJ, Gattinoni L. Management of COVID-19 Respiratory Distress. JAMA. 2020;323(22):2329-2330.
138. Puybasset L, Rouby JJ. Almitrine and NO in acute respiratory distress syndrome: two pieces of the same puzzle?. Eur Respir J. 1999;14(6):1244-1245.
139. Barthélémy R, Blot PL, Tiepolo A, et al. Efficacy of Almitrine in the Treatment of Hypoxemia in Sars-Cov-2 Acute Respiratory Distress Syndrome. Chest. 2020;158(5):2003-2006.
140. Bouche P, Lacomblez L, Leger JM, et al. Peripheral neuropathies during treatment with almitrine: report of 46 cases. J Neurol. 1989;236(1):29-33.
141. Wouters EF, Greve LH, Steenhuis ES, Gimeno F. Almitrine and peripheral neuropathy. Lancet. 1988;2(8606):336.
142. Weitzenblum E, Arnaud F, Bignon J, et al. [Sequential administration of a reduced dose of almitrine to patients with chronic obstructive bronchopneumopathies. A controlled multicenter study]. Rev Mal Respir. 1992;9(4):455-463.
143. MacLeod CN, Thomas RW, Bartley EA, Parkhurst GW, Bachand RT. Effects and handling of almitrine bismesylate in healthy subjects. Eur J Respir Dis Suppl. 1983;126:275-289.
144. B'chir A, Mebazaa A, Losser MR, Romieu M, Payen D. Intravenous almitrine bismesylate reversibly induces lactic acidosis and hepatic dysfunction in patients with acute lung injury. Anesthesiology. 1998;89(4):823-830.
145. Stradling JR, Barnes P, Pride NB. The effects of almitrine on the ventilatory response to hypoxia and hypercapnia in normal subjects. Clin Sci (Lond). 1982;63(4):401-404.
146. European Medicines Agency. Assessment report for almitrine--containing medicinal products for oral use. Procedure number: EMEA/H/A-31/1346. 23 May 2013 EMA/332160/2013.

Bibliografia recomendada

Adhikari NKJ, Dellinger RP, Lundin S, Payen D, Vallet B, Gerlach H, et al. Inhaled nitric oxide does not reduce mortality in patients with acute respiratory distress syndrome regardless of severity: systematic review and meta-analysis. Crit Care Med. 2014 Feb;42(2):404-12.

Albert RK, Keniston A, Baboi L, Ayzac L, Guérin C. Prone Position-induced Improvement in Gas Exchange Does Not Predict Improved Survival in the Acute Respiratory Distress Syndrome. Am J Respir Crit Care Med. 2014 Feb 15;189(4):494-6.

Ammar MA, Bauer SR, Bass SN, Sasidhar M, Mullin R, Lam SW. Noninferiority of Inhaled Epoprostenol to Inhaled Nitric

Oxide for the Treatment of ARDS. Ann Pharmacother. 2015 Oct;49(10):1105-12.

Camamo JM, McCoy RH, Erstad BL. Retrospective Evaluation of Inhaled Prostaglandins in Patients with Acute Respiratory Distress Syndrome. Pharmacotherapy. 2005 Jan 5;25(2):184-90.

Domenighetti G, Stricker H, Waldispuehl B. Nebulized prostacyclin (PGI2) in acute respiratory distress syndrome: impact of primary (pulmonary injury) and secondary (extrapulmonary injury) disease on gas exchange response. Crit Care Med. 2001 Jan;29(1):57-62.

Dzierba AL, Abel EE, Buckley MS, Lat I. A review of inhaled nitric oxide and aerosolized epoprostenol in acute lung injury or acute respiratory distress syndrome. Pharmacotherapy. 2014 Mar;34(3):279-90.

Gottshall EB, Fernyak S, Wuertemberger G, Voelkel AF. Almitrine mimics hypoxic vasoconstriction in isolated rat lungs. Am J Physiol. 1992;263:383-391.

Manktelow C, Bigatello LM, Hess D, Hurford WE. Physiologic determinants of the response to inhaled nitric oxide in patients with acute respiratory distress syndrome. Anesthesiology. 1997 Aug;87(2):297-307.

Ruan SY, Wu HY, Lin HH, Wu HD, Yu CJ, Lai MS. Inhaled nitric oxide and the risk of renal dysfunction in patients with acute respiratory distress syndrome: a propensity-matched cohort study. Crit Care. 2016 Nov 30;20:389.

Sawheny E, Ellis AL, Kinasewitz GT. Iloprost Improves Gas Exchange in Patients With Pulmonary Hypertension and ARDS. Chest. 2013 Jul;144(1):55-62.

Sud S, Friedrich JO, Adhikari NKJ, Fan E, Ferguson ND, Guyatt G, et al. Comparative Effectiveness of Protective Ventilation Strategies for Moderate and Severe Acute Respiratory Distress Syndrome. A Network Meta-Analysis. Am J Respir Crit Care Med. 2021 Jun 1;203(11):1366-77.

Torbic H, Szumita PM, Anger KE, Nuccio P, LaGambina S, Weinhouse G. Inhaled epoprostenol vs inhaled nitric oxide for refractory hypoxemia in critically ill patients. J Crit Care. 2013 Oct;28(5):844-8.

Walmrath D, Schneider T, Schermuly R, Olschewski H, Grimminger F, Seeger W. Direct comparison of inhaled nitric oxide and aerosolized prostacyclin in acute respiratory distress syndrome. Am J Respir Crit Care Med. 1996 Mar;153(3):991-6.

Subcapítulo | 44.6

Ventilação de Alta Frequência e ECMO

Gonçalo Marto | Paulo Figueiredo | Roberto Liberal Fernandes Roncon de Albuquerque

Destaques

A oxigenação extracorporal por membrana (ECMO) e a ventilação de alta frequência (VAF) são duas modalidades de tratamento da insuficiência respiratória grave refratária.

O ECMO é um complexo sistema de suporte orgânico que requer uma equipa dedicada, dotada de equipamento adequado e disponível para o início da técnica.

As principais configurações da ECMO são a ECMO-VV, a ECMO-VA e a ECCO$_2$R, sendo que a mais usada no contexto da insuficiência respiratória é a ECMO-VV.

A hipoxemia grave associada a síndrome do desconforto respiratório agudo (SDRA) grave é a indicação mais comum para a ECMO-VV. A embolia pulmonar (EP), a ponte para transplante pulmonar e o trauma torácico são outras potenciais indicações. A hemorragia aguda não controlada é a contraindicação mais importante para o início da técnica.

O estudo CESAR documentou uma menor mortalidade sem incapacidade grave aos 6 meses, e os doentes tratados com ECMO durante a pandemia da gripe H1N1 apresentaram menor mortalidade. Devido às limitações metodológicas, foi realizado um novo ensaio clínico randomizado, o EOLIA, que incluiu 249 doentes e, se verificou uma redução não estatisticamente significativa da mortalidade aos 60 dias entre os dois grupos (35% vs. 46%; p = 0,09). No grupo-controle verificou-se, no entanto, crossover para ECMO em 28% dos casos, a que se associou uma mortalidade elevada (57%).

As principais complicações associadas são a hemorragia, o tromboembolismo sistêmico e as que estão associadas à própria canulação.

A ECMO-VA tem um papel importante nos doentes com choque circulatório concomitante não hiperdinâmico. Nos doentes sob ECMO-VA, a canulação tripla ECMO-VAV permite evitar o mecanismo de hipóxia diferencial, enquanto que o ECMO-VVA permite resolver uma eventual insuficiente drenagem venosa.

A ECCO$_2$R, que permite a remoção de CO$_2$ através de fluxos de baixa velocidade, foi apontada inicialmente como estratégia terapêutica para o SDRA, mas futuramente poderá ter um papel na doença pulmonar obstrutiva crônica (DPOC) e como ponte para transplante pulmonar.

A VAF é uma estratégia ventilatória pouco usada atualmente e engloba modos ventilatórios não convencionais, que se baseiam na entrega de volumes correntes baixos a frequências respiratórias suprafisiológicas.

A VAF oscilatória aplica uma frequência respiratória tão elevada que a pressão nas vias aéreas apenas oscila em torno de um valor médio, que mantém o recrutamento alveolar e limita as pressões máximas da via aérea. Apesar do racional teórico corroborado por estudos experimentais, não existe evidência do seu benefício no ARDS moderado a severo em termos de mortalidade.

A VAF em jato aplica frequência respiratória (FR) mais baixas e pressões mais elevadas na via aérea, e envolve a emissão de um jato de gás. A sua aplicação na SDRA ou na insuficiência respiratória grave no adulto não se encontra atualmente estudada.

Introdução

A ventilação mecânica invasiva (VMI) é a estratégia terapêutica de eleição para a grande maioria dos doentes com insuficiência respiratória aguda grave. Contudo, alguns doentes mantêm hipoxemia persistente e refratária mesmo com elevadas concentrações de oxigênio inspirado e elevadas pressões positivas tele-expiratórias.[1]

Nas últimas décadas, assistiu-se a um importante aprofundamento do conhecimento sobre a iatrogenia associada à VMI, com a descrição dos vários mecanismos de lesão pulmonar induzida pelo ventilador (VILI),[2] designadamente o barotrauma, o volutrauma, o atelectrauma e ainda o biotrauma.[3]

A melhor abordagem da insuficiência respiratória grave refratária, atualmente, é ainda muito controversa, tanto na seleção das diversas estratégias terapêuticas como na sequência em que as mesmas são utilizadas.[4]

A oxigenação extracorporal por membrana (ECMO) e a ventilação de alta frequência (VAF) são duas modalidades de tratamento da insuficiência respiratória grave refratária e que têm em comum o objetivo não só de redução da VILI, mas também o de assegurar uma adequada oxigenação e ventilação.[5,6]

O presente capítulo tem como objetivo ilustrar e descrever as suas principais características, indicações e complicações, e sublinha o papel de cada uma no manejo do doente com insuficiência respiratória grave refratária.

ECMO

No passado, a ECMO era uma opção terapêutica apenas disponível para um grupo muito restrito de doentes em unidades hospitalares especializadas na técnica,[7] paradigma que se encontra em rápida e contemporânea mudança, sendo cada vez maior o úmero de doentes que se beneficiam da técnica em todo o mundo.[8]

Assistimos presentemente a uma importante difusão da técnica impulsionada pela publicação de evidência científica de elevada qualidade, particularmente da ECMO-VV na síndrome do desconforto respiratório agudo (SDRA) durante a pandemia do vírus *influenza* A subtipo H1N1,[9,10] mas também pelo desenvolvimento de equipamentos modernos, mais pequenos, biocompatíveis e portáteis.[11] Os mais recentes oxigenadores em polimetilpenteno e as bombas centrifugadoras apresentam melhor biodisponibilidade e durabilidade, permitindo menores níveis de anticoagulação sistêmica e consumo de hemoderivados, tornando a técnica mais segura.[12] Por outro lado, os novos sistemas miniaturizados e ultracompactos permitem uma melhor portabilidade, tornando os resgates inter-hospitalares e o transporte para o centro de ECMO mais simples e seguro.[13]

Na insuficiência respiratória grave o objetivo da ECMO é tanto minimizar a VILI como permitir o tratamento da etiologia subjacente reversível e a recuperação progressiva da função pulmonar nativa.[6] É uma modalidade avançada e exige um sistema complexo de tratamento e suporte com equipa própria responsável pela manutenção do equipamento, pela resolução de problemas associados ao próprio equipamento e ainda pelo transporte do doente, por exemplo, a exames complementares de diagnóstico.[7] Atualmente, a evidência suporta a estratégia da transferência dos doentes com esta patologia para centros com experiência no tratamento do SDRA e com capacidade para iniciar o tratamento do doente com ECMO.[14]

Configurações

A ECMO consiste num circuito fechado que permite, por meio de uma bomba propulsora, que um fluxo contínuo drenado do sangue venoso seja devolvido ao doente, após a passagem do mesmo por uma membrana oxigenadora; permite assim tanto a oxigenação como a remoção de dióxido de carbono.

No contexto da insuficiência respiratória grave, as modalidades utilizadas são a ECMO-venovenosa (ECMO-VV), a ECMO-venoarterial-venoso (ECMO-VAV) e a remoção corporal de CO_2 ($ECCO_2R$), sendo que a ECMO-VV é a mais usada, particularmente nos doentes com SDRA. Fora deste contexto, a ECMO-venoarterial (ECMO-VA) proporciona um verdadeiro suporte hemodinâmico, pelo bombeamento do sangue de retorno ao sistema arterial do doente.[15]

Dado que a ECMO-VV é a modalidade mais usada na falência respiratória grave, far-se-á no presente capítulo uma descrição mais aprofundada do mesmo e, posteriormente, uma descrição mais breve das configurações de ECMO-VA, ECMO-VVA e ECMO-VAV. Por último, salienta-se a potencial aplicabilidade da $ECCO_2R$ na insuficiência respiratória aguda.

ECMO-VV

Potenciais indicações

A ECMO pode ser encarada como uma terapêutica de resgate em doentes, cuja função respiratória nativa não é assegurada com a otimização do tratamento **convencional otimizado** da insuficiência respiratória grave e cuja causa subjacente seja potencialmente reversível.

A principal indicação para a ECMO-VV é o SDRA grave, cuja definição de Berlim inclui doentes com *ratio*

$PaO_2/FiO_2 < 100$ (com PEEP mínima aplicada de 5 cmH_2O).[16] São considerados candidatos a ECMO-VV os doentes que mantêm *ratio* $PaO_2/FiO_2 < 100$ apesar do tratamento convencional otimizado e da implementação precoce do bloqueio neuromuscular e do decúbito ventral.[17,18] Do ponto de vista etiológico, a maioria dos casos (aproximadamente 90%) de doentes com SDRA estão associados a pneumonia aguda (bacteriana ou viral), pneumonite/pneumonia de aspiração e sépsis extrapulmonar.[19]

A embolia pulmonar (EP), ponte para transplante pulmonar em doentes com doença pulmonar avançada, e o trauma torácico são outras potenciais indicações. Contudo, salienta-se que, por oposição ao que acontece n SDRA, não existem atualmente ensaios clínicos que avaliem a ECMO nestas patologias, pois ainda não é possível definir a melhor estratégia e o papel do ECMO na abordagem terapêutica das mesmas.

Na EP a ECMO-VV (ou o ECMO-VA se necessário suporte circulatório mecânico concomitante) tem sido cada vez mais usada em doentes com hipoxemia grave, mas também como ponte para tratamento, nomeadamente a trombólise guiada por cateter[20] ou tromboendarterectomia pulmonar cirúrgica.[21]

Nos doentes em lista ativa para transplante pulmonar, a mortalidade associada a exacerbações agudas da patologia de base é muito relevante. Se por um lado, a ECMO-VV pode evitar o início de VMI que se associa a pior prognóstico,[22] por outro lado permite a reabilitação motora e a melhora do condicionamento global do doente para o transplante pulmonar. A rápida deambulação pode ser favorecida pelo *awake ECMO*, possível, por exemplo, através da introdução de uma cânula de duplo lúmen via jugular interna em doentes em respiração espontânea. Acrescenta-se, por último, que no período pós-transplante, a ECMO pode ainda ser usada em doentes com disfunção primária do aloenxerto, tanto em doentes com insuficiência respiratória grave refratária, como também para minimizar a VILI do aloenxerto.[23]

Por último, os doentes politraumatizados e com lesão multissistêmica têm maior risco de hipoxemia grave e a ECMO-VV vem a ser cada vez mais usada como terapêutica de resgate em doentes refratários ao tratamento convencional, usando sistemas sem anticoagulação e com resultados encorajadores.[24]

- Contraindicações

Dado que a ECMO é vista como uma terapêutica de resgate, à exceção da hemorragia aguda grave não controlada, não existem outras contraindicações que se possam considerar como absolutas. Contudo, a proporcionalidade do tratamento deverá ponderar os riscos e os benefícios do tratamento do doente em ECMO.

Existem, contudo, condições que estão associadas a pior prognóstico e que podem ser vistas como contraindicações relativas: idade > 70 anos, VMI "agressiva" ≥ 7 dias, hemorragia intracraniana recente ou outra contraindicação absoluta para anticoagulação, progressão para disfunção múltipla de órgãos (DMO) e a ausência de acessos vasculares para a canulação.

No contexto específico de doentes à espera de transplante pulmonar, a idade avançada, a obesidade, a doença arterial oclusiva grave ou internação atual com choque séptico ou DMO são contraindicações para a ECMO como ponte para o transplante.[25]

- Evidência: prognóstico e resultados clínicos

A investigação clínica no contexto da doença aguda iminentemente fatal acarreta problemas logísticos e éticos muito particulares, dado que os ensaios não podem ser cegos e dado que a probabilidade de morte é muito elevada no braço de controlo.[26] Ainda assim, a ECMO é a modalidade de tratamento de suporte vital mais estudada neste contexto muito específico, nomeadamente por ensaios clínicos randomizados.

Os estudos ancestrais, independentemente das razões apontadas, não demonstraram benefício adicional nos doentes tratados com ECMO.[23,27] O paradigma atual é bem diferente e a ECMO-VV é hoje a opção terapêutica de resgate mais utilizada no tratamento da SDRA grave.

Os estudos CESAR (*Conventional ventilation or ECMO for Severe Adult Respiratory failure*) e a utilização da ECMO na SDRA, durante a pandemia da gripe H1N1 em 2009, vieram documentar a importância e o benefício dos doentes tratados com ECMO, e estabelecem o lugar da ECMO no tratamento da SDRA grave refratária.[28,29]

O estudo multicêntrico CESAR incluiu 180 doentes com insuficiência respiratória aguda grave (pH < 7,2 ou Score de Murray > 3), mas potencialmente reversível, que foram randomizados para tratamento num centro de ECMO no Reino Unido *vs.* o tratamento convencional. Salienta-se que foram critérios de exclusão: idade < 18 ou > 65 anos, VMI com pico > 30 cmH_2O ou FiO_2 > 80% durante mais de 7 dias e/ou contraindicação para anticoagulação sistêmica. Seis meses após a randomização, o grupo referenciado ao centro de ECMO apresentou uma redução significativa da mortalidade sem incapacidade grave (67% *vs.* 47%) e um ganho de 0,03 *quality-adjusted life-years* quando comparado com o tratamento convencional.

Durante a pandemia da gripe H1N1, um estudo de coorte com doentes com SDRA grave secundária a H1N1 comparou doentes referenciados a um centro de ECMO (86% receberam efetivamente ECMO) a doentes não referenciados a um centro de ECMO. A mortalidade hospitalar foi francamente inferior nos doentes referenciados ao centro de ECMO (24% *vs.* 52%), sublinhando mais uma vez a importância da referenciação dos doentes com SDRA grave aos centros de ECMO.

Apesar dos resultados positivos, estes estudos foram alvo de críticas importantes e justificadas devido às suas inerentes limitações metodológicas, pelo que foi realizado o ensaio multicêntrico randomizado EOLIA (*ECMO to rescue Lung Injury in severe ARDS*, NCT01470703). Neste estudo foram incluídos 249 doentes com SDRA grave e pelo menos um dos seguintes critérios:

- $PaO_2/FiO_2 < 50$ mmHg com $FiO_2 \geq 80\%$ durante > 3 horas (persistente apesar da otimização da VMI e recurso a manobras de recrutamento, decúbito ventral, ventilação de alta frequência, óxido nítrico ou perfusão de almitrina).
- $PaO_2/FiO_2 < 80$ mmHg com $FiO_2 \geq 80\%$ durante > 6 horas (persistente apesar da otimização da VMI e recurso a manobras de recrutamento, decúbito ventral, ventilação de alta frequência, óxido nítrico ou perfusão de almitrina).
- pH < 7,25 e $PaCO_2 \geq 60$ mmHg durante > 6 horas (com FR aumentada até 35/min) com VMI ajustada para planalto ≤ 32 cmH_2O (PEEP mínima de 8 cmH_2O).

Os doentes foram randomizados para tratamento com ECMO o mais rápido possível ou mantiveram o tratamento convencional, sendo que no caso de hipoxemia grave refratária ($SatO_2$ < 80% por > 6 horas) houve opção de *crossover* para o braço de ECMO.[30]

Aos 60 dias, verificou-se uma redução não estatisticamente significativa da mortalidade entre os dois grupos (35 *vs.* 46%; p = 0,09). No grupo controlo verificou-se, no entanto, *crossover* para ECMO em 28% dos casos, 6,5 ± 9,7 dias após a randomização. Neste subgrupo de doentes com *crossover* tardio para ECMO a mortalidade aos 60 dias foi elevada (57%), sendo que aquando da randomização já apresentavam maior planalto, *driving pressure* mais elevada, menor complacência do sistema respiratório e mais infiltrados pulmonares, quando comparados com os restantes dos doentes do grupo-controle sem necessidade de resgate posterior para ECMO.

• Iniciação e canulação ECMO

A técnica de Seldinger é o método mais utilizado e mais seguro para a inserção das cânulas de ECMO,[31] sendo a técnica cirúrgica utilizada apenas como técnica de recurso. Os adultos são habitualmente canulados com sistema de duas cânulas com cateteres 21 e 23 French. Contudo, a inserção de uma cânula bicaval de duplo lúmen (27-31 French) na veia jugular interna permite uma canulação única, que apesar de tecnicamente mais exigente, pode permitir o início de reabilitação e deambulação mais precoces.

No circuito classicamente mais usado de duas cânulas, o sangue venoso é drenado via veia femoral, oxigenado e devolvido à aurícula direita, via cânula colocada na veia jugular interna direita.

• Anticoagulação

Embora a melhor estratégia de anticoagulação ainda não esteja estabelecida, o tromboembolismo sistêmico pode chegar aos 16% e associa-se tanto a disfunção da membrana oxigenadora, como a trombose dos vasos que se encontram canulados e a diátese hemorrágica por coagulopatia de consumo,[32] pelo que idealmente todos os doentes devem estar sob anticoagulação sistêmica. Contudo, em situações como de hemorragia ativa ou mesmo para a realização de manobras invasivas, a anticoagulação pode estar transitoriamente suspensa. Salienta-se ainda que, em casos muitos excecionais (como por exemplo o de hemorragia intracraniana), e de acordo com a experiência de vários centros de ECMO incluindo o nosso centro, o doente poderá estar sem anticoagulação durante vários dias sem qualquer trombose no circuito. Existem diferentes protocolos consoante os diferentes centros de ECMO. No nosso centro, é feito um *bolus* inicial de 50 UI/Kg heparina não fracionada (HNF) antes da canulação e iniciada anticoagulação sistêmica com HNF para manter aPTT 50-60 segundos. Após estabilização do nível de anticoagulação em doentes sem qualquer sangramento ativo, é habitual dosearmos o aPTT a cada 12 horas e os D-dímeros a cada 24 horas.

• Parametrização ECMO

A entrega de oxigênio está principalmente relacionada com o fluxo do circuito da ECMO pela membrana oxigenadora e, é habitualmente titulada para $SatO_2 > 85\%$ e $SvO_2 > 65\%$. Os níveis de hemoglobina são mantidos habitualmente > 7 g/dL no nosso centro, embora o protocolo do estudo CESAR mantivesse > 14 g/dL. A ventilação, por outro lado, é gerida titulando o *sweep* do fluxo para a remoção de CO_2, com pequenos ajustes por forma a evitar rápidas alterações tanto da $PaCO_2$ como do pH.

Assim que os objetivos estejam assegurados, o fluxo e o *sweep* são mantidos num valor fixo e cujo ajuste é facilitado pela monitorização contínua de $SatO_2$, SvO_2, perfil hemodinâmico particularmente a pressão arterial média (PAM) e doseamentos seriados do lactato.

• VMI durante a ECMO

A iniciação da ECMO permite um rápido ajuste dos parâmetros de VMI para níveis de repouso (*lung rest*) assegurando uma adequada proteção ao pulmão e uma franca redução do VILI. À luz do protocolo CESAR,[28] no nosso centro, usamos tradicionalmente o modo de pressão controlada (Pmáx 20-24 cmH_2O) sob PEEP 10-12, FR 10-14/min e $FiO_2 < 40\%$.

Assim que se inicia esta ventilação protetora, é expectável um desrecrutamento alveolar com consequente redução marcada do volume corrente e agravamento radiológico. À medida que o pulmão se recupera, é expectável que o volume-corrente aumente progressivamente com a melhoria da complacência pulmonar.

• Complicações

As principais complicações associadas a ECMO são a hemorragia, o tromboembolismo sistêmico, a lesão neurológica e as associadas à canulação.

A complicação mais frequente e importante é a hemorragia que pode ocorrer em 30%-50% dos doentes dependendo da configuração da ECMO, sendo que em alguns casos pode ser ameaçadora de vida.[33] Os locais mais comuns são no local de inserção das cânulas, na via aérea, intratorácicas e intracranianas. Todos os esforços devem ser dirigidos tanto para reduzir a hemorragia relacionada com procedimentos invasivos considerados necessários (interrupção transitória da anticoagulação para por exemplo traqueostomia ou inserção de cateteres venosos centrais (CVC's), como a pronta deteção, investigação e rápida intervenção de hemorragia espontâneas. A monitorização frequente do aPTT e dos níveis de hemoglobina e a manutenção de plaquetas > 30.000/mm^3 (ou superior no caso de hemorragia ativa) são algumas das medidas que permitem uma monitorização da capacidade hemostática e tendência hemorrágica do doente sob ECMO e anticoagulação.

O impacto do tromboembolismo sistêmico é maior na configuração ECMO-VA do que na ECMO-VV e pode chegar aos 16%[32] potenciando tanto a trombose do oxigenador como dos vasos canulados.

A taxa de lesão neurológica em doentes sob ECMO é cerca de 10% e inclui a hemorragia subaracanóidea aguda, encefalopatia hipóxica, enfarte isquêmico e morte cerebral, e reflete a gravidade dos doentes sob ECMO e as complicações da própria técnica, particularmente secundárias à anticoagulação.[34]

As complicações associadas à canulação incluem hemorragia por perfuração ou dissecção do vaso, isquemia distal e o posicionamento incorreto da cânula (na artéria em vez da veia).

As diversas complicações associadas a ECMO são frequentes, sendo em centros especializados de ECMO minimizadas, mas não anuladas, dado que são precocemente detetadas e tratadas (por exemplo, a reperfusão do membro inferior por meio da canulação da artéria femoral superficial), tornando assim a técnica mais segura.

• Desmame de ECMO

À medida que a função pulmonar nativa mostra sinais de recuperação, a parametrização da ECMO é ajustada para reduzir de forma lenta e progressiva o suporte que está a ser dado pelo pulmão artificial. Se o doente tolera de forma consistente a redução do suporte, está em condições de realizar um *trial off ECMO*, ou seja, uma suspensão temporária da função do oxigenador (*sweep* 0 L/min). Considera-se que o doente poderá estar em condições de ser descanulado caso apresente trocas gasosas adequadas sob FiO_2 60% e com pressões de planalto < 30 cmH_2O.

Embora descritas na literatura, não é prática do nosso centro a realização de manobras de "re-recrutamento" ou de decúbito ventral nos doentes em desmame de ECMO.[18]

• Perspetivas Futuras

Os primeiros dispositivos ECMO da década de 1950 eram onerosos, de difícil manuseamento e com elevadíssimo risco de complicações hemorrágicas e trombóticas. A evolução da tecnologia trouxe-nos uma segunda geração de dispositivos mais simples, portáteis e com muito menos complicações associadas[12] e ao ritmo desta evolução a ECMO tem vindo a resgatar uma população cada vez maior de doentes. Perspetiva-se que a constante investigação venha a confirmar a segurança e eficácia da técnica, levando à expansão da aplicabilidade da ECMO, mas que terá que levar em conta uma abordagem rigorosa e baseada na evidência publicada, e os desafios logísticos e éticos próprios de uma técnica tão complexa como é a ECMO.

■ ECMO-VA, ECMO-VAV e ECMO-VVA

A ECMO-VA assegura um suporte respiratório e hemodinâmico, o que no contexto da insuficiência respiratória com hipoxemia severa é infrequente, mas pode ser muito útil em doentes em choque circulatório refratário (não hiperdinâmico) com elevado suporte vasopressor ou no choque obstrutivo no contexto de EP.

Além da canulação venosa, é realizada uma canulação arterial, tipicamente a artéria ilíaca comum: o sangue é drenado pelo acesso venoso, oxigenado e devolvido à circulação arterial, fazendo um verdadeiro *bypass* coração-pulmão. A complicação mais comum é a isquemia do membro inferior canulado, que pode ser evitada pela canulação da artéria femoral superficial ipsilateral.[35] Uma complicação menos comum, mas muito relevante, é a hipoxia cerebral e coronária. Na configuração VA, o sangue oxigenado devolvido à circulação sistêmica gera uma situação de hipoxia diferencial: hiperoxia dos membros inferiores e vísceras abdominais no circuito dependente da ECMO, por oposição à hipoxia cardíaca e cerebral dependente da ejecção do coração nativo.

Uma forma de evitar esta complicação é a ECMO-VAV em que o sangue venoso drenado via veia femoral é devolvido ao doente, após a passagem no oxigenador, em Y tanto para a artéria femoral como para a veia jugular interna direita. Esta modalidade não deve ser confundida com a ECMO-VVA: em doentes sob ECMO-VA, a drenagem venosa pode ser insuficiente para manter um fluxo adequado; nestes casos a colocação de uma segunda cânula de drenagem, tipicamente colocada na veia jugular interna direita, assegura um fluxo de drenagem adequado.

■ $ECCO_2R$

A $ECCO_2R$ é uma técnica que permite a remoção de CO_2, mas não uma adequada oxigenação.[36] e é assegurada com fluxos de baixa velocidade (10 mL/kg/min), por meio de dispositivos venoarteriais e venovenosos

Os dispositivos iniciais venoarteriais incluíam uma cânula para drenagem arterial, um pulmão artificial e uma cânula de retorno por um acesso venoso central;[37] que tem como principal complicação a isquemia distal do membro inferior cuja artéria femoral encontra-se canulada. Os dispositivos mais atuais venovenosos incluem uma cânula de drenagem colocada num acesso venoso central, o pulmão artificial e uma bomba propulsora, que além de serem eficazes, permitem ainda evitar esta complicação.[38]

A técnica foi inicialmente desenvolvida como uma alternativa terapêutica adjuvante na SDRA[39] com o intuito de reduzir a VILI,[40] mas o seu papel no tratamento desta patologia encontra-se ainda sob investigação, nomeadamente por meio dos estudos SUPERNOVA (ClinicalTrials.gov NCT02282657) e REST (ClinicalTrials.gov NCT02654327), que avaliam a sua eficácia e segurança como adjuvante da VMI com baixo volume-minuto (4 mL/kg de peso ideal), quando comparado com o tratamento convencional.

A evolução da tecnologia despertou, contudo, o interesse da técnica noutros contextos e patologias, particularmente na doença pulmonar obstrutiva crônica exacerbada (DPOC) ou mais recentemente como ponte para transplante pulmonar.[41-43]

No contexto da DPOC, a $ECCO_2R$ tem sido usada para evicção do início da VMI ou como facilitadora do desmame da VMI. Atualmente, a mortalidade intra-hospitalar global desta patologia é cerca de 3,6%, mas pode chegar aos 29% em doentes admitidos na undidade de cuidados intensivos (UCI) para início de VMI.[44] A ventilação mecânica não invasiva (VNI) representa atualmente o tratamento convencional,[45] embora a falência do tratamento possa atingir os 40%.[46] O *rational* da instituição da $ECCO_2R$ é o de prevenir a falência da VNI, reduzir o trabalho respiratório, permitir a fisioterapia respiratória ativa, ao mesmo tempo que evita as complicações da VMI. A evidência documentada do benefício desta técnica é ainda muito limitada, com estudos realizados em séries com poucos doentes e com resultados pouco consistentes; salienta-se contudo o estudo de Morelli *et al.* que documentou a redução da $PaCO_2$ e a evicção da VMI em 27 de 30 doentes com insuficiência respiratória hipercápnica e que haviam recusado a VMI.[47] A VMI no contexto de DPOC agudizada associa-se ainda a maior mortalidade que pode chegar aos 60% em algumas séries[48] e o desmame ventilatório neste grupo de doentes é frequentemente difícil e pouco estudado.[49] A evidência atualmente resume-se mais uma vez a estudos realizados com poucos doentes, embora se saliente o rápido desmame de VMI descrito em 2 estudos diferentes e com extubações bem-sucedidas em 48-72 horas.[38,50] Em suma, a evidência sugere que a $ECCO_2R$ pode ser útil tanto na evicção da VMI como no processo de desmame ventilatório. Os resultados dos estudos randomizados e controlados (RCT), para avaliação da sua eficácia e segurança já em curso, (Clinicaltrials.gov. NCT02259335; NCT02107222) poderão estabelecer melhor o papel que a $ECCO_2R$ pode desempenhar no tratamento desta patologia.

O *rational* para a utilização da $ECCO_2R$ nos doentes que aguardam transplante pulmonar é a de evitar a VMI em contexto de agravamento clínico, importante fator prognóstico dado o importante aumento de risco de mortalidade.[41] Mais uma vez, além de evitar as complicações infeciosas da VMI e dependentes da sedoanalgesia, permite ainda manter o tônus muscular respiratório e a fisioterapia ativa. Apesar da limitação dos dados atuais, a evidência sugere um benefício em termos de sobrevivência neste grupo particular de doentes,[51] o que tem motivado inclusivamente o interesse da técnica como suporte ventilatório durante procedimentos torácicos cirúrgicos.[52]

Em suma, embora desenvolvida inicialmente como potencial terapêutica na SDRA, a $ECCO_2R$ poderá vir a ser, no futuro, uma estratégia terapêutica adjuvante na DPOC agudizada e assumir um importante papel como ponte para transplante pulmonar. A sua relevância está dependente dos RCTs já em curso. Neste momento, trata-se, contudo, de uma técnica experimental e restrita aos centros com experiência no suporte orgânico extracorporal.

Ventilação de alta frequência

A ventilação de alta frequência (VAF) é constituída por um conjunto de modos ventilatórios não convencionais em VMI que se baseiam na entrega de volumes correntes baixos a frequências respiratórias suprafisiológicas (tipicamente > 60 ciclos/min). A VAF não é um modo ventilatório de primeira linha, sendo raramente usada e, o seu uso estar reservado para doentes refratários ao tratamento **convencional** que se encontrem em centros com experiência neste campo. Estão descritas quatro modalidades: oscilatória, em jato, percussiva e por pressão positiva. No presente capítulo, faremos uma descrição do *rational* de utilização e da evidência existente relativamente aos resultados clínicos das duas modalidades mais utilizadas: a VAF oscilatória e a VAF a jato.

Ventilação de alta frequência oscilatória

A VAF oscilatória usa uma bomba oscilatória capaz de aplicar uma frequência respiratória (FR) de 3-15 Hz (180-900/min) e Vt (amplitude) muito baixos, habitualmente menores ou mesmo inferiores ao espaço morto anatômico. Na verdade, apenas uma FR > 6 Hz reduz o barotrauma, dado que uma FR entre 3-6 Hz não pareceu proteger adequadamente o pulmão num estudo prospetivo realizado em um único centro com 30 doentes com SDRA.[53] A FR aplicada é tão elevada que a pressão das vias aéreas apenas oscila em valores muito próximos de uma pressão média das vias aéreas (ajustável por meio do controle do fluxo inspiratório e da presença de uma válvula expiratória). Esta pressão média constante mantém o recrutamento alveolar, o que se associa a melhor oxigenação, e evita tanto as pressões de pico elevadas, como as tele-expiratórias demasiado baixas.

Do ponto de vista fisiopatológico, a VAF oscilatória permite assim reduzir a sobredistensão alveolar, ao mesmo tempo que assegura o recrutamento alveolar. Este racional teórico foi corroborado com estudos experimentais, sendo vantajosa tanto em termos de trocas gasosas como em termos de marcadores de inflamação sistêmica.[5]

Contudo, a pouca utilização atual desta estratégia terapêutica é explicada pela falta de estudos que documentem, de forma convincente, o seu benefício em termos de mortalidade.[4] Em 2013, foram publicados 2 RCTs multicêntricos em que numa população total de 946 doentes com SDRA moderada a severa, a VAF oscilatória não trouxe benefício na mortalidade aos trinta dias quando comparado com a estratégia ventilatória convencional, sendo que em um dos estudos houve inclusivamente uma tendência para um aumento da mortalidade.[54,55] Mais recentemente, duas revisões sistemáticas apresentaram a mesma conclusão.[56,57]

Embora não se possa recomendar a sua utilização, a VAF oscilatória permanece uma alternativa terapêutica em centros com experiência nesta estratégia em doentes com ARDS grave que permanecem com hipoxemia apesar da estratégia ventilatória convencional otimizada e em que outras estratégias como o decúbito ventral e o ECMO estão contraindicados ou não disponíveis (57).

Ventilação de alta frequência a jato

A VAF a jato corresponde à VAF aplicada por um ventilador especializado que emite um jato de gás através de uma cânula colocada no tubo endotraqueal e quando comparada com a VAF oscilatória usa FR mais baixas e pressões mais elevadas na via aérea. Durante a inspiração, o volume corrente está dependente da pressão do jato de gás e do tempo expiratório selecionado. Como o momento expiratório é passivo, a remoção de CO_2 pode estar comprometida com FR mais elevadas e tempos expiratórios mais curtos.

Uma complicação específica desta técnica é a lesão traumática da via aérea provocada pela própria velocidade do jato de gás, e consequente traqueobronquite necrotizante.

A técnica já foi usada e reportada em um único estudo multicêntrico em 1993 com doentes com SDRA, mas com importantes limitações metodológicas que não nos permitem inferir a sua aplicabilidade ou o seu papel na abordagem terapêutica atual da SDRA.[58] Atualmente, o seu uso está limitado à população neonatal e pediátrica, ou durante a anestesia para procedimentos específicos que envolvam a manipulação da via aérea.

Referências bibliográficas

1. Villar J, Ferrando C, Kacmarek RM. Managing Persistent Hypoxemia: what is new? F1000Research. 2017;6:1993.
2. Tremblay LN, Slutsky AS. Ventilator-induced lung injury: from the bench to the bedside. Intensive Care Med. 2006;32(1):24-33.
3. Rubenfeld GD, Caldwell E, Peabody E, Weaver J, Martin DP, Neff M, et al. Incidence and outcomes of acute lung injury. N Engl J Med. 2005;353(16):1685-93.
4. Narendra DK, Hess DR, Sessler CN, Belete HM, Guntupalli KK, Khusid F, et al. Update in Management of Severe Hypoxemic Respiratory Failure. Chest. 2017;152(4):867-79.
5. Bersten AD, Edibam C, Hunt T, Moran J, Group TAANZI. Incidence and Mortality of Acute Lung Injury and the Acute Respiratory Distress Syndrome in Three Australian States. Am J Respir Crit Care Med. 2002;165(4):443-8.
6. Pipeling MR, Fan E. Therapies for Refractory Hypoxemia in Acute Respiratory Distress Syndrome. JAMA. 2010;304(22):2521.
7. Bartlett R, WJ. Extracorporeal cardiopulmonary support in critical care, 4th edn. Michigan: Extracorporeal Life Support Organization; 1-10. p. (he history and development of extracorporeal support).
8. Bartlett RH, Roloff DW, Custer JR, Younger JG, Hirschl RB. Extracorporeal life support: the University of Michigan experience. JAMA. 2000;283(7):904-8.
9. Noah MA, Peek GJ, Finney SJ, Griffiths MJ, Harrison DA, Grieve R, et al. Referral to an Extracorporeal Membrane Oxygenation Center and Mortality Among Patients With Severe 2009 Influenza A(H1N1). JAMA. 2011;306(15):1659.
10. Peek GJ, Mugford M, Tiruvoipati R, Wilson A, Allen E, Thalanany MM, et al. Efficacy and economic assessment of conventional ventilatory support versus extracorporeal membrane oxygenation for severe adult respiratory failure (CESAR): a multicentre randomised controlled trial. The Lancet. 2009;374(9698):1351-63.
11. Roncon-Albuquerque R, Basílio C, Figueiredo P, Silva S, Mergulhão P, Alves C, et al. Portable miniaturized extracorporeal membrane oxygenation systems for H1N1-related severe acute respiratory distress syndrome: a case series. J Crit Care. 2012;27(5):454-63.
12. Combes A, Bacchetta M, Brodie D, Muller T, Pellegrino V. Extracorporeal membrane oxygenation for respiratory failure in adults. Curr Opin Crit Care. 2012;18(1):99-104.
13. Philipp A, Arlt M, Amann M, Lunz D, Muller T, Hilker M, et al. First experience with the ultra compact mobile extracorporeal membrane oxygenation system Cardiohelp in interhospital transport. Interact Cardiovasc Thorac Surg. 2011;12(6):978-81.
14. Kahn JM, Goss CH, Heagerty PJ, Kramer AA, O'Brien CR, Rubenfeld GD. Hospital Volume and the Outcomes of Mechanical Ventilation. N Engl J Med. 2006;355(1):41-50.
15. Sodhi N, Lasala JM. Mechanical Circulatory Support in Acute Decompensated Heart Failure and Shock. Interv Cardiol Clin. 2017;6(3):387–405.
16. Ranieri VM, Rubenfeld GD, Thompson BT, Ferguson ND, Caldwell E, Fan E, et al. Acute respiratory distress syndrome: the Berlin Definition. JAMA. 2012;307(23):2526-33.
17. Papazian L, Forel J-M, Gacouin A, Penot-Ragon C, Perrin G, Loundou A, et al. Neuromuscular Blockers in Early Acute Respiratory Distress Syndrome. N Engl J Med. 2010;363(12):1107-16.
18. Guérin C, Reignier J, Richard J-C, Beuret P, Gacouin A, Boulain T, et al. Prone Positioning in Severe Acute Respiratory Distress Syndrome. N Engl J Med. 2013;368(23):2159-68.
19. Bellani G, Laffey JG, Pham T, Fan E, Brochard L, Esteban A, et al. Epidemiology, Patterns of Care, and Mortality for Patients With Acute Respiratory Distress Syndrome in Intensive Care Units in 50 Countries. JAMA. 2016;315(8):788-800.
20. Weinberg L, Kay C, Liskaser F, Jones D, Tay S, Jaffe S, et al. Successful treatment of peripartum massive pulmonary embolism with extracorporeal membrane oxygenation and catheter-directed pulmonary thrombolytic therapy. Anaesth Intensive Care. 2011;39(3):486-91.
21. Mydin M, Berman M, Klein A, Tsui S, Dunning J, Valchanov K, et al. Extracorporeal Membrane Oxygenation as a Bridge to Pulmonary Endarterectomy. Ann Thorac Surg. 2011;92(5):e101-3.
22. Christie JD, Edwards LB, Kucheryavaya AY, Benden C, Dipchand AI, Dobbels F, et al. The Registry of the International Society for Heart and Lung Transplantation: 29th adult lung and heart-lung transplant report-2012. J Heart Lung Transplant Off Publ Int Soc Heart Transplant. 2012;31(10):1073-86.
23. Zapol WM, Snider MT, Hill JD, Fallat RJ, Bartlett RH, Edmunds LH, et al. Extracorporeal membrane oxygenation in severe acute respiratory failure. A randomized prospective study. JAMA. 1979;242(20):2193-6.
24. Arlt M, Philipp A, Voelkel S, Rupprecht L, Mueller T, Hilker M, et al. Extracorporeal membrane oxygenation in severe trauma patients with bleeding shock. Resuscitation. 2010;81(7):804-9.
25. Weill D, Benden C, Corris PA, Dark JH, Davis RD, Keshavjee S, et al. A consensus document for the selection of lung transplant candidates: 2014--an update from the Pulmonary Transplantation Council of the International Society for Heart and Lung Transplantation. J Heart Lung Transplant Off Publ Int Soc Heart Transplant. 2015;34(1):1-15.
26. Bartlett RH. Clinical Research in Acute Fatal Illness: Lessons From Extracorporeal Membrane Oxygenation. J Intensive Care Med. 2016;31(7):456-65.
27. Morris AH, Wallace CJ, Menlove RL, Clemmer TP, Orme Jr JF, Weaver LK, et al. Randomized Clinical Trial of Pressure-Controlled Inverse Ratio Ventilation and Extracorporeal CO2 Removal for Adult Respiratory Distress Syndrome: Surv Anesthesiol. 1995;39(2):94.

28. Peek GJ, Mugford M, Tiruvoipati R, Wilson A, Allen E, Thalanany MM, et al. Efficacy and economic assessment of conventional ventilatory support versus extracorporeal membrane oxygenation for severe adult respiratory failure (CESAR): a multicentre randomised controlled trial. Lancet Lond Engl. 17 de 2009;374(9698):1351-63.
29. Noah MA, Peek GJ, Finney SJ, Griffiths MJ, Harrison DA, Grieve R, et al. Referral to an extracorporeal membrane oxygenation center and mortality among patients with severe 2009 influenza A(H1N1). JAMA. 2011;306(15):1659-68.
30. Combes A, Hajage D, Capellier G, Demoule A, Lavoué S, Guervilly C, Da Silva D, Zafrani L, Tirot P, Veber B, Maury E, Levy B, et al. for the EOLIA Trial Group, REVA, and ECMONet. Extracorporeal Membrane Oxygenation for Severe Acute Respiratory Distress Syndrome. N Engl J Med 2018;378:1965-1975.
31. Pranikoff T, Hirschl RB, Remenapp R, Swaniker F, Bartlett RH. Venovenous extracorporeal life support via percutaneous cannulation in 94 patients. Chest. 1999;115(3):81822.
32. Sklar MC, Sy E, Lequier L, Fan E, Kanji HD. Anticoagulation Practices during Venovenous Extracorporeal Membrane Oxygenation for Respiratory Failure. A Systematic Review. Ann Am Thorac Soc. Dezembro de 2016;13(12):2242–50.
33. Mazzeffi M, Greenwood J, Tanaka K, Menaker J, Rector R, Herr D, et al. Bleeding, Transfusion, and Mortality on Extracorporeal Life Support: ECLS Working Group on Thrombosis and Hemostasis. Ann Thorac Surg. 2016;101(2):682-9.
34. Mateen FJ, Muralidharan R, Shinohara RT, Parisi JE, Schears GJ, Wijdicks EFM. Neurological injury in adults treated with extracorporeal membrane oxygenation. Arch Neurol. 2011;68(12):1543-9.
35. Spurlock DJ, Toomasian JM, Romano MA, Cooley E, Bartlett RH, Haft JW. A simple technique to prevent limb ischemia during veno-arterial ECMO using the femoral artery: the posterior tibial approach. Perfusion. 2012;27(2):141-5.
36. Jung C, Lauten A, Pfeifer R, Bahrmann P, Figulla HR, Ferrari M. Pumpless Extracorporeal Lung Assist for the Treatment of Severe, Refractory Status Asthmaticus. J Asthma. 2011;48(1):111-3.
37. Lynch JE, Hayes DJ, Zwischenberger JB. Extracorporeal CO(2) removal in ARDS. Crit Care Clin. 2011;27(3):609-25.
38. Roncon-Albuquerque RJ, Carona G, Neves A, Miranda F, Castelo-Branco S, Oliveira T, et al. Venovenous extracorporeal CO2 removal for early extubation in COPD exacerbations requiring invasive mechanical ventilation. Intensive Care Med. 2014;40(12):1969-70.
39. Gattinoni L, Agostoni A, Pesenti A, Pelizzola A, Rossi GP, Langer M, et al. Treatment of acute respiratory failure with low-frequency positive-pressure ventilation and extracorporeal removal of CO2. Lancet Lond Engl. 1980;2(8189):292-4.
40. Kolobow T, Gattinoni L, Tomlinson TA, Pierce JE. Control of breathing using an extracorporeal membrane lung. Anesthesiology. 1977;46(2):138-41.
41. Schellongowski P, Riss K, Staudinger T, Ullrich R, Krenn CG, Sitzwohl C, et al. Extracorporeal CO2 removal as bridge to lung transplantation in life-threatening hypercapnia. Transpl Int Off J Eur Soc Organ Transplant. 2015;28(3):297-304.
42. Tajimi K, Kasai T, Nakatani T, Kobayashi K. Extracorporeal lung assist for patient with hypercapnia due to status asthmaticus. Intensive Care Med. 1988;14(5):588-9.
43. Sklar MC, Beloncle F, Katsios CM, Brochard L, Friedrich JO. Extracorporeal carbon dioxide removal in patients with chronic obstructive pulmonary disease: a systematic review. Intensive Care Med. 2015;41(10):1752-62.
44. Singanayagam A, Schembri S, Chalmers JD. Predictors of mortality in hospitalized adults with acute exacerbation of chronic obstructive pulmonary disease. Ann Am Thorac Soc. 2013;10(2):81-9.
45. Wedzicha JA, Miravitlles M, Hurst JR, Calverley PMA, Albert RK, Anzueto A, et al. Management of COPD exacerbations: a European Respiratory Society/American Thoracic Society guideline. Eur Respir J. 2017;49(3):1600791.
46. Chandra D, Stamm JA, Taylor B, Ramos RM, Satterwhite L, Krishnan JA, et al. Outcomes of noninvasive ventilation for acute exacerbations of chronic obstructive pulmonary disease in the United States, 1998-2008. Am J Respir Crit Care Med. 2012;185(2):152-9.
47. Morelli A, D'Egidio A, Orecchioni A, Alessandri F, Mascia L, Ranieri V. Extracorporeal CO2 removal in hypercapnic patients who fail noninvasive ventilation and refuse endotracheal intubation: a case series. Intensive Care Med Exp. 2015;3(Suppl 1):A824.
48. Makris D, Desrousseaux B, Zakynthinos E, Durocher A, Nseir S. The impact of COPD on ICU mortality in patients with ventilator-associated pneumonia. Respir Med. 2011;105(7):1022-9.
49. Peñuelas O, Frutos-Vivar F, Fernández C, Anzueto A, Epstein SK, Apezteguía C, et al. Characteristics and Outcomes of Ventilated Patients According to Time to Liberation from Mechanical Ventilation. Am J Respir Crit Care Med. 2011;184(4):430-7.
50. Abrams DC, Brenner K, Burkart KM, Agerstrand CL, Thomashow BM, Bacchetta M, et al. Pilot study of extracorporeal carbon dioxide removal to facilitate extubation and ambulation in exacerbations of chronic obstructive pulmonary disease. Ann Am Thorac Soc. 2013;10(4):307-14.
51. Collaud S, Benden C, Ganter C, Hillinger S, Opitz I, Schneiter D, et al. Extracorporeal Life Support as Bridge to Lung Retransplantation: A Multicenter Pooled Data Analysis. Ann Thorac Surg. 2016;102(5):1680-6.
52. Redwan B, Ziegeler S, Semik M, Fichter J, Dickgreber N, Vieth V, et al. Single-Site Cannulation Venovenous Extracorporeal CO2 Removal as Bridge to Lung Volume Reduction Surgery in End-Stage Lung Emphysema. ASAIO J Am Soc Artif Intern Organs 1992. 2016;62(6):743-6.
53. Fessler HE, Hager DN, Brower RG. Feasibility of very high-frequency ventilation in adults with acute respiratory distress syndrome. Crit Care Med. 2008;36(4):1043-8.
54. Young D. High-frequency oscillation for ARDS. N Engl J Med. 2013;368(23):2234.
55. Ferguson ND, Cook DJ, Guyatt GH, Mehta S, Hand L, Austin P, et al. High-frequency oscillation in early acute respiratory distress syndrome. N Engl J Med. 2013;368(9):795-805.
56. Sud S, Sud M, Friedrich JO, Wunsch H, Meade MO, Ferguson ND, et al. High-frequency oscillatory ventilation versus conventional ventilation for acute respiratory distress syndrome. Cochrane Database Syst Rev. 2016;4:CD004085.
57. Meade MO, Young D, Hanna S, Zhou Q, Bachman TE, Bollen C, et al. Severity of Hypoxemia and Effect of High-Frequency Oscillatory Ventilation in Acute Respiratory Distress Syndrome. Am J Respir Crit Care Med. 2017;196(6):727-33.
58. Gluck E, Heard S, Patel C, Mohr J, Calkins J, Fink MP, et al. Use of ultrahigh frequency ventilation in patients with ARDS. A preliminary report. Chest. 1993;103(5):1413-20.

Ventilação Mecânica Não Invasiva

Carmen Sílvia Valente Barbas

Introdução

Na insuficiência respiratória aguda o sistema respiratório perde a capacidade de manter a ventilação e/ou a oxigenação. Assim, inicialmente e se não houver contraindicações, o paciente vai precisar de suporte ventilatório não invasivo administrado através de máscara acoplada a sua face e a um ventilador especialmente desenhado para este fim ou ventilador microprocessado de unidade de terapia intensiva (UTI) com *software* especial para suporte ventilatório não invasivo para realizar as funções de ventilação e oxigenação, enquanto o paciente se restabelece de seu quadro de insuficiência respiratória aguda.[1-8] Assim, a ventilação não invasiva (VNI) está indicada para os pacientes não capazes de manter uma ventilação-minuto espontânea maior que 4 L/minuto ou pH arterial > 7,25 e ou $PaCO_2$ < 50 mmHg. Deve ser iniciada com dois níveis de pressão, com um delta de pressão inspiratório para manter um volume corrente de 6 mL/kg de peso predito e uma ventilação-minuto adequada para evitar a falência respiratória e ou parada respiratória.[3] As pressões expiratórias (EPAP) devem ser mantidas em níveis suficientes para manter as vias aéreas abertas e os níveis de oxigenação adequados (SpO_2 de 93-95% com a FIO_2 necessária (usualmente até 60%).[3] Caso o paciente não tolere ou não melhore com o suporte ventilatório não invasivo, necessitará de intubação orotraqueal (IOT) e suporte ventilatório mecânico invasivo.[9]

Ventilação mecânica não invasiva (VNI)

O acoplamento de uma máscara nasal e/ou facial a um aparelho de ventilação que administra pressão positiva com dois níveis de pressão (BIPAP) ao sistema respiratório do paciente, em insuficiência respiratória aguda com compensação de vazamentos é denominado VNI.[1-10] A pressão inspiratória será utilizada para ventilar o paciente descansando a musculatura respiratória e diminuindo os níveis de $PaCO_2$, enquanto a pressão expiratória positiva manterá as vias aéreas e os alvéolos abertos, melhorando a oxigenação dos pacientes em insuficiência respiratória aguda.[3]

Para início da VNI o paciente deverá estar desperto (com exceção de pacientes com rebaixamento do nível de consciência por hipercapnia que poderá melhorar com adequada ventilação) e deve ter a capacidade de manter a permeabilidade das vias aéreas (deglutir saliva adequadamente, não se engasgar).[3-8] O paciente deve estar hemodinamicamente estável e sem arritmias graves com risco de vida. Seu abdome deve estar flácido e sem distensões importantes que possam dificultar a ventilação e contribuir para sua má evolução.[3-10] As contraindicações absolutas e relativas para a uso da VNI estão no **Quadro 44.7.1**.

Quadro 44.7.1. Contraindicações a VNI
Absolutas
Necessidade de intubação de emergência
Parada cardíaca ou respiratória
Relativas
Incapacidade de cooperar, proteger as vias aéreas, ou secreções abundantes
Rebaixamento de nível de consciência (exceto acidose hipercápnica em pacientes com doença pulmonar obstrutiva crônica
Falências orgânicas não respiratórias (encefalopatia, arritmias malignas ou hemorragia digestivas graves com instabilidade hemodinâmica)
Cirurgia facial ou neurológica
Trauma ou deformidade facial
Alto risco de aspiração
Obstrução de vias aéreas superiores
Anastomose de esôfago recente (evitar pressurização acima de 15 cmH_2O)

Fonte: Adaptado de Barbas CS, Isola AM, Farias AM, Cavalcanti AB, Gama AM, Duarte AC, et al. Brazilian recommendations of mechanical ventilation 2013. Part I. Rev Bras Ter Intensiva. 2014;26(2):89-121.

A aplicação da VNI deve ser explicada para o paciente que deve entender e contribuir para seu sucesso.[3] O paciente deve estar em decúbito a 45 graus. Deverá ser escolhida uma interface adequada a cada tipo de rosto do paciente e no tamanho adequado. A máscara nasal está reservada para casos de insuficiência respiratória leve e para casos de apneia do sono. Já a máscara facial é utilizada para casos de insuficiência respiratória moderada/grave e que vão ficar 24-48 horas em ventilação mecânica. A máscara facial total deverá ser utilizada para casos que vão precisar de pressões inspiratórias mais altas ou ficar mais de 48 horas no suporte ventilatório não invasivo. O capacete (Helmet) deve ser utilizado em casos de insuficiência respiratória aguda hipoxêmica pois está associado a menor necessidade de IOT (**Figura 44.7.1**).[3]

Se o paciente estiver ansioso ou com difícil acoplamento à máscara facial, poderá ser iniciada leve sedação endovenosa para melhorar a adaptação do paciente a máscara e a VNI.[11]

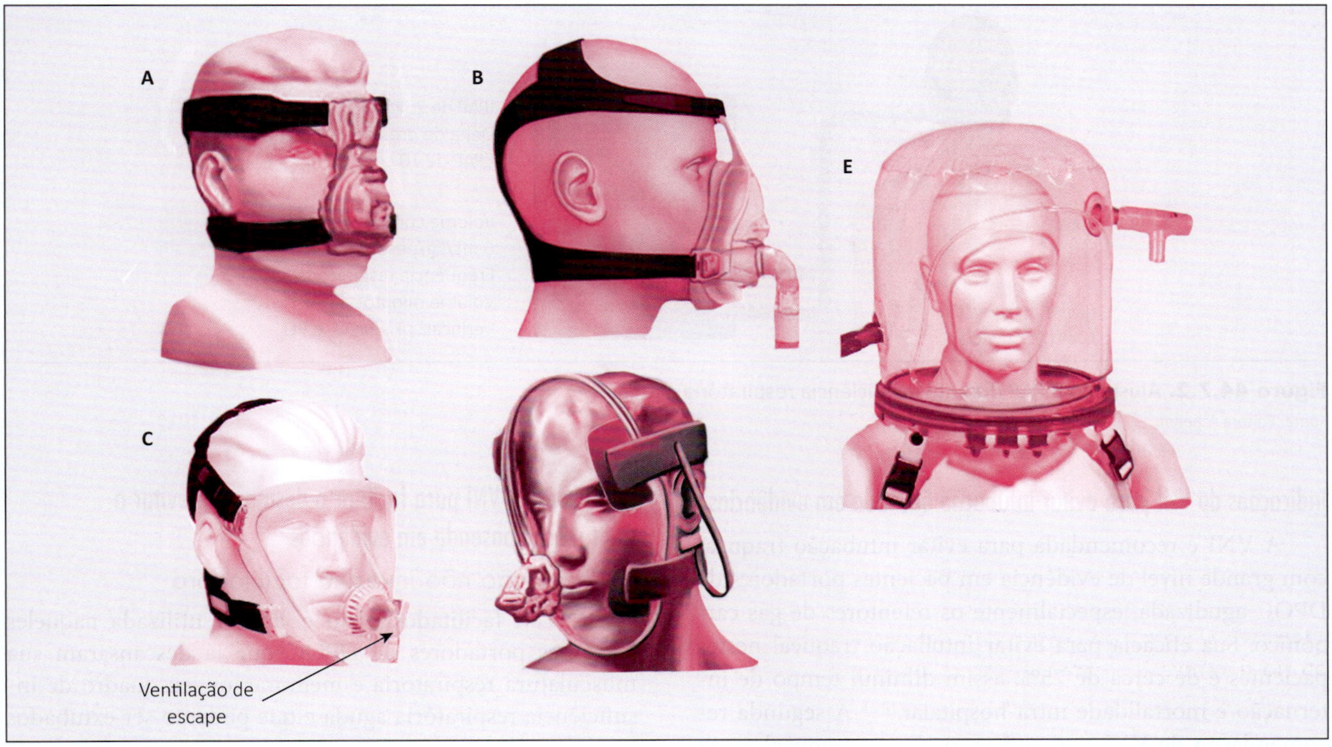

Figura 44.7.1. Diversas interfaces que podem ser utilizadas em pacientes com insuficiência respiratória aguda ou insuficiência respiratória crônica agudizada. (A) Máscara nasal. (B) Máscara facial. (C) Máscara facial total (Performax). (D) Máscara total, Capacete (Helmet).
Fonte: Acervo da autoria.

O médico, o fisioterapeuta e a enfermeira deverão ficar à beira do leito e ajustar o ventilador de acordo com a doença indicadora da VNI e a gravidade da insuficiência respiratória aguda. Está indicado um teste de 30 a 120 minutos de VNI e verificação de parâmetros que determinarão se o paciente poderá permanecer na VNI ou deverá ser imediatamente intubado e ser iniciada a ventilação mecânica invasiva (VMI). Devem ser anotados e avaliados os seguintes parâmetros no início e final do teste:[3]

1. Nível de consciência: deve melhorar.
2. Frequência respiratória: deve diminuir.
3. Volume corrente expirado: deve aumentar, mas não exceder 6-7 mL/kg/peso predito.
4. FIO_2: deve diminuir.
5. PaO_2/SpO_2: devem aumentar no decorrer do teste.
6. $PaCO_2$: deve ir diminuindo no decorrer do teste.
7. Distensão abdominal: não deve aumentar.
8. Pressão arterial: deve ficar mantida em níveis adequados (65 mmHg ou mais).
9. Frequência cardíaca: deve diminuir.
10. IPAP e EPAP: ajustar o IPAP para volume-minuto adequado e EPAP para oxigenação adequada.

Após 30 minutos e em até 2 horas a equipe que estiver assistindo ao paciente deve decidir, a qualquer momento, se ele poderá continuar em VNI ou deverá ser intubado e ventilado mecanicamente.[3,9]

O sucesso do teste será considerado se houver a melhora do paciente quanto ao nível de consciência, frequência respiratória, volume corrente, SpO_2, $PaCO_2$, PaO_2 e pH, do conforto respiratório e utilização de FIO_2 inferiores a 60% e pressões inspiratórias menores que 15 cmH_2O de delta de pressão inspiratória e EPAP menor que 15 cmH_2O.[3,9]

Nos casos em que o paciente melhora, a VNI deve ser mantida por período de 24 horas, após o qual ela deve se tornar intermitente e assim que possível retornar o paciente para o cateter, máscara de oxigênio ou cateter nasal de alto fluxo. No caso de não resposta a VNI ou contraindicação para a mesma (ocorrência de distensão abdominal grave, instabilidade hemodinâmica e a ocorrência de arritmias com risco de vida), o paciente deve ser submetido imediatamente a IOT e VMI.[3,9]

No caso de permanência em VNI, os parâmetros deverão ser ajustados individualmente quanto a ventilação e oxigenação e coletada gasometria arterial para ajuste mais detalhado dos parâmetros individuais (**Figura 44.7.2**). [3,7]

O pH arterial deverá ser mantido entre 7,35 e 7,45, a $PaCO_2$ entre 35 e 50 mmHg e a PaO_2 entre 70 e 90 mmHg com os níveis adequados de FIO_2. Após 24 horas do uso da VNI o paciente deverá estar apto para iniciar curtos períodos de máscara Venturi, cateter nasal de alto fluxo e mesmo o cateter nasal de baixo fluxo, e a VNI deve ser aplicada por períodos intermitentes cada vez maiores até sua retirada total. Espera-se sucesso do teste de VNI em 75% dos pacientes com doença pulmonar obstrutiva crônica (DPOC) agudizados e em cerca de 50% dos pacientes portadores de insuficiência respiratória aguda hipoxêmica.[1-10]

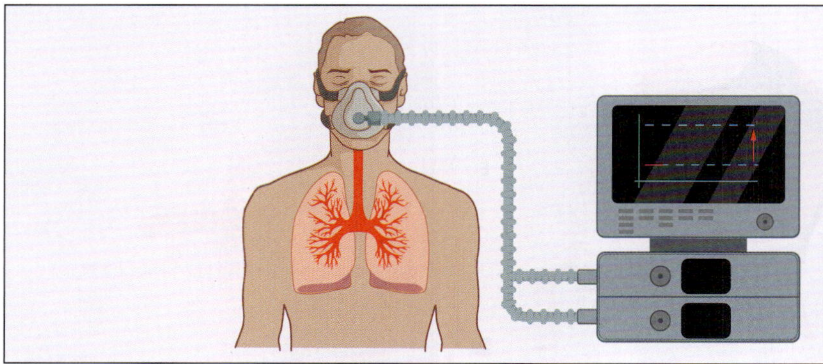

Figura 44.7.2. Ajuste do BIPAP durante insuficiência respiratória aguda.
Fonte: Editora Atheneu.

Indicações da VNI para evitar intubação baseada em evidências

A VNI é recomendada para evitar intubação traqueal com grande nível de evidência em pacientes portadores de DPOC agudizada, especialmente os retentores de gás carbônico. Sua eficácia para evitar intubação traqueal nestes pacientes é de cerca de 75%, assim diminui tempo de internação e mortalidade intra-hospitalar.[12-15] A segunda recomendação de VNI para evitar intubação traqueal é sua aplicação nos pacientes portadores de edema agudo pulmonar cardiogênico, podendo ser aplicada na forma de CPAP e/ou BIPAP evitando a intubação, significativamente com risco relativo (RR) de 0,52 [0,36-0,55] em relação ao simples uso de oxigênio, confirmado em metanálise de 2013 que avaliou 22 estudos prospectivos e randomizados.[16-19] Já nos pacientes imunossuprimidos em que a VNI era indicada para evitar intubação traqueal durante ocorrência de insuficiência respiratória aguda, estudo recente de 2015 que comparou VNI ao uso de oxigênio em 374 pacientes imunossuprimidos não conseguiu mostrar diferença estatisticamente significante.[20] Outras populações que a VNI pode ser utilizada evitando a intubação em cerca de 50% dos pacientes é nos portadores de síndrome do desconforto respiratório agudo (SDRA) e pneumonia da comunidade com insuficiência respiratória aguda. Metanálise recente mostrou que a VNI comparada ao oxigênio preveniu a intubação em pacientes em insuficiência respiratória aguda hipoxêmica, incluindo a Covid-19.[21-28] A VNI administrada com capacete (Helmet) mostrou-se bastante promissora em prevenir a IOT mesmo quando comparada ao cateter nasal de alto fluxo nos pacientes com Covid-19.[29-32]

Pacientes portadores de asma aguda também podem beneficiar-se da VNI com melhora de sua oxigenação e ventilação enquanto a medicação broncodilatadora faz seu efeito. No entanto, não existem estudos grandes, prospectivos e randomizados com essa população de pacientes.[33] A VNI também poderá ser utilizada na tentativa de prevenir intubação nos pacientes portadores de fibrose cística[34] e doenças neuromusculares[35] e trauma torácico.[36]

Indicações de VNI para facilitar o desmame e evitar a reintubação baseada em evidências

■ Ventilação não invasiva facilitadora

A VNI facilitadora, isto é, a VNI utilizada naqueles pacientes portadores de DPOC que já descansaram sua musculatura respiratória e melhoraram seu quadro de insuficiência respiratória aguda e que poderão ser extubados para VMI.[37]

■ Ventilação não invasiva profilática

A VNI deve ser utilizada imediatamente após a extubação em pacientes de risco de falência de extubação e necessidade de reintubação, o que acontece em cerca de 15% a 20% dos pacientes. Os pacientes de risco para falência de extubação variam entre os estudos e incluem os pacientes com mais de 65 anos, pacientes cardiopatas, pacientes com DPOC, pacientes obesos (índice de massa corpórea -IMC maior que 30), problemas de permeabilidade das vias aéreas, desmame difícil ou prolongado, duas ou mais comorbidades, pacientes intubados por mais de 7 dias , pacientes com APACHE II maior que 12 no dias da extubação , Glasgow < 8 ou estado mental alterado (*delirium*), balanço muito positivo nas 24 horas anteriores a extubação, pneumonia como causa da intubação e não vazamento durante a desinsuflação do balonete do tubo orotraqueal tem que ser considerados.[37-40]

■ Ventilação não invasiva curativa

A VNI curativa, isto é, aquela utilizada após o desenvolvimento de insuficiência respiratória aguda pós-extubação, não é recomendada para pacientes clínicos, pois estudo randomizado mostrou maior morbimortalidade nesta população, recomendando a reintubação destes pacientes que apresentam insuficiência respiratória pós-extubação. Já nos pacientes cirúrgicos (especialmente os pós-cirurgias abdominais) devem utilizar a VNI curativa se necessário com boa evolução.[37-40]

Referências bibliográficas

1. Hess DR. Noninvasive ventilation for acute respiratory failure. Respir Care. 2013;58(6):950-972. Review.
2. Ram FS, Lightowler JV, Wedzicha JA. Non-invasive positive pressure ventilation for treatment of respiratory failure due to exacerbations of chronic obstructive pulmonary disease. Cochrane Database Syst Rev. 2003;(1): Update in: Cochrane Database Syst Rev. 2004;(1):CD004104.
3. Barbas CS, Isola AM, Farias AM, Cavalcanti AB, Gama AM, Duarte AC, et al. Brazilian recommendations of mechanical ventilation 2013. Part I. Rev Bras Ter Intensiva. 2014;26(2):89-121.
4. Corrêa TD, Sanches PR, de Morais LC, Scarin FC, Silva E, Barbas CS. Performance of noninvasive ventilation in acute respiratory failure in critically ill patients: a prospective, observational, cohort study. BMC Pulm Med. 2015;15:144.
5. Piraino T. Noninvasive Respiratory Support. Respir Care. 2021;66(7):1128-1135.
6. Grieco DL, Maggiore SM, Roca O, Spinelli E, Patel BK, Thille AW, et al. Non-invasive ventilatory support and high-flow nasal oxygen as first-line treatment of acute hypoxemic respiratory failure and ARDS. Intensive Care Med. 2021;47(8):851-866.
7. Munshi L, Mancebo J, Brochard LJ. Noninvasive Respiratory Support for Adults with Acute Respiratory Failure. N Engl J Med. 2022;387(18):1688-1698.
8. Abe T, Takagi T, Fujii T. Update on the management of acute respiratory failure using non-invasive ventilation and pulse oximetry. Crit Care. 2023;27(1):92.
9. Pratyusha K, Jindal Non-invasive Ventilation Failure - Predict and Protect. Indian J Crit Care Med. 2023;27(2):149.
10. Giammarioli B, Burns KEA, Patel BK, Sklar MC Providing respiratory and ventilation care in the face of shifting evidence: current opinion in critical care. Curr Opin Crit Care. 2022;28(6):660-666.
11. Lewis K, Piticaru J, Chaudhuri D, Basmaji J, Fan E, Møller MH, et al. Safety and Efficacy of Dexmedetomidine in Acutely Ill Adults Requiring Noninvasive Ventilation: A Systematic Review and Meta-analysis of Randomized Trials. Chest. 2021;159(6):2274-2288.
12. Hess DR. Respiratory Care Management of COPD Exacerbations. Respir Care. 2023;68(6):821-837.
13. Nathani A, Hatipoğlu U, Mireles-Cabodevila E. Noninvasive positive pressure in acute exacerbations of chronic obstructive pulmonary disease. Curr Opin Pulm Med. 2023;29(2):112-122.
14. Ralf E, Heine A, Obst A, Koerner K, Hustig-Kittler V, Boesche M, Elhadad M, Stubbe B, Westhoff M. Acute COPD exacerbation treatment with noninvasive ventilation. Sci Rep. 2023;13(1):6586.
15. Xu C, Yang F, Wang Q, Gao W. Comparison of High Flow Nasal Therapy with Non-Invasive Ventilation and Conventional Oxygen Therapy for Acute Hypercapnic Respiratory Failure: A Meta-Analysis of Randomized Controlled Trials. Int J Chron Obstruct Pulmon Dis. 2023;18:955-973.
16. Pesaro AE, Katz M, Katz JN, Barbas CS, Makdisse MR, Correa AG, et al. Mechanical Ventilation and Clinical Outcomes in Patients with Acute Myocardial Infarction: A Retrospective Observational Study. PLoS One. 2016;11(3):e0151302.
17. Hieda M. Noninvasive Positive Pressure Ventilation for Acute Decompensated Heart Failure. Heart Fail Clin. 2020;16(3): 271-282.
18. Gupta AK, Tomasoni D, Sidhu K, Metra M, Ezekowitz JA. Evidence-Based Management of Acute Heart Failure. Can J Cardiol. 2021;37(4):621-631.
19. Yang S, He Y, Liu S, Zhang Y. High-flow nasal cannula oxygen therapy is superior to conventional oxygen therapy but not to non-invasive mechanical ventilation in reducing intubation rate in hypoxia and dyspnea due to acute heart failure: a systematic review and meta-analysis. Chin Med J (Engl). 2023;136(4):479-481.
20. Barbas CS, Serpa Neto A. New puzzles for the use of non-invasive ventilation for immunosuppressed patients. .J Thorac Dis. 2016;8(1):E100-3.
21. Keshavjee S, Jivraj NK, Tejpal A, Sklar MC. Non-invasive support for the hypoxaemic patient. Br J Hosp Med (Lond). 2023;84(1):1-10.
22. Pitre T, Zeraatkar D, Kachkovski G, Leung G, Shligold E, Dowhanik S, et al. Non-invasive oxygenation strategies in adult patients with acute hypoxemic respiratory failure: a systematic review and network meta-analysis. Chest. 2023:S0012-3692(23)00597-4.
23. Chaudhuri D, Trivedi V, Lewis K, Rochwerg B. High-Flow Nasal Cannula Compared With Noninvasive Positive Pressure Ventilation in Acute Hypoxic Respiratory Failure: A Systematic Review and Meta-Analysis. Crit Care Explor. 2023;5(4):e0892.
24. Aswanetmanee P, Limsuwat C, Maneechotesuwan K, Wongsurakiat P. Noninvasive ventilation in patients with acute hypoxemic respiratory failure: a systematic review and meta-analysis of randomized controlled trials. Sci Rep. 2023;13(1):8283.
25. Rosà T, Menga LS, Tejpal A, Cesarano M, Michi T, Sklar MC, et al. Non-invasive ventilation for acute hypoxemic respiratory failure, including COVID-19. J Intensive Med. 2022;3(1):11-19.
26. Weerakkody S, Arina P, Glenister J, Cottrell S, Boscaini-Gilroy G, Singer M, et al. Non-invasive respiratory support in the management of acute COVID-19 pneumonia: considerations for clinical practice and priorities for research. Lancet Respir Med. 2022;10(2):199-213.
27. Menga LS, Berardi C, Ruggiero E, Grieco DL, Antonelli M. Noninvasive respiratory support for acute respiratory failure due to COVID-19. Curr Opin Crit Care. 2022;28(1):25-50.
28. Luján M, Sayas J, Mediano O, Egea C. Non-invasive Respiratory Support in COVID-19: A Narrative Review. Front Med (Lausanne). 2022;8:788190.
29. Menga LS, Delle Cese L, Rosà T, Cesarano M, Scarascia R, et al. Respective Effects of Helmet Pressure Support, Continuous Positive Airway Pressure, and Nasal High-Flow in Hypoxemic Respiratory Failure: A Randomized Crossover Clinical Trial. Am J Respir Crit Care Med. 2023;207(10):1310-1323.
30. Chaudhuri D, Jinah R, Burns KEA, Angriman F, Ferreyro BL, Munshi L, et al. Helmet noninvasive ventilation compared to facemask noninvasive ventilation and high-flow nasal cannula in acute respiratory failure: a systematic review and meta-analysis. Eur Respir J. 2022;59(3):2101269.
31. Buell KG, Patel BK. Helmet noninvasive ventilation in acute hypoxic respiratory failure. Curr Opin Crit Care. 2023;29(1):8-13.
32. Bongiovanni F, Michi T, Natalini D, Grieco DL, Antonelli M. Advantages and drawbacks of helmet noninvasive support in acute respiratory failure. Expert Rev Respir Med. 2023;17(1):27-39.
33. Garner O, Ramey JS, Hanania NA Management of Life-Threatening Asthma: Severe Asthma Series. Chest. 2022;162(4):747-756.
34. Loukou I, Moustaki M, Douros K. The Current Practice of Noninvasive Ventilation in Patients With Cystic Fibrosis. Respir Care. 2021;66(8):1330-1336.
35. Patrick Engkasan J, Chan SC. Does non-invasive ventilation compared to invasive ventilation improve short term survival for acute respiratory failure in people with neuromuscular disease and chest wall disorders? A Cochrane Review summary with commentary. Dev Med Child Neurol. 2020;62(4):415-416.
36. Carrié C, Rieu B, Benard A, Trin K, Petit L, Massri A, et al. Early non-invasive ventilation and high-flow nasal oxygen therapy for preventing endotracheal intubation in hypoxemic blunt chest trauma patients: the OptiTHO randomized trial. Crit Care. 2023;27(1):163.
37. Fernando SM, Tran A, Sadeghirad B, Burns KEA, Fan E, Brodie D, et al. Noninvasive respiratory support following extubation in critically ill adults: a systematic review and network meta-analysis. Intensive Care Med. 2022;48(2):137-147.

38. Ornico SR, Lobo SM, Sanches HS, Deberaldini M, Tófoli LT, et al. Noninvasive ventilation immediately after extubation improves weaning outcome after acute respiratory failure: a randomized controlled trial. Crit Care. 2013;17(2):R39.
39. Vaschetto R, Pecere A, Perkins GD, Mistry D, Cammarota G, Longhini F, et al. Effects of early extubation followed by noninvasive ventilation versus standard extubation on the duration of invasive mechanical ventilation in hypoxemic non-hypercapnic patients: a systematic review and individual patient data meta-analysis of randomized controlled trials. Crit Care. 2021;25(1):189.
40. Magdy DM, Metwally A. Direct Extubation to High-Flow Nasal Cannula versus Noninvasive Ventilation in Obese Subjects. Respir Care. 2023;68(2):234-40.

Bibliografia recomendada

Boscolo A, Pettenuzzo T, Sella N, Zatta M, Salvagno M, Tassone M, et al. Noninvasive respiratory support after extubation: a systematic review and network meta-analysis. Eur Respir Rev. 2023;32(168):220196.

Subcapítulo | 44.8

Descontinuação da Ventilação Pulmonar Artificial

Cassiano Teixeira | Túlio Frederico Tonietto | Régis Goulart Rosa

Destaques

- A literatura tem evidenciado que protocolos para a identificação sistemática de pacientes aptos à interrupção da ventilação mecânica (VM) podem reduzir significativamente o tempo de internação e os custos hospitalares.
- Nesse sentido, o desmame da VM, que é multidisciplinar, deve idealmente ser realizado com ajuda de protocolos institucionais.
- A suspensão da sedação e aplicação do teste de ventilação espontânea são pontos fundamentais do desmame ventilatório.
- Para a extubação, devemos atentar sempre para o nível do sensório, a força de tosse e a quantidade de secreção respiratória.
- Ventilação mecânica não invasiva pode ser usada na fase final do desmame em pacientes selecionados.

Introdução

A retirada do paciente da ventilação mecânica (VM), muitas vezes, é mais difícil que mantê-lo e pode abranger até 40% do tempo total que o paciente está dependendo do suporte ventilatório.[1,3] Existem inúmeras incertezas sobre os melhores métodos para a realização desse processo que, além de exigir a cooperação do paciente durante a fase de recuperação da doença crítica, requer a presença constante da equipe de terapia intensiva, visando ajustar e corrigir problemas que possam vir a surgir. É um procedimento que "mistura arte com ciência".[3] Porém, reflete a essência da unidade de terapia intensiva (UTI), em virtude de sua multidisciplinaridade, na qual diferentes profissionais são envolvidos, todos com importância similar. Essa estrutura organizada e sequencial facilita a detecção dos erros no processo, facilita o diagnóstico das causas de falha do desmame e aumenta a taxa global de sucesso, com redução dos custos e da mortalidade na UTI.

Este capítulo tem por objetivo descrever, de maneira organizada, os passos necessários para a realização do desmame da VM, ao detalhar aspectos conceituais, fisiopatológicos, multidisciplinares e tecnológicos do processo. A imediata extubação no pós-operatório não complicado foi propositalmente excluída do capítulo.

Definições

De maneira didática, o processo de desmame pode ser considerado um *continuum* que tem início no momento da intubação traqueal e termina no momento da alta da UTI (**Figura 44.8.1**).[1] O **Quadro 44.8.1** mostra os conceitos importantes do desmame e o **Quadro 44.8.2**, a classificação do mesmo.[1-4] É importante salientar, neste momento, que a falha no primeiro teste de respiração espontânea (TRE) deve sugerir ao *staff* da UTI que esse paciente necessita ser melhor avaliado, pois, por definição, já apresenta um pior prognóstico quando comparado àquele paciente extubado com sucesso após o primeiro TRE.[5]

Diretrizes, *checklists* e protocolos são ferramentas usadas com o objetivo de reduzir as variações (os extremos) na prática clínica, já que organizam a prática com base em evidências e introduzem-na no cuidado clínico à beira do leito.[7] Apesar de todas as críticas que cercam sua aplicação, a redução dos erros e a melhora dos desfechos clínicos são associadas ao uso dessas ferramentas.[8] Além disso, a implementação de protocolos contamina a prática clínica rotineira levando a melhora dos resultados clínicos para pacientes não inclusos nos protocolos.[8] Remuneração diferenciada para especialistas em desmame parece também levar a melhora dos resultados.[9]

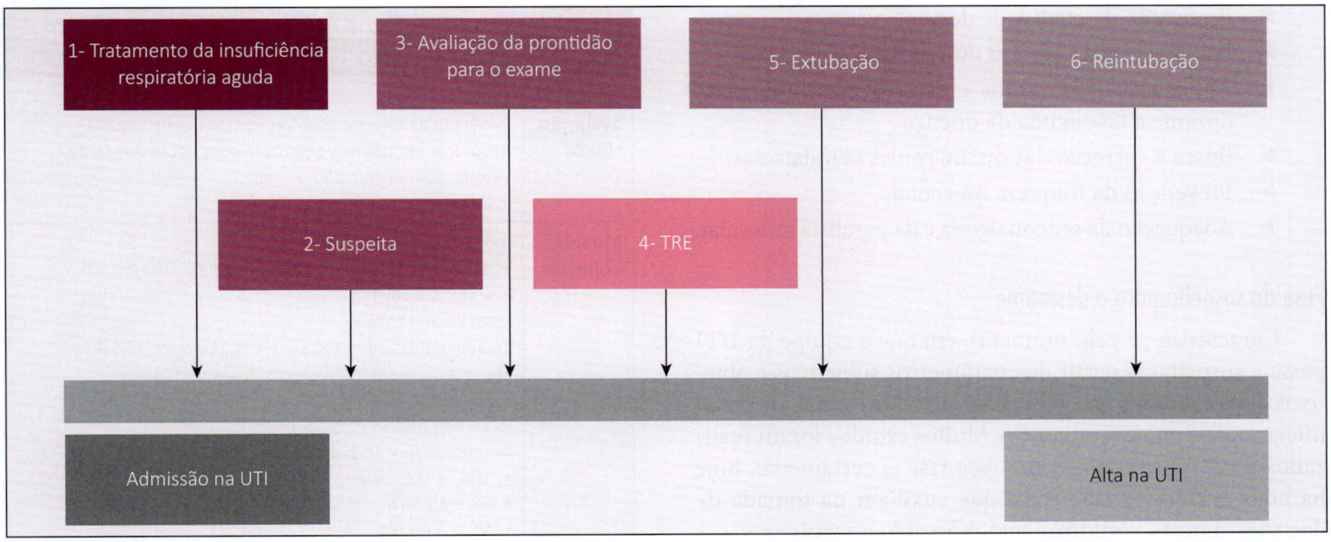

Figura 44.8.1. Processo contínuo do desmame (seis fases) que se estende desde a intubação até a alta da unidade de terapia intensiva (UTI).

TRE: teste de respiração espontânea.

Fonte: Adaptada de Boles J, J B, A C, Al E. Weaning from mechanical ventilation. Eur Respir J. 2006;29:1033-1056.

Quadro 44.8.1. Conceitos importantes sobre o desmame ventilatório

Definição	Significado clínico
Interrupção da ventilação mecânica	Refere-se aos pacientes que toleraram um teste de respiração espontânea (TRE) e que podem ou não ser elegíveis para extubação
Sucesso da interrupção da ventilação mecânica	TRE bem-sucedido. Os pacientes que obtiverem sucesso no TRE devem ser avaliados quanto à indicação de retirada da via respiratória artificial (possibilidade de extubação)
Falha da interrupção da ventilação mecânica	Quando o paciente não tolera o TRE
TRE	Técnica que possibilita ao paciente ventilar espontaneamente por meio do tubo endotraqueal, conectado a uma peça em forma de "T", com uma fonte enriquecida de oxigênio, ou recebendo pressão positiva contínua em vias respiratórias de 5 cmH_2O, ou com ventilação com pressão de suporte de até 7 cmH_2O, ou com métodos de compensação de tubo

Fonte: Adaptado de Boles J, J B, A C, Al E. Weaning from mechanical ventilation. Eur Respir J. 2006;29:1033-1056, Goldwasser R. III Consenso Brasileiro de Ventilação Mecânica. J Bras Pneumol. 2007;33(Supl 2):128-136.

Quadro 44.8.2. Classificação do desmame ventilatório

Classificação	Definição	Incidência (%)	Mortalidade na UTI (%)
Desmame simples	Paciente tolera o primeiro TRE e é extubado com sucesso	30 a 69	0 a 13
Desmame difícil	Paciente falha no primeiro TRE, necessitando de até três TRE ou até sete dias em tentativas de desmame	15 a 40	1 a 25
Desmame prolongado	Paciente necessita de três ou mais TRE ou demora mais de sete dias em tentativas de desmame	6 a 30	13 a 42

TRE: teste de respiração espontânea; UTI: unidade de terapia intensiva.

Fonte: Adaptado de Boles J, J B, A C, Al E. Weaning from mechanical ventilation. Eur Respir J. 2006;29:1033-1056, Thille AW &, Cortés-Puch I, Esteban A. Weaning from the ventilator and extubation in ICU. Curr Opin Crit Care. 2013;19:57-64, Hass CF, Loik PS. Ventilator weaning protocols. Respir Care. 2012;57(10):1649-1662.

Fases do desmame ventilatório

Fase pré-desmame (durante o tratamento da insuficiência respiratória)

Caracterizada pelo tempo em que o paciente ainda está em tratamento da insuficiência respiratória aguda. Nessa fase, a preocupação do médico-intensivista é com a vida do paciente e o desmame ventilatório corre o risco de ficar em um segundo plano. Salienta-se, porém, que todas as medidas tomadas com o intuito de adequar a ventilação e a sedação, bem como a otimização do tratamento infeccioso, nutricional, eletrolítico e hemodinâmico, podem, além de salvar a vida do paciente, acelerar o processo de desmame ventilatório. A seguir, são descritos alguns cuidados fundamentais que devem ser preconizados nessa fase:

- Adequação do suporte nutricional.

- Promoção da qualidade do sono.
- Balanço hídrico neutro ou negativo.
- Adequação dos modos e estratégias ventilatórias durante a fase aguda da doença.
- Busca e correção das dissincronias ventilatórias;
- Prevenção da fraqueza muscular.
- Adequação da sedoanalgesia e da paralisia muscular.

Fase da suspeita para o desmame

Caracteriza-se pelo momento em que a equipe da UTI passa a suspeitar, a partir dos parâmetros subjetivos e objetivos demonstrados no **Quadro 44.8.3**, que o paciente possa iniciar o desmame ventilatório. Muitos estudos foram realizados nos últimos anos sobre essa fase e, certamente, hoje há boas evidências científicas que auxiliam na tomada de decisões clínicas, conforme será mostrado a seguir.

Sedativos e analgésicos são administrados em 60%-90% dos doentes críticos para manejar agitação, reduzir dor e facilitar o desmame.[40] Apesar do amplo uso, dados indicam que o uso excessivo dessas drogas pode prolongar o tempo de VM, aumentar a incidência de *delirium*, causar prejuízo cognitivo em longo prazo e aumentar a mortalidade.[10] Recomenda-se, portanto que todos os pacientes dependentes de VM tenham sua sedoanalgesia controlada por protocolos com alvo de sedação e analgesia estabelecidos ou, caso isso não seja possível, que uma rotina diária de interrupção da sedação seja implementada, já que essas estratégias comprovadamente facilitam e aceleram o processo de desmame ventilatório dos pacientes.[11,12]

Avaliação dos preditores de desmame

Ainda nos perguntamos se existe papel para os preditores no processo de desmame? Alguns autores sugerem que a avaliação rotineira de preditores de desmame não é necessária e que o paciente deveria ser submetido diretamente a um TRE. Eles acreditam que a avaliação dos preditores de desmame não facilitaria o processo e atrasaria o desmame da VM,[1,3] exceto a ultrassonografia. Todavia é importante salientar que o julgamento baseado na avaliação de vários parâmetros parece ser superior na avaliação de parâmetros isolados.

Quadro 44.8.3. Considerações para avaliar a prontidão para o desmame

Dados da avaliação clínica	Tosse adequada Ausência de excessiva secreção traqueobrônquica Resolução da doença que motivou a necessidade de ventilação mecânica (causa da insuficiência respiratória)
Medidas objetivas	Oxigenação adequada • $SpO_2 > 90\%$ (com $FiO_2 \leq 0{,}4$) ou $PaO_2/FiO_2 \geq 150$) • PEEP ≤ 8 cmH_2O Estabilidade clínica Estabilidade cardiovascular (FC ≤ 140 bpm, PAS 90 a 160 mmHg e necessidade de doses mínimas de vasopressores) • Estado metabólico adequado Adequada função pulmonar • f/VC < 105 mrm • FR ≤ 35 mrm • VC > 5 mL/kg Pimáx ≤ 25-30 cmH_2O Ausência de acidose respiratória significativa Adequado estado mental • Ausência ou adequada sedação

FC: frequência cardíaca; FiO_2: fração inspirada de oxigênio; FR: frequência respiratória; f/VC: índice de respiração superficial; mrm: movimentos por minuto; PaO_2: pressão parcial de oxigênio; PAS: pressão arterial sistólica; SpO_2: saturação periférica de oxigênio; PEEP: pressão expiratória final positiva; PImáx: pressão inspiratória máxima; VC: volume corrente.

Fonte: Adaptado de Boles J, J B, A C, Al E. Weaning from mechanical ventilation. Eur Respir J. 2006;29:1033-1056.

A ultrassonografia (US) é uma ferramenta útil e já bem estabelecida para uso à beira do leito pelo intensivista na avaliação da insuficiência cardiovascular. A US é uma parte da medicina intensiva em evolução e que tem levado a aplicações inovadoras. Uma destas inovações é sua utilização no desmame da VM. Pode-se dividir, academicamente, em três categorias: cardíaca, diafragmática e pulmonar (**Figura 44.8.2**),[13] (**Quadros 44.8.4 a 44.8.6**).[14,16-18]

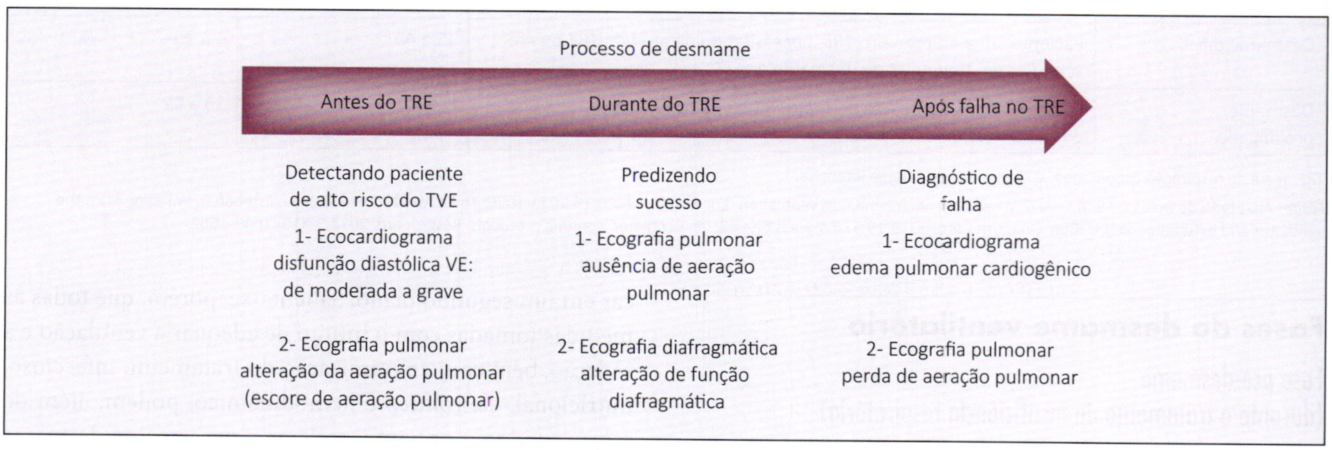

Figura 44.8.2. Potencial utilidade da ultrassonografia para avaliação do teste de respiração/ventilação espontânea.

A: velocidade da onda A do fluxo mitral final; E: velocidade da onda E do fluxo mitral inicial; TRE: teste de respiração espontânea.

Fonte: Adaptada de Mayo P, Volpicelli G, Lerolle N, Schreiber A, Doelken P, Vieillard-Baron A. Ultrasonography evaluation during the weaning process: the heart, the diaphragm, the pleura and the lung. Intensive Care Med. 2016;42(7):1107-1117.

Quadro 44.8.4. Medidas ecocardiográficas com suas potenciais utilidades para o desmame do suporte ventilatória		
	Valor	**Utilidade potencial**
Medida antes do TER		
• FE de VE • FE de VE • Fluxo diastólico mitral • Fluxo diastólico mitral • DC antes/após TRE	< 40% normal se FE reduzida: E/A > 2 se FE reduzida: E/e' > 12 Sem aumento no DC	↑ chance de falha TVE ↑ chance de sucesso TVE ↑ chance de falha TVE ↑ chance de falha TVE ↑ chance de falha TVE
Medida após TRE		
• Fluxo diastólico mitral	Relação E/A, E/e' ↑	Diagnóstico de edema pulmonar cardiogênico induzido pelo TVE

A: velocidade da onda A do fluxo mitral final; DC: débito cardíaco; E: velocidade da onda E do fluxo mitral inicial; e': velocidade do Doppler tecidual no anel mitral; FE: fração de ejeção; TRE: teste de respiração espontânea; TVE: teste de ventilação/respiração espontânea; VE: ventrículo esquerdo.

Fonte: Adaptado de Mayo P, Volpicelli G, Lerolle N, Schreiber A, Doelken P, Vieillard-Baron A. Ultrasonography evaluation during the weaning process: the heart, the diaphragm, the pleura and the lung. Intensive Care Med. 2016;42(7):1107-1117.

Quadro 44.8.5. Índices de função diafragmática e suas potenciais utilidades		
Medida	**Valor**	**Utilidade potencial**
Ed durante TRE	< 11mm	↑chance de falha no TRE
Melhor Ed à esquerda ou direita	> 25mm	↑ chance de sucesso no TRE
FEd durante TRE	> 30-36%	↑ chance de sucesso no TRE
Ed direita e esquerda	Ausência bilateral de excursão diafragmática	↑ chance de falha no TRE

Ed: excursão diafragmática; FEd: fração de espessamento diafragmático; TRE: teste de respiração espontânea.

Fonte: Adaptado de Mayo P, Volpicelli G, Lerolle N, Schreiber A, Doelken P, Vieillard-Baron A. Ultrasonography evaluation during the weaning process: the heart, the diaphragm, the pleura and the lung. Intensive Care Med. 2016;42(7):1107-1117.

Quadro 44.8.6. Escore ultrassonográfico de aeração pulmonar e sua potencial utilidade para predizer desfecho na extubação		
EAP final do TRE	**Valor**	**Utilidade potencial**
EAP	< 13	↑chance de sucesso na extubação
EAP	13-17	Chance indeterminada
EAP	>17	↑chance de falha na extubação

EAP: edema agudo de pulmão; TRE: teste de respiração espontânea.

Fonte: Adaptado de Mayo P, Volpicelli G, Lerolle N, Schreiber A, Doelken P, Vieillard-Baron A. Ultrasonography evaluation during the weaning process: the heart, the diaphragm, the pleura and the lung. Intensive Care Med. 2016;42(7):1107-1117.

Aplicação do teste de respiração espontânea (ou de autonomia ventilatória)

O teste de autonomia ventilatória é de fundamental importância no processo de desmame ventilatório. Nessa fase a equipe da UTI avalia a capacidade do paciente em ventilar espontaneamente. O TRE pode ser realizado por meio: (a) do tubo T conectado a uma fonte de oxigênio; (b) do acréscimo de níveis baixos de pressão positiva pela ventilação por pressão de suporte (PSV = 7 a 10 cmH_2O), com ou sem PEEP (5 cmH_2O); (c) uso da estratégia automática de compensação de tubo (ATC); ou (d) aplicação de pressão contínua das vias respiratórias (CPAP = 5 a 10 cmH_2O).[3] A escolha da ventilação mandatória intermitente (SIMV) não parece ser uma estratégia adequada para o desmame ventilatório, exceto se acrescentada de ventilação com pressão de suporte (PSV) nas ventilações espontâneas.

As diretrizes internacionais atuais recomendam o uso da PSV nos pacientes que permaneceram mais de 24 horas dependentes da VM;[19] porém, alguns estudos sugerem que o uso do Tubo T pode ser mais eficaz nos pacientes com desmame prolongado.[20] Rotineiramente, os pacientes são mantidos de 30 a 120 minutos em TRE, pois 60% a 70% das falhas no TRE ocorrem nos primeiros 20 a 30 minutos do teste, e as taxas de sucesso não são diferentes quando comparados a 30 e 120 minuntos .[1-3,19,21] Com relação aos pacientes com desmame difícil, idosos, portadores de doença pulmonar obstrutiva crônica (DPOC) ou disfunção ventricular, não existem dados robustos que tornem possível maiores conclusões quanto ao tempo do TRE, uso de CPAP ou PEEP.[2,4,22]

Os pacientes que falham no TRE (**Quadro 44.8.7**) devem retornar imediatamente à VM e os parâmetros ajustados com o objetivo de que permaneçam clinicamente confortáveis durante as próximas 24 horas, momento no qual um novo teste deve ser realizado.[2,3] Se necessária, sedoanalgesia pode ser oferecida para maior conforto do paciente nesse período. Uma possível causa para a falha no

Quadro 44.8.7. Critérios de falha no teste de respiração espontânea[2]	
Dados da avaliação clínica	Agitação e ansiedade; Depressão do estado mental; Sudorese; Cianose; Evidência de aumento do esforço respiratório (aumento da atividade da musculatura respiratória acessória, dispneia, sinais faciais de desconforto).
Medidas objetivas	$PaO_2 \leq 50$ a 60 mmHg ou $SpO_2 \leq 88\%$ (com $FiO_2 \geq 0{,}5$); $PaCO_2 \geq 50$ mmHg ou aumento ≥ 10 mmHg da $PaCO_2$; pH ≤ 7,32 ou queda ≥ 0,07 do pH; f/VC > 105 mrm/L; FR > 35 mrm ou ≥ 50% de aumento da FR; FC > 140 bpm ou ≥ 20% de aumento da FC; Arritmias cardíacas; PAS > 180 mmHg ou ≥ 20% de aumento da PAS; PAS < 90 mmHg.

PaO_2: pressão parcial de oxigênio; FiO_2: fração inspirada de oxigênio; f/VC: índice de respiração superficial; FR: frequência respiratória; FC: frequência cardíaca; mrm: movimentos por minuto; PAS: pressão arterial sistólica.

Fonte: Adaptado de Boles J, J B, A C, Al E. Weaning from mechanical ventilation. Eur Respir J. 2006;29:1033-1056.

desmame deve ser investigada e, se possível, tratada durante essas 24 horas de repouso.

Diagnóstico da falha do desmame ventilatório

A maioria dos pacientes é liberada da VM sem dificuldades. Porém, cerca de 30% deles falham no primeiro TRE, o que configura falha no desmame, cuja fisiopatologia pode ser complexa e multifatorial. Entender os motivos dessa falha e corrigi-los adequadamente é muito útil para a redução da chance de uma próxima falha.[23] As causas de falha podem ser didaticamente categorizadas como sobrecarga respiratória, sobrecarga cardíaca, anormalidades neuromusculares (central ou periférica), fatores neuropsíquicos e distúrbios endócrinos e metabólicos.

Após um paciente falhar em um TRE, recomenda-se que repouse pelas próximas 24 horas, já que a maior parte daqueles que passam por essa situação experimentam um grande estresse da musculatura respiratória. Todavia, esse conceito vem de estudos realizados em indivíduos saudáveis, induzidos à fadiga diafragmática, e fora do contexto da terapia intensiva.[3] Portanto, ainda não se conhece o tempo necessário para a recuperação da musculatura respiratória em pacientes que falharam em um TRE – 24 horas é o "período mágico". Além disso, será que um paciente em desmame simples necessita do mesmo tempo de recuperação que um paciente em desmame prolongado após a falha do TRE? Essas são questões ainda não devidamente esclarecidas, e podem contribuir inadequadamente para o atraso no processo de desmame. Chama a atenção, no entanto, que o retorno a VM por uma hora após o sucesso do TRE com tubo T possa melhorar os desfechos do desmame ventilatório.[24]

Extubação

Quando um paciente tolera um TRE, a pergunta feita é: "Será que ele sustentará a ventilação após a extubação?". O que se deve ter em mente é que a extubação e sua tolerância fazem parte de uma etapa do processo de desmame que depende de uma adequada força de tosse, da habilidade de remover as secreções respiratórias e de um nível adequado de consciência. Portanto, para a avaliação da extubação, diferentes preditores daqueles usados na predição do desmame devem ser avaliados.[25,26,27] Em alguns pacientes, a irritação mecânica provocada pelo tubo endotraqueal causa um importante edema da laringe, a despeito da tecnologia atual de balonetes, tipicamente com elevados volumes e baixas pressões. O edema da laringe, em geral, ocorre em até oito horas após a extubação.[3] Clinicamente, apresenta-se por estridor e dispneia, é pouco responsivo ao tratamento clínico e comumente leva à necessidade de reintubação. A obstrução da via respiratória por edema de laringe acomete de 3% a 30% dos pacientes, com necessidade de reintubação em 1% a 5% dos casos[3,28] Como a presença do tubo prejudica a visualização direta das vias respiratórias, o teste de *cuff-leak* pode ser útil no *screening* de pacientes com obstrução de via respiratória após extubação. O teste de *cuff-leak* consiste em desinsuflar o balonete do tubo endotraqueal, com o objetivo de medir o escape de ar, o que pode indicar, de modo indireto, a patência da via respiratória superior. Um pequeno vazamento ou ausência de passagem de ar pode sugerir obstrução. Recomenda-se o uso do teste em pacientes classificados como de alto risco de edema de glote: (a) intubação traumática, (b) intubação por mais de 6 dias, (c) sexo feminino, (d) presença de tubo endotraqueal calibroso e (e) reintubação após extubação não planejada.[28] Os autores recomendam que esse teste seja usado nestes casos supracitados, e, se positivo, sugerem o uso de corticoide previamente a extubação eletiva. Nos casos de teste do *cuff-leak* positivo, recomenda-se o uso de corticosteroides intravenosos até 12 horas antes da extubação planejada.[29] Ressalta-se aqui que o uso de corticosteroide em pacientes com choque séptico é comum em nosso meio e não se sabe o quanto essa prática corriqueira pode interferir nos índices de edema da laringe pós-extubação.

Elevados valores na escala de coma de Glasgow (≥ 8) e capacidade de atender três de quatro comandos verbais (abrir os olhos, acompanhar o examinador com o olhar, apertar a mão do examinador e mostrar a língua) são adequados preditores de sucesso de extubação em pacientes neurológicos.[25,30] No entanto, estudos que mantiveram os pacientes intubados unicamente devido à inadequação do sensório, somente encontraram aumento da taxa de pneumonia e aumento do tempo de dependência da ventilação mecânica.[31] Apesar de todas as controvérsias, a avaliação do *status* neurológico é de fundamental importância para o sucesso da extubação e/ou para a decisão de realização ou não de traqueostomia.

A tosse inadequada e o excesso de secreções são muito mais frequentes em pacientes que necessitam de reintubação quando comparados aos que não a necessitam. A retenção de secreções provoca aumento da resistência das vias respiratórias e, por consequência, do trabalho imposto ao sistema respiratório; e a incapacidade de tossir potencializa esse quadro.[26,31] A capacidade de tosse pode ser verificada por meio da medida do pico de fluxo, pela técnica do cartão branco ou pelo escore de cuidado de vias respiratórias. No último caso, quanto maior o escore, maior o risco de reintubação (**Quadro 44.8.8**).[26,31] A presença de um escore de via aérea > 7 contraindica a extubação,[26] além disso, a presença das três variáveis (incapacidade de tossir, grande quantidade de secreções e inadequação do sensório), mesmo que avaliadas subjetivamente, deve sempre contraindicar a extubação devido ao elevado risco (> 80%) de falha de extubação.[32]

Reintubação

Entre 2% e 30% dos pacientes extubados evoluem com falência respiratória, a maioria deles com necessidade de reintubação.[3] A definição de falha de extubação varia muito entre os autores, e o tempo em que ela ocorre pode variar de 24, 48 ou 72 horas até 7 dias. Além disso, a interpretação dos estudos pode ser prejudicada pela inclusão no grupo de falha de extubação dos pacientes que evoluem com estridor ou necessidade de VNI, mesmo que não exijam reintubação.

O uso da VNI com pressão positiva atualmente é *standard of care* no tratamento da insuficiência respiratória aguda dos pacientes com exacerbação da DPOC e com edema pulmonar cardiogênico.[19] Nessas situações, o emprego da VNI não só reduz o risco de intubação, como também aumenta a sobrevida. Nos últimos anos, tem aumentado o interesse quanto ao uso da VNI no período pós-extubação, no qual três situações clínicas de aplicação da VNI foram estudadas: (a) facilitação do desmame; (b) tratamento preventivo da insuficiência respiratória pós-extubação; e (c) tratamento da insuficiência respiratória pós-extubação.[33] A interpretação dos achados dos estudos está sistematizada na **Figura 44.8.3**. Os estudos que avaliaram o uso da VNI na facilitação do desmame da VM foram realizados em pacientes com desmame difícil (falha no primeiro TRE), ou seja, os pacientes, no segundo TRE, foram randomizados para: TRE ou extubação + VNI.[3,33] Nas avaliações que usaram a VNI como terapêutica preventiva, os autores a aplicaram durante seis a oito horas, de modo intermitente, nas primeiras 48 horas após a extubação. Portanto, recomenda-se o uso de VNI no período pós-extubação somente quando os critérios supracitados forem obedecidos e em centros com *expertise* na utilização desse procedimento. É preciso lembrar que os pacientes portadores de DPOC, principalmente quando hipercápnicos, constituem-se na grande indicação desse método. Ressalta-se, também, o fato de que a reintubação não seja nunca postergada pelo uso da VNI ou outras terapêuticas (broncodilatadores, máscaras de oxigenoterapia, entre outras) em virtude do grave prejuízo que a tomada tardia dessa decisão possa causar ao paciente.

A terapia nasal de alto fluxo nasal (TNAF) é uma técnica relativamente nova que fornece oxigênio aquecido e umidificado por dispositivos especiais a um fluxo de até 60 L/min. Seu interesse em adultos vem aumentando exponencial-

Quadro 44.8.8. Escore de cuidado das vias respiratórias

Pontos	Tosse espontânea	Reflexo faríngeo	Quantidade de escarro	Viscosidade do escarro	Aspirações em 8 h	Características do escarro
0	Vigorosa	Vigoroso	Ausente	Aguado	> 3	Claro
1	Moderada	Moderado	Pouca	Espumoso	2 a 3	Escuro
2	Fraca	Fraco	Moderada	Espesso	1 a 2	Amarelado
3	Ausente	Ausente	Grande	Viscoso	< 1	Esverdeado

Valor mínimo: 0. Valor máximo: 18.

Fonte: Adaptado de Tobin MJ, Jubran A. Weaning from mechanical ventilation. In: Principles and Practice of Mechanical Ventilation 2013:1307-1352.

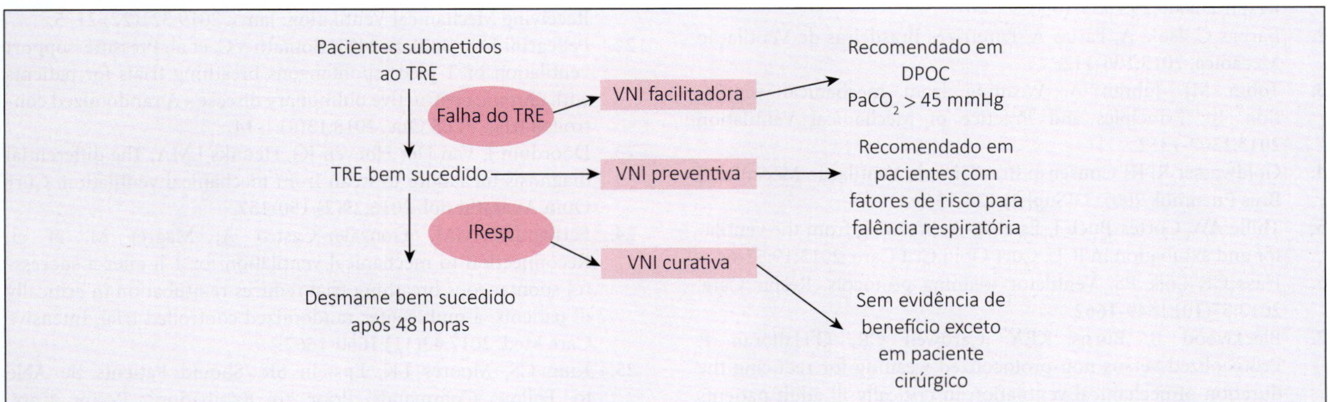

Figura 44.8.3. Uso da ventilação não invasiva no desmame ventilatório.

DPOC: doença pulmonar obstrutiva crônica; IResp: insuficiência respiratória; TRE: teste de respiração espontânea; VNI: ventilação não invasiva.

Fonte: Acervo da autoria.

mente nos últimos anos. Quando comparado com oxigenioterapia convencional em pacientes com baixo risco de reintubação, a TAFN diminui significativamente a necessidade de reintubação.[34] Já em pacientes com grande risco de falha de extubação, a TNAF demonstrou não ser inferior a VNI.[35] Acreditamos que a TNAF tenha um papel promissor no processo de desmame e extubação de pacientes selecionados.

Conclusões

Estima-se que aproximadamente 40% do tempo de VM se deve ao processo de desmame e que seja provável que essa proporção seja muito maior naqueles com doença pulmonar de resolução lenta. A interrupção do suporte ventilatório mecânico deve ser iniciada quando se reconhece que o paciente começou a se recuperar da condição que o levou à VM. Os critérios pelos quais os clínicos decidem se o paciente está recuperado o suficiente para tolerar a retirada do suporte ventilatório ainda não estão claramente definidos e, dessa maneira, têm sido empregadas várias combinações de critérios subjetivos e objetivos de avaliação. O TRE é a pedra fundamental deste processo. Conforme os dados disponíveis na literatura, uma taxa aceitável de reintubação varia de 5% a 15%. É de fundamental importância conhecer a taxa de falha de extubação na sua unidade a fim de vigiar os resultados e avaliar a presença de atraso no desmame ou de extubação precoce e não bem planejada. Estratégias como interrupção da sedação e TREs diários podem acelerar o processo de desmame, o que torna possível o reconhecimento do momento em que o paciente está apto para extubação. O uso de protocolos auxilia no processo de desmame e evita a banalização de uma etapa tão importante no tratamento do doente crítico. Uso de VNI em casos selecionados também é efetivo. O desmame quando realizado com sucesso, trata-se de um momento de vitória para todo o *staff* da UTI e, principalmente, para o paciente.

Referências bibliográficas

1. Boles J, J B, A C, Al E. Weaning from mechanical ventilation. Eur Respir J. 2006;29:1033-1056.
2. Barbas C, Ísola A, Farias A. Diretrizes Brasileiras de Ventilação Mecânica. 2013:106-112.
3. Tobin MJ, Jubran A. Weaning from mechanical ventilation. In: Principles and Practice of Mechanical Ventilation 2013:1307-1352.
4. Goldwasser R. III Consenso Brasileiro de Ventilação Mecânica. J Bras Pneumol. 2007;33(Supl 2):128-136.
5. Thille AW, Cortés-Puch I, Esteban A. Weaning from the ventilator and extubation in ICU. Curr Opin Crit Care. 2013;19:57-64.
6. Hass CF, Loik PS. Ventilator weaning protocols. Respir Care. 2012;57(10):1649-1662.
7. Blackwood B, Burns KEA, Cardwell CR, O'Halloran P. Protocolized versus non-protocolized weaning for reducing the duration ofmechanical ventilation in critically ill adult patients (Review). Cochrane database Syst Rev. 2014;11(11):CD006904.
8. Borges LGA, Savi A, Teixeira C, Oliveira RP, Camillis ML, Wickert R, et al. Mechanical ventilation weaning protocol improves medical adherence and results. J Crit Care. 2017;41:296-302.
9. Seymour C, Gunn S, Kahn J. Impact Of A Physician-Based Pay-For-Performance Program On Use Of Spontaneous Breathing Trials In Mechanically Ventilated Patients. D16 Crit Care. 2016;3580(Limit 3500):1-38. http://www.atsjournals.org/doi/pdf/10.1164/ajrccm-conference.2016.193.1_MeetingAbstracts.A6446.
10. Hutton B, Burry LD, Kanji S, et al. Comparison of sedation strategies for critically ill patients: A protocol for a systematic review incorporating network meta-analyses. Syst Rev. 2016;5(1):1-7.
11. Girard TD. Sedation, Delirium, and Cognitive Function After Critical Illness. Crit Care Clin. 2018;34(4):585-598.
12. Zhang Z, Chen K, Ni H, Zhang X, Fan H. Sedation of mechanically ventilated adults in intensive care unit: A network meta--analysis. Sci Rep. 2017;7:1-9.
13. Mayo P, Volpicelli G, Lerolle N, Schreiber A, Doelken P, Vieillard-Baron A. Ultrasonography evaluation during the weaning process: the heart, the diaphragm, the pleura and the lung. Intensive Care Med. 2016;42(7):1107-1117.
14. Caille V, Amiel J, Charron C, Belliard G, Vieillard-baron A, Vignon P. Echocardiography: a help in the weaning process. Crit Care. 2010;14:R120.
15. Moschietto S, Doyen D, Grech L, Dellamonica J, Hyvernat H, Bernardin G. Transthoracic Echocardiography with Doppler Tissue Imaging predicts weaning failure from mechanical ventilation: evolution of the left ventricle relaxation rate during a spontaneous breathing trial is the key factor in weaning outcome. Crit Care. 2012;16(3):R81.
16. Papanikolaou J, Zintzaras E. New insights into weaning from mechanical ventilation: left ventricular diastolic dysfunction is a key player. Intensive Care Med. 2011;37:1976-1985.
17. Qian Z, Yang M, Li L, Chen Y. Ultrasound assessment of diaphragmatic dysfunction as a predictor of weaning outcome from mechanical ventilation: a systematic review and meta-analysis. BMJ Open. 2018;8(9):1-10.
18. Soummer A, Arbelot C, Lu Q, Rouby J. Ultrasound assessment of lung aeration loss during a successful weaning trial predicts postextubation distress*. Crit Care Med. 2012;40(7):2064-2072.
19. Ouellette DR, Patel S, Girard TD, et al. Liberation From Mechanical Ventilation in Critically Ill Adults: An Official American College of Chest Physicians/American Thoracic Society Clinical Practice Guideline: Inspiratory Pressure Augmentation During Spontaneous Breathing Trials, Protocols Minim. Chest. 2017;151(1):166-180.
20. Pellegrini JAS, Moraes RB, Maccari JG, et al. Spontaneous Breathing Trials With T-Piece or Pressure Support Ventilation. Respir Care. 2016;61(12):1693-1703.
21. Subirà C, Hernández G, Vázquez A, et al. Effect of Pressure Support vs T-Piece Ventilation Strategies During Spontaneous Breathing Trials on Successful Extubation Among Patients Receiving Mechanical Ventilation. Jama. 2019;321(22):2175.
22. Pellegrini JAS, Boniatti MM, Boniatti VC, et al. Pressure-support ventilation or T-piece spontaneous breathing trials for patients with chronic obstructive pulmonary disease - A randomized controlled trial. PLoS One. 2018;13(8):1-14.
23. Doorduin J, Van Der Hoeven JG, Heunks LMA. The differential diagnosis for failure to wean from mechanical ventilation. Curr Opin Anaesthesiol. 2016;29(2):150-157.
24. Fernandez MM, González-Castro A, Magret M, et al. Reconnection to mechanical ventilation for 1 h after a successful spontaneous breathing trial reduces reintubation in critically ill patients: a multicenter randomized controlled trial. Intensive Care Med. 2017;43(11):1660-1667.
25. King CS, Moores LK, Epstein SK. Should Patients Be Able to Follow Commands Prior to Extubation? Respir Care. 2010;55(1):56-65.
26. Jibaja M, Sufan JL, Godoy DA. Controversies in weaning from mechanical ventilation and extubation in the neurocritical patient. Med Intensiva (Engl Ed). 2018;42(9):551-555.

27. Godet T, Chabanne R, Constantin JM. Decision to extubate brain-injured patients: Limiting uncertainty in neurocritical care. Anesthesiology. 2017;127(2):217-219.
28. Girard TD, Alhazzani W, Kress JP, et al. An Official American Thoracic Society/American College of Chest Physicians Clinical Practice Guideline: Liberation from mechanical ventilation in critically ill adults rehabilitation protocols, ventilator liberation protocols, and cuff leak tests. Am J Respir Crit Care Med. 2017;195(1):120-133.
29. Kuriyama A, Umakoshi N, Sun R. Prophylactic Corticosteroids for Prevention of Postextubation Stridor and Reintubation in Adults: A Systematic Review and Meta-analysis. Chest. 2017;151(5):1002-1010.
30. Namen AM, ELY EW, TATTER SB, Case LD, Lucia MA, Smith S, et al. Predictors of Successful Extubation in Neurosurgical Patients. Am J Respir Crit Care Med. 2001;163(3):658-664.
31. Coplin WM, Pierson DJ, Cooley KD, Newell DW, Rubenfeld GD. Implications of Extubation Delay in Brain-Injured Patients Meeting Standard Weaning Criteria. Am J Respir Crit Care Med. 2000;161(5):1530-1536.
32. Salam A, Tilluckdharry L, Amoateng-Adjepong Y, Manthous CA. Neurologic status, cough, secretions and extubation outcomes. *Intensive Care Med.* 2004;30(7):1334-1339.
33. Ferreyra G, Fanelli V, Sorbo L. Are guidelines for non-invasive ventilation during weaning still valid? Minerva Anestesiol. 2011;77(9):921-926.
34. Hernández G, Vaquero C, González P, Subira C, Frutos-Vivar F, Rialp G, et al. Effect of postextubation high-flow nasal cannula vs conventional oxygen therapy on reintubation in low-risk patients: A randomized clinical trial. JAMA - J Am Med Assoc. 2016;315(13):1354-1361.
35. Hernández G, Vaquero C, Colinas L, Cuena R, González P, Canabal A, et al. Effect of postextubation high-flownasal cannula vs noninvasive ventilation on reintubation and postextubation respiratory failure in high-risk patients a randomized clinical trial. JAMA - J Am Med Assoc. 2016;316(15):1565-1574.

Bibliografia recomendada

Antonio ACP, Teixeira C, Castro PS, Savi A, Maccari JG, Oliveira RP, Knorst MM. Behavior of lung ultrasound findings during spontaneous breathing trial. Rev Bras Ter Intensiva. 2017;29(3):279-286.

Aragón RE, Proaño A, Mongilardi N, et al. Sedation practices and clinical outcomes in mechanically ventilated patients in a prospective multicenter cohort. Crit Care. 2019;23(1):130.

Asehnoune K, Seguin P, Lasocki S, Roquilly A, Delater A, Gros A, et al. Extubation success prediction in a multicentric cohort of patients with severe brain injury. Anesthesiology. 2017;127(2):338-346.

Azevedo- IF, Desantana JM. Pain measurement techniques : spotlight on mechanically ventilated patients. J Pain Res. 2018;11:2969-2980.

Azevedo LCP, Caruso P, Silva UV, Torelly A, Silva E, Rezende E, et al. Outcomes for patients with cancer admitted to the ICU requiring ventilatory support: results from a prospective multicenter study. Chest. 2014;146(2):257-266.

Balzer F, Weiß B, Kumpf O, Treskatsc S, Spies C, Wernecke K, et al. Early deep sedation is associated with decreased in-hospital and two-year follow-up survival. Crit Care. 2015;19(1):1-9.

Bannon L, McGaughey J, Verghis R, Clarke M, McAuley DF, Blackwood B. The effectiveness of non-pharmacological interventions in reducing the incidence and duration of delirium in critically ill patients: a systematic review and meta-analysis. Intensive Care Med. 2018.

Barr J, Fraser GL, Puntillo K, Ely EW, Gélinas C, Dasta J, et al, et al. Clinical practice guidelines for the management of pain, agitation, and delirium in adult patients in the intensive care unit: Executive summary. Am J Heal Pharm. 2013;70(1):53-58.

Barr J, Fraser GL, Puntillo K, Ely EW, Gélinas C, Dasta J, et al. Clinical Practice Guidelines for the Management of Pain, Agitation, and Delirium in Adult Patients in the Intensive Care Unit. Crit Care Med. 2013;41(1):278-280.

Batt J, Herridge M, dos Santos C. Mechanism of ICU-acquired weakness: skeletal muscle loss in critical illness. Intensive Care Med. 2017;43(12):1844-1846.

Blissitt PA. Sleep and Mechanical Ventilationin Critical Care Sleep Sleep deprivation Mechanical ventilation Critical care Sedation. 2016;28:195-203.

Bone RC. Complications of mechanical ventilation and positive end--expiratory pressure. Respir Care. 1982;27(4):402-407.

Bosel J. Who Is Safe to Extubate in the Neuroscience Intensive Care Unit?. Semin Respir Crit Care Med. 2017;38(6):830-839.

Branson R. Modes to facilitate ventilator weaning. Respir Care. 2012;57(10):1635-1648.

Brook Alan D, Ahrens TS, Schaiff R, Prentice R, Prentice R, et al. Effect of a nursing-implemented sedation protocol on the duration of mechanical ventilation. 1999:1-10.

Carden AK, Boiselle PM, Waltz DA EA. reviews Tracheomalacia and Tracheobronchomalacia in Children and Adults *. Chest. 2005;127:984-1005.

Cavallazzi R, Saad M, Marik PE. Delirium in the ICU : an overview. Ann Intensive Care. 2012;2:49.

Chiolero L, Bollmann MD, Revelly J, Rn MC, Delarue J, Berger MM. Negative impact of hypocaloric feeding and energy balance on clinical outcome in ICU patients. Clin Nutr. 2005;(24):502-509.

Davidson JE, Aslakson RA, Long AC, Puntillo K, Kross E, Hart J, et al. Guidelines for Family-Centered Care in the Neonatal, Pediatric, and Adult ICU. Crit Care Med. 2017;45(1):103-128.

de Camillis MLF, Savi A, Rosa RG, Figueiredo M, Wickert R, et al. Effects of Mechanical Insufflation-Exsufflation on Airway Mucus Clearance Among Mechanically Ventilated ICU Subjects. Respir Care. 2018;(C):respcare.06253.

Demoule A, Jung B, Prodanovic H, Molinari N, Chanques G, Coirault C, et al. Diaphragm Dysfunction on Admission to the Intensive Care Unit. Prevalence, Risk Factors, and Prognostic Impact—A Prospective Study. Am J Respir Crit Care Med. 2013;188(2):213-219.

Dessap AM, Roche-Campo F, Kouatchet A, Tomicic, Beduneuau G, Sonneville R, et al. Natriuretic peptide-driven fluid management during ventilator weaning: A randomized controlled trial. Am J Respir Crit Care Med. 2012;186(12):1256-1263.

Dinino E, Gartman EJ, Sethi JM, Mccool FD. Diaphragm ultrasound as a predictor of successful extubation from mechanical ventilation. Thorax. 2014;69:423-427.

Dres M, Anguel N. Passive leg raising performed before a spontaneous breathing trial predicts weaning-induced cardiac dysfunction. Intensive Care Med. 2015;41(3):487-494.

Dres M, Roux D, Pham T, Beurton A, Ricard J, Fartoukh M, et al. Prevalence and impact on weaning of pleural effusion at the time of liberation from mechanical ventilation a multicenter prospective observational study. Anesthesiology. 2017;126(6):1107-1115.

Durbin CG, Faarc J. Tracheostomy : Why , When , and How ? Respir Care. 2010:1056-106

Epstein SK. How Often Does Patient-Ventilator Asynchrony Occur and What Are the Consequences? Respir Care. 2011;56(1):25-38.

Epstein SK. Weaning from ventilatory support. Curr Opin Crit Care. 2009;15(1):36-4311.

Ferrari G, Filippi G De, Elia F, Panero F, Volpicelli G, Aprà F. Diaphragm ultrasound as a new index of discontinuation from mechanical ventilation. Crit Ultrasound J. 2014;6(1):1-6.

Franklin C, Samuel J, Hu TC. Life-threatening hypotension associated with emergency intubation and the initiation of mechanical ventilation. Am J Emerg Med. 1994;12(4):425-428.

Freeman BD. Tracheostomy Update: When and How. Crit Care Clin. 2017;33(2):311-322.

Friedrich O, Reid MB, Van den Berghe G, Vanhorebbek I, Hermans G, Rich MM, et al. The Sick and the Weak: Neuropathies/Myopathies in the Critically Ill. Physiol Rev. 2015;95(3):1025-1109.

Frutos-Vivar F, Ferguson ND, Esteban A, Epstein SK, Arabi Y, Apezteguía C, González M, Hill NS, Nava S, D'Empaire G, Anzueto A. Risk factors for extubation failure in patients following a successful spontaneous breathing trial. Chest. 2006 Dec;130(6):1664-71.

Gabe Beltrami F, Nguyen X-L, Pichereau C, Maury E, Fleury B, Fagondes S. Sleep in the intensive care unit Correspondence to. J Bras Pneumol. 2015;41(6):539-546.

Girard TD, Kress JP, Fuchs BD, Thomason JW, Schweickert WD, et al. Efficacy and safety of a paired sedation and ventilator weaning protocol for mechanically ventilated patients in intensive care (Awakening and Breathing Controlled trial): a randomised controlled trial. Lancet. 2008 Jan 12;371(9607):126-34.

Godet T, Chabanne R, Marin J, Kauffmann S, Futier E, Pereira B, et al. Extubation Failure in Brain-injured Patients: Risk Factors and Development of a Prediction Score in a Preliminary Prospective Cohort Study. Anesthesiology. 2017 Jan;126(1):104-114.

Hermans G, Van den Berghe G. Clinical review: intensive care unit acquired weakness. Crit Care. 2015;19(1):274.

Holets SR, Marini JJ. Is Automated Weaning Superior to Manual Spontaneous Breathing Trials? Respir Care. 2016;61(6):749-

Jiang J, Tsai T, Jerng J. Ultrasonographic Evaluation of Liver / Spleen Movements and Extubation Outcome *. Chest. 2004;126(1):179-185.

Jones SF, Pisani MA. ICU delirium : an update. Curr Opin Crit Care. 2012;18(2):146-151.

Jonghe B De, Bastuji-garin S, Fangio P, Lacherade J, Jabot J, Rocha N. Sedation algorithm in critically ill patients without acute brain injury.Crit Care Med. 2005;33(1).

Jubran A, Lawm G, Kelly J, Duffner LA, Gungor G, Collins EG, et al. Depressive disorders during weaning from prolonged mechanical ventilation. Intensive Care Med. 2010 May;36(5):828-35.

Jubran A, Mathru M, Dries D, Tobin MJ. Continuous Recordings of Mixed Venous Oxygen Saturation during Weaning from Mechanical Ventilation and the Ramifications Thereof. Am J Respir Crit Care Med. 1998;(158):1763-1769.

Jung B, Moury PH, Mahul M, de Jong A, Galia F, Prades A, et al. Diaphragmatic dysfunction in patients with ICU-acquired weakness and its impact on extubation failure. Intensive Care Med. 2016 May;42(5):853-861.

Kim W-Y, Lim C-M. Ventilator-Induced Diaphragmatic Dysfunction: Diagnosis and Role of Pharmacological Agents. Respir Care. 2017;62(11):1485-1491.

Kim WY, Suh HJ, Hong S, Koh Y, Lim C. Diaphragm dysfunction assessed by ultrasonography: Influence on weaning from mechanical ventilation*. Crit Care Med. 2011;39(12):2627-2630.

Kollef MH, Levy NT, Ahrens TS, Schaiff R, Prentice D, Sherman G. The Use of Continuous IV Sedation Is Associated With Prolongation of Mechanical Ventilation *. 1998:541-548.

Kress JP, Pohlman AS, O'Connor MF, Hall JB. Daily Interruption of Sedative Infusions in Critically Ill Patients Undergoing Mechanical Ventil Ation Daily Interruption of Sedative Infusions in Critically Ill Patients Undergoing Mechanical Ventilation. N Engl J Med. 2000;342:1471-1477.

Li C, Li X, Han H, Cui H, Wang G, Wang Z. Diaphragmatic ultrasonography for predicting ventilator weaning. Med (United States). 2018;97(22).

Llamas-Álvarez AM, Tenza-Lozano EM, Latour-Pérez J. Diaphragm and Lung Ultrasound to Predict Weaning Outcome: Systematic Review and Meta-Analysis. Chest. 2017;152(6):1140-1150.

Loss SH, Nunes DSL, Franzosi OS, Salazar GS, Teixeira C, Vieira SRR. Doença crítica crônica: Estamos salvando ou criando Vítimas? Rev Bras Ter Intensiva. 2017;29(1):87-95.

Luetz A, Goldmann A, Weber-carstens S, Spies C. Weaning from mechanical ventilation and sedation. Curr Opin Anaesthesiol. 2012;25(2).

Macintyre NR. Evidence-Based Guidelines for Weaning and Discontinuing Ventilatory Support. Chest. 2001;(120):375-396.

Maestraggi Q, Lebas B, Clere-Jehl R, Ludes PO, Chamaraux-Tran TN, Schneider F, et al. Skeletal Muscle and Lymphocyte Mitochondrial Dysfunctions in Septic Shock Trigger ICU-Acquired Weakness and Sepsis-Induced Immunoparalysis. Biomed Res Int. 2017;2017:7897325.

Malbrain MLNG, Van Regenmortel N, Saugel B, De Tavernier B, Van Gaal PJ, Joannes-Boyau O, et al. Principles of fluid management and stewardship in septic shock: it is time to consider the four D's and the four phases of fluid therapy. Ann Intensive Care. 2018 May 22;8(1):66.

Matamis D, Soilemezi E, Tsagourias M, Akoumianaki E, Dimassi S, Boroli F, et al. Sonographic evaluation of the diaphragm in critically ill patients. Technique and clinical applications. Intensive Care Med. 2013;39:801-810.

Mehta S, Burry L, Cook D, Fergusson D, Steinberg M, Granton J, et al. Daily sedation interruption in mechanically ventilated critically ill patients cared for with a sedation protocol: a randomized controlled trial. JAMA. 2012 Nov 21;308(19):1985-92.

Mira JC, Gentile LF, Mathias BJ, Efron PA, Brakenridge SC, Mohr AM, et al. Sepsis Pathophysiology, Chronic Critical Illness, and Persistent Inflammation-Immunosuppression and Catabolism Syndrome. Crit Care Med. 2017 Feb;45(2):253-262.

Murgu SD, Colt HG. Tracheobronchomalacia and excessive dynamic airway collapse. Respirology. 2006;11:388-406.

Murgu SD, Colt HG. Treatment of Adult Tracheobronchomalacia and. Treat Respir Med. 2006;5(2):103-115.

Murgu SD, Rrt LJC, Colt HG. Case Reports Respiratory Failure Due to Expiratory Central Airway Collapse. Respir Care. 2007;52(6):752-754.

Nassar Junior AP, Besen BAMP, Robinson CC, Falavigna M, Teixeira C, Rosa RG. Flexible Versus Restrictive Visiting Policies in ICUs. Crit Care Med. 2018:1.

Noppen M, Stratakos G, Amjadi K, et al. Stenting allows weaning and extubation in ventilator- or tracheostomy dependency secondary to benign airway disease. Respir Med. 2007;101:139-145. doi:10.1016/j.rmed.2006.03.037.

Ozsancak A, D'Ambrosio C, Garpestad E, Schumaker G, Hill NS. Sleep and Mechanical Ventilation. Crit Care Clin. 2008;24(3):517-531.

Pandharipande PP, Ely EW, Arora RC, Balas MC, Boustani MA, La Calle GH, et al. The intensive care delirium research agenda: a multinational, interprofessional perspective. Intensive Care Med. 2017;43(9):1329-1339.

Pasero D, Koeltz A, Placido R, Fontes Lima M, Haun O, Rienzo M, et al. Improving ultrasonic measurement of diaphragmatic excursion after cardiac surgery using the anatomical M-mode : a randomized crossover study. Intensivie Care Med. 2015;41(4):650-656.

Pun BT, Balas MC, Barnes-Daly MA, et al. Caring for Critically Ill Patients with the ABCDEF Bundle. Crit Care Med. 2018:1. doi:10.1097/CCM.0000000000003482.

Pun BT, Balas MC, Barnes-Daly MA, Thompson JL, Aldrich JM, Barr J, et al. Caring for Critically Ill Patients with the ABCDEF Bundle : Results of the ICU Liberation Collaborative in Over 15 , 000 Adults. 2018:3-14.

Pun BT, Ely EW. The Importance of Diagnosing and Managing ICU Delirium *. Chest. 2007;132:624–636.

Puthucheary ZA, Rawal J, McPhail M, Connolly B, Ratnayake G, Chan P, et al. Acute skeletal muscle wasting in critical illness. JAMA - J Am Med Assoc. 2013;310(15):1591-1600.

Richard C, Teboul JL. Weaning failure from cardiovascular origin. Intensive Care Med. 2005;31(12):1605-1607..

Rosa RG, Tonietto TF, da Silva DB, Gutierres FA, Ascoli AM, Madeira LC, et al. Effectiveness and safety of an extended icu visitation model for delirium prevention: A before and after study. Crit Care Med. 2017;45(10):1660-1667.

Rose L, Blackwood B, Egerod I, Haugdahl HS, Hofhuis J, Isfort M, et al. Decisional responsibility for mechanical ventilation and weaning: an international survey. Crit Care. 2011;15(6):R295.

Rose L, Nkj A, Leasa D, Da F, Mckim D. Cough augmentation techniques for extubation or weaning critically ill patients from mechanical ventilation (Review) Summary Of Findings For The Main Comparison. 2017;2017(1).

Saleh M, Vieillard-baron A. On the role of left ventricular diastolic function in the critically ill patient. Intensive Care Med. 2012;38:189-191..

Santos PD, Teixeira C, Savi A, Maccari JG, Neres FS, Machado AS, de Oliveira RP, et al. The Critical Illness Polyneuropathy in Septic Patients with Prolonged Weaning from Mechanical Ventilation: Is the Diaphragm also affeced? a pilot study. Respir Care. 2012;57(10):1594-1601.

Savi A, Teixeira C, Silva JM, Borges LG, Pereira PA, Pinto KB, et al. Weaning predictors do not predict extubation failure in simple--to-wean patients. J Crit Care. 2012;27(2).

Schweickert WD, Gehlbach BK, Pohlman AS, Hall JB, Kress JP. Daily interruption of sedative infusions and complications of critical illness in mechanically ventilated patients*. 2004;32(6). d

Simonds A. Home Mechanical Ventilation: An Overview. Ann Am Torac Soc. 2016;13(11):2035-2044.

Singer P, Berger MM, Van den Berghe G, Biolo G, Calder P, Forbes A, et al. ESPEN Guidelines on Parenteral Nutrition : Intensive care. Clin Nutr. 2009;28(4):387-400.

Singer P, Blaser AR, Berger MM, Alhazzani W, Calder PC, Casaer MP, et al. ESPEN Guideline ESPEN guideline on clinical nutrition in the intensive care unit. Clin Nutr. 2018.

Stieff K V, Lim F, Chen L. Factors influencing weaning older adults from mechanical ventilation: An integrative review. Crit Care Nurs Q. 2017;40(2):165-177.

Su KC, Tsai CC, Chou KT, Lu CC, Liu YY, Chen CS, et al. Spontaneous breathing trial needs to be prolonged in critically ill and older patients requiring mechanical ventilation. J Crit Care. 2012;27(3):324.e1-324.e7.

Supinski GS, Ann Callahan L. Diaphragm weakness in mechanically ventilated critically ill patients. Crit Care. 2013;17(3):R120.

Teboul JL. Weaning-induced cardiac dysfunction: Where are we today? Intensive Care Med. 2014;40(8):1069-1079.

Teixeira C, da Silva NB, Savi A, Vieira SR, Nasi LA, Friedman G, et al. Central venous saturation is a predictor of reintubation in difficult-to-wean patients. Crit Care Med. 2010;38(2):491-496.

Teixeira C, da Silva NB, Savi A, Vieira SR, Nasi LA, Friedman G, et al. Central venous saturation is a predictor of reintubation in difficult-to-wean patients. Crit Care Med. 2010;38(2):491-496.

Tenza-lozano E, Llamas-alvarez A, Jaimez-navarro E, Fernández-sánchez J. Lung and diaphragm ultrasound as predictors of success in weaning from mechanical ventilation. Crit Ultrasound J. 2018;10:12.

Tonietto TF, Teixeira C, Rosa RG. Prognosis of Cancer Patients in the ICU: Much Work Remains-Reply. Respir Care. 2017;62(9).

Upadya A, Tilluckdharry A, Muralidharan V, Amiateng-Adjepong Y, Manthous CA. Fluid balance and weaning outcomes. Intensive Care Med. 2005;31(12):1643-1647.

Vorona S, Sabatini U, Al-Maqbali S, Bertoni M, Dres M, Bissett B, et al. Inspiratory Muscle Rehabilitation in Critically Ill Adults: A Systematic Review and Meta- Analysis. Ann Am Torac Soc. 2018;15(6):735-744.

Walterspacher S, Gückler J, Pietsch F, Walker DJ, Kabitz HJ, Dreher M. Activation of respiratory muscles during weaning from mechanical ventilation. J Crit Care. 2017;38:202-208.

Wang S, Zhang L, Huang K, Lin Z, Qiao W, Pan S. Predictors of extubation failure in neurocritical patients identified by a systematic review and meta-analysis. PLoS One. 2014;9(12):1-12.

Willis LD, Berlinski A. Mechanical Insufflation-Exsufflation: The Good, the Bad, and the Ugly. Respir Care. 2015;60(7):1081-1082.

Zambon M, Greco M, Bocchino S, Cabrini L, Beccaria PF, Zangrillo A. Assessment of diaphragmatic dysfunction in the critically ill patient with ultrasound: a systematic review. Intensive Care Med. 2017;43(1):29-38.

Subcapítulo | 44.9

Broncoscopia para o Intensivista

Fernando Guedes | Tiago de Abreu | J. Chaves Caminha (*In Memorian*)

Destaques

Dada a gravidade dos doentes, deve sempre ser considerado um procedimento de alto risco.

A existência de checklists e uma equipa rotineira são fulcrais no sucesso do procedimento.

A optimização da ventilação do doente e a regulação do ventilador devem sempre preceder o procedimento.

É mandatória a capacidade de escalamento de cuidados em doentes sob ventilação não invasiva (VNI) ou em ventilação espontânea.

Introdução e perspectiva histórica

Desde a sua primeira utilização por Shigeto Ikeda em 1967, a broncofibroscopia (BF) tornou-se um dos procedimentos mais importantes da Pneumologia. O primeiro relato do procedimento em contexto de cuidados intensivos (CI) remonta a 1971. Marvin A. Sackner, após ter assistido a uma palestra realizada por Ikeda, decidiu introduzir um broncofibroscópio (BFC) pelo tubo orotraqueal de pacientes entubados e ventilados, avaliando dessa forma os efeitos do *cuff* insuflado na mucosa dos doentes.[1]

A versatilidade do BFC combinada com a sua portabilidade permite que o procedimento possa ser executado à beira do leito, onde muitas das vezes o paciente não se encontra suficientemente estável para ser transportado a uma unidade de broncologia. Por estes factos, a BF tornou-se num dos procedimentos de eleição para a exploração da via aérea, tanto ponto de vista diagnóstico, como do ponto de vista terapêutico.[2,3]

Menos frequentemente, a broncoscopia rígida (BR) é realizada por pneumologistas de intervenção em situações particulares.[4] Como procedimento invasivo em doentes críticos, só deve ser executada por médicos com formação, experiência e conhecimento nesta área técnica.[2,5]

Indicações

Segundo Tobin *et al*, 98% de todos os procedimentos endoscópicos realizados nos CI são por broncoscopia flexível.[5] A BR é uma técnica reservada aos pneumologistas de intervenção (e aos cirurgiões torácicos em alguns países como os EUA) em situações em que a patência da via aérea se encontra comprometida, nomeadamente para controlo de hemoptises de grande volume ou desobstrução da via aérea central utilizando técnicas acessórias como *laser* ou colocação de *stents*.[4]

Apesar das indicações para BF poderem dividir-se de forma acadêmica em diagnóstico, terapêutica e acesso à via aérea, frequentemente o mesmo exame serve à vários objetivos (**Quadro 44.9.1**).

Infecção

A suspeita de infecção e a necessidade de colheita de secreções para análise microbiológica é a causa mais comum para a realização de BF diagnóstica.

Quadro 44.9.1. Diagnóstico, terapêutica e acesso à via aérea

Indicação	Diagnóstico	Terapêutica	Auxiliar de procedimentos
Infecção	✓		
Hemoptises	✓	✓	
Trauma	✓		
Lesão por inalação/obstrução	✓	✓	
Atelectasia	✓	✓	
Obstrução	✓	✓	
Fístula	✓	✓	
Corpo estanho	✓	✓	
Colocação de Balão		✓	
Colocação *Stent*		✓	
Intubação/extubação/exclusão pulmonar			✓
Traqueotomia			✓

Fonte: Desenvolvido pela autoria.

Pneumonia e pneumonia associada ao ventilador (PAV)

A ocorrência de anormalidades radiológicas nos pacientes em CI, sobretudo em pacientes ventilados é comum. A pneumonia, nomeadamente a pneumonia associada ao ventilador (PAV) é o tipo de infeção mais comummente observada, estimando-se que de 9% a 25% dos pacientes desenvolvam pneumonia nosocomial. Esse risco é cumulativo, sendo expectável que atinja a incidência de 60% em pacientes ventilados durante 30 dias e 70% em pacientes com síndrome de dificuldade respiratória aguda (SDRA).[6] A taxa de mortalidade desta condição varia entre 35% e 90%, sendo por isso a abordagem inicial e a escolha apropriada da antibioterapia de crucial importância.

O papel da broncoscopia nestas situações é a identificação do agente etiológico, de forma que a antibioterapia seja o mais dirigida possível.

As modalidades de colheita de amostras incluem lavado brônquico (LB), escovado por cateter protegido (ECP), lavado broncoalveolar (BAL) e biopsia pulmonar transbrônquica (BPT). O BAL pressupõe a introdução de no máximo 200 mL de soro fisiológico (SF) preferencialmente aquecido, fracionado em 4 partes de 50 mL que serão recolhidas sequencialmente. Contudo, o LB com apenas 20 mL tem rentabilidade diagnóstica sobreponível ao BAL para a generalidade de situações de suspeita de infecção. Excetuam-se situações especiais, como exemplo, a infeção por agentes oportunistas. Acresce que para a generalidade das infeções não oportunistas, não sendo feita análise semiquantitativa do BAL, há o risco de se considerar a colonização como infecção, com as consequências de sobrediagnóstico.

Assim, quer se trate de BAL, LB ou ECP, se forem observadas > 1% de células escamosas, a amostra deve ser rejeitada. No caso do BAL, o *cut-off* para infeção é 10^4 CFU/mL e para o LB e ECP é 10^3 CFU/mL.

Estão em desenvolvimento biomarcadores para diagnóstico de sépsis de ponto de partida pulmonar.[7]

Pneumonia em imunocomprometidos

As infecções em pacientes imunocomprometidos podem ser causadas por vírus, bactérias ou fungos. Nestes pacientes, a BF representa uma importância crescente. A pneumonia por *Pneumocystis jirovec*ii é eficazmente diagnosticada por BAL, com S > 98%. No diagnóstico de tuberculose pulmonar, normalmente o aspirado brônquico é necessário se for utilizado o método Xpertassay. O diagnóstico de infecções fúngicas é difícil e deve incluir a identificação de elementos celulares por reação em cadeia da polimerase (PCR) ou a determinação do antígeno galactomanana (S 70%-92% e E > 98%).[8,9]

Hemoptises

A BF desempenha um papel muito importante no diagnóstico, mas sobretudo no tratamento das hemoptises. A sua realização permite identificar o local de sangramento, isolar o restante pulmão e criar uma forma de controlar a hemorragia.

A abordagem perante uma hemoptise de pequeno volume consiste na instilação através do canal de trabalho do BFC de soro frio, adrenalina diluída (1:10000-1:20000) ou percussores da fibrina.[6]

No caso de hemoptises maciças (600 mL em 48 horas, 400 mL em 24 horas ou 200 mL em evento único), a utilização de BR deve ser considerada.[6,10] Esta opção permite um controle mais adequado da via aérea já que a aspiração e a ventilação são mais eficazes.

Outras opções incluem a utilização endobrônquica de ácido tranexâmico, ácido aminocaproico, fator recombinante VII ou *patch* de celulose oxidada.[11]

Quando é possível identificar a origem das hemoptises, mas não é possível o seu controle por meio dos métodos descritos, a colocação de um cateter com balão de Fogarty de 200 cm é uma opção válida. O cateter deve permanecer insuflado durante 24-48 horas, depois de exsuflado, procede-se a reavaliação endoscópica.[12] A intubação seletiva do pulmão não afetado pode ser vital na estabilização da via aérea como ponte para uma solução mais definitiva.[13]

Trauma

Os pacientes com traumatismo torácico grave podem ter trauma brônquico concomitante em cerca de 2,8% dos casos.[14] As manifestações clínicas das lesões traqueobrônquicas são variáveis e dependem da sua magnitude e do seu local. A forma mais segura e garantida de diagnosticar a lesão é por meio da realização precoce da BF. As indicações incluem fratura dos arcos costais superiores, clavícula ou esterno e contusão pulmonar; os sintomas incluem hemoptises, dispneia ou tosse e, radiologicamente, a presença de pneumotórax, pneumomediastino ou enfisema subcutâneo.[15]

Lesão por inalação/obstrução

A inalação de fumaça ocorre em 5% dos pacientes queimados (> 20% da área corporal) e contribui para a mortalidade de forma independente em 20% e em 60% quando complicada com pneumonia.[11,16] A BF precoce está indicada para que o edema laríngeo possa ser precocemente detectado, antecipando-se dessa forma uma via aérea difícil e, profilaticamente, entubando-se o paciente.

A lesão por inalação pode ocorrer mesmo na ausência de lesões cutâneas; no entanto, lesões faciais, queimadura dos cílios nasais, esputo carbonáceo ou obstrução aguda das vias aéreas superiores, são fatores que deverão alertar e condicionar uma avaliação endoscópica urgente.[6]

Atelectasia

É uma das indicações mais frequentes da BF em CI, apesar da constante controvérsia sobre a sua vantagem relativamente à cinesiterapia agressiva.[6,17,18]

Por outro lado, vários estudos demonstram a sua vantagem num subgrupo de pacientes: com lesões medulares, trauma cranioencefálico (TCE) agudo ou doenças neuromusculares.[10] Nesses pacientes, a instilação de mucolíticos durante a BF provou ser eficaz.[19]

Em contexto de CI as duas posições são complementares e não exclusivas. Deve-se ter em conta a miopatia dos CI quando se opta por cinesiterapia e compreender que nestes pacientes o seu sucesso é limitado.

Fístula

As fístulas podem surgir após cirurgia, trauma torácico ou como complicação de uma doença pleuroparenquimatosa. A fuga aérea pode ser devida a fístula broncopleural ou alveolopleural. Em qualquer dos casos, quando não resolve espontaneamente e quando o paciente não tem condições para intervenção cirúrgica, a BF pode surgir como uma opção tanto na detecção do segmento afetado, quanto na resolução pela colocação de válvulas unidirecionais ou de colas biológicas.[20]

Corpo estranho

Múltiplos corpos estranhos podem ser aspirados e, quando não são eliminados espontaneamente com a tosse, é necessária a sua remoção por broncoscopia. Apesar de idealmente ser um procedimento que deve ser realizado por BR, existem situações em que a BF demonstra um sucesso aceitável.[21]

A sua remoção pode ser realizada apenas pela sucção, caso se trate de objetos leves ou que se desintegram, pela utilização de pinças ou cestos de *Dormia*.

As **Figuras 44.9.1 e 44.9.2** mostram dois casos de corpo estranho extraídos por BF e BR em doentes com intubação orotraqueal (IOT) e ventilação mecânica invasiva (VMI).

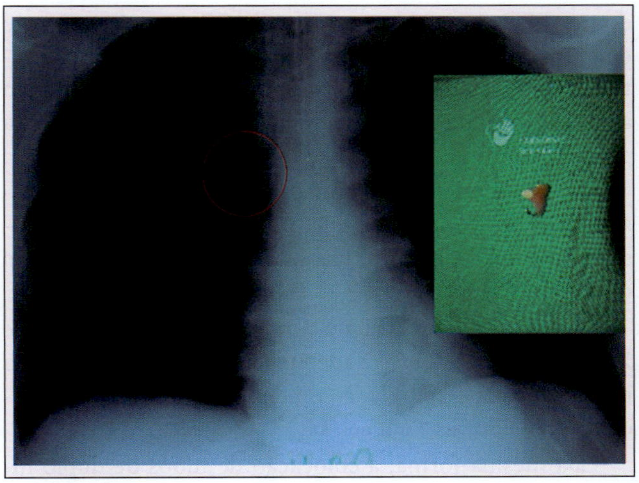

Figura 44.9.1. Prótese dentária extraída por broncoscopia rígida (BR) em doente politraumatizado.

Fonte: Acervo da autoria.

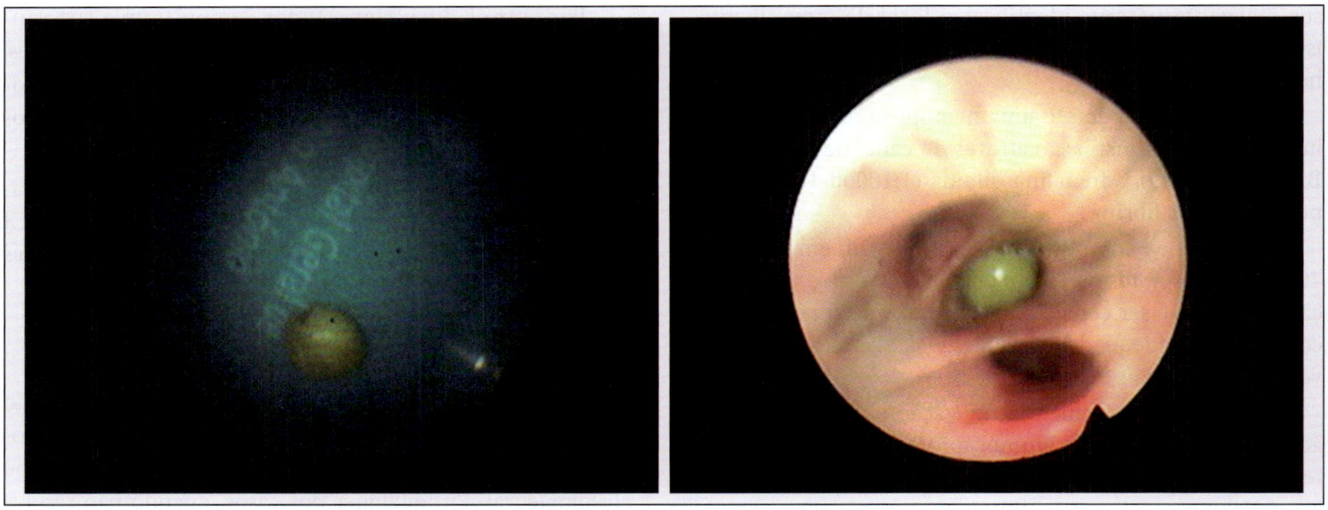

Figura 44.9.2. Corpo estranho vegetal (ervilha) extraído por broncofibroscopia (BF).
Fonte: Acervo da autoria.

Colocação de *stent*

A colocação de *stents* na via aérea em pacientes com insuficiência respiratória aguda causada por lesões obstrutivas pode ser realizada em contexto de CI.[22,23]

Os *stents* de silicone só podem ser colocados por BR, mas os *stents* metálicos autoexpansíveis podem ser colocados por BF.

Trata-se de um procedimento diferenciado que só deve ser realizado por pneumologistas treinados.

Intubação/Extubação/Exclusão pulmonar

A BF é um procedimento importante nos casos de intubação difícil no caso de alterações anatômicas, redução da mobilidade do pescoço, obstrução da via aérea, hemoptises ou intubação no paciente não sedado. No entanto, estes pacientes representam apenas de 0,07% a 3,4% do total de pacientes.[2,17,24]

Para a realização da técnica, recomenda-se a utilização de um BFC com calibre externo de 5,7 mm. A utilização de broncoscópios pediátricos é desaconselhada pela sua extrema flexibilidade e falta de sustentabilidade que conferem ao tubo orotraqueal (TOT), dificultando, desta forma, a sua progressão.[17]

A via preferida para intubação é a orotraqueal pela possibilidade de utilização de TOT de maior calibre e para preservar a mucosa nasal de danos decorrentes da passagem do TOT.

A utilização de TOT de 8 mm pela via orotraqueal e 7,5 mm na nasotraqueal é adequada; no entanto, se for a via nasotraqueal a escolhida, recomenda-se lubrificação abundante com lidocaína em gel.

Da mesma forma, a colocação de tubos de duplo lúmen também pode ser guiada por BF de forma a que o seu posicionamento seja o desejado. Situações de doença pulmonar unilateral, hemoptises maciças ou fístulas broncopleurais, são exemplos de situações em que este procedimento é utilizado.

Nos pacientes com suspeita de obstrução da via aérea após traumatismo ou queimadura por inalação, é prudente fazer a extubação com recurso ao BF. Coloca-se o BFC no topo distal do TOT e, em bloco e sob visualização direta, procede-se lentamente à remoção do TOT. Perante obstrução glótica ou subglótica, interrompe-se a extubação e reintroduz-se o TOT em segurança, sem risco de perda de via aérea.

Em todas as situações descrias, a perícia do broncoscopista é de vital importância, nunca devendo ser realizadas sem que o operador tenha total conhecimento e domínio da técnica.

Traqueotomia percutânea

Trata-se de um procedimento de rotina realizado à beira do leito em que a BF pode desempenhar um papel útil.[25,26]

O BFC é introduzido através do TOT, ficando a sua extremidade dentro do tubo para evitar o seu dano. Desta forma, o introdutor da traqueotomia faz-se através de visão direta, minimizando a iatrogenia.

Aspectos fisiológicos

A BF sendo um procedimento invasivo no doente com entubação traqueal (ET) e sob ventilação mecânica invasiva (VMI) em contexto de insuficiência respiratória aguda (IRA), é uma técnica segura quando conhecemos a causa da insuficiência, as consequências da BF no suporte da IRA pela VMI, o executante tem experiência e há uma relação favorável de risco-benefício.

Importa analisar:

1. As consequências da BF na VMI.
2. O impacto da BF nas diferentes causas de IRA.
3. Como se deve regular o ventilador de VMI para BF.

4. A importância da experiência do executante.
5. Como tirar o maior benefício com o menor risco da BF em doentes em VMI.

Consequências da BF na VMI

Quando se faz BF no doente com IOT e em VMI devemos considerar 3 variáveis:

1. A resistência e a complacência do sistema respiratório.
2. A oxigenação e a ventilação.
3. Os efeitos cardiovasculares.

Resistência e complacência

A introdução do BFC no doente com IOT determina um aumento muito significativo da resistência, sem efeito ou regra geral com efeito menor na complacência. Na ausência de IOT o BFC ocupa cerca de 10% da área transversal da traqueia. Quando se introduz um BFC com 5,7 mm de diâmetro externo há ocupação de cerca 40% da área transversal total de um TOT com 9 mm, 50% em um TOT com 8 mm e 66% em um TOT com 7 mm de diâmetro interno. Quando usamos um BFC com 5 mm de diâmetro externo em um TOT com 8 mm de diâmetro interno cria-se uma condição semelhante a um TOT de 6 a 6,5 mm de diâmetro interno sem BFC. Esta ocupação de espaço no TOT determina considerável aumento de resistência ao fluxo, altas pressões de insuflação e eventual aumento da PEEP. Geralmente a PEEP fica abaixo de 20 cmH_2O quando se usa TOT de 8 mm de diâmetro interno, pelo que é este o valor mais recomendado para o TOT por permitir BF com risco reduzido de barotrauma.[2] Se ocorre aumento da PEEP e da capacidade residual funcional (CRF) durante a BF, pode haver aumento de todas as pressões e, em particular, da pressão de pico o que, no doente de baixa complacência, pode criar risco de barotrauma. Contudo, é importante salientar que na prática, quando o limite de pressão não foi previamente aumentado para a BF, mal este é atingido, há corte de fluxo inspiratório que reduz o volume corrente (VC) de modo muito acentuado. Esta redução da ventilação pode ser potenciada pelas aspirações durante a BF. Portanto, o risco de hipoventilação e de aumento da resistência são muito mais frequentes e importantes que o risco de barotrauma, por compromisso da complacência. No doente gravemente hipoxêmico, como na SDRA severa, a BF só agrava a complacência já diminuída, se houver incompatibilidade de calibres do BFC *vs.* TOT, condicionando aumento da resistência, aumento do *air trapping* e da PEEP. Mais frequente é ocorrer diminuição da ventilação-minuto, quando não é feita previamente a necessária regulação dos limites superiores de pressão e/ou do modo ventilatório para o procedimento. O inevitável aumento da resistência para o mesmo fluxo condiciona aumento significativo da pressão de pico. Se o alarme não tiver sido aumentado de modo adequado para esta circunstância, ocorre interrupção do fluxo inspiratório e frequentemente diminuição crítica do VC e naturalmente da ventilação-minuto, particularmente em ventilação controlada por volume.

Oxigenação e ventilação

As trocas gasosas durante a BF respeitam a fisiologia da troca majoritariamente dependente de gradiente de pressão para o O_2 e da ventilação para o CO_2.

Quando colocamos a FiO_2 a 100% durante a BF, asseguramos a sua transferência mesmo que não haja ventilação adequada. A transferência alveolocapilar de O_2 numa primeira fase, é por gradiente de pressão, e por isso passiva. A pressão inspiratória de O_2 (PiO_2) com FiO_2 de 100% é de 713 mmHg, muito superior à PiO_2 no capilar venoso de apenas 40 mmHg.

Já a $PaCO_2$ depende da ventilação e normalmente não se monitoriza, embora invariavelmente suba porque regra geral não se otimiza a ventilação para o grau de obstrução que a BF determina, como anteriormente se referiu.

O risco da hipoxia pode ser prevenido com administração de O_2 a 100% cerca de 15 minutos antes, durante e após a BF o tempo necessário para uma recuperação adequada, que será sempre mais lenta se o mecanismo prevalente de hipoxia for o *shunt*.

As dessaturações de O_2 devem ser controladas por adequadas interrupções e retomas no exame, nomeadamente se a SpO_2 desce mais de 4% da linha de base ou fica inferior a 90%. Não podemos esquecer o componente ventilação, cuja inadequação se reflete principalmente na $PaCO_2$, com aumento do *end-tidal* CO_2 durante e após exame.

Efeitos cardiovasculares

As alterações de ritmo, hemodinâmicas e as dessaturações de O_2, podem estar relacionadas com a instabilidade prévia do doente, mas é muito provável que surjam associadas a hipoventilação e/ou hipoxia.

Impacto nas diferentes causas de IRA

O maior impacto nas trocas gasosas da BF através de TOT no doente sob VMI tem a ver com o predomínio do mecanismo *shunt* da hipoxia e, com a má ventilação alveolar durante o procedimento por inadequada regulação da ventilação.

Se o mecanismo predominante da hipoxia é a desigualdade de ventilação/perfusão (V/Q) mas em particular por broncospasmo, devemos previamente reverter ou minorar medicamente o broncospasmo e assegurar que o BFC no TOT vai ter uma compatibilidade máxima, para deste modo diminuir o inevitável efeito de aumento da resistência. Simultaneamente há risco elevado de hipoventilação que deve ser suspeitada, detectada, monitorizada e corrigida. Não é suficiente monitorizar a saturação de pulso de oxigênio e o comportamento cardíaco elétrico e hemodinâmico. Quando surgem alterações de ritmo, hemodinâmicas e dessaturações de O_2, é muito provável que previamente já tenha ocorrido hipoventilação. A monitorização durante a BF no doente com VMI por TOT, deve contemplar oximetria de pulso (SpO_2), frequência cardíaca, ritmo e morfologia do traçado contínuo de ECG, tensão arterial frequentemente invasiva e contínua, mas raramente se destaca a importância da apreciação das curvas e dos valores de ventilação no monitor do ventilador.

Pelas curvas do ventilador e pelos valores que são medidos, e dependendo do modo ventilatório que estamos a usar, pode-se avaliar o grau de resistência induzido pelo BF no TOT para uma dada regulação do ventilador, a eventual influência na complacência e a existência ou não de ventilação adequada.

Se a causa da hipoxia é potencialmente reversível pela BF, como é o caso de algumas atelectasias ou secreções excessivas, intubação seletiva acidental, não há limite para a BF face à gravidade das trocas gasosas, já que se espera que o procedimento seja naturalmente curativo. Estas indicações curativas são frequentes e muito úteis em doentes com IOT e VMI.

Como deve-se regular a VMI

A introdução do BFC no TOT no doente em VMI pode condicionar:

- Aumento de resistência.
- Diminuição do VC.
- Eventual aumento da auto-PEEP e da CRF. Neste caso pode ocorrer agravamento da complacência.
- Hipoxia.
- Hipercapnia.
- Instabilidade elétrica e hemodinâmica.

Todos os ventiladores limitam a pressão máxima, que ao ser atingida, diminuem ou até anulam o fluxo inspiratório. Com a introdução do BFC no TOT o aumento significativo da pressão resistiva limita em cada ciclo o fornecimento de fluxo e com isso naturalmente reduz ou anula o VC.

A SpO_2 pode manter-se estável pelo menos numa primeira fase, pois a administração de FiO_2 a 100% garante a difusão passiva por gradiente de pressão do O_2, mas a diminuição crítica ou ausência de ventilação não é, em regra geral, monitorizada, devido à ausência de monitores de CO_2 transcutâneo na maioria das unidades.

Os sinais que recomendam a interrupção e posterior retoma da BF são a dessaturação e a instabilidade elétrica e/ou hemodinâmica. Contudo, antes poderá ter ocorrido hipoventilação, que na maioria dos casos, não é detectada.

Procedimento

No doente ventilado

■ Preparação e segurança

A BF em CI torna-se mais eficiente quando existe:

1. Conhecimento e avaliação prévia do doente.
2. Equipa e equipamento com recursos necessários.
3. O uso de *checklist* e de "*time-outs*", isto é, interrupções planejadas.

A BF em CI é um procedimento invasivo a ser executada no doente crítico, com riscos variáveis, mas nunca negligenciáveis.

A *checklist* deve referir o material e a medicação necessária, os procedimentos pré, per e pós-BF, nomeadamente o fornecimento de fluxo máximo de O_2, ajuste e monitorização da ventilação dos sinais vitais e alterações fisiológicas. Devem ser pragmáticas e nunca desnecessariamente excessivas. Focadas nos aspetos de segurança do doente podem reduzir as complicações.

Pontos-chave:

É de grande importância para segurança e eficiência da BF ter em consideração:

1. FiO_2 a 100% assegura oxigenação mesmo sem ventilação, pelo menos numa primeira fase. Cerca de 15 minutos antes de iniciar a BF deve ser colocada a FiO_2 a 100%, mantida durante todo o exame, e se clinicamente, se justificar após o exame durante o tempo necessário para estabilizar a oxigenação avaliada por oximetria ou por gasometria de sangue arterial (GSA) 15 a 30 minutos após a BF ter terminado.
2. Como é necessário assegurar ventilação, recomenda-se:
   - 2.1. Se em VMI por volume, aumentar o limite superior do alarme de pressão de pico para um valor que permita VC.

     A pressão de pico é dependente da resistência e não da complacência. Se a pressão de pico não for atingida permite assegurar VC, por si só sem risco de barotrauma. Para minimizar a resistência deve ser otimizada a relação do calibre do BFC *vs.* TOT e pode também ser diminuído o fluxo inspiratório.
   - 2.2. Preferencialmente optar por VMI por pressão. Colocando a pressão inspiratória máxima (PIM) em 30 cmH_2O E avaliar o VC resultante. Sempre que possível diminuir este valor de pressão quando a complacência pulmonar do doente permite uma PIM mais baixa, VC adequado. A modalidade de pressão controlada normalmente assegura uma melhor ventilação. Alguns ventiladores estão equipados com a modalidade *adaptive support ventilation* (ASV) cujo algoritmo do modo de pressão otimiza o volume.[11]
3. A introdução de BFC no TOT obriga, mesmo no doente sedado e curarizado, a proteção antimordedura. Para melhor preservar o VC o BFC deve ser depois de lubrificado, introduzido pelo pequeno orifício do "cachimbo" ou "peça sem nome (o que significa?)" de interface entre o TOT e o Y dos ramos inspiratório e expiratório do circuito do ventilador. Deve ser usado BFC com canal de trabalho superior ou igual a 2 mm, com diâmetro externo ligeiramente inferior ou superior a 5 mm. O TOT deve ser de 7,5 ou 8 mm de diâmetro interno.
4. Deve optar se por ventilação em pressão controlada. O volume-minuto e/ou o VC devem ser monitorizados durante o exame e, sendo necessário, ajustar os limites de PIM.

5. Na maioria dos casos não é necessária a alteração da frequência respiratória e do VC. A PEEP pode ser mantida, caso não seja elevada. O aumento da resistência originado pelo calibre do BFC dentro do TOT, pode originar ou agravar auto-PEEP e o seu valor será tanto mais elevado quanto maior for o valor da PEEP extrínseca. As aspirações durante a BF e seu eventual compromisso negativo sobre o VC, regra geral minimizam ou anulam esta possibilidade de aumento da PEEP total. O doente com necessidade de PEEP elevada beneficia-se da experiência do executante, da rapidez da BF e da interrupção e retoma da BF sempre que necessário.
6. Devem ser feitas interrupções do exame (*time outs*) sempre que a instabilidade elétrica, hemodinâmica ou a dessaturação arterial de O_2 o justifiquem. A instabilidade deve chamar a atenção para eventual necessidade de otimização de parâmetros ventilatórios ou de medicação. A recuperação da oxigenação é em regra, rápida exceto no *shunt*. Pode ocorrer diminuição da complacência pós-BF tanto pelas aspirações repetidas como pelos lavados com soro que retiram surfactante alveolar.
7. A descontaminação e desinfecção pré- e pós-BF diminuem a infeção cruzada. A limpeza manual, escovação e lavagem com detergente enzimático após BF permite retirar partículas orgânicas do canal de trabalho e facilitam a desinfeção em processadores automáticos. O BFC deve ser guardado em ambiente hermético e a vácuo. Devem ser usados acessórios descartáveis sempre que possível.
8. Existem disponíveis equipamentos portáteis de uso único, com interesse na emergência e em doentes com risco aumentado de serem infetados ou de potenciarem o risco de infeção cruzada. Podem ser adequados para o executante menos experiente, impedindo danos em equipamentos convencionais.

▪ Analgesia e sedação

Todos os doentes admitidos em cuidados intensivos candidatos a BF devem ser considerados de alto risco para este tipo de procedimento,[27] que deve ser sempre realizado, neste ambiente, sob anestesia tópica e sedação.[28]

• O doente em ventilação espontânea ou ventilação não invasiva (VNI)

Um primeiro grupo de doentes, menos numeroso, é candidato a fazer o procedimento em respiração espontânea ou sob ventilação não invasiva (VNI). Aqui, especial atenção deve ser dada à anestesia tópica nasal, orofaríngea e laringotraqueobrônquica; o seu uso diminui a incidência de tosse, broncoespasmo e está associado a menor tempo de exame, melhor tolerância e menor incidência de efeitos adversos como estridor, tosse e broncoespasmo.[29] Embora existam alternativas como a benzocaína ou a tetracaína, a lidocaína é o fármaco mais estudado, com o melhor perfil de segurança[30] e está disponível em várias formulações e diferentes modos de aplicação – gel 2% (nasal), *spray* 10% (nasal e orofaringolaríngeo) e solução 1%-4% (administração direta pelo canal de trabalho do BFC "*spray and go*", aplicação traqueal por punção transcricotiróidea ou aplicação nasal tópica por cotonetes). A aplicação de lidocaína por nebulização está desaconselhada[31] e a dose utilizada deve ser a menor possível que permita a eficácia e mantenha a segurança do procedimento, respeitando a dose acumulada de até 4,5 mg/kg (máximo de 300 mg).

Nesta modalidade de ventilação, o nível de sedação desejado é o de "sedação consciente", em que o contato verbal é possível em todos os momentos, o que pode ser avaliado subjetivamente ou por meio de escalas como a de Ramsay.[32] Níveis de sedação mais profundos podem ser desejados em procedimentos específicos, o que aumenta ainda mais o risco de falência ventilatória e/ou necessidade de VMI. Devem ser utilizados fármacos com tempo de ação curto, que permitam uma titulação dos efeitos sedativos, com os quais os clínicos tenham experiência e, preferencialmente, que apresentem antídoto. São exemplos: o propofol, as benzodiazepinas como o midazolam, os opioides (com particular interesse os de pico sérico rápido e de semivida curta como o fentanil e o alfentanil), a cetamina e a dexmedetomidina. Não há uma prática-padrão para qual ou quais fármacos utilizar e existe muita variação no uso reportado na literatura.[33,34] A terapêutica mais frequentemente descrita consiste na associação de midazolam e fentanil/alfentanil.[34] Estudos prospectivos demonstraram ser uma estratégia eficaz, segura e bem tolerada,[35] embora dados apontem para um uso cada vez mais generalizado do propofol.[36] Independentemente dos fármacos escolhidos, deve ser titulada a dose mais baixa eficaz e, respeitados todos os procedimentos de segurança relativos à sedação: pessoal treinado e experiente, material para reanimação e intubação rapidamente disponível, monitorização elétrica, hemodinâmica, respiratória e neurológica. Os doentes com insuficiência respiratória e os que apresentam alteração previsível da metabolização destes fármacos (toxicodependentes, idosos, insuficientes cardíacos, renais e hepáticos) merecem especial consideração na dose administrada[37,38] e todos os cuidados devem ser tomados para evitar efeitos adversos medicamentosos.

• O doente sob VMI

No entanto, a maioria dos procedimentos broncoscópicos na unidade de cuidados intensivos (UCI) são realizados em doentes sob VMI que já se encontram, na maior parte dos casos, sob sedoanalgesia. Neste segundo grupo de doentes, o seu estado clínico e a condição de base vão ajudar a determinar o nível de sedação necessário para a realização do exame, que deve ser decidido caso a caso. Alguns doentes apenas precisam de sedação leve para ajudar a evitar a dessincronia ventilador/doente e lidocaína tópica administrada pelo canal de trabalho do BFC,[39] enquanto outros (por exemplo, doentes neurocríticos com hipertensão intracraniana) provavelmente beneficiam-se de anestesia profunda e bloqueio neuromuscular.[40] Os fármacos sedativos comummente utilizados são os mesmos já anteriormente referidos.

É importante referir ainda que independentemente da modalidade ventilatória e da situação clínica, não parece existir benefício e poderá ser potencialmente deletéria, a utilização de pré-medicação, nomeadamente com anticolinérgicos (como a atropina)[41] ou com fármacos que alteram o perfil hemodinâmico.[42]

■ Monitorização

Em ambiente de UCI, o doente submetido a BF deverá estar sob monitorização fisiológica contínua multimodal, que inclui traçado eletrocardiográfico, monitorização invasiva ou não invasiva da pressão arterial, oximetria de pulso e, se aplicável, capnografia, avaliação da pressão intracraniana e monitorização electroneurofisiológica.[43,44] Uma equipe treinada e experiente identifica precocemente alterações fisiopatológicas decorrentes do procedimento e reage de acordo de forma célere. Parte integrante da monitorização consiste na análise dos parâmetros do ventilador, já discutidos previamente neste capítulo. Ao contrário dos doentes de ambulatório, nos doentes críticos e/ou respiratórios crônicos as alterações hemodinâmicas e respiratórias registadas durante e após o exame são mais marcadas e estendem-se por mais tempo,[45] assim, especial atenção deve ser dada à monitorização no período de recuperação do procedimento. Em alguns doentes será necessário controle gasométrico e/ou radiológico; e relembramos que nos doentes ventilados, mesmo num exame rápido, sem intercorrências e sem realização de biopsias pode haver pneumotórax.[46]

BF no doente não intubado

A BF no paciente não intubado e em ventilação espontânea normalmente está indicada em casos de obstrução provocada por secreções difíceis de eliminar. Os doentes com doença pulmonar obstrutiva crônica (DPOC) com exacerbações infeciosas podem-se beneficiar de uma broncoaspiração precoce, evitando desta forma a IOT.[20]

A BF no paciente acordado pressupõe uma capacidade técnica mais evoluída e um conhecimento do procedimento apurado, já que o paciente estando consciente, está muito mais reativo e suscetível.

A via pode ser orotraqueal ou nasotraqueal e, em ambos os casos, deve-se proceder a analgesia tópica generosa com xilocaína *spray* e lidocaína introduzida através do canal de trabalho do BFC passo a passo.

Do ponto de vista técnico, a abordagem nasotraqueal é mais direta no acesso à laringe e às cordas vocais, permitindo ainda ao paciente a expulsão de secreções mais facilmente. No entanto, nos casos de traumatismo facial ou em pacientes com desvio do septo nasal, pode não ser possível.

A abordagem orotraqueal permite a abordagem com BFC de maior calibre. Neste caso, deve sempre ter-se o cuidado de colocar um *bite block* ou tubo de Guedel já que inadvertidamente o paciente pode morder o BFC, provocando lesão das fibras.

A utilização de oxigenoterapia suplementar por cânula nasal deve ser utilizada.

Contraindicações e complicações

Apesar da BF ser um exame invasivo geralmente é bem tolerado e seguro[47]. Os doentes críticos apresentam-se, muitas vezes, com insuficiência respiratória, instabilidade hemodinâmica e com distúrbios metabólicos relevantes, pelo que existem precauções a ter antes da realização do exame e um maior risco de complicações.

Todas as contraindicações para a BF são relativas à exceção da ausência de consentimento do doente e/ou dos seus familiares, inexperiência do pessoal, ausência de material adequado e das condições de segurança e de desinfecção necessárias e incapacidade de ventilar ou oxigenar o doente.[48] Todos os fatores de risco potencialmente corrigíveis devem ser otimizados antes do procedimento. As contraindicações relativas são condições que aumentam o risco do exame que dizem respeito ao doente e às suas condições, ao tipo de procedimento (técnica subsidiária em causa) ou a eventos externos, como a utilização concomitante de fármacos ou de ausência de pausa alimentar e estão sumarizadas no **Quadro 44.9.2**. As mais frequentes são a hipoxemia, a hipercapnia, a instabilidade hemodinâmica, o enfarte agudo do miocárdio recente e os distúrbios de coagulação (incluindo trombocitopenia, estado de hipocoagulabilidade induzido por fármacos, tomada de agentes antiagregantes plaquetários e síndrome urêmica).[47] Em todos os doentes deve ser avaliada a alergia a fármacos, a tomada de fármacos que alterem a coagulação e devem ser revistos os estudos analíticos e radiológicos. A hipoxemia grave, definida como incapacidade de manter $SpO_2 > 90\%$ sob FiO_2 1,0 e/ou VNI indica a necessidade de IOT para a realização do exame,[49] a realização de lavado broncoalveolar é segura a partir de 20 mil plaquetas/µL, enquanto que para a realização de biopsias deve-se apontar para valores de cerca de 50 mil plaquetas /µL.[50]

Quadro 44.9.2. Precauções e contraindicações relativas para a realização de fibroscopia

Hipoxemia / Hipercapnia	**Hipertensão intracraniana**
Asma/DPOC	**Para a realização de biopsias**
Instabilidade hemodinâmica e arritmias	Trombocitopenia (Plaquetas < 50 mil/µL)
EAM recente (< 4 semanas)	Antiagregantes (à excepção de aspirina)
Trombocitopenia (Plaquetas < 50 mil/µL)	Síndrome da veia cava superior
Anticoagulantes	Hipertensão pulmonar

DPOC: doença pulmonar obstrutiva crônica; EAM: enfarte agudo do miocárdio.
Fonte: Desenvolvido pela autoria.

Os efeitos adversos graves como a hemorragia grave, arritmia, edema pulmonar, pneumotórax, falência ventilatória ou morte são raros na BF, dizendo respeito a menos de 1% dos exames, com mortalidade 0%-0,04%.[13] As complicações mais frequentes estão descritas no **Quadro 44.9.3** e podem ser relacionadas com a técnica anestésica, o doente e o procedimento, incluindo o tipo de técnicas acessórias utilizadas.

Quadro 44.9.3. Complicações

Anestesia e sedação	Broncoscopia	Biópsia e escovado
Parada respiratória	Obstrução da via aérea, TOT ou traqueostomia	Hemorragia grave
Arritmia	Broncoespasmo	Pneumotórax
Hipotensão e choque	Hipoxemia e Hipercapnia	
Meta-hemoglobinemia	Arritmias	
Euforia	EAM	
	Reação vasovagal	
	Infecção	
	Hemorragia	
	Pneumotórax	

TOT: tubo orotraqueal; EAM: enfarte agudo do miocárdio.

Fonte: Adaptado de Kabadayi, S, Bellamy M. Bronchoscopy in critical care. Bja Education. 2016;17(2):48-56.

Conclusão

A criação da especialidade de Medicina Intensiva[4] pode trazer alguns condicionamentos à realização de BF em doentes com IOT e VMI. Com a criação da especialidade de Medicina Intensiva, a BF irá ser executada por:

1. Especialistas de Medicina Intensiva, sem formação em Pneumologia, mas com formação mínima obrigatória em Broncologia, eventualmente com competência em Broncoscopia.
2. Internos de especialidade de Pneumologia ocasionalmente em estágio na UCI, com conhecimento variável em BF.
3. Pneumologia do Hospital.

A aquisição de competência básica na realização de BF está dependente de:

1. Realização de um número mínimo de 50 exames.
2. Realização de técnicas de colheita para estudo microbiológico, particularmente realização de lavado broncoalveolar.
3. Controlo de hemorragia.
4. Intubação guiada por BFC.

Dada a rotatividade e o número de elementos médicos e de enfermagem nas unidades de CI, pode facilmente ocorrer dificuldade na manutenção satisfatória das capacidades contextuais e da experiência destes elementos com a técnica da BF. Como se resolve o problema? Com bom senso e colaboração.

O Pneumologista Broncologista deve dar apoio nas situações mais complexas de patologia respiratória no doente crítico que se beneficia da BF e das suas técnicas complementares de diagnóstico e terapêutica, e o Especialista de Medicina Intensiva deve dar apoio nas situações mais complexas de IRA sob VMI e instabilidade clínica, para permitir diminuição de riscos e aumento da segurança.

A realização de BF no doente com IOT e VMI necessita da colaboração de pelo menos um elemento de enfermagem com experiência, para manter o TOT em posição. É desejável para procedimentos mais complexos um segundo elemento que para além da vigilância de monitorização, apoio no material necessário, (soros, analgesia tópica) administração de medicação e tudo o que se venha a tornar necessário.[11]

A BF no doente agudo exige conhecimento e experiência, nomeadamente conhecimento da anatomia da via aérea superior e brônquica, dos efeitos fisiológicos da BF e dos seus riscos e complicações.

CoBaTrICE é um programa internacional de **Co**mpetência **Ba**seado em **Tr**eino em Medicina Intensiva para a Europa e outras regiões do mundo.[51]

Segundo as recomendações do programa **CoBaTrICE** é muito importante:

1. Seleção do doente:
   - Indicações
   - Contraindicações
   - Complicações possíveis
2. Procurar supervisão:
   - Discutir sobre o doente e o procedimento com o supervisor antes de executar.
3. Reconhecer as limitações pessoais, procurar e aceitar supervisão
   - (saber Como, Quando e a Quem perguntar)

Referências bibliográficas

1. Amikam B, Landa J, West J, Sackner MA. Bronchofiberscopic observations of the tracheobronchial tree during intubation. Am Rev Respir Dis. 1972;105(5):747-55.
2. Jolliet P, Chevrolet JC. Bronchoscopy in the intensive care unit. Intensive Care Med. 1992;18(3):160-9.
3. Phua GC, Wahidi MM. ICU procedures of the critically ill. Respirology. 2009;14(8):1092-7..
4. Wahidi MM, Herth FJ, Ernst A. State of the art: interventional pulmonology. Chest. 2007;131(1):261-74.
5. Tobin MJ, D'Alonzo GE. Bronchoscopy in intensive care. Appl Cardiopulm Pathophysiol. 1991;3(4):319-25.
6. Raoof S, Mehrishi S, Prakash UB. Role of bronchoscopy in modern medical intensive care unit. Clin Chest Med. 2001;22(2): 241-61, vii.
7. Conway Morris A, Gadsby N, McKenna JP, Hellyer TP, Dark P, Singh S, et al. 16S pan-bacterial PCR can accurately identify patients with ventilator-associated pneumonia. Thorax. 2017;72(11):1046-1048.
8. Heng SC, Morrissey O, Chen SC, Thursky K, Manser RL, Nation RL, et al. Utility of bronchoalveolar lavage fluid galactomannan

alone or in combination with PCR for the diagnosis of invasive aspergillosis in adult hematology patients: a systematic review and meta-analysis. Crit Rev Microbiol. 2015;41(1):124-34..

9. Hoenigl M, Prattes J, Spiess B, Wagner J, Prueller F, Raggam RB, et al. Performance of galactomannan, beta-d-glucan, Aspergillus lateral-flow device, conventional culture, and PCR tests with bronchoalveolar lavage fluid for diagnosis of invasive pulmonary aspergillosis. J Clin Microbiol. 2014;52(6):2039-45.
10. Liebler JM, Markin CJ. Fiberoptic bronchoscopy for diagnosis and treatment. Crit Care Clin. 2000;16(1):83-100.
11. Herth FJF, Shah PL, Gompelmann D, eds. Interventional Pulmonology (ERS Monograph). Sheffield, European Respiratory Society, 2017; p. 1-18.
12. Patel SR, Stoller JK. 18 The Role of Bronchoscopy in Hemoptysis. Flexible bronchoscopy. 2011. p. 250.
13. Guerreiro da Cunha Fragoso E, Gonçalves JM. Role of fiberoptic bronchoscopy in intensive care unit: current practice. J Bronchology Interv Pulmonol. 2011;18(1):69-83.
14. Barmada H, Gibbons JR. Tracheobronchial injury in blunt and penetrating chest trauma. Chest. 1994;106(1):74-8.
15. Schenk D. *Textbook of Critical Care*. Philadelphia: JB Lippincott; 1992. p. 1359.
16. Shirani KZ, Pruitt BA Jr, Mason AD Jr. The influence of inhalation injury and pneumonia on burn mortality. Ann Surg. 1987;205(1):82-7.
17. Tai DY. Bronchoscopy in the intensive care unit (ICU). Ann Acad Med Singap. 1998;27(4):552-9..
18. Marini JJ, Pierson DJ, Hudson LD. Acute lobar atelectasis: a prospective comparison of fiberoptic bronchoscopy and respiratory therapy. Am Rev Respir Dis. 1979;119(6):971-8.
19. British Thoracic Society Bronchoscopy Guidelines Committee, a Subcommittee of Standards of Care Committee of British Thoracic Society. British Thoracic Society guidelines on diagnostic flexible bronchoscopy. Thorax. 2001;56 Suppl 1(Suppl 1):i1-21.
20. Singh S. Bronchoscopy in intensive care. Intervent Pulmonol. 2017;78:29.
21. Turner JS, Willcox PA, Hayhurst MD, Potgieter PD. Fiberoptic bronchoscopy in the intensive care unit – a prospective study of 147 procedures in 107 patients. Crit Care Med. 1994;22(2):259-64.
22. Mehta AC, Dasgupta A. Airway stents. Clin Chest Med. 1999;20(1):139-51. doi: 10.1016/s0272-5231(05)70132-5.
23. Colt HG, Harrell JH. Therapeutic rigid bronchoscopy allows level of care changes in patients with acute respiratory failure from central airways obstruction. Chest. 1997;112(1):202-6.
24. de Castro FR, Violán JS. Flexible bronchoscopy in mechanically ventilated patients. J Bronchol Intervent Pulmonol. 1996;3(1):64-68.
25. Susanto I, Sakkour A. Percutaneous Tracheostomy, in Practical Pulmonary and Critical Care Medicine. CRC Press. 2006. p. 339-356.
26. Irwin RS, Rippe JM. Irwin and Rippe's intensive care medicine. Lippincott Williams & Wilkins; 2008.
27. Du Rand IA, Blaikley J, Booton R, Chaudhuri N, Gupta V, Khalid S, et al. British Thoracic Society guideline for diagnostic flexible bronchoscopy in adults: accredited by NICE. Thorax. 2013;68 Suppl 1:i1-i44.
28. Wahidi MM, Jain P, Jantz M, Lee P, Mackensen GB, Barbour SY, et al. American College of Chest Physicians consensus statement on the use of topical anesthesia, analgesia, and sedation during flexible bronchoscopy in adult patients. Chest. 2011;140(5):1342-1350.
29. Antoniades N, Worsnop C. Topical lidocaine through the bronchoscope reduces cough rate during bronchoscopy. Respirology. 2009;14(6):873-6.
30. Guay J. Methemoglobinemia related to local anesthetics: a summary of 242 episodes. Anesth Analg. 2009;108(3):837-45.
31. Stolz D, Chhajed PN, Leuppi J, Pflimlin E, Tamm M. Nebulized lidocaine for flexible bronchoscopy: a randomized, double-blind, placebo-controlled trial. Chest. 2005;128(3):1756-60.
32. Ramsay MA, Savege TM, Simpson BR, Goodwin R. Controlled sedation with alphaxalone-alphadolone. Br Med J. 1974;2(5920):656-9.
33. Smyth C, Stead R. Survey of flexible fibreoptic bronchoscopy in the United Kingdom. Eur Respirat J. 2002;19(3): 458-463.
34. Pickles J, Jeffrey M, Datta A, Jeffrey A. Is preparation for bronchoscopy optimal? Eur Respirat J. 2003;22(2):203-206.
35. Hatton MQ, Allen MB, Vathenen AS, Mellor E, Cooke NJ. Does sedation help in fibreoptic bronchoscopy? BMJ. 1994;309(6963):1206-7.
36. Gaisl T, Bratton DJ, Heuss LT, Kohler M, Schlatzer C, Zalunardo MP, et al. Sedation during bronchoscopy: data from a nationwide sedation and monitoring survey. BMC Pulm Med. 2016;16(1):113.
37. Dreher M, Ekkernkamp E, Storre JH, Kabitz HJ, Windisch W. Sedation during flexible bronchoscopy in patients with pre-existing respiratory failure: Midazolam versus Midazolam plus Alfentanil. Respiration. 2010;79(4):307-14.
38. Diaz-Fuentes G, Dalvi A, Blum S, Sanchez S, Sy S, Sy E. Requirement of sedation during flexible bronchoscopy among substance and non-substance users. J Bronchol Intervent Pulmonol. 2006;13(2):58-60.
39. Trouillet JL, Guiguet M, Gibert C, Fagon JY, Dreyfuss D, Blanchet F, et al. Fiberoptic bronchoscopy in ventilated patients. Evaluation of cardiopulmonary risk under midazolam sedation. Chest. 1990;97(4):927-33.
40. Bajwa MK, Henein S, Kamholz SL. Fiberoptic bronchoscopy in the presence of space-occupying intracranial lesions. Chest. 1993;104(1):101-3..
41. Malik JA, Gupta D, Agarwal AN, Jindal SK. Anticholinergic premedication for flexible bronchoscopy: a randomized, double-blind, placebo-controlled study of atropine and glycopyrrolate. Chest. 2009;136(2):347-354.
42. Fox BD, Krylov Y, Leon P, Ben-Zvi I, Peled N, Shitrit D, et al. Benzodiazepine and opioid sedation attenuate the sympathetic response to fiberoptic bronchoscopy. Prophylactic labetalol gave no additional benefit. Results of a randomized double-blind placebo-controlled study. Respir Med. 2008;102(7):978-83.
43. Clark G, Licker M, Younossian AB, et al. Titrated sedation with propofol or midazolam for flexible bronchoscopy: a randomised trial. Eur Respir J. 2009;34(6):1277-1283.
44. Lo YL, Lin TY, Fang YF, Wang TY, Chen HC, Chou CL, et al. Feasibility of bispectral index-guided propofol infusion for flexible bronchoscopy sedation: a randomized controlled trial. PLoS One. 2011;6(11):e27769.
45. Lindholm CE, Ollman B, Snyder JV, Millen EG, Grenvik A. Cardiorespiratory effects of flexible fiberoptic bronchoscopy in critically ill patients. Chest. 1978;74(4):362-8.
46. Steinberg KP, Mitchell DR, Maunder RJ, Milberg JA, Whitcomb ME, Hudson LD. Safety of bronchoalveolar lavage in patients with adult respiratory distress syndrome. Am Rev Respir Dis. 1993;148(3):556-61.
47. Facciolongo N, Patelli M, Gasparini S, Lazzari Agli L, Salio M, Simonassi C, et al. Incidence of complications in bronchoscopy. Multicentre prospective study of 20,986 bronchoscopies. Monaldi Arch Chest Dis. 2009;71(1):8-14.
48. Wahidi MM, Rocha AT, Hollingsworth JW, Govert JA, Feller-Kopman D, Ernst A. Contraindications and safety of transbronchial lung biopsy via flexible bronchoscopy. A survey of pulmonologists and review of the literature. Respiration. 2005;72(3):285-95.
49. Fang WF, Chen YC, Chung YH, Woon WT, Tseng CC, Chang HW, et al. Predictors of oxygen desaturation in patients undergoing diagnostic bronchoscopy. Chang Gung Med J. 2006;29(3):306-12.
50. Papin TA, Lynch JP 3rd, Weg JG. Transbronchial biopsy in the thrombocytopenic patient. Chest. 1985;88(4):549-52.
51. CoBaTrICE Collaboration. International standards for programmes of training in intensive care medicine in Europe. Intensive Care Med. 2011;37(3):385-93.

Subcapítulo | 44.10

Disfunção Diafragmática e Recursos Fisioterapêuticos Durante a Ventilação Mecânica

Clarissa Netto Blattner | Thiele Cabral Coelho Quadros | Paulo Ricardo Marques Filho

Destaques

- Em pacientes internados em unidades de terapia intensiva, a incidência de fraqueza muscular adquirida e disfunção diafragmática é recorrente.
- Destacam-se esses dois aspetos uma vez que a ventilação mecânica prolongada (a) induz à disfunção do diafragma, pois o desuso desta musculatura é a causa primária da disfunção diafragmática induzida pelo ventilador e, (b) está associada aos efeitos do imobilismo, tem como consequência a perda das fibras musculares, ocasionando uma redução na força muscular respiratória e periférica.
- Existem múltiplas formas de diagnóstico da disfunção diafragmática, no formato invasivo e não invasivo e sua identificação precoce parece ser o cerne do tratamento otimizado e assertivo.
- O tratamento da fraqueza de diafragma deve ser individualizado e apresenta-se mais efetivo se estratégias preventivas forem adotadas para minimizar/retardar seu desenvolvimento.
- A mobilização precoce, treinamento muscular ventilatório e uso da estimulação neuromuscular são estratégias muito utilizadas no que tange a recuperação funcional diafragmática, impactando em otimização do tempo de desmame.

Introdução

O doente crítico e a fraqueza muscular adquirida na UTI

O cenário da terapia intensiva tem-se mobilizado para avaliar, tratar e reabilitar de forma integral o doente crítico. Nesse sentido, buscar a excelência do cuidado permeia a discussão e o rigor científico acerca dos fatores de risco para o desenvolvimento de déficits clínicos e funcionais.

O paciente que necessita de permanência por longos períodos em unidade de terapia intensiva (UTI) desenvolve depleção do quadro funcional cursando com sequelas físicas, cognitivas e psicológicas, com impacto negativo em sua qualidade de vida pós-alta e no retorno às atividades de vida diária (AVD). Dentre as características apresentadas, o *status* inflamatório inerente à doença de base, a sepse, o imobilização, a necessidade de sedação, o uso de corticosteroides e a instituição de ventilação mecânica invasiva parecem ser o eixo central da disfunção orgânica e fraqueza muscular adquirida na UTI.[1,2]

Sabe-se que além da perda de fibras musculares, a alteração física que pode ser desenvolvida durante a permanência na UTI, impacta em maior tempo na ventilação mecânica e no hospital. Nesse contexto, muito se estuda sobre os fatores desencadeadores da deterioração clínica instalada na terapia intensiva, e a disfunção diafragmática tem papel importante no entendimento dessa desordem e possíveis complicações inerentes a sua instalação.[3]

Quando se analisa os dados e *insights* sobre a fraqueza muscular adquirida na UTI, percebe-se que tal disfunção pouco tem relação com distúrbios neuromusculares primários, que levaram os pacientes à unidade, mas sua instalação é diretamente dependente das condições pelas quais o doente é submetido durante sua permanência para tratamento intensivo. O acometimento muscular é simétrico, generalizado, quase que invariavelmente com diminuição de tônus, de origem proximal para distal e inclui também fraqueza de diafragma, músculos faciais e oculares.[4,5]

No entanto, sabe-se que a fraqueza do diafragma pode-se instalar de forma mais frequente que a de membros superiores e inferiores.[6]

Historicamente, a identificação de fraqueza muscular adquirida na UTI e a falência da musculatura ventilatória, com consequente falha no processo de desmame são consideradas apresentações patognomônicas de disfunção diafragmática. No entanto, não se identifica correlação direta dessas síndromes, sendo consideradas entidade distintas e com prevalência até duas vezes maior da fraqueza do diafragma.[6]

Por ser o principal músculo inspiratório, a disfunção do diafragma passa a ser um marcador de gravidade e preditor de evolução desfavorável do paciente crítico, principalmente pela sua relação direta com aumento do tempo em ventilação mecânica invasiva, ocasionado, na maioria das vezes, pelo mecanismo do *miotrauma* (a presença de esforço contrátil diafragmático insuficiente ou excessivo parece desempenhar um papel central no processo de disfunção).[7-9]

A atuação do diafragma no processo de bomba respiratória motriz é incontestável, visto que compreende de 60% a 80% da força inspiratória. Dessa forma, sua inatividade e fraqueza é um problema clínico altamente grave e relevante na terapia intensiva. A ineficiência diafragmática cursa com hipoventilação, diminuição do reflexo de tosse, desenvolvimento de infecção pulmonar e retardo no desmame da ventilação mecânica, e seus principais desencadeadores apontam para deficiência do anabolismo e degradação da proteína muscular, apoptose mionuclear, liberação de mediadores inflamatórios, autofagia e potencialização do estresse oxidativo.[10]

A apresentação clínica da disfunção diafragmática pode cursar com sintomas leves ou mínimos, mas existe possibilidade de desencadear um mecanismo grave de disfunção ventilatória, incluindo hipoventilação e insuficiência respiratória, que culmina com necessidade de permanência prolongada no suporte ventilatório, gerando um círculo vicioso de lesão-desuso-disfunção. Da mesma forma que sua manifestação é heterogênea, observa-se que muito se precisa entender a cerca de suas diversas etiologias. A fraqueza do diafragma, que gera disfunção mecânica, pode ser classificada em três categorias principais: os distúrbios do sistema nervoso central ou de neurônios periféricos, os distúrbios da junção neuromuscular e mecanismos contráteis do próprio diafragma.[11]

Embora sua fisiopatologia permaneça não compreendida totalmente, sabe-se que cursa com alterações estruturais/funcionais complexas dentro de fibras e neurônios, e para sua compreensão e identificação, ferramentas clínicas e eletrofisiológicas são utilizadas para o diagnóstico preciso. A **Figura 44.10.1** ilustra os principais mecanismos implicados no desenvolvimento de fraqueza adquirida na UTI, compreendendo um cenário de perda de massa e de função muscular.[12]

Diagnóstico da disfunção diafragmática

Um dos grandes desafios diários na UTI é prevenir e diagnosticar a disfunção diafragmática induzida pela ventilação mecânica (VM). Por vezes, o diafragma é negligenciado na prática clínica, mas a ação dos músculos ventilatórios é de plena importância para o desmame da VM. Deste modo, a avaliação da força e função dessa musculatura é norteadora do tratamento eficaz.

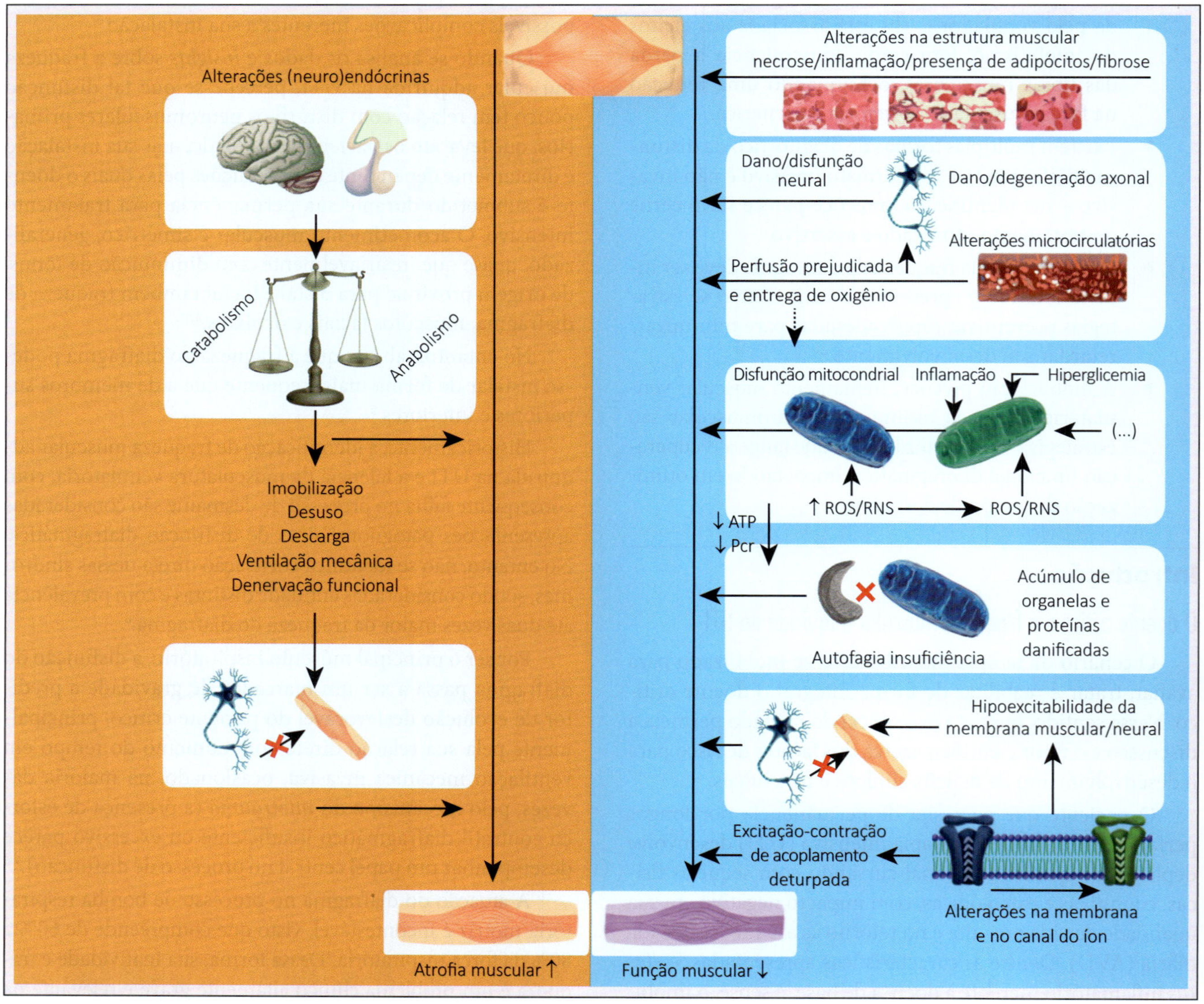

Figura 44.10.1. Mecanismos envolvidos na fraqueza muscular.
Fonte: Adaptada de Vanhorebeek I, Latronico N, Van den Berghe G. ICU-acquired weakness. Intensive Care Med. 2020;46(4):637-53.

O método mais conhecido é a mensuração da atividade elétrica do diafragma (EAdi) por meio de um cateter nasoesofágico que quantifica o esforço diafragmático por meio da atividade elétrica proporcionada pela contração muscular. Sabe-se que EAdi menores que 7 μV traduzem pouco esforço ventilatório e podem ser precursores de atrofia por desuso e maior tempo de recuperação e saída da ventilação artificial.[13]

Da mesma forma, pode-se quantificar a atuação do diafragma por meio da pressão transdiafragmática (Pdi). Tal variável é a diferença entre a pressão esofágica e a pressão gástrica, traduzindo, assim, a força específica do diafragma. Valores normais aproximam-se de -70 cmH_2O, já uma pressão próxima de -30 cmH_2O pode caracterizar uma fraqueza muscular diafragmática.[14]

Estratégias ainda mais específicas para diagnóstico da disfunção diafragmática também estão disponíveis. Dentre essas, destacam-se a eletroestimulação do nervo frênico ou eletroneuromiografia do músculo. Contudo, são métodos invasivos, de alto custo, de difícil acesso e com manejo doloroso ao paciente.[13]

Já na contramão da inacessibilidade, a terapia intensiva conta com recurso diagnóstico de fácil acesso e rápida e prática realização, a ultrassonografia transtorácica. Além disso, esse exame possui boa acurácia intraexaminador e possibilidade de constantes reavaliações *in loco*. Em termos de informações precisas, possibilita a avaliação da anatomia e função diafragmática, analisando mobilidade e espessura muscular de cada hemicúpula. No ambiente de terapia intensiva é muito utilizada no diagnóstico da disfunção diafragmática e atrofias, além de permitir a análise minuciosa do trabalho ventilatório que contribui para a identificação de preditores de sucesso/falha do desmame.[15]

Na interpretação do exame, a mobilidade diafragmática é analisada por meio da incursão e excursão (inspiração e expiração) (**Figura 44.10.2**).[11] Para a predição da atrofia diafragmática é necessário medir a espessura do músculo, ou seja, a distância entre as duas linhas medindo a espessura diafragmática (Tdi). O espessamento diafragmático tem boa correlação com o EAdi e com a Pdi.[13]

Além de identificar a disfunção diafragmática, o ultrassom pode auxiliar a prever desfechos relacionados à aptidão para o desmame ventilatório. Estudos demonstram que a excursão diafragmática em < 11 mm e que FE < 30% são preditores independentes de desmame prolongado e malsucedido.[16]

Em se tratando do complexo motor responsável pelo circuito ventilatório, sabe-se que além da ênfase ao diafragma, é necessário um olhar amplo para a musculatura respiratória. Nesse contexto, é considerado índice importante a avaliação da pressão inspiratória máxima (PImáx), por meio de um manovacuômetro. Valores de PImáx próximos a -30 cmH_2O são preditores de falência ventilatória, assim como valores abaixo de -60 cmH_2O representam fraqueza muscular e um preditor importante de falha no processo de desmame ventilatório.[17]

A prevenção como estratégia de tratamento

Desde os primeiros mecanismos intrínsecos à permanência no ventilador mecânico, que poderiam resultar em lesões iatrogênicas ao pulmão, estratégias ventilatórias de prevenção à lesão pulmonar são estudadas. Mais recentemente foram descritos parâmetros para minimizar danos ao diafragma, dentro de um contexto de ventilação protetiva. É importante ressaltar que planejar uma ventilação mecânica protetora de forma multidisciplinar é fundamental, pois ela pode levar a dificuldades no desmame ventilatório e danos a longo prazo como dispneia e perda de funcionalidade. Além disso, as estratégias terapêuticas para a recuperação da disfunção diafragmática ainda são pouco eficazes e com baixa recomendação científica.[8]

Há mecanismos descritos como fundamentais para a proteção diafragmática. Dentre esses, o monitoramento dos volumes pulmonares, a avaliação contínua do esforço ventilatório, a manutenção de sincronia ventilador-paciente, redução/pausas de sedação diárias devem ser condutas rotineiras.[18]

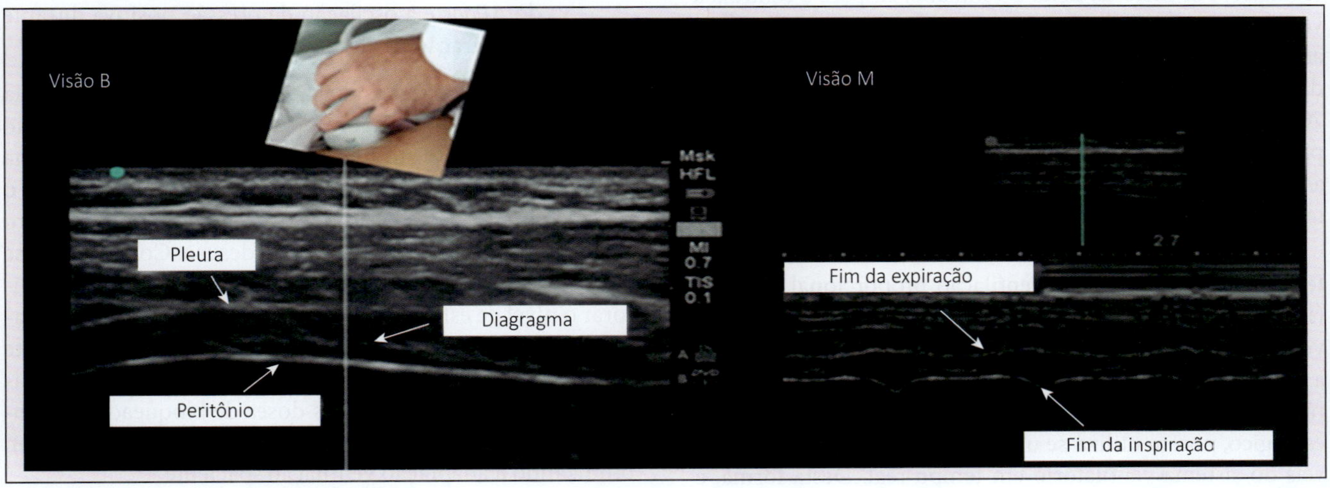

Figura 44.10.2. Avaliação da função do diafragma com ultrassom.
Fonte: Acervo da autoria.

Estudos comprovam que modos ventilatórios que mantem um nível de contração diafragmática - como modos assisto-controlados (A/C) e ventilação com pressão positiva (PSV) - podem minimizar o estresse oxidativo, promover menor degradação proteica e reduzir a lesão mitocondrial. Contudo, ventilações assistidas podem reduzir, mas não abolir proteólise diafragmática.[19]

Sabe-se que a permanência em ventilação prolongada, a sobreassistência ventilatória, mesmo em modos com contração ativa, e uso de sedações profundas podem causar atrofia e/ou fraqueza diafragmática pelo desuso. Em contrapartida, a subassistência pode gerar esforços excessivos induzindo ao processo inflamatório e culminando no miotrauma. Por fim, a atrofia longitudinal do diafragma, motivada por um alongamento no sentido do eixo principal das fibras do sarcômero pela redução de pressão expiratória positiva (PEEP) durante a fase de desmame, ocasiona uma força excêntrica prejudicando a relação comprimento *vs.* tensão da fibra muscular.[9]

Forças excêntricas causadas por contração muscular na fase expiratória produzem um alongamento excessivo das fibras e geram traumas. Este mecanismo geralmente é desencadeado quando não há sinergia entre o tempo neural do paciente e o tempo ventilatório programado no ventilador mecânico.[7,9]

As assincronias ventilador–paciente devem ser monitoradas e controladas a fim de evitar estresse mecânico. Assincronias de disparo e ciclagem tais como esforços inefetivos, disparo reverso e ciclagem prematura provocam estresse excêntrico durante a expiração e contribuem para o desequilíbrio da potência muscular do diafragma.[19]

Na tentativa de minimizar dados iatrogênicos produzidos pela ventilação mecânica, modos ventilatórios avançados foram criados com o intuito de melhorar s sincronia ventilador–paciente. Os modos proporcionais de assistência têm como princípio à amplificação do esforço da atividade muscular do paciente, fornecendo suporte necessário para melhorar o desequilíbrio entre a capacidade e a demanda do paciente.[20]

Dentre esses modos proporcionais, destaca-se a assistência ventilatória neural ajustada (NAVA), modo que mensura a atividade elétrica diafragmática (EAdi), por meio de um cateter esofágico. Por meio da EAdi o ventilador dispara e controla a ventilação, fornecendo a assistência inspiratória proporcional ao esforço inspiratório do paciente. De forma sincrônica, ainda realiza a expiração quando o sinal de deflação se reduz a 70% do EAdi. Neste modo, como a assistência ventilatória é proporcional à atividade do diafragma, é possível minimizar as assincronias excêntricas causadas por tempo neural do paciente, diferente do tempo ventilatório do ventilador.[21]

Mantendo o princípio de otimizar a sincronia paciente–ventilador, o modo de ventilação proporcional assistida (PAV/PAV+) oferece suporte sincronizado entre paciente e o ventilador, considerando o trabalho ventilatório do paciente, a resistência do tubo orotraqueal e a elastância da caixa torácica. Nessa modalidade, não é necessário o uso de cateter esofágico, porém utiliza-se um *software* que calcula as variáveis do sistema ventilatório em tempo real. Desta forma, é estimada e ajustada uma porcentagem de assistência do ventilador, otimizando um trabalho ventilatório ideal e ajustado de forma proporcional ao esforço inspiratório. Para que não gere sub ou sobreassistência, o trabalho da musculatura diafragmática deve manter-se entre 0,3 e 0,7 J.[20]

Outra estratégia de monitoramento da atuação diafragmática, é o comportamento da condução ventilatória durante o uso de dispositivos invasivos de suporte (VM). Para essa análise, o monitoramento de curvas e gráficos da ventilação devem ser conduta diária da equipe e podem auxiliar no melhor ajuste e sincronia ventilatória. Com esse enfoque, há três medidas simples, não invasivas, que podem ser realizadas em qualquer ventilador e, quando monitoradas e controladas, podem evitar danos à estrutura muscular do paciente:[22-24]

1. **Pressão de oclusão de vias aéreas (P0.1):** pressão de oclusão nos primeiros 100 milissegundos da inspiração que quantifica o *drive* e esforço inspiratório. Valores menores que 1,1 de P0.1 significam baixo esforço inspiratório, já valores acima de 3,5 demonstram esforços excessivos.[22]
2. **Pressão muscular (Pmus) e Pressão de oclusão expiratória (Δ*Pooc*):** a pressão das vias aéreas gerada pelo esforço respiratório do paciente contra a via aérea ocluída (pausa expiratória) é uma medida fácil onde a oclusão vai gerar uma deflação da pressão negativa e demonstrar a força necessária para os músculos expiratórios expandirem a caixa torácica durante a respiração assistida. A medida do Δ *Pooc* é calculada pela diferença entre a pressão de pausa expiratória e a PEEP. Deste modo o Δ *Pooc* é uma forma confiável de avaliar a pressão transpulmonar, o esforço inspiratório e o estresse pulmonar dinâmico durante a ventilação assistida.[23]
3. **A pressão motriz ou pressão dinâmica de condução $\Delta P_{L,dyn}$:** expressada pelo estresse dinâmico durante a inspiração, ou seja, a pressão necessária para os pulmões e a caixa torácica se expandirem. Em ventilação controlada, a medida representativa da pressão motriz é a *drive pressure*, ou seja, a diferença da pressão de pausa inspiratória (Pplatô) e a PEEP. Contudo, essa medida não é sensível à pressão ativa muscular. Por esse motivo, a diferença do Δ*Pooc* e a oscilação de pressão positiva durante a inspiração pode ser utilizada como estimativa.[24]

O esforço na interpretação da mecânica ventilatória isoladamente é, também, um preditor de falha na avaliação do doente crítico, visto que sua clínica é resultado de uma infinidade de fatores de risco. Importante ressaltar que o nível profundo de sedação deve ser evitado, pois o centro ventilatório minimiza os danos por desuso. Contudo, faz-se necessária a avaliação diária do paciente de maneira a monitorar o nível de esforço e evitar estresse excessivo à musculatura. Em muitas situações, quando a sedação isoladamente não garante a adequada sincronia, busca-se estratégias adicionais, como o uso de baixas doses de bloqueador neuromuscular que auxiliam na regulação da contração muscular, otimizando a adaptação ventilação–paciente.[7]

Observa-se, portanto, que evitar o desenvolvimento da disfunção diafragmática deve ser o foco das estratégias em terapia intensiva. E nesse contexto, priorizar os pilares da ventilação protetora parece ser o cerne da prevenção de danos: garantir homeostase de oxigenação/perfusão minimizando acidose respiratória; proteção pulmonar com volumes-correntes protetores < 6 mL/kg-predito, manutenção da relação PEEP para melhor complacência, *drive pressure* < 15 cmH_2O e Pplatô < 30 cmH_2O, FR adequada para otimizar trocas gasosas e minimizar *stress* e *strain* excessivos; controle de pressões e esforços musculares evitando dissincronias. Além disso, minimizar uso de sedação excessiva para acelerar desmame ventilatório e utilizar estratégias de reabilitação com mobilização precoce e treino de musculatura ventilatória são modalidades terapêuticas que cursam com bons resultados.[25]

Estratégias de prevenção e reabilitação para a disfunção diafragmática

Estimulação neuromuscular elétrica (EENM)

A EENM é uma técnica de estimulação neural que objetiva a obtenção de contrações musculares, utilizando baixos níveis de corrente elétrica. Consiste na aplicação de pulsos de corrente elétrica por meio da pele causando a excitabilidade muscular pela estimulação dos nervos motores periféricos. A EENM provoca despolarização do nervo motor periférico geralmente na junção neuromuscular, resultando na contração muscular.[26]

Sua aplicação transcutânea ocorre por meio de eletrodos aderidos à pele: anódico (eletrodo positivo) e cátodo (eletrodo negativo).[26] Inúmeros fatores influenciam a efetividade da EENM em facilitar ou maximizar a contração muscular, desde anatômica, tamanho e posicionamento do eletrodo, impedância da área do corpo, amplitude e até a própria característica da corrente elétrica.[27]

Essa técnica tende a apresentar baixo risco e pouco desconforto, além de ter demonstrado resultados promissores em pacientes críticos com declínio funcional provenientes de patologias limitantes como a insuficiência cardíaca e a doença pulmonar obstrutiva crônica. Além disso, tem demonstrado ser potencialmente eficaz na prevenção da polineuropatia periférica e na preservação da massa muscular em pacientes críticos.[28]

▪ Parâmetros da eletroestimulação elétrica

Os ajustes, dosificação e parâmetros da EENM não possuem concordância e consenso científico no que tange sua aplicação em pacientes na UTI. Na maioria dos estudos, as sessões de ENM foram realizadas diariamente com períodos que variaram de 30 a 60 minutos, com frequências entre 35 e 100 Hz, utilizando largura de pulso de 400 ms a 3 μs e doses que variavam de acordo com a visualização da contração muscular ou até a realização do movimento articular.[30]

▪ EENM na prevenção e no tratamento da disfunção diafragmática e fraqueza muscular adquirida na UTI (FMAUTI)

O recurso da eletroestimulação na região diafragmática apresenta alguns efeitos positivos no que tange o tempo de permanência em VM, o incremento de pressão inspiratória máxima (PImáx) e preservação do *status* funcional. No entanto, quando comparados aos resultados obtidos na estimulação do quadríceps, tal desfecho mostra-se marginal, levando a menor aplicabilidade clínica. Essa limitação de resultados pode estar relacionada a dificuldade de transmissão da corrente elétrica até a região diafragmática em virtude da impedância da região abdominal, presença de edema e balanço hídrico positivo.[30] Em relação a FMAUTI, os estudos da EENM sugerem evidência de moderada a forte no que diz respeito ao aumento da força dos pacientes críticos. No entanto, existem dados conflitantes acerca do incremento da massa muscular, sugerindo que a terapia apresenta um potencial benefício mais voltado à prevenção do que ao tratamento da FMAUTI. Acredita-se que esses efeitos ocorram por conta da indução de forma aguda à benefícios sistêmicos na microcirculação que está relacionado aos distúrbios na função macro e microvascular provocados pela FMAUTI.[29]

Na análise da resposta endotelial, observa-se que a eletroestimulação, de forma similar ao exercício físico de resistência, promove hiperplasia das células progenitoras em pacientes com sepse, mostrando que pode ser uma ferramenta importante na restauração vascular, com impacto em melhora na vascularização muscular. Outro ponto importante, é que a EENM influencia no catabolismo proteico do tecido muscular, reduzindo a degradação da proteína muscular.[31]

Estudos indicam que o uso da EENM associada ao exercício físico é capaz de mudar inúmeros desfechos importantes na UTI, como redução da permanência no suporte ventilatório, diminuição do tempo de internação na UTI, melhora da *performance* física nas atividades de vida diária e incremento do *status* funcional. Em contrapartida, outros desfechos que refletem benefícios à longo prazo, não demonstraram impacto como mortalidade, distância da caminhada após alta da UTI e espessura muscular.[32]

Mobilização precoce

A mobilização precoce é definida como um tratamento que visa estimular a mobilidade progressiva do paciente crítico, de forma direcionada e com foco em minimizar a instalação de danos permanentes e inerentes à terapia intensiva. Pode ser direcionada a pacientes em ventilação mecânica num período inferior a 48 horas de forma segura, viável e sem impactar em custos adicionais ao sistema de saúde.

Os protocolos de mobilização precoce proporcionam aos pacientes uma redução na incidência de FMAUTI, o que acelera de forma considerável sua recuperação funcional, impactando em redução no tempo de ventilação mecânica, aumento da força muscular, diminuição do número de infecções e diminuição da incidência de delírio adquirido em UTI.[33] Sabe-se que o acompanhamento no período pós-UTI, de pacientes que foram submetidos a estratégias bem-estabelecidas de mobilização precoce, demonstrou melhora significativa de funcionalidade quando comparado a grupos-controle. A imobilidade associada ao suporte ventilatório prolongado potencializa os efeitos deletérios da

VM nos pacientes críticos, resultando na ausência parcial ou total da atividade neural e mecânica muscular o que reduz a capacidade do diafragma e dos músculos periféricos em gerar força.[34]

Desta forma, a permanência por longos períodos na ventilação mecânica resulta em declínio da força diafragmática e estratégias avançadas de estímulo são essenciais. Nesse contexto, a mobilização precoce quando implementada de maneira progressiva consegue reduzir os efeitos deletérios da disfunção diafragmática e minimizar danos permanentes. Seus efeitos são bem tolerados e permeiam o alívio de efeitos deletérios da ventilação prolongada sobre o diafragma nos três primeiros dias de terapêutica, melhoria da força de músculos periféricos e incremento da capacidade funciona.[35]

Diante dos dados que asseguram que a mobilização precoce é uma estratégia viável para preservação da funcionalidade e recuperação dos doentes, equipes do mundo todo buscam padronização e direcionamento assertivo. Pesquisadores do Hospital de Hopkins definem 10 estratégias para o sucesso da mobilização: criação de equipes multidisciplinares, qualidades dos processos assistenciais da mobilização precoce, identificação das barreiras e implementação de estratégias facilitadoras, promoção de comunicação da equipe multidisciplinar, terapêuticas que objetivem a preferência dos pacientes, segurança do paciente, implementação de *bundle* de pausa de sedação, *delirium* e higiene do sono, obtenção de aparatos de mobilização assistida, avaliação, otimização do tempo, tipo e dose da intervenção e finalmente a avaliações regulares de *performance* da estratégias.[36]

Não há dúvidas de que o estabelecimento de diretrizes norteadoras e a implementação de protocolos progressivos de mobilização precoce estão em consonância com desfechos positivos e um melhor *status* funcional do paciente após a alta da UTI. No entanto, identificar potenciais fatores de risco para eventos adversos, contribuem para a segurança do manejo e garantem sucesso na terapia.

Treinamento de músculos ventilatórios

O treinamento muscular inspiratório (TMI), assim como nos treinamentos para músculo periférico, objetiva aprimorar o potencial de gerar força e resistência do diafragma e dos músculos acessórios inspiratórios.

Como alicerce para sua execução, utilizam dispositivos que agregam carga de limiar, carga resistiva e mobilização de corpo inteiro. Os regimes de TMI podem variar amplamente em carga, frequência e duração, e demonstram melhorar a força muscular inspiratória, o desempenho no exercício e a qualidade de vida em pacientes com doença pulmonar obstrutiva crônica (DPOC), insuficiência cardíaca, asma ou fibrose cística, bem como em atletas.[36]

Sabe-se que em pacientes submetidos à VM, o TMI pode melhorar a força muscular inspiratória e potencialmente reduzir a duração da permanência na UTI, sendo considerado preditor para manutenção do processo de desmam.[37]

Em UTI, dois tipos principais de técnicas de treinamento muscular inspiratório têm sido aplicados: o princípio de carga resistiva e carga limiar. A carga resistiva envolve a aplicação de um resistor na via aérea. O resistor aumenta a pressão necessária para que os músculos respiratórios gerem um determinado fluxo. A pressão necessária é o produto da resistência e do fluxo e, portanto, depende do fluxo inspiratório que o paciente tenta gerar. Assim, o efeito total do treinamento varia com a mecânica respiratória e o *drive* respiratório do paciente, dificultando sua padronização.[38]

Já a carga de limiar envolve a aplicação de uma válvula de limiar nas vias aéreas. A válvula é projetada para que um certo nível de pressão de treinamento (Ptr) seja gerado pelos músculos respiratórios do paciente antes de se abrir para permitir o fluxo inspiratório (análogo ao efeito da pressão expiratória final positiva intrínseca). Consequentemente, a pressão necessária para manter pelo menos algum fluxo inspiratório é independente do fluxo e volume gerado pelo paciente ou ventilador. O efeito total do treinamento será, portanto, independente da mecânica e do *drive* respiratório e é mais facilmente padronizável.[38]

O TMI também foi associado a uma melhora modesta na força expiratória máxima, o que pode apresentar melhorias na tolerância da carga respiratória máxima (TTI). O TTI representa, portanto, a carga relativa e o equilíbrio da capacidade do sistema respiratório e prediz fortemente o tempo até a falha da tarefa do sistema respiratório.[38]

O TTI pode ser reduzido ainda mais por melhorias na eficiência diafragmática relacionada à função muscular abdominal aprimorada com TMI. Os músculos abdominais desempenham um papel crítico no reflexo da tosse e na otimização do acoplamento neuromuscular do diafragma, aumentando a relação comprimento–tensão do diafragma antes da inspiração, aumentando efetivamente o equilíbrio carga–capacidade do músculo. Consequentemente, melhorias na força muscular inspiratória e expiratória resultantes da TMI podem aumentar sinergicamente as chances de liberação bem-sucedida da ventilação.[39]

Conclusão

O desenvolvimento da disfunção diafragmática secundária à agravos inerentes à permanência na UTI é uma realidade e exige avaliação e individualização do tratamento. Sua etiologia e sua instalação têm origem multifatorial e impactam de forma agressiva na evolução clínica dos doentes críticos.

Múltiplas formas de diagnóstico no formato invasivo e não invasivo estão disponíveis para nortear o tratamento assertivo. No entanto, parecem agregar benefícios adicionais, estratégias que potencializem a prevenção do desenvolvimento da fraqueza do diafragma ao invés de se buscar o tratamento de prejuízos musculares instalados.

É importante ressaltar que, uma vez instalados, os danos diafragmáticos podem ser recuperados por meio de ferramentas da reabilitação. Dentre essas estratégias, a mobilização precoce, treinamento muscular ventilatório e uso da estimulação neuromuscular são recursos utilizados e com impacto em otimização do tempo de desmame.

Referências bibliográficas

1. Crossland H, Skirrow S, Puthucheary ZA, Constantin-Teodosiu D, Greenhaff PL. The impact of immobilisation and inflammation on the regulation of muscle mass and insulin resistance: different routes to similar end-points. J Physiol. 2019;597(5):1259-70.
2. Prescott HC, Angus DC. Enhancing Recovery From Sepsis: A Review. JAMA. 2018;319(1):62-75.
3. Ferrante LE, Pisani MA, Murphy TE, Gahbauer EA, Leo-Summers LS, Gill TM. The Association of Frailty With Post-ICU Disability, Nursing Home Admission, and Mortality: A Longitudinal Study. Chest. 2018;153(6):1378-86.
4. Latronico N, Herridge M, Hopkins RO, Angus D, Hart N, Hermans G, et al. The ICM research agenda on intensive care unit-acquired weakness. Intensive Care Med. 2017;43(9):1270-81.
5. Piva S, Fagoni N, Latronico N. Intensive care unit-acquired weakness: unanswered questions and targets for future research. F1000Res. 2019;8.
6. Dres M, Dubé B-P, Mayaux J, Delemazure J, Reuter D, Brochard L, et al. Coexistence and impact of limb muscle and diaphragm weakness at time of liberation from mechanical ventilation in medical intensive care unit patients. Am J Respir Crit Care Med. 2017;195(1):57-66.
7. Goligher EC, Dres M, Fan E, Rubenfeld GD, Scales DC, Herridge MS, et al. Mechanical Ventilation-induced Diaphragm Atrophy Strongly Impacts Clinical Outcomes. Am J Respir Crit Care Med. 2018;197(2):204-13.
8. Dres M, Goligher EC, Heunks L, Brochard LJJICM. Critical illness-associated diaphragm weakness. Intensive Care Med. 2017;43(10):1441-52.
9. Goligher EC, Brochard LJ, Reid WD, Fan E, Saarela O, Slutsky AS, et al. Diaphragmatic myotrauma: a mediator of prolonged ventilation and poor patient outcomes in acute respiratory failure. Lancet Respir Med. 2019;7(1):90-8.
10. Demoule A, Jung B, Prodanovic H, Molinari N, Chanques G, Coirault C, et al. Diaphragm dysfunction on admission to the intensive care unit. Prevalence, risk factors, and prognostic impact-a prospective study. Am J Respir Crit Care Med. 2013;188(2):213-9.
11. Laghi FA, Jr., Saad M, Shaikh H. Ultrasound and non-ultrasound imaging techniques in the assessment of diaphragmatic dysfunction. BMC Pulm Med. 2021;21(1):85.
12. Vanhorebeek I, Latronico N, Van den Berghe G. ICU-acquired weakness. Intensive Care Med. 2020;46(4):637-53.
13. Sklar MC, Madotto F, Jonkman A, Rauseo M, Soliman I, Damiani LF, et al. Duration of diaphragmatic inactivity after endotracheal intubation of critically ill patients. Crit Care. 2021;25(1):26.
14. Akoumianaki E, Maggiore SM, Valenza F, Bellani G, Jubran A, Loring SH, et al. The application of esophageal pressure measurement in patients with respiratory failure. Am J Respir Crit Care Med. 2014;189(5):520-31.
15. Santana PV, Cardenas LZ, Albuquerque ALP, Carvalho CRR, Caruso P. Diaphragmatic ultrasound: a review of its methodological aspects and clinical uses. J Bras Pneumol. 2020;46(6):e20200064.
16. Kim WY, Suh HJ, Hong SB, Koh Y, Lim CM. Diaphragm dysfunction assessed by ultrasonography: influence on weaning from mechanical ventilation. Crit Care Med. 2011;39(12):2627-30.
17. Caruso P, Albuquerque AL, Santana PV, Cardenas LZ, Ferreira JG, Prina E, et al. Diagnostic methods to assess inspiratory and expiratory muscle strength. J Bras Pneumol. 2015;41(2):110-23.
18. Goligher EC, Fan E, Herridge MS, Murray A, Vorona S, Brace D, et al. Evolution of Diaphragm Thickness during Mechanical Ventilation. Impact of Inspiratory Effort. Am J Respir Crit Care Med. 2015;192(9):1080-8.
19. Goligher EC, Dres M, Patel BK, Sahetya SK, Beitler JR, Telias I, et al. Lung- and Diaphragm-Protective Ventilation. Am J Respir Crit Care Med. 2020;202(7):950-61.
20. Jonkman AH, Rauseo M, Carteaux G, Telias I, Sklar MC, Heunks L, et al. Proportional modes of ventilation: technology to assist physiology. Intensive Care Med. 2020;46(12):2301-13.
21. Liu L, Liu S, Xie J, Yang Y, Slutsky AS, Beck J, et al. Assessment of patient-ventilator breath contribution during neurally adjusted ventilatory assist in patients with acute respiratory failure. Crit Care. 2015;19:43.
22. Telias I, Junhasavasdikul D, Rittayamai N, Piquilloud L, Chen L, Ferguson ND, et al. Airway Occlusion Pressure As an Estimate of Respiratory Drive and Inspiratory Effort during Assisted Ventilation. Am J Respir Crit Care Med. 2020;201(9):1086-98.
23. Bertoni M, Telias I, Urner M, Long M, Del Sorbo L, Fan E, et al. A novel non-invasive method to detect excessively high respiratory effort and dynamic transpulmonary driving pressure during mechanical ventilation. Crit Care. 2019;23(1):346.
24. Dianti J, Bertoni M, Goligher EC. Monitoring patient-ventilator interaction by an end-expiratory occlusion maneuver. Intensive Care Med. 2020;46(12):2338-41.
25. Goligher EC, Jonkman AH, Dianti J, Vaporidi K, Beitler JR, Patel BK, et al. Clinical strategies for implementing lung and diaphragm-protective ventilation: avoiding insufficient and excessive effort. Intensive Care Med. 2020;46(12):2314-26.
26. Patsaki I, Gerovasili V, Sidiras G, Karatzanos E, Mitsiou G, Papadopoulos E, et al. Effect of neuromuscular stimulation and individualized rehabilitation on muscle strength in Intensive Care Unit survivors: A randomized trial. J Crit Care. 2017;40:76-82.
27. Wageck B, Nunes GS, Silva FL, Damasceno MC, de Noronha M. Application and effects of neuromuscular electrical stimulation in critically ill patients: systematic review. Med Intensiva. 2014;38(7):444-54.
28. Silva PE, Babault N, Mazullo JB, de Oliveira TP, Lemos BL, Carvalho VO, et al. Safety and feasibility of a neuromuscular electrical stimulation chronaxie-based protocol in critical ill patients: A prospective observational study. J Crit Care. 2017;37:141-8.
29. Liu M, Luo J, Zhou J, Zhu X. Intervention effect of neuromuscular electrical stimulation on ICU acquired weakness: A meta-analysis. Int J Nurs Sci. 2020;7(2):228-37.
30. Leite MA, Osaku EF, Albert J, Costa C, Garcia AM, Czapiesvski FDN, et al. Effects of Neuromuscular Electrical Stimulation of the Quadriceps and Diaphragm in Critically Ill Patients: A Pilot Study. Crit Care Res Pract. 2018;2018:4298583.
31. Strasser EM, Stattner S, Karner J, Klimpfinger M, Freynhofer M, Zaller V, et al. Neuromuscular electrical stimulation reduces skeletal muscle protein degradation and stimulates insulin-like growth factors in an age- and current-dependent manner: a randomized, controlled clinical trial in major abdominal surgical patients. Ann Surg. 2009;249(5):738-43.
32. Dos Santos FV, Cipriano G, Jr., Vieira L, Guntzel Chiappa AM, Cipriano GBF, Vieira P, et al. Neuromuscular electrical stimulation combined with exercise decreases duration of mechanical ventilation in ICU patients: A randomized controlled trial. Physiother Theory Pract. 2020;36(5):580-8.
33. Menges D, Seiler B, Tomonaga Y, Schwenkglenks M, Puhan MA, Yebyo HG. Systematic early versus late mobilization or standard early mobilization in mechanically ventilated adult ICU patients: systematic review and meta-analysis. Crit Care. 2021;25(1):16.
34. Dantas CM, Silva PF, Siqueira FH, Pinto RM, Matias S, Maciel C, et al. Influence of early mobilization on respiratory and peripheral muscle strength in critically ill patients. Rev Bras Ter Intensiva. 2012;24(2):173-8.
35. Dong Z, Liu Y, Gai Y, Meng P, Lin H, Zhao Y, et al. Early rehabilitation relieves diaphragm dysfunction induced by prolonged mechanical ventilation: a randomised control study. BMC Pulm Med. 2021;21(1):106.
36. Hodgson CL, Schaller SJ, Nydahl P, Timenetsky KT, Needham DM. Ten strategies to optimize early mobilization and rehabilitation in intensive care. Crit Care. 2021;25(1):324.
37. Elkins M, Dentice R. Inspiratory muscle training facilitates weaning from mechanical ventilation among patients in the intensive care unit: a systematic review. J Physiother. 2015;61(3):125-34.
38. Vorona S, Sabatini U, Al-Maqbali S, Bertoni M, Dres M, Bissett B, et al. Inspiratory Muscle Rehabilitation in Critically Ill Adults. A Systematic Review and Meta-Analysis. Ann Am Thorac Soc. 2018;15(6):735-44.
39. Bissett BM, Leditschke IA, Neeman T, Boots R, Paratz J. Inspiratory muscle training to enhance recovery from mechanical ventilation: a randomised trial. Thorax. 2016;71(9):812-9.

A Enfermagem na Assistência ao Doente em Ventilação Mecânica

José Melquiades Ramalho Neto | Renata Andréa Pietro Pereira Viana | Fernanda Alves Ferreira Gonçalves
Allan Peixoto de Assis | Sabrina dos Santos Pinheiro | Laurindo Pereira de Souza
Débora Soares Santos | Clayton Lima Melo

Introdução

A ventilação mecânica (VM) consiste em um dos pilares terapêuticos mais importantes para os pacientes graves, especialmente naqueles com uma insuficiência respiratória como causa primária da internação ou decorrente de politraumatismo, complicações cirúrgicas ou de pós-operatório, insuficiência cardíaca, sepse, dentre outras causas não estritamente relacionadas às alterações patológicas pulmonares.

Nesse sentido, a substituição da atividade ventilatória pode ser feita de forma total ou parcial por meio de um ventilador mecânico microprocessado, dispositivo respiratório com pressão positiva, utilizado para restabelecer o balanço entre a oferta e a demanda de oxigênio por um período pré-determinado, mas que pode ser prolongado apesar do emprego de novas técnicas para o tratamento de pacientes em falência respiratória.[1]

O quadro de insuficiência respiratória aguda (IRpA) é marcado por:

- PaO_2 inferior a 60 mmHg com $PaCO_2$ normal ou baixa (IRpA hipoxêmica, tipo I) na gasometria arterial, havendo alteração da relação ventilação/perfusão (V/Q) e distúrbios da difusão de gases.
- Elevação da $PaCO_2$ maior que 50 mmHg (IRpA hipercápnica, tipo II) decorrente de hipoventilação alveolar difusa.
- PaO_2 inferior a 60 mmHg associada a uma $PaCO_2$ maior que 50 mmHg (IRpA mista, tipos I e II) como consequência de uma ventilação alveolar inadequada e transporte gasoso anormal combinados, ambos com alteração no pH inferior ou igual a 7,30 em pacientes respirando ar ambiente e que apresentam sinais e sintomas de hipoxemia e/ou de hipercapnia.[2]

Frente a isto, a monitorização respiratória pela equipe de enfermagem consiste na vigilância do padrão respiratório e frequência respiratória; da evolução do nível de esforço e desconforto respiratório do paciente (dispneia, uso da musculatura acessória); da avaliação criteriosa da ausculta pulmonar e dos demais sinais vitais, gasometria arterial e capnografia.

A gasometria arterial, por sua vez, é o padrão-ouro para o diagnóstico de insuficiência respiratória hipoxêmica e/ou hipercápnica, além de também ajudar a determinar a qualidade e a extensão da troca gasosa pulmonar e do equilíbrio acidobásico por meio de medidas diretas do pH, $PaCO_2$, PaO_2 e do cálculo da SaO_2, HCO_3^- e excesso de bases (BE). Tal procedimento envolve a obtenção de uma amostra de sangue por punção arterial direta ou por uma linha arterial instalada frequentemente na artéria radial ou femoral, sendo necessário um profissional capacitado e habilitado na execução desse procedimento, geralmente o enfermeiro ou médico intensivista.[3]

Os valores normais da análise da gasometria arterial compreendem: pH 7,35-7,45; $PaCO_2$ 35-45 mmHg; HCO_3^- 22-28 mEq/L; BE -2 a +2 mEq/L; PaO_2 90-100 mmHg e SaO_2 >92%, dependendo da idade do paciente; sendo também importante realizar o cálculo da relação PaO_2/FiO_2 para avaliação da eficiência da oxigenação e da evolução clínica do paciente.

Entretanto, alterações ocorridas na amostra de sangue após a coleta podem ocorrer, caso o processamento dessa amostra no analisador de gases (gasômetro) não aconteça de modo rápido (em menos de 30 minutos), com resultados imprecisos e alterações tendendo para uma redução do pH sanguíneo, aumento progressivo da $PaCO_2$ e queda nos níveis de HCO_3^-, refletindo resultados inseguros para tomadas de decisão clínica pelos profissionais, devido à amostra de sangue para gasometria arterial apresentar-se instável e de rápida mudança nos seus valores no decorrer do tempo, bem como tal resultado não ser mais fidedigno àquela condição na qual o paciente grave se apresentava.[4]

Dessa maneira, a melhor abordagem para uma análise adequada dos resultados de uma gasometria arterial requer cuidados com essa fase pré-analítica do exame para potencializar uma avaliação sistemática do estado acidobásico (**Quadro 44.11.1**) e da oxigenação.[3-5]

Tendo em vista que a gasometria arterial é um exame fundamental para aferir esses gases da corrente sanguínea para, então, possibilitar o diagnóstico de distúrbios respiratórios e/ou metabólicos, os cuidados intensivos de enfermagem concentram-se na monitorização da perda excessiva de HCO_3^- do organismo pelos rins ou acúmulo de ácidos fixos (não voláteis) no sangue, como ocorre na cetoacidose diabética, acidose lática ou insuficiência renal, quadros de diarreia, intoxicação por salicilatos (acidose metabólica); ou no acompanhamento do aumento primário na perda

Quadro 44.11.1. Distúrbios acidobásicos primários e respostas compensatórias			
Distúrbio acidobásico	**pH**	**Distúrbio primário**	**Resposta compensatória, se presente**
Acidose metabólica	Baixo	HCO_3^- baixo	Hiperventilação e $PaCO_2$ baixa
Alcalose metabólica	Alto	HCO_3^- alto	Hipoventilação e $PaCO_2$ alta
Acidose respiratória	Baixo	$PaCO_2$ alta	Retenção renal de HCO_3^- aumentada
Alcalose respiratória	Alto	$PaCO_2$ baixa	Excreção renal de HCO_3^- aumentada

Fonte: Adaptado de Assis AP, Cunha CT, Gonçalves FAF, Ramalho Neto JM, Barreiro Filho RD. Ventilação mecânica invasiva e não invasiva. In: Vargas MAO, Nascimento ERP (Org.). PROENF Terapia Intensiva. Porto Alegre (RS): Artmed Panamericana; 2021. p. 11-63.

de íons de hidrogênio (H^+) ou ganho de HCO_3^-, com destaque para a perda de ácidos corporais pela remoção de ácido clorídrico (HCl) do organismo por meio de drenagem nasogástrica, vômitos, excesso de terapia diurética, hipocalemia, hipocloremia, dentre outros fatores (alcalose metabólica).

No que tange aos distúrbios respiratórios, o enfermeiro intensivista precisa estar atento aos quadros de retenção de CO_2 na insuficiência respiratória por hipoventilação alveolar difusa, que incluem a síndrome da angústia respiratória aguda (SARA), asma grave, doença pulmonar obstrutiva crônica (DPOC), derrame pleural extenso, pneumotórax hipertensivo, infecções pulmonares graves, doenças neuromusculares e depressão do centro respiratório (acidose respiratória). Por outro lado, a ventilação excessiva (hiperventilação alveolar) e a remoção de CO_2 do organismo força a reação de hidratação para a esquerda, diminuindo a concentração de ácido carbônico (H_2CO_3) e aumentando o pH em qualquer processo no qual a eliminação ventilatória de CO_2 exceda a sua produção, como a hiperventilação neurogênica, asma, estados agudos de ansiedade e estresse, medo, febre, dor, sepse, hipoxemia grave, ventilação mecânica excessiva com volume-corrente e/ou frequência respiratória altos (alcalose respiratória).

Diante do fato da gasometria arterial retratar apenas um determinado momento do paciente, a monitorização contínua da oximetria de pulso e da capnografia (quando disponível) são os melhores métodos para monitorar as trocas gasosas, expressando o estado fisiológico da respiração.

A oximetria de pulso é um método comum para o acompanhamento contínuo e não invasivo da saturação parcial de oxigênio (SpO_2) em pacientes sob suplementação de oxigênio, uso de ventilação não invasiva (VNI) ou suporte ventilatório mecânico invasivo, bem como naqueles com IRpA nos quais são colocados um sensor sobre a pele de áreas com intenso fluxo sanguíneo arterial pulsátil, geralmente dedos dos membros superiores ou inferiores, lóbulo da orelha, asa do nariz e testa.[6] Uma SpO_2 normal em paciente respirando ar ambiente (FIO_2 21%) varia entre 95% e 100%, o que corresponde a uma PaO_2 em torno de 90 a 100 mmHg.

A principal limitação do oxímetro de pulso é que a sua precisão depende de um sinal arterial adequado, havendo um potencial comprometimento em situações clínicas de hipotensão arterial, estados de baixo débito cardíaco, vasoconstrição periférica ou uso de medicamentos vasoativos, hipotermia, movimento do sensor e/ou má aderência na pele.[7]

A capnografia constitui um indicador, em tempo real, da função respiratória do paciente, gerando informações para enfermeiros, médicos e fisioterapeutas sobre a mensuração da concentração de CO_2 na mistura gasosa expirada, mostrada a partir de um valor numérico associado ao registro na forma gráfica de maneira contínua, sendo indicada para pacientes neurológicos sob suporte ventilatório, para confirmação de adequado posicionamento da prótese ventilatória, em todas as situações de retenção de gás carbônico acima de 50 mmHg, na otimização da ventilação mecânica, e, até mesmo, como um parâmetro objetivo para determinar a cessação de esforços na parada cardiorrespiratória.[6-8]

O capnograma (**Figura 44.11.1**) é representado por uma onda (ciclo respiratório) que pode ser dividida em 4 fases:[9]

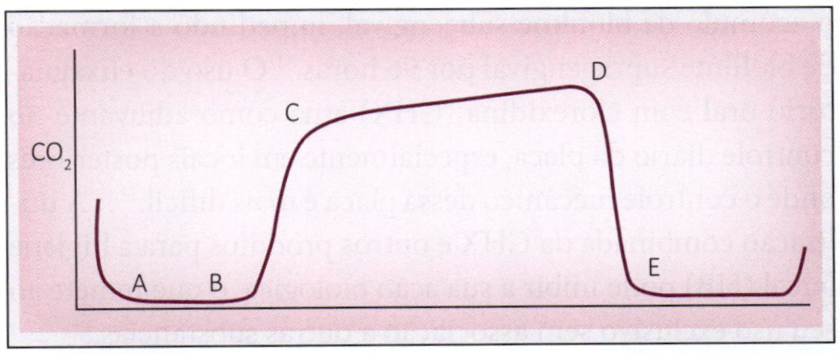

Figura 44.11.1. Forma de onda normal típica do dióxido de carbono.

Fonte: John RE. End-tidal carbon dioxide monitoring. Crit Care Nurs. 2003;23(4):83-8.

- **Fase 1 (segmento A-B, espaço morto):** representa o início da expiração a partir da onda A, com a eliminação do gás das vias aéreas superiores (pobre em CO_2).
- **Fase 2 (segmento B-C, fase expiratória ascendente):** representa o aumento rápido da concentração de CO_2 no fluxo aéreo devido a saída do volume residual do espaço morto e parte do CO_2 alveolar.
- **Fase 3 (segmento C-D, platô alveolar):** representa a concentração de CO_2 chegando a um nível constante do fluxo aéreo, e o ponto D retrata exatamente o final do platô alveolar ou CO_2 máximo ao final da expiração ($EtCO_2$). Nesse instante é que visualizamos o número absoluto na tela do monitor como pressão parcial em milímetros de mercúrio (capnometria), com valores normais em torno de 35 a 45 mmHg.
- **Fase 4 (segmento D-E, fase expiratória descendente):** representa o início de uma nova inspiração e uma queda súbita dos níveis de CO_2 para a linha de base ou para zero.

Cuidados de enfermagem na ventilação mecânica

Higiene bucal

A formação do biofilme oral e sua progressão na superfície dos dentes pode ocasionar uma gengivite, forma mais branda da doença periodontal, que não afeta as estruturas subjacentes de suporte dos dentes e é reversível. A periodontite, por sua vez, é uma doença infecciosa que resulta em perda de tecido conjuntivo e suporte ósseo, sendo uma das principais causas de perda dentária em adultos; sua prevenção e tratamento visam controlar o biofilme bacteriano e outros fatores de risco, impedindo a doença progressiva e restaurando o suporte dentário perdido.[10]

Em comparação com outros pacientes, a presença desse biofilme dental em pacientes sob cuidados intensivos ocorre, na maioria das vezes, devido à disfunção imune, presença de comorbidades, uso de tubo endotraqueal (TET), dificuldade de deglutição, efeitos colaterais de medicamentos e diminuição da ingestão de líquidos orais.[11]

Supõe-se que o digluconato de clorexidina possa inibir o acúmulo de biofilme subgengival, impedindo a formação de biofilme supragengival por 96 horas.[11] O uso do enxaguatório oral com clorexidina (CHX) atua como adjuvante no controle diário da placa, especialmente em locais posteriores onde o controle mecânico dessa placa é mais difícil.[11,12] A utilização combinada da CHX e outros produtos para a higiene bucal (HB) pode inibir a sua ação biológica, o que remete ao seu uso exclusivo sem associação a outras substâncias.[13]

Devido ao risco de microaspirações, a CHX deve ser usado de forma cautelosa. Estudo realizado com ratos avaliou os efeitos tóxicos pulmonares agudos da CHX após instilação intratraqueal em concentrações de 0,02% e 0,2%, principalmente quando mantida por mais de uma semana, ocasionando alterações tanto em exames hematológicos quanto bioquímicos e, ainda, indução de atividade inflamatória (edema intra-alveolar e hemorragias).[14] Em adultos, o seu uso foi associado ao aumento na mortalidade devido ao risco de aspiração do antisséptico durante a aplicação.[15]

Frente a isso, destaca-se a importância da remoção mecânica do biofilme. Desta maneira, torna-se imperiosa a inclusão de protocolos institucionais baseados nas atuais evidências, associados à atuação interdisciplinar da Enfermagem e Odontologia, como segue:[16]

Os 6 Passos da Higiene Bucal

Antes de abordar a região intrabucal, utilizar gaze estéril manualmente.

- **PASSO 1:** Remover as sujidades da região peribucal e parte externa dos lábios, com gaze estéril umedecida em água destilada estéril ou filtrada. Se as sujidades estiverem fortemente aderidas, aplicar sobre elas óleo vegetal comestível para facilitar a sua remoção, atentando sempre para não lesionar os tecidos moles (não empregar força manual).
- **PASSO 2:** Realizar a antissepsia da região peribucal e parte externa dos lábios com gaze estéril umedecida em solução aquosa de digluconato de clorexidina a 0,12% ou 0,2%.
- **PASSO 3:** Lubrificar a região peribucal e parte externa dos lábios com óleo vegetal comestível.
- **PASSO 4:** Remover as sujidades das estruturas intrabucais. Aplicar gaze seca e/ou umedecida em água destilada estéril ou filtrada, a depender das condições pré-existentes de lubrificação das mucosas, com movimentos posteroanteriores, sem empregar força manual, e em todas as estruturas moles e duras presentes na boca: mucosa jugal; parte interna dos lábios; gengiva; palato; dorso da língua; dentes; próteses fixas e tubo orotraqueal. Se houver sujidades fortemente aderidas ao dorso lingual, utilizar o óleo vegetal comestível. Realizar este passo da arcada superior para a inferior. Evitar raspadores linguais.
- **PASSO 5:** Reduzir a carga microbiana bucal por meio da aplicação de gaze estéril umedecida em solução aquosa de digluconato de clorexidina a 0,12% ou 0,2% (sem excesso e sem deixar sobrenadante em saliva) em todas as estruturas moles e duras presentes na boca (inclusive o tubo orotraqueal), com movimentos posteroanteriores, sem empregar força manual. Realizar este passo da arcada superior para a inferior.
- **PASSO 6:** Lubrificar os tecidos intrabucais moles (mucosas da bochecha, parte interna dos lábios, gengivas, palato, dorso e ventre da língua) por meio da aplicação de óleo vegetal comestível sem excesso ou fricção, sem deixar sobrenadante em saliva e com movimentos posteroanteriores. Se não houver risco para o executante, o lubrificante pode ser aplicado com as pontas dos dedos enluvadas. Realizar este passo da arcada superior para a inferior.

Orientações para a prática de sucção das vias aéreas[17-22]

A sucção da via aérea artificial é essencial para o seu manejo adequado. O procedimento de aspiração deve ser realizado segundo as necessidades do paciente, e não rotineiramente, com base em oscilações na parte expiratória da curva de fluxo; avaliação da resistência; ausculta pulmonar; alarmes do ventilador mecânico (aumento da pressão de pico nas vias aéreas); presença de secreção no TET ou dessaturação periférica de oxigênio.

Antes disso, pode ser usada uma FiO_2 acima da linha de base daquela ajustada e utilizada pelo paciente, em vez da usual FiO_2 1,0.

No que tange à instilação, há evidências de que a sua utilização pode levar a um aumento da tosse, dispneia e risco de broncoespasmo; diminuição da oxigenação; taquicardia;

elevação da pressão intracraniana (PIC); além de um maior deslocamento do biofilme bacteriano no interior da via aérea artificial. Diante de secreções secas, o filtro HME ou HMEF deve ser oportunamente substituído por um umidificador aquecido.

▪ Uso de sistema de aspiração fechado vs. aberto

Embora haja relatos de que a quantidade de secreção aspirada do TET seja maior com o uso do sistema aberto do que com o fechado, parece que a utilização do sistema de aspiração fechado traz menos complicações fisiológicas, ao passo em que também seja importante em pacientes com síndrome do desconforto respiratório agudo (SDRA) para minimizar desrecrutamentos.

A troca não deve ser rotineira, dependendo de falha ou sujidade visível. Os pacientes devem ser recrutados diante da persistência de hipoxemia após aspiração.

Vale destacar que não se encontra diferença quanto às taxas de pneumonia associada à ventilação mecânica (PAVM), taxas de colonização, taxas de transmissão ou taxas de infecção relacionadas aos cuidados à saúde.

Ademais, ao realizar um procedimento de aspiração aberto, deve-se manter um ambiente que proteja tanto o paciente quanto o profissional de patógenos, o que suscita relevantes questões quanto a sua execução de maneira limpa ou asséptica. E apesar de não terem sido encontrados estudos de revisão sistemática ou metanálise focados nos resultados do paciente ao se compararem tais intervenções, sabe-se que a aspiração traqueal aumenta as chances de infecção e contaminação cruzada, e que o risco de contaminação cruzada pode ser reduzido usando a técnica estéril.

É recomendado quando possível, que se realize um procedimento estéril, para a aspiração com sistema aberto no intuito de proteger o paciente de uma potencial contaminação cruzada, com destaque também para a higienização das mãos antes e após o contato com o paciente.

A duração da aspiração endotraqueal deve ser limitada a um intervalo de 10-15 segundos, sendo esse processo repetido, quando necessário, após um intervalo de tempo suficiente para a restauração da ventilação e da saturação de oxigênio, monitorando sempre parâmetros vitais adicionais, como frequência e ritmo cardíacos, pressão arterial; e parâmetros ventilatórios, como frequência respiratória, volume-corrente e pico de pressão inspiratória.

Os cateteres de sucção devem ocluir < 70% do lúmen do TET e as pressões do aspirador devem ser mantidas abaixo de –200 mmHg em adultos. Pressões menores são eficazes em secreções claras e fluidas.

▪ Mensuração da pressão do balonete (*cuff*)

O TET possui em sua extremidade distal um dispositivo denominado balonete, cuja função é vedar a via aérea para evitar escape de ar, auxiliando a ventilação e prevenindo a broncoaspiração do conteúdo gástrico.

Não existe um padrão-ouro para a frequência de medições da pressão do *cuff*, sugerindo-se que seja verificada, no mínimo, a cada 6 horas pela equipe multidisciplinar e após grandes manipulações da cabeça e da região cervical, mantendo-a entre 18 e 22 mmHg, quando verificada com manômetro, ou de 25 a 30 cmH_2O, quando utilizado um *cuffômetro*, não sendo segura a prática cotidiana de medir tal pressão com palpação manual.

Para evitar lesões na mucosa da traqueia é necessário observar o grau de pressão transmitido para a parede da traqueia. A pressão de perfusão sanguínea situa-se entre 25-35 mmHg ou entre 20-30 quando realizada a medida em cmH_2O.

▪ *Bundles* de prevenção da PAVM

A PAVM constitui uma causa expressiva de infecção nos ambientes da terapia intensiva e a sua prevenção está associada a um conjunto de boas práticas, denominado *bundles*, que orienta manter os pacientes com a cabeceira elevada entre 30° e 45°; avaliar diariamente a sedação e, sempre que possível, diminuí-la; monitorar a pressão do balonete; realizar higiene bucal com digluconato de clorexidina a 0,12% ou 0,2%; além de cuidados com o sistema de aspiração e manuseio de secreções, dieta enteral, uso de umidificadores passivos, processamento adequado dos produtos de assistência ventilatória, uso de água estéril para procedimentos, cuidados com inaladores e nebulizadores, dentre outros.

Outras estratégias descritas foram profilaxia para trombose venosa profunda e úlcera gástrica, indicação para o uso cauteloso de bloqueador neuromuscular, adoção da VM não invasiva, prevenção da extubação acidental e da reintubação.

Vale salientar que mudanças rotineiras de profissionais nas unidades de terapia intensiva (UTIs), a falta de treinamento e de conhecimento da densidade de incidência de PAVM, a carência de insumos e a estrutura deficiente são fatores determinantes para o insucesso das medidas de prevenção. Frente a isso, ressalta-se a necessidade de qualificação permanente da equipe e de resolução dessas questões primárias com o propósito de favorecer a adesão aos protocolos, à prevenção e redução das taxas de PAVM.

▪ Presença de secreção ou líquido livre no circuito do ventilador mecânico

Por vezes o paciente pode acumular secreções oriundas dos brônquios e da traqueia, na prótese ventilatória, seja ela tubo traqueal ou cânula de traqueostomia, ou condensar líquido no circuito ventilatório proveniente do vapor d'água. Obstruções como estas devem ser removidas, pois podem prejudicar a entrega do VC ou aumentar perigosamente a pico.[23] Nestas situações, é possível encontrar nas curvas de fluxo e pressão um padrão "serrilhado" e não linear, justamente porque o ar em contato com a secreção ou líquido segue um fluxo turbilhonar (**Figura 44.11.2**).

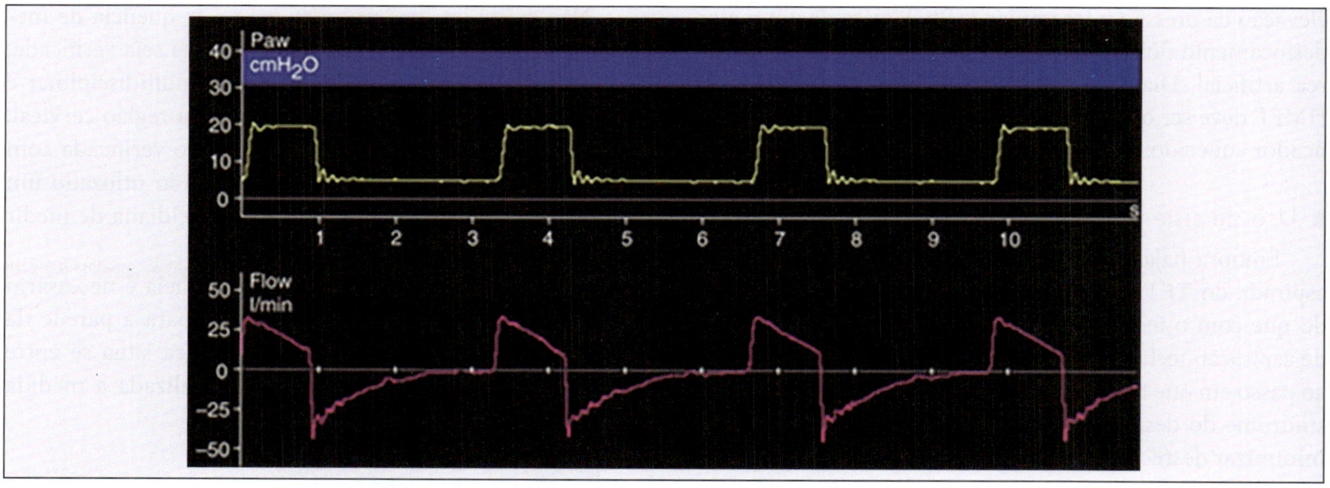

Figura 44.11.2. Curvas de ventilação mecânica no modo espontâneo.

De cima para baixo, curva de pressão (amarelo) e fluxo (rosa). Nota-se um padrão serrilhado na curva de pressão e fluxo expiratórios indicando secreção ou líquido condensado.

Fonte: Arnal JM. Monitoring Mechanical Ventilation Using Ventilator Waveforms. Springer International Publishing AG. 2018.

▪ Vazamentos no sistema

Vazamentos de ar podem surgir, caso ocorram desconexões no circuito ventilatório, danificações nas conexões, mau encaixe entre o tubo e o filtro, deslocamento da prótese traqueal ou por perda de pressão do *cuff*. Lesões pleurais com fístulas broncopleurais também são causas de vazamento de ar na VM.

Os vazamentos são responsáveis por perda do volume-corrente e hipoventilação alveolar, levando a uma possível queda da oxigenação e retenção de CO_2, podendo gerar acidose respiratória e atelectasia. Tais vazamentos podem ser identificados por meio da monitorização da curva de volume, quando há uma interrupção na linearidade da alça expiratória e esta não consegue ser totalmente formada. Além disso, observa-se uma discrepância entre os valores de volume inspiratório e expiratório do monitor[24] (**Figura 44.11.3**).

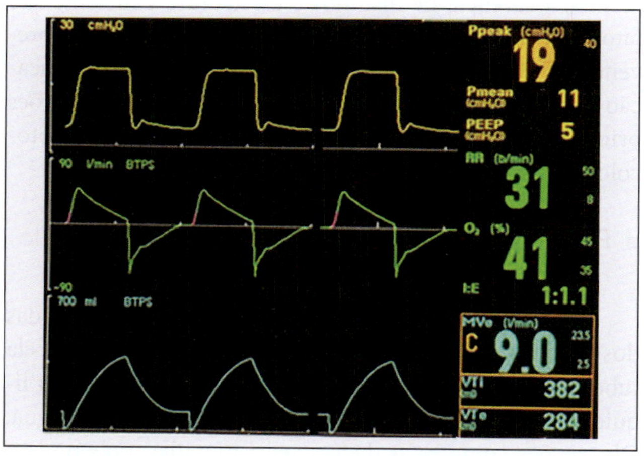

Figura 44.11.3. Curva de volume *vs.* tempo, última curva de cima para baixo (em azul), com interrupção da alça expiratória, além de discrepância entre volume inspiratório (VTi) e expiratório (VTe), ambos sinais de possível vazamento no sistema.

Fonte: Havaldar AA, Fazal AR, Chennabasappa A. A rare case of persistent air leak: beware of all the tubes. Int J Emerg Med. 2021 Sep 22;14(1):58.

Referências bibliográficas

1. Assis AP, Gonçalves FAF, Viana RAPP, Ramalho Neto JM. Assistência de enfermagem ao paciente em ventilação mecânica. In: Viana RAPP, Ramalho Neto JM. Enfermagem em Terapia Intensiva: práticas baseadas em evidências. 2. ed. Rio de Janeiro: Atheneu; 2021. p. 485-501.
2. Associação de Medicina Intensiva Brasileira. VENUTI: curso de ventilação mecânica em UTI. São Paulo: AMIB; 2017.
3. Assis AP, Cunha CT, Gonçalves FAF, Ramalho Neto JM, Barreiro Filho RD. Ventilação mecânica invasiva e não invasiva. In: Vargas MAO, Nascimento ERP (Org.). PROENF Terapia Intensiva. Porto Alegre (RS): Artmed Panamericana; 2021. p. 11-63.
4. Malheiros NS, Timóteo ACN, Porto RO, Sampaio CEP, Cerqueira LCN, Pereira LS. Alterações dos valores gasométricos decorrentes do tempo de exposição da amostra. Revista Nursing. 2019;22(255):3101-4.
5. John R, Seckel M, Burns S. Manejo ventilatório e das vias aéreas. In: Chulay M, Burns S. Fundamentos de enfermagem em cuidados críticos da AACN. 2. ed. Porto Alegre: AMGH; 2012. p. 133-71.
6. Barbas CSV, Ísola AM, Farias AMC, Cavalcanti AB, Gama AMC, Duarte ACM, et al. Brazilian recommendations of mechanical ventilation 2013. Part I. Rev Bras Ter Intensiva. 2014;26(2):89-121.
7. Corrêa IVFP, Melo CL, Santana JCB, Dutra BS, França AA, Dutra ICR. Monitorização da oximetria de pulso. In: Santana JCB, Melo CL, Dutra BS. Monitorização invasiva e não invasiva: fundamentação para o cuidado. São Paulo: Atheneu;2013, p. 67-78.
8. Gonçalves FAF, Oliveira GF, Suzuki K, Miquelin B. Monitorização da oxigenação e perfusão. In: Viana RAPP, Torre M. Enfermagem em terapia intensiva: práticas integrativas. Barueri: Manole;2017, p. 501-9.
9. John RE. End-tidal carbon dioxide monitoring. Crit Care Nurs. 2003;23(4):83-8.
10. Ajdaharian J, Dadkhah M, Sabokpey S, Biren-Fetz J, Chung NE, Wink C, et al. Multimodality imaging of the effects of a novel dentifrice on oral biofilm. Lasers Surg Med [Internet]. 2014;46(7):546-52.
11. Pihlstrom BL, Michalowicz BS, Johnson NW. Periodontal diseases. Lancet [Internet]. 2005;366(9499):1809-20.
12. Pérez-Chaparro PJ, Gonçalves C, Figueiredo LC, Faveri M, Lobão E, Tamashiro N, et al. Newly identified pathogens associated with periodontitis: a systematic review. J Dent Res [Internet]. 2014;93(9):846-58.
13. Santos GO, Milanesi FC, Greggianin BF, Fernandes MI, Oppermann RV, Weidlich P. Chlorhexidine with or without alcohol against bio-

film formation: efficacy, adverse events and taste preference. Braz Oral Res [Internet]. 2017;31:e32.

14. Haydari M, Bardakci AG, Koldsland OC, Aass AM, Sandvik L, Preus HR. Comparing the effect of 0.06%, 0.12% and 0.2% Chlorhexidine on plaque, bleeding and side effects in an experimental gingivitis model: a parallel group, double masked randomized clinical trial. BMC Oral Health [Internet]. 2017;17(1):118.
15. Türkoglu O, Becerik S, Tervahartiala T, Sorsa T, Atilla G, Emingil G. The effect of adjunctive chlorhexidine mouthrinse on GCF MMP-8 and TIMP-1 levels in gingivitis: a randomized placebo-controlled study. BMC Oral Health [Internet]. 2014;14:55.
16. AMIB. Departamentos de Odontologia e de Enfermagem (AMIB). Higiene bucal (HB) em pacientes internados em UTI adulto ou pediátrica. Associação de Medicina Intensiva Brasileira [Internet]. 2019.
17. Blakeman TC, Scott JB, Yoder MA, Capellari E, Strickland SL. AARC Clinical Practice Guidelines: Artificial Airway Suctioning. Respiratory Care. 2022;67(2):258-71.
18. Wang CH, Tsai JC, Chen SF, Su CL, Chen L, Lin CC, et al. Normal saline instillation before suctioning: a meta-analysis of randomized controlled trials. Aust Crit Care. 2016;30(5):260-5.
19. American Association for Respiratory Care. AARC Clinical Practice Guidelines: Endotracheal suctioning of mechanically ventilated patients with artificial airways 2010. Respir Care 2010;55(6):758-64.
20. Bucoski SS, Oliveira TMC, Koppe GBO, Oliveira PP, Matos MR, Cerqueira LCN. Variação da pressão do CUFF em pacientes graves submetidos à ventilação mecânica invasiva sob os cuidados de enfermagem em unidade intensiva. Revista Nursing. 2020;23(265):4245-50.
21. Barbas CSV, Ísola AM, Farias AMC, Cavalcanti AB, Gama AMC, Duarte ACM, et al. Brazilian recommendations of mechanical ventilation 2013. Parte II. Rev Bras Ter Intensiva. 2014;26(3):215-39.
22. Alecrim RX, Taminato M, Belasco A, Longo MCB, Kusahara DM, Fram D. Estratégias para prevenção de pneumonia associada à ventilação mecânica: revisão integrativa. Rev Bras Enferm. 2019;*72*(2):521-530.
23. Suzumura EA, Zazula AD, Moriya HT, Fais CQ, Alvarado AL, Cavalcanti AB, et al. Desafios para o desenvolvimento de ventiladores alternativos de baixo custo durante a pandemia de COVID-19 no Brasil. Rev Bras Ter Intensiva. 2020;32(3):444-57.
24. Havaldar AA, Fazal AR, Chennabasappa A. A rare case of persistent air leak: beware of all the tubes. Int J Emerg Med. 2021;14(1):58.

Bibliografia recomendada

Araújo JNM, Dutra JIS. Orientações para uso da ventilação mecânica: geral e em pacientes acometidos pela COVID-19. Cartilha Universidade Federal do Rio Grande do Norte - UFRN. Santa Cruz, RN, 2020. Disponível em: https://wp-sites.info.ufrn.br/admin/wp-content/uploads/sites/4/2020/05/Material_educativo_VM_Monitora_Media_e_Alta_complexidade_FACISA_UFRN.pdf

Besen BAMP, Nassar Júnior AP, Lacerda FH, Silva CMD, Souza VT, Martins EVN, et al. Implantação de um protocolo de manejo de dor e redução do consumo de opioides na unidade de terapia intensiva: análise de série temporal interrompida. Rev Bras Ter Intensiva. 2019;31(4):447-55.

Chalela R, Gallart L, Pascual-Guardia S, Sancho-Muñoz A, Gea J, Orozco-Levi M. Bispectral index in hypercapnic encephalopathy associated with COPD exacerbation: a pilot study. Int J Chron Obstruct Pulmon Dis. 2018;(13):2961-7.

Chanques G, Sebbane M, Barbotte E, Viel E, Eledjam JJ, Jaber S. A prospective study of pain at rest: incidence and characteristics of an unrecognized symptom in surgical and trauma versus medical intensive care unit patients. Anesthesiology. 2007;107(5):858-60.

DeSantana JM, Perissinotti DMN, Oliveira Júnior JO, Correia LMF, Oliveira CM, Fonseca PRB. Definição de dor revisada após quatro décadas. Br JP. 2020;3(3):197-8.

Devlin JW, Skrobik Y, Gélinas C, Needham DM, Slooter AJ, Pandharipande PP, et al. Clinical practice guidelines for the prevention and management of pain, agitation/sedation, delirium, immobility, and sleep disruption in adult patients in the ICU. Crit Care Med. 2018;46(9):e825-73.

Farias AAS, Lopes WF, Silva SAF, Amaral TLM, Prado PR. Delirium em pacientes sob ventilação mecânica em terapia intensiva: coorte prospectiva. Glob Acad Nurs. 2022;3(2):e252.

Knobel E. Condutas no paciente grave. 4 ed. Editora Atheneu; 2016. 3604 p.

Liu K, Nakamura K, Katsukawa H, Elhadi M, Nydahl P, Ely EW, et al. ABCDEF Bundle and Supportive ICU Practices for Patients With Coronavirus Disease 2019 Infection: An International Point Prevalence Study. Crit Care Explor. 2021;3(3):e0353.

Lotti GA, Braschi A. Measurements of respiratory mechanics during mechanical ventilation. Servizio di Anestesia e Rianimazione 1. Pavia. Italy. 1999.

Oliveira CR, Bernardo WM, Nunes VM. Benefit of general anesthesia monitored by bispectral index compared with monitoring guided only by clinical parameters. Systematic review and meta-analysis. Braz J Anesthesiol. 2017;67(1):72-84.

Pearson SD, Patel BK. Evolving targets for sedation during mechanical ventilation. Curr Opin Crit Care. 2020 Feb;26(1):47-52.

Pinheiro ARPQ, Marques RMD. Behavioral Pain Scale e Critical Care Pain Observation Tool para avaliação da dor em pacientes graves intubados orotraquealmente. Revisão sistemática da literatura. Rev Bras Ter Intensiva. 2019;31(4):571-81.

Pota V, Coppolino F, Barbarisi A, Passavanti MB, Aurilio C, Sansone P, et al. Pain in intensive care: a narrative review. Pain and Therapy. 2022;11:359-67.

Pun BT, Balas MC, Barnes-Daly MA, Thompson JL, Aldrich JM, Barr J, et al. Caring for critically ill patients with the ABCDEF bundle: results of the ICU liberation collaborative in over 15,000 adults. Crit Care Med. 2019;47(1):3-14.

Raja SN, Carr DB, Cohen M, Finnerup NB, Flor H, Gibson S, et al. The revised International Association for the Study of Pain definition of pain: concepts, challenges, and compromises. Pain. 2020;161(9):1976-82.

Seo Y, Lee HJ, Ha EJ, Ha TS. 2021 KSCCM clinical practice guidelines for pain, agitation, delirium, immobility, and sleep disturbance in the intensive care unit. Acute Crit Care. 2022;37(1):1-25.

Shahriari M, Golshan A, Alimohammadi N, Abbasi S, Fazel K. Effects of pain management program on the length of stay of patients with decreased level of consciousness: a clinical trial. Iranian J Nursing Midwifery Research. 2015;20(4):502-7.

Shehabi, Y. Objetivos da sedação guiada por metas. Rev Bras Ter Intensiva. 2015;27(1):1-4.

Tanaka LMS, Serafim RB, Salluh JIF. O que todo intensivista deveria saber sobre sedação leve em pacientes em ventilação mecânica. Rev Bras Ter Intensiva. 2021;33(4):480-2.

Urner M, Ferreyro BL, Douflé G, Mehta S. Supportive care of patients on mechanical ventilation. Respir Care. 2018;63(12):1567-74.

Valiatti JLS, Amaral JLG, Falcão LFR. Ventilação Mecânica: Fundamentos e prática clínica. Princípios do Funcionamento dos Ventiladores Artificiais. 2. ed. Rio de Janeiro: Guanabara Koogan; 2021.

Vicente EG, Almengor JCS, Caballero LAD, Campo JCS. Ventilación mecánica invasiva en EPOC y asma. Med Intensiva. 2011;35(5):288-98.

Vieira JM, Prinz LH. Acute pain in the critically ill patient: revisiting the literature. Br JP. 2022;5(2):147-53.

Pneumonia Associada a Cuidados de Saúde

Catarina Oliveira Paulo | Joana Alves | André Silva Pinto

Destaques

- Pneumonia associada à ventilação – definição e critérios diagnósticos.
- Terapêutica empírica e dirigida – quais os desafios.
- Prevenção.

Introdução

A pneumonia nosocomial é definida como infeção aguda do parênquima pulmonar que não está presente à admissão e só se manifesta após 48 horas no hospital, e inclui pneumonia adquirida no hospital e pneumonia associada ao tubo endotraqueal/Ventilador. Na unidade de cuidados intensivos (UCI), a apresentação mais frequente é a pneumonia associada à ventilação (PAV)[i] e a descrita neste tratado.

A PAV insere-se nas infeções nosocomiais, ocorrendo 48 horas após entubação e exposição à ventilação mecânica. É uma das infeções mais frequentes na UCI, estando associada a aumento de morbilidade e mortalidade durante e após o internação, sendo, dentro das infeções nosocomiais no doente crítico, a mais frequente. O diagnóstico é definido por critérios clínicos, radiológicos e microbiológicos, sendo alguns destes critérios subjetivos, o que leva alguma variabilidade interobservador com algumas distinções entre diferentes algoritmos diagnósticos.[1]

A incidência de PAV varia entre 5% e 40%, dependendo do país, tipo de UCI e critérios utilizados para seu diagnóstico. Segundo dados do Consórcio Internacional de Controlo de Infeção Nosocomial, a incidência de PAV é de 11.47/1000 dias de ventilação mecânica[2] e a mortalidade descrita em diferentes estudos poderá variar entre < 1% e 13%, observando-se maior mortalidade nos doentes de UCI cirúrgica e doentes com escores de gravidade elevados (e.g., *Acute Physiology and Chronic Health Evaluation score* [APACHE 2] de 20–29 e *Simplified Acute Physiology* Score [SAPS 2] de 35–58).[3]

A PAV leva ao aumento do tempo de internação prejudicando o prognóstico do doente crítico, aumenta a utilização de antibioterapia (que potencia aquisição de resistências a médio-longo prazo) e a um aumento de custos.

i A pneumonia associada à ventilação mecânica desenvolve-se em pelo menos 48 horas após a entubação endotraqueal ou em até 48 horas após a extubação. A entubação endotraqueal é o principal fator de risco de pneumonia associada à ventilação mecânica.

Histórico

A PAV é reconhecida como uma das mais comuns intercorrências do internação em UCI associada à ventilação mecânica desde os anos 1950, inicialmente associada a pneumonia necrotizante secundária a Gram-negativo contaminantes dos equipamentos utilizados,[4,5] tendo sido posteriormente reconhecido que os microrganismos responsáveis faziam mais frequentemente parte da flora colonizante do doente e que proliferavam em biofilmes nos tubos endotraqueais e circuitos do ventilador.

Trata-se da infeção nosocomial adquirida na UCI mais comum, estando associada diretamente a uma mortalidade que pode chegar aos 4,4% (IC de 95%, 1,6%-7%) até o 30º dia de internação na UCI e 5,9% (intervalo de confiança de 95%, 2,5%-9,1%) ao 60º dia, segundo um estudo de 2011,[6] tendo em consideração, como descrito anteriormente, segundo dados de 2021, que a taxa de mortalidade dependerá de alguns fatores de risco doente, tipo de UCI e o escore de gravidade na admissão.

Há evidência de que os microrganismos, a prevalência e a mortalidade associada à PAV em países de baixo e médio rendimento serão diferentes dos de alto rendimento, apesar dos dados serem na sua maioria descritivos e com qualidade de dados variáveis, nomeadamente no que diz respeito à etiologia, tendo em conta a divergência de acesso a laboratórios de diagnóstico microbiológico.

Conceito

A PAV trata-se de uma infeção do parênquima pulmonar, nosocomial, adquirida após ≥ 48 horas de entubação endotraqueal e ventilação mecânica, onde se observam radiologicamente novos infiltrados pulmonares ou agravamento de infiltrados pulmonares previamente presentes. Ao contrário da traqueobronquite associada a ventilador, onde há sinais e sintomas de infeção respiratória sem infiltrados pulmonares.

Fisiopatologia

Microaspiração pelo efeito da gravidade associada à diminuição da *clearance* mucociliar.

Fatores de risco:

- Aspiração de conteúdo gástrico.
- Lesão aguda do parênquima pulmonar .

- Glasgow na admissão ≤ 8.
- Re-entubação.
- Decúbito dorsal sem elevação da cabeça.
- Pressão de *cuff* baixa.

Etiologia

Nas pneumonias nosocomiais (PN) com início até o 5º dia de internação, os agentes etiológicos mais comuns continuam a ser os da comunidade. Após o 5º dia, as bactérias Gram-negativas são responsáveis pela maior parte das PN, sendo que destas, as mais frequentemente implicadas são: *Pseudomonas aeruginosa, Escherichia coli e Klebsiella pneumoniae*. No caso de bactérias Gram-positivas, as mais frequentemente isoladas são o *Staphylococcus aureus* Meticilina sensíveis e meticilina resistentes (SAMS e SAMR) e espécies de *Streptococcus*.

Diagnóstico

O diagnóstico desta entidade é essencialmente feito por critérios clínicos, radiológicos e analíticos que variam entre diferentes algoritmos. Um estudo observacional prospetivo de 2021 comparou os critérios de Johanson, Pontuação de Infeção Pulmonar Clínica (*Clinical Pulmonary Infection Score* - CPIS) e *Centers for Diseases Control and Preventions´s National Healthcare Safety Network* (CDC/NHSN) com os critérios de referência do Hospital in Europe Link for Infection Control through Surveillance (HELICS), concluindo que o algoritmo mais adequado ainda não é claro. Considerando-se os critérios do HELICS como referência, o CPIS foi o que revelou maior precisão no diagnóstico, enquanto que a sensibilidade dos critérios do CDC/NHSN foi ligeiramente melhor que uma cultura de aspirado traqueal e procalcitonina sérica >0,5 ng/mL – esta última considerando-se que aumentou a exatidão do diagnóstico quando utilizada.[7]

Critérios de diagnóstico[7,8]

Suspeita clínica e presença de novos infiltrados pulmonares ou em agravamento, identificados na radiografia de tórax (Rx de tórax) mais dois dos seguintes dados: febre, leucocitose periférica e/ou secreções purulentas.

- Febre (sensibilidade de 66,4% e especificidade de 53,9%) e secreções purulentas (sensibilidade de 77% e especificidade de 39%).
- Infiltrados pulmonares no RX de tórax (sensibilidade de 88,9% e especificidade de 26,1%).
- Aspirado endotraqueal positivo (sensibilidade de 75,7% e especificidade de 67,9%).
- Amostra colhida por escovado protegido (sensibilidade de 61,4% e especificidade de 76,5%; amostra colhida por lavado broncoalveolar (sensibilidade de 71,1% e especificidade de 79,6%).
- CPIS > 6 (sensibilidade de 73,8% e especificidade de 66,4%).

É recomendado o exame microbiológico de secreções brônquicas que pode ser colhido por aspirado traqueal ou por broncofibroscopia.

O doente com choque séptico na apresentação de PAV deve colher hemoculturas.

Existe evidência de que métodos moleculares de diagnóstico rápido nomeadamente para identificação de *Staphyloccoccus aureus* meticilina-resistente (SAMR) e bacilos Gram-negativo poderão ter sensibilidade e especificidade superior aos métodos convencionais [e.g. identificação de SAMR no lavado broncoalveolar de doentes ventilados por reação em cadeia da polimerase (PCR)].[9]

É essencial que o diagnóstico microbiológico leve em consideração que alguns dos microrganismos poderão ser colonizadores, e não serão a causa da infeção.

Possibilidades futuras adjuvantes para o diagnóstico: ecografia pulmonar à beira do leito e testes moleculares *point-of-care* de amostras respiratórias para identificação de microrganismos.

Tratamento

Empiricamente

Caso não haja deterioração clínica e de acordo com a decisão médica e com avaliação individualizada do doente e seus fatores de risco, poderá ser possível aguardar o resultado microbiológico antes do início da antibioterapia, de acordo com as diretrizes da *Infectious Diseases Society of America* (IDSA) e da *American Thoracic Society* (ATS), assim como recomendação conjunta das sociedades internacionais *European Respiratory Society* (ERS) /*European Society of Intensive Care Medicine* (ESICM) /*European Society of Clinical Microbiology and Infectious Diseases* (ESCMID) / *Latin American Thoracic Association* (ALAT)[10]. Esta estratégia levará à diminuição do risco de resistências antimicrobianas a longo prazo, diminuição do risco de infeção por *Clostridium difícile* e custos.

O tratamento empírico é baseado na epidemiologia nacional e local de cada centro hospitalar onde está inserida a UCI, dos dias de ventilação mecânica na altura do diagnóstico e da presença ou ausência de fatores de risco para microrganismos multirresistentes (MDR). A terapêutica empírica na PAV que surge nos primeiros 5 dias de internação hospitalar, em doentes sem fatores de risco para MDR e em UCI sem prevalência elevada de MDR (< 10%-20%), deverá contemplar os microrganismos mais comumente identificados em infeções da comunidade: *Streptococcus pneumoniae* e outros Cocos Gram-positivos e anaeróbios da flora oral, *Haemophilus influenzae* e bacilos Gram-negativo entéricos, podendo ser escolhida uma penicilina não antipseudomônica como a amoxicilina / ácido clavulânico ou uma cefalosporina de 3ª geração (ceftriaxone ou cefotaxima).

Recomenda-se amoxicilina/ácido clavulânico como primeira opção para diminuição do consumo de cefalosporinas, reduzindo assim o risco futuro de Enterobacterales produtoras de *Extended-spectrum beta-lactamases* (ESBL) e infeção por *Clostridium difficile.*

- Amoxicilina / ácido clavulânico 1,2 ou 2,2 g IV 8/8 horas dependendo do volume de distribuição do doente e a necessidade de técnicas de substituição renal (e.g. doentes com função renal normal necessitando de excreção de tóxicos).[11]

ou

- Ceftriaxone 2 g IV 24/24 horas

ou

- Cefotaxima 2 g IV 8/8 horas

Caso (a) não se verifique fatores de risco para MDR, (b) a PAV ocorrer após 5 dias de internação hospitalar, (c) estiver de acordo com a epidemiologia local, e (d) se houver patologia estrutural como bronquiectasias conhecidas ou colonização prévia, a *Pseudomonas aeruginosa* poderá ser empiricamente coberta com um betalactâmico antipseudomônico como a ceftazidima ou o cefepime.

- Ceftazidima 2 g IV 8/8 horas

ou

- Cefepime 2 g IV 8/8 horas

Caso (a) a PAV tenha ocorrido após 5 dias de internação hospitalar e (b) houver fatores de risco para MDR (e.g. internação prévia recente superior a 5 dias, isolamento de MDR no último ano, ecologia local com prevalência elevada de MDR e antibioterapia nos 90 dias prévios, choque séptico na apresentação da PAV), os microrganismos a considerar são: *Eschericia coli, Klebsiella pneumoniae, Enterobacter* spp., *Serratia marcescens, Pseudomonas aeurugionsa, Acinetobacter baumannii, Staphyloccus aureus* (frequentemente meticilina resistente) e Gram-negativo entéricos MDR (e.g. Enterobacterales produtoras de ESBL e produtoras de carbapenemases).

Antibioterapia se existência de fatores de risco para MDR:

- Piperacilina/tazobactam 4,5 g IV 6/6 horas em perfusão de 3-4 horas.

ou

- Meropenem 1 g IV 8/8 horas em perfusão de 3-4 horas.

Se colonização conhecida por SAMR ou prevalência hospitalar e/ou da comunidade > 20%, a cobertura para SAMR deverá ser adicionada (aqui será apenas considerada a administração em perfusão contínua):

- Vancomicina 15-20 mg/kg IV (peso real, dose máxima de 3000 mg) a perfundir em 1 hora (independentemente da taxa de filtração glomerular), a uma taxa de 10-15 mg/min, logo seguido de perfusão de 30 a 40 mg/kg/24 h (até ao máximo de 60 mg/kg) para valores de vancomicinemia entre os 20 e os 25 mg/L (no doente crítico).[12] Os primeiros níveis deverão ser doseados após 12 horas do início da terapêutica.

Em doentes sob técnica de substituição renal contínua com taxa de efluente de 20-25 mL/kg/h, estudos recomendam:

- dose de carga de 20-25 mg/kg, com dose de manutenção inicial de 7,5-10 mg/kg 12/12 horas. O doseamento de vancomicinemia deverá ser feito nas primeiras 24 horas.

ou

- Linezolida 600 mg IV 12/12 horas se sem bacteriemia associada ou pancitopenia.

Caso a PCR de zaragatoa nasofaríngea para SAMR seja negativa, esta tem um valor preditivo negativo de 76%-99% para infeção por este agente,[13] não havendo necessidade de cobertura deste agente.

Dirigido

A escolha do antibiótico dirigido ao agente isolado deverá ter em consideração o espectro mais curto possível, fatores fisiológicos do doente, efeitos adversos dos potenciais antibióticos escolhidos, interações medicamentosas e custos.

Para as multirresistentes: combinação de um betalactâmico com um inibidor da betalactamase (ceftazidima-avibactam, ceftolozane-tazobactam, imipenem-cilastina-relebactam, meropenem-vaborbactam) ou betalactâmicos com novos mecanismos de ação como o cefiderocol – a escolha de terapêutica irá depender da sensibilidade do agente identificado e dos antibióticos disponíveis no hospital.

Outras possíveis etiologias

O fungo mais comumente identificado nas amostras microbiológicas é a *Candida* spp., sendo que a maioria dos isolamentos correspondem ao agente como colonizador e não como patogênico. Muito raramente os fungos poderão ser o agente infecioso causador da PAV, mas já será dependente de fatores de risco mais específicos – e.g. doentes imunodeprimidos (nomeadamente com granulocitopenias) ou com infeção recente por vírus *Influenzae* spp. ou SARS-CoV-2 entre outros.[14] Alguns vírus podem, muito raramente, ser os agentes patogênicos da PAV como o vírus *Influenzae* spp. e vírus sincicial respiratório, observando-se também, em doentes imunodeprimidos e não imunodeprimidos (nomeadamente com internação prolongadas e infecções bacterianas prévias) reativação do vírus Herpes *simplex* e Citomegalovírus manifestando-se com broncopneumonia.[15,16]

Nota: Lembrar que todos os antibióticos utilizados deverão ser ajustados ao doente de forma individualizada, ajustando-se quando necessário à função renal e verificar-se de forma preemptiva interações medicamentosas. É útil a discussão de escolha antibiótica com equipa de *stewardship* antibiótico, nomeadamente se dirigida a multirresistentes.

Duração da antibioterapia

Em média cinco a sete dias de antibioterapia; prolongar tratamento em caso de evolução lenta (diminuição lenta da procalcitonina) ou complicação – e.g. abcesso, empiema, pneumonia necrotizante.

Sugere-se que no caso de isolamento de *Stenotrophomonas maltophilia* ou *Pseudomonas aeruginosa* poder-se-á prolongar a terapêutica para 14 dias (guiando-se pela evolução clínica e analítica), com um estudo de 2022 a revelar não superioridade de oito dias *versus* 14 dias no tratamento da *Pseudomonas aeruginosa,* tendo sido evidente uma maior recorrência de PAV no grupo de oito dias (17%) *versus* o de 14 dias (9%).[17]

Um estudo retrospectivo identificou que um a três dias de terapêutica foi tão eficaz quanto > 3 dias em doentes com suspeita de PAV e valores mínimos ventilatórios como PEEP ≤ 5 e mínimos diários de FiO_2 < 40% pelo menos durante três dias após início de antibioterapia,[18] tendo este estudo algumas limitações, nomeadamente a possibilidade do sobrediagnóstico de PAV.

Possibilidades futuras adjuvantes para o tratamento

Existe crescente evidência que os antibióticos nebulizados poderão excecionalmente ser boas opções terapêuticas para a PAV por Gram-negativo MDR suscetíveis apenas aos aminoglicosídeos e à colistina, havendo estudos em que a associação da colistina IV com a sua forma nebulizada, levou a um melhor *outcome*,[19] teorizando-se concomitantemente que a utilização de antibióticos nebulizados poderão diminuir a emergência de resistência antibiótica.

Prevenção

De acordo com uma revisão internacional de 2022 de estratégias de prevenção de PAV destaca-se as seguintes:[20]

- Continuando a ventilação com pressão positiva após extubação com oxigênio nasal de alto fluxo ou ventilação com pressão positiva não invasiva (VNIPP) – observam-se taxas mais baixas de entubação, reintubação, PAV e mortalidade (Qualidade de Evidência: ALTA).
- Posicionar os doentes não entubados com insuficiência respiratória e hipoxemia aguda por Covid-19 em decúbito ventral (PronE) pode diminuir o risco de entubação em comparação com o tratamento padrão (Qualidade da Evidência: MODERADA).
- Minimizar a sedação de pacientes ventilados sempre que possível, utilizando-se estratégias multimodais e evitar benzodiazepinas para controlo de agitação (Qualidade da Evidência: ALTA).
- Implementar um protocolo de desmame ventilatório, com avaliação diária da possibilidade de extubação (Qualidade da Evidência: ALTA).
- Iniciar reabilitação motora precoce (Qualidade da Evidência: MODERADA).
- Elevação da cabeceira da cama entre 30° e 45° (Qualidade da Evidência: BAIXA), leva efetivamente a uma redução significativa nas taxas de PAV, mas sem diferença na duração da ventilação mecânica ou mortalidade.
- Higiene oral diária com escovação, mas sem clorexidina (Qualidade da Evidência: MODERADA) – taxas de PAV significativamente mais baixas, menor duração da ventilação mecânica e menor tempo de permanência na UCI; evidência científica sugere que cuidados orais com clorexidina podem aumentar as taxas de mortalidade, não trazendo concomitantemente benefício.
- Preferir nutrição entérica precoce em vez de parentérica (Qualidade da Evidência: ALTA).
- Considerar o uso de descontaminação seletiva da orofaringe e do trato digestivo para diminuir a carga microbiana em UCIs com baixa prevalência de organismos multiresistentes (Qualidade da Evidência: ALTA): descontaminação da orofaringe com antibióticos tópicos levou a redução de 16% na mortalidade hospitalar e descontaminação da orofaringe e trato digestivo combinando-se antibióticos tópicos, orais (colistina, tobramicina e anfotericina B – pouco absorvidos no trato gastrointestinal) e parentais, levou a uma redução de 18% na mortalidade.
- Tubos endotraqueais com drenagem (intermitente ou contínua de secreções) subglótica se mais que 48 a 72 horas de entubação (Qualidade da Evidência: MODERADA) – redução de taxas de PAV em 44%.
- Considerar traqueostomia precoce (Qualidade de Evidência: MODERADA) – após sete dias da entubação, redução de 40% nas taxas de PAV, menos tempo de ventilação mecânica e menos dias de UCI, mas sem diferença na mortalidade.
- Colocação de sonda de alimentação pós-pilórica em pacientes com intolerância à alimentação gástrica com alto risco de aspiração (Qualidade da Evidência: MODERADA).

Já não recomendado: higiene oral com clorexidina; probióticos; *cuffs* do tubo endotraqueal de poliuretano ultrafino ou cônico; tubos endotraqueais revestidos de prata; controle automatizado das pressões do *cuff* endotraqueal; monitorização frequente da pressão do *cuff* endotraqueal (possível *leaks* de ar associado); nutrição parentérica precoce.

Indiferente: sistemas de aspiração de tubo endotraqueal fechado *versus* aberto – sem benefício (Qualidade de Evidência: MODERADA).

Conclusão

A PAV é a infeção nosocomial mais frequente nas UCIs associando-se a ≥ 48 horas de entubação endotraqueal e ventilação mecânica, podendo traduzir-se no aumento de morbilidade e mortalidade, esta última dependendo de fatores de risco do doente, escores de gravidade e agentes isolados. Para o diagnóstico, é essencial considerar-se, conjuntamente, critérios clínicos, imagiológicos e microbiológicos, sendo que o escore de CPIS foi o mais preciso, quando vários algoritmos foram avaliados. Em termos de diagnóstico microbiológico, amostras profundas mostraram maior especificidade. O início do tratamento poderá ser protelado caso o doente tenha estabilidade clínica, aguardando-se isolamento microbiológico e assim, ser possível dirigir-se o tratamento antibiótico, evitando aquisição de resistências a médio-longo prazo, efeitos adversos e custos associados. Empiricamente o tratamento escolhido considerará o tempo de internação e fatores de risco para MDR, sendo que a duração deste, poderá variar entre os cinco e sete dias ou os 14 dias, de acordo com o microrganismo identificado, podendo ter de ser prolongado de acordo com evolução clínica e eventual complicação associada à PAV, como o empiema, pneumonia necrotizante ou abcesso. Não menos importante, são as medidas da prevenção da PAV que compreendem feixes (*Bundles*) de intervenção que deverão ser implementados pela equipa multidisciplinar, assim reduzindo a morbilidade e mortalidade associada a esta infeção nosocomial.

Referências bibliográficas

1. Papazian L, Klompas M, Luyt CE. Ventilator-associated pneumonia in adults: a narrative review. Intensive Care Med. 2020;46(5):888-906.
2. Rosenthal VD, Duszynska W, Ider BE, Gurskis V, Al-Ruzzieh MA, Myatra SN, et al. International Nosocomial Infection Control Consortium (INICC) report, data summary of 45 countries for 2013-2018, Adult and Pediatric Units, Device-associated Module. Am J Infect Control. 2021;49(10):1267-1274.
3. Melsen WG, Rovers MM, Groenwold RH, Bergmans DC, Camus C, Bauer TT, et al. Attributable mortality of ventilator-associated pneumonia: a meta-analysis of individual patient data from randomised prevention studies. Lancet Infect Dis. 2013;13(8):665-71.
4. Ranzani OT, Niederman MS, Torres A. Ventilator-associated pneumonia. Intensive Care Med. 2022;48(9):1222-1226.
5. Reinarz JA, Pierce AK, Mays BB, Sanford JP. The Potential Role Of Inhalation Therapy Equipment In Nosocomial Pulmonary Infection. J Clin Invest. 1965;44(5):831-9.
6. Bekaert M, Timsit JF, Vansteelandt S, Depuydt P, Vésin A, Garrouste-Orgeas M, et al. Attributable mortality of ventilator--associated pneumonia: a reappraisal using causal analysis. Am J Respir Crit Care Med. 2011;184(10):1133-9.
7. Rahimibashar F, Miller AC, Yaghoobi MH, Vahedian-Azimi A. A comparison of diagnostic algorithms and clinical parameters to diagnose ventilator-associated pneumonia: a prospective observational study. BMC Pulm Med. 2021;21(1):161.
8. Fernando SM, Tran A, Cheng W, Klompas M, Kyeremanteng K, Mehta S, et al. Diagnosis of ventilator-associated pneumonia in critically ill adult patients-a systematic review and meta-analysis. Intensive Care Med. 2020;46(6):1170-1179.
9. Peiffer-Smadja N, Bouadma L, Mathy V, Allouche K, Patrier J, Reboul M, et al. Performance and impact of a multiplex PCR in ICU patients with ventilator-associated pneumonia or ventilated hospital-acquired pneumonia. Crit Care. 2020;24(1):366.
10. Torres A, Niederman MS, Chastre J, Ewig S, Fernandez-Vandellos P, Hanberger H, et al. International ERS/ESICM/ESCMID/ALAT guidelines for the management of hospital-acquired pneumonia and ventilator-associated pneumonia: Guidelines for the management of hospital-acquired pneumonia (HAP)/ventilator-associated pneumonia (VAP) of the European Respiratory Society (ERS), European Society of Intensive Care Medicine (ESICM), European Society of Clinical Microbiology and Infectious Diseases (ESCMID) and Asociación Latinoamericana del Tórax (ALAT). Eur Respir J. 2017;50(3):1700582.
11. Lonsdale DO, Lipman J, Livermore A, McWhinney B, Ungerer JPJ, Roberts JA. Amoxicillin-Clavulanate Dosing in the Intensive Care Unit: The Additive Effect of Renal Replacement Therapy in a Patient with Normal Kidney Function. Chemotherapy. 2019;64(4):173-176.
12. Rybak MJ, Le J, Lodise TP, Levine DP, Bradley JS, Liu C, et al. Therapeutic monitoring of vancomycin for serious methicillin-resistant Staphylococcus aureus infections: A revised consensus guideline and review by the American Society of Health-System Pharmacists, the Infectious Diseases Society of America, the Pediatric Infectious Diseases Society, and the Society of Infectious Diseases Pharmacists. Am J Health Syst Pharm. 2020;77(11):835-864.
13. Smith MN, Brotherton AL, Lusardi K, Tan CA, Hammond DA. Systematic Review of the Clinical Utility of Methicillin-Resistant Staphylococcus aureus (MRSA) Nasal Screening for MRSA Pneumonia. Ann Pharmacother. 2019;53(6):627-638.
14. Salmanton-García J, Sprute R, Stemler J, Bartoletti M, Dupont D, Valerio M, et al. COVID-19-Associated Pulmonary Aspergillosis, March-August 2020. Emerg Infect Dis. 2021;27(4):1077-1086.
15. Luyt CE, Combes A, Deback C, Aubriot-Lorton MH, Nieszkowska A, Trouillet JL, et al. Herpes simplex virus lung infection in patients undergoing prolonged mechanical ventilation. Am J Respir Crit Care Med. 2007;175(9):935-42.
16. Limaye AP, Stapleton RD, Peng L, Gunn SR, Kimball LE, Hyzy R, et al. Effect of Ganciclovir on IL-6 Levels Among Cytomegalovirus-Seropositive Adults With Critical Illness: A Randomized Clinical Trial. JAMA. 2017;318(8):731-740.
17. Bouglé A, Tuffet S, Federici L, Leone M, Monsel A, Dessalle T, et al. Comparison of 8 versus 15 days of antibiotic therapy for Pseudomonas aeruginosa ventilator-associated pneumonia in adults: a randomized, controlled, open-label trial. Intensive Care Med. 2022;48(7):841-849.
18. Klompas M, Li L, Menchaca JT, Gruber S; Centers for Disease Control and Prevention Epicenters Program. Ultra-Short-Course Antibiotics for Patients With Suspected Ventilator-Associated Pneumonia but Minimal and Stable Ventilator Settings. Clin Infect Dis. 2017;64(7):870-876.
19. Valachis A, Samonis G, Kofteridis DP. The role of aerosolized colistin in the treatment of ventilator-associated pneumonia: a systematic review and metaanalysis. Crit Care Med. 2015;43(3):527-33.
20. Klompas M, Branson R, Cawcutt K, Crist M, Eichenwald EC, Greene LR, et al. Strategies to prevent ventilator-associated pneumonia, ventilator-associated events, and nonventilator hospital--acquired pneumonia in acute-care hospitals: 2022 Update. Infect Control Hosp Epidemiol. 2022;43(6):687-713.

capítulo 45

Quase-Afogamento

Filipe André Gonzalez | Vera Mônica Gomes Pereira | Joana Maria Rosa Pimenta Jardim Ferreira

Destaques

- Afogamento é um processo que se inicia com a submersão da via aérea em meio líquido progredindo para a aspiração e, na ausência de tratamento, culminando na morte.
- Aspiração de água doce ou salgada causa edema pulmonar, diminui a complacência e aumenta o shunt intrapulmonar levando a hipoxemia grave.
- A lesão neurológica que resulta da hipoxemia cerebral prolongada é proporcional à duração da submersão e à demora da ressuscitação e oxigenação adequadas.
- Os elementos essenciais para sobreviver em casos de afogamento sem sequelas são minimizar o tempo de resgate da água, o início imediato e agressivo de suporte avançado de vida e a otimização da função pulmonar e cardiovascular com o objetivo de maximizar a oxigenação tecidular.
- Nenhum tratamento pode substituir a prevenção em casos de afogamento.

Introdução

O afogamento é uma das doenças de maior impacto na saúde e na economia do mundo.

De acordo com a Organização Mundial da Saúde (OMS),[1] o afogamento é uma ameaça negligenciada à saúde pública, e estima-se que cause a morte de 372 mil pessoas por ano em todo o mundo (8,5 óbitos/100.000 hab). Mais de 90% dessas mortes ocorrem em países com baixo e médio poder econômico. De forma alarmante o afogamento está entre as 10 principais causas de morte de crianças e jovens em todas as regiões do mundo, com maior incidência nas crianças com menos de 5 anos. Mais da metade das vítimas tem menos de 25 anos.

No entanto o número exato é subestimado. Existe falha na identificação e nos métodos de registo do problema, assim como existe a exclusão dos casos de morte intencional (suicídio ou homicídio) e dos casos de morte por catástrofes atmosféricas e incidentes nos transportes de água (incluindo aqueles das embarcações que transportam migrantes e refugiados). Os dados colhidos em países com elevado poder econômico sugerem que esses métodos de coleta de dados resultam numa subestimativa que pode atingir os 50% nesses países.[2] A coleta de dados nos países com baixo e médio poder econômico contrastam marcadamente com as estimativas da OMS, alguns sugerem um nível quatro a cinco vezes superior à taxa de afogamento estimada pela OMS.[3]

Em Portugal em 2012 foram registadas 140 mortes por afogamento.[1] Nos últimos 14 anos ocorreram 228 afogamentos com desfecho fatal em crianças e jovens.[4] Para além das mortes por afogamento verificadas, existe ainda a registar 554 internações na sequência de um afogamento nos últimos 14 anos, o que significa que, por cada criança que morre, 2 a 3 são internadas. Sessenta e seis por cento dos afogamentos ocorreram com rapazes e 34% das crianças tinham entre os 0 e os 4 anos. Quanto ao local onde ocorrem as piscinas (29%) e os rios/ribeiras/lagoas (25%) são os planos de água com maior registo de afogamentos. Os afogamentos com crianças mais novas tendem a acontecer mais em ambientes construídos e com crianças mais velhas em ambientes naturais. Quanto à altura do ano, em todos os meses há registo de afogamentos, no entanto, Julho (23%), Agosto (21%) e Junho (15%) são os meses onde se verificam mais casos. O número médio de mortes por afogamento por ano em crianças e jovens diminuiu em Portugal nos últimos cinco anos de 16,5 (2005-2010) para 9,6 (2011-2015).

De acordo com o Boletim da Sociedade Brasileira de Salvamento Aquático de 2017[5] morrem 17 brasileiros afogados diariamente. Em 2015, o afogamento foi no Brasil a segunda causa geral de óbito entre 1 e 9 anos, a terceira causa na faixa de 10 a 14 anos, a quarta causa na faixa de 15 a 24 anos e a quinta causa de 25 a 29 anos. A maioria dos casos (90%) ocorre em águas naturais. E existem variações quanto a idade e o local dos afogamentos: crianças de 1 a 9 anos afogam-se mais por queda em piscinas e espelhos de água em casa; crianças que sabem nadar afogam-se mais por incidentes de sucção pela bomba em piscina; crianças maiores de 10 anos e adultos afogam-se mais em águas naturais do tipo rios, represas e praias. De salientar que a mortalidade por afogamento vem reduzindo no Brasil nos últimos 37 anos (1979-2015) conferindo uma redução na ordem de 40%.

Os fatores de risco identificados pela OMS para o afogamento são a falta de barreiras entre as pessoas e a água, principalmente em casa; ausência ou supervisão inadequadas das crianças; falta de avisos de segurança próximo da água e comportamentos de risco, como nadar sozinho; viajar na água, sobretudo em embarcações com pouca manutenção e sobrelotadas; desastres naturais como chuva intensa, *tsunamis* e ciclones.[1] São também fatores de risco o sexo masculino, idade inferior a 14 anos, uso de álcool, baixo rendimento econômico, baixo nível educacional, residência rural. Pessoas com epilepsia têm um risco 15 a 19 vezes superior às que não têm.[6]

Afogamento

Em 2002, no Congresso Mundial de Afogamento, um grupo internacional de investigadores preocupados com a ressuscitação do afogamento, convocou uma conferência de consenso, designada *Utstein-style*. A conferência de consenso desenvolveu diretrizes para definições e uniformização da coleta de dados relacionados ao afogamento, publicado em 2003.[7] O relatório definiu o afogamento como "... um processo que resulta em insuficiência respiratória primária por submersão em meio líquido. Implícita nessa definição é que existe uma interface líquido/ar na entrada da via aérea da vítima, impedindo a vítima de respirar ar. A vítima pode viver ou morrer após esse processo, mas seja qual for o desfecho, ela esteve envolvida em um incidente de afogamento". Também sugerem que termos como "quase afogamento" (*near-drowning*), "afogamento seco ou molhado", "afogamento ativo e passivo", "afogamento azul ou branco" e "afogamento secundário como complicação" devem ser abandonados.

Fisiopatologia

Quando uma pessoa está em dificuldades na água e não pode mais manter as vias aéreas livres de líquido, a água entra na boca e é voluntariamente cuspida ou engolida, ou ainda, como resposta consciente imediata, ocorre a tentativa de segurar a respiração, embora esta tenha uma duração muito curta de apenas alguns segundos. Quando então a vontade de respirar é demasiadamente forte ou de forma inadvertida por não conseguir expulsar a água da boca, certa quantidade de água é aspirada, a tosse ocorre como uma resposta reflexa. Em raras situações o laringospasmo ocorre (menos de 2%), mas em tais casos, é rapidamente terminado pelo aparecimento de hipoxia importante. Se a pessoa não é resgatada, a aspiração de água continua e a hipoxemia leva rapidamente à perda de consciência e apneia. Em sequência, alguns segundo a poucos minutos após a apneia, a taquicardia se deteriora em bradicardia, atividade elétrica sem pulso, e, finalmente, em assistolia. O processo de afogamento todo, da submersão ou imersão até uma parada cardíaca, geralmente ocorre de segundos a alguns minutos, mas em situações excecionas, como na hipotermia ou no afogamento em água gelada, o processo pode chegar a durar horas.[6]

A quantidade de líquido inalado varia consideravelmente de vítima para vítima. Ocorrem alterações a vários níveis, nomeadamente a nível pulmonar, nos fluidos corporais, nas tensões arteriais, no equilíbrio ácido-base e nas concentrações de eletrólitos. Estas alterações são dependentes do volume de líquido aspirado e da duração da submersão.[7]

A aspiração de água salgada e água doce causam graus similares de lesão, embora com diferenças osmóticas, mas sem relevância clínica. Em ambos os casos, a água nos alvéolos provoca a inativação do surfactante e a sua lavagem e provoca alterações da permeabilidade da membrana alveolocapilar. Estas alterações conduzem à redução da complacência pulmonar, aumento da área de *shunt* arterial, atelectasias e eventual alveolite com agravamento da hipoxemia.[8]

Embora a hipotermia esteja muitas vezes descrita como sendo protetora, geralmente a hipotermia associa-se a mau prognóstico. Submersão em água fria acelera o desenvolvimento de exaustão, alteração do estado de consciência e o surgimento de arritmias cardíacas.[9]

Assim a hipoxemia e a hipotermia são os principais mecanismos de lesão em um episódio de afogamento, afetando quase todos os órgãos.

Pulmonar: a aspiração de líquido resulta em vários graus de hipoxemia.[10] A perda de surfactante e as alterações a nível da membrana alveolocapilar frequentemente levam a edema pulmonar não cardiogênico e síndrome da angústia respiratória aguda (SARA).[11] A insuficiência respiratória pode desenvolver-se de forma insidiosa ou muito rapidamente; os sinais e sintomas incluem a dispneia, fervores e sibilos. A telerradiografia do tórax ou a tomografia computorizada à apresentação pode variar entre normal a presença de sinais de edema pulmonar localizado, peri-hilar ou difuso. Vários outros mecanismos de lesão pulmonar podem ocorrer com o afogamento e causar deterioração transitória no período pós-ressuscitação, nomeadamente pneumonia bacteriana, barotrauma, lesão mecânica pela ressuscitação cardiopulmonar, presença de corpo estranho e/ou pneumonite química (areia, lama, vômito), apneia mediada centralmente e toxicidade da oxigenoterapia.[12]

Neurológico: a condição que mais influência o prognóstico após afogamento é a lesão a nível do sistema nervoso central (SNC). Na maioria das situações, a lesão cerebral por anoxia inicia-se 15-30 segundos após cessar o fluxo sanguíneo cerebral.[13] Se houver parada cardiorrespiratória (PCR) e a reanimação cardiopulmonar (RCP) for iniciada, o risco de dano neurológico é semelhante a outros casos de parada cardíaca. O mecanismo de lesão também é semelhante, nomeadamente com edema cerebral difuso com aumento das pressões intracranianas, áreas focais de necrose, edema mitocondrial e outras alterações isquêmicas. Aproximadamente 20% das vítimas que sobrevivem a um episódio de afogamento mantêm danos neurológicos, limitando a recuperação funcional.[14] No entanto, o "reflexo de mergulho" e a hipotermia usualmente associadas com afogamento em PCR podem proporcionar maiores tempos de submersão sem sequelas do que em outras situações. Existem registos de crianças que sobreviveram a períodos de submersão superiores a 66 minutos.[15] Devido à menor relação entre a massa corporal e a superfície corporal, à camada de gordura subcutânea e à inalação mais precoce de água, as crianças atingem hipotermia mais rapidamente e em maior grau após submersão em água fria que os adultos.[16,17] A hipotermia pode reduzir o consumo de oxigênio no cérebro, retardando a morte celular e a depleção de ATP. A hipotermia reduz a atividade elétrica e metabólica do cérebro de forma dependente da temperatura. A taxa de consumo de oxigênio cerebral é reduzida em cerca de 5% para cada redução de 1°C na temperatura dentro do intervalo de 37°C a 20°C.[6]

Cardiovascular: a hipoxemia, a acidose e potencialmente a hipotermia são os fatores principais pelo surgimento de disritmias em um episódio de afogamento. Fibrilhação auricular e disritmias sinusais são frequentes, mas raramente requerem tratamento. Prolongamento dos intervalos PR, QRS e QT assim como elevação do ponto J (onda de Osborn) podem ser observados em outras causas de hipotermia. Nos casos mais graves pode resultar em morte por fibrilação ventricular ou assistolia.[18]

Renal: lesão renal aguda ocorre em aproximadamente 50% dos sobreviventes de um episódio de afogamento como resultado da acidose láctica, da hipoperfusão prolongada, e em alguns casos como resultado da rabdomiólise.[19]

Coagulação: coagulopatia, como consequência da associação da hipotermia com possível coagulação intravascular disseminada, também pode ocorrer.

Tratamento

Tratamento pré-hospitalar

Salvamento e ressuscitação inicial

Numa situação de afogamento, a melhor hipótese de um tratamento eficaz ocorre ainda na abordagem pré-hospitalar: quanto mais rápida a correção da hipoxia, evento principal no afogamento, maior a probabilidade de sobrevivência e de *outcome* neurológico favorável.

Essa abordagem implica o reconhecimento rápido da situação de afogamento e retirada da vítima da água, início de manobras de ressuscitação e tratamento pré-hospitalar diferenciado.

Os *bystanders*/testemunhas têm um papel crucial na tentativa inicial de resgate da vítima e ressuscitação.[20] Contudo, não são raras as situações que terminam em morte dos mesmos, pelo que a retirada da água deve ser, sempre que possível, realizada por profissional de salvamento.[21] Os *bystanders* podem tentar a retirada a partir de terra com um auxiliar de salvamento (corda, boia); se a entrada em água é essencial, o salvamento não deve ser feito individualmente e deve ser apoiado por dispositivo de flutuação. Deve ser pedida ajuda diferenciada assim que reconhecida a situação de afogamento.[20]

A ressuscitação em água, contemplando apenas manobras de ventilação e reservada para a situação de vítima inconsciente, pode aumentar a probabilidade de sobrevivência comparada com a estratégia de retirada de água sem ressuscitação. Deve ser executada apenas por profissionais de salvamento. A retirada de água não deve ser atrasada pela realização de compressões torácicas, na medida em que inexequíveis, sendo desnecessária a pesquisa de pulso central nesta fase.[22] Na ausência de resposta à ventilação apenas, a vítima deve ser assumida em PCR e deve ser levada rapidamente para terra para início de RCP eficaz.

A vítima deve ser retirada em posição horizontal, minimizando a possibilidade colapso circulatório.[23] A probabilidade de lesão cervical é mínima nas vítimas de afogamento, mas deve ser considerada nos acidentes de mergulho e nos associados a desportos aquáticos, situações em que está indicada a imobilização cervical.[24]

Uma vez em terra, a avaliação inicial deve ser baseada no algoritmo de suporte básico de vida, a começar por uma rápida avaliação de reatividade e atividade respiratória.

A vítima inconsciente que ainda respira deve ser colocada em posição lateral de segurança.[25] Quando em parada respiratória, deve ser iniciada ventilação de resgate imediata, que pode ser, inclusivamente, suficiente para interrupção do processo de afogamento.[26-28]

Em situação de parada cardiorrespiratória, sendo a hipoxia o seu principal mecanismo desencadeador, é recomendada a aplicação de 5 ventilações de resgate seguidas dos ciclos de 30 compressões torácicas e 2 ventilações, segundo o algoritmo de suporte básico de vida. A recomendação das 5 ventilações de resgate *versus* 2 ventilações convencionais prende-se com a maior dificuldade na ventilação alveolar condicionada pela entrada de água no pulmão com consequente redução da complacência e aumento de resistência das vias aéreas.[23]

Tratamento médico diferenciado pré-hospitalar

O tratamento médico pré-hospitalar diferenciado tem como objetivos primários a correção rápida da hipoxia sistémica, o restabelecimento da estabilidade cardiovascular, a interrupção e minimização da perda de calor e a evacuação rápida para a unidade hospitalar adequada.[9,26,29]

Vítimas em dificuldade respiratória podem, numa fase inicial, receber suporte de oxigênio via máscara facial de alto débito a 15 L/min. Contudo, quando em rápida deterioração clínica e sinais de cansaço respiratório, está indicada a instituição precoce de ventilação mecânica com pressão positiva[30] e entubação orotraqueal.[31] O objetivo é a manutenção de saturações periféricas de oxigênio entre 92%-96%.

Após imersão/submersão prolongada, a maioria das vítimas apresenta hipovolemia e hipotensão. A hipotensão que persiste após correção de hipoxia deve ser agressivamente tratada pela administração rápida de solução cristaloide,[23] sendo o acesso venoso periférico a via preferencial em pré-hospitalar.

Nas situações de parada cardiorrespiratória associadas a afogamento, a assistolia e a atividade elétrica sem pulso são os ritmos mais frequentemente documentados e a ressuscitação destes doentes segue o algoritmo de suporte avançado de vida.[23]

Contudo, a hipotermia pode influenciar o processo de ressuscitação. A hipotermia grave resulta em aumento da rigidez torácica, dificultando compressões torácicas e ventilação mecânica. A utilização de dispositivos de compressões torácicas mecânicas como o LUCAS podem ser uma mais valia neste contexto.[32] A resposta cardíaca a fármacos cardioativos, à desfibrilhação elétrica e *pacing* externo é menor e, também, o metabolismo dos fármacos fica retardado facilitando a sua acumulação para níveis tóxicos.[33] Persiste, pois, alguma controvérsia sobre a aplicação de desfibrilhação e de adrenalina na reanimação de vítimas de afogamento, hipotérmicas. Pelo *European Resuscitation Council*, mantém-se a recomendação de não administração de fármacos e a restrição da desfibrilhação ventricular, segundo os protocolos habituais, para um máximo de 3 tentativas, quando a temperatura central é inferior a 30ºC; os intervalos de medicação devem ser duplicados para temperaturas entre os 30ºC e 34ºC.[23] Já a *American Heart Association*, admite o possível benefício da administração de fármacos mesmo na hipotermia grave (*American Heart Association*). Na ausência de evidência de elevada qualidade, não é possível fazer outra recomendação formal além continuar o reaquecimento da vítima até os 32 ºC-34ºC para aumentar a possibilidade de recuperação de circulação espontânea com as manobras de ressuscitação em curso.

O reaquecimento do doente hipotérmico deve começar ainda no pré-hospitalar. Doentes com hipotermia ligeira (32ºC -35ºC), conscientes, preservando capacidade de *shivering*, podem ser aquecidos por métodos passivos com remoção da roupa molhada, aplicação de manta térmica e colocação em quarto aquecido. Nas formas mais graves de hipotermia devem ser ainda aplicadas as técnicas de aquecimento ativo disponíveis como mantas de aquecimento por ar forçado e administração de soros e oxigênio aquecidos.[34,35] Estudos relatam benefício na oxigenação extracorpórea por membrana (ECMO), sendo de considerar a referenciação a centro especializado, na hipotermia grave. O reaquecimento provoca dilatação de vasos periféricos e redistribuição da circulação, resultando no influxo central de sangue frio mais acidótico e hipercalêmico a partir das extremidades, o que pode desencadear fibrilação ventricular. A hipertermia também agrava lesão cerebral pós-anóxica. Por este motivo, o reaquecimento deve ser cauteloso, sem exceder os 37ºC.[36]

Tratamento no serviço de urgência

Vítimas de quase afogamento transportadas ao serviço de urgência, devem ser rapidamente triadas, avaliadas e estabilizadas segundo o algoritmo ABC (*Airway*, *Breathing*, *Circulation*); deve ser dada continuidade ao aquecimento do doente até uma temperatura mínima de 35º.

A avaliação do doente deve ser complementada com o exame físico, com particular atenção à possibilidade de trauma envolvendo coluna cervical, com telerradiografia do tórax e gasometria arterial.

É importante a clarificação detalhada da situação de quase afogamento: tempo de submersão, temperatura estimada da água, intervenção no local por testemunha e/ou profissionais envolvidos, avaliação clínica no local, circunstâncias pré-evento (convulsão, parada cardíaca, queda em altura, desporto etc.).[37]

A avaliação laboratorial de rotina, com determinação de hematócrito, níveis séricos de creatinina e ureia e eletrólitos raramente acrescenta medidas terapêuticas específicas;[38] contudo, no doente que permanece comatoso após estabilizado, pode ser útil a realização de investigação toxicológica, tomografia computorizada cranioencefálica e da coluna cervical.[39]

Szpilman D. descreve um sistema de classificação de seis graus de gravidade, com base na apresentação clínica inicial – **Tabela 45.1**, para melhor estratificação de risco de mortalidade com utilidade na orientação terapêutica destes doentes.[31,40]

Indivíduos que se apresentem conscientes, sem sinais de dificuldade respiratória e sem suspeita clínica de aspiração de água (sem tosse, vômitos ou secreções brônquicas espumosas) e sem comorbilidades associadas, podem inclusiva-

Tabela 45.1. Classificação, mortalidade e necessidade de hospitalização

Grau	Nº	Mortalidade geral (%)	Necessidade de Hospital (%)	Mortalidade hospitalar (%)
Resgate	38.976	0 (0,0%)	0 (0,0%)	0 (0,0%)
1	1.189	0 (0,0%)	35 (2,9%)	0 (0,0%)
2	338	2 (0,6%)	50 (14,8%)	2 (4,0%)
3	58	3 (5,2%)	26 (44,8%)	3 (11,5%)
4	36	7 (19,4%)	32 (88,9%)	7 (19,4%)
5	25	11 (44%)	21 (84%)[d]	7 (33,3%)
6	185	172 (93%)	23 (12,4%)[d]	10 (43,5%)
Total	1.831[b]	195 (10,6%)	187 (10,2%) [c]	29 (15,5%)
	p < 0,0001			

(a) Mortalidade geral de 10,6%; (b) casos de resgate foram excluídos; (c) necessidade geral de hospitalização (10,2%) em casos de afogados em associação com o grau e a mortalidade, mortalidade intra-hospitalar de 15,5%; (d) 4 pacientes grau 5 e 162 grau 6, fora desta tabela, foram declarados mortos por não responderem as manobras de RCP, não sendo encaminhados ao hospital.

Fonte: Adaptado de Szpilman D. Near-Drowning and Drowning Classification. Chest. 1997;112(3):660-5.

mente ser dispensados de transporte até unidade hospitalar. O restante do doentes classificados em grau 2 a 6 devem ser hospitalizados, sendo que doentes com sintomatologia mínima e fervores apenas discretos na auscultação pulmonar (grau 2), revertem quadro clínico após período curto de 6 a 8 horas de oxigenoterapia não invasiva.[31]

A ventilação não invasiva (CPAP ou BiPAP) pode ser tentada em doentes que mantêm hipoxemia ou dificuldade respiratória; contudo, na deterioração do estado, vômitos, ou sinais de cansaço, deve ser considerada a necessidade de entubação orotraqueal e suporte ventilatório invasivo. Estes doentes, com estadios de gravidade entre 3 e 6 pela classificação supracitada, devem ser admitidos em unidade de cuidados intensivos (UCI).[31]

Tratamento na Unidade da Cuidados Intensivos (UCI)

O tratamento do paciente, que sobreviveu ao afogamento na UCI, foca-se primariamente em 3 sistemas: respiratório, circulatório e neurológico.

▪ Respiratório

O tratamento atual das complicações pulmonares dos pacientes resgatados de afogamento deve seguir as orientações internacionais para o manuseamento do SARA,[41] obedecendo aos critérios de ventilação protetora, nomeadamente VC < 6 mL/kg, titulação de PEEP ótima e Pplateau < 30 cmH_2O. No entanto, como a lesão causada é habitualmente temporária e local, a recuperação destes pacientes tende a ser mais precoce do que outros pacientes com SARA e as sequelas tardias são pouco frequentes.[30] Apesar da lesão pulmonar associada ao afogamento evoluir frequentemente de forma favorável, não é recomendável iniciar o desmame ventilatório nas primeiras 24 horas, mesmo que as trocas gasosas sejam adequadas (nomeadamente $PO_2/FiO_2 > 250$), porque a lesão pulmonar local poderá ainda não ter sido tempo reparada, não ter havido recuperação do "*wash out*" de surfactante e o edema pulmonar poderá repetir-se levando a maior taxa de reintubação, a um prolongamento da ventilação mecânica, da internação hospitalar e à maior morbilidade.[42]

O broncospasmo é um fenômeno frequente na lesão pulmonar associada ao afogamento e deve ser tratado como na asma agudizada, tendo habitualmente uma boa resposta ao beta-agonistas inalados. Os corticoides podem ser considerados em caso de refratariedade terapêutica no broncospasmo, mas não há atualmente evidência para suportar o seu uso como efeito anti-inflamatório nestes casos.[43]

O diagnóstico de pneumonia é geralmente confundido com a aparência radiográfica precoce de água nos pulmões. Numa série de vítimas de afogamento hospitalizadas, apenas 12% das resgatadas teve pneumonia comprovada e necessitou de tratamento com antibióticos.[44] Não há evidência para o uso profilático de antibioterapia, dada a maior probabilidade de seleção de bactérias mais resistentes e agressivas. A melhor forma de detectar de forma precoce o aparecimento de infeção pulmonar é pela monitorização diária de febre, leucocitose sustentada, infiltrados pulmonares persistentes ou *de novo*, e resposta leucocitária no aspirado traqueal, com exame cultural e teste de sensibilidade. A pneumonia de início precoce pode ser devido à aspiração de água poluída, flora endógena ou conteúdo gástrico. A aspiração da água da piscina raramente resulta em infeção. Na suspeita de infeção inicial, deve ser feita cobertura antibiótica para bactérias transmitidas pela água, tais como *Pseudomonas*, *Aeromonas* ou *Proteus*.[45] O risco de pneumonia aumenta com o prolongamento da ventilação mecânica e pode ser detectada pelo terceiro ou quarto dia de hospitalização, quando o edema pulmonar está quase resolvido.[44] Nesta altura, a etiologia é frequentemente nosocomial pelo que deve ser iniciada cobertura antibiótica de largo espectro para cobrir os agentes mais previsíveis tendo em conta a flora institucional e, posteriormente, ser feita o descalonamento de acordo com os resultados microbiológicos e testes de sensibilidade. Infeções por fungos e anaeróbios deve ser considerado, mas pode-se aguardar os resultados microbiológicos.

Em alguns pacientes, pode haver deterioração progressiva da função pulmonar comprometendo de tal forma a oxigenação que se torna necessário recorrer a técnicas de oxigenação extracorpórea. Para os casos refratários, há algumas terapêuticas sob investigação, como a administração de surfactante pulmonar artificial,[46] óxido nítrico inalado e ventilação líquida parcial com perfluorocarbonos;[47] mas nenhum destes tratamentos pode ser recomendado atualmente.

▪ Circulatório

A maioria dos pacientes resgatados de afogamento restabelece a circulação após adequada oxigenação e ventilação, infusão de cristaloides e normotermia. Não existe evidência que suporte a administração de rotina de soluções hipertônicas e transfusões para vítimas afogadas em água doce, nem tão pouco de soluções hipotônicas para vítimas de afogamento em água salgada.[8] Alguns estudos demonstraram que a disfunção miocárdica com baixo débito cardíaco é comum imediatamente após casos graves de afogamento (graus 4 ao 6),[8] adicionando um componente de edema cardiogênico. No entanto, o uso de diuréticos não é aconselhado por se tratar de um quadro de baixo débito cardíaco. Se a fluidoterapia inicial com uma infusão de cristaloides não restabelecer uma hemodinâmica adequada, a ecocardiografia pode ajudar a orientar a terapêutica auxiliar com inotrópicos, vasopressores ou ambos.[30]

▪ Neurológico

A lesão neurológica permanente é o resultado mais preocupante em pessoas que foram ressuscitadas depois de um incidente de afogamento. De acordo com as recomendações de um grupo de consenso,[48] os pacientes que se encontram em coma ou em deterioração neurológica devem ser submetidos a uma avaliação exaustiva e cuidada. Os objetivos, neste tipo de doentes, são semelhantes ao restante dos pacientes com encefalopatia hipóxico-isquêmica de outras etiologias:[49] alcançar valores normais de glicose, pressão parcial de oxigênio arterial e parcial pressão do dióxido de carbono, evitando qualquer situação que aumente o metabolismo cerebral. O uso adequado da hipotermia terapêutica (induzida) no período pós-reanimação após o afogamento permanece polêmico, principalmente devido à ausência de evidência de alta qualidade. Uma série de casos não relatou melhoria clara no resultado após o uso de hipotermia terapêutica,[50,51] e o tratamento tem sido associado a uma maior incidência de sépsis, provavelmente secundária à imunossupressão induzida pelo frio.[51,52] No entanto, outros relatos de caso descrevem melhores resultados após esse tratamento,[53,54] e várias orientações clínicas referem a hipotermia terapêutica como uma possível intervenção.[27,28,55] Com a atual evidência fraca e equívoca, acreditamos que é razoável decidir tratar ou não tratar pacientes em coma vítimas de afogamento com hipotermia terapêutica. No mínimo, a normotermia é desejável. A hipertermia deve ser evitada, pois aumenta as necessidades metabólicas cerebrais e reduz o limiar de convulsão. Não é recomendada a instituição profilática de anticonvulsivantes.

O paradoxo na ressuscitação após o afogamento é que um paciente com hipotermia precisa ser aquecido inicialmente para ser efetivamente ressuscitado, para posteriormente poder, eventualmente, beneficiar-se da hipotermia terapêutica induzida.

Outras complicações menos comuns

Uma síndrome de resposta inflamatória sistêmica após a ressuscitação tem sido reportada em pacientes que foram resgatados de afogamento, mas isso não deveria ser interpretado como infeção. Sépsis e coagulação intravascular disseminada são possíveis complicações nas primeiras 72 horas após a ressuscitação.[26] A insuficiência renal é rara, mas pode ocorrer como resultado de hipoxia, choque, mioglobinúria, ou hemoglobinúria.[19]

Prognóstico e sistemas de classificação

A classificação de Szpilman *et al.*[31] foi baseada num estudo retrospectivo de 41.279 casos de resgates da água com um total de 1.831 casos avaliados, estratificando-se segundo a apresentação, as medidas de suporte, prognóstico neurológico e a mortalidade, do qual resultou um algoritmo prático, cujo uso está de acordo com o último consenso de Suporte Avançado de Vida (ACLS) da *American Heart Association* (AHA) (**Figura 45.1**).

Os afogamentos de grau 3 a 6 apresentam maior probabilidade de apresentarem falência múltipla de órgãos.[26] Com o progresso da medicina intensiva, o prognóstico é cada vez mais com base no quadro neurológico final.[56] Afogamentos de grau 1 a 4 têm alta hospitalar em 95% dos casos.[1]

A maior preocupação continua a ser o grau 6: que vítimas devemos tentar ressuscitar, por quanto tempo devemos investir, qual a conduta a adotar e o que devemos esperar

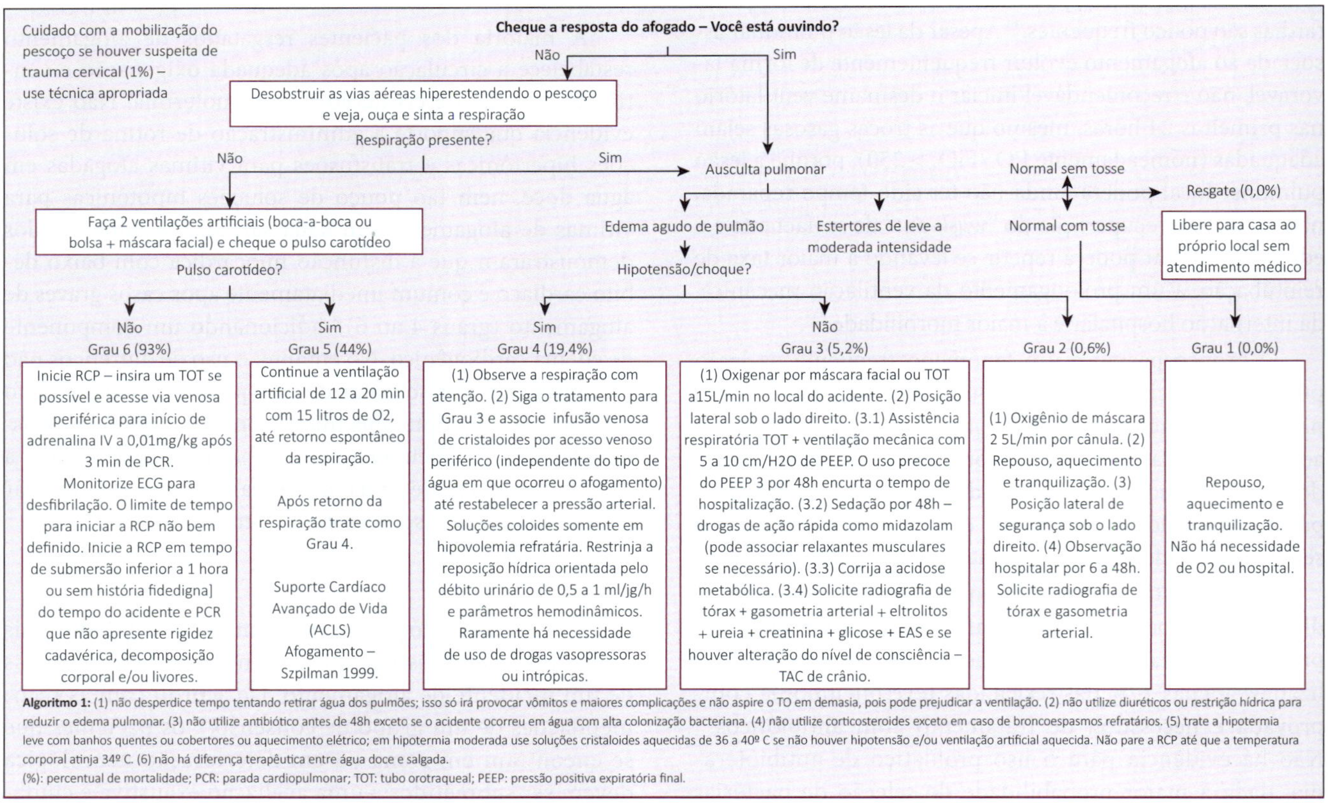

Figura 45.1. Algoritmo de classificação e tratamento de afogamento pela ACLS.
Fonte: Adaptada de Szpilman D. Near-Drowning and Drowning Classification. Chest. 1997;112(3):660-5.

em termos de qualidade de vida após a ressuscitação – são questões que necessitam de respostas. Tanto no local como no hospital, nenhuma variável clínica pareceu ser absolutamente confiável para determinar o prognóstico nos afogados grau 6.[57] Baseado no caso mais longo registado de submersão (66 minutos) em água fria, que recuperou completamente,[26] a RCP deve ser iniciada sem atraso em todas as vítimas sem pulso carotídeo que estiveram em submersão por menos de uma hora, ou não apresentem sinais clínicos evidentes de morte (*rigor mortis*, decomposição corporal ou livores). Ao contrário de alguns autores que afirmam que a ressuscitação com êxito de vítimas com grande tempo de submersão só ocorre em águas geladas, existem relatos de vítimas com tempo de submersão prolongado que foram ressuscitadas sem sequelas mesmo quando resgatadas em águas ditas quentes (> 15ºC).[57,58] Múltiplos estudos mostram que o prognóstico depende quase que unicamente de um fator principal, o tempo de submersão (**Tabela 45.2**).[6,31,57,59,60]

Tabela 45.2. Probabilidade de sobrevida neurológica intacta ou alta hospitalar com base no tempo de submersão

Duração da submersão	Morte ou lesão cerebral grave
0 a < 5 minutos	10%
5 a < 10 minutos	56%
10 a < 25 minutos	88%
> 25 minutos	100%

Note como a mortalidade aumenta 6 vezes quando se passa de 5-10 minutos de submersão comparada ao grupo menor de 5 minutos.

Fonte: Desenvolvida pela autoria.

Profissionais treinados em suporte básico e avançado de vida possibilitam às vítimas a maior probabilidade de sobrevivência considerando-se o tempo de parada cardiorrespiratória (tempo de submersão incluído). Baseados no relato de um caso de afogamento que foi ressuscitado com êxito após 2 horas de RCP,[61] os esforços só devem ser interrompidos após o aquecimento da vítima a 34ºC ("*Ninguém está morto, até estar quente e morto!*" - Southwick & Dalglish, JAMA, 1980).

Após a realização de RCP com êxito, a estratificação da gravidade das lesões neurológicas é crucial, para permitir a comparação das diversas opções terapêuticas. Vários sistemas de escore de prognóstico foram desenvolvidos para prever quais os pacientes mais propensos a desenvolverem encefalopatia hipóxico-isquêmica requerendo, assim, medidas mais agressivas para proteger o cérebro. Um dos escores mais poderosos é a avaliação da escala de coma de Glasgow (GCS) no período imediatamente após a ressuscitação, na primeira hora (*Conn & Modell Neurological Classification* – **Tabela 45.3**).[62,63]

As estatísticas demonstram que pacientes que persistem em coma profundo (i.e. decorticação ou descerebração) após 2 a 6 horas do resgate, encontram-se em morte cerebral ou apresentam lesões neurológicas moderadas a graves.

Tabela 45.3. Classificação neurológica de Conn & Modell

Nível de consciência	GCS	Mortalidade (%)	Lesão cerebral (%)
Acordado	15	0	0
Torpor	10-13	5,5	0
Coma	< 8	38,5	13,8
- Descorticado	5	0	0
- Descerebrado	4	7,15	7,15
- Arreflexia	3	16,7	16,7
- Morte cerebral	3	57,5	17,5

Fonte: Desenvolvida pela autoria.

Pacientes que melhoram clinicamente, mas permanecem irresponsivos, apresentam 50% de probabilidade de uma recuperação satisfatória. A maior parte dos pacientes que apresentam franca melhoria clínica e encontram-se responsivos, prostrados ou obnubilados, mas a responder a comandos verbais, após 2 a 6 horas do resgate, recuperam totalmente ou em grande parte a sua função neurológica plena.

Prevenção

Embora sejam grandes os esforços para melhorar a assistência ao paciente afogado, é na prevenção que deve estar o ônus, nomeadamente aquela que é realizada pelos nadadores-salvadores nas praias e piscinas e pelas campanhas de prevenção envolvendo as crianças em fase escolar (**Quadro 45.1**).[6,64]

Quadro 45.1. Medidas de prevenção de afogamento

Praias	Piscinas
1. Nade sempre perto de um guarda-vidas.	1. Mais de 65% dos afogamentos ocorrem em água doce.
2. Pergunte ao guarda-vidas o melhor lugar para o banho.	2. Crianças devem sempre estar sob a supervisão de um adulto. 89% das crianças não têm supervisão durante o banho de piscina.
3. Não superestime sua capacidade de nadar – 46,6% dos afogados acham que sabem nadar.	3. Leve sempre sua criança consigo caso necessite afastar-se da piscina.
4. Tenha sempre atenção com as crianças.	4. Isole sua piscina. Tenha grades com altura de 1,50m e 12 cm entre as verticais. Elas reduzem o afogamento em 50 a 70%.
5. Nade longe de pedras, estacas ou piers.	5. Boia de braço não é sinal de segurança – Cuidado!
6. Evite ingerir bebidas alcoólicas e alimentos pesados, antes do banho no mar.	6. Evite brinquedos próximo à piscina; isto atrai as crianças
7. Crianças perdidas: leve-as ao posto de guarda-vidas.	7. Desligue o filtro da piscina em casa de uso.

(*Continua*)

Quadro 45.1. Medidas de prevenção de afogamento (*Continuação*)	
Praias	**Piscinas**
8. Mais de 80% dos afogamentos ocorrem em valas: • A vala ou corrente de retorno é o local de maior correnteza, que aparenta uma falsa calmaria que leva para o alto mar. • Se você entrar em uma vala nada paralelamente a ela até conseguir escapar ou peça por socorro imediatamente.	8. Use sempre telefone sem fio na área da piscina
9.9. Nunca tente salvar alguém se você não for preparado par fazê-lo. Muitas pessoas morrem desta forma.	9. Não pratique hiperventilação para aumentar o fôlego sem supervisão confiável.
10. Ao pescar em pedras, observe antes se a onda pode alcançá-lo.	10. Cuidado ao mergulhar em local raso (coloque aviso)
11. Antes de mergulhar no mar cerifique-se da profundidade.	11. 84% dos afogamento ocorrem por distração do adulto (hora do almoço e após).
12. Afaste-se de animais marinhos como águas-vivas e caravelas.	12. Ensine sua criança a nadar desde os 2 anos.
13. Tome conhecimento e obedeça às sinalizações de perigo na praia.	13. Mais de 40% dos proprietário de piscinas não sabem realizar os primeiros socorros. Cuidado!

Fonte: Desenvolvida pela autoria.

Conclusão

O termo afogamento tem sofrido várias alterações de nomenclatura, havendo agora um consenso para o uso de um termo único e para o seu registo de uma forma sistemática pelo estilo de Utstein. Paralelamente, a fisiopatologia subjacente aos termos usados previamente, tais como afogamento "seco" ou "molhado" e "doce" ou "salgado", têm-se vindo a desmistificar e a unificar num só mecanismo de doença.

O tratamento pré-hospitalar pode iniciar logo dentro de água e consoante, os sinais e sintomas assim se alocam os pacientes segundo o sistema de classificação criado por Spilzman, sendo os seguintes passos regidos pelo algoritmo de suporte básico e avançado de vida da ACLS. O tratamento hospitalar deve obedecer às orientações clínicas internacionais dos órgãos afetados, nomeadamente choque, SARA e encefalopatia hipóxico-isquêmica, ressalvando que nenhum doente deve ser considerado morto enquanto estiver hipotérmico.

O afogamento representa uma tragédia que geralmente pode ser evitada. Talvez a maioria seja o resultado final de violências contra o bom senso, abuso de bebidas alcoólicas e a negligência para com as crianças. Esse cenário necessita de uma intervenção preventiva radical e imediata na reversão desta catástrofe diária que é o afogamento.

Referências bibliográficas

1. WHO. Violence Injury Prevention. Disponível em: https://www.who.int/violence_injuryViolence_prevention/global_report_drowning/en/re. Acessado em Agosto de 2024.
2. Lunetta P, Smith GS, Penttila A, Sajantila A. Unintentional drowning in Finland 1970-2000: a population-based study. Int J Epidemiol. 2004;33(5):1053-63.
3. Peden M, Oyegbite K, Ozanne-Smith J, Hyder AA, Branche C, Rahman F,et al. World report on child injury prevention. Geneva: World Health Organization and UNICEF; 2008.
4. Afogamentos em Crianças e Jovens em Portugal, Julho 2017- Publicado on-line em www.apsi.org.pt.
5. Szpilman D, Boletim epidemiológico no Brasil – Ano 2017. Disponível na internet em www.sobrasa.org, baseado em dados de 2015.
6. Szpilman D, Bierens JJ, Handley AJ, Orlowski JP. Drowning. N Engl J Med. 2012;366(22):2102-10.
7. Idris AH, Berg RA, Bierens J, Bossaert L, Branche CM, Gabrielli A, et al. Recommended guidelines for uniform reporting of data from drowning: the "Utstein style". Circulation. 2003;108(20):2565-74.
8. Orlowski JP, Abulleil MM, Phillips JM. The hemodynamic and cardiovascular effects of near-drowning in hypotonic, isotonic, or hypertonic solutions. Ann Emerg Med. 1989;18(10):1044-9.
9. Golden FS, Tipton MJ, Scott RC. Immersion, near-drowning and drowning. Br J Anaest.1997;79(2):214-25.
10. Olshaker JS. Near drowning. Emerg Med Clin North Am. 1992;10(2):339-50.
11. Bierens JJ, Knape JT, Gelissen HP. Drowning. Curr Opin Crit Care. 2002;8(6):578-86.
12. Pearn JH. Secondary drowning in children. Br Med J. 1980;281(6248):1103-5.
13. Sekhon MS, Ainslie PN, Griesdale DE. Clinical pathophysiology of hypoxic ischemic brain injury after cardiac arrest: a "two-hit" model. Crit Care. 2017;21(1):90.
14. Gonzalez-Rothi RJ. Near drowning: consensus and controversies in pulmonary and cerebral resuscitation. Heart Lung. 1987;16(5):474-82.
15. Bolte RG. The Use of Extracorporeal Rewarming in a Child Submerged for 66 Minutes. JAMA. 1988;260(3).
16. Chern I. Effect of hypothermia and cardiac arrest on outcome of near drowning accidents in children. J Emergency Med. 1991;9(5).
17. Xu X, Tikuisis P, Giesbrecht G. A mathematical model for human brain cooling during cold-water near-drowning. J Appl Physiol (1985). 1999;86(1):265-72.
18. Richard S. Irwin CMLaJMR. Irwin & Rippe's Manual of Intensive Care Medicine: Lippincott williams & wilkins; 2013.
19. Spicer ST, Quinn D, Nyi Nyi NN, Nankivell BJ, Hayes JM, Savdie E. Acute renal impairment after immersion and near-drowning. J Am Soc Nephrol. 1999;10(2):382-6.
20. Venema AM, Groothoff JW, Bierens JJ. The role of bystanders during rescue and resuscitation of drowning victims. Resuscitation. 2010;81(4):434-9.
21. Franklin RC, Pearn JH. Drowning for love: the aquatic victim-instead-of-rescuer syndrome: drowning fatalities involving those attempting to rescue a child. J Paediatr Child Health. 2011;47(1-2):44-7.
22. Szpilman D, Soares M. In-water resuscitation--is it worthwhile? Resuscitation. 2004;63(1):25-31.
23. Truhlar A, Deakin CD, Soar J, Khalifa GE, Alfonzo A, Bierens JJ, et al. European Resuscitation Council Guidelines for Resuscitation 2015: Section 4. Cardiac arrest in special circumstances. Resuscitation. 2015;95:148-201.
24. Watson RS, Cummings P, Quan L, Bratton S, Weiss NS. Cervical spine injuries among submersion victims. J Trauma 2001; 51:658-62.

25. Szpilman D, Handley A. Positioning the drowning victim. In: Bierens JJLM, ed. Handbook on drowning: prevention, rescue, and treatment. Berlin: Springer-Verlag; 2006. p. 336-41.
26. Orlowski JP, Szpilman D. Drowning. Pediatric Clinics of North America. 2001;48(3):627-46.
27. Vanden Hoek TL, Morrison LJ, Shuster M, Donnino M, Sinz E, Lavonas EJ, et al. Part 12: cardiac arrest in special situations: 2010 American Heart Association Guidelines for Cardiopulmonary Resuscitation and Emergency Cardiovascular Care. Circulation. 2010;122(18 Suppl 3):S829-61.
28. Soar J, Perkins GD, Abbas G, Alfonzo A, Barelli A, Bierens JJ, et al. European Resuscitation Council Guidelines for Resuscitation 2010 Section 8. Cardiac arrest in special circumstances: Electrolyte abnormalities, poisoning, drowning, accidental hypothermia, hyperthermia, asthma, anaphylaxis, cardiac surgery, trauma, pregnancy, electrocution. Resuscitation. 2010;81(10):1400-33.
29. Naureckas SM. Drowning. N Engl J Med. 1993;329(1):64; author reply 5.
30. Gregorakos L, Markou N, Psalida V, Kanakaki M, Alexopoulou A, Sotiriou E, et al. Near-drowning: clinical course of lung injury in adults. Lung. 2009;187(2):93-7.
31. Szpilman D. Near-Drowning and Drowning Classification. Chest. 1997;112(3):660-5.
32. Putzer G, Braun P, Zimmermann A, Pedross F, Strapazzon G, Brugger H, et al. LUCAS compared to manual cardiopulmonary resuscitation is more effective during helicopter rescue-a prospective, randomized, cross-over manikin study. Am J Emerg Med. 2013;31(2):384-9.
33. Paal P, Beikircher W, Brugger H. [Avalanche emergencies. Review of the current situation]. Anaesthesist. 2006;55(3):314-24.
34. Zafren K, Giesbrecht GG, Danzl DF, Brugger H, Sagalyn EB, Walpoth B, et al. Wilderness Medical Society practice guidelines for the out-of-hospital evaluation and treatment of accidental hypothermia: 2014 update. Wilderness Environ Med. 2014;25(4 Suppl):S66-85.
35. Brown DJ, Brugger H, Boyd J, Paal P. Accidental hypothermia. N Engl J Med. 2012;367(20):1930-8.
36. Varon J, Marik PE. Complete neurological recovery following delayed initiation of hypothermia in a victim of warm water near--drowning. Resuscitation. 2006;68(3):421-3.
37. Youn CS, Choi SP, Yim HW, Park KN. Out-of-hospital cardiac arrest due to drowning: An Utstein Style report of 10 years of experience from St. Mary's Hospital. Resuscitation. 2009;80(7):778-83.
38. Oehmichen M, Hennig R, Meissner C. Near-drowning and clinical laboratory changes. Leg Med (Tokyo). 2008;10(1):1-5.
39. Rafaat KT, Spear RM, Kuelbs C, Parsapour K, Peterson B. Cranial computed tomographic findings in a large group of children with drowning: diagnostic, prognostic, and forensic implications. Pediatr Crit Care Med. 2008;9(6):567-72.
40. Szpilman D, Elmann J, Cruz-Filho FES. Drowning classification: a revalidation study based on the analyis of 930 cases 10 years. Presented at the World Congress on Drowning, Amsterdam, June 26-28, 2002. Abstract.
41. Fan E, Del Sorbo L, Goligher EC, Hodgson CL, Munshi L, Walkey AJ, et al. An Official American Thoracic Society/European Society of Intensive Care Medicine/Society of Critical Care Medicine Clinical Practice Guideline: Mechanical Ventilation in Adult Patients with Acute Respiratory Distress Syndrome. Am J Respir Crit Care Med. 2017;195(9):1253-63.
42. Eggink WF, Bruining HA. Respiratory distress syndrome caused by near- or secondary drowning and treatment by positive end--expiratory pressure ventilation. Neth J Med. 1977;20(4-5):162-7.
43. Foex BA. Corticosteroids in the management of near-drowning. Emergency Medicine Journal. 2001;18(6):465-6.
44. van Berkel M, Bierens JJ, Lie RL, de Rooy TP, Kool LJ, van de Velde EA, et al. Pulmonary oedema, pneumonia and mortality in submersion victims; a retrospective study in 125 patients. Intensive Care Med. 1996;22(2):101-7.
45. Ender PT, Dolan MJ. Pneumonia Associated with Near-Drowning. Clinical Infectious Diseases. 1997;25(4):896-907.
46. Cubattoli L, Franchi F, Coratti G. Surfactant therapy for acute respiratory failure after drowning: two children victim of cardiac arrest. Resuscitation. 2009;80(9):1088-9.
47. Gauger PG, Pranikoff T, Schreiner RJ, Moler FW, Hirschl RB. Initial experience with partial liquid ventilation in pediatric patients with the acute respiratory distress syndrome. Crit Care Med. 1996;24(1):16-22.
48. Topjian AA, Berg RA, Bierens JJ, Branche CM, Clark RS, Friberg H, et al. Brain resuscitation in the drowning victim. Neurocrit Care. 2012;17(3):441-67.
49. Callaway CW, Donnino MW, Fink EL, Geocadin RG, Golan E, Kern KB, et al. Part 8: Post-Cardiac Arrest Care: 2015 American Heart Association Guidelines Update for Cardiopulmonary Resuscitation and Emergency Cardiovascular Care. Circulation. 2015;132(18 Suppl 2):S465-82.
50. Choi SP, Youn CS, Park KN, Wee JH, Park JH, Oh SH, et al. Therapeutic hypothermia in adult cardiac arrest because of drowning. Acta Anaesthesiol Scand. 2012;56(1):116-23.
51. Moler FW, Hutchison JS, Nadkarni VM, Silverstein FS, Meert KL, Holubkov R, et al. Targeted Temperature Management After Pediatric Cardiac Arrest Due To Drowning: Outcomes and Complications. Pediatr Crit Care Med. 2016;17(8):712-20.
52. Bohn DJ, Biggar WD, Smith CR, Conn AW, Barker GA. Influence of hypothermia, barbiturate therapy, and intracranial pressure monitoring on morbidity and mortality after near-drowning. Crit Care Med. 1986;14(6):529-34.
53. Guenther U, Varelmann D, Putensen C, Wrigge H. Extended therapeutic hypothermia for several days during extracorporeal membrane-oxygenation after drowning and cardiac arrest Two cases of survival with no neurological sequelae. Resuscitation. 2009;80(3):379-81.
54. de Pont AC, de Jager CP, van den Bergh WM, Schultz MJ. Recovery from near drowning and postanoxic status epilepticus with controlled hypothermia. Neth J Med. 2011;69(4):196-7.
55. Tipton MJ, Golden FS. A proposed decision-making guide for the search, rescue and resuscitation of submersion (head under) victims based on expert opinion. Resuscitation. 2011;82(7):819-24.
56. DeNicola LK, Falk JL, Swanson ME, Gayle MO, Kissoon N. Submersion Injuries in Children and Adults. Critical Care Clinics. 1997;13(3):477-502.
57. Allman FD, Nelson WB, Pacentine GA, McComb G. Outcome following cardiopulmonary resuscitation in severe pediatric near--drowning. Am J Dis Child. 1986;140(6):571-5.
58. Szpilman D, 22 minutes submersion in warm water without sequelae; World Congress on Drowning, Netherlands 2002, Oral Presentation.
59. Cummins RO, Szpilman D. Submersion. In Cummins RO, Field JM, Hazinski MF, Editors. ACLS-the Reference Textbook; volume II: ACLS for Experienced Providers. Dallas, TX; American Heart Association; 2003. Pages 97-107.
60. Manolios N, Mackie I. Drowning and near-drowning on Australian beaches patrolled by life-savers: a 10-year study, 1973-1983. Med J Aust. 1988;148(4):165-7, 70-1.
61. Orlowski JP. Drowning, Near-Drowning, and Ice-Water Submersions. Pediatric Clinics of North America. 1987;34(1):75-92.
62. Modell JH, Graves SA, Kuck EJ. Near-drowning: correlation of level of consciousness and survival. Can Anaesth Soc J. 1980;27(3):211-5.
63. Conn AW, Barker GA. Fresh water drowning and near-drowning--an update. Can Anaesth Soc J. 1984;31(3 Pt 2):S38-44.
64. Kloeck W, Cummins RO, Chamberlain D, Bossaert L, Callanan V, Carli P, et al. Special Resuscitation Situations : An Advisory Statement From the International Liaison Committee on Resuscitation. Circulation. 1997;95(8):2196-210.

SEÇÃO 6

Sistema Cardiovascular

Coordenador: Ederlon Rezende

capítulo 46

Tópicos Selecionados sobre o Uso da Ultrassonografia na UTI

Ciro Leite Mendes | Filipe André Gonzalez

Importância da ultrassonografia para a medicina intensiva contemporânea

A ultrassonografia à beira do leito (USBL) tem se consolidado como uma tecnologia cada vez mais acessível e portátil, estabelecendo-se como um componente essencial da prática médica no século XXI.[1] Sua utilização adequada pode acelerar o diagnóstico, além de aumentar a segurança e o sucesso de inúmeros procedimentos. A sua importância é tamanha que um número cada vez maior de instituições de ensino vêm incorporando-a ao currículo do primeiro ano do curso médico.[2] No contexto das unidades de terapia intensiva (UTI), essa ferramenta é empregada em diversas situações críticas, como na avaliação das alterações estruturais e funcionais do coração, no entendimento do estado hemodinâmico do paciente, na avaliação de patologias pulmonares agudas, nas alterações morfológicas e funcionais dos órgãos abdominais, na detecção de sangramento e derrame na cavidade abdominal, bem como na avaliação da função muscular, como a diafragmática, só para citar algumas das suas quase incontáveis aplicações.[3] De tal forma que o uso da ultrassonografia no paciente crítico tem se tornado praticamente obrigatória e, em alguns aspectos, prescindir dessa ferramenta já é considerado má prática médica, como é o caso da punção vascular profunda.[4]

Cabe aqui, antes de ser iniciado os tópicos referentes ao objeto principal deste capítulo, delimitarmos o seu escopo. Tendo em vista a extensão do assunto e a impossibilidade de abranger eficientemente os aspectos amplos e diversificados que podem ser relacionados ao uso da ultrassonografia pelo intensivista, o autor julgou mais proveitoso restringir o conteúdo deste texto à discussão de algumas particularidades relacionadas a aplicações específicas da ultrassonografia na UTI e, que pudessem ser rapidamente agregadas à prática do intensivista. Também foram incluídas novas aplicações ou aquelas que parecem representar a perspectiva de grandes progressos na área.

Os tópicos a serem discutidos são:

- Aplicações da ultrassonografia cardíaca pelo intensivista.
- Ultrassonografia no choque circulatório: Protocolo STARS.
- Ultrassonografia e oferta de fluidos.
- O Protocolo *VExUS*: avaliação da congestão venosa sistêmica.
- Uso da ultrassonografia na avaliação da água pulmonar extravascular (APEV).
- Ultrassonografia no diagnóstico e condução da síndrome do desconforto respiratório agudo (SDRA).
- Ultrassonografia no diagnóstico e na condução da pneumonia associada à ventilação (PAV).

Sugerimos ao leitor, também interessado nos aspectos mais básicos do exame ultrassonográfico em UTI, que consulte os ótimos textos que contemplam esse propósito.[5]

Aplicações da ultrassonografia cardíaca pelo intensivista

A ultrassonografia, além de permitir a avaliação morfofuncional das câmaras cardíacas e de eventuais alterações no saco pericárdico, possibilita a exploração de estruturas e territórios vasculares próximos ou relacionados ao coração, como os grandes vasos e demais estruturas intratorácicas, que podem interferir no funcionamento cardíaco. Uma descrição detalhada da metodologia do exame ecocardiográfico foge ao escopo deste capítulo; no entanto, é importante destacar que o exame realizado pelo intensivista apresenta peculiaridades que precisam ser pormenorizadas.

A primeira delas é o próprio objetivo, que, diferentemente do exame ecocardiográfico convencional, envolve apenas responder a questões bastante específicas, geralmente relacionadas à etiologia de quadros agudos de instabilidade hemodinâmica, insuficiência respiratória ou ambos.[3,6]

A ecocardiografia básica (ECB) e avançada (ECA) em cuidados críticos foi primeiramente descrita na declaração de competência em ultrassonografia em cuidados críticos de 2009, da qual o autor deste capítulo teve o privilégio histórico de participar (CM).[7] Desde então, a comunidade internacional reconheceu o valor clínico significativo da ECB. Essa modalidade tem como objetivo responder a questões limitadas, de forma qualitativa e direcionada, que auxiliam na orientação do manejo clínico de pacientes criticamente enfermos.[8]

A ECB inclui a avaliação das dimensões e da função global do ventrículo esquerdo (VE), a identificação de disfunções contráteis miocárdicas segmentares e globais, a dimensão e função do ventrículo direito (VD), e a identificação de disfunção valvular grave com base no Doppler colorido. Patologias cardíacas específicas que podem ser facilmente reconhecidas com essa metodologia incluem: estenose aórtica, cardiomiopatia dilatada, tamponamento pericárdico, cardiomiopatia hipertrófica obstrutiva com obstrução dinâmica do trato de saída do ventrículo esquerdo, endocardite e embolia pulmonar.[3,9]

A ECB pode, e preferivelmente, deve ser repetida, tanto no mesmo dia quanto em dias subsequentes, com o objetivo de avaliar os efeitos das intervenções terapêuticas, e é especialmente útil na classificação correta do tipo de choque, bem como no seu prognóstico. Exemplos práticos[10-13] consistem na frequente e rápida identificação de choque por hipovolemia, tamponamento pericárdico, *cor pulmonale* agudo proporcionados por essa metodologia.[8,14]

Uma ECB normal pode sugerir o diagnóstico de choque distributivo e a ampliação do exame a outros sistemas orgânicos aumenta a precisão diagnóstica. Contudo, é essencial que o intensivista que realiza ECB conheça as limitações do método, já que alguns achados podem não representar uma patologia que exija intervenções agressivas em pacientes que, de outra forma, estão estáveis. Por exemplo, a detecção de disfunção sistólica grave do VE ou a dilatação do VD podem representar condições crônicas, e não a etiologia primária da apresentação clínica do paciente. Portanto, discernimento ao interpretar os resultados da ECB é fundamental, assim como é o entendimento de que a correta aplicação dessa ferramenta é a condição precípua para a condução eficaz do paciente crítico.

Outro aspecto a ser considerado é a cristalização do consenso na comunidade científica, de que a individualização das condutas no choque circulatório parece ser a alternativa mais adequada. O uso da ultrassonografia, frente a essa perspectiva, ganha contorno um pouco mais complexo, que exige uma capacitação mais avançada. A boa notícia é que os intensivistas, nos últimos anos, têm-se mostrado cada vez mais hábeis e sofisticados na aplicação da ecocardiografia e da ultrassonografia, nesse contexto.

Inúmeros protocolos e diretrizes para o uso adequado da ultrassonografia cardíaca à beira do leito, incluindo recomendações sobre o uso da ECB em diversas patologias cardíacas, traumas torácicos e doenças dos grandes vasos, estão disponíveis para consulta e auxílio dos profissionais de saúde. A grande maioria desses documentos baseia-se na avaliação qualitativa voltada ao atendimento inicial do paciente em choque circulatório por um operador com treinamento limitado. Obviamente, durante os anos pioneiros em que a ultrassonografia se consolidava como uma das mais versáteis e intuitivas ferramentas a serviço da Medicina, essa e outras aplicações igualmente modestas foram necessárias à chancela da metodologia. À medida que se multiplicam os profissionais completamente familiarizados com a técnica e que boa parte deles procura agora refinar e ampliar suas habilidades, surge a necessidade de elevar os arquétipos que têm norteado o uso desse valioso recurso a um novo patamar capaz, de maximizar os benefícios que a ultrassonografia parece prometer à condução dos pacientes graves, principalmente representados pela aquisição continuada de uma série de informações e dados capazes de viabilizar intervenções bem mais individualizadas nesses casos.

Ultrassonografia no choque circulatório

O protocolo STARS

Essa tendência à maior refinamento e individualização do exame ultrassonográfico no paciente crítico, parece manifestar-se por uma proposta de condução estruturada que foi recentemente publicada por Nikravan *et al.*[15] Esse protocolo, apesar de conservar como base a avaliacão qualitativa tradicionalmente usada para nortear a utilização do exame ultrassonográfico no ponto de cuidado na condução dos pacientes críticos, explora, tão logo se mostrem necessárias à condução do caso, uma série de variáveis quantitativas que exigem maior destreza do operador para serem obtidas. Essa maior complexidade pressupõe a devida capacitação dos operadores, e decorre, como já ressaltado, da necessidade de informações que permitam uma condução mais personalizada desses enfermos.

Esse protocolo, destinado à condução dos pacientes com choque circulatório e batizado de STARS (em inglês: *Subcostal To Apical, Respiratory to paraSternal*; em português: "subcostal para apical, paraesternal para respiratório"), prevê o início do exame ultrassonográfico com as imagens obtidas por meio da janela subcostal, seguida, em sentido anti-horário, por duas outras: a janela apical e, depois, a paraesternal. Todas elas devem ser complementadas pelo deslocamento estratégico do transdutor para áreas relativamente próximas, com o objetivo de analisar aspectos que possam influenciar na caracterização do quadro de choque circulatório e, consequentemente, na sua condução. Todas as etapas do protocolo e os dados mais relevantes de cada uma delas, assim como as intervenções relacionadas, estão ilustradas nas **Figuras 46.1 e 46.2**.

Metodologia do exame ultrassonográfico proposta pelo protocolo STARS

Já na primeira etapa, correspondente à janela subcostal, se forem identificadas alterações sugestivas de doença crônica, a avaliação qualitativa, cuja ênfase é categorizar o fenótipo do choque, deve ser imediatamente modificada para uma análise quantitativa, que irá, a partir daí, nortear a realização de todo o restante do exame.

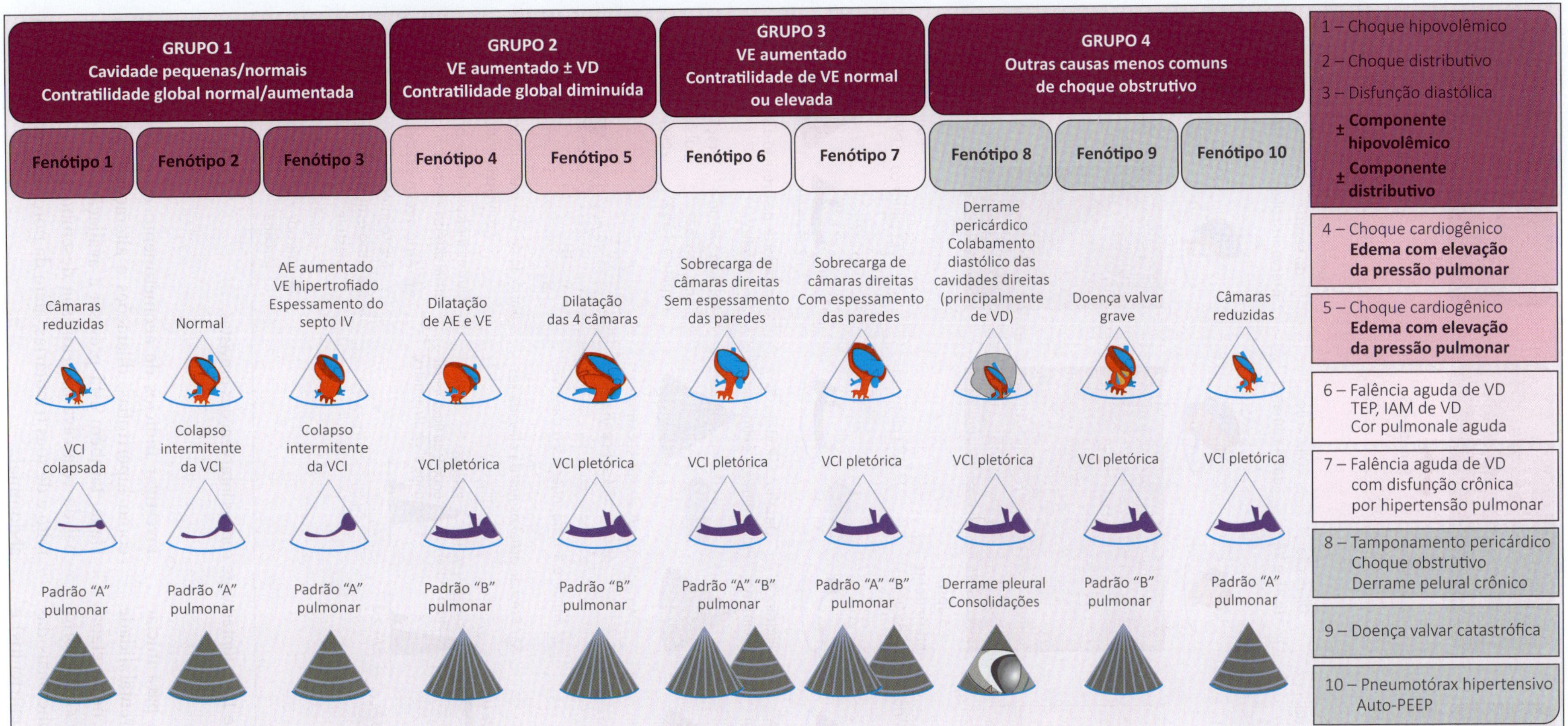

A figura apresenta os diferentes fenótipos de choque identificados através de ecocardiografia à beira do leito, classificados em quatro grupos principais com base nas características ecocardiográficas e clínicas.

Grupo 1: abrange pacientes com cavidades cardíacas pequenas ou normais e contratilidade global normal ou aumentada, como visto nos fenótipos de choque hipovolêmico, distributivo e disfunção diastólica com componente hipovolêmico. O exame ecocardiográfico mostra câmaras cardíacas reduzidas ou normais, veia cava inferior (VCI) colapsada ou com colapso intermitente, e padrão A pulmonar.

Grupo 2: inclui pacientes com ventrículo esquerdo (VE) aumentado, podendo ou não ter aumento do ventrículo direito (VD), e contratilidade global diminuída, associada a choque cardiogênico com edema pulmonar. Ecocardiograficamente, observa-se dilatação do VE e átrio esquerdo, VCI pletórica e padrão B pulmonar.

Grupo 3: consiste em pacientes com VD aumentado e contratilidade normal ou elevada do VE, geralmente relacionados a falência aguda do VD, como em tromboembolismo pulmonar (TEP), infarto agudo do miocárdio (IAM) de VD, cor pulmonale agudo e hipertensão pulmonar. Esses fenótipos exibem sobrecarga das câmaras direitas, VCI pletórica e padrão B pulmonar.

Grupo 4: aborda outras causas menos comuns de choque obstrutivo, como tamponamento pericárdico, pneumotórax hipertensivo e doenças valvares graves. Aqui, o exame revela derrame pericárdico, colabamento diastólico das cavidades direitas ou sinais de catástrofes valvares, com uma VCI pletórica e padrões pulmonares variados, incluindo o sinal da estratosfera.

Traduzida e adaptada de: Semin Ultrasound CT MRI 45:74-832023.

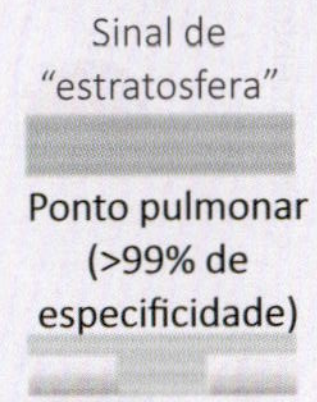

Figura 46.1. Grupos e fenótipos de choque circulatório previstos no protocolo STARS.

Fonte: Acervo da autoria.

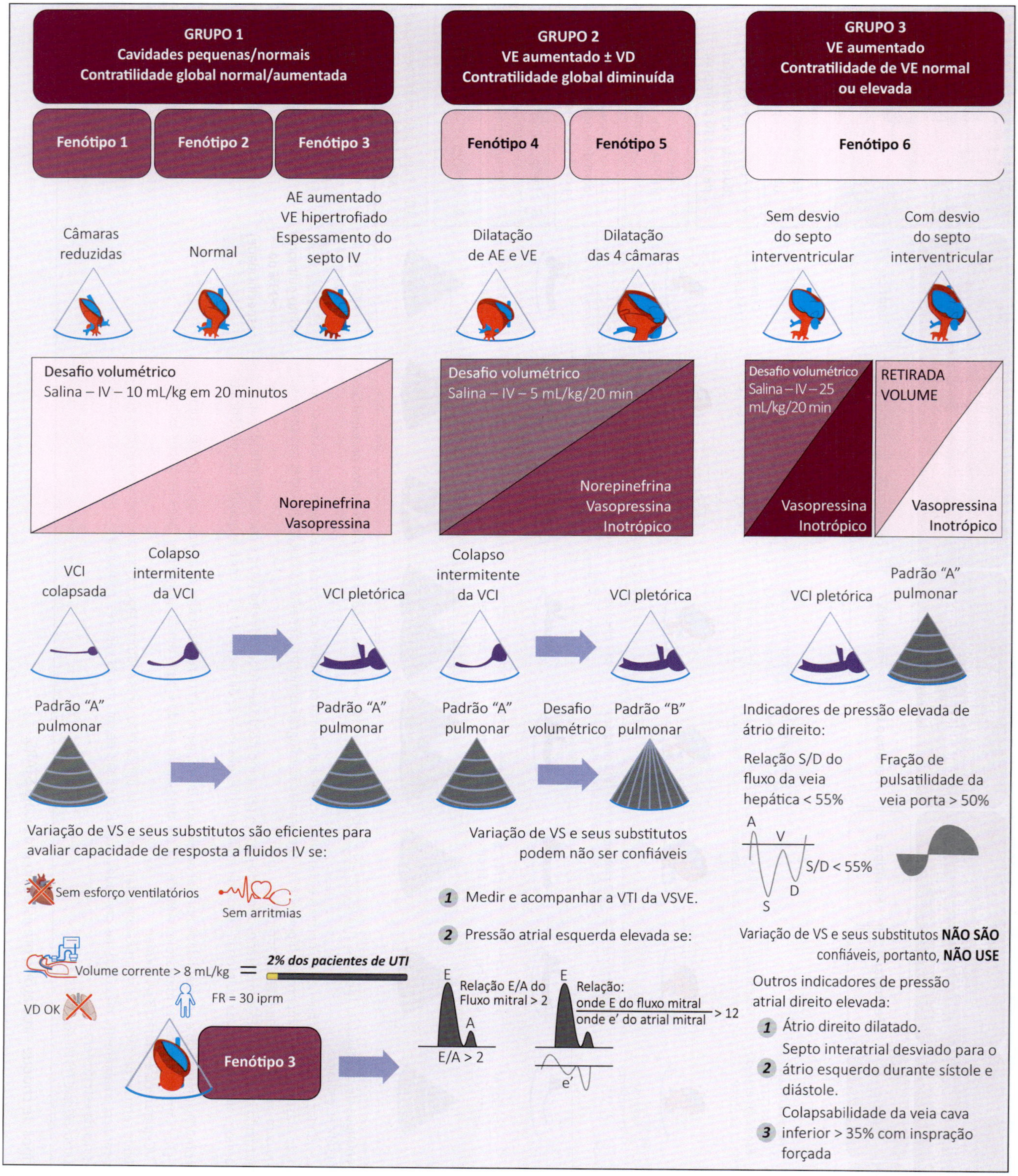

Figura 46.2. Fenótipos distribuídos nos grupos de 1 a 3, juntamente com as intervenções previstas.

Fonte: Traduzida e adaptade de Semin Ultrasound CT MRI, 2023.

A janela subcostal é bastante apropriada para iniciar o protocolo, tendo em vista sua abrangente rentabilidade diagnóstica. Como anteriormente ressaltado, nessa etapa, é importante identificar o fenótipo do choque circulatório, além de estabelecer as características morfofuncionais das estruturas cardíacas (com ênfase inicial nos ventrículos) e investigar indícios de acometimento crônico do coração, como hipertrofias, dilatações e alterações valvares. Nessa etapa, também está prevista a avaliação da porção terminal da veia cava inferior, sua desembocadura no átrio direito e de suas tributárias, além da porção superior da aorta abdominal.

O próximo passo do protocolo é posicionar o transdutor para a obtenção das imagens no plano apical longitudinal, com o objetivo inicial de confirmar os achados obtidos na etapa anterior, aos quais devem-se agregar dados quantitativos que possa aumentar o grau de confiança em relação à função dos ventrículos e a capacidade de resposta à infusão de fluidos intravenosos. Nessa etapa, deve-se também usar a metodologia Doppler para realizar a medida da integral velocidade–tempo da via de saída do VE, além do estudo dos demais fluxos acessíveis por essa janela.

Em seguida à obtenção da janela apical, o operador deve arrastar o transdutor em direção ao limite toracoabdominal dorsal do paciente, com o intuito de investigar a presença de consolidações pulmonares associadas ou não a efusões pleurais, após, deverá deslizar a sonda no sentido inferior, de tal forma a obter e analisar imagens da região esplenorrenal.

A próxima tarefa será deslocar o transdutor para o hemitórax anterior esquerdo com o intuito de caracterizar o padrão pleuropulmonar dessa região. Uma vez cumprida essa fase, deve-se investigar a janela paraesternal, inicialmente no plano longitudinal e em seguida, no transversal, para complementar informações relacionadas à contratilidade ventricular, quantificação de líquido pericárdico, avaliação da anatomia das valvas, medida dos fluxos pelo método Doppler, além de avaliação da morfologia e dimensões da via de saída do VE.

A última etapa do exame corresponde à investigação dos campos pleuropulmonares direitos, inclusive junção toracoabdominal. Por fim, é importante ressaltar que, a cada etapa do exame, o operador deverá sempre averiguar por informações que possam modificar, de alguma maneira, a qualidade ou a intensidade das intervenções.

Identificação dos fenótipos de choque circulatório

O protocolo usa uma classificação toda própria dos fenótipos de choque circulatório, com o intuito de permitir, por meio da identificação dos padrões fenotípicos previstos em tal caracterização, uma condução mais individualizada dos pacientes. Esse processo inicia-se pelo reconhecimento de doenças cardíacas crônicas subjacentes, o que conduz, como já sublinhado, à avaliação quantitativa de diversos parâmetros morfofuncionais.

Dessa forma, os achados ecocardiográficos são organizados em 10 fenótipos hemodinâmicos distintos, classificados em 4 grupos (do inglês: *clusters*):

- **Grupo 1:** cavidade ventricular pequena ou normal/função sistólica ventricular normal ou hiperativa.
- **Grupo 2:** cavidade ventricular esquerda aumentada com ou sem aumento ventricular direito/redução da contratilidade global.
- **Grupo 3:** dilatação isolada do VD com função ventricular esquerda normal ou hiperativa.
- **Grupo 4:** fenótipos menos comuns de choque obstrutivo, que requerem intervenção imediata (p. ex., patologia valvular catastrófica, tamponamento pericárdico, pneumotórax hipertensivo/autoPEEP).

A avaliação pulmonar complementa a ultrassonografia cardíaca, na qual a presença de 3 ou mais linhas "B" em ambos os campos pulmonares superiores sugere edema pulmonar. Linhas "A" em ambos os campos pulmonares superiores indicam uma pressão de oclusão capilar pulmonar (POAP) inferior a 18 mmHg, o que é consistente com tolerância a fluidos.

Os fenótipos são distribuídos nos conjuntos da seguinte forma:

- **Grupo 1:** fenótipos 1-3.
- **Grupo 2:** fenótipos 4-5.
- **Grupo 3:** fenótipos 6-7.

A avaliação cardíaca dá ênfase ao desempenho miocárdico, enquanto a avaliação da veia cava inferior (VCI) estima a pressão venosa central e, ocasionalmente, a capacidade de resposta à infusão de fluidos. O exame pulmonar esclarece a tolerância (perfil A) ou intolerância a oferta intravenosa de fluidos (perfil B).

Descrição dos fenótipos

- **Fenótipo 1:** paciente com choque hipovolêmico, cavidade ventricular diastólica pequena, VCI colapsada com variabilidade respiratória significativa e exame pulmonar com perfil A.
- **Fenótipo 2:** choque distributivo em paciente adequadamente ressuscitado com fluidos, com boa plenitude cardíaca, tamanho normal da VCI e exame pulmonar com perfil A.
- **Fenótipo 3:** paciente com ventrículo esquerdo hipertrófico, frequentemente com átrio esquerdo dilatado, VCI pequena e colapsável e exame pulmonar com perfil A.
- **Fenótipo 4:** disfunção ventricular esquerda isolada, com VCI pletórica indicando hipervolemia ou fisiologia obstrutiva e exame pulmonar com perfil B, sugerindo intolerância a fluidos.
- **Fenótipo 5:** disfunção biventricular com características semelhantes ao fenótipo 4.
- **Fenótipo 6:** pacientes com síndrome do desconforto respiratório agudo (SDRA) complicada por disfunção do VD, VD aumentado, VCI pletórica e exame pulmonar com perfil B, refletindo edema não hidrostático.
- **Fenótipo 7:** pacientes com hipertensão pulmonar subjacente e hipertrofia do VD que desenvolvem insuficiência VD aguda sobre crônica, com VD aumentado e hipertrófico, VCI pletórica e perfil pulmonar variável.

Parâmetros quantitativos

Como anteriormente ressaltado, uma das principais características do protocolo STARS é o uso de parâmetros quantitativos como parte integrante do exame ultrassonográfico, o que o distingue dos demais protocolos voltados ao uso da ecocardiografia como método auxiliar na condução dos pacientes em choque circulatório. O intuito dessa particularidade é aumentar a especificidade dos achados do exame e, com isso, proporcionar intervenções mais individualizadas. Evidentemente, a obtenção dos parâmetros quantitativos previstos no protocolo traz consigo a necessidade de maior capacitação técnica e domínio mais avançado do exame por parte do operador, em relação à aquisição da abordagem meramente qualitativa proposta na maioria dos protocolos destinados à abordagem ultrassonográfica do choque. O uso do protocolo STARS, portanto, pressupõe esses atributos, e os investigadores que não os têm ou que não se sentem seguros devem se abster de aplicá-lo, sob o risco de comprometer a segurança do paciente ao utilizar dados incorretos para respaldar as suas tomadas de decisão.

No **Quadro 46.1** estão listados os parâmetros a serem investigados em cada uma das janelas previstas no protocolo STARS.

Quadro 46.1. Parâmetros distribuídos de acordo com as janelas correspondentes previstas no protocolo STARTS

Janela	Parâmetro	Valores anormais
subcostal 4C	VE – diâmetro diastólico	
	VE – diâmetro sistólico	
	VE – espessura da parede	
	VE – função global e segmentar	
	VD – movimento da parede	
	VD – hipertrofia	
	VD – movimento do anel tricúspide	
	AE – diâmetro	
	AD – diâmetro e pressão arterial direita	RAD = 4 = $[v\_máx]^2$ = RAP
apical 4C	VE – função sistólica	
	VE – diâmetro diastólico final	
	VE – diâmetro sistólico final	
	VD – diâmetro	
	VD – TAPSE	TAPSE = 17 mm
	AE – volume	
	AE – função	
	AD – volume	
	AD – função	
	válvula mitral – velocidade do fluxo mitral pelo Doppler	
	válvula mitral – pressão de enchimento do VE	
paraesternal eixo longo	válvula tricúspide – velocidade do fluxo tricúspido pelo Doppler	pressão sistólica do VD = 4 = $[v\_máx]^2$ = RAP
	válvula tricúspide – pressão sistólica do VD	
	VE – diâmetro diastólico	
	VE – diâmetro sistólico	
	VE – espessura da parede	
	VE – função segmentar	
paraesternal eixo curo	válvula aórtica – Integral de Tempo de velocidade	
	válvula aórtica – gradiente de pressão	
	válvula mitral – fluxo mitral pelo Doppler	
	válvula mitral – velocidade de pico	
	VE – função segmentar	velocidade < 10 cm/s
	VE – hipertrofia ventricular	MAPSE < 10 mm
	VE – espessura da parede	
subcostal VCI	válvula tricúspide – movimento e velocidade do Doppler tecidual	
	válvula mitral – MASE	Estimada com base na colapsibilidade
	VCI – diâmetro	
	VCI – colapsibilidade	
	VCI – pressão atrial direita	
	Aorta – diâmetro	

MAPSE: excursão sistólica do plano anular mitral; RAD diâmetro arterial direita; RAP: pressão arterial direita; TAPSE: excursão sistólica do plano anular tricúspide; VCI: veia cava inferior; VD: ventrículo direito; VE: ventrículo esquerdo.

Fonte: Desenvolvida pela autoria.

Ultrassonografia e oferta de fluidos

A administração de salina intravenosa é um dos pilares do pacote de primeira hora das diretrizes da *Surviving Sepsis Campaign*, que também aconselha o uso da previsão de resposta a fluidos como guia para nortear a oferta de líquidos intravenosos, com o objetivo de aumentar o débito cardíaco e, consequentemente, a oferta sistêmica de oxigênio.

Apesar das justificativas fisiopatológicas, o tema tem gerado muita controvérsia. As indefinições começam nos conceitos que estruturam o desafio volumétrico e a resposta esperada, uma vez que não existe consenso sobre a metodologia envolvida no teste e tampouco há concordância sobre o que poderia ser considerado um resultado positivo.

O que mais se aproxima de um consenso sobre esses aspectos parece ter surgido dos resultados de uma revisão sistemática relativamente recente, que analisou 124 estudos realizados nas décadas de 2010 e 2020. Essa revisão evidenciou que, na maioria dos casos (76,6%), o desafio volumétrico envolveu a administração de 500 mL de cristaloides a uma velocidade de infusão de 25 mL/min (equivalente a 20 minutos para 500 mL). Além disso, em 70,9% dos estudos a resposta positiva ao fluido foi definida como um aumento do débito cardíaco superior a 15% em relação ao valor basal.[16]

Além dos pacientes sépticos, a reposição intravenosa de fluidos é uma intervenção frequentemente utilizada na condução de quase todos os subtipos de pacientes críticos, com o mesmo objetivo de manter ou restaurar o débito cardíaco para atender às necessidades energéticas imediatas desses indivíduos. Entretanto, o maior embaraço relacionado a essa intervenção reside na nossa limitada capacidade de identificar, de forma suficientemente confiável e segura, quais pacientes realmente terão seu débito cardíaco e a oferta sistêmica de oxigênio aumentados após a administração de uma alíquota de fluido intravenoso destinada exclusivamente a esse fim.[17] Além disso, apesar de sua ampla adoção, essa terapia pode acarretar efeitos adversos significativos quando empregada sem o devido rigor.[18-22] A oferta excessiva de fluidos é tão prejudicial quanto a administração insuficiente; as principais evidências que sustentam essa constatação são o prognóstico desfavorável associado sistematicamente a balanços positivos de fluidos e o benefício observado em procedimentos que auxiliam na redução da quantidade de líquidos administrados durante a fase de ressuscitação volêmica, como o tempo de enchimento capilar[23] e a elevação passiva das pernas.[24]

Nesse contexto, a ultrassonografia tem ocupado um papel importante como auxílio no acompanhamento da oferta de fluidos, tendo em vista sua capacidade de revelar indícios de que uma reposição volêmica esteja se tornando, ou já tenha se tornado, excessiva.[8,25,26]

Exame da veia cava inferior (VCI) e suas limitações

A redução dos custos, a crescente portabilidade e a disponibilidade cada vez maior de equipamentos de ultrassonografia em praticamente todos os cenários de prestação de cuidados de saúde, especialmente nas unidades de alta complexidade, como departamentos de emergência, unidades de terapia intensiva e centros cirúrgicos, aliadas às suas inúmeras aplicações e modalidades de uso, bem como ao fornecimento de informações de inestimável valor para o médico, certamente justificam a antonomásia de "estetoscópio do século XXI" que tem sido atribuída a essa tecnologia.

Embora seja amplamente reconhecida a verdadeira revolução que o método tem provocado na prática médica, também é fato que ele pode ser uma fonte frequente de equívocos, seja devido à realização tecnicamente inadequada do exame, o que resulta na obtenção de dados e informações imprecisas, seja por análises incongruentes dos achados, mesmo quando corretos. Esses problemas são mais frequentes quando determinadas modalidades de exame são conduzidas por operadores sem a capacitação suficiente para atender às exigências técnicas e operacionais impostas para realizar e interpretar o exame.

Outra fonte de equívocos frequentes é relacionado à avaliação ultrassonográfica do diâmetro da veia cava inferior e da sua variabilidade para determinar o estado volêmico, ou a resposta à infusão de fluidos de um enfermo por meio da análise do diâmetro da VCI e de sua variabilidade parecem ser uma das principais fontes desses equívocos.

Parte desses erros decorre da falta de familiaridade com a obtenção das imagens e das técnicas corretas de mensuração. As fontes de erro potenciais durante a realização e análise do exame da VCI são muitas e podem comprometer a tomada de decisão. O ponto em que se recomenda medir o diâmetro da veia, por exemplo, é crucial e fazer essa mensuração em uma posição inadequada pode influenciar os resultados de forma comprometedora. A perpendicularidade do feixe ultrassônico e a necessidade de evitar o erro de encurtamento do diâmetro são aspectos que, se negligenciados, levam a superestimações ou subestimações grosseiras do diâmetro da VCI.

Além disso, o colapso da VCI fora do eixo sagital ideal e as estimativas qualitativas com base apenas em uma "olhada" adicionam uma camada extra de incerteza aos resultados. A confiabilidade entre diferentes operadores também é uma preocupação, como demonstrado por estudos que mostram uma variação significativa entre avaliadores. Essa variabilidade sugere que dois examinadores podem ter condutas antagônicas para o mesmo paciente, dependendo da interpretação individual das medidas da VCI.

Outro fator crucial que limita a confiabilidade do exame são as condições clínicas do paciente. A variação na pressão intratorácica, disfunções cardíacas, e a presença de condições como obesidade ou pressão intra-abdominal elevada, podem distorcer a relação esperada entre o diâmetro da VCI e a responsividade a fluidos. Esses fatores, associados ao desconhecimento da fisiologia necessária para interpretar corretamente os achados, resultam em interpretações errôneas e decisões clínicas potencialmente equivocadas.

A literatura reflete a complexidade dessa avaliação, apresentando resultados conflitantes sobre a utilidade da VCI na predição da responsividade a fluidos. Alguns estudos demonstram a eficácia da técnica, enquanto outros indicam sua falta de confiabilidade, especialmente em pacientes que respiram espontaneamente.

A ultrassonografia, com sua capacidade de oferecer uma vasta gama de informações diagnósticas valiosas em tempo real, tem-se consolidado como uma ferramenta indispensável na prática médica moderna. Suas inúmeras aplicações trazem benefícios inegáveis aos pacientes, contribuindo para decisões clínicas mais rápidas e precisas, especialmente em ambientes críticos como unidades de terapia intensiva, emergências e centros cirúrgicos.

No entanto, quando se trata da avaliação da volemia e da previsão de resposta a fluidos por meio da análise do diâmetro da veia cava inferior (VCI) e de sua variabilidade, é fundamental reconhecer as limitações significativas que essa modalidade apresenta. A falta de respaldo científico sólido, as armadilhas técnicas, a alta variabilidade interobservador e os inúmeros fatores de confusão tornam essa técnica não apenas de difícil reprodutibilidade, mas também potencialmente perigosa, com grandes chances de induzir a erros diagnósticos e terapêuticos.

Diante do vasto potencial que a ultrassonografia oferece para a melhoria dos cuidados aos pacientes, seria injusto e contraproducente insistir em uma modalidade que, na melhor das hipóteses, adiciona uma carga de trabalho significativa sem garantir resultados confiáveis. É mais sensato e benéfico direcionar esforços de aprendizado e prática para modalidades de ultrassonografia que realmente demonstram eficácia e que possam, de fato, contribuir para a melhoria dos desfechos clínicos dos pacientes.

O protocolo *VExUS*

Tendo em vista o que foi anteriormente discutido sobre os efeitos adversos da oferta excessiva de fluidos e a respeito das limitações do exame isolado das dimensões e variabilidade do diâmetro da VCI para avaliar o estado volêmico, é importante destacar avanços na avaliação da congestão venosa sistêmica. Em 2020, um grupo de pesquisadores canadenses, liderado pelos Drs. William Beaubien-Souligny e Philippe Rola, desenvolveu um sistema de graduação com o objetivo de oferecer uma avaliação não invasiva mais abrangente e sistemática da congestão venosa sistêmica.

Esse modelo não invasivo de análise da congestão sistêmica, denominado de *VExUS* (Ultrassonografia do Excesso Venoso, do inglês: *Venous Excess Ultrasound*), caracteriza-se por integrar a avaliação da VCI com informações a respeito dos fluxos nas veias supra-hepática, porta e interlobar renal. Essa metodologia pretende oferecer uma ferramenta potencialmente superior para a avaliação da congestão venosa, em comparação com a análise isolada da VCI. Com esse objetivo, usa uma análise integrada para classificar os pacientes nos diferentes graus de congestão que se seguem:

- **Grau 0:** ausência de congestão.
- **Grau 1:** congestão leve.
- **Grau 2:** congestão moderada.
- **Grau 3:** congestão grave.

Essa categorização é importante tanto para a condução clínica quanto para estabelecer o prognóstico dos pacientes e será pormenorizada a seguir.

Fisiologia da congestão sistêmica

Como já destacado, a congestão venosa sistêmica ocorre frequentemente em pacientes críticos, os quais desenvolvem disfunções orgânicas em função de aumento da pressão venosa central. A pressão venosa central (PVC) corresponde à pressão distal do circuito sistêmico que tem como componente pressórico inicial a pressão arterial média (PAM). A diferença entre esses dois componentes pressóricos define a pressão de perfusão sistêmica, que é justamente o gradiente necessário para impulsionar o fluxo sanguíneo. Tem-se que a elevação da PVC, dessa forma, pode comprometer o fluxo sanguíneo tissular dos órgãos que podem desenvolver disfunções e falências proporcionais ao comprometimento da perfusão a qual são submetidos, entre as quais se destaca a disfunção provocada pelo edema dos rins. De maneira similar, esse processo pode afetar outros órgãos, como o fígado e o trato gastrointestinal (respectivamente, hepatopatia e enteropatia congestivas), que podem piorar significativamente o prognóstico, caso não sejam implantadas as intervenções necessárias.

Nesse contexto, o *VExUS* oferece uma ferramenta atraente para identificar, graduar e correlacionar a congestão diretamente com o estado volêmico sistêmico do paciente. Dessa maneira, o uso de diuréticos pode ser norteado de forma mais precisa nos pacientes com congestão renal significativa e sua administração pode ser contrastada com mais segurança, em relação à reposição volêmica, nos casos com hipotensão arterial sistêmica.

Considerações técnicas relacionadas ao *VExUS*

Para uma avaliação precisa com o *VExUS*, o respeito a alguns aspectos técnicos é essencial. A apneia respiratória, quando possível, deve ser aplicada para obtenção ideal dos fluxos, especialmente nas veias interlobares renais, que apresentam pequena dimensão e são suscetíveis à movimentação durante o ciclo respiratório. O uso de transdutores setoriais e a correta modulação das velocidades de fluxo também são elementos-chave para a obtenção de imagens e medições confiáveis.

Além disso, a presença de arritmias, ventilação invasiva e alterações anatômicas podem complicar a obtenção de dados precisos, o que pode exigir a combinação de diferentes abordagens para a interpretação adequada dos resultados. A análise isolada da VCI, como mencionado, é insuficiente, sendo necessário integrar os dados dos fluxos supra-hepáticos, portais e renais.

Componentes e fluxograma do *VExUS*

O fluxograma do *VExUS* é composto por cinco passos principais, que incluem a avaliação da VCI, das veias supra-hepática, porta e interlobar renal, além da integração desses dados para graduar o nível de congestão venosa sistêmica. Esses passos são descritos a seguir e também estão ilustrados na **Figura 46.3**.

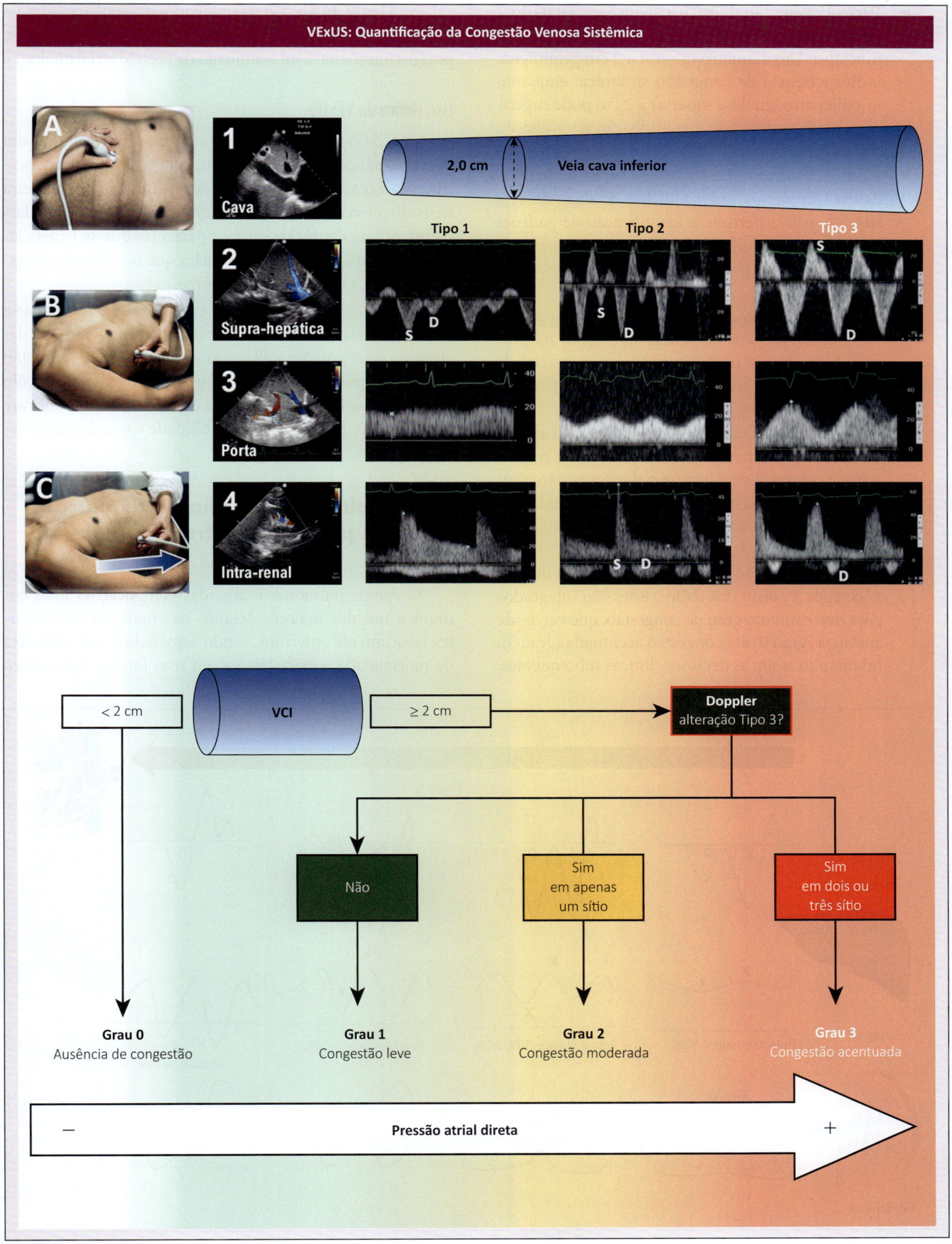

Figura 46.3. Como faço a avaliação da congestão venosa sistêmica: protocolo *VExUS*.

Fonte: Salgado AA Bernardo MPL, Melo Netto F. Como Faço Avaliação da Congestão Venosa Sistêmica: Protocolo *VExUS*. Arq Bras Cardiol: Imagem cardiovasc. 2024;37(2):e20240026 (*Open Access*).

- **Passo 1:** avaliação da VCI: a análise inicial da VCI é fundamental para identificar se há congestão significativa. Um diâmetro inferior a 2 cm geralmente indica ausência de congestão sistêmica, enquanto um diâmetro igual ou superior a 2 cm pode sugerir congestão, requerendo a continuação da avaliação dos outros componentes.
- **Passo 2:** avaliação da veia supra-hepática: realizada via Doppler pulsado, a análise do fluxo da veia supra-hepática permite a identificação de padrões específicos associados à congestão, sendo particularmente útil em pacientes com disfunções cardíacas e hepáticas.
- **Passo 3:** avaliação da veia porta: o Doppler pulsado é utilizado para identificar alterações na pulsatilidade da veia porta, um indicativo crucial da transmissão de pressão venosa sistêmica, particularmente nos casos de congestão hepática.
- **Passo 4:** avaliação da veia interlobar renal: a análise da veia interlobar renal oferece uma visão precisa sobre a presença de edema renal e congestão, sendo um dos parâmetros mais correlacionados com o desenvolvimento de insuficiência renal aguda nesses pacientes.
- **Passo 5:** integração dos dados e graduação do *VExUS*: após a coleta dos dados, estes são integrados para determinar o grau de congestão, que vai desde ausência (grau 0) até congestão acentuada (grau 3), orientando assim as decisões clínicas subsequentes.

Na **Figura 46.4**, estão representados os esboços das transformações das formas de onda do Doppler da veia hepática, portal e intrarrenal com o aumento da pressão atrial direita.

Uso clínico do VExUS

O *VExUS* tem demonstrado ser uma ferramenta valiosa para a condução de pacientes com congestão sistêmica, permitindo ajustar o manejo de fluidos e diuréticos de maneira mais direcionada e eficaz. Ele tem-se mostrado particularmente útil na distinção entre os pacientes que se beneficiariam de terapias volêmicas daqueles que necessitam de restrição hídrica e diuréticos intensivos.

Além disso, o *VExUS* pode ser utilizado para avaliar a fluido-responsividade e fluido-tolerância, auxiliando na decisão de intervenções volêmicas e prevenindo a congestão iatrogênica por excesso de infusão de fluidos. Este protocolo integra-se naturalmente à prática do ultrassom *point-of-care* (POCUS), ampliando sua aplicabilidade e relevância no cenário clínico.

Uso da ultrassonografia na avaliação da água pulmonar extravascular (APEV)

O edema pulmonar é uma das complicações mais comuns e um dos maiores desafios na condução de pacientes criticamente enfermos, sendo associado a uma alta taxa de mortalidade, especialmente em suas formas *hidrostática*

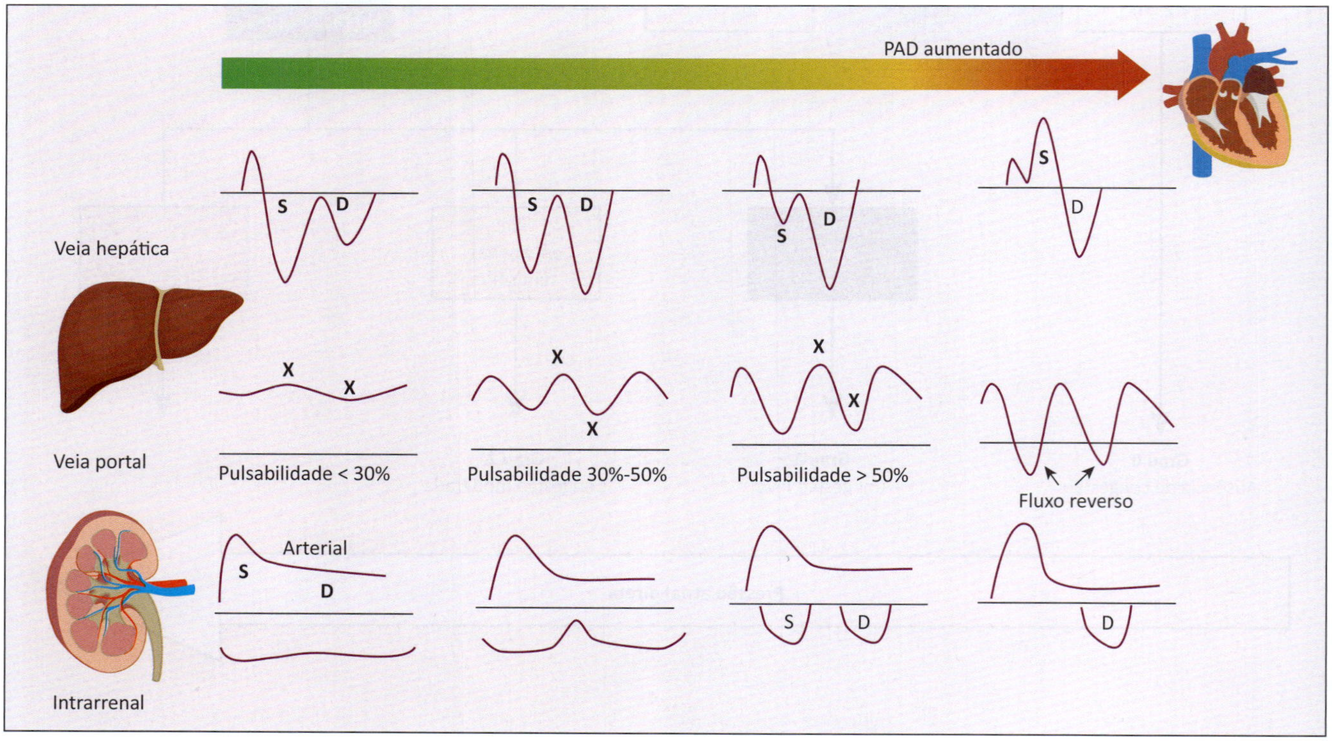

Figura 46.4. Transformação das formas de onda do Doppler da veia hepática, portal e intrarrenal com o aumento da pressão atrial direita.

PAD: pressão atrial direita; X: pontos mais altos e mais baixos durante um ciclo cardíaco usados para calcular a fração de pulsatividade.

Fonte: Acervo da autoria.

(também denominada *cardiogênica* ou *hemodinâmica*) e a *inflamatória* (conhecida também por *não cardiogênica*), como a síndrome do desconforto respiratório agudo (SDRA).[27] No edema pulmonar hidrostático, o principal fator é o aumento da pressão hidrostática capilar pulmonar, frequentemente causado por insuficiência cardíaca congestiva, sobrecarga hídrica ou insuficiência renal.[28] Já o edema pulmonar inflamatório, como o observado na SDRA, é caracterizado por um aumento na permeabilidade capilar pulmonar devido a processos inflamatórios.

A ultrassonografia pulmonar (USP) emergiu como uma ferramenta promissora para a avaliação do edema pulmonar, oferecendo uma alternativa não invasiva à termodiluição transpulmonar (TDTP), que é considerada o padrão-ouro para a quantificação da água pulmonar extravascular (APEV) e do índice de permeabilidade vascular pulmonar (IPVP).

Os valores normais de APEV giram em torno de 7 mL/kg, não devendo exceder 10 mL/kg.[29] Dados de autópsias sugerem que um APEV superior a 9,8 mL/kg é um marcador discriminatório para o diagnóstico de edema pulmonar, com valores acima de 14,6 mL/kg sendo altamente preditivos de edema pulmonar grave.[30] A correlação entre APEV inicial e mortalidade foi demonstrada em estudos clínicos, com valores superiores a 14 mL/kg sendo associados a pior prognóstico.

A USP permite a visualização das linhas "B", artefatos ultrassonográficos que indicam a presença de edema pulmonar. Diversos estudos demonstraram uma forte correlação entre os escores de linhas "B" e os valores de APEV medidos por TDTP,[31] especialmente quando utilizados protocolos simplificados de varredura torácica com 4 ou 8 setores.[32] Embora protocolos mais extensos, como o de 28 setores, possam proporcionar uma avaliação mais detalhada, a varredura de 28 setores parece ter uma vantagem diagnóstica moderada na previsão da APEV.[32] No entanto, é importante considerar o tempo substancialmente mais longo necessário para a varredura de 28 setores, que possui uma mediana de 12 minutos, em comparação com a varredura de 4 setores, cuja mediana é de 4 minutos.

A USP tem-se mostrado uma ferramenta valiosa na prática clínica, permitindo uma avaliação rápida e precisa à beira do leito, especialmente em cenários críticos como a SDRA. Embora a TDTP ofereça maior precisão, suas limitações, como a necessidade de cateterismo invasivo e os riscos associados, tornam a USP uma alternativa atraente. A avaliação do IPVP, em conjunto com o EVLW, é essencial para diferenciar o edema pulmonar cardiogênico do edema de permeabilidade aumentada, orientando o manejo adequado de fluidos e intervenções terapêuticas.

Progressos têm sido rapidamente alcançados no desenvolvimento de inteligência artificial e de aprendizado de máquina,[33,34] e não é difícil imaginar que em breve ao exame de USP seja agregada a capacidade de avaliar confiavelmente os valores reais de APEV e IPVP o que irá permitir uma abordagem ainda mais abrangente e precisa no diagnóstico e monitorização do edema pulmonar em pacientes críticos, particularmente nos pacientes com SDRA. Além disso, estudos multicêntricos continuam a validar a eficácia da USP em diferentes populações de pacientes, reforçando sua utilidade para auxiliar na prática clínica diária em contextos ainda mais ampliados.

Ultrassonografia no diagnóstico e condução da SDRA

A SDRA é uma condição respiratória crítica, com uma prevalência significativa e representa aproximadamente 10% de todas as admissões em UTI. Apesar dos progressos alcançados no conhecimento sobre diversos aspectos relativos a essa síndrome, a SDRA ainda é uma condição associada a uma elevada taxa de mortalidade.

Mesmo também representando um progresso, o diagnóstico de SDRA, historicamente com base na definição de Berlim de 2012, que utiliza um conjunto de critérios clínicos e radiológicos, continua desafiador, principalmente em decorrência da variabilidade fisiológica, biológica e radiológica entre os pacientes.[35] Além disso, a variedade nos achados de imagem torna difícil a uniformidade na classificação e tratamento, exigindo métodos diagnósticos mais sensíveis e específicos.

Ultrassonografia pulmonar (USP) como ferramenta diagnóstica

A ultrassonografia pulmonar (USP) tem-se destacado como uma ferramenta diagnóstica e de monitoramento crucial no manejo da SDRA, oferecendo vantagens significativas em termos de acessibilidade, segurança e eficácia, particularmente em ambientes de recursos limitados. Diferente das técnicas de imagem tradicionais, como a tomografia computadorizada (TC) e a radiografia de tórax (RxT), a USP é realizada à beira do leito, é não invasiva, livre de radiação e pode ser repetida quantas vezes forem necessárias, proporcionando uma avaliação dinâmica do estado pulmonar do paciente.

Identificação de padrões e subfenótipos na SDRA

A USP permite a identificação de padrões específicos em pacientes com SDRA, como a presença de linhas "B" bilaterais e consolidações, que são indicativos de edema intersticial e alveolar, respectivamente. Esses achados podem ser diferenciados do edema pulmonar cardiogênico, que geralmente não apresenta as anormalidades pleurais ou as regiões poupadas do pulmão características da SDRA. Além disso, a USP permite a visualização detalhada da morfologia da linha pleural, essencial para diferenciar subfenótipos de SDRA.

Os subfenótipos de SDRA, particularmente os focais e não focais, respondem de maneira diferente às estratégias ventilatórias, como manobras de recrutamento alveolar e posicionamento prono. A SDRA focal, caracterizada por consolidações predominantes nas regiões dorsais-inferiores, tende a responder melhor ao posicionamento prono, que facilita a redistribuição do volume pulmonar e melhora a oxigenação. Por outro lado, a SDRA não focal, marcada por uma perda de aeração difusa ou irregular, responde mais efetivamente às manobras de recrutamento alveolar que aumentam a pressão positiva no final da expiração (PEEP). A USP desempenha um papel crucial na identificação desses subfenótipos, guiando assim o manejo ventilatório de maneira mais precisa e personalizada.

Expansão da definição global de SDRA e o papel da USP

A incorporação da USP na definição global de SDRA foi impulsionada por suas vantagens em ambientes de recursos limitados, onde o acesso a TC e RxT pode ser restrito. A modificação de Kigali da definição de Berlim, que incluiu a USP como critério diagnóstico, foi um marco importante nesse contexto.[36] Essa modificação permitiu que linhas "B" bilaterais ou consolidações detectadas por USP fossem suficientes para cumprir os critérios de imagem para SDRA, especialmente em locais onde os recursos são escassos. Estudos subsequentes validaram esses critérios, demonstrando alta sensibilidade, embora com especificidade variável, dependendo do cenário clínico. Por fim, a mais recente definição universal de SDRA consolidou a USP como método de imagem diagnóstico, ao lado das outras duas modalidades já antes recomendadas.

Precisão diagnóstica da USP

A precisão diagnóstica da USP para SDRA foi avaliada em recente revisão sistemática e metanálise envolvendo 11 estudos e mais de 2 mil pacientes, dos quais 29% foram diagnosticados com SDRA.[37] Os resultados mostraram que a USP tem uma alta especificidade (93%-96%) e sensibilidade moderada (57%-70%) para o diagnóstico de SDRA, com uma área sob a curva (AUC) de 0,88 a 0,91. Esses achados indicam que a USP é particularmente eficaz para confirmar o diagnóstico de SDRA, embora sua capacidade de excluir a condição seja um pouco limitada, o que pode ser explicado pela ausência de uma padronização universal dos critérios de SDRA pela USP, entre os diferentes estudos incluídos na revisão.

Uso da USP na condução contínua da SDRA

Além de seu papel no diagnóstico, a USP é inestimável para a continuidade da condução da SDRA.[38] Ela permite aos clínicos monitorizar a gravidade da doença e a resposta ao tratamento, ajustando intervenções terapêuticas como titulação de PEEP e manobras de recrutamento de forma mais precisa. Por exemplo, uma redução progressiva no escore da USP ao longo do tempo está associada à recuperação pulmonar, enquanto um aumento inesperado pode indicar progressão da SDRA ou uma infecção secundária, como pneumonia associada à ventilação mecânica. Em tais casos, a presença de broncogramas aéreos dinâmicos dentro das consolidações, visualizados pela USP, é altamente específica para essa complicação.

Previsão de sucesso da extubação e outros usos

Outra aplicação crucial da USP é na predição do sucesso da extubação. Durante testes de respiração espontânea (TRE), a USP pode ser utilizada para avaliar a adequação da aeração pulmonar.[39] Uma piora no escore da USP durante o TRE pode prever falha na extubação, sugerindo que a desaeração pulmonar progressiva está associada a um risco aumentado de reintubação. Isso torna a USP uma ferramenta poderosa para a tomada de decisões em relação ao manejo respiratório em pacientes com SDRA. Todas as vantagens anteriormente listadas, assim com os padrões de imagem gerados pelos subfenótipos da SDRA na USP encontram-se representados na **Figura 46.5**.

Em resumo, a USP representa um avanço significativo no diagnóstico e manejo da SDRA. Sua capacidade de proporcionar uma avaliação precisa, dinâmica e à beira do leito, combinada com sua aplicabilidade em uma variedade de ambientes clínicos, torna-a indispensável para o cuidado de pacientes críticos. Com o potencial de melhorar os desfechos ao direcionar estratégias de tratamento personalizadas, a USP deve ser integrada de forma mais ampla nas diretrizes de manejo da SDRA, especialmente em cenários onde a flexibilidade e a rapidez são essenciais. A adoção de protocolos padronizados para a utilização da USP na SDRA poderá aumentar ainda mais sua eficácia e uniformidade na prática clínica, promovendo melhores resultados para os pacientes.

Ultrassonografia no diagnóstico e condução da pneumonia associada à ventilação (PAV)

A PAV é definida como uma infecção do parênquima pulmonar em pacientes expostos à VMI por pelo menos 48 horas e é um tipo de pneumonia adquirida na UTI.[40] Essa afecção pode atingir até um terço dos pacientes[41] submetidos a VMI em uma internação de causa não infecciosa e, apesar dos progressos na prevenção, no tratamento antimicrobiano e nos cuidados de suporte, continua sendo uma causa importante de morbidade e mortalidade, associada a longas internações hospitalares e aumento de custos.[42] Estimativas apontam que o risco de PAV é de 3% ao dia durante os primeiros cinco dias de VMI, 2% ao dia do 5º ao 10º dias, e 1% ao dia nos demais.[43]

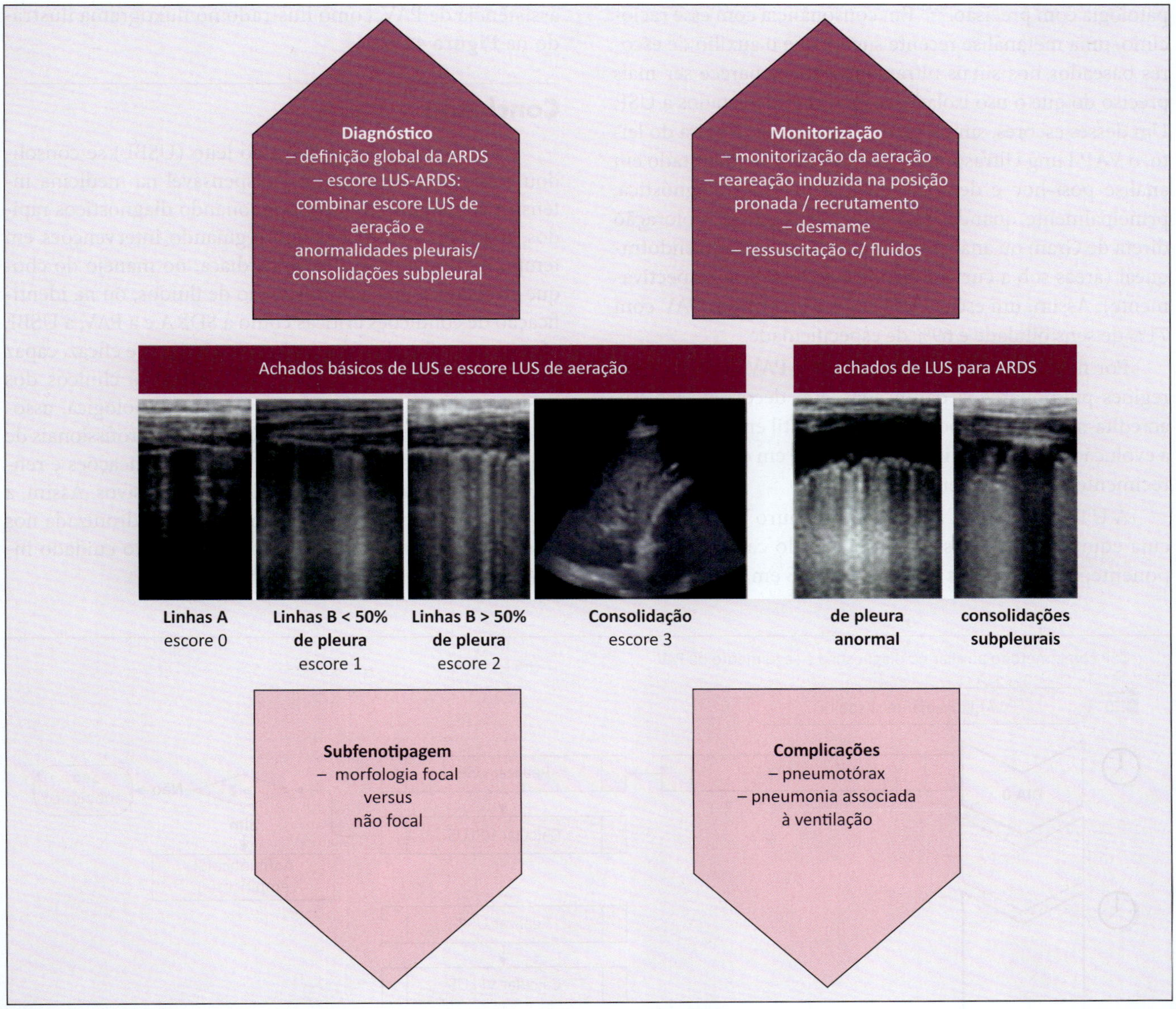

Figura 46.5. Aplicações da USP na SDRA e padrões relacionados aos seus subfenótipos.
Fonte: Acervo da autoria.

O principal problema relacionado à PAV provavelmente reside na dificuldade em estabelecer seu diagnóstico preciso e de forma precoce, devido à inexistência de um exame suficientemente sensível e específico; assim, a decisão de tratar um paciente é frequentemente feita de forma subjetiva, quando há suspeita de PAV com base em parâmetros clínicos, bioquímicos e de imagem. Em tais pacientes, antibióticos inadequados ou tardios levam a uma maior mortalidade (64,5% vs. 29,2%)[44]. Por outro lado, o uso desnecessário desses fármacos também é desvantajoso, porque gera pressão seletiva e pode determinar o desenvolvimento de cepas resistentes aos antimicrobianos.

A USP tem acumulado evidências para validar sua indicação como ferramenta diagnóstica e de acompanhamento da PAV[45-47] e no Brasil, a ANVISA já incluiu, há alguns anos, a USP como um dos métodos de imagem recomendados para o diagnóstico de PAV.[48]

De fato, o método oferece grandes vantagens, como a ausência de risco e a repetibilidade quase ilimitada, o que o torna custo-efetivo.[49] Apesar disso, há algumas deficiências que precisam ser destacadas: a principal reside no fato de as manifestações ultrassonográficas da PAV poderem ser encontradas em outras patologias, como câncer de pulmão, embolia pulmonar ou atelectasia, por exemplo, o que pode levar a uma taxa de 17% a 26% de diagnósticos errados em pacientes de UTI.[46] Por outro lado, um exame normal exclui o diagnóstico de PAV (em mãos experientes). Adicionalmente, a técnica exige uma curva (ainda que relativamente rápida) de aprendizado e é operador dependente.

Como a PAV é um processo multifocal, com diferentes padrões histopatológicos e que frequentemente acomete regiões pulmonares já danificadas, seria improvável que um achado de consolidação ultrassonográfica mostrasse sensibilidade e especificidade suficientes para diagnosticar essa patologia com precisão.[50,51] Em consonância com esse raciocínio, uma metanálise recente sugere que o auxílio de escores baseados nos sinais ultrassonográficos parece ser mais preciso do que o uso isolado dos padrões detectados à USP. Um desses escores, simples e fácil de calcular à beira do leito, o VAP Lung Ultrasound Score (VPLUS[52]), foi testado em análise post-hoc e demonstrou boa precisão diagnóstica, principalmente quando associado ao exame de coloração direta de Gram ou análise quantitativa de aspirado endotraqueal (áreas sob a curva ROC de 0,832 e 0,874, respectivamente). Assim, um escore VPLUS ≥ 2 identificou PAV com 71% de sensibilidade e 69% de especificidade.

Por fim, como já ressaltado, muitas PAVs ocorrem em regiões pulmonares já danificadas. Em decorrência disso, acredita-se que a USP poderia ser mais útil em acompanhar a evolução das lesões já instaladas do que em detectar o aparecimento de novas alterações.

A UTI do Hospital Universitário Lauro Wanderley, de cuja equipe multiprofissional o autor do capítulo é componente, usa os escores LUS53 e VPLUS em seu protocolo assistência de PAV, como ilustrado no fluxograma ilustrado na **Figura 46.6**.

Conclusão

A ultrassonografia à beira do leito (USBL) se consolidou como uma ferramenta indispensável na medicina intensiva contemporânea, proporcionando diagnósticos rápidos, monitoramento contínuo e guiando intervenções em tempo real. Seja na avaliação cardíaca, no manejo do choque circulatório, na administração de fluidos, ou na identificação de condições críticas como a SDRA e a PAV, a USBL oferece uma abordagem não invasiva, segura e eficaz, capaz de melhorar significativamente os desfechos clínicos dos pacientes críticos. A contínua evolução tecnológica, associada ao crescente domínio da técnica pelos profissionais de saúde, promete expandir ainda mais suas aplicações e refinar as práticas de manejo em cuidados intensivos. Assim, a USBL deve ser integrada de forma plena e padronizada nos protocolos de tratamento, elevando o nível do cuidado intensivo em diversos contextos clínicos.

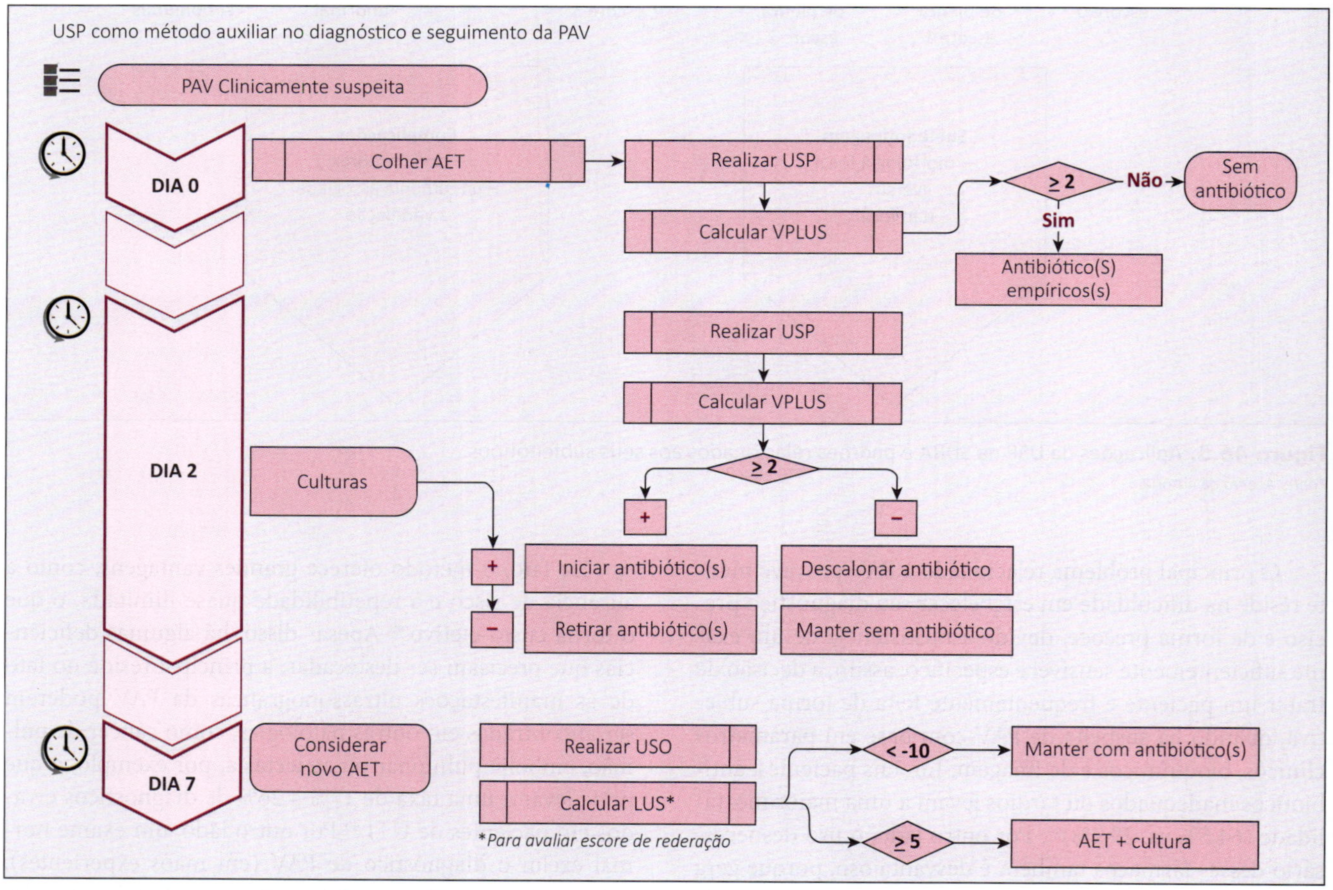

Figura 46.6. Fluxograma de utilização dos escores LUS e VPLUS do HULW.

Fonte: Empresa Brasileira de Serviços Hospitalares. Disponível em: https://www.gov.br/ebserh/pt-br. Acessado em agosto de 2024.

Referências bibliográficas

1. Osterwalder J, Polyzogopoulou E, Hoffmann B. Point-of-Care Ultrasound-History, Current and Evolving Clinical Concepts in Emergency Medicine. Medicina (Kaunas). 2023 Dec 15;59(12):2179.
2. Peng X, Luo T, Yao L, Kessner R, Wu W, Bonavina L, Lachkar S. Ultrasonography in the intensive care unit: a bibliometrics analysis. J Thorac Dis. 2024 Jan 30;16(1):623-631.
3. Guevarra K, Greenstein Y. Ultrasonography in the Critical Care Unit. Curr Cardiol Rep. 2020 Sep 10;22(11):145.
4. Londrino F, Floccari F, Granata A, Loi MR, Manca O, Cavallini M, Zattera T, Di Lullo L, Logias F. Internal jugular vein cannulation: why ultrasound guidance should be expanded as much as possible. J Vasc Access. 2013 Oct-Dec;14(4):400-1.
5. Barros D. de S, Gallindo MA. Ecografia em Terapia Intensiva e na Medicina de Emergência.Atheneu; 2023.
6. McLean AS. Echocardiography in shock management. Crit Care. 2016 Aug 20;20:275.
7. Cholley BP. International expert statement on training standards for critical care ultrasonography. Intensive Care Med. 2011;37:1077-1083.
8. Noritomi DT, Vieira ML, Mohovic T, Bastos JF, Cordioli RL, Akamine N, Fischer CH. Echocardiography for hemodynamic evaluation in the intensive care unit. Shock. 2010 Sep;34 Suppl 1:59-62.
9. Narasimhan M, Koenig SJ, Mayo PH. A Whole-Body Approach to Point of Care Ultrasound. Chest. 2016;150:772-776.
10. Zhang H, Zhang D, Lian H, Zhang Q, Chen X, Wang X. Echocardiographic features of right ventricle in septic patients with elevated central venous pressure. BMC Anesthesiol. 2024 Apr 4;24(1):128.
11. Musikatavorn K, Plitawanon P, Lumlertgul S, Narajeenron K, Rojanasarntikul D, Tarapan T, Saoraya J. Randomized Controlled Trial of Ultrasound-guided Fluid Resuscitation of Sepsis-Induced Hypoperfusion and Septic Shock. West J Emerg Med. 2021 Feb 10;22(2):369-378.
12. Caltabeloti F, Monsel A, Arbelot C, Brisson H, Lu Q, Gu WJ, Zhou GJ, Auler JO, Rouby JJ. Early fluid loading in acute respiratory distress syndrome with septic shock deteriorates lung aeration without impairing arterial oxygenation: a lung ultrasound observational study. Crit Care. 2014 May 6;18(3):R91.
13. Bouferrache K, Amiel JB, Chimot L, Caille V, Charron C, Vignon P, Vieillard-Baron A. Initial resuscitation guided by the Surviving Sepsis Campaign recommendations and early echocardiographic assessment of hemodynamics in intensive care unit septic patients: a pilot study. Crit Care Med. 2012 Oct;40(10):2821-7.
14. Jain A, Singam A, Mudiganti VNKS. Echocardiography as a Vital Tool in Assessing Shock: A Comprehensive Review. Cureus. 2024 Mar 31;16(3):e57310.
15. Nikravan S, Bughrara N, Klick J, Lanspa MJ, Rapoport L, Díaz-Gomez J. An Echocardiographic Approach for the Management of Shock: The Subcostal to Apical, Respiratory to Parasternal-Cardiac to Respiratory, Aortic to Stomach Protocol. Semin Ultrasound CT MR. 2024 Feb;45(1):74-83.
16. Messina A, Calabrò L, Pugliese L, Lulja A, Sopuch A, Rosalba D, Morenghi E, Hernandez G, Monnet X, Cecconi M. Fluid challenge in critically ill patients receiving haemodynamic monitoring: a systematic review and comparison of two decades. Crit Care. 2022 Jun 21;26(1):186.
17. Cecconi M, Hofer C, Teboul JL, Pettila V, Wilkman E, Molnar Z, Della Rocca G, Aldecoa C, Artigas A, Jog S, Sander M, Spies C, Lefrant JY, De Backer D; FENICE Investigators; ESICM Trial Group. Fluid challenges in intensive care: the FENICE study: A global inception cohort study. Intensive Care Med. 2015 Sep;41(9):1529-37.
18. Boyd JH, Forbes J, Nakada TA, Walley KR, Russell JA. Fluid resuscitation in septic shock: a positive fluid balance and elevated central venous pressure are associated with increased mortality. Crit. Care Med. 2011;39:259-265.
19. Malbrain ML, Chiumello D, Pelosi P, Wilmer A, Brienza N, Malcangi V, Bihari D, Innes R, Cohen J, Singer P, Japiassu A, Kurtop E, De Keulenaer BL, Daelemans R, Del Turco M, Cosimini P, Ranieri M, Jacquet L, Laterre PF, Gattinoni L. Prevalence of intra-abdominal hypertension in critically ill patients: a multicentre epidemiological study. Intensive Care Med. 2004 May;30(5):822-9.
20. Jacobs R, Wise RD, Myatchin I, Vanhonacker D, Minini A, Mekeirele M, et al. Fluid Management, Intra-Abdominal Hypertension and the Abdominal Compartment Syndrome: A Narrative Review. Life (Basel). 2022 Sep 6;12(9):1390.
21. Cordemans C, De Laet I, Van Regenmortel N, Schoonheydt K, Dits H, Huber W, et al. Fluid management in critically ill patients: the role of extravascular lung water, abdominal hypertension, capillary leak, and fluid balance. Ann Intensive Care. 2012 Jul 5;2(Suppl 1 Diagnosis and management of intra-abdominal hyperten):S1.
22. Murphy CV, Schramm GE, Doherty JA, Reichley RM, Gajic O, Afessa B, Micek ST, Kollef MH. The importance of fluid management in acute lung injury secondary to septic shock. Chest. 2009 Jul;136(1):102-109.
23. Hernández G, Ospina-Tascón GA, Damiani LP, Estenssoro E, Dubin A, et al. Effect of a Resuscitation Strategy Targeting Peripheral Perfusion Status vs Serum Lactate Levels on 28-Day Mortality Among Patients With Septic Shock: The ANDROMEDA-SHOCK Randomized Clinical Trial. JAMA. 2019 Feb 19;321(7):654-664.
24. Douglas IS, Alapat PM, Corl KA, Exline MC, Forni LG, Holder AL, et al. Fluid Response Evaluation in Sepsis Hypotension and Shock: A Randomized Clinical Trial. Chest. 2020 Oct;158(4):1431-1445..
25. Liu RB, Donroe JH, McNamara RL, Forman HP, Moore CL. The Practice and Implications of Finding Fluid During Point-of-Care Ultrasonography: A Review. JAMA Intern Med. 2017 Dec 1;177(12):1818-1825.
26. Galindo P, Gasca C, Argaiz ER, Koratala A. Point of care venous Doppler ultrasound: Exploring the missing piece of bedside hemodynamic assessment. World J Crit Care Med. 2021;10:310-322.
27. Vignon P, Evrard B, Asfar P, Busana M, Calfee CS, Coppola S, et al. Fluid administration and monitoring in ARDS: which management? Intensive Care Med. 2020 Dec;46(12):2252-2264.
28. Ware LB, Matthay MA. Acute Pulmonary Edema. N Engl J Med. 2005;353:2788-96.
29. Mihm FG, Feeley TW, Jamieson SW. Thermal dye double indicator dilution measurement of lung water in man: comparison with gravimetric measurements. Thorax. 1987 Jan;42(1):72-6.
30. Tagami T, Kushimoto S, Yamamoto Y, Atsumi T, Tosa R, Matsuda K, Oyama R, Kawaguchi T, Masuno T, Hirama H, Yokota H. Validation of extravascular lung water measurement by single transpulmonary thermodilution: human autopsy study. Crit Care. 2010;14(5):R162.
31. Shyamsundar M, Attwood B, Andrew PW. Clinical review The role of ultrasound in estimating extra vascular lung water. Crit Care. 2013;17:1-8.
32. Mayr U, Lukas M, Habenicht L, Wiessner J, Heilmaier M, Ulrich J, et al. B-Lines Scores Derived From Lung Ultrasound Provide Accurate Prediction of Extravascular Lung Water Index: An Observational Study in Critically Ill Patients. J Intensive Care Med. 2022 Jan;37(1):21-31.
33. Mika S, Gola W, Gil-Mika M, Wilk M, Misiołek H. Ultrasonographic Applications of Novel Technologies and Artificial Intelligence in Critically Ill Patients. J Pers Med. 2024 Mar 7;14(3):286.
34. Kusunose K, Haga A, Abe T, Sata M. Utilization of Artificial Intelligence in Echocardiography. Circ J. 2019;83:1623-1629.
35. ARDS Definition Task Force; Ranieri VM, Rubenfeld GD, Thompson BT, Ferguson ND, Caldwell E, et al. Acute respiratory distress syndrome: the Berlin Definition. JAMA. 2012 Jun 20;307(23):2526-33.

36. Riviello ED, Buregeya E, Twagirumugabe T. Diagnosing acute respiratory distress syndrome in resource limited settings: The Kigali modification of the Berlin definition. Current Opinion in Critical Care. 2017;23:18-23.
37. Boumans MMA, Aerts W, Pisani L, Bos LDJ, Smit MR, Tuinman PR. Diagnostic accuracy of lung ultrasound in diagnosis of ARDS and identification of focal or non-focal ARDS subphenotypes: a systematic review and meta-analysis. Crit Care. 2024 Jul 8;28(1):224.
38. Smit MR, Mayo PH, Mongodi S. Lung ultrasound for diagnosis and management of ARDS. Intensive Care Med. 2024 Jul;50(7):1143-1145.
39. Santangelo E, Mongodi S, Bouhemad B, Mojoli F. The weaning from mechanical ventilation: a comprehensive ultrasound approach. Curr Opin Crit Care. 2022 Jun 1;28(3):322-330.
40. Papazian L, Klompas M, Luyt CE. Ventilator-associated pneumonia in adults: a narrative review. Intensive Care Medicine. 2020;46:888-906.
41. van Vught LA, Klein Klouwenberg PM, Spitoni C, Scicluna BP, Wiewel MA, Horn J, et al. Incidence, Risk Factors, and Attributable Mortality of Secondary Infections in the Intensive Care Unit After Admission for Sepsis. JAMA. 2016 Apr 12;315(14):1469-79.
42. Magiorakos AP, Srinivasan A, Carey RB, Carmeli Y, Falagas ME, Giske CG, et al. Multidrug-resistant, extensively drug-resistant and pandrug-resistant bacteria: an international expert proposal for interim standard definitions for acquired resistance. Clin Microbiol Infect. 2012 Mar;18(3):268-81.
43. Cook DJ. Incidence of and Risk Factors for Ventilator-Associated Pneumonia in Critically Ill Patients. Ann Intern Med. 1998;129:433.
44. Pugin J, Auckenthaler R, Mili N, Janssens JP, Lew PD, Suter PM. Diagnosis of ventilator-associated pneumonia by bacteriologic analysis of bronchoscopic and nonbronchoscopic "blind" bronchoalveolar lavage fluid. Am Rev Respir Dis. 1991 May;143(5 Pt 1):1121-9.
45. Staub LJ, Biscaro RRM, Maurici R. Accuracy and Applications of Lung Ultrasound to Diagnose Ventilator-Associated Pneumonia: A Systematic Review. J Intensive Care Med. 2018;33:447-455.
46. Wang G, Ji X, Xu Y, Xiang X. Lung ultrasound: A promising tool to monitor ventilator-associated pneumonia in critically ill patients. Critical Care. 2016;20.
47. Zhou J, Song J, Gong S, Hu W, Wang M, Xiao A, Zhang C, Dong Z. Lung Ultrasound Combined With Procalcitonin for a Diagnosis of Ventilator-Associated Pneumonia. Respir Care. 2019 May;64(5):519-527.
48. dos Santos ACRB, Carvalho AA, Ribeiro CF de M, Santana HT. Nota Técnica No 03 de 2019 GVIMS-GGTES-ANVISA; 2019.
49. Bouhemad B, Liu ZH, Arbelot C, Zhang M, Ferarri F, Le-Guen M, et al. Ultrasound assessment of antibiotic-induced pulmonary reaeration in ventilator-associated pneumonia. Crit Care Med. 2010 Jan;38(1):84-92.
50. Adhikari S, Zeger W, Schmier C, Crum T, Craven A, Frrokaj I, et al. Pilot study to determine the utility of point-of-care ultrasound in the assessment of difficult laryngoscopy. Acad Emerg Med. 2011 Jul;18(7):754-8.
51. Bouhemad B, Dransart-Rayé O, Mojoli F, Mongodi S. Lung ultrasound for diagnosis and monitoring of ventilator-associated pneumonia. Ann Transl Med. 2018 Nov;6(21):418.
52. Mongodi S, Via G, Girard M, Rouquette I, Misset B, Braschi A, Mojoli F, Bouhemad B. Lung Ultrasound for Early Diagnosis of Ventilator-Associated Pneumonia. Chest. 2016 Apr;149(4):969-80.
53. Rouby JJ, Arbelot C, Gao Y, Zhang M, Lv J, An Y, et al. Training for Lung Ultrasound Score Measurement in Critically Ill Patients. Am J Respir Crit Care Med. 2018 Aug 1;198(3):398-401.

capítulo 47

Parada Cardiorrespiratória e Ressuscitação Cardiopulmonar e Cerebral

Victor Lisboa Peixoto | Isabela Argollo Ferreira | Isabelle Guerreiro Machado

Hélio Penna Guimarães

Introdução

Parada cardiorrespiratória (PCR) é definida como a interrupção da atividade mecânica cardíaca efetiva, confirmada pela ausência de sinais circulatórios.[1] Aproximadamente 75-85% dos eventos extrahospitalares de PCR se devem a arritmias ventriculares sem pulso (fibrilação ventricular [FV] ou taquicardia ventricular sem pulso [TVSP]) enquanto as demais são atribuídas a outros ritmos (assistolia ou atividade elétrica sem pulso [AESP]).[2]

Tradicionalmente, a PCR intra-hospitalar tem sido vista como uma condição com desfechos tão ruins que a ressuscitação cardiopulmonar muitas vezes é sequer justificada. No entanto, apesar destes desfechos desfavoráveis, dados sugerem uma tendência de melhora ao longo das últimas duas décadas.[2]

Os princípios básicos de ressuscitação são parte integral do treinamento de diversos profissionais da saúde. Uma vez que intervenções realizadas no tempo ideal têm o potencial de salvar a vida do paciente vítima de PCR, é fundamental que os profissionais envolvidos nos cuidados ao doente crítico possuam uma compreensão clara da avaliação e do manejo de uma parada cardiorrespiratória.[3]

Causas de parada cardíaca

Em geral, causas cardíacas de PCR – como infarto agudo do miocárdio, arritmias ou insuficiência cardíaca – são as mais frequentes, com uma incidência aproximada de 50% a 60%. Insuficiência respiratória responde por cerca de 40%. Causas neurológicas de PCR no ambiente hospitalar são raras.[4]

Identificar a causa da PCR é fundamental por diversos motivos. Durante uma parada cardíaca, as diretrizes de ressuscitação enfatizam e necessidade de identificar causas reversíveis de PCR – 5H e 5T (**Quadro 47.1**).[5]

Quadro 47.1. Causas reversíveis de PCR	
Íons de hidrogênio	Pneumotórax hipertensivo
Hipovolemia	Tamponamento cardíaco
Hipotermia	Toxinas ou substâncias tóxicas
Hipo ou Hipercalemia	Tromboembolismo pulmonar
Hipoxia	Trombose de coronárias

Fonte: Adaptada de American Heart Association. Highlights of the 2020 AHA Guidelines Update for CPR and ECC. 2020.

Identificar a causa da PCR tem impacto direto em seu desfecho, bem como implicações caso haja retorno da circulação espontânea (RCE), uma vez que disfunções orgânicas pós-PCR são parcialmente dependentes da causa subjacente e os cuidados pós-parada devem ser guiados de acordo com essas causas.[5]

Ressalta-se que até 80% dos eventos de parada cardíaca são precedidos por longos períodos de instabilidade clínica ou fisiológica. Intervenções precoces nestes momentos podem, em teoria, ajudar na prevenção de algumas PCR.[6]

Ressuscitação cardiopulmonar (RCP)

Para a ressuscitação cardiopulmonar (RCP) ser eficaz em levar ao retorno da circulação espontânea, ela deve ser aplicada imediatamente no momento da parada circulatória. Por isso, o reconhecimento imediato do colapso e a ativação de um sistema de resposta à emergência são considerados essenciais.[1]

A American Heart Association (AHA) formulou uma cadeia de sobrevivência, representando as ações cruciais a serem tomadas a fim de se obter melhores chances de sobrevivência durante uma parada cardíaca; são elas: 1) rápido reconhecimento e prevenção; 2) ativação de um sistema de emergência; 3) RCP de alta qualidade; 4) desfibrilação quando aplicável; 5) cuidados pós-parada e 6) recuperação.[5]

Compressões torácicas

Compressões torácicas de alta qualidade estão associadas a melhores desfechos em pacientes com PCR. As compressões servem para manter a adequada circulação de sangue para o coração e o cérebro até ocorrer a recuperação do pulso. Para isso, a diretriz da AHA define como compressão torácica de alta qualidade aquela que segue os determinados padrões (**Quadro 47.2**).

Com o paciente deitado em posição supina, o profissional de saúde deve aplicar compressões na metade inferior do esterno. A eminência hipotenar de uma mão deve estar sobre o esterno, enquanto a outra mão sobrepõe-se por cima, de maneira paralela. Somando-se à RCP manual, há um aumento do uso de dispositivos de compressão torácica. No entanto, estudos não demonstram diferença nos desfechos de pacientes ressuscitados manual ou mecanicamente.[7,8]

Desfibrilação

A segunda etapa crítica no cuidado do paciente em PCR, caso o ritmo seja chocável – TVSP ou FV – é a desfibrilação. Atrasos na desfibrilação são claramente deletérios, com um rápido decréscimo na sobrevivência proporcional ao tempo que o atraso aumenta.[5]

A carga do choque varia conforme o desfibrilador e a recomendação do fabricante. Para monofásicos, aplicar uma carga de 360 J. Nos bifásicos, a carga inicial varia entre 120 J-200 J, conforme orientação do aparelho – se a orientação não for conhecida, aplicar a maior carga disponível. Para melhorar a qualidade da RCP, as compressões torácicas deverão retornar imediatamente após a aplicação do choque.[5]

Ventilação

Para profissionais treinados, a estratégia de ventilação recomendada é por meio de dispositivo bolsa-válvula-máscara, com um ciclo de 30 compressões para cada 2 ventilações, até que seja definida uma via aérea avançada – intubação orotraqueal ou dispositivo supraglótico – quando o ritmo deve ser de 10 respirações por minuto (1 respiração a cada 6 segundos) com compressão torácica contínua.[5]

Quadro 47.2. Compressão torácica de alta qualidade
Compressão profunda (ao menos 5 cm da parede torácica) e rápida (100-120/min), permitindo o retorno completo do tórax
Minimizar interrupções durante as compressões
Evitar ventilação excessiva
Trocar o profissional das compressões a cada 2 minutos ou antes em caso de fadiga
Se não houver via aérea avançada, manter a proporção de 30 compressões para cada 2 ventilações
Obter capnografia quantitativa com forma de onda, objetivando $PEtCO_2$ maior igual a 10 mmHg. Caso esteja baixa ou decaindo, reavaliar a qualidade das compressões

Fonte: Adaptado de American Heart Association. Highlights of the 2020 AHA Guidelines Update for CPR and ECC. 2020.

Estudos demonstram que mesmo equipes treinadas tendem a hiperventilar o paciente durante a RCP. Como consequência da hiperventilação, ocorre uma pressão intratorácica persistentemente positiva, levando à redução do retorno venoso, do débito cardíaco e da perfusão coronariana, associando-se a piora de desfechos.[9]

O valor de $EtCO_2$ deve ser mensurado nos pacientes intubados durante a RCP, uma vez que serve para monitorar a qualidade da ressuscitação. Um $EtCO_2$ menor que 10 mmHg após 20 minutos de compressão torácica é preditor de mortalidade. Um aumento sustentado de $EtCO_2$ – usualmente > 20 mmHg – está associado com maior sobrevivência e alta hospitalar. Para pacientes não intubados, a monitorização de $EtCO_2$ deixa de ter acurácia e não deve ser utilizada para prognosticação.[1,5]

Tratamento medicamentoso

A via de acesso preferencial durante a RCP é a intravenosa. Deve-se reservar o acesso intraósseo para situações em que haja dificuldade ou impossibilidade em obter via endovenosa.[5]

A adrenalina promove vasoconstrição sistêmica, aumentando a pressão de perfusão coronariana. Deve ser administrado 1 mg a cada três a cinco minutos por acesso IV/IO. Se não for possível, a adrenalina ainda pode ser administrada por via endotraqueal numa dose maior (2,0 mg-2,5 mg). A epinefrina está associada a um aumento nas taxas de retorno da circulação espontânea, sem, no entanto, mudar mortalidade.[1,5]

Tanto a amiodarona quanto lidocaína podem ser utilizadas no manejo de FV/TV refratárias à desfibrilação. A primeira dose de amiodarona é 300 mg em bolus, e a segunda dose é de 150 mg. Já a lidocaína é de 1,0 a 1,5 mg/kg para a primeira dose e de 0,50 a 0,75 mg/kg para a segunda.[1,5]

ECMO (ECPR)

A ressuscitação cardiopulmonar extracorpórea (do inglês – ECPR) tem surgido como uma modalidade de melhora prognóstica ao aumentar a perfusão de órgãos-alvo com a utilização da membrana de oxigenação extracorpórea (ECMO) durante a RCP convencional e ao estabilizar o paciente para intervenções que busquem reverter a causa da parada. Ela é indicada em pacientes que permanecem em parada cardíaca apesar da RCP convencional ou quando ocorre retorno da circulação espontânea (RCE) intermitente, mas retornando a parada cardíaca.[5,10]

Em outras palavras, a ECPR é utilizada em parada cardíaca refratária, quando as chances de obtenção e manutenção do RCE são baixas. As definições de parada cardíaca refratária variam de 10 a 30 minutos de RCP sem RCE. A duração ideal de CA refratária antes da ECPR permanece desconhecida, na parada cardíaca intra-hospitalar o tempo máximo de aproximadamente 15 minutos de RCP parece ser razoável. Visto isto, grande parte dos centros com experiência em ECPR exigem um tempo mínimo de RCP – em geral, 10 minutos – antes da canulação de ECMO, a fim de evitar uma implantação desnecessária, quando apenas as manobras convencionais seriam suficientes para o retorno da circulação espontânea.[10]

A canulação de ECMO durante PCR geralmente é feita por via femoral, resultando num fluxo sanguíneo retrógrado à aorta. Sem o débito do ventrículo esquerdo, o sangue oxigenado reinfundido deve atingir as coronárias e o leito vascular cerebral, superando a performance de uma ressuscitação convencional.[11]

Retorno da circulação espontânea (RCE)

O RCE pode ser reconhecida pela identificação de pressão sanguínea e de pulso, a melhora abrupta e sustentada do $PETCO_2$ (> 40 mmHg), caso haja capnografia disponível, ou observação de onda espontânea da pressão arterial, caso haja monitorização intra-arterial.[5]

Ecocardiograma na PCR

Nos últimos anos a implementação do ultrassom (USG) à beira do leito na unidade de terapia intensiva (UTI) agregou positivamente no manejo do paciente crítico, e isso também se aplica a PCR. As ultimas recomendações da AHA, com nível de evidencia 2b, orientam que a ecocardiografia transtorácica pode ser considerada como uma ferramenta a mais para a avalição do paciente na PCR desde que haja a presença de médico habilitado e que seu uso não irá interferir na qualidade da RCP.[12]

Considerando os diversos protocolos já publicados, pode-se considerar que o exame ultrassonográfico na PCR deve abordar prioritariamente a avaliação cardíaca e pulmonar, podendo, de acordo com o caso, ser ampliado para investigar a cavidade abdominal e eventuais distúrbios vasculares. As avaliações pulmonar, abdominal e vascular podem ser realizadas durante as compressões torácicas, já a cardíaca deve ser sincronizada com as demais medidas do ACLS.[13]

Baseado nisto, o protocolo FEER (Focused Echocardiographic Evaluation in Resuscitation) orienta a contagem regressiva dos últimos dez segundos de um ciclo de compressões torácicas pela equipe de RCP, antes da pausa para a checagem do pulso. Nesse período, o examinador deve preparar-se para posicionar o transdutor na janela subxifoide e, assim, terá cinco segundos para obter e gravar a imagem cardíaca, que poderá ser interpretada durante o próximo ciclo de compressões. Caso haja dificuldade em obtenção de uma imagem adequada na janela subxifoide, o examinador terá os próximos cinco segundos para tentar obter uma imagem na janela paraesternal. Após dez segundos, as manobras devem seguir com novo ciclo de compressões, sem qualquer atraso, e todos os possíveis achados devem ser informados para a equipe (**Quadro 47.3**).[13]

Quadro 47.3. Possíveis achados com USG durante uma provável PCR

Possíveis achados no USG	Diagnóstico
Movimento de câmara cardíaca	Circulação presente
Presença de movimento cardíaco e ritmo regular no ECG	Pseudo-AESP
Ausência de movimento cardíaco e com ritmo detectado no ECG	Verdadeira-AESP
Hipocontratilidade ventricular com "Kissing Walls"	Hipovolemia
Aumento do VD, retificação do septo interventricular	Possível TEP
Líquido no pericárdio	Tamponamento pericárdico
Ausência de deslizamento pleural, sinal da estratosfera e "ponto pulmonar"	Pneumotórax

ECG: ecocardiograma; VD: ventrículo direito; TEP: tromboembolismo pulmonar; AESP: atividade elétrica sem pulso.

Fonte: Adaptado de Breitkreutz R, Price S, Steiger HV, *et al.* Focused echocardiographic evaluation in life support and peri-resuscitation of emergency patients: A prospective trial. Resuscitation. 2010.

Cuidados pós-parada

Síndrome pós-parada cardíaca

A síndrome pós-parada cardíaca é uma entidade complexa e crítica, caracterizada por lesão de isquemia-reperfusão que afeta todo o corpo e responde por boa parte dos óbitos que ocorrem após o retorno da circulação espontânea.[14]

Disfunção miocárdica pós-RCP é observada em até 66% dos pacientes com retorno da circulação espontânea, mesmo naqueles que não apresentam cardiopatia prévia, e é caracterizada por ausência de dano irreversível bem como um fluxo coronário normal ou próximo do normal. Em quase todos os pacientes a síndrome é caracterizada por redução global da contratilidade, baixa complacência miocárdica e aumento da permeabilidade microvascular – todos levando a prejuízo do débito cardíaco.[15]

A lesão neurológica pós-parada envolve uma cascata complexa de mecanismos moleculares, muitos dos quais permanecem desconhecidos. Após o retorno da circulação espontânea, diversas citocinas sofrem aumento de expressão, promovendo infiltrado neutrofílico e formação de óxido nítrico.[15]

Fase de estabilização inicial

O manejo do paciente no período pós-PCR é focado na causa precipitante, no suporte hemodinâmico e respiratório, e nos cuidados neuroprotetores. Condições antes e durante a parada cardiorrespiratória são determinantes para a gravidade.[14]

Pacientes conscientes, hemodinamicamente estáveis e com função neurológica preservada devem prosseguir normalmente a investigação diagnóstica. Os pacientes que se encontram inconscientes ou instáveis devem ser repetidamente avaliados com base na abordagem ABCDE – via aérea, respiração, circulação, desabilidades neurológicas e exposição. Causas comuns de PCR e seu manejo após admissão na UTI estão listadas no **Quadro 47.4.**[5]

Suporte respiratório

Imediatamente após a intubação endotraqueal, o paciente deverá ser ventilado conforme parâmetros protetores, em uma estratégia com volume-corrente entre 6-8 mL/kg, PEEP menor ou igual a 5, pressão de platô menor que 30 cmH_2O e driving pressure menor que 14 cmH_2O. Após a estabilização hemodinâmica, a PEEP poderá ser individualizada.[16]

A saturação de oxigênio deverá ser mantida em torno de 94% a 96% – ou até menor em determinados pacientes. Tanto hiperoxia (PaO_2 > 100 mmHg) quanto hipoxemia (PaO_2 < 65 mmHg) devem ser evitados.[16]

Suporte circulatório

Miocárdio atordoado, vasoplegia e extravasamento capilar são as principais causas de falência circulatória após a parada cardíaca. Monitorização hemodinâmica avançada é necessária nesses casos para otimizar a entrega de oxigênio aos tecidos. Disfunção miocárdica reversível pós-PCR, com redução da fração de ejeção do ventrículo esquerdo e um aumento da pressão diastólica final esquerda, pode ocorrer dentro de horas após o retorno da circulação espontânea, especialmente se houve um tempo prolongado de baixa perfusão ou de duração das manobras de ressuscitação cardiopulmonar. O uso da ecocardiografia pode auxiliar na tomada de decisão. Pode haver necessidade do uso de inotrópicos e até mesmo de betabloqueadores, uma vez que estudos demonstram que o tônus beta-adrenérgico induzido por catecolaminas resulta em eventos adversos no cuidado pós-parada.[15]

Para o paciente crítico, uma meta aceitável de pressão arterial média é de 65 mmHg. Alguns pacientes podem beneficiar-se de médias maiores, como naqueles com lesão cerebral, disfunção renal ou alteração do estado mental.[5]

Quadro 47.4. Causas comuns de PCR e seu manejo após admissão na UTI

Causa	Manejo Inicial
Distúrbio eletrolítico	Correção imediata; hemodiálise
Acidose	Correção imediata; ventilação mecânica; manter pH > 7,20 (evitar normalização); considerar hemodiálise
Síndrome coronariana aguda	Intervenção percutânea; trombólise; anticoagulação; tratamento cirúrgico
Insuficiência cardíaca	Otimização da interação cardiopulmonar; suporte mecânico
Arritmia	Controle de frequência cardíaca; correção de distúrbios eletrolíticos e metabólicos; marcapasso
Trauma miocárdico	Cirurgia; toracotomia
Tamponamento cardíaco	Pericardiocentese; toracotomia
Pneumotórax hipertensivo	Descompressão de emergência
Embolia pulmonar	Trombólise; suporte mecânico; prevenção de insuficiência cardíaca direita e hipertensão arterial pulmonar
Obstrução de via aérea	Remoção de corpo estranho; intubação; traqueostomia
Exacerbação de asma/ DPOC	Terapia medicamentosa; ventilação invasiva ou não invasiva
Hemorragia/hipovolemia	Fluidorressuscitação; protocolo de transfusão; intervenção cirúrgica
Intoxicação	Terapia com antídotos; hemodiálise; suporte com vasopressores
Sepse	Ressuscitação volêmica; antibioticoterapia

Fonte: Adaptado de American Heart Association. Highlights of the 2020 AHA Guidelines Update for CPR and ECC. 2020.

Uso de antibióticos

Pacientes submetidos a controle de temperatura corporal em pós-PCR podem desenvolver resistência insulínica, o que pode prejudicar a perfusão tecidual e aumentar o risco de infecções. Entretanto, bacteremia e administração de antibióticos durante a ressuscitação não se associou com desfechos significativos.[15]

Um estudo recente evidenciou que, em pacientes com parada cardiorrespiratória extra-hospitalar por algum ritmo chocável, que foram submetidos ao controle de temperatura corporal, um ciclo curto de amoxicilina com clavulanato por dois dias demonstrou redução de pneumonia associada a ventilação mecânica quando comparado com placebo.[17]

Controle de temperatura corporal

Para a maior parte dos pacientes, a lesão neurológica ocorre durante a parada cardíaca e se perpetua após o retorno da circulação espontânea.[15] Em sua última atualização, a AHA recomenda selecionar e manter um controle de temperatura constante entre 32°C e 37,5°C como abordagem primária de neuroproteção em casos pós-PCR.[18]

Existem alguns estudos sobre estas metas, sendo um deles o Targeted Temperature Management 2 Trial. Este trial não detectou diferenças no resultado primário da categoria de desempenho cerebral de 1 ou 2 em seis meses em pacientes randomizados para 33°C ou normotermia com tratamento precoce da febre (37,5°C) durante 28 horas após a randomização. Porém, ainda não há um consenso de qual é a temperatura ideal para populações especiais que não foram representadas no estudo Targeted Temperature Management 2. Por exemplo, é possível que os pacientes em parada com etiologia não cardíaca ou em coma mais profundo sejam mais suscetíveis a se beneficiar com um alvo de temperatura mais baixo.[19]

Prognosticação

Durante a parada cardiorrespiratória

Decidir quando interromper as manobras de ressuscitação cardiopulmonar ainda é um desafio, com poucas informações disponíveis nas diretrizes atuais. Embora períodos mais longos de reanimação estejam associados a piores desfechos, existe a possibilidade de sobrevida com boa função neurológica nestes casos. Alguns estudos demonstram que, em hospitais onde a RCP é mantida por mais tempo, os desfechos são melhores; o que sugere que em grande parte dos hospitais as manobras são interrompidas de maneira precoce.[15]

Após a parada cardiorrespiratória

O prognóstico global pós-PCR permanece ruim, com apenas 50% dos pacientes permanecendo vivos até a alta hospitalar. O prognóstico precoce pode ser difícil, e deve idealmente ser realizado logo após o retorno da circulação espontânea bem como deve ser reavaliado diariamente.[15]

Como um prognóstico acurado é fundamental, todos os pacientes comatosos devem ser submetidos a uma abordagem multimodal. Tomografia computadorizada de crânio, uso de biomarcadores (neuro-enolase, proteína S100B), análise do potencial evocado, eletroencefalograma e exame físico são importantes ferramentas.[20]

A AHA recomenda que o prognóstico baseado em achados de exame físico deva ser feito após 72 horas do retorno da circulação espontânea ou do reaquecimento corporal, caso o paciente tenha sido submetido a uma estratégia de controle de temperatura. É importante garantir que não haja efeito residual de medicamentos sedativos ou bloqueadores neuromusculares.[5]

Os achados clínicos que predizem com maior acurácia um pior prognóstico é a ausência de fotorreação pupilar e a ausência de reflexo corneopalpebral após 72 horas, bem como a presença de status mioclônico (mioclonia generalizada, contínua e prolongada) em até 120 horas após o evento. No EEG, um padrão persistente de surto-supressão ou não reatividade também prediz piores desfechos, bem como ausência de potencial evocado somatossensitivo em 72 horas.[21]

Cuidados paliativos e decisões de fim de vida

A otimização dos benefícios ao paciente crítico e seus familiares é um ponto-chave do cuidado. A comunicação voltada para um contexto de tomada de decisão compartilhada entre médicos, familiares e paciente está relacionada a uma redução de impactos psicológicos e maior satisfação entre os familiares. Após a admissão à UTI, a comunicação adequada pode permitir o registro das preferências e diretivas do paciente, facilitando um planejamento eficaz de cuidados avançados e medidas de fim de vida.[15]

Referências bibliográficas

1. Parrillo J, Dellinger P. Critical Care Medicine - Principles of Diagnosis and Management in the Adult. Elsevier; 2019. p. 2-11.
2. Nichol G. Regional Variation in Out-of-Hospital Cardiac Arrest Incidence and Outcome. JAMA. 2008 Sep 24;300(12):1423.
3. Benjamin EJ, Virani SS, Callaway CW, Chamberlain AM, Chang AR, Cheng S, et al. Heart Disease and Stroke Statistics—2018 Update: A Report From the American Heart Association. Circulation. 2018 Mar 20;137(12).
4. Perman SM, Stanton E, Soar J, Berg RA, Donnino MW, Mikkelsen ME, et al. Location of In-Hospital Cardiac Arrest in the United States—Variability in Event Rate and Outcomes. J Am Heart Assoc. 2016 Oct 3;5(10).
5. American Heart Association. Highlights of the 2020 AHA Guidelines Update for CPR and ECC. 2020.
6. Galhotra S, DeVita MA, Simmons RL, Dew MA. Mature rapid response system and potentially avoidable cardiopulmonary arrests in hospital. Qual Saf Health Care. 2007 Aug 1;16(4):260–5.
7. Hazinski MF, Nolan JP, Aickin R, Bhanji F, Billi JE, Callaway CW, et al. Part 1: Executive Summary. Circulation. 2015 Oct 20;132(16_suppl_1).
8. Rubertsson S, Lindgren E, Smekal D, Östlund O, Silfverstolpe J, Lichtveld RA, et al. Mechanical Chest Compressions and Simultaneous Defibrillation vs Conventional Cardiopulmonary Resuscitation in Out-of-Hospital Cardiac Arrest. JAMA. 2014 Jan 1;311(1):53.
9. Aufderheide TP, Sigurdsson G, Pirrallo RG, Yannopoulos D, McKnite S, von Briesen C, et al. Hyperventilation-Induced Hypotension During Cardiopulmonary Resuscitation. Circulation. 2004 Apr 27;109(16):1960-5.
10. Abrams D, MacLaren G, Lorusso R, Price S, Yannopoulos D, Vercaemst L, et al. Extracorporeal cardiopulmonary resuscitation in adults: evidence and implications. Intensive Care Med. 2022 Jan 10;48(1):1-15.
11. Hála P, Kittnar O. Hemodynamic Adaptation of Heart Failure to Percutaneous Venoarterial Extracorporeal Circulatory Supports. Physiol Res. 2020 Oct 31;739-57.
12. Soar J, Maconochie I, Wyckoff MH, Olasveengen TM, Singletary EM, Greif R, et al. 2019 International Consensus on Cardiopulmonary Resuscitation and Emergency Cardiovascular Care Science With Treatment Recommendations: Summary From the Basic Life Support; Advanced Life Support; Pediatric Life Support; Neonatal Life Support; Education, Implementation, and Teams; and First Aid Task Forces. Circulation. 2019 Dec 10;140(24):e826-e880..
13. Breitkreutz R, Price S, Steiger HV, Seeger FH, Ilper H, Ackermann H, et al. Focused echocardiographic evaluation in life support and peri-resuscitation of emergency patients: a prospective trial. Resuscitation. 2010 Nov;81(11):1527-33.
14. Lazzarin T, Tonon CR, Martins D, Fávero EL, Baumgratz TD, Pereira FWL, et al. Post-Cardiac Arrest: Mechanisms, Management, and Future Perspectives. J Clin Med. 2022 Dec 29;12(1):259.
15. Chalkias A, Adamos G, Mentzelopoulos SD. General Critical Care, Temperature Control, and End-of-Life Decision Making in Patients Resuscitated from Cardiac Arrest. J Clin Med. 2023 Jun 18;12(12):4118.
16. Battaglini D, Pelosi P, Robba C. Ten rules for optimizing ventilatory settings and targets in post-cardiac arrest patients. Crit Care. 2022 Dec 17;26(1):390.
17. François B, Cariou A, Clere-Jehl R, Dequin PF, Renon-Carron F, Daix T, et al. Prevention of Early Ventilator-Associated Pneumonia after Cardiac Arrest. New England Journal of Medicine. 2019 Nov 7;381(19):1831–42.
18. Perman SM, Elmer J, Maciel CB, Uzendu A, May T, Mumma BE, et al. 2023 American Heart Association Focused Update on

Adult Advanced Cardiovascular Life Support: An Update to the American Heart Association Guidelines for Cardiopulmonary Resuscitation and Emergency Cardiovascular Care. Circulation. 2024 Jan 30;149(5):e254-e273.

19. Dankiewicz J, Cronberg T, Lilja G, Jakobsen JC, Levin H, Ullén S, et al. Hypothermia versus Normothermia after Out-of-Hospital Cardiac Arrest. N Engl J Med. 2021 Jun 17;384(24):2283-2294.
20. Taccone F, Cronberg T, Friberg H, Greer D, Horn J, Oddo M, et al. How to assess prognosis after cardiac arrest and therapeutic hypothermia. Crit Care. 2014;18(1):202.
21. Callaway CW, Donnino MW, Fink EL, Geocadin RG, Golan E, Kern KB, et al. Part 8: Post–Cardiac Arrest Care. Circulation. 2015 Nov 3;132(18_suppl_2).

capítulo 48

Síndrome Coronária Aguda

Subcapítulo | 48.1

Angina Instável e Infarto Agudo do Miocárdio sem Elevação do Segmento ST

Luciano Ribeiro Pereira Silva | Maria Regina de Paula Leite Kraft | Hélio Penna Guimarães

Introdução

O estudo do infarto sem supra de ST e da angina instável (AI) é de fundamental importância para a compreensão e o manejo adequado dessas condições clínicas, podendo ser um desafio ao médico assistente devido a variabilidade de sintomas, que vão desde dor de fraca intensidade até franco choque cardiogênico. Embora o infarto com elevação do segmento ST seja considerado o tipo mais grave e com maior risco de complicações, o infarto sem supra de ST e a AI também representam ameaça e exigem intervenção imediata.[1]

Vale ressaltar que o estudo dessas condições não apenas visa aprofundar o conhecimento científico, mas também tem implicações diretas na prática clínica. Uma detecção e intervenção precoces são cruciais para melhorar os desfechos clínicos e reduzir a morbimortalidade associada a essas condições.[1]

Epidemiologia

As doenças cardiovasculares são a principal causa de morte no mundo, gerando perda de qualidade de vida e aumento de custos aos sistemas de saúde. Afetando com maior intensidade países subdesenvolvidos e em desenvolvimento.[2]

A prevalência de doença coronariana nos Estados Unidos da América (EUA) entre 2017 e 2020 foi estimada em 20.500.000 (7,1%) e a de infarto do miocárdio de 9.300.000 (3,2%), como causa de morte de 382.820 indivíduos em 2020. Em 2019, 665 mil pessoas foram internadas nos EUA devido a infarto do miocárdio e 8 mil devido a AI. A prevalência de angina nos EUA é estimada em 10.800.000 (3,9%), sendo < 1% entre indivíduos de 20 a 39 anos e > 9% nos maiores que 80 anos.[3]

Estima-se que 9.440.400 de pessoas morreram no mundo, em 2021, devido a doença arterial coronariana, sendo as síndromes coronarianas agudas (SCA) a principal causa. A doença arterial coronariana tem etiologia multifatorial e os principais fatores de risco modificáveis são: hipertensão, alimentação inadequada, LDL-C elevado, poluição do ar e tabagismo.[2]

Definições

A síndrome coronária aguda (SCA) é um termo utilizado para designar pacientes com suspeita ou confirmação de isquemia miocárdica aguda ou infarto agudo do miocárdio. Classicamente, a SCA é dividida em três entidades: infarto agudo do miocárdio com supradesnivelamento do segmento ST (IAMCSST), infarto agudo do miocárdio sem supradesnivelamento do segmento ST (IAMSSST) e angina instável (AI). Essa classificação, por sua vez, resulta da avaliação do eletrocardiograma (ECG), bem como da análise de marcadores de necrose miocárdica.[4,5]

No infarto agudo do miocárdio (IAM), independente da presença ou não de supradesnivelamento do segmento

ST, observa-se a presença de necrose miocárdica secundária à isquemia, enquanto na AI, apesar de ocorrer isquemia cardíaca, não há necrose miocárdica.[4,5]

A necrose miocárdica, também chamada de injúria miocárdica (IM), é caracterizada pela elevação de biomarcadores (especialmente a troponina T e I) acima do percentil 99º e é considerada como aguda quando se observa aumento ou decremento no valor da troponina ao longo de até três horas. É importante notar que nem toda IM é decorrente de isquemia miocárdica, sendo que o IAM corresponde à presença de IM aguda associada a pelo menos um dos seguintes: sintomas de isquemia miocárdica, nova alteração eletrocardiográfica isquêmica, surgimento de onda Q patológica no ECG, evidência por meio de exames complementares de disfunção segmentar ventricular ou perda de miocárdio viável compatíveis com etiologia isquêmica, ou presença de trombo intracoronariano observado em angiografia ou autópsia.[5]

Infarto agudo do miocárdio com supradesnivelamento do segmento ST (IAMCSST)

IAM acompanhado de supradesnivelamento persistente do segmento ST – ou seja, alteração eletrocardiográfica persistente por, no mínimo, 20 minutos – ou bloqueio de ramo esquerdo (BRE) novo. O supradesnivelamento do segmento ST decorrente de IAM é caracterizado por alteração eletrocardiográfica em duas derivações contíguas, sendo o supradesnivelamento do segmento ST maior ou igual a 1 mm do ponto J em relação à linha de base na maioria das derivações, com exceção de V2 e V3. No caso das derivações V2 e V3, considera-se o supradesnivelamento do segmento ST como decorrente de IAM nas seguintes situações: homens com 40 ou mais anos com supradesnivelamento de ST maior ou igual a 2 mm; homens com menos de 40 anos com supradesnivelamento de ST maior ou igual a 2,5 mm e mulheres de qualquer idade com supradesnivelamento de ST maior ou igual a 1,5 mm. Apesar de associado a IM aguda, o IAMCSST pode ser diagnosticado sem a documentação de alteração de marcadores de necrose miocárdica (**Figura 48.1.1**).[4]

Infarto agudo do miocárdio sem supradesnivelamento do segmento ST (IAMSSST)

IAM na ausência de supradesnivelamento persistente do segmento ST. Achados eletrocardiográficos que podem acompanhar o IAMSSST são: supradesnivelamento transitório do segmento ST (ou seja, a alteração eletrocardiográfica não persiste por mais do que 20 minutos), depressão do segmento ST, inversão da onda T, onda T plana ou mesmo, ECG dentro da normalidade (**Quadro 48.1.1**).[4]

Angina instável (AI)

Dor precordial de etiologia isquêmica ou equivalente isquêmico na ausência de IM aguda (**Figura 48.1.2**).[4]

Fisiopatologia

O IAM pode ser classificado em diferentes tipos de acordo com fisiopatologia e clínica, também diferindo em estratégias de tratamento e prognóstico, sendo esses:

a) **Tipo 1:** causado por doença coronária aterotrombótica, geralmente desencadeado por ruptura ou erosão de placa aterosclerótica. É essencial correlacionar com os achados eletrocardiográficos para classificar entre IAMCSST e IAMSST.[4]
b) **Tipo 2:** caracterizado pelo mecanismo fisiopatológico de desbalanço entre oferta e consumo de oxigênio pelo miocárdio. Inclui diversos mecanismos possíveis como: dissecção coronária, espasmo coronário, sepse, anemia severa.[4]
c) **Tipos 3-5:** a definição universal de infarto do miocárdio também inclui o tipo 3 (IAM resultando em morte, quando os biomarcadores não estão disponíveis. Os tipos 4 e 5 são relacionados à IAM após intervenção percutânea e revascularização do miocárdio, respectivamente.[4]

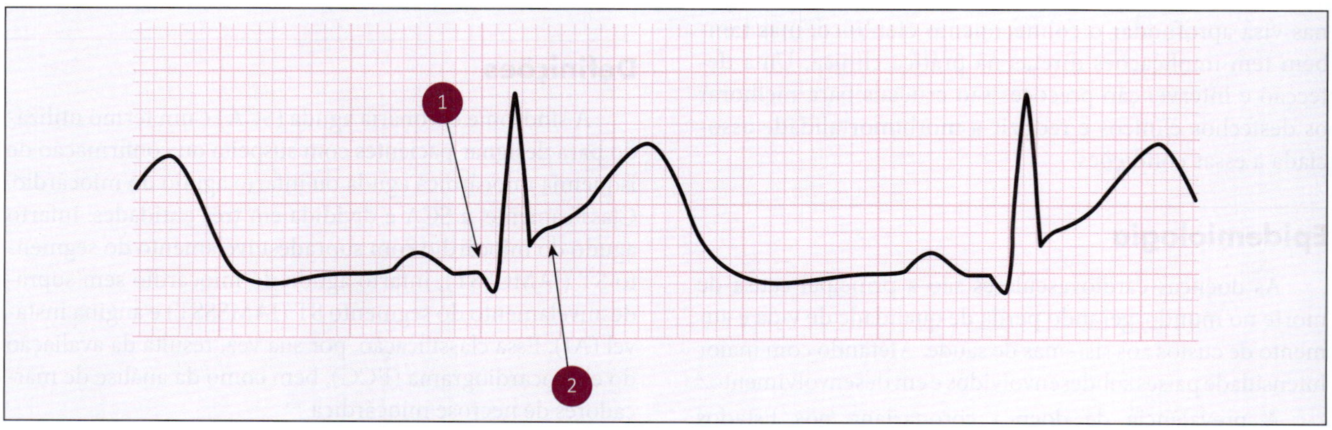

Figura 48.1.1. Exemplo de supradesnivelamento de segmento ST. 1. início da onda Q; 2. ponto J.
Fonte: Editora Atheneu.

Quadro 48.1.1. Alterações eletrocardiográficas sugestivas de infarto agudo do miocárdio (na ausência de hipertrofia ventricular esquerda ou bloqueio de ramo)
Supradesnivelamento do segmento ST

Novo supradesnivelamento do segmento ST no ponto J em duas derivações contíguas, caracterizado por:
• Desnivelamento ≥ 1 mm em todas derivações com exceção de V2 e V3
• V2 e V3
  • Homens ≤ 40 anos; desenvolvimento de ST ≥ 2,5 mm;
  • Homens ≥ 40 anos; desenvolvimento de ST ≥ 2,5 mm;
  • Mulheres de qualquer idade: desenvolvimento de ST ≥ 1,5 mm.

Infradesnivelamento do segmento ST ou alterações de onda T
Novo infradesnivelamento do segmento ST ≥ 0,5 mm em duas derivações contíguas e/ou inversões de onda T ≥ 1 mm em duas derivações contíguas, acompanhada de onda R proeminente ou relação R/S > 1 mm.

Fonte: Adaptado de Fourth Universal Definition of Myocardial Infarction; 2018.

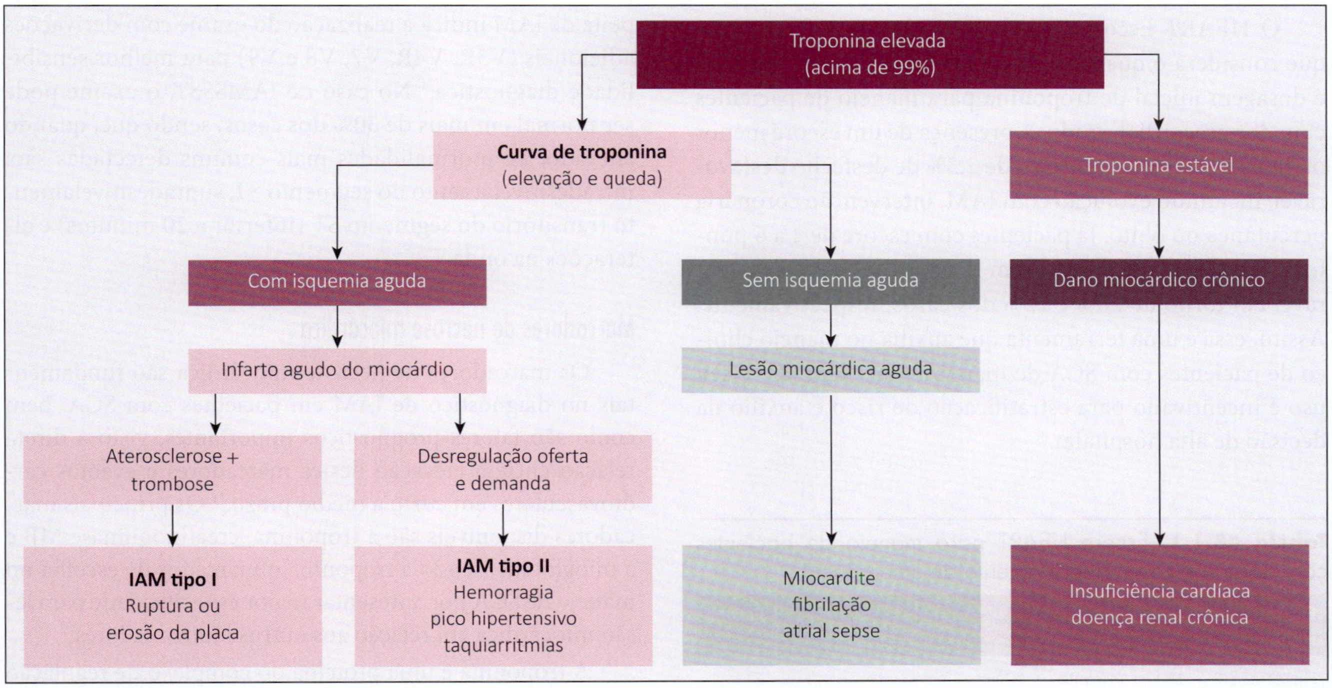

Figura 48.1.2. Algoritmo de interpretação da elevação de troponina. Curva de troponina significa elevação superior a 20%.
Fonte: Diretrizes da Sociedade Brasileira de Cardiologia sobre Angina Instável e Infarto Agudo do Miocárdio sem Supradesnível do Segmento ST; 2021.

Apresentação clínica

A apresentação clínica da SCA é vasta, podendo variar desde casos pouco sintomáticos até choque cardiogênico e parada cardiorrespiratória. De maneira geral, a apresentação clínica típica ou dor definitivamente anginosa consiste em dor em peso ou em pressão em topografia retroesternal precipitada por esforço físico, com irradiação para membro superior esquerdo (ou ambos membros superiores ou pescoço) de caráter intermitente ou persistente (maior do que 20 minutos), com melhora sintomática ao repouso ou com uso de nitrato. A probabilidade de dor de origem anginosa varia de acordo com a presença dessas características conforme descrito no **Quadro 2.**[6] O quadro pode ser acompanhado de sintomas como sudorese, náusea, dor abdominal, dispneia e síncope. Apresentações atípicas incluem dor epigástrica e dispneia e são tipicamente observadas em pacientes diabéticos, em doentes renais crônicos, pacientes com demência e mulheres.[7]

Quadro 48.1.2. Classificação de angina proposta pelos investigadores do estudo CASS	
Dor definitivamente anginosa	Dor retroesternal precipitada por esforço com irradiação para o ombro, pescoço ou braço esquerdo e atenuada por repouso ou nitrato em menos de 10 minutos
Dor provavelmente anginosa	Apresenta a maioria das características da dor definitivamente anginosa
Dor provavelmente não anginosa	Dor de característica atípica que não preenche critérios para dor anginosa
Dor definitivamente não anginosa	Dor sem correlação com atividade física, sugere ser de origem extracardíaca e não é atenuada por nitratos

Fonte: Diretrizes da Sociedade Brasileira de Cardiologia sobre Angina Instável e Infarto Agudo do Miocárdio sem Supradesnível do Segmento ST; 2021.

Escores de risco

O atendimento inicial do paciente com SCA é desafiador visto a variedade de apresentação clínica do quadro e sua gravidade. A alta hospitalar indevida ocorre em torno de 2% dos pacientes com IAMSSST e AI, sendo que o risco de óbito desses pacientes parece ser maior em relação àqueles que permanecem em regime hospitalar.[8] A aplicação de escores de risco na avaliação inicial do paciente com dor torácica aguda tem como objetivo determinar de maneira mais acurada o grupo de pacientes com dor torácica de origem anginosa, visando, dessa maneira, diminuir o risco de erro diagnóstico, bem como reduzir o tempo de internação hospitalar.

O HEART Escore (**Tabela 48.1.1**) é uma ferramenta que considera o quadro clínico, fatores de risco para SCA e dosagem inicial de troponina para manejo de pacientes com dor precordial aguda. A presença de um escore menor ou igual a 3 mostra um risco de 2,5% de desfecho desfavorável, incluindo evolução com IAM, intervenção coronária percutânea ou óbito. Já pacientes com escore de 4 a 6 pontos e 7 a 10 pontos apresentam risco de desfecho desfavorável em torno de 20% e 72% dos casos, respectivamente. Assim, essa é uma ferramenta que auxilia no manejo clínico de pacientes com SCA de maneira mais acurada[9] e seu uso é incentivado para estratificação de risco e auxílio na decisão de alta hospitalar.[6]

Tabela 48.1.1. Escore HEART para manejo de pacientes com dor torácica no departamento de emergência

Escore HEART		Escore
História	Muito suspeita	2
	Moderadamente suspeita	1
	Pouco suspeita	0
ECG	Depressão de segmento ST significativa	2
	Distúrbio de repolarização não específico	1
	Normal	0
Idade	≥ 65 anos	2
	45 a 65 anos	1
	< 45 anos	0
Fatores de risco	3 ou mais fatores de risco ou história de doença aterosclerótica	2
	1 a 2 fatores de risco	1
	Ausência de fatores de risco conhecidos	0
Troponina	2 ou mais vezes maior que o limite normal	2
	1 a 2 vezes maior que o limite normal	1
	Menor ou igual ao limite normal	0
		Total

Fonte: Adaptada de Chestpain in theemergencyroom: valueofthe HEART score.

Exames diagnósticos

Eletrocardiograma (ECG)

O ECG de 12 derivações é a primeira ferramenta diagnóstica a ser utilizada no manejo de pacientes com SCA, visando diagnóstico rápido de pacientes com IAMCSST e indicação de intervenção coronária percutânea. Idealmente, o exame deve ser realizado já no atendimento extra-hospitalar e analisado imediatamente por médico qualificado.[5] Caso não ocorra atendimento pré-hospitalar, é recomendado que o ECG seja realizado em até 10 minutos do primeiro contato com o serviço de saúde ou suspeita de SCA em pacientes internados.[10] É importante destacar que a presença de um exame normal na persistência de alta suspeita de IAM indica a realização do exame com derivações adicionais (V3R, V4R, V7, V8 e V9) para melhor sensibilidade diagnóstica.[4] No caso de IAMSSST, o exame pode ser normal em mais de 30% dos casos, sendo que, quando alterado, as anormalidades mais comuns detectadas são: infradesnivelamento do segmento ST, supradesnivelamento transitório do segmento ST (inferior a 20 minutos) e alterações na onda T.[5]

Marcadores de necrose miocárdica

Os marcadores de necrose miocárdica são fundamentais no diagnóstico de IAM em pacientes com SCA, bem como são fatores prognósticos importantes, visto a direta relação entre a elevação destes marcadores e eventos cardiovasculares em curto a médio prazo.[11] Os principais marcadores disponíveis são a troponina, creatinoquinase MB e a mioglobina, sendo a troponina o marcador de escolha no manejo de SCA por apresentar maior especificidade para lesão miocárdica em relação aos outros biomarcadores.[5]

A troponina é uma proteína do complexo de regulação de contração muscular do miocárdio e é subdivida em três subunidades: troponina I (TnIc), troponina C e troponina T (TnTc). As troponinas T e I são específicas do músculo estriado cardíaco, enquanto que a troponina C também é expressa em músculo estriado de contração lenta, não apresentando, portanto, especificidade para lesão miocárdica. Metanálises mostram que a TnTc apresenta sensibilidade e especificidade em torno de 90% e 97%, respectivamente. Por isso, preconiza-se a TnTc para o manejo de SCA.[6]

A TnTc é disponível em ensaios sensíveis e ultrassensíveis, sendo este o exame de escolha por apresentar maior acurácia e por reduzir o tempo para diagnóstico de IAM. Apresenta, ainda, melhor acurácia em apresentações agudas (menos de 6 horas de sintomas),[12] em idosos e em indivíduos com doença coronariana prévia.[13] É recomendado que a TnTc ultrassensível seja repetida em até uma ou duas horas. Caso indisponível a TnTc ultrassensível, utiliza-se a TnTc sensível e, neste caso, nova análise de dosagem sérica de troponina deve ser repetida num intervalo de três a seis horas desde o primeiro exame.[6]

Ecocardiograma transtorácico

O ecocardiograma transtorácico é um exame de grande utilidade no manejo de SCA por se tratar de método não invasivo e disponibilizar de maneira rápida informações diagnósticas. Além disso, é útil na investigação de diagnósticos diferenciais da SCA – como dissecção de aorta, estenose aórtica, doença pericárdica, tromboembolismo pulmonar e doenças valvares –, bem como na identificação da extensão de disfunção miocárdica e gravidade associada.[5]

A disfunção segmentar ventricular visualizada na ecocardiografia é sugestiva de IAM, apesar de o método não diferenciar quadros agudos e quadros preexistentes. O reconhecimento do quadro agudo baseia-se principalmente na presença de alteração segmentar ventricular seguida de ou durante dor torácica, especialmente na presença de história clínica típica e alterações eletrocardiográficas sugestivas de etiologia isquêmica.[6]

Angiotomografia computadorizada coronariana

A angiotomografia de coronárias permite a visualização das coronárias e, quando normal, exclui a doença arterial coronariana (DAC). Tem um alto valor preditivo negativo para exclusão diagnóstica de SCA e excelentes resultados em pacientes que se apresentam na emergência com risco baixo a intermediário para SCA. Logo, a angiotomografia de coronárias é menos útil em pacientes com histórico conhecido de DAC. Outros fatores que limitam a utilidade do exame incluem a presença de calcificações severas (pontuação de cálcio elevada) e uma frequência cardíaca elevada ou irregular. Por fim, a utilização da angiotomografia no contexto agudo em pacientes com stents ou cirurgia de revascularização prévia não foi validada. É importante destacar que a tomografia computadorizada (TC) pode eficazmente descartar outras causas de dor torácica aguda que, se não tratadas, estão associadas a alta mortalidade, como tromboembolismo pulmonar e dissecção aórtica.[5]

Manejo clínico

Escores prognósticos

Todos os pacientes com AI e IAMSSST devem ser submetidos a avaliação prognóstica, incluindo risco de óbito, reinfarto e isquemia recorrente com necessidade de cirurgia de revascularização miocárdica. Essa análise é preconizada para indicação de estudo angiográfico e intervenção coronária percutânea, bem como momento adequado para realização do procedimento. Diversos escores são disponíveis para auxílio na decisão quanto à abordagem invasiva, sendo o escore de risco GRACE e o escore de risco TIMI os principais utilizados.[5,6]

A partir da análise do banco de dados do estudo TIMI (thrombolysis in myocardialinfarction) 11B, Antam *et al.* identificaram os seguintes fatores associados a pior prognóstico em pacientes com IAMSSST e AI: idade maior ou igual a 65 anos, elevação de marcadores bioquímicos de necrose, infradesnivelamento do segmento ST maior ou a igual a 5 mm, uso de ácido acetilsalicílico (AAS) nos 7 dias prévios ao início dos sintomas, presença de 3 ou mais fatores de risco para doença arterial coronariana (DAC) – hipertensão arterial sistêmica, hipercolesterolemia, diabetes mellitus, tabagismo, história familiar –, história conhecida de DAC e angina grave recente (em menos de 24 horas).[14] A presença de cada fator confere um ponto na graduação do escore de risco, possibilitando a divisão dos pacientes em grupos de baixo (0 a 2 pontos), intermediário (3 a 4 pontos) e alto risco (5 a 7 pontos). A intervenção coronária percutânea precoce mostra benefício nos grupos de risco intermediário e alto,[15] bem como nos pacientes com elevação da troponina ou infradesnivelamento do segmento ST maior ou igual a 5 mm, independente do grupo de risco de acordo com o escore TIMI.[16]

O escore GRACE apresenta maior complexidade em seu cálculo, necessitando de auxílio de computador ou aparelho digital para cálculo de risco adequado. Apesar de mais complexo, permite estratificação mais acurada tanto na admissão quanto na alta hospitalar. Os seguintes fatores de risco são destacados no cálculo desse escore:

1) **Idade em anos:** 0 pontos (menor que 30 anos) a 100 pontos (maior do que 90 anos).
2) **Frequência cardíaca:** 0 pontos (menor do que 50 batimentos por minuto) a 46 pontos (maior do que 200 batimentos por minuto).
3) **Pressão arterial sistólica:** 0 pontos (maior do que 200 mmHg) a 58 pontos (menor do que 80 mmHg).
4) **Níveis de creatinina:** 1 ponto (menor do que 0,4 mg/dL) a 28 pontos (maior do que 4 mg/dL).
5) **Insuficiência cardíaca (conforme a classe Killip):** 0 pontos (classe I) a 59 pontos (classe IV).
6) **Parada cardiorrespiratória na admissão:** 0 pontos (ausente) a 39 pontos (presente).
7) **Desvio do segmento ST:** 0 pontos (ausente) a 28 pontos (presente).
8) **Elevação dos níveis de biomarcadores de lesão cardíaca:** 0 pontos (ausente) a 14 pontos (presente).

Os grupos são subdivididos em baixo, intermediário e alto risco, sendo a mortalidade hospitalar menor de 1%, entre 1% a 3% e maior do que 3%, respectivamente, em cada grupo, conforme a **Figura 48.1.3**.[17]

Conduta

■ Betabloqueadores

Os betabloqueadores reduzem o consumo miocárdico de oxigênio ao diminuir a frequência cardíaca, pressão arterial e contratilidade miocárdica.[5] Apesar da ausência de ensaios clínicos randomizados em grande escala quanto ao uso dessa classe de fármacos no IAMSSST, é preconizado o início precoce de betabloqueadores neste grupo de pacientes, principalmente pelo racional fisiológico da medicação e extrapolação de resultados obtidos em estudos em angina estável e IAMCSST.[6] No caso da AI, uma metanálise que

Escore GRACE (Mortalidade hospitalar)

Idade (anos)	–	0-100
Frequência cardíaca	–	0-46
PA Sistólica (mmHg)	–	58-0
Creatinina (mg/dL)	–	1-28
ICC (Killip)	–	0-59
PCR na admissão	•	39
Desvio de ST	•	28
↑ Marcador de necrose	•	14
		1-372

Risco	Pontos	Morte hopitalar %
Baixo	1-108	< 1
Intermediário	109-140	1-3
Alto	> 140	> 3

Figura 48.1.3. Escore de risco de GRACE.

ICC: insuficiência cardíaca congestiva.

Fonte: Diretrizes Brasileiras.

incluiu 5 estudos pequenos mostrou redução em 13% do risco de progressão para IAM.[18]

É importante notar que, pelos efeitos fisiológicos previamente descritos, o uso de betabloqueadores em pacientes com IAM ou AI pode reduzir o débito cardíaco, levando a choque cardiogênico. O risco de choque cardiogênico é maior nas primeiras 24 a 48 horas do quadro, bem como nos pacientes com idade superior a 70 anos, frequência cardíaca superior a 110 batimentos por minuto ou pressão sistólica inferior a 120 mmHg.[19] Nesses pacientes, portanto, deve ser evitado o uso de betabloqueadores.

Antiplaquetários orais

A ruptura ou erosão de placa aterosclerótica, com consequente agregação plaquetária e trombose, é um mecanismo sabidamente relacionado a SCA.[20] Nesse sentido, é preconizada a dupla antiagregação, incluindo um fármaco inibidor plaquetário P2Y12 e o ácido acetilsalicílico (AAS), para todos os pacientes com SCA durante a primeira semana após o evento isquêmico.[5,6] Em pacientes com alto risco de sangramento, após a primeira semana do evento, pode ser considerada a monoterapia antiplaquetária associada à terapia antitrombótica, já nos demais, a dupla antiagregação e terapia antitrombótica deve ser mantida.[5]

O pré-tratamento consiste no emprego de inibidores plaquetários P2Y12 previamente ao estudo anatômico coronariano pela cinecoronariografia.[21] Tem como objetivo reduzir a extensão da trombose, bem como diminuir os riscos de complicações relacionadas à intervenção coronariana percutânea, como trombose de stent e infarto periprocedimento.[22] Entretanto, o uso de inibidores plaquetários P2Y12 também aumenta o risco de sangramento, o que afeta a morbimortalidade relacionada à SCA,[23] especialmente nos casos com indicação de cirurgia de revascularização miocárdica precoce. Assim, é importante a análise quanto o risco versus benefício do pré-tratamento na SCA em comparação ao início de inibidor plaquetário P2Y12 após realizada cinecoronariografia.

O estudo ACCOAST analisou o emprego de pré-tratamento com prasugel versus o uso de prasugel no momento da intervenção percutânea, mostrando que não houve diferença no desfecho final composto (morte por causa cardiovascular, IAM, acidente vascular cerebral, revascularização cirúrgica urgente ou necessidade de terapia de resgate com inibidores de glicoproteína IIb/IIIa até o sétimo dia) entre os grupos, sendo que o tempo médio entre o início do pré-tratamento e a intervenção coronária percutânea foi inferior a seis horas. A taxa de sangramento, entretanto, foi maior no grupo que recebeu pré-tratamento, tanto nos pacientes submetidos a cirurgia de revascularização quanto naqueles submetidos a intervenção coronariana percutânea.

Assim como o ACCOAST, um estudo observacional sueco não demonstrou redução na mortalidade, bem como na ocorrência de eventos cardiovasculares, no grupo com pré-tratamento com inibidor plaquetário P2Y12 em comparação com terapia antiplaquetária no momento da intervenção percutânea, sendo o tempo médio do início do pré-tratamento até a intervenção inferior a seis horas.[23] Já o estudo CREDO, a partir da análise quanto ao tempo de emprego do pré-tratamento antes da intervenção percutânea, mostrou que o início do clopidogrel antes de seis horas da intervenção coronariana percutânea não reduziu o desfecho combinado (morte, infarto ou cirurgia de revascularização urgente em 28 dias); entretanto, quando empregado entre 6 a 12 horas e 12 a 24 horas antes do procedimento, houve redução do desfecho combinado em 35,5% e 40,1%, respectivamente.[24]

Portanto, não é preconizado o uso rotineiro de pré-tratamento na SCA sem supradesnivelamento do segmento ST em pacientes com indicação de estratégia invasiva precoce (menos do que 24 horas). Entretanto, em pacientes com programação de estratégia invasiva tardia, o emprego de pré-tratamento pode ser considerado.[5]

A escolha do inibidor plaquetário P2Y12 varia conforme o conhecimento da anatomia coronariana e proposta de tratamento. Em pacientes com programação de intervenção precoce (em menos de 24 horas), é recomendado o uso do inibidor plaquetário P2Y12 na sala de hemodinâmica da seguinte maneira:

a) **Ticagrelor:** pode ser utilizado tanto na estratégia conservadora quanto na angioplastia. A dose recomendada é de 180 mg, sendo preconizado o uso com cautela em pacientes bradicárdicos e com bloqueio atrioventricular.6
b) **Clopidogrel:** também utilizado tanto na estratégia conservadora quanto na angioplastia. Na primeira, recomenda-se administração de 300 mg, enquanto na segunda, 600 mg.[6]
c) **Prasugel:** recomendado somente para pacientes com proposta de angioplastia. Sua dose recomendada é de 60 mg e este medicamento é contraindicado em pacientes com acidente vascular cerebral ou acidente vascular cerebral transitório prévio. Em pacientes com mais de 75 anos, o uso do prasugel deve ser feito com cautela.[6]

Já em pacientes com proposta de intervenção tardia (mais de 24 horas), é recomendado o uso de ticagrelor 180 mg ou clopidogrel 300 mg.[5,6]

Antitrombóticos

É recomendado a terapia anticoagulante para todos os pacientes com síndrome coronariana aguda sem supradesnivelamento do segmento ST (SCASST) (Grau 1A). Essa recomendação é válida independentemente de se adotar uma abordagem invasiva ou conservadora. A terapia anticoagulante deve ser iniciada o mais rápido possível após o diagnóstico e deve ser administrada em conjunto com a terapia antiplaquetária recomendada.[1]

O tipo de terapia depende da estratégia de revascularização:

- **Estratégia invasiva precoce:** para pacientes com SCASST submetidos a uma estratégia invasiva precoce (angiografia e possível revascularização dentro de 48 horas), é recomendado o uso de heparina não fracionada (HNF) em vez de bivalirudina, enoxaparina ou fondaparinux (Grau 1A). A enoxaparina não tem função em pacientes submetidos a uma abordagem invasiva devido a um aumento significativo no risco de sangramento.
- **Estratégia conservadora ou não invasiva:** para pacientes com SCASST em que uma estratégia conservadora (não invasiva) é planejada, é recomendado o uso de fondaparinux ou enoxaparina em preferência à HNF ou bivalirudina (Grau 1B). A escolha entre fondaparinux e enoxaparina deve ser guiada por questões de custo e prática local. Para pacientes com maior risco de sangramento, sugerimos o uso de fondaparinux (Grau 2B).[1]

Estratificação invasiva

A estratificação invasiva por meio da angiografia coronariana é fundamental para a confirmação da etiologia da dor torácica, identificação da artéria responsável pelo quadro anginoso, identificação de lesões subjacentes e planejamento quanto à conduta farmacológica e/ou invasiva a ser tomada; sendo que a realização de estudo coronariano, em comparação com adoção de estratégia conservadora, mostrou benefício no desfecho combinado de eventos cardiovasculares e mortalidade.[25] Nesse sentido, todos pacientes com IAMSSST ou AI devem ser submetidos a estudo coronariano.

Quanto ao momento ideal para a estratificação invasiva, deve-se levar em consideração a apresentação clínica, sendo que quanto pior a apresentação inicial, mais precoce é a indicação de estratificação invasiva devido ao risco aumento de novo evento isquêmico. Os pacientes devem ser classificados em três grupos (baixo risco, alto risco e muito alto risco) conforme indicado na **Figura 48.1.4.**[5]

Revascularização miocárdica (cirurgia de revascularização miocárdica e intervenção coronária percutânea)

Com base em estudos observacionais de pacientes SCASST, o benefício da intervenção precoce, quando comparado a uma abordagem conservadora, pode justificar uma estratégia de revascularização completa, independentemente da possibilidade de identificar e/ou tratar a lesão responsável.

Ao contrário do cenário de IAM com supra de ST, há apenas um ensaio randomizado dedicado examinando o papel da intervenção coronária percutânea (ICP) de um vaso vs. de múltiplos vasos em pacientes com SCASST. A revascularização completa de uma única etapa resultou em menos eventos cardiovasculares e cerebrovasculares adversos importantes (definidos como PCR, morte, reinfarto, re-hospitalização por AI, revascularização coronariana repetida e acidente vascular cerebral em 1 ano) em comparação com a revascularização coronariana completa em múltiplos estágios durante a hospitalização inicial. No entanto, uma vez que a busca pela abordagem completa da revascularização em alguns pacientes com anatomia coronariana complexa pode aumentar o risco de ICP ou requerer a cirurgia de revascularização do miocárdio (RM), é razoável, na ausência de dados clínicos robustos, adaptar a necessidade e o momento da revascularização completa à relevância funcional de todas as estenoses, à idade, à condição geral do paciente e às comorbidades, bem como à função ventricular. Além disso, a seleção da modalidade de revascularização pode depender da preferência do paciente.

Aproximadamente 5%-10% dos pacientes com SCASST necessitam de RM e representam um subgrupo desafiador devido às suas características de alto risco em comparação com pacientes submetidos a RM eletiva. Na ausência de dados randomizados, o momento ideal para a RM não emergencial em pacientes com SCASST deve ser determinado individualmente. Em pacientes com isquemia refratária ou instabilidade hemodinâmica e com indicação de RM, a cirurgia de emergência deve ser realizada.[5]

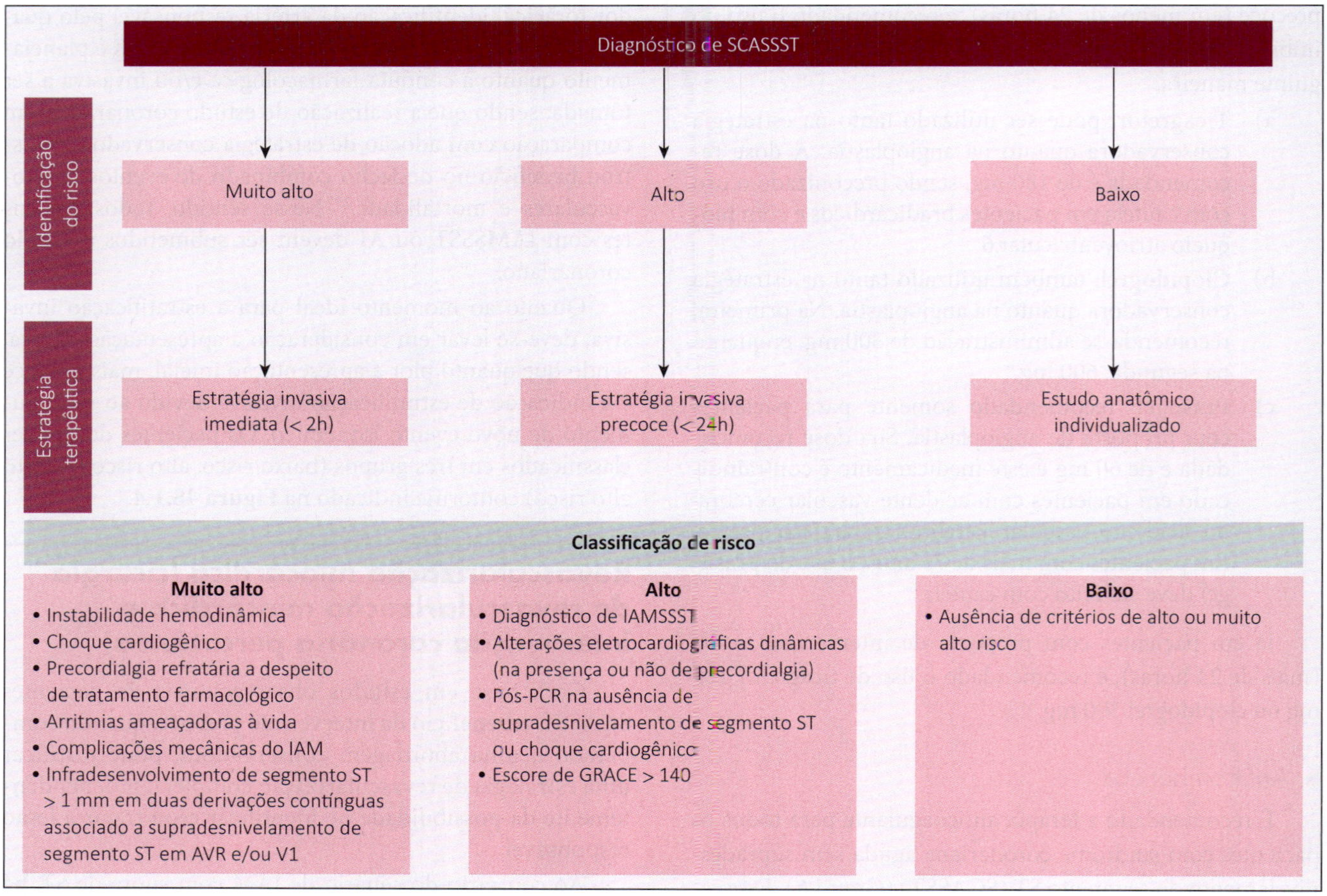

Figura 48.1.4. Diagnóstico de SCASSST (síndrome coronariana aguda sem supradesnivelamento de ST).
Fonte: Adaptada de ESC 2020.

Conclusão

Dor torácica sem elevação persistente de ST é o principal sintoma que desencadeia a investigação diagnóstica das SCASST. A presença de dor torácica e elevação de troponina se relaciona com a necrose dos cardiomiócitos (IAMSST) e, menos frequentemente, quando não presente elevação de tal biomarcador, isquemia miocárdica sem dano celular (angina instável). Devido a elevada acurácia para detecção de infarto do miocárdio é recomendável a dosagem de troponina ultrassensível, no momento 0 h e 1 h, após o início da suspeita de SCA, com alto valor preditivo negativo para descartar IAM. Assim que possível devem ser realizadas escalas prognósticas, que apresentam melhor capacidade para predição de piores desfechos que apenas julgamento clínico.

De acordo com avaliação clínica e de escores de risco, pode-se indicar a necessidade de imagens não invasivas ou invasivas. A angiotomografia coronariana pode ser considerada em pacientes com baixa a moderada probabilidade clínica de AI, uma vez que, quando normal, exclui doença arterial coronariana (DAC).

Uma abordagem invasiva de rotina dentro de 24 horas após a admissão é recomendada para pacientes com SCASSTI com base em níveis de troponina, um escore de risco GRACE >140 e novas alterações dinâmicas no segmento ST (ou presumivelmente novas), pela redução de eventos adversos cardíaco e, possivelmente, a mortalidade precoce. Uma angiografia invasiva imediata é necessária em pacientes altamente instáveis de acordo com o status hemodinâmico, arritmias, insuficiência cardíaca aguda ou dor torácica persistente. Em todas as outras apresentações clínicas, uma abordagem invasiva seletiva pode ser realizada com base em testes não invasivos ou avaliação de risco clínico.[5]

Referências bibliográficas

1 Amsterdam EA, Wenger NK, Brindis RG, Casey DE, Ganiats TG, Holmes DR, et al. 2014 AHA/ACC Guideline for the Management of Patients with Non-ST-Elevation Acute Coronary Syndromes: a reportofthe American College of Cardiology/American Heart Association Task Force on Practice Guidelines. J Am Coll Cardiol. 2014 Dec 23;64(24):e139-228.

2. Vaduganathan M, Mensah GA, Turco JV, Fuster V, Roth GA. The Global Burden of Cardiovascular Diseases and Risk: A Compass for Future Health. J Am Coll Cardiol. 2022 Dec 20;80(25):2361-71.

3. Tsao CW, Aday AW, Almarzooq ZI, Anderson CAM, Arora P, Avery CL, et al. Heart Disease and Stroke Statistics-2023 Update: A Report From the American Heart Association. Circulation. 2023 Feb 21;147(8):e93-621.

4. Thygesen K, Alpert JS, Jaffe AS, Chaitman BR, Bax JJ, Morrow DA, et al. Fourth Universal Definition of Myocardial Infarction (2018). Circulation. 2018 Nov 13;138(20):e618-51.

5. Collet JP, Thiele H, Barbato E, Bauersachs J, Dendale P, Edvardsen T, et al. 2020 ESC Guidelines for the management of acute coronary syndromes in patients presenting without persistent ST-segment elevation. Vol. 42, European Heart Journal. Oxford University Press; 2021. p. 1289-367.
6. Nicolau JC, Feitosa Filho GS, Petriz JL, De Mendonça Furtado RH, Précoma DB, Lemke W, et al. Brazilian Society of cardiology guidelines on unstable angina and acute myocardial infarction withoutst-segment elevation - 2021. Vol. 117, Arquivos Brasileiros de Cardiologia. Arquivos Brasileiros de Cardiologia; 2021. p. 181-264.
7. Canto JG, Fincher C, Kiefe CI, Allison JJ, Li Q, Funkhouser E, et al. Atypicalpresentationsamong Medicare beneficiarieswithunstable angina pectoris. Am J Cardiol. 2002 Aug 1;90(3):248-53.
8. Pope JH, Aufderheide TP, Ruthazer R, Woolard RH, Feldman JA, Beshansky JR, et al. Missed diagnoses of acute cardiac ischemia in the emergency department. N Engl J Med. 2000 Apr 20;342(16):1163-70.
9. Six AJ, Backus BE, Kelder JC. Chest pain in the emergency room: value of the HEART score. Neth Heart J. 2008 Jun;16(6):191-6.
10. Diercks DB, Peacock WF, Hiestand BC, Chen AY, Pollack C V, Kirk JD, et al. Frequency and consequences of recording an electrocardiogram>10 minutes after arrival in an emergency room in non-ST-segment elevation acute coronary syndromes (from the CRUSADE Initiative). Am J Cardiol. 2006 Feb 15;97(4):437-42.
11. Newby LK, Christenson RH, Ohman EM, Armstrong PW, Thompson TD, Lee KL, et al. Value of serial troponin T measures for early and late risk stratification in patients with acute coronary syndromes. The GUSTO-IIa Investigators. Circulation. 1998 Nov 3;98(18):1853-9.
12. Mueller C. Biomarker sand acute coronary syndromes: an update. Eur Heart J. 2014 Mar;35(9):552-6.
13. Reiter M, Twerenbold R, Reichlin T, Benz B, Haaf P, Meissner J, et al. Early diagnosis of acute myocardial infarction in patients with pre-existing coronary artery disease using more sensitive cardiac troponin assays. Eur Heart J. 2012 Apr;33(8):988-97.
14. Antman EM, Cohen M, Bernink PJ, McCabe CH, Horacek T, Papuchis G, et al. The TIMI risk score for unstable angina/non-ST elevation MI: A method for prognostication and therapeutic decision making. JAMA. 2000 Aug 16;284(7):835-42.
15. Cannon CP, Weintraub WS, Demopoulos LA, Vicari R, Frey MJ, Lakkis N, et al. Comparison of early invasive and conservative strategies in patientswithunstablecoronarysyndromestreated-withtheglycoproteinIIb/IIIainhibitortirofiban. N Engl J Med. 2001 Jun.. 21;344(25):1879-87.
16. Sabatine MS, MorrowDA, McCabe CH, Antman EM, Gibson CM, Cannon CP. Combination of quantitative ST deviation-andtroponinelevationprovidesindependentprognosticandtherapeuticinformation in unstable angina and non-ST-elevation myocardial infarction. Am Heart J. 2006 Jan;151(1):25-31.
17. Granger CB, Goldberg RJ, Dabbous O, Pieper KS, Eagle KA, Cannon CP, et al. Predictors of hospital mortality in the global registry of acute coronary events. Arch Intern Med. 2003 Oct 27;163(19):2345-53.
18. Yusuf S, Wittes J, Friedman L. Overview of results of randomized clinical trials in heart disease. II. Unstable angina, heart failure, primary prevention with aspirin, and risk factor modification. JAMA. 1988 Oct 21;260(15):2259-63.
19. Chen ZM, Pan HC, Chen YP, Peto R, Collins R, Jiang LX, et al. Early intravenous then oral metoprolol in 45,852 patients with acute myocardial infarction: randomized placebo-controlled trial. Lancet. 2005 Nov 5;366(9497):1622-32.
20. Crea F, Libby P. Acute Coronary Syndromes: The Way Forward From Mechanisms to Precision Treatment. Circulation. 2017 Sep 19;136(12):1155-66.
21. Sibbing D, Kastrati A, Berger PB. Pre-treatment with P2Y12 inhibitors in ACS patients: who, when, why, and which agent? Eur Heart J. 2016 Apr 21;37(16):1284-95.
22. Lüscher TF, Steffel J, Eberli FR, Joner M, Nakazawa G, Tanner FC, et al. Drug-eluting stent and coronary thrombosis: biological mechanisms and clinical implications. Circulation. 2007 Feb 27;115(8):1051-8.
23. Dworeck C, Redfors B, Angerås O, Haraldsson I, Odenstedt J, Ioanes D, et al. Association of Pretreatment With P2Y12 Receptor Antagonists Preceding Percutaneous Coronary Intervention in Non–ST-Segment Elevation Acute Coronary Syndromes With Outcomes. JAMA Netw Open. 2020 Oct 1;3(10):e2018735.
24. Steinhubl SR, Berger PB, Mann III JT, Fry ETA, DeLago A, Wilmer C, et al. Early and Sustained Dual Oral Antiplatelet Therapy Following Percutaneous Coronary Intervention. JAMA. 2002 Nov 20;288(19):2411.
25. Fox KAA, Clayton TC, Damman P, Pocock SJ, de Winter RJ, Tijssen JGP, et al. Long-term outcome of a routine versus selective invasive strategy in patients with non-ST-segment elevation acute coronary syndrome a meta-analysis of individual patient data. J Am Coll Cardiol. 2010 Jun 1;55(22):2435-45.

Subcapítulo | 48.2

Infarto Agudo do Miocárdio com Elevação do Segmento ST

José Carlos Nicolau | Remo Holanda de Mendonça Furtado

Introdução

Apesar dos importantes avanços obtidos nas últimas décadas, o infarto agudo do miocárdio com supradesnível de ST (IAMCSST) continua a figurar entre as maiores causas de óbito em todo o mundo, inclusive no Brasil. Dentre os avanços observados, o conceito da reperfusão o mais rápido possível como principal meta terapêutica no IAMCSST seguramente é o mais importante, sendo a terapia de reperfusão instituída rapidamente a maior responsável pela importante diminuição na mortalidade observada.

Fisiopatologia

O IAMCSST ocorre como decorrência de oclusão aguda, de natureza geralmente aterotrombótica (decorrente de ruptura ou erosão de placa aterosclerótica subjacente), de vaso epicárdico coronário, determinando injúria e necrose miocárdica progressivas, se não for tratada a tempo.[1] Em cerca de 5% dos casos que são encaminhados à angiografia, constatam-se coronárias sem lesões aparentes. Tais casos podem ser explicados por trombose *in situ* ou embolia coronária (p. ex., em paciente com prótese metálica valvar) com trombo dissolvido e sem aterosclerose associada, vasoespasmo, taquicardiomiopatia adrenérgica ou mesmo outros diagnósticos diferenciais não coronários como miopericardite aguda.[2]

Apresentação clínica e diagnóstico

O sintoma mais comumente associado ao IAMCSST é a dor precordial, descrita geralmente como sensação de peso, aperto, queimação ou estrangulamento, na região retroesternal ou precordial. Irradiações para membros superiores, membro superior esquerdo ou direito isoladamente, mandíbula ou ombros são as mais frequentes. Em alguns casos, a dor pode ter localização e/ou irradiação menos frequentes, como localização na região do epigástrio, mimetizando abdome agudo. A dor frequentemente é desencadeada por algum fator estressor (p. ex., exercício, estresse, frio intenso, pós-operatório), além de ser persistente e não aliviada completamente pelo repouso ou nitrato sublingual. Na maioria dos casos ocorrem um ou mais sintomas associados, como sudorese, náusea, cansaço ou dispneia súbitos, ou lipotimia. Mais raramente, apenas os sintomas associados ocorrem, com ausência de dor torácica, recebendo a denominação de "equivalente anginoso" quando comprovada a presença de IAMCSST. Tais casos são mais comuns em mulheres, idosos e diabéticos, aparentemente com idade tendo o maior peso.[3] Por conta disso, todo paciente com sintomas sugestivos de insuficiência coronária aguda deve realizar, de imediato, eletrocardiograma (ECG) de 12 derivações (**Figura 1**).

No ECG de 12 derivações, são critérios diagnósticos (pelo menos um destes) para IAMCSST[4]:

- Elevação persistente do segmento ST de pelo menos 1 mm, em duas ou mais derivações contíguas (exceto V2-V3, onde pelo menos 1,5 mm é requerido para mulheres e homens com mais de 40 anos de idade, e pelo menos 2 mm para homens com idade ≤ 40 anos).
- Bloqueio de ramo esquerdo (BRE) novo ou presumivelmente novo.

Além disso, infradesnível de ST em derivações V1-V4, sugestivo de imagem em espelho de supradesnível da parede dorsal, também se enquadra nessa definição. Diante desses achados associados ao quadro clínico, a terapia de reperfusão deve ser considerada imediatamente.

Os biomarcadores como a troponina são usados para confirmação diagnóstica e determinação do prognóstico (quanto maior valor de biomarcadores, maior é o tamanho estimado do IAMCSST). Entretanto, um ponto extremamente importante é o fato de que a coleta de biomarcadores não deve em hipótese alguma atrasar a terapia de reperfusão diante de um paciente com quadro clínico e eletrocardiográfico compatível com IAMCSSST.

Tratamento

Nas últimas três décadas, muitos avanços ocorreram no tratamento do IAMCSST. No entanto, para que resultados impactantes sejam alcançados, é fundamental a utilização correta e em tempo hábil de todas as estratégias reconhecidamente úteis, com ênfase na terapia de reperfusão (ou seja, aquela que visa à abertura do vaso culpado de maneira emergencial).

Fibrinolíticos

Inicialmente usados no tratamento do hemotórax, os fibrinolíticos se estabeleceram na década de 80 como medicamentos de enorme impacto dentro da cardiologia, fundamentalmente a partir da publicação dos grandes estudos randomizados GISSI-1 e ISIS-2.[5,6] Esses estudos, de forma prospectiva, randomizada e duplo-cega, demonstraram em pacientes com IAMCSST redução de 25% na mortalidade por qualquer causa aos 35 dias de seguimento, com fibrinolítico em relação ao placebo. Deve ser enfatizado o caráter tempo-dependente do medicamento, de tal maneira que, quanto mais precoce seu uso, maiores as chances de reperfusão bem-sucedida, com consequente maior impacto na redução da mortalidade.[7] Existe inclusive evidência sugerindo que o uso do fibrinolíticos nas primeiras 3 horas do IAMCSST tem resultado semelhante ao uso da angioplastia primária.[8]

Na escolha do fibrinolítico, além da disponibilidade, também deve ser considerado a eficácia e o risco de sangramento. O **Quadro 48.2.1** mostra os fibrinolíticos existentes no Brasil, com suas respectivas doses e particularidades.

Idealmente, o fibrinolítico deve ser indicado nos pacientes que se apresentam com menos de 12 horas de início dos sintomas. Naqueles que se apresentam entre 12 e 24 horas o fibrinolítico pode ser indicado em casos selecionados, como, por exemplo, em pacientes de baixo risco de sangramento que se apresentam com infartos extensos, sobretudo se acompanhados de sintomas isquêmicos e supradesnível de ST persistentes. Após 24 horas, não existe qualquer benefício comprovado quanto à utilização do medicamento. O **Quadro 48.2.2** mostra os critérios de contraindicação para os fibrinolíticos. A **Figura 48.2.1** mostra um caso de IAMCSST tratado de maneira bem-sucedida com fibrinolítico.

Antiagregantes plaquetários

Também já está bem estabelecido atualmente o papel da dupla antiagregação plaquetária (DAP) com ácido

Quadro 48.2.1. Doses de fibrinolíticos utilizados no IAMCSST disponíveis no Brasil		
Medicação	**Dose**	**Observações**
Tenecteplase	0,5 mg/kg em *bolus* EV (máximo de 50 mg)	Não necessita de bomba de infusão Fibrinolítico de escolha na trombólise pré-hospitalar
Alteplase	15 mg em *bolus* EV, seguido de infusão de 0,75 mg/kg (máximo de 50 mg) em 30 minutos e a seguir 0,5 mg/kg (máximo de 35 mg) em 1 hora	Também utilizado no AVC agudo (doses e critérios de exclusão diferentes do IAMCSST)

AVC: acidente vascular cerebral; IAMCSST: infarto agudo do miocárdio com supradesnível de ST; EV: endovenoso.

Fonte: Desenvolvido pela autoria.

Quadro 48.2.2. Critérios de contraindicação ao fibrinolítico	
Absolutos	**Relativos**
Sangramento ativo, exceto menstruação Histórico de tumor, aneurisma ou malformação arteriovenosa intracraniana AVC isquêmico há menos de 1 ano AVC hemorrágico em qualquer época Suspeita de dissecção de aorta não descartada Hipertensão grave (PA sistólica > 180 mmHg ou PA diastólica > 110 mmHg) não controlada mesmo com farmacoterapia	Trauma craniano recente (< 1 mês) Cirurgia de médio a grande porte recente (< 1mês) Úlcera péptica em atividade ou hemorragia digestiva recente (< 3 semanas) Uso prévio de anticoagulante Hipertensão grave (PA sistólica > 180 mmHg ou PA diastólica > 110 mmHg) controlada mesmo com farmacoterapia Gravidez Punção lombar recente (< 3 semanas)

AVC: acidente vascular cerebral; PA: pressão arterial.

Fonte: Desenvolvido pela autoria.

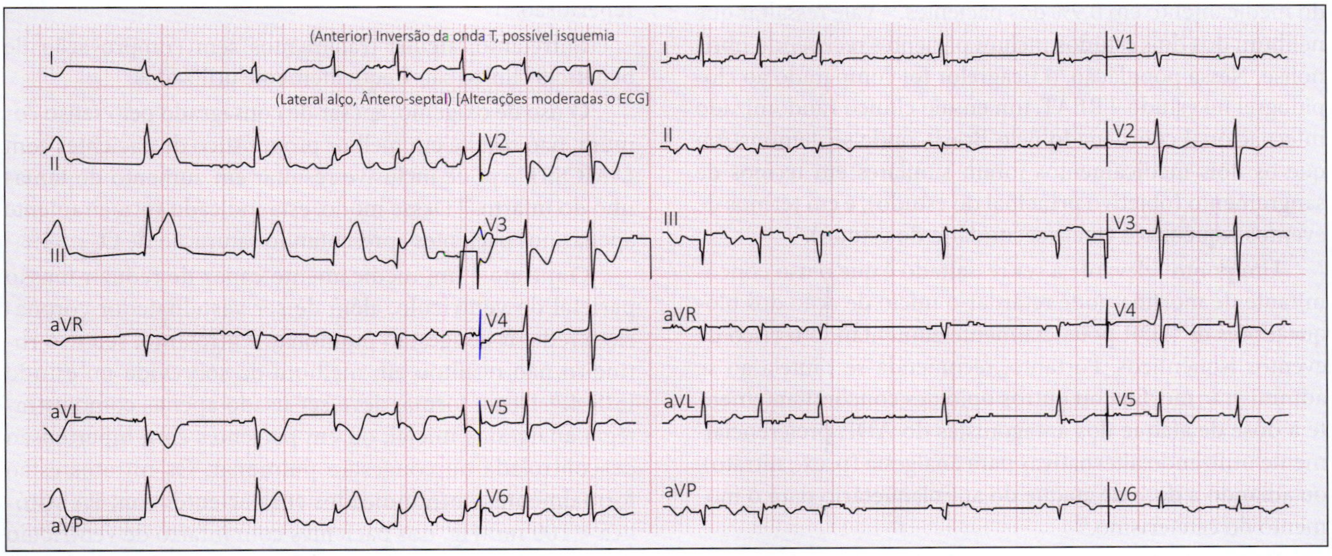

Figura 48.2.1. IAMCSST antes (A) e após (B) uso do fibrinolítico.

Considera-se como reperfusão bem-sucedida quando ocorre redução de mais de 50% do supradesnível de ST medido na derivação em que ele é maior, neste caso, D3. Na coronariografia, foi visto lesão grave na coronária direita, que se encontrava pérvia (fluxo TIMI 3) e foi submetida a angioplastia com *stent*.

Fonte: Acervo da autoria.

acetilsalicílico (AAS) combinado a um bloqueador do receptor do adenosina difosfato (ADP) como tratamento essencial no IAMCSST. No estudo ISIS-2, foi demonstrada redução de 23% na mortalidade por qualquer causa aos 35 dias de seguimento com AAS em relação a placebo (ou seja, próximo à redução obtida com o fibrinolítico).[6] Mais importante, o uso concomitante de estreptoquinase + AAS, nesse mesmo estudo, mostrou diminuição de 42% na mortalidade por qualquer causa aos 35 dias. Posteriormente, os estudos COMMIT e CLARITY demonstraram o benefício do clopidogrel associado ao AAS em pacientes com IAMCSST tratados ou não com fibrinolíticos.[9,10]

Por conta das diversas limitações do clopidogrel (demora no início de ação, interação com outros medicamentos, grande variabilidade de resposta, entre outros),[11,12] dois novos medicamentos bloqueadores de ADP mais potentes e com perfil farmacocinético mais favorável (levando a menor variabilidade de resposta) foram desenvolvidos. No estudo

TRITON (>13000 pacientes) o prasugrel demonstrou redução do desfecho composto de reinfarto, acidente vascular cerebral (AVC) e morte cardiovascular em relação ao clopidogrel nos pacientes tratados com intervenção coronária percutânea (ICP) às custas de um aumento na incidência de sangramento maior, mas com benefício líquido favorável ao prasugrel; análise secundária pré-especificada em pacientes com IAMCSTT submetidos a ICP primária mostrou resultados superponíveis aos obtidos na população global. No subgrupo de pacientes com AVC ou ataque isquêmico transitório (AIT) prévios, o benefício líquido foi desfavorável, de modo que o prasugrel é contraindicado nestes pacientes.[13] Já o ticagrelor, no estudo PLATO (>18000 pacientes), também reduziu o desfecho composto de reinfarto, AVC e morte cardiovascular em relação ao clopidogrel, com diminuição significativa também no desfecho secundário de mortalidade cardiovascular; análise pré-especificada em pacientes com IAMCSST tratados com ICP primária mostrou resultados superponíveis aos obtidos na população global. Do ponto de vista de segurança, aumento de sangramento teve incidência similar entre os grupos ticagrelor e clopidogrel, apesar de ter sido observado aumento de sangramento não relacionado à cirurgia de revascularização do miocárdio. O medicamento pode causar dispneia, que costuma ter caráter transitório e benigno, mas que levou à suspensão do medicamento em 0,9% dos pacientes.[14] Vale ressaltar que nenhum dos dois estudos incluiu pacientes recebendo fibrinólise. Nessa população, o ticagrelor foi comparado ao clopidogrel no estudo TREAT, um ensaio clínico randomizado internacional coordenado pelo Brasil, onde se demonstrou que os dois medicamentos foram similares em termos de sangramento (objetivo principal do estudo), e em termos de eventos isquêmicos (meta secundária do estudo).[15]

Um ponto relevante a ser ressaltado é que o uso concomitante de morfina pode retardar o início de ação dos bloqueadores de ADP, potencialmente aumentando o risco de eventos isquêmicos. Portanto, recomenda-se cautela ao se administrar morfina ou outros opioides concomitantemente à dose de ataque dos antagonistas do ADP, preferencialmente utilizando alternativas para analgesia (p. ex., nitrato), ou adiando a dose de ataque do antiplaquetário para o momento do cateterismo.[16]

É importante salientar que a dupla antiagregação plaquetária deve ser mantida, idealmente, por um ano em pacientes com IAMCSST, e a monoterapia com o AAS ou um bloqueador de ADP indefinidamente.[17]

Na sala de hemodinâmica e em casos selecionados (alta carga trombótica, ICP complicada), pode ser associado de forma intravenosa um inibidor de glicoproteína IIb/IIIa (tirofiban é a opção disponível em nosso meio).[18]

Anticoagulantes

A fim de manter a patência da artéria culpada, anticoagulação parenteral deve ser associada rotineiramente à fibrinólise e à dupla antiagregação plaquetária. O estudo EXTRACT comparou a heparina de baixo peso molecular (HBPM) enoxaparina subcutânea à heparina não fracionada (HNF) endovenosa em mais de 25 mil pacientes com IAMCSST tratados com diferentes fibrinolíticos, e demonstrou significativa redução de desfechos trombóticos a favor da HBPM, independente tipo de fibrinolítico utilizado. Houve aumento significativo na incidência de sangramento, mas o benefício líquido foi claramente favorável à HBPM.[19] Ponto importante da enoxaparina é a necessidade de ajuste de dose em indivíduos com idade ≥ 75 anos ou com *clearance* de creatinina < 30 mL/min, a fim de reduzir o risco de sangramento. A anticoagulação parenteral (enoxaparina) plena deve ser mantida até a ICP ou, para pacientes que permanecem em tratamento clínico, até 8 dias ou alta hospitalar, o que ocorrer primeiro.

O **Quadro 48.2.3** traz um resumo dos medicamentos antitrombóticos utilizados no IAMCSST com suas doses e contraindicações/precauções. A **Figura 48.2.2** resume de maneira esquemática o tratamento antitrombótico adjuvante à terapia de reperfusão.

Terapia anti-isquêmica

De um modo geral, a única maneira comprovadamente útil no sentido de diminuir o tamanho do infarto e, consequentemente, melhorar o prognóstico, é a pronta terapia de reperfusão.

Entretanto, alguns tratamentos sem comprovação de benefício clínico são frequentemente utilizados.

O uso de oxigênio, apesar de consagrado pelo senso comum, não resulta em melhor prognóstico de pacientes com IAMCSST e pode inclusive resultar em aumento do tamanho do infarto.[20] Desse modo, está indicado rotineiramente apenas nos pacientes apresentando saturação de O_2 < 94%.

O nitrato é um medicamento capaz de reduzir tensão parietal do ventrículo, além de ser vasodilatador coronário e reduzir congestão pulmonar. Entretanto, seu uso rotineiro não resultou em melhora da sobrevida no estudo ISIS-4.[21] Dessa forma, deve ser usado apenas como estratégia analgésica inicial, ou em pacientes com hipertensão descontrolada ou congestão pulmonar. Os nitratos estão formalmente contraindicados em pacientes com PA sistólica < 100 mmHg, nos pacientes com infarto de ventrículo direito (VD), e naqueles que fizeram uso de inibidor de fosfodiesterase < 48 horas.[4]

A morfina e outros opioides são potentes analgésicos, além de potencialmente aliviarem congestão pulmonar e reduzirem ansiedade. Entretanto, em virtude da interação já descrita com os antagonistas do ADP orais, os opioides devem ser usados com cautela no IAMCSST, sendo restritos aos casos de dor persistente a despeito de nitrato e betabloqueadores (betabloqueadores serão discutidos a seguir).[16]

Intervenção coronária percutânea (ICP) *versus* ou como adjuvante à fibrinolítico

A. **ICP primária *versus* fibrinolítico:** de maneira geral, a ICP primária é superior ao fibrinolítico,

Quadro 48.2.3. Terapia antitrombótica adjuvante no IAMCSST			
Medicamento	**Dose**	**Contraindicação**	**Observações**
AAS	200 a 300 mg macerado (dose de ataque) seguido de manutenção de 100 mg/dia	Alergia ou hemorragia digestiva alta	Redução de mortalidade em relação ao placebo no estudo ISIS-2
Clopidogrel	Fibrinólise: dose de ataque de 300 mg se < 75 anos; sem dose de ataque se 75 anos ou mais; ATC primária – dose de ataque de 600 mg; 300 mg se 75 anos ou mais, ou risco aumentado para sangramento Manutenção: 75 mg 1x/dia	Sangramento importante ativo	Utilizar com cuidado em associação com inibidores de bomba de prótons, principalmente esomeprazol e omeprazol.
Ticagrelor	Ataque de 180 mg seguido de 90 mg 2x/dia como manutenção	Evitar em pacientes com risco muito alto para sangramento e pacientes com tendência a bradicardia	Pode causar dispneia, geralmente transitória. Uso não aprovado como adjuvante ao fibrinolítico
Prasugrel	60 mg como dose de ataque seguido de 10 mg 1x/dia	Contraindicado em pacientes com AIT ou AVC prévio Cautela em pacientes com > 75 anos ou peso < 60 kg (sugere-se metade da dose)	Uso somente em casos que vão se submeter a ATC primária
Heparina não-fracionada (HNF)	60 U/kg *bolus* seguido de 12 U/kg/h como infusão contínua (pós-fibrinólise) Na ICP primária: 70 a 100 U/kg em *bolus* de acordo com o TCA, que deve ser mantido entre 250 e 350 segundos	Sangramento ativo Plaquetopenia < 100 mil	Controlar TTPa 6/6 h e manter relação de 1,5 a 2,0
Enoxaparina	Na fibrinólise: 30 mg IV seguido de manutenção 1 mg/kg SC 12 em 12 horas Em idade > 75 anos: 0,75 mg/kg 12 em 12 horas e evitar a dose de ataque Se *clearance* de Cr < 30 mL/min – 1 mg/kg SC 1x /dia e evitar dose de ataque Se ClCr < 15 mL/min ou dialítico – evitar (preferir a HNF) Na ICP primária: 0,5 mg/kg IV (ataque) associada ou não a inibidores da GP IIb/IIIa em substituição à HNF. Manter a dose de 1,0 mg/kd SC a cada 12 horas a critério clínico	Sangramento ativo Plaquetopenia < 100 mil	Evitar usar os dois tipos de heparina (HNF e enoxaparina) no mesmo paciente (aumenta risco de sangramento)
Fondaparinux	2,5 mg EV no primeiro dia seguido de 2,5 mg SC 1 vez ao dia	Sangramento ativo Plaquetopenia < 100 mil *Clearance* de Cr < 30 mL/min	Se paciente submetido a tratamento invasivo, deve receber HNF durante ATC

TCA: tempo de coagulação ativado; AAS: ácido acetilsalicílico; AIC: ataque isquêmico transitório; ATC: angioplastia transluminal coronária; AVC: acidente vascular cerebral; IV: intravenoso, SC: subcutâneo, ICP: intervenção coronária percutânea.

Fonte: Desenvolvido pela autoria.

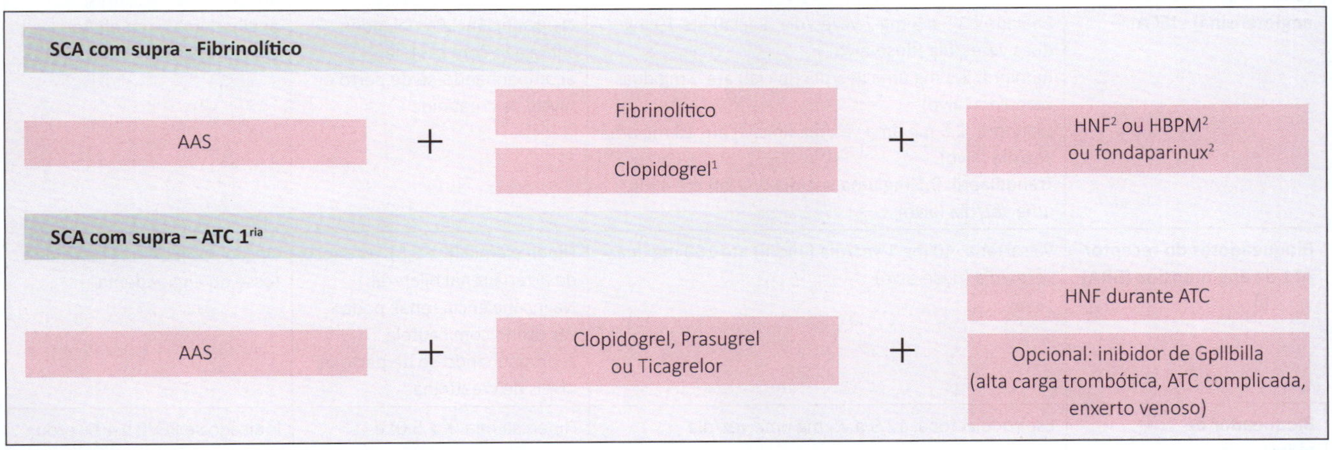

Figura 48.2.2. Estratégia de tratamento antitrombótico no IAMCSST.

(**1**) Deve ser usado na dose de 300 mg se < 75 anos; se ≥ 75 anos, utilizar somente 75 mg. (**2**) Esses medicamentos devem ser mantidos até o tratamento invasivo (ATC ou cirurgia de revascularização do miocárdio), até a alta ou pcr até 8 dias (para HNF, até 48 horas). HNF e enoxaparina têm recomendação classe I, fondaparinux classe IIa (Sociedade Brasileira de Cardiologia). (**3**) HNF tem recomendação classe I, enoxaparina classe IIa (Sociedade Brasileira de Cardiologia). HNF: heparina não fracionada; HBPM: heparina de baixo peso molecular (enoxaparina); ATC: angioplastia transluminal coronária; GpIIbIIIa: glicoproteína IIbIIIa.

Fonte: Acervo da autoria.

desde que possa ser realizada idealmente em até 24 horas após o início dos sintomas.[4] Entretanto, o acesso a hospitais especializados com capacidade de realização do procedimento em tempo hábil muito frequentemente não é factível. Além do mais, existe alguma evidência de que o fibrinolítico possa ser tão eficaz quanto a ICP primária quando utilizado em até 3 horas a partir do início dos sintomas[8] e, por outro lado, de que a realização de ICP primária em pacientes que se apresentam entre 12 e 24 horas de evolução a partir do início da dor, pode ser benéfica.[22]

B. **ICP como adjuvante ao fibrinolítico:**
   a) **Estratégia fármacoinvasiva:** essa estratégia, definida como a realização rotineira de ICP entre 3 e 24 horas após a infusão do fibrinolítico, tem se mostrado superior ao uso isolado do fibrinolítico.
   b) **Angioplastia de resgate:** Nos casos em que não houver reperfusão bem-sucedida, ou quando houver sinais de disfunção aguda do ventrículo esquerdo (VE) ou choque cardiogênico, o paciente deve ser imediatamente transferido para centro especializado no sentido de ser submetido a angioplastia de resgate.
   c) **ICP de vaso não "culpado":** o estudo COMPLETE analisou cerca de 4 mil pacientes com IAMCSST e mostrou que ICP rotineira de artéria não "culpada" (durante a mesma hospitalização ou em até 45 dias) reduz morte ou reinfarto, quando comparado a tratamento clínico isolado.[23]

Prevenção do remodelamento ventricular esquerdo (Quadro 48.2.4)

A insuficiência cardíaca (IC) é uma das principais complicações do IAMCSST, sendo que os pacientes sobreviventes à fase intra-hospitalar de um IAMCSST são fortes candidatos a desenvolver IC no longo prazo, com consequentes impactos adversos em sobrevida e qualidade de vida. Apesar de considerar-se tradicionalmente disfunção do VE quando da presença de fração de ejeção do VE (FEVE) ≤ 35% ou 40%, evidências recentes sugerem que pacientes com FEVE entre 40% e 50% têm prognóstico no longo prazo quase tão desfavorável quanto aqueles com FEVE ≤ 40%.[24]

As primeiras evidências de tratamento da disfunção do VE vêm dos estudos com inibidores da enzima conversora de angiotensina (IECA). O estudo SAVE demonstrou redução de mortalidade e internação por IC com o captopril em relação ao placebo, em pacientes assintomáticos com IAMCSST e FEVE inferior a 40%. Diversos outros estudos com IECA confirmaram tais resultados.[25] Posteriormente, houve a sugestão de que o remodelamento ventricular esquerdo seria similar com IECA ou bloqueador da angiotensina 2 (BRA), e na sequência o estudo VALIANT, com > 15.000 pacientes, mostrou incidência similar de desfechos "clínicos" quando comparados valsartana e captopril, com ausência de benefícios adicionais com a utilização de ambos concomitantemente.[26]

Já o betabloqueador, além do seu efeito protetor contra isquemia, reinfarto e arritmias, também tem benefício no tratamento da IC, devendo, entretanto, ser utilizado com cuidado na fase mais precoce do IAMCSST. O estudo COMMIT, que testou metoprolol endovenoso seguido do

Quadro 48.2.4. Terapia para prevenção de remodelamento ventricular esquerdo no IAMCSST

Medicamento	Dose[1]	Contraindicação	Observações
Inibidores da ECA (enzima conversora de angiotensina) - IECA	Captopril: 6,25 a 1,25 mg 3 vezes/dia (inicial) até 50 mg 3 vezes/dia (dose-alvo) Enalapril: 2,5 a 5 mg 2 vezes/dia (inicial) até 10 mg duas vezes/dia (dose-alvo) Ramipril: 2,5 mg uma vez/dia (inicial) até 5 mg duas vezes/dia (alvo) Lisinopril: 2,5 mg uma vez/dia (inicial) até 10 mg uma vez/dia (alvo) Trandolapril: 0,5 mg uma vez/dia (inicial) até 4 mg uma vez/dia (alvo)	Hipercalemia (K > 5,5), estenose de artéria renal bilateral Na insuficiência renal, pode ser usado com cautela, acompanhando-se de perto os níveis de creatinina	Pode causar tosse seca em até 30% dos pacientes; angioedema é um efeito colateral raro
Bloqueadores do receptor AT1 da angiotensina (BRA)	Valsartana: 40 mg 1 vez/dia (inicial) até 160 mg duas vezes/dia (dose-alvo)	Hipercalemia (K > 5,5), estenose de artéria renal bilateral Na insuficiência renal, pode ser usado com cautela, acompanhando-se de perto os níveis de creatinina	Opção aos IECA nos casos de tosse ou angioedema
Bloqueador de aldosterona	Espironolactona: 12,5 a 25 mg uma vez/dia	Hipercalemia (K > 5,0) e insuficiência renal (Cr > 2,5 mg/dL em homens e > 2,0 mg/dL em mulheres)	Indicado se FEVE ≤ 40% e/ou paciente diabético e/ou com sintomas de IC

1: As doses-alvo são alcançadas dependendo da tolerabilidade dos pacientes.

FEVE: frequência de ejeção do ventrículo esquerdo; IC: insuficiência cardíaca.

Fonte: Desenvolvido pela autoria.

mesmo medicamento via oral (100 mg 2x/dia) *versus* placebo, mostrou mortalidade similar entre os grupos no curto prazo pós-IAMCCST. Apesar do metoprolol ter diminuído de forma significativa arritmias graves, aumentou em proporção similar a incidência de choque cardiogênico, o que negou seu efeito benéfico em relação à mortalidade. Isso mostra que o betabloqueio deve ser feito aos poucos e com cautela, especialmente naqueles indivíduos com maior risco de choque cardiogênico (Killip 2 ou mais, PA sistólica < 120 mmHg, FC > 110 bpm, idade > 70 anos ou tempo de recanalização maior do que 6 horas).[27] No longo prazo, o betabloqueador tem grande impacto em redução de mortalidade nos indivíduos com FEVE reduzida.[28]

Por fim, o bloqueio da aldosterona, molécula envolvida no eixo neuro-hormonal que leva à progressão da IC, é parte fundamental no tratamento de pacientes com IAMCSST e disfunção ventricular esquerda. O estudo EPHESUS, que testou eplerenone *versus* placebo em pacientes com IAMCSST e FEVE < 40 %, foi interrompido precocemente devido ao claro benefício do uso de eplerenone.[29]

Terapia redutora de lipídios

A prevenção secundária dos eventos cardiovasculares é essencial no IAMCSST. Devido à natureza aterosclerótica da doença, a estatina é fundamental nesse sentido. Deve ser utilizada rotineiramente em pacientes com IAMCSST, independentemente do valor inicial do LDL-c, desde que não apresentem contraindicação à sua utilização, ajustando-se a dose no sentido de manter o LDL-c < 55 mg/dL.[30]

Controle da glicemia

Mesmo em indivíduos não diabéticos, a ocorrência de hiperglicemia se associa a pior prognóstico na fase inicial do IAMCSST.[31] Por isso, é recomendável mensurar, na admissão, os níveis glicêmicos de todos os pacientes com IAMCCST, assim como monitorar evolutivamente a glicemia dos pacientes diabéticos ou que apresentem hiperglicemia durante a internação. Uma subanálise do estudo CARDINAL mostrou que a persistência da hiperglicemia após a admissão era ainda mais deletéria do que a hiperglicemia inicial.[32] Apesar da clara associação entre hiperglicemia e mortalidade, não se sabe ao certo quão intensivo deve ser o controle glicêmico nestes pacientes, uma vez que estudos pivotais como o NICE SUGAR mostraram malefício com a estratégia intensiva (isto é, alvo de glicemia de 80 mg/dL).[33]

Sendo assim, o controle glicêmico com protocolos de utilização de insulina intermitente deve ser considerado em pacientes com níveis glicêmicos > 180 mg/dL, com cautela, para evitar episódios de hipoglicemia. Em pacientes com maior risco de hipoglicemia, tais como idosos, nefropatas e pacientes com efeito residual de hipoglicemiantes orais e/ou em jejum, o controle glicêmico deve ser ajustado para tolerar níveis glicêmicos um pouco mais altos e, assim, prevenir hipoglicemia.

Em relação aos medicamentos antidiabéticos orais, dados preliminares apontam que o uso dos inibidores de SGLT2 (*sodium glucose co-transporter 2*), como a empagliflozina, pode resultar em melhora dos níveis de biomarcadores no infarto agudo,[34] enquanto um ensaio clínico randomizado do nosso grupo sugeriu que a sitagliptina, um inibidor de DPP4- (*dipepdyl peptidase 4*), poderia ser utilizada com segurança em pacientes diabéticos estáveis hospitalizados por infarto do miocárdio.[35]

Prognóstico e complicações

Embora a mortalidade intra-hospitalar do IAMCSST tenha sido reduzida dramaticamente nas últimas décadas, muitos pacientes ainda apresentam evolução desfavorável, seja por não terem recebido a terapia de reperfusão dentro da janela de oportunidade adequada, seja pela presença de idade avançada e/ou comorbidades.

O grau de comprometimento miocárdico e consequente disfunção ventricular esquerda são avaliados pela classificação clínica de Killip e Kimbal,[36] enquanto a classificação de Forrester baseia-se em parâmetros de monitorização hemodinâmica invasiva, embora tenha sido validada por meio também do diagnóstico clínico (**Quadro 48.2.5**).[37]

As complicações do infarto agudo do miocárdio serão discutidas no Capítulo 57.3, mas sem dúvida condutas devem ser aplicadas no sentido de prevenir a complicação (algumas já discutidas previamente, certamente a mais importante sendo a recanalização precoce), que passa necessariamente por um melhor remodelamento ventricular esquerdo. Alguns exemplos de estudos em andamento a fim de melhorar o remodelamento e potencialmente impactar no prognóstico a longo prazo incluem uso de anti-inflama-

Quadro 48.2.5. Classificações clínicas de gravidade da disfunção cardíaca pós-IAM

Killip & Kimball	Forrester modificada
I Sem congestão pulmonar e sem B3	**I** Perfusão periférica normal e congestão pulmonar
II Raros estertores crepitantes (< 50% do campo pulmonar) com B3 audível	**IIa** Perfusão periférica normal e congestão pulmonar presente com ausência de dispneia **IIb** Perfusão periférica normal e presença de congestão pulmonar com dispneia
III Edema pulmonar	**III** Perfusão periférica diminuída sem congestão pulmonar
IV Choque cardiogênico	**IV** Perfusão periférica diminuída e presença de congestão pulmonar

Fonte: Desenvolvido pela autoria.

tório com utilização de nanopartículas (NCT03516903), inibidores de SGLT2 (NCT 04509674; NCT 04564742), e inibidores de PCSK9 (NCT 05284747)

Em resumo, o IAMCSST continua sendo uma doença de alta incidência e alta letalidade, tanto na fase intra-hospitalar quando no longo prazo após a alta. Mais do que nunca intervenções, dentro e fora do ambiente de Terapia Intensiva, são fundamentais no sentido de reverter a situação atual.

Referências bibliográficas

1. Libby P. Mechanisms of Acute Coronary Syndromes and Their Implications for Therapy. N Engl J Med 2013; 368: 2004-13.
2. Scalone G, Niccoli G, Crea F. Editor's Choice- Pathophysiology, diagnosis and management of MINOCA: an update. Eur Heart J. Acute Cardiovasc Care. 2019;8(1):54-62.
3. Nicolau JC, Barbosa CJ, Franci A, Baracioli LM, Franken M, Lima FG, Giraldez RR, Kalil Filho R, Ramires JA, Giugliano RP. Do diabetic patients with acute coronary syndromes have a higher threshold for ischemic pain? Arq Bras Cardiol. 2014;103(3):183-91.
4. Piegas LS, Timerman A, Feitosa GS,Nicolau, Mattos LAP, Andrade MD, et al. V Diretriz da Sociedade Brasileira de Cardiologia sobre Tratamento do Infarto Agudo do Miocárdio com Supradesnível do Segmento ST. Arq Bras Cardiol. 2015;105(2):1-105.
5. Gruppo Italiano per lo Studio della Streptochinasi nell'Infarto Miocardico (GISSI). Effectiveness of intravenous thrombolytic treatment in acute myocardial infarction. Lancet. 1986;1(8478):397-402.
6. ISIS-2 (Second International Study of Infarct Survival) Collaborative Group. Randomised trial of intravenous streptokinase, oral aspirin, both, or neither among 17,187 cases of suspected acute myocardial infarction: ISIS-2. Lancet 1988;2(8607):349-60.
7. Indications for fibrinolytic therapy in suspected acute myocardial infarction: collaborative overview of early mortality and major morbidity results from all randomised trials of more than 1000 patients. Fibrinolytic Therapy Trialists' (FTT) Collaborative Group. Lancet. 1994 Feb 5;343(8893):311-22.
8. Armstrong PW, Gershlick AH, Goldstein P, Wilcox R, Danays T, Lambert Y, et al. Fibrinolysis or primary PCI in ST-segment elevation myocardial infarction. N Engl J Med. 2013 Apr 11;368(15):1379-87.
9. Sabatine MS, Cannon CP, Gibson CM, López-Sendón JL, Montalescot G, Theroux P,et al. Addition of clopidogrel to aspirin and fibrinolytic therapy for myocardial infarction with ST-segment elevation. N Engl J Med. 2005;352:1179-89.
10. Chen ZM, Jiang LX, Chen YP, Xie JX, Pan HC, Peto R. Addition of clopidogrel to aspirin in 45852 patients with acute myocardial infarction: randomized placebo-controlled trial. Lancet. 2005;366:1607-21.
11. Nicolau JC, Bhatt DL, Roe MT, Lokhnygina Y, Neely B, Corbalán R, et al. Concomitant proton-pump inhibitor use, platelet activity, and clinical outcomes in patients with acute coronary syndromes treated with prasugrel vs. clopidogrel and managed with- out revascularization: Insights from the TRILOGY ACS Trial. Am Heart J. 2015; 170:683-694.
12. Furtado RH, Giugliano RP, Strunz CM, Filho CC, Ramires JAF, Filho RK, et al. Drug Interaction Between Clopidogrel and Ranitidine or Omeprazole in Stable Coronary Artery Disease: A Double-Blind, Double Dummy, Randomized Study. Am J Cardiovasc Drugs. 2016 Aug;16(4):275-84
13. Wiviott SD, Braunwald E, McCabe CH, Montalescot G, Ruzyllo W, Hottlieb S, et al. Prasugrel versus clopidogrel in patients with acute coronary syndromes. N Engl J Med 2007;357: 2001-2015.
14. Wallentin L, Becker RC, Budaj A, Cannon C, Emanuelsson H, Held C, et al. Ticagrelor versus clopidogrel in patients with acute coronary syndromes. N Engl J Med 2009;361: 1045-1057.
15. Berwanger O, Nicolau JC, Carvalho AC, Jiang L, Goodman SG, Nicholls SJ, et al.; TREAT Study Group. Ticagrelor vs Clopidogrel After Fibrinolytic Therapy in Patients With ST-Elevation Myocardial Infarction: A Randomized Clinical Trial. JAMA Cardiol. 2018;3(5):391-399.
16. Furtado RHM, Nicolau JC, Guo J, Im K, White JA, Sabatine MS, et al Morphine and Cardiovascular Outcomes Among Patients With Non-ST-Segment Elevation Acute Coronary Syndromes Undergoing Coronary Angiography. J Am Coll Cardiol. 2020;75(3):289-300.
17. Nicolau JC, Furtado RHM. Estratégias anti-plaquetárias orais nas fases aguda e crônica das síndromes coronarianas agudas. Rev Soc Cardiol Estado de São Paulo 2016;26(2):112-9.
18. Lozano AM, Rollini F, Franchi F, Angiolillo DJ. Update on platelet glycoprotein IIb/IIIa inhibitors: recommendations for clinical practice. Ther Adv Cardiovasc Dis 2013;7(4):197-213.
19. Giraldez RR, Nicolau JC, Corbalan R, Gurfinkel EP, Juarez U, Lopez-Sendon J, et al. Enoxaparin is superior to unfractionated heparin in patients with ST elevation myocardial infarction undergoing fibrinolysis regardless of the choice of lytic: an ExTRACT-TIMI 25 analysis. Eur Heart J. 2007;28(13):1566-73.
20. Stub D, Smith K, Bernard S, Nehme Z, Stephenson M, Bray JE, et al. Air versus oxygen in ST-segment-elevation myocardial infarction. Circulation 2015;131(24):2143-50.
21. Fourth International Study of Infarct Survival: protocol for a large simple study of the effects of oral mononitrate, of oral captopril, and of intravenous magnesium. ISIS-4 collaborative group. Am J Cardiol. 1991 Nov 18;68(14):87D-100D.
22. Hochman JS, Lamas GA, Buller CE, Dzavik V, Reynolds HR, Abramsky SJ, et al. Coronary intervention for persistent occlusion after myocardial infarction. N Engl J Med. 2006 Dec 7;355(23):2395-407.
23. Mehta SR, Wood DA, Storey RF, Mehran R, Bainey KR, Nguyen H, et al.. COMPLETE Trial Steering Committee and Investigators. Complete Revascularization with Multivessel PCI for Myocardial Infarction. N Engl J Med. 2019; 381(15):1411-1421.
24. Furtado RHM, Juliasz MG, Chiu FYJ, Bastos LBC, Dalcoquio TF, Lima FG, et al. Long-term mortality after acute coronary syndromes among patients with normal, mildly reduced, or reduced ejection fraction. ESC Heart Fail. 2022 Oct 23.
25. Pfeffer MA, Braunwald E, Moye LA, Basta L, Brown E, Cuddy T, et al. Effect of captopril on mortality and morbidity in patients with left ventricular dysfunction after myocardial infarction. Results of the survival and ventricular enlargement trial. The SAVE Investigators. N EnglJ Med 1992;327 669-677.
26. Pfeffer MA, McMurray JJ, Velazquez EJ, Rouleau J, Kober L, Maggioni A, et al. Valsartan, captopril, or both in myocardial infarction complicated by heart failure, left ventricular dysfunction, or both. N Engl J Med 2003;349:1893-1906.
27. Chen ZM, Pan HC, Chen YP, Peto R, Collins R, Jiang LX, et al. Early intravenous then oral metoprolol in 45,852 patients with acute myocardial infarction: randomised placebo-controlled trial. Lancet 2005;366:1622-1632.
28. Dargie HJ. Effect of carvedilol on outcome after myocardial infarction in patients with left-ventricular dysfunction: the CAPRICORN randomised trial. Lancet 2001;357:1385-1390.
29. Pitt B, Remme W, Zannad F, Neaton J, Marnez F, Roniker B, et al. Eplerenone, a selective aldosterone blocker, in patients with left ventricular dysfunction after myocardial infarction. N Engl J Med 2003;348:1309-1321.
30. Visseren FLJ, Mach F, Smulders YM, Carballo D, Koskinas KC, Bäck M, et al. 2021 ESC Guidelines on cardiovascular disease prevention in clinical practice. Eur Heart J. 2021;42(34):3227-3337.
31. Nicolau JC, Serrano CV Jr, Giraldez RR, Baracioli LM, Moreira HG, Lima F, et al. In patients with acute myocardial infarction, the impact of hyperglycemia as a risk factor for mortality is not homogeneous across age-groups. Diabetes Care. 2012;35(1):150-2.

32. Goyal A, Mahaffey KW, Garg J, Nicolau JC, Hochman JS, Weaver WD, et al.Prognostic significance of the change in glucose level in the first 24 h after acute myocardial infarction: results from the CARDINAL study. Eur Heart J. 2006;27(11):1289-97.
33. Finfer S, Chittock DR, Su SY, Bleir D, Foster D, Dhingra V, et al. Intensive versus conventional glucose control in critically ill patients. N Engl J Med. 2009;360(13):1283-97.
34. von Lewinski D, Kolesnik E, Tripolt NJ, Pferschy PN, Benedikt M, Wallner M, et al. Empagliflozin in acute myocardial infarction: the EMMY trial. Eur Heart J. 2022;43(41):4421-4432.
35. Genestreti PRR, Furtado RHM, Salsoso R, Dalçóquio TF, Franci A, Menezes FR, et al. Effects of DPP4 Inhibitor in Platelet Reactivity and Other Cardiac Risk Markers in Patients with Type 2 Diabetes and Acute Myocardial Infarction. J Clin Med. 2022 Sep 29;11(19):5776.
36. Killip T III, Kimball JT. Treatment of myocardial infarction in a coronary care unit: a two year experience with 250 patients. Am J Cardiol 1967;20:457-64.
37. Nicolau JC, Serrano CV Jr, Garzon SA, Ramires JA. Prognosis of acute myocardial infarction in the thrombolytic era: medical evaluation is still valuable. Eur J Heart Fail 2001;3(5):569-76.

capítulo 49

ECMO-VA: Oxigenação por Membrana Extracorpórea (*Extracorporeal Membrane Oxygenation*)

Subcapítulo | 49.1

Modalidade Veno-Arterial

Edino Parolo | José Augusto Santos Pellegrini | Luís Felipe Mallmann
Patrícia Schwarz | Ricardo Viegas Cremonese

Destaques

- A ECMO-VA (Veno-Arterial Extracorporeal Membrane Oxygenation) é uma modalidade de suporte hemodinâmico extracorpóreo, devendo ser considerada como alternativa útil para casos de choque cardiogênico grave, refratário às medidas farmacológicas.
- A seleção de pacientes é fundamental para o sucesso da terapia. A mortalidade estimada deve ser elevada o suficiente para que haja benefício. No entanto, casos no extremo da gravidade não devem ser submetidos a terapêuticas potencialmente fúteis.
- Assim como a análise criteriosa das condições de cada paciente é imprescindível, os momentos da indicação e do início efetivo do suporte são essenciais para a reversão em tempo hábil do processo de disóxia e desenvolvimento de disfunções orgânicas típico dos estados de baixo débito.
- Além das complicações inerentes à canulação e à anticoagulação, há uma série de complicações específicas da configuração venoarterial. O reconhecimento precoce de hipoxemia diferencial e de distensão de ventrículo esquerdo, por exemplo, é essencial para a minimização dos riscos associados ao suporte.

Introdução

Estados de colapso hemodinâmico são situações frequentes nas unidades de terapia intensiva (UTI) e estão associados a elevada mortalidade, chegando a 30%-45% apesar de avanços recentes nas terapias disponíveis.[1] As alternativas terapêuticas fundamentam-se na reposição cautelosa de fluidos, quando indicados, no suporte respiratório e no uso criterioso de drogas vasoativas, a depender dos principais mecanismos implicados no choque em questão.

Entretanto, o sucesso dessas terapias pode ser limitado em uma série de situações, tanto do ponto de vista da refratariedade absoluta a essas medidas iniciais, seguindo-se colapso hemodinâmico progressivo, quanto da estabilização inicial às custas do acúmulo de efeitos indesejados associados a doses elevadas de vasoconstritores ou inotrópicos. Nesse contexto, o suporte hemodinâmico através da ECMO-VA insere-se como alternativa útil.

A ECMO-VA vale-se de uma configuração que difere do circuito venovenoso no sentido do retorno do fluxo de sangue ao paciente. O sangue é drenado de uma veia central a partir de pressão negativa gerada por uma bomba centrífuga, sendo depois impulsionado no circuito por pressão positiva, atravessando a membrana oxigenadora. Na configuração VA, a linha de retorno será direcionada para uma artéria central (femoral, aorta ou axilar, por exemplo), de forma a promover pressão positiva na circulação arterial, e, assim, suportar o débito cardíaco e a oferta de oxigênio aos tecidos.[2]

Os componentes de um circuito de ECMO-VA podem ser identificados na **Figura 49.1.1**. Assim como no suporte venovenoso, cabe destacar que, quanto mais simples for a configuração do circuito, menores tendem a ser as taxas de complicações relacionadas.

Histórico

O emprego da ECMO-VA para o tratamento de colapso hemodinâmico não pode ser considerado como estratégia propriamente inovadora. Data da década de 1970 o primeiro caso reportado de suporte hemodinâmico por meio de ECMO-VA em um paciente de 24 anos, vítima de politrauma na Califórnia, Estados Unidos.[3] Após 75 horas de suporte extracorpóreo, o paciente pôde ser decanulado e, após oito semanas, obteve alta hospitalar. O sucesso do suporte

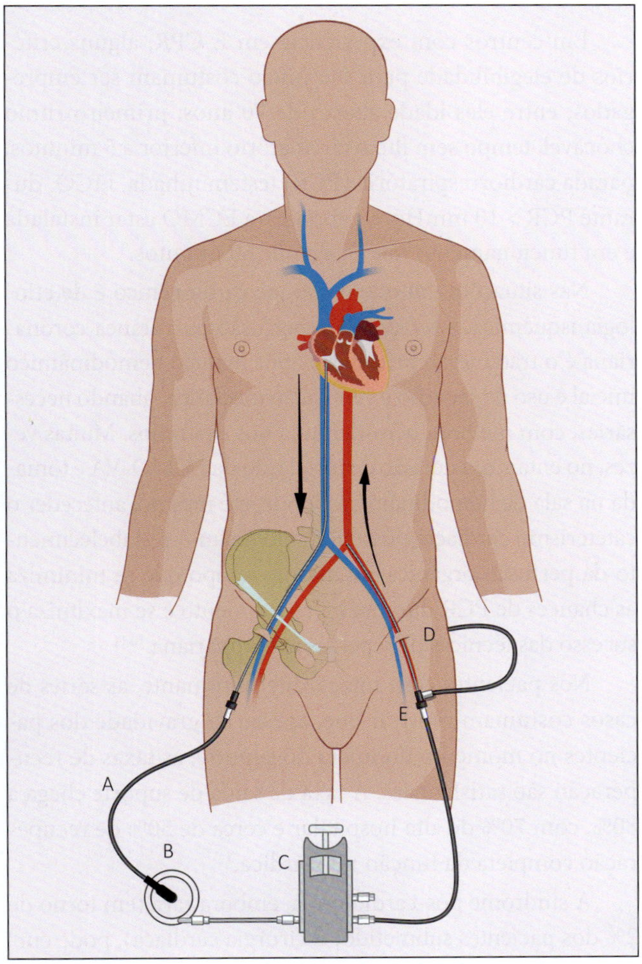

Figura 49.1.1. Configuração de ECMO-VA femorofemoral periférica (canulação percutânea).

(**A**) Cânula de drenagem (venosa) na veia femoral direita; (**B**) bomba centrífuga; (**C**) oxigenador; (**D**) cânula de retorno (arterial) na artéria femoral esquerda; (**E**) perfusor distal do membro.

Fonte: Adaptada de Brunner ME, Banfi C, Giraud R. Venoarterial Extracorporeal Membrane Oxygenation in Refractory Cardiogenic Shock and Cardiac Arrest. Chapter 6. In: Firstenberg MS (Ed.), Extracorporeal Membrane Oxygenation: Advances in Therapy. IntechOpen.

motivou grande interesse da comunidade científica no desenvolvimento da técnica.

Em estudo fomentado pelo National Institutes of Health, publicado no final da década de 1970, Zapol *et al.*[4] reportaram os desfechos de 90 pacientes portadores de síndrome da angústia respiratória aguda (SARA) submetidos à ECMO-VA (n = 42) ou estratégia convencional de ventilação mecânica (n = 48), de acordo com as recomendações vigentes à época. Infelizmente, a sobrevida foi inferior a 10% em ambos os grupos do estudo, possivelmente refletindo práticas de terapia intensiva ainda incipientes e indicações imprecisas de suporte (configuração venoarterial para suporte essencialmente respiratório). Entretanto, os resultados desapontadores deste estudo desaceleraram a disseminação da ECMO, tanto como ferramenta de suporte respiratório como hemodinâmico.

Nas décadas seguintes, o desenvolvimento tecnológico envolvendo os componentes do circuito, sobretudo a biocompatibilidade das superfícies de contato do sangue com as linhas e cânulas, bem como o aperfeiçoamento da composição das membranas microporosas (que passaram a incluir polimetilpenteno, em substituição ao silicone ou polipropileno, presentes nas membranas anteriores) possibilitaram que, a despeito da flagrante ausência de evidência consistente acerca dos benefícios da terapia, a ECMO-VA tenha sido gradativamente incorporada ao tratamento de pacientes em choque grave em muitos centros ao redor do mundo. O registro atualizado da ELSO (Extracorporeal Life Support Organization) contabiliza que cerca de 40% das indicações de suporte extracorpóreo em adultos correspondem ao suporte hemodinâmico por meio da ECMO-VA.[5]

Indicações

O choque cardiogênico tem amplo espectro clínico de gravidade, podendo ter como apresentação desde leve hipoperfusão orgânica contornável com medidas terapêuticas usuais, até sua forma mais grave e refratária, com indicação de suporte hemodinâmico mecânico, contexto em que a ECMO-VA pode ser útil.

O choque cardiogênico costuma ser definido como um quadro de hipotensão persistente (pressão arterial sistólica sistêmica < 90 mmHg) provocada por baixo débito cardíaco (índice cardíaco [IC] < 2,2 L/min/m^2), apesar de ressuscitação volêmica inicial e uso adequado de vasopressores e inotrópicos (preferencialmente noradrenalina e dobutamina), associado a pressões de enchimento elevadas (pressão de oclusão da artéria pulmonar [POAP] > 15 mmHg) e sinais de hipoperfusão orgânica, tais como alteração do nível de consciência, oligúria (diurese < 30 mL/h), hiperlactatemia (lactato > 2 mmol/L) e queda da saturação venosa central ($SVcO_2$ < 60%).[6]

À avaliação ecocardiográfica, esses pacientes costumam apresentar fração de ejeção do ventrículo esquerdo

(FEVE) < 20%, integral velocidade-tempo (VTI) na via de saída do ventrículo esquerdo < 10-12 cm, relação E/e' > 15, entre outros sinais. Caso o choque seja ocasionado por infarto de ventrículo direito (VD) ou tromboembolismo pulmonar maciço, costuma-se observar distensão do VD, com aumento da relação entre seu diâmetro e o diâmetro do VE (relação VD:VE > 1), desvio do septo interventricular para a esquerda, TAPSE (Tricuspid Annulus Plane Systolic Excursion) < 1,5 cm e distensão acentuada da veia cava inferior.

O uso da ECMO-VA como suporte do choque cardiogênico refratário tem como principal objetivo interromper a espiral de deterioração da hipoperfusão tecidual, a qual acarretará, pela disóxia celular, sucessivas disfunções orgânicas que podem evoluir para o óbito em poucas horas.7 Idealmente, a ECMO-VA deve ser considerada nas primeiras seis horas do choque refratário à terapia convencional, em pacientes com colapso cardiocirculatório reversível, ou naqueles elegíveis para assistência cardiocirculatória alternativa (dispositivos de assistência ventricular) ou para transplante.[6]

A ECMO-VA é capaz de suportar a falência tanto do coração quanto dos pulmões e de assistir às funções tanto do ventrículo esquerdo quanto do direito. Na configuração venoarterial femorofemoral – a mais comumente utilizada – o sangue arterial é devolvido na aorta em sentido oposto ao do fluxo de sangue nativo ejetado pelo VE doente na aorta. O ponto de encontro dos fluxos é variável e tem implicações fisiopatológicas importantes, sendo a principal o aumento da pós-carga do VE (ver seção Complicações).

O suporte mecânico proporcionado pela ECMO-VA pode atingir valores em torno de 5 a 6 L/min, considerado como um suporte hemodinâmico pleno. O balão intra-aórtico (BIA), para efeitos de comparação, oferece um ganho de 0,5 a 1,0 L/min de débito além do nativo.[8]

O objetivo primário do suporte fornecido pela ECMO-VA é viabilizar tempo para recuperação de disfunções orgânicas ou para a tomada de decisão que pode resultar em um rol de possibilidade: facilitar o tratamento definitivo da doença de base, possibilitar a instalação de suporte de longa permanência ou a avaliação para indicação de transplante cardíaco.

Choque cardiogênico motivado por síndromes coronarianas agudas, miocardite, disfunção miocárdica em pós-operatório de cirurgias cardíacas sob circulação extracorpórea e deterioração de insuficiência cardíaca congestiva crônica avançada são os tipos de choque mais comumente suportados pelo método. Dos pacientes com infarto agudo do miocárdio com supradesnivelamento do segmento ST, cerca de 5% evoluem com choque cardiogênico.[1] Outras indicações de ECMO-VA costumam ser choque obstrutivo por tromboembolismo pulmonar maciço, disfunção miocárdica grave associada ao choque séptico e uso de ECMO-VA em situação de parada cardiorrespiratória (E-CPR) (**Quadro 49.1.1**).[6,7]

Quadro 49.1.1. Indicações mais frequentes de ECMO veno-arterial
Choque cardiogênico pós-infarto agudo do miocárdio
Síndrome pós-cardiotomia (impossibilidade de desmame de circulação extracorpórea)
Disfunção do enxerto (transplante cardíaco)
Choque cardiogênico pós-miocardite
Miocardiopatia periparto
Tromboembolismo pulmonar maciço
E-CPR (parada cardiorrespiratória)
Intoxicação exógena com drogas cardiotóxicas
Tempestade elétrica
Hipertensão arterial pulmonar descompensada (ponte para transplante pulmonar)

Fonte: Adaptado de Brunner ME, Banfi C, Giraud R. Venoarterial Extracorporeal Membrane Oxygenation in Refractory Cardiogenic Shock and Cardiac Arrest. Chapter 6. In: Firstenberg MS (Ed.), Extracorporeal Membrane Oxygenation: Advances in Therapy. IntechOpen.

Em centros com experiência em E-CPR, alguns critérios de elegibilidade para seu início costumam ser empregados, entre eles idade abaixo de 70 anos, primeiro ritmo chocável, tempo sem fluxo circulatório inferior a 5 minutos, parada cardiorrespiratória (PCR) testemunhada, $EtCO_2$ durante PCR > 10 mmHg, e tempo para ECMO estar instalada e em funcionamento menor do que 60 minutos.[9]

Nas situações em que o choque cardiogênico é de etiologia isquêmica, a terapia de reperfusão percutânea coronariana é o tratamento prioritário após manejo hemodinâmico inicial e uso de sedação e ventilação mecânica, quando necessárias, com melhora bem-definida nos desfechos. Muitas vezes, no entanto, a decisão de instalação da ECMO-VA é tomada na sala de hemodinâmica e pode, até mesmo, anteceder o cateterismo cardíaco, possibilitando assim o restabelecimento da perfusão orgânica, ao mesmo tempo que se minimiza as chances de PCR durante o procedimento e se maximiza o sucesso das técnicas de reperfusão coronariana.[10,11]

Nos pacientes com miocardite fulminante, as séries de casos costumam mostrar que, apesar da gravidade dos pacientes no momento do início do suporte, as taxas de recuperação são satisfatórias. A taxa de saída de suporte chega a 80%, com 70% de alta hospitalar e cerca de 50% de recuperação completa da função miocárdica.[7]

A síndrome pós-cardiotomia, embora rara (em torno de 2% dos pacientes submetidos à cirurgia cardíaca), pode cursar com impossibilidade de saída de circulação extracorpórea no transoperatório, em virtude de disfunção grave de VE ou falência biventricular refratária às medidas iniciais, como doses altas de vasopressores e inotrópicos. A ECMO com configuração venoarterial central é preferencial nestes casos. Ainda que sejam submetidos a suporte hemodinâmico pleno, estes pacientes costumam ter um prognóstico reservado.[7]

Para a tomada de decisão sobre início ou não de ECMO-VA, devem ser levados em conta fatores como idade do paciente, suas comorbidades e prognóstico da doença de base (ver seção Preditores de Sobrevida e Prognóstico). As contraindicações mais relevantes para o suporte com ECMO-VA constituem-se de idade muito avançada, dano neurológico grave, parada cardiorrespiratória prolongada, doença oncológica disseminada, insuficiência da válvula aórtica, dissecção aórtica e vasculopatia periférica grave. Boa parte destas contraindicações pode ser tomada como relativa, devendo-se sempre considerar o contexto global do paciente e as terapias alternativas disponíveis.

Fisiologia cardiovascular do paciente em ECMO-VA

As situações de choque cursam com redução na relação $DO_2:VO_2$, (relação entre oferta e consumo de oxigênio) e a ECMO é utilizada com o objetivo de restabelecer uma oferta de oxigênio pelo menos 3 vezes maior que o consumo. Na ECMO-VA, uma parcela significativa do retorno venoso do paciente é drenada para o circuito, oxigenada pela membrana extracorpórea e devolvida no sistema arterial, desviando o coração e os pulmões. Dessa forma, o débito cardíaco na ECMO-VA será o fluxo de sangue da ECMO, que retornará na circulação sistêmica com alto conteúdo de oxigênio, promovendo a otimização da oferta de oxigênio ($DO_2 = CaO_2 \times DC$). Isso possibilitará a redução progressiva e posterior retirada de drogas vasoconstritoras e inotrópicas, além de minimizar a necessidade de parâmetros elevados na ventilação mecânica, reduzindo os danos relacionados a essas intervenções.[7] A avaliação da saturação de oxigênio na linha de drenagem da ECMO ($SVcO_2$) é utilizada para verificar a adequação da relação $DO_2:VO_2$.

A ECMO-VA é capaz de restaurar a perfusão orgânica, mas é necessário estar atento para o fato de que isto ocorre através da completa modificação da fisiologia usual, desfazendo o acoplamento ventrículo-arterial e expondo o coração a valores elevados de pós-carga.[12] O sangue que retorna do circuito de ECMO encontra-se com o sangue ejetado pelo VE e oxigenado pelos pulmões na aorta. O conteúdo arterial de O_2 e CO_2 do paciente será a combinação proporcional dessas duas fontes. Diferentemente da CEC utilizada para cirurgias cardíacas, quando 100% do retorno venoso é desviado para o circuito, na ECMO-VA geralmente até 80% irá passar pelo circuito e 20% seguirão através do coração e pulmões, evitando estagnação e formação de coágulos nos vasos pulmonares e nas câmaras cardíacas.

Instalação e condução da ECMO-VA

A ECMO-VA pode ser instituída em configuração periférica ou central. Na configuração periférica, mais frequentemente utilizada, a canulação costuma ser realizada com a técnica de Seldinger por punção percutânea guiada por ultrassonografia ou com a técnica semi-Seldinger, com microdissecção. Cirurgiões cardiovasculares, intensivistas ou cardiologistas intervencionistas podem ser adequadamente treinados para este tipo de canulação. As canulações centrais, no entanto, costumam ser executadas por cirurgiões cardiotorácicos, no bloco cirúrgico.

A escolha das cânulas é uma etapa fundamental na definição da configuração ideal para determinado paciente e determinada indicação. Via de regra, cânulas mais calibrosas proporcionam menor resistência, possibilitando um fluxo de sangue mais alto para um mesmo número de rotações por minuto (RPM) da bomba centrífuga. Esse aspecto é ainda mais relevante no que se refere à cânula de drenagem. Diâmetros insuficientes de cânulas de drenagem podem resultar em pressão muito negativa neste segmento do circuito, tendo como risco resultante o colapso do circuito por fluxo insuficiente. O extremo desse mecanismo é conhecido como fenômeno de cavitação – quando a pressão negativa é tamanha a ponto de causar vaporização regional do sangue.

A regra que estabelece que o fluxo de sangue (e, por conseguinte, a eficiência do suporte) está diretamente relacionado ao diâmetro das cânulas deve levar sempre em consideração a anatomia do paciente. Vasos femorais pequenos não suportarão cânulas calibrosas em excesso. Uma razão acima de 0,6 entre o diâmetro da cânula e o diâmetro do vaso está relacionada ao aumento na incidência de trombose venosa. Da mesma forma, no que se refere à cânula de retorno, arterial, a complicação temida é ainda mais relevante – isquemia distal do membro canulado. Assim, recomenda-se avaliação ecográfica da anatomia dos vasos femorais (quando a opção for pela configuração periférica) antes da escolha das cânulas a serem inseridas (**Quadro 49.1.2**).[13]

Na ECMO-VA periférica, uma cânula de drenagem venosa multiperfurada é posicionada através da punção da veia femoral direita, progredindo pela veia cava inferior até a transição com o átrio direito (AD). O sangue é drenado sob pressão negativa gerada pela bomba centrífuga. Após a bomba, o sistema apresenta pressões sempre positivas dentro do circuito e o sangue é impulsionado através da membrana oxigenadora com alta superfície de troca com baixa resistência e, após, pela cânula arterial (posicionada na artéria femoral após punção ou dissecção) de volta para o paciente. A condição da resistência vascular do paciente (pós-carga) vai determinar também a capacidade de fluxo que será gerado por determinado número de rotações programadas na bomba (**Quadro 49.1.3**).

O fluxo inicial de sangue por meio do circuito de ECMO-VA deve ser programado entre 50-70 mL/kg/min para manter uma pressão arterial média de aproximadamente 60 mmHg. Após estabelecer o suporte pleno (cerca de 80% de bypass cardiopulmonar) deve-se tentar reduzi-lo pouco a pouco, observando-se a curva de pressão arterial. O objetivo desta manobra é permitir alguma pulsatilidade na curva (pressão de pulso de pelo menos 10 a 15 mmHg), para que sejam possíveis a abertura da válvula aórtica e a descompressão intermitente do ventrículo esquerdo, com consequente redução das pressões de enchimento das cavidades esquerdas e do risco de edema pulmonar e de formação de trombos nas câmaras cardíacas.

Quadro 49.1.2. Características das cânulas usualmente utilizadas na ECMO-VA periférica			
Tipo de Cânula	**Diâmetro**	**Comprimento**	**Configuração**
Venosa	21-25 Fr	50 cm-60 cm	Multiperfurada
Arterial	15-19 Fr	18 cm-20 cm	Perfurada apenas na extremidade distal

Fonte: Desenvolvido pela autoria.

Quadro 49.1.3. Determinantes do fluxo de sangue na ECMO-VA periférica		
Pré-bomba centrífuga	**Bomba centrífuga**	**Pós-bomba centrífuga**
Hipovolemia	Velocidade da bomba (RPM)	Resistência do circuito e da membrana oxigenadora
Hipertensão intra-abdominal (p. ex., hematoma retroperitoneal)		Pós-carga do paciente (resistência vascular periférica)
Hipertensão intratorácica (p. ex., pneumotórax)		Função cardíaca residual
Tamanho/diâmetro da cânula de drenagem		Tamanho/diâmetro da cânula de retorno

Fonte: Desenvolvido pela autoria.

Caso não ocorra abertura intermitente da válvula aórtica, o ventrículo esquerdo seguirá dilatando, uma vez que continuará recebendo fluxo de sangue das veias Thebesianas, do seio coronário e das artérias brônquicas. A perfusão coronariana é outro processo que depende igualmente da descompressão das cavidades esquerdas proporcionada pela abertura intermitente da válvula aórtica.

Nos casos em que a ECMO-VA tiver configuração central (o que ocorre normalmente no contexto pós-cardiotomia), a cânula de drenagem costuma ser posicionada no átrio direito e a de retorno na aorta ascendente. Neste cenário de pós-operatório imediato de cirurgia cardíaca, em caso de necessidade de instalação de ECMO-VA, podem ser aproveitadas as cânulas já posicionadas para a circulação extracorpórea tradicional, utilizadas no transoperatório. Sempre que possível, contudo, deve ser considerada migração para configuração periférica (mesmo em pacientes pós-cardiotomia), que parece estar relacionada a melhores desfechos.[6]

Na membrana oxigenadora, a hemoglobina torna-se saturada com O_2, enquanto o CO_2 é removido. Os determinantes da eficácia da oxigenação são múltiplos, tais como o fluxo de sangue em litros por minuto, a fração de oxigênio programada no misturador de gases da ECMO, a área da membrana, o grau de deposição de fibrina e de trombos na membrana e a saturação venosa do sangue que está sendo drenado. Para a remoção do CO_2, no entanto, o determinante maior será o fluxo de gás do misturador (sweep gas), programado em litros por minuto, o qual fluirá em contrafluxo ao sangue na membrana oxigenadora. Com o passar dos dias de uso, a membrana do oxigenador começa a perder sua eficácia de troca gasosa e passa a exigir fluxos maiores de sweep gas, o que é possível evidenciar por meio de análise dos resultados de gasometrias diárias, coletadas na posição pós-membrana do circuito.

A utilização da $SVcO_2$ como parâmetro de perfusão pode ser realizada pela coleta de amostra de sangue do circuito de ECMO na sua região pré-membrana. A análise de gases de amostras do cateter de artéria pulmonar não é confiável devido ao bypass pulmonar promovido pela ECMO. Para que não ocorram valores demasiadamente elevados de $SVcO_2$ em amostras coletadas a partir da veia cava inferior é importante evitar a hiperoxia do sangue infundido na artéria femoral, que perfundirá preferencialmente a circulação esplâncnica e, por consequência, drenará na veia cava inferior através das veias supra-hepáticas, renais e outras. Níveis de PaO_2 em torno de 100 mmHg estão adequados e normalmente podem ser obtidos com frações de oxigênio inferiores a 60% no misturador de gases.

A monitorização da $EtCO_2$ por meio da capnografia pode ser utilizada, e tem importância principalmente na fase de desmame da ECMO, quando é possível verificar que a redução de fluxo de sangue ocasiona aumento da $EtCO_2$ e redução do gap alveoloarterial de CO_2.

Após o início da terapia com ECMO-VA, os parâmetros da ventilação mecânica devem ser protetores (preferencialmente pressão de platô < 25 cmH_2O, volume de ar corrente inferior a 6 mL/kg e FiO_2 abaixo de 60%), e normalmente são utilizados valores de PEEP entre 8 e 12 mmHg, devido ao edema pulmonar invariavelmente presente nesses pacientes. Assim como a hipoxia tecidual é deletéria, a hiperoxia também o é. Por isso é necessário controlar a fração de oxigênio do circuito para que a PaO_2 fique em torno de 60-100 mmHg.[6]

Anticoagulação

A anticoagulação é necessária na quase totalidade dos casos e ao longo de todo o período de tratamento com ECMO-VA. O anticoagulante mais utilizado é a heparina não fracionada. No momento da canulação, após as punções dos vasos terem sido realizadas e as guias metálicas devidamente localizadas nos lúmens dos vasos, o paciente recebe uma dose em bolus de heparina (50-100 UI/kg). Após o término da canulação, caso o paciente não apresente risco de sangramento imediato, deve-se iniciar a infusão contínua de heparina com dose mínima de 10-18 UI/kg/h.[7]

O controle da anticoagulação é realizado, na maioria dos centros, com medidas seriadas de tempo de coagulação ativado (TCA). No início da anticoagulação plena (assim como em situações de variação importante da dose ou da incidência de sangramento), as medidas de TCA podem ser realizadas com maior frequência, até a cada hora. Idealmente, as medidas devem ser realizadas por um analisador do tipo point-of-care, instalado à beira do leito. Apesar de suas limitações, o TCA é ainda o método mais utilizado em centros de grande volume de ECMO ao redor do mundo. Alternativamente, as medidas seriadas de TTPA podem ser utilizadas como controle da anticoagulação na ECMO. Utiliza-se o valor de 1,5 a 2,5 vezes o controle como objetivo. Nos centros em que se dispuser de dosagem do fator anti-Xa, este deve ser considerado o padrão-ouro para o controle do efeito direto da heparina, tendo como alvo terapêutico valores entre 0,3 a 0,7 U/mL.[14]

Após as primeiras horas de anticoagulação, caso as medidas de TCA estejam dentro do alvo desejado (normalmente ao redor de 140 a 220 segundos, podendo ser ajustado para mais ou para menos, dependendo da especificidade de cada caso), pode-se prosseguir com as coletas a cada 4 horas, conforme protocolo institucional.

A membrana e as cânulas devem ser revisadas diariamente com foco de luz para detecção de pontos de depósito de fibrina e trombos. Deve ser realizada dosagem sérica periódica de plaquetas, hemoglobina, LDH, D-dímeros e fibrinogênio, o que auxilia na identificação de hemólise e de consumo aumentado dos fatores de coagulação. Outros sinais de deposição de coágulos na membrana são a piora da troca gasosa e o aumento do gradiente de pressão transmembrana.

Em situações em que se torna necessária a interrupção da anticoagulação e a administração de hemoderivados, recomenda-se manter o fluxo de sangue da ECMO acima de 3 L/min. Cânulas e circuitos recobertos com heparina oferecem uma segurança maior quando é necessária a suspensão temporária da anticoagulação sistêmica no início do curso da ECMO.

Complicações

O suporte venoarterial pode resultar em uma série de complicações características, sendo essencial que o intensivista esteja atento ao seu desenvolvimento no momento apropriado da condução do caso (**Quadro 49.1.4**). De forma didática, podemos dividir as complicações do suporte entre aquelas relacionadas ao circuito e aquelas relacionadas à hemodinâmica.

Quadro 49.1.4. Complicações da ECMO-VA
Sangramento
Lesões vasculares
Isquemia de extremidades
Hemólise
Aumento da pós-carga do ventrículo esquerdo
Hipoxemia diferencial/síndrome de arlequim
Distensão do ventrículo esquerdo/edema pulmonar refratário
Acidente vascular encefálico isquêmico ou hemorrágico
Infecções
Complicações tromboembólicas

Fonte: Desenvolvido pela autoria.

As complicações relacionadas ao circuito podem ocorrer por situações associadas à canulação em si, ao estado pró-trombótico e pró-inflamatório (desencadeado pelo contato do sangue com a superfície interna do circuito), à própria anticoagulação ou à hemólise.[15] A incidência agrupada destas complicações é elevada.[16] Tanto as complicações trombóticas quanto as hemorrágicas são mais frequentes no suporte venoarterial do que na configuração venovenosa.

As complicações trombóticas são minimizadas pela anticoagulação sistêmica, indicada sempre que não houver sangramento ativo (ou iminente). O contato do sangue com o material não biológico dos circuitos levará necessariamente a algum grau de ativação da cascata de coagulação, embora recentemente tenham sido desenvolvidos circuitos biocompatíveis que tendem a reduzir – mas não eliminar – essa complicação. Das complicações trombóticas, aparentemente a mais comum é a trombose venosa profunda (TVP) associada às cânulas, com taxas reportadas que variam amplamente na literatura, mas que podem chegar a 80% dos pacientes. O acidente vascular encefálico (AVE) isquêmico é também frequentemente relatado na literatura[7,17] e parece ser mais prevalente na canulação VA em comparação com a VV e apresenta impacto também no prognóstico.

A isquemia do membro inferior que recebe a cânula de retorno é reportada com elevada incidência,[12] sendo quase que consequência inerente do suporte, visto que a inserção da cânula pode resultar em um comprometimento significativo da perfusão distal deste membro. A monitorização clínica da isquemia do membro é fundamental, e pode demandar inclusive a descontinuação da terapia. A inserção de cânulas de reperfusão (dispositivos que desviam fluxo da cânula arterial para o leito distal do membro – Figura 49.1.1) de 6 French (Fr) a 8 Fr de diâmetro, normalmente na artéria femoral superficial (no caso de cânula de retorno na artéria femoral comum), é atualmente considerada mandatória, mesmo para os suportes venoarteriais de curta duração.[6,12]

Por outro lado, o grupo de complicações hemorrágicas parece guardar um impacto prognóstico ainda mais relevante. Sangramentos menores, sem necessidade de transfusão, podem ocorrer em até 60% dos pacientes, enquanto eventos maiores em até 30%.[5,18] A incidência de AVE hemorrágico chega a 2,5% na literatura, configurando uma das complicações mais temidas do suporte venoarterial.

As complicações relacionadas diretamente às consequências hemodinâmicas do suporte devem ser prontamente reconhecidas. Na configuração periférica femorofemoral, o sangue oxigenado será devolvido ao paciente no hemicorpo inferior, e estará em contrafluxo com o sangue ejetado pelo coração, proveniente da circulação pulmonar. O encontro desses fluxos (nativo e extracorpóreo) dar-se-á em algum ponto, mais proximal ou mais distal, entre a raiz da aorta e as artérias centrais, a depender da predominância dos fluxos num momento específico. Como exemplo, pacientes com comprometimento muito grave da função sistólica terão sua zona de mistura situada próximo à raiz da aorta; nessa situação, leitos arteriais nobres (carótidas, tronco braquiocefálico) serão irrigados por sangue arterializado, proveniente da ECMO. Entretanto, quando houver débito cardíaco residual (ou em recuperação), essa zona de mistura tenderá ao deslocamento em sentido caudal; caso a oxigenação proporcionada pelos pulmões esteja comprometida (por edema alveolar, SARA, ou outra natureza), o sangue que perfundirá a circulação cerebral e o seio coronariano terá um conteúdo arterial de oxigênio baixo, ocasionando disóxia nesses leitos vasculares, enquanto o hemicorpo inferior do paciente seguirá recebendo o sangue rico em oxigênio proveniente da ECMO. Esta situação costuma ser designada como hipoxemia diferencial, podendo também ser descrita como síndrome de arlequim ou síndrome norte-sul.

O reconhecimento da hipoxemia diferencial poderá ser inclusive clínico, verificando-se cianose preferencialmente no hemicorpo superior em contrapartida à perfusão normal dos membros inferiores e abdome. Todavia, é recomendado que a possibilidade de ocorrência dessa condição seja antecipada e, idealmente, evitada, no intuito de não haver prejuízo mantido, sobretudo aos metabolismos cerebral e cardíaco. A monitorização da oxigenação arterial (via oximetria de pulso ou linha arterial com análise gasométrica) deve ser realizada pelo membro superior direito, de forma a amostrar o resultado final da mistura de fluxos que atingirá o tronco braquiocefálico, sendo, portanto, representativo da perfusão cerebral. A canulação central, ao nível da raiz da aorta, e a cânula de retorno posicionada na artéria axilar minimizam a preocupação com a hipoxemia do hemicorpo superior, no entanto requerem um procedimento mais complexo para sua instalação e retirada.[19] A canulação central tem maior risco de sangramento, de necessidade de reexploração cirúrgica e mediastinite. Já a canulação das artérias axilar/subclávia requer a construção de um enxerto arterial com anastomose terminolateral da cânula de retorno e tem como potencial complicação edema do membro superior e hematoma.

Quando diagnosticada, a hipoxemia diferencial deve ser prontamente tratada. O uso de estratégias ventilatórias liberais em termos de volume-corrente e incremento de FiO_2 pode ser tentado como medida temporária (de forma a aumentar a contribuição dos pulmões para a arterialização do sangue ejetado pelo coração). Também é importante o tratamento de patologias específicas do parênquima pulmonar (tratamento antimicrobiano em caso de pneumonia ou uso de diuréticos para congestão pulmonar, por exemplo). Em grande parte das situações, contudo, essas estratégias não serão suficientes e será necessário realizar a troca da configuração do suporte, sendo a inserção de cânula de retorno na circulação venosa uma medida geralmente eficaz. Nessa situação, transforma-se a configuração da ECMO em venoarteriovenosa (VAV), realizada através da adição de uma cânula de retorno venoso (normalmente posicionada em veia jugular interna) ao circuito, conectada à linha após a membrana por um conector em "Y". Dessa forma, é possível devolver sangue arterializado pelo oxigenador diretamente na veia jugular interna, além da devolução de sangue no sistema arterial.

Na ECMO-VA, especialmente na configuração periférica, outra consequência inevitável do fato de que o retorno de fluxo de sangue ao paciente se dá no sistema arterial/aorta é o incremento da pós-carga ventricular esquerda. Dessa forma, há que se considerar que, apesar de proporcionar um incremento da pressão de perfusão nos leitos arteriais, o suporte pela ECMO-VA traz consequências para a função do VE, destacando-se o aumento do consumo miocárdico de oxigênio e da pressão diastólica final, que, em combinação com a disfunção ventricular, pode culminar em distensão ventricular e consequente edema pulmonar, além da formação de trombos intracavitários. A distensão do VE é uma complicação grave e deve ser avaliada rotineiramente. Fazem parte dessa avaliação a observação da pressão de pulso (que idealmente deve ser maior que 15 mmHg), a ecocardiografia (observando a abertura da válvula aórtica, o diâmetro do VE, a presença de contraste espontâneo ou trombos) e a monitorização de edema pulmonar por imagem (raio-X ou ultrassonografia pulmonar) ou medida da pré-carga do VE.

Essa situação clínica demanda atuação do intensivista e da equipe de suporte extracorpóreo no sentido de instituir medidas para descomprimir o VE. A medida inicial deve ser a tentativa de redução da pós-carga do VE farmacologicamente, reduzindo as doses de drogas vasoconstritoras, dentro do possível, ou utilizando drogas com ação vasodilatadora, além de reduzir o fluxo de sangue da ECMO, observando a manutenção da adequada perfusão orgânica.[6] Essas medidas podem evitar ou impedir a progressão da distensão ventricular, entretanto, não são efetivas em todos os pacientes. A inserção de cateteres (ou vents) no ápice do VE ou no AE, através da válvula mitral, são mais eficazes no alívio da pressão diastólica dessas câmaras, mas necessariamente demandam intervenção cirúrgica para sua colocação e não estão isentas de complicações. Quando necessárias, essas medidas de descompressão parecem ser benéficas, especialmente se realizadas precocemente, com maiores taxas de desmame da ECMO, sobrevida imediata e possibilidade de transição para outras terapias de suporte observadas em estudos não controlados.[20]

O uso de outros dispositivos de assistência ventricular pode trazer benefícios quando combinados à ECMO-VA para descompressão do VE. Uma combinação frequentemente reportada na literatura é com o BIA. Este dispositivo, em sua fase de deflação e consequente redução da pós-carga ventricular esquerda, tende a facilitar a ejeção do fluxo nativo e a minimizar o incremento de pós-carga imposto pela ECMO-VA periférica. Quando de sua insuflação e consequente incremento da pressão diastólica, ocorre elevação da pressão de perfusão coronariana, potencialmente protegendo o músculo cardíaco da isquemia relativa imposta quando da hipoxemia diferencial, descrita anteriormente. Bréchot *et al.*[21] descreveram em recente série de casos de

104 pacientes submetidos a essa combinação de dispositivos. Quando comparados àqueles indivíduos tratados apenas com ECMO-VA, os pacientes que também tiveram inserido BIA tiveram menor chance de desenvolver achados radiológicos compatíveis com edema pulmonar (OR = 0,4 [0,2 - 0,7]) e menor tempo de ventilação mecânica enquanto em ECMO (2,2 vs. 0,7 dias).

Os dispositivos de fluxo axial transaórtico (Impella®), recentemente aprovados pela Food and Drugs Administration (FDA) para uso em pacientes em choque cardiogênico, além de prover débito cardíaco da ordem de 2,5 a 5,5 L/min, podem consistir em alternativas interessantes para a descompressão ventricular esquerda, justamente por drenar sangue diretamente da cavidade ventricular esquerda para além da válvula aórtica. Estudo multicêntrico recente de Schrage *et al.*[22] encontrou menor mortalidade em 30 dias (hazard ratio, 0,79 [95% CI, 0,63-0,98]; P = 0.03) em pacientes que utilizaram esta combinação de dispositivos em comparação com pacientes submetidos apenas à ECMO, apesar de maiores taxas de complicações.

Apesar de vantagens potenciais em termos de mecanismos fisiológicos, a evidência que sustenta a combinação de dispositivos para descompressão ventricular à ECMO ainda é limitada a estudos observacionais.[23] Duas recentes metanálises descrevem resultados de dezenas de estudos retrospectivos. Russo *et al.*[24] encontraram menor mortalidade (54% versus 65%, RR 0,79, 95% CI [0,72-0,87]; P < 0,00001) nos pacientes que utilizaram estratégia de descompressão do VE associada à ECMO, mais frequentemente BIA. Já Al-Fares *et al.*[25] encontraram maior taxa de desmame da ECMO (68,4% versus 46,7%, OR 0,62 [95% CI, 0,47-0,83]; P = 0,001) nos pacientes submetidos à descompressão do VE, mais comumente por BIA ou Impella®, e redução da mortalidade em 30 dias apenas nos que utilizaram a estratégia precocemente (50,9% versus 60,2%; RR 0,86 [95% CI, 0,77-0,96]; P = 0.008).

Desmame da ECMO-VA

As condições clínicas necessárias para considerar a retirada do suporte circulatório mecânico são: ausência de hipotensão (manutenção de pressão arterial média > 60 mmHg) na presença de baixas doses de inotrópicos e vasopressores, presença de onda pulsátil de pressão arterial (pressão de pulso > 10 mmHg) por pelo menos 24 horas e ausência de edema pulmonar grave com comprometimento da oxigenação.[6,26] São consideradas premissas adicionais para o desmame da ECMO-VA que o paciente apresente parâmetros de perfusão adequados, recuperação significativa da função hepática e ausência de sinais de isquemia miocárdica persistente. A recuperação da função renal pode levar de 2 a 4 semanas, de forma que não deve guiar o desmame do suporte mecânico.

O processo de desmame consiste em reduzir o fluxo de sangue da ECMO assim que o paciente apresentar sinais de recuperação parcial ou total da condição que desencadeou a indicação do método. O desmame da ECMO-VA pode ser realizado de diversas maneiras. Um dos protocolos utilizados para este fim preconiza a redução do fluxo da ECMO para 66% do seu valor inicial por 10 a 15 minutos, posteriormente para 33% do fluxo inicial por outros períodos de igual duração, e, por fim, para o mínimo de 1-1,5 L/min por mais 10-15 minutos.[27] Ao final de cada intervalo, deve-se reavaliar o paciente em termos de estabilidade das doses de drogas vasoativas e parâmetros de perfusão, de hemodinâmica e ecocardiográficos. Habitualmente, o fluxo não deve ser reduzido a valores menores do que 1-1,5 L/min, sob pena de acentuar o risco de trombose da membrana e das cânulas. Durante esse processo, é fundamental seguir com infusão de heparina em gotejo suficiente para manter os níveis adequados de anticoagulação.

A ecocardiografia transtorácica seriada é parte essencial no processo de desmame. Com ela, é possível acompanhar o impacto da redução da pós-carga do VE com os decréscimos progressivos no fluxo de sangue da bomba. A resposta fisiológica esperada do VE recuperado é uma melhora de sua função sistólica, evidenciada pelo incremento de parâmetros ecocardiográficos responsáveis por sua mensuração, como VTI aórtico, FEVE e pico de velocidade sistólica do ânulo mitral lateral (TDI S´) ao Doppler tecidual. Parâmetros ecocardiográficos preditores de sucesso no desmame, mensurados com fluxo mínimo por meio da ECMO-VA (1-1,5 L/min), são VTI aórtico de pelos menos 10 cm, FEVE > 20%-25% e TDI S´ de pelo menos 6 cm/s (**Quadro 49.1.5**).[28]

A avaliação da recuperação da função do VD pode ser mais complexa. A redução do fluxo da ECMO-VA expõe o VD a uma maior pré-carga, a qual, no caso deste ainda não estar devidamente recuperado, não gerará aumento de débito cardíaco. Por consequência, serão considerados sinais de falha persistente de VD, sua dilatação acompanhada de ele-

Quadro 49.1.5. Parâmetros hemodinâmicos e ecocardiográficos preditores de sucesso no desmame da ECMO-VA

Hemodinâmicos	Ecocardiográficos
PVC ≤ 15 mmHg	FEVE > 20-25%
PMAP/PVC ≥ 1,5	VTI ≥ 10 cm
PAM ≥ 60-65 mmHg	TDI S´ mitral ≥ 6 cm/s
Pressão de pulso ≥ 30 mmHg	Ausência de distensão de VD e VE
$SVcO_2$ > 60%	Ausência de sinal de estase de fluxo (smoke sign) nas câmaras cardíacas
IC > 2,2 L/min/m²	

IC: índice cardíaco; FEVE: fração de ejeção de ventrículo esquerdo; PAM: pressão arterial média; PMAP: pressão média da artéria pulmonar; PVC: pressão venosa central; $SVcO_2$: saturação venosa central de oxigênio; TDI S´: pico de velocidade sistólica ao Doppler tecidual do ecocardiograma; VTI: integral velocidade-tempo.

Fonte: Adaptado de Aissaoui N, El-Banayosy A, Combes A. How to wean a patient from veno-arterial extracorporeal membrane oxygenation. Intensive Care Med. 2015;1:902-905., Keebler ME, Haddad EV, Choi CW, McGrane S, Zalawadiya S, Schlendorf KH, *et al.* Venoarterial Extracorporeal Membrane Oxygenation in Cardiogenic Shock. JACC Heart Fail. 2018;6:503-516.

vações significativas de PVC. A correta identificação deste problema é mais importante naqueles pacientes candidatos a dispositivo de assistência ventricular definitiva e nos casos de choque cardiogênico pós-cardiotomia.

Quando o desmame da ECMO-VA for considerado bem-sucedido (**Quadro 49.1.6**), deve-se planejar a decanulação, que ocorrerá preferencialmente no bloco cirúrgico, sob visualização direta da artéria femoral e do reparo vascular, sempre que necessário. Descontinuação da infusão de heparina contínua por pelo menos uma hora deve ser providenciada antes da decanulação.

Por outro lado, na eventualidade de, durante o processo de desmame da ECMO-VA, o paciente apresentar deterioração na pressão arterial média, piora nos parâmetros da ventilação mecânica ou na oxigenação, piora do sensório, da diurese, da perfusão periférica ou dos parâmetros laboratoriais de perfusão orgânica, deve-se interromper a tentativa de redução do suporte. Nesse caso, considera-se que houve falha do desmame e o fluxo da ECMO deve retornar aos valores anteriores ao início do processo.

Os pacientes que não tolerarem o desmame de forma recorrente no intervalo de uma semana podem evoluir para uma condição de possível irreversibilidade da função miocárdica. Esses pacientes devem ser avaliados por equipes multidisciplinares com capacidade de indicar suporte mecânico de longa permanência, transplante cardíaco ou cuidados paliativos exclusivos.

Quadro 49.1.6. O passo a passo do desmame da ECMO-VA
Passo 1- A etiologia da disfunção cardíaca deve ser compatível com recuperação miocárdica
Passo 2- Estabilidade hemodinâmica • Recuperação da onda de curva pulsátil de PAM por pelo menos 24 horas • PAM basal > 60 mmHg na ausência de catecolaminas (ou com doses baixas de vasopressores e inotrópicos)[a] • Paciente deve ter se recuperado de alterações metabólicas maiores
Passo 3- Função pulmonar não deve estar gravemente comprometida • Se relação PaO_2/FiO_2 < 100 mmHg com FDO_2 da ECMO ajustada em 21%, FiO_2 do respirador ajustada em valores < 60% e fluxo de sweep gas da ECMO < 1 L/min, considerar ponte de ECMO-VA para ECMO-VV
Passo 4- O paciente deve tolerar todo o teste de desmame da ECMO-VA • Parâmetros hemodinâmicos e ecocardiográficos devem ser reavaliados sequencialmente após redução gradual do fluxo de sangue da ECMO para 66%, 33% e, por fim, para 1,5 L/min
Passo 5- Os passos 1, 2, 3 e 4 foram validados e o paciente apresenta, sob fluxo mínimo de ECMO (≤ 1,5L/min) os seguintes critérios: • FE > 20-25%, VTI aórtico ≥ 10-12 cm e TDI S´ ≥ 6 cm/s ou • IC > 2,4 L/min/m², POAP < 18 mmHg e PVC < 18 mmHg
Validados todos os 5 passos, a retirada de ECMO-VA poderá ser considerada

[a] Doses baixas de vasopressores e inotrópicos são definidas como: dopamina < 3 μg/kg/min, dobutamina < 3 μg/kg/min, milrinona < 0,3 μg/kg/min, norepinefrina < 0,06 μg/kg/min, epinefrina < 0,1 μg/kg/min.

PAM: pressão arterial média; FEVE: fração de ejeção; VTI: integral velocidade-tempo; IC: índice cardíaco; POAP: pressão de oclusão de artéria pulmonar; PVC: pressão venosa central.

Fonte: Adaptado de Lorusso R, Shekar K, Maclaren G, Schmidt M, Pellegrino V, Meyns B, *et al.* ELSO Interim Guidelines for Venoarterial Extracorporeal Membrane Oxygenation in Adult Cardiac Patients. ASAIO J.2021;67(8):827-844. e Aissaoui N, El-Banayosy A, Combes A. How to wean a patient from veno-arterial extracorporeal membrane oxygenation. Intensive Care Med. 2015;1:902-905.

Preditores de sobrevida e prognóstico

Diversos fatores inerentes à doença de base, comorbidades do paciente e agilidade do tratamento interferem nos desfechos de médio e longo prazo. O início prematuro da terapia pode expor os pacientes a riscos desnecessários, enquanto o seu emprego tardio pode tornar a terapia fútil.

Em 2015, foi publicada uma análise de banco de dados da ELSO, envolvendo 3846 pacientes com choque cardiogênico refratário tratados com ECMO-VA.[29] Através desta análise, foi possível desenvolver o escore SAVE (Survival After Veno-arterial ECMO), que auxilia na predição de sobrevida hospitalar, por meio da análise de 13 variáveis no momento da pré-canulação (**Quadro 49.1.7**). Uma pontuação de zero indica aproximadamente 50% de chance de sobrevida. Pontuações positivas indicam uma chance maior de sobrevida.

Outro escore prognóstico, chamado ENCOURAGE (prEdictioN of Cardiogenic shock OUtcome foR AMI patients salvaGed by VA-ECMO), foi desenvolvido apenas em pacientes com choque cardiogênico secundário a síndrome coronariana aguda com supradesnivelamento de segmento ST no eletrocardiograma, com o objetivo de estimar a mortalidade destes pacientes quando submetidos à ECMO-VA.[30] Sete variáveis (idade > 60 anos, sexo feminino, índice de massa corporal [IMC] > 25 kg/m², escala de coma de Glasgow < 6, creatinina > 1,69 mg/dL, lactato sérico elevado e atividade de protrombina < 50%) foram identificadas como preditoras de maior risco de morte na UTI, nesse contexto. Para o cálculo do escore, é atribuída uma pontuação para cada uma destas variáveis, e, posteriormente, é realizada a soma destas pontuações. Quanto maior o escore ENCOURAGE, maior a probabilidade de morte na UTI. Este escore obteve melhor desempenho na curva ROC, neste grupo específico e para esta finalidade, do que os escores SAVE, SAPS II e SOFA.

O manejo da volemia nos pacientes em ECMO-VA é extremamente importante. Balanço hídrico positivo está associado a piores desfechos neste contexto.[31] Por vezes, a própria retomada da perfusão renal com o fluxo da ECMO-VA produz débito urinário suficiente para o controle do balanço hídrico. Contudo, na maioria dos casos se faz necessário lançar mão de uso de diuréticos de alça ou de ultrafiltração (isolada ou associada a hemodiálise, dependendo da evolução da disfunção renal).

Conclusão

O uso da ECMO-VA no choque cardiogênico refratário pode modificar o prognóstico destes pacientes, quando bem indicada e iniciada precocemente, antecedendo o estabele-

Quadro 49.1.7. Escore prognóstico SAVE*	
Escore Save (Survival After Veno-arterial ECMO) Classificação de risco e mortalidade prevista	
Diagnóstico – Etiologia do choque cardiogênico agudo (selecionar um ou mais)	
Miocardite	3
TV/FV refratárias	2
Pós-transplante cardíaco ou pulmonar	3
Doença cardíaca congênita	-3
Outros diagnósticos levando a choque cardiogênico requerendo ECMO-VA	0
Idade (anos)	
18-38	7
39-52	4
53-62	3
≥ 63	0
Peso (kg)	
< 65	1
65-89	2
≥ 90	0
Falência orgânica pré-ECMO (incluir todas as que se apliquem)	
Falência hepática[a]	-3
Disfunção de sistema nervoso central (SNC)[b]	-3
Insuficiência renal aguda[c]	-3
Insuficiência Renal Crônica[d] (DCE < 60 mL/min/1,73m²) por > 3 meses	-6
Duração da intubação pré-ECMO (horas)	
≤ 10	0
11-29	-2
≥ 30	-4
Pressão de pico ≤ 20 cmH$_2$O	3
Parada cardíaca pré-ECMO	-2
Pressão arterial diastólica pré-ECMO ≥ 40 mmHg[e]	3
Pressão de pulso pré-ECMO ≤ 20 mmHg[e]	-2
Bicarbonato pré-ECMO ≤ 15 mmol/L[e]	-3
Valor de constante a ser adicionado a todos os cálculos	-6
ESCORE TOTAL:- 35 a 17	

Estimativa de Sobrevida Hospitalar conforme Escore SAVE		
Escore SAVE total	**Classe de Risco**	**Sobrevida (%)**
> 5	I	75
1- 5	II	58
-4- 0	III	42
-9 a-5	IV	30
≤- 10	V	18

[a]Bilirubina total ≥ 1,93 mg/dL ou elevação de transaminases > 70 UI/L, no momento na canulação de ECMO; [b]Neurotrauma, AVC isquêmico ou hemorrágico, encefalopatia, embolia cerebral, crises convulsivas e síndromes epilépticas; [c]Insuficiência renal aguda (creatinina > 1,5 mg/dL) com ou sem terapia de substituição renal; [d]Insuficiência renal crônica (dano renal ou taxa de filtração glomerular < 60 mL/min/1,73 m² por período ≥ 3 meses); [e] Pior valor obtido nas 6 horas anteriores à canulação de ECMO.

Obs.: Está disponível uma calculadora on-line do escore SAVE em https://www.mdcalc.com/calc/10144/save-survival-veno-arterial-ecmo-score.

Fonte: Adaptado de Schmidt M, Burrell A, Roberts L, Bailey M, Sheldrake J, Rycus PT, *et al.* Predicting survival after ECMO for refractory cardiogenic shock: the survival after veno-arterial-ECMO (SAVE)-score. Eur Heart J.2015;36:2246-2256.

cimento de disfunções orgânicas múltiplas. Apesar do benefício desta tecnologia estar se mostrando progressivamente maior, não podemos esquecer de que se trata de um método complexo, de custo elevado e que exige uma equipe multidisciplinar extremamente bem treinada para minimizar os riscos de complicações graves.

Referências bibliográficas

1. Tehrani BN, Treusdell AG, Psotka MA, Rosner C, Singh R, Sinha SS, et al. A Standardized and Comprehensive Approach to the Management of Cardiogenic Shock. JACC Heart Fail. 2020;8(11):879-891.
2. Gajkowski EF, Herrera G, Hatton L, Antonini MV, Vercaemst L, Cooley E. ELSO Guidelines for Adult and Pediatric Extracorporeal Membrane Oxygenation Circuits. ASAIO J. 2022;68(2):133-152.
3. Hill JD, O'Brien TG, Murray JJ, Dontigny L, Bramson ML, Osborn JJ, et al. Prolonged extracorporeal oxygenation for post-traumatic respiratory failure (shock-lung syndrome). N Engl J Med.1972;286:629-634.
4. Zapol WM, Snider MT, Hill JD, Fallat RJ, Bartlett RH, Edmunds LH, et al. Extracorporeal membrane oxygenation in severe acute respiratory failure. A randomized prospective study. JAMA.1979;242(20):2193-6.
5. Extracorporeal Life Support Organization: The ELSO International Report 2022. Available at: https://www.elso.org/Registry/ Statistics/InternationalSummary.aspx.
6. Lorusso R, Shekar K, Maclaren G, Schmidt M, Pellegrino V, Meyns B, et al. ELSO Interim Guidelines for Venoarterial Extracorporeal Membrane Oxygenation in Adult Cardiac Patients. ASAIO J.2021;67(8):827-844.
7. Brogan T, Lequier L, Lorusso R, MacLaren G, Peek G: The ELSO Red Book, 5th ed. ELSO eds, Ann Arbor, MI, ELSO, 2017.
8. Miller PE, Solomon MA, McAreavey D. Advanced Percutaneous Mechanical Circulatory Support Devices for Cardiogenic Shock. Crit Care Med. 2017;45(11):1922-1929.
9. Richardson A, Tonna JE, Nanjayya V, Nixon P, Abrams D, Raman L, et al. Extracorporeal Cardiopulmonary Resuscitation in Adults. Interim Guideline Consensus Statement From the Extracorporeal Life Support Organization. ASAIO J. 2021;67(3):221-228.
10. Huang CC, Hsu JC, Wu YW, Ke SR, Huang JH, Chiu KM, Liao PC. Implementation of extracorporeal membrane oxygenation before primary percutaneous coronary intervention may improve the survival of patients with ST-segment elevation myocardial infarction and refractory cardiogenic shock. Int J Cardiol. 2018 Oct 15;269:45-50.
11. Overtchouk P, Pascal J, Lebreton G, Hulot JS, Luyt CE, Combes A, Kerneis M, Silvain J, Barthelemy O, Leprince P, Brechot N, Montalescot G, Collet JP. Outcome after revascularisation of acute myocardial infarction with cardiogenic shock on extracorporeal life support. EuroIntervention. 2018 Apr 6;13(18):e2160-e2168.
12. Chambrun MP, Bréchot N, Combes A. Venoarterial extracorporeal membrane oxygenation in cardiogenic shock: indications, mode of operation, and current evidence. Curr Opin Crit Care. 2019;25(4):397-402.
13. Bonicolini E, Martucci G, Simons J, Raffa GM, Spina C, Lo Coco V, et al. Limb ischemia in peripheral veno-arterial extracorporeal membrane oxygenation: a narrative review of incidence, prevention, monitoring, and treatment. Crit Care. 2019;23:266-282.
14. McMichael ABV, Ryerson LM, Ratano D, Fan E, Faraoni D, Annich GM. 2021 ELSO Adult and Pediatric Anticoagulation Guidelines. ASAIO J. 2022;68(3):303-310.
15. Bidar F, Lancelot A, Lebreton G, Chambrun MP, Schmidt M, Hékimian G, et al. J Heart Lung Transplant. 2021;40:307-315.
16. Cheng R, Hachamovitch R, Kittleson M, Patel J, Arabia F, Moriguchi J, et al. Ann Thorac Surg. 2014;97:610-6.
17. Omar HR, Mirsaeidi M, Shumac J, Enten G, Mangar D, Camporesi EM. Incidence and predictors of ischemic cerebrovascular stroke among patients on extracorporeal membrane oxygenation support. J Crit Care. 2016;32:48-51.
18. Popugaev KA, Bakharev SA, Kiselev KV, Samoylov SA, Kruglykov NM, Abudeev SA, et al. PLoS One. 2020;15(10): e0240117.
19. Jayaraman AJ, Cormican D, Shah P, Ramakrishna H. Cannulation Strategies in Adult Veno-arterial and Veno-venous Extracorporeal Membrane Oxygenation: Techniques, Limitations, and Special Considerations. Ann Card Anaesth. 2017;20(Suppl 1):S11-S18.
20. Lorusso R, Meani P, Raffa GM, Kowalewski M. Extracorporeal membrane oxygenation and left ventricular unloading: What is the evidence? JTCVS Techniques. 2022;13:101-14.
21. Bréchot N, Demondion P, Santi S, Lebreton G, Pham T, Dalakidis A, et al. Intra-aortic balloon pump protects against hydrostatic pulmonary oedema during peripheral venoarterial-extracorporeal membrane oxygenation. Eur Heart J Acute Cardiovasc Care. 2018;7:62-9.
22. Schrage P, Becher PM, Bernhardt A, Bezerra H, Blankenberg S, Brunner S, et al. Circulation. 2020;142(22):2095-2106.
23. Chambrun MP, Bréchot N, Combes A. The place of extracorporeal life support in cardiogenic shock. Curr Opin Crit Care 2020;26:424-431.
24. Russo JJ, Aleksova N, Pitcher I, et al. Left ventricular unloading during extracorporeal membrane oxygenation in patients with cardiogenic shock. J Am Coll Cardiol 2019;73:654-662.
25. Al-Fares AA, Randhawa VK, Englesakis M, et al. Optimal strategy and timing of left ventricular venting during veno-arterial extracorporeal life support for adults in cardiogenic shock: a systematic review and meta-analysis. Circ Heart Fail 2019;12:e006486.
26. 26. Aissaoui N, Luyt CE, Leprince P, Trouillet JL, Le´ger P, Pavie A, et al. Predictors of successful extracorporeal membrane oxygenation (ECMO) weaning after assistance for refractory cardiogenic shock. Intensive Care Med. 2011;37:1738-1745.
27. 27. Aissaoui N, El-Banayosy A, Combes A. How to wean a patient from veno-arterial extracorporeal membrane oxygenation. Intensive Care Med. 2015;1:902-905.
28. 28. Keebler ME, Haddad EV, Choi CW, McGrane S, Zalawadiya S, Schlendorf KH, et al. Venoarterial Extracorporeal Membrane Oxygenation in Cardiogenic Shock. JACC Heart Fail. 2018;6:503-516.
29. 29. Schmidt M, Burrell A, Roberts L, Bailey M, Sheldrake J, Rycus PT, et al. Predicting survival after ECMO for refractory cardiogenic shock: the survival after veno-arterial-ECMO (SAVE)-score. Eur Heart J.2015;36:2246-2256.
30. 30. Muller G, Flecher E, Lebreton G, Luyt CE, Trouillet JL, Bréchot N, et al. The ENCOURAGE mortality risk score and analysis of long-term outcomes after VA-ECMO for acute myocardial infarction with cardiogenic shock. Intensive Care Med. 2016;42:370-378.
31. 31. Schmidt M, Bailey M, Kelly J, Hodgson C, Cooper DJ, Scheinkestel C, et al. Impact of fluid balance on outcome of adult patients treated with extracorporeal membrane oxygenation. Intensive Care Med. 2014;40:1256-1266.

Subcapítulo | 49.2

Modalidade Veno-Venosa

Edino Parolo | José Augusto Santos Pellegrini | Luís Felipe Mallmann
Patrícia Schwarz | Ricardo Viegas Cremonese

Destaques

- A ECMO-VV (Veno-venous Extracorporeal Membrane Oxygenation) é uma modalidade de suporte extracorpóreo utilizada para substituição temporária das funções pulmonares (oxigenação e remoção de gás carbônico) em cenários clínicos potencialmente reversíveis, mas refratários às terapêuticas convencionais.
- A ECMO-VV deve ser considerada em casos de hipoxemia refratária e/ou hipercapnia com acidose respiratória grave, sempre que não seja possível garantir parâmetros de ventilação mecânica protetora.
- A ECMO-VV não fornece nenhum suporte hemodinâmico direto, ao contrário do que ocorre na ECMO-VA. Contudo, a melhora da oxigenação miocárdica, a redução da acidose pela correção da hipercapnia e a possibilidade de reduzir parâmetros de ventilação mecânica após o início da ECMO-VV podem repercutir positivamente na função cardíaca.
- O amplo contato do sangue com as superfícies do circuito de ECMO dá início a uma complexa resposta inflamatória e a ativação da coagulação, de modo que a anticoagulação é considerada fundamental para reduzir o risco de trombose e manter a patência dos componentes do circuito.
- Complicações hemorrágicas e trombóticas do suporte por ECMO são frequentes, especialmente em locais de canulação e sítios cirúrgicos.

Introdução

A ECMO venovenosa (ECMO-VV) é utilizada para substituição temporária das funções pulmonares (oxigenação e remoção de gás carbônico) em cenários potencialmente reversíveis e refratários às terapêuticas convencionais. Ela consiste na passagem do sangue por um circuito extracorpóreo que possui uma membrana oxigenadora, onde ocorrem as trocas gasosas. Isso faz com que a ventilação mecânica (VM) seja minimizada como ferramenta necessária para a oxigenação e remoção de dióxido de carbono (CO_2), permitindo o uso de VM protetora e "ultraprotetora", reduzindo os efeitos deletérios relacionados à lesão induzida pela VM (VILI).[1]

A síndrome do desconforto respiratório agudo (SDRA) é responsável por 10% das admissões em unidades de terapia intensiva (UTI) no mundo e a responsável pela necessidade de VM em aproximadamente um quarto dos pacientes nelas admitidos. Apesar dos avanços no seu tratamento, apresenta ainda uma taxa de mortalidade em torno de 40%.[2] O principal objetivo no manejo da SDRA é minimizar a VILI, utilizando menores volumes de ar corrente (VAC), menor pressão de distensão e redução da energia transferida da VM para os pulmões.[3] Entretanto, isso é muitas vezes limitado pela hipercapnia e pela acidose respiratória resultante. Nesse cenário, a utilização de dispositivos de remoção de CO_2 ($ECCO_2R$) e da ECMO, que também reverteria a hipoxemia, tem seu potencial benefício. A ECMO está citada em diretrizes como opção terapêutica para casos selecionados de SDRA grave, ainda que como recomendação condicional.[4]

O circuito da ECMO é composto por cânulas, linhas/tubos, bomba centrífuga e membrana oxigenadora. Esses componentes podem ser recobertos com heparina ou outro material que torne a superfície mais biocompatível ao contato com o sangue. Outros elementos que compõem o circuito de ECMO são o misturador de gases e o trocador e o calor, além do console onde são ajustadas as rotações por minuto (RPM) e os alarmes.[5]

As cânulas de drenagem e de retorno do sangue são posicionadas em veias de grande calibre, no caso da ECMO-VV. A cânula de drenagem, geralmente inserida na veia femoral, é mais calibrosa e mais longa e possui orifícios laterais que facilitam a drenagem de sangue. A cânula de retorno, mais frequentemente inserida na veia jugular interna, é mais curta e menos calibrosa e apresenta orifícios apenas na extremidade distal. A resistência ao fluxo de sangue será diretamente proporcional ao comprimento e inversamente proporcional ao diâmetro das cânulas. Essa resistência será um dos fatores determinantes para o fluxo de sangue gerado. As cânulas são conectadas a tubos ou linhas de drenagem e retorno, que conduzem o sangue pelo circuito. O comprimento e o diâmetro dessas linhas também irão influenciar na resistência ao fluxo de sangue.

A bomba mais utilizada atualmente nos circuitos de ECMO é a bomba centrífuga. Por meio de suas rotações, ela gera pressão negativa que aspira o sangue a partir da cânula de drenagem para a entrada central da bomba. Em seguida, ela impulsiona o sangue por sua saída lateral, gerando pressão positiva a partir desse ponto do circuito. As bombas centrífugas são não oclusivas e pré e pós-carga dependentes. Elas conseguem gerar alta pressão mesmo com pequeno número de rotações, minimizam a geração de calor, reduzindo o risco de trombose, e têm menores taxas de hemólise.

O oxigenador/membrana oxigenadora é onde ocorrem as trocas gasosas no sangue que está passando no circuito de ECMO (adição de oxigênio e remoção de CO_2). Ele possui um compartimento líquido (sangue) e outro gasoso, separados por uma membrana microporosa, que permite apenas a passagem de gás. As trocas ocorrem por difusão, conforme o gradiente de concentração dos gases em cada um dos compartimentos. Um misturador de gases (blender) está ligado à membrana e pode fornecer oxigênio (O_2) a 100% ou em outras concentrações misturado com ar comprimido.

O contato do sangue com a superfície não biologicamente compatível do circuito, além dos fatores relacionados à doença crítica, predispõe a fenômenos tromboembólicos. Frente a isso, faz-se necessário o uso de anticoagulação sistêmica, o que tem como maior efeito adverso o desenvolvimento de fenômenos hemorrágicos.[6]

A ECMO é um procedimento complexo, de alto risco, que demanda manejo e treinamento específicos de uma equipe multidisciplinar, além de ser de alto custo. Dessa forma, deve ser realizada em centros com maior volume de casos e consequente maior experiência, para que seja realizada de forma segura, potencializando seus benefícios.[7]

Histórico

O uso da ECMO surgiu a partir da adaptação dos equipamentos de circulação extracorpórea (CEC) para substituição do coração e do pulmão durante a cirurgia cardíaca. Esses equipamentos, que começaram a ser utilizados em 1953, só tinham capacidade de uso por poucas horas, por causarem hemólise maciça e perda plasmática.[5] A partir da década de 1960, houve evolução no desenvolvimento de membranas oxigenadoras de maior durabilidade, testadas com sucesso em modelos animais. O uso desses oxigenadores mostrou, posteriormente, melhores resultados durante e após cirurgias de correção de cardiopatias congênitas em crianças, ampliando progressivamente sua utilização. O primeiro relato de sucesso com o uso prolongado de ECMO não relacionado a cirurgia cardíaca foi de Hill *et al.*, em 1972, para suporte respiratório em paciente do sexo masculino de 24 anos, vítima de politrauma na Califórnia, Estados Unidos. Após 75 horas de suporte extracorpóreo, o paciente pôde ser decanulado e, após 8 semanas, obteve alta hospitalar.[8] Outro importante marco na história da ECMO é o primeiro suporte respiratório realizado em uma paciente recém-nascida em 1975 por Bartlett *et al.*,[9,10] que também permitiu o avanço dessa técnica além do ambiente de cirurgia cardíaca. O uso da ECMO na população neonatal cresceu rapidamente, com resultados de sobrevida em torno de 80% em meados da década de 1980. Em 1989 foi criada a ELSO (Extracorporeal Life Support Organization) em Ann Arbor, como um consórcio de centros que realizavam ECMO nos Estados Unidos, para divulgação de seus dados, comparação de resultados e trocas de experiências.

A ampliação do uso da ECMO para a população adulta não teve resultados favoráveis no primeiro momento. Um estudo do National Institutes of Health com 90 pacientes com SDRA, publicado no final da década de 1970 por Zapol *et al.*,[11] reportou uma sobrevida inferior a 10% em ambos os grupos (ECMO-VA versus ventilação mecânica convencional). Esse resultado se deu, possivelmente, por refletir as práticas de terapia intensiva ainda incipientes e indicações imprecisas de suporte (seleção de pacientes no extremo da gravidade, configuração venoarterial para suporte essencialmente respiratório e centros sem experiência) e vieram por desacelerar a disseminação da ECMO. Um segundo ensaio clínico randomizado (ECR), também com críticas metodológicas, foi publicado em 1994, utilizando $ECCO_2R$ com suporte venoarterial em pacientes com SDRA, e também não demonstrou diferença em mortalidade.[12]

Nas décadas seguintes, o desenvolvimento tecnológico dos componentes do circuito, sobretudo a biocompatibilidade das superfícies de contato do sangue com as linhas e cânulas, bem como o aperfeiçoamento da composição das membranas microporosas (que passaram a incluir polimetilpenteno, em substituição ao silicone ou polipropileno) e o uso da modalidade venovenosa no suporte respiratório, possibilitaram que, a despeito da flagrante ausência de evidência consistente acerca dos benefícios da terapia, a ECMO tenha sido gradativamente incorporada ao tratamento de pacientes com hipoxemia e hipercapnia graves e refratárias em muitos centros ao redor do mundo. O desenvolvimento dessas práticas mais seguras para a realização do suporte, propiciou um amplo uso da ECMO-VV em pacientes com infecção respiratória por H1N1 em 2009, com sobrevida acima de 70% em diversas séries de casos.[13,14]

Logo antes do início da pandemia de H1N1, havia sido publicado o estudo CESAR realizado no Reino Unido, que randomizou pacientes com SDRA grave para transferência para um centro com capacidade de realizar ECMO-VV ou para tratamento convencional no hospital de origem.[15] Os pacientes que foram tratados nos centros de ECMO, apesar de nem todos terem recebido o suporte, tiveram maior sobrevida (63%) em comparação ao grupo-controle (47%), com melhor qualidade de vida em 6 meses e evidência de custo-efetividade dessa estratégia.

Mais recentemente, foi publicado o estudo multicêntrico EOLIA, que randomizou pacientes com SDRA grave refratária para receberem ECMO ou tratamento convencional (ambos os grupos tinham protocolo de ventilação padronizado).[16] O estudo foi finalizado precocemente por futilidade e demonstrou uma diferença de mortalidade em 60 dias não estatisticamente significativa (ECMO 35% versus controle 46%; p = 0,09). Os pacientes submetidos à ECMO apresentaram menor incidência de insuficiência cardíaca e renal em 60 dias e menor necessidade de diálise, além de não haver aumento na incidência de hemorragia cerebral. Entre os pacientes do grupo-controle, 28% apresentaram falência de tratamento e foram submetidos à ECMO, em média 6,5 dias após a randomização. Esse grupo de pacientes apresentou mortalidade significativamente mais elevada (57% versus 41%), destacando que a ECMO-VV deve ser indicada de forma precoce, antes do desenvolvimento de outras disfunções orgânicas.

Uma metanálise de dados individuais de pacientes dos estudos CESAR e EOLIA com 429 pacientes encontrou uma menor mortalidade em 90 dias nos pacientes randomizados para receber ECMO em relação aos grupos-controle [36% versus 48%; RR 0,75 (0,60-0,94); p = 0,013].[17].

Nos anos de 2020 e 2021, milhares de pacientes receberam suporte com ECMO-VV durante a pandemia de Covid-19. Um estudo utilizando os registros do ELSO,[18] com dados de 4812 pacientes de 41 países, encontrou uma mortalidade em 90 dias, em centros que já tinham experiência, de 36,9% nos primeiros meses de 2020, que aumentou para 51,9% ao longo do ano. Centros que passaram a fazer ECMO mais tardiamente na pandemia apresentaram mortalidade de 58,9%. Fatores relacionados à mortalidade foram idade avançada, câncer, parada cardiorrespiratória (PCR) antes da instalação da ECMO e lesão renal aguda. Estudo multicêntrico francês mostrou fatores de risco semelhantes: maior idade, maior tempo de VM antes da ECMO, disfunção renal e centros com menor volume de casos no ano anterior.[19] Ambos reportam um tempo mais prolongado em ECMO em pacientes com Covid-19 em relação ao previamente publicado na literatura. Dados atuais do ELSO com mais de 15.000 casos, relatam mortalidade hospitalar de 47%.

O registro atualizado da ELSO contabiliza que cerca de 46% das indicações de suporte extracorpóreo em adultos correspondem ao suporte respiratório.[20]

Indicações

A ECMO-VV é indicada como suporte respiratório em situações de insuficiência respiratória grave relacionada a uma causa potencialmente reversível, refratária aos tratamentos convencionais e na ausência de contraindicações. Na presença de doenças pulmonares irreversíveis, o paciente deve ser um potencial candidato a transplante. Nesse cenário, casos de hipoxemia refratária e hipercapnia com acidose respiratória grave, quando não é possível garantir parâmetros de ventilação mecânica protetora, são aqueles em que a ECMO-VV deve ser considerada. No **Quadro 49.2.1** estão listadas condições específicas em que o suporte respiratório com ECMO-VV pode ser utilizado.

Os critérios para o início da ECMO-VV indicados pela ELSO são baseados nos critérios utilizados no estudo EOLIA. É recomendado o uso da ECMO-VV em pacientes com SDRA grave e hipoxemia refratária, considerando uma relação $P_aO_2/F_iO_2 < 80$ mmHg, ou hipercapnia grave, com $P_aCO_2 \geq 60$ e pH < 7,25, e impossibilidade de garantir ventilação mecânica protetora (**Quadro 49.2.2**).[21]

Atualmente a única contraindicação absoluta para a ECMO é a irreversibilidade relacionada à doença propriamente dita, a comorbidades ou a outras disfunções orgânicas já estabelecidas. Algumas condições devem ser avaliadas e podem ser consideradas contraindicações relativas (**Quadro 49.2.3**).

Quadro 49.2.1. Indicações mais frequentes de ECMO venovenosa
Síndrome do desconforto respiratório agudo
Asma grave
Hemorragia alveolar difusa ou hemorragia pulmonar
Injúria inalatória grave
Trauma torácico (contusão pulmonar grave ou lesão pulmonar traumática)
Pneumonia eosinofílica aguda
Fístula broncopleural volumosa
Disfunção primária do enxerto após transplante pulmonar
Descompensação de doença pulmonar crônica (ponte para transplante pulmonar)

Fonte: Adaptado de Tonna JE, Abrams D, Brodie D, Greenwood JC, Mateo-Sidrón JAR, Usman A, *et al.* Management of Adult Patients Supported with Venovenous Extracorporeal Membrane Oxygenation (VV ECMO): Guideline from the Extracorporeal Life Support Organization (ELSO). ASAIO J. 2021;67(6):601-610.

Quadro 49.2.2. Critérios para indicação de ECMO venovenosa
Relação $P_aO_2/F_iO_2 < 80$ mmHg após otimização do manejo clínico, incluindo posição prona
$P_aCO_2 \geq 60$ e pH < 7,25 na impossibilidade de garantir ventilação mecânica protetora
Suporte respiratório como ponte para transplante pulmonar ou na ocorrência de disfunção primária do enxerto pulmonar

Fonte: Adaptado de Tonna JE, Abrams D, Brodie D, Greenwood JC, Mateo-Sidrón JAR, Usman A, *et al.* Management of Adult Patients Supported with Venovenous Extracorporeal Membrane Oxygenation (VV ECMO): Guideline from the Extracorporeal Life Support Organization (ELSO). ASAIO J. 2021;67(6):601-610.

Quadro 49.2.3. Contraindicações relativas à ECMO
Hemorragia no sistema nervoso central
Lesão grave no sistema nervoso central
Doença irreversível ou incapacitante do sistema nervoso central
Sangramento maior
Contraindicação à anticoagulação
Imunossupressão
Idade avançada
Tempo de VM maior que 7 dias com parâmetros elevados ($P_{plat} > 30$ cmH_2O e $FiO_2 > 90\%$)

Fonte: Adaptado de Tonna JE, Abrams D, Brodie D, Greenwood JC, Mateo-Sidrón JAR, Usman A, *et al.* Management of Adult Patients Supported with Venovenous Extracorporeal Membrane Oxygenation (VV ECMO): Guideline from the Extracorporeal Life Support Organization (ELSO). ASAIO J. 2021;67(6):601-610.

Em relação ao uso da ECMO no transplante pulmonar,[22] ela pode ser utilizada em pacientes que estão listados e apresentam descompensação aguda. O benefício da ECMO (eventualmente ECMO-VA) nessa situação é permitir a retirada da sedação e da ventilação mecânica e a reabilitação. Séries de casos mais recentes têm mostrado boas taxas de sucesso em relação à possibilidade desses pacientes receberem efetivamente o transplante e melhor sobrevida em relação a séries mais antigas. Outra possibilidade é a utilização da ECMO durante o transoperatório do transplante pulmonar em substituição à CEC, em pacientes com hipertensão pulmonar e instabilidade hemodinâmica, e com condição respiratória limítrofe. Além do suporte hemodinâmico, a ECMO permite controlar a reperfusão e manter a ventilação mecânica protetora durante o procedimento do transplante, com possibilidade de reduzir a injúria de reperfusão e a incidência de disfunção primária do enxerto. A manutenção da ECMO no período pós-operatório também pode reduzir a taxa de disfunção primária do enxerto, e a sua instalação pode ser considerada quando houver hipoxemia refratária associada a essa complicação. Até o momento, esses resultados são relacionados apenas a estudos observacionais.

Fisiologia do paciente em ECMO-VV

Durante o suporte com ECMO-VV, o circuito da ECMO encontra-se em série com a circulação pulmonar/sistêmica do paciente. Uma parte do retorno venoso do paciente será drenada para o circuito e oxigenada pela membrana, retornando para o coração direito. É necessário que a função cardíaca não esteja comprometida para garantir a entrega desse sangue oxigenado na circulação sistêmica. A porção do retorno venoso que não foi drenada para o circuito da ECMO, chegará na circulação pulmonar ainda desoxigenada. A participação do pulmão nas trocas gasosas será ínfima, uma vez que, neste contexto, a função pulmonar está gravemente comprometida e os parâmetros de VM utilizados são mínimos. Portanto, o que chegará ao coração esquerdo e posteriormente à circulação sistêmica será uma mistura desses dois fluxos de sangue com conteúdos arteriais diferentes,[23] sendo a pressão parcial de O_2 no sangue arterial (P_aO_2) e a saturação de oxigênio do sangue arterial (S_aO_2) resultantes dependentes da razão entre o fluxo de sangue do circuito e o fluxo total. Dessa forma, o fluxo da ECMO deverá ser ajustado conforme o retorno venoso total (e consequente débito cardíaco) para atingir o objetivo desejado de oferta de oxigênio. Quando há aumento do débito cardíaco, a saturação arterial irá reduzir se o fluxo da ECMO se mantiver o mesmo, apesar de a mesma quantidade de oxigênio ser fornecida pela ECMO. Geralmente, 60% a 80% do retorno venoso será drenado para o circuito da ECMO. Portanto, a saturação arterial final será sempre inferior a 100%, variando normalmente entre 80% e 90%.

Além do fluxo de sangue da ECMO, outros fatores irão contribuir para a oxigenação do paciente. Entre eles, a fração de oxigênio ofertada na mistura de gases da membrana (F_DO_2), que pode ser ajustada entre 21% e 100%. Outro fator importante diz respeito às características da membrana, como conformação, área (superfície de troca) e o rated flow específico – ou seja, a quantidade de sangue desoxigenado que pode ser oxigenado pela membrana a cada minuto.

A concentração de hemoglobina (Hb) deve sempre ser considerada na avaliação da oxigenação, já que o oxigênio ligado à Hb tem maior relevância na determinação do conteúdo arterial do que o oxigênio livre no plasma. Em algumas circunstâncias será necessário manter um nível de Hb mais próximo do limite da normalidade para garantir a entrega sistêmica de oxigênio adequada.

Como o sangue oxigenado pela ECMO é devolvido no sistema venoso, uma parte dele pode ser novamente drenado para o circuito, o que é conhecido como recirculação. Algum grau de recirculação sempre estará presente na ECMO-VV, especialmente quando se utiliza a dupla canulação, e irá reduzir o fluxo efetivo da ECMO. A fração de recirculação em relação ao fluxo total da ECMO poderá impactar na redução da oxigenação para o paciente.[21]

A função cardíaca não é diretamente alterada pela ECMO-VV, ao contrário do que ocorre na modalidade VA. O sangue drenado para o circuito é devolvido ao sistema venoso e não há alteração significativa de pré-carga. Os ajustes da ventilação mecânica realizados após a entrada do paciente em ECMO, como a redução da pressão inspiratória e do volume-corrente, podem influenciar favoravelmente a hemodinâmica do paciente. Outros fatores indiretos que podem repercutir na função cardíaca por melhorar a contratilidade miocárdica são a melhora da oxigenação miocárdica pela melhora da saturação e a redução da acidose pela correção da hipercapnia.

Instalação e condução da ECMO-VV

A ECMO-VV pode ser instalada utilizando diferentes estratégias de canulação (**Figuras 1 a 3**). Tradicionalmente opta-se pela utilização de duas cânulas (uma de drenagem e outra de retorno), posicionadas em dois sítios venosos diferentes, como é o caso das configurações femorojugular e femorofemoral, por exemplo. Contudo, também é possível instalar uma cânula de duplo-lúmen em sítio único, como é o caso da canulação bicaval, se este dispositivo estiver disponível e se houver condições logísticas para sua instalação.

A escolha da estratégia de canulação varia muito entre os centros, levando em conta questões como experiência dos profissionais envolvidos, disponibilidade de cânulas específicas, vantagens e desvantagens de cada tipo de canulação (**Quadro 49.2.4**) e características de cada paciente (incluindo o fluxo necessário, o tamanho dos vasos pretendidos e sua perviedade). A opção pela estratégia correta para cada situação e cada paciente é fundamental para o bom andamento da ECMO.

Quadro 49.2.4. Características das principais estratégias de canulação para ECMO-VV*				
Tipo Canulação	**Localização sítio drenagem**	**Localização sítio retorno**	**Vantagens**	**Desvantagens**
Femorofemoral	VCI via VFC	AD via VFC contralateral	• Maior facilidade de canulação • Mais rápida em situações de urgência	• Limita mobilização paciente • Maior risco recirculação
Femorojugular	VCI via VFC	AD via VJI	• Mais utilizada • Menos recirculação	• Limita mobilização paciente
Bicaval (Cânula única)	VCI e VCS via VJID	AD com fluxo direcionado p/ VT	• Facilita mobilização paciente e fisioterapia • Maior conforto • Menor risco infecção • Menos recirculação (se posicionamento perfeito)	• Inserção mais difícil • Risco migração cânula (perfuração AD ou VD, recirculação) • Risco congestão venosa cerebral e AVC hemorrágico (maior calibre cânula) • Dificuldade em atingir fluxos maiores

AD: átrio direito; VD: ventrículo D; AVC: acidente vascular cerebral; VCI: veia cava inferior; VCS: veia cava superior; VFC: veia femoral comum; VJI: veia jugular interna; VJID: veia jugular interna direita; VT: válvula tricúspide.

Fonte: Adaptado de Tonna JE, Abrams D, Brodie D, Greenwood JC, Mateo-Sidrón JAR, Usman A, *et al.* Management of Adult Patients Supported with Venovenous Extracorporeal Membrane Oxygenation (VV ECMO): Guideline from the Extracorporeal Life Support Organization (ELSO). ASAIO J. 2021;67(6):601-610.

A canulação femorojugular, mais comumente utilizada, consiste na instalação de uma cânula de drenagem em uma das veias femorais comuns, com sua extremidade posicionada próximo à junção do átrio direito com a veia cava inferior (de forma simplificada, um pouco abaixo do diafragma) e uma cânula de retorno instalada na veia jugular interna direita com sua extremidade posicionada em átrio direito ou em sua transição com a veia cava superior (**Figura 49.2.1**).[24] Esses mesmos sítios de canulação permitem a instalação de um circuito com fluxo inverso, utilizando-se a veia jugular interna direita para posicionamento da cânula de drenagem e a veia femoral comum para colocação da cânula de retorno (configuração denominada jugulofemoral). Contudo, esta configuração alternativa é menos utilizada, entre outros motivos, por induzir maior índice de recirculação (ver subitem Oxigenação a seguir).[25]

Na canulação femorofemoral, insere-se uma cânula de drenagem em uma das veias femorais comuns com extremidade posicionada na veia cava inferior (a 5 cm-10 cm de sua junção com o átrio direito, ou de forma simplificada, um pouco abaixo do diafragma), e uma cânula de retorno na veia femoral comum contralateral com extremidade distal em átrio direito superior (**Figura 49.2.2**). Este tipo de canulação costuma ocasionar recirculação com mais frequência do que a canulação femorojugular (ver subitem Oxigenação a seguir).[24]

Alternativamente, pode ser utilizado apenas um sítio de inserção, pela instalação de cânula única de duplo-lúmen, em estratégia conhecida como canulação bicaval, de aplicação bastante comum em neonatos, mas também utilizada em adultos. Esta cânula (cujo modelo mais utilizado é denominado Avalon Elite® [Maquet, Germany]) é inserida

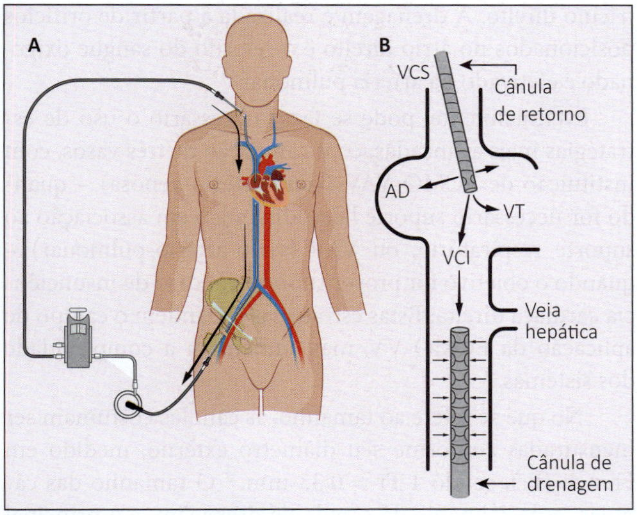

Figura 49.2.1. Canulação clássica para ECMO-VV.

(A) ECMO-VV Femorojugular; (B) Drenagem venosa através de cânula introduzida na veia femoral e avançada até a junção entre a veia cava inferior (VCI) e o átrio direito (AD); o retorno é realizado via cânula "arterial" introduzida em veia jugular interna direita (VJID) e avançada através da veia cava superior até o átrio direito (AD), em proximidade com a válvula tricúspide (VT).

Fonte: Adaptada de Banfi C, Pozzi M, Siegenthaler N, Brunner ME, Tassaux D, Obadia JF, *et al.* Veno-venous extracorporeal membrane oxygenation: cannulation techniques J Thorac Dis. 2016;8(12):3762-3773.

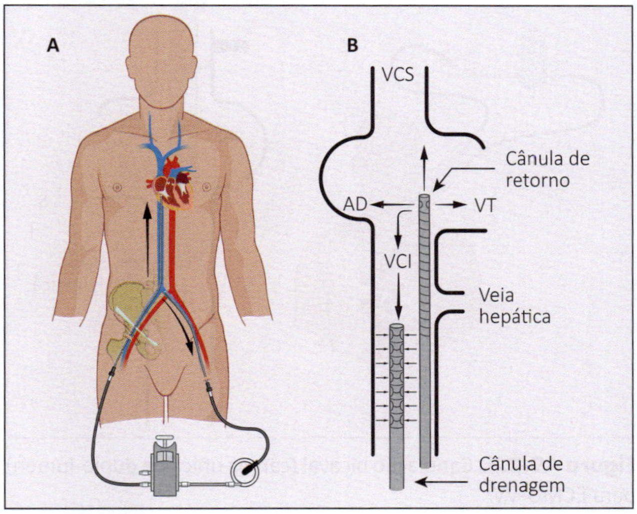

Figura 49.2.2. Canulação alternativa para ECMO-VV.

(A) ECMO-VV Femorofemoral; (B) A drenagem venosa é realizada através de uma cânula introduzida na veia femoral e avançada até a veia cava inferior (VCI), abaixo das veias hepáticas; o retorno do sangue oxigenado é realizado através de cânula introduzida na veia femoral contralateral, avançada até o átrio direito (AD). VCS: veia cava superior; VT: válvula tricúspide.

Fonte: Adaptada de Maybauer MO, Capoccia M, Maybauer DM, Lorusso R, Swol J, Brewer JM. The ProtekDuo in ECMO configuration for ARDS secondary to COVID-19: A systematic review. The International Journal of Artificial Organs. 2023;46(2):93-98.

em veia jugular interna direita, de forma que sua porção mais distal fique posicionada na veia cava inferior. Um de seus lúmens tem a função de drenar sangue venoso a partir de dois conjuntos de orifícios, um mais proximal (posicionado na veia cava superior) e outro mais distal (posicionado na veia cava inferior), enquanto o segundo lúmen retorna o sangue oxigenado, proveniente do circuito de ECMO, no átrio direito. O funcionamento apropriado dessa cânula exige que seu orifício de retorno esteja adequadamente posicionado superior à válvula tricúspide e orientado de forma a permitir que o fluxo do sangue ocorra em sua direção (**Figura 49.2.3**). A canulação bicaval tem como vantagens menor incidência de recirculação, maior facilidade de mobilização, maior conforto para o paciente, facilitação de extubação e menor risco de infecção (em virtude de não exigir canulação em sítio inguinal). Por outro lado, apresenta algumas limitações, entre as quais podemos elencar o alto custo da cânula (bem superior ao das cânulas tradicionais) e o fato de ser projetada especificamente para inserção em veia jugular interna direita, dificultando seu uso em pacientes que, por qualquer motivo, não tenham este vaso como opção (embora haja relatos de uso desta cânula em veia jugular interna esquerda ou em veias subclávias). Outra característica que limita seu uso é a necessidade de posicionamento meticuloso, o que exige auxílio de fluoroscopia e/ou ecocardiograma transesofágico, já que a guia, e posteriormente, a cânula propriamente dita, deve transpor o átrio direito para que sua extremidade distal fique localizada na veia cava inferior e seu orifício de retorno esteja posicionado no átrio direito em localização bastante exata, de forma a permitir o

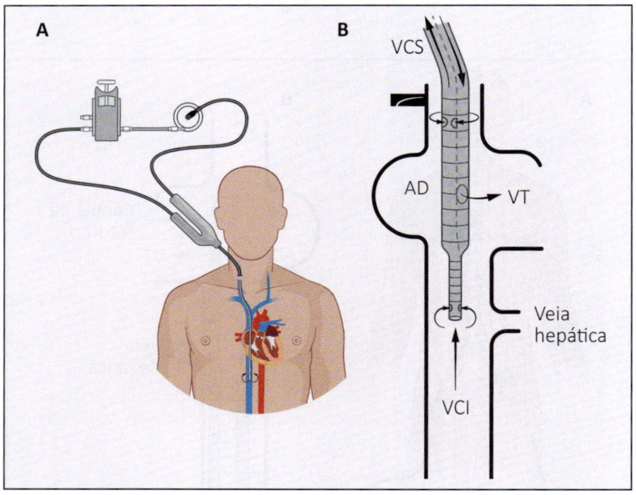

Figura 49.2.3. Canulação bicaval (cânula única de duplo-lúmen) para ECMO-VV.

(A) ECMO-VV com canulação bicaval (Cânula Avalon [Maquet, Germany]); (B) Drenagem e retorno são realizados através da mesma cânula, inserida na veia jugular interna direita. A cânula é avançada até que sua extremidade distal fique posicionada na veia cava inferior (VCI), logo acima das veias hepáticas. A drenagem é realizada a partir de orifícios localizados na VCI e na veia cava superior (VCS). O retorno é realizado no átrio direito (AD), com fluxo direcionado para a válvula tricúspide (VT).

Fonte: Adaptada de Banfi C, Pozzi M, Siegenthaler N, Brunner ME, Tassaux D, Obadia JF, *et al.* Veno-venous extracorporeal membrane oxygenation: cannulation techniques J Thorac Dis. 2016;8(12):3762-3773.

direcionamento do sangue para a válvula tricúspide.[26] A utilização de fluoroscopia prolonga o tempo de inserção e pode exigir, dependendo da instituição, o transporte do paciente para outro setor do hospital. Mesmo após bem-posicionada, a cânula bicaval exige cuidado contínuo (especialmente durante mobilização do paciente), para que se evite a migração proximal ou caudal da cânula, assim como eventual rotação do dispositivo, o que pode impedir o direcionamento do fluxo de retorno para a válvula tricúspide, levando a grau significativo de recirculação. A perfuração de átrio ou ventrículo direitos durante o trajeto intracardíaco no momento da instalação deste tipo de cânula (ou mesmo no caso de migração da cânula durante mobilização do paciente) é outra complicação possível.[27] Além disso, uma situação que pode ocorrer em virtude da limitação do tamanho da cânula, especificamente por se tratar de dispositivo de duplo-lúmen, é a limitação do fluxo de ECMO e a predisposição a hemólise com utilização de fluxos maiores. Uma das maneiras de manter o posicionamento correto desta cânula é manter observação estrita da orientação espacial de sua posição externa, junto a região cervical direita. Neste local, o lúmen de retorno deve estar posicionado anteriormente ao lúmen de drenagem. Se o lúmen de retorno estiver posicionado posteriormente ou medialmente ao lúmen de drenagem, o orifício de infusão direcionará o fluxo de sangue inadequadamente para o septo interatrial ou para a parede posterior do átrio direito (**Figura 49.2.4**).[28,29]

Mais recentemente, foi introduzida no mercado outra modalidade de cânula, também de duplo-lúmen, denominada Protek Duo® (Cardiac Assist, USA), cuja inserção também é realizada pela veia jugular interna direita, mas sua extremidade distal é posicionada na artéria pulmonar principal, em casos em que seja necessário descomprimir o ventrículo direito. A drenagem é realizada a partir de orifícios posicionados no átrio direito e o retorno do sangue oxigenado é efetivado na artéria pulmonar.[30]

Eventualmente, pode se fazer necessário o uso de estratégias mais avançadas, com canulação de três vasos, com instituição de ECMO-VAV (veno-arterio-venosa) – quando for necessário suporte hemodinâmico em associação ao suporte respiratório, ou VAP (veno-arterio-pulmonar) – quando o objetivo for prover suporte em caso de insuficiência cardíaca direita. Estas estratégias expandem o campo de aplicação da ECMO-VV, mas aumentam a complexidade dos sistemas.[31]

No que se refere ao tamanho, as cânulas costumam ser mensuradas conforme seu diâmetro externo, medido em French (Fr), sendo 1 Fr = 0,33 mm.[32] O tamanho das cânulas, especialmente da cânula de drenagem, é o principal determinante do fluxo sanguíneo pela ECMO, uma vez que este é diretamente proporcional à quarta potência do raio da cânula. Para a escolha do tamanho da cânula, podem ser utilizadas tabelas fornecidas pelos fabricantes, que descrevem de forma objetiva a capacidade de fluxo de cada uma delas. Assim, de acordo com o fluxo de ECMO necessário para cada paciente, pode-se determinar qual a cânula mais

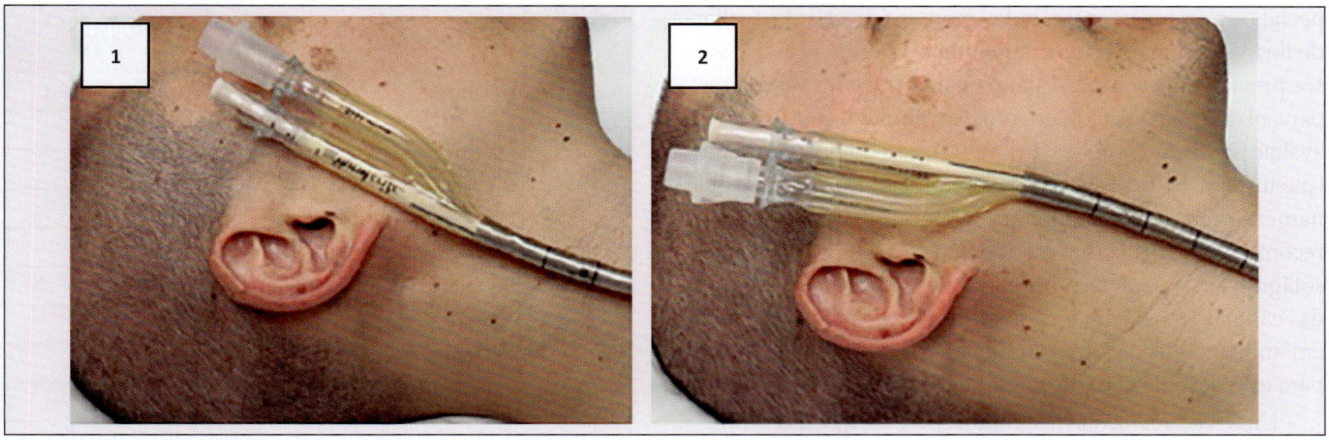

Figura 49.2.4. Cânula bicaval (cânula Avalon [Maquet, Germany]).

(1) Posicionamento correto da porção externa da cânula, na região cervical direita (o lúmen de retorno deve estar em posição espacial anterior ao lúmen de drenagem; nesta posição, o orifício de reinfusão estará direcionando corretamente o fluxo do sangue oxigenado para a válvula tricúspide). (2) Posicionamento incorreto da porção externa da cânula (o lúmen de retorno está equivocadamente em posição espacial posterior ao lúmen de drenagem; nesta posição, o orifício de reinfusão estará direcionando incorretamente o fluxo do sangue oxigenado para longe da válvula tricúspide).

Fonte: Adaptada de Griffee MJ, Tonna JE, McKellar SH, Zimmerman JM. Echocardiographic Guidance and Troubleshooting for Venovenous Extracorporeal Membrane Oxygenation Using the Dual-Lumen Bicaval Cannula. J Cardiothorac Vasc Anesth. 2018;32(1):370-378.

adequada. De forma simplificada, deve-se escolher a cânula de maior tamanho que possa ajustar-se nos sítios de canulação planejados, levando-se em conta que a cânula não deve ocupar mais do que 2/3 (dois terços) do diâmetro do vaso, de forma a não haver prejuízo do retorno venoso do membro em que a cânula estiver instalada. Como regra geral, para pacientes adultos, tanto na estratégia femorojugular quanto na femorofemoral, costuma-se utilizar cânula de drenagem com tamanho em torno de 25 Fr (23 Fr-25 Fr) e cânula de retorno de aproximadamente 19 Fr (17 Fr-21 Fr).[33] No caso de ECMO-VV de sítio único, costuma-se preferir cânula Avalon® de 31 Fr, se a veia jugular interna for capaz de acomodá-la, embora haja disponibilidade de tamanhos menores. Caso o plano seja utilizar a ECMO-VV para remoção de CO_2, e não para oxigenação, pode-se optar por cânulas menores, uma vez que serão necessários fluxos de sangue mais baixos para esta aplicação, em relação à ECMO convencional.

Uma consideração a ser feita quanto à escolha das cânulas é que, quando se trata de paciente gestante ou com obesidade importante, costuma-se optar por canulação femorojugular. No caso das gestantes, discreta lateralização para a esquerda em 15-30 graus pode facilitar o posicionamento de cânulas femorais. Dentro de uma instituição específica, o estabelecimento prévio dos modelos e tamanhos de cânulas a serem utilizados, de acordo com o tamanho do paciente e as situações específicas, é de extrema importância para otimizar a canulação em cenários de urgência.

Qualquer que seja a disposição escolhida, a instalação das cânulas para ECMO-VV deve ser realizada de maneira estritamente asséptica, normalmente pela técnica de Seldinger, com punção percutânea do vaso (sempre que possível com auxílio ecográfico) e uso de dispositivos para dilatação progressiva do sítio de inserção. Idealmente, a canulação envolve quatro membros do staff: dois canuladores com treinamento adequado (que podem ser médicos-cirurgiões, intensivistas, emergencistas ou cardiologistas intervencionistas), um auxiliar paramentado e um auxiliar não paramentado.[34] Se o profissional responsável pela canulação não for cirurgião, é recomendado que esteja disponível no local um cirurgião cardiotorácico ou vascular experiente, uma vez que eventual falha da canulação pode ser crítica para o andamento da ECMO.[30] Idealmente, o paciente deve estar com via aérea assegurada e ser submetido a sedação profunda e administração de bloqueador neuromuscular. Cateter venoso central deve estar instalado (normalmente em veia jugular interna esquerda, de forma a preservar a veia jugular interna direita para cânula de ECMO, se essa for a escolha), assim como linha arterial que permita monitorização hemodinâmica e gasométrica. O local de realização da canulação pode ser o bloco cirúrgico, a UTI, a sala de emergência ou a sala de hemodinâmica, dependendo da organização da instituição e da situação específica do caso.

A distância até a qual a cânula deve ser inserida pode ser estimada previamente à instalação. Contudo, a confirmação do posicionamento correto das cânulas deve ser realizada por meio de radiografia de tórax, ecografia ou fluoroscopia e, é fundamental para a prevenção de complicações como mau funcionamento do circuito de ECMO por fluxo insuficiente, dano a estruturas cardíacas, tamponamento cardíaco e até mesmo ocorrência de recirculação.[35] A fluoroscopia, em especial, permite a visualização da guia em todo o seu trajeto, evitando avanços em direções equivocadas que possam ocasionar dano (p. ex., avanço da guia através da válvula tricúspide em direção ao ventrículo direito, podendo causar sua ruptura quando da tentativa de avanço da cânula propriamente dita).

A disponibilidade de aparelho de ecografia (assim como de operador habilitado) à beira do leito merece menção especial, sendo hoje considerada imprescindível para avaliar de forma pormenorizada o tamanho e a perviedade dos vasos previamente à punção, para guiar as punções vasculares, para auxiliar no posicionamento das cânulas e, por fim, para avaliar possíveis complicações ao término do procedimento (pneumotórax, hemotórax, derrame pericárdico e tamponamento cardíaco). Sempre que disponível na instituição, é recomendável também o auxílio da ecocardiografia transesofágica, tanto para permitir melhor visualização da posição das cânulas (especialmente quando procedimento realizado em ambiente de UTI e na ausência de fluoroscopia) quanto para avaliação de complicações.[31]

Uma vez realizadas as canulações, as devidas confirmações de posicionamento e a conexão com o circuito já preenchido com o prime (normalmente solução fisiológica), procede-se o desclampeamento das cânulas e é iniciado o suporte pela ECMO. É importante distinguir adequadamente a via de drenagem ("venosa", destacada com fita de coloração azul) e a via de retorno ("arterial", destacada com fita de coloração vermelha).

Para promover troca gasosa adequada pela ECMO-VV, é necessário que haja fluxo sanguíneo suficiente pela membrana oxigenadora. A correção da hipoxemia e da hipercapnia dependem disso. Neste sentido, parte importante do manejo do paciente durante o suporte com ECMO-VV consiste em manter volume intravascular suficiente para permitir fluxo de sangue adequado pelo circuito, com consequente troca gasosa otimizada.

O início do suporte pela ECMO pode gerar alterações hemodinâmicas abruptas, motivo pelo qual se recomenda iniciar com fluxo baixo (em torno de 2 litros por minuto [L/min], por exemplo), e realizar incremento lento e progressivo do fluxo até o alvo desejado, avaliando-se frequentemente a oxigenação, o pH arterial e o comportamento hemodinâmico. Os principais parâmetros clínicos a serem atingidos, e que irão nortear os ajustes da ECMO estão resumidos no **Quadro 49.2.5**.

Quadro 49.2.5. ECMO-VV – parâmetros de ajuste e alvos a serem atingidos

Parâmetros de ajuste	Alvos a serem atingidos
Fluxo de sangue no circuito de ECMO	50-80 mL/kg/min
Fluxo do sweep gas	50-80 mL/kg/min
Fração inspirada de O_2 (do sweep gas)	100%
Saturação O_2 da cânula de retorno	100% *
Saturação O_2 da cânula de drenagem	> 65%-70% *
Saturação arterial de O_2	80%-90% **
pH	7,3-7,45
$PaCO_2$	35-50 mmHg

*A saturação de O_2 da cânula de retorno pode ser obtida a partir de coleta de gasometria em ponto do circuito posicionado "pós-membrana", e a saturação de O_2 da cânula de drenagem pode ser obtida a partir de coleta de gasometria em ponto do circuito posicionado "pré-membrana".

** Muito variável entre os centros; Há quem recomende S_aO_2 em torno de 80–90% (38) e há quem recomende S_aO_2 em torno de 85-92% (37); S_aO_2 mais baixa pode ser tolerada se sinais de DO_2 sistêmica adequada, incluindo perfusão tecidual preservada, níveis normais de lactato e ausência de disfunção orgânica.

Fonte: Adaptado de Olson SR, Murphree CR, Zonies D, Meyer AD, McCarty OJT, Deloughery TG, Shatzel JJ. Thrombosis and Bleeding in Extracorporeal Membrane Oxygenation (ECMO) without Anticoagulation: A Systematic Review. ASAIO J. 2021,67:290-296.

Hipotensão ou falta de fluxo suficiente pelo circuito da ECMO podem ocorrer em virtude de hipovolemia propriamente dita (prévia ao início da ECMO ou relacionada a eventual sangramento não reconhecido por complicações na canulação) ou vasoplegia (relacionada à resposta inflamatória pela exposição do sangue ao circuito extracorpóreo). A ECMO-VV, ao contrário da ECMO-VA, não oferece nenhum suporte hemodinâmico direto, embora a correção gradual da hipoxemia e da acidose respiratória possam contribuir para reduzir a pressão de artéria pulmonar e, desta forma, oferecer alguma melhora hemodinâmica indireta. Frequentemente, se fazem necessários algum grau de expansão volêmica (cristaloides, coloides ou transfusões sanguíneas, dependendo da situação) e uso de drogas vasoativas. Tendo em mente que a manutenção de balanço hídrico positivo precocemente no curso do suporte com ECMO está associado a um aumento de mortalidade,[34] assim que se atinja novamente alguma estabilidade hemodinâmica, deve-se adotar estratégia conservadora de administração de fluidos, mantendo balanço hídrico negativo sempre que possível, até que o paciente atinja seu peso seco.[21]

Outra causa importante de fluxo insuficiente pelo circuito de ECMO é o colapso dinâmico da veia cava inferior durante a ventilação, ou mesmo durante a tosse ou episódios de Valsalva. A menos que haja ingurgitamento venoso tal que não haja contato da cânula de drenagem com as paredes da veia, é relativamente frequente a ocorrência periódica de algum tipo de oclusão parcial e temporária da cânula de drenagem, ao longo das fenestras laterais da cânula. Essa situação pode ser percebida clinicamente pelo "chicoteamento" da cânula de drenagem e pode ser corrigida pela administração cuidadosa de fluidos e/ou redução transitória do fluxo da ECMO.

Oxigenação

Os principais determinantes da oxigenação sanguínea nos pacientes em ECMO-VV são a fração de oxigênio do circuito (F_DO_2), a razão entre o fluxo da ECMO e o débito cardíaco nativo (fluxo de ECMO: débito cardíaco nativo), a demanda metabólica, a função do pulmão nativo e a ocorrência de recirculação.[44] Dentre esses fatores, o fluxo pelo circuito da ECMO exerce papel importante.[36] Para a correção da hipoxemia, costuma haver necessidade de fluxos de sangue relativamente altos pela ECMO-VV (fluxos iguais ou maiores do que o correspondente a 60% do débito cardíaco nativo). De forma geral, estipula-se como alvo um fluxo de sangue pela ECMO entre 50 e 80 mL/kg/min. Fluxos entre 4 e 7 L/min costumam ser utilizados para atingir oxigenação adequada em pacientes adultos (dependendo do tamanho do paciente, do débito cardíaco nativo, do consumo de oxigênio e do grau de shunt pulmonar).

Não há consenso sobre o valor de SaO_2 que represente "oxigenação adequada" durante a ECMO-VV; enquanto alguns recomendam manter SaO_2 igual ou maior do que 88%, outros consideram suficiente manter S_aO_2 entre 80% e 90%.[37-39] Talvez mais importante do que a tentativa de atingir uma meta pré-estabelecida de SaO_2 ou de PaO_2 seja a busca pela manutenção da adequação da oferta de oxigênio aos tecidos (DO_2:VO_2). Em outras palavras, algum grau de hipoxemia (PaO_2 entre 50 e 60 mmHg, por exemplo), pode ser completamente aceitável no contexto de um paciente em ECMO-VV, desde que se exclua a ocorrência concomitante de hipóxia tecidual (baixo conteúdo de oxigênio nos tecidos), o que pode ser inferido por mensuração de lactato dentro de valores normais, além de manutenção da saturação de sangue na cânula de drenagem dentro do considerado adequado (SvO_2 em torno de 65%).[38,39]

Situações em que ocorre aumento de demanda metabólica, tais como sepse, dor, agitação, febre ou shivering – muito comuns no dia a dia da UTI, costumam desencadear piora da oxigenação sistêmica, por aumento tanto da utilização de oxigênio quanto do débito cardíaco, com consequente redução da razão entre o fluxo de ECMO e o débito cardíaco nativo (há um aumento do fluxo de sangue que deixa de ser direcionado ao circuito do ECMO e que, consequentemente, deixa de ser oxigenado pela membrana). Nestes casos, a SvO_2 estará abaixo dos valores considerados adequados (< 65%-70%). Muitas vezes, o tratamento adequado destas ocorrências por meio de analgesia, sedação, bloqueio neuromuscular ou controle de temperatura pode proporcionar recuperação da oxigenação adequada. Em outras situações, pode ser necessário o aumento do fluxo de ECMO, na tentativa de readequar sua relação com o débito cardíaco nativo, que se encontra desproporcionalmente elevado. Ainda assim, nem sempre essas medidas são suficientes para corrigir a hipoxemia. Em casos refratários, podem ser consideradas indução de hipotermia leve (35°C) e/ou uso de medicações que reduzam a frequência cardíaca (betabloqueadores endovenosos contínuos, como esmolol, por exemplo), como tentativas de redução do débito cardíaco nativo e por conseguinte, melhor adequação do fluxo de ECMO ao débito cardíaco (**Figura 49.2.5**).[38]

Questões relacionadas ao mau funcionamento do circuito de ECMO, como falhas de oxigenação (por qualquer tipo de interrupção do suprimento de oxigênio ou mesmo trombose da membrana oxigenadora) também podem estar relacionadas a persistência de hipoxemia. Caso a suspeita seja falha da membrana oxigenadora, deve ser programada sua troca.

Caso a hipoxemia se deva a piora da condição pulmonar, além da otimização do funcionamento da ECMO-VV, pode ser necessário ajustar o manejo dirigido à patologia respiratória (por exemplo, ajuste de esquema antimicrobiano, aumento de diuréticos, aumento das perdas durante hemodiafiltração, e, eventualmente, uso de posição prona).

Por fim, em vigência de hipoxemia durante o curso da ECMO-VV, deve-se sempre lembrar da possibilidade

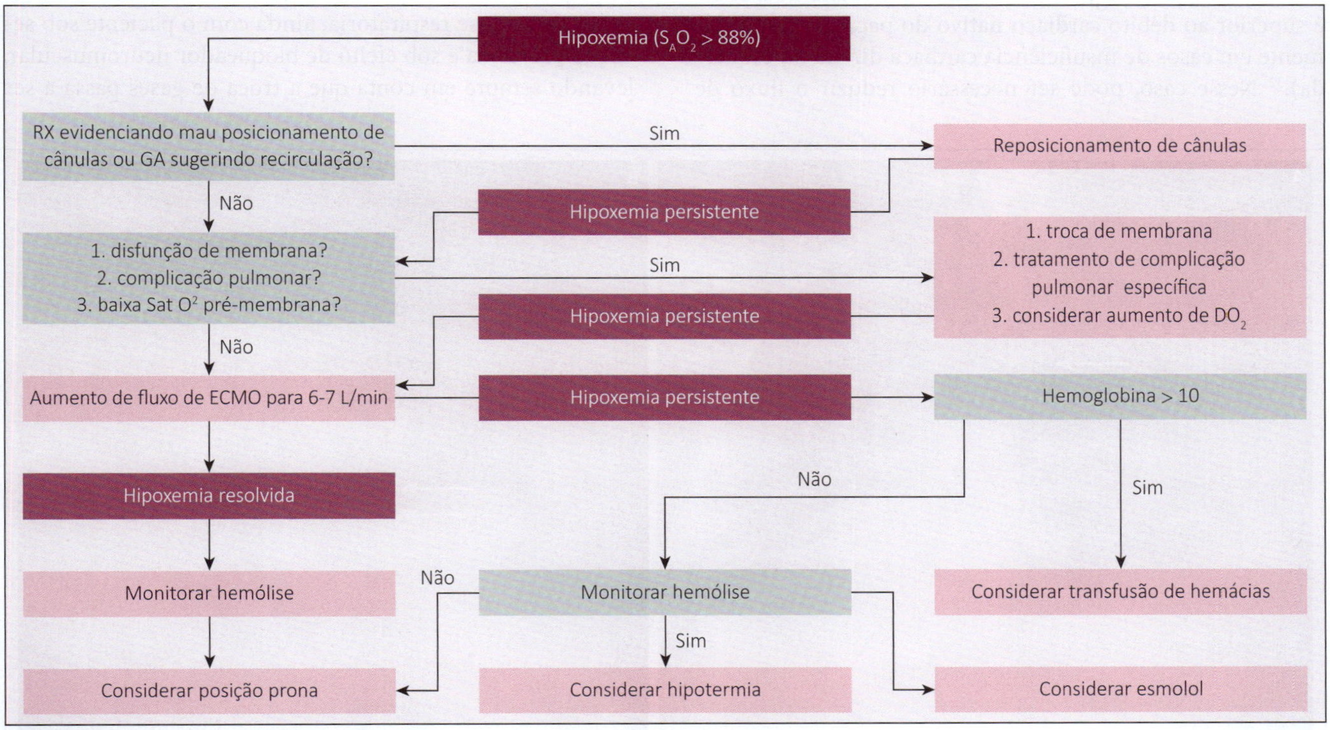

Figura 49.2.5. Manejo de Hipoxemia em vigência de ECMO-VV.

O fluxograma é uma sugestão de sequência de avaliações e ações a serem seguidas na tentativa de resolver eventual hipoxemia em vigência de ECMO-VV. RX: Raio X de tórax; GA : gasometria arterial; SaO_2: saturação arterial de oxigênio.

Fonte: Adaptada de Levy B, Taccone FS, Guarracino F. Recent developments in the management of persistent hypoxemia under veno-venous ECMO. Intensive Care Med. 2015;41:508-510.

de ocorrência do fenômeno denominado recirculação, em que quantidade significativa do sangue oxigenado pelo circuito de ECMO e entregue ao átrio direito pela cânula de retorno é novamente drenado e impulsionado pela cânula de drenagem em direção ao circuito de ECMO, sem ter contribuído para a oxigenação sistêmica. A recirculação caracteriza-se por baixa oxigenação sistêmica (saturação arterial do paciente) e elevada saturação de oxigênio no sangue coletado da cânula de drenagem (saturação pré-membrana, ou $SvO_2 > 75\%$). Do ponto de vista prático, ocorre redução da diferença entre a SaO_2 e a SvO_2. Uma maneira de perceber visualmente a ocorrência de recirculação é pela análise da coloração do sangue circulando pelas cânulas: o sangue da cânula de drenagem apresenta aspecto vermelho rutilante, semelhante ao sangue que circula pela cânula de retorno.

Uma série de fatores podem influenciar a ocorrência de recirculação. Um deles é o posicionamento das cânulas. No caso de configuração com duas cânulas, a recirculação ocorrerá se o sítio de drenagem estiver excessivamente próximo do ponto de retorno do sangue oxigenado. Para evitar ou minimizar recirculação significativa, recomenda-se que seja observada distância de pelo menos 10 centímetros entre os pontos de drenagem e de retorno, o que pode ser avaliado por radiografia tórax convencional (**Figura 49.2.6**).[40] No caso de canulação única bicaval, a rotação da cânula com direcionamento inadequado do fluxo do sangue de retorno também pode ocasionar recirculação.

Outra situação em que pode ocorrer recirculação significativa é quando o fluxo da bomba do circuito de ECMO é superior ao débito cardíaco nativo do paciente (especialmente em casos de insuficiência cardíaca direita ou esquerda).[32] Nesse caso, pode ser necessário reduzir o fluxo de sangue pela ECMO para reduzir a recirculação e, consequentemente, melhorar a oxigenação sistêmica.

Como regra geral, uma vez excluídos posicionamento inadequado de cânulas e baixo débito cardíaco nativo, o incremento de fluxo da ECMO-VV deve produzir aumento da oxigenação do sangue devolvido ao paciente.

Remoção de CO_2

Para a correção da hipercapnia são necessários fluxos de sangue consideravelmente baixos pela ECMO-VV (fluxos equivalentes a 10%-20% do débito cardíaco nativo). A remoção de CO_2 é determinada primariamente pelo fluxo do sweep gas (normalmente oxigênio a 100%). Aumentando-se o fluxo do sweep tem-se como resultado uma redução da $PaCO_2$ e um consequente aumento do pH. No início do suporte por ECMO, o fluxo do sweep é ajustado de forma a acompanhar aproximadamente os mesmos valores do fluxo de sangue (por exemplo, fluxo de sangue de 2 L/min com fluxo de sweep gas de 2 L/min). Gradativamente, deve-se ajustar o fluxo de sweep gas para atingir um pH fisiológico ($\geq 7{,}3$) e uma $PaCO_2$ na faixa da normalidade. A correção rápida da $PaCO_2$ deve ser evitada e está associada a complicações neurológicas, provavelmente devido à redução no fluxo sanguíneo cerebral. A hipercapnia, quando presente, deve ser corrigida lentamente (em período de 4 a 8 horas) após início da ECMO-VV.[37]

Manejo ventilatório durante a ECMO-VV

Após a recuperação da oxigenação adequada e a correção da acidose respiratória, ainda com o paciente sob sedação profunda e sob efeito de bloqueador neuromuscular, levando sempre em conta que a troca de gases passa a ser

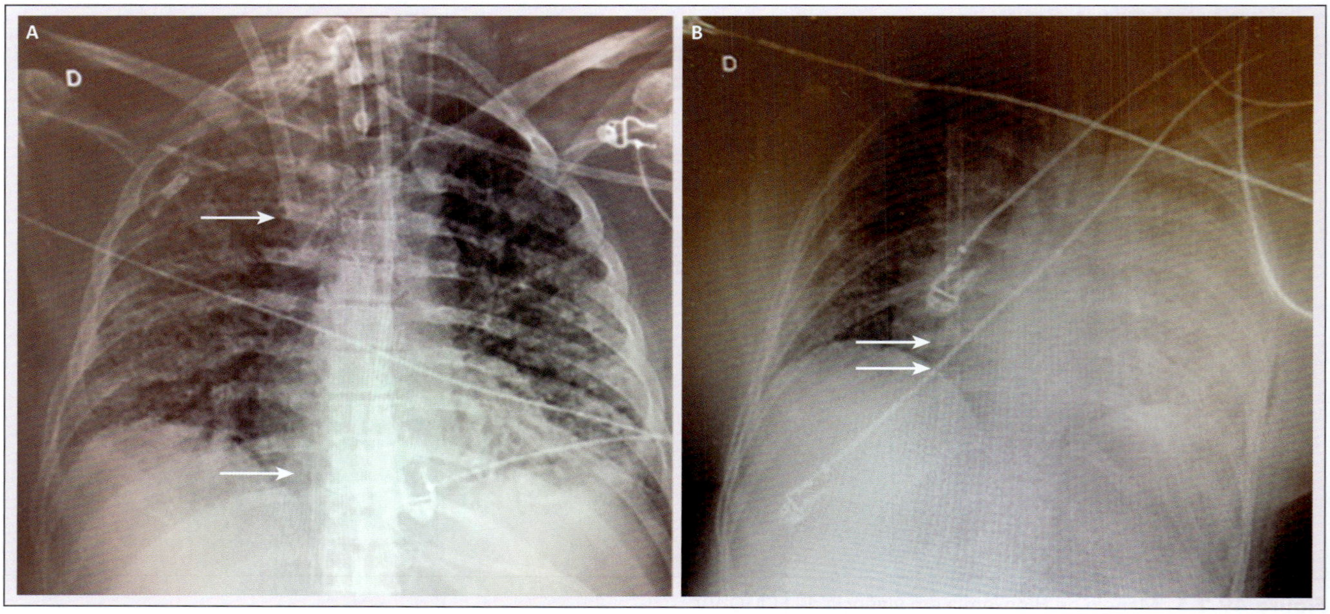

Figura 49.2.6. Radiografias mostrando posicionamento das cânulas em ECMO-VV.

(A) Posicionamento correto das cânulas. (B) As cânulas estão posicionadas muito próximas uma da outra, favorecendo o fenômeno de recirculação. As setas indicam a extremidade distal das cânulas.

Fonte: Acervo da autoria.

suportada pelo circuito de ECMO e não mais pela ventilação mecânica, pode-se proceder o ajuste dos parâmetros ventilatórios, de forma a induzir "repouso pulmonar" e a limitar o dano pulmonar induzido pelo ventilador (VILI). A estratégia ventilatória ideal a ser utilizada em pacientes com SDRA grave submetidos à ECMO ainda não está bem definida, mas busca-se manter parâmetros "ultraprotetores" de ventilação mecânica (parâmetros mais protetores do que aqueles utilizados em pacientes com SDRA que não estejam sendo suportados por ECMO). O **Quadro 49.2.6** ilustra os princípios gerais da escolha dos parâmetros ventilatórios em pacientes com SDRA, após o início do suporte com ECMO. Pode ser utilizado qualquer modo ventilatório que seja capaz de manter parâmetros considerados protetores durante a ECMO-VV.[21] Um exemplo de estratégia ventilatória a ser utilizada é a manutenção de modo pressão controlada (PCV), com pressão de platô (Pplat) de 20 cmH_2O, PEEP de 10 cmH_2O, frequência respiratória (FR) em torno de 10, FiO_2 de 30% e relação I:E = 1:1. É importante lembrar que a redução dos parâmetros ventilatórios, além de permitir repouso pulmonar, também reduz a pressão intratorácica e tende a aumentar o retorno venoso e o débito cardíaco.

Tendo-se atingido valores estáveis de oxigenação, pH e $PaCO_2$, em vigência de parâmetros ventilatórios reduzidos, dependendo da experiência ou do protocolo da instituição, pode-se programar a suspensão de bloqueadores neuromusculares e redução progressiva da sedação endovenosa contínua, monitorando-se atentamente os parâmetros fisiológicos, o padrão ventilatório e o conforto do paciente. Alguns pacientes podem tolerar pausa de sedação e permanecer com padrão ventilatório adequado, de forma a possibilitar, inclusive, extubação. Outros, ao contrário, irão apresentar desconforto, taquipneia ou esforço ventilatório excessivos, que acabam mantendo algum grau de lesão pulmonar induzida pelo paciente (P-SILI: Patient Self-Induced Lung Injury). Desta forma, deve-se individualizar o ajuste dos parâmetros do ventilador mecânico e da sedoanalgesia, de modo a tentar minimizar a injúria pulmonar.

Seja qual for a modalidade de repouso pulmonar escolhida para utilização durante a ECMO-VV, sempre que a oxigenação, o pH e a $PaCO_2$ não estiverem dentro dos níveis esperados, deve-se buscar corrigi-los pelos ajustes no circuito de ECMO e não por incremento dos parâmetros do ventilador.

O uso de ECMO em pacientes em ventilação espontânea e não intubados, especialmente naqueles com necessidade de suporte mais prolongado, seja no contexto de SDRA ou como ponte para transplante, é comumente denominado "Awake ECMO" .[41] Seu uso tem sido ampliado mais recentemente, na medida em que os serviços adquirem mais experiência com o suporte. Essa estratégia tem o potencial de reduzir complicações associadas a ventilação com pressão positiva (como barotrauma e pneumonia associada a ventilação mecânica) e de permitir menor uso de sedativos e maior mobilização do paciente. Por outro lado, manter pacientes em ECMO acordados e com menos sedativos se constitui num verdadeiro desafio ao staff da UTI, exigindo vigilância estrita para evitar deslocamento ou remoção acidental de dispositivos invasivos (especialmente as cânulas e componentes do circuito de ECMO), além de atenção contínua a sinais e sintomas de desconforto (dor e ansiedade), muito frequentes neste contexto. A escolha do momento ideal para implementar o método varia muito entre instituições e depende da avaliação criteriosa e individualizada de cada situação. O uso de ventilação não invasiva (VNI) e de cânula nasal de alto fluxo (CNAF) podem auxiliar no manejo destes pacientes.[42]

Transfusões de hemoderivados

Transfusões durante o suporte de ECMO podem ser necessárias por várias razões, incluindo restauração da capacidade de transporte de oxigênio, manutenção de equilíbrio hemostático e tratamento de complicações hemorrágicas.[37] A incerteza sobre qual a estratégia mais efetiva de transfusão em pacientes em ECMO se reflete na grande variação do limiar

Quadro 49.2.6. Parâmetros ventilatórios recomendados durante ECMO-VV (adulto)

Parâmetro	Níveis recomendados	Níveis aceitáveis	Comentários
Pplat	< 25 cmH_2O	≤ 30 cmH_2O	Reduções adicionais na Pplat abaixo de 20 cm H_2O podem estar associadas com menos VILI e melhora dos desfechos do paciente
PEEP	10-24 cmH_2O	≥ 10 cmH_2O	Reduções na Pplat e no VAC podem levar a atelectasias se não houver PEEP suficiente; PEEP pode ser ajustada de acordo c/ diversos métodos (p. ex., tabela PEEP-FiO_2 do ARDSNET ou através da estratégia do trial Express), desde que se mantenha Pplat nos limites desejados
FR	4-15 rpm	4-30 rpm	Eliminação de CO_2 é realizada primariamente pela ECMO, o que reduz a necessidade de volume-minuto elevado (que pode estar associado a VILI mais importante)
F_iO_2	Mínimo suficiente para manter saturação	30%-50%	Oxigenação é realizada primariamente pela ECMO, o que reduz a necessidade de FiO_2 elevada no ventilador (embora em alguns casos haja necessidade de FiO_2 mais elevada)

cmH_2O: centímetros de água; F_iO_2: fração inspirada de oxigênio; FR: frequência respiratória; PEEP: pressão de final de expiração; Pplat: pressão de platô; VAC: Volume de ar corrente; rpm: respirações por minuto; VILI: ventilator-induced lung injury.

Fonte: Adaptado de Tonna JE, Abrams D, Brodie D, Greenwood JC, Mateo-Sidrón JAR, Usman A, *et al.* Management of Adult Patients Supported with Venovenous Extracorporeal Membrane Oxygenation (VV ECMO): Guideline from the Extracorporeal Life Support Organization (ELSO). ASAIO J. 2021;67(6):601-610.

utilizado para indicar transfusão de hemoderivados entre as instituições, e na falta de consenso sobre as recomendações neste sentido, o que representa também a falta de evidência adequada no tema.[43] Há quem defenda limiar de transfusão para manter hemoglobina (Hb) acima de 7, e outros que preferem manter alvo mais elevado de Hb (maior do que 10).

Anticoagulação

O amplo contato do sangue com as superfícies do circuito de ECMO dá início a uma complexa resposta inflamatória e a ativação da coagulação, de modo que a anticoagulação é considerada fundamental para reduzir o risco de trombose e manter a patência dos componentes do circuito.[44]

Embora atualmente estejam disponíveis comercialmente circuitos de ECMO recobertos por heparina, tendo por objetivo reduzir o risco de trombose do sistema e a resposta inflamatória induzida pelo contato do sangue com o circuito, deve-se lembrar que estes circuitos não eliminam a necessidade de anticoagulação sistêmica. Apesar de existirem estudos sugerindo que a utilização de anticoagulação menos pronunciada durante a ECMO possa ser segura e factível (inclusive metanálise com estudos majoritariamente retrospectivos sugerindo que a incidência de trombose durante ECMO em pacientes sem nenhuma anticoagulação possa ser comparável à de pacientes em ECMO em vigência de anticoagulação plena),[45] as principais diretivas internacionais seguem recomendando o uso de anticoagulação plena durante todo o suporte por ECMO, sempre que não houver sangramento ativo importante ou risco elevado de que isso ocorra.[6] As evidências científicas disponíveis para guiar a seleção do anticoagulante ideal, sua dose e monitorização adequadas no contexto da ECMO, ainda são muito limitadas.

A heparina não fracionada (HNF) – administrada em infusão endovenosa contínua – ainda é o anticoagulante mais utilizado durante o suporte com ECMO, e exerce seus efeitos por meio da sua ligação com a antitrombina, aumentando substancialmente a inibição da trombina e dos fatores Xa, XIIa e IXa.[6] A consequência final é o bloqueio da conversão de fibrinogênio em fibrina, evitando a formação do coágulo. Entre as vantagens da HNF encontram-se seu rápido início de ação, sua meia vida curta (em torno de 30 minutos a 2 horas) e a possibilidade de reversão imediata de seus efeitos com uso de seu antídoto (protamina). Como desvantagens da HNF podemos elencar a necessidade de monitorização frequente de sua dosagem e a possibilidade de ocorrência de trombocitopenia induzida por heparina (Heparin Induced Thrombocytopenia – HIT), descrita em 0,2% a 5% dos pacientes. As diretrizes de anticoagulação do ELSO mais recentes recomendam bolus endovenoso inicial de HNF com dose de 50-100 UI/kg, a ser administrado logo após o posicionamento adequado das guias para as cânulas de drenagem e de retorno. Após início do suporte com ECMO, deve ser instalada infusão endovenosa contínua de HNF (com doses que podem variar entre 10-50 UI/kg/h).[5] Para minimizar o risco de sangramento relevante, é importante o ajuste da dose de HNF com auxílio de monitorização frequente do nível de anticoagulação, o que normalmente se constitui num desafio diário durante o suporte com ECMO.

A escolha do(s) teste(s) laboratorial(is) a ser(em) utilizado(s) para o controle e ajuste da anticoagulação com HNF, assim como sua frequência de realização, costuma variar de acordo com a experiência e os protocolos locais de cada instituição. Os testes mais utilizados ainda são o tempo de tromboplastina parcial ativado (TTPA), o tempo de coagulação ativada (TCA) e o nível de atividade do fator Anti-Xa (Anti-Xa). O uso de cada um deles oferece vantagens e desvantagens, que devem ser levadas em conta no momento de sua utilização. O TCA costuma ser o teste de escolha na maior parte das instituições (especialmente por seu baixo custo, pela facilidade de realização e pela rapidez em se obter o resultado, visto que normalmente é obtido com auxílio de dispositivo point-of-care à beira do leito), mas diversos centros o utilizam de forma combinada com os demais testes. Não é infrequente que haja baixa concordância entre os diferentes testes, e nenhum deles tem características ideais que permitam elegê-lo como teste ideal. A principal desvantagem do TCA é o fato de que seu resultado não representa apenas o efeito da heparina; sofre influência da função plaquetária, dos níveis de fibrinogênio e demais fatores de coagulação, dos níveis de hemoglobina e de diversos aspectos técnicos relacionados à coleta e à realização do teste. O TTPA costuma ser considerado o padrão-ouro para monitorização dos efeitos da heparina fora do contexto de ECMO, sendo amplamente disponível. Contudo, seus níveis basais frequentemente estão alterados em pacientes críticos (por uma série de motivos, por exemplo, elevação dos níveis de fator VIII e de fibrinogênio), o que pode encurtar seus valores e mascarar o efeito da heparina. O Anti-Xa mensura a habilidade do complexo heparina-antitrombina em inibir o fator Xa, fornecendo, por isso, informação mais específica sobre o efeito da heparina. Contudo, os níveis de Anti-Xa podem estar reduzidos em vigência de hiperbilirrubinemia ou altas concentrações de hemoglobina livre (comumente encontrados nos pacientes em ECMO, em virtude da hemólise relacionada ao suporte), ou em situações de hiperlipidemia ou baixos níveis de antitrombina.

O alvo de anticoagulação a ser atingido em cada um dos testes nos pacientes em ECMO ainda não está definido ou devidamente validado, e sua escolha pode variar, dependendo do protocolo utilizado pelo centro e das características individuais do paciente. Os alvos mais utilizados no início do suporte com ECMO, assim como sua frequência de realização, podem ser visualizados no **Quadro 49.2.7**.

Anticoagulantes alternativos, como inibidores diretos da trombina (bivalirudina e argatrobana), inibidores diretos do fator Xa (rivaroxabana, edoxabana e apixabana), inibidores indiretos do fator Xa (fondaparinux) ou heparinoides (danaparoide) têm sido utilizados como opções à heparina não fracionada, principalmente em casos de suspeita de HIT.

Quadro 49.2.7. Testes para controle de anticoagulação durante ECMO		
Alvos iniciais e frequência de realização		
Teste	**Alvo inicial ***	**Frequência de realização**
TCA	180-220 segundos	1/1 hora no início do suporte 4/4 horas após estabilização de dose da HNF
TTPA	1,5- 2,5x o controle	A cada 6-24 horas**
Anti-Xa	0,3 – 0,7 UI/mL	A cada 6-24h horas**

*O alvo de TCA pode ser modificado (para mais ou para menos), ao longo do suporte com ECMO, de acordo com a combinação de resultados dos demais testes; Por exemplo: se TCA abaixo do alvo inicial, mas TTPA e Anti-Xa no alvo, pode-se manter a anticoagulação na taxa de infusão vigente e reduzir o alvo de TCA. Da mesma forma, se TCA dentro do alvo inicial, mas TTPA e Anti-Xa abaixo do alvo, pode-se alterar o alvo de TCA para valores mais elevados, aumentando para isso a infusão de HNF. ** De acordo com protocolo de cada instituição.

Anti-X_a: Anti fator x ativado; HNF: Heparina não fracionada; TCA: tempo de coagulação ativado; TTPA: tempo de tromboplastina parcial ativada.

Fonte: Desenvolvido pela autoria.

Complicações da ECMO-VV

As complicações da ECMO-VV podem ser divididas, de forma didática, entre aquelas relacionadas ao circuito e aquelas relacionadas ao paciente.

Complicações relacionadas ao circuito

As complicações relacionadas ao circuito de maior gravidade são a ocorrência de embolia gasosa maciça (que ocorre em menos de 2% dos casos de suporte de ECMO) e o sangramento agudo causado por ruptura ou desconexão do circuito. Ambas as situações exigem clampeamento imediato do circuito e interrupção do fluxo de sangue, com consequente perda temporária do suporte da ECMO. Enquanto se providencia a solução, deve-se ajustar a ventilação mecânica para prover suporte adequado de oxigenação e eliminação de CO_2. A embolia gasosa pode ocorrer por entrada de ar na porção pré-bomba do circuito (local do circuito onde o funcionamento da bomba centrífuga gera pressões bastante negativas). Outra possível causa de embolia gasosa é o fenômeno denominado cavitação. A desaeração do circuito deve ser realizada com instilação de solução cristaloide na via de drenagem do circuito e remoção do fluido efluente a partir do oxigenador ou da via de retorno.

Formação de coágulos é outra complicação relacionada ao circuito e pode ocorrer em diversos pontos, incluindo a bomba, a membrana oxigenadora, os tubos e as conexões. O acúmulo de coágulos pode levar a hemólise, a tromboembolismo arterial e, no caso de trombose da membrana, a eventual falha do circuito com necessidade de substituição. Trombose significativa da membrana oxigenadora manifesta-se por perda progressiva da capacidade de troca (gasometria pós-membrana com PO_2 progressivamente mais baixa e PCO_2 progressivamente mais elevada), aumento do gradiente de pressão transmembrana, além de alterações laboratoriais que sugiram "coagulopatia associada ao circuito de ECMO" (hipofibrinogenemia, plaquetopenia, elevação de D-dímeros e de TCA, sem outra explicação) ou hemólise.[46]

Perda ou redução de fluxo do circuito é outra situação bastante frequente e é mais comumente causada por hipovolemia. Causas menos comuns incluem pneumotórax hipertensivo, tamponamento cardíaco ou posicionamento inadequado de cânula. Perda iminente do fluxo pelo circuito é indicada pela queda da pressão pré-membrana para valores mais negativos e chicoteamento da cânula de drenagem. Essa situação pode evoluir para colabamento da veia ou do próprio átrio direito ao redor da cânula, o que resulta em súbita redução da pressão pré-membrana e redução do fluxo do circuito. Para resolver essa situação, o fluxo de sangue deve ser transitoriamente reduzido a zero para liberar o efeito de sucção; posteriormente, o fluxo pode ser reiniciado de forma lenta e aumentado progressivamente até valores inferiores àqueles que precipitaram o evento. O tratamento da causa do evento pode incluir administração de fluidos, sedação, uso de bloqueador neuromuscular e, eventualmente, reposicionamento de cânula.

Complicações relacionadas ao paciente

Sangramento é muito comum durante ECMO, especialmente em sítios de canulação (em torno de 31% dos pacientes) e sítios cirúrgicos (em torno de 27% dos pacientes). Sangramento potencialmente grave, de ocorrência menos frequente, pode ocorrer a partir do trato gastrointestinal (em torno de 7%) e sistema nervoso central (em torno de 3%). O sangramento pode ser facilitado por ocorrência de coagulopatia (uso de heparina, plaquetopenia [incluindo HIT], hiperfibrinólise, uremia, disfunção hepática ou deficiência de fator de von Willebrand adquirida). Na presença de sangramento importante, pode ser necessário interromper temporariamente a infusão contínua de heparina, e, eventualmente, transfundir plaquetas, plasma ou crioprecipitado, ou ainda repor concentrado de fibrinogênio (de forma a manter plaquetas em valores maiores do que 80-100 mil, fibrinogênio maior do que 200 e INR menor do que 1,5). Pode ser necessário reduzir alvo de TTPA (para 1,2-1,5 vezes o valor normal) ou mesmo interromper a infusão de heparina temporariamente. Se hiperfibrinólise for identificada (por elevação de D-dímeros ou aspecto característico no tromboelastograma), pode ser necessário uso de antifibrinolítico (ácido tranexâmico ou ácido aminocaproico). Em situações de alto risco de sangramento, deve-se ter extremo critério na indicação de procedimentos invasivos não relacionados ao circuito, como inserção de drenos de tórax ou realização de traqueostomia.

Entre os fenômenos tromboembólicos, é comum a trombose venosa profunda (TVP) de vasos previamente canulados para ECMO-VV. Costuma-se realizar eco-Doppler venoso de forma programada após a decanulação, com o objetivo de avaliar presença de TVP e necessidade de manutenção de anticoagulação. Isquemia cerebral é outra complicação possível, mas não tão comum.

Infecções são de ocorrência bastante comum em pacientes em ECMO, sendo as mais prevalentes a pneumonia associada a ventilação mecânica e infecções de corrente sanguínea associadas a cateteres venosos ou arteriais e cânulas de ECMO. Os sinais de sepse, contudo, podem não ser tão óbvios em pacientes em ECMO. A febre, em especial, pode estar ausente em virtude do controle da temperatura por meio do trocador de calor do circuito. Desta forma, mesmo sinais sutis de infecção devem desencadear pesquisa por foco séptico e início precoce de terapia antimicrobiana empírica, enquanto se aguarda resultado de culturas.

Desmame da ECMO-VV

Diz-se que o desmame da ECMO-VV inicia no momento em que o suporte é instalado, no sentido de que deve-se estar vigilante a todo e qualquer sinal de recuperação do pulmão nativo, no intuito de reduzir progressivamente o nível de suporte pela ECMO-VV, de acordo com a possibilidade de cada caso. De forma geral, o desmame do paciente em ECMO-VV pode ser dividido em quatro etapas:[47]

1) Reconhecimento da recuperação pulmonar.
2) Redução de parâmetros da ECMO-VV.
3) Realização de trial off.
4) Decanulação (após trial off bem-sucedido).

O início da recuperação pulmonar pode ser percebido pela melhora da complacência pulmonar, com o passar dos dias. São indicativos de melhora da complacência o aumento do volume de ar corrente (em paciente sendo mantido com níveis constantes de pressão inspiratória no modo pressão controlada) ou a redução da pressão de platô (em paciente sendo mantido com níveis constantes de volume de ar corrente no modo volume controlado), a melhora radiológica progressiva e a melhora na PaO_2 e na $PaCO_2$ (em paciente em que se mantém o suporte de ECMO-VV constante) ou a manutenção de PaO_2 e de $PaCO_2$ em valores estáveis (em paciente em que se realiza redução progressiva do suporte de ECMO-VV). Além dessas evidências de recuperação pulmonar em curso, para que se inicie o desmame da ECMO-VV é necessário que o paciente não esteja apresentando instabilidade hemodinâmica importante ou infecção não controlada. A presença de disfunção renal aguda com necessidade de suporte dialítico não é uma contraindicação ao desmame da ECMO-VV, uma vez que a recuperação da função renal frequentemente ocorre de maneira mais lenta do que a recuperação pulmonar. Contudo, quando o sistema de diálise estiver conectado diretamente ao circuito de ECMO-VV, deve-se planejar a obtenção de um acesso alternativo para conexão da diálise, antes da interrupção do suporte por ECMO (**Figura 49.2.7**).

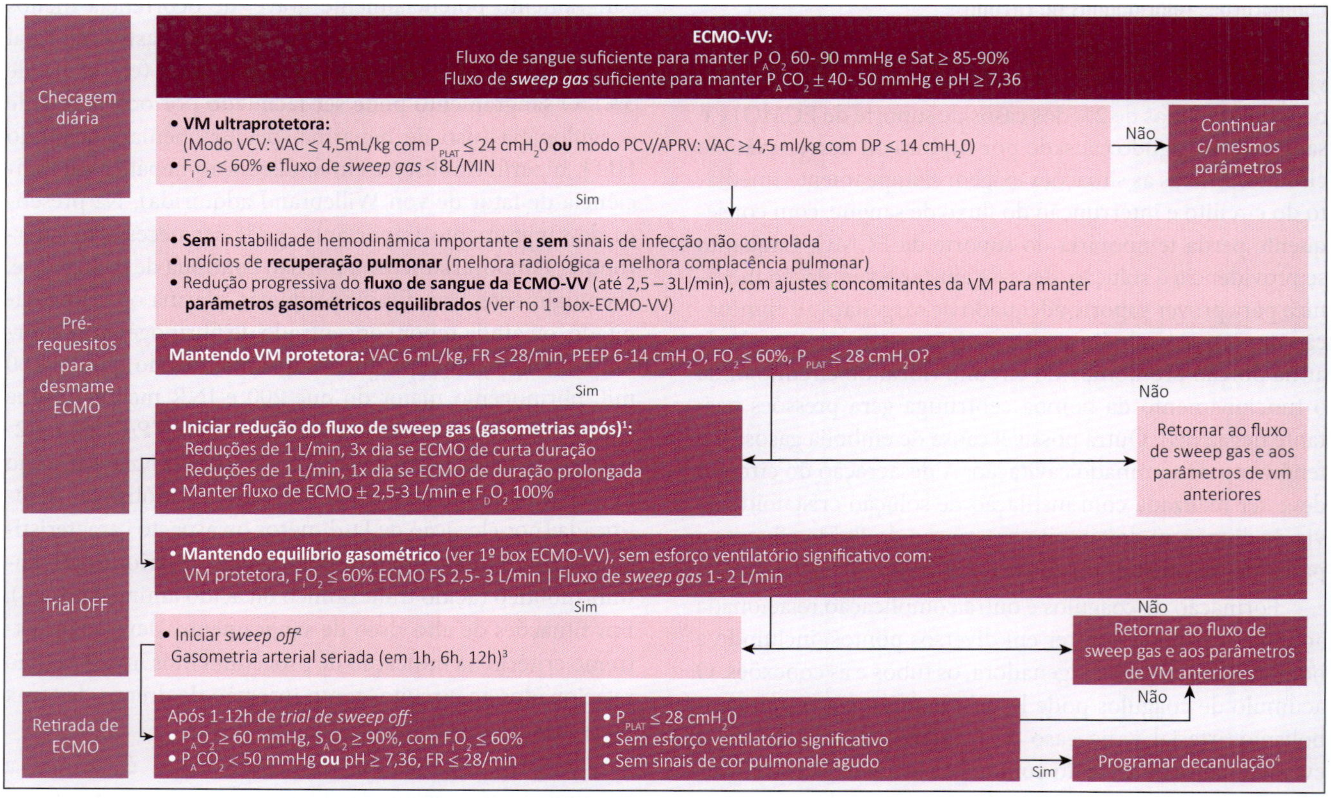

Figura 49.2.7. Desmame de ECMO-VV. O fluxograma é uma sugestão de algoritmo para guiar desmame de ECMO-VV.

(1)Gasometria arterial deve ser coletada após cerca de 30-40 minutos da redução do fluxo do sweep gas. Reduções adicionais do sweep gas podem ser realizadas se $PaCO_2$ na faixa alvo; (2)Sweep off (ou Trial off) = desligamento total do fluxo do sweep gas. A partir deste momento, o paciente é considerado FORA DE ECMO; (3) O tempo de sweep off necessário antes de definir pela decanulação não está bem estabelecido e varia conforme a instituição. Gasometrias arteriais seriadas podem ser coletadas para documentar a manutenção de parâmetros estáveis em vigência de sweep off; (4) A decanulação deve ser procedida após pelo menos 1 hora de suspensão da infusão contínua de heparina não fracionada.

Fonte: Adaptada de Combes A, Peek GJ, Hajage D, Hardy P, Abrams D, Schmidt M, *et al.*ECMO for severe ARDS: systematic review and individual patient data meta-analysis. Intensive Care Med. 2020; 46:2048-2057.

A partir do momento em que se reconheça o início de recuperação da condição pulmonar que levou à necessidade do suporte por ECMO, pode-se iniciar o processo de desmame de ECMO propriamente dito. O desmame pode ser realizado pela redução progressiva do fluxo de sangue pela ECMO-VV, pela redução da FDO_2 da ECMO ou ainda por meio da redução do fluxo de sweep gas. Todas as alternativas são factíveis, e não é possível apontar uma que seja considerada superior às demais. Acumulam-se evidências, contudo, de que o desmame de ECMO-VV realizado por meio dos protocolos tem melhores desfechos do que quando realizado sem o auxílio de protocolo.

Em geral, se prefere realizar o desmame da ECMO-VV pela redução progressiva do fluxo do sweep gas. Quando se toma a decisão de iniciar o desmame propriamente dito, o fluxo de sangue da ECMO já sofreu redução progressiva em relação ao momento da instituição do suporte, o que, inclusive, acaba por ser uma maneira de documentar a recuperação pulmonar que está em curso. Ao iniciar o desmame, o fluxo de ECMO-VV pode ser mantido em valores constantes (normalmente em torno de 2,5-3 L/min). Não se recomenda redução adicional do fluxo de sangue da ECMO-VV a valores menores do que esses, pelo risco de formação de trombos no circuito. Em geral, é recomendado manter anticoagulação plena durante todo o período de desmame, embora essa prática seja extremamente variável entre os centros. Da mesma forma, a FDO_2 do sweep gas deve ser mantida constante (normalmente em 100%) durante o processo de desmame. A redução do fluxo de sweep gas é realizada de forma gradual e seu efeito deve ser mensurado pela coleta de gasometrias após cada redução (normalmente, após pelo menos 30 minutos de cada alteração). Em pacientes com suporte de curta duração, a redução do sweep gas pode ser mais rápida (por exemplo, redução de 1 L/min a cada passo, podendo ser realizadas até 3 reduções num único dia). Em pacientes com suporte mais prolongado, a redução do sweep gas deve ser mais lenta (por exemplo, redução de 1 L/min uma vez ao dia). Na medida em que se confirma a tolerância à redução do sweep gas pela manutenção de oxigenação aceitável e de pH e $PaCO_2$ em níveis razoáveis, pode-se prosseguir no processo de desmame, ajustando-se concomitantemente e de maneira gradual a ventilação mecânica, uma vez que o pulmão nativo passa a ter progressivamente maior participação nas trocas gasosas. Nesse processo, deve-se sempre seguir buscando manter parâmetros protetores de ventilação mecânica. A partir do momento em que o fluxo de sweep gas esteja em torno de 1-2 L/min, sem prejuízo da oxigenação e do pH, na presença de estabilidade hemodinâmica, parâmetros ventilatórios considerados protetores e na ausência de esforço ventilatório, pode-se proceder o desligamento completo do fluxo de sweep gas, iniciando-se o assim chamado trial off ou sweep off. A partir deste momento, o paciente estará literalmente "fora de ECMO", uma vez que não haverá qualquer suporte de oxigenação ou de eliminação de CO_2 por parte da ECMO, ainda que o fluxo de sangue pelo circuito seja mantido. Nesse momento, deve-se novamente atentar para ajustes de ventilação mecânica que permitam suprir as trocas necessárias. Durante o trial off, deve-se seguir vigilância para hipoxemia, hipercapnia ou ocorrência de esforço ventilatório. A faixa exata de valores destes parâmetros a serem tolerados, durante este período, pode variar entre as instituições, mas, de forma geral, o paciente deve estar mantendo ventilação considerada protetora, com SaO_2 > 88%-92%, $PaO_2 \geq 70$ mmHg e pH $\geq$ 7,3, sem taquicardia, hipertensão ou hipotensão significativas e sem aumento do trabalho respiratório. A duração do trial off antes da decisão pela decanulação também não é algo bem determinado, e pode variar entre 2 e 24 horas (as diretrizes do ELSO recomendam duração de 2-3 horas, embora algumas instituições prefiram aguardar tempo mais prolongado antes de decidir pela decanulação).[21]

Quanto à decanulação na ECMO-VV, em geral pode ser realizada sem necessidade de transporte do paciente ao bloco cirúrgico, especialmente se as cânulas tiverem sido instaladas por técnica de Seldinger. Deve-se interromper a infusão de heparina contínua pelo menos 1 hora antes do momento previsto para a decanulação. A ECMO é interrompida clampeando-se inicialmente a via de retorno e, posteriormente, a via de drenagem, seguindo-se com o desligamento do fluxo da bomba. Devem ser observadas precauções estéreis completas durante a remoção das cânulas. Após remoção das cânulas, os sítios de inserção devem ser comprimidos manualmente de forma vigorosa por cerca de 10 a 15 minutos.

Preditores de sobrevida e prognóstico

Por tratar-se de estratégia de alta complexidade técnica, associada a custos significativos e principalmente potenciais complicações, a seleção criteriosa de pacientes candidatos à ECMO-VV é uma etapa fundamental para o sucesso da terapia. Aspectos como a presença de comorbidades prévias, a gravidade das disfunções orgânicas agudas instaladas e essencialmente a reversibilidade do evento atual devem sempre ser levados em consideração.

A presença de complicações associadas à ECMO-VV está relacionada à sobrevida. Dentre estas, a incidência de sangramento parece ser a mais intimamente relacionada ao incremento de mortalidade.[48] Em relação a fatores de risco clínicos pré-ECMO, persiste muita inconsistência na literatura acerca de aspectos como tempo de ventilação mecânica pré-ECMO[49] e obesidade, por exemplo. Peetermans *et al.*, recentemente, identificaram que o índice de massa corporal parece ser inclusive um fator protetor em relação à mortalidade.[50] Aspectos organizacionais também merecem ser levados em consideração. Goh *et al.* reportaram uma expressiva melhora de resultados prognósticos em pacientes submetidos à ECMO-VV após a estruturação de um time multidisciplinar liderado por médicos intensivistas.[51]

Diversos são os modelos preditivos disponíveis na literatura, entretanto dois deles foram mais frequentemente submetidos à validação externa. Schmidt *et al.*[52] desenvolveram o escore prognóstico PRESERVE por meio da análise conjunta de oito fatores clínicos pré-ECMO em uma coorte de 140 indivíduos hospitalizados em três UTIs francesas. Posteriormente, o escore RESP foi desenvolvido pela análise de mais de 2 mil pacientes submetidos à ECMO e extraídos do registro ELSO.[53] Compreendendo variáveis já presentes no PRESERVE (idade, tempo de VM e imunossupressão) e incorporando dados adicionais (etiologia da SDRA, por exemplo), o escore RESP tornou-se rapidamente uma das ferramentas mais comumente empregadas para substanciar a indicação de ECMO-VV.

A acurácia destes e outros modelos disponíveis na literatura, entretanto, permanece sendo moderada.[54] Escores prognósticos concebidos para utilização na população geral de pacientes criticamente enfermos, como SOFA, SAPS III ou APACHE II possuem poder preditivo sobreponível aos escores dedicados à população em ECMO, salientando assim o grande peso prognóstico de variáveis em última análise associadas diretamente ao curso das disfunções orgânicas, processo comum a diferentes naturezas de doenças críticas e independente da estratégia de suporte utilizada.

Conclusão

A ECMO-VV tem-se tornado ferramenta essencial para o tratamento de pacientes selecionados com SDRA grave, proporcionando ao paciente tempo para estabilização e potencial reversão da sua condição crítica aguda. A evolução tecnológica e o avanço da literatura científica acerca do assunto têm proporcionado melhores resultados e redundado num aumento exponencial na utilização desta terapia, fundamentalmente impulsionada pelas recentes pandemias de Influenza e SARS-CoV-2. A criteriosa seleção de pacientes candidatos à ECMO-VV é uma parte essencial do processo de indicação, impactando significativamente no resultado final do cuidado.

Referências bibliográficas

1. Combes A, Schmidt M, Hodgson CL, Fan E, Ferguson ND, Fraser JF, et al. Extracorporeal life support for adults with acute respiratory distress syndrome. Intensive Care Med. 2020;46(12):2464-2476.
2. Fan E, Brodie D, Slutsky AS. Acute Respiratory Distress Syndrome: Advances in Diagnosis and Treatment. JAMA. 2018;319(7):698-710.
3. Marini JJ. Evolving concepts for safer ventilation. Crit Care. 2019;23 (Suppl 1):114.
4. Qadir N, Sahetya S, Munshi L et al. An Update on Management of Adult Patients with Acute RespiratoryDistress SyndromeAn Official American Thoracic Society Clinical Practice Guideline. Am J Respir Crit Care Med. 2023 (online ahead of print).
5. Brogan T, Lequier L, Lorusso R, MacLaren G, Peek G: The ELSO Red Book, 5th ed. ELSO eds, Ann Arbor, MI, ELSO, 2017.
6. McMichael ABV, Ryerson LM, Ratano D, Fan E, Faraoni D, Annich GM. 2021 ELSO Adult and Pediatric Anticoagulation Guidelines. ASAIO J. 2022; 68(3):303-310.
7. Combes A, Brodie D, Bartlett R, Brochard L, Brower R, Conrad S, et al.Position Paper for the Organization of ExtracorporealMembrane Oxygenation Programs for Acute RespiratoryFailure in Adult Patients. Am J Resp Crit Care Med. 2014;190(5):488-496.
8. Hill JD, O'Brien TG, Murray JJ, Dontigny L, Bramson ML, Osborn JJ, et al. Prolonged extracorporeal oxygenation for post--traumatic respiratory failure (shock-lung syndrome). N Engl J Med.1972;286:629-634.
9. Bartlett RH. Esperanza. Trans Am Soc Artif Intern Organs. 1985;31:723-725.
10. Bartlett RH, Gazzaniga AB, Jefferies MR, Huxtable RF, Haiduc NJ, Fong SW. Extracorporeal membrane oxygenation (ECMO) cardiopulmonary support in infancy. Trans Am Soc Artif Intern Organs. 1976;22:80-93.
11. Zapol WM, Snider MT, Hill JD, Fallat RJ, Bartlett RH, Edmunds LH, et al. Extracorporeal membrane oxygenation in severe acute respiratory failure. A randomized prospective study. JAMA.1979;242(20):2193-6.
12. Morris AH, Wallace CJ, Menlove RL, et al. Randomized clinical trial of pressure-controlled inverse ventilation and extracorporeal CO2 removal for adult respiratory distress syndrome. Am J Resp Crit Care Med. 1994;149(2):295-305.
13. Davies A, Jones D, Bailey M, Beca J, Bellomo R, Blackwell N, et al. Australia and New Zealand Extracorporeal Membrane Oxygenation Influenza Investigators: Extracorporeal membrane oxygenation for 2009 influenza A(H1N1) acute respiratory distress syndrome. JAMA. 2009;302:1888-95.
14. Noah MA, Peek GJ, Finney SJ, Griffiths MJ, Harrison DA, Grieve R, et al. Referral to an extracorporeal membrane oxygenation center and mortality among patients with severe 2009 influenza A(H1N1). JAMA. 2011;306(15):1659-68.
15. Peek GJ, Mugford M, Tiruvoipati R, Wilson A, Allen E, Thallanany MM, et al. Efficacy and economic assessment of conventional ventilatory support versus extracorporeal membrane oxygenation for severe adult respiratory failure (CESAR): a multicentre randomised controlled trial. Lancet. 2009; 374:1351-1363.
16. Combes A, Hajage D, Capellier G, Demoule A, Lavoué S, Guervilly C, et al. Extracorporeal Membrane Oxygenation for Severe Acute Respiratory Distress Syndrome. NEJM. 2018;378:1965-1975.
17. Combes A, Peek GJ, Hajage D, Hardy P, Abrams D, Schmidt M, et al.ECMO for severe ARDS: systematic review and individual patient data meta-analysis. Intensive Care Med. 2020; 46:2048-2057.
18. Barbaro RP, MacLaren G, Boonstra PS, Combes A, Agerstrand C, Annich G, et al. Extracorporeal membrane oxygenation for COVID-19: evolving outcomes from the international Extracorporeal Life Support Organization Registry. Lancet. 2021;398:1230-1238.
19. Lebreton G, Schmidt M, Ponnaiah M, Folliguet T, Para M, Guihaire J, et al. Extracorporeal membrane oxygenation network organization and clinical outcomes during the COVID-19 pandemic in Greater Paris, France: a multicentre cohort study. Lancet Resp Med. 2021;9(8):851-862.
20. Extracorporeal Life Support Organization: The ELSO International Report 2022. Available at: https://www.elso.org/Registry/ Statistics/InternationalSummary.aspx.
21. Tonna JE, Abrams D, Brodie D, Greenwood JC, Mateo-Sidrón JAR, Usman A, et al. Management of Adult Patients Supported with Venovenous Extracorporeal Membrane Oxygenation (VV ECMO): Guideline from the Extracorporeal Life Support Organization (ELSO). ASAIO J. 2021;67(6):601-610.
22. Faccioli E, Terzi S, Pangoni A, Lomangino I, Rossi S, Lloret A, et al. Extracorporeal membrane oxygenation in lung transplantation: Indications, techniques and results. World J Transplant. 2021;11(7):290-302.
23. Bartlett RH. Physiology of Gas Exchange During ECMO for Respiratory Failure. J Intensive Care Med. 2016;32(4):243–248.
24. Jayaraman AL, Cormican D, Shah P, Ramakrishna K. Cannulation Strategies in Adult Venoarterial and Venovenous Extracorporeal Membrane Oxygenation: Techniques, Limitations, and Special Considerations. Ann Card Anaesth. 2017;20(Supplement 1):S11-S18.
25. Kohler K, Valchanov K, Nias G, Vuylsteke A. ECMO cannula review. Perfusion. 2013;28(2):114-124.

26. Javidfar J, Brodie D, Wang D, Ibrahimiye AN, Yang J, Zwischenberger JB, et al. Use of Bicaval Dual-Lumen Catheter for Adult Venovenous Extracorporeal Membrane Oxygenation. Ann Thorac Surg. 2011;91:1763-9.
27. Lindholm JA. Cannulation for veno-venous extracorporeal membrane oxygenation. J Thorac Dis. 2018;10(5):S606-S612.
28. Griffee MJ, Tonna JE, McKellar SH, Zimmerman JM. Echocardiographic Guidance and Troubleshooting for Venovenous Extracorporeal Membrane Oxygenation Using the Dual-Lumen Bicaval Cannula. J Cardiothorac Vasc Anesth. 2018;32(1):370-378.
29. Migliari M, Marcolin R, Avalli L, Bombino M. Percutaneous Cannulation: Indication, Technique, and Complications. Chapter 4. In: Sangali F, Patroniti N, Pesenti A (Eds.), ECMO – Extracorporeal Life Support in Adults. Springer-Verlag. 2014;37-48.
30. Maybauer MO, Capoccia M, Maybauer DM, Lorusso R, Swol J, Brewer JM. The ProtekDuo in ECMO configuration for ARDS secondary to COVID-19: A systematic review. The International Journal of Artificial Organs. 2023;46(2):93-98.
31. Banfi C, Pozzi M, Siegenthaler N, Brunner ME, Tassaux D, Obadia JF, et al. Veno-venous extracorporeal membrane oxygenation: cannulation techniques J Thorac Dis. 2016;8(12):3762-3773.
32. Gajkowski EF, Herrera G, Hatton L, Antonini MV,Vercaemst L, Cooley E. ELSO Guidelines for Adult and Pediatric Extracorporeal Membrane Oxygenation Circuits. ASAIO J. 2022;68(2):133-152.
33. Ramaiah C, Babu A. ECMO Cannulation Techniques. Chapter 4. In: Firstenberg MS (Ed.).Extracorporeal Membrane Oxygenation: Advances in Therapy. IntechOpen.
34. Sidebotham D, McGeorge A, McGuinness S, Edwards M, Willcox T, Beca J. Extracorporeal Membrane Oxygenation for Treating Severe Cardiac and Respiratory Failure in Adults: Part 2—Technical Considerations. J Cardiothorac Vasc Anesth. 2010;24(1):164-172.
35. Chaves RCF, Filho RR, Timenetsky KT, Moreira FT, Vilanova LCS, Bravim BA, et al. Oxigenação por membrana extracorpórea: revisão da literatura. Rev Bras Ter Intensiva. 2019;31(3):410-424.
36. Schmidt M, Tachon G, Devilliers C, Muller G, Hekimian G, Bréchot N, et al. Blood oxygenation and decarboxylation determinants during venovenous ECMO for respiratory failure in adults. Intensive Care Med.2013;39(5):838–846.
37. Farfaro D, Sheldrake J, MacLaren G, Herr D, Agerstrand C. Management of Adult Patients with Respiratory Failure. Chapter 24. In: MacLaren G, Brodie D, Lorusso R, Peek G, Thiagarajan R, Vercaemst L (Eds). Extracorporeal Life Support: The ELSO Red Book, 6th Edition, ELSO, Ann Arbor, MI. 2022;323-331
38. Patel B. Bedside troubleshooting during venovenous extracorporeal membrane oxygenation (ECMO). J Thorac Dis. 2019;11(Suppl 14):S1698-S1707.
39. Levy B, Taccone FS, Guarracino F. Recent developments in the management of persistent hypoxemia under veno-venous ECMO. Intensive Care Med. 2015;41:508-510.
40. Nanjayya VB, Murphy D. Ultrasound Guidance for Extracorporeal Membrane Oxygenation Veno-Venous ECMO General.
41. Langer T, Santini A, Bottino N, Crotti S, Batchinsky AI, Pesenti A, et al. "Awake" extracorporeal membrane oxygenation (ECMO): pathophysiology, technical considerations, and clinical pioneering.Crit Care.2016;20:150-159
42. Xia J, Gu S, Li M, Liu D, Huang X, Yi L, et al. Spontaneous breathing in patients with severe acute respiratory distress syndrome receiving prolonged extracorporeal membrane oxygenation. BMC Pulmonary Medicine.2019;19:237-244.
43. Abbasciano RG, Yusuff H, Vlaar A, Lai F, Murphy GJ. Blood Transfusion Threshold in Patients Receiving Extracorporeal Membrane Oxygenation Support for Cardiac and Respiratory Failure - A Systematic Review and Meta-Analysis. J Cardiothorac Vasc Anesth. 2021;35(4):1192-1202.
44. Rajsic S, Breitkopf R, Jadzic D, Krneta MP, Tauber H, Treml B. Anticoagulation Strategies during Extracorporeal Membrane Oxygenation: A Narrative Review. J. Clin. Med. 2022;11(17):5147
45. Olson SR, Murphree CR, Zonies D, Meyer AD, McCarty OJT, Deloughery TG, Shatzel JJ. Thrombosis and Bleeding in Extracorporeal Membrane Oxygenation (ECMO) without Anticoagulation: A Systematic Review. ASAIO J. 2021,67:290–296.
46. Zakhary B, Vercaemst L, Mason P, Antonini MV, Lorusso R, Brodie D. How I approach membrane lung dysfunction in patients receiving ECMO. Crit Care. 2020; 24(1):671-674.
47. Malley BE, Ramanan R, Pellegrino V, Harvey C. Weaning and Decannulation in Adult Respiratory Failure. Chapter 25. In: MacLaren G, Brodie D, Lorusso R, Peek G, Thiagarajan R, Vercaemst L (Eds). Extracorporeal Life Support: The ELSO Red Book. 6th Edition, ELSO, Ann Arbor, MI. 2022;335-343
48. Aubron C, De Puydt J, Belon F, et al. Predictive factors of bleeding events in adults undergoing extracorporeal membrane oxygenation. Ann Int Care (2016) 6:976.
49. Hermann M, Laxar D, Krall C, et al. Duration of invasive mechanical ventilation prior to extracorporeal membrane oxygenation is not associated with survival in acute respiratory distress syndrome caused by coronavirus disease 2019. Ann Int Care (2022)12:6.
50. Peetermans M. Guller I, Meerseman P, et al. Impact of BMI on outcomes in respiratory ECMO: an ELSO registry study. Int Care Med (2023)49:37-4951 Schmidt M, Zogheib E, Roze´ H, Repesse X, Lebreton G, Luyt CE, et al. The PRESERVE mortality risk score and analysis of long-term outcomes after extracorporeal membrane oxygenation for severe acute respiratory distress syndrome. Int Care Med. 2013;39:1704-13.
51. Goh K, Li Tan Q, Tay C. Impact of an Extracorporeal Membrane Oxygenation Intensivist-Led Multidisciplinary Team on Venovenous Extracorporeal Membrane Oxygenation Outcomes. Crit Care Exp 2020;2:e0297
52. Schmidt M, Zogheib E, Roze´ H, Repesse X, Lebreton G, Luyt CE, et al. The PRESERVE mortality risk score and analysis of long-term outcomes after extracorporeal membrane oxygenation for severe acute respiratory distress syndrome. Int Care Med. 2013;39:1704-13.
53. Schmidt M, Bailey M, Sheldrake J, Hodgson C, Aubron C, Rycus PT, et al. Predicting survival after extracorporeal membrane oxygenation for severe acute respiratory failure. The Respiratory Extracorporeal Membrane Oxygenation Survival Prediction (RESP) score. Am J Respir Crit Care Med. 2014;189(11):1374-82.
54. Pladet L, Barten J, Vernooij L, et al. Prognostic models for mortality risk in patients requiring ECMO. Int Care Med (2023) 49:131-141.

Bibliografia recomendada

Abrams D, Schmidt M, Pham T, Beitler JR, Fan E, Goligher EC, et al. Mechanical Ventilation for Acute Respiratory Distress Syndrome during Extracorporeal Life Support. Am J Respir Crit Care Med.2020;201(5):514-525.

Bartlett RH, Schmidt M, Brain M, Mauri T. The Physiology of Extracorporeal Life Support. Chapter 5. In: MacLaren G, Brodie D, Lorusso R, Peek G, Thiagarajan R, Vercaemst L (Eds). Extracorporeal Life Support: The ELSO Red Book. 6th Edition, ELSO, Ann Arbor, MI. 2022;73-111

Broman LM, Malfertheiner MV, Montisci A, Pappalardo F. Weaning from veno-venous extracorporeal membrane oxygenation: how I do it. J Thorac Dis. 2018;10(Suppl 5):S692-S697.

Sidebotham D, Allen SJ, McGeorge A, Ibbott N, Willcox T. Venovenous extracorporeal membrane oxygenation in adults: practical aspects of circuits, cannulae, and procedures. J Cardiothorac Vas Anesth. 2012;26(5):893-909.

Winkler AM. Transfusion Management during Extracorporeal Support. Chapter 8. In: Brogan, TV, Lequier L, Lorusso R, MacLaren G, Peek G (Eds). Extracorporeal Life Support: The ELSO Red Book, 5th Edition, ELSO, Ann Arbor, MI. 2019;105-122.

capítulo | 50

Arritmias Cardíacas e Distúrbios da Condução

Igor Dovorake Lourenço | Sávio Custódio | Hélio Penna Guimarães

Introdução

As elevadas prevalência e incidência de taquiarritmias em unidades de terapia intensiva (UTI) estão associadas a idade avançada, estados de disoxia tecidual, instabilidade hemodinâmica, distúrbios eletrolíticos/ácido-base, estresse, maiores demandas de estresse e ação de catecolaminas e doenças basais.

O ritmo cardíaco habitualmente proveniente de sistema de condução elétrico intrínseco, é regido primariamente pelo nó sinusal, decorrente da geração de estímulo elétrico conduzido pelo sistema de condução em cadeia sequencial de despolarização de ambos os átrios até o nó atrioventricular; nessa formação anatômica, o estímulo passa por atraso fisiológico de condução, permitindo sincronia da sístole atrial, em sua fase ativa, com a subsequente sístole ventricular. Ao chegar aos ventrículos, o estímulo se propaga para os ramos direito e esquerdos (fascículos anterossuperior e posteroinferior) e fibras de Purkinje. Diante disso, situações em que o sistema de condução apresenta-se em condição de disfunção anatômica ou fisiológica, como alterações congênitas ou envelhecimento do sistema de condição, alterações da homeostase, como distúrbios hidroeletrolíticos/ácido-base, isquemia ou hipoxia, podem resultar em disrritmias cardíacas diversas.

Taquiarritmias

As taquicardias podem ser definidas como frequência cardíaca acima de 100 batimentos por minuto (bpm), a despeito de raramente promoverem manifestação clínica relevante ou repercussão hemodinâmica em frequências inferiores a 150 bpm; habitualmente manifesta-se como resposta natural do organismo a condições como exercício físico, estresse, dor ou ansiedade; ou como um sinal compensatório diante de situações patológicas. O aumento da frequência cardíaca pode ser assintomático ou benigno, entretanto, pode corresponder a condição que culmine com o choque circulatório.

A abordagem inicial das taquiarritmias demanda a determinação da condição de repercussão hemodinâmica ou condição de "estabilidade ou instabilidade" clínica e avaliação do traçado eletrocardiográfico. Os critérios de instabilidade devem ser rapidamente reconhecidos no cenário da Medicina Intensiva, sendo considerada a presença dos seguintes:

- Alteração no nível de consciência.
- Hipotensão arterial sistêmica (definida como pressão arterial sistêmica – PAS < 90 mmHg ou pressão arterial médica – PAM < 65 mmHg).
- Sinais e sintomas de choque.
- Presença de desconforto respiratório associado à congestão pulmonar e/ou insuficiência cardíaca aguda.
- Presença de dor precordial anginosa.

A presença de um ou mais dos critérios anteriores, associados à taquiarritmia, deve indicar cardioversão imediata ou controle de frequência cardíaca.

A identificação do tipo de taquiarritmia é norteada pela identificação da morfologia, duração e regularidade do complexo QRS: a duração do QRS habitual é inferior a 120 milissegundos (ms) ou 0,12 segundos, sendo considerada normal, já as taquicardias ditas de "complexo QRS alargado" são àquelas em que os complexos ultrapassam esse valor.

As taquiarritmias de complexo QRS estreito (< 0,12 ms), por sua vez, podem ser divididas em dois grupos conforme a regularidade da resposta ventricular (regular ou irregular); as taquiarritmias de complexo QRS estreito com intervalo R-R regulares são consideradas taquiarritmias supraventriculares sendo representadas pela taquicardia sinusal, a taquicardia paroxística supraventricular e o *flutter* atrial; as taquiarritmias de complexo QRS estreito com intervalo R-R irregular são representadas pela fibrilação atrial (FA), as taquicardias atriais multifocais e o *flutter* atrial.

Taquiarritmias de QRS estreito

▪ Taquicardia sinusal

É definida como um ritmo cardíaco regular por aumento da estimulação do nó sinusal, secundária à estimulação adrenérgica, representando habitualmente uma resposta fisiológica a algum estímulo. Em sua maioria está relacionada a tentativas de aumento do débito cardíaco (DC = volume sistólico x frequência cardíaca) para compensação de volume sistólico reduzido e, portanto, a sua abordagem será mais direcionada à etiologia propriamente dita que levou a redução do volume sistólico, do que o controle em si da frequência cardíaca . Em geral, esse tipo de ritmo é encontrado em situações fisiológicas como exercício físico, dor e emoções; pode representar sinal de agressão ao organismo ou ser resultado de um distúrbio da homestase.

▪ Demais ritmos supraventriculares

As taquiarritmias supraventriculares têm incidência de 35 a cada 100 mil pessoas/ano. Têm mecanismos caracterizados pela presença de vias de condução distintas com propriedades eletrofisiológicas diferentes (condução e refratariedade) e que formam circuito ativado de modo intermitente ou repetido levando a uma taquicardia sustentada. Conforme o mecanismo e o sítio de reentrada podem ser subdivididas em inúmeras taquiarritmias.

A taquicardia de reentrada nodal atrioventricular é responsável por 60% das TSVP e corresponde a uma via acessória que conecta o ventrículo ao átrio. Na condução anterógrada – na taquicardia – é denominada então ortodrômica – a via acessória conduz o impulso ventrículo-atrial e a reentrada ocorre pelo nó AV. Por isso, o QRS é estreito. Quando a reentrada ocorre pela via acessória – taquicardia antidrômica – o impulso reentra no ventrículo e é transmitido lentamente por células não especializadas, o que faz com que o complexo QRS se alargue.

Tratando-se de taquiarritmias, é essencial a identificação do ritmo cardíaco como norteador das condutas em âmbito da terapia intensiva. Para tal, existem outros ritmos cardíacos que podem ser identificados e que podem estar relacionados com a condição hemodinâmica do paciente. São eles:

1. Taquicardia por reentrada nodal.
2. Taquicardia atrial multifocal.
3. Taquicardia juncional ectópica.

De acordo com o consenso da European Society of Cardiology (ESC), publicado em 2019, pode-se identificar tais ritmos nesses contextos de forma rápida e simples seguindo o fluxograma da **Figura 50.1**.

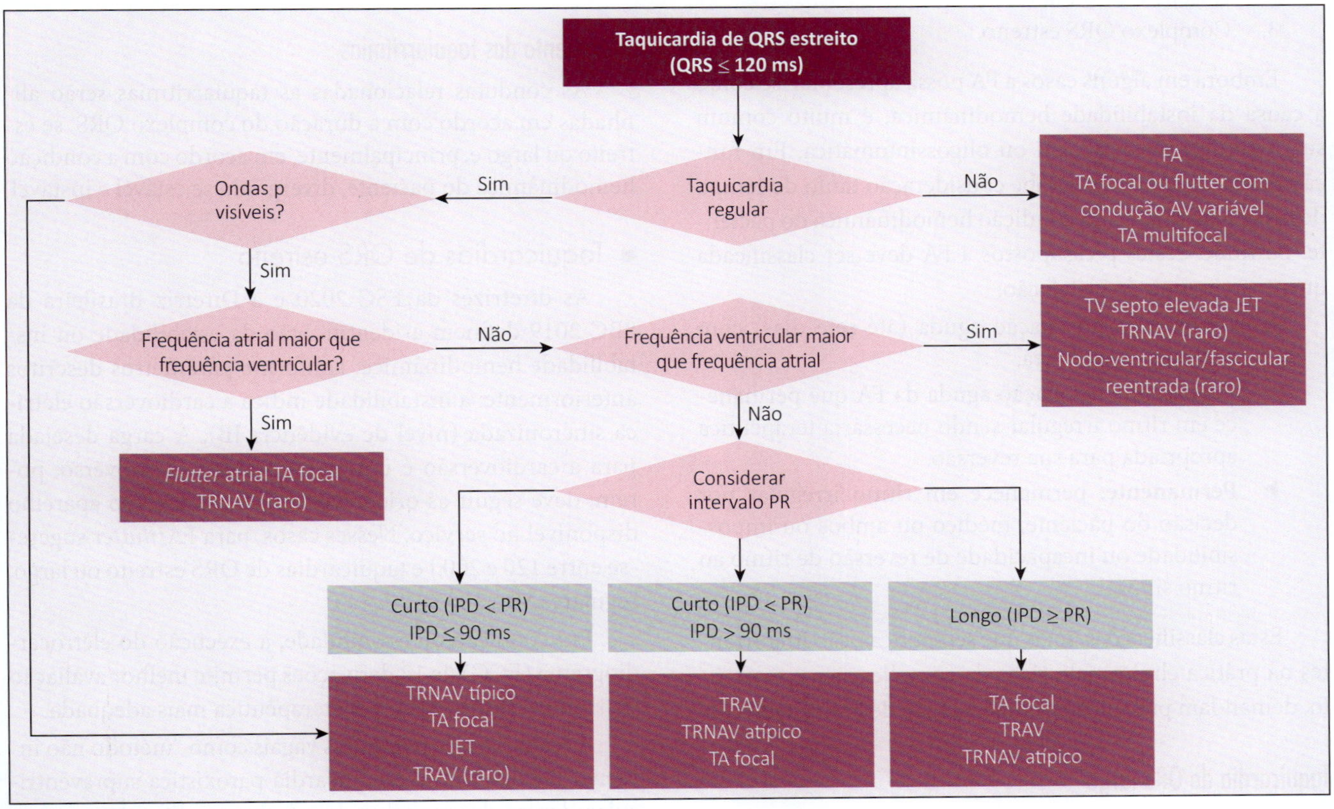

Figura 50.1. Algoritmo geral das taquiarritmias.

FA: fibrilação atrial; TA: taquicardia atrial; AV: atrioventricular; TRNAV: taquicardia reentrante nodal atrioventricular; TRAV: taquicardia reentrante atrioventricular; JET: taquicardia juncional ectópica; IPD: intervalo posterior direito; TV: taquicardia ventricular.

Fonte: Adaptada de Brugada J, Katritsis DG, Arbelo E, Arribas F, Bax JJ, Blomström-Lundqvist C, *et al.* 2019 ESC Guidelines for the management of patients with supraventricular tachycardiaThe Task Force for the management of patients with supraventricular tachycardia of the European Society of Cardiology (ESC). Eur Heart J. 2020 Feb 1;41(5):655-720.

Flutter atrial

Flutter atrial é definido como um ritmo cardíaco anormal gerado por rápidas despolarizações atriais (em torno de 300 bpm) que levam a despolarização ventricular sem o bloqueio atrioventricular adequado (em torno de 150 bpm). São achados eletrocardiográficos clássicos de *flutter* atrial:

1. Ritmo cardíaco regular.
2. Complexo QRS estreito.
3. Presença de ondas serrilhadas, principalmente em derivações inferiores, definidas com ondas f.

Assim como a fibrilação atrial, o *flutter* pode-se apresentar muitas vezes pouco sintomático ou sem sintomas, mas possui forte associação à formação de trombos cavitários cardíacos potenciais eventos embólicos, caso sem anticoagulação adequada.

Fibrilação atrial

Fibrilação atrial (FA) é definida como uma taquicardia supraventricular com ritmo incoordenado devido uma hiperativação da atividade elétrica atrial, resultando em sístoles atriais inefetivas. Pode-se apresentar como etiologia primária ou secundária a outras patologias. De acordo com a eletrocardiografia, são achados normalmente relacionados:

1. Ritmo cardíaco R-R irregular.
2. Ausência de onda P.
3. Complexo QRS estreito.

Embora em alguns casos a FA possa apresentar-se como a causa da instabilidade hemodinâmica, é muito comum sua identificação ocasional ou oligossintomática. Em função destas apresentações cabe consideração tanto do tempo de instalação quanto da condição hemodinâmica do paciente. Partindo destes pressupostos a FA deve ser classificada quanto ao tempo de instalação:

- **Paroxística:** instalação aguda (até sete dias) com reversão espontânea.
- **Persistente:** instalação aguda da FA que permanece em ritmo irregular sendo necessária terapêutica apropriada para sua reversão.
- **Permanente:** permanece em ritmo irregular por decisão do paciente, médico ou ambos ou impossibilidade ou incapacidade de reversão de ritmo ao ritmo sinusal.

Estas classificações, mais que semânticas, são importantes na prática clínica pelo risco de complicações e, portanto, demandam prevenção e consideração de anticoagulação.

Taquicardia de QRS largo

Taquicardia ventricular

A taquicardia ventricular, classicamente, é definida como uma frequência cardíaca acima de 100 bpm associado a um complexo QRS largo (maior ou igual a 120 milissegundos). Diante de um QRS largo, deve-se estar atento a presença de pulso e formato do complexo de ondas.

Caso durante a avaliação primária não seja identificado a presença de pulso central, o ritmo é considerado chocável dentro dos ritmos de parada cardiorrespiratória (taquicardia ventricular monomórfica sem pulso) e deve-se prosseguir conforme protocolos assistenciais do suporte avançado de vida. Na presença de pulso, segue-se a caracterização do complexo QRS. Podemos assim dividir em:

- **Taquicardia ventricular monomórfica:** constituída por um intervalo R-R regular, complexo QRS > 120 ms com morfologias semelhantes em todas as derivações.
- **Taquicardia ventricular polimórfica:** constituída por complexos QRS > 120 ms com diferentes morfologias nas derivações do ECG.

Dentre as taquicardias ventriculares polimórficas, uma condição especial classificada como *Torsades de Pointes* ou "torção das pontas" apresenta-se como um complexo QRS alargado com mudanças cíclicas em sua morfologia ao longo do traçado eletrocardiográfico, em geral com padrão sinusoidal, podendo ser limitada e recorrente.

Essa condição ocorre devido ao aumento do intervalo QT por diversas causas, sendo elas congênitas ou adquiridas como medicamentos, distúrbios eletrolíticos (classicamente hipomagnesemia ou hipocalemia).

Tratamento das taquiarritmias

As condutas relacionadas as taquiarritmias serão alinhadas em acordo com a duração do complexo QRS, se estreito ou largo e, principalmente, em acordo com a condição hemodinâmica do paciente, divergindo se estável e instável.

Taquicardias de QRS estreito

As diretrizes da ESC 2020 e a Diretriz Brasileira da SBC 2019 definem a identificação da estabilidade ou instabilidade hemodinâmica, conforme parâmetros descritos anteriormente: a instabilidade indica a cardioversão elétrica sincronizada (nível de evidência IB). A carga desejada para a cardioversão é um assunto ainda controverso, porém, deve seguir as orientações do fabricante do aparelho disponível no serviço. Nesses casos, para FA/*flutter* sugere-se entre 120 e 200 J e taquicardias de QRS estreito ou largo, regulares 50 a 100 J.

Em condição de estabilidade, a execução do eletrocardiograma (ECG) de 12 derivações permite melhor avaliação do ritmo e, assim, optar pela terapêutica mais adequada.

A realização de manobras vagais como "método não invasivo" de reversão da taquicardia paroxística supraventricular, dentre elas manobra de valsalva modificada e massagem de seio carotídeo, podem ser consideradas. A manobra de valsalva modificada demonstrou-se mais efetiva com maiores taxas de reversão do ritmo em relação à manobras tradicionais anterior (44%-53% *vs.* 17%).

A adenosina pode ser administrada na dose de 6 mg em *flush*, sendo possível a dose adicional de 12 mg indicada para situações de taquicardia paroxística supraventricular (TPSV).

Para reversão do ritmo, assim como o controle da frequência cardíaca, há a indicação de betabloqueadores, bloqueadores dos canais de cálcio (BCC); nos casos em que estejam contraindicados, a amiodarona pode ser considerada. Nos processos de reversão de ritmo e controle de frequência, a monitorização deve ser obrigatória e, na presença de qualquer sinal ou sintoma que leve a instabilidade hemodinâmica, a cardioversão elétrica sincronizada deve ser considerada. Um fluxograma resumindo as principais condutas esta descrito na **Figura 50.2**.

Em relação à FA e ao *flutter* atrial de alta resposta, há que se considerar uma particularidade: o tempo de instalação. Conforme relatado anteriormente, ambas as patologias podem corresponder a pacientes pouco ou assintomáticos cujo tempo de instalação é indeterminado. Com isso, resulta em um aumento do risco de eventos tromboembólicos relacionados a formação de trombos cavitários cardíacos e, em uma provável reversão em paciente não anticoagulado, resultar em complicações como acidente vascular encefálico, por exemplo.

Por isso, na estabilidade hemodinâmica, dividimos em:

- **Menos de 48 horas:** podemos prosseguir com a cardioversão elétrica sincronizada (CVE) com 120 J a 200 J ou reversão química com propafenona, em pacientes sem doença estrutural cardíaca, ou amiodarona na presença de acometimento estrutural devido ao baixo risco de embolismo.
- **Mais de 48 horas ou desconhecido:** devido ao aumento de risco cardioembólico, podemos optar por duas alternativas: realizar anticoagulação por, no mínimo, quatro semanas e realizar a cardioversão eletiva com a manutenção da anticoagulação sequencial por 30-90 dias; ao se optar pela realização de ecocardiografia transesofágica caso esteja disponível, este tempo de definição da indicação de CV pode ser consideravelmente atenuado, bem como tempo de anticoagulaçao. Na impossibilidade, realizar adjuvância de tratamento com controle de FC com betabloqueadores, amiodarona ou BCC.

Taquicardia de QRS largo

Da mesma forma que as taquiarritmias de complexo QRS estreito, o primeiro ponto a ser avaliado é o estado hemodinâmico, e considerar a presença de pulso central. Na ausência de pulso, deve-se implementar, de imediato, algoritmo de parada cardiorrespiratória em adultos.

A modalidade e carga da cardioversão depende da morfologia do complexo QRS: caso uma TV com pulso monomórfica, a CVE idealmente inicia com carga de

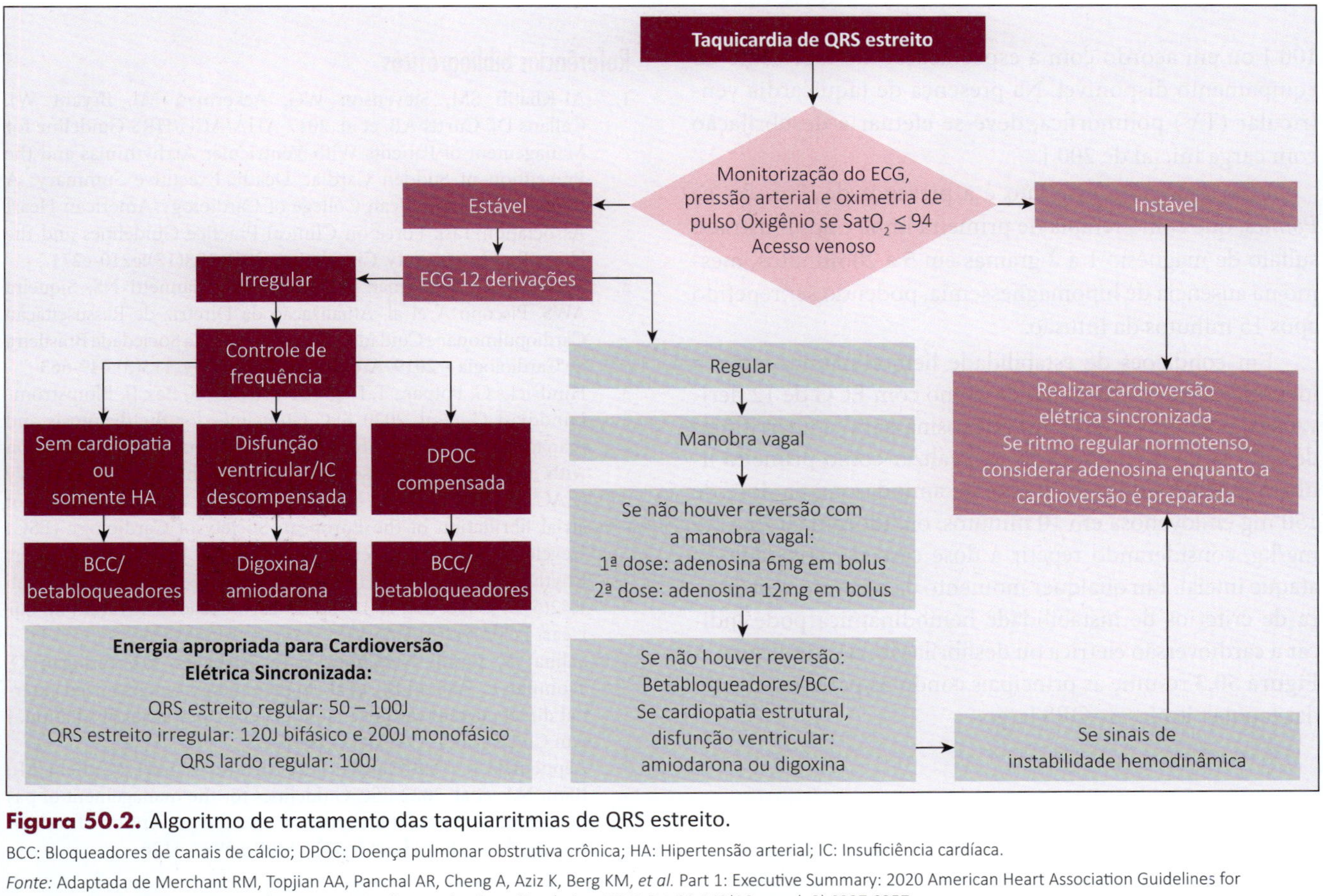

Figura 50.2. Algoritmo de tratamento das taquiarritmias de QRS estreito.

BCC: Bloqueadores de canais de cálcio; DPOC: Doença pulmonar obstrutiva crônica; HA: Hipertensão arterial; IC: Insuficiência cardíaca.

Fonte: Adaptada de Merchant RM, Topjian AA, Panchal AR, Cheng A, Aziz K, Berg KM, *et al.* Part 1: Executive Summary: 2020 American Heart Association Guidelines for Cardiopulmonary Resuscitation and Emergency Cardiovascular Care. Circulation. 2020 Oct 20;142(16_suppl_2):S337-S357.

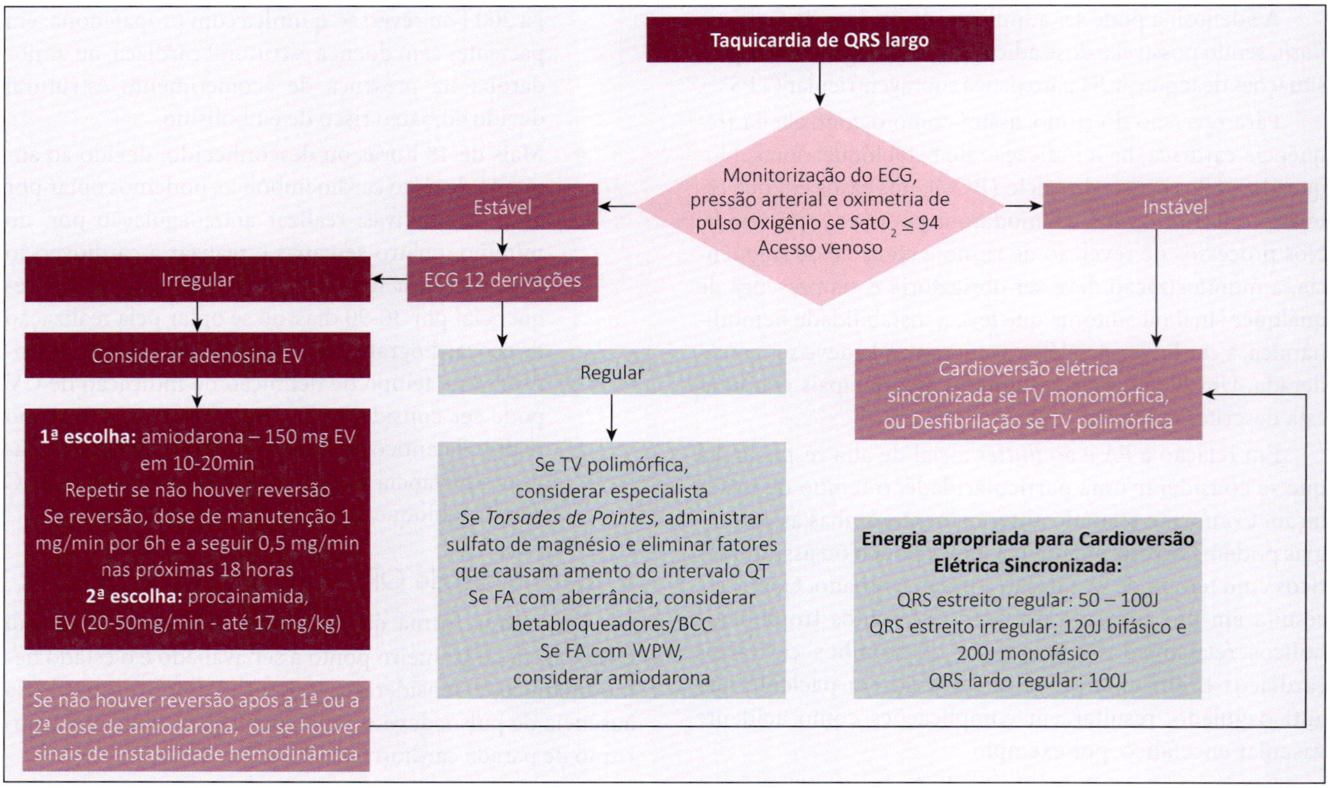

Figura 50.3. Condutas nas Taquicardias de QRS largo.

ECG: eletrocardiograma; EV: endovenosa; FA: fibrilação atrial; QT: intervalo QT; TV: taquicardia ventricular; WPW: Wolff-Parkinson-White.

Fonte: Adaptada de Merchant RM, Topjian AA, Panchal AR, Cheng A, Aziz K, Berg KM, *et al.* Part 1: Executive Summary: 2020 American Heart Association Guidelines for Cardiopulmonary Resuscitation and Emergency Cardiovascular Care. Circulation. 2020 Oct 20;142(16_suppl_2):S337-S357.

100 J ou em acordo com a especificação do fabricante do equipamento disponível. Na presença de taquicardia ventricular (TV) polimórfica, deve-se efetuar a desfibrilação com carga inicial de 200 J.

Uma exceção a esse fato é a presença de *Torsades de Pointes*, que como terapia de primeira linha é administrado sulfato de magnésio 1 a 2 gramas em 5 a 20 minutos, mesmo na ausência de hipomagnessemia, podendo ser repetido após 15 minutos da infusão.

Em condições de estabilidade hemodinâmica, após a identificação e confirmação do ritmo com ECG de 12 derivações, podemos considerar adenosina para taquiarritmias de QRS largo monomórficas ou realizar como primeira linha terapêutica dose de ataque de amiodarona na dose de 150 mg endovenosa em 10 minutos, ou lidocaína 0,75 a 1,5 mg/kg, considerando repetir a dose caso inefetividade do ataque inicial. Em qualquer momento da reversão, a presença de critérios de instabilidade hemodinâmica pode indicar a cardioversão elétrica ou desfibrilação, caso indicada. A **Figura 50.3** resume as principais condutas para tratamento das taquiarritmias de QRS largo.

Referências bibliográficas

1. Al-Khatib SM, Stevenson WG, Ackerman MJ, Bryant WJ, Callans DJ, Curtis AB, et al. 2017 AHA/ACC/HRS Guideline for Management of Patients With Ventricular Arrhythmias and the Prevention of Sudden Cardiac Death: Executive Summary: A Report of the American College of Cardiology/American Heart Association Task Force on Clinical Practice Guidelines and the Heart Rhythm Society. Circulation. 2018;138(13):e210-e271.
2. Bernoche C, Timerman S, Polastri TF, Giannetti NS, Siqueira AWS, Piscopo A et al. Atualização da Diretriz de Ressuscitação Cardiopulmonar e Cuidados de Emergência da Sociedade Brasileira de Cardiologia – 2019. Arq Bras Cardiol. 2019; 113(3):449-663
3. Hindricks G, Potpara T, Dagres N, Arbelo E, Bax JJ, Blomström-Lundqvist C, et al. 2020 ESC Guidelines for the diagnosis and management of atrial fibrillation developed in collaboration with the European Association for Cardio-Thoracic Surgery (EACTS): The Task Force for the diagnosis and management of atrial fibrillation of the European Society of Cardiology (ESC) Developed with the special contribution of the European Heart Rhythm Association (EHRA) of the ESC. Eur Heart J. 2021 Feb 1;42(5):373-498. doi: 10.1093/eurheartj/ehaa612. Erratum in: Eur Heart J. 2021;42(5):507.
4. Saliba W, Juratli N, Chung MK, Niebauer MJ, Erdogan O, Trohman R, Wilkoff BL, et al. Higher energy synchronized external direct current cardioversion for refractory atrial fibrillation. J Am Coll Cardiol. 1999;34(7):2031-4.
5. Zeppenfeld K, Tfelt-Hansen J, de Riva M, Winkel BG, Behr ER, Blom NA, et al. 2022 ESC Guidelines for the management of patients with ventricular arrhythmias and the prevention of sudden cardiac death. Eur Heart J. 2022;43(40):3997-4126.

capítulo | 51

Emergências Hipertensivas

Igor Dovorake Lourenço | Hélio Penna Guimarães

Introdução

A hipertensão arterial é uma condição prevalente e frequentemente assintomática, representando o principal fator de risco modificável para doenças cardiovasculares dos Estados Unidos. Segundo a *American Heart Association* (AHA), estima-se que o aumento da pressão arterial, independente da presença de lesões de órgãos-alvo, esteja presente em 72% das admissões hospitalares. Dentre elas, a depender dos achados clínicos e dos valores pressóricos, em situações de crise, pode levar a danos consideráveis em órgãos-alvo e constituir um cenário de urgência.

As emergências hipertensivas são condições clínicas que exigem intervenção imediata visando a prevenção de complicações e eventos adversos graves, como acidente vascular cerebral (AVC), infarto do miocárdio, insuficiência renal aguda e morte súbita. Neste capítulo serão abordados definição, classificação, etiologia, avaliação, manejo e complicações das emergências hipertensivas, com ênfase na prática clínica e na tomada de decisão em unidades de terapia intensiva (UTI), com base nas diretrizes mais recentes

Definição e classificação

As emergências hipertensivas são definidas como elevação aguda da pressão arterial (PA) que resulta em lesão de órgãos-alvo, incluindo condições como encefalopatia hipertensiva, dissecção aórtica, infarto agudo do miocárdio e insuficiência renal aguda. A pressão arterial é considerada em nível crítico emergencial quando ultrapassa 180/110-120 mmHg, mas a gravidade da condição de emergência depende da presença de lesão a órgãos-alvo.

A classificação pode ser dividida em:

- **Crises hipertensiva:** elevação significativa da PA caracterizada por PAS > 180 mmHg ou PAD > 110-120 mmHg.
- **Emergências hipertensivas:** elevação da PA com comprometimento agudo de órgãos-alvo, incluindo o acidente vascular cerebral (AVC hemorrágico ou isquêmico); infarto agudo do miocárdio (IAM), insuficiência renal aguda e dissecção aórtica.

A **Figura 51.1** esquematiza e resume a estratificação dos possíveis cenários em ambientes críticos na vigência da elevação da pressão arterial. O **Quadro 51.1** resume as principais lesões de órgãos-alvo decorrente da emergência hipertensiva.

Etiologia

As emergências hipertensivas podem ser causadas por diversos fatores, incluindo:

- **Hipertensão arterial primária:** muitas vezes se apresenta como o primeiro episódio de crise hipertensiva pela ausência de tratamento ou hipertensão não diagnosticada previamente. Pode ocorrer em situações de estresse, dor intensa, psicogênica como ansiedade pela internação ou infecções.
- **Hipertensão arterial secundária:** causada por condições específicas como doença renal, feocromocitoma, síndrome de Cushing e uso de medicamentos (p. ex.: corticosteroides e contraceptivos orais).
- **Uso de drogas:** estimulantes como cocaína e anfetaminas podem precipitar crises hipertensivas.
- **Má adesão ou descontinuação de anti-hipertensivos:** pacientes que interrompem repentinamente o uso de medicamentos podem experimentar aumento da PA.

Diagnóstico e avaliação do paciente

O diagnóstico de uma emergência hipertensiva deve ser rápido e efetivo. Deve-se avaliar os sinais vitais, exame físico completo, exames laboratoriais e de imagem conforme necessário. A identificação de lesões em órgãos-alvo é crucial, e pode incluir:

- **Neurológicas:** alterações no estado mental, cefaleia severa, déficits neurológicos focais, crises convulsivas ou distúrbios visuais.

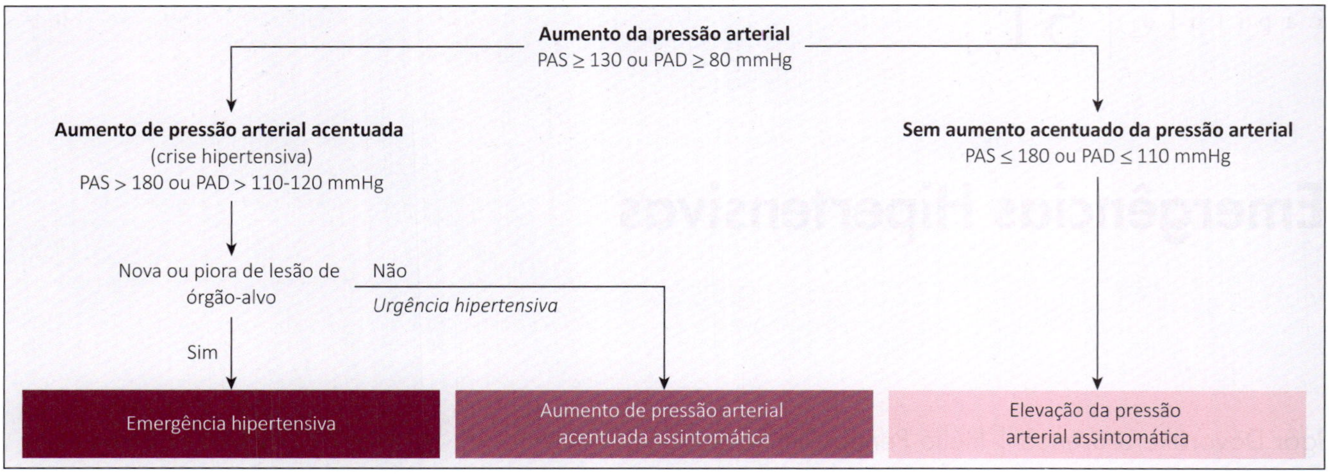

Figura 51.1. Terminologia do aumento da pressão arterial em ambientes críticos.

PAD: pressão arterial diastólica; PAS: pressão arterial sistólica.

Fonte: Adaptada de Bress AP, Anderson TS, Flack JM. The Management of Elevated Blood Pressure in the Acute Care Setting. Hypertension. 2024;81(8):e94-e106.

Quadro 51.1. Emergências hipertensivas por órgão-alvo

	Órgãos				
	Cérebro	**Artérias**	**Retina**	**Rins**	**Coração**
Condições agudas indicando emergência hipertensiva	Acidente vascular cerebral (isquêmico ou hemorrágico), Encefalopatia hipertensiva posterior reversível, hemorragia intracraniana	Dissecção aguda de aorta; pré-eclâmpsia, síndrome HELLP ou eclâmpsia	Classes III ou IV Keith-Wagener-Barker para retinopatia hipertensiva	Lesão renal aguda hipertensiva ou microangiopatia trombótica	Insuficiência aguda, infarto agudo do miocárdio ou edema agudo de pulmão hipertensivo

HELLP: *Hemolysis, Elevated Liver ennzymes and Low Platelets.*

Fonte: Desenvolvido pela autoria.

- **Cardiovascular:** dor torácica, dispneia ou sinais de insuficiência cardíaca.
- **Renal:** alterações na função renal como o aumento da creatinina e alteração no ritmo de diurese.

A avaliação inicial de um paciente com emergência hipertensiva deve seguir um protocolo sistemático:

- **História clínica:** coletar informações sobre a duração da hipertensão, uso de medicamentos, história de doenças cardiovasculares e sintomas associados, como dor torácica, cefaleia intensa ou alterações neurológicas.
- **Exame físico:** avaliar a pressão arterial em ambas as extremidades e bilateralmente nos membros superiores, atentar para sinais de insuficiência cardíaca (edema periférico, turgência jugular, estertores em ausculta do aparelho respiratório, hepatomegalia), e exame neurológico completo para detectar déficits sensitivos ou motores.

Exames complementares

- **Exames laboratoriais:** hemograma, eletrólitos, função renal, marcadores de necrose miocárdica (troponina) e perfil de coagulação.
- **Eletrocardiograma (ECG):** para avaliar sinais de isquemia miocárdica ou padrões de sobrecarga ventricular.
- **Radiografia de tórax:** avaliar congestão pulmonar, alargamento de mediastino.
- **Tomografia computadorizada de crânio:** na vigência de alterações agudas do comportamento, oscilação do nível de consciência, déficits neurológicos focais ou crises convulsivas.

Monitoramento

Em vigência de uma emergência hipertensiva, o paciente deve permanecer com monitorização contínua da pressão arterial, frequência cardíaca e saturação de oxigênio, idealmente em ambiente de terapia intensiva (UTI). O uso de um monitor não invasivo pode ser suficiente em alguns casos, mas em cenários críticos, a monitorização invasiva pode ser uma estratégia necessária.

Manejo das emergências hipertensivas

O tratamento das emergências hipertensivas deve ser individualizado, guiado por metas pressóricas específicas, levando em consideração a causa subjacente e a presença de lesão a órgãos-alvo.

Objetivos do tratamento

- Reduzir a pressão arterial de forma controlada e segura.
- Prevenir ou tratar lesões a órgãos-alvo.
- Abordar a causa subjacente da emergência hipertensiva.

Abordagem terapêutica

- **Medicações anti-hipertensivas:** a escolha do fármaco deve ser baseada na condição clínica do paciente. A redução da PA deve ser gradual de acordo com a etiologia, de modo geral, com uma meta de diminuição de 15%-25% da PA em uma a duas horas, evitando quedas bruscas que podem resultar em isquemias dos demais órgãos, seguido por uma meta de 160/100 mmHg nas próximas 2-6 horas. As classes de medicamentos incluem:
- **Vasodilatadores:** nitroprussiato de sódio, nitroglicerina, hidralazina.
- **Betabloqueadores e antagonistas adrenérgicos:** metoprolol, esmolol, propranolol e atenolol.
- **Inibidores da enzima conversora de angiotensina (IECA):** enalapril, captopril, lisonopril, fosinopril, ramipril.
- **Bloqueadores dos canais de cálcio:** nicardipina, amlodipina.

O **Quadro 51.2** resume os principais medicamentos anti-hipertensivos disponíveis com as respectivas posologias.

Tratamento específico para condições associadas

- **AVC hemorrágico:** controle rigoroso da PA, sendo alvo de PA sistólica entre 140 mmHg; atenção especial aos casos de HSA em que o nível deve estar abaixo de 160 mmHg de pressão arterial diastólica.
- **IAM:** administração de antiagregantes plaquetários, anticoagulantes e, em casos selecionados, revascularização.
- **Síndrome aórtica/dissecção de aorta:** controle agressivo da PA com inicialmente com betabloqueadores, seguido de vasodilatadores.
- **O monitoramento e reavaliação:** monitorar a resposta ao tratamento e ajustar a terapia conforme necessário. A reavaliação frequente é crucial para garantir a eficácia do manejo.

O **Quadro 51.3** resume as principais metas e as principais drogas envolvidas no manejo das emergências hipertensivas por etiologia e localidade.

Quadro 51.2. Anti-hipertensivos e doses recomendadas

Medicamento	Dose	Tempo de ação	Tempo de duração	Efeitos adversos
Vasodilatadores				
Hidralazina	10-20 mg IV ou 10-20 mg IM	10-20 minutos IV 20-30 minutos IM	1-4 horas IV e 4-6 horas IM	Queda abrupta de hipotensão, taquicardia, cefaleia, vômitos, piora da angina
Nicardipina	5-15 mg/h IV	5-15 minutos	1,5 a 4 horas	Taquicardia, cefaleia, náuseas, flebite local, edema
Nitroglicerina	5-100 mcg/min	2-5 minutos	5-10 minutos	Hipoxemia, taquicardia por ativação simpática, cefaleia, vômitos, metemoglobinemia, tolerância com uso prolongado
Nitroprussiato	0,25-10 mcg/kg/min IV	0,5-1 min	1-10 minutos	Aumento da pressão intracraniana, diminuição do fluxo sanguíneo cerebral, redução de fluxo sanguíneo coronariano, intoxicação por cianeto ou tiocianeto, náuseas, vômitos, espasmos musculares, sudorese
Agentes inibidores adrenérgicos				
Esmolol	500 mcg/kg com dose-ataque em um minuto, depois manter infusão IV 25 a 50 mcg/kg por minutos, incrementando até o máximo 300 mcg/kg por minuto	1-2 minutos	10-30 minutos	Náuseas, broncoespasmo, BAV primeiro grau, dor no local da infusão
Labetalol	*Bolus* inicial de 20 mg IV seguido por 20-80 mg IV a cada 10 minutos (máximo de 300 mg) ou 0,5 a 2 mg/min IV	5-10 minutos	2-4 horas	Náuseas, vômitos, parestesias, broncoespasmo, náusea, BAV
Metoprolol	1,25-5 mg IV seguido por 2,5-15 mg IV a cada 3-6 horas	20 minutos	5-8 horas	Náuseas, vômitos, parestesias, broncoespasmo, náusea, BAV

IM: intramuscular; IV: intravenoso; BAV: bloqueio atrioventricular.

Fonte: Desenvolvido pela autoria.

Quadro 51.3. Agentes de tratamento e metas do tratamento por emergência hipertensiva				
	Órgãos			
Cérebro	**Artérias**	**Retina**	**Rins**	**Coração**
Condições agudas indicando emergência hipertensiva				
Acidente vascular cerebral (isquêmico ou hemorrágico) Encefalopatia hipertensiva posterior reversível, hemorragia intracraniana	Dissecção aguda de aorta; pré-eclâmpsia, síndrome HELLP ou eclâmpsia	Classes III ou IV Keith-Wagener-Barker para retinopatia hipertensiva	Lesão renal aguda hipertensiva ou microangiopatia trombótica	Insuficiência aguda, infarto agudo do miocárdio ou edema agudo de pulmão hipertensivo
Meta inicial pressórica				
AVC: PAS 130-180 mmHg. Declínio da PAM em 15% em 1 hora. PRES: Declínio imediato da PAM em 20%-25%. Hemorragia cerebral: declínio imediato da PAM em 15%	Dissecção: PAS < 120 imediatamente. Pré-eclâmpsia, HELLP, ... PAS < 160 e PAD < 105 mmHg	PAS < 180. Declínio em 15% da PAM	Redução da PAM em 20%-25% por algumas horas	IC: PAS < 180 e redução da PAM em 25%. Demais: redução para PAS < 140 mmHg
Agentes de tratamento				
Labetalol; nicardipino	Artéria: esmolol e nitroprussiato, nitroglicerina ou nicardipino. Pré-eclâmpsia, ... labetalol, sulfato de magnésio, nicardipino, hidralazina		Labetalol, nicardipino	Nitroglicerina, nitroprussiato, labetalol, esmolol

AVC: acidente vascular cerebral; HELLP: *Hemolysis, Elevated Liver ennzymes and Low Platelets*; PAS: pressão arterial sistólica; PAM: pressão arterial média.

Fonte: Desenvolvido pela autoria.

Complicações

As complicações das emergências hipertensivas podem incluir:

- **Acidente vascular cerebral:** tanto hemorrágico quanto isquêmico.
- **Infarto agudo do miocárdio:** resultante da isquemia miocárdica.
- **Insuficiência renal aguda:** por hipoperfusão renal.
- **Lesão cerebral:** resultante de isquemia ou hemorragia.

A prevenção dessas complicações depende da identificação precoce e do tratamento adequado da emergência hipertensiva.

Condições especiais

Gravidez

As emergências hipertensivas em grávidas, como a pré-eclâmpsia e eclâmpsia, requerem abordagem cuidadosa com atenção especial ao hipofluxo placentário e disfunções neurológicas para mãe e concepto, além das particularidades com a utilização de medicamentos como a hidralazina e o sulfato de magnésio.

Idosos

Além do comum uso de "polifarmácia" podem apresentar respostas diferentes ao tratamento anti-hipertensivo e são mais suscetíveis a complicações secundárias ao hipofluxo cerebral e coronariano.

Comorbidades

Considerar as comorbidades e o uso de múltiplos medicamentos, que podem interferir na escolha do tratamento por suas em reações e eventos adversos.

Conclusão

As emergências hipertensivas são condições críticas que requerem intervenção imediata e eficaz. A avaliação cuidadosa, o manejo apropriado e a monitorização contínua são essenciais para prevenir complicações graves. A colaboração entre equipes multidisciplinares e a educação contínua dos profissionais de saúde são fundamentais para melhorar os desfechos clínicos.

O manejo eficaz das emergências hipertensivas é fundamental para prevenção de complicações graves e melhorar desfechos aos pacientes.

A educação contínua e a adesão a diretrizes atualizadas são essenciais para garantir que os profissionais de saúde estejam preparados para lidar com essas emergências. O reconhecimento precoce e o tratamento adequado podem salvar vidas e reduzir a morbidade associada a essas condições críticas.

O desenvolvimento de protocolos de atendimento e a realização de treinamentos regulares podem contribuir para a qualidade do atendimento em unidades de terapia intensiva.

Referências bibliográficas

1. James PA, Oparil S, Carter BL, Cushman WC, Dennison-Himmelfarb C, Handler J, et al. 2014 evidence-based guideline for the management of high blood pressure in adults: report from the panel members appointed to the Eighth Joint National Committee (JNC 8). JAMA. 2014;311(5):507-20.
2. Mancia G, Fagard R, Narkiewicz K, Redon J, Zanchetti A, Böhm M, et al. 2013 ESH/ESC guidelines for the management of arterial hypertension: the Task Force for the Management of Arterial Hypertension of the European Society of Hypertension (ESH) and of the European Society of Cardiology (ESC). Eur Heart J. 2013;34(28):2159-219.
3. Calhoun DA, Nishizaka MK, Zaman MA, et al. Emergence of resistant hypertension. Hypertension. 2008;51(6):1403-1409.
4. Roush GC, et al. Hypertensive emergencies: A review of the literature. Am J Emerg Med. 2015;33(4):543-549.
5. Hsu CY, et al. Acute kidney injury in patients with hypertensive emergencies. J Clin Hypertens. 2010;12(6):414-419.
6. Dyer AR, et al. Epidemiology of hypertension and its complications. Hypertension. 2009;54(1):1-8.
7. McGowan N, et al. Management of hypertensive emergencies in the emergency department. Emerg Med J. 2012;29(10):797-802.
8. Lindholm LH, et al. Hypertension and stroke. Lancet. 2002;359(9311):175-181.
9. American College of Cardiology/American Heart Association Task Force on Practice Guidelines. 2017 ACC/AHA Hypertension Guidelines. J Am Coll Cardiol. 2018;71(19):e127-e248.
10. Bress AP, Anderson TS, Flack JM. The Management of Elevated Blood Pressure in the Acute Care Setting. Hypertension. 2024;81(8):e94-e106.

capítulo 52

Dissecção Aguda de Aorta

Marcelo de Oliveira Maia

Destaques

- A obtenção de resultados para pacientes com doenças de aorta é melhor em serviços com maiores volumes de atendimento, profissionais experientes e extensas capacidades de manejo, sendo que o cuidado da Equipe Multidisciplinar de Aorta é considerado para determinar o momento apropriado de intervenção.
- A tomada de decisão compartilhada envolvendo o paciente e uma equipe multidisciplinar é altamente encorajada para determinar as terapias médicas, endovasculares e cirúrgicas abertas ideais. Em pacientes com doença aórtica que estão pensando em engravidar ou que estão grávidas, a tomada de decisão compartilhada é especialmente importante quando se consideram os riscos cardiovasculares da gravidez, os limites de diâmetro para cirurgia profilática da aorta e o tipo de parto.
- A tomografia computadorizada, a ressonância magnética e a ecocardiografia de pacientes com doença aórtica devem seguir as abordagens recomendadas para aquisição de imagens, medição e relato de dimensões aórticas relevantes e a frequência de vigilância antes e depois da intervenção.
- Em centros com equipes multidisciplinares de aorta e cirurgiões experientes, o limiar para intervenção cirúrgica para aneurismas esporádicos da raiz da aorta e da aorta ascendente foi reduzido de 5,5 para 5,0 cm em pacientes selecionados, e foi ainda mais baixo em cenários específicos entre pacientes com aneurismas da aorta torácica hereditários.
- Em pacientes com tamanho significativamente menores ou maiores que a média, os limiares cirúrgicos podem incorporar a indexação da raiz da aorta ou do diâmetro da aorta ascendente à área de superfície corporal ou à altura do paciente, ou a área transversal da aorta à altura do paciente.
- O rápido crescimento da raiz da aorta ou crescimento do aneurisma da aorta ascendente, uma indicação para intervenção, é definido como ≥ 0,5 cm em 1 ano ou ≥ 0,3 cm por ano em 2 anos consecutivos para aqueles com aneurismas esporádicos e ≥ 0,3 cm em 1 ano para aqueles com doença da aorta torácica hereditária, doença da aorta torácica ou válvula aórtica bicúspide.
- Em pacientes submetidos à cirurgia de substituição da raiz da aorta, a substituição da raiz da aorta com preservação da válvula é razoável se a válvula for adequada para reparo e quando realizada por cirurgiões experientes em uma Equipe Multidisciplinar de Aorta.
- Pacientes com dissecção aórtica aguda tipo A, se clinicamente estáveis, devem ser considerados para transferência para um centro aórtico de alto volume para melhorar a sobrevida. O reparo operatório da dissecção aórtica tipo A deve envolver pelo menos uma anastomose distal aberta, em vez de apenas um simples enxerto de interposição supracoronária.
- Há um papel crescente do reparo endovascular da aorta torácica no tratamento da dissecção aórtica tipo B não complicada. Ensaios clínicos de reparo de aneurismas da aorta toracoabdominal com endopróteses estão demonstrando resultados que sugerem que o reparo endovascular é uma opção para pacientes com anatomia adequada.
- Em pacientes com aneurismas da raiz da aorta ou da aorta ascendente, ou naqueles com dissecção aórtica, recomenda-se a triagem de parentes de primeiro grau com exames de imagem da aorta.

As 10 principais mensagens para levar para casa para o diagnóstico e tratamento da doença da aorta.[1]

Introdução

A dissecção aguda de aorta (DAA) é uma emergência médica crítica caracterizada pela separação das camadas da parede aórtica, resultando na formação de um falso lúmen. Essa condição pode levar a complicações fatais, incluindo ruptura aórtica, tamponamento cardíaco e isquemia de órgãos vitais. Este capítulo abordará a epidemiologia, a fisiopatologia, o diagnóstico, o manejo e o prognóstico da dissecção aguda de aorta.

Anatomia normal da aorta[1]

Principais segmentos anatômicos

A aorta é a maior artéria do corpo e pode ser dividida em 5 segmentos anatômicos principais (**Figura 52.1**): o segmento raiz ou sinusal, que se estende do anel valvar aórtico até a junção sinotubular; a aorta torácica ascendente, que se estende da junção sinotubular até a artéria inominada; o arco aórtico, que se estende da artéria inominada até a artéria subclávia esquerda; a aorta torácica descendente, que se estende da artéria subclávia esquerda até o diafragma; e a aorta abdominal, que se estende do diafragma até o nível da bifurcação aórtica.

Principais componentes histológicos da parede aórtica

A parede da aorta é composta por 3 camadas (**Figura 52.2**): uma íntima interna fina, uma média central mais espessa e uma adventícia externa fina. A íntima consiste em uma camada de células endoteliais dentro de uma matriz de tecido conjuntivo. A média consiste em células musculares lisas, fibras elásticas, proteínas de colágeno e polissa-

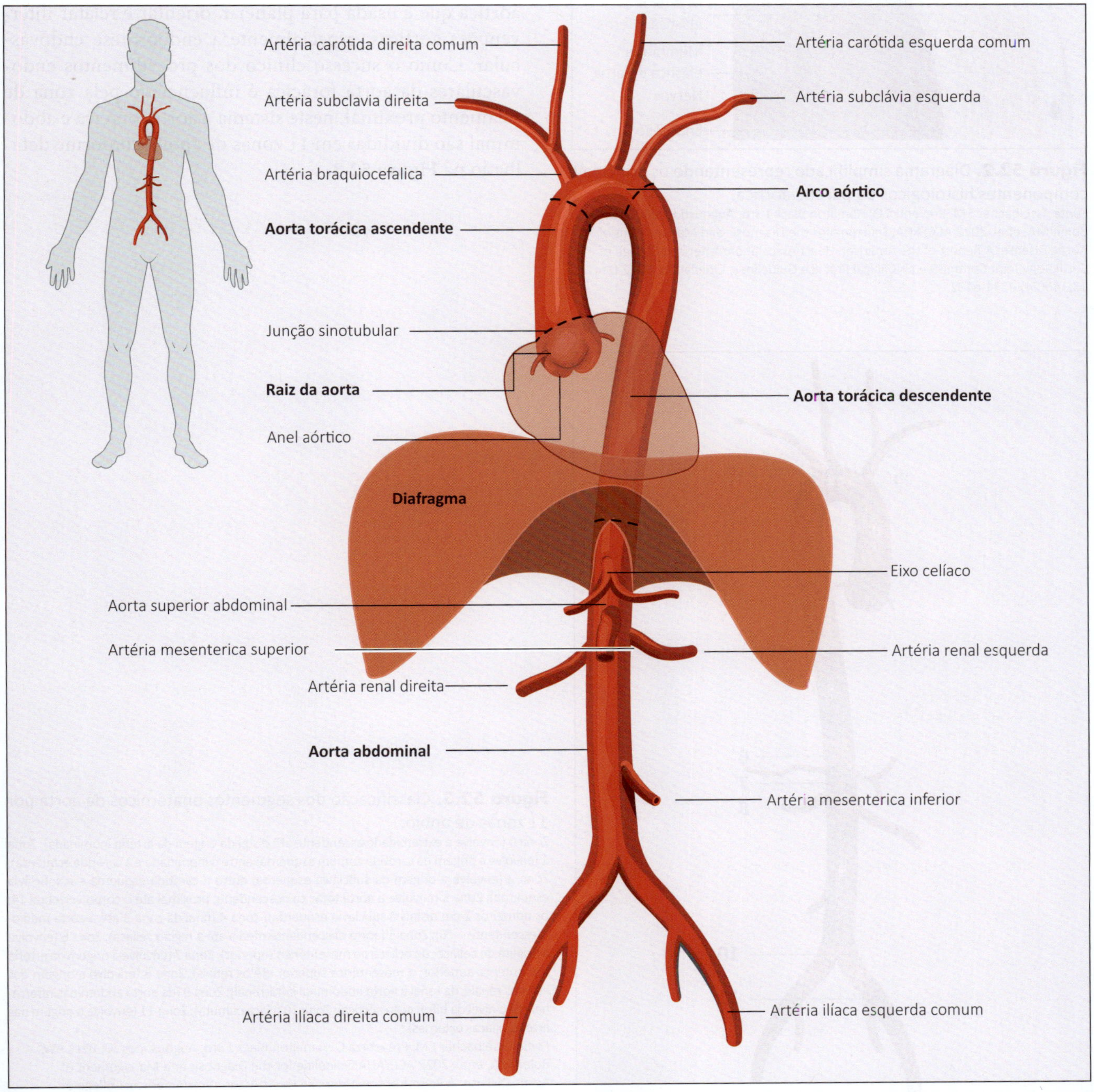

Figura 52.1. Anatomia da aorta, mostrando as diferentes partes: aorta ascendente, arco aórtico, aorta descendente torácica e aorta abdominal.

Fonte: Isselbacher EM, Preventza O, Hamilton Black J 3rd, Augoustides JG, Beck AW, Bolen MA, et al. 2022 ACC/AHA Guideline for the Diagnosis and Management of Aortic Disease: A Report of the American Heart Association/American College of Cardiology Joint Committee on Clinical Practice Guidelines. Circulation. 2022 Dec 13;146(24):e334-e482.

carídeos imprensados em mais de 50 camadas conhecidas como lamelas elásticas. A média proporciona força e distensibilidade à aorta, características essenciais para a função circulatória. A adventícia é composta de tecido conjuntivo, fibroblastos, nervos e vasa vasorum, que perfundem a parede externa da aorta e uma porção substancial da média.

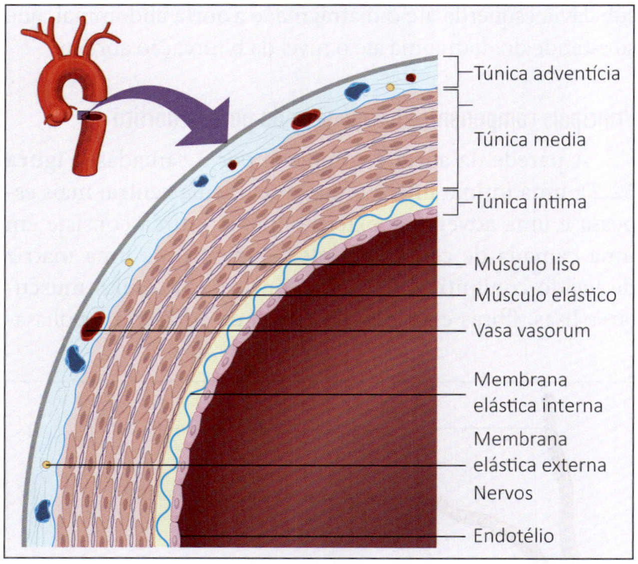

Figura 52.2. Diagrama simplificado representando os principais componentes histológicos da parede aórtica.

Fonte: Isselbacher EM, Preventza O, Hamilton Black J 3rd, Augoustides JG, Beck AW, Bolen MA, et al. 2022 ACC/AHA Guideline for the Diagnosis and Management of Aortic Disease: A Report of the American Heart Association/American College of Cardiology Joint Committee on Clinical Practice Guidelines. Circulation. 2022 Dec 13;146(24):e334-e482.

Classificação Anatômica baseada em planejamento para Intervenções

Além dos descritores anatômicos padrão da anatomia aórtica, existe uma classificação mais técnica da anatomia aórtica que é usada para planejar, orientar e relatar intervenções aórticas, especialmente a endoprótese endovascular. Como o sucesso clínico dos procedimentos endovasculares da aorta torácica é influenciado pela zona de selamento proximal, neste sistema a aorta torácica e abdominal são divididas em 11 zonas de apoio, conforme detalhado na **Figura 52.3**.

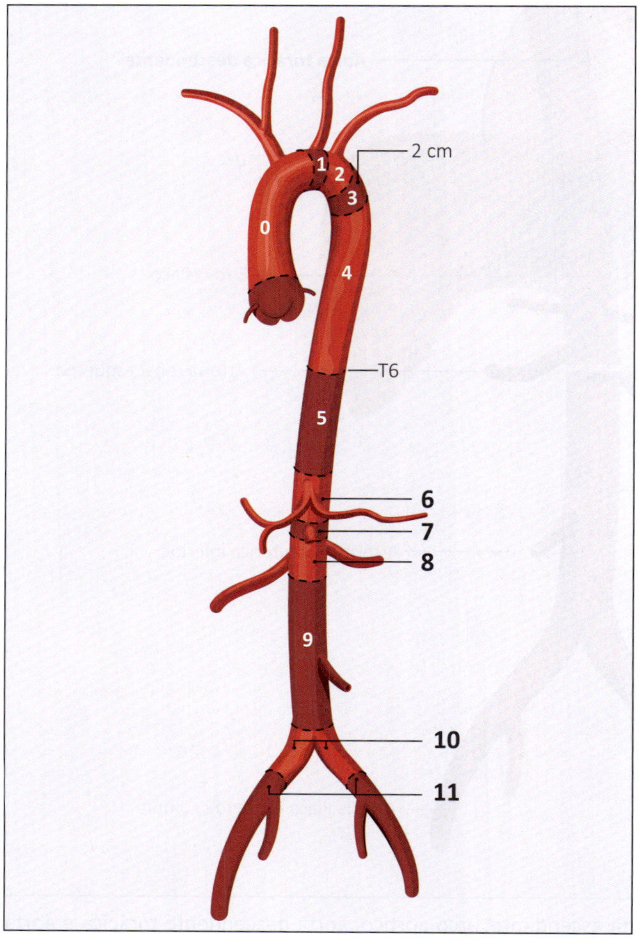

Figura 52.3. Classificação dos segmentos anatômicos da aorta por 11 zonas de apoio.

Zona 0 (envolve a extremidade ascendente até distal da origem da artéria inominada); Zona 1 (envolve a origem da carótida comum esquerda; entre o inominado e a carótida esquerda); Zona 2 (envolve a origem da subclávia esquerda; entre a carótida esquerda e a subclávia esquerda); Zona 3 (envolve a aorta torácica descendente proximal até o corpo vertebral T4; os primeiros 2 cm distais à subclávia esquerda); Zona 4 (final da zona 3 até a aorta médio-descendente – T6); Zona 5 (aorta descendente média até a região celíaca); Zona 6 (envolve a origem do celíaco; do celíaco ao mesentérico superior); Zona 7 (envolve a origem da artéria mesentérica superior; a mesentérica superior até os renais); Zona 8 (envolve a origem das artérias renais; da renal à aorta abdominal infrarrenal); Zona 9 (da aorta abdominal infrarrenal até o nível da bifurcação aórtica); Zona 10 (ilíaca comum); Zona 11 (envolve a origem das artérias ilíacas externas).[2]

Fonte: Isselbacher EM, Preventza O, Hamilton Black J 3rd, Augoustides JG, Beck AW, Bolen MA, et al. 2022 ACC/AHA Guideline for the Diagnosis and Management of Aortic Disease: A Report of the American Heart Association/American College of Cardiology Joint Committee on Clinical Practice Guidelines. Circulation. 2022 Dec 13;146(24):e334-e482.

Epidemiologia

A incidência de síndromes aórticas agudas é estimada em aproximadamente 10,2 e 5,7 casos por 100 mil pessoas/ano para homens e mulheres, respectivamente.[3] Os pacientes com maior risco incluem aqueles com idade avançada (> 60 anos), homens e aqueles com hipertensão não controlada; o uso de cocaína resultando em hipertensão não controlada também pode desempenhar um papel.[4] Os processos patológicos que afetam a integridade da parede aórtica subjacente estão associados à apresentação de síndromes aórticas agudas em pacientes mais jovens e não hipertensos, incluindo doença do tecido conjuntivo, doença inflamatória vascular ou trauma.[5] A dissecção e síndromes relacionadas também podem ser iatrogênicas, resultantes de procedimentos vasculares percutâneos ou de cirurgia cardíaca ou aórtica recente (**Figura 52.4**).

Fisiopatologia

Na DAA, uma ruptura na íntima da aorta permite que o sangue penetre na camada média da aorta, empurrando a aba de dissecção para o meio da aorta, separando o lúmen verdadeiro do falso. No hematoma intramural, o sangue vaza para o meio aórtico a baixa pressão, formando um trombo que empurra a parede externa da aorta para fora, deixando um lúmen aórtico de aparência relativamente normal. Uma úlcera aterosclerótica penetrante permite que o sangue entre na média da aorta, mas a cicatriz aterosclerótica da aorta normalmente confina a coleta de sangue, muitas vezes resultando em dissecção localizada ou pseudoaneurisma.[6] Esse processo pode ser desencadeado por fatores como hipertensão descontrolada, trauma, degeneração da camada média (medionecrose cística) e doenças hereditárias do tecido conjuntivo. Os eventos adversos mais comuns nas doenças agudas de aorta são dissecção aórtica, hematoma intramural (HIM) e úlcera aterosclerótica penetrante (UAP), todos os quais podem levar à ruptura.

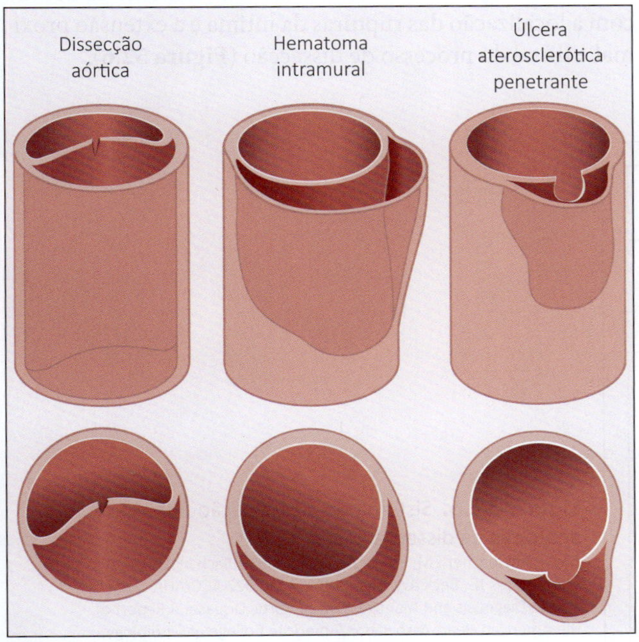

Figura 52.4. Síndromes aórticas agudas.
Fonte: Isselbacher EM, Preventza O, Hamilton Black J 3rd, Augoustides JG, Beck AW, Bolen MA, et al. 2022 ACC/AHA Guideline for the Diagnosis and Management of Aortic Disease: A Report of the American Heart Association/American College of Cardiology Joint Committee on Clinical Practice Guidelines. Circulation. 2022 Dec 13;146(24):e334-e482.

Apresentação clínica

As DAA têm apresentação variável e podem gerar uma ampla variedade de sintomas que dependem da extensão do comprometimento da parede aórtica. A dor é comum, com patologia da aorta ascendente (tipo A) classicamente resulta em intensa dor torácica anterior, enquanto a patologia da aorta descendente (tipo B) classicamente se apresenta com intensa dor nas costas.[7] Se houver dor, ela pode ser descrita como "rasgando", ou "esfaqueada", mas as síndromes aórticas agudas também podem ser indolores ou apresentar dor atípica. Sintomas adicionais podem indicar a extensão anatômica da dissecção – o envolvimento dos vasos braquiocefálicos pode levar a sintomas neurológicos ou nos membros superiores, a dissecção dos vasos esplâncnicos pode gerar dor abdominal e a dor nos membros inferiores significa envolvimento ilíaco.[8] A dissecção aórtica tipo A pode resultar em dissecção coronária, tamponamento ou disfunção valvular aguda que pode mascarar-se como uma síndrome coronária aguda primária. A síncope é um sintoma particularmente sinistro e pode predizer um envolvimento neurológico ou disfunção cardíaca grave.[9] Sinais de comprometimento vascular: pulso assimétrico, hipotensão, sopro diastólico, isquemia de extremidades ou órgãos, devem ser sempre avaliados.

Classificação

As duas classificações mais comuns para DAA foram propostas por De Bakey e Stanford (**Figura 52.5**). Os sistemas de classificação DeBakey e Stanford são usados mais comumente. O sistema DeBakey oferece maior detalhe anatômico, enquanto o sistema Stanford é mais simples, distinguindo essencialmente as dissecções que envolvem a aorta torácica ascendente daquelas que não o fazem.

Classificação de DeBakey

A classificação de DeBakey categoriza as dissecções em tipos I, II e III, com base na origem da ruptura da íntima e na extensão da dissecção1

- **Tipo I:** a ruptura de dissecção origina-se na aorta ascendente e se propaga distalmente para incluir o arco aórtico e normalmente a aorta descendente.
- **Tipo II:** a ruptura de dissecção está confinada apenas à aorta ascendente.
- **Tipo III:** a ruptura da dissecção origina-se na aorta torácica descendente e se propaga mais frequentemente distalmente
  - **Tipo IIIa:** a ruptura de dissecção está confinada apenas à aorta torácica descendente.

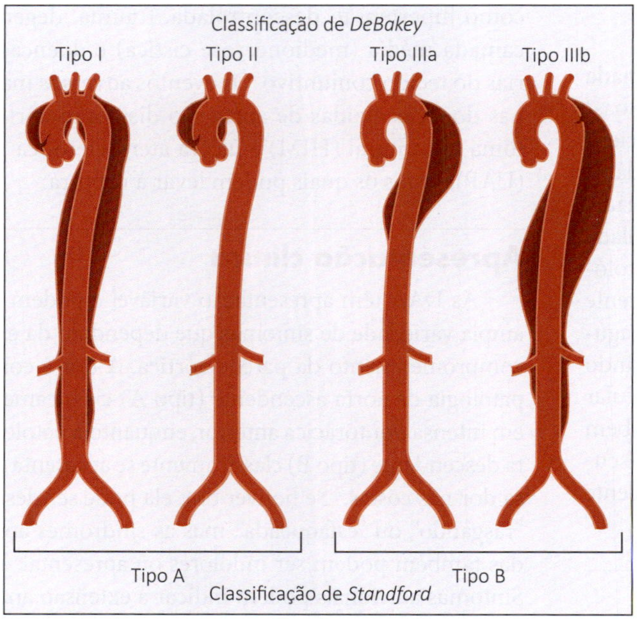

Figura 52.5. Classificações de DeBakey e Satanford.
Fonte: Isselbacher EM, Preventza O, Hamilton Black J 3rd, Augoustides JG, Beck AW, Bolen MA, et al. 2022 ACC/AHA Guideline for the Diagnosis and Management of Aortic Disease: A Report of the American Heart Association/ American College of Cardiology Joint Committee on Clinical Practice Guidelines. Circulation. 2022 Dec 13;146(24):e334-e482.

- **Tipo IIIb:** a ruptura de dissecção origina-se na aorta torácica descendente e se estende abaixo do diafragma.

Classificação de Stanford

A classificação de Stanford divide as dissecções em 2 categorias de acordo com o envolvimento da aorta ascendente ou não, independentemente do local de origem

- **Tipo A:** todas as dissecções envolvendo a aorta ascendente, independentemente do local da ruptura da íntima.
- **Tipo B:** todas as dissecções que não envolvem a aorta ascendente (incluindo dissecções que envolvem o arco aórtico, mas poupam a aorta ascendente).

Associação Europeia de Cirurgia Cardiotorácica & Sociedade Europeia de Cirurgia Vascular

Em 2020, Associação Europeia de Cirurgia Cardiotorácica e a Sociedade Europeia de Cirurgia Vascular propuseram um esquema de classificação inteiramente novo que define a anatomia da dissecção aórtica com mais detalhes[10]

As dissecções são definidas anatomicamente de acordo com a localização das rupturas da íntima e a extensão proximal e distal do processo de dissecção (**Figura 52.6**).

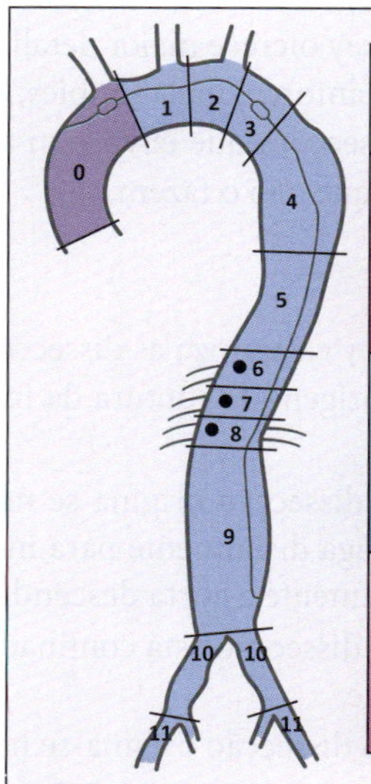

Tipo	Extenção proximal	Extenção distal
A_D Ponto de entrada **Zona 0**	0	0
	1	1
	2	2
	3	3
B_{PD} Ponto de entrada **≥ zona 1**	4	4
	5	5
	6	6
	7	7
I_D Ponto de entrada não identificado envolvendo **Zona 0**	8	8
	9	9
	10	10
	11	11
	12	12

Figura 52.6. Sistema de classificação baseado na anatomia da dissecção aórtica.
Fonte: Isselbacher EM, Preventza O, Hamilton Black J 3rd, Augoustides JG, Beck AW, Bolen MA, et al. 2022 ACC/AHA Guideline for the Diagnosis and Management of Aortic Disease: A Report of the American Heart Association/American College of Cardiology Joint Committee on Clinical Practice Guidelines. Circulation. 2022 Dec 13;146(24):e334-e482.

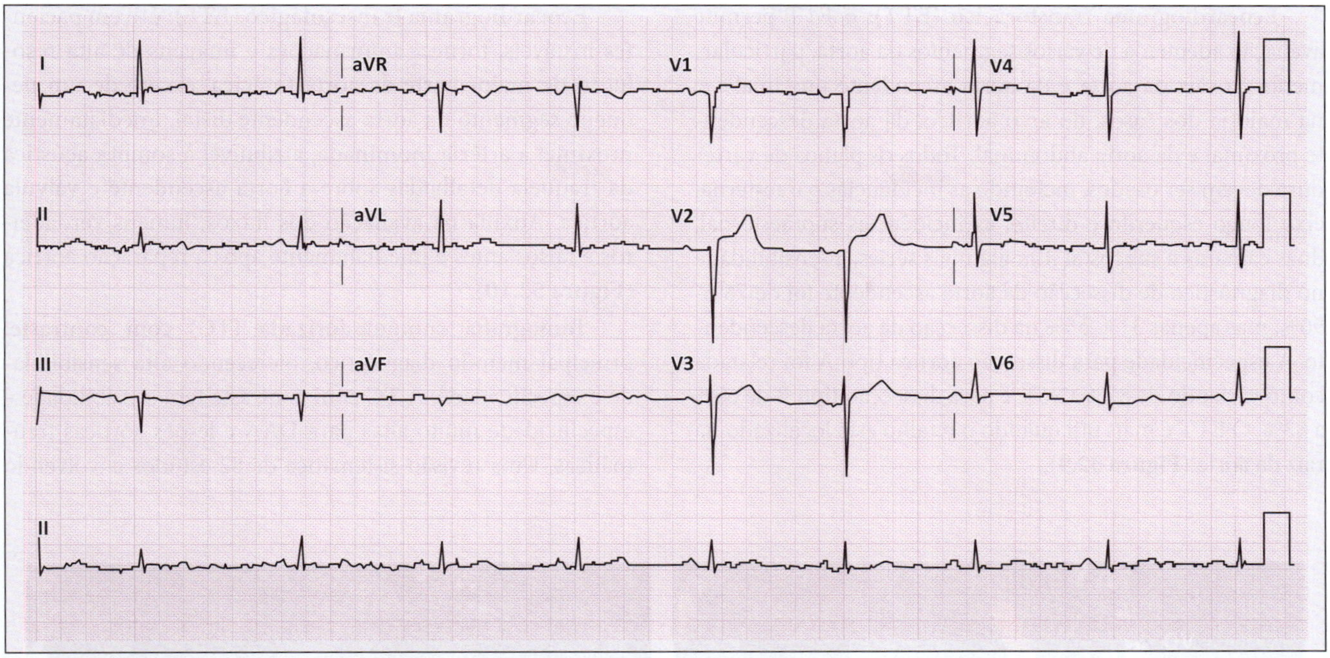

Figura 52.7. Alterações ECG inespecíficas em dissecção aguda de aorta.
Fonte: Acervo da autoria.

Diagnóstico

O diagnóstico precoce é crucial para a sobrevivência. A avaliação inicial deve incluir:

- **História clínica detalhada**: identificação dos fatores de risco e descrição dos sintomas.
- **Exame físico**: busca por sinais de comprometimento vascular.

Exames de imagem:

A Tomografia computadorizada (TC), a ressonância magnética (RM), a ecocardiografia transtorácica (ETT) e a ecocardiografia transesofágica (ETE) e a ultrassonografia da aorta abdominal têm papel importante nessas avaliações das dissecções de aorta. A seleção de uma modalidade de imagem pode ser baseada em fatores específicos do paciente, incluindo estabilidade hemodinâmica, alergia ao contraste, função renal e tolerância do paciente (por exemplo, devido ao tempo de exame relativamente mais longo e ao espaço confinado associado à ressonância magnética, que ocasionalmente requer sedação). A disponibilidade institucional de uma modalidade de imagem ou de um médico especialista em imagem também pode direcionar a seleção da modalidade. A onipresença dos tomógrafos, combinada com a rápida aquisição de conjuntos de dados de imagens tridimensionais (3D) intuitivos e de alta resolução, levou à ampla adoção desta modalidade para a avaliação de suspeita de patologia aórtica e para avaliação vascular periprocedimento, na maioria casos suplantando a angiografia por cateter diagnóstico.[11]

Eletrocardiograma (ECG) e radiografia de tórax (Rx de tórax): alterações no eletrocardiograma (ECG) e anormalidades na radiografia de tórax, como alargamento do mediastino e deslocamento de calcificações aórticas, estão presentes em mais de dois terços dos pacientes que apresentam dissecção aguda de aorta. Sobrecarga de VE no ECG demonstrando HAS de longa data e alargamento de mediastino no RX de tórax podem aparecer, porém possuem baixa sensibilidade e são frequentemente inespecíficos (**Figuras 52.7 e 52.8**).

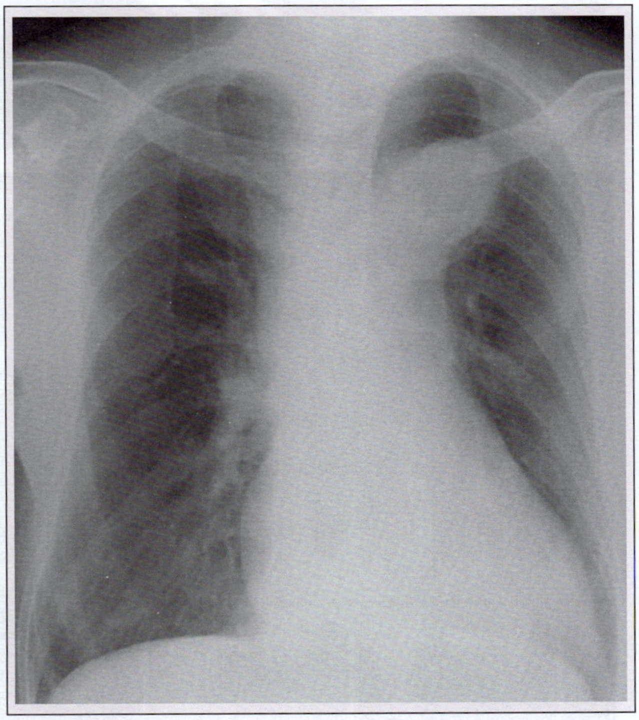

Figura 52.8. Alargamento de mediastino em dissecção aguda de aorta tipo B.
Fonte: Acervo da autoria.

Ecocardiograma transtorácico (ETT): o ETT permite avaliação adequada de vários segmentos da aorta, particularmente da raiz da aorta e da aorta ascendente proximal[10] e, na maioria dos casos, do arco aórtico, da aorta descendente proximal e da aorta abdominal. Todos os planos de varredura devem ser usados, incluindo as incidências paraesternal eixo longo esquerdo e direito, as incidências supraesternal, duas câmaras e subcostal. Em algumas séries, a sensibilidade no diagnóstico de dissecção da aorta ascendente foi de 78%-90%, mas apenas 31%-55% na dissecção da aorta descendente. A especificidade para dissecção aórtica tipo A foi relatada como variando de 87% a 96% e para dissecção tipo B de 60% a 83%. O ETT é mais útil quando o retalho está localizado na raiz da aorta (**Figura 52.9**).

Ecocardiograma transesofágico (ETE): útil em pacientes instáveis, fornece informações e imagens de alta resolução da maior parte da aorta torácica, exceto de um pequeno segmento da aorta ascendente distal, imediatamente proximal à artéria inominada, atribuível à sombra acústica da traqueia detalhadas sobre a aorta ascendente e válvula aórtica. Auxilia na avaliação dos fluxos, lúmens verdadeiros e falsos antes e imediatamente após a reparação aórtica (**Figura 52.10**).[12]

Tomografia computadorizada (TC) com contraste: principal método diagnóstico, oferecendo alta sensibilidade e especificidade. A TC com contraste tem sensibilidade e especificidade muito altas para DAA e lesões aórticas traumáticas. Uma revisão sistemática de 82 estudos envolvendo

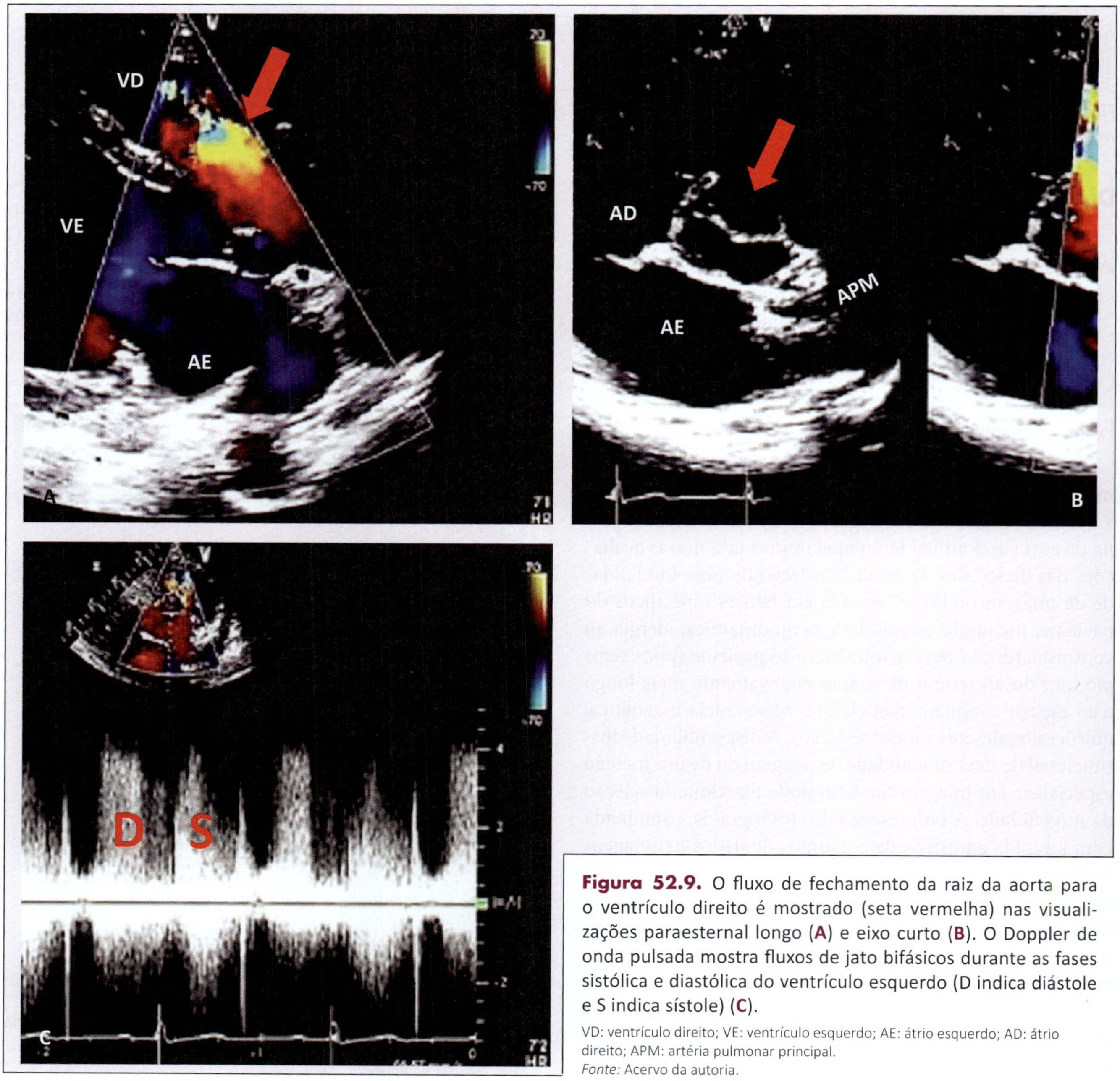

Figura 52.9. O fluxo de fechamento da raiz da aorta para o ventrículo direito é mostrado (seta vermelha) nas visualizações paraesternal longo (**A**) e eixo curto (**B**). O Doppler de onda pulsada mostra fluxos de jato bifásicos durante as fases sistólica e diastólica do ventrículo esquerdo (D indica diástole e S indica sístole) (**C**).

VD: ventrículo direito; VE: ventrículo esquerdo; AE: átrio esquerdo; AD: átrio direito; APM: artéria pulmonar principal.
Fonte: Acervo da autoria.

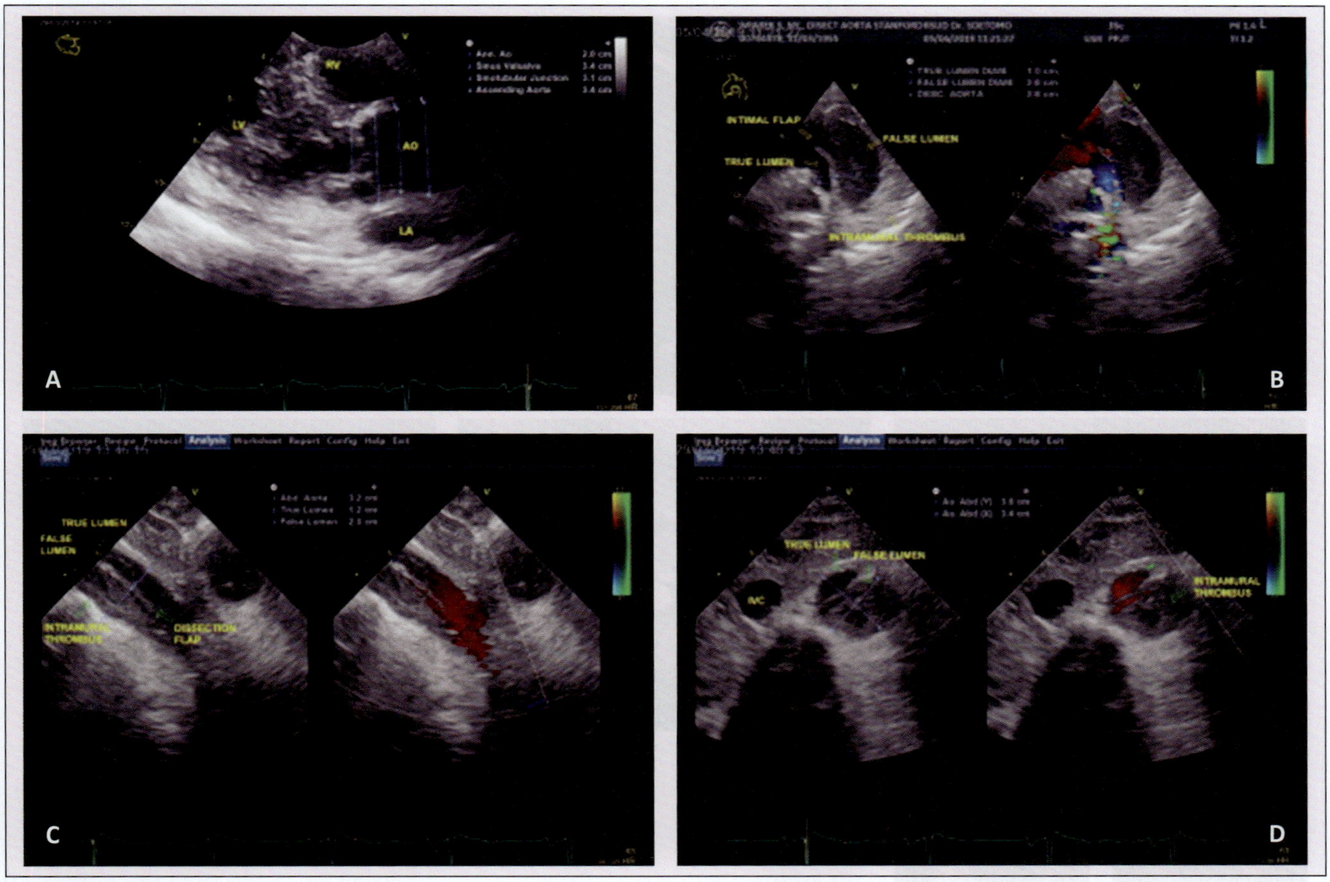

Figura 52.10. (A) Corte paraesternal em eixo longo mostrando a dilatação da raiz da aorta e da aorta descendente ascendente (anel da aorta 2,0 cm; seio de Valsalva 3,4 cm; junção sinotubular 3,1 cm; aorta ascendente 3,4 cm). (B) Vista supraesternal mostrando retalho de dissecção ao longo do arco aórtico até a aorta descendente com trombo intramural na falsa luz (diâmetro 2,8 cm). (C,D) Eixo longo e eixo curto da aorta abdominal mostrando a dilatação da aorta abdominal (3,2 cm) com retalho de dissecção. O lúmen verdadeiro e o lúmen falso também são visualizados com o trombo intramural.

Fonte: Muhammad R, Lefi A, Ghassani DN, Mulia EPB. An atypical presentation of aortic dissection: echocardiography for accurate detection. J Ultrasound. 2022 Sep;25(3):737-743.

57.311 pacientes constatou que a TC tem sensibilidade de 100% quando realizada com o tempo correto de contraste.[13] A TC com contraste padrão destaca a patologia pulmonar e mediastinal em detrimento das estruturas vasculares e deve ser evitada, pois reduz drasticamente a especificidade, identificando o retalho intimal em < 75% dos casos. O principal achado é a presença de um retalho intimal, retalho na aorta. Além disso, a TC pode identificar envolvimento coronariano concomitante de vasos ramificados e hemopericárdio, e pode auxiliar na identificação de rupturas de entrada de dissecção. Em pacientes cuja TC é negativa para DAA, as imagens podem fornecer informações sobre outras causas da dor torácica apresentada (**Figura 52.11**).[14]

Ressonância magnética (RM): alternativa para pacientes estáveis, fornece imagens de toda a aorta e os ramos, pode caracterizar alterações da parede aórtica no cenário de inflamação e disseção de aorta oferecendo avaliação fisiológica da função ventricular e valvar, além de quantificação de fluxo. Especialmente útil para monitoramento a longo prazo. Como vantagens, não utiliza radiação ionizante e muitas vezes pode ser realizada sem contraste intravenoso. Além disso, a RM não está tão amplamente disponível quanto a TC para imagens da aorta, tem um tempo de aquisição mais longo e a capacidade de monitorar e tratar pacientes instáveis no *scanner* é limitada (**Figura 52.12**).[15]

Avaliação multimodal de imagens: a possibilidade de avaliação multimodal, em pacientes portadores de alterações na aorta, deve ser considerada. A abordagem para suspeita de dissecção aórtica aguda inclui a combinação de TC e ecocardiografia (**Figura 52.13**).

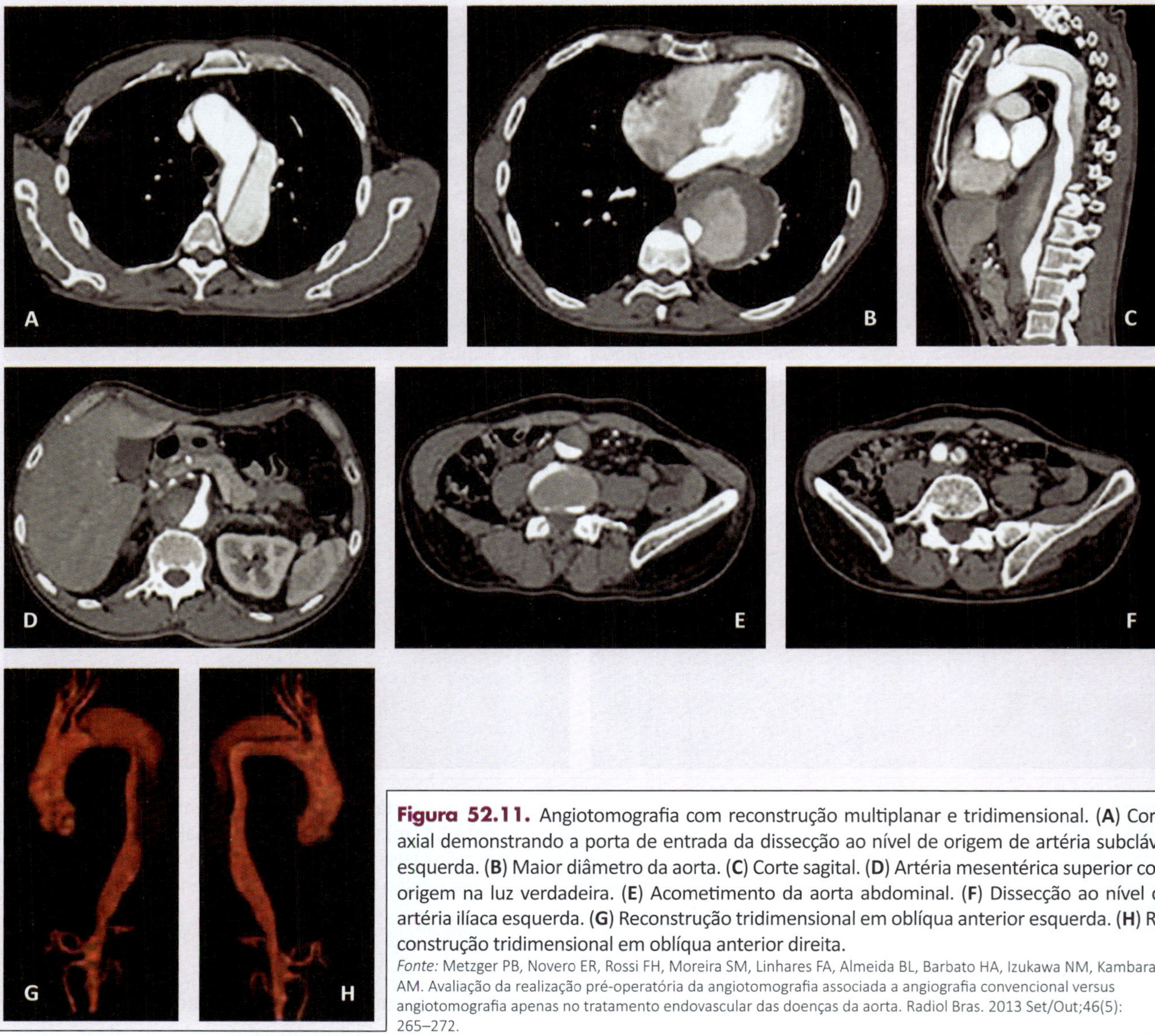

Figura 52.11. Angiotomografia com reconstrução multiplanar e tridimensional. (**A**) Corte axial demonstrando a porta de entrada da dissecção ao nível de origem de artéria subclávia esquerda. (**B**) Maior diâmetro da aorta. (**C**) Corte sagital. (**D**) Artéria mesentérica superior com origem na luz verdadeira. (**E**) Acometimento da aorta abdominal. (**F**) Dissecção ao nível de artéria ilíaca esquerda. (**G**) Reconstrução tridimensional em oblíqua anterior esquerda. (**H**) Reconstrução tridimensional em oblíqua anterior direita.
Fonte: Metzger PB, Novero ER, Rossi FH, Moreira SM, Linhares FA, Almeida BL, Barbato HA, Izukawa NM, Kambara AM. Avaliação da realização pré-operatória da angiotomografia associada a angiografia convencional versus angiotomografia apenas no tratamento endovascular das doenças da aorta. Radiol Bras. 2013 Set/Out;46(5): 265–272.

Manejo

O manejo da dissecção aguda de aorta depende da localização e extensão da dissecção:

Tipo A (Aorta ascendente)

Intervenção cirúrgica emergente: indicada para reparar ou substituir a porção dissecada da aorta.

Controle rigoroso da pressão arterial: uso de betabloqueadores (esmolol, labetalol) para reduzir a pressão sistólica e diminuir a força do impulso cardíaco.

Tipo B (Aorta descendente)

Tratamento médico: indicado para dissecções não complicadas, com controle rigoroso da pressão arterial e da dor.

Intervenção endovascular (TEVAR): indicada para dissecções complicadas (ruptura iminente, isquemia de órgãos, crescimento aneurismático).

Cirurgia aberta: em casos refratários ao tratamento endovascular ou com complicações.

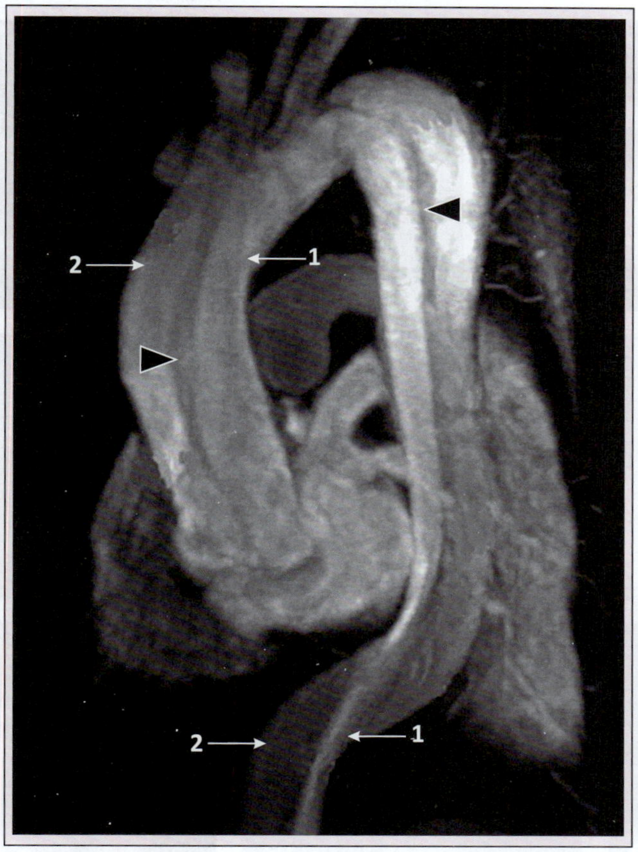

Figura 52.12. Retalho intimal em dissecção aórtica tipo A de Stanford. A imagem sagital oblíqua mostra um retalho intimal (pontas de setas) entre o lúmen verdadeiro (1) e o lúmen falso (2) estendendo-se da raiz da aorta ascendente até a aorta abdominal. A imagem axial de MPR ao nível do tronco pulmonar mostra o retalho intimal em forma de arco (pontas de setas), o lúmen verdadeiro oval (1) e o lúmen falso crescente (2) na aorta ascendente e descendente.
Fonte: Acervo da autoria.

Complicações

As complicações da dissecção aguda de aorta podem ser graves e incluem:

- **Ruptura aórtica**: resulta em hemorragia massiva e choque hemorrágico.
- **Tamponamento cardíaco**: acúmulo de sangue no espaço pericárdico, levando à compressão cardíaca.
- **Isquemia de órgãos**: devido à oclusão das artérias ramificadas da aorta.
- **Insuficiência aórtica**: pode ocorrer devido à extensão da dissecção para a válvula aórtica.
- **Síndrome de mal perfusão**: resultante da obstrução do fluxo sanguíneo para órgãos vitais.

Prognóstico

O prognóstico da dissecção aguda de aorta depende da localização, extensão da dissecção e rapidez do tratamento. A mortalidade é alta na dissecção tipo A sem intervenção cirúrgica, chegando a 50% nas primeiras 48 horas. Com intervenção cirúrgica adequada, a mortalidade pode ser reduzida para cerca de 10%-15%. A dissecção tipo B tem melhor prognóstico com manejo médico, mas complicações podem aumentar a mortalidade.

Pesquisa futura

Apesar da sua ocorrência rara, a DA A é uma patologia potencialmente fatal caso não seja detectada. Apesar da proliferação da disponibilidade de TC no ambiente de cuidados críticos agudos, ainda há oportunidade de reduzir a morbilidade e mortalidade da DAA. Pesquisas futuras devem ser direcionadas à estratificação de risco, com desenvolvimento e validação multicêntrica de regras de decisão clínica para auxiliar no diagnóstico da DAA.[14]

Conclusão

A dissecção aguda de aorta é uma emergência médica crítica que requer diagnóstico precoce e manejo rápido para melhorar os desfechos. O reconhecimento dos fatores de risco, sintomas e sinais clínicos, juntamente com o uso de exames de imagem adequados, são essenciais para o diagnóstico. O manejo deve ser individualizado com base na localização e nas complicações da dissecção, envolvendo uma abordagem multidisciplinar para otimizar o tratamento e reduzir a mortalidade.

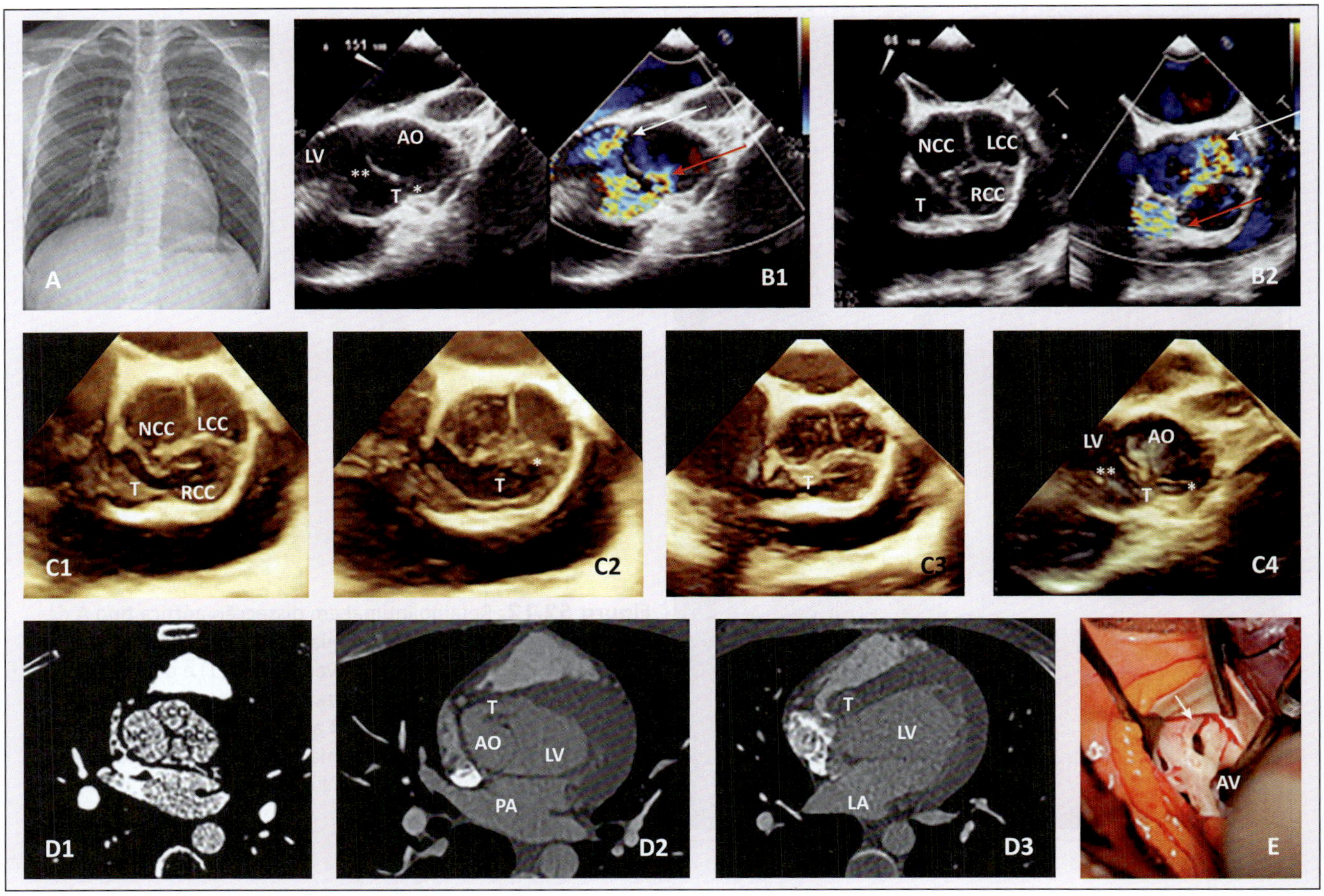

Figura 52.13. Imagem multimodal e achado cirúrgico.

A radiografia indicou coração aumentado (A). A visão transesofágica do eixo longo mostrou a extremidade aórtica (asterisco) e ventricular esquerda (dois asteriscos) do túnel aórtico--ventricular esquerdo (T) (B1). A visualização do eixo curto da válvula aórtica transesofágica revelou que o corpo do túnel estava próximo à junção do seio direito e não coronariano (B2). A imagem de fluxo do Doppler colorido mostrou fluxo no túnel (setas vermelhas) e jato de regurgitação valvar aórtica excêntrica (setas brancas; B1 e B2). A ecocardiografia transesofágica tridimensional em tempo real mostrou o trajeto do túnel (C1-C3) e a extremidade aórtica (asterisco) do túnel (C4). A tomografia computadorizada cardíaca mostrou a existência de um túnel (T) entre a raiz da aorta e o fluxo de saída do ventrículo esquerdo (D1-D3). O achado cirúrgico demonstrou abertura do túnel do lado da aorta (seta; E). AO: aorta; AV: válvula aórtica; AE: átrio esquerdo; LCC: cúspide coronária esquerda; VE: ventrículo esquerdo; NCC: cúspide não coronariana; PA: artéria pulmonar; CCD: cúspide coronária direita.

Fonte: Acervo da autoria.

Referências bibliográficas

1. Isselbacher EM, Preventza O, Hamilton Black J 3rd, Augoustides JG, Beck AW, Bolen MA, et al. 2022 ACC/AHA Guideline for the Diagnosis and Management of Aortic Disease: A Report of the American Heart Association/American College of Cardiology Joint Committee on Clinical Practice Guidelines. Circulation. 2022;146(24):e334-e482.
2. Conrad MF, Cambria RP. Contemporary management of descending thoracic and thoracoabdominal aortic aneurysms: endovascular versus open. Circulation. 2008;117(6):841-52.
3. Virani SS, Alonso A, Aparicio HJ, Benjamin EJ, Bittencourt MS, Callaway CW, et al. Heart Disease and Stroke Statistics-2021 Update: A Report From the American Heart Association. Circulation. 2021;143(8):e254-e743.
4. Hagan PG, Nienaber CA, Isselbacher EM, Bruckman D, Karavite DJ, Russman PL, et al. The International Registry of Acute Aortic Dissection (IRAD): new insights into an old disease. JAMA. 2000;283(7):897-903.
5. Pacini D, Leone O, Turci S, Camurri N, Giunchi F, Martinelli GN, Di Bartolomeo R. Incidence, etiology, histologic findings, and course of thoracic inflammatory aortopathies. Ann Thorac Surg. 2008;86(5):1518-23.
6. Czerny, M, Schmidli, J, Adler, S, et al. Current options and recommendations for the treatment of thoracic aortic pathologies involving the aortic arch: an expert consensus document of the European Association for Cardio-Thoracic surgery (EACTS) and the European Society for Vascular Surgery (ESVS). Eur J Cardiothorac Surg. 2019;55:133–162.
7. Tsai TT, Trimarchi S, Nienaber CA. Acute aortic dissection: perspectives from the International Registry of Acute Aortic Dissection (IRAD). Eur J Vasc Endovasc Surg. 2009:37(2):149-59.
8. Tsai TT, Nienaber CA, Eagle KA. Acute aortic syndromes. Circulation. 2005;112(24):3802-13.9.
9. Bonaca MP, O'Gara PT. Diagnosis and management of acute aortic syndromes: dissection, intramural hematoma and penetrating aortic ulcer. Curr Cardiol Rep. 2014:16:536.
10. Lombardi JV, Hughes GC, Appoo JJ, Bavaria JE, Beck AW, Cambria RP, et al. Society for Vascular Surgery (SVS) and Society of Thoracic Surgeons (STS) reporting standards for type B aortic dissections. J Vasc Surg. 2020;71(3):723-747.
11. Beebe HG, Kritpracha B, Serres S, Pigott JP, Price CI, Williams DM. Endograft planning without preoperative arteriography: a clinical feasibility study. J Endovasc Ther. 2000;7(1):8-15.
12. Muhammad R, Lefi A, Ghassani DN, Mulia EPB. An atypical presentation of aortic dissection: echocardiography for accurate detection. J Ultrasound. 2022;25(3):737-743.

13. Vasile N, Mathieu D, Keita K, Lellouche D, Bloch G, Cachera JP. Computed tomography of thoracic aortic dissection: accuracy and pitfalls. J Comput Assist Tomogr. 1986 Mar-Apr;10(2):211-5.
14. Briggs B, Cline D. Diagnosing aortic dissection: A review of this elusive, lethal diagnosis. JACEP Open. 2024; 5:e13225.
15. Pan H, Sun W. Stanford type A acute aortic dissection with proximal intimo-intimal intussusception: a case report and literature review. J Cardiothorac Surg. 2021;16(1):201.

Bibliografia recomendada

Nienaber CA, Clough RE. Management of acute aortic dissection. Lancet. 2015;385:800-811.

Erbel R, Aboyans V, Boileau C, et al. 2014 ESC Guidelines on the diagnosis and treatment of aortic diseases. Eur Heart J. 2014;35:2873-2926.

capítulo 53

Contusão Miocárdica

Igor Dovorake Lourenço | Hélio Penna Guimarães

Introdução

A contusão cardíaca ou lesão contusa cardíaca é uma lesão traumática que ocorre devido ao impacto direto na região torácica. Essa condição é frequentemente associada a acidentes automobilísticos, quedas, traumas esportivos ou traumas penetrantes e pode resultar em complicações potencialmente fatais, como arritmias, tamponamento cardíaco e insuficiência cardíaca. Sua epidemiologia é desconhecida com ampla variedade nas estimativas da literatura. O reconhecimento precoce e o manejo adequado são cruciais para melhorar os desfechos clínicos e reduzir a mortalidade associada a essa condição.

Fisiopatologia

A contusão cardíaca é caracterizada por uma série de eventos fisiopatológicos que podem comprometer a função cardíaca. Os mecanismos envolvidos incluem:

Mecanismo de lesão

Ocorre principalmente após acidentes automobilísticos com veículos motorizados, porém também podem ocorrer após quedas, lesões por esmagamento ou traumas de alta energia, assim como ocorrem em algumas modalidades esportivas, mas em menor número.

Como mecanismo de lesão, a desaceleração rápida ou trauma direto no precórdio são os dois principais responsáveis pela lesão miocárdica em uma contusão, seja por efeito compressivo coração-coluna, cisalhamento ou esmagamento. Todos serão discutidos de forma mais aprofundada a seguir. De modo geral, as câmaras direitas parecem ser as mais afetadas diante de um trauma torácico devido à anteriorização dessas estruturas.

Lesão miocárdica direta

O impacto pode causar uma compressão súbita do coração contra a parede torácica, resultando em:

- **Ruptura de fibras musculares:** a força do impacto pode romper as fibras musculares, levando à necrose celular resultando em edema e hemorragia miocárdica, com potencial comprometimento da contratilidade cardíaca.
- **Necrose isquêmica:** a compressão dos vasos coronarianos pode promover isquemia, resultando em lesão celular e comprometimento da função ventricular.
- **Outras consequências são:** lesões valvares, septais e infarto agudo do miocárdio.

Disfunções elétricas

O trauma pode afetar o sistema de condução elétrica do coração, levando a várias arritmias, que incluem:

- Fibrilação ventricular: arritmia mais grave e letal se não tratada rapidamente (**Figura 53.1**).
- Taquicardia ventricular: pode ocorrer devido a inflamação do miocárdio ou isquemia, levando a um aumento da frequência cardíaca e comprometimento hemodinâmico (**Figura 53.2**).

Em geral, o sinal clínico predominante que se manifesta nessas arritmias é a taquicardia. Diante de um contexto de trauma precordial, descartando a hemorragia como a principal causa, as manifestações elétricas devem ser investigadas ativamente.

Tamponamento cardíaco

O acúmulo de sangue no espaço pericárdico devido ao trauma pode levar a tamponamento cardíaco, que é uma condição crítica que impede o enchimento ventricular adequado, em predominância do colabamento das câma-

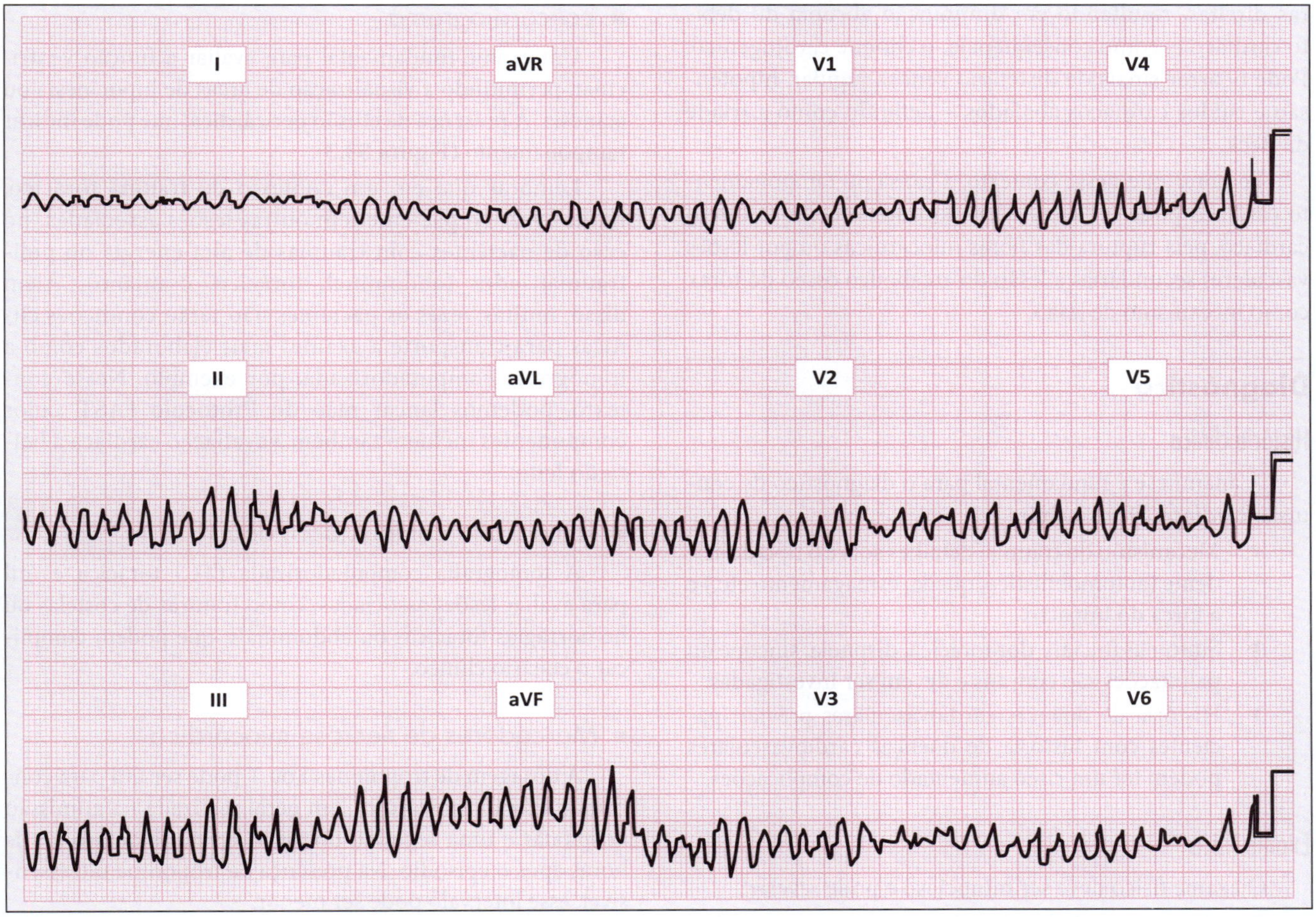

Figura 53.1. Fibrilação ventricular.
Fonte: Acervo da autoria.

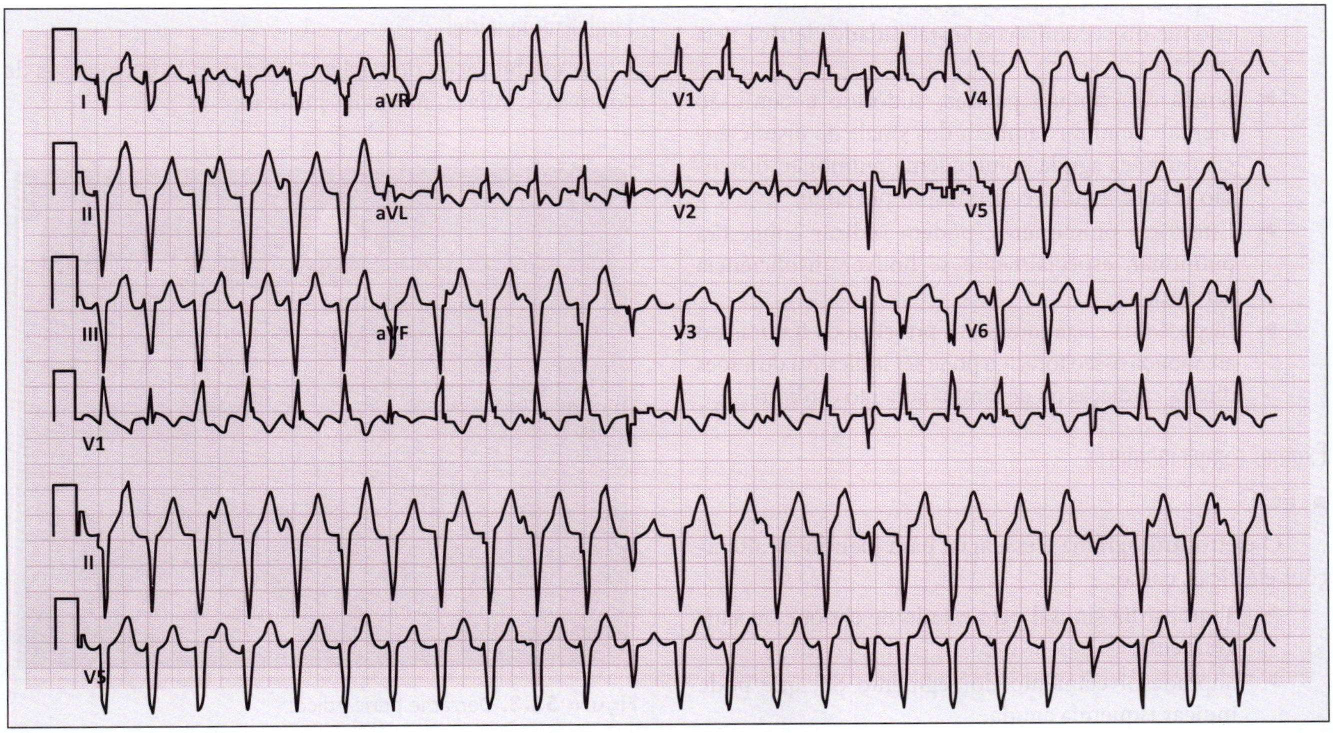

Figura 53.2. Taquicardia ventricular.
Fonte: Acervo da autoria.

ras direitas, resultando em diminuição abrupta do débito cardíaco e, como consequência, o choque cardiogênico. Pode ocorrer sinais de distensão venosa jugular, hipotensão e ruídos cardíacos abafados - definido como a tríade de Beck.

Lembrar que nesse contexto, a causa do tamponamento cardíaco pode ser secundária ao trauma contuso direto cardíaco, pela ruptura das fibras miocárdicas ou por lesões vasculares secundárias a lesão do arcabouço ósseo do tórax como mecanismo de lesão.

Diagnóstico

História clínica

A anamnese é fundamental para o diagnóstico de contusão cardíaca. Deve incluir:

- Mecanismo do trauma: detalhes sobre o tipo de acidente (automobilístico, queda, esmagamento etc.) e a força do impacto.
- Sintomas iniciais: dor torácica, dispneia, síncope ou palpitações são comuns e devem ser investigadas.
- História de doenças cardiovasculares prévias: pacientes com história de doenças cardiovasculares podem ter um risco aumentado de complicações.

Exame físico

O exame físico deve ser minucioso e pode revelar:

- Hipotensão: indicativa de comprometimento hemodinâmico, porém lembrar que sua ausência não inviabiliza a existência de um choque.
- Taquicardia: resposta compensatória do coração ao choque ou secundária a instabilidade elétrica pela contusão.
- Sinais de choque: palidez, sudorese e confusão mental. Lembrar também dos sinais de insuficiência cardíaca aguda como edema pulmonar, distensão venosa jugular e dispneia importante.
- Estertores pulmonares: podem indicar congestão pulmonar, especialmente se houver insuficiência cardíaca.
- Inspeção da caixa torácica: a presença de fraturas no arcabouço ósseo torácico pode ser indicativa de lesões diretas cardíacas ou de tamponamento cardíaco.

Exames complementares

ECG

O eletrocardiograma é essencial para identificar alterações elétricas, como:

- Taquicardia sinusal pelo estado de choque ou sangramento.
- Supradesnivelamento do segmento ST, que pode indicar isquemia aguda.
- Arritmias, como fibrilação ventricular, taquicardia ventricular ou bloqueios de ramo.

Ecocardiograma

Um exame fundamental para avaliar a função ventricular, permitindo a visualização de áreas de hipocinesia ou acinesia. A presença de efusão pericárdica, que pode indicar tamponamento (**Figura 53.3**).

Lembrar que em um contexto de trauma torácico, muitas vezes o paciente tem outras lesões associadas, no caso de pacientes com traumas de alta energia ou politraumatizados (abdominal, torácico, craniano). Além disso, muitas vezes os pacientes não terão condições clínicas para transporte a exames mais elaborados como a tomografia computadorizada, por exemplo. Nesse contexto, podemos lançar mão do Protocolo FAST, cujos componentes incluem também a avaliação cardíaca à beira do leito.

Tomografia computadorizada (TC)

A tomografia computadorizada (TC) torácica é útil para avaliar lesões associadas, como fraturas de costelas ou hemorragias torácicas ou abdominais, que podem complicar o cenário clínico.

Marcadores de necrose miocárdica

A dosagem de troponinas I ou T pode ser útil para confirmar a lesão miocárdica, em geral realizada na admissão hospitalar e uma segunda dosagem cerca de quatro a seis horas após o episódio. Na presença da troponina ultrassensível, esse intervalo pode ser menor.

Manejo clínico

Estabilização inicial

A estabilização do paciente é a prioridade em casos de contusão cardíaca. As etapas incluem:

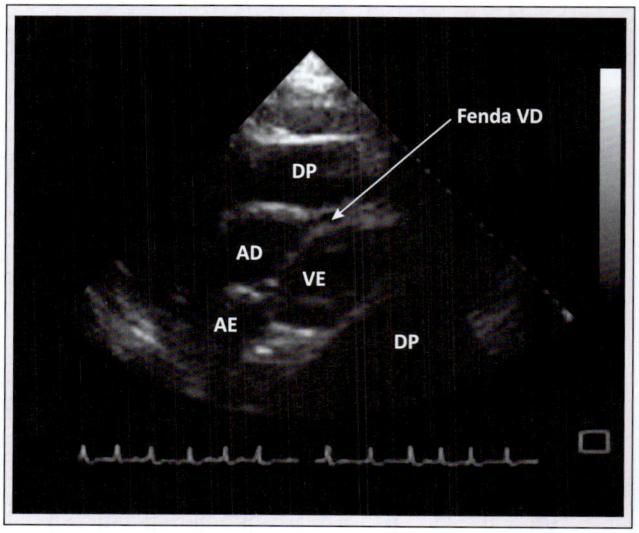

Figura 53.3. Derrame pericárdico.

AD: átrio direito; AE: átrio esquerdo; VD: ventrículo direito; VE: ventrículo esquerdo; DP: derrame pericárdico.

Fonte: Acervo da autoria.

- Monitorização contínua: monitorar sinais vitais e ECG continuamente para detecção arritmias precocemente.
- Acesso venoso: estabelecer acesso venoso amplo para administração de fluidos e medicações, preferencialmente com acessos periféricos.
- Oxigenoterapia: garantir oxigenação adequada, especialmente se houver comprometimento respiratório. O uso de oxigênio suplementar é indicado para manter a saturação acima de 94%.

Cálculo de volume de reposição

Avaliar a necessidade de fluidos intravenosos, considerando a pressão arterial e a frequência cardíaca. Além disso, atualmente, outros parâmetros podem predizer a fluidorresponsividade de um paciente, principalmente por meio do auxílio da ecocardiografia à beira do leito.

Tratamento específico

Tratamento de arritmias

Em caso de arritmias graves, como fibrilação ventricular ou taquicardia ventricular, o tratamento pode incluir:

- Antiarrítmicos: como amiodarona ou lidocaína.
- Desfibrilação elétrica: em casos de ritmos de parada cardiorrespiratória como taquicardia ventricular sem pulso ou fibrilação ventricular.

Tamponamento cardíaco

Se identificado, a pericardiocentese de alívio em contexto de emergência pode ser necessária. A abordagem deve ser realizada com cautela, guiada por ultrassonografia, se disponível, para evitar lesões secundárias ou complicações.

Cirurgia

Em casos de lesões miocárdicas extensas ou complicações, como hemorragia significativa, a cirurgia pode ser necessária. A cirurgia pode incluir reparo de rupturas miocárdicas ou drenagem de hematomas.

Cuidados intensivos

Os pacientes com contusão cardíaca devem ser monitorados em unidade de terapia intensiva (UTI) devido ao risco de complicações. O manejo deve incluir:

- Controle rigoroso da pressão arterial: a pressão arterial deve ser mantida dentro de limites seguros para garantir a perfusão adequada. Nesse contexto, podemos lançar mão de métodos não invasivos como o método de aferição intermitente ou minimamente invasivo por meio da inserção de uma linha arterial, se disponível.
- Avaliação da função renal: monitorar a função renal, uma vez que a hipotensão pode levar à lesão renal. aguda. A função renal deve ser avaliada frequentemente por meio da dosagem de creatinina, cistatina C e diurese.
- Monitoramento de marcadores de necrose miocárdica: a curva de troponinas deve ser realizada periodicamente para avaliar a extensão do dano miocárdico e a resposta ao tratamento.

Prognóstico

O prognóstico da contusão cardíaca varia conforme a gravidade da lesão, a presença de comorbidades e a rapidez do atendimento. A mortalidade pode ser elevada em casos de arritmias severas ou tamponamento cardíaco não tratado. A identificação precoce e o tratamento adequado das complicações são fundamentais para melhorar os desfechos clínicos.

Fatores prognósticos

Os fatores que influenciam o prognóstico incluem:

- Idade do paciente: os mais idosos podem ter um risco maior de complicações.
- Comorbidades: a presença de doenças cardiovasculares preexistentes aumenta o risco de desfechos adversos.
- Gravidade do trauma: a força do impacto e a extensão da lesão cardíaca são determinantes críticos na avaliação do prognóstico.

Commotio cordis

é uma condição grave causada por um impacto direto e súbito no tórax, resultando em arritmias potencialmente fatais, especialmente fibrilação ventricular. Essa condição é mais frequentemente observada em atletas jovens durante atividades esportivas, como beisebol, hóquei, e futebol americano, onde um objeto contundente, como uma bola ou um taco, atinge o peito em um momento crítico do ciclo cardíaco (**Figura 53.4**). Hoje, representa uma das principais causas de morte súbita em esportistas. Os principais mecanismos incluem:

Impacto e ciclo cardíaco

- Momento crítico do impacto: o impacto deve ocorrer durante a fase de repolarização do complexo QRS no ECG, especificamente durante a onda T, resultando em fenômeno R sobre e potencial fibrilação ventricular.
- Despolarização anormal: a força do impacto pode causar uma despolarização anormal das células miocárdicas, levando a um padrão elétrico desorganizado.

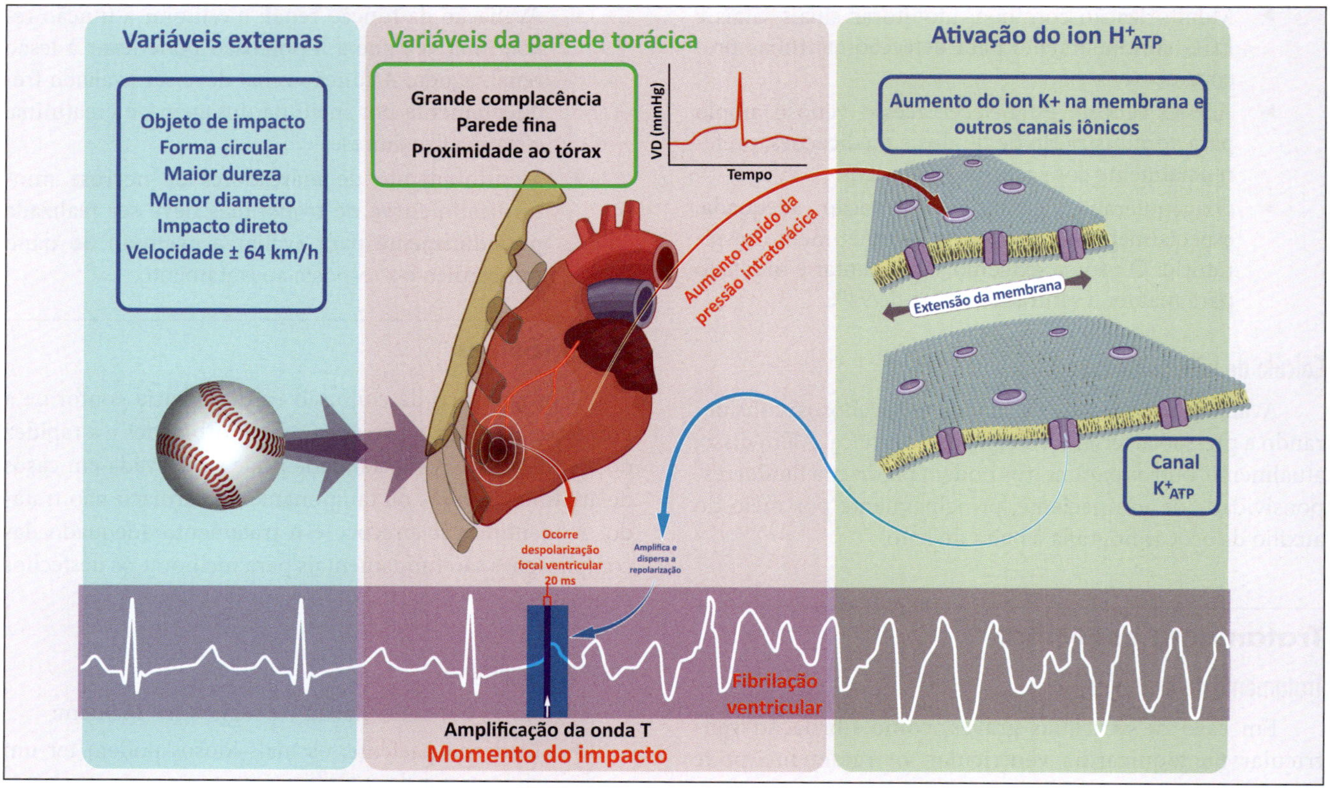

Figura 53.4. Fisiopatologia do *Commotio cordis*.

Fonte: Adaptada de Link MS. Commotio Cordis: Ventricular Fibrillation Triggered by Chest Impact–Induced Abnormalities in Repolarization. Circulation: Arrhythmia and Electrophysiology. 2012;5(2). DOI https://doi.org/10.1161/CIRCEP.111.962712.

Fatores de risco

- Idade: é mais comum em jovens, especialmente aqueles com miorrelaxamento do tórax e menor massa muscular.
- Tipo de esporte: esporte de contato ou aqueles que envolvem objetos projetados (como bolas) têm maior risco. Golpes sobre o tórax em lutas de contato podem também ser causa deste evento.
- Equipamento: a falta de proteção adequada, como coletes ou protetores de tórax, aumenta a vulnerabilidade.

Diagnóstico

História Clínica

A anamnese deve incluir:

- Mecanismo do trauma: identificar se houve um impacto direto no tórax e a natureza do objeto (bola, taco etc.).
- Sintomas: pode apresentar perda de consciência imediata, palidez, sudorese e ausência de pulso.

Exame Físico

O exame físico deve ser realizado rapidamente e pode revelar:

- Inspeção do tórax: investigação de lesões secundárias.
- Sinais de choque: hipotensão, taquicardia e confusão mental.
- Ausência de pulso: indicativa de arritmia grave, como fibrilação ventricular.

Exames Complementares

- ECG: é fundamental para identificar arritmias.
- Ecocardiograma: pode ser realizado para avaliar a função ventricular e descartar outras causas de colapso, como tamponamento cardíaco ou ruptura miocárdica.
- Monitorização contínua: é essencial monitorar a atividade elétrica do coração em tempo real, especialmente em ambientes de emergência.

Estabilização inicial e tratamento de arritmias

Ressuscitação cardiopulmonar (RCP)

Se houver parada cardiorrespiratória (PCR) deve ser realizada ressuscitação cardiopulmonar (RCP) precoce e efetiva, de modo protocolar.

Desfibrilação

Em caso de fibrilação ventricular, a desfibrilação deve ser realizada o mais rápido possível. O uso de um desfibrilador externo automático (DEA) é crucial para a reversão da arritmia considerando a comum ocorrência em ambientes de prática desportiva.

Medicações

Após a estabilização inicial e se necessário, podem ser administrados antiarrítmicos como amiodarona.

Cuidados pós-ressuscitação

Após a estabilização, o paciente deve ser monitorado em uma unidade de terapia intensiva (UTI) para:

- Avaliação neurológica multimodal.
- Suporte hemodinâmico: pelo estado de choque ou pelo risco de reentrância em um novo episódio de parada cardiorrespiratória ou instabilidade elétrica.
- Suporte respiratório, se necessário.

Prognóstico

O prognóstico da *commotio cordis* depende de vários fatores, incluindo:

- Tempo até a RCP: o tempo de resposta é crítico. A desfibrilação precoce está associada a melhores desfechos.
- Idade do paciente: pacientes mais jovens tendem a ter melhores resultados.
- Comorbidades: a presença de doenças cardíacas preexistentes pode afetar negativamente o prognóstico.

Fatores de prevenção

para reduzir a incidência de *commotio cordis*, algumas medidas podem ser adotadas:

- Equipamento de proteção: uso de coletes acolchoados ou protetores de tórax durante a prática esportiva.
- Educação: treinamento de treinadores e atletas sobre os riscos da *commotio cordis* e a importância da resposta rápida em situações de emergência.

Conclusão

A contusão cardíaca é uma condição crítica que requer atenção imediata e manejo adequado. A compreensão dos mecanismos fisiopatológicos, a realização de diagnósticos precisos e a implementação de intervenções terapêuticas eficazes são fundamentais para melhorar os desfechos dos pacientes. O trabalho em equipe entre médicos, enfermeiros e outros profissionais de saúde é essencial para garantir um atendimento de qualidade e minimizar as complicações.

A *commotio cordis* é uma condição crítica que pode resultar em arritmias fatais após um impacto torácico. A compreensão dos mecanismos subjacentes, o reconhecimento precoce e o tratamento imediato são fundamentais para melhorar os desfechos dos pacientes. A educação e a implementação de medidas preventivas são essenciais para reduzir a incidência dessa condição em ambientes esportivos.

Referências bibliográficas

1. Salim A, Velmahos GC, Jindal A, Chan L, Vassiliu P, Belzberg H, Asensio J, Demetriades D. Clinically significant blunt cardiac trauma: role of serum troponin levels combined with electrocardiographic findings. J Trauma. 2001;50(2):237-43.
2. Huis In 't Veld MA, Craft CA, Hood RE. Blunt Cardiac Trauma Review. Cardiol Clin. 2018;36(1):183-191.
3. Yousef R, Carr JA. Blunt cardiac trauma: a review of the current knowledge and management. Ann Thorac Surg. 2014;98(3):1134-40.
4. Biffl WL, Fawley JA, Mohan RC. Diagnosis and management of blunt cardiac injury: What you need to know. J Trauma Acute Care Surg. 2024;96(5):685-693.
5. Hammer MM, Raptis DA, Cummings KW, Mellnick VM, Bhalla S, Schuerer DJ, Raptis CA. Imaging in blunt cardiac injury: Computed tomographic findings in cardiac contusion and associated injuries. Injury. 2016;47(5):1025-30.
6. Marcolini EG, Keegan J. Blunt Cardiac Injury. Emerg Med Clin North Am. 2015;33(3):519-27.
7. Okorare O, Alugba G, Olusiji S, et al. Sudden Cardiac Death: An Update on Commotio Cordis. Cureus. 2023;15(4): e38087.
8. Menezes RG, Fatima H, Hussain SA, Ahmed S, Singh PK, Kharoshah MA, et al. Commotio cordis: A review. Med Sci Law. 2017;57(3):146-151.
9. Link, SM. Commotio Cordis: Ventricular Fibrillation Triggered by Chest Impact–Induced Abnormalities in Repolarization. Circulation. 2001; Volume 5(2) doi.org/10.1161/CIRCEP.111.962712.
10. Sybrandy KC, Cramer MJ, Burgersdijk C. Diagnosing cardiac contusion: old wisdom and new insights. Heart. 2003;89(5):485-9.
11. Van Lieshout EMM, Verhofstad MHJ, Van Silfhout DJT, Dubois EA. Diagnostic approach for myocardial contusion: a retrospective evaluation of patient data and review of the literature. Eur J Trauma Emerg Surg. 2021;47(4):1259-1272.
12. Brewer, B., Zarzaur, B.L. Cardiac Contusions. Curr Trauma Rep. 2015;1:232 -236.
13. Kyriazidis, I.P., Jakob, D.A., Vargas, J.A.H. et al. Accuracy of diagnostic tests in cardiac injury after blunt chest trauma: a systematic review and meta-analysis. World J Emerg Surg. 2023;18:36.
14. Nair, L., Winkle, B. & Senanayake, E. Managing blunt cardiac injury. J Cardiothorac Surg. 2023;18:71.

capítulo 54

Tromboembolismo Pulmonar

Ederlon Rezende | Maria Amellia Aquino

Introdução

O tromboembolismo pulmonar (TEP) é a terceira síndrome cardiovascular aguda mais frequente globalmente, ficando atrás apenas do infarto agudo do miocárdio e do acidente vascular cerebral.[1] Estudos epidemiológicos indicam que as taxas anuais de incidência de TEP variam de 39 a 115 casos por 100 mil habitantes. Dados transversais revelam que a incidência de TEP é quase oito vezes maior em indivíduos com mais de 80 anos do que em indivíduos na quinta década de vida.[2] Paralelamente, estudos longitudinais têm mostrado uma tendência crescente nas taxas anuais de incidência de TEP ao longo do tempo.[1]

No entanto, na prática clínica atual, há uma tendência ao superdiagnóstico de TEP subsegmentar ou até mesmo inexistente, o que pode levar a uma falsa redução nas taxas de mortalidade por casos, inflacionando o denominador, ou seja, o número total de casos diagnosticados de TEP.[1] Muitos indivíduos que apresentam um primeiro episódio de trombose venosa profunda ou TEP experimentarão um evento recorrente. Para alguns, o primeiro evento de TEP pode não ser diagnosticado, enquanto para outros, a patologia recorre após a interrupção do tratamento anticoagulante.[2]

Existem inúmeros fatores ambientais e genéticos que predispõem ao TEP. Esses fatores de risco estão listados no **Quadro 54.1**, adaptado da diretriz europeia de tromboembolismo venoso.[1]

O embolismo pulmonar agudo interfere tanto na circulação pulmonar e sistêmica quanto na troca gasosa.[3,4] A falência do ventrículo direito (VD) devido à sobrecarga aguda de pressão é considerada a principal causa de morte nos casos graves de TEP. A pressão na artéria pulmonar (PAP) pode aumentar em mais de 30%-50% se houver oclusão por tromboembolia.[3,4] A vasoconstrição induzida pelo TEP é mediada pela liberação de tromboxano A2 e serotonina, contribuindo para o aumento inicial da resistência vascular pulmonar (RVP).[1-4] A obstrução anatômica e a vasoconstrição hipóxica na área pulmonar afetada resultam no aumento da resistência vascular pulmonar (RVP) e na diminuição proporcional da complacência arterial.[1-4]

Esse aumento abrupto da RVP leva a uma elevação da pressão e do volume no VD, resultando em maior tensão na parede e estiramento das células miocárdicas.[3] O tempo de contração do VD é prolongado e a ativação neuro-humoral provoca estimulação inotrópica e cronotrópica. Juntamente com a vasoconstrição sistêmica, esses mecanismos compensatórios aumentam a PAP, melhorando temporariamente o fluxo através do leito vascular pulmonar obstruído e estabilizando a pressão arterial sistêmica. No entanto, a extensão dessa adaptação imediata é limitada, pois o VD não é fisiologicamente preparado para gerar uma PAP média superior a 40 mmHg.[1,3,4]

A prolongação do tempo de contração do VD até o início da diástole no ventrículo esquerdo (VE) resulta na curvatura para a esquerda do septo interventricular. A dessincronização dos ventrículos pode ser agravada pelo desenvolvimento de bloqueio do ramo direito. Como consequência, o enchimento do VE é prejudicado no início da diástole, levando à redução do débito cardíaco (DC) e contribuindo para hipotensão sistêmica e instabilidade hemodinâmica.[1-4]

Portanto, a insuficiência respiratória aguda no TEP é predominantemente consequência das alterações hemodinâmicas. O baixo DC resulta em queda da saturação do sangue venoso misto. Áreas de fluxo reduzido nas artérias pulmonares obstruídas, combinadas com sobrecarga no leito capilar dos vasos pulmonares não obstruídos, resultam em desbalanço ventilação/perfusão, contribuindo para a hipoxemia (**Figura 54.1**).[1,4]

Quadro 54.1. Adaptado da diretriz europeia de tromboembolismo venoso[1]	
Fatores de risco fortes	
Fratura do membro inferior	Hospitalização por insuficiência cardíaca ou fibrilação/flutter atrial (nos últimos 3 meses)
Substituição de quadril ou joelho	Trauma grave
Infarto do miocárdio < 3 meses	Tromboembolia Venosa (TEV) anterior
Lesão medular	
Fatores de risco moderados	
Cirurgia de artroscopia de joelho	Doenças autoimunes
Transfusão de sangue	Linhas venosas centrais
Cateteres intravenosos e fios	Quimioterapia
Insuficiência cardíaca congestiva ou insuficiência respiratória	Agentes estimuladores da eritropoiese
Terapia de reposição hormonal	Fertilização *in vitro*
Terapia com contraceptivos orais	Período pós-parto
Infecção (especificamente pneumonia, infecção do trato urinário e vírus da imunodeficiência humana – HIV)	Doença inflamatória intestinal
Neoplasia (maior risco em doença metastática)	Acidente vascular cerebral parético
Trombose venosa superficial	Trombofilia
Fatores de risco fracos	
Repouso em cama > 3 dias	Hipertensão arterial
Diabetes *mellitus*	Idade avançada
Imobilidade em viagens prolongadas	Obesidade
Cirurgia laparoscópica	Varizes
Gravidez	

Fonte: Adaptado de Menno V. Huisman, Catriona Sian Jennings DJnS, Nils Kucher IMLA, Mareike Lankeit, *et al.* 2019 ESC Guidelines for the diagnosis and management of acute pulmonary embolism developed in collaboration with the European Respiratory Society (ERS). European Heart Journal. 2020;41:543-603.

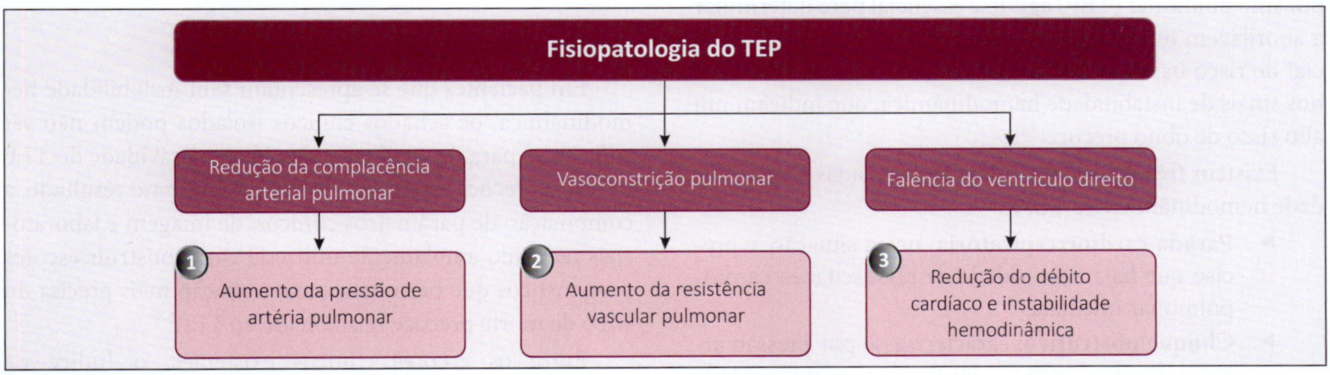

Figura 54.1. Fisiopatologia do tromboembolismo pulmonar (TEP).
Fonte: Adaptada de McGuire *et al.* T. M. (2024). Management Strategies for Acute Pulmonary Embolism in the ICU. CHEST Journal.

Apresentação clínica

Sintomas e sinais

O diagnóstico de TEP pode ser desafiador devido à inespecificidade dos sintomas.[5] Os sintomas clássicos incluem dor torácica pleurítica, presente em cerca de 39% dos casos, e dispneia em repouso, relatada por aproximadamente 50% dos pacientes. A hemoptise, embora menos comum, ocorre em até 20% dos pacientes e geralmente está associada ao infarto pulmonar.[5] A síncope pode ser uma manifestação inicial de TEP, especialmente em casos com instabilidade hemodinâmica significativa, e está frequentemente relacionada a uma apresentação mais grave da doença.[1,5]

Além desses sintomas, a identificação de fatores predisponentes para tromboembolia venosa (TEV) é crucial para avaliar a probabilidade clínica de TEP. A presença de múltiplos fatores predisponentes aumenta essa probabilidade; contudo, em até 40% dos casos de TEP, não se identifica nenhum fator predisponente aparente.[1,3] A hipoxemia é comum, mas até 40% dos pacientes apresentam saturação arterial de oxigênio (SaO_2) normal e cerca de 20% exibem um gradiente alveoloarterial de oxigênio normal. A hipocapnia também é frequentemente observada nesses pacientes.[1]

Embora a radiografia de tórax seja frequentemente anormal em pacientes com TEP, seus achados são geralmente inespecíficos e muitas vezes não contribuem para o diagnóstico direto de TEP. No entanto, a radiografia é útil para excluir outras causas de dispneia ou dor torácica, como pneumonia, pneumotórax ou insuficiência cardíaca.[1,5,6] Alterações eletrocardiográficas são mais comuns nos casos graves de TEP, com sinais de sobrecarga do ventrículo direito, como inversão das ondas T nas derivações V1-V4, padrão QR em V1, padrão S1Q3T3, e bloqueio de ramo direito incompleto ou completo.[1,5,6] Em casos mais leves, a única anormalidade eletrocardiográfica pode ser taquicardia sinusal, presente em cerca de 40% dos pacientes. Além disso, arritmias atriais, principalmente fibrilação atrial, são frequentemente associadas ao TEP agudo, particularmente em pacientes mais idosos ou com comorbidades cardíacas preexistentes.[1,5,6]

Para aprimorar a precisão diagnóstica e melhorar os desfechos clínicos, é essencial considerar a apresentação clínica em conjunto com os fatores predisponentes e os achados complementares. A abordagem integrativa permite uma estratificação de risco mais eficaz e um manejo mais direcionado do paciente com TEP.

Estratificação de risco

A estratificação de risco de pacientes com tromboembolismo pulmonar (TEP) agudo é essencial para determinar a abordagem terapêutica adequada.[1,2,5] A estratificação inicial de risco baseia-se na avaliação dos sintomas clínicos e nos sinais de instabilidade hemodinâmica, que indicam um alto risco de óbito precoce.[7,8]

Existem três situações críticas relacionadas à instabilidade hemodinâmica no TEP:[3]

- **Parada cardiorrespiratória:** nessa situação, é preciso que haja necessidade de ressuscitação cardiopulmonar imediata.
- **Choque obstrutivo:** caracteriza-se por pressão arterial sistólica (PAS) < 90 mmHg ou necessidade de vasopressores para manter a PAS > 90 mmHg, mesmo com um status de enchimento adequado. Além disso, está associado a sinais de hipoperfusão de órgãos finais, como alteração do estado mental, pele fria e úmida, oligúria/anúria e aumento do lactato sérico.
- **Hipotensão persistente:** definida como PAS < 90 mmHg ou queda na PAS > 40 mmHg, com duração superior a 15 minutos, não causada por arritmia de início recente, hipovolemia ou sepse.

Para o grande grupo de pacientes com TEP que se apresentam sem instabilidade hemodinâmica, é necessária uma estratificação de risco adicional (avançada). Esta avaliação requer a consideração de dois conjuntos de critérios prognósticos:

- **Indicadores clínicos, de imagem e laboratoriais:** estes são utilizados para avaliar a gravidade do TEP, com foco particular na presença de disfunção do VD.
- **Presença de comorbidades e outras condições agravantes:** fatores como idade avançada, insuficiência cardíaca, doença pulmonar crônica, e câncer podem afetar adversamente o prognóstico e devem ser levados em consideração.

A falência aguda do VD, definida como uma síndrome progressiva caracterizada por rápida congestão sistêmica resultante de comprometimento do enchimento do VD e/ou redução do fluxo do VD, é um determinante crítico do desfecho no TEP agudo.[6] A presença de taquicardia, PAS baixa, insuficiência respiratória (taquipneia e/ou baixa SaO_2) e síncope, isoladamente ou em combinação, têm sido associadas a um prognóstico desfavorável a curto prazo em pacientes com TEP agudo.[1,2,5]

O uso de ferramentas de estratificação de risco, como o Índice de Gravidade da Embolia Pulmonar (PESI) e suas versões simplificadas, é recomendado para ajudar a identificar pacientes de baixo risco que podem ser tratados de forma ambulatorial e aqueles de risco elevado que necessitam de monitoramento intensivo e potencial intervenção terapêutica mais agressiva. Além disso, a avaliação ecocardiográfica e a medição de biomarcadores, como troponina e peptídeo natriurético tipo B (BNP), podem fornecer informações valiosas sobre a função ventricular direita e o risco de desfechos adversos, ajudando a guiar o manejo clínico.

Abordagem diagnóstica

Em pacientes que se apresentam sem instabilidade hemodinâmica, os achados clínicos isolados podem não ser suficientes para determinar e classificar a gravidade do TEP e o risco precoce associado à condição.[7-9] Como resultado, a combinação de parâmetros clínicos, de imagem e laboratoriais tem sido amplamente utilizada para construir escores prognósticos que permitem uma avaliação mais precisa do risco de morte precoce relacionado ao TEP.[7-9]

Entre os escores clínicos existentes, o Índice de Gravidade da Embolia Pulmonar (PESI) é o mais extensivamente validado até hoje. A principal vantagem do PESI reside na sua capacidade de identificar de forma confiável pacientes com baixo risco de mortalidade em 30 dias, classificados nas classes I e II do escore.[7-9] Esse escore estratifica os pacientes com TEP em cinco classes de risco, cada uma associada a diferentes taxas de mortalidade (**Tabela 54.1**):

- **Classe I:** 0-65 pontos. Risco de mortalidade muito baixo (0,1%-0,6%).
- **Classe II:** 66-85 pontos. Risco de mortalidade baixo (1,7%-3,5%).
- **Classe III:** 86-105 pontos. Risco de mortalidade moderado (3,2%-7,1%).

Tabela 54.1. Escore PESI para classificação de risco no TEP agudo[1]

Parâmetros	Descrição	Pontuação
Idade	Idade em anos	+1 ponto (se > 80 anos)
Sexo masculino	-	+ 10 pontos
Neoplasia	-	+ 30 pontos
Insuficiência cardíaca crônica	-	+ 10 pontos
Doença pulmonar crônica	-	+ 10 pontos
Frequência cardíaca	≥ 110 batimentos por minuto	+ 20 pontos
Pressão arterial sistólica	< 100 mmHg	+ 30 pontos
Frequência respiratória	> 30 incursões por minuto	+ 20 pontos
Temperatura	< 36°C	+ 20 pontos
Alteração do nível de consciência	-	+ 60 pontos
Saturação arterial de oxiemoglobina	< 90%	+20 pontos

Fonte: Adaptada de Menno V. Huisman, Catriona Sian Jennings DJnS, Nils Kucher IMLA, Mareike Lankeit, *et al.* 2019 ESC Guidelines for the diagnosis and management of acute pulmonary embolism developed in collaboration with the European Respiratory Society (ERS). European Heart Journal. 2020;41:543-603.

- **Classe IV:** 106-125 pontos. Risco de mortalidade alto (4,0%-11,4%).
- **Classe V:** > 125 pontos. Risco de mortalidade muito alto (10,0%-24,5%).

Os níveis de D-dímero são outro importante biomarcador que auxiliam na avaliação inicial do TEP.[9,10] O D-dímero está elevado no plasma na presença de trombose aguda devido à ativação simultânea dos sistemas de coagulação e fibrinólise.[9] O valor preditivo negativo do teste de D-dímero é alto, o que torna o TEP ou a trombose venosa profunda (TVP) improvável em caso de resultado normal. Entretanto, o valor preditivo positivo de níveis elevados de D-dímero é baixo, o que limita sua utilidade para confirmar o diagnóstico de TEP. Além disso, o D-dímero pode estar elevado em várias outras condições, como câncer, infecções graves, doenças inflamatórias e durante a gravidez, o que deve ser levado em consideração ao interpretar os resultados.[9-11]

Outra ferramenta diagnóstica amplamente utilizada é o escore de Wells, que avalia a probabilidade clínica de TEP com base em uma série de variáveis clínicas. A pontuação total do escore categoriza os pacientes em diferentes níveis de risco, orientando a necessidade de testes adicionais.[9-11] As variáveis consideradas no escore de Wells incluem:

- **Sintomas de tromboembolismo venoso (TEV):** sinais clínicos de TVP, como dor e inchaço na perna (+3 pontos).
- **Diagnóstico alternativo menos provável:** TEP considerado mais provável do que outras condições diagnósticas (+3 pontos).
- **Neoplasia maligna em atividade:** presença de câncer ativo ou diagnóstico de câncer em tratamento recente (últimos 6 meses) (+1 ponto).
- **Imobilização ou cirurgia recentes:** imobilização por mais de 3 dias ou cirurgia maior nas últimas 4 semanas (+1 ponto).
- **Hemoptise:** presença de hemoptise (+1 ponto).
- **Frequência cardíaca elevada:** frequência cardíaca ≥ 100 batimentos por minuto (+1 ponto).

Com base na pontuação total do escore de Wells, os pacientes podem ser classificados da seguinte forma:

- **Baixo risco (0 a 1 ponto):** nesses pacientes, a probabilidade de TEP é baixa, e a realização de um teste de D-dímero pode ser apropriada para excluir o diagnóstico.[8,9]
- **Risco intermediário (2 a 6 pontos):** pacientes com pontuação intermediária têm risco moderado de TEP, e exames de imagem, como angiotomografia computadorizada (CTPA) ou cintilografia ventilação/perfusão (V/Q), podem ser necessários para confirmar o diagnóstico.[8,9]
- **Alto risco (≥ 7 pontos):** pacientes com alta pontuação têm um risco elevado de TEP, necessitando de avaliação diagnóstica imediata e tratamento intensivo.[8,9]

A abordagem diagnóstica ideal para o TEP envolve a integração dessas ferramentas e escores com a avaliação clínica detalhada, garantindo um diagnóstico preciso e oportuno que guie o manejo adequado e melhore os desfechos clínicos.

Modalidades de imagem

Angiotomografia Computadorizada (ATC)

A angiotomografia computadorizada (ATC) é o método de escolha para a avaliação da vasculatura pulmonar em pacientes com suspeita de TEP. Essa modalidade de imagem permite a visualização das artérias pulmonares até o nível subsegmentar, apresentando uma sensibilidade de 83% e especificidade de 96%, conforme o estudo PIOPED II.[9] A eficácia da ATC pode variar de acordo com a probabilidade clínica pré-teste: uma ATC negativa possui alto valor preditivo negativo em casos de baixa

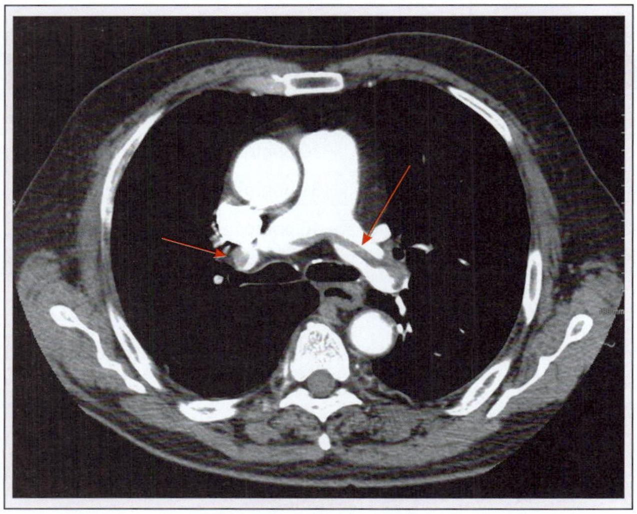

Figura 54.2. Imagem de ATC com trombo extenso na bifurcação da artéria pulmonar (embolia em sela).
Fonte: Acervo da autoria.

ou intermediária probabilidade de TEP (96% e 89%, respectivamente), mas esse valor diminui para 60% em casos de alta probabilidade pré-teste.[9] Por outro lado, uma ATC positiva é altamente preditiva em situações de alta probabilidade (92%-96%), mas menos confiável (58%) em baixa probabilidade clínica. Portanto, a ATC é eficaz para excluir TEP em pacientes com baixa ou intermediária probabilidade clínica, mas a abordagem para pacientes com ATC negativa e alta probabilidade clínica ainda é controversa (**Figura 54.2**).[1,9]

Cintilografia ventilação/perfusão (V/Q)

A cintilografia ventilação/perfusão (V/Q) é uma modalidade de imagem bem estabelecida para o diagnóstico de TEP, combinando análises de perfusão e ventilação. A presença de ventilação normal nos segmentos hipoperfundidos aumenta a especificidade do exame. Essa modalidade é preferida para pacientes ambulatoriais com baixa probabilidade clínica e radiografia de tórax normal, incluindo jovens, gestantes e indivíduos com histórico de anafilaxia ao contraste ou insuficiência renal grave. Os resultados da V/Q são classificados em três categorias: normal (que exclui TEP), alta probabilidade (diagnóstico na maioria dos casos) e não diagnóstico. Estudos indicam que é seguro não iniciar anticoagulantes em pacientes com exame de perfusão normal.[1,5,8]

Em casos de alta probabilidade no exame V/Q, o TEP pode ser confirmado, mas sua precisão em pacientes com baixa probabilidade clínica é discutível. Apenas exames de perfusão podem ser realizados em pacientes com radiografia normal, mas a alta taxa de exames não diagnósticos sugere a necessidade de testes adicionais.[1,10] A tomografia por emissão de fótons (SPECT) pode reduzir a taxa de resultados não diagnósticos; no entanto, a maioria dos estudos sobre SPECT apresenta limitações, e mais pesquisas prospectivas são necessárias para validar essa técnica.[1,10]

Ecocardiograma transtorácico

O ecocardiograma transtorácico é uma ferramenta útil na avaliação da sobrecarga e disfunção do VD em pacientes com TEP agudo. Devido à complexa geometria do VD, não existe um parâmetro ecocardiográfico único que forneça informações rápidas e confiáveis sobre o tamanho ou a função do VD.[10] Por esse motivo, os critérios ecocardiográficos para o diagnóstico de TEP variam entre os estudos, e um resultado negativo não exclui o TEP, considerando que o valor preditivo negativo varia entre 40%-50%.[10]

Sinais de sobrecarga ou disfunção do VD podem estar presentes na ausência de TEP, devido a outras condições cardíacas ou respiratórias. A dilatação do VD é observada em mais de 25% dos pacientes com TEP e é útil para estratificação de risco. Sinais ecocardiográficos mais específicos, como o tempo de aceleração da ejeção pulmonar < 60 ms combinado com um gradiente sistólico pico da válvula tricúspide < 60 mmHg, ou a contratilidade reduzida da parede livre do VD comparada ao ápice do VD (sinal de McConnell), são sugestivos de TEP, embora presentes em apenas 12% e 20% dos pacientes com TEP, respectivamente.[1,10]

Além disso, a ecocardiografia pode ajudar a distinguir TEP de hipocinesia ou acinesia da parede livre do VD devido a infarto do VD. No entanto, pode revelar achados incidentais enganosos, como disfunção sistólica do VE ou doença valvar. A excursão sistólica do plano anular tricúspide (TAPSE) pode estar reduzida em pacientes com TEP.[1,3]

Embora a ecocardiografia não seja obrigatória para o diagnóstico rotineiro de pacientes estáveis com suspeita de TEP, pode ser útil na diferenciação da causa de dispneia aguda.[1,3,10] Em pacientes com TEP suspeito de alto risco, a ausência de sinais ecocardiográficos de sobrecarga do VD praticamente exclui o TEP como causa de instabilidade hemodinâmica, e a ecocardiografia pode ajudar a identificar causas alternativas de choque. Em pacientes hemodinamicamente comprometidos com suspeita de TEP, sinais inequívocos de sobrecarga do VD, especialmente achados específicos como o sinal 60/60, o sinal de McConnell ou a presença de trombos no coração direito, justificam a necessidade de tratamento de reperfusão de emergência, caso a ATC não seja viável (**Figura 54.3**).[1,3]

Diagnóstico clínico, laboratorial e de imagem integrados

O diagnóstico de TEP exige uma abordagem sistemática e com base em evidências, dado o caráter potencialmente letal da condição e a necessidade de decisões terapêuticas rápidas. A probabilidade clínica de TEP deve ser avaliada de forma criteriosa, levando em consideração tanto a apresentação clínica quanto os resultados de testes diagnósticos específicos, como o D-dímero e a angiotomografia de tórax.

O algoritmo da **Figura 54.4** ilustra um fluxo diagnóstico para pacientes com suspeita de TEP, dividido entre aqueles com TEP provável e improvável, com base na probabilidade clínica inicial. Para os pacientes com TEP impro-

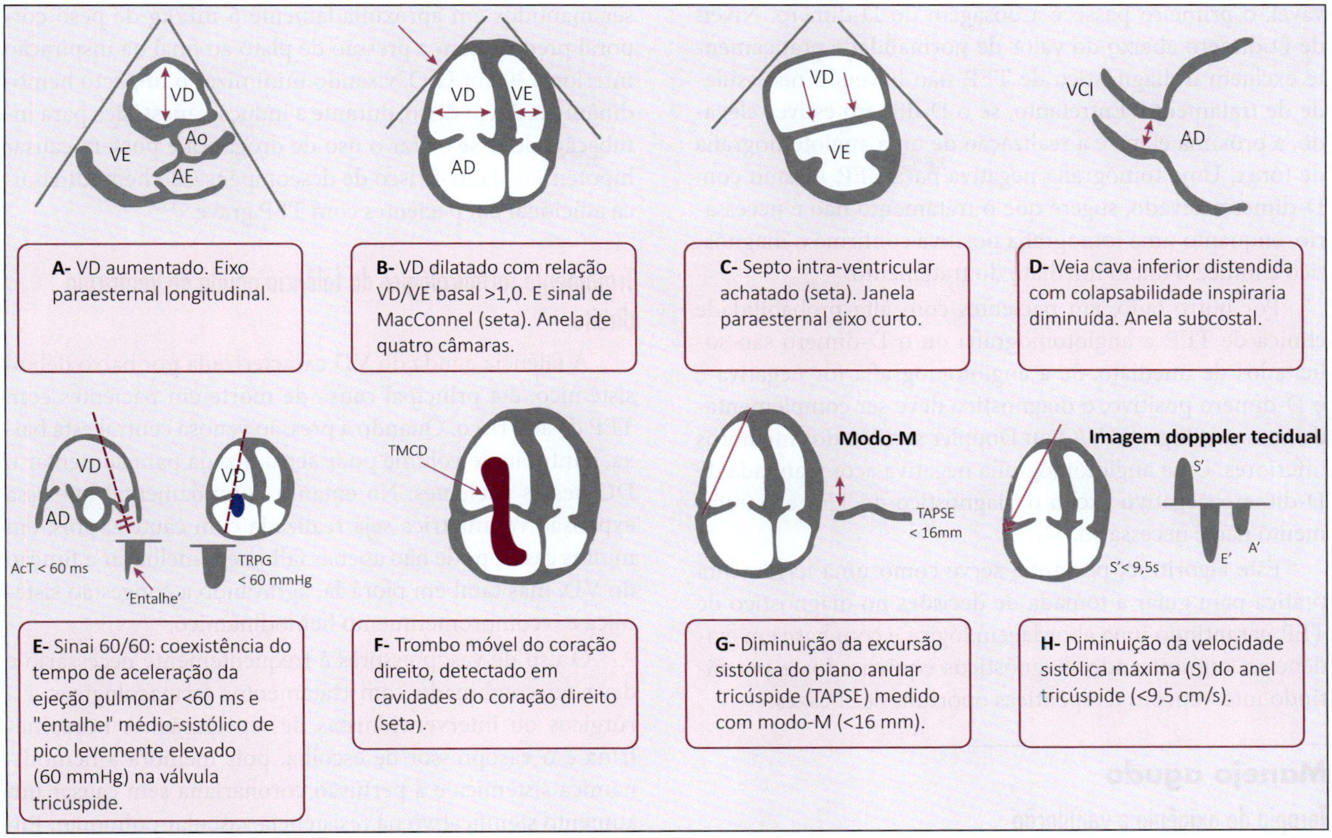

Figura 54.3. Representativo dos possíveis achados ecocardiográficos em pacientes com TEP agudo.

A': onda A'; AcT: coexistência do tempo de aceleração; AD: átrio direito; AE: átrio esquerdo; E': onda E'; S': onda S'; TAPSE: excursão sistólica do plano anular tricúspide (*Tricuspid Annulus Plane Systolic Excursion*); TMCD: trombo móvel do coração direito; TPRG: pico gradiente sistólico da válvula tricúspide (*Tricuspid Regurgitation Peak Gradient*); VCI: veia cava inferior; VD: ventrículo direito; VE: ventrículo esquerdo.

Fonte: Adaptada de ESC Guidelines for the diagnosis and management of acute pulmonary embolism.[1]

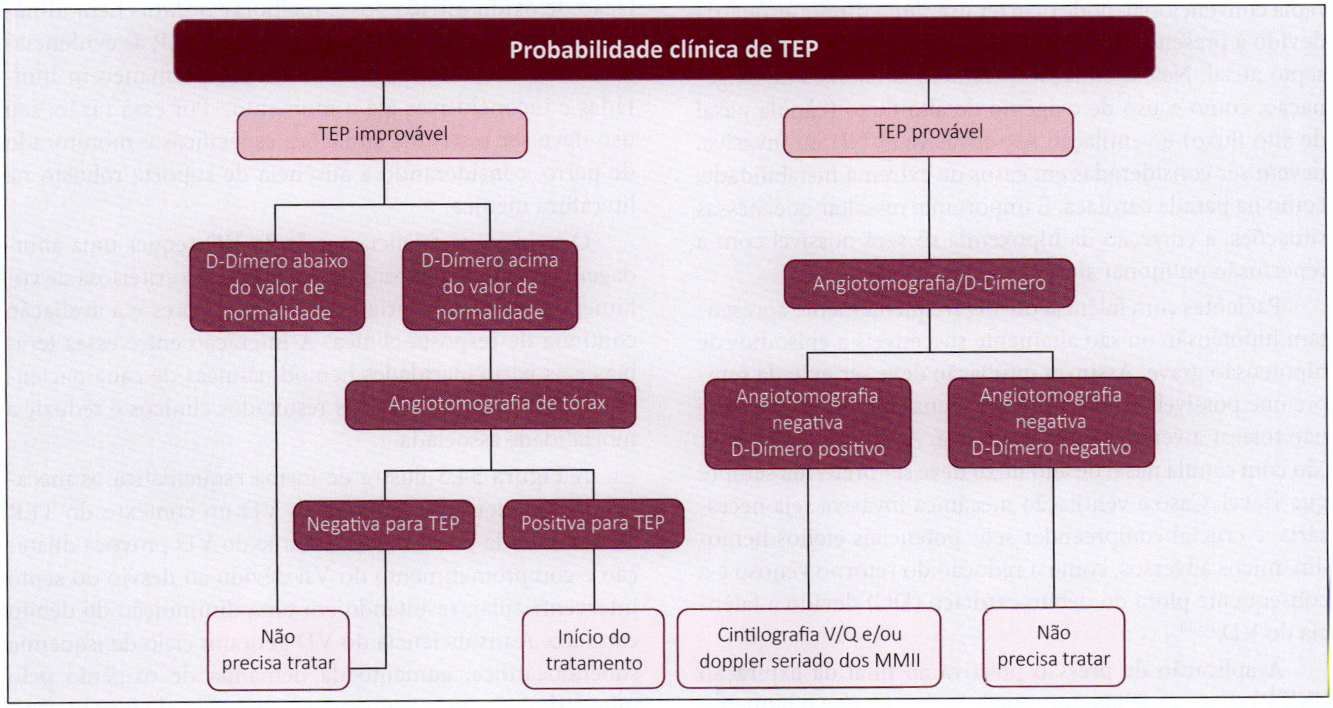

Figura 54.4. Diagnóstico clínico, laboratorial e imagem integrados.

Fonte: Acervo da autoria.

vável, o primeiro passo é a dosagem do D-dímero. Níveis de D-dímero abaixo do valor de normalidade praticamente excluem o diagnóstico de TEP, não havendo necessidade de tratamento. Entretanto, se o D-dímero estiver elevado, a próxima etapa é a realização de uma angiotomografia de tórax. Uma tomografia negativa para TEP, mesmo com D-dímero elevado, sugere que o tratamento não é necessário, enquanto uma tomografia positiva confirma o diagnóstico e indica o início imediato do tratamento.

Por outro lado, em pacientes com alta probabilidade clínica de TEP, a angiotomografia ou o D-dímero são solicitados de imediato. Se a angiotomografia for negativa e o D-dímero positivo, o diagnóstico deve ser complementado com cintilografia V/Q ou Doppler seriado dos membros inferiores. Uma angiotomografia negativa acompanhada de D-dímero negativo exclui o diagnóstico de TEP e o tratamento não é necessário.

Este algoritmo, portanto, serve como uma ferramenta prática para guiar a tomada de decisões no diagnóstico de TEP, garantindo uma abordagem lógica e com base em evidências, minimizando diagnósticos equivocados e permitindo intervenções terapêuticas oportunas e eficazes.

Manejo agudo

Terapia de oxigênio e ventilação

A hipoxemia é uma característica marcante do TEP grave, frequentemente resultante de uma discrepância entre ventilação e perfusão. A administração de oxigênio suplementar é indicada para pacientes cuja saturação arterial de oxigênio (SaO_2) seja inferior a 90%.[1,10,11] Em casos de hipoxemia grave ou falência respiratória resistente à oxigenoterapia convencional, pode ocorrer um *shunt* direita-esquerda devido à presença de um forame oval patente ou defeito do septo atrial. Nessas situações, técnicas adicionais de oxigenação, como o uso de oxigênio de alto fluxo (cânula nasal de alto fluxo) e ventilação não invasiva (VNI) ou invasiva, devem ser consideradas em casos de extrema instabilidade, como na parada cardíaca. É importante ressaltar que, nessas situações, a correção da hipoxemia só será possível com a reperfusão pulmonar simultânea.[1,10]

Pacientes com falência do VD frequentemente apresentam hipotensão ou são altamente suscetíveis a episódios de hipotensão grave. Assim, a intubação deve ser evitada sempre que possível, sendo indicada apenas quando o paciente não tolerar a ventilação não invasiva. A VNI ou a oxigenação com cânula nasal de alto fluxo deve ser preferida sempre que viável. Caso a ventilação mecânica invasiva seja necessária, é crucial compreender seus potenciais efeitos hemodinâmicos adversos, como a redução do retorno venoso e a consequente piora do débito cardíaco (DC) devido à falência do VD.[1,3,10]

A aplicação de pressão positiva ao final da expiração (PEEP) deve ser feita com cautela, uma vez que o aumento da PEEP pode agravar a disfunção do VD ao comprometer ainda mais o retorno venoso. Os volumes correntes devem ser mantidos em aproximadamente 6 mL/kg de peso corporal predito, com a pressão de platô ao final da inspiração inferior a 30 cm H_2O, visando minimizar o impacto hemodinâmico. Além disso, durante a indução anestésica para intubação, deve-se evitar o uso de drogas que possam causar hipotensão, dado o risco de descompensação hemodinâmica adicional em pacientes com TEP grave.[1,3,10]

Tratamento farmacológico da falência aguda do ventrículo direito

A falência aguda do VD caracterizada por baixo débito sistêmico, é a principal causa de morte em pacientes com TEP de alto risco. Quando a pressão venosa central está baixa, a infusão de volume pode ser utilizada para aumentar o DC nesses pacientes. No entanto, é fundamental que essa expansão volumétrica seja realizada com cautela, pois, em muitos casos, pode não apenas falhar em melhorar a função do VD, mas também piorá-la, agravando a congestão sistêmica e o comprometimento hemodinâmico.[2]

O uso de vasopressores é frequentemente necessário e deve ser combinado com tratamentos farmacológicos, cirúrgicos ou intervencionistas de reperfusão. A norepinefrina é o vasopressor de escolha, pois melhora a hemodinâmica sistêmica e a perfusão coronariana sem causar um aumento significativo na resistência vascular pulmonar. Em situações onde o DC está reduzido, a dobutamina pode ser considerada. Contudo, o uso de dobutamina deve ser cuidadosamente monitorado, uma vez que pode agravar a discrepância ventilação/perfusão ao redistribuir o fluxo sanguíneo, potencialmente exacerbando a hipoxemia.[2,10]

Embora pequenos estudos clínicos sugiram que a inalação de óxido nítrico possa melhorar o *status* hemodinâmico e a troca gasosa em pacientes com TEP, as evidências sobre sua eficácia e segurança clínica permanecem limitadas e inconclusivas até o momento.[1] Por essa razão, seu uso deve ser restrito a situações específicas e monitorado de perto, considerando a ausência de suporte robusto na literatura médica.

O manejo da falência aguda do VD requer uma abordagem integrada que considere a utilização criteriosa de volume, o manejo apropriado de vasopressores e a avaliação contínua da resposta clínica. A interação entre essas terapias e as particularidades hemodinâmicas de cada paciente é crucial para otimizar os resultados clínicos e reduzir a mortalidade associada.

A **Figura 54.5** ilustra de forma esquemática os mecanismos que levam à falência do VD no contexto do TEP. O aumento da pressão e do volume do VD provoca dilatação e comprometimento do VE devido ao desvio do septo interventricular, resultando em uma diminuição do débito cardíaco. A insuficiência do VD gera um ciclo de isquemia subendocárdica, aumento da demanda de oxigênio pelo miocárdio e consequentemente, piora da disfunção ventricular, fechando um ciclo vicioso que leva à deterioração clínica.

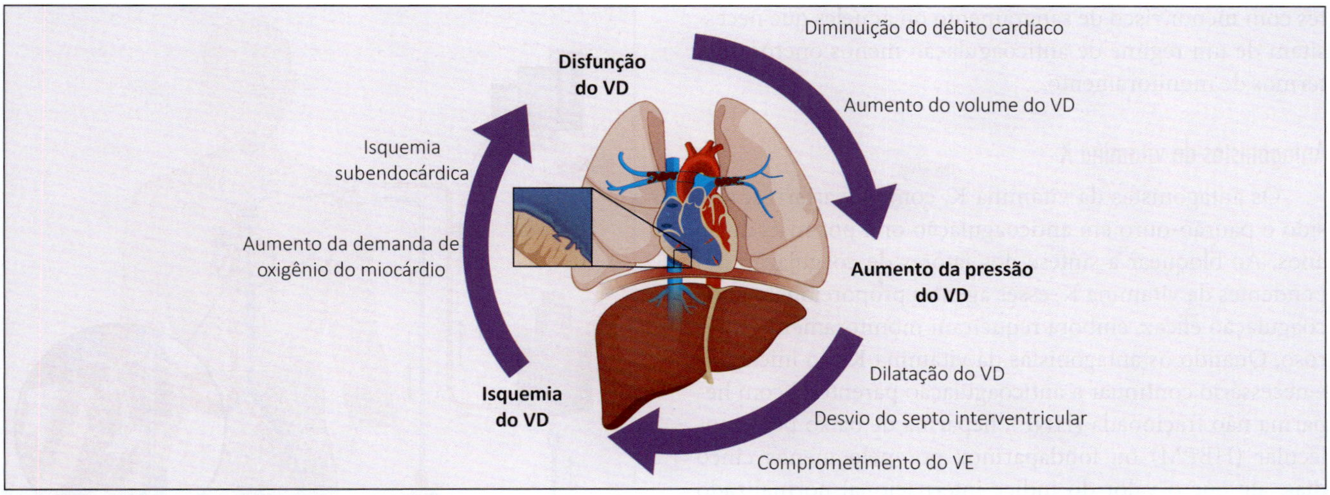

Figura 54.5. Ilustração dos mecanismos cíclicos que impulsionam a falência ventricular direita na embolia pulmonar aguda.[8]
VD: ventrículo direito; VE: ventrículo esquerdo.
Fonte: Adaptada de McGuire *et al*. T. M. (2024). Management Strategies for Acute Pulmonary Embolism in the ICU. CHEST Journal.

Estratégias de anticoagulação

Em pacientes com alta ou intermediária probabilidade clínica de tromboembolismo pulmonar (TEP), a anticoagulação deve ser iniciada prontamente, mesmo enquanto se aguardam os resultados dos testes diagnósticos. Normalmente, isso é feito com heparina de baixo peso molecular (HBPM) ajustada ao peso, fondaparinux subcutâneo ou heparina não fracionada intravenosa (HNF).[10,11]

Uma metanálise avaliou os benefícios e riscos da terapia trombolítica em comparação com a anticoagulação convencional em pacientes com embolia pulmonar aguda. O objetivo foi determinar se a trombólise estava associada à redução da mortalidade, bem como avaliar os riscos de sangramento maior e hemorragia intracraniana (HIC).[11,12] A análise incluiu 16 ensaios clínicos randomizados, envolvendo um total de 2115 pacientes. Os resultados mostraram que a terapia trombolítica foi associada a uma redução significativa na mortalidade por todas as causas (OR, 0,53; IC 95%, 0,32-0,88) em comparação com a anticoagulação convencional, mas também a um aumento significativo nos riscos de sangramento maior (OR, 2,73; IC 95%, 1,91-3,91) e HIC (OR, 4,63; IC 95%, 1,78-12,04).[12]

Nos pacientes com TEP de risco intermediário, a trombólise foi associada a uma menor mortalidade, mas acompanhada por uma maior incidência de sangramento maior. Esses achados sugerem que, embora a terapia trombolítica possa reduzir a mortalidade, o aumento dos riscos de complicações hemorrágicas, especialmente em pacientes mais velhos, deve ser cuidadosamente considerado ao tomar decisões clínicas.[11,12]

Além das heparinas, também é possível obter um efeito anticoagulante rápido com o uso de anticoagulantes orais não antagonistas da vitamina K (NOACs). Ensaios clínicos demonstraram que uma estratégia de anticoagulação com dose única oral usando apixabana por sete dias ou rivaroxabana por três semanas é eficaz. No contexto agudo, HBPM e fondaparinux são geralmente preferidos à HNF devido ao menor risco de hemorragia grave e trombocitopenia induzida por heparina.[11-12]

A heparina não fracionada (HNF) continua a ser a escolha mais indicada para pacientes com instabilidade hemodinâmica, descompensação iminente, insuficiência renal grave ou obesidade severa. Sua rápida reversibilidade com protamina, além do curto tempo de meia-vida, são vantagens importantes em situações em que ajustes rápidos na anticoagulação são necessários.[11,12]

Essas estratégias de anticoagulação devem ser cuidadosamente adaptadas ao perfil clínico do paciente, considerando fatores de risco individuais e a presença de comorbidades. A decisão sobre a utilização de terapia trombolítica ou anticoagulação convencional deve ser com base em uma avaliação rigorosa dos benefícios e riscos, com foco na maximização da eficácia terapêutica e na minimização das complicações.

Anticoagulantes orais não antagonistas da vitamina K (NOACs)

Os NOACs atuam inibindo diretamente um fator de coagulação ativado, como a trombina (dabigatrana) ou o fator Xa (apixabana, edoxabana, rivaroxabana). Devido à sua biodisponibilidade previsível e farmacocinética estável, os NOACs podem ser administrados em doses fixas, sem a necessidade de monitoramento laboratorial rotineiro, o que representa uma vantagem significativa em comparação com os antagonistas da vitamina K.[11,12]

Além disso, os NOACs apresentam menos interações medicamentosas e alimentares, facilitando o manejo terapêutico. Metanálises demonstram que o tratamento com NOACs está associado a uma menor incidência de sangramentos graves, incluindo hemorragias intracranianas e fatais, em comparação com os antagonistas da vitamina K.[1,2,10] A eficácia similar e o perfil de segurança favorável tornam os NOACs uma opção atraente, especialmente em pacientes com menor risco de sangramento ou aqueles que necessitam de um regime de anticoagulação menos oneroso em termos de monitoramento.

Antagonistas da vitamina K

Os antagonistas da vitamina K, como a varfarina, têm sido o padrão-ouro em anticoagulação oral por mais de 50 anos. Ao bloquear a síntese dos fatores de coagulação dependentes da vitamina K, esses agentes proporcionam anticoagulação eficaz, embora requeiram monitoramento rigoroso. Quando os antagonistas da vitamina K são iniciados, é necessário continuar a anticoagulação parenteral com heparina não fracionada (HNF), heparina de baixo peso molecular (HBPM) ou fondaparinux por pelo menos cinco dias, até que o valor do índice internacional normalizado (INR) esteja na faixa terapêutica entre 2,0 e 3,0 por dois dias consecutivos.[1,10]

A varfarina é geralmente iniciada em uma dose de 10 mg para pacientes mais jovens (menos de 60 anos) e saudáveis, e uma dose inicial de até 5 mg é recomendada para pacientes mais idosos ou com comorbidades. A dose diária subsequente é ajustada com base no INR, ao longo dos próximos cinco a sete dias, para garantir que o nível do INR permaneça dentro da faixa terapêutica desejada.[1,10,11]

Os testes farmacogenéticos podem melhorar a precisão na dosagem da varfarina, potencialmente aprimorando o controle da anticoagulação e reduzindo o risco de sangramentos. No entanto, apesar dessas vantagens, os estudos não demonstraram uma redução significativa no risco de eventos tromboembólicos ou mortalidade associada ao uso de testes farmacogenéticos.[11,12] Assim, o uso da varfarina requer um balanço cuidadoso entre eficácia, segurança e a necessidade de monitoramento contínuo, fatores que devem ser considerados ao decidir entre os antagonistas da vitamina K e os NOACs.

Terapias avançadas

Suporte circulatório mecânico e oxigenação

O uso temporário de suporte cardiopulmonar mecânico, particularmente com oxigenação por membrana extracorpórea venoarterial (ECMO), pode ser uma intervenção crucial em pacientes com TEP de alto risco, especialmente na presença de colapso circulatório ou parada cardíaca (**Figura 54.6**).[13] A ECMO venoarterial oferece suporte ao VD ao reduzir a pré-carga e a distensão ventricular, além de melhorar a perfusão da artéria coronária direita, auxiliando na estabilização hemodinâmica enquanto se aguarda a reperfusão pulmonar.

Embora a ECMO tenha sido descrita em diversas séries de casos como uma estratégia eficaz para a sobrevivência de pacientes criticamente doentes, até o momento, não há ensaios clínicos randomizados que comprovem a eficácia e segurança desse dispositivo em casos de TEP de alto risco.[13] A ausência de evidências robustas e a natureza invasiva do procedimento limitam sua aplicação a centros especializados com experiência na técnica e na seleção criteriosa de pacientes.

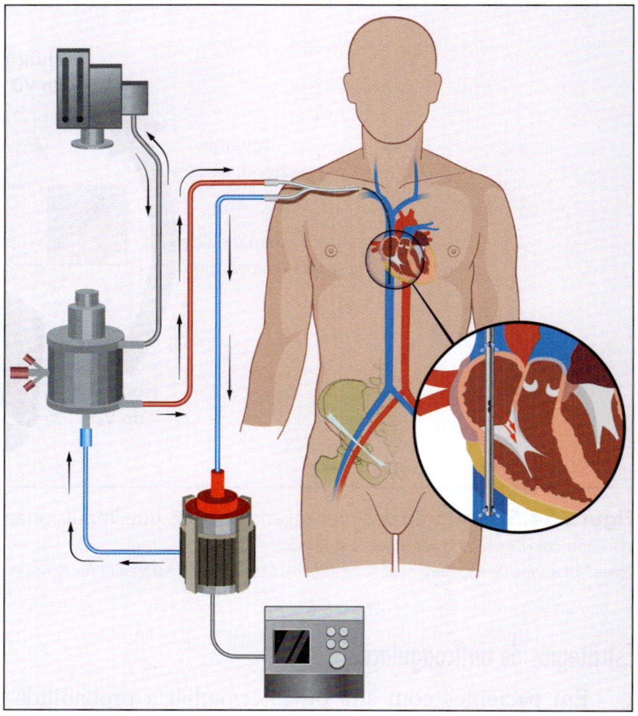

Figura 54.6. O dispositivo ECMO venoarterial permite o suporte ao VD objetivando reduzir a pré-carga e sua distensão, além de aumentar a perfusão da artéria coronária direita.
Fonte: Acervo da autoria.

O uso de ECMO está associado a uma alta incidência de complicações, mesmo em períodos curtos. Entre essas complicações, o risco aumentado de sangramento relacionado ao acesso vascular é especialmente preocupante, particularmente em pacientes que recebem trombólise concomitante.[1,13] Esse risco exige uma avaliação cuidadosa dos benefícios em comparação aos potenciais danos, com monitoramento intensivo para a identificação precoce de complicações.

Atualmente, o uso de ECMO como técnica adjuvante à anticoagulação em TEP é controverso. O manejo integrado com outras terapias, como a embolectomia cirúrgica, deve ser considerado para otimizar os resultados. Em casos selecionados, o uso do cateter de assistência circulatória Impella™ tem mostrado bons resultados em pacientes com choque cardiogênico secundário ao TEP, embora os dados ainda sejam limitados e mais estudos sejam necessários para validar essa abordagem.[13,14]

Tratamento de Reperfusão

▪ Trombólise Sistêmica

A terapia trombolítica oferece melhorias rápidas na obstrução pulmonar, na PAP) e na RVP em pacientes com TEP, em comparação com a HNF isolada. Essas melhorias são acompanhadas por uma redução na dilatação do VD observada na ecocardiografia. O maior benefício é alcançado quando o tratamento é iniciado dentro de 48 horas após o início dos sintomas, embora a trombólise ainda possa ser útil em pacientes com sintomas que persistem por 6 a 14 dias.[1,13,15]

Um estudo randomizado, duplo-cego e controlado por placebo comparou os efeitos da combinação de heparina com alteplase *versus* heparina isolada em pacientes com embolia pulmonar submaciça, caracterizada por hipertensão pulmonar ou disfunção ventricular direita, mas sem hipotensão arterial ou choque. O objetivo principal foi avaliar a mortalidade hospitalar ou a deterioração clínica que exigisse escalonamento no tratamento, como infusão de catecolaminas, trombólise secundária, intubação, ressuscitação cardiopulmonar ou embolectomia de emergência.[16] O estudo incluiu 256 pacientes, dos quais 118 receberam heparina com alteplase e 138 receberam heparina com placebo.[16] Os resultados mostraram que a incidência do desfecho primário foi significativamente maior no grupo que recebeu heparina com placebo em comparação ao grupo que recebeu heparina com alteplase.[16] Embora a mortalidade tenha sido baixa em ambos os grupos, a necessidade de escalonamento do tratamento foi três vezes maior no grupo placebo. Não houve casos de sangramento fatal ou cerebral no grupo tratado com alteplase.[16] Este estudo concluiu que a administração de alteplase juntamente com heparina pode melhorar o curso clínico de pacientes hemodinamicamente estáveis com embolia pulmonar submaciça, prevenindo a deterioração clínica que requer tratamento adicional durante a internação.[16]

A trombólise mal sucedida, avaliada pela persistência da instabilidade clínica e disfunção do VD na ecocardiografia após 36 horas, foi relatada em 8% dos pacientes com TEP de alto risco.[16] Uma metanálise de ensaios de trombólise que incluiu pacientes com TEP de alto risco indicou uma redução significativa no desfecho combinado de mortalidade e recorrência de TEP, com uma taxa de 9,9% de sangramento grave e 1,7% de hemorragia intracraniana.[17]

Em pacientes normotensos com TEP de risco intermediário, definido pela presença de disfunção do VD e níveis elevados de troponina, o impacto do tratamento trombolítico foi investigado no estudo PEITHO.[17] A terapia trombolítica foi associada a uma redução significativa no risco de descompensação hemodinâmica ou colapso, mas também a um aumento no risco de sangramento extracraniano e intracraniano grave.[17] Embora as taxas de mortalidade em 30 dias tenham sido baixas em ambos os grupos, metanálises sugerem que a trombólise pode reduzir a mortalidade relacionada ao TEP e a mortalidade geral em até 50%-60% em pacientes com TEP de risco intermediário.[17]

Ainda neste estudo, sintomas persistentes leves, como dispneia, estavam presentes em 33% dos pacientes no acompanhamento clínico a longo prazo (41,6 ± 15,7 meses).[17] No entanto, a maioria dos pacientes (85% no braço de tenecteplase e 96% no braço de placebo) tinha baixa ou intermediária probabilidade de hipertensão pulmonar persistente ou de início recente, com base na definição das Diretrizes da ESC.[17]

A administração intravenosa acelerada de ativador de plasminogênio tecidual recombinante (rtPA; 100 mg em duas horas) é preferível a infusões prolongadas de agentes trombolíticos de primeira geração, como estreptoquinase e uroquinase. Relatórios preliminares sobre a eficácia e segurança de rtPA em dose reduzida precisam ser confirmados por evidências sólidas antes de qualquer recomendação formal. A HNF pode ser administrada durante a infusão contínua de alteplase, mas deve ser descontinuada durante a infusão de estreptoquinase ou uroquinase.[17,20] Embora agentes como reteplase, desmoteplase e tenecteplase tenham sido investigados, nenhum deles é atualmente aprovado para uso em TEP agudo.[21-23]

Ainda não está claro se a trombólise precoce para TEP agudo de risco intermediário ou alto tem impacto significativo sobre os sintomas clínicos, a limitação funcional ou a hipertensão pulmonar tromboembólica crônica no acompanhamento a longo prazo. Os achados sugerem que a trombólise pode não prevenir sequelas a longo prazo após TEP de risco intermediário, especialmente considerando que o acompanhamento clínico estava disponível para apenas 62% da população do estudo.[21-23]

Tratamento Percutâneo

A reperfusão mecânica é com base na inserção de um cateter nas artérias pulmonares através da via femoral. Diferentes tipos de cateteres são utilizados para fragmentação mecânica, aspiração de trombos ou, mais comumente, uma abordagem farmacomecânica que combina fragmentação mecânica ou ultrassônica do trombo com trombólise *in situ* de dose reduzida.[24-26]

O estudo CANARY comparou os efeitos da trombólise dirigida por cateter (cCDT) combinada com anticoagulação *versus* anticoagulação isolada em pacientes com embolia pulmonar de risco intermediário-alto. O estudo incluiu 94 pacientes com disfunção ventricular direita, mas sem instabilidade hemodinâmica significativa.[27] O desfecho primário foi a proporção de pacientes com uma relação ventrículo direito/esquerdo (RV/LV) maior que 0,9 após 3 meses. Embora a cCDT não tenha mostrado uma redução significativa na proporção de pacientes com uma relação RV/LV > 0,9 após três meses em comparação com a anticoagulação isolada, foi associada a uma melhora significativa em outras métricas ecocardiográficas de curto prazo. Além disso, a cCDT apresentou uma taxa aceitável de sangramento maior, com apenas um caso de sangramento gastrointestinal não fatal.[27]

O estudo foi encerrado prematuramente devido à pandemia de Covid-19, resultando em um tamanho amostral menor do que o planejado, o que limitou o poder estatístico para detectar diferenças significativas no desfecho primário. No entanto, os resultados sugerem que a cCDT pode oferecer benefícios em desfechos secundários e exploratórios, justificando a realização de estudos maiores para validar essas descobertas.[27]

Embolectomia Cirúrgica

A embolectomia cirúrgica para TEP agudo é geralmente realizada com circulação extracorpórea, sem pinçamento da aorta e sem parada cardíaca com cardioplegia, seguida de incisão nas principais artérias pulmonares para a remoção ou sucção de coágulos frescos.[28-32]

Relatos recentes indicam resultados cirúrgicos favoráveis no TEP de alto risco, com ou sem parada cardíaca, e em casos selecionados de risco intermediário.[33] Entre 174.322 pacientes hospitalizados entre 1999 e 2013 com diagnóstico de TEP no estado de Nova York, as taxas de sobrevida e recorrência foram comparadas entre pacientes que passaram por trombólise ou embolectomia cirúrgica como terapia de primeira linha.[33]

No geral, não houve diferença significativa entre os dois tipos de tratamento de reperfusão em relação à mortalidade em 30 dias. No entanto, a trombólise foi associada a um maior risco de AVC e reintervenção em 30 dias. Além disso, embora não tenha havido diferença na sobrevida atuarial de cinco anos, a terapia trombolítica foi associada a uma maior taxa de recorrência de TEP que necessitou de readmissão em comparação com a cirurgia. Entretanto, vale destacar que os dois tratamentos não foram alocados aleatoriamente neste estudo observacional retrospectivo, e os pacientes encaminhados para cirurgia podem ter sido selecionados com base em critérios específicos.[33]

Uma análise multicêntrica realizada pela Sociedade de Cirurgia Torácica, que incluiu 214 pacientes submetidos à embolectomia cirúrgica para TEP de alto ou risco intermediário, revelou uma taxa de mortalidade hospitalar de 12%, com o pior desfecho (32%) no grupo que experimentou parada cardíaca pré-operatória.[34] A experiência recente parece apoiar a combinação de ECMO com embolectomia cirúrgica, especialmente em pacientes com TEP de alto risco, com ou sem a necessidade de ressuscitação cardiopulmonar.[35,36]

Suporte avançado de vida em parada cardíaca

O TEP é uma das principais causas diferenciais de parada cardíaca com ritmo não chocável, geralmente apresentando-se como atividade elétrica sem pulso (AESP).[37-39] Em casos de parada cardíaca presumidamente causada por TEP, é essencial seguir as diretrizes atuais de suporte avançado de vida, que enfatizam a importância de um diagnóstico rápido e de intervenções terapêuticas adequadas.[37-39]

A decisão de tratar o TEP como causa da parada cardíaca deve ser tomada rapidamente, pois a janela de oportunidade para um resultado favorável é estreita.[37-39] A terapia trombolítica é uma consideração crucial nesses casos, dado o potencial de desobstrução rápida da circulação pulmonar. Após a administração do trombolítico, a ressuscitação cardiopulmonar (RCP) deve ser continuada por um período mínimo de 60 a 90 minutos, conforme recomendado, antes de considerar a cessação das tentativas de ressuscitação.[37-39] Esse período prolongado de RCP é fundamental, uma vez que a reperfusão pulmonar e a restauração da função cardíaca podem demorar mais para ocorrer após a trombólise.

A abordagem precoce e agressiva pode fazer a diferença entre a vida e a morte nesses cenários críticos e a coordenação eficiente entre as equipes de emergência e os protocolos avançados de suporte à vida são essenciais para maximizar as chances de sobrevivência. Além disso, o uso de dispositivos de suporte circulatório mecânico, como a ECMO, podem ser considerados em centros especializados, principalmente se houver sinais de recuperação iminente da função cardíaca após a trombólise, caso o paciente ainda não tenha recuperado a circulação espontânea.[37-39]

Algoritmo de estratificação de risco no tromboembolismo pulmonar (TEP)

A estratificação de risco no TEP é um passo crítico para determinar a estratégia terapêutica mais apropriada para cada paciente. A **Figura 54.7** ilustra a importância da integração entre dados clínicos, laboratoriais e exames de imagem na avaliação da gravidade do TEP e na decisão sobre o manejo clínico.

Inicialmente, pacientes com suspeita clínica de TEP são avaliados quanto à probabilidade de risco, que pode ser de alto ou baixo risco, conforme indicado por achados clínicos como choque ou hipotensão. Para pacientes com TEP confirmado e sinais de instabilidade hemodinâmica, como choque ou hipotensão, a condição é classificada como de alto risco, o que justifica a consideração imediata de terapias de reperfusão primária, como a trombólise ou a embolectomia.

Nos casos de pacientes sem instabilidade hemodinâmica, a avaliação avança para a utilização do escore de gravidade da embolia pulmonar (PESI), que permite uma classificação precisa do risco. Pacientes com escore PESI nas classes III ou IV são considerados de risco intermediário, enquanto aqueles com escore PESI nas classes I ou II são classificados como de baixo risco.

Para pacientes de risco intermediário, o algoritmo indica a importância dos exames complementares, como ecocardiograma transtorácico, tomografia de tórax e análise laboratorial, para uma avaliação mais detalhada da função cardíaca e da extensão da embolia. Dependendo dos resultados desses exames, os pacientes podem ser categorizados em risco intermediário-alto, o que pode indicar a necessidade de monitoramento rigoroso e consideração de reperfusão de resgate, ou risco intermediário-baixo, onde a internação hospitalar é recomendada para tratamento e observação.

Por fim, pacientes de baixo risco, conforme identificado pelo PESI, podem ser considerados para alta precoce e tratamento ambulatorial, desde que não haja outras contraindicações clínicas.

Este algoritmo destaca a importância de uma abordagem multimodal, onde a combinação de dados clínicos,

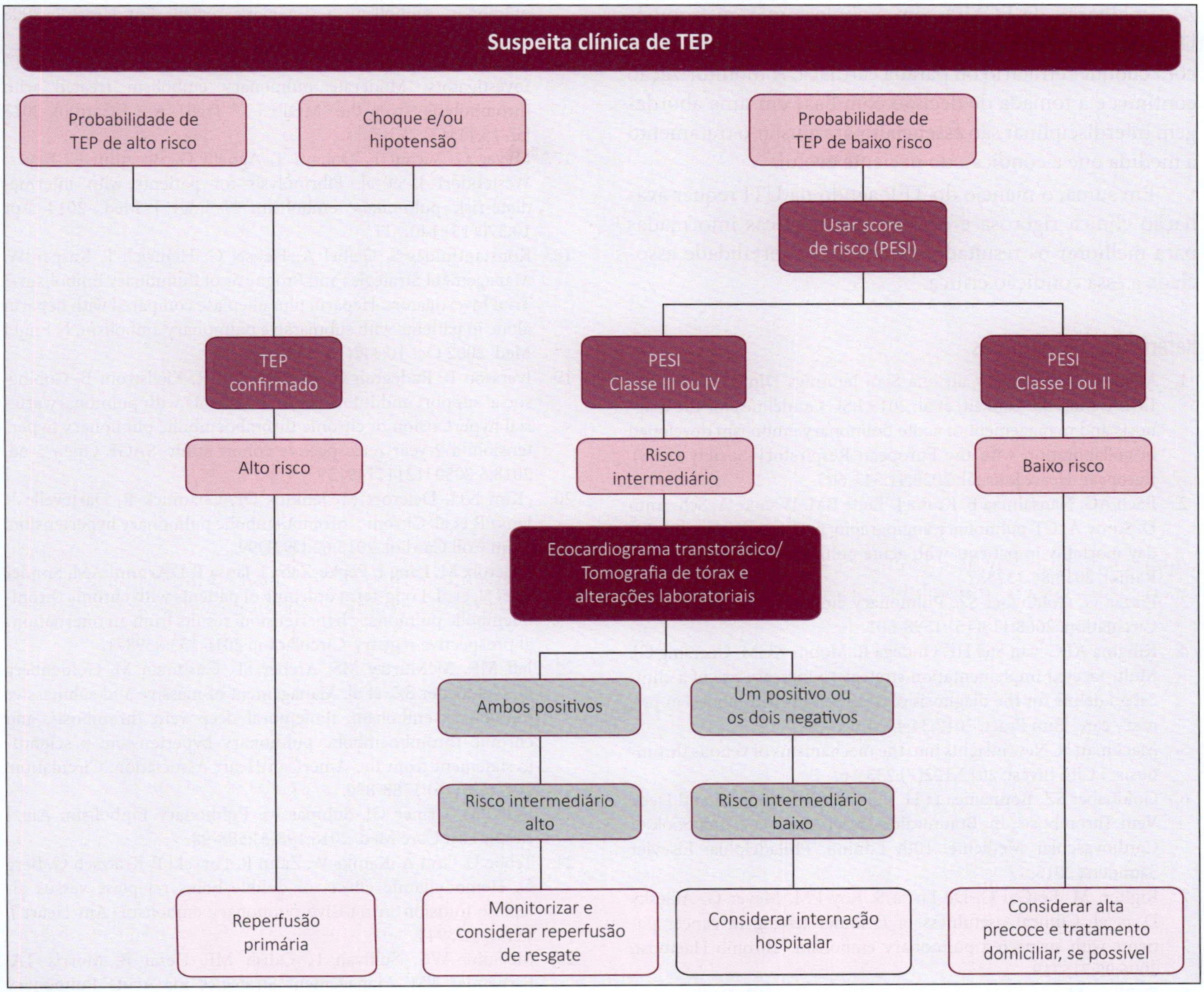

Figura 54.7 A importância da associação entre dados clínicos, laboratoriais e exames de imagem para a estratificação da gravidade do TEP e decisão sobre a estratégia de tratamento.

Fonte: Adaptada de ESC Guidelines for the diagnosis and management of acute pulmonary embolism.[1]

laboratoriais e de imagem fornece uma visão holística da condição do paciente. Essa abordagem integrada é fundamental para orientar o tratamento adequado, minimizar complicações e melhorar os resultados clínicos em pacientes com TEP.

Conclusão

O manejo do TEP agudo na unidade de terapia intensiva (UTI) é complexo e exige uma abordagem multidisciplinar e personalizada. A estratificação precoce do risco utilizando ferramentas como o PESI e o escore de Wells é essencial para guiar o tratamento, com pacientes de alto risco (hipotensão, choque) requerendo intervenções mais agressivas, enquanto aqueles com risco intermediário-alto podem-se beneficiar de monitoramento intensivo e terapia direcionada.

O suporte hemodinâmico, frequentemente necessário em casos de falência do VD, deve ser feito preferencialmente com norepinefrina, sendo que a reposição volêmica deve ser realizada com cautela para evitar sobrecarga do VD. A ventilação mecânica, se inevitável, deve ser manejada com volumes correntes baixos e PEEP comedida para minimizar os efeitos adversos sobre o retorno venoso e a função do VD.

As terapias de reperfusão, incluindo a trombólise sistêmica e a cCDT, são opções viáveis para pacientes com TEP de risco intermediário-alto e alto risco, e a escolha entre essas abordagens deve considerar a disponibilidade de recursos e a experiência da equipe. A anticoagulação imediata é fundamental, com a transição para os NOACs em pacientes estáveis. Apesar de eficaz em reduzir a mortalidade, a terapia trombolítica aumenta o risco de sangramento, o que exige uma avaliação cuidadosa dos riscos e benefícios.

Nos casos mais graves, o uso de ECMO venoarterial pode ser crucial para estabilizar o paciente e permitir tempo para outras intervenções, como a embolectomia cirúrgica.

A combinação de ECMO com embolectomia ou trombólise pode oferecer uma abordagem salvadora em pacientes com choque refratário ou parada cardíaca. A monitorização contínua e a tomada de decisão com base em uma abordagem interdisciplinar são essenciais para ajustar o tratamento à medida que a condição do paciente evolui.

Em suma, o manejo do TEP agudo na UTI requer avaliação clínica rigorosa e decisões terapêuticas informadas para melhorar os resultados e reduzir a mortalidade associada a essa condição crítica.

Referências bibliográficas

1. Menno V. Huisman, Catriona Sian Jennings DJnS, Nils Kucher IMLA, Mareike Lankeit, et al. 2019 ESC Guidelines for the diagnosis and management of acute pulmonary embolism developed in collaboration with the European Respiratory Society (ERS). European Heart Journal. 2020;41:543-603.
2. Bach AG, Nansalmaa B, Kranz J, Taute BM, Wienke A, Schramm D, Surov A. CT pulmonary angiography findings that predict 30-day mortality in patients with acute pulmonary embolism. Eur J Radiol. 2015;84:332337.
3. Piazza G, Goldhaber SZ. Pulmonary embolism in heart failure. Circulation. 2008;118(15):1598-601.
4. Kingma AEC, van Stel HF, Oudega R, Moons KGM, Geersing GJ. Multi-faceted implementation strategy to increase use of a clinical guideline for the diagnosis of deep venous thrombosis in primary care. Fam Pract. 2017;34:446451.
5. Mackman N. New insights into the mechanisms of venous thrombosis. J Clin Invest. 2012;122(7):2331-6.
6. Goldhaber SZ, Bounameaux H. Pulmonary Embolism and Deep Vein Thrombosis. In: Braunwald's Heart Disease: A Textbook of Cardiovascular Medicine. 10th Edition. Philadelphia: Elsevier Saunders; 2015.
7. Righini M, Le Gal G, De Lucia S, Roy PM, Meyer G, Aujesky D, et al. Clinical usefulness of D-dimer testing in cancer patients with suspected pulmonary embolism. Thromb Haemost. 2006;95:715719.
8. Di Nisio M, Sohne M, Kamphuisen PW, Buller HR. D-dimer test in cancer patients with suspected acute pulmonary embolism. J Thromb Haemost. 2005;3:12391242.
9. Miron MJ, Perrier A, Bounameaux H, de Moerloose P, Slosman DO, Didier D, Junod A. Contribution of noninvasive evaluation to the diagnosis of pulmonary embolism in hospitalized patients. Eur Respir J. 1999;13:13651370
10. Agnelli G, Buller HR, Cohen A, Curto M, Gallus AS, Johnson M, et al. Oral apixaban for the treatment of acute venous thromboembolism. N Engl J Med. 2013;369:799808.
11. Buller HR, Prins MH, Lensin AW, Decousus H, Jacobson BF, Minar E, et al. Oral rivaroxaban for the treatment of symptomatic pulmonary embolism. N Engl J Med 2012;366:12871297.
12. Bova C, Greco F, Misuraca G, Serafini O, Crocco F, Greco A, Noto A. Diagnostic utility of echocardiography in patients with suspected pulmonary embolism. Am J Emerg Med. 2003;21:180183.
13. Kurnicka K, Lichodziejewska B, Goliszek S, Dzikowska-Diduch O, Zdonczyk O, Kozlowska M, et al. Echocardiographic pattern of acute pulmonary embolism: analysis of 511 consecutive patients. J Am Soc Echocardiogr. 2016;29:907913.
14. Aso S, Matsui H, Fushimi K, Yasunaga H. In-hospital mortality and successful weaning from venoarterial extracorporeal membrane oxygenation: analysis of 5,263 patients using a national inpatient database in Japan. Crit Care 2016;20:80.
15. Sanchez O, Trinquart L, Colombet I, Durieux P, Huisman MV, Chatellier G, Meyer G. Prognostic value of right ventricular dysfunction in patients with haemodynamically stable pulmonary embolism: a systematic review. Eur Heart J. 2008 Jun;29(12):1569-77.
16. Sharifi M, Bay C, Skrocki L, Rahimi F, Mehdipour M; "MOPETT" Investigators. Moderate pulmonary embolism treated with thrombolysis (from the "MOPETT" Trial). Am J Cardiol. 2013 Jan 15;111(2):273-7.
17. Meyer G, Vicaut E, Danays T, Agnelli G, Becattini C, Beyer-Westendorf J, et al. Fibrinolysis for patients with intermediate-risk pulmonary embolism. N Engl J Med. 2014 Apr 10;370(15):1402-11.
18. Konstantinides S, Geibel A, Heusel G, Heinrich F, Kasper W; Management Strategies and Prognosis of Pulmonary Embolism-3 Trial Investigators. Heparin plus alteplase compared with heparin alone in patients with submassive pulmonary embolism. N Engl J Med. 2002 Oct 10;347(15):1143-50.
19. Ivarsson B, Radegran G, Hesselstrand R, Kjellstrom B. Coping, social support and information in patients with pulmonary arterial hypertension or chronic thromboembolic pulmonary hypertension: a 2-year retrospective cohort study. SAGE Open Med. 2018;6:2050312117749159.
20. Kim NH, Delcroix M, Jenkins DP, Channick R, Dartevelle P, Jansa P, et al. Chronic thromboembolic pulmonary hypertension. J Am Coll Cardiol. 2013;62:D92D99.
21. Delcroix M, Lang I, Pepke-Zaba J, Jansa P, D'Armini AM, Snijder R, et al, et al. Long-term outcome of patients with chronic thromboembolic pulmonary hypertension: results from an international prospective registry. Circulation. 2016;133:859871.
22. Jaff MR, McMurtry MS, Archer SL, Cushman M, Goldenberg N, Goldhaber SZ, et al. Management of massive and submassive pulmonary embolism, iliofemoral deep vein thrombosis, and chronic thromboembolic pulmonary hypertension: a scientific statement from the American Heart Association. Circulation. 2011;123(16):1788-830.
23. Rali PM, Criner GJ. Submassive Pulmonary Embolism. Am J Respir Crit Care Med. 2018;198(5):588-98.
24. Tebbe U, Graf A, Kamke W, Zahn R, Forycki F, Kratzsch G, Berg G. Hemodynamic effects of double bolus reteplase versus alteplase infusion in massive pulmonary embolism. Am Heart J. 1999;138:3944.
25. McGuire WC, Sullivan L, Odish MF, Desai B, Morris TA, Fernandes TM. Management Strategies for Acute Pulmonary Embolism in the ICU. CHEST J. 2024.
26. Stein PD, Fowler SE, Goodman LR, Gottschalk A, Hales CA, Hull RD, et al. Multidetector computed tomography for acute pulmonary embolism. N Engl J Med. 2006 Jun 1;354(22):2317-27.
27. Sadeghipour P, Jenab Y, Moosavi J, Hosseini K, Mohebbi B, Hosseinsabet A, et al. Catheter-Directed Thrombolysis vs Anticoagulation in Patients With Acute Intermediate-High-risk Pulmonary Embolism: The CANARY Randomized Clinical Trial. JAMA Cardiol. 2022 Dec 1;7(12):1189-1197.
28. AD, Bajc M, Brown M, Fahey FH, Freeman LM, Haramati LB, Julien P, et al. Appropriate use criteria for ventilation-perfusion imaging in pulmonary embolism: summary and excerpts. J Nucl Med. 2017;58:13N15N.
29. Sostman HD, Coleman RE, DeLong DM, Newman GE, Paine S. Evaluation of revised criteria for ventilation-perfusion scintigraphy in patients with suspected pulmonary embolism. Radiology 1994;193:103107.
30. Tafur AJ, Shamoun FE, Patel SI, Tafur D, Donna F, Murad MH. Catheterdirected treatment of pulmonary embolism: a systematic review and metaanalysis of modern literature. Clin Appl Thromb Hemost. 2017;23:821829.
31. Kaymaz C, Akbal OY, Tanboga IH, Hakgor A, Yilmaz F, Ozturk S, et al. Ultrasound-assisted catheter-directed thrombolysis in high-risk and intermediate-high-risk pulmonary embolism: a meta-analysis. Curr Vasc Pharmacol. 2018;16:179189.
32. Bajaj NS, Kalra R, Arora P, Ather S, Guichard JL, Lancaster WJ, et al. Catheter-directed treatment for acute pulmonary embolism:

systematic review and single-arm meta-analyses. Int J Cardiol. 2016;225:128139.

33. Kucher N, Boekstegers P, Müller OJ, Kupatt C, Beyer-Westendorf J, Heitzer T, et al. Randomized, controlled trial of ultrasound-assisted catheter-directed thrombolysis for acute intermediate-risk pulmonary embolism. Circulation. 2014 Jan 28;129(4):479-86.
34. Kurnicka K, Lichodziejewska B, Goliszek S, Dzikowska-Diduch O, Zdonczyk O, Kozlowska M, et al. Echocardiographic pattern of acute pulmonary embolism: analysis of 511 consecutive patients. J Am Soc Echocardiogr. 2016;29:907913.
35. Ivarsson B, Radegran G, Hesselstrand R, Kjellstrom B. Coping, social support and information in patients with pulmonary arterial hypertension or chronic thromboembolic pulmonary hypertension: a 2-year retrospective cohort study. SAGE Open Med. 2018;6:2050312117749159.
36. Steffel J, Verhamme P, Potpara TS, Albaladejo P, Antz M, Desteghe L, et al. The 2018 European Heart Rhythm Association Practical Guide on the use of non-vitamin K antagonist oral anticoagulants in patients with atrial fibrillation. Eur Heart J. 2018;39:13301393.
37. Perkins GD, Olasveengen TM, Maconochie I, Soar J, Wyllie J, Greif R, et al. European Resuscitation Council Guidelines for Resuscitation: 2017 update. Resuscitation. 2018;123:4350.
38. Soar J, Nolan JP, Bo¨ttiger BW, Perkins GD, Lott C, Carli P, et al. European Resuscitation Council Guidelines for Resuscitation 2015: Section 3. Adult advanced life support. Resuscitation. 2015;95:100147.
39. Truhlar A, Deakin CD, Soar J, Khalifa GE, Alfonzo A, Bierens JJ, et al. European Resuscitation Council Guidelines for Resuscitation 2015: Section 4. Cardiac arrest in special circumstances. Resuscitation. 2015;95:148201.

SEÇÃO 7

Sistema Digestório e Aspectos Nutricionais

Coordenadora: Suzana Margareth Lobo

capítulo 55

Fisiologia e Fisiopatologia Digestivas Aplicadas: Avaliação da Disfunção Gastrointestinal

Ana Isabel Pais de Moura Gonçalves | Margarida Ferreira | Nuno Manuel Duarte de Carvalho

Destaques

- Fisiologia do trato gastrointestinal e da função digestiva.
- Fisiopatologia das alterações nos órgãos do sistema digestivo resultantes de doença crítica.
- Particularidades do doente crítico em pós-operatório de cirurgia gastrointestinal.

Introdução

O sistema gastrointestinal tem múltiplas funções, nomeadamente a digestão e a absorção de nutrientes e água, a função de barreira à translocação microbiana e as funções endócrinas e imunes.

O termo disfunção gastrointestinal aplica-se a um conjunto vasto de alterações da norma fisiologia do trato gastrointestinal que ocorrem no contexto de doença, como as alterações da motilidade, da absorção, da integridade da mucosa, alterações do microbioma ou da perfusão intestinal, todos colocando em risco as funções normais do aparelho digestivo.

A disfunção gastrointestinal é um problema comum no doente crítico, estimando-se que esteja presente em pelo menos 60% dos doentes.[1]

Alterações inerentes à doença de base e efeitos secundários das intervenções terapêuticas conjugam-se, originando perturbações do funcionamento e da motilidade do trato gastrointestinal, levando a quadros sindromáticos como o atraso do esvaziamento gástrico, hemorragia digestiva, íleo paralítico ou diarreia e colocando o doente crítico em risco de desnutrição, com uma pior tolerância ao suporte nutricional por via oral ou entérica, associando-se a perturbações do equilíbrio hidroeletrolítico, supercrescimento bacteriano e translocação, condicionando um aumento da morbilidade e mortalidade, nomeadamente de natureza infecciosa.[2-4]

O termo disfunção gastrointestinal é por vezes utilizado para descrever a presença de sintomas gastrointestinais como vômitos ou diarreia, ou em contextos de doença não crítica, pelo que o termo "lesão gastrointestinal aguda" tem sido proposto pela *European Society of Intensive Care Medicine* (ESICM) para definir e graduar a disfunção gastrointestinal no doente crítico.[5]

Fisiologia digestiva

O sistema gastrointestinal é constituído pelo tubo digestivo (esôfago, estômago, delgado, cólon, reto e ânus) e pelos órgãos anexos, fígado, vias biliares e pâncreas. Em conjunto, asseguram os processos de digestão, absorção, motilidade e de excreção.

Os órgãos do tubo digestivo partilham algumas características comuns, como a constituição da sua parede por quatro túnicas – mucosa, submucosa, muscular e serosa – embora a organização e as funções desempenhadas por cada uma delas se modifiquem ao longo do tubo digestivo.

A mucosa contêm o epitélio responsável pela secreção enzimática, absorção e excreção. Na submucosa encontra-se o plexo de Meissner que transmite informação sensorial entre o epitélio e o sistema nervoso entérico e central.

A camada muscular desempenha a importante função de motilidade à custa de contrações longitudinais e circulares, de acordo com a orientação das suas fibras. O plexo mioentérico de Auerbach encontra-se entre as camadas da muscular e é responsável pela sua enervação.

O trato gastrointestinal tem um sistema de enervação complexo, dependente do sistema nervoso autônomo, com componentes extrínsecos simpático e parassimpático, e um componente intrínseco: o sistema nervoso entérico.

O sistema nervoso simpático tem, principalmente, uma função inibitória transmitida pela norepinefrina que diminui ou suspende a motilidade gastrointestinal. O sistema nervoso parassimpático tem, pelo contrário, uma ação excitatória da função e motilidade gastrointestinal, transmitida pelos ramos do nervo vago, tendo a acetilcolina como o seu principal neurotransmissor.

O sistema nervoso entérico, composto pelos plexos de Meissner e Auerbach, recebe os estímulos inibitórios ou excitatórios do sistema nervoso autônomo. O plexo mioentérico de Auerbach controla a motilidade intestinal que é mediada pelas células nervosas entéricas e pelas células intersticiais de Cajal que geram a atividade elétrica induzindo a contração das células musculares. O plexo submucoso de Meissner controla a absorção, a secreção e o fluxo sanguíneo na mucosa.

O sistema nervoso entérico transmite informação sensorial do intestino ao sistema nervoso central via aferentes sensitivos dos nervos vago, esplâncnicos e pélvicos.

Existem também reflexos do sistema nervoso entérico, que na sequência de inibição simpática, exponenciam o seu efeito frenando a atividade parassimpática, por exemplo, a estimulação simpática leva à contração de esfíncteres e, como reflexo, à redução da libertação de acetilcolina, suspendendo a motilidade intestinal e progressão de alimentos ao longo do trato gastrointestinal. O sistema nervoso entérico recebe ainda informação pelo peptídeo intestinal vasoativo (VIP), substância P e óxido nítrico.

Este complexo e intrincado sistema nervoso, depende no seu normal funcionamento, de um equilíbrio que é facilmente disruptível no doente crítico (**Figura 55.1**).

Esôfago

O esôfago é um tubo muscular com cerca de 18 cm a 25 cm de comprimento. A sua principal função é o transporte de alimentos desde a faringe até o estômago, e prevenir o refluxo do conteúdo gástrico.

As contrações peristálticas coordenadas que se iniciam no esôfago superior e se propagam de forma sequencial e descendente ao longo do esôfago mobilizam o bolo alimentar. O esôfago apresenta dois esfíncteres: o esfíncter esofágico superior, que abre para receber o bolo deglutido pela faringe e o esfíncter esofágico inferior, cuja abertura permite a passagem do bolo alimentar para o estômago. O tônus do esfíncter esofágico superior é crítico para a função esofágica, impedindo o refluxo do conteúdo gástrico, sujeito à pressão positiva intra-abdominal, de volta para o esôfago.

Estômago

As principais funções do estômago são receber os alimentos e armazená-los temporariamente, misturá-los com as enzimas gástricas, triturá-los e finalmente enviá-los para o intestino delgado a um ritmo que facilite o contato com a mucosa intestinal para a absorção dos nutrientes.

O estômago é composto por regiões distintas – fundo, corpo, antro e piloro – que se agrupam, do ponto de vista funcional, em duas zonas motoras distintas: a zona proximal (fundo e corpo proximal) que funciona como reservatório, e a zona distal (antro e piloro) que tritura e propulsiona o quimo a um ritmo constante para o intestino delgado.

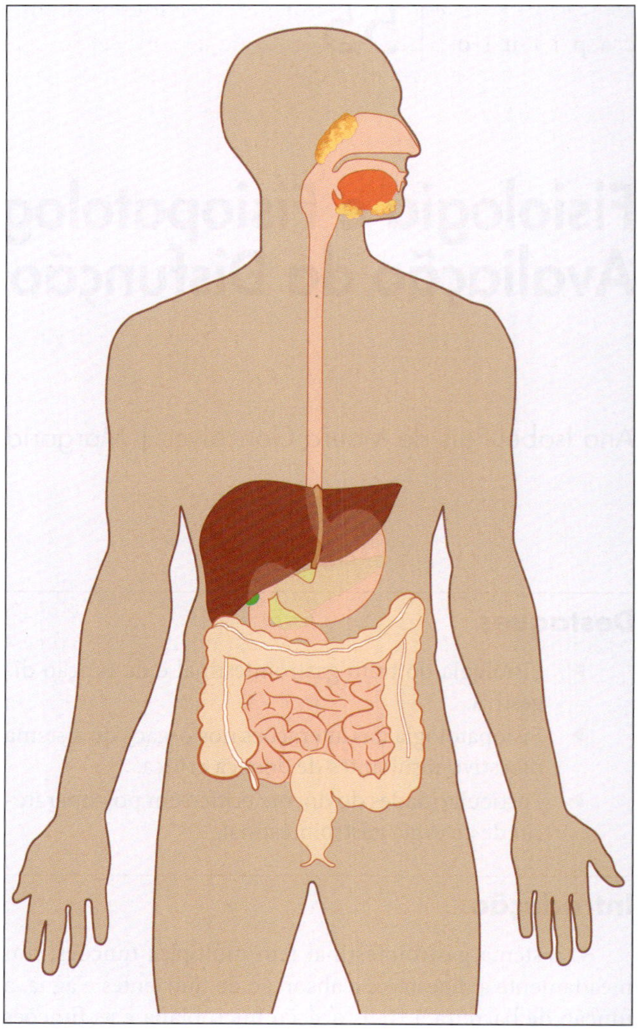

Figura 55.1. Trato digestivo.
Fonte: br.freepik.com. Uso autorizado. Acessado em 17/07/2024. *https://br.freepik.com/vetores-gratis/sistema-digestivo-medico-humano_43942284.htm#query=sistema%20digestivo%20humano&position=3&from_view=keyword&track=ais_user&uuid=170b09e3-b7b3-472b-860f-b8c0cbeb2c83*

O epitélio gástrico inclui quatro tipo principais de células com funções diversas: as células mucosas que produzem o muco que protege o epitélio da agressão pelo ácido clorídrico, as células parietais que secretam ácido clorídrico e fator intrínseco, as células principais que secretam pepsina e as células G que produzem gastrina, que por sua vez estimula a secreção de pepsina e ácido.[6]

A função de reservatório gástrico é mediada pelo vago enquanto a peristalse gástrica é induzida por ondas lentas e potenciais de ação produzidos pelas células intersticiais de Cajal – o *pacemaker* gástrico. A gastrina e motilina também promovem a contratilidade gástrica. Já o esvaziamento gástrico é mediado pela enervação do estômago, controle hormonal (gastrina) e pela distensão gástrica. A distensão e a presença de gordura no duodeno com consequente libertação de colecistoquinina têm um efeito retardador e inibidor sobre o esvaziamento gástrico.

As funções de reservatório e da peristalse gástrica ocorrem durante o período das refeições e pouco tempo após as mesmas, enquanto em jejum o padrão de motilidade é o complexo motor migratório que consiste em ondas de atividade elétrica e contrações coordenadas, cíclicas, que ocorrem a cada 45 a 180 minutos, iniciando-se no estômago e percorrendo todo o delgado até ao íleo.[7] Os complexos motores são acionados pela libertação de motilina que é mediada pelo vago. São compostos por quatro fases, de crescente amplitude de contração das fases I a III e subsequente redução na fase IV. A sua função é a propulsão de alimentos residuais ao longo do trato gastrointestinal, bem como as bactérias do delgado para o cólon. A ausência de períodos de jejum, como na perfusão contínua de alimentação entérica, suspende os complexos motores migratórios.

Intestino delgado

O intestino delgado é constituído pelo duodeno, jejuno e íleo. O duodeno recebe por meio do piloro o quimo do estômago e enzimas digestivas do pâncreas e vias biliares pela ampola de Vater. Tem, portanto, uma função de digestão química. Segue-se-lhe o jejuno cuja principal função é absortiva, absorvendo cerca de 90% dos nutrientes.[7] O íleo é responsável pela absorção do restante dos nutrientes e, de particular importância, é o local de absorção da vitamina B12, que é absorvida ligada ao fator intrínseco produzido pelo estômago.

A principal função do intestino delgado é absortiva, adjuvada pelas funções motoras de peristalse, contração e segmentação que misturam os alimentos, e enzimas que diminuem a dimensão das partículas. A segmentação refere-se à contração de segmentos descontínuos de delgado, isolando o segmento intermédio, para maximizar a exposição de nutrientes à mucosa. Quando o quimo chega ao intestino delgado, os complexos motores migratórios cessam e o conteúdo intestinal é propulsionado por contrações da muscular intestinal – peristalse.

O sistema nervoso entérico e, em particular o plexo mioentérico, parece ser o principal regulador da motilidade do intestino delgado contribuindo também a enervação extrínseca, células intersticiais, hormonas e reflexos mediados pelo sistema nervoso central e pelo sistema imunológico.

Cólon

O cólon é constituído, sucessivamente, pelo ceco, cólon ascendente (ou direito), cólon transverso, cólon descendente (ou esquerdo) e cólon sigmoide, terminando no reto.

No ceco o quilo é misturado com as bactérias que irão contribuir para a formação da matéria fecal. Ao longo do cólon ascendente a peristalse cólica propulsiona as fezes em sentido ascendente enquanto a flora intestinal fermenta e conclui a digestão de nutrientes, onde decorre a absorção de água, vitaminas e de alguns nutrientes. A absorção de água no cólon transverso e descendente forma as fezes que são aí acumuladas até o momento de eliminação. A evacuação das fezes inicia-se com a percepção da distensão no reto pela presença de fezes que, subsequentemente, leva ao relaxamento do aparelho esfincteriano.

O trânsito intestinal normal, de volume, consistência e frequência fisiológicos, resulta em 1 a 2 bolus fecais por 24 horas e requer o normal funcionamento do trato gastrointestinal nas suas funções de motilidade, secreção e absorção de fluidos.

Fígado, vias biliares e pâncreas

O fígado contribui para o normal funcionamento do sistema digestivo com a produção de bílis que elimina toxinas e metabolitos e facilita a digestão e absorção de gorduras, colesterol e vitaminas lipossolúveis. São produzidos diariamente cerca de 500 mL de bílis que percorre as vias biliares intra-hepáticas e é excretada para o duodeno pelo canal hepático, pelo colédoco e pela ampola de Vater.[8] A vesícula biliar tem a função de armazenamento temporário e concentração da bílis que entra e sai da vesícula através do canal cístico. A presença de ácidos gordos no duodeno estimula a libertação de colecistoquinina que leva à contração da vesícula biliar e ao relaxamento do esfíncter de Oddi, libertando a bílis para o duodeno. Os sais biliares libertados para o duodeno irão ser reabsorvidos no íleo, regressando ao fígado via circulação portal: ciclo entero-hepático.

O pâncreas, através da sua função exócrina, contribui para o processo digestivo com a maior parte das enzimas digestivas, incluindo a amilase, lipase, tripsina e quimotripsina. O pâncreas produz cerca de 2000 mL de suco pancreático por dia, que é libertado através do canal de Wirsung, em resposta a estimulação neuronal (mediada pela acetilcolina) e hormonal (em resposta à libertação de colecistoquinina pela mucosa duodenal na presença de aminoácidos e ácidos gordos).[9] A tripsina pancreática no lúmen duodenal inibe a secreção de colecistoquinina completando o *feedback* negativo para a libertação de suco pancreático.

Fisiopatologia da disfunção Gastrointestinal no doente crítico

A fisiologia digestiva normal apresenta múltiplas perturbações no doente crítico, quer como consequência do processo fisiopatológico da doença, quer como consequência das múltiplas e complexas intervenções terapêuticas e farmacológicas, ou por uma combinação de ambas. Estas alterações da fisiologia gastrointestinal são distintas e específicas de cada órgão e podem levar a uma multiplicidade de síndromes (**Quadro 55.1**).

Disfunção esofágica

O compromisso da função esofágica é frequente no doente crítico e trata-se sobretudo de uma disfunção da motilidade, é comum a redução da contratilidade esofágica e da

Quadro 55.1. Disfunção gastrointestinal no doente crítico	
Esôfago	• Refluxo gastroesofágico/refluxo biliar • Esofagite de refluxo
Estômago	• Úlcera de estresse, hemorragia digestiva alta • Atraso do esvaziamento gástrico
Fígado	• Hepatite medicamentosa ou isquêmica • Insuficiência hepática, ascite • Alteração do metabolismo de fármacos
Vias biliares	• Colecistite aguda alitiásica • Colestase
Pâncreas	Pancreatite aguda, tóxica ou isquêmica
Intestino delgado	• Úlcera ou lesão mucosa de estresse • Isquemia mesentérica • Íleo paralítico • Diarreia
Cólon	• Úlcera ou lesão mucosa de estresse • Hemorragia digestiva baixa • Diarreia • Obstipação • Síndrome de Ogilvie

Fonte: Desenvolvida pela autoria.

atividade motora propulsiva, com aumento de contrações retrógradas.

Estas alterações da motilidade esofágica são de particular importância pois comprometem a *clearance* esofágica de ácido proveniente do estômago contribuindo para o refluxo gastroesofágico e consequente esofagite de refluxo. A disfunção da motilidade esofágica pode ser secundária à doença de base ou às intervenções terapêuticas. Sabe-se que a incidência de refluxo gastroesofágico é superior nos doentes sob ventilação mecânica invasiva, com vários mecanismos propostos: deterioração da *clearance* salivar, inibição farmacológica da motilidade esofágica, diminuição da pressão do esfíncter esofágico inferior, presença de volume gástrico elevado, posição corporal em supinação e a entubação nasogástrica.[1]

A presença de sepse, hipoventilação e choque hemorrágico associam-se a uma diminuição da pressão no esfíncter esofágico inferior.

O refluxo gastroesofágico é relevante por acarretar o risco de aspiração de conteúdo gástrico, com consequente pneumonia de aspiração.

Disfunção gástrica

No doente crítico, a fisiologia gástrica pode apresentar várias disfunções, desde lesão da mucosa provocada pelo estresse, úlcera de estresse e hemorragia digestiva, a alteração da motilidade e atraso do esvaziamento gástrico.

No doente crítico, a instabilidade hemodinâmica leva à redução do débito sanguíneo na circulação esplâncnica e a administração concomitante de fármacos vasopressores diminui adicionalmente a vascularização do estômago, com consequente isquemia da mucosa.[6,10] A estes mecanismos pode somar-se ainda a lesão de reperfusão, contribuindo para a lesão da mucosa gástrica. Por outro lado, a nutrição entérica promove a adequada vascularização da mucosa gástrica e a produção de muco e prostaglandinas que protegem a mucosa. Administrada no estômago, a nutrição entérica tem adicionalmente o efeito de tampão do ácido gástrico.

A perturbação da motilidade e do esvaziamento gástrico associam-se a níveis crescentes de gravidade da doença, contribuem para a má tolerância e perturbação da nutrição. Esta disfunção da motilidade gástrica é mais frequente nos doentes idosos, afeta até 50% dos doentes ventilados e 80% dos doentes com hipertensão intracraniana. Os principais mecanismos fisiopatológicos subjacentes incluem a disfunção do neurônio motor primário, alteração da coordenação entre o estômago proximal e distal e *feedback* inibitório do intestino delgado.[1,2,7] A hiperglicemia (glicose > 140 mg/dL), hipoxia e hipercapnia associam-se a redução da motilidade gástrica com diminuição do tônus muscular do fundo gástrico, inibição da contratilidade do antro e aumento da contração pilórica.[1] A administração de fármacos inotrópicos, como a dopamina, e agentes adrenérgicos, sedativos e opioides contribui também para a dismotilidade gastrointestinal. Os fármacos vasoativos têm um efeito catecolaminérgico e adrenérgico que diminui a motilidade gástrica. A regulação hormonal do trato gastrointestinal contribui com redução dos níveis de grelina, aumento dos níveis de colecistoquinina e peptídeo YY e uma inversão dos picos de motilina que levam a alteração do relaxamento gástrico proximal, persistência de atividade contrátil entre refeições e atraso do esvaziamento.

A disfunção gástrica caracteriza-se então por relaxamento excessivo e atrasado; abolição do aumento do volume gástrico proximal; redução das ondas peristálticas do fundo gástrico; resposta antro-piloro-duodenal alterada com redução das ondas antrais propagadas e ondas retrógradas e ondas propagadas a menor distância.

A fisiopatologia do espectro de lesão da mucosa, úlcera de estresse e hemorragia digestiva tem por base a isquemia da mucosa devido a hipoperfusão esplâncnica, por choque ou diminuição do débito cardíaco. São fatores de risco a presença de comorbilidades importantes, um escore elevado de falência de órgão, admissão por queimaduras ou lesões neurológicas.[11]

Disfunção hepática das vias biliares e do pâncreas

A disfunção hepática no doente crítico pode surgir devido a lesão isquêmica, em contexto de choque, como parte da resposta sistêmica à doença crítica, agravamento de disfunção hepática de base ou ainda como lesão medicamentosa.

O pâncreas pode apresentar, no decurso da doença crítica, fenômenos de pancreatite aguda de causa isquêmica ou tóxica, contudo, em cuidados intensivos, a pancreatite constitui mais frequentemente o motivo de admissão do que complicação da internação.

A disfunção ou falência hepática e pancreatite aguda serão abordadas em detalhe mais adiante neste tratado.

No doente crítico, a desidratação (com consequente aumento da viscosidade da bílis), administração de nutrição parentérica (e consequente ausência de libertação de colecistoquinina duodenal) e a ventilação mecânica contribuem para a estase biliar, colocando o doente em risco de colestase e de colecistite aguda alitiásica.[12]

Disfunção do intestino delgado

As disfunções do intestino delgado mais comuns no doente crítico são as perturbações da motilidade, como o íleo paralítico e a diarreia. A patogênese das perturbações da motilidade ainda não está inteiramente esclarecida, parece resultar da disrupção da regulação nervosa e neuro-hormonal.[13] A ativação do sistema nervoso simpático leva à transmissão de informação inibitória, diminuição da peristalse e da contratilidade. A estimulação simpática do plexo mioentérico promove ainda a libertação de mediadores inflamatórios, que aumentam a permeabilidade da parede intestinal, permitindo a translocação bacteriana. A ressuscitação agressiva com fluidos leva ao edema intestinal que é um importante contribuição para a dismotilidade intestinal.

A perturbação da motilidade intestinal leva a estase intestinal e supercrescimento bacteriano o que, por sua vez, pode levar à translocação bacteriana e consequentes síndrome de resposta inflamatória sistêmica, sepse e disfunção multiorgânica. A dismotilidade do intestino delgado leva também a uma alteração importante da absorção de nutrientes e fármacos, podendo ter um impacto significativo na nutrição do doente crítico e na eficácia da terapêutica farmacológica por via entérica.

A manifestação clínica mais comum de dismotilidade do intestino delgado no doente crítico é o íleo paralítico, definido como uma disrupção ou interrupção da normal atividade motora propulsiva coordenada, do tubo digestivo, que não tem subjacente uma causa mecânica. É frequente no contexto pós-operatório onde pode ser considerado parte da resposta 'fisiológica' da cirurgia abdominal: o estômago e intestino delgado retomam frequentemente a motilidade nas primeiras 24 horas e o cólon em 48 horas a 72 horas após a cirurgia. Considera-se expectável um período de dismotilidade (ileus) de 4 dias após cirurgia abdominal. Períodos de ileus mais prolongados são considerados 'patológicos' e a sua causa deve ser esclarecida, nomeadamente exclusão de alterações hidroeletrolíticas ou complicações intra-abdominais e exclusão do diagnóstico de oclusão intestinal mecânica.[14]

Disfunção do cólon

A fisiopatologia da disfunção cólica no doente crítico é um assunto ainda pouco esclarecido. Sabe-se que a amplitude e frequência das contrações cólicas diminui após "agressões" como a injeção de endotoxina ou punção do ceco. Sabe-se igualmente que existe sobre-expressão de COX-2, sobre-expressão de sintase do ácido nítrico (neurotransmissor inibitório) e infiltrado leucocitário no cólon, embora não seja claro como estas alterações levam aos quadros sindromáticos de disfunção cólica.[1,15]

A obstipação é a manifestação clínica mais comum da disfunção cólica, com uma prevalência que pode chegar aos 83%.[16] A administração de opioides constitui um importante fator contribuinte. O espectro de disfunção cólica inclui ainda condições díspares como síndrome de Ogilvie ou a diarreia. A síndrome de Ogilvie é uma disfunção da propulsão cólica, que simula um quadro de oclusão intestinal, com dilatação cólica exuberante nos exames de imagem, mas que ocorre na ausência de causa mecânica de oclusão.

A fisiopatologia desta síndrome não está completamente esclarecida, admitindo-se uma alteração da enervação autonômica do cólon, na presença de outros fatores predisponentes. Esta síndrome surge em múltiplos contextos como admissões por acidente vascular cerebral, enfarte agudo do miocárdio, peritonite, sepse e no pós-operatório de cirurgia ortopédica, cesariana ou cirurgia cardiotorácica.

Diarreia

A diarreia é uma disfunção gastrointestinal comum no doente crítico que resulta de disfunção do intestino delgado, do cólon ou de ambos.

De uma forma objetiva, pode definir-se diarreia pelo número de dejeções por dia (3 ou mais), pela sua consistência líquida (> 85% água nas fezes) ou pelo volume (> 250 mL ou 300 g por dia). [5,17] Subjetivamente, pode definir-se como um aumento da frequência e/ou alteração da consistência das fezes com impacto para o doente ou seu cuidador. A utilização de uma definição subjetiva explica a variabilidade na incidência com que é reportada (2% a 63%).[17] A fisiopatologia da diarreia tem por base uma incapacidade do trato gastrointestinal de processar os alimentos, o que pode dever-se a alterações decorrentes da doença de base ou às intervenções realizadas no contexto de suporte do doente crítico.

Em média o trato gastrointestinal secreta até 9 litros de fluidos por dia, a que se somam os administrados por via oral e, normalmente, mais de 99% deste volume é absorvido pelo intestinal delgado e cólon. Na mucosa intestinal, a (re)absorção de água depende do transporte ativo e passivo de sódio. O aumento do monofosfato de adenosina cíclico (cAMP) intracelular nos enterócitos promove a excreção de cloro e de fluidos para o lúmen gastrointestinal. A diarreia 'secretória' causada pela excreção de fluido excessivo tem um aspecto aquoso e pode ocorrer em infeções por cólera ou rotavírus ou alterações endocrinológicas raras, como a síndrome carcinoide ou tumores que secretam VIP (peptídeo intestinal vasoativo). Infecções por *clostridium difficilie* (com colite) ou amebíase podem provocar diarreia por excesso de secreção de muco pelo cólon.[17]

São várias as causas da diarreia "iatrogênica":

- Contaminação da alimentação no momento da sua preparação ou contaminação do acesso para alimentação (sondas de alimentação ou gastrostomias).

- Fármacos administrados por via oral contendo magnésio ou sorbitol podem causar diarreia osmótica. Os próprios fármacos promotores da motilidade utilizados no tratamento da dismotilidade podem igualmente provocar diarreia.
- Alterações do processo normal de digestão e/ou absorção – a supressão da secreção ácida (com inibidores da bomba de prótons) ou a alimentação jejunal altera a ativação da pepsina e a digestão proteica; o excesso de hidratos de carbono, como a glucose, lactose ou frutose nos preparados para alimentação entérica podem ultrapassar a capacidade absortiva do intestino delgado promovendo uma sobrecarga osmótica; doentes com fístulas pancreáticas ou biliares estão em risco de esteatorreia; sobrealimentação por estimativas calóricas e proteicas inadequadas; atrofia da mucosa intestinal e da sua capacidade absortiva em doentes malnutridos ou com pausa alimentar prolongada.
- Alterações da flora intestinal secundárias à administração de antibióticos e que incluem também a infeção por *C. difficile*.

A diarreia leva a alterações do equilíbrio hidroeletrolítico (acidose metabólica, hipocalemia), malnutrição, contaminação de feridas/escaras, tendo por isso um impacto importante no doente crítico.

A abordagem e tratamento da diarreia no doente crítico será abordada adiante.

Hipertensão intra-abdominal e síndrome do compartimento abdominal

A hipertensão intra-abdominal – definida pela *World Society of the Abdominal Compartment Syndrome* como uma pressão intra-abdominal superior a 12 mmHg em pelo menos duas medições – é uma forma de disfunção gastrointestinal que compromete a normal capacidade digestiva e absortiva gastrointestinal, bem como a tolerância à alimentação.[18,19] A hipertensão intra-abdominal pode ela própria ser uma consequência da disfunção gastrointestinal. dado que surge como consequência da diminuição da complacência da parede abdominal (p. ex., pós-operatório), do aumento do conteúdo/volume endoluminal no trato gastrointestinal (p. ex., ileus, atraso esvaziamento gástrico) e/ou do aumento do líquido ou conteúdo intra-abdominal (p. ex., pancreatite, ascite).

A hipertensão intra-abdominal pode progredir para a síndrome do compartimento abdominal, definido como pressão intra-abdominal superior a 20 mmHg associado a falência de órgão de novo, e que se acompanha de elevada morbilidade e mortalidade se não for identificado e tratado precocemente.

O diagnóstico e tratamento da hipertensão abdominal e síndrome do compartimento abdominal serão abordados adiante neste tratado.

Pós-operatório de cirurgia gastrointestinal

A disfunção gastrointestinal é particularmente frequente no pós-operatório de cirurgia gastrointestinal. No caso de cirurgia eletiva, e na ausência de complicações, a incidência de síndromes como o íleo paralítico ou o atraso do esvaziamento gástrico, têm vindo a diminuir a sua incidência, particularmente desde o advento de técnicas minimamente invasivas e dos programas ERAS (*Enhanced Recovery After Surgery*).

Contudo, no pós-operatório de cirurgias mais complexas, nomeadamente por via laparotômica, a disfunção gastrointestinal no pós-operatório, nomeadamente o íleo paralítico, permanece uma realidade frequente que perturba e atrasa a retoma da alimentação por via oral. Em particular, as intervenções cirúrgicas que requeiram ressecção gástrica e reconstrução do tubo digestivo (por exemplo gastrectomia, duodenopancreatectomia cefálica) associam-se, não raramente, a quadros de atraso do esvaziamento gástrico.

No contexto de sepse com ponto de partida abdominal (em muitos países uma das causas mais frequentes de admissão em cuidados intensivos) o tratamento cirúrgico da causa de sepse inclui um armamentário diverso de técnicas cirúrgicas que transtornam drasticamente a função gastrointestinal. A isto associa-se frequentemente a necessidade de suporte vasopressor elevado e/ou ressuscitação massiva com elevadas quantidades de fluidos, com as consequentes alterações para o funcionamento gastrointestinal descritas neste capítulo, e que podem contraindicar o início do suporte nutricional por via enteral.

No contexto da cirurgia de controlo de danos (*damage-control*), numa primeira intervenção opta-se por uma abordagem rápida e não definitiva de controlo de foco (p. ex., a excisão do segmento gastrointestinal afetado) diferindo outras manobras como o restabelecimento da continuidade intestinal (confecção de estomas ou anastomoses) para uma segunda intervenção cirúrgica dita de *second-look*.

A técnica de abandonar no abdome, até à próxima intervenção cirúrgica, segmentos do tubo digestivo em descontinuidade, chamado de "topos encerrados" ou técnica *click-and-drop* inviabiliza qualquer tipo de nutrição entérica até ao restabelecimento da continuidade intestinal por meio da realização de anastomoses e/ou estomas.

Entre as várias intervenções cirúrgicas, o abdome permanece aberto com recurso a várias técnicas de encerramento temporário da parede abdominal, designadas de laparostomia.

O encerramento temporário da parede abdominal não constitui, por si só, uma contraindicação para o início de suporte nutricional por via entérica, pelo contrário, é seguro e pode inclusive facilitar o encerramento mais precoce da parede abdominal.

No suporte nutricional do doente em laparostomia, deve ser tido em consideração o importante volume de perdas insensíveis, bem como perdas proteicas, na forma do líquido seroso aspirado pela terapia de pressão negativa. O objetivo nutricional para o doente em laparostomia pode atingir 2g a 2,5 g de proteínas por quilo de peso por dia.[20]

No período entre cirurgias, a existência de condições para o início ou retoma de alimentação por via entérica deve ser discutido com o cirurgião responsável pelo doente, considerando o estado do doente, os achados intra-abdominais e o plano para o restabelecimento da continuidade gastrointestinal e o fechamento definitivo da parede abdominal.[21] Deve igualmente ser considerada e abordada a possibilidade de colocação intraoperatória de acessos para alimentação entérica (como sondas nasojejunais).

O imprevisível curso do tratamento da sepse intra-abdominal pode levar ao sucessivo atraso no início do suporte nutricional destes doentes, colocando-os em risco de apresentarem síndrome de realimentação quando o suporte nutricional é iniciado ou retomado, por via entérica ou parentérica. Por este motivo, ao iniciar ou retomar o suporte nutricional, principalmente em doentes malnutridos ou com redução franca e prolongada da ingestão, devem ser monitorizadas as alterações hidroeletrolíticas incluindo a fostatemia e a magnesemia.[22]

A extensão de intestino delgado ou de cólon ressecado no decurso das cirurgias pode condicionar também alterações: a ressecção de todo o cólon altera a absorção de água e desidratação de fezes. A eliminação de fezes líquidas pelo íleo (como é o caso nos doentes com ileostomia) pode colocar o doente em risco de desidratação. Já no caso das ressecções de delgado, quando esta seja superior a dois terços do seu comprimento, existe o risco de insuficiência nutricional e de síndrome do intestino curto.

A notar que, ressecções extensas do íleo podem comprometer a absorção de vitamina B12 e de sais biliares (ausência do ciclo entero-hepático) que por sua vez pode levar a esteatorreia e alterações da absorção intestinal.

Fístulas enterocutâneas, biliares ou pancreáticas

As fístulas (comunicações patológicas entre dois órgãos gastrointestinais ou entre um destes órgãos e a pele ou atmosfera) constituem um caso particular de disfunção gastrointestinal que ocorre habitualmente como consequência ou de forma concomitante à sepse intra-abdominal. Consoante o órgão que lhes dá origem, as fístulas podem designar-se como enterocutâneas ou enteroatmosféricas (do intestino à pele ou à atmosfera no caso de abdome em laparostomia), fístulas biliares (com ponto de partida nas vias biliares) e pancreáticas (com ponto de partida no pâncreas).

Podem ser primárias, resultando do processo fisiopatológico da doença (p. ex., fístulas entéricas que surgem após perfuração intestinal) ou secundárias, resultando de manobras terapêuticas realizadas para resolução da doença (p. ex., fístulas biliares estabelecidas para drenagem da via biliar por infeção).

A presença e o tipo de fístula devem ser identificados e o seu débito (volume drenado) deve ser contabilizado e considerado no cálculo das necessidade diárias de fluidos, eletrólitos e nutrição:

- Fístulas enterocutâneas proximais ou altas (com ponto de partida no jejuno) têm um débito elevado, perda de nutrientes, sais biliares e pancreáticos com risco de desidratação, hipocalemia, e má nutrição.
- Fístulas pancreáticas levam a alterações da digestão por diminuição das enzimas pancreáticas bem como a espoliação de bicarbonato (o pâncreas produz 2000 mL de suco pancreático por dia, que é alcalino e rico em bicarbonato) e risco de acidose metabólica hiperclorêmica.[9]
- Fístulas biliares levam à perda de sais biliares com impacto na digestão de gorduras, que pode levar a esteatorreia, bem como compromisso da absorção de nutrientes lipossolúveis.

As fístulas podem associar-se ou complicar-se de coleções que levam a um estado inflamatório abdominal que se repercute no normal funcionamento do trato gastrointestinal.

A nutrição parentérica pode ser necessária no caso das fístulas de alto débito com perda de grande parte do conteúdo gastrointestinal, de nutrientes e sais biliares e enzimas, mas não é obrigatória no caso das fístulas distais, de baixo débito ou com origem biliar ou pancreática. Os análogos da somatostatina diminuem a secreção de fluidos e enzimas digestivas e podem ajudar a reduzir o débito das fístulas, mas têm como risco, o desenvolvimento de estase biliar, disfunção hepática e alterações da glicemia.

Diagnóstico e tratamento

O diagnóstico da disfunção gastrointestinal requer uma avaliação cuidada do doente crítico dada a paucidade e diversidade de sintomas e sinais – náuseas, dor abdominal, flatulência e distensão abdominal são facilmente subestimados no doente crítico – e a ausência de sinais clínicos específicos.

Os testes ou métodos de diagnóstico diferem de acordo com a condição ou diagnóstico considerado (p. ex., medição volumes residuais gástricos ou absorção de paracetamol para o diagnóstico de atraso no esvaziamento gástrico; manometria no diagnóstico de alteração da motilidade esofágica; exames de imagem no diagnóstico diferencial de íleo paralítico).[1]

Da mesma forma, o tratamento das alterações e disfunção gastrointestinal no doente crítico depende do quadro sindromático principal e pode ir desde ajustes do posicionamento do doente, correção de alterações hidroeletrolíticas e controle da glicemia, alterações dos fármacos utilizados para sedação à utilização de agentes procinéticos ou nutrição entérica/parentérica. O método de diagnóstico e tratamento específico para cada condição é detalhado mais adiante neste tratado.

Conclusão

- O sistema gastrointestinal é composto por vários órgãos, que funcionam de forma integrada entre si e com os sistemas nervoso autônomo, central e endocrinológico.
- Alterações fisiopatológicas decorrentes da doença crítica bem como das terapêuticas administradas no suporte destes doentes têm um impacto marcado no funcionamento gastrointestinal.
- A disfunção gastrointestinal é comum no doente crítico afetando a motilidade gastrointestinal, a capacidade absortiva e a integridade da mucosa.
- O diagnóstico da disfunção gastrointestinal é dificultado pela paucidade de sintomas e ausência de sinais clínicos específicos.
- O reconhecimento e manejo da disfunção gastrointestinal são essenciais para reduzir a disfunção nutricional e reduzir a mortalidade e morbilidade.

Referências bibliográficas

1. Ladopoulos T, Giannaki M, Alexopoulou C, Proklou A, Pediaditis E, Kondili E. Gastrointestinal dysmotility in critically ill patients. Ann Gastroenterol. 2018;31(3):273-281.
2. Murthy TA, Chapple LS, Lange K, Marathe CS, Horowitz M, Peake SL, et al. Gastrointestinal dysfunction during enteral nutrition delivery in intensive care unit (ICU) patients: Risk factors, natural history, and clinical implications. A post-hoc analysis of The Augmented versus Routine approach to Giving Energy Trial (TARGET). Am J Clin Nutr. 2022;116(2):589-98.
3. Reintam Blaser A, Preiser JC, Fruhwald S, Wilmer A, Wernerman J, et al. Gastrointestinal dysfunction in the critically ill: a systematic scoping review and research agenda proposed by the Section of Metabolism, Endocrinology and Nutrition of the European Society of Intensive Care Medicine. Crit Care. 2020;24(1):224.
4. Reintam Blaser A, Poeze M, Malbrain MLNG, Björck M, Oudemans-van Straaten HM, Starkopf J, et al. Gastrointestinal symptoms during the first week of intensive care are associated with poor outcome: a prospective multicentre study. Intensive Care Med. 2013;39(5):899-909.
5. Reintam Blaser A, Malbrain MLNG, Starkopf J, Fruhwald S, Jakob SM, De Waele J, et al. Gastrointestinal function in intensive care patients: terminology, definitions and management. Recommendations of the ESICM Working Group on Abdominal Problems. Intensive Care Med. 2012;38(3):384-94.
6. Chan FKL, Lau JYW. Peptic Ulcer Disease. In: Feldman M, Friedman LS, Brandt LJ, editors. Sleisenger and Fordtran's Gastrointestinal and Liver Disease. Eleventh Edition. Philadelphia: Elsevier; 2021. p. 806-819.
7. Mark LO, Sabouri AS. Gastrointestinal Physiology and Pathophysiology. In: Gropper MA, Miller RB, editors. Miller's Anesthesia. 9th edition. Philadelphia: Elsevier; 2019. p.403-419.
8. Njoku DB, Chitilian HV, Kronish K. Hepatic Physiology, Pathophysiology, and Anesthetic Considerations. In: Gropper MA, Miller RB, editors. Miller's Anesthesia. 9th edition. Philadelphia: Elsevier; 2019. p. 420-443.
9. Pitchumoni CS. Pancreatic Physiology. In: Floch MH, Pitchumoni CS, Floch NR, Rosenthal RJ, Scolapio JS, Lim JK, editors. Netter's Gastroenterology. Third Edition. Philadelphia: Elsevier; 2020. p. 433-435.
10. Plummer MP, Blaser AR, Deane AM. Stress ulceration: prevalence, pathology and association with adverse outcomes. Critical Care. 2014;18(2):213.
11. Stollman N, Metz DC. Pathophysiology and prophylaxis of stress ulcer in intensive care unit patients. Journal of Critical Care. 2005;20(1):35-45.
12. Williamson RC. Acalculous disease of the gall bladder. Gut. 1988;29(6):860-72.
13. Govil D, Pal D. Gastrointestinal Motility Disorders in Critically Ill. Indian J Crit Care Med. 2020;24(Suppl 4):S179-S182.
14. Lewis CA. Ileus. In: Vincent JL, Abraham E, Moore FA, Kochanek PM, Fink MP, editors. Textbook of Critical Care. 7th edition. Philadelphia: Elsevier; 2017. p. 100-102.
15. Wells CI, O'Grady G, Bissett IP. Acute colonic pseudo-obstruction: A systematic review of aetiology and mechanisms. World J Gastroenterol. 2017;23(30):5634-5644.
16. Mostafa SM, Bhandari S, Ritchie G, Gratton N, Wenstone R. Constipation and its implications in the critically ill patient. Br J Anaesth. 2003; 91(6): 815 -819.
17. Dhupar R, Ochoa JB. Diarrhea. In: Vincent JL, Abraham E, Moore FA, Kochanek PM, Fink MP, editors. Textbook of Critical Care. 7th edition. Philadelphia: Elsevier; 2017. p. 103-105.
18. Smit M, Koopman B, Dieperink W, Hulscher JBF, Hofker HS, van Meurs M, Zijlstra JG. Intra-abdominal hypertension and abdominal compartment syndrome in patients admitted to the ICU. Ann Intensive Care. 2020;10(1):130.
19. Kirkpatrick AW, Roberts DJ, De Waele J, Jaeschke R, Malbrain ML, De Keulenaer B, et al. Intra-abdominal hypertension and the abdominal compartment syndrome: updated consensus definitions and clinical practice guidelines from the World Society of the Abdominal Compartment Syndrome. Intensive Care Med. 2013;39(7):1190-206.
20. Hartwell JL, Zarzaur BL. Abdominal Compartment Syndrome and Management of the Open Abdomen. In: Cameron JL, Cameron AM, editors. Current Surgical Therapy. 13th edition. Philadelphia: Elsevier; 2020. p. 1246-1250.
21. Streat SJ. Abdominal surgical catastrophes. In: Bersten AD, Handy JM, editors. Oh's Intensive Care Manual. Eighth Edition. Philadelphia: Elsevier; 2019. p. 594-600.
22. Van Zanten ARH. Nutritional Support in Adults. In: Vincent JL, Abraham E, Moore FA, Kochanek PM, Fink MP, editors. Textbook of Critical Care. 7th edition. Philadelphia: Elsevier; 2017. p. 207-214.

capítulo 56

Hemorragias Digestivas

Liana Codes | Paulo Lisboa Bittencourt

Destaques

- A abordagem inicial do paciente com sangramento digestivo envolve uma avaliação da estabilidade hemodinâmica e da necessidade de reposição volêmica.
- Para os pacientes internados, endoscopia digestiva alta (EDA) deve ser feita nas primeiras 24 horas da admissão. Se há suspeita de sangramento digestivo varicoso, o exame deve ser feito nas primeiras 12 horas.
- Pacientes com sangramento gastrointestinal devem iniciar o uso de inibidores de bomba de prótons (IBP) intravenoso.
- Para pacientes com úlceras sangrantes e estigmas de risco de ressangramento recomenda-se o uso de IBP venoso em bolus seguido de infusão contínua por 72 horas, além da hemostasia endoscópica.
- Na hemorragia varicosa, o início precoce de vasoconstrictores esplâncnicos e de antibioticoprofilaxia são recomendados.
- O exame da cápsula endoscópica é o recurso de primeira linha na investigação de sangramento digestivo médio
- A maioria dos episódios de sangramento baixo para espontaneamente.
- Reintrodução de anticoagulantes e antiagregantes deve ser avaliada caso a caso.

Introdução

Hemorragia digestiva é uma emergência médica comum em todo o mundo associada à morbidade e mortalidade significativas, especialmente em idosos e nos pacientes que usam anticoagulantes.

A hemorragia digestiva alta (HDA) é o sangramento digestivo que se origina em um ponto localizado entre a boca e o ângulo de Treitz. Historicamente, o sangramento gastrointestinal baixo foi definido com origem distal ao ângulo de Treitz. Entretanto, sabe-se que o sangramento do intestino delgado (sangramento gastrointestinal médio) é diferente do sangramento de cólon em termos de apresentação, manejo e prognóstico. Atualmente, classifica-se o sangramento digestivo médio se a origem é distal à ampola de Vater e/ou proximal à válvula ileocecal. O termo "sangramento oculto" pode ser empregado para pacientes com anemia por deficiência de ferro. O termo "sangramento gastrointestinal obscuro" (SGO) deve ser reservado aos pacientes que não têm uma origem definida após investigação com endoscopias digestivas alta e baixa, cápsula endoscópica (CE) e/ou enteroscopia, além de exames de bioimagem.

A HDA pode-se manifestar como hematêmese, vômito ou aspirado de aspecto borráceo na sonda nasogástrica, melena e enterorragia. Enterorragia pode ocorrer em HDA maciça ou na presença de trânsito intestinal acelerado. A HDA é arbitrariamente classificada como varicosa quando associada à hipertensão portal ou não varicosa.

A incidência anual de HDA tem diminuído de 78 para 61 casos em 100 mil pessoas de 2001 a 2009, entretanto a mortalidade em 30 dias mantem-se em torno de 11%.[1] A queda da incidência provavelmente se relaciona à diminuição da prevalência do *Helicobacter pylori* e ao uso mais difundido de drogas antissecretoras, já que úlceras pépticas são a principal causa de admissão hospitalar por HDA, contribuindo por cerca de metade dos casos.

Avaliação de risco

Hospitalização é necessária para pacientes com evidência de sangramento significativo (instabilidade hemodinâmica ou necessidade transfusional), para os que têm risco de recidiva hemorrágica e para aqueles com risco de complicações (idade acima de 65 anos, doença arterial coronariana ou cerebrovascular, pacientes que usam antiagregantes ou anticoagulantes). O uso de índices prognósticos é recomendado para estratificar pacientes em grupos de maior ou menor risco de evolução desfavorável, identificando aqueles pacientes que devem ser manejados em unidades de terapia intensiva (UTI) com indicação de endoscopia precoce. Para os pacientes com HDA não varicosa, índices prognósticos validados como o "*Glasgow Blatchford Score* (GBS), o

Rockall ou o AIMS 65 devem ser empregados. Vários estudos têm comparados esses índices e o GBS parece ser superior na predição da necessidade de intervenção (transfusão, terapia endoscópica, radiologia intervencionista ou cirurgia) ou mortalidade de 30 dias.[2]

Para os cirróticos com hemorragia varicosa as principais variáveis associadas à falência de tratamento em 5 dias são classificação Child-Pugh C, presença de sangramento ativo ao exame endoscópico e gradiente de pressão em veia hepática (GPVH) acima de 20 mmHg, embora este último parâmetro não seja amplamente acessível na prática clínica. Maior mortalidade é descrita para cirróticos admitidos com cirrose Child-Pugh C, MELD acima de 18, para os que têm falência de controle do sangramento ou ressangramento precoce.

Estabilização hemodinâmica

Na avaliação do paciente com hemorragia digestiva é necessário estabilizar os parâmetros hemodinâmicos, localizar a origem e controlar o sangramento, reconhecer as variáveis clínicas e endoscópicas associadas à maior mortalidade e ao maior risco de recidiva hemorrágica. Para os pacientes com HDA, deve-se caracterizar a hemorragia como potencialmente varicosa ou não varicosa para abordagem inicial individualizada. Dados de anamnese e exame físico particularmente presença de sinais e estigmas periféricos de cirrose podem auxiliar nesta diferenciação.

Os objetivos da ressuscitação volêmica são restaurar a perfusão de órgãos-alvo e a oxigenação dos tecidos enquanto são tomadas as medidas para controlar o sangramento. Como em qualquer paciente em situação de emergência médica, o manejo inicial para os que apresentam sangramento digestivo envolve a avaliação das vias aéreas, respiração e circulação. Em geral, são inseridos dois acessos periféricos calibrosos. A monitorização regular do pulso, pressão arterial e saturação de oxigênio são cruciais. A intubação traqueal pode ser usada para proteger as vias aéreas em pacientes com hematêmese volumosa, especialmente naqueles com risco aumentado de aspiração.

Nenhum estudo randomizado controlado avaliou a reposição de volume no sangramento gastrointestinal, mas em pacientes com choque hemorrágico por trauma, os dados sugerem que uma ressuscitação mais restritiva seja melhor do que uma reposição mais liberal, havendo indicação de uso de cristaloides na presença de instabilidade hemodinâmica.[2,3]

As evidências também sugerem que uma estratégia transfusional mais restritiva seja vantajosa em termos de ressangramento e mortalidade. As diretrizes atuais recomendam a transfusão com um limiar de 7-9 g/dL de hemoglobina para pacientes adultos internados hemodinamicamente estáveis, com valores maiores de hemoglobina considerados para pacientes com comorbidades significativas, como doença cardiovascular isquêmica.[3]

Pacientes com sangramento gastrointestinal significante (sinais de sangramento ativo incluindo hematêmese, melena, enterorragia com ou sem instabilidade hemodinâmica ou necessidade transfusional) devem iniciar o uso de inibidores de bomba de prótons (IBP) intravenoso enquanto fazem avaliação inicial.

Após a estabilização hemodinâmica, recomenda-se endoscopia digestiva alta (EDA) nas primeiras 24 horas. Em pacientes com sinais de risco como instabilidade hemodinâmica (taquicardia e hipotensão) persistente, apesar de reposição volêmica, hematêmese ou naqueles com contraindicação para interrupção de anticoagulação fica indicada a endoscopia nas primeiras 12 horas da admissão. Se há suspeita de hemorragia digestiva alta varicosa, a endoscopia, preferencialmente, deve ser feita dentro de 12 horas. Drogas procinéticas como eritromicina (3 mg/kg via intravenosa 30 a 90 minutos antes da endoscopia) podem ajudar na visibilização das lesões, reduzindo a necessidade de repetição de exames endoscópicos. Não há recomendação para lavagem nasogástrica de forma rotineira em pacientes com HDA.

A **Tabela 56.1** mostra as principais causas de hemorragia digestiva alta.[4]

Sangramento alto não varicoso

A classificação de Forrest foi desenvolvida há mais de quarenta anos e ainda hoje é usada para caracterizar úlceras pépticas e identificar pacientes com risco de sangramento persistente, ressangramento e mortalidade (**Tabela 56.2**) Pacientes com sangramento ativo (em jato ou porejamento), com vaso visível ou com coágulo aderente são geralmente considerados de alto risco para sangramento recorrente. Pacientes com estigmas de alto risco requerem terapia endoscópica para diminuir o risco de recidiva hemorrágica.[5]

Tabela 56.1. Causas de hemorragia digestiva alta de acordo com a ASGE (*American Society for Gastrointestinal Endoscopy*)

Diagnóstico	n	Frequência (%)
Gastrie erosiva	620	29.6
Úlcera duodenal	477	22.8
Úlcera gástrica	457	21.9
Varizes esofágicas	323	15.2
Esofagite erosiva	269	12.8
Duodenite erosiva	191	9.1
Mallory-Weiss	168	8
Neoplasias	78	3.7
Úlcera esofágica	46	2.2
Úlcera anastomótica	39	1.9
Telangiectasias	10	0.5

Fonte: Rosa Neto DG, Bittencourt PL, Maluf Filho M. Sangramento por varizes de esôfago. In:Bittencourt PL, Zollinger CC, Lopes EPA. Manual de Cuidados Intensivos em Hepatologia. 2. ed. Barueri SP. Editora Manole; 2017. p. 15-24.

Tabela 56.2. Preditores endoscópicos de recidiva hemorrágica

Estigmas endoscópicos	Prevalência (%)	Risco de ressangramento (%)
Sangramento arterial em jato (Forrest Ia)	10	90
Sangramento em porejamento (Forrest Ib)	10	10 a 20
Vaso visível (Forrest IIa)	25	50
Coágulo aderente (Forrest IIb)	10	25 a 30
Mancha de hematina (Forrest IIc)	10	7 a 10
Úlcera de base clara (Forrest III)	35	3 a 5

Fonte : Adaptada de Katschinski B,Logan R,Davies J,Faulkner G,Pearson J,Langman M. Prognostic factors in upper gastrointestinal bleeding.Dig Dis Sci.1994 Apr;39(4): 706-12.

As diretrizes recomendaram *bolus* intravenoso de 80 mg de omeprazol, esomeprazol ou pantoprazol seguidos de infusão contínua a 8 mg/h por 72 horas, havendo evidências de redução de ressangramento e mortalidade com esta estratégia. Alguns estudos recentes sugeriram considerar altas doses intermitentes de IBP por via intravenosa ou oral (80 mg a 160 mg por dia em doses divididas após um *bolus* inicial de 80 mg) ao invés do uso em infusão contínua. Esta estratégia foi mais econômica e reduziu taxas de ressangramento, embora não tenha reduzido a mortalidade. Uma metanálise, incluíndo 13 estudos, mostrou não inferioridade das doses intermitentes de IBP em relação à infusão contínua. O IBP oral pode ser dado quando apresentações venosas não estão disponíveis. Se apresentação oral é considerada, altas doses são necessárias (omeprazol, pantoprazol ou esomeprazol 40 mg duas vezes ao dia). Bloqueadores dos receptores H2 de histamina não são recomendados em pacientes com sangramento agudo.[2,6]

Vários tipos de tratamento endoscópico são descritos incluindo injeção de epinefrina, etanolamina e álcool; coagulação térmica; clipes hemostáticos; plasma de argônio e *hemospray*. Atualmente, a maioria dos pacientes é tratada com coagulação térmica ou hemoclipes com ou sem a adição de terapia de injeção. A escolha do método depende de fatores como a localização das úlceras e a preferência do endoscopista. Vale ressaltar que a terapia de injeção com epinefrina não deve ser utilizada como monoterapia, pois essa modalidade se associa a altas taxas de ressangramento.

As diretrizes recomendam que úlceras com coágulo aderente (Forrest IIb) sejam consideradas para remoção do coágulo e tratamento endoscópico. Úlceras Forrest III não demandam tratamento endoscópico.

A prática da revisão endoscópica ("*second-look endoscopy*") não é recomendada de rotina. Algumas situações podem justificar a realização de um segundo exame: se a visualização no exame inicial foi limitada por sangue na câmara gástrica, se há preocupação por parte do endoscopista de hemostasia inicial insatisfatória ou se existem sinais de sangramento recorrente.

São fatores de risco para sangramento recorrente ou persistente: forma de apresentação do sangramento, tamanho e localização da úlcera, presença de comorbidades. Úlceras gástricas na pequena curvatura ou úlceras duodenais em parede posterior são associadas a sangramento de maior gravidade por causa da proximidade com a artéria gástrica esquerda e artérias gastroduodenais posteriores. Úlceras maiores de 2 cm predizem falha terapêutica à hemostasia endoscópica.

Pacientes que falham à terapia endoscópica podem tentar angiografia com embolização. Cirurgia é a alternativa para pacientes que falham ao tratamento angiográfico.

Hemorragia digestiva varicosa

O sangramento por varizes esofágicas é responsável por 15% a 20% dos casos de HDA, podendo acometer 30% a 50% dos cirróticos, com mortalidade de 10% a 15%. A hemorragia varicosa responsiva ou refratária ao tratamento surge com gradiente de pressão venosa hepática acima de 12 e 20 mmHg respectivamente. Recidiva hemorrágica ocorre em 25% a 62% na primeira semana e nos dois anos subsequentes ao primeiro sangramento.[4]

Vale ressaltar que os pacientes cirróticos têm hemostasia equilibrada com redução da produção de proteínas pró e anticoagulantes. Experimentos mostram que a capacidade de geração de trombina é mantida com plaquetas em torno de 56 x 10^9 mm^3. O RNI não é indicador de risco hemorrágico e sim um marcador prognóstico. Desta forma, não há respaldo para reposição de plasma fresco ou fator VIIa em cirróticos com sangramento varicoso.[7]

Pacientes com sangramento varicoso têm maior mortalidade do que os pacientes com hemorragia digestiva não varicosa. O uso precoce de vasoconstrictores esplâncnicos é preconizado. Terlipressina (2 mg em *bolus*, seguidos de 1 a 2 mg a cada 4 horas de acordo com o peso corpóreo: dose inicial de 2 mg se peso > 70 kg, 1,5 mg se peso entre 50 e 70 kg e 1 mg se peso < 50 kg), somatostatina (250 mcg em *bolus* seguido de infusão contínua de 250 mcg/h) ou octreotide (50 mg *bolus* seguido de infusão de 50 mch/h) têm eficácia similar. Terlipressina é desaconselhada em portadores de doença vascular aterosclerótica e na hiponatermia grave. Os vasoconstrictores devem ser mantidos por 5 dias para prevenir ressangramento. Rastreio de infecção e antibioticoprofilaxia são mandatórios. Quinolônicos orais (norfloxacina 400 mg duas vezes ao dia) ou cefalosporina de terceira geração (ceftriaxone 1 g/d) são recomendados por 7 dias. Pacientes com hepatopatia avançada ou instabilidade hemodinâmica devem receber ceftriaxone. A terapia endoscópica de escolha para varizes esofágicas sangrantes é a ligadura elástica de varizes de esôfago (LEVE), associada a menos efeitos colaterais que a escleroterapia. Pelo impacto positivo em sobrevida, o TIPS precoce (*transjugular intrahepatic portosystemic shunt*) tem sido recomendado em pacientes de maior risco (Child-Pugh C ou Child -Pugh B com sangramento ativo). Entretanto o TIPS é indisponível em muitos centros pelo alto custo do procedimento. Em caso de falha terapêutica, o TIPS de resgate é recomendado, mas hemostasia endoscópica adicional pode ser tentada. O uso do balão de Sengstaken- Blakemore é uma opção para pacientes com sangramento volumoso, podendo ser usado por no máximo 24 horas na espera de tratamento definitivo. Prótese metálica recoberta autoexpansiva é uma alternativa ao balão de Sengstaken- Blakemore.[8]

As varizes gástricas (VG) ocorrem em menos de 20% dos pacientes com hipertensão portal, geralmente em combinação com varizes de esôfago (VE). Embora as VG sangrem menos que as VE, os episódios tendem a apresentar maior gravidade clínica, elevada taxa de ressangramento e maior mortalidade. A classificação mais utilizada para as VG reconhece dois grupos: GOV (*gastro-esophageal varices*) e IGV (*isolated gastric varices*). As GOV tipo 1 são conhecidas como varizes da cárdia. As GOV tipo 2 e IGV tipo 1 são varizes de fundo gástrico. Faz-se necessária uma abordagem diferenciada no tratamento endoscópico e hemodinâmico por radiologia intervencionista para as VG com o emprego das seguintes estratégias: ligadura elástica para GOV 1, injeção de cianoacrilato para GOV 2, IGV1 e IGV2, TIPS e obliteração transvenosa retrograda por balão ou BRTO (*ballon-occluded retrograde transvenous obliteration*).

Após o controle do sangramento e antes da alta hospitalar deve-se instituir profilaxia de ressangramento com betabloqueadores não seletivos e orientar o paciente a realizar novas sessões de LEVE a cada 15-30 dias até erradicação.

Sangramento do intestino delgado

O sangramento do intestino delgado é relativamente incomum, contribuindo para 5%-10% dos casos de sangramento gastrointestinal. Com o desenvolvimento de novas tecnologias (cápsula endoscópica, enteroscopia e exames radiológicos) as causas do sangramento podem ser detectadas na maioria dos pacientes. Assim, o termo "sangramento gastrointestinal obscuro" (SGO) fica reservado para os pacientes que não têm origem do sangramento definida após investigação adequada.

Os detalhes referentes à apresentação clínica são importantes para determinação da etiologia do sangramento. O conhecimento de comorbidades como doenças cardíacas, o passado de cirurgias e do uso prévio de medicações incluindo aspirina, anti-inflamatórios, anticoagulantes e agentes antiplaquetários ajudam na definição diagnóstica. Causas comuns de sangramento do intestino delgado são apresentadas no **Quatro 56.1** e são encontradas em 75% dos casos. A idade é fator determinante para o tipo de patologia encontrada. Pacientes jovens têm provavelmente doença inflamatória ou divertículo de Meckel. Neoplasias como linfoma ou tumor carcinoide e lesões vasculares como a lesão de Dieulafoy podem ocorrer em diversas faixas etárias. Já as angiectasias são mais prevalentes em populações mais idosas.

As angiectasias são as causas mais comuns de sangramento digestivo médio. São fatores de risco para angiectasias: idade, presença de estenose aórtica, insuficiência renal crônica, dispositivos ventriculares, doenças hereditárias.

Quadro 56.1. Causas de sangramento em intestino delgado

Causas comuns		Causas raras
< 40 anos	**> 40 anos**	
• Doença inflamatória intestinal • Lesão Dieulafoy • Neoplasia • Divertículo Meckel • Polipose	• Angiectasia • Lesão Dieulafoy • Neoplasia • Úlceras por AINH	• Enteropatia hipertensiva portal • Osler Weber-Rendu • Amiloidose • Sarcoma de Kaposi • Poliposes herdadas • (Peutz-Jeghers) • Fistula aortoentérica • Hematobilia

AINH: anti-inflamatório não hormonais.
Fonte: Adaptado de Gerson LB ,Fidler JL , Cave DR, Leighton JA. ACG Clinical Guideline: Diagnosis and management of small bowel bleeding. Am J Gastroenterol. 2015 Sep;110(9):1265-87.

Diante de hematêmese ou melena recorrentes ou exame endoscópico anterior incompleto, fica indicada revisão endoscópica ("*second-look endoscopy*"). Se os exames endoscópicos subsequentes são normais, a próxima conduta é a investigação do intestino delgado. O exame da cápsula endoscópica (ECE) deve ser considerado como primeira linha após sangramento de origem alta e baixa terem sido excluídos com endoscopia e colonoscopia. O ECE permite avaliação não invasiva do intestino delgado em 79%-90% dos pacientes com chance diagnóstica de 38%-83% dos pacientes com sangramento médio. A principal limitação do exame é a retenção da cápsula que pode ocorrer em 1,5% dos casos.[9]

Habitualmente, o ECE é feito antes da enteroscopia para aumentar as chances de diagnóstico. A enteroscopia pode ser considerada em casos de hemorragia maciça ou se o ECE for contraindicado. Enterotomografia (enteroTC) deve ser feita antes do ECE se há probabilidade de estenoses do intestino delgado (em casos de doença inflamatória intestinal, radioterapia ou cirurgias prévias). EnteroTC também pode ser feita em pacientes com suspeita de sangramento e ECE negativo pela maior sensibilidade para detecção de massas intramurais, podendo guiar enteroscopia posteriormente.[10] Enterorressonância pode ser considerada em pacientes com contraindicação à enteroTC. Estudos baritados não devem ser realizados na avaliação do sangramento do intestino delgado.

Em casos de sangramento maciço, angiografia convencional deve ser feita de forma emergencial para pacientes com instabilidade hemodinâmica.

Em pacientes com sangramento gastrointestinal agudo e taxas mais lentas de perdas (0,1 mL-0,2 mL/min) ou na incerteza de sangramento ativo, deve-se realizar cintilografia com hemácias marcadas se ECE ou enteroscopia não forem realizados.

Um algoritmo de condutas é apresentado na **Figura 56.1**.

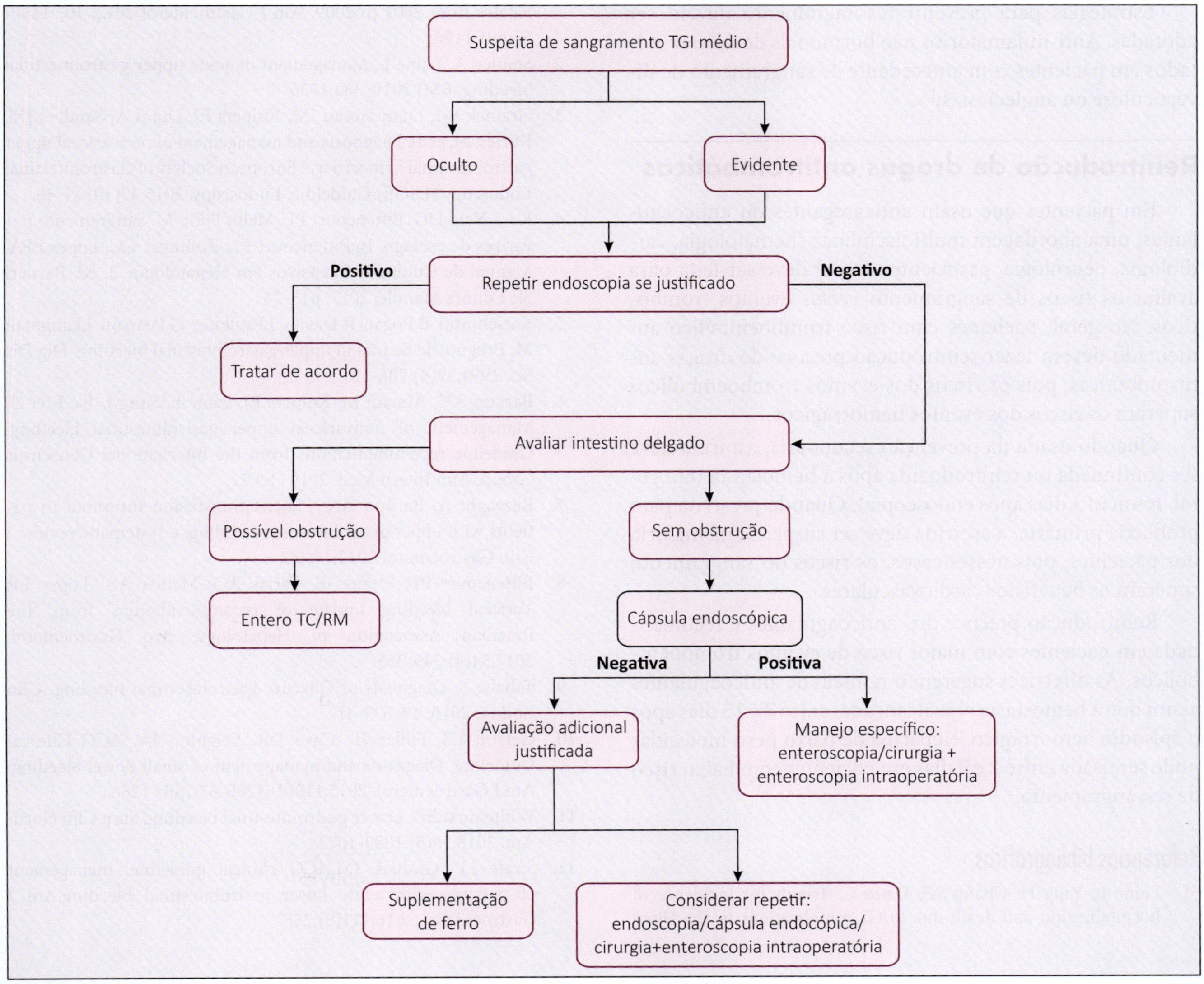

Figura 56.1. Algoritmo para suspeita de sangramento de trato gastrointestinal (TGI) médio.
Fonte: Acervo da autoria.

Sangramento gastrointestinal baixo

O sangramento digestivo baixo contribui para cerca de 20% dos casos das hemorragias digestivas. Embora a maioria dos episódios cesse espontaneamente, mortalidade significativa pode ocorrer em idosos e em portadores de comorbidades.

Aproximadamente 15% dos sangramentos presumidamente de origem baixa, têm procedência no trato digestivo alto. Assim, EDA deve ser considerada para excluir causas de sangramento alto, particularmente naqueles pacientes com hemorragia maciça com comprometimento hemodinâmico.

São causas prováveis de sangramento digestivo baixo: doença diverticular, tumores de cólon ou reto (benignos ou malignos), angiodisplasias, colite isquêmica, colite actínica, doença inflamatória intestinal (colite ulcerativa ou doença de Crohn), doença hemorroidária e fissuras anais.

Após estabilidade hemodinâmica, colonoscopia deve ser feita com o preparo adequado do cólon, preferencialmente nas primeiras 24 horas da admissão. Passagem de sonda gástrica pode ser considerada para facilitar o preparo do cólon em pacientes de risco, com sangramento persistente, que sejam intolerantes à ingesta oral ou que tenham risco de broncoaspiração.

Sangramento por doença diverticular ou após polipectomias pode ser manejado com injeção de epinefrina ou clipes hemostáticos. Plasma de argônio é uma opção para angiodisplasias com índices de sucesso de 85%. Esta técnica também pode ser empregada na colite actínica ou no tratamento de tumores gastrointestinais. Repetição de colonoscopia com hemostasia deve ser considerada em pacientes com sangramento recidivante.[11]

Avaliação cirúrgica será necessária em pacientes de risco, com sangramento persistente. No geral, abordagem cirúrgica é adotada após outras intervenções terapêuticas terem falhado como radiologia intervencionista. Importante definir o sítio de sangramento antes da intervenção cirúrgica. Angiotomografia pode ser utilizada para auxiliar a localizar o sangramento.

Estratégias para prevenir ressangramento devem ser adotadas. Anti-inflamatórios não hormonais devem ser evitados em pacientes com antecedente de sangramento de diverticulose ou angiectasias.[12]

Reintrodução de drogas antitrombóticas

Em pacientes que usam antiagregantes ou anticoagulantes, uma abordagem multidisciplinar (hematologia, cardiologia, neurologia, gastroenterologia) deve ser feita para avaliar os riscos de sangramento *versus* eventos trombóticos. No geral, pacientes com risco tromboembólico aumentado devem fazer reintrodução precoce de drogas antitrombóticas, pois os riscos dos eventos tromboembólicos superam os riscos dos eventos hemorrágicos.

Quando usada na prevenção secundária, aspirina deve ser continuada ou reintroduzida após a hemostasia (em geral, reinício 3 dias após endoscopia). Quando prescrita para profilaxia primária, a aspirina deve ser suspensa na maioria dos pacientes, pois nesses casos, os riscos do sangramento superam os benefícios cardiovasculares.

Reintrodução precoce dos anticoagulantes é recomendada em pacientes com maior risco de eventos tromboembólicos. As diretrizes sugerem o reinício de anticoagulantes assim que a hemostasia seja alcançada, entre 7 e 15 dias após o episódio hemorrágico. Heparina de baixo peso molecular pode ser usada entre 2 e 7 dias em pacientes com baixo risco de ressangramento.[2]

Referências bibliográficas

1. Laine L, Yang H, Chang SC, Datto C. Trends for incidence of hospitalization and death due to GI complications in the Uited Satates from 2001 to 2009. Am J Gastroenterol 2012; 107:1190-5; quiz 1196.
2. Stanley A, Laine L. Management of acute upper gastrointestinal bleeding. BMJ 2019; 364:1536.
3. Gralnek IM, Dumonceau JM, Kuipers EJ, Lanas A, Sanders DS, Kurien M, et al. Diagnosis and management of nonvariceal upper gastrointestinal hemorrhage: European Society of Gastrointestinal Endoscopy (ESGE) Guideline. Endoscopy. 2015;47(10):a1-46.
4. Rosa Neto DG, Bittencourt PL, Maluf Filho M. Sangramento por varizes de esôfago. In:Bittencourt PL, Zollinger CC, Lopes EPA. Manual de Cuidados Intensivos em Hepatologia. 2. ed. Barueri SP. Editora Manole; 2017. p15-24.
5. Katschinski B,Logan R,Davies J,Faulkner G,Pearson J,Langman M. Prognostic factors in upper gastrointestinal bleeding. Dig Dis Sci. 1994;39(4):706-12.
6. Barkun AN, Almadi M, Kuipers EJ, Laine L, Sung J, Tse F, et al. Management of nonvariceal upper gastrointestinal bleeding: Guideline recommendations from the International Consensus Group. Ann Intern Med. 2019 Oct 22.
7. Razzaghi A, Barkun AN. Platelet transfusion threshold in patients with upper gastrointestinal bleeding: a systematic review. J Clin Gastroenterol 2012;46:482-6.
8. Bittencourt PL, Strauss E, Farias AQ, Mattos AA, Lopes EP. Variceal bleeding update of recommendations from The Brazilian Association of Hepatology. Arq Gastroenterol. 2017;54(4):349-355.
9. Tababe S. Diagnosis of Obscure gastrointestinal bleeding. Clin Endosc 2016; 49: 539-41.
10. Gerson LB, Fidler JL, Cave DR, Leighton JA. ACG Clinical Guideline: Diagnosis and management of small bowel bleeding. Am J Gastroenterol. 2015;110(9):1265-87; quiz 1288.
11. Whitehurst BD. Lower gastrointestinal bleeding. Surg Clin North Am. 2018;98(5):1059-1072.
12. Strate LL, Gralnek IM.ACG clinical guideline: management of patients with acute lower gastrointestinal bleeding.Am J Gastroenterol. 2016;111(5):755.

capítulo 57

Profilaxia da Úlcera de Estresse

Antero do Vale Fernandes | João João Mendes

Introdução

Os adultos gravemente doentes podem desenvolver lesões da mucosa relacionadas com o estresse devido a hipoperfusão gastrointestinal e lesão de reperfusão, predispondo-os a hemorragias gastrointestinais superiores clinicamente importantes.[1-3]

Para além da hipoperfusão gastrointestinal e lesão de reperfusão, outros fatores podem contribuir para o seu desenvolvimento, como: o aumento da permeabilidade da mucosa gástrica, oxigenação celular inapropriada e uma diminuição do pH gástrico condicionante de elevada acidez intraluminal gástrica, que pode ser potencializada pelo jejum.

É com base neste raciocínio, que se sustenta o uso de fármacos supressores de acidez na profilaxia farmacológica.[1-3]

Desde a introdução da profilaxia da úlcera de estresse (US) com antagonistas dos receptores da histamina-2 (AsRH2) e inibidores da bomba de prótons (IBPs), a profilaxia da úlcera de estresse tem sido muito utilizada.[1-3]

Os ARsH2 e IBPs diminuem substancialmente a taxa de hemorragia gastrointestinal relacionada ao estresse (HGIS), e estes agentes são atualmente utilizados de forma onipresente nas unidades de terapia intensiva (UTIs).[1-3]

Genericamente são integradas no amplo conceito de "doença mucosa associada ao estresse" (DMAE), e do ponto de vista anatomopatológico constituem úlceras/erosões da mucosa gastroduodenal.[1-3]

Embora as sejam conhecidas desde a antiguidade e condicionem altos índices de morbimortalidade, os esquemas de profilaxia idealizados no intuito de minimizar os riscos de HGIS só foram introduzidos recentemente, mas, sabe-se que o seu uso indiscriminado em todos os pacientes admitidos na UTI, não só não se justifica, como poderá ter potenciais efeitos adversos e implicações de custo.[4]

Para a profilaxia da DMAE, os três principais alvos fisiopatológicos da doença devem ser atacados: a produção de ácido, a estase gástrica e a correção dos distúrbios hemodinâmicos que levam à quebra da integridade da mucosa gastroduodenal.[4-6]

O estabelecimento da realimentação precoce, o uso de paracinéticos e toda a ciência envolvida na ressuscitação hemodinâmica de pacientes em choque estão fora do escopo desse capítulo, focado essencialmente na inibição da produção de ácido pela mucosa gástrica.

A produção de ácido pela mucosa gástrica e o consequente aumento do pH intraluminal pode ser efetivamente conseguido por meio do uso de duas classes principais de medicamentos: os antagonistas do receptor da histamina H2 (ARH2) e os inibidores da bomba de prótons (IBP), não por acaso, as principais drogas utilizadas para profilaxia da DMAE.

Várias recomendações com base na evidência têm ao longo do tempo sido elaboradas para a prevenção de HGIS em adultos na UTI.

Mendes JJ *et al.*, coordenando um grupo de trabalho da Sociedade Portuguesa de Cuidados Intensivos criado para o efeito, para além de resumir a evidência atual, elaboraram recomendações clínicas para o uso de profilaxia da úlcera de estresse em UTI, e propuseram uma política padronizada de prescrição para evitar o uso inadequado.[1]

As diretrizes dimanadas tiveram como pedra angular o fato de o doente crítico correr um risco não negligenciável de desenvolver úlceras de estresse do trato gastrintestinal.

Vários fármacos antiácidos e antiulcerosos de diferentes classes são frequentemente prescritos para reduzir a incidência de hemorragia gastrintestinal clinicamente significativa associada à úlcera de estresse.[4-8]

A prevenção de úlceras de estresse (US) está bem estabelecida em cuidados intensivos, no entanto, nos últimos anos, esta prática tem sido estendida a enfermarias médicas, apesar da pouca evidência que a suporte.[9-12] A sua implementação baseia-se na associação de vários fatores de risco, contudo, estudos demonstram que 56% a 71% dos doentes de enfermarias médicas que fazem profilaxia de US não têm critérios para tal.[9-12]

A extrapolação desta prática a doentes em enfermarias médicas é uma realidade, apesar da pouca ou mesmo nenhuma evidência que a suporte.[13-17] Várias razões são apontadas para esta utilização disseminada, e por vezes indiscriminada, da profilaxia de US, destacando-se entre elas o pouco conhecimento das diretrizes por parte dos profissionais de saúde e a subvalorização dos potenciais efeitos laterais e interações medicamentosas dos antiácidos, IBPs e antagonistas H2, geralmente vistos como seguros, mas com um potencial iatrogênico que não pode ser ignorado, principalmente em doentes idosos, com patologias graves e polimedicados.[18-21]

Quando indicar e como iniciar a profilaxia de úlcera de estresse?

A incidência de sangramento gastrointestinal significativo em decorrência de uma lesão de estresse varia de 0,6% a 6%, o que apesar de parecer uma taxa pequena, talvez esteja associado a aumento da mortalidade, o que justifica a preocupação de se avaliar rotineiramente a necessidade de sua profilaxia.[22-25]

A profilaxia para esta lesão é feita com IBP em dose habitual (40 mg de omeprazol, pantoprazol ou esomeprazol), preferencialmente por via oral ou enteral. A sua indicação depende da classificação do paciente quanto ao risco de desenvolver uma úlcera de estresse:

- **Doentes de alto risco:** todos devem receber a profilaxia.

  De acordo com Mendes,JJ,[1] constituem **doentes de altor risco**:

  a. Presença de **um dos critérios maiores a seguir**:
  - Ventilação mecânica (VM) por mais de 48 horas.
  - Discrasia sanguínea (plaquetas < 50.000; RNI > 1,5; PTTA > 2x o valor de referência) ou risco por medicamentos (antiagregantes plaquetários ou anticoagulantes em dose plena).
  - Trauma cranioencefálico (TCE) ou raquimedular.
  - Passado de úlcera gástrica (no último ano).

  b. Presença de **dois ou mais dos critérios menores a seguir**:
  - Sepse/choque séptico.
  - Hipotensão.
  - Insuficiência renal.
  - Insuficiência hepática.
  - Corticoide em dose maior que 250 mg de hidrocortisona ou equivalente.
  - Tempo de permanência em UTI maior que 1 semana.

Os fármacos para a profilaxia das úlceras de estresse não estão recomendados em doentes adultos internados fora das unidades de cuidados intensivos (UCIs), exceto naqueles com alto risco de hemorragia digestiva ou com doença gastrointestinal diagnosticada (doença de refluxo gastroesofágico, úlcera péptica, infecção por *Helicobacter pylori*, síndrome de Zollinger-Ellison e dispepsia funcional).[26-28]

Os IBPs e os antagonistas dos receptores H2 estão associados a eventos adversos e acréscimo dos custos, aumentando a suscetibilidade a pneumonia adquirida na comunidade e nosocomial e a infecção por *Clostridium difficile*, fraturas da anca e interações medicamentosas (p. ex.: com o clopidogrel).[29-32]

A utilização da via endovenosa só tem indicação nos doentes com hemorragia gastrointestinal ativa ou nos doentes sem via oral patente.

No **Quadro 57.1** são comparados diferentes regimes terapêuticos com base em IBPs e antagonistas de receptor H2 da histamina.

No **Quadro 57.2** é mostrada uma comparação entre os IBPs e os ARH2s.

A *Society of Critical Care Medicine* e a *American Society of Health-System Pharmacists* publicaram recentemente diretrizes de prevenção de hemorragia gastrointestinal superior relacionada com o estresse (HGIS) em adultos em estado crítico.[33]

Para tal, um painel multiprofissional de 18 especialistas internacionais em dietética, medicina intensiva, enfermagem e farmácia, e dois metodologistas, coordenados por Robert MacLaren desenvolveram recomendações com base em evidências, de acordo com a metodologia *Grading of Recommendations, Assessment, Development, and Evaluation* (GRADE).

As políticas de conflito de interesses foram rigorosamente seguidas durante todas as fases de desenvolvimento das diretrizes, incluindo a seleção e votação dos grupos de trabalho.

O painel de diretrizes chegou a um consenso relativamente às recomendações para a prevenção de úlceras de estresse, emitindo recomendações que devem ser consideradas em conjunto com o estado clínico atual do doente.[33-45]

Foram elaboradas nove recomendações condicionais e quatro declarações de boas práticas, as quais se salientam:

1. Os fatores que provavelmente aumentam o risco de importante de HGIS em adultos gravemente doentes incluem coagulopatia, choque, doença hepática crônica.[33-38]
2. Não há evidências sólidas de que a ventilação mecânica, por si só, seja um fator de risco.[33-38]
3. A nutrição enteral provavelmente reduz o risco de HGIS.[33-40]
4. Todos os adultos gravemente doentes com fatores que provavelmente aumentam o risco de HGIS devem receber IBPs ou antagonistas dos receptores da histamina-2, em regimes de baixa dosagem, para prevenir a HGIS.[33-37]
5. A profilaxia deve ser descontinuada quando a doença crítica já não for evidente ou o(s) fator(es) de risco já não estiver(em) presente(s) apesar da doença crítica em curso.[33-38]

Quadro 57.1. Comparação dos diferentes regimes terapêuticos com base em inibidores da bomba de prótons e antagonistas de receptor H2 da histamina

Fármaco	Formulação farmacêutica	Dose	Posologia e via de administração	Reconstituição e administração	Ajuste da dose	Principais interações medicamentosas (impacto grau 1-2)
Pantoprazol	Pó para solução injetável	40 mg ao dia	Endovenosa	Reconstituir 40 mg com 10 cc de NaCl 0,9% e administrar em 2 minutos (se necessário diluir em 100 cc de NaCl 0,9% ou dextrose 5% em H_2O)	Insuficiência hepática (moderada a grave)	Azóis Inibidores da protease reversa
	Comprimidos gastrorresistentes		Oral	-		
Omeprazol	Pó para solução injetável	40 mg ao dia	Endovenosa	Reconstituir 40 mg com 5 cc de NaCl 0,9% e administrar em 20 a 30 minutos (se necessário diluir em 100 cc de NaCl 0,9% ou dextrose 5% em H_2O	Insuficiência hepática (moderada a grave)	Azóis Inibidores da protease reversa Clopidogrel
	Cápsulas gastrorresistentes		Oral Tubo de alimentação endogástrica ou endojejuna	Abrir as cápsulas, dispersar o conteúdo em 40 mL de água não gaseificada, agitar vigorosamente e deixar em repouso por 2 minutos (até espessar)		
Lansoprazol	Cápsulas gastrorresistentes	30 mg ao dia	Oral	-	Insuficiência hepática (moderada a grave)	Azóis Inibidores da protease reversa
			Tubo de alimentação endogástrica ou endojejunal	Abrir as cápsulas e dispersar o conteúdo em 40 mL de suco de laranja ou maçã		
	Comprimidos orodispersíveis		Oral	-		
			Tubo de alimentação endogástrica ou endojejunal	Dispensar em 10 mL de água não gaseificada		
Esomeprazol 40 mg por via intravenosa ao dia	Pó para solução injetável	40 mg ao dia	Endovenosa		Insuficiência hepática (moderada a grave)	Azóis Inibidores da protease reversa Clopidogrel
	Cápsulas gastrorresistentes		Oral	-		
			Tubo de alimentação endogástrica ou endojejunal	Abrir as cápsulas, dispersar os grânulos em 40 mL de água não gaseificada		
	Comprimidos gastrorresistentes					
Ranitidina	Pó para solução injetável	50 mg três vezes ao dia	Endovenosa	Reconstituir 50mg com 20 cc de NaCl 0,9% e administrar em 5 minutos Perfusão contínua: após um bolo de 50 mg (vide acima), diluir 150 mg em 250 cc de NaCl 0,9% ou dextrose 5% em H_2O para perfusão à razão de 10,4 cc/hora	Insuficiência renal (*clearance* < 50 mL/ min/m^3)	Azóis
	Comprimidos resistidos	150 mg ao dia	Oral	-		
			Tubo de alimentação endogástrica ou endojejunal	Moer os comprimidos até reduzi-los a pó e dispensar o conteúdo em 40 mL de água não gaseificada		

Fonte: *Gentilmente cedido por Mendes JJ. In Rev Bras Ter Intensiva. 2019;31(1):5-14.

Quadro 57.2. Comparação entre IBPs e ARH2s		
	Bloqueadores H2	Inibidores de bomba H+
Potência em reduzir a secreção de ácido gástrico	++	++++
Efeitos colaterais comuns	+++	++
Risco de pneumonia	++	++++
Interações medicamentosas	+++	+
Tolerância	+	-
Custo-efetividade	++++	++
Efetividade terapêutica	++	++++

Fonte: Pompilio CE, Cecconello I. Profilaxia das úlceras associadas ao estresse. ABCD, Arq. Bras. Cir. Dig. 2010;23(2).

6. A descontinuação da profilaxia da úlcera de estresse antes da transferência para fora da UCI é necessária para evitar a prescrição inadequada.[33-38]

Cook D *et al.*[46], em um artigo recentemente publicado, analisando um total de 4.821 pacientes submetidos à randomização em 68 UTIs, demonstraram que a hemorragia gastrointestinal superior clinicamente importante ocorreu em 25 de 2.385 pacientes (1,0%) que receberam pantoprazol e em 84 de 2.377 pacientes (3,5%) que receberam placebo (razão de risco de 0,30; intervalo de confiança [IC] de 95%, 0,19 a 0,47; P < 0,001). Aos 90 dias, a morte foi registada em 696 de 2.390 doentes (29,1%) no grupo do pantoprazol e em 734 de 2.379 doentes (30,9%) no grupo do placebo (*hazard ratio*, 0,94; IC 95%, 0,85 a 1,04; P = 0,25).

A hemorragia, importante para o doente, foi reduzida com o pantoprazol e todos os outros resultados secundários importantes foram semelhantes nos dois grupos.

Em conclusão admitiu-se que, nos pacientes submetidos a ventilação invasiva, o pantoprazol resultou em um risco significativamente menor de hemorragia gastrointestinal superior clinicamente mais importante do que o placebo, porém sem efeito significativo na mortalidade.

Na mesma linha de pensamento, e no intuito de contribuir para a resposta à controversa questão dos IBPs aumentarem ou não a mortalidade, Reynolds PM *et al.*, em uma revisão sistemática e metanálise[47], avaliaram sistematicamente os riscos e benefícios do uso de IBPs na profilaxia da úlcera de estresse no doente crítico.

A revisão sistemática e a meta-análise inclui ensaios clínicos aleatorizados (RCTs) e estudos de coorte com análise sequencial de ensaios, análise de sensibilidade Bayesiana e análise do índice de fragilidade. Foram incluídos um total de 31 estudos em 78.009 adultos críticos que receberam IBP versus qualquer comparador.

O uso de IBP foi associado a um aumento do risco de mortalidade em todos os estudos [19,6% IBP vs. 17,5% comparador; RR: 1,10; IC de 95%: 1,02-1,20; P = 0,01], no subgrupo de ECRs (19,4% vs. 18,7%; RR: 1,05; IC 95%: 1,0-1,09, P = 0,04), mas não em estudos de coorte (19,9% vs. 16,7%; RR: 1,12; IC 95%: 0,98-1,28, P = 0,09).

Os resultados mantiveram-se com uma análise de sensibilidade Bayesiana (RR: 1,13; IC de 95%: 1,035-1,227) e uma análise do índice de fragilidade, mas não uma análise sequencial (P = 0,16).

Os ensaios clínicos randomizados com uma maior gravidade da doença na linha de base revelaram o maior risco de mortalidade com o uso de IBP (32,1% IBP vs. 29,4% comparador; RR: 1,09; IC 95%: 1,04-1,14; P < 0,001).

O uso de IBP reduziu o sangramento clinicamente importante em ECRs (1,4% IBP vs. 2,1% do comparador; RR: 0,67; IC 95%: 0,5-0,9; P = 0,009), mas aumentou o sangramento em estudos de coorte (2,7% IBP vs. 1,2% do comparador; RR: 2,05; IC 95%: 1,2-3,52; P = 0,009).

Em conclusão, a utilização de IBPs não foi associada a uma menor incidência de hemorragias clinicamente importantes quando comparada com os antagonistas dos receptores da histamina-2 (1,3% vs. 1,9%; RR: 0,59; IC 95%: 0,28-1,25, P = 0,09), tendo sido igualmente demonstrando uma associação entre o uso de uso de IBP e um aumento do risco de mortalidade.

O que permite o estado atual da arte concluir?

O atual estado da arte da profilaxia da hemorragia digestiva alta por US permite-nos concluir:

- Nem todos os doentes internados em UTI reúnem critérios para efetuar profilaxia de US.
- Este fato deve ser relembrado por todos os profissionais de saúde, pois a sua instituição não é isenta de riscos para o doente (iatrogenia medicamentosa) e acarreta gastos supérfluos para o Serviço Nacional de Saúde.
- A prescrição dever ser cuidadosamente ponderada e a aposta na formação continua dos profissionais de saúde deve ser uma realidade.
- É recomendável manter (ou iniciar) agentes que suprам a acidez gástrica (isto é, IBPs) em pacientes com indicações convincentes para supressão ácida.
- É recomendável o uso de IBPs quando é indicada profilaxia para supressão da acidez gástrica.
- A escolha do agente farmacológico para profilaxia deve levar em conta fatores relacionados à eficácia, efeitos adversos e custo.
- A eficácia dos IBPs e dos antagonistas do receptor H2 da histamina, na prevenção de sangramento gastrintestinal relacionado a úlcera de estresse em pacientes críticos, foi comparada em diversos ensaios randomizados e controlados e em metanálises.[48-54]
- Existem numerosas análises farmacoeconômicas com foco na comparação entre antagonistas do receptor H2 da histamina e IBPs para profilaxia de sangramento gastrintestinal relacionado à úlcera de estresse.[55-58]
- O regime terapêutico ideal deve ser eficaz na redução do risco de ulceração, com baixo potencial de

efeitos adversos e interações medicamentosas, além de características farmacocinéticas que facilitem o seu uso em pacientes com disfunções de órgãos; deve também ser custo-efetivo.[59-61]

- Não existe qualquer comparação direta entre os diferentes regimes de IBPs (inclusive no que se refere ao fármaco, à posologia, à via de administração e à formulação galênica), e a heterogeneidade entre os ensaios (de comparação entre IBPs e outros regimes terapêuticos) compromete a comparação dos efeitos entre os regimes individuais de IBPs até aqui testados.
- Com relação à via de administração, múltiplos fatores (como uso de vasopressores, modificação do esvaziamento gástrico e da motilidade, presença de tubo de alimentação e interação com nutrientes) podem influenciar na absorção enteral em pacientes críticos, sendo a via endovenosa em geral a preferida.[51,52]
- Em razão de sua segurança nos casos de disfunção orgânica (pelo menos moderada), menor probabilidade de interações medicamentosas e formulações disponíveis, o pantoprazol por via endovenosa (40 mg uma vez ao dia) pode ser uma escolha razoável.[62-64]
- Entretanto, a escolha definitiva do regime específico de IBPs deve basear-se em dados individuais do paciente, além de valores e experiência do médico, indicações formais do produto, análises de custo-benefício, riscos previstos e interações medicamentosas, além dos efeitos adversos.[65-68]
- Sumariamente, o uso de IBPs para profilaxia de sangramento GI relacionado ao estresse em pacientes de terapia intensiva têm sido criticados em geral pela disseminação de sua prática e em especial pelo prolongamento de sua prescrição após encerrada a fase de maior risco.[65-67]
- Pelo exposto, o uso judicioso dessa poderosa ferramenta em pacientes selecionados parece estar indicado, e novos estudos tornaram mais robusta a indicação e o papel dos IBPs principalmente nos pacientes de alto risco.

Referências bibliográficas

1. Mendes JJ, Silva MJ, Miguel LS, Gonçalves MA, Oliveira MJ, Oliveira CDL, Gouveia J. Sociedade Portuguesa de Cuidados Intensivos guidelines for stress ulcer prophylaxis in the intensive care unit. Rev Bras Ter Intensiva. 2019;31(1):5-14.
2. Stollman N, Metz DC. Pathophysiology and prophylaxis of stress ulcer in intensive care unit patients. J Crit Care. 2005;20:35-45.
3. Duerksen DR. Stress-related mucosal disease in critically ill patients. Best Pract Res Clin Gastroenterol. 2003 Jun;17(3):327-44.
4. Sesler JM. Stress-related mucosal disease in the Intensive Care Unit. AACN Adv Crit Care. 2007;18:119-26.
5. Navab F, Steingrub J. Stress ulcer: is routine prophylaxis necessary? Am J Gastroenterol. 1995;90:708-12.
6. Cook DJ, Fuller HD, Guyatt GH, Marshall JC, Leasa D, Hall R, et al, et al. Risk factors for gastrointestinal bleeding in critically ill patients. Canadian Critical Care Trials Group. N Engl J Med. 1994;330:377-81.
7. Arthur Grube RR, Byron May D. Stress ulcer prophylaxis in Fennerty MB. Pathophysiology of the upper gastrointestinal tract in the critically ill patient: rationale for the therapeutic benefits of acid suppression. Crit Care Med. 2002;30(6 Suppl):S351-5.
8. Cook D, Guyatt G. Prophylaxis against Upper Gastrointestinal Bleeding in Hospitalized Patients. N Engl J Med. 2018;378(26):2506-16.
9. Eddleston JM, Pearson RC, Holland J, Tooth JA, Vohra A, Doran BH. Prospective endoscopic study of stress erosions and ulcers in critically ill adult patients treated with either sucralfate or placebo. Crit Care Med. 1994;22(12):1949-54.
10. Cook DJ, Fuller HD, Guyatt GH, Marshall JC, Leasa D, Hall R, et al. Risk factors for gastrointestinal bleeding in critically ill patients. Canadian Critical Care Trials Group. N Engl J Med. 1994;330(6):377-81.
11. Goldin GF, Peura DA. Stress-related mucosal damage. What to do or not to do. Gastrointest Endosc Clin N Am. 1996;6(3):505-26.
12. Cook DJ, Reeve BK, Guyatt GH, Heyland DK, Griffith LE, Buckingham L, et al. Stress ulcer prophylaxis in critically ill patients. Resolving discordant meta-analyses. JAMA. 1996;275(4):308-14.
13. Faisy C, Guerot E, Diehl JL, Iftimovici E, Fagon JY. Clinically significant gastrointestinal bleeding in critically ill patients with and without stress-ulcer prophylaxis. Intensive Care Med. 2003;29(8):1306-13.
14. MacLaren R, Reynolds PM, Allen RR. Histamine-2 receptor antagonists vs proton pump inhibitors on gastrointestinal tract hemorrhage and infectious complications in the intensive care unit. JAMA Intern Med. 2014;174(4):564-74.
15. Moayyedi P, Leontiadis GI. The risks of PPI therapy. Nat Rev Gastroenterol Hepatol. 2012;9(3):132-9.
16. Buendgens L, Tacke F. Do we still need pharmacological stress ulcer prophylaxis at the ICU? J Thorac Dis. 2017;9(11):4201-4.
17. Guyatt GH, Oxman AD, Kunz R, Atkins D, Brozek J, Vist G, Alderson P, Glasziou P, Falck-Ytter Y, Schünemann HJ. GRADE guidelines: 2. Framing the question and deciding on important outcomes. J Clin Epidemiol. 2011 Apr;64(4):395-400.
18. Toews I, George AT, Peter JV, Kirubakaran R, Fontes LE, Ezekiel JP, et al. Interventions for preventing upper gastrointestinal bleeding in people admitted to intensive care units. Cochrane Database Syst Rev. 2018;6:CD008687.
19. Guyatt GH, Oxman AD, Vist GE, Kunz R, Falck-Ytter Y, Alonso-Coello P, Schünemann HJ; GRADE Working Group. GRADE: an emerging consensus on rating quality of evidence and strength of recommendations. BMJ. 2008;336(7650):924-6.
20. Boulkedid R, Abdoul H, Loustau M, Sibony O, Alberti C. Using and reporting the Delphi method for selecting healthcare quality indicators: a systematic review. PLoS One. 2011;6(6):e20476.
21. Strand DS, Kim D, Peura DA. 25 years of proton pump inhibitors: a comprehensive review. Gut Liver. 2017;11(1):27-37.
22. Chey WD, Leontiadis GI, Howden CW, Moss SF. ACG Clinical Guideline: treatment of Helicobacter pylori infection. Am J Gastroenterol. 2017;112(2):212-39.
23. Jensen RT, Cadiot G, Brandi ML, de Herder WW, Kaltsas G, Komminoth P, Scoazec JY, Salazar R, Sauvanet A, Kianmanesh R, Barcelona Consensus Conference participants. ENETS Consensus Guidelines for the management of patients with digestive neuroendocrine neoplasms: functional pancreatic endocrine tumor syndromes. Neuroendocrinology. 2012;95(2):98-119.
24. Katz PO, Gerson LB, Vela MF. Guidelines for the diagnosis and management of gastroesophageal reflux disease. Am J Gastroenterol. 2013;108(3):308-28; quiz 329.
25. Shaheen NJ, Falk GW, Iyer PG, Gerson LB; American College of Gastroenterology. ACG Clinical Guideline: Diagnosis and Management of Barrett's Esophagus. Am J Gastroenterol. 2016;111(1):30-50; quiz 51.

26. 26 Talley NJ, Vakil N; Practice Parameters Committee of the American College of Gastroenterology. Guidelines for the management of dyspepsia. Am J Gastroenterol. 2005;100(10):2324-37.
27. Stanghellini V, Chan FK, Hasler WL, Malagelada JR, Suzuki H, Tack J, et al. Gastroduodenal disorders. Gastroenterology. 2016;150(6):1380-92.
28. Marik PE, Vasu T, Hirani A, Pachinburavan M. Stress ulcer prophylaxis in the new millennium: a systematic review and meta--analysis. Crit Care Med. 2010;38(11):2222-8.
29. Alhazzani W, Alshamsi F, Belley-Cote E, Heels-Ansdell D, Brignardello-Petersen R, Alquraini M, et al. Efficacy and safety of stress ulcer prophylaxis in critically ill patients: a network meta-analysis of randomized trials. Intensive Care Med. 2018;44(1):1-11.
30. Huang HB, Jiang W, Wang CY, Qin HY, Du B. Stress ulcer prophylaxis in intensive care unit patients receiving enteral nutrition: a systematic review and meta-analysis. Crit Care. 2018;22(1):20.
31. Marker S, Krag M, Moller MH. What's new with stress ulcer prophylaxis in the ICU? Intensive Care Med. 2017;43(8):1132-4.
32. Schuster DP, Rowley H, Feinstein S, McGue MK, Zuckerman GR. Prospective evaluation of the risk of upper gastrointestinal bleeding after admission to a medical intensive care unit. Am J Med. 1984;76(4):623-30.
33. MacLaren R, Dionne JC, Granholm A, Alhazzani W, Szumita PM, Olsen K, et al. Society of Critical Care Medicine and American Society of Health-System Pharmacists Guideline for the Prevention of Stress-Related Gastrointestinal Bleeding in Critically Ill Adults. Crit Care Med. 2024 Aug 1;52(8):e421-e430..
34. Alhazzani W, Alshamsi F, Belley-Cote E, Heels-Ansdell D, Brignardello-Petersen R, Alquraini M, et al. Efficacy and safety of stress ulcer prophylaxis in critically ill patients: a network meta-analysis of randomized trials. Intensive Care Med. 2018;44(1):1-11.
35. Higgins JP, Thomas J, Chandler J, et al. Cochrane Handbook for Systematic Reviews of Interventions. Chichester, United Kingdom, John Wiley & Sons, 2019.
36. Krag M, Perner A, Wetterslev J, Wise MP, Borthwick M, Bendel S, et al. Prevalence and outcome of gastrointestinal bleeding and use of acid suppressants in acutely ill adult intensive care patients. Intensive Care Med. 2015;41(5):833-45.
37. Granholm A, Zeng L, Dionne JC, Perner A, Marker S, Krag M, MacLaren R, Ye Z, Møller MH, Alhazzani W; GUIDE Group. Predictors of gastrointestinal bleeding in adult ICU patients: a systematic review and meta-analysis. Intensive Care Med. 2019;45(10):1347-1359.
38. Granholm A, Krag M, Marker S, Alhazzani W, Perner A, Møller MH. Predictors of gastrointestinal bleeding in adult ICU patients in the SUP-ICU trial. Acta Anaesthesiol Scand. 2021;65(6):792-800.
39. Ali D, Barra ME, Blunck J, Brophy GM, Brown CS, Caylor M, et al. Stress-Related Gastrointestinal Bleeding in Patients with Aneurysmal Subarachnoid Hemorrhage: A Multicenter Retrospective Observational Study. Neurocrit Care. 2021;35(1):39-45.
40. Toews I, George AT, Peter JV, Kirubakaran R, Fontes LES, Ezekiel JPB, Meerpohl JJ. Interventions for preventing upper gastrointestinal bleeding in people admitted to intensive care units. Cochrane Database Syst Rev. 2018;6(6):CD008687.
41. PEPTIC Investigators for the Australian and New Zealand Intensive Care Society Clinical Trials Group, Alberta Health Services Critical Care Strategic Clinical Network, and the Irish Critical Care Trials Group; Young PJ, Bagshaw SM, Forbes AB, Nichol AD, Wright SE, et al. Effect of Stress Ulcer Prophylaxis With Proton Pump Inhibitors vs Histamine-2 Receptor Blockers on In-Hospital Mortality Among ICU Patients Receiving Invasive Mechanical Ventilation: The PEPTIC Randomized Clinical Trial. JAMA. 2020;323(7):616-626.
42. Deliwala SS, Hamid K, Goyal H, Ponnapalli A, Zayed Y, Bala A, et al. Proton Pump Inhibitors Versus Histamine-2-Receptor Antagonists for Stress Ulcer Prophylaxis in Critically Ill Patients: A Meta-analysis and Trial Sequential Analysis. J Clin Gastroenterol. 2022;56(3):204-217.
43. Reynolds PM, Wells L, Powell M, MacLaren R. Associated Mortality Risk of Proton Pump Inhibitor Therapy for the Prevention of Stress Ulceration in Intensive Care Unit Patients: A Systematic Review and Meta-analysis. J Clin Gastroenterol. 2023;57(6):586-594.
44. Boyd C, Hassig T, MacLaren R. A pragmatic assessment of proton pump inhibitors vs. histamine type 2 receptor antagonists on clinically important gastrointestinal bleeding and mortality when used for stress ulcer prophylaxis in the ICU. Pharmacotherapy. 2021;41:820-827.
45. Marker S, Perner A, Wetterslev J, Krag M, Lange T, Wise MP, et al. Pantoprazole prophylaxis in ICU patients with high severity of disease: a post hoc analysis of the placebo-controlled SUP-ICU trial. Intensive Care Med. 2019;45(5):609-618.
46. Cook D, Deane A, Lauzier F, et al. Stress Ulcer Prophylaxis during Invasive Mechanical Ventilation. N Engl J Med. 2024;391(1):9-20.
47. Reynolds PM, Wells L, Powell M, MacLaren R. Associated Mortality Risk of Proton Pump Inhibitor Therapy for the Prevention of Stress Ulceration in Intensive Care Unit Patients: A Systematic Review and Meta-analysis. J Clin Gastroenterol. 2023;57(6):586-594.
48. Selvanderan SP, Summers MJ, Finnis ME, Plummer MP, Ali Abdelhamid Y, Anderson MB, et al. Pantoprazole or placebo for stress ulcer prophylaxis (POP-UP): randomized double-blind exploratory study. Crit Care Med. 2016;44(10):1842-50.
49. Schirmer CM, Kornbluth J, Heilman CB, Bhardwaj A. Gastrointestinal prophylaxis in neurocritical care. Neurocrit Care. 2012;16(1):184-93.
50. Burgess P, Larson GM, Davidson P, Brown J, Metz CA. Effect of ranitidine on intragastric pH and stress-related upper gastrointestinal bleeding in patients with severe head injury. Dig Dis Sci. 1995;40(3):645-50.
51. Metz CA, Livingston DH, Smith JS, Larson GM, Wilson TH. Impact of multiple risk factors and ranitidine prophylaxis on the development of stress-related upper gastrointestinal bleeding: a prospective, multicenter, double-blind, randomized trial. The Ranitidine Head Injury Study Group. Crit Care Med. 1993;21(12):1844-9.
52. Fabian TC, Boucher BA, Croce MA, Kuhl DA, Janning SW, Coffey BC, et al. Pneumonia and stress ulceration in severely injured patients. A prospective evaluation of the effects of stress ulcer prophylaxis. Arch Surg. 1993;128(2):185-91; discussion 191-2.
53. Rhodes A, Evans LE, Alhazzani W, Levy MM, Antonelli M, Ferrer R, et al. Surviving Sepsis Campaign: International Guidelines for Management of Sepsis and Septic Shock: 2016. Crit Care Med. 2017;45(3):486-552.
54. Singer M, Deutschman CS, Seymour CW, Shankar-Hari M, Annane D, Bauer M, et al. The Third International Consensus Definitions for Sepsis and Septic Shock (Sepsis-3). JAMA. 2016;315(8):801-10.
55. Hastings PR, Skillman JJ, Bushnell LS, Silen W. Antacid titration in the prevention of acute gastrointestinal bleeding: a controlled, randomized trial in 100 critically ill patients. N Engl J Med. 1978;298(19):1041-5.
56. ASHP Therapeutic Guidelines on Stress Ulcer Prophylaxis. ASHP Commission on Therapeutics and approved by the ASHP Board of Directors on November 14, 1998. Am J Health Syst Pharm. 1999;56(4):347-79.
57. Skillman JJ, Bushnell LS, Goldman H, Silen W. Respiratory failure, hypotension, sepsis, and jaundice. A clinical syndrome associated with lethal hemorrhage from acute stress ulceration of the stomach. Am J Surg. 1969;117(4):523-30.

58. Krag M, Perner A, Wetterslev J, Wise MP, Borthwick M, Bendel S, McArthur C, Cook D, Nielsen N, Pelosi P, Keus F, Guttormsen AB, Moller AD, Møller MH; SUP-ICU co-authors. Prevalence and outcome of gastrointestinal bleeding and use of acid suppressants in acutely ill adult intensive care patients. Intensive Care Med. 2015;41(5):833-45.
59. Cook D, Heyland D, Griffith L, Cook R, Marshall J, Pagliarello J. Risk factors for clinically important upper gastrointestinal bleeding in patients requiring mechanical ventilation. Canadian Critical Care Trials Group. Crit Care Med. 1999;27(12):2812-7.
60. Cook D, Guyatt G, Marshall J, Leasa D, Fuller H, Hall R, et al. A comparison of sucralfate and ranitidine for the prevention of upper gastrointestinal bleeding in patients requiring mechanical ventilation. Canadian Critical Care Trials Group. N Engl J Med. 1998;338(12):791-7.
61. Huang J, Cao Y, Liao C, Wu L, Gao F. Effect of histamine-2-receptor antagonists versus sucralfate on stress ulcer prophylaxis in mechanically ventilated patients: a meta-analysis of 10 randomized controlled trials. Crit Care. 2010;14(5):R194.
62. 60 Alhazzani W, Alenezi F, Jaeschke RZ, Moayyedi P, Cook DJ. Proton pump inhibitors versus histamine 2 receptor antagonists for stress ulcer prophylaxis in critically ill patients: a systematic review and meta-analysis. Crit Care Med. 2013;41(3):693-705.
63. AN, Bardou M, Pham CQ, Martel M. Proton pump inhibitors vs. histamine 2 receptor antagonists for stress-related mucosal bleeding prophylaxis in critically ill patients: a meta-analysis. Am J Gastroenterol. 2012;107(4):507-20; quiz 521.
64. Lin PC, Chang CH, Hsu PI, Tseng PL, Huang YB. The efficacy and safety of proton pump inhibitors vs histamine-2 receptor antagonists for stress ulcer bleeding prophylaxis among critical care patients: a meta-analysis. Crit Care Med. 2010;38(4):1197-205.
65. Pongprasobchai S, Kridkratoke S, Nopmaneejumruslers C. Proton pump inhibitors for the prevention of stress-related mucosal disease in critically ill patients: a meta-analysis. J Med Assoc Thai. 2009;92(5):632-7.
66. Barkun AN, Adam V, Martel M, Bardou M. Cost-effectiveness analysis: stress ulcer bleeding prophylaxis with proton pump inhibitors, H2 receptor antagonists. Value Health. 2013;16(1):14-22.
67. MacLaren R, Campbell J. Cost-effectiveness of histamine receptor-2 antagonist versus proton pump inhibitor for stress ulcer prophylaxis in critically ill patients. Crit Care Med. 2014;42(4):809-15.
68. Hammond DA, Kathe N, Shah A, Martin BC. Cost-effectiveness of histamine2 receptor antagonists versus proton pump inhibitors for stress ulcer prophylaxis in critically ill patients. Pharmacotherapy. 2017;37(1):43-53.

Bibliografia recomendada

Alhazzani W, Alshahrani M, Moayyedi P, Jaeschke R. Stress ulcer prophylaxis in critically ill patients: review of the evidence. Pol Arch Med Wewn. 2012;122(3):107-14.

Alshamsi F, Belley-Cote E, Cook D, Almenawer SA, Alqahtani Z, Perri D, et al. Efficacy and safety of proton pump inhibitors for stress ulcer prophylaxis in critically ill patients: a systematic review and meta-analysis of randomized trials. Crit Care. 2016;20(1):120.

Bhatt DL, Scheiman J, Abraham NS, Antman EM, Chan FK, Furberg CD, Johnson DA, Mahaffey KW, Quigley EM; American College of Cardiology Foundation Task Force on Clinical ExpertConsensus Documents. ACCF/ACG/AHA 2008 expert consensus document on reducing the gastrointestinal risks of antiplatelet therapy and NSAID use: a report of the American College of Cardiology Foundation Task Force on Clinical Expert Consensus Documents. Circulation. 2008;118(18):1894-909.

Lucendo AJ, Molina-Infante J, Arias Á, von Arnim U, Bredenoord AJ, Bussmann C, et al. Guidelines on eosinophilic esophagitis: evidence-based statements and recommendations for diagnosis and management in children and adults. United European Gastroenterol J. 2017;5(3):335-58.

capítulo 58

Insuficiência Hepática: Encefalopatia Hepática no Doente Crítico

Filipe S. Cardoso

Introdução

Classicamente, encefalopatia hepática (EH) designa a disfunção cerebral associada com disfunção hepática aguda ou crônica.[1] A disfunção cerebral presente em doentes com *shunt* portossistêmico ou distúrbios do ciclo da ureia não cursa habitualmente com disfunção hepática pelo que não deve ser designada de EH.

No doente crítico com disfunção hepática, o diagnóstico diferencial da encefalopatia aguda é frequentemente complexo (**Quadro 58.1**). Para investigar a encefalopatia aguda poderá ser necessário utilizar métodos auxiliares de diagnóstico dirigidos ao sistema nervoso central, como por exemplo, a tomografia computorizada, a ressonância magnética, o eletroencefalograma, ou a punção lombar.

Atendendo a que a disfunção cerebral pode ser multifatorial e independente da gravidade da disfunção hepática concorrente, a presença de hiperamoniemia (usualmente > 50 µmol/L) no sangue periférico deve complementar a definição clássica de EH.[2]

Quadro 58.1. Diagnóstico diferencial da encefalopatia aguda

- Isquemia ou hemorragia endocraniana
- Crise convulsiva
- Infecção do sistema nervoso central
- Sépsis
- Intoxicação com substâncias
- Sedativos, anticonvulsivantes, ou neurolépticos
- Desidratação
- Uremia
- Hipo/hipernatremia
- Hipo/hiperglicemia
- Hipo/hipertiroidismo
- Disfunção hepática com hiperamoniemia
- Demência

Classificação

Vários sistemas de classificação clínica da gravidade da EH foram desenvolvidos sobretudo para doentes com cirrose hepática. Entre estes, a classificação de West-Haven tem sido a mais frequentemente empregado (**Quadro 58.2**).[1,3] De acordo com esta classificação, os doentes são estratificados entre a ausência de EH (grau 0), a presença EH coberta (mínima ou grau 1), e a presença de EH aberta (graus 2-4).

Na unidade de terapia intensiva, a utilização de sedação por diversas razões pode dificultar a classificação correta da EH. Assim, reportar o menor grau de consciência, mais frequentemente pela escala de coma de Glasgow (GCS), pré-sedação e/ou intubação orotraqueal deve ser a estratégia mais correcta.[4] A inferência do grau de EH a partir daí deve ser realizada.

A admissão de que qualquer doente sedado e intubado apresenta EH grau 4 (classificação de West-Haven) pode ser errônea e conduzir a prognosticação deficiente.[5] Assim,

Quadro 58.2. Classificação da encefalopatia hepática

Classificação		Descrição
West Haven	**ISHEN**	
Grau 0	Ausente	Ausente
Mínima	Coberta	Alterações neuropsicológicas
Grau 1		Alterações sutis da vigília, atenção, ou humor
Grau 2	Não coberta	Letargia, desorientação no tempo, ou alterações comportamentais
Grau 3		Sonolência ou estupor, desorientação no espaço, ou alterações comportamentais
Grau 4		Coma

ISHEN: International Society of Hepatic Encephalopathy and Nitrogen Metabolism.
Fonte: Desenvolvido pela autoria.

torna-se importante num doente sedado e intubado orotraquealmente, discernir se a proteção da via aérea ocorreu por disfunção cerebral ou respiratória primariamente.

A utilidade da amônia

A amônia é majoritariamente metabolizada no fígado, sendo sobretudo transformada em glutamina e ureia.[6] A presença de morte celular ou fibrose hepática contribui decisivamente para a hiperamoniemia. O efeito neurotóxico da amônia, em associação com outras moléculas inflamatórias, pode resultar em ingurgitação astrocitária, levando a edema cerebral sobretudo em doentes com falência hepática aguda (FHA), bem como morte neuronal, pronunciadora de alteração cerebrais diversas em doentes com disfunção hepática.[1,7]

A medição da amônia sanguínea tem valor diagnóstico na EH, nomeadamente pelo seu elevado valor preditivo negativo.[8] A utilização de amostras de sangue arterial fresco (até 90-120 minutos após colheita) permite aumentar a acuidade diagnóstica da amônia.[9]

No entanto, vários fatores não relacionados com a colheita de sangue e frequentes no doente crítico podem afetar o metabolismo da amônia, por exemplo, a magnitude da ingestão proteica, a presença de nutrição parentérica, o nível de atividade física, a presença de sarcopenia, a ocorrência de hemorragia digestiva ou infecção, a utilização de fármacos modificadores da absorção intestinal, metabolização muscular, ou eliminação renal da amônia; a realização de técnica de substituição da função renal (RRT).[8,10]

Quer em doentes com FHA quer em doente com insuficiência hepática crônica agudizada (ACLF), a amônia sanguínea parece ter um valor prognóstico relevante, podendo ser uma alternativa acessível e eficiente para monitorizar a evolução da gravidade clínica global, neurológica ou hepática destes doentes.[11,12] Em doentes com FHA, a hiperamoniemia tem sido associada com maior risco de edema cerebral e hipertensão intracraniana.[10,13]

Finalmente, a monitorização seriada da amônia sanguínea poderá ainda ser útil na aferição do sucesso terapêutico de algumas estratégias usadas no tratamento da EH.[12,13]

Impacto no prognóstico

A classificação clínica da gravidade da EH integra a prognosticação da mortalidade a curto prazo quer em doentes com FHA quer em doentes ACLF.

Em doentes com FHA, a presença de qualquer grau de EH é condição *sine qua non* para definir FHA.[14] A presença de coma é um critério de gravidade da doença. A probabilidade de morte na ausência de transplante, estimada quer pelos *King's College* quer pelo sistema do grupo de estudo da FHA dos Estados Unidos da América, contempla o grau de EH (**Quadro 58.3**).[15]

Em doentes com ACLF, a utilização do sistema de prognóstico da Fundação CLIF (CLIF-C ACLF), derivado originalmente de uma adaptação do sistema *Sequential Organ Failure Assessment* (SOFA), e que estima a probabilidade de morte aos 28 dias, também inclui o grau de EH (**Quadro 58.4**).[16]

Tratamento

O tratamento da EH depende primariamente da estabilização ou resolução da disfunção hepática subjacente. Identificar e tratar antecipadamente a causa inicial da disfunção hepática poderá ser crucial em alguns doentes, por exemplo: antivirais nas hepatites virais; quelantes do cobre na doença de Wilson; esteroides nas hepatopatias autoimunes; silibinina ou penicilina na intoxicação por *Amanita phalloides*; ou n-acetil-cisteína na intoxicação por paracetamol.[17,18] Em doentes com ACLF, o controlo do fator descompensador da doença subjacente é que poderá ser decisivo, por exemplo, antimicrobianos se houver infecção; controle da hemorragia digestiva; laxantes na presença de obstipação; hidratação na desidratação por diuréticos; correção do sódio se hiponatremia; ou paracentese evacuadora na presença de hipertensão intra-abdominal.[18]

Em doentes com FHA, a manutenção da homeostasia com suporte de órgãos em falha, bem como a utilização de RRT contínua para controlar a hiperamoniemia, têm sido

Quadro 58.3. Sistemas de prognóstico de mortalidade sem transplante na falência hepática aguda

*King's College**		USALFSG**
Paracetamol	**Não paracetamol**	**Todas as etiologias**
1) Critério único: • pH sérico < 7,30 após ressuscitação	1) Critério único: • INR > 6,5	Todos os critérios: • EH grau 3/4 (West-Haven) • Etiologia (paracetamol *versus* não paracetamol) • Vasopressor • INR • Bilirrubina sérica
2) Ou todos os critérios: • INR > 6,5 • Creatinina sérica > 3,4 mg/dL • EH grau 3/4 (West-Haven)	2) Ou 3 critérios: • Etiologia não hepatite A ou B, DILI, ou indeterminada • Evolução > 7 dias • Idade < 10 ou > 40 anos • INR > 3,5 • Bilirrubina sérica > 17,4 mg/dL	

USALFSG: United States Acute Liver Failure Study Group; INR: *international normalized ratio*; EH: encefalopatia hepática; DILI: *drug-induced liver injury*.
**USALFSG* score = 2,67-0,95 (EH) + 1,56 (Etiologia)-1,25 (Vasopressor)- 0,70 (ln bilirrubina)- 1,35 (ln INR). Para EH grau 0-2 inserir 0, para EH grau 3/4 inserir 1; para etiologia não paracetamol inserir 0, para etiologia paracetamol inserir 1; para ausência de vasopressor inserir 0, para vasopressor inserir 1. O valor do escore está associado a uma probabilidade de sobrevivência sem transplante.
***A presença de um critério único ou critérios adicionais está associada a uma probabilidade de morte sem transplante.
Fonte: Desenvolvido pela autoria.

Quadro 58.4. Sistema de prognóstico de mortalidade aos 28 dias na insuficiência hepática crônica agudizada			
CLIF-C ACLF*			
Parâmetros		**Falência de órgão**	
CLIF-SOFA	Bilirrubina sérica (mg/dL)	CLIF-OF	≥ 12
	Creatinina sérica (mg/dL)		≥ 2,0
	INR		≥ 2,5
	Vasopressor		Sim
	PaO_2/FiO_2 (mmHg)		≤ 200
	EH (West-Haven)		Grau 3/4
Idade (anos)		Não aplicável	
Leucócitos séricos (10^9/L)		Não aplicável	

CLIF-C ACLF: sistema de prognóstico da Fundação CLIF; CLIF-SOFA: Sequential Organ Failure Assessment da Fundação CLIF; CLIF-OF: definição de falência de órgãos da Fundação CLIF; INR: *international normalized ratio*; EH: encefalopatia hepática.
**CLIF-C* ACLF escore = 10*[0.33*CLIF-OFs + 0.04*Idade + 0.63*Ln(Leucócitos)- 2]. O valor do escore está associado a uma probabilidade de morte aos 28 dias.
Fonte: Desenvolvido pela autoria.

Quadro 58.5. Eficácia de estratégias de redução da hiperamoniemia		
Estratégia	**Falência hepática aguda**	**Insuficiência hepática crônica agudizada**
Lactulose, lactitol, ou polietilenoglicol	Duvidoso	Eficaz*
Rifaximina	Duvidoso	Eficaz*
L-ornitina-L-aspartato	Duvidoso	Eficaz*
L-ornitina-L-fenilacetato	Duvidoso	Duvidoso
RRT contínua	Eficaz**	Duvidoso
Diálise de suporte hepático	Duvidoso	Duvidoso
Plasmaferese	Eficaz*	Duvidoso

RRT: técnica de substituição da função renal.
**Evidência* em ensaio clínico. **Evidência em estudo observacional.
Fonte: Desenvolvido pela autoria.

determinantes para evitar evolução da EH para edema cerebral e morte neurológica (**Quadro 58.5**).[8,13,19]

Em doentes com ACLF, a utilização de laxantes (por exemplo, lactulose, lactitol, ou polietilenoglicol) e antibióticos (por exemplo, a rifaximina) tem sido o pilar do tratamento dirigido à EH.[8,20,21] O objetivo clínico destes tratamentos é a melhoria, resolução, ou prevenção da EH.

Estratégias alternativas para a redução da amônia sanguínea em doentes com disfunção hepática, como a utilização de combinações de aminoácidos que alteram o metabolismo interórgãos da amônia permanece controversa.[8,22]

Direções futuras

A utilização clínica dos sistemas de diagnóstico e classificação clínica da gravidade da EH atualmente disponíveis tem permitido otimizar o seu tratamento, incluindo na UTI. Contudo, a EH continua a impor desafios em termos de diagnóstico, estratificação da gravidade, e tratamento ou prevenção.

O conhecimento dos mecanismos moleculares e celulares subjacentes ao desenvolvimento da EH e das suas complicações, como o edema cerebral, continua a evoluir.[23] Adicionalmente, novos métodos de detecção precoce da EH subclínica e de classificação clínica da gravidade da EH têm sido estudados.[1,3] No entanto, as opções de tratamento da EH não têm evoluído substancialmente nos últimos anos.[8]

Provavelmente, a conjugação de novos conhecimentos acerca da fisiopatologia da EH com a utilização de novos objetivos clínicos do seu tratamento, incluindo potencialmente biomarcadores como a amônia sanguínea, poderão ajudar a desenhar estudos mais contundentes acerca do tratamento da EH. Nomeadamente, esses estudos poderão estabelecer subgrupos diferentes de doentes com EH e melhorar a individualização de opções terapêuticas existentes ou inovadoras.

Referências bibliográficas

1. Rose CF, Amodio P, Bajaj JS, Dhiman RK, Montagnese S, Taylor-Robinson SD, Vilstrup H, Jalan R. Hepatic encephalopathy: Novel insights into classification, pathophysiology and therapy. J Hepatol. 2020;73(6):1526-1547.
2. Deutsch-Link S, Moon AM. The Ongoing Debate of Serum Ammonia Levels in Cirrhosis: the Good, the Bad, and the Ugly. Am J Gastroenterol. 2023;118(1):10-13.
3. Jalan R, Rose CF. Heretical thoughts into hepatic encephalopathy. J Hepatol. 2022;77(2):539-548.
4. Nanchal R, Subramanian R, Alhazzani W, Dionne JC, Peppard WJ, Singbartl K, et al. Guidelines for the Management of Adult Acute and Acute-on-Chronic Liver Failure in the ICU: Neurology, Peri-Transplant Medicine, Infectious Disease, and Gastroenterology Considerations. Crit Care Med. 2023;51(5):657-676.
5. Cardoso FS. Acute-on-Chronic Liver Failure defined by NACSELD: The Impact on Prognosis and Futility of Care. Hepatology. 2018;68(5):2046.
6. Wright G, Noiret L, Olde Damink SW, Jalan R. Interorgan ammonia metabolism in liver failure: the basis of current and future therapies. Liver Int. 2011;31(2):163-75.
7. Tamnanloo F, Ochoa-Sanchez R, Oliveira MM, Lima C, Lépine M, Dubois K, et al. Multiple ammonia-induced episodes of hepatic encephalopathy provoke neuronal cell loss in bile-duct ligated rats. JHEP Rep. 2023;5(12):100904.
8. Duarte T, Fidalgo P, Karvellas CJ, Cardoso FS. What every Intensivist should know about. Ammonia in liver failure. J Crit Care. 2024;81:154456.
9. Bajaj JS, Bloom PP, Chung RT, Hassanein TI, Padilla-Martinez M, Kayali Z, Rockey DC, Sasso R, et al. Variability and Lability of Ammonia Levels in Healthy Volunteers and Patients With Cirrhosis: Implications for Trial Design and Clinical Practice. Am J Gastroenterol. 2020;115(5):783-785.
10. Slack AJ, Auzinger G, Willars C, Dew T, Musto R, Corsilli D, Sherwood R, Wendon JA, Bernal W. Ammonia clearance with haemofiltration in adults with liver disease. Liver Int. 2014;34(1):42-8.
11. Dong V, Robinson AM, Dionne JC, Cardoso FS, Rewa OG, Karvellas CJ. Continuous renal replacement therapy and survival in acute liver failure: A systematic review and meta-analysis. J Crit Care. 2024;81:154513.
12. Cardoso FS, Kim M, Pereira R, Bagulho L, Fidalgo P, Pawlowski A, et al. Early serum ammonia variation in critically ill patients

with cirrhosis: A multicentre cohort study. Aliment Pharmacol Ther. 2023;58(7):715-724.

13. Cardoso FS, Gottfried M, Tujios S, Olson JC, Karvellas CJ; US Acute Liver Failure Study Group. Continuous renal replacement therapy is associated with reduced serum ammonia levels and mortality in acute liver failure. Hepatology. 2018;67(2):711-720.
14. Cardoso FS, Marcelino P, Bagulho L, Karvellas CJ. Acute liver failure: An up-to-date approach. J Crit Care. 2017;39:25-30.
15. Koch DG, Tillman H, Durkalski V, Lee WM, Reuben A. Development of a Model to Predict Transplant-free Survival of Patients With Acute Liver Failure. Clin Gastroenterol Hepatol. 2016;14(8):1199-1206.e2.
16. European Association for the Study of the Liver. Electronic address: easloffice@easloffice.eu; European Association for the Study of the Liver. EASL Clinical Practice Guidelines on acute-on-chronic liver failure. J Hepatol. 2023;79(2):461-491.
17. Lee WM, Stravitz RT, Larson AM. Introduction to the revised American Association for the Study of Liver Diseases Position Paper on acute liver failure 2011. Hepatology. 2012;55(3):965-7.
18. Karvellas CJ, Bajaj JS, Kamath PS, Napolitano L, O'Leary JG, Solà E, Subramanian R, Wong F, Asrani SK. AASLD Practice Guidance on Acute-on-chronic liver failure and the management of critically ill patients with cirrhosis. Hepatology. 20241;79(6):1463-1502.
19. Warrillow S, Fisher C, Bellomo R. Correction and Control of Hyperammonemia in Acute Liver Failure: The Impact of Continuous Renal Replacement Timing, Intensity, and Duration. Crit Care Med. 2020;48(2):218-224.
20. Rahimi RS, Singal AG, Cuthbert JA, Rockey DC. Lactulose vs polyethylene glycol 3350--electrolyte solution for treatment of overt hepatic encephalopathy: the HELP randomized clinical trial. JAMA Intern Med. 2014;174(11):1727-33.
21. Patel VC, Lee S, McPhail MJW, Da Silva K, Guilly S, Zamalloa A, et al. Rifaximin-α reduces gut-derived inflammation and mucin degradation in cirrhosis and encephalopathy: RIFSYS randomised controlled trial. J Hepatol. 2022;76(2):332-342.
22. Butterworth RF. Ammonia Removal by Metabolic Scavengers for the Prevention and Treatment of Hepatic Encephalopathy in Cirrhosis. Drugs R D. 2021;21(2):123-132.
23. Pierzchala K, Hadjihambi A, Mosso J, Jalan R, Rose CF, Cudalbu C. Lessons on brain edema in HE: from cellular to animal models and clinical studies. Metab Brain Dis. 2024;39(3):403-437.

capítulo 59

Síndrome Hepatorrenal

César Burgi Vieira | Catarina Pires | Rui Pereira

Destaques

- A síndrome hepatorrenal é uma complicação grave da cirrose hepática, consequência de alterações hemodinâmicas, circulatórias e humorais.
- O seu diagnóstico é de exclusão, requerendo um elevado grau de suspeição e passos diagnósticos estruturados.
- A mortalidade é muito elevada, sendo o transplante o único tratamento definitivo.
- A abordagem terapêutica consiste na administração de expansores de volume (i.e., albumina) e vasopressores. Em casos selecionados, pode haver indicação para técnica de substituição renal ou shunts porto-cava.
- A avaliação precoce pela equipa de transplante é fundamental, pois é a única intervenção que altera o prognóstico.

Introdução

A síndrome hepatorrenal (SHR) é uma complicação da cirrose hepática com uma elevada morbilidade e mortalidade. É o resultado direto da relação interdependente entre fígado e rim, tanto a nível hemodinâmico como humoral. A sua abordagem engloba nefroproteção, otimização hemodinâmica, substituição da função renal, e, em alguns casos, o transplante hepático. É por este motivo uma área de grande interesse no tratamento do doente hepático crítico, em particular nos doentes admitidos por *acute-on-chronic liver failure* (ACLF).

Ao longo deste capítulo serão abordados os principais avanços e as alterações no diagnóstico e suporte do doente com SHR em contexto de cuidados intensivos.

Histórico (epidemiologia)

A relação entre doença hepática e renal começou a ser aflorada no século XIX, principalmente na literatura médica relacionada com a hidropisia.[1] Richard Bright (1789-1858), descreveu não só alterações hepáticas em casos de hidropisia de causa renal, mas também alterações renais em casos de hidropisia de causa hepática, designada por doença de Bright, no "*Report of Medical Cases*".[2] Os achados de Bright são citados por Pierre Rayer (1793-1867) no "*Traité des Maladies de Reins*", onde dedica um capítulo à nefrite albuminosa, observando que em cerca de um terço dos casos havia alterações hepáticas concomitantes.[3] Jean Martin Charcot também (1825-1867) documentou a ocorrência da doença de Bright entre os casos de cirrose hepática alcoólica estudados.[4] A definição do que seria designado posteriormente por SHR resultou dos avanços nos campos da hepatologia e nefrologia.

Friedrich Frerichs (1819-1885) descreveu a oligúria sem alterações renais associada à falência hepática, bem como a nefropatia colêmica.[5] Adolf Weil (1848-1916), discípulo de Frerichs e autor dos primeiros relatos de leptospirose (doença de Weil), foi responsável por evidenciar a ligação entre fígado e rim nestes casos e pela introdução do termo "*hépato-néphrite*" na terminologia médica.[6] De forma simultânea, Austin Flint (1812-1866) descreveu a apresentação clínica da lesão renal na cirrose hepática, tendo descrito lesão renal degenerativa neste contexto, e observou que o principal órgão extra-hepático afetado na cirrose hepática era o rim.[7]

Contudo foi o interesse na nefrite, descrita por Bright, que desencadeou os maiores avanços na descrição da SHR. Prosper Jean Merklen (1874-1939) reportou casos de falência hepática aguda com oligúria rapidamente progressiva que designou de "*hépato-néphrite aiguë*".[8] Maurice Dérot (1901-1985) dedicou-se ao estudo desta entidade clínica, tendo-a subdividido em "*hépato-néphrite simple*", com uma progressão rápida e irreversível, e "*hépato-néphrite chronique*", com um percurso indolente e flutuante.[9] Estas duas entidades correspondem ao que seria classificado na década de 1990 como SHR tipo 1 e tipo 2, respectivamente.[1]

Epidemiologia

A lesão renal aguda está presente em cerca de 25%-50% das admissões hospitalares por cirrose descompensada. As causas pré-renais, que inclue a hipovolemia e a

SHR, são responsáveis por 60%-70%, das quais 11%-20% devem-se à SHR. As causas renais intrínsecas, nomeadamente a lesão isquêmica e necrose tubular aguda, glomerulonefrite aguda e nefrite intersticial aguda, contabilizam 30% dos casos. O contributo das causas pós-renais é inferior a 1%. A presença de lesão renal aguda (LRA) na admissão hospitalar apresenta uma mortalidade na internação, a um e a doze meses, respectivamente, de 2%-31%, 58% e 63%.[10] Não existe variação geográfica significativa na incidência e mortalidade.[11,12]

Conceitos

A evolução do conhecimento relativo à LRA, principalmente com o estabelecimento das recomendações da *Kidney Disease Improving Global Outcome* (KDIGO), levou à revisão das definições de LRA no doente cirrótico e SHR por parte da *International Club of Ascites* (ICA) em 2015. Uma das principais adaptações prende-se com a eliminação da diurese como critério na nova classificação (**Quadro 59.1**). Nesta população, a oligúria está muitas vezes presente com função renal preservada, devido à grande retenção de sódio e água. Por outro lado, a utilização de diuréticos em dose elevada, pode levar a casos de agravamento da função renal sem diminuição da diurese. A outra grande modificação prende-se com a definição do valor basal de creatinina sérica. Embora um valor obtido nos sete dias antes da internação seja ideal, este nem sempre está disponível. Há ainda dados na literatura que mostram que o agravamento da função renal pode ter início antes da internação. Deste modo, ao considerar um valor obtido nos últimos três meses, é possível obter uma estimativa mais fiável da função renal basal e classificar corretamente a LRA em doentes cirróticos.

Estabelecido o diagnóstico de LRA, é necessário identificar quais os casos em que esta se deve à doença hepática, nomeadamente a SHR. Para estabelecer esta relação, é necessário excluir outras causas, como a hipovolemia, alterações hemodinâmicas, nefrotoxicidade ou a presença de lesão renal estrutural. Para tal, com base na definição anterior,

Quadro 59.1. Classificação da LRA no doente cirrótico (ICA 2015)
Estádio 1 Aumento da creatinina sérica ≥ 0,3 mg/dL ou entre 1,5-2 vezes o valor basal • Estádio 1a- creatinina basal < 1,5 mg/dL • Estádio 1b- creatinina basal > 1,5 mg/dL
Estádio 2 Aumento na creatinina sérica entre 2-3 vezes o valor basal
Estádio 3 Aumento na creatinina sérica superior a 3 vezes o valor basal ou um valor superior a 4,0 mg/dL com subida aguda ≥ 0,3mg/dL ou início de técnica de substituição renal.

Fonte: Adaptado de Angeli P, Gines P, Wong F, Bernardi M, Boyer TD, Gerbes A, *et al.* Diagnosis and management of acute kidney injury in patients with cirrhosis: revised consensus recommendations of the International Club of Ascites. Gut. 2015 64(4):531-7.

Quadro 59.2. Critérios de diagnóstico de LRA-SHR
Cirrose com ascite
LRA estádio ≥ 2
LRA persistente após 48 horas de expansão volêmica com albumina e suspensão de diuréticos
Estabilidade hemodinâmica
Sem administração recente de fármacos ou agentes nefrotóxicos
Ausência de doença parenquimatosa: • Proteinúria > 500 mg/24 horas • Micro-hematúria (> 50 eritrócitos por campo de alta potência) • Biomarcadores urinários de lesão renal (se disponível) • Alterações ultrassonográficas renais.

Fonte: Adaptado de Bera C, Wong F. Management of hepatorenal syndrome in liver cirrhosis: a recent update. Therap Adv Gastroenterol. 2022 15:17562848221102680.

eliminou-se o uso de um valor estático de creatinina sérica de 2,5 mg/dL e foram introduzidos critérios de diagnóstico da LRA-SHR (**Quadro 59.2**) no sentido de alcançar um diagnóstico mais atempado, e permitir uma atitude terapêutica mais precoce com a instituição de expansão volêmica com albumina.

Quando se verifica deterioração da função renal por SHR sem cumprir critérios de LRA, atribui-se a designação de lesão renal não aguda por SHR (LRNA-SHR). Ao contrário da SHR-LRA, é utilizada a taxa de filtração glomerular (TFG) para a sua definição. A LRNA-SHR subdivide-se em doença renal aguda por SHR (DRA-SHR), caso a TFG seja inferior a 60 mL/min/1,73 m^2 há menos de três meses, ou doença renal crônica por SHR (DRC-SHR), quando as alterações persistem há mais de três meses. Comparando com a anterior definição, a SHR-1 corresponde à LRA-SHR e a SHR-2 corresponde à LRNA-SHR

Fisiopatologia

A compreensão dos mecanismos fisiopatológicos da SHR tem-se baseado essencialmente em estudos observacionais em humanos. A maioria dos trabalhos aponta para a disfunção circulatória como principal alteração fisiopatológica responsável. A par deste mecanismo, a ocorrência de inflamação sistêmica, a miocardiopatia cirrótica e a insuficiência adrenal estão também implicadas.

Disfunção circulatória e miocardiopatia cirrótica

Os doentes cirróticos apresentam tradicionalmente um quadro de vasodilatação esplâncnica, à parte de um aumento da resistência vascular intra-hepática. Esta vasodilatação deve-se a um aumento de substâncias vasodilatadoras na circulação esplâncnica, como o óxido nítrico, monóxido de carbono, prostaciclinas e endocanabinoides. A presença de *shunting* portossistêmico nestes doentes leva a um aumento destes agentes na circulação sistêmica e a um quadro de vasodilatação periférica, com uma redução do volume circulante efetivo e da pressão arterial média (PAM). Importa ainda salientar que a miocardiopatia cirrótica é uma entidade frequente na maioria destes doentes, cursando com uma incapacidade de compensar a diminuição do volume circulante efetivo para manter uma PAM adequada. Para além disso, alguns dados apontam para uma diminuição do débito cardíaco frequentemente precede a SHR em doentes com resistências vasculares periféricas mantidas, o que sugere um papel ativo da miocardiopatia cirrótica na fisiopatologia da SHR.[13]

Inflamação sistêmica

Os doentes com SHR apresentam um quadro de resposta inflamatória sistêmica, independentemente da coexistência de um quadro infecioso. É comum o aumento de citocinas pró-inflamatórias (interleucina 6, fator de necrose tumoral alfa e interleucina 8) no plasma destes doentes, comparativamente a doentes com cirrose descompensada sem LRA ou até com LRA de outra etiologia.[14]

Síndrome hepatorrenal

A insuficiência adrenal relativa (IAR) pode ter um papel nos doentes com SHR. Os doentes com IAR têm PAMs mais baixas e, consequentemente, níveis mais elevados de renina plasmática, tendo, portanto, maior risco de evoluir para SHR. Os mecanismos fisiopatológicos da síndrome hepatorrenal estão mal-esclarecidos e parecem passar pela disfunção do eixo hipotálamo-hipófise induzida por PAMPs (*Pathogen Associated Molecular Pattern*) e citocinas inflamatórias circulantes, assim como pela depleção de substratos para a síntese de cortisol. Apesar destas hipóteses fisiopatológicas, a administração de glucocorticoides em doentes com SHR, sem quadros de choque, ainda não está recomendada.[14]

Hipertensão intra-abdominal

A elevação da pressão intra-abdominal (PIA) acima de 12 mmHg configura o diagnóstico de hipertensão intra-abdominal (HIA), que pode evoluir para quadros mais graves de síndrome do compartimento abdominal (SCA).[15] A prevalência de HIA e de SCA é muito elevada no doente crítico com cirrose hepática, respetivamente, 82,1% e 23,2%.[16] A elevação crônica da PIA é uma ocorrência frequente nos doentes com ascite refratária à terapêutica médica e pode ter um papel importante no desenvolvimento da SHR. Os valores baixos de PAM habitualmente observados nestes doentes, a par da HIA conduzem a uma redução da pressão de perfusão abdominal (PPA = PAM - PIA) e a hipoperfusão intra-abdominal (PPA < 60 mmHg) mantida e deletéria para a função renal.

A realização de paracenteses de grande volume em doentes com SHR permite melhorar a sintomatologia, reduzir a PIA e a otimizar a PPA, e parece cursar com uma melhoria da TFG, isto com a administração simultânea de expansão volêmica com plasma ou albumina para prevenir a disfunção circulatória associada a paracentese nestes doentes.[14,17]

Diagnóstico

Os passos diagnósticos na suspeita de SHR consiste na identificação de LRA no doente cirrótico e na exclusão de outras causas para a deterioração da função renal. Para tal, deve ser documentado não só o valor de creatinina sérica na admissão, mas também o seu valor mais baixo dos últimos três meses, para permitir a identificação precoce da LRA e o início da terapêutica devida nesta população. Face a uma subida de 0,3mg/dL em 48 horas ou um aumento superior a 1,5 vezes o valor basal, devem ser excluídas as restantes causas de LRA. De acordo com a última definição de LRA-SHR, tal implica: estabilidade hemodinâmica mantida; a ausência de exposição a agentes nefrotóxicos; a suspensão de toda a terapêutica diurética e o adequado preenchimento vascular; a realização de exame sumário de urina e a realização de ultrassonografia renovesical (**Quadro 59.2**). No entanto, estes critérios não permitem a exclusão definitiva de necrose tubular aguda.

A necrose tubular aguda (NTA) representa uma importante causa de LRA no doente cirrótico. A utilização dos marcadores tradicionais, como a hipo-osmolalidade urinária (< 400 mOsm/L) e o aumento da concentração urinária (> 40 mEq/L) e da fração excretada de sódio (> 2%), é pouco fiável, em grande parte devido à utilização de diuréticos. Existem várias alternativas que poderão facilitar a distinção entre estas duas entidades. Uma vez que a reabsorção da ureia é feita no túbulo proximal, não vai sofrer ação por parte dos diuréticos administrados no doente cirrótico. Deste modo, a utilização da fração excretada de ureia permite distinguir de forma mais segura a NTA da SHR. De igual modo, a utilização de biomarcadores urinários de lesão tubular, permite identificar os doentes com NTA. Das várias moléculas estudadas, a NGAL (lipocalina associada à gelatinase neutrofílica), mostrou tratar-se um robusto marcador de NTA e de mortalidade a curto prazo nestes doentes, para valores superiores a 220 mcg/g de creatinina obtidos após expansão volêmica adequada. O número reduzido de biópsias renais realizadas, padrão-ouro no diagnóstico da NTA, limita o estudo de novos marcadores urinários para melhorar o seu diagnóstico. Por isso é necessário mais pesquisa nesta área para validar de forma mais abrangente o seu uso.

Não obstante as limitações previamente apresentadas, sugere-se os passos diagnósticos para LRA-SHR descritos na **Figura 59.1.**

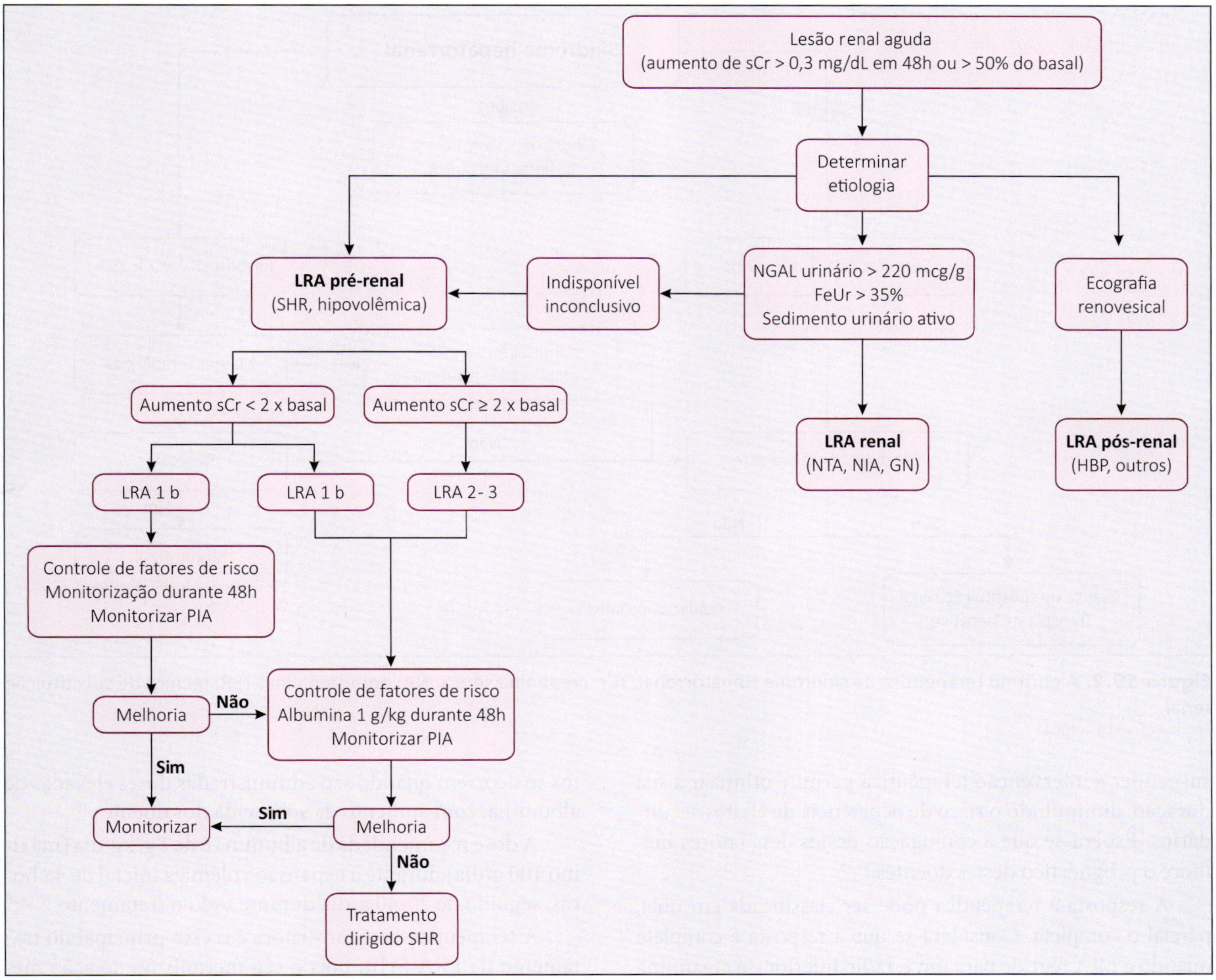

Figura 59.1. Algoritmo diagnóstico da LRA em doente cirrótico.

Fatores de risco: infeção, sépsis, diuréticos, contraste radiológico, fármacos nefrotóxicos, hemorragia digestiva, laxantes, hepatite alcoólica. sCr: creatinina sérica; FeUr: fração excretada de ureia; GN: glomerulonefrite; HBP: hipertrofia benigna da próstata; LRA: lesão renal aguda; NGAL: lipocalina associada à gelatinase neutrofílica; NIA: nefrite intersticial aguda; NTA: necrose tubular aguda; PIA: pressão intra-abdominal; SHR: síndrome hepatorrenal.

Fonte: Acervo da autoria.

Prevenção

A prevenção da SHR é extremamente importante no doente cirrótico, dada a elevada mortalidade associada. Na maioria dos casos, é identificado um fator precipitante, razão pela qual deve haver uma monitorização apertada.

As principais medidas recomendadas para prevenção da síndrome hepatorrenal são: utilização judiciosa de diuréticos; monitorização apertada da função renal após início de terapêutica diurética; administração de albumina após realização de paracenteses de grande volume; administração de albumina durante o tratamento da peritonite bacteriana espontânea (PBE); profilaxia de PBE após hemorragia digestiva; profilaxia de PBE após o primeiro episódio; evicção de fármacos nefrotóxicos, em particular anti-inflamatórios não esteroides. O controlo de comorbilidades como a hipertensão ou *diabetes mellitus* deve ser rigoroso.[13,18]

A utilização da profilaxia antibiótica para PBE deve ser individualizada, pois a utilização de profilaxia primária pode estar associada a uma mortalidade aumentada e maior incidência de LRA. Outra intervenção que ainda não tem um papel claramente definido é a administração crônica de albumina a doentes cirróticos, com vários estudos a mostrar resultados contraditórios.[14]

Tratamento

A modificação dos critérios de diagnóstico permite o diagnóstico e tratamento precoces, pois prevê uma intervenção farmacológica imediatamente após a ausência de resposta à expansão volêmica. A taxa de reversão da SHR com fármacos vasopressores parece estar associada a valores iniciais de creatinina mais baixos. De igual modo, a ausência de valor fixo de creatinina sérica (2,5 mg/dL) para iniciar ou

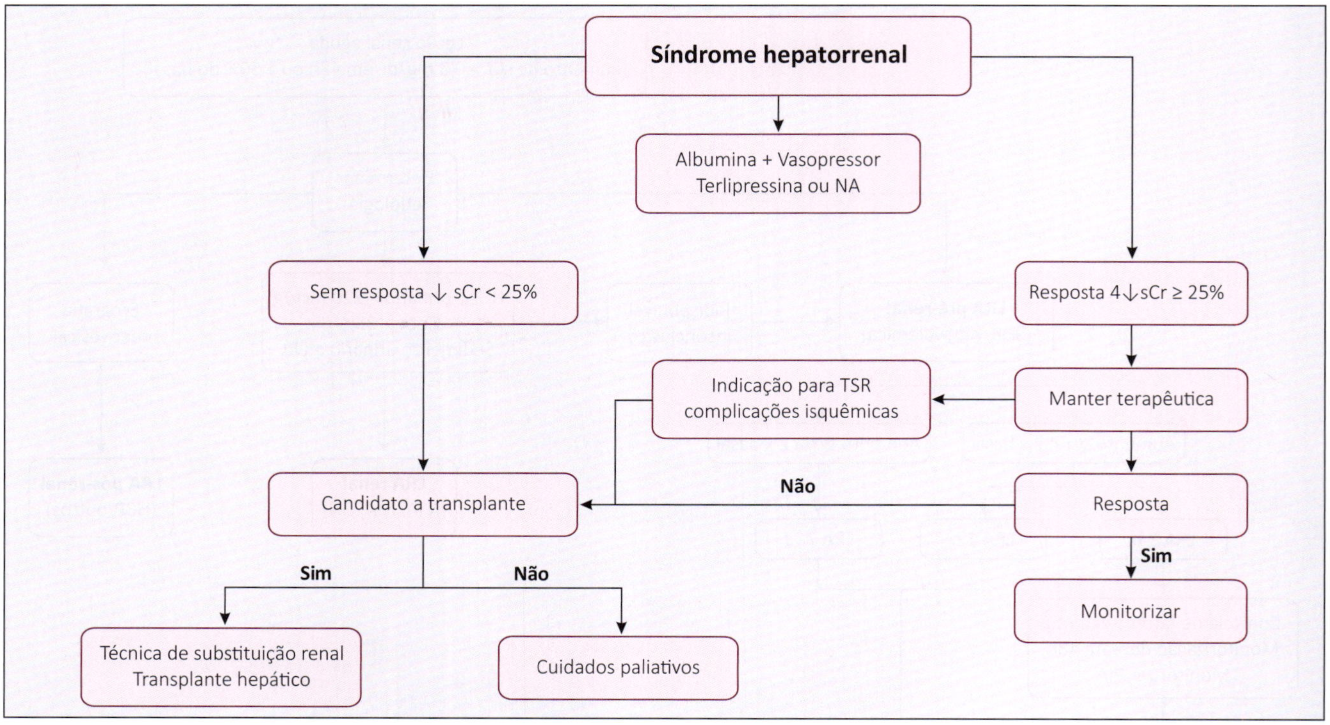

Figura 59.2. Algoritmo terapêutica da síndrome Hepatorrenal. sCr: creatinina sérica; NA: noradrenalina; TSR: técnica de substituição renal.
Fonte: Acervo da autoria.

suspender a intervenção terapêutica permite otimizar a sua duração, diminuindo o risco de ocorrência de efeitos secundários. Espera-se que a conjugação destes dois fatores melhore o prognóstico destes doentes.[14,18]

A resposta à terapêutica pode ser classificada em nula, parcial o completa. Considera-se que a resposta é completa quando a LRA regride para um estádio inferior e a creatinina sérica difere menos de 0,3 mg/dL em relação ao valor basal. Quando há regressão para um estádio inferior, mas a creatinina sérica é superior ao valor basal em mais de 0,3 mg/dL, a resposta à terapêutica é parcial. Finalmente, quando não há regressão do estádio da LRA, considera-se não haver resposta à terapêutica.

Nunca se deve perder de vista que o tratamento definitivo para a SHR é o transplante hepático (TH), pelo que a elegibilidade para transplantação é um dos principais determinantes na abordagem terapêutica. (**Figura 59.2**)

Terapêutica Médica

A terapêutica médica da SHR assenta em dois eixos: expansão volêmica e vasoconstrição. A principal utilização da albumina humana é na expansão volêmica, tendo ainda propriedades antioxidantes, imunomoduladoras e de estabilização do endotélio. No doente cirrótico, para além da diminuição da produção de albumina, ocorrem alterações estruturais e funcionais que impedem a sua função fisiológica.[14] Assim, a administração de albumina no doente com LRA-HRS vai não só corrigir a volemia, mas também corrigir as alterações associadas à hipoalbuminemia. Estes efeitos só ocorrem quando são administradas doses elevadas de albumina, com aumento da sobrevida dos doentes.[19]

A dose recomendada de albumina é de 1 g/kg/dia (máximo 100 g/dia) durante a expansão volêmica inicial de 48 horas, seguido de 20-40 g/dia durante todo o tratamento.[17,19,20]

A terapêutica vasoconstritora é o eixo principal do tratamento da LRA-SHR, pois o seu mecanismo de ação melhora as alterações hemodinâmicas que levam à disfunção renal. A sua administração deve ser iniciada assim que é estabelecido o diagnóstico, sempre em conjunto com albumina, podendo ser utilizados os seguintes agentes: terlipressina; noradrenalina; midodrina e octreotido.[17,20]

Os fármacos vasopressores agrupam-se segundo o seu principal local de ação. Os vasopressores de ação sistêmica, como a noradrenalina e a midodrina, provocam uma subida da PAM com melhoria subsequente da perfusão renal. Por outro lado, os vasopressores esplâncnicos, como a terlipressina e o octreotido, mobilizam parte do fluxo portal para a circulação sistêmica. Esta alteração vai diminuir a pressão na veia porta, corrigir a hipovolemia do compartimento central e, assim, diminuir os mecanismos vasoconstritores compensatórios com consequente aumento da perfusão renal.[14]

Dentre os vasopressores, o fármaco mais estudado é a terlipressina. Trata-se de um análogo sintético da vasopressina que provoca vasoconstrição ao atuar nos receptores V1 nas células do músculo liso vascular. Para além dos efeitos hemodinâmicos referidos anteriormente, a terlipressina tem efeitos sobre a inflamação sistêmica, pois diminui a translocação bacteriana na cirrose hepática descompensada.[12] Efeitos secundários mais frequentes incluem alterações do ritmo cardíaco, isquemias cardíaca, abdominal e digital, razões pelas quais a sua administração deve ser feita, preferencialmente, em perfusão contínua, em vez de *bolus,* e evitado quando há história pregressa de doença cardíaca isquêmica ou doença arterial periférica.[14]

A utilização da terlipressina na LRA-SHR e na LRNA-SHR tem sido alvo de ensaios aleatorizados com dupla ocultação contra placebo. Ambos demonstraram a eficácia deste agente contra placebo na reversão da SHR, apesar da taxa de recidiva na LRNA-SHR ser mais elevada.[18] A resposta parece ser maior nos graus mais baixos de ACLF, escore de MELD mais baixo, quando a bilirrubina basal é inferior a 10 mg/dL, a creatinina sérica inferior a 5 mg/dL e na presença de inflamação sistêmica, hepatite alcoólica ou sépsis.[14] Para além dos efeitos adversos previamente descritos, foi reportada a maior incidência de insuficiência respiratória aguda, particularmente nos doentes com ACLF grau 3 na escala de classificação da EASL. Estes resultados sugerem que a terlipressina não deve ser utilizada quando há comprometimento pulmonar na admissão. Outros fatores de risco identificados para insuficiência respiratória incluem uma INR (razão internacional normalizada) elevada e PAM elevada na admissão.[21] Parece haver uma menor incidência de efeitos adversos se a administração de terlipressina for feita em perfusão contínua, permitindo obter resultados semelhantes com uma dose total inferior.[1]

A noradrenalina, uma amina vasoativa alfa-adrenérgica, é uma alternativa eficaz quando a terlipressina está contraindicada ou não está disponível. Os dados disponíveis mostram eficácia contra placebo, com um perfil de segurança superior à terlipressina. No entanto, a noradrenalina tem menor taxa de reversão e maior taxa de recidiva de SHR quando comparada com a terlipressina. O seu efeito na mortalidade global não é claro.[22]

As alternativas restantes (midodrina e octreotido, dopamina e furosemida) têm eficácia extremamente reduzida na reversão da SHR quando comparadas com a terlipressina e noradrenalina, devendo apenas ser consideradas se existir alguma contraindicação ou indisponibilidade dos dois primeiros fármacos.[17]

A terapêutica deve ser continuada até verificar-se resposta completa. Nos casos de resposta parcial, não parece haver benefício em prolongar o tratamento para além dos 14 dias.[18]

Técnica de substituição renal e hepática

A utilização de técnica de substituição renal não é uma modalidade terapêutica indicada para a SHR. No entanto, pode ser utilizada como medida de suporte até à recuperação de uma descompensação clínica reversível ou como ponte para transplante. As indicações para utilização da TSR na SHR são sobreponíveis às indicações gerais (sobrecarga de volume, uremia, alterações eletrolíticas com repercussão eletrocardiográfica e acidemia refratária). A utilização da TSR não altera a mortalidade dos doentes com LRA-SHR, pelo que os doentes sem indicação para transplante não são, na maioria dos casos, candidatos a TSR.

Ao contrário da TSR, as técnicas de substituição hepática não demonstraram ainda ter benefício no tratamento ou suporte na SHR, não estando recomendadas em nenhuma situação.

Transjugular intrahepatic portosystemic shunt (TIPS)

A utilização de derivações portossistêmicas, em particular o TIPS, têm sido alvo de investigação. Os estudos desenvolvidos revelaram resultados promissores na LRNA-SHR e LRA-SHR, com melhoria da sobrevida e recuperação da função renal. Infelizmente, faltam ainda ensaios aleatorizados controlados para esta técnica poder ser utilizada de forma generalizada na SHR. A utilização do TIPS deve ser ponderada em contextos específicos, isto é, quando há uma indicação para a sua utilização para além da SHR.

Transplante

O tratamento definitivo da SHR é o transplante hepático. Por este motivo, todos os doentes com LRA-SHR devem ser referenciados a uma unidade de transplante hepático para avaliação formal, dadas as implicações terapêuticas e prognósticas. Dada a subida na creatinina sérica, com o subsequente aumento no escore MELD, este conjunto de doentes rapidamente torna-se prioritário na lista de transplante. Deve ser utilizada uma estratégia agressiva no tratamento da LRA-SHR, de modo a melhorar a função renal e diminuir a necessidade de TSR. A resposta à terapêutica e a duração de TSR antes do transplante, são importantes preditores da recuperação da função renal após o transplante. Dado o elevado grau de mortalidade na ausência de transplante hepático nos doentes com LRA-SHR, considera-se que quando não há indicação para tal, estes devem ser propostos cuidados paliativos.

Nos casos de LRA-SHR em que a recuperação da função renal não é expectável ou nos casos de doença renal e hepática simultâneas (isto é, doença renal crônica pré-existente ou doenças hereditárias com atingimento renal e hepático), deve ser ponderada a realização de transplante hepático e renal simultaneamente.

Prognóstico

A história natural da doença da SHR é sombria, com uma sobrevida média curta (dias ou semanas) se não for tratada. O curso da SHR é mais agressivo quando existe DRC subjacente, com maior risco de falência multiorgânica. Nos doentes com ACLF ou lactato persistentemente elevado, o prognóstico é ainda mais grave.

As intervenções terapêuticas não melhoram a sobrevida global ou livram de transplante. No entanto, a sobrevida sem transplante é significativamente prolongada pela terapêutica médica, permitindo que um maior número de doentes sobreviva até ao transplante.

Conclusão

A síndrome hepatorrenal é uma complicação grave da cirrose hepática, com uma mortalidade muito elevada se não for tratada. A melhoria na compreensão da sua fisiopatologia tem permitido melhorar os resultados. Contudo, o diagnóstico de LRA e de LRA-SHR é um campo em permanente evolução. O seu diagnóstico é dificultado pelas alterações fisiopatológicas associadas à cirrose e ao seu tratamento. A utilização de novos marcadores de lesão renal pode melhorar a sua distinção da NTA. Apesar dos riscos associados, o tratamento com terlipressina e albumina parece ser o mais eficaz para reverter o quadro clínico. No entanto, apenas o transplante permite o tratamento desta síndrome. Assim, a avaliação precoce por uma equipa de transplante é determinante, pois a intervenção terapêutica nos doentes não candidatos a transplante pode ser motivo de encarniçamento terapêutico, especialmente nas terapêuticas mais invasivas. Dado a gravidade do quadro, deve ser dada uma grande importância à prevenção e ao reconhecimento precoce.

Referências bibliográficas

1. Eknoyan G, Epstein M. Hepatorenal syndrome: a historical appraisal of its origins and conceptual evolution. Kidney Int. 2021;99(6):1321-30.
2. Bright R. Reports of Medical Cases. Londo, England: Longman, Rees, Orme, Brown and Green; 1827.
3. Rayer PFO. Traité des Maladies des Reins, &c. Paris, France: JB Baillière; 1842.
4. Charcot JM. Leçons sur les Maladies du Foie, des Voies biliaires et des Reins. Paris, France: Adrien Delahaye; 1877.
5. Frerichs FT. A Clinical Treatise on Diseases of the Liver. Vol. 1. London, England: James William Roche; 1860.
6. Reviews – Diseases of the liver and kidney. BMJ. 1936;2(3959): 1029-31.
7. Flint A. Clinical Report on Hydro-Peritoneum, based on an analysis of forty-six cases. Am J Med Sci. 1863;45(90):306-39.
8. Merklen PJ. A form of acute hepatorenal insufficiency. Med Rec. 1917;91:342-3.
9. Dérot M. Hépatonéphrite et syndromes hépatorénaux. Paris Médical. 1937;103:457-64.
10. Amin AA, Alabsawy EI, Jalan R, Davenport A. Epidemiology, Pathophysiology, and Management of Hepatorenal Syndrome. Semin Nephrol. 2019;39(1):17-30.
11. Rey R M, Delgado AF, De Zubiria A, Pinto R, De la Hoz-Valle JA, Pérez-Riveros ED, et al. Prevalence and short-term outcome of hepatorenal syndrome: A 9-year experience in a high-complexity hospital in Colombia. PLoS One. 2020;15(10):e0239834.
12. Flamm SL, Brown K, Wadei HM, Brown RS Jr, Kugelmas M, Samaniego-Picota M, et al. The Current Management of Hepatorenal Syndrome-Acute Kidney Injury in the United States and the Potential of Terlipressin. Liver Transpl. 2021;27(8):1191-202.
13. Simonetto DA, Gines P, Kamath PS. Hepatorenal syndrome: pathophysiology, diagnosis, and management. BMJ. 2020;370:m2687.
14. Bera C, Wong F. Management of hepatorenal syndrome in liver cirrhosis: a recent update. Therap Adv Gastroenterol. 2022;15:17562848221102680.
15. Kirkpatrick AW, Roberts DJ, De Waele J, Jaeschke R, Malbrain MLNG, De Keulenaer B, et al. Intra-abdominal hypertension and the abdominal compartment syndrome: updated consensus definitions and clinical practice guidelines from the World Society of the Abdominal Compartment Syndrome. Intensive Care Med. 2013;39(7):1190-206.
16. Pereira R, Buglevski M, Perdigoto R, Marcelino P, Saliba F, Blot S, et al. Intra-abdominal hypertension and abdominal compartment syndrome in the critically ill liver cirrhotic patient-prevalence and clinical outcomes. A multicentric retrospective cohort study in intensive care. PLoS One. 2021;16(5):e0251498.
17. European Association for the Study of the Liver. EASL Clinical Practice Guidelines for the management of patients with decompensated cirrhosis. J Hepatol. 2018;69(2):406-60.
18. Gupta K, Bhurwal A, Law C, Ventre S, Minacapelli CD, Kabaria S, et al. Acute kidney injury and hepatorenal syndrome in cirrhosis. World J Gastroenterol. 2021;27(26):3984-4003.
19. Salerno F, Navickis RJ, Wilkes MM. Albumin treatment regimen for type 1 hepatorenal syndrome: a dose-response meta-analysis. BMC Gastroenterol. 2015;15:167.
20. Biggins SW, Angeli P, Garcia-Tsao G, Ginès P, Ling SC, Nadim MK, et al. Diagnosis, Evaluation, and Management of Ascites, Spontaneous Bacterial Peritonitis and Hepatorenal Syndrome: 2021 Practice Guidance by the American Association for the Study of Liver Diseases. Hepatology. 2021;74(2):1014-48.
21. Wong F, Pappas SC, Reddy KR, Vargas H, Curry MP, Sanyal A, et al. Terlipressin use and respiratory failure in patients with hepatorenal syndrome type 1 and severe acute-on-chronic liver failure. Aliment Pharmacol Ther. 2022;56(8):1284-93.
22. Pitre T, Kifle M, Helmeczi W, Dionne JC, Rewa O, Bagshaw SM, et al. The Comparative Effectiveness of Vasoactive Treatments for Hepatorenal Syndrome: A Systematic Review and Network Meta-Analysis. Crit Care Med. 2022;50(10):1419-29.

capítulo 60

Doenças Graves do Trato Biliar

José Eymard Moraes de Medeiros Filho | Juliana Barbosa Lima

Colecistite aguda

Introdução

A colecistite aguda é uma doença inflamatória da vesícula biliar consequente à obstrução aguda do ducto cístico por cálculos biliares em aproximadamente 90%-95% das pessoas diagnosticadas com esta condição.[1] Trata-se de um quadro clínico comumente observado na ala de emergência e tem um diagnóstico geralmente simples, graças à alta sensibilidade e especificidade dos exames de imagem, especialmente a ultrassonografia abdominal, normalmente disponível nos serviços.[2] Apresenta-se como uma emergência cirúrgica, em geral requerendo hospitalização para o tratamento adequado e está associada a significativa morbimortalidade, especialmente em pacientes idosos.

Etiopatogenia

A obstrução do ducto cístico associada ao cálculo biliar é responsável por 90% a 95% dos casos de colecistite aguda. Aproximadamente 5% a 10% dos pacientes com colecistite aguda tem colecistite acalculosa, definida como um processo necroinflamatório agudo da vesícula biliar na ausência de cálculos biliares, geralmente no cenário de doença crítica, com alta morbimortalidade.[1]

A grande maioria dos pacientes portadores de colelitíase é assintomática.[3] Vinte por cento dos pacientes acabarão por desenvolver complicações relacionadas aos cálculos biliares em uma taxa de incidência de 1% a 4% ao ano, sendo a colecistite aguda calculosa como primeira apresentação clínica em 10% a 15% de todos os pacientes.[4]

Fisiopatologia

A colecistite aguda litiásica se desenvolve a partir da obstrução do ducto cístico por cálculos ou lama biliar, levando a um aumento da pressão intraluminal da vesícula que, por sua vez, desencadeia uma reação inflamatória aguda. A partir daí, instala-se um círculo vicioso, em que a própria inflamação piora o edema da parede do órgão e acaba por comprimir as circulações venosa e linfática, mantendo o processo e propiciando o surgimento das demais complicações. O grau e a duração da obstrução do ducto cístico determinam a taxa de progressão para colecistite aguda e a gravidade do processo inflamatório. Infecções bacterianas secundárias com organismos entéricos (mais comumente *Escherichia coli*, *Klebsiella* e *Streptococcus faecalis*) ocorrem em até 50% dos pacientes com colecistite aguda.[5]

Após a obstrução do ducto cístico, a colecistite aguda evolui em 3 fases. A primeira fase é caracterizada por inflamação e se manifesta por congestão e edema da parede da vesícula biliar (2 a 4 dias após o início dos sintomas). A segunda fase é caracterizada por hemorragia e necrose da parede do órgão, que pode levar à perfuração e peritonite biliar (3 a 5 dias após o início dos sintomas). A terceira fase, a fase crônica ou purulenta, é caracterizada por infiltração de leucócitos, tecido necrótico e supuração (a partir do 6º dia). Após esta fase aguda, a purulência intraluminal é substituída por tecido de granulação e progride para colecistite subaguda ou até mesmo crônica.[1,6]

Já a patogênese da colecistite aguda alitiásica é multifatorial, provavelmente decorrente da estase de bile ou isquemia da parede da vesícula. Entre os diversos fatores associados estão a má perfusão tecidual causada por hipovolemia, sepse, estímulo adrenérgico e aterosclerose, normalmente encontrados em pacientes críticos em unidade de terapia intensiva.[7,8] A colecistite aguda ocorre em cerca de 0,2% a 0,4% de todos os pacientes criticamente enfermos, normalmente na faixa etária acima dos 50 anos, sendo três vezes mais comum em homens do que em mulheres.[9] O jejum prolongado e a nutrição parenteral, que levam a uma diminuição da motilidade vesicular, também estão entre os agentes envolvidos. Na infecção por HIV, o quadro clínico é peculiar, evoluindo mais lento e com menos gravidade em relação à evolução típica da colecistite alitiásica. Ainda não foi esclarecida a participação de microrganismos como *Cryptosporidium* ou citomegalovírus na gênese do processo, que poderiam estar implicados em isquemias e necroses focais ou mesmo o próprio vírus HIV.[7,8]

Diagnóstico

Deve-se suspeitar de colecistite aguda em pacientes com dor constante em quadrante superior direito, sendo comum a associação com febre (em torno de 38ºC), náuseas e vômitos. A dor também pode localizar-se em epigástrio e ter relação com a alimentação; tende a ser mais intensa e duradoura, em geral superior a 6 horas, com pouca melhora com analgésicos, diferente da dor da colelitíase, que é limitada. Uma icterícia leve e transitória pode ser observada em uma minoria de pacientes (até 20% dos casos) em decorrência da inflamação pericoledociana.[1,7]

Ao exame físico, o sinal de Murphy é considerado patognomônico da colecistite aguda, com uma sensibilidade de 62% e especificidade de 96% para o seu diagnóstico.[10] Consiste na interrupção da inspiração devido à dor ao se comprimir o ponto cístico, localizado na intersecção da linha hemiclavicular direita com o rebordo costal. Outros achados abdominais são distensão e redução dos ruídos hidroaéreos devido a um íleo paralítico, sendo raros os sinais de peritonite generalizada e rigidez abdominal na ausência de perfuração da vesícula.

Esse quadro clínico típico pode estar ausente em até um terço dos pacientes, especialmente idosos, diabéticos, imunossuprimidos e pacientes críticos internados em unidade de terapia intensiva, justamente naqueles em que uma decisão terapêutica rápida é primordial. Em geral, esse perfil de pacientes apresenta sinais de sepse ou de falência orgânica, mas não mostram sinais de defesa peritoneal.[7]

Os exames laboratoriais são pouco específicos, geralmente observando-se leucocitose com neutrofilia e desvio à esquerda, além do aumento de provas inflamatórias como a proteína C reativa (PCR) e velocidade de hemossedimentação (VHS). Além do hemograma completo, deve-se solicitar um painel bioquímico, incluindo função hepática e nível de amilase/lipase séricas (para descartar pancreatite aguda como diagnóstico diferencial). Nenhum achado clínico isolado ou teste laboratorial é suficiente para estabelecer ou excluir colecistite sem uma investigação complementar.

Em relação aos exames de imagem, a ultrassonografia (USG) do abdome tem uma sensibilidade de aproximadamente 81% e uma especificidade de cerca de 83% para o diagnóstico de colecistite aguda,[11] sendo o exame de escolha em nosso meio, pelo fácil acesso, baixo custo, ausência de radiação e boa acurácia diagnóstica. Esse exame pode demonstrar a presença de cálculos ou lama biliar, espessamento da parede vesicular (> 4 mm), líquido pericolecístico e distensão da vesícula biliar. Há ainda o sinal de Murphy sonográfico, representado pela dor à compressão do transdutor na topografia da vesícula. Ultrassonografia (US) à beira do leito por não radiologistas, particularmente entre os clínicos emergencistas, tem sido cada vez mais usado como um teste diagnóstico. Em um estudo com 1.690 pacientes, a USG à beira do leito realizada pelo departamento de emergência teve uma sensibilidade de 88% e uma especificidade de 87% usando a interpretação radiológica como critério de referência.[12] Em situações específicas, quando a US não fornece um diagnóstico definitivo, a cintilografia hepatobiliar é o exame padrão-ouro para esta finalidade. A tomografia computadorizada (TC) de abdome e a ressonância nuclear magnética (RNM), embora não sejam a primeira opção, também contribuem para o diagnóstico com achados semelhantes aos da ultrassonografia (vesícula dilatada, espessamento difuso da parede do órgão, além da presença de fluido e densificação da gordura perivesicular), mas nem sempre detectam os cálculos. As principais indicações desses exames são em pacientes obesos, nos casos de evolução protraída e quando houver suspeita de abscessos hepáticos ou intracavitários (**Quadro 60.1**).[7]

Quadro 60.1. Características dos testes diagnósticos para colecistite aguda

Exame	Achados na colecistite aguda	Acurácia	Vantagens	Indicação
USG abdome	• Cálculos ou lama biliar • Líquido pericolecístico • Distensão da vesícula biliar • Espessamento da parede da vesícula	• Sensibilidade: 81% • Especificidade: 83%	• Baixo custo • Prontamente disponível • Sem exposição à radiação	• Pacientes com dor no quadrante superior direito • O uso deve ser limitado em pacientes com obesidade mórbida
TC do abdome	• Líquido pericolecístico • Densificação da gordura perivesicular • Distensão da vesícula biliar • Espessamento da parede da vesícula	• Sensibilidade: 94% • Especificidade: 59% *Cerca de 20% dos cálculos não são detectados	Capaz de avaliar outras causas de dor abdominal (diagnósticos diferenciais)	Dor abdominal difusa ou história pouco característica
Cintilografia hepatobiliar	• Ausência de captação do radiotraçador na vesícula antes e depois da administração da morfina	• Sensibilidade: 96% • Especificidade: 90%	O exame de maior sensibilidade e especificidade	Reservado para pacientes cuja ultrassonografia não estabelece um diagnóstico
RNM abdome/ colangiorressonância	• Cálculos biliares • Espessamento da parede da vesícula (> 3 mm) • Edema da parede da vesícula • Distensão da vesícula (> 40 mm) • Líquido pericolecístico • Líquido per-hepático	• Sensibilidade: 88% • Especificidade: 89%	Capas de avaliar complicações da colecistite e a presença de coledocolitíase simultânea	Reservado para pacientes com suspeita de coledocolitíase ou lesão biliar

Fonte: Adaptado de Gallaher JR, Charles A. Acute Cholecystitis—A Review. JAMA. 2022;327(10):965-975.

Quadro 60.2. Critérios diagnósticos para colecistite aguda		
Sinais locais de inflamação	**Sinais sistêmicos de inflamação**	**Achados de imagem**
• Sinal de Murphy • Massa, dor ou sensibilidade no quadrante superior direito	• Febre • Elevação de PCR • Leucocitose	Achados de imagem característicos de colecistite aguda
Suspeita diagnóstica: 1 sinal local + 1 sinal sistêmico		
Diagnóstico definitivo: 1 sinal local + 1 sinal sistêmico + 1 achado de imagem característico		

PCR: proteína C reativa.
Fonte: Adaptado de Yokoe M, Hata J, Takada T, *et al.* Tokyo guidelines 2018: diagnostic criteria and severity grading of acute cholecystitis (with videos). J Hepatobiliary Pancreat Sci. 2018;25(1):41-54.

Em 2007, um grupo internacional de especialistas em cirurgia biliopancreática elaborou uma diretriz para definir critérios diagnósticos e condutas terapêuticas na colecistite aguda, o qual foi revisado em 2013 e, mais recentemente, em 2018.[13] Os critérios diagnósticos estabelecidos pelas diretrizes de Tóquio para colecistite aguda estão listados no **Quadro 60.2**.

Tratamento

O tratamento-padrão para colecistite aguda calculosa é a colecistectomia laparoscópica.[14] Em relação ao período de realização da mesma, se precoce (realizada em 1 a 3 dias da admissão) *versus* tardia (realizada após 3 dias da admissão), diversos estudos realizados sugerem que a colecistectomia precoce foi associada a resultados significativamente melhores do que a colecistectomia tardia, no que diz respeito às taxas de complicações pós-operatórias (11,8% para precoce *vs.* 34,4% para tardia), tempo de internação hospitalar (5,4 dias *vs.* 10,0 dias) e taxa de conversão para cirurgia aberta.[1]

Apesar de a colecistite aguda ser primariamente um processo inflamatório, a infecção bacteriana secundária pode ocorrer em até 50% dos pacientes.[5] Neste caso, a antibioticoterapia com cobertura para microrganismos gram-negativos e anaeróbicos deve ser iniciada (associação de ampicilina-sulbactam ou piperacilina-tazobactam). Embora os dados sejam limitados, as diretrizes de Tóquio de 2018[15] recomendam o uso de antibióticos antes e no momento da cirurgia para pacientes com colecistite não complicada. Dados para uso pós-operatório sugerem que os antibióticos de rotina não estão associados a melhores resultados. Portanto, no pós-operatório só devem ser mantidos, geralmente, para pacientes com sinais de infecção residual ou sepse.

Manejo em situações especiais

Idosos

Revisões recentes da literatura têm demonstrado evolução mais favorável naqueles submetidos a colecistectomia laparoscópica precoce.[1]

Gestantes

Diretrizes atuais do Colégio Americano de Ginecologia e Obstetrícia[16] e da Sociedade Americana de Cirurgiões Gastrointestinais e Endoscópicos recomendam que a colecistectomia laparoscópica seja realizada durante qualquer trimestre na presença de colecistite aguda. Apesar destas recomendações, dados nacionais dos Estados Unidos mostraram que, aproximadamente, 60% das gestantes com colecistite aguda foram tratadas de forma conservadora. Entretanto, dados atuais sugerem que o risco associado à colecistectomia é menor do que aquele relacionado ao manejo conservador.

Cirrose hepática

Embora faltem dados de ensaios clínicos, as evidências atuais sugerem que a colecistectomia é mais segura do que o tratamento não cirúrgico para pacientes Child A (doença compensada) ou Child B (comprometimento funcional significativo) ou para aqueles com pontuação MELD inferior a 15.[1] No entanto, como as evidências para esses critérios não estão bem estabelecidas, o médico deve considerar fatores clínicos adicionais como idade, outras comorbidades médicas e a presença de ascite na hora da decisão terapêutica. Quando a colecistectomia é considerada insegura, drenagem interna com colangiopancreatografia retrógrada endoscópica ou transduodenal pode ser uma terapia alternativa, dependendo da experiência dos profissionais disponíveis.

Colecistite aguda complicada

A colecistite aguda complicada é definida pela presença de necrose da vesícula biliar, perfuração, abscesso pericolecístico ou fístula colecistoentérica. Na maior parte destes casos, a colecistectomia via laparoscópica pode ser uma abordagem inicial razoável, mas a conversão para colecistectomia aberta pode ser necessária. A dificuldade técnica em realizar uma dissecção segura da vesícula biliar durante uma colecistectomia laparoscópica ou aberta deve levar à colecistectomia subtotal, que consiste em remover a maior parte da parede da vesícula biliar, os cálculos biliares e fechar o orifício do ducto cístico por fenestração (**Quadro 60.3**).

Quadro 60.3. Opções de tratamento para colecistite aguda			
	Tratamento	**Informações adicionais**	**Eventos adversos**
Colecistite aguda litiásica não complicada	• Colecistectomia laparoscópica • Antibioticoterapia* – Ampicilina/sulbactam – Piperacilina/tazobactam * Pré e intraoperatório; não indicado manter após cirurgia, exceto se infecção residual/sepse	• Cirurgia deve ser realizada precocemente (1-3 dias) após diagnóstico • Disponível para gestantes (durante qualquer trimestre) • Idosos apresentam melhor evolução clínica com colecistectomia laparoscópica do que com tratamento conservador • Colecistectomia deve ser oferecida a pacientes com cirrose leve/moderada	Colecistectomia: • Lesão do ducto biliar comum: 0,4% a 0,6% dos casos • Complicações infecciosas ou hemorrágicas: 1% a 2% dos casos
Colecistite aguda litiásica complicada (com necrose, perfuração ou abscesso)	• Colecistectomia laparoscópica *vs.* Aberta • Colecistectomia subtotal • Antibioticoterapia* – Ampicilina/sulbactam – Pré e intraoperatório, podendo postergar até uma semana após cirurgia naqueles sem controle adequado da infecção/sepse	• Cirurgia deve ser precoce para controle da fonte de infecção • Colecistectomia subtotal deve ser realizada quando a vesícula biliar não consegue ser removida com segurança (deixar com dreno no pós-operatório)	Colecistectomia • Lesão do ducto biliar comum: 0,4% a 0,6% dos casos • Complicações infecciosas ou hemorrágicas: 1% a 2% dos casos • Colecistectomia subtotal: • Fístula do ducto cístico: 18% dos casos • Abscesso pós-operatório: 5% a 6% dos casos • Evento biliar recorrente: 9% a 18% dos casos
Colecistite aguda alitiásica	• Colecistectomia laparoscópica *vs.* aberta • Colecistectomia percutânea	• Em pacientes com risco perioperatório aceitável, deve-se proceder à colecistectomia precoce • A colecistectomia percutânea está reservada para pacientes com risco perioperatório alto ou doença crítica grave (raramente usado em pacientes com colecistite calculosa)	• Mortalidade: 4,7% *vs.* 1,2% para colecistectomia • Sangramento: 17,1% *vs.* 9,5 para colecistectomia • Infecção: 13,3% *vs.* 4,5% para colecistectomia * Em pacientes gravemente enfermos, as complicações pós-operatórias *vs.* colecistectomia percutânea são maiores (8% *vs.* 5%)

Fonte: Adaptado *de* Gallaher JR, Charles A. Acute Cholecystitis—A Review. JAMA. 2022;327(10):965-975.

Coledocolitíase e Colangite Aguda

Introdução

A coledocolitíase é caracterizada pela presença de cálculos biliares no ducto colédoco. Na maioria dos casos, são cálculos de colesterol formados na vesícula biliar que migram para a via biliar principal. Em menos de 10% dos casos, cálculos pigmentares (marrons) formam-se primariamente no próprio colédoco em decorrência de estase biliar associada à infecção, principalmente por *E. coli,* mas pode estar associada a estenose ou doença primária dos ductos (como colangite esclerosante primária) e infestação parasitária das vias biliares.

Em geral, tais cálculos flutuam livremente na luz do ducto, sendo assintomáticos, podendo ser eliminados silenciosamente pelo duodeno. Entretanto, em algumas situações, esses cálculos impactam, gerando bloqueio do fluxo de bile pela via biliar e, consequentemente, o surgimento de icterícia.

A via biliar obstruída, com estase de bile, torna-se um meio propício à infecção secundária por bactérias gram-negativas e anaeróbicas, que ascendem do intestino, caracterizando uma colangite aguda.

A colangite aguda é reconhecida há tempos como uma emergência médica potencialmente letal, caracterizada por obstrução e subsequente infecção da árvore biliar. Antes dos avanços recentes em cuidados intensivos e no desenvolvimento de modalidades e estratégias de diagnóstico e técnicas de descompressão das vias biliares menos invasivas, a colangite aguda já teve uma taxa de mortalidade superior a 50%.[17]

Um conhecimento prático das etiologias comuns e critérios diagnósticos atualizados permite um reconhecimento precoce desta entidade clínica e sua gravidade, bem como a adoção das intervenções terapêuticas no momento adequado, contribuindo para a redução da sua morbimortalidade.

Fisiopatologia

A obstrução ao fluxo biliar é o fator determinante no desenvolvimento da colangite aguda. A bile é normalmente estéril, mas pode ser infectada por migração bacteriana ascendente ou bacteremia portal. Nosso organismo apresenta mecanismos naturais de proteção para prevenir a infecção no ducto biliar, como o próprio fluxo contínuo e livre de bile, que acarreta um *clearance* de bactérias no sentido colédoco-duodeno; a barreira mecânica exercida pelo esfíncter de Oddi; a ação dos sais biliares na supressão da reprodução bacteriana; a secreção de IgA e muco pelo epitélio biliar que atuam como meios antiaderentes, além da ação do sistema fagocítico-mononuclear que evita a translocação bacteriana para o sistema venoso portal.[18] Uma vez instalada a obstrução, ocorre uma quebra desses mecanismos de proteção. O aumento da pressão intraductal secundário à estase biliar pode levar ao refluxo colangiovenoso, que permite o acesso de patógenos à corrente sanguínea. Isso culmina em bacteremia, endotoxemia e, finalmente, uma resposta inflamatória sistêmica.

Etiologias

O fator de risco mais comum para o desenvolvimento da colangite aguda é a coledocolitíase, representando cerca de metade dos casos relatados. Fatores predisponentes ao desenvolvimento de cálculos biliares também aumentam o risco de desenvolvimento de colangite aguda e incluem uma dieta rica em gordura, obesidade, sedentarismo e rápida perda de peso.[19] A segunda causa mais frequente de colangite é a obstrução maligna, representando 10% a 30% dos casos. A instrumentação endoluminal ou percutânea da árvore biliar é outro fator de risco conhecido para o desenvolvimento de colangite aguda, muito embora, atualmente, represente apenas 0,5% a 2,4% dos casos, em decorrência do aperfeiçoamento dos procedimentos biliares endoscópicos.[20]

Diagnóstico

Os sintomas clínicos mais comuns da colangite aguda são febre e dor no quadrante superior direito, os quais estão presentes em 80% dos casos. Já a icterícia, que juntamente com os dois sintomas anteriores forma a tradicional tríade de Charcot, ocorre em 60%-70% dos pacientes. A tríade de Charcot tem alta especificidade (95,9%), mas baixa sensibilidade (26,4%) para os casos agudos de colangite.[21] Já a pêntade de Reynolds, tipicamente encontrada nos casos de colangite grave, inclui os achados clínicos da tríade acrescidos da presença de choque séptico.

As Diretrizes de Tóquio fornecem um sistema de classificação de gravidade dos casos de colangite.[21] A doença grave (grau III) é definida pela presença de qualquer dano ao órgão-alvo. A doença moderada (grau II) é determinada quando há febre, contagem de leucócitos > 12.000/mm^3 ou < 4.000/mm^3, bilirrubina > 5 mg/dL, hipoalbuminemia ou idade avançada. Doença leve (grau I) é definida por não atender aos critérios de grau II ou III. É importante caracterizar a apresentação com base na gravidade, porque a doença moderada e grave requer drenagem biliar precoce. Para colangite aguda leve, o tratamento com antibióticos geralmente é suficiente. Entretanto, a drenagem biliar deve ser considerada se um paciente com doença leve não responde aos antibióticos.

Como existem inúmeras definições para o diagnóstico de colangite, as Diretrizes de Tóquio, revisadas em 2018, tentaram estabelecer um conceito comum e critérios diagnósticos que consistem em um conjunto de achados clínicos, laboratoriais e de imagem (**Quadro 60.4**).

Tratamento

É de fundamental importância que a colangite aguda seja prontamente reconhecida e tratada precocemente[22], uma vez que as taxas de mortalidade aumentam com o retardo no tratamento. A abordagem terapêutica baseia-se, primordialmente, na antibioticoterapia e drenagem da via biliar.

O principal objetivo da terapia antimicrobiana é limitar tanto a resposta séptica sistêmica quanto a inflamação local, visando prevenir a formação de abscesso intra-hepático. As diretrizes atuais[15] sugerem cobertura antibiótica inicial empírica com penicilina/inibidor de betalactamase, cefalosporina de terceira geração ou carbapenêmico. A escolha do antibiótico deve levar em conta se a infecção é comunitária ou hospitalar, padrões locais de resistência aos medicamentos, além de características individuais do paciente. Pacientes com colangite adquirida na comunidade, sem prótese biliar ou internação em terapia intensiva, a cobertura com piperacilina/tazobactam normalmente tem excelente resultado. Por outro lado, pacientes com fatores de risco, como outras comorbidades clínicas, presença de estenose biliar ou intervenções prévias no trato biliar, o uso de carbapenêmicos pode ser necessário. Em pacientes com próteses biliares ou

Quadro 60.4. Critérios diagnósticos para colangite aguda

Sinais de inflamação sistêmica	Colestase	Achados de imagem
• Febre (>38°) e/ou calafrios • Laboratório: evidência de resposta inflamatória (leucócitos > 10.000/mm^3 ou < 4.000/mm^3, aumento de proteína C reativa ≥ 1mg/dL etc.)	• Icterícia (BT ≥ 2 mg/dL) • Laboratório: alteração de AST; ALT; fosfatase alcalina e GGT (> 1,5 LSN)	• Dilatação da via biliar • Evidência da etiologia (estenose, cálculo, *stent* etc.)
Suspeita diagnóstica: 1 sinal de inflamação sistêmica + 1 sinal de colestase OU achado de imagem		
Diagnóstico definitivo: 1 sinal de inflamação sistêmica + 1 sinal de colestase + 1 achado de imagem		

ALT: alanina aminotransferase); AST: aspartato aminotransferase; GGT: gama glutamil transpeptidase); LSN: limite superior da normalidade).
Fonte: Adaptado de Yokoe M, Hata J, Takada T, *et al*. Tokyo guidelines 2018: diagnostic criteria and severity grading of acute cholecystitis (with videos). J Hepatobiliary Pancreat Sci. 2018;25(1):41-54.

com infecção de origem hospitalar, sugere-se associar a cobertura antifúngica. A cultura biliar, quando factível, é importante para direcionar a terapia antimicrobiana e permitir um descalonamento precoce, de forma a reduzir a chance de resistência aos antimicrobianos.

Em relação ao tempo de tratamento, os principais consensos variam entre 3 e 10 dias. As diretrizes de Tóquio[15] recomendam 4 a 7 dias de antibióticos se o controle adequado da fonte de infecção for alcançado, embora isso seja de baixa evidência. A duração da terapia deve ser estendida para 2 semanas para enterococos e estreptococos, devido ao risco de endocardite. Um recente estudo japonês descobriu que, em pacientes com colangite aguda leve a moderada, os resultados clínicos, após colangiopancreatografia retrógrada endoscópica (CPRE) bem-sucedida, não diferiram após tratamento antibiótico de curta duração (≤ 3 dias) e tratamento prolongado (≥ 4 dias), sugerindo que uma terapia antimicrobiana de curta duração pode ser adequada para esses pacientes.[23]

A drenagem precoce da via biliar tem se mostrado o maior fator de impacto na redução das taxas de mortalidade, tempo de internação hospitalar e incidência de disfunção orgânica. A maioria dos especialistas concorda que essa descompressão biliar deva ocorrer dentro de 48 horas, com alguns trabalhos demonstrando um benefício ainda maior quando a mesma é realizada dentro de 12 horas.[24] As diretrizes europeias também recomendam a CPRE dentro de 12 horas naqueles pacientes com choque séptico.

A CPRE continua sendo o padrão-ouro para descompressão biliar, com sucesso terapêutico em mais de 90% dos casos de colangite.[16] A obstrução pode ser manejada com esfincterotomia biliar com extração dos cálculos, implante de prótese biliar ou colocação de sonda nasobiliar. A taxa de complicações é de cerca de 5%, com mortalidade de apenas 1%.[16] A única contraindicação absoluta para CPRE é a perfuração de víscera (conhecida ou suspeita). Contraindicações relativas incluem: instabilidade cardiopulmonar, coagulopatia, gravidez e alergia ao contraste. Se a coagulopatia não puder ser corrigida antes do procedimento, a esfincterotomia não é recomendada.

Em relação à drenagem endoscópica nasobiliar, a mesma é realizada com menos frequência na prática clínica, porque é desconfortável para os pacientes e a sonda pode-se deslocar.

A drenagem biliar percutânea é normalmente considerada uma opção de tratamento de segunda linha, podendo ser considerada em caso de falha na CPRE, em pacientes com múltiplas comorbidades ou em pacientes com anatomia alterada cirurgicamente e não passíveis de terapia endoscópica. Também está indicada quando a obstrução biliar estiver acima do ducto biliar comum.

E, por fim, a drenagem cirúrgica aberta é considerada como último recurso, quando a CPRE, drenagem percutânea e/ou guiada por ecoendoscopia, não têm sucesso ou são contraindicadas.

Referências bibliográficas

1. Gallaher JR, Charles A. Acute Cholecystitis—A Review. JAMA. 2022;327(10):965-975.
2. Costamagna G. Acute cholecystitis: "There's more than one way to skin a cat"! Digestive Endoscopy 2022;34:73-74.
3. Cafasso DE, Smith RR. Symptomatic cholelithiasis and functional disorders of the biliary tract. Surg Clin North Am. 2014;94(2):233-256.
4. Shaffer EA. Epidemiology and risk factors for gallstone disease: has the paradigm changed in the 21st century? Curr Gastroenterol Rep. 2005;7(2):132-40.
5. Kaplan U, Handler C, Chazan B, Weiner N, Hatoum OA, Yanovskay A, Kopelman D. The Bacteriology of Acute Cholecystitis: Comparison of Bile Cultures and Clinical Outcomes in Diabetic and Non-Diabetic Patients. World J Surg. 2021;45(8):2426-2431.
6. Adachi T, Eguchi S, Muto Y. Pathophysiology and pathology of acute cholecystitis: a secondary publication of the Japanese version from 1992. J Hepatobiliary Pancreat Sci. 2022;29(2):212-216.
7. Zaterka S, Passos MCF, Chinzon D. Tratado de Gastroenterologia da Graduação à Pós-Graduação. 3. ed. São Paulo: Atheneu; 2023.
8. Owen CC, Jain R. Acute acalculous cholecystitis. Curr Treat Options Gastroenterol. 2005;8(2):99-104.
9. Barie PS, Eachempati SR. Acute acalculous cholecystitis. Gastroenterol Clin North Am. 2010;39(2):343-357.
10. Jain A, Mehta N, Secko M, et al. History, physical examination, laboratory testing, and emergency department ultrasonography for the diagnosis of acute cholecystitis. Acad Emerg Med. 2017;24(3):281-297.
11. Kiewiet JJ, Leeuwenburgh MM, Bipat S, Bossuyt PM, Stoker J, Boermeester MA. A systematic review and meta-analysis of diagnostic performance of imaging in acute cholecystitis. Radiology. 2012;264(3):708-720.
12. Scruggs W, Fox JC, Potts B, Zlidenny A, McDonough J, Anderson CL, et al. Accuracy of ED Bedside Ultrasound for Identification of gallstones: retrospective analysis of 575 studies. West J Emerg Med. 2008;9(1):1-5. Erratum in: West J Emerg Med. 2008;9(2):129.
13. Yokoe M, Hata J, Takada T, Strasberg SM, Asbun HJ, Wakabayashi G, et al. Tokyo Guidelines 2018: diagnostic criteria and severity grading of acute cholecystitis (with videos). J Hepatobiliary Pancreat Sci. 2018;25(1):41-54.
14. Wakabayashi G, Iwashita Y, Hibi T, Takada T, Strasberg SM, Asbun HJ, et al. Tokyo Guidelines 2018: surgical management of acute cholecystitis: safe steps in laparoscopic cholecystectomy for acute cholecystitis (with videos). J Hepatobiliary Pancreat Sci. 2018;25(1):73-86.
15. Gomi H, Solomkin JS, Schlossberg D, Okamoto K, Takada T, Strasberg SM, et al. Tokyo Guidelines 2018: antimicrobial therapy for acute cholangitis and cholecystitis. J Hepatobiliary Pancreat Sci. 2018;25(1):3-16.
16. Pearl JP, Price RR, Tonkin AE, Richardson WS, Stefanidis D. SAGES guidelines for the use of laparoscopy during pregnancy. Surg Endosc. 2017;31(10):3767-3782.
17. Sulzer JK, Ocuin LM. Cholangitis: causes, diagnosis, and management. Surg Clin North Am. 2019;99(2):175-84.
18. Ahmed M. Acute cholangitis: an update. World J Gastrointest Pathophysiol. 2018;9(1):1-7.
19. An Z, Braseth AL, Sahar N. Acute Cholangitis: Causes, Diagnosis, and Management. Gastroenterol Clin N Am. 2021;50(2):403-414.
20. Kimura Y, Takada T, Strasberg SM, Pitt HA, Gouma DJ, Garden OJ, et al. TG13 current terminology, etiology, and epidemiology of acute cholangitis and cholecystitis. J Hepatobiliary Pancreat Sci. 2013;20(1):8-23.
21. Kiriyama S, Kozaka K, Takada T, Strasberg SM, Pitt HA, Gabata T, et al. Tokyo Guidelines 2018: diagnostic criteria and severity gra-

ding of acute cholangitis (with videos). J Hepatobiliary Pancreat Sci. 2018;25(1):17-30.
22. Mayumi T, Okamoto K, Takada T, Strasberg SM, Solomkin JS, Schlossberg D, et al. Tokyo Guidelines 2018: management bundles for acute cholangitis and cholecystitis. J Hepatobiliary Pancreat Sci. 2018;25(1):96-100.
23. Satake M, Yamaguchi Y. Three-day antibiotic treatment for acute cholangitis due to choledocholithiasis with successful biliary duct drainage: a single-center retrospective cohort study. Int J Infect Dis 2020;96:343-7.
24. Khamaysi I, Taha R. ERCP for severe acute cholangitis: the earlier, the better. Turk J Gastroenterol 2020;31(1):78-9.

capítulo | 61

Pancreatite Aguda Grave

Graziela Luckemeyer | Suzana Margareth Lobo

Introdução

A pancreatite aguda (PA) caracteriza-se por um processo inflamatório do pâncreas com aumento de enzimas pancreáticas no soro e dor abdominal. Na maioria dos casos, cerca de 80%, apresenta-se com uma doença intersticial ou edematosa onde o processo é restrito ao pâncreas e o manejo da dor, náuseas e alimentação precoce em geral resultam em rápida melhora podendo até cursar com enzimas e exame de imagem normais, mas 20%-30% dos casos podem evoluir com a forma grave, com envolvimento pancreático e peripancreático (necrose, infecção, hemorragia) e disfunções orgânicas exigindo tratamento multidisciplinar, internação em unidade de terapia intensiva (UTI) e taxas de mortalidade em torno de 15%.[1] A classificação mais recentemente proposta é a Classificação de Atlanta Revisada na qual a gravidade depende de disfunção ou falência orgânica associada (**Quadro 61.1**).[2] A persistência de falências orgânicas por mais de 48 horas cursa com altas taxas de mortalidade.[3]

Diversos fatores podem levar a lesão inflamatória, enzimática ou isquêmica do pâncreas desencadeando respostas inflamatórias e de coagulação com lesões em órgãos distantes. As causas mais frequentes são cálculos biliares e abuso de álcool. Hipertrigliceridemia é a terceira causa mais comum e está implicado em mais da metade dos casos de pancreatite gestacional.[4,5] Níveis séricos de triglicerídeos (TG) acima de 1.000 mg/dL são geralmente considerados necessários para atribuir a causalidade da PA. Outras causas são complicações da colangiografia percutânea retrógrada endoscópica (CPRE), trauma abdominal, neoplasia, hipercalcemia e infecções virais (HIV, caxumba, rubéola, hepatites A, B e não A, citomegalovírus – CMV, varicela) e bacterianas (*Mycoplasma* sp., *Campylobacter jejuni, mycobacterium tuberculosis, M. avium, Legionella* sp., *Leptospira* sp.).[6,7] Toxinas e drogas (azatioprina e didanosina entre outras) também são possíveis causas.[8] Além da colelitíase formas obstrutivas podem ocorrer por tumores e Áscaris.[7] Formas idiopáticas são descritas em 10% dos casos.

Diagnóstico

O diagnóstico de PA é geralmente estabelecido pela presença de dois ou três dos seguintes critérios: dor abdominal consistente com o diagnóstico, aumentos dos níveis séricos de lipase ou amilase em mais de três vezes o limite superior da normalidade, e/ou achados característicos nos exames de imagem. A tomografia computadorizada (TC) com contraste ou a ressonância magnética (RM) devem ser reservadas aos pacientes em que o diagnóstico não está claro ou que não melhora em 48-72 horas após admissão no hospital.

Outros achados menos frequentes são febre, icterícia, e sinais de Cullen (equimose na região umbilical) e Gray-Turner (equimoses nos flancos). Esses sinais, embora ines-

Quadro 61.1. Definição da gravidade da PA

	AT2012	DBC
Leve	Ausência de disfunção orgânica ou complicações locais e sistêmicas	Ausência de necrose (peri)pancreática e disfunção orgânica
Moderada	Disfunção orgânica transitória (< 48 horas) e/ou complicações locais ou sistêmicas na ausência de disfunção orgânica persistente (< 48 horas)	Necrose (peri)pancreática não infectada e/ou disfunção orgânica transitória (< 48 horas)
Grave	Disfunção orgânica persistente(> 48 horas): disfunção única ou falência de múltiplos órgãos	Necrose (peri)pancreática infectada ou disfunção orgânica persistente (> 48 horas)
Crítica		Necrose (peri)pancreática e disfunção orgânica resistente

AT2012: Classificação de Atlanta Revisada; DBC: Determinant-based classification de 2012.
Fonte: Adaptado de Leppäniemi A, Tolonen M, Tarasconi A, Segovia-Lohse H, Gamberini E, Kirkpatrick AW, *et al.* 2019 WSES guidelines for the management of severe acute pancreatitis. World J Emerg Surg. 2019 Jun 13;14:27.

pecíficos, sugerem a presença de sangramento retroperitoneal secundário à necrose pancreática. Este último, pode surgir após 24-48 horas do início dos sintomas e é preditivo de mais alta probabilidade de morte, assim como o aparecimento de choque e de falência de múltiplos órgãos.

A PA grave deve ser sempre considerada no diagnóstico diferencial da grande maioria das condições abdominais agudas em especial em condições que cursam com aumentos menores de amilase sérica (menor que quatro vezes) como colecistite aguda, víscera perfurada, cetoacidose, obstrução intestinal, infarto mesentérico, entre outras.[7] Na presença dos sinais de Cullen ou Gray-Turner deve se fazer diagnóstico diferencial com ruptura de aneurisma, trauma ou gravidez ectópica hemorrágica.

Vários sistemas de pontuação clínica foram desenvolvidos para avaliar a gravidade e a mortalidade da PA na apresentação ou em 48 horas. Esses sistemas de pontuação combinam várias características dos pacientes (preditores) para avaliar seu risco individual de produzir resultados desfavoráveis.[9] Ao longo do tempo, as pontuações foram baseadas na demografia do paciente, características clínicas, parâmetros laboratoriais ou modalidades de imagem, e foi avaliada na admissão ou dentro de 48 horas: critérios de Ranson (1974), Avaliação de Fisiologia Aguda e Saúde Crônica II (APACHE II) e Pontuação de Fisiologia Aguda Simplificada (SAPS III).[2,10] Recentemente o BISAP (*Bedside Index of Severity in Acute Pancreatitis*), um sistema de pontuação prognóstica, foi proposto como um método simples para previsão de PA grave (**Quadro 61.2**).[2,11]

Diagnóstico laboratorial

O diagnóstico laboratorial é realizado fundamentalmente por níveis elevados de amilase e lipase (preferível) no soro.[2] O ponto de corte de ambos para o diagnóstico de PA é normalmente definido como acima de três vezes o limite superior da normalidade. A amilase sérica eleva-se entre 2 e 12 horas do início dos sintomas e retorna ao normal em 3 a 4 dias. A presença de hiperamilasemia prolongada (por mais de 1 semana) indica continuidade do processo inflamatório ou a presença de complicações locais como pseudocisto ou ascite pancreática. A lipase tem maior sensibilidade e especificidade do que a amilase além de que se eleva mais cedo e permanece alta por mais tempo.[2]

A presença de leucocitose com desvio nuclear à esquerda é frequentemente associada a elevação de outros marcadores inflamatórios como a proteína C reativa (PCR) e a procalcitonina (PCT). A evolução com nível sérico de PCR acima de 15 mg/dL no terceiro dia é um fator preditivo de evolução mais grave.[2] A PCT é o exame mais sensível para detecção de infecção pancreática, podendo auxiliar quando houver dúvida quanto a presença de necrose infectada.[2] A hemoconcentração com elevação do hematócrito acima de 44% é um fator de risco independente para necrose pancreática, mas a diminuição do hematócrito (Ht) (mais frequente) com queda > 10% nas primeiras 48 horas sugere pancreatite hemorrágica grave.

A ureia maior que 20 mg/dL é um preditor independente de óbito.[2] Elevações de TGO e TGP acima de três vezes sugere etiologia biliar (se uso abusivo de álcool foi excluído). A presença de distúrbios da coagulação pode culminar em coagulação intravascular disseminada (CIVD) que é uma manifestação das formas extremamente graves.

Quadro 61.2. BISAP (*Bedside Index of Severity in Acute Pancreatitis*)

	Pontuação
Ureia sérica > 50 mg/dL	1
Alteração do estado mental	1
SIRS	1
Idade > 60 anos	1
Derrame pleural	1

Estratificação de risco de mortalidade utilizando BISAP: pontuação 0:0,1%; 1:0,5%; 2:1,9%; 3:5,3%; 4:12,7%; 5:22,5%.
SIRS: síndrome da resposta inflamatória sistêmica.
Fonte: Amálio SMRA, Macedo MATV, Carvalho SMMA, Moreno RP. Avaliação da mortalidade na pancreatite aguda grave: estudo comparativo entre índices de gravidade específicos e gerais. Rev Bras Ter Intensiva. 2012;24(3):246-251.

Diagnóstico – exames de imagem

O exame de ultrassom (US) abdominal deve ser realizado na admissão para avaliar a principal causa de PA que é a litíase biliar, podendo eventualmente demonstrar aumento de volume e edema do pâncreas, identificar complicações como pseudocistos e auxiliar no diagnóstico diferencial com massas sólidas. A presença de íleo paralítico com excesso de gás intestinal impede adequada visualização do pâncreas ao ultrassom.

A radiografia de tórax pode demonstrar derrames pleurais e atelectasia de base (esquerda ou bilateral) e, a de abdome pode revelar um cálculo biliar, presença de alça sentinela, borramento do músculo psoas, aumento do espaço gastrocólico e nível hidroaéreo.

A TC contrastada é o exame mais sensível para diagnostico de PA.[12,13] Pode ser normal na PA leve, devendo ser realizada em todos os pacientes com pancreatite aguda grave. O momento ideal para a realização da primeira TC com contraste é 72-96 horas após o início dos sintomas.[2] Quando uma área com mais de 30% de perfusão ausente após contraste estiver presente, considera-se a existência de necrose pancreática.[14] A TC tem precisão inferior à ultrassonografia na avaliação de colelitíase. A gravidade da lesão pancreática caracterizada pela TC é estabelecida pelos critérios de Balthazar (**Quadro 61.3**), que considera o grau de lesão pancreática (A a E) e o grau de necrose, sendo que cada um deles recebe uma pontuação. Uma pontuação mais alta está associada ao aumento da morbidade e mortalidade.[2]

A US endoscópica e colangiopancreatografia por RM podem detectar microlitíase na vesícula ou no ducto biliar comum e anomalias ductais que podem ser causas em casos

Quadro 61.3. Índice morfológico e de gravidade de Balthazar da tomografia computadorizada		
Graduação	**Achado tomográfico**	**Pontuação**
A	Pâncreas normal	0
B	Aumento focal ou difuso do pâncreas	1
C	Alterações pancreáticas associadas a inflamação peripancreática	2
D	Coleção líquida em apenas uma localização	3
E	Duas ou mais coleções e/ou presença de gás dentro ou adjacente ao pâncreas	4
Necrose pancreática		
Achado tomográfico		**Pontuação**
Ausência de necrose		0
Menos de 30% de necrose		2
De 30% a 50% de necrose		4
Mais de 50% de necrose		6

O escore final é a somatória de todos os pontos sendo classificados em: Leve: 0-3 pontos; Moderado: 4-6 pontos; Grave: 7-10 pontos.
Fonte: Desenvolvido pela autoria.

recorrentes e formas idiopáticas e devem ser realizadas em casos selecionados.

A CPRE é um procedimento diagnóstico e terapêutico que pode ser útil no manejo da pancreatite aguda, particularmente se houver suspeita de pancreatite biliar ou se o paciente desenvolver complicações como icterícia obstrutiva ou colangite. Geralmente, a CPRE deve ser considerada nas seguintes situações: na pancreatite biliar se os estudos de imagem revelarem cálculos biliares ou lama biliar ela pode ser útil para confirmar o diagnóstico e identificar qualquer obstrução do trato biliar associada e com bilirrubina ou fosfatase alcalina persistentemente elevadas; se o paciente tiver evidência de icterícia obstrutiva ou colangite, para identificar e tratar qualquer obstrução do trato biliar; se os sintomas do paciente persistirem apesar do manejo conservador, pode ser necessária para identificar qualquer patologia biliar subjacente que possa estar impedindo a recuperação do paciente.

Complicações

A necrose pancreática é a complicação mais comum. A infecção da necrose pancreática e peripancreática ocorre em cerca de 20%-40% dos pacientes com pancreatite aguda grave e está associada ao agravamento das disfunções orgânicas.[2] A infecção de necrose é muito temida, mas é incomum quando há menos de 30% de área de necrose.[10] Abscesso pancreático é uma coleção de pus com ou sem necrose pancreática que surge em geral entre a 4ª e a 6ª semana. O pseudocisto é uma coleção de líquido com parede espessada com conteúdo rico em amilase, que se desenvolve tardiamente no curso da pancreatite aguda, cerca de quatro semanas após o evento inicial, podendo ter localização intrapancreática ou extrapancreática.[10]

Muitas outras complicações podem ocorrer nos casos mais graves e envolve hemorragia, compressão e perfuração (fístula) de estruturas vizinhas, complicações cardíacas, pulmonares (atelectasia, derrame pleural, pneumonias nosocomiais, síndrome da angústia respiratória aguda – SARA), insuficiência renal aguda, gastrointestinais (hipertensão intra-abdominal, íleo), e metabólicas (hiperglicemia, acidose, hipocalcemia, hipomagnesemia, desnutrição).

Tratamento

Na maioria dos pacientes, a doença tem um curso leve, onde a ressuscitação volêmica moderada, o manejo da dor e as náuseas e a alimentação oral precoce resultam em rápida melhora clínica.[2] O tratamento clínico deve ser realizado em UTI se há disfunção orgânica ou risco de desenvolvê-la.

Todos os pacientes com PA devem receber analgesia ótima, particularmente nas primeiras 24 horas de internação.[2] No manejo da dor, anti-inflamatórios não esteroides (AINEs) devem ser evitados pelo risco de insuficiência renal aguda (IRA). O uso de alfa-agonista para analgesia intravenosa em uma abordagem multimodal é preferencial. Algumas vezes analgésicos fortes como opioides são necessários e devem ser utilizados com cautela em vista de seus efeitos sobre a motilidade do trato gastrointestinal (TGI). A analgesia epidural é uma ótima alternativa para pacientes que requerem doses altas.

A restauração e manutenção do volume intravascular e do equilíbrio hidroeletrolítico é peça fundamental, juntamente a adequada analgesia com avaliação regular de sinais vitais, ureia, débito urinário, hematócrito e lactato, sendo aconselhável uma vigilância maior em pacientes idosos ou com IRA e monitorização hemodinâmica em pacientes instáveis. Muitos esquemas de ressuscitação da volemia já foram propostos e, recentemente, um estudo randomizado controlado avaliou os desfechos dos pacientes frente a estratégias agressiva e moderada de ressuscitação com fluidos na PA.[15] Na primeira estratégia foi realizada uma oferta de 20 mL/kg de *bolus* seguido de 3 mL/kg por 48 horas, com adição de *bolus* de 20 mL/kg em caso de débito urinário menor que 0,5 mL/kg ou em caso pressão arterial sistólica menor que 90 mmHg, por 72 horas. No grupo com ressuscitação moderada o volume ofertado foi de 10 mL/kg e, se houvesse sinais de hipovolemia, *bolus* de 10 mL/kg. A ressuscitação volêmica agressiva precoce resultou em uma maior incidência de sobrecarga hídrica sem melhora nos desfechos clínicos. É de fato importante que os pacientes sejam monitorizados com variáveis de perfusão tecidual, e que a avaliação da necessidade e tolerância ao *bolus* de fluidos avaliada preferencialmente com métodos dinâmicos, e a reposição individualizada a cada momento de cada paciente.

Sobre o suporte nutricional, pacientes com PA leve podem receber dieta hipogordurosa por via oral.[2,16] Há uma forte recomendação para que o suporte nutricional seja iniciado em 24 horas, se há tolerância. A síndrome da resposta inflamatória sistêmica (SRIS) associa-se a disfunção do TGI e a dieta oral pode ser inviável devido náuseas na PA grave. A via nasogástrica ou nasojejunal pode ser usada na grande maioria dos casos e é segura. Se os pacientes não toleram a alimentação oral, recomenda-se nutrição enteral (via sonda nasogástrica ou nasoentérica) em vez de parenteral. A nutrição enteral (NE) ajuda a preservar a função do TGI. Metanálises indicam que o uso de nutrição enteral em comparação ao uso de nutrição parenteral (NP) na PA grave relaciona-se a menor mortalidade, menos complicações infecciosas, menos disfunções orgânicas, menos intervenções cirúrgicas, além de menor custo. Nutrição parenteral deve ser evitada, mas uma NP complementar pode ser considerada com intuito de atingir metas calóricas e proteicas se a nutrição enteral não é completamente tolerada ou se íleo persiste por mais de 5 dias.[2] Arginina e probióticos não são recomendados no momento.

Algumas recomendações fortes provenientes de metanálises devem ser enfatizadas. Em relação ao uso de antibióticos profiláticos na PA grave, evidências têm demonstrado que não se associa a declínio de morbimortalidade, e, portanto, não recomenda-se seu uso.[2,8] Na pancreatite grave pode ser difícil saber se a deterioração clínica é devida à pancreatite em andamento com SIRS ou se é devida a uma nova infecção. A procalcitonina é útil para distinguir SIRS de sepse bacteriana. O estudo randomizado PROCAP usou testes de procalcitonina em 0, 4 e 7 dias e semanalmente depois disso com um limite de 1,0 ng/mL para orientar o início, a continuação e a descontinuação de antibióticos. O algoritmo baseado em procalcitonina diminuiu a probabilidade de ser prescrito antibiótico e o número de dias de uso de antibióticos sem aumentar a infecção ou dano em pacientes com PA.[20,21] A melhor conduta frente a suspeita de necrose pancreática infectada é a confirmação por biópsia guiada por TC. O tratamento do abscesso ou da infecção, confirmada ou suspeita, é antibioticoterapia e o "*step-up approach*" que consistem em drenagem percutânea ou endoscópica seguida, se necessário, por necrosectomia retroperitoneal minimamente invasiva ou desbridamento cirúrgico, de acordo com recursos locais.[17,18,19] A abordagem laparoscópica vem crescendo com resultados melhores. Em pacientes com pancreatite biliar aguda, a colecistectomia deve ser realizada durante a admissão inicial e após a estabilização do paciente. Em caso de hipertensão abdominal, o tratamento com neostigmina pode ser eficaz para reduzir a pressão intra-abdominal e aumentar o volume das fezes em pacientes internados na UTI.[22]

Referências bibliográficas

1. Amálio SMRA, Macedo MATV, Carvalho SMMA, Moreno RP. Avaliação da mortalidade na pancreatite aguda grave: estudo comparativo entre índices de gravidade específicos e gerais. Rev Bras Ter Intensiva. 2012;24(3):246-251.
2. Leppäniemi A, Tolonen M, Tarasconi A, Segovia-Lohse H, Gamberini E, Kirkpatrick AW, et al. 2019 WSES guidelines for the management of severe acute pancreatitis. World J Emerg Surg. 2019;14:27.
3. Johnson CD, Abu-Hilal M. Persistent organ failure during the first week as a marker of fatal outcome in acute pancreatitis. Gut. 2004;53(9):1340-4.
4. Tsuang W, Navaneethan U, Ruiz L, Palascak JB, Gelrud A. Hypertriglyceridemic pancreatitis: presentation and management. Am J Gastroenterol. 2009;104(4):984-91.
5. Wang GJ, Gao CF, Wei D, Wang C, Ding SQ. Acute pancreatitis: etiology and common pathogenesis. World J Gastroenterol. 2009;15(12):1427-30.
6. Rawla P, Bandaru SS, Vellipuram AR. Review of Infectious Etiology of Acute Pancreatitis. Gastroenterology Res. 2017;10(3):153-158.
7. Ferreira M, Coelho R, Luzio J, Coutinho P. Increased lipase and amilase levels in critically ill patients: retrospective study. Rev Bras Ter Intensiva. 2008;20(4):362-9.
8. Simons-Linares CR, Elkhouly MA, Salazar MJ. Drug-Induced Acute Pancreatitis in Adults: An Update. Pancreas. 2019;48(10):1263-1273.
9. Gurusamy KS, Debray TPA, Rompianesi G. Prognostic models for predicting the severity and mortality in people with acute pancreatitis. Cochrane Database Syst Rev 2018;2018, Issue 5. Art. No.: CD013026.
10. Papachristou GI, Muddana V, Yadav D, O'Connell M, Sanders MK, Slivka A, et al. Comparison of BISAP, Ranson's, APACHE-II, and CTSI scores in predicting organ failure, complications, and mortality in acute pancreatitis. Am J Gastroenterol. 2010;105:435-41.
11. Wu BU, Johannes RS, Sun X, Tabak Y, Conwell DL, Banks PA. The early prediction of mortality in acute pancreatitis: a large population-based study. Gut. 2008;57:1698-703.
12. Working Party of the British Society of Gastroenterology; Association of Surgeons of Great Britain and Ireland; Pancreatic Society of Great Britain and Ireland; Association of Upper GI Surgeons of Great Britain and Ireland. UK guidelines for the management of acute pancreatitis. Gut. 2005;54 Suppl 3(Suppl 3):iii1-9.
13. Cunha EF, Rocha Mde S, Pereira FP, Blasbalg R, Baroni RH. Walled-off pancreatic necrosis and other current concepts in the radiological assessment of acute pancreatitis. Radiol Bras. 2014;47(3):165-75
14. Petrov MS, Chong V, Windsor JA. Infected pancreatic necrosis: not necessarily a late event in acute pancreatitis. World J Gastroenterol. 2011;17(27):3173-6.
15. de-Madaria E, Buxbaum JL, Maisonneuve P, García García de Paredes A, Zapater P, Guilabert L, et al. Aggressive or Moderate Fluid Resuscitation in Acute Pancreatitis. N Engl J Med. 2022;387(11):989-1000.
16. Chaitoff A, Cifu AS, Niforatos JD. Initial Management of Acute Pancreatitis. JAMA. 2020;323(22):2331-2332.
17. van Santvoort HC, Besselink MG, Bakker OJ, Hofker HS, Boermeester MA, Dejong CH, et al. A step-up approach or open necrosectomy for necrotizing pancreatitis. N Engl J Med. 2010;362(16):1491-502.

18. Baron TH, DiMaio CJ, Wang AY, Morgan KA. American Gastroenterological Association Clinical Practice Update: Management of Pancreatic Necrosis. Gastroenterology. 2020;158(1):67-75.e1.
19. Onnekink AM, Boxhoorn L, Timmerhuis HC, Bac ST, Besselink MG, Boermeester MA, et al. Endoscopic Versus Surgical Step-Up Approach for Infected Necrotizing Pancreatitis (ExTENSION): Long-term Follow-up of a Randomized Trial. Gastroenterology. 2022;163(3):712-722.e14.
20. Siriwardena AK, Jegatheeswaran S, Mason JM; PROCAP investigators. A procalcitonin-based algorithm to guide antibiotic use in patients with acute pancreatitis (PROCAP): a single-centre, patient-blinded, randomised controlled trial. Lancet Gastroenterol Hepatol. 2022;7(10):913-921.
21. Trikudanathan G, Yazici C, Evans Phillips A, Forsmark CE. Diagnosis and Management of Acute Pancreatitis. Gastroenterology. 2024;167(4):673-688.
22. van den Berg FF, Boermeester MA. Update on the management of acute pancreatitis. Curr Opin Crit Care. 2023;29(2):145-151.

capítulo 62

Colite Aguda Grave e Megacólon Tóxico na Doença Inflamatória Intestinal

Fernando Jorge Firmino Nóbrega | Marcelo Vicente Toledo de Araújo
José Eymard Moraes de Medeiros Filho

Destaques

- Avaliação inicial serve para excluir condições alternativas ou coexistentes, além de determinar a gravidade do quadro.
- Suporte nutricional, ressuscitação volêmica, correção de distúrbios hidroeletrolíticos, tromboprofilaxia, evitar medicamentos que reduzam a motilidade colônica e antibioticoterapia são a base da terapia de suporte na colite aguda grave.
- Corticosteroide intravenoso é o pilar do tratamento para pacientes admitidos com colite aguda grave.
- A avaliação terapêutica com corticosteroide intravenoso, por meio dos parâmetros de resposta, deve ser realizada no D3 e é fundamental para resultados favoráveis.
- Seguimento precoce conjunto com coloproctologistas e para não respondedores ao corticoide no D3 – também com estomatoterapeuta e psicólogos – é apropriado em antecipação a uma necessidade de colectomia, se necessária.
- Infliximabe, ciclosporina e cirurgia são as três opções de tratamento de resgate.
- Retardar ou negar a colectomia para o paciente com falha ao tratamento medicamentoso poderá levar a desfechos desfavoráveis.

Introdução

Retocolite ulcerativa (RCU) é uma condição inflamatória que afeta a superfície mucosa do intestino grosso, quase sempre envolvendo o reto e pode estender-se de maneira contínua para as porções mais proximais do cólon. Clinicamente é caracterizada por sangramento retal, diarreia, tenesmo, urgência fecal e dor no abdome inferior.[1] O padrão de atividade da doença é marcado por períodos de inflamação ativa alternados com períodos de remissão.[2]

A maioria dos pacientes apresenta um quadro leve a moderado, contudo, 15% experimentam uma exacerbação grave (*flare*), necessitando de hospitalização para um rápido tratamento médico, diante do risco de progressão para perfuração colônica ou megacólon tóxico.[3] A morbidade associada à colite aguda grave (CAG) é considerável, com 30%-40% de risco de colectomia após um ou mais exacerbações graves e 10%-20% necessitando de colectomia já na sua primeira admissão.[3-6] A incidência geral de megacólon tóxico, ao longo da vida, em pacientes com RCU varia entre 1% e 2,5%.[7] Após a introdução dos corticosteroides e melhoria no tratamento, a mortalidade por CAG é menor que 1% em centros de referência.[6]

Definições

A CAG é definida, de acordo com os critérios de Truelove e Witt's,[8] como a presença de mais de seis evacuações sanguinolentas por dia acompanhada de um dos seguintes:

- Taquicardia (frequência cardíaca > 90 bpm).
- Febre > 37,8°C.
- Hemoglobina < 10,5 mg/dL.
- Proteína C reativa (PCR) > 30 mg/L.
- Velocidade de hemossedimentação (VHS) > 30 mm/h.

A colite é conceituada como fulminante quando se apresenta a partir de 10 evacuações sanguinolentas ao dia com urgência fecal, frequentemente acompanhada de dor e distensão abdominal, em adição aos critérios para CAG. Megacólon refere-se à presença de um cólon dilatado (> 5,5 cm) na radiografia simples do abdome. Já o megacólon tóxico é a presença do megacólon com sinais de toxicidade sistêmica (febre, taquicardia, hipotensão ou leucocitose).[7]

Investigação na admissão

Quando um paciente apresenta CAG, a avaliação inicial serve para excluir condições alternativas ou coexistentes, além de determinar a gravidade do quadro. Na admissão, devem ser solicitados: hemograma, eletrólitos (incluindo magnésio), ureia, creatinina, PCR, VHS, albumina, bioquímica hepática, cultura e parasitológico das fezes, teste para *Clostridioides* (antigo *Clostridium*) *difficile* e radiografia simples do abdome. O diagnóstico diferencial da diarreia com sangue deve ser considerado e está listado no **Quadro 62.1**.[9]

Diante da possibilidade de tratamento medicamentoso de resgate com infliximabe ou ciclosporina, exames adicionais deverão ser realizados e incluem:

- Sorologias para hepatite B (HBsAg e Anti-HBc total), citomegalovírus (CMV), IgM e IgG, HIV e varicela zóster.
- Triagem para tuberculose – teste tuberculínico (PPD) ou ensaio de detecção de interferon gama (IGRA) associado a uma radiografia de tórax.[1,10]

Nutrição, hidratação e eletrólitos

Avaliação e otimização do *status* nutricional sob supervisão de um nutricionista especializado é fundamental para o sucesso do tratamento. Não há vantagem comprovada no uso rotineiro de repouso intestinal ou nutrição parenteral, e a nutrição enteral está associada à menor frequência de complicações em comparação com a parenteral. Deficiências nutricionais precisam ser corrigidas. Reposição oral de ferro deve ser evitada, devido aos relatos anedóticos que sugerem o agravamento da inflamação da mucosa por meio do estresse oxidativo dos radicais livres de oxigênio, a reação de "Fenton". A transfusão de sangue deve ser considerada caso a caso, se for absolutamente necessária.[11]

A maioria dos pacientes necessitará de reposição intravenosa de fluidos com correção dos distúrbios hidroeletrolíticos; em especial, o potássio sérico já que a hipocalemia pode predispor dilatação colônica.[9]

Quadro 62.1. Diagnóstico diferencial da diarreia com sangramento retal	
Doença inflamatória intestinal	Retocolite ulcerativa Doença de Crohn
Infecciosa	*Clostridioides difficile* *Campylobacter* *Salmonella* *Shigella* *Escherichia coli* (O157:H7) *Yersinia* *Aeromonas* *Listeria* Amebíase Giardíase Tuberculose Herpes e CMV em imunocomprometidos
Medicamentos	Anti-inflamatórios não esteroidais Antibióticos
Miscelânea	Neoplasia colorretal Isquemia colônica Colite actínica Vasculite (poliarterite nodosa, doença de Beahçet) Diverticulite

Fonte: Desenvolvido pela autoria.

Imagem

Pacientes com CAG devem ser submetidos a uma radiografia simples do abdome para avaliar a possibilidade de dilatação colônica (diâmetro $\geq$ 5,5 cm). Adicionalmente, outras características de imagem sugestivas de CAG incluem o espessamento da parede colônica e a perda do padrão de haustrações. O exame de imagem deve ser repetido em caso de deterioração clínica, como na piora da distensão abdominal. Uma radiografia do tórax em posição ereta ou uma imagem do abdome em decúbito lateral pode revelar perfuração colônica.[9]

Avaliação endoscópica

Avaliação endoscópica limitada por sigmoidoscopia flexível, sem o cólon preparado e com insuflação mínima, deve ser promovida dentro de dois dias após admissão com intuito de avaliar a gravidade do acometimento da mucosa e realizar biópsias para exclusão de infecção por CMV.[12] Uma colonoscopia completa (até o ceco) deve ser evitada, já que aumenta o risco de megacólon e perfuração.[1]

Manejo médico

Antibióticos

Estudos randomizados sobre a utilização de antibióticos, como metronidazol e ciprofloxacino oral ou venoso, não demonstraram benefício significativo em adição à terapia convencional.[13-15] Contudo, devem ser utilizados nos casos de infecção associada ou em pacientes com sinais de CAG complicada (sinais de irritação peritoneal, megacólon tóxico ou perfuração).[9]

Tromboprofilaxia

Pacientes com CAG são de alto risco para tromboembolismo venoso e os com doenças inflamatórias intestinais (DII) apresentam risco duas a três vezes maior quando comparados a pacientes sem DII. Meias de compressão e heparina subcutânea de baixo peso molecular profiláticas devem ser prescritas.[16-18] A tromboprofilaxia não exacerba ou precipita sangramento colônico.[19]

Aminossalicilatos

Não há evidência definitiva para continuação de tratamento com aminossalicilatos durante uma exacerbação aguda grave da RCU, e a maioria dos médicos deverão interromper o uso evitando o risco de diarreia idiossincrática do tratamento com os aminossalicilatos, o que pode confundir a resposta ao corticoide intravenoso.[9]

Antidiarreicos, anticolinérgicos e opioides

Agentes antidiarreicos, anticolinérgicos e opioides devem ser evitados, já que podem reduzir a motilidade colônica e aumentar o risco de dilatação e megacólon tóxico.[12]

Os princípios do manejo de suporte na CAG estão resumidos no **Quadro 62.2**.

Quadro 62.2. Princípios do manejo de suporte na colite aguda grave

- Admissão em enfermaria especializada para atendimento multidisciplinar (clínico e cirúrgico).
- Hemograma, PCR, eletrólitos e radiografia do abdome diariamente.
- Avaliação e otimização do *status* nutricional.
- Repouso intestinal não tem benefício comprovado.
- Sigmoidoscopia flexível com o cólon não preparado, assim que possível (em até 48 horas).
- Ressuscitação volêmica conforme necessário.
- Correção dos distúrbios hidroeletrolíticos.
- Tromboprofilaxia com heparina de baixo peso molecular.
- Antibióticos empíricos não trazem benefício, apenas em casos suspeitos de infecção, megacólon tóxico ou perfuração.
- Evite antidiarreicos, anticolinérgicos ou opioides, pelo risco de dilatação colônica e perfuração.

Fonte: Desenvolvido pela autoria.

Corticosteroides sistêmicos

Corticosteroides sistêmicos são a base do tratamento da CAG, na forma da hidrocortisona, 100 mg três a quatro vezes ao dia, ou, metilprednisolona 60 mg/dia. Na ausência de estudos comparativos de efetividade entre as duas opções, a escolha do agente é feita por opção do médico.[1] A maioria dos pacientes responderá ao tratamento com corticosteroides venosos dentro de três a cinco dias e deverá ter seu tratamento transicionado para prednisolona (40-60 mg/dia com desmame realizado entre 2-3 meses). Uma revisão sistemática de 32 estudos sobre o tratamento com corticoides sistêmicos na CAG, envolvendo 1.991 pacientes, reportou uma resposta total em 67% dos casos.[20]

Preditores de resposta ao tratamento com corticosteroides

Cerca de um terço dos pacientes falharão ao tratamento com corticosteroides intravenosos e serão denominados "corticorrefratários". Pacientes que não respondem a terapia com corticosteroides entre o dia 3 e 5 deverão ser considerados para "terapia de resgate" ou de segunda linha com infliximabe ou ciclosporina ou até mesmo cirurgia (**Figura 62.1**).[20]

No terceiro dia da admissão, a resposta aos corticosteroides deverá ser mensurada por meio da avaliação da frequência evacuatória e níveis de PCR. Dentre as ferramentas clínicas de estratificação da falha ao tratamento e necessidade de resgate, a mais utilizada é a formulada por Travis *et al.* e conhecida como critério de Oxford. No dia 3 da terapia com corticosteroides, pacientes que apresentarem uma frequência evacuatória acima de oito por dia ou acima de três mais uma PCR acima de 45 mg/dL apresentam um risco de 85% de necessitarem de colectomia durante a internação hospitalar.[21] Naqueles pacientes que obtiveram resposta parcial, o tratamento com corticosteroides venosos pode ser ampliado até o dia 5-7. Em caso de não resposta completa, tratamento medicamentoso de resgate ou cirurgia devem ser consideradas.[7]

Falha na resposta – terapia de resgate

Pacientes com CAG que não melhoram entre 3 e 5 dias de corticoterapia venosa, devem receber infliximabe ou ciclosporina, como tratamento de segunda linha, ou considerar colectomia.[22]

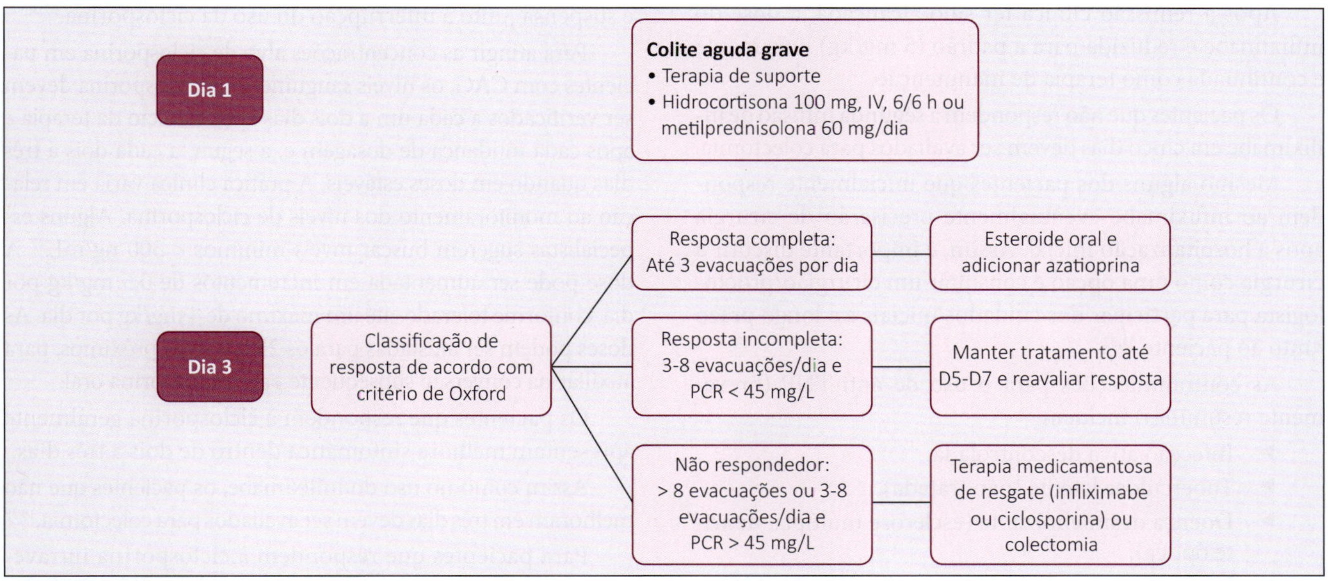

Figura 62.1. Algoritmo para manejo da colite aguda grave.
Fonte: Acervo da autoria.

A escolha entre infliximabe e ciclosporina depende de vários fatores, como as características e comorbidades do paciente (hipertensão, nefropatia), hipersensibilidade ou alergia a um dos componentes das medicações, preferência do paciente e do médico.

Apesar da eficácia e da segurança não serem significativamente diferentes entre as duas medicações, o infliximabe geralmente é escolhido, pois já é rotineiramente prescrito para doença de Crohn e retocolite, portanto os médicos são mais familiarizados com a dosagem, a monitorização e os efeitos adversos em comparação com a ciclosporina, que é usada com menos frequência.[23-27]

Como outras opções menos usadas na prática por falta de maior experiência e estudos mais robustos, temos o tofacitinibe e o tacrolimus. O primeiro é uma pequena molécula oral, inibidora seletiva da JAK, relatada em séries de casos, carente de literatura para estabelecer sua segurança e regime de dosagem neste cenário.[28,29] Já o tacrolimus (FK506) é um inibidor da calcineurina, cujo perfil de efeitos colaterais é semelhante ao da ciclosporina. Ambos são administrados por via oral e têm boa biodisponibilidade. A terapia de resgate com tacrolimus é reconhecida pelas diretrizes da Organização Europeia de Crohn e Colite e pode ser considerada por unidades com experiência em usá-lo.[12]

Infliximabe

Indica-se o infliximabe para a maioria dos pacientes com CAG refratária a glicocorticoides, iniciando-se a indução com a dose padrão (5 mg/kg em 0, 2 e 6 semanas). Os pacientes geralmente demonstram uma resposta clínica (estabilidade hemodinâmica, diminuição das evacuações e do sangramento) em três a cinco dias.

Os pacientes que não respondem à infusão inicial em cinco dias geralmente recebem uma segunda infusão, na dose de 10 mg/kg.[30] Aqueles pacientes que responderem à segunda infusão receberão a terceira, quatro semanas após a segunda dose.

Após a remissão clínica ter sido alcançada, a dose do infliximabe é reduzida para a padrão (5 mg/kg) novamente e continuada como terapia de manutenção.

Os pacientes que não respondem à segunda infusão de infliximabe em cinco dias devem ser avaliados para colectomia.

Mesmo alguns dos pacientes que inicialmente respondem ao infliximabe eventualmente precisarão de cirurgia após a hospitalização inicial. Assim, é importante discutir a cirurgia como uma opção e consultar um cirurgião/proctologista para participar dos cuidados iniciais e a longo prazo junto ao paciente.[31,32]

As contraindicações para o uso de anti-TNF (brevemente resumidas) incluem:

- Infecção ativa descontrolada.
- Tuberculose latente (não tratada).
- Doença desmielinizante (esclerose múltipla, neurite óptica).
- Insuficiência cardíaca (Classes III e IV – NYHA).
- Malignidade.

Inicialmente, mantem-se glicocorticoides intravenosos com a intenção de desmame e retirada posterior.

Ciclosporina

Usamos ciclosporina intravenosa em pacientes selecionados que são refratários a glicocorticoides intravenosos como uma ponte de curto prazo para a terapia com medicação de início mais lento e ação prolongada (imunossupressores – azatioprina ou 6-mercaptopurina).

Mas é contraindicação ao uso da ciclosporina:

- Hipertensão (pressão arterial > 140/90 mmHg).
- Doença renal (creatinina sérica > 1,4 mg/dL).
- Histórico de distúrbios convulsivos.
- Baixo colesterol total sérico (< 120 mg/dL).
- Baixo nível sérico de magnésio.
- Albumina sérica baixa (< 2,3 g/dL).[26]
- Intolerância prévia ou falha da terapia imunomoduladora (azatioprina).
- Falha prévia de agente biológico (infliximabe).[33]
- Incapacidade de cumprir os requisitos de dosagem e monitoramento durante o uso de ciclosporina.

Para pacientes sem contraindicações, normalmente iniciamos uma dose de 2 mg/kg por via intravenosa diariamente (em duas doses divididas), pois essa dose é eficaz e está associada a menos toxicidade em comparação com uma dose mais alta (4 mg/kg).[34,35]

Os efeitos colaterais e as interações medicamentosas com a ciclosporina são comuns e alguns podem ser fatais. Assim, os pacientes que recebem terapia devem ser cuidadosamente monitorados quanto a anormalidades eletrolíticas, nefrotoxicidade, hipertensão, neurotoxicidade e infecções.

É necessária profilaxia contra pneumonia por *Pneumocystis durante a terapia tripla (corticoide, imunossupressor e ciclosporina).* O uso de sulfametoxazol e trimetoprim deve ser iniciado, mantido por pelo menos 3 meses e suspensa junto à interrupção do uso da ciclosporina.[32,36]

Para atingir as concentrações alvo de ciclosporina em pacientes com CAG, os níveis sanguíneos de ciclosporina devem ser verificados a cada um a dois dias após o início da terapia e após cada mudança de dosagem e, a seguir, a cada dois a três dias quando em doses estáveis. A prática clínica varia em relação ao monitoramento dos níveis de ciclosporina. Alguns especialistas sugerem buscar níveis mínimos < 300 ng/mL.[37] A dose pode ser aumentada em incrementos de 0,5 mg/kg por dia, conforme tolerado, até um máximo de 4 mg/kg por dia. As doses podem ser ajustadas para os 25 mg mais próximos, para auxiliar na conversão subsequente para ciclosporina oral.

Os pacientes que respondem à ciclosporina geralmente apresentam melhora sintomática dentro de dois a três dias.

Assim como no uso do infliximabe, os pacientes que não melhoram em três dias devem ser avaliados para colectomia.[15,38]

Para pacientes que respondem à ciclosporina intravenosa, a conversão para ciclosporina oral modificada (uma formulação em microemulsão) é calculada dobrando a dose intravenosa que levou a níveis adequados, administrada em doses divididas com 12 horas de intervalo. Por exemplo, os pacientes que tiveram uma boa resposta em níveis de 4 mg/kg por dia de ciclosporina intravenosa seriam convertidos para 8 mg/kg por dia de ciclosporina oral modificada e administrada em 4 mg/kg a cada 12 horas. O estado estacionário (equilíbrio entre a quantidade de medicamento administrado e a quantidade eliminada durante o intervalo de doses) é alcançado após a terceira dose; os níveis mínimos são verificados imediatamente antes da quarta dose, com um nível-alvo de 200 a 300 ng/mL. Níveis de ciclosporina < 200 ng/mL foram associados à perda de resposta.[37]

Assim como no caso da escolha por infliximabe, mantem-se glicocorticoides intravenosos inicialmente, com a intenção de desmame e retirada posterior.

Cirurgia

Para pacientes com CAG grave que não respondem a glicocorticoides intravenosos e terapia anti-TNF ou ciclosporina, a cirurgia (colectomia abdominal total com ileostomia terminal) é indicada.

Os pacientes que desenvolvem uma ou mais complicações com risco de morte (perfuração colônica, megacólon tóxico ou hematoquezia grave com instabilidade hemodinâmica) requerem cirurgia de urgência.

Atrasar a cirurgia em pacientes refratários ou em desenvolvimento de instabilidade clínica pode levar ao risco de resultados adversos, incluindo morte.[39-41] Isso reforça a importância do planejamento de contingência.

Complicações

Colite fulminante

Pacientes com CAG podem progredir para ou abrir o quadro com colite fulminante. O tratamento de pacientes com colite fulminante é semelhante ao tratamento de pacientes com CAG com as seguintes adições:

- Os pacientes com colite fulminante geralmente são monitorados em um ambiente de cuidados intensivos, com seus sinais vitais acompanhados e exame físico a cada quatro a seis horas para avaliar sinais de peritonite. Um hemograma completo, eletrólitos séricos, albumina sérica, testes bioquímicos hepáticos e PCR são verificados a cada 12 a 24 horas.
- O manejo inicial de pacientes com colite fulminante inclui repouso intestinal (dieta zero), hidratação venosa, antibióticos de amplo espectro, além de glicocorticoides intravenosos.
- Os pacientes que não respondem ao tratamento inicial com corticoides em três dias são tratados com infliximabe ou ciclosporina. Se o paciente não responder aos tratamentos de segunda linha em três dias, a colectomia geralmente é indicada.

Megacólon tóxico

O megacólon tóxico é uma complicação potencialmente letal da DII, especialmente a RCU, caracterizada por dilatação colônica não obstrutiva mais toxicidade sistêmica.

Perfuração colônica

Pacientes com RCU que desenvolvem perfuração colônica requerem colectomia, embora essa complicação seja rara.

Critérios para alta

A maioria dos pacientes com CAG apresenta melhora sintomática após receber tratamento medicamentoso de primeira ou segunda linha (glicocorticoides intravenosos com ou sem um agente de segunda linha –infliximabe ou ciclosporina).

Os pacientes hospitalizados são reavaliados diariamente para determinar se são elegíveis para receber alta. Embora alcançar a remissão clínica não seja um requisito, os pacientes devem atender a todos os critérios listados abaixo antes de receberem alta hospitalar:

- Normalização dos sinais vitais (resolução da febre, taquicardia ou hipotensão).
- Menos 6 evacuações por dia com ou sem pequenas quantidades de sangue a cada evacuação.
- Resolução da dor abdominal intensa.
- Tolerância à dieta oral.

Referências bibliográficas

1. Magro F, Gionchetti P, Eliakim R, Ardizzone S, Armuzzi A, Barreiro-de Acosta M, et al. Third European Evidence-based Consensus on Diagnosis and Management of Ulcerative Colitis. Part 1: Definitions, Diagnosis, Extra-intestinal Manifestations, Pregnancy, Cancer Surveillance, Surgery, and Ileo-anal Pouch Disorders. J Crohns Colitis. 2017;11(6):649-670.
2. de Souza HS, Fiocchi C. Immunopathogenesis of IBD: current state of the art. Nat Rev Gastroenterol Hepatol 2016;13:13-27.
3. Dinesen LC, Walsh AJ, Protic MN, Heap G, Cummings F, Warren BF, et al. The pattern and outcome of acute severe colitis. J Crohns Colitis. 2010;4(4):431-7.
4. Aratari A, Papi C, Clemente V, Moretti A, Luchetti R, Koch M, Capurso L, Caprilli R. Colectomy rate in acute severe ulcerative colitis in the infliximab era. Dig Liver Dis. 2008;40(10):821-6.
5. Lynch RW, Lowe D, Protheroe A, Driscoll R, Rhodes JM, Arnott ID. Outcomes of rescue therapy in acute severe ulcerative colitis: data from the United Kingdom inflammatory bowel disease audit. Aliment Pharmacol Ther. 2013;38(8):935-45.
6. Jain S, Kedia S, Sethi T, et al. Predictors of long-term outcomes in patients with acute severe colitis: a northern Indian cohort study. J Gastroenterol Hepatol 2018;33:615-22.
7. Kedia S, Ahuja V, Tandon R. Management of acute severe ulcerative colitis. World J Gastrointest Pathophysiol. 2014;5(4):579-88.
8. Truelove SC, Witts LJ. Cortisone in ulcerative colitis; final report on a therapeutic trial. Br Med J 1955;2:1041-8.
9. Jain S, Ahuja V, Limdi JK. Optimal management of acute severe ulcerative colitis. Postgrad Med J. 2019;95(1119):32-40.
10. Chen JH, Andrews JM, Kariyawasam V, Moran N, Gounder P, Collins G, et al. Review article: acute severe ulcerative colitis -

evidence-based consensus statements. Aliment Pharmacol Ther. 2016;44(2):127-44.

11. Dignass AU, Gasche C, Bettenworth D, Birgegård G, Danese S, Gisbert JP, et al. European consensus on the diagnosis and management of iron deficiency and anaemia in inflammatory bowel diseases. J Crohns Colitis. 2015;9(3):211-22.
12. Harbord M, Eliakim R, Bettenworth D, Karmiris K, Katsanos K, Kopylov U, et al. Third European Evidence-based Consensus on Diagnosis and Management of Ulcerative Colitis. Part 2: Current Management. J Crohns Colitis. 2017;11(7):769-784.
13. Mantzaris GJ, Petraki K, Archavlis E, Amberiadis P, Kourtessas D, Christidou A, et al. A prospective randomized controlled trial of intravenous ciprofloxacin as an adjunct to corticosteroids in acute, severe ulcerative colitis. Scand J Gastroenterol. 2001;36(9):971-4.
14. Mantzaris GJ, Hatzis A, Kontogiannis P, Triadaphyllou G. Intravenous tobramycin and metronidazole as an adjunct to corticosteroids in acute, severe ulcerative colitis. Am J Gastroenterol. 1994;89(1):43-6.
15. Mantzaris GJ, Archavlis E, Christoforidis P, Kourtessas D, Amberiadis P, Florakis N, et al. A prospective randomized controlled trial of oral ciprofloxacin in acute ulcerative colitis. Am J Gastroenterol. 1997;92(3):454-6.
16. Grainge MJ, West J, Card TR. Venous thromboembolism during active disease and remission in inflammatory bowel disease: a cohort study. The Lancet 2010;375:657-63.
17. Kappelman MD, Horvath-Puho E, Sandler RS, Rubin DT, Ullman TA, Pedersen L, et al. Thromboembolic risk among Danish children and adults with inflammatory bowel diseases: a population-based nationwide study. Gut. 2011;60(7):937-43.
18. Nguyen GC, Sam J. Rising prevalence of venous thromboembolism and its impact on mortality among hospitalized inflammatory bowel disease patients. Am J Gastroenterol 2008;103:2272-80.
19. Shen J, Ran ZH, Tong JL, Xiao SD. Meta-analysis: The utility and safety of heparin in the treatment of active ulcerative colitis. Aliment Pharmacol Ther. 2007;26(5):653-63.
20. Turner D, Walsh CM, Steinhart AH, Griffiths AM. Response to corticosteroids in severe ulcerative colitis: a systematic review of the literature and a meta-regression. Clin Gastroenterol Hepatol. 2007;5(1):103-10.
21. Travis SP, Farrant JM, Ricketts C, Nolan DJ, Mortensen NM, Kettlewell MG, et al. Predicting outcome in severe ulcerative colitis. Gut. 1996;38(6):905-10.
22. Feuerstein JD, Isaacs KL, Schneider Y, Siddique SM, Falck-Ytter Y, Singh S et al. AGA Clinical Practice Guidelines on the Management of Moderate to Severe Ulcerative Colitis. Gastroenterology. 2020;158(5):1450-1461.
23. Laharie D, Bourreille A, Branche J, Allez M, Bouhnik Y, Filippi J, et al. Ciclosporin versus infliximab in patients with severe ulcerative colitis refractory to intravenous steroids: a parallel, open-label randomised controlled trial. Lancet. 2012;380(9857):1909-15.
24. Ordás I, Domènech E, Mañosa M, García-Sánchez V, Iglesias-Flores E, Peñalva M, et al. Long-Term Efficacy and Safety of Cyclosporine in a Cohort of Steroid-Refractory Acute Severe Ulcerative Colitis Patients from the ENEIDA Registry (1989-2013): A Nationwide Multicenter Study. Am J Gastroenterol. 2017;112(11):1709-1718..
25. Seagrove AC, Alam MF, Alrubaiy L, Cheung WY, Clement C, Cohen D, et al. Randomised controlled trial. Comparison Of iNfliximab and ciclosporin in STeroid Resistant Ulcerative Colitis: Trial design and protocol (CONSTRUCT). BMJ Open. 2014;4(4):e005091.
26. Laharie D, Bourreille A, Branche J, Allez M, Bouhnik Y, Filippi J, et al. Long-term outcome of patients with steroid-refractory acute severe UC treated with ciclosporin or infliximab. Gut. 2018;67(2):237-243.
27. Song EM, Oh EH, Hwang SW, Park SH, Yang DH, Byeon JS, et al. Comparison of outcomes of cyclosporine A and infliximab for steroid-refractory acute severe ulcerative colitis. J Gastroenterol Hepatol. 2021;36(9):2463-2470.
28. Berinstein JA, Steiner CA, Regal RE, Allen JI, Kinnucan JAR, Stidham RW, et al. Efficacy of Induction Therapy With High-Intensity Tofacitinib in 4 Patients With Acute Severe Ulcerative Colitis. Clin Gastroenterol Hepatol. 2019;17(5):988-990.e1.
29. Berinstein JA, Sheehan JL, Dias M, Berinstein EM, Steiner CA, Johnson LA, et al. Tofacitinib for Biologic-Experienced Hospitalized Patients With Acute Severe Ulcerative Colitis: A Retrospective Case-Control Study. Clin Gastroenterol Hepatol. 2021;19(10):2112-2120.e1.
30. Hindryckx P, Novak G, Vande Casteele N, Laukens D, Parker C, Shackelton LM, et al. Review article: dose optimisation of infliximab for acute severe ulcerative colitis. Aliment Pharmacol Ther. 2017;45(5):617-630.
31. Faubion WA Jr, Loftus EV Jr, Harmsen WS, Zinsmeister AR, Sandborn WJ. The natural history of corticosteroid therapy for inflammatory bowel disease: a population-based study. Gastroenterology. 2001;121(2):255-60.
32. Farraye FA, Melmed GY, Lichtenstein GR, Kane SV. ACG Clinical Guideline: Preventive Care in Inflammatory Bowel Disease. Am J Gastroenterol. 2017;112(2):241-258.
33. Maser EA, Deconda D, Lichtiger S, Ullman T, Present DH, Kornbluth A. Cyclosporine and infliximab as rescue therapy for each other in patients with steroid-refractory ulcerative colitis. Clin Gastroenterol Hepatol. 2008;6(10):1112-6.
34. Van Assche G, D'Haens G, Noman M, Vermeire S, Hiele M, Asnong K, et al. Randomized, double-blind comparison of 4 mg/kg versus 2 mg/kg intravenous cyclosporine in severe ulcerative colitis. Gastroenterology. 2003;125(4):1025-31.
35. Rayner CK, McCormack G, Emmanuel AV, Kamm MA. Long-term results of low-dose intravenous ciclosporin for acute severe ulcerative colitis. Aliment Pharmacol Ther 2003;18:303-8.
36. Rahier JF, Magro F, Abreu C, Armuzzi A, Ben-Horin S, Chowers Y, et al. Second European evidence-based consensus on the prevention, diagnosis and management of opportunistic infections in inflammatory bowel disease. J Crohns Colitis. 2014;8(6):443-68.
37. Cohen RD, Stein R, Hanauer SB. Intravenous cyclosporin in ulcerative colitis: a five-yearexperience. Am J Gastroenterol 1999; 94:1587-92.
38. Saito K, Katsuno T, Nakagawa T, Saito M, Sazuka S, Sato T, et al. Predictive factors of response to intravenous ciclosporin in severe ulcerative colitis: the development of a novel prediction formula. Aliment Pharmacol Ther. 2012;36(8):744-54.
39. Roberts SE, Williams JG, Yeates D, Goldacre MJ. Mortality in patients with and without colectomy admitted to hospital for ulcerative colitis and Crohn's disease: record linkage studies. BMJ. 2007;335(7628):1033.
40. Singh S, Al-Darmaki A, Frolkis AD, Seow CH, Leung Y, Novak KL, et al. Postoperative Mortality Among Patients With Inflammatory Bowel Diseases: A Systematic Review and Meta-analysis of Population-Based Studies. Gastroenterology. 2015;149(4):928-37.
41. Randall J, Singh B, Warren BF, Travis SP, Mortensen NJ, George BD. Delayed surgery for acute severe colitis is associated with increased risk of postoperative complications. Br J Surg. 2010;97(3):404-9.

capítulo 63

Diarreia no Paciente Gravemente Enfermo

Sergio Henrique Loss

Destaques

- Diarreia é prevalente na terapia intensiva e pode refletir disfunção intestinal.
- Diarreia determina prejuízos psicológicos, lesões cutâneas, desidratação, anormalidades eletrolíticas, desnutrição, morbidades e maiores custos.
- Pode ser prevenida.
- Algoritmos de tratamento podem contribuir para o manejo desta complicação.

Introdução

Nutrição enteral é prevalente como recurso terapêutico no doente crítico e quando exequível tem relação com melhores desfechos.[1] Esta população frequentemente manifesta disfunção do trato digestivo, o que inclui distensão e/ou dor abdominal, hipertensão intra-abdominal, constipação, diarreia, sangramento digestivo, ou uma combinação destes elementos.[2] A diarreia é muito comum na ocorrência de disfunção intestinal, com incidência de até 95% dos casos.[3] Diferente de outros órgãos ou sistemas que podem ter disfunção detectada, quantificada e acompanhada por ferramentas específicas, como o escore SOFA (*Sequential Organ Failure Assessment*), a disfunção intestinal não compõe tais ferramentas e é frequentemente subvalorizada e subdimensionada pela equipe assistencial. Felizmente, esforços têm sido direcionados a essa necessidade e escores de disfunção têm sido propostos, como o escore GIF (*Gastrointestinal Failure*); (**Tabela 63.1**).[4] A inclusão no escore SOFA de elementos associados a disfunção intestinal aumenta o rendimento do escore de disfunção multiorgânica.[4,5] Assim, é bem comum culparmos a dieta administrada usualmente por meio de uma sonda de alimentação como a causa da diarreia e instituirmos pausas de alimentação.

A diarreia aumenta o sofrimento do paciente, pode perturbar o sono, trazer prejuízos psicológicos, determinar lesões cutâneas, desidratação, anormalidades eletrolíticas, infecção de dispositivos intravenosos inseridos em vasos próximos ao períneo e desnutrição, além de consumir importante tempo da enfermagem e elevar custos.[6,7]

Diarreia como disfunção intestinal é associada a aumento de mortalidade no doente crítico[8] e, portanto, não deveria ser encarada como um elemento "esperado e frequente" do doente grave, de maneira que atenção específica e esforços para compreensão de sua causa e instituição de medidas de controle deveriam ser alguns dos principais objetivos da equipe assistencial.

Tabela 63.1. Escore GIF (*gastrointestinal failure*)[4]

Pontos	Sintomas	Mortalidade UTI (%)
0	Função gastrointestinal normal	5%
1	Dose de calorias inferior a 50% do planejado, nos primeiros 3 dias	11%
2	Intolerância à alimentação por vômitos, distensão, diarreia profusa ou HIA	21%
3	Intolerância à alimentação e HIA	55%*
4	Síndrome compartimental do abdome	

GIF: *gastrointestinal failure*; HIA: hipertensão intra-abdominal, definida como pressão intra-abdominal maior que 12 mmHg. Síndrome compartimental: pressão intra-abdominal sustentadamente maior que 20 mmHg associado ao surgimento de nova disfunção orgânica. * 3 ou 4 pontos.

Fonte: Adaptada de Reintam A, Parm P, Kitus R, Starkopf J, Kern H. Gastrointestinal failure score in critically ill patients: a prospective observational study. Crit Care 2008;12:R90.

Definição

Ao longo do tempo surgiram várias definições de diarreia, tornando difícil abordar e estudar disfunção intestinal sob um amplo leque conceitual. Propostas mais antigas de definição usando medida de densidade fecal ou utilização de complexa ferramenta demonstraram ser pouco práticas e de difícil execução, tendo sido abandonadas.[9] Propostas mais realísticas[9-12] (e portando com maior consenso) definem diarreia a partir da frequência (três ou mais evacuações), volume ao longo de 24 horas (mais que 250 mL por dia) ou peso das fezes (mais que 200-300 g em 24 horas), o que necessariamente não se associa obrigatoriamente com fezes líquidas.

Fisiopatogenia

A diarreia no doente crítico tem muitas causas, sendo que infecção não é a causa mais prevalente.[6,7] Como veremos a seguir, infecção intestinal gerando diarreia no doente crítico determinará diarreia secretora e/ou motora (e infecção por *Clostridium difficile* deve ser excluída neste contexto).[10] Do ponto de vista fisiopatológico podemos dizer que há quatro mecanismos básicos que isolados ou combinadamente causam diarreia. O primeiro deles pode ocorrer por efeito osmótico que alguma droga ou alimento gera na luz intestinal, determinando acúmulo local de água e aumento do conteúdo hídrico fecal. Aqui também poderiam ser incluído os quadros de má absorção, como insuficiência exócrina do pâncreas, intolerância à lactose e ao glúten. A segunda é chamada motora e se caracteriza por reduzida área de contato ou hipermotilidade intestinal. A diarreia tipo exsudativa se caracteriza por descamação celular e/ou de membranas necróticas do epitélio digestivo. Por fim, a diarreia secretora se caracteriza por reduzida absorção ou aumentada secreção de eletrólitos.[9-11] O **Quadro 63.1** resume as mais frequentes causas e o mecanismo fisiopatológico envolvido na diarreia. A prática de medir a concentração de eletrólitos nas fezes (sódio e potássio) pode ajudar na distinção do mecanismo da diarreia. O **Quadro 63.2** traz as principais causas de diarreia de acordo com cenários clínicos, medicamentos e dietas.[9,13]

Quadro 63.1. Mecanismos de diarreia e principais causa

Mecanismo	Características	Exemplos
Osmótico	Ingestão de soluto não ou pouco absorvível; volume de fezes < 1 L/dia; melhor da diarreia com pausa alimentar; sódio e potássio fecais normais	Dieta hiperosmolar; acarbose; lactulose
Motor	Hipermotilidade; rápido trânsito intestinal e pouco tempo de exposição do conteúdo luminal ao epitélio digestivo	Metoclopramida, eritromicina, bromoprida (aumento da peristalse); ressecção intestinal; perda da válvula ileocecal; doença intestinal inflamatória; disfunção psiquiátrica (estresse, medo e ansiedade)
Má absorção	Deficiência de enzimas digestivas; intolerância ao glúten (compartilha características da diarreia osmótica)	Intolerância a alimentos que contém glúten; insuficiência exócrina do pâncreas; intolerância à lactose
Secretor e exsudativo	Aumento da secreção pelo epitélio de água e eletrólitos; aumento da motilidade intestinal; persiste mesmo com jejum; copiosa (> 1 L/dia)	Infecção; antibióticos; (alteração do bioma); doença inflamatória intestinal; neoplasia de cólon; colite isquêmica; colite actínica; tumores neuroendócrinos

Fonte: Desenvolvido pela autoria.

Quadro 63.2. Causas comuns de diarreia no doente crítico

Drogas	Infecção	Morbidades	Hormonais	Dieta
Antibióticos	*Clostridium*	TU Neuroendócrinos	Hipertireoidismo	> Osmolalidade
BBP	Outras bactérias	Isquemia intestinal	Zollinger-Elisson	> Gordura
Procinéticos*	Viral	Hipoalbuminemia	DM (disautonomia)	< Sódio
Metformina	Fungo	DII		Infusão em *bolus*
Acarbose	Parasitas	IEP		Infusão < T
Sorbitol**		Alterações biliares****		
Magnésio		DMOS		
Fosfato				
UTI***				

BBP: bloqueador da bomba de prótons; TU: tumores; DII: doença inflamatória intestinal; IEP: insuficiência pancreática exócrina; DM: diabete melito; DMOS: disfunção múltipla de órgãos e sistema; > e <: maior e menor ou aumentado e diminuído; T: temperatura; *metoclopramida, bromoprida, eritromicina; **como veículo; ***drogas usadas corriqueiramente em UTI, como vasopressores e opioides (podem causar diarreia ou constipação); ****alterações na secreção biliar.

Fonte: Desenvolvido pela autoria.

Prevenção

Visto que a diarreia está associada a sofrimento, custos elevados, longa permanência e maior mortalidade em doentes críticos, a prevenção é recomendada. Possivelmente a pronta ressuscitação hemodinâmica dos doentes com hipoperfusão, manejo adequado de antibióticos, balanço hídrico mais neutro e precoce suporte nutricional por via enteral se associem com um bioma intestinal mais saudável e um epitélio digestivo trófico, não demasiadamente secretor nem excessivamente exsudativo.[1] Edema não é cosmético nesta população e no trato digestório pode aumentar pressão intra-abdominal, diminuir motilidade, alterar permeabilidade e diluir enzimas digestivas.[14,15] O uso de fibra solúvel (especialmente goma guar e pectina) é recomendado assim que o paciente estiver ressuscitado e mais estável.[10,12,16] Igualmente, o reconhecimento de fármacos potencialmente deletérios à normal função intestinal é fundamental, incluindo procinéticos, inibidores da bomba de prótons e bloqueadores histamínicos.[11] Importante assegurar que os doentes não sejam expostos a tempos prolongados (e desnecessários) de antibióticos (cursos de até 7 dias são geralmente suficientes; tempos maiores são necessários em casos específicos),[17,18] vasopressor e analgésicos opiáceos (podem determinar alterações qualitativas no bioma intestinal).[19] Práticas corriqueiras como manter vasopressor em baixa dose para pacientes com pressão arterial média "limítrofe", mas sem evidência de hipoperfusão, deveriam ser revisadas. Estes aspectos estão esquematizados na **Figura 63.1**.

Tratamento

Manejo da diarreia está esquematizado na **Figura 63.2**. A prevenção é estratégia fundamental a esta população, embora, devido a natureza dinâmica da evolução do doente crítico, nem sempre é possível proceder conforme um planejamento inicial preventivo de diarreia. Isto é especialmente válido para prescrição de antibióticos, ressuscitação hemodinâmica e sedação/analgesia. Para aumentar o sucesso do tratamento é fundamental entender o mecanismo da diarreia (osmótica, motora, secretora e exsudativa) e assim tornar a terapia mais específica. Assim, uma diarreia infecciosa (secretora) terá uma abordagem distinta de uma diarreia osmótica. A osmolalidade fecal subtraída da soma das concentrações fecais de sódio e potássio multiplicado por 2, determina o *gap* osmótico fecal, e pode ajudar a separar diarreia secretora de osmótica. Osmolalidade fecal pode ser medida (o que seria o ideal), mas pode ser considerada como algo em torno de 290 mosmol. Assim tem-se a equação:

$$Gap \text{ osmótico fecal} = \text{osmolalidade fecal} - (2 \times [Na + K]_{fecal})$$

Valores de 50-100 sugerem mecanismo secretor e valores mais elevados sugerem mecanismo osmótico.[20] É necessário a revisão da dieta e da prescrição para a exclusão de itens da terapia que determinem diarreia osmótica (dieta de elevada osmolalidade, lactulose, acarbose, antiácidos contendo magnésio, medicamentos contendo fosfato, sorbitol), além de checar intolerância à lactose ou insuficiência exócrina do pâncreas. Evidentemente, se caracterizada inadequação da secreção pancreática ou biliar, o tratamento passa pela reposição de enzimas pancreáticas ou uso de sequestradores de sais biliares, além da redução da quantidade de gordura dietética.

A dosagem de elastase fecal com a identificação de um valor abaixo de 200 μ/g sugere insuficiência pancreática (valores abaixo de 100 μ/g são considerados mais específicos). A dose de enzimas pancreáticas (lipase) em doentes críticos com insuficiência exócrina do pâncreas oscila entre 500 e

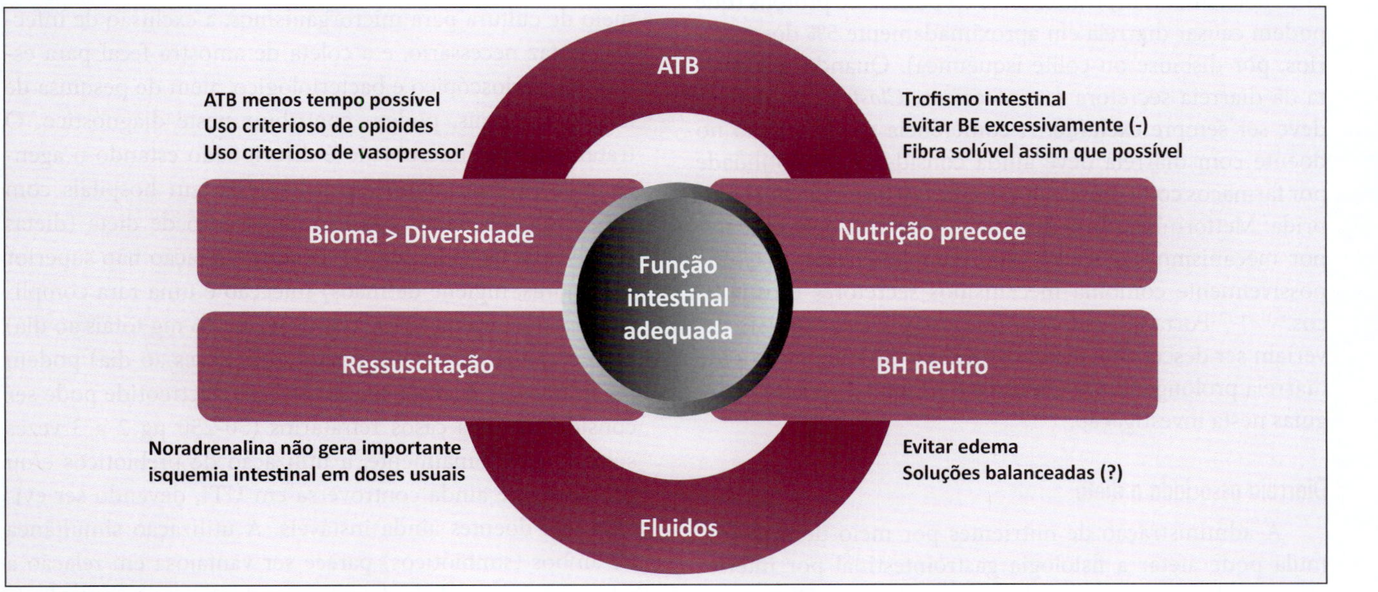

Figura 63.1. Tratamentos e complicações no doente crítico que podem alterar a função intestinal.
ATB: antibiótico(s); BH: balanço hídrico.
Fonte: Acervo da autoria.

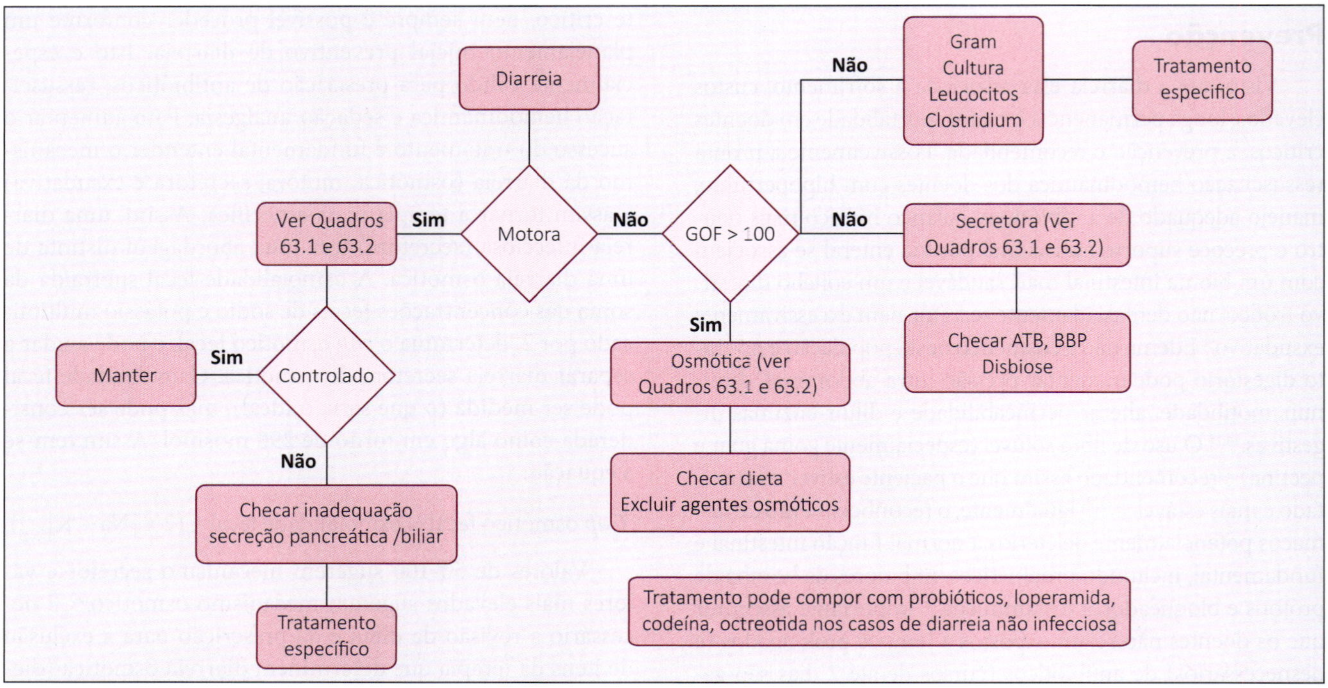

Figura 63.2. Diagrama para o tratamento de diarreia (detalhes de cada passo no texto).

GOF: *gap* osmótico fecal; ATB: antibiótico(s); BBP: bloqueador de bomba de prótons.

Fonte: Desenvolvido pela autoria.

4.000 unidades internacionais (UI) para cada grama de gordura consumida. Se o doente é alimentado por uma sonda, uma dose diária inicial de 1.000 UI pode ser administrada para cada grama de gordura fornecida. Se a suplementação parecer ineficaz recomenda-se a administração de dose mais alta. É muito importante que a equipe administre lipase de acordo com recomendações que normatizam diluição, cuidados com a sonda e intervalos adequados. No caso de diarreia secretora, a checagem da prescrição também busca causadores potenciais, como antibióticos (e a disbiose que estes determinaram) e inibidores da bomba de prótons (que podem causar diarreia em aproximadamente 5% dos usuários, por disbiose ou colite isquêmica). Quando a suspeita da diarreia secretora for infecciosa, *Clostridium difficile* deve ser sempre excluído. A conferência da prescrição no doente com diarreia deve ainda considerar dismotilidade por fármacos como metoclopramida, eritromicina e bromoprida. Metformina causa diarreia em até 62% dos pacientes por mecanismo não esclarecido completamente, mas que possivelmente combina mecanismos secretores e osmóticos.[9-11,21-27] Portanto, e dentro do possível, estas drogas deveriam ser descontinuadas/substituídas em um contexto de diarreia prolongada. Os **Quadros 63.1 e 63.2** servem como guias nesta investigação.

Diarreia associada a dieta

A administração de nutrientes por meio de uma fórmula pode afetar a fisiologia gastrointestinal por interferência na biota intestinal e determinar diarreia. Outrossim, a baixa temperatura da fórmula, elevada velocidade (*bolus*), elevada osmolalidade, a ausência de fibra, presença de FODMAPs (*Fermentable Oligosaccharides, Disaccharides, Monosaccharides, and Polyols* – carboidratos de cadeia curta que são mal absorvidos) e alta densidade calórica podem estar ligados ao seu surgimento. Assim, pacientes com diarreia que não melhoram com a retirada de fármacos potencialmente causadores ou com ajustes na velocidade de administração e temperatura da fórmula usada, deveriam trocar a fórmula para alguma de menor osmolalidade, com fibra solúvel, sem FODMAPs e com menor densidade calórica. Obviamente, sendo uma bolsa com nutrientes um meio de cultura para microrganismos, a exclusão de infecção se faz necessário, e a coleta de amostra fecal para estudo bacterioscópico e bacteriológico, além de pesquisa de leucócitos fecais, podem contribuir neste diagnóstico. O tratamento antimicrobiano é direcionado estando o agente infeccioso determinado. Felizmente em hospitais com processos adequados para administração de dieta (dietas em sistema fechado, tempo de administração não superior a 24 horas, higiene de mãos) infecção é uma rara complicação. Loperamida (2 mg por dose, até 16 mg totais ao dia) e/ou codeína (30-60 mg uma a duas vezes ao dia) podem ser utilizados na ausência de infecção. Octreotide pode ser considerado nos casos refratários (50-250 μg 2 a 3 vezes subcutâneo). Finalmente, a utilização de prebióticos e/ou probióticos é ainda controversa em UTI, devendo ser evitada nos doentes ainda instáveis. A utilização simultânea de ambos (simbióticos) parece ser vantajosa em relação a administração isolada de pré ou probióticos no controle de diarreia, enquanto probióticos parece ser superior na prevenção de infecções nosocomiais.[7,10-12,16,28,29]

Diarreia por *Clostridium difficile*

Infecção por *Clostridium difficile* (ICD) é linearmente dependente da agressividade no tratamento de síndromes infecciosas de doentes críticos e vem aumentando nos últimos anos. A utilização de combinação de antibióticos de amplo espectro em doentes graves paradoxalmente promove alterações qualitativas e quantitativas do bioma intestinal (disbiose) e a partir disto ICD. Outro item comum nas prescrições em UTI é BBP que também tem sido relacionado a esta infecção. A abordagem neste cenário é descontinuar a terapia antimicrobiana sistêmica o quanto antes e uso de vancomicina (125 mg 4 vezes por 10 dias) ou fidaxomicina 200 mg 2 vezes por 10 dias) enterais. Alternativamente, pode se usar metronidazol enteral (500 mg 3 vezes por 10 dias). Um segundo curso pode ser tentado na recorrência. O transplante fecal é controverso, devendo ser considerado na terceira recorrência e em consultoria com especialista (gastroenterologista ou nutrólogo).[30,31]

Conclusão

A diarreia é uma complicação frequente dos doentes críticos, de etiologia diversa e de difícil controle. Traz sofrimento, morbidades e se associa a um contexto de maior mortalidade. Esforços devem ser feitos para sua prevenção e processos e protocolos institucionais certamente contribuirão para uma maior agilidade no reconhecimento do mecanismo subjacente e tratamento. Uma equipe especializada em terapia nutricional certamente aumentará a chance de sucesso na prevenção e controle.

Referências bibliográficas

1. Loss SH, Franzosi OS, Nunes DSL, Teixeira C, Viana LV. Seven Deadly Sins of Nutrition Therapy in Critically Ill Patients. Nutr Clin Pract. 2019;35:205-210.
2. Reintam Blaser A, Malbrain ML, Starkopf J, Fruhwald S, Jakob SM, De Waele J, et al. Gastrointestinal function in intensive care patients: terminology, definitions and management. Recommendations of the ESICM Working Group on Abdominal Problems. Intensive Care Med. 2012;38:384-94.
3. McClave SA, Taylor BE, Martindale RG, Warren MM, Johnson DR, Braunschweig C, et al. Guidelines for the Provision and Assessment of Nutrition Support Therapy in the Adult Critically Ill Patient: Society of Critical Care Medicine (SCCM) and American Society for Parenteral and Enteral Nutrition (A.S.P.E.N.). JPEN J Parenter Enteral Nutr. 2016;40:159-211.
4. Reintam A, Parm P, Kitus R, Starkopf J, Kern H. Gastrointestinal failure score in critically ill patients: a prospective observational study. Crit Care. 2008;12:R90.
5. Aperstein Y, Cohen L, Bendavid I, Cohen J, Grozovsky E, Rotem T, et al. Improved ICU mortality prediction based on SOFA scores and gastrointestinal parameters. PLoS One. 2019;14:e0222599.
6. Dionne JC, Sullivan K, Mbuagbaw L, Takaoka A, Duan EH, Alhazzani W, et al. Diarrhoea: interventions, consequences and epidemiology in the intensive care unit (DICE-ICU): a protocol for a prospective multicentre cohort study. BMJ open. 2019;9:e028237.
7. Murali M, Ly C, Tirlapur N, Montgomery HE, Cooper JA, Wilson AP. Diarrhoea in critical care is rarely infective in origin, associated with increased length of stay and higher mortality. J Intensive Care Soc. 2020;21(1):72-78.
8. Padar M, Starkopf J, Uusvel G, Reintam Blaser A. Gastrointestinal failure affects outcome of intensive care. J Crit Care. 2019;52:103-8.
9. Ferrie S. Managing diarrhea during enteral feeding in ICU. In: Rajendram R, Preedy VR, Patel VB, eds. Diet and Nutrition in Critical Care. New York: Springer; 2015. p. 1647-4.
10. Wiesen P, Van Gossum A, Preiser JC. Diarrhoea in the critically ill. Curr Opin Crit Care. 2006;12:149-54.
11. Reintam Blaser A, Deane AM, Fruhwald S. Diarrhoea in the critically ill. Curr Opin Crit Care. 2015;21:142-53.
12. Chen W, Chen J, Lin B. An overview of diarrhea in ICU patients receiving enteral nutrition. Int J Clin Exp Me. 2019;12:11893-7.
13. Ukleja A. Altered GI motility in critically Ill patients: current understanding of pathophysiology, clinical impact, and diagnostic approach. Nutr Clin Pract. 2010;25:16-25.
14. Atasever AG, Ozcan PE, Kasali K, Abdullah T, Orhun G. The frequency, risk factors, and complications of gastrointestinal dysfunction during enteral nutrition in critically ill patients. Ther Clin Risk Manag. 2018;14:385-91.
15. Claure-Del Granado R, Mehta RL. Fluid overload in the ICU: evaluation and management. BMC Nephrol. 2016;17:109.
16. Rushdi TA, Pichard C, Khater YH. Control of diarrhea by fiber-enriched diet in ICU patients on enteral nutrition: a prospective randomized controlled trial. Clin Nutr. 2004;23:1344-52.
17. Jia R, Jia L. Advances in antibiotic therapy in the critically ill. Crit Care. 2016;20:393.
18. Khilnani GC, Zirpe K, Hadda V, Mehta Y, Madan K, Kulkarni A, et al. Guidelines for Antibiotic Prescription in Intensive Care Unit. Indian J Crit Care Med. 2019;23:S1-S63.
19. Schuijt TJ, van der Poll T, de Vos WM, Wiersinga WJ. The intestinal microbiota and host immune interactions in the critically ill. Trends Microbiol. 2013;21:221-9.
20. Shiau YF, Feldman GM, Resnick MA, Coff PM. Stool electrolyte and osmolality measurements in the evaluation of diarrheal disorders. Ann Intern Med. 1985;102:773-5.
21. Shimura S, Hamamoto N, Yoshino N, Kushiyama Y, Fujishiro H, Komazawa Y, et al. Diarrhea caused by proton pump inhibitor administration: comparisons among lansoprazole, rabeprazole, and omeprazole. Curr Ther Res Clin Exp. 2012;73:112-20.
22. Rena G, Hardie DG, Pearson ER. The mechanisms of action of metformin. Diabetologia. 2017;60:1577-85.
23. Fatima M, Sadeeqa S, Nazir SUR. Metformin and its gastrointestinal problems: A review. Biomed Res. 2018;29:2285-9.
24. Camilleri M. Bile Acid diarrhea: prevalence, pathogenesis, and therapy. Gut Liver. 2015;9:332-9.
25. Ferrie S, Graham C, Hoyle M. Pancreatic enzyme supplementation for patients receiving enteral feeds. Nutr Clin Pract. 2011;26:349-51.
26. Phillips M, Berry A, Gettle L. Pancreatic Exocrine Insufficiency and Enteral Feeding: A Practical Guide with Case Studies. Practical Gastro. 2018;42:62-74.
27. Struyvenberg MR, Martin CR, Freedman SD. Practical guide to exocrine pancreatic insufficiency - Breaking the myths. BMC Med. 2017;15:29.
28. Manzanares W, Lemieux M, Langlois PL, Wischmeyer PE. Probiotic and synbiotic therapy in critical illness: a systematic review and meta-analysis. Crit Care. 2016;19:262.
29. Schiller LR, Pardi DS, Sellin JH. Chronic Diarrhea: Diagnosis and Management. Clin Gastroenterol Hepatol. 2017;15:182-93 e3.
30. McDonald LC, Gerding DN, Johnson S, Bakken JS, Carroll KC, Coffin SE, et al. Clinical Practice Guidelines for Clostridium difficile Infection in Adults and Children: 2017 Update by the Infectious Diseases Society of America (IDSA) and Society for Healthcare Epidemiology of America (SHEA). Clin Infect Dis. 2018;66:987-94.
31. Giles EM, D'Adamo GL, Forster SC. The future of faecal transplants. Nat Rev Microbiol. 2019;17:719.

capítulo 64

Isquemia Mesentérica

Cláudio Piras

Introdução

A insuficiência vascular mesentérica já é tema de debate na cirurgia desde 1895, quando foi descrita por Elliot.[1] É uma condição normalmente aguda, de rápida evolução e com consequências desastrosas, incluindo disfunções orgânicas múltiplas e morte.[2-7] A isquemia mesentérica é entidade de difícil diagnóstico e um constante desafio para o médico que, na maioria das vezes, tem a confirmação feita de forma tardia, levando a várias complicações, que atuam de forma impactante no desfecho dos pacientes.[8-10] Essa breve revisão tem por objetivo descrever a doença, sua fisiopatologia, diagnóstico e tratamento.

Aspectos anatômicos

Na isquemia mesentérica, os segmentos do trato gastrintestinal mais acometidos são o intestino delgado e o intestino grosso. A irrigação desses segmentos é dada pelas artérias mesentérica superior e mesentérica inferior. Essas últimas possuem ampla rede de circulação colateral proveniente das artérias celíaca (tronco celíaco) e seus ramos, e artérias ilíacas internas. Entre a artéria mesentérica superior e a artéria mesentérica inferior há uma circulação colateral formada pela artéria marginal (artéria de Drummond), que comunica as artérias ileocólica, cólica direita, cólica média (ramos da artéria mesentérica superior) e cólica esquerda (ramo da artéria mesentérica inferior). Os ramos descritos, por sua vez, formam a arcada de Riolan. A artéria mesentérica inferior termina como artéria retal superior que se anastomosa com ramos retais da artéria ilíaca interna, o que explicaria o baixo acometimento do reto na isquemia mesentérica aguda. Fato semelhante ocorre com a parte inicial do jejuno, que pode ter seu fluxo arterial mantido pela rede colateral proveniente do tronco celíaco, através das artérias pancreático-duodenais superiores e inferiores.[2,5,7,10,11]

A drenagem venosa do trato gastrintestinal se faz pela veia porta, principal veia do sistema porta hepático. A veia porta é formada, geralmente, pela união da veia mesentérica superior com a veia lienal (esplênica). A veia mesentérica inferior pode terminar se unindo à veia mesentérica superior ou à veia lienal, sendo que em um pequeno número de casos (cerca de 10%) termina confluindo com a veia mesentérica superior e lienal para formar a veia porta.[12,13]

Classificação e etiologia

A isquemia mesentérica pode ser classificada como aguda ou crônica. A isquemia mesentérica crônica pode agudizar quando a queda do fluxo sanguíneo vier a ser insuficiente para manter a oxigenação tecidual. Nas isquemias mesentéricas agudas a interrupção do fluxo é gerada por quatro tipos distintos: embolia arterial, trombose arterial, trombose venosa e a isquemia não oclusiva, esta, decorrente da ausência de perfusão pela presença de um quadro de choque ou de vasoconstricção arterial pelo uso de vasopressores.[4]

Epidemiologia

A isquemia mesentérica tem incidência geral de 12,9 pessoas por 100 mil habitantes/ano, e o mecanismo tromboembólico é responsável por 67% dos casos.[14] A relação entre êmbolos e trombose na oclusão da artéria mesentérica superior é de 1,4:1.[14]

Cerca de 50% dos casos de isquemia aguda ocorrem por embolismo.[10,11] As embolias mesentéricas podem decorrer de trombos atriais esquerdos, em especial nos pacientes portadores de hipocinesia ventricular esquerda ou fibrilação atrial.[11] Ocasionalmente, fragmentos de placas ateroscleróticas da artéria aorta rotas migram para a circulação mesentérica periférica.[11]

Nas oclusões da artéria mesentérica superior, 20% delas estão associadas a outras tromboses arteriais de vísceras abdominais como o baço e os rins.[2,11]

As tromboses arteriais ocorrem entre 20% e 25% dos casos. Essas obstruções geralmente ocorrem pela progressão de placas ateroscleróticas, mas podem estar associadas a vasculites, dissecção arterial ou por aneurismas micóticos.[2,11,15] Nesses últimos é frequente a oclusão ocorrer na origem da artéria mesentérica superior.[14]

As isquemias não oclusivas ocorrem em cerca de 20% dos casos de isquemia mesentérica e estão associadas a condições de choque como o hemorrágico, cardiogênico, obstrutivo ou distributivo, neste último em especial no choque séptico. Outra condição associada à isquemia não oclusiva, frequente nas unidades de terapia intensiva, é o uso de drogas vasoconstrictoras, drogas alfa-agonistas e betabloqueadores.[2,11,15]

As tromboses venosas contribuem com menos de 10% dos casos registrados. As causas mais frequentes são as condições de hipercoagulabilidade congênitas ou adquiridas, e condições que levam à estase venosa como a pancreatite aguda, hipertensão porta e doenças inflamatórias intestinais.[2,11]

Segundo Kairaluoma *et al.*[16] os segmentos afetados foram: jejuno (62%), íleo (80%), cólon ascendente (50%), cólon transverso (48%), cólon descendente (10%) e sigmoide (12%). A combinação de isquemia acometendo íleo e jejuno ocorreu em 14% dos casos estudados, enquanto a isquemia abrangendo todo o cólon ocorreu em 4% dos casos.[16]

Fisiopatologia

O suprimento sanguíneo mesentérico é proveniente das artérias celíaca (tronco celíaco), mesentérica superior e mesentérica inferior, que tem entre si uma ampla rede de anastomoses. Esse aspecto anatômico é que consegue manter o fluxo mesentérico mesmo em ocasiões onde um deles sofre uma obstrução. Nos casos agudos, em que a rede colateral ainda é pouco proeminente, obstruções podem levar à isquemia, em especial aquelas que acometem a origem dessas artérias. Nas formas crônicas, em que a rede colateral é ampla, são necessários, em geral, a obstrução de pelo menos duas artérias principais.[10]

A isquemia, quando se instala, acomete primeiramente a mucosa intestinal, evoluindo posteriormente para as camadas muscular e serosa.[7,14] Essa característica explica a dor inicial intensa sem sinais de irritação peritoneal parietal. A irritação do peritônio parietal se caracteriza pela defesa abdominal involuntária ou, em estágios menos avançados, pelo sinal do rechaço (Blumberg) positivo.[7]

A ausência de perfusão para uma alça intestinal por mais de três horas leva à perda da mucosa e, após seis horas, necrose transmural e perfuração da víscera.[14,15] A isquemia, uma vez instalada, leva ao metabolismo anaeróbio, com produção de ácido lático e acidose metabólica. A acidose, por sua vez acarreta um aumento da força de contração das alças e aumento do peristaltismo. Essa dupla condição leva à dor em cólica observada no quadro clínico da isquemia mesentérica.[5] Quando o processo isquêmico chega à serosa, o processo inflamatório resultante da isquemia e acidose leva à peritonite visceral com o aparecimento de dor difusa e mal definida presente na fase inicial da isquemia mesentérica aguda.[5]

Em repouso, o intestino consegue manter suas funções com até 20% do fluxo sanguíneo mesentérico normal. Entretanto, perfusão em taxas menores por períodos prolongados levam à liberação de substâncias pró-inflamatórias, como o fator de necrose tumoral alfa e interleucina-6, que geram alterações na microcirculação associadas ao aumento da permeabilidade capilar, edema, perda da mucosa e translocação bacteriana.[5]

Embolia mesentérica aguda

Causa mais frequente de isquemia mesentérica, tem como principal vaso acometido a artéria mesentérica superior, pelo seu calibre e ângulo de saída agudo da artéria aorta abdominal.[2,4,7,11,15] Como os êmbolos geralmente se alojam cerca de 3 a 10 centímetros da origem do vaso, e a essa altura a artéria cólica média já se originou, ocorre uma proteção do jejuno ou da parte proximal deste.[4,7]

Trombose arterial mesentérica

Responsável pela outra metade dos casos de oclusão aguda da artéria mesentérica superior, é geralmente uma complicação de doenças ateroscleróticas.[4,7] Normalmente se instala de forma aguda sobre uma obstrução crônica. O estreitamento vai ocorrendo gradativamente até que uma queda do fluxo venha a desencadear uma oclusão completa. Com frequência acometem a origem dos vasos.[2,11,14]

Isquemia mesentérica não oclusiva

Acontece em um quinto dos casos pela vasoconstricção da artéria mesentérica superior e baixo fluxo sanguíneo esplâncnico.[11] Existem vários fatores envolvidos na isquemia mesentérica não oclusiva, porém a via final é sempre vasoconstricção, redução prolongada da perfusão esplâncnica, inflamação e falências múltiplas orgânicas, que culminar com a morte.[2]

Quando da suspeita de isquemia mesentérica não oclusiva, a medida da pressão intra-abdominal deve ser medida para que o diagnóstico de síndrome compartimental do abdome seja excluído. Essa condição é reversível e, quando tratada, melhora o prognóstico do paciente.[4]

Trombose venosa mesentérica

Comumente encontrada em pacientes portadores de estados de hipercoagulabilidade adjacentes a outras condições clínicas.[7] De quadro clínico mais brando e insidioso, faz com que os pacientes acometidos pela trombose venosa procurem atendimento médico em períodos superiores a 24 horas do início dos sintomas. Essas tromboses se associam frequentemente com neoplasias, hipertensão porta, coagulopatias e pancreatites. História familiar de tromboembolismo pode auxiliar no diagnóstico.[7] A trombose acomete principalmente a veia mesentérica superior e seus ramos, podendo ou não acometer a veia porta. A isquemia raramente ocorre se não houver acometimento das veias periféricas. Com a obstrução da veia e aumento da pressão intraluminal ocorre edema e vasoespasmo arterial, com consequente infarto transmural.[4]

Diagnóstico

O diagnóstico da isquemia mesentérica não é uma tarefa fácil. Por vezes o tempo gasto com a confirmação diagnóstica pode comprometer a terapêutica e culminar em altos índices de mortalidade.[2,5,7,10] Alto grau de suspeição, uma história clínica bem feita e um exame físico detalhado, associado a exames laboratoriais e de imagem auxiliam na obtenção de um diagnóstico mais precoce e um desfecho mais favorável.[2,5,8,10,11,15]

Quadro clínico

A avaliação clínica de pacientes portadores de isquemia mesentérica deve se ater a detalhes da história clínica, que deve ser pormenorizada, e do exame físico.[10] O resultado do tratamento instituído está diretamente relacionado ao tempo entre o início dos sintomas e o diagnóstico.[10]

A história pregressa pode ser rica em informações que nos alertem para a possibilidade da isquemia mesentérica, como as características da dor, associação com distensão abdominal, náuseas, vômitos, diarreia (às vezes constipação), saciedade com ingesta de pequenas quantidades de alimentos e presença de sangue nas fezes (menos frequentemente).[8-10,15,17,18] Em estágios mais avançados aparecem sinais de comprometimento sistêmico como alteração do nível de consciência, desidratação, taquicardia e hipotensão.[15]

A isquemia mesentérica acomete mais frequentemente pacientes idosos portadores de doenças ateroscleróticas e vasculares (cerebrovasculares, renovasculares, coronarianas e vasculares periféricas).[10]

A dor é o sintoma mais contundente da isquemia mesentérica. É uma dor intensa e desproporcional aos achados do exame físico.[2,9,10,11,15] Entre os sinais e sintomas mais frequentes encontramos: a dor em 90,6% dos casos; náuseas e vômitos em 48,5% dos casos; diarreia em 13%; sangramento retal em 12%; e hematêmese em 10,2% dos casos.[3]

A isquemia mesentérica é frequentemente descrita em três fases progressivas:[7]

1. **Fase hiperativa:** onde a dor abdominal é desproporcional ao exame físico e associada à distensão abdominal, náuseas, vômitos e diarreia (podendo ocorrer a eliminação de sangue nas fezes).[7] A presença de vômitos e diarreia está associada à presença de isquemia.[3] Nessa fase podem ocorrer alterações de nível de consciência.[6]
2. **Fase paralítica:** onde a dor abdominal para a ter proporções esperadas para o exames físico do abdome. É uma dor localizada e focal, dependendo do segmento intestinal isquêmico. Ocorre distensão abdominal, timpanismo à percussão e desaparecimento dos sons peristálticos.[2,7,8]
3. **Fase de choque:** fase mais tardia, quando uma vez instalada a necrose, ocorre perda líquida através da parede intestinal para a cavidade abdominal, com posterior absorção pelo peritônio de toxinas e desencadeamento de franco processo inflamatório sistêmico que leva a hipovolemia, vasodilatação, diminuição da resistência vascular sistêmica, hipotensão, hipoperfusão tecidual, aumento do lactato, acidose metabólica e disfunção de múltiplos órgãos.[7,19]

Exames laboratoriais

Leucocitose, hiperlactatemia, D-dímero elevados e acidose metabólica são marcadores clássicos da isquemia mesentérica.[6,20] A elevação do lactato é um evento tardio.[7] A leucocitose e o aumento das formas jovens são alterações frequentes e se relacionam com a presença de lesão das alças intestinais ou a presença de translocação bacteriana,[10,20] mas não são suficientes para afastar outras causas que compõe o rol de diagnósticos diferenciais.[21]

Tem sido dado ao D-lactato e à I-FABP (*Intestinal Fatty Acid Binding Protein*) a importância de identificar precocemente a isquemia mesentérica, porém, apesar de serem bastante sensíveis, sua especificidade é insatisfatória.[22]

Biomarcadores séricos não se mostraram efetivos na detecção precoce da isquemia mesentérica.[19] Portanto, nenhum deles é sensível ou específico para o diagnóstico.[7]

Exames de imagem

O raio X simples de abdome não traz informações importantes para o diagnóstico da isquemia mesentérica aguda e, por vezes, é considerado normal nas fases mais precoces da doença. Os achados mais frequentes nesse exame radiológico são a distensão e o edema das alças intestinais.[15]

Apesar da angiografia com subtração digital ser o exame de referência (padrão-ouro), a angiotomografia tem sido considerada como a primeira opção para o diagnóstico de ambas condições, aguda e crônica, da isquemia mesentérica. É um exame pouco invasivo e menos dependente de operador.[15] Tem sido referida a essa técnica boa acurácia na predição o prognóstico da isquemia mesentérica não oclusiva.[23]

O diagnóstico, pela angiotomografia, é dado pela presença de defeito no enchimento da artéria mesentérica superior, gás no leito da veia porta, gás na parede intestinal, infarto em órgãos sólidos, alterações na espessura da parede das alças intestinais e alterações na gordura mesentérica, nas mais variadas combinações.[2,4,8,24,25]

Métodos alternativos com boa acurácia incluem a angiorressonância e a ultrassonografia duplex. A angiorressonância tem as mesmas indicações da angiotomografia, mas apresenta menor acurácia que esta última.[25] A ultrassonografia duplex pode levar a uma adequada avaliação da artéria mesentérica superior em 68% dos exames.[26] Em estudo feito com pacientes portadores de dor abdominal aguda, a ultrassonografia duplex obteve, para isquemia mesentérica aguda, 78,57% de sensibilidade, 64,52% de especificidade, 50% de valor preditivo positivo e 86,96% de valor preditivo negativo,[27] o que o torna um bom método de exclusão.

Nos casos em que exames de imagem não estão disponíveis, a laparoscopia diagnóstica pode ser uma opção.[7]

Isquemia mesentérica crônica

Em 1957 o médico William P. Mikkelsen[28] publicou um artigo intitulado "*Intestinal Angina: it's surgical significance*" ("Angina Intestinal: sua significância cirúrgica") com relato de dois casos de pacientes com dor abdominal periódica e perda de peso. A dor era referida no andar superior do abdome e envolvia o dorso, iniciando 15 minutos a uma hora após as refeições e persistindo de uma a três horas. Essa dor não era acompanhada de náuseas e vômitos e era mais intensa quanto maior a ingesta de alimentos. O raio-X falhou em demonstrar anormalidades e o exame do abdome era normal. O autor concluiu que o termo angina abdominal deveria ser utilizado para descrever a síndrome que precederia uma completa oclusão mesentérica arterial caracterizada por dor pós-prandial produzida por isquemia intestinal.[28]

A isquemia mesentérica crônica (IMC) é causada por uma doença oclusiva crônica das artérias mesentéricas.[29] Apesar da prevalência de estenose das artérias mesentéricas ser alta, a rica rede de colaterais que se desenvolve faz com que a isquemia mesentérica crônica sintomática seja pouco frequente.[30,31]

A avaliação de pacientes com suspeita de IMC demanda três elementos: anamnese, avaliação da perviedade dos vasos mesentéricos e a presença de isquemia de alças intestinais.[30] A clínica compreende dor abdominal pós-prandial, perda de peso e diarreia, esta última em estágios mais avançados de isquemia.[5,10,30] A medida que a doença avança, o paciente começa e modificar seus hábitos alimentares, pelo aparecimento da dor que a ingesta de alimentos causa, chegando a causar em alguns deles aversão à comida e consequente perda de peso e desnutrição.[30,32]

A confirmação da doença oclusiva mesentérica crônica se faz pelo uso de exames de imagem que podem ser a angiografia mesentérica por subtração digital, angiotomografia, angiorressonância ou ultrassonografia duplex.[29-32] É considerado positivo o diagnóstico quando da presença de estenose superior a 70% do calibre do vaso, em pelo menos dois vasos mesentéricos.[30]

Para a avaliação da presença de isquemia funcional no intraoperatório duas técnicas podem ser utilizadas: a indocianina e a imagem hiperspectral.[33] Outros métodos descritos seriam a tonometria da mucosa intestinal e a espectroscopia endoscópica.[34]

O tratamento pode ser conservador, endovascular ou cirúrgico.[2,30-32,35] O tratamento conservador se baseia em uma redução do metabolismo por meio da diminuição do volume de ingesta de alimentos, com aumento da frequência de refeições; diminuição da ingesta de gorduras; reposição das deficiências de vitaminas e minerais; uso de inibidores da bomba de prótons, pois a secreção ácida do estômago é uma grande causa de consumo de energia; abolir o fumo, pois a nicotina reduz o fluxo sanguíneo mesentérico; tratar as causas da aterosclerose como hipertensão, hiperlipidemia e diabete; estimular atividade física; e perda de sobrepeso. O tratamento medicamentoso baseia-se no uso de vasodilatadores.[30]

O tratamento cirúrgico ou endoscópico deve ser avaliado e definido individualmente para cada paciente, não havendo, até o momento, uma superioridade incontestável de um sobre o outro.[29-31]

Tratamento da isquemia mesentérica aguda

A conduta na isquemia mesentérica aguda tem por objetivo restaurar as condições clínicas do paciente e reestabelecer a perfusão mesentérica pelo uso de medicamentos ou intervenções, sejam elas endovasculares ou cirúrgicas.

Medidas iniciais

É de grande importância no manuseio inicial de pacientes com isquemia mesentérica aguda a reposição volêmica, avaliação e correção de distúrbios eletrolíticos e ácido-base, monitorização hemodinâmica precoce e antibioticoterapia.[8,10,11,36,37]

Os pacientes com diagnóstico de isquemia mesentérica aguda têm como um dos pilares da conduta inicial a reposição volêmica, que deve ser ajustada pelo auxílio de monitorização hemodinâmica contínua, invasiva ou minimamente invasiva. Vários litros de solução cristaloide podem vir a ser necessários[7,10], enquanto que o uso de drogas vasoativas dever ser utilizadas com muita cautela pela possibilidade de diminuição do fluxo sanguíneo mesentérico e piora da hipoperfusão.[8,11] Durante a reposição volêmica devemos ter cuidado de não se permitir sobrecarga de volume, pois além de poder levar a um efeito negativo no débito cardíaco, desenvolvimento de hipertensão intra-abdominal e síndrome compartimental do abdome, com consequente piora da isquemia mesentérica.[11]

Pacientes com isquemia mesentérica aguda geralmente se apresentam com acidose metabólica e hiperpotassemia. Devemos ter em mente que durante a tentativa de melhorar a perfusão pode ocorrer uma liberação de potássio e lactato na circulação conhecida como síndrome de reperfusão e suas consequências mais usuais que são as arritmias e a parada cardíaca.[8,10,11] Na síndrome de reperfusão, o uso de alopurinol tem sido relacionado com a atenuação da lesão e o uso do diclofenaco sódico com a redução da síndrome de reperfusão.[37]

A isquemia da alça intestinal e suas consequências como edema, perda da mucosa e a permeabilidade capilar aumentada facilitam a translocação bacteriana e o desenvolvimento de peritonite e sepse, o que faz com que o uso de antibióticos seja imperioso. O uso de substâncias de largo espectro com ação contra gram-negativos e anaeróbios é parte fundamental do tratamento inicial da isquemia mesentérica.[37]

A dieta oral deve ser evitada e uma sonda nasogástrica deve ser introduzida até o estômago e deixada em drenagem contínua, pela possibilidade de alguns nutrientes da dieta alterarem a perfusão mesentérica.[10,38-40] A alimentação parenteral pode vir a ser utilizada após a estabilidade hemodinâmica e restabelecimento da perfusão intestinal, ou da ressecção dos segmentos de intestino acometidos.[41]

Nos casos de isquemia mesentérica crônica, a alimentação enteral é benéfica.[39]

Terapêutica medicamentosa

No que tange ao tratamento medicamentoso, a heparina é droga indicada e deve ser feita o mais breve possível, após a confirmação diagnóstica, salvo contraindicações.[10,11,15] Deve-se infundir 5 mil unidades de heparina não fracionada em *bolus* e em seguida manter infusão contínua.[15]

Em pacientes sem sinais de peritonite e confirmação diagnóstica de isquêmica mesentérica aguda embólica, trombolíticos podem ser utilizados. Os trombolíticos que se prestam para essa indicação são a estreptoquinase, a uroquinase e o t-PA.[37]

A estreptoquinase é utilizada na dose de 250 mil UI (2,5 mg) intra-arterial em bolus ou por infusão venosa lenta na dose de 10.000 UI por hora.[37]

A uroquinase é utilizada em bolus intra-arterial de 200 mil a 250 mil UI, seguida de 60 mil a 120 mil unidades por hora.[37]

A t-PA deve ser infundida de forma lenta intra-arterial na dose de 20 mg e repetida 12 horas após, na mesma dosagem.[37]

Nos casos de trombose arterial, vasodilatadores são benéficos, por existir associação de vasoconstricção esplâncnica. A papaverina tem sido usada em associação com os procedimentos cirúrgicos, em bolus intra-arterial de 30 a 60 mg por hora.[37]

Em pacientes portadores de isquemia mesentérica crônica ou persistente, incapacitados de serem submetidos a procedimentos de revascularização, o Iloprost, análogo da prostaciclina PGI2, tem sido utilizado em série de casos com efeito favorável, no tratamento da isquemia mesentérica.[42] O Iloprost atua no aumento intracelular de monofosfato de adenosina cíclica, pela ativação da adenilciclase. Essa droga é utilizada na dose inicial de 0,5 mcg/kg/min por 6 horas diárias, durante 2 a 5 dias, com incrementos de 0,5 a 2 mcg/kg/min ou aparecimento de efeitos colaterais (cefaleia e rubor facial).[42] O uso dessa droga ainda deve ser consolidado com uso em maior escala em portadores de isquemia mesentérica. Até o momento, essa droga deve ser usada como terapêutica de exceção, em casos selecionados.

Tratamento cirúrgico e endovascular

As opções terapêuticas invasivas, cirúrgicas e endovasculares, têm o objetivo de restaurar a perfusão mesentérica em pacientes portadores de estenoses ou tromboses dos vasos mesentéricos. As técnicas endovasculares englobam a angioplastia, colocação de *stents* e trombectomias. No plano cirúrgico as endarterectomias, trombectomias e procedimentos de *bypass*, com enxertos vasculares autólogos ou não, são as opções mais utilizadas. A laparotomia é imprescindível nos casos agudos com suspeita ou confirmação de necrose de alças intestinais, que necessitam ser ressecadas pelo risco de perfuração e desenvolvimento de peritonite. As ressecções intestinais podem ser seguidas de anastomoses ou ostomias. As anastomoses, dependendo dos segmentos intestinais que serão suturados, poderão ser terminoterminais, terminolaterias ou laterolaterais. As ostomias, dependendo do segmento intestinal exteriorizado, poderá ser uma colostomia, ileostomia ou jejunostomia. A indicação de cada uma das soluções de anastomoses ou ostomias dependerão das condições cirúrgicas encontradas, inclusive a possibilidade de se adotar uma medida expectante com fechamento da parede abdominal e uma nova abertura 24 a 48 horas após (*second look*). Essa revisão cirúrgica geralmente é feita em casos duvidosos de viabilidade de alças ou de áreas muito extensas de isquemia, onde a cavidade abdominal é preenchida por solução salina aquecida e deixada por 24 horas, permitindo uma ressecção mais segura por ocasião da segunda laparotomia. Uma nova abordagem cirúrgica também pode ser indicada de forma programada (define-se a data da nova intervenção) ou por demanda (quando os sinais clínicos, laboratoriais ou de imagem sugerem extensão da isquemia ou complicações). As principais complicações das anastomoses cirúrgicas são a deiscência e a obstrução, que podem ocorrer por bridas e aderências, ou por estreitamento da sutura. A forma de isquemia mesentérica mais associada às extensões de segmentos isquêmicos, perfuração, translocação bacteriana e toxemia é a não oclusiva, o que a transforma em um desafio constante para o intensivista.[5,9-11,15,43-46]

Conclusão

A isquemia mesentérica é uma condição aguda, grave e de difícil diagnóstico precoce, momento em que a adoção de medidas clínicas iniciais e tratamento cirúrgico ou endovascular podem modificar a desfecho do paciente, diminuindo a alta mortalidade que se associa a essa enfermidade. O tratamento inicial baseia-se principalmente na heparinização do paciente, infusão criteriosa de volumes, dirigida por metas e associada a monitorização hemodinâmica, e o uso de antibióticos de largo espectro com ação em bactérias gram-negativas e anaeróbicas. Exames laboratoriais são necessários, mas não há nenhum marcador que tenha especificidade adequada para o diagnóstico da isquemia mesentérica na sua fase inicial. A leucocitose, elevação do lactato e a presença de acidose metabólica se associam, em geral, com a presença de isquemia de alças e translocação bacteriana. A angiografia arterial com subtração digital é o padrão-ouro, mas a angiotomografia tem sido cada vez mais utilizada como método inicial de diagnóstico. Outras técnicas de imagem utilizadas seriam a angiorressonância e o ultrassom duplex. Na impossibilidade de diagnóstico por imagem, a laparoscopia diagnóstica ou mesmo a laparotomia exploradora pode ser a opção.

Na isquemia mesentérica crônica, o diagnóstico é com base em dor abdominal após refeições, que perdura por 1 a 3 horas e se repete de forma intermitente ou persistente. Nas fases mais avançadas tem diarreia e aversão a alimentos, associado à perda de peso e desnutrição. Acometem pacientes portadores de aterosclerose avançada ou arritmias cardíacas como a fibrilação ventricular. Uma vez diagnosticada o tratamento pode ser conservador, com prescrição de dieta individualizada, com menor volume, menor teor de gorduras e fracionada em várias refeições. Vasodilatadores, tromboendarterectomia, colocação de *stents* ou procedimentos de *bypass* fazem parte das opções terapêuticas.

Referências bibliográficas

1. Elliot JW. The operative relief of gangrene of intestine due to occlusion of the mesenteric vessels. Ann Surg. 1895; 21:9-23.
2. Bobadilla JL. Mesenteric ischemia. Surg Clin N Am. 2013; 93:925-40.
3. Alhan E, Usta A, Cekic A, Saglam K, Türkyılmaz S, Cinel A. A study on 107 patients with acute mesenteric ischemia over 30 years. Int J Surg. 2012; 10:510-3.
4. Karkkainen JM, Acosta S. Acute mesenteric ischemia (part I) - Incidence, etiologies, and how toimprove early diagnosis. Best Pract Res Clin Gastroenterol. 2017;31:15-25.
5. Sise MJ. Acute mesenteric ischemia. Surg Clin N Am. 2014; 94:165-81.
6. Murata T, Kawachi J, Igarashi Y, Suno Y, Nishida T, Miyake K, er al. Monitoring the Sequential Organ Failure Assessment score in nonocclusive mesenteric ischemia increases the survival rate: A single-center observational study. Medicine (Baltimore). 2021 Dec 3;100(48):e28056.
7. Singh M, Long B, Koyfman A. Mesenteric ischemia: A deadly miss. Emerg Med Clin N Am. 2017;35:879-88.
8. Gupta S, Tomar DS. Ischemic gut in critically ill (mesenteric ischemia and nonocclusive mesenteric ischemia). Indian J Crit Care Med. 2020; 24:S157-61.
9. Carver TW, Vora RS, Taneja A. Mesenteric ischemia. Crit Care Clin. 2016; 32:155-71.
10. Clair DG, Beach JM. Mesenteric ischemia. N Engl J Med. 2016; 374:959-68.
11. Bala M, Kashuk J, Moore EE. Acute mesenteric ischemia: guidelines of the World Society of Emergency Surgery. World J Emerg Surg. 2017;12:38-48.
12. Piras C, Silva AL. Splenic tributaries and their importance on selective splenorrenal shunts. Rev Col Bras Cir. 1998;25:375-81.
13. Piras C, Paulo DNS, Paulo ICAL, Rodrigues H, Silva AL. Venous drainage from the tail of the pancreas to the lienal vein and its relationship with the distal splenorenal selectivity. Acta Cir Bras. 2010;25:105-10.
14. Acosta S. Mesenteric ischemia. Curr Opin Crit Care. 2015; 21:171-8.
15. Khan T, Smith FCT. Mesenteric ischaemia. Surgery. 2016; 34:203-10.
16. Kairaluoma MI, Karkola P, Heikkinen E, Huttunen R, Mokka RE, Larmi TK. Mesenteric infarction. Am J Surg. 1977;133:188-93.
17. Olson KA, Teixeira PG. Mesenteric Ischemia: when and how to revascularize. Advances in Surgery. 2021;55:75-87.
18. Serban D, Tribus LC, Vancea G, Stoian AP, Dascalu AM, Suceveanu AI, Tanasescu C, Costea AC, Tudosie MS, Tudor C, Gangura GA, Duta L, Costea DO. Acute Mesenteric Ischemia in COVID-19 Patients. J Clin Med. 2021;11(1):200.
19. Acosta S, Block T, Björnsson S, Resch T, Björck M, Nilsson T. Diagnostic pitfalls at admission in patients with acute superior mesenteric artery occlusion. J Emerg Med. 2012;42(6):635-41.
20. Mishra KP, Gosh SR, Singh AK. Triple "L" (Leukocytosis, Lactate, and LDH): predictors of mesenteric ischemia. Indian J Surg. 2021;83:865-69.
21. van den Heijkant TC, Aerts BA, Teijink JA, Buurman WA, Luyer MD. Challenges in diagnosing mesenteric ischemia. World J Gastroenterol. 2013;19(9):1338-41.
22. Shi H, Wu B, Wan J, Liu W, Su B. The role of serum intestinal fatty acid binding protein levels and D-lactate levels in the diagnosis of acute intestinal ischemia. Clin Res Hepatol Gastroenterol. 2015;39(3):373-8.
23. Bagnacci G, Guerrini S, Gentili F, Sordi A, Mazzei FG, Pozzessere C, et al. Non-occlusive mesenteric ischemia (NOMI) and prognostic signs at CT: reperfusion or not reperfusion that is the question! Abdom Radiol (NY). 2022;47(5):1603-1613.
24. Lehtimäki TT, Kärkkäinen JM, Saari P, Manninen H, Paajanen H, Vanninen R. Detecting acute mesenteric ischemia in CT of the acute abdomen is dependent on clinical suspicion: Review of 95 consecutive patients. Eur J Radiol. 2015;84(12):2444-53
25. van Dijk LJD, van Petersen AS, Moelker A. Vascular imaging of the mesenteric vasculature. Best Pract Res Clin Gastr. 2017; 31:3-14.
26. van Petersen AS, Meerwaldt R, Kolkman JJ, Huisman AB, van der Palen J, van Bockel JH, et al. The influence of respiration on criteria for transabdominal duplex examination of the splanchnic arteries in patients with suspected chronic splanchnic ischemia. J Vasc Surg. 2013;57(6):1603-11, 1611.e1-10.
27. Sartini S, Calosi G, Granai C, Harris T, Bruni F, Pastorelli M. Duplex ultrasound in the early diagnosis of acute mesenteric ischemia: a longitudinal cohort multicentric study. Eur J Emerg Med. 2017;24(6):e21-e26.
28. Mikkelsen WP. Intestinal angina: it's surgical significance. Am J Surg. 1957; 94:262-9.
29. Pecoraro F, Rancic Z, Lachat M, Mayer D, Amann-Vesti B, Pfammatter T, Bajardi G, Veith FJ. Chronic mesenteric ischemia: critical review and guidelines for management. Ann Vasc Surg. 2013;27(1):113-22.
30. Kolkman JJ, Geelkerken RH. Diagnosis and treatment of chronic mesenteric ischemia: an update. Best Pract Res Clin Gastroenterol. 2017;31:49-57.
31. Lejay A, Georg Y, Tartaglia E, Creton O, Lucereau B, Thaveau F, Geny B, Chakfe N. Chronic mesenteric ischemia: 20 year experience of open surgical treatment. Eur J Vasc Endovasc Surg. 2015;49(5):587-92.
32. Wilkins LR, Stone JR. Chronic mesenteric ischemia. Tech Vasc Interventional Rad. 2015;18:31-7.
33. Mehdorn M, Köhler H, Rabe SM, Niebisch S, Lyros O, Chalopin C, Gockel I, Jansen-Winkeln B. Hyperspectral Imaging (HSI) in Acute Mesenteric Ischemia to Detect Intestinal Perfusion Deficits. J Surg Res. 2020;254:7-15.
34. van Noord D, Kolkman JJ. Funtional testing in the diagnosis of chronic mesenteric ischemia. Best Pract Res Clin Gastroenterol. 2017;31:59-68.
35. Cai W, Li X, Shu C, Qiu J, Fang K, Li M, Chen Y, Liu D. Comparison of clinical outcomes of endovascular versus open revascularization for chronic mesenteric ischemia: a meta-analysis. Ann Vasc Surg. 2015;29(5):934-40.
36. Corcos O, Nuzzo A. Gastro-intestinal vascular emergencies. Best Pract Res Clin Gastroenterol. 2013;27:709-25.
37. Kozuch PL, Brandt LJ. Review article: diagnosis and management of mesenteric ischaemia with an emphasis on pharmacotherapy. Aliment Pharmacol Ther. 2005;21:201-15.
38. Kles KA, Wallig MA, Tappenden KA. Luminal nutrients exacerbate intestinal hypoxia in the hypoperfused jejunum. JPEN J Parenter Enteral Nutr. 2001;25:246-53.
39. Kozar RA, Hu S, Hassoun HT, DeSoignie R, Moore FA. Specific intraluminal nutrients alter mucosal blood flow during gut ischemia/reperfusion. JPEN J Parenter Enteral Nutr. 2002;26(4):226-9.

40. Wu GH, Wang H, Zhang YW, Wu ZH, Wu ZG. Glutamine supplemented parenteral nutrition prevents intestinal ischemia- reperfusion injury in rats. World J Gastroenterol. 2004;10(17):2592-4.
41. Ikeda S, Zarzaur BL, Johnson CD, Fukatsu K, Kudsk KA. Total parenteral nutrition supplementation with glutamine improves survival after gut ischemia/reperfusion. JPEN J Parenter Enteral Nutr. 2002;26(3):169-73.
42. Nuzzo A, Soudan D, Billiauws L, Bataille J, Maggiori L, Ronot M, et al. Iloprost Use in Patients with Persistent Intestinal Ischemia Unsuitable for Revascularization. Ann Vasc Surg. 2017;42:128-135.
43. Ward D, Vernava AM, Kaminski DL, Ure T, Peterson G, Garvin P, et al. Improved outcome by identification of high-risk nonocclusive mesenteric ischemia, aggressive reexploration, and delayed anastomosis. Am J Surg. 1995;170(6):577-80.
44. Adaba F, Rajendran A, Patel A, Cheung YK, Grant K, Vaizey CJ, et al. Mesenteric Infarction: Clinical Outcomes After Restoration of Bowel Continuity. Ann Surg. 2015;262(6):1059-64.
45. Karkkainen JM, Acosta S. Acute mesenteric ischemia (part II) - Vascular and endovascular surgical approaches. Best Pract Res Clin Gastroenterol. 2017;31:27-38.
46. Blauw JT, Bulut T, Oderich GS, Geelkerken BR; Dutch Mesenteric Ischemia Study Group. Mesenteric vascular treatment 2016: from open surgical repair to endovascular revascularization. Best Pract Res Clin Gastroenterol. 2017;31(1):75-84.

capítulo 65

Terapia de Substituição Hepática na UTI

Diogo Pedro Santos Lopes | Rui Pereira

Destaques

- Indicações e classificação das técnicas de suporte hepático
- Compreender o funcionamento, a evidência e as limitações dos sistemas
- Conhecer as orientações mais recentes das sociedades internacionais

Introdução

As técnicas de substituição hepática surgiram na década de 1960, por meio do circuito extracorporal experimental entre um doente e cães vivos, tendo evoluído para sistemas mais modernos a partir da década de 1990 (*Molecular Absorbent Recirculating System* (MARS ™), sistema Prometheus®, *Single-Pass Albumin Dialysis* (SPAD – diálise de albumina de passagem única).

Após um insulto inicial (*i.e.* infecção, intoxicação, isquemia), tanto na falência hepática aguda (FHA) ou falência hepática aguda crônica (FHAC), a citólise desencadeia a libertação de material intracelular, incluindo, *damage-associated molecular patterns* (DAMPs – padrões moleculares associados a danos) que ativam a imunidade inata e libertam citocinas pró-inflamatórias. Há vasodilatação e aumento da permeabilidade capilar permitindo translocação de endotoxinas. A *clearance* hepática é reduzida e o transporte pela albumina oxidada disfuncionante é ineficaz, havendo acumulação de toxinas, que, por sua vez, agravam a disfunção imunológica, conduzem a deterioração hemodinâmica e disfunção de órgãos. Os sistemas de suporte hepático extracorporais são utilizados na insuficiência hepática como "ponte" de suporte para transplante, procurando manter a homeostasia até à disponibilidade de enxerto e transplante hepático, ou como "ponte" para regeneração hepática. A remoção de toxinas tem potencial para reduzir a cascata inflamatória e a disfunção de órgão associada, criando condições favoráveis até à fase de recuperação hepática espontânea sem necessidade de transplante. Podem ainda ser utilizados com outras indicações, nomeadamente a encefalopatia hepática (EH), a síndrome hepatorrenal (SHR) ou no prurido refratário em contexto de ambulatório.

Podemos classificar estas técnicas em sistemas 1) artificiais ou 2) bioartificiais ou biológicos. Os artificiais asseguram a função de depuração hepática ao remover substâncias hidrossolúveis e transportadas pela albumina através de membranas, como o sistema MARS™, Prometheus® ou plasmaférese. Os sistemas bioartificiais asseguram ainda a função de síntese pela presença de hepatócitos ou células análogas, sendo menos frequentes na prática clínica devido a limitações técnicas.

Técnica de substituição renal

A EH acontece em até 70% dos doentes com cirrose[1] e está associada a uma mortalidade superior a 50% em um ano.[2] A amônia desempenha um papel relevante na sua fisiopatologia, sendo que amoniemia acima de 100 µmol/L está associada a encefalopatia hepática grave na FHA.[3] Acima de 200 µmol/L cerca de metade dos doentes apresentaram hipertensão intracraniana, sendo um fator de risco independente para edema cerebral e hipertensão intracraniana, ou seja, de mau prognóstico.

Assim, a técnica de substituição renal (TSR), ao remover moléculas hidrossolúveis com baixo peso molecular (< 500 Da), é usada com a indicação de reduzir a hiperamoniemia nos doentes com falência hepática. A amônia consiste numa molécula hidrossolúvel de baixo peso molecular (17 Da), apresentando pequeno volume de distribuição, fraca ligação às proteínas e eliminação renal em cerca de 50%.[4] A sua *clearance* aumenta com o débito de bomba de sangue, o débito de dialisante e a superfície do filtro.[5]

Em um pequeno estudo prospectivo de 2014, 24 doentes com patologia hepática crítica realizaram hemofiltração venovenosa contínua (HVVC) e constatou-se uma redução da amoniemia em 22% nos doentes que completaram 24 horas de TSR.[6] A redução foi mais marcada com uma dose de ultrafiltração superior (90 mL/kg/h *vs.* 35 mL/kg/h). Nova análise retrospectiva de 2020 com 54 doentes com FHA sob

TSR contínua precoce (78% realizaram hemodiafiltração, os restantes hemofiltração) confirmou uma redução significativa de amônia, associada a uma maior eficácia à duração da TSR.[7] Em uma análise retrospectiva de 340 doentes com FHA, dos quais 18% estavam sob TSR contínua, 17% sob hemodiálise intermitente e 65% sem TSR nos primeiros 3 dias de internação, verificou-se uma redução significativa da amônia entre o grupo sob TSR contínua (redução de 38%) relativamente àqueles sem TSR (redução de 19%).[8] No grupo da TSR contínua observou-se uma redução da mortalidade aos 21 dias sem transplante (OR 0,47; 0,26-0,82), contrariamente ao grupo da hemodiálise intermitente (OR 1,68; 1,04-2,72).

Escasseiam estudos prospectivos comparativos, pelo que uma revisão sistemática para avaliar a influência da TSR na sobrevida ainda não foi efectuada.[9] As diretrizes europeias de FHA da EASL (*European Association for the Study of the Liver*) de 2017 recomendam considerar o início precoce de TSR no caso de hiperamoniemia persistente, controle de hiponatremia e de outros distúrbios metabólicos, nomeadamente a acidose (grau de recomendação 1).[10] O maior benefício da TSR contínua encontra-se a nível da neuroprotecção do doente hepático crítico onde, para além da redução de amônia, permite ainda ajustar a natremia (alvo 140-150 mmol/L) e controlar a temperatura, de forma consistente. Outras vantagens são óbvias, nomeadamente a substituição da função renal, dada a alta prevalência de lesão renal aguda no doente hepático crítico (70% na FHA)[11], controle do balanço hídrico em doentes submetidos a politransfunsão, e a disponibilidade em, praticamente, qualquer unidade de cuidados intensivos (UCI) com segurança e baixo custo.

A modalidade contínua deve ser preferida, por oposição a uma intermitente (grau de recomendação 1), pela maior eficácia associada à sua duração, por manter a estabilidade hemodinâmica e evitar variações bruscas da natremia e da amoniemia.[10] Não existem recomendações oficiais relativas ao tipo de TSR contínua. Um estudo *in vitro* comparando a eficácia na depuração de MARS, SPAD e hemodiafiltração venovenosa contínua (HDFVVC), constatou no grupo MARS uma diferença significativa na depuração de amônia sob MARS+HDFVVC *vs.* MARS+HDVVC (hemodiálise venovenosa contínua, sem o componente de filtração).[12] Um estudo prospectivo recente em 12 doentes com disfunção hepática (com amoniemia mediana de 95 µmol/L) comparou 3 modalidades contínuas distintas (HDFVVC, HDVVC, e HVVC) sem constatar diferença significativa na *clearance* de amonia.[13] Redant *et al.* considerou que a HVVC (hemofiltração) seria, teoricamente, uma modalidade menos segura dada a necessidade de cateteres de maior calibre para atingir débito superior, acarretando maior risco hemorrágico na colocação e menor duração do filtro com necessidade de mais anticoagulação.[14] Utilizando HDFVVC (hemodiafiltração), propôs uma dose bifásica: inicialmente uma dose de efluente de 90 mL/kg/h (dialisante de 5.000 mL/h) até reduzir rapidamente a amônia abaixo de 100 µmol/L, passando para uma fase de manutenção com um efluente de 35 mL/kg/h (dialisante 500 mL/h).[15]

Relativamente à anticoagulação do circuito extracorporal não existem indicações claras para o doente hepático crítico, tipicamente com coagulopatia. No entanto, em caso de anticoagulação regional com citrato, ou sistêmica com heparina, está recomendada uma rigorosa monitorização.[10]

Diálise de albumina

A maioria das toxinas depuradas pelo fígado têm baixo peso molecular e são lipossolúveis, tais como a bilirrubina (406 Da), ácido cólico (283 Da) e ácido quenodesoxicólico (272 Da), sendo transportadas pela albumina. A albumina é a proteína mais abundante no sangue, e responsável pelo transporte de múltiplas substâncias, tais como ácidos gordos, triptofano, fenilalanina, vitaminas, metais ou fármacos. O seu elevado peso molecular (67 kDa) é superior à porosidade dos filtros habitualmente usados na técnica de substituição renal, condicionando uma depuração pouco eficaz pela técnica de hemodiálise convencional.[16] Assim, na insuficiência hepática, surgiram técnicas baseadas no princípio de diálise mediada pela albumina, com o objetivo de remover toxinas transportadas por esta proteína.

SPAD (*Single-Pass Albumin Dialysis*)

A SPAD ou diálise de albumina de passagem única consiste numa técnica de substituição renal contínua, e que utiliza um dialisante convencional rico em albumina (2%-6%), sem adição de colunas adsortivas ou outros circuitos (**Figura 65.1**).[17] Existe um filtro com uma membrana de alto fluxo impermeável à albumina. As toxinas hidrofóbicas passam através desta membrana, provenientes da albumina sérica para a albumina do dialisante, num gradiente de concentração em circuito contracorrente. O dialisado é "desperdiçado" após uma passagem única, sendo mais simples e econômico que o sistema MARS.[12,18]

As sessões são diárias e com duração entre 6 e 8 horas, podendo manter-se a técnica de substituição renal contínua ininterrupta. Para melhorar a eficiência desta técnica, determinou-se que a destoxificação máxima é atingida com uma concentração de albumina de 3% e um débito de dialisante entre 700 mL/h (para a bilirrubina) e 1.000 mL/h para os ácidos biliares.[20] A solução de albumina é preparada na UCI dada a inexistência de soluções de diálise com albumina disponíveis comercialmente.[16]

Em estudos clínicos randomizados a SPAD permitiu reduzir de forma significativa os valores de bilirrubina[18,21] e ácidos biliares[18] com a mesma eficácia que o sistema MARS, sem redução da amônia já demonstrada em estudos *in vitro*.[12,20] Num pequeno estudo retrospectivo em FHA não houve benefício clínico.[22]

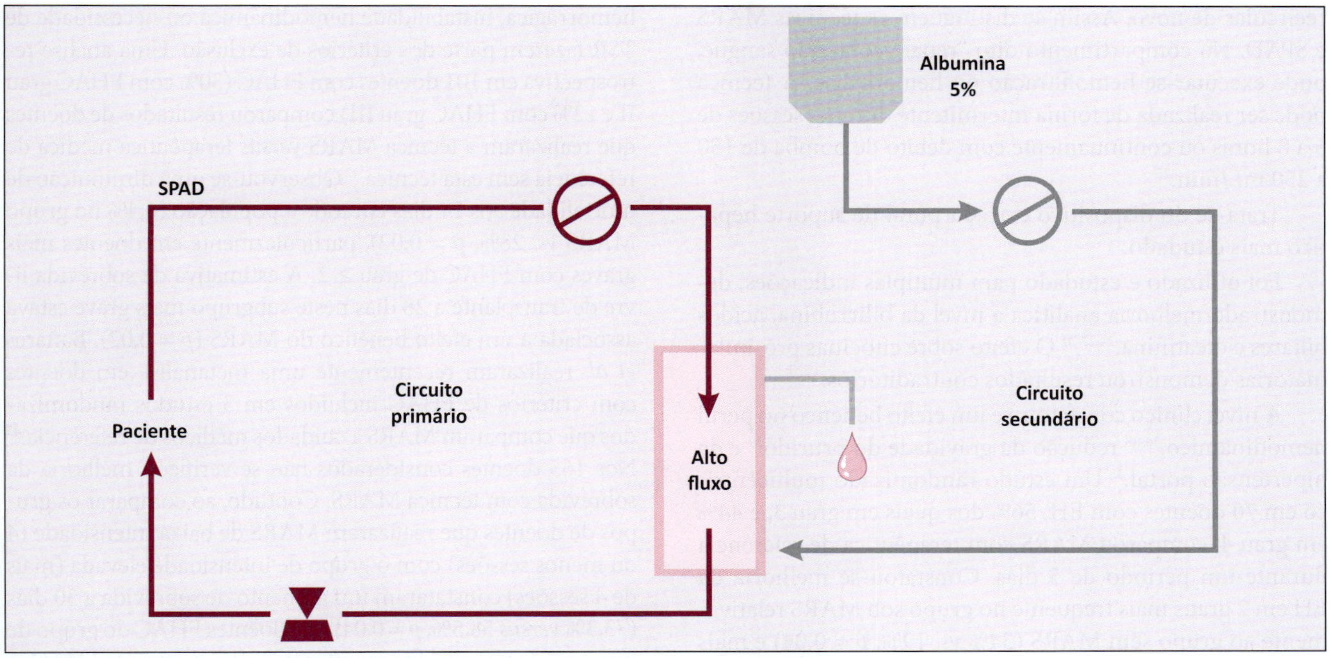

Figura 65.1. Esquema representativo da técnica *Single-Pass Albumin Dialysis* (SPAD).[19]

Fonte: Rifai K. Extracorporeal albumin dialysis. Hepatology Research 2008;38(suppl. 1):41-5.

MARSTM (*Molecular Adsorbent Recirculating System*)

O sistema MARS™ (Baxter, International Inc. Deerfield, Il, EUA), baseado no princípio de diálise de albumina, foi descrito em 1996 por Stange e Mitzner.[23] Em 1999 publicaram a primeira série de doentes que utilizaram esta técnica por insuficiência hepática.[24]

Este sistema é acoplado a uma técnica de substituição renal, constituindo três circuitos distintos (**Figura 65.2**). Existe um primeiro compartimento com sangue, que é dialisado através de um primeiro filtro de alto fluxo com porosidade de cerca de 50 kDa, impermeável à albumina, em contracorrente com uma solução de dialisante com albumina 20%. As toxinas provenientes do circuito de sangue, atravessam por difusão, ligam-se transitoriamente à membrana e libertam-se no segundo circuito, do lado do dialisante com albumina. A albumina dialisante, saturada com as toxinas provenientes do sangue, vai atravessar um filtro de diálise de baixo fluxo, para remoção de substâncias hidrossolúveis, e finalmente é destoxificada ao atravessar duas colunas de adsorção (carvão e resina de permuta iônica) para

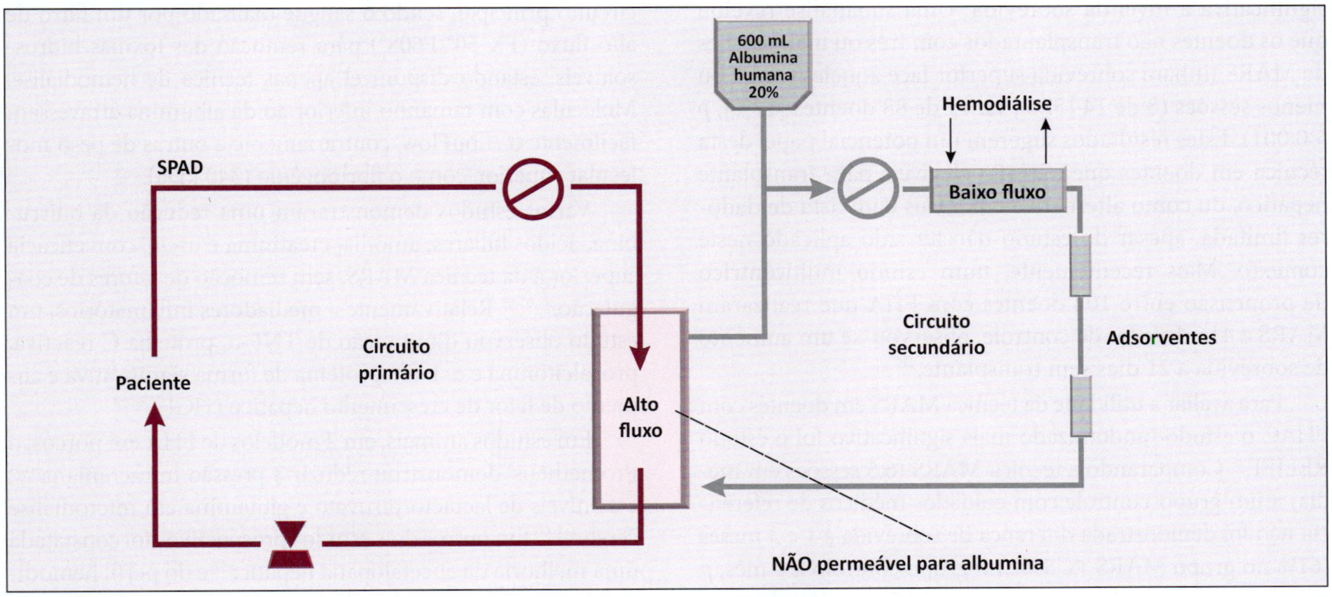

Figura 65.2. Esquema representativo da técnica *Molecular Absorbent Recirculating System* (MARS).[26]

Fonte: Stadlbauer V, Krisper P, Beuers U, Haditsch B, Schneditz D, Jung A, *et al*. Removal of bile acids by two different extracorporeal liver support systems in acute-on-chronic liver failure. ASAIO J. 2007 Mar-Apr;53(2):187-93.

recircular de novo. Assim se distinguem as técnicas MARS e SPAD. No compartimento dito "renal", contendo sangue, pode executar-se hemofiltração ou hemodiálise. A técnica pode ser realizada de forma intermitente durante sessões de 6 a 8 horas ou continuamente com débito de bomba de 150 a 250 mL/min.[25]

Trata-se do dispositivo extracorporal de suporte hepático mais estudado.

Foi utilizado e estudado para múltiplas indicações, demonstrado melhoria analítica a nível da bilirrubina, ácidos biliares e creatinina.[24,27-31] O efeito sobre citocinas pró-inflamatórias demonstrou resultados contraditórios.[32-35]

A nível clínico constatou-se um efeito benéfico no perfil hemodinâmico,[36-38] redução da gravidade do prurido[39] e da hipertensão portal.[38] Um estudo randomizado multicêntrico em 70 doentes com EH, 56% dos quais em grau 3, e 44% em grau 4, comparou MARS com terapêutica de referência durante um período de 5 dias. Constatou-se melhoria da EH em 2 graus mais frequente no grupo sob MARS relativamente ao grupo sem MARS (34% *vs.* 19%, $p = 0{,}04$) e mais precoce (72 horas *vs.* 108 horas).[28] Este efeito viria a ser confirmado por outro estudo randomizado.[40] Persiste, contudo, a dúvida sobre o impacto na sobrevivência.

Na FHA o estudo mais relevante foi o estudo FULMAR.[29] Tratou-se de um estudo randomizado multicêntrico em 102 doentes, potenciais candidatos a transplante hepático, 38% dos quais por intoxicação ao paracetamol, em que se comparou MARS com a terapêutica médica de referência. Não se constatou benefício na sobrevida a 6 meses (85% *vs.* 76%; $p = 0{,}50$) e 1 ano (83 *vs.* 76%; $p = 0{,}35$). Contudo, 65% dos doentes foram transplantados, com um tempo de espera médio de 16 horas até ao transplante e apenas com uma sessão de MARS realizada, dificultando a interpretação a nível da sobrevivência. Analisando apenas os doentes não transplantados (cerca de 1/3), também não existiu diferença significativa a nível da sobrevida. Uma subanálise revelou que os doentes não transplantados com três ou mais sessões de MARS tinham sobrevida superior face àqueles com 2 ou menos sessões (8 de 14 [57%] *vs.* 15 de 88 doentes [17%], $p > 0{,}001$). Estes resultados sugerem um potencial papel desta técnica em doentes que não são elegíveis para transplante hepático, ou como alternativa em locais com lista de dadores limitada, apesar do estudo não ter sido aplicado neste contexto. Mais recentemente, num estudo multicêntrico de propensão entre 104 doentes com FHA que realizaram MARS e 416 doentes de controle, observou-se um aumento de sobrevida a 21 dias sem transplante.[41]

Para avaliar a utilidade da técnica MARS em doentes com FHAC o estudo randomizado mais significativo foi o estudo RELIEF.[27] Comparando a técnica MARS (6,5 sessões em média) a um grupo-controle com cuidados médicos de referência não foi demonstrada diferença de sobrevida a 1 e 3 meses (61% no grupo MARS *vs.* 59% no grupo controlo a 1 mês, $p = 0{,}97$, e 46% *vs.* 42% a 3 meses, $p = 0{,}97$) em 189 doentes. Todavia, doentes mais graves foram potencialmente excluídos por trombocitopenia < 50.000/mm^3, INR > 2,3, discrasia hemorrágica, instabilidade hemodinâmica ou necessidade de TSR fazerem parte dos critérios de exclusão. Uma análise retrospectiva em 101 doentes com FHAC (30% com FHAC grau II e 12% com FHAC grau III) comparou resultados de doentes que realizaram a técnica MARS *versus* terapêutica médica de referência sem esta técnica.[42] Observou-se uma diminuição de mortalidade aos 14 dias em toda a população (6,4% no grupo MARS *vs.* 28%, $p = 0{,}02$), particularmente em doentes mais graves com FHAC de grau ≥ 2. A estimativa de sobrevida livre de transplante a 28 dias neste subgrupo mais grave estava associada a um efeito benéfico do MARS ($p = 0{,}02$). Bañares *et al.* realizaram recentemente uma metanálise em doentes com critérios de FHAC incluídos em 3 estudos randomizados que comparam MARS a cuidados médicos de referência.[43] Nos 165 doentes considerados não se verificou melhoria da sobrevida com técnica MARS. Contudo, ao comparar os grupos de doentes que realizaram MARS de baixa intensidade (4 ou menos sessões) com o grupo de intensidade elevada (mais de 4 sessões) constataram um aumento de sobrevida a 30 dias (73,3% *versus* 58,5%, $p = 0{,}04$) nos doentes FHAC do grupo de intensidade elevada, independentemente do grau de FHAC.

Prometheus® (Sistema de Separação Fracionada de Plasma e Adsorção)

O sistema Prometheus® (Fresenius Medical Care AG, Hamburgo, Alemanha), um sistema de separação fraccionada de plasma e adsorção, foi descrito pela primeira vez em 1999.[44] Neste dispositivo o sangue atravessa uma membrana com uma porosidade de 250 kDa (AlbuFlow®) permeável à albumina (**Figura 65.3**). Num segundo circuito a albumina filtrada é purificada ao passar por duas colunas adsortivas (Prometh® 01 e 02), onde as toxinas transportadas são removidas. A filtração e adsorção são potenciadas por uma bomba de recirculação do plasma rico em albumina. Contrariamente ao MARS, não há necessidade de albumina exógena. O plasma regressa ao circuito principal, sendo o sangue dialisado por um filtro de alto fluxo (FX 50®/F60S®) para remoção das toxinas hidrossolúveis, estando disponível apenas técnica de hemodiálise. Moléculas com tamanho inferior ao da albumina atravessam facilmente o AlbuFlow, contrariamente a outras de peso molecular superior, como o fibrinogênio (340 kDa).

Vários estudos demonstraram uma redução da bilirrubina, ácidos biliares, amônia, creatinina e ureia, com eficácia superior à da técnica MARS, sem remoção de fatores de coagulação.[37,45-47] Relativamente a mediadores inflamatórios, um estudo observou diminuição de TNF-α, proteína C reactiva, procalcitonina e α-1-fetoproteína de forma significativa e aumento de fator de crescimento hepático (HGF).[48,49]

Em estudos animais, em 2 modelos de FHA em porcos, o Prometheus® demonstrou reduzir a pressão intracraniana[50,51] e os níveis de lactacto/piruvato e glutamina em microdiálise cerebral.[50] Em outros dois estudos prospectivos foi constatada uma melhoria da encefalopatia hepática[52] e do perfil hemodinâmico,[53] sem análise da sobrevida. O estudo mais relevante realizado com esta técnica foi o estudo controlado aleatorizado multicêntrico HELIOS em 145 doentes com FHAC,[54] que

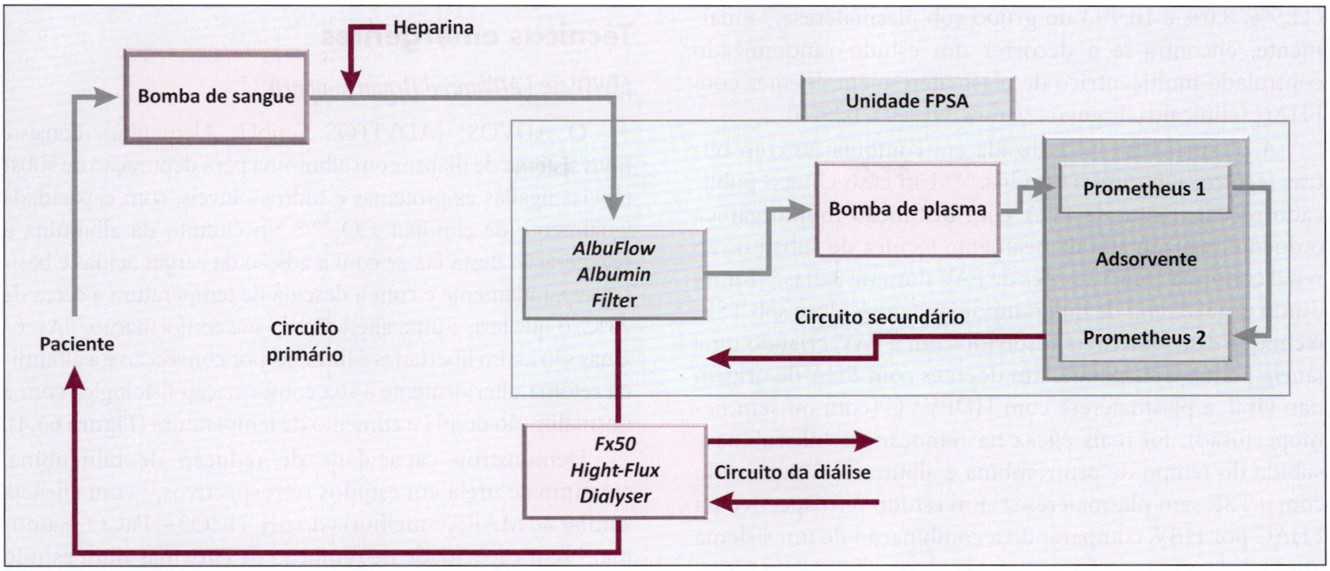

Figura 65.3. Esquema representativo da técnica Prometheus®.[26]

Fonte: Stadlbauer V, Krisper P, Beuers U, Haditsch B, Schneditz D, Jung A, *et al*. Removal of bile acids by two different extracorporeal liver support systems in acute-on-chronic liver failure. ASAIO J. 2007 Mar-Apr;53(2):187-93.

comparou a técnica Prometheus® com terapêutica médica de referência. Foram realizadas em média 8,1 sessões/doente com duração de 5,7 horas/sessão. Em D28 e D90 a sobrevida foi idêntica (66% no grupo Prometheus® *vs.* 63% em D28 p = 0,70 e 47% *vs.* 38% em D90, p = 0,35, respectivamente). Neste estudo, num subgrupo de doentes mais grave, com MELD > 30 (n = 48), observou-se uma probabilidade de sobrevida a 90 dias superior no grupo Prometheus® (48 *vs.* 9%, p = 0,02).

Na FHA não foram realizados estudos randomizados controlados com esta técnica.

Plasmaférese de alto volume

A plasmaférese de alto volume (PAV) foi utilizada em doentes com FHA com bons resultados. Nesta técnica o plasma é separado e eliminado a partir do sangue total, sendo reposto por plasma fresco congelado em igual volume, que é superior ao utilizado para outras indicações (15% do peso ideal, ou seja, 8 a 12 L/sessão). Na hepatite fulminante a plasmaférese permite remover toxinas transportadas pela albumina ou outras hidrossolúveis, como a aminoácidos aromáticos, amônia, endotoxinas, indóis, mercaptanos, fenóis e outras substâncias responsáveis pela encefalopatia, alteração da perfusão cerebral[55] e da resistência vascular sistémica.[56] Mais do que destoxificar, esta técnica permite modular a resposta imunitária na necrose hepática, removendo DAMPs e citocinas pró-inflamatórias e ainda restaurar a homeostase, ao fornecer fatores de coagulação e remover fatores ativadores da coagulação, ativador tecidular do plasminogênio (tPA), fibrina e produtos de degradação do fibrinogênio.[56,57] A substituição com plasma é preferida, mas dada a coagulopatia, a reposição parcial com albumina também pode ser considerada.[56] O cálcio deve ser monitorizado devido à presença de citrato no plasma congelado administrado e à disfunção hepática existente, sendo a considerar suplementação em perfusão.

Comparando a PAV com as técnicas baseadas na albumina, para além de mais econômica,[58] permite remover moléculas de alto peso molecular (incluindo anticorpos, complexos imunes e lipoproteínas), suportar a coagulação e modular a resposta imune. Por outro lado, apresenta o risco teórico de reações alérgicas, de potencial de remoção inespecífica de fatores sanguíneos, como por exemplo o fator de crescimento do hepatócito, e necessita de um volume elevado de circuito extracorporal.[59]

O principal estudo a favor do uso da PAV foi o estudo controlado aleatorizado em 183 doentes com FHA realizado por Larsen *et al.*, onde se demonstrou um aumento da sobrevida destes doentes a 3 meses, sem transplante hepático, no grupo sob plasmaférese de alto volume (PAV) *versus* terapêutica médica de referência (59% *vs.* 48%, p < 0,001).[57] Esta diferença não se verificou nos doentes submetidos a transplante hepático. Foram realizadas em média 2,4 ± 0,8 sessões/doente, com uma frequência diária. Houve uma melhoria do perfil hemodinâmico e redução do score de SOFA.

Na FHAC a maioria dos estudos têm limitações metodológicas. A maioria foram estudos retrospectivos, com definições distintas de FHAC, predominantemente por HBV, em doentes asiáticos.[60,61] Um estudo randomizado controlado entre plasmaférese *versus* terapêutica médica incluiu 234 doentes FHAC por HBV não candidatos a transplante.[62o] Neste estudo observou-se um aumento de sobrevida a 90 dias (60% *vs.* 47%, p < 0,05) e sobrevida média de 879 *vs.* 649 dias no grupo controlo (43% *vs.* 31% a 5 anos, p < 0.05). Em outro estudo prospectivo com uma população idêntica de 60 doentes, comparando plasmaférese a um sistema de hemoperfusão duplo, a primeira demonstrou maior eficácia na redução de bilirrubina, sem diferença na sobrevida a 12 semanas.[63] Em outro estudo prospectivo, com análise de propensão em 524 doentes, resultando em 166 pares de doentes, comparou-se terapêutica médica a plasmaférese. A sobrevida observou-se aumentada em D28, D90 e 1 ano

(11,9%, 8,0% e 10,9%) no grupo sob plasmaférese.[64] Finalmente, encontra-se a decorrer um estudo randomizado controlado multicêntrico de plasmaférese em doentes com FHAC (clinicaltrials.gov/ct2/show/NCT03702920).

A plasmaférese foi utilizada em combinação com outras técnicas em outros estudos.[65,66] Um caso clínico publicado recentemente de FHA com disfunção multiorgânica o doente realizou simultaneamente técnica de substituição renal contínua com 3 sessões de PAV durante 3 dias.[67] Impedindo um *rebound* de hiperamoniemia ou acidose sob TSR, o choque distributivo foi resolvido com a PAV, criando uma janela para o transplante. Em doentes com FHA de origem não viral, a plasmaférese com HDFVVC (com ou sem hemoperfusão), foi mais eficaz na remoção de bilirrubina e subida do tempo de protrombina e albumina comparando com a TSR sem plasmaférese.[65] Em estudo retrospectivo na FHAC por HBV, comparando a combinação de um sistema duplo de hemoperfusão seguido de plasmaférese com metade da dose *versus* plasmaférese em dose normal, observou um aumento da sobrevida ao D28 nos doentes mais graves (classificados em grau intermédio-avançado) sob a combinação de técnicas (57 *vs.* 42%, p = 0,043).[68]

A incompatibilidade ABO entre dador e receptor no pré-transplante hepático representa outra indicação conhecida para plasmaférese. Não existem estudos randomizados com esta indicação, mas dado o risco significativo de rejeição (hiper)aguda, esta técnica é usada como terapêutica chave para desensibilização, ou seja, para reduzir os títulos de isoaglutininas anti-A e anti-B no período peritransplante. Esta deve ser feita diariamente ou cada 2 dias, mas no caso de dador morto, este procedimento é feito de forma urgente.[56]

Técnicas emergentes

ADVOS® (*ADVanced Organ Support*)

O ADVOS® (ADVITOS GmbH, Alemanha), consiste num sistema de diálise com albumina para depuração de substâncias ligadas às proteínas e hidrossolúveis, com capacidade igualmente de eliminar CO_2.[69,70] No circuito da albumina a regeneração desta faz-se com a adição de cargas ácidas e básicas separadamente e com a descida de temperatura a cerca de 28°C, o que leva a uma alteração da sua conformação.[70] As toxinas são assim libertadas e filtradas por convecção e a albumina retoma ulteriormente a sua conformação fisiológica com a normalização do pH e aumento de temperatura (**Figura 65.4**).

Demonstrou capacidade de redução de bilirrubina, creatinina e ureia em estudos retrospectivos,[71] com eficácia similar ao MARS,[72] melhoria do pH, HCO3–, $PaCO_2$ e amônia,[73] sem capacidade de remoção de citocinas num estudo prospectivo recente.[70] Atualmente, não existem estudos clínicos randomizados.

DIALIVE (*UCL-LDD, University College London-Liver Dialysis Device*)

Este dispositivo substitui as capacidades de destoxificação e imunológica do fígado. O sangue atravessa dois filtros de alto fluxo: o primeiro (SepteX, Baxter) de alta porosidade (60 kDa) que permite remoção de albumina por hemofiltração e o segundo filtro de 35-40 kDa (oXiris, Baxter) para remoção de endotoxinas e citocinas.[75] A albumina é reposta no final da sessão. Num estudo randomizado em porcos com modelo de FHA por intoxicação ao paracetamol, verificou-se uma redução da carga de endotoxinas e do risco de

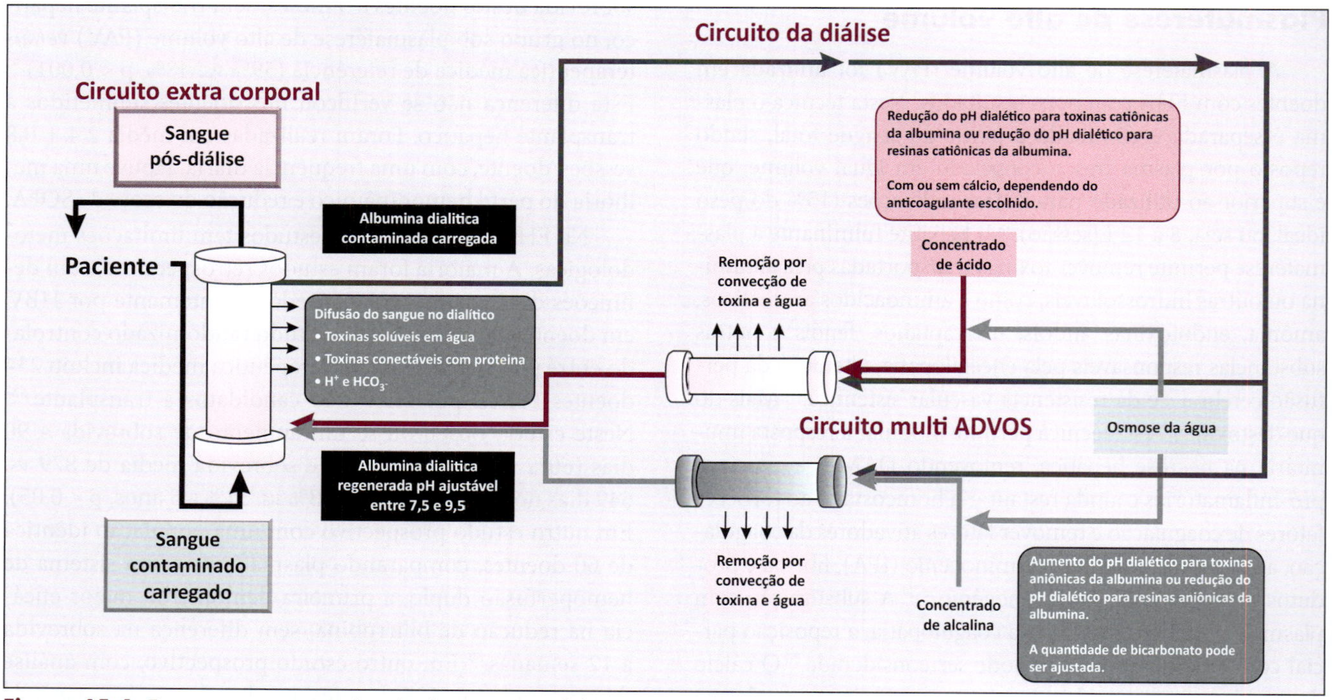

Figura 65.4. Esquema representativo da técnica ADVOS® (*ADVanced Organ Support*)®.[74]

Fonte: Allescher J, Rasch S, Wiessner JR, Perez Ruiz de Garibay A, Huberle C, Hesse F, *et al.* Extracorporeal carbon dioxide removal with the Advanced Organ Support system in critically ill COVID-19 patients. Artif Organs. 2021 Dec;45(12):1522-1532.

mortalidade em 67%.[75] Um estudo randomizado multicêntrico em doentes FHAC graus 1, 2 e 3a (clinicaltrials.gov/ct2/show/NCT03065699) em 8-12 h/dia durante 3-5 dias consecutivos, comparando o dispositivo a terapêutica médica, foi concluído e aguarda publicação.

Hemoperfusão

O CytoSorb®, (Cytosorbents Inc, EUA) consiste numa coluna para técnica de hemoperfusão que permite adsorção de citocinas e toxinas de médio peso (5-50k Da) por esferas poliméricas porosas, podendo ser utilizado isoladamente ou com TSR. Estudos clínicos não aleatorizados demonstraram uma redução de bilirrubina e amônia sob estas técnicas,[76,77] mais eficazmente que MARS num estudo *in vitro*.[78] Não existem estudos randomizados nesta população.

Anticoagulação e segurança

A anticoagulação pode ser feita com heparina não fracionada, predominantemente utilizada, bem como com anticoagulação regional com citrato. Esta foi considerada uma técnica segura,[79,80] mas necessita de monitorização mais apertada. No caso de discrasia hemorrágica, a anticoagulação deve ser cuidadosamente considerada.

Genericamente, dos estudos mencionados acima não foram referidos eventos adversos significativos, sendo consideradas técnicas seguras.

Sistemas de suporte biológicos

Os sistemas bioartificiais consistem em dispositivos com células capazes de reproduzir a síntese proteica para além da capacidade de destoxificação. Estes são constituídos por biorreatores, que conferem o ambiente estável para a viabilidade e função de células análogas a hepatócitos, permitindo as trocas com o sangue ou plasma. Podem ser usadas maioritariamente células a partir de hepatoblastoma humano (HepG2/C3A) mais facilmente cultiváveis, mas como capacidade funcional reduzida e pouco prolongada, ou células de origem animal, nomeadamente porcinas, mais imunogênicas e com risco de zoonoses.

Uma metanálise de 2019 na FHA, incluindo 18 estudos em humanos, dos quais 2 estudos randomizados controlados, e 12 estudos em animais, demonstrou uma melhoria a nível da função hepática (bilirrubina, amônia, citólise), renal e da coagulação e ainda de indicadores neurológicos (pressão intracraniana, perfusão cerebral e escore de Glasgow).[81] A nível da mortalidade, verificou-se um efeito benéfico na FHA em estudos animais (risco relativo 0,27; 0,12-0,62), mas não nos estudos humanos (0,72; 0,48-1,08).

Diretrizes

Falência hepática aguda

As diretrizes europeias de FHA (FHA) da EASL de 2017 referem que os sistemas de suporte hepático não devem ser usados fora do contexto de estudos randomizados controlados.[10] Contudo, especificamente a plasmaférese, é referida como tendo demonstrado aumento de sobrevida em doentes com FHA sem transplante (evidência nível I, recomendação grau I), com maior benefício se iniciada cedo e, sobretudo, naqueles sem indicação para transplante (grau de recomendação 2).

Nas últimas diretrizes americanas de aférese terapêutica de 2019[56] a PAV está indicada na FHA (recomendação de categoria I e grau 1A) diariamente durante 3 dias, podendo a plasmaférese ser considerada diariamente até ao transplante ou regeneração hepática. Em particular na doença de Wilson fulminante a plasmaférese está também recomendada como ponte para o transplante (categoria I e grau 1C) para remoção do cobre, estando indicada diariamente até ao transplante ou até à resolução dos sintomas. Um consenso recente de especialistas considera que a PAV deve ser considerada como ponte para transplante em doentes com FHA (evidência moderada).[25] No mesmo documento, as técnicas baseadas na diálise de albumina podem ser criteriosamente consideradas como ponte para transplante, particularmente na fase precoce da EH (grau II-III) causada pela intoxicação por paracetamol, realizando pelo menos três sessões de 8 horas (evidência moderada). O sistema MARS também pode ser considerado na hepatite isquêmica, com fraca evidência, mas não na insuficiência hepática pós-hepatectomia, exceto em estudos prospectivos

Insuficiência hepática aguda crônica

Nas últimas diretrizes da EASL as técnicas de suporte hepático não estão recomendadas na FHAC, dado a ausência de estudos randomizados com incremento da sobrevida.[82] A APASL (*Asian Pacific Association for the Study of the Liver*) considera que a plasmaférese pode ser usada de forma segura na FHAC em unidades especializadas (recomendação fraca), dado o seu papel promissor como ponte para regeneração ou transplante.[83]

Com evidência fraca, a técnica MARS pode ser considerada na síndrome hepatorrenal refratária como ponte para transplante, exceto no caso de FHAC grau 3, ARDS, sépsis ou infecção grave.[25]

Encefalopatia hepática

Uma metanálise recente em doentes com EH na FHA e na FHAC demonstrou um efeito benéfico das técnicas de suporte hepático (RR 0,71; 95% CI 0,60, 0,84, certeza baixa).[84] As diretrizes europeias de FHA de 2017 recomendam considerar o início precoce de TSR no caso de hiperamoniemia persistente (grau de recomendação 1). Nas diretrizes de 2022 da mesma sociedade, as técnicas de diálise de albumina devem ser consideradas na EH, apesar da incerteza do impacto no prognóstico (nível de evidência 2, 77% de consenso).[85]

Num consenso recente de especialistas, o dispositivo MARS deve ser considerado na FHAC no caso de EH refratária entre 24 e 48 horas de terapêutica de referência ou com colestase progressiva (evidência moderada).[25]

Prurido refratário

O sistema MARS pode ser equacionado na colestase hepática associada a prurido refratário, preferencialmente quando este condiciona a qualidade de vida.[25]

Rejeição pós-transplante

A diálise de albumina pode ser considerada individualmente e em doentes candidatos a re-transplante.[25]

Incompatibilidade ABO no transplante hepático

Em caso de incompatibilidade do sistema ABO receptor-dador no período peritransplante hepático, a plasmaférese está recomendada no caso de dador vivo (categoria I, grau 1C) e dador falecido ou rejeição mediada por anticorpos (categoria III, grau 2C).[56]

Intoxicação

No caso de intoxicação por fármacos com alta ligação à albumina (bloqueadores dos canais de cálcio, benzodiazepinas, fentanil ou fenitoína) ou cogumelos, sem alternativa terapêutica, a diálise de albumina pode ser considerada individualmente (evidência fraca).[25] A plasmaférese está recomendada com categoria II na intoxicação por cogumelos.[56]

Conclusão

Apesar do desenvolvimento de diferentes técnicas de suporte hepático nos últimos anos, a mortalidade associada a FHA e FHAC permanece elevada. Nenhuma destas técnicas consegue reproduzir completamente todas as funções do fígado. O transplante hepático, ainda que possa ser curativo, é condicionado pela disponibilidade limitada de dadores e pela morbimortalidade associada. Estas técnicas assumem um papel fundamental como "ponte" de suporte para o transplante ou como adjuvantes para a recuperação espontânea. A falência hepática trata-se de uma entidade heterogênea, relativamente rara, com fases de evolução distintas, sendo complexo definir exatamente qual o sistema de suporte, a dose e o momento de início mais adequados.

À exceção da TSR contínua na EH e da PAV na FHA, subsistem muitas incertezas que deverão ser respondidas futuramente em estudos randomizados, em populações e patologias bem-definidas.

Referências bibliográficas

1. Flud CR, Duarte-Rojo A. Prognostic Implications of Minimal/Covert Hepatic Encephalopathy: Large-scale Validation Cohort Studies. J Clin Exp Hepatol. 2019;9(1):112-6.
2. Fichet J, Mercier E, Genée O, Garot D, Legras A, Dequin PF, Perrotin D. Prognosis and 1-year mortality of intensive care unit patients with severe hepatic encephalopathy. J Crit Care. 2009;24(3):364-70.
3. Bernal W, Hall C, Karvellas CJ, Auzinger G, Sizer E, Wendon J. Arterial ammonia and clinical risk factors for encephalopathy and intracranial hypertension in acute liver failure. Hepatology. 2007;46(6):1844-52.
4. Garibotto G, Verzola D, Sofia A, Saffioti S, Menesi F, Vigo E, et al. Mechanisms of renal ammonia production and protein turnover. Metab Brain Dis. 2009;24(1):159-67.
5. Cordoba J, Blei AT, Mujais S. Determinants of ammonia clearance by hemodialysis. Artif Organs. 1996;20(7):800-3.
6. Slack AJ, Auzinger G, Willars C, Dew T, Musto R, Corsilli D, et al. Ammonia clearance with haemofiltration in adults with liver disease. Liver International. 2014;34(1):42-8.
7. Warrillow S, Fisher C, Bellomo R. Correction and control of hyperammonemia in acute liver failure: The impact of continuous renal replacement timing, intensity, and duration. Crit Care Med. 2020;(3):218-24.
8. Cardoso FS, Gottfried M, Tujios S, Olson JC, Karvellas CJ. Continuous renal replacement therapy is associated with reduced serum ammonia levels and mortality in acute liver failure. Hepatology. 2018;67(2):711-20.
9. Robinson AM, Karvellas CJ, Dionne JC, Featherstone R, Sebastianski M, Vandermeer B, et al. Continuous renal replacement therapy and transplant-free survival in acute liver failure: Protocol for a systematic review and meta-analysis. Syst Rev. 2020;9(1):1-5.
10. Association E. EASL Clinical Practical Guidelines on the management of acute (fulminant) liver failure. J Hepatol. 2017;66(5):1047-81.
11. Tujios SR, Hynan LS, Vazquez MA, Larson AM, Seremba E, Sanders CM, et al. Risk factors and outcomes of acute kidney injury in patients with acute liver failure. Clin Gastroenterol Hepatol. 2015;13(2):352-9.
12. Sauer IM, Goetz M, Steffen I, Walter G, Kehr DC, et al. In vitro comparison of the molecular adsorbent recirculation system (MARS) and single-pass albumin dialysis (SPAD). Hepatology. 2004;39(5):1408-14.
13. Fisher C, Baldwin I, Fealy N, Naorungroj T, Bellomo R. Ammonia Clearance with Different Continuous Renal Replacement Therapy Techniques in Patients with Liver Failure. Blood Purif. 2022;1-7.
14. Redant S, de Bels D, Beretta-Piccoli X, Attou R, Honore PM. Is high-volume haemofiltration really necessary to remove ammonia? Liver International. 2020;40(3):727-727.
15. Redant S, Beretta-Piccoli X, Mugisha A, Attou R, Kaefer K, De Bels D, et al. Hyperammonemia, the Last Indication of High-Volume Hemodiafiltration in Adult and Children: A Structured Review. Blood Purif. 2019;48(4):330-335.
16. Ronco C, Reis T. Continuous renal replacement therapy and extended indications. Semin Dial. 2021;34(6):550-60.
17. Kreymann B, Seige M, Schweigart U, Kopp KF, Classen M. Albumin dialysis: Effective removal of copper in a patient with Fulminant wilson disease and successful bridging to liver transplantation: A new possibility for the elimination of protein-bound toxins. J Hepatol. 1999;31(6):1080-5.
18. Wallon G, Guth C, Guichon C, Thevenon S, Gazon M, Viale JP, et al. Extracorporeal Albumin Dialysis in Liver Failure with MARS and SPAD: A Randomized Crossover Trial. Blood Purif. 2022;51(3):243-250.
19. Rifai K. Extracorporeal albumin dialysis. Hepatology Research 2008;38(suppl. 1):41-5. 1
20. Schmuck RB, Nawrot GH, Fikatas P, Reutzel-Selke A, Pratschke J, Sauer IM. Single Pass Albumin Dialysis—A Dose-Finding Study to Define Optimal Albumin Concentration and Dialysate Flow. Artif Organs. 2017;41(2):153-61.
21. Sponholz C, Matthes K, Rupp D, Backaus W, Klammt S, Karailieva D, et al. Molecular adsorbent recirculating system and single-pass albumin dialysis in liver failure--a prospective, randomised crossover study. Crit Care. 2016;20:2.
22. Karvellas CJ, Bagshaw SM, McDermid RC, Stollery DE, Bain VG, Gibney RTN. A case-control study of single-pass albumin dialysis for acetaminophen-induced acute liver failure. Blood Purif. 2009;28(3):151-8.

23. Stange J, Mitzner S. A carrier-mediated transport of toxins in a hybrid membrane. Safety barrier between a patients blood and a bioartificial liver. International Journal of Artificial Organs 1996;19(11):677-91.
24. Stange J, Mitzner SR, Risler T, Erley CM, Lauchart W, Goehl H, et al. Molecular adsorbent recycling system (MARS): clinical results of a new membrane-based blood purification system for bioartificial liver support. Artif Organs. 1999;23(4):319-30.
25. Saliba F, Bañares R, Larsen FS, Wilmer A, Parés A, Mitzner S. Artificial liver support in patients with liver failure: a modified DELPHI consensus of international experts. Intensive Care Med. 2022.
26. Stadlbauer V, Krisper P, Beuers U, Haditsch B, Schneditz D, Jung A, et al. Removal of bile acids by two different extracorporeal liver support systems in acute-on-chronic liver failure. ASAIO J. 2007;53(2):187-93.
27. Bañares R, Nevens F, Larsen FS, Jalan R, Albillos A, Dollinger M, et al. Extracorporeal albumin dialysis with the molecular adsorbent recirculating system in acute-on-chronic liver failure: the RELIEF trial. Hepatology. 2013;57(3):1153-62.
28. Hassanein TI, Tofteng F, Brown RS Jr, McGuire B, Lynch P, Mehta R, et al. Randomized controlled study of extracorporeal albumin dialysis for hepatic encephalopathy in advanced cirrhosis. Hepatology. 2007;46(6):1853-62.
29. Saliba F, Camus C, Durand F, Mathurin P, Letierce A, Delafosse B, et al. Albumin dialysis with a noncell artificial liver support device in patients with acute liver failure: a randomized, controlled trial. Ann Intern Med. 2013;159(8):522-31.
30. Heemann U, Treichel U, Loock J, Philipp T, Gerken G, Malago M, et al. Albumin dialysis in cirrhosis with superimposed acute liver injury: a prospective, controlled study. Hepatology. 2002;36(4 Pt 1):949-58.
31. Stadlbauer V, Krisper P, Aigner R, Haditsch B, Jung A, Lackner C, et al. Effect of extracorporeal liver support by MARS and Prometheus on serum cytokines in acute-on-chronic liver failure. Crit Care. 2006;10(6):R169.
32. Donati G, La Manna G, Cianciolo G, Grandinetti V, Carretta E, Cappuccilli M, et al. Extracorporeal detoxification for hepatic failure using molecular adsorbent recirculating system: Depurative efficiency and clinical results in a long-term follow-up. Artif Organs. 2014;38(2):125-34.
33. Novelli G, Annesini MC, Morabito V, Cinti P, Pugliese F, Novelli S, et al. Cytokine Level Modifications: Molecular Adsorbent Recirculating System Versus Standard Medical Therapy. Transplant Proc. 2009;41(4):1243-8.
34. Ilonen I, Koivusalo AM, Repo H, Höckerstedt K, Isoniemi H. Cytokine profiles in acute liver failure treated with albumin dialysis. Artif Organs. 2008;32(1):52-60.
35. Stadlbauer V, Krisper P, Aigner R, Haditsch B, Jung A, Lackner C, Stauber RE. Effect of extracorporeal liver support by MARS and Prometheus on serum cytokines in acute-on-chronic liver failure. Crit Care. 2006;10(6):R169.
36. Schmidt LE, Wang LP, Hansen BA, Larsen FS. Systemic hemodynamic effects of treatment with the molecular adsorbents recirculating system in patients with hyperacute liver failure: A prospective controlled trial. Liver Transplantation. 2003;9(3):290-7.
37. Laleman W, Wilmer A, Evenepoel P, Elst IV, Zeegers M, Zaman Z, Verslype C, Fevery J, Nevens F. Effect of the molecular adsorbent recirculating system and Prometheus devices on systemic haemodynamics and vasoactive agents in patients with acute-on-chronic alcoholic liver failure. Crit Care. 2006;10(4):1-13.
38. Sen S, Mookerjee RP, Cheshire LM, Davies NA, Williams R, Jalan R. Albumin dialysis reduces portal pressure acutely in patients with severe alcoholic hepatitis. J Hepatol. 2005;43(1):142-8.
39. Leckie P, Tritto G, Mookerjee R, Davies N, Jones D, Jalan R. "Out-patient" albumin dialysis for cholestatic patients with intractable pruritus. Aliment Pharmacol Ther. 2012;35(6):696–704.
40. Bañares R, Nevens F, Larsen FS, Jalan R, Albillos A, Dollinger M, et al. Extracorporeal albumin dialysis with the molecular adsorbent recirculating system in acute-on-chronic liver failure: the RELIEF trial. Hepatology. 2013;57(3):1153-62.
41. MacDonald AJ, Subramanian RM, Olson JC, Speiser JL, Durkalski-Mauldin VL, Abraldes JG, et al. Use of the Molecular Adsorbent Recirculating System in Acute Liver Failure: Results of a Multicenter Propensity Score-Matched Stud. Crit Care Med. 2022;50(2):286-95.
42. Gerth HU, Pohlen M, Thölking G, Pavenstädt H, Brand M, Hüsing-Kabar A. Molecular Adsorbent Recirculating System Can Reduce Short-Term Mortality Among Patients With Acute-on-Chronic Liver Failure-A Retrospective Analysis. Crit Care Med. 2017;45(10):1616-1624.
43. Bañares R, Ibáñez-Samaniego L, Torner JM, Pavesi M, Olmedo C, Catalina MV. Meta-analysis of individual patient data of albumin dialysis in acute-on-chronic liver failure: focus on treatment intensity. Therap Adv Gastroenterol. 2019;12:1756284819879565.
44. Falkenhagen D, Strobl W, Vogt G, Schrefl A, Linsberger I, Gerner FJ,et al. Fractionated plasma separation and adsorption system: a novel system for blood purification to remove albumin bound substances. Artif Organs. 1999;23(1):81-6.
45. Rifai K, Ernst T, Kretschmer U, Bahr MJ, Schneider A, Hafer C, et al. Prometheus® - A new extracorporeal system for the treatment of liver failure. J Hepatol. 2003;39(6):984-90.
46. Krisper P, Haditsch B, Stauber R, et al. In vivo quantification of liver dialysis: Comparison of albumin dialysis and fractionated plasma separation. J Hepatol. 2005;43(3):451-7.
47. Evenepoel P, Laleman W, Wilmer A, Claes K, Kuypers D, Bammens B, et al. Prometheus versus molecular adsorbents recirculating system: Comparison of efficiency in two different liver detoxification devices. Artif Organs. 2006;30(4):276-84.
48. Rocen M, Kieslichova E, Merta D, Uchytilova E, Pavlova Y, Cap J, et al. The effect of prometheus device on laboratory markers of inflammation and tissue regeneration in acute liver failure management. Transplant Proc 2010;42(9):3606-11.
49. Grodzicki M, Kotulski M, Leonowicz D, Zieniewicz K, Krawczyk M. Results of Treatment of Acute Liver Failure Patients With Use of the Prometheus FPSA System. Transplant Proc. 2009;41(8):3079-81.
50. Ryska M, Laszikova E, Pantoflicek T, Ryska O, Prazak J, Koblihova E. Fractionated plasma separation and adsorption significantly decreases intracranial pressure in acute liver failure: Experimental study. Eur Surg Res. 2009;42(4):230-5.
51. Prazak J, Laszikova E, Pantoflicek T, Ryska O, Koblihova E, Ryska M. Cerebral microdialysis reflects the neuroprotective effect of fractionated plasma separation and adsorption in acute liver failure better and earlier than intracranial pressure: A controlled study in pigs. BMC Gastroenterol. 2013;13(1).
52. Şentürk E, Esen F, Özcan PE, Rifai K, Pinarbaşi B, Cakar N, et al. The treatment of acute liver failure with fractionated plasma separation and adsorption system: Experience in 85 applications. J Clin Apher. 2010;25(4):195-201.
53. Komardina E, Yaroustovsky M, Abramyan M, Plyushch M. Prometheus therapy for the treatment of acute liver failure in patients after cardiac surgery. Kardiochirurgia i Torakochirurgia Polska. 2017;14(4):230-5.
54. Kribben A, Gerken G, Haag S, et al. Effects of fractionated plasma separation and adsorption on survival in patients with acute-on--chronic liver failure. Gastroenterology. 2012;142(4):782-789.e3.
55. Larsen FS, Hansen BA, Ejlersen E, Secher NH, Clemmesen JO, Tygstrup N, et al. Cerebral blood flow, oxygen metabolism and transcranial Doppler sonography during high-volume plasmapheresis in fulminant hepatic failure. Eur J Gastroenterol Hepatol. 1996;8(3):261-6.
56. Padmanabhan A, Connelly-Smith L, Aqui N, Balogun RA, Klingel R, Meyer E, et al. Guidelines on the Use of Therapeutic Apheresis in Clinical Practice - Evidence-Based Approach from the Writing Committee of the American Society for Apheresis: The Eighth Special Issue. J Clin Apher. 2019;34(3):171-354.

57. Larsen FS, Schmidt LE, Bernsmeier C, Rasmussen A, Isoniemi H, Patel VC, et al. High-volume plasma exchange in patients with acute liver failure: An open randomised controlled trial. J Hepatol 2016;64(1):69-78.
58. Olaiya AC, Kapoor A, Ricci KS, Lindenmeyer CC. Therapeutic plasma exchange in liver failure. World J Hepatol 2021;13(8):900-16.
59. Abe T, Kobata H, Hanba Y, et al. Study of plasma exchange for liver failure: Beneficial and harmful effects. Therapeutic Apheresis and Dialysis. 2004;8(3):180-4.
60. Yue-Meng W, Yang LH, Yang JH, Xu Y, Yang J, Song GB. The effect of plasma exchange on entecavir-treated chronic hepatitis B patients with hepatic de-compensation and acute-on-chronic liver failure. Hepatol Int. 2016;10(3):462-9.
61. Mao W, Ye B, Lin S, Fu Y, Chen Y, Chen Y. Prediction value of model for end-stage liver disease scoring system on prognosis in the acute on chronic liver failure patients with plasma exchange treatment. ASAIO Journal. 2010;56(5):475-8.
62. Qin G, Shao JG, Wang B, Shen Y, Zheng J, Liu XJ, et al. Artificial liver support system improves short- and long-term outcomes of patients with HBV-associated acute-on-chronic liver failure: A single-center experience. Medicine. (United States) 2014;93(28):e338.
63. Wan YM, Li YH, Xu ZY, Yang J, Yang LH, Xu Y, Yang JH. Therapeutic plasma exchange versus double plasma molecular absorption system in hepatitis B virus-infected acute-on-chronic liver failure treated by entercavir: A prospective study. J Clin Apher. 2017;32(6):453-61.
64. Chen YY, Li H, Xu BY, Zheng X, Li BL, et al. Plasma Exchange-Based Non-bioartificial Liver Support System Improves the Short-Term Outcomes of Patients With Hepatitis B Virus-Associated Acute-on-Chronic Liver Failure: A Multicenter Prospective Cohort Study. Front Med. (Lausanne) 2021;8(Nov):1-14.
65. Li MQ, Li JQ, Shi ZX, Xu JY, Zhang Z, Lu F, et al. Efficacy of Various Combined Blood Purification Techniques for Treating Patients with Non-viral Acute Liver Failure. Cell Biochem Biophys. 2014;68(3):571-5.
66. Zhang Y, Li L, Zhang X, Xu W, Guo Q, Zhou J. Plasmapheresis Combined with Continuous Plasma Filtration Adsorption Rescues Severe Acute Liver Failure in Wilson's Disease before Liver Transplantation. Blood Purif.
67. Veeramachaneni H, Subramanian RM. Combined High-Dose Continuous Renal Replacement Therapy and Plasma Exchange in the Management of Severe Multiorgan System Dysfunction Associated With Acute Liver Failure. Hepatology. 2021;74(2):1124-6.
68. Yao J, Li S, Zhou L, Luo L, Yuan L, Duan Z, Xu J, Chen Y. Therapeutic effect of double plasma molecular adsorption system and sequential half-dose plasma exchange in patients with HBV-related acute--on-chronic liver failure. J Clin Apher. 2019;34(4):392-8.
69. Al-Chalabi A, Matevossian E, V Thaden AK, Luppa P, Neiss A, Schuster T, et al. Evaluation of the Hepa Wash® treatment in pigs with acute liver failure. BMC Gastroenterol. 2013;13(1).
70. Kaps L, Schleicher EM, Montano CM, et al. Influence of Advanced Organ Support (ADVOS) on Cytokine Levels in Patients with Acute-on-Chronic Liver Failure (ACLF). J Clin Med. 2022;11(10):1-10.
71. Fuhrmann V, Perez Ruiz de Garibay A, Faltlhauser A, Tyczynski B, Jarczak D, et al. Registry on extracorporeal multiple organ support with the advanced organ support (ADVOS) system: 2-year interim analysis. Medicine (Baltimore). 2021;100(7):e24653.
72. Falkensteiner C, Kortgen A, Leonhardt J, Bauer M, Sponholz C. Comparison of albumin dialysis devices molecular adsorbent recirculating system and ADVanced Organ Support system in critically ill patients with liver failure—A retrospective analysis. Therapeutic Apheresis and Dialysis. 2021;25(2):225-36.
73. Fuhrmann V, Weber T, Roedl K, Motaabbed J, Tariparast A, Jarczak D, et al. Advanced organ support (ADVOS) in the critically ill: first clinical experience in patients with multiple organ failure. Ann Intensive Care. 2020;10(1):96.
74. Allescher J, Rasch S, Wiessner JR, Perez Ruiz de Garibay A, Huberle C, et al. Extracorporeal carbon dioxide removal with the Advanced Organ Support system in critically ill COVID-19 patients. Artif Organs. 2021;45(12):1522-32.
75. Lee KC, Baker LA, Stanzani G, Alibhai H, Chang YM, Jimenez Palacios C,eta l. Extracorporeal liver assist device to exchange albumin and remove endotoxin in acute liver failure: Results of a pivotal pre-clinical study. J Hepatol. 2015;63(3):634-42
76. Ocskay K, Tomescu D, Faltlhauser A, Jacob D, Friesecke S, Malbrain M, et al. Hemoadsorption in 'Liver Indication'-Analysis of 109 Patients' Data from the CytoSorb International Registry. J Clin Med. 2021;10(21):5182.2
77. Tomescu D, Popescu M, David C, Sima R, Dima S. Haemoadsorption by CytoSorb® in patients with acute liver failure: A case series. International Journal of Artificial Organs. 2021;44(8):560-4.
78. Dominik A, Stange J. Similarities, Differences, and Potential Synergies in the Mechanism of Action of Albumin Dialysis Using the MARS Albumin Dialysis Device and the CytoSorb Hemoperfusion Device in the Treatment of Liver Failure. Blood Purif. 2021;50(1):119-28.
79. Dyla A, Mielnicki W, Bartczak J, Zawada T, Garba P. Effectiveness and Safety Assessment of Citrate Anticoagulation During Albumin Dialysis in Comparison to Other Methods of Anticoagulation. Artif Organs. 2017;41(9):818-26.
80. Meijers B, Laleman W, Vermeersch P, Nevens F, Wilmer A, Evenepoel P. A prospective randomized open-label crossover trial of regional citrate anticoagulation vs. anticoagulation free liver dialysis by the Molecular Adsorbents Recirculating System. Crit Care. 2012;16(1):R20.
81. He YT, Qi YN, Zhang BQ, Li JB, Bao J. Bioartificial liver support systems for acute liver failure: A systematic review and meta-analysis of the clinical and preclinical literature. World J Gastroenterol. 2019;25(27):3634-48.
82. European Association for the Study of the Liver. Electronic address: easloffice@easloffice.eu; European Association for the Study of the Liver. EASL Clinical Practice Guidelines for the management of patients with decompensated cirrhosis. J Hepatol. 2018;69(2):406-460.
83. Sarin SK, Choudhury A, Sharma MK, Maiwall R, Al Mahtab M, Rahman S, et al. Acute-on-chronic liver failure: consensus recommendations of the Asian Pacific association for the study of the liver (APASL): an update. 2019.
84. Alshamsi F, Alshammari K, Belley-Cote E, Dionne J, Albrahim T, Albudoor B, et al. Extracorporeal liver support in patients with liver failure: a systematic review and meta-analysis of randomized trials. Intensive Care Med. 2020;46(1).
85. European Association for the Study of the Liver. Electronic address: easloffice@easloffice.eu; European Association for the Study of the Liver. EASL Clinical Practice Guidelines on the management of hepatic encephalopathy. J Hepatol. 2022;77(3):807-824.

capítulo 66

Nutrição Enteral

Ana Moura Gonçalves | Maria Lobo Antunes

Introdução

O doente crítico encontra-se em situação de *stress* metabólico secundário a uma agressão aguda, seja cirúrgica ou não cirúrgica. A terapêutica nutricional está comprovadamente envolvida na resposta fisiológica às alterações metabólicas complexas inerentes à situação crítica, modelando a resposta hormonal e imunológica.

A resposta do doente crítico ao *stress* foi descrita inicialmente por *Sir* David Cuthbertson nos anos 30 e na verdade os conceitos de então continuam muito presentes.[1,2]

Na fase aguda da doença crítica, perante a agressão, existe um período precoce, a fase inicial do choque, caracterizado pela redução do metabolismo basal e com duração de 1 a 2 dias. Nesta fase precoce há uma tentativa do organismo de manter o seu estado energético basal, reduzindo o consumo de oxigênio ao mínimo necessário, reduzindo a temperatura corporal, o débito cardíaco para colmatar a hipoxia tecidular, hipovolemia absoluta ou relativa inerente ao choque precoce. Posteriormente, entra-se no período tardio da fase aguda, caracterizado por hipermetabolismo e com a duração de três a cinco dias. Neste período desencadeia-se a resposta de fase aguda, hormonal e imunológica, com libertação de citocinas, anticorpos e mediadores celulares. Há o aumento do débito cardíaco, do consumo de oxigênio e da temperatura corporal. O catabolismo está exacerbado neste período.

Deste modo compreende-se que as necessidades nutricionais do doente crítico nos primeiros sete dias de internação não sejam as mesmas e tenham um comportamento dinâmico e diretamente relacionado com a fase de doença.

Assim sendo, nas primeiras 48 horas, enquanto não houver estabilização do quadro clínico, a preocupação deve recair sobre o tratamento da patologia aguda que motiva o choque do doente, não sendo o início de nutrição aconselhado.

A situação é totalmente diferente no período tardio da fase aguda. Posteriormente à fase de estabilização inicial, assiste-se a um período de hipermetabolismo que se não for acompanhado do aporte nutricional adequado conduz a graves déficits calórico-proteicos que culminam no catabolismo muscular e agravamento da resposta imunológica, havendo aumento da perda de massa magra e tecido adiposo, com libertação de energia, esgotando as reservas do organismo. Por este motivo é preponderante o cálculo adequado das necessidades energéticas do doente crítico, para se adequar o suporte nutricional, fornecer os micronutrientes essenciais e promover o anabolismo.

Passada a fase aguda, em regra, os sete primeiros dias internação, o doente entra na fase pós-aguda que pode progredir para convalescença e reabilitação para a cura, ou cronicidade e síndrome inflamatória e catabólica prolongada. Nesta fase, a reabilitação tem um papel preponderante e o anabolismo tem de ser garantido. É a fase da estabilização hemodinâmica e autonomização ventilatória, do tratamento dirigido à patologia e as suas complicações. A terapêutica nutricional deve ser personalizada, tendo em conta as necessidades do doente, o aumento do anabolismo e a existência de catabolismo. Na fase anabólica, há ganho de massa magra e tecido adiposo o que permite a recuperação das reservas energéticas do organismo.

Face a toda esta dinâmica, o doente crítico apresenta um risco acrescentado de malnutrição, sendo a nutrição de extrema importância na melhoria do *outcome* global.

O conceito de "terapêutica nutricional" surgiu mais recentemente. A nutrição passou a ser encarada como uma terapêutica imprescindível para amenizar o *stress* metabólico, oxidativo e modular a resposta inflamatória.[3]

A via de alimentação por excelência é a oral. No entanto no doente crítico, quando esta via é impossível, privilegia-se a via entérica pelo seu baixo custo, pela melhor manutenção da integridade do tubo digestivo, condicionando manutenção da barreira intestinal, impedindo a translocação bacteriana e estimulando a resposta imune.[4]

A avaliação do risco nutricional

O doente internado na unidade de cuidados intensivos (UCI), pelo fato de ser crítico, encontra-se em risco nutricional elevado, tendo que ser referenciado à equipa de nutrição.

Há várias ferramentas para avaliação do risco nutricional, sendo o *Nutritional Risk Screening* (NRS) 2002, o *Mal-*

nutrition Universal Screening Tool (MUST), e o NUTRIC (*Nutritional Risk in Critically* III) escore que tem em conta a gravidade da doença,[5] mas não engloba parâmetros associados ao estado nutricional do doentes, os mais utilizados no contexto do doente crítico.

O NRS 2002 leva em conta o estado nutricional dos doentes previamente a internação e a situação clínica que motivou a admissão hospitalar.[6]

Para além da avaliação dos escores de risco nutricional. no doente crítico devem ser elencados, à admissão, vários parâmetros clínicos, como o tempo de internação, a ingesta alimentar dos últimos dias, a idade, o peso, o índice de massa corporal, as comorbilidades e uma avaliação analítica sumária com eletrólitos com fósforo e magnésio, função hepática e renal.

A avaliação do estado nutricional deverá ser contínua ao longo do internação, uma vez que as necessidades nutricionais dos doentes críticos variam ao longo do internação, como referido previamente. Para além da variação das necessidades associada à fase da doença crítica, a situação clínica do doente, nomeadamente a existência de alterações ventilatórias, a necessidade de cirurgia ou início de técnica de substituição da função renal, também condicionam as necessidades.

É de extrema importância a avaliação das corretas necessidades nutricionais e o fornecimento nutricional adequado, porque a perda de massa muscular no doente crítico ocorre precoce e rapidamente na primeira semana, sendo mais frequente nos doentes mais graves e com disfunção multiorgânica.[7]

Avaliação das necessidades energéticas e alvos nutricionais

A calorimetria indireta é o método padrão-ouro para avaliação das necessidades energéticas do doente crítico. Por meio da avaliação do consumo de energia em repouso e do quociente respiratório é possível personalizar o suporte nutricional de acordo com as necessidades metabólicas do doente, e monitorizar a resposta metabólica á terapêutica nutricional.

Na ausência de calorimetria indireta podemos recorrer a equações preditivas para calcular as necessidades energéticas dos doentes. Há mais de 200 fórmulas[8] descritas na literatura para cálculo das necessidades energéticas, sendo um exemplo a equação de Harris Benedict. No doente crítico, as equações são imprecisas[9] principalmente as que utilizam o peso e o índice de massa corporal no cálculo. De acordo com as Sociedades Europeia[10] e Americana[11] de Nutrição Entérica e Parentérica (ESPEN e ASPEN, respetivamente) na ausência de calorimetria indireta dever-se utilizar para o cálculo das necessidades energéticas e proteicas diárias as seguintes fórmulas:

- ESPEN.[5]
- 20 a 25 kcal/kg/dia; com 1,3 g/kg/dia de proteína.
- ASPEN.[11]
- 12 a 25 kcal/kg/dia; com 1,2 a 2 g/kg/dia de proteína.

A instituição da dieta no doente crítico ocorre após a sua estabilização inicial. A dieta deve ser iniciada nas primeiras 48 horas de internação.

Se as necessidades forem calculadas com base nas fórmulas anteriormente referidas, o incremento deve ser progressivo, de forma a serem atingidas 70% das necessidades energéticas nas primeiras 72 horas de internação (nutrição hipocalórica), com progressão até de 80% a 100% das necessidades ao fim de uma semana.

Se recorrermos à calorimetria indireta para avaliar as necessidades energéticas do doente, poderemos iniciar a nutrição entérica e ajustar às 72 horas, após realização de calorimetria indireta, de acordo com as necessidades energéticas calculadas (nutrição isocalórica).

Por outro lado, e de acordo com a ESPEN, se recorrermos às equações preditivas para calcular as necessidades energéticas do doente, a nutrição entérica deverá ser iniciada de uma forma hipocalórica e mantida abaixo dos 70% das necessidades energéticas durante a primeira semana.

Se ao fim de quatro a sete dias de internação não são asseguradas mais de 70% das necessidades nutricionais, deve ponderar-se o início de nutrição parentérica suplementar, para assegurar os 100% das necessidades a partir do 7º dia.

O aporte proteico é fundamental pois contrabalança o catabolismo que ocorre na fase aguda do estresse. Não foi demonstrado nenhum benefício em proceder a aporte proteico muito elevado. Estima-se que as necessidades proteicas no doente crítico oscilem entre os 1,2 a 1,5 g/kg/dia. Como referido, a ESPEN recomenda 1,3 g/kg/dia de proteína. Algumas situações específicas necessitam de suplementação de glutamina como é o caso dos grandes queimados (> 20% da área de superfície corporal): 0,3 a 0,5 g/kg/dia e dos politraumatizados: 0,2 a 0,3 g/kg/dia.

A administração de glucose não deve exceder os 5 mg/kg/min.

As fórmulas entéricas contêm na sua constituição micronutrientes e vitaminas, e asseguram o aporte adequado para um individuo adulto, de acordo com as recomendações nutricionais, *dietary reference intakes* (DRI).[12] Este fato não significa que a suplementação não possa ser necessária em caso de deficiência grave, terá de ser avaliado caso a caso.

A necessidade de suplementação com vitamina B1 (tiamina) ou outras vitaminas hidrossolúveis pode ser importante, verificando-se o mesmo em relação às vitaminas lipossolúveis, nomeadamente a suplementação com vitamina D3 semanal em doentes com déficit.

Do mesmo modo a suplementação de potássio, fósforo e magnésio é frequentemente necessária no doente crítico.

Timing para o início da nutrição entérica

Nas mais recentes diretrizes da ESPEN sugere-se o início precoce, nas primeiras 48 horas, da alimentação, seja por via oral se esta estiver disponível, seja por via entérica na ausência de via oral.

Não deverá ser adiado o seu início em situações de oxigenação extracorporal, traumatismo craniano ou vertebromedular, acidente vascular cerebral, pancreatite aguda grave, em posição prona, sob bloqueio neuromuscular, em doentes com status pós-operatório de cirurgia abdominal, gástrica, aórtica, trauma abdominal sem lesão do trato gastrointestinal e em laparotomia desde que não haja evidência de isquemia ou oclusão.

A nutrição entérica apresenta algumas vantagens sobre a parentérica, nomeadamente o fato de não necessitar de um cateter venoso central, ter um menor risco de complicações infecciosas, ser mais fisiológica e ter menor custo, não requerendo de nenhuma preparação prévia ao seu início.

Contudo em alguns estudos, não foi ainda claramente demonstrado o benefício da nutrição entérica sobre a parentérica. Num estudo de 2018 publicado na revista Lancet, verificou-se que nutrição entérica precoce, isocalórica, em doentes em choque apresentava maior risco de compilações gastrointestinais (vômitos, diarreia, isquemia) em comparação com a nutrição parentérica precoce isocalórica.[13]

A nutrição entérica deve ser iniciada assim que o doente esteja estabilizado, de forma progressiva e de acordo com a tolerância do doente. Apresenta, no entanto, algumas contraindicações absolutas ou relativas, que limitam a sua utilização precoce em alguns doentes críticos.

Consideram-se contraindicações absolutas ao início da nutrição entérica o choque com instabilidade hemodinâmica, a hipoxemia grave e ameaçadora da vida e a hemorragia digestiva alta não controlada. A hipotermia, a hipertensão intra-abdominal sem síndrome compartimental e a insuficiência hepática aguda independentemente do grau de encefalopatia são contraindicações relativas.

Vias de administração da nutrição entérica e suas formulações

Como referido, sempre que possível a nutrição entérica deve ser privilegiada.

Na prática clínica, a nutrição entérica pode ser administrada por via superior, nasal ou oral, caso se trate de uma situação aguda, com previsibilidade de duração inferior a um mês, ou por via percutânea. Esta via é destinada a situações de cronicidade, em que não se prevê a descontinuação da terapêutica nutricional artificial a curto prazo.

A primeira via é a mais frequentemente usada no doente admitido na UCI, por intermédio de uma sonda naso ou orogástrica ou eventualmente pós-pilórica.

A via percutânea consiste na realização de gastrostomia ou jejunostomia para alimentação e só é utilizada em situações de incapacidade de nutrição pela primeira via referida ou quando esta se prolonga de forma previsível por mais de um mês. Esta situação ocorre mais frequentemente em casos de neoplasias, nomeadamente de cabeça e pescoço e em situações de doença neurológica com incapacidade de adequada deglutição a longo prazo.

A nutrição entérica no doente crítico por meio de sonda deve ser contínua e é o método mais comum de alimentação. A colocação de sonda, geralmente, não apresenta grande complexidade, é radiopaca permitindo verificar o seu correto posicionamento.

A alimentação pós-pilórica, pela introdução mais distal da sonda, pode ser considerada de forma precoce nos doentes com elevado risco de aspiração[14] ou em doentes cuja patologia associada impeça a progressão da nutrição a partir do estômago, nomeadamente estenoses ou edema. Uma revisão da Cochrane de 2015 sugere que a nutrição entérica administrada de forma pós-pilórica se associa a um menor risco de pneumonia e melhora a quantidade de nutrientes administrados.[15] Apesar de a nutrição pós-pilórica se associar a uma diminuição na pneumonia adquirida no ventilador em várias metanálises anteriores, esse benefício não se traduziu em diminuições no tempo de ventilação, no tempo de internação na UCI ou no hospital, ou na mortalidade.[16,17]

A formulação entérica padrão é iso-osmótica (300 mosm/L), polimérica e contém cerca de 1-2 kcal/mL, sendo que 45%-60% em hidratos de carbono, 20%-35% em lípidos, e 15%-20% em proteínas, em um volume de 500 mL.

Algumas formulações entéricas podem conter fibras solúveis ou insolúveis. As fórmulas para diabéticos contem fibra.[9] As formulações com aumento de fibra devem ser evitadas em doentes hemodinamicamente instáveis e com risco de dismotilidade ou isquemia intestinal.[18]

As formulações com fibras solúveis podem ser utilizadas em casos de doentes com diarreia.

As formulações entéricas padrão, em regra geral, ao atingirem as necessidades calóricas, não atingem as necessidades proteicas do doente crítico, sendo geralmente necessário recorrer a suplementos.[19]

A nutrição entérica deve ser iniciada de forma gradual e o sistema de alimentação deve ser trocado todos os dias. De uma forma geral pode ser iniciada a 10-25 mL/h e ser incrementada 10-25 mL a cada 4 a 12 horas, de acordo com a tolerância e protocolo do serviço.

A tolerância pode ser avaliada por meio do resíduo gástrico, sendo este considerado significativo a partir dos 500 mL/6h.[15] Nesta situação a nutrição entérica deve ser suspensa. A tolerância pode ser otimizada com recurso a procinéticos como a metoclopramida 10 mg 8/8 horas e a eritromicina 3-7 mg/kg/dia.[10]

Efeitos e complicações da nutrição entérica

Alterações na glicemia são frequentes no doente crítico

O controle glicêmico tem de ser instituído desde a admissão.

Se existir hipoglicemia tem de ser corrigida com glicose hipertônica e deve ser confirmada a tolerância à nutrição entérica, podendo a hipoglicemia ser devida a má absorção ou aporte nutricional diminuído, face às necessidades do doente. Poderá ser necessário ajustar a dose de insulina, em caso de estar a ser administrada.

A hiperglicemia (> 180 mg/dL) deve ser tratada com insulina. Esta correção poderá ser feita de forma pontual ou, em caso de hiperglicemia mantida, em perfusão contínua.

Cólicas abdominais, náuseas, vômitos, diarreia

A ocorrência de cólicas abdominais deve ser suspeitada, principalmente se o doente não conseguir se queixar. Pode conduzir a quadros de dor abdominal com agitação ou hipertensão que podem facilmente ser confundidas com outras situações se não estiver alerta para esta possibilidade. Deve ser suspeitada em caso de flatulência, distensão abdominal e aerocolia sem outra causa.

A medicação instituída no doente crítico conduz com relativa frequência a quadros de náuseas e vômitos que devem ser rapidamente resolvidos face ao risco de desnutrição deste grupo particular de doentes. Se não conseguir garantir o adequado aporte nutricional pode ser necessária a instituição de nutrição parentérica suplementar.

A diarreia pode dever-se somente a má tolerância ao suporte nutricional, no entanto pode ser sintoma de contaminação bacteriana, nomeadamente infeção por *Clostridium difficile*.

Obstipação

A obstipação também é uma complicação frequente e pode estar associada a medicação como os analgésicos opioides, desidratação e diminuição da atividade física. Por este motivo, logo que possível, deve ser instituído levante do doente, pelo menos para cadeirão, e fisioterapia após estabilização, ainda com o doente no leito.

Risco de *Refeeding* ou Síndrome de Realimentação

O jejum prolongado leva inevitavelmente a déficit de macro e micronutrientes. O início da nutrição entérica em doentes de risco (IMC inferior a 18,5 kg/m^2, perda de peso > 5% em um ano, ou diminuição significativa da ingesta nos últimos meses ou ano) pode precipitar a síndrome de realimentação.[10]

Esta síndrome caracteriza por alterações hidroeletrolíticas agudas, caracteristicamente a hipofosfatemia, mas também hipocaliemia e hipomagnesemia que ocorrem por mudança do espaço extracelular para o intracelular secundária à produção de insulina. Geralmente também existe um déficit de tiamina. Uma vez que estas alterações se instalam de forma rápida, podem precipitar uma acidose láctica, encefalopatia de Wernicke, insuficiência cardíaca e miopatia.

Se não forem corrigidas de forma célere as alterações eletrolíticas podem mesmo conduzir a arritmias cardíacas ou mesmo à morte.

A melhor forma de tratar esta síndrome é a prevenção. Devemos estar alertas para a possibilidade de *refeeding* nos doentes com caquexia, com história de baixo aporte nutricional arrastado e emagrecimento acentuado recente. O IMC abaixo de 18,5 kg/m^2 alertam-nos para esta possibilidade e o IMC abaixo de 16 kg/m^2 obriga-nos a tê-lo presente.

Previamente ao início de nutrição devem ser corrigidas as alterações hidroeletrolíticas que existam, e deve iniciar-se suplementação de tiamina 100 a 300 mg/dia.

Pode ser iniciada nutrição entérica com um alvo de 10 a 20 kcal/kg nas primeiras 24 horas e progredir apenas em 1/3 do alvo energético estimado a cada um a dois dias. Em caso de IMC abaixo de 16 kg/m^2 pode ser necessário começar ainda com dose mais baixa de nutrição, de 5-10 kcal/kg.

Se verificarmos as alterações hidroeletrolíticas difíceis de corrigir poderá haver necessidade de reduzir em 50% o aporte calórico. No caso de não iniciar nutrição entérica o aporte de dextrose não deve ultrapassar os 100 a 150g/dia.[10]

Déficit de tiamina

Antes do início de soros dextrosados, deve ser tida em consideração a eventual necessidade de correção do déficit de tiamina. Esta vitamina encontra-se frequentemente deficitária nos doentes com baixa ingesta nutricional arrastada, sendo a sua correção obrigatória sob pena de lesões neuronais graves e potencialmente irreversíveis. Perante o doente caquético ou com perda de peso muito acentuada e história de ingesta escassa prologada, ou o doente com hábitos etanólicos acentuados e má alimentação, deve ser administrada tiamina endovenosa para prevenção de encefalopatia de Wernike, na dose referida previamente.[20,21]

Cuidados a ter com a sonda nasogástrica

A via preferencial para alimentação é sempre que possível, a oral. No entanto a grande maioria dos doentes críticos, face à impossibilidade de nutrição autônoma por ausência de estado de consciência que o permita, majoritariamente pelo fato de habitualmente estarem sedados e ventilados, têm de ser nutridos por via entérica por meio de uma sonda. Esta sonda será preferencialmente orogástrica se o doente estiver intubado orotraquealmente, ou nasogástrica no caso de não estar ou estar traqueostomizado.

Após a escolha da sonda com o calibre adequado, o primeiro cuidado é com o correto posicionamento da sonda. O risco de haver um mau posicionamento da sonda aquando da sua colocação, com a extremidade distal dentro da via aérea, pode trazer consequências graves se não for detectado e corrigido de imediato. Por este motivo o correto posicionamento da sonda tem de ser garantido antes do início da alimentação. A telerradiografia de tórax é o exame de excelência para confirmação do adequado posicionamento da sonda. Durante a colocação da sonda, à cabeceira do doente, podem ser usados outros métodos menos fidedignos e com maior risco de erro, como a instilação de ar com auscultação/palpação gástrica ou a aspiração de conteúdo gástrico, no entanto a telerradiografia de tórax não deverá ser descartada.

A sonda tem um diâmetro reduzido. pois existe o risco de obstrução fácil. Por este motivo deve proceder-se à instilação de água antes e após cada utilização da sonda, nomeadamente para administração de fármacos ou *bolus* de nutrição. Se o doente estiver sob nutrição entérica contínua, devem ser efetuadas lavagens frequentes da sonda com instilação de 30 mL de água pelo menos de oito em oiro horas.

A sonda tem de estar adequadamente fixa, para não correr o risco de mobilização ou exteriorização.

Conclusão

O doente crítico, pela sua situação clínica, é um doente em risco nutricional. A terapêutica nutricional deve ser atempadamente e adequadamente iniciada e mantida. Sempre que possível a nutrição entérica deve ser privilegiada, pelo seu baixo custo, pela melhor manutenção da integridade do tubo digestivo e melhor resposta imune.

Se necessário a suplementação com nutrição parentérica pode ter de ser equacionada.

Referências bibliográficas

1. Cuthbertson DP. Post-shock metabolic response. Lancet. 1942; 239: 433-437.
2. Ndahimana D, Kim EK. Energy requirements in critically ill patients. Clin Nutr Res. 2018;7(2):81-90.
3. McClave SA, Taylor BE, Martindale RG, Warren MM, Johnson DR, et al. Guidelines for the Provision and Assessment of Nutrition Support Therapy in the Adult Critically Ill Patient: Society of Critical Care Medicine (SCCM) and American Society for Parenteral and Enteral Nutrition (A.S.P.E.N.). JPEN J Parenter Enteral Nutr. 2016;40(2):159-211.
4. Turner JR. Intestinal mucosal barrier function in health and disease. Nature reviews. Immunology. 2009;9(11):799-809.
5. Singer P, Blaser AR, Berger MM, Alhazzani W, Calder PC, Casaer MP, et al. ESPEN practical and partially revised guideline: Clinical nutrition in the intensive care unit. Clin Nutr. 2023; 42:1671-1689.
6. Kondrup J, Rasmussen HH, Hamberg O, Stanga Z; Ad Hoc ESPEN Working Group. Nutritional risk screening (NRS 2002): a new method based on an analysis of controlled clinical trials. Clin Nutr. 2003;22(3):321-36.
7. Puthucheary ZA, Rawal J, McPhail M, Connolly B, Ratnayake G, Chan P, Hopkinson NS, Phadke R, Dew T, Sidhu PS, Velloso C, Seymour J, Agley CC, Selby A, Limb M, Edwards LM, Smith K, Rowlerson A, Rennie MJ, Moxham J, Harridge SD, Hart N, Montgomery HE. Acute skeletal muscle wasting in critical illness. JAMA. 2013;310(15):1591-600.
8. Lev S, Cohen J, Singer P. Indirect calorimetry measurements in the ventilated critically ill patient: facts and controversies—the heat is on. Crit Care Clin. 2010;26(4):e1-e9.
9. Frankenfield DC, Coleman A, Alam S, Cooney RN. Analysis of estimation methods for resting metabolic rate in critically ill adults. JPEN J Parenter Enteral Nutr. 2009;33(1):27-36.
10. Singer P, Blaser AR, Berger MM, Alhazzani W, Calder PC, Casaer MP, et al. ESPEN guideline on clinical nutrition in the intensive care unit. Clin Nutr 2019;38:48-79.
11. Compher C, Bingham AL, McCall M, Patel J, Rice TW, Braunschweig C, McKeever L. Guidelines for the provision of nutrition support therapy in the adult critically ill patient: The American Society for Parenteral and Enteral Nutrition. JPEN J Parenter Enteral Nutr. 2022;46(1):12-41.
12. Otten JJ, Hellwing JP, Meyers LD.. Dietary reference intakes; the essential guide to nutriente requirements. Washington (DC): National Academy Press; 2006.
13. Reignier J, Boisramé-Helms J, Brisard L, Lascarrou JB, Ait Hssain A, et al. Enteral versus parenteral early nutrition in ventilated adults with shock: a randomised, controlled, multicentre, open-label, parallel-group study (NUTRIREA-2). Lancet. 2018;391(10116):133-143.
14. Canadian Critical Care Society. The Canadian Critical Care Practice Guideline guidelines. Disponível em: https://www.canadiancriticalcare.org/guidelines. Acessado em agosto de 2024.
15. Alkhawaja S, Martin C, Butler RJ, Gwadry-Sridhar F. Post-pyloric versus gastric tube feeding for preventing pneumonia and improving nutritional outcomes in critically ill adults. Cochrane Database Syst Rev. 2015;2015(8):CD008875.
16. Kearns PJ, Chin D, Mueller L, Wallace K, Jensen WA, Kirsch CM. The incidence of ventilator-associated pneumonia and success in nutrient delivery with gastric versus small intestinal feeding: a randomized clinical trial. Crit Care Med. 2000;28:1742-1746.
17. Patel JJ, Rosenthal MD, Heyland DK. Intermittent versus continuous feeding in critically ill adults. Curr Opin Clin Nutr Metab Care. 2018;21:116-20.
18. Burslem R, Radler, DR, Parker A, Zelig R. Low-carbohydrate, high-fat enteral formulas for managing glycemic control in patients who are critically ill: A review of the evidence. Nutr Clin Pract. 2022;37:68-80.
19. Doley J. Enteral Nutrition Overview. Nutrients. 2022;14:2180.
20. Day E, Bentham PW, Callaghan R, Kuruvilla T, George S. Thiamine for prevention and treatment of Wernicke-Korsakoff Syndrome in people who abuse alcohol. Cochrane Database Syst Rev. 2013;2013(7):CD004033.
21. Isenberg-Grzeda E, Rahane S, DeRosa AP, Ellis J, Nicolson SE. Wernicke-Korsakoff syndrome in patients with cancer: a systematic review. Lancet Oncol. 2016 Apr;17(4):e142-e148.

Bibliografia recomendada

Cuthbertson DP. The metabolic response to injury and other related explorations in the field of protein metabolism: an autobiographical account. Scott Med J 1982;27:158-71,

capítulo 67

Nutrição Parenteral

Sergio Henrique Loss

Introdução

Nutrição parenteral (NP) é uma solução complexa que mistura aminoácidos, glicose, lipídio, eletrólitos, oligoelementos e vitaminas para administração intravenosa e com risco de instabilidade ou incompatibilidades. Historicamente, surgiu na década de 1960 como uma técnica de alimentar indivíduos com trato digestório não funcional ou ausente.[1,2] Atualmente, as indicações foram ampliadas e o risco de uso abusivo é uma realidade e motivos de inacabáveis discussões. Idealmente, a NP é indicada, prescrita, confeccionada e administrada por uma equipe multiprofissional, de maneira que as *expertises* de diferentes competências se somam para garantir segurança neste processo,[3] uma vez que esta modalidade de terapia pode determinar toxicidade e inclusive ser a causa de morte quando malconduzida, como oferta de calorias ou substratos sub ou supradimensionados.[4-8]

Vias de acesso para terapia nutricional

A via de acesso para infusão de NP será definida pelo objetivo da terapia nutricional e composição dos seus componentes. Uma solução nutritiva completa (e que é idealmente planejada para perdurar por mais tempo) tem elevada osmolaridade (1300-1800 mOsm/L) e deve ser obrigatoriamente administrada por via central (subclávia, axilar, jugular, femoral, PICC – *peripherally inserted central catheter*), tendo o cateter uma luz dedicada (exclusiva) a essa finalidade (**Figura 67.1**). [9] A via femoral é mais relacionada a infecção/sepse e deve ser sempre que possível evitada como via de alimentação, a via jugular a hematomas (e infecção em pacientes com traqueotomia), enquanto o acesso subclávio é mais relacionado a pneumotórax.[10-12] Importante destacar que a experiência da equipe com determinada técnica de acesso também é importante na aquisição da via.

NP periférica tem menor osmolaridade (até 900 mOsm/L) e pode ser administrada por veias periféricas. Idealmente, visando a redução de complicações trombóticas nestes vasos, a relação do diâmetro da veia com o diâmetro da cânula de infusão deve ser alta (uma prática antiga buscava aumentar o calibre da veia por meio da utilização de um adesivo local de nitroglicerina), ad cânulas de infusão devem ser poliuretano ou silicone, os pacientes devem ser capazes de tolerar grandes volumes de administração (até 3 L/dia, visando reduzir osmolaridade da solução) e a terapia nutricional não deve ser prolongada (até duas semanas, em associação com alimentação pelo trato digestório). Condições clínicas como desnutrição, catabolismo acentuado, necessidade de elevada dose de eletrólitos proscrevem de imediato esta modalidade de nutrição. NP periférica é pouco utilizada no cenário da terapia intensiva e poderia ser considerada em circunstâncias como pós-operatório com íleo prolongado em paciente com leve perda ponderal e nos quais antecipamos um breve curso de nutrição.[9,13]

Formulações

Componentes que constituem uma solução de NP são carboidratos (glicose), proteína (aminoácidos), gordura, eletrólitos, vitaminas e oligoelementos. A solução é estéril (**Figura 67.2**) e estável, ou seja, a combinação de inúmeros elementos não determina quebra de fases ou formação de agregados (**Figuras 67.3 e 67.4**) que podem determinar obstruções vasculares ou outras complicações.[14,15] A inspeção da bolsa ocorrerá durante e no final do processo de manipulação pela enfermagem, ao receber e instalar a bolsa no doente e nas visitas da equipe multiprofissional.

A bolsa de NP pode ser pronta para uso (PPU) ou manipulada, de maneira que a figura do farmacêutico é indispensável na sua confecção. O **Quadro 67.1** resume as principais diferenças, vantagens/desvantagens entre bolsas PPU e manipuladas.[16-20]

NP pode incluir todos os substratos em uma única bolsa (sistemas 3:1) ou separá-los, com glicose e aminoácidos (sistema 2:1) infundidos à parte de lipídios. De fato, não há superioridade de um sistema sobre o outro,[21] embora o sistema 3:1 seja mais amplamente utilizado. Isto possivelmente aconteça pelo entendimento que neste sistema a manipulação é menor (redução da chance de infecção), utiliza menor número de acessos e o processo transcorre com menor custo.[22] O **Quadro 67.2** lista os substratos energéticos em termos de apresentação comercial e quantidade de energia que fornecem.[9,21]

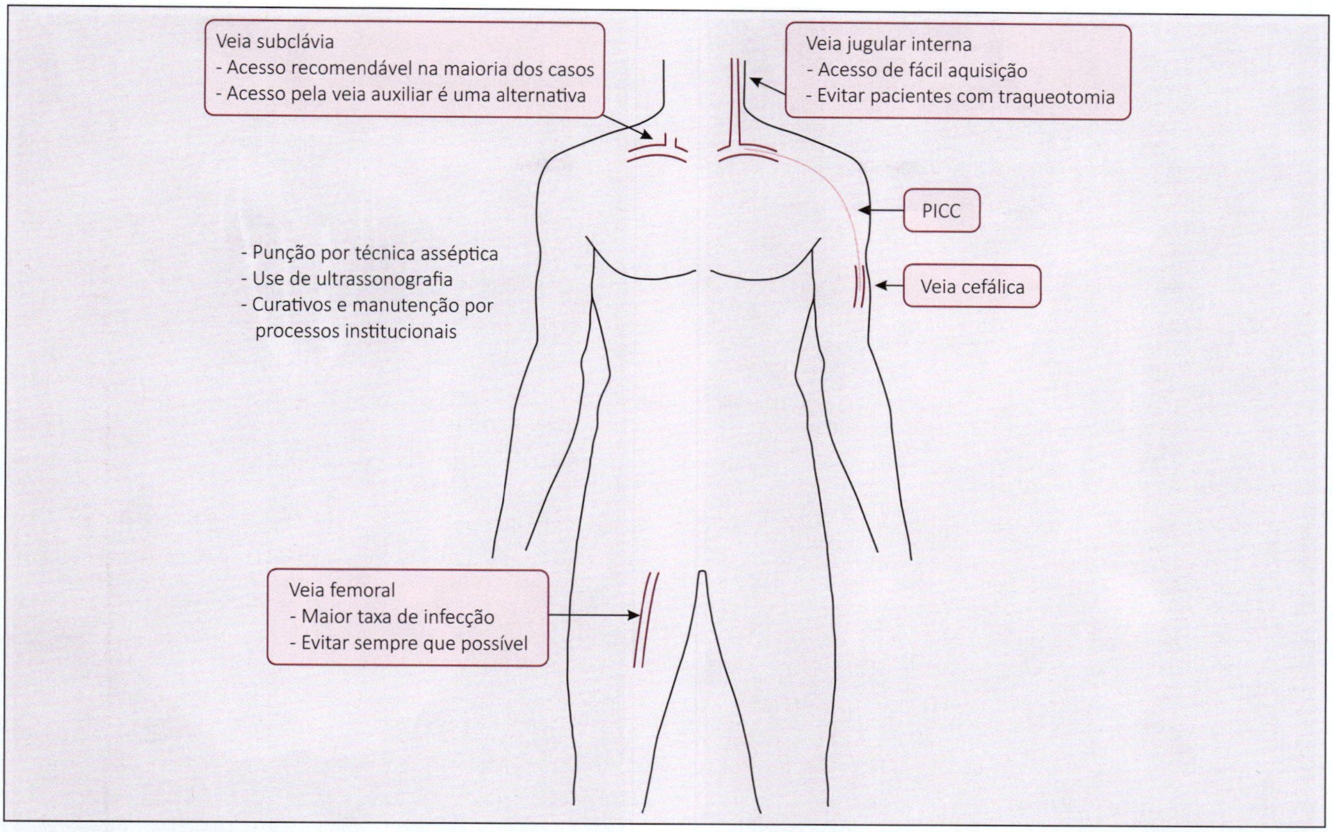

Figura 67.1. Cateteres centrais de inserção periférica (PICC) são introduzidos em veia periférica de calibre e pérvia, tipicamente basílica ou cefálica, por enfermeiro, por meio de técnica asséptica e tem o posicionamento confirmado por radiografia (não é considerado cateter de longa permanência). A escolha da via passa pela experiência do executante em termos de técnica de aquisição do acesso e idealmente deve ter orientação por imagem (ultrassonografia).

Fonte: Acervo da autoria.

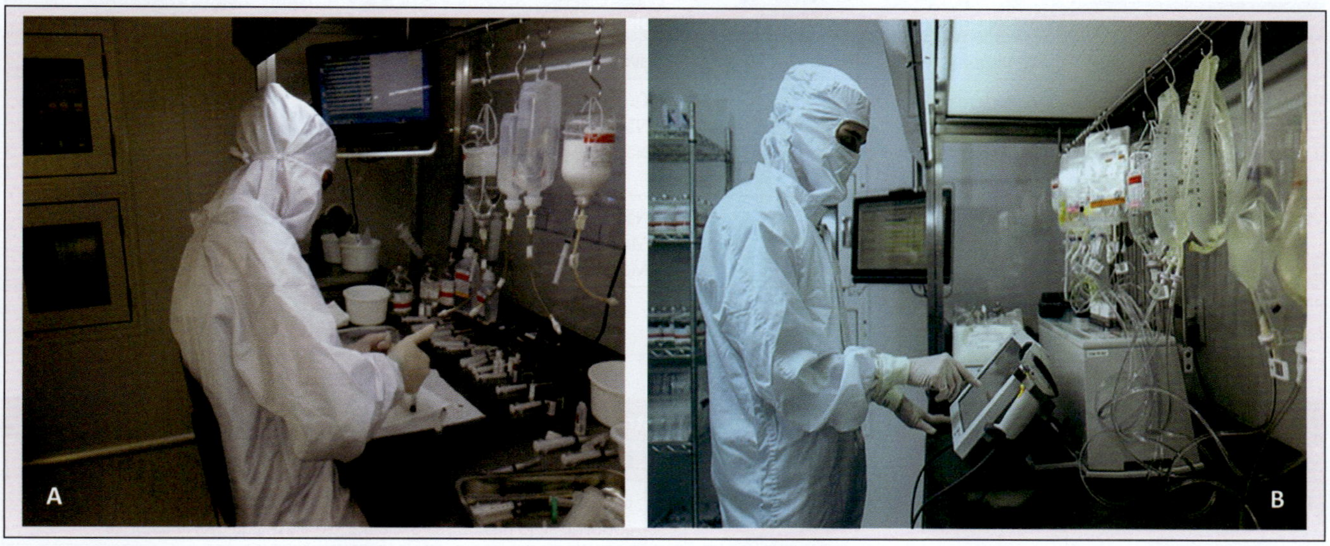

Figura 67.2. (A) Preparo de bolsas em ambiente estéril e controlado. (B) Processo com maior segurança em função de automação.

Fonte: Imagens gentilmente cedidas por Life – Laboratório de Insumos Farmacêuticos Estéreis.

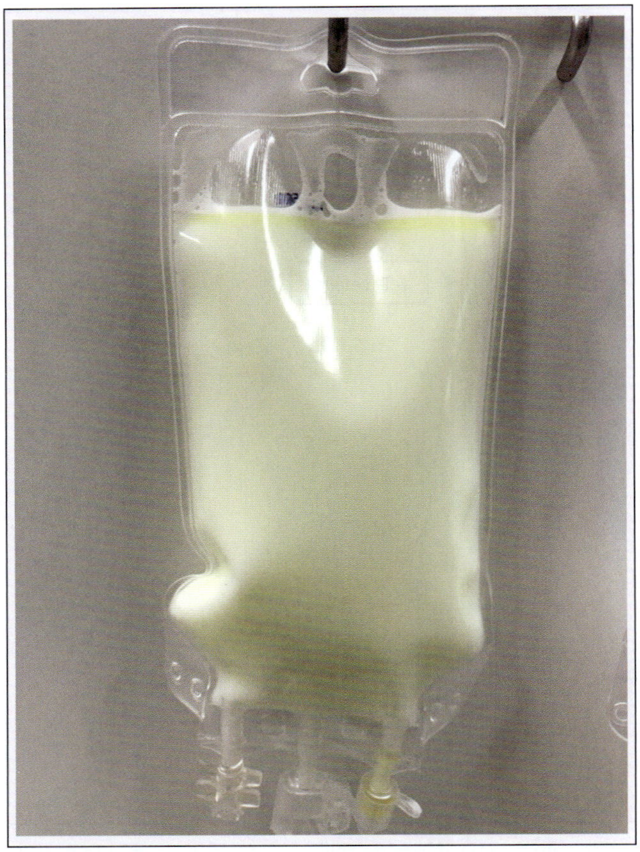

Figura 67.3. Solução 3:1 que perdeu estabilidade. Note a presença de dupla coloração.

Fonte: Imagem gentilmente cedida por Life – Laboratório de Insumos Farmacêuticos Estéreis.

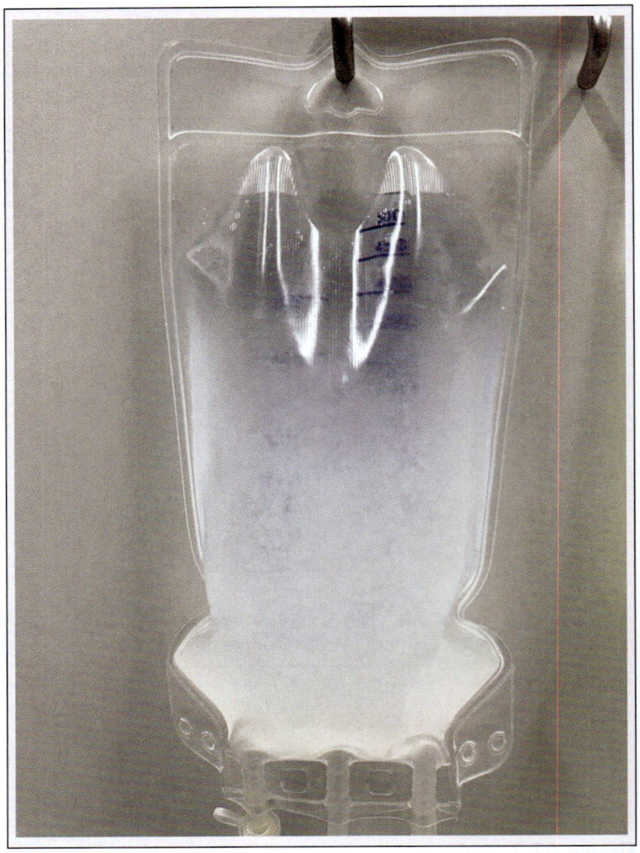

Figura 67.4. Solução 2:1 que perdeu estabilidade. Note a presença de aglomerados e a alteração de coloração.

Fonte: Imagem gentilmente cedida por Life – Laboratório de Insumos Farmacêuticos Estéreis.

Quadro 67.1. Comparação entre bolsas PPU e bolsas manipuladas

	Vantagens	Desvantagens
Bolsas PPU	• Podem ser estocadas • Menor manipulação • Menor taxa de infecção • Menor custo*	• Quantidade fixa de nutrientes • Não permite ajuste eletrolítico • Não atende demanda energética em cenários de intenso catabolismo
Bolsas manipuladas	• Permite customização • Atende a qualquer cenário	• Não podem se estocadas • Maior manipulação • Maior custo em serviços com menor uso*

PPU: prontas para uso; * em serviços que em média tem menos 15-20 NP/dia.

Fonte: Desenvolvido pela autoria.

Quadro 67.2. Substratos para NP

Substrato	Apresentação	Energia
Proteína	Aminoácidos (em geral a 10%)	Em geral considerar no cálculo de oferta energética; 1 g ~ 4 kcal; concentração nas bolsas 3:1 ≥ 4%; 10%-20% da oferta calórica
Carboidrato	Glicose (em geral 10% e 50%)	Oferta mínima 80-100 g/dia; 1g ~ 3,4 kcal; concentração nas bolsas 3:1 ≥ 10%; 45%-60% da oferta calórica
Lipídios	Triglicerídeos (em geral 20%): TCM; TCL; OO; OP	1 g ~ 10 kcal; concentração nas bolsas 3:1 ≥ 2%; 30%-40% da oferta de calorias

TCM: triglicerídeos de cadeia média; TCL: triglicerídeos de cadeia longa (em geral soja, rico em lipídio ômega-6); OO: óleo de oliva (monoinsaturada, fonte de lipídio ômega-9); OP: óleo de peixe (poli-insaturado, fonte de lipídio ômega-3). A emulsão lipídica pode ter uma desta fontes ou combinar algumas ou todas na mesma bolsa.

Fonte: Desenvolvido pela autoria.

Quadro 67.3. Lipídios e suas características em emulsões lipídicas		
Lipídio	**Química**	**Inflamação**
TCM	Molécula saturada de até 12 átomos de carbono; sem necessidade do sistema carnitina para transporte mitocondrial e metabolismo;	Muito pouco ou nada
Soja	TCL poli-insaturado, com a primeira ligação dupla no carbono 6 (ômega-6); necessita sistema carnitina para transporte e metabolização; fornece AGE	Intensa
Peixe	TCL poli-insaturado, com a primeira ligação dupla no carbono 3 (ômega-3); relações variadas de DHA e EPA; necessita sistema carnitina para transporte e metabolização; não fornece AGE	Pouco
Oliva	TCL monoinsaturado, com a primeira ligação dupla no carbono 6 (ômega-9); necessita sistema carnitina para transporte e metabolização; não fornece AGE	Pouco

TCM: triglicerídeos de cadeia média; TCL: triglicerídeos de cadeia longa (mais que 12 átomos de carbono); AGE: ácidos graxos essenciais; DHA: ácido docosaexaenoico; EPA: ácido eicosapentaenoico.

Fonte: Desenvolvido pela autoria.

Atualmente a opção para a prescrição de lipídios é mais abrangente (**Quadro 67.2**).[23-26] O **Quadro 67.3** apresenta as diferenças e principais características de emulsões lipídicas referentes a aspectos químicos, contribuição à resposta inflamatória e prevenção de toxicidade hepática relacionada a infusão de lipídios (PNALD – *Parenteral Nutrition Associated Liver Disease*, **Figura 67.5**).[15,23-25,27]

Lipídios oferecem muitas calorias para um relativo baixo volume sendo portanto um ótimo provedor de energia para as necessidades teciduais, além de serem componentes de membranas celulares, segundos mensageiros em cascatas de sinalização celular, precursores de moduladores de inflamação e função de plaquetas, síntese de colesterol e esteroides endógenos.[25] Emulsões lipídicas com base em soja têm sido robustamente associadas a inflamação, em função da geração de subprodutos sinalizadores de eicosanoides que aumentam a resposta inflamatória (a associação com triglicerídeos de cadeia média reduz este fenômeno). O contrário se observa com emulsões a base de óleo de peixe (eicosanoides de menor potencial inflamatório) e oliva (menores sítios de peroxidação lipídica). [26] Uma análise secundária de dados de um estudo multicêntrico prospectivo[28] sugere quo o uso de emulsões lipídicas com base em oliva ou peixe são superiores àquelas a base de soja (mesmo que moduladas com TCM) no doente crítico em termos de mortalidade, permanência e dependência de ventilação mecânica. Infelizmente estas novas emulsões ainda são muito caras e não podem ser absorvidas nas rotinas de um grande número de hospitais.

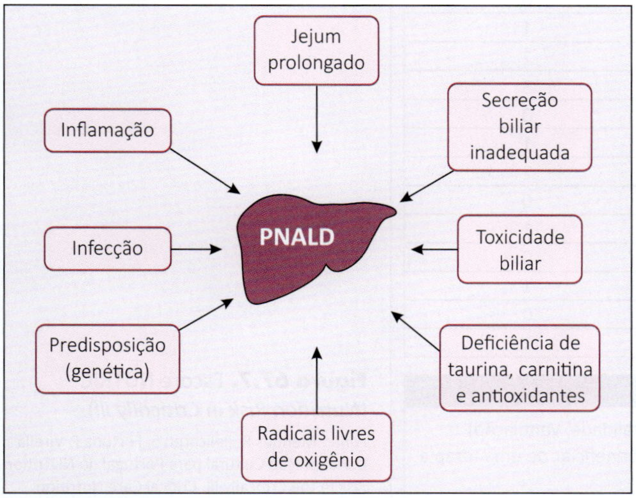

Figura 67.5. Causas de PNALD – *Parenteral Nutrition Associated Liver Disease.*

Fonte: Acervo da autoria.

Indicações

NP está indicada quando o trato digestório não está disponível ou é insuficiente ou inseguro para receber nutrientes e prover energia. A indisponibilidade do trato digestório, como obstrução, isquemia ou ausência de intestino, é a maneira mais fácil de se visualizar a necessidade de NP. Entretanto, o intestino pode ser estruturalmente viável, mas não funcional. A Sociedade Europeia de Terapia Nutricional e Terapia Intensiva recentemente publicaram suas diretrizes que definem falência intestinal, e que podem contribuir para indicação de NP (resumidas no **Quadro 67.4**).[29,30] A **Figura 67.6** esquematiza em um algoritmo o fluxo para indicação de NP total (NPT). Os escores NUTRIC e NRS-2002 (**Figuras 67.7 e 67.8**) com 5 ou mais pontos demonstram pacientes de alto risco para desnutrição e deveriam receber o planejamento de terapia nutricional precocemente (bem como os pacientes já desnutridos na apresentação). [31-33] Segundo a última diretriz em terapia nutricional publicada em 2019 pela sociedade europeia de terapia nutricional (ESPEN) em doentes críticos, desnutrição moderada (estágio 1) pode ser identificada quando percebe-se uma alteração fenotípica (perda de 5%-10% do peso em até seis meses ou 10%-20% mais de seis meses; IMC < 22 kg/m^2 em indivíduos com mais de 70 anos ou < 20 kg/m^2 em pacientes com menos de 70 anos; leve a moderada redução da massa muscular avaliada por densitometria, bioimpedância elétrica, tomografia computadorizada ou ressonância magnética) associada a uma alteração etiológica (redução de ingestão por duas ou mais semanas; doença crítica). Já desnutrição severa (estágio 2) é identificada quando percebe-se uma alteração fenotípica (perda de mais de 10% do peso em até seis meses ou mais de 20% em mais de seis meses; IMC < 22 kg/m^2 em indivíduos com mais de 70 anos ou < 20 kg/m^2

Quadro 67.4. Definições de disfunção e falência intestinal	
Grau I (risco)	Agudo e de curto prazo, geralmente autolimitado. Comum em perioperatório de cirurgia abdominal; a função do trato gastrintestinal é parcialmente prejudicada e percebida como transitória. Náusea e vômitos no pós-operatório com duração de poucos dias.
Grau II (disfunção)	Condição aguda prolongada. O trato gastrintestinal não é capaz de executar digestão e absorção adequadamente para satisfazer os requisitos de nutrientes e líquidos do corpo. É necessário medicamentos para alívio de sintomas. Há gastroparesia com elevado resíduo gástrico e/ou diarreia; hipertensão intra-abdominal (12-15 mmHg).
Grau III (falência)	Prolongamento da disfunção com piora das condições gerais. Clara intolerância alimentar (dor, vômitos, diarreia) com piora da hipertensão intra-abdominal (15-20 mmHg). Perdura por mais de 7 dias
Grau IV (falência e DMOS)	Aumento da pressão intra-abdominal (maior que 20 mmHg) com surgimento de síndrome compartimental do abdome. Clinicamente há toxemia e desenvolvimento de DMOS. Geralmente há necessidade de técnicas de descompressão abdominal (sonda nasogástrica, sonda retal, peritoniostomia).

DMOS: disfunção múltipla de órgãos e sistemas.

Fonte: Desenvolvido pela autoria.

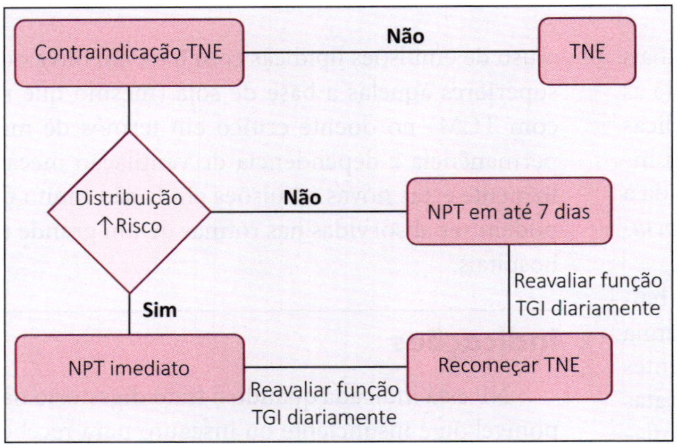

Figura 67.6. Algoritmo para indicação de NPT (nutrição parenteral total). TNE: terapia nutricional enteral; ↑: elevado (risco elevado é avaliado pelo NUTRIC score de 5 ou mais pontos e/ou NRS-2002 *score* de 5 ou mais pontos); TGI: trato digestório.

Acervo da autoria.

Pontuação	Categoria	Explicação
6-10	Pontuação alta	Associado a piores resultados clínicos (mortalidade, ventilação) Estes doentes têm major probabilidade de beneficiar de uma terapia nutricional agressiva.
0-5	Pontuação baixa	Estes doentes apresentam baixo risco nutricional.

Parâmetros	Intervalo	Pontuação
Idade	<50	0
	50-<75	1
	≥75	2
APACHE II	<15	0
	15-<20	1
	20-28	2
	≥28	3
SOFA	<6	0
	6-<10	1
	≥10	2
N° Comorbilidades	0-1	0
	≥2	1
Dias de internamento antes da admissao à UCI	0-<1	0
	1	1
IL-6	0-400	0
	≥400	1

Pontuação	Categoria	Explicação
5-9	Pontuação alta	Associado a piores resultados clínicos (mortalidade, ventilação) Estes doentes têm major probabilidade de beneficiar de uma terapia nutricional agressiva.
0-4	Pontuação baixa	Estes doentes apresentam baixo risco nutricional.

Figura 67.7. Escore NUTRIC (*Nutrition Risk in Critically ill*).

Fonte: Mendes R, Policarpo S, Fortuna P, Virella D. Adaptação Cultural para Portugal do NUTrition Risk in the Critically Ill. Critical Care Nutrition. Dispnível em: https://www.criticalcarenutrition.com/docs/qi_tools/NUTRIC%20Score%20portuguese%20version.pdf. Acessado em julho de 2024.

Triagem inicial	Sim	Não
O IMC é < 20,5 kg/m^2		
O paciente perdeu peso nos 3 ultimos meses?		
O paciente teve sua ingestão dietética reduzida na última semana?		
O paciente é gravemente doente?		

PACIENTE COM APENAS UMA RESPOSTA SIM SEGUE PARA TRIGEM FINAL
NOS CASOS DE PACIENTES CRÍTICOS IR DIRETO PARA TRIAGEM FINAL

Triagem final			
Estado nutricional		Gravidade da doença	
0	Estado nutricional normal	0	Necessidades nutricionais normais
1	Perda de peso > 5% em 3 meses ou ingestão alimentar na última semana entre 50-75% das necessidades nutricionais	1	Fratura de quadril, pacientes crônicos com complicaçóies agudas: cirrose, DPOC, hemodiálise, diabete, oncologia
2	Perda de peso > 5% em 2 meses ou IMC entre 18,5 — 20,5 e má condiçãao geral ou ingestão alimentar na última semana entre 25-60% das necessidades nutricionais	2	Cirurgia abdominal de grande porte, acidente vascular cerebral, pneumonia grave, doenca hematológica maligna (leucemia, linfoma)
3	Perda de peso > 5% em 1 mes (> 15% em 3 meses) ou IMC < 18,5 e má condição geral; ou ingestão alimentar na última semana entre 0-25% das necessidades nutricionais	3	Trauma, transplante de medula óssea, paciente em terapia intensiva (APACHE II > 10)

Indivíduos com mais de 70 anos: acrescentar mais urn ponto
Menos que 3 pontos: baixo risco nutricional
Entre 3-4 pontos: alto risco nutricional (paciente não crítico)
5 ou mais pontos: muito alto risco nutricional (UTI)

Figura 67.8. Escore NRS-2002. IMC: índice de massa corporal; DPOC: doença pulmonar obstrutiva crônica; APACHE II: *Acute Physiology and Chronic Health Evaluation II.*

Fonte: Adaptada de Nutrition Risk Screening 2002.

em pacientes com menos de 70 anos; importante redução da massa muscular avaliada por densitometria, bioimpedância elétrica, tomografia computadorizada ou ressonância magnética) associada a uma alteração etiológica (redução de ingestão na ordem de 50% em relação ao usual do paciente ao longo de uma semana; doença crítica).[33]

Em relação a sociedade americana de nutrição parenteral e enteral (ASPEN), a NP é apropriada em cenários de doença crítica quando o trato digestório não é funcional ou não é pérvio (obstrução intestinal, pancreatite grave, isquemia intestinal e impossibilidade de progredir/manter dieta enteral representam frequentemente este cenário). [34]

NP indicada por falência intestinal foi associada em um recente estudo de Blaser e *et al.*[35] como um cenário de maior mortalidade em 90 dias em doentes da terapia intensiva, especialmente naqueles dependentes de NP por 42 ou mais dias.

NP suplementar (NPS)

NPS, também denominada *step-up nutrition*, *top-up nutrition* ou nutrição ponte, pode ser definida como a quantidade de calorias administrada pela via parenteral que completa o planejamento da oferta energética previamente feita ao doente no qual a nutrição enteral exclusiva falha em atender este planejamento. Esta forma de nutrição é citada e recomendada na última diretriz de terapia nutricional de doentes críticos da ASPEN e deve ser administrada ao final da primeira semana nos indivíduos que não atingem a meta de calorias e/ou proteínas. Infelizmente não há evidência robusta que associe esta abordagem com redução de mortalidade, embora possa se associar a menor taxa de infecção no curso da evolução dos doentes críticos. A recomendação atual é que NPS seja iniciada apenas após a primeira semana de evolução nos doentes com disfunção intestinal que impeça a plena utilização da via enteral como rota de nutrição.[33,36-38]

Doses e prescrição

As doses e o ritmo de infusão listados nos **Quadros 67.5 e 67.6** são com base nas recomendações das diretrizes americana (ASPEN)[3], europeia (ESPEN)[33] e brasileira (BRASPEN)[39] de terapia nutricional em doentes críticos ou em outros textos de *experts* destas sociedades.[14,40-43]

A segurança da solução de NPT em termos de estabilidade pode ser checada por meio de parâmetros químicos,

Quadro 67.5. Dose dos substratos energéticos	
Substrato	**Dose e comentários**
Calorias	De maneira geral as diferentes sociedades coincidem na recomendação de uma carga calórica mais modesta nos primeiros dias (15-20 kcal/kg/dia), com progressão a esta metas em 3 dias e reavaliação após o pico do catabolismo (após 4-5 dias) para readequação da oferta calórica (20-30 kcal/kg/dia). Em obesos, a ASPEN recomenda 11-14 kcal/kg/dia (peso atual) ou 22-25 kcal/kg/dia (peso ideal). A guia da oferta calórica por meio de calorimetria indireta é fortemente recomendada pela ESPEN.
Glicose	Dose mínima para utilização no sistema cerebral de 100 g/dia; dose usualmente oscila entre 3-4 mg/kg/min. Manter glicemias oscilando entre 100-180 mg/dL com a menor variabilidade possível
Proteína	1,2-2 g/kg/dia (ASPEN); 1,5g/kg/dia (ESPEN); 1,5-2 g/kg/dia (BRASPEN). Em pacientes obesos com IMC entre 30-40 a ASPEN recomenda 2 g/kg/dia e acima de 40 2,5 g/kg/dia. Outros cenários em que a dose sugerida de proteína oscila entre 2-2,5 g/kg/dia engloba queimados graves, TCE graves e terapia contínua de substituição da função renal. Em pacientes queimados a ESPEN recomenda oferta de glutamina 0,3-0,5 g/kg/dia (em doentes sem DMOS, IRA ou insuficiência hepática).
Lipídio	A experiência de utilização de diferentes fontes de lipídios nos EUA é limitada e, portanto, as recomendações da ASPEN são basicamente direcionadas a soja, que deve ser idealmente misturado a TCM e ter a dose restrita na primeira semana (100-200 g) para garantir a oferta de AGE. ESPEN não recomenda doses de lipídio > 1,5 g/kg/dia e recomenda a utilização de óleo de peixe ou oliva compondo ao menos parte da oferta de gordura. BRASPEN recomenda emulsões a base de oliva em doentes críticos. Triglicerídeos devem idealmente ter nível sérico inferior a 500 mg/dL.

IMC: índice de massa corporal em kg/m²; TCE: traumatismo cranioencefálico; TCM: triglicerídeos de cadeia média; DMOS: disfunção múltipla de órgãos e sistemas; IRA: insuficiência renal aguda; AGE: ácidos graxos essenciais.

Fonte: Desenvolvida pela autoria.

Quadro 67.6. Dose de eletrólitos, vitaminas e oligoelementos	
Substrato	**Dose e comentários**
Sódio	1-2 mmol/kg/dia; 1 g = 43,5 mEq = 43,5 mmol; cada ampola (10 mL) NaCl 20% tem 34,2 mmol de sódio
Potássio	1-2 mmol/kg/dia; 1 g = 25,6 mEq = 25,6 mmol; cada ampola (10 mL) de KCl 19,1% tem 25,6 mmol de potássio, enquanto KCl 10% (10 mL) tem 13,4 mmol
Cálcio	10-15 mEq/dia ou 5-7,5 mmol/dia; 1 g = 50 mEq = 25 mmol; cada 10 mL de gluconato de cálcio 10% tem 2,2 mmol (4,4 mEq) de cálcio
Fósforo	20-25 mmol/dia; 1 g = 32,2 mmol; ampola de fosfato de potássio 10% mistura fosfato mono e dibásico resultando solução onde 1 mL contém 2 mEq de fosfato e 1,1 mmol de fósforo
Magnésio	4-10 mmol/dia ou 8-20 mEq/dia; 1 g = 82 mEq = 41 mmol; ampola de sulfato de magnésio 50% onde 1 mL contém 2 mmol (4 mEq) de magnésio; ampola de 10% apresenta 1 mL da solução com 0,4 mmol (0,8 mEq) de magnésio
Cloro	Suficiente para manter o equilíbrio acidobásico
Vitaminas	Lipossolúveis- A (retinol):1 mg/dia; D (ergo ou colecalciferol): 15 µg/dia (600 UI); E (tocoferol): 15 mg/dia; K (fitonadiona): 90 µg/dia para mulheres e 120 µg/dia para homens (pode ser administrada semanalmente) Hidrossolúveis- C (ácido ascórbico): 75 mg/dia para mulheres e 90 mg/dia para homens; B_1 (tiamina): 1,2 mg/dia; B_2 (riboflavina): 1,3 mg/dia; B_3 (niacina): 15 mg/dia; B_5 (ácido pantotênico): 5 mg/dia; B_6 (piridoxina): 1,3 mg/dia; B_7 (biotina): 30 µg/dia; B_8 (colina): 500 mg/dia; B_9 (ácido fólico): 400 µg/dia; B_{12} (cianocobalamina): 2,4 µg/dia
Oligoelementos*	Ferro: 8 mg/dia para homens e mulheres pós-menopausa e 18 mg/dia para mulheres pré-menopausa (pode ser administrada semanal ou mensalmente de acordo com o monitoramento laboratorial, preferencialmente na ausência de um contexto clínico de sepse); zinco: 11 mg/dia para homens e 8 mg/dia para mulheres (em cenários de perda significativa de secreções do trato digestório dose aumenta para 15-50 mg/dia); cobre: 900 µg/dia; manganês: 60-100 µg/dia (toxicidade pode ocorrer nos doentes com diminuição ou obstrução do fluxo biliar); selênio: 60-100 µg/dia (especialmente nos pacientes com prolongada NPT – 2 semanas ou mais); cromo: 15-30 µg/dia (40 µg/dia se diarreia)

* Apresentações comerciais agrupam zinco, cobre, cromo e manganês na mesma ampola.

Fonte: Desenvolvido pela autoria.

de modo que quando não atendida as modificações no volume total, uma quantidade relativa de substratos e eletrólitos pode ser feita e viabilizá-la (**Quadro 67.7**). Os dados de literatura referentes a este tópico são escassos, de maneira que o prescritor e manipulador das bolsas (principalmente quando emulsões) mantenham permanentemente um alto grau de suspeição para cenários de instabilidades e potencial toxicidade (farmacêutico tem papel central neste contexto, recorrendo a tabelas e curvas de compatibilidade das substâncias contidas na solução, especialmente as relações entre fósforo e cálcio ou destes com as concentrações final de aminoácidos, glicose e lipídio, além da quantidade total de cátions.[15,21,22,44-48]

No **Quadro 67.8**, é desenvolvida, passo a passo, uma prescrição de NPT a um paciente masculino de 60 anos, 1,7 m de altura e 70 kg de peso, já na meta de calorias e proteína para o final da primeira semana de terapia intensiva (respectivamente 30 kcal/kg/dia e 1,5 g/kg/dia) em acesso

Quadro 67.7. Parâmetros de segurança da NPT em termos de estabilidade física e química	
Parâmetro	**Valores e comentários**
Glicose*	Aumenta osmolaridade da solução; concentração final na solução deve ser ≥ 10%
Proteína*	Concentração final deve ser ≥ 4%
Lipídio*	Não contribui para aumento da osmolaridade; concentração final deve ser ≥ 2%; partículas de gordura provenientes de instabilidade da fase lipídica capaz de causar embolia gordurosa têm diâmetro de 5 µm e são detidas em filtros para contenção de precipitação de eletrólitos (ver a seguir); concentração de partículas de gordura ≥ 5 µm > 0,4% inviabiliza administração da bolsa
Ca:P**	Precipitação pode ocorrer com Ca (mmol/L) x P (mmol/L) > 72 $mmol^2/L^2$; filtros com diâmetro de poros de 1,2 µm para soluções 3:1 e 0,2 µm para 2:1 detêm grânulos da precipitação
Cátions	Quanto maior a quantidade de cátions na solução, maior o poder de instabilizar a mesma; soma dos cátions monovalentes < 130 mmol/L; soma dos cátions divalentes < 8 mmol/L (razão entre eles ~15); CAN: < 600-700/L

* Se as concentrações de substratos energéticos não atingem os valores mínimos recomendados haverá uma aumentada chance de instabilidade na solução e a conduta é optar por solução 2:1; ** relação cálcio e fósforo; CAN: *critical aggregation number* (número crítico de agregação) = a + 64b + 729c (a: concentração molar dos cátions monovalentes; b: concentração molar dos cátions divalentes; c: concentração molar dos cátions trivalentes) que funciona como ferramenta matemática com a finalidade de prever a quantidade de carga catiônica que prejudicará a estabilidade de uma emulsão (sem, entretanto, existir correlação documentada entre tamanho de partículas e carga de eletrólitos).

Fonte: Desenvolvido pela autoria.

Quadro 67.8. Prescrição hipotética de NP
Energia Calorias: 70 kg x 30 kcal/kg = 2100 kcal Prescrição dos substratos energéticos (Quadros 2, 5 e 7) • Proteína: 1,5 x 70 = 105 g (x 4 = 420 kcal, 20% da oferta calórica); corresponde a 1050 mL da solução de aminoácidos 10%. • Calorias para distribuir entre lipídio e glicose: 2100 kcal – 420 kcal = 1680 kcal. • Considerando proporção glicose-lipídio de 60%-40%, teremos: * Glicose: 0,6 x 1680 = 1008 kcal (÷ 3,4 = 296,5 g); neste paciente a taxa de infusão de glicose seria de 2,94 mg/kg/min. Corresponde a 593 mL da solução de glicose 50%. * Lipídio: 1680-1008 kcal = 672 kcal (÷ 9 = 74,5 g); neste paciente a dose de lipídio ficaria em aproximadamente 1 g/kg/dia. Corresponde a 372 mL da solução de lipídio 20%.
Eletrólitos (Quadro 6) • Sódio: 1,5 mmol/kg = 105 mmol; ampola NaCl 20% tem 34,2 mmol/10 mL. Assim, 105 mmol corresponde a ~31 mL desta solução. • Potássio: 1,5 mmol/kg = 105 mmol; ampola KCl 19,1% tem 25,6 mmol/10 mL. Assim, 105 mmol corresponde a ~ 41 mL desta solução. • Cálcio: dose de 6 mmol/dia; ampola de gluconato de cálcio a 10% 2,2 mmol/10 mL. Assim, a dose desta solução seria ~ 27 mL. • Magnésio: dose de 8 mmol/dia; ampola de 1 mL sulfato de magnésio 50% tem 2 mmol de magnésio, o que determina uma dose de 4 mL destra solução. • Fósforo: 20 mmol/dia; cada 1 mL da ampola de fosfato de potássio 10% tem 1,1 mmol de fósforo. Assim, a dose desta solução seria ~ 18 mL
Vitaminas: Nosso mercado oferece algumas possibilidades de prescrição de multivitamínicos e um deles aparece como exemplo neste paciente hipotético. • Cerne 12®: apresenta 3 vitaminas lipossolúveis (A, D e E) e nove hidrossolúveis (sem niacina) quando reconstituídas em ampolas de 5 mL. • Uma ampola atende a necessidades destes micronutrientes. • Necessário a administração de vitamina K fora da prescrição da NPT (pode ser semanal) ou na própria solução por meio de produto específico diariamente.
Oligoelementos: Nosso mercado há disponibilidade de ampolas com zinco, cromo, cobre e manganês que atende a demanda destes nutrientes. Quando da necessidade de maior dose de zinco (perdas aumentadas de secreções do trato digestório) ou selênio (nutrição prolongada), doses extras de cada um destes devem ser prescritas na solução. Atentar para a presença de colestase, situação que aumenta a chance de toxicidade por manganês

Fonte: Desenvolvido pela autoria.

Quadro 67.9. Prescrição hipotética de NP e limites de segurança	
Nutriente	**Prescrição**
Aminoácidos 10%	1.050 mL
Glicose 50%	593 mL
Lipídio* 20%	372 mL
NaCl 20%	31 mL
KCl 19,1%	41 mL
MgSO4 50%	4 mL
KPO4 10%	18 mL
C12H22CaO14 10%	27 mL
Multivitamínico adulto	5 mL
Oligoelementos	2 mL
Soma dos cátions monovalentes	113 mmol/L (< 130)
Soma dos cátions divalentes	6,7 mmol/L (< 8)
CAN	359 (até 600-700)
Produto fósforo e cálcio	16 $mmol^2/L^2$ (até 72)
Concentração final de proteína	4,9% (≥ 4%)
Concentração final de glicose	13,9% (≥ 10%)
Concentração final de lipídio	3,5% (≥ 2%)

**Fonte* de lipídio idealmente associando oliva (80%) e soja (20%). Neste caso, paciente sem aparente processo inflamatório prolongado, o uso de soja e coco (TCL/TCM) é aceitável; NaCl: cloreto de sódio; KCl: cloreto de potássio; MgSO4: sulfato de magnésio; KPO4: fosfato de potássio; C12H22CaO14 : gluconato de cálcio; CAN: critical aggregation number.

Fonte: Desenvolvida pela autoria.

central com luz de uso exclusivo. O resumo desta prescrição está apresentado no **Quadro 67.9**.

Monitoramento

O acompanhamento do paciente submetido a NP passa por checagens clínicas, dos cateteres e laboratoriais. A maioria dos serviços definem as frequências de cada um destes elementos de acordo com processos/protocolos próprios. O **Quadro 67.10** sugere o monitoramento laboratorial mínimo a estes pacientes. A visita do time multiprofissional de

Quadro 67.10. Monitoramento laboratorial	
Parâmetro	**Periodicidade**
Eletrólitos*	Diariamente até estabilidade. Após, 1-2 x/semana
Hemograma	Basal e após semanal (mensal nos casos mais prolongados)
AST, ALT, bilirrubinas, FA	Basal e após semanal
Triglicerídeos	Basal e após semanal (mensal se estabilidade)
Ferro	Não rotineiro (solicitação sob demanda)
Vitaminas	Solicitação para alto grau de suspeição de insuficiência – B1, B12, C e D
Oligoelementos**	Não rotineiro (solicitação para alto grau de suspeição de insuficiência)

*Sódio, potássio, cálcio, magnésio, fósforo. **Zinco, cobre, cromo, selênio, manganês. AST: aspartato transaminase – TGO; ALT: alanina transaminase – TGP; FA: fosfatase alcalina.

Fonte: Desenvolvido pela autoria

terapia nutricional deve avaliar a qualidade da pele e condições do cateter de infusão diariamente nos doentes críticos, além da checagem diária de peso e condições clínicas deles, incluindo glicemias capilares que deverão ser mais frequentes no início (a cada 4-6 horas) e espaçar mais após paciente apresentar definida estabilidade (a cada 8-12 horas). O ideal é ordenar as observações em planilhas com fácil contemplação dos dados em função do tempo.[3,33,49]

Complicações

A NP, tal qual qualquer outra terapia, não é isenta de complicações. Estas, podem ocorrer na aquisição do acesso, pela permanência do cateter de infusão ou pela administração de nutrientes. Basicamente, as complicações relacionadas à punção são as mesmas para qualquer cenário onde punção venosa profunda é necessária e geralmente são pneumotórax, hemotórax, hemopneumotórax, hidrotórax e hematomas no sítio de inserção (incidência de 1% a 4%). Estas complicações são menos incidentes em serviços com equipes especializadas e utilização de ultrassonografia para guiar a punção. As duas complicações mais prevalentes relacionadas à permanência do cateter são trombose da veia e infecção de corrente sanguínea. Em centros mais desenvolvidos a taxa de infecção atribuída à presença do cateter é inferior a 3 infecções de corrente sanguínea por mil cateteres-dia e pode ser uma importante meta no acompanhamento dos processos ligados à administração de NP em doentes hospitalizados. A qualidade do cateter (biocompatibilidade), número luzes (quanto menos melhor), cateter dedicado (exclusivo para NP) e menor tempo são associados a menor taxa de complicações. Estas complicações são menos frequentes nos serviços que adotam e seguem protocolos para utilização de NP e quando as indicações de início e término do procedimento são respeitadas.[49-52]

As complicações metabólicas são inúmeras e absolutamente dependentes da *expertise* do time assistente e monitoramento. São elas:

Hiperglicemia

Pacientes críticos cursam com resistência à insulina e, portanto, um risco aumentado de desenvolver hiperglicemia, possivelmente justificando a aumentada prevalência de disglicemia em pacientes críticos submetidos à NP, sendo um marcador independente de mortalidade, infecções, disfunção orgânica e tempo de internação. Os valores de glicemia sugeridos para pacientes críticos (140-180 mg/dL) são os mesmos recomendados pela Sociedade Americana de Terapia Nutricional (ASPEN) para doentes em terapia nutricional parenteral.[6,49,53] Carga de glicose superior a 4 mg/kg/min se associa à hiperglicemia e pode ser um valor que guie (limite) a oferta.[54] O tratamento passa pela contenção da carga calórica (especialmente a de glicose) e insulina (intravenosa contínua, fracionada ou junto a solução de NP). [49,54] A prática de adicionar insulina na solução de NP em uma razão de 1 g para cada 20 g de glicose em solução parece contribuir para um melhor controle glicêmico.[55]

Hiperlipidemia

É associada a oferta aumentada de calorias (*overfeeding*), especialmente glicose, ou diminuição da remoção de triglicerídeos (*clearance* diminuído de lipídios é visto em sepse, disfunção orgânica múltipla, diabete melito, hepatopatias, insuficiência renal, uso prévio de álcool e hiperlipidemia prévia) envolvendo tanto as concentrações plasmáticas de triglicérides como colesterol e frações de lipoproteínas. Hiperlipidemia pode acarretar alterações de resistência vascular sistêmica e pulmonar (determinando alterações na hematose) e causar pancreatite aguda (valores de triglicerídeos superior a 1000 mg/dL). O tratamento passa pela redução de dose de glicose e triglicerídeos (as vezes sendo necessário usar lipídio intravenoso uma vez na semana).[6]

Anormalidades eletrolíticas

Aumento e diminuição das concentrações séricas dos diferentes eletrólitos administrados na solução de NP é um risco constante e uma complicação eventualmente fatal ao paciente submetido a esta terapia. Pode ser muito útil e importante a antecipação de anormalidades eletrolíticas frente a determinados cenários clínicos ou antecedentes. Alguns cenários podem determinar necessidades que devem ser consideradas e antecipadas pela equipe assistencial. Perdas aumentadas de secreção intestinal (vômito, drenagem nasogástrica significativa, fístula intestinal, diarreia, intestino curto), megacólon, íleo prolongado, perdas hídricas e de sódio renal (disfunção tubular renal), queimados e sequestro de água e sódio no compartimento intracelular ou interstício (pancreatite, trauma e sepse) podem aumentar necessidade de água e sódio. Esta necessidade é diminuída nos casos de insuficiência renal oliguria, insuficiência cardíaca ou nos estados de edema pós-fase aguda de lesão grave. Deve-se assumir deficiência de potássio, fósforo e magnésio em convalescença pós-doença grave (trauma, sepse), desnutrição prévia (ver abaixo síndrome de realimentação), aumentadas perdas intestinais ou uso de diuréticos. O oposto deve ser em insuficiência renal, fase aguda de trauma, sepse ou cenário de intenso catabolismo (particularmente combinado a ocorrência de disfunção renal). A atuação de um time especializado (EMTN – Equipe Multiprofissional de Terapia Nutricional) se associa a menor incidência de anormalidades eletrolíticas e percepção e correção de distúrbios mais precocemente.[56,57]

Síndrome de realimentação (SR)

Não há uma definição consensual para SR, o que torna sua compreensão mais complexa.[58] Ocorre independente da modalidade de nutrição (enteral ou parenteral), porque é associada ao ato de realimentar o doente crítico e não à via. Entretanto, recebe mais atenção do time assistencial no cenário de nutrição parenteral pela garantia do planejamento da oferta energética (diferente dos casos de nutrição enteral e a possibilidade de interrupções por disfunção intestinal ou procedimentos de UTI). É possível que a SR seja subdiagnosticada em doentes submetidos a terapia nutricional enteral. Durante prolongada privação de nutrientes ocorre redução da taxa metabólica basal, além de redução de insulina e aumento de glucagon. Os estoques de glicogênio são consumidos rapidamente (um a três dias) e gliconeogênese a partir de aminoácidos é acompanhada por lipólise dos estoques de gordura. Durante esse período, minerais e vitaminas intracelulares (especialmente fosfato, potássio, magnésio e tiamina) continuam sendo utilizados e se esgotam. Quando alimentação é recomeçada há aumento da taxa metabólica basal e o aumento de insulina (invariavelmente presente neste contexto) inibe a lipólise. O organismo recomeça a glicogênese e síntese de proteínas, processo altamente dependente de tiamina, e neste ambiente de anabolismo há grande exigência dos depletados micronutrientes e eletrólitos, com estímulo a sua manutenção no compartimento intracelular para síntese de adenosina trifosfato (ATP).[59] Tipicamente, e para muitos, condição indispensável para este diagnóstico, ocorrerá redução plasmática de fósforo (principalmente este eletrólito), potássio e magnésio e possibilidade de complicações diretamente ligados a hipofosfatemia (rabdomiólise, hemólise, disfunção leucocitária, hiperglicemia, alterações neurológicas, insuficiência cardíaca, morte),[60-62] hipocalemia (fadiga muscular, câimbras, arritmias cardíacas, rabdomiólise, disfunção intestinal, alterações neurológicas, insuficiência respiratória)[62,63] e hipomagnesemia (hipocalemia, hipocalcemia, tetania, câimbras, fasciculação muscular, alterações neurológicas e psiquiátricas, arritmias cardíacas).[62,64] A tiamina tem papel de destaque na SR. É uma vitamina essencial, chave para o funcionamento da cadeia respiratória. O difosfato de tiamina (TDP) e o pirofosfato de tiamina (TPP) são derivados de tiamina que servem como coenzimas em reações enzimáticas para obtenção de energia e síntese de aminoácidos de cadeia ramificada. Também está envolvida na produção de neurotransmissores, como o ácido glutâmico, que é um neurotransmissor excitatório para o sistema nervoso central.[59] Possivelmente, a melhor estratégia na

Quadro 67.11. Critérios de NICE para definir risco de SR

Paciente tem UM dos seguintes critérios
• IMC menor que 16 kg/m^2 • Perda não intencional de 15% peso nos últimos 3-6 meses • Pouca ou nenhuma ingestão alimentar nos últimos 10 dias • Hipofosfatemia, hipocalemia ou hipomagnesemia prévias ao início da terapia nutricional
OU paciente tem DOIS dos seguintes critérios
• IMC menor que 18,5 kg/m^2 • Perda não intencional de 10% peso nos últimos 3-6 meses • Pouca ou nenhuma ingestão alimentar nos últimos 5 dias • Alcoolismo, uso de insulina, quimioterapia, antiácidos ou diuréticos

NICE: *National Institute for Health and Care Excellence*; SR: síndrome de realimentação.

Fonte: Desenvolvido pela autoria.

SR seja o reconhecimento de cenários onde ela mais provavelmente aconteça (ver critérios de NICE no **Quadro 67.11**)[65] e a partir disto conter a dose de energia diária e evoluir a oferta por mais tempo (5-10 dias) para os pacientes de risco em associação a oferta de vitaminas.[62,66]

Mais recentemente um terceiro grupo, de muito alto risco, tem sido considerado na busca de pacientes com maior chance de desenvolver SR e inclui IMC < 14 kg/m^2, perda de peso maior que 20% e pouca ou nenhuma alimentação por mais de duas semanas (um destes).[67] Em relação a cenários clínicos ou apresentações de doenças onde a SR tem maior chance de ocorrer, desnutrição, idosos, câncer (especialmente no contexto de quimioterapia), doença crítica, intestino curto, anorexia nervosa, fibrose cística e cirrose hepática atendem por uma significativa parcela.[67]

Complicações hepáticas

Toxicidade hepática por NP já foi abordada na sessão da escolha de lípides nas emulsões de NP.

Toxicidade por manganês

Acúmulo de manganês pode causar neurotoxicidade, especialmente em pacientes com colestase, já que elemento-traço é eliminado pela via biliar. Hepatotoxicidade também é cogitado como possível consequência deste acúmulo. Toxicidade também ocorre em indivíduos sem colestase e submetidos a NP prolongada (mais que 14 dias) ou contaminação de outros elementos utilizados como insumos na prescrição de NP. Alterações neurológicas incluem rigidez muscular, alterações de marcha e tremores (semelhante a parkinsonismo), confusão, sonolência e fadiga, bem como anormalidades psiquiátricas. Estes pacientes apresentam acentuação de sinal na topografia dos núcleos da base (especialmente núcleos pálido e estriado) em estudos com ressonância magnética. O tratamento possível é retirar o oligoelemento da prescrição de NP. Desfecho em termos de sequelas em longo prazo não é claro, mas sintomas podem melhorar ou desaparecer em até 2 meses.[7,68-70]

Competências e responsabilidades

NP requer interpretação cuidadosa dos dados clínicos e laboratoriais, comunicação multidisciplinar e vigilância com postura de alta suspeição para complicações. O processo é propenso a uma variedade de erros durante cada etapa, desde a prescrição da NP até sua administração. As práticas e salvaguardas que envolvem esse processo são críticas para manter a segurança do paciente. Por isso, a necessidade de competências específicas para que esta terapia apresente uma relação risco-benefício aceitável. Uma competência é uma qualidade ou característica de uma pessoa relacionada ao desempenho efetivo. As competências podem ser descritas como uma combinação de conhecimentos, habilidades, motivos e traços pessoais que ajudam as organizações a entregar um produto (NP) com a máxima segurança em um contexto multiprofissional. As competências definem expectativas de conhecimentos, habilidades e características para a implementação eficaz de funções. As competências necessitam ser idealmente checadas em intervalos regulares, mantendo o processo como um todo eficaz e seguro. Assim, recomenda-se que para a prescrição e acompanhamento de NP em pacientes críticos, o prescritor seja especializado para esta terapia e que todo o processo seja acompanhado por uma equipe especializada (EMTN – equipe multiprofissional de terapia nutricional), formalizada no contexto hospitalar e que seja uma instância oficial para corrigir distorções e garantir que todo o processo seja adequado e rastreável.[71]

Conclusão

A NP, quando indicada adequadamente e executada por especialistas, é um meio seguro e eficaz de fornecer nutrição em pacientes com insuficiência intestinal que não conseguem tolerar terapia nutricional enteral ou nos quais a via enteral não pode ser acessada com segurança. O momento ideal para o início da NP depende do risco nutricional e deve levar em consideração a gravidade da doença e o estado nutricional. Processos adequados, dose adequada de nutrientes e contínuo monitoramento minimizam risco de complicações.

Referências bibliográficas

1. Dudrick SJ, Wilmore DW, Vars HM, Rhoads JE. Can intravenous feeding as the sole means of nutrition support growth in the child and restore weight loss in an adult? An affirmative answer. Ann Surg. 1969;169:974-84.
2. Dudrick SJ. History of parenteral nutrition. J Am Coll Nutr. 2009;28:243-51.
3. Taylor BE, McClave SA, Martindale RG, Warren MM, Johnson DR, Braunschweig C, e al. Guidelines for the Provision and Assessment of Nutrition Support Therapy in the Adult Critically Ill Patient: Society of Critical Care Medicine (SCCM) and American Society for Parenteral and Enteral Nutrition (A.S.P.E.N.). Crit Care Med. 2016;44(2):390-438.
4. Harper CG. Sudden, unexpected death and Wernicke's encephalopathy: a complication of prolonged intravenous feeding. Aust N Z J Med. 1980;10:230-5.
5. Knochel JP. Complications of total parenteral nutrition. Kidney Int. 1985;27:489-96.
6. Btaiche IF, Khalidi N. Metabolic complications of parenteral nutrition in adults, part 1. Am J Health Syst Pharm. 2004;61:1938-49.
7. Btaiche IF, Khalidi N. Metabolic complications of parenteral nutrition in adults, Part 2. Am J Health Syst Pharm. 2004;61:2050-7; quiz 8-9.
8. Jeejeebhoy KN. Total parenteral nutrition: potion or poison? Am J Clin Nutr. 2001;74:160-3.
9. Mirtallo JM. Overview of Parenteral Nutrition. In: Mueller CM, Lord LM, Marian M, McClave S, Miller SJ, eds. The ASPEN Adult Nutrition Support Core Curriculum. 3 ed: ASPEN; 2017:285-96.
10. Jauch KW, Schregel W, Stanga Z, et al. Access technique and its problems in parenteral nutrition - Guidelines on Parenteral Nutrition, Chapter 9. Ger Med Sci. 2009;7:Doc19.
11. Pittiruti M, Hamilton H, Biffi R, MacFie J, Pertkiewicz M, Espen. ESPEN Guidelines on Parenteral Nutrition: central venous catheters (access, care, diagnosis and therapy of complications). Clin Nutr. 2009;28:365-77.
12. Practice Guidelines for Central Venous Access 2020: An Updated Report by the American Society of Anesthesiologists Task Force on Central Venous Access. Anesthesiology. 2020;132:8-43.
13. Gura KM. Is there still a role for peripheral parenteral nutrition? Nutr Clin Pract 2009;24:709-17.
14. Patel R. Parenteral nutrition formulations. In: Mueller CM, Lord LM, Marian M, McClave S, Miller SJ, eds. The ASPEN Adult Nutrition Support Core Curriculum. 3. ed. ASPEN; 2017.
15. Reber E, Messerli M, Stanga Z, Muhlebach S. Pharmaceutical Aspects of Artificial Nutrition. J Clin Med. 2019;8.
16. Bozat E, Korubuk G, Onar P, Abbasoglu O. Cost analysis of premixed multichamber bags versus compounded parenteral nutrition: breakeven point. Hosp Pharm. 2014;49:170-6.
17. Miller SJ. Bloodstream infections associated with parenteral nutrition preparation methods in the United States: a retrospective, large database analysis. JPEN J Parenter Enteral Nutr. 2012;36:155-6.
18. Magee G, Zaloga GP, Turpin RS, Sanon M. A retrospective, observational study of patient outcomes for critically ill patients receiving parenteral nutrition. Value Health. 2014;17:328-33.
19. Beattie C, Allard J, Raman M. Comparison Between Premixed and Compounded Parenteral Nutrition Solutions in Hospitalized Patients Requiring Parenteral Nutrition. Nutr Clin Pract. 2016;31:229-34.
20. Alfonso JE, Berlana D, Ukleja A, Boullata J. Clinical, Ergonomic, and Economic Outcomes With Multichamber Bags Compared With (Hospital) Pharmacy Compounded Bags and Multibottle Systems: A Systematic Literature Review. JPEN J Parenter Enteral Nutr. 2017;41:1162-77.
21. Boullata JI, Gilbert K, Sacks G, Labossiere RJ, Crill C, Goday P, et al. A.S.P.E.N. clinical guidelines: parenteral nutrition ordering, order review, compounding, labeling, and dispensing. JPEN J Parenter Enteral Nutr. 2014;38(3):334-77.
22. Slattery E, Rumore MM, Douglas JS, Seres DS. 3-in-1 vs 2-in-1 parenteral nutrition in adults: a review. Nutr Clin Pract. 2014;29:631-5.
23. Hippalgaonkar K, Majumdar S, Kansara V. Injectable lipid emulsions--advancements, opportunities and challenges. AAPS PharmSciTech. 2010;11:1526-40.
24. Carlson SJ, Nandivada P, Chang MI, Mitchell PD, O'Loughlin A, Cowan E, et al. The addition of medium-chain triglycerides to a purified fish oil-based diet alters inflammatory profiles in mice. Metabolism. 2015;64:274-82.
25. Fell GL, Nandivada P, Gura KM, Puder M. Intravenous Lipid Emulsions in Parenteral Nutrition. Adv Nutr. 2015;6:600-10.
26. Dai YJ, Sun LL, Li MY, Ding CL, Su YC, Sun LJ, et al. Comparison of Formulas Based on Lipid Emulsions of Olive Oil, Soybean Oil, or Several Oils for Parenteral Nutrition: A Systematic Review and Meta-Analysis. Adv Nutr. 2016;7:279-86.
27. Tillman EM, Helms RA. Omega-3 long chain polyunsaturated Fatty acids for treatment of parenteral nutrition-associated liver disease: a review of the literature. J Pediatr Pharmacol Ther. 2011;16:31-8.
28. Edmunds CE, Brody RA, Parrott JS, Stankorb SM, Heyland DK. The effects of different IV fat emulsions on clinical outcomes in critically ill patients. Crit Care Med. 2014;42:1168-77.

29. Reintam Blaser A, Malbrain ML, Starkopf J, Fruhwald S, Jakob SM, De Waele J, et al. Gastrointestinal function in intensive care patients: terminology, definitions and management. Recommendations of the ESICM Working Group on Abdominal Problems. Intensive Care Med. 2012;38:384-94.
30. Pironi L, Arends J, Bozzetti F, Cuerda C, Gillanders L, Jeppesen PB, et al. ESPEN guidelines on chronic intestinal failure in adults. Clin Nutr. 2016;35:247-307.
31. Heyland DK, Dhaliwal R, Jiang X, Day AG. Identifying critically ill patients who benefit the most from nutrition therapy: the development and initial validation of a novel risk assessment tool. Crit Care. 2011;15:R268.
32. Maciel L, Franzosi OS, Nunes DSL, Loss SH, Dos Reis AM, Rubin BA, et al. Nutritional Risk Screening 2002 Cut-Off to Identify High-Risk Is a Good Predictor of ICU Mortality in Critically Ill Patients. Nutr Clin Pract. 2019;34:137-41.
33. Singer P, Blaser AR, Berger MM, Alhazzani W, Calder PC, Casaer MP, et al. ESPEN guideline on clinical nutrition in the intensive care unit. Clin Nutr .2019;38:48-79.
34. Worthington P, Balint J, Bechtold M, Bingham A, Chan LN, Durfee S, et al. When Is Parenteral Nutrition Appropriate? JPEN J Parenter Enteral Nutr. 2017;41:324-77.
35. Reintam Blaser A, Ploegmakers I, Benoit M, Holst M, Rasmussen HH, Burgos R, et al. Acute intestinal failure: International multicenter point-of-prevalence study. Clin Nutr 2020;39:151-8.
36. Bost RB, Tjan DH, van Zanten AR. Timing of (supplemental) parenteral nutrition in critically ill patients: a systematic review. Ann Intensive Care. 2014;4:31.
37. Russell MK, Wischmeyer PE. Supplemental Parenteral Nutrition: Review of the Literature and Current Nutrition Guidelines. Nutr Clin Pract. 2018;33:359-69.
38. Heidegger CP, Berger MM, Graf S, Zingg W, Darmon P, Costanza MC, et al. Optimisation of energy provision with supplemental parenteral nutrition in critically ill patients: a randomised controlled clinical trial. Lancet. 2013;381:385-93.
39. Castro MG, Ribeiro PC, Souza IAO, Cunha HFR, Silva MHN,. Rocha EEM, et al. Diretriz Brasileira de Terapia Nutricional no Paciente Grave. BRASPEN j.2018;33:2-36.
40. Sriram K, Lonchyna VA. Micronutrient supplementation in adult nutrition therapy: practical considerations. JPEN J Parenter Enteral Nutr. 2009;33:548-62.
41. Mckeever L. Vitamins and trace elements. In: Mueller CM, Lord LM, Marian M, McClave S, Miller SJ, eds. The ASPEN Adult Nutrition Support Core Curriculum. 3. ed. ASPEN; 2017. p.139-84.
42. Loss SH, Nunes DSL, Antonio AC, Franzosi OS, Viana LV. Nutrição no paciente hospitalizado. In: Stefani SD, Barros E, eds. Clínica Médica; consulta rápida. 5. ed. Porto Alegre: Artmed; 2019. p. 377-98.
43. Stratton RJ, Stubbs RJ, Hughes D, King N, Blundell JE, Elia M. Comparison of the traditional paper visual analogue scale questionnaire with an Apple Newton electronic appetite rating system (EARS) in free living subjects feeding ad libitum. Eur J Clin Nutr. 1998;52:737-41.
44. Driscoll DF, Bhargava HN, Li L, Zaim RH, Babayan VK, Bistrian BR. Physicochemical stability of total nutrient admixtures. Am J Health Syst Pharm. 1995;52:623-34.
45. Pertkiewicz M, Cosslett A, Muehlebach S, Dudrick SJ. Basics in clinical nutrition: Stability of parenteral nutrition admixtures. E-spen European E-journal Clin Nutrition Metabolism. 2009;4:e117-e9.
46. Stawny M, Olijarczyk R, Jaroszkiewicz E, Jelinska A. Pharmaceutical Point of View on Parenteral Nutrition. Sci World J. 2013;2013.
47. Ayers P, Adams S, Boullata J, et al. A.S.P.E.N. parenteral nutrition safety consensus recommendations. JPEN J Parenter Enteral Nutr. 2014;38:296-333.
48. Klang MG. PFAT5 and the Evolution of Lipid Admixture Stability. JPEN J Parenter Enteral Nutr 2015;39:67S-71S.
49. Lappas BM, Patel D, Kumpf V, Adams DW, Seidner DL. Parenteral Nutrition: Indications, Access, and Complications. Gastroenterol Clin North Am. 2018;47:39-59.
50. Patel AR, Patel AR, Singh S, Singh S, Khawaja I. Central Line Catheters and Associated Complications: A Review. Cureus. 2019;11:e4717.
51. Pronovost PJ, Watson SR, Goeschel CA, Hyzy RC, Berenholtz SM. Sustaining Reductions in Central Line-Associated Bloodstream Infections in Michigan Intensive Care Units: A 10-Year Analysis. Am J Med Qual. 2016;31:197-202.
52. Dudeck MA, Edwards JR, Allen-Bridson K, Gross C, Malpiedi PJ, Peterson KD, et al. National Healthcare Safety Network report, data summary for 2013, Device-associated Module. Am J Infect Control. 2015;43:206-21.
53. NICE-SUGAR Study Investigators; Finfer S, Chittock DR, Su SY, Blair D, Foster D, et al. Intensive versus conventional glucose control in critically ill patients. N Engl J Med. 2009;360:1283-97.
54. Ahrens CL, Barletta JF, Kanji S, Tyburski JG, Wilson RF, Janisse JJ, et al. Effect of low-calorie parenteral nutrition on the incidence and severity of hyperglycemia in surgical patients: a randomized, controlled trial. Crit Care Med. 2005;33:2507-12.
55. Jakoby MG, Nannapaneni N. An insulin protocol for management of hyperglycemia in patients receiving parenteral nutrition is superior to ad hoc management. JPEN J Parenter Enteral Nutr. 2012;36:183-8.
56. Sobotka L, Allison SP, Stanga Z. Basics in clinical nutrition: Water and electrolytes during nutritional support. E-spen European E-journal Clin Nutrition Metabolism. 2009;4:e59-e61.
57. Braun K, Utech A, Velez ME, Walker R. Parenteral Nutrition Electrolyte Abnormalities and Associated Factors Before and After Nutrition Support Team Initiation. JPEN J Parenter Enteral Nutr. 2018;42:387-92.
58. Friedli N, Stanga Z, Sobotka L, Culkin A, Kondrup J, Laviano A, et al. Revisiting the refeeding syndrome: Results of a systematic review. Nutrition. 2017;35:151-60.
59. McKnight CL, Newberry C, Sarav M, Martindale R, Hurt R, Daley B. Refeeding Syndrome in the Critically Ill: a Literature Review and Clinician's Guide. Curr Gastroenterol Rep. 2019;21:58.
60. Amanzadeh J, Reilly RF, Jr. Hypophosphatemia: an evidence-based approach to its clinical consequences and management. Nat Clin Pract Nephrol. 2006;2:136-48.
61. Brunelli SM, Goldfarb S. Hypophosphatemia: clinical consequences and management. J Am Soc Nephrol. 2007;18:1999-2003.
62. Koekkoek WAC, Van Zanten ARH. Is refeeding syndrome relevant for critically ill patients? Curr Opin Clin Nutr Metab Care. 2018;21:130-7.
63. Kardalas E, Paschou SA, Anagnostis P, Muscogiuri G, Siasos G, Vryonidou A. Hypokalemia: a clinical update. Endocr Connect. 2018;7:R135-R46.
64. Martin KJ, Gonzalez EA, Slatopolsky E. Clinical consequences and management of hypomagnesemia. J Am Soc Nephrol. 2009;20:2291-5.
65. Nutrition support for adults: oral nutrition support, enteral tube feeding and parenteral nutrition / NICE Guidance and Guidelines. 2020, at https://www.nice.org.uk/guidance/cg32/chapter/1-Guidance# screening-for-malnutrition-and-the-risk-of-malnutrition-in-hospital- and-the-community.)
66. Doig GS, Simpson F, Heighes PT, et al. Restricted versus continued standard caloric intake during the management of refeeding syndrome in critically ill adults: a randomised, parallel-group, multicentre, single-blind controlled trial. Lancet Respir Med 2015;3:943-52.
67. Reber E, Friedli N, Vasiloglou MF, Schuetz P, Stanga Z. Management of Refeeding Syndrome in Medical Inpatients. J Clin Med 2019;8.
68. Nagatomo S, Umehara F, Hanada K, Bellomo R, Chesher D, Caterson ID, et al. Manganese intoxication during total parenteral nutrition: report of two cases and review of the literature. J Neurol Sci. 1999;162:102-5.
69. Hardy G. Manganese in parenteral nutrition: who, when, and why should we supplement? Gastroenterology. 2009;137:S29-35.
70. Reynolds N, Blumsohn A, Baxter JP, Houston G, Pennington CR. Manganese requirement and toxicity in patients on home parenteral nutrition. Clin Nutr. 1998;17:227-30.
71. Guenter P, Boullata JI, Ayers P, Gervasio J, Malone A, Raymond E,et al. Standardized Competencies for Parenteral Nutrition Prescribing: The American Society for Parenteral and Enteral Nutrition Model. Nutr Clin Pract. 2015;30:570-6.

SEÇÃO 8

Sistema Renal, Distúrbios Eletrolíticos e Ácido-Base

Coordenador: Márcio Manozzo Boniatti

capítulo 68

Fisiologia e Fisiopatologia Renal Aplicadas

Giovani Gadonski | Jorge Alberto Menegasso Vieira

Fisiopatologia renal

Introdução

O cenário da terapia intensiva apresenta-se como um vasto espaço de atuação conjunta do intensivista e do nefrologista. É fundamental o entendimento dos mecanismos fisiopatológicos que envolvem os rins, uma vez que os pacientes com acometimento desses órgãos podem representar grande demanda no ambiente da unidade de terapia intensiva (UTI).[1]

A lesão renal aguda (LRA) atinge entre 30% e 60% dos pacientes em UTI e está associada à elevada mortalidade.[2] A busca pelo conhecimento de seus gatilhos tem sido frequente, almejando redução do impacto dos desfechos desfavoráveis nos pacientes que apresentam LRA.[1,3] Atualmente, compreende-se que o comprometimento renal vai muito além da redução da taxa de filtração glomerular por determinação do fluxo renal. Inúmeros mecanismos estão envolvidos nesse processo.[4]

O objetivo desse capítulo é apresentar; inicialmente, aspectos fundamentais relacionados à fisiologia renal, seguido pela fisiopatologia envolvida em diferentes contextos clínicos comumente encontrados em uma unidade de terapia intensiva.

Fisiologia renal

Os rins são responsáveis por várias funções voltadas à manutenção de um ambiente adequado para o perfeito funcionamento de diferentes sistemas. Isso ocorre por meio de mecanismos como a excreção de produtos nitrogenados da ureia e controle de diversos eletrólitos, bem como do volume e da composição dos líquidos corporais. Além disso, liberação de hormônios relacionados à produção de hemoglobina e conversão da vitamina D em sua forma ativa, entre outras atribuições.

Formação da Urina

A formação da urina se dá a partir da chegada de, aproximadamente, 20% do débito cardíaco aos rins. Na porção mais externa do órgão (córtex renal) se encontram os glomérulos, onde ocorre o primeiro processo, a filtração do sangue, o que gera o filtrado glomerular.[5]

Os próximos passos da formação da urina ocorrem na porção mais interna (medula), onde acontece a reabsorção de substâncias de dentro dos túbulos para os capilares peritubulares, bem como a secreção dessas substâncias dos capilares para a luz tubular. A última etapa é a excreção do produto, composto por líquidos (água essencialmente) e das substâncias em excesso que passaram pelos processos anteriores.

■ Filtração

O filtrado glomerular é formado, fundamentalmente, por água e moléculas que atravessam livremente a membrana basal até o espaço urinário, para então serem conduzidas aos túbulos. Com exceção das proteínas e das células, as substâncias que circulam no plasma são livremente filtradas quando não se encontram ligadas a proteínas, como o cálcio ligado à albumina, por exemplo.

A filtração glomerular depende da pressão hidrostática que chega ao glomérulo, que é exercida pelo fluxo sanguíneo arterial sobre a membrana basal, sendo diretamente relacionada ao volume intravascular arterial circulante somada à pressão oncótica dentro dos vasos. Também depende do coeficiente de filtração, que está diretamente relacionado à permeabilidade da membrana basal e da área de superfície de contato dos capilares com o fluxo sanguíneo renal.

O fluxo sanguíneo renal depende da pressão hidrostática na artéria e veia renal e da resistência à passagem do fluido. Portanto, diminuição da pressão hidrostática ou aumento da resistência à passagem do sangue, levam à redução da filtração glomerular. Medicamentos frequentemente utilizados, tais como anti-inflamatórios não esteroidais e drogas vasoativas, como adrenalina e noradrenalina, além da ativação do sistema nervoso autonômico simpático, levam ao aumento da resistência vascular e consequente diminuição do fluxo sanguíneo e da filtração glomerular.

Situações corriqueiras no ambiente da terapia intensiva, tais como desidratação, sepse e insuficiência cardíaca, levam à redução da pressão hidrostática e coloidosmótica no glomérulo. Consequentemente, há redução da taxa de filtração glomerular. Isso pode expressar-se pela diminuição do volume de urina e aumento dos níveis séricos dos produtos nitrogenados.

A pressão no espaço urinário, limitado pela cápsula de Bowman, exerce força contrária ao processo de filtração glomerular. Assim, casos de obstrução do trato urinário ou mesmo depósitos de cristais, como ácido úrico, cálcio ou até medicamentos, geram uma pressão contrária à formação do filtrado glomerular e, consequentemente, reduzem a taxa de filtração glomerular (TFG).

Estima-se que a TFG em um humano adulto seja em torno de 120 mL/min ou 180 litros ao dia. Vale ressaltar que o cálculo é obtido idealmente por uma substância que atravessa livremente a membrana basal do glomérulo e que não é reabsorvida tampouco secretada. Em ambiente experimental, a inulina pode ser utilizada para tal fim. Porém, no contexto clínico diário, o marcador mais utilizado ainda é a creatinina sérica. Ela é originada a partir da degradação muscular e liberação da creatina que, posteriormente, é transformada em creatinina pelo fígado. A partir da dosagem da creatinina no soro, calcula-se a taxa de filtração glomerular por meio de fórmulas com base em estudos populacionais.[6] Dentre as fórmulas disponíveis, recomenda-se a utilização da CKD-EPI (*Chronic Kidney Disease Epidemiology Collaboration*) a partir da creatinina dosada no soro. Em pacientes em terapia renal substitutiva (hemodiálise, hemodiafiltração, diálise peritoneal) não se utiliza a dosagem da creatinina como estimativa da taxa de filtração glomerular. Para fins de prescrição de antibióticos, por exemplo, os manuais trazem os ajustes para os pacientes que se encontram em uma dessas modalidades específicas, sem considerar o nível sérico de creatinina.

A creatinina é um marcador imperfeito, pois é afetada por fatores como massa muscular, uso de determinados medicamentos e dieta. Existem outros marcadores utilizados para calcular a taxa de filtração glomerular, como a cistatina C. Acredita-se que ela tenha melhor acurácia quando comparada à creatinina, uma vez que permaneceria inalterada em certas condições, como inflamação e desordens do metabolismo. Tem sido sugerido que; por não sofrer alterações relacionadas à idade, sexo, raça e massa muscular, uma equação com base na cistatina c pode ser mais útil, especialmente em crianças, idosos e em condições que afetem a composição muscular.[7]

Dentro do processo de formação da urina, ainda em relação à filtração glomerular, a passagem da água é etapa essencial para uma das mais importantes atribuições dos rins, ou seja, o controle de volume corporal total.

Quando a formação do filtrado se encontra diminuída, há uma redução da água na sua composição e consequente retenção desse líquido nos compartimentos vasculares. Esse fenômeno se reflete diretamente na pressão arterial, que é calculada também a partir do débito cardíaco e da resistência vascular periférica. Assim, o rim é o órgão envolvido diretamente na regulação da pressão arterial em longo prazo por meio do controle de água e sal.[8] A curto prazo, os rins também participam do controle da pressão arterial, por meio da secreção de hormônios vasoativos, tais como a renina, que levam à formação de produtos vasoativos (angiotensina) a partir do aparelho justaglomerular.

Para manter o fluxo glomerular constante, os rins possuem um mecanismo de autorregulação que funcionam a partir de *feedback* tubuloglomerular. A porção glomerular desse processo se encontra nas arteríolas aferentes e eferentes; que, juntamente com uma porção especializada do túbulo distal (a mácula densa) constituem o aparelho justaglomerular. As células da mácula densa estão em íntimo contato com as arteríolas aferentes e eferentes. Elas são capazes de produzir substâncias liberadas para essas porções, como a renina.

O mecanismo de *feedback* parte da concentração de sódio que chega à mácula densa. Quando há redução da concentração de sódio na luz do túbulo, como em casos de desidratação e redução da pressão arterial sistêmica, ocorre dilatação da arteríola aferente e liberação de renina pelas células tubulares do aparelho justaglomerular. A partir da renina, existe aumento da formação de angiotensina I, que é convertida em angiotensina II nos pulmões, levando à vasoconstrição da arteríola eferente. Assim, há um aumento da resistência para saída do sangue de dentro do glomérulo, aumento da pressão hidrostática sobre a membrana basal e consequente aumento da TFG.[5]

O bloqueio da conversão da angiotensina I em II, como ocorre quando se utiliza os inibidores da enzima de conversão da angiotensina, em situações em que o mecanismo de *feedback* está ativado, acaba reduzindo a participação da angiotensina na manutenção do fluxo e levando à redução da TFG.

Outros mecanismos que regulam a filtração glomerular são a alta ingestão de proteínas e o aumento dos níveis sanguíneos de glicose. Tanto a glicose, como alguns aminoácidos são absorvidos no túbulo proximal juntamente com o sódio. Isso proporciona uma menor chegada de cloreto de sódio à mácula densa, ativando o mecanismo de *feedback* supracitado e levando ao aumento do fluxo sanguíneo renal e da taxa de filtração glomerular. Se mantido a longo prazo, esse processo pode ocasionar dano ao endotélio do capilar glomerular e potencialmente esclerose de parte do glomérulo, ocasionando perda crônica da função renal.

▪ Reabsorção

Após o filtrado glomerular atravessar a membrana basal e atingir o espaço urinário, ele percorre os túbulos, onde ocorre o processo de reabsorção. Muitas substâncias que atravessam livremente a barreira do glomérulo precisam ser reabsorvidas, sob risco de perdas excessivas de componentes fundamentais para a manutenção corporal.

Normalmente, 65% da carga filtrada de sódio, cloreto, bicarbonato, potássio, glicose, aminoácidos e água são reabsorvidos no túbulo proximal. Porém, a reabsorção tubular é um processo que ocorre de forma seletiva. Assim, moléculas como glicose e aminoácidos são quase completamente reabsorvidos, enquanto alguns íons plasmáticos, como sódio, cloretos e bicarbonato são reabsorvidos de forma variável, dependendo da sua concentração no soro. Existe uma capacidade máxima de transporte dessas substâncias, que é atingida quando os sistemas se encontram saturados. A glicose, por exemplo, não consegue mais ser reabsorvida quando ultrapassa o limite máximo da capacidade de reabsorção, o que acontece quando a concentração plasmática ultrapassa 200 mg/100 mL, levando à presença de glicose na urina.[9] Para ser reabsorvida, uma substância necessita, inicialmente, ser transportada pelo epitélio do túbulo renal para o espaço intersticial. Isso pode acontecer atravessando a célula epitelial tubular (transcelular) ou pelo espaço entre essas células (paracelular). A seguir, é levada do interstício para dentro da luz do capilar peritubular, retornando assim à circulação sistêmica. A água pode ser reabsorvida tanto pela via transcelular como pela paracelular por osmose.

A reabsorção de sódio depende da bomba de sódio-potássio ATPase com consumo de energia (ATP) pelo transporte ativo. Esse processo ocorre na maioria dos segmentos do túbulo. O transporte ativo primário libera energia para que outros processos ocorram de forma secundária, o que proporciona a reabsorção de substâncias fundamentais, como a glicose e os aminoácidos juntos ao sódio.

Os cotransportadores sódio-glicose têm ganho notoriedade com a utilização dos inibidores desse transporte, como a dapagliflozina, empagliflozina e canagliflozina, na prescrição médica para pacientes diabéticos, com doença renal crônica ou insuficiência cardíaca. Esses inibidores também reduzem a reabsorção de sódio, contribuindo para a redução da pré e pós-carga cardíaca.[10]

O mecanismo de ação dos diuréticos mais frequentemente utilizados em terapia intensiva passam pela inibição da reabsorção do sódio, especialmente, através do canal de transporte de sódio-potássio-cloro. A furosemida (diurético de alça mais frequentemente utilizado) atua na porção ascendente da alça de Henle, onde são reabsorvidos sódio, cloreto e potássio. Assim, durante a sua ação, é esperado que esses componentes sejam eliminados na urina. Outros íons, como cálcio, bicarbonato e magnésio também são reabsorvidos nesse segmento, o que torna o uso dos diuréticos de alça uma alternativa no manejo da hipercalcemia, por exemplo, e pode justificar a redução dos níveis séricos de magnésio ou bicarbonato quando utilizados de forma prolongada.

Por outro lado, os diuréticos tiazídicos atuam no túbulo distal, inibindo o cotransportador de sódio-cloretos e a reabsorção de sal nesse segmento. Por fim, os diuréticos antagonistas dos receptores mineralocorticoides, como a espironolactona, atuam no ducto coletor, competindo com a aldosterona pelos seus receptores, inibindo a reabsorção de sódio e a secreção de potássio.

Alguns hormônios estão envolvidos no controle da reabsorção renal. O peptídeo natriurético atrial inibe diretamente a reabsorção de sódio e água pelos túbulos, especialmente nos ductos coletores. Situações associadas à distensão atrial, como ocorre em estados hipervolêmicos, provocam a sua secreção para reestabelecer o estado volêmico.

A aldosterona aumenta a reabsorção de sódio e estimula a secreção de potássio. Está ligada diretamente ao sistema renina-angiotensina-aldosterona, ativado em situações de diminuição do volume arterial circulante, como em hemorragias e desidratação.

A angiotensina aumenta a reabsorção de sódio e água alterando a hemodinâmica dos capilares peritubulares ao contrair a arteríola eferente, além do efeito direto da reabsorção de sódio nos túbulos proximais, alça de Henle, túbulos distais e ductos coletores.

A etapa final da reabsorção de água acontece no ducto coletor e é mediada pela ação do hormônio antidiurético (ADH). O aumento dos seus níveis séricos gera reabsorção de água para o interstício medular, o que reduz o volume de urina. Por fim, o paratormônio (PTH) aumenta a reabsorção de cálcio, especialmente nos túbulos distais e alça de Henle, além de inibir a reabsorção de fosfato pelo túbulo proximal. Além dos mecanismos hormonais, o sistema nervoso autonômico também altera a dinâmica tubular.

A pinocitose consiste na reabsorção de algumas moléculas de maior tamanho, como as proteínas. Ocorre especialmente no túbulo proximal por meio da aderência à borda em escova e invaginação para o interior da célula tubular, onde é digerida, e seus aminoácidos passam para o interstício, onde então atingem novamente a circulação sistêmica.[11]

Secreção

É uma das mais fundamentais atividades dos rins. Por meio desse mecanismo, é possível eliminar substâncias tóxicas, como pesticidas e vários antibióticos corriqueiramente utilizados em UTI. Esses, devem ser ajustados à função renal ou até evitados em virtude de potencial indução de lesão renal aguda. Outros produtos, como ureia, creatinina, bilirrubinas, ácido úrico e até hormônios dependem da adequada filtração e excreção renal para a manutenção corporal.

Algumas substâncias, como o hidrogênio, são secretadas na luz tubular por transporte ativo, envolvendo o cotransporte de outras substâncias. No caso do hidrogênio, depende da energia liberada pelo transporte de sódio, o que permite a passagem na direção oposta. Ou seja, à medida que o sódio é absorvido, ocorre secreção de hidrogênio. Esse processo está diretamente envolvido no equilíbrio ácido-base.[12]

Produtos finais do metabolismo orgânico, tais como ácidos e bases, sais biliares, oxalato, urato e catecolaminas, precisam ser eliminados rapidamente. Isso ocorre também pela secreção no túbulo proximal. Fármacos e toxinas também são eliminados por meio desse processo. Assim, pacientes em disfunção renal aguda, mesmo quando ainda mantêm diurese, reduzem ou perdem a capacidade de eliminação de fármacos utilizados corriqueiramente em UTI, o que demanda ajuste da dose dessas substâncias.

O aumento da pressão arterial leva à maior secreção urinária de sódio e água, o que é chamado de natriurese pressórica e diurese pressórica, respectivamente. Isso ocorre, em parte, pelo aumento da filtração glomerular e da pressão hidrostática dos capilares peritubulares, o que intensifica o retorno do sódio para a luz tubular sendo então eliminado na urina.[9]

A ativação do sistema nervoso autonômico simpático pode diminuir a secreção de sódio e água ao contrair as arteríolas aferentes e reduzir a TFG. Além disso, induz a liberação de renina e formação de angiotensina II.

O equilíbrio de potássio é regulado no túbulo coletor distal por meio da secreção no lúmen tubular em resposta à reabsorção de sódio mediada por aldosterona. Estados onde há ativação do SRAA, acabam levando ao aumento do nível sérico de potássio.

Equilíbrio acidobásico

Todos os dias, estima-se que um adulto produza cerca de 80 miliequivalentes (mEq) de ácidos não voláteis (não podem ser eliminados pelos pulmões), resultado principalmente do metabolismo das proteínas. Os rins têm papel essencial na correção de desvios da concentração de hidrogênio, que determina o pH sérico. Junto com o centro respiratório, que regula a remoção de gás carbônico, e dos sistemas tampão dos líquidos corporais, os rins determinam o balanço acidobásico ao excretarem esses compostos na urina.[12]

O bicarbonato circulante é livremente filtrado nos glomérulos. Porém, a grande maioria é reabsorvida nos túbulos renais; sendo que, para cada bicarbonato reabsorvido, um hidrogênio precisa ser secretado (transporte sódio-hidrogênio). Setenta a 80% da reabsorção de bicarbonato ocorre no túbulo proximal.[13]

O excesso de hidrogênio também é controlado por meio de sistemas tampão. O tampão do bicarbonato é o mais potente. Ele depende da ação da enzima anidrase carbônica presente nos alvéolos pulmonares e nas células epiteliais dos túbulos renais. Neles, ocorre a reação onde o bicarbonato filtrado e presente na luz reage inicialmente com o hidrogênio expelido de dentro da célula tubular pela troca por sódio. O produto ($H2CO_3$) se dissocia em CO_2 e água na luz do túbulo. O CO_2 resultante entra na célula tubular, reage com água, formando $H2CO_3$ intracelular, sendo dissociado em bicarbonato (então reintegrado à corrente circulatória) e hidrogênio (que será expelido da célula em troca de sódio), como demonstrado na equação a seguir.

$$CO_2 + H_2O \leftrightarrow H_2CO_3 \leftrightarrow H^+ + HCO_3^-$$

Grandes quantidades de hidrogênio são secretadas na luz tubular removendo ácidos do sangue. Em situações em que há redução da função renal, existe uma atenuação do tamponamento do hidrogênio pelo bicarbonato, bem como redução da secreção de hidrogênio, o que leva à acidose metabólica. Fatores como a redução do volume intravascular, agonistas adrenérgicos e angiotensina II levam ao aumento da reabsorção proximal de bicarbonato.

Outro sistema tampão é o do fosfato. Ele atua no líquido tubular renal e no meio intracelular. Porém, sua concentração no líquido extracelular é baixa e o seu poder total é bem menor que o sistema tampão bicarbonato.

A excreção de amônia representa outro mecanismo pelo qual os rins eliminam ácidos, tendo grande capacidade de aumento da excreção em situações de sobrecarga de hidrogênio. A glutamina é o principal precursor de amônia não ionizada (NH_3) nos rins, o que proporciona a adição de hidrogênio e sua excreção na luz tubular em forma de amônia (NH_4).

Situações comumente encontradas em UTI levam a um excesso de hidrogênio no plasma, ocasionando acidose metabólica. Esse ambiente é extremamente deletério para a manutenção das atividades celulares, especialmente relacionada à contração muscular do miocárdio e diafragma. Acidose metabólica crônica pode estar associada a diminuição da densidade mineral óssea, nefrolitíase, perda muscular e progressão da doença renal crônica.[13]

Regulação da Eritropoiese

O principal local de produção do hormônio eritropoietina é o parênquima renal. Ele ocorre nos fibroblastos intersticiais que permeiam os capilares peritubulares e os túbulos contornados proximais. Esse hormônio estimula a produção e maturação de hemácias pela medula óssea.[14]

O sinal inicial para a produção de eritropoietina é o nível de oxigênio no sangue, o que é monitorado no rim. Com a progressão da doença renal crônica, especialmente em estágios mais avançados (abaixo de 45 mL/min de taxa de filtração glomerular) a produção desse hormônio se torna deficiente, o que pode levar à anemia normocrômica e normocítica quando não associada à déficits nutricionais. Uremia, além de inibir a eritropoiese, reduz o tempo de sobrevida da hemácia e leva à deficiência de ferro pela diminuição da absorção e bloqueio da sua disponibilidade. Vale ressaltar que a correção da hemoglobina em pacientes com doença renal crônica não deve ter como alvo níveis normais. Nessa situação, existe um risco aumentado de acidente vascular cerebral, hipertensão e trombose de acesso vascular quando comparado a níveis inferiores.[14]

Metabolismo do Cálcio

Os rins são um dos principais responsáveis pela homeostase do cálcio e do fosfato. Neles, acontece a hidroxilação do metabólito hepático da vitamina D3, o que gera a forma biologicamente ativa da vitamina D (calcitriol ou 1,25 di-hidroxivitamina D). Ela induz o aumento da absorção de cálcio no intestino.

Além disso, ocorre a ação do paratormônio nos rins, que resulta na retenção de cálcio e eliminação de fosfato na urina. O cálcio é reabsorvido no túbulo distal e no ramo ascendente espesso da alça de Henle.[15]

A disfunção renal em suas fases mais avançadas, especialmente abaixo de 30 mL/min de TFG, resulta em redução do nível sérico de cálcio, aumento do fósforo e estímulo de secreção do paratormônio. Esse cenário pode levar ao hiperparatireoidismo secundário, ou até terciário.[14] Estado de acidose metabólica crônica potencializa esses achados, o que justifica a manutenção do bicarbonato sérico dentro dos níveis normais, especialmente em pacientes em terapia renal substitutiva.

Com o intuito de demonstrar cenários aplicados envolvendo os mecanismos supracitados, seguem algumas situações clínicas frequentes enfrentadas no cuidado intensivo aos pacientes.

Síndrome Cardiorrenal

A prevalência de injúria renal aguda (IRA) e síndrome cardiorrenal (SCR) tem aumentado no ambiente hospitalar e está associada a desfechos clínicos desfavoráveis.[16] A SCR representa um subconjunto da IRA ou da doença renal crônica (DRC) que se desenvolve no contexto de agravamento da doença cardiovascular.[17]

A IRA ocorre em 1 a cada 4 pacientes hospitalizados com doença cardiovascular, sendo 47% dos pacientes com insuficiência cardíaca descompensada e, aproximadamente, 15% a 30% com síndrome coronariana aguda. Nas UTIs cardíacas, a prevalência de IRA está em torno de 25% a 50% e, aproximadamente, 40% apresentam doença renal crônica previamente.[18,19]

A SCR é o espectro, agudo e/ou crônico, da deterioração mútua da funcionalidade renal e cardíaca. A SCR pode ser distinguida de outras formas de IRA com base na relação intrínseca da redução da funcionalidade cardíaca com a diminuição da função renal. Ela é subdivida em 5 tipos (**Quadro 68.1**).[19]

A SCR aguda é definida como piora abrupta da função cardíaca (tipo 1) ou renal (tipo 3). Na IC aguda descompensada, a bomba cardíaca é incapaz de manter o fluxo sanguíneo, resultando em sobrecarga de volume e aumento da pressão venosa central (PVC). A consequente congestão venosa resulta em disfunção renal por meio da redução do fluxo sanguíneo renal e da taxa de filtração glomerular, levando à redução do débito urinário.[20] A IRA pode ser o fator de piora da função cardíaca (tipo 3) pela lesão miocárdica a partir de estresse oxidativo, ativação do sistema simpático e do sistema renina-angiotensina-aldosterona, além dos efeitos nocivos secundários à sobrecarga volêmica, uremia, distúrbios eletrolíticos e acidose. [21] Na SCR tipo 2, o estado pró-inflamatório da IC crônica pode gerar lesão tubular renal, culminando em fibrose e doença renal crônica. Por outro lado, a DRC pode intensificar a IC pela hipervolemia, hipertensão, além de agravar cardiomiopatias por meio da acidose metabólica e toxinas urêmicas (tipo 4). A SCR tipo 5 envolve, simultaneamente, distúrbios cardíacos e renais de forma secundária a eventos sistêmicos, como a sepse.[22,23]

As diversas lesões orgânicas desencadeiam uma cascata de respostas celulares e moleculares que podem culminar em fibrose tecidual. Seja no coração ou no rim, a fibrose é a consequência comum das lesões endoteliais relacionadas à inflamação e ao estresse oxidativo, como na disfunção no envelhecimento, hipertensão, diabetes *mellitus* e obesidade; levando a doenças cardiovasculares, insuficiência cardíaca e DRC. Essas comorbidades estão fortemente presentes nos pacientes dentro da UTI, onde já se apresentam com esse quadro ou irão desenvolver ao longo das intercorrências.[24,25]

Sepse

A sepse é uma disfunção orgânica com incremento de morbidade e mortalidade causada por uma resposta exacerbada do hospedeiro a uma infecção.[26] A sepse e o choque séptico são altamente prevalentes em milhões de pessoas com consequente impacto em programas de saúde.[27,28]

A IRA é comum em pacientes com sepse e choque séptico, ficando em torno de 40% na sepse e 40% a 60% no choque séptico. A necessidade de suporte renal artificial mostra-se frequente nesses casos.[29,30]

O princípio fisiopatológico da IRA na sepse está no entendimento da tempestade de citocinas (*cytokine storm*), ativada pelo sistema imune a partir da exposição a antígenos, como as bactérias. A tempestade de citocinas configura uma cascata de vários distúrbios de desregulação imunológica com consequentes danos colaterais orgânicos.[31] Casos graves de tempestades de citocinas podem levar a injúria renal, lesão hepática aguda, cardiomiopatias e/ou morte.[32]

No choque séptico, descobriu-se que os padrões moleculares associados a patógenos (*pathogen-associated molecular*

Quadro 68.1. Classificação da síndrome cardiorrenal

Tipo	Denominação	Descrição	Exemplo
1	Cardiorrenal aguda	Insuficiência cardíaca levando a doença renal aguda	Síndrome coronariana aguda levando a insuficiência cardíaca e IRA
2	Cardiorrenal crônica	Insuficiência cardíaca crônica levando a falência renal	Insuficiência cardíaca crônica
3	Nefrocardíaca aguda	Doença renal aguda levando a insuficiência cardíaca aguda	Cardiomiopatia urêmica
4	Nefrocardíaca crônica	Doença renal crônica levando a insuficiência cardíaca	Hipertrofia ventricular esquerda e insuficiência cardíaca diastólica devido a falência renal
5	Secundária	Doença sistêmica levando a insuficiência cardíaca e renal	Sepse, vasculite, diabetes

Fonte: Traduzido de Ronco C, Bellasi A, Di Lullo L. Cardiorenal Syndrome: An Overview. Adv Chronic Kidney Dis. 2018;25(5):382-90.

patterns - PAMPs) e os padrões moleculares associados a danos (*damage-associated molecular patterns* - DAMPs) levam à ativação de uma variedade de células. Os DAMPS/PAMS preparam, sinalizam e alertam o sistema imunológico para o combate às infecções.[33] Essa atividade é seguida pela liberação de citocinas inflamatórias, que podem levar a efeitos adversos nos tecidos e órgãos. Os túbulos renais são exemplos de tecidos que apresentam esses receptores e consecutivamente a sinalização dos DAMPS/PAMPs (**Figura 68.1**).[1,4]

A resposta das citocinas pró e anti-inflamatórias estão na base da fisiopatologia da IRA na sepse, desmistificando a ideia primária do efeito apenas vascular dessa relação.[34] Entende-se, atualmente, que o componente isquêmico renal da sepse não é causado somente pela redução global do fluxo renal, mas que o componente inflamatório é muito importante.[35] O shunt peri-glomerular acaba por reduzir o fluxo sanguíneo glomerular, mas, também, os mediadores inflamatórios acabam gerando uma lesão endotelial que ocasiona distúrbios microvasculares e formação de microtrombos com consequente isquemia.[36]

O componente inflamatório ocorre na sepse ao gerar a liberação dos DAMPS e PAMPS, que estão presentes nos capilares peritubulares e sofrem filtração glomerular. Eles interagem com receptores Toll-like localizados na borda em escova da membrana das células epiteliais, especialmente no túbulo proximal, e atuam como sinalizadores que levam a disfunção microvascular (**Figura 68.2**). Essa ação gera recrutamento celular imune e consequente resposta de dano imunomediado. A atividade desencadeia estresse oxidativo, expressão de TNF-alfa, bloqueio ciclo celular, disfunção mitocondrial, bem como, a ativação do TIMP-2 (*tissue inhibitor of metalloproteinase* 2) e IGFBP-7 (*insulin-like growth factor binding protein* 7), os quais são biomarcadores que estão sendo inseridos na rotina assistencial.[37]

Rabdomiólise

A rabdomiólise é caracterizada por necrose muscular e liberação de constituintes intracelulares na circulação. Pode ser causada por diversas etiologias, especialmente ao trauma como acidentes, queimaduras, grandes cirurgias e imobilização prolongada.[38] Dentro das causas não traumáticas, estão as drogas como estatinas, cocaína e anfetaminas. Além disso, infecções também podem cursar com rabdomiólise, especialmente as virais. Os distúrbios eletrolíticos como hipopotassemia, hipocalcemia, hipofosfatemia, hipo ou hipernatremia e condições hiperosmolares também estão associados à rabdomiólise. Quanto às manifestações clínicas, pode haver mialgia, fraqueza muscular, dor e hematúria.

Na rabdomiólise, ocorre a depleção do ATP resultando na disfunção das bombas da membrana celular prejudicando a extrusão do sódio e consequentemente o efluxo de cálcio. Isso gera aumento da concentração de cálcio no sarcoplasma ativando enzimas citolíticas como as hidroxilases, proteases, nucleases, dentre outras. Uma

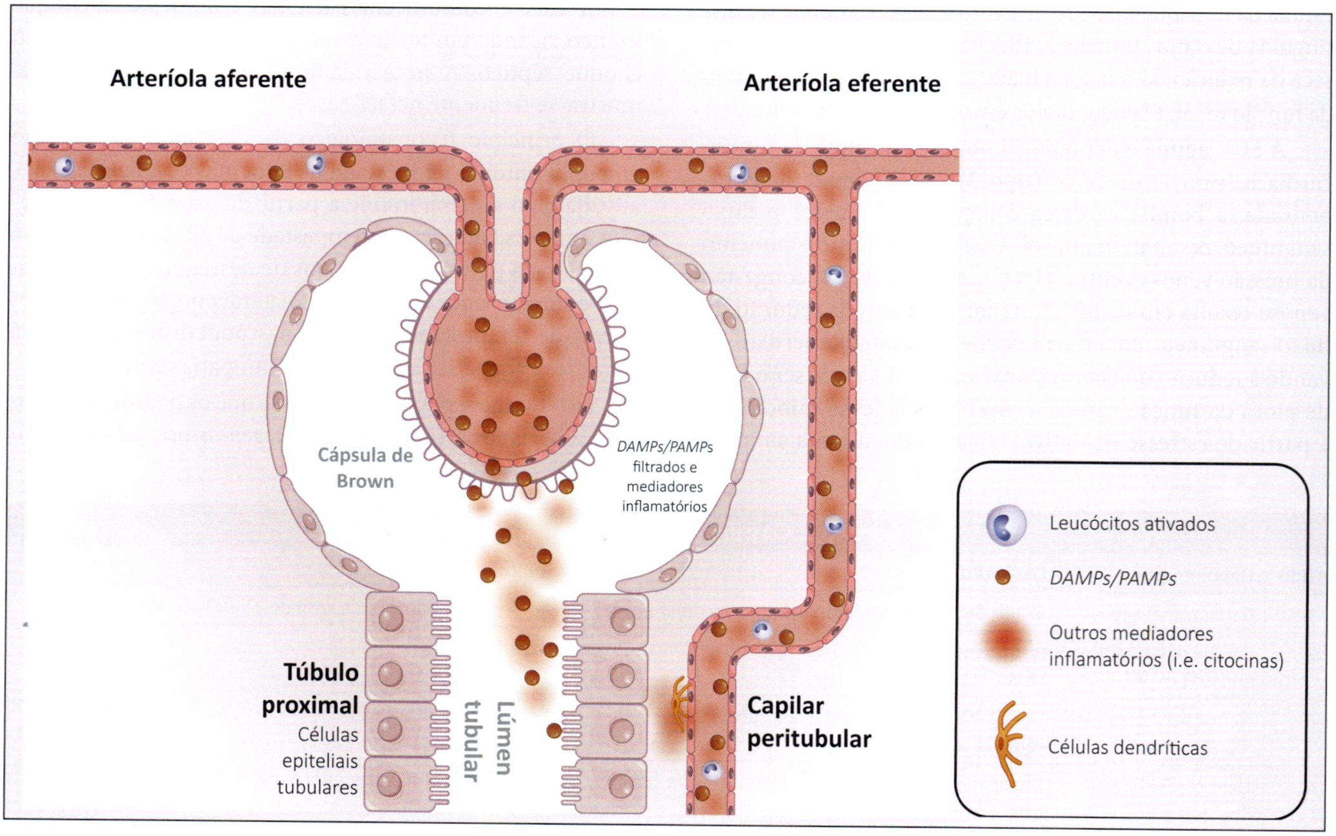

Figura 68.1. Filtração e sinalização tubular dos PAMPs (*pathogen-associated molecular patterns*) e DAMPs (*damage-associated molecular patterns*).

Fonte: Griffin BR, Liu KD, Teixeira JP. Critical Care Nephrology: Core Curriculum 2020. Am J Kidney Dis. 2020;75(3):435-52. (*Open Access*)

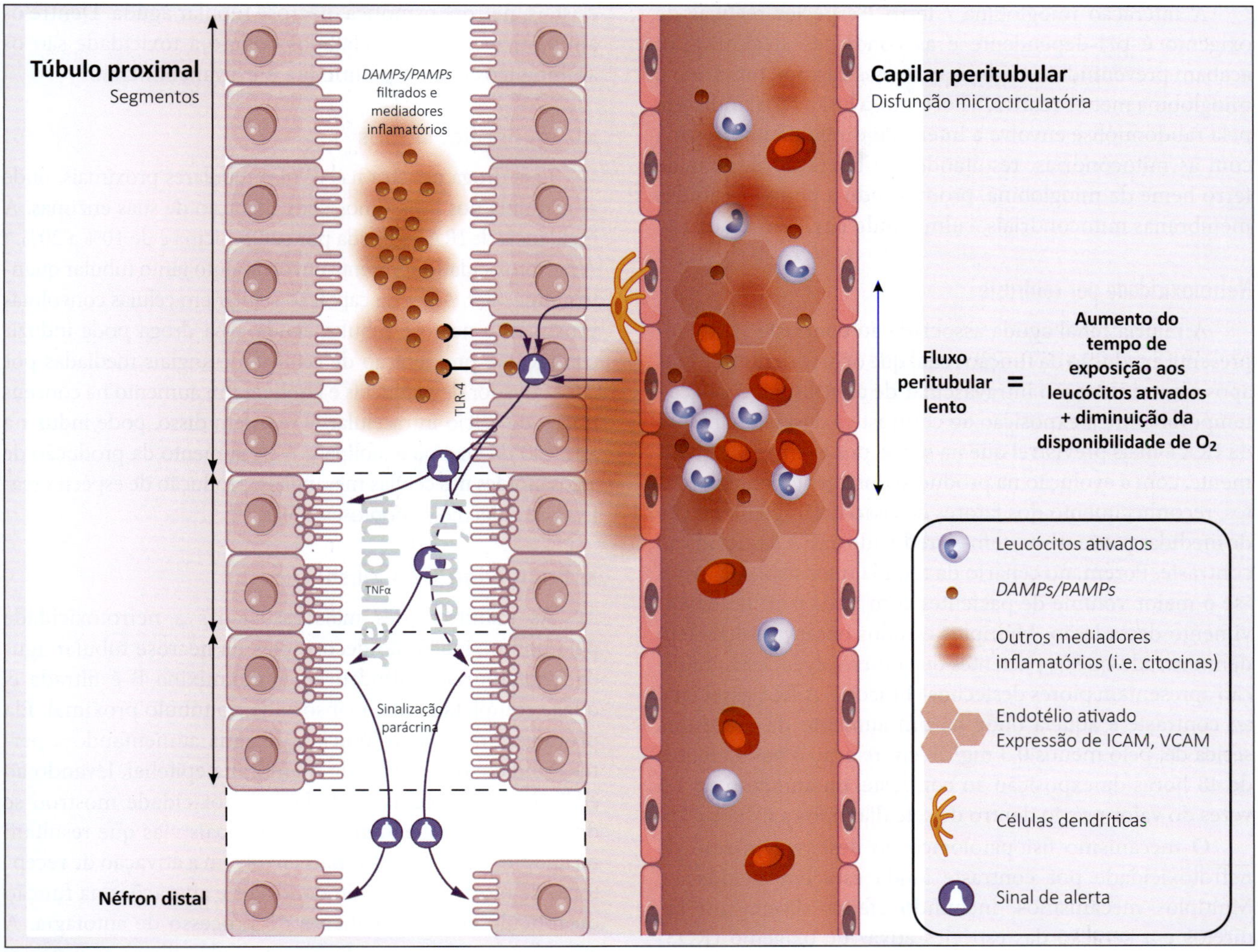

Figura 68.2. Alteração na microcirculação renal tubular induzida pela sepse.

Fonte: Gomez H, Ince C, De Backer D, Pickkers P, Payen D, Hotchkiss J, et al. A unified theory of sepsis-induced acute kidney injury: inflammation, microcirculatory dysfunction, bioenergetics, and the tubular cell adaptation to injury. Shock. 2014;41(1):3-11. (*Open Access*)

vez ativadas, as enzimas geram comprometimento das organelas celulares (especialmente as mitocôndrias) levando à redução progressiva do ATP, além de produzir espécies ativas de oxigênio. O resultado desses eventos é a liberação de potássio, fosfato, mioglobina, creatinofosfoquinase (CPK), desidrogenase lática (LDH) e aldolase na circulação sanguínea.[39]

Acredita-se que o envolvimento da injúria renal aguda na rabdomiólise seja causado, especialmente, pelo gatilho da mioglobina e das toxinas liberadas no evento causador. Encontrada especialmente na musculatura, apresenta afinidade com o oxigênio maior do que a hemoglobina e auxilia os miócitos a adquirir energia. A mioglobina é facilmente filtrada na membrana basal glomerular e reabsorvida especialmente no túbulo proximal, onde é catabolizada.[40] A toxicidade renal à mioglobina está apresentada em 3 diferentes mecanismos: formação de cilindros intratubulares, vasoconstrição renal e toxicidade direta às células tubulares.[41]

A redução do fluxo sanguíneo devido ao extravasamento excessivo de líquido extracelular, oriundo das células musculares danificadas, e a ativação secundária do sistema renina-angiotensina-aldosterona geram vasoconstrição renal. Além disso, há uma teoria relatando efeito de liberação de óxido nítrico pela mioglobina que ativaria citocinas com sua cascata inflamatória.[42]

A formação dos cilindros intratubulares justifica a concentração urinária e a reação da mioglobina com a proteína tubular de Tamm-Horsfall. A depleção do fluxo renal e o baixo pH urinário promovem o processo patológico de ligações mais fortes e rápidas entre a proteína de Tamm-Horsfall e a mioglobina. Essa ligação gera disfunção tubular. Nesse momento, compreende-se a discussão de uma das abordagens terapêuticas na rabdomiólise ser a alcalinização urinária, especialmente nos casos graves (CPK superior a 15.000 U/L). As espécies ativas de oxigênio (ROS), oriundas do aumento da concentração da heme-oxigenase-1 a partir da mioglobina, participam da toxicidade direta às células tubulares e organelas, especialmente as mitocôndrias. O ferro livre liberado após a degradação da mioglobina no rim reage com compostos de peróxido de hidrogênio (reação de Fenton), gerando formação de ROS que danificam a integridade tubular renal.[43]

A interação mioglobina / ferro / espécies reativas de oxigênio é pH-dependente e as condições alcalinizantes acabam prevenindo e estabilizando essa cascata, tornando a mioglobina menos reativa.[44] Portanto, a lesão renal induzida pela rabdomiólise envolve a interação direta da mioglobina com as mitocôndrias, resultando em liberação de íons de ferro heme da mioglobina, promovendo a peroxidação das membranas mitocondriais, culminando em lesão tubular.

Nefrotoxicidade por contraste

A injúria renal aguda associada ao contraste (IAC) representa a redução da função renal que ocorre dentro de dias após a administração intravascular de contraste.[45] A relação temporal entre a exposição ao contraste e desenvolvimento da IRA é mais previsível que na sepse, por exemplo.[46] Atualmente, com a evolução na produção dos agentes contrastantes, reconhecimento dos fatores de risco e a implementação de medidas preventivas, tem-se reduzido a IRA associada ao contraste. Porém, no cenário da terapia intensiva, encontra-se o maior volume de pacientes com risco para desenvolvimento dessa lesão. Múltiplos estudos observacionais têm demonstrado que os pacientes que desenvolvem essa condição apresentam piores desfechos clínicos.[47] A IRA associada ao contraste é aquela onde há um aumento da creatinina sérica de, pelo menos 0,3 mg/dL em relação à basal, dentro de 48 horas da exposição ao contraste, ou aumento de 1,5 vezes do valor prévio dentro de sete dias após a infusão.[48]

O mecanismo fisiopatológico do desenvolvimento da nefrotoxicidade por contraste ainda está em elucidação. Múltiplos mecanismos, incluindo efeitos diretos ou indiretos e a geração das espécies ativas de oxigênio (ROS) têm sido estudados. Na forma direta, a osmolaridade do contraste pode causar citotoxicidade nos néfrons, incluindo as células tubulares epiteliais e endoteliais. Isso gera disfunção mitocondrial, inflamação intersticial e apoptose celular. Com a progressão do dano celular, as células epiteliais destacam-se da membrana basal e causam obstrução luminal, aumentando a pressão intratubular e, finalmente, reduzindo a taxa de filtração glomerular. Já a forma indireta está relacionada à injúria isquêmica devido a modificações vasomotoras mediadas por substâncias vasoativas como as endotelinas, óxido nítrico e prostaglandinas,- levando à vasoconstrição renal e contribuindo com a hipoxia medular. Além disso, a hipoxia medular também gera a formação de ROS fomentando a disfunção mitocondrial.[49]

Nefrotoxicidade por drogas/antibióticos

Os agentes nefrotóxicos são responsáveis por, aproximadamente, 20% das causas de LRA.[50] Os danos causados podem ser irreversíveis nas células do parênquima renal. Os mecanismos fisiopatológicos são complexos e diferentes entre as mais variadas drogas. Nesse capítulo, reservamos a elucidação da fisiopatologia dos antibióticos de uso mais frequente na terapia intensiva que estão associados ao desenvolvimento de lesão renal nas diversas formas como: a nefrite tubulointersticial, glomerulonefrites, nefropatia por cristais, nefrose osmótica, necrose tubular aguda. Dentre os antibióticos,-os mais relatados quanto à toxicidade são os aminoglicosídeos, a polimixina B e a vancomicina.[51]

Aminoglicosídeos

Essa droga penetra nas células tubulares proximais, onde se acumula nos lisossomos com alteração de suas enzimas. A incidência de IRA induzida por gentamicina é de 10% a 20%.[52] A nefrotoxicidade apresenta envolvimento tanto tubular quanto glomerular. Além da captação celular em células convolutas proximais e necrose tubular aguda, essa droga pode induzir contração e proliferação de células mesangiais mediadas por fator ativador de plaquetas e também um aumento na concentração de cálcio intracelular livre. Além disso, pode induzir a ativação da enzima fosfolipase A2 e aumento da produção de eicosanóides nas células mesangiais, produção de espécies reativas de oxigênio e apoptose celular.[53,54]

Polimixina B/ Colistina E

As manifestações mais associadas à nefrotoxicidade pela polimixina B são decorrentes da necrose tubular aguda, proteinúria e cilindrúria. A polimixina B é filtrada e, quase completamente, reabsorvida no túbulo proximal. Ela promove um influxo iônico e de água aumentando a permeabilidade das células da membrana epitelial, levando ao edema e morte celular tubular.[54] A toxicidade mostrou-se dose e tempo-dependente. As principais vias que resultam na apoptose das células renais envolvem a ativação de receptores de morte, danos mitocondriais e alterações na função do retículo endoplasmático e no processo de autofagia. A ativação dos indutores de morte celular libera as espécies ativas de oxigênio e aumentam o estresse oxidativo, o que contribui com a fragmentação mitocondrial. Clinicamente, a apresentação mais vista na prática assistencial é a tubulopatia relacionada à polimixina B com a presença de LRA, hiponatremia, hipomagnesemia e hipopotassemia.[54]

Vancomicina

A vancomicina não é metabolizada, sendo eliminada nos rins pela filtração glomerular. A nefrotoxicidade à vancomicina é associada com o aumento da exposição à droga e com nível sérico elevado. Estudos descrevem efeito nefrotóxico baseado na peroxidação da cardiolipina da membrana mitocondrial, produção de ROS intracelulares e ativação de apoptose em células tubulares proximais.[54]

Beta-lactâmicos

A classe dos beta-lactâmicos sabidamente está envolvida com nefrotoxicidade. Dentre as hipóteses quanto ao mecanismo de nefrotoxicidade, estão o transporte intracelular tubular, alcilação da proteína alvo e peroxidação lipídica. Clinicamente, evidencia-se glomerulonefrites agudas, necrose tubular aguda (NTA) e nefrite intersticial aguda (NIA). A NIA é particularmente associada com as meticilinas, podendo estar associada à tríade de *rash*, febre e eosinofilúria. Estudos tem alertado que a combinação de penicilinas, tais como piperacilina-tazobactam, com vancomicina aumentam significativamente a incidência de LRA (2 a 3 vezes mais) quando comparada à vancomicina isolada.[56]

Sulfametoxazol-trimetoprim

Inibe a secreção tubular da creatinina, reduzindo sua depuração e consequentemente, elevando o nível sérico sem causar uma significativa lesão renal. Além disso, essa droga inibe canais epiteliais de sódio das células principais do ducto coletor atuando como poupador de potássio. Logo, a reabsorção de sódio e excreção de potássio inibida, potencializam a hiperpotassemia. Há relatos de hipercalemia associada com uso de sulfametoxazol-trimetoprim, o que pode evoluir para paralisia flácida, distúrbios de condução cardíaca e arritmias.[52,53]

Nefropatia Congestiva

A nefropatia congestiva (NC) é definida como uma disfunção renal associada à congestão venosa e redução na perfusão renal. Em longo prazo de persistência, a NC resulta em atrofia tubular e fibrose renal. Essa entidade é presenciada, como exemplo, em casos de insuficiência cardíaca, valvulopatias como a regurgitação tricúspide e hipertensão arterial pulmonar.[57]

Há um crescente entendimento que a administração de volume além da correção da hipovolemia está associada a aumento da morbidade, tempo de internação e mortalidade hospitalar. Além disso, estudos demonstram que a sobrecarga volêmica é fator de risco de desenvolvimento de lesão renal aguda e mortalidade.[58,59]

Basicamente, a nefropatia congestiva ocorre por aumento da pressão hidrostática da cápsula de Bowman com consequente redução da TFG, elevação da creatinina sérica, redução do débito urinário e lesões tubulares. Sabe-se que a elevação da pressão venosa central é diretamente transmitida para as veias renais. Como os rins são órgãos encapsulados, há pouco espaço para sua expansão ocorrendo a cascata secundária ao aumento da pressão hidrostática capsular. Inicialmente, pode haver compensação linfática quanto à sobrecarga venosa, mas a persistência do insulto reduz os mecanismos de controle e geram as alterações com potencial cronicidade. Nessa condição, o sistema renina-angiotensina-aldosterona e o sistema nervoso simpático são ativados, levando à retenção de sódio e ureia, edema intersticial, disfunção endotelial, redução da disponibilidade de óxido nítrico, aumento da produção de citocinas inflamatórias e espécies de oxigênio e redução da TFG. A resposta inflamatória também é aumentada e gera aumento da rigidez arterial e disfunção das células miocárdicas que pioram ainda mais a lesão renal.[60]

Situações como essas corroboram a importância do conhecimento a respeito dos mecanismos fisiológicos envolvendo os rins no entendimento e manejo dos pacientes em terapia intensiva.

Referências bibliográficas

1. Griffin BR, Liu KD, Teixeira JP. Critical Care Nephrology: Core Curriculum 2020. Am J Kidney Dis. 2020;75(3):435-52.
2. Pickkers P, Darmon M, Hoste E, Joannidis M, Legrand M, Ostermann M, et al. Acute kidney injury in the critically ill: an updated review on pathophysiology and management. Intensive Care Med. 2021;47(8):835-50.
3. Reis T, Colares VS, Rocha E, Younes-Ibrahim M, Lima EQ, Andrade LDC, et al. Acute kidney injury and renal replacement therapy: terminology standardization. J Bras Nefrol. 2022;44(3):434-42.
4. Gomez H, Ince C, De Backer D, Pickkers P, Payen D, Hotchkiss J, et al. A unified theory of sepsis-induced acute kidney injury: inflammation, microcirculatory dysfunction, bioenergetics, and the tubular cell adaptation to injury. Shock. 2014;41(1):3-11.
5. Scott RP, Quaggin SE. Review series: The cell biology of renal filtration. J Cell Biol. 2015;209(2):199-210.
6. Inker LA, Eneanya ND, Coresh J, Tighiouart H, Wang D, Sang Y, et al. New Creatinine- and Cystatin C-Based Equations to Estimate GFR without Race. N Engl J Med. 2021;385(19):1737-1749.
7. Ferguson TW, Komenda P, Tangri N. Cystatin C as a biomarker for estimating glomerular filtration rate. Curr Opin Nephrol Hypertens. 2015;24(3):295-300.
8. Ivy JR, Bailey MA. Pressure natriuresis and the renal control of arterial blood pressure. J Physiol. 2014 Sep 15;592(18):3955-67.
9. Vallon V. Glucose transporters in the kidney in health and disease. Pflugers Arch. 2020;472(9):1345-1370.
10. Anker SD, Butler J, Filippatos G, Ferreira JP, Bocchi E, Böhm M, et al. Empagliflozin in Heart Failure with a Preserved Ejection Fraction. N Engl J Med. 2021;385(16):1451-1461.
11. Bode F, Baumann K, Kinne R. Biochemical aspects of pinocytosis in kidney. Contrib Nephrol. 1975;1:21-7.
12. Romero MF, Rossano AJ. Acid-Base Basics. Semin Nephrol. 2019;39(4):316-327.
13. Hamm LL, Nakhoul N, Hering-Smith KS. Acid-Base Homeostasis. Clin J Am Soc Nephrol. 2015;10(12):2232-42.
14. Webster AC, Nagler EV, Morton RL, Masson P. Chronic Kidney Disease. Lancet. 2017 Mar 25;389(10075):1238-1252.
15. Blaine J, Chonchol M, Levi M. Renal control of calcium, phosphate, and magnesium homeostasis. Clin J Am Soc Nephrol. 2015;10(7):1257-72.
16. Jentzer JC, van Diepen S, Barsness GW, Katz JN, Wiley BM, Bennett CE, et al. Changes in comorbidities, diagnoses, therapies and outcomes in a contemporary cardiac intensive care unit population. Am Heart J. 2019;215:12-9.
17. Vandenberghe W, Gevaert S, Kellum JA, Bagshaw SM, Peperstraete H, Herck I, et al. Acute Kidney Injury in Cardiorenal Syndrome Type 1 Patients: A Systematic Review and Meta-Analysis. Cardiorenal Med. 2016;6(2):116-28.
18. Yang Y, George KC, Luo R, Cheng Y, Shang W, Ge S, et al. Contrast-induced acute kidney injury and adverse clinical outcomes risk in acute coronary syndrome patients undergoing percutaneous coronary intervention: a meta-analysis. BMC Nephrol. 2018;19(1):374.
19. Ronco C, Bellasi A, Di Lullo L. Cardiorenal Syndrome: An Overview. Adv Chronic Kidney Dis. 2018;25(5):382-90.
20. Chen C, Lee J, Johnson AE, Mark RG, Celi LA, Danziger J. Right Ventricular Function, Peripheral Edema, and Acute Kidney Injury in Critical Illness. Kidney Int Rep. 2017;2(6):1059-65.
21. McCullough PA, Kellum JA, Haase M, Müller C, Damman K, Murray PT, et al. Pathophysiology of the cardiorenal syndromes: executive summary from the eleventh consensus conference of the Acute Dialysis Quality Initiative (ADQI). Contrib Nephrol. 2013;182:82-98.
22. Kumar U, Wettersten N, Garimella PS. Cardiorenal Syndrome: Pathophysiology. Cardiol Clin. 2019;37(3):251-65.
23. Gembillo G, Visconti L, Giusti MA, Siligato R, Gallo A, Santoro D, et al. Cardiorenal Syndrome: New Pathways and Novel Biomarkers. Biomolecules. 2021;11(11).

24. Zannad F, Rossignol P. Cardiorenal Syndrome Revisited. Circulation. 2018;138(9):929-44.
25. Travers JG, Kamal FA, Robbins J, Yutzey KE, Blaxall BC. Cardiac Fibrosis: The Fibroblast Awakens. Circ Res. 2016;118(6):1021-40.
26. Evans L, Rhodes A, Alhazzani W, Antonelli M, Coopersmith CM, French C, et al. Surviving Sepsis Campaign: International Guidelines for Management of Sepsis and Septic Shock 2021. Crit Care Med. 2021;49(11):e1063-e143.
27. Ma S, Evans RG, Iguchi N, Tare M, Parkington HC, Bellomo R, et al. Sepsis-induced acute kidney injury: A disease of the microcirculation. Microcirculation. 2019;26(2):e12483.
28. Rehn M, Chew MS, Olkkola KT, Ingi Sigurðsson M, Yli-Hankala A, Hylander Møller M. Surviving sepsis campaign: International guidelines for management of sepsis and septic shock in adults 2021 - endorsement by the Scandinavian society of anaesthesiology and intensive care medicine. Acta Anaesthesiol Scand. 2022;66(5):634-5.
29. Khwaja A. KDIGO clinical practice guidelines for acute kidney injury. Nephron Clinical Practice. 2012;120(4):c179-c84.
30. Hellman T, Uusalo P, Järvisalo MJ. Renal Replacement Techniques in Septic Shock. Int J Mol Sci. 2021;22(19).
31. Fajgenbaum DC, June CH. Cytokine Storm. N Engl J Med. 2020;383(23):2255-73.
32. Vadhan-Raj S, Nathan CF, Sherwin SA, Oettgen HF, Krown SE. Phase I trial of recombinant interferon gamma by 1-hour i.v. infusion. Cancer Treat Rep. 1986;70(5):609-14.
33. Fry DE. Sepsis, systemic inflammatory response, and multiple organ dysfunction: the mystery continues. Am Surg. 2012;78(1):1-8.
34. Chousterman BG, Swirski FK, Weber GF. Cytokine storm and sepsis disease pathogenesis. Semin Immunopathol. 2017;39(5):517-28.
35. Langenberg C, Bellomo R, May C, Wan L, Egi M, Morgera S. Renal blood flow in sepsis. Crit Care. 2005;9(4):R363-74.
36. Prowle JR, Molan MP, Hornsey E, Bellomo R. Measurement of renal blood flow by phase-contrast magnetic resonance imaging during septic acute kidney injury: a pilot investigation. Crit Care Med. 2012;40(6):1768-76.
37. Peerapornratana S, Manrique-Caballero CL, Gómez H, Kellum JA. Acute kidney injury from sepsis: current concepts, epidemiology, pathophysiology, prevention and treatment. Kidney Int. 2019;96(5):1083-99.
38. Radi ZA. Immunopathogenesis of Acute Kidney Injury. Toxicol Pathol. 2018;46(8):930-43.
39. Cabral BMI, Edding SN, Portocarrero JP, Lerma EV. Rhabdomyolysis. Dis Mon. 2020;66(8):101015.
40. David WS. Myoglobinuria. Neurol Clin. 2000;18(1):215-43.
41. Zager RA, Johnson AC, Becker K. Plasma and urinary heme oxygenase-1 in AKI. J Am Soc Nephrol. 2012;23(6):1048-57.
42. 42. Blomberg LM, Blomberg MR, Siegbahn PE. A theoretical study of myoglobin working as a nitric oxide scavenger. J Biol Inorg Chem. 2004;9(8):923-35.
43. Chavez LO, Leon M, Einav S, Varon J. Beyond muscle destruction: a systematic review of rhabdomyolysis for clinical practice. Crit Care. 2016;20(1):135.
44. Plotnikov EY, Chupyrkina AA, Pevzner IB, Isaev NK, Zorov DB. Myoglobin causes oxidative stress, increase of NO production and dysfunction of kidney's mitochondria. Biochim Biophys Acta. 2009;1792(8):796-803.
45. Mehran R, Dangas GD, Weisbord SD. Contrast-Associated Acute Kidney Injury. N Engl J Med. 2019;380(22):2146-55.
46. Parikh CR, Liu C, Mor MK, Palevsky PM, Kaufman JS, Thiessen Philbrook H, et al. Kidney Biomarkers of Injury and Repair as Predictors of Contrast-Associated AKI: A Substudy of the PRESERVE Trial. Am J Kidney Dis. 2020;75(2):187-94.
47. Weisbord SD, Gallagher M, Kaufman J, Cass A, Parikh CR, Chertow GM, et al. Prevention of contrast-induced AKI: a review of published trials and the design of the prevention of serious adverse events following angiography (PRESERVE) trial. Clin J Am Soc Nephrol. 2013;8(9):1618-31.
48. Kusirisin P, Chattipakorn SC, Chattipakorn N. Contrast-induced nephropathy and oxidative stress: mechanistic insights for better interventional approaches. J Transl Med. 2020;18(1):400.
49. Chandiramani R, Cao D, Nicolas J, Mehran R. Contrast-induced acute kidney injury. Cardiovasc Interv Ther. 2020;35(3):209-17.
50. Uchino S, Kellum JA, Bellomo R, Doig GS, Morimatsu H, Morgera S, et al. Acute renal failure in critically ill patients: a multinational, multicenter study. Jama. 2005;294(7):813-8.
51. Martínez-Salgado C, López-Hernández FJ, López-Novoa JM. Glomerular nephrotoxicity of aminoglycosides. Toxicol Appl Pharmacol. 2007;223(1):86-98.
52. Petejova N, Martinek A, Zadrazil J, Kanova M, Klementa V, Sigutova R, et al. Acute Kidney Injury in Septic Patients Treated by Selected Nephrotoxic Antibiotic Agents-Pathophysiology and Biomarkers-A Review. Int J Mol Sci. 2020;21(19).
53. Morales-Alvarez MC. Nephrotoxicity of Antimicrobials and Antibiotics. Adv Chronic Kidney Dis. 2020;27(1):31-7.
54. Nation RL, Rigatto MHP, Falci DR, Zavascki AP. Polymyxin Acute Kidney Injury: Dosing and Other Strategies to Reduce Toxicity. Antibiotics (Basel). 2019;8(1).
55. Luther MK, Timbrook TT, Caffrey AR, Dosa D, Lodise TP, LaPlante KL. Vancomycin Plus Piperacillin-Tazobactam and Acute Kidney Injury in Adults: A Systematic Review and Meta-Analysis. Crit Care Med. 2018;46(1):12-20.
56. Burgess LD, Drew RH. Comparison of the incidence of vancomycin-induced nephrotoxicity in hospitalized patients with and without concomitant piperacillin-tazobactam. Pharmacotherapy. 2014;34(7):670-6.
57. Husain-Syed F, Gröne HJ, Assmus B, Bauer P, Gall H, Seeger W, et al. Congestive nephropathy: a neglected entity? Proposal for diagnostic criteria and future perspectives. ESC Heart Fail. 2021;8(1):183-203.
58. Wang N, Jiang L, Zhu B, Wen Y, Xi XM. Fluid balance and mortality in critically ill patients with acute kidney injury: a multicenter prospective epidemiological study. Crit Care. 2015;19:371.
59. Ostermann M, Straaten HM, Forni LG. Fluid overload and acute kidney injury: cause or consequence? Crit Care. 2015;19:443.
60. Iida N, Seo Y, Sai S, Machino-Ohtsuka T, Yamamoto M, Ishizu T, et al. Clinical Implications of Intrarenal Hemodynamic Evaluation by Doppler Ultrasonography in Heart Failure. JACC Heart Fail. 2016;4(8):674-82.

capítulo 69

Desordens Eletrolíticas no Paciente Gravemente Enfermo

Flávio Eduardo Nácul

Introdução

Distúrbios dos eletrólitos são comuns nos pacientes críticos, e sua presença está associada a aumento da morbidade e mortalidade. Neste capítulo serão discutidas as alterações do sódio, potássio, magnésio, cálcio e fósforo.

Distúrbios do sódio

O sódio é o mais abundante cátion extracelular e o principal determinante da osmolaridade e tonicidade plasmáticos (**Quadro 69.1**). A concentração de sódio plasmática é controlada principalmente pelos rins enquanto o gradiente de concentração entre os espaços extra e intracelular é mantido pela bomba de sódio e potássio ATPase. O balanço do sódio pelo rim é complexo, do qual participam o sistema renina-angiotensina-aldosterona (SRAA), peptídeo natriurético cerebral (BNP), peptídeo natriurético atrial (ANP) e hormônio antidiurético (ADH). A bomba de sódio e potássio ATPase transporta o sódio do espaço intracelular para o extracelular.

Quadro 69.1. Relação do sódio na osmolaridade e tonicidade plasmáticos	
Osmolaridade (mOsm/L)	2 Na^+ + Glicose/18 + ureia/6
Tonicidade (mOsm/L)	2 Na^+ + Glicose/18

Fonte: Desenvolvido pela autoria.

O cálculo da osmolaridade plasmática é realizado com base nas concentrações plasmáticas de sódio, glicose e ureia enquanto o cálculo da tonicidade plasmática só considera as concentrações de sódio e glicose, porque a ureia não é uma molécula osmoticamente ativa. A tonicidade consiste na osmolaridade efetiva, razão pela qual a ureia não é incluída na fórmula.

Hiponatremia

Definido como concentração de sódio plasmático inferior a 135 mEq/L, é comum em pacientes críticos e está relacionado com aumento da morbidade e mortalidade. Hiponatremia produz redução da osmolaridade e tonicidade plasmáticas provocando movimento de água do espaço extracelular para o espaço intracelular com consequente aumento da água intracelular. No sistema nervoso central (SNC) produz edema cerebral.

Etiologia

A principal causa de hiponatremia é a hipervolemia que pode ocorrer após abundante hidratação, insuficiência cardíaca, insuficiência renal, síndrome nefrótica e cirrose, por exemplo. Nessas situações, o paciente geralmente apresenta edema. Outras causas são a síndrome da antidiurese inapropriada (SIAD) e a síndrome perdedora de sal (SPS).

Manifestações clínicas

O quadro clínico de hiponatremia manifesta-se quando a concentração plasmática de sódio é inferior a 120-125 mEq/L, e se caracteriza por manifestações neurológicas como agitação, desorientação, confusão mental, *delirium*, náuseas, vômitos, cefaleia e crises convulsivas.

■ Abordagem diagnóstica

O primeiro passo consiste na avaliação do estado de hidratação do paciente com o objetivo de classificar a hiponatremia em hipervolêmica, normovolêmica e hipovolêmica. Enquanto a maioria das hiponatremias são hipervolêmicas, a principal causa de hiponatremia euvolêmica é a SIAD e da hipovolêmica é a SPS. Na hiponatremia, recomenda-se dosar osmolaridade e sódio urinários em amostra única de urina. A resposta fisiológica à hipo-osmolaridade consiste na presença de densidade urinária menor que 100 mOsm/L e sódio urinário inferior a 40 mEq/L. Hiponatremia com osmolaridade urinária superior a 100 mOsm/L e sódio urinário maior que 40 mEq/L são inapropriadas e compatíveis com SIAD e SPS (**Figura 69.1**).

SIAD: é caracterizada por hiponatremia, osmolaridade urinária superior a 100 mOsm/kg, sódio urinário superior a 40 mEq/L, euvolemia clínica e função da tireoide, dos rins e da adrenal normais. Ocorre, na maioria das vezes, por secreção inapropriada do ADH. As principais causas são trauma, neoplasia e infecções do SNC, neoplasias e infecções dos pulmões, AIDS e uso de fármacos como clorpromazina, carbamazepina e opioides.

SPS: é o principal diagnóstico diferencial de SIAD onde a principal diferença é que na SPS o paciente apresenta hipovolemia (**Quadro 69.2**). Ocorre provavelmente por produção aumentada de BNP. As principais causas são relacionadas a doenças que acometem o SNC com trauma craniano, tumor cerebral, neurocirurgia, acidentes vasculares cerebrais e meningites.

Quadro 69.2. Diagnóstico diferencial entre síndrome da antidiurese inapropriada (SIAD) e síndrome perdedora de sal (SPS)

	SIAD	SPS
Volemia	N ou ↑	↓
BH	(+)	(-)
PVC	↑	↓
Ureia plasmática	Normal	↑
Sódio urinário	+	+++

BH: balanço hídrico.

Fonte: Desenvolvido pela autoria.

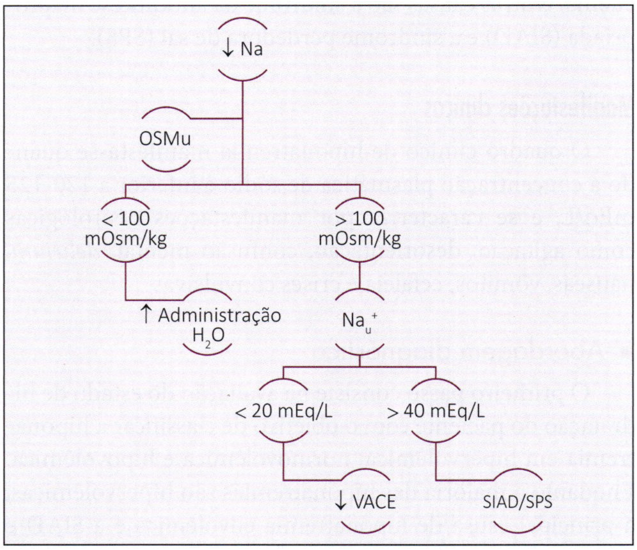

Figura 69.1. Diagnóstico diferencial das hiponatremias euvolêmicas e hipovolêmicas.

OSMu: osmolaridade urinária; Na^+u: sódio urinário; VACE: volume arterial circulante efetivo; SIAD: síndrome da antidiurese inapropriada; SPS: síndrome perdedora de sal.

Fonte: Acervo da autoria.

■ Tratamento

Além de combater a causa, o tratamento consiste em restrição hídrica para hiponatremia hipervolêmica e normovolêmica e em hidratação na hiponatremia hipovolêmica. Na hiponatremia grave (sódio inferior a 120 mEq/L ou presença de sintomas), recomenda-se administrar NaCl 3%, 150 mL IV em 20 minutos e reavaliar o paciente. O procedimento pode ser repetido sempre com o objetivo de atingir uma concentração de sódio de 125-130 mEq/L com o cuidado de não permitir um aumento da concentração plasmática de sódio superior a 8 mEq/L em 12 horas, especialmente se a hiponatremia for crônica (superior a 48 horas). A correção muito rápida da hiponatremia pode causar mielinólise osmótica, caracterizada por quadriparesia e paralisia pseudobulbar que podem evoluir para coma e morte.[1]

Hipernatremia

Definida como dosagem plasmática superior a 145 mEq, é comum em pacientes críticos e está relacionado com aumento da morbidade e mortalidade. Hipernatremia produz aumento da osmolaridade e tonicidade plasmáticas provocando movimento de água do espaço intracelular para o espaço extracelular com consequente redução da água intracelular.

■ Etiologia

Hipernatremia pode ocorrer por hipovolemia ou excesso de administração de sódio. As causas incluem hiperglicemia com consequente diurese osmótica, uso de manitol, diabetes *insipidus*, queimadura extensa, diarreia e administração de NaCl hipertônico ou bicarbonato de sódio.

■ Manifestações clínicas

O quadro clínico resulta da redução da água intracelular dos neurônios podendo incluir sonolência, déficit neurológico focal, crises convulsivas e coma.

■ Abordagem diagnóstica

Inicialmente é fundamental avaliar se a hiponatremia é aguda ou crônica e a presença de sintomas.

■ Tratamento

O principal objetivo do tratamento é normalizar a osmolaridade plasmática. Quando a hiponatremia for aguda (< 48 horas), a administração de soro glicosado a 5% (SG 5%) IV é recomendada com o objetivo de normalizar a concentração plasmática de sódio em 24 horas. Quando crônica (> 48 horas), o uso de SG 5% deve ser mais cautelosa para que a redução do sódio não seja superior a 10 mEq/L em 24 horas. Reduções mais rápidas podem provocar a síndrome da desmielinização osmótica, semelhante a que ocorre na correção rápida da hiponatremia crônica.

Distúrbios do potássio

O potássio é o principal cátion intracelular e desempenha um papel importante em inúmeras funções celulares e na excitabilidade das membranas.

Hipopotassemia

É definida como concentração plasmática de potássio inferior a 3,5 mEq/L e está associado com maior morbidade e mortalidade em pacientes críticos.

■ Etiologia

Pode resultar da redistribuição do potássio para o espaço intracelular ou da perda corporal de potássio. Causas de redistribuição de potássio para o intracelular incluem uso de agentes agonistas beta-2 e insulina, enquanto perdas renais de potássio ocorrem com o uso de diuréticos, na cetoacidose diabética, de magnésio, uso de anfotericina e perdas gastrintestinais que podem acompanhar diarreia importante. A hipomagnesemia é causa frequente de hipopotassemia refratária. A redução da concentração plasmática de magnésio provoca aumento da perda urinária de potássio.

■ Quadro clínico

Arritmias cardíacas, fraqueza muscular, hiporreflexia, parestesias, paralisias, constipação, íleo e poliúria (por redução da capacidade de concentração renal). Nas hipopotassemias graves, pode ocorrer rabdomiólise. Alterações eletrocardiográficas incluem depressão da onda T, presença de ondas U proeminentes, redução da voltagem do QRS e depressão do segmento ST.

■ Abordagem diagnóstica

A presença de concentração urinária de potássio inferior a 20 mEq/L, em amostra única de urina, sugere perda extrarrenal de potássio, enquanto concentração superior a 20 mEq/L está associada a perda renal (**Figura 69.2**).

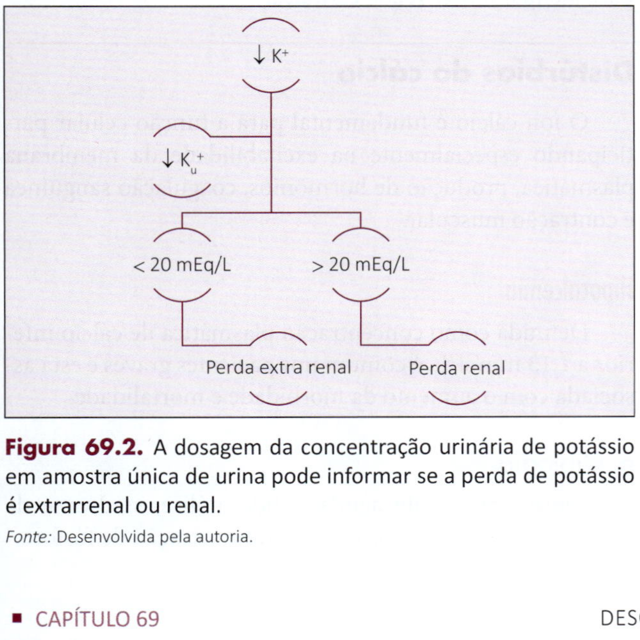

Figura 69.2. A dosagem da concentração urinária de potássio em amostra única de urina pode informar se a perda de potássio é extrarrenal ou renal.

Fonte: Desenvolvida pela autoria.

■ Tratamento

O tratamento consiste em corrigir a causa básica e administrar cloreto de potássio IV (20-40 mEq de KCL diluídos em 100 mL durante uma a duas horas). Como hipopotassemia refratária ao tratamento frequentemente é secundária à hipomagnesemia, recomenda-se dosar o magnésio nesses casos e fazer a reposição quando indicada.

Hiperpotassemia

Definida como concentração plasmática de potássio superior a 5 mEq/L, ocorre menos comumente do que hipopotassemia em pacientes críticos sendo geralmente associada com insuficiência renal.

■ Etiologia

Resulta da redistribuição do potássio do espaço intracelular para o extracelular, redução da excreção renal e administração aumentada. As causas incluem acidose metabólica, síndrome da lise tumoral, rabdomiólise, uso de agentes betabloqueadores, inibidores da enzima conversora da angiotensina, trimetoprim, anti-inflamatórios, bloqueadores neuromusculares despolarizantes e insuficiência renal. Hipoaldosteronismo hiporreninêmico, geralmente associado a diabetes melito ou nefrite intersticial, deve ser considerado em pacientes com hiperpotassemia inexplicada.

■ Quadro clínico

Arritmias cardíacas são as manifestações mais comuns. Também podem ocorrer fraqueza muscular e paralisia flácida.

■ Abordagem diagnóstica

Na presença de hiperpotassemia, a excreção urinária de potássio deve ser superior a 100 mEq/dia. Se inferior, a causa mais provável da hiperpotassemia é redução da eliminação de potássio pelos rins. Neste caso, o cálculo do gradiente transtubular de potássio (TTKG = K(u) x Osm(p)/ K(p) x Osm (u) onde K (u) = potássio urinário; Osm (p) = osmolaridade plasmática; K (p) = potássio plasmático; Osm (u) = osmolaridade urinária) pode ajudar no diagnóstico. A presença de TTKG inferior a 4 é compatível por hipoaldosteronismo hiporreninêmico.

■ Tratamento

O tratamento depende da concentração plasmática de potássio e da presença de alterações eletrocardiográficas. Em geral, hiperpotassemia leve (< 6,0 mEq/L) não requer tratamento. Na hiperpotassemia moderada (6,0-6,5 mEq/L) os pacientes devem receber uma combinação de diuréticos, glicoinsulinoterapia, agonistas beta-2 e resinas trocadoras de íons. Nas formas graves (> 6,5 mEq/L ou alterações eletrocardiográficas), gluconato de cálcio está indicado e diálise deve ser considerada.

Distúrbios do magnésio

O magnésio é um cátion de distribuição predominantemente intracelular que participa de inúmeros processos fisiológicos. Ele modula a excreção renal de potássio e a síntese do paratormônio.[2,3]

Hipomagnesemia

É comum nos pacientes graves e está associada com o aumento da morbidade e mortalidade.

▪ Etiologia

Hipomagnesemia geralmente resulta de perdas renais ou gastrintestinais de magnésio. Suas causas incluem diabetes melito, uso de diuréticos, anfotericina e aminoglicosídeos e diarreia.

▪ Quadro clínico

As manifestações clínicas estão relacionadas ao aumento da excitabilidade neuromuscular incluindo arritmias cardíacas, espasmos musculares, fraqueza muscular, tremores e crises convulsivas. Hipopotassemia e hipocalcemia também podem ocorrer (**Figura 69.3**).

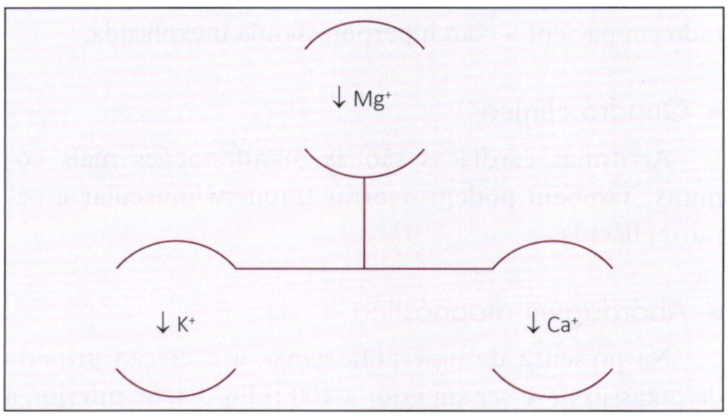

Figura 69.3. Hipomagnesemia pode provocar hipopotassemia (aumento da perda renal de potássio) e hipocalcemia (inibição do paratormônio).

Fonte: Acervo da autoria.

▪ Abordagem diagnóstica

O cálculo da fração de eliminação do magnésio (FE mg = Mg (u) x Cr (p)/Mg (p) x Cr (u) onde Mg (u) = magnésio urinário; Cr (p) = creatinina plasmática; Mg (p) = magnésio plasmático; Cr (u) = creatinina urinária) pode ser útil no diagnóstico diferencial da hipomagnesemia. A presença de FEmg superior a 2 em pacientes com função renal normal sugere perda renal de magnésio, enquanto a FEmg inferior a 2 sugere perda extrarrenal de magnésio (**Figura 69.4**).

▪ Tratamento

Em pacientes críticos, recomenda-se a administração IV na dose de 2 a 4 g em 15 a 30 minutos.

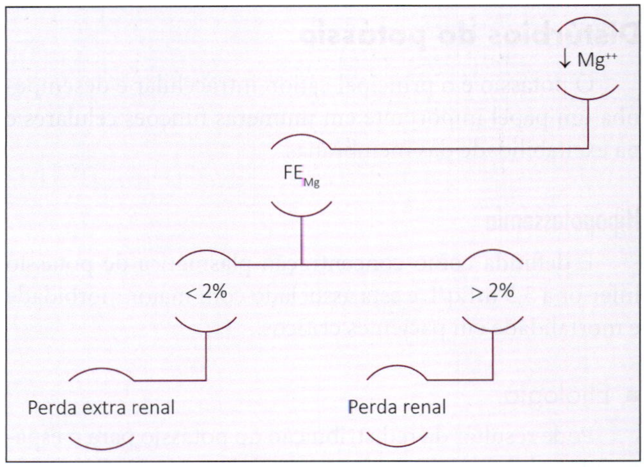

Figura 69.4. O cálculo da fração de eliminação do magnésio em amostra única de urina pode informar se a perda de magnésio é extrarrenal ou renal.

Fonte: Acervo da autoria.

Hipermagnesemia

Pouco comum nos pacientes críticos, definida como concentração plasmática de magnésio superior a 2,6 mEq/L.

▪ Etiologia

Administração excessiva de magnésio.

▪ Quadro clínico

As manifestações clínicas são secundárias à redução da excitabilidade neuromuscular e incluem arritmias, hipotensão arterial, depressão respiratória e redução dos reflexos profundos.

▪ Abordagem diagnóstica

História de administração de magnésio.

▪ Tratamento

Consiste na administração de diuréticos para eliminar o excesso de magnésio. Gluconato de cálcio pode ser útil para atenuar a toxicidade cardíaca.

Distúrbios do cálcio

O íon cálcio é fundamental para a função celular participando especialmente na excitabilidade da membrana plasmática, produção de hormônios, coagulação sanguínea e contração muscular.

Hipocalcemia

Definida como concentração plasmática de cálcio inferior a 1,13 mmol/L, é comum nos pacientes graves e está associada com o aumento da morbidade e mortalidade.

▪ Etiologia

Sepse, pancreatite aguda, rabdomiólise, síndrome da lise tumoral, embolia gordurosa, administração de fósforo.

■ Quadro clínico

As manifestações clínicas resultam do aumento da excitabilidade neuromuscular e incluem: parestesias, fasciculações, espasmos musculares, redução da contratilidade cardíaca, hipotensão arterial, aumento do QT no eletrocardiograma, broncoespasmo e laringoespasmo.

■ Tratamento

Cálcio IV, sob forma de gluconato ou cloreto de cálcio, deve ser administrado na hipocalcemia grave (Ca ionizado < 0,08 mmol/L ou presença de sintomas). Recomenda-se administrar doses de 100 a 300 mg de cálcio (10 mL de gluconato de cálcio contém 90 mg de cálcio; 10 mL de cloreto de cálcio contém 272 mg de cálcio) em 50 a 100 mL de SG5% IV em 15 minutos.

Hipercalcemia

Menos comum que a hipocalcemia, definido como cálcio ionizado > 1,31 mmol/L, é encontrado principalmente em pacientes oncológicos.

■ Etiologia

Câncer, hiperparatireoidismo, mieloma múltiplo, intoxicação por vitamina D, insuficiência adrenal, imobilização prolongada e doença de Paget. As duas causas mais frequentes são câncer e hiperparatireoidismo, sendo que a concentração plasmática de cálcio é mais elevada quando a causa é uma neoplasia.

■ Quadro clínico

As manifestações são decorrentes dos efeitos do cálcio nas membranas plasmáticas e incluem: apatia, sonolência, coma, náuseas, vômitos, constipação intestinal e poliúria (redução da capacidade de concentração renal). O intervalo QT no eletrocardiograma está reduzido.

■ Abordagem diagnóstica

Após a confirmação da hipercalcemia, dosar PTH (elevado no hiperparatireoidismo), 25-hidroxivitamina D (aumentado na intoxicação por vitamina D) e PTHrp (elevado quando a hipercalcemia está associada à neoplasias) para fazer o diagnóstico da causa de hipercalcemia.

■ Tratamento

A hipercalcemia grave (Cai > 3,5 mmol/L ou cálcio > 14 mg/dL ou presença de sintomas) é uma urgência médica e deve ser tratada rapidamente. O tratamento inclui hidratação IV com soro fisiológico, 200 a 300 mL/hora, para induzir uma diurese de 100 a 150 mL/hora, furosemida IV em pacientes com insuficiência cardíaca, insuficiência renal ou sobrecarga de volume, calcitonina 4 UI/kg SC a cada 6 a 12 horas e ácido zolendrônico 4 mg IV durante 15 minutos (ou pamidronato 60 a 90 mg IV durante duas horas). A hidratação e o uso de calcitonina apresentam ação nas primeiras 24 horas enquanto o ácido zolendrônico e pamidronato começam a agir após dois a quatro dias. Corticoides podem ser usados quando a causa da hipercalcemia estiver associada a neoplasias, e a diálise fica reservada apenas para casos muito graves ou refratários.

Distúrbios do fósforo

Na forma de ATP, o fósforo é uma importante fonte de energia para o função das células, tecidos e sistemas. Por participar da molécula de 2,3 DPG, é um dos principais determinantes da afinidade entre hemoglobina e oxigênio, e consequentemente da oxigenação tecidual. Níveis reduzidos de 2,3 DPG nas hemácias aumentam a afinidade entre hemoglobina e oxigênio, desviam a curva de dissociação da hemoglobina para a esquerda e reduzem a oferta tecidual de oxigênio. Por outro lado, níveis aumentados de 2,3 DPG nas hemácias, reduzem a afinidade entre hemoglobina e oxigênio, desviam a curva de dissociação para a direita e aumentam a oferta tecidual de oxigênio. A sua distribuição é principalmente intracelular.

Hipofosfatemia

É comum no paciente crítico e sua presença está associada com o aumento da morbidade e mortalidade. Com a presença de hipofosfatemia, os níveis intracelulares de ATP ficam reduzidos, podendo levar disfunção celular.

■ Etiologia

Administração de glicose, síndrome da realimentação e alcalose metabólica produzem a entrada de fósforo das células por meio de mecanismos diferentes. A administração de glicose e a síndrome da realimentação estão associadas a um aumento na produção de insulina, hormônio que induz a entrada de glicose, potássio, fósforo e magnésio na célula. Na alcalose respiratória ocorre aumento da velocidade da via glicolítica com consequente consumo de fósforo e redução dos seus depósitos intracelulares e entrada de fósforo nas células.

■ Quadro clínico

Confusão mental, fraqueza muscular, insuficiência cardíaca, insuficiência respiratória, rabdomiólise, hemólise e disfunção de leucócitos e plaquetas. A presença de hipofosfatemia grave pode precipitar insuficiência respiratória e dificuldade de desmame da ventilação mecânica por redução da força do diafragma secundária à diminuição do ATP muscular.[7-11]

■ Abordagem diagnóstica

Uma fração de excreção do fósforo ($FEPO_4$ = PO_4 (u) x Cr (p)/PO_4 (p) x Cr (u) onde PO_4 (u) = fósforo urinário; Cr (p) = creatinina plasmática; Mg (p) = fósforo plasmático; Cr (u) = creatinina urinária) superior a 5% sugere hiperparatireoidismo, enquanto a presença de $FEPO_4$ inferior a 5%

está associada com redução da absorção intestinal ou redistribuição interna do extra para o intracelular (**Figura 69.5**).

■ Tratamento

Consiste na reposição de fósforo sob a forma de fosfato de sódio ou de potássio (0,08-0,24 mmol/kg IV em três horas). A administração de fósforo pode produzir hipocalcemia.[12]

Hiperfosfatemia

Menos comum que a hipofosfatemia no paciente grave, está geralmente associada à insuficiência renal.

■ Etiologia

Insuficiência renal, rabdomiólise, síndrome da lise tumoral e excesso de administração de fósforo.

■ Quadro clínico

As manifestações clínicas são secundárias à hipocalcemia e pode incluir apatia, sonolência, coma, náuseas, vômitos, constipação intestinal e poliúria.

■ Abordagem diagnóstica

É fundamental avaliar a função renal já que insuficiência renal é a causa mais importante de hiperfosfatemia.

■ Tratamento

O uso de quelantes intestinais do fósforo como carbonato de cálcio, de alumínio e hidrocloreto de sevelamer (não contém alumínio e cálcio) são frequentemente as primeiras opções terapêuticas. Em casos selecionados, hidratação IV pode se útil por induzir fosfatúria e reduzir o níveis plasmáticos de fósforo. Quando a causa da hiperfosfatemia é insuficiência renal, hemodiálise é o tratamento de escolha.

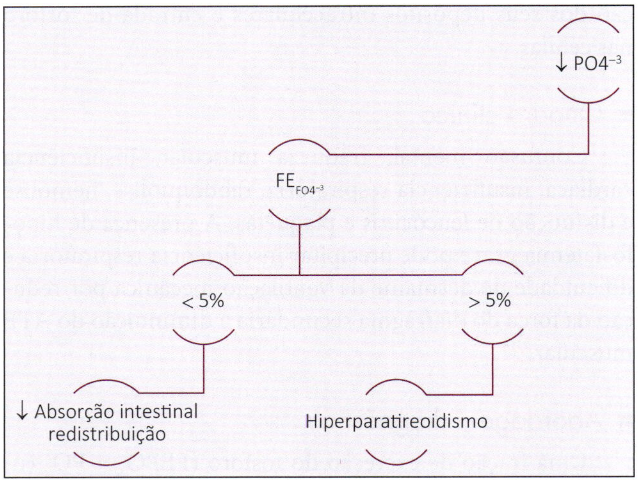

Figura 69.5. O cálculo da fração de eliminação do fósforo em amostra única de urina pode informar se a perda de magnésio é extrarrenal ou renal.

Fonte: Acervo da autoria.

Conclusão

Distúrbios eletrólitos são comuns no paciente crítico e seu manejo com segurança é fundamental para o intensivista. A conhecimento da suas etiologias, fisiopatologias, quadros clínicos, abordagens diagnósticas e terapêuticas são importantes para oferecermos um melhor cuidado ao nosso paciente.

Referências bibliográficas

1. Nacul FE, Vieira-Jr JM. Disorders of electrolytes. In: O´Donnell JM, Nacul FE. Editores. Surgical Intensive Care Medicine. 3th ed. New York-Springer; 2016. p. 539-551.
2. Vieira-Jr JM, Nacul FE. Distúrbios do magnésio. In: In: Guimaraes HP, Assunção MSC, Carvalho FB, Japiassu AM, Vers KN, Nacul FE, Reis HJL, Azevedo RP, editores. Manual de Medicina Intensiva. São Paulo-Atheneu; 2014. p. 767-775.
3. Hansen BA, Bruserud Ø.Hypomagnesemia in critically ill patients. J Intensive Care. 2018;27(6):21.
4. Lemon SJ, Zack SD, Voils SA. No difference in mechanical ventilation-free hours in critically ill patients who received intravenous, oral, or enteral phosphate replacement. J Crit Care. 2017;39:31-35.
5. Narayan A, Subramanian A. Severe hypophosphataemia: a rare cause of postoperative muscle weakness. BMJ Case Rep. 2018;bcr-2017-221193.
6. Miller CJ, Doepker BA, Springer AN, Exline MC, Phillips G, Murphy CV. Impact of Serum Phosphate in Mechanically Ventilated Patients With Severe Sepsis and Septic Shock. J Intensive Care Med. 2018:885066618762753.
7. 53.Weintraub MI. Hypophosphatemia Mimicking Acute Guillain-Barré-Strohl Syndrome: A Complication of Parenteral Hyperalimentation. JAMA. 1976;235(10):1040-1041.
8. 54.Knochel JP, Barcenas C, Cotton JR, Fuller TJ, Haller R, Carter NW. Hypophosphatemia and rhabdomyolysis. J Clin Invest. 1978;62(6):1240-6.
9. Alsumrain MH, Jawad SA, Imran NB, Riar S, DeBari VA, Adelman M. Association of hypophosphatemia with failure-to-wean from mechanical ventilation. Ann Clin Lab Sci. 2010;40(2):144-8.
10. Zhao Y, Li Z, Shi Y, Cao G, Meng F, Zhu W, et al. Effect of hypophosphatemia on the withdrawal of mechanical ventilation in patients with acute exacerbations of chronic obstructive pulmonary disease. Biomed Rep. 2016;4(4):413-416.
11. Geerse DA, Bindels AJ, Kuiper MA, Roos AN, Spronk PE, Schultz MJ. Treatment of hypophosphatemia in the intensive care unit: a review. Crit Care. 2010;14(4):R147. 4
12. Geerse DA, Bindels AJ, Kuiper MA, Roos AN, Spronk PE, Schultz MJ. Treatment of hypophosphatemia in the intensive care unit: a review. Crit Care. 2010;14(4):R147.

Bibliografia recomendada

13. Adrogue HJ, Madias NE. Management of life-threatening acid–base disorders. First of two parts. N Engl J Med. 1998;338:26-34.
14. Adrogue HJ, Madias NE. Management of life-threatening acid–base disorders. Second of two parts. N Engl J Med. 1998;338:107-11.
15. Alapat PM, Zimmerman JL. Acid-Base disorders. In: O'Donnell, Nacul FE, editores. Surgical Intensive Care Medicine. 2ª ed. New York-Springer; 2010. p. 75-84.
16. Bundgaard H, Kjeldsen K, Krabbe KS, Van Hall G, Simonsen L, Qvist J, et al. Endotoxemia stimulates skeletal muscle Na^+- K^+-ATPase and raises blood lactate under aerobic conditions in humans. Am J Physiol Heart Circ Physiol. 2003; 284: H1028-34.
17. Fencl V, Rossing T. Acid-base disorders in critical care medicine. Ann Rev Med; 1989;40:17–29.
18. Kraut JA, Madias NE. Lactic acidosis. N Engl J Med; 2014;371: 2309-2319.

19. Kraut JA, Kurtz.Treatment of acute non-anion gap metabolic acidosis. I.Clin Kidney J. 2015;8:93-9.
20. Kraut JA, Madias NE. Metabolic acidosis: pathophysiology, diagnosis and management. Nat Rev Nephrol. 2010;6:274-85.
21. Kraut JA. Treatment of acute acidaemia in the seriously ill patient: Should base be given? Anaesth Crit Care Pain Med. 2018;37:495-497.
22. Lee JW. Fluid and Electrolytes Disturbances in Critically Ill Patients. Electrolyte Blood Press. 2010;8:72-81.
23. Nacul FE. Distúrbios do equilíbrio ácido-base. In: Guimaraes HP, Assunção MSC, Carvalho FB, Japiassu AM, Vers KN, Nacul FE, Reis HJL, Azevedo RP, editores. Manual de Medicina Intensiva. São Paulo-Atheneu; 2014. p. 703-708
24. Nacul FE, Neves MF. Distúrbios do equilíbrio ácido-base. In: Guimarães HP, Borges LAA, Assunção MSC, Reis HJL, editores. São Paulo-Atheneu;2016. p. 667-67.
25. Mizock B, Falk J. Lactic acidosis in critical illness. Critical Care Medicine. 1992;20:80-93.

capítulo 70

Desordens do Equilíbrio Ácido-Base

Márcio Manozzo Boniatti

Destaques

Os distúrbios ácido-base são frequentes em pacientes críticos, desempenhando um papel significativo no aumento da morbimortalidade.

Dois métodos concorrem para o diagnóstico desses distúrbios: o tradicional método de Henderson-Hasselbach, que utiliza o par ácido-base ácido carbônico/bicarbonato, e a abordagem físico-química proposta por Stewart.

O método simplificado de Stewart, de fácil aplicação à beira do leito, possibilita a identificação dos ânions (cloro, lactato e/ou ânions não mensurados) que estão contribuindo para o distúrbio, mesmo em casos de acidose metabólica complexa.

Introdução

Os distúrbios ácido-base, com destaque para a acidose metabólica, são ocorrências comuns em pacientes críticos.[1] Embora alguns distúrbios sejam leves e autolimitados, outros podem ser graves, aumentando significativamente a morbimortalidade.[2] Identificar a origem desses distúrbios é um passo fundamental no seu manejo, uma vez que as intervenções terapêuticas variam conforme o tipo de distúrbio presente. Estes distúrbios podem ser descritos pelo método tradicional, adaptado de Henderson e Hasselbach, no qual a análise do componente metabólico é com base na concentração plasmática de bicarbonato (HCO_3^-). Esta avaliação é complementada pelo cálculo do *base excess* (BE), que foi proposto por Siggaard-Andersen por meio da equação de Van Slyke, e do *anion gap* (AG).[3] O método tradicional é amplamente reconhecido por sua simplicidade e aplicação em situações clínicas cotidianas. No entanto, sua aplicabilidade pode ser limitada em distúrbios ácido-base mais complexos.[4] Uma abordagem alternativa é o modelo baseado em princípios físico-químicos descritos por Stewart[5] e modificado por Figge.[6] Este modelo será explorado em detalhes ao longo deste capítulo, proporcionando uma visão detalhada da avaliação de distúrbios ácido-base, incluindo tanto a abordagem tradicional quanto a avaliação de Stewart.

Fisiologia ácido-base

Os ácidos são substâncias com a capacidade de doar prótons, enquanto as bases são substâncias que podem receber prótons. Cada ácido possui uma base correspondente, e cada base tem um ácido correspondente, como o ácido carbônico que tem o bicarbonato como sua base conjugada, ou o ácido láctico, que corresponde ao lactato.[7] A acidez de um fluido corporal é determinada pela concentração do íon hidrogênio (H^+), cuja concentração normal no plasma é aproximadamente 40 nEq/L. Desde a introdução da escala de pH por Sorensen em 1909, temos usado essa escala para quantificar a concentração de H^+. O pH representa uma transformação não linear da concentração de H^+ e é uma medida logarítmica do volume necessário para conter 1 equivalente de H^+. No plasma, a um pH de 7,4, esse volume equivale a cerca de 25 milhões de litros.[8] Independentemente de como expressemos a concentração de H^+, seja diretamente ou por meio do pH, é amplamente aceito que as alterações na concentração plasmática de H^+ ocorrem como resultado de mudanças nos ácidos voláteis ($PaCO_2$), e nos ácidos não voláteis, como o ácido hidroclórico, ácido sulfúrico e ácido láctico. Clinicamente, as alterações nos ácidos voláteis são referidas como distúrbios respiratórios, enquanto as alterações nos ácidos não voláteis são consideradas distúrbios metabólicos.

É importante ressaltar que os termos acidemia e alcalemia são usados para denotar pH anormal no sangue. Acidemia se refere a um pH inferior a 7,35, enquanto alcalemia é definida como um pH acima de 7,45.[9] Os termos acidose e alcalose descrevem os processos que resultam no acúmulo de ácidos e bases, respectivamente. Vale destacar que é possível ocorrer acidose sem acidemia, caso haja alcalose concomitante, por exemplo.

Avaliação tradicional

Em 1909, Henderson aplicou a lei da ação das massas, que afirma que a velocidade de uma reação química é proporcional à concentração ativa dos reagentes, à reação de equilíbrio do ácido carbônico ($CO_2 + H_2O \leftrightarrow H_2CO_3 \leftrightarrow H^+ + HCO_3^-$). Naquela época, o conhecimento sobre os tampões não bicarbonato era limitado, e Henderson enfatizou a importância do íon bicarbonato (HCO_3^-) como uma reserva alcalina para neutralizar excessos de ácidos.[3] Em 1916, Hasselbach reorganizou a equação de Henderson utilizando a convenção de Sorensen e a apresentou na forma logarítmica:

$$pH = pk \times \log \left[\frac{HCO_3^-}{(0{,}03 \times PCO_2)} \right]$$

Desde então, esta equação de Henderson-Hasselbach tem sido amplamente utilizada para compreender a relação entre variáveis ácido-base metabólicas e respiratórias. Ela desempenha um papel crucial na classificação dos distúrbios ácido-base, permitindo a identificação da causa subjacente, seja de origem respiratória ou metabólica, com base nas alterações dos componentes da equação.

Com base no princípio isoídrico, a medição dos dois componentes do sistema tampão ácido carbônico/bicarbonato incorpora a contribuição dos tampões não bicarbonato, possibilitando a avaliação abrangente do equilíbrio ácido-base.[10] Quatro distúrbios ácido-base principais são reconhecidos pela abordagem tradicional (**Quadro 70.1**). Os distúrbios metabólicos são caracterizados por alterações primárias nas concentrações séricas de bicarbonato, enquanto os distúrbios respiratórios são caracterizados por alterações primárias na $PaCO_2$.

Quadro 70.1. Distúrbios ácido-base de acordo com a avaliação tradicional

Distúrbio	Variáveis para identificar o distúrbio primário	Variável compensatória	pH	Resposta compensatória
Acidose metabólica	↓ HCO_3, ↓ BE	↓ $PaCO_2$	↓	$PaCO_2 = HCO_3 \times 1{,}5 + 8$
Alcalose metabólica	↑ HCO_3, ↑ BE	↑ $PaCO_2$	↑	$\Delta PaCO_2 = 0{,}8 \times \Delta HCO_3$
Acidose respiratória	↑ $PaCO_2$	↑ HCO_3	↓	$\Delta HCO_3 = \Delta PaCO_2 \times 0{,}35$ (crônica) $\Delta HCO_3 = \Delta PaCO_2 \times 0{,}1$ (aguda)
Alcalose respiratória	↓ $PaCO_2$	↓ HCO_3	↑	$\Delta HCO_3 = \Delta PaCO_2 \times 0{,}2$ (aguda) $\Delta HCO_3 = \Delta PaCO_2 \times 0{,}5$ (crônica)

Fonte: Desenvolvido pela autoria.

Além disso, para identificar a presença de distúrbios metabólicos, outra variável útil é o BE, que representa a concentração de H^+ que precisa ser tamponada para restaurar o pH a 7,4. A vantagem do BE em relação ao bicarbonato é a sua independência das alterações na $PaCO_2$. Isso permite uma análise mais completa e precisa do equilíbrio ácido-base em diferentes cenários clínicos.

A interpretação do componente metabólico é complementada pela avaliação do AG sérico. O valor do AG geralmente é positivo e reflete ânions que não são diretamente considerados na equação, como proteínas, sulfato, fosfato e lactato. Deve ser aproximadamente equivalente à carga negativa das proteínas plasmáticas e do fosfato, que são os principais contribuintes para o *gap*. Em condições normais, cerca de 75% do AG sérico é determinado pela concentração sérica de albumina.[11] Outros componentes, como sulfato e lactato, ou ainda cátions não incluídos, como cálcio e magnésio, têm uma contribuição menor no *gap* quando estão em níveis normais. Levando isso em consideração, o AG deve ser corrigido para a concentração sérica de albumina por meio do cálculo: $AG_{corr} = AG + 2{,}5 \times (alb_{normal} - alb_{observada\ (em\ g/dL)})$[12]. Um AG_{corr} normal é 12 ± 4 mEq/L.[13] Com base no cálculo do AG_{corr}, podemos classificar a acidose metabólica em acidose metabólica com AG aumentado ou normal, como indicado no **Quadro 70.2**. Essa classificação é essencial para uma avaliação precisa dos distúrbios ácido-base e ajuda na identificação das causas subjacentes da acidose metabólica.

Quadro 70.2. Causas de acidose e alcalose metabólica

Acidose metabólica		Alcalose metabólica
AG normal	**AG aumentado**	
Acidose tubular renal	Cetoacidose	Diurético
Diarreia	Acidose láctica	Drenagem nasogástrica
Administração de cloro (p. ex.: solução salina)	Insuficiência renal	Bicarbonato de sódio
Acetazolamida	Salicilato	Vômitos
Ureterossigmoidostomia	Aspirina	Hiperaldosteronismo
	Etilenoglicol	
	Ácido piroglutâmico	

Fonte: Desenvolvido pela autoria.

Um distúrbio simples é caracterizado por uma alteração primária na concentração sérica de bicarbonato ou $PaCO_2$, acompanhada por uma resposta secundária adequada na variável compensatória. A ausência de uma resposta secundária apropriada sugere a coexistência de outro distúrbio ácido-base simples. No entanto, em pacientes críticos, é incomum encontrar um único distúrbio ácido-base, uma vez que esses pacientes frequentemente apresentam distúrbios ácido-base mistos. Para elucidar distúrbios ácido-base mistos, utilizamos o conceito de delta-delta.[14] O delta-delta compara o ΔAG_{corr}, que é a diferença entre o AG_{corr} calculado e o AG de referência, com o ΔHCO_3^-, que é a diferença entre o HCO_3^- de referência e o HCO_3^- medido. Em um cenário simples, um aumento no AG_{corr} é acompanhado por uma diminuição equivalente no HCO_3^-, resultando em uma proporção 1:1 entre ΔAG_{corr} e ΔHCO_3^-, se apenas um distúrbio metabólico estiver presente. No entanto, esta relação 1:1 não considera os efeitos dos tampões não bicarbonato, pressupõe um volume de distribuição igual para a base conjugada e para o próton e ignora a duração da acidose.[15,16] Para simplificação, podemos usar uma faixa de (1 a 1,6):1 nos cálculos delta-delta.[11,14] Portanto, uma relação Δ-Δ = 1 indica a presença de um distúrbio simples. Uma relação Δ-Δ < 1 sugere a possibilidade de uma acidose metabólica sem aumento do AG coexistente. E uma relação Δ-Δ > 2 sugere a possibilidade de uma alcalose metabólica coexistente. Os passos para a esta avaliação tradicional estão descritos no **Quadro 70.3**.

Quadro 70.3. Passos para avaliação ácido-básica pelo método tradicional
Passo 1. Estabelecer o distúrbio primário: respiratório ($PaCO_2$) ou metabólico (HCO_3, BE)
Passo 2. Avaliar a resposta compensatória (**Quadro 70.1**)
Passo 3. Se acidose metabólica, calcular o AG_{corr}
Passo 4. Se AG_{corr} elevado, ver causas de acidose metabólica com AG aumentado (**Quadro 70.2**) e calcular o D-D para verificar se há a presença de outro distúrbio concomitante.
Passo 5. Se AG_{corr} não elevado, ver causas de acidose metabólica com AG normal (**Quadro 70.2**).

Fonte: Desenvolvido pela autoria.

A avaliação tradicional apresenta algumas limitações. A equação de Henderson-Hasselbach não leva em consideração a interdependência matemática entre bicarbonato e $PaCO_2$. A concentração total de CO_2 e, consequentemente de bicarbonato, é determinada pela $PaCO_2$, que, por sua vez, reflete um equilíbrio entre a ventilação alveolar e a produção de CO_2.[17] Isso significa que a concentração de bicarbonato não pode ser regulada independentemente da $PaCO_2$ e sempre aumentará quando houver um aumento desta última. Embora o cálculo do BE tenha sido proposto como uma solução para superar esta limitação, o BE também possui suas próprias restrições significativas. Em distúrbios ácido-base mistos, o BE pode ser enganoso. O valor laboratorial do BE representa a soma de todas as anormalidades metabólicas ácido-base, o que significa que o efeito de acidoses e alcaloses metabólicas coexistentes pode ser cancelado. Isso pode levar a uma avaliação errônea, sugerindo falsamente que não há anormalidades ácido-base, como já observado em diversos estudos.[18-20] Além disso, o BE não fornece informações sobre a etiologia do distúrbio ácido-base, uma vez que uma anormalidade tenha sido identificada. Por fim, mesmo o acréscimo do cálculo do AG_{corr}, que aumenta a sensibilidade da avaliação tradicional, apresenta limitação. O AG_{corr} não sofre alteração com acidose hiperclorêmica. Assim, pacientes com hipoalbuminemia e acidose hiperclorêmica podem ter HCO_3^-, BE e AG_{corr} normais.[19] Portanto, embora a avaliação tradicional seja um método bastante útil, é importante reconhecer suas limitações e considerar abordagens alternativas para uma avaliação mais completa dos distúrbios ácido-base em pacientes críticos.

Avaliação de Stewart

A avaliação ácido-base proposta por Peter Stewart é fundamentada em três princípios físico-químicos essenciais:

a. **Eletroneutralidade:** em qualquer solução aquosa, a soma de todos os íons com carga positiva deve ser igual à soma de todos os íons com carga negativa. Esse princípio foi aplicado no conceito da Diferença de Íons Fortes (*Strong Ion Difference*, SID).
b. **Conservação das massas:** de acordo com este princípio, a quantidade de uma substância permanece constante, a menos que seja adicionada, removida, gerada ou destruída. Isso é especialmente relevante para substâncias que se dissociam incompletamente, onde a concentração total é a soma das suas formas dissociadas e não dissociadas. Esse princípio é aplicado principalmente aos ácido fracos, como a albumina e o fósforo.
c. **Ação das massas:** este princípio estabelece que a velocidade de uma reação química é proporcional à concentração ativa dos reagentes. Um exemplo prático disso é observado no equilíbrio de dissociação do ácido carbônico.

Além dos princípios físico-químicos mencionados, é fundamental reconhecer que quase todas as soluções biológicas são aquosas, e a maioria delas é alcalina, com concentração de OH^- maior do que a concentração de H^+. As soluções aquosas contêm uma fonte praticamente inesgotável de íons H^+. Embora a água pura se dissocie apenas levemente em íons H^+ e OH^-, a presença de eletrólitos e CO_2 gera uma força eletroquímica significativa que influencia a dissociação da água. Portanto, em soluções aquosas, a água é a principal fonte de íons H^+, e os fatores determinantes da concentração de íons H^+ são os mesmos fatores que afetam a dissociação da água.[8] Mesmo em soluções aquosas complexas, como o plasma sanguíneo, apenas três variáveis independentes desempenham um papel significativo na determinação da concentração de íons H^+: $PaCO_2$, SID e ácidos fracos. O cerne do modelo de Stewart está na compreensão de que apenas estas 3 variáveis são essenciais. Nem a concentração de íons H^+ nem a concentração de HCO_3^- podem ser alteradas se uma dessas 3 variáveis não for modificada. Portanto, para compreender como o organismo regula o pH, é crucial investigar como essas três variáveis independentes ($PaCO_2$, SID e ácidos fracos) são controladas, já que determinam a concentração de íons H^+ por meio da dissociação da água.

O SID calculado é a soma dos cátions fortes plasmáticos que são rotineiramente medidos (sódio, potássio, cálcio e magnésio) menos os ânions fortes que também são rotineiramente medidos (cloro e lactato). Sob a premissa de eletroneutralidade, os íons que compõem a diferença entre os cátions e os ânions fortes são principalmente o bicarbonato e a quantidade total de ácidos fracos, com destaque para a albumina, que é o ácido fraco mais significativo.[21] A albumina no plasma apresenta uma carga global negativa devido à dissociação dos íons hidrogênio dos resíduos de histidina[22] e, portanto, se enquadra na categoria de ânions. A redução na concentração plasmática de albumina é a alteração mais importante e frequente em pacientes cirúrgicos e críticos, frequentemente levando à ocorrência de alcalose metabólica.

Os ácidos fracos são caracterizados por serem ácidos parcialmente dissociados[23] e, por definição, não são íons fortes. É importante notar que o SID não exerce influência sobre a concentração total de ácido fraco, e vice-versa, a concentração total de ácido fraco não afeta o SID. As alterações no bicarbonato e no pH resultam de modificações no SID, na quantidade total de ácidos fracos ou em ambos. Essas duas variáveis independentes, o SID e os ácidos fracos, são cruciais para a avaliação do componente metabólico. A terceira variável independente, a $PaCO_2$, é fundamental para avaliar o componente respiratório dos distúrbios ácido-base.[21,24]

Stewart simplificado

Na avaliação à beira do leito, o componente metabólico pode ser abordado de maneira mais simplificada, combinando o BE com os princípios do modelo de Stewart. Esta abordagem é conhecida como Stewart simplificado, termo cunhado por David Story.[25]

O componente central do SID plasmático é a diferença entre o sódio e o cloro (Na – Cl). Usando valores de referência, a diferença normal entre Na – Cl é 140 – 105 = 35 mEq/L. Para cada alteração de 1 mEq/L na diferença Na – Cl, o BE muda em 1 mEq/L, no sentido negativo para uma diminuição no SID e no sentido positivo para um aumento no SID. Além do cloro, o lactato é outro ânion forte importante nas alterações ácido-base.[25] Portanto, os íons fortes mais relevantes para calcular a mudança no SID na abordagem simplificada de Stewart são o sódio, o cloro e o lactato.[25]

O impacto ácido-base das variações na concentração de albumina pode ser calculado a partir da diferença entre o valor de referência e a concentração iônica correspondente ao nível de albumina do paciente. Um método simples para calcular a concentração iônica efetiva de albumina é (mEq/L) = 2,5 × (4,2 – $\text{albumina}_{g/dL}$).

Outros íons também podem desempenhar um papel importante. Se as mudanças observadas no BE não podem ser explicadas pelos efeitos do Na – Cl, do lactato e da albumina, um ou mais outros fatores estão presentes. Por meio da seguinte equação,[25] podemos determinar a contribuição do cloro, do lactato e de outros ânions não mensurados para a acidose metabólica, sem que hipoalbuminemia, comum em pacientes críticos, encubra qualquer um desses distúrbios ácido-base.

$$\text{BE} = [\text{Na} - \text{Cl} - 35] + [1 - \text{lactato}] + (4{,}2 - \text{albumina})] + \\ + \text{outros íons}$$

Desta maneira, a etiologia da acidose metabólica pode ser determinada de acordo com o ânion específico que está contribuindo para o desequilíbrio ácido-base (**Quadro 70.4**).[26]

Quando for identificada a presença de acidose hiperclorêmica, deve-se fazer o cálculo do SID urinário = Na + K – Cl (medidos na urina). Se > 0, sugere acidose tubular renal. Se < 0, sugere causa extrarrenal.

Os passos para a aplicação do método de Stewart simplificado estão descritos no **Quadro 70.5**. Existe também aplicativo disponível para facilitar os cálculos e a aplicação do método.[27]

Quadro 70.4. Causas de acidose metabólica de acordo com o ânion que está contribuindo com o distúrbio

Cloro	Lactato	Ânions não mensurados
SID urinário > 0	Choque (séptico, hipovolêmico, cardiogênico, obstrutivo)	Sepse
Acidose tubular renal	Deficiência de tiamina	Insuficiência renal
SID urinário < 0	Metformina	Insuficiência hepática
Diarreia	Antirretrovirais (didanosina, estavudina)	Cetoacidose diabética
Administração de solução salina	Convulsão	Cetoacidose euglicêmica
Acetazolamida	Insuficiência hepática	Intoxicação por citrato
Ureterossigmoidostomia	Neoplasia hematológica	Intoxicação por paracetamol (acúmulo de ácido piroglutâmico)
	Alcalose metabólica grave	Toxinas (etanol, metanol, propilenoglicol)

Fonte: Desenvolvido pela autoria.

Quadro 70.5. Passos para avaliação de acidose metabólica pelo método de Stewart simplificado

Passo 1. Calcular a contribuição do cloro: Na – Cl – 35 (se negativo, contribuição da diferença sódio-cloro para acidose; se positivo, contribuição da diferença sódio-cloro para alcalose
Passo 2. Calcular a contribuição do lactato: 1 – lactato
Passo 3. Calcular a contribuição da albumina: 2,5 X (4,2 – albumina em g/dL)
Passo 4. Calcular a contribuição dos outros íons: diferença do BE em relação à soma da contribuição do cloro, do lactato e da albumina (soma dos resultados obtidos nos passos 1, 2 e 3). Se negativo, indica a presença de ânions não mensurados
Passo 5. Avaliar as causas de acidose metabólica de acordo com o ânion (cloro, lactato ou ânion não mensurado) que está contribuindo para o distúrbio

Fonte: Desenvolvido pela autoria.

Distúrbios respiratórios

Distúrbios respiratórios ácido-base primários são desencadeados por alterações na eliminação de CO_2, um processo regulado pela ventilação alveolar. Um aumento na $PaCO_2$ resulta em uma diminuição do pH, resultando em uma acidose respiratória, enquanto uma redução na $PaCO_2$ resulta em um aumento do pH, levando a uma alcalose respiratória. As causas subjacentes da hipoventilação e da hiperventilação que desencadeiam esses distúrbios são discutidas de forma mais destalhada em outros capítulos deste livro.

Conclusões

Os distúrbios ácido-base são comuns em pacientes críticos, demandando reconhecimento, compreensão e intervenção terapêutica. Embora tanto o método tradicional quanto a avaliação de Stewart sejam aplicáveis na maioria dos casos, em situações mais complexas, o método de Stewart pode oferecer informações mais precisas sobre a etiologia dos distúrbios. Dominar essa ferramenta é um recurso valioso na avaliação de pacientes críticos com distúrbios ácido-base.

Referências bibliográficas

1. Gunnerson KJ, Saul M, He S, Kellum JA. Lactate versus non-lactate metabolic acidosis: a retrospective outcome evaluation of critically ill patients. Crit Care. 2006;10:R22.
2. Al-Jaghbeer M, Kellum JA. Acid-base disturbances in intensive care patients: etiology, pathophysiology and treatment. Nephrol Dial Transplant. 2015;30:1104-11.
3. Sirker AA, Rhodes A, Grounds RM, Bennett ED. Acid-base physiology: the "traditional" and the "modern" approaches. Anaesthesia. 2002;57:348-56.
4. Mallat J, Michel D, Salaun P, Thevenin D, Tronchon L. Defining metabolic acidosis in patients with septic shock using Stewart approach. Am J Emerg Med. 2012;30:391-8.
5. Stewart PA. Modern quantitative acid-base chemistry. Can J Physiol Pharmacol. 1983;61:1444–61.
6. Figge J, Rossing TH, Fencl V. The role of serum proteins in acid--base equilibria. J Lab Clin Med. 1991;117:453-67.
7. Barletta JF, Muir J, Brown J, Dzierba A. A Systematic Approach to Understanding Acid-Base Disorders in the Critically Ill. Ann Pharmacother. 2023;10600280231165787.
8. Kellum JA. Determinants of plasma acid-base balance. Crit Care Clin. 2005;21:329-46.
9. Achanti A, Szerlip HM. Acid-Base Disorders in the Critically Ill Patient. Clin J Am Soc Nephrol. 2023;18:102-12.
10. Adrogué HJ, Madias NE. Assessing Acid-Base Status: Physiologic Versus Physicochemical Approach. Am J Kidney Dis. 2016;68:793-802.
11. Kraut JA, Madias NE. Serum anion gap: its uses and limitations in clinical medicine. Clin J Am Soc Nephrol. 2007;2:162-74.
12. Figge J, Jabor A, Kazda A, Fencl V. Anion gap and hypoalbuminemia. Crit Care Med. 1998;26:1807-10.
13. Gabow PA. Disorders associated with an altered anion gap. Kidney Int. 1985;27:472-83.
14. Fidkowski C, Helstrom J. Diagnosing metabolic acidosis in the critically ill: bridging the anion gap, Stewart, and base excess methods. Can J Anaesth. 2009;56:247-56.
15. Salem MM, Mujais SK. Gaps in the anion gap. Arch Intern Med. 1992;152:1625-9.
16. Schwartz WB, Orning KJ, Porter R. The internal distribution of hydrogen ions with varying degrees of metabolic acidosis. J Clin Invest. 1957;36:373-82.
17. Fores-Novales B, Diez-Fores P, Aguilera-Celorrio LJ. Assessment of acid-base balance. Stewart's approach. Rev Esp Anestesiol Reanim. 2016;63:212-9.
18. Dubin A, Menises MM, Masevicius FD, Moseinco MC, Kutscherauer DO, Ventrice E, et al. Comparison of three different methods of evaluation of metabolic acid-base disorders. Crit Care Med. 2007;35:1264-70.
19. Dos Passos MG, Blaya LB, Boniatti MM. Comparison of a modified Story approach to traditional evaluation of acid-base disturbances in patients with shock: a cohort study. J Clin Monit Comput. 2022;36:817-22.
20. Boniatti MM, Cardoso PRC, Castilho RK, Vieira SRR. Acid-base disorders evaluation in critically ill patients: we can improve our diagnostic ability. Intensive Care Med. 2009;35:1377-82.
21. Kellum JA. Clinical review: reunification of acid-base physiology. Crit Care. 2005;9:500-7.
22. Figge J, Mydosh T, Fencl V. Serum proteins and acid-base equilibria: a follow-up. J Lab Clin Med. 1992;120:713-9.
23. Seifter JL. Integration of acid-base and electrolyte disorders. N Engl J Med. 2014;371:1821-31.
24. Kimura S, Shabsigh M, Morimatsu H. Traditional approach versus Stewart approach for acid-base disorders: Inconsistent evidence. SAGE Open Med. 2018;6:2050312118801255.
25. Story DA. Stewart Acid-Base: A Simplified Bedside Approach. Anesth Analg. 2016;123:511-5.
26. Henrique LR, Souza MB, El Kadri RM, Boniatti MM, Rech TH. Prognosis of critically ill patients with extreme acidosis: A retrospective study. J Crit Care. 2023;78:154381.
27. Tech Z. Stewart Acid-Base (Version 1.0) [Internet]. 2021. Available from: https://apps.apple.com/br/app/stewart-acid-base/id1582197225.

capítulo 71

Lesão Renal Aguda no Doente Crítico

Catarina Pereira Cardoso | Maria Rita Dias | Catarina Pereira Eusébio | Cristina Vilela

Introdução

A lesão renal aguda (LRA) é uma importante complicação nos doentes admitidos em meio hospitalar, particularmente nas unidades de cuidados intensivos (UCI). Com incidência crescente e impacto negativo no prognóstico, tanto a curto como a longo prazo, a sua relevância tem vindo a aumentar significativamente. Devido à ausência de uniformização na definição e critérios de estadiamento, a sua incidência e prevalência não estão, contudo, bem estabelecidas. Algumas séries com base na definição de LRA das orientações da KDIGO 2012, incluindo uma metanálise com dados globais,[1] reportaram incidências de 22% a 57%. A mortalidade associada depende de múltiplos fatores, incluindo a causa subjacente da lesão renal, a presença de comorbilidades e a resposta ao tratamento, sendo em algumas séries superior a 50%.[1,2]

Em relação a recuperação da função renal após o episódio de LRA, os resultados são muito discrepantes na literatura. Duas séries mostraram que 25% e 5,4% dos doentes com necessidade de terapêutica de substituição da função renal (TSFR) em UCI mantinham dependência de técnica dialítica aos 60 e 90 dias, respetivamente. Finalmente, existe ainda evidência crescente de que a LRA, mesmo em casos de menor gravidade, poderá estar associada a progressão para doença renal crônica e risco aumentado de doença cardiovascular.[3,4]

Definição e estadios da LRA

A definição de LRA segundo as orientações da KDIGO - *Clinical Practice Guidelines for Acute Kidney Injury* (2012)[5] - resulta da conjugação das classificações prévias de RIFLE e AKIN e surgiu da necessidade de uniformização de critérios, facilitando a atuação na prática clínica e a realização de ensaios clínicos e de estudos epidemiológicos. A LRA define-se, então, como:[5]

- Aumento da creatinina sérica (sCr) ≥ 0,3 mg/dL em 48 horas; ou
- Aumento da sCr para um valor ≥ 1,5x o valor basal, que se sabe/presume ter ocorrido nos 7 dias precedentes; ou
- Débito urinário (DU) < 0,5 mL/kg/h durante 6 horas.

As mesmas orientações[5] definem três estadios de gravidade da LRA (se a sCr e o DU não corresponderem ao mesmo estadio, deve considerar-se o pior estadio) (**Tabela 71.1**).

Esta definição é a mais frequentemente utilizada na literatura, contudo apresenta limitações. O DU é pouco específico e pode ser influenciado por vários fatores, nomeadamente a hipovolemia ou o uso de diuréticos. A sCr é um marcador tardio e pouco sensível, uma vez que o seu aumento só se estabelece quando existe lesão de cerca ≥ 50% dos néfrons funcionais, e pode ser influenciada por fatores como a hipervolemia, fármacos que alteram a secreção tubular (como o cotrimoxazol) ou a sarcopenia (em que há menor produção de creatinina). Neste caso, uma alternativa possível é a cistatina C, um biomarcador menos influenciado pela massa muscular, que, contudo, não se encontra disponível em todos os hospitais.[6,7] Existem vários métodos

Tabela 71.1. Estadios de gravidade da lesão renal aguda

Estadio	sCr	DU
1	• 1,5-1,9x o valor basal; ou • Aumento ≥ 0,3 mg/dL	• < 0,5 mL/kg/h por 6-12 horas
2	• 2,0-2,9x o valor basal	• < 0,5 mL/kg/h por ≥ 12 horas
3	• 3x o valor basal; ou • Aumento para valor ≥ 4 mg/dL; ou • Início de TSFR (ou, se < 18 anos, diminuição da TFGe para < 35 mL/min/1,73m^2)	• < 0,3 mL/kg/h por ≥ 24 horas; ou • Anúria por ≥ 12 horas

DU: débito urinário; TFGe: taxa de filtração glomerular estimada; TSFR: terapêutica de substituição da função renal; sCr: creatinina sérica.

Fonte: Desenvolvida pela autoria.

que permitem prever e diagnosticar precocemente a LRA, antes da elevação da sCr ou da diminuição do DU, como os biomarcadores NGAL (*neutrophil gelatinase-associated lipocalin*), KIM-1 (*kidney injury molecule 1*), IL-18 (interleucina 18), TIMP-2xIGFBP-7 (*metallopteinase inhibitor 2* x *insulin-like growth factor-binding protein 7*), testes funcionais, modelos de inteligência artificial para predição de LRA e marcadores ecográficos. No entanto, estas ferramentas são ainda pouco utilizadas na prática clínica por limitações de sensibilidade/especificidade, custo, disponibilidade, entre outras.[8-11]

Finalmente, há dois conceitos importantes que têm sido sugeridos na literatura:

- A diferenciação entre LRA transitória e persistente, de acordo com a sua resolução em menos ou mais de 48 horas após o seu início, com implicações a nível de prognóstico;[12]
- Considerando um *continuum* entre LRA e DRC, em 2012, as normas orientadoras da KDIGO propuseram o conceito de doença renal aguda, que inclui a LRA e consiste em qualquer anomalia da estrutura ou função renal que persista durante menos de 90 dias (altura em que se torna doença renal crônica).[5,12]

Fatores de risco da LRA

Múltiplos fatores de risco contribuem para a LRA e podem classificar-se como modificáveis e não modificáveis. Nos primeiros incluem-se depleção de volume, nefrotóxicos, sépsis, anemia, hipoxia ou patologia cirúrgica. A idade avançada, fatores genéticos, etnia, doença renal prévia e patologia cardiovascular ou gastrointestinal são fatores de risco não modificáveis.[5,9,12,13]

Etiologias da LRA

A LRA é tradicionalmente classificada em pré-renal, renal/intrínseca e pós-renal/obstrutiva. Esta abordagem simples facilita o diagnóstico e a abordagem do doente. Contudo, a etiologia é frequentemente multifatorial (sobretudo nos doentes hospitalizados) e enquadrável em síndromes multissistêmicas, como a LRA associada à sépsis, síndromes cardiorrenal e hepatorrenal.[11,14]

Nos subcapítulos seguintes serão brevemente abordadas algumas etiologias importantes de LRA no doente crítico.

Etiologia isquêmica[6,13,14]

A isquemia é a causa mais comum de LRA e resulta de hipoperfusão renal. Define-se como pré-renal quando é potencialmente reversível se a causa for rapidamente corrigida, isto é, sem lesão parenquimatosa estabelecida. Se o insulto isquêmico persistir e ultrapassar os limites de autorregulação renal, esta poderá progredir para necrose tubular aguda (LRA intrínseca). Estas duas entidades são de difícil distinção na prática clínica e consideram-se os dois extremos de um *continuum* de lesão.

A hipoperfusão renal resulta da redução do volume arterial efetivo, que pode ser consequente a perdas hemorrágicas, gastrointestinais, renais (diurese osmótica ou uso de diuréticos), mucocutâneas (queimaduras) e/ou perdas para o terceiro espaço. Outras patologias, associadas a estados euvolemia ou hipervolemia, apresentam-se com redução do volume arterial efetivo, resultante da diminuição do débito cardíaco ou da vasodilatação sistêmica, como nos exemplos da síndrome cardiorrenal ou do choque sético.

Por último, a LRA pré-renal pode ser consequência da alteração da hemodinâmica intraglomerular, por exposição a fármacos que reduzem a pressão intraglomerular, nomeadamente anti-inflamatórios não esteroides (AINEs) e inibidores da calcineurina (que inibem a dilatação da arteríola aferente) e inibidores da enzima conversora de angiotensina (iECAs) e ARAs (que inibem a vasoconstrição da arteríola eferente).

LRA associada à sépsis (LRA-AS)[9,10,13,15]

A sépsis e o choque séptico são a causa de > 50% dos casos de LRA nas UCI. Apesar de não existir uma definição universal, é aceito que a LRA associada à sépsis (LRA-AS) corresponde à ocorrência de LRA nos 7 dias posteriores ao diagnóstico de sépsis. A diferenciação entre LRA-AS precoce ou tardia depende da instalação anterior ou posterior às 48 horas após o diagnóstico de sépsis, estando a última associada a pior prognóstico.

A fisiopatologia da LRA-AS não está totalmente esclarecida. O mecanismo etiológico classicamente mais aceita é a isquemia renal. A evidência recente aponta para que, numa proporção significativa de doentes, a LRA-AS resulte de mecanismos de disfunção microvascular, inflamação, estresse oxidativo e disfunção endotelial, apesar de a perfusão renal se encontrar normal ou até aumentada.

Neste tipo específico de LRA, o controle do foco da infecção e a administração de fluidos e vasopressores são a chave do tratamento. A utilização de filtros de hemoadsorção de endotoxinas e citocinas inflamatórias apresentou resultados variáveis nos estudos realizados até ao momento, pelo que é necessária mais investigação antes da sua recomendação generalizada.

LRA associada a cirurgia major[10,11]

A LRA que ocorre após intervenção cirúrgica é frequente no doente crítico, resultando sobretudo da depleção de volume (por perdas de sangue) e dos efeitos sistêmicos dos fármacos anestésicos (como a vasodilatação ou a depressão miocárdica).

Destaca-se a LRA associada à cirurgia cardíaca, considerada em algumas séries a segunda maior causa de LRA na UCI (20% a 30% dos casos) e definida como LRA com início entre dois e sete dias após cirurgia cardíaca. A fisiopatologia é também multifatorial e inclui, especificamente, possível ateroembolismo e a utilização da circulação extracorporal (CEC) como fator mecânico major, com possível hemólise e nefropatia induzida por pigmentos. O tempo em CEC é um dos maiores preditores de LRA. O tratamento é de suporte.

▪ Síndrome cardiorrenal tipo 1[11,16,17]

A síndrome cardiorrenal (SCR) é o espectro de doenças em que a disfunção aguda ou crônica de um dos órgãos (coração ou rim) pode levar à disfunção aguda ou crônica do outro. Estão estabelecidos cinco tipos de SCR, sendo que o tipo 1 consiste na LRA causada por uma descompensação aguda da função cardíaca.

A LRA acontece em cerca de 30% dos casos de insuficiência cardíaca aguda. A fisiopatologia do SCR inclui a hipoperfusão renal resultante da diminuição do débito cardíaco e/ou do aumento da pressão venosa central (com congestão parenquimatosa renal). Outros mecanismos envolvidos incluem a ativação maladaptativa do sistema nervoso simpático e do sistema renina-angiotensina-aldosterona, a inflamação e o estresse oxidativo.

A avaliação da função cardíaca e da volemia é fundamental no SCR. O tratamento incide na otimização do débito cardíaco e na correção da hipervolemia. A otimização da terapêutica implica aumento da dose do diurético de ansa e adição de diferentes classes farmacológicas, com ação em diferentes segmentos do néfron. A ultrafiltração extracorporal pode ser utilizada em casos de sobrecarga hídrica refratária à terapêutica diurética.

▪ Síndrome hepatorrenal[18,19,20]

A síndrome hepatorrenal (SHR) consiste na disfunção renal, aguda (LRA) ou crônica (DRC), no contexto da doença hepática crônica grave.

A LRA é uma complicação frequente no doente cirrótico, sendo a SHR responsável por 15%-30% dos casos. Os mecanismos fisiopatológicos incluem disfunção circulatória resultante da vasodilatação esplâncnica (com redução do volume arterial efetivo e hipoperfusão renal), inflamação e cardiomiopatia cirrótica. Outras causas de LRA frequentes nestes doentes são o uso de diuréticos e laxantes, a realização de paracenteses de grande volume sem reposição de albumina ou a hemorragia gastrointestinal.

A SHR é um diagnóstico de exclusão e consiste na conjugação de 3 critérios:

- LRA segundo os critérios KDIGO (excluindo-se o critério do DU pela sua expectável redução nos doentes cirróticos); o estadio 1 subdivide-se em 1a e 1b, conforme a sCr é $< 1{,}5$ mg/dL ou $\geq 1{,}5$ mg/dL, tendo este último pior prognóstico.
- Cirrose com ascite.
- Exclusão de outras causas de LRA, demonstrada por: ausência de hematúria, proteinúria e nefrotóxicos; avaliação ecográfica renal sem alterações; exclusão de etiologia pré-renal (fundamental), nomeadamente pela ausência de melhoria com expansão volêmica (suspensão da terapêutica diurética acompanhada da administração de albumina a 20%-25% na dose de 1 g/kg/dia durante 2 dias).

O tratamento da SHR consiste na reversão de fatores precipitantes, nomeadamente infecções, e na administração de albumina e vasoconstritores, incluindo a terlipressina (1ª linha nas normas orientadoras europeias), a noradrenalina e/ou a combinação de midodrina com octreótido. A SHR é potencialmente reversível após utilização de fármacos vasoconstritores ou após transplante hepático.

Esta entidade associa-se a mau prognóstico, com mortalidade de 49% a 90 dias. A TSFR não parece aumentar a sobrevida e deve ser reservada para doentes candidatos a transplante hepático.

▪ LRA associada à síndrome de compartimento abdominal[10,14,21]

A síndrome de compartimento abdominal, definida como pressão intra-abdominal (PIA) > 20 mmHg associada a disfunção de órgão de novo, é classificada em primária ou secundária consoante resulte de um processo intra ou extra-abdominal.

A LRA resulta da compressão da veia renal, com aumento da resistência e consequente diminuição da drenagem venosa. Existe ainda vasoconstrição arterial renal pela ativação do sistema nervoso simpático e eixo renina-angiotensina-aldosterona secundária à diminuição do débito cardíaco. Desenvolve-se oligúria quando a PIA é > 15 mmHg e anúria se > 30 mmHg. Estas alterações são reversíveis em casos de diagnóstico precoce e descompressão atempada.

Etiologia renal/intrínseca

As causas de LRA intrínseca não isquêmica, embora menos frequentes, têm de ser consideradas pois implicam uma atitude terapêutica dirigida. De forma a simplificar a sua apresentação, serão agrupadas conforme o compartimento renal afetado (túbulos e interstício; vasos; e glomérulos).

▪ Doenças tubulares e intersticiais

A necrose tubular aguda (NTA) pode resultar de lesão tubular direta no contexto de nefrotoxicidade. Na prática clínica, são múltiplos os nefrotóxicos descritos. Entre as toxinas exógenas mais frequentes, estão os antibióticos, nomeadamente os aminoglicosídeos e a vancomicina (sobretudo se associada a piperacilina-tazobactam), os antivirais (cidofovir, tenofovir, foscarnet) ou o contraste iodado. Existem também toxinas endógenas como a mioglobina, nos casos de rabdomiólise, ou as cadeias leves livres, em casos de discrasia plasmocitária.[22]

A nefrite intersticial aguda (NIA) é um processo inflamatório agudo e reversível que envolve o interstício e os túbulos renais. A presença de sinais sistêmicos (exantema, febre e/ou eosinofilia) facilita o diagnóstico, mas é pouco frequente, pelo que é necessário um elevado grau de suspeição. Em 70% a 75% dos casos é secundária a fármacos, predominantemente antibióticos, AINEs e inibidores da bomba de prótons, mas virtualmente qualquer fármaco pode causar NIA. Outras causas de NIA incluem doenças sistêmicas (em 10%-20%), como o lúpus eritematoso sistêmico, a síndrome de Sjögren e a sarcoidose. As infecções são responsáveis por 4%-10% dos casos e devem ser considerados agentes bacterianos, víricos, fúngicos e parasitários.[22,23]

O tratamento implica a suspensão do fármaco e o tratamento da doença de base. Em casos de LRA grave, com necessidade de TSFR, deverá ser considerada corticoterapia após realização de biópsia renal. Existem dados que sugerem menor frequência de TSFR e menor sCr aos 18 meses com o uso precoce de corticoides.[24]

▪ Doenças vasculares

De forma geral, as doenças de grandes ou pequenos vasos (renais) são causas pouco frequentes de LRA. Esta pode ser consequência de estenose, obstrução ou trombose das artérias ou veias renais bilateralmente (ou unilateralmente em rim único funcionante), cursando frequentemente com anúria nestes casos. Se considerarmos os pequenos vasos, devemos excluir microangiopatia trombótica, hipertensão maligna, atero ou tromboembolismo e processos vasculíticos associados a ANCA ou a complexos imunes. A abordagem implica a revascularização precoce nos primeiros casos ou o tratamento específico da doença de base na doença de pequenos vasos.

▪ Doenças glomerulares

As doenças glomerulares podem apresentar-se como síndrome nefrítica (hipertensão, oligúria, edema, hematúria glomerular e proteinúria < 3 g/dia), síndrome nefrótica (edema, proteinúria > 3,5 g/dia, hipoalbuminemia e hipercolesterolemia) e lesão renal aguda ou rapidamente progressiva. Podem, de forma geral, ser classificadas como primárias ou secundárias a doenças sistêmicas, neoplasias, fármacos e infecções.

As causas mais frequentes de patologia glomerular que cursam com LRA são a nefropatia IgA (a glomerulonefrite mais comum), a nefrite lúpica, as vasculites de pequenos vasos associadas a ANCA ou a antiGBM e as glomerulopatias associadas a infecção. Além da classicamente descrita glomerulonefrite pós-estreptocócica, estas últimas podem ser secundárias a infecções bacterianas (nomeadamente a *Staphylococcus aureus*, um agente etiológico muito comum), virais, fúngicas ou parasitárias. O diagnóstico definitivo é histológico e a terapêutica depende da doença de base, muitas vezes com necessidade de terapêutica imunossupressora.

Etiologia pós-renal/obstrutiva

A LRA pós-renal ou obstrutiva engloba cerca de 10% de todas as LRA e é secundária a obstrução intrínseca ou extrínseca, localizada em qualquer segmento do trato urinário. A obstrução gera um aumento de pressão retrógrado que atinge o espaço de Bowman no glomérulo, levando a redução da taxa de filtração glomerular. Em casos de obstrução prolongada, pode ocorrer lesão celular e apoptose das células tubulares proximais.

O diagnóstico é obtido por meio de método de imagem, maioritariamente ecografia renal. O tratamento passa pela resolução da obstrução, seja por meio de algaliação, colocação de *stent*, cistocateter ou nefrostomia, de acordo com a localização. Após a resolução de uma obstrução bilateral grave (ou unilateral em rim único), pode ocorrer poliúria pós-obstrutiva por perda da capacidade de concentração tubular, com hipovolemia e hipernatremia graves que devem ser monitorizadas e corrigidas.[14]

Apresentação clínica e complicações da LRA

Dependendo da gravidade da LRA, os doentes podem encontrar-se assintomáticos à apresentação ou referir sintomas diretamente associados à diminuição da função renal, como edema, hipertensão, diminuição do DU (inclusivamente anúria) e sintomatologia urêmica (fadiga, tremor, confusão e alteração do estado de consciência). São frequentes os distúrbios hidroeletrolíticos (hipercalemia, hiper/hiponatremia e hiperfosfatemia) e de ácido-base. A acidose metabólica é inicialmente hiperclorêmica, mas pode evoluir com aumento do hiato aniônico pela acumulação de ânions não excretados.[6] Consoante a etiologia da LRA, há uma grande variabilidade de sintomas adicionais que podem surgir.[8]

Recentemente, surgiu o conceito de LRA como doença sistêmica, em que a diminuição da função renal, por mecanismos de *cross-talking* humorais e metabólicos, tem impacto na função de outros órgãos, nomeadamente o coração, fígado, pulmão e cérebro. A imunossupressão induzida pela LRA resulta ainda em maior suscetibilidade ao desenvolvimento de infecções.[8]

Diagnóstico

O diagnóstico de LRA envolve a colheita de uma história clínica detalhada, realização de exame objetivo, monitorização da diurese e avaliação analítica, preferencialmente seriada. A creatinina e ureia séricas, bem como o DU, apesar das limitações já descritas, são os marcadores mais frequentemente utilizados na prática clínica para o diagnóstico e estadiamento da LRA.

A análise sumária de urina e a avaliação do sedimento urinário são simples, acessíveis e relevantes para o diagnóstico etiológico da LRA, mas muitas vezes negligenciadas na prática clínica. A presença de hematúria e leucocitúria, particularmente no caso de haver proteinúria concomitante, deve elevar o índice de suspeição de patologia glomerular e intersticial. A quantificação da proteinúria deve ser efetuada por cálculo dos rácios de proteinúria e albuminúria por creatininúria, numa amostra de urina ocasional.

A determinação do sódio urinário, fração de excreção de sódio e ureia, classicamente utilizadas para diferenciação entre LRA pré-renal rapidamente reversível e NTA estabelecida, é de pouca utilidade, especialmente nos doentes críticos, pela interferência de múltiplos fatores.[25]

A ecografia renal é um método de imagem não invasivo e de fácil acesso e que constitui um pilar importante na avaliação da LRA. Consoante a história colhida, pode ser necessária avaliação adicional com serologias virais, autoimunidade, doseamento do complemento, exclusão de hemólise intravascular, entre outros.

Na ausência de melhoria da função renal, e se a etiologia permanecer indeterminada, a biópsia renal pode ser necessária para estabelecer o diagnóstico definitivo.

Abordagem inicial

O reconhecimento e abordagem precoce da LRA é fundamental para limitar a morbilidade e mortalidade associadas a esta condição. O tratamento da LRA deve ser dirigido à causa subjacente, embora se reconheça em muitos casos uma etiologia multifatorial.

De uma forma geral, na presença de LRA deve ser otimizado o estado hemodinâmico e volêmico do doente, de forma a prevenir a hipovolemia/hipoperfusão, mas evitando a sobrecarga de volume, com efeito deletério demonstrado na literatura.[26] No que concerne à utilização de fluidoterapia para ressuscitação volêmica, os estudos sugerem um aumento do risco de LRA, necessidade de TSFR e mortalidade no doente crítico associado ao uso de soro fisiológico (cloreto de sódio 0,9%) quando comparado com soluções balanceadas (como lactato de Ringer ou Plasma-Lyte). Contudo, o soro fisiológico deverá permanecer como fluido de eleição em casos específicos de distúrbios hidroeletrolíticos, como por exemplo a alcalose metabólica hipoclorêmica por hipovolemia.[10,11,27,28]

A utilização de diuréticos deve ser reservada a doentes com sobrecarga de volume. Apesar de descrito um efeito teórico de redução da isquemia tubular (por redução das necessidades metabólicas da medula renal), os ensaios clínicos não conseguiram demonstrar benefício no seu uso por rotina.[5,14,22]

Além do tratamento dirigido à causa da LRA, devem também ser tidas em conta as suas complicações, previamente descritas. A hipercalemia pode ser tratada de forma conservadora, com fármacos que promovam um movimento intracelular de potássio (insulina, agonistas β adrenérgicos) ou a sua excreção (diuréticos de ansa, se sobrecarga de volume concomitante, ou captadores de potássio). A utilização de cloreto ou gluconato de cálcio para estabilização da membrana cardíaca é recomendada, em especial se forem verificadas alterações eletrocardiográficas.

O tratamento da acidose metabólica depende da sua gravidade, velocidade de instalação e causa (diretamente relacionada com a LRA ou com outras condições associadas, nomeadamente hipoperfusão com acidose láctica subsequente ou cetoacidose diabética). Excluídas causas adicionais de acidose metabólica, esta pode ser tratada de forma conservadora com bicarbonato de sódio (ou bases equivalentes). A sua utilização no doente crítico parece reduzir a necessidade de TSFR e, em alguns subgrupos, está associada a melhoria da sobrevida.[29]

Se graves e refratárias às medidas médicas instituídas, a hipercalemia, a acidose metabólica ou outros distúrbios ácido-base e a sobrecarga hídrica são indicação para início de TSFR.

Como medidas complementares: as infecções devem ser procuradas e agressivamente tratadas; a lista de fármacos deve ser revista e devem ser descontinuados os agentes nefrotóxicos (ou quando apropriado, ajustados à função renal); os contrastes endovenosos devem ser evitados e outros métodos de imagem devem ser preferidos, quando possível; caso o seu uso seja inevitável, deve ser utilizada a menor dose de contraste possível, com preferência por contrastes iso ou hipo-osmolares.[5,14]

Indicações e início de técnica de substituição da função renal

As indicações para iniciar TSFR e o tipo de técnica a utilizar (contínua ou intermitente) têm vindo a ser debatidas ao longo das últimas décadas. De uma forma geral e globalmente aceite, esta deve ser iniciada em doentes com sobrecarga hídrica, hipercalemia ou distúrbios ácido-base graves e refratários às medidas médicas. Estes são considerados critérios emergentes, embora não existam valores fixos ou indicações absolutas e as alterações devam ser integradas no contexto clínico do doente.

Nos doentes com LRA e sem critérios emergentes para início de TSFR, a decisão de iniciar TSFR e de quando iniciar é ainda menos consensual e a maioria dos ensaios clínicos randomizados não conseguiu demonstrar diferenças na mortalidade entre o início precoce ou tardio da TSFR (AKIKI, IDEAL-ICU, STARRT-AKI).[30] Um início mais tardio pode obviar a necessidade de TSFR pela recuperação da função renal, evitando as complicações relacionadas com a mesma (nomeadamente colocação de cateter venoso central) e reduzindo a utilização de recursos humanos e hospitalares necessários. Mas, por outro lado, um início mais tardio vai expor o doente durante mais tempo aos efeitos deletérios da disfunção renal (uremia, acidemia, sobrecarga hídrica). O estudo AKIKI 2 comparou o início tardio *versus* muito tardio (oligúria > 72h e/ou BUN 112-140 mg/dL *versus* indicação emergente, volêmica ou metabólica) de TSFR e demonstrou maior taxa de mortalidade nos doentes que iniciaram técnica de forma muito tardia.[30,31,32]

Continuam a ser investigados diferentes modelos para avaliação da necessidade e duração de TSFR de forma mais fidedigna, desde biomarcadores séricos e urinários, subfenótipos de LRA e, mais recentemente, algoritmos de inteligência artificial.[30]

Suspensão de TSFR

A decisão de suspensão de técnica coloca-se quando existe melhoria suficiente da função renal e/ou resolução do evento causador de LRA ou quando a TSFR já não se adequa ao nível de suporte determinado para o doente. Não há marcadores fidedignos que permitam guiar a suspensão de TSFR, mas a recuperação de diurese parece ser um bom preditor da recuperação da função renal.[22]

Prognóstico e seguimento

Atualmente, reconhece-se que a LRA, mesmo quando autolimitada e com recuperação aparentemente total, está associada a pior prognóstico a longo prazo, com aumento do risco de mortalidade, de eventos cardiovasculares, bem como de desenvolvimento de novos episódios de LRA e/ou progressão para DRC.[8]

Os mecanismos subjacentes à relação LRA-DRC não são ainda totalmente compreendidos, sendo provavelmente multifatoriais, envolvendo uma reparação tubular maladaptativa, lesão microvascular persistente, inflamação e consequente fibrose.[8]

Os fatores preditores de progressão para DRC após um episódio de LRA incluem idade avançada, menor TFGe à admissão, presença de albuminúria, gravidade da LRA (incluindo necessidade de TSFR) e recuperação incompleta à data de alta.

Tem-se tornado cada vez mais evidente a importância do seguimento e monitorização dos doentes após um episódio de LRA. As estratégias para prevenir complicações a longo prazo incluem a prevenção de novos episódios de LRA (nomeadamente com evicção de nefrotóxicos) e o tratamento de fatores de risco como a hipertensão, diabetes e obesidade.

Conclusão

A LRA é uma entidade heterogênea, frequente nos doentes hospitalizados, particularmente em Unidades de cuidados intensivos, com impacto na morbilidade e mortalidade a curto e longo prazo. O seu diagnóstico, sua investigação etiológica e abordagem atempadas são essenciais para melhoria do prognóstico. Atualmente, não existem medidas terapêuticas específicas aprovadas. As atitudes preventivas são fundamentais, nomeadamente a otimização da volemia e a evicção de medicação nefrotóxica. A decisão de quando iniciar TSFR e a escolha da técnica a utilizar continuam controversas.

É necessária investigação adicional nesta área, com identificação de novos biomarcadores que permitam a reconhecimento precoce da LRA e estratificação do risco, de novas abordagens preventivas, e de terapêuticas farmacológicas e substitutivas da função renal.

Referências bibliográficas

1. Susantitaphong P, Cruz DN, Cerda J, Abulfaraj M, Alqahtani F, Koulouridis I, Jaber BL; Acute Kidney Injury Advisory Group of the American Society of Nephrology. World incidence of AKI: a meta-analysis. Clin J Am Soc Nephrol. 2013;8(9):1482-93.
2. Hoste EA, Bagshaw SM, Bellomo R, Cely CM, Colman R, Cruz DN, et al. Epidemiology of acute kidney injury in critically ill patients: the multinational AKI-EPI study. Intensive Care Med. 2015;41(8):1411-23.
3. Singbartl K, Kellum JA. AKI in the ICU: definition, epidemiology, risk stratification, and outcomes. Kidney Int. 2012;81(9):819-25.
4. Coca SG, Singanamala S, Parikh CR. Chronic kidney disease after acute kidney injury: a systematic review and meta-analysis. Kidney Int. 2012;81(5):442-8.
5. Khwaja A. KDIGO clinical practice guidelines for acute kidney injury. Nephron Clin Pract. 2012;120(4):c179-84.
6. Kellum JA, Romagnani P, Ashuntantang G, Ronco C, Zarbock A, Anders HJ. Acute kidney injury. Nat Rev Dis Primers. 2021;7(1):52.
7. Ostermann M, Zarbock A, Goldstein S, Kashani K, Macedo E, Murugan R, et al. Recommendations on Acute Kidney Injury Biomarkers From the Acute Disease Quality Initiative Consensus Conference: A Consensus Statement. JAMA Netw Open. 2020;3(10):e2019209.
8. Pickkers P, Darmon M, Hoste E, Joannidis M, Legrand M, Ostermann M, et al. Acute kidney injury in the critically ill: an updated review on pathophysiology and management. Intensive Care Med. 2021;47(8):835-850.
9. Samoni S, De Rosa S, Ronco C, Castellano G. Update on persistent acute kidney injury in critical illnesses. Clin Kidney J. 2023;16(11):1813-1823.
10. Griffin BR, Liu KD, Teixeira JP. Critical Care Nephrology: Core Curriculum 2020. Am J Kidney Dis. 2020 Mar;75(3):435-452.
11. Ronco C, Bellomo R, Kellum JA. Acute kidney injury. Lancet. 2019;394(10212):1949-1964.
12. Chawla LS, Bellomo R, Bihorac A, Goldstein SL, Siew ED, Bagshaw SM, et al. Acute kidney disease and renal recovery: consensus report of the Acute Disease Quality Initiative (ADQI) 16 Workgroup. Nat Rev Nephrol. 2017;13(4):241-257.
13. Mohsenin V. Practical approach to detection and management of acute kidney injury in critically ill patient. J Intensive Care. 2017;5:57.
14. Molitoris BA. Low-Flow Acute Kidney Injury: The Pathophysiology of Prerenal Azotemia, Abdominal Compartment Syndrome, and Obstructive Uropathy. Clin J Am Soc Nephrol. 2022;17(7):1039-1049.
15. Zarbock A, Nadim MK, Pickkers P, Gomez H, Bell S, Joannidis M, Kashani K, et al. Sepsis-associated acute kidney injury: consensus report of the 28th Acute Disease Quality Initiative workgroup. Nat Rev Nephrol. 2023;19(6):401-417.
16. Rangaswami J, Bhalla V, Blair JEA, Chang TI, Costa S, Lentine KL, et al. Cardiorenal Syndrome: Classification, Pathophysiology, Diagnosis, and Treatment Strategies: A Scientific Statement From the American Heart Association. Circulation. 2019;139(16):e840-e878.
17. Ajibowo AO, Okobi OE, Emore E, Soladoye E, Sike CG, Odoma VA, Bakare IO, Kolawole OA, Afolayan A, Okobi E, Chukwu C. Cardiorenal Syndrome: A Literature Review. Cureus. 2023;15(7):e41252.
18. Simonetto DA, Gines P, Kamath PS. Hepatorenal syndrome: pathophysiology, diagnosis, and management. BMJ. 2020;370:m2687.
19. Ojeda-Yuren AS, Cerda-Reyes E, Herrero-Maceda MR, Castro-Narro G, Piano S. An Integrated Review of the Hepatorenal Syndrome. Ann Hepatol. 2021;22:100236.
20. Patidar KR, Belcher JM, Regner KR, St Hillien SA, Simonetto DA, Asrani SK, et al. Incidence and outcomes of acute kidney injury including hepatorenal syndrome in hospitalized patients with cirrhosis in the US. J Hepatol. 2023;79(6):1408-1417.
21. Cheatham ML. Abdominal compartment syndrome: pathophysiology and definitions. Scand J Trauma Resusc Emerg Med. 2009;17:10.
22. Moore PK, Hsu RK, Liu KD. Management of Acute Kidney Injury: Core Curriculum 2018. Am J Kidney Dis. 2018;72(1):136-148.
23. Muriithi AK, Leung N, Valeri AM, Cornell LD, Sethi S, Fidler ME, Nasr SH. Biopsy-proven acute interstitial nephritis, 1993-2011: a case series. Am J Kidney Dis. 2014;64(4):558-66.

24. González E, Gutiérrez E, Galeano C, Chevia C, de Sequera P, Bernis C, et al. Early steroid treatment improves the recovery of renal function in patients with drug-induced acute interstitial nephritis. Kidney Int. 2008;73(8):940-6.
25. Pons B, Lautrette A, Oziel J, Dellamonica J, Vermesch R, Ezingeard E, et al. Diagnostic accuracy of early urinary index changes in differentiating transient from persistent acute kidney injury in critically ill patients: multicenter cohort study. Crit Care. 2013;17(2):R56.
26. Malbrain ML, Marik PE, Witters I, Cordemans C, Kirkpatrick AW, Roberts DJ, Van Regenmortel N. Fluid overload, de-resuscitation, and outcomes in critically ill or injured patients: a systematic review with suggestions for clinical practice. Anaesthesiol Intensive Ther. 2014;46(5):361-80.
27. Semler MW, Self WH, Wanderer JP, Ehrenfeld JM, Wang L, Byrne DW, et al. Balanced Crystalloids versus Saline in Critically Ill Adults. N Engl J Med. 2018;378(9):829-839.
28. Self WH, Semler MW, Wanderer JP, Wang L, Byrne DW, Collins SP, e tal. Balanced Crystalloids versus Saline in Noncritically Ill Adults. N Engl J Med. 2018;378(9):819-828.
29. Fujii T, Udy A, Licari E, Romero L, Bellomo R. Sodium bicarbonate therapy for critically ill patients with metabolic acidosis: A scoping and a systematic review. J Crit Care. 2019;51:184-191.
30. Ostermann M, Bellomo R, Burdmann EA, Doi K, Endre ZH, Goldstein SL, et al. Controversies in acute kidney injury: conclusions from a Kidney Disease: Improving Global Outcomes (KDIGO) Conference. Kidney Int. 2020;98(2):294-309.
31. Ostermann M, Bagshaw SM, Lumlertgul N, Wald R. Indications for and Timing of Initiation of KRT. Clin J Am Soc Nephrol. 2023;18(1):113-120.
32. Acute kidney injury: prevention, detection and management. London: National Institute for Health and Care Excellence (NICE); 2023. PMID: 31909927.

capítulo | 72

Técnicas de Substituição da Função Renal na Lesão Renal Aguda

João João Mendes

Introdução

A lesão renal aguda (subida de creatinina sérica ≥ 0,3 mg/dL em 48 horas, subida creatinina sérica ≥ 1,5x o *baseline* em 7 dias, *ou* débito urinário < 0,5 cc/kg/h em 6 horas) afeta até metade dos doentes internados em unidades de cuidados intensivos (UCI), e cerca de um quarto destes tem necessidade de técnica de substituição da função renal (TSFR) durante a internação.

A gestão das TSFRs, baseia-se na compreensão aprofundada dos aspetos técnicos que lhes estão subjacentes, e envolve: (1) indicações e alvos terapêuticos; (2) escolha da modalidade; (3) colocação de acesso vascular; (4) aspetos específicos da prescrição [escolha do monitor e hemofiltros, composição das soluções, dose depurativa e débitos de bombas, volume de ultrafiltração, e método de anticoagulação] e *troubleshooting* (resolução de problemas); e (5) forma de reavaliação e estabelecimento de critérios de transição e interrupção.

Aspetos técnicos

As TSFRs visam a remoção de fluído e a depuração de solutos, por meio da utilização de diferentes plataformas extracorporais constituídas por um circuito integrado cujo componente central é o hemofiltro.

A remoção de fluidos ocorre por ultrafiltração (movimento de água, por uma membrana semipermeável, pela aplicação de um gradiente de pressão hidrostática ou osmótica). A depuração de solutos ocorre principalmente por dois processos: convecção (transporte de solutos juntamente com o solvente, por meio de uma membrana semipermeável, pela aplicação de uma pressão hidrostática positiva) e difusão (transporte de solutos, por meio de uma membrana semipermeável, de uma área de maior para uma área de menor concentração). A adsorção, constitui um terceiro potencial mecanismo, que influencia a remoção de compostos hidrofóbicos (lipossolúveis) pela ligação do soluto à membrana.

Os hemofiltros são constituídos por uma membrana semipermeável sintética disposta em múltiplas fibras ocas cujas características geométricas (p. ex., área de superfície, porosidade) e de *performance* [coeficiente de ultrafiltração (K_{UF}, permeabilidade da membrana à água por unidade de pressão e superfície), *cut-off* (menor peso molecular do soluto retidos pela membrana), coeficiente de saturação (Sd, fração de soluto eliminado por mecanismo convectivo puro), coeficiente de *sieving* (Sc, fração de soluto eliminado por mecanismo difusivo puro)] definem o potencial de aplicação. Assim membranas de alto fluxo são membranas com K_{UF} > 25 cc/h/mmHg/m^2 (em oposição a membranas de baixo fluxo que têm K_{UF} < 10 cc/h/mmHg/m^2) e membranas de alto *cut-off* são membranas cujo *cut-off* se aproxima do peso molecular da albumina.

A eficiência da técnica representa o volume de sangue depurado de um soluto durante um determinado período, e é definida pela *clearance* (K). A intensidade da técnica representa o volume de sangue depurado de um soluto após um certo período de tempo definido, e é definida pelo produto da eficiência pelo tempo (Kt). A eficácia da técnica representa a razão entre a intensidade e o volume de distribuição de um soluto específico (Kt/V), e está diretamente ligada à *dose depurativa alvo* (que corresponde à dose prescrita) e à *dose depurativa medida* (que corresponde à dose efetivamente administrada).

Indicações e alvos terapêuticos

As indicações convencionais para o início de TSFR são: (1) Acidémia metabólica grave (pH < 7,1); (2) alterações Eletrolíticas (em especial, caliemia > 6,5 mEq/L associada a alterações eletrocardiográficas); (3) Intoxicações (por drogas/toxinas dialisáveis com risco de vida); (4) *Overload* (sobrecarga hídrica refratária); e (5) Uremia (p. ex., pericardite ou encefalopatia). Na ausência destas indicações específicas o momento ideal para o início de TSFR.

Alguns estudos observacionais (PICARD, FINNAKI) sugeriram que uma estratégia precoce de início de TSFR se associava a uma melhoria dos *outcomes* (incluindo mortalidade). No entanto, estes dados não foram confirmados por estudos randomizados e controlados (ELAIN, AKIKI, IDEAL-ICU) cujos resultados, quando analisados em conjunto, parecem favorecer uma estratégia tardia de início de TSFR, atendendo à trajetória individual de cada doente por forma de evitar indicações urgentes ou emergentes para a TSFR.

Na prática deve-se considerar o início de TSFR quando existe: (1) retenção azotada (ureia > 150-200 mg/dL) associada a oligúria (diurese < 400 cc/24 h), acidemia (pH < 7,20) ou hipercaliemia (K > 6 mEq/L); (2) *overload* de fluídos (balanço positivo > 10% peso corporal) associado a disfunção de órgão (p. ex., edema agudo do pulmão); (3) lesão renal aguda associada a outras condições clínicas (p. ex., estado hipercatabólico, hipercapnia permissiva); ou (4) baixa reserva renal (medida pelo *stress-teste* de furosemida). O *stress*-teste de furosemida (medição da diurese 2 horas após administração e.v. de 1 mg/kg de furosemida em doentes virgens de diuréticos) permite selecionar (*cut-off* de < 200 cc de débito urinário em 2 horas) com elevada sensibilidade e especificidade os doentes que vêm a necessitar de TSFR.

Considerada a indicação para TSFR é necessário estabelecer alvos terapêuticos que devem ser personalizados: (1) controle ácido-base e eletrolítico; (2) remoção de fluídos; e/ou (3) melhoria de retenção azotada.

Modalidades

Múltiplas TSFR estão disponíveis incluindo: (1) hemodiálise intermitente (HDI); (2) terapêuticas de substituição renal contínuas (*Continuous Renal Replacement Therapies*, CRRTs); e (3) terapêuticas híbridas, também conhecidas como terapêuticas de substituição renal intermitentes prolongadas (*Prolonged Intermittent Renal Replacement Therapies*, PIRRTs), como a diálise de baixa-eficiência sustentada (*Sustained Low-Efficiency Dialysis*, SLED).

As principais vantagens teóricas das CRRTs em relação à HDI são a maior estabilidade hemodinâmica e a mais lenta velocidade de variação das concentrações plasmáticas de solutos. No entanto, não existem estudos demonstrando superioridade prática de nenhuma das modalidades (embora pareça existir probabilidade reduzida de recuperação renal no curto-médio prazo em doentes com utilização exclusiva de HDI), e como tal a seleção baseia-se mais frequentemente na disponibilidade de equipamento e experiência local do pessoal, exceto em algumas situações clínicas em que outros fatores prevalecem. A HDI é fortemente recomendada em relação às CRRTs nas: (1) alterações hidroeletrolíticas (p. ex., hipercaliemia) graves; e (2) intoxicações. As CRRTs são fortemente recomendadas em relação à HDI na: (1) lesão cerebral aguda (em que variações agudas na concentração plasmática de solutos podem agravar a hipertensão intracraniana que, em combinação com hipotensão sistêmica, pode resultar em hipoperfusão cerebral); (2) insuficiência hepática aguda com hiperamoniemia; e (3) presença de balanços hídricos complexos com muitas entradas (p. ex., antibióticos, nutrição, transfusão maciça) e necessidade de negativação. As terapêuticas híbridas são usadas como modalidade inicial (em opção à HDI com estabilidade hemodinâmica semelhante às CRRTs) ou modalidade de transição (permitindo libertar intermitentemente o doente para a realização de procedimentos, estudos de imagem e/ou fisioterapia).

Cada vez mais em locais em que todas as TSFRs estão disponíveis muitas vezes, com a resolução da instabilidade hemodinâmica, procede-se à transição de uma modalidade para outra durante o curso da lesão renal aguda.

Acesso vascular

A maioria dos doentes fará técnica depurativa renal por meio de cateter provisório. São exceções doentes com doença renal crônica com cateter (tunelizado) de longa duração ou, mais raramente, com fístulas arteriovenosas e indicação para HDI ou modalidades híbridas (uma vez que não é possível realizar, em segurança, modalidades contínuas por fístula).

A escolha do cateter depende da disponibilidade e especificidades locais, mas a melhor intensidade da técnica depurativa associa-se à utilização de cateteres venosos de poliuretano de duplo-lúmen (sem lúmen acessório) com diâmetros externos 12 F-16 F, configuração interna de tipo cyclo-c e ponta em cano de espingarda assimétrica. A inserção deve ser guiada por ecografia vascular com assepsia máxima utilizando técnica de Seldinger com ângulo de 30° com a pele e alinhamento do cateter com o eixo da veia (para evitar *kinkings* subcutâneos).

Em relação ao local de inserção e tamanho do cateter, quando o índice de massa corporal é ≥ 28 kg/m^2 deve ser preferida a posição jugular interna direita com cateter de 15 cm e ponta (confirmada por radiografia de tórax) no interior da aurícula direita (maximização do fluxo e redução do risco de trombose sem aumento das complicações cardíacas, em relação a localização clássica na zona de transição entre a veia cava superior e a aurícula direita). Por outro lado, quando o índice de massa corporal é < 28 kg/m^2 não parece haver diferença entre a posição jugular interna direita ou femoral (com cateter de 25 cm e ponta na veia cava inferior). Apenas na ausência de disponibilidade destes acessos deve ser considerada a inserção na veia jugular interna esquerda (de cateter de 20 cm) ou, em última opção, na veia subclávia dominante (de cateter de 15 a 20 cm à direita e de 20 cm à esquerda), pelo aumento do risco de disfunção do cateter e de estenose pós-cateterização (condicionando a realização futura de fístula arteriovenosa).

Por fim, sempre que o cateter não estiver em uso os lúmens devem ser lavados com 10 cc de soro fisiológico com posterior instilação lenta (em 10 segundos) de solução de *lock* [heparina ou, idealmente, citrato em baixa concentração (p. ex., IntraLock®)] em volume individualizado a cada lúmen com clampagem em pressão positiva (para evitar aspiração de sangue na extremidade).

Aspectos específicos da prescrição

Hemodiálise intermitente

Os componentes da prescrição de HDI aguda incluem escolha de: (1) monitor e hemofiltros; (2) composição da solução dialisante; (3) débitos de bombas e dose depurativa; (4) volume de ultrafiltração; e (5) método de anticoagulação. Por fim, é necessário reconhecer os principais problemas associados à técnica (*troubleshooting*).

Todos os monitores utilizados em HDI convencional (p. ex., AK 200 S da Baxter, ou 5008 s da Fresenius) podem ser potencialmente utilizados em HDI aguda. Em HDI aguda utilizam-se predominantemente hemofiltros (p. ex., Polyflux 14 L ou H, para a AK 200 S) de baixo ou alto fluxo (o benefício de membranas de alto fluxo não foi demonstrado em ensaios clínicos) constituídos por materiais sintéticos não celulósicos (que são biocompatíveis associando-se a menor risco de complicações anafilactóides/infeciosas e, potencialmente, a maior probabilidade de recuperação da função renal) e, durante as primeiras sessões (em especial quando ureia > 300 mg/dL), membranas com áreas de superfície de membrana mais pequena (pelo risco de síndrome de desequilíbrio).

A composição da solução dialisante é normalmente alterada antes de (e, potencialmente, durante) cada sessão para modular as alterações eletrolíticas e do equilibro ácido-base, sendo as recomendações baseadas na compreensão dos princípios físicos subjacentes à técnica e em estudos realizados na população de HDI crônica. A composição do dialisante é influenciada pela solução *base* escolhida (potássio, cálcio, magnésio e glicose) sendo que a maioria dos monitores permite a variação do sódio e bicarbonato do dialisante durante a sessão.

A concentração de sódio na solução dialisante baseia-se no estado hemodinâmico do doente e na natremia pré-técnica. Assim, se o doente estiver hemodinamicamente estável e a natremia for normal deve ser utilizada uma concentração de sódio de 137 mEq/L (valores > 140 mEq/L estão associados a sede e aumento de peso entre sessões, e valores < 135 mEq/L estão associado a hipotensão e cãibras). Se o doente estiver hemodinamicamente instável para melhorar a tolerância pode ser considerado um perfil de modulação do sódio (p. ex., começar com 150 mEq/L e diminuir de forma gradual, exponencial ou linear para 140 mEq/L ao longo da técnica). Perante quadros de hiponatremia crônica existe risco de indução de síndrome desmielinização osmótica pelo que a utilização de técnicas contínuas é preferível ou, opcionalmente, a realização de técnica intermitente com concentração de sódio baixa (130 mEq/L), associado a débito bomba baixo (2 cc/kg/min) e a redução da duração da sessão. Perante quadros de hipernatremia crônica existe risco de indução de edema cerebral pelo que a utilização de técnicas contínuas é preferível ou, opcionalmente, a realização de técnica intermitente com concentração de sódio 2 mEq/L abaixo da natremia do doente (com correção da hipernatremia pro meio da administração de soro hipotônico endovenoso extratécnica). A concentração de potássio, bicarbonato, cálcio, magnésio e glicose na solução dialisante baseia-se nos valores séricos pré-técnica (**Tabela 72.1**).

Em relação aos débitos de bombas, o débito de bomba de sangue (Qb) nas primeiras duas sessões (de 2 horas) deve ser de 200-250 cc/min (em especial quando ureia > 300 mg/dL, pelo risco de síndrome de desequilíbrio), aumentando posteriormente até ao maior débito hemodinamicamente tolerado e permitido pelo acesso vascular (quanto maior o Qb maior a eficácia da técnica). O débito de bomba de dialisante (Qd) não tem tanto impacto na eficácia da técnica como o Qb que deve ser de 300 cc/min nas primeiras duas sessões (de 2 horas), aumentando posteriormente para 500 cc/min. Após a indução (duas primeiras sessões em dias consecutivos) as sessões de HDI devem ser efetuadas três vezes por semana (dias alternados) com dose depurativa alvo (prescrita) de Kt/V ≥ 1,2 por sessão (Kt/V de 3,9 por semana), sendo que se a dose depurativa medida (administrada) não for atingida a frequência das sessões deve ser aumentada. Para a prescrição do Kt/V consideramos o valor de *clearance* da ureia (K) fornecido pelo fabricante do

Tabela 72.1. Concentração de potássio, bicarbonato, cálcio, magnésio e glicose na solução dialisante em hemodiálise intermitente (HDI)

	Valor sérico	Concentração na solução dialisante
Potássio	3,5-4,5 mEq/L	3,0 mEq/L (padrão)
	Hipercaliemia (> 4,5 mEq/L)	2,0 mEq/L[1]
	Hipocaliemia (< 3,5 mEq/L)	4,0 mEq/L
Bicarbonato	Acidótico (com bicarbonato sérico ≥ 15 mEq/L)	32 a 34 mEq/L (padrão)
	Profundamente acidêmico (com bicarbonato sérico < 15 mEq/L)	36 a 38 mEq/L[2]
	Alcalemia metabólica (com bicarbonato sérico > 28 mEq/L) ou respiratória	25 a 30 mEq/L[3]
Cálcio	Normocalcemia	2,5 mEq/L (padrão)
	Hipocalcemias graves (sintomáticas)	3,0 a 3,5 mEq/L
	Hipercalcemias graves (sintomáticas)	2,0 a 2,5 mEq/L
Magnésio	Independentemente do valor sérico	0,5 a 1,0 mEq/L[4] (padrão)
Glicose	Independentemente do valor sérico	100 a 200 mg/dL (padrão)

[(1)]Especial atenção em doentes com risco arritmogênico (p. ex., idade avançada, cardiopatias estruturais e medicação com digoxina) em que a caliemia deve ser avaliada a cada 30-60 minutos durante a técnica. [(2)]Com aumento da duração da sessão.[(3)]Com eventual administração de soro hiperclorêmico (p. ex., cloreto de sódio 0,9%) endovenoso extratécnica. [(4)]Hipomagnesemia é geralmente corrigida por meio de suplementação endovenosa (ou oral) extratécnica.

Fonte: Desenvolvida pela autoria.

hemofiltro, o tempo (t) prevista de duração da técnica e o volume de distribuição da ureia (V) como igual a 60% do peso do doente [0,6 x peso (kg)]. O Kt/V administrado pode ser avaliado *on-line* em alguns monitores (p. ex., Online Clearance Monitoring® na 5008s da Fresenius) ou calculado por meio de fórmulas (p. ex., fórmula Daugirdas, disponível no website Calculate da QxMD) que foram validadas para doentes crônicos (**QR code 72.1**).

QR code 72.1. Fórmula Daugirdas no website Calculate da QxMD.

O volume de ultrafiltração no doente crítico deve ser avaliado não em termos de remoção obrigatória (obtenção de um "peso seco"), mas antes, em termos do efeito global da intervenção na condição clínica (incluindo estado hemodinâmico) do doente, determinada pelo exame físico e por índices hemodinâmicos (p. ex., utilizando parâmetros ecocardiográficos).

O método de anticoagulação padrão é com heparina não fracionada (p. ex., bólus de 1.000 UI seguido de perfusão de 500 UI/h) embora a técnica possa ser realizada sem recurso a anticoagulação (eventualmente com lavagens de 100-150 cc de soro fisiológico, que devem ser descontadas no volume global de ultrafiltração).

No que diz respeito ao *troubleshooting*, o principal problema associado à HDI é a hipotensão intradialítica. Se a sessão for complicada de hipotensão significativa, além da suspensão de anti-hipertensores e ajuste do volume de ultrafiltração (o que pode resultar na necessidade de aumento da frequência das sessões), podem ser tomadas algumas medidas para aumentar a tolerância hemodinâmica: (1) utilizar um perfil de modulação do sódio (como previamente descrito) associado a um perfil variável de ultrafiltração (p. ex., efetuar 50% do volume de ultrafiltração no primeiro ⅓ e restantes 50% nos últimos ⅔ do tempo de duração da sessão), sendo que múltiplos perfis-padrão estão disponíveis em diferentes monitores; (2) aumento da concentração de cálcio na solução dialisante para 3,0 a 3,5 mEq/L (se o poder ser feito em segurança); e (3) redução da temperatura da solução dialisante. Se após a instituição destas medidas a instabilidade hemodinâmica se mantiver, deve ser fortemente considerada a transição para uma técnica híbrida ou contínua.

Modalidades híbridas

As modalidades híbridas podem ser realizadas utilizando os mesmos monitores, hemofiltros (de alto ou baixo fluxo com área de superfície de membrana pequena) e soluções dialisantes utilizados para a HDI. Em relação aos débitos das bombas, programa-se um Qb semelhante ao descrito para a HDI associado a um Qd mais baixo, com prolongamento das sessões no tempo (duração de 6 a 12 horas, mais frequentemente oito horas) com um volume de ultrafiltração adaptado ao doente (mas com remoção horária menor).

Com sessões de duração de duração inferior oito horas utiliza-se um Qd de 300 cc/min com concentrações-padrão na solução dialisante de potássio (3,0 mEq/L), bicarbonato (28-32 mEq/L, valor mais baixo que na HDI) e cálcio (2,5 mEq/L). Por outro lado, quando a sessão se prolonga por oito horas ou mais, o Qd deve ser reduzido (a partir das oito horas) para 100-200 cc/min utilizando desde o início concentrações-padrão na solução dialisante de potássio (4,0 mEq/L, pelo risco de hipocalemia), bicarbonato (24-28 mEq/L, pelo risco de alcalemia) e cálcio (2,5 mEq/L).

A prescrição e avaliação da dose depurativa deve seguir os mesmos princípios apontados para a HDI, reconhecendo-se que validade do Kt/V não está de todo estabelecida. Isto repercute-se no difícil ajuste dos fármacos (nomeadamente antibióticos) a esta TSFR.

A anticoagulação-padrão é com heparina não fracionada (nas mesmas doses referidas para a HDI) ou com utilização de heparina de baixo peso molecular [p. ex., enoxaparina 40 mg (pré-filtro) com repicagem de 20 mg (pré-filtro) às cinco horas], mas a técnica pode decorrer sem recurso a anticoagulação (com ou sem lavagens).

Terapêuticas de substituição renal contínuas

Os componentes da prescrição de CRRTs incluem escolha de: (1) monitor e hemofiltros; (2) composição das soluções; (3) modalidade específica, dose depurativa e débitos de bombas; (4) volume de ultrafiltração; e (5) método de anticoagulação. Por fim, é necessário reconhecer os principais problemas associados à técnica (*troubleshooting*).

Existem diferentes monitores (p. ex., PrisMax da Baxter, Multifiltrate Pro da Fresenius, OMNI da B Braun) desenvolvidos inicialmente para CRRTs, mas que são hoje plataformas versáteis que permitem a realização de múltiplas técnicas extracorporais (p. ex., plasmaferese, remoção de CO_2 *low flow*). Estes monitores possuem uma *interface user-friendly* e são constituídos por vários componentes integrados (**Figura 72.1**), incluindo: 4-5 bombas peristálticas (de rolamentos), 3-4 balanças integradas, 4 sensores de pressão, 1 sistema de deteção de ar no sangue, e bombas integradas para infusão de heparina ou citrato/cálcio. Nas CRRTs utilizam-se hemofiltros de alto fluxo (p. ex., ST 150 da Baxter) constituídos por materiais sintéticos [p. ex., poliacrilonitrilo (AN69) revestido por solução salina policatiônica, poliariletersulfossona (PAES) e polietersulfona (PES)].

Em relação à composição das soluções existem múltiplas soluções (de diálise e substituição) comercialmente disponíveis que permitem seletivamente modular as alterações eletrolíticas e do equilibro ácido-base, que devem ser frequentemente monitorizadas. Uma vez que a utilização de lactato como tampão principal caiu em desuso (em favor da utilização de bicarbonato) as soluções variam essencialmente

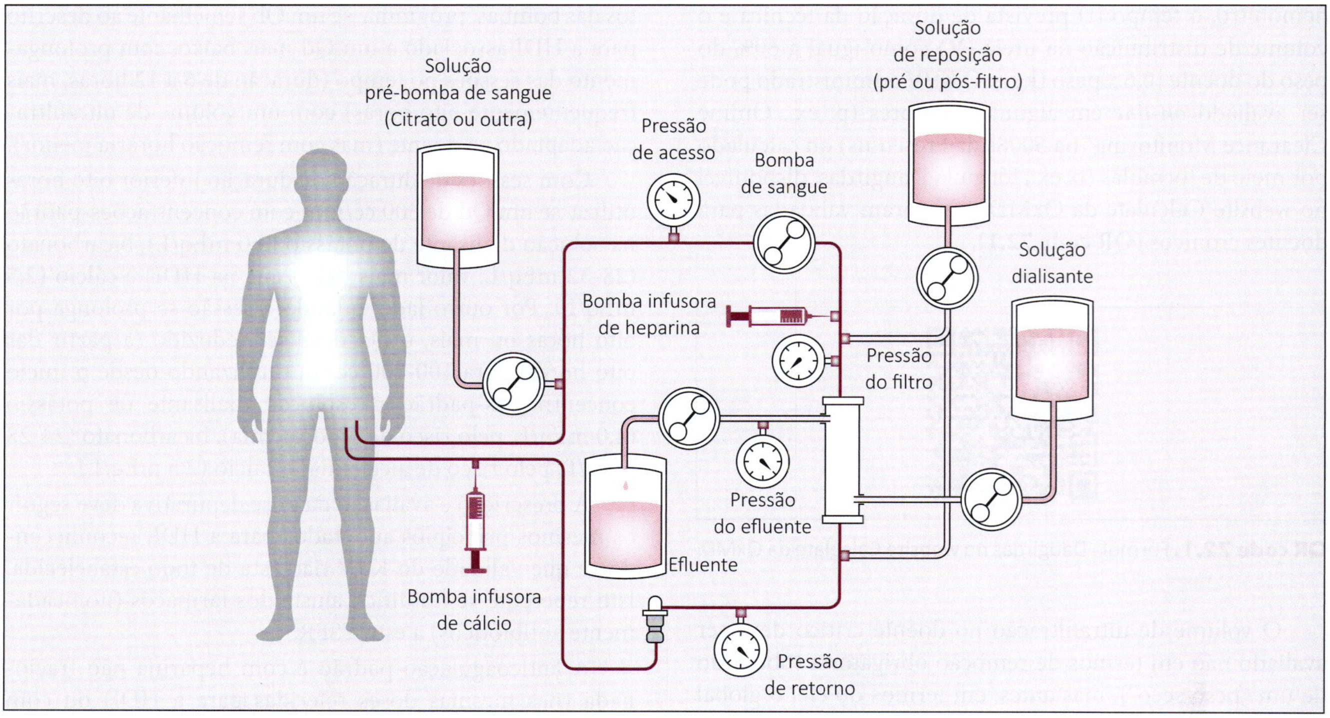

Figura 72.1. Circuito extracorporal para terapêuticas de substituição renal contínuas (*Continuous Renal Replacement Therapies*, CRRTs).
Fonte: Acervo da autoria.

em relação à concentração de potássio [p. ex., a Baxter comercializa o Hemosol® B0 sem potássio (e sem glicose), e o PrismaSol® 2 e 4 com concentrações respetivamente de 2,0 e 4,0 mEq/L de potássio]. Assim, a *concentração de potássio* nas soluções baseia-se na avaliação contínua da calemia. Em contexto de hipercalemia (> 4,5 mEq/L) deve ser utilizada uma concentração de potássio de 2,0 mEq/L [com utilização de soluções sem potássio em situações de risco de vida (calemia > 7,0 mEq/L ou alterações eletrocardiográficas)], e em contexto de hipocalemia ou calemia normal (≤ 4,5 mEq/L) uma concentração de 4 mEq/L. Mais recentemente foram introduzidas soluções com fosfato (p. ex., Phoxillum® da Baxter) que reduzem o risco de hipofosfatemia. Embora seja desejável evitar soluções personalizadas, existem situações clínicas em que se torna necessário modular as concentrações iônicas das soluções comercialmente disponíveis [o que deve de ocorrer idealmente na farmácia hospitalar e apenas excecionalmente (situações *life-saving*) à cabeceira do doente por enfermeiros experimentados]. Assim, em situação de: (1) hiponatremia ou hipernatremia deve ser adicionando à solução de dialisante/reposição, água para injetáveis ou solução salina hipertônica (p. ex., cloreto de sódio a 20%) segundo um protocolo rígido por forma a limitar a velocidade de correção do sódio; e (2) situação de acidemia metabólica grave (pH < 7,2 com bicarbonato < 12 mEq/L) pode ser adicionando à solução de reposição/dialisante, bicarbonato de sódio (p. ex., bicarbonato de sódio 8,4%) para promover alterações da concentração até 38 mEq/L.

Embora historicamente se fale de modalidades de CRRT arteriovenosas (*i.e.* em que a via de acesso é uma artéria e a de retorno uma veia, e em que o fluxo de sangue é dependente do gradiente entre a pressão arterial média e a pressão venosa, dispensando a necessidade de uma bomba de sangue) todas as modalidades nos atuais monitores são venovenosas (*i.e.* utilizando um acesso vascular único como previamente descrito). Existem diferentes modalidade de CRRT venovenosas definidas pelo princípio subjacente à forma de depuração de solutos (**Figura 72.2**), assim: (1) se a depuração se faz por difusão a técnica designa-se por hemodiálise venovenosa contínua (HDVVC); se a depuração se faz por convexão a técnica designa-se por femofiltração venovenosa contínua (HFVVC), nesta modalidade a substituição do ultrafiltrado pode-se fazer pré-filtro ou pós-filtro; e (3) se a depuração se faz por combinação de convexão e difusão a técnica designa-se por hemodiafiltração venovenosa contínua (HDFVVC), com a substituição do ultrafiltrado também pré-filtro ou pós-filtro. Independentemente da modalidade de CRRT, a reposição pré-filtro (em relação à reposição pós-filtro) dilui o sangue (reduzindo a concentração de soluto no hemofiltro) de forma proporcional à relação entre o débito de bomba de reposição (Qf) e o Qb – traduzida matematicamente pelo fator de correção de hemodiluição (FC) – o que: (1) reduz a eficiência da *clearance* de solutos; e (2) reduz a hemoconcentração, que por sua vez reduz a probabilidade de coagulação do hemofiltro. Não existe qualquer evidência que o *outcome* final (morbimortalidade) seja alterado pela escolha da modalidade específica de CRRT existem, ainda assim, diferenças teóricas na aplicação destas diferentes modalidades sendo que: (1) a HFVVC e a HDFVVC, por se basearem em processo convectivo, são mais eficazes na *clearance* de moléculas de maior peso molecular (incluindo moléculas pró-inflamatórias); e (2) a

	HFVVC (pós-filtro)	HFVVC (pré-filtro)	HDVVC	HDFVVC (pós-filtro)	HDFVVC (pré-filtro)
Princípios 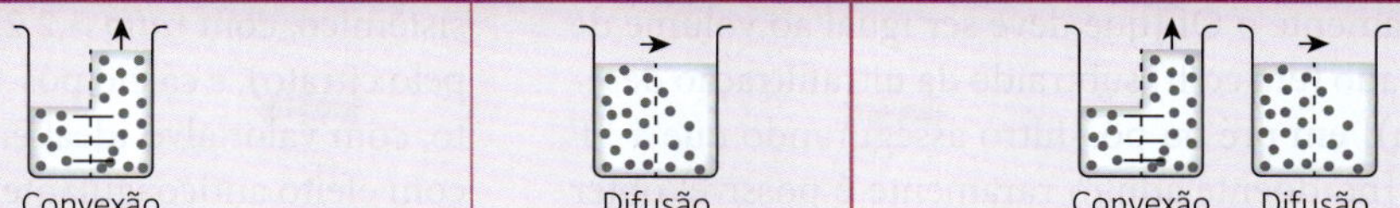	Convexão		Difusão	Convexão	Difusão
Clearance de solutos	$Se \times [Q_f + UF]$	$Se \times [Q_f \times FC + UF]$ $FC = \frac{Q_b}{Q_b + Q_f}$	$Sd \times [Q_b + UF]$	$Sd \times [Q_b + Q_f + UF]$	$Se \times [Q_b + Q_f \times FC + UF]$ $FC = \frac{Q_b}{Q_b + Q_f}$
Fração de filtração	$\frac{Q_f + UF}{Q_b \times [1 - H (\%)]}$	$\frac{Q_f + UF}{Q_b \times [1 - H (\%)] + Q_f}$	$\frac{UF}{Q_b \times [1 - H (\%)]}$	$\frac{Q_f + UF}{Q_b \times [1 - H (\%)]}$	$\frac{Q_f + UF}{Q_b \times [1 - H (\%)] + Q_f}$
Esquema	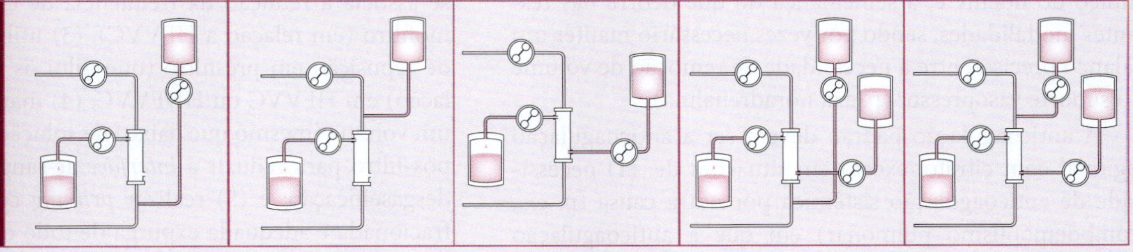				

Figura 72.2. Modalidades específicas de terapêuticas de substituição renal contínuas (*Continuous Renal Replacement Therapies*, CRRTs).
HFVVC: hemofiltração venovenosa contínua; HDVVC: hemodiálise venovenosa contínua; HDFVVC: hemodiafiltração venovenosa contínua; Sc: coeficiente de Sieving; Sd: coeficiente de saturação; Qb: débito de bomba de sangue; Qf: débito de bomba de reposição; UF: ultrafiltração; H(%): hematócrito (%); FC: fator de correção de hemodiluição.
Fonte: Acervo da autoria.

HDVVC, por ter baixa fração de filtração (FF, como a seguir descrito), é menos propícia a coagulação do hemofiltro. Por fim, existe ainda uma quarta modalidade designada de *Slow Continuous UltraFiltration* (SCUF) que se baseia exclusivamente no princípio da ultrafiltração que tem caído em desuso, por não existirem estudos que validem a sua utilidade na população para a qual foi conceitualizada (*i.e.* doentes com insuficiência cardíaca congestiva com sobrecarga resistente à terapêutica diurética).

$$\text{volume de efluente (cc/kg/h)} = \frac{\text{solução dialisante (cc/h)} + \text{solução de reposição (cc/h)} + \text{ultrafiltração (cc/h)}}{\text{peso (kg)}}$$

Em CRRT a dose depurativa-alvo é normalmente baseada no volume de efluente, existindo dois estudos randomizados e controlados (VA/NIH ATN e RENAL) que demonstram ausência de benefício (e potencial risco associado a desnutrição proteica, deficiência de micronutrientes, e concentrações infraterapêuticas de antibióticos) de uma dose de efluente > 35 cc/kg/h. Na prática, a dose de efluente prescrita é de 25-30 cc/kg/h para compensar o *downtime* do monitor (p. ex., troca de sacos, substituição de hemofiltro) e administrar uma dose efetiva de 20-25 cc/kg/h. Em situações de hipercalemia ou acidemia com associado risco de vida (em termos práticos, aquelas em que se considera CRRT com solução dialisante/reposição sem potássio e/ou bicarbonato manipulado) pode ser considerada a prescrição de técnica de alto volume (> 40 cc/kg/h) apenas pelo tempo necessário à correção das alterações. No entanto, na prescrição da dose deve ser considerado que a dose com base no efluente pode não refletir a real eficiência da técnica, melhor traduzida pela dose baseada na *clearance* de solutos [p. ex., num doente em HFVVC com uma prescrição de dose de efluente de 30 cc/kg/h, a eficiência da técnica será inferior se a reposição for efetuada pré-filtro [em que existe impacto do FC do que se for efetuada pós-filtro]. Em HFVVC existe ainda um outro fator limitante que é a FF (fração de plasma filtrada por meio da membrana semipermeável) em que valores > 20% se associam a hemoconcentração que diminui a permeabilidade da membrana e aumentam a probabilidade de coagulação do hemofiltro.

Em relação aos débitos de bombas, o Qb prescreve-se entre 80 e 300 cc/min sendo que valores superiores (por turbulência) ou inferiores (por estase) se associam a maior probabilidade de coagulação do hemofiltro. O Qb para débitos de Qd e/ou Qf adequados não afeta a *clearance* de solutos, exceto quando é prescrita modalidade com solução de reposição pré-filtro em que influencia diretamente o FC (desejando-se Qb mais elevado para aumentar a *clearance* de solutos). O Qd e o Qf são dependentes da modalidade específica de CRRT prescrita, em situações normais: (1)

na HDVVC, prescreve-se unicamente o Qd [que deve ser igual ao volume de efluente desejado (em cc/h) subtraído da ultrafiltração desejada (em cc/h)]; (2) na HFVVC, prescreve-se unicamente o Qf [que deve ser igual ao volume de efluente desejado (em cc/h) subtraído da ultrafiltração desejada (em cc/h)] em pré ou pós-filtro assegurando que a FF não é > 20% [no doente adulto raramente é possível obter o volume de efluente desejado sem adicionar um componente de hemodiálise (*i.e.* utilizando HDFVVC)]; e (3) na HDFVVC, o volume de efluente desejado (em cc/h) subtraído da ultrafiltração (em cc/h) desejada deve ser distribuído com o maior débito possível de Qf (em pré ou pós-filtro) que permita manter a FF ≤ 20%, com o Qd utilizado apenas para completar o volume total de efluente.

O volume de ultrafiltração deve ser adequado ao estado clínico do doente e, à semelhança do que ocorre nas restantes modalidades, sendo por vezes necessário manter um balanço preciso entre a necessidade de remoção de volume e o suporte vasopressor (p. ex., noradrenalina).

A anticoagulação-padrão deverá ser a anticoagulação regional com citrato, exceto em situações de: (1) necessidade de anticoagulação sistêmica por outra causa (p. ex., tromboembolismo pulmonar) em que a anticoagulação deverá ser adaptada à situação clínica; ou (2) contraindicação para anticoagulação regional com citrato em que se pode utilizar anticoagulação com heparina (p. ex., bólus de 1.000 UI seguido de perfusão de 500-1000 UI/h, com *ratio* de aPTT alvo de 1,5 a 2,0 associado a menor complicação hemorrágica mas não a maior patência do hemofiltro) ou opcionalmente, se existir risco hemorrágico, sem qualquer anticoagulação (não existindo qualquer vantagem na realização de lavagens com soro fisiológico). As contraindicações para a anticoagulação com citrato são: (1) a grave disoxia tecidular (marcada por acidemia láctica tipo 1 grave com associada disfunção de orgão); e (2) a doença hepática crônica agudizada e insuficiência hepática aguda associada a preditores de acumulação de citrato (tempo de protrombina ≥ 33 s ou lactato ≥ 3,4 mmol/L). O efeito anticoagulante do citrato de sódio (que representa uma sobrecarga potencial de sódio, razão pelas quais as soluções de dialisante de algumas marcas comerciais são pobres em sódio) resulta da formação de um complexo citrato-cálcio que quela o cálcio ionizado, cofator essencial da cascata de coagulação (razão pela qual a solução dialisante não tem cálcio). Cerca de ⅓ do complexo citrato-cálcio é removido no circuito extracorporal (que deve ser compensado por uma perfusão exógena de cloreto/gluconato de cálcio) e ⅔ entram em circulação onde é rapidamente metabolizado (no fígado, músculo e rim) com libertação do cálcio bem como de 3 moléculas de bicarbonato (que representa uma sobrecarga potencial de bicarbonato, razão pela qual a solução dialisante é pobre em bicarbonato). A anticoagulação regional do citrato pode ser realizada utilizando solução de citrato hipertônico [p. ex., citrato de sódio 4%, na MultiFiltratePRO da Fresenius] ou isotônico [p. ex., Prismocitrato 18/0 (0,3%), na PrisMax da Baxter], e requer um protocolo rigoroso (em HDFVVC ou HDVVC, específico para cada monitor) com necessidade de avaliação frequente do equilibro ácido-base, e níveis de cálcio total/ionizado séricos (para ajuste da perfusão de cálcio sistêmico, com *ratio* > 2,25 associado a risco de intoxicação pelo citrato), e cálcio pós-filtro (para ajuste da dose de citrato, com valor alvo ideal entre 0,25-0,35 mmol/L, mas ainda com efeito anticoagulante se < 0,5 mmol/L).

Independentemente da técnica de anticoagulação utilizada se existir coagulação frequente do hemofiltro deve-se considerar a identificação e correção de alguns fatores: (1) interrupção frequente da técnica por deficiência do acesso vascular (condicionando troca do mesmo) ou resposta inadequada da equipa de enfermagem aos alarmes; (2) prescrição global da técnica que promova FF ≤ 20%, considerando a prescrição de HDVVC (sem componente convectivo) que se associa a redução da frequência de coagulação do hemofiltro (em relação à HFVVC); (3) utilização de solução de reposição em pré-filtro (que dilui os fatores da coagulação) em HFVVC ou HDFVVC; (4) manter prescrição de um volume (mesmo que baixo) de solução de reposição em pós-filtro para reduzir a *interface* ar-sangue na câmara de desgaseificação; e (5) realizar *priming* com heparina não fracionada e adequada expurga de todo o ar do hemofiltro (toque suave no hemofiltro para remover bolhas).

No que diz respeito ao troubleshooting, é necessário compreender que a hipotensão relacionada à técnica é menos frequente do que com as técnicas intermitentes e essencialmente determinada pelo débito de ultrafiltração (mas não pelo Qb). Os monitores apresentam diferentes alarmes sendo os mais frequentes os associados às pressões medidas ou calculadas. A *pressão de acesso* (valores normais entre -30 e -150 mmHg) muito negativa (< -150 mmHg)) é causada por problemas associados à linha arterial (*kinking*) ou ao cateter (*kinking* ou coágulo) incluindo o seu posicionamento intravascular (influenciado pela localização da ponta, estado volêmico do doente e pressão intratorácica/intrabdominal), devendo-se considerar por ordem de prioridades: (1) otimização da volemia e da pressão intratorácica/intra-abdominal; (2) reposicionamento do doente (extensão da perna ou rotação da cabeça) ou cateter (rotação ou exteriorização); (3) lavagem dos lúmens; (4) redução do Qb e inversão dos lúmens (que condicionam a efetividade da técnica); e (5) rotação do cateter para outra localização. A elevação isolada da *pressão de filtro* (valores normais entre 100 e 250 mmHg) associa-se a: (1) elevação da pressão transmembranar (> 350 mmHg), que resulta do aumento da resistência ao fluxo entre os compartimentos de sangue e dialisante/filtrado por meio da membrana semipermeável e aponta para o entupimento lento e progressivo dos poros (*clogging*); ou (2) elevação da pressão de queda do filtro (> 300 mmHg) que resulta do aumento da resistência ao fluxo por meio do hemofiltro e aponta para a coagulação do mesmo resultante da microcoagulação das fibras ocas (*clotting*). A associação de elevação da pressão de filtro com *pressão de retorno* (valores normais entre 50-150 mmHg; elevada > 300 mmHg) resulta de problemas associado ao cateter (cuja resolução é semelhante ao da pressão de acesso muito negativa) ou à linha venosa (mais frequentemente coagulação a nível da câmara de desgaseificação, que implica substituir o *set*/linhas). Existem outros alarmes possíveis: (1) ar no sangue (por *priming* inadequado ou entrada de ar no sistema) com necessidade de interromper a técnica e expurgar o sistema ou substituir o *set*; e (2) sangue no efluente (rutura do hemofiltro) com necessidade de interromper a técnica e substituir o *set*/membrana.

Critérios de transição e interrupção

O critério de transição de HDI para uma técnica híbrida ou CRRT é, mais frequentemente, a instabilidade hemodinâmica (como previamente descrito). Por outro lado, a transição de CRRT para HDI ou técnica híbrida pode ocorrer: (1) de forma programada (por decisão da equipa assistencial em passar a uma modalidade de transição); ou (2) por interrupção não programada da técnica (p. ex., coagulação do hemofiltro) com manutenção de critérios para TSFR mas com vantagem de passar a uma modalidade de transição.

O critério de interrupção da TSFR de forma programada baseia-se na evidência de recuperação da função renal. Esta decisão é mais fácil se o doente estiver em HDI ou técnica híbrida, onde a sessão seguinte pode ser simplesmente adiada ou não efetuada. Em CRRT o marcador mais fiável e de simples monitorização é o débito urinário, com um *cut-off* de 400 cc/dia (ou 2.300 cc/dia se o doente encontra-se sob terapêutica diurética) predizendo a descontinuação com sucesso da TSFR. A depuração da creatinina (com um *cut-off* de 20cc/min) é também um marcador fiável mas implica a colheita de urina de 6 horas.

Leituras selecionadas

1. Bagshaw SM, Chakravarthi MR, Ricci Z, Tolwani A, Neri M, De Rosa S, Kellum JA, Ronco C; ADQI Consensus Group. Precision Continuous Renal Replacement Therapy and Solute Control. Blood Purif. 2016;42(3):238-47.
2. Cerdá J, Baldwin I, Honore PM, Villa G, Kellum JA, Ronco C; ADQI Consensus Group. Role of technology for the management of aki in critically ill patients: from adoptive technology to precision continuous renal replacement therapy. Blood Purif. 2016;42(3):248-65.
3. Khwaja A. KDIGO clinical practice guidelines for acute kidney injury. Nephron Clin Pract. 2012;120(4):c179-84.
4. Rachoin JS, Weisberg LS. Renal replacement therapy in the ICU. Crit Care Med. 2019;47(5):715-721.

SEÇÃO 9

Sistema Neurológico

Coordenador: António Luís Eiras Falcão

capítulo | 73

Fisiologia e Fisiopatologia Neurológicas Aplicadas

Ciro Leite Mendes

Subcapítulo | 73.1

Neuroanatomia Funcional

Introdução

O cérebro é um órgão de grande complexidade composto por unidades denominadas neurônios, os quais fornecem as vias pelas quais a informação é transportada e o arcabouço responsável pelo seu processamento e pelas respostas resultantes. A quantidade dessas células é cerca de trinta vezes maior do que a população mundial de seres humanos. Ainda maior do que esse número astronômico de células é a quantidade de conexões entre elas ou com outros tipos celulares, como os miócitos, já que um único neurônio pode-se conectar com até duas mil outras unidades.[1,2] Assim, o funcionamento adequado desse complexo sistema depende não só dos neurônios, como também da integral efetividade das suas interconexões.

O comprometimento neurológico é comum em pacientes internados em unidade de terapia intensiva (UTI). Pode ser a razão principal da internação, uma manifestação associada ou uma complicação que surge durante o tratamento, muitas vezes devido a problemas de perfusão ou hipoxia grave do sistema nervoso central (SNC), complicando condições como choque circulatório ou falência respiratória. Também pode ser causado por disfunções metabólicas desencadeadas por sepse, inflamação sistêmica ou uso de drogas que afetam o SNC3-7. Para compreender essas diversas condições que acometem o SNC dos pacientes de UTI, os intensivistas precisam ter um sólido conhecimento de neuroanatomia funcional. Isso inclui entender como funcionam os componentes celulares do SNC e como ocorrem suas interações, temas que serão abordados neste capítulo. Tendo em vista que essa dimensão do conhecimento médico é extremamente vasta e que seria impossível, além de contraproducente, tentar abranger todos os aspectos envolvidos no tema, os editores acharam por bem usar uma abordagem que previsse contemplar apenas os conceitos imprescindíveis à compreensão satisfatória dos principais aspectos fisiológicos e fisiopatológicos relativos às doenças neurocríticas; sem negligenciar, contudo, as expectativas que tanto o assunto quanto este próprio tratado exortam. Dessa forma, o assunto será dividido em quatro capítulos: no primeiro, serão apresentados os fundamentos da *neuroanatomia funcional* aplicada; tendo em vista que neurônios e miócitos compartilham muitos aspectos funcionais, notadamente o comportamento iônico das suas membranas celulares, base da geração e transmissão do impulso elétrico por essas células, características fisiológicas pertinentes às células musculares serão também apresentadas neste texto. No capítulo subsequente, serão discutidos o *sistema nervoso autônomo* e as principais substâncias químicas coadjuvantes ao seu funcionamento, disfunção e terapêutica. No terceiro capítulo, será apresentada a fisiologia da *junção neuromuscular (JNM)* e discutida a participação e o acometimento dessa importante estrutura na gênese e no agravamento de diversas condições frequentemente enfrentadas no ambiente de UTI. No quarto capítulo, serão abordados os aspectos fisiológicos e fisiopatológicos mais relevantes sobre *nocicepção e dor*, assim como as características de ação das principais intervenções usadas pelo intensivista no tratamento dessas manifestações. E por fim, no quinto e último capítulo, serão apresentados os princípios fisiopatológicos envolvidos na gênese e no tratamento do *coma*.

Há dois grandes sistemas orgânicos responsáveis por coordenar o funcionamento e a integração entre as trilhões de células do corpo humano: o *sistema endócrino (SE)*, cuja comunicação é feita com praticamente todos os tecidos corporais e que é possibilitada por hormônios que usam a circulação sanguínea como meio de transporte; e o *sistema nervoso (SN),* cuja unidade funcional, como visto, é o neurônio.[3] Essas células podem transmitir a comunicação a longas distâncias, mas sempre de uma unidade celular para outra, por meio de estímulos elétricos ou químicos.

A função do SN é cumprida em três etapas fundamentais:

1. Captação e envio de informações corporais e externas ao SNC.
2. Processamento das informações pelo SNC, o qual, por sua vez, gera a resposta mais adequada, de acordo com a necessidade.
3. Efetivação das respostas, geralmente viabilizadas por meio de *comandos a músculos e glândulas.*

O SN se divide em dois grandes componentes, anatomicamente distintos discriminados a seguir e que também estão ilustrados na **Figura 73.1.1**:

1. O SNC, já citado, inclui o cérebro e a medula espinhal. Essas estruturas estão envoltas, respectivamente, pela caixa craniana e pela coluna vertebral, que lhes servem de proteção. O SNC é responsável pela maior parte das funções resolutivas do sistema nervoso.
2. O *sistema nervoso periférico (SNP)*, que é composto por todos os demais componentes do SN, à exceção do cérebro e da medula espinhal. O SNP pode ser subdividido em duas partes principais:
   a. o *SNP somático*, que inclui os nervos responsáveis pela inervação da pele, articulações e músculos; e
   b. o *SNP visceral*, também conhecido como *sistema nervoso autônomo (SNA)* ou *sistema nervoso vegetativo (SNV)*, responsável pela inervação dos órgãos internos, vasos sanguíneos e glândulas.

Os nervos do SNP somático estabelecem sua comunicação por meio das *raízes dorsais da medula espinhal*, que por sua vez conduzem as informações sensoriais ao SNC. Em resposta, o SNC envia comandos motores que são transmitidos às estruturas efetoras através das *raízes ventrais* da medula espinhal. Os neurônios sensoriais do sistema aferente têm seus corpos celulares nos *gânglios das raízes dorsais*, das quais estão bastante próximos (**Figura 73.1.2**). Dos doze pares de nervos cranianos, alguns estão ligados diretamente ao SNC (tais como os pares I, II, VII, VIII), outros ao sistema nervoso periférico somático (III, IV, V, VI, VII, IX, XI, XII), outros ainda ao sistema nervoso periférico visceral (X), ou a ambos os sistemas, como o nervo facial (VII).[3]

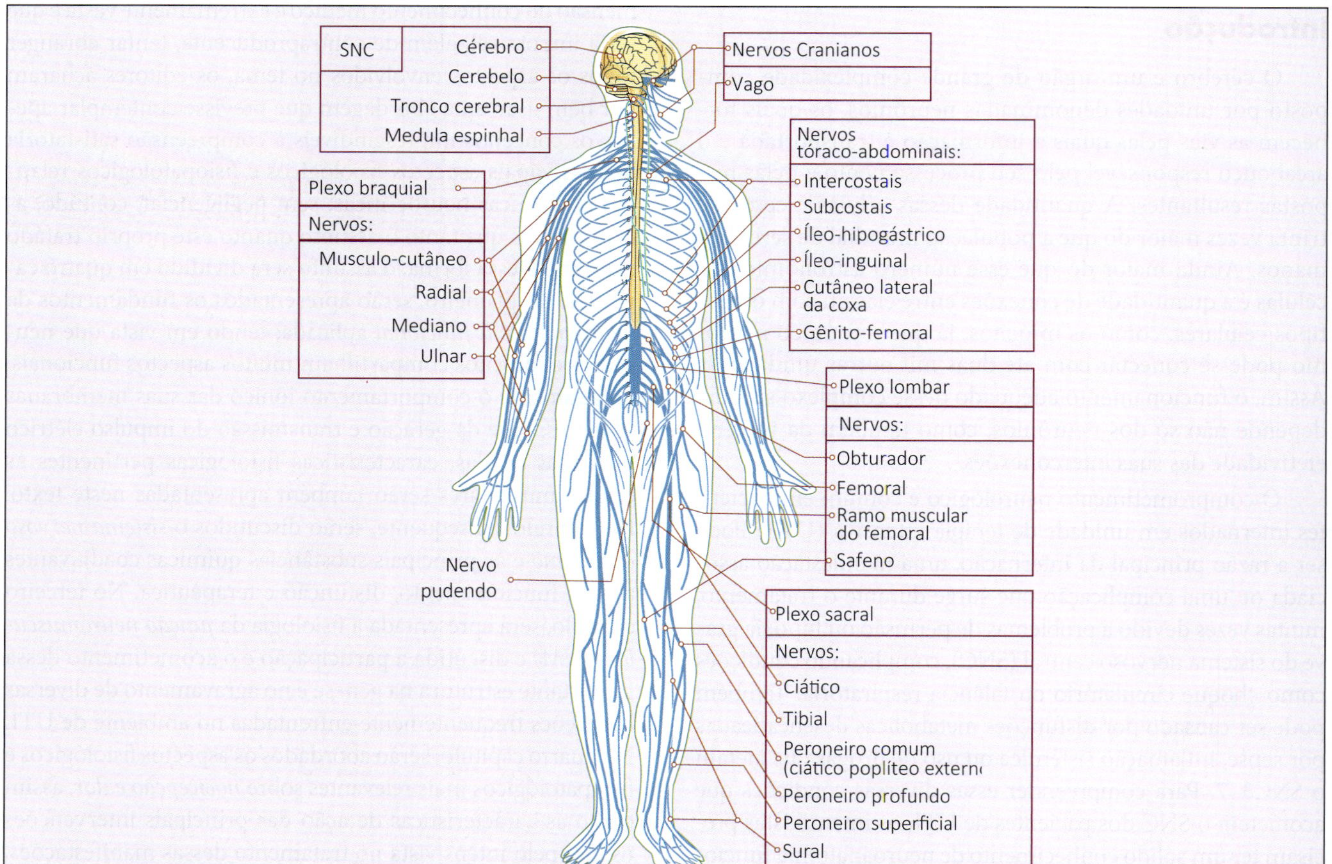

Figura 73.1.1. Divisão do sistema nervoso em SNC e SNP, como as suas principais ramificações nervosas.

Fonte: Traduzida e adaptada de Wikimedia Commons. Disponível em: https://commons.wikimedia.org/wiki/file:nervous_system_diagram-fr.svg?lang=fr. Acesso em agosto de 2024.

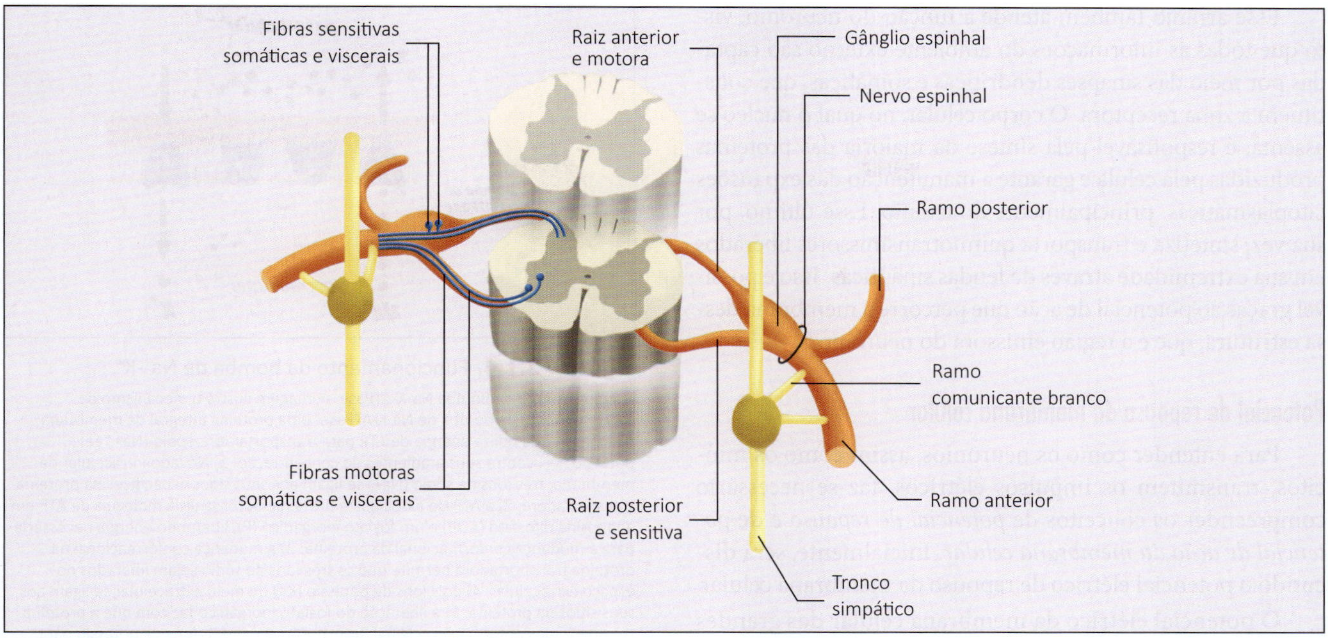

Figura 73.1.2. Corte transversal da medula espinhal, evidenciando os componentes de um nervo espinhal e suas ramificações.

Fonte: Traduzida e adaptada de Lacour B, Belon JP. Physiologie humaine. 1st ed. Paris: Elsevier Masson; 2016.

O neurônio

Os neurônios possuem uma morfologia muito diversa e a maior parte deles têm corpos celulares pequenos, proporcionalmente à sua dimensão total, que é de 5 µm a 10 µm, em média. Os dendritos são maiores, mas medem, no máximo, cerca de 1 mm. Os axônios são a maior estrutura; alguns deles, como os localizados nos cordões posteriores da medula espinhal, chegam a atingir um metro de comprimento. A distribuição desses três principais componentes é polarizada: geralmente, em uma extremidade há um dendrito, mais ou menos ramificado, um corpo celular que pode variar de posição, a depender do tipo de neurônio e, na outra extremidade, o axônio, como uma única ramificação (**Figura 73.1.3**).[3]

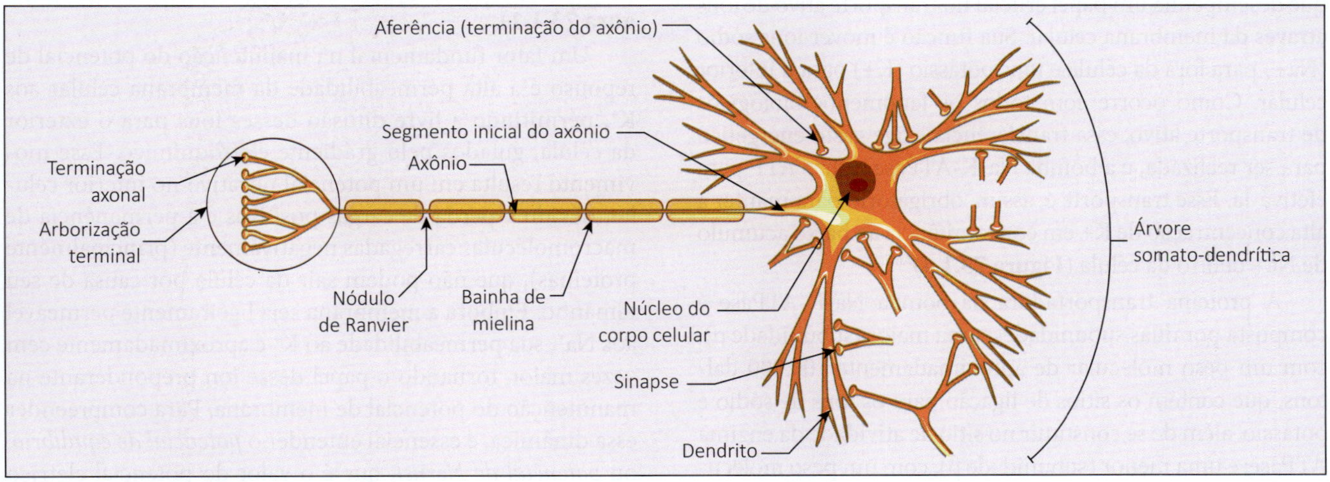

Figura 73.1.3. Componentes principais de um neurônio mielinizado típico.

Componentes estruturais do neurônio. O neurônio, unidade fundamental do sistema nervoso, apresenta uma estrutura altamente especializada para a recepção, integração e transmissão de sinais eletroquímicos. Suas principais partes são:

Corpo celular: Contém o núcleo e a maioria das organelas celulares, sendo o centro metabólico da célula. É a região onde são produzidas as proteínas e outras moléculas essenciais para o funcionamento neuronal.

Dendritos: Prolongamentos curtos e ramificados que atuam como receptores de informações. À grande área de superfície proporcionada pelos dendritos aumenta a capacidade do neurônio de receber sinais de outros neurônios.

Axônio: Prolongamento único e geralmente longo, responsável pela condução do impulso nervoso para outras células. A bainha de mielina, uma camada isolante que envolve o axônio, aumenta significativamente a velocidade de condução do potencial de ação.

Botões sinápticos: Estruturas localizadas na extremidade do axônio, especializadas na liberação de neurotransmissores na fenda sináptica, permitindo a comunicação com outros neurônios ou células efetoras.

Fonte: Acervo da autoria.

Esse arranjo também atende à função do neurônio, visto que todas as informações do ambiente externo são captadas por meio das sinapses dendríticas e somáticas, que constituem a zona receptora. O corpo celular, no qual o núcleo se assenta, é responsável pela síntese da maioria das proteínas produzidas pela célula e garante a manutenção das expansões citoplasmáticas, principalmente do axônio. Esse último, por sua vez, sintetiza e transporta quimiotransmissores liberados em sua extremidade através de fendas sinápticas. Isso é possível graças ao potencial de ação que percorre a membrana dessa estrutura, que é a região emissora do neurônio.[4]

Potencial de repouso da membrana celular

Para entender como os neurônios, assim como os miócitos, transmitem os impulsos elétricos, faz-se necessário compreender os conceitos de *potencial de repouso* e de *potencial de ação da membrana celular*. Inicialmente, será discutido o potencial elétrico de repouso da membrana celular.

O potencial elétrico da membrana celular das grandes fibras nervosas, quando em repouso, ou seja, nos intervalos em que nenhum sinal nervoso está sendo transmitido, é de aproximadamente 70 milivolts negativos. Essa negatividade é essencial para que os neurônios cumpram sua função (assim como as outras células excitáveis, como os miócitos) e é possibilitado e mantido pela ação combinada da *bomba de sódio-potássio* (também denominada *bomba Na-K-ATPase*), dos canais iônicos e dos gradientes de concentração iônicos.[4,5]

Mecanismo da bomba Na-K-ATPase

A bomba Na-K-ATPase é uma proteína transmembrana que desempenha um papel crucial no transporte ativo de íons através da membrana celular. Sua função é mover íons sódio (Na+) para fora da célula e íons potássio (K+) para o interior celular. Como ocorre com todos os fenômenos biológicos de transporte ativo, essa transferência exige gasto energético para ser realizada, e a bomba Na-K-ATPase utiliza ATP para efetivá-la. Esse transporte é, assim, obrigatório para manter a alta concentração de K+ em concomitância ao baixo acúmulo de Na+ dentro da célula (**Figura 73.1.4**)[2,6,7].

A proteína transportadora da bomba Na-K-ATPase é composta por duas subunidades: uma maior (subunidade α), com um peso molecular de aproximadamente 100.000 daltons, que contém os sítios de ligação para os íons de sódio e potássio, além de se constituir no sítio de atividade da enzima ATPase; e uma menor (subunidade β), com um peso molecular de cerca de 55.000 daltons, cuja principal função é estabilizar e ancorar a subunidade α na membrana celular.

O funcionamento dessa bomba ocorre da seguinte forma: a subunidade α apresenta sítios específicos que se ligam a três íons de sódio no lado intracelular da membrana e a dois íons de potássio no lado extracelular. A ATPase associada à subunidade α é responsável por gerar a energia necessária por meio da hidrólise de uma molécula de ATP, que por sua vez ocasiona uma mudança conformacional na proteína.

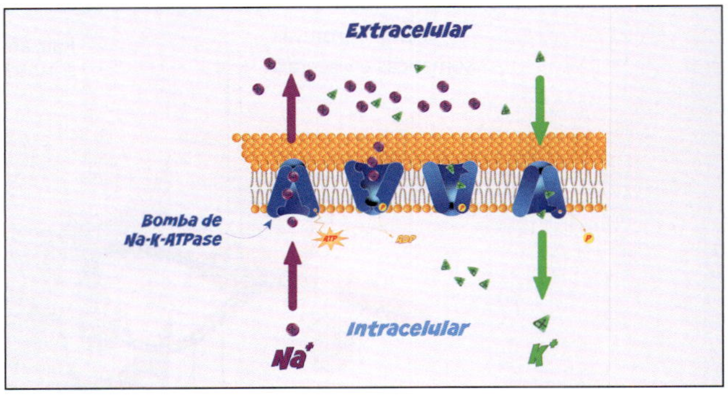

Figura 73.1.4. Funcionamento da bomba de Na^+-K^+.

Funcionamento da Bomba Na-K-ATPase. A imagem ilustra o mecanismo de funcionamento da bomba de Na-K-ATPase, uma proteína integral da membrana plasmática que utiliza energia de ATP para transportar íons sódio (Na+*) e potássio (K+) contra seus gradientes de concentração: 1) No lado intracelular da membrana, três íons de sódio (Na+) se ligam aos seus sítios específicos na proteína transportadora; 2) a ATPase associada à proteína hidrolisa uma molécula de ATP em adenosina difosfato (ADP) e um fosfato inorgânico (P), liberando energia necessária para a mudança conformacional da proteína; 3) a mudança conformacional na proteína transportadora permite que os três íons de sódio sejam liberados no espaço extracelular; 4) dois íons de potássio (K+) do meio extracelular se ligam aos seus sítios na proteína; 5) a liberação do fosfato inorgânico faz com que a proteína retorne à sua conformação original, transportando os dois íons de potássio para o= interior da célula; 6) o ciclo contínuo da bomba Na-K-ATPase mantém a alta concentração de potássio e a baixa concentração de sódio no interior da célula, fundamentais para várias funções celulares, incluindo a manutenção do potencial de repouso da membrana e a excitabilidade celular.

Fonte: Acervo da autoria.

Essa mudança de configuração estrutural permite liberar os três Na^+ para fora da célula e, concomitantemente, possibilitar a ligação e a entrada de dois K^+ na célula. O funcionamento contínuo da bomba assegura a alta concentração de K^+ e a baixa concentração de Na^+ no interior da célula, o que é crucial para viabilizar várias funções celulares, entre elas, a manutenção do potencial de repouso da membrana e a excitabilidade celular (ver também **Figura 73.1.1**).

Um fator fundamental na manutenção do potencial de repouso é a alta permeabilidade da membrana celular aos K^+, permitindo a livre difusão desses íons para o exterior da célula, guiados pelo gradiente eletroquímico. Esse movimento resulta em um potencial negativo no interior celular, devido à perda de cargas positivas e à permanência de macromoléculas carregadas negativamente (principalmente proteínas), que não podem sair da célula por causa de seu tamanho. Embora a membrana seja ligeiramente permeável aos Na^+, sua permeabilidade ao K^+ é aproximadamente cem vezes maior, tornando o papel desse íon preponderante na manutenção do potencial de membrana. Para compreender essa dinâmica, é essencial entender o *potencial de equilíbrio*, ou *potencial de Nernst*, que é o valor do potencial elétrico necessário para equilibrar a força do gradiente de concentração de um íon específico através da membrana celular, de forma a impedir seu movimento líquido. A **Tabela 73.1.1** apresenta as diferenças de concentração dos íons Na^+ e K^+ nos líquidos intracelular e extracelular, bem como seus respectivos potenciais de equilíbrio.[2,5,7]

Além da participação do transporte passivo de íons, a Na-K-ATPase também contribui para o potencial de membrana ao bombear, como visto, três Na^+ ao compartimento

Tabela 73.1.1. Concentração e potencial de equilíbrio dos íons no líquido intracelular (LIC) e no líquido extracelular (LEC)

Íon	LEC (mmol/kg H_2O)	LIC (mmol/kg H_2O)	Potencial de equilíbrio
K^+	4,5	160,0	- 95 mV
Na^+	144,0	7,0	+ 80 mV

Fonte: Desenvolvida pela autoria.

Tabela 73.1.2 Principais células excitáveis e seus respectivos potenciais de repouso em milivolts

Tipo de Célula	Potencial de repouso (mV)
Neurônios	-60 a -70
Músculo esquelético	-85 a -95
Músculo liso	-50 a -60
Músculo cardíaco	-80 a -90

Fonte: Adaptada de Guyton AC, Hall JE. Guyton and Hall Textbook of Medical Physiology. 14th ed. Unit II, Chapter 5, Membrane Potentials and Action Potentials. Philadelphia: Elsevier; 2021. p. 63-77.[4]

extracelular para cada dois K^+ que entram, o que resulta em um déficit líquido de cargas positivas no interior da célula.

Isso contribui com aproximadamente -4 milivolts ao potencial de repouso. Essas contribuições combinadas garantem um potencial de repouso da membrana de até -90 milivolts, como ocorre nas fibras musculares esqueléticas.

Na **Tabela 73.1.2**, são apresentados os potenciais de repouso das principais células excitáveis do corpo humano.[4]

As mudanças no potencial de repouso

Todo o aparato fisiológico até aqui descrito existe para proporcionar os meios necessários com os quais as células excitáveis exercem ou viabilizam suas funções, que são, fundamentalmente, as de receber, transportar e transmitir impulsos elétricos. Para que isso ocorra, torna-se necessário que o potencial de repouso sofra algum tipo de perturbação; esse distúrbio, por sua vez, deverá ser transferido a outros locais da membrana celular até atingir seu objetivo. Essas perturbações do potencial de repouso podem ser divididas em *potenciais graduados* e *potenciais de ação*, os quais serão discutidos a seguir.

■ Potenciais graduados

Os potenciais graduados são mudanças no potencial de membrana de uma célula que ocorrem em resposta a um evento, e que são diretamente proporcionais à intensidade do distúrbio que os desencadeia. Eles desempenham um papel crucial na comunicação interna das células nervosas e são fundamentais para a transmissão de sinais no sistema nervoso.[6]

As principais características dos potenciais graduados são:

Amplitude proporcional ao estímulo: a amplitude de um potencial graduado é diretamente proporcional à força do evento que o inicia; estímulos mais fortes resultam em potenciais graduados maiores, enquanto estímulos mais fracos produzem potenciais menores.

Localização: esses potenciais são frequentemente gerados nos dendritos e no corpo celular dos neurônios.

Perda de intensidade com a distância: ao contrário dos potenciais de ação, que são autorregenerativos e mantêm sua amplitude ao longo da fibra nervosa, os potenciais graduados diminuem de amplitude à medida que se afastam do ponto de origem, devido, principalmente, à resistência do citoplasma ao fluxo de corrente elétrica, além da fuga de corrente através dos canais iônicos ao longo da membrana.

Existem dois tipos de potenciais graduados: os *despolarizantes*, que tornam o interior da célula mais positivo (como nos *potenciais pós-sinápticos excitatórios*, ou *PPSE*); e os *hiperpolarizantes*, que induzem a maior negatividade no interior da célula (como nos *potenciais pós-sinápticos inibitórios*, ou *PPSI*).

As principais funções desse tipo de potencial são:[7]

Comunicação local: devido à atenuação que sofrem com a distância, os potenciais graduados são mais eficazes em comunicações próximas, como aquelas que integram os sinais sinápticos nos dendritos e no corpo celular dos neurônios.

Integração sináptica: tendo em vista que os neurônios recebem múltiplos sinais sinápticos, excitatórios e inibitórios, os potenciais graduados permitem a soma espacial e temporal dessas informações e definem se o neurônio irá disparar um potencial de ação ou não.

Gênese de potenciais de ação: se um potencial graduado despolarizante for suficientemente forte para atingir a *zona de gatilho* do axônio inicial, ele pode desencadear um potencial de ação. Essas zonas de gatilho são dotadas de alta densidade de canais de Na^+ dependentes de voltagem, o que possibilita a geração de um potencial de ação quando o limiar de disparo é atingido.

Plasticidade sináptica: esses potenciais também estão envolvidos nos processos de plasticidade sináptica, como a *potencialização de longo prazo (PLP)* e a *depressão de longo prazo (DLP)*, que são mecanismos fundamentais para a aprendizagem e memória.

Os potenciais graduados, como já ressaltado, podem-se dividir em *potenciais pós-sinápticos excitatórios (PPSE)*, os quais são ocasionados pela entrada de íons Na^+ por meio de receptores de substâncias neurotransmissoras e que resultam na despolarização da membrana pós-sináptica, e em *potenciais pós-sinápticos inibitórios (PPSI)*, que resultam da saída de íons K^+ ou entrada de íons Cl^-, o que causa hiperpolarização da membrana pós-sináptica e inibição à gênese do potencial de ação.

Potencial de ação: a linguagem elétrica das células excitáveis

O potencial de ação é um estímulo que trafega por um axônio ou uma fibra muscular e que é transmitido para outras células neuronais ou musculares. No neurônio motor ou em uma placa mioneural, esse fenômeno tem início quando o potencial de membrana do *cone axonal* se desvia de seu valor de repouso para um menos negativo, o que consiste na chamada *despolarização lenta*. Esse desvio pode ser determinado por um estímulo excitatório, cuja natureza pode variar, mas que nos neurônios corresponde à ação de neurotransmissores ou a um estímulo elétrico externo. Uma vez atingido um determinado valor de potencial de membrana, denominado *limiar de despolarização* (ou *limiar de disparo*), que nos neurônios equivale a um nível crítico de potencial de membrana em torno de -55 mV, ocorre a ativação de canais de Na^+ dependentes de voltagem, o que provoca a entrada desse íon na célula e a inversão do potencial de membrana.[2,5]

Essa mudança, por sua vez, desencadeia a ativação de mais canais iônicos vizinhos, o que deflagra um mecanismo de retroalimentação positiva que irá transmitir essa inversão de potencial ao longo de toda a extensão da membrana celular, como ilustrado na **Figura 73.1.5**.

Logo em seguida, os canais de Na^+ são rapidamente inativados, dando início ao processo de repolarização, no qual o potencial de repouso da membrana é restaurado.

Frequentemente, nessa fase, os canais de potássio continuam abertos e a condutância a esse íon permanece elevada, o que ocasiona um curto período de hiperpolarização.[4]

• Períodos refratários

O período refratário se inicia juntamente com o potencial de ação e ocorre porque a célula é incapaz de responder a novos estímulos durante algum tempo após sua despolarização. Numa fase inicial, denominada *período refratário absoluto*, é impossível à célula responder a qualquer estímulo, independentemente da sua magnitude, tendo em vista a persistência da inativação de todos os canais de sódio. Imediatamente após essa etapa, ocorre um intervalo curto, denominado *período refratário relativo*, em que a célula pode novamente responder a estímulos suficientemente intensos, mas no qual apenas potenciais de menor amplitude podem ser gerados. Por fim, o período refratário se encerra com a restauração completa do potencial de repouso.

As fases do potencial de ação[4]

Potencial de repouso: como já discutido, corresponde ao estado de repouso da membrana, no qual a parte interna da célula apresenta carga elétrica negativa em relação ao exterior.

Despolarização: nessa fase, um estímulo excitatório provoca a abertura de canais de sódio voltagem-dependentes, o que por sua vez permite a entrada ultrarrápida de íons sódio na célula, inverte a polaridade da membrana e torna o interior da célula positivo.

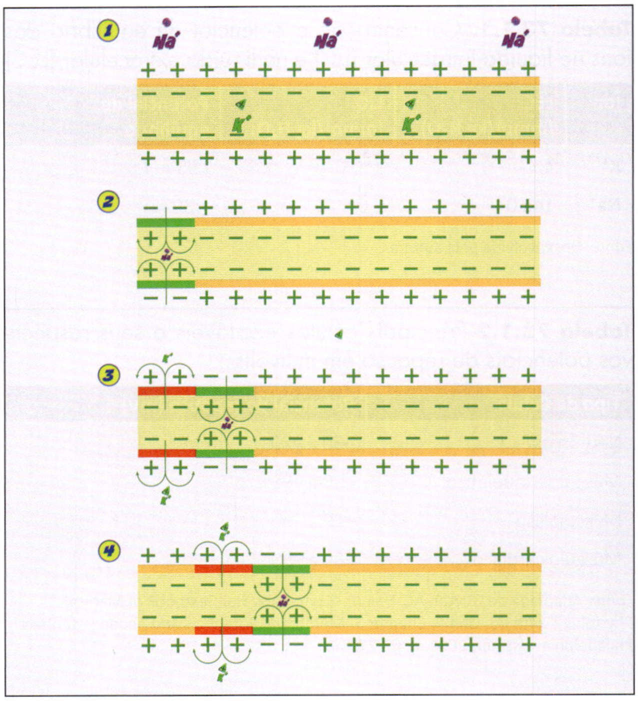

Figura 73.1.5. Fenômenos envolvidos na propagação de um potencial de ação.

A figura ilustra a propagação do potencial de ação ao longo de uma fibra nervosa.

(1) Mostra a fibra nervosa em repouso com íons sódio (Nat) e potássio (K+) distribuídos conforme o estado de repouso. As cargas positivas (representadas pelos sinais "+") estão concentradas no exterior da membrana, enquanto as cargas negativas estão no interior.

(2) Início da despolarização em uma extremidade da fibra, na qual a permeabilidade ao sódio aumenta repentinamente. Os íons sódio entram na célula, carregando cargas positivas para o interior da membrana e gerando uma corrente local que se move ao longo do axônio.

(3) Despolarização propagando-se ao longo da fibra nervosa. As áreas adjacentes à mudança inicial do potencial começam a despolarizar devido ao fluxo de íons sódio, causando um aumento da voltagem acima do valor de voltagem limiar. Isso leva à abertura dos canais de sódio nas novas áreas, adjacentes.

(4) Continuidade do processo de despolarização. À medida que novas áreas despolarizam, mais circuitos locais de corrente são gerados, resultando em despolarização progressiva ao longo de toda a fibra. Esse processo é responsável pela transmissão do impulso nervoso, ou seja, o potencial de ação que viaja ao longo da fibra.

Fonte: Acervo da autoria.

Pico: corresponde ao ponto máximo da despolarização, em que o potencial de membrana atinge seu valor mais positivo.

Repolarização: alguns milissegundos após o início da despolarização, os canais de sódio se fecham e os canais de potássio voltagem-dependentes se abrem, permitindo a saída de íons potássio da célula, o que restabelece o potencial de membrana negativo.

Hiperpolarização: a permeabilidade ao potássio pode persistir por um curto período, levando a uma hiperpolarização transitória da membrana.

Período refratário: após um potencial de ação, a célula entra em um período refratário, durante o qual é difícil ou impossível gerar um novo potencial de ação, garantindo a propagação unidirecional do impulso nervoso.[4]

A **Figura 73.1.6** ilustra os fenômenos descritos anteriormente.[8]

▪ Estímulos excitatórios e o potencial de ação[9]

Estímulos excitatórios são definidos como qualquer perturbação capaz de provocar uma despolarização na membrana celular com magnitude suficiente para atingir o limiar de disparo, que é tipicamente cerca de -55 mV nos neurônios. Este limiar corresponde a um nível crítico do potencial de membrana que resulta na abertura extensa dos canais de sódio dependentes de voltagem, conduzindo a uma despolarização rápida e intensa e ao início do potencial de ação, que ocorrerá apenas se o aumento inicial do potencial de membrana for suficientemente grande para gerar um ciclo de *feedback* positivo, no qual a entrada de Na^+ na fibra excede a saída de K^+. Esse comportamento caracteriza o *fenômeno do tudo-ou-nada*, no qual a origem e transmissão do potencial de ação não dependem da intensidade do estímulo excitatório, mas da mudança de potencial que ele provoca. Quando o impulso não provoca uma mudança suficientemente grande para atingir o limiar de disparo, as alterações se restringem ao local em que a perturbação foi criada. Normalmente, um aumento abrupto de 15 a 30 milivolts no potencial de membrana, elevando-o de -70 milivolts para aproximadamente -55 milivolts, é necessário para desencadear o desenvolvimento explosivo de um potencial de ação.[4,5]

A maioria dos corpos celulares neuronais pode disparar em uma ampla faixa de frequências e responder a pequenas mudanças nas correntes de entrada com grandes alterações na frequência de disparo, graças à expressão de diversos tipos de canais iônicos dependentes de voltagem.[8]

Desde a década de 1970, sabe-se que os neurônios possuem múltiplos tipos de canais iônicos. Nas últimas duas décadas, técnicas avançadas revelaram um número surpreendente desses canais, incluindo mais de 100 subunidades principais de canais de potássio.[10] Além disso, neurônios no cérebro de mamíferos expressam várias condutâncias distintas, abrangendo componentes de correntes de sódio, cálcio e potássio dependentes de voltagem, e correntes ativadas por cálcio e hiperpolarização.

Essa diversidade gera uma complexa interação de condutâncias para formar os potenciais de ação. Apesar dos métodos de análise de voltagem-clamp e modelagem numérica estabelecidos por Hodgkin e Huxley, nosso entendimento sobre a colaboração dessas condutâncias nos neurônios centrais ainda é bastante incompleto. A variabilidade na forma, taxa e padrão de disparo dos potenciais de ação entre diferentes tipos de neurônios depende da função específica dos canais iônicos, o que ressalta a complexidade neuronal promovida por essa multiplicidade e especificidade.[8]

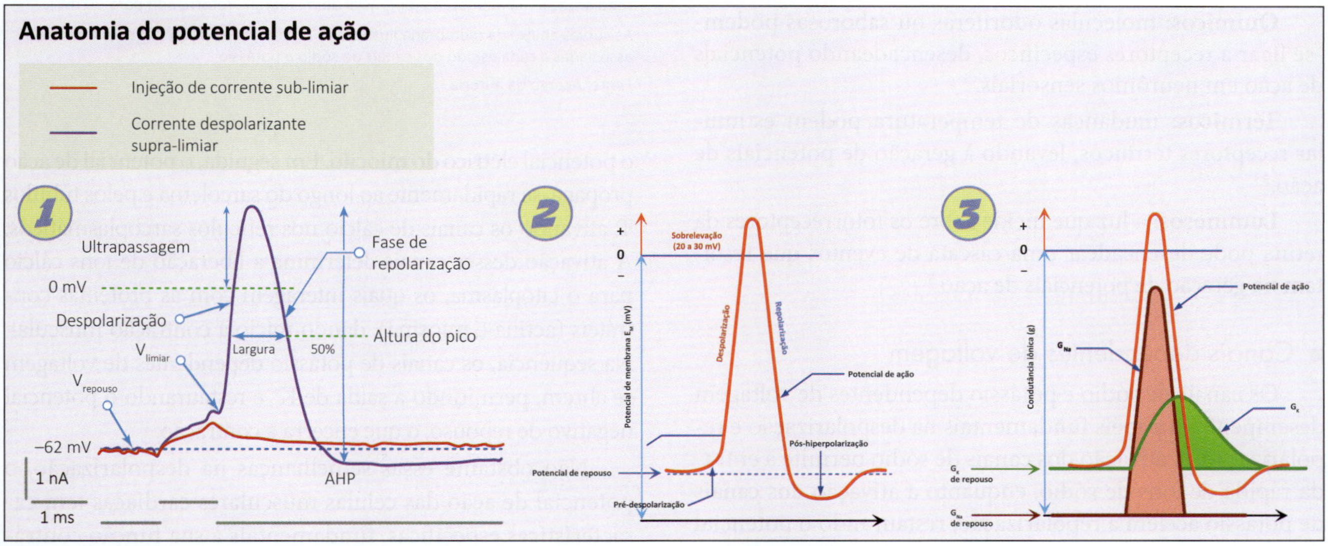

Figura 73.1.6. Diversas características do potencial de ação de um neurônio típico.

(1) Gráfico ilustrando um potencial de ação registrado de um neurônio piramidal na região CA1 do hipocampo de um rato. O potencial de ação foi eliciado pela injeção de corrente despolarizante supralimiar (em roxo). A injeção de corrente breve (1 ms) tem a vantagem de não influenciar diretamente o pico e os potenciais pós-ação. À resposta a uma injeção de corrente sublimiar também é mostrada [em vermelho).

- V-Repouso: potencial de repouso, tipicamente na faixa de 85 à-60 mV.
- V-Limar: limiar de voltagem, o valor mais negativo necessário para que ocorra o disparo "tudo ou nada".
- Despolarização: fase de subida do potencial de ação.
- Ultrapassagem: pico do potencial de ação em relação à 0 mV.
- Altura do pico: pico relativo ao potencial de repouso ou ao potencial mais negativo durante a hiperpolarização pós-ação (AHP].
- Largura: largura do pico na metade da amplitude máxima do potencial de ação.
- Fase de repolarização: velocidade de descida do potencial de ação.

(2) Dinâmica do Potencial de Ação e Condutância tónica. O primeiro gráfico mostra a dinâmica do potencial de ação, incluindo a pré-despolarização, a fase de despolarização, a sobrelevação (20 a 30 mV), a repolarização e a hiperpolarização pós-ação. O segundo gráfico lustra a relação entre a condutância iônica e o potencial de ação.

- G-Na: condutância dos canais de sódio.
- G-xe: condutância dos canais de sódio.
- Potencial de repouso: ponto de equilíbrio das condutâncias em estado de repouso.

Fonte: Acervo da autoria.

■ Tipos de estímulos excitatórios

• Químicos

Neurotransmissores: as sinapses químicas são a principal forma de comunicação entre os neurônios. Quando um neurotransmissor excitatório, como a acetilcolina ou o glutamato, se liga aos receptores pós-sinápticos, ele abre canais iônicos que permitem a entrada de Na^+ na célula, causando a despolarização.[5]

Hormônios: alguns hormônios podem atuar diretamente nas células excitáveis, desencadeando um potencial de ação. Por exemplo, a adrenalina pode estimular a contração do músculo cardíaco.[5]

• Elétricos

Correntes elétricas: a aplicação de uma corrente elétrica externa à célula pode causar uma despolarização suficiente para gerar um potencial de ação. Essa técnica é utilizada em experimentos neurofisiológicos.[5]

• Sensoriais

Mecânicos: a deformação de células receptoras sensoriais como as presentes na pele ou no ouvido interno, pode gerar potenciais de ação. Por exemplo, a pressão sobre a pele pode ativar receptores táteis.[5]

Químicos: moléculas odoríferas ou saborosas podem-se ligar a receptores específicos, desencadeando potenciais de ação em neurônios sensoriais.[5]

Térmicos: mudanças de temperatura podem estimular receptores térmicos, levando à geração de potenciais de ação.[5]

Luminosos: a luz que incide sobre os fotorreceptores da retina pode desencadear uma cascata de eventos que resultam na geração de potenciais de ação.[5]

■ Canais dependentes de voltagem

Os canais de sódio e potássio dependentes de voltagem desempenham papéis fundamentais na despolarização e repolarização. A ativação dos canais de sódio permite a entrada rápida de íons de sódio, enquanto a ativação dos canais de potássio acelera a repolarização, restaurando o potencial de membrana a seu estado de repouso (**Figura 73.1.7**).[4,5,7]

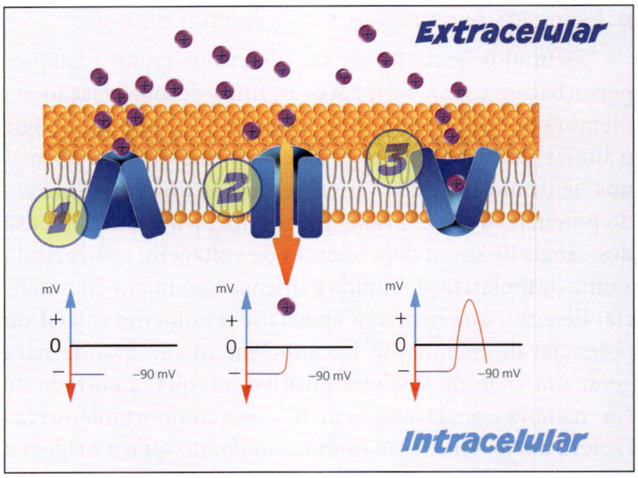

Figura 73.1.7. Representação esquemática de um canal de sódio e seu funcionamento.[4]

Representação esquemática dos canais de sódio e potássio controlados por voltagem durante o potencial de ação na membrana de uma fibra nervosa.

(1) Estado de repouso: O portão de ativação do canal de sódio está fechado, impedindo a entrada de íons de sódio na célula (potencial de membrana em-90 mV).

(2) Estado ativado: O potencial de membrana torna-se menos negativo, resultando na abertura do portão de ativação do canal de sódio, permitindo a entrada rápida de íons de sódio na célula e aumentando significativamente a condutância de sódio (potencial de membrana subindo em direção à 0 mV).

(3) Estado inativado: Após um breve período, o portão de inativação do canal de sódio se fecha, interrompendo o fluxo de íons de sódio, enquanto os canais de potássio se ativam, "aumentando a condutância de potássio e promovendo a repolarização da membrana (potencial de membrana retornando para-90 mV).

As curvas abaixo da membrana ilustram as mudanças no potencial de membrana associadas a cada estado dos canais de sódio e potássio.

Fonte: Acervo da autoria.

■ Excitação das fibras musculares

Nas fibras musculares, os princípios do potencial de repouso e do potencial de ação são semelhantes aos das fibras nervosas, mas que envolvem algumas particularidades, por causa da função contrátil dessas células. O potencial de membrana em repouso nas fibras musculares esqueléticas é cerca de -90 milivolts, ligeiramente mais negativo que nos neurônios, devido a diferenças na permeabilidade iônica e na atividade da bomba Na-K-ATPase.[4]

A despolarização, da mesma forma que nos neurônios, é iniciada pela abertura dos canais de sódio dependentes de voltagem e pela instantânea entrada de íons de sódio, o que inverte o potencial elétrico do miócito. Em seguida, o potencial de ação propaga-se rapidamente ao longo do sarcolema e pelos túbulos T, ativando os canais de cálcio nos retículos sarcoplasmáticos. A ativação desses canais determina a liberação de íons cálcio para o citoplasma, os quais interagem com as proteínas contráteis (actina e miosina), dando início a contração muscular. Na sequência, os canais de potássio dependentes de voltagem se abrem, permitindo a saída de K^+ e restaurando o potencial negativo de repouso, o que encerra a contração.

Não obstante essas semelhanças na despolarização, o potencial de ação das células musculares cardíacas tem características específicas, fundamentais à sua função contrátil, que serão pormenorizadas a seguir.

• Para que serve o período de platô no potencial de ação dos miócitos cardíacos?[4]

A principal característica da despolarização da maior parte das células cardíacas é a sua membrana excitada não se repolarizar imediatamente após a despolarização; em vez disso, o potencial permanece em um platô próximo ao pico do potencial por muitos milissegundos antes que a repolarização comece, o que prolonga significativamente o período de despolarização (**Figura 73.1.8**).[9]

Esse tipo de potencial de ação, como já ressaltado, ocorre nas fibras musculares e nas fibras de Purkinje do sistema

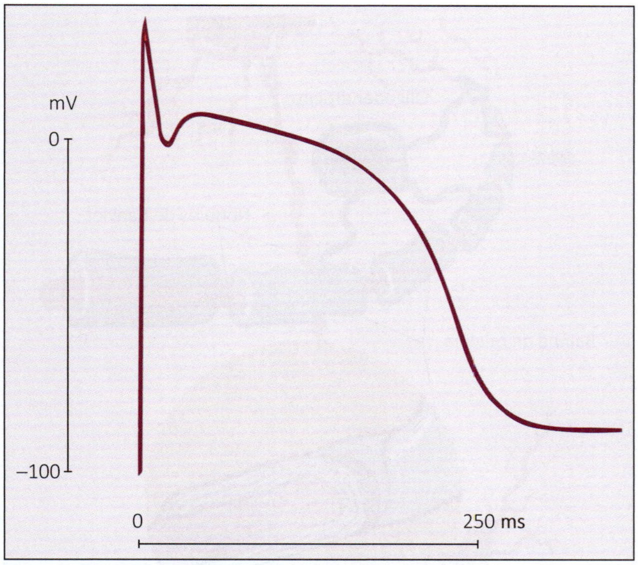

Figura 73.1.8. Potencial de ação de célula de Purkinje de coelho, evidenciando o platô mantido após o potencial de pico da despolarização.[11]

Fonte: Traduzida e adaptada de Picard S, Goineau S, Rouet R. The action potential of the Purkinje fiber: an in vitro model for evaluation of the proarrhythmic potential of cardiac and noncardiac drugs. Curr Protoc Pharmacol. 2006 Jul;Chapter 11:Unit11.3.

de excitação e condução cardíaco, em que o platô dura de 200 a 300 milissegundos, o que coincide com a contração do músculo cardíaco nesse mesmo intervalo.

A causa desse fenômeno é uma combinação de vários fatores: o primeiro deles é relacionado à existência de dois tipos de canais no músculo cardíaco, os quais contribuem para o processo de despolarização: a) os canais de sódio ativados por voltagem usuais, chamados *canais rápidos;* e b) os canais de cálcio-sódio ativados por voltagem (*canais de cálcio do tipo L*), que levam mais tempo para se abrir, motivo pelo qual são denominados *canais lentos*. A abertura dos canais rápidos causa a porção de *"espiga"* do potencial de ação, enquanto a disponibilidade prolongada dos canais lentos de cálcio-sódio permite a maior entrada de Ca^{++} na fibra, o que constitui a principal causa da fase de platô.[11]

Outro fator que pode ser parcialmente responsável pelo platô é que os canais de potássio ativados por voltagem são mais lentos para abrir do que o usual e muitas vezes não se abrem completamente até o final do platô, o que retarda o retorno do potencial de membrana ao seu valor negativo normal de -70 milivolts. Por fim, o platô termina quando os canais de cálcio-sódio se fecham e a permeabilidade aos íons de potássio aumenta.

Esse platô é crucial para permitir a geração de tensão pela fibra muscular cardíaca, já que a contração muscular requer um certo tempo para ocorrer. A manutenção do potencial de ação em um nível elevado por um período prolongado assegura que os íons de cálcio permaneçam dentro da fibra muscular por tempo suficiente para ativar os mecanismos de contração, resultando em uma contração sustentada e eficaz do músculo cardíaco.

Dendritos[3]

Essas estruturas se caracterizam pelo grande número de ramificações, cuja distribuição lembra os galhos de uma árvore [daí seu nome: *"dendron"* ("δένδρον"), "árvore" em grego antigo]. Os dendritos variam enormemente em número, distribuição e aspecto, a depender da estrutura nervosa à qual pertencem; a mais distinta é encontrada nas células de Purkinje cerebelares (**Figura 73.1.9**).

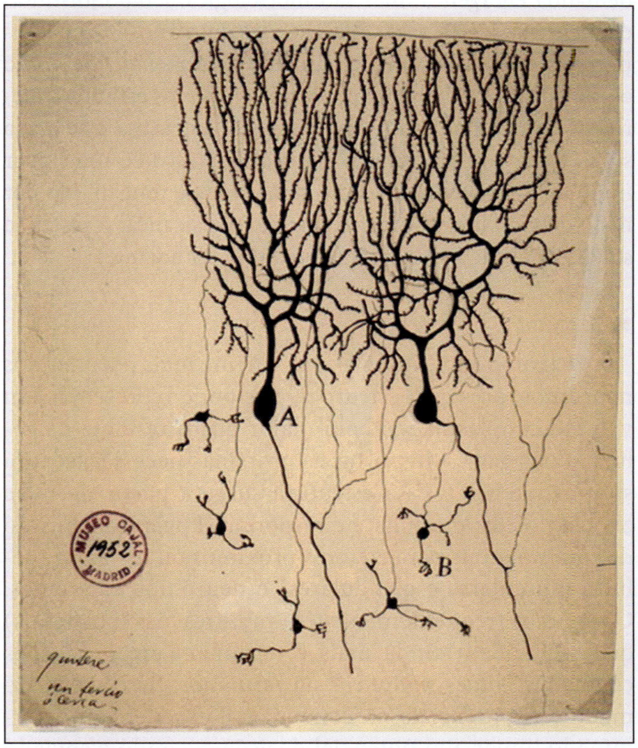

Figura 73.1.9. Desenho de células de Purkinje de pombo por Santiago Ramón y Cajal (1952).

Fonte: Reproduzida de Wikipedia. Purkimje Cell. Disponível em: https://en.wikipedia.org/wiki/Purkinje_cell#/media/File:PurkinjeCell.jpg. Acesso em 8 ago 2024.

Com muita frequência, os dendritos apresentam curtas expansões, denominadas *espinhas dendríticas*, que servem para aumentar a superfície de contato da membrana do neurônio. A membrana dendrítica é rica em *zonas pós-sinápticas* e seus receptores. No entanto, os dendritos são praticamente desprovidos de canais iônicos voltagem dependentes.

Essas estruturas recebem sinais aferentes (excitatórios e inibitórios) de alguns ou ocasionalmente de vários milhares de outros neurônios. Posteriormente, esses sinais são integrados e se adicionam ao longo da membrana do corpo celular (soma).

Citoplasma[3]

As proteínas do citoesqueleto são abundantes em toda o neurônio e formam uma rede complexa constituída por três tipos diferentes de filamentos: microtúbulos, microfilamentos e neurofilamentos, com funções específicas na síntese proteica e na rigidez das expansões citoplasmáticas.[3]

▪ Corpo celular do neurônio[3]

O corpo celular é esférico e contém o núcleo e as organelas, como o retículo endoplasmático rugoso, nos quais todas as proteínas da membrana celular são sintetizadas, e as mitocôndrias, que são semelhantes às das demais células do corpo. Adicionalmente, o corpo celular desempenha um papel crucial na síntese de proteínas neuronais e na regulação do tráfego de proteínas para os dendritos e axônio. As mitocôndrias são, como seria de se esperar em uma célula com altíssima demanda energética, mas são morfologicamente indistintas daquelas presentes nas demais células do corpo. O soma termina em uma estrutura denominada *cone axonal*, que, como o nome sugere, dá origem ao axônio. Todos os estímulos aferentes ao neurônio confluem para essa estrutura e se a sua soma total resultar em um valor que ultrapasse um limiar mínimo, um potencial de ação será gerado e transmitido por meio do eixo longitudinal do axônio até alcançar a próxima sinapse, por meio dos *botões sinápticos* (ver adiante).[3]

▪ Axônio[3]

O axônio (neurito) é o componente mais peculiar dos neurônios, pois essa estrutura, que pode representar um volume citoplasmático bem maior que o restante da célula, é obrigada a importar as proteínas necessárias para sua manutenção. Essa estrutura surge a partir do cone axonal do corpo celular e é responsável pela transmissão de sinais neurais para efetores próximos ou distantes (células musculares e glandulares) e neurônios adjacentes. Os axônios frequentemente têm ramificações (colaterais) que se dividem ainda mais e terminam em expansões chamadas *botões sinápticos* ou *terminais*. Se o valor somado dos potenciais no cone axonal exceder um determinado limiar, um potencial de ação é gerado e enviado ao longo do axônio, onde alcança a próxima sinapse por meio dos botões terminais. Possui uma membrana plasmática excitável (ou seja, que gera e transporta potenciais de ação), sintetiza neurotransmissores, os armazena e os libera em sua extremidade, que se constitui no elemento pré-sináptico. O axônio tem sua origem no nível do corpo celular e a região terminal geralmente é arborizada; cada ramificação termina no botão sináptico e constitui a zona pré-sináptica, que é rica em vesículas de neurotransmissores e mitocôndrias.

Ao longo do axônio, a membrana plasmática do soma continua como axolema. O axolema é cercado por *oligodendrócitos* no sistema nervoso central (SNC) e por *células de Schwann* no sistema nervoso periférico. Uma fibra nervosa consiste em um axônio mais sua bainha. Em alguns neurônios, as células de Schwann formam múltiplas camadas fosfolipídicas concêntricas ao redor de um axônio, formando a bainha de mielina que isola o axônio de correntes iônicas. A bainha é interrompida a cada 1,5 mm aproximadamente nos *nódulos de Ranvier.* A velocidade de condução de fibras nervosas mielinizadas é muito maior do que a de fibras nervosas não mielinizadas e aumenta com o diâmetro da fibra nervosa (**Figura 73.1.10**).

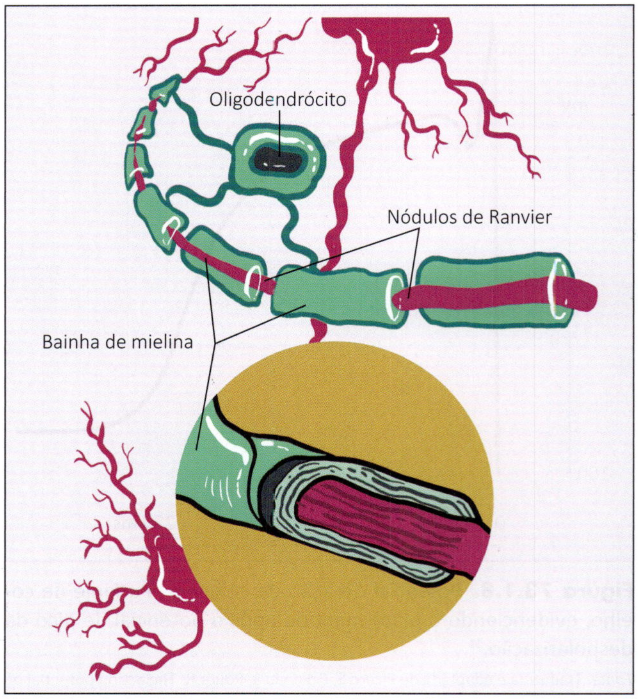

Figura 73.1.10. Estrutura das fibras nervosas mielinizadas, destacando a bainha de mielina, os nódulos de Ranvier e os oligodendrócitos.

A bainha de mielina, formada pela membrana das células de Schwann no sistema nervoso periférico e pelos oligodendrócitos no sistema nervoso central, envolve os axônios, proporcionando isolamento elétrico e aumentando a velocidade de condução dos impulsos nervosos. Os nódulos de Ranvier são pequenas áreas entre as células mielinizantes nos quais a membrana do axônio fica exposta, o que possibilita a condução saltatória dos potenciais de ação, que avançam de nó ao nó; esse fenômeno acelera a transmissão do impulso nervoso e economiza energia.

Fonte: Traduzida e adaptada de Wikipedia. Excitatory Synapse. Disponível em: https://en.wikipedia.org/wiki/Excitatory_synapse#/media/File:SynapseSchematic_en.svg.

Funcionalmente, o axônio se comporta como um diodo semicondutor (que é um componente elétrico caracterizado por permitir que a corrente percorra um sentido com muito mais facilidade do que outro), isso porque, os potenciais de ação originários do colo do axônio percorrem o seu eixo longitudinal e se extinguem ao nível do botão sináptico, sem que possam refazer o caminho inverso, indisponível em decorrência da refratariedade provocada pela despolarização precedente.

▪ A sinapse[6,12,13]

• Neurotransmissão: a comunicação interneural

A *neurotransmissão* é o processo essencial de comunicação entre neurônios, que possibilita a integração de informações e a geração de respostas comportamentais complexas.

A *sinapse*, uma junção especializada entre dois neurônios ou entre um neurônio e uma célula efetora, é o local onde ocorre a transmissão sináptica.

No SNC, um neurônio estabelece no mínimo mil sinapses com outras células semelhantes e é provável que receba um número ainda maior de conexões, na sua região somatodendrítica. Estima-se que o número de neurônios no encéfalo, ou seja, todo o sistema nervoso contido na caixa craniana, esteja entre 10^{15} e 10^{20}, o que corresponderia a 10^{25} sinapses.

Existem dois tipos de sinapses:

Sinapses elétricas: permitem a passagem direta do sinal elétrico do citoplasma de uma célula para outra por meio das junções comunicantes (*gap junctions*).

Sinapses químicas: predominantes no SNC, que envolvem a liberação de substâncias hormonais na fenda sináptica, em resposta à despolarização da membrana pré-sináptica. Tais hormônios, denominados *neurotransmissores*, são substâncias químicas armazenadas em reservatórios localizados nas proximidades da fenda sináptica e denominadas *vesículas sinápticas*, ligam-se a receptores específicos na membrana pós-sináptica, o que permite propagar o potencial de ação ao neurônio subsequente (**Figura 73.1.11**).

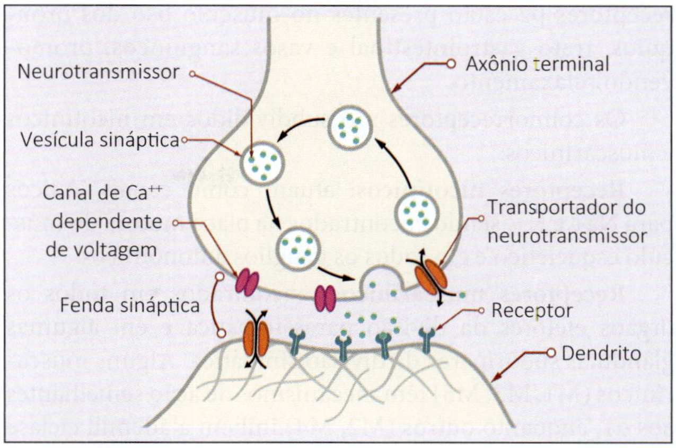

Figura 73.1.11. Neurônio pré-sináptico.

Localizado na parte superior da imagem, libera neurotransmissores em resposta a um impulso nervoso. Esses neurotransmissores atravessam a fenda sináptica e se ligam a receptores específicos na membrana da célula pós-sináptica, situada na parte inferior da imagem. A ativação desses receptores na célula pós-sináptica resulta na geração de um novo impulso nervoso ou em mudanças na atividade celular, dependendo do tipo de receptor e do neurotransmissor envolvido.

Fonte: Traduzida e adaptada de Wikipedia. Excitatory Synapse. Disponível em: https://en.wikipedia.org/wiki/Excitatory_synapse#/media/File:SynapseSchematic_en.svg.

Subcapítulo | 73.2

Sistema Nervoso Autônomo

Introdução

O *sistema nervoso autonômico (SNA)* é fundamental para a regulação de funções involuntárias cruciais para a homeostase, especialmente em situações de estresse agudo, como ocorre no choque circulatório. Este capítulo aborda a fisiologia do SNA, suas subdivisões, a fisiopatologia do choque circulatório e as intervenções terapêuticas utilizadas no cenário das unidades de terapia intensiva (UTIs), com ênfase nos agentes vasoativos e nas interferências terapêuticas e diagnósticas que podem afetar o funcionamento do SNA.

Divisões do sistema nervoso autonômico

O SNA é composto por duas divisões principais: a *simpática* e a *parassimpática*, que operam de maneira coordenada para regular funções involuntárias. A divisão simpática é toracolombar, originando-se na medula espinhal torácica e lombar, enquanto a divisão parassimpática é craniossacral, originando-se no tronco encefálico e na medula espinhal sacral.

Os caminhos eferentes no SNA consistem em um neurônio pré-ganglionar e um neurônio pós-ganglionar, que fazem sinapse nos gânglios autonômicos. Os axônios dos neurônios pós-ganglionares então viajam para a periferia para inervar os órgãos efetores.

Receptores autonômicos e mecanismos de ação

Os receptores dos neurotransmissores no SNA são *adrenérgicos* (adrenorreceptores) ou *colinérgicos* (colinorreceptores). Adrenorreceptores são ativados pelas catecolaminas *norepinefrina* e *epinefrina*, enquanto colinorreceptores são ativados pela *acetilcolina* (ACh). Os adrenorreceptores são subdivididos em $\alpha 1$, $\alpha 2$, $\beta 1$ e $\beta 2$ cada um com diferentes mecanismos de ação:

Receptores α1: atuam por meio da ativação da fosfolipase C e geração de inositol 1,4,5-trifosfato (IP3), resultando na liberação de Ca2+ intracelular e contração do músculo liso vascular.

Receptores α2: inibem a adenil ciclase, reduzindo os níveis de adenosina monofosfato cíclico (cAMP), o que pode levar à inibição da liberação de neurotransmissores.

Receptores β1 e β2: atuam por meio da ativação da adenilil ciclase e geração de cAMP. Os receptores $\beta 1$ estão predominantemente presentes no coração, onde aumentam a frequência cardíaca e a contratilidade, enquanto os receptores β2 estão presentes no músculo liso dos brônquios, trato gastrointestinal e vasos sanguíneos, promovendo relaxamento.

Os colinorreceptores são subdivididos em nicotínicos e muscarínicos:

Receptores nicotínicos: atuam como canais iônicos para Na+ e K+, sendo encontrados na placa motora do músculo esquelético e em todos os gânglios autonômicos.

Receptores muscarínicos: encontrados em todos os órgãos efetores da divisão parassimpática e em algumas glândulas sudoríparas da divisão simpática. Alguns muscarínicos (M1, M3, M5) têm mecanismos de ação semelhantes aos α1, enquanto outros (M2, M4) inibem a adenilil ciclase ou atuam diretamente sobre canais iônicos.

Participação do SNA na fisiopatologia do choque circulatório

O choque circulatório é uma condição crítica caracterizada pela insuficiência circulatória aguda, resultando em perfusão inadequada dos tecidos e órgãos. As respostas autonômicas são centrais na patogênese e no manejo do choque, especialmente por meio da ativação do sistema simpático que visa a manter a perfusão orgânica. No entanto, a resposta exagerada ou disfuncional do SNA pode contribuir para a deterioração hemodinâmica.

Choque hipovolêmico: a ativação simpática leva à vasoconstrição periférica (mediada por α1) para manter a pressão arterial e à taquicardia (mediada por β1) para aumentar o débito cardíaco.

Choque cardiogênico: a disfunção miocárdica reduz a contratilidade e o débito cardíaco. A ativação β1 pode inicialmente compensar esse estado, mas o uso excessivo de catecolaminas pode agravar a isquemia miocárdica.

Choque distributivo (séptico): caracterizado por vasodilatação periférica e aumento da permeabilidade capilar. O uso de agonistas α1 pode ser necessário para restaurar o tônus vascular.

Os neurotransmissores[2,5,7,12,13]

A variedade de substâncias e de receptores envolvidos na neurotransmissão confere-lhe uma grande flexibilidade funcional. Esses hormônios podem ser classificados em diversas categorias, como: a) *aminas biogênicas (dopamina, noradrenalina, serotonina)*; b) *aminoácidos (glutamato, GABA, glicina)*; e *peptídeos (encefalinas, endorfinas)*. Cada um desses neurotransmissores desempenha funções específicas e modula processos variados como aprendizado, memória, emoção, movimento ou homeostase.

Após serem liberados, os neurotransmissores são rapidamente removidos da fenda sináptica por mecanismos de *recaptação*, *difusão* ou *degradação enzimática*; essa remoção é necessária para manter a eficiência da transmissão e prevenir a excitotoxicidade.

Alterações na neurotransmissão estão associadas a diversas doenças neurológicas e psiquiátricas. Por exemplo, a doença de Parkinson está relacionada à degeneração dos neurônios dopaminérgicos na substância *nigra*, enquanto a depressão maior é frequentemente associada a déficits na neurotransmissão serotoninérgica e noradrenérgica.

Os principais neurotransmissores e algumas das suas características encontram-se resumidos no **Quadro 73.2.1.** [6] Na **Figura 73.2.1** está ilustrada a classificação dos neurotransmissores de acordo com as principais patologias às quais são associados.

Os principais neurotransmissores

Glutamato

O *glutamato* é um neurotransmissor aminoácido excitatório amplamente distribuído no tecido cerebral e ge-

Quadro 73.2.1. Principais neurotransmissores e algumas das suas características[6]

Grupo	Neurotransmissor	Função principal	Localização principal
Acetilcolina	Acetilcolina	Transmissão neuromuscular, funções cognitivas	Sinapses neuromusculares, cérebro
Aminas	Adrenalina	Resposta de "luta ou fuga"	Medula adrenal, cérebro
	Noradrenalina	Atenção, resposta ao estresse	*Locus coeruleus*, terminações nervosas simpáticas
	Dopamina	Prazer, recompensa, controle motor	Substância negra, área tegmental ventral
	Serotonina	Humor, sono, apetite	Núcleos da rafe
	Histamina	Resposta imune, regulação do sono	Hipotálamo
Aminoácidos	Glutamato	Excitação neural, aprendizado	Receptores NMDA, AMPA
	GABA	Inibição neural	Receptores GABA
Neuropeptídeos	Glicina	Inibição na medula espinhal	Receptores de glicina
	Substância P	Transmissão de dor	Cérebro, medula espinhal
	Endorfinas	Analgesia, euforia	Cérebro
	Vasopressina	Comportamento social, retenção de água	Hipotálamo, pituitária
	Ocitocina	Laços afetivos, comportamento social	Hipotálamo, pituitária

Fonte: Adaptado de Carpenter R, Reddi, B. Neurophysiology a Conceptual Approach. vol. 1. Boca Raton: CRC Press; 2013.

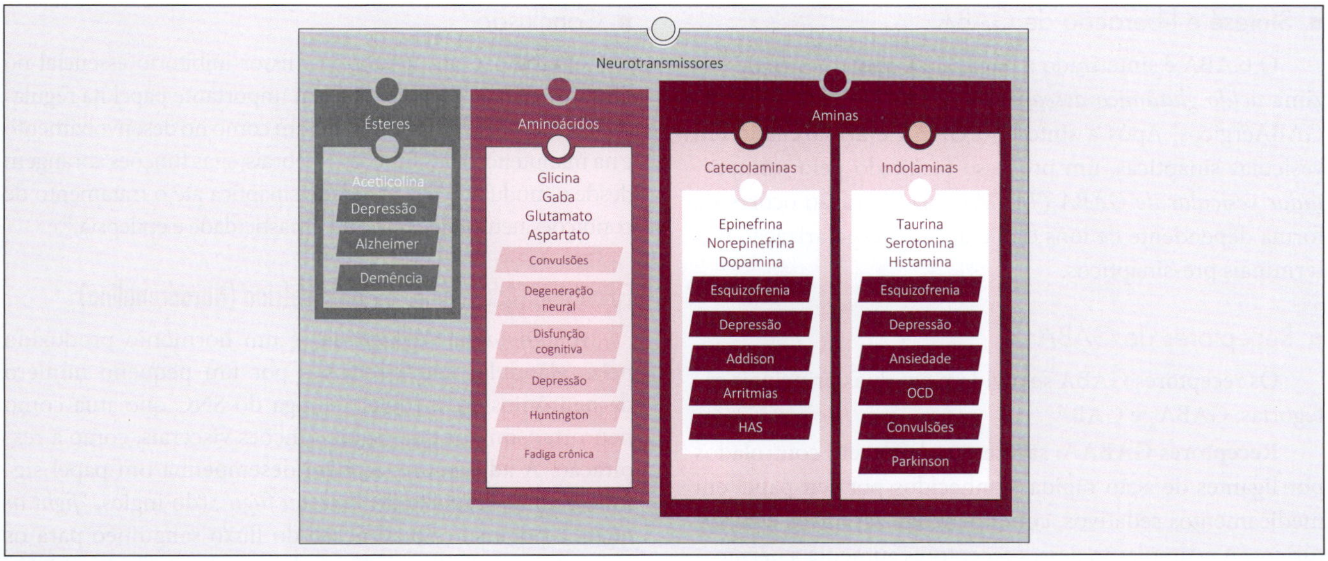

Figura 73.2.1. Classificação dos neurotransmissores de acordo com as principais patologias às quais são associados.

Fonte: Acervo da autoria.

ralmente considerado o neurotransmissor excitatório mais importante, devido ao fato de ser o aminoácido mais prevalente no cérebro, em uma quantidade que gira em torno de 5 a 15 mmol/kg (0,7 g a 2,2 g), embora essa concentração elevada seja mais relevante para o metabolismo energético cerebral do que para a função de neurotransmissor.[14-16]

O glutamato é sintetizado a partir de derivados do ácido tricarboxílico (ATC) determinados pela glicose nas mitocôndrias e desempenha um papel central no metabolismo energético cerebral, especialmente no desvio do GABA, uma reação que permite ao neurônio ignorar a etapa da α-cetoglutarato desidrogenase do *ciclo de Krebs*, responsável por 10% a 40% da atividade total do ciclo neuronal do ATC, o que torna o glutamato um intermediário essencial para a síntese de GABA a partir do α-cetoglutarato no sistema nervoso.

Os receptores de glutamato são numerosos, subdivididos em *ionotrópicos* e *metabotrópicos*. Os receptores ionotrópicos, como NMDA, AMPA e kainato, são particularmente importantes. Os receptores NMDA são únicos por requererem duas moléculas distintas para ativação: glutamato e glicina. Além disso, são canais de cátions não seletivos controlados por ligante e voltagem, permitindo o influxo de sódio e cálcio, e o efluxo de potássio, mas permanecendo fechados devido ao bloqueio por magnésio, que só é removido quando a membrana é despolarizada.

Papel clínico do glutamato

Transmissão da dor: na medula espinhal, a ativação dos receptores NMDA por cotransmissores como a substância P amplifica a resposta à dor, contribuindo para os efeitos analgésicos da cetamina.

Excitotoxicidade: a ativação excessiva dos receptores ionotrópicos de glutamato pode levar a uma sobrecarga de cálcio intracelular, resultando em danos mitocondriais, ativação de cascatas de caspases e produção de radicais livres, culminando em apoptose neuronal. Esse fenômeno está relacionado ao desenvolvimento de distúrbios cerebrais como a doença de Huntington, Alzheimer, esclerose lateral amiotrófica, acidente vascular cerebral e epilepsia.

Cognição, aprendizagem e memória: o glutamato é essencial para processos cognitivos, memória e aprendizagem. O bloqueio crônico dos receptores NMDA prejudica significativamente essas funções e o glutamato desempenha um papel fundamental no desenvolvimento do sistema nervoso central, incluindo a indução e eliminação das sinapses, migração, diferenciação e processos de apoptose celular.

Encefalopatia inexplicada: autoanticorpos contra receptores NMDA podem causar encefalite límbica, um exemplo de desregulação imunológica envolvendo esses receptores.

Propriedades farmacológicas

O glutamato não possui efeitos recreativos significativos quando ingerido ou injetado. A ingestão normal de glutamato por meio da dieta é de 0,3 a 1,0 g/d, com baixa biodisponibilidade devido à sua rápida conversão em alanina no intestino. Mesmo doses elevadas, como 45 gramas de ácido glutâmico, não alteram significativamente os níveis plasmáticos em humanos. No entanto, doses extremas podem causar neurotoxicidade, como observado em estudos com camundongos.

Ácido γ-aminobutírico (GABA)

O *ácido γ-aminobutírico (GABA)* é um aminoácido não proteico que atua como o principal neurotransmissor inibitório no cérebro adulto. Em altas concentrações no sistema nervoso central (SNC), o GABA é crucial tanto para a neurotransmissão inibitória quanto para o metabolismo energético cerebral.[15,16]

Síntese e liberação de GABA

O GABA é sintetizado a partir do L-glutamato pela enzima *ácido glutâmico descarboxilase (GAD)* nos neurônios GABAérgicos. Após a síntese, o GABA é armazenado em vesículas sinápticas, um processo facilitado pelo *transportador vesicular de GABA (TVGA)*. Sua liberação ocorre de forma dependente de íons cálcio após a despolarização dos terminais pré-sinápticos.

Receptores de GABA

Os receptores GABA se dividem em duas principais categorias: $GABA_A$ e $GABA_B$.

Receptores GABAA: são canais de cloreto controlados por ligantes de ação rápida, conhecidos por seu papel em medicamentos sedativos, como benzodiazepínicos e barbitúricos. A estimulação desses receptores aumenta a permeabilidade aos íons cloreto, resultando na hiperpolarização dos neurônios devido ao aumento do potencial da membrana pós-sináptica.

Receptores GABAB: são *receptores metabotrópicos acoplados à proteína G (RMPG)*. A estimulação desses receptores modula a produção de *adenosina monofosfato cíclico (cAMP)* e aumenta a condutância de K^+, resultando na hiperpolarização ou inibição dos canais de Ca^{++} dependentes de voltagem.

Papel clínico do GABA

Sedação: os receptores $GABA_A$ desempenham um papel central na sedação. A maioria das drogas que reduzem o nível de consciência age por meio da modificação do funcionamento desses receptores.[17]

Tratamento da espasticidade e epilepsia: agonistas do receptor $GABA_B$, como o *baclofeno*, têm efeitos relaxantes musculares e são utilizados no tratamento de espasticidade e epilepsia.

Desenvolvimento cerebral: a neurotransmissão GABAérgica é vital para a proliferação, migração e integração de progenitores neuronais; modula os padrões cerebrais; e desempenha várias funções tróficas.

Disfunções relacionadas à deficiência de GABA: a escassez de GABA está associada a condições como convulsões e síndrome da pessoa rígida. Essa síndrome pode ser controlada pela suplementação de agonistas do receptor GABA.

Propriedades farmacológicas

O GABA não possui efeitos recreativos significativos quando ingerido ou injetado. A ingestão oral de GABA não exerce efeitos sedativos ou ansiolíticos relevantes no SNC. Estudos indicam que o consumo de GABA não resulta em efeitos significativos, devido à sua baixa biodisponibilidade e rápida metabolização.[18]

Conclusão

O GABA é um neurotransmissor inibitório essencial no cérebro adulto e desempenha um importante papel na regulação da excitabilidade neuronal, bem como no desenvolvimento e na manutenção das funções cerebrais; suas funções abrangem desde a modulação da atividade sináptica até o tratamento de condições neurológicas, como espasticidade e epilepsia.[16]

Epinefrina (Adrenalina) e Norepinefrina (Noradrenalina)

A *adrenalina (epinefrina)* é um hormônio produzido pelas glândulas suprarrenais e por um pequeno número de neurônios na medula oblonga do SNC que atua como neurotransmissor que regula funções viscerais, como a respiração. A adrenalina também desempenha um papel significativo na resposta de *"luta ou fuga"*, (do inglês, *"fight or flight"*), por meio do aumento do fluxo sanguíneo para os músculos, do débito cardíaco, das pupilas e na glicemia ao se ligar aos receptores α e β.[15,16]

A *noradrenalina* atua como neurotransmissor tanto no SNC quanto no SNP. Em condições de estresse, a adrenalina é liberada na corrente sanguínea e transmite sinais a diversos órgãos e territórios vasculares, nos quais origina respostas específicas. A adrenalina é sintetizada a partir da dopamina, pela ação da enzima feniletanolamina N-metiltransferase.[15,16]

Receptores adrenérgicos

Os efeitos da noradrenalina e da adrenalina são mediados por receptores adrenérgicos acoplados à proteína G, categorizados em dois grupos principais: receptores α (α1, α2) e β (β1, β2, β3).

Receptores α1: ativados por agonistas adrenérgicos que estimulam a proteína Gq e a fosfolipase C (PLC); promovem a hidrólise de PIP2 e a produção de IP3 e DAG.

Receptores α2: são inibitórios e, ao serem ativados, estimulam a proteína Gi, inibem a adenilato ciclase (AC) e reduzem o cAMP.

Receptores β1: medeiam as respostas cardiovasculares à adrenalina e noradrenalina.

Receptores β2: estão presentes nas células musculares lisas das vias aéreas, inclusive dos músculos brônquicos.

Receptores β3: são encontrados principalmente nos adipócitos e podem-se ligar às proteínas Gi e Gs. A estimulação desses receptores ativa a proteína quinase A (PKA), fosforila os canais de cálcio do tipo L e promove a entrada de Ca^{++} no estado de relaxamento.

Aplicações terapêuticas

Ligantes dos receptores adrenérgicos são usados no tratamento de várias doenças cardiovasculares, como hipertensão, *angina pectoris* e insuficiência cardíaca. Também são úteis no tratamento de asma, depressão, hipertrofia prostática benigna, glaucoma, choque circulatório, trabalho de parto prematuro, abstinência de opioides e como medicamentos adjuvantes na anestesia geral. Agonistas dos receptores β2 são utilizados como agentes terapêuticos de primeira linha para o tratamento de asma e doença pulmonar obstrutiva crônica.

Aplicações terapêuticas em pacientes críticos

Epinefrina & Norepinefrina

Epinefrina

A epinefrina é um agente farmacológico vital em diversas situações de emergência médica, especialmente em pacientes críticos. Suas principais aplicações terapêuticas incluem:

Reanimação cardiopulmonar (RCP): a epinefrina é usada durante a reanimação cardiopulmonar para restaurar a circulação espontânea. Ela provoca vasoconstrição arteriolar intensa, aumenta a resistência vascular e pressão de perfusão sistêmicas, o que determina melhora da perfusão coronariana e cerebral, durante a RCP.

Anafilaxia e reações alérgicas graves: a epinefrina é o tratamento de escolha para a anafilaxia grave, uma reação alérgica sistêmica potencialmente fatal, em decorrência da sua rápida ação em reduzir a vasodilatação, mitigar a permeabilidade vascular, aumentar a pressão arterial média, melhorar o broncoespasmo e diminuir o edema laringeo.

Asma e crises de broncoespasmo graves: nos casos de broncoespasmo grave não responsivos a outras terapias, a epinefrina pode ser administrada para induzir broncodilatação.

Choque séptico e outras formas de choque circulatório: na insuficiência circulatória com comprometimento grave da perfusão tecidual e falência orgânica, a epinefrina é uma das opções para aumentar o débito cardíaco e a pressão arterial sistêmica por meio dos seus efeitos inotrópicos e vasopressores.

Norepinefrina

A norepinefrina é um potente vasopressor bastante utilizado em pacientes críticos e suas aplicações incluem o tratamento dos estados de choque circulatório, nos quais a norepinefrina é o vasopressor de primeira escolha. Além disso, intervenções voltadas a reduzir a dose de norepinefrina, como o uso de vasopressina e angiotensina II, não demonstraram redução significativa na mortalidade em 28 dias.[19,20]

Efeitos adversos

Tanto a epinefrina quanto a norepinefrina, devido aos seus potentes efeitos adrenérgicos, trazem o risco de efeitos adversos, como arritmias cardíacas e isquemia miocárdica por aumento do consumo de oxigênio pelo músculo cardíaco. Apesar disso, essas drogas, com sua longa história de utilização, têm-se mostrado relativamente seguras, particularmente nos cenários críticos em que são indicadas.

Conclusão

Epinefrina e norepinefrina são medicamentos essenciais na condução de pacientes críticos, devido às suas propriedades farmacológicas distintas e potentes, que as tornam indispensáveis na reanimação, no controle de reações anafiláticas, no manejo do choque séptico e na manutenção da estabilidade hemodinâmica em ambientes de cuidados intensivos. O uso criterioso e monitorizado desses agentes é um dos principais elementos do arsenal terapêutico à disposição dos intensivistas para a condução de pacientes aguda e gravemente enfermos.

Dopamina

A dopamina é um neurotransmissor catecolaminérgico crucial no cérebro, com várias funções importantes no controle das ações voluntárias, recompensa, consciência, ritmo circadiano e cognição. Os neurônios dopaminérgicos estão presentes no mesencéfalo e em regiões associadas, inclusive nos gânglios da base, na área tegmentar ventral e no campo retrorrubral.[15,16]

Receptores de dopamina

A dopamina interage com seus receptores nas sinapses dopaminérgicas; a natureza desses receptores é principalmente metabotrópica e eles são divididos nas subclasses a seguir.

D1: proteína Gs acoplada, aumenta AMPc.

D2: proteína Gi acoplada, inibe a adenilil ciclase, diminui o AMPc.

D3: proteína Gi acoplada, inibe a adenilil ciclase, diminui o AMPc.

D4: proteína Gi acoplada, inibe a adenilil ciclase, diminui o AMPc.

D5: proteína Gs acoplada, aumenta o AMPc.

Dependendo de qual receptor é ativado, os efeitos da dopamina podem ser excitatórios ou inibitórios.

Distribuição e funções dos principais receptores de dopamina

Receptores D1: encontrados nas áreas nigroestriatal, mesolímbica e mesocortical, como caudado-putâmen (estriado), substância *nigra*, bulbo olfatório, amígdala, hipocampo, cerebelo, áreas talâmicas e hipotalâmicas.

Receptores D2: presentes no estriado, substância *nigra*, área tegmentar ventral, hipotálamo, áreas corticais, septo, amígdala, hipocampo, núcleo *accumbens* e túber olfatório.

Os autorreceptores **D2** localizados na região pré-sináptica inibem a liberação de dopamina e reduzem a atividade locomotora, enquanto os receptores **D2** na região pós-sináptica aumentam a liberação de dopamina e estimulam a locomoção.

Papel clínico da dopamina

Movimento: a dopamina regula o movimento voluntário e a coordenação por meio de suas projeções na região nigroestriatal dos gânglios da base. Interferências podem levar a doenças como Parkinson (diminuição dos movimentos) ou discinesia tardia (excesso de movimentos).

Estado de alerta e consciência: a neurotransmissão dopaminérgica é vital para funções pré-frontais complexas, como aprendizado, memória de trabalho, agressão, emoção, controle motor e ingestão de alimentos.

Comportamento orientado a objetivos: a dopamina influencia comportamentos associados à recompensa e à punição, particularmente por meio das projeções da área tegmental ventral para o *nucleus accumbens*.

Aplicações terapêuticas

Os medicamentos antipsicóticos clínicos frequentemente bloqueiam as ações dos receptores **D2** para tratar doenças como esquizofrenia e transtorno bipolar, devido à contribuição da dopamina no comportamento psicótico. Além disso, a dopamina desempenha outras funções fora do SNC, como a secreção de prolactina mediada por **D2** da glândula pituitária, a secreção de renina mediada por **D1** do rim e a secreção de aldosterona mediada por **D1** da glândula adrenal.

Agonistas e antagonistas

Existem vários agonistas e antagonistas específicos para os receptores de dopamina:

Agonistas D1: A77636, SKF38393, SKF81297, di-idrexidina.

Agonistas D2: quinpirole, N-0437.

Antagonistas D1: SCH23390, SCH39166, SKF35566.

Antagonistas D2: domperidona, nemonaprida, racloprida, sulpirida.

Uso da dopamina em pacientes críticos

A dopamina já foi mais amplamente utilizada nas UTIs, no entanto, a publicação do estudo de De Backer *et al.*, no qual ela se mostrou inferior à noradrenalina sob diversos aspectos, ocasionou um decréscimo importante nas suas indicações.[21] Um estudo japonês recentemente publicado utilizou o *Banco de Dados Japonês de Pacientes em Terapia Intensiva (JIPAD),* o maior banco de dados de cuidados intensivos do Japão, foi delineado para avaliar o uso da dopamina e suas consequências em pacientes críticos.[22] Foram incluídos na análise 14.594 registros de 56 UTIs, a qual evidenciou a administração da dopamina em 4.653 pacientes contra 11.844 indivíduos nos quais a noradrenalina foi usada. Além disso, os pacientes que receberam dopamina apresentaram mais diagnósticos cardiovasculares, maior frequência de *status* pós-cirurgia eletiva e escores APACHE III mais baixos, quando comparados ao grupo da noradrenalina. Outro achado importante, à análise multivariada, foi o de que pacientes tratados com doses de dopamina superiores a 5 µg/kg/min apresentaram maior mortalidade hospitalar, em forma dose-dependente. Além disso, o uso de dopamina como vasopressor resultou em maior tempo de internação na UTI, assim como em uso mais prolongado de ventilação pulmonar artificial.

Conclusão

A dopamina é um neurotransmissor essencial no cérebro, envolvido em uma ampla gama de funções neurológicas e comportamentais, com importantes implicações terapêuticas no tratamento de diversas condições neurológicas e psiquiátricas.

Seu uso em pacientes críticos tem sido associado a desfechos desfavoráveis, comparativamente à noradrenalina, o que tem diminuído a sua indicação em tal contexto.[22,23]

Histamina

A histamina é uma monoamina composta por um anel imidazol conectado a um grupo amina por um grupo etileno. Embora seus efeitos na inflamação e secreção de ácido gástrico sejam importantes, aqui será destacado o seu papel como neurotransmissor.[24]

Receptores de histamina: existem dois principais tipos de receptores de histamina, ambos metabotrópicos:

Receptores H1: acoplados à proteína Gq, com mensageiros secundários IP3 e cálcio.

Receptores H2: acoplados à proteína Gs, que aumentam o AMPc.

Efeitos de membrana dos receptores de histamina

Receptores H1: têm efeitos excitatórios, levando à despolarização da membrana por meio de mudanças na condutância do potássio e inibindo a hiperpolarização.

Receptores H2: também apresentam efeitos excitatórios, impedindo a longa pós-despolarização em neurônios corticais e talâmicos, reduzindo seu período refratário.

Papel clínico da histamina

Vigília e sono: os neurônios histaminérgicos do núcleo tuberomamilar hipotalâmico são fundamentais na regulação do ciclo sono/vigília. A ativação desses neurônios promove a vigília por meio da liberação de histamina que se liga aos receptores H_1. Antagonistas do receptor H_1, portanto, promovem o sono.

Regulação das funções hipotalâmicas: a neurotransmissão histaminérgica do hipotálamo medeia muitas funções da glândula pituitária, incluindo a liberação de vasopressina, ACTH, LH e prolactina.

Aplicações terapêuticas

Antagonistas da histamina: os antagonistas dos receptores H_1 e H_2 têm várias aplicações clínicas:

Antagonistas H1: utilizados como anti-histamínicos para tratar alergias e como sedativos para promover o sono.[25]

Antagonistas H2: usados para reduzir a secreção de ácido gástrico no tratamento de úlceras pépticas e refluxo gastroesofágico.[26]

Conclusão

A histamina é uma monoamina essencial ao SNC e desempenha papéis críticos na regulação do ciclo sono/vigília e das funções hipotalâmicas. Seus receptores, H_1 e H_2, são metabotrópicos e têm efeitos excitatórios significativos na membrana neuronal. Além disso, os antagonistas dos receptores de histamina têm importantes aplicações terapêuticas no tratamento de alergias, distúrbios do sono e condições gastrointestinais.[24-26]

Acetilcolina

A *acetilcolina* é um neurotransmissor fundamental no sistema nervoso periférico e central, identificado primeiramente por Otto Loewi. Sua função é vasta, abrangendo desde a neurotransmissão motora na junção neuromuscular até a modulação da consciência no SNC.

Receptores de acetilcolina

Existem dois principais tipos de receptores de acetilcolina:

- **Receptores muscarínicos:** acoplados à proteína G.
  - **M1:** acoplado à proteína Gq, aumenta o cálcio intracelular.
  - **M2:** acoplado à proteína Gi, inibe a adenilil ciclase, diminuindo o AMPc.
  - **M3:** acoplado à proteína Gq, aumenta o cálcio intracelular.
  - **M4:** acoplado à proteína Gi, inibe a adenilil ciclase, diminuindo o AMPc.
  - **M5:** acoplado à proteína Gq, aumenta o cálcio intracelular.
- **Receptores nicotínicos:** receptores de canais iônicos controlados por ligantes, seletivos para sódio, mas permitindo o fluxo bidirecional de todos os cátions.

Efeitos de membrana dos receptores de acetilcolina

- **Receptores muscarínicos:**
  - **M1, M3, M5:** têm efeitos excitatórios, por meio do aumento do cálcio intracelular.
  - **M2, M4:** têm ação inibitória, por diminuição do AMPc.
- **Receptores nicotínicos:** abertura dos canais de acetilcolina leva à despolarização do neurônio pós-sináptico, o que proporciona um efeito claramente excitatório.

Papel clínico da acetilcolina

JNM: a acetilcolina é crucial para a contração muscular. Seus receptores são inibidos por bloqueadores neuromusculares, sendo a atividade reversível por inibidores da acetilcolinesterase.

SNA: a acetilcolina é essencial para a neurotransmissão autonômica, afetando tanto o sistema simpático quanto o parassimpático. Efeitos anticolinérgicos são comuns em diversos medicamentos, levando a problemas clínicos como taquicardia e retenção urinária.

Consciência e estado de alerta: no SNC, a acetilcolina atua como um neuromodulador e influencia a excitabilidade de outras vias neurotransmissoras. Tem um papel importante em funções como atenção, afeto, fome, memória e nível geral de alerta. É um dos principais neurotransmissores na regulação do nível de consciência pela formação reticular do tronco cerebral.

Delírio e toxicologia: efeitos anticolinérgicos são comuns em agentes que atuam no SNC, especialmente antipsicóticos tradicionais. A interferência na neurotransmissão colinérgica pode levar ao delírio.

Aplicações terapêuticas: doença de Alzheimer

A diminuição da função da acetilcolina está associada à *doença de Alzheimer*. A perda de acetilcolina contribui para déficits de memória e atenção. Inibidores da colinesterase, como donepezila, rivastigmina e fisostigmina, são utilizados para aumentar os níveis de acetilcolina e melhorar os sintomas da DA.

Conclusão

A acetilcolina é um neurotransmissor vital com funções diversas e significativas tanto no sistema nervoso central quanto periférico. Seus receptores muscarínicos e nicotínicos desempenham papéis críticos na regulação de processos fisiológicos como contração muscular, funções autonômicas, consciência e comportamento. A modulação dos níveis de acetilcolina é crucial para o tratamento de várias condições neurológicas, destacando-se a doença de Alzheimer.

Adenosina

A adenosina é uma molécula nucleosídea endógena, presente em todo o corpo, que medeia diversas funções fisiopatológicas. Como componente integral do ATP, sua síntese depende fortemente das condições celulares metabólicas. No extracelular, a concentração de adenosina varia de 20 a 300 nM em condições fisiológicas, o que pode aumentar para uma escala micromolar (até 30 μM) em situações de estresse metabólico, como hipoxia e inflamação. No interior da célula, a adenosina é produzida principalmente a partir do AMP e da S-adenosil-homocisteína (SAH) com a participação das enzimas hidrolisantes endo-5-0-nucleotidase, SAH hidrolase, ou ambas.[27]

Uma vez gerada, a adenosina é transportada por meio da membrana celular por *transportadores nucleosídeos concentrativos (TNC)* ou por *transportadores nucleosídeos equilibrativos (TNE)*. Existem três isoformas de TNC, que são dependentes de energia e cátions (Na^+), e quatro isoformas de TNE independentes de energia que auxiliam no transporte da adenosina por meio da membrana celular.

Em condições fisiológicas, a adenosinoquinase (AK) é a principal enzima envolvida na biotransformação de adenosina dentro da célula, por fosforilação a AMP. Por outro lado, a adenosina desaminase (ADA) pode causar a desaminação da adenosina a inosina, tanto no meio intracelular quanto no extracelular e, em condições patológicas, a ADA desempenha um papel importante na depuração intracelular da adenosina. A depuração da adenosina no exterior da célula também é facilitada pelo influxo por meio dos TNE.

As funções biológicas da adenosina são mediadas por interações com quatro receptores acoplados à proteína G (GPCR): A1, A2A, A2B e A3. O principal mecanismo de transdução de sinal desses receptores envolve a modulação da adenilil ciclase (AC). A ativação dos receptores A1 e A3 causa inibição da atividade da AC, levando à redução do AMPc e inibição da proteína quinase A (PKA), enquanto a ativação dos receptores A2A e A2B estimula a atividade da AC e, consequentemente, aumenta os níveis de AMPc e PKA.

A distribuição ubíqua dos receptores de adenosina na forma de homômeros, heterômeros ou oligômeros os torna alvos interessantes para intervenções terapêuticas em várias condições patológicas. Nas últimas duas décadas, um grande número de agonistas, antagonistas e moduladores alostéricos dos receptores de adenosina foram descobertos, alguns dos quais estão em várias fases de ensaios clínicos, incluindo aqueles já no mercado. Em particular, a recente aprovação pela *Food and Drug Administration* (FDA) do istradefiline como antagonista do receptor A2A para o tratamento da doença de Parkinson impulsionou ainda mais a pesquisa sobre esses receptores.

Como ressaltado, pesquisas intensas sobre a dinâmica do sistema adenosinérgico ocorreram, principalmente na última década, o que aprimorou o conhecimento atual sobre a interação entre adenosina, seus receptores, transportadores de nucleosídeos e outras moléculas de sinalização e heterorreceptores. A maneira como essas interações são orquestradas na vasculatura, particularmente em condições como inflamação ou estresse oxidativo, destacou o papel potencial dos elementos adenosinérgicos como alvos terapêuticos atraentes para várias patologias cardiovasculares, como hipertensão, insuficiência cardíaca, acidente vascular cerebral, entre outras.[27]

Um interesse renovado nesse campo levou ao desenvolvimento de novos ligantes de receptores de adenosina, refletido por um aumento no número de patentes relacionadas ao sistema adenosinérgico recentemente requisitadas e aprovadas (**Quadro 73.2.2**). Como consequência, atualmente, vários ensaios clínicos estão em andamento, revisando o potencial farmacoterapêutico dos ligantes adenosinérgicos. Nesse aspecto, é particularmente relevante o conhecimento sobre a presença de receptores de adenosina/transportadores de nucleosídeos em locais específicos dos tecidos, pois cria novos desafios que podem ser explorados em estudos futuros, envolvendo estratégias capazes de contornar os efeitos colaterais previstos desses ligantes, como, por exemplo, a implementação de terapias visando a alvos ou locais específicos.

Serotonina

A serotonina (5-hidroxitriptamina, 5-HT) é um neurotransmissor crucial, identificado há mais de 60 anos. Sua importância se estende a praticamente todos os principais sistemas orgânicos, como o cardiovascular, respiratório, digestório (SD), geniturinário (GU) e nervoso central (SNC). A serotonina e seus receptores são essenciais para a regulação de diversas funções cerebrais, e a disfunção desse sistema tem sido implicada na patogênese de muitos distúrbios psiquiátricos e neurológicos.[28]

Receptores de serotonina

Existem pelo menos 15 receptores de serotonina, agrupados em sete famílias baseadas nos mecanismos de sinalização. A clonagem desses receptores e o desenvolvimento de drogas seletivas para subtipos de receptores aumentaram significativamente a compreensão das funções da serotonina.[28]

Quadro 73.2.2. Principais patentes relacionadas a ligantes de receptores de adenosina

Ligantes	Atividade terapêutica reivindicada	Número da patente
Derivados de piridina	Tratamento de *angina pectoris* estável e instável e fibrilação atrial	CA2442256C
Derivados de imidazoquinolina	Tratamento terapêutico e/ou preventivo de disfunções do coração, rim, sistema respiratório, sistema nervoso central	CA2505910C
Derivados de imidazopiridina	Tratamento, prevenção ou supressão de doenças e distúrbios suscetíveis à antagonização do receptor de adenosina A2B	US7855202B2
Derivados de pirazina	Tratamento, prevenção ou supressão de doenças e distúrbios suscetíveis à antagonização do receptor de adenosina A2B	US785520B2
Análogos de nucleosídeos metanocarbacicloalquílicos	Tratamento ou prevenção de várias doenças, incluindo doenças das vias aéreas, câncer, arritmias cardíacas, isquemia cardíaca, epilepsia e doença de Huntington	CA2397366C
Derivados de xantina	Tratamento de várias doenças, como desordens gastrointestinais, imunológicas, neurológicas e cardiovasculares	CA2524778C
Derivados de pirimidina fusionada	Tratamento de condições e doenças mediadas pela atividade do receptor de adenosina, como asma, DPOC, angiogênese, fibrose pulmonar, doenças alérgicas	US8796290B2

DPOC: doença pulmonar obstrutiva crônica.

Fonte: Traduzido e adaptado de Sousa JB, Diniz C. The Adenosinergic System as a Therapeutic Target in the Vasculature: New Ligands and Challenges. Molecules. 2017 May 6;22(5):752.

- **Receptores 5-HT1:** geralmente associados à inibição da adenilil ciclase, levam a queda dos níveis de AMPc.
- **Receptores 5-HT2:** acoplados à proteína Gq, aumentam o cálcio intracelular.
- **Receptores 5-HT3:** são receptores de canais iônicos controlados por ligantes.
- **Receptores 5-HT4:** estimulam a adenilil ciclase e aumentam os níveis de AMPc.
- **Receptores 5-HT5:** envolvidos na regulação de AMPc.
- **Receptores 5-HT6:** estimulam a adenilil ciclase e aumentam os níveis de AMPc.
- **Receptores 5-HT7:** também estimulam a adenilil ciclase e aumentam os níveis de AMPc.

Efeitos de membrana dos receptores de serotonina

Os efeitos da serotonina variam amplamente e dependem do receptor ativado assim como do local de ação:

- **Receptores 5-HT1:** geralmente inibitórios, diminuem os níveis de AMPc.
- **Receptores 5-HT2:** excitatórios, aumentam o cálcio intracelular.
- **Receptores 5-HT3:** excitatórios e envolvidos na despolarização neuronal.
- **Receptores 5-HT4, 5-HT6 e 5-HT7:** também excitatórios, aumentam os níveis de AMPc.

Papel clínico da serotonina

A serotonina desempenha papéis fundamentais em diversas funções fisiológicas e processos patológicos:

- **Modulação do humor e comportamento:** regula processos como humor, percepção, recompensa, raiva, agressão, apetite, memória, sexualidade e atenção.
- **Função vascular:** controla a resistência vascular e a pressão arterial, bem como a hemostasia e a função plaquetária.
- **Função cardíaca:** modula aspectos da função cardíaca, incluindo condução elétrica, fechamento valvular e remodelamento pós-infarto.
- **Função endócrina e metabólica:** regula o equilíbrio energético, a homeostase da glicose e o desenvolvimento da glândula mamária.
- **Função digestória:** influencia na motilidade intestinal, na secreção de enzimas pancreáticas e na resposta à ingesta de alimentos.
- **Controle da dor e anestesia:** modula a percepção dolorosa e o processamento nociceptivo em vários níveis do sistema nervoso.
- **Função geniturinária:** afeta a latência ejaculativa, o orgasmo e a micção.
- **Função reprodutiva e gravidez:** níveis elevados de serotonina durante a gravidez podem influenciar a fisiologia vascular e a pré-eclâmpsia.

Aplicações terapêuticas

Os agonistas e antagonistas dos receptores de serotonina têm diversas aplicações clínicas, sendo utilizados no tratamento de distúrbios psiquiátricos, cardiovasculares, gastrointestinais e outros.

Tratamento de transtornos psiquiátricos: ISRS e outros moduladores de serotonina são usados para tratar depressão, ansiedade e outros transtornos neuropsiquiátricos.

Tratamento de distúrbios cardíacos: antagonistas dos receptores 5-HT2A e 5-HT4 são explorados para tratar angina vasoespástica e insuficiência cardíaca.

Controle da dor: drogas como triptanos e antidepressivos tricíclicos modulam a percepção da dor através da serotonina.

Tratamento de distúrbios gastrointestinais: agonistas e antagonistas dos receptores 5-HT3 e 5-HT4 são usados para tratar condições como síndrome do intestino irritável e náuseas.

Câncer e serotonina: recentemente, múltiplos estudos têm vislumbrado as propriedades carcinogênicas da serotonina.[28] Esses achados provocaram uma investigação mais aprofundada sobre seu potencial como biomarcador para a carcinogênese, a viabilidade das vias da serotonina como alvos terapêuticos potenciais e a reorientação de drogas direcionadas ao sistema serotoninérgico, como os antagonistas dos receptores de 5-HT (5-HTR), os inibidores da recaptação de serotonina, os inibidores da síntese de serotonina e os inibidores da monoamino-oxidase (IMAO) para a terapia do câncer. No entanto, as funções da serotonina na patogênese do câncer permanecem escassas e contraditórias, em grande parte atribuídas à diversidade e distribuição específica dos tecidos dos 5-HTRs e à complexidade da sinalização serotoninérgica.[28]

Conclusão

A serotonina é um neurotransmissor vital com funções diversas e significativas em muitos sistemas orgânicos. Seus receptores desempenham papéis críticos na regulação de processos fisiológicos como humor, comportamento, funções cardiovasculares, digestivas, endócrinas e muito mais. A modulação dos níveis de serotonina e a ação sobre seus receptores são cruciais para o tratamento de várias condições médicas, destacando-se pela sua relevância clínica e potencial terapêutico, particularmente nas neoplasias.[28]

Junção Neuromuscular

A junção neuromuscular[12,13,29,30]

A *junção neuromuscular (JNM)* é a interface especializada entre o sistema nervoso e o músculo esquelético, onde ocorre a transmissão do impulso nervoso que desencadeia a contração muscular. Essa sinapse é composta por um neurônio motor, cuja terminação nervosa forma uma placa motora sobre a fibra muscular (**Figura 73.3.1**).

Quando um potencial de ação percorre o axônio do neurônio motor e chega à placa motora, desencadeia uma série de eventos moleculares. A despolarização da membrana pré-sináptica promove a abertura de canais de cálcio voltagem-dependentes, permitindo a entrada maciça de Ca^{++} no interior do terminal axônico. O aumento da concentração intracelular de Ca^{++} induz à fusão das vesículas sinápticas com a membrana plasmática, liberando o neurotransmissor Acetilcolina (ACh) para a fenda sináptica, o espaço estreito que separa a membrana pré-sináptica da pós-sináptica.

As moléculas de ACh se difundem através da fenda sináptica e se ligam a receptores nicotínicos de acetilcolina, proteínas transmembrana localizadas na membrana pós-sináptica da fibra muscular. A ligação da ACh aos seus *receptores (AchR)* promove uma mudança de conformação estrutural da proteína receptora e a abertura de um canal central que permite a passagem de íons sódio (Na^+) para o interior da fibra muscular e a saída de íons potássio (K^+). Esse fluxo iônico gera uma despolarização local na membrana pós-sináptica, conhecida como *potencial de placa motora*.

Se a amplitude do potencial de placa motora atingir o limiar de despolarização, um potencial de ação é gerado e propaga-se ao longo do sarcolema (membrana plasmática da fibra muscular) e dos túbulos T, invaginações tubulares do sarcolema que penetram profundamente no interior da fibra muscular. Essa propagação do potencial de ação desencadeia a liberação de Ca^{++} do retículo sarcoplasmático.

O aumento da concentração intracelular de Ca^{++} permite a interação entre os filamentos de actina e miosina, as principais proteínas contráteis do músculo. Essa interação promove o encurtamento dos sarcômeros, as unidades contráteis das miofibrilas e a resultante contração muscular.

Para que a fibra muscular possa relaxar, é necessário que a concentração intracelular de cálcio retorne aos níveis basais. Isso ocorre por meio do bombeamento ativo de cálcio de volta para o retículo sarcoplasmático, mediado pela *bomba de cálcio do retículo sarcoplasmático (SERCA)*. Além disso, a enzima *acetilcolinesterase*, localizada na fenda si-

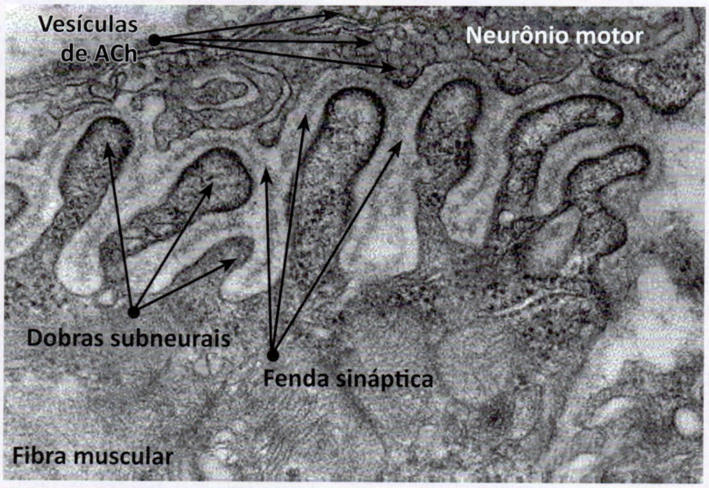

Figura 73.3.1. Eletromicrografia de uma junção mioneural (JMN), destacando a complexa interação entre o terminal do nervo motor e a fibra muscular.

Observa-se o terminal do nervo motor com várias vesículas sinápticas contendo acetilcolina (ACh), que são liberadas na fenda sináptica para transmitir o impulso nervoso ao músculo. A superfície pós-sináptica do músculo apresenta numerosas dobras (dobras subneurais) que aumentam a área de contato com os receptores de ACh, facilitando a despolarização eficiente e a subsequente contração muscular. As células de Schwann, envolvidas na manutenção e isolamento da sinapse, também estão presentes, embora não sejam visíveis nesta imagem. A fenda sináptica separa claramente os elementos pré-sinápticos e pós-sinápticos, garantindo que a transmissão do sinal ocorra de maneira direcionada e eficiente.

Fonte: Adaptada de Wikipédia. Junção neuromuscular. Disponível em: https://pt.wikipedia.org/wiki/Jun%C3%A7%C3%A3o_neuromuscular#/media/Ficheiro:Electron_micrograph_of_neuromuscular_junction_(cross-section).jpg.

náptica, degrada rapidamente a ACh em acetato e colina, encerrando a transmissão sináptica e impedindo a ativação contínua dos receptores nicotínicos.

A JNM na doença crítica[12]

Em condições normais, a quantidade de ACh liberada e o número de receptores AChR são superiores ao necessário para a contração muscular, proporcionando uma margem de segurança para a neurotransmissão eficaz.

Nos pacientes criticamente enfermos, a resposta aos *bloqueadores neuromusculares (BNM)* pode variar devido ao tipo de droga, efeitos não específicos e mudanças nas isoformas de AChR induzidas pela doença crítica. Portanto, o modelo clássico não explica todas as respostas farmacológicas aberrantes dos BNM observadas nesses casos.

Essas respostas anômalas podem ser mais bem compreendidas se considerarmos a re-expressão de *isoformas imaturas (fetais) dos AChR*, que consistem em subunidades *a1, b1, d* e *g*, além da isoforma neuronal *a7AChR*. No músculo maduro, não há AChR contendo subunidades g e a7.

Na *desnervação motora*, em *estados catabólicos inflamatórios musculares* e várias formas de *desuso (imobilização), com* ou *sem* administração de *BNM*, ocorre a re-expressão de AChR imaturos com subunidades g e a7 nas áreas juncionais e extrajuncionais. Essas condições resultam em *atrofia muscular* e *resistência* aos efeitos anabólicos da *insulina*.

Essas mudanças são potencialmente reversíveis se o estado catabólico muscular for normalizado. O tempo de reversão varia conforme a gravidade da lesão inicial, mas em alguns casos, como a transecção da medula espinhal, a reversão pode não ser possível.

Farmacologia dos bloqueadores neuromusculares (BNM)[29,31-33]

Os BNM causam relaxamento muscular esquelético por meio do bloqueio da do AchR na JNM. Eles são classificados pelo mecanismo de ação e por sua estrutura química em:

- **Despolarizantes:** ligam-se e ativam os AChR. Exemplo: succinilcolina.
- **Não despolarizantes:** ligam-se e antagonizam competitivamente os AChR. Subdividem-se em *benzilisoquinolínios* (p. ex.: atracúrio, cisatracúrio, mivacúrio) e *aminosteroides* (p. ex.: rocurônio, vecurônio, pancurônio).

Os compostos esteroides podem favorecer a ocorrência de miopatias devido à sua estrutura e são metabolizados em princípios ativos, cujo acúmulo pode ser problemático na insuficiência renal ou hepática. Em contrapartida, os benzilisoquinolínios são metabolizados por esterases plasmáticas em compostos inativos, sem risco de bloqueio muscular prolongado, mesmo em pacientes com insuficiência renal ou hepática.

A escolha do BNM adequado depende da indicação clínica e das comorbidades do paciente. O pancurônio, primeiro aminosteroide introduzido, estimula receptores muscarínicos com efeito semelhante ao da atropina, causando taquicardia. Atracúrio e cisatracúrio são preferidos para infusões contínuas devido ao seu metabolismo independente da função renal ou hepática e são ambos de ação intermediária. O atracúrio é metabolizado por hidrólise mediada por esterases e eliminação de Hofmann, enquanto o cisatracúrio, um isômero do atracúrio, é metabolizado exclusivamente pela eliminação de Hofmann, sem liberação de histamina associada.

A seleção de um BNM em pacientes criticamente enfermos deve considerar a indicação, comorbidades (insuficiência hepática ou renal), interações medicamentosas, alterações fisiológicas e fatores de risco que podem afetar a farmacocinética dos BNM, como idade, hipotermia, sepse e distúrbios metabólicos ou eletrolíticos. A taquifilaxia foi documentada com o uso de BNM; caso ocorra, aconselha-se a troca por uma droga de classe.

Subcapítulo | 73.4

Fisiopatologia da Dor e da Nocicepção

Definição

A definição de dor foi recentemente revista pela *International Association for the Study of Pain (IASP)* como *"uma experiência sensorial e emocional desagradável associada a, ou semelhante àquela associada a, dano tecidual real ou potencial"*. Essa definição foi ampliada e a ela foram adicionadas seis notas-chave:

1. A dor é sempre uma experiência pessoal que é influenciada, em diferentes graus, por fatores biológicos, psicológicos e sociais.

2. Dor e nocicepção são fenômenos diferentes. A dor não pode ser inferida unicamente a partir da atividade em neurônios sensoriais.
3. Ao longo de suas experiências de vida, os indivíduos aprendem o conceito de dor.
4. O relato de uma pessoa sobre uma experiência de dor deve ser respeitado.
5. Embora a dor geralmente desempenhe um papel adaptativo, ela pode ter efeitos adversos na função e no bem-estar social e psicológico.
6. A descrição verbal é apenas um dos vários comportamentos para expressar dor; a incapacidade de se comunicar não nega a possibilidade de que um humano ou um animal não humano experimente dor.
7. A sensação de dor é um fenômeno neurobioquímico. Quando ocorre dano agudo ao tecido, reações neuroquímicas no local da lesão ativam as terminações nervosas livres de nervos especiais chamados nociceptores. Os nociceptores iniciam um impulso nervoso aferente que se propaga pelo nervo periférico, entra na medula espinhal e faz sinapse com neurônios de ordem superior. O impulso então atravessa tratos espinhais ascendentes específicos, chegando a centros cerebrais para interpretação. A modulação das informações aferentes pode ocorrer em várias áreas, incluindo a periferia, medula espinhal, mesencéfalo e córtex cerebral.[34]

Além disso, agregou-se à definição a etimologia da palavra em inglês, *"pain"*: do inglês medieval, do Anglo-Francês *"peine"* (*pain, suffering*), do latin *"poena"* (*penalty, punishment*), que por sua vez originou-se do grego antigo *"poinē"* (*payment, penalty, recompense*).

Na língua portuguesa, a palavra *"dor"* tem origem do latim, *"dolor"*, que significa *dor, sofrimento ou tristeza*. *"Dolor"*, por sua vez, deriva do verbo latino *"dolere"*, que significa sentir *dor, sofrer ou lamentar*. A raiz do verbo *"dolere"* está relacionada a sentimentos de *aflição e desconforto*, e essa origem linguística reflete-se nas diversas línguas românicas, nas quais as palavras para dor possuem raízes similares. Por exemplo, em espanhol *"dolor"*, em francês *"douleur"* e em italiano *"dolore"*.

As sensações de dor podem ser categorizadas de várias maneiras, com base na velocidade de transmissão no sistema nervoso (dor rápida ou lenta), na duração da dor (dor aguda ou crônica) ou na etiologia anatômica das sensações (dor somática ou visceral).[2]

Este texto irá discutir a anatomia e a fisiologia das sensações dolorosas, com ênfase nos principais aspectos relacionados à dor aguda. Além disso, os mecanismos de modulação da sensação de dor e nocicepção serão limitadamente apresentados, assim como serão discutidas algumas características da dor visceral. Não será abordada neste capítulo a fisiopatologia da dor crônica.

Receptores dolorosos e fibras nervosas periféricas

Os nociceptores transduzem estímulos nocivos em um impulso nervoso, e a sensação de dor física é iniciada com sua ativação. Os corpos celulares dos nociceptores estão localizados no gânglio da raiz dorsal do nervo espinhal em cada nível, ou no gânglio trigeminal para o nervo trigêmeo. Isso é típico para todos os nervos periféricos. Cada corpo celular possui dois ramos, um projetando-se para a periferia, onde sua terminação é sensível a estímulos nocivos e um segundo ramo que projeta-se para a medula espinhal, onde faz sinapse com neurônios de ordem superior no SNC.

Diferentemente da terminação nervosa livre associada à sensação, os nociceptores não possuem um receptor encapsulado específico. Em vez disso, eles se entrelaçam amplamente com o tecido local, com base na localização anatômica. Os nociceptores são encontrados em todo o corpo, mas são mais extensamente localizados no tegumento, periósteo, paredes arteriais, dentes e superfícies articulares, bem como na foice e no tentório do crânio. Os receptores de dor são menos frequentemente encontrados em outros tecidos profundos do corpo; no entanto, o dano tecidual pode iniciar dor nessas áreas.[2,7]

São reconhecidas duas categorias amplas de *nociceptores polimodais*. Os *receptores polimodais C* (químicos) são os mais comuns, compondo 80% de todos os nociceptores periféricos. Uma gama completa de estímulos mecânicos, térmicos e químicos ativa os receptores C polimodais. O segundo tipo de nociceptores são os *nociceptores polimodais Ad*. Menos numerosos do que os receptores C polimodais, esses receptores são ativados principalmente por estímulos térmicos ou mecânicos.[35]

O dano tecidual causa a liberação de numerosos produtos químicos, incluindo *leucotrienos, bradicininas, serotonina, histamina, íons de potássio, ácidos, acetilcolina, tromboxanos, substância P e fator ativador de plaquetas*. Os receptores de dor química (tipo C polimodal) reagem à liberação desses mediadores para proporcionar a sensação de dor. Esses produtos químicos podem ser fatores importantes no desenvolvimento da dor contínua após lesão aguda.[2] As prostaglandinas não podem ativar diretamente os receptores, mas estão envolvidas como mediadores locais ou cofatores e aumentam a sensibilidade da terminação nervosa livre.

Os receptores mecânicos e térmicos reagem à distensão excessiva e à temperatura, respectivamente, e ativam tanto os nociceptores polimodais Ad quanto C. A velocidade de transmissão do sinal de cada tipo de nociceptor periférico polimodal pode ser delineada por sua característica anatômica específica. As fibras C polimodais não são mielinizadas e transmitem a sensação de dor aferente a uma velocidade mais lenta do que as fibras Ad mielinizadas. As fibras de dor Ad mielinizadas mais rápidas transmitem sensações de dor mecânica e térmica a uma velocidade de 5 a 30 m/s e seus neurônios têm um diâmetro que varia de 1 a 5 mícrons. A sensação que trafega pelas fibras Ad pode ser iniciada por lesões como o corte da pele com uma faca ou por um choque elétrico e é frequentemente descrita como sensação de *"dor rápida"*. Essas percepções de dor são menos comuns nos tecidos profundos, porque nessas regiões do corpo há um número menor de fibras Ad. A sensação atribuída aos receptores C polimodais começa um segundo ou mais após um evento doloroso e aumenta em intensidade ao longo de segundos ou minutos. Essa sensação foi referida como *"dor lenta"*, que trafega pelas fibras C não mielinizadas a uma velocidade de 0,5 a 2 m/s em neurônios com diâmetros menores que 1,5 mícrons. A sensação relacionada à dor lenta é em geral descrita como *"maçante"*, *"latejante"* ou *"dolorimento"* e associada à destruição tecidual, bem como à dor visceral profunda; essa também é a sensação associada à dor crônica.

O sistema duplo das fibras Ad mais rápidas e das fibras C polimodais mais lentas em trabalho conjunto faz com que um estímulo doloroso produza uma sensação *"dupla"* de dor: inicialmente, há uma sensação de dor rápida e aguda criada para iniciar uma reação imediata; posteriormente, ocorre a sensação de dor lenta e duradoura, *"em queimação"*, a qual tende a se intensificar com o tempo e, se a estimulação não for aliviada, pode evoluir para dor crônica. Ao contrário de outros receptores sensoriais do corpo, os nociceptores têm uma capacidade limitada de adaptação. À medida que um estímulo doloroso continua, a excitação dos receptores de dor torna-se maior, com aumento da transmissão do sinal aferente. O resultado é a hiperalgesia.[2]

Medula espinhal

As fibras nervosas aferentes primárias de cada um dos nociceptores periféricos entram na medula espinhal a partir do gânglio da raiz dorsal. Muitas fibras aferentes fazem sinapse com o neurônio de segunda ordem ao mesmo nível desse corno dorsal da medula; no entanto, porções dessas fibras podem ascender ou descer um a três segmentos espinhais antes de terminar. Essas fibras aferentes ascendentes e descendentes trafegam pelo *trato de Lissauer*, localizado posteriormente ao corno dorsal da substância cinzenta da medula. Essa distribuição dos sinais aferentes por vários segmentos espinhais contribui para a dificuldade de localizar precisamente uma sensação dolorosa.[3,4]

O corno dorsal da medula espinhal é dividido em seis camadas ou lâminas. As lâminas I, II e III (substância gelatinosa) são aquelas nas quais as fibras Ad e C fazem sinapse; algumas fibras Ad estendem-se para a lâmina V. O glutamato e o receptor AMPA são cruciais na transmissão da dor aguda. Três subtipos de neurônios de projeção, inibitórios e excitatórios, modulam o sinal de dor e são essenciais para transmissão e modulação dos sinais dolorosos para os centros superiores:

1. **Neurônios específicos de nociceptores:** respondem a estímulos nocivos, localizados principalmente na lâmina I, também nas lâminas II e V.
2. **Neurônios de baixo limiar (LT):** respondem a estímulos inócuos, localizados nas lâminas III e IV.
3. **Neurônios de ampla faixa dinâmica (WDR):** predominam nas lâminas V, respondem a diversos estímulos sensoriais e recebem entradas convergentes de múltiplas modalidades sensoriais.

Vias ascendentes

Existem várias vias para os sinais de dor aferentes atravessarem a medula espinhal até o córtex. A maioria dessas estruturas está ilustrada na **Figura 73.4.1**. A via espinotalâmica é a mais importante, subdividida em via neoespinotalâmica (espinotalâmica lateral) e via paleoespinotalâmica (espinotalâmica medial). A neoespinotalâmica é a principal via para sensações de dor rápida, com fibras Ad por onde trafegam sensações de dor mecânica e térmica até a lâmina marginal do corno dorsal. Essas fibras cruzam para o lado oposto da medula e ascendem até o córtex pela área anterolateral. No tálamo, a maioria das fibras termina no complexo ventrobasal e algumas no grupo nuclear posterior, propagando-se depois para o córtex somatossensorial. Essa via é responsável pela transmissão dos aspectos discriminativos da dor, como localização, intensidade e duração.

Pela via paleoespinotalâmica trafegam fibras tipo C não mielinizadas, associadas a sensações de dor lenta ou crônica e que terminam na substância gelatinosa do corno dorsal. Esses sinais passam por vários neurônios antes de chegar à lâmina V, juntando-se às fibras rápidas e cruzando na comissura anterior, ascendendo ao córtex nas mesmas colunas anterolaterais que as fibras neoespinotalâmicas. Algumas fibras não cruzam e ascendem ipsilateralmente. A substância P é o principal neurotransmissor desta via, associada às sensações de dor lenta.

As fibras C polimodais têm uma distribuição terminal ampla e poucas se encerram no tálamo. Essa área é composta principalmente pelos núcleos reticulares da medula, ponte e mesencéfalo, a área tectal do mesencéfalo e a região cinzenta periaquedutal. Os sinais continuam para o tálamo, hipotálamo e outras áreas basais do cérebro.

A via espinomesencefálica modula a informação aferente e ativa os sistemas de controle descendentes e opioides endógenos, começando com nociceptores nas lâminas I e V e terminando no teto do mesencéfalo e na substância cinzenta periaquedutal.

Pesquisas identificaram vias adicionais, incluindo a via espinopontoamigdaloide e uma via para a dor visceral ascendendo pelo funículo posterior. Interpretação cerebral.

Processamento

O tálamo lateral e medial iniciam as interpretações da maioria dos estímulos nocivos e depois encaminham os impulsos ao córtex cerebral. As estruturas corticais envolvidas na decodificação das sensações de dor são o *córtex somatossensorial primário, córtex somatossensorial secundário, opérculo parietal, ínsula, córtex cingulado anterior* e *córtex pré-frontal*. Pesquisas recentes definiram mecanismos centrais de processamento da dor a partir do uso de

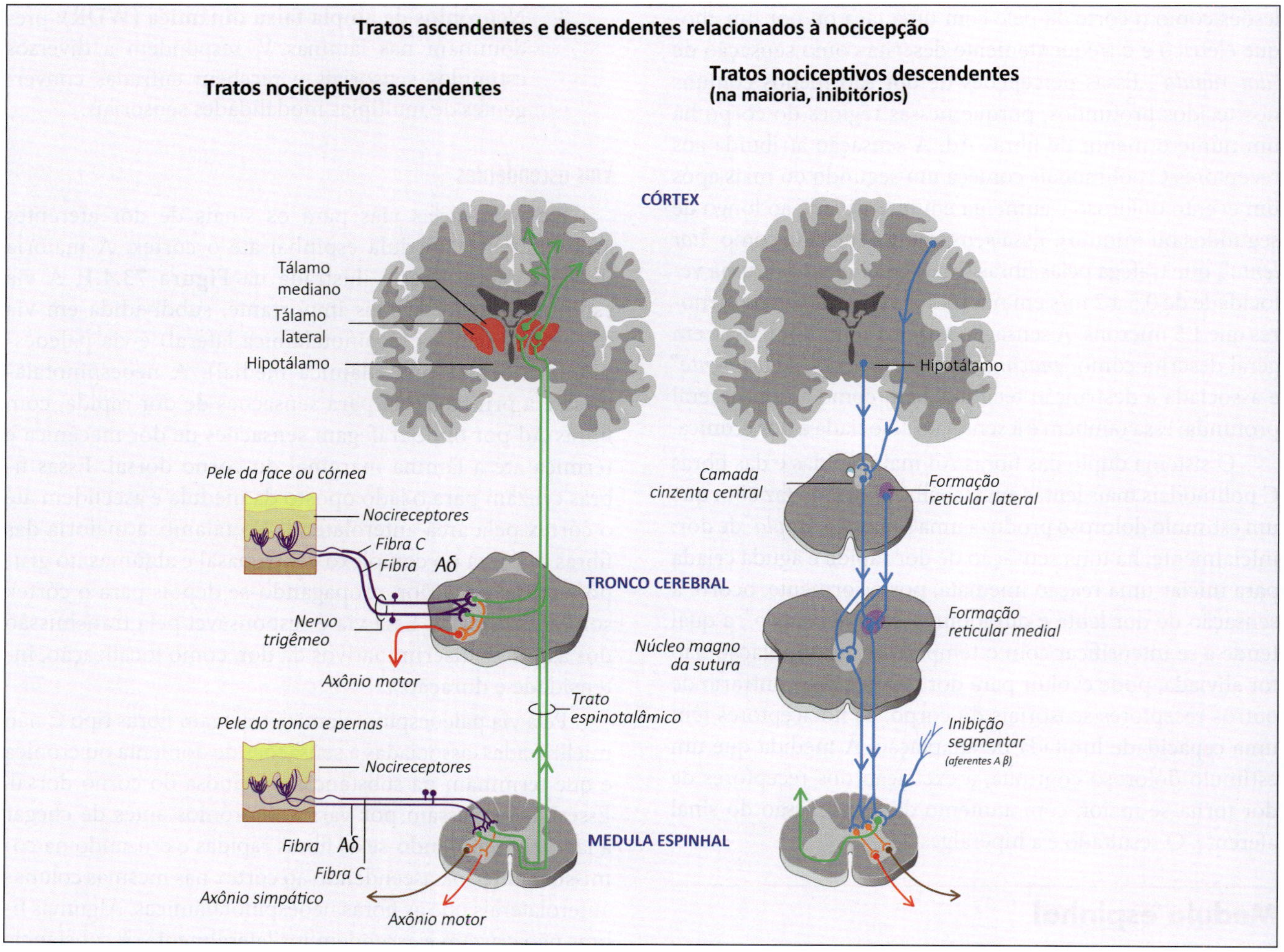

Figura 73.4.1. Tratos nociceptivos ascendentes e descendentes.

Os tratos nociceptivos ascendentes incluem o trato espinotalâmico e o nervo trigêmeo. O trato espinotalâmico conduz informações nociceptivas da medula espinhal para o tálamo. As fibras nociceptivas, compostas por fibras C e Aδ, transmitem sinais de dor a partir de nociceptores na pele e outras áreas periféricas. Esses sinais são então transmitidos ao tálamo lateral e mediano, bem como ao hipotálamo, para processamento e percepção da dor. O nervo trigêmeo, por sua vez, transmite sinais de dor da face e córnea através das fibras C e Aδ. As informações são enviadas para o tronco cerebral e, posteriormente, para o tálamo e outras regiões cerebrais para processamento. Os tratos nociceptivos descendentes envolvem a inibição segmentar, o caminho do núcleo magno da sutura e a formação reticular. A inibição segmentar envolve aferentes Aβ que modulam a transmissão da dor na medula espinhal, inibindo a transmissão nociceptiva e reduzindo a percepção da dor. O caminho do núcleo magno da sutura, localizado no tronco cerebral, especificamente no núcleo magno da sutura, modula a dor através de vias inibitórias que descem para a medula espinhal, influenciando a transmissão de sinais de dor. A formação reticular, incluindo a formação reticular lateral e medial no tronco cerebral, envia sinais moduladores descendentes que atuam na medula espinhal para regular a transmissão da dor, utilizando neurotransmissores como serotonina e noradrenalina para reduzir a intensidade da dor. No geral, o córtex é a área de processamento final da dor, onde ocorre a percepção consciente. O hipotálamo está envolvido na resposta emocional e autonômica à dor. A camada cinzenta central do tronco cerebral participa da modulação da dor. O núcleo magno da sutura envia sinais inibitórios descendentes para modular a dor na medula espinhal. As fibras nociceptivas aferentes transmitem sinais de dor das periferias para o sistema nervoso central, onde são processadas e percebidas. Os tratos descendentes eferentes modulam essa transmissão, podendo inibir ou amplificar a dor percebida pelo organismo.

Fonte: Traduzida e adaptada de: Silbemagl, S. & Despopoulos, A. Color Atlas of Physiology. vol. 1 (Thleme Publishers, 2015).

tomografia por emissão de pósitrons (PET) e exames de ressonância magnética funcional (RMf). Essas técnicas avançadas de imagem têm a capacidade de detectar alterações no fluxo sanguíneo que podem ser correlacionadas com a atividade metabólica. Esses avanços tecnológicos apoiam a ideia de que as sensações de dor chegam ao córtex apenas após o processamento talâmico ter sido abandonado. Alguns exemplos de processamento cortical direto incluem: a codificação da intensidade da dor na substância branca periventricular e no córtex cingulado posterior; a codificação da dor e do desconforto no setor posterior do córtex cingulado anterior; e a função de modulação refletida pelo limiar de dor no giro cingulado anterior, córtex frontal e tálamo.

Modulação e resposta antinociceptiva

Dentro do sistema nervoso, existe um sistema de resposta inibitória da dor ou antinociceptiva. A área cinzenta periaquedutal, o núcleo magno da rafe e o complexo inibitório da dor no corno anterior proporcionam ao corpo a capacidade de superar estímulos dolorosos debilitantes enquanto simultaneamente permitem o início de funções de sobrevivência. Essa resposta consiste em múltiplos componentes, incluindo inibição competitiva, opioides endógenos e outros produtos químicos liberados no sistema nervoso, como norepinefrina, relaxina, ácido gama-aminobutírico, ocitocina e dinorfina. A inibição competitiva causada pelos nervos sensoriais foi identificada e descrita com a teoria do controle do portão.

Esta é um exemplo de modulação ocorrendo no nível da medula espinhal. A teoria do controle do portão afirma que as fibras sensoriais maiores Ab transmitindo informações sensoriais da periferia inibem os sinais das fibras menores Ad e C na substância gelatinosa, diminuindo assim a amplitude do sinal de dor aferente. Além disso, foi demonstrado que os neurônios WDR podem ser inibidos por estimulação nociva em outras áreas não contíguas do corpo.[14] Esta é a explicação fisiológica para o uso da estimulação elétrica nervosa transcutânea, o simples ato de esfregar o local da lesão ou o uso de linimento tópico para aliviar a dor. Endorfinas, encefalinas e dinorfina são três subtipos de opioides endógenos responsáveis por outra parte importante da resposta antinociceptiva. Esses opioides são liberados em todo o cérebro e medula espinhal por células neuronais de suporte que respondem a uma estimulação dolorosa. Além disso, os receptores para esses opioides são o local de ação para opioides administrados exogenamente. O artigo sobre dor crônica citado anteriormente oferece uma discussão detalhada de cada opioide específico, definindo seu mecanismo e local de ação.

Dor visceral

A dor visceral tem várias características específicas que a diferenciam da dor sentida pela estimulação cutânea direta. O trauma direto na pele e nas estruturas superficiais geralmente produz dor; no entanto, quando o trauma direto é aplicado a órgãos viscerais saudáveis, não se percebe dor. No entanto, com a estimulação difusa dos receptores de dor visceral, a sensação de dor pode ser extremamente severa. Isso pode ser demonstrado pela dor causada pela isquemia intestinal. A dor visceral é frequentemente difícil de localizar e é difusa e, com o tempo, muitas vezes é referida a estruturas mais superficiais. A irradiação da dor pode percorrer uma distância considerável. Por fim, o local da dor referida pode desenvolver hiperalgesia, assim como as vísceras afetadas.[15] As quatro causas específicas de dor visceral verdadeira são isquemia, estimulação química, espasmo de uma víscera oca e sobredistensão de uma víscera oca. O parênquima hepático e os alvéolos pulmonares são quase totalmente insensíveis à dor, mas por meio de suas estruturas associadas – cápsula hepática e ductos biliares e brônquios e pleura parietal – a identificação da inflamação e lesão pode ocorrer.[3]

Resumo

O método pelo qual o corpo detecta, interpreta e responde à estimulação dolorosa é comparável a um concerto orquestral, com cada instrumento individual contribuindo com um elemento sutil, mas importante, que compõe o produto final. Os receptores periféricos polimodais iniciam sensações desagradáveis que podem ser moduladas no corno dorsal e nas colunas anteriores da medula espinhal antes de atingir o córtex cerebral. Apesar da "fiação" neurológica semelhante, as sensações de dor da pele não são iguais em caráter às das vísceras. Uma reação de dor é baseada na interpretação em centros cerebrais específicos e na função motora resultante. Com o advento da fMRI e dos *scanners* PET, a compreensão da interpretação cerebral da dor está se expandindo. Lembre-se também de que fatores emocionais e psicológicos são cruciais na percepção da dor e são pontos de partida para a percepção individual de uma circunstância dolorosa.

Subcapítulo | 73.5

Fisiopatologia do Coma

Introdução

Para entender o que é o estado de coma, é necessário antes compreender o que é o estado de consciência normal. Além disso, a consciência pode ser compartimentalizada de acordo com o nível e o seu conteúdo, o que dá origem a um espectro amplo e multidimensional. A nomenclatura relacionada pretende definir esses estados, mesmo que de forma inexata, e será também apresentada a seguir.

A consciência é o estado de total percepção de si mesmo e da sua relação com o ambiente. Clinicamente, o nível de consciência de um paciente é definido pela sua resposta ao examinador. É possível um paciente estar consciente e ainda assim não responder, como quando privado de estímulos sensoriais, paralisado ou, por razões psicológicas, decide não interagir. Portanto, a determinação do estado de consciência pode ser um desafio semiótico. As definições a seguir assumem que a ausência de resposta não envolve comprometimento sensorial, motor ou psiquiátrico.

Dimensões da consciência

A consciência possui duas principais dimensões: conteúdo e nível. O conteúdo abrange todas as funções mediadas pelo córtex cerebral, incluindo respostas cognitivas e afetivas, sustentadas por redes específicas de neurônios corticais. Lesões podem interromper essas redes, causando perda parcial da consciência. Pacientes podem estar conscientes da maioria dos estímulos, mas perder a consciência de uma classe específica de estímulos devido à lesão de populações críticas de neurônios. A **Figura 73.5.1** ilustra a multidimensionalidade das entidades que envolvem os diferentes níveis e conteúdos da consciência.

Deficiências focais e globais

Pacientes com lesões parietotemporais direitas podem parecer globalmente confusos, mas geralmente estão agitados e não sonolentos. A menos que o dano às redes corticais seja difuso ou extenso, o nível de consciência não é reduzido. Pacientes com Alzheimer avançado, por exemplo, podem perder memória e outras funções cognitivas, mas permanecem acordados e alertas até que o dano seja tão extenso que a resposta aos estímulos seja reduzida.

Interação entre conteúdo e nível de consciência

O sistema de alerta recebe entradas das áreas cognitivas pré-frontais mediais, que podem impulsionar o nível de consciência em situações adversas. Pacientes sonolentos podem não participar de forma significativa em testes cognitivos. O sono é uma forma fisiológica de redução da consciência, no qual a capacidade de resposta dos sistemas cerebrais responsáveis pela função cognitiva é globalmente reduzida. Alterações patológicas das relações entre os sistemas cerebrais responsáveis pela vigília e pelo sono podem prejudicar a consciência.

Consciência e estados alterados

Pacientes com aparência de sono que permanecem sem resposta comportamental a todos os estímulos externos são considerados como clinicamente inconscientes. Coma contínuo raramente dura mais de 2 a 4 semanas. Com a reorganização dos circuitos de alerta intrínsecos, ciclos de sono-vigília gradualmente emergem após a lesão. A vigília na ausência de conteúdo cognitivo é denominada estado vegetativo ou síndrome de vigília não responsiva (UWS).

Estados agudamente alterados de consciência

Os estados alterados de consciência são divididos em dois grupos: aqueles que indicam nível de consciência deprimido e aqueles que descrevem uma mistura de sonolência com hiperexcitabilidade. Dentro dessas categorias, existem estados relativamente leves e outros com desordem comportamental mais profunda.

Tipos de estados alterados

Turvação da consciência: vigília ou consciência minimamente reduzida, com alternância entre hiperexcitabilidade e sonolência.

***Delirium*:** estado mental anormal com percepção errônea de estímulos sensoriais e alucinações vívidas.

Obtundação (ou obnubilação): estado leve de alerta reduzido, com respostas psicológicas mais lentas à estimulação.

Estupor: condição de sono profundo ou falta de resposta comportamental, onde o paciente só pode ser despertado com estimulação vigorosa e contínua.

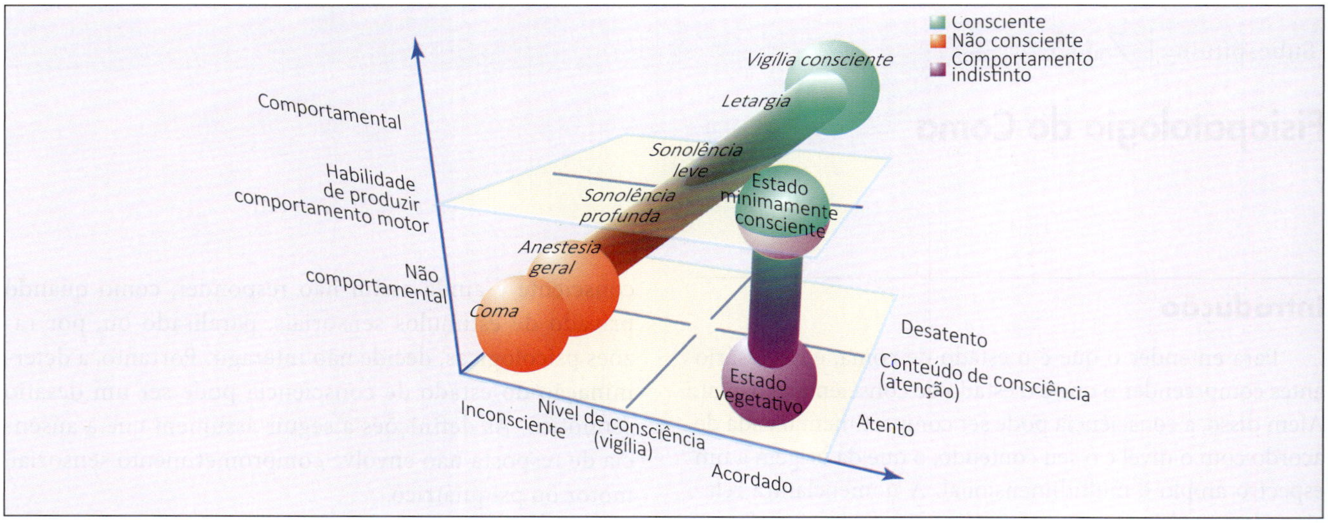

Figura 73.5.1. Característica multidimensional das alterações de consciência.

Os distúrbios da consciência são definidos por dois componentes principais: o nível de consciência e o conteúdo da consciência. Esta figura ilustra a posição de diferentes estados (coma, estado vegetativo- EV, estado minimamente consciente- EMC, sonolência leve, sonolência profunda, letargia, vigília consciente, e anestesia geral) ao longo desses contínuos. O eixo horizontal representa o nível de consciência, variando de inconsciente a acordado. O eixo vertical representa a habilidade de produzir comportamento motor, indo do não comportamental ao comportamental. O eixo perpendicular refere-se ao conteúdo da consciência, variando de desatento a atento. A figura também indica a posição de pacientes com cognição encoberta dentro desses estados.

Fonte: Traduzida e adaptada de Schnakers, C. & Laureys, S. Coma and Disorders of Consciousness. vol. 1 (Springer International Publishing AG, 2018).

Coma: estado de falta de resposta onde o paciente permanece com os olhos fechados e não pode ser despertado para responder apropriadamente a estímulos.

Síndrome do encarceramento: estado em que o paciente está paralisado, mantendo controle apenas dos movimentos verticais dos olhos e da abertura das pálpebras.

Alterações subagudas ou crônicas da consciência

Demência: declínio progressivo nos processos mentais devido a um distúrbio orgânico, geralmente não acompanhado por uma redução no alerta.

Hipersonia: sono excessivo, mas normal do qual o paciente desperta prontamente quando estimulado.

Abulia: estado apático onde o paciente responde lentamente, se é que responde, a estímulos verbais.

Mutismo acinético: condição de imobilidade silenciosa e alerta, com ciclos sono-vigília presentes, mas sem atividade mental evidente.

Estado minimamente consciente (EMC): condição de consciência gravemente comprometida com evidências comportamentais mínimas de consciência de si ou do ambiente.

Estado vegetativo (EV): recuperação de ciclos de alerta, sem evidências de consciência de si ou do ambiente.

Morte cerebral: perda irreversível de todas as funções do cérebro, com suporte de cuidados que podem manter processos corporais por algum tempo.

Sistema reticular ativador ascendente (SRAA)

No século XIX, John Hughlings-Jackson propôs que a consciência era a soma total da atividade nos hemisférios cerebrais, sendo eliminada por lesões que danificassem simultaneamente ambos os hemisférios. No entanto, observações clínicas mostraram que lesões no tronco encefálico superior ou no diencéfalo caudal também podem causar perda de consciência.

Constantin von Economo, neurologista vienense, documentou, durante a epidemia de encefalite letárgica, que lesões na formação reticular paramediana do mesencéfalo causavam sonolência extrema. Ele sugeriu que o tronco encefálico continha circuitos para despertar o prosencéfalo, enquanto o hipotálamo continha circuitos para induzir o sono.

A **Figura 73.5.2** ilustra o esboço dos componentes responsáveis pelo despertar, entre os quais o sistema reticular ativador ascendente (SRAA) é um elemento central.

Lesões estruturais que causam alteração da consciência

As mensagens responsáveis pelo despertar chegam ao SRA por meio de ramificações colaterais das vias ascendentes da sensibilidade. O SRA envia sinais ativadores de forma difusa para todo o córtex cerebral, caracterizando o SRA ascendente. Além disso, partem do SRA vias excitadoras que se projetam sobre os motoneurônios da medula espinhal, compondo o SRA descendente.

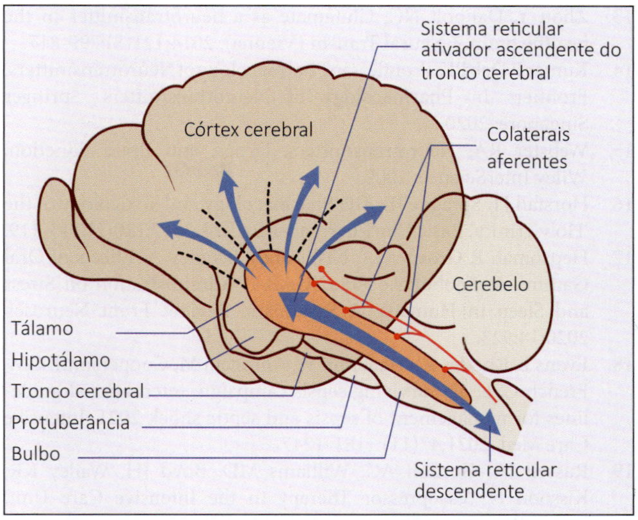

Figura 73.5.2. Sistema reticular ativador ascendente.

As mensagens responsáveis pelo despertar chegam ao Sistema Reticular Ativador (SRA) através de ramificações colaterais das vias ascendentes da sensibilidade. O SRA envia sinais ativadores de forma difusa para todo o córtex cerebral, caracterizando o SRA ascendente. Além disso, partem do SRA vias excitadoras que se projetam sobre os neurônios motores da medula espinhal, compondo o SRA descendente.

Fonte: Traduzida e adaptada de Schnakers C, Laureys S. Coma and Disorders of Consciousness. vol. 1 Springer International Publishing AG, Cham; 2018.

Para provocar estupor ou coma, um distúrbio deve danificar áreas extensas de ambos os hemisférios cerebrais ou do sistema reticular ativador ascendente. Lesões unilaterais hemisféricas ou lesões do tronco cerebral abaixo da ponte média não causam coma. Lesões bilaterais no mesencéfalo superior ou no diencéfalo caudal são críticas para a consciência em humanos.

Referências bibliográficas

1. Fortin, D. Le Cerveau, Une Galaxie Dans Votre Tête – Tout Ce Que Nous Savons Sur Le Cerveau Simplifié et Vulgarisé.
2. Vibert JF, Sebille A, Lavallard-Rousseau MC, Boureau F, Mazières L. Neurophysiologie. De La Physiologie à l'exploration Fonctionnelle. Paris; 2011.
3. Hendelman WJ. Atlas of Functional Neuroanatomy. vol. 1. Ottawa: CRC Press; 2016.
4. Hall JE, Hall ME. Guyton and Hall Textbook of Medical Physiology. vol. 1. Philadelphia: Elsevier; 2021.
5. Costanzo LS. Physiology. vol. 1. Elsevier; 2018.
6. Carpenter R, Reddi, B. Neurophysiology a Conceptual Approach. vol. 1. Boca Raton, FL: CRC Press; 2013.
7. Lacour B Belon JP. Physiologie humaine. 1st ed. Paris: Elsevier Masson; 2016.
8. Bean BP. The action potential in mammalian central neurons. Nat Rev Neurosci. 2007;8(6):451-65.
9. Coetzee WA, Amarillo Y, Chiu J, Chow A, Lau D, McCormack T, et al. Molecular diversity of K+ channels. Ann N Y Acad Sci. 1999 Apr 30;868:233-85.
10. Picard S, Goineau S, Rouet R. The action potential of the Purkinje fiber: an in vitro model for evaluation of the proarrhythmic potential of cardiac and noncardiac drugs. Curr Protoc Pharmacol. 2006; Chapter 11:Unit11.3.
11. Hill M. The neuromuscular junction disorders. J Neurol Neurosurg Psychiatry. 2003;74 Suppl 2(Suppl 2):ii32-ii37.
12. Verschuuren J, Strijbos E, Vincent A. Neuromuscular junction disorders. Handbook of Clinical Neurology vol. 133. Elsevier; 2016. p. 447-466.

13. Zhou Y, Danbolt NC. Glutamate as a neurotransmitter in the healthy brain. J Neural Transm (Vienna). 2014;121(8):799-817.
14. Kumar P, Deb PK. Frontiers in Pharmacology of Neurotransmitters. Frontiers in Pharmacology of Neurotransmitters. Springer Singapore; 2020.
15. Webster RA. Neurotransmitters, Drugs, and Brain Function. Wiley InterScience; 2002.
16. Horsfall JT, Sprague JE. The Pharmacology and Toxicology of the 'Holy Trinity'. Basic Clin Pharmacol Toxicol. 2017;120(2):115-119.
17. Hepsomali P, Groeger JA, Nishihira J, Scholey A. Effects of Oral Gamma-Aminobutyric Acid (GABA) Administration on Stress and Sleep in Humans: A Systematic Review. Front Neurosci. 2020;14:923.
18. Evans L, Rhodes A, Alhazzani W, Antonelli M, Coopersmith CM, French C, et al. Surviving sepsis campaign: international guidelines for management of sepsis and septic shock 2021. Intensive Care Med. 2021;47(11):1181-1247.
19. Russell JA, Gordon AC, Williams MD, Boyd JH, Walley KR, Kissoon N. Vasopressor Therapy in the Intensive Care Unit. Semin Respir Crit Care Med. 2021;42(1):59-77.
20. De Backer D, Biston P, Devriendt J, Madl C, Chochrad D, Aldecoa C, Brasseur A, Defrance P, Gottignies P, Vincent JL; SOAP II Investigators. Comparison of dopamine and norepinephrine in the treatment of shock. N Engl J Med. 2010;362(9):779-89.
21. Suzuki R, Uchino S, Sasabuchi Y, Kawarai Lefor A, Sanui M. Dopamine use and its consequences in the intensive care unit: a cohort study utilizing the Japanese Intensive care PAtient Database. Crit Care. 2022;26(1):90.
22. De Backer D, Biston P, Devriendt J, Madl C, Chochrad D, Aldecoa C, Brasseur A, Defrance P, Gottignies P, Vincent JL; SOAP II Investigators. Comparison of dopamine and norepinephrine in the treatment of shock. N Engl J Med. 2010;362(9):779-89.
23. Haas HL, Greene RW, Reiner PB. The Brain Histamine System in Vitro. J Neuroscience Methods. 1989;28.
24. Lorenz W, Duda D, Dick W, Sitter H, Doenicke A, Black A, Weber D, Menke H, Stinner B, Junginger T, et al. Incidence and clinical importance of perioperative histamine release: randomised study of volume loading and antihistamines after induction of anaesthesia. Trial Group Mainz/Marburg. Lancet. 1994;343(8903):933-40.
25. MacLaren R, Reynolds PM, Allen RR. Histamine-2 receptor antagonists vs proton pump inhibitors on gastrointestinal tract hemorrhage and infectious complications in the intensive care unit. JAMA Intern Med. 2014;174: 564-574.
26. Sousa JB, Diniz C. The Adenosinergic System as a Therapeutic Target in the Vasculature: New Ligands and Challenges. Molecules. 2017;22(5):752.
27. Berger M, Gray JA, Roth BL. The expanded biology of serotonin. Ann Rev Med. 2009;60:355-366.
28. Rodríguez-Blanco J, Rodríguez-Yanez T, Rodríguez-Blanco JD, Almanza-Hurtado AJ, Martínez-Ávila MC, Borré-Naranjo D, et al. Neuromuscular blocking agents in the intensive care unit. J Int Med Res. 2022;50(9):3000605221128148.
29. Welhengama C, Hall A, Hunter JM. Neuromuscular blocking drugs in the critically ill. BJA Educ. 2021;21:258-263.
30. Papazian L, Forel JM, Gacouin A, Penot-Ragon C, Perrin G, Loundou A, et al. Neuromuscular blockers in early acute respiratory distress syndrome. N Engl J Med. 2010;363(12):1107-16.
31. Hua Y, Ou X, Li Q, Zhu T. Neuromuscular blockers in the acute respiratory distress syndrome: A meta-analysis. PLoS One. 2020;15.
32. Machado-Duque ME, Gaviria-Mendoza A, Valladales-Restrepo LF, Albanés-Beltrán JP, Machado-Alba J. E. Trends in the Use of Sedative-Hypnotics, Opioids, and Neuromuscular Blockers in Hospitalized Patients During the COVID-19 Pandemic: Observational Retrospective Study. Drugs Real World Outcomes. 2022.
33. Allegri M, Clark MR, Andrés J, de & Jensen TS. Acute and chronic pain: where we are and where we have to go. Minerva Anestesiol. 2012;77:222-235.
34. Silbemagl S, Despopoulos A. Color Atlas of Physiology. vol. 1. Stuttgard: Thieme Publishers; 2015.
35. Schnakers C, Laureys S. Coma and Disorders of Consciousness. vol. 1. Springer International Publishing AG, Cham; 2018.

capítulo 74

Hipertensão Intracraniana

Thire Baggio Machado Marazzi | Pedro Kurtz

Introdução

Hipertensão intracraniana (HIC) é uma condição clínica grave, frequente e fortemente associada a altas taxas de desfechos funcionais desfavoráveis. Conceitualmente, a HIC é definida pela elevação da pressão intracraniana (PIC) para níveis suprafisiológicos quando há esgotamento dos mecanismos compensatórios e da reserva funcional, sendo a via final comum de múltiplas patologias primárias críticas e complicações neurológicas. Há grande dificuldade clínica para definição de valores de referência para normalidade de PIC, principalmente para ser utilizada como limiar diagnóstico de HIC em diferentes patologias. Acredita-se que há grande variabilidade interpessoal, sendo descrito o esgotamento de mecanismos compensatórios desde 18 até 44 mmHg.[1] Com isso, alvos terapêuticos têm sido definidos por meio do consenso de especialistas, sendo aceitos intervalos de 20-25 mmHg na maioria dos estudos.[2-6]

Com o desenvolvimento da monitorização multimodal neurológica, a tomada de decisão terapêutica não deve se restringir ao valor absoluto da PIC, integrando dados da morfologia da curva, da complacência cerebral e as avaliações hemodinâmica, metabólica e de oxigenação, visando uma abordagem prioritariamente individualizada. Apesar do limiar de tratamento da HIC ainda ser controverso, há clara correlação da piora de desfecho clínico com a magnitude e com o tempo de exposição a crises de HIC.[7-9]

Discutiremos neste capítulo aspectos fisiopatológicos da HIC e evidências para a indicação de monitorização neurológica e sua integração multimodal. Além disso, apresentaremos uma abordagem prática para o tratamento escalonado da HIC, assim como as perspectivas futuras e os estudos em andamento.

Fisiopatologia

Classicamente consideramos a calota craniana como um modelo de compartimento inelástico e indeformável, cujo espaço interno é preenchido por três principais componentes: parênquima cerebral (cerca de 80%), líquido cefalorraquidiano (10%) e componente vascular (demais 10%, divididos em arterial e venoso). A pressão intracraniana, por sua vez, advém da soma não algébrica da pressão exercida por cada um desses três componentes.[10,11]

A doutrina de Monro-Kellie é uma descrição teórica na qual, em condições normais de volume, os três componentes existem em equilíbrio. Neste modelo, se um componente sofre alteração volumétrica, os demais podem compensar esta variação com mudanças dinâmicas de seu volume, mantendo assim a pressão intracraniana constante. Esta variação volumétrica, entretanto, é limitada a cerca de 60 mL a 80 ml, então chamada de reserva compensatória. Quando excedida, variações de volume intracraniano podem levar a variações não lineares de pressão intracraniana, expressas na curva pressão-volume.[11,12]. A curva pressão-volume é didaticamente dividida em três fases: na primeira, mecanismos compensatórios permitem que grandes variações de volume impliquem em pequenas variações de pressão; na segunda, em decorrência da redução de mecanismos compensatórios, pequenas variações de volume levam a incrementos crescentes e não lineares da PIC, e, por fim, na terceira, há risco de colapso vascular cerebral, e HIC descompensada.[12] Essa curva é representada na **Figura 74.1**. Para a manutenção do fluxo sanguíneo cerebral, em cada fase da curva observamos resposta vascular de vasodilatação arteriolar compensatória.

Um parâmetro importante obtido da análise da curva pressão-volume é a relação da variação de volume sobre a variação de pressão, princípio denominado complacência. Assim, o conceito de complacência é dado pela capacidade do conteúdo do espaço intracraniano se adaptar às mudanças volumétricas. Não há uma metodologia padronizada para avaliação da complacência cerebral, sendo por vezes utilizados parâmetros indiretos como a análise de formato da onda de pulso da PIC.[12]

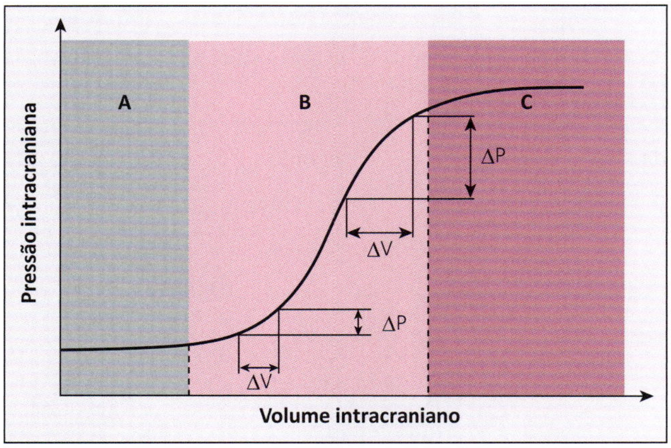

Figura 74.1. Desenho esquemático da curva pressão x volume intracraniano, dividida em três partes: A. com mecanismos compensatórios; B. onde há perda destes mecanismos; e C. quando há hipertensão intracraniana descompensada.

Fonte: Adaptada de Kazimierska A, Manet R, Vallet A, Schmidt E, Czosnyka Z, Czosnyka M. Analysis of intracranial pressure pulse waveform in studies on cerebrospinal compliance: a narrative review. Physiol Meas. 2023 Oct 27;44(10).

A onda de pulso da PIC é tradicionalmente obtida por método gráfico a partir de dados obtidos de método invasivo com uso de cateter intracraniano. Sua morfologia pode ser avaliada visualmente à beira do leito utilizando a relação entre os componentes da curva, e classificada em normal, possível/provavelmente patológica e patológica,[12] como descrito na **Figura 74.2.** A cada ciclo cardíaco, o influxo de sangue arterial e efluxo venoso do compartimento intracraniano promovem variações transitórias do volume do compartimento vascular, que por sua vez levam a alterações dinâmicas da PIC. Na curva da onda da PIC, o pico representa transmissão da percussão do volume sistólico ejetado sobre a coluna sanguínea arterial intracraniana. Esta recebe o nome de P1. O segundo pico, denominado P2, está relacionado a acomodação do volume arterial intracraniano por meio de mecanismos compensatórios. Já P3, coincide com o fechamento da válvula aórtica e seu discreto incremento de volume sanguíneo, denominada onda dicrótica. O padrão morfológico normal da onda da PIC é composto por formado serrilhado, descendente, com P1 > P2 (Classe 1), portanto relação P1/P2 > 1. À medida que ocorre perda de complacência cerebral, a curva progressivamente adquire formato arredondado, com perda da proeminência de P1, chegando a relações com P2 > P1. As apresentações em que P2 > P1 > P3 ou P2 > P1 = P3 são chamadas de Classe 2 (possivelmente patológicas), as com P2 > P3 > P1 são denominadas Classe 3 (provavelmente patológicas) e aquelas em que não é possível classificar picos ou com formatos triangulares, são denominadas Classe 4 (patológicas).[12] Outras relações como cálculo de latência e amplitude entre início da curva e pico, embora descritas, são menos utilizadas na prática, podendo ser auxiliares na compreensão da complacência cerebral.

Um parâmetro com base no valor da PIC largamente aplicado na prática clínica é a pressão de perfusão cerebral (PPC), calculada pela diferença entre a pressão arterial média (PAM) e a PIC. Apesar de suas limitações, a PPC é utilizada como uma estimativa indireta da adequação do fluxo sanguíneo cerebral. Em pacientes com lesão cerebral grave, o alvo de PPC mais comumente recomendado é em torno de 60 a 70 mmHg. Estratégias terapêuticas associando alvos de PPC com níveis otimizados de autorregulação e metas de oxigenação tissular cerebral têm se mostrado seguras, factíveis e potencialmente benéficas em pacientes com alto risco de lesão neurológica secundária.[13,14]

Assim, com a monitorização da PIC é possível tentar compreender em que ponto da curva de pressão-volume o paciente se apresenta clinicamente, além de permitir o estabelecimento de alvos quantitativos de PIC e PPC no manejo clínico de pacientes em coma. Em resumo, a análise desses valores absolutos, morfologia da curva e complacência cerebral são fundamentais para compreensão do grau de recrutamento de mecanismos compensatórios e do risco de lesão cerebral secundária.

Monitorização da PIC e multimodal

Apesar de avanços em metodologias minimamente invasivas ou não invasivas, o método considerado padrão-ouro para avaliação de PIC continua sendo pela implantação de cateter intracraniano. É possível a implantação de cateter intraparenquimatoso, subdural, extradural ou intraventri-

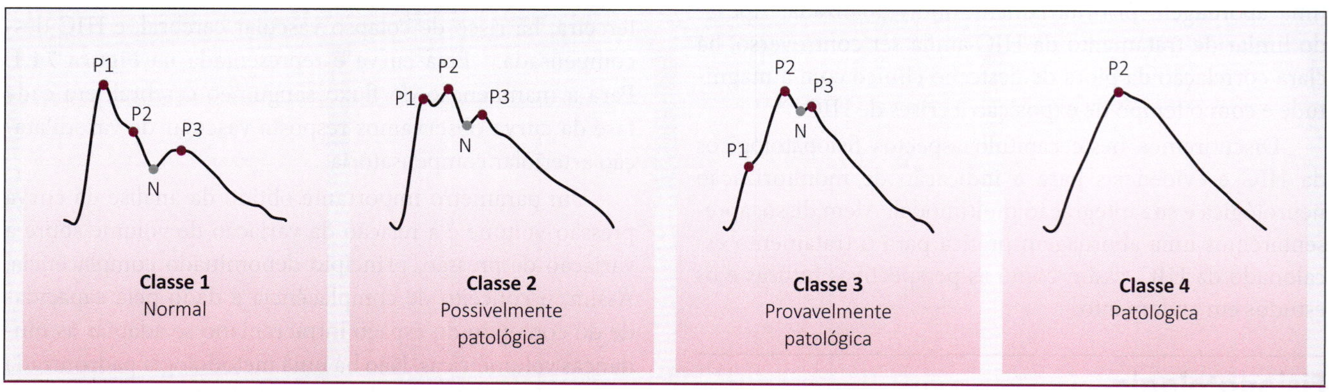

Figura 74.2. Análise de morfologia da onda de curva da pressão intracraniana.

Fonte: Adaptada de Kazimierska A, Manet R, Vallet A, Schmidt E, Czosnyka Z, Czosnyka M. Analysis of intracranial pressure pulse waveform in studies on cerebrospinal compliance: a narrative review. Physiol Meas. 2023 Oct 27;44(10).

cular, não havendo diferença robusta de acurácia entre diferentes localizações. As duas mais utilizadas na rotina são a intraparenquimatosa, pela facilidade de implantação e pelo baixo risco de complicações e a intraventricular, pelo potencial uso terapêutico por meio da drenagem liquórica. O uso de cateter invasivo para mensuração da PIC, contudo, pode estar associado a complicações. Destacam-se o risco de sangramento, isquemia e infecções. Ademais, deslocamentos, exteriorizações e perda de calibração podem ocorrer frequente e precocemente. Assim, métodos não invasivos, baratos, seguros, de fácil aprendizado e com possibilidade de realização à beira do leito têm recebido interesse de pesquisa clínica nos últimos anos.

Analisando as evidências do benefício do uso de monitorização invasiva da PIC para guiar terapêutica neurológica, há um único estudo clínico prospectivo randomizado, além de diversos estudos observacionais. O BEST TRIP Trial[15] foi um estudo multicêntrico, controlado, realizado na Bolívia e no Equador em população maior de 13 anos com diagnóstico de trauma cranioencefálico (TCE), separados em dois braços: o primeiro com protocolo rígido de diagnóstico e manejo da HIC guiado por monitor invasivo de PIC (alvo terapêutico PIC < 20 mmHg) e o segundo, com protocolo baseado em exame clínico e neuroimagem. Não houve diferença entre os grupos em relação ao desfecho composto de tempo de sobrevida, *status* funcional em 3-6 meses e avaliação neuropsicológica em 6 meses. Além disso, os pacientes tratados no braço de exame clínico e imagem receberam mais tratamentos para HIC do que aqueles tratados com PIC invasiva. O estudo, todavia, recebeu críticas ligadas as escolhas terapêuticas à beira do leito, a interpretação de dados da monitorização invasiva e a experiência dos centros, entre outros. Com base nos resultados desse importante estudo e, levando em consideração as limitações regionais para o uso de cateter invasivo de PIC em países de baixa e média renda, um consenso de especialistas desenvolveu um protocolo de manejo de TCE moderado a grave com base em exame clínico e neuroimagem, o CREVICE (*Consensus Revised Imaging and Clinical Examination*).[16] Na publicação, os autores oferecem um algoritmo clínico de manejo de TCE quando a monitorização com PIC invasiva não for disponível.

Em 2021, foi publicado o SYNAPSE ICU[17] estudo observacional prospectivo multicêntrico com 2395 pacientes neurocríticos (54% TCE, 25% hemorragia intracraniana, 22% com hemorragia subaracnoidea) com o objetivo de avaliar a mortalidade e o desfecho funcional em 6 meses de pacientes submetidos à monitorização de PIC invasiva e pacientes não monitorizados. O estudo teve participação de 42 países, com grande heterogeneidade entre os centros em relação ao escalonamento de terapias para HIC e a interpretação de dados da PIC. Em geral, pacientes monitorizados receberam níveis mais elevados de intensidade terapêutica, ou seja, mais intervenções de terapias escalonadas, do que os não monitorizados. O resultado do desfecho primário foi menor mortalidade ajustada (*hazard ratio* [HR] 0,35, 95% CI 0,26–0,47; p < 0,0001) e melhor desfecho funcional em 6 meses, (*odds ratio* 0,38, 95% CI 0,26-0,56; p = 0,0025) naqueles monitorizados com PIC.

A última versão das diretrizes de manejo do TCE grave da *Brain Trauma Foudation* recomenda a monitorização da PIC invasiva em pacientes com traumatismo craniano grave (GCS ≤ 8) com tomografia de crânio alterada e, em pacientes com TC de crânio normal com 2 dos seguintes critérios: idade > 40 anos, postura patológica ou hipotensão arterial < 90 mmHg.[2] O último consenso sobre manejo de hemorragia intracraniana primária recomenda monitorização de PIC em pacientes comatosos como nível IIb.[6] Não há consenso sobre o a monitorização intracraniana em outras patologias intracranianas. Especificamente em pacientes com hemorragia subaracnoide espontânea (HSA), diretrizes da *Americam Heart Association* de 2023 recomendam a instalação de um cateter intraventricular em pacientes com hidrocefalia aguda, mas reiteram que os dados sobre o uso de PIC naqueles sem hidrocefalia são limitados.[5] No entanto, a *Neurocritical Care Society* recomenda que pacientes comatosos com HSA sejam monitorados em casos de deterioração neurológica, lesão cerebral precoce ou edema cerebral significativo.[4,13]

Em resumo, não há evidências em estudos clínicos randomizados de que a monitorização da PIC tenha impacto favorável no desfecho clínico de pacientes com lesão cerebral aguda grave, como TCE e hemorragia cerebral. No entanto, ressaltamos que esse é apenas um método de monitorização, e não um tratamento ou uma estratégia terapêutica. Ao mesmo tempo, estudos comparativos utilizando estratégias que incluam a PIC contra estratégias sem PIC (a exemplo do BEST TRIP) não seriam considerados éticos na maioria dos centros de referência que tratam pacientes comatosos com TCE ou acidente vascular encefálico (AVC) hemorrágico. Finalmente, ainda são necessários estudos comparativos que avaliem diferentes abordagens e estratégias de tratamento da PIC nesses grupos de pacientes de alto risco para lesão secundária, como vem sendo feito em protocolos que associam alvos de oxigenação tissular cerebral ou de autorregulação cerebral a informação da PIC.

Tipos de monitorização não invasiva da PIC

Algumas metodologias vêm sendo utilizadas em pesquisa e na prática clínica para a avaliação não invasiva da pressão intracraniana, da complacência cerebral e das repercussões fisiopatológicas da hipertensão intracraniana. Entre elas estão a ultrassonografia (USG), o Doppler transcraniano, a pupilometria digital e a curva não invasiva da PIC.[18-23]

O uso do USG cerebral à beira do leito possibilita a avaliação volumétrica de ventrículos, a medição de desvio de linha média e a avaliação seriada de lesões expansivas, como hematomas intracranianos, além da avaliação da bainha do nervo óptico. A bainha do nervo óptico (BNO) é uma estrutura no compartimento ocular retrobulbar anterior, que reveste o nervo óptico, composta pela evaginação da dura-máter repleta por líquor, facilmente acessada por USG. Por contiguidade meníngea, a BNO possui uma comunicação com o compartimento intracraniano e se distende com as variações de pressão liquórica.[19] A aferição da medida da BNO tem sido obtida de maneira dinâmica e não invasiva à beira do leito, sendo implicada em muitos estudos como preditor de elevação de pressão intracraniana (PIC), com sensibilidade de 86%-97%.[18] Ainda há dúvidas na literatura sobre a medida de corte usada como referência para normalidade em adultos, utilizando-se valores entre 4,2 mm a 6,5 mm. Na maioria dos grandes centros, utiliza-se o corte 5,5 mm.

O Doppler transcraniano associado ou não a USG com duplex é um instrumento valioso para a avaliação de velocidade de fluxo sanguíneo cerebral. Algumas fórmulas derivadas do Doppler transcraniano visam estimar quantitativamente a PIC utilizando o fluxo sanguíneo na artéria cerebral média (ACM) proximal e a pressão arterial sistêmica invasiva (PAi). Uma das mais utilizadas, proposta por Czosnyka *et al.*,[21] chamada eICP (*estimated Intracranial Pressure*), apresenta como características uma boa acurácia, ampla utilização em pesquisa clínica, validação em estudo prospectivo multicêntrico - IMPRESSIT 2[24] - e não exige monitorização contínua para seu cálculo, além da vantagem de dispensar o uso de *softwares* específicos. A fórmula, demonstrada a seguir, tem correlação com os valores de PIC com r = 0,61, sensibilidade de 73% e 84% de especificidade.

$$\text{PAM} \times (1 - \text{VDF} \div \text{VM}) - 14$$

PAM: pressão arterial média; VDF: velocidade final diastólica; VM: velocidade média

O índice de pulsatilidade (IP), obtido pela próxima fórmula a seguir é outro parâmetro facilmente obtido e que apresenta correlação fisiológica com a complacência cerebral, por sua vez diretamente afetada por HIC.[25]

$$(\text{VPS} - \text{VDF}) \div \text{VM}$$

VPS: velocidade pico sistólica; VDF: velocidade final diastólica; VM: velocidade média

A acurácia do IP obtido na ACM na predição de HIC (> 20 mmHg) foi avaliado em estudos clínicos envolvendo pacientes com diagnósticos de traumatismo craniano grave e hemorragia cerebral de maneira qualitativa e quantitativa. Alterações de IP > 1,2 têm boa correlação com a presença de HIC (definida como PIC > 20 mmHg), com sensibilidade de 81%, especificidade 78% e r = 0,60. No subgrupo de TCE grave a sensibilidade foi de 89% e a especificidade de 92%.[18] Portanto, alguns centros hoje utilizam o IP derivado do Doppler transcraniano como uma forma de triagem não invasiva de pacientes de alto risco para HIC, que ainda não estão monitorados com cateter invasivo de PIC.

A pupilometria digital também vem ganhando espaço no arsenal de monitorização não invasiva por ser um método simples, que permite avaliações repetidas e avalia de forma quantitativa o reflexo fotomotor, inferindo a função do tronco cerebral. O índice "*Neurological Pupil Index*" avalia sete parâmetros obtidos do reflexo fotomotor e se correlaciona com HIC e compressão do tronco, um dos mecanismos finais de lesão cerebral irreversível.[26-28]. O seu uso na prática clínica como parte do exame físico do paciente com lesão cerebral grave já é uma realidade em instituições de referência na América do Norte e na Europa. No entanto, a associação do NPi com desfechos clínicos em patologias como hemorragia cerebral e hemorragia subaracnoidea ainda são fruto de investigação e não são completamente conhecidas.

Outra tecnologia promissora, desenvolvida no Brasil, é a avaliação da morfologia da onda de pulso da PIC por meio de pequenas variações de volume da superfície da caixa craniana, detectadas pelo sensor de superfície colocado no perímetro cefálico do paciente. Já validada e com boa correlação com a curva da PIC invasiva, essa monitorização oferece uma estimativa da complacência cerebral pela relação entre a P1 e P2 da curva de PIC não invasiva. Além disso, outros parâmetros calculados por meio da análise da morfologia da onda vêm sendo estudados e alguns estudos demonstraram associação entre alterações de complacência não invasiva com complicações e desfecho clínico.[22,23,29,30]

A combinação desses métodos não invasivos numa estratégia multimodal de neuromonitorização tem gerado interesse entre pesquisadores e médicos. Em 2020, Robba *et al.*[18] publicaram estudo avaliando a acurácia de métodos não invasivos e a mensuração invasiva da PIC em pacientes neurocríticos com diversas patologias intracranianas, incluindo IP, ePIC, NPi e avaliação da BNO. O método com melhor acurácia isoladamente foi a ePIC (r = 0,61 e AUC = 0,81). A associação de métodos foi defendida neste estudo ao se demonstrar que a combinação de BNO e ePIC atingia AUC de 0,91. Apesar de poucos estudos terem avaliado de forma estruturada o impacto da monitorização multimodal no manejo de pacientes neurocríticos, esses autores recomendam que essas metodologias sejam utilizadas em conjunto e de forma individualizada na avaliação de HIC, dependendo da patologia e do quadro clínico do paciente.

Tratamento

Duas importantes referências para o manejo de HIC são os protocolos desenvolvidos pela *Brain Trauma Foundation* (BTF)[2] e o *Seattle International Severe Traumatic Brain Injury Consensus Conference* (SIBICC),[31] ambos desenvolvidos a partir de evidências geradas em populações com TCE. As medidas clínicas propostas pelos dois protocolos são organizadas de maneira escalonada e progressiva com avaliação seriada em cada nível. O resumo das principais medidas divididas por níveis está na **Figura 74.3**.

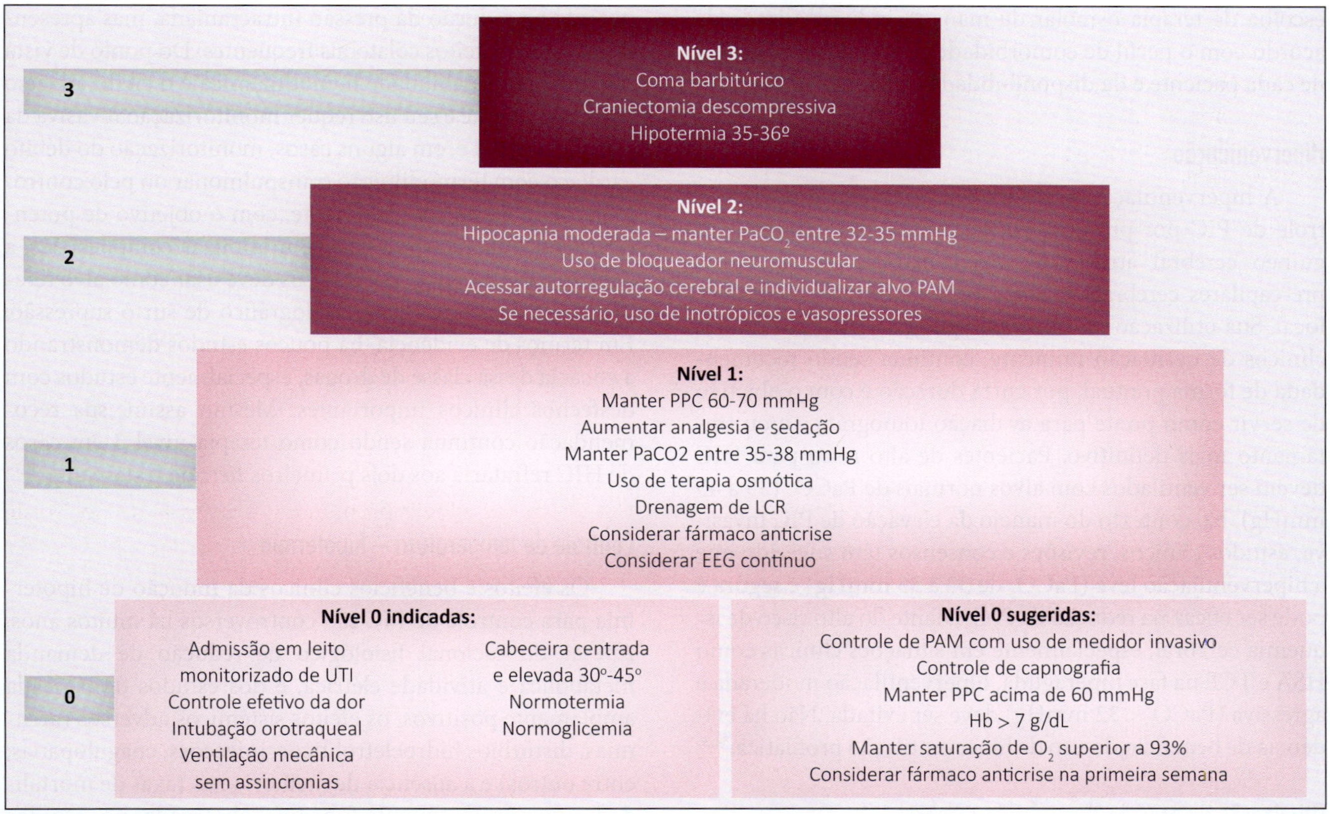

Figura 74.3. Abordagem passo-a-passo para manejo terapêutico da Hipertensão Intracraniana.
Fonte: Adaptada de Seattle International Severe Traumatic Brain Injury Consensus Conference (SIBICC), 2019.

As medidas do nível 0 são definidas como àquelas necessárias para estabilização clínica e prevenção de injúria cerebral secundária, portanto consideradas fundamentais em todos os pacientes neurocríticos comatosos, independentemente da ocorrência ou não de HIC. Incluem admissão em leito com monitorização multiparamétrica, analgesia, intubação orotraqueal e ventilação mecânica sem assincronia, normotermia, normoglicemia, cabeceira centrada e elevada a 30°-45°. Não há evidências de benefício para a realização de hiperventilação e hipotermia profiláticas. As medidas destinadas especificamente ao controle da HIC são agrupadas em níveis sendo detalhadas nos tópicos a seguir.

Terapia osmolar

A terapia osmolar é frequentemente utilizada como terapia-ponte nos pacientes com HIC descompensada, isto é, naqueles localizados na porção ascendente da curva de pressão-volume. Na prática, são utilizadas sem monitorização de PIC em pacientes com sinais de herniação ou em segundo nível de escala de terapia escalonada daqueles com PIC elevada. A terapia mais utilizada é a solução de manitol a 20% em dose de 0,5 a 1,0 g/kg. O efeito tem duração de cerca de quatro horas, podendo ser repetido antes deste prazo em caso de manutenção ou rebote de HIC. Os efeitos colaterais principais, hipovolemia e hipotensão, são decorrentes de diurese osmótica e o controle da osmolaridade sérica (< 320 mosmol/L) é essencial para evitar complicações como encefalopatia e lesão renal aguda.[4,6,17,31]

O uso de salina hipertônica, todavia, tem sido sugerida como alternativa terapêutica ao manitol. Aplicadas em concentrações e volumes que variam de 3% a 23% de NaCl, a salina hipertônica pode ser administrada nas suas maiores concentrações (20% a 23%) em volumes de 30 a 60 mL ou 0,5 a 1,0 mL/kg. A administração deve ser feita em acesso profundo e de forma lenta ao longo de 5 a 10 minutos, com o objetivo de evitar variações sistêmicas rápidas de osmolaridade que causam hipotensão. Alguns estudos sugerem uma eficácia maior que a do manitol, enquanto outros demonstraram equivalência.[7,32]

Em revisão da Cochrane Library comparando as 2 formas de terapias hiperosmolares, Chen *et al.*, em 2020,[33] realizaram metanálise de seis estudos randomizados comparativos do efeito da salina hipertônica e outros agentes osmóticos, sobretudo manitol (isoladamente ou em associação com glicerol) no controle de HIC. Há evidente heterogeneidade de dosagens, concentração e tempo de infusão das soluções. A conclusão foi de que a salina hipertônica não foi superior em segurança, eficácia ou duração do efeito em comparação ao manitol, apesar de três dos seis estudos terem demonstrado esse benefício. Comparativamente, o incremento de sódio sérico era superior no grupo de uso de salina, enquanto hipovolemia foi mais comum no grupo manitol. Diante disso, os autores deste capítulo sugerem a escolha da terapia osmolar de maneira individualizada de acordo com o perfil de comorbidades e tolerância volêmica de cada paciente e da disponibilidade de cada instituição.

Hiperventilação

A hiperventilação pode ser uma estratégica para controle de PIC por promover uma redução do volume sanguíneo cerebral através da vasoconstrição de arteríolas pré-capilares cerebrais causada pela hipocapnia e alcalose local. Sua utilização na fase hiperaguda da HIC, com sinais clínicos de herniação iminente, continua sendo recomendada de forma pontual, por curta duração e com o objetivo de servir como ponte para avaliação tomográfica e/ou tratamento mais definitivo. Pacientes de alto risco para HIC devem ser ventilados com alvos normais de $PaCO_2$ (35 a 45 mmHg). No contexto do manejo da elevação de PIC invasiva, estudos clínicos, revisões e consensos têm sugerido que a hiperventilação leve ($PaCO_2$ de 32 a 35 mmHg) é segura e pode ser eficaz na redução da PIC. Diante do alto risco de isquemia cerebral, especialmente em situações clínicas como HSA e TCE na fase hiperaguda, hiperventilação moderada e agressiva ($PaCO_2 < 32$ mmHg) deve ser evitada. Não há evidência de benefício do uso de hiperventilação profilática.[34,35]

Otimização de pressão de perfusão cerebral

Ainda entre as medidas consideradas como *tier* 2 de tratamento de HIC, a manutenção de PPC acima de um valor mínimo vem sendo recomendada há muitos anos. Esse limiar já esteve em 70 mmHg e hoje o valor mais aceito é de 60 mmHg, podendo ser utilizadas estratégias de individualizar ou otimizar a PPC "ideal", dependendo de características de cada paciente. Uma abordagem proposta no consenso do SIBICC para definição da PPC "ótima" é promover um desafio de elevação da pressão arterial média (10 mmHg) e observar a resposta da PIC, como forma de avaliar a preservação da autorregulação (AR) vascular cerebral. Se a PIC elevar passivamente com o incremento da PAM, a AR está comprometida, enquanto se a PIC se mantiver estável ou reduzir, os mecanismos vasculares compensatórios estão intactos. No primeiro caso (AR comprometida), a PPC alvo deve ser mais baixa em torno de 60 mmHg. No segundo (AR intacta), a PPC mais elevada, onde a PIC foi menor, deve ser definida como a ideal.[31,36] Alguns estudos, como o COGITATE, estão em andamento com o objetivo de testar o impacto clínico de estratégias de otimização da PPC com base na AR cerebral.[37]

Barbitúricos

Os barbitúricos são uma classe de agentes anestésicos, sedativos e antiepilépticos, com a capacidade de redução da PIC, ao mesmo tempo que promovem a redução do metabolismo e fluxo sanguíneo cerebrais. Os dois mais utilizados são o tiopental (3 a 5 g de *bolus* 4 a 8 mg/kg/h de infusão contínua) e o pentobarbital (dose inicial de 10 mg/kg e infusão de 1-5 mg/kg/h de manutenção). Essas drogas têm efeito potente na redução da pressão intracraniana, mas apresentam também efeitos colaterais frequentes. Do ponto de vista sistêmico, a instabilidade hemodinâmica é o efeito adverso mais importante e seu uso requer monitorização invasiva da pressão arterial e, em alguns casos, monitorização do débito cardíaco com termodiluição transpulmonar ou pelo controle da onda de pulso. Idealmente, com o objetivo de potencializar o tratamento de HIC e minimizar complicações, a titulação de dose dos barbitúricos deve usar como alvo terapêutico o padrão eletroencefalográfico de surto supressão. Em termos de evidência, há poucos estudos demonstrando a eficácia dessa classe de drogas, especialmente estudos com desfechos clínicos importantes. Mesmo assim, sua recomendação continua sendo como terapia nível 3 em casos de HIC refratária aos dois primeiros *tiers* de tratamento.[2,31]

Controle de temperatura – hipotermia

Os efeitos e benefícios clínicos da indução de hipotermia para controle de PIC são controversos há muitos anos. Apesar do racional fisiológico de redução de demanda metabólica e atividade elétrica, e dos estudos de bancada amplamente positivos, os efeitos sistêmicos adversos (arritmias, distúrbios hidroeletrolíticos, infecções, coagulopatias, entre outros) e a ausência de melhoria nas taxas de mortalidade e comprometimento funcional observadas nos estudos clínicos mais recentes com uso da hipotermia têm limitado sua utilização e recomendações.

O principal estudo sobre o uso de hipotermia no TCE grave (Eurotherm3235 Trial, 2005)[38] demonstrou que a hipotermia moderada (32ºC-35°C) precoce – antes de nível/estágio 3 de tratamento – reduziu a necessidade de outras terapias para controle de PIC, porém com maior taxa de desfecho desfavorável em 6 meses medido pela escala de *Glasgow Outcome Scale Extendido* (GOSe). Importante ressaltar que no Eurotherm3235 a hipotermia foi utilizada mais precocemente, e não como medida de resgate para HIC refratária. Com isso, ainda se recomenda como opção de tratamento no *tier* 3 de abordagem da HIC o uso de hipotermia terapêutica.

Apesar de a escolha da hipotermia como estratégia terapêutica na HIC ter perdido força com os efeitos negativos observados em estudos recentes, é importante ressaltar que o controle ativo de temperatura, com o objetivo de evitar febre, para prevenção de lesão cerebral secundária continua sendo medida essencial. Estudos randomizados testando medidas de controle de febre em pacientes com lesão cerebral grave estão em andamento.[39]

Craniectomia descompressiva

A craniectomia descompressiva (CD) com tratamento da HIC refratária em pacientes pós-TCE foi analisada em dois importantes estudos multicêntricos randomizados, DECRA e RESCUEicp.[40-43] Ambos foram avaliados e incorporadas na atualização das diretrizes da *Brain Trauma Foundation* em 2020,[2] quando foi possível a análise de desfecho funcional dos pacientes pós 1 ano de seguimento clínico.

O estudo DECRA (*Decompressive Craniectomy in Patients with Severe Traumatic Brain Injury*) selecionou pacientes com PIC > 20 mmHg sustentadas por pelo menos 15 minutos, apesar de medidas otimizadas de nível 1 nas primeiras 72 horas de evento traumático agudo; portanto, definida como abordagem precoce. Nesse estudo as mortalidades nos grupos submetidos a CD e com o melhor tratamento clínico foram 19% e 18%, respectivamente, em 6 meses e 21% e 19%, em 1 ano de seguimento. Não houve melhora de desfecho funcional favorável, porém houve significativa redução do número de horas sob HIC em pacientes submetidos a CD em relação ao controle 9,2 *vs.* 30,0 (P < 0,001).[40]

O estudo RESCUEicp (*Trial of Decompressive Craniectomy for Traumatic Intracranial Hypertension*) selecionou pacientes com PIC > 25 mmHg mantidas por 1 a 12 horas apesar de nível 2 de medidas otimizadas para HIC, durante os primeiros 10 dias. A mortalidade observada no grupo CD em relação ao controle foi 16,9% *vs.* 48,9% em seis meses, e 30,4% *vs.* 52,0% em um ano. Houve melhora de desfecho favorável com a CD, 42,8% *vs.* 34,6% (P = 0,12) em seis meses, e 45,4% *vs.* 32,4% (P = 0,01), em 12 meses. Além disso, houve redução significativa da HIC após o procedimento em relação ao grupo controle.[41,42]

Em resumo, a evidência atual é de Nível IIA para recomendação de CD de pelo menos 12 mm x 15 mm em pacientes com HIC refratária para melhora de desfecho funcional e de mortalidade. Não há evidências que sustentem a indicação de CD precoce.[43]

Perspectivas

Diversas abordagens de monitorização e terapêutica multimodais têm sido aventadas para o manejo mais abrangente e contemporâneo da HIC. Em geral essas abordagens buscam uma forma mais individualizada através do monitoramento da hemodinâmica, oxigenação e metabolismo cerebrais. Um dos parâmetros mais promissores, inclusive já incorporados em vários algoritmos de tratamento e por instituições de referência é o oxigênio tissular cerebral ($PbtO_2$ ou $PtiO_2$). O uso de cateter invasivo para a avaliação regional da oxigenação tecidual já é realidade em muitos países desenvolvidos e com protocolos definidos para uso em pacientes com TCE.[20] Estudos randomizados de fase 3 com uso de $PtiO_2$ em TCE grave estão em andamento com resultados esperados nos próximos anos. Um deles – OXY-TC trial[44] foi publicado na Lancet em 2023 sem demonstrar benefício do uso de $PtiO_2$ somado a PIC para guiar o tratamento, em comparação ao tratamento com base na PIC apenas. Autores dos dois outros estudos em andamento (BONANZA [anzctr.org.au; registro nº: ACTRN12619001328167] e BOOST-3[45]) comentaram que os desenhos dos estudos e as estratégias de intervenção diferem significativamente, e que, portanto, um potencial efeito benéfico que não foi observado no OXY-TC seria possível.

Conclusão

A HIC tem clara associação com desfecho funcional desfavorável e mortalidade após diferentes tipos de lesão cerebral aguda, com especial relevância no TCE moderado a grave, e no AVC hemorrágico, incluindo a hemorragia intraparenquimatosa espontânea e a hemorragia subaracnoide. As evidências e recomendações em torno da monitorização da PIC e do manejo da HIC são amplamente derivadas da literatura de TCE, com indicação de monitorização invasiva na grande maioria dos pacientes com TCE grave e naqueles com TCE moderado que deterioram. O tratamento da HIC deve ser escalonado com o objetivo de minimizar o tempo de HIC e PPC reduzida. Novas perspectivas têm surgido envolvendo métodos não invasivos de monitorização da PIC, assim como abordagens mais individualizadas de tratamento, utilizando autorregulação e oxigenação tissular cerebral.

Referências bibliográficas

1. Donnelly J, Zeiler FA, Güiza F, Beqiri E, Mitchell SJ, Aries MJ. Visualization of Intracranial Pressure Insults After Severe Traumatic Brain Injury: Influence of Individualized Limits of Reactivity. In. 2021;7-10.
2. Carney N, Totten AM, Ullman JS, Hawryluk GWJ, Bell MJ, Bratton SL. Guidelines for the Management of Severe Traumatic Brain Injury. 4th ed. Neurosurgery. 2017;80(1):6-15.
3. Hawryluk GWJ, Aguilera S, Buki A, Bulger E, Citerio G, Cooper DJ. A management algorithm for patients with intracranial pressure monitoring. Em: the Seattle International Severe Traumatic Brain Injury Consensus Conference (SIBICC) In: Intensive Care Medicine. Springer; 2019. p. 1783-94.
4. Addis A, Baggiani M, Citerio G. Intracranial Pressure Monitoring and Management in Aneurysmal Subarachnoid Hemorrhage. Neurocrit Care. 2023;39(1):59-69.
5. Hoh BL, Ko NU, Amin-Hanjani S, Chou SHY, Cruz-Flores S, Dangayach NS, et al. 2023 Guideline for the Management of Patients With Aneurysmal Subarachnoid Hemorrhage: A Guideline From the American Heart Association/American Stroke Association. Stroke [Internet]. julho de 2023 [citado 14 de maio de 2024;54(7). Disponível em: https://www.ahajournals.org/doi/10.1161/STR.0000000000000436
6. Greenberg SM, Ziai WC, Cordonnier C, Dowlatshahi D, Francis B, Goldstein JN. 2022 Guideline for the Management of Patients With Spontaneous Intracerebral Hemorrhage: A Guideline From the American Heart Association/American Stroke Association. Stroke. 2022;53(7):e282-e361.
7. Mangat HS, Wu X, Gerber LM, Schwarz JT, Fakhar M, Murthy SB, et al. Hypertonic Saline is Superior to Mannitol for the Combined Effect on Intracranial Pressure and Cerebral Perfusion Pressure Burdens in Patients With Severe Traumatic Brain Injury. Neurosurgery. 2020;86(2):221-30.
8. Carra G, Elli F, Ianosi B, Flechet M, Huber L, Rass V, et al. Association of Dose of Intracranial Hypertension with Outcome in Subarachnoid Hemorrhage. Neurocrit Care. 2021;34(3):722-30.
9. Ziai WC, Thompson CB, Mayo S, McBee N, Freeman WD, Dlugash R, et al. Intracranial Hypertension and Cerebral Perfusion Pressure Insults in Adult Hypertensive Intraventricular Hemorrhage: Occurrence and Associations With Outcome. Crit Care Med. 2019;47(8):1125-34.
10. Andrews PJD, Citerio G. Intracranial pressure: Part one: Historical overview and basic concepts. Intensive Care Med. 2004;30:1730-3.
11. Czosnyka M, Pickard JD, Steiner LA. Principles of intracranial pressure monitoring and treatment. Em: Handbook of Clinical Neurology. Elsevier B.V; 2017. p. 67-89.

12. Kazimierska A, Manet R, Vallet A, Schmidt E, Czosnyka Z, Czosnyka M. Analysis of intracranial pressure pulse waveform in studies on cerebrospinal compliance: a narrative review. Physiol Meas. 2023;44(10).
13. Megjhani M, Weiss M, Ford J, Terilli K, Kastenholz N, Nametz D, et al. Optimal Cerebral Perfusion Pressure and Brain Tissue Oxygen in Aneurysmal Subarachnoid Hemorrhage. Stroke. 2023;54(1):189-97.
14. Tsigaras ZA, Weeden M, McNamara R, Jeffcote T, Udy AA, PRECISION-TBI Investigators. The pressure reactivity index as a measure of cerebral autoregulation and its application in traumatic brain injury management. Crit Care Resusc J Australas Acad Crit Care Med. 2023;25(4):229-36.
15. Chesnut RM, Temkin N, Carney N, Dikmen S, Rondina C, Videtta W. A Trial of Intracranial-Pressure Monitoring in Traumatic Brain Injury. N Engl J Med. 2012;27;367(26):2471-81.
16. Chesnut RM, Temkin N, Videtta W, Petroni G, Lujan S, Pridgeon J, et al. Consensus-Based Management Protocol (CREVICE Protocol) for the Treatment of Severe Traumatic Brain Injury Based on Imaging and Clinical Examination for Use When Intracranial Pressure Monitoring Is Not Employed. J Neurotrauma. 2020;37(11):1291-9.
17. P SM, F G, P R, F E, C G, FS T. Intracranial pressure monitoring in patients with acute brain injury in the intensive care unit (SYNAPSE-ICU): an international, prospective observational cohort study [Internet. Artic Lancet Neurol [Internet]. 2021;20. Disponível em: www.thelancet.com/neurology
18. Robba C, Pozzebon S, Moro B, Vincent JL, Creteur J, Taccone FS. Multimodal non-invasive assessment of intracranial hypertension: An observational study. Crit Care. 2020;24(1):1-10.
19. Robba C, Santori G, Czosnyka M, Corradi F, Bragazzi N, Padayachy L. Optic nerve sheath diameter measured sonographically as non-invasive estimator of intracranial pressure: a systematic review and meta-analysis. Intensive Care Med Internet. 2018;44(8):1284-94.
20. Robba C, Busl KM, Claassen J, Diringer MN, Helbok R, Park S, et al. Contemporary management of aneurysmal subarachnoid haemorrhage. An update for the intensivist. Intensive Care Med. 2024;50(5):646-64.
21. Czosnyka M, Matta BF, Smielewski P, Kirkpatrick PJ, Pickard JD. Cerebral perfusion pressure in head-injured patients: a noninvasive assessment using transcranial Doppler ultrasonography. J Neurosurg. 1998;88(5):802-8.
22. Brasil S, Chesnut R, Robba C. Noninvasive neuromonitoring in acute brain injured patients. Intensive Care Med. 2024;50(6):960-963.
23. Brasil S, Godoy DA, Hawryluk GWJ. A Point-of-Care Noninvasive Technique for Surrogate ICP Waveforms Application in Neurocritical Care. Neurocrit Care. 2024;40(1):170-6.
24. Rasulo FA, Calza S, Robba C, Taccone FS, Biasucci DG, Badenes R. Transcranial Doppler as a screening test to exclude intracranial hypertension in brain-injured patients: the IMPRESSIT-2 prospective multicenter international study. Crit Care Internet. 2022;26(1):1-12.
25. Bellner J, Romner B, Reinstrup P, Kristiansson KA, Ryding E, Doppler BLT. Surg Neurol. 2004;62(1):45-51.
26. Jahns FP, Miroz JP, Messerer M, Daniel RT, Taccone FS, Eckert P. Quantitative pupillometry for the monitoring of intracranial hypertension in patients with severe traumatic brain injury. Crit Care. 2019;2;23(1):155.
27. Gouvêa Bogossian E, Blandino Ortiz A, Esposito V, Caricato A, Righy Shinotsuka C, Monléon Lopez B, et al. Neurological Pupil Index and Delayed Cerebral Ischemia after Subarachnoid Hemorrhage: A Retrospective Multicentric Study. Neurocrit Care. 2023;39(1):116-24.
28. Martínez-Palacios K, Vásquez-García S, Fariyike OA, Robba C, Rubiano AM; noninvasive intracranial pressure monitoring international consensus group. Quantitative Pupillometry for Intracranial Pressure (ICP) Monitoring in Traumatic Brain Injury: A Scoping Review. Neurocrit Care. 2024 Feb 13.
29. Moraes FM de, Silva GS. Noninvasive intracranial pressure monitoring methods: a critical review. Arq Neuropsiquiatr. 2021;79(5):437-46.
30. de Moraes FM, Rocha E, Barros FCD, Freitas FGR, Miranda M, Valiente RA, et al. Waveform Morphology as a Surrogate for ICP Monitoring: A Comparison Between an Invasive and a Noninvasive Method. Neurocrit Care. 2022;37(1):219-27.
31. Hawryluk GWJ, Aguilera S, Buki A, Bulger E, Citerio G, Cooper DJ, et al. A management algorithm for patients with intracranial pressure monitoring: the Seattle International Severe Traumatic Brain Injury Consensus Conference (SIBICC). Intensive Care Med. 2019;45(12):1783-94.
32. Chen H, Song Z, Dennis JA. Hypertonic saline versus other intracranial pressure–lowering agents for people with acute traumatic brain injury. Emergencias. 2021;33(3):218-9.
33. Chen H, Song Z, Dennis JA. Hypertonic saline versus other intracranial pressure-lowering agents for people with acute traumatic brain injury. Cochrane Database Syst Rev. 2020;1(1):CD010904.
34. Robba C, Poole D, McNett M, Asehnoune K, Bösel J, Bruder N, et al. Mechanical ventilation in patients with acute brain injury: recommendations of the European Society of Intensive Care Medicine consensus. Intensive Care Med. 2020;46(12):2397-410.
35. Citerio G, Robba C, Rebora P, Petrosino M, Rossi E, Malgeri L, et al. Management of arterial partial pressure of carbon dioxide in the first week after traumatic brain injury: results from the CENTER-TBI study. Intensive Care Med. 2021;47(9):961-73.
36. Chesnut R, Aguilera S, Buki A, Bulger E, Citerio G, Cooper DJ, et al. A management algorithm for adult patients with both brain oxygen and intracranial pressure monitoring: the Seattle International Severe Traumatic Brain Injury Consensus Conference (SIBICC). Intensive Care Med. 2020;46(5):919-29.
37. Tas J, Beqiri E, van Kaam RC, Czosnyka M, Donnelly J, Haeren RH, et al. Targeting Autoregulation-Guided Cerebral Perfusion Pressure after Traumatic Brain Injury (COGiTATE): A Feasibility Randomized Controlled Clinical Trial. J Neurotrauma. 2021;38(20):2790-800.
38. Andrews PJD, Sinclair HL, Rodriguez A, Harris BA, Battison CG, Rhodes JKJ. Hypothermia for Intracranial Hypertension after Traumatic Brain Injury. N Engl J Med. 2015;17;373(25):2403-12.
39. Greer DM, Ritter J, Helbok R, Badjatia N, Ko SB, Guanci M, et al. Impact of Fever Prevention in Brain-Injured Patients (INTREPID): Study Protocol for a Randomized Controlled Trial. Neurocrit Care. 2021;35(2):577-89.
40. Cooper DJ, Rosenfeld JV, Murray L, Arabi YM, Davies AR, D'Urso P, et al. Decompressive craniectomy in diffuse traumatic brain injury. N Engl J Med. 2011;364(16):1493-502.
41. Hutchinson PJ, Kolias AG, Timofeev IS, Corteen EA, Czosnyka M, Timothy J, et al. Trial of Decompressive Craniectomy for Traumatic Intracranial Hypertension. N Engl J Med. 2016;375(12):1119-30.
42. Kolias AG, Adams H, Timofeev IS, Corteen EA, Hossain I, Czosnyka M, et al. Evaluation of Outcomes Among Patients With Traumatic Intracranial Hypertension Treated With Decompressive Craniectomy vs Standard Medical Care at 24 Months: A Secondary Analysis of the RESCUEicp Randomized Clinical Trial. JAMA Neurol. 2022;79(7):664-71.
43. Hawryluk GWJ, Rubiano AM, Totten AM, O'Reilly C, Ullman JS, Bratton SL. Guidelines for the Management of Severe Traumatic Brain Injury: 2020 Update of the Decompressive Craniectomy Recommendations. Neurosurgery. 2020;87(3):427-34.
44. Payen JF, Launey Y, Chabanne R, Gay S, Francony G, Gergele L, et al. Intracranial pressure monitoring with and without brain tissue oxygen pressure monitoring for severe traumatic brain injury in France (OXY-TC): an open-label, randomised controlled superiority trial. Lancet Neurol. 2023;22(11):1005-14.
45. Bernard F, Barsan W, Diaz-Arrastia R, Merck LH, Yeatts S, Shutter LA. Brain Oxygen Optimization in Severe Traumatic Brain Injury (BOOST-3): a multicentre, randomised, blinded-endpoint, comparative effectiveness study of brain tissue oxygen and intracranial pressure monitoring versus intracranial pressure alone. BMJ Open. 2022;12(3):e060188.

capítulo 75

Alterações Agudas da Consciência e Coma

Hennan Salzedas Teixeira | Amanda Ayako Minemura Ordinola | Maiko Moura da Silveira | Guilherme Nascimento de Morais | Salomón Ordinola Rojas

Introdução

A consciência pode ser definida como a capacidade de um indivíduo de reconhecer a si próprio e interagir com os fatores externos que o cerca, sendo que a redução no estado de consciência é o comprometimento dessa capacidade. A avaliação, portanto, é feita tanto por meio do conteúdo do pensamento, como o estado de vigília. Um paciente que está confuso vai apresentar alteração do conteúdo do pensamento, porém com a vigília pouco alterada, enquanto um paciente sonolento poderá apresentar um comprometimento maior na vigília, do que o conteúdo do pensamento, podendo evoluir para o estupor, com grave comprometimento da vigília e necessitando de estímulos vigorosos para desencadear um pequeno despertar e finalmente o coma, sem resposta a estímulos.[1]

Neste capítulo discutiremos sobre o paciente em coma e sua avaliação, reforçando que esta condição de ser considerada como uma urgência médica, discutindo sobre sua fisiopatologia e possíveis causas ou diagnósticos diferenciais.

Etiologia

Para que o paciente apresente redução no nível de consciência é necessário que exista um distúrbio metabólico ou uma lesão estrutural que cause comprometimento de forma ampla do sistema nervoso, ou de forma estratégica em estruturas responsáveis pelo estado da vigília.

Isto pode ocorrer por meio de lesões que comprometam o sistema ativador reticular ascendente (SARA), conjunto de neurônios e redes neuronais localizado no tronco encefálico bilateralmente que se comunica com o diencéfalo, que por sua vez, se comunica com o córtex cerebral onde lesões focais nesse sistema podem causar rebaixamento do nível de consciência.

O comprometimento cortical difuso bilateral também pode causar alterações no nível de consciência, porém podem ser unilaterais se a repercussão ocasionar em disfunção cerebral global, ou comprometimento do sistema reticular ascendente, como por exemplo a herniação uncal por hemorragia cerebral e compressão do mesencefalo.[1,3] Lesões hemisféricas unilaterais sem as repercussões mencionadas geralmente não causam o coma por preservação de outras vias associado a vigília.

O comprometimento da homeostase cerebral também pode desencadear em disfunção cerebral, onde a hipoxemia ou hipoxia por tempo suficiente pode ocasionar no rebaixamento do nível de consciência pelo comprometimento global do encéfalo. No exemplo da insuficiência vertebrobasilar, o comprometimento do fluxo sanguíneo para estruturas do tronco, incluindo o sistema SARA, acarretará a perda do aporte de oxigênio de forma transitória, podendo desencadear evento de síncope, geralmente com outros sinais de disfunção do tronco encefálico, como vertigem, diplopia, ataxia e/ou disartria concomitante, porém podendo retornar ao normal caso o fluxo seja restabelecido rapidamente. Caso o fluxo sanguíneo se mantenha comprometido, ocorrerá lesão do parênquima cerebral por injúria isquêmica e disfunção mais prolongada e grave do nível de consciência. Disfunção da distribuição de oxigênio difusamente também acarretará comprometimento do nível de consciência, exemplificado nos pacientes com injúria hipóxico-isquêmica pós-parada cardiorrespiratória. Cabe lembrar neste parágrafo que a estenose de carótida unilateral, mesmo que suboclusiva, não está associado a perda súbita do nível de consciência em pacientes sem outras condições neurovasculares.[2]

O aumento da pressão intracraniana é outra causa frequente de coma devido a disfunção na pressão de perfusão cerebral. A fórmula de pressão de perfusão cerebral (PPC) é igual a pressão arterial média (PAM) calculada como 1/3 da pressão arterial sistólica +2/3 da pressão arterial diastólica, subtraído pela pressão intracraniana. Desta forma existe uma relação inversa entre o aumento da pressão intracraniana e pressão de perfusão cerebral. As causas mais comuns de aumento da hipertensão intracraniana são tumores cerebrais, eventos cerebrovasculares extensos, traumatismo craniano, trombose venosa cerebral e infecção no sistema nervoso central, sendo que neste último exemplo, meningites subagudas com pressão de abertura do líquor elevadas devem sempre levantar a suspeita de meningite por criptococo, mesmo em pacientes que não tem histórico de imunossupressão.[4]

Avaliação inicial

História

Durante a avaliação inicial do paciente em coma, geralmente existem poucos fatores na história que podem auxiliar no diagnóstico da causa do rebaixamento do nível de consciência, desta forma é necessário extrair o máximo de possibilidades durante a avaliação inicial e o cenário em que foi encontrado ou trazido, sendo o tempo do início dos sintomas uma informação importante para diferenciar possíveis etiologias.

Início agudo

Pacientes com rebaixamento súbito do nível de consciência, evoluindo para esturpor ou coma, geralmente apresentam causas cerebrovasculares, sendo um exemplo clássico deste cenário o acidente vascular encefálico isquêmico (AVEI) com oclusão da artéria basilar (**Figura 75.1**). Outras causas possíveis são o acidente vascular encefálico hemorrágico com efeito de massa e a herniação uncal com compressão do mesencéfalo; estado de mal epilético não convulsivo, podendo esta última condição estar associada primariamente a pacientes com epilepsia prévia, porém também pode ser manifestação de outra complicação sistêmica ou lesão estrutural no SNC como processo infeccioso e sepse, encefalites imunomediadas ou infecciosas, medicamentos e hemorragia subaracnoidea.[5]

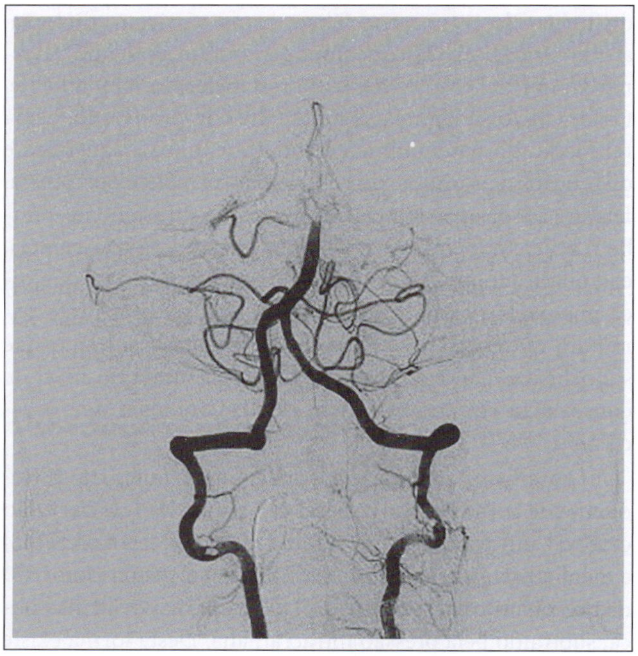

Figura 75.1. Angiografia cerebral evidenciando interrupção do fluxo no topo da artéria basilar.
Fonte: Acervo da autoria.

Início subagudo ou evolução gradual

No cenário que o paciente venha com uma disfunção da consciência ao longo de alguns dias/semanas ou até meses, de forma progressiva, deve ser considerada condições que progressivamente acometam o córtex difusamente bilateralmente ou o sistema SARA, porém de forma menos aguda. Nestas condições, causas como tumor cerebral em expansão, hematoma subdural, encefalites imunomediadas, meningites infecciosas crônicas, como tuberculose ou criptococose e hidrocefalia obstrutiva são exemplos possíveis neste cenário.

Nas herniações cerebrais, quando ocorre desvio da linha média, o paciente pode ir apresentando progressivamente redução do nível de consciência, podendo evoluir nessa fase com hipertensão, bradicardia e respiração irregular. Na herniação uncal, o paciente apresentará o olho ipsilateral midriático com paresia do nervo oculomotor por compressão do nervo no *clivus*, podendo evoluir posteriormente com rebaixamento do nível de consciência e hemiparesia contralateral ou raramente de forma ipsilateral por compressão do pedúnculo cerebral contralateral no *tentorium*. Na avaliação à beira do leito, incialmente, antes do comprometimento do tronco, o paciente é capaz de localizar a dor ou obedecer a comandos simples. Após a herniação uncal apresentar compressão do tronco, pode ser observado postura de decorticação se a lesão estiver acima do núcleo rubro, descerebração se estiver abaixo do núcleo rubro e por fim, evoluindo para o coma sem nenhuma resposta.

Caráter paroxístico ou flutuante

Geralmente a avaliação pode ocorrer em períodos de maior ou menor consciência, porém é comum os familiares ou responsáveis pelo paciente queixar-se de períodos de "ausência", com o olhar vazio e com pouca ou nenhuma interação com o ambiente que o cerca. As causas mais prováveis para esta situação são o *delirium* por disfunção metabólica, processo infeccioso sistêmico, ou epilepsia não tratada.

A presença de mioclonias, prostração, fraqueza generalizada e simétrica de caráter flutuante é sugestiva de transtorno metabólico

Indeterminado

Alguns casos não teremos a informação do início do rebaixamento do nível de consciência, geralmente nesta circunstância o paciente é encontrado desacordado e trazido ao hospital em caráter de urgência. As primeiras hipóteses que costumam ser consideradas são traumatismo craniano (TCE) após queda da própria altura, síncope precedida por traumatismo craniano, intoxicação exógena e causas cerebrovasculares, porém é mais difícil excluir com certeza qualquer etiologia sem mais dados, sendo indicado uma avaliação ampla para a identificação da etiologia.

Deve ser pesquisado o histórico de medicamentos que o paciente faz uso para avaliar possível uso inadequado com intoxicação proposital ou acidental. Antecedentes pessoais devem ser interrogados aos informantes para que afunilem as hipóteses diagnósticas, no caso de doenças já diagnosticadas poderem causar rebaixamento do nível de consciência, por exemplo, aneurisma cerebral de alto risco de rompimento não tratado. Buscar possível uso de drogas ilícitas também deve ser encorajado se a causa estiver obscura.

Exame físico

Durante a avaliação inicial é importante avaliar o padrão respiratório, podendo gerar informações importantes sobre a provável causa do rebaixamento do nível de consciência do paciente.

- **Hiperventilação com acidose metabólica:** cetoacidose diabética, uremia, acidose láctica, etanol, metanol e intoxicação por salicilatos em estágios mais tardios (acidose respiratória que aconteçam precocemente na intoxicação, sugere o uso de um depressor respiratório concomitante).
- **Hiperventilação com alcalose respiratória:** sepse aguda, intoxicação por salicilatos na fase aguda, causas psicogênicas, disfunções cardiopulmonares com hipoxia, insuficiência hepática, drogas como progesterona, metilxantinas, catecolaminas e nicotina.
- **Hipoventilação com acidose respiratória:** causas neurológicas como apneia central; doenças da junção neuromuscular, como miastenia *gravis*; doenças do neurônio motor em fase avançada, como por exemplo, esclerose lateral amiotrófica; doenças do nervo periférico, exemplo síndrome de Guillain-Barré.
- **Hipoventilação com alcalose metabólica:** ingesta de produtos alcalinos, geralmente como tentativa de suicídio e vômitos são exemplos, geralmente sem associação com grave comprometimento da consciência, considerar causas psicogênicas ou outras etiologias para a diminuição na interação com o paciente.[6]

O padrão respiratório pode auxiliar na topografia do distúrbio associado ao coma, porém geralmente não apresenta grande utilidade na prática clínica. A respiração no padrão Cheyne-Stokes é caracterizada por períodos de hiperpneia com padrão crescendo e decrescendo, intercalados por períodos de apneia e hipopneias, geralmente causados por disfunções cardiopulmonares, estando também associada a disfunção bi-hemisférica. A respiração de Kussmaul é caracterizada por aumento no volume-corrente e na frequência respiratória, geralmente associados a acidose metabólica. Respiração apnêustica caracterizada por períodos prolongados de inspiração, com pausa inspiratória e expiração prolongada, com períodos de apneia intercaladas, geralmente associada à lesão pontina alta, podendo ser induzida pela ketamina. A respiração de Biot, caracterizada por períodos de inspiração e expiração profundos, intercalados por períodos de apneia, também associada a lesão pontina, podendo evoluir para ataxia respiratória conforme a disfunção pontina progride, podendo também estar presente na intoxicação por opioides.[6,7]

Na ectoscopia, avaliação cuidadosa da face pode auxiliar a procurar sinais de traumatismo cranioencefálico (TCE) como sinais dos olhos de guaxinim e hematoma retroauricular. Petéquias e equimoses podem estar associadas a coagulação intravascular disseminada, algumas infecções como meningococcemia, hemorragias subungueal e conjuntival por vezes estão associadas a endocardite.[6]

Ao exame neurológico, o nível de consciência costuma ser avaliado pela escala de Glasgow (**Tabela 75.1**) amplamente utilizada na prática clínica, e a escala FOUR (**Tabela 75.2**).

Tabela 75.1. Escala de Glasgow

Componentes	Respostas	Escore
Abertura ocular	Espontânea	4
	Ao comando verbal	3
	À dor	2
	Sem resposta	1
Resposta verbal	Orientada	5
	Confusa	4
	Palavras inapropriadas	3
	Sons incompreensíveis	2
	Sem resposta	1
Resposta motora	Obedece a ordens verbais	6
	Localiza a dor	5
	Retirada inespecífica à dor	4
	Padrão flexor à dor (descorticação)	3
	Padrão extensor à dor (descerebração)	2
	Sem resposta	1

Fonte: Adaptada de Velasco IT, Brandão Neto RA, Souza HP, Marino LO, Marchini JFM, Alencar JCG. Medicina de Emergência Abordagem Prática 14ª edição. São Paulo: Editora Manole; 2021.

A escala FOUR é capaz de fornecer maiores informações clínicas relacionadas aos reflexos de tronco, auxiliar na diferenciação entre coma e síndrome de "Lock-in" e reconhecer diferentes estágios de herniação.[8]

Após o nível de consciência, é importante avaliar os reflexos de tronco do paciente, principalmente os reflexos pupilares, corneopalpebral, oculocefálico e o teste calórico.

Tabela 75.2. Escala Four

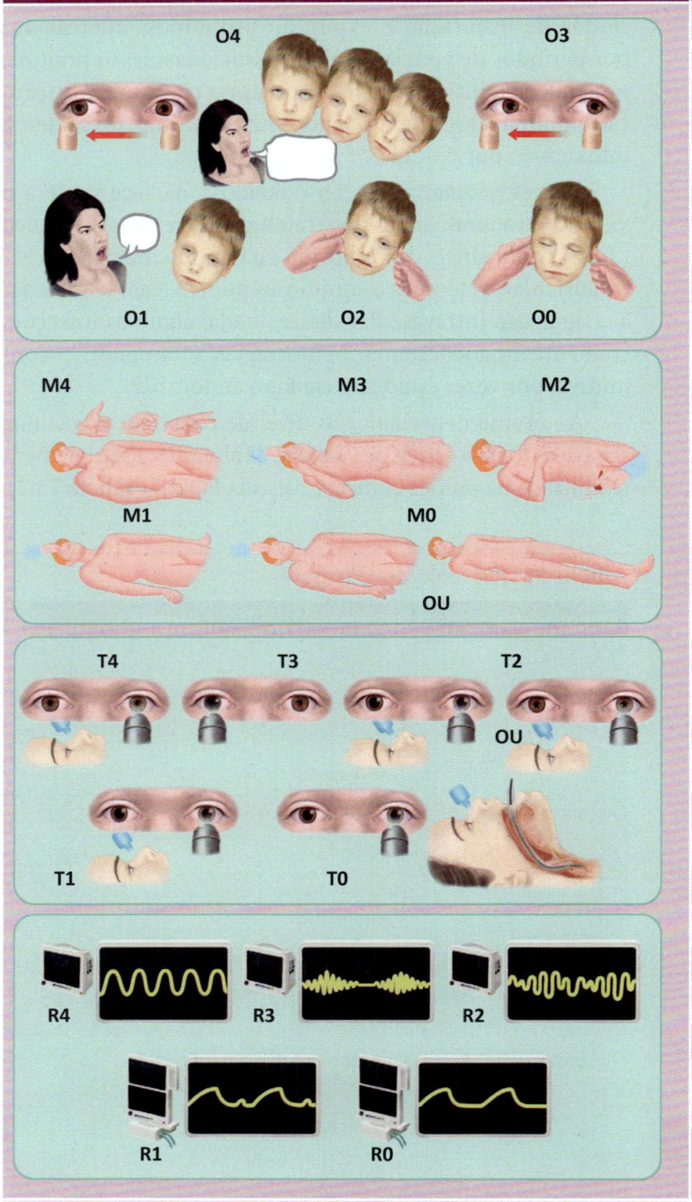

Four	Escore
Resposta ocular	
O4 = olhos abertos ou abertura, seguimento e pestanejo a pedido	
O3 = olhos abertos, mas sem seguimento	
O2 = olhos fechados, mas com abertura à voz	
O1 = olhos fechados, mas com abertura à voz	
O0 = olhos fechados mesmo com estímulo doloroso	
Resposta motora	
M4 = Gesticula (sinal de paz, punho, tudo bem...)	
M3 = Localiza a dor	
M2 = Resposta de flexão à dor	
M1 = Resposta de extensão à dor	
M0 = Ausência de resposta à dor ou estado mioclônico generalizado	
Resposta do tronco cerebral	
B4 = Reflexo pupilar e corneano presente	
B3 = Uma pupila dilatada e fixa	
B2 = Reflexo corneano ou pupilar ausente	
B1 = Reflexo corneano e pupilar ausente	
B0 = Reflexo corneano, pupilar e traqueal ausente	
Padrão respiratório	
R4 = Não intubado, padrão respiratório regular	
R3 = Não intubado, padrão respiratório Cheyne-Stokes	
R2 = Não intubado, padrão respiratório irregular	
R1 = Doente ventilado, movimentos respiratórios espontâneos	
R0 = Doente ventilado, sem movimentos respiratórios espontâneos ou apneia	
TOTAL	

Fonte: Adaptada Bernardinelli FCP, Amorin GC, Haas VJ, Campanharo CRV, Barbosa MH, Chavaglia1 SRR. Tradução, adaptação e validação da escala full outline of unresponsiveness para o português do Brasil. Texto & Contexto Enfermagem 2022, v. 31:e20210427.

Pupilar

A avaliação das pupilas pode auxiliar no diagnóstico diferencial do rebaixamento do nível de consciência, por exemplo, um paciente anisocórico e em coma de início agudo traz a suspeita de um aneurisma roto da artéria comunicante posterior ou herniação uncal. Outras alterações pupilares também podem auxiliar nos diagnósticos diferenciais, por exemplo pupilas pequenas e pouco fotorreagentes podem estar presentes em pacientes com intoxicação por opioides. Outra alteração pupilar importante para ser reconhecida são as pupilas puntiformes pouco fotorreagentes em pacientes com hemorragia pontina. Na avaliação pupilar, deve ser feito uma comparação dos tamanhos entre elas, sendo aceitável uma diferença de até 1 mm. Deve ser testado o reflexo fotomotor e consensual bilateralmente e avaliado possíveis deformidades pupilares sugestivas de procedimento oftalmológico ou trauma ocular prévio que possa confundir o examinador como uma anisocoria verdadeira. Importante listar os medicamentos que o paciente usa para avaliar possível alteração pupilar medicamentosa.

O exame é feito com uma lanterna de bolso, onde o examinador joga um feixe de luz em uma das pupilas lateralmente, para evitar o reflexo de acomodação por proximidade, idealmente bloqueando o outro olho para evitar a estimulação bilateral e um reflexo fotomotor direto e indireto falsamente preservados.

Reflexo corneopalpebral

A porção aferente é feita por fibras não mielinizadas trigeminais, que levam estímulos para núcleos do nervo facial da ponte bilateralmente, para executar a contração do músculo orbicular dos olhos e fechá-los. A ausência deste reflexo, implica em lesão hemisférica grande contralateral aguda ou disfunção do tronco cerebral, seja por lesão estrutural ou por disfunção metabólica grave, sendo a ausência deste reflexo, nas primeiras 24 horas pós-parada cardíaca, um preditor de mal prognóstico, quando avaliado sem sedação.

O exame é realizado com uma gaze, tocando gentilmente a córnea do paciente, com a resposta esperada de pestanejo bilateralmente.

Reflexo oculocefálico

Este teste não deve ser avaliado na suspeita de trauma da coluna cervical devido a necessidade da movimentação passiva cefálica do paciente. Movimentando a cabeça lateralmente, espera-se que o olho mantenha a posição fixa bilateralmente, quando o olho acompanha inerte o movimento cefálico, descrito como "olhar de boneca", seja unilateral ou bilateral, tem significado patológico no paciente em coma, sendo este reflexo suprimido em pacientes conscientes.

Teste calórico

Avaliado com soro fisiológico em torno de 0°C, com o paciente em decúbito dorsal e com a cabeça flexionada em torno de 30°. Após o exame do conduto auditivo para afastar obstruções ou rompimento do tímpano, é introduzido 50 mL de soro gelado. A resposta esperada é o desvio do olhar para o local estimulado, sem nistagmo. Em pacientes que não estão totalmente em coma, além do desvio ocular para o lado estimulado, ocorre nistagmo com a fase rápida para a direção contralateral associado a vertigem, náuseas e vômitos, podendo este teste auxiliar no diagnóstico de coma psicogênico, porém cuidado deve ser tomado, pois também pode estar presente em pacientes em coma metabólico.[6]

Investigação complementar

Após a avaliação clínica inicial a priorização de exames vai ser guiada pela suspeita clínica inicial, porém devido as várias causas etiológicas diferentes que podem cursar com evolução para o coma, uma investigação com amplo espectro diagnóstico deve ser feita.

Exame de imagem

O exame de imagem inicial na maioria dos serviços é a tomografia de crânio, com alta sensibilidade para diagnosticar hemorragia subaracnoidea nas fases agudas, hemorragia cerebral, hidrocefalia, tumor cerebral e edema subjacente. A angiotomografia arterial e venosa também é uma ferramenta importante para a investigação complementar, principalmente nos casos de rebaixamento súbito do nível de consciência, precedido por tetraparesia, ou síncope com sinais de disfunção do tronco cerebral, sendo alta a probabilidade de comprometimento da circulação cerebral posterior. Pacientes com cefaleia nova, evoluindo com rebaixamento do nível de consciência, podem necessitar de estudo venoso para afastar trombose venosa cerebral da veia de galeno e/ou seio reto.[9]

Com o advento da trombectomia mecânica, o estudo por angiotomografia arterial pode auxiliar na decisão da terapia intervencionista.[10]

A ressonância magnética do encéfalo tem maior capacidade de avaliar lesões hipóxico-isquêmicas, lesão axonal difusa após TCE. O edema cerebral é evidenciado com maiores detalhes com a ressonância magnética do encéfalo, se fazendo importante realizar este exame em certas circunstâncias, como na suspeita de síndrome da encefalopatia posterior reversível. A isquemia na fase aguda também é melhor visualizada por este método, principalmente para avaliar lesões na fossa posterior.[11] Lesões na substância branca também são mais bem avaliadas pela ressonância magnética do encéfalo, porém a limitação do tempo do exame e da intolerância à máquina por alguns pacientes, tornam este método menos útil na avaliação inicial, sendo geralmente reservado para quando a tomografia não for capaz de determinar a causa, ou até como um complemento da tomografia para avaliar maiores detalhes da repercussão de uma lesão no encéfalo.[12]

Assim, a maioria dos serviços utiliza tomografia como método inicial para diagnóstico e condutas iniciais, usando a ressonância magnética posteriormente como método complementar.

Eletroencefalograma

Pacientes em coma ou rebaixamento do nível de consciência, preferencialmente, devem ser submetidos a monitorização com eletroencefalograma para afastar estado de mal não epilético, uma vez que sem o exame não é possível diagnosticar esta condição.[13]

A duração da monitorização varia de acordo com o caso, podendo ser usado a escala 2HELPS2B para determinar o tempo de monitorização para cada paciente, em que a monitorização de uma hora inicial pode ser indicada quando a escala 2HELPS2B for de 0 pontos (sem histórico de crise e sem atividade epileptiforme), apresentando chance menor que 5% de apresentar evento epilético em monitorizações mais prolongadas. Nos casos da escala 2HELPS2B for 1 ponto, onde o paciente apresentou atividade epileptiforme ou teve histórico de crise convulsiva, a monitorização deve ser negativa por mais de 12 horas, para alcançar uma probabilidade de 95% de não detectar crises durante a monitorização mais prolongada. Pontuações de 2 ou mais, a monitorização deve ser maior que 24 horas. Pacientes comatosos que apresentem atividade periódica com alto risco de crise, devem ser monitorizados por períodos prolongados maiores que 72 horas.[14]

Em alguns casos, mesmo após extensa monitorização existe a dúvida se o paciente está em estado de mal epilético não convulsivo, sendo necessário realizar um teste terapêutico com droga antiepilética não sedativa preferencialmente, sendo necessário a melhora do traçado e do nível de consciência para diferenciar um estado ictal de não ictal.[15,16]

Punção lombar

A análise do líquido cefalorraquidiano (LCR) é parte da avaliação de urgência de pacientes com alteração aguda ou subaguda no nível de consciência, porém é necessário sempre realizar o exame de imagem previamente antes da realização deste exame para afastar contraindicação da punção por risco de herniação. Antes do exame de líquor, a análise do coagulograma também é importante, sendo o risco de sangramento com plaquetas < 50.000 e INR > 1,4 suficiente para não realizar o exame nestas circunstâncias.

Indicado para afastar processos infecciosos ou auxiliar na investigação de processos inflamatórios imunomediados, como vasculite ou encefalite, sendo a análise quimiocitológica, glicorraquia, proteinorraquia e manometria propedêuticas essenciais na investigação de qualquer perturbação aguda ou subaguda da consciência.

Na suspeita de meningite bacteriana ou viral, recomenda-se colher hemoculturas antes do início do antibiótico e iniciar os antibióticos empiricamente para não atrasar o tratamento, uma vez que a única alteração nesta conduta será a menor chance da cultura do LCR ser negativa, com melhora no prognóstico pela introdução mais rápida da terapia.[17]

O exame do LCR também pode auxiliar no diagnóstico de hemorragia subaracnoidea nos casos em que a tomografia inicial foi negativa.

Investigação laboratorial

Para todos os pacientes com rebaixamento do nível de consciência, é fundamental realizar uma investigação ampla de eletrólitos, incluindo sódio, potássio, magnésio e fósforo, coagulograma, avaliação da função hepática, renal, gasometria arterial, coagulograma e glicemia. Em casos de causa obscura ou com sintomas constitucionais suspeitos para intoxicação exógena, pesquisas na urina e sérica de drogas suspeitas devem ser realizadas. Afastar o foco infeccioso oculto ou processo inflamatório por meio de exames como a proteína C reativa e velocidade de hemossedimentação (VHS) podem dar pistas importantes da causa do coma. Em casos suspeitos para crise convulsiva, a dosagem da creatinofosfoquinase (CPK) pode auxiliar na confirmação etiológica, assim como a dosagem de níveis séricos de medicamentos que possam cursar com rebaixamento do nível de consciência também deva ser realizada sempre na primeira avaliação, como o lítio por exemplo. A hiperamonemia pode causar hipertensão intracraniana e rebaixamento do nível de consciência, sendo indicado a dosagem para pacientes com suspeita de encefalopatia hepática, porém em outras circunstâncias é importante realizar a dosagem também, como na intoxicação por ácido valproico, por exemplo.

Tratamento e prognóstico

O tratamento do paciente em coma depende da causa e das condições clínicas de cada paciente, apresentando padrão heterogêneo, sendo um ótimo prognóstico para um caso com encefalopatia posterior reversível, com crise convulsiva e rebaixamento por estado de mal epilético não convulsivo diagnosticado e tratado precocemente, como um prognóstico terminal em casos de hemorragia subaracnoidea, graduado 3 na escala de Fisher modificada com disfunção de múltiplos órgãos e idade avançada.

O tratamento na avaliação do coma, acaba sendo consequência da investigação etiológica e o prognóstico, um resultado final em função destas variáveis.

Referências bibliográficas

1. Plum F, Posner JB. The diagnosis of stupor and coma. 4th ed. Philadelphia: FA Davi; 1995.
2. Scott JW, Schwartz AL, Gates JD, Gerhard-Herman M, Havens LM. Choosing Wisely for Syncope: Low Value Carotid Ultrasound Use. J Am Heart Associat. 2014;3(4).
3. Gabow PA, Anderson RJ, Potts DE, Schrier RW. Acid-base disturbances in the salicylate-intoxicated adult. Arch Intern Med. 1978;138(10):1481-4.
4. Cox GM, Perfect JR. Cryptococcus neoformans var neoformans and gattii and Trichosporon species. In: Edward LA (Ed). Topley and Wilson's Microbiology and Microbial Infections. 9th Ed. London: Arnold Press; 1997.
5. Barry E, Hauser WA. Status epilepticus: the interaction of epilepsy and acute brain disease. Neurology. 1993;43(8):1473-8.
6. Young GB. Sturpor and coma in adults. In: Post TW (Ed). *UpToDate*. Waltham, MA: UpToDate. Acesso em novembro de 2022.
7. Whited L, Graham DD. Abnormal Respirations. [Updated 2022 Aug 4]. In: StatPearls [Internet]. Treasure Island (FL): StatPearls Publishing; 2022 Jan-. Disponível em: https://www.ncbi.nlm.nih.gov/books/NBK470309/
8. Wijdicks EF, Bamlet WR, Maramattom BV, Manno EM, McClelland RL. Validation of a new coma scale: The FOUR score. Ann Neurol. 2005;58(4):585-93..
9. Pires A, Rocha S, Rodrigues M, Machado A, Lourenço E, Ferreira C. Deep cerebral venous thrombosis: a challenging diagnosis. Arq Neuropsiquiatr. 2011;69(3):563-5.
10. Tao C, Nogueira RG, Zhu Y, Sun J, Han H, Yuan G, et al. Trial of Endovascular Treatment of Acute Basilar-Artery Occlusion. N Engl J Med. 2022;387(15):1361-1372.
11. Lee BC, Kneeland JB, Deck MD, Cahill PT. Posterior fossa lesions: magnetic resonance imaging. Radiology. 1984;153(1):137-43.
12. Sundgren PC, Reinstrup P, Romner B, Holtås S, Maly P. Value of conventional, and diffusion- and perfusion weighted MRI in the management of patients with unclear cerebral pathology, admitted to the intensive care unit. Neuroradiology. 2002;44(8):674-80.
13. Kinney MO, Kaplan PW. An update on the recognition and treatment of non-convulsive status epilepticus in the intensive care unit. Expert Rev Neurother. 2017;17(10):987-1002.
14. Struck AF, Tabaeizadeh M, Schmitt SE, Ruiz AR, Swisher CB, Subramaniam T, et al. Assessment of the Validity of the 2HELPS2B Score for Inpatient Seizure Risk Prediction. JAMA Neurol. 2020;77(4):500-507.

15. Sivaraju A, Gilmore EJ. Understanding and Managing the Ictal-Interictal Continuum in Neurocritical Care. Curr Treat Options Neurol. 2016;18(2):8.
16. Chong DJ, Hirsch LJ. Which EEG patterns warrant treatment in the critically ill? Reviewing the evidence for treatment of periodic epileptiform discharges and related patterns. J Clin Neurophysiol. 2005;22(2):79-91. d
17. Baddour E, Tewksbury A, Stauner N. Valproic acid-induced hyperammonemia: Incidence, clinical significance, and treatment management. Ment Health Clin. 2018;8(2):73-77.

Bibliografia recomendada

Aronin SI, Peduzzi P, Quagliarello VJ. Community-acquired bacterial meningitis: risk stratification for adverse clinical outcome and effect of antibiotic timing. Ann Intern Med. 1998;129(11):862-9.

Edlow JA, Rabinstein A, Traub SJ, Wijdicks EF. Diagnosis of reversible causes of coma. Lancet. 2014;384(9959):2064-76.

Huff JS, Tadi P. Coma. [Updated 2022 Jul 4]. In: StatPearls [Internet]. Treasure Island (FL): StatPearls Publishing; 2022 Jan-. Disponível em: https://www.ncbi.nlm.nih.gov/books/NBK430722/

capítulo 76

Convulsões e *Status Epilepticus*

Bruno Maia | Ana Margarida Gonçalves Fernandes

Introdução

Crises epilépticas são sinais e/ou sintomas decorrentes de atividade neuronal excessiva, hipersíncrona. Convulsão trata-se especificamente da crise epiléptica tônico-clônica generalizada. As crises epilépticas podem ser provocadas ou não provocadas. As provocadas, também denominadas crises sintomáticas agudas, possuem uma etiologia aguda associada a sua ocorrência, como distúrbios metabólicos e hidroeletrolíticos, diferentemente das não provocadas, associadas às alterações genéticas ou estruturais cerebrais prévias. Epilepsia caracteriza-se pela tendência de recorrência de crises epilépticas não provocadas, definida por uma das seguintes circunstâncias: a) 2 crises epilépticas não provocadas, com intervalo mínimo de 24 horas entre elas; b) 1 crise epiléptica não provocada associada à presença de lesão epileptogênica em exame de imagem e/ou descargas epileptiformes no EEG; c) 1 crise não provocada com características clínicas e eletroencefalográficas compatíveis com síndrome epiléptica específica (p. ex., Epilepsia de Ausência Infantil).

Uma crise epiléptica é uma descarga anormal das células neuronais que frequentemente se manifesta com atividade motora. Uma convulsão é uma crise com alteração do estado de consciência e movimentos generalizados, podendo ser epiléptica ou não. Epilepsia é uma patologia na qual o doente tem duas ou mais crises epilépticas. Uma síndrome epiléptica inclui crises epilépticas, mas pode ter mais manifestações para além destas. O estado pós-ictal é o período que sucede à crise. Nesta fase, o doente pode apresentar-se irritável, agressivo, prostrado, sonolento, com cefaleias e, por vezes, pode desenvolver a chamada paralisia de Todd, que consiste numa paresia dos músculos envolvidos na crise e que pode durar até 48 horas após o seu término. Estima-se que todos os anos 4 a 10 por 1000 indivíduos desenvolvam uma epilepsia de novo.[1]

Classificação

Existem vários tipos de crises epilépticas ou de síndromes epilépticas. A classificação das crises atualmente mais utilizada é a da *International League Against Epilepsy* e baseia-se em critérios clínicos e eletrofisiológicos.[1] Crises epilépticas generalizadas são aquelas iniciadas pela ativação simultânea de redes neurais bilaterais. Atualmente acredita-se que possam ser originadas de uma região específica com rápida projeção bi-hemisférica. As crises focais podem ser classificadas em perceptivas, aquelas em que há manutenção da consciência, ou disperceptivas, quando há comprometimento de consciência.

Existem vários tipos de crises epilépticas ou de síndromes epilépticas. A classificação das crises atualmente mais utilizada é a da *International League Against Epilepsy* e baseia-se em critérios clínicos e eletrofisiológicos.[1]

Existem dois grandes grupos de crises: crises generalizadas e crises focais. Numa crise focal existe evidência clínica e no eletroencefalograma de início está restrito a um local específico de um dos hemisférios cerebrais. Uma crise generalizada não apresenta essa evidência e parece ter início nos dois hemisférios cerebrais simultaneamente.

As crises focais podem ser perceptivas – sem alteração da consciência, ou disperceptivas – com perturbação da consciência. Na crise focal perceptiva, as manifestações clínicas podem ser múltiplas: podem-se apresentar com sintomas motores (movimentos), sensitivos (parestesias, disestesias,...), disautonômicos (incontinência de esfíncteres, taquicardia, midríase...) ou psíquicos (sensação de *dejá vu*, *jamais vu*...). Uma crise focal perceptiva pode evoluir para uma crise focal disperceptiva – com alteração do estado de consciência, e as crises focais, perceptivas ou disperceptivas, podem evoluir para uma crise generalizada.

As crises generalizadas podem ser convulsivas (com movimentos envolvendo a maior parte do corpo) ou não convulsivas (apenas com alteração da consciência ou sintomas motores *minor*). Uma crise tônico-clônica generalizada, conhecida como crise do "grande mal", é caracterizada por perda da consciência, seguida de uma fase com supraversão do olhar, hipertonia motora generalizada com extensão e rotação dos membros superiores e membros inferiores, com a duração de 10 a 20 segundos, conhecida como a fase tônica. Nesta fase o doente fica em apneia até a crise terminar. Segue-se a fase clônica, que dura cerca de 30 segundos e é caracterizada por relaxamento do tônus muscular de forma intermitente, o que cria espasmos dos músculos flexores da face, do tronco e dos membros. Estes espasmos vão diminuindo de frequência até a crise terminar. Posteriormente, o indivíduo entra na fase pós-ictal, com hipotonia, recuperação dos ciclos respiratórios e aparecimento de incontinência. As crises não convulsivas incluem as ausências, as crises mioclônicas ou as crises atônicas.[1-4]

As convulsões febris são um distúrbio infantil, limitado àquela faixa etária e com uma forte pré-disposição genética. São geralmente de curta duração, generalizadas, isoladas e podem ocorrer tanto na subida como na descida da temperatura. Normalmente existe história familiar de convulsão febril. Quando o quadro clínico sugerir a ocorrência de uma convulsão febril, esta não deve ser tratada com antiepilépticos, devido ao baixo risco de complicações ou recorrência.[5]

Estado de mal

O Estado de mal epiléptico Convulsivo (EMEC) é caracterizado pela ocorrência de crise tônico-clônica generalizada com duração de mais de 5 minutos, ou por crises subentrantes, sem recuperação de consciência entre elas. O Estado de Mal Epiléptico não convulsivo (EMENC) é definido por crises eletroclínicas ou eletrográficas, sem manifestações motoras proeminentes, com duração de 10 minutos ou maior que 20% do tempo total do traçado eletroencefalográfico. Quando associado ao coma, denominamos Estado de Mal eletrográfico ou sutil. Outros subtipos de EMENC são os focais com e sem comprometimento da consciência. O estado de mal é uma verdadeira emergência médica que deve ser interrompido o quanto antes, pois o risco de morbilidade ou mortalidade aumenta à medida que aumenta o tempo de duração da crise. Cerca de 12% das epilepsias têm como manifestação inicial o estado de mal. A mortalidade atribuída ao estado de mal é de cerca de 23%, sendo que os principais determinantes do resultado são a causa e a duração.[6,7]

O estado de mal pode ser convulsivo ou não convulsivo. O estado de mal convulsivo é aquele em que a atividade motora generalizada não cessa sem intervenção terapêutica apropriada. O estado de mal não convulsivo é aquele em que o indivíduo não apresenta uma convulsão ou atividade motora, mas encontra-se com alteração do estado de consciência e com um eletroencefalograma (EEG) que mostra atividade paroxística. O estado de mal não convulsivo pode apresentar-se com pequenos movimentos rítmicos, como contrações sutis de um dedo da mão ou pequenas contrações musculares à volta da boca ou dos olhos – alguns autores designam-no estado de mal sutil.

Muitos doentes podem apresentar-se inicialmente com uma crise epiléptica generalizada, com a atividade motora a cessar progressivamente e, posteriormente, não acordam, ficando em coma sem uma explicação aparente. Estes indivíduos podem estar em estado de mal não convulsivo e requerem intervenção imediata.

O estado de mal refratário é definido como o estado de mal convulsivo ou não convulsivo que não respondeu à dose inicial de benzodiazepina e do 1º antiepiléptico administrado.[8]

Existe ainda um quadro clínico caracterizado por atividade motora focal contínua, sem alteração do estado de consciência, denominado epilepsia parcial contínua. O doente apresenta-se com movimentos repetitivos de um hemicorpo e está consciente. Pode ser causado por lesões cerebrais estruturais, coma hiperosmolar ou tratamento com betalactâmicos. A abordagem terapêutica é similar ao estado de mal, com a exceção da benzodiazepina inicial, que neste caso deve ser o clobazam, uma vez que tem menor probabilidade de reduzir o nível de consciência do doente ou causar depressão respiratória.[6-8]

Diagnóstico diferencial

O primeiro objetivo do diagnóstico diferencial é determinar se a crise é mesmo uma crise epilética ou é uma convulsão e/ou alteração da consciência com outra causa. As causas de epilepsia secundária são múltiplas e incluem patologia do sistema nervoso central ou patologias sistêmicas. Entre as causas do sistema nervoso central (SNC) encontram-se o traumatismo cranioencefálico, tumores do sistema nervoso central, infecções cerebrais, anoxia cerebral, malformações vasculares, hemorragia subaracnoide, hematomas cerebrais (espontâneos ou causados por trauma), doença de Alzheimer ou doenças neurometabólicas. Entre as causas sistêmicas encontram-se a hipoglicemia, a hiponatremia, a encefalopatia urêmica, a encefalopatia hepática, as alterações eletrolíticas, os distúrbios ácido-base, a intoxicação por drogas de abuso ou medicamentos, a abstinência alcoólica ou as toxinas ambientais.

Existem eventos paroxísticos que não são epilépticos e cujo diagnóstico diferencial é essencial para a primeira abordagem do doente.

Síncope

É provocada por diminuição súbita do fluxo sanguíneo cerebral. A perda da consciência é súbita mas pode ser precedida de diaforese e vertigem. Dura poucos segundos e o retorno da consciência é rápido e completo.

Lipotimia/crise vagal

Surge associada a fator estressante prévio e pode estar relacionada com hipoglicemia. Os indivíduos relatam mal-estar generalizado com náusea, tonturas ou vertigens, perda gradual da visão e da audição e só posteriormente há perda da consciência. Na recuperação não se observa confusão mental, embora possam surgir cefaleias.

Hiperventilação

Pode surgir com ataques de pânico ou ser voluntária. Normalmente tem uma aura típica, com sensação de cabeça leve ou vazia, dispneia e parestesias periorais e das pontas dos dedos das mãos. Pode ocorrer perda da consciência.

Crises psicogênicas

Podem assumir várias formas, incluindo a de uma crise tônico-clônica generalizada. Por vezes o diagnóstico diferencial só é possível com recurso a eletroencefalografia.

Acidente isquêmico transitório

Apresenta-se com déficit neurológico focal, podendo simular uma crise focal perceptiva. Raramente se apresentam com perda da consciência, não tem sintomas positivos (isto é, atividade motora espontânea) e podem durar mais de 10 minutos.

Enxaqueca com aura

A aura da enxaqueca pode simular uma crise focal e a enxaqueca simular a cefaleia pós-ictal. Normalmente a aura é estereotipada e pode durar até uma hora, sem perda de consciência.

Amnésia global transitória

Episódio que dura entre 30 minutos a várias horas, caracterizado por confusão mental, com disfunção grave da memória de curto prazo. O indivíduo repete frequentemente as mesmas questões e recupera totalmente em 24 horas. Fica com amnésia permanente para o episódio.

Espasmo do choro na criança

Comum entre os 6 e os 18 meses de idade. São causados por um distúrbio da regulação autonômica central e são transitórios. São respostas súbitas a um fator estressante, não são acompanhados de atividade motora do tipo clônica e a criança fica normalmente cianótica ou pálida.[9]

Abordagem pré-hospitalar

A primeira abordagem deve centrar-se na sequência ABC (*airway, breathing, circulation*). As informações recolhidas no local por observadores ou acompanhantes podem ser importantes posteriormente na avaliação hospitalar e estas incluem: circunstâncias que rodearam o início da crise, coexistência de traumatismo craniano, história médica e medicamentoso, o que o indivíduo se encontrava a fazer no momento e se este relatou algum sintoma prévio. A abordagem terapêutica de um doente que está em crise deve seguir o algoritmo do estado de mal (à frente neste capítulo). Alterações que requerem cuidado especial e transporte imediato ao hospital são: ausência de recuperação da consciência, mais do que uma crise sem recuperação total da consciência entre elas, doentes diabéticos ou crises em crianças muito jovens ou em muito idosos.[6]

Abordagem inicial do estado de mal

A terapêutica de primeira linha perante um doente que convulsiva é a administração de uma benzodiazepina para parar a crise rapidamente e concomitantemente iniciar um fármaco antiepiléptico para prevenir a recorrência. As benzodiazepinas mais utilizadas são o diazepam, o midazolam e o lorazepam, pelo seu início de ação rápida e formulações de administração intravenosa. O midazolam, apesar de ter uma semivida curta, pode ser administrado por via oral, intranasal ou intramuscular. Em regra é sensato selecionar um antiepiléptico de "espectro largo", sendo a fenitoína e o ácido valproico os mais utilizados. A fenitoína tem um início de ação mais rápido e é um excelente fármaco para terapêutica na fase aguda, mas o uso crônico é desaconselhado pelo perfil de efeitos secundários. O levetiracetam, também disponível em formulação intravenosa, tem ganho adeptos nos últimos anos, uma vez que tem um perfil de efeitos secundários mais benigno do que os restantes. A **Figura 76.1** sistematiza a abordagem terapêutica inicial do estado de mal, usada nos serviços de urgência ou emergência.[6,8]

A sequência de ações patente neste algoritmo (**Figura 76.1**) refere-se aos doentes cujas crises epilépticas não cessam espontaneamente. Em doentes com crises autolimitadas, com duração inferior a 5 minutos, com recuperação do estado de consciência após a crise, pode-se optar por não administrar a benzodiazepina e o antiepiléptico, até que seja possível recolher novas informações. Quando um indivíduo tem uma primeira crise epiléptica autolimitada, os neurologistas não instituem antiepiléptico, exceto se é identificada uma causa subjacente ou se a crise se repetir. Uma das causas mais frequentes de crises em doentes já com epilepsia prévia e sob tratamento é a não adesão à terapêutica. Mudar de antiepiléptico ou fazer aconselhamento pode ser suficiente. Os níveis de alguns antiepilépticos também podem oscilar, sobretudo quando se coadministram outros medicamentos ou existem situações clínicas intercorrentes. Nesse caso, pode ser suficiente ajustar a dose do antiepiléptico que o doente já fazia previamente. Nas situações em que a crise epiléptica é uma manifestação secundária, pode ser suficiente corrigir a situação primária sem recurso a antiepiléptico (na hipoglicemia administrar glicose hipertônica). No doente em abstinência alcoólica que faz crises epilépticas, as benzodiazepinas são o fármaco de primeira linha, não sendo necessário antiepiléptico. Em qualquer dos casos, se a crise não para espontaneamente, ou dura mais do que cinco minutos, deve ser instituído o protocolo de abordagem do estado de mal que inclui fármaco antiepiléptico

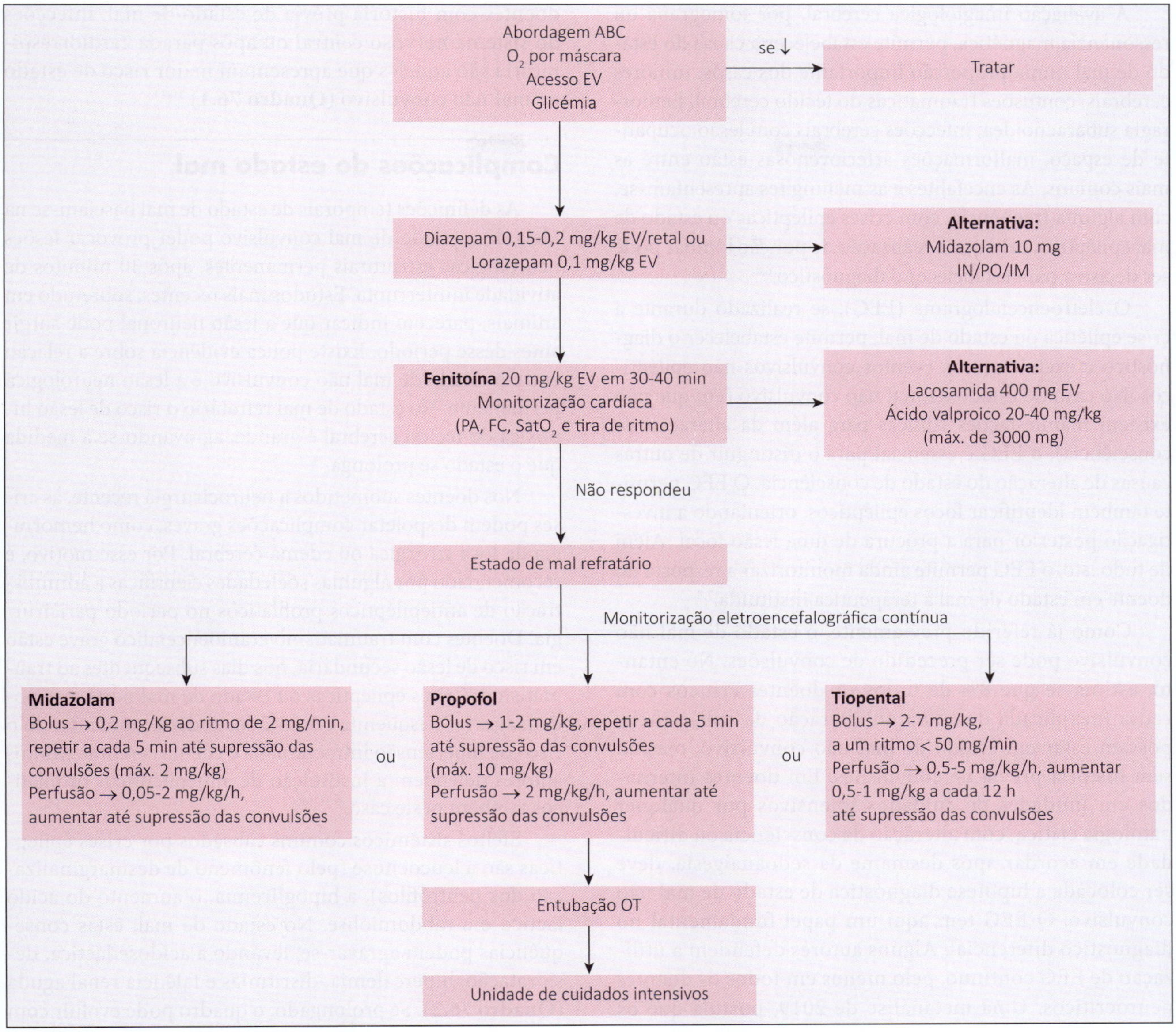

Figura 76.1. Abordagem inicial do estado de mal no adulto.

ABC: via aérea, respiração, circulação (*airway, breathing, circulation*); EV: endovenoso; IN: intranasal; PO: *per os*; IM: intramuscular; PA: pressão arterial; FC: frequência cardíaca; $SatO_2$: saturação periférica de oxigênio; OT: orotraqueal.

Fonte: Acervo da autoria.

Investigação etiológica

A causa mais comum de alteração do estado de consciência são as hipoglicemias, frequentemente associadas à elevada prevalência de diabetes *mellitus* em algumas partes do mundo. Obter de imediato um valor de glicemia pode ser uma das estratégias mais produtivas na avaliação de um doente com crises epilépticas ou alteração da consciência. O consumo agudo de álcool é um dos fatores desencadeantes mais frequentes de crises epilépticas e estado de mal. Obter uma história de consumo crônico ou agudo ou medir a alcoolemia pode justificar-se. Em doentes com diagnóstico prévio de epilepsia e sob terapêutica, deve-se tentar saber quais os antiepilépticos prescritos, uma vez que o excesso ou o déficit dos mesmos são outra das causas frequentes de crises e estado de mal. Doseamentos séricos do antiepiléptico devem ser obtidos, assim que possível.[6,8]

Alterações metabólicas estão, frequentemente, associadas a crises epilépticas e estado de mal (como causa ou fator precipitante): disnatremias, disglicemias, alterações da função renal com retenção azotada, alterações da função hepática com acumulação de amônia, hipoxia ou sépsis. Uma avaliação analítica com estudo do hemograma, do ionograma, da gasimetria, da função renal e da função hepática, devem fazer parte da avaliação inicial. A intoxicação por medicamentos ou outras substâncias é também uma causa frequente de crises e estado de mal, assim como a desabituação inadequada de opioides, benzodiazepinas, barbitúricos ou álcool. A colheita da história pode fornecer pistas para uma investigação analítica dirigida a cada um destes casos.[6,8,9]

A avaliação imagiológica cerebral, por tomografia ou ressonância magnética, permite estabelecer a causa do estado de mal numa proporção importante dos casos: tumores cerebrais, contusões traumáticas do tecido cerebral, hemorragia subaracnoidea, infecções cerebrais com lesão ocupante de espaço, malformações arteriovenosas estão entre as mais comuns. As encefalites e as meningites apresentam-se, com alguma frequência, com crises epilépticas ou estado de mal epiléptico, pelo que a realização de punção lombar pode ser decisiva para estabelecer o diagnóstico.[6,8]

O eletroencefalograma (EEG), se realizado durante a crise epilética ou estado de mal, permite estabelecer o diagnóstico e excluir outros eventos convulsivos não epilépticos. No caso do estado de mal não convulsivo (em que não existem manifestações clínicas para além da alteração da consciência), o EEG é essencial para o distinguir de outras causas de alteração do estado de consciência. O EEG permite também identificar focos epilépticos, orientando a investigação posterior para a procura de uma lesão focal. Além de tudo isto, o EEG permite ainda monitorizar a resposta do doente em estado de mal à terapêutica instituída.[7,8]

Como já referido previamente, o estado de mal não convulsivo pode ser precedido de convulsões. No entanto, estima-se que 8% de todos os doentes críticos com causa inexplicada de coma ou alteração da consciência, possam estar em estado de mal não convulsivo, mesmo sem história prévia de convulsões. Em doentes internados em unidades de cuidados intensivos por qualquer patologia crítica, com alteração da consciência ou dificuldade em acordar após desmame da sedoanalgesia, deve ser colocada a hipótese diagnóstica de estado de mal não convulsivo. O EEG tem aqui um papel fundamental no diagnóstico diferencial. Alguns autores defendem a utilização de EEG contínuo, pelo menos em todos os doentes neurocríticos. Uma metanálise de 2019, postula que os doentes com história prévia de estado de mal, infecções do sistema nervoso central ou após parada cardiorrespiratória são aqueles que apresentam maior risco de estado de mal não convulsivo (**Quadro 76.1**).[10,11]

Complicações do estado mal

As definições temporais de estado de mal baseiam-se na ideia de o estado de mal convulsivo poder provocar lesões neurológicas estruturais permanentes, após 30 minutos de atividade ininterrupta. Estudos mais recentes, sobretudo em animais, parecem indicar que a lesão neuronal pode surgir antes desse período. Existe pouca evidência sobre a relação entre o estado de mal não convulsivo e a lesão neurológica permanente. No estado de mal refratário o risco de lesão hipóxica do tecido cerebral é grande, agravando-se à medida que o estado se prolonga.[11]

Nos doentes submetidos a neurocirurgia recente, as crises podem despoletar complicações graves, como hemorragia da loca cirúrgica ou edema cerebral. Por esse motivo, é recomendado por algumas sociedades científicas a administração de antiepilépticos profiláticos no período pericirurgia. Doentes com traumatismo cranioencefálico grave estão em risco de lesão secundária, nos dias subsequentes ao traumatismo. Crises epilépticas ou estado de mal nesta fase podem agravar a isquemia cerebral secundária, aumentando o risco de hipertensão intracraniana e edema cerebral. Muitos autores defendem a instituição de antiepilépticos profiláticos também neste caso.[6]

Efeitos sistêmicos comuns causados por crises epilépticas são a leucocitose (pelo fenômeno de desmarginalização dos neutrófilos), a hipoglicemia, o aumento do ácido láctico e a rabdomiólise. No estado de mal, estas consequências podem agravar-se, levando a acidose láctica, desidratação, hipercalemia, disritmias e falência renal aguda (**Quadro 76.2**). Se prolongado, o quadro pode evoluir com

Quadro 76.1. Exames complementares utilizados no diagnóstico diferencial do estado de mal epiléptico	
Investigação etiológica do estado de mal	
Glicemia capilar	
Análises com:	Glicose
	Hemograma
	Ionograma com cálcio e magnésio
	Níveis sérios de antiepilépticos comuns (ácido valproico, fenitoína, carbamazepina)
	Função hepática e função renal
EEG	
TAC cranioencefálica	
De acordo com a história clínica, considerar:	
Ressonância magnética cranioencefálica	
Punção lombar	
Toxicologia:	Tricíclicos, teofilina, imipenem, quinolonas, cocaína, simpaticomiméticos, álcool, organofosforados, ciclosporina)
Outras análises:	Doseamento de outros antiepilépticos, troponinas, estudo da coagulação, gasimetria)

Fonte: Desenvolvida pela autoria.

Quadro 76.2. Complicações sistêmicas das crises convulsivas e do estado de mal epiléptico
Principais complicações sistêmicas das crises convulsivas e estado de mal
Metabólicas
Leucocitose
Rabdomiólise
Acidose láctica
Hipercalemia
Hipoglicemia
Insuficiência renal aguda
Cardiovasculares
Disritmias
Hipertensão e hipotensão
Parada cardiorrespiratória
Respiratórias
Hipoxia
Acidose respiratória
Pneumonia de aspiração

Fonte: Desenvolvida pela autoria.

instabilidade hemodinâmica, hipotensão e parada cardiorrespiratória. Alguns antiepilépticos podem ter efeitos sobre a função cardíaca, nomeadamente a fenitoína que, quando administrada a um ritmo excessivamente rápido, pode resultar em disritmias e hipotensão. Os doentes em estado de mal estão em elevado risco de hipoxia e acidose respiratória e, por incapacidade de proteger a via aérea, estão vulneráveis a aspiração pulmonar e a desenvolver pneumonia de aspiração. Doentes com doença pulmonar obstrutiva crônica (DPOC) estão especialmente vulneráveis ao compromisso ventilatório, podendo desenvolver, rapidamente, acidose e falência respiratória. Se não forem criadas condições de segurança físicas, as convulsões podem, inclusive, resultar em traumatismos.[6]

Abordagem do estado de mal refratário

Quando o estado de mal não responde à terapêutica inicial com benzodiazepina e antiepiléptico, ele diz-se refratário. Visto ser uma emergência médica na qual o resultado funcional estar estritamente ligado ao tempo de evolução, a prioridade deve ser suprimir o estado de mal o quanto antes, parando de imediato tanto a atividade convulsiva, como a eletroencefalográfica. Perante a falência da 1ª linha de tratamento, devem ser instituídos fármacos que suprimam eficazmente a atividade cerebral. No estado de mal refratário, os fármacos anestésicos devem ser instituídos o quanto antes, sendo o midazolam, o propofol e o tiopental os mais frequentemente utilizados. A seleção de um destes agentes deve ser feita de acordo com o seu perfil de efeitos secundários, nomeadamente a sua ação sobre o sistema cardiovascular. Paralelamente, devem ser administrados os antiepilépticos adequados, em *bolus* intermitente ou perfusão de acordo com o perfil farmacocinético. Nesta fase o doente necessitará de proteção de via aérea e ventilação assistida,

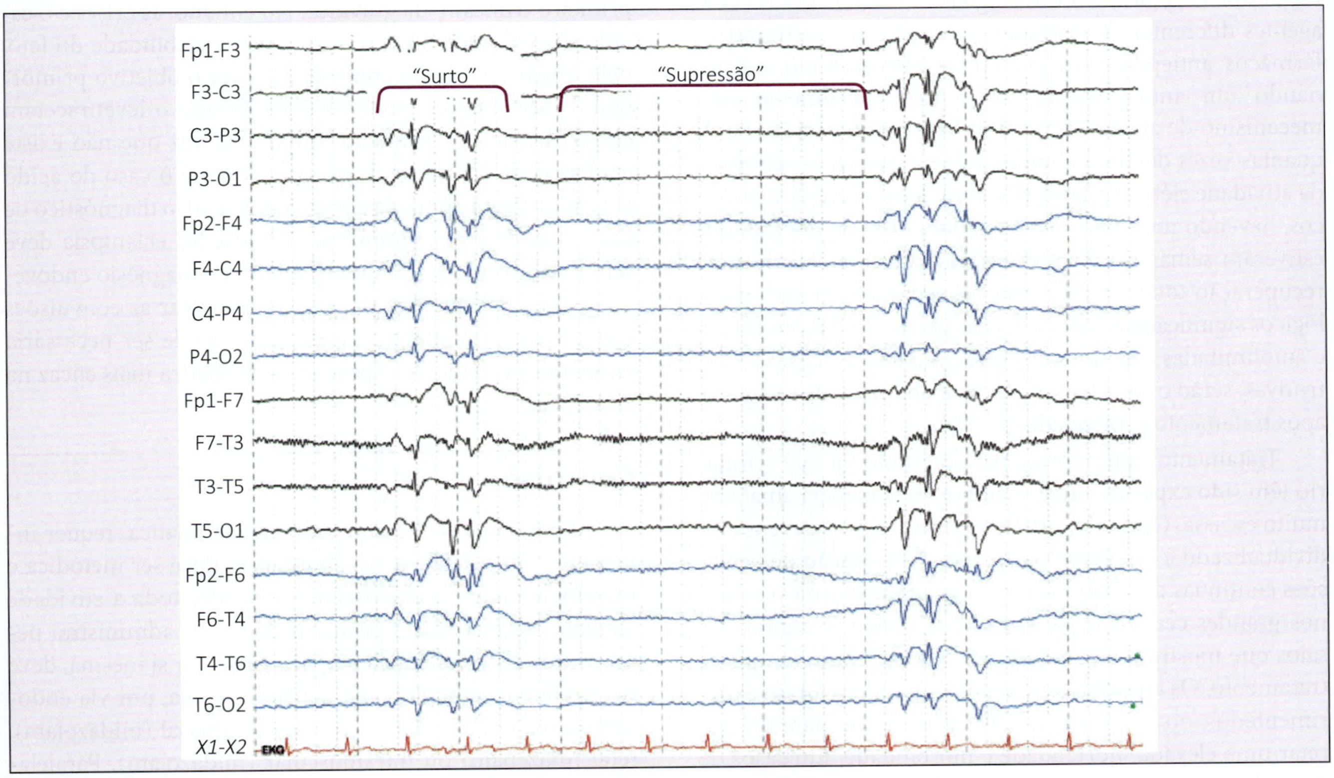

Figura 76.2. Eletroencefalograma realizado em doente sob tiopental, mostrando o típico padrão "surto-supressão".

Fonte: Acervo da autoria.

assim como monitorização hemodinâmica, pelo que o melhor local para prosseguir o tratamento é a unidade de cuidados intensivos. A administração destes fármacos podem deprimir a função cardiovascular e o doente necessitar de suporte vasopressor.[7,8,11]

A estratégia de supressão da atividade cerebral com agentes anestésicos passa pela manutenção dessa supressão durante um período de tempo considerável. A maioria dos autores prefere manter a supressão da atividade elétrica cerebral por um período não inferior a 12 horas, seguido de desmame progressivo dos fármacos, enquanto se procura evidência de ressurgimento de atividade epilética. A utilização de EEG contínuo permite monitorizar o nível da supressão, identificar crises eletrográficas e acompanhar o progresso do desmame. Se durante o processo de levante da sedação, surgirem novas crises clínicas ou eletrográficas, então podem-se encetar duas estratégias: otimização dos fármacos antiepilépticos em curso ou novo período de supressão.[12]

Num doente monitorizado com EEG contínuo, o tratamento deve ser guiado pelos achados no EEG e não por níveis séricos dos fármacos. O objetivo passa pela supressão total das crises e/ou colocar o doente em padrão de "surto-supressão" (**Figura 76.2**). Não existe evidência suficiente para sugerir um tempo ótimo de tratamento. Na maioria dos centros, o doente é mantido em supressão durante 24 ou 48 horas. Se durante o desmame da sedação, o EEG voltar a mostrar crises eletrográficas (ou o doente ou voltar a convulsionar), regra geral, retorna-se a suprimir a atividade cerebral. Esse retorno da supressão pode ser feito com os mesmos agentes, em doses iguais ou superiores ou com agentes diferentes. No entanto, aconselha-se a otimizar os fármacos antiepilépticos em curso, por exemplo, adicionando um antiepiléptico novo, preferencialmente com mecanismo de ação distinto. Também não há evidência de quantas vezes deve ser adotada esta estratégia de supressão da atividade elétrica alternando com desmame dos anestésicos, havendo múltiplos relatos na literatura de doentes que estiveram semanas e meses nesta estratégia e fizeram uma recuperação total. Doentes jovens, sem antecedentes patológicos significativos, com doenças geralmente monofásicas e autolimitadas e sem lesões intracranianas extensas e destrutivas, serão os que têm maior probabilidade de recuperar após tratamento prolongado.[6,7,8,11,12]

Tratamentos alternativos para o estado de mal refratário têm sido experimentados, embora a evidência atual seja muito escassa. Optar por um destes tratamentos deve ser individualizado a cada caso particular. A utilização de perfusões contínuas de cetamina tem sido adotada cada vez mais nos grandes centros especializados. Existem já alguns ensaios que mostram alguma eficácia em reduzir o tempo de tratamento. Os anestésicos inalatórios também foram experimentados, no entanto o seu uso prolongado parece acarretar uma elevada mortalidade e morbilidade. Em casos de encefalite, infeciosa ou autoimune, têm sido administrados corticosteroides, imunoglobulina intravenosa ou realizada plasmaferese. Apesar da pouca evidência existente e do elevado preço destes tratamentos, a grande maioria dos centros considera sensato tentar uma destas terapias, sobretudo porque este grupo de patologias acomete, frequentemente, doentes mais jovens. Outras estratégias não farmacológicas que têm sido sugeridas passam pela estimulação no nervo vago, a hipotermia, a terapia eletroconvulsiva ou estimulação magnética transcraniana. A dieta cetogênica ou a abordagem cirúrgica têm sido utilizadas com sucesso em doentes em idade pediátrica.[7,12]

A ocorrência de estado de mal em doentes com encefalopatia hipóxico-isquêmica, sobretudo após parada cardiorrespiratória, tem sido associada a mau prognóstico. Muitos destes doentes desenvolvem um estado de mal "mioclônico", com aparecimento de mioclonias síncronas e generalizadas. Este "estado mioclônico", pode responder ao ácido valproico, ao clonazepam, ao levetiracetam ou a uma combinação dos três. Com as novas abordagens que têm surgido no contexto da parada cardiorrespiratória, como a hipotermia ou a ECMO (*extracorporeal membrane oxigenation*), o prognóstico do encefalopatia pós-anoxia pode ser modificado, no entanto, o aparecimento de mioclonias generalizadas num doente em coma, após recuperação da circulação espontânea (ou sob ECMO), permanece um fator de mau prognóstico. Neste casos, é sensato manter o doente suprimido, sem qualquer atividade mioclônica, durante um período de 24 horas, antes de tomar uma decisão de suspensão terapêutica.[6,7,12]

A gravidez em si não constitui um risco acrescido de estado de mal em mulher epilépticas. São conhecidos os efeitos teratogênicos de alguns fármacos antiepilépticos no primeiro trimestre da gravidez. No entanto, as crises e o estado de mal podem colocar em risco a viabilidade do feto, pelo que o seu rápido controle deve ser o objetivo primordial. Neste situação pode ser considerado o levetiracetam como fármaco de primeira linha, uma vez que não existe evidência de efeitos teratogênicos, como é o caso do ácido valproico. Numa grávida em estado de mal, o diagnóstico de eclâmpsia deve ser sempre ponderado. Na eclâmpsia deve ser administrado inicialmente sulfato de magnésio endovenoso, uma vez que é mais eficaz a controlar as convulsões do que um antiepiléptico, no entanto, pode ser necessária terapêutica de adição. O parto é a terapêutica mais eficaz na eclâmpsia.[6]

Conclusão

O estado de mal é uma emergência médica, requer intervenção imediata e a sua abordagem deve ser metódica e incremental com o objetivo de suspender toda a atividade convulsiva e elétrica. O primeiro fármaco a administrar perante uma crise epiléptica que não cessa por si mesma, deve ser, preferencialmente, uma benzodiazepina, por via endovenosa ou, em alternativa, por via oral/nasal (midazolam), retal (diazepam) ou intramuscular (midazolam). Paralelamente deve ser iniciado um antiepiléptico de "largo-espectro" (fenitoína, ácido valproico ou levetiracetam).

O tratamento em cuidados intensivos deve ser o preferencial, sobretudo quando se trata de um estado de mal refratário. O tratamento do estado de mal refratário tem pouca evidência e consiste em escassos ensaios clínicos realizados mas, sobretudo, em experiência de centros especializados. Para além dos fármacos antiepilépticos deve ser iniciado agente anestésico, capaz de suprimir as crises elétricas, guiado por monitorização hemodinâmica e, se possível, por EEG contínuo. A supressão da atividade pode ser mantida por períodos de cerca de 24 a 48 horas, fazendo tentativas de desmame no final de cada período e limitadas pelo reaparecimento ou não de nova atividade elétrica ou convulsiva. A terapêutica com antiepilépticos nesta fase pode ser incremental, com otimização das doses dos fármacos em curso e adição de novos agentes. Não existe evidência sobre o tempo em que o doente em estado de mal deve ser abordado com esta estratégia, devendo o prolongamento ou suspensão do tratamento ser decidido, individualmente, pela equipa clínica, tendo em conta outros fatores de prognóstico, como a idade ou a reversibilidade da doença de base.

Referências bibliográficas

1. Scheffer I, Berkovic S, Capovilla G et al. ILAE classification of the epilepsies: Position paper of the ILAE Commission for Classification and Terminology. Epilepsia. 2017;58(4):512-521.
2. Pack A. Epilepsy Overview and Revised Classification of Seizures and Epilepsies. CONTINUUM (MINNEAP MINN). 2019;25:306-321.
3. Falco-Walter J, Scheffer I, Fisher R. The new definition and classification of seizures and epilepsy. Epilepsy Research. 2018;73-79.
4. Shorvon S. The etiologic classification of epilepsy. Epilepsia. 2011;52(6):1052-1057.
5. Cross J. Fever and fever-related epilepsies. Epilepsia. 2012; 53(Suppl. 4):3-8.
6. Adams J, Bell D, McKinlay J. Neurocritical Care: A Guide to Practical Management. London: Springer; 2010.
7. Brophy GM, Bell R, Claassen J, Alldredge B, Bleck TP, Glauser T, et al. Guidelines for the evaluation and management of status epilepticus. Neurocrit Care. 2012;17(1):3-23.
8. Betjemann J, Lowenstein D. Status epilepticus in adults. Lancet Neurol. 2015;14(6):615-24.
9. Posner J, Saper C, Schiff N, Plum F. Plum and Posner's Diagnosis of stupor and coma. 4th ed. Oxford: Offord University Press; 2007. p 3-115.
10. Limotai C, Ingsathit A, Thadanipon K, McEvoy M, Attia J, Thakkinstian A. How and Whom to Monitor for Seizures in an ICU: A Systematic Review and Meta-Analysis. Crit Care Med. 2019;47(4):e366-e373.
11. Glauser T, Shinnar S, Gloss D, Alldredge B, Arya R, Bainbridge J, et al. Evidence-Based Guideline: Treatment of Convulsive Status Epilepticus in Children and Adults: Report of the Guideline Committee of the American Epilepsy Society. Epilepsy Curr. 2016;16(1):48-61.
12. Gofton TE, Gaspard N, Hocker SE, Loddenkemper T, Hirsch LJ. New onset refractory status epilepticus research: What is on the horizon? Neurology. 2019;92(17):802-810.

capítulo | 77

Hemorragias Subaracnoideas

Filipe Amado | Pedro Henrique Rigotti Soares | Viviane Cordeiro Veiga

Introdução

A hemorragia subaracnoidea (HSA) ocorre quando há extravasamento de sangue para o espaço subaracnoideo. Sua principal causa é a ruptura espontânea de aneurismas intracranianos, correspondendo a cerca de 80% dos casos. A taxa de mortalidade geral varia entre 25% a 50%.[1] Os pacientes afetados tendem a ser de faixa etária mais jovem, o que impacta na capacidade funcional e produtiva dessa população. Em sobreviventes, cerca de metade dos pacientes apresentam problemas neuropsicológicos e queda da qualidade de vida a longo prazo.[2]

Epidemiologia

A HSA corresponde a 10% de todos os acidentes vasculares cerebrais, tendo uma incidência de 6 a 8 casos/100.000/ano nos Estados Unidos. Tal incidência varia geograficamente. Cerca de 75% a 80% das HSAs são decorrentes de ruptura espontânea de aneurismas, em 20% a causa é desconhecida e os 5% restantes têm como causa malformação arteriovenosa, tumores, vasculites ou dissecções vasculares.[3] É mais frequente em mulheres e apresenta pico de incidência por volta dos 50 anos de idade.[4]

Etiologia

Aneurismas intracranianos ocorrem em 1% a 2% da população. A incidência de aneurismas múltiplos varia de 15% a 20%. Cerca de 11% dos pacientes com aneurismas rotos não apresentam história familiar de doença cerebrovascular.[5] No entanto, o risco para apresentação de aneurismas intracranianos está aumentado em pessoas com história familiar (definido por pelo menos um parente de primeiro grau portador de aneurisma), entre pessoas portadoras de doenças do tecido conectivo (p. ex., síndrome de Ehlers-Danlos), e entre pessoas com doença renal policística.[6]

Fatores de risco

O risco de ruptura de um aneurisma é de aproximadamente 1% a 2% ao ano e está relacionado ao tamanho do aneurisma e aos fatores de risco.[6] Fatores associados com maior risco de ruptura aneurismática incluem raça negra, etnia hispânica, hipertensão arterial, tabagismo, abuso de álcool, uso de cocaína e tamanho de aneurisma maior que 7 mm. Tais fatores dobram o risco de HSA.[7]

Embora a ruptura aneurismática possa ocorrer durante episódios de estresse físico ou psicológico, mais comumente acontece durante atividades de vida diária, como durante escovação de dentes, ato de vestir-se, alimentação, evacuação ou durante a micção. Tais atividades estão ligadas à manobra de Valsalva que resulta em alterações súbitas da pressão na parede aneurismática precipitando sua ruptura.[8]

Fisiopatologia

A ruptura aneurismática é considerada uma catástrofe intracraniana. As típicas localizações incluem a bifurcação da artéria basilar na junção com a artéria cerebelar inferior posterior ipsilateral, artéria vertebral e artéria comunicante anterior.[9]

O sangue invade o espaço subaracnoideo (há uma comunicação livre entre o espaço subaracnoideo e as artérias cerebrais) aumentando a pressão intracraniana (PIC) regional, que se equaliza com a pressão arterial sistêmica. Tal fato promove cessação do sangramento, com formação de trombos no sítio hemorrágico.[1]

A presença de sangue subaracnoideo leva a sinais e sintomas, podendo ocasionar aumento da PIC e redução de pressão de perfusão cerebral. Pode causar ainda hidrocefalia, decorrente da dificuldade de absorção de líquor ou por obstrução do sistema ventricular por coágulos.[10]

Há diminuição da produção de óxido nítrico pelo endotélio vascular, aumento da agregação plaquetária em microcirculação e vasoconstrição. Pode ocorrer também perda da capacidade de autorregulação do fluxo sanguíneo cerebral (FSC). As principais complicações da HSA incluem o ressangramento, vasoespasmo, crises epilépticas, complicações cardiopulmonares, distúrbios do sódio, hidrocefalia, tromboembolismo venoso e isquemia cerebral tardia.[11]

Diagnóstico

O diagnóstico de quadros de HSA engloba alta suspeição clínica, métodos de imagem como a tomografia computadorizada (TC) de crânio e, em alguns casos, punção liquórica.

Diagnósticos errados ou tardios de HSA são comuns e podem levar a atraso no tratamento e piores desfechos.[12] Em geral, resultam de três erros comuns: falha ao interpretar o espectro de apresentações clínicas associadas à HSA; não solicitação da TC de crânio ou não entendimento das limitações do método no diagnóstico da HSA e falha na execução da punção liquórica lombar ou na interpretação dos seus resultados.[13]

Quadro clínico

A suspeita de HSA deve surgir nos pacientes com queixa de início súbito e rápido de cefaleia intensa. Atinge intensidade máxima em segundos (também conhecida como "*thunderclap headache*"). Geralmente, os pacientes citam a cefaleia como "a pior cefaleia da vida". Em 10% a 40% dos pacientes, é precedida por um quadro de cefaleia sentinela, que tipicamente ocorre duas a oito semanas antes da HSA e corresponde, em geral, a expansão do aneurisma ou a pequenos sangramentos.[1]

O quadro também pode estar associado a náuseas e vômitos, fotofobia, rigidez de nuca, déficits neurológicos focais ou perda temporária da consciência. Pacientes com acometimento de maior gravidade podem apresentar alteração do estado mental, desde quadros leves de letargia a estado comatoso. Crise epiléptica acontece em 25% dos pacientes no início do quadro. O grau de encefalopatia na apresentação é determinante importante do prognóstico.[13]

A HSA aneurismática corresponde a cerca de 1% de todas as cefaleias que dão entrada em um departamento de emergência.[14] Consequentemente, a cefaleia sentinela, descrita anteriormente, pode ser subdiagnosticada ou classificada como migrânea ou outro tipo de cefaleia, sem investigação adicional. A probabilidade de morte ou incapacidade é quatro vezes maior em pacientes nos quais a cefaleia sentinela não foi percebida do que em pacientes que o quadro foi corretamente diagnosticado. Sendo assim, a alta suspeição para um quadro de HSA a partir da história clínica do paciente é de fundamental importância e potencialmente impacta na sobrevida.[12]

Critérios diagnósticos

Tomografia de crânio

Diante da suspeita clínica, o primeiro passo é solicitar a TC de crânio sem contraste. A tomografia de crânio é um dos pilares na abordagem diagnóstica da HSA. A sensibilidade para detecção de HSA é alta nas primeiras seis horas após o evento (aproximadamente 100%) e declina progressivamente ao longo do tempo para quase 58% ao quinto dia. Sua especificidade é de 100%.[1]

Os achados mais comuns são sangramento nas cisternas basais, fissuras sylvianas, fissura inter-hemisférica, fossa interpeduncular, entre outras localizações. Tais achados ajudam a graduar o sangramento e correlacionam-se com o prognóstico. A TC de crânio pode evidenciar também hematomas, edema cerebral ou hidrocefalia aguda, complicações agudas que podem demandar avaliação cirúrgica imediata.[15]

Punção lombar

A punção lombar é indicada nos casos que há forte suspeita clínica para HSA com TC de crânio negativa. O procedimento deve ser realizado no mínimo seis horas após a cefaleia súbita e, idealmente, depois de 12 horas. São achados compatíveis com HSA: pressão elevada de abertura, ausência de redução da contagem de hemácias entre os tubos 1 e 4 e aspecto xantocrômico.[16]

Angiotomografia cerebral

A angiotomografia cerebral, que atualmente é executada por vezes em conjunto com a TC inicial, pode evidenciar a presença do aneurisma e fornecer informações importantes caso o paciente apresente complicação grave como hematoma intraparenquimatoso importante, que pode demandar abordagem cirúrgica precoce. O método pode detectar de forma adequada aneurismas a partir de 2 mm. Outra função do método é auxiliar no planejamento cirúrgico, especialmente em centros que não possuem arteriografia.[17]

Arteriografia cerebral

Trata-se do padrão-ouro para diagnóstico de aneurismas intracranianos. Permite diagnóstico, planejamento cirúrgico e terapia endovascular. No entanto, caso uma abordagem endovascular do aneurisma não seja realizada no momento da angiografia, e sim um procedimento cirúrgico, deve-se tentar diagnosticar o aneurisma por meio da angio-TC.[18]

Angiorressonância

Alguns dados sugerem que a sensibilidade da angiorressonância para detecção de HSA é similar à TC de crânio. O método é pouco utilizado na investigação inicial da suspeita de HSA. Além disso, tipicamente é menos disponível para utilização em alguns centros quando comparada à TC.[19]

Classificação e escores clínicos

Escalas que envolvem aspectos clínicos e tomográficos devem ser usadas na avaliação inicial de pacientes com HSA para fins de abordagem clínica, classificação da gravidade, prognóstico e comunicação entre as equipes.

As escalas de avaliação clínica mais utilizadas são a de Hunt-Hess e da *World Federation of Neurosurgeons* (WFNS). O estado neurológico admissional, em particular quando avaliado pela escala do WFNS está associado a piores desfechos após HSA. Em especial, em quadros de HSA com maior gravidade (graus 4 ou 5 na escala WFNS) tem sido constantemente identificado como preditor independente de piores desfechos neurológicos em diferentes estudos observacionais (**Quadros 77.1 e 77.2**).[20]

As escalas de Fisher e Fisher modificada correlacionam os achados tomográficos como presença de hemorragia intraventricular e localização de sangramento com probabilidade de vasoespasmo e isquemia cerebral tardia (**Quadros 77.3 e 77.4**).[21]

No manejo de pacientes com HSA, outros escores como SAPS-3 (*Simplified Acute Physiology Score – 3*), SOFA (*Sequential Organ Failure Assessment*) e a escala de coma de Glasgow também têm sido avaliados no sentido de predição de desfechos e classificação de gravidade.

Quadro 77.1. Escala de Hunt-Hess

Grau	Estado neurológico
I	Assintomático, cefaleia leve, mínima rigidez de nuca
II	Cefaleia moderada a grave, rigidez de nuca, sem déficits focais, comprometimento de nervos cranianos
III	Confusão mental, letargia e/ou sinais focais leves
IV	Estupor e/ou hemiparesia, distúrbios vegetativos
V	Coma profundo, descerebração, moribundo

Fonte: Hunt W, Hess R. Surgical risk as related to time of intervention in the repair of intracranial aneurysms. J Neurosurg. 1968;28:14.

Quadro 77.2. Escala da World Federation of Surgeons (WFNS)

Escala de Coma de Glasgow	Déficit motor	Grau
15	Ausente	1
13-14	Ausente	2
13-14	Presente	3
7-12	Presente ou ausente	4
3-6	Presente ou ausente	5

Fonte: World Federation of Neurological Surgeons Committee on a Universal Subarachnoid Hemorrhage Grading Scale. J Neurosurg. 1988;68:985.

Quadro 77.3. Escala de Fisher para risco de vasoespasmo na HSA

Grau	Achados tomográficos
I	HSA visível
II	HSA no espaço subaracnoideo < 1 mm
III	HSA no espaço subaracnoideo > 1 mm ou coágulos
IV	HSA intraventricular ou intraparenquimatoso

Fonte: Fisher CM, Kistler JP, Davis JM. Relation of cerebral vasospasm to subarachnoid hemorrhage visualized by CT scanning. Neurosurgery. 1980;6:1.

Quadro 77.4. Escala de Fisher modificada

Grau	Achados tomográficos
0	Sem hemorragia subaracnoidea, sem hemorragia intraventricular
1	Hemorragia subaracnoidea focal ou difusa fina, sem hemorragia intraventricular
2	Hemorragia subaracnoidea focal ou difusa fina, com hemorragia intraventricular
3	Hemorragia subaracnoidea focal ou difusa espessa, sem hemorragia intraventricular
4	Hemorragia subaracnoidea focal ou difusa espessa, com hemorragia intraventricular

Fonte: Claassen J, Bernardini GL, Kreiter K, Bates J, Du YE, Copeland D, Connolly ES, Mayer SA. Effect of cisternal and ventricular blood on risk of delayed cerebral ischemia after subarachnoid hemorrhage: the Fisher scale revisited. Stroke. 2001 Sep;32(9):2012-20.

Em uma coorte retrospectiva envolvendo 51 pacientes admitidos com HSA em unidade de terapia intensiva (UTI), com mortalidade global de 37,8%, o SAPS-3 e a escala de Fisher tiveram melhor *performance* na predição de mortalidade na admissão (D1). No entanto, o escore SOFA e a escala de coma de Glasgow tiveram *performance* similar na predição dos desfechos no D3.[22]

Outro estudo avaliou de forma retrospectiva 997 pacientes admitidos com HSA em 45 UTIs no Brasil. Nessa corte, 43% apresentavam HSA com escore WFNS 4 ou 5, assim como a mortalidade global foi de 34%. Os escores SOFA e SAPS-3 foram avaliados na correlação com desfechos, excluindo-se seus respectivos componentes neurológicos (nSOFA e nSAPS-3). Os escores nSAPS-3 e nSOFA estiveram associados de forma independente com mortalidade intra-hospitalar após HSA. A utilização desses escores auxiliam na otimização da predição de mortalidade intra-hospitalar e podem ser integrados a outros índices prognósticos específicos na avaliação precoce de pacientes com HSA.[23]

Tratamento da HSA

Medidas clínicas – manejo inicial

Uma das principais medidas clínicas e de grande impacto no desfecho dos pacientes com HSA é a internação ou transferência do paciente com HSA para uma UTI especializada e com uma equipe multidisciplinar que maneje rotineiramente este paciente. Para considerar um centro especializado, a unidade deve ter, no mínimo, 35 atendimentos destes pacientes por ano.[24,25] O manejo básico e inicial do quadro é muito importante para a evolução do paciente com influência direta na sobrevida deste paciente.[13,24-26]

O suporte básico do paciente é realizado inicialmente por uma revisão da história clínica para compreensão adequada do quadro e das comorbidades, gerando dados adequados para solicitação de exames complementares pertinentes a situação clínica. Após isso, garantir a estabilização do paciente com atendimento sistematizado do doente crítico.[13,24]

A manutenção da via aérea pérvia e evitar hipoxia são preferíveis nesses pacientes. No entanto, há evidências emergentes demonstrando efeito deletérios da hiperoxia, incluindo vasoconstrição, piora da isquemia cerebral tardia (ICT) e possibilidade de prejuízo na evolução clínica.[13,24,25] Esses dados ainda são incipientes e necessitam de estudos mais robustos.[25] Para critérios de intubação podem ser utilizados a escala de coma de Glasgow (menor ou igual a 8) e critérios clínicos – inespecíficos de maneira geral. O manejo hemodinâmico inicial desses pacientes precisa ser cuidadoso.[24] Episódios de hipotensão podem ser associados a piores desfechos.[26] O alvo inicial de pressão arterial média seria de, no mínimo, 65 mmHg, preservando o objetivo de manter a pressão de perfusão cerebral adequada e evitar hipertensão (PAS < 160mmHg), para que não aumente a probabilidade de ressangramento.[24,25] Manter a euvolemia também faz parte desse cuidado hemodinâmico do paciente.[27]

Em episódios de hipertensão intracraniana pode lançar mão da solução hipertônica. Contudo, ainda não há definição de dose e nem de estratégia de uso da solução hipertônica. E não temos resultados de impacto com essa terapêutica.[13] Anemia está presente em torno de 50% dos pacientes, considerando hemoglobina < 10 g/dL, e está associada a piores desfechos.[28] Não há consenso em qual valor de hemoglobina deve ser mantido, e nem para o alvo de hemoglobina variando entre 7 e 12 g/dL entre os autores.[13,24-26]

A febre está frequentemente presente nos pacientes com HSA.[13,24,29] Em torno de 54% desses apresentam episódio de febre durante a internação,[25] sendo um fator independente para o prognóstico desses pacientes.[24,26] O controle da temperatura desses pacientes precisa ser realizado para que não haja acréscimo na probabilidade de desfecho neurológico desfavorável, sempre objetivando a normotermia executada conforme protocolo institucional.[13,24,29] Aproximadamente 1/3 dos pacientes com HSA apresentam episódio de hiperglicemia.[24,25] O alvo terapêutico da glicemia nesses pacientes ainda é controverso, porém evitar hiperglicemia é fundamental.[13,24,30] O controle glicêmico restrito não demonstrou benefício comparado com controle glicêmico convencional.[25] Portanto, pode ser utilizado o controle glicêmico convencional evitando medidas de glicemia acima de 180 mg/dL e a utilização do protocolo institucional para controle glicêmico no paciente crítico.[13,24,25]

O repouso absoluto em leito até definição de tratamento e entendimento da extensão da gravidade é importante para que não contribua para a instabilidade clínica.[24] O controle inicial de náuseas e de vômitos, sintomas estes frequentes, é necessário para o conforto do paciente e para evitar possibilidade de aumento de pressão intracraniana com esses sinais e sintomas mal manejados. A analgesia do paciente com HSA pode ser realizada conforme protocolo institucional, preferencialmente utilizando a estratégia multimodal, objetivando a resolução da dor[24,25] A tromboprofilaxia química pode ser iniciada a partir das 24 horas do ictus, este dado extrapolado de outras evidências.[13]

Tratamento do aneurisma

Nas diretrizes, a orientação presente é tratar o aneurisma assim que possível.[24,32] Porém, esse período de tratamento ainda é um tópico frequentemente em discussão. O tratamento cirúrgico do aneurisma em 24 horas foi comparado com o tratamento em 24 a 72 horas em uma metanálise com mais de 4.600 pacientes que demonstrou não haver diferença em desfecho entre o tempo de tratamento.[33] Em um estudo retrospectivo com 1.238 pacientes, foi comparado o tratamento entre 24 e 72 com 24 horas e o risco de óbito e de piora funcional foi maior nos pacientes com tratamento em 24 horas.[34] A recomendação de tempo para o tratamento do aneurisma é dentro das primeiras 48-72 horas da internação.[24,32]

Os métodos de tratamento do aneurisma podem ser divididos entre clipagem (cirúrgico) e embolização (endovascular).[24,20] Recentemente, a preferência para o método endovascular tem crescido mundialmente, no entanto, não temos ainda resultados consistentes de diferença entre os métodos que nos façam escolher um método indubitavelmente em detrimento do outro.[13,24,25,32] A embolização foi associada a uma maior chance de sobrevida comparada com a clipagem em um ano e essa diferença persistiu ao longo de 10 anos de acompanhamento,[35] esses resultados vão ao encontro de outros estudos.[13,24,25] No entanto, a taxa de ressangramento e de necessidade de nova reintervenção é mais comum na embolização.[24] Ainda continua desafiador estabelecer qual é a melhor abordagem do aneurisma.[24,25] Nesse contexto, a decisão da escolha do método deve ser realizada em discussão com equipe de neurocirurgia, considerando a experiência e disponibilidade dos métodos no Hospital. Nessa complexa decisão devem ser trazidos à discussão dados como idade do paciente e localização, forma e tamanho do aneurisma.[13,24,25,32]

Medidas clínicas – manejo específico

Há também medidas clínicas relacionadas ao manejo específico como a nimodipina por via oral e por via intratecal, ácido tranexâmico, sulfato de magnésio, clasozentan (antagonista dos receptores de endotelina), sinvastatina, cilostazol e heparina não fracionada endovenosa.

O uso de nimodipina, um bloqueador do canal de cálcio, por via oral é recomendado para prevenção de complicações neurológicas em pacientes com HSA aneurismática. Embora a nimodipina tenha sido estudada inicialmente na prevenção do vasoespasmo, já que ela exerce efeito vasodilatador na circulação cerebral, o mecanismo principal implicado na melhora dos desfechos neurológicos parece estar relacionado à neuroproteção celular.[13,24,25] Uma metanálise da Cochrane de 16 estudos demonstrou redução do risco de mortalidade e de morbidade grave com o uso de bloqueador do canal de cálcio (RR: 0,81; IC: 0,72-0,92/ NNT de 19).[36] A dose preconizada é de 60 mg por via oral, de quatro em quatro horas por 21 dias.[24] A administração intratecal de nimodipina foi testado no estudo NEWTON 2 que não demonstrou benefício.[37]

Administrar antifibrinolítico previamente ao tratamento do aneurisma foi estudado como medida para prevenção do ressangramento, no entanto, sem apresentar resultados com benefício clínico.[24,25] Ao menos 10 trabalhos já exploraram essa terapêutica e apresentaram redução do risco de sangramento em 35%, porém, sem impacto nos desfechos neurológicos.[37] Esses estudos ainda apresentavam heterogeneidade quanto às doses utilizadas, ao momento de iniciar a medicação, à duração do tratamento[13,24,32,37] e em alguns estudos foi observado aumento de incidência de isquemia cerebral tardia.[37] O trabalho ULTRA[38] foi um ensaio clínico randomizado multicêntrico com 480 pacientes que testou o uso do ácido tranexâmico (1 g em *bolus* e 1 g de oito em oito horas com duração até o tratamento do aneurisma ou 24 horas após o início do ácido tranexâmico) no momento do diagnóstico do paciente em comparação ao tratamento usual. O desfecho neurológico em 6 meses estudado foi por meio do Rankin modificado, não apresentando benefício no uso do ácido tranexâmico nos pacientes com HSA aneurismática.

Outras terapêuticas já foram testadas como tentativa de prevenção ou tratamento de complicações da HSA aneurismática. A administração de sulfato de magnésio para prevenção de isquemia cerebral tardia foi testada no estudo MASH não demonstrando benefício clínico.[37]. Foi testado, também com o mesmo propósito, o clasozentan, antagonista do receptor da endotelina, nos estudos CONSCIOUS 1 e 2,[13,37] não demonstrando benefícios no seu uso. No estudo STASH foi analisado o uso de sinvastatina oral, medicamento que pertence ao grupo das estatinas, para o mesmo intuito e não demonstrou benefício.[37]

O cilostazol, um inibidor da fosfodiesterase-3 com atuação antiplaquetária e vasodilatadora, pode ser utilizada como terapêutica a ser explorada na prevenção da isquemia cerebral tardia. Uma metanálise publicada em 2018 analisou 5 estudos utilizando esta medicação e demonstrou redução no risco do vasoespasmo e do infarto cerebral e na desfechos clínicos desfavoráveis.[37] Há necessidade dessa terapêutica ser estudada em ensaio clínico multicêntrico. A heparina não fracionada em infusão contínua também apresentou resultados promissores em estudos menores evidenciando redução na terapia de resgate para vasoespasmo grave, redução na incidência de isquemia cerebral tardia e melhora no desfecho cognitivo quando utilizada após o tratamento do aneurisma e por um período curto.[37] Há um estudo em andamento com a intenção de testar essa terapêutica.[37]

Complicações da HSA

Ressangramento

O ressangramento é uma das complicações mais sérias que pode acontecer com o paciente com HSA aneurismática. Numa metanálise, que incluiu 14 estudos, evidenciou a incidência deste evento é entre 7% e 26%, média de 13%, com a maioria dos casos ocorrendo dentro dos três primeiros dias do quadro e principalmente dentro das seis primeiras horas do início do quadro clínico.[25] Fatores de risco associados a essa complicação são a pressão arterial sistólica acima de 160 mmHg, a variação da pressão arterial, a hemorragia intraventricular e a hemorragia intraparenquimatosa.[25] O controle pressórico (PAS < 160 mmHg) e o tratamento do aneurisma dentro das primeiras 48-72 horas são medidas para prevenção de ressangramento com resultados mais consistentes na literatura.[13,24-26,32]

Isquemia cerebral tardia

A isquemia cerebral tardia (ICT) ocorre aproximadamente em 20% a 30% dos pacientes com HSA aneurismática, reduzindo a sobrevida destes pacientes, e incide mais comumente entre 3 e 14 dias do ictus.[13,25] Historicamente o vasoespasmo de grandes vasos era considerado causa principal da ICT, todavia, estudos recentes sugerem uma maior complexidade e mecanismos multifatoriais que contribuam para a fisiopatologia da ICT, esta condição considerada cada vez mais presente ao longo do quadro clínico.[13,24-28] Os mecanismos provavelmente mais implicados são a disfunção vascular, maior foco na microvasculatura, a resposta inflamatória sistêmica e, principalmente, local, a falha na autorregulação e às microtromboses em artérias distais.[13,24-26] Diversos estudos têm demonstrado o papel da neuroinflamação e da ativação microglial como fatores que contribuam para a fisiopatologia da ICT, associado a apoptose neuronal, a produção e liberação de citocinas inflamatórias.[25-28]

Os fatores de risco para ICT e vasoespasmo são alto grau nos escores de WFNS, de Hunt e Hess e de Fisher, grande extensão do sangramento subaracnoideo e hemorragia intraventricular, tamanho do aneurisma, história de tabagismo e de diabetes, sexo feminino e hidrocefalia.[13] A combinação entre avaliação clínica – preferencialmente seriada – e radiológica são os pilares para o diagnóstico da ICT.[13,25] Classicamente a definição para esta complicação é a evidência de déficit neurológico focal novo ou queda de 2 pontos na escala de coma de Glasgow com duração de, no mínimo, uma hora, não podendo ser atribuído a alguma piora clínica ou imediatamente após o tratamento do aneurisma.[39] Os métodos radiológicos mais utilizados para evidência de vasoespasmo seriam Doppler transcraniano, angiotomografia de crânio e arteriografia.[13,24-26,32] Nos pacientes comatosos pode lançar mão de medidas mais invasivas de monitorização multimodal devido à dificuldade do exame neurológico seriado para estabelecer a presença de um novo déficit neurológico focal.[13]

As medidas para prevenir essa complicação já foram discutidas em tópico prévio neste capítulo. Após estabelecido o diagnóstico da ICT, as medidas de tratamento ainda são controvérsias.[13,24-28] A instituição da terapia triplo-H (hipertensão, hipervolemia e hemodiluição) não é mais sugerida sendo a manutenção da euvolemia como medida sugerida.[13,24-30] Em um estudo piloto foi estudada intervenções no manejo pressórico guiadas por alvos em pacientes com monitorização hemodinâmica invasiva, apresentando redução na incidência de ICT e melhora no desfecho neurológico em 3 meses,[13] podendo surgir como uma possibilidade de manejo hemodinâmico quando testadas em estudo de larga escala. O milrinone, inibidor seletivo da fosfodiesterase-3, tem sido utilizado como terapia de resgate vasodilatadora nos pacientes com ICT em alguns serviços especializados aplicados intravenoso ou intra-arterial. A utilização deste medicamento intravenoso (dose inicial, incremento de doses, velocidade de infusão e desmame) segue protocolos de serviços especializados ou sugestões de especialidades em revisões e metanálises (*treatment*) sendo o protocolo de Montreal um dos mais difundidos.[37,39]

Hidrocefalia

Pacientes com HSA aneurismática apresentam esta complicação entre 12% e 31%,[13,25] ocorrendo na maioria das vezes dentro dos três primeiros dias do quadro clínico.[25] Aproximadamente um quarto dos pacientes com necessidade de derivação ventricular externa (DVE) necessitarão de derivação peritoneal.[13] Os fatores de risco para derivação permanente são alto grau na escala de Fisher e de Hunt e Hess, ressangramento e idade acima de 60 anos.[25] O tratamento agudo da hidrocefalia sintomática é realizada por meio da colocação de DVE conforme avaliação da equipe de neurocirurgia. Complicações relacionado ao procedimento são sangramentos e ventriculite – difícil diagnóstico por diversas definições e critérios.[13,24,26]

Crise convulsiva

Episódio de convulsão após episódio de HSA aneurismática é de aproximadamente 20% e podem ser vistos no momento da hemorragia, durante a internação e como sequela neurológica no paciente.[13,24] Ainda não está bem definido qual seria a explicação dos episódios de convulsão, no entanto, acredita-se ser pela neuroinflamação.[13,25-28] A maioria das convulsões em ambiente hospitalar são exclusivamente eletrográficas, mesmo assim associada a piores desfechos.[13,24] A administração de profilaxia para crise convulsiva não tem recomendação nas *guidelines*.[24,32] A estratificação de risco de pacientes com maior probabilidade de apresentar episódio de convulsão pode nortear a escolha de iniciar anticonvulsivante profilático nos pacientes de alto risco com o escore SAFARI, auxiliando nessa dúvida.[13] Ainda há discussão acerca desse assunto, todavia, não há sugestão de início de profilaxia com anticonvulsivantes bem determinada.[13,24-28,32,37]

Complicações clínicas

O paciente com HSA frequentemente necessita de internação prolongada na UTI e assim aumenta o risco de infecção relacionada a assistência à saúde[13] e requer detecção precoce e tratamento direcionado para que não contribua com a piora do desfecho do paciente.[13,24-26] Disfunção cardíaca está associado ao aumento de risco de ICT, disfunção grave de ventrículo esquerdo e prejuízo de contratilidade.[13,25] Edema agudo de pulmão não cardiogênico, congestão pulmonar e síndrome da angústia respiratória do adulto podem acontecer como complicações respiratórias.[13,25] É importante também realizar medições frequentes de sódio para manejo do distúrbio do sódio frequentemente presentes nestes pacientes e investigar a etiologia deste distúrbio como síndrome perdedora do sal ou síndrome da secreção inapropriada do ADH.[24,25]

Prognóstico do paciente após HSA

É necessário que os pacientes que receberam alta hospitalar após uma internação por HSA realizem acompanhamento ambulatorial por um período prolongado, e possam ter acesso a reabilitação adequada.[13,24-26] Até 8% desses pacientes são readmitidos em 30 dias após a alta hospitalar e cerca de 14% dessa reinternação seria um motivo potencial prevenível.[13] Apesar de haver redução da mortalidade desses pacientes, um terço ainda apresenta prejuízo funcional e déficit cognitivo e incapacidade de retornar as atividades laborais previamente realizadas.[13,25,33]

Por mais que predizer desfechos neurológicos seja desafiador, há escores que podem auxiliar com isso, como o SAFIRE escore,[13] e dados de estudos observacionais, como a presença de hipertensão, a idade e a gravidade na admissão.[25] Alguns estudos observacionais têm demonstrado melhora da funcionalidade após 6 meses da alta hospitalar,[25] contudo, são estudos pequenos que devem ser explorados em estudo de grande escala. A importância de compreender os fatores de risco e a probabilidade de desfecho neurológico nesses pacientes são fundamentais para dialogarmos com os familiares e com o próprio paciente o planejamento terapêutico a curto e a longo prazo.[13,24-32]

Referências bibliográficas

1. Lawton MT, Vates GE. Subarachnoid Hemorrhage. N Engl J Med. 2017;377(3):257-66.
2. Taufique Z, May T, Meyers E, Falo C, Mayer SA, Agarwal S, et al. Predictors of Poor Quality of Life 1 Year After Subarachnoid Hemorrhage. Neurosurgery. 2016;78(2):256-64.
3. de Rooij NK, Linn FH, van der Plas JA, Algra A, Rinkel GJ. Incidence of subarachnoid haemorrhage: a systematic review with emphasis on region, age, gender and time trends. J Neurol Neurosurg Psychiatry. 2007;78(12):1365-72.
4. Shea AM, Reed SD, Curtis LH, Alexander MJ, Villani JJ, Schulman KA. Characteristics of nontraumatic subarachnoid hemorrhage in the United States in 2003. Neurosurgery. 2007;61(6):1131-7.
5. Brown RD, Jr., Broderick JP. Unruptured intracranial aneurysms: epidemiology, natural history, management options, and familial screening. Lancet Neurol. 2014;13(4):393-404.
6. Bor AS, Koffijberg H, Wermer MJ, Rinkel GJ. Optimal screening strategy for familial intracranial aneurysms: a cost-effectiveness analysis. Neurology. 2010;74(21):1671-9.
7. Lall RR, Eddleman CS, Bendok BR, Batjer HH. Unruptured intracranial aneurysms and the assessment of rupture risk based on anatomical and morphological factors: sifting through the sands of data. Neurosurg Focus. 2009;26(5):E2.
8. Matsuda M, Watanabe K, Saito A, Matsumura K, Ichikawa M. Circumstances, activities, and events precipitating aneurysmal subarachnoid hemorrhage. J Stroke Cerebrovasc Dis. 2007;16(1):25-9.

9. Brisman JL, Song JK, Newell DW. Cerebral aneurysms. N Engl J Med. 2006;355(9):928-39.
10. Penn DL, Komotar RJ, Sander Connolly E. Hemodynamic mechanisms underlying cerebral aneurysm pathogenesis. J Clin Neurosci. 2011;18(11):1435-8.
11. Suarez JI, Tarr RW, Selman WR. Aneurysmal subarachnoid hemorrhage. N Engl J Med. 2006;354(4):387-96.
12. Kowalski RG, Claassen J, Kreiter KT, Bates JE, Ostapkovich ND, Connolly ES, et al. Initial misdiagnosis and outcome after subarachnoid hemorrhage. Jama. 2004;291(7):866-9.
13. Claassen J, Park S. Spontaneous subarachnoid haemorrhage. Lancet. 2022;400(10355):846-62.
14. Edlow JA. Diagnosing headache in the emergency department: what is more important? Being right, or not being wrong? Eur J Neurol. 15. England. 2008. p. 1257-8.
15. Vermeulen M, van Gijn J. The diagnosis of subarachnoid haemorrhage. J Neurol Neurosurg Psychiatry. 1990;53(5):365-72.
16. Connolly ES, Jr., Rabinstein AA, Carhuapoma JR, Derdeyn CP, Dion J, Higashida RT, et al. Guidelines for the management of aneurysmal subarachnoid hemorrhage: a guideline for healthcare professionals from the American Heart Association/american Stroke Association. Stroke. 2012;43(6):1711-37.
17. McCormack RF, Hutson A. Can computed tomography angiography of the brain replace lumbar puncture in the evaluation of acute-onset headache after a negative noncontrast cranial computed tomography scan? Acad Emerg Med. 2010;17(4):444-51.
18. Agid R, Andersson T, Almqvist H, Willinsky RA, Lee SK, terBrugge KG, et al. Negative CT angiography findings in patients with spontaneous subarachnoid hemorrhage: When is digital subtraction angiography still needed? AJNR Am J Neuroradiol. 2010;31(4):696-705.
19. Suarez JI. Diagnosis and Management of Subarachnoid Hemorrhage. Continuum (Minneap Minn). 2015;21(5 Neurocritical Care):1263-87.
20. Gouvêa Bogossian E, Diaferia D, Minini A, Ndieugnou Djangang N, Menozzi M, Peluso L, et al. Time course of outcome in poor grade subarachnoid hemorrhage patients: a longitudinal retrospective study. BMC Neurology. 2021;21(1):196.
21. Claassen J, Bernardini GL, Kreiter K, Bates J, Du YE, Copeland D, et al. Effect of cisternal and ventricular blood on risk of delayed cerebral ischemia after subarachnoid hemorrhage: the Fisher scale revisited. Stroke. 2001;32(9):2012-20.
22. Basile-Filho A, Lago AF, Menegueti MG, Nicolini EA, Nunes RS, Lima SL, et al. The use of SAPS 3, SOFA, and Glasgow Coma Scale to predict mortality in patients with subarachnoid hemorrhage: A retrospective cohort study. Medicine (Baltimore). 2018;97(41):e12769.
23. Kurtz P, Taccone FS, Bozza FA, Bastos LSL, Righy C, Gonçalves B, et al. Systemic Severity and Organ Dysfunction in Subarachnoid Hemorrhage: A Large Retrospective Multicenter Cohort Study. Neurocrit Care. 2021;35(1):56-61.
24. Cho WS, Kim JE, Park SQ, Ko JK, Kim DW, Park JC, et al. Korean Clinical Practice Guidelines for Aneurysmal Subarachnoid Hemorrhage. J Korean Neurosurg Soc. 2018;61(2):127-166.
25. Neifert SN, Chapman EK, Martini ML, Shuman WH, Schupper AJ, Oermann EK, Mocco J, Macdonald RL. Aneurysmal Subarachnoid Hemorrhage: the Last Decade. Transl Stroke Res. 2021;12(3):428-446.
26. Doerfler S, Faerber J, McKhann GM, Elliott JP, Winn HR, Kumar M, et al. The incidence and impact of secondary cerebral insults on outcome after aneurysmal subarachnoid hemorrhage. World Neurosurg. 2018;114:e483–e94.
27. Dankbaar JW, Slooter AJ, Rinkel GJ, Schaaf IC. Effect of different components of triple-H therapy on cerebral perfusion in patients with aneurysmal subarachnoid haemorrhage: a systematic review. Crit Care. 2010;14(1):R23.
28. Ayling OGS, Ibrahim GM, Alotaibi NM, Gooderham PA, Macdonald RL. Anemia after aneurysmal subarachnoid hemorrhage is associated with poor outcome and death. Stroke. 2018;49(8):1859-65.
29. Kramer CL, Pegoli M, Mandrekar J, Lanzino G, Rabinstein AA. Refining the association of fever with functional outcome in aneurysmal subarachnoid hemorrhage. Neurocrit Care. 2017;26(1):41-7.
30. Badjatia N, Fernandez L, Schmidt JM, Lee K, Claassen J, Connolly ES, Mayer SA. Impact of induced normothermia on outcome after subarachnoid hemorrhage: a case-control study. Neurosurgery. 2010;66(4):696-700;
31. Oddo M, Schmidt JM, Carrera E, Badjatia N, Connolly ES, Presciutti M, et al. Impact of tight glycemic control on cerebral glucose metabolism after severe brain injury: a microdialysis study. Crit Care Med. 2008;36(12):3233-8.
32. Steiner T, Juvela S, Unterberg A, Jung C, Forsting M, Rinkel G; European Stroke Organization. European Stroke Organization guidelines for the management of intracranial aneurysms and subarachnoid haemorrhage. Cerebrovasc Dis. 2013;35(2):93-112.
33. Rawal S, Alcaide-Leon P, Macdonald RL, Rinkel GJ, Victor JC, Krings T, Kapral MK, Laupacis A. Meta-analysis of timing of endovascular aneurysm treatment in subarachnoid haemorrhage: inconsistent results of early treatment within 1 day. J Neurol Neurosurg Psychiatry. 2017;88(3):241-248.
34. Oudshoorn SC, Rinkel GJ, Molyneux AJ, Kerr RS, Dorhout Mees SM, Backes D, et al. Aneurysm treatment <24 versus 24-72 h after subarachnoid hemorrhage. Neurocrit Care. 2014;21(1):4-13.
35. Molyneux A. International subarachnoid aneurysm trial (ISAT) of eurosurgical clipping versus endovascular coiling in 2143 patients with ruptured intracranial aneurysms: a randomised trial. Lancet 2002;360:1267-74.
36. Kronvall E, Undrén P, Romner B, Säveland H, Cronqvist M, Nilsson OG. Nimodipine in aneurysmal subarachnoid hemorrhage: a randomized study of intravenous or peroral administration. J Neurosurg. 2009;110:58-63.
37. Marazzi TBM, Mendes PV. Updates on aneurysmal subarachnoid hemorrhage: is there anything really new? Arq Neuropsiquiatr. 2022;80(5 Suppl 1):80-87
38. Post R, Germans MR, Tjerkstra MA, Vergouwen MDI, Jellema K, Koot RW, et al. Ultra-early tranexamic acid after subarachnoid haemorrhage (ULTRA): a randomised controlled trial. Lancet. 2021;397(10269):112-118.
39. Bernier TD, Schontz MJ, Izzy S, Chung DY, Nelson SE, Leslie-Mazwi TM, Henderson GV, Dasenbrock H, Patel N, Aziz-Sultan MA, Feske S, Du R, Abulhasan YB, Angle MR. Treatment of Subarachnoid Hemorrhage-associated Delayed Cerebral Ischemia With Milrinone: A Review and Proposal. J Neurosurg Anesthesiol. 2021;33(3):195-202.

capítulo 78

Desordens Neuromusculares

Mamede de Carvalho

Introdução

As implicações da doença médica grave, em particular da sepse, na função neuromuscular foi pela primeira vez sugerida pelo *Sir* William Osler em 1892[1] ("*rapid loss of flesh*"). Desde então, tendo sido reconhecida e estudada com crescente interesse, a doença neuromuscular adquirida no contexto do doente crítico sob cuidados intensivos, causando perda generalizada e simétrica da força muscular, à qual tem sido dado o nome de fraqueza muscular adquirida associada aos cuidados intensivos (FAUTI).[2] Esta situação clínica também envolve os músculos respiratórios, com impacto negativo na duração da internação, nos custos econômicos do tratamento e na taxa de mortalidade. A inflamação sistêmica e a falência múltipla do órgãos, (considerando serem o nervo periférico e o músculo potenciais órgãos-alvo) têm sido aceitos como as causas associadas a esta complicação médica, sendo que fatores como a imobilidade, a sedação, o tratamento com relaxantes musculares, com medicamentos com ação de bloqueio da neurotransmissão na placa neuromuscular, e com esteroides, aumentam o risco de FAUTI.[3]

A incidência da FAUTI é variável em função da população estudada, mas tem sido indicado de 70%-80% em doentes ventilados durante duas semanas.[3] A principal causa da perda de força muscular nestes doentes foi a presença de uma neuropatia axonal, denominada de polineuropatia da doença crítica (PDC). Desde 1990, a disfunção da fibra muscular tem sido considerada como a causa mais frequente da falta de força, miopatia da doença crítica (MDC).[3] Esta dicotomia é artificial, pois muitas vezes ambas as situações clínicas se associam (polineuromiopatia), situação denominada de miopatia e neuropatia da doença crítica – "*critical illness myopathy and neuropathy*" (CRIMYNE).[4]

De forma a ser estabelecido o diagnóstico de FAUTI, é fundamental a exclusão de outras doenças neuromusculares como causa do quadro clínico. Em particular devemos considerar o síndrome de Guillain-Barré e a esclerose lateral amiotrófica, devido a ambas estarem associadas a envolvimento respiratório, muitas vezes de instalação precoce e rápida, assim como as doenças da placa neuromuscular e as miosites por condicionarem paresia flácida.

O tratamento desta condição clínica tem muitas limitações, pela falta de uma solução eficaz. Inquestionavelmente é importante excluir intervenções com risco de agravamento, como a utilização de medicamentos que causem relaxamento muscular e de esteroides, caso seja possível, e evitar o *delirium* (com uma prevalência estimada de 20%-40%, nos doentes internados em unidades de cuidados intensivos) que tem sido associado a um prior prognóstico clínico.[5] Intervenções como a mobilização precoce,[6] ou uma nutrição adequada, podem ter um possível efeito positivo,[7] mas a evidência clínica ainda não é determinante.

Neuropatia dos cuidados intensivos

Pela natureza clínica do quadro, a expressão mais típica é representada por uma paresia flácida de predomínio distal, sobretudo nos membros inferiores, com arreflexia e defeito distal da sensibilidade, sendo que esta última é difícil ou impossível de verificar nestes doentes.[8] No entanto, nestes doentes é frequente o compromisso dos músculos proximais e respiratórios, pelo que o diagnóstico clínico diferencial entre PDC e MDC é inseguro.[8]

A PDC é tipicamente uma neuropatia axonal, sensitivo-motora, simétrica, caracterizada por marcada redução das amplitudes motoras e sensitivas, com relativa preservação das latências e das velocidades de condução.[8] A eletromiografia de detecção revela, tipicamente, traçados neurogênicos, com a presença de atividade espontânea de desnervação e unidades motoras de maior amplitude e duração, e complexas.[8] A incidência depende da população estudada, dos critérios de diagnóstico e da duração da internação no momento do estudo neurofisiológico. É hoje consensual que a PDC é menos prevalente que a MDC,[8,9] embora o prognóstico de recuperação funcional seja pior na PDC, pois a recuperação depende do demorado processo de reinervação.[8,9]

Uma importante limitação no diagnóstico nesta entidade reside nos critérios associados à determinação diagnóstica da neuropatia axonal. Na verdade a redução das amplitudes motoras podem, tão somente, resultar da inexcitabilidade da membrana muscular (associada à MDC), e a redução das amplitudes das respostas sensitivas podem derivar de dificuldades técnica na recolha de sinais elétricos de membros edemaciados e com elevada impedância da pele, de doentes com mobilização limitada e muitas vezes idosos, em salas com inúmeras fontes de sinais elétricos gerando artefatos.[10] Nestas condições, a técnica de estudo dos potenciais sensitivos denominada de *near-nerve* (recolha do sinal por meio de uma agulha monopolar muito próxima do nervo) pode ser mais precisa, mas exige treino especifíco.[8] Por outro lado, relativamente ao sinal eletromiográfico registado no músculo com uma agulha-elétrodo, a presença de potenciais polifásicos e de atividade espontânea de desnervação também ocorrem na MDC.[8] A investigação neurofisiológica nas condições adversas de uma sala de cuidados intensivos deve seguir as recomendações internacionais, e a presença de marcapasso ou de cardioversor-desfibrilhador implantados no doente não impedem o estudo das velocidades de condução, na condição de evitar a estimulação do plexo braquial ou de nervos na região cervical.[11]

Num estudo recente, preliminar, envolvendo um pequeno grupo de doentes, os autores propõem que a ecografia pode contribuir para o diagnóstico diferencial entre PDC e MDC, ao determinar naqueles um aumento da área transversal dos nervos estudados, o que reforça o conceito de edema perineural nestes doentes.[12] São necessários outros estudos para confirmar a utilidade deste método.

É provável que marcadores moleculares venham a ser utlizados como indicadores da lesão axonal nestes doentes, no futuro próximo, como os níveis séricos dos neurofilamentos de cadeia leve, ou o GFAp, um marcador astrocitário cujos níveis no sangue se elevam com a ativação glial.[13] No entanto, a elevação dos neurofilamentos pode traduzir a lesão do sistema nervoso central, na verdade a sua elevação precoce no doente internado na UTI é um forte preditor de *delirium* ou de sedação profunda, maior duração da internação e incremento do risco de morte.[14]

A etiopatogenia da PDC reside no processo inflamatório sistêmico resultante do quadros de sepse, associado a outros fatores agravantes como a imobilidade, alterações microcirculatórias, edema e hipoxigenação tecidular, hiperglicemia, hipoalbuminemia e despolarização do axolema.[15] Não há tratamento específico para esta entidade, mas uma especial atenção à proteção de locais anatômicos onde os nervos são superficiais é uma recomendação útil.

Miopatia dos cuidados intensivos

A MDC é a causa mais frequente de fraqueza muscular e de dependência prolongada do suporte ventilatório nos cuidados intensivos, com impacto negativo nas taxas de complicações médicas e de morte.[16] Os fatores de risco da MDC incluem o estado clínico do doente antes da internação, duração da internação e a necessidade de suporte ventilatório, a imobilidade, a resposta inflamatória sistêmica, a presença de sepse, a falência multi-órgão, a corticoterapia, os medicamentos causando relaxamento muscular e a alimentação entérica.[16]

As recomendações internacionais indicam que o diagnóstico deve ser suportado pela história clínica, pelo exame médico (paresia flácida, simétrica, de predomínio proximal, sem envolver os músculos faciais e com hiporreflexia), estudo das velocidades de condução, eletromiografia de detecção e pela biópsia muscular.[4] A biópsia muscular, caso identifique as alterações associadas à MDC, permite o diagnóstico de doença definitiva, sem o qual o diagnóstico é de doença provável, nas situações nas quais o restante dos critérios se aplicam. No entanto, em muitos destes doentes a fraqueza muscular resulta da despolarização do sarcolema, tornando a membrana muscular menos excitável, situação possivelmente causada por endotoxinas circulantes,[16-18] e nestes casos o papel da biópsia muscular é muito limitado. Tipicamente, a biópsia muscular revela atrofia das fibras musculares (elemento inespecífico) e, sobretudo, perda de miosina nas fibras musculares de unidades motoras de tipo 2 (sendo a corticoterapia uma causa frequente), por vezes associada a mionecrose (por vezes designada de miosite necrosante dos cuidados intensivos).[19] A observação na mesma amostra de tecido muscular, de todas estas alterações em diferentes fibras musculares sugere serem estas alterações um processo contínuo.[20] Nestes doentes, em algum momento da sua evolução clínica, podemos observar elevação do CK, que no entanto não é um marcador de diagnóstico sensível para estes casos.

A avaliação neurofisiológica é muito importante para suportar este diagnóstico. Primeiramente importa excluir outras entidades como neuropatias inflamatórias desmielinizantes, assim como a disfunção da placa neuromuscular por estimulação repetitiva. Os achados típicos são respostas motoras de pequena amplitude nos estudos das velocidades de condução (em geral com uma redução superior a 80% do valor limite do normal), e respostas motoras de maior duração,[16] as recomendações indicam uma duração superior a 15 ms no tibial anterior e superior a 8 ms nos restantes músculos (sem a presença de dispersão temporal do potencial motor, ou seja as respostas não tem um aumento do número de fases).[21] Estes achados da redução da amplitude e aumento da duração das respostas motoras resultam da redução da excitabilidade do sarcolema. De forma a comprovar este fenômeno, tem sido proposta a técnica da estimulação elétrica direta da fibra muscular por meio de um eletrodo de agulha (*direct muscle stimulation*), assim comparando a amplitude desta resposta com aquela registada na mesma fibra muscular e causada pela estimulação do ramo nervoso que inerva esta fibra muscular. Uma resposta anormal pela estimulação do ramo nervoso em comparação com uma resposta normal pela estimulação direta da fibra muscular indica neuropatia, na presença de miopatia ambas as respostas são anormais.[22] Esta técnica é mais relevante nas situações em que o doente não colabora com a contração muscular voluntária. A eletromiografia de detecção pode revelar atividade espontânea de desnervação (também observável na PDC), assim como potenciais miopáticos (caracterizados pela curta duração, pequena amplitude e polifásicos, com traçados ricos para pequenos esforço de contração); em doentes que não respondam ao pedido de contração voluntária, a estimulação plantar pode ativar reflexamente o músculo tibial anterior assim permitindo a observação neurofisiológica.

Estudos recentes, utilizando a técnica *threshold tracking* para a investigação da excitabilidade do sarcolema, têm permitido comprovar a sua menor excitabilidade nestes doentes, em particular com a demonstração do aumento da duração do período refratário e a redução da supernormalidade membranar (período de menor limiar de excitabilidade após um potencial de ação).[23] Esta técnica pode ser aplicada em doentes internados, embora dependa de um equipamento dedicado e de um treino específico.

Não existe um tratamento seguramente eficaz para esta situação. Estudos prévios indicam que um tratamento intensivo com insulina pode reduzir a prevalência desta complicação.[24] Estudos com medicamentos anti-inflamatórios como a vamorolona e o ruxolitinib revelam resultados promissores.[25-26]

Doenças da placa neuromuscular e cuidados intensivos

Para além da PDC, da MDC e da combinação de ambas (CRIMYNE), a fraqueza muscular no contexto dos cuidados intensivos pode resultar da disfunção da placa neuromuscular, resultante ou agravada pela ação de medicamentos, em particular pelo uso frequente de fármacos que perturbam a transmissão neuromuscular, em geral usados para facilitar a ventilação mecânica.[27] Na verdade, existe a indicação de não medicar os doentes internados na UTI com estes fármacos por mais de 48 horas, em particular doentes com alteração da função hepática ou renal.[28] Estes medicamentos em associação com a ação negativa das toxinas circulantes na placa neuromuscular, podem causar marcada disfunção da transmissão neuromuscular.

Situações clínicas de miastenia devem ser consideradas em doentes com marcado envolvimento ocular, bulbar e/ou facial tendo em conta que nos doentes com PDC, MDC ou ambas, estes grupos musculares não são, geralmente, afetados. Por outro lado o envolvimento destes grupos musculares, associado a compromisso autonômico, como pupilas hiporreativas, xeroftalmia, xerostomia, paresia do detruso e severa obstipação, indica o possível diagnóstico de síndrome miastênica de Eaton-Lambert ou do botulismo.

A identificação de potenciais motores de pequena amplitude pode resultar da presença de PDC e/ou MDC, mas também de um defeito pré-sináptico da transmissão neuromuscular, pelo que poderá estar indicado, nestes casos, a realização de estimulação repetitiva de elevada frequência (30-50 Hz) em músculos da mão (mais sensíveis). Fisiologicamente se observa um moderado aumento da amplitude da resposta motora. Tem sido proposto um valor de incremento de 60% para melhorar a sensibilidade do teste, valor acima do qual se estabelece a anormalidade, ou seja um defeito pré-sináptico da transmissão, como sucede na síndrome miastênica de Eaton-Lambert ou no botulismo.[27]

Para o estudo da transmissão pós-sináptica (miastenia *gravis*), a estimulação de baixa frequência (2-3 Hz) está indicada, com avaliação de pelo menos 3 músculos, preferencialmente proximais (trapézio, deltoide), mas músculos mais distais como o ancôneo e o tibial anterior são boas opções. Quando possível é recomendado interromper os inibidores da acetilcolinesterase, pelo menos 12 horas antes da investigação neurofisiológica.

Função respiratória nos cuidados intensivos

O compromisso diafragmático é frequente no contexto do doente crítico, sendo difícil de reconhecer no exame clínico, e sem necessária relação de proporcionalidade com o grau de fraqueza dos membros superiores ou inferiores.[29] Tal complicação ocorre com frequência, estima-se uma prevalência superior a 80% nos doentes ventilados por uma semana ou mais e, naturalmente, associa-se a maior risco de ventilação prolongada e morte. Esta relação é complexa e provavelmente bidirecional, pois a ventilação prolongada está associada à atrofia e perda de contratilidade do diafragma,[30,31] e a disfunção diafragmática pode derivar da perda de axónios motores no nervo frênico e da miopatia no contexto da MDC.

A função diafragmática nas condições de um doente crítico pode ser inferida pelo parâmetros da ventilador, e interpretada pela imagem deste músculo na radiografia do tórax. Por outro lado a espessura do diafragma e a sua mobilidade podem ser quantificadas pela ecografia, embora a medição da fração de encurtamento dependa da capacidade do doente em contrair este músculo.[31]

Duas técnicas neurofisiológicas convencionais, e que não dependem da colaboração do doente, têm sido aplicadas no contexto do doente crítico para avaliar a função diafragmática. A mais simples consiste na quantificação da resposta motora do diafragma por meio de eletrodos superficiais, após a estimulação elétrica, percutânea, com eletrodos superficiais, do nervo frênico, na região cervical, bilateralmente. A amplitude da resposta motora traduz a contração do músculo, a sua redução pode resultar da perda de axônios do nervo frênico, ou da hipoexcitabilidade das fibras musculares do diafragma. No entanto, uma resposta de amplitude normal (> 0,4 mV), significa uma função satisfatória deste músculo.[28,32] A segunda técnica requer maior treino e consiste na introdução de uma agulha de eletromiografia neste músculo para observar a sua atividade elétrica.[29,32] Este método tem as mesmas vantagens que aquelas já referidas a propósito de outros músculos.

Resultante da descrita atrofia do diafragma nestes doentes, trabalhos experimentais apontam para utilidade do *pacing* interno ou externo do diafragma,[33] ou da estimulação transcutânea do diafragma,[34] como abordagens eficazes para uma recuperação funcional mais rápida. Resultados futuros poderão consubstanciar estes procedimentos como tratamentos de rotina.

Notas finais

A FAUTI é uma situação clínica muito frequente nos doentes internados nas UTI, com importantes implicações no risco de morte, e nas sequelas resultantes. Muitos aspectos relacionados são mal conhecidos, como a perturbação do metabolismo mitocondrial da fibra muscular, o papel da nutrição, a relevância da reabilitação e da estimulação muscular, por exemplo. Importa conhecer melhor as relações entre a perda axonal, a disfunção da placa neuromuscular e a patologia do músculo. Estes diferentes fenótipos (nomeadamente PDC e MDC) são artificiais, e o mesmo doente pode transitar entre os mesmos no decurso da sua evolução clínica, e cuja dominância em cada momento depende de fatores intrínsecos (nomeadamente genéticos) e extrínsecos largamente desconhecidos. Estudos multicêntricos e prospectivos, seguindo protocolos bem desenhados, são fundamentais para avanços nesta área.

Referências bibliográficas

1. Osler W. The Principles and Practice of Medicine. New York: D. Appleton; 1892: p. 114-118.
2. Stevens RD, Marshall SA, Cornblath DR, Hoke A, Needham DM, De Jonghe B, Ali NA, Sharshar T. A framework for diagnosing and classifying intensive care unit-acquired weakness. Crit Care Med. 2009;37:S299-308.
3. Hermans G, Van den Berghe G. Clinical review: intensive care unit acquired weakness. Crit Care. 2015;19:274.
4. Latronico N, Bolton CF. Critical illness polyneuropathy and myopathy: a major cause of muscle weakness and paralysis. Lancet Neurol. 2011;10:931-941.
5. Pandharipande PP, Ely EW, Arora RC, Balas MC, Boustani MA, La Calle GH, et al. The intensive care delirium research agenda: a multinational, interprofessional perspective. Intensive Care Med. 2017;43:1329-1339.
6. Tipping CJ, Harrold M, Holland A, Romero L, Nisbet T, Hodgson CL. The effects of active mobilisation and rehabilitation in ICU on mortality and function: a systematic review. Intensive Care Med. 2017;43:171-83.
7. Singer P, Blaser AR, Berger MM, Alhazzani W, Calder PC, Casaer MP, et al. ESPEN guideline on clinical nutrition in the intensive care unit. Clin Nutr..2019;38:48-79.
8. Tankisi H, de Carvalho M, Z'Graggen WJ. Critical illness neuropathy. J Clin Neurophysiol. 2020;37:205-217.
9. Crone C. Tetraparetic critically ill patients show electrophysiological signs of myopathy. Muscle Nerve. 2017;56:433-440.
10. Bolton CF. Electrophysiologic studies of critically ill patients. Muscle Nerve. 1987;10:129-135
11. Tankisi H, Burke D, Cui L, de Carvalho M, Kuwabara S, Nandedkar SD, et al. Standards of instrumentation of EMG. Clin Neurophysiol. 2020;131:243-258.
12. Gruber L, Loizides A, Gruber H, Skalla E, Haushammer S, Horlings C, et al. Differentiation of critical illness myopathy and critical illness neuropathy using nerve ultrasonography. J Clin Neurophysiol. 2022.
13. Frithiof R, Rostami E, Kumlien E, Virhammar J, Fällmar D, Hultström M, et al. Critical illness polyneuropathy, myopathy and neuronal biomarkers in COVID-19 patients: A prospective study. Clin Neurophysiol. 2021;132:1733-1740.
14. Page VJ, Watne LO, Heslegrave A, Clark A, McAuley DF, Sanders RD, et al. Plasma neurofilament light chain protein as a predictor of days in delirium and deep sedation, mortality and length of stay in critically ill patients. EBioMedicine 2022;80:104043.
15. Koch S, Bierbrauer J, Haas K, Wolter S, Grosskreutz J, Luft FC, et al. Critical illness polyneuropathy in ICU patients is related to reduced motor nerve excitability caused by reduced sodium permeability. Intensive Care Med Experiment. 2016;4:10.
16. Z'Graggen WJ, Tankisi H. Critical illness myopathy. J Clin Neurophysiol. 2020;37(3):200-204.
17. Allen DC, Arunachalam R, Mills KR. Critical illness myopathy: further evidence from muscle-fiber excitability studies of an acquired channelopathy. Muscle Nerve. 2008;37:14-22.
18. Haeseler G, Foadi N, Wiegand E, Ahrens J, Krampfl K, Dengler R, Leuwer M. Endotoxin reduces availability of voltage-gated human skeletal muscle sodium channels at depolarized membrane potentials. Critical Care Med. 2008;36:1239-1247.
19. Swash M, de Carvalho M. Intensive care unit-acquired weakness: neuropathology. J Clin Neurophysiol. 2020;37:197-199.
20. Deem S. Intensive care unit acquired muscle weakness. Respiratory Care. 2006;51:1042-1053.
21. Goodman BP, Harper CM, Boon AJ. Prolonged compound muscle action potential duration in critical illness myopathy. Muscle Nerve 2009;40:1040-1042.
22. Rich MM, Bird SJ, Raps EC, McCluskey LF, Teener JW. Direct muscle stimulation in acute quadriplegic myopathy. Muscle Nerve. 1997;20:665-673.
23. Z'Graggen WJ, Brander L, Tuchscherer D, Scheidegger O, Takala J, Bostock H: Muscle membrane dysfunction in critical illness myopathy assessed by velocity recovery cycles. Clin Neurophysiol. 2011;122:834-841.
24. Hermans G, De Jonghe B, Bruyninckx F, Van den Berghe G. Interventions for preventing critical illness polyneuropathy and critical illness myopathy. Cochrane Database Syst Rev. 2014(1):CD006832.
25. Akkad H, Cacciani N, Llano-Diez M, Corpeno Kalamgi R, Tchkonia T, Kirkland JL, et al. Vamorolone treatment improves skeletal muscle outcome in a critical illness myopathy rat model. Acta Physiologica. 2019;225:e13172.
26. Addinsall AB, Cacciani N, Akkad H, Salah H, Tchkonia T, Kirkland JL, Larsson L. JAK/STAT inhibition augments soleus muscle function in a rat model of critical illness myopathy via regulation of complement C3/3R. J Physiol. 2021: 599:2869-2886.
27. Camdessanché JP. End-plate disorders in intensive care unit. J Clin Neurophysiol. 2020;37:211-213.
28. Segredo V, Caldwell JE, Matthay MA, Sharma ML, Gruenke LD, Miller RD. Persistent paralysis in critically ill patients after long-term administration of vecuronium. N Eng J Med. 1992;327:524-528.
29. Swash M, de Carvalho M. Respiratory Neurophysiology in Intensive Care Unit. J Clin Neurophysiol. 2020;37:208-210.
30. Demoule A, Molinari N, Jung B, Prodanovic H, Chanques G, Matecki S, Mayaux J, Similowski T, Jaber S. Patterns of diaphragm function in critically ill patients receiving prolonged mechanical ventilation: a prospective longitudinal study. Ann Intensive Care. 2016;6:75.
31. Levine S, Nguyen T, Taylor N, Friscia ME, Budak MT, Rothenberg P, Zhu J, Sachdeva R, Sonnad S, Kaiser LR, Rubinstein NA. Rapid disuse atrophy of diaphragm fibers in mechanically ventilated humans. N Eng J Med. 2008;358:1327-1335.
32. De Carvalho M, Swash M, Pinto S. Diaphragmatic neurophysiology and respiratory markers in ALS. Front Neurol. 2019;10:143.
33. Bao Q, Chen L, Chen X, Li T, Xie C, Zou Z, Huang C, Zhi Y, He Z. The effects of external diaphragmatic pacing on diaphragm function and weaning outcomes of critically ill patients with mechanical ventilation: a prospective randomized study. Ann Translat Med. 2022;10:1100.
34. Duarte GL, Bethiol AL, Ratti LD, Franco G, Moreno R, Tonella RM, Falcão AL. Transcutaneous electrical diaphragmatic stimulation reduces the duration of invasive mechanical ventilation in patients with cervical spinal cord injury: retrospective case series. Spinal Cord Ser Cases. 2021;7(1):26.

capítulo 79

Delirium ou Síndrome Confusional Aguda

Maria Moreno

Destaques

- O *delirium* ou síndrome confusional aguda é uma perturbação neuropsiquiátrica comum, com uma variedade de causas orgânicas, que se caracteriza por um quadro de início súbito, transitório e flutuante, de alterações da consciência, atenção e alterações cognitivas.
- O *delirium* tem um impacto ímpar nas UCIs pela existência de doentes graves, que pertencem a uma população de risco e que existe uma miríade de fatores precipitantes que podem contribuir para o seu aparecimento.
- A falta de reconhecimento desta entidade permanece uma questão significativa com grande impacto na mortalidade e morbilidade, num contexto em que a chave para a identificação precoce é ter uma alta suspeita clínica.
- O *delirium* é prevenível na grande maioria dos doentes. A abordagem de primeira linha do *delirium* quando este está presente tem um objetivo fulcral: o controlo da causa. Deve ser sublinhada a importância das estratégias não farmacológicas quer na prevenção quer no tratamento do *delirium*, devendo a abordagem farmacológica ser reservada às situações em que é necessária – quadros agitação grave e/ou sintomas psicóticos.

Introdução

Um lugar na história – uma introdução ao conceito

Descrito inicialmente por Hipócrates em 500 A.C. como um distúrbio mental causado por febre, envenenamento ou traumatismo cranioencefálico (TCE), a *Frenite*, como foi inicialmente conhecida, contou ainda neste período com mais de dezesseis termos para denominar uma mesma entidade, adivinhando-se, ainda nesta altura, uma dificuldade em caracterizar este distúrbio enquanto uma síndrome única. A introdução da palavra *delirium* surge apenas cerca de 600 anos mais tarde com Celsus, que usa a palavra do latim "*delirare*", que significa "estar fora do lugar" e que, atualmente, é usada com o sentido mais lato de "estar confuso, perturbado, fora de si".[1]

Apesar de reconhecida desde a Grécia Antiga como uma patologia orgânica, a divisão das doenças mentais "orgânicas" e "funcionais" que se estabeleceu no final do século XIX com a demonstração da etiologia infecciosa da paralisia geral, atualmente conhecida como neurossífilis, contribuiu para a sua separação como entidade única.[2]

Ao longo dos séculos, vários se propuseram a discutir se a definição da entidade deveria ser baseada nas suas possíveis causas e a sua associação com a doença ou nos seus sintomas – cada um foi considerado mais significante em diferentes épocas e por diferentes autoridades – mantendo-se contudo uma palavra de consonância relativa à gravidade e mau prognóstico desta entidade.[1]

Não obstante ter sido descrito há mais de 3000 anos, ainda durante a Antiguidade, o *delirium* permanece como uma entidade difícil de definir, identificar e estudar.

O uso de termos distintos ao longo do tempo e no presente, as apresentações multifacetadas de um mesmo sintoma e/ou síndrome e as múltiplas causas responsáveis pelo mesmo podem justificar a dificuldade patente – que foi e é um desafio no dia a dia de diferentes especialidades e, em particular, no cotidiano das unidades de cuidados intensivos (UCI) onde o *delirium* tem um impacto ímpar pela existência de doentes graves, que pertencem a uma população de risco e que existe uma miríade de fatores precipitantes que podem contribuir para o seu aparecimento.

A falta de reconhecimento desta entidade, heterogênea na sua apresentação e com uma variedade de causas, permanece uma questão significativa com grande impacto na mortalidade e morbilidade, sendo o diagnóstico de *delirium* geralmente menosprezado, num contexto em que a chave para a identificação precoce é ter uma alta suspeita clínica.[3]

A ambiguidade de um termo com um percurso

A dificuldade de arranjar um único termo para esta entidade, que já se profetizava desde a sua prima descrição, tomou novos contornos durante o século XIX. Em França, por razões linguísticas, onde o termo "delire" significava tanto *delirium* como delírio, foi introduzido o termo **confusão mental** para designar este conceito. Surge uma nova ambiguidade. O termo **confusão mental** sobreviveu na Psiquiatria francesa por preencher um papel conceitual ao passo que a Psiquiatria anglo-saxônica manteve o termo *delirium*.[1,4]

Hoje em dia, vários são os termos que surgem como sinônimo de *delirium* na literatura: síndrome confusional agudo – o mais comum, síndrome orgânica aguda, insuficiência cerebral aguda, síndrome cerebral aguda, psicose da UCI, psicose exógena, orgânica ou tóxica, encefalopatia metabólica ou tóxica, entre outros.[5]

É essencial, contudo, sublinhar as diferenças entre os três termos, muitas vezes confundidos entre si na prática clínica, que correspondem a perturbações em tudo diferentes entre si: *delirium*, *delirium tremens* e delírio (**Quadro 79.1**).[5]

O *delirium* trata-se de uma entidade nosológica que surge em quadros orgânicos e se caracteriza por uma perturbação da consciência, atenção e alterações do pensamento (podendo ou não existir delírio), que pode ou não ter alterações da percepção (caracteristicamente visuais).

O *delirium tremens* é um tipo de *delirium* específico, com origem no síndrome de abstinência alcoólica, relacionado com a privação aguda de consumos crônicos de álcool.

O delírio é um sintoma psicótico, que corresponde a uma alteração do conteúdo do pensamento, sem afecção da memória ou da atenção. Pode ocorrer no *delirium*, mas não constitui critério de diagnóstico por si só.

Delirium – uma definição

O *delirium* é uma perturbação neuropsiquiátrica transitória e flutuante, de início súbito, da atenção, consciência e cognição que não pode ser explicado por outra desordem ou processo.[6] O diagnóstico de *delirium* implica um declínio significativo de um nível prévio de funcionamento que não pode ser explicado por demência preexistente ou em progressão.[7]

O *delirium* preza por ser um quadro com uma apresentação heterogênea, com sinais e sintomas que variam entre doentes e no mesmo doente ao longo do curso da doença.[8] Ainda assim, e a par de uma grande variabilidade etiológica dado que virtualmente todas as patologias descritas num manual de Medicina podem estar na base de um quadro de *delirium*, a sua apresentação clínica é bastante estereotipada, com sintomas e sinais que são comuns, fato que estará provavelmente relacionado com a convergência das várias etiologias em vias fisiopatológicas comuns às diversas causas de *delirium*.[2]

Nas classificações internacionais – a DSM-5, a mais utilizada em contexto clínico, é o ICD-10 (ou o mais recente, ICD-11), utilizado para codificação – estão estabelecidos os critérios que definem o *delirium*. O ICD-10 sublinha, além das alterações da consciência, atenção e cognição especificadas na DSM-5, as alterações da função psicomotora, do ciclo sono-vigília e do humor (**Quadro 79.2**).[9,10,11]

É importante perceber o que é frequente e que doente nos deve alertar na nossa prática clínica (**Quadro 79.3**).

Duração do *delirium* – um quadro que se prolonga além da resolução da causa

O quadro de *delirium* mantém-se habitualmente entre dias a dois meses, mas tipicamente resolve em 10-12 dias, com 15% dos casos a persistir até aos 30 dias.[7]

Alguns doentes apresentam sintomas prodrômicos (*delirium* subclínico) como inquietude, ansiedade, irritabilidade ou perturbação do sono, um a três dias antes da expressão plena do quadro de *delirium*.[7]

É importante sublinhar que, mesmo após a resolução da causa subjacente e da normalização dos parâmetros analíticos, o *delirium* pode demorar semanas a meses a remitir, podendo mesmo não remitir em algumas populações de risco, nominalmente nos indivíduos em fases avançadas de demência.[12]

Quadro 79.1. Distinção dos termos *delirium*, *delirium tremens* e delírio

	Síndrome / Sintoma	Tipo	Fatores de Risco	Sintomas cardinais	Alterações da Percepção	Tratamento 1ª Linha
Delirium	Síndrome	Orgânico	Doentes hospitalizados, + idosos	Alteração da consciência, da atenção e da cognição (desorientação no tempo e espaço, alterações do pensamento com ou sem delírios mal sistematizados e alucinações, agitação psicomotora)	Alucinações visuais	Tratamento da causa e estratégias não farmacológicas
Delirium tremens	Síndrome	Orgânico	Alcoólicos	Alteração da consciência, da atenção, da cognição, sintomas autonômicos e gastrointestinais, Crises convulsivas	Alucinações visuais	Tratamento da abstinência: benzodiazepinas
Delírio	Sintoma	Psiquiátrico	Psicose	Alteração do pensamento	Alucinações AV	Tratamento da doença de base: antipsicóticos

Fonte: Desenvolvida pela autoria.

Quadro 79.2. Comparação entre os critérios propostos para a definição de *delirium* no DSM-5 e no ICD-10 e, o mais recente, ICD-11		
	ICD-10	**DSM-5**
Delirium	F05. *Delirium*, não induzido por álcool ou outras substâncias psicoativas (6D70. *Delirium*, na ICD-11)	293.0. *Delirium* devido a outra condição médica
Duração	< 6 meses (++< 4 semanas) (Duração não definida, na ICD-11)	Horas-anos (++ horas-1 semana)
Critérios	• Perturbação da consciência e da atenção (num contínuo entre a turvação e o coma); Redução da capacidade de dirigir, focar, suster e mudar a atenção. • Perturbação global da cognição (alterações da percepção, ilusões e alucinações – mais frequentemente visuais; alteração do pensamento abstrato e da compreensão, com ou sem delírios transitórios mas tipicamente com algum grau de incoerência; alteração da memória imediata e recente; desorientação no tempo e, em casos mais graves, no espaço e na pessoa). • Perturbação psicomotora (hipo ou hiperatividade e mudanças imprevisíveis de uma para outra; aumento do tempo de reação; aumento ou diminuição do débito do discurso) (não referida na ICD-11). • Perturbação do ciclo de sono-vigília (insônia e, em casos severos, insônia total ou inversão do ciclo sono-vigília; sonolência diurna; agravamento noturno dos sintomas; pesadelos que podem continuar com alucinações hipnopômpicas). • Perturbações do humor, por ex., depressão, ansiedade ou medo, irritabilidade, euforia, apatia ou perplexidade (não referida na ICD-11). • (Na ICD-11 – A perturbação se desenvolve num período breve de tempo e tende a oscilar ao longo do dia)	• Perturbação da atenção (i.e., capacidade reduzida para direcionar, focalizar, manter e mudar a atenção) e da consciência (orientação diminuída para o ambiente). • Perturbação adicional na cognição (p. ex., déficit de memória, desorientação, linguagem, capacidade visuoespacial ou percepção). • A perturbação se desenvolve num período breve de tempo (normalmente de horas a poucos dias), representa uma mudança da atenção e da consciência basais e tende a oscilar quanto à gravidade ao longo do dia. • As perturbações não são mais bem explicadas por outro transtorno neurocognitivo preexistente, estabelecido ou em desenvolvimento e não ocorrem no contexto de um nível gravemente diminuído de estimulação, como no coma. • Há evidências a partir da história, do exame físico ou de achados laboratoriais de que a perturbação é uma consequência fisiológica direta de outra condição médica, intoxicação ou abstinência de substância (i.e., devido a uma droga de abuso ou a um medicamento), de exposição a uma toxina ou de que ela se deva a múltiplas etiologias.

Fonte: Desenvolvido pela autoria.

Quadro 79.3. Atribuição de *red-flags* relativos ao doente que nos deve deixar alerta para a possibilidade de existência de *delirium*			
Delirium	**O doente tipo**	**Contexto comum**	**Sintomas comuns**
	• Idoso • Sem antecedentes pessoais psiquiátricos • Défice cognitivo prévio • Comorbilidades médicas • Compromisso da visão ou audição	• Medicado com benzodiazepinas, opioides ou anticolinérgicos • Infecção ou desidratação • Pós-operatório de grande cirurgia • Serviço de urgência ou UCI	• Início agudo (horas ou dias) • Duração < 6 meses • Flutuante • Agrava à noite • Turvação da consciência • Alteração da atenção • Desorientação TE • Alterações da Memória imediata e recente • Alucinações visuais e ilusões • Delírios persecutórios, mal sistematizados • Agitação psicomotora • Insônia, inversão do ciclo sono-vigília, peregrinações noturnas e pesadelos • Irritabilidade e labilidade

Fonte: Desenvolvido pela autoria.

Diferentes apresentações de um mesmo quadro – tipos de *delirium*

Ainda no século XIX, Gowers reconheceu diferentes tipos de *delirium*,[13] classificação que ainda hoje é útil na clínica por terem diferentes prevalências, sintomas e prognóstico (**Quadro 79.4**). São habitualmente reconhecidos, hoje em dia, três tipos de *delirium*: hiperativo, misto e hipoactivo.[3,5,8,10,14]

Diagnóstico diferencial do *delirium*

Quando o *delirium* é diagnosticado, que outro distúrbio psiquiátrico pode ser diagnosticado? Nenhum.[15] Qualquer distúrbio psiquiátrico é um diagnóstico de exclusão. Só após a resolução do *delirium* poderá ser feita a normal marcha diagnóstica.[15] Pode ser difícil distinguir o quadro de *delirium* de outros quadros, sendo recomendado, nas situações de dúvida clínica, abordar-se inicialmente o *delirium* (7).

A Demência, a Depressão e a Esquizofrenia são algumas das patologias psiquiátricas que fazem diagnóstico diferencial com *delirium* (**Quadro 79.5**).

Quadro 79.4. Comparação das características dos diferentes tipos de *delirium*						
Delirium	**Frequência**	**Fatores de risco**	**Sintomas motores e do humor**	**Sintomas psicóticos e alterações da percepção**	**Diagnóstico**	**Prognóstico**
Hiperativo	10%	• < Idade • Drogas	• Hipervigilância e distraibilidade • Inquietação e agitação • Pesadelos • Humor eufórico, disfórico ou labilidade emocional • Discurso acelerado ou aumento do volume • Movimentos repetitivos sem propósito	Comuns	Mais reconhecido	Melhor
Misto	30%	Hipoativo alternando com hiperativo				Intermédio
Hipoativo	60%		• Turvação da consciência • Lentificação psicomotora • Preservação • Alheamento ao meio externo e apatia • Incontinência de novo • Movimentos repetitivos sem propósito	Raros	Menos reconhecido. 66-74% sem diagnóstico	Pior

Fonte: Desenvolvido pela autoria.

Quadro 79.5. Pontos a considerar no diagnóstico diferencial do *delirium* com a demência, a depressão e a esquizofrenia										
Idade de início comum	**Início**	**Causa**	**Curso**	**Variabilidade**	**Atenção e consciência**	**Memória**	**Alterações do Pensamento**	**Alucinações e delírios**	**Humor**	**Prognóstico**
Delirium										
Idoso	Abrupto (dias a semanas)	Com	Agudo	Flutuante, agrava à noite	Alteradas	Alterada	Sim	Frequentes, alucinações visuais e delírios persecutórios mal sistematizados	Alterado, pode ter várias tonalidades, Lábil	Reversível
Demência										
Idoso	Insidioso (meses a anos)	Sem	Crônico	Progressivo	Mantidas	Alterada	Raras	Raros (exceto na Demência de Corpos de Lewi)	Embotamento afetivo	Irreversível
Depressão										
Qualquer idade	Abrupto ou insidioso	Com ou sem	Agudo ou crônico	Variação diurna, agrava de manhã	Concentração alterada	Mantida	Raras	Raros	Depressivo, mantido	Reversível
Esquizofrenia										
Jovem	Abrupto ou insidioso	Sem	Crônico	Progressivo	Concentração alterada	Mantida	Sim	Alucinações auditivas na 3ª pessoa e delírios de várias temáticas bem sistematizados	Embotamento afetivo	Irreversível

Fonte: Desenvolvido pela autoria.

Fisiopatologia – várias vias, um evento final comum

Os mecanismos fisiopatológicos do *delirium* são ainda hoje alvo de discussão. Os sintomas do *delirium* surgem da expressão de anomalias de diversas vias neurológicas e sistemas de neurotransmissão, em diferentes áreas do cérebro, não existindo provavelmente uma via única comum apesar de alguns eventos chave finais comuns.[7]

Estudos de neuroimagem apontam uma associação entre os sintomas nucleares do *delirium* e a disfunção de regiões do hemisfério não dominante, nomeadamente, córtex pré-frontal, córtex parietal posterior e núcleos anteriores do tálamo. Também os gânglios da base, o córtex fusiforme ventromedial temporoparietal e giro lingual são apontados na literatura.[2]

No que diz respeito às alterações da neurotransmissão, atualmente, a teoria mais aceita é a da diminuição da atividade colinérgica acompanhada de aumento dopaminérgico, em parte corroborada pela inatenção causada por medicação anticolinérgica, um dos sintomas cardinais do *delirium*, e pelo aumento de risco que se verifica com o aumento da idade e consequentes alterações da função colinérgica próprias desta fase.[7,2]

A diminuição do metabolismo oxidativo com impacto nos sistemas de neurotransmissão, o aumento de citocinas inflamatórias, as alterações da barreira hematoencefálica em situações de *estresse*, a ativação do eixo hipotálamo-hipófise-adrenal com alteração da síntese de neurotransmissores e a alteração da transdução interneural que afeta a síntese e libertação de neurotransmissores, também foram oferecidas como vias alternativas à gênese do *delirium*.[7]

Epidemiologia – um problema com impacto?

Diferentes estudos com diferentes metodologias encontram prevalências distintas nos vários contextos. Contudo, é aceito que o *delirium* é frequente, nomeadamente em populações de risco. No **Quadro 79.6**, tentamos fazer uma comparação das prevalências encontradas em alguns estudos em diferentes cenários.[7, 8, 10, 13, 16, 17]

Existem vários fatores que se reúnem no sentido de tornar as UCIs um cenário ádito no desenvolvimento de quadros de *delirium*. Somam-se uma população de risco a um contexto em que existem vários potenciais fatores precipitantes, nomeadamente no que à utilização de medicações psicoativas diz respeito.[16] Um estudo coorte verificou que o número médio de fatores de risco para *delirium* em doentes em UCI era de 11.[16] A iatrogenia é a etiologia mais comum do *delirium*,[7] não sendo, contudo, possível obviar a necessidade de controle sintomático e conforto nos doentes em UCI, sob pena de aumentar o risco de *delirium*.[16]

Fatores de risco e fatores precipitantes, a suspeita clínica como a chave do diagnóstico, quem me deve se preocupar?

A etiologia do *delirium* é complexa e multifatorial em cerca de 50% dos doentes,[2] dependendo da interação entre características do doente, a situação clínica e as características do meio.[7] A presença de insultos agudos à homeostase do sistema nervoso central (SNC) associados a uma diminuição prévia da reserva homeostática do mesmo sistema são a causa mais comum.[2]

Foram identificadas múltiplas causas e a identificação do fator precipitante poderá ser pertinente, dado que em cerca de 30%-40% dos casos o *delirium* é potencialmente reversível (**Quadro 79.7**).

Em 10% dos doentes, a causa permanece desconhecida apesar de feita investigação pertinente.[2]

O prognóstico

O prognóstico do *delirium* vai depender sobretudo da causa subjacente, estando em qualquer dos casos associados a um aumento da taxa de morbilidade, com aumento

Quadro 79.6. Comparação da prevalência de *delirium* em diferentes contextos

	População Geral	Idosos
Comunidade	1%-2%	14% para >85 anos
Lares	60%	8%
SU	5%-20%	10% a 30%
Admissão hospitalar	15% a 24%	18% a 35%
Internação	10%-30%	33%
Pós-operatório	11% a 51%	15% a 53%
UCI	50% a 74%	70% a 87%
Fim de vida	83%	
Global (doentes)		29% a 64%
Sem diagnóstico	2/3	

Fonte: Desenvolvido pela autoria.

Quadro 79.7. Alguns dos fatores de risco, fatores de prognóstico e fatores precipitantes de *delirium* apontados na maioria dos estudos

Fatores de risco6,7,8,9,10,19	Fatores de risco nas UCIs8,16,20	Fatores de prognóstico8	Fatores precipitantes6,7,8,18

• < Idade (infância) e > Idade (> 60-70 anos)
• < Reserva cerebral (demência ou défice cognitivo ainda que ligeiro), relação bidirecional
• AP de depressão, quedas ou *delirium*
• < Reserva física com comorbidades
• Desnutrição ou desidratação
• Compromisso funcional ou sensorial (visão ou audição)
• Abuso de álcool, benzodiazepinas ou Opioides
• Coma
	• Ventilação mecânica
	• Sedação com benzodiazepinas (++) e opioides (+)
	• Doentes neurológicos ou neurocirúrgicos (+++), politraumatizados (++) ou médicos (+)
	• Cirurgia de alto risco e cirurgias ortopédicas:
	• ++ osteossíntese de fratura de quadril, artroplastia do quadril, cirurgia cardíaca, aneurisma da aorta abdominal e artroplastia bilateral do joelho
		• > Idade
		• Sexo masculino
		• < Reserva Cerebral (demência ou défice cognitivo), relação bidirecional
		• < Reserva física com comorbilidades
		• Tabagismo
		• Forma hipoativa
			Causa:
			• **Infecciosa**
			  • Infecção e sépsis
			• **Tóxica**
			  • Uso ou abstinência de substâncias
			  • Medicamentos (benzodiazepinas, opioides, anticolinérgicos, corticosteroides)
			  • Polifarmácia (> 6 ou > 3 novos)
			  • Metais pesados ou toxinas
			• **Metabólica**
			  • Alteração iônica (hiper ou hiponatremia e hipercalcemia)
			  • Hipo e hiperglicemia
			  • Endocrinopatias
			  • Hipoxia (anemia, arritmias, EAM, choque, insuficiência respiratória, insuficiência cardíaca congestiva, vasculite, HTA) ou hipercapnia
			  • Desiquilíbrios ácido-base
			  • Insuficiência renal
			  • Insuficiência hepática
			  • Perda sanguínea intraoperatória com hematócrito pós-operatório < 30% ou transfusões sanguíneas intraoperatórias
			  • Défices (vitamina B12, tiamina e outras)
			  • Desnutrição e desidratação ou condição física diminuída
			• **Sistema nervoso central**
			  • TCE
			  • Pós-operatório do SNC
			  • AVC
			  • Doença vascular
			  • Doença degenerativa
			  • Neoplasia primária do SNC ou metastização
			  • Doença leptomeníngea
			  • Convulsões e estado pós-ictal
			  • Estado de mal não convulsivo
			• **Doença sistêmica**
			  • Hipertermia
			  • Neoplasia
			  • Trauma Grave
			• **Outra**
			  • Contenção física ou imobilização
			  • Privação sensorial
			  • Algaliação
			  • Obstipação
			  • Dor
			  • Distúrbios do ciclo sono-vigília
			  • Mudanças ambientais

Fonte: Desenvolvido pela autoria.

do déficit cognitivo a longo prazo apesar da resolução dos sintomas agudos, e da taxa de mortalidade, com uma taxa de mortalidade de 25% aos três meses, 40% no primeiro ano e um aumento de 2x o risco de morte nos primeiros dois anos após o *delirium*, bem como a um aumento da duração e custos de internação. [6,8,10,19] Sabe-se que, após ajustar para a idade, gravidade de doença, existência de demência e *status* funcional, o *delirium* é um determinante importante do prognóstico.[7]

Os doentes idosos têm maior probabilidade de apresentar cursos prolongados e a recuperação total é menos provável, estimando-se que 60% a 96% têm alta sem resolução sintomática, e é comum persistirem déficit cognitivos – muito embora estes possam ser explicados por quadro demencial não previamente reconhecido.[7] Existe uma grande sobreposição entre os fatores de risco e os fatores de prognóstico (**Quadro 79.7**).

Até 76% dos quadros de *delirium* não são reconhecidos ou são diagnosticados tardiamente, o que compromete o prognóstico.

Meios complementares de diagnóstico – a suspeita clínica como a chave do diagnóstico

Tendo em conta que a suspeita clínica é a chave do diagnóstico e as doenças psiquiátricas são um diagnóstico de exclusão, os meios complementares de diagnóstico aparecem nesta entidade como meio de excluir patologia orgânica (**Quadro 79.8**).[8]

Além dos achados laboratoriais característicos das condições médicas subjacentes, o EEG é geralmente caracterizado por um ritmo dominante posterior lento, com ondas delta e teta difusas, ritmo de fundo pouco organizado e perda de reatividade à abertura dos olhos. Ocasionalmente é encontrada atividade rápida de baixa voltagem, por exemplo, em alguns casos de *delirium tremens*. No entanto, o EEG é pouco sensível e específico para uso diagnóstico.[2,10]

Abordagem do *delirium* em UCI – escalas utilizadas

O passo inicial no diagnóstico de *delirium* passa pela avaliação basal cognitiva do doente, nomeadamente com o *Mini-mental State Examination* (MMSE) que está validado para português. É o declínio cognitivo, traduzido pela redução do escore em mais de 2 pontos em dias subsequentes, que deverá sinalizar o profissional para a realização de um rastreio de *delirium* com instrumentos diagnósticos.[7]

Se existir suspeita clínica elevada ou em contexto de UCI, poder-se-á aplicar o instrumento diagnóstico de *delirium* numa avaliação inicial.[7] A monitorização frequente do *delirium* deve ser feita em todos os doentes em UCI.

Existem várias escaladas validadas para o *delirium*.[8] A *Confusion Assessment Method* (CAM – validada em português) está validada para a aplicação em populações idosas, em internação ou ambulatório. A *Confusion Assessment Method for the ICU* (CAM-ICU) e a *Intensive Care Delirium Screening Checklist* (ICDSC) são consideradas as escalas mais fiáveis para os doentes em UCI.[19] Quando aplicadas por um profissional treinado, estes instrumentos demonstraram uma sensibilidade de 94% a 100% e uma especificidade de 90% a 95% na detecção de *delirium*. Podem ainda ser usadas como indicador, não só na detecção, mas também na gravidade. Uma versão encurtada do CAM-ICU foi criada – a CAM-Short (CAM-S) – não tendo esta sido capaz de se correlacionar com a gravidade do *delirium*.[3]

A avaliação da presença de *delirium* deve ser sempre precedida por uma avaliação do nível de sedação nos doentes em UCI, a qual pode ser feita com uma escala como a *Richmond Agitation-Sedation Scale* (RASS).[14] Ainda assim, é importante considerar que as escalas de sedação subjetivas que dependem do comportamento e observação clínica do doente podem ser condicionadas na sedação profunda. Um estudo mostrou que até 40% dos doentes admitidos em UCI tiveram padrões no EEG compatíveis com *delirium* apesar de serem monitorizados para o nível de sedação com escalas apropriadas.[15]

Quadro 79.8. Investigação etiológica do *delirium*

Pedir sempre	Pedir consoante necessidade
• Hemograma com plaquetas • Creatinina e ureia • AST, ALT e GGT • Na+, K+ e Cl- • Ca2+ • Glicose • Serologia para sífilis • Urina II e eventual urocultura • Tóxicos na urina	• Gasimetria arterial • RX tórax • TC-CE ou RM-CE • EEG • Punção lombar • *Screen* farmacológico • Enzimas cardíacas

Fonte: Desenvolvido pela autoria.

Prevenção e tratamento – estratégias farmacológicas e não farmacológicas

O *delirium* é considerado como prevenível em cerca de 30% a 40% dos doentes. Deve ser dada prioridade às estratégias não farmacológicas enquanto capazes de prevenir o desenvolvimento de *delirium* em internação.

A abordagem de primeira linha do *delirium* quando este está presente tem um objetivo fulcral: o controle da causa.

Mesmo após o surgimento do *delirium* deve ser dada prioridade às estratégias não farmacológicas. Apesar de menor evidência, estas foram associadas a diminuição da duração e severidade dos sintomas.

A promoção do ciclo sono-vigília enquanto passo para a prevenção e tratamento do *delirium* merece uma nota particular. A par das estratégias não farmacológicas usadas para melhoria da higiene do sono, existem alguns fármacos que podem ser usados em doentes com insônia de forma a promover o ciclo sono-vigília quando as primeiras são insuficientes. Além da utilização dos grupos das benzodiazepinas e não benzodiazepinas, existem outros fármacos usados de modo *off-label* na abordagem da insônia – os antidepressivos e os antipsicóticos, quer aqueles com ação mais sedativa quer aqueles que consoante a dose ou formulação podem ter ação no sono, são os exemplos que se destacam (**Quadro 79.9**).[2]

Há reduzida evidência que os fármacos melhorem o prognóstico do *delirium*: a regra? Profilaxia não e evitar medicar. O tratamento farmacológico está reservado às situações em que é necessário – quadros de agitação grave e/ou sintomas psicóticos. Quando necessária, a medicação deve ser titulada até à dose mínima eficaz e depois deve ser colocada em esquema até cerca de 7 a 10 dias após a remissão dos sintomas (**Quadro 79.10**).[2,3,7,8,14,15,21]

Quadro 79.9. Alguns psicofármacos utilizados na abordagem farmacológica da insônia		
Grupo Farmacológico	**Fármacos propostos**	**Particularidades e Utilização**
Benzodiazepinas (BZD)	Diazepam 5-10 mg	• Insônia inicial, intermédia ou final • Sem aumento de peso • Dependência, alterações cognitivas e quedas • Maior ação como relaxante muscular
	Clonazepam 0,5-2 mg	• Insônia inicial, intermédia ou final • Sem aumento de peso • Dependência, alterações cognitivas e quedas
	Flurazepam 15-30 mg	• Insônia inicial, intermédia ou final • Sem aumento de peso • Dependência, alterações cognitivas e quedas
Não-Benzodiazepinas	Zolpidem 10 mg	• Insônia inicial • Sem aumento de peso • Potencial de dependência mas inferior às BZD – Preservação da estrutura do sono • Sonambulismo
Antidepressivos	Trazodona AC (Libertação intermédia) 50-150 mg	• Insônia intermédia e final • Sem aumento de peso • Preservação da estrutura do sono
	Trazodona (Libertação normal) 50-100 mg	• Insônia inicial • Sem aumento de peso • Preservação da estrutura do sono
	Mirtazapina 7,5-15 mg	• Insônia inicial, intermédia ou final • Anorexia • Tanto maior o efeito no sono e peso quanto menor a dose (reduzir dose para aumentar efeito)
Antipsicóticos	Quetiapina 25-100 mg	• Insônia inicial, intermédia ou final • Anorexia
	Olanzapina 5-10 mg	• Insônia inicial, intermédia ou final • Anorexia
Melatonina 3 mg		• Insônia inicial, intermédia ou final, consoante o tipo de libertação utilizada • Promoção do ciclo sono-vigília • Resultados díspares em estudos relativos ao seu uso no *delirium* • Sem aumento de peso

Fonte: Desenvolvido pela autoria.

Quadro 79.10. Abordagem terapêutica do *delirium*			
Tratamento	**Controle da causa**	**Tratamento não farmacológico**	**Tratamento farmacológico**
Quando?	Sempre	Sempre. Também como prevenção.	Apenas quando existe agitação grave e/ou sintomas psicóticos
		• Promover ambiente seguro: remover objetos amovíveis ou passíveis de magoar • Promover ambiente calmo e com poucos estímulos • Promover ambiente familiar: envolvimento da família, visitas regulares de familiares, cuidadores hospitalares fixos, evitar mudanças de cama ou quarto, encorajar uso de objetos pessoais • Promover ciclo sono-vigília: exposição diurna à luz solar, quarto com janelas, gestão noturna da luz com um equilíbrio entre a diminuição da luz para promover o ciclo mas manutenção de ambiente minimamente iluminado para promover orientação, minimizar o ruído e os estímulos desnecessários • Promover orientação: explicação, reorientação e reafirmação repetidas, dar as ajudas normais, como óculos e aparelhos auditivos, colocação de relógios e calendários no quarto • Estimulação visual, auditiva e táctil • Mobilização precoce e atividade • Minimizar a presença de estímulos dolorosos ou outros: retirada dos cateteres e dos acessos no momento certo, limitar os procedimentos médicos como colheitas de sangue ou medicação da tensão arterial • Retirar medicação desnecessária: benzodiazepinas, opioides e anticolinérgicos • Monitorização e Controle dos pontos fulcrais: nutrição e hidratação, dor (preferencialmente não opioide), sedação (sem benzodiazepinas e sem opioides, preferencialmente dexmedetomidina ou propofol, preferencialmente deve optar-se por uma interrupção da sedação diária ou sedação leve) e *delirium*	• 1ª Linha: antipsicóticos (haloperidol ou atípicos) • Habitualmente: • Haloperidol 0,5-15 mg PO/dia ou haloperidol 5 mg IM ± prometazina 50 mg IM (1ª Linha) • Olanzapina 2,5-20 mg PO/dia • Risperidona 0,5-4 mg PO/dia • Quetiapina 25-200 mg PO/dia • 2ª Linha: gabapentina e melatonina • Se *delirium tremens*: benzodiazepinas • Se alto risco de deficiência de tiamina (alto risco nutricional / risco de síndrome de realimentação, estados hipercatabólicos, pacientes em diálise): Tiamina ev 300-500 mg de 8/8 horas, 2-5 dias.

Fonte: Desenvolvido pela autoria.

Vocábulos e suas definições

***Delirium* ou síndrome confusional aguda:** perturbação neuropsiquiátrica comum, com uma variedade de causas orgânicas, que se caracteriza por um quadro de início súbito, transitório e flutuante, de alterações da consciência, atenção e alterações cognitivas, nomeadamente alterações do pensamento (podendo ou não existir delírio) e alterações da percepção (caracteristicamente visuais).

***Delirium* hipoativo:** tipo de *delirium* mais comum e com pior prognóstico, sendo por regra o menos reconhecido na clínica, notadamente pela ausência dos sintomas psicóticos, alterações da percepção e agitação psicomotora, que são raros.

***Delirium* hiperativo:** tipo de *delirium* menos comum e com melhor prognóstico, sendo por regra o mais reconhecido na clínica, notadamente pela presença de sintomas psicóticos, alterações da percepção e agitação psicomotora, que são comuns.

***Delirium* tremens:** tipo de *delirium* específico, com origem na síndrome de abstinência alcoólica, relacionado com a privação aguda de consumos crônicos de álcool.

Delírio: sintoma psiquiátrico, psicótico, que corresponde a uma alteração do conteúdo do pensamento, sem afecção da memória ou da atenção. Pode ocorrer no *delirium,* mas não constitui critério de diagnóstico por si só. Os delírios podem ser mais ou menos sistematizados, sendo habitualmente o *delirium* caracterizado por ideias delirantes mal sistematizadas.

Alucinações: falsas percepções que não se desenvolvem a partir de objetos externos e que ocorrem simultaneamente com as percepções reais. Podem ser auditivo-verbais, visuais, gustativas, olfativas, cenestésicas ou cinestésicas, consoante a modalidade sensorial. A presença de **alucinações visuais ou olfativas** são típicas de síndromes orgânicas. A presença de alucinações auditivo-verbais sugere, por norma, a presença de psicose funcional. Quando presentes, as **alucinações auditivo-verbais na 3ª pessoa**, isto é, vozes que comentam o comportamento do doente e se dirigem a ele na terceira pessoa, são sugestivas de esquizofrenia, fazendo parte dos sintomas de primeira linha de Kurt Schneider. A presença de **alucinações auditivo-verbais na 2ª pessoa**, isto é, vozes que se dirigem diretamente ao doente, habitualmente congruentes com o humor, são mais sugestivas de sintomas psicóticos decorrentes de uma perturbação do humor (doença bipolar ou depressão).

Referências bibliográficas

1. Adamis D, Treloar A, Martin F, Macdonald A. A brief review of the history of delirium as a mental disorder. History of Psychiatry, SAGE Publications. 2007;18(4),:459-469.
2. Saraiva C, Cerejeira J. Psiquiatria Fundamental. Coimbra. Lidel; 2014.
3. Kellerman R, Rakel D, Conn's Current Therapy. Elsevier; 2019. p. 753-755.
4. Berrios G. Delirium e confusão mental no século XIX: uma história conceitual. Rev Latinoam Psicopat. 2011;14(1):166-189.
5. Gropper M. Miller Anestesia. 9th Edition. Elsevier; 2020. p. 2407-2422.
6. Pardo M, Miller Ronald. Basics of Anesthesia. 7th ed. Elsevier; 2018. p. 675-691.
7. Prayce R, Quaresma F, Neto I. Delirium: O 7º Parâmetro Vital? Acta Med Port 2018;31(1):51-58.
8. Harrison P, Cowen P, Burns T, Fazel M. Shorter Oxford Textbook of Psychiatry. 7th Edition. Oxford University Press; 2018.
9. OMS. International Statistical Classification of Diseases and Related Health Problems 10th Revision (ICD-10). 2016.
10. American Psychiatric Association. DSM – 5 – Manual de Diagnóstico e Estatística das Perturbações Mentais. 2013.
11. OMS. International Classification of Diseases 11th Revision (ICD-11) for Mortality and Morbidity Statistics. 2019.
12. Maldonado JR. Delirium in the acute care setting: characteristics, diagnosis and treatment. Crit Care Clin. 2008;24(4):657-722.
13. Daroff R, Jankovic J, Mazziotta J, Pomeroy S. Bradley's Neurology in Clinical Practice. 7th ed. Elsevier; 2016. p. 4, 23-33.e2
14. Deutschman C, Neligan P. Evidence-Based Practice of Critical Care. Elsevier; 2016. p. 88, 631-642.e.
15. Le Roux P, Levine J, Kofke W. Monitoring in Neurocritical Care. Saunders; 2013. p. 99-106.e3.
16. Girard TD. Sedation, Delirium, and Cognitive Function After Critical Illness. Crit Care Clin. 2018;34(4):585-598.
17. Bledowski J, Trutia A. A review of pharmacologic management and prevention strategies for delirium in the intensive care unit. Psychosomatics. 2012;53(3):203-11.
18. Sadock B, Sadock V, Ruiz P, Kaplan & Sadock's Synopsis of Psychiatry Behavioral Sciences/Clinical Psychiatry. 11th ed. LWW; 2015.
19. Hines R, Marschall, K. Stoelting's Anesthesia and Co-Existing Disease. 7th ed. Elsevier; 2017. p. 53-78
20. Vincent JL, Abraham E, Moore F, et al. Textbook of Critical Care. 7th ed. Elsevier; 2017.
21. Taylor D, Barnes T, Young A. The Maudsley prescribing guidelines in psychiatry. 13th ed. Elsevier; 2018.

Bibliografia recomendada

Cronenwett JL, Johnston KW. Rutherford´s Vascular Surgery. 8th ed. Elsevier; 2014. p. 509-525.

Oyebode F. Sims' Symptoms in the Mind: Textbook of Descriptive Psychopathology. 6th ed. Elsevier; 2018.

Figueira ML, Sampaio D, Afonso P. Manual de Psiquiatria Clínica. Lisboa. Lidel; 2014.

Sampaio F. Confusion Assessment Method: Tradução e Validação para a população portuguesa – Dissertação De Mestrado. Escola Superior ee Enfermagem do Porto. Curso de Mestrado em Enfermagem de Saúde Mental e Psiquiatria. 2012.

Telles Correia D. Manual de Psicopatologia. 2. ed. Lidel; 2014.

capítulo 80

Hipotermia Terapêutica

Tatiana Helena Rech

Destaques

- A atividade neuronal reduz dramaticamente em condições de hipotermia, sendo progressivamente menor em temperaturas sucessivamente mais baixas.
- A hipotermia está associada a neuroproteção por meio de múltiplos mecanismos de defesa celular.
- Pacientes comatosos sobreviventes de parada cardiorrespiratória em qualquer ritmo devem ser submetidos a hipotermia terapêutica moderada (entre 32°C e 34°C).
- O controle da febre é um aspecto central do manejo de pacientes pós-parada cardíaca, independente da temperatura definida como alvo terapêutico.
- O reaquecimento da hipotermia induzida deve ser feito de forma lenta, não ultrapassando uma velocidade de 0,2°C a 0,4°C por hora.

Introdução

A hibernação é um fenômeno natural em muitas espécies de mamíferos, o que as possibilita sobreviver em condições extremas, como durante a redução de oferta de nutrientes em temperaturas muito baixas. Esses animais hibernantes têm o seu metabolismo basal bastante reduzido durante o período de hibernação, mas são capazes de despertar de um estado de estupor e coma sem danos neurológicos. Espécies hibernantes aumentam muito a sua tolerância à privação de glicose e de oxigênio.[1] Nesta mesma linha, durante condições de hipoxia cerebral onde a oferta de nutrientes é reduzida, a utilização da hipotermia com fins terapêuticos faz bastante sentido.

A hipotermia é definida pela medida de temperatura corporal central abaixo de 35°C, temperatura abaixo da qual o organismo perde mais calor do que gera.[2] Estudos experimentais e clínicos têm demonstrado a eficiência da hipotermia em promover neuroproteção.[3-5] A atividade neuronal é marcadamente reduzida em condições de hipotermia,[1] de forma que a hipotermia terapêutica (HT) vem sendo utilizada há anos como medida neuroprotetora em diferentes cenários da terapia intensiva, como no manejo da hipertensão intracraniana refratária,[4] no acidente vascular cerebral,[6] no trauma cranioencefálico,[7] na hemorragia subaracnoidea[8] e na encefalopatia anóxica perinatal.[9,10] Porém, o interesse crescente do uso da HT nas últimas décadas focou-se na sua indicação em paciente comatosos sobreviventes de parada cardiorrespiratória (PCR).[11-16]

Qual o racional para o uso da hipotermia terapêutica?

Mecanismos neuroprotetores da hipotermia

Apesar de os mecanismos protetores da hipotermia não serem completamente compreendidos e poderem variar nas diferentes patologias, a hipotermia tem ação contra vários mecanismos bioquímicos deletérios. A hipotermia induz neuroproteção por meio de diversos mecanismos, incluindo a redução do metabolismo cerebral, a menor produção de radicais livres de oxigênio (ROS), a redução de mediadores inflamatórios, a inibição das sinapses excitatórias e a redução da apoptose neuronal.[3]

A redução da demanda metabólica cerebral é um dos mecanismos de proteção cerebral mais importantes induzido pela hipotermia. O metabolismo cerebral reduz de 6% a 10% para cada 1°C de queda na temperatura abaixo de 37°C. Quando a temperatura cai abaixo de 32°C, a taxa metabólica cerebral diminui para aproximadamente 50% do normal e o consumo de oxigênio e a produção de gás carbônico acompanham proporcionalmente essa queda.[17] Durante o período de isquemia-reperfusão, ocorre uma grande redução das moléculas de alta energia, como a adenosina trifosfato (ATP). A consequência imediata desse fenômeno é a mudança do metabolismo celular de aeróbio para anaeróbio. A glicólise anaeróbia eleva os níveis intracelulares de fosfato, lactato e íons hidrogênio, resultando em acidose intra e extracelular, o que promove o influxo de cálcio para dentro das células. O influxo de cálcio é deletério para a célula, pois produz disfunção mitocondrial e perturbações no funcionamento das bombas de sódio e potássio, levando à despolarização das membranas celulares e liberação extracelular de glutamato, um neurotransmissor excitatório. A acidose intracelular estimula os processos destrutivos celulares e induz apoptose, podendo ser evidenciada pela elevação dos níveis de lactato cerebral.[18] Por sua vez, as alterações metabólicas induzidas pela HT incluem a preservação da glicose cerebral, inibição da geração de lactato e aumento dos níveis plasmáticos de glicerol, ácidos graxos livres e cetoácidos, preservando as moléculas de ATP celular.[3]

A geração de ROS e de óxido nítrico é sabidamente associada a dano neuronal. A isquemia-reperfusão gera grandes quantidades de radicais livres, como peróxido de hidrogênio, superóxido e peroxinitrito. Essas moléculas são deletérias para a célula, pois causam a peroxidação das membranas celulares. O dano oxidativo é reduzido sob condições de hipotermia e é tanto menor quanto menor for a temperatura, pois a hipotermia reduz a produção de ROS.[5]

Associado ao dano oxidativo, existe um desbalanço na liberação de citocinas, com aumento de citocinas pró-inflamatórias, como a interleucina-1β, a interleucina-6 e o fator de necrose tumoral, além da redução das citocinas anti-inflamatórias, como a interleucina-10. Este desbalanço de mediadores inflamatórios associa-se a dano neuronal e é minimizado em temperaturas mais baixas, sugerindo um papel da hipotermia como modulador inflamatório.[17] A apoptose de neurônios também é influenciada em condições de hipotermia, de forma inibitória, tanto na via intrínseca quanto na via extrínseca. A hipotermia inibe a liberação de citocromo-c, potente ativador da via das caspases.[5]

Outro mecanismo implicado nos efeitos neuroprotetores da hipotermia parece ser a indução de efeitos anticoagulantes, que ocorrem a temperaturas abaixo dos 35°C. A ativação da coagulação tem um papel importante no desenvolvimento da injúria de isquemia-reperfusão, com formação de fibrina e bloqueio da microcirculação. Além disso, a hipotermia interfere com a liberação de endotelina e de tromboxano, dois potentes vasoconstritores e agregantes plaquetários.[19]

A hipotermia inibe processos excitatórios deletérios para a célula, pois a velocidade de condução neuronal é fortemente dependente da temperatura.[1] O acúmulo de neuromediadores excitatórios, como o glutamato, está associado à lesão neuronal. A hipotermia, por sua vez, reduz a liberação de glutamato. A supressão da atividade epiléptica é mais um provável efeito benéfico da HT no contexto da encefalopatia anóxica, pois as crises convulsivas e não convulsivas determinam grande aumento do consumo de oxigênio pelo cérebro.[20] No ambiente de terapia intensiva predominam as crises epilépticas não convulsivas, sendo indispensável para seu diagnóstico a realização da monitorização eletroencefalográfica contínua. O período de reaquecimento da HT é o de maior risco de ocorrência de tais crises. Além disso, a hipóxia é responsável por alterações nas membranas celulares que determinam a formação de edema citotóxico e quebra da barreira hematoencefálica, resultando em hipertensão intracraniana, que leva a um ciclo vicioso de isquemia cerebral. A hipotermia tem a capacidade de reduzir a permeabilidade vascular, minimizando o aparecimento de edema cerebral.[3]

Todos esses mecanismos têm diferentes pesos no desenvolvimento da injúria isquêmica, bem como sofrem interferência da hipotermia em maior ou menor grau, na dependência das temperaturas atingidas.[21]

Efeitos sistêmicos da hipotermia

O **Quadro 80.1** descreve os principais efeitos sistêmicos da hipotermia.[17]

Quadro 80.1. Efeitos sistêmicos da hipotermia
Queda no consumo de oxigênio e na produção de gás carbônico
Redução da pressão intracraniana
Desvio da curva de hemoglobina para esquerda
Tremores
Bradicardia sinusal, arritmias e hipotensão
Prolongamento do espaço PR, do intervalo QT e aparecimento de ondas de Osborne
Queda do débito cardíaco e das pressões de enchimento ventricular
Diminuição da motilidade gastrointestinal
Diurese profusa
Resistência à ação da insulina
Diminuição da imunidade, coagulopatia e trombocitopenia
Fluxo intracelular de potássio, magnésio e cálcio
Alteração da farmacodinâmica e farmacocinética das drogas

Fonte: Desenvolvido pela autoria.

Indicações de hipotermia terapêutica

A HT parece ser eficaz em controlar a hipertensão intracraniana e melhorar a tolerância do tecido cerebral às condições de isquemia, tendo sido testada em múltiplas lesões que envolvem o sistema nervoso central, algumas das quais estão descritas a seguir. Contudo, o seu uso clínico permanece controverso na maioria dessas patologias e limitado a casos que cursam com hipertensão intracraniana refratária. Os prognósticos nem sempre são promissores e são frequentemente influenciados pelo tempo e pela duração da HT e pela fase de reaquecimento.

Sobreviventes de parada cardiorrespiratória

A PCR causa a cessação súbita do fluxo sanguíneo cerebral e consequente isquemia dos neurônios. A extensão do dano neurológico tem relação direta com o grau e tempo de hipoxemia ao qual o tecido cerebral foi submetido, ocorrendo dano permanente após 5 a 10 minutos da interrupção completa do fluxo sanguíneo.[11] O estado vegetativo persistente representa o extremo dessa gravidade e caracteriza-se por um estado de inconsciência completa de si mesmo e do ambiente, com irresponsividade a estímulos e a manutenção do ciclo sono-vigília.[22] Estima-se que 10% a 30% dos sobreviventes pós-PCR evoluam com estado vegetativo persistente. Evidências sugerem que a HT reduz a mortalidade e os desfechos neurológicos desfavoráveis de pacientes comatosos sobreviventes pós-PCR. Dois estudos emblemáticos da década de 2000 produziram uma mudança de paradigma no tratamento destes pacientes ao randomizarem pacientes comatosos sobreviventes pós-PCR fora do hospital, nos ritmos de fibrilação ventricular (FV) e taquicardia ventricular sem pulso (TV), a um período de hipotermia moderada (entre 32°C e 34°C) induzida rapidamente após o retorno da circulação espontânea e mantida por 12 a 24 horas ou a tratamento convencional. Os pacientes submetidos à hipotermia tiveram menor mortalidade e maior taxa de desfechos neurológicos favoráveis quando comparados aos pacientes normotérmicos.[11,12] Após estes dois estudos que mostraram benefícios clinicamente significativos com número necessário para tratar variando entre 4 e 6, às custas de baixos custos e poucas complicações,[23] o *International Liaison Committee on Resuscitation* (ILCOR) recomendou, com nível de evidência 1, o uso de HT no tratamento de pacientes inconscientes sobreviventes pós-PCR fora do hospital em ritmos de FV e TV, com sugestão de que o resfriamento pudesse ser benéfico também para outros ritmos.[24]

Posteriormente em 2013, Nielsen *et al.* publicaram os resultados do maior ensaio clínico randomizado sobre o uso da HT. Neste estudo multicêntrico, que incluiu mais do que o dobro da soma dos pacientes dos estudos anteriores (n = 939), comparou-se o efeito de um alvo de temperatura a 33°C contra um alvo a 36°C, mantido por 36 horas, em pacientes sobreviventes de PCR extra-hospitalar em qualquer ritmo. O estudo foi negativo em demonstrar redução de mortalidade ou melhora de desfechos neurológicos em seis meses, mas também não mostrou nenhum malefício da terapia. Apesar dos resultados negativos, os autores do estudo ressaltaram a importância de não se permitir que pacientes desenvolvam febre no período pós-PCR, pois o controle da febre tem papel central no manejo destes pacientes, independente da temperatura definida como alvo terapêutico.[25] Após este estudo, o uso da HT diminuiu, mas as recomendações do ILCOR 2016 continuaram advogando a favor do uso da HT no período pós-PCR imediato e muitos centros permaneceram induzindo temperaturas a 33°C em pacientes comatosos pós-PCR.[26]

Em 2016, uma metanálise de 11 estudos que inclui 1.381 pacientes concluiu que o uso da HT está associado a maior sobrevida e neuroproteção, independente do ritmo inicial de PCR.[27] Corroborando estes resultados, em 2019 o estudo de Lascarrou *et al.* randomizou 584 a uma temperatura-alvo de 33°C ou 37°C nas primeiras 24 horas em sobreviventes de PCR em ritmos não chocáveis, de causas cardíacas e não cardíacas. Os resultados demonstraram uma maior taxa de pacientes sobreviventes com desfechos neurológicos favoráveis no grupo tratado com HT quando comparado ao grupo da normotermia, contudo sem diferença na mortalidade.[28]

Existe evidência é suficiente a favor dos efeitos neuroprotetores da HT, para utilizá-la em pacientes com encefalopatia anóxica pós-PCR. A alta mortalidade associada à parada cardíaca está muito relacionada à evolução para estado vegetativo persistente e essa evolução é reduzida pelo uso da HT.

Encefalopatia anóxica perinatal

Um nível satisfatório de evidência embasa o uso da HT moderada na encefalopatia anóxica neonatal. O resfriamento precoce nas primeiras seis horas de vida do recém-nascido mantido por 72 horas está associado com melhora da sobrevida a longo prazo sem déficits neurológicos.[9] Uma metanálise da Cochrane que incluiu 11 ensaios clínicos randomizados que comparam o uso de HT moderada com normotermia demonstrou redução de mortalidade e redução de déficits de desenvolvimento e déficits cognitivos aos 18 meses de idade, efeito que persiste até a idade escolar.[29]

Estado de mal epiléptico

A hipertermia está relacionada à atividade motora sustentada em pacientes com estado de mal epiléptico, ao passo que a hipotermia está associada com a diminuição da produção de neurotransmissores excitatórios, especialmente de glutamato, e com o bloqueio de influxo neuronal de cálcio, reduzindo a velocidade de condução neuronal.[20] Estudos em animais sugerem benefício do uso da HT no estado de mal epiléptico, corroborados apenas por poucos estudos em humanos. O único ensaio clínico randomizado que testou a terapia demonstrou resultados negativos. Porém, a HT pode ter papel adjuvante no tratamento de casos refratários que não respondem à terapia convencional com anticonvulsivantes, baseado na opinião de especialistas.[20]

Trauma cranioencefálico

O trauma cranioencefálico (TCE) produz déficits decorrentes da combinação de dano primário (ocorrido no momento do impacto) e de dano secundário (lesão de isquemia-reperfusão). No TCE, a HT tem o papel de minimizar o dano secundário, por meio não apenas da redução da pressão intracraniana e da demanda metabólica, mas também na diminuição da quebra da barreira hematoencefálica.[4] Contudo, ensaios clínicos não têm demonstrado resultados favoráveis nos desfechos de pacientes com TCE tratados com HT quando comparados aos tratados com normotermia, inclusive com estudos demonstrando piores resultados em pacientes submetidos à HT.[30] O estudo POLAR randomizou 511 pacientes com TCE grave para hipotermia profilática precoce por 72 horas ou normotermia seguidas de controle de temperatura por sete dias nos dois grupos e não demonstrou melhora nos desfechos neurológicos em seis meses.[7] Pacientes com TCE diferem bastante de pacientes sobreviventes de PCR, um vez que estes pacientes comumente apresentam múltiplos traumas, ficando mais suscetíveis aos efeitos adversos da HT, como coagulopatia por exemplo.[4]

Acidente vascular cerebral

A maioria dos estudos em animais favorece o uso da hipotermia no acidente vascular cerebral (AVC) isquêmico, inclusive quando associada ao uso de trombólise e trombectomia, as únicas duas terapias comprovadas como eficazes no AVC. Porém a translação desses resultados para os humanos é incerta. Estudos clínicos pequenos têm mostrado poucas diferenças em redução de tamanho do infarto e independência funcional, de forma que no momento não há bases consistentes para recomendar o seu uso no AVC isquêmico.[6] No AVC hemorrágico, a hipotermia atenua o vasoespasmo e o edema perilesional em modelos animais, mas há pouca base para recomendar o uso da HT na clínica. Uma metanálise de 2018 demonstrou que o uso da HT não reduz mortalidade ou desfechos desfavoráveis em pacientes com AVC hemorrágico.[31]

Hemorragia subaracnoidea

O vasoespasmo e a isquemia cerebral tardia são complicações graves que podem resultar em danos permanentes. Há relatos de caso demonstrado a redução das velocidades de fluxo no Doppler transcraniano de pacientes tratados com HT, porém sem impacto em desfechos duros.[8]

Insuficiência hepática aguda

A HT entre 32°C e 33°C tem sido proposta para tratar a hipertensão intracraniana associada à insuficiência hepática aguda em pacientes com encefalopatia de graus avançados, uma vez que reduz o metabolismo cerebral, estabiliza a barreira hematoencefálica, reduz a liberação de neurotransmissores excitatórios e reduz o fluxo sanguíneo cerebral. Porém, não parece reduzir a hipertensão intracraniana de forma sustentada e não melhora a sobrevida destes pacientes.[32,33]

O resfriamento

A fase de indução

Dados sugerem que a HT deve ser instituída o mais breve possível após o retorno da circulação espontânea, idealmente nas primeiras quatro horas após a PCR.[28] A temperatura-alvo a ser atingida é 32°C a 34°C. Esse alvo representa um equilíbrio entre os benefícios clínicos e os efeitos adversos, que se exacerbam a temperaturas mais baixas. Arritmias cardíacas são frequentes abaixo de 31°C e abaixo de 28°C o risco de FV aumenta muito. Além disso, essa faixa de temperatura (32°C a 34°C) é facilmente atingida com métodos não invasivos de resfriamento.[19] A temperatura deve ser medida continuamente de maneira central, por meio de cateter vesical, termômetro esofágico ou cateter de artéria pulmonar.

Exames laboratoriais iniciais devem incluir hemograma, plaquetas, coagulação, eletrólitos e gasometria arterial, checados periodicamente. Alterações da coagulação são observadas em condições de hipotermia, comprometendo discretamente a formação do trombo, mas sangramentos maiores não costumam ser associados à hipotermia moderada. O resfriamento causa fluxo intracelular de potássio, magnésio e fósforo, resultando em baixos níveis séricos desses íons, podendo causar arritmias graves.

Sedação e analgesia adequadas são fundamentais durante a indução da HT. O tremor é uma resposta fisiológica normal na tentativa de manter a temperatura corporal. O aparecimento de tremores é contraproducente, pois gera calor e retarda o processo de resfriamento, além de aumentar muito o consumo de oxigênio e a pressão intracraniana. Frequentemente é necessário acrescentar bloqueadores neuromusculares ao esquema de sedação, na tentativa de conter os tremores.[19]

Métodos de resfriamento

O método de resfriamento ideal é aquele capaz de induzir hipotermia rapidamente, sem riscos de queda na temperatura maior do que a planejada, que propicie um reaquecimento controlado e lento, minimamente invasivo e de baixo custo.[34] Existe uma série de métodos capazes de induzir HT, que serão abordados de forma breve neste capítulo.

O resfriamento pode ser induzido de forma não invasiva ou invasiva. Os métodos não invasivos incluem a utilização de pacotes de gelo, uso de mantas térmicas, uso de equipamentos comerciais de resfriamento de superfície e infusão de soluções geladas. Esses métodos são bastante eficazes em induzir hipotermia, porém o controle do ritmo das alterações da temperatura é menos apurado e o risco de hiperresfriamento é maior, além de impor maior dificuldades ao reaquecimento. A infusão rápida de solução cristaloide a 4°C na dose de 30 a 40 mL/kg, por via periférica ou central, é capaz de produzir uma queda na temperatura de 2°C a 4°C.[38] Juntamente com a utilização de soro gelado, a aplicação de pacotes de gelo nas superfícies do pescoço, das axilas e das virilhas é uma forma simples e fácil de manter o resfriamento.

O hiperresfriamento é menos comum com o uso de equipamentos comerciais de resfriamento de superfície. Esses equipamentos consistem em pás revestidas de gel condutor de calor, aderidas sobre a pele, que cobrem aproximadamente 40% da superfície corporal que estão conectados a uma unidade termorreguladora. O sistema aumenta ou diminui a temperatura da água circulante em resposta à temperatura-alvo e à temperatura do paciente. É um método seguro e eficaz, pois as variações de temperatura são mais controladas, tanto na indução quanto no reaquecimento.[34]

O método mais eficaz de produzir hipotermia é por meio do uso de cateteres endovasculares, que proporcionam um rígido controle de temperatura tanto na indução, quanto na manutenção e no reaquecimento. É muito rápido em induzir hipotermia, diminuindo a temperatura numa velocidade de 2°C a 2,5°C por hora. Esse é um sistema que utiliza um cateter venoso central especial, de metal recoberto, por onde circula água, conectado a um equipamento externo que a refrigera.[34]

A fase de manutenção

A temperatura deve ser medida constantemente, com o objetivo de mantê-la entre 32ºC e 34ºC durante 24 horas.[11,25] Um ponto importante do cuidado desses pacientes são os parâmetros hemodinâmicos. Níveis de pressão arterial média acima de 80 mmHg são recomendados em pacientes pós-PCR, podendo ser necessário o uso de vasopressores para atingir esses valores. O vasopressor mais comumente utilizado durante a HT é a noradrenalina.

A hipotermia é causa de resistência à ação da insulina, exigindo medidas frequentes da glicemia. Não está indicado alimentar os pacientes durante o tratamento com HT, pois existe um retardo do esvaziamento gástrico nesses pacientes. As dosagens laboratoriais podem ser programadas a cada 6 ou 12 horas, na dependência de resultados prévios, e incluem os mesmos exames da fase de indução. A oximetria de pulso não é um parâmetro adequado durante a hipotermia, devendo-se proceder aos ajustes da ventilação mecânica baseado em valores gasométricos.[19]

O controle da sedação e analgesia permanece importante durante a fase de manutenção, para minimizar os tremores e o desconforto do paciente. Crises convulsivas e tremores requerem tratamento agressivo em qualquer fase, pois aumentam muito as demandas metabólicas de oxigênio. A ocorrência de arritmias graves ou sangramentos nessa fase impõe a suspensão do resfriamento. O aparecimento da bradicardia ou ondas de Osborne não são indicativos de interrupção da HT.[17] Caso o paciente apresente qualquer sinal de despertar, interrompe-se prontamente a hipotermia e permite-se o reaquecimento espontâneo.

A fase de reaquecimento

Essa fase crítica do tratamento inicia após 24 horas do início da indução do resfriamento e deve ser lenta, numa velocidade de 0,2ºC a 0,4ºC por hora até que se atinja uma temperatura entre 35ºC e 37ºC, que deve ser mantida por pelo menos mais 24 horas. Febre deve ser agressivamente combatida. O reaquecimento pode ser passivo ou ativo. O reaquecimento passivo até uma temperatura central de 35ºC costuma levar em torno de 8 horas.[35] Se for feito com a ajuda de manta térmica, essa deve ser retirada quando a temperatura alcançar 35ºC. Caso sejam utilizados equipamentos comerciais de resfriamento externo ou cateteres endovasculares, programa-se a velocidade do reaquecimento. Essa é uma das maiores vantagens desses equipamentos, que é controlar a velocidade de reaquecimento.[36]

Instabilidade hemodinâmica, com vasodilatação periférica e hipotensão, faz parte da síndrome pós-reperfusão e é muito comum na medida em que a temperatura vai aumentando. Outra preocupação da fase de reaquecimento é o desenvolvimento de hipercalemia, pois o potássio que migrou para dentro da célula durante a hipotermia retorna para o extracelular, podendo causar arritmias.

Ao se atingir a temperatura de 35ºC, suspende-se a sedação contínua. Após o término da HT recomenda-se tratar febre agressivamente.[36]

Conclusões

A HT tem demonstrado efeitos neuroprotetores, permanecendo como uma ferramenta clínica utilizada para melhorar desfechos de pacientes com um grande espectro de doenças do sistema nervoso central. Há um conhecimento crescente em terapia intensiva, no sentido de que, provavelmente, prevenir febre seja o maior efeito mediado pela hipotermia. A HT é o único tratamento que tem demonstrado, de forma consistente, reduzir a mortalidade e melhorar os desfechos neurológicos em pacientes sobreviventes pós-parada cardiorrespiratória e na encefalopatia anóxica perinatal até o presente momento. Porém, permanece bastante controversa em outras lesões do sistema nervoso central. Os estudos experimentais são muito promissores, de forma que mais estudos clínicos são esperados com otimismo. Ainda há muitos detalhes a serem estudados, como a temperatura-alvo ideal, o melhor tempo para iniciar o tratamento, a duração ideal da HT, a melhor maneira de realizar o reaquecimento e o uso de terapias neuroprotetoras combinadas.

Referências bibliográficas

1. Sonntag M, Arendt T. Neuronal Activity in the Hibernating Brain. Front Neuroanat. 2019;13:71.
2. Peiris AN, Jaroudi S, Gavin M. Hypothermia. JAMA. 2018;319(12):1290.
3. Sun YJ, Zhang ZY, Fan B, Li GY. Neuroprotection by Therapeutic Hypothermia. Front Neurosci. 2019;13:586.
4. Kuroda Y. Neurocritical care update. J Intensive Care. 2016;4:36.
5. Jackson TC, Kochanek PM. A New Vision for Therapeutic Hypothermia in the Era of Targeted Temperature Management: A Speculative Synthesis. Ther Hypothermia Temp Manag. 2019;9(1):13-47.
6. Kuczynski AM, Demchuk AM, Almekhlafi MA. Therapeutic hypothermia: Applications in adults with acute ischemic stroke. Brain Circ. 2019;5(2):43-54.
7. Cooper DJ, Nichol AD, Bailey M, Bernard S, Cameron PA, Pili-Floury S, et al. Effect of Early Sustained Prophylactic Hypothermia on Neurologic Outcomes Among Patients With Severe Traumatic Brain Injury: The POLAR Randomized Clinical Trial. JAMA. 2018;320(21):2211-20.
8. Durrant JC, Hinson HE. Rescue therapy for refractory vasospasm after subarachnoid hemorrhage. Curr Neurol Neurosci Rep. 2015;15(2):521.
9. Gunn AJ, Laptook AR, Robertson NJ, Barks JD, Thoresen M, Wassink G, et al. Therapeutic hypothermia translates from ancient history in to practice. Pediatr Res. 2017;81(1-2):202-9.
10. El-Dib M, Inder TE, Chalak LF, Massaro AN, Thoresen M, Gunn AJ. Should therapeutic hypothermia be offered to babies with mild neonatal encephalopathy in the first 6 h after birth? Pediatr Res. 2019;85(4):442-8.
11. Bernard SA, Gray TW, Buist MD, Jones BM, Silvester W, Gutteridge G, et al. Treatment of comatose survivors of out-of-hospital cardiac arrest with induced hypothermia. N Engl J Med. 2002;346(8):557-63.
12. Hypothermia after Cardiac Arrest Study G. Mild therapeutic hypothermia to improve the neurologic outcome after cardiac arrest. N Engl J Med. 2002;346(8):549-56.
13. Latorre JG. Breaking the ice: therapeutic hypothermia for in-hospital cardiac arrest*. Crit Care Med. 2013;41(6):1565-6.
14. Lopez-de-Sa E, Rey JR, Armada E, Salinas P, Viana-Tejedor A, Espinosa-Garcia S, et al. Hypothermia in comatose survivors

from out-of-hospital cardiac arrest: pilot trial comparing 2 levels of target temperature. Circulation. 2012;126(24):2826-33.
15. Lundbye JB, Rai M, Ramu B, Hosseini-Khalili A, Li D, Slim HB, et al. Therapeutic hypothermia is associated with improved neurologic outcome and survival in cardiac arrest survivors of non--shockable rhythms. Resuscitation. 2012;83(2):202-7.
16. Nagao K. Therapeutic hypothermia following resuscitation. Curr Opin Crit Care. 2012;18(3):239-45.
17. Polderman KH. Mechanisms of action, physiological effects, and complications of hypothermia. Crit Care Med. 2009;37(7 Suppl):S186-202.
18. Goodman JC, Valadka AB, Gopinath SP, Uzura M, Robertson CS. Extracellular lactate and glucose alterations in the brain after head injury measured by microdialysis. Crit Care Med. 1999;27(9):1965-73.
19. Rech TH, Vieira SR. Mild therapeutic hypothermia after cardiac arrest: mechanism of action and protocol development. Rev Bras Ter Intensiva. 2010;22(2):196-205.
20. Legriel S. Hypothermia as a treatment in status epilepticus: A narrative review. Epilepsy Behav. 2019.
21. Polderman KH, Herold I. Therapeutic hypothermia and controlled normothermia in the intensive care unit: practical considerations, side effects, and cooling methods. Crit Care Med. 2009;37(3):1101-20.
22. Jennett B, Plum F. Persistent vegetative state after brain damage. RN. 1972;35(10):ICU1-4.
23. Bottiger BW, Schneider A, Popp E. Number needed to treat = six: therapeutic hypothermia following cardiac arrest--an effective and cheap approach to save lives. Crit Care. 2007;11(4):162.
24. Heart, Stroke Foundation of C. Therapeutic hypothermia after cardiac arrest. ILCOR Advisory Statement, October 2002. CJEM. 2005;7(2):129.
25. Nielsen N, Wetterslev J, Cronberg T, Erlinge D, Gasche Y, Hassager C, et al. Targeted temperature management at 33 degrees C versus 36 degrees C after cardiac arrest. N Engl J Med. 2013;369(23):2197-206.
26. Donnino MW, Andersen LW, Berg KM, Reynolds JC, Nolan JP, Morley PT, et al. Temperature Management After Cardiac Arrest: An Advisory Statement by the Advanced Life Support Task Force of the International Liaison Committee on Resuscitation and the American Heart Association Emergency Cardiovascular Care Committee and the Council on Cardiopulmonary, Critical Care, Perioperative and Resuscitation. Resuscitation. 2016;98:97-104.
27. Schenone AL, Cohen A, Patarroyo G, Harper L, Wang X, Shishehbor MH, et al. Therapeutic hypothermia after cardiac arrest: A systematic review/meta-analysis exploring the impact of expanded criteria and targeted temperature. Resuscitation. 2016;108:102-10.
28. Lascarrou JB, Merdji H, Le Gouge A, Colin G, Grillet G, Girardie P, et al. Targeted Temperature Management for Cardiac Arrest with Nonshockable Rhythm. N Engl J Med. 2019.
29. Jacobs SE, Berg M, Hunt R, Tarnow-Mordi WO, Inder TE, Davis PG. Cooling for newborns with hypoxic ischaemic encephalopathy. Cochrane Database Syst Rev. 2013(1):CD003311.
30. Andresen M, Gazmuri JT, Marin A, Regueira T, Rovegno M. Therapeutic hypothermia for acute brain injuries. Scand J Trauma Resusc Emerg Med. 2015;23:42.
31. Yao Z, You C, He M. Effect and Feasibility of Therapeutic Hypothermia in Patients with Hemorrhagic Stroke: A Systematic Review and Meta-Analysis. World Neurosurg. 2018;111:404-12 e2.
32. Trovato FM, Rabinowich L, McPhail MJW. Update on the management of acute liver failure. Curr Opin Crit Care. 2019;25(2):157-64.
33. Porcher R, Vaquero J. Hypothermia in acute liver failure: What got lost in translation? J Hepatol. 2016;65(2):240-2.
34. Polderman KH, Callaghan J. Equipment review: cooling catheters to induce therapeutic hypothermia? Crit Care. 2006;10(6):234.
35. Oddo M, Schaller MD, Feihl F, Ribordy V, Liaudet L. From evidence to clinical practice: effective implementation of therapeutic hypothermia to improve patient outcome after cardiac arrest. Crit Care Med. 2006;34(7):1865-73.
36. Sunde K, Pytte M, Jacobsen D, Mangschau A, Jensen LP, Smedsrud C, et al. Implementation of a standardised treatment protocol for post resuscitation care after out-of-hospital cardiac arrest. Resuscitation. 2007;73(1):29-39.

SEÇÃO 10

Sistema Endócrino

Coordenador: Flávio Eduardo Nácul

capítulo | 81

Desordens do Metabolismo da Glicose

Tatiana Helena Rech | Marina Verçoza Viana

Destaques

- Desordens do metabolismo da glicose são muito comuns em pacientes criticamente doentes e estão associados a aumento de mortalidade.
- O tratamento da hiperglicemia de estresse deve ser individualizado, considerando o motivo de internação e o controle glicêmico prévio do paciente.
- A hipoglicemia é um marcador da gravidade da doença crítica.
- A hipoglicemia, a cetoacidose diabética e o estado hiperosmolar hiperglicêmico são complicações agudas graves do diabetes que requerem reconhecimento e tratamento imediatos.

Introdução

Alterações endocrinológicas têm mostrado associação com piores prognósticos de pacientes criticamente doentes.[1] A hiperglicemia de estresse consiste na elevação dos níveis de glicose e caracteriza-se pela reversão dos níveis glicêmicos após a resolução da doença.[2,3] É comum em pacientes críticos, mesmo naqueles sem história prévia de diabetes melito (DM). A hiperglicemia da doença aguda está associada a piores desfechos em várias patologias, como no infarto agudo do miocárdio, no acidente vascular cerebral e na sepse, além de estar associada à maior morbimortalidade, especialmente em pacientes sem DM.[4] A cetoacidose diabética (CAD) e o estado hiperosmolar hiperglicêmico (EHH) representam o extremo da hiperglicemia e cursam com alta morbimortalidade.[5] A CAD é caracterizada por cetoacidose e por hiperglicemia, enquanto o EHH apresenta hiperglicemia ainda mais grave, mas sem cetoacidose associada.

A Associação Americana de Diabetes (ADA) define hiperglicemia hospitalar como valores de glicose acima de 140 mg/dL e hipoglicemia como valores abaixo de 70 mg/dL.[5] A maioria dos pacientes críticos apresenta hiperglicemia, cuja incidência varia de 40% a 90% nas diferentes séries.[6] Da mesma forma, a hipoglicemia também é comum em pacientes criticamente doentes, especialmente naqueles submetidos a controle glicêmico intensivo com insulina, com episódios de hipoglicemia podendo chegar a 45%.[7,8] A hipoglicemia associa-se fortemente com aumento de mortalidade em paciente graves.[8]

Este capítulo foca nas principais desordens do metabolismo da glicose, incluindo hiperglicemia, hipoglicemia, CAD e EEH, descrevendo o estado da arte do tratamento de cada uma delas. Além disso, outros conceitos relativos às alterações dos parâmetros glicêmicos de pacientes criticamente doentes, como variabilidade glicêmica, *gap* glicêmico e tempo no alvo, serão brevemente abordados.

Hiperglicemia de estresse

A hiperglicemia de estresse foi descrita há mais de um século por Claude Bernard em situações de hemorragia. Inicialmente, foi considerada apenas uma resposta fisiológica à doença aguda, pois a elevação dos níveis glicêmicos era proporcional **à** gravidade da patologia.[9] Contudo, diversos estudos observacionais mostraram uma associação entre hiperglicemia de estresse e piores desfechos, especialmente em pacientes sem diabetes.[2,10]

Fisiopatologia da hiperglicemia de estresse

Existem dois mecanismos principais para o desenvolvimento da hiperglicemia de estresse: o aumento da produção de glicose e o aumento da resistência **à ação d**a insulina.[2] A elevação da glicose na doença aguda é mediada pelo eixo hipotálamo-hipófise-adrenal, pela resposta pró-inflamatória com liberação de fator de necrose tumoral (TNF), interleucina-1 (IL-1) e interleucina-6 (IL-6), agindo de forma sinérgica por meio de um dos dois mecanismos descritos.[11] A presença de hormônios contrarregulatórios em excesso (glucagon, hormônio do crescimento, catecolaminas) e altos níveis de citocinas circulantes (especialmente TNF e IL-1) favorecem o desenvolvimento da hiperglicemia principalmente por meio da gliconeogênese hepática.[12] A maior parte da depuração da glicose no paciente criticamente doente ocorre em tecidos não insulinodependentes. Tecidos classicamente dependentes de insulina, como o músculo, apresentam uma importante redução na captação de glicose. Epinefrina, glucocorticoide, hormônio de crescimento e TNF tem ação direta no aumento da resistência à ação da insulina.[2]

Ademais, comorbidades prévias, tais como DM e obesidade, podem contribuir para o desenvolvimento da hiperglicemia de estresse.[2] Terapia nutricional especializada (enteral e parenteral), tratamento com corticoides e uso de vasopressores também tem papel no desenvolvimento dessa condição.[6] A **Figura 81.1** mostra um esquema de como todos esses mecanismos interagem para o desenvolvimento da hiperglicemia de estresse.

Manejo da hiperglicemia de estresse

Apesar da associação entre hiperglicemia de estresse e mortalidade ter sido demonstrada em diversos estudos, o tratamento dessa condição segue controverso e bastante debatido na literatura. Há correntes que sugerem um alvo mais permissivo entre 180-220 mg/dL, sob a justificativa de que a hiperglicemia de estresse é um processo adaptativo e um marcador de gravidade.[11,13] Contudo, também existe argumento para um controle mais estrito, pois a hiperglicemia tem efeitos deletérios no sistema imune, além de causar aumento da proteólise e do catabolismo muscular.[2,14]

Os resultados dos estudos avaliando controle glicêmico em pacientes críticos são controversos. O estudo clássico realizado em Leuven, em pacientes de uma unidade de terapia intensiva (UTI) cirúrgica, mostrou redução de mortalidade (4,6% *vs.* 8%, p < 0,04) ao comparar um controle glicêmico intensivo (< 110 mg/dL) com um controle mais permissivo (180-215 mg/dL).[15] Contudo, o estudo multicêntrico NICE-SUGAR com pacientes clínicos e cirúrgicos mostrou um aumento de mortalidade (27,5% *vs.* 24,9%, p = 0,02) no grupo intervenção (alvo de glicemia < 108 mg/dL) comparado com grupo-controle (alvo de glicemia entre 140 e180 mg/dL).[7] Esses estudos apresentam importantes diferenças na forma de mensuração da glicose e na via de nutrição ofertada.[6] O fato do estudo NICE-SUGAR ter sido multicêntrico e utilizar como monitorização a glicemia capilar por glicosímetro aumenta sua validade externa. Dessa forma, diferentes sociedades recomendam que o alvo glicêmico dos pacientes criticamente doentes fique em torno de 140-180 mg/dL.[5,16] Entretanto, considerando o resultado do estudo de Leuven e a metanálise posterior ao NICE-SUGAR, é possível que pacientes cirúrgicos, tenham benefício de um controle glicêmico mais intensivo.[15,17]

O manejo da glicemia no paciente crítico tem-se mostrado mais complexo que a simples escolha de um alvo glicêmico. Deve-se considerar também a história prévia de DM e o controle glicêmico prévio do paciente, avaliado por meio da hemoglobina glicada (HbA1c). Em pacientes com DM, a associação entre hiperglicemia e mortalidade é menos clara. Além disso, pacientes com HbA1c alta submetidos a um controle glicêmico intensivo apresentaram maior mortalidade,[18] sugerindo que existe uma memória metabólica e que possivelmente o alvo glicêmico deveria ser guiado pelo controle metabólico prévio, semelhante ao que se faz com a definição de alvo da pressão arterial para pacientes

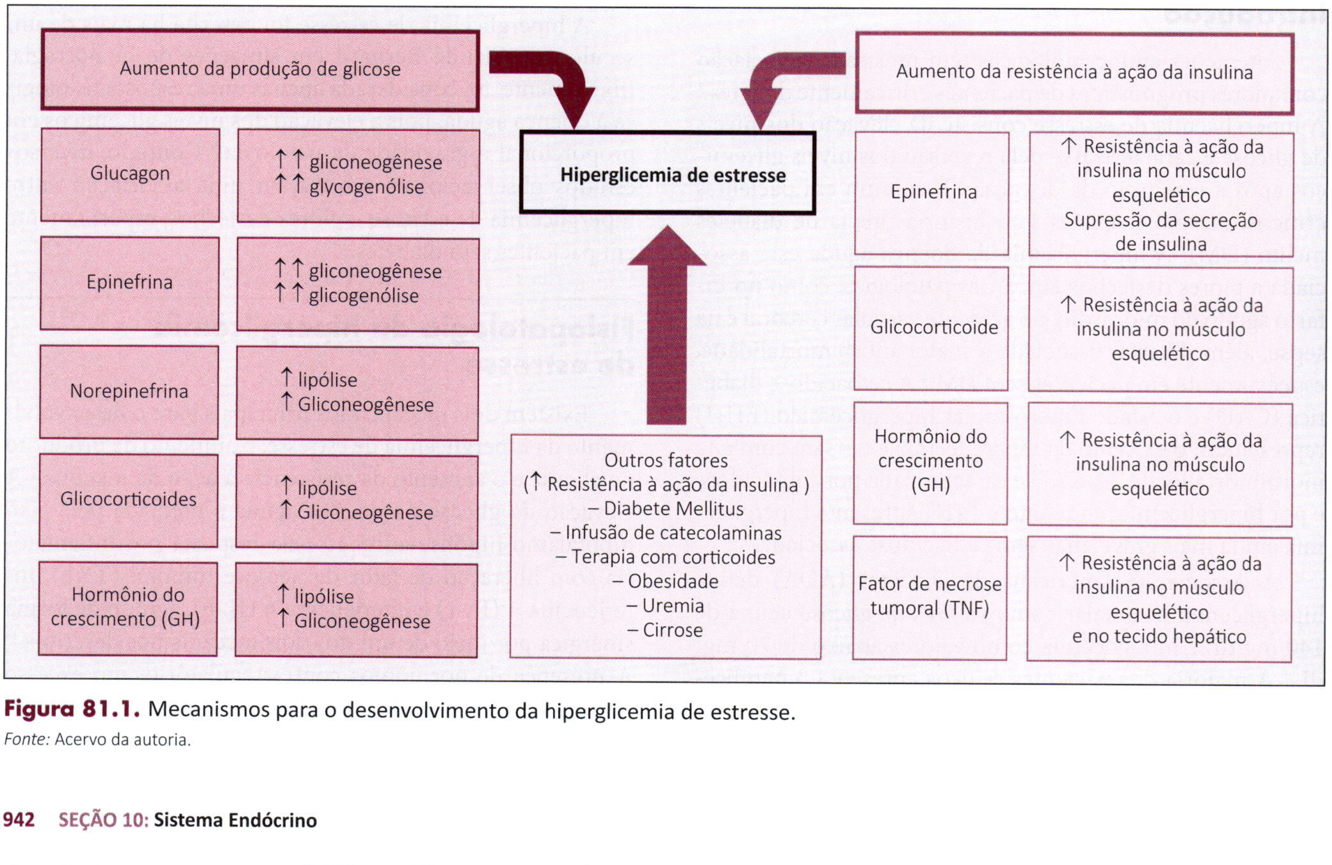

Figura 81.1. Mecanismos para o desenvolvimento da hiperglicemia de estresse.
Fonte: Acervo da autoria.

hipertensos. O *gap* glicêmico (glicemia na admissão da UTI – média glicêmica estimada pela HbA1c) e a razão de hiperglicemia de estresse (glicemia na admissão da UTI/média glicêmica estimada pela HbA1c) são formas de isolar a hiperglicemia induzida pelo estresse da hiperglicemia crônica. Estudos que avaliaram essas medidas mostraram que quando elas estão elevadas associam-se a piores desfechos.[1,4]

A variabilidade glicêmica, definida como a oscilação da glicemia ao longo do tempo, é outro importante parâmetro a ser considerado ao avaliar a glicemia de pacientes críticos. Existem diversas formas de mensuração dessa variável.[19] Apesar de ainda não estar claro qual a melhor forma de medir a variabilidade, os estudos são consistentes em mostrar a associação entre maior variabilidade e piores desfechos.[19] Contudo, ainda não estão bem definidas as estratégias para redução da variabilidade e como isso afetaria o desfecho dos pacientes.

Dessa maneira, o manejo da hiperglicemia de estresse deve ser individualizado considerando o controle glicêmico prévio do paciente e motivo da internação (clínico ou cirúrgico). Além disso, deve-se procurar evitar grandes oscilações da glicemia, pois a variabilidade glicêmica é outro parâmetro glicêmico associado a piores desfechos.

Emergências glicêmicas

A hipoglicemia, a CAD e o EHH são complicações sérias do diabetes que ameaçam a vida, requerendo pronto reconhecimento e tratamento imediato.

Hipoglicemia

Na doença crítica, a hipoglicemia pode ocorrer tanto em paciente com DM quanto naqueles sem DM. As definições de hipoglicemia hospitalar segundo a ADA[5] estão descritas na **Tabela 81.1**.

Tabela 81.1. Níveis de hipoglicemia em pacientes hospitalizados, segundo a American Diabetes Association

Nível	Definição
Nível 1	Glicose < 70 mg/dL mas > 54 mg/dL
Nível 2	Glicose < 54 mg/dL
Nível 3	Evento grave caracterizado por alteração do estado mental que requer intervenção

Fonte: Adaptada de American Diabetes A. 15. Diabetes Care in the Hospital: Standards of Medical Care in Diabetes-2019. Diabetes Care. 2019;42(Suppl 1):S173-S81.

A hipoglicemia está associada com aumento de mortalidade, podendo ou não apresentar uma relação de causa e efeito. Sua associação causal com mortalidade tem plausibilidade biológica, uma vez que a hipoglicemia pode causar disfunção autonômica, vasoconstrição, alterações do fluxo sanguíneo, disfunção leucocitária, liberação de mediadores inflamatórios e prolongamento do intervalo QT.[8] Porém, é mais aceita como um marcador de gravidade da doença do que propriamente como a causa direta do aumento de mortalidade. Independentemente disso, é fortemente recomendado que se evite episódios de hipoglicemia em pacientes criticamente doentes. Uma análise *post-hoc* do estudo NICE-SUGAR estimou a associação entre hipoglicemia moderada (41 a 70 mg/dL) e hipoglicemia grave (< 40 mg/dL) e mortalidade. O resultado do estudo demonstrou uma forte e consistente associação entre hipoglicemia e mortalidade, especialmente naqueles pacientes que apresentaram hipoglicemia em mais de um dia. Apesar da associação independente entre hipoglicemia e mortalidade, o estudo não demonstrou relação de causalidade. A presença de hipoglicemia espontânea (não associada ao uso de terapia com insulina) parece identificar pacientes com risco particularmente alto de morte, reforçando a hipótese da hipoglicemia como um marcador de doença mais grave.[8]

Alguns fatores de risco estão associados à ocorrência de hipoglicemia, incluindo idade, índice de massa corporal, sepse, insuficiência renal e hepática, uso de drogas vasoativas, suspensão inesperada da terapia nutricional e DM. Em relação ao controle metabólico prévio à internação na UTI, sabe-se que pacientes com níveis mais elevados de HbA1c, antes da admissão, apresentam risco maior de desenvolver hipoglicemia durante a internação, quando comparados àqueles com níveis de HbA1c mais baixos. Além disso, parece existir uma correlação direta entre o grau de hiperglicemia crônica e a taxa de mortalidade entre os pacientes que desenvolvem hipoglicemia na internação.[20] Contudo, o fator de risco mais importante associado ao desenvolvimento de hipoglicemia é o uso de terapia intensiva com insulina, tornando-se o maior limitante do uso de controle glicêmico estrito e a sua maior complicação.[21]

Um estudo recente do nosso grupo de pesquisa corroborou os achados dos estudos prévios, demonstrando que a presença de hipoglicemia nas primeiras horas da admissão na UTI associa-se a maior risco relativo de desfechos desfavoráveis quando comparado a outros parâmetros glicêmicos, inclusive com associação mais forte do que a própria hiperglicemia. Um único episódio de hipoglicemia dobra o risco de morte e triplica a incidência de choque e de necessidade de terapia de substituição renal.[4]

Manejo da hipoglicemia

Medidores de glicose capilares, os chamados glicosímetros, podem superestimar a medida da glicose, deixando despercebidos episódios de hipoglicemia, especialmente em pacientes no ambiente hospitalar. Discrepâncias significativas entre a glicemia capilar, venosa e arterial têm sido observadas em pacientes muito anêmicos e com hipoperfusão tecidual, de forma que resultados de glicose que não combinem com o estado clínico do paciente devem ser checados laboratorialmente. A medida da glicose intersticial em tempo real oferece uma maior frequência de medidas, assim como a tendência e a amplitude das variações ao longo do tempo, podendo apresentar vantagens em relação à detecção de hipoglicemias.[22]

A prevenção da hipoglicemia iatrogênica é um aspecto importante do controle glicêmico de pacientes criticamente doentes. Neste sentido, a prescrição de doses adequadas de insulina para alvos predeterminados e adequados ao controle metabólico prévio do paciente, assim como a dose de carboidratos, são pontos-chave para atingir-se este objetivo. Interrupções não programadas da terapia nutricional devem ser evitadas. Além disso, estudos têm demonstrado também que a infusão de insulina endovenosa guiada por protocolos eletrônicos, que permitem ajustes predefinidos na taxa de infusão de insulina, resultam em menores taxas de hipoglicemia, melhor controle glicêmico e maior tempo no alvo quando comparados a protocolos guiados por enfermeiras.[23]

Em relação ao tratamento propriamente dito da hipoglicemia, episódios leves em pacientes acordados podem normalmente ser resolvidos com a administração oral de 15 g a 30 g de carboidratos de absorção rápida. Porém, a reposição de glicose endovenosa é comumente necessária no tratamento da hipoglicemia de pacientes na UTI. A dose a ser administrada para resolver a hipoglicemia sem causar hiperglicemia de rebote não é muito clara nessa situação, ficando entre 10 g e 25 g, que devem ser administradas em alíquotas pequenas e intervalos curtos. A menor dose possível é a recomendada para se evitar grandes excursões da glicemia, pois a variabilidade glicêmica associa-se com aumento de mortalidade.[24] Glucagon é raramente utilizado no tratamento da hipoglicemia na UTI, pois os pacientes normalmente dispõem de acesso venoso, favorecendo a administração de glicose endovenosa.[25]

Cetoacidose diabética

A CAD é caracterizada pela tríade hiperglicemia não controlada, acidose metabólica e aumento da concentração total de cetonas corporais.[26] A CAD ocorre em decorrência da baixa concentração de insulina e do aumento dos hormônios contrarregulatórios (catecolaminas, cortisol, glucagon e hormônio do crescimento). A maioria dos pacientes com CAD tem DM tipo 1, contudo pacientes com DM tipo 2 também podem apresentar cetoacidose, em especial durante uma doença aguda grave, tais como trauma, cirurgia ou infecção.[26] No Brasil, 42,3% dos diagnósticos de DM tipo 1 são realizados durante um episódio de CAD.[27]

Os critérios diagnósticos de cetoacidose diferem entre a sociedades de diabetes dos Estados Unidos e do Reino Unido,[26,28] conforme pode ser visto na **Tabela 81.2**. Os principais pontos de divergências são a necessidade de hiperglicemia no momento do diagnóstico e existência de uma classificação de gravidade. A diretriz do Reino Unido indica a necessidade de glicemia > 200 mg/dL ou história prévia de DM, tornando mais fácil o diagnóstico da chamada CAD euglicêmica que ocorre principalmente em pacientes gestantes e usuários de inibidores da SGLT2 (glifozinas).[29] O consenso americano oferece uma classificação de gravidade com base no grau de acidose do paciente, enfatizando também a avaliação do nível de consciência.[5] A CAD pode ser classificada em grave (pH venoso < 7,0), moderada (pH entre 7,0 e 7,24) ou leve (pH entre 7,25 e 7,30).[26] Essa classificação possibilita identificar de forma mais direta e fácil quais pacientes necessitam ser transferidos para a UTI.[30]

Tabela 81.2. Critérios diagnósticos de CAD das diretrizes americana[26] e inglesa de diabetes[28]

	Diretriz do Reino Unido	Diretriz da ADA
Ano de publicação	2013	2009
Glicose	200 mg/dL ou história de DM	>250 mg/dL
Cetonas	> 3 mmol ou cetonas urinárias positivas (>2+)	Cetonas urinárias ou séricas positivas
Acidose	pH < 7,3 ou bicarbonato sérico < 15 mmol/L	pH < 7,3 ou bicarbonato **sérico** < 18 mmol/L

Fonte: Adaptada de Kitabchi AE, Umpierrez GE, Miles JM, Fisher JN. Hyperglycemic crises in adult patients with diabetes. Diabetes Care. 2009;32(7):1335-43; e UK 2013 Joint British Diabetes Societies Inpatient Care Group. The management of diabetic ketoacidosis in adults. Second edition. Update: September 2013.

Manejo da cetoacidose diabética

O tratamento eficaz da CAD requer a correção da desidratação, da hiperglicemia, dos distúrbios eletrolíticos e também a identificação e tratamento dos fatores precipitantes (interrupção do uso de insulina, diagnóstico recente de DM, infecção, uso de corticoides).[26] A monitorização frequente do paciente é necessária para atingir esse objetivo de maneira segura.

A reposição volêmica pode ser feita com solução salina isotônica a 15-20 mL/kg de peso na primeira hora, e após conforme avaliação clínica (estado hemodinâmico, débito urinário).[5,26] O tratamento da hiperglicemia tem a administração de insulina como seu componente principal, pode-se iniciar uma infusão endovenosa de 0,14 UI/kg de peso.[5,26] A projeção é que ocorra uma redução de cerca de 50-75 mg/dL/hora da concentração plasmática de glicose, caso isso não aconteça a dose inicial de insulina deve ser reajustada a cada hora.[26] Em casos leves e moderados de CAD, pode-se utilizar análogos de insulina de curta duração no lugar de infusão contínua.[29] Além disso, a manutenção dos análogos de longa duração pode reduzir o tempo de internação dos pacientes e a hiperglicemia de rebote.[29]

Em relação aos distúrbios eletrolíticos, deve-se iniciar a reposição de potássio tão logo os valores atinjam a margem superior da normalidade (5 mEq/L), pois existe uma depleção de potássio total na CAD.[26] A reposição de bicarbonato e fósforo não deve ocorrer de forma rotineira.[28,31] Na presença de fraqueza muscular, deve-se realizar a dosagem de fósforo e reposição conforme resultado.[28]

Estado hiperosmolar hiperglicêmico

O EHH é uma complicação do DM que atinge mais comumente pacientes com idade mais avançada, e caracteriza-se por níveis de glicose plasmática acima de 600 mg/dL, osmolaridade sérica acima de 320 mmol/kg, sem cetoacidose ou acidose metabólica marcadas. Apresenta alta mortalidade, variando entre 5% a 16%, muitas vezes relacionada ao fator precipitante da síndrome, mais do que os distúrbios metabólicos propriamente ditos. Infecção é o fator precipitante mais comum, ocorrendo em 30% a 60% dos casos, seguida de má adesão ao uso de insulina, acidente vascular cerebral, infarto agudo do miocárdio e pós-operatório. Menos frequentemente apresenta-se como a primeira manifestação do diabetes.[25]

O EHH decorre da deficiência de insulina e do aumento de hormônios contrarreguladores, como glucagon, cortisol, hormônio do crescimento e catecolaminas, levando ao aumento da produção hepática de glicose, redução da sensibilidade à ação da insulina e consequente hiperglicemia. Contrariamente à CAD, onde a deficiência de insulina é absoluta, no EHH a deficiência é relativa, levando à menor produção de ácidos graxos livres e à menor geração de cetoácidos, resultando desta forma em menos acidose. Porém, devido à sua instalação mais insidiosa que a CAD, costuma apresentar hiperglicemia e desidratação mais acentuadas e maior aumento da osmolaridade sérica. Sintomas de encefalopatia também são comuns, pois níveis séricos de sódio acima de 160 mEq/L costumam acompanhar a osmolaridade > 320 mmol/kg.[25]

Tratamento do estado hiperosmolar hiperglicêmico

Os objetivos do tratamento do EHH incluem a restauração da volemia e da perfusão periférica, a correção dos distúrbios hidroeletrolíticos, o tratamento da hiperglicemia e a interrupção da cetogênese. Devido à alta mortalidade da síndrome, as comorbidades associadas e a frequente alteração do estado mental que a acompanham, os pacientes com EHH devem ser internados em UTI.

A estimativa de perda líquida no EHH é em torno de 100 a 200 mL/kg. Para corrigir a desidratação, a reposição hídrica deve ser vigorosa no EHH, pois a depleção do intravascular é mais pronunciada que na CAD. Recomenda-se uma infusão inicial em torno de 2.000 mL de solução salina a 0,9%. Em seguida, se o sódio sérico for aumentado, pode-se trocar por solução salina a 0,45%. Quando os níveis de glicose caem abaixo de 250 mg/dL, soluções de reposição contendo glicose a 5% devem ser iniciadas.[25]

Concomitantemente à reposição de fluidos, a administração de insulina endovenosa é fundamental para restaurar a homeostase metabólica, reduzindo a gliconeogênese hepática e suprimindo a lipólise. A dose inicial de insulina em bolo é de 0,1 U/Kg seguida de infusão contínua de 0,1 U/Kg/h, reduzida para 0,05 U/Kg/h quando a glicemia baixar de 250 mg/dL e for iniciado solução glicosada 5%. Quando a glicemia atingir valores próximos ao normal e a perfusão periférica estiver normal, a insulina contínua pode ser substituída por insulina subcutânea.[32]

Pacientes com EHH costumam apresentar déficits corporais de potássio menos pronunciados que na CAD. Contudo, como a infusão de insulina promove o movimento de potássio para o intracelular, níveis inicialmente elevados de potássio podem cair rapidamente, resultando em hipocalemia. Desta forma, níveis de potássio < 5,0 mEq/L já indicam início de reposição. Caso os níveis iniciais de potássio sejam < 3,3 mEq/L, deve-se aguardar o início da reposição de insulina até correção parcial do déficit acima destes níveis, para evitar o risco de hipocalemia grave e parada cardiorrespiratória. O uso de bicarbonato é raramente recomendado no tratamento do EHH, pois níveis de pH extremos (pH < 7,0) não são comuns no EHH. Reposição de fósforo também é desnecessária na maioria dos casos, a menos que depressão respiratória ou arritmias graves possam ser atribuídas à hipofosfatemia grave (< 0,3 mEq/L).[25]

Osmolaridade sérica < 310 mmol/kg e glicose < 250 mg/dL em paciente com recuperação da consciência em geral indicam resolução do EHH. Nesse momento, insulina de longa duração e dieta via oral podem ser iniciadas. Recomenda-se suspender a insulina endovenosa após duas horas da administração da insulina de longa duração.

Conclusão

A hiperglicemia no paciente criticamente doente apresenta impactos negativos, como disfunção imunológica e endotelial, contribuindo para aumento de mortalidade. Estudos divergem quanto aos alvos ideais de controle glicêmico a serem perseguidos no paciente crítico, não havendo, portanto, consenso sobre o assunto.[7,14] Ao que tudo indica, pacientes com DM e com controle metabólico ruim prévio à admissão apresentam aumento de mortalidade quando submetidos a controle glicêmico estrito, devendo-se permitir níveis glicêmicos mais elevados nesses pacientes.[21] Tem-se discutido cada vez mais a importância de avaliar os níveis basais de glicemia de pacientes críticos a partir da HbA1c.[4,33]

Hipoglicemia, CAD e EHH são emergências médicas ameaçadoras da vida, que necessitam de rápida intervenção. A hipoglicemia é uma complicação comum de pacientes internados recebendo tratamento com insulina. Já a CAD e o EHH desenvolvem-se mais comumente no ambiente extra-hospitalar, levando à internação em UTI, onde a restauração da volemia e da hipoperfusão periférica, a correção dos distúrbios hidroeletrolíticos e da hiperglicemia são fundamentais para a interrupção da cetogênese e recuperação da homeostase.

Referências bibliográficas

1. Liao WI, Wang JC, Chang WC, Hsu CW, Chu CM, Tsai SH. Usefulness of Glycemic Gap to Predict ICU Mortality in Critically Ill Patients With Diabetes. Medicine (Baltimore). 2015; 94(36):e1525.
2. McCowen KC, Malhotra A, Bistrian BR. Stress-induced hyperglycemia. Crit Care Clin. 2001;17(1):107-24.
3. Roberts GW, Quinn SJ, Valentine N, Alhawassi T, O'Dea H, Stranks SN, et al. Relative Hyperglycemia, a Marker of Critical Illness: Introducing the Stress Hyperglycemia Ratio. J Clin Endocrinol Metab. 2015;100(12):4490-7.

4. Bellaver P, Schaeffer AF, Dullius DP, Viana MV, Leitao CB, Rech TH. Association of multiple glycemic parameters at intensive care unit admission with mortality and clinical outcomes in critically ill patients. Sci Rep. 2019;9(1):18498.
5. American Diabetes A. Diabetes Care in the Hospital: Standards of Medical Care in Diabetes-2019. Diabetes Care. 2019;42(Suppl 1): S173-S81.
6. Viana MV, Moraes RB, Fabbrin AR, Santos MF, Gerchman F. Assessment and treatment of hyperglycemia in critically ill patients]. Rev Bras Ter Intensiva. 2014;26(1):71-6.
7. Investigators N-SS, Finfer S, Chittock DR, Su SY, Blair D, Foster D, et al. Intensive versus conventional glucose control in critically ill patients. N Engl J Med. 2009;360(13):1283-97.
8. Investigators N-SS, Finfer S, Liu B, Chittock DR, Norton R, Myburgh JA, et al. Hypoglycemia and risk of death in critically ill patients. N Engl J Med. 2012;367(12):1108-18.
9. Mesotten D, Preiser JC, Kosiborod M. Glucose management in critically ill adults and children. Lancet Diabetes Endocrinol. 2015;3(9):723-33.
10. Kavanagh BP, McCowen KC. Clinical practice. Glycemic control in the ICU. N Engl J Med. 2010;363(26):2540-6.
11. Marik PE, Bellomo R. Stress hyperglycemia: an essential survival response! Crit Care Med. 2013;41(6):e93-4.
12. Viana MV, Moraes RB, Fabbrin AR, Santos MF, Torman VB, Vieira SR, et al. Contrasting effects of preexisting hyperglycemia and higher body size on hospital mortality in critically ill patients: a prospective cohort study. BMC Endocr Disord. 2014;14:50.
13. Marik PE, Egi M. Treatment thresholds for hyperglycemia in critically ill patients with and without diabetes. Intensive Care Med. 2014;40(7):1049-51.
14. Van den Berghe G, Schetz M, Vlasselaers D, Hermans G, Wilmer A, Bouillon R, et al. Clinical review: Intensive insulin therapy in critically ill patients: NICE-SUGAR or Leuven blood glucose target? J Clin Endocrinol Metab. 2009;94(9):3163-70.
15. van den Berghe G, Wouters P, Weekers F, Verwaest C, Bruyninckx F, Schetz M, et al. Intensive insulin therapy in critically ill patients. N Engl J Med. 2001;345(19):1359-67.
16. Jacobi J, Bircher N, Krinsley J, Agus M, Braithwaite SS, Deutschman C, et al. Guidelines for the use of an insulin infusion for the management of hyperglycemia in critically ill patients. Crit Care Med. 2012;40(12):3251-76.
17. Griesdale DE, de Souza RJ, van Dam RM, Heyland DK, Cook DJ, Malhotra A, et al. Intensive insulin therapy and mortality among critically ill patients: a meta-analysis including NICE-SUGAR study data. CMAJ. 2009;180(8):821-7.
18. Egi M, Bellomo R, Stachowski E, French CJ, Hart GK, Taori G, et al. The interaction of chronic and acute glycemia with mortality in critically ill patients with diabetes. Crit Care Med. 2011;39(1):105-11.
19. Eslami S, Taherzadeh Z, Schultz MJ, Abu-Hanna A. Glucose variability measures and their effect on mortality: a systematic review. Intensive Care Med. 2011;37(4):583-93.
20. Krinsley JS, Fisher M. The diabetes paradox: diabetes is not independently associated with mortality in critically ill patients. Hosp Pract (1995). 2012;40(2):31-5.
21. Chao HY, Liu PH, Lin SC, Chen CK, Chen JC, Chan YL, et al. Association of In-Hospital Mortality and Dysglycemia in Septic Patients. PLoS One. 2017;12(1):e0170408.
22. Egi M, Bellomo R, Reade MC. Is reducing variability of blood glucose the real but hidden target of intensive insulin therapy? Crit Care. 2009;13(2):302.
23. Rabinovich M, Grahl J, Durr E, Gayed R, Chester K, McFarland R, et al. Risk of Hypoglycemia During Insulin Infusion Directed by Paper Protocol Versus Electronic Glycemic Management System in Critically Ill Patients at a Large Academic Medical Center. J Diabetes Sci Technol. 2018;12(1):47-52.
24. Egi M, Bellomo R. Reducing glycemic variability in intensive care unit patients: a new therapeutic target? J Diabetes Sci Technol. 2009;3(6):1302-8.
25. Umpierrez G, Korytkowski M. Diabetic emergencies - ketoacidosis, hyperglycaemic hyperosmolar state and hypoglycaemia. Nat Rev Endocrinol. 2016;12(4):222-32.
26. Kitabchi AE, Umpierrez GE, Miles JM, Fisher JN. Hyperglycemic crises in adult patients with diabetes. Diabetes Care. 2009;32(7):1335-43.
27. Negrato CA, Cobas RA, Gomes MB, Brazilian Type 1 Diabetes Study G. Temporal changes in the diagnosis of type 1 diabetes by diabetic ketoacidosis in Brazil: a nationwide survey. Diabet Med. 2012;29(9):1142-7.
28. UK 2013 Joint British Diabetes Societies Inpatient Care Group. The management of diabetic ketoacidosis in adults. Second edition. Update: September 2013. http://www.diabetologists-abcd.org.uk/JBDS/JBDS_IP_DKA_Adults_ Revised.pdf
29. Dhatariya KK, Umpierrez GE. Guidelines for management of diabetic ketoacidosis: time to revise? Lancet Diabetes Endocrinol. 2017;5(5):321-3.
30. Dhatariya KK, Vellanki P. Treatment of Diabetic Ketoacidosis (DKA)/Hyperglycemic Hyperosmolar State (HHS): Novel Advances in the Management of Hyperglycemic Crises (UK Versus USA). Curr Diab Rep. 2017;17(5):33.
31. Kamel KS, Halperin ML. Acid-base problems in diabetic ketoacidosis. N Engl J Med. 2015;372(20):1969-70.
32. Nyenwe EA, Kitabchi AE. Evidence-based management of hyperglycemic emergencies in diabetes mellitus. Diabetes Res Clin Pract. 2011;94(3):340-51.
33. Kompoti M, Michalia M, Salma V, Diogou E, Lakoumenta A, Clouva-Molyvdas PM. Glycated hemoglobin at admission in the intensive care unit: clinical implications and prognostic relevance. J Crit Care. 2015;30(1):150-5.

capítulo 82

Emergências Tireoidianas

Maria de Lurdes Godinho de Matos

Introdução

As emergências tireoidianas são entidades raras que podem colocar a vida do doente em risco se não forem imediatamente reconhecidas e tratadas de forma adequada. Resultam de uma função inadequada da glândula tireoidiana embora nem sempre por falência absoluta desta. Muitas vezes manifestam-se com sintomas muito inespecíficos ou até de uma forma frustre, o que torna o seu diagnóstico mais complexo e desafiante.[1,2]

A tempestade tireoidiana e o mixedema/coma mixedematoso constituem as urgências tireoidianas mais usuais, apesar da sua raridade. A tempestade tireoidiana é uma situação aguda e potencialmente fatal, ocorrendo em 1% a 2% das internações por tireotoxicose. O coma mixedematoso surge em menos de 1% dos casos de hipotireoidismo.[3]

Outra disfunção tireoidiana que pode surgir em unidades de cuidados intensivos (UCI) é a síndrome da doença não tireoidiana (*nonthyroidal illness syndrome ou euthyroid sick syndrome* como é referido na literatura anglo-saxônica), embora não sendo uma urgência tireoidiana pode ocorrer em 40% a 70% dos doentes internados. Pode constituir, numa fase inicial, uma resposta adaptativa para garantir a sobrevivência, com supressão das funções não vitais,[4] mas pode colocar dificuldades de diagnóstico, pelo que é também incluído neste capítulo.

Este capítulo sobre emergências tireoidianas tem por objetivo rever os mecanismos fisiopatológicos, as manifestações clínicas, os diagnósticos e respectivas formas de tratamento, cruciais para otimizar a sobrevida destes doentes tão graves e em tão elevado risco de vida.

Coma mixedematoso

O coma mixedematoso é definido como um hipotireoidismo muito grave com deficiência em hormonas tireoidianas, a tiroxina (T4) e a tri-iodotironina (T3), que causam alterações do estado de consciência, hipotermia e outros sintomas resultantes do decréscimo de função de múltiplos órgãos. É uma emergência tireoidiana rara, mas com uma elevada taxa de mortalidade, pelo que um diagnóstico precoce e um tratamento imediato são fundamentais.

Atualmente, com a disponibilidade generalizada de doseamento de hormona estimuladora da tireoide ou tireotrofina (TSH) é possível um diagnóstico precoce, mas o tratamento deve ser iniciado logo que haja uma suspeita clínica sem esperar pelos resultados laboratoriais.[5]

Fatores de risco e epidemiologia

A grande maioria dos doentes que desenvolvem coma mixedematoso são os que já sofrem de hipotireoidismo, sendo mais comum em mulheres com idade acima dos 60 anos.[6]

O coma mixedematoso pode surgir em doentes já com diagnóstico de hipotireoidismo crônico mal controlado que assume a sua forma mais grave ou, ser causado por situações precipitantes agudas, como temperaturas muito baixas, infecções, enfarte do miocárdio, acidente vascular cerebral, cirurgias ou uso de sedativos, especialmente opioides.[7]

O mixedema/coma mixedematoso ocorre em doentes com hipotireoidismo de qualquer causa, especialmente na tireoidite autoimune crônica, dado o seu curso insidioso que mascara o diagnóstico e atrasa o tratamento; em situações de hipotireoidismo secundário a cirurgia ou a terapêutica ablativa, a história clínica ou a informação de familiares, podem facilitar o diagnóstico e o tratamento precoce.

Outras situações menos frequentes podem contribuir para o desenvolvimento de mixedema/coma mixedematoso, nomeadamente doentes com hipotireoidismo de causa central, sendo obrigatório pensar na possível insuficiência suprarrenal associada, que justifica terapêutica empírica com corticoides. Também o hipotireoidismo pode ser induzido por drogas como sedativos, analgésicos, lítio, hipnóticos, antipsicóticos e drogas anestésicas ou pembrolizumab (anticorpo monoclonal usado como inibidor de *checkpoint* em Oncologia)[8] e alguns casos referidos em doentes sob tratamento com amiodarona.[9]

Manifestações clínicas

As alterações de consciência e a hipotermia são as manifestações clínicas do coma mixedematoso consideradas obrigatórias, mas muitas outras situações podem estar presentes, como hipotensão, bradicardia, hiponatremia, hipoglicemia e hipoventilação. Edemas da face, com aumento de volume do nariz ou da língua, podem resultar por depósitos anormais de albumina e mucina na pele (mixedema).

Infecções precipitantes devem ser consideradas, pois pode não haver resposta febril apesar da evidência de infecção.

▪ Manifestações neurológicas

Embora se refira coma mixedematoso, geralmente os doentes não se encontram em coma e podem apresentar diferentes alterações do estado de consciência.[10] Podem ocorrer quadros de confusão mental, letargia ou obnubilação ou pelo contrário, quadros psicóticos de grande agitação.[11]

Convulsões focais ou generalizadas podem surgir, por vezes associadas a hiponatremia, hipoglicemia ou hipoxemia concomitantes. Estados de mal epilético têm sido descritos.[12]

Estes doentes podem evoluir para coma se o tratamento não for imediatamente iniciado.

▪ Hiponatremia

A hiponatremia está presente em cerca de metade dos doentes em coma mixedematoso e pode contribuir para agravar as alterações do estado de consciência, constituindo um fator precipitante do estado comatoso.

Os mecanismos fisiopatológicos pela qual ocorre a hiponatremia podem ser múltiplos. Na maioria dos casos, a hiponatremia surge associada a uma redução do volume urinário, resultante de excessiva secreção de hormona antidiurética ou de alteração da função renal.[13] Por vezes, a hiponatremia está associada a insuficiência suprarrenal concomitante.

A hiponatremia é reversível após o tratamento do hipotireoidismo.

▪ Hipotermia

A maior parte dos doentes em coma mixedematoso estão em hipotermia, resultante da alteração da termogênese causada por redução do metabolismo corporal. Muitas vezes é difícil confirmar a hipotermia por dificuldade na avaliação da temperatura corporal. No entanto, quanto mais grave a hipotermia, maior a mortalidade no hipotireoidismo grave.

▪ Hipoventilação

A hipoventilação com acidose respiratória ocorre no coma mixedematoso por depressão central do centro respiratório e menor resposta à hipoxia e hipercapnia. Fraqueza muscular e obstrução mecânica, por aumento da língua e apneia do sono também podem contribuir para a hipoventilação.

A ventilação mecânica pode ser complicada nos doentes que dela necessitem, dado a infiltração mixedematosa da faringe, e a recuperação da depressão ventilatória pode demorar meses após o tratamento do hipotireoidismo.[14]

▪ Hipoglicemia

A hipoglicemia que surge no coma mixedematoso, pode ser causada pelo hipotireoidismo grave ou pela insuficiência suprarrenal concomitante, por doença autoimune da glândula suprarrenal ou doença hipotálamo-hipofisária.

A hipoglicemia resulta de uma redução da neoglicogênese, mas a infecção e a redução alimentar podem ser fatores agravantes.

▪ Alterações cardiovasculares

Doentes em coma mixedematoso estão em risco de desenvolver arritmias graves e fatais. O hipotireoidismo grave associa-se a bradicardia, redução da contratilidade do miocárdio e do débito cardíaco e hipotensão.[15]

Deve ser sempre excluído enfarte agudo do miocárdio, que pode ocorrer por vezes, em doentes com hipotireoidismo se início abrupto de terapêutica com levotiroxina.

A insuficiência cardíaca é rara se não houver doença cardíaca preexistente.

O derrame pericárdico pode ocorrer, com diminuição do som dos batimentos cardíacos, baixa voltagem no eletrocardiograma (ECG) e aumento da imagem cardíaca. É resultante de acumulação de líquidos ricos em mucopolissacarídeos no pericárdio.

As alterações cardíacas verificadas no coma mixedematoso são reversíveis após tratamento do hipotireoidismo.

Diagnóstico

O diagnóstico de coma mixedematoso é baseado na avaliação clínica e exame objetivo do doente, devendo ser excluídas outras causas de coma e confirmado por análises de função tireoidiana.

▪ Avaliação clínica

Todo o doente com alterações do estado de consciência ou em coma, com hipotermia, hiponatremia e/ou hipocapnia, deve ser suspeito para o diagnóstico de coma mixedematoso.

Os antecedentes pessoais fornecidos pelo doente, se possível ou pela família são fundamentais na orientação do diagnóstico. É importante saber se existia história de hipotireoidismo, de cirurgia à tireoide ou de terapêuticas com iodo radioativo. A existência de uma cicatriz no pescoço pode indiciar uma tireoidectomia num doente em coma.

No exame objetivo verifica-se pele seca, macroglossia, rouquidão, bradicardia, hipoventilação e hipotermia sem tremores.

■ Avaliação laboratorial

Perante uma suspeita de coma mixedematoso, deve-se colher sangue para análises de TSH, tiroxina livre (FT4) e cortisol antes de iniciar qualquer tratamento.

Os níveis séricos de TSH estão geralmente elevados, indicando hipotireoidismo primário, ou podem ser baixos, normais ou ligeiramente elevados sugerindo hipotireoidismo central. Também a presença de doença sistêmica grave ou terapêuticas com certas drogas como dopamina, dobutamina ou corticoides podem ter um efeito enganador ao reduzir os níveis séricos de TSH.[16]

Os níveis séricos de FT4 estão geralmente muito baixos dado a disfunção tireoidiana.

O doseamento de cortisol sérico é fundamental, porque situações de hipotireoidismo primário autoimune podem associar-se a insuficiência suprarrenal primária concomitante. Também em caso de hipotireoidismo de causa central pode associar-se hipopituitarismo e insuficiência suprarrenal secundária. Poderá ser necessário realizar um teste de estimulação da glândula suprarrenal com corticotrofina sintética (prova de Synacthen - tetracosactido) e dosear o cortisol sérico antes e depois da administração de corticotrofina para avaliar a função da glândula suprarrenal.

A avaliação laboratorial pode indicar hipoxemia, hipercapnia, anemia, hiponatremia, hipercolesterolemia, aumento da desidrogenase láctica e da creatina quinase.

Tratamento

O coma mixedematoso é uma urgência/emergência endócrina que impõe internação em UCI e deve ser imediatamente tratada de forma agressiva, pelo elevado risco de mortalidade, mesmo quando é tratado.

O tratamento deve ser iniciado o mais precocemente possível quando se suspeita de coma mixedematoso, mesmo antes dos resultados laboratoriais.

■ Hormonas tireoidianas

Doentes com coma mixedematoso devem ser tratados com hormonas tireoidianas sintéticas bioidênticas às hormonas tireoidianas, a levotiroxina sódica ou L-tiroxina (LT4) e a liotironina sódica (LT3). Ainda é controverso qual o regime terapêutico mais adequado a implementar nesta situação, é discutível se deve ser prescrito LT4, LT3 ou ambas.[17]

A preferência na utilização de hormonas tireoidiana vai para a prescrição simultânea das duas hormonas (LT4 e LT3), dado maior atividade biológica de LT3 e o seu início de ação ser mais rápido.[18] No entanto, a utilização destas hormonas sintéticas depende da sua disponibilidade na farmácia hospitalar.

A conversão de T4 em T3 pode estar alterada por doença sistêmica não tireoidiana, podendo ser um mecanismo adaptativo protetor numa fase inicial.

• Doses de hormonas

As hormonas tireoidianas devem ser administradas em *bolus* endovenosos (EV), porque a absorção gastrointestinal pode estar comprometida, e lentamente para não agravar uma isquemia do miocárdio existente.

A dose inicial é de 200 a 400 mcg de LT4 EV, seguido de dose diária de 50 a 100 mcg EV até o doente fazer LT4 oral. Optar por doses menores em doentes mais velhos ou em risco de complicações cardíacas.

LT3 é dada em simultâneo com LT4 EV, sendo dose inicial de 5 a 20 EV, seguido de 2,5 mcg a 10 mcg cada oito horas, mantendo LT3 até melhoria clínica e estabilização do doente. Optar por doses menores em doentes com doenças cardiovasculares coexistentes.

A dose ótima de hormonas tireoidiana para tratar o coma mixedematoso ainda é desconhecida, sabendo-se no entanto, que doses muito elevadas ou muito baixas de hormonas tireoidiana são menos eficazes que doses intermédias.[19]

• Monitorização

Doseamentos de T4 ou FT4 e T3 devem ser realizados diariamente ou em cada dois dias para confirmar a eficácia terapêutica e evitar doses excessivas de LT3 (potencialmente associado a aumento de mortalidade[20]). Não existe LT3 em ampolas para administração endovenosa em muitos países, sendo somente possível em comprimidos.

Verifica-se melhoria clínica e bioquímica dentro de uma semana após início do tratamento, com redução dos valores de TSH séricos de cerca de 50% se a terapêutica estiver adequada. Logo que haja melhoria do estado de consciência e generalizada, o doente passa a terapêutica oral com LT4 de acordo com o seu peso, idade e outras patologias cardiovasculares coexistentes. A dose oral preconizada é igual à dose endovenosa dividida por 0,75.

Terapêuticas de início súbito e em altas doses com hormonas tireoidianas podem desencadear arritmias e enfarte agudo do miocárdio, mas esses riscos têm que ser ponderados, dada a elevada mortalidade do coma mixedematoso não tratado.

■ Glucocorticoides

Enquanto não se exclui coexistência de insuficiência suprarrenal de qualquer causa, a terapêutica com glucocorticoides deve ser iniciada no coma mixedematoso em doses de estresse ou seja, hidrocortisona 100 mg EV de oito em oito horas durante dois dias e depois reduzir as doses.

■ Medidas de suporte

As medidas de suporte são muito importantes no tratamento de doentes com coma mixedematoso e ao ser implementadas rapidamente podem fazer a diferença entre sobreviver ou não.

Estas medidas incluem internações em UCIs, ventilação mecânica se necessário, administração de fluidos incluindo eletrólitos e glucose, correção de hipotermia e tratamento de infecções coexistentes.

Cuidado com fluidos diluídos, porque podem agravar a hiponatremia.

A hipotensão será corrigida pela reposição de hormona tireoidiana em horas ou dias, eventualmente se não responder, pode ser necessário recorrer a drogas vasopressoras até a LT4 começar a funcionar.

A correção da hipotermia deve ser realizada com lençóis, pois um aquecimento rápido aumenta o risco de vasodilatação e pode agravar a hipotensão.

O uso de antibioterapia empírica deve ser considerado, como em qualquer doente comatoso até haver resultados culturais negativos.

Outras patologias coexistentes, como arritmias, insuficiência cardíaca, hemorragia gastrointestinal, diabetes ou hipertensão arterial devem ser tratadas, mas as doses terapêuticas poderão necessitar de ajustes, dado metabolismo mais lento no coma mixedematoso.

Prognóstico

O coma mixedematoso é uma emergência endócrina, que obriga a uma intervenção terapêutica imediata e agressiva, dada a elevada taxa de mortalidade entre 30% a 50%.[21]

Vários fatores de mau prognóstico podem estar associados à elevada mortalidade, incluindo idade avançada, persistência de hipotermia ou bradicardia, persistência de alterações do estado de consciência, complicações cardíacas, necessidade de ventilação mecânica ou sépsis.

O diagnóstico precoce e o tratamento de início rápido, o especial cuidado com as medidas de suporte nas primeiras 48 horas, são fundamentais para uma intervenção eficaz no coma mixedematoso.[22]

Tempestade tireoidiana

A tempestade tireoidiana ou crise tireotóxica é uma emergência endocrinológica rara mas com elevado risco de vida, que se caracteriza por manifestações graves e exacerbadas de tireotoxicose.[23] É uma patologia rara, com uma incidência de 0,57 a 0,76 por 100 mil casos/ano nos USA[24] e diagnosticada em 1% a 2% dos doentes internados por tireotoxicose.[25]

Seja qual for a sua causa, a tempestade tireoidiana constitui uma urgência endocrinológica e o doente deve ser internado numa UCI, a identificação de fatores precipitantes e o diagnóstico devem ser precoces e a terapêutica adequada imediata, dada a sua elevada taxa de mortalidade (10% a 30%).[26]

Fatores de risco e epidemiologia

Geralmente a causa de tireotoxicose é a doença de Graves, o bócio multinodular tóxico ou o adenoma tóxico, raramente pode ocorrer na tireoidite subaguda ou na tireotoxicose factícia por toma intencional de elevadas doses de hormona tireoidiana.[27,28]

Pode ser precipitada por uma situação aguda como cirurgia da tireoide ou de outro órgão, trauma, infecção, aporte de iodo excessivo (incluindo uso de amiodarona) ou parto. Também o uso irregular ou interrupção de antitireoideos de síntese podem ser fatores precipitantes de tempestade tireoidiana.[29]

A preparação pré-cirúrgica com drogas antitireoidianas, de doentes com hipertireoidismo propostos para cirurgia tireoidiana ou outra, tem contribuído para uma redução significativa da prevalência de tempestade tireoidiana induzida por cirurgia.[30] No entanto, em casos de tireotoxicose desconhecida, a crise tireotóxica pode ocorrer relacionada com eventos pericirúrgicos como anestesia, estresse e depleção de volume, porque estas condições estão associadas ao aumento da concentração de hormonas tireoidiana livres (FT4 e FT3).

Manifestações clínicas

Doentes com tempestade tireoidiana apresentam manifestações clínicas graves e exacerbadas de hipertireoidismo, com sintomas e sinais por descompensação de outros órgãos e sistemas resultantes do excesso de hormonas tireoidianas, nomeadamente o coração, o sistema nervoso central e o tracto gastrointestinal.

As manifestações cardiovasculares em doentes com tempestade tireoidiana incluem taquicardia e insuficiência cardíaca congestiva de alto débito ou, arritmias como fibrilação auricular, taquiarritmias supraventriculares ou ventriculares e morte por colapso cardiovascular. Estas alterações cardíacas são geralmente, reversíveis após o tratamento do hipertireoidismo.

Hipertermia elevada é frequente na tempestade tireoidiana. A febre ocorre sem evidência de infecção e a diaforese é muito intensa. A hipertermia pode representar um defeito de termorregulação no hipotálamo e/ou um aumento do metabolismo basal.

A tempestade tireoidiana pode causar disfunções neurológicas graves simulando quadro de encefalopatia, agitação e labilidade emocional, confusão mental, paranoia, psicose e coma.[31] Também foram descritos estados epilépticos em doentes com hipertireoidismo muito grave.

As manifestações gastrointestinais podem incluir náuseas, vômitos, diarreia, dor abdominal e icterícia por falência hepática.

O exame objetivo de doentes com tempestade tireoidiana permite identificar bócio, oftalmopatia se doença de Graves, tremor das mãos, pele suada e magreza.

Diagnóstico

O diagnóstico da tempestade tiroideia é primordial, dada a sua gravidade e a necessidade de implementar terapêuticas o mais rápido possível. Muitas vezes esse diagnóstico é difícil, pelo que têm sido propostos ao longo dos anos vários critérios diagnósticos e sistemas de pontuação, que facilitem identificar precocemente os casos de tempestade tiroideia. Essas ferramentas visam integrar características clínicas e resultados laboratoriais, em uma avaliação global que oriente as decisões terapêuticas adequadas a cada caso clínico. Os mais usados são a Escala de Pontuação Burch-Wartofsky , os Critérios da Associação Japonesa de Tireoide e os Critérios de Akamizu.

No entanto, a utilidade e a eficácia desses critérios diagnósticos e sistemas de pontuação têm sido questionadas relativamente à sua sensibilidade, especificidade e aplicabilidade clínica, ao envolverem aspetos subjetivos relativamente aos sintomas e sinais dos doentes com tempestade tiroideia.[32]

O diagnóstico de tempestade tireoidiana é com base na clínica (hipertermia, disfunção cardiovascular, alteração mental), uma vez que os valores laboratoriais hormonais não diferem dos casos de hipertireoidismo menos grave. Todos os doentes em hipertireoidismo franco têm valores indoseavéis de TSH ($< 0{,}01$ mU/L) de TSH e elevados de tiroxina livre (FT4) e/ou tri-iodotironina livre (FT3), com anticorpos anti receptor de TSH positivos se a causa etiologia for Doença de Graves.

O doseamento de TSH deve ser realizado sempre que há uma suspeita clínica de tempestade tireoidiana em doentes com hipertermia, bócio, disfunção cardiovascular, alterações do estado mental, fibrilação auricular, história de terapêutica com antitireóideos de síntese por hipertireoidismo, cirurgias recentes da tireoide ou outras ou exposição a contrastes iodados. Se o valor de TSH for baixo, então dosear FT4 e FT3 e confirmar hipertireoidismo. Os valores laboratoriais muito elevados de hormonas tireoidianas não estão diretamente relacionados com a gravidade do hipertireoidismo, pois não diferem dos níveis elevados existentes no hipertireoidismo não complicado.

Outras alterações laboratoriais podem ocorrer, nomeadamente hiperglicemia, hipercalcemia, alterações de função hepática, leucocitose ou leucopenia. A hiperglicemia é secundária à inibição da libertação de insulina induzida por catecolaminas e aumento da glicogenólise; a hipercalcemia pode resultar da hemoconcentração e do aumento de reabsorção óssea que se verifica nestes doentes.

Determinar a etiologia da tireotoxicose em doentes com tempestade tireoidiana não é prioritário e não deve atrasar o início do tratamento imediato. Doseamentos de anticorpos anti receptor de TSH (TRab) confirmam doença de Graves, causa mais frequente de tempestade tireoidiana, e cintigrafias tireóideas revelam bócios multinodulares tóxicos ou adenomas tóxicos.

Tireoidite associada a inibidores de *checkpoint* em doentes oncológicos muito raramente pode desencadear uma tempestade tireoidiana.

No futuro, o diagnóstico da tempestade tireoidiana poderá incluir a utilização de marcadores inflamatórios, inteligência artificial, pesquisa genética e avaliação de risco personalizado, tendo como alvo aumentar a sua precisão e a detecção precoce.

Tratamento

Doentes com tempestade tireoidiana constituem uma urgência endocrinológica e devem ser internados em UCI, dada a elevada taxa de mortalidade desta situação. Numa série francesa de 2020 a mortalidade foi de 17% em UCI e 22% em 6 meses após internação.[33]

O tratamento da tempestade tireoidiana consiste em implementar as medidas que são realizadas habitualmente em hipertireoidismos não complicados, aumentando as doses dos antitireóideos de síntese e adicionando glucocorticoides e soluções iodadas.

O regime terapêutico habitual da tempestade tireoidiana consiste em medicações múltiplas com diferentes mecanismos de ação.[34,35] O tratamento é com base na experiencia clínica e utilizado em hipertireoidismos não complicados, que não atinjam ainda quadros de tempestade tireoidiana, mas são ajustados conforme a gravidade do quadro clínico do doente com tempestade tireoidiana.

Terapêuticas propostas

O tratamento da tempestade tireoidiana pode incluir as seguintes medicações:

- Os betabloqueadores são usados para controlar sintomas e sinais induzidos pelo aumento adrenérgico.
- As tionamidas (antitireóideos de síntese) bloqueiam a síntese de hormonas tireoidianas.
- As soluções iodadas bloqueiam a libertação de hormonas da tireoide.
- Os glucocorticoides reduzem a conversão de T4 em T3, promovem estabilidade vasomotora, reduzem o componente autoimune da doença de Graves e tratam uma possível insuficiência suprarrenal relativa associada.
- Os sequestradores de ácidos biliares reduzem a reciclagem entero-hepática das hormonas tireoidianas.
- Os agentes de contraste iodados (se disponíveis) inibem a conversão periférica de T4 em T3.

Doses terapêuticas

As doses das diferentes medicações variam conforme a gravidade do hipertireoidismo.

Nas situações de hipertireoidismo grave ou tempestade tireoidiana eminente inicia-se o tratamento com:

- **Betabloqueador:** propranolol em dose que permita o adequado controle da frequência cardíaca, geralmente de 60 a 80 mg oralmente a cada quatro a seis horas, com ajuste para a frequência cardíaca e pressão arterial.
- **Antitireóideos de síntese:** a dose inicial de propiltiouracilo (PTU) pode ser de 500-1.000 mg, seguida por 200 mg a cada quatro horas, que pode ser administrada por via oral ou endovenosa (se disponível). A dose máxima recomendada de PTU é de 1600 mg por dia. A dose para metimazol (MMI) é de 60 -80 mg/dia, com dose máxima de 100 mg/dia.

O PTU é preferível por reduzir a conversão de T4 a T3.

- **Solução iodada:** só deve ser administrada uma hora após a primeira toma de tionamidas, para prevenir que o iodo possa servir de substrato à produção de mais hormonas tireoidianas em casos de bócios tóxicos, já que não se conhece a etiologia da tireotoxicose logo à admissão do doente. Utiliza-se solução saturada de iodeto de potássio (SSKI) 5 gotas oralmente cada seis horas ou soluto de Lugol 10 gotas cada oito horas.
- **Agentes de contraste iodados:** são potentes inibidores da conversão periférica de T4 em T3 e adicionalmente, o seu conteúdo em iodo bloqueia a libertação de hormonas tireoidianas. O ácido iopanoico e outros agentes de contraste iodados foram usados no tratamento do hipertireoidismo, mas são poucos os dados na tempestade tireoidiana. Podem ser utilizados na preparação prévia a cirurgia urgente, em doses de 0,5 a 1 g/dia. Só são administrados uma hora após as tionamidas dado serem iodados e poderem ser usados como substrato para a síntese de novas hormonas tireoidiana. Não estão atualmente disponíveis em muitos países.

Em situações de tempestade tireoidiana, as terapêuticas já referidas podem ser administradas por sonda nasogástrica no caso de comprimidos e podem usar-se também glucocorticoides (hidrocortisona 100 mg EV cada oito horas) e colestiramina 4 g oralmente 4 vezes /dia.

As medidas de suporte e o reconhecimento da causa precipitante (p.e. infeção) são fundamentais para o resultado final nestes doentes. A administração de fluidos deve ser adaptada às necessidades de cada doente, as doses de betabloqueadores e de digoxina poderão ser aumentadas, dado o seu metabolismo acelerado pelo hipertireoidismo, as infecções devem ser identificadas e tratadas, a hipertermia deve ser corrigida rapidamente.

Terapêuticas específicas

Betabloqueadores

O tratamento da tempestade tireoidiana inicia-se com betabloqueadores conforme referido anteriormente. No entanto, em doentes com asma grave, os betabloqueadores estão contraindicados e pode fazer-se o controle da frequência cardíaca com bloqueadores dos canais de cálcio (p. ex., diltiazem). Os betabloqueadores devem ser usados com cuidado máximo em doentes com insuficiência cardíaca descompensada, embora o controle da taquicardia melhore a função cardíaca ou noutras contraindicações, como doença obstrutiva crônica pulmonar ou doença vascular periférica grave.

Um regime alternativo à utilização de propranolol pode ser a utilização de um betabloqueador de ação rápida, o esmolol em dose de 250 a 500 mcg/kg em *bolus* EV, seguido de perfusão contínua de 50 a 100 mcg/kg por minuto. Este regime permite um efeito betabloqueador rápido com menores efeitos adversos, especialmente em doentes com insuficiência cardíaca congestiva.[36]

Tionamidas

Os antitireóideos de síntese bloqueiam a síntese de novas hormonas tireoidiana entre uma a duas horas após a sua administração, mas não têm qualquer efeito na libertação das hormonas pela tireoide.[37]

O propiltiouracilo (PTU) é geralmente o antitireóideo de síntese preferido em UCI, porque além de ação rápida, também bloqueia a conversão de T4 em T3 e os níveis séricos de hormonas tireoidianas baixam em aproximadamente 45% em 24 horas após PTU e só 10% a 15% em 24 horas após metimazole.

O metimazol (MMI) é preferido em situações de hipertireoidismo grave, mas que não coloquem risco de vida, porque tem uma duração de ação mais prolongada e permite normalizar o T3 sérico após algumas semanas de tratamento. Também é menos hepatotóxico que o PTU.

O carbimazol é o terceiro antitireóideo de síntese que é metabolizado em metimazole, mas só está disponível em alguns países.

As doses de antitireóideos de síntese usadas na tempestade tireoidiana são maiores que noutras situações de hipertireoidismo, justificado pela elevada taxa de mortalidade e disfunção de absorção gastrointestinal que ocorre na tempestade tireoidiana.

Os antitireóideos de síntese são habitualmente usados em comprimidos e administrados oralmente ou por sonda nasogástrica. O PTU pode ser administrado por sonda nasogástrica 60 a 80 mg cada quatro a seis horas, de forma a ser atingida uma frequência cardíaca adequada. Em situações especiais, e se houver condições técnicas na farmácia hospitalar, poderão ser preparados enemas ou supositórios, ou ser preparados para administração endovenosa, que obriga a um rigoroso controle de esterilidade.

Os principais efeitos adversos do PTU e do MMI são agranulocitose, hepatotoxicidade e vasculite ANCA positiva. Outras reações adversas menores incluem reações cutâneas, artralgias, desconforto gastrointestinal, alteração do paladar, sialadenite e linfadenopatia.

Tireoidectomia

Por vezes, não é possível o tratamento com tionamidas em doentes com tempestade tireoidiana, devido aos seus efeitos adversos como agranulocitose, hepatotoxicidade ou alergias. A opção terapêutica escolhida é a tireoidectomia total.

Os doentes propostos para cirurgia requerem uma preparação prévia para tratamento do hipertireoidismo, com betabloqueadores (p. ex., propranolol 60 a 80 mg cada quatro a seis horas), glucocorticoides para inibir a conversão de T4 a T3 (p. ex., dexametasona 1 a 2 mg cada seis horas), sequestradores de ácidos biliares (p. ex., colestiramina 4 g oral 4 vezes/dia) e se doença de Graves, usar soluções iodadas (p. ex., SSKI 5 gotas oral de seis em seis horas ou Lugol 10 gotas cada oito horas). Esta preparação prévia à cirurgia da tireoide é mantida durante cinco a sete dias. A intervenção cirúrgica não deve ultrapassar os 8 a 10 dias, porque pode ocorrer um fenômeno de escape ao efeito Wolff-Chaikoff. Grandes doses de iodo exógeno inibem a organificação de iodo na tireoide (efeito Wolff-Chaikoff), mas este efeito é transitório. O sistema de transporte de iodo é capaz de se adaptar a elevadas concentrações de iodo, permitindo que a síntese de hormonas tireoidianas continue com potencial agravamento do hipertireoidismo. Se o tratamento habitual do hipertireoidismo não resultar, poderá ser necessário recorrer a plasmaforese na preparação prévia a cirurgia.

- Glucocorticoides

Os glucocorticoides são administrados em doentes com tempestade tireoidiana, mas não tem indicação se hipertireoidismo graves não complicados e sem risco de vida. O seu efeito é reduzir a conversão de T4 em T3 e também têm um efeito direto no processo autoimune e no tratamento de possível insuficiência suprarrenal concomitante.

No entanto, apesar de ser recomendado o seu uso na tempestade tireoidiana não está comprovado o papel na redução da taxa de mortalidade hospitalar ou 30 dias após alta hospitalar.

- Sequestradores de ácidos biliares

As hormonas tireoidianas são metabolizadas no fígado e os seus produtos de conjugação são excretados na bílis. Hormonas tireoidianas livres são libertadas no intestino e reabsorvidas. A utilização de sequestradores de ácidos biliares (p. ex., colestiramina 4 g oral 4 vezes/d) tem como objetivo interferir com a circulação entero-hepática e a reciclagem das hormonas tireoidianas, reduzindo assim os níveis de hormonas circulantes em situação de tempestade tireoidiana.

- Outras terapêuticas
  - **Plasmaforese:** a plasmaforese tem sido utilizada quando as terapêuticas habituais não resultam na tempestade tireoidiana. Remove citoquinas, anticorpos e hormonas tireoidianas do plasma e permite uma adequada preparação prévia à cirurgia após a realização de vários tratamentos.[38]
  - **Lítio:** o carbonato de lítio bloqueia de forma aguda a libertação de hormonas tireoidianas pela tireoide. Os seus efeitos tóxicos neurológicos e renais limitam a sua utilização.

Prognóstico

A taxa de mortalidade na tempestade tireoidiana é elevada mesmo com um diagnóstico precoce, variando entre 10% e 75% em doentes internados. Os doentes que sobrevivem a uma tempestade tireoidiana melhoram significativamente nas primeiras 24 horas após início de tratamento.

Os betabloqueadores podem ser retirados após normalização dos testes de função tireoidiana.

As tionamidas devem ser progressivamente reduzidas até alcançar e manter o estado de eutireoidismo. O PTU deve ser trocado para metimazol, que tem melhor perfil de segurança e maior adesão terapêutica, pois pode ser administrado só numa toma diária.

Medidas de suporte são necessárias nos dias seguintes com glucocorticoides, antipiréticos, fluidoterapia, e devem ser gradualmente reduzidos à medida que a situação clínica vai melhorando.

Após resolução da tempestade tireoidiana, deve ser considerada uma terapêutica definitiva para estes doentes com tireotoxicose.

A opção cirúrgica é sempre a tireoidectomia total e obriga a uma preparação prévia com o objetivo de evitar uma tempestade tireoidiana em plena cirurgia. A cirurgia está recomendada para grandes bócios tóxicos ou na doença de Graves se há recidivas frequentes e bócios volumosos em doentes mais jovens.

Terapêutica com iodo radioativo deve ser considerada para mais tarde, mantendo-se as tionamidas de forma contínua até se alcançar e manter um estado de eutireoidismo. Esta terapêutica é considerada de primeira linha na doença de Graves, se ausência de orbitopatia moderada ou grave para prevenir hipertireoidismo grave em doentes mais velhos, pois tem baixos custos e poucas complicações quando comparada com cirurgia.

O tratamento contínuo só com antitireóideos de síntese também é possível, embora, muitas vezes, seja instável e difícil o controle do hipertireoidismo com necessidade de avaliações mais frequentes e regulares.

Síndrome da doença não tireoidiana

A síndrome da doença não tireoidiana ou *nonthyroidal illness syndrome* (NTIS) é uma disfunção em que os níveis séricos das hormonas tireoidianas estão baixos em pacientes clinicamente eutireoideos com doenças sistêmicas agudas ou crônicas não tireoidianas.[39]

Alterações transitórias no eixo hipotálamo-hipófise-tireoide estão presentes em cerca de 70% dos doentes críticos internados em UCIs com doença sistêmica muito grave, desnutrição ou após grandes cirurgias.[40] A incidência da síndrome da doença não tireoidiana é elevada em UCIs, embora os estudos sejam escassos e com amostras pequenas.[41]

Avaliar a função tireoidiana é difícil em doentes com doença não tireoidiana internados em UCI. Muitos desses doentes apresentam baixas concentrações séricas de hormonas tireoidiana, especialmente tri-iodotironina total (T3) ou livre (FT3) e com valores de tiroxina total (T4) ou livre (FT4) e de tirotrofina (TSH) normais ou baixos. Pensava-se que estes doentes estavam em eutireoidismo e utilizava-se o termo síndrome do doente eutireoideo (*euthyroid-sick syndrome*) para descrever as alterações laboratoriais das hormonas tireoidiana. No entanto, há evidência que alguns destes doentes críticos podem apresentar transitoriamente hipotireoidismo central adquirido.

As causas dessas alterações laboratoriais não estão ainda totalmente esclarecidas, podendo constituir inicialmente uma resposta protetora para prevenir um catabolismo excessivo de doenças graves não tireoidianas, embora as subsequentes alterações das hormonas tireoidianas possam constituir uma resposta não adaptativa dependendo das circunstancias.[42] Desconhece-se ainda se essas alterações das hormonas tireoidianas têm efeitos benéficos ou deletérios em doentes críticos.[43]

A função tireoidiana não deve ser avaliada em todos os doentes críticos sem doença tireoidiana, já que existem muitos fatores nesses doentes que influenciam os testes de função tireoidiana. A avaliação da função tireoidiana deve ficar reservada para os doentes gravemente doentes com forte suspeita de doença tireoidiana.

O diagnóstico é feito por exclusão do hipotireoidismo ou hipertireoidismo, qualquer que seja a causa. O tratamento é o da doença subjacente, não havendo indicação de substituição com hormona tireoidiana, exceto em certas situações de doença tireoidiana.

Alterações nas hormonas tireoidianas

TSH – Doentes com síndrome de doença não tireoidiana podem apresentar baixos níveis séricos de TSH, especialmente os que fazem glucocorticoides, dopamina ou dobutamina. O nível sérico de TSH pode não ser detectável mesmo sem tireotoxicose, mas usando testes laboratoriais mais sensíveis, os níveis de TSH nestes doentes estão geralmente, entre 0,08 e 0,4 mU/L permitindo diferenciar de situações de hipertireoidismo (TSH abaixo de 0,01 mU/L).

A inflamação e as citoquinas baixam os níveis de TSH, por interferirem com a produção de hormonas no hipotálamo e na hipófise, inibindo a hormona libertadora de tireotrofina (TRH), a TSH, a tiroglobulina, as hormonas tireoidianas e as globulinas transportadoras de hormonas tireoidianas. As citoquinas reduzem ainda, a atividade da deiodinase tipo 1, diminuindo a capacidade de ligação dos receptores nucleares de T3.[44]

Doentes internados por causa não tireoidiana podem apresentar hipotireoidismo central transitório com níveis séricos baixos de TSH, com bloqueio da subida noturna de TSH. Nestes casos verifica-se um aumento de TSH sérico como resposta ao teste de estimulação com TRH.[45]

T4 – Cerca de 15% a 20 % dos doentes internados e mais de 50% dos doentes em UCI tem concentrações séricas de T4 baixas (síndrome do T4 baixo), por redução das concentrações séricas de uma ou mais das três proteínas de ligação às hormonas tireoidianas, a globulina transportadora de tiroxina (*thyroxine-binding globulin* ou TBG), a globulina transportadora de prealbumina (*thyroxine-binding prealbumin* ou TBPA) e a albumina. A TBG é a maior proteína de ligação e pode sofrer redução da sua produção ou ligar-se menos à T4 por estar anormalmente glicosilada ou quebrada em circulação. Também em doentes mais graves, podem existir substâncias circulantes que inibem a ligação de T4 às globulinas de transporte e os valores de T4 são baixos em circulação no sangue.

FT4 – Em doentes internados em UCIs, os níveis séricos de FT4 podem ser normais, elevados ou baixos, já que os testes laboratoriais existentes são pouco fiáveis. Pequenas reduções das proteínas de ligação podem não alterar os valores de FT4, que se apresentam normais em doentes cuja doença não é muito grave. Pelo contrário, em situações muito graves os níveis de FT4 podem estar muito baixos dependendo do *ratio* calculado no laboratório entre T3 e T4.

T3 – A maior parte de doentes internados tem concentrações séricas de T3 baixas. Ao contrário da T4 que é produzida lentamente na tireoide, cerca de 80% da T3 circulante resulta da conversão periférica de T4 em T3 por reação catalisada por monodeiodinases (D1 e D2), com atividade reduzida nestes doentes e que ocorre em órgãos como o músculo, o fígado ou o rim. Pelo contrário, verifica-se um aumento da atividade da monoiodinase D3, que converte T4 em T3 reversa (rT3), que raramente é útil em certos doentes internados, para distinguir entre doença não tireoidiana (valores elevados por inibição das monodeiodinases) e hipotireoidismo central (valores baixos por baixa produção do substrato T4).

Os mecanismos que podem contribuir para a inibição da monodeiodificação e consequente redução dos níveis séricos de T3 podem ser vários, sejam elevadas concentrações de cortisol sérico endógeno ou exógeno, existência de inibidores das monodeiodinases como os ácidos gordos livres, tratamentos com amiodarona ou altas doses de propranolol e as citoquinas presentes nestes doentes.

Doenças e drogas associadas

■ Drogas

Doentes internados fazem frequentemente certas terapêuticas com drogas que interferem com a função tireoidiana ou com os testes de função tireoidiana. São exemplos disso, a dopamina, glucocorticoides, furosemida, anti-inflamatórios não esteroides, heparina, anticonvulsivantes, metformina e drogas que alterem as globulinas de ligação às hormonas tireoidianas.

■ Doenças

Múltiplas doenças graves não tireoidianas estão associadas a alterações da função e dos testes de função tireoidiana, como hepatite aguda, acromegalia, síndrome nefrótica, síndrome de Cushing, psicose aguda e depressão.

Evolução

A história e a apresentação clínica destes doentes são específicas dos fatores etiológicos e não têm características específicas da síndrome da doença não tireoidiana, sendo um diagnóstico de exclusão com o hipotireoidismo, tireotoxicose, pan-hipopituitarismo e disfunção tireoidiana induzida por drogas.

Devem ser avaliados os níveis séricos de TSH e FT4. A maior parte dos doentes que apresentam níveis baixos de TSH, mas com concentrações detectáveis (entre 0,05 e 0,3 mU/L) ficarão eutireoideos após recuperarem da sua doença. Já os doentes com TSH indetectáveis (abaixo de 0,01 mU/L) têm tireotoxicose. Alguns autores sugerem avaliação dos níveis séricos de T3 e T4 logo de início para acelerar o diagnóstico, mas este pode permanecer em dúvida.

Em doentes com suspeita de hipertireoidismo, por exemplo, doente com fibrilação auricular paroxística e TSH abaixo de 0,05 mU/L e FT4 elevado ou normal, deve-se avaliar os níveis de T3 e T4 para ajudar a diferenciar hipertireoidismo de doença não tireoidiana. Poderão necessitar de tratamento com antitireóideos de síntese.

Durante a recuperação por doença não tireoidiana, alguns doentes apresentam elevação transitória de TSH até 20 mU/L, mas geralmente, não tem doença tireoidiana após recuperarem totalmente da sua doença grave. Se os valores de TSH forem acima de 20 mU/L, então podem ter hipotireoidismo permanente. Os testes de função tireoidiana devem ser repetidos em uma a duas semanas após recuperação da doença grave.

Tratamento

Na síndrome da doença não tireoidiana não é necessário fazer terapêutica com hormona tireoidiana nos doentes com doenças graves, com níveis séricos baixos de T3 e FT4 e que não aparentem ter doença tireoidiana primária.[46] O tratamento destes doentes está focado na sua doença primária não tireoidiana , embora se deva manter uma avaliação periódica da função tireoidiana durante a internação.

Doentes com suspeita de hipotireoidismo (TSH acima de 20 mU/L com baixos níveis de FT4) devem ser tratados com hormonas tireoidiana sintéticas e reavaliados após recuperação da doença não tireoidiana. O tratamento parece adequado nos doentes em que a FT4 é inferior a 4 µg/dL, já que a elevada mortalidade destes casos (da ordem dos 50%) pode ser reduzida com o tratamento substitutivo. Se a FT4 for normal, repetir doseamentos de TSH e FT4 em uma a duas semanas, que podem normalizar na fase de recuperação de doença não tireoidiana.

Se os valores de TSH forem entre 10 e 20 mU/L, pode ser necessário tratar com hormona tireoidiana dependendo do nível de FT4, suspeita de clínica de hipotireoidismo e gravidade da doença não tireoidiana. Repetir doseamentos de TSH e FT4 em uma ou duas semanas, verificando-se normalização dos testes de função tireoidiana na fase de recuperação de doença grave.

Se os valores e TSH forem entre o limite superior do normal e abaixo de 10 mU/L, deve-se repetir o teste em uma ou duas semanas. Alguns doentes tem hipotireoidismo quando reavaliados após recuperação de doença não tireoidiana grave.

A substituição com hormona tireoidiana sintética deve ser cautelosa, começando com metade da dose até se atingir a dose adequada para estabelecer o eutireoidismo. Doentes submetidos a *bypass* coronário não devem ser tratados com hormona tireoidiana sintética no pós-operatório imediato.

Doentes críticos com suspeita de hipertireoidismo (TSH abaixo de 0,01 mU/L e normal ou elevados valores séricos de FT4 e/ou FT3) são propostos para terapêutica com antitireóideos de síntese, com um plano de reavaliação terapêutica após recuperação da doença não tireoidiana.

Na fase de recuperação após a alta hospitalar, as alterações de função tireoidiana podem manter-se por várias semanas. Em doentes clinicamente eutireoideos, deve-se repetir os testes de função tireoidiana em seis semanas após alta para confirmar se há doença tireoidiana com TSH alterado ou confirmar a síndrome da doença não tireoidiana se a TSH apresentar valores séricos normais.

Prognóstico

O decréscimo da função tireoidiana que ocorre na síndrome da doença não tireoidiana parece associar-se a um pior prognóstico em doentes críticos. Os níveis séricos de hormonas tireoidianas dão informação sobre a mortalidade em doentes internados em UCIs.[47]

Os níveis séricos baixos de T3 correlacionam-se com internações hospitalares prolongados, permanência em UCIs ou necessidade de ventilação mecânica.[48] Os níveis séricos de T4 correlacionam-se com o resultado final em doentes críticos, já que valores muito baixos de T4 (abaixo de 3 µg/dL) se associam a maior taxa de mortalidade (superior a 85%).[49]

Doentes com doença cardíaca isquêmica e alterações da função tireoidiana sugestivas de síndrome da doença não tireoidiana, apresentam maior taxa de mortalidade e aumento de eventos cardíacos adversos.[50,51]

Em doentes internados por infecção a coronavírus (COVID-19), verificou-se um aumento da mortalidade, aumento de admissão em UCIs e maior necessidade de ventilação em doentes com síndrome da doença não tireoidiana quando comparados com doentes com função tireoidiana normal.[52,53,54]

Por outro lado, há alguma evidência que níveis séricos baixos de T3 possam ser benéficos em doentes críticos. Ensaios randomizados para avaliar o momento mais adequado para iniciar alimentação parentérica, revelaram que os doentes críticos em UCIs, que iniciam a alimentação parentérica mais tarde e toleram o déficit nutricional por uma semana têm menos complicações e uma recuperação mais rápida da sua doença não tireoidiana.[55] Estes doentes que toleram o déficit nutricional por uma semana têm níveis séricos mais baixos de T3, T4 e TSH. Níveis séricos baixos de T3 e elevados de T4 associam-se a melhor prognóstico e a saída mais rápida das UCIs. Estes dados sugerem que a inativação da conversão de T4 em T3 durante doença grave com estados nutricionais deficitários, tem um efeito benéfico adaptativo e protetor. Por outro lado, níveis séricos muito baixos de T4 por hipotireoidismo central adquirido associam-se a efeitos deletérios.[56]

Referências bibliográficas

1. Martins J. Manual de Urgências Endócrinas. Lidel; 2014.
2. Klubo-Gwiezdzinska J, Wartofsky L. Thyroid emergencies. Med Clin North Am. 2012 Mar;96(2):385-403.
3. Gardner DG, Shoback D. Greenspan's, Basic and Clinical Endocrinology. 10th ed. Lange; 2018.
4. Siqueira RA. Emergências Endócrinas e Metabólicas. Rubio; 2019.
5. Ross SD, Myxedema coma. UpToDate; mar 09, 2021. Review aug 2022.
6. Ono Y, Ono S, Yasunaga H, Matsui H, Fushimi K, Tanaka Y. Clinical characteristics and outcomes of myxedema coma: Analysis of a national inpatient database in Japan. J Epidemiol. 2017 Mar;27(3):117-122.
7. Dutta P, Bhansali A, Masoodi SR, Bhadada S, Sharma N, Rajput R. Predictors of outcome in myxoedema coma: a study from a tertiary care centre. Crit Care. 2008;12(1):R1.
8. Hawatmeh A, Thawabi M, Abuarqoub A, Shamoon F. Amiodarone induced myxedema coma: Two case reports and literature review. Heart Lung. 2018 Jul-Aug;47(4):429-431.
9. Gummalla S, Manjunath M, Phillips B. Myxedema Coma: A Life-Threatening Condition in Patients Using Pembrolizumab. Case Rep Endocrinol. 2020 Oct 22;2020:8855943.
10. Kwaku MP, Burman KD. Myxedema coma. J Intensive Care Med. 2007 Jul-Aug;22(4):224-31.
11. Mavroson MM, Patel N, Akker E. Myxedema Psychosis in a Patient With Undiagnosed Hashimoto Thyroiditis. J Am Osteopath Assoc. 2017 Jan 1;117(1):50-54.
12. Fjølner J, Søndergaard E, Kampmann U, Nielsen S. Complete recovery after severe myxoedema coma complicated by status epilepticus. BMJ Case Rep. 2015 Mar 25.
13. Iwasaki Y, Oiso Y, Yamauchi K, Takatsuki K, Kondo K, Hasegawa H, Tomita A. Osmoregulation of plasma vasopressin in myxedema. J Clin Endocrinol Metab. 1990 Feb; 70(2):534-9.
14. Kwaku MP, Burman KD. Myxedema coma. J Intensive Care Med. 2007 Jul-Aug; 22(4):224-31.
15. Majid-Moosa A, Schussler JM, Mora A. Myxedema coma with cardiac tamponade and severe cardiomyopathy. Proc (Bayl Univ Med Cent). 2015 Oct; 28(4):509-11.
16. Wartofsky L, Burman KD. Alterations in thyroid function in patients with systemic illness: the 'euthyroid sick syndrome'. Endocr Rev. 1982; 3:164–217.
17. Jonklaas J, Bianco AC, Bauer AJ, Burman KD, Cappola AR, Celi FS, et al. Guidelines for the treatment of hypothyroidism: prepared by the american thyroid association task force on thyroid hormone replacement. Thyroid. 2014 Dec; 24(12):1670-751.
18. Ueda K, Kiyota A, Tsuchida M, Okazaki M, Ozaki N. Successful treatment of myxedema coma with a combination of levothyroxine and liothyronine. Endocr J. 2019 May 28; 66(5):469-474.
19. Ylli D, Klubo-Gwiezdzinska J, Wartofsky L. Thyroid emergencies [published correction appears in Pol Arch Intern Med. 2019 Sep 30;129(9):653. doi: 10.20452/pamw.15001]. Pol Arch Intern Med. 2019;129(7-8):526-534.
20. Rodríguez I, Fluiters E, Pérez-Méndez LF, Luna R, Páramo C, García-Mayor RV. Factors associated with mortality of patients with myxoedema coma: prospective study in 11 cases treated in a single institution. J Endocrinol. 2004 Feb; 180(2):347-50.
21. Dutta P, Bhansali A, Masoodi SR, Bhadada S, Sharma N, Rajput R. Predictors of outcome in myxoedema coma: a study from a tertiary care centre. Crit Care. 2008; 12(1):R1.
22. Ghada Elshimy; Venu Chippa; Ricardo Correa. Myxedema. StatPearls Publishing; 2022 Jan-. Last Update: May 22, 2022.
23. De Almeida R, McCalmon S, Cabandugama PK. Clinical Review and Update on the Management of Thyroid Storm. Mo Med. 2022;119(4):366-371.
24. Galindo RJ, Hurtado CR, Pasquel FJ, García Tome R, Peng L, Umpierrez GE. National Trends in Incidence, Mortality, and Clinical Outcomes of Patients Hospitalized for Thyrotoxicosis With and Without Thyroid Storm in the United States, 2004-2013. Thyroid. 2019 Jan;29(1):36-43.
25. Klubo-Gwiezdzinska J, Wartofsky L. Thyrotoxic storm. In:Wass JA, Stewart PA, Amiel SA, Davies MJ. Oxford textbook of endocrinology and diabetes. 2nd edition. Oxford: Oxford Univ. Press; 2011 p. 454-61.
26. Akamizu T, Satoh T, Isozaki O, Suzuki A, et al. Japan Thyroid Association. Diagnostic criteria, clinical features, and incidence of thyroid storm based on nationwide surveys. Thyroid. 2012 Jul; 22(7):661-79.
27. Swinburne JL, Kreisman SH. A rare case of subacute thyroiditis causing thyroid storm. Thyroid 2007; 17:73–6.
28. Yoon SJ, Kim DM, Kim JU, Kim KW, Ahn CW, Cha BS, Lim SK, Kim KR, Lee HC, Huh KB. A case of thyroid storm due to thyrotoxicosis factitia. Yonsei Med J. 2003 Apr 30;44(2):351-4.
29. Rivas AM, Larumbe E, Thavaraputta S, Juarez E, Adiga A, Lado-Abeal J. Unfavorable Socioeconomic Factors Underlie High Rates of Hospitalization for Complicated Thyrotoxicosis in Some Regions of the United States. Thyroid. 2019 Jan;29(1):27-35.
30. Maurer E, Vorländer C, Zielke A, Dotzenrath C, von Frankenberg M, Köhler H, et al. Short-Term Outcomes of Surgery for Graves' Disease in Germany. J Clin Med. 2020 Dec 11;9(12):4014.
31. Aiello DP, DuPlessis AJ, Pattishall EG 3rd, Kulin HE. Thyroid storm. Presenting with coma and seizures. In a 3-year-old girl. Clin Pediatr (Phila). 1989 Dec;28(12):571-4.
32. Elendu C, Amaechi DC, Amaechi EC, et al. Diagnostic criteria and scoring systems for thyroid storm: An evaluation of their utility - comparative review. Medicine (Baltimore). 2024;103(13):e37396.
33. Bourcier S, Coutrot M, Kimmoun A, Sonneville R, de Montmollin E, Persichini R, et al. Thyroid Storm in the ICU: A Retrospective Multicenter Study. Crit Care Med. 2020 Jan;48(1):83-90.
34. Ross DS, Burch HB, Cooper DS, Greenlee MC, Laurberg P, Maia AL, Rivkees SA, Samuels M, Sosa JA, Stan MN, Walter MA. 2016 American Thyroid Association Guidelines for Diagnosis and Management of Hyperthyroidism and Other Causes of Thyrotoxicosis. Thyroid. 2016 Oct; 26(10):1343-1421.
35. Waheed A, Awais SB, Kamboj S, Mahmud H. Endocrine Emergencies. Prim Care. 2024;51(3):495-510.
36. Satoh T, Isozaki O, Suzuki A, Wakino S, Iburi T, Tsuboi K, et al. 2016 Guidelines for the management of thyroid storm from The Japan Thyroid Association and Japan Endocrine Society (First edition). Endocr J. 2016 Dec 30;63(12):1025-1064.
37. Pokhrel B, Aiman W, Bhusal K. Thyroid Storm Treasure Island (FL). StatPearls Publishing; 2022 Jan-. Last Update: June 19, 2022.
38. Tieken K, Paramasivan AM, Goldner W, Yuil-Valdes A, Fingeret AL. Therapeutic Plasma Exchange As A Bridge To Total Thyroidectomy In Patients With Severe Thyrotoxicosis. AACE Clin Case Rep. 2020 Sep 26;6(1):e14-e18.
39. Lee S, Farwell AP. Euthyroid Sick Syndrome. Compr Physiol. 2016 Mar 15;6(2):1071-80.
40. Ganesan K, Wadud K. Euthyroid Sick Syndrome. StatPearls [Internet]. Last Update: October 30, 2021.
41. Guo J, Hong Y, Wang Z, Li Y. Analysis of the Incidence of Euthyroid Sick Syndrome in Comprehensive Intensive Care Units and Related Risk Factors. Front Endocrinol (Lausanne). 2021 Jun 9;12:656641.
42. Langouche L, Jacobs A, Van den Berghe G. Nonthyroidal Illness Syndrome Across the Ages. J Endocr Soc. 2019 Oct 16;3(12):2313-2325.
43. Fliers E, Boelen A. An update on non-thyroidal illness syndrome. J Endocrinol Invest. 2021 Aug;44(8):1597-1607.
44. Moura Neto A, Zantut-Wittmann DE. Abnormalities of Thyroid Hormone Metabolism during Systemic Illness: The Low T3 Syndrome in Different Clinical Settings. Int J Endocrinol. 2016;2016:2157583.
45. Ross DS. Thyroid function in nonthyroidal illness. UpToDate, Aug 09, 2022.

46. Sciacchitano S, Capalbo C, Napoli C, Anibaldi P, Salvati V, De Vitis C, et al. Nonthyroidal Illness Syndrome: To Treat or Not to Treat? Have We Answered the Question? A Review of Metanalyses. Front Endocrinol (Lausanne). 2022 May 10;13:850328.
47. Vidart J, Jaskulski P, Kunzler AL, Marschner RA, Ferreira de Azeredo da Silva A, Wajner SM. Non-thyroidal illness syndrome predicts outcome in adult critically ill patients: a systematic review and meta-analysis. Endocr Connect. 2022 Feb 9;11(2):e210504.
48. Guo J, Hong Y, Wang Z, Li Y. Prognostic Value of Thyroid Hormone FT3 in General Patients Admitted to the Intensive Care Unit. Biomed Res Int. 2020 Jul 12;2020:6329548.
49. Wang B, Liu S, Li L, Yao Q, Song R, Shao X, Li Q, Shi X, Zhang JA. Non-thyroidal illness syndrome in patients with cardiovascular diseases: A systematic review and meta-analysis. Int J Cardiol. 2017 Jan 1;226:1-10.
50. Wang J, Yuan W, Dong R, Liu N, Liu D, Zhou Y. Predictors for euthyroid sick syndrome and its impact on in-hospital clinical outcomes in high-risk patients undergoing coronary artery bypass grafting. Perfusion. 2019 Nov;34(8):679-688.
51. Chang CY, Chien YJ, Lin PC, Chen CS, Wu MY. Nonthyroidal Illness Syndrome and Hypothyroidism in Ischemic Heart Disease Population: A Systematic Review and Meta-Analysis. J Clin Endocrinol Metab. 2020 Aug 1;105(8):dgaa310.
52. Zheng J, Cui Z, Shi N, Tian S, Chen T, Zhong X, et al. Suppression of the hypothalamic-pituitary-thyroid axis is associated with the severity of prognosis in hospitalized patients with COVID-19. BMC Endocr Disord. 2021 Nov 15;21(1):228.
53. Sparano C, Zago E, Morettini A, Nozzoli C, Yannas D, Adornato V, et al. Euthyroid sick syndrome as an early surrogate marker of poor outcome in mild SARS-CoV-2 disease. J Endocrinol Invest. 2022 Apr;45(4):837-847.
54. Shah PA, Shetty K, Rahman F, Manov A, Sharaf M. Abnormal TSH Level as a Predictor of Severe Outcomes Among Patients Hospitalized With COVID-19. J Community Hosp Intern Med Perspect. 2024;14(5):35-41.
55. Sharma SK, Rani R, Thakur K. Effect of Early Versus Delayed Parenteral Nutrition on the Health Outcomes of Critically Ill Adults: A Systematic Review. J Crit Care Med (Targu Mures). 2021 Aug 5;7(3):160-169.
56. McKeever L, Peterson SJ, Lateef O, Freels S, Fonseca TL, Bocco BMLC, et al. Higher Caloric Exposure in Critically Ill Patients Transiently Accelerates Thyroid Hormone Activation. J Clin Endocrinol Metab. 2020 Feb 1;105(2):523–33.

capítulo 83

Transtornos da Glândula Adrenal

Isabelle Guerreiro Machado

Introdução

O paciente crítico em ambiente de terapia intensiva encontra-se em um estado de estresse metabólico intenso. Na resposta ao estresse, a glândula adrenal desempenha um papel fundamental, por meio da ação das catecolaminas na ativação do sistema simpático e do eixo hipotálamo-hipófise-adrenal (HPA), com a liberação de hormônios esteroides, como os glicocorticoides e mineralocorticoides, o que auxilia o retorno à homeostase. Frente a isso e nesse contexto, a identificação e controle dos distúrbios da glândula adrenal são de suma importância na prática clínica. Este capítulo abordará o quadro de insuficiência adrenal no ambiente de unidade de terapia intensiva.

Fisiologia e anatomia da adrenal

A glândula adrenal é anatomicamente dividida em duas porções: córtex e medula. A medula, que consiste nos 20% centrais da glândula, é funcionalmente relacionada ao sistema nervoso simpático, secretando os hormônios epinefrina e norepinefrina em resposta ao estímulo simpático. O córtex adrenal é composto por três camadas histologicamente distintas: a zona glomerulosa, a zona fasciculada e a zona reticular, e cada uma produz hormônios esteroides, os quais são, respectivamente, os mineralocorticoides (aldosterona), os glicocorticoides (cortisol) e os hormônios sexuais. (**Figura 83.1**).

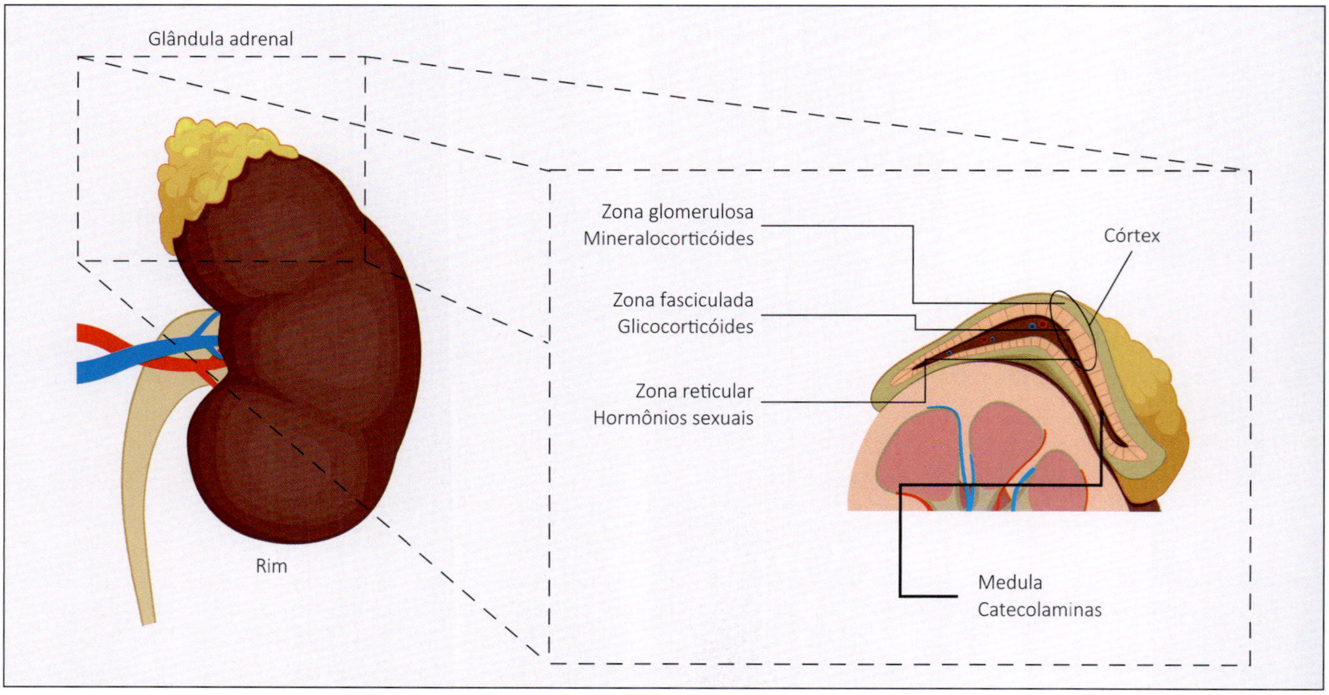

Figura 83.1. Anatomia da glândula adrenal.
Fonte: Adaptado de Adrenal insufficiency. Nat Rev Dis Primers.[2]

Mineralocorticoides

Entre os mineralocorticoides, a aldosterona é o principal, sendo responsável por cerca de 90% de toda a atividade. Ela desempenha um papel na manutenção dos íons sódio e potássio, na qual é responsável por estimular a reabsorção tubular renal de sódio e a excreção de potássio, além de, indiretamente, equilibrar o volume circulatório efetivo por meio da reabsorção de água juntamente ao sódio. Sua secreção é controlada pelo sistema renina-angiotensina e pela concentração de potássio no líquido extracelular, por meio de um mecanismo independente do hormônio adrenocorticotrófico (ACTH).[1,3]

Catecolaminas

Secretadas pela medula adrenal, as catecolaminas, como a epinefrina e a norepinefrina, estão ligadas ao sistema nervoso simpático, executando a resposta de *"luta ou fuga"*. Elas agem aumentando a pressão arterial sistêmica através de receptores alfa-1-adrenérgicos localizados nos vasos sanguíneos. Além disso, estão envolvidas no aumento sérico de glicose por meio da ativação da glicogenólise, no aumento da secreção de glucagon, via receptores beta-2, e na diminuição da secreção de insulina, via receptores alfa-2.

Glicocorticoides

O cortisol é o principal hormônio glicocorticoide e é também denominado hidrocortisona. Esse hormônio tem uma função importante na regulação da pressão arterial sistêmica por meio de sua ação em sensibilizar os receptores de catecolaminas na musculatura vascular, gerando vasoconstrição e inibição da ação de agentes vasodilatadores, como, por exemplo, o óxido nítrico. Também age na regulação do metabolismo, como hormônio catabólico, estimulando a gliconeogênese e a mobilização de proteínas e lipídios, além de modular o sistema imune. Sua secreção ocorre em pulsos de várias amplitudes a cada 60-90 minutos, criando um variação circadiana rigorosamente regulada e que apresenta uma elevação nas primeiras horas da manhã e níveis mais baixos ao final do dia. A maior parte do cortisol é encontrada na circulação ligada à globulina ligadora de corticosteroides (CBG). Sendo assim, a fração livre de cortisol depende da afinidade da ligação do cortisol à CBG, que pode variar em decorrência de diversos fatores, como temperatura corporal ou inflamação.[1,3]

Sua ação é mediada por meio do *feedback* com o eixo hipotálamo-hipófise-adrenal (HPA), iniciando o eixo com a produção de um hormônio denominado fator liberador de corticotrofina (CRH), liberado pelo hipotálamo, que irá estimular a secreção de ACTH pela hipófise anterior, a qual irá induzir a secreção de cortisol pelo córtex da adrenal. Qualquer estresse físico ou neurogênico causará um gatilho para um aumento imediato de ACTH e, consequentemente, de cortisol. O cortisol também apresentará efeitos de *feedback* negativo direto com o hipotálamo, ocasionando então a redução de sua produção. Esta ativação do eixo HPA colabora para a adaptação do organismo em uma situação de estresse, além de contribuir para manter a homeostase (**Figura 83.2**).[1,4]

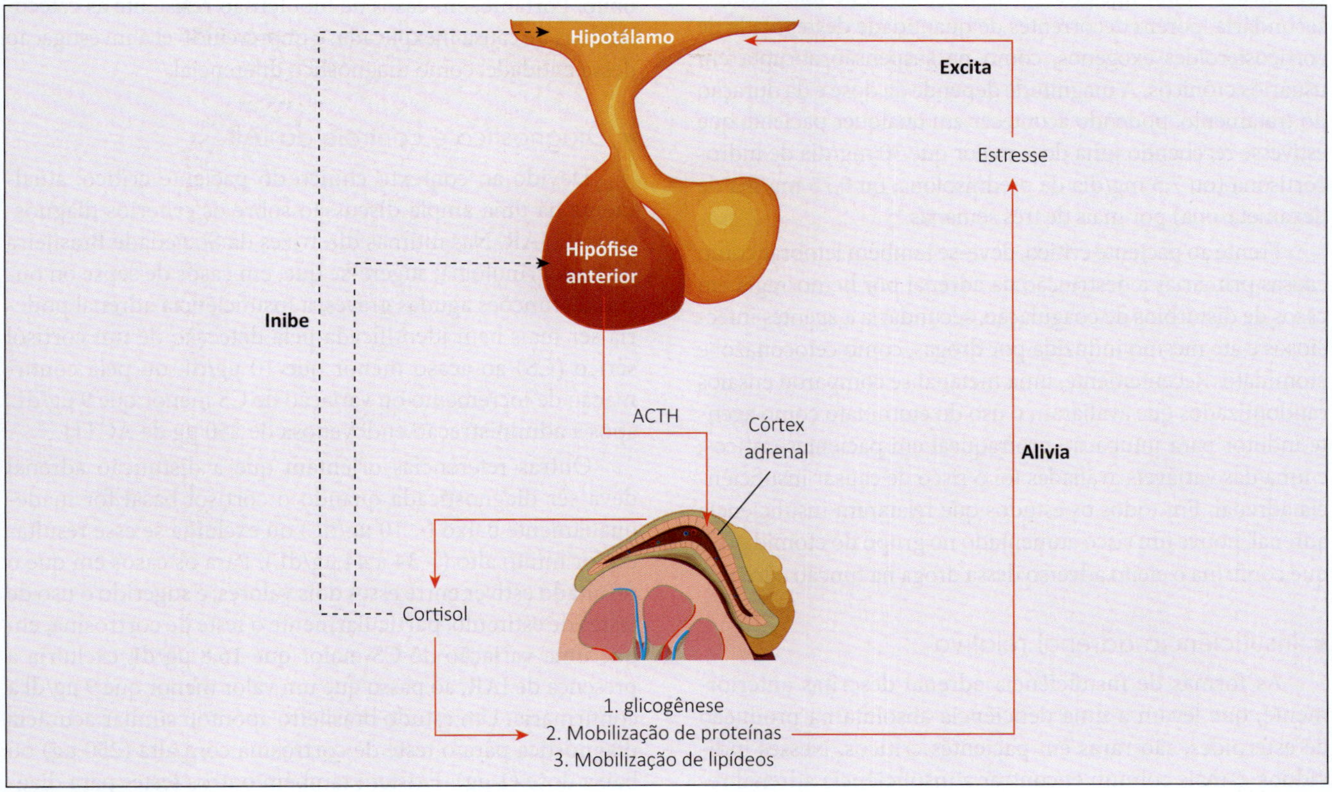

Figura 83.2. Mecanismo de regulação do cortisol.
Fonte: Editora Atheneu.

Insuficiência adrenal

Fisiopatologia

A insuficiência adrenal (IA) é caracterizada por queda da função adrenal secundária a uma disfunção no eixo HPA, o que determina produção inadequada de glicocorticoides, principalmente do cortisol. Tal disfunção pode ser classificada em primária, secundária e terciária, dependendo da origem da sua origem.[5]

A IA primária é rara e ocasionada pela insuficiência direta da glândula adrenal em produzir hormônios esteroides, mesmo quando o estímulo da hipófise anterior, via ACTH, é adequado ou até mesmo aumentado. Na grande maioria dos casos, a causa é uma destruição inicial das glândulas suprarrenais secundária a uma reação autoimune (doença de Addison ou adrenalite autoimune). A minoria restante pode estar relacionada à destruição glandular por neoplasias, amiloidose, síndrome do anticorpo antifosfolípide e infecções como HIV ou tuberculose.[5,2]

A IA secundária é caracterizada por diminuição da função adrenal ocasionada pela falta de ACTH hipofisário, em decorrência de neoplasia (craniofaringioma), infiltração granulomatosa (tuberculose, sarcoidose), hipofisectomia ou pela falta de CRH hipotalâmico, causada por irradiação ou intervenção cirúrgica. Devido ao fato de a secreção de aldosterona ser mais dependente do estímulo da angiotensina II (eixo renina-angiotensina-aldosterona) do que do ACTH, não haverá importante deficiência de aldosterona na IA secundária.[5,2]

Alguns autores também consideram a existência de IA classificada como terciária, quando há sinais de insuficiência secundária, porém decorrentes de quantidade desregulada de corticosteroides exógenos, como na suspensão abrupta em usuários crônicos. A magnitude depende da dose e da duração do tratamento, podendo acontecer em qualquer paciente que estivesse recebendo uma dose maior que 30 mg/dia de hidrocortisona (ou 7,5 mg/dia de prednisolona, ou 0,75 mg/dia de dexametasona) por mais de três semanas.[5,2]

Frente ao paciente crítico, deve-se também lembrar como causas primárias a destruição da adrenal por hemorragia em casos de distúrbios de coagulação, secundária a agentes infecciosos e até mesmo induzida por drogas, como cetoconazol e etomidato. Recentemente, uma metanálise comparou ensaios randomizados que avaliaram o uso do etomidato como agente indutor para intubação orotraqueal em pacientes críticos, e uma das variáveis avaliadas foi o risco de causar insuficiência adrenal. Em todos os estudos que relataram insuficiência adrenal, houve um risco aumentado no grupo do etomidato, o que confirma o efeito adverso dessa droga na função adrenal.[6]

■ Insuficiência adrenal relativa

As formas de insuficiência adrenal descritas anteriormente, que levam a uma deficiência absoluta na produção de esteroides, são raras em pacientes críticos. Nesses indivíduos, é mais comum encontrar a insuficiência adrenal relativa (IAR), recentemente denominada como insuficiência de corticosteroide relacionada à doença crítica (CIRCI), como, por exemplo, no choque séptico, em que a resposta adrenal é inadequada para a situação de estresse. Nesse contexto, espera-se que o hipotálamo aumente a produção de CRH. O CRH, por meio da estimulação simpática, aumenta a liberação de catecolaminas, epinefrina e norepinefrina, substâncias responsáveis pela vasoconstrição e pelo inotropismo positivo. O CRH também estimula a hipófise posterior a liberar hormônio antidiurético (ADH), que irá agir nos receptores V2, localizados nos ductos coletores dos rins, o que promove a reabsorção e retenção de água livre, além de agir nos receptores V1, localizados no músculo liso vascular, ocasionando vasoconstrição.[7]

Sua fisiopatologia não está totalmente esclarecida, mas envolve tanto a secreção diminuída de cortisol como alteração na transdução do sinal glicocorticoide, visto que as citocinas pró-inflamatórias competem com o ACTH pelo seu receptor ou induzem resistência aos glicocorticoides. Na sepse, também pode haver alteração do suprimento sanguíneo hipofisário e acúmulo de superóxido, neuropeptídeos e prostaglandinas, contribuindo para a diminuição da secreção dos hormônios hipotalâmicos e hipofisários (**Figura 83.3**).[8]

■ Quadro clínico

Sua apresentação clínica aguda é inespecífica, podendo incluir alguns sinais e sintomas sugestivos, como náusea, vômito, anorexia, hipoglicemia, hipotermia, hipotensão arterial e distúrbios eletrolíticos, como hiponatremia e hipercalemia. Devido à inespecificidade dos sintomas, seu diagnóstico pode passar despercebido no paciente crítico. Contudo, se o diagnóstico não for feito, o paciente provavelmente irá evoluir a óbito. Portanto, em casos de hipotensão resistente às catecolaminas de causa inexplicada, é imprescindível a investigação dessa entidade, como diagnóstico diferencial.[1,5]

■ Diagnostico e controle da IAR

Devido ao contexto clínico do paciente crítico, atualmente há uma ampla discussão sobre os critérios diagnósticos da IAR. Nas últimas diretrizes da Sociedade Brasileira de Endocrinologia, sugere-se que, em casos de sepse ou outras disfunções agudas graves, a insuficiência adrenal poderia ser mais bem identificada pela detecção de um cortisol sérico (CS) ao acaso menor que 10 μg/dL ou pela confirmação de incremento ou variação de CS menor que 9 μg/dL, após a administração endovenosa de 250 μg de ACTH.[7,8]

Outras referências orientam que a disfunção adrenal deva ser diagnosticada quando o cortisol basal for inadequadamente baixo (< 10 μg/dL) ou excluída se esse resultado for muito alto (> 34 a 44 μg/dL). Para os casos em que o resultado estiver entre esses dois valores, é sugerido o uso de testes de estímulo, particularmente o teste de cortrosina, em que uma variação de CS maior que 16,8 μg/dL excluiria a presença de IAR, ao passo que um valor menor que 9 μg/dl a confirmaria. Um estudo brasileiro apontou similar acurácia diagnóstica para o teste de cortrosina com alta (250 μg) ou baixa dose (1 μg). Existem também outros testes para diagnosticar IAR em pacientes críticos, como o teste de metirapona e o cortisol salivar.[11] (**Figura 83.4**)

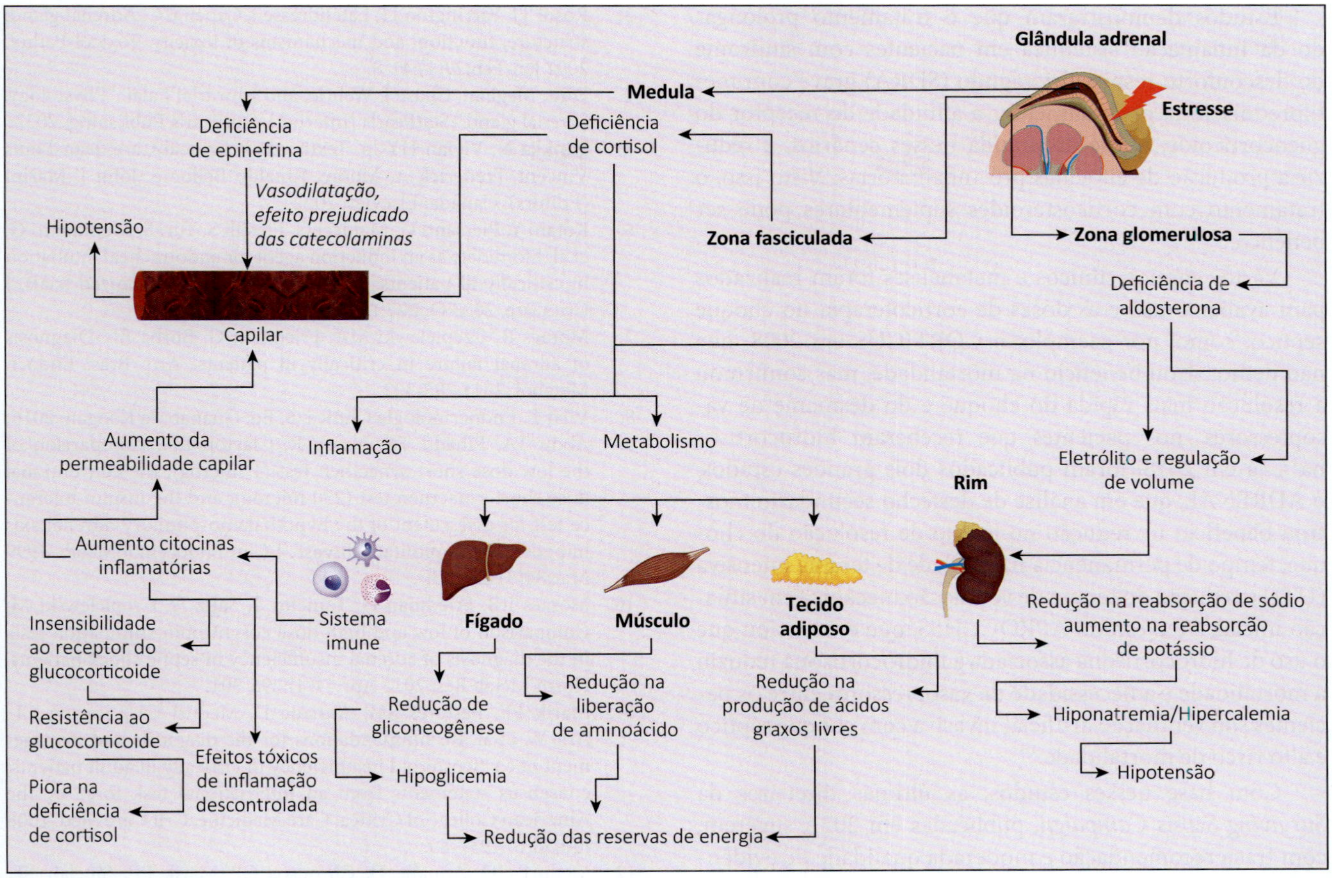

Figura 83.3. Fisiopatologia da insuficiência adrenal.

Fonte: Editora Atheneu.

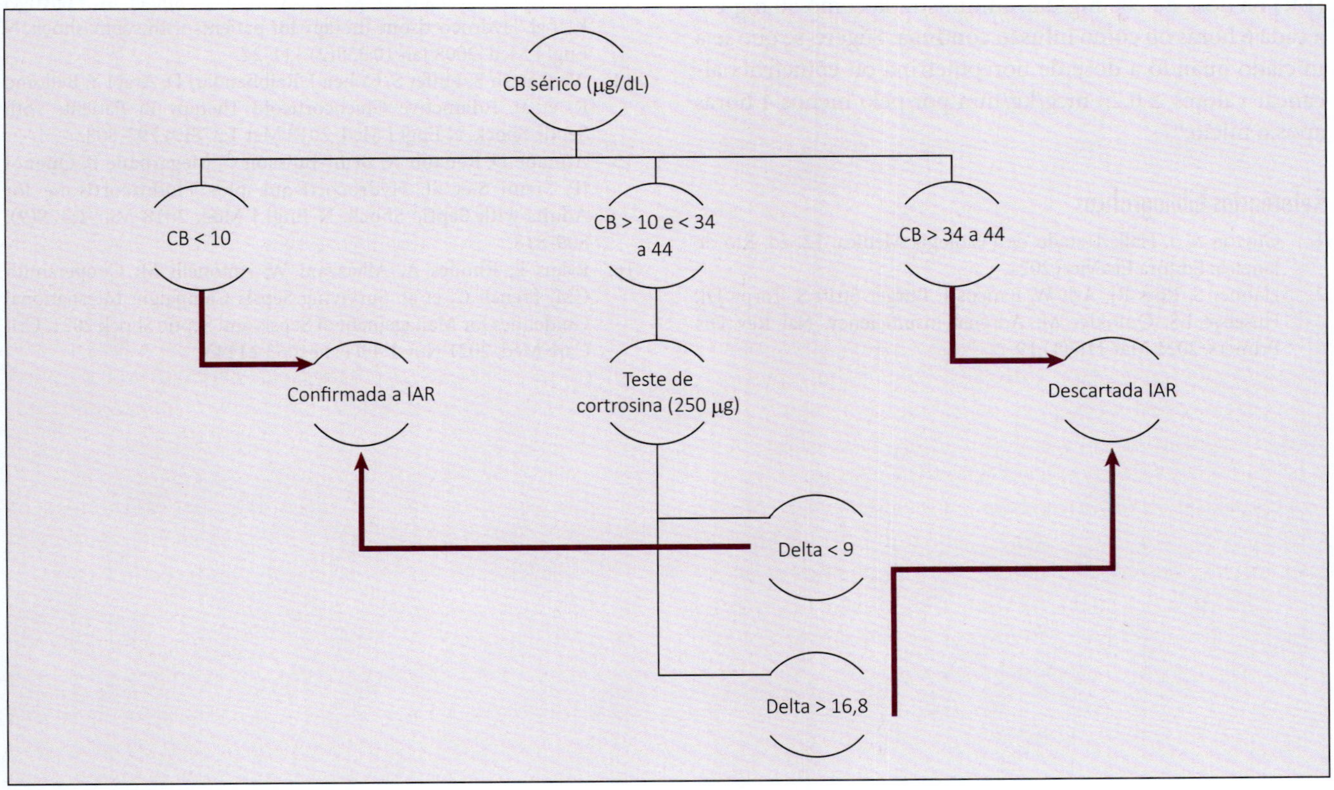

Figura 83.4. Algoritmo para diagnóstico IAR.

Fonte: Editora Atheneu.

Estudos demonstraram que o tratamento prolongado da inflamação sistêmica em pacientes com síndrome do desconforto respiratório agudo (SDRA) grave com metilprednisolona pode aumentar a afinidade do receptor do glicocorticoide, que é diminuída nesses cenários, e reduzir a produção de citocinas pró-inflamatórias. Visto isso, o tratamento com corticosteroides suplementares pode ser benéfico.[12]

Vários ensaios clínicos e metanálises foram realizados para avaliar o uso e as doses de corticoterapia no choque séptico, como, por exemplo, o CORTICUS em 2008, que não demonstrou benefício na mortalidade, mas confirmou a resolução mais rápida do choque e do desmame de vasopressores, nos pacientes que receberam hidrocortisona[13]. Já em 2018, foram publicados dois grandes estudos: o ADRENAL, que em análise de desfecho secundário mostrou benefício na redução no tempo de resolução do choque, tempo de permanência na unidade de terapia intensiva (UTI) e redução do tempo de ventilação mecânica em situação inicial,[14] e o estudo APROCCHSS, que evidenciou que o uso de hidrocortisona associada à fludrocortisona reduziu a mortalidade e a necessidade de vasopressores entre os pacientes sob ventilação artificial invasiva com choque séptico e alto risco de mortalidade.[15]

Com base nesses estudos, as últimas diretrizes da *Surviving Sepsis Campaign*, publicadas em 2021, sugerem, com fraca recomendação e moderada qualidade de evidência, o uso de corticosteroide endovenoso para adultos com choque séptico e com vasopressores em ascensão. O corticosteroide recomendado é a hidrocortisona endovenosa (EV) na dose de 200 mg/dia, administrada como 50 mg EV a cada 6 horas ou como infusão contínua. Sugere-se que seja iniciado quando a dose de norepinefrina ou epinefrina alcançar valores ≥ 0,25 mcg/kg/min por pelo menos 4 horas após o início.[16]

Referências bibliográficas

1. Guyton A, J. Hall. Tratado de Fisiologia Médica. 12. ed. Rio de Janeiro: Editora Elsevier; 2021.
2. Hahner S, Ross RJ, Arlt W, Bancos I, Burger-Stritt S, Torpy DJ, Husebye ES, Quinkler M. Adrenal insufficiency. Nat Rev Dis Primers. 2021 Mar 11;7(1):19.
3. Rosol TJ, Yarrington JT, Latendresse J, Capen CC. Adrenal gland: structure, function, and mechanisms of toxicity. Toxicol Pathol. 2001 Jan-Feb;29(1):41-8.
4. Dutt, Meghan, Chase J. Wehrle, and Ishwarlal Jialal. "Physiology, adrenal gland." StatPearls [Internet]. StatPearls Publishing, 2022.
5. Vankka N, Vivian HY Ip. Textbook of Critical Care: Jean-Louis Vincent, Frederick A. Moore, Rinaldo Bellomo, John J. Marini (Editors). Canada: Elsevier; 2022.
6. Kotani Y, Piersanti G, Maiucci G, Fresilli S, Turi S, Montanaro G, et al. Etomidate as an induction agent for endotracheal intubation in critically ill patients: A meta-analysis of randomized trials. J Crit Care. 2023 Oct;77:154317.
7. Moraes R, Czepielewki MA, Friedman G, Borba EL. Diagnosis of adrenal failure in critically ill patients. Arq. Bras. Endocr. Metabol. 2011:295-302.
8. Vilar L. Endocrinologia Clínica. 6. Ed. Guanabara Koogan; 2016.
9. Abdu TA, Elhadd TA, Neary R, Clayton RN. Comparison of the low dose short synacthen test (1 microg), the conventional dose short synacthen test (250 microg), and the insulin tolerance test for assessment of the hypothalamo-pituitary-adrenal axis in patients with pituitary disease. J Clin Endocrinol Metab. 1999 Mar;84(3):838-43.
10. Moraes RB, Friedman G, Tonietto T, Saltz H, Czepielewski M. Comparison of low and high dose cosyntropin stimulation tests in the diagnosis of adrenal insufficiency in septic shock patients. Horm Metab Res. 2012 Apr;44(4):296-301.
11. Marik PE, Pastores SM, Annane D, Meduri GU, Sprung CL, Arlt W, et al. Recommendations for the diagnosis and management of corticosteroid insufficiency in critically ill adult patients: consensus statements from an international task force by the American College of Critical Care Medicine. Crit Care Med. 2008 Jun;36(6):1937-49.
12. Meduri GU, Annane D, Chrousos GP, Marik PE, Sinclair SE. Activation and regulation of systemic inflammation in ARDS: rationale for prolonged glucocorticoid therapy. Chest. 2009 Dec;136(6):1631-1643.
13. Sprung CL, Annane D, Keh D, Moreno R, Singer M, Freivogel K,et al. Hydrocortisone therapy for patients with septic shock. N Engl J Med. 2008 Jan 10;358(2):111-24.
14. Venkatesh B, Finfer S, Cohen J, Rajbhandari D, Arabi Y, Bellomo R, et al. Adjunctive Glucocorticoid Therapy in Patients with Septic Shock. N Engl J Med. 2018 Mar 1;378(9):797-808..
15. Annane D, Renault A, Brun-Buisson C, Megarbane B, Quenot JP, Siami S,et al. Hydrocortisone plus Fludrocortisone for Adults with Septic Shock. N Engl J Med. 2018 Mar 1;378(9): 809-818.
16. Evans L, Rhodes A, Alhazzani W, Antonelli M, Coopersmith CM, French C, et al. Surviving Sepsis Campaign: International Guidelines for Management of Sepsis and Septic Shock 2021. Crit Care Med. 2021 Nov 1;49(11):e1063-e1143.

SEÇÃO 11

Trauma Grave e Condições Cirúrgicas na UTI

Coordenadores: Suzana Margareth Lobo | Ciro Leite Mendes

capítulo 84

Alterações Endócrinas, Metabólicas e Imunológicas Associadas ao Trauma e à Cirurgia

Suzana Margareth Lobo | Karla Verônica Spaca Millani

Respostas ao estresse

Na resposta do organismo ao trauma, seja ele incidental ou eletivo, diversas vias são ativadas para garantir a sobrevivência após um grande insulto. A agressão ao organismo desencadeia respostas principalmente de componentes neuroendócrinos, inflamatórios-imunológicos e metabólicos, também conhecida como **resposta ao estresse**.[1,2] Seus objetivos são manter ou restaurar a homeostasia interna e a estabilidade hemodinâmica, além de garantir o suprimento de oxigênio aos tecidos. Nesse sentido, o organismo mobiliza substratos calóricos, controla a dor e a temperatura corporal, restaura funções orgânicas e promove a cicatrização de feridas. Essa resposta ao estresse é desencadeada por diferentes insultos como traumas graves, cirurgias extensas associadas a grande dano tissular e perda significativa de sangue, pancreatite aguda grave, queimaduras, sepse, entre outros. A intensidade da resposta se correlaciona com a magnitude da injúria.

Eixos autonômico-adrenal e hipotálamo-hipófise-adrenal

A resposta endócrina ao trauma é ativada por estímulos neuronais aferentes provenientes do local da lesão. Esses estímulos são transmitidos por vias nervosas somatossensoriais e autonômicas até o hipotálamo.[3,4] A partir do hipotálamo, a resposta eferente manifesta-se por duas vias distintas: uma rápida e outra lenta.

A via rápida, também conhecida como eixo autonômico-adrenal, é caracterizada pela liberação de catecolaminas, vasopressina (ADH) e pela ativação do sistema renina-angiotensina-aldosterona (SRAA). Essa resposta rápida tem como objetivo principal a manutenção do fluxo sanguíneo e do suprimento de energia aos órgãos vitais.

A via lenta, por sua vez é mediada pelo eixo hipotálamo-hipofisário que libera uma série de hormônios como o cortisol, o hormônio do crescimento (GH), o tireoestimulante (TSH) e o ADH. A ativação desse eixo mobiliza glicose e gorduras, contribuindo para a resposta metabólica ao trauma. Além dos hormônios, citocinas pró e anti-inflamatórias, bem como diversos outros mediadores, também participam da resposta eferente.

Catecolaminas e estimulação adrenérgica

A ativação do eixo simpático-medula suprarrenal resulta na liberação acentuada de noradrenalina e adrenalina. O pico de catecolaminas está associado a biomarcadores de danos teciduais e endoteliais, degradação do glicocálice, coagulopatia, hiperfibrinólise e é um preditor independente de mortalidade.[5] As catecolaminas elevam a frequência cardíaca, a pressão arterial sistêmica e o volume sistólico, aumentando, com isso, o trabalho e o consumo de oxigênio miocárdicos. No sistema respiratório, elas provocam aumento da frequência respiratória, do volume-minuto e da broncodilatação.

No trato gastrointestinal, as catecolaminas induzem relaxamento da musculatura lisa e contração dos esfíncteres, enquanto no sistema vascular, elas contribuem para um estado hipercoagulável devido ao aumento da adesividade plaquetária e à diminuição da fibrinólise. Além disso, a ativação do eixo simpático-medula suprarrenal determina aumento de glicogenólise e neoglicogênese (com consequente hiperglicemia), lipólise, estimulação da secreção de renina e ADH, além de inibição da secreção de insulina.

Sistema renina-angiotensina-aldosterona e vasopressina

O aumento da renina na resposta ao trauma depende principalmente das alterações hemodinâmicas decorrentes da hipovolemia, frequentemente secundária ao choque hemorrágico ou hipovolêmico concomitante.[6] Em decorrência do trauma, o eixo RAA e o eixo adrenocorticotrófico (ACTH) são estimulados, levando a um aumento da produção de aldosterona, que pode persistir por cerca de sete dias. A renina estimula a produção de angiotensina II, que por sua vez promove a liberação de aldosterona pelo córtex adrenal. A aldosterona, então, aumenta a reabsorção de água e sódio nos túbulos distais do néfron. A hipocalemia pode ocorrer em pacientes politraumatizados devido à ação combinada da aldosterona que aumenta a excreção urinária de potássio e das catecolaminas, que promovem o desvio do potássio para o interior das células.

A vasopressina, também conhecida como hormônio antidiurético (ADH), é liberada da neuro hipófise por três a cinco dias após a injúria. Sua secreção varia diretamente com a intensidade do trauma. Ela atua nos receptores de vasopressina de arginina (V2) nos rins, promovendo a inserção de aquaporinas na parede renal.[6] As aquaporinas permitem o movimento da água do túbulo renal de volta para a circulação sistêmica. Como consequência, a liberação de vasopressina provoca retenção de água e produção de uma urina concentrada por ação direta desse hormônio no rim.

Hormônio adrenocorticotrófico e cortisol

O eixo hipotálamo-pituitária-adrenal (HPA) é um complexo sistema neuroendócrino que controla a resposta ao estresse e diversas funções vitais. O hipotálamo produz o hormônio liberador de corticotrofina (CRH), que estimula a hipófise anterior a liberar o ACTH na corrente sanguínea. O ACTH, por sua vez, atua nas glândulas suprarrenais, estimulando a produção de cortisol, o **hormônio do estresse**.[6] O eixo HPA é regulado por um mecanismo de retroalimentação negativo no qual há o aumento dos níveis de cortisol nas primeiras quatro horas após o trauma por até cinco a sete dias, o que inibe a liberação de CRH e ACTH.

O cortisol é um hormônio glicocorticoide catabólico que mobiliza as reservas de energia para preparar o corpo para a resposta de **luta ou fuga** (do inglês, *fight or flight*). Ele promove a gliconeogênese no fígado, aumentando os níveis de glicose no sangue e o fornecimento de energia.[6] No entanto, a hiperglicemia pode ter efeitos deletérios como prejuízo à cicatrização de feridas, aumento da susceptibilidade a infecções e intensificação das respostas a isquemia e reperfusão.[7] Além disso, a diminuição da degradação do cortisol e a resistência tecidual aos corticosteroides podem levar a alterações fisiopatológicas que resultam na *síndrome de insuficiência de corticosteroide relacionada à doença crítica* (CIRCI).[8] A ocorrência de CIRCI está associada a maiores durações de suporte vasopressor e possivelmente a piores desfechos em longo prazo.

Hormônio do crescimento

O hormônio liberador de hormônio do crescimento (GHRH) do hipotálamo estimula a hipófise antes de liberar o GH. Os níveis séricos de GH aumentam em decorrência do trauma, sendo sua liberação proporcional à extensão da lesão traumática. Esses níveis retornam aos valores basais em torno de uma semana. A transdução do sinal iniciado pelo GH ocorre por meio dos fatores de crescimento semelhantes à insulina, que regulam o crescimento. O GH é responsável por estimular a síntese proteica, promover a lipólise e inibir a captação de glicose pelas células com o objetivo de poupar glicose para os neurônios. Assim como o cortisol, o GH também aumenta os níveis de glicose no sangue pela estimulação da glicogenólise. O efeito hiperglicêmico é ainda intensificado pelas ações anti-insulina do GH.

Hormônios tireoidianos

A liberação de T3 e T4 em resposta ao aumento da produção de TSH, estimulada pelo hormônio liberador de tireotropina (TRH) do hipotálamo, aumenta o consumo de oxigênio pelos tecidos metabolicamente ativos, levando à produção de calor e ao aumento do metabolismo. Esses hormônios também são importantes por aumentar tanto a liberação de catecolaminas quanto a afinidade e a sensibilidade dos receptores beta-adrenérgicos a esses hormônios no coração, contribuindo para a resposta hemodinâmica ao estresse. Além disso, T3 e T4 desempenham um papel importante no metabolismo de proteínas, carboidratos e lipídios.

Consequências metabólicas da resposta endócrina

A resposta ao estresse é um vantagem evolutiva que aumenta as chances dos animais feridos permanecerem vivos até que suas lesões cicatrizem. Um dos motivos é que essa estratégia permite à vítima dos ferimentos sobreviver sem comida por algum tempo, utilizando suas reservas e retendo sal e água até a resolução das feridas. Isso se deve à resposta endócrina ao trauma que promove o fornecimento de substratos a partir de mecanismos de restabelecimento da volemia e do catabolismo de carboidratos, lipídios e proteínas. Após o trauma (acidental ou cirúrgico), há um estado de hipercatabolismo que produz fontes de energia metabólica facilmente utilizáveis. Para isso, o organismo utiliza como substrato o glicogênio e compostos como lactato, glicerol e alanina. A glicose é metabolizada em gás carbônico e água durante a respiração celular aeróbica. Em alguns tecidos, a glicose pode ser utilizada durante a respiração celular anaeróbica, produzindo lactato. A presença de acidose e hiperlactatemia é com frequência, mas não exclusivamente, consequente ao metabolismo anaeróbico, e sugere a presença de insuficiência circulatória.[9]

A fase catabólica inicial caracteriza-se pela presença de hiperglicemia e balanço nitrogenado negativo. O mecanismo habitual de homeostase da glicose é ineficaz no período em que o organismo enfrenta um trauma devido ao cortisol, ao GH e às catecolaminas. A insulina está diminuída e existe uma resistência periférica a esse hormônio. O catabolismo proteico é acelerado em resposta ao aumento da concentração do cortisol, que é diretamente proporcional à gravidade das lesões. O cortisol também estimula a degradação muscular, liberando aminoácidos que podem ser utilizados pelo fígado para a gliconeogênese. A glicogenólise e a gliconeogênese hepática são responsáveis pelo aumento glicêmico em períodos de jejum. Após o esgotamento das reservas de glicogênio por glicogenólise, a neoglicogênese a partir dos aminoácidos passa a ser responsável por manter a glicemia. A hiperglicemia se relaciona com a intensidade da lesão.

As gorduras armazenadas em forma de triglicerídeos são convertidas por lipólise em glicerol e ácidos graxos. Os ácidos graxos podem ser oxidados no fígado ou no músculo e são transformados em corpos cetônicos que se tornam fonte alternativa de energia.

Quando há restauração da homeostasia, observa-se redução dos glicocorticoides circulantes, redução das vias catabólicas (glicogenólise, lipólise, gliconeogênese) e aumento das vias anabólicas (proteogênese, lipogênese, glicogênese), diurese do líquido retido, recuperação do apetite e balanço nitrogenado positivo.[11]

Resposta inflamatória e consequências imunológicas da resposta endócrina

As citocinas são proteínas de baixo peso molecular provenientes de leucócitos ativados, fibroblastos e células endoteliais em resposta a um insulto, com papel crucial na mediação da inflamação e da imunidade.[12] Essas substâncias facilitam a ativação e a proliferação de neutrófilos (polimorfonucleares) e estimulam a secreção de outras citocinas. A interleucina-1 (IL-1) e o fator de necrose tumoral-α (TNF-α) iniciam as reações em cadeia da inflamação, sendo responsáveis pela ativação do complemento e pela liberação de prostaglandinas (PG) e IL-6. A IL-6 é liberada numa segunda fase e estimula o fígado a produzir as proteínas de fase aguda (PFA), como a proteína C reativa (PCR), o fibrinogênio e a alfa 2-macroglobulina, que agem como mediadores inflamatórios. As concentrações de IL-6 e PCR estão associadas à magnitude do estresse cirúrgico, com picos de concentração sérica entre 12 e 24 horas para a IL-6 e um pouco mais tardio (24-72 horas) para a PCR.[6]

A procalcitonina (PCT), um precursor do hormônio calcitonina, é outro mediador da resposta inflamatória. Níveis séricos elevados de PCT têm sido relatados em pacientes com infecções graves e em diferentes condições, como trauma acidental e cirúrgico, lesão térmica, choque cardiogênico, pancreatite, infecções bacterianas sistêmicas e sepse.[13]

As citocinas podem, isoladamente, aumentar a secreção de ACTH e de cortisol. Outras substâncias intervêm na resposta imunitária à agressão, como as prostaglandinas (PG) e as bradicininas. Essas últimas parecem desempenhar um papel importante na resposta à agressão, causando vasodilatação e aumento da permeabilidade, uma ação pró-inflamatória.

A falência de múltiplos órgãos (FMO) pode ocorrer como resultado de uma síndrome de resposta inflamatória sistêmica (SIRS) grave, causada pela ativação excessiva do sistema imunológico inato, podendo levar à morte nos primeiros dias após o insulto. No entanto, achados clínicos, laboratoriais e estudos genômicos têm demonstrado que as respostas inflamatória sistêmica e compensatória anti-inflamatória (CARS) ocorrem simultaneamente no insulto grave (**Figura 84.1**).[14-17] A CARS estimula em excesso o sistema imunológico adaptativo e resulta em FMO tardiamente. Há, de fato, uma verdadeira tempestade genética com superexpressão e regulação positiva de milhares de vias inflamatórias, bem como regulação negativa de outras. A ocorrência de múltiplos insultos adicionais, como persistência ou reincidência de infecção, reoperações, transfusões sanguíneas e outros, poderia amplificar ambas as respostas. Como consequência, um novo fenótipo de FMO tem sido descrito em pacientes que não se recuperam rapidamente ou morrem após trauma inicial e permanecem em estado de inflamação, catabolismo e imunossupressão crônicos, com desfechos desfavoráveis em longo prazo.

Inflamação, catabolismo e imunossupressão persistentes (PICS)

Tem sido possível reconhecer esse fenótipo PICS nas UTI, após casos complicados, de forma cada vez mais frequente, por causa dos progressos na capacidade de suporte orgânico. Em geral, são pacientes com internação prolongada (acima de 14 dias) com disfunções orgânicas leves e manejáveis, contagem de leucócitos e níveis de PCR séricos persistentemente elevados, associados a linfopenia e hipoalbuminemia (**Figura 84.1**).[15] A **Figura 84.2** demonstra o modelo SIRS-CARS modificado para acomodar os múltiplos insultos que podem estar presentes nesses pacientes.[18] Há um expressivo estado de catabolismo proteico, mesmo com suporte nutricional intenso que evolui com hipoalbuminemia, perda de massa corporal magra, déficit funcional significativo e má cicatrização de feridas, além de infecções nosocomiais, reoperações devido a complicações em casos cirúrgicos, descontinuação difícil da ventilação invasiva, além de problemas de cognição e de mobilidade.

Alguns mecanismos fisiológicos principais explicam a imunossupressão. O primeiro mecanismo é a mielopoiese de emergência que é uma resposta da medula óssea a uma variedade de insultos inflamatórios, incluindo infecção, trauma e queimaduras. Granulócitos são liberados da medula óssea para o local da lesão com expansão da linhagem mieloide que predomina, em detrimento de outras células, o que promove linfopenia, anemia e trombocitopenia. Essa nova linhagem também se caracteriza pela presença das denominadas células supressoras derivadas da linhagem mieloide (MDSC) que permanecem por cerca de quatro semanas e associa-se a imunossupressão crônica.[19] O intuito dessa resposta mielopoiética seria a de proteger o organismo da excessiva resposta inflamatória e de infecções secundárias, mas acaba por também inibir a ativação e proliferação de células T, o que termina por causar imunossupressão.[20] Além disso, essas células não podem amadurecer como granulócitos, macrófagos e células dendríticas.

O segundo mecanismo relaciona-se ao fato de que, após trauma ou sepse, ambos os braços da imunidade (inata e adaptativa) são marcadamente suprimidos. Quase todas as respostas imunes são comprometidas de forma profunda.[20] Neutrófilos têm sua função alterada, há aumento de células MDSC e um número acentuadamente diminuído de subpopulações de linfócitos circulantes (exceto de células T reguladoras).

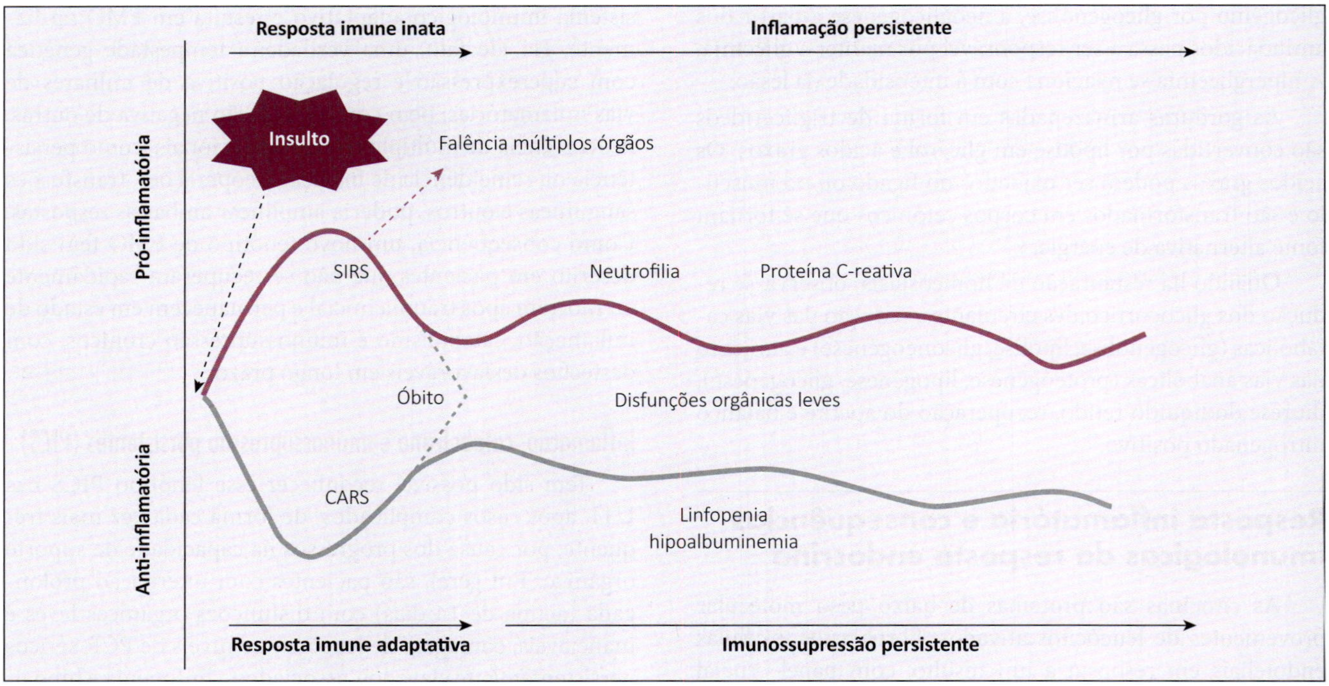

Figura 84.1. Dinâmica das respostas pro e anti-inflamatórias no trauma e cirurgia e sinais da Sindrome de Inflamação Imunossupressao e Catabolismo Persistente (PICS).

Fonte: Adaptado Gentile LF, Cuenca AG, Efron PA, Ang D, Bihorac A, McKinley BA, Moldawer LL, Moore FA. Persistent inflammation and immunosuppression: a common syndrome and new horizon for surgical intensive care. J Trauma Acute Care Surg. 2012;72(6):1491-501.

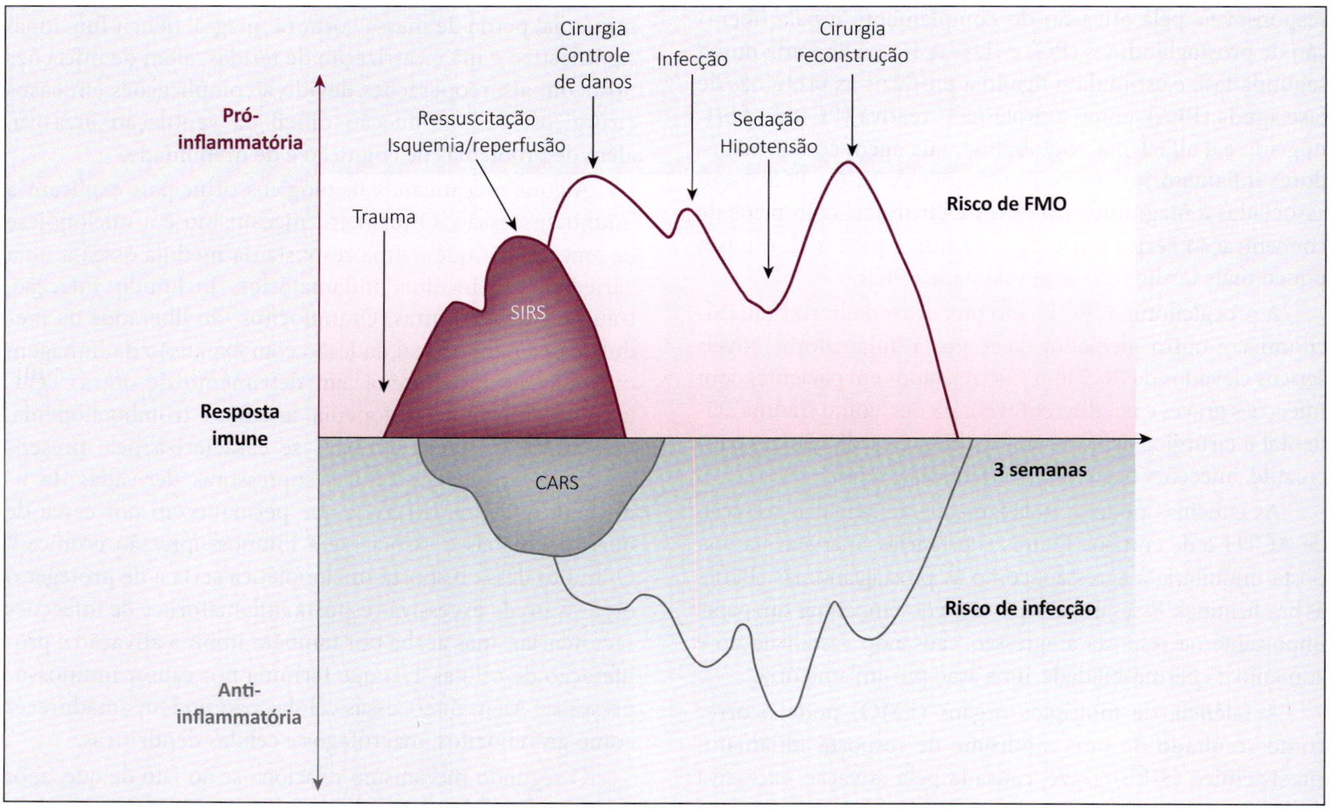

Figura 84.2. Dinâmica das respostas pró e anti-inflamatórias ao trauma acidental.

Fonte: Adaptada Brochner AC, Toft P. Pathophysiology of the systemic inflammatory response after major accidental trauma. Scand J Trauma Resusc Emerg Med. 2009;17:43.

A linfopenia pode durar várias semanas e a magnitude dessa linfopenia tem sido correlacionada com má evolução. Os linfócitos NK também estão acentuadamente diminuídos, o que pode favorecer infecções virais. O número e a função das células dendríticas, importantes por promover interações entre os sistemas imunes inato e adaptativo, estão comprometidos.

Por fim, muitos outros aspectos da imunidade estão intensamente prejudicados, como é o caso do tecido linfoide associado ao intestino, que também desenvolve disfunção.[21] De acordo com essa hipótese, a translocação de microrganismos do intestino para o sistema linfático e corrente sanguínea ocorreria devido a trauma e isquemia da mucosa intestinal, o que aumentaria, em consequência, o risco de sepse e FMO.

Os critérios diagnósticos do paciente com PICS incluem[15] vários achados associados a doença crítica crônica (estadia em UTI por mais de 14 dias) e incluem PCR maior que 15 mg/dL, contagem de linfócitos menor que 0,8 x 10^9/L, perda de peso maior do que 10% durante a hospitalização ou índice de massa corporal (IMC) menor que 18 kg/m^2, nível de albumina menor que 3g/dL ou pré-albumina menor que 10 mg/dL. Outras características desses pacientes são a presença de múltiplas comorbidades e idade acima de 65 anos, perda significativa de massa corporal (apesar do suporte nutricional adequado), infecções nosocomiais recorrentes, desenvolvimento de úlceras de decúbito, má cicatrização de feridas, estresse psicológico, *delirium*, intensa fraqueza e fadiga. Muitos desses pacientes, após alta hospitalar, apresentam desfechos desfavoráveis a longo prazo (óbito ou total dependência, após um ano).

Condução

A avaliação e a monitorização contínuas são essenciais para o gerenciamento de pacientes traumatizados ou cirúrgicos por meio de exames laboratoriais, como hemograma, função renal, parâmetros de coagulação, creatinoquinase e mioglobina. A oferta de oxigênio para os tecidos pode ser monitorada por meio de gasometria arterial e venosa, além da dosagem do lactato sérico. A recuperação após a cirurgia pode ser acompanhada pela medição seriada de marcadores como contagem de glóbulos brancos e PCR; esse último também é um potencial indicador precoce de infecção ou inflamação excessiva.[6] Medidas séricas de catecolaminas, cortisol e IL-6 não estão disponíveis na rotina hospitalar e são usadas apenas no contexto da pesquisa.

Além disso, a monitorização do débito cardíaco também é uma ferramenta valiosa para guiar a ressuscitação hemodinâmica em pacientes politraumatizados instáveis ou de alto risco, submetidos a cirurgias de grande porte.

A abordagem multidisciplinar deve ser enfatizada, com medidas que incluem controle de temperatura, analgesia integrada ideal, mobilização precoce, técnicas cirúrgicas minimamente invasivas e alimentação enteral precoce. A hipotermia pode prejudicar a formação de coágulos e a função plaquetária. Por esse motivo, o controle da temperatura corporal e aquecimento, quando necessário, são fundamentais. A dor interfere na resposta endócrino-metabólica, compromete a ventilação pulmonar e aumenta o consumo de oxigênio. O controle da dor, portanto, é essencial para a modulação da resposta endócrino-metabólica.

Diferentes analgésicos e sedativos, bem como agentes anestésicos voláteis, podem ser utilizados na modulação da resposta ao estresse.[6] Como exemplos, a infusão contínua de propofol ou benzodiazepínicos bloqueia a liberação de cortisol, além de induzir uma redução na resposta proteolítica em comparação à anestesia inalatória. A dexmedetomidina suprime significativamente as concentrações pós-operatórias de IL-6, IL-8, TNF-α, cortisol e glicose. A analgesia neuroaxial com agentes anestésicos locais bloqueia a resposta endócrina e metabólica à cirurgia na pelve e nos membros inferiores, quando comparada ao uso de anestesia com agentes voláteis ou intravenosos. A anestesia peridural e espinhal neuroaxial impede a resposta do eixo HPA ao bloquear a ativação aferente do hipotálamo e a estimulação eferente do fígado, adrenais e pâncreas. Os benefícios propostos das técnicas regionais sobre a anestesia geral incluem restauração mais precoce da função intestinal, diminuição da incidência de disfunção pulmonar, redução da resposta inflamatória à cirurgia e efeitos benéficos no sistema de coagulação.

A inibição da resposta ao estresse é mais intensa com bloqueio neural central e cirurgias minimamente invasivas.[6] A duração da cirurgia e a extensão da manipulação cirúrgica intraoperatória e da lesão tecidual são proporcionais à resposta ao estresse existente. Técnicas cirúrgicas minimamente invasivas, incluindo cirurgias laparoscópicas e robóticas, quando usadas em conjunto com programas de recuperação acelerada após a cirurgia (ERAS), têm impacto significativo na magnitude da resposta imune inflamatória e podem reduzir o tempo de internação hospitalar, as taxas de complicações cirúrgicas e a incidência de readmissão hospitalar.

A ressuscitação com fluidos, por meio do volume inicialmente ofertado, tem por objetivo atingir uma pré-carga adequada e deve ser seguida pelo uso criterioso de agentes inotrópicos ou vasopressores, conforme necessário.[22] Para pacientes com hemorragia ativa, a principal atenção deve ser dada ao controle da hemorragia e à ressuscitação com controle de danos, o que minimiza a exposição a cristaloides em favor de uma ressuscitação equilibrada de hemoderivados. Nesse contexto, a administração de fluidos guiada por metas hemodinâmicas e por monitorização do débito cardíaco contribui para o equilíbrio de fluidos. Oligúria permissiva, de 0,3 mL/kg/h, pode ser aceita como uma resposta fisiológica apropriada, decorrente de aumento da secreção ADH e não está necessariamente associada a maior incidência de lesão renal aguda.

Quando indicado, o monitoramento de síndromes compartimentais, como a pressão intra-abdominal, é de suma importância.[23] A síndrome do compartimento abdominal (SCA) é reconhecida como uma complicação potencialmente fatal da ressuscitação agressiva com fluidos em pacientes gravemente feridos. A avaliação da pressão da bexiga (que se correlaciona estreitamente com a pressão intra-abdominal) deve ser realizada em pacientes com alto risco de hipertensão intra-abdominal ou na suspeita de SCA.

Pacientes gravemente feridos (intubados, com distúrbios de coagulação ou choque circulatório), assim como aqueles com história de doença ulcerosa, correm maior risco de ulcerações de estresse, e se faz necessário o uso de protetores gástricos nesses subgrupos de risco mais elevado. A profilaxia para trombose venosa profunda é necessária devido a maior probabilidade desses pacientes desenvolverem eventos trombóticos. No entanto, o benefício da profilaxia farmacológica deve ser pesado contra o risco de hemorragia. Na suspeita de CIRCI, o uso de corticosteroides em baixas doses pode facilitar a retirada de vasopressores.

O suporte nutricional pré, peri e pós-operatório é de extrema importância, pois atenua as reações adversas da resposta endócrino-metabólica. Nesse contexto, a nutrição enteral desempenha um papel crucial na preservação do trofismo e da função do trato gastrointestinal. O jejum reduz os substratos energéticos disponíveis para a fase catabólica e, portanto, deve ser minimizado ao máximo. O suporte nutricional deve ser introduzido o mais precocemente possível, visando reduzir o período de deprivação alimentar, tanto antes de cirurgias quanto após traumas, sejam eles acidentais ou cirúrgicos.[6,7] A escolha e oferta da fórmula nutricional devem considerar cargas calórica e proteica adequadas e ajustadas progressivamente às diferentes fases de ressuscitação e estabilização. Além disso, o cuidadoso balanço na oferta de água e sal, a retirada precoce de dispositivos invasivos, as medidas de prevenção de pneumonia associada a ventilador e outras infecções nosocomiais, o menor uso de sedativos e a reabilitação física precoce são passos fundamentais na prevenção de PICS.

Referências bibliográficas

1. Desborough JP. The stress response to trauma and surgery. Br J Anaesth. 2000;85(1):109-1.
2. D'Asta F, Cianferotti L, Bhandari S, Sprini D, Rini GB, Brandi ML. The endocrine response to severe burn trauma. Expert Rev Endocrinol Metab. 2014;9(1):45-59.
3. Bouras M, Asehnoune K, Roquilly A. Immune modulation after traumatic brain injury. Front Med (Lausanne). 2022;9:995044.
4. Hoen S, Asehnoune K, Brailly-Tabard S, Mazoit JX, Benhamou D, Moine P, et al. Cortisol response to corticotropin stimulation in trauma patients: influence of hemorrhagic shock. Anesthesiology. 2002;97(4):807-13.
5. Johansson PI, Stensballe J, Rasmussen LS, Ostrowski SR. High circulating adrenaline levels at admission predict increased mortality after trauma. J Trauma Acute Care Surg. 2012;72(2):428-36.
6. Cusack B, Buggy DJ. Anaesthesia, analgesia, and the surgical stress response. BJA Educ. 2020;20(9):321-328.
7. Finnerty CC, Mabvuure NT, Ali A, Kozar RA, Herndon DN. The surgically induced stress response. JPEN J Parenter Enteral Nutr. 2013;37(5 Suppl):21S-9S.
8. Annane D, Pastores SM, Rochwerg B, Arlt W, Balk RA, Beishuizen A, et al. Guidelines for the diagnosis and management of critical illness-related corticosteroid insufficiency (CIRCI) in critically ill patients (Part I): Society of Critical Care Medicine (SCCM) and European Society of Intensive Care Medicine (ESICM) 2017. Intensive Care Med. 2017;43(12):1751-1763.
9. Bahten LC, Mauro FH, Domingos MF, Scheffer PH, Pagnoncelli BH, Wille MA. Endocrine and metabolic response to trauma in hypovolemic patients treated at a trauma center in Brazil. World J Emerg Surg. 2008;3:28.
10. Pérez V, Barrera G, Hirsch S, Lorca E, Bunout DC. Efficacy of urine urea nitrogen measurement to assess the compliance with protein restricted diets. Nutr Hosp. 2019;36(3):714-717.
11. Romijn JA. Substrate metabolism in the metabolic response to injury. Proc Nutr Soc. 2000;59(3):447-9.
12. Lobo SM, Lobo FR. Markers and mediators of inflammatory response in infection and sepsis. Rev Bras Ter Intensiva. 2007;19(2):210-5.
13. Critérios para diagnóstico e monitorização da resposta inflamatória. RBTI 2004;16(2):105-108.
14. Serrano MA, Gomes AMC, Fernandes SM. Monitoring of the Forgotten Immune System during Critical Illness-A Narrative Review. Medicina (Kaunas). 20228;59(1):61.
15. Gentile LF, Cuenca AG, Efron PA, Ang D, Bihorac A, McKinley BA, Moldawer LL, Moore FA. Persistent inflammation and immunosuppression: a common syndrome and new horizon for surgical intensive care. J Trauma Acute Care Surg. 2012;72(6):1491-501.
16. Binkowska AM, Michalak G, Słotwiński R. Current views on the mechanisms of immune responses to trauma and infection. Cent Eur J Immunol. 2015;40(2):206-16.
17. Xiao W, Mindrinos MN, Seok J, Cuschieri J, Cuenca AG, Gao H, et al. A genomic storm in critically injured humans. J Exp Med. 2011;208(13):2581-90.
18. Brochner AC, Toft P. Pathophysiology of the systemic inflammatory response after major accidental trauma. Scand J Trauma Resusc Emerg Med. 2009;17:43.
19. Mathias B, Delmas AL, Ozrazgat-Baslanti T, Vanzant EL, Szpila BE, Mohr AM, et al. Human Myeloid-derived Suppressor Cells are Associated With Chronic Immune Suppression After Severe Sepsis/Septic Shock. Ann Surg. 2017;265(4):827-834.
20. Cuenca AG, Delano MJ, Kelly-Scumpia KM, Moreno C, Scumpia PO, Laface DM, et al. A paradoxical role for myeloid-derived suppressor cells in sepsis and trauma. Mol Med. 2011;17(3-4):281-92.
21. Otani S, Coopersmith CM. Gut integrity in critical illness. J Intensive Care. 2019;7:17.
22. Gillis C, Carli F. Promoting Perioperative Metabolic and Nutritional Care. Anesthesiology. 2015;123(6):1455-72.
23. Lobo SM, de Oliveira NE. Clinical review: What are the best hemodynamic targets for noncardiac surgical patients? Crit Care. 2013;17(2):210.
24. Jacobs R, Wise RD, Myatchin I, Vanhonacker D, Minini A, Mekeirele M, et al. Fluid Management, Intra-Abdominal Hypertension and the Abdominal Compartment Syndrome: A Narrative Review. Life (Basel). 2022;12(9):1390.

capítulo 85

Avaliação e Condução Perioperatória do Paciente Cirúrgico de Alto Risco

António Pais Martins | Nuno de Almeida Cordeiro

Introdução

Em todo o mundo, mais de 313 milhões de pessoas são submetidas anualmente a intervenções cirúrgicas.[1] Este grupo inclui doentes críticos que frequentemente requerem cirurgias por trauma, queimaduras, patologia abdominal, controle de foco séptico ou hemorragia aguda. A presença de alterações fisiopatológicas extremas nestes doentes com implicações na abordagem pré, intra e pós-operatória constitui um desafio clínico particularmente importante, de forma a acautelar a melhor otimização perioperatória.

A Medicina Intensiva moderna surgiu da transposição de conhecimentos teórico-práticos utilizados em ambiente de bloco operatório para os cuidados prestados aos doentes durante a epidemia de poliomielite dos anos 1950. De fato, há bastantes similaridades entre o ambiente de bloco operatório e o das unidades de cuidados intensivos (UCI), podendo considerar-se o ato anestésico como o cuidado intensivo de curta duração de um doente, com monitorização fisiológica contínua e atuação imediata durante um estímulo nóxio acentuado.[2] Sendo a continuidade e estabilidade dos cuidados de todos os doentes críticos um requisito de qualidade, estes aspectos devem ser também contemplados na abordagem do doente crítico cirúrgico. Contudo, este depende de uma multiplicidade de especialidades e técnicas que podem dificultar a sua aplicabilidade. Nesta perspectiva integrada de cuidados, a Medicina Intensiva deverá ter um papel cada vez mais ativo na gestão perioperatória destes doentes.

Medicina perioperatória

Definição

A Medicina Perioperatória é um sistema de cuidados médicos organizados e centrados no doente cirúrgico que tem como objetivo último melhorar resultados e reduzir complicações.[3] O período perioperatório inicia-se no momento da indicação cirúrgica, englobando cuidados médicos multidisciplinares integrados com tomadas de decisão partilhadas e corresponsabilizadas que permitem uma otimização clínica e uma minimização de riscos de forma estandardizada, mas individualizada no pré, intra e pós-operatório.

Aspectos organizacionais

A organização eficaz dos cuidados médicos perioperatórios está necessariamente dependente não só da interligação de todas as especialidades neles envolvidos, mas também de fatores temporais e históricos mais difíceis de controlar. A título de exemplo, estima-se que a mortalidade a 30 dias de um doente submetido a colectomia programada por neoplasia maligna ronde os 3%, enquanto a mortalidade hospitalar de um doente submetido eletivamente a uma cirurgia de *bypass* coronário não ultrapasse os 1,5%. Tal fato é explicado, em parte, pela diferença organizacional na abordagem perioperatória de ambos os doentes, com significativamente mais recursos utilizados nos submetidos a cirurgia cardíaca do que nos colectomizados. Geralmente, o doente cirúrgico cardíaco contará com uma otimização clínica atempada, monitorização hemodinâmica avançada (nomeadamente com ecocardiografia transesofágica intraoperatória *standard*) e com admissão pós-operatória programada e protocolada em UCI especializada. Se os *standards* perioperatórios do doente cirúrgico cardíaco fossem aplicados aos restantes doentes cirúrgicos, a mortalidade destes últimos provavelmente diminuiria significativamente.

Mais do que divergências em torno da limitação da Medicina Perioperatória a determinada especialidade, é necessário organizar ambientes com bons recursos clínicos, que permitam estruturar abordagens subespecializadas perioperatórias que acrescentem valor ao cuidado dos doentes.

Admissão na UCI

As UCIs são um recurso extremamente especializado, escasso e dispendioso, pelo que a sua utilização deve revestir-se de particular ponderação.

Contrariamente ao que ocorre com os doentes médicos críticos, a admissão do doente cirúrgico em ambiente de UCI é, geralmente, um evento planejado, com o intuito de monitorização avançada contínua e/ou de suporte de órgão,[2] tendo em conta o doente, a cirurgia e a organização local.

Contudo, e tendo em conta que a maioria das admissões eletivas pós-operatórias ocorre de forma a garantir uma monitorização adequada, discute-se atualmente uma mudança de paradigma, com primazia às unidades de cuidados intermédios anestésico-cirúrgicos em detrimento dos cuidados *standard* em UCI.[4] Tal modelo, para além de custo-eficaz, permite reduzir riscos associados à internação intensiva, como o maior risco de infecções nosocomiais, de mobilização tardia, de privação de sono, entre outros. Efetivamente, a evidência atual demonstra que o benefício dos cuidados pós-operatórios em UCI é discutível, com estudos a não comprovarem uma redução da mortalidade em hospitais com alta taxa de utilização de UCI.[5,6]

O risco de morte dos doentes cirúrgicos nos primeiros 30 dias pós-operatórios é 1000 vezes superior ao risco de morte intraoperatória. A monitorização apropriada dos doentes com risco elevado de deterioração neste período é, por isso, uma condição clínica básica. Deste modo, têm surgido uma multiplicidade de *scores* de aviso integrados em sistemas de *track and trigger* (TT), com o objetivo de identificar precocemente estes doentes e de minimizar a taxa de mortalidade por complicações pós-operatórias. Exemplo destas escalas, é o *Modified Early Warning Score* (MEWS), com base na análise de registos de parâmetros fisiológicos.

As UCIs podem também desempenhar um papel importante no período pré-operatório. A otimização do doente cirúrgico crítico deverá ser realizada num contexto que permita não só uma maior eficácia, mas também eficiência. Todavia, a análise da literatura publicada neste âmbito é complexa, uma vez que, para além da própria definição de cuidados intensivos não ser homogênea, surgem cada vez mais ambientes de cuidados com nomenclatura díspar e pouco definida. Exemplos desta realidade são as unidades de dependência elevada (*High Dependancy Units*, HDUs), as unidades de descalonamento de cuidados (*Stepdown Facilities*) e as unidades de cuidados anestésicos Pós-operatórios (*Post-operative Anaesthesia Care Units*, PACUs) que, dependendo da instituição, prestam cuidados em grande medida sobreponíveis aos das UCIs.

Ao doente deve ser prestado o nível adequado de cuidados a cada momento, devendo este ser escalado antes do estado clínico atingir um ponto de não retorno. Se a situação clínica do doente, ou se organização assim o exigirem, o nível de cuidados pré-operatórios adequado pode ser o da UCI (ou o de qualquer outra unidade de características semelhantes). Assim, poderá não só facilitar uma melhor e mais célere otimização pré-operatória, como também obviar a necessidade de tal nível de cuidados no período pós-operatório.

O período pré-operatório

Avaliação pré-operatória, avaliação funcional e estratificação de risco

A patologia com indicação cirúrgica leva muitos doentes ao primeiro contato com cuidados médicos. Sendo um evento sentinela, os antecedentes e fatores de risco patológicos são muitas vezes desconhecidos ou estão insuficientemente estudados, compensados ou tratados. Assim, os clínicos responsáveis pela avaliação pré-operatória efetuam múltiplos diagnósticos num curto espaço de tempo, confrontando-se com o custo-benefício do adiamento cirúrgico para eventual otimização clínica.[7] Tal situação não deve ser encarada pela equipa como um inconveniente, mas como uma oportunidade vital de maximização dos ganhos em saúde em cada episódio cirúrgico. Todavia, por vezes, a realização da cirurgia a curto prazo é inevitável, exigindo do clínico, no mínimo, a capacidade de identificação dos doentes com elevado risco de complicações pós-operatórias.

Existem atualmente múltiplas ferramentas de avaliação do risco cirúrgico, que englobam não só todo o período perioperatório, mas também condições funcionais, o conceito de fragilidade e a utilização de biomarcadores. É recomendada a realização de uma avaliação funcional dos doentes propostos para cirurgias de alto risco (**Quadro 85.1**). Esta, com base, por exemplo, em métodos de avaliação cardiopulmonar em exercício, permite estabelecer a reserva fisiológica, possibilitando uma estratificação de risco e eventual triagem dos doentes cuja admissão em UCI possa resultar num maior benefício. Novos algoritmos em desenvolvimento acrescentam a este método outras variáveis como os antecedentes patológicos, dados epidemiológicos e biomarcadores como a taxa de filtração glomerular (TFG), *N-terminal pro b-type natriuretic peptide* (NT pro-BNP), troponinas e proteína C reativa (PCR).[8] Apesar destes métodos, num futuro próximo, poderem adquirir um papel preponderante na avaliação perioperatória do risco, as escalas clássicas, como a da *American Society of Anaesthesiologists* (ASA), a *Acute Physiology and Chronic Health Evaluation* (APACHE II), o *Portsmouth Physiological and Operative Severity Score for the Enumeration of Mortality and Morbidity* (P-POSSUM) e a *Surgical Risk Scale* permanecem as mais estudadas e utilizadas, embora nenhuma seja considerada ideal. No caso da escala da ASA (**Quadro 85.2**), estima-se que doentes classificados como ASA I e II tenham, respectivamente, uma mortalidade cirúrgica de cerca de 0,05% e 0,4%, um doente ASA III de 4,5%, um ASA IV de 25% e ASA V de 50%. No caso da APACHE II, sabe-se que doentes com um escore superior a 8, submetidos a cirurgias de maior risco, têm elevada morbimortalidade pós-operatória.

Quadro 85.1. Risco cirúrgico segundo o tipo de cirurgia ou intervenção[1]		
Baixo risco: < 1%	**Risco intermédio: 1%-5%**	**Risco elevado: > 5%**
Cirurgia superficial Mamária Dentária Endócrina: tiroide Globo ocular Reconstrutiva Carótida assintomática (CEA ou CAS) Ginecológica *minor* Ortopédica *minor* (meniscectomia) Urológica minor (RTU-P)	Intraperitoneal (esplenectomia, reparação hérnia hiato, colecistectomia) Carótida sintomática (CEA ou CAS) Angioplastia arterial periférica Reparação endovascular de aneurismas Cirurgia de cabeça e pescoço Ginecológica ou urológica *major* Neurocirurgia e cirurgia ortopédica *major* (coluna e anca) Transplante renal Cirurgia intratorácica não *major*	Cirurgia aórtica e vascular *major* Revascularização aberta do membro inferior, amputação ou tromboembolectomia Cirurgia duodenopancreática Ressecção hepática e cirurgia das vias biliares Esofagectomia Reparação do intestino perfurado Ressecção adrenérgica Cistectomia total Pneumectomia Transplante pulmonar ou hepático
[1] O risco cirúrgico estimado é uma aproximação do risco de mortalidade cardiovascular e enfarte agudo do miocárdio a 30 dias que tem em conta o procedimento específico e não as comorbilidades do doente.		
CEA: *carotid endarterectomy*; CAS: *carotid artery stenting*; RTU-P: ressecção transuretral da próstata.		

Fonte: Adaptado de Kristensen SD, Knuuti J, Saraste A, *et al.* 2014 ESC/ESA Guidelines on non-cardiac surgery: cardiovascular assessment and management: The Joint Task Force on non-cardiac surgery: cardiovascular assessment and management of the European Society of Cardiology (ESC) and the European Society of Anaesthesiology (ESA). Eur Heart J. 2014;35(35):2383-431.

Quadro 85.2. Sistema de classificação do estado físico da *American Society of Anesthesiologists* (ASA)	
ASA I	Paciente saudável
ASA II	Doente com patologia sistêmica ligeira
ASA III	Doente com patologia sistêmica grave
ASA IV	Doente com patologia sistêmica grave que é uma constante ameaça à vida
ASA V	Doente moribundo que não é expectável que sobreviva sem intervenção
ASA VI	Doente em morte cerebral declarada cujos órgãos estão a ser colhidos para transplante
A adição de um "E" denota cirurgia emergente, ou seja, quando atraso no tratamento implica aumento significativo do risco de vida ou de perda de parte do corpo.	

Fonte: Adaptado de: www.asahq.org/standards-and-guidelines/asa-physical-status-classification-system.

A avaliação pré-operatória dos doentes sépticos com necessidade de controle cirúrgico do foco reveste-se de particular relevância, dado o carácter por vezes emergente do procedimento, com pouco tempo disponível para avaliação e otimização. Dada a forte associação entre o risco anestésico e a disfunção cardiovascular e, tendo em conta que esta está presente em 30% dos doentes em sépsis logo nas primeiras 24 horas, a avaliação funcional cardíaca pré-operatória é essencial nestes doentes.[7]

Como anteriormente referido, a população cirúrgica vai aumentar significativamente ao longo dos próximos anos e será cada vez mais velha e doente, pelo que o aperfeiçoamento de métodos de avaliação perioperatória será essencial como ferramenta de sinalização de doentes de risco.

Programas de reabilitação multimodal

Nas últimas décadas, dois dos avanços com mais impacto na melhoria dos resultados cirúrgicos foram os adventos da cirurgia minimamente invasiva e dos programas de reabilitação multimodal. Estes últimos, também conhecidos como protocolos *Fast Track* e de *Enhanced Recovery After Surgery* (ERAS®) baseiam-se na aplicação perioperatória de estratégias com base na evidência, de forma a minimizar o estresse cirúrgico e a facilitar a recuperação.

O conceito de *enhanced recovery* foi introduzido por Henrik Kehlet nos anos 1990, tendo a Sociedade ERAS® sido criada em 2010.[9] Baseia-se na aplicação sistemática e conjunto de um grupo de intervenções clínicas que promovem, entre outros, a alimentação entérica e mobilização precoces dos doentes, a analgesia, a minimização de náuseas e vômitos e a prevenção do *delirium*, de forma a atingir um resultado pós-cirúrgico positivo. Estes protocolos incidem com particular atenção na minimização e compensação do estado catabólico e inflamatório do doente cirúrgico, o qual está associado a uma maior morbimortalidade e a um aumento do tempo de internamento hospitalar. Neste sentido, promove a alimentação entérica precoce na quase totalidade dos doentes, mesmo sob medidas de suporte avançado de vida em ambiente de UCI.[10]

Embora seja escassa a evidência relativa à implementação de protocolos ERAS® em ambiente de cuidados intensivos cirúrgicos, acredita-se que estes influenciem positivamente a taxa de utilização de camas de UCI ao culminarem na melhoria dos cuidados perioperatórios.

Cuidados intraoperatórios

O doente crítico cirúrgico engloba uma reduzida capacidade física e alterações fisiopatológicas marcadas que têm de ser abordadas pela equipa e, em especial, pelo anestesiologista durante o período intraoperatório. O seu estado clínico tem implicações em todo o espectro de cuidados, desde o posicionamento, até à escolha da técnica anestésica, passando pela necessidade de modalidades de monitorização e ventilação avançada.

Monitorização hemodinâmica no perioperatório

As complicações cardiovasculares são responsáveis por grande parte da morbimortalidade perioperatória. A avaliação cardíaca pré-operatória é, por isso, fundamental, sendo consensual a importância da identificação e classificação do risco associada ao doente, alicerce para a criação de protocolos de monitorização hemodinâmica, de reposição volêmica e de objetivos de ressuscitação.

O Consenso Brasileiro sobre terapia hemodinâmica perioperatória guiada por objetivos (TGO) em pacientes submetidos a cirurgias não cardíacas, recomenda o uso da TGO em doentes com idade superior a 65 anos ou ASA ≥ II, em doentes submetidos a cirurgia com duração superior a duas horas ou com perdas hemáticas esperadas superiores a 500 mL e em cirurgias de urgência/emergência.[11] Segundo o mesmo documento, a utilização da TGO é eficaz e segura e reduz a mortalidade em doentes cirúrgicos de alto risco.

A monitorização hemodinâmica é parte integrante dos protocolos de TGO. Está recomendada a utilização de tecnologia invasiva, minimamente invasiva ou não invasiva, com capacidade para o cálculo do débito cardíaco ou outros parâmetros dinâmicos como a variação do volume sistólico (VVS), a variação da pressão de pulso (VPP) ou índice de variabilidade pletismográfica (IVP), tendo em conta as limitações de cada índice hemodinâmico e a sua validação.

A ecocardiografia *point-of-care* (POC) tem ganhado cada vez mais importância na prática clínica do anestesiologista. É útil na avaliação do risco cardiovascular e na otimização terapêutica pré e pós-operatórias, permitindo avaliar a presença de falência ventricular, alterações da cinética segmentar, derrame pericárdico, patologia valvular grosseira ou avaliação dinâmica da veia cava inferior como indicador de volemia.

A medição da pressão venosa central, ainda bastante utilizada em ambiente de bloco operatório, não é um bom marcador de pré-carga, não conseguindo prever a resposta do doente a um *bolus* de fluidos. Os pressupostos fisiológicos em que assenta não têm em linha de conta alterações cardiovasculares dinâmicas que ocorrem no organismo como um todo.[12]

O primeiro passo na ressuscitação reside na otimização do volume intravascular e a monitorização da resposta[13], no entanto, como demonstrou o estudo FENICE[14], a avaliação da resposta volêmica nos doentes críticos não é usada rotineiramente e os limites de segurança raramente são respeitados.

A otimização cardiovascular perioperatória pode ser otimizada de uma forma reativa, corrigindo a hipotensão e taquicardia por meio da reposição volêmica (aumento da pré-carga) e sua monitorização, e/ou de uma forma proativa, por uma adequada administração de fluídos, para a manutenção da pressão arterial e frequência cardíaca em níveis aceitáveis, maximizando o volume de ejeção, mantendo a VPP ou VVS < 12% ou PVI < 14%, monitorizando o índice cardíaco e/ou o DO_2 (oferta de oxigênio) e mantendo a $ScvO_2$ > 65% (saturação venosa central de oxigênio). Podem ser utilizados agentes inotrópicos, em caso de insuficiente resposta aos fluidos.[15]

Os sistemas de monitorização cardiovascular desempenham assim um importante papel na otimização hemodinâmica perioperatória. A escolha do sistema deve depender do doente, da cirurgia e da patologia associada, tendo em conta a experiência do anestesiologista/intensivista.

Monitorização da profundidade anestésica

A eletroencefalografia (EEG) direta tem uma utilidade limitada no bloco operatório como monitor de profundidade anestésica, pela complexidade e demora na sua interpretação. Assim, a partir desta, surgiram diversos monitores que, por meio de *softwares* proprietários, fornecem ao clínico dados derivados e simplificados de EEG. Destes monitores, o mais estudado e validado é o *Bispectral Index* (BIS™), tendo sido avaliado particularmente o seu papel na redução da incidência de *awareness*.[16]

Embora não recomendado como monitor isolado da profundidade anestésica (devendo ser integrado, por exemplo, com a concentração *end-tidal* de agente anestésico, os sinais vitais e a monitorização do bloqueio neuromuscular), a sua utilização é particularmente relevante, entre outros casos, quando a instabilidade hemodinâmica dificulta a titulação do agente anestésico, como é frequente no doente crítico.

O papel do BIS™ noutros resultados clínicos é alvo de intensa investigação, havendo evidência que a sua utilização diminui o risco de *delirium* pós-operatório. Ademais, após traumatismo cranioencefálico, valores elevados de BIS™ parecem ser um sinal de bom prognóstico se o doente não estiver sob sedação, embora a evidência seja escassa. O seu papel na ressuscitação é também alvo de investigação. Mais bem estabelecido, está o fenômeno de *triple low* que associa valores baixos de BIS™, pressão arterial e concentração alveolar mínima (CAM), a uma maior mortalidade pós-operatória.[17]

A monitorização da profundidade anestésica, apesar de ter intuitos e particularidades específicas, pode transitar entre o bloco operatório e a UCI. Reduz a sedação excessiva nas unidades, a qual aumenta a incidência de pneumonia associada ao ventilador e prolonga a internação, com consequente aumento dos custos e da morbimortalidade.

Ventilação protetora no doente cirúrgico

As complicações pulmonares do pós-operatório (CPP) são a principal causa de morbilidade e mortalidade de doentes submetidos a cirurgia. A incidência de CPP varia de acordo com a definição e o tipo de cirurgia, situando-se em valores de 5% a 33%. Um em cada cinco doentes que desenvolvem CPP, irá falecer nos 30 dias após a cirurgia. Torna-se assim facilmente compreensível que, uma pequena redução no número das CPP tenha um enorme impacto na morbilidade e mortalidade pós-cirúrgica.[18]

Dois grandes estudos, o ARISCAT[19] e o PERISCOPE[20] ao avaliarem os fatores de risco para a ocorrência de complicações pulmonares pós-operatórias, em cirurgias não cardíacas, apresentaram, respectivamente, taxas de complicações de 5,0% e 7,9%. Não houve diferença estatisticamente significativa em relação ao tipo de cirurgia: torácica ou abdominal.

O estudo LAS VEGAS[21], um estudo observacional realizado em 29 países, concluiu que é elevado o número de doentes com risco predito de CPP. Uma grande percentagem destes doentes de elevado risco para a incidência de CPP, foi ventilada com elevados Vt e baixos valores de PEEP.

Não existe consenso sobre que eventos devem ser considerados e diagnosticados como CPP. Eventos como insuficiência respiratória, lesão pulmonar, pneumonia, ventilação mecânica prolongada ou não expectável, hipoxemia, atelectasias, broncospasmo, derrame pleural, pneumotórax, depressão ventilatória e pneumonite de aspiração poderão ser considerados como CPP?

Do ponto de vista clínico as CPPs podem ser definidas por vários diagnósticos conjugados ou isolados. No entanto, a maioria dos trabalhos centra-se na ocorrência de eventos isolados, como a insuficiência respiratória e a pneumonia, diagnosticados cinco a sete dias após a intervenção anestésico-cirúrgica.

Uma das tarefas mais importantes da Medicina Perioperatória consiste na identificação de doentes com elevado risco para o desenvolvimento de CPP, pelo que a avaliação pré-operatória deve incluir escalas de risco para CPP de fácil preenchimento e de elevada precisão. Apesar da ausência de evidência robusta que justifique o uso de escalas preditivas de gravidade, como por exemplo a escala ARISCAT,[19] estão bem definidos os fatores de risco e a patologia pré-operatória associados a CPP. Cerca de 50% dos fatores de risco para CPP estão relacionados com o estado de saúde do doente, os outros 50% dependem da intervenção cirúrgica e da abordagem anestésica.

A ventilação mecânica é uma terapêutica de suporte usada em todo o mundo em doentes com e sem insuficiência respiratória. Diariamente, a ventilação mecânica é utilizada em milhões de doentes submetidos a anestesia geral, mantendo a função e reduzindo o trabalho respiratório. Contudo, a ventilação mecânica por pressão positiva, ao provocar hiperdistensão alveolar e colapso repetido de unidades alveolares, pode ela mesmo, isoladamente, ser um fator de lesão pulmonar conhecido como lesão ventilatória induzida pelo ventilador (VILI).[22]

A gravidade da VILI depende das configurações do ventilador, sejam elas determinadas pelo médico, como por exemplo o volume-corrente (Vt), a *driving pressure* (ΔP), o fluxo (V), a frequência respiratória (FR) e a pressão positiva no final da expiração (PEEP), ou dependentes do sistema respiratório do doente e da interação doente-ventilador, como a pressão de pico, a pressão de plateau (Pplat) e a ΔP.

Vários mecanismos têm sido implicados na gênese da VILI. A pressão aumentada na via aérea (barotrauma) e a aplicação de volumes-correntes elevados (volutrauma) ao gerarem pressões transpulmonares (*stress*), que excedem as propriedades elásticas do parênquima pulmonar, acima do seu volume de repouso (*strain*), podem causar lesão e disrupção do epitélio das células alveolares. A abertura e o encerramento repetido das unidades alveolares (atelectrauma) é fator de lesão, especialmente na presença de atelectasias, que ocorrem em cerca de 90% dos doentes submetidos a anestesia geral e que podem persistir durante meses após a cirurgia.

A incidência de atelectasias no perioperatório, resulta na diminuição da capacidade residual funcional (CRF), no aumento da heterogeneidade da expansão pulmonar e no aumento da ΔP. Valores baixos de ΔP no intraoperatório resultam na diminuição de CPP.[23]

Os fenômenos de fragmentação e destruição da matriz do parênquima alveolar, provocados pela ventilação mecânica, são agravados pelo excesso de fluidos, o que acontece com bastante frequência durante a anestesia do doente crítico.

A incidência de CPP está assim diretamente relacionada com os seguintes parâmetros ventilatórios: volume-corrente (Vt), PEEP e *driving pressure*.[24]

Não está ainda completamente esclarecida a importância de cada um destes fatores na incidência da CPP, no entanto a evidência sugere que a ventilação protetora tem um impacto significativo na sua redução.

Teoricamente, o doente cirúrgico, sem lesão pulmonar, pode beneficiar-se de estratégias protetoras de ventilação. Um baixo volume-corrente, de a 6-8 $mL.kg^{-1}$ em função do peso predito, é componente fundamental desta estratégia. Múltiplos estudos demostraram que a utilização de baixos Vt, tem um impacto positivo na redução de CPP.[23,24]

Em relação aos valores de PEEP é consensual a recomendação de uma titulação individual, de modo a evitar aumentos perigosos na *driving pressure*. O estudo PROBESE[25] publicado em 2019 pelo grupo PROVEnet da Sociedade Europeia de Anestesiologia, ao analisar os efeitos de PEEP elevada (12 cmH_2O) associada a manobras de recrutamento alveolar, *versus* baixos valores de PEEP (4 cmH_2O), concluiu que em doentes obesos, com risco intermédio/alto para o desenvolvimento de CPP, uma estratégia de PEEP elevada associada a manobras de recrutamento alveolar, não resultou na diminuição de CPP.

Num importante documento de consenso publicado em 2019[24], um painel de peritos internacionais definiu, entre outras, as seguintes recomendações sobre ventilação protetora no doente cirúrgico (**Quadro 85.3**).

Quadro 85.3. Recomendações de ventilação protetora no doente cirúrgico
a. Deve ser utilizada uma escala para avaliação de risco pulmonar, de forma a identificar os doentes com elevado risco para CPP. Os fatores mais importantes para o desenvolvimento de CPP são: • Idade > 50 anos • IMC > 40 kg/m^2 • ASA > II • SAOS • Anemia pré-operatória • Hipoxemia pré-operatória • Cirurgia urgente e/ou emergente • Ventilação mecânica > 2 horas • Fatores intraoperatórios: instabilidade hemodinâmica e baixa saturação da oxiemoglobina (HbO_2)
b. Previamente à indução anestésica, o doente deve ser posicionado com elevação da cabeceira ≥ 30º ("cadeira de praia"). Este posicionamento permite um maior tempo de apneia, quando comparado com a posição supina, que deve ser evitada durante a indução anestésica.
c. A ventilação não invasiva por pressão positiva (NIPPV) ou a pressão positiva contínua (CPAP), na ausência de contraindicações, podem ser utilizadas como adjuvantes durante a indução anestésica. O uso destas técnicas permite atenuar a diminuição da FRC que ocorre durante a indução anestésica.
• A fração inspiratória de O_2 (FiO_2), após a indução, deve ser mantida em valores ≤ 0,4. A FiO_2 utilizada deve ser aquela que permite $SatO_2$ ≥ 94%. Deve minimizar-se o risco de hiperoxemia que contribui para o desenvolvimento do *stress* oxidativo, vasoconstrição periférica e coronária, diminuição do débito cardíaco, aumento de atelectasias de reabsorção e aumento de incidência de CPP. Por ouro lado, o aumento da FiO_2 não contribui substancialmente para a diminuição do risco de incidência da infecção associada à cirurgia. Durante a fase de recobro anestésico devem ser evitados valores de FiO_2 > 0,8, já que estes valores contribuem significativamente para o aumento de atelectasias.
• Deve ser utilizado um Vt de 6-8 mL.kg^{-1} peso predito associado a PEEP de 5 cmH_2O. A associação de baixos Vt a PEEP inicial de 5 cmH_2O, posteriormente incrementada de forma individual para valores de 6-10 cmH_2O), evitando aumentos na ΔP, reduz a ocorrência de atelectasias e lesões de abertura/encerramento, aumentando a complacência e a PaO_2. Não está assim recomendada a utilização de ZEEP (*Zero End Expiratory Pressure*). A monitorização *standard* da ASA/ESA deve ser complementada com a medição e controlo dos valores da complacência pulmonar, Pplat e *driving pressure* (Pplat-PEEP).
d. Manobras de recrutamento alveolar (MRA) podem reverter as atelectasias induzidas pela anestesia geral, sendo insuficientes e ineficazes na ausência de uma PEEP adequada. Estas manobras promovem a reabertura de alvéolos colapsados e são efetivas após a intubação traqueal e durante episódios de dessaturação. A realização de MRA deve ser guiada pelo ventilador e não por meio do balão reservatório da máquina de anestesia.

Fonte: Adaptado de Young CC, Harris EM, Vacchiano C, Bodnar S, Bukowy B, Elliott RRD, *et al.* Lung-protective ventilation for the surgical patient: international expert panel-based consensus recommendations. Br J Anaesth. 2019;123(6):898-913.

Fluidoterapia e lesão renal

A administração intravenosa de fluidos é um componente essencial dos cuidados perioperatórios e, seguramente, um dos aspectos terapêuticos mais frequentemente utilizado no doente crítico. Não sendo isenta de riscos, a fluidoterapia deve ser usada de forma ponderada e criteriosa. À medida que evolui o nosso conhecimento sobre a mecânica intravascular de fluidos, adquire cada vez mais relevo a disfunção do glicocálice endotelial. Entre outros aspectos, para além de agravar a lesão do glicocálice já presente no doente crítico, a fluidoterapia inadequada é responsável pela formação de edema, hipotermia, coagulopatia e anemia dilucionais, com consequente hemóstase inadequada e ressangramento. Esta anemia dilucional diminui ainda a capacidade de entrega de oxigênio, causa disfunção orgânica e atrasa a cicatrização.[26]

Intrinsecamente relacionada com fluidoterapia, encontra-se a manutenção de uma adequada função renal. A sépsis e a cirurgia em si são os dois precipitantes mais comuns de lesão renal aguda no período pós-operatório, a que está associada uma elevada mortalidade. Evitar ou minimizar a exposição a agentes nefrotóxicos (nomeadamente fármacos e produtos de contraste), prevenir a hipotensão e a hipo ou hipervolemia, permitem reduzir a incidência, gravidade e duração da lesão renal aguda pós-operatória.

A utilização de modelos de previsão de risco e de biomarcadores urinários de lesão renal, mais sensíveis do que a creatinina, como a interleucina-18 (IL-18), *neutrophil gelatinase-associated lipocalin* (NGAL), *kidney injury molecule-1* (KIM-1) e *liver-type fatty acid-binding protein* (L-FABP) permitem diagnósticos e intervenções mais atempadas e eficazes.[27]

A fluidoterapia segura deve ser fisiologicamente justificada e individualizada. Tendo em conta que apenas metade dos doentes críticos cirúrgicos respondem a fluidos com um aumento do débito cardíaco, a fluidoterapia deve ser guiada por objetivos concretos (*goal-directed*) e monitorizada de forma dirigida, para que o seu benefício seja maximizado.

Delirium no pós-operatório

O *delirium* pós-operatório é uma alteração aguda e flutuante do estado mental, que envolve diminuição do *awareness* e da atenção, e que integra o grupo das disfunções cognitivas pós-operatórias. Surge nos primeiros 5 dias após cirurgia e pode ser definido pelo *Diagnostic and Statistical Manual of Mental Disorders, Fifth Edition* (DSM 5) ou pela décima revisão do *International Statistical Classification of Diseases and Related Health Problems* (ICD 10). Apesar de subdiagnosticado, ocorre em cerca de 15% a 25% dos doentes submetidos a cirurgia eletiva *major*, podendo atingir uma prevalência de 50% em procedimentos de alto risco.[28] Como fatores de risco destacam-se, entre outros, a idade avançada, a existência de comorbilidades (nomeadamente de demência), os distúrbios hidroeletrolíticos e a utilização de fármacos anticolinérgicos e de benzodiazepinas. Podendo apresentar-se como hipoativo, hiperativo ou misto, o diagnóstico de *delirium* é ainda mais difícil em ambiente de UCI, exigindo não só uma avaliação ativa do risco pré-operatório, como também um rastreio estruturado recorrendo, por exemplo, ao *Confusion Assessment Method for the ICU* (CAM-ICU) ou à *Intensive Care Delirium Screening Checklist* (ICDSC).[29]

O futuro dos cuidados perioperatórios do doente cirúrgico de alto risco

O futuro dos cuidados perioperatórios do doente cirúrgico de alto risco dependerá de uma multiplicidade de fatores epidemiológicos, científicos e socioeconômicos, de entre os quais se destaca o envelhecimento populacional, com mais de 28% da população europeia a ter mais de 65 anos em 2050.

No que diz respeito à monitorização perioperatória e avaliação de risco, os *smart wearables* médicos permitirão uma monitorização remota e intensiva de uma panóplia de parâmetros clínicos que fornecerão informação prognóstica ao segundo. Aliados a novos algoritmos de análise multiparamétrica de *big data*, estes fornecerão uma imagem fisiopatológica do doente em tempo real, com consequente redução do intervalo de ação terapêutica. Perspectiva-se que o estudo genético dos doentes, com a identificação de genes preditores da resposta à agressão cirúrgica, se traduza num novo paradigma de genótipo perioperatório. A parcial automatização da avaliação perioperatória, aliada à quantidade de dados clínicos registados e integrados em escores de risco, poderão, eventualmente, permitir uma minimização do erro humano e uma melhoria dos resultados cirúrgicos globais.[30]

Se o bloco operatório e a unidade de cuidados intensivos têm semelhanças inegáveis, à medida que o número de intervenções cirúrgicas realizadas nas UCI aumenta, estas serão cada vez maiores. Traqueostomias, gastrostomias e múltiplos procedimentos percutâneos serão, cada vez mais, realizados nas unidades, com diminuição de custos e de riscos, garantindo uma manutenção contínua e estável de cuidados. Novos tratamentos, nomeadamente o desenvolvimento de novos fármacos e dispositivos de administração, farmacocinético e farmacodinamicamente individualizados, reduzirão os efeitos adversos.

Apesar da evolução técnico-científica ser de óbvia importância, o papel de profissionais bem treinados e dedicados será tão ou mais importante no futuro. O "intensivista cirúrgico", pelo seu percurso e atividade, tem um papel insubstituível na mediação das perspetivas e expetativas dos diferentes profissionais envolvidos no tratamento do doente cirúrgico de alto risco.

Conclusão

O sucesso da intervenção cirúrgica, sendo uma condição necessária à obtenção de ótimos resultados pós-operatórios, deve estar alicerçado em cuidados perioperatórios de qualidade. A Medicina Perioperatória é um processo multidisciplinar contínuo, sendo as UCIs e os seus profissionais elos fundamentais em todas as etapas, desde a indicação cirúrgica até à alta, e referenciação do doente aos cuidados de saúde primários.

Referências bibliográficas

1. Meara JG, Leather AJM, Hagander L, Alkire BC, Alonso N, Ameh E, et al. Global Surgery 2030: Evidence and solutions for achieving health, welfare, and economic development. Lancet. 2015;386:569-624.
2. Jaber S, Citerio G, Talmor D. Intensive Care Medicine launches a call for papers on perioperative critical care. Intensive Care Med. Springer Berlin Heidelberg; 2015;41(6):971-4.
3. Martín Delgado MC, Gordo Vidal F. Perioperative intensive care medicine. Med Intensiva. SEGO; 2019;43:427-34.
4. Cashmore RMJ, Fowler AJ, Pearse RM. Post-operative intensive care: is it really necessary? Intensive Care Med. Springer; 2019.
5. Jerath A, Laupacis A, Austin PC, Wunsch H, Wijeysundera DN. Intensive care utilization following major noncardiac surgical procedures in Ontario, Canada: a population-based study. Intensive Care Med. Springer; 2018;44(9):1427-35
6. Taccone P, Langer T, Grasselli G. Do we really need postoperative ICU management after elective surgery? No, not anymore! Intensive Care Med. Springer Berlin Heidelberg; 2017;43(7):1037-8.
7. Chinese Association of Anesthesiologists. Expert consensus on the perioperative management of patients with sepsis. World J Emerg Med. 2015;7(4):1-2.
8. Gillies M a., Sander M, Shaw A, Wijeysundera DN, Myburgh J, Aldecoa C, et al. Current research priorities in perioperative intensive care medicine. Intensive Care Med. Springer Berlin Heidelberg; 2017;43:1173-86.
9. Jovanović G, Jakovljević DK, Lukić-Šarkanović M. Enhanced recovery in surgical intensive care: A review. Front Med. 2018;5:1-6.
10. Bettelli G, Bilotta F, Sanders RD, Audisio R, Borozdina A, Cherubini A, et al. European Society of Anaesthesiology evidence-based and consensus-based guideline on postoperative delirium. Eur J Anaesthesiol. 2017;34:192-214.
11. Silva ED, Perrino AC, Teruya A, Sweitzer B, Gatto CS, Simões CM, et al. Brazilian Consensus on perioperative hemodynamic therapy goal guided in patients undergoing noncardiac surgery: fluid management strategy – produced by the São Paulo State Society of Anesthesiology (Sociedade de Anestesiologia do Estado de São Paulo – SAESP). Braz J Anesthesiol. 2016;66(6):557-571.
12. Alves DR, Silva R, Carvalho C, Pais Martins A. The rise and fall of central venous pressure as a monitoring tool: a physiologic analysis of the factors involved. Rev Soc Port Anestesiol; 2016;25(4):117-123.
13. McLean AS. Editorial: Haemodynamic monitoring: the why, when, which and what. Curr Opin Crit Care. 2019;25(3):244-245.
14. Cecconi M, Hofer C, Teboul JL, Pettila V, Wilkman E, Molnar Z, et al. Fluid challenges in intensive care: the FENICE study: A global inception cohort study. Intensive Care Med. 2015;41(9):1529-37.
15. Vincent JL, Pelosi P, Pearse R, Payen D, Perel A, Hoeft A, et al. Perioperative cardiovascular monitoring of high-risk patients: a consensus of 12. Crit Care. 2015;19(1):224.
16. Jensen EW. New findings and trends for depth of anesthesia monitoring. Korean J Anesthesiol. 2018;71(5):343-4.
17. Hajat Z, Ahmad N, Andrzejowski J. Review Article – The role and limitations of EEG-based depth of anaesthesia monitoring in theatres and intensive care. Anaesthesia. 2017;72:38-47.
18. Güldner A, Kiss T, Serpa Neto A, Hemmes SN, Canet J, Spieth PM, et al. Intraoperative protective mechanical ventilation for prevention of postoperative pulmonary complications: a comprehensive review of the role of tidal volume, positive end-expira-

tory pressure, and lung recruitment maneuvers. Anesthesiology. 2015;123(3):692-713.

19. Güldner A, Kiss T, Serpa Neto A, Hemmes SN, Canet J, Spieth PM, et al. Intraoperative protective mechanical ventilation for prevention of postoperative pulmonary complications: a comprehensive review of the role of tidal volume, positive end-expiratory pressure, and lung recruitment maneuvers. Anesthesiology. 2015;123(3):692-713..
20. Canet J, Hardman J, Sabaté S, Langeron O, Abreu MG, Gallart L, et al. PERISCOPE study: predicting post-operative pulmonary complications in Europe. Eur J Anaesthesiol. 2011;28(6):459-61.
21. The LAS VEGAS investigators. Epidemiology, practice of ventilation and outcome forpatients at increased risk of postoperative pulmonarycomplications. Eur J Anaesthesiol 2017; 34:492-507.
22. Ball L, Costantino F. Respiratory mechanics during general anaesthesia. Ann Transl Med. 2018; 6(19): 379.
23. Kacmarek R, Villar J. Lung-protective Ventilation in the Operating Room Individualized Positive End-expiratory Pressure Is Needed! Anesthesiology 2018;129:1057-9.
24. Young CC, Harris EM, Vacchiano C, Bodnar S, Bukowy B, Elliott RRD, et al. Lung-protective ventilation for the surgical patient: international expert panel-based consensus recommendations. Br J Anaesth. 2019;123(6):898-913.
25. Writing Committee for the PROBESE Collaborative Group of the PROtective VEntilation Network (PROVEnet) for the Clinical Trial Network of the European Society of Anaesthesiology. Effect of Intraoperative High Positive End-Expiratory Pressure (PEEP) With Recruitment Maneuvers vs Low PEEP on Postoperative Pulmonary Complications in Obese Patients a Randomized Clinical Trial. JAMA. 2019;321(23):2292-2305.
26. Reuter D, Chappell D, Perel A. The dark sides of fluid administration in the critically ill patient. Intensive Care Med. Springer Berlin Heidelberg; 2018;44(7):1138-40.
27. Teo SH, Endre ZH. Biomarkers in acute kidney injury (AKI). Second Edi. Best Practice and Research: Clinical Anaesthesiology. Elsevier Inc.; 2017.
28. Devlin JW, Skrobik Y, Gélinas C, Needham DM, Slooter AJC, Pandharipande PP, et al. Clinical Practice Guidelines for the Prevention and Management of Pain, Agitation/Sedation, Delirium, Immobility, and Sleep Disruption in Adult Patients in the ICU. Critical Care Medicine. 2018.
29. Bettelli G, Bilotta F, Sanders RD, Audisio R, Borozdina A, Cherubini A, et al. European Society of Anaesthesiology evidence-based and consensus-based guideline on postoperative delirium. Eur J Anaesthesiol. 2017;34:192-214.
30. Molnár Z, Benes J, Reuter D. Intensive care medicine in 2050: perioperative critical care. Intensive Care Med. Springer; 2017;43(8):1138-40.

capítulo | 86

O Papel do Intensivista na Captação e Doação de Órgãos

João Paulo Almeida e Sousa | Ricardo Freitas | Eduardo Sousa

Destaques

- Escassez de órgãos para transplante.
- Novas estratégias para promover a doação.
- A intervenção expandida do intensivista na doação.
- Serviços de Medicina Intensiva "âncora da doação".

Introdução

O transplante de órgãos sólidos constitui a opção definitiva no tratamento de doentes portadores de falência terminal de órgão, contribuindo para salvar e prolongar a vida destes doentes com qualidade. A nível mundial, milhares de doentes são anualmente transplantados, no entanto, a escassez de órgãos representa um problema *major* que limita a atividade de transplantação.[1] As situações de doença que conduzem às falências terminais de órgão, designadamente de rim, continuam a aumentar enquanto assistimos à diminuição do número de dadores.

Apesar de na última década ter aumentado, na maioria dos países, o número de dadores falecidos e o número de transplantes de órgãos sólidos, registra-se um aumento da "lista de espera" para transplante.[2]

A pandemia de Covid-19 modificou o panorama da doação de órgãos a nível mundial, com quebra da atividade de transplantação a nível global em 2020, já em recuperação em 2021 em muitos países.

De acordo com os dados internacionais, apenas 10% dos transplantes de órgãos sólidos cobrem as necessidades globais.[2]

Apesar de a nível mundial ter se registado, antes do período pandêmico, um aumento do número de transplantes, há cada vez mais doentes que morrem aguardando um transplante.

Em 2020 a doação de órgãos a partir de dador falecido registou uma queda de 13% comparativamente a 2019. Nesse ano de 2019[i], segundo dados globais da Organização Mundial da Saúde (OMS), foram realizados 153863 transplantes (4,8% de aumento face a 2018), a partir de 40.608 dadores falecidos, mas 37,3% dos transplantes foram de rim com dador vivo. Em 2020[ii] foram efetuados 129.681 transplantes de órgãos (menos 17,6% face a 2019) a partir de 36100 dadores falecidos sendo 32% de rim com dador vivo. Nestes dois anos foram registados 23% dos dadores falecidos, por morte circulatória. Globalmente a pandemia por Covid-19 teve grande impacto na doação e no transplante de órgãos.[3] Na Europa, a taxa de doação antes da pandemia, em 2019 foi de 22,5 pmp[iii]. Em 2020, com a pandemia, baixou para 18,4 pmp[iv], registando um aumento em 2021 para 19,5 pmp[v].

Segundo dados referentes aos anos de 2019 e 2020, do *International Registry on Organ Donation and Transplantation* (IRODaT), na América do Sul, as taxas de doação foram respetivamente de 22,86 *vs.* 19,2 pmp no Uruguai, 19,6 *vs.* 9,82 pmp na Argentina e de 18,1 *vs.* 15,8 no Brasil.[4] Nestes países, em 2021, as taxas de doação mantiveram-se, também, aquém do período pré-pandemia **(Figuras 86.1 e 86.2**).

É necessário reverter o impacto dramático da pandemia de Covid-19 no acesso à transplantação. Sendo a maior parte dos órgãos provenientes de dadores em morte encefálica, as taxas de doação globalmente conseguidas, mesmo antes da pandemia, estão longe de corresponder às necessidades. A pandemia de Covid-19 apenas veio evidenciar a disparidade entre o número de órgãos disponíveis para transplante e as necessidades registadas, que resultou numa diminuição em 2020 de cerca de 18% do número global de transplantes.[5]

---

i. Global Obervatory on Donation and Transplantation (GODT). Informação de 82 Estados que engloba 74,3% da população global.
ii. GODT. Informação de 75 dos 93 Estados participantes englobando 80% da população global.
iii. GODT, dados de 28 países (510,5 milhões de habitantes).
iv. GODT, dados de 28 países (513 milhões de habitantes).
v. GODT, dados de 27 países (445,2 milhões de habitantes).

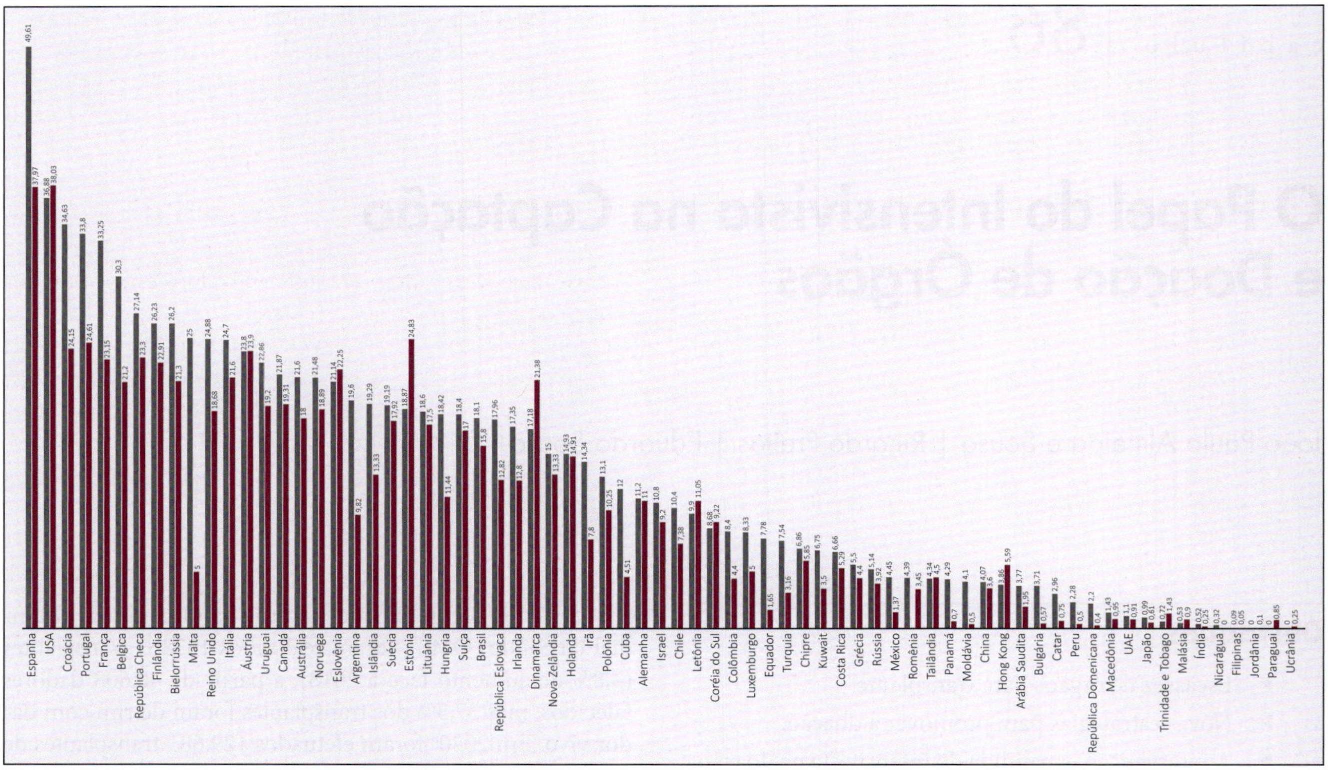

Figura 86.1. Dadores de órgãos a nível mundial no ano de 2019 *vs.* 2020. Dados IRODaT (www.irodat.org).

Fonte: Desenvolvida pela autoria.

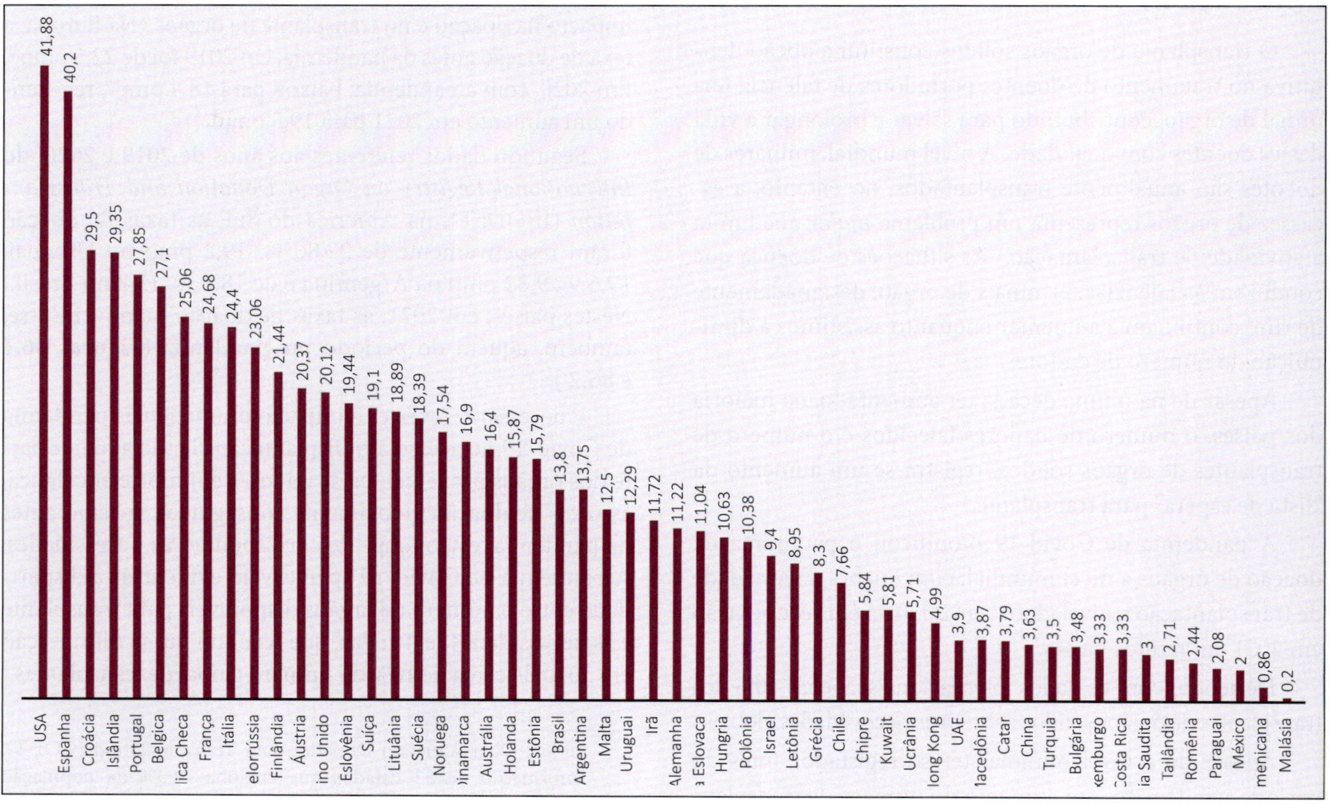

Figura 86.2. Dadores de órgãos a nível mundial no ano de 2021. Dados IRODaT (www.irodat.org).

Fonte: Desenvolvida pela autoria.

Deste modo, é muito relevante ponderar novas estratégias que permitam promover a doação: 1) insistir na identificação de possíveis dadores fora dos Serviços de Medicina Intensiva/Unidades de Cuidados Intensivos (SMI/UCI), 2) alertar para as oportunidades de doação a partir de dadores em parada circulatória assumindo-se na plenitude as Classes de Maastricht[6,7] **(Tabela 86.1)**, 3) aceitar novos critérios de doação, atendendo a novas práticas como a ventilação eletiva não terapêutica (VENT), 4) promover a doação a partir de dador vivo. Mas, reconhecidas que são as capacidades únicas de desempenho dos intensivistas nesta área, aquelas podem e devem ser aproveitadas na sua intervenção especializada, junto de possíveis e potenciais dadores falecidos no hospital, atendendo às novas práticas, para que não se desperdicem oportunidades de doação e se aumente o número de dadores efetivos.[8-10]

Tabela 86.1. Classes de Maastricht de dadores em morte circulatória

Dadores em morte circulatória – Classificação de Maastricht		
Classes	**Descrição**	**Tipo**
I	Morto à chegada	Não controlado
II	Ressuscitação infrutífera	Não controlado
III	Parada cardíaca aguardada após suspensão de suporte de funções vitais	Controlado
IV	Parada cardíaca em dador em morte cerebral	Controlado

Fonte: Adaptada de Kootstra G, Daemen JH, Oomen AP. Categories of non-heart-beating donors. Transplant Proc. 1995; 27(5):2893-4.

A escassez de dadores e novas estratégias

Atualmente, a maioria dos órgãos são provenientes de dadores em morte encefálica. É neste tipo de dadores que temos de promover novas intervenções que sejam estratégicas para aumentar o número de dadores. Olhando o futuro, verifica-se que esta realidade contém fragilidades. Nos países ocidentais, observa-se uma progressiva diminuição do número destes dadores. As razões são conhecidas: o decréscimo das situações de trauma pela menor sinistralidade rodoviária e laboral; a melhor assistência pré-hospitalar; uma menor incidência de acidentes vasculares cerebrais em consequência da melhor prevenção da doença cerebrovascular e a melhoria global dos cuidados aos doentes neurocríticos.[11,12]

O paradigma do perfil do dador de órgãos mudou. Não é mais a vítima jovem de trauma com lesão cranioencefálica grave, mas sim indivíduos de idade mais avançada, vítimas de acidente vascular cerebral. Deste modo, a idade média dos dadores de órgãos é mais elevada estando esta realidade associada a mais comorbilidades. Este panorama reduz a taxa de utilização de órgãos colhidos, contribuindo para uma menor disponibilidade de órgãos para o transplante. Assim a estratégia passa pela utilização de dadores em morte encefálica com critérios "expandidos", pela extensão dos critérios aos dadores de risco não *standard*, pela criação, nos hospitais, de programas internos de doação, de coordenação de transplantação e do desenvolvimento de protocolos de manutenção,[13,14] para além da legislação e regulamentação da prática da doação. Os resultados alcançados com estas medidas têm sido positivos mas até á data são insuficientes.[15]

Neste contexto, deve ser intensificado o esforço de detecção de possíveis dadores em morte encefálica no hospital, uma vez que a sua não identificação é um sério obstáculo ao seu aumento. Face a esta realidade de carência de órgãos, é mandatório uma mudança de comportamentos e alterar conceitos.

Deverá ser dada atenção redobrada para as oportunidades de colheita em vítimas de acidentes vasculares cerebrais e ao conceito de dador com critérios "expandidos". Este conceito permite que cada vez mais se reconheçam como dadores efetivos, aqueles com idade mais avançada e portadores de comorbilidades diversas, mas que não constituem contraindicação à colheita, estando assim assegurada a qualidade desses órgãos para transplante.[13]

A Organização Mundial da Saúde (OMS), em 2010, estabeleceu uma recomendação conhecida como "Resolução de Madrid".[16] Nesta foi feito apelo aos governos dos diversos países para estabelecerem programas de doação de órgãos de modo a ser atingida a respectiva autossuficiência nacional em órgãos para transplante, tendo em conta a doação a partir de dadores falecidos (morte encefálica ou morte circulatória).[17] Este tipo de doação deverá ser maximizada, integrando-a nas decisões de fim de vida mais apropriadas, conquanto um possível ou potencial dador de órgãos é um doente cuja morte é eminente e inevitável, pelo que, após a morte a doação de órgãos pode e deve ser considerada.[18,19] Para além do enfoque nos dadores em morte encefálica, porque são a maioria, deverão ser consideradas a doação de órgãos em dadores em morte circulatória e a maior sensibilização para a doação em dadores vivos. Esta não poderá substituir alguma vez, a doação a partir de dadores falecidos, apesar de seu desejável incremento e a sua contribuição para o aumento do transplante renal.

A incorporação do programa de doação em parada circulatória representa um inegável benefício quantitativo, sendo o resultado um acréscimo no número total de dadores.[18] Independentemente da controvérsia em relação aos dadores tipo III, discutindo-se se o seu aumento não terá condicionado a diminuição dos dadores em morte cerebral, como observado no Reino Unido e na Holanda, a sua contribuição é relevante para a doação nos países onde é prática comum.[1,12,20,21]

O grande desafio de alcançar uma estratégia de autossuficiência em órgãos para transplante passa por intensificar a identificação de possíveis dadores, onde quer que se possam localizar no hospital, para além dos SMI/UCI: **Sala de Emergência, Recobro Anestésico, Unidades de Neurocríticos e Unidades Intermédias de Neurologia/Neuroci-**

rurgia. Neste contexto deve estar previsto o fornecimento de meios de suporte adequados (VENT e suporte hemodinâmico), tendo em vista facilitar a doação. Se não se avançar por esta via, designadamente nas situações de lesão cerebral grave com características de irreversibilidade, que inexoravelmente conduzem à morte, perder-se-ão dadores representando assinalável desperdício de órgãos.[10,12,22,23]

Serviços de medicina intensiva, "âncora" da doação de órgãos

Os possíveis ou potenciais dadores estão majoritariamente nos SMI/UCI que são os locais onde, dentro dos hospitais, existe mais experiência e conhecimentos nesta área.[19] Deste modo, é importante os SMI/UCI ampliarem a sua influência no hospital, constituindo parte relevante da estratégia para o sucesso da doação de órgãos. Na Espanha, líder mundial na doação e transplante de órgãos, o SMI/UCI é central à doação de órgãos e 85% dos coordenadores hospitalares de doação são intensivistas, o que é sem dúvida, mais uma valiosa contribuição para o sucesso da doação e do transplante.[10] Neste país, é prática a internação eletiva não terapêutica no SMI/UCI, com objetivo de facilitar a doação de órgãos.[10,12,23,24] Este conceito compreende o início ou a continuação de medidas de cuidados intensivos (admissão no SMI/UCI, suporte ventilatório e hemodinâmico) em doentes com lesão cerebral catastrófica, ou seja, com eminente risco de morte por lesão neurológica em que a terapêutica proposta foi considerada fútil; são doentes considerados possíveis dadores de órgãos (probabilidade da morte encefálica ocorrer num curto período de tempo), e não existindo contraindicação à doação de órgãos, incorpora-se a opção de morte encefálica no planeamento de fim de vida.[19,21,22]

Sendo o SMI/UCI o epicentro da atividade de doação, pela *expertise* existente, este deve fazer parte das suas atividades de rotina e integrar o dia a dia dos intensivistas. Isto é evidenciado no documento de consenso da *Society of Critical Care Medicine, American College of Chest Physicians* (CHEST) e da *Organ Procurement Organization* (OPO) de 2015.[25] Este documento salienta o processo de doação de órgãos, nos SMI/UCI, com a identificação dos potenciais dadores pela equipa de intensivistas. Realça-se ainda que a liderança pelo intensivista, no processo de doação e manutenção, melhora os resultados pelos seus conhecimentos de ventilação e de hemodinâmica para além da sua capacidade de interação com as equipas envolvidas e com as famílias dos dadores.[26] São também eles que possuem as capacidades adequadas para dar o melhor nível de cuidados aos possíveis e potenciais dadores órgãos.[9,13] Os intensivistas são, por isso, parte integrante de todo este processo com responsabilidades dentro ou fora dos SMI/UCI, identificando possíveis ou potenciais dadores, fazendo diagnósticos quer de morte cerebral quer de parada circulatória, otimizando a sua manutenção e desencadeando todo o processo de doação. Acresce ainda que os intensivistas, pelo conhecimento destes processos, possuem as capacidades necessárias de coordenação, o que constitui uma mais-valia.

Algumas medidas podem mudar e tornar mais eficientes os processos de doação: a referenciação de rotina dos possíveis dadores ao coordenador hospitalar de doação; o estabelecimento de alertas clínicos para a sua identificação; a rigorosa avaliação clínica dos possíveis e potenciais dadores; a realização sistemática das provas de morte cerebral e a abordagem dos familiares por profissionais experientes.[27] A par destas intervenções de índole mais operacional, são importantes a formação e o treino em torno da doação, a realização de auditorias ao desempenho e a perceção de que a atividade de doação deve ser integrada nos cuidados de fim de vida.[12,13] Mas todas estas ações só serão devidamente potenciadas se nos SMI/UCI existir uma "cultura de doação" que contribua para transformar o maior número de possíveis dadores de órgãos em dadores efetivos,[11] fazendo dos SMI/UCI a "âncora" da doação de órgãos.

A atividade de doação implica um empenho e esforço adicional de todos os profissionais envolvidos, que muitas vezes vai para além das obrigações do estrito dever profissional; acrescido de sentimentos de solidariedade e o reconhecimento das expetativas dos cidadãos doentes que precisam de um órgão, pode ser compreendido como a "cultura de doação" de um hospital.

As práticas de doação devem difundir-se dos SMI/UCI para todo o hospital, sensibilizando todos os profissionais para este desiderato de solidariedade e facultando-lhes a informação e formação adequadas.

Intensivista: elemento-chave na doação de órgãos

Perante a situação generalizada de escassez de órgãos para cobrir as necessidades de transplante temos de aproveitar todas as oportunidades de doação. Em primeiro lugar, no SMI/UCI onde a identificação e adequada manutenção de possíveis ou potenciais dadores devem fazer parte das suas rotinas. Em segundo lugar, fora do SMI/UCI, nos locais onde possam existir possíveis dadores. Em ambas as situações os intensivistas têm um papel-chave. A maioria das situações de doação acontece a partir de dadores em morte encefálica, em quem uma correta terapêutica permite maximizar o número de órgãos disponíveis e preservar a sua qualidade.[28] Deste modo importa desenvolver uma estratégia de atuação alargada dos intensivistas que permita a sua intervenção em diferentes locais fora do SMI/UCI, perante possíveis dadores do foro neurocrítico, fornecendo meios de suporte de vida, contemplando ou não a internação no SMI/UCI, de acordo com a realidade do hospital.[23]

Uma análise retrospectiva, que comparou resultados da doação antes e depois da implementação de um programa liderado pelo intensivista, demonstrou a importância da sua intervenção. Este estudo de 2011, realizado em Pittsburgh, mostrou que o número de órgãos colhidos para transplante aumentou significativamente (31,4% antes *vs.* 43,8% depois, p = 0,008), particularmente em número de pulmões e rins.[13] Desta forma, evidenciou-se que a liderança pelo intensivista na identificação e manutenção dos possíveis ou potenciais dadores pode aumentar o número de órgãos disponíveis para transplante, contribuindo para minimizar a escassez de órgãos, podendo fazer parte da estratégia com aquele objetivo.[9]

Este tipo de intervenção "expandida" dos intensivistas, "quebrando as paredes" do SMI/UCI é uma vertente cada vez mais importante e valorizada com resultados positivos. Esta intervenção deve estar integrada numa resposta organizada dentro do hospital com o objetivo mais vasto da assistência aos doentes críticos no respectivo circuito, e que é coincidente muitas vezes com o circuito do possível ou potencial dador, evitando-se a perda de dadores. Para isso, devem estar identificados os serviços do hospital responsáveis pelo tratamento de doentes portadores de lesões cerebrais graves, que, apesar do tratamento instituído, vêm a evoluir para a morte pela sua lesão neurológica catastrófica, e que não chegam a ser identificados como possíveis dadores.[11,17] Um estudo multicêntrico realizado na Catalunha, evidenciou que 7,7% de todos os indivíduos em que o suporte ventilatório foi suspenso como parte do protocolo de "limitação do suporte de vida", e que vieram a falecer, poderiam ter sido dadores em parada circulatória controlada.[29] Nestas circunstâncias, deve estar previsto iniciar ou manter o suporte ventilatório e hemodinâmico com possibilidade de internação no SMI/UCI, não se pensando na futilidade perante o quadro clínico neurológico, mas sim nas oportunidades de doação. Este é o conceito de **cuidados intensivos eletivos não terapêuticos**.[24] A intervenção, neste âmbito, compreende o início ou a continuação de medidas de cuidados intensivos em doentes com lesão neurológica "catastrófica", em risco de morte e considerados possíveis dadores (morte a ocorrer em curto período de tempo e sem contraindicação à doação), incorporando-se a doação de órgãos no planejamento de fim de vida.[18,19,21,23,26]

O intensivista deve estar atento aos diferentes cenários que se colocam no SMI/UCI perante um dador em morte encefálica por lesões cerebrais graves, e que podem aumentar as oportunidades de doação.[23] O primeiro cenário constitui a maior parte das situações de doação de órgãos, ou seja, o dador em morte encefálica. O segundo coloca-se quando o tratamento ativo não é mais considerado no melhor interesse do doente entrando-se no campo da futilidade terapêutica. Nestes casos, toma-se a decisão de retirada da terapêutica de suporte, que corresponde a uma situação de doação controlada após parada circulatória (Classe III de Maastricht).[23] Um último cenário fora do SMI/UCI, é a identificação de um possível dador, com a opção de se colocar ou não medidas de suporte, tendo em vista a doação em morte encefálica ou em parada circulatória. Estas práticas podem variar de país para país, influenciadas por limitações legais, culturais, religiosas e sociais.

Na Espanha, reconhecidamente, possui uma excelente organização na doação e transplantação de órgãos. Conseguiu alcançar 40 dadores pmp no ano de 2015, perseguindo três objetivos principais: 1) promover a identificação e referenciação de possíveis dadores de órgãos fora do SMI/UCI, com o intuito de instituir cuidados intensivos eletivos não terapêuticos, incorporando a opção de doação de órgãos nos cuidados de fim de vida, 2) facilitar a utilização de órgãos de dadores com critérios "expandidos" e de dadores de risco "não *standard*", 3) criar estruturas para a prática da doação após parada circulatória.[10]

Apesar da maioria sere dador em morte encefálica, é também importante dar atenção às oportunidades de doação a partir de dadores em parada circulatória refratária, em que os intensivistas têm um papel muito importante. A parada circulatória não controlada após ressuscitação cardiopulmonar refratária, dentro ou fora do hospital, possibilita a colheita de órgãos a partir de dadores falecidos nestas circunstâncias (classe II de Maastricht). Países como Espanha, França e Portugal mantêm programas de colheita de órgãos em dadores em parada circulatória não controlada,[20,30,31] que são exigentes em termos de organização, planejamento e coordenação das equipas e capacidades técnicas, incluindo a área pré-hospitalar; deste modo consegue-se aumentar o número de órgãos disponíveis para transplante, independentemente das dúvidas que possam existir sobre a qualidade dos órgãos assim colhidos. A doação em dadores de classe II de Maastricht não é a prática mais comum para a colheita de órgãos em dadores em parada circulatória nos países onde este tipo de doação está mais desenvolvida. No Reino Unido, Holanda, Estados Unidos e Austrália, a opção majoritária são os dadores em parada circulatória controlada (classe III de Maastricht) (20). A grande maioria dos doentes que vêm a ser considerados para doação em parada circulatória controlada, estiveram internados em cuidados intensivos, e são dependentes do suporte ventilatório e circulatório, pelo que todos os procedimentos neste contexto envolvem naturalmente os intensivistas.[32] Na prática, são majoritariamente doentes com lesões cerebrais graves incompatíveis com a vida, que viriam a evoluir para morte encefálica, e a quem são retirados os meios de suporte, antecipando-se o momento da morte.

Pelos problemas éticos que se podem colocar, esta decisão exige uma discussão bem consolidada pela equipa de intensivistas e outros médicos envolvidos no seu tratamento, para se saber qual o momento em que se deixa o tratamento e se entra na futilidade terapêutica, constituindo o " ponto de virada", para se retirar os meios de suporte.

Perante situações clinicamente equivalentes, estas questões também se levantam fora do SMI/UCI, tomando o intensivista a decisão de proporcionar ou não meios de suporte ou de vir a promover a internação em cuidados intensivos, com o objetivo de doação em parada circulatória controlada.

Verificamos que o panorama de intervenções dos intensivistas é muito amplo, tratando os doentes antes e depois de ser considerada a doação de órgãos (seja a morte determinada por critérios neurológicos ou circulatórios).[33] Os intensivistas devem consolidar o seu compromisso com o transplante, de acordo com os valores e a missão da especialidade, contribuindo desta forma para aumentar a doação de órgãos e melhorar a qualidade de vida de quem precisa de um órgão para viver ou viver com qualidade. É um dever ético e profissional.[12]

Um exemplo da intervenção ampla do intensivista

É um lugar comum dizer que sem doação de órgãos não há transplante. É uma verdade que nunca é de mais relembrar.

A importância da doação passa muitas vezes despercebida face ao impacto positivo e à visibilidade da atividade do transplante, apesar de esta depender da primeira. Num hospital com transplante, a doação de órgãos pode tornar-se mais visível porque existe uma necessidade evidente e sentida.

Nos últimos anos, Portugal tem ocupado os primeiros lugares a nível mundial na doação de órgãos.[2] Neste país, há um hospital, com experiência centrada no intensivista, que tem contribuído fortemente para esse aumento.

A experiência no Centro Hospitalar e Universitário de Coimbra (CHUC), que permitiu aumentar de forma sustentada o número de dadores em morte encefálica, resultou de uma identificação assertiva do circuito dos possíveis dadores, desde a entrada no Serviço de Urgência até às unidades de internação, designadamente nas áreas de cuidados intensivos.[11] A análise do circuito dos possíveis dadores confirmou que a maior dificuldade de triagem incidia nos possíveis dadores do foro médico, majoritariamente vítimas de acidentes vasculares cerebrais, que se "perdiam" enquanto possíveis dadores.

Esta situação colocava em risco o necessário aumento do número de órgãos disponíveis para transplante. A metodologia adotada, para evitar a perda de possíveis ou potenciais dadores, consistiu para além da confirmação dos seus circuitos, em diagnosticar os problemas e obstáculos na organização dentro do hospital que impediam a doação, e a identificação dos constrangimentos físicos e logísticos para a atividade de doação fora do SMI/UCI designadamente a instituição de VENT.[34]

A partir desta análise foram elaboradas normas de execução permanentes (NEP) para a doação. Trata-se de um conjunto de regras "para ajudar a definir condutas sempre que nos circuitos dos possíveis e potenciais dadores, existam situações identificadas como tal". Estas NEP existem no pressuposto que se mantêm reunidas as condições em equipamentos e recursos humanos, para satisfazer a qualidade exigida na vigilância, monitorização e suporte de funções. Nestas normas a triagem e a assistência de possíveis ou potenciais dadores está prevista de acordo com o local de internamento (**Sala de Emergência, Recobro Anestésico, Unidade de Neurocríticos e Unidades Intermédias de Neurologia/Neurocirurgia**), permitindo que esses dadores permaneçam com meios de suporte de vida incluindo a ventilação, noutros locais de internação fora do SMI/UCI, sob supervisão do intensivista. As NEP vieram assim permitir a instituição de VENT sempre que indicado. Considerando que, na existência de três ou mais leitos livres, o possível ou potencial dador deverá ser internado preferencialmente no SMI/UCI, o que é prática consolidada.[34]

As NEP têm como primordial o médico intensivista, que tem um papel fundamental em qualquer local do hospital onde exista um possível ou potencial dador, fazendo a sua avaliação clínica e a sua aceitação como tal, e implementando os meios de suporte de vida. O intensivista, está presente no circuito intra-hospitalar dos possíveis ou potenciais dadores, desde a sala de emergência às unidades de internação e ao SMI/UCI, que se constitui como uma "âncora" à atividade de doação no hospital.[11,12]

Quer no Serviço de Urgência (SU), quer nas diferentes unidades de internação, as normas referem que "sempre que sejam identificados, por médico neurologista ou neurocirurgião um possível dador, deve ser alertado e chamado o intensivista de serviço". Assim compete ao intensivista de serviço face a um possível ou potencial dador: a decisão de iniciar a terapêutica de suporte de funções vitais; a orientação das medidas de manutenção do dador de órgãos; participar na realização das tarefas e decisões que, nestes casos, habitualmente lhe competem e/ou estão previstas na Lei.

Objetivamente estas NEP são um documento simples que identifica locais do hospital onde podem ser detectados possíveis dadores prevendo procedimentos e identificando os respectivos atores, e, contribuindo para evitar o seu incumprimento e a consequente perda de dadores, desde a sua implementação há mais de uma década.

Esta experiência revelou a importância que o intensivista tem, estando atento e monitorizando o circuito hospitalar, onde possam ser identificados os possíveis ou potenciais dadores, os referencia, os estabiliza e faz a sua manutenção fora do SMI/UCI. Deste modo o intensivista atua muitas vezes como se fosse um coordenador hospitalar de doação, divulgando os critérios "expandidos" de doação, intervindo na detecção e manutenção de possíveis dadores fora do SMI/UCI e por meio da sua "experiência" na seleção e manutenção de dadores, transforma o maior número de potenciais dadores em dadores efetivos.[26,28]

A possibilidade criada de intervenção do intensivista fora do SMI/UCI, implica a existência de meios logísticos e recursos humanos, para se conseguir a correta manutenção das funções vitais no dador ou potencial dador, permitindo a colheita dos órgãos em condições ideais, onde quer que esteja no hospital. No CHUC a criação das NEP foi avaliada logo nos primeiros três anos em que entraram em vigor, registando-se aumentos respetivamente (56%, 96% e 66% em 2008, 2009 e 2010), face ao número de dadores antes das NEP e que se tem mantido até aos dias de hoje (registos institucionais). Foi ainda avaliada a proveniência dos dadores efetivos verificando-se que 69% eram provenientes de fora do SMI, sendo que quase metade destes (49,3%) provinham do serviço de urgência;[11] no período de 2014 a 2018, manteve-se essa tendência, com 62,5% de dadores de fora do SMI/UCI (registos institucionais). No CHUC, o potencial de doação médio ao fim de três anos da implementação das NEP era de 2,8 no Hospital e de 13,6 no SMI/UCI, a que corresponde uma taxa de eficácia média de 80,7% e de 87,0% respectivamente.[11]

Realça-se a importância do SU no esforço de doação, o que vem sendo cada vez mais valorizado.[5,27] Isto só é possível pela existência do intensivista integrando equipas de emergência do SU. Geralmente o papel dos SMI/UCI na doação de órgãos é quase exclusivo, mas esta experiência no CHUC demonstrou que o SU pode constituir uma importante fonte de doadores multiorgãos.[11] Face ao grande número de doentes que esperam por um órgão para transplante, aumentar os níveis de doação de cada hospital, é um objetivo fundamental e uma obrigação, que neste momento se tem que procurar atingir utilizando cada vez mais os critérios de doador expandido ou desenvolvendo programas de doadores em parada circulatória. Importa, em cada hospital, desenvolver estratégias para melhorar a detecção de dadores e elaborar normas ou protocolos de doação que incidam nos circuitos dos possíveis doadores, na sua identificação e na alocação de meios e recursos necessários ao seu tratamento e manutenção desde o SU até aos locais de internação.

Temos noção que a atividade de doação e colheita de órgãos deve ser vista de acordo com as realidades de cada hospital. Interessa saber da disponibilidade dos recursos humanos para o efeito, de como está feita a estruturação da atividade de doação, e criar as normas adequadas, sensibilizando todos os profissionais, e ter o apoio efetivo da administração hospitalar.

A realidade mostra que, na maioria dos hospitais, os possíveis ou potenciais dadores com lesões cerebrais graves têm de ser internados no SMI/UCI, por inexistência de intensivistas trabalhando fora dos SMI/UCI. Na verdade, nos Serviços de Urgência o grande afluxo de doentes e as condições de trabalho, em muitos deles difíceis, dificultam a detecção e a manutenção de possíveis ou potenciais dadores.[35]

Não podemos esquecer que o principal obstáculo á doação em muitos países do mundo, é a não identificação ou notificação de possíveis ou potenciais dadores.[36]

O papel que o intensivista deve ter na doação de órgãos, identificando possíveis ou potenciais dadores e fazendo a sua manutenção, faz dele um elemento crucial neste processo.[26] O intensivista, na sua atividade, que se quer "expandida para fora das paredes da Unidade", deve estar presente no circuito dos possíveis ou potenciais dadores. Deste modo, a presença "expandida" do intensivista no hospital, pode fazer a diferença no aumento do número de dadores efetivos e na taxa de utilização dos órgãos, pela experiência na sua otimização.[28]

Conclusões

Neste contexto de estratégias para aumentar a doação de órgãos, a intervenção ampla dos intensivistas fora dos SMI/UCI tem de ser uma realidade. Devem identificar possíveis ou potenciais dadores, fornecendo meios de suporte de vida a doentes portadores de lesões cerebrais catastróficas, incompatíveis com a vida, com o objetivo único de poderem vir a ser dadores. Este conceito de cuidados intensivos para facilitar a doação de órgãos compreende a ventilação eletiva não terapêutica, o suporte hemodinâmico e a eventual admissão no SMI/UCI, o que já é prática em vários países. Esta nova intervenção na doação de órgãos tem de ser pensada e incorporada no planeamento dos cuidados de fim de vida daqueles doentes. Com ou sem internação no SMI/UCI a instituição de meios de suporte de vida nos possíveis dadores aumenta o número de dadores de órgãos, evitando o desperdício de oportunidade de doação.

Glossário

- **Classes de Maastricht:** categorias aceitas internacionalmente para classificação dos diferentes tipos de dadores em morte circulatória.
- **Coordenador hospitalar de doação:** médico com formação específica para a detecção e avaliação de potenciais doadores de órgãos e tecidos para transplante, preferencialmente das áreas de cuidados intensivos, urgência, emergência ou anestesia.
- **Dador com critérios "expandidos":** correspondem a dadores com idade mais avançada e portadores de comorbilidade diversas, mas que não constituem contraindicação à colheita, estando assim assegurada a qualidade dos órgãos para transplante.
- **Dador de risco:** doadores com história de doença neoplásica ou risco aumentado de patologia infecciosa de acordo com as suas características comportamentais e demográficas.
- **Dador efetivo:** a quem foi feita uma incisão cirúrgica com intenção de colher órgãos para transplante ou de quem se colheu pelo menos um órgão para transplante.
- **IRODaT:** International Registry on Organ Donation and Transplantation.
- **Possível dador:** indivíduo com lesões cerebrais graves ou catastróficas, ou com falência circulatória apresentando situação clínica passível da doação de órgãos.
- **Potencial dador:** falecido em situação clínica compatível com morte encefálica ou parada circulatória sem contraindicação médica para a doação de órgãos.
- **Potencial de doação:** relação entre o número de mortes cerebrais no hospital e o número total de óbitos no hospital.
- **pmp:** por milhão de população.
- **Taxa de Utilização de órgãos:** relação entre o número de órgãos transplantados e número de órgãos colhidos.
- **Ventilação eletiva não terapêutica (VENT):** início de ventilação mecânica com o objetivo de possibilitar a doação de órgãos.

Referências bibliográficas

1. Saidi RF, Hejazii Kenari SK. Challenges of organ shortage for transplantation: solutions and opportunities. Int J Organ Transplant Med. 2014;5(3):87-96.
2. World Health Organization (WHO). Human organ and tissue transplantation. Disponpível em: https://apps.who.int/gb/ebwha/pdf_files/WHA75/A75_41-en.pdf
3. Nimmo A, Gardiner D, Ushiro-Lumb I, Ravanan R, Forsythe JLR. The Global Impact of COVID-19 on Solid Organ Transplantation: Two Years Into a Pandemic. Transplantation. 2022 Jul 1;106(7):1312-1329.
4. The International Registry of Organ Donation and Transplantation. Disponível em: https://www.irodat.org/.
5. Aubert O, Yoo D, Zielinski D, Cozzi E, Cardillo M, Dürr M, et al. COVID-19 pandemic and worldwide organ transplantation: a population-based study. Lancet Public Health. 2021; 6(10):E709-19.
6. Kootstra G, Daemen JH, Oomen AP. Categories of non-heart--beating donors. Transplant Proc. 1995;27(5):2893-4.
7. Thuong M, Ruiz A, Evrard P, Kuiper M, Boffa C, Akhtar MZ, et al. New classification of donation after circulatory death donors definitions and terminology. Transpl Int. 2016;29(7):749-59.
8. Kutsogiannis DJ, Asthana S, Townsend DR, Singh G, Karvellas CJ. The incidence of potential missed organ donors in intensive care units and emergency rooms: a retrospective cohort. Intensive Care Med. 2013;39(8):1452-9.
9. Park J, Yang NR, Lee YJ, Hong KS. A Single-Center Experience with an Intensivist-Led Brain-Dead Donor Management Program. Ann Transplant. 2018;23:828-35.
10. Matesanz R, Domínguez-Gil B, Coll E, Mahíllo B, Marazuela R. How Spain Reached 40 Deceased Organ Donors per Million Population. Am J Transplant. 2017;17(6):1447-54.
11. Sousa JPA, Neto P, Sousa E, Devesa N, Casanova P, Baptista J, et al. Potencial de doação (dadores em morte cerebral) nos Hospitais da Universidade de Coimbra: análise retrospectiva (2006-2010). Current Opinion in Organ Transplantation (Edição Portuguesa); 2012.
12. Escudero D, Otero J. Intensive care medicine and organ donation: exploring the last frontiers? Med Intensiva. 2015;39(6):373-81.
13. Singbartl K, Murugan R, Kaynar AM, Crippen DW, Tisherman SA, Shutterly K, et al. Intensivist-led management of brain-dead donors is associated with an increase in organ recovery for transplantation. Am J Transplant. 2011;11(7):1517-21.
14. Petrini C, Trapani S, Riva L, Floridia G, Gainotti S, Lombardini L, et al. Organ Transplantation From Nonstandard Risk Donors: Midway Between Rigid and Flexible Rules. Transplant Proc. 2019;51(9):2856-9.
15. The Lancet Gastroenterology Hepatology. Increasing organ donation rates: is legislation enough? Lancet Gastroenterol Hepatol. 2017;2(4):235.
16. The Madrid resolution on organ donation and transplantation: national responsibility in meeting the needs of patients, guided by the WHO principles. Transplantation. 2011;91 Suppl 11:S29-31.
17. Delmonico FL, Domínguez-Gil B, Matesanz R, Noel L. A call for government accountability to achieve national self--sufficiency in organ donation and transplantation. Lancet. 2011;378(9800):1414-8.
18. www.edqm.eu. Guide to the capacity and safety of organs for transplantation. Chapter 2, 7th Edition ed2018.
19. Citerio G, Cypel M, Dobb GJ, Dominguez-Gil B, Frontera JA, Greer DM, et al. Organ donation in adults: a critical care perspective. Intensive Care Med. 2016;42(3):305-15.
20. Broderick AR, Manara A, Bramhall S, Cartmill M, Gardiner D, Neuberger J. A Donation After Circulatory Death Program Has the Potential to Increase the Number of Donors After Brain Death. Crit Care Med. 2016;44(2):352-9.
21. The European Directorate for the Quality of Medicines & HealthCare (EDQM). Guide to the capacity and safety of organs for transplantation. 7th ed. Disponpivel em: www.edqm.eu..
22. Citerio G. Organ donation and transplantation: a special issue on an ICU gift that lives on. Intensive Care Med. 2019;45(3):305.
23. Manara A, Procaccio F, Domínguez-Gil B. Expanding the pool of deceased organ donors: the ICU and beyond. Intensive Care Med. 2019;45(3):357-60.
24. Domínguez-Gil B, Coll E, Elizalde J, Herrero JE, Pont T, Quindós B, et al. Expanding the Donor Pool Through Intensive Care to Facilitate Organ Donation: Results of a Spanish Multicenter Study. Transplantation. 2017;101(8):e265-e72.
25. Nathan SD, King CS. Organ Donors: Making the Most of What Is Offered. Chest. 2015;148(2):303-5.
26. Martin-Loeches I, Sandiumenge A, Charpentier J, Kellum JA, Gaffney AM, Procaccio F, et al. Management of donation after brain death (DBD) in the ICU: the potential donor is identified, what's next? Intensive Care Med. 2019;45(3):322-30.
27. Domínguez-Gil B, Murphy P, Procaccio F. Ten changes that could improve organ donation in the intensive care unit. Intensive Care Med. 2016;42(2):264-7.
28. Meyfroidt G, Gunst J, Martin-Loeches I, Smith M, Robba C, Taccone FS, et al. Management of the brain-dead donor in the ICU: general and specific therapy to improve transplantable organ quality. Intensive Care Med. 2019;45(3):343-53.
29. Sandiumenge A L-SM, Masnou N, Oliver E, Ibanet M, Basque MD, et al., c DCD Study Group. Live support therapy limitation practices in Spain. 27th Annual Congress of the European Society of Intensive Care Medicine. 2014:40 Suppl 1;308.
30. Domínguez-Gil B, Duranteau J, Mateos A, Núñez JR, Cheisson G, Corral E, et al. Uncontrolled donation after circulatory death: European practices and recommendations for the development and optimization of an effective programme. Transpl Int. 2016;29(8):842-59.
31. Roncon-Albuquerque R, Gaião S, Figueiredo P, Príncipe N, Basílio C, Mergulhão P, et al. An integrated program of extracorporeal membrane oxygenation (ECMO) assisted cardiopulmonary resuscitation and uncontrolled donation after circulatory determination of death in refractory cardiac arrest. Resuscitation. 2018;133:88-94.
32. Anesthesiologists ASo. Statement on Controlled Organ Donation After Circulatory Death Committes of Origin: Critical Care Medicine, Ethics and Transplant Anesthesia. 2017.
33. https://www.reliasmedia.com. Organ Donation: Perspective for the Intensivist. 2019.
34. B Domínguez-Gil EC, T Pont, M Lebrón, E Miñambres, A Coronil, B Quindós, J E Herrero, C Liébanas, B Marcelo, A M Sanmartín, R Matesanz, en representación del Consorcio ACCORD-España. End-of-life Practices in Patients With Devastating Brain Injury in Spain: Implications for Organ Donation. 2017;41 (3):162-73.
35. Matesanz R. Papel de los Servicios de Urgencias y Emergencias en la donación de órganos. Emergencias; 2010. p. 68-7.
36. Dell Agnolo CM, de Freitas RA, Toffolo VJ, de Oliveira ML, de Almeida DF, Carvalho MD, et al. Causes of organ donation failure in Brazil. Transplant Proc. 2012;44(8):2280-2.

capítulo 87

Diagnóstico de Morte Encefálica e Cuidados ao Potencial Doador de Órgãos

Ricardo Matos | Cláudia Falé | António Vieira

Destaques

- O diagnóstico de morte por critérios neurológicos realizado em todo o mundo é seguro, reprodutível e eficaz. Existem diferenças de nomenclatura, pois em alguns países ou regiões é chamado de **morte encefálica** e em outros, morte do tronco cerebral, mas em quase todos é comumente designado por **morte cerebral**.
- Os exames complementares de comprovação do diagnóstico clínico, assim como aqueles relativos à prova de apneia, são variados e apenas os mais dificilmente acessíveis possuem sensibilidade e especificidade elevadas.
- O intensivista deve realizar a manutenção do potencial doador, que pode ser complexa e trabalhosa, como geralmente ocorre ao cuidar de um paciente neurocrítico.
- Todas as UTI devem ter protocolos de manutenção do doador.
- Algumas intervenções terapêuticas têm baixa eficácia e não são suportadas por ensaios clínicos randomizados e controlados.

Introdução

Conhecida desde sempre pela humanidade, a morte tem passado por alguma evolução em seu conceito, especialmente na área médica, muito pela necessidade de obtenção de órgãos para transplante. A morte, uma fase do ciclo da vida, para muitos a última, deveria ser quando possível planejada. Deve ser encarada, sob alguns aspectos, como outras fases da existência humana, tal como a infância, a adolescência, a vida adulta e a velhice*.[1,2i]

Na prática da Medicina, quase nunca existe tanta preocupação com os chamados cuidados de fim de vida, qualidade e humanização da morte, mas ao mesmo tempo, cada vez mais aumentam os direcionamentos com a possibilidade de utilizar órgãos de um falecido para transplantar em um paciente, o que quase sempre melhora sua qualidade de vida e, quando possível evitando sua morte.

Para isso necessitamos de "órgãos vivos ainda capazes" ou "órgãos mortos", mas capazes de recuperar sua funcionalidade uma vez transplantados em um receptor.

Foi necessário redefinir a morte (**Quadro 87.1**), identificando a morte cerebral (MC), morte encefálica (ME) no Brasil, ou morte do tronco cerebral (MTC) em Portugal.[3] Existem importantes diferenças no conceito e no diagnóstico de MC de país para país (**Quadro 87.2**). Por outro lado, mais recentemente, surgiu o conceito de morte em parada cardiocirculatória (MPC) ou morte circulatória, o que permitiu aumentar o número de órgãos para transplante. Esse novo conceito foi consequência da "Conferência Internacional de Maastricht", de 1995,[4,5] a qual definiu quatro categorias de pacientes em parada cardiocirculatória (posteriormente cinco). Em Portugal, aplica-se apenas a categoria II: "ressuscitação infrutífera". [7]

i. *Nota do Editor: Apesar de difícil comprovação, já que baseia-se em evidências indiretas e de achado fóssil, acredita-se que o primeiro hominídeo a adquirir a consciência da própria finitude tenha sido o *Homo ergaster* e, mais provavelmente, o *Homo erectus*, visto que as duas espécies foram as primeiras a usar o fogo e a confeccionar e a empregar ferramentas complexas. Além disso, o *Homo ergaster* era, das duas espécies, a dotada de maior cérebro, o que confere certa primazia no mérito de uma descoberta tão refinada como a ideia de morte. Desde então, é certamente esse o traço mais marcante da nossa condição humana e o que tem cinzelado, moldado e irá ainda provavelmente definir as nossas ações, crenças, culturas, artes, comportamentos, conflitos, guerras, leis e ética de uma maneira tão profunda e abrangente que, mesmo em um futuro distante, será muito difícil de ser ombreada por qualquer dos nossos atuais atributos, entre os quais não consta a imortalidade. Assim, mesmo diante do fascínio pela nossa condição tão cheia de atributos, tão rica e tão complexa, no fundo, a certeza da morte é quem representa a grande artífice da nossa humanidade com tudo de daninho e de magnífico que ela ostenta.

Definições de morte (Quadro 87.1)

Quadro 87.1. Várias definições de morte	
Termos:	**Conceitos e definições:**
Morte	• A morte é um processo biológico, irreversível, que se define como a extinção das funções vitais de um organismo como um todo.[37] • É tradicionalmente definida pela parada cardiorrespiratória irreversível. • "Há apenas 1 morte, ou seja, o conceito de morte é unívoco, a adjetivação da morte não significa que haja vários tipos de morte, mas que o seu diagnóstico foi feito por meio de processos diversos, porém de acordo com normas científicas e éticas que regem o ato médico, isto é, de acordo com as *legis artis*".[8]
Morte cerebral	• Morte definida por critérios neurológicos. • Situação em que todas as funções cerebrais estão irreversivelmente comprometidas, embora o coração continue a bater e a respiração seja assegurada artificialmente. • Em alguns países, é a morte encefálica, em outros, basta haver morte do tronco cerebral; não se faz necessário provar ausência de atividade cerebral. • Nesse caso, são obrigatórios apenas provas clínicas, inclusive o teste de apneia e prescinde-se dos exames complementares.
Morte encefálica	• É a perda completa e irreversível das funções encefálicas, definida pela extinção das atividades corticais e do tronco encefálico. Pelo menos um exame complementar se faz necessário.
Morte do tronco cerebral	• Situação em que todas as funções do tronco cerebral estão irreversivelmente comprometidas. • Verifica-se coma profundo (Escala de Coma de Glasgow: 3), assim como a ausência de todos os reflexos dependentes do tronco cerebral e de movimentos respiratórios. • O coração pode continuar a bater; a ventilação pulmonar e a troca respiratória são mantidas por meios artificiais. • Não são necessários exames complementares.
Morte somática	• A morte somática é definida como a interrupção do funcionamento dos órgãos. A seu turno, a morte global ou simplesmente morte costuma ser referida, nesse contexto, como o evento fatal que ocorre habitualmente e em seguida à morte cerebral, geralmente quando meios artificiais de suporte orgânico não são instituídos.
Morte em parada cardiocirculatória	• Situação em que existe parada cardiocirculatória irreversível em que pode não haver perda completa e irreversível das funções encefálicas.
Classificação de Maastricht (1995) *Doação após PCC*	**Classificação de Maastricht (2012 – Paris)** *Doação após PCC*
Categoria I – Morte na chegada ao hospital: • Doação não controlada	*Categoria I* – Encontrados mortos: • IA – fora do hospital • IB – no hospital
Categoria II – Ressuscitação infrutífera: • Doação não controlada	*Categoria II* – Parada cardíaca presenciada: • IIA – fora do hospital • IIB – no hospital
Categoria III – Doentes irreversíveis que aguardam parada cardíaca: • Doação controlada	*Categoria III* – Retirada do suporte terapêutico que mantinha a vida.
Categoria IV – Parada após diagnóstico de morte cerebral: • Doação controlada	*Categoria IV* – Parada cardíaca em potencial doador que aguardava ida ao bloco cirúrgico para a coleta dos órgãos.
	Categoria V – Morte por parada cardíaca inesperada de doentes internados em UTI. Incluído, em alguns países a eutanásia. • Doação controlada

PCC: parada cardiocirculatória.

Fonte: Desenvolvido pela autoria.

No Brasil, essa categoria tem sido pouco utilizada, habitualmente em transplantes renais, assim como a categoria IV, casos em que a parada cardíaca irreversível ocorre após a determinação da morte encefálica. Nesses casos a autorização da família se dá antes da retirada dos órgãos, enquanto os resultados de exames são aguardados ou se espera a chegada das equipes para a coleta.[6]

Divergências continuam a existir quanto aos meios complementares capazes de fazer o diagnóstico de MC em decorrência da existência de diferentes conceitos a respeito dessa condição, sobretudo de aspectos técnicos. Entre os quais podem ser elencados a análise da sensibilidade e da especificidade dos vários exames, sua exequibilidade, variabilidade entre operadores, além de outros aspectos (**Quadro 87.1**).

Relativamente a muitos dos procedimentos e medidas terapêuticas disponíveis para os cuidados ao potencial doador (PD), denominados "manutenção do doador"[ii], é comum confrontarmo-nos com frágeis evidências que os suportem.

ii. Nota do Editor: No Brasil mais conhecido como *"manutenção do potencial doador"*.

Quadro 87.2. Diagnóstico de MC e variações entre países, na legislação e nos protocolos

	Portugal[8]	Brasil[9]	EUA[10-15]	EUROPA[16,17]
Condições requeridas para a realização	Presença de coma profundo (GCS = 3); com causa conhecida, irreversível e capaz de causar morte	Presença de lesão encefálica de causa conhecida, irreversível e capaz de causar morte encefálica	Presença de lesão encefálica de causa conhecida, irreversível e capaz de causar morte encefálica	Critério de morte do tronco cerebral: Reino Unido Morte encefálica: França; Espanha; Alemanha (maior parte dos países)
	Exclusão de situações que possam ser responsabilizadas pela supressão das funções referidas nos pressupostos anteriores	Ausência de fatores tratáveis que possam confundir o diagnóstico de morte encefálica	Ausência de fatores tratáveis que possam confundir o diagnóstico de morte encefálica	Ausência de fatores tratáveis que possam confundir o diagnóstico de morte encefálica
	Período mínimo de 6 horas de observação e tratamento hospitalar não é obrigatório, mas é o mais consensual	Período mínimo de 6 horas de observação e tratamento hospitalar; ou 24 horas se encefalopatia anóxico isquémica		
	Temperatura (central) > 35ºC; estabilidade hemodinâmica, respiratória, metabólica e endocrinológica	Temperatura (central) > 35 º C; SaO_2 > 94%; TAs ≥ 100 ou TAm ≥ 65 mmHg Se < 16 anos esses valores são diferentes		
Provas	Duas provas são sempre obrigatórias. Realizadas por dois médicos, um exterior ao serviço, das especialidades: Medicina Intensiva, Neurologia, Neurocirurgia, Anestesiologia, Medicina Interna, Pediatria	No mínimo duas provas, cada uma delas realizada por um médico capacitado(a)	Variável, a depender do estado: o número de médicos exigidos pode ser apenas um; dois, no caso da Califórnia; e até três deles. A capacitação de todos os médicos é exigência unânime entre os estados, mas alguns deles requerem um neurologista ou um neurocirurgião (33%)	2 Provas: Reino Unido; Espanha; Grécia 1 a 2 Provas: França, Bélgica; Países Baixos
	No adulto, o intervalo mínimo é de duas horas, mas o mais habitual são seis horas	Acima dos dois anos de idade o intervalo mínimo deverá ser de uma hora	Período entre seis horas (70%) e 24 horas (83%). Mínimo de 24 horas nos casos de encefalopatia anóxico-isquêmica.	Seis horas: Reino Unido; Espanha; Grécia. Doze horas: Áustria e Alemanha Sem critério definido: França, Bélgica; e Países Baixos.
Exame clínico & Teste da apneia	**Exame clínico:** Ausência de todos os reflexos dependentes do tronco cerebral: • fotomotores; • corneanos; • oculocefálicos; • oculovestibulares; • faríngeo; • da tosse.	**Exame clínico**: • Existência de coma não percetivo; • Ausência de reatividade supraespinal, manifestada pela ausência dos reflexos fotomotor, corneopalpebral, oculocefálico, vestíbulo-calórico e de tosse.	Exame clínico sobreponível.	Exame clínico sobreponível.
	Teste da apneia: Ausência de movimentos respiratórios na presença de: elevação do valor de $PaCO_2$ ≥ 10 mmHg (1,35 kPa), após 10 minutos de apneia (ou CPAP) e um valor de $PaCO_2$, após a apneia, igual a ou maior que 50 mmHg (6,65 kPa)	**Teste da apneia:** • Ausência de movimentos respiratórios na presença de hipercapnia ($PaCO_2$ > 55 mmHg); • deve ser realizado uma única vez; • realização proibida enquanto não se reverter a ausência de movimentos respiratórios por causas extracranianas ou farmacológicas.	**Teste da apneia**: • Ausência de movimentos respiratórios; • Nível de PCO_2 pretendido (60 mmHg) • Na segunda gasometria, a PCO_2 deve aumentar em pelo menos 20 mmHg acima do valor basal	**Teste da apneia:** • Ausência de movimentos respiratórios com nível de PCO_2 pretendido (50 ou 60 mmHg: Alemanha; França; Itália; Espanha; Países Baixos • Apenas desconexão do ventilador: Áustria; Bélgica; Noruega

(*Continua*)

Quadro 87.2. Diagnóstico de MC e variações entre países, na legislação e nos protocolos (*Continuação*)				
	Portugal[8]	**Brasil**[9]	**EUA**[10-15]	**EUROPA**[16,17]
Exame complementar	**Exame complementar**: Não são obrigatórios. Apenas são realizados a solicitação dos 2 médicos que realizam as provas, por ex.; na impossibilidade de testar algum ou alguns reflexos do tronco cerebral. São aceites como exames de referência: a angiografia cerebral e a cintigrafia cerebral	**Exame complementar**: Ausência de atividade encefálica: 1 exame complementar obrigatório, deverá comprovar de forma inequívoca uma das condições: *Ausência de perfusão sanguínea encefálica ou *Ausência de atividade metabólica encefálica ou *Ausência de atividade elétrica encefálica (c).	**Exame complementar**: Realização é facultativo, mas realizado na maioria dos casos: • EEG: 78,8% • Cintigrafia: 72,3% • Angiografia: 71,3% • Doppler TC: 33%	**Exame complementar:** • É facultativo: Alemanha; Bélgica; Dinamarca; Suíça; Espanha • É mandatório: França; Países Baixos; Itália; Noruega • Fazem em cerca de 50% dos casos: • Angiografia: 50% • Doppler TC: 43% • Angio TC: 39% • EEG: 21%
Registro	As provas devem ser registradas, datadas, (hora: minutos) e assinadas pelos dois médicos; com identificação completa de doente e médicos; a hora da morte é a da conclusão das 2ª Provas. A certidão de óbito deve ser passada por um dos 2 médicos.	As conclusões dos exames clínico e o complementar deverão ser registrados pelos examinadores no Termo de Declaração de Morte Encefálica e no prontuário do paciente ao final de cada etapa		

(a) Um dos médicos especificamente capacitados deverá ser especialista em: medicina intensiva, medicina intensiva pediátrica, neurologia, neurologia pediátrica, neurocirurgia ou medicina de emergência. Na indisponibilidade destes, o procedimento deverá ser concluído médico capacitado, com: um ano de experiência no atendimento de pacientes em coma e que tenham acompanhado ou realizado pelo menos dez determinações de ME ou curso de capacitação para determinação em ME.

(b) A escolha do exame complementar levará em consideração situação clínica e disponibilidades locais; na realização do exame escolhido deverá ser utilizada a metodologia específica para determinação de morte encefálica. O laudo do exame deverá ser elaborado e assinado por médico especialista no método em situações de morte encefálica.

(c) Na presença de alterações morfológicas ou orgânicas, congênitas ou adquiridas, que impossibilitam a avaliação bilateral dos reflexos fotomotor, corneopalpebral, oculocefálico ou vestíbulo-calórico, sendo possível o exame em um dos lados e constatada ausência de reflexos do lado sem alterações morfológicas, orgânicas, congênitas ou adquiridas, dar-se-á prosseguimento às demais etapas para determinação de morte encefálica. A causa dessa impossibilidade deverá ser fundamentada no prontuário.

Fonte: Desenvolvido pela autoria.

As evidências nesse caso se apoiam habitualmente em dois pilares: o conhecimento a respeito da fisiologia e da fisiopatologia da morte; e as diretrizes atualmente disponíveis para a manutenção da homeostasia. No segundo caso, estabelecidas partir de intervenções comuns aos pacientes críticos, cujos desarranjos fisiopatológicos são geralmente similares, mas que têm quadros clínicos diversificados, assim como etiologias, evoluções e desfechos bastante heterogêneos. Essas condutas geralmente consistem em: avaliar e manter a euvolemia; corrigir queda ou elevação da temperatura corporal; tratar distúrbios ácido-base e desvios da osmolaridade sérica; e usar ventilação pulmonar artificial protetora ao mesmo tempo em que se procura garantir a adequação das trocas gasosas. Muitos dos protocolos atualmente recomendados para a manutenção do doador, cujas intervenções têm bases fisiopatológicas plenamente defensáveis, ainda padecem pela escassez de estudos randomizados e controlados (RCT) que lhes garantam evidência e chancela. Apesar disso, há também a constatação consciente das enormes dificuldades impostas ao delineamento e à concretização de estudos de intervenção clinicamente relevantes em contexto tão árduo ao exigente método científico.

Evolução histórica

Segundo o filósofo e teólogo Santo Tomás de Aquino (1225-1274), o momento da morte é aquele em que a alma (forma substancial) abandona o corpo (matéria-prima). A identificação clara desse momento sempre foi uma grande preocupação para a humanidade.

Está o individuo efetiva e irreversivelmente morto?

Essa preocupação se reflete na expressão "salvo pelo gongo", que para alguns autores pode ter tido origem anterior às lutas de boxe. Como na prática de colocar sinetas com cordel que o "morto", se ainda vivo, poderia acionar no seu tumulo, ou na colocação de tubos que lhe permitiriam respirar (**Figura 87.1**).[18-20iii]

Classicamente, considerava-se o estado de morte frente à parada irreversível das funções cardiorrespiratórias. No entanto, existiam situações em que a morte era apenas aparente como na catalepsia, na hipotermia ou mesmo em

iii. Nota do Editor: Realmente, diversas referências atribuem o surgimento do provérbio "*Saved by the bell!*" *ipso facto* ao medo de ser enterrado vivo, que perdurou na Europa durante grande parte dos séculos XVIII e XIX. Esse temor não era de todo infundado e se devia, em grande parte, aos frequentes erros no diagnóstico da morte, por parte dos médicos, os quais, por sua vez, não dispunham de critérios para discriminar, com segurança, o estado de morte.
Essas assustadoras imprecisões terminaram por induzir ao hábito bastante comum de enterrar as pessoas em féretros denominados "caixões de segurança", um dos quais se encontra ilustrado na Figura, juntamente com a descrição resumida do seu funcionamento.

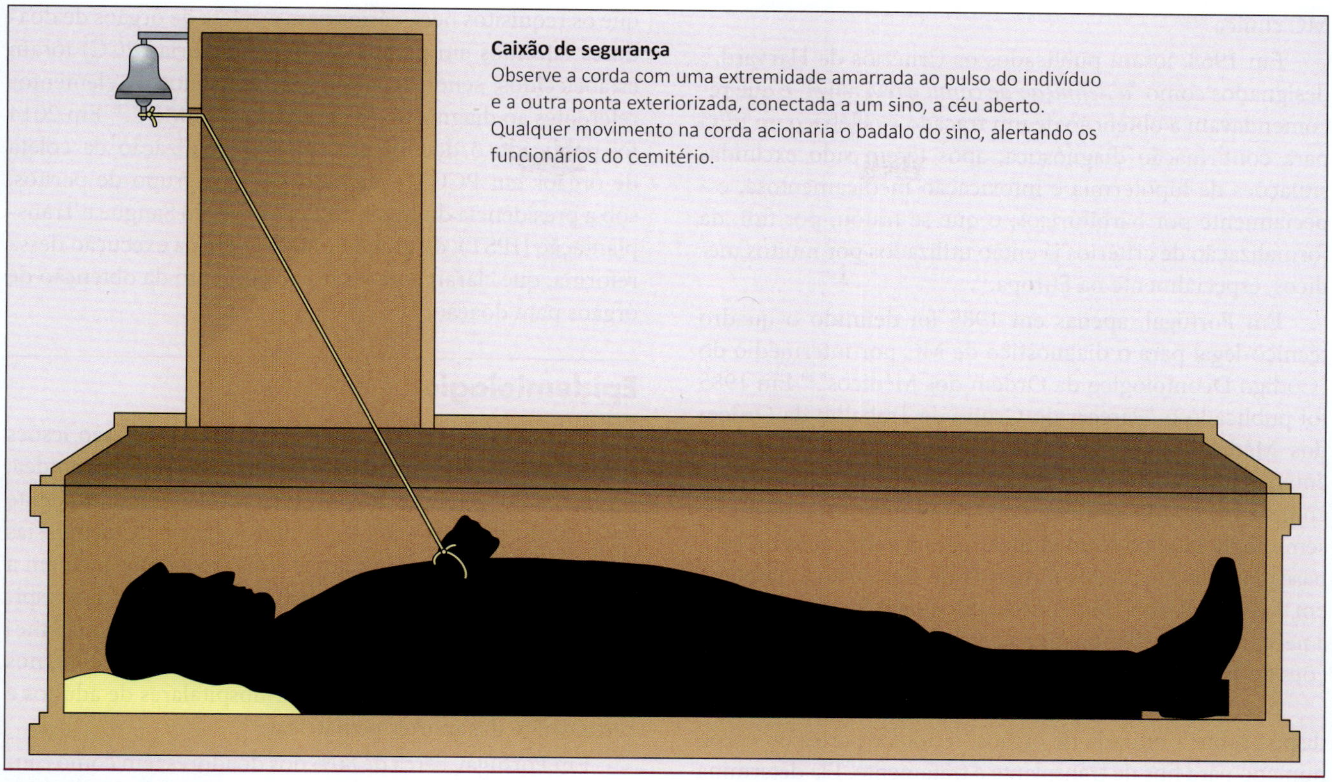

Figura 87.1. Caixão de segurança.

Fonte: Gravura modificada e recolorida de: https//aventurasnahistoria.com.br/noticias/almanaque/historia-metodos-bizarros-para-comprovar-monte-na-era-vitoriana.phtml Acesso em 12/07/2024

transtornos psicossomáticos,[21] nos quais o diagnóstico de óbito feito por meio de um simples exame clínico era sujeito a falhas. Por esse motivo buscavam-se técnicas complementares para apoiar o clínico, tais como espelhos para verificar se embaciavam com o hálito expiratório aquecido ou chamas de velas colocadas próximas à boca do indivíduo.

No século XX, generalizou-se a obrigatoriedade da emissão de atestados de óbito, cuja verificação era feita por meio de testes simples. A parada cardíaca era constatada pela ausência de pulso e de sons cardíacos. A parada respiratória era constatada pela observação da ausência de movimentos respiratórios. Ambas complementadas pela constatação da ausência de atividade cerebral, de reflexos corneanos e nociceptivos, bem como pelo registro de pupilas com midríase fixa não reativa à luz.[22]

Com o desenvolvimento de técnicas utilizadas em Medicina de Emergência e Medicina Intensiva (tais quais as usadas na ressuscitação, na desfibrilação, na ventilação mecânica, no suporte renal e em outros métodos de suporte orgânico), nos foi possível adiar a morte, quando não evitá-la. Passamos a nos deparar com pacientes que, submetidos a suporte artificial de órgãos, mantinham-se "vivos", mas cujos sinais de atividade cerebral eram inexistentes. Com frequência, a morte sobrevinha em horas ou dias. No entanto, atualmente já são vários os exemplos nos quais tem sido possível manter potenciais doadores em morte cerebral durante meses. Isso torna possível inclusive, prolongar a gravidez durante períodos de tempo extensos o suficiente para permitir a completa maturidade do feto, seguida da realização do parto cirúrgico de um recém-nascido absolutamente viável.[23,24]

Foi em 1959 que Mollaret e Goulon utilizaram a expressão francesa *"coma dépassé"*[iv] em um grupo de pacientes com critérios semelhantes aos utilizados hoje, para fazer o diagnóstico de morte cerebral (MC) que eram: abolição de reflexos do tronco; prova de apneia; e o registro de um eletroencefalograma isoelétrico (EEG).[25] Outros autores utilizaram a angiografia do encéfalo para comprovar a ausência de circulação cerebral.[21]

Simultaneamente, no final dos anos 1950 e início da década de 1960 do século passado, surgiu um interesse crescente pelo transplante de órgãos e tecidos, primeiro provenientes de doadores vivos e posteriormente de doadores cadáveres. Foi assim sendo construído um caminho de aprendizado que, juntamente com o desenvolvimento das técnicas cirúrgicas, da substituição funcional de órgãos e da imunossupressão, levaria ao desenvolvimento dessa importante área da Medicina. Prenunciava-se, desde sempre, todo um grande potencial de doação, particularmente por parte de jovens vítimas de acidentes traumáticos graves e com

iv. Nota do editor: "coma ultrapassado", a partir do antigo grego "κῶμα" (kôma), que significa "sono profundo" e do verbo "passare", proveniente do latim vulgar e cujo significado é "passar", precedido da partícula também latina "de", que significa "além de"; portanto, a acepção moderna: "ultrapassado".

MC clínica.[21,26]

Em 1968, foram publicados os Critérios de Harvard,[27] designados como *"a definição de coma irreversível"* e que recomendavam a obtenção de um traçado isoelétrico no EEG para confirmação diagnóstica, após terem sido excluídas situações de hipotermia e intoxicação medicamentosa, especialmente por barbitúricos, o que se tratou, por fim, da formalização de critérios já então utilizados por muitos médicos, especialmente na Europa.[21]

Em Portugal, apenas em 1985 foi definido o quadro técnico-legal para o diagnóstico de MC por intermédio do "Código Deontológico da Ordem dos Médicos".[28] Em 1985 foi publicado o "Parecer do Grupo de Trabalho da Ordem dos Médicos, nomeado para o estudo da MC".[29] Desde então, várias alterações legislativas têm sido introduzidas, como a Lei nº 235 de 1994,[30] que prevê critérios e regras de semiologia médico-legal idôneas para a verificação da MC, baseadas nos chamados Critérios de Cambridge, também em vigor no Reino Unido. Esses documentos estabeleceram a necessidade de demonstrar a cessação irreversível das funções do tronco cerebral para o diagnóstico de MC.[8,31]

No Brasil, é a Lei nº 9.434, de 4 de fevereiro de 1997 que dispõe sobre a retirada de órgãos, tecidos e partes do corpo humano para fins de transplante e tratamento. Ela determina no seu artigo 3º que compete ao Conselho Federal de Medicina (CFM) definir os critérios para diagnóstico de morte encefálica (ME). Posteriormente, o Decreto nº 9.175, de 18 de outubro de 2017 regulamentou a Lei nº 9.434, de 4 de fevereiro de 1997. Por fim o CFM, na sua resolução Nº 2.173/2017, definiu os critérios para o diagnóstico de ME.[9,32,33]

A doação após morte circulatória (DMC), anteriormente conhecida como doação após morte cardíaca ou doação sem batimento cardíaco, está em franca discussão no Brasil. A dificuldade de introdução da DMC é imposta por questões éticas e legais e pela complexidade técnica e organizacional inerente a esse tipo de doação, sendo bastante complexa, com custos mais elevados. Por outro lado, a maior parte dos autores considera que o potencial da doação em morte encefálica ainda está longe de ser esgotado.[6,34]

Em Portugal, foi por meio do Despacho n.º 14341/2013 que os requisitos necessários para a coleta de órgãos de doadores falecidos em parada cardiocirculatória (PCC) foram estabelecidos, sendo igualmente enunciados os elementos referentes ao diagnóstico e certificação de MPC.[35] Em 2014 foi publicado o documento "Operacionalização da coleta de órgãos em PCC", elaborado por um grupo de peritos, sob a presidência do Instituto Português do Sangue e Transplantação (IPST), de grande importância na execução dessa reforma, que claramente visava ao aumento da obtenção de órgãos para doação.[36]

Epidemiologia

As situações mais comuns que levam à MC são lesões primárias do SNC tais como: hemorragia subaracnoidea; traumatismo cerebral; hemorragia intracerebral; acidente vascular isquêmico extenso; e mais raramente neoplasias cerebrais. As causas secundárias mais frequentes incluem a encefalopatia anóxico-isquêmica pós-parada cardiorrespiratória (PCR) e mais raramente outras encefalopatias metabólicas, autoimunes ou infecciosas. A MC representa, nos EUA, 2% de todas as mortes intra-hospitalares de adultos e cerca de 5% das mortes pediátricas.[38,39]

Em Portugal, cerca de 80% dos doadores têm como causa de morte a doença vascular cerebral e outros fatores de origem médica.[40] Em apenas 20% dos casos, o trauma está presente com um número tendencialmente mais baixo de traumas associados a acidentes aéreos (**Figura 87.2**).

O programa de coleta de órgãos após PCC, iniciado em 2016, mantém números estáveis de 5 a 28 doadores/ano, tal como o programa de doação em doador vivo, com 36 a 79 doadores/ano. Adicionalmente, os transplantes envolvendo doador em MC representam a situação mais frequente, com 242 a 330 doadores/ano.

No âmbito internacional, podemos constatar que os transplantes provenientes de doadores em PCC têm aumentado paulatinamente em alguns países (**Figura 87.3**), como na Espanha (representa 14,2 PMP), nos EUA (12,6 PMP), na Bélgica (10,4 PMP) e no Reino Unido (8,3 PMP). Já em Portugal, apenas 1,7 PMP foram registrados. Esse achado se deve ao fato

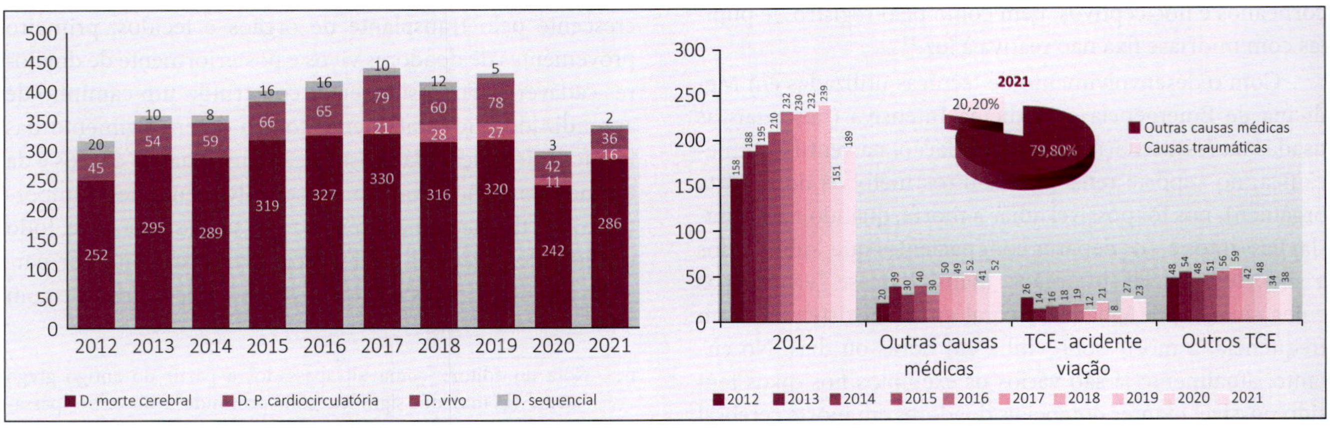

Figura 87.2. Dados de Portugal (2012-2021), doadores: causas de morte á direita e á esquerda tipologia.

Fonte: Adaptada do Relatório anual do Instituto Português de Sangue e Transplantação (IPST).

de que, em Portugal, o programa de transplante inclui apenas a Categoria II de Maastricht *("Ressuscitação Infrutífera")*, enquanto nos países que ostentam melhores números são utilizadas várias categorias como II III e IV, das quais a III ("Doentes Irreversíveis que Aguardam Parada Cardíaca") representa a forma de doação controlada com maior expressão em termos de número de coletas de órgãos.

Finalmente, na **Figura 87.4** é possível averiguar os números mundiais da transplante renal em 2021, divididos por nação e nos quais há ainda uma elevada quantidade de doentes em hemodiálise e em lista de espera para transplante, além de um percentual expressivo de indivíduos que morrem enquanto aguardam uma oportunidade de transplante. Honra-nos a Espanha, que há vários anos não registra óbitos e que, como todos sabem, é também líder mundial nesse domínio dos cuidados à saúde. Essa situação é decorrência da robustez científica empregada e da credibilidade da organização de transplantes desse país.

Atividade de transplantação em 2021

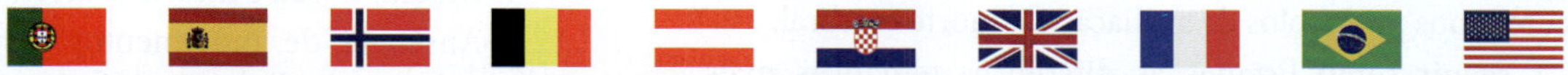

Países										
População milhões hab.	10,2	46,7	5,5	11,6	9,0	4,1	68,2	65,4	214	332,9
Órgãos Doados MC + PCC (N)	302	1905	96	312	182	121	1.350	1.614	2.953	13.867
PMP	1.905	40,8	17,5	26,9	20,3	29,5	19,8	24,7	13,8	41,6
Dadores em PCC (N)	17	662	0	121	9	0	564	222	0	4.190
Cl. II	17	6			0		0	5		15
CL. III	0	665			6		557	217		3.249
Cl. IV	1	1			0		7	0		30
PMP	1,7	14,2	0	10,4	1	0	8,3	3,4	0	12,6
Órgãos utilizados (N)	288	1.690	95	280	280	112	1.267	1.589	2.624	12.402
PMP	28,2	36,2	17,3	18,7	18,7	23,7	18,6	24,3	12,3	37,3

Figura 87.3. Dados referentes aos transplantes realizados em 10 países (a grande maioria, europeus) no ano de 2021.
Fonte: Adaptada da Newsletter Transplant 2022, International figures on Donation e Transplantation 2021.

Atividade de transplantação renal em 2021

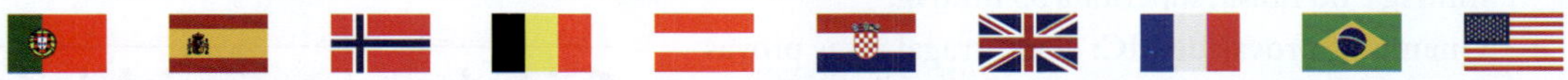

Países										
População milhões hab.	10,2	46,7	5,5	11,6	9,0	4,1	68,2	65,4	214	332,9
Total Tx Doentes	429	2.950	231	417	306	119	3.448	3.252	4.559	25.490
Tx Dador vivo	36	323	67	59	42	5	733	502	337	5.971
Tx PCC (DCD)	24	934	0	156	6	0	878	397	0	5.724
Em Diálise Doentes	13.336	27.118	–	–	4.758	2.500	26.230	51.594	110.759	809.103
Na LE em 31.12.2021	2.507	6.895	266	–	970	335	8.003	22.648	37.560	83.847
Mortos/LE	(35)	(0)	(21)	(33)	(36)	(22)	(266)	(638)	(1.993)	(4.872)

Figura 87.4. Dados referentes aos transplantes realizados em 10 países (a grande maioria, europeus), no ano de 2021.
Fonte: Adaptada da Newsletter Transplant 2022, International figures on Donation e Transplantation 2021.

Diagnóstico

Existem importantes variações de conceito em relação à MC entre Portugal e Brasil[i,8,9] Era de se imaginar que dois países falam a mesma língua e cujo vínculo histórico já completou meio milênio compartilhassem uma integração mais eficiente em tópicos de tamanha relevância ao bem estar das suas populações, a ponto de evitar esses tipos de inconformidades. Dessa forma, as diferenças observadas nesse contexto binacional causam estranheza, mas existem muitas outras além dessas em nível continental, nomeadamente entre a Europa e os EUA, assim como contexto global.[10,14-17] O **Quadro 87.2** ilustra as diferenças legais e como essas discrepâncias repercutem nos protocolos de avaliação da morte cerebral.

A seguir serão listadas as diferenças temáticas mais relevantes e que separam Brasil e Portugal, dois influentes países lusófonos, assim como as interferências provocadas no desempenho e na qualidade dos cuidados oferecidos aos usuários dos seus sistemas de saúde.

- **Quanto à qualificação dos médicos:** em Portugal, apenas algumas especialidades podem fazer, enquanto no Brasil a capacitação pode vir de formação especialmente adquirida (curso dedicado) e da prática;
- **Quanto ao número de médicos:** em Portugal são, dois médicos, no Brasil, um;
- **Quanto a algumas condições relacionadas ao tempo:** no Brasil, o tempo entre as duas provas pode ser igual ou superior a uma hora; e em Portugal, igual ou superior a duas horas, mas com previsão de flexibilidade desse limite, a depender da faixa etária;
- **Quanto às diferenças no teste de apneia:** em Portugal são obrigatoriamente realizados um em cada uma das duas provas; no Brasil, apenas um teste é necessário. Outra diferença consiste no valor da PaO_2 após o período de apneia que em Portugal é maior do que 60 mmHg e no Brasil, superior a 55 mmHg;
- **Quanto às provas de MC:** em Portugal essas provas são apenas clínicas (já que o conceito usado é o da morte do tronco, considera-se que a constatação de morte dessa estrutura anatômica seria a condição necessária e suficiente para a confirmação da MC), enquanto os exames complementares são reservados apenas para situações especiais e podendo ser necessários, mas nem sempre obrigatórios; no Brasil é obrigatório um exame que avalie a perfusão sanguínea cerebral, a atividade metabólica ou a elétrica;
- **Quanto aos exames complementares:** em Portugal, apenas a angiografia cerebral e a cintilografia são consideradas como capazes de documentar rigorosamente a ausência de circulação vascular cerebral; no Brasil aceita-se a documentação que comprove ausência de atividade metabólica, elétrica (EEG) ou ainda Doppler transcraniano, no caso da circulação.

Diagnóstico da morte por parada cardiocirculatória

O diagnóstico e certificação da morte por MPC requer a presença da interrupção irreversível das funções cardíaca e circulatória.[35,36] Será necessário que se verifiquem as seguintes condições:

1. Ausência inequívoca de batimentos cardíacos, traduzida por ausência de pulso central, de traçado eletrocardiográfico compatível com atividade ventricular eficaz e midríase arreflexiva;
2. Ausência de movimentos respiratórios espontâneos por período não inferior a 10 minutos;
3. Realização de manobras de suporte avançado de vida, durante um período não inferior a 30 minutos, ajustadas à idade e às circunstâncias que determinaram a parada cardiocirculatória;
4. Nos casos de hipotermia (temperatura corporal < 32°), as manobras de ressuscitação deverão ser prolongadas até à normalização térmica (36°) antes de se proceder ao diagnóstico de morte por parada cardiocirculatória.

A operacionalização deste diagnóstico e procedimentos associados é apresentada na bibliografia deste artigo.[36]

Meios complementares

São fundamentais na avaliação global do paciente e da causa de morte, da sua etiologia e na confirmação de condições anteriores ao processo de morte por parada cardiocirculatória. Podem ser exames laboratoriais, de imagem ou até funcionais. No entanto, os que são utilizados mais especificamente no diagnóstico de morte por parada cardiocirculatória são considerados no **Quadro 87.3**.[10,12,13,15]

Cuidados ao potencial dador de órgãos

Após o diagnóstico de morte cerebral (encefálica ou do tronco), é emitido o atestado ou certidão de óbito. No caso de morte por trauma ou violenta, poderá ser solicitada uma autópsia médico-legal. A comunicação com a família ou pessoas significativas do falecido, é fundamental. Inicia-se uma fase de avaliação do potencial de doação e se não houver impedimentos de qualquer natureza, o processo de doação é iniciado com a caracterização e registro dos seguintes aspectos:

- A fisiologia e a condição primária (hemorragia, trombose, trauma, entre outras).
- A semiologia neurológica da condição, da sua localização e da sua evolução (herniação, hidrocefalia, hipertensão intracraniana, alterações dos pares cranianos ou pupilares).
- As disfunções ou falências orgânicas eventualmente presentes.
- As alterações típicas da fisiologia da morte.

i Nota do editor: a começar pela notável diferença dos nomes dados à enfermidade (e suas consequentes siglas) nos dois lados do Atlântico: Morte Cerebral (MC) para os portugueses; enquanto os brasileiros preferem Morte Encefálica (ME)

Quadro 87.3. Meios complementares de referência no diagnóstico de MC	
Meios complementares:	
1. **Detecção da circulação cerebral:** • Angiografia cerebral • Cintigrafia • Doppler transcraniano • Angio-TC CE • Angio-RM CE	Na morte cerebral (MC), existe edema e efeito de massa, com pressão intracraniana (PIC) aumentada ≥ pressão de perfusão cerebral (PPC), pressão arterial média (PAM) e pressão arterial sistólica (PAS); consequentemente, não há pressão para perfusão cerebral ou ela ocorre apenas na sístole, o que leva à morte celular. Esses testes são robustos diante de alterações metabólicas, hipotermia ou na presença de fármacos que impedem o diagnóstico clínico **Angiografia cerebral (de 4 vasos convencional/de subtração digital)**: os critérios clássicos são ausência de opacificação das artérias carótidas internas a jusante do sifão carotídeo e opacificação das artérias vertebrais apenas até à sua penetração na dura-máter. Pode ser dependente do operador (convencional), se injeção vigorosa do contraste ou em pacientes com PIC não muito elevada. Há falso-negativos (preenchimento de estase). Está disponível apenas em hospitais de referência. Apresenta alta sensibilidade/especificidade: 100%/100%. A **Cintigrafia** é, além da angiografia cerebral, o outro método considerado padrão-ouro no diagnóstico de MC. Permite avaliar a circulação intracraniana por meio do uso de radiofármacos que são injetados e depois captados por cintigrafia craniana. A presença de fluxo na artéria carótida comum e ausência de perfusão cerebral são critérios de diagnóstico. Hoje, a angio-cintigrafia com 99mTc-HMPAO avalia a circulação e a captura. Este radiofármaco difunde pela barreira hematoencefálica e assim se fixa no parênquima cerebral de modo proporcional à sua circulação. Quando não há fixação, não há circulação. Tem várias vantagens e permite avaliação do tronco encefálico, que pode ser limitada (melhor na tomografia SPECT). Requer transporte do paciente. Sensibilidade/especificidade: 77,8%-98,5%/100%. **Doppler transcraniano:** é prático, não invasivo, barato e pode ser realizado à beira do leito do paciente. Avalia a circulação intracerebral por padrões de perfusão cerebral causados pelo aumento da PIC: padrão de fluxo oscilatório com ejeção sistólica e fluxo diastólico reverso e padrão de ejeção sistólica breve. Até ausência de sinal de fluxo. É dependente do operador. Não deve ser usado como método definitivo de diagnóstico de MC. Tem falso-positivos e negativos. Dez por cento dos pacientes não apresentam janela acústica adequada. Sensibilidade/especificidade: 90%/98%. **Angio-TC CE:** com contraste endovenoso (CE): tem como critério a ausência de opacificação arterial do contraste na cavidade intracraniana e de veias profundas. Há falso-negativos (preenchimento de estase). Não está validado comparativamente à angiografia e cintigrafia. No entanto, é aceito como exame para diagnóstico de morte cerebral em alguns países. Há um consenso ainda limitado quanto a critérios de diagnóstico. Apresenta vantagens de facilidade de execução, rapidez e requer apenas um acesso venoso. Sensibilidade/especificidade: 52%-97%/100%. **Angio-RM com contraste endovenoso (CE):** tem como critério a ausência de circulação cerebral. Tem poucas vantagens relativamente à angio-TC, apenas melhor informação quanto ao edema cerebral e efeito de massa. Há poucos estudos comparativos com exames padrão-ouro, não estando validado. Sensibilidade/especificidade: 93%/100%.
2. **Eletrofisiológicos:** • Eletroencefalograma (**EEG**) • Potenciais evocados somatossensoriais (**PESS**) • Potenciais evocados auditivos (**PEA**)	O **eletroencefalograma (EEG)** ainda é recomendado nos EUA (alguns estados). O diagnóstico consiste em um traçado isoelétrico com ausência de detecção de potenciais elétricos > 2 mV não artefatuais, durante um registro de 30 minutos com sensibilidade aumentada. Como representa potenciais sinápticos do neocórtex cerebral, essencialmente, sem revelar potenciais de estruturas subcorticais como o tálamo ou o tronco cerebral, tem utilidade reduzida nos países que adotam o conceito de morte do tronco. Há variabilidade entre observadores. A *American EEG Society* tem critérios muito detalhados para a realização e validação desse exame neste contexto. Sensibilidade/especificidade: 53%-80,4%/97%. Usar em conjunto com potenciais evocados somatossensoriais (PESS) e potenciais evocados auditivos (PEA). **PESS e PEA** do tronco cerebral. Nos PESS, deve-se verificar a ausência bilateral de respostas do córtex sensorial parietal a uma estimulação do nervo mediano. Sensibilidade e especificidade: ambas entre 100%/78%. Nos PEA, deve ocorrer ausência de resposta do tronco ao estímulo auditivo na presença de resposta coclear mantida. São testes eletrofisiológicos de baixa utilidade no diagnóstico de morte cerebral, pois muitas áreas do sistema nervoso central (SNC) ficam sem avaliação.
3. **Outros exames:** • Estudos metabólicos • Saturação de oxigénio na veia jugular ($SvJO_2$) • Teste da atropina	**Estudos metabólicos:** são metodologias experimentais e utilizadas basicamente no contexto de investigação. Ex: espectroscopia por RM; microdiálise. **SvJO2:** permite avaliar a saturação venosa de O_2 da veia jugular (bulbo) e compará-la com a saturação venosa central (SvO_2). Essa técnica tem sido abandonada na monitorização de doentes neurocríticos. **Teste da atropina:** provoca um aumento da frequência cardíaca (> 3%) o que leva a abolição do tônus vagal residual. Avalia a zona mais baixa do tronco cerebral, em que se localiza o núcleo dorsal do nervo vago. Foi abandonado em quase todos os países.

Fonte: Desenvolviod pela autoria.

É necessário manter condutas gerais e simples, mas essenciais, quais sejam:

- Posicionamento adequado com elevação da cabeceira e correta postura cervical e do crânio, com o objetivo de não agravar a hipertensão intracraniana.
- Profilaxia de úlcera de estresse, o que envolve evitar as úlceras e o reflexo de Cushing.
- Profilaxia do tromboembolismo com medidas mecânicas ou farmacológicas.

- Uso de ventilação protetora (cálculo do volume-corrente com base no peso ideal, por meio da regra dos 6 mL/kg de peso ideal; pressão de plateau menor do que 30 cmH_2O e pressão de condução menor do que 15 cmH_2O; PEEP ideal).
- Uso de soros normo ou hipertônicos.
- Uso de estratégias para reduzir o edema cerebral.
- Correção judiciosa dos distúrbios eletrolíticos, da osmolaridade do sódio e do pH, o que envolve evitar a infusão intravenosa exageradamente rápida de soluções iônicas.
- Monitorização rigorosa da temperatura corporal e tratamento agressivo da hipotermia assim como da hipertermia.
- Definição de alvos hemodinâmicos e uso de intervenções com o objetivo de alcançar e manter as metas estabelecidas.
- Manutenção da euvolemia.

Quanto aos parâmetros relacionados à perfusão cerebral, é importante ressaltar que inexistem "números mágicos". Entretanto, deve-se ter em mente que nos pacientes que cursam com hipertensão intracraniana (PIC > 22 mmHg) só é possível manter uma perfusão cerebral adequada se a pressão de perfusão cerebral (PPC) estiver acima de 65 mmHg. Para tanto, a pressão arterial média (PAM) deverá ser mantida em uma estreita faixa que corresponde ao intervalo entre 85 e 90 mmHg (PPC = PAM – PIC).

Sendo assim, essas condutas são em tudo idênticas às que adotamos ao tratar pacientes neurocríticos ou mesmo ao conduzir pacientes críticos, em geral. Embora se trate tecnicamente de um cadáver, não se deve esquecer de tratá-lo com o profissionalismo, respeito, consideração e rigor destinado aos pacientes vivos. Independentemente dessas considerações éticas e humanitárias, há alguns aspectos específicos desse cenário que precisam ser considerados, dada a sua importância para a condução apropriada do potencial doador até que a coleta de órgãos seja efetivada. Esses aspectos dizem respeito ao que se costuma denominar de "fisiologia da morte", com a qual o intensivista deve estar profundamente familiarizado para que possa prever e tratar apropriadamente as alterações decorrentes dessa condição. Esses importantes aspectos da fisiologia da morte, assim como as alterações que acompanham essa condição é o que iremos pormenorizar a seguir.

A fisiologia da morte

Nessa condição, são classicamente consideradas três fases distintas:[40-43]

1. A primeira fase é a de estimulação parassimpática, decorrente do aumento da pressão intracraniana, autolimitada, nela ocorrem hipoperfusão, edema dos tecidos e hipoxia celular.
2. A segunda fase é a de estimulação simpática, ocorrendo herniação transtentorial do tronco cerebral e isquemia significativa. Pode incluir:
   a. *Reflexo de Cushing, "tempestade adrenérgica" ou autonômica*: caracteriza-se pela elevação significativa das resistências vasculares sistêmicas (RVS); cursa com hipertensão por vezes marcada, mas posteriormente ocorre diminuição da pressão arterial média com a diminuição do trabalho cardíaco, queda do débito cardíaco; redistribuição do volume intravascular; edema pulmonar neurogênico; e isquemia de vários territórios vasculares, como o cardíaco, que pode inclusive evoluir para infarto agudo do miocárdio;
   b. *Tempestade pró-inflamatória*" com aumento significativo da IL-6, TNF e IL-1, ICAM, VCAM, entre outros;
   c. *Comprometimento do eixo hipotálamo-hipofisário*; caracteriza-se pelas seguintes alterações:
      a. Perda do controle termorregulador.
      b. Alterações hormonais e iônicas, o que envolve.
         i. Diminuição do hormônio antidiurético (ADH) que tem como consequência o *diabetes insipidus*, com poliúria, hipernatremia, hipocalemia, hipomagnesemia e hipocalcemia.
         ii. Diminuição de TSH, T4 e T3, com aumento apenas transitório do T3 reverso.
         iii. Diminuição da insulina, do peptídeo C e dos hormônios do sistema renina-angiotensina-aldosterona.
4. A terceira fase é a de desativação simpática e nela ocorre:
   a. Progressão distal da isquemia.
   b. Diminuição da RVS, a qual determina hipotensão acentuada e queda da PAM com as alterações decorrentes:
      i. Hipoperfusão dos tecidos.
      ii. Aumento do metabolismo anaeróbico (diminuição de ATP e aumento de radicais livres).
      iii. Alterações eletrolíticas, como hiponatremia, hipocalcemia, hipocalemia, hipomagnesemia e hipofosfatemia.
      iv. Alterações da coagulação, que podem piorar até a coagulação intravascular disseminada (CID), como evento terminal.– **Figura 87.5.**

Manutenção do doador

A manutenção do doador é mais uma etapa fundamental no processo do transplante. No entanto, essa fase representa apenas um elo a mais de uma longa cadeia, cuja força depende igualmente de todas as etapas, desde a identificação do potencial doador até ao acompanhamento do paciente transplantado. A manutenção do doador deve ser obrigatoriamente feita no ambiente de cuidados intensivos,

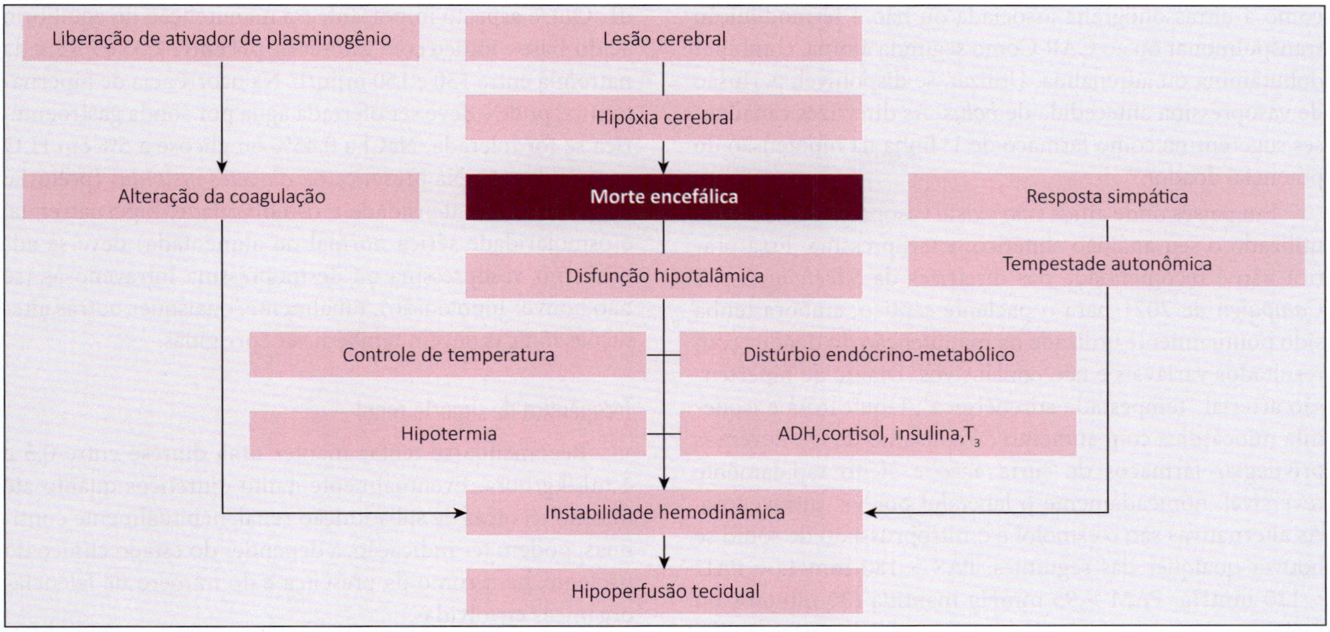

Figura 87.5. Fisiopatologia da morte encefálica.

Adaptada de Aguiar MJ, Andrade JR, Moreno R, Matos R. Protocolo de Manutenção do Dador (2006). Sociedade Portuguesa de Cuidados Intensivos e Gabinete de Coordenação de Colheita de Órgãos e Transplantação do Hospital de S. José.

tendo em conta que a complexidade e dificuldade que, por vezes, envolve esses cuidados, o que exige sejam conduzidos por um intensivista. Quem está habituado a conduzir a manutenção do doador sabe que pode ser uma das situações mais desafiantes para a equipe de profissionais que dele cuidam. Um dos autores do capítulo, em sua experiência pessoal, costuma encarar tal situação como quando trata pacientes complexos, o que significa tentar garantir os melhores cuidados e a correção oportuna dos desvios homeostáticos. Dessa foma, nesse cenário, os intensivistas devem-se manter atentos para antecipar as diferentes fases evolutivas da fisiopatologia da morte encefálica.

Várias diretrizes para a manutenção do doador têm sido publicadas, nos últimos anos, por várias sociedades científicas mundiais, de tal modo que algumas delas estão mais atualizadas que outras. Nos próximos parágrafos serão apresentadas as orientações mais consensuais dessas diretrizes, assim como serão discutidos alguns pontos polêmicos e de interesse.

Monitorização

Em muitos casos são apenas necessários meios simples: linha arterial, cateter venoso central, monitorização do traçado cardíaco, saturação periférica de O_2 e débito urinário. A monitorização deve crescer em complexidade como função da instabilidade do potencial doador. Dessa forma, devem ser privilegiados os seguintes métodos à beira do leito: exame físico (tempo de preenchimento capilar, índice do livedo); ecografia e Doppler; e análise da variação da pressão sistólica (VPS) ou variação da pressão de pulso (VPP). Recomenda-se cuidado com a manobra de elevação passiva das pernas por causa do potencial agravo à hipertensão intracraniana. Além disso, valorizar as variáveis dinâmicas de pré-carga, como as anteriormente referidas, em detrimento das variáveis estáticas, como a pressão venosa central (PVC) ou até mesmo a pressão de oclusão da artéria pulmonar (POAP). Tem ganhado popularidade a utilização de sistemas de monitorização hemodinâmica minimamente invasivos, como o PiCCO e outros, ao invés do cateter da artéria pulmonar (CAP), que é uma ferramenta muito mais complexa e que, com isso, tem apresentado acentuada diminuição em seu uso, nos últimos tempos e como consequência, o número de profissionais com a experiência necessária para seu uso correto também tem gradativamente decrescido.

Suporte hemodinâmico

Deve-se tentar manter a PAM entre 60 e 80 mmHg ou a pressão arterial sistólica (PAS) igual ou maior do que 100 mmHg. No paciente com evidência de hipertensão intracraniana (HIC) esses valores podem ter de ser mais elevados. Recomenda-se usar cristaloides como fluido. Pontualmente e com objetivos concretos, como reduzir o edema cerebral, o manitol ou o cloreto de sódio hipertônico podem ser usados. Na ressuscitação inicial, 20 a 30 mL/kg de soro aquecido deverão ser ofertados, mas sempre guiados pela avaliação da dependência da pré-carga pelo débito cardíaco. Privilegiar a noradrenalina se houver hipotensão que não tenha sido controlada com fluidos. Adicionar uma segunda droga vasopressora, se necessário, particularmente quando forem necessárias doses elevadas de noradrenalina ou se forem detectados os seguintes achados: disfunção ventricular; fração de ejeção (FE) < 40% ou índice cardíaco (IC) < 2,5 L/min/m^2. Nessas circunstância, deverão ser usados métodos de monitorização que possam agregar mais informações, como a ultrassonografia associada ou não à termodiluição transpulmonar ou ao CAP. Como segunda amina, combinar dobutamina ou adrenalina. Utilizar, se disponível, perfusão de vasopressina antecedida de *bolus*. As diretrizes canadenses sugerem-na como fármaco de 1ª linha na hipotensão do potencial doador.[45]

Em países onde ainda não existe vasopressina, tem sido utilizado o seu análogo sintético, a terlipressina. Essa prática não é recomendada nas diretrizes da *Surviving Sepsis Campaign* de 2021 para o paciente séptico, embora tenha sido pontualmente utilizada na manutenção do doador com resultados variáveis e não conclusivos. Diante de hipertensão arterial "tempestade adrenérgica", taquicardia e isquemia miocárdica com aumento de consumo de O_2, devemos privilegiar fármacos de curta ação e efeito rapidamente reversível, nomeadamente o labetalol por via intravenosa. As alternativas são o esmolol e o nitroprussiato de sódio se houver qualquer das seguintes: PAS > 180 mmHg e PAD > 120 mmHg; PAM > 95 mmHg mantida (30 minutos ou mais); ou lesão de órgão-alvo atribuível à hipertensão.[45,46] Não se recomenda utilizar atropina para o tratamento das bradiarritmias. Essas ou as taquiarritmias e ainda as situações de parada cardiorrespiratória devem ser tratadas como habitualmente, ou seja, de cordo com as diretrizes das sociedades internacionais (*American Heart Association*; *European Resuscitation Council*).

Controle da temperatura corporal

Manter temperatura central entre 36°C e 37,5°C. Corrigir hipotermia utilizando: dispositivos térmicos de aquecimento externo, ativo ou passivo; ambiente e soros aquecidos.

Suporte ventilatório artificial

Recomenda-se efetuar uma ventilação protetora. Ajustar a FiO_2 para obter uma $PaO_2 \geq 90$ mmHg; e um volume corrente de 6 a 8 mL/kg de peso ideal. Se a relação PaO_2/FiO_2 estiver comprometida, recomenda-se uma estratégia mais estrita, com valores de PEEP, em média, entre 8 e 10 cmH_2O e nos casos de SDRA, titular a PEEP para definir o valor ideal, bem como manter a pressão de plateau < 30 cmH_2O e a *driving pressure* < 15.

No doador de pulmão, os parâmetros ideais são: $SaO_2 \geq 95\%$ e $PaO_2 \geq 80$ mmHg ou $PaO_2 > 300$ mmHg com FiO_2 de 100% e PEEP de 5 cmH_2O ou $PaO_2/FiO_2 \geq 300$ mmHg.

Suporte nutricional, controle metabólico, eletrolítico e ácido básico

Deve-se tentar manter a nutrição enteral, que é contraindicada apenas se houver acentuada instabilidade hemodinâmica ou presença de estase importante, apesar de não haver evidências de que a terapêutica nutricional aumente a taxa de utilização de órgãos. A glicemia precisa ser mantida sob controle, mas evitar avaliação por meio de glicosimetria capilar, se houver má perfusão periférica. Preferencialmente, deve-se usar um protocolo de avaliação e controle da glicemia com valores-alvo entre 90 e 180 mg/dL. Outro aspecto importante é a manutenção do equilíbrio ácido-base e iônico com valores de pH entre 7,35 e 7,45; e da natremia entre 130 e 150 mEq/L. Na ocorrência de hipernatremia, pode e deve ser ofertada água por sonda gastroentérica se for tolerada, NaCl a 0,45% ou glicose a 5% em H_2O como diluente. Na presença de *diabetes insipidus* (poliúria; urina de baixas densidade e osmolaridade; hipernatremia; e osmolaridade sérica normal ou aumentada) deve-se administrar vasopressina ou desmopressina intravenosas (se não houver hipotensão). Finalmente, quaisquer outras alterações iônicas devem também ser corrigidas.

Terapêutica de suporte renal

Recomenda-se tentar manter uma diurese entre 0,5 e 4 mL/kg/hora. Eventualmente, tanto diuréticos quanto até mesmo técnicas de substituição renal, habitualmente contínuas, podem ter indicação, a depender do estado clínico do paciente, bem como da presença e do número de falências orgânicas envolvidas.

Terapêutica hormonal

Essa opção terapêutica é o tópico mais polêmico entre as demais intervenções normalmente adotadas para a manutenção do potencial doador. O arrazoado para seu uso baseia-se na vulnerabilidade do eixo hipotálamo-hipofisário à isquemia. O decréscimo na produção e na circulação de ADH é causa do *diabetes insipidus*. Além disso, os hormônios da hipófise anterior também podem estar diminuídos e deve se dar atenção à grande variabilidade dos valores de tais hormônios, quando dosados nesse contexto. Por outro lado, a correção de eventuais hipotiroidismo ou hipocortisolismo pode promover a estabilidade hemodinâmica, limitar a inflamação e melhorar as funções orgânicas, assim como a viabilidade dos órgãos. As publicações científicas, mesmo as diretrizes, baseiam a grande maioria das suas recomendações em consenso das opiniões de especialistas e apenas uma pequena minoria delas têm embasamento em dados cientificamente consistentes. A literatura especializada na área geralmente superestima os dados gerados por níveis inferiores na hierarquia das evidências científicas, como opiniões de especialista, estudos observacionais ou séries retrospectivas, enquanto os dados obtidos pelos níveis mais elevados de evidência são escassos; o que se observa, portanto, é uma grande variabilidade nas recomendações mais habituais, algumas das quais serão apresentadas na sequência deste texto.

Uso de corticosteroides

- 15 mg/kg/dia de metilprednisolona após o diagnóstico.[47]
- *Bolus* de 250 mg a 1 g ou 15 mg/kg IV + perfusão dia 100 mg/hora, com o objetivo de reduzir a cascata inflamatória nos órgãos a transplantar.[48]
- 15 mg/kg de metilprednisolona após o diagnóstico e 24 horas depois. Alternativa: 250 mg logo

após e 100 mg/hora até transplante. Existe benefício comprovado na qualidade do órgão em decorrência de inflamação diminuída apenas nos transplantes pulmonares.[49]

- 15 mg/kg/dia de metilprednisolona, no transplante pulmonar.[46]
- Não são recomendadas doses altas de corticosteroides no doador de pulmão. O que se sugere são baixas doses de corticoide no potencial doador hemodinamicamente instável.[44]
- Apesar de estudos retrospectivos com envolvimento de muitos pacientes terem evidenciado maiores taxas de doação e melhores resultados de transplantes provenientes de doadores que fizeram corticosteroides, não há evidência desses benefícios em estudos randomizados controlados (RCT) que testaram essa intervenção em transplantes de coração, pulmão, rim e fígado obtidos de doadores nos quais corticoterapia havia sido administrada. Além disso, não há evidências de que aumente as taxas de coleta ou transplantes nem de que melhore os resultados dos transplantes. As explicações mais prováveis para isso são a incompleta correção de variáveis de confusão nos estudos retrospectivos ou o número pequeno de inclusões nos RCT.[50,51,52-55]

Uso de hormônios tireoidianos

Há grande variabilidade nos estudos, que são poucos e pequenos. Adicionalmente, há diferenças nas doses e na evidência do benefício hemodinâmico ou cardíaco. Indica-se que um menor metabolismo láctico no miocárdio pode estar na base do efeito benéfico, sendo mais evidente nos pacientes com FE ventricular esquerda < 45%. O maior benefício, no entanto, ocorre nos que têm hipotiroidismo documentado previamente à morte cerebral (MC).

Recomenda-se usar tri-iodotironina (T3) se o paciente estiver instável, em uso de aminas ino-vasopressores e com uma fração de ejeção baixa.[47] Nos pacientes hemodinamicamente instáveis, recomenda-se o uso de T4 na dose de 20 mcg em *bolus* e perfusão intravenosa (IV) na dose de 10 μg/hora com ou sem T3 IV.[48] Quando a via de administração, também em pacientes com instabilidade hemodinâmica, for a digestória, recomenda-se o uso de T4 na dose de 300 μg a 400 μg por sonda. Também em relação a essa recomendação, da mesma forma, não existe evidências consistentes de que se tenham provado benefício com seu uso.[49] Em relação ao uso rotineiro de hormônios tireoidianos, foram realizados quatro RCT, todos eles com resultados negativos, o que autoriza a recomendação de não usar essa intervenção sem indicação específica, inclusive em pacientes hemodinamicamente instáveis ou com disfunção cardíaca.[46] Apesar de alguns estudos retrospectivos com número grande de inclusões terem mostrado aumento nas taxas de utilização de órgãos quando terapêutica hormonal era utilizada, esse benefício não se confirmou em RCT. Nenhum deles evidenciou diferenças nos parâmetros hemodinâmicos, na estabilidade clínica ou nos resultados pós-transplante.[50,51,56-58]

Terapêutica transfusional

A transfusão de concentrado de hemácias está indicada se os valores de hemoglobina forem inferiores a 7 g/dL. Se o valor estiver entre 7 e 10 g/dL, só transfundir se o contexto for de ressuscitação e os alvos hemodinâmicos não estão sendo alcançados com as demais intervenções. Nessas circunstâncias, o hematócrito deve ser superior a 30%. Quando houver alterações significativas da coagulação, recomenda-se a transfusão de hemoderivados, tais como plasma fresco, bem como fibrinogênio, crioprecipitado ou ambos.

Terapêutica antibiótica

As recomendações em relação ao uso de antibióticos são:

- Realizar culturas em todos os doadores de órgãos, embora dirigidos pela clínica.
- Manter ou iniciar antibioterapia na manutenção do potencial doador se houver indicação clínica e notificar a coordenação de transplante a respeito da possibilidade clínica da infecção.[46]

Conclusões e perspetivas futuras

O diagnóstico de MC, embora existam algumas diferenças de país para país, e até em um mesmo país, é seguro, eficaz e de grande utilidade. É um procedimento aceito mundialmente de modo generalizado, conceitualmente e legalmente, embora as suas normas de realização possam ser algo diferentes. A sua realização leva à mesma conclusão, podendo diferir em situações raras como lesões isoladas primárias do tronco cerebral ou da circulação cerebral posterior.

Internacionalmente, sugere-se que os termos ME ou morte por critérios neurológicos (MCN) devam ser substituídos por MC e Doador ou Doação por Critérios Neurológicos (DCN). No caso de um país que considera a MC como ME, um potencial doador com uma lesão do tronco ou da circulação posterior realizaria um exame complementar. Não seria feito o diagnóstico de MC, nem de DCN, até haver evidência de fluxo circulatório supra e infratentorial, mesmo com teste de apneia positivo para MC. No entanto, estamos conscientes de que essas questões têm resolução e que nesses casos concretos os médicos pedem os designados exames complementares de diagnóstico.

Recomenda-se que MC/DCN seja uma determinação clínica. A determinação da MC é um desafio nos pacientes com hipotermia ou sob ECMO. As discrepâncias entre Portugal e Brasil são pequenas. O exame neurológico é idêntico e são mínimas as diferenças na realização do teste de apneia. Recomenda-se que o diagnóstico de MC/DCN deva ser clínico e que caiba ao(s) clínico(s) a decisão de realizar um ou mais exames complementares.

Relativamente à manutenção do doador, trata-se de um cenário que pode se configurar em desafio médico complexo e por isso deve ser conduzida em ambiente de cuidados intensivos e que devem ser coordenados por um especialista em Medicina Intensiva. Muitos aspectos da manutenção têm mudado nas últimas décadas. Os níveis de complexidade da monitorização têm aumentado e a terapêutica instituída começa a ser avaliada por estudos randomizados controlados (RCTs). É o caso da terapêutica hormonal, para a qual existe a necessidade de evidências que definam a sua real utilidade nesse contexto

O conhecimento relacionado aos fenômenos envolvidos na fisiologia da morte, nomeadamente da morte cerebral, é fundamental para os intensivistas em geral e obrigatório para aqueles que precisam conduzir potencias doadores. No entanto, concorda-se inteiramente com Patel MS quando diz: "... *the potential organ donor must be treated and managed as any neurocritical patient would be from the therapeutic and diagnostic standpoints*."[v]

A medicina dos transplantes é uma área dos cuidados à saúde que se caracteriza por sua multidisciplinaridade e multiprofissionalidade, acima de tudo. Esse campo do conhecimento tem uma forte ligação às ciências básicas e à investigação, e depende da medicina hospitalar e extra-hospitalar. É olhada com interesse, mas também com algum receio pela sociedade. Consome muitos recursos e tem muitas implicações legais e éticas. As mudanças a serem introduzidas na sua pratica têm de ser muito ponderadas, pois o sucesso do trabalho dos sistemas nacionais de transplante depende da sua credibilidade científica, e não menos importante, da confiança emprestada pela sociedade aos seus princípios éticos e científicos.

Em 2019, só na Europa, morreram 18 pacientes por dia que estavam na lista de espera para transplante. Essas listas contam com mais de 90.000 pacientes. De acordo com a base de dados *Global Observatory on Donation and Transplantation* (GODT), foram realizados 153.863 transplantes de órgãos sólidos em 2019 e estima-se que esse número represente apenas cerca de 10% das necessidades.

Há muito trabalho pela frente...

Referências bibliográficas

1. Tuttle, Russell Howard. "Human evolution". Encyclopedia Britannica, 8 Jun. 2024, Disponível em: https://www.britannica.com/science/human-evolution. Acesso em 13 jul 2024.
2. Peres Gonçalves J. Ciclo vital: início, desenvolvimento e fim de vida humana possíveis contribuições para educadores. Revista Contexto & Educação. 2016;31(98):79-110.
3. Oliveira Geraldes J. Sobre a determinação da morte e a extração de órgãos a reforma de 2013. Revista da Faculdade de Direito da Universidade de Lisboa. 2021;62(1):405-489.
4. 4Kootstra G, Daemen JH, Oomen AP. Categories of non-heart--beating donors. Transplant Proc. 1995;27(5):2893-4.
5. Thuong M, Ruiz A, Evrard P, Kuiper M, Boffa C, Akhtar MZ, et al. New classification of donation after circulatory death donors definitions and terminology. Transpl Int. 2016; 29(7):749-759.
6. Reck dos Santos PA, Teixeira PJZ, Neto DMM, Cypel M. Donation after circulatory death and lung transplantation. J Bras Pneumol. 2022;48(2):e20210369.
7. Garcia VD, Pestana JOMA, Pêgo-Fernandes PM. Is donation after circulatory death necessary in Brazil? If so, when? J Bras Pneumol. 2022;48(2):e20220050
8. Almeida R, Lopes M, Rocha N, Coutinho P, Alves D. Guia de Diagnóstico de Morte Cerebral. Acta Médica Portuguesa. 1998;11:91-95.
9. Diário Oficial da União. Resolução CFM Nº 2.173/2017. 15 de dezembro de 2017, Seção I, p. 274-276.
10. Falcão da Fonseca LFS. Diagnóstico de Morte Cerebral, artigo de revisão. Faculdade de Medicina da Universidade de Coimbra. 2011. p. 1-58
11. Wijdicks EF. Brain death worldwide. Accepted fact but no global consensus in diagnostic criteria. Neurology 2002;58:20-5
12. Greer DM, Shemie SD, Lewis A, et al. Determination of Brain Death/Death by Neurologic Criteria: The World Brain Death Project. JAMA. 2020;324(11):1078-1097.
13. Ariane Lewis, Azza Bakkar, Elana Kreiger-Benson, Andrew Kumpfbeck, Jordan Liebman, Sam D. Shemie, Gene Sung, Sylvia Torrance, David Greer. Neurology. 2020;95(3):e299-e309.
14. Greer DM, Wang HH, Robinson JD, Varelas PN, Henderson GV, Wijdicks EFM. Variability of Brain Death Policies in the United States. JAMA Neurol. 2016;73(2):213-218.
15. Wijdicks EF, Varelas PN, Gronseth GS, Greer DM; American Academy of Neurology. Evidence-based guideline update: determining brain death in adults: report of the Quality Standards Subcommittee of the American Academy of Neurology. Neurology. 2010;74(23):1911-8.
16. Citerio G, Crippa IA, Bronco A, Vargiolu A, Smith M. Variability in brain death determination in Europe: looking for a solution. Neurocrit Care 2014;21:376-382.
17. Greer DM. Determination of Brain Death. N Engl J Med. 2021 Dec 30;385(27):2554-2561.
18. Nogueira A. Conheça métodos bizarros da era vitoriana para comprovar que alguém havia morrido. Disponível em: https://aventurasnahistoria.com.br/ Publicado em 06/01/2020. Acesso em 12 jul 2024.
19. Diego E. "Salvo pelo gongo": onde surgiu esse ditado? Disponível em: https://quelegal.wordpress.com/2016/06/17/salvo-pelo--gongo-de-onde-surgiu-esse-ditado/ Publicado em 17/06/2016. Acesso em 12 jul 2024.
20. Duarte M. O guia dos curiosos – língua portuguesa. 2. ed. São Paulo: Panda Books; 2003.
21. Kinnaert P. Some Historical Notes on the Diagnosis of Death – the Emergence of the Brain Death Concept. Acta Chir Belg. 2009;109:421-428.
22. Powner DJ, Ackerman BM, Grenvik A. Medical diagnosis of death in adults: historical contributions to current controversies. Lancet. 1993,348:1219-23.
23. Portugal https://www.dn.pt/sociedade/bebe-milagree-caso-inedito-em-portugal-e-raro-em-todo-o-mundo-5217843.html
24. Portugal (2019): https://www.publico.pt/2019/03/28/sociedade/noticia/nasceu-bebe-salvador-cuja-mae-morte-cerebral-1867118
25. Mollaret P, Goulon M. The depassed coma (preliminary memoir) [Article in French]. Rev Neurol (Paris). 1959;101:3-15.
26. Barker CF, Markmann JF. Historical overview of transplantation. Cold Spring Harb Perspect Med. 2013;3(4):a014977.
27. A definition of irreversible coma. Report of the Ad Hoc Committee of the Harvard Medical School to Examine the Definition of Brain Death. JAMA. 1968;205(6):337-340
28. Ordem dos Médicos. Revista Ordem dos Médicos (1985): março.
29. Ordem dos Médicos. Revista Ordem dos Médicos (1986): abril. N.º 4.

v. Nota do Editor: a tradução mais aproximada do texto em inglês seria: "... o doador potencial de órgãos deve ser tratado e conduzido como qualquer paciente neurocrítico seria, do ponto de vista terapêutico e diagnóstico."

30. Decreto Lei n.º 12/93, de 22 de abril de 1993. Colheita e transplante de órgãos e tecidos de origem humana art.º 12° – Certificação da morte. Diário da República, I série B, nº 235, de 11/10/94: 14-16.
31. Diagnosis of brain death. Statement issued by the honorary secretary of the Conference of Medical Royal Colleges and their Faculties in the United Kingdom on 11 October 1976. Br Med J. 1976;2(6045):1187-8.
32. Diário Oficial da União. Lei Nº 9.434, de 4 de fevereiro de 1997. Dispõe sobre a remoção de órgãos, tecidos e partes do corpo humano para fins de transplante e tratamento e dá outras providências.
33. Diário Oficial da União. Decreto Nº 9.175, DE 18 de outubro de 2017. Regulamenta a Lei nº 9.434, de 4 de fevereiro de 1997, para tratar da disposição de órgãos, tecidos, células e partes do corpo humano para fins de transplante e tratamento.
34. Garcia VD, Pestana JOMA, Pêgo-Fernandes PM. Organ donation consent after death. Sao Paulo Med J. 2024;142(2):e20241422.
35. Despacho n.º 1341/2013. Diagnóstico e certificação de morte por paragem cardiocirculatória. Diário da República. Diário da República, 2.ª série, n.º 215, de 6 de novembro de 2013:32855-56.
36. Operacionalização do Programa de Colheita de Órgãos em Dadores em Paragem CardioCirculatória. IPST – Instituto Português do Sangue e Transplantação. 1 de outubro de 2014. Operacionalizacao_Programa_Paragem_Cardiocirculatoria_2014.pdf (ipst.pt)
37. Wijdicks EFM. Brain Death. Philadelphi: Lippincott Williams and Wilkins; 2001. p. 175.
38. Seifi A, Lacci JV, Godoy DA. Incidence of brain death in the United States. Clin Neurol Neurosurg 2020;195:105885.
39. Trowbridge A, Walter JK, McConathey E, Morrison W, Feudtner C. Modes of death within a children's hospital. Pediatrics. 2018;142(4):e20174182.
40. Silva MI; Instituto Português do Sangue e da Transplantação. Doação e Transplantação de Órgãos, Células e Tecidos. 3 de maio de 2022. Dados_Anuais_Atividade_Doacao_Transplantacao2021.pdf (ipst.pt)
41. Newsletter Transplant 2022. Council of Europe and Organización Nacional de Transplantes. EDQM Volume 27; 1-106.
42. Aguiar MJ, Andrade JR, Moreno R, Matos R. Protocolo para Manutenção do dador Multiorgânico e Colheita de Órgãos em ambiente de cuidados intensivos 2006. Sociedade Portuguesa de Cuidados Intensivos e Gabinete de Coordenação de Colheita de Órgãos e Transplantação do Hospital de S. José.
43. Essien EO, Fioretti K, Scalea TM, Stein DM. Physiologic Features of Brain Death. Am Surg. 2017;83(8):850-854.
44. Ball IM, Hornby L, Rochwerg B, Weiss MJ, Gillrie C, Chassé M, et al. Management of the neurologically deceased organ donor: A Canadian clinical practice guideline. CMAJ. 2020;192(14):E361-E369.
45. Westphal, Glauco Adrieno et al. Diretrizes para manutenção de múltiplos órgãos no potencial doador adulto falecido: parte I. Aspectos gerais e suporte hemodinâmico. Revista Brasileira de Terapia Intensiva [online]. 2011;23(3):255-268.
46. Westphal GA, Filho MC, Vieira DK, Bartz MC, Teixeira RW et al. Diretrizes para manutenção de múltiplos órgãos no potencial doador adulto falecido: parte II. Ventilação mecânica, controle endócrino metabólico e aspectos hematológicos e infecciosos. Revista Brasileira de Terapia Intensiva. 2011;23(3):269-282.
47. Yoshikawa MH, Rabelo NN, Welling LC, Telles JPM, Figueiredo EG. Brain death and management of the potential donor. Neurol Sci. 2021;42(9):3541-3552.
48. Kotloff RM, Blosser S, Fulda GJ, Malinoski D, Ahya VN, Angel L, et al. Management of the Potential Organ Donor in the ICU: Society of Critical Care Medicine/American College of Chest Physicians/Association of Organ Procurement Organizations Consensus Statement. Crit Care Med. 2015;43(6):1291-325.
49. Pandit RA, Zirpe KG, Gurav SK, Kulkarni AP, Karnath S, Govil D, et al. Management of Potential Organ Donor: Indian Society of Critical Care Medicine: Position Statement. Indian J Crit Care Med. 2017;21(5):303-316.
50. Guide to the quality and safety of organs for transplantation 8th Edition (2022). European Directorate for the Quality of Medicines & Health Care of the Council of Europe (EDQM).
51. Turco LM, Glorsky SL, Winfield RD. Hormone replacement therapy in brain-dead organ donors: a comprehensive review with an emphasis on traumatic brain injury. J Trauma Acute Care Surg. 2019;86(4):702-709..
52. D'Aragon F, Belley-Cote E, Agarwal A, Frenette AJ, Lamontagne F, Guyatt G, Dhanani S, Meade MO. Effect of corticosteroid administration on neurologically deceased organ donors and transplant recipients: a systematic review and meta-analysis. BMJ Open. 2017;7(6):e014436.
53. Rech TH, Moraes RB, Crispim D, Czepielewski MA, Leitão CB. Management of the brain-dead organ donor: a systematic review and meta-analysis. Transplantation. 2013;95(7):966-74.
54. Reindl-Schwaighofer R, Kainz A, Jelencsics K, Heinzel A, Berlakovich G, Remport Á, Heinze G, Langer R, Oberbauer R. Steroid pretreatment of organ donors does not impact on early rejection and long-term kidney allograft survival: Results from a multicenter randomized, controlled trial. Am J Transplant. 2019;19(6):1770-1776.
55. Jafari R, Aflatoonian R, Falak R, Pourmand G, Dehghani S, Mortazavi M, Adelipour A, Rezaei A, Tajik N. Down-regulation of inflammatory signaling pathways despite up-regulation of Toll-like receptors; the effects of corticosteroid therapy in brain-dead kidney donors, a double-blind, randomized, controlled trial. Mol Immunol. 2018;94:36-44.
56. Macdonald PS, Aneman A, Bhonagiri D, Jones D, O'Callaghan G, Silvester W, Watson A, Dobb G. A systematic review and meta-analysis of clinical trials of thyroid hormone administration to brain dead potential organ donors. Crit Care Med. 2012;40(5):1635-44.
57. Dhar R, Stahlschmidt E, Yan Y, Marklin G. A randomized trial comparing triiodothyronine (T3) with thyroxine (T4) for hemodynamically unstable brain-dead organ donors. Clin Transplant. 2019;33(3):e13486.
58. Dhar R, Stahlschmidt E, Marklin G. A Randomized Trial of Intravenous Thyroxine for Brain-Dead Organ Donors With Impaired Cardiac Function. Prog Transplant. 2020;30(1):48-55.

Bibliografia recomendada

Evans L, Rhodes A, Alhazzani W, Antonelli M, Coopersmith CM, French C *et al.* Surviving sepsis campaign: international guidelines for management of sepsis and septic shock 2021. Intensive Care Med. 2021;47(11):1181-1247.

capítulo | 88

Avaliação e Tratamento do Politraumatizado Grave

Caio Cézar Quintas de Medeiros Vieira

Introdução

O trauma é uma das principais causas de óbito entre pessoas jovens e economicamente ativas, representando um desafio significativo para os sistemas de saúde em todo o mundo. O manejo dos pacientes politraumatizados, que apresentam múltiplas lesões resultantes de acidentes ou incidentes graves, é particularmente desafiador devido à complexidade de sua condição, frequentemente apresentando uma combinação de lesões que afetam diferentes sistemas orgânicos e exigem a colaboração de diversas especialidades médicas, incluindo Cirurgia Geral, Ortopedia, Neurologia, Anestesiologia e Medicina Intensiva. A integração de diferentes habilidades e conhecimentos é crucial para o sucesso do tratamento e a melhoria dos desfechos clínicos. Tais lesões podem ser de natureza diversa como acidentes automobilísticos, quedas e ferimentos por armas de fogo.

Nos Estados Unidos da América, o politrauma é a principal causa de morte em pacientes abaixo dos 44 anos e uma das 5 principais causas de morte na população acima dos 45 anos. Já na Europa, politrauma no contexto de acidentes de trânsito é a principal causa de óbito entre os jovens, além de demandar de atendimento hospitalar (cerca de 20 pacientes para cada óbito) e extra-hospitalar (cerca de 70 pacientes para cada óbito).[1]

O presente capítulo tem como objetivo abordar aspectos gerais relacionados ao atendimento ao paciente politraumatizado grave em sua fase pré-hospitalar, na chegada ao serviço de saúde e na admissão na UTI. Os capítulos seguintes esmiuçarão condições específicas e relacionadas a cada tipo de injúria.

Manejo do paciente politraumatizado grave

As prioridades no manejo desses pacientes incluem:

1. Estabilização inicial, protocolo de "ABC" (*Airway, Breathing, Circulation*), focando na estabilização das funções vitais.
2. Identificação e tratamento das lesões ameaçadoras à vida, com uso de tecnologias de imagem avançadas, como tomografia computadorizada (TC) e ultrassonografia (USG), fundamentais para a avaliação rápida e precisa das lesões, além da coordenação do atendimento, contemplando a agilidade na disponibilidade dos recursos necessários, a fim de evitar complicações adicionais

Atendimento pré-hospitalar

O atendimento ao paciente politraumatizado grave se inicia com o atendimento pré-hospitalar, onde a adesão a protocolos de transfusão maciça, por tratar a coagulopatia aguda frequente neste contexto, impacta na redução da mortalidade e na necessidade de transfusões futuras.[2] Visa identificar e tratar rapidamente condições que ameaçam a vida, garantir sua estabilização e preparar para intervenções subsequentes. O processo é estruturado em dois componentes principais, os exames primário e secundário. O primeiro executado ainda no atendimento pré-hospitalar: o **exame primário** é conduzido de acordo com o protocolo **XABCDE**, uma abordagem sistemática que prioriza a identificação e o tratamento de problemas que representam risco imediato à vida. Cada etapa é focada em garantir a segurança e a estabilidade do paciente.

▪ *X* (*Examine*)

Avaliação rápida e geral do paciente para identificar qualquer condição imediata que exija atenção. Isso inclui observar o estado geral, a aparência e o nível de consciência do paciente, além de realizar uma inspeção inicial para detectar sinais evidentes de trauma ou outras condições críticas, como hemorragias.

▪ *A* (*Airway*)

Garantir a permeabilidade das vias aéreas, essencial para a ventilação adequada. Em pacientes com risco de lesão cervical, é crucial proteger a coluna cervical durante as manobras de desobstrução das vias aéreas podendo, para tanto, lançar mão de dispositivos supraglóticos. A aspiração de secreções e a administração de oxigênio podem ser necessárias para assegurar a oxigenação adequada. Intubação endotraqueal pode ser indicada para assegurar a passagem de ar e é frequentemente usada em casos de obstrução das vias aéreas ou insuficiência respiratória graves.

- **B (Breathing)**

Envolve inspeção, palpação e ausculta dos pulmões para identificar problemas respiratórios, como pneumotórax, hemotórax ou contusão pulmonar. Quando disponível, o uso de ultrassonografia torácica auxilia no diagnóstico diferencial destas condições de maneira rápida e efetiva. O tratamento pode incluir a administração de oxigênio suplementar, a realização de ventilações artificiais, ou a inserção de um dreno torácico para aliviar a pressão e permitir a expansão pulmonar adequada

- **C (Circulation)**

O controle de hemorragias é fundamental para estabilizar a circulação do paciente, haja vista que o choque hemorrágico é a principal causa prevenível de óbito no politrauma.[3] Isso pode incluir a aplicação de pressão direta sobre feridas sangrantes, a inserção de acessos venosos para administração de fluidos e transfusões sanguíneas, e a monitorização contínua da pressão arterial e do pulso. A avaliação rápida da perfusão periférica e a administração de fluidos intravenosos visam manter a pressão arterial e a perfusão adequada dos órgãos vitais. Hemorragias significativas exigem um controle imediato para prevenir a perda excessiva de sangue e garantir a estabilidade do paciente, sendo a compressão direta a técnica mais básica e frequentemente eficaz, consistindo na aplicação de pressão sobre a área sangrante, seja manualmente ou com compressas estéreis. Quando a compressão direta não é suficiente, especialmente em casos de hemorragias em membros, o uso de torniquetes pode ser necessário. Estes devem ser aplicados acima da hemorragia com monitoramento da extremidade para evitar isquemia periférica

Em situações mais complexas, dispositivos hemostáticos avançados, como esponjas ou pós coagulantes podem ser utilizados para acelerar a coagulação. A administração de fluidos intravenosos, como soluções isotônicas, de preferência balanceadas, é essencial para reestabelecer a volemia do paciente e manter a pressão arterial e perfusão. Em casos de hemorragia significativa, a transfusão de sangue ou seus componentes, como hemácias, plaquetas e plasma, deve ser necessária para restaurar a capacidade de transporte de oxigênio, recobrindo o conteúdo arterial de oxigênio adequado, além de otimizar a pré-carga ventricular esquerda, resultando no aumento do volume sistólico naqueles pacientes fluido-responsivos, com consequente aumento da oferta sistêmica de oxigênio. Além disto, a transfusão de hemocomponentes impacta diretamente na prevenção da coagulopatia relacionada ao choque hemorrágico.

- **D (Disability)**

A avaliação do estado neurológico é crucial para identificar a extensão do comprometimento neurológico. Utiliza-se a escala de coma de Glasgow, que avalia a resposta ocular, verbal e motora do paciente. Alterações no nível de consciência, tamanho e resposta das pupilas e movimento são monitorados para determinar a gravidade da lesão cerebral.

- **E (Exposure)**

Expor o paciente completamente é necessário para identificar todas as lesões ocultas, com cuidado para manter a temperatura corporal e evitar hipotermia. Inclui a avaliação da pele em busca de hematomas, abrasões, lacerações e outras lesões que possam não ser imediatamente visíveis na primeira etapa.

Nesta fase do atendimento é importante a adoção de ferramentas de monitorização e obtenção de sinais de alarme para estratificação e manejo adequados e em tempo hábil, a fim de aproveitar a janela de oportunidade das chamadas *"golden hours"*, reduzindo a morte evitável imediata ou precoce relacionada ao politrauma.[4]

O índice de choque (SI, *Shock Index*) é a relação entre a frequência cardíaca e a pressão arterial sistólica. Valores de SI acima de 0,9 indicam descompensação do choque além de estarem relacionados a um aumento da mortalidade.[5] Esta correlação acontece principalmente nos momentos iniciais da injúria, com mudança da resposta das variáveis relacionadas ao SI ao longo do tempo, como na admissão hospitalar e internação prolongada, tornando este marcador mais apropriado para uso no atendimento pré-hospitalar.

Pariente *et al.* correlacionaram os valores de SI em três momentos distintos do atendimento ao politraumatizado grave com a necessidade de politransfusão e avaliaram desfechos como tempo de permanência em UTI e mortalidade por meio de estudo observacional e retrospectivo com 184 pacientes politraumatizados vítimas de acidentes de alta energia, concluindo que o ponto de corte de SI de 0,9 no atendimento pré-hospitalar consegue sinalizar para a necessidade de politransfusão *a posteriori* com especificidade e sensibilidade de 73% e 66%, IC 95%, enquanto os demais desfechos não apresentaram correlação com este índice.[6]

Atendimento hospitalar, admissão

Seguindo o atendimento pré-hospitalar, na ocasião da admissão na emergência, o **exame secundário**, etapa minuciosa e demandante de mais tempo, deve ser realizada. O encaminhamento do paciente politraumatizado grave deve ser realizado, de preferência, para um serviço de referência em trauma, medida que reduz a mortalidade.[7] Neste serviço, uma abordagem coordenada e multidisciplinar, adaptada às necessidades individuais dos pacientes, é fundamental para garantir a eficácia do tratamento e melhorar os desfechos clínicos.[8] Modelos de gestão em trauma que incorporam a participação de diversos especialistas têm demonstrado melhorar a qualidade do atendimento e os desfechos para pacientes politraumatizados.[7] Como exemplo, o estudo conduzido por Gomes *et al.*[9] sobre a validação de protocolos gráficos para avaliação da segurança do paciente neste contexto, destaca a importância de abordagens sistemáticas e protocolos bem definidos para garantir a entrega de cuidados de alta qualidade. Esses protocolos incluem algoritmos visuais que orientam os profissionais de saúde por meio de uma série de etapas a serem seguidas durante a avaliação e o tratamento. Os protocolos servem como uma referência visual para garantir que nenhum aspecto crítico do atendimento ao paciente seja negligenciado. O exame secundário consiste em:

▪ História médica completa

Com a coleta de informações detalhadas sobre o histórico médico do paciente, incluindo doenças preexistentes, alergias, medicamentos em uso e detalhes do incidente que levou ao trauma. Esta história pode ser obtida diretamente do paciente, se possível, ou de testemunhas e registros médicos disponíveis. É sabido que a presença de comorbidades como disfunção renal crônica, doença pulmonar obstrutiva crônica ou malignidade aumenta consideravelmente a permanência hospitalar do paciente politraumatizado. Também, aqueles com história de uso de drogas ou álcool antes do acidente parecem ter risco aumentado de complicações durante a internação, como pneumonias e outras infecções. Além de informações relacionadas ao histórico do paciente, esclarecimentos acerca da cinética do trauma nesta etapa podem ajudar a elucidar como as injúrias ocorreram e suas gravidades.

▪ Exame físico minucioso

Minucioso e abrangente para identificar todas as lesões e condições não detectadas no exame primário, incluindo a inspeção detalhada de todas as regiões do corpo, a palpação para detectar fraturas ou hematomas, a avaliação dos sinais vitais, e a verificação da integridade dos sistemas musculoesquelético, cardiovascular e neurológico. A avaliação também pode incluir exames laboratoriais e de imagem adicionais conforme necessário para uma compreensão completa da extensão das lesões. Permite, portanto, a identificação e o tratamento de lesões que não são imediatamente fatais, mas que podem impactar significativamente a recuperação do paciente. Nos casos de hemorragia interna que não puderam ser controladas por métodos menos invasivos no atendimento pré-hospitalar, a intervenção cirúrgica pode ser requerida para identificar e tratar a fonte do sangramento, empregando técnicas como laparotomia ou toracotomia conforme a localização da hemorragia. Neste contexto, atenção especial deve dada a outras injúrias em potencial, que passaram despercebidas à avaliação pré-hospitalar e até inicial na emergência.

• Injúria Intrabdominal

Consiste em causa importante de morte prevenível em pacientes politraumatizados. Dois porcento dos pacientes neste contexto possuem injúrias intra-abdominais despercebidas à avaliação inicial ou até a primeira cirurgia. Deve desencadear acidemia, taquicardia persistente, necessidade recorrente da administração de fluidos e hemocomponentes e sinais de síndrome de resposta inflamatória sistêmica como manifestações de primeiras 24 a 36 horas, enquanto sepse de foco abdominal pode ocorrer como manifestação tardia.

A identificação é feita preferencialmente por laparotomia exploradora, padrão-ouro para o diagnóstico que dá a possibilidade de eventual abordagem. Videolaparoscopia é uma alternativa para realização de diagnóstico diferencial, assim como métodos de imagem como tomografia computadorizada e ressonância magnética. Nesta última modalidade de recurso diagnóstico assume especial importância a ultrassonografia à beira leito, com o potencial de identificar coleções e alterações relacionadas a injúria intra-abdominal em tempo hábil.

A aferição da pressão intra-abdominal (PIA) por meio da pressão intravesical deve ser realizada em casos particulares, com fatores de risco para síndrome compartimental abdominal, complicação que constitui, no contexto do politraumatizado grave, em emergência cirúrgica. Pacientes acometidos por trauma combinado a queimaduras ou sépticos, com a demanda de grande quantidade de volume na fase aguda de ressuscitação volêmica e consequente predisposição ao desenvolvimento desta complicação devem, também, instigar sobre a necessidade da aferição da PIA.

▪ Injúria diafragmática

Estão mais relacionadas com trauma penetrante. Devem ser fortemente suspeitas em pacientes com mecanismos de trauma associados a rotura diafragmática, como os do fígado e baço.

▪ Contusão pulmonar

Ocorre em 17% dos pacientes vítimas de politrauma, com mortalidade associada de até 25%. Pode progredir ao longo dos primeiros dias de evolução, devendo manter-se a monitorização de variáveis relacionadas com a disfunção respiratória aguda.

▪ Traumatismo cranioencefálico

Exames neurológicos seriados alterados podem justificar a realização de neuroimagem. Outras ferramentas diagnósticas e de monitorização, como ressonância magnética e eletroencefalografia podem ser consideradas em casos, por exemplo, de persistência injustificada de coma. Monitorização da pressão intracraniana (PIC) também pode ser necessária.

Exames laboratoriais

No atendimento hospitalar inicial, ainda na Unidade de Emergência, é importante considerar a realização dos seguintes exames laboratoriais:

- **Hematimetria** seriada e comparativa, com maior frequência (a cada seis horas) em pacientes acometidos por lesões de órgãos sólidos (fígado, baço e rins) ou fratura pélvica.
- **Função renal** com creatinina e ureia, para avaliação de descompensação de disfunções renais crônicas e as de instalação aguda, em decorrência, por exemplo, do choque circulatório, ou da síndrome compartimental abdominal e até relacionadas a administração de contraste pela necessidade da realização de exames de imagem.
- **Coagulograma**, considerando que o contexto de politrauma por si já é um fator de risco para coagulopatias, podendo estas estarem potencializadas por acidemia, hipotermia e choque. Deve ser realizado a cada quatro a seis horas em pacientes submetidos a, ou com necessidade de politransfusões, ou em seguida às terapias de correção dos distúrbios de coagulação. Tromboelastografia pode ser útil na detecção de causas específicas de coagulopatia como dissolução inapropriada do coágulo, ajudando a orientar o tratamento.
- **Creatinoquinase (CPK) e mioglobina**, para identificação de rabdomiólise no contexto de injúria muscular, lesões de reperfusão ou, mais tardiamente, síndromes compartimentais.
- **Gasometria arterial**, para avaliação da condição das trocas gasosas, além da identificação de distúrbios ácido-base. Por meio deste exame também se obtém a concentração de lactato, cujo clareamento consiste num importante marcador de melhora ou piora da perfusão. A ausência de clareamento do lactato no contexto de politrauma para além de 24 horas está intimamente relacionado com pior prognóstico e aumento da mortalidade. Tal manifestação em pacientes aparentemente otimizados do ponto de vista volêmico devem instigar a investigação para injúria desapercebida, principalmente gastrointestinal, doença hepática preexistente ou disfunção cardíaca secundária.

Com base nos resultados do exame secundário correlacionados aos exames laboratoriais, medidas clínicas para estabilização devem ser continuadas do atendimento pré-hospitalar para o primeiro atendimento na Emergência. Neste interim frequentemente já se fazem necessárias intervenções cirúrgicas.

Tratamento cirúrgico

A decisão sobre a intervenção cirúrgica ou a terapia conservadora é com base em uma avaliação detalhada das lesões e do estado geral do paciente.[12] Nos pacientes instáveis com hemorragias importantes, a **cirurgia de controle de danos** configura como uma estratégia crucial para a sobrevivência. Esta abordagem inicial tem como objetivo estabilizar o paciente por meio de intervenções cirúrgicas rápidas e limitadas, evitando procedimentos extensivos até que o paciente esteja suficientemente estável para suportar reparos mais complexos, onde pode-se realizar uma laparotomia exploratória para identificar e controlar fontes de sangramento, realizar tamponamentos para estancar hemorragias ou aplicar medidas temporárias para proteger e estabilizar órgãos e tecidos danificados. Após a estabilização inicial segue o tratamento definitivo das lesões, que envolve reparos cirúrgicos mais extensivos. Nessa fase, é possível realizar correções cirúrgicas detalhadas, como reconstruções anatômicas e reparos de lesões internas e fraturas. A abordagem definitiva visa restaurar a integridade estrutural e funcional dos tecidos e órgãos afetados, proporcionando um tratamento mais abrangente e duradouro, onde a coordenação entre as diferentes especialidades médicas torna-se ainda mais importante.

Para pacientes que necessitam de exploração abdominal, a dose única de antibiótico profilático uma hora após a incisão cirúrgica parecer ser apropriada. Na ocasião de perfuração de víscera oca, deve ser continuado e avaliado sua manutenção após 24 horas, com base em parâmetros objetivos do desenvolvimento de infecção, sendo importante considerar que pacientes acometidos por politrauma estão propensos a desenvolver resposta hipermetabólica com manifestações clínicas e laboratoriais que não devem ser confundidas com infecção.

Atendimento em unidade de terapia intensiv a

Na assistência ao paciente politraumatizado grave, após cumpridas as etapas de estabilização inicial no atendimento pré-hospitalar e transporte a unidade hospitalar onde são oferecidas as intervenções necessárias para o controle agudo da situação como na cirurgia de contenção de danos, é frequente a necessidade de internamento em UTI, considerando a complexidade do monitoramento necessário para correção de distúrbios como hipotermia, acidemia e coagulopatia, além de muitas vezes a pronta disponibilidade de terapia de suporte a disfunção orgânica, como a ventilação pulmonar artificial OU terapia dialítica. Complicações como choque séptico, síndrome do desconforto respiratório agudo (SDRA) e insuficiência de múltiplos órgãos e tecidos são preocupações comuns que exigem vigilância constante. Um suporte nutricional adequado e o início precoce da reabilitação, associado a rotinas de despertar da sedação, são pontos fundamentais para a recuperação completa do paciente. A nutrição desempenha um papel fundamental no processo de cicatrização e na manutenção da força e resistência do paciente, sendo sempre preferível a nutrição enteral em detrimento da parenteral, desde que aquela atinja as necessidades calóricas e principalmente proteicas do paciente. Associado a isto, a mobilização precoce ajuda a prevenir complicações secundárias, como trombose venosa profunda, pneumonia associada a ventilação (PAV) e atrofia muscular, devendo ser iniciada tão cedo quanto a condição do paciente permite.

Na condição de politraumatizado grave, frequentemente haverá critérios para início e manutenção das profilaxias de tromboembolismo venoso (TEV) e úlcera gástrica de estresse. Hipotermia é uma complicação em potencial, devendo ser manejada quando se manifesta de maneira moderada para evitar evolução para formas graves, principalmente concomitantes a coagulopatias. Deve ser tratada com administração de fluídos aquecidos, controle de temperatura local, cobertores e mantas com reaproveitamento de calor, além de dispositivos com aquecimento ativo.

Suporte com ventilação pulmonar artificial pode ser necessário para proteção de via aérea ou em decorrência de evolução desfavorável de síndromes respiratórias. Não existem informações sobre o uso e efetividade da ventilação não invasiva (VNI) em pacientes politraumatizados até o momento, o que reforça a qualificação adequada do paciente para VNI com base em suas comorbidades, levando em consideração aspectos técnicos como o contingente de equipe e grau de monitoramento.[10]

A síndrome da embolia gordurosa (SEG) é uma condição clínica rara, mas potencialmente grave, que pode ocorrer em pacientes politraumatizados, especialmente após fraturas longas como as do fêmur. Ocorre após traumas graves, como fraturas do fêmur, tíbia, pelve ou outras fraturas longas. Também pode ocorrer após cirurgias ortopédicas ou em situações de grandes queimaduras. Os sintomas da SEG incluem dispneia, taquicardia, febre, confusão, alterações neurológicas, petéquias, e em casos mais graves, insuficiência respiratória, insuficiência cardíaca e coma. O manejo é principalmente de suporte e visa controlar os sintomas e complicações, incluindo a administração de oxigênio suplementar, ventilação mecânica quando necessário, controle da dor e suporte hemodinâmico. Em alguns casos, a administração de heparina ou corticosteroides, pode ser considerada. A prevenção da SEG é essencial no manejo de pacientes com fraturas longas, o que envolve a imobilização adequada da fratura, a redução cirúrgica precoce, a fixação interna estável, e a atenção às técnicas cirúrgicas para minimizar a disseminação de partículas de gordura durante procedimentos ortopédicos.

Seguimento após alta hospitalar

O acompanhamento pós-hospitalar e a reabilitação são componentes essenciais para a recuperação completa e a reintegração do paciente à vida cotidiana.

Paiva *et al.*[13] exploraram as experiências e consequências de eventos de trauma múltiplo do ponto de vista do paciente. Estes frequentemente enfrentam uma série de experiências emocionais e físicas desafiadoras que incluem dor, ansiedade, medo, frustração e, em muitos casos, a necessidade de se ajustar a uma nova realidade após lesões significativas. A recuperação de pacientes politraumatizados muitas vezes se estende após a alta hospitalar. Compreender suas experiências e preocupações ajuda a planejar a transição para a vida após o trauma, incluindo cuidados de reabilitação, acompanhamento médico e apoio psicossocial.

Referências bibliográficas

1. Sethi D, Racioppi F, Bertollini R. Preventing the leading cause of death in Young people in Europe. J Epidemiol Community Health. 2007;61:842-3.
2. Sloan EP, Koenigsberg M, Clarck JM, Weir WB, Philbin N. Shock index and prediction of traumatic hemorrhagic shock 28-day mortality: data from the DCLHb resuscitation clinical trials. West J Emerg Med. 2014;15:795-802.
3. Rau C, Wu S, Kuo S, Pao-Jen K, Shiun-Yuan H, Chen Y, et al. Prediction of massive transfusion in trauma patients with shock index, modified shock index and age shock index. Int J Environ Res Public Health. 2016;13:683.
4. Sobrino J, Shafi S. Timing and causes of death after injuries. Proc Bay Univ Med Cent. 2013;26:120-3.
5. Cannon CM, Braxton CC, Kling-Smith M, Mahnken JD, Carlton E, Moncure M. Utility of the shock index in predicting mortality in tramatically injured patients. J Trauma. 2009;67:1426-30.
6. Pariente Juste L, Koo Gómez M, Bonet Burguera A, Reyes García R, Pérez García L, Macía Tejada I. Prehospital and hospital shock indices as predictors of massive blood transfusion during the initial treatment of polytrauma patients. Índices de shock prehospitalario y hospitalario como predictores de transfusión masiva en la atención inicial del paciente politraumático. Emergencias. 2021;33(1):29-34.
7. MacKenzie EJ, Rivara FP, Jurkovich GJ, NAthens AB, Frey KP, Egleston BL, et al. A national evaluation of the effect of trauma--center care on mortality. N Engl J Med. 2006;354:366-78.
8. Coleman JJ, Esposito TJ. Trauma surgery: Volume 1: Trauma management, vol. 2: Trauma critical care. New York: Springer Science & Business Media, 2013.
9. Gomes AT, Alves KY, Bezerril MS, Rodrigues CC, Ferreira Júnior MA, Santos VE. Validação de protocolos gráficos para avaliação da segurança do paciente politraumatizado. Acta Paul Enferm. 2018;31(5):504-17.
10. AMERICAN COLLEGE OF SURGEONS. Resources for Optimal Care of the Injured Patient 2018. Disponível em: https://www.facs.org/quality-programs/trauma/tqp/centerprograms/vrc/resources
11. Hauser CJ, Napierala SC. Definitive Care and Reconstruction in Trauma Surgery. Critical Care Clinics. 2017;33(1):101-115.
12. Rose L, Gray S, Burns K, et al. Emergency department length of stay for patients requiring mechanical ventilation: a prospective observational study. Scand J Trauma Resusc Emerg Med. 2012;20(1):30.
13. Paiva L, Rossi LA, Costa MCS, Dantas RAS. Experiência do paciente politraumatizado e suas consequências. Rev. Latino-Am. Enfermagem. 2010;18(6):01-09.

Bibliografia recomendada

Dutton RP, Scalea TM. Multidisciplinary Approach to the Trauma Patient. Anesthesia & Analgesia. 2009;108(6):1760-1765.

Goaley TJ Jr, Wyrzykowski AD, MacLeod JB, et al. Can secondary extremity compartment syndrome be diagnosed earlier?. Am J Surg. 2007;194(6):724-727.

Goldberg SR, Anand RJ, Como JJ, et al. Prophylactic antibiotic use in penetrating abdominal trauma: an Eastern Association for the Surgery of Trauma practice management guideline. *J Trauma Acute Care Surg.* 2012;73(5 Suppl 4):S321-S325.

MacKenzie EJ, Morris JA Jr, Edelstein SL. Effect of pre-existing disease on length of hospital stay in trauma patients. *J Trauma.* 1989;29(6):757-765.

Mackenzie EJ, Rivara FP, Jurkovich GJ, Nathens AB, Frey KP, Egleston BL, Scharfstein DO. A national evaluation of the effect of trauma--center care on mortality. N Eng J Med. 2007;354(4):366-378.

McClave SA, Taylor BE, Martindale RG, et al. Guidelines for the Provision and Assessment of Nutrition Support Therapy in the Adult Critically Ill Patient: Society of Critical Care Medicine (SCCM) and American Society for Parenteral and Enteral Nutrition (A.S.P.E.N.) [published correction appears in JPEN J Parenter Enteral Nutr. 2016;40(8):1200.

NAEMT. National Association Of Emergency Medical Technicians. Atendimento Pre-hospitalar Ao Traumatizado-PHTLS. 8. Ed. Rio de Janeiro: Elsevier Brasil, 2018.

Régnier MA, Raux M, Le Manach Y, et al. Prognostic significance of blood lactate and lactate clearance in trauma patients. *Anesthesiology*. 2012;117(6):1276-1288.

Roessle TR, Freitas CD, Moscovici HF, et al. Tertiary assessment of trauma patients in a hospital in the city of São Paulo: a question of necessity. Rev Bras Ortop. 2013;48(4):357-361.

Soderstrom CA, Dischinger PC, Smith GS, et al. Alcoholism at the time of injury among trauma center patients: vehicular crash victims compared with other patients. *Accid Anal Prev*. 1997;29(6):715-721.

Spahn DR. Patient Blood Management: What Else?. Ann Surg. 2019;269(5):805-807.

Sung CK, Kim KH. Missed injuries in abdominal trauma. *J Trauma*. 1996;41(2):276-282.

Williams FN, Jeschke MG, Chinkes DL, Suman OE, Branski LK, Herndon DN. Modulation of the hypermetabolic response to trauma: temperature, nutrition, and drugs. *J Am Coll Surg*. 2009;208(4):489-502.

capítulo 89

Traumatismo Cranioencefálico

Alexandre Guimarães de Almeida Barros | Leandro Braz de Carvalho | Talita Magalhães Sansoni
Christiano Altamiro Coli Nogueira | António Luís Eiras Falcão

Introdução

O traumatismo cranioencefálico (TCE) é uma das principais causas de morbidade e mortalidade globalmente, afetando particularmente indivíduos jovens em idade produtiva. Esta condição médica complexa requer manejo intensivo em UTI. Este capítulo tem como objetivo proporcionar uma visão abrangente sobre a fisiopatologia, diagnóstico e tratamento do TCE, destacando as particularidades e os desafios enfrentados na UTI. A abordagem multidisciplinar é essencial para otimizar os resultados clínicos e minimizar as complicações associadas ao TCE.

Epidemiologia do TCE

O TCE representa uma das principais causas de mortalidade e morbidade no mundo. Estima-se que a cada ano, aproximadamente 69 milhões de indivíduos sofram TCE com variações significativas na incidência e nas causas em diferentes regiões geográficas. Em países de baixa e média renda, os acidentes de trânsito são a principal causa de TCE, refletindo a falta de infraestrutura segura e práticas de condução inadequadas. Já em países de alta renda, as quedas são mais comuns, especialmente entre idosos, devido ao envelhecimento populacional.

A distribuição etária e de gênero dos casos de TCE também apresenta variações: homens jovens são os mais afetados globalmente, com uma maior incidência de casos graves entre os indivíduos de 15 a 24 anos. As taxas de mortalidade por TCE são mais elevadas em países de baixa e média renda devido à limitada disponibilidade de serviços médicos de emergência e cuidados neurocirúrgicos.[1] No Brasil, dados indicam uma alta incidência de TCE com predominância de casos em homens jovens, principalmente devido a acidentes de motocicleta.[2-4]

Fisiopatologia

Após um TCE, ocorre uma ampla gama de eventos fisiológicos que resultam em morte celular e comprometimento funcional dos neurônios. As respostas patológicas ao TCE são divididas em duas categorias principais: danos primários e eventos secundários. A lesão cerebral primária resulta das forças mecânicas diretas no momento do impacto traumático. As lesões diretas podem desencadear lesões cerebrais secundárias à medida que o quadro evolui ao longo do tempo. A lesão cerebral secundária é marcada principalmente pela perda da autorregulação dos vasos cerebrais e pela ruptura da barreira hematoencefálica (BHE), sendo exacerbada pelo desenvolvimento de edema cerebral, aumento da pressão intracraniana (PIC) e consequente diminuição da pressão de perfusão cerebral (PPC), culminando em isquemia e deslocamentos de tecido cerebral (herniação).[1,5-7] Os mecanismos moleculares dessas lesões são complexos e ainda não totalmente compreendidos, incluindo alterações na despolarização neuronal e distúrbios da homeostase iônica, liberação errática de neurotransmissores, disfunção mitocondrial, apoptose neuronal, degradação lipídica e neuroinflamação.[1,5-7]

Lesão do sistema de autorregulação cerebral

O cérebro normal possui vários mecanismos para regular a pressão e o volume intracranianos, garantindo um fluxo sanguíneo cerebral (FSC) contínuo e um fornecimento adequado de oxigênio, independentemente das variações na pressão arterial sistêmica (PA), atendendo as necessidades metabólicas cerebrais. O principal mecanismo que mantém este sistema operante é a autorregulação vascular cerebral, que ajusta a resistência cerebrovascular por meio de vasoconstrição ou vasodilatação, funcionando como mecanismo compensatório para situações que geram hiperemia e oligoemia. Em condições fisiológicas, por exemplo, um aumento na PA provoca vasoconstrição compensatória, aumentando a resistência cerebrovascular e mantendo o FSC constante. Muitos fatores podem influenciar as respostas da autorregulação com vasodilatação ou vasoconstrição, dentre eles os valores de PA, volume sanguíneo sistêmico, viscosidade sanguínea, oferta e consumo de oxigênio, hipo ou hipercapnia, além de agentes farmacológicos. Os pequenos vasos cerebrais reagem à pressão hidrostática e regulam o tônus vascular para manter o FSC constante em pressões arteriais médias (PAM) entre 60 e 160 mmHg. Quando a autorregulação falha, o FSC torna-se dependente da PA, criando uma situação crítica para o cérebro lesionado. Nessas condições, variações na PA podem causar mudanças graves e lineares no FSC, resultando em hipoperfusão (isquemia cerebral) ou hiperperfusão (hiperemia), levando a um aumento possivelmente catastrófico da PIC.[1,5-7]

Alterações neuroquímicas relacionadas ao TCE

Após o TCE, ocorrem lesões na membrana celular que levam à redistribuição de íons e neurotransmissores, alterando o potencial da membrana. Durante a fase aguda (primeira hora), há uma liberação massiva de glutamato dos terminais pré-sinápticos, perturbando o equilíbrio iônico nas membranas pós-sinápticas. A hiperativação dos receptores AMPA e NMDA pelo excesso de glutamato altera a homeostase iônica dos neurônios pós-sinápticos, permitindo principalmente o influxo anormal de cálcio e sódio. O influxo disfuncional de cálcio causa ativação de vias de sinalização que, ultimamente, resulta em apoptose. A disfunção mitocondrial tem papel crucial na patogênese das lesões ao alterar o metabolismo energético e contribuir para danos celulares irreversíveis.[1,5-7]

A glicose, principal fonte de energia do cérebro adulto, é processada via glicólise para produzir ATP. Após o TCE, há um rápido aumento na captação de glicose, seguido por uma depressão metabólica prolongada. Acredita-se que esse aumento inicial ocorre devido à maior necessidade de energia para restaurar o equilíbrio iônico e o potencial da membrana neuronal. O período agudo de aumento do metabolismo da glicose é seguido por uma prolongada redução no metabolismo glicolítico, documentada tanto em modelos experimentais quanto em pacientes. A magnitude e a duração dessa depressão metabólica aumentam com a gravidade da lesão, refletindo um período em que a captação de glicose pelo tecido cerebral é comprometida. A diminuição da captação de glicose após a lesão parece ser uma resposta universal, mas o mecanismo subjacente permanece desconhecido. Sugere-se que possa estar relacionada à diminuição da disponibilidade de substrato, dependente do FSC, a defeitos na função do transportador de glicose ou alterações na expressão gênica com modulação da maquinaria celular responsável pela captação e metabolismo da glicose.

Por último, outro fator crítico é a geração de radicais livres de oxigênio. Estes podem causar danos significativos à membrana celular, proteínas e DNA. Após a lesão cerebral, a produção excessiva dessas espécies sobrecarrega os sistemas de eliminação deles, resultando em danos nas estruturas citadas, com consequente perda de função e contribuição para dano celular irreversível e apoptose.[1,5-7]

Sobre a resposta inflamatória resultante, ela é multifatorial e envolve a ativação do sistema imune intrínseco do tecido neural e sistêmico, com a liberação de citocinas e quimiocinas. Isto resulta na formação de edema cerebral e alterações no metabolismo do tecido cerebral. O recrutamento neutrofílico ocorre precocemente, dentro das primeiras 24 horas após a lesão, seguido pelo recrutamento tardio de macrófagos entre 36 e 48 horas após o trauma. Investigações experimentais e clínicas do TCE mostraram alterações nas concentrações regionais, intratecais e sistêmicas de várias citocinas inflamatórias (como interleucinas e fator de necrose tumoral) tanto na fase aguda quanto na fase crônica.

Em síntese, o TCE provoca uma série de perturbações neuroquímicas e metabólicas que iniciam uma cascata de eventos prejudiciais à função celular normal. As lesões primárias, que ocorrem no momento do impacto, causam danos mecânicos diretos aos neurônios, células da glia e vasos sanguíneos. Essas lesões iniciais desencadeiam alterações caracterizadas pela liberação excessiva de neurotransmissores e íons, produção aumentada de radicais livres e disfunção mitocondrial, resultando em estresse oxidativo, inflamação e alterações do metabolismo energético. Esses processos resultam em alterações secundárias que exacerbam a lesão inicial, impactando negativamente a recuperação e a função neurológica. Portanto, intervenções terapêuticas direcionadas a mitigar os efeitos secundários são essenciais para melhorar os desfechos dos pacientes.

Lesões primárias e secundárias no TCE

As lesões primárias e secundárias são conceitos fundamentais na compreensão do TCE. As lesões primárias ocorrem imediatamente no momento do impacto e são resultado direto das forças mecânicas aplicadas ao cérebro. Essas lesões incluem danos mecânicos irreversíveis aos neurônios, células da glia e vasos sanguíneos, levando a hemorragias, contusões e lesões axonais difusas. Essas lesões comprometem tanto a estrutura quanto a função normal do tecido cerebral.

O impacto mecânico no cérebro pode causar dois tipos de lesões primárias: focais e difusas. Estudos demonstram que é comum a coexistência desses tipos de lesões em pacientes com TCE moderado a grave. Nas lesões focais, a área comprometida se concentra no local do impacto, comprometendo o suprimento sanguíneo e causando hematomas e hemorragias epidurais, subdurais e intracerebrais. A contusão secundária pode se desenvolver em tecidos opostos ao local do impacto (contragolpe), o que pode levar a déficits cognitivos, alterações comportamentais e hemiparesia, dependendo da gravidade da lesão. Em contraste, as lesões difusas resultam da rápida aceleração e desaceleração que causam cisalhamento e estiramento dos tecidos cerebrais. Isto danifica os axônios neuronais, oligodendrócitos e a vasculatura sanguínea, levando a edema cerebral e dano isquêmico mais difuso. A característica marcante desta situação é o extenso dano aos axônios, predominantemente nos tecidos subcorticais e profundos da substância branca. O grau de lesão axonal e degeneração neuronal determina a gravidade do TCE.

Já as lesões secundárias, por outro lado, desenvolvem-se como consequência de processos celulares e moleculares contínuos que seguem a lesão inicial e descritos acima. Esses processos exacerbam a lesão inicial e resultam na propagação da lesão cerebral e morte celular adicional, impactando negativamente à recuperação funcional do paciente. Devido a dinâmica do TCE, podemos intervir na evolução das lesões secundárias, considerando que, além de mecanismos de prevenção primária como capacete, não há como interferir na lesão primária.[8-11]

Tipos de lesões primárias

Sangramentos intracranianos

As hemorragias intracranianas, comuns após TCE, apresentam-se como:

- **Hematoma epidural:** resulta de lacerações de veias ou artérias durais, frequentemente por fratura óssea. A ruptura da artéria meníngea média pelo osso temporal pode causar rápida deterioração neurológica.
- **Hematoma subdural:** ocorre devido ao comprometimento da artéria pial ou veias corticais, com alta taxa de mortalidade (60%-80%). Desenvolve-se mais lentamente que a hemorragia epidural, causando efeito de massa.
- **Hemorragias intracerebrais:** acontecem no parênquima cerebral, causando danos superficiais e profundos.
- **Hemorragias subaracnoideas:** comuns no TCE, podem levar à hidrocefalia se obstruírem vilosidades aracnoides ou levar à obstrução do terceiro ou quarto ventrículos.

Fraturas de crânio

Cerca de 10% a 30% dos TCE resultam em fraturas cranianas, com 4% envolvendo fraturas de base do crânio. Essas fraturas podem causar danos nos nervos cranianos, sendo o nervo facial o mais afetado, fístulas liquóricas e infecções.

Contusões de golpe e contragolpe

Ocorre devido a movimentos bruscos do cérebro dentro do crânio, essas contusões são comuns nos lobos frontal e temporal, afetando áreas opostas ao trauma direto.

Lesão axonal difusa

Causada por movimentos rotacionais do cérebro, resulta em danos difusos entre neurônios e componentes vasculares. É um fator de pior prognóstico.[12]

Tipos de lesão secundária

As lesões secundárias, que ocorrem após a lesão primária inicial, e propagam a lesão cerebral, podem incluir as seguintes.

Edema cerebral

O edema cerebral é caracterizado pelo aumento do volume do cérebro devido à inflamação e acúmulo de líquidos. Ocorre quando a barreira hematoencefálica é comprometida, permitindo que fluidos e proteínas extravasem para o parênquima cerebral ou quando alteração celular leva ao acúmulo de água intracelular. Pode ser do tipo citogênico ou vasogênico. O aumento do volume cerebral pode elevar a PIC e comprometer a perfusão cerebral, levando a danos adicionais no tecido cerebral.

Hipertensão intracraniana (HIC)

A hipertensão intracraniana (HIA) é um aumento da pressão dentro do crânio. O aumento pode resultar do acúmulo de líquidos devido ao edema cerebral ou de hemorragias intracranianos. A HIC pode comprometer a perfusão cerebral, levando a isquemia e danos neuronais secundários. A elevação persistente da PIC é uma emergência médica que requer intervenção imediata para prevenir a morte neuronal e melhorar o prognóstico do paciente.

Isquemia cerebral

A isquemia cerebral ocorre pela redução do fluxo sanguíneo cerebral e ocorre pela insuficiência na entrega de oxigênio e nutrientes para o tecido cerebral. Ocorre devido à compressão dos vasos sanguíneos por edema, aumento da PIC, hematomas, ou por vasoespasmo resultante da liberação de substâncias vasoativas após o trauma, ou pela perda da autorregulação cerebral num contexto de hipotensão sistêmica. A isquemia cerebral pode levar a lesões neuronais secundárias, piorando a função cerebral e aumentando a mortalidade.[13-15]

Infecções

As infecções, como meningite e abscessos cerebrais, são complicações graves que podem surgir após o TCE. A quebra da barreira hematoencefálica e meios de contiguidade com tecidos extracranianos (fraturas de base do crânio por exemplo) podem ocorrer, facilitando a entrada de patógenos no sistema nervoso central. A própria monitorização invasiva empregada é um fator de risco para infecção.

Quadro clínico

A complexidade e a dinâmica do TCE podem levar a um quadro clínico diverso. A disfunção neurológica varia amplamente, dependendo da localização e da extensão do dano resultante. As manifestações incluem:

- **Perda de consciência:** pode variar de uma breve perda da consciência (concussão) a um estado de coma prolongado.
- **Déficits motores:** podem incluir paralisia ou paresia muscular, dificuldades na coordenação motora e controle da musculatura.
- **Déficits sensoriais:** alterações na visão, audição, tato e outras funções sensoriais.
- **Déficits cognitivos:** alterações na memória, atenção, concentração, raciocínio e outras funções cognitivas. Dependendo da área do cérebro afetada, pode haver dificuldades na linguagem, na capacidade de resolver problemas e na tomada de decisões.

Além do quadro neurológico, o TCE pode levar a várias complicações sistêmicas, que incluem:

- **Hipotensão:** a pressão arterial pode ser comprometida devido ao choque neurogênico ou perda de sangue associada a outras lesões.
- **Hipotermia/hipertermia:** a regulação da temperatura corporal pode ser comprometida devido a lesões no hipotálamo ou a exposição prolongada durante o atendimento inicial.
- **Distúrbios eletrolíticos:** desequilíbrios do sódio, potássio e outros eletrólitos ocorrem frequentemente como resultado de disfunção hipotalâmica e disfunção renal associada ao trauma.

Outras disfunções como insuficiência respiratória, complicações cardíacas e coagulopatias podem ocorrer como resposta ao trauma inicial ou as lesões secundárias. Essas consequências clínicas destacam a necessidade de um manejo abrangente e multidisciplinar dos pacientes com TCE, incluindo monitorização contínua e intervenção precoce para minimizar danos adicionais e melhorar os desfechos dos pacientes.

Classificação clínica e de imagem no TCE

O TCE é classificado clinicamente por meio da aplicação da Escala de Coma de Glasgow (ECG) e tomograficamente pelos achados de imagem. As classificações são essenciais para orientar o tratamento inicial e subsequente, especialmente em casos graves que demandam monitorização invasiva, controle agressivo da hipertensão intracraniana e intervenção cirúrgica.[16-18]

Avaliação clínica

A ECG é utilizada para avaliar o estado de consciência e a gravidade do TCE, com pontuações variando de 3 a 15 pontos:

- **3-8 pontos:** TCE grave, geralmente associado a comprometimento neurológico significativo.
- **9-12 pontos:** TCE moderado, podendo apresentar complicações secundárias.
- **13-15 pontos:** TCE leve, com menor probabilidade de complicações graves.

Adicionalmente, escalas complementares como a Escala de Coma de Mayo (ECM) e a Escala de Desfecho de Glasgow (*Glasgow Outcome Scale*) são usadas para avaliação neurológica e prognóstica, respectivamente.

Métodos de imagem

A tomografia computadorizada de crânio (TCC) é a modalidade de escolha para avaliar lesões agudas no TCE, enquanto a ressonância magnética (RM) é útil para detecção de lesões axonais difusas e isquêmicas.

A classificação de Marshall categoriza a gravidade do TCE com base nas imagens da tomografia de crânio, dividindo-a em seis categorias (**Quadro 89.1**).

Quadro 89.1. Classificação tomográfica de Marshall

Categoria	Descrição
Lesão difusa I	TC normal
Lesão difusa II	Cisternas de base presentes, desvio de linha média de 0 a 5 mm e/ou lesões hiperdensas ≤ 25 mL
Lesão difusa III (*swelling*)	Cisternas de base ausentes, desvio de linha média de 0 a 5 mm e/ou lesões hiperdensas ≤ 25 mL
Lesão difusa IV	Desvio de linha média > 5 mm e/ou lesões hiperdensas ≤ 25 mL
Lesões operadas	Lesões removidas cirurgicamente
Lesões não operadas	Lesões > 25 mL não operadas

Fonte: Desenvolvido pela autoria.

Além de ser crucial na classificação do TCE, a tomografia pode identificar lesões como:

- **Hematoma epidural:** sangue entre o crânio e a dura-máter, associado a fraturas cranianas.
- **Hematoma subdural:** sangue entre a dura-máter e o córtex cerebral, podendo ser subclassificado em agudo e crônico.
- **Contusões corticais:** lesões focais no tecido cerebral com áreas de hemorragia.
- **Lesão axonal difusa (LAD):** lesão difusa das fibras axonais, mais bem visualizada com RM.

Abordagem inicial na unidade de emergência

A avaliação inicial na unidade de emergência segue rigorosamente o protocolo ABCDE, que se concentra na estabilização das vias aéreas, ventilação e circulação. A imobilização cervical é uma etapa crítica para prevenir danos adicionais na coluna vertebral até que uma avaliação mais detalhada possa ser realizada. A avaliação por tomografia computadorizada (TC) de crânio é indispensável para identificar a extensão e a gravidade das lesões intracranianas. A

ECG é utilizada para determinar a gravidade da lesão neurológica, fornecendo um método padronizado para avaliar o nível de consciência do paciente e orientar as intervenções subsequentes.

Além dessas medidas iniciais, a importância da discussão multidisciplinar não pode ser subestimada. Equipes compostas por emergencistas, intensivistas, neurocirurgiões, neurologistas, radiologistas, enfermeiros e fisioterapeutas colaboram para desenvolver um plano de tratamento abrangente e individualizado. Essa abordagem integrada visa otimizar os resultados clínicos, minimizar complicações e garantir uma recuperação mais eficiente e segura para o paciente. A coordenação eficaz entre diferentes especialistas é crucial para enfrentar as complexidades dos casos de trauma cranioencefálico, proporcionando o melhor cuidado possível desde a chegada do paciente à unidade de emergência, a definição de abordagem cirúrgica, até a transferência para a UTI.

Abordagem na UTI e monitorização neurocrítica

A transferência dos pacientes com TCE grave para a UTI é fundamental para garantir um manejo adequado por meio da monitorização contínua e intervenções terapêuticas imediatas. Este processo visa não apenas promover a reabilitação e alcançar o melhor potencial de recuperação do cérebro lesionado, mas também prevenir a ocorrência de lesões cerebrais secundárias. Uma transferência rápida e segura para a UTI melhorara significativamente os desfechos, assegurando que o tratamento seja realizado em um ambiente otimizado para a monitorização e o manejo de condições neurológicas críticas.

É importante destacar que a monitorização, por si só, não melhora diretamente os desfechos dos pacientes com TCE grave. Assim como com outras formas de monitorização em pacientes críticos, o benefício real advém do uso eficaz das informações fornecidas pela monitorização para direcionar o tratamento. Os dados obtidos na monitorização de pacientes neurocríticos podem orientar intervenções terapêuticas mais precisas e eficazes em comparação com o tratamento com base exclusivamente na avaliação clínica. Embora existam diversas modalidades de monitorização, é essencial que os dados gerados por elas sejam integrados com as avaliações clínicas. Dessa forma, as decisões terapêuticas serão com base no maior número de informações possível, garantindo um manejo mais abrangente e eficaz do paciente com TCE grave.

Por exemplo, a monitorização da PIC é um pilar fundamental no cuidado dos pacientes com TCE grave. O cuidado neurocrítico moderno permite a medição da PIC por dispositivos intracranianos que possibilitam a obtenção de informações objetivas de maneira dinâmica. Devido à sua importância no manejo de pacientes com TCE grave e sua relação com os desfechos clínicos dos pacientes, a monitorização da PIC está incluída em todas as diretrizes para TCE grave das principais sociedades de terapia intensiva e neurocirurgia. Vale ressaltar que este fato criou um dilema ético na randomização de pacientes para implante de dispositivos de monitorização. Se esta é uma prática rotineira, torna-se difícil a inclusão de pacientes em estudos clínicos que possuam um grupo sem monitorização. Assim, muitas evidências que apoiam a utilidade da monitorização da PIC são de natureza observacional. Cita-se estudo prospectivo e observacional realizado em 146 UTIs em 42 países que demonstrou associação da monitorização da PIC e menor mortalidade em pacientes com lesão cerebral aguda, incluindo TCE.[3,4,6,7,13]

O TCE deve ser considerado uma doença sistêmica, sendo que as disfunções orgânicas associadas resultam tanto de lesões extracranianas associadas ao trauma como do próprio TCE e das terapias utilizadas. Complicações sistêmicas incluem insuficiência respiratória, insuficiência renal, insuficiência adrenal, lesão miocárdica, entre outras. Isto ressalta a importância do manejo geral do paciente, além do manejo específico do TCE, estabelecendo ainda mais a necessidade de abordagem dentro do ambiente de UTI.

O manejo na UTI permanece focado principalmente na manutenção e correção de alvos fisiológicos, como a pressão intracraniana e a pressão de perfusão cerebral. Individualizar as metas clínicas é essencial. Por exemplo, tanto a intensidade quanto a duração das elevações da pressão intracraniana estão associados a piores desfechos e, embora as diretrizes existentes sugiram intervir numa pressão intracraniana maior que 22 mmHg e manter a pressão de perfusão cerebral entre 60 e 70 mmHg, esses limites não são absolutos. Observa-se um possível conceito de "dose de pressão intracraniana", que integra tanto a intensidade quanto a duração de um evento de elevação da pressão intracraniana. Estudos observacionais mostram que baixos níveis de pressão parcial de oxigênio no tecido cerebral ($PbtO_2$), alta relação lactato-piruvato e baixas concentrações de glicose no tecido cerebral estão associados a piores desfechos após TCE grave, mas ainda não está claro se a abordagem objetivando normalização destes parâmetros resulta em melhores desfechos. Uma limitação fundamental destas monitorizações é sua natureza focal, que mede indiretamente uma fisiopatologia heterogênea, difusa e em grande parte desconhecida. Deve-se ter em mente que nenhum tipo de monitorização pode ser usado de maneira individual. Discutiremos as evidências e recomendações relacionadas à utilização da monitorização multimodal e tratamento no paciente neurocrítico com TCE grave.[3,4,6,7,13]

Pressão intracraniana e perfusão cerebral

A PIC é definida como a pressão dentro do crânio exercida pelo conteúdo intracraniano. Os valores da PIC variam com a idade, posição do corpo e condições clínicas. Em um adulto saudável, em posição supina, o intervalo normal da PIC é de 7 a 15 mmHg. Valores superiores a 18 mmHg, mais ou menos 2 mmHg, são considerados elevados. Para entendermos os determinantes da pressão intracraniana vale recordar que, após o fechamento das suturas e fontanelas, o cérebro e outros componentes intracranianos estão confinados em uma estrutura óssea que não permite expansão adicional significativa. Dessa forma, o compartimento intracraniano contém, em equilíbrio dinâmico, o tecido cerebral, sangue e o líquido cerebrospinal (LCE), em condições normais. O parênquima cerebral representa 80% do conteúdo intracraniano e é praticamente incompressível. Sangue e LCE compreendem 10% do conteúdo intracraniano cada um e são passíveis de variação volumétrica dependendo da situação clínica. Para um adulto, o volume de sangue no cérebro é de aproximadamente 2-4 mL por kg de peso corporal, totalizando cerca de 140-280 mL para uma pessoa de 70 kg. Já o volume do LCE é de aproximadamente 1,3-2,5 mL por kg, resultando em aproximadamente 91-175 mL. Enquanto o sangue entra no cérebro pelo sistema carotídeo e vertebral, abandonando-o através do sistema venoso jugular interno, o LCE é produzido pelo plexo coroide, a uma taxa aproximada de 20 mL/h, e flui através do sistema ventricular e espaço subaracnoide para ser absorvido pelas granulações aracnoides nos seios venosos e, posteriormente, também ser drenado pelo sistema venoso jugular interno. Sangue e LCE desempenham um papel importante na atenuação dos aumentos da pressão intracraniana.

O FSC é determinado pela PPC, que resulta da diferença entre a pressão arterial média carotídea, geralmente medida no nível do meato acústico externo, e a PIC. Outro fator importante na regulação do fluxo sanguíneo cerebral é a resistência vascular cerebral. Esta é a expressão do nível de constrição vascular do sistema arterial cerebral e é influenciada pelo metabolismo tissular cerebral, pressão arterial, pH sanguíneo, níveis de $PaCO_2$ e PaO_2, sofrendo pouca interferência do sistema nervoso autônomo. Isso é conhecido como autorregulação vascular cerebral e é responsável por manter o FSC em um nível relativamente constante, atendendo à demanda celular, em uma ampla faixa de pressões arteriais médias. A autorregulação da RCV pode se tornar disfuncional em estados patológicos como o TCE grave, tornando o tecido cerebral fortemente dependente da PAM. É importante notar que o ponto de ajuste para a autorregulação pode ser diferente em pacientes com hipertensão crônica por exemplo, o que significa que reduções na pressão arterial dentro da faixa considerada normal, podem produzir sintomas isquêmicos nestes pacientes. Já em situações em que ocorre o aumento da PIC com consequente diminuição da PPC, o FSC pode ser reduzido para níveis críticos para atender o metabolismo tecidual cerebral, predispondo um cérebro já lesionado a sofrer novas lesões isquêmicas. Portanto, a pressão de perfusão cerebral deve ser monitorada de forma constante nas situações envolvendo TCE, principalmente considerando a perda da autorregulação associada a este estado.

O TCE grave resulta no aumento da pressão intracraniana ao introduzir novos elementos na equação do equilíbrio pressórico intracraniano. Normalmente, o volume dos componentes intracranianos é rigidamente controlado pelo princípio da doutrina de Monro-Kellie, que afirma que a soma dos volumes do cérebro, sangue e LCE deve ser próximo de uma constante, sendo que um elemento deve se ajustar à variação do outro. No entanto, a presença de elementos adicionais como hematomas, edema cerebral inflamatório ou isquêmico ou ainda a perda da autorregulação sanguínea cerebral, podem perturbar esse equilíbrio delicado e levar a um aumento da PIC. Este aumento tem o potencial de comprometer a perfusão cerebral e causar herniações de tecido cerebral, levando a danos neurológicos secundários muitas vezes graves. Dessa forma, observa-se que a monitorização da pressão intracraniana é fundamental no manejo do paciente neurocrítico com TCE grave.

Um conceito importante para esta monitorização é o entendimento da complacência intracraniana. A PIC é determinada pela relação entre o volume dos componentes intracranianos normais ou patológicos e a complacência de cada destes componentes, bem como da estrutura óssea craniana. Em outras palavras, se houver um processo expansivo intracraniano, resultante por exemplo de um hematoma subdural traumático, ele deve ser acomodado por reduções no volume dos outros elementos intracranianos ou a pressão dentro do compartimento craniano aumentará. Em situações agudas, o aumento do volume intracraniano é imediatamente compensado pelo deslocamento do LCE e diminuição do volume sanguíneo cerebral. À medida que essa nova configuração se cronifica, as mudanças no parênquima cerebral acomodam parte da variação de volume por meio de reduções de água extracelular, neurônios e células gliais. Diferentes estágios dessas relações podem ser distinguidos na curva pressão-volume intracraniana. No primeiro estágio, o aumento do volume intracraniano não afeta a PIC, devido ao deslocamento do LCE e redução do volume sanguíneo cerebral, representando um estado de alta complacência. À medida que o volume patológico continua a aumentar, observa-se um segundo estágio, no qual a capacidade de acomodação dos componentes intracranianos está próxima do máximo. A curva pressão-volume começa a subir, indicando uma redução na complacência. No estágio final, o sistema é sobrecarregado e pequenas mudanças adicionais no volume intracraniano, como por exemplo secundárias ao edema tissular resultante da isquemia gerada por hipotensão, podem levar a aumentos pronunciados na PIC. O principal objetivo da monitorização da PIC é melhorar a capacidade de manter a PPC e a oxigenação cerebral. A única maneira de determinar a PPC de forma confiável é monitorizar continuamente tanto a PIC quanto a pressão arterial, ou seja, com um monitor de PIC e uma linha arterial.

De acordo com a diretriz mais recente da *Brain Trauma Foundation* (BTF), o uso de informações da monitorização da PIC para o manejo de pacientes com TCE grave é recomendado para reduzir a mortalidade hospitalar e a mortalidade em duas semanas após o trauma (evidência de nível IIB). Indicações específicas para monitorização de PIC incluem:

- TCE com ECG < 8.
- TCE com imagem sugestiva de aumento da PIC (lesões de massa, desvio da linha média ou apagamento das cisternas basilares em TC).

Na edição anterior da *Brain Trauma Foundation*, pacientes com TCE grave e TC de crânio normal, com dois ou mais dos seguintes fatores de risco também tinham indicação de monitorização da PIC:

- Idade superior a 40 anos.
- Pressão arterial sistólica (PAS) < 90 mmHg.
- Postura motora anormal (postura de decorticação ou descerebração).

Vale ressaltar que os critérios de Marshall podem auxiliar na decisão de monitorar a PIC, especialmente ao identificar anormalidades na TC que indicam a necessidade de uma monitorização mais intensiva. Por exemplo, um paciente classificado com Marshall III ou IV (colapso das cisternas basais ou desvio de linha média) está em um grupo de alto risco que normalmente justifica a monitorização da PIC. Sugerimos uma integração dos critérios de Marshall na monitorização de PIC:

- **Classificação Marshall I:** pode ser considerado monitoramento da PIC se houver outros fatores de risco.
- **Classificação Marshall II:** monitorização da PIC é considerada se houver sinais de deterioração neurológica.
- **Classificação Marshall III:** indicação forte para monitoramento da PIC.
- **Classificação Marshall IV:** indicação clara para monitoramento da PIC.
- **Classificação Marshall V-VI (lesões de massa):** indicação clara para monitoramento da PIC e intervenção neurocirúrgica.

Existem quatro principais locais anatômicos utilizados na medição da PIC: intraventricular, intraparenquimatoso, subaracnoide e epidural.

- **Intraventricular:** monitores são colocados cirurgicamente no sistema ventricular. Eles permitem a drenagem do líquido cefalorraquidiano (LCR), sendo eficazes tanto para medição quanto para tratamento. No entanto, apresentam um risco de infecção, especialmente com o uso prolongado, e risco de hemorragia durante a colocação.
- **Intraparenquimatoso:** dispositivos que consistem em um cabo com um transdutor eletrônico ou de fibra óptica na ponta. São fáceis de colocar e têm um risco menor de infecção e hemorragia comparados aos dispositivos intraventriculares. Não permitem a drenagem do LCR e podem perder precisão ao longo do tempo.
- **Subaracnoide:** pouco utilizados, consistem em dispositivos introduzidos até o espaço subaracnoide. Embora apresentem baixo risco de infecção e hemorragia, frequentemente são obstruídos por detritos e são considerados menos precisos.
- **Epidural:** transdutores ópticos que repousam contra a dura-máter. Embora sejam menos precisos devido ao amortecimento da pressão pela dura, são úteis em pacientes com coagulopatia e encefalopatia hepática, complicada por edema cerebral, apresentando um risco significativamente menor de hemorragia intracraniana.

Independente do local anatômico e do transdutor escolhido, a interpretação correta dos diferentes componentes da curva de PIC é crucial para o diagnóstico e manejo de várias condições neurológicas. A curva de PIC típica é composta por três ondas principais, conhecidas como ondas P1, P2 e P3. Cada uma dessas ondas corresponde a diferentes aspectos da fisiologia intracraniana (**Figura 89.1**):

- **Onda P1 (onda percussiva):** representa a pressão sistólica transmitida dentro do crânio pela pulsação arterial. A onda P1 é normalmente a mais alta e reflete a integridade do sistema arterial intracraniano.
- **Onda P2 (onda tidal):** esta onda é influenciada pelo volume de sangue e pelo volume de LCR dentro do compartimento intracraniano. A amplitude da onda P2 é indicativa da complacência intracraniana. Ela indica o amortecimento da onda pressórica pelos tecidos intracranianos. Em um crânio saudável e complacente, a onda P2 é menor que a P1. Quando a complacência é reduzida, como em casos de edema cerebral ou lesões expansivas, a onda P2 pode se igualar ou superar a onda P1.
- **Onda P3 (onda dicrótica):** reflete a transmissão pressórica ao final da sístole e início da diástole, com o fechamento da válvula aórtica. Esta onda é geralmente a menor das três e ajuda a determinar o padrão de perfusão cerebral durante a diástole.

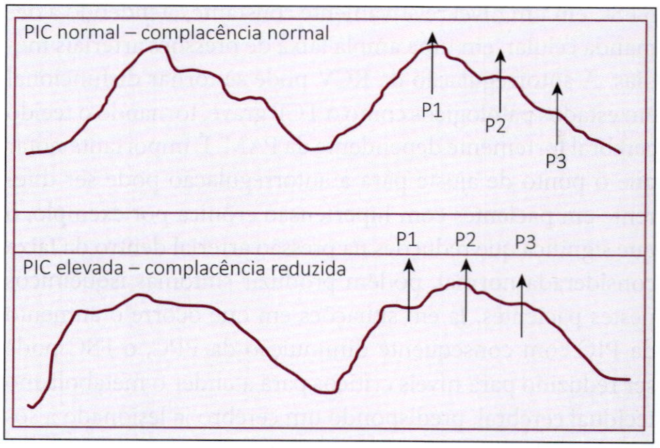

Figura 89.1. Padrões de curva da pressão intracraniana.
Fonte: Acervo da autoria.

No TCE, podemos observar diversas condições que alteram a curva de PIC de maneira característica:

- **Edema cerebral:** aumento generalizado no volume cerebral pode levar a uma redução na complacência intracraniana. Neste caso, a onda P2 pode-se tornar mais proeminente, às vezes superando a onda P1, indicando uma situação de risco elevado e iminente de hipertensão intracraniana.

- **Hematomas:** hematomas causam um deslocamento de volume significativo, aumentando rapidamente a PIC. Isso pode resultar em uma curva de PIC com todas as ondas elevadas e um platô prolongado.
- **Hidrocefalia:** a obstrução no fluxo do LCR resulta em acúmulo de líquido nos ventrículos cerebrais, elevando a PIC. A curva de PIC pode mostrar um aumento progressivo, com a onda P2 superando a onda P1 em tamanho.

Conclui-se então que mudanças na forma ou amplitude das ondas componentes da curva de PIC podem indicar uma deterioração neurológica iminente, necessitando intervenções rápidas. A compreensão dos componentes e mecanismos da curva de PIC, juntamente com a identificação das condições patológicas associadas, é crucial para o manejo eficaz dos pacientes.

Já as ondas de Lundberg são variações oscilatórias na PIC que podem ser observadas durante a monitorização contínua da PIC em pacientes com condições neurológicas graves. Elas fornecem informações valiosas sobre a dinâmica intracraniana e a complacência cerebral, ajudando a identificar e gerenciar a hipertensão intracraniana. Existem três tipos principais de ondas de Lundberg: ondas A, B e C.

- **Ondas de Lundberg A (ondas Plateau):** são grandes elevações na PIC, geralmente de 20 a 100 mmHg, que duram de 5 a 20 minutos, com frequência de 0,5 a 2 por minuto. Indicativas de uma situação crítica de redução da complacência intracraniana. As ondas A são frequentemente associadas a condições que causam um aumento substancial no volume intracraniano, como edema cerebral ou lesões expansivas. A presença de ondas A sugere uma ameaça iminente à perfusão cerebral e ao risco de herniação.
- **Ondas de Lundberg B:** são oscilações rítmicas de amplitude moderada, 1 a 20 mmHg, com uma frequência de 0,5 a 2 por minutos. Estão relacionadas à perda de regulação vasomotora e da complacência intracraniana. As ondas B podem indicar uma redução na complacência cerebral e uma resposta inadequada da autorregulação. Podem preceder as ondas A e são frequentemente observadas em pacientes com condições patológicas que afetam a dinâmica pressórica intracraniana.
- **Ondas de Lundberg C:** são oscilações de baixa amplitude, menos de 10 mmHg, e alta frequência, cerca de 4 a 8 por minuto. Menos compreendidas e consideradas fisiológicas, refletindo a atividade vasomotora normal.

Vale ressaltar que a monitorização invasiva da PIC tem limitações e está associada a complicações, incluindo infecções do sistema nervoso central e hemorragia intracraniana. Portanto, deve-se limitar seu uso a pacientes com maior risco de aumento na PIC. Além disso, embora o controle da PIC seja crucial, ela não trata a lesão cerebral primária nem outros fenômenos fisiopatológicos, como neuroinflamação ou excitotoxicidade. Mais ainda, a escolha do método de monitorização e o manejo subsequente devem ser personalizados com base nas características individuais do paciente e na experiência clínica, sempre visando melhorar os desfechos dos pacientes e minimizar os riscos associados.

Já a manutenção da PPC é essencial para manter o fluxo sanguíneo e a entrega de oxigênio e substratos ao cérebro. A correção de valores inadequadamente baixos de PPC é crucial para evitar a hipoperfusão cerebral, enquanto prevenir aumentos excessivos é igualmente importante para evitar edema perilesional. Em pacientes com TCE e autorregulação cerebrovascular alterada, aumentos e diminuições na PPC podem induzir mudanças significativas na PIC em um espaço intracraniano não complacente, o que pode ter efeito devastador. Estabelecer um alvo universal para a PPC que evite os danos de uma PPC baixa ou alta tem sido um desafio. As diretrizes atuais recomendam alvos de PPC variando entre 60 e 70 mmHg, reconhecendo que os limites críticos de PPC variam com a idade e a presença ou ausência de alterações na autorregulação cerebrovascular, por exemplo na presença de hipertensão arterial crônica. Alvos individualizados de PPC são frequentemente propostos como alternativa, embora falte evidência de ensaios clínicos controlados randomizados para corroborar esta prática. A PPC pode ser ajustada reduzindo a PIC ou aumentando a PAM. Na prática, intervenções relacionadas à PIC são mais apropriadas quando a PIC está elevada. O aumento da PAM pode ser conseguido de várias maneiras, incluindo a administração de fluidos e drogas vasoativas. Não há evidência robusta que suporte a escolha de uma droga vasoativa específica, embora a norepinefrina seja a mais utilizada na prática clínica. Conclui-se que a monitorização da PPC e a implementação de estratégias para sua manutenção são cruciais no manejo de pacientes com TCE grave. A individualização das metas terapêuticas com base na monitorização pode fornecer uma melhor adequação do tratamento às necessidades específicas de cada paciente.

Oxigenação tecidual cerebral ($PbtO_2$)

A $PbtO_2$ é uma modalidade de monitorização avançada utilizada para medir a quantidade de oxigênio no parênquima cerebral. Esta técnica fornece informações contínuas sobre a pressão parcial de oxigênio no tecido cerebral, auxiliando na detecção precoce de hipóxia cerebral e guiando intervenções terapêuticas para otimizar a perfusão e a oxigenação tissular. A monitorização da $PbtO_2$ é realizada utilizando um sensor inserido no tecido cerebral, tipicamente na substância branca frontal. O sensor mede a pressão parcial de oxigênio refletindo a quantidade de oxigênio disponível para o metabolismo celular. Os valores normais de $PbtO_2$ variam entre 25 e 35 mmHg, com valores abaixo de 20 mmHg sendo considerados críticos e associados a um risco aumentado de lesão isquêmica cerebral. Uma limitação importante é que a monitorização de $PbtO_2$ fornece informações focais e pode não refletir a oxigenação cerebral global.

Microdiálise cerebral

A microdiálise cerebral permite a medição de substâncias de baixo peso molecular no tecido cerebral, como glicose, lactato, piruvato, glicerol e glutamato. Esta técnica permite a análise contínua do ambiente bioquímico do parênquima cerebral e oferece insights sobre processos fisiopatológicos em curso após um TCE grave. Recentemente, a capacidade de medir proteínas neuronais e gliais por meio da microdiálise tem proporcionado novos entendimentos sobre a evolução da lesão cerebral. A microdiálise cerebral envolve a inserção de uma sonda no tecido cerebral, por um fluido de perfusão continuamente bombeado. Esta sonda contém uma membrana semipermeável que permite a troca de moléculas entre o fluido de perfusão e o tecido cerebral. As moléculas difundidas são então coletadas no efluente da sonda para análise. Os analitos comumente monitorados incluem:

- **Glicose:** indicador do suprimento energético disponível para os neurônios.
- **Lactato e piruvato:** utilizados para calcular a razão lactato/piruvato, um marcador sensível de metabolismo anaeróbico e disfunção mitocondrial.
- **Glicerol:** indicador de lesão da membrana celular e necrose tecidual.
- **Glutamato:** níveis elevados estão associados à danos neuronais.

Monitorização da oximetria cerebral por espectroscopia próxima ao infravermelho (NIRS) e oxigenação sanguínea no bulbo jugular

A espectroscopia no infravermelho próximo (NIRS) tem sido cada vez mais aplicada no tratamento do TCE em adultos. Esta tecnologia permite a monitorização contínua e não invasiva da oxigenação cerebral e da hemodinâmica, fornecendo dados em tempo real que são cruciais para a gestão do TCE. A NIRS é especialmente útil na detecção precoce de hipoxia cerebral e na avaliação da autorregulação cerebral, permitindo intervenções rápidas que podem melhorar os desfechos clínicos dos pacientes.[3] Estudos têm mostrado que o uso de NIRS pode reduzir a morbidade e a mortalidade associadas ao TCE, ao guiar a terapia intensiva com maior precisão.[3,4]

A avaliação do bulbo da veia jugular, técnica menos utilizada, fornece informações sobre a saturação de oxigênio venoso jugular, que é um indicador importante da perfusão cerebral e do metabolismo cerebral global.

Brain4care: monitorização não invasiva da pressão intracraniana

O Brain4care é uma tecnologia que permite a monitorização não invasiva da PIC, oferecendo uma alternativa segura e eficiente aos métodos invasivos tradicionais. A tecnologia Brain4care utiliza um sensor externo que é acoplado ao crânio do paciente. Este sensor detecta variações na forma da cabeça relacionadas às mudanças na pressão intracraniana. A técnica é baseada na análise da morfologia da onda de PIC, permitindo a avaliação indireta da pressão intracraniana sem a necessidade de inserção de cateteres. Apesar de promissor, o sensor pode ser influenciado por movimentos do paciente e outras condições externas e ainda aguarda validação em estudos clínicos para confirmar sua precisão e eficácia em comparação com os métodos invasivos tradicionais.

Doppler transcraniano no contexto do TCE

O Doppler transcraniano (DTC) é uma técnica de ultrassonografia que avalia o fluxo sanguíneo nas principais artérias cerebrais. No TCE, o DTC é uma ferramenta que pode auxiliar na monitorização da perfusão cerebral. O DTC utiliza ultrassom para medir a velocidade do fluxo sanguíneo nas artérias cerebrais. O exame é realizado utilizando um transdutor de ultrassom colocado na região temporal do crânio. As principais artérias avaliadas incluem a artéria cerebral média (ACM), artéria cerebral anterior (ACA) e artéria cerebral posterior (ACP). O DTC permite avaliação da reatividade vasomotora cerebral por meio de testes de reatividade ao CO_2 ou manobras de compressão carotídea. É uma ferramenta sensível para detectar vasoespasmo, permitindo intervenções precoces para prevenir isquemia cerebral. A identificação de vasoespasmo pode guiar a administração de terapias vasodilatadoras ou ajustes no manejo hemodinâmico. O DTC pode ainda estimar a pressão intracraniana indiretamente pela análise das ondas de pulsatilidade (PI) e das velocidades de fluxo diastólico e sistólico nas artérias cerebrais. Um índice de pulsatilidade elevado sugere aumento na PIC, necessitando de intervenções para reduzir a pressão. É uma técnica operador-dependente, e a precisão das medições pode variar dependendo da experiência e habilidade do operador.

Pupilometria no contexto do TCE

A pupilometria é uma técnica avançada que permite a avaliação quantitativa e objetiva do tamanho e reatividade pupilar. A pupilometria automatizada utiliza dispositivos que emitem luz infravermelha e capturam a resposta pupilar através de câmeras digitais de alta precisão. Esses dispositivos são capazes de medir diversos parâmetros pupilares como tamanho da pupila, reatividade pupilar, velocidade de constrição e dilatação e latência de resposta. Alterações no tamanho e na reatividade pupilar são sinais precoces de herniação cerebral. A pupilometria automatizada pode detectar essas mudanças de forma precisa e rápida, permitindo intervenções imediatas para prevenir danos neurológicos irreversíveis.

Diâmetro da bainha do nervo óptico no contexto do TCE

A medição do diâmetro da bainha do nervo óptico (DBNO) por ultrassonografia é uma técnica não invasiva para avaliar a PIC em pacientes com TCE. Esta abordagem oferece uma alternativa rápida e segura para monitorar aumentos na PIC, auxiliando na detecção precoce de hipertensão intracraniana e na orientação das intervenções terapêuticas. A ultrassonografia do DBNO é realizada usando um transdutor de alta frequência (pelo menos 7,5 MHz) colocado sobre a pálpebra fechada do paciente. A bainha do nervo óptico é visualizada e medida a uma distância de 3 mm posterior à retina, onde é mais sensível a mudanças na PIC. O DBNO é medido em milímetros e comparado com valores de referência para determinar a presença de hipertensão intracraniana. Valores elevados do DBNO (> 6 mm) estão correlacionados com aumentos na PIC. A medição do DBNO pode ser usada como uma ferramenta de triagem para detectar hipertensão intracraniana em pacientes com TCE, permitindo intervenções precoces para reduzir a PIC.

Eletroencefalografia (EEG) no contexto do TCE

A eletroencefalografia (EEG) é uma técnica de monitorização neurofisiológica que registra a atividade elétrica do cérebro. No contexto do TCE, o EEG desempenha um papel fundamental na avaliação da função cerebral, na detecção de convulsões e na monitorização contínua do estado neurológico. O EEG pode guiar intervenções terapêuticas e fornecer prognósticos importantes para pacientes com TCE. O EEG envolve a colocação de eletrodos no couro cabeludo do paciente para captar as oscilações elétricas geradas pela atividade neuronal. Essas oscilações são amplificadas e registradas, permitindo a análise da função cerebral em tempo real. Pode ser realizado de forma intermitente ou contínua, dependendo das necessidades clínicas. A principal aplicação está relacionada à detecção de convulsões e estado de mal epiléptico. O EEG contínuo permite a detecção precoce, permitindo intervenções rápidas para controlar a atividade epiléptica e prevenir danos cerebrais adicionais.[19]

Monitorização da temperatura cerebral

Monitorar a temperatura cerebral é crucial, pois a febre pode agravar a lesão cerebral secundária e aumentar a mortalidade em pacientes com TCE. Sensores invasivos ou não invasivos são usados para medir a temperatura do tecido cerebral. Este tipo de monitorização tem a capacidade de informar sobre a necessidade de intervenções para controlar a temperatura, como hipotermia terapêutica.

Conclui-se que a combinação de várias modalidades de monitorização pode fornecer uma visão abrangente do estado neurológico de pacientes com TCE, permitindo um manejo mais preciso e eficaz. Cada técnica tem suas vantagens e limitações, e a escolha das modalidades empregadas devem ser adaptadas às necessidades específicas de cada paciente e às condições disponíveis no ambiente clínico.[20,21]

Manejo do paciente com TCE grave e monitorização de PIC

A extensão das lesões secundárias no TCE resulta da perda de autorregulação cerebral, comprometimento da complacência cerebral, aumento da PIC, redução do FSC e baixos valores de PPC. Esses fatores culminam em hipoxia e disfunção celular. O principal objetivo do manejo clínico é evitar a progressão da lesão secundária que leva ao piora prognóstico. Por meio do exame clínico à beira do leito seriado, *neurocheck* a cada hora, avalia-se a evolução do quadro clínico e, quando indicado, a monitorização multimodal invasiva ou não invasiva fornece informações valiosas para auxiliar na tomada de decisão.[9]

Os indicadores de deterioração neurológica no contexto do TCE são: queda ≥ 1 pontos na Escala de Coma de Glasgow (ECG) seriada, piora da reatividade pupilar, nova anisocoria ou midríase bilateral, novo déficit motor e a síndrome de herniação e/ou tríade de Cushing. Entende-se como refratariedade a persistência das alterações neurológicas apesar das medidas gerais iniciais, assim como o tempo de exposição à PIC elevada e a intensidade da lesão. Valores sustentados de PIC acima de 20-22 mmHg por horas, ou valores muito altos (por exemplo, 30-40 mmHg) por minutos, necessitam de intervenções proporcionalmente agressivas. É o conceito da "dose de PIC" e indica refratariedade à terapia inicial.[22]

A identificação precoce da refratariedade e a prontidão para escalar o tratamento são cruciais para melhorar os desfechos neurológicos. A tomada de decisão deve ser baseada em uma análise contínua dos parâmetros clínicos e de monitorização, sempre ponderando os riscos e benefícios de cada intervenção. O conceito de "*tiers*" no contexto do manejo da pressão intracraniana elevada refere-se a uma abordagem escalonada das intervenções terapêuticas, com o objetivo de controlar a hipertensão intracraniana de forma sistemática e gradual. Esta abordagem escalonada permite uma gestão estruturada e racional da hipertensão intracraniana, adaptando as intervenções de acordo com a resposta clínica do paciente e a gravidade da condição, e buscando sempre minimizar os riscos enquanto se maximiza o controle da PIC.

Manejo da pressão intracraniana elevada: *Tiers*

▪ TIER Zero: Medidas Gerais Iniciais (para todos os pacientes, independente da monitorização disponível)

As medidas gerais iniciais, conhecidas como TIER zero, são multiassistenciais e têm como objetivo estabelecer uma linha de base fisiológica neuroprotetora estável, independentemente de leituras eventuais de PIC ou oximetria tecidual cerebral ($PbtO_2$). Essas intervenções visam otimizar a PPC para valores iguais ou superiores a 60 mmHg, assegurar o suprimento adequado de oxigênio e substrato energético, além de controlar fatores extrínsecos.[16,18,23-25]

As intervenções incluem:

- **Admissão na UTI:** para monitorização contínua e manejo dinâmico imediato.
- **Intubação endotraqueal e ventilação mecânica:** para assegurar a oxigenação adequada e manter a ventilação controlada em caso de TCE grave.
- **Avaliações neurológicas seriais:** para monitorar continuamente o estado neurológico e a reatividade pupilar.
- **Elevação da cabeceira do leito (30-45 graus):** para melhorar o retorno venoso e reduzir a PIC.
- **Analgesia:** para manejar sinais de dor, embora não seja diretamente voltada para o controle da PIC.
- **Sedação:** para prevenir agitação e assincronia ventilatória, embora não seja diretamente voltada para o controle da PIC.
- **Manejo da temperatura:** medir a temperatura central e tratar temperaturas acima de 38°C para controle de temperatura.
- **Profilaxia anticonvulsivante:** considerar o uso de medicamentos anticonvulsivantes por uma semana, na ausência de indicação para continuar. Se estiver com EEG contínuo a utilização dos medicamentos anticonvulsivantes fica baseado nos achados do EEG.
- **Manutenção da PPC:** inicialmente $\geq$ 60 mmHg.
- **Manutenção da hemoglobina (Hb):** > 7 g/dL para assegurar a capacidade de transporte de oxigênio.
- **Evitar hiponatremia:** para prevenir complicações adicionais.
- **Otimização do retorno venoso:** manter a cabeça em linha média e assegurar que colares cervicais não estejam muito apertados.
- **Monitoramento contínuo da pressão arterial:** via linha arterial para uma monitorização precisa e contínua.
- **Manutenção da saturação de oxigênio (SpO_2):** $\geq$ 94% para garantir oxigenação adequada.

Intervenções recomendadas adicionais incluem:

- **Inserção de uma linha central:** para administração de medicamentos e monitorização avançada.
- **Monitoramento do CO_2 expirado (End-Tidal CO_2):** para garantir a ventilação adequada e evitar hipocapnia ou hipercapnia.

■ TIER um: intervenções moderadas

Quando as medidas do TIER zero não são suficientes para controlar a pressão intracraniana (PIC), o manejo progride para o TIER um, que inclui intervenções mais específicas e moderadas, destinadas a reduzir a PIC de maneira mais direta e agressiva. As intervenções incluem:

- **Manter a PPC:** entre 60-70 mmHg para assegurar um fluxo sanguíneo cerebral adequado.
- **Aumento da analgesia:** para reduzir a PIC, controlando a dor de forma mais efetiva.
- **Aumento da sedação:** para diminuir a agitação e a resposta ao estresse, reduzindo assim a PIC.
- **Manter a $PaCO_2$ no limite inferior do normal:** Entre 35-38 mmHg para evitar vasodilatação cerebral excessiva, ajudando a controlar a PIC.
- **Administração de manitol em *bolus* intermitente:** Na dose de 0,25-1,0 g/kg, para promover a osmose e reduzir o edema cerebral.
- **Administração de salina hipertônica em *bolus* intermitente:** para diminuir a PIC, aumentando a osmolaridade sérica.
- **Ressalta-se** que os limites de segurança do sódio e osmolaridade sérica para a terapia osmolar são 155 mEq/L e 320 mOsm/L respectivamente.
- **Drenagem de LCR:** se houver um dreno ventricular externo (DVE) em uso, utilizar para aliviar a PIC. Considerar a colocação de uma DVE se um monitor intraparenquimatoso estiver sendo usado inicialmente.
- **Profilaxia anticonvulsivante:** considerar por uma semana, a menos que haja indicação para continuar, para prevenir convulsões que podem aumentar a PIC.
- **A monitorização por EEG:** considerar a monitorização contínua da eletroencefalografia para detectar atividade convulsiva e orientação terapêutica e ajustar a sedação e analgesia conforme necessário.

Estas intervenções são aplicadas de forma contínua e monitorada, com ajustes baseados na resposta clínica do paciente, para assegurar o controle eficaz da PIC e melhorar os desfechos neurológicos.

■ TIER dois: intervenções intensivas

Se as intervenções do TIER um não controlarem adequadamente a PIC, o manejo avança para o TIER dois. Estas intervenções são mais agressivas e incluem:

- **Hipocapnia moderada:** manter a $PaCO_2$ entre 32-35 mmHg (4,3-4,6 kPa).
- **Bloqueador neuromuscular:** em pacientes adequadamente sedados, pode ser utilizada se demonstrar eficácia na redução da PIC. Esta medida deve ser avaliada continuamente para evitar complicações.

Teste de alteração da pressão arterial média (MAP Challenge): para avaliar a autorregulação cerebral e guiar as metas de PAM e PPC em pacientes individuais. Deve ser realizado sob supervisão direta de um médico capaz de avaliar a resposta e garantir a segurança do paciente. Não devem ser realizados outros ajustes terapêuticos (por exemplo, sedação) durante o desafio de MAP. Iniciar ou ajustar a dosagem de vasopressores ou inotrópicos para aumentar a MAP em 10 mmHg por no máximo 20 minutos. Monitorar e registrar os principais parâmetros (MAP, PPC, PIC e $PbtO_2$) antes, durante e após o desafio. Ajustar a dose de vasopressores/inotrópicos com base nos achados do estudo.

Aumento da PPC com *bolus* de fluido, vasopressores e/ou inotrópicos: com *bolus* de fluido, vasopressores e/ou inotrópicos para reduzir a PIC quando a autorregulação cerebral estiver intacta.

Estas intervenções exigem monitorização contínua e ajustes frequentes com base na resposta clínica do paciente, sempre visando minimizar os riscos enquanto se maximiza o controle da PIC. A aplicação rigorosa dessas medidas pode ajudar a estabilizar pacientes com hipertensão intracraniana refratária, melhorando potencialmente os desfechos neurológicos.

TIER três: intervenções de último recurso

Quando todas as intervenções anteriores falham em controlar a PIC, o manejo progride para o TIER três, que envolve medidas de último recurso altamente agressivas. Estas intervenções são indicadas em situações críticas e incluem:

- **Coma induzido por barbitúricos:** administração de barbitúricos para induzir um coma terapêutico, titulado para controle da PIC. A continuidade do uso de barbitúricos deve ser mantida apenas se demonstrar um efeito benéfico na redução da PIC. Ajustar a dose para atingir o controle da PIC, mas sem exceder a dose necessária para alcançar surto-supressão na atividade elétrica no EEG (*burst suppression*). Monitorar e prevenir quedas na pressão arterial, que podem ser causadas pela administração de barbitúricos.
- **Craniectomia descompressiva:** realização de uma craniectomia para remover uma parte do crânio, aliviando a pressão intracraniana. Esta intervenção é considerada em casos de hipertensão intracraniana refratária onde outras medidas falharam.[16,18,23-25]
- **Hipotermia leve (35°C -36°C):** uso de medidas de resfriamento ativo para reduzir a temperatura corporal do paciente de forma controlada. A hipotermia terapêutica visa diminuir o metabolismo cerebral, reduzindo assim a PIC.

Estas intervenções exigem uma monitorização intensiva e contínua do paciente, com ajustes baseados na resposta clínica e nos parâmetros monitorados. A aplicação dessas medidas é complexa e deve ser realizada por uma equipe multidisciplinar experiente, com o objetivo de estabilizar pacientes com hipertensão intracraniana refratária e melhorar os desfechos neurológicos a longo prazo.

Na evolução entre cada TIER no manejo da pressão intracraniana elevada, é crucial reavaliar continuamente o paciente para ajustar as intervenções conforme necessário. Inicialmente, reexamine o paciente e considere repetir a TC para reavaliar a patologia intracraniana e detectar qualquer alteração que possa necessitar de intervenção. Em seguida, reconsidere as opções cirúrgicas para lesões potencialmente tratáveis cirurgicamente. É essencial revisar se os parâmetros fisiológicos básicos, como a PPC e os valores gasométricos estão dentro da faixa desejada.

A escolha das intervenções em cada TIER deve ser individualizada de acordo com a gravidade do quadro clínico. Não há uma hierarquia rígida na ordem das etapas; as intervenções devem ser adaptadas às necessidades específicas do paciente, com o objetivo de minimizar os riscos de isquemia cerebral secundária e outras complicações associadas à hipertensão intracraniana persistente, preservando função neurológica e qualidade de sobrevida.[16,18,23-25]

Manejo do paciente com TCE grave e monitorização de PIC e $PBTO_2$

O TIER Zero é o mesmo discutido anteriormente, se aplicando a todos os pacientes com TCE grave internados na UTI.

Perfil do paciente tipo B: PIC elevada + $PBTO_2$ normal

TIER um

Quando a PIC está elevada, $PbtO_2$ permanece normal, o manejo segue as intervenções do TIER um, com foco na redução da PIC de maneira segura e eficaz. As intervenções incluem:

- **Manter a PPC:** entre 60-70 mmHg para assegurar um fluxo sanguíneo cerebral adequado.
- **Aumentar a analgesia:** para reduzir a PIC, controlando a dor de forma mais efetiva.
- **Aumentar a sedação:** Para diminuir a agitação e a resposta ao estresse, ajudando a reduzir a PIC.
- **Manter a $PaCO_2$ no limite inferior do normal:** Entre 35-38 mmHg para evitar vasodilatação cerebral excessiva, contribuindo para o controle da PIC.
- **Drenagem de LCR:** Se houver um dreno ventricular externo (DVE) em uso, utilizá-lo para aliviar a PIC.
- **Administração de manitol por *bolus* intermitente:** na dose de 0,25-1,0 g/kg, para promover a osmose e reduzir o edema cerebral.
- **Administração de salina hipertônica por *bolus* intermitente:** para diminuir a PIC, aumentando a osmolaridade sérica.
- **Profilaxia anticonvulsivante:** considerar por uma semana, a menos que haja indicação para continuar, para prevenir convulsões que podem aumentar a PIC.
- **Monitorização por EEG:** considerar a monitorização eletroencefalográfica para detectar atividade convulsiva subclínica e ajustar a sedação e analgesia conforme necessário.

■ TIER dois

Se as intervenções do TIER um não controlarem adequadamente a PIC, o manejo avança para o TIER dois, que envolve medidas mais intensivas:

- **Hipocapnia moderada:** manter a $PaCO_2$ entre 32-35 mmHg para causar vasoconstrição cerebral, diminuindo a PIC.
- **Bloqueio neuromuscular:** em pacientes adequadamente sedados, se demonstrar eficácia na redução da PIC.
- **Teste de alteração da pressão arterial média (MAP Challenge):** para avaliar a autorregulação cerebral e guiar as metas de PAM e PPC. Deve ser realizado sob supervisão direta de um médico.
- **Aumento da PPC:** Com *bolus* de fluido, vasopressores e/ou inotrópicos para reduzir a PIC quando a autorregulação cerebral estiver intacta.

■ TIER três

Quando todas as intervenções anteriores falham, o manejo progride para o TIER três, que envolve medidas de último recurso:

- **Coma induzido por barbitúricos:** administração de barbitúricos para induzir coma terapêutico, titulado para controle da PIC.
- **Craniectomia descompressiva:** realização de uma craniectomia para aliviar a pressão intracraniana.
- **Hipotermia leve (35°C-36°C):** Uso de medidas de resfriamento ativo para reduzir a temperatura corporal do paciente de forma controlada, diminuindo o metabolismo cerebral e, consequentemente, a PIC.

Perfil do paciente tipo C: PIC normal + oxigenação cerebral hipóxica

■ TIER um

Quando a PIC está normal, mas a $PbtO_2$ está baixa, as intervenções do TIER um são direcionadas para melhorar a oxigenação tecidual cerebral:

- **Manter a PPC:** entre 60-70 mmHg.
- **Aumentar a analgesia:** para melhorar a ventilação, reduzir o metabolismo e aumentar $PbtO_2$.
- **Aumentar a sedação:** para melhorar a ventilação, reduzir o metabolismo e aumentar $PbtO_2$.
- **Manter a $PaCO_2$:** no mínimo de 35 mmHg.
- **Administração de manitol por *bolus* intermitente:** na dose de 0,25-1,0 g/kg.
- **Administração** de salina hipertônica por *bolus* intermitente.
- **Drenagem de LCR:** se houver um DVE em uso.
- **Considerar anticonvulsivantes:** profilaxia por uma semana, a menos que haja indicação para continuar.
- **Monitorização por EEG:** para detectar atividade convulsiva subclínica.

■ TIER dois

Se a oxigenação cerebral não melhorar com as intervenções do TIER um, o manejo avança para o TIER dois:

- **Aumentar a PaO_2:** ajuste ventilatório para elevar a PaO_2 até 150 mmHg.
- **Aumentar a sedação:** para melhorar a ventilação e $PbtO_2$.
- **Bloqueio Neuromuscular:** Em pacientes adequadamente sedados, se eficaz na melhoria da $PbtO_2$.
- **Teste de alteração da pressão arterial média:** para avaliar a autorregulação cerebral e guiar as metas de PAM e PPC. Deve ser realizado sob supervisão direta de um médico.
- **Aumentar a PPC:** para diminuir a PIC e/ou aumentar a $PbtO_2$ quando corroborado pelo teste de alteração da PAM.

■ TIER três

Quando as intervenções anteriores falham, o manejo progride para o TIER três:

- **Hiperoxia normobárica:** considerar a elevação da PaO_2 acima de 150 mmHg.
- **Transfusão de hemácias:** Se a $PbtO_2$ permanecer < 20 mmHg apesar da otimização da PaO_2 e PPC/PAM, considerar transfundir uma unidade de concentrado de hemácias se a hemoglobina (Hb) estiver < 9 g/L.

Perfil do paciente tipo D: PIC elevada + oxigenação cerebral hipóxica

■ TIER um

Quando a PIC está elevada e a $PbtO_2$ está baixa, o manejo segue as intervenções com foco tanto na redução da PIC quanto na melhoria da $PbtO_2$:

- **Manter a PPC:** entre 60-70 mmHg.
- **Aumentar a analgesia e sedação:** para reduzir a PIC e melhorar a ventilação e $PbtO_2$.
- **Manter a $PaCO_2$:** no mínimo de 35 mmHg.
- **Administração de manitol por *bolus* intermitente:** na dose de 0,25-1,0 g/kg.
- **Administração de salina hipertônica por *bolus* intermitente.**
- **Drenagem de LCR:** se houver um DVE em uso.
- **Considerar anticonvulsivantes:** profilaxia por uma semana, a menos que haja indicação para continuar.
- **Monitorização por EEG:** para detectar atividade convulsiva subclínica.

■ TIER dois

Se a oxigenação cerebral e a PIC não melhorarem, o manejo avança para o TIER dois:

- **Aumentar a PaO_2:** ajuste ventilatório para elevar a PaO_2 até 150 mmHg.

- **Aumentar a sedação:** para melhorar a ventilação e $PbtO_2$.
- **Bloqueio neuromuscular:** em pacientes adequadamente sedados, se eficaz na melhoria da $PbtO_2$.
- **Teste de alteração da pressão arterial média:** para avaliar a autorregulação cerebral e guiar as metas de MAP e PPC. Deve ser realizado sob supervisão direta de um médico.
- **Aumentar a PPC:** para diminuir a PIC e/ou aumentar a $PbtO_2$ quando suportado pelo teste de alteração da pressão arterial média.

TIER três

Quando as intervenções anteriores falham, o manejo progride para as seguintes intervenções:

- **Hiperoxia normobárica:** considerar a elevação da PaO_2 acima de 150 mmHg.
- **Transfusão de hemácias:** se a $PbtO_2$ permanecer < 20 mmHg apesar da otimização da PaO_2 e PPC/MAP, considerar transfundir uma unidade de concentrado de hemácias se a hemoglobina (Hb) estiver < 9 g/L.

Essas intervenções em cada TIER são aplicadas de forma contínua e monitorada, com ajustes baseados na resposta clínica do paciente, para assegurar o controle eficaz da PIC e a melhoria da oxigenação cerebral, otimizando os desfechos neurológicos e garantindo a estabilidade do paciente.[16,18,23-25]

Sugestão de sistematização da abordagem inicial ao neurotrauma: uma convergência de terapêutica multidisciplinar

Para sistematizar a abordagem inicial ao neurotrauma, o mnemônico "GHOST-CAP" resume as estratégias iniciais, enquanto "THE MANTLE" aborda aspectos da monitorização neurológica multimodal. O "GHOST-CAP" envolve intervenções imediatas cruciais para estabilizar o paciente, incluindo vias aéreas, ventilação, circulação e avaliação neurológica básica. Por outro lado, "THE MANTLE" expande essa abordagem inicial, integrando tecnologias avançadas para monitorizar a pressão intracraniana, oxigenação cerebral e outros parâmetros neurológicos críticos, permitindo um manejo mais preciso e adaptado às necessidades do paciente.[15,26]

Conclusão

O manejo do TCE em unidades de terapia intensiva exige uma abordagem multidisciplinar e com base em evidências, utilizando tecnologias avançadas de monitorização e intervenções terapêuticas para otimizar os desfechos dos pacientes. A atualização contínua com diretrizes e novas tecnologias é essencial para melhorar a qualidade de vida dos pacientes pós-trauma. A implementação dessas estratégias permite um cuidado mais preciso e eficaz, contribuindo para a redução da morbidade e mortalidade associadas ao TCE.

Referências bibliográficas

1. Dewan MC, Rattani A, Gupta S, Baticulon RE, Hung YC, Punchak M, et al. Estimating the global incidence of traumatic brain injury. J Neurosurg. 2018;130(4):1080-1097.
2. Maas AIR, Menon DK, Adelson PD, Andelic N, Bell MJ, Belli A, et al. Traumatic brain injury: integrated approaches to improve prevention, clinical care, and research. Lancet Neurol. 2017;16(12):987-1048.
3. Maas AIR, Menon DK, Manley GT, Abrams M, Åkerlund C, Andelic N, et al. Traumatic brain injury: progress and challenges in prevention, clinical care, and research. Lancet Neurol. 2022;21(11):1004-1060.
4. Pinto VGS, Barros AG de A, Falcão ALE. Intracranial Hypertension. In: Joaquim AF, Ghizoni E, Tadeschi H, Ferreira MA. Fundamentals of Neurosurgery, A Guide for Clinicians and Medical Students. Springer; 209. P. 51-59.
5. Ng SY, Lee AYW. Traumatic Brain Injuries: Pathophysiology and Potential Therapeutic Targets. Front Cell Neurosci. 2019;13:528.
6. Capizzi A, Woo J, Verduzco-Gutierrez M. Traumatic Brain Injury: An Overview of Epidemiology, Pathophysiology, and Medical Management. Med Clin North Am. 2020;104(2):213-238.
7. Robba C, Graziano F, Rebora P, Elli F, Giussani C, Oddo M, et al. Intracranial pressure monitoring in patients with acute brain injury in the intensive care unit (SYNAPSE-ICU): an international, prospective observational cohort study. Lancet Neurol. 2021;20(7):548-558.
8. Godoy DA, Aguilera S, Rabinstein AA. Potentially Severe (Moderate) Traumatic Brain Injury: A New Categorization Proposal. Crit Care Med. 2020;48(12):1851-1854.
9. Godoy DA, Brasil S, Iaccarino C, Paiva W, Rubiano AM. The intracranial compartmental syndrome: a proposed model for acute brain injury monitoring and management. Crit Care. 2023;27(1):137.
10. Chesnut RM, Marshall LF, Klauber MR, Blunt BA, Baldwin N, Eisenberg HM, Jane JA, Marmarou A, Foulkes MA. The role of secondary brain injury in determining outcome from severe head injury. J Trauma. 1993;34(2):216-22.
11. Stocchetti N, Maas AI. Traumatic intracranial hypertension. N Engl J Med. 2014;370(22):2121-30.
12. Chen W, Yao C, Li S, Huang H, Zhu Z, Chen R, et al. Cognitive impairment in diffuse axonal injury patients with favorable outcome. Front Neurosci. 2023;17:1077858.
13. Haddad SH, Arabi YM. Critical care management of severe traumatic brain injury in adults. Scand J Trauma Resusc Emerg Med. 2012;20:12.
14. Patel S, Maria-Rios J, Parikh A, Okorie ON. Diagnosis and management of elevated intracranial pressure in the emergency department. Int J Emerg Med. 2023;16(1):72.
15. Godoy DA, Murillo-Cabezas F, Suarez JI, Badenes R, Pelosi P, Robba C. "THE MANTLE" bundle for minimizing cerebral hypoxia in severe traumatic brain injury. Crit Care. 2023;27(1):13.
16. Carney N, Totten AM, O'Reilly C, Ullman JS, Hawryluk GW, Bell MJ, et al. Guidelines for the Management of Severe Traumatic Brain Injury, Fourth Edition. Neurosurgery. 2017;80(1):6-15.
17. Marshall LF, Marshall SB, Klauber MR, Van Berkum Clark M, Eisenberg H, et al. The diagnosis of head injury requires a classification based on computed axial tomography. J Neurotrauma. 1992;9 Suppl 1:S287-92.
18. Hawryluk GWJ, Rubiano AM, Totten AM, O'Reilly C, Ullman JS, Bratton SL, et al. Guidelines for the Management of Severe Traumatic

Brain Injury: 2020 Update of the Decompressive Craniectomy Recommendations. Neurosurgery. 2020;87(3):427-434.

19. Haveman ME, Van Putten MJAM, Hom HW, Eertman-Meyer CJ, Beishuizen A, Tjepkema-Cloostermans MC. Predicting outcome in patients with moderate to severe traumatic brain injury using electroencephalography. Crit Care. 2019;23(1):401.
20. Vitt JR, Loper NE, Mainali S. Multimodal and autoregulation monitoring in the neurointensive care unit. Front Neurol. 2023;14:1155986.
21. Casault C, Couillard P, Kromm J, Rosenthal E, Kramer A, Brindley P. Multimodal brain monitoring following traumatic brain injury: A primer for intensive care practitioners. J Intensive Care Soc. 2022;23(2):191-202.
22. Robba C, Citerio G. How I manage intracranial hypertension. Crit Care. 2019;23(1):243.
23. Hawryluk GWJ, Aguilera S, Buki A, Bulger E, Citerio G, Cooper DJ, et al. A management algorithm for patients with intracranial pressure monitoring: the Seattle International Severe Traumatic Brain Injury Consensus Conference (SIBICC). Intensive Care Med. 2019;45(12):1783-1794..
24. Hawryluk GWJ, Citerio G, Hutchinson P, Kolias A, Meyfroidt G, Robba C, Stocchetti N, Chesnut R. Intracranial pressure: current perspectives on physiology and monitoring. Intensive Care Med. 2022;48(10):1471-1481.
25. Chesnut R, Aguilera S, Buki A, Bulger E, Citerio G, Cooper DJ, et al. A management algorithm for adult patients with both brain oxygen and intracranial pressure monitoring: the Seattle International Severe Traumatic Brain Injury Consensus Conference (SIBICC). Intensive Care Med. 2020;46(5):919-929.
26. Taccone FS, Manoel AL, Robba C, Vincent JL. Use a "GHOST-CAP" in acute brain injury. Crit. Care. 2020;24(89).

capítulo 90

Traumatismo Raquimedular

Fernando Suparregui Dias

Epidemiologia

Em países desenvolvidos, a incidência anual de lesão por trauma raquimedular (TRM) é estimada entre 15 e 40 casos por um milhão de pessoas. A incidência é 4 vezes maior em homens em comparação com mulheres,[1,2] sendo a média de idade 38 anos.[1]

De um modo geral, acidente com veículo automotor é a causa mais frequente (45,6%), seguido por queda (19,6%), violência (17,8%), atividades esportivas (10,7%) e outras causas na faixa de 6,3%.[1-3] Já em idosos, o mecanismo de lesão mais frequente é a queda, podendo atingir 71,7% dos casos,[4] com elevada taxa de mortalidade nesse grupo de pacientes.[5]

O TRM à nível cervical é o sítio mais frequente, representando entre 41,6% e 75% dos casos, seguido de lesão à nível torácico (16% a 36%) e lombar (9% a 17,6%).[6]

Estudo colaborativo recente, avaliou o impacto do TRM à nível mundial no período entre 1990 e 2016. A incidência é maior em regiões mais ricas, como os EUA e a Europa ocidental, entretanto, quando se analisa individualmente por país, a incidência é maior em regiões de conflito, como a Síria, Iêmen, Iraque e Afeganistão. Nesse registro, as causas mais frequentes de TRM são as quedas e acidentes automotivos.[7] A incidência individual em alguns países desenvolvidos de casos por milhão é de 54 casos nos EUA,[5] 26,5 casos na Itália[8] e 19 casos na Suécia.[9]

Fisiopatologia

A lesão medular pode ser em decorrência de compressão, contusão, laceração ou cisalhamento. Uma vez estabelecido algum tipo de lesão, ocorre uma série de alterações que incluem redução do fluxo sanguíneo para a medula, vasoespasmo, trombose, hemorragia, perda da autorregulação da microcirculação e hipotensão pelo choque neurogênico. Além disso, ocorrem distúrbios eletrolíticos, acúmulo de neurotransmissores, peroxidação lipídica, produção de mediadores inflamatórios e radicais livres, edema, apoptose e necrose,[3] criando um ambiente extremamente desfavorável do ponto de vista clínico. Por isso, a prevenção de dano secundário é fundamental para evitar o agravamento de uma situação crítica já instalada. A evolução temporal da lesão secundária pode ser dividida em imediata (≤ 2 horas), aguda (até 48 horas) e subaguda (até duas semanas) (**Figura 90.1**).[2]

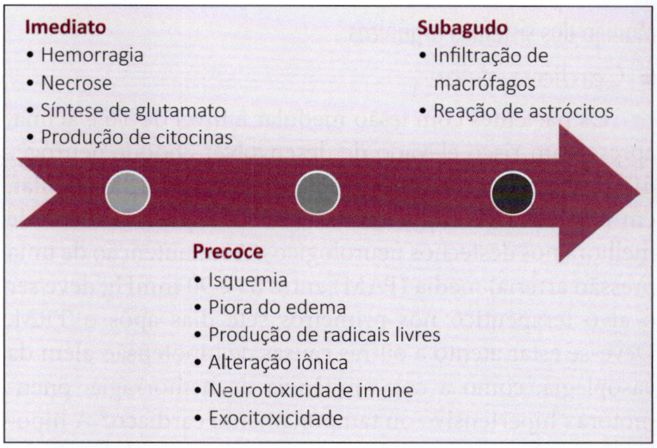

Figura 90.1. Mecanismos de lesão secundária e evolução temporal.
Fonte: Acervo da autoria.

As consequências sistêmicas das alterações iniciais podem ser agravadas pela disfunção respiratória e cardiovascular, devendo-se estar atento à presença de hipoxemia e hipotensão, que irão agravar a lesão inicial com ampliação do dano neuronal.[2]

O grau de disfunção respiratória associado ao TRM depende da altura da lesão medular, sendo o dano funcional maior nos casos de lesão mais alta. Em função da fraqueza muscular, ocorre redução dos volumes e fluxo pulmonares. A paralisia do diafragma, dos músculos intercostais e abdominais acomete pacientes com lesão medular acima de C3, sendo incompatível com a vida sem suporte ventilatório.

Em pacientes com lesão medular completa acima de C5, a necessidade de intubação orotraqueal (IOT) é virtualmente em 100% dos casos.[10]

Tratamento

Manejo de lesão neurológica

A estabilização e imobilização são medidas críticas no cuidado desses pacientes, sendo norteadas pela avaliação clínica, anatômica e por meio de exames de imagem. O objetivo é prevenir e/ou limitar o dano neurológico secundário na presença de instabilidade.[6] A admissão em unidade de terapia intensiva (UTI), com monitorização intensiva e a correção de eventos graves como hipoxemia ou hipotensão arterial, são essenciais para se evitar dano secundário. Além disso, as medidas de neuroproteção, tem como objetivos a manutenção da integridade da membrana celular, diminuindo a inflamação e produção de radicais livres, garantindo a perfusão da medula.[3]

O uso de corticoide é uma possibilidade por seus efeitos anti-inflamatórios, porém, em função do resultado de vários estudos, sua utilização com essa finalidade é controversa. O uso de metilprednisolona está associado à embolia pulmonar, pneumonia, infecção de sítio cirúrgico, sepse e complicações digestivas,[3] não havendo evidências de benefício inequívoco desta categoria de fármaco.[6]

Manejo dos sistemas orgânicos

Cardiovascular

Os pacientes com lesão medular à nível de T6 e acima, apresentam risco elevado de desenvolver choque neurogênico.[11] A rápida identificação da disfunção cardiovascular, em particular da hipotensão, aumenta a probabilidade de melhora nos desfechos neurológicos. A manutenção de uma pressão arterial média (PAM) entre 85 e 90 mmHg deve ser o alvo terapêutico nos primeiros sete dias após o TRM. Deve-se estar atento a outras causas de hipotensão além da vasoplegia, como a concomitância de hemorragia, pneumotórax hipertensivo ou tamponamento cardíaco.[2] A hipotensão pode ser prevenida com o uso de cinta abdominal e botas de compressão pneumática nos membros inferiores.[6]

Deve-se fazer a reposição volêmica de modo individualizado, evitando-se a sobrecarga de fluidos. O emprego de drogas vasoativas deve ser considerado precocemente na presença de hipotensão, havendo discussão sobre qual o melhor fármaco a ser utilizado. A noradrenalina é considerada a droga de primeira escolha no tratamento da hipotensão. A adrenalina associa-se com arritmias cardíacas e a vasopressina pode agravar o edema medular em função de seu efeito antidiurético.[2] Havendo traumatismo cranioencefálico associado, a elevação da pressão arterial pode piorar o edema cerebral pelo aumento do fluxo sanguíneo, sendo uma variável a ser monitorizada para não agravar a condição neurológica nestes casos.[6] A dobutamina é preconizada quando é preciso aumentar o débito cardíaco (DC).[2]

O paciente com TRM apresenta risco elevado de bradicardia, que pode evoluir para assistolia. Nos casos refratários à atropina, pode-se tentar utilizar aminofilina, e, não havendo resposta, persistindo o prejuízo hemodinâmico, deve-se considerar o uso de marcapasso temporário.[2]

Deve-se realizar a profilaxia do TEV com heparina de baixo peso molecular (HBPM) e dispositivos de compressão mecânica nos membros inferiores, quando factível. O uso de HBPM deve iniciar dentro de 72 horas e perdurar por três meses.[11]

Respiratório

Os pacientes com TRM à nível cervical apresentam elevado risco de insuficiência respiratória. É fundamental que se mantenha o nível de oxigenação adequado, assim como a ventilação, sendo estas medidas prioridade nesses pacientes. A disfunção respiratória pode ser agravada por lesão pulmonar concomitante, o que exige uma monitorização clínica rigorosa nessa situação.[2] Havendo necessidade de proteção da via aérea, deve-se proceder a IOT prontamente, com a imobilização adequada da coluna, em particular nos casos de lesão cervical completa acima de C4.[2,11] Se a condição respiratória for limítrofe, é mais seguro proceder a IOT de um modo melhor controlado, com o paciente acordado, por meio de fibrobroncoscopia, por um profissional experiente. No manuseio das vias aéreas deve-se estar, pois essas intervenções podem desencadear bradicardia. Outra alteração presente é a redução ou mesmo perda da função do diafragma e dos músculos intercostais, dependendo da altura da lesão, provocando prejuízo na eliminação de secreções e proteção da via aérea, pela redução da capacidade de tosse.[11] Pode ocorrer atrofia diafragmática tão somente 18 horas de inatividade, provavelmente secundária à proteólise.

A ventilação mecânica (VM) desempenha um papel vital na fase aguda do TRM, pois evita hipoxemia, retenção de CO_2 e exaustão da reserva respiratória. A estratégia recomendada quando não houver lesão pulmonar parenquimatosa associada ao TRM, é no modo assistido, controlado por pressão (PCV), com PEEP entre 5 e 7 cmH_2O e pressão de platô $\leq 30\ cmH_2O$.[10]

A liberação da VM é determinada pela natureza do TRM e o grau de recuperação da função respiratória quando esse processo é iniciado. Existem três modalidades recomendadas para a retirada da VM: uso de retirada progressiva com T de ayres, pressão de suporte ventilatório (PSV) e ventilação mandatória intermitente sincronizada (SIMV). Independente da técnica utilizada, o processo de liberação da VM pode levar semanas a meses.[10] Quando na avaliação clínica o paciente apresentar condições para ser extubado, alguns cuidados devem ser levados em consideração (**Quadro 90.1**).

O uso de marcapasso diafragmático pode reduzir a dependência de ventilação com pressão positiva e a atrofia do diafragma.[6] Os pacientes com indicação são aqueles com lesão acima de C4, com nervo frênico e diafragma funcionais,

Quadro 90.1. Cuidados antes de proceder a extubação
Não haver necessidade de sedação para procedimentos logo após a extubação
Paciente alerta e cooperativo
Sinais vitais estáveis e paciente afebril
$SaO_2 > 95\%$ e $PaCO_2 < 45$ mmHg após 12 horas
$FiO_2 < 0{,}25\%$ e PEEP ≤ 5 cmH_2O
Sem alterações radiológicas importantes
Pouca secreção respiratória
Pressão inspiratória negativa <-20 cmH_2O
Capacidade vital > 10 mL/kg de peso ideal
Ausência de balanço hídrico muito positivo
Sem contraindicação para realizar fisioterapia

Fonte: Adaptado de Galeiras Vázquez R, Rascado Sedes P, Mourelo Fariña M, Montoto Marqués A, Ferreiro Velasco ME. Respiratory management in the patient with spinal cord injury. Biomed Res Int. 2013;2013:168757.

sem comprometimento significativo das vias aéreas ou parênquima pulmonar. Usualmente, a estimulação é em torno de 16 horas diárias, intercalada com suporte ventilatório à noite para recuperação fisiológica do diafragma.[10] São critérios para indicar o marcapasso diafragmático a necessidade de VM à longo prazo, integridade do eixo nervo frênico-diafragma e estabilidade da parede torácica.[12]

O momento ideal para a realização de traqueostomia é controverso,[6] e o tempo estabelecido para considerar procedimento precoce ou tardio é bastante variável.[13-15] O procedimento pode ser percutâneo ou cirúrgico, realizado à beira do leito na UTI, com a ideia de facilitar a liberação da VM pela redução do trabalho respiratório.[10] Em pacientes com TRM à nível cervical, sua incidência pode ser 41%[13] e se a lesão medular for completa, acima de C6, a probabilidade de traqueostomia pode chegar a 55%.[14] Um registro multicêntrico, com mais de 5.900 pacientes oriundos de mais de 747 hospitais americanos, utilizou o tempo de quatro dias para considerar se a traqueostomia era precoce ou tardia. O grupo precoce teve 17% e o grupo tardio 83% dos casos. Os pacientes incluídos no grupo precoce apresentaram menor taxa de complicações respiratórias, maior número de dias livres de VM e internação em UTI, e, menor tempo de internação hospitalar, em comparação com o grupo que realizou o procedimento após 4 dias.[15] Em uma metanálise de oito estudos com 1.220 pacientes, os autores consideraram traqueostomia precoce quando realizada em até sete dias, confirmando os achados de que o procedimento quando realizado precocemente associa-se com menor tempo de VM, de internação na UTI.[16] As evidências indicam que independente do tempo de corte para a traqueostomia ser considerada precoce nos diferentes grupos de pacientes, aqueles que realizam o procedimento antes do grupo considerado como tardio em cada estudo, têm menor tempo em VM e internação em UTI.

Trato gastrointestinal

O trato gastrointestinal (TGI) é afetado com frequência no TRM, sendo a presença de dor, distensão, náuseas, anorexia, íleo, refluxo gastroesofágico, úlcera péptica, constipação, diarreia, hemorroidas, diverticulose e incontinência fecal, complicações comuns nesses pacientes. O tratamento da disfunção do TGI depende de qual manifestação se faz presente, incluindo estimulantes do cólon, irritantes de contato, medicamentos para aumentar o volume e suavizar a constituição das fezes.[1] A redução da mobilidade do TGI pode aumentar o risco de aspiração com a nutrição enteral (NE),[1] o que exige uma avaliação criteriosa para sua instituição.

Para a prevenção de hemorragia digestiva, deve-se utilizar os antagonistas-H2 até o início da dieta enteral.[11]

Urinário

O controle da função da bexiga é regulado por circuitos neurais no cérebro e na medula espinhal, coordenando a atividade da musculatura lisa da bexiga e da musculatura estriada do esfíncter uretral. No sistema urinário normal, a micção é controlada pela atividade sincronizada dos sistemas parassimpático, simpático e da inervação somática. No indivíduo com TRM a função miccional está comprometida, podendo ser classificada em dois tipos: bexiga espástica/hiperreflexa ou flácida/arreflexa. O tratamento farmacológico para essa condição inclui o uso de anticolinérgicos na bexiga hiperreflexa e drogas colinérgicas na arreflexa. Outra categoria de fármacos inclui os antagonistas dos receptores alfa, como o prazosina, terazosina ou doxazosina, nos casos que cursam com redução do tônus da bexiga. Por fim, em casos de bexiga neurogênica com hiperreflexia, a cirurgia pode ser uma opção.[1]

Pele e partes moles

A ocorrência de lesão por pressão é um problema importante nesses pacientes, em função da imobilidade imposta pela natureza da doença. O trabalho da equipe multidisciplinar deve focar na prevenção pela mobilização, mudança de decúbito, suporte nutricional adequado, além dos cuidados para evitar infecção.[6]

Momento da descompressão medular

O objetivo da intervenção cirúrgica é aliviar a compressão da medula, restaurando o alinhamento e restabelecendo a estabilidade da coluna. A descompressão está recomendada nos casos com evidência de lesão osteoligamentar e persistência da compressão medular. Alguns estudos, com pequeno número de pacientes, não mostraram benefício na descompressão precoce.[2]

Usualmente, a intervenção é considerada precoce quando realizada em até 24 horas do TRM. Estudos com pequeno número de pacientes indicam que a cirurgia de descompressão realizada dentro de 24 horas, associa-se a resultado favorável em 6 meses,[17] com melhora motora dos membros superiores em um ano.[18]

Um outro estudo, retrospectivo e com pequeno número de pacientes, mostrou que os casos de lesão completa da medula na admissão, quando a intervenção cirúrgica é realizada nas primeiras 48 horas, também demonstrou melhora na recuperação neurológica.[19]

Complicações

As complicações pulmonares são importantes causas de morte nesses pacientes.[1,11] A lesão medular provoca alterações significativas na fisiologia respiratória, em particular na mecânica ventilatória, decorrentes de seu impacto no diafragma e músculos intercostais. Como a inervação do diafragma é via terminações nervosas entre C3-C5, lesões acima desse nível levam à perda de função e à insuficiência respiratória. A perda da contração dos músculos abdominais durante a expiração reduz a capacidade de tosse e a eliminação de secreções, contribuindo para a ocorrência de pneumonia.[3] A ocorrência de PAV é uma complicação grave, aumentando de modo significativo a morbimortalidade.[11]

No sistema cardiovascular, a hipotensão e o surgimento de arritmias são complicações frequentes. Pela vasoplegia instalada, ocorre o represamento volêmico na circulação periférica, sendo necessária a administração de fluidos para sua correção. A perda do tônus simpático pode provocar arritmias, tipicamente entre o terceiro e o quinto dia do trauma. Pode ocorrer desde bradicardia, taquiarritmias supraventriculares e taquicardia ventricular, até parada cardíaca.[3]

Outra complicação frequente é o tromboembolismo venoso (TEV). Não havendo profilaxia, o pico de sua ocorrência é entre o quinto e o sétimo dia da lesão, com uma incidência de 62% e mortalidade de 35%.[11]

A idade é um fator que impacta na taxa de complicações, principalmente em pacientes com mais de 70 anos. Um estudo com 107 pacientes consecutivos com TRM mostrou uma incidência de 73,9% nessa faixa etária em comparação com 43,4% naqueles com idade inferior.[4]

Prognóstico

Dependendo da gravidade do TRM, 20% dos pacientes podem morrer antes da chegada ao hospital. Essa elevada taxa de morte depende de lesões de outros sistemas, como o respiratório e o cardiovascular.[2]

A mortalidade é maior em pacientes com TRM à nível cervical (C1-C4), com idade acima de 75 anos em comparação com aqueles com idade inferior a 55 anos, visto que os idosos são mais propensos a desenvolver complicações e apresentam menor probabilidade de recuperação em relação aos mais jovens.[8] De um modo geral, houve redução da mortalidade ao longo das últimas décadas. O tempo médio de sobrevida em meses após TRM era 52,8 em 1955, 110,5 em 1976, 126 em 1982 e mais recentemente, 12 anos.[11]

Referências bibliográficas

1. Branco F, Cardenas DD, Svircev JN. Spinal Cord injury: A Comprehensive Review. Phys Med Rehabil Clin N Am. 2007;18:651-679.
2. Witiw CD, Fehlings MG. Acute Spinal Cord Injury. J Spinal Disord Tech. 2015;28:202-210.
3. Evans LT, Lollis SS, Ball PA. Management of Acute Spinal Cord Injury in the Neurocritical Care Unit. Neurosurg Clin N Am. 2013;24:339-347.
4. Lau D, Dalle Ore CL, Tarapore PE, Huang M, Manley G, Singh V, et al. Value of aggressive surgical and intensive care unit in elderly patients with traumatic spinal cord injury. Neurosurg Focus. 2019;46(3):E3.
5. Jain NB, Ayers GD, Peterson EN, Harris MB, Morse L, O'Connor KC, Garshick E. Traumatic spinal cord injury in the United States, 1993-2012. JAMA. 2015;313(22):2236-43.
6. Jia X, Kowalski RG, Sciubba DM, Geocadin RG. Critical care of traumatic spinal cord injury. J Intensive Care Med. 2013;28(1):12-23.
7. GBD 2016 Traumatic Brain Injury and Spinal Cord Injury Collaborators. Global, regional, and national burden of traumatic brain injury and spinal cord injury, 1990-2016: a systematic analysis for the Global Burden of Disease Study 2016. Lancet Neurol. 2019;18(1):56-87.
8. Barbiellini Amidei C, Salmaso L, Bellio S, Saia M. Epidemiology of traumatic spinal cord injury: a large population-based study. Spinal Cord. 2022;60(9):812-819.
9. Joseph C, Andersson N, Bjelak S, Giesecke K, Hultling C, Nilsson Wikmar L, et al. Incidence, aetiology and injury characteristics of traumatic spinal cord injury in Stockholm, Sweden: A prospective, population-based update. J Rehabil Med. 2017;49(5):431-436.
10. Galeiras Vázquez R, Rascado Sedes P, Mourelo Fariña M, Montoto Marqués A, Ferreiro Velasco ME. Respiratory management in the patient with spinal cord injury. Biomed Res Int. 2013;2013:168757.
11. Schwartzbauer G, Stein D. Critical Care of Traumatic Cervical Spinal Cord Injuries: Preventing Secondary Injury. Semin Neurol. 2016;36:577-585.
12. Mansel JK, Norman JOR. Respiratory Complications and Management of Spinal Cord Injuries. Chest. 1990;97:1446-1452.
13. Call MS, Kutcher ME, Izenberg RA, Singh T, Cohen MJ. Spinal cord injury: outcomes of ventilatory weaning and extubation. J Trauma. 2011;71(6):1673-9.
14. McCully BH, Fabricant L, Geraci T, Greenbaum A, Schreiber MA, Gordy SD. Complete cervical spinal cord injury above C6 predicts the need for tracheostomy. Am J Surg. 2014;207(5):664-8; discussion 668-9.
15. Anand T, Hanna K, Kulvatunyou N, Zeeshan M, Ditillo M, Castanon L, et al. Time to tracheostomy impacts overall outcomes in patients with cervical spinal cord injury. J Trauma Acute Care Surg. 2020;89(2):358-364.
16. Mubashir T, Arif AA, Ernest P, Maroufy V, Chaudhry R, Balogh J, et al. Early Versus Late Tracheostomy in Patients With Acute Traumatic Spinal Cord Injury: A Systematic Review and Meta-analysis. Anesth Analg. 2021;132(2):384-394.
17. Fehlings MG, Vaccaro A, Wilson JR, Singh A, W Cadotte D, Harrop JS, et al. Early versus delayed decompression for traumatic cervical spinal cord injury: results of the Surgical Timing in Acute Spinal Cord Injury Study (STASCIS). PLoS One. 2012;7(2):e32037.
18. Badhiwala JH, Wilson JR, Harrop JS, Vaccaro AR, Aarabi B, Geisler FH, et al. Early vs Late Surgical Decompression for Central Cord Syndrome. JAMA Surg. 2022;157(11):1024-1032.
19. Kim M, Hong SK, Jeon SR, Roh SW, Lee S. Early (≤ 48 Hours) versus Late (> 48 Hours) Surgery in Spinal Cord Injury: Treatment Outcomes and Risk Factors for Spinal Cord Injury. World Neurosurg. 2018;118:e513-e525.

capítulo 91

Traumatismo Abdominal

Luana Alves Tannous | Fernanda Baeumle Reese | Viviane Bernardes de Oliveira Chaiben

Introdução

O trauma abdominal fechado é bastante comum, sendo a prevalência de lesão intra-abdominal descrita entre 12% a 15%.[1] Qualquer paciente que tenha sofrido lesões no tronco de um golpe direto, desaceleração, explosão ou ferimento penetrante deve ser considerado como tendo uma lesão abdominal visceral, vascular ou pélvica até se comprovar o contrário.[2]

O objetivo em vítimas de trauma abdominal é evitar que lesões passem despercebidas, pois o diagnóstico é um passo importante no processo de tratamento para prevenir morbimortalidade nesses pacientes.[2,3]

Na abordagem do trauma abdominal, deve-se considerar a anatomia externa e interna do abdome, com divisões em áreas com diferente probabilidade de lesões específicas, manifestações clínicas e manejo.[2,4,5]

Externamente, pode ser dividido em:

- **Abdome anterior:** compreende a área entre a margem costal superior, os ligamentos inguinais e a sínfise púbica na porção inferior e as linhas axilares anteriores lateralmente; nele estão: jejuno, íleo, cólon, fígado, baço, mesentério e estômago.
- **Toracoabdome:** consiste na área inferior às linhas intermamilar anteriormente e linha infraescapular posteriormente, superior à margem costal. Nesta região estão: diafragma, fígado, baço, estômago, e estruturas que estão protegidas de alguma forma pelos ossos do tórax.
- **Vísceras abdominais:** deve-se suspeitar de lesões localizadas em abdome superior se houver fratura das últimas costelas (10ª a 12ª costelas) e/ou feridas abertas em área torácica baixa visto que o diafragma pode elevar-se até o quarto espaço intercostal durante uma expiração profunda.
- **Flancos:** entre as linhas axilares anteriores e posteriores, desde o sexto espaço intercostal até a crista ilíaca.
- **Dorso:** que é a área posterior do tronco, localizada entre as linhas axilares posteriores, desde os ângulos das escápulas até as cristas ilíacas. Nele estão os rins, ureteres, pâncreas, duodeno, grandes vasos abdominais, face posterior de cólon ascendente e descendente.

Grupos musculares na região do flanco, dorso e região paraespinal atuam como protetores parciais às lesões viscerais.

Em relação à anatomia interna, o abdome possui três compartimentos distintos:

- **Cavidade peritoneal:** que é subdividida em **parte superior** (ou região toracoabdominal), coberta pelo gradil costal e contendo o diafragma, o fígado, o baço, o estômago e o cólon transverso, e **parte inferior** que contém o intestino delgado e o cólon sigmoide, a bexiga quando distendida e o útero se gestação > 12 semanas.
- **Cavidade pélvica:** que é envolvida pelos ossos da pelve, e contém o reto, os vasos ilíacos, a bexiga e, na mulher, a genitália interna.
- **Espaço retroperitoneal:** que contém a aorta abdominal, a veia cava inferior, segunda e terceira porções do duodeno, o pâncreas, os rins, os ureteres e o cólon ascendente e descendente.[2]

Mecanismos de lesão

O mecanismo de lesão pode ser aberto ou fechado em relação à penetração ou não da cavidade peritoneal.

Trauma abdominal fechado

Entre os padrões de lesão mais comuns, o trauma fechado compreende colisões automobilísticas (por mecanismo de desaceleração em 70% dos casos), atropelamentos, colisões motociclísticas, agressões, quedas e explosões, cuja energia liberada pode causar lacerações, hematomas, lesão vascular e roturas viscerais, sendo os órgãos parenquimatosos os mais acometidos.[2]

O trauma abdominal fechado pode ocorrer por um trauma direto, como em acidentes automobilísticos, podendo levar à compressão ou ao esmagamento de vísceras abdominais, seja pelo impacto contra o volante ou contra outra estrutura, deformada ou não, do veículo. Neste caso, os órgãos que mais frequentemente sofrem lesão são fígado e baço, que têm como anteparo o gradil costal, pâncreas e duodeno, que estão à frente da coluna vertebral. Além disso, é importante suspeitar de rotura de víscera oca devido à sua distensão em determinadas situações, como rotura de estômago e de intestino delgado em estado pós-prandial, de bexiga quando esta estiver repleta e mais, raramente, de útero em gestantes com mais de 12 semanas.

Ainda, há lesões abdominais por cisalhamento devido ao uso inadequado de dispositivos de segurança e lesões por desaceleração provocada por deslocamento desigual das partes de uma víscera, que ocorre nas lacerações de fígado e do baço nos locais de inserção de seus ligamentos.

As estruturas mais frequentemente afetadas por trauma fechado são o baço (40%-55%), o fígado (35%-45%) e o intestino delgado (5%-10%). Adicionalmente, há cerca de 15% de incidência de hematoma retroperitoneal.[2]

Trauma abdominal aberto

Traumas abdominais abertos são constituídos principalmente pelos ferimentos por arma branca (FAB), por faca, estilete e canivete, e por arma de fogo (FAF), por revólver, rifle e espingarda, sendo importante avaliar se houve penetração da cavidade intra-abdominal, por meio de exames que identifiquem lesão no peritônio, o que determina a necessidade de uma laparotomia exploradora. Quando decorrente de material explosivo, é devido a penetração de fragmentos e/ou lesões contusas.[2,3]

A lesão penetrante de vísceras, ocasionando ferida transfixante, hematoma, laceração, ruptura ou lesão vascular, depende do tipo e local do trauma e de sua causa. Os FABs e FAFs de projéteis de baixa velocidade causam lesão tecidual de baixa complexidade; já, os FAFs de projéteis de alta velocidade provocam efeito de cavitação, causando lesões mais graves devido à quantidade de energia gerada, causam aumento do dano ao redor do trajeto do projétil.

As lesões mais frequentes em FAB são de fígado (40%), de intestino delgado (30%), de diafragma (20%) e de cólon (15%). As FAFs afetam mais comumente o intestino delgado (50%), o cólon (40%), o fígado (30%) e estruturas vasculares abdominais (25%).[2]

Avaliação clínica

A avaliação inicial do paciente consiste no ABC – Via aérea, respiração e circulação.[3] Nos pacientes hipotensos, o objetivo é a identificação precoce da injúria abdominal ou pélvica. Nestes casos, a história, exame físico e exames complementares pode identificar lesões que necessitem de controle urgente de sangramento.

Para pacientes hemodinamicamente estáveis, sem sinais de peritonite, pode-se considerar uma avaliação detalhada para o diagnóstico de lesões que podem causar morbidade e mortalidade tardia.[2]

História

Na avaliação de uma vítima de acidente automobilístico deve-se investigar a velocidade do veículo, tipo de colisão (por exemplo, frontal, lateral), presença de intrusão no compartimento do paciente, restrições, posição de paciente no veículo e *status* de outros ocupantes.[2,6]

Para vítimas de queda, é importante a informação da altura, devido ao aumento do potencial de lesão de desaceleração em alturas maiores, tipos de superfície, possíveis anteparos antes de atingir o solo, parte do corpo que sofreu o impacto.[2,6]

Em vítimas de trauma penetrante informações pertinentes contemplam o tempo da lesão, tipo de arma, distância do agressor (quando lesões por arma de fogo), número de ferimentos ou orifícios, quantidade de sangue perdida na cena. Informações adicionais importantes incluem a escala e local da dor abdominal.

Explosões podem causar lesões viscerais por sobrepressão. O risco é aumentado quanto mais próximo a vítima estiver do local da explosão, ou se esta ocorreu em local fechado.[2]

Exame físico

Após o exame primário, reanimação e estabilização hemodinâmica do paciente, deve-se proceder com um exame físico minucioso e sistemático do abdome, por meio de, em ordem, inspeção, ausculta, percussão e palpação. Seguido do exame de pelve e nádegas, bem como de uretra, períneo e se indicado, reto e vagina.[2]

Na inspeção o paciente deve ser totalmente despido e deve-se observar abdome anterior e posterior, períneo e segmento inferior do tórax em busca de distensão abdominal, abrasões, contusões, lacerações, feridas penetrantes, corpos estranhos e evisceração. Pesquisar presença de sangue, edema ou sinais de contusão em flanco, escroto, meato uretral e área perianal.

Na ausculta se constata a presença dos ruídos hidroaéreos (RHA), que normalmente são audíveis de 1 a 5 vezes por minuto. Presença de sangue ou conteúdo gastrointestinal pode produzir íleo, causando diminuição dos ruídos.[6]

Na percussão, a presença de timpanismo (Sinal de Jobert) indica pneumoperitônio, o qual pode ser precoce em lesão de estômago e cólon ou tardio em lesão de intestino delgado. A presença de macicez de decúbito indica líquido na cavidade (sangue ou conteúdo entérico). Dor à percussão pode ser evidência de peritonite.[2]

O objetivo da palpação é detectar e localizar dor superficial ou profunda, assim como pesquisar existência de dor à descompressão brusca. Deve-se observar se existe renitência ou contratura da parede abdominal. A dor generalizada à palpação abdominal e a defesa involuntária de parede são sinais de irritação peritoneal.

Além disso, deve-se avaliar a estabilidade pélvica para a identificação de fraturas, fazer o exame perineal, visto que lesão perineal pode estar associada à lesão de uretra, e realizar o toque retal e o toque vaginal nas mulheres e exame do pênis nos homens. O exame retal tem por objetivo avaliar o tônus do esfíncter (lesão medular), a possível presença de fratura dos ossos da pelve (espículas ósseas) e lesão do reto (sangue). O exame ginecológico identifica lacerações da parede vaginal, a presença de líquido no fundo de saco de Douglas, espículas ósseas e descolamento de placenta em gestantes. O exame do pênis pode identificar uma possível lesão de uretra ao se visualizar presença de sangue no meato uretral externo, isso associado a hematoma escrotal são sinais sugestivos de fratura de pelve.[2,6]

Sondagens

A inserção de sondas gástricas e urinárias costuma ser feita na fase de reanimação após o diagnóstico e resolução das condições que oferecem risco de vida.

Ao se considerar que todo politraumatizado está com o estômago cheio, a colocação da sonda gástrica tem o objetivo de aliviar uma possível dilatação do estômago, descomprimir o estômago antes da realização do lavado peritoneal diagnóstico (LPD) e, principalmente, remover o conteúdo gástrico reduzindo os riscos de aspiração. Afastadas lesões oro e nasofaríngeas, a presença de sangue nas secreções aspiradas sugere lesão de trato gastrointestinal alto. Sempre que houver fraturas graves em face e/ou suspeita de fratura de base de crânio, a sonda deve ser orogástrica.[2,6]

O cateterismo vesical tem o objetivo de aliviar a retenção de urina, identificação de sangramento, descomprimir a bexiga antes de realizar o LPD e permitir a monitoração do débito urinário como índice de perfusão tecidual. Contudo, antes de inserir a sonda, deve-se confirmar a integridade da uretra, sendo indicada uretrocistografia na presença de uretrorragia, hematoma em bolsa escrotal ou de períneo, próstata em posição elevada ao toque retal.[2,6]

Exames complementares

No atendimento inicial ao paciente politraumatizado, por uma equipe treinada, o exame físico pode ser feito de forma rápida. Nos pacientes instáveis hemodinamicamente é necessária uma rápida exclusão de lesões abdominais, que podem ser feitas por meio da realização de uma ecografia abdominal (FAST) ou lavado peritoneal diagnóstico.

Pacientes com os seguintes achados exigem uma avaliação abdominal adicional para identificar ou excluir lesão intra-abdominal, entre eles estão:

- Alteração do nível de consciência, por traumatismo craniano, etilismo agudo ou abuso de drogas depressoras do sistema nervoso central.
- Lesão de coluna cervical.
- Fratura costal baixa ou pélvica, por alterarem o exame devido a dor referida ou irradiada.
- Anestesia para procedimentos cirúrgicos extra abdominais.[6]

Exames laboratoriais

Amostras de sangue devem ser colhidas dos acessos venosos iniciais antes da infusão e enviadas para tipagem sanguínea e provas cruzadas. Além disso, devem ser solicitados testes selecionados como hematócrito/hemoglobina, leucograma, glicemia, amilasemia (trauma contuso), dosagem de álcool e, em todas as mulheres em idade fértil, determinação de beta HCG. Exames laboratoriais seriados podem auxiliar no diagnóstico de lesão abdominal oculta.[6]

Exames radiológicos

No trauma abdominal penetrante, acima do umbigo ou na suspeita de lesão toracoabdominal, somente em pacientes hemodinamicamente estáveis, a radiografia de tórax pode ser útil para descartar hemotórax ou pneumotórax, até mesmo para demonstrar a presença de pneumoperitôneo.[2,4]

Radiografias abdominais podem auxiliar na identificação de feridas de entrada e saída, com a utilização de marcadores ou clipes radiopacos. Se duas incidências forem utilizadas (por exemplo, AP e perfil), há possibilidade de orientação espacial de corpos estranhos.[2]

Exames radiológicos contrastados

São exames de exceção e indicados exclusivamente para pacientes em condições hemodinâmicas estáveis.

Utilizados para verificar a integridade do sistema urogenital. Em pacientes com suspeita de lesão de uretra, antes da colocação da sonda vesical, realiza-se a uretrocistografia retrógrada (15 mL a 20 mL de contraste são injetados pelo meato uretral). Na suspeita de rotura de bexiga extra ou intraperitoneal é realizada uma cistografia por gravidade (o recipiente com contraste fica a 15 cm acima do paciente e são injetados cerca de 300 mL de contraste na bexiga), sendo necessárias radiografias em incidência anteroposterior e oblíqua e um estudo pós-miccional. Já a urografia excretora (injeção rápida de alta dose de contraste) visualiza a integridade dos cálices renais. Se um dos sistemas caliciais não aparecer na radiografia, torna-se necessária uma tomografia computadorizada, que pode ser contrastada, ou uma arteriografia para definir o tipo de lesão renal existente.[2]

Caso seja suspeitado de lesão de estruturas retroperitoneais (duodeno, colo ascendente ou descendente, reto, trato biliar e pâncreas) na tomografia computadorizada, podem ser indicados exames contrastados do trato gastrointestinal alto e baixo.[2]

Estudos diagnósticos especiais

Lavado peritoneal diagnóstico (LPD)

É um método diagnóstico empregado no trauma fechado ou trauma penetrante sem indicação imediata de laparotomia, para avaliar a presença de lesões intra-abdominais, invasivo, de rápida execução para detecção de hemorragia intraperitoneal. É também indicado em pacientes hemodinamicamente estáveis, quando não se pode utilizar o FAST ou a tomografia computadorizada.[2]

As contraindicações relativas são a presença de intervenções cirúrgicas prévias no abdome, obesidade, cirrose avançada, presença de coagulopatia.[2]

Não é um bom exame para o diagnóstico de lesão de víscera oca, lesões retroperitoneais e de diafragma.

Pode-se fazer tanto a técnica aberta como a fechada (Seldinger), por acesso infraumbilical. Em pacientes com fraturas pélvicas ou em final de gestação utiliza-se a abordagem supraumbilical aberta, para não entrar no hematoma pélvico e para evitar lesões uterinas.

Os critérios de positividade da LPD:

- Aspirado com mais de 10 mL ou mais de sangue rutilante.
- Presença de restos alimentares, bile ou líquido entérico.
- Presença de mais que 100.000 hemácias/mm³ ou mais que 500 glóbulos brancos/mm³, na avaliação laboratorial (após infusão e drenagem de 1000 mL de solução salina aquecida).
- Saída do líquido do LPD pelo dreno torácico (no caso de lesão de diafragma) ou pela sonda vesical (indicando lesão de bexiga).[7]

FAST – *Focused Abdominal Sonography for Trauma*

Constitui-se em um método rápido, não invasivo, preciso, de fácil repetição e baixo custo para o diagnóstico de lesões intra-abdominais pela visualização de líquido livre na cavidade e de lesões parenquimatosas. A acurácia do método é a mesma do LPD quando realizado por profissional experiente. Não é útil na visualização de lesões em vísceras ocas e retroperitônio.[2,8]

Está indicado em todos os traumas abdominais, mas tem sua utilidade prejudicada por fatores como obesidade, presença de enfisema subcutâneo e a existência de intervenções cirúrgicas prévias.

Realizado na sala de emergência, consiste numa avaliação rápida e sistemática de quatro zonas:

- **Epigástrio:** avalia lobo esquerdo do fígado, parte alta dos grandes vasos, por meio da orientação caudal do transdutor, é possível visualizar coração e saco pericárdico.
- **Quadrante superior direito:** visualiza-se o fígado, rim direito e espaço hepatorrenal, além do recesso costofrênico direito, para derrame pleural.
- **Quadrante superior esquerdo:** avalia-se o baço, rim esquerdo, goteira parietocólica esquerda e recesso costofrênico esquerdo.
- **Pelve:** avalia-se a bexiga e espaço retrovesical nos homens, nas mulheres pesquisa-se presença de líquido no espaço de Douglas.[9]

Tomografia computadorizada (TC)

Tomografia computadorizada contrastada é o exame padrão-ouro para injúrias de órgãos abdominais. Suas desvantagens residem no maior tempo para sua realização, na utilização de radiação e do contraste, necessidade de transferência do paciente e da cooperação deste durante o exame. Pode não diagnosticar lesões gastrointestinais, diafragmáticas e pancreáticas.[1,2]

Além de fazer diagnóstico de lesões abdominais, é possível estimar o volume de sangue livre na cavidade peritoneal. Permite o estadiamento anatômico das lesões, graduadas de 1 a 5. São consideradas como lesões *minor* de 1 a 3, a *major* 4 e 5.[6]

Videolaparoscopia (VL)

É um procedimento cirúrgico e que tem utilidade tanto diagnóstica como terapêutica no paciente hemodinamicamente estável.[2,10]

Vantagens da laparoscopia são a possibilidade de tratamento cirúrgico conservador em lesões menores e diafragma, maior acurácia na avaliação de ferimentos penetrantes da transição toracoabdominal, sobretudo em lesões diafragmáticas. Porém não se avalia com segurança lesões intestinais, pois há dificuldade na inspeção de toda extensão do delgado e cólon, do retroperitônio e dificuldade em visualização de infiltrados hemáticos.[10,11]

Avaliação de lesões específicas do trauma

Lesão diafragmática

Lesões diafragmáticas podem ocorrer em qualquer porção, embora o hemidiafragma esquerdo seja mais frequentemente ferido. As anormalidades na radiografia de tórax, encontradas em apenas 40% das vezes, incluem elevação ou "desfocagem" do hemidiafragma, hemotórax, uma sombra de gás anormal que obscurece o hemidiafragma ou um tubo gástrico posicionado no tórax. Suspeite desse diagnóstico para qualquer ferida penetrante do toracoabdominal e confirme com laparotomia, toracoscopia ou laparoscopia.[2,3]

Lesão de vísceras ocas (estômago, intestino e bexiga)

Apesar de raras, cerca de 1%, são de difícil diagnóstico. Achados sugestivos de lesão de delgado são líquido livre e pneumoperitônio. Uma equimose transversa e linear na parede abdominal (sinal do cinto de segurança) ou fratura de distração lombar (ou seja, fratura de Chance) na radiografia deve alertar os clínicos para a possibilidade de lesão intestinal. Lesões de estômago e colo/reto são menos comuns.

Porém o diagnóstico deve ser precoce pelo risco de contaminação da cavidade abdominal.[2,3]

A ruptura duodenal é classicamente encontrada em colisões de veículos com impacto frontal e pacientes que sustentam golpes diretos para o abdome, como pelo guidão de bicicleta. Um aspirado gástrico sanguinolento ou ar retroperitoneal em uma radiografia abdominal ou TC deve suscitar suspeita por essa lesão. Laparotomia emergente é indicada para pacientes de alto risco.[2]

Lesão pancreática

São, em geral, resultado de um golpe epigástrico direto que comprime o pâncreas contra a coluna vertebral. Ocorre em cerca de 12% dos traumas abdominais. Dosagem de amilase e lipase não são nem específicas, nem sensíveis. Caso haja suspeita, há indicação de realizar colangiopancreatografia, entretanto uma laparotomia deve ser realizada para diagnóstico e tratamento. Complicações relacionada a lesão incluem pancreatite, abscesso peripancreático, pseudocisto e fístula.[2,3]

Lesões geniturinárias

Contusões, hematomas e equimoses em região de dorso ou flanco são marcadores de possíveis lesões renais subjacentes e justificam uma avaliação do trato urinário. A hematúria é o sinal mais comum de lesão renal, porém não correlaciona-se com sua gravidade. Uma tomografia computadorizada abdominal com contraste endovenoso pode documentar a presença e a extensão de uma lesão renal contundente, que frequentemente pode ser tratada de forma não operatória. A trombose da artéria renal e a ruptura do pedículo renal secundário à desaceleração são lesões raras em que a hematúria pode estar ausente, embora o paciente possa ter dor abdominal severa.[2,3]

Lesão de órgão sólido

Lesões hepática, esplênica e renal podem resultar em choque, instabilidade hemodinâmica ou quadro de hemorragia com indicação de laparotomia de emergência. Em casos de pacientes hemodinamicamente estáveis, pode-se optar pelo tratamento conservador. A admissão hospitalar, observação e avaliação por um cirurgião é essencial.[2]

Fratura de pelve e lesões associadas

Paciente com hipotensão decorrente de fratura de pelve têm elevada mortalidade. Lesões por compressão anteroposterior podem causar a ruptura do anel pélvico e rasgar o complexo de ligamentos posteriores, causando uma hemorragia grave e alto risco de óbito.[2]

Lesão decorrente de compressão lateral causa uma rotação interna, e leva a lesões na bexiga e uretra. O deslocamento vertical da articulação sacroilíaca também pode interromper a vasculatura ilíaca e causar hemorragia grave.[2]

Tratamento

O tratamento do trauma abdominal é extremamente complexo, sendo necessária a atuação colaborativa de várias equipes clínicas e cirúrgicas. O atendimento pré-hospitalar também pode ter influência decisiva no desfecho.[12]

Pacientes em choque grave devem ter seu tratamento focado para o controle rápido da hemorragia e reposição volêmica, a história clínica e exames complementares serão realizados num segundo momento. Já pacientes estáveis hemodinamicamente e sem sinais de peritonite podem ter uma abordagem baseada no exame físico seriado, exames complementares de imagem e laboratoriais.[2]

A laparotomia mediana xifo-púbica pode ser necessária de maneira imediata ou após exames complementares e tem suas indicações apontadas na **Quadro 91.1**.[2]

Quadro 91.1. Indicações de laparotomia no trauma abdominal

- Trauma abdominal fechado com hipotensão, FAST positivo ou sem outro foco de sangramento que explique o choque.
- Hipotensão em paciente com ferimento penetrante que tenha lesão na fáscia anterior.
- Ferimento de arma de fogo transfixante de abdome.
- Evisceração.
- Sangramento proveniente do estômago, reto ou trauma geniturinário após ferimento de arma de fogo.
- Peritonite.
- Presença de ar em cavidade peritoneal ou retroperitônio ou ruptura diafragmática.
- Tomografia de abdome com contraste evidenciando lesão em trato gastrointestinal, lesão de bexiga intraperitoneal, lesão do pedículo renal, ou lesão severa de órgãos sólidos após trauma fechado ou penetrante.

Fonte: Desenvolvido pela autoria.

Além disso, uma estratégia completa de atendimento deve ser traçada e incluir desde o atendimento do pronto socorro, cirurgia e anestesia e cuidados pós-operatórios no ambiente de Terapia Intensiva. Dessa forma, o atendimento padrão do paciente com trauma abdominal grave, hoje, deve incluir uma estratégia de controle de danos.[12]

Estratégia de controle de danos ("*damage control*")

O termo Controle de Danos que surgiu na marinha americana durante a Segunda Guerra Mundial, era definido como a "capacidade de um navio em absorver o dano e manter a integridade da missão".[12]

Existem relatos e séries de caso na literatura já nos anos de 1970 sobre cirurgia de controle de danos, inclusive existe uma descrição mais antiga de abdome aberto que data de 1897, numa cirurgia abdominal com grande contaminação. Mas foi na década de 1990 que a cirurgia de controle de dano se difundiu na traumatologia e passou a ser utilizada como técnica padrão no cuidado dos pacientes politraumatizados graves visto a diminuição de morbidade e mortalidade.[12]

A combinação de acidose metabólica, hipotermia e coagulopatia, conhecida como a tríade da morte no trauma, somada a um procedimento cirúrgico extenso culmina com o óbito de quase todos os pacientes graves politraumatizados, fato que ocorria antes do controle de danos estar implementado.[13]

A cirurgia de controle de danos tem por objetivo o controle do sangramento, controle da contaminação, empacotamento das lesões com compressas e fechamento temporário da cavidade abdominal para que o paciente retorne em segundo tempo para o centro cirúrgico e seja realizado o tratamento definitivo das lesões e o fechamento adequado da cavidade abdominal. Neste intervalo, cerca de 48 horas, o paciente permanece na unidade de terapia intensiva sob cuidados, buscando uma estabilização clínica para enfrentar um segundo tempo cirúrgico.[13]

A melhora na qualidade do atendimento pré-hospitalar a agilidade no transporte de pacientes de trauma com o uso de helicóptero, por exemplo, fez com que a gravidade e complexidade dos pacientes atendidos no pronto-socorro dos hospitais de trauma aumentasse, e mesmo quando submetidos a cirurgia de controle de danos a mortalidade ainda permaneceu bastante expressiva. Com as experiências principalmente das guerras do Iraque e Afeganistão, surgiu, então, a estratégia de controle de danos, sendo uma evolução da cirurgia de controle de danos.[12,13]

A estratégia de controle de danos deve ser entendida como uma abordagem multidisciplinar e sistemática para o manejo de pacientes vítimas de trauma com lesões severas que inicia no pré-hospitalar, segue na sala de emergência, tem continuidade no centro cirúrgico e na unidade de terapia intensiva. Para tal manejo a cirurgia de controle de danos se faz necessária. O principal objetivo é prevenir e/ou reverter a tríade da morte do trauma.[14]. Para tal, a estratégia de controle de danos tem alguns princípios básicos elencados na **Figura 91.1**.

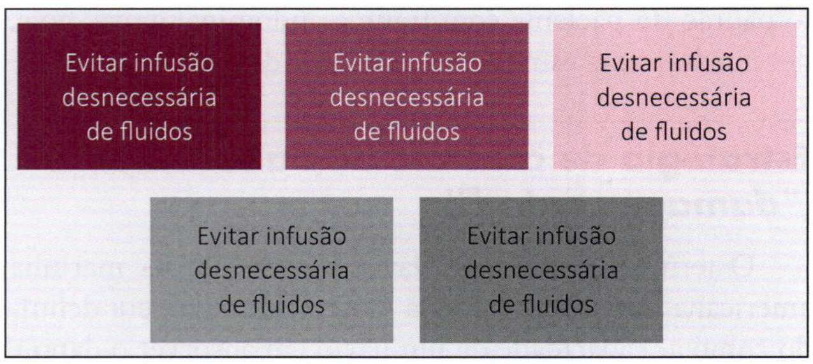

Figura 91.1. Princípios básicos na estratégia de controle de danos.

Fonte: Adaptada de Kaafarani HMA, Velmahos EG. Damage control ressuscitation in trauma. Scand J Surg. 2014;0:1-8.

A hipotermia no trauma é multifatorial, desde a exposição do corpo da vítima no local do acidente, seu transporte, baixa temperatura nos ambientes hospitalares, sala de emergência e centro cirúrgico, assim como também é devida à infusão de líquidos não aquecidos, é secundária a sedação e anestesia, e também devido a diminuição do metabolismo anaeróbico. Deve ser prontamente combatida, pois piora o sangramento por diminuição da adesividade plaquetária, desregula os fatores de coagulação, interfere na fibrinólise, diminui o débito cardíaco e predispõe o paciente a arritmias cardíacas e distúrbios hidroeletrolíticos.[2,14]

A acidemia é consequência da hipoperfusão tecidual causada pelo choque hemorrágico que leva ao metabolismo anaeróbio e aumento da produção do ácido lático, mas pode piorar também devido à infusão inadequada de grandes volumes de cristaloide, tendo como consequência a acidose hiperclorêmica associada à metabólica. Na **Figura 91.2** podemos observar os danos da acidemia para o organismo.[15]

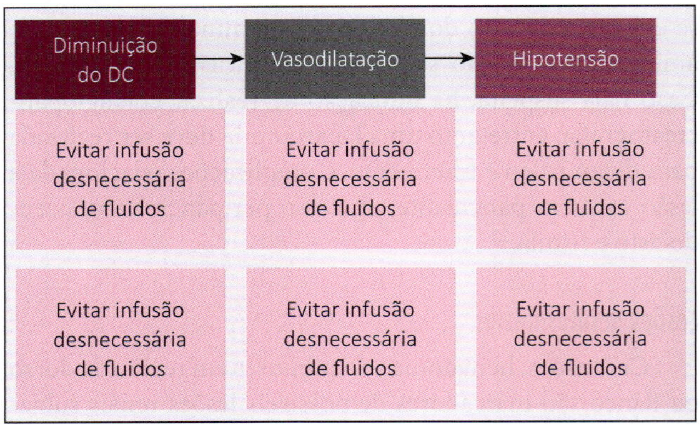

Figura 91.2. Danos da acidemia para o organismo.

DC: débito cardíaco.

Fonte: Adaptada de Duchesne JC *et al.* Damage controla ressuscitation in combination with damage control laparotomy: a survival advantage. J Trauma 2010;69:46-52.

A coagulopatia no trauma é também multifatorial como a hipotermia, observa-se a coagulopatia dilucional devido novamente a infusão inadequada de grandes quantidades de cristaloides para reposição volêmica; é também muito prevalente nos trauma graves devido a coagulopatia aguda do trauma, que tem por mecanismo a ativação direta da proteína C devido hipoxia tecidual levando à diminuição da ativação do plasminogênio e inibição dos fatores V e VIII, impedindo a coagulação e aumentando a fribinólise.[15,16]

Na **Figura 91.3** demonstra-se um algoritmo com metas clínicas e tempos para o tratamento adequado do paciente submetido à estratégia de controle de danos.

Sabidamente o paciente que é submetido à essa estratégia de tratamento é extremamente grave, o transporte pré-hospitalar deve ser o mais rápido possível, não se deve permanecer no local para tratar lesões ou iniciar a reposição volêmica. O conceito de hipotensão permissiva se embasa em que um aumento da pressão arterial do paciente sem que o foco do sangramento esteja controlado só vai aumentar a perda volêmica e também desprender coágulos já formados, o objetivo é uma pressão arterial sistólica de 80-90 mmHg até que o controle cirúrgico do sangramento seja obtido, desde que o paciente não tenha traumatismo de crânio associado.[14]

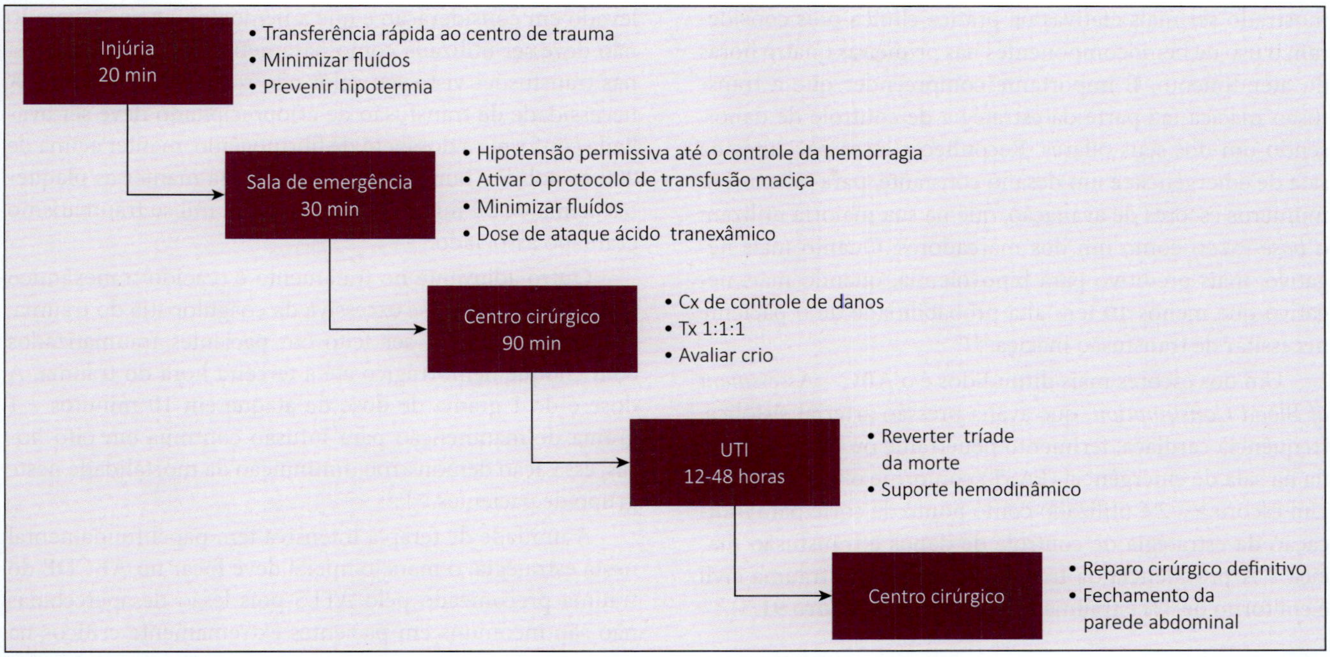

Figura 91.3. Metas clínicas e tempos para o tratamento na estratégia de controle de danos.

Fonte: Adaptada de Kaafarani HMA, Velmahos EG. Damage control ressuscitation in trauma. Scand J Surg. 2014;0:1-8.

Restauração do volume sanguíneo no choque hemorrágico

Transfusão maciça

Apesar da evolução no atendimento dos pacientes nos últimos anos, o choque hemorrágico e a coagulopatia são as maiores causas de morte evitáveis no trauma nas primeiras horas. A avaliação inicial adequada e o manejo agressivo destes pacientes são o ponto-chave para melhorar o desfecho clínico.[2]

É de extrema importância estimar a perda volêmica para que a reposição possa ser programada adequadamente. O **Quadro 91.2** mostra a classificação do choque hemorrágico.

Atualmente a reposição volêmica no choque hemorrágico é voltada para o uso precoce de sangue e transfusão maciça visto a melhora do desfecho clínico do paciente. No pré-hospitalar deve-se utilizar cristaloide, mas priorizar o transporte rápido do paciente para um centro especializado de trauma. Na fase hospitalar avaliar a necessidade e indicação de transfusão maciça e uso de hemocomponentes conforme os escores de avaliação adotados pelo serviço.[2,17,18]

A definição mais utilizada na literatura de transfusão maciça é o uso de dez ou mais unidades de concentrado de hemácias em 24 horas, algumas outras definições têm

Quadro 91.2 Sinais e sintomas de hemorragia por classe

Parâmetro	Classe I	Classe II (leve)	Classe III (moderado)	Classe IV (grave)
Perda de sangue aproximada	< 15%	15%-30%	31%-40%	> 40%
Batimentos cardíacos	←→	←→/↑	↑	↑/↑↑
Pressão sanguínea	←→	←→	←→/↓	↓
Pressão e pulso	←→	↓	↓	↓
Respiração	←→	←→	←→/↑	↑
Diurese	←→	←→	↓	↓↓
Escala de coma de Glasgow	←→	←→	↓	↓
Déficit base*	0 a -2 mEq/L	-2 a -6 mEq/L	-6 a -10 mEq/L	>-10 mEq/L
Demanda de transfusão	Monitorar	Possível	Sim	Protocolo de transfusão maciça

*Base de excesso é a quantidade de base (HCO_3^-, em mEq/L) que está acima ou abaixo do normal. Um número negativo é chamado de déficit base e indica acidose metabólica.

Dados orginais de Mutschler A, Nienaber U, Brockamp T, et al. A critical reappraisal of the ATLS classification of hypovolaemic shock: does it really reflect clinical reality? Resuscitation 2013,84:309-313.

Fonte: Adaptado de Ramenofsky M, Bell R. Advanced Trauma Life Support ATLS. 2012.

mostrado ser mais efetivas na prática clínica pois consideram o uso de hemocomponentes nas primeiras quatro horas do atendimento. É importante compreender que a transfusão maciça faz parte da estratégia de controle de danos, sendo um dos seus pilares. Reconhecer esses pacientes na sala de emergência é um desafio constante, para tal existem inúmeros escores de avaliação, que na sua maioria utilizam o *base excess* como um dos marcadores. Quanto mais negativo, mais preditivo para hipovolemia, quando mais negativo que menos 10 tem alta probabilidade de o paciente necessitar de transfusão maciça.[18,19]

Um dos escores mais difundidos é o ABC – *Assessment of Blood Consumption*, que avalia pressão arterial sistólica, frequência cardíaca, ferimento penetrante ou não e ecografia na sala de emergência (FAST) conforme o **Quadro 91.2**. Um escore ≥ a 2 é utilizado como ponto de corte para indicação da estratégia de controle de danos e transfusão maciça.[10] A prevalência da transfusão maciça no trauma civil é em torno de 3% e trauma militar de 5% (**Quadro 91.3**).[2]

Quadro 91.3. *Assessment of Blood Consumption* (Avaliação de Consumo Sanguíneo)		
Trauma penetrante	Sim: +1	Não: 0
Pressão arterial sistólica ≤ 92 mmHg	Sim: +1	Não: 0
Frequência cardíaca ≥ 120 bpm	Sim: +1	Não: 0
FAST +	Sim: +1	Não: 0

Fonte: Adaptado de Ramenofsky M, Bell R. Advanced Trauma Life Support ATLS. 2012.

A proporção para transfusão de sangue com mais evidência atualmente é a proporção de 1:1:1 de unidades de concentrados de hemácia: plasma: plaquetas. O paciente deve ser continuamente reavaliado clinicamente e laboratorialmente, o protocolo pode ser interrompido a qualquer momento se o paciente apresentar melhora clínica ou se o sangramento não era tão grave o quanto foi estimado.[20,21]

O paciente deve ser continuamente reavaliado quanto à parte clínica e laboratorial visando melhora da perfusão, manutenção da pressão arterial média maior que 65 mmHg após o controle de sangramento, diurese efetiva, melhora da taquicardia, *clearence* do lactato nas primeiras seis horas, melhora da acidose metabólica e do excesso de base.[17]

Os hemoderivados como fibrinogênio humano recombinante, concentrado de complexo protrombínico podem ser usados para os pacientes em choque hemorrágico em substituição ao crioprecipitado e plasma e com ótimos resultados clínicos, mas ainda sem demostrar diminuição de mortalidade ou morbidade quando comparado às transfusões de hemocomponentes.[17,21]

O paciente permanecendo hipovolêmico e em choque as transfusões sequências devem ser guiadas por metas laboratoriais: coagulograma, hemoglobina, contagem de plaquetas, fibrinogênio, lactato, bicarbonato, excesso de base ou por método viscoelástico se disponível (tromboelastometria, tromboelastografia).[2,17,18] Ponto importante a ser levado em consideração é que a hemoglobina em separado não deve ser utilizada como parâmetro para dar sequência nas transfusões visto seu valor não reduzir agudamente. A necessidade de transfusão de crioprecipitado deve ser avaliada conforme a dosagem de fibrinogênio, manter acima de 200 mmol/dL. Também temos por meta manter as plaquetas acima de 50 mil, mas acima de 100 mil se traumatismo craniano associado.[17]

Outro adjuvante no tratamento é o ácido tranexâmico que inibe a fibrinólise excessiva da coagulopatia do trauma, tem indicação para ser feito em pacientes traumatizados com choque hemorrágico até a terceira hora do trauma. A dose é de 1 grama de dose de ataque em 10 minutos e 1 grama de manutenção para infusão contínua em oito horas, essa ação demonstrou diminuição da mortalidade neste grupo de pacientes.[16,17,21]

A unidade de terapia intensiva tem papel fundamental nesta estratégia, o manejo inicial deve focar no ABCDE do trauma preconizado pelo ATLS pois lesão desapercebidas não são incomuns em pacientes extremamente críticos na admissão. Um exame físico completo, história clínica detalhada e história de morbidade pregressa devem ser realizadas e/ou revisadas. Os pacientes críticos necessitam de acesso venoso central, linha arterial invasiva, monitorização invasiva do débito urinário, controle rigoroso da temperatura para evitar hipotermia, combater agressivamente a acidemia e coagulopatia.[3]

A avaliação para potencial risco de hipertensão intra-abdominal e/ou síndrome compartimental deve ser feita prontamente na admissão do paciente na unidade de terapia intensiva, e a aferição da pressão intra-abdominal (PIA) deve fazer parte do cuidado. Hipertensão intra-abdominal (HIA) é definida como uma PIA elevada e sustentada maior que 12 mmHg, já síndrome compartimental abdominal (SCA) é a elevação da PIA > 60 mmHg de maneira sustentada, tendo ou não pressão de perfusão abdominal menor que 60 mmHg, associada a uma nova disfunção orgânica. Os fatores de riscos estão citados **no Quadro 91.4**, a presença de dois ou mais fatores na admissão indica aferição de PIA a cada quatro horas e temos como meta manter abaixo de 12 mmHg.[22]

Em resumo, tais pacientes que necessitam desta estratégia são de enorme complexidade e necessitam de um trabalho integrado entre equipes e setores do hospital para que o tratamento seja oferecido de maneira adequada, lembrando que a comunicação entre as equipes é fundamental para que as informações sejam repassadas adequadamente.[3]

Antibioticoterapia

A antibioticoterapia no trauma é bastante discutida e controversa, o objetivo sempre deve ser o uso do antimicrobiano correto pelo menor tempo possível, na dose e tempos corretos. Importante lembrar que alguns fatores associados ao paciente aumentam o risco de infecção como: extremos de idade, desnutrição, obesidade, diabetes, tabagismo, uso crônico de corticoide, cirurgia de emergência, dentre outros. A seguir, o **Quadro 91.5** com as principais indicações no trauma abdominal.

Quadro 91.4. Fatores de risco para hipertensão intra-abdominal e/ou síndrome compartimental		
Diminuição da complacência abdominal	**Extravasamento capilar/reposição volêmica**	**Outros**
• Cirurgia abdominal • Trauma grave • Queimadura extensa • Posição prona • Aumento do conteúdo intra-abdominal • Íleo paralítico • Volvo • Pancreatite • Hemo ou pneumoperitônio • Diálise peritoneal	• Acidose • Laparotomia de controle de dano • Hipotermia • Apache e/ou SOFA altos • Reposição volêmica maciça/ balanço positivo • Politransfusão	• Bacteremia • Coagulopatia • Cabeceira elevada • Ventilação mecânica • Correção de hérnias gigantes • Obesidade • Peritonite • Pneumonia • Sepses/choque séptico

Fonte: Desenvolvido pela autoria.

Quadro 91.5. Indicações no trauma abdominal		
Tipo de cirurgia	**Antibiótico no CC**	**Manutenção pós-operatória**
Trauma abdominal penetrante ou fechado com indicação cirúrgica	Ceftriaxona Metronidazol	1 g 12/12h – 24h 500 mg 8/8h – 24h
Trauma abdominal – controle de danos, peritoniostomia, alça fechada, grande contaminação de cavidade	Ceftriaxona Metronidazol	1 g 12/12h 500 mg 8/8h Manter terapêutico 5 dias * Considerar prolongar. Coletar culturas nas reabordagens

Fonte: Desenvolvido pela autoria.

Complicações

A estratégia de controle de danos é capaz de salvar a vida de pacientes graves nas primeiras horas de manejo hospitalar, mas não é uma estratégia isenta de complicações clínicas, dentre as mais prevalentes estão:

1. **Abscesso intra-abdominal:** com necessidade de nova abordagem cirúrgica na maioria das vezes e uso de antibiótico e risco de infecção por bactérias resistentes.
2. **Deiscência de anastomose:** sempre uma morbidade para o paciente, necessidade de nova intervenção cirúrgica e chance de evolução com fístula.
3. **Síndrome compartimental abdominal:** definida como pressão intra-abdominal mantida acima ou igual a 20 mmHg associada a uma disfunção orgânica nova. Existe necessidade de tratamento cirúrgico com descompressão abdominal na maioria das vezes, a permanência da hipertensão associada à falência orgânica não tratada tem mortalidade de 100%.
4. **Fístula do trato gastrointestinal:** não é incomum devido à contínua exposição do intestino enquanto o abdome do paciente não pode ser completamente fechado. Eventualmente necessita de tratamento cirúrgico ou tratamento clínico prolongado e eventual necessidade de nutrição parental total e todas as complicações já conhecidas.
5. **Abdome aberto:** impossibilidade de fechamento da parede abdominal devido retração da parede abdominal com evolução para fechamento por segunda intenção e hérnia ventral com necessidade posterior de reconstrução de parede abdominal.[12]

Conclusão

O manejo do trauma abdominal é um desafio complexo que exige uma abordagem multidisciplinar e criteriosa. A avaliação inicial deve ser rápida e eficiente, utilizando ferramentas como o exame físico, ultrassonografia focada em trauma (FAST) e tomografia computadorizada para identificar lesões potencialmente fatais. A decisão entre manejo cirúrgico e não cirúrgico deve ser com base na estabilidade hemodinâmica do paciente, na extensão das lesões e na presença de outras comorbidades.

O papel do intensivista é crucial na condução do tratamento, garantindo a continuidade do cuidado com uma comunicação eficaz entre as diversas equipes envolvidas. O entendimento das *nuances* do trauma abdominal, incluindo os sinais sutis de lesão e as complicações potenciais, é fundamental para otimizar os desfechos dos pacientes.

A prevenção de trauma também deve ser uma prioridade, com educação pública, medidas de segurança e políticas de saúde pública voltadas para a redução de acidentes. A constante atualização e treinamento da equipe médica em técnicas avançadas de ressuscitação e manejo de trauma são essenciais para manter um alto padrão de cuidado.

Em resumo, o sucesso no manejo do trauma abdominal depende de uma avaliação precisa, intervenções rápidas e apropriadas, e uma abordagem integrada que considere todas as necessidades do paciente. A educação contínua e a pesquisa são imperativas para avançar nesta área crítica da medicina intensiva.

Referências bibliográficas

1. Boutros SM, Nassef MA, Abdel-Ghany AF. Blunt abdominal trauma: The role of focused abdominal sonography in assessment of organ injury and reducing the need for CT. Alexandria J Med [Internet]. 2016;52(1):35-41.
2. Ramenofsky M, Bell R. Advanced Trauma Life Support ATLS. 2012.
3. Samuel A. Tisherman RMF. Trauma intensive care. 1st ed. New York: Oxford University Press; 2013.
4. Anamaría Pacheco F. Trauma de abdomen. Rev Médica Clínica Las Condes [Internet]. 2011;22(5):623-30.
5. Al-mudhaffar M, Hormbrey P, Radcliffe J, Oxford H. Anatomical considerations Mechanism of injury. 2014;1140(March).
6. Pereira GA, Lovato WJ, De Carvalho JB, Horta MFV. Abordagem geral trauma abdominal. Medicina (B Aires). 2007;40(4):518-30.
7. Jansen JO, Yule SR, Loudon MA. Investigation of blunt abdominal trauma. BMJ. 2008;336(7650):938-42.
8. Lucchesi FR, Laguna CB, Monteiro CR, Jr JE. Diagnóstico por imagem no trauma abdominal. Rev da Fac Med da USP Ribeirão Preto. 1999;32(Simpósio Trauma II):401-18.
9. Víctor Dinamarca O. Ecografía abdominal dedicada al trauma (FAST). Rev Médica Clínica Las Condes [Internet]. 2013;24(1):63-7.
10. Uris Y, Paiva VE, Watanabe HK. Indicação de laparotomia em trauma abdominal fechado. Braz J Surg Clin Res.2015;12:36-42.
11. Cristine Soldá S. Videolaparoscopia No Trauma Abdominal. Rev Col Bras Cir [Internet]. 2002;29(1):49-53.
12. Ball CG. Damage control ressuscitation: history, theory and technique. Can J Surg 2017;75(1):55-60.
13. Lamb CM, Macgoey P, Navarro AP, Brooks AJ. Damage Control surgery in the era of damage control ressuscitation. Br J Anaesth. 2014;113(2):242-9.
14. Kaafarani HMA, Velmahos EG. Damage control ressuscitation in trauma. Scand J Surg. 2014;0:1-8.
15. Duchesne JC, Kimonis K, Marr AB, Rennie KV, Wahl G, Wells JE, et al. Damage control resuscitation in combination with damage control laparotomy: a survival advantage. J Trauma. 2010;69(1):46-52.
16. CRASH-2 trial collaborators. Effects of tranexamic acid on death, vascular occlusive events, and blood transfusion in trauma patients with significant haemorrhage (CRASH-2): a randomised, placebo-controlled trial. Lancet. 2010;376:23-32.
17. Rossaint R, Bouillon B, Cerny V, Coats TJ, Duranteau J, Fernández-Mondéjar E, et al. The European guideline on management of major bleeding and coagulopathy following trauma: fourth edition. Crit Care. 2016;20:100.
18. Theusinger MO, Madjdpour C, Spahn DR. Ressuscitation and transfusion manegement in trauma patients: emerging concepts. Curr Opin Crit Care. 2012;18:601-670.
19. Mutschler M, Nienaber U, Brockamp T, Wafaisade A, Fabian T, Paffrath T, et al. Renaissance of base deficit for the initial assessment of trauma patients: a base deficit-based classification for hypovolemic shock developed on data from 16,305 patients derived from the TraumaRegister DGU®. Crit Care. 2013;17(2):R42.
20. Holcomb JB, Tilley BC, Baraniuk S, Fox EE, Wade CE, Podbielski JM,et al. Transfusion of plasma, platelets, and red blood cells in a 1:1:1 vs a 1:1:2 ratio and mortality in patients with severe trauma: the PROPPR randomized clinical trial. JAMA. 2015;313(5):471-82.
21. Cannon JW, Khan MA, Raja AS, Cohen MJ, Como JJ, Cotton BA,et al. Damage control resuscitation in patients with severe traumatic hemorrhage: A practice management guideline from the Eastern Association for the Surgery of Trauma. J Trauma Acute Care Surg. 2017;82(3):605-617
22. Kirkpatrick AW, Roberts DJ, De Waele J, Jaeschke R, Malbrain ML, De Keulenaer B, et al. Intra-abdominal hypertension and the abdominal compartment syndrome: updated consensus definitions and clinical practice guidelines from the World Society of the Abdominal Compartment Syndrome. Intensive Care Med. 2013;39(7):1190-206.

capítulo 92

Traumatismo na Grávida

António João Sant'Anna Gandra Leite d'Almeida | Rui Moreno

Introdução

O traumatismo na gravidez é mais comumente relatado no último trimestre. Em séries publicadas, as mulheres grávidas têm quase o dobro da taxa de mortalidade de doentes não grávidas. O trauma afeta de 6% a 8% das gestações.[1] A rápida avaliação e tratamento da mãe vítima de trauma deve ser ainda mais célere, pois o choque materno está associado a uma mortalidade fetal de 80%. A fratura pélvica é a lesão materna mais comum que resulta em morte fetal. As causas de morte incluem lesão fetal direta (20%), abrupção placentária (32%) e choque materno (36%).

Mudanças maternas

Mudanças abdominais

O tônus do movimento esofágico e gástrico inferior é reduzido na gravidez. Isto leva ao refluxo e à retenção do conteúdo alimentar no estômago, respetivamente. Devido a estes fatores, há um risco maior de aspiração, especialmente durante a entubação. O peritônio se estica acentuadamente e no terceiro trimestre torna-se muito menos sensível à irritação peritoneal. Mesmo em doentes com hemoperitônio traumático, elas podem não apresentar sensibilidade abdominal ao exame devido ao alongamento peritoneal e à insensibilidade. O útero acaba se tornando o maior órgão intra-abdominal. Suas paredes tornam-se finas e suscetíveis a lesões. Como no típico doente com trauma contundente, o baço continua sendo o órgão mais comumente lesado.

Mudanças hematológicas

Tanto o volume de plasma quanto a massa de glóbulos vermelhos aumentam durante toda a gravidez. O volume de plasma duplica até o final do terceiro trimestre, no entanto, em proporção muito maior do que o aumento da massa de glóbulos vermelhos. Isto resulta na anemia dilucional da gravidez. O fígado torna-se hipermetabólico, aumentando a produção de fatores de coagulação e fibrinogênio, o que é responsável por um risco maior de trombose venosa profunda e coagulação intravascular disseminada (DIC).

Alterações pulmonares

A taxa respiratória não muda durante a gravidez. Contra intuitivamente, o volume-corrente (VC) aumenta em 40%, levando a um aumento de 40% no volume-minuto (VM). Isto leva a uma pressão parcial reduzida de dióxido de carbono (PCO) de 30 mmHg (valores normais estão na faixa de 35 a 45 mmHg), resultando em uma alcalose respiratória cronicamente compensada. Isto deve ser levado em consideração ao avaliar uma gasometria sanguínea. O diafragma é elevado em aproximadamente 2 cm-4 cm a termo. Isto é essencial para se saber ao realizar uma toracostomia tubular.[1-4]

Mecanismos e padrões de lesão

Colisão de tráfego rodoviário

As colisões no trânsito rodoviário representam mais da metade de todos os traumas maternos. As forças de cisalhamento intrauterino e o mecanismo de contenção associado à desaceleração rápida podem resultar em abrupção placentária ou ruptura uterina na ausência de outras lesões óbvias. O uso incorreto ou o não uso do cinto de segurança aumenta o risco de tais lesões.[3,4]

Quedas

As quedas de baixa altura são comuns na gravidez, particularmente durante o terceiro trimestre, à medida que o centro de gravidade alterado se desenvolve.[3,4]

Queimaduras

Queimaduras significativas resultam em grandes deslocamentos de fluidos e perdas insensíveis que requerem correção urgente para manter a perfusão de órgãos e uteroplacentar. A hipoxemia secundária à inalação de fumaça e toxinas deve ser identificada e tratada com urgência para manter o fornecimento de oxigênio à mãe e ao feto. Todas as doentes grávidas com queimaduras significativas devem ser transferidas para uma unidade de tratamento de queimados terciária com serviços obstétricos disponíveis o mais rápido possível.[3,4]

Agressão física e violência autoinfligida

Cerca de 8% das mulheres sofrem alguma forma de abuso doméstico. Muitas mulheres são agredidas pela primeira vez durante a gravidez e correm um risco maior de progressão de abusos pré-existentes para homicídio durante a gravidez e pós-parto. O crime é geralmente perpetrado por um parceiro ou membro da família, e é de natureza violenta (esfaqueamento, estrangulamento e ferimentos na cabeça). O abdome é o alvo mais comum, seguido pela área genital, podendo resultar em lesões maternas e fetais. As tentativas de suicídio são mais frequentes por meios violentos durante a gravidez. Os mecanismos comuns incluem enforcamento, cair de uma altura e atropelamento por um veículo.[3-5]

Traumatismo penetrante

As lesões por penetração toracoabdominal, abaixo do quarto espaço intercostal anteriormente, ou a ponta da escápula posteriormente, podem causar lesões viscerais que são facilmente perdidas. Ao mesmo tempo em que o útero abdominal grávido fornece proteção às vísceras abdominais, é suscetível, juntamente com o feto, a lesões diretas. Em geral, o feto sofre lesões em 60% a 70% dos casos, enquanto as lesões viscerais maternas são vistas apenas em 20% dos traumatismos abdominais penetrantes. Os ferimentos de bala produzem ondas de choque transitórias e cavitações no deslocamento de energia cinética para o tecido corporal, causando mais danos e, portanto, maior mortalidade tanto para a mãe quanto para o feto do que as lesões de baixa velocidade: 70% dos ferimentos abdominais de balas resultam em lesão fetal, e 40% a 65% desses fetos morrem. A mortalidade fetal geralmente resulta de parto prematuro, choque materno, lesão uteroplacentária, ou lesão fetal direta. O padrão de cuidado é priorizar o tratamento emergente da doente grávida acima do de seu feto. A doente hemodinamicamente estável deve ser avaliada por métodos de diagnóstico não invasivos, tais como a ecografia e a tomografia computadorizada de triplo contraste. As mesmas indicações para a exploração cirúrgica se aplicam à doente não grávida (achados positivos na lavagem, ar livre sob o diafragma antes da lavagem, distensão abdominal progressiva com hematócrito em declínio, ou rutura ou perfuração da parede abdominal).[3-5]

Padrões de trauma

Abrupção placentária

A abrupção placentária é o principal evento obstétrico grave resultante de um traumatismo abdominal brusco na gravidez. No trauma não penetrante, a energia absorvida pelo útero muscular e elástico também é transmitida para a placenta mais rígida. Estas diferenças na propriedade tecidual podem criar uma força de cisalhamento na interface uteroplacentária. Esta força de cisalhamento pode resultar na rutura da fixação, que é o principal mecanismo de abrupção da placenta complicando o trauma na gravidez. A abrupção da placenta de significado clínico geralmente apresenta-se em poucas horas após o evento traumático inicial. Os sintomas podem incluir sensibilidade uterina, contrações uterinas, sangramento vaginal, hipotensão materna, ou sons cardíacos fetais não tranquilizadores. É importante notar que a tríade clássica de sangramento vaginal, dor abdominal e irritabilidade uterina podem não estar presentes. As bordas da placenta podem encobrir o sangramento internamente, além do peritônio ser marcadamente insensível dado o alongamento maciço a curto prazo. As contrações uterinas são o preditor mais importante da abrupção placentária. O uso da tocometria por no mínimo duas a quatro horas após o trauma é altamente sensível para detecção da abrupção da placenta e importante na avaliação de doentes grávidas traumatizadas. As contrações uterinas no cenário do trauma são inespecíficas; apenas 14,3% das mulheres que estão com contração regular (contrações a cada dois a cinco minutos) durante o período de monitoramento recomendado terão de fato uma abrupção placentária clinicamente significativa. A abrupção da placenta pode levar ao nascimento prematuro, ruptura prematura das membranas, hipoxemia fetal, morte fetal e coagulação intravascular disseminada por via materna.

A ultrassonografia pode ser útil para distinguir uma abrupção da placenta de outras patologias. Se a ultrassonografia não revelar abrupção, o diagnóstico não é descartado. Independentemente disso, a tocometria é necessária por no mínimo quatro horas e pode ser estendida pela equipe obstétrica por uma infinidade de razões.[4,6-8]

Ruptura uterina

A ruptura uterina ocorre em menos de 1% dos traumas durante a gravidez, sendo o fator de risco mais significativo a ocorrência de parto por cesariana anterior. A mortalidade materna foi relatada como sendo de até 10%, e a taxa de mortalidade fetal se aproxima de 100% se a rutura uterina ocorrer no local do trauma. Os resultados do exame físico podem incluir sensibilidade abdominal, sangramento vaginal, frequência cardíaca fetal não tranquilizadora, palpação das partes fetais no exame abdominal e um útero de forma irregular. O tratamento para uma rutura uterina é a laparotomia exploratória, parto do feto e reparo ou histerectomia uterina. O alto índice de suspeita acompanhado de pronto reconhecimento é crítico.

Ruptura de membranas, trabalho pré-termo e nascimento pré-termo

Se a rutura de membranas (ROM) ocorrer como resultado de trauma, o maior risco para o feto é o parto prematuro. A avaliação para rutura de membranas deve ocorrer se houver sintomas de vazamento ou sangramento vaginal. Se, após o trauma, um doente apresentar alteração do estado mental, uma ecografia ou exame estéril do espéculo, ou ambos devem ser realizados para avaliar a rutura das membranas. A tocometria é indicada para determinar se as contrações são reais na suspeita de trabalho de parto prematuro. A causa mais comum é a abrupção placentária. Se as contrações estiverem presentes, o diagnóstico de abrupção placentária deve ser considerado e investigado, bem como a rutura uterina e outras hemorragias.[4,8]

Embolia de líquido amniótico

A embolia de líquido amniótico (ALA) é uma consequência rara, mas potencialmente devastadora, do traumatismo materno. A fisiopatologia da ocorrência do AFE não é completamente compreendida, mas historicamente pensa-se que seja devido a uma ruptura entre a barreira placentária materna e fetal (*abruptio placentae*) permitindo que o fluido amniótico entre na circulação materna. Não existe um método definitivo de confirmação de uma ELA, mas deve ser suspeitada ou considerada clinicamente se houver um desenvolvimento súbito e inexplicável de hipotensão e hipoxemia materna, particularmente no cenário de coagulação intravascular disseminada ou falha de múltiplos órgãos. Não há tratamento específico para esta entidade, com exceção dos cuidados de suporte, intubação, vasopressores e transfusão.[4,8]

Avaliação clínica

A doente grávida vítima de trauma deve sempre ser levada para as instalações mais próximas capazes de estabilizá-la e cuidar de ambas as mulheres grávidas com um feto. Em particular, as Diretrizes de Triagem de Campo do *Centers for Disease Control and Prevention* recomendam que doentes grávidas com mais de 20 semanas de gestação sejam transportadas para um centro de trauma.

Avaliação primária

Um levantamento primário completo e uma estabilização materna devem preceder qualquer avaliação fetal. A primeira prioridade deve ser a otimização da hemodinâmica materna e da oxigenação. O melhor tratamento inicial para o feto é o fornecimento de uma ressuscitação ótima da mulher grávida. A avaliação fetal deve ocorrer na avaliação secundária. A avaliação padrão do trauma utiliza os ABCDEs (vias aéreas, respiração, circulação, deficiência ou deslocamento, exposição).[6] Assim, os procedimentos a realizar são os seguintes:

(a) As doentes grávidas com mais de 20 semanas de gestação devem ser cuidadas em uma inclinação lateral esquerda de 15-30 graus, em vez de supina. Esta posição é conhecida por melhorar significativamente a pressão arterial e é uma intervenção importante em doentes grávidas, embora sempre com muito atenção à possibilidade de lesão cervical.[9-11]

(b) Avaliar a estabilidade das vias aéreas para tentar obter uma resposta do doente. Procurar por sinais de obstrução das vias aéreas. Considerar entubação precoce por um clínico experiente se ainda não entubado e se indicado, se houver sinais de diminuição do nível de consciência, vias aéreas desprotegidas ou um doente não cooperativo/combativo, levando a angústia e risco de ferimentos adicionais. A intubação deve ser considerada mais cedo em doentes grávidas do que em doentes não grávidas, porque as mulheres grávidas dessaturam mais rapidamente e são mais suscetíveis a lesões hipóxicas irreversíveis. A probabilidade de falha na intubação é maior em uma doente grávida, e a intubação é cada vez mais difícil com a gestação avançada. Em circunstâncias de intubação falha, a pressão cricoide sustentada deve ser mantida para evitar a aspiração nas vias aéreas desprotegidas, embora este procedimento venha a ser crescentemente posto em causa. Os preparativos para uma entubação difícil devem começar cedo.[4,8,12,-15]

(c) Avaliar a respiração: observar a profundidade, o padrão e a igual elevação e queda. Avaliar a frequência respiratória. Auscultar o tórax e avaliar a entrada de ar para qualquer pieira, estridor ou diminuição. Registar a saturação de oxigênio (SpO_2). Considerar entubação se a doente estiver com estado de consciência alterado. Idealmente, um videolaringoscópio, um broncoscópio de fibra ótica flexível e um prestador de serviços de saúde muito experiente na utilização destas técnicas devem estar disponíveis para o procedimento. Pode ser considerada uma abordagem oral ou nasal para a intubação. Geralmente, é preferível uma abordagem oral. Uma vez entubada, a doente grávida vítima de trauma deve ser hiperventilada para manter a alcalose respiratória com um pCO_2 alvo apropriado para o estágio de gravidez (por exemplo, pCO_2 30 mm Hg).

(d) Um tubo orogástrico deve ser colocado após a intubação para descompressão gástrica para evitar a aspiração, pois o risco é aumentado devido à diminuição do tônus esofágico e ao aumento da pressão intra-abdominal do útero grávido. Observar contraindicações relativas com suspeita de fraturas no crânio. Se necessário, o(s) cateter(es) intercostal(is) deve(m) ser inserido(s) um ou dois espaços intercostais mais altos (no terceiro ou quarto espaço intercostal) devido à elevação do diafragma na gravidez e ao potencial de inserção abdominal inadvertida.

(e) Avaliar a circulação com controle da hemorragia: como as doentes grávidas têm um aumento do volume plasmático e do débito cardíaco, pode ocorrer perda significativa de sangue antes que ocorram sinais de choque hemorrágico hipovolêmico (taquicardia, hipotensão). O acesso intravenoso (IV) deve ser estabelecido usando dois grandes acessos IV, e podem ser administrados fluidos ou produtos sanguíneos intravenosos.[16,17] O protocolo *Advanced Trauma Life Support*[9] recomenda o uso de cristaloides para ressuscitação e sangue precoce específico do tipo. Para choque hemorrágico, forneça apenas 1 L de cristaloide isotônico antes de passar à administração de produtos sanguíneos se o doente não estiver respondendo adequadamente.

Iniciar um protocolo de transfusão maciça (ressuscitação de plasma, plaquetas e glóbulos vermelhos de produto sanguíneo 1:1:1 para imitar o sangue total) para doentes com choque hemorrágico grave. O controle definitivo da hemorragia contínua é uma alta prioridade. Se a transfusão for indicada, os protocolos e alvos da transfusão são similares aos de mulheres não grávidas, exceto um nível de fibrinogênio >200 ou mesmo 300 mg/dL em doentes com sangramento ativo é desejável, pois as grávidas têm níveis de fibrinogênio de base mais altos. Um nível de fibrinogênio > 200 mg/dL em uma doente grávida é considerado o nível mínimo necessário para uma coagulação adequada. Os níveis de fibrinogênio < 100 mg/dL sugerem uma coagulação intravascular disseminada, o que pode ser uma complicação da abrupção placentária. Os vasopressores devem ser um último recurso para apoiar a pressão arterial materna, pois esses agentes reduzem o fluxo sanguíneo uterino, o que pode resultar em hipoxemia fetal.[18] No Suporte de Vida Traumático Avançado, o ácido tranexâmico (1 g de *bolus* IV em 10 minutos, depois 1 g de infusão IV em 8 horas) é recomendado para o tratamento de choque hemorrágico se diagnosticado dentro de três horas após a lesão. Revisar a cor da pele da doente e verificar sua temperatura e recarga capilar. Verificar novamente a posição do doente e assegure-se de que uma inclinação de 15-30 graus permaneça *in situ*. Se possível, realizar um exame rápido. O exame E-Fast pode ser difícil na gravidez onde o útero aumentado desloca outros órgãos ou obscurece a visão do *retroperitoneum*, mas uma observação rápida positiva continua sendo um achado significativo em doentes com trauma de gravidez. Se a doente for hemodinamicamente estável e não houver sinais de sangramento interno significativo, o exame FAST pode ser adiado até o exame secundário.[4,8,12-15]

(f) Avaliar deficiência: estado neurológico: avaliar o nível de consciência. Realizar uma avaliação inicial da Escala de Coma de Glasgow; verificar a resposta pupilar. Realizar um teste de nível de açúcar no sangue. Garantir que quaisquer alterações no nível de consciência não estejam relacionadas a uma causa metabólica.

(g) Avaliar exposição/controle ambiental: retirar a roupa do doente e qualquer joia para avaliar completamente todas as áreas do corpo. Uma doente grávida com trauma pode ficar hipotérmica devido à administração de líquidos intravenosos e se despir para avaliação, por isso é importante mantê-la em um ambiente quente enquanto administra líquidos intravenosos quentes. Idealmente, a doente deve ser mantida acima de 36,5 °C.

Avaliação secundária

A obtenção de uma história adequada da doente, dos transeuntes ou do pessoal de emergência dos eventos que envolvem o ferimento, pode ajudar a compreender a extensão do ferimento e quaisquer outros possíveis outros ferimentos.[6] Em relação às questões a esclarecer incluem:

(a) Data do último período menstrual.

(b) Gestação atual ou data prevista de parto.

A idade gestacional pode ser estimada por biometria fetal (por exemplo, diâmetro biparietal, comprimento do fêmur) através de exame ultrassonográfico. Na avaliação fetal focalizada com sonografia para trauma (Fetal FAST), um comprimento do fêmur ≥ 4 cm é consistente com a idade gestacional onde o feto pode sobreviver *ex-utero* (ou seja, 4 cm sugere que o feto está entre 22 e 24 semanas de gestação.[15]

Quando a idade gestacional não é conhecida ou não pode ser determinada, ela pode ser estimada pela altura do fundo. Avaliar o tônus uterino – uma firmeza maior do que o esperado pode indicar abrupção placentária. Avaliar para contrações uterinas. Avaliar para dor ou sensibilidade uterina, o que também pode indicar abrupção da placenta. Identificar a posição fetal incluindo sua orientação e posição da cabeça. Um exame pélvico só deve ser realizado com um espéculo por um médico ou obstetra experiente.

(c) Quaisquer condições relacionadas com a gravidez ou quaisquer complicações identificadas.

(d) Pluralidade da gravidez (mono-tonelada, gemelar ou outros múltiplos).

(e) Relativamente ao exame físico, deve ser minucioso:

Abdome: inspecionar, palpar áreas de sensibilidade, especialmente sobre o fígado, baço, rins e bexiga. Procurar por quaisquer hematomas, lacerações ou lesões penetrantes. Verificar a pélvis. Apalpar suavemente para qualquer sensibilidade. Ausculte para sons intestinais.

Cabeça e rosto: inspecionar o rosto e o couro cabeludo. Procurar por quaisquer lacerações e hematomas, incluindo mastoides ou hematomas periorbitais, o que é indicativo de uma fratura da base do crânio. Apalpar suavemente para quaisquer depressões ou irregularidades no crânio. Procure nos olhos por qualquer corpo estranho, hemorragia subconjuntival, hifema, íris irregular, lesão penetrante ou lentes de contato. Avaliar os ouvidos para quaisquer sinais de vazamento de líquido cefalorraquidiano, sangramento ou sangue atrás da membrana timpânica. Verificar o nariz quanto a quaisquer deformidades, sangramento, hematoma do septo nasal ou vazamento de líquido cefalorraquidiano. Procure na boca por quaisquer lacerações nas gengivas, lábios, língua ou palato. Observe qualquer inchaço, o que pode indicar uma lesão por inalação. Inspecionar os dentes, observando se algum está solto, fraturado ou ausente. Teste os movimentos dos olhos, os reflexos pupilares, a visão e a audição. Palpar as margens ósseas da órbita, maxila, nariz e mandíbula. Inspecionar a mandíbula quanto a qualquer dor ou trismo.

Pescoço: para auxiliar no acesso adequado, garantir que outro profissional mantenha a estabilização manual em linha enquanto o colarinho é removido e durante todo o exame. Palpar gentilmente as vértebras cervicais. Observe qualquer dor na coluna cervical, sensibilidade ou deformidade. Verificar os tecidos moles para hematomas, dor e sensibilidade. Completar o exame do pescoço observando as veias do pescoço para distensão e palpação da traqueia e do pulso carotídeo; notar qualquer desvio traqueal ou crepitação.

Peito: inspecionar o peito, observando os movimentos. Procure qualquer contusão, lacerações, lesões penetrantes ou sensibilidade. Palpar para avaliar a sensibilidade da clavícula ou das costelas. Ausculte os campos pulmonares; observe qualquer percussão, falta de sons respiratórios, chiado ou crepitações. Verificar os sons cardíacos: batimento do ápice e presença e qualidade dos sons cardíacos.

Membros: inspecionar todos os membros e articulações. Palpar para sensibilidade óssea e de tecidos moles e verificar os movimentos articulares, estabilidade e força muscular. Notar qualquer hematoma, lacerações, lesões musculares, nervosas ou tendinosas. Procure por quaisquer deformidades, lesões penetrantes ou fraturas abertas. Examine a função sensorial e motora de quaisquer raízes nervosas ou nervos periféricos que possam ter sido feridos. Avaliar a perfusão distal para reabastecimento capilar, pulso e calor.

Dorso: rolar a doente. Manter a estabilização em linha durante todo o tempo. Inspecionar todo o comprimento das costas e nádegas observando quaisquer hematomas e lacerações. Palpar a coluna vertebral para qualquer maciez ou degrau entre as vértebras. Incluir um exame cervical nesta fase. O exame digital só deve ser realizado se houver suspeita de lesão vertebral. Notar qualquer perda de tônus ou sensação.

Glúteos e períneo: procurar qualquer lesão de partes moles, como hematomas ou lacerações.

Região genital: inspecionar lesões em tecidos moles, como hematomas ou lacerações. Verificar a doente quanto a sangramento vaginal, perda de líquido, derrame cervical e líquido amniótico. Podem ser realizados testes com vareta para avaliar o pH dos líquidos descarregados: as medidas normais para secreção vaginal são pH 5,0 e líquido amniótico pH 7,0-7,5.[7]

(f) Avaliação fetal: a monitorização do feto é instituída quando há viabilidade fetal comprovada (superior a 24 semanas) e o equipamento apropriado está disponível (cardiotocografia/CTG). A avaliação fetal em gravidezes com menos de 24 semanas é difícil sem equipamento e pessoal especializado. O CTG permite o monitoramento do ritmo cardíaco fetal e das contrações uterinas. Se não estiver disponível, a frequência cardíaca fetal só deve ser medida por auscultação usando um corno de Pinard ou um Doppler portátil. A frequência cardíaca fetal normal varia de 120 a 160 bpm, sendo a média de 140 bpm e varia de acordo com a gestação. Os batimentos cardíacos fetais geralmente diminuem em direção às faixas mais baixas do normal, mais próximas do termo completo. A quantidade de tempo que o feto deve ser monitorado é controversa, com recomendações que variam de 4 a 48 horas. Sugere-se um período mínimo de 24 horas de monitorização para as mulheres com qualquer uma das seguintes situações: hematoma abdominal ou outra lesão abdominal óbvia; contrações regulares (≥ 1 em 10 minutos [6/hora]); sangramento vaginal; traçado anormal da frequência cardíaca fetal; dor abdominal/uterina; coagulopatia (por exemplo, plaquetas baixas ou fibrinogênio < 200 mg/dL).[1,4,7,10,11,14,15]

Estas doentes não devem ter alta até que o médico esteja razoavelmente seguro de que não têm um parto abrupto ou prematuro.

Avaliação laboratorial

Dependendo da gravidade da lesão materna, a avaliação laboratorial de rotina deve ser realizada, incluindo um hemograma completo, creatinina sérica, tipo e tela, tela de hemorragia materna fetal, nível de fibrinogênio e perfil de coagulação. Se o doente tiver um mecanismo significativo de lesão ou se for instável, também deve ser obtida uma gasometria arterial.

O teste de Kleihauer Betke tem sido usado para avaliar a presença de hemorragia materna fetal. Tradicionalmente, a coleta do teste de Kleihauer Betke tem sido recomendada em todas as doentes grávidas com trauma, independentemente de seu estado Rh. Mais recentemente, porém, este teste não foi uniformemente recomendado, pois a citometria de fluxo surgiu como a técnica preferida para avaliar a hemorragia materna fetal em todas as doentes Rh positivas e Rh negativas.[8,10]

Imagem

A ultrassonografia deve ser usada para identificar o pneumotórax, embora a radiografia de tórax também possa ser usada se não houver um provedor de ultrassom experiente disponível. Dada a elevação do diafragma durante a gravidez, se for necessário o tratamento de pneumotórax ou hemotórax com toracotomia tubular, este deve ser realizado com orientação de ultrassom em tempo real. O exame ecográfico obstétrico geralmente desempenha um papel na avaliação de doentes grávidas traumatizadas. Os obstetras podem avaliar rapidamente a presença de sons cardíacos fetais, idade gestacional estimada, localização da placenta, achados sugestivos de *abruptio placentae* e volume de líquido amniótico com um exame à beira do leito.[1,4]

Outras imagens radiográficas na gravidez muitas vezes geram preocupação com lesões induzidas por radiação no feto em comparação com o risco de faltar lesão materna. O dano fetal devido à radiação depende em grande parte da idade gestacional de exposição. O período mais vulnerável é inferior a 15 semanas de gestação devido à potencial perturbação da organogênese normal e do desenvolvimento cerebral do feto em face da alta dose de radiação ionizante. Um importante princípio orientador para o uso de radiação ionizante é que se os raios X são clinicamente necessários para avaliar a lesão materna, as indicações de imagem devem ser as mesmas que para um doente não grávida de trauma e não devem ser eliminadas ou retardadas. Se for recomendada a utilização de imagens com radiação ionizante, o útero deve ser protegido.[1,3,4,7]

Uma tomografia computadorizada será frequentemente a modalidade de diagnóstico por imagem mais rápida e acessível para traumas abdominais ou pélvicos e é considerada segura na gravidez. A ressonância magnética é considerada segura em qualquer estágio da gravidez, mas a acessibilidade, a duração do exame e a localização da máquina podem impedir sua viabilidade em uma doente com trauma.[8,10,11]

Intervenções cirúrgicas

A decisão de proceder com uma intervenção operatória em trauma, como a laparotomia exploratória, não deve ser alterada por causa da gravidez. As indicações para a laparotomia exploratória incluem identificação de lesão, necessidade de reparo ou reconstrução de órgãos lesionados e controle de hemorragias. Se a laparotomia for indicada, um obstetra deve estar presente para auxiliar tanto na tomada de decisão quanto na cirurgia do trato uterino ou reprodutivo, se necessário.[1,4,8]

Cesariana perimortem

As indicações para um parto cesárea de emergência incluem uma gravidez potencialmente viável (24 semanas) com morte materna ou parada cardíaca, perda do bem-estar fetal em um feto viável, ruptura uterina, choque hemorrágico maciço, lesão materna onde o útero gravídico causa limitação mecânica para reparo, ameaça à vida devido à exsanguineação por qualquer causa, ou lesão instável da coluna toracolombar. Para fetos viáveis, os resultados são melhores quando o parto ocorre dentro de 5 minutos após a prisão materna; no entanto, houve sobreviventes fetais após atrasos tão grandes quanto 30 minutos.[8,10,19]

Balão endovascular

Embora atualmente não esteja disponível em todos os locais, o uso da oclusão endovascular ressuscitadora por balão da aorta tem sido descrito para doentes grávidas com trauma como um meio de aumentar a pressão sistólica no cenário de colapso vascular iminente. Devido à rápida capacidade da oclusão endovascular ressuscitativa por balão da aorta para tamponar os vasos principais, este dispositivo pode desempenhar um papel importante no gerenciamento futuro das vítimas de traumatismos em gestantes.[20]

Transferência

A transferência e a resposta de recuperação serão gerenciadas de acordo com a necessidade do doente, após a consulta clínica. É importante notar que um exaustivo trabalho clínico e intervenções nem sempre é necessário ou apropriado antes da transferência. Atrasar a transferência para obter resultados laboratoriais ou estudos de imagem pode simplesmente atrasar o acesso ao tratamento definitivo.[8]

Alta clínica

Se a gravidez não for afetada e nenhuma complicação for aparente, então a doente pode ter alta do serviço de obstetrícia. A doente deve ser avisada dos riscos do parto prematuro e aconselhada a retornar para avaliação obstétrica urgente se ocorrer dor abdominal ou sangramento vaginal. Deve-se tomar cuidado especial para avaliar a necessidade de profilaxia do tromboembolismo venoso após o trauma, pois a gravidez é em si um estado protrombótico. O acompanhamento obstétrico deve continuar como de costume até o parto. A mulher pode ser dispensada se não houver condições maternas que exijam atenção. Sugerimos interromper a monitorização contínua após quatro horas se todos os seguintes critérios forem atendidos: contrações uterinas menos frequentes que 1 em 10 minutos (< 6/hora); ausência de sangramento vaginal; ausência de dor abdominal/uterina; rastreamento do ritmo cardíaco fetal de categoria 1; sinais vitais maternos estáveis e dentro de uma faixa/base aceitável.[1,4]

Prognóstico

Fatores preditivos de mau resultado fetal são hipotensão materna, rastreamento do ritmo cardíaco fetal de categoria II ou III, lesão direta do útero/feto, morte materna e um alto índice de gravidade de lesão materna (ISS). O maior risco de perda fetal (40% a 50%) está entre os doentes que sofrem traumas que ameaçam a vida (p. ex., com choque hipovolêmico, coma, ou que necessitam de laparotomia de emergência).[13-15]

Referências bibliográficas

1. Kilpatrick SJ. Initial evaluation and management of major trauma in pregnancy – UpToDate. Literature review current through: Aug 2022. This topic last updated: Sep 09, 2021.
2. Mendez-Figueroa H, Dahlke JD, Vrees RA, Rouse DJ. Trauma in pregnancy: an updated systematic review. Am J Obstet Gynecol. 2013;209:1.
3. Trauma during pregnancy T. Irving, R. Menon and E. Ciantar Liverpool University Hospitals NHS Foundation Trust, Liverpool, UK and Leeds Teaching Hospitals NHS Trust, Leeds, UK. BJA Education, 2021;21(1):10e19.
4. Patricia S. Greco, MD, Lori J. Day, MD, and Mark D. Pearlman, MD. Guidance for Evaluation and Management of Blunt Abdominal Trauma in Pregnancy Obstet Gynecol 2019;00:1-15.
5. Knight M, Tuffnell D, Kenyon S, Shakespeare J, Gray R, Kurinczuk JJ, editors. Saving lives, improving mothers' care. Surveillance of maternal deaths in the UK 2011-13 and lessons learned to inform maternity care from the UK and Ireland confidential enquiries into maternal deaths and morbidity 2009-13. Oxford: Maternal, Newborn and Infant Clinical Outcome Review Programme; 2015.
6. Gumm K, Kennedy M, Oats J, Lamb I, Harley N, Hogan C, et al. Pregnancy and Trauma. The Royal Melbourne Hospital; 2012.
7. Obstetrics trauma Guideline Australia, version 1.0 – 25/09/2014, THe Royal Melbiurne Hospital, Trauma service.
8. Jain V, Chari R, Maslovitz S, Farine D; Maternal Fetal Medicine Committee; Bujold E, Gagnon R, Basso M, Bos H, Brown R, Cooper S, Gouin K, McLeod NL, Menticoglou S, Mundle W, Pylypjuk C, Roggensack A, Sanderson F. Guidelines for the Management of a Pregnant Trauma Patient. J Obstet Gynaecol Can. 2015;37(6):553-74.
9. American College of Surgeons. Advanced Trauma Life Support. 9th Edition. American college of Surgeons committee on Trauma. 2012, Chicago.
10. Barraco RD, Chiu WC, Clancy TV, Como JJ, Ebert JB, Hess LW, et al. Practice management guidelines for the diagnosis and management of injury in the pregnant patient: the EAST Practice Management Guidelines Work Group. J Trauma. 2010;69(1):211-4.

11. Nesrine Refa, Reham Abdel Rahman Ali and Hala Gomaa, Update in obstetric trauma management, Update in Anesthesia, Clinical Articles; 2019.
12. Drost TF, Rosemurgy AS, Sherman HF, Scott LM, Williams JK. Major trauma in pregnant women: maternal/fetal outcome. J Trauma. 1990;30(5):574-8.
13. Theodorou DA, Velmahos GC, Souter I, Chan LS, Vassiliu P, Tatevossian R, Murray JA, Demetriades D. Fetal death after trauma in pregnancy. Am Surg. 2000 Sep;66(9):809-12.
14. ACOG educational bulletin. Obstetric aspects of trauma management. Number 251, September 1998 (replaces Number 151, January 1991, and Number 161, November 1991). American College of Obstetricians and Gynecologists. Int J Gynaecol Obstet. 1999;64(1):87-94.
15. Baerga-Varela Y, Zietlow SP, Bannon MP, Harmsen WS, Ilstrup DM. Trauma in pregnancy. Mayo Clin Proc. 2000;75(12):1243-8.
16. Hadlock FP, Deter RL, Harrist RB, Park SK. Estimating fetal age: computer-assisted analysis of multiple fetal growth parameters. Radiology. 1984;152(2):497-501.
17. Brown HL. Trauma in pregnancy. Obstet Gynecol. 2009;114(1):147-160.
18. Sperry JL, Minei JP, Frankel HL, West MA, Harbrecht BG, Moore EE, Maier RV, Nirula R. Early use of vasopressors after injury: caution before constriction. J Trauma. 2008;64(1):9-14.
19. Katz V, Balderston K, DeFreest M. Perimortem cesarean delivery: were our assumptions correct? Am J Obstet Gynecol. 2005;192(6):1916-20; discussion 1920-1.
20. Allenson K, Moore LJ. REBOA enables operative management of the peripartum trauma patient in hemorrhagic shock. J Endovas Resusc Trauma Manag. 2019;3:42-4.

capítulo 93

O Grande Queimado na UTI

Edvaldo Vieira de Campos

Introdução

Pacientes com queimaduras extensas apresentam significativos desarranjos na homeostase corporal devido à fisiopatologia única do trauma térmico e à perda da barreira cutânea. Proporcionar suporte de cuidados intensivos adequados a esses pacientes representa um dos maiores desafios para o intensivista.

As práticas atuais de manejo cirúrgico e suporte de terapia intensiva às queimaduras aumentaram a capacidade de sobrevivência, mesmo em queimaduras graves e complexas. Entretanto, queimaduras extensas e a presença de lesão inalatória ainda proporcionam mortalidade elevada.[1]

Assim, devido à complexidade do tratamento de um grande queimado recomenda-se que esses pacientes recebam o tratamento em unidades especializadas em atendimento de queimados, chamados de Centros de Tratamento de Queimados (CTQ). Entretanto, devido à disponibilidade das vagas em CTQ serem limitadas, muitas vezes esses pacientes recebem o suporte inicial em UTI não especializada. Dessa forma, o conhecimento da fisiopatologia do grande queimado, bem como o suporte necessário a esses pacientes devem ser de amplo conhecimento da equipe multiprofissional de terapia intensiva.

Sabe-se que a ocorrência de queimaduras varia amplamente entre os países, influenciada pela interação de aspectos sociais, econômicos e culturais. Apesar de as queimaduras serem frequentes, a maioria delas envolve pequenas áreas que necessitam somente de acompanhamento ambulatorial. Entretanto, casos mais complexos requerem hospitalização e suporte em UTI e podem apresentar elevada morbimortalidade.

Ressalta-se que os dados epidemiológicos relacionados ao trauma térmico apontam que a maioria das vítimas de queimaduras encontra-se em países de renda média ou baixa. Supõe-se que mais de 95% das mortes relacionadas às queimaduras ocorram nesses países. A residência é o local de ocorrência de queimaduras em até 62% dos casos. Entre os agentes causadores mais frequentes, encontramos os escaldos na população pediátrica, seguidos de chama na população adulta.[2]

Suporte inicial ao paciente queimado

Devido ao fato de a queimadura ser um trauma, recomenda-se que na admissão de todo paciente queimado, o atendimento prestado seja sistematizado conforme as recomendações do *Advanced Trauma Life Support Course* (ATLS®) (**Quadro 93.1**).

Quadro 93.1. Protocolo de atendimento inicial do ATLS® à vítima de queimaduras

A – *airway*	Verificar se a via aérea está pérvia, avaliar sinais de edema pós-lesão inalatória Avaliar desconforto respiratório ou nível de consciência diminuída que impossibilite a proteção de via aérea adequada – considerar a intubação orotraqueal
B – *breathing*	Aplicar suplementação de oxigênio e observar o padrão ventilatório Queimaduras circunferenciais de 3º grau no tórax podem prejudicar a ventilação; nesse caso, considerar escarotomia
C – *circulation*	Realizar inicialmente acesso venoso periférico calibroso e iniciar a reanimação volêmica precocemente Avaliar comprometimento da perfusão de extremidades, considerando escarotomia no membro com queimadura de 3º grau circunferencial
D – *disability*	Descartar trauma craniano e cervical Excluir outras lesões esqueléticas associadas
E – *exposition*	Visualizar o paciente como um todo, literalmente, procurando outros tipos de lesões Quantificar a área corpórea queimada Retirar anéis, relógios e adornos Manter cabeceira elevada a 30º para reduzir o edema de face Descartar lesão de córnea nas queimaduras de face

Fonte: Adaptado do protocolo de primeiro atendimento do ATLS®.

Aliás, é importante que informações referentes à cinemática do trauma estejam registradas no prontuário, com observação se houve inalação de fumaça ou contato com energia elétrica. Também se deve conferir o estado vacinal do paciente contra o tétano, pois a queimadura é uma situação ideal para a proliferação do bacilo do tétano. Assim, a profilaxia deve ser realizada quando necessária.

Queimaduras, estimativa da superfície corpórea queimada (SCQ) e cuidados com as feridas na UTI

Queimadura é definida como lesão causada por agentes térmicos, químicos, elétricos ou radiativos que, atuando nos tecidos de revestimento do corpo humano, destroem parcialmente ou totalmente a pele e seus anexos, podendo atingir camadas mais profundas como o tecido celular subcutâneo, músculos, tendões e ossos. Dessa forma, o grau da queimadura é relacionado à profundidade atingida nos tecidos.

A queimadura de 1º grau (ferida superficial) afeta somente a epiderme e não forma bolhas. Apresenta-se com eritema, edema e dor. As lesões resolvem-se em até quatro dias.

A queimadura de 2º grau é classificada em duas formas de apresentações: ferida superficial de espessura parcial e ferida profunda de espessura parcial.

A ferida superficial de espessura parcial apresenta lesões que atingem a epiderme e parte da derme, com formação de bolhas. São lesões dolorosas, exsudativas e a base da bolha tem aspecto róseo. A ferida profunda de espessura parcial apresenta lesões que atingem camadas mais profundas da derme. A base da bolha é pálida, pouco secretiva e a dor é de menor intensidade devido à destruição parcial dos receptores de dor. A restauração das lesões de 2º grau ocorre entre 14 e 21 dias. Lesões de ferida profunda e espessura parcial podem requerer cirurgia de enxertia.

A queimadura de 3º grau (ferida de espessura total) estende-se por toda a derme e estruturas profundas. Normalmente é menos dolorosa devido aos danos nas terminações nervosas e apresenta-se com uma ferida esbranquiçada ou enegrecida. Não ocorre reepitelização e necessita de enxertia de pele (**Figura 93.1**). Em uma mesma região queimada, áreas de 2º e 3º graus podem ser vizinhas.

Após a limpeza cuidadosa das feridas queimadas, deve-se quantificar a área queimada e profundidade da lesão. O método mais fidedigno para a quantificação da SCQ é o diagrama de Lund e Browder, pois considera as proporções do corpo em relação à idade. A porcentagem da SCQ é o resultado da somatória de todas as regiões atingidas (**Tabela 93.1**). Em queimaduras esparsas e irregulares, pode-se utilizar como guia a superfície palmar do paciente (incluindo os dedos), pois representa aproximadamente 1,25% da superfície corporal total.[3]

Tabela 93.1. Diagrama de Lund e Browder para quantificação da superfície corpórea queimada

Área	1 ano	1 a 4	5 a 9	10 a 16	Adulto	Total
Cabeça	19	17	13	11	7	
Pescoço	2	2	2	2	2	
Tronco anterior	13	13	13	13	13	
Tronco posterior	13	13	13	13	13	
Nádega direita	2,5	2,5	2,5	2,5	2,5	
Nádega esquerda	2,5	2,5	2,5	2,5	2,5	
Genitália	1	1	1	1	1	
Braço direito	4	4	4	4	4	
Braço esquerdo	4	4	4	4	4	
Antebraço direito	3	3	3	3	3	
Antebraço esquerdo	3	3	3	3	3	
Mão direita	2,5	2,5	2,5	2,5	2,5	
Mão esquerda	2,5	2,5	2,5	2,5	2,5	
Coxa direita	5,5	6,5	8	8,5	9,5	
Coxa esquerda	5,5	6,5	8	8,5	9,5	
Perna direita	5	5	5,5	6	7	
Perna esquerda	5	5	5,5	6	7	
Pé direito	3,5	3,5	3,5	3,5	3,5	
Pé esquerdo	3,5	3,5	3,5	3,5	3,5	
Porcentagem total de superfície corporal queimada						

Fonte: Adaptada de Lund C, Browder N. The estimation of areas of burns. Surg Gynecol Obstet. 1944;79:352-8.

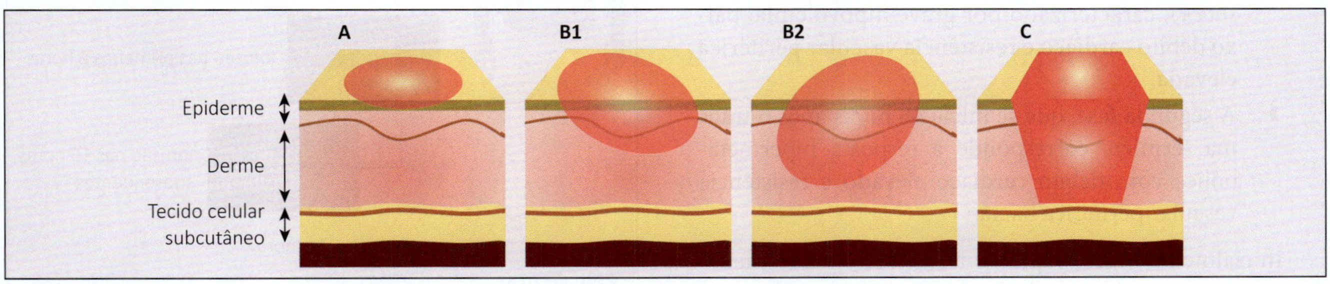

Figura 93.1. Classificação das queimaduras de acordo com a profundidade.

(A) Queimadura de 1° grau – ferida superficial; (B1) queimadura de 2° grau – ferida superficial de espessura parcial; (B2) queimadura de 2° grau – ferida profunda de espessura parcial; (c) queimadura de 3º grau – ferida de espessura total.

Fonte: Acervo da autoria.

Tradicionalmente, classificam-se as queimaduras como leves ou graves. Assim, uma queimadura leve é aquela cuja extensão é menor que 10% de SCQ, com predominância de lesões superficiais. Por outro lado geralmente se classifica como queimadura grave quando a SCQ é maior que 10% em pacientes idosos e maior que 20% em adultos.[4]

Finalizada a higiene da ferida queimada e a estimativa da SCQ, deve-se fazer o curativo nas lesões com antimicrobiano tópico, preferencialmente com sulfadiazina de prata 1% nos pacientes com grandes extensões de SCQ. A utilização precoce de antimicrobiano tópico na ferida queimada é importante, pois este procedimento reduz a proliferação bacteriana e colonização fúngica, restringindo episódios de bacteremias e de celulite nas áreas lesionadas.[5]

Para todo paciente grave, recomenda-se a profilaxia diária para hemorragia digestiva e trombose venosa profunda. Nos pacientes com lesões na face, deve-se prover proteção ocular com colírio lubrificante e uma avaliação oftalmológica buscando possíveis lesões corneanas.

Fisiopatologia da resposta inflamatória no paciente queimado

O grande queimado apresenta exuberante síndrome da resposta inflamatória sistêmica (SIRS). Assim, após o trauma térmico ocorre indução de um processo inflamatório no local da queimadura pela ativação das cascatas do ácido araquidônico e da calicreína-bradicinina, ativação do fator Hageman (fator XII) e do sistema de coagulação/fibrinólise. Essas vias levam à liberação de mediadores químicos que induzirão aumento da permeabilidade da microvasculatura local e vasodilatação. Ocorre também ativação de células endoteliais, de monócitos-macrófagos e neutrófilos que serão responsáveis pela generalização da resposta inflamatória via liberação de citocinas pró-inflamatórias e geração de estresse oxidativo. A magnitude do processo inflamatório inicial dependerá principalmente da extensão da SCQ e da presença de lesão inalatória. Quando a queimadura é extensa, com mais de 20% de SCQ, o trauma térmico originará a SIRS com consequente alteração da homeostase corporal.

Após uma queimadura extensa, a resposta fisiológica pode ser dividida em duas fases:

- A primeira fase, com início logo após o trauma térmico, desencadeará um estado de choque (*burn shock*), caracterizado por grave hipovolemia, baixo débito cardíaco e resistência vascular periférica elevada.
- A segunda fase, que se inicia 48 horas após o trauma térmico, corresponde à resposta hipermetabólica com débito cardíaco elevado e resistência vascular periférica baixa.

Inicialmente ocorre rápido e transitório deslocamento de proteínas plasmáticas e de fluidos do leito vascular para o espaço intersticial, levando a um aumento de até duas vezes no volume intersticial dentro das primeiras horas após a lesão. Nos tecidos não queimados, a formação do edema é mais lenta, podendo levar de 24 a 36 horas, e está relacionada aos efeitos sistêmicos da SIRS em associação com a pressão coloidosmótica baixa. Dessa forma, o paciente grande queimado apresenta hipovolemia por evaporação no local da lesão e por extravasamento de plasma para o interstício. Simultaneamente, pacientes grandes queimados podem apresentar depressão miocárdica pela ação de IL-1, IL-6 e TNF, com grande prejuízo no desempenho cardíaco. Consequentemente, ocorre falência circulatória com baixo débito cardíaco, elevação da resistência vascular periférica e diminuição da taxa de filtração glomerular.[6]

Ressuscitação volêmica inicial

O *burn shock* é um estado de grave hipoperfusão tecidual resultante da complexa combinação de características de choque hipovolêmico, distributivo e cardiogênico. A ressuscitação hemodinâmica no *burn shock* baseia-se em recuperar a volemia e o desempenho cardíaco, mantendo a perfusão tecidual adequada. No entanto, isso não é tão simples quanto repor o líquido perdido do espaço intravascular.

Ao longo do tempo, várias fórmulas foram desenvolvidas para estimar a quantidade necessária de infusão de fluidos para essa ressuscitação volêmica. Porém, ainda hoje não há um consenso definitivo sobre qual seria a forma mais adequada. Diversas sociedades de queimaduras, entre elas, a Sociedade Brasileira de Queimaduras e a *American Burn Association* recomendam que a estimativa inicial de volume a ser infundido nas primeiras 24 horas seja entre 2 e 4 mL por quilograma de peso multiplicados pela porcentagem de SCQ. O desfecho clínico desejado é a manutenção da pressão arterial satisfatória (PAM > 65 mmHg) e diurese adequada (0,5-1,0 mL/kg/h).[7]

A **Figura 93.2** mostra um exemplo prático de reanimação volêmica inicial.

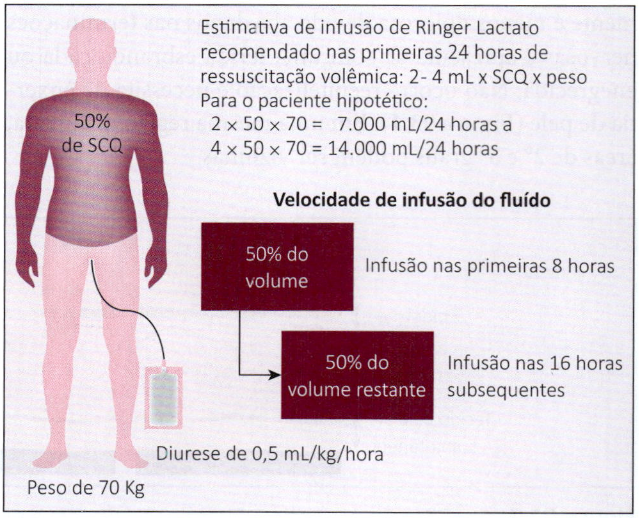

Figura 93.2. Ressuscitação volêmica utilizando a fórmula 2 a 4 mL x SCQ x peso.

Fonte: Acervo da autoria.

Sabe-se que o uso exclusivo do débito urinário e dos sinais vitais convencionais para guiar a ressuscitação volêmica pode proporcionar uma correção do estado de choque aquém do desejado. Dessa forma, evidências na literatura mostram que a persistência de acidose metabólica com níveis elevados de lactato e déficit de excesso de base são marcadores de mortalidade nessa população e devem ser considerados durante a fase inicial do tratamento. Além disso, o atraso para início da infusão de volume piora significativamente o prognóstico desses pacientes.

É importante destacar que o excesso de volume infundido durante a reanimação volêmica e, também, durante a internação na UTI pode trazer complicações a esse paciente e, até mesmo, aumentar a mortalidade somente pelo balanço hídrico excessivamente positivo. Evitar a sobrecarga hídrica é importante para melhorar o desfecho.[8] Entre as complicações mais comumente encontradas com o excesso de fluidos estão a congestão pulmonar, a síndrome compartimental de extremidades e o edema de alças intestinais com atraso no início da dieta enteral. Entretanto, a complicação mais temida é a hipertensão intra-abdominal associada à síndrome compartimental abdominal, dada a sua elevada mortalidade. Assim, todo paciente grande queimado durante a fase de reanimação volêmica deve ter a pressão intra-abdominal aferida rotineiramente a cada 6 horas.

No segundo dia após a queimadura, a necessidade de fluidos diminui significativamente, mas é possível que alguns pacientes com grave hipoperfusão tecidual necessitem ainda de reposição volêmica. Dessa forma, recomenda-se monitorizar o volume de diurese e variáveis de perfusão tecidual (lactato, excesso de base e saturação venosa central) como forma de evitar desidratação e hipoperfusão tecidual.

Lesão inalatória: diagnóstico e tratamento

Lesão inalatória é um termo inespecífico utilizado para descrever o dano causado pelo contato do sistema respiratório com gases aquecidos, fumaça ou compostos químicos irritantes e tóxicos. A literatura destaca o impacto significativo na morbimortalidade dos pacientes acometidos e sua presença à admissão do paciente queimado, frequentemente, é incluída nos modelos preditores de mortalidade.

O trato respiratório pode ser agredido em uma ou mais das três regiões: supraglótica, traqueobrônquica e parênquima pulmonar. Assim, após o contato da via respiratória supraglótica com o calor (temperaturas maiores que 150ºC), é desencadeada a agressão tecidual com formação de eritema, edema, ulcerações de mucosa e, em casos extremos, obstrução mecânica em região glótica. Entretanto, a lesão térmica por contato na região traqueobrônquica é menos comum, pois é necessária exposição prolongada em espaços fechados e, geralmente, relaciona-se à inalação de fumaça.

A lesão térmica desencadeia reação inflamatória nas vias aéreas, com ativação de fatores pró-coagulantes e liberação de espécies reativas de oxigênio, o que explica sua íntima associação com o desenvolvimento da síndrome do desconforto respiratório agudo (SDRA).

Assim, com a evolução da lesão inalatória, os danos variam de uma moderada descamação superficial das células epiteliais lesadas até uma ruptura completa do epitélio traqueobrônquico, com necrose focal e formação de pseudomembranas compostas de muco, restos celulares, exsudato fibrinoso, leucócitos polimorfonucleares e grupos de bactérias. O parênquima pulmonar perilesional apresenta várias lesões com edema, infiltração de neutrófilos, ocasionalmente membrana hialina e atelectasias. Além disso, graves intoxicações podem ser desencadeadas pela inalação de alguns dos constituintes da fumaça, entre eles, monóxido de carbono e cianeto (**Figura 93.3**).[9]

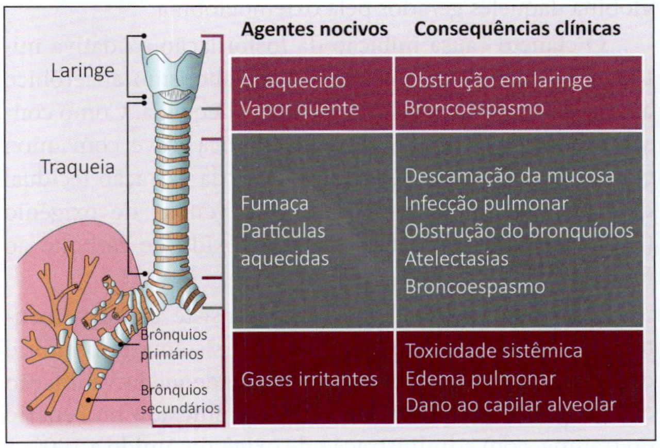

Figura 93.3. Segmentos do sistema respiratório afetados por agentes nocivos inalados e as consequências clínicas observadas. Geralmente, o diagnóstico de lesão inalatória é feito com a combinação de história clínica, achados do exame físico e confirmado por um método diagnóstico, como a broncoscopia.

Fonte: Adaptada de Bittner EA, Shank E, Woodson L, Martyn JA. Acute and perioperative care of the burn-injured patient. Anesthesiology. 2015;122(2):448-64.

A história clínica de pacientes com lesão inalatória inclui, geralmente, exposição prolongada à fumaça em ambiente fechado. O exame físico evidencia queimaduras em face, orofaringe, lesões em vibrissas nasais e escarro carbonáceo.

Na broncoscopia os sinais mais sugestivos de lesão inalatória são a presença de edema e eritema, com ulcerações nas vias aéreas inferiores que podem estar associados à presença de fuligem na árvore traqueobrônquica. O exame broncoscópico pode identificar pacientes com edema acentuado na região supraglótica e com risco de obstrução súbita da via aérea superior, sendo esta uma indicação formal de intubação orotraqueal precoce.[10]

Estima-se que um terço desses pacientes possa evoluir com necessidade de intubação orotraqueal. Quando a broncoscopia está disponível no atendimento inicial, a indicação de intubação é analisada durante a realização do exame. Entretanto, nos pacientes que apresentem diminuição do nível de consciência, rouquidão progressiva, estridor laríngeo e dispneia progressiva, a intubação orotraqueal deve ser realizada imediatamente. A presença de fuligem ou a queimadura de pelos faciais isolada não é, por si, uma indicação absoluta de intubação imediata.

A inalação de substâncias tóxicas presentes na fumaça pode levar à intoxicação sistêmica, principalmente por monóxido de carbono e cianeto. Dessa forma, a dosagem de carboxiemoglobina deve ser realizada em todo paciente com suspeita de lesão inalatória na admissão. A intoxicação com o monóxido de carbono gera hipoxemia grave e manifestações mais evidentes no sistema nervoso central, como cefaleia, confusão mental, convulsões, depressão respiratória e óbito. Além disso, a presença da carboxiemoglobina causa superestimação da oxigenação pela oximetria de pulso. Aparelhos tradicionais não têm capacidade de diferenciar os comprimentos de onda gerados pela carboxiemoglobina daqueles gerados pela oxiemoglobina.

O cianeto causa inibição da fosforilação oxidativa mitocondrial, levando as células ao metabolismo anaeróbico apesar da oferta de oxigênio tecidual adequada. Como consequência, temos uma acidose metabólica grave, com ânion *gap* alargado, lactato elevado, redução da extração tecidual de oxigênio, aumento da saturação venosa de oxigênio (SvO_2) e queda compensatória do dióxido de carbono ao final da expiração ($EtCO_2$).

O manejo da lesão inalatória consiste principalmente no tratamento de suporte até que o sistema respiratório esteja recuperado e capaz de manter adequada ventilação e troca gasosa. O tratamento deve ser iniciado no cenário do trauma, com administração de oxigênio úmido a 100% a todo paciente com suspeita de lesão inalatória e intoxicação por monóxido de carbono até a reversão da intoxicação.

Em pacientes com suspeita de intoxicação por cianeto, o antídoto é a hidroxicobalamina. Com rápido início de ação, ela se liga ao cianeto formando a cianocobalamina, sendo esta eliminada pela urina. A dose recomendada é de 5 g diluídos em 200 mL de cloreto de sódio a 0,9% infundidos em 15 minutos. A dose pode ser repetida em caso de coma ou instabilidade hemodinâmica persistente.

Com a agressão ao epitélio respiratório e produção abundante de secreção traqueobrônquica, o paciente com lesão inalatória necessitará de fisioterapia respiratória intensiva, como forma de facilitar a toalete brônquica. A lesão inalatória pode produzir nas vias aéreas inferiores uma traqueobronquite química com broncoespasmo e prejuízo na capacidade ventilatória. A utilização de um β_2-agonista por via inalatória, como o salbutamol, promove broncodilatação e diminui a resistência ao fluxo de ar.

Corticosteroides não são utilizados rotineiramente em pacientes com queimaduras e lesão inalatória, sobretudo pelos efeitos imunossupressores e prejudiciais à cicatrização das feridas. Porém, em pacientes que evoluem com broncoespasmo não responsivo ao uso de β_2-agonistas, os corticosteroides sistêmicos são benéficos e devem ser utilizados por curtos períodos de tempo.

Quando o paciente queimado tem necessidade de ventilação mecânica, a estratégia ventilatória protetora deve obrigatoriamente fazer parte do tratamento, com o objetivo de promover oxigenação e trocas gasosas adequadas com o mínimo de estresse mecânico às unidades alveolares. Preconiza-se utilização de pressão de platô menor que 30 cm H_2O ($P_{platô} \leq 30$) e volume corrente baixo (Vt 4 a 6 mL/kg de peso ideal). A PEEP deve ser titulada a uma pressão suficiente para manter os alvéolos abertos, evitando os efeitos deletérios do "abre e fecha" alveolar e com o mínimo efeito hemodinâmico. Recomenda-se o mínimo de aporte de oxigênio (FiO_2) necessário para produzir uma $PaO_2 \geq 60$ mmHg e/ou $SpO_2 \geq 90\%$. Tem-se como objetivo $FiO_2 < 60\%$ e $SpO_2 \geq 90\%$.[11]

São inegáveis os benefícios da ventilação não invasiva (VNI) em diversas condições clínicas. Entretanto, não se recomenda a utilização de VNI na fase aguda de pacientes com lesão inalatória.

Trauma elétrico e rabdomiólise

As lesões decorrentes do trauma elétrico podem variar desde uma lesão puntiforme até necrose extensa de todas as estruturas de um segmento corporal. Essas lesões extensas se comportam como a síndrome de esmagamento, e esses músculos lesionados podem produzir rabdomiólise de grande magnitude.

A síndrome compartimental é uma complicação que pode acontecer nas primeiras 48 horas após o trauma elétrico. Caracteriza-se pela lesão e edema muscular associado à queimadura circunferencial no membro. Dessa forma, a expansão do compartimento muscular é limitada pela ferida queimada e, em alguns casos, pela fáscia do músculo. O tratamento consiste em abordagem cirúrgica precoce com escarotomia descompressiva. Muitas vezes é necessária a fasciotomia, promovendo a liberação do compartimento muscular com normalização da perfusão do órgão.

Com a lesão tecidual, ocorre liberação do conteúdo intracelular na corrente sanguínea incluindo a mioglobina, que possui efeitos deletérios aos túbulos contornados proximais causando lesão renal aguda. Dessa forma, recomenda-se que todo paciente com trauma elétrico tenha o nível sérico de creatinofosfoquinase (CPK) dosado, pois valores elevados carregam risco maior de lesão renal. Manter o paciente hidratado e com boa perfusão tecidual, objetivando-se diurese maior que 100 mL/h. A alcalinização da urina (pH urinário acima de 7,0) com infusão intravenosa de bicarbonato de sódio pode aumentar a solubilidade da mioglobina na urina reduzindo a nefrotoxicidade.[12]

Terapia nutricional (TN)

A TN proporciona um caminho alternativo ao hipermetabolismo e à perda de massa magra. Recomenda-se que se inicie a TN assim que o paciente apresente condições hemodinâmicas estáveis, preferencialmente nas primeiras 24 horas. Ressalta-se que a primeira escolha para suporte nutricional deve ser a via enteral. Alguns autores defendem que o início mais precoce da TN enteral pode proporcionar benefícios adicionais como redução do risco de úlceras de estresse, aumento da produção de imunoglobulina A (IgA) secretora e atenuação da resposta inflamatória sistêmica.

Em grandes queimados ocorre elevação da taxa do metabolismo basal em até duas vezes. Assim, a necessidade nutricional também deve ser otimizada e individualizada às necessidades do paciente. Idealmente, a estimativa da necessidade de calorias (NC) deveria ser feita por meio de calorimetria indireta.[13] Nos serviços em que não há esse recurso, recomenda-se que a estimativa seja feita com auxílio de fórmulas específicas. Entretanto, ressalta-se que em pacientes com grandes áreas queimadas, as fórmulas tendem a superestimar a NC e que talvez elas não reflitam as necessidades durante todo o tratamento do paciente. A fórmula comumente utilizada é a de Curreri, mostrada na sequência.[14]

NC em 24 horas = (peso x 25) + (40 x SCQ)

A **Tabela 93.2** apresenta um exemplo prático da utilização da fórmula de Curreri para estimativa da NC.

Tabela 93.2 Utilização da fórmula de Curreri

Paciente	Cálculo da NC
Peso 70 kg 35% de SCQ	Curreri = (peso x 25) + (40 x SCQ) Curreri = (70 x 25) + (40 x 35) Curreri = 3.150 kcal/dia

Fonte: Adaptada de Curreri PW, Richmond D, Marvin J, Baxter CR. Dietary requirements of patients with major burns. J Am Diet Assoc. 1974;65(4):415-7.

O metabolismo proteico é drasticamente alterado durante a fase aguda da queimadura, com grande perda de massa magra. Assim, como forma de atenuar essa perda, a oferta proteica sugerida é de 1,5 a 2,0 g proteína/kg peso/dia.

A glutamina era recomendada para pacientes queimados devido aos efeitos demonstrados em pequenos trabalhos onde se observava uma miríade de efeitos potencialmente benéficos, preferencialmente sobre as defesas antioxidantes e retenção do balanço nitrogenado. Entretanto, a publicação de um grande estudo clínico em 2022 não mostrou benefícios com a reposição de glutamina, tanto na mortalidade quanto em outros parâmetros analisados no estudo. Dessa forma, com as evidências atuais, não há indicação para reposição de glutamina em pacientes queimados.[15]

Analgesia

O controle da dor representa um dos pontos fundamentais no tratamento do paciente queimado, com impacto direto na sobrevida e em sua reabilitação. A dor apresenta-se como entidade clínica complexa e sofre diversas influências durante a internação do paciente. Entre essas, podemos relacionar estímulos como curativos diários, múltiplas abordagens cirúrgicas e estresse psicológico intenso pelo medo de sequela e incapacidade física.

Como classe terapêutica de escolha, os analgésicos opioides serão os mais utilizados, pois são eficientes e apresentam ampla variedade de potência analgésica, duração do efeito e métodos diferentes de administração.

Apesar de existirem atualmente muitos compostos com propriedades farmacológicas similares às da morfina, ela ainda permanece como padrão-ouro no controle da dor e os outros fármacos têm potência analgésica definida em comparação a ela.[16]

O **Tabela 93.3** traz a lista dos opioides mais utilizados em pacientes queimados e as relações de potência analgésica.

Tabela 93.3. Comparação entre fármacos opioides comumente utilizados em pacientes queimados

Opioide	Potência analgésica	Dose	Via	Intervalo (h)
Morfina	1	10-60 mg 5-10 mg 2-5 mg	VO EV, SC Peridural	4-6 4-6 8-24
Codeína	1/6 a 1/10	30-60 mg	VO	4-6
Tramadol	1/6 a 1/10	50-100 mg	VO, EV	4-6
Metadona	1 a 2	5-10 mg	VO	8-12
Fentanil	75 a 100	50-100 mcg 25-100 mcg/h	Peridural transdérmico	72

EV: via endovenosa; VO: via oral.

Fonte: Adaptada de Gutstein HB, Akil HT. Opioid analgesics. In: Hardman JG, Gilman AG, Limbird LE. Goodman and Gilman's: the pharmacological basis of therapeutics. New York: McGraw-Hill; 2005.

Como forma de maximizar a eficácia do tratamento da dor, recomenda-se, sempre que possível, a administração concomitante de analgésicos simples como dipirona ou paracetamol. Essas medicações exercerão efeito adjuvante com os opioides e potencializarão o controle da dor.

Os anti-inflamatórios não hormonais (AINHs) não devem ser prescritos para pacientes com queimaduras devido ao risco elevado de disfunção renal e sangramento digestivo nessa população.

Dada à complexidade dos mecanismos da dor no paciente queimado, recomenda-se a administração, desde o início do tratamento, de medicações adjuvantes, que têm a função de potencializar a ação destes, contribuindo para o controle da dor. Entre as medicações adjuvantes mais utilizadas em pacientes queimados dentro da abordagem multimodal, destacam-se a gabapentina e a amitriptilina.

A gabapentina proporciona modulação da resposta álgica, com diminuição da dose diária de morfina e aumento do limiar da dor. Além disso, pode contribuir para diminuição da sensação de prurido. Esses efeitos farmacológicos podem persistir por até três semanas após a retirada da gabapentina. Recomenda-se iniciar com 300 mg/dia, titulando-se progressivamente conforme a necessidade até a dose máxima de 3.600 mg/dia. Em geral, apresenta efeito satisfatório com dose de 900 mg/dia, em três administrações. [17]

A amitriptilina é um antidepressivo tricíclico que, quando utilizado em baixas doses, é útil no tratamento da dor neuropática, independentemente da melhora do humor. Inicia-se com 25 mg e raramente são necessárias doses maiores que 50 mg por dia.[18]

O prurido é um achado frequente e que acarreta significativo desconforto ao paciente queimado. Estima-se que mais de 80% dos pacientes grandes queimados apresentarão prurido em algum momento de sua evolução clínica. Como medida para controle dos sintomas de prurido, os anti-histamínicos H1, como a hidroxizina, podem ser utilizados e a dose deve ser titulada até o controle dos sintomas.

Controle de infecção

Apesar dos avanços no tratamento do paciente queimado, estima-se que 85% dos óbitos sejam relacionados à infecção. Por isso, toda a equipe multiprofissional deve compreender os fatores que predispõem à infecção e que medidas preventivas são necessárias para se evitar essa complicação. Assim, a higiene das mãos, manipulação adequada dos cateteres venosos e o posicionamento da cabeceira a 30° devem ser estimulados entre a equipe assistencial como medidas que podem efetivamente salvar vidas.

O diagnóstico de infecção no paciente grande queimado exige acompanhamento clínico diário. Como fator de dificuldade, o paciente grande queimado frequentemente apresenta leucocitose e episódios diários de febre que podem ser relacionados exclusivamente à SIRS, sem relação com processo infeccioso. Dessa forma, deve-se avaliar diariamente os locais mais comumente relacionados com infecção que são os focos pulmonar, cateter venoso central e ferida queimada.

A infecção em ferida queimada leva a mudanças no aspecto macroscópico da queimadura, com o aparecimento de exsudato purulento, petéquias e sinais de vasculite na área queimada associado a presença de celulite na área de pele adjacente à queimadura. É importante ressaltar que esfregaços (*swabs*) de queimaduras são importantes como amostras de colonização da ferida queimada, mas não fazem diagnóstico de infecção de ferida.

Conclusão

Pacientes queimados apresentam, pelo mecanismo do trauma, uma situação clínica complexa e que vai além das lesões cutâneas, cujo tratamento e reabilitação são prolongados e envolvem uma equipe multiprofissional. Assim, o médico intensivista deve providenciar suporte clínico de maneira atenta e cuidadosa, pois a efetividade destas medidas será importante para reduzir o impacto nas taxas de morbidade e mortalidade, com reintegração à sociedade de maneira mais rápida e efetiva.

Referências bibliográficas

1. Lionelli GT, Pickus EJ, Beckum OK, DeCoursey RL, Korentager RA A three decade analysis of factors affecting burn mortality in the elderly. Burns. 2005;31(8):958-63.
2. Peck M, Pressman MA. The correlation between burn mortality rates from fire and flame and economic status of countries. Burns. 2013;39(6):1054-9.
3. Lund C, Browder N. The estimation of areas of burns. Surg Gynecol Obstet. 1944;79:352-8.
4. Tejiram S, Romanowski KS, Palmieri TL. Initial management of severe burn injury. Curr Opin Crit Care. 2019;25(6):647-652.
5. Ministério da Saúde, Secretaria de Atenção à Saúde, Departamento de Atenção Especializada. Cartilha para tratamento de emergência das queimaduras. Brasília: Ministério da Saúde; 2012.
6. Jeschke MG, van Baar ME, Choudhry MA, Chung KK, Gibran NS, Logsetty S. Nat Rev Dis Primers. 2020;6(1):11.
7. Baxter CR, Shires GT. Physiological response to crystalloid resuscitation of severe burns. Ann NY Acad Sci. 1968;150:874-94.
8. de Campos EV, Park M, Gomez DS, Ferreira MC, Azevedo LC. Characterization of critically ill adult burn patients admitted to a Brazilian intensive care unit. Burns. 2014;40(8):1770-9.
9. Bittner EA, Shank E, Woodson L, Martyn JA. Acute and perioperative care of the burn-injured patient. Anesthesiology. 2015;122(2):448-64.
10. Cha SI, Kim CH, Lee JH, et al. Isolated smoke inhalation injuries: acute respiratory dysfunction, clinical outcomes, and short-term evolution of pulmonary functions with the effects of steroids. Burns. 2007;33:200-8.
11. The acute respiratory distress syndrome network. Ventilation with lower tidal volumes as compared with traditional tidal volumes for acute lung injury and the acute respiratory distress syndrome. N Engl J Med. 2000;342:301-8.
12. Culnan DM, Farner K, Bitz GH, Capek KD, Tu Y, Jimenez C, Lineaweaver WC. Volume Resuscitation in Patients With High-Voltage Electrical Injuries. Ann Plast Surg. 2018;80(3 Suppl 2):S113-S118.
13. Sociedade Brasileira de Nutrição Parenteral e Enteral. Diretriz BRASPEN de Terapia Nutricional no Paciente Grave. BRASPEN. 2023;38(2).
14. Curreri PW, Richmond D, Marvin J, Baxter CR. Dietary requirements of patients with major burns. J Am Diet Assoc. 1974;65(4):415-7.
15. Heyland DK, Wibbenmeyer L, Pollack JA, Friedman B, Turgeon AF, Eshraghi N, et al. A Randomized Trial of Enteral Glutamine for Treatment of Burn Injuries. N Engl J Med. 2022;387(11):1001-1010.
16. Gutstein HB, Akil HT. Opioid analgesics. In: Hardman JG, Gilman AG, Limbird LE. Goodman and Gilman's: the pharmacological basis of therapeutics. New York: McGraw-Hill; 2005.
17. Chaghazardi S, Hedari M, Bazargan-Hejazi S, Mohammadi R, Ahmadi A. Comparing the Effect of Gabapentin, Ketamine, Dexmedetomidine, and Entonox on Pain Control in Burn Wound Dressing. J Burn Care Res. 2020;41(1):151-158.
18. McQuay HJ, Tramèr M, Nye BA, Carroll D, Wiffen PJ, Moore RA. A systematic review of antidepressants in neuropathic pain. Pain. 1996;68(2-3):217-27.

capítulo 94

Abdome Agudo e Outras Catástrofes Abdominais

Francisco d'Oliveira Martins | Maria do Carmo Girão | Maria do Céu d'Oliveira Martins

Destaques

- O abdome agudo (AA) é uma situação clínica caracterizada por dor abdominal de intensidade variável, com instalação súbita, que necessita de cuidados e tratamento urgente. O AA pode ter causas inflamatórias, infecciosas, proliferativas, mecânicas, vasculares ou traumáticas. O paciente em geral relata o início súbito do quadro de dor abdominal, frequentemente associada a náuseas e vômitos.
- O diagnóstico deve ser rápido com base na clínica, complementado por exames de imagem, desde a ultrassonografia e a radiografia toracoabdominal simples até a tomografia computadorizada que poderá ser necessária em pacientes estáveis. O laboratório pode ser um auxiliar valioso no diagnóstico.

Introdução

O abdome agudo (AA) consiste em um quadro clínico de instalação súbita de dor abdominal intensa, com indicação para procedimento de intervenção imediata e é a situação clínica mais frequente na urgência cirúrgica.

O termo **abdome agudo** engloba um amplo espectro de entidades clínicas e cirúrgicas que variam desde condições de fácil resolução até situações graves, com risco de morte iminente e necessidade de tratamento urgente.[1] Tradicionalmente, o AA significava, quase que de maneira invariável, uma condição clínica com indicação para terapêutica cirúrgica; no entanto, atualmente considera-se que há inúmeras situações não cirúrgicas que podem requerer, exclusivamente, apenas terapêutica médica.

Apesar da lista de condições que podem causar um quadro de dor abdominal aguda[2] ser extensa, na prática clínica diária, esse número é limitado. Isso implica em opções terapêuticas que vão desde a necessidade de cirurgia imediata, cirurgia planejada após preparação e estabilização do paciente, abordagem conservadora, tratamento clínico, ou casos sem indicação para tratamento imediato, que podem ser encaminhados a consulta externa.

O padrão clínico de apresentação do AA pode incluir dor abdominal e choque, peritonite generalizada ou localizada a um quadrante abdominal, oclusão intestinal e, por fim, condições clínicas não cirúrgicas.

Etiologia

As causas mais frequentes de AA nos países ocidentais são: apendicite, colecistite e pancreatite agudas; e a diverticulite.

Em relação ao padrão de apresentação, o quadro de AA e choque geralmente está associado à ruptura de gravidez ectópica ou de aneurisma da aorta. Por vezes, pode-se observar AA e choque na isquemia mesentérica, na obstrução intestinal ou na pancreatite aguda em uma fase inicial, sem indicação para qualquer procedimento de intervenção (**Figura 94.1**).[3]

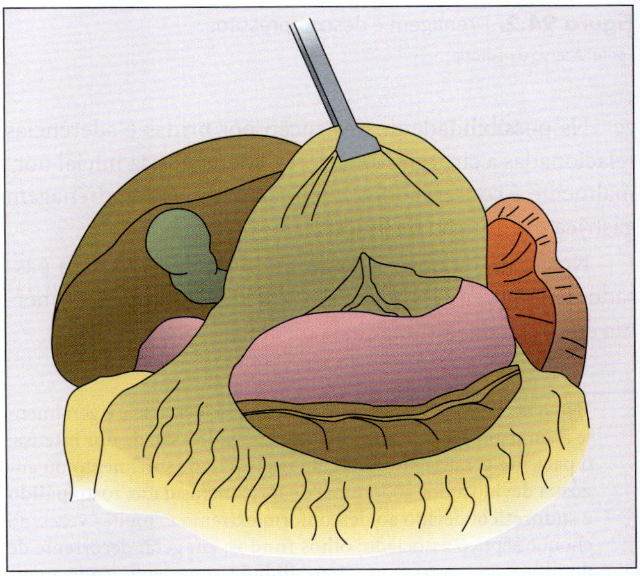

Figura 94.1. Pancreatite necrotizante.
Fonte: Acervo da autoria.

Quando a apresentação é de peritonite generalizada com dor difusa, defesa e dor à descompressão, associada a um aspecto "toxemiado" do paciente com "fácies peritonítica"[i], as causas mais frequentes são a perfuração de úlcera péptica, perfuração cólica inflamatória ou proliferativa, ou apendicite aguda gangrenada e perfurada. Essas situações têm indicação cirúrgica imediata, cuja preparação pré-operatória deve ser a mais rápida possível.

Os casos de peritonite localizada, com dor e defesa restritas a um quadrante do abdome, podem, em geral, ser operadas de forma planejada, após início da hidratação e antibioterapia.

Nos casos de AA e obstrução intestinal, o acometimento pode ser do intestino delgado ou do cólon. Na presença de sinais de sofrimento intestinal por possível isquemia, há indicação cirúrgica urgente. Não havendo evidência de peritonite, a cirurgia pode ser planejada e algumas horas podem ser usadas para realizar descompressão digestiva e reposição adequada de fluidos. (**Figura 94.2**)

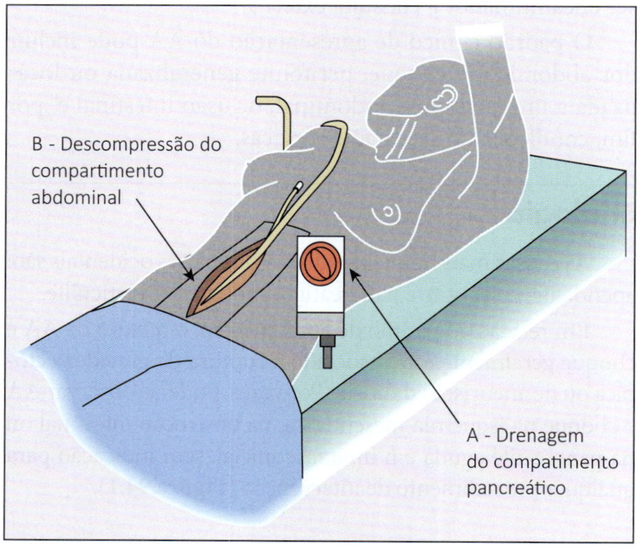

Figura 94.2. Drenagem e descompressão.
Fonte: Acervo da autoria.

Na possibilidade de obstrução por bridas e aderências relacionadas a cirurgias anteriores, a terapêutica inicial normalmente é conservadora, com pausa alimentar, drenagem gástrica e reposição de fluidos.

Nos casos de obstrução do intestino delgado, sem passado de intervenções, é decisivo excluir obstrução por hérnia encarcerada, estrangulada ou ambas.

i. *Nota do Editor: A *fácies peritonítica* caracteriza-se e é geralmente acompanhada pelos seguintes sinais: **expressão de dor intensa**: o paciente geralmente apresenta expressão de sofrimento ou angústia devido à dor abdominal de forte intensidade; **rosto pálido e sudorético**: devido ao desconforto extremo e, muitas vezes, ao choque séptico associado; **olhos fundos**: em geral decorrente de desidratação e sofrimento; **imobilidade**: o paciente tende a permanecer imóvel ou em uma posição que minimize a dor, e.g. deitado com as pernas flexionadas sobre o abdômen.

As causas clínicas de um aparente AA são inúmeras, mas duas devem estar permanentemente em mente: o infarto agudo do miocárdio inferior e a cetoacidose diabética. Uma laparotomia "branca" e portanto, desnecessária, nessas circunstâncias pode ser decisiva em determinar um desfecho fatal.

É, também, importante não esquecer dos casos de pneumonia basal ou de porfiria, além de situações urológicas que podem mimetizar AA, como casos de obstrução uretral, pielonefrite ou pionefrose.

A antiga regra de que todo AA tinha indicação cirúrgica formal foi parcialmente modificada após o advento da tomografia computadorizada (TC) dinâmica multicortes realizada em pacientes hemodinamicamente estáveis. A caracterização por imagem evita intervenções cirúrgicas em muitas situações clínicas ou permite uma abordagem terapêutica menos invasiva, por vezes orientada pela própria imagem.

Fisiologia

A dor é o sintoma dominante do AA, e o conhecimento da anatomia abdominal e visceral é importante na caracterização desse sintoma. A dor somática provém da parede abdominal ou do peritônio parietal e é do tipo cólica, mais ou menos intensa, localizada no local da cirurgia, eventualmente sugerindo irritação peritoneal.

A dor visceral é uma dor difusa de difícil localização, relacionada com os dermátomos cutâneos referentes a cada órgão. Pode estar associada a reflexos autonômicos e motores, principalmente náuseas e vômitos.

A dor referida resulta da irritação de um órgão, mas não é sentida no mesmo local. Em vez disso, é percebida em uma estrutura somática, muitas vezes distante do órgão afetado, mas que compartilha a mesma origem embrionária.

A dor visceral é local e referida, podendo irradiar do local doente para outro, distante.[4] A inervação visceral faz parte do sistema nervoso autônomo, sendo sensível à distensão mecânica, à inflamação, à isquemia ou à contração visceral intensa.

Grande parte das vezes, a dor é mal localizada e mediana. A dor do intestino proximal embrionário, como o estômago, fígado, pâncreas e vesícula, irradia para a região epigástrica. As estruturas provenientes do intestino médio embrionário, como o intestino delgado e apêndice, irradiam para a região periumbilical. Aquelas provenientes do intestino distal embrionário, como o cólon, irradiam para a região hipogástrica.

As fibras nervosas aferentes viscerais e somáticas partilham os mesmos segmentos medulares. Assim, a dor visceral referida explica a irradiação, por vezes subescapular, da colecistite aguda.

Epidemiologia do abdome agudo

Atualmente, o abdome agudo é a causa mais frequente de internação cirúrgica urgente nos países ocidentais. Entre os pacientes que necessitam de intervenção cirúrgica, as causas mais comuns, excetuando-se o trauma, são:

- Apendicite aguda (42,6%).
- Colecistite aguda (6,2%).
- Perfuração de úlcera péptica (3,7%).
- Pancreatite aguda (4,5%).

Esses dados são provenientes de um estudo da Organização Mundial de Gastroenterologia (OMGE) (Progress Report, 1988, Scand. J. Gastroenterology). Observa-se, no entanto, uma variação da incidência conforme a idade dos pacientes.

Diagnóstico

História clínica

A história clínica e o exame físico são fundamentais para confirmar o diagnóstico e eliminar outras causas possíveis de AA. A caracterização da dor pode ser determinante na presunção diagnóstica. Devem ser avaliados o modo de início da dor, assim como sua duração, frequência, caráter, localização, cronologia, irradiação, intensidade, presença ou ausência de fatores de piora ou alívio e finalmente, outros sintomas associados.

Deve-se ter em mente que nenhum exame complementar substitui história clínica e exame físico cuidadosos. Embora o contexto na UTI nem sempre favoreça a obtenção de uma história clínica ideal, o intensivista deve envidar esforços para obter o máximo de informações possíveis, tanto do paciente quanto dos seus acompanhantes. Isso é especialmente crucial nas circunstâncias em que o indivíduo acometido não se encontre em condições de fornecer um relato apropriado dos seus sintomas, como nos casos em que há alterações no nível ou conteúdo da consciência, ou impossibilidade de verbalizar devido à presença de tubo endotraqueal, entre outras situações.

Dor de início súbito e intenso sugere catástrofe abdominal, como ruptura de aneurisma da aorta abdominal, perfuração de víscera ou gravidez ectópica. Diminuição do nível de consciência associada ao início súbito da dor aumenta a suspeita de catástrofe.

Dor difusa que progressivamente se torna localizada a uma área sugere colecistite aguda ou pancreatite. Dor de início gradual ao longo de várias horas, inicialmente leve e que se agrava progressivamente, é característica de condições que levam à inflamação peritoneal, como apendicite, diverticulite, doença inflamatória pélvica ou obstrução intestinal.[5]

Dor intermitente do tipo cólica pode estar associada a obstrução intestinal, cólica biliar ou cólica uretral, sendo mais intensa na obstrução de ductos estreitos, com o paciente agitado e inquieto, sem posição antálgica. Dor contínua e progressiva, sem períodos de alívio, é indicativa de inflamação peritoneal ou isquemia.

Apesar de padrões atípicos de dor poderem ser observados, em geral a dor tende a ter localizações características, conforme a patologia. Dor no quadrante superior direito sugere colecistite; dor no quadrante inferior direito, apendicite aguda; dor no epigástrio, pancreatite; dor no quadrante inferior esquerdo, diverticulite sigmoide.

A evolução da dor pode ser característica: classicamente, a dor da apendicite aguda inicia-se na região periumbilical, instalando-se posteriormente na fossa ilíaca direita. Dor de órgão sólido é generalizada no quadrante da estrutura envolvida. Com o acometimento inflamatório da superfície peritoneal, as fibras aferentes peritoneais desencadeiam uma sensação dolorosa local intensa.

Também é importante considerar a irradiação e a dor referida, que tendem a apresentar padrões característicos. A dor biliar é referida na região subescapular direita; a dor da pancreatite geralmente irradia para a região lombar.

Atividades que exacerbam ou aliviam a dor podem ser informações importantes. A ingestão de alimentos agrava a obstrução intestinal, cólica biliar, pancreatite, diverticulite ou perfuração intestinal. Dor que melhora com alimentos ou antiácidos sugere úlcera péptica não perfurada ou gastrite. Por outro lado, dor difusa que surge meia hora ou uma hora após a refeição sugere angina intestinal. A dor da inflamação peritoneal melhora com a imobilidade e flexão dos joelhos.

Sintomas associados podem ser auxiliares importantes para o diagnóstico. Vômitos podem ocorrer em dor abdominal de qualquer causa. A obstipação pode estar associada a obstrução mecânica ou íleo. Diarreia pode estar vinculada a situações infecciosas ou parasitárias, doença inflamatória intestinal, como doença de Crohn ou colite ulcerativa. Diarreia sanguinolenta pode ser observada na isquemia ou doença inflamatória. Outros sintomas podem incluir icterícia, melenas, hematoquesia, hematêmese, hematúria. Febre alta e calafrios indicam bacteremia; se associados a alteração do estado de consciência e hipotensão, indicam choque séptico.

A história clínica pode ser útil, especialmente nos paciente com passado de doenças com episódios semelhantes e recorrentes. Todas as cicatrizes devem ser investigadas na história de cirurgias passadas. Relato de trauma pode ser igualmente relevante, assim como de uso de medicação ou alergia pode ser importante para o diagnóstico da doença atual. Não esquecer os anticoagulantes, que podem causar hemorragia e hematomas que simulam AA. A história ginecológica, incluindo a obstétrica, é importante no diagnóstico de doença inflamatória pélvica ou de gravidez ectópica. A história familiar é relevante na detecção de doenças hereditárias que possam causar dor ou AA. A história social, o uso de tabaco, álcool ou drogas ilícitas também pode ser relevante.

Exame físico

O exame físico detalhado pode ser determinante para o diagnóstico. O paciente com peritonite apresenta-se imóvel, por vezes com flexão do quadril, com o intuito de reduzir a tensão da parede abdominal. Em situações clínicas sem irritação peritoneal e numa fase inicial, como na isquemia mesentérica, e nas cólicas biliar ou uretral, os pacientes estão inquietos, à procura de uma posição antálgica.

A área de dor máxima pode ser identificada antes da palpação, ao solicitar que o paciente tussa e aponte a área de dor mais intensa.[6]

É importante lembrar que processos patológicos torácicos, como pneumonia, isquemia cardíaca e espasmo esofágico, podem causar dor abdominal. O toque retal e o exame inguinal são essenciais em todos os pacientes; da mesma forma, o exame ginecológico deve ser realizado em todas as mulheres. É necessário pesquisar sinais sistêmicos de choque, como palidez cutânea, diaforese, hipotermia, hipotensão, taquipneia e taquicardia, os quais, excluídas as causas extra-abdominais, são indicações para cirurgia urgente.

A inspeção abdominal pode revelar cicatrizes de cirurgias prévias, as quais, nos casos de obstrução intestinal, podem significar possíveis bridas e aderências; existência de hérnias; tumor abdominal; abrasões (trauma); equimoses (trauma ou infecções necrotizantes); sinais de Cullen e Grey Turner (na pancreatite necrotizante); estrias na gravidez ou decorrentes de ascite; eversão umbilical (pressão abdominal aumentada); pulsações visíveis (aneurisma); movimento visível das alças intestinais pela da parede abdominal (obstrução intestinal); hipomobilidade respiratória (peritonite); veias colaterais (hipertensão portal); além de eritema e edema da pele (celulite da parede abdominal).

Na ausculta abdominal, a ausência de ruídos intestinais pode significar peritonite ou íleo paralítico. O aumento dos ruídos intestinais pode indicar enterite ou isquemia numa fase inicial. A obstrução mecânica é caracterizada por ruídos aumentados e de tonalidade metálica por surtos associados à dor tipo cólica. A existência de sopros reflete fluxo sanguíneo turbulento, observado em estenoses arteriais de alto grau (70%-90%) ou em fístulas arteriovenosas.

A percussão pode detectar timpanismo na distensão gasosa intestinal. Macicez além das áreas hepática e esplênica pode indicar tumor abdominal. Importante dar atenção à eventual macicez hipogástrica, no caso da presença de globo vesical. Quando houver perda da macicez hepática, deve ser excluído eventual pneumoperitônio. A existência de ascite pode ser confirmada pelo sinal da onda líquida positivo e variação da percussão com rotação lateral do paciente.

A palpação é a fase mais elucidativa do exame físico, nesse contexto. A existência de defesa involuntária pode significar peritonite. Hipersensibilidade difusa sem defesa pode significar processo inflamatório intestinal. Dor à descompressão pode ser decorrente de irritação peritoneal.

Sinais específicos de dor incluem o sinal de Rovsing (dor na fossa ilíaca direita quando se palpa a fossa ilíaca esquerda) na apendicite aguda, sinal de Murphy (interrupção da inspiração à palpação profunda do hipocôndrio direito) na colecistite aguda, sinal do *psoas* e sinal do obturador associados à apendicite retrocecal ou pélvica, respectivamente. O sinal de Kehr (dor escapular na peritonite, em posição de Trendelenburg) ocorre por irritação frênica. O sinal de Carnett, que envolve a tensão dos músculos da parede abdominal, diferencia situações que envolvem a parede abdominal daquelas associadas a fenômenos intraperitoneais.

O toque retal permite avaliar o tônus do esfíncter, dor à palpação, pesquisa de tumores, corpos estranhos e sangue. O exame vaginal deve pesquisar corrimento, hemorragia, mobilidade cervical e dor.

Exames laboratoriais

Os exames de rotina e as alterações esperadas na avaliação do doente com suspeita de AA incluem:

▪ Hemograma

Leucocitose com desvio para a esquerda (presença de leucócitos imaturos), indicando uma resposta inflamatória.

Hematócrito pode detectar alterações do volume plasmático como na diarreia, nos vômitos, na peritonite e na oclusão intestinal.

Anemia por hemorragia (prévia ou atual).

▪ Proteína C reativa

Elevada em casos de inflamação aguda.

▪ Ionograma, função renal, ureia e creatinina

Avaliação do equilíbrio eletrolítico e da função renal.

▪ Glicemia capilar

Monitoramento dos níveis de açúcar no sangue.

▪ Função hepática

Diagnóstico de lesão hepatocelular por meio de aminotransferases e lactato desidrogenase.

Provas de fluxo biliar, incluindo bilirrubina, fosfatase alcalina e gama-glutamiltransferase.

▪ Amilase e lipase

Na suspeita de pancreatite.

▪ Lactato sérico e gasometria arterial

Auxiliam no diagnóstico de isquemia intestinal.

▪ Exame sumário de urina

Diagnóstico de infecções urinárias.

▪ Determinação da β-hCG

Diagnóstico de gravidez.

Exames de imagem na avaliação do AA

O exame de imagem mais sensível e específico é a tomografia computadorizada (TC) multicortes, dinâmica e com contraste vascular. No entanto, esse exame não pode nem deve substituir uma cuidadosa história clínica e um exame físico (**Figura 94.3**).[7]

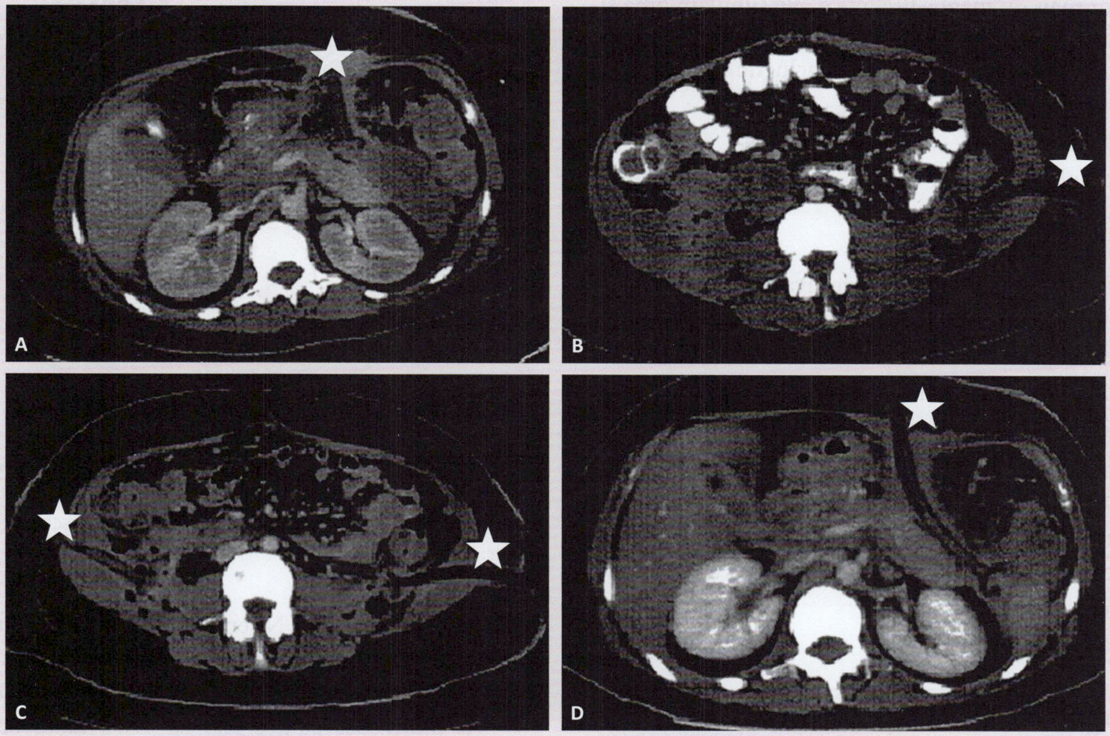

Necrose pancreática infectada e abcessos retroperitoneais drenagens múltiplas

Figura 94.3. Tomografia computadorizada multicortes.
Fonte: Acervo da autoria.

A TC não deve ser realizada em doentes instáveis, pois a sala de tomografia é o local menos apropriado para a reanimação de qualquer doente crítico.

A radiografia simples do abdome continua a ter um papel importante, pois pode ser realizada à cabeceira do doente de forma rápida, diagnosticando dilatação intestinal e pneumoperitônio, ou eventualmente patologia extra-abdominal, como pneumotórax.[8]

A ultrassonografia é sensível no diagnóstico de processos inflamatórios biliares ou hepatobiliares (**Figura 94.4**).

Angiografia ou angiotomografia são importantes no diagnóstico de abdome agudo de causa vascular arterial ou venosa.

Laparoscopia diagnóstica

Pode ter lugar na dúvida diagnóstica, sendo um bom exemplo os casos de dor na fossa ilíaca direita em mulher em idade fértil.

Lavagem peritoneal diagnóstica

Tem atualmente indicações muito limitadas no diagnóstico de abdome agudo em doente instável.

Causas de "falso" abdome agudo

No diagnóstico diferencial de abdome agudo, é decisiva a exclusão de condições médicas que necessitam de tratamento

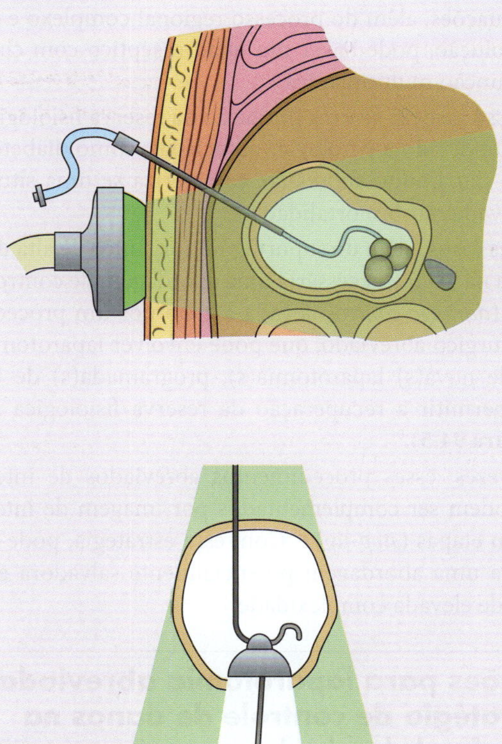

Figura 94.4. Diagnóstico com ultrassonografia.
Fonte: Acervo da autoria.

conservador mais ou menos urgente e que simulam uma situação abdominal aguda. As causas extra-abdominais que podem causar sintomas semelhantes incluem:

- Pneumonia
- Pleurisia
- Embolia pulmonar
- Infarto do miocárdio
- Miocardite
- Insuficiência cardíaca congestiva
- Porfiria
- Cetoacidose diabética
- Púrpura de Henoch-Schönlein
- Lúpus sistêmico
- Poliarterite nodosa
- Febre mediterrânea
- Insuficiência adrenal
- Envenenamento por chumbo
- Herpes-zóster
- Gastrite

Abordagem em situações de catástrofe abdominal

Qualquer situação de AA complicada por peritonite difusa ou hemorragia causada por um processo abdominal complexo, muitas vezes em um abdome múltiplas vezes operado, é considerada uma catástrofe abdominal. Este quadro é frequentemente referido como "abdome hostil". Nessas situações, além do processo regional complexo e de difícil resolução, pode haver um quadro séptico com choque e disfunção multiorgânica.

Se a isso associa-se uma limitação da reserva fisiológica do paciente devido a patologias associadas, como diabetes, agravadas por imunossupressão, caracteriza-se uma situação de elevada morbimortalidade.

Nesses casos, além do suporte multiorgânico de alta dependência na UTI, é necessária uma abordagem de controle de danos (*damage control*) levada a cabo por um procedimento cirúrgico abreviado, que pode envolver laparotomia seguida de nova(s) laparotomia(s), programada(s) de tal forma a permitir a recuperação da reserva fisiológica na UTI (**Figura 94.5**).[9]

Por vezes, esses procedimentos abreviados de intervenção podem ser complementados por imagem de intervenção em etapas (*step-up*).[10] Com essa estratégia, pode-se proceder a uma abordagem potencialmente salvadora em situações de elevada complexidade.

Indicações para laparotomia abreviada ou estratégia de controle de danos na catástrofe abdominal

A decisão de utilizar a técnica de abdome aberto (TAA) é uma intervenção que distorce significativamente a anatomia e aumenta a utilização de recursos, podendo ocasionar

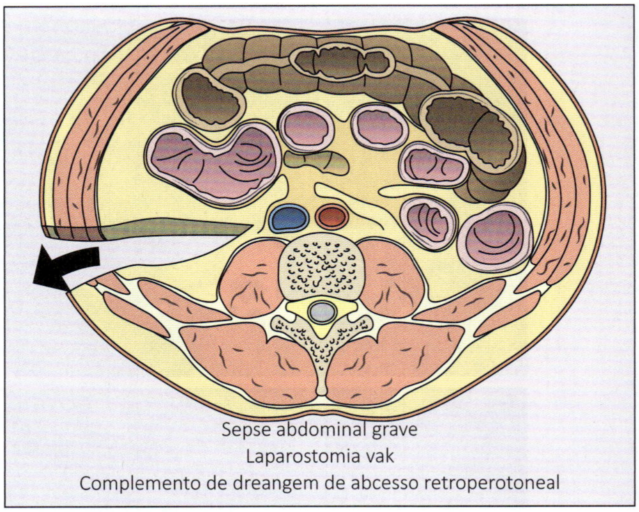

Figura 94.5. Laparostomia e drenagem de abscesso.
Fonte: Acervo da autoria.

efeitos colaterais graves. No entanto, essa técnica é muitas vezes eficaz em restaurar a fisiologia gravemente comprometida em doenças críticas, quando não há outras opções disponíveis.

As indicações para o uso da TAA, tanto obrigatórias quanto relativas, são influenciadas pelos insultos fisiopatológicos primários e respostas à sepse intra-abdominal e inflamação sistêmica, inerentes ao paciente e induzidas por tratamentos médicos. O compartimento abdominal é significativamente afetado em seu conteúdo e nas características da parede abdominal. Fatores como síndrome de resposta inflamatória sistêmica, aumento da permeabilidade vascular e ressuscitação agressiva com cristaloides predispõem ao sequestro de fluidos, resultando na formação de líquido peritoneal. Pacientes com sepse ou choque séptico frequentemente recebem grandes volumes de fluidos de ressuscitação, podendo desenvolver edema intestinal excessivo e diminuição da contratilidade e motilidade intestinal. Essas alterações, combinadas com o sequestro de fluidos de segundo e terceiro espaço e o fechamento forçado de uma parede abdominal com complacência diminuída, podem aumentar a pressão intra-abdominal (PIA), levando à hipertensão intra-abdominal (HIA) ou síndrome compartimental do abdome (SCA).

A PIA elevada comumente causa déficits na perfusão locorregional e sistêmica, podendo resultar em falência de órgãos. Uma HIA descontrolada, com PIA acima de 20 mmHg e nova falência orgânica, é definida como SCA. A SCA causa efeitos deletérios nos órgãos intra-abdominais e repercussões em outros órgãos e sistemas, sendo potencialmente fatal. Embora o tratamento clínico deva ser tentado, a SCA é rapidamente letal, exigindo a abertura imediata da cavidade abdominal se as intervenções médicas não aliviarem rapidamente a situação. Após a cirurgia inicial, deixar o abdome temporariamente aberto é frequentemente necessário para evitar a SCA em pacientes críticos com edema visceral e ressuscitação contínua. No entanto, não há evidências robustas de que manter o abdome aberto influencie favoravelmente a evolução da sepse.

O procedimento de AA envolve deixar intencionalmente as bordas fasciais do abdome não aproximadas (laparostomia). O conteúdo abdominal exposto deve ser protegido com uma cobertura temporária, denominada cobertura abdominal temporária (CAT). Quando usada adequadamente, a TAA pode ser útil no manejo de pacientes cirúrgicos com condições críticas, especialmente em casos de sepse intra-abdominal e pancreatite grave. Apesar das potenciais complicações graves, a TAA é considerada uma intervenção salvadora em pacientes com ferimentos catastróficos. Entretanto, em emergências intra-abdominais não traumáticas, os pacientes têm maiores riscos de complicações subsequentes ao uso da TAA, incluindo fístula enteroatmosférica (FEA), "abdome congelado", abscessos intra-abdominais e menores taxas de fechamento fascial definitivo, resultando em grandes defeitos de hérnia ventral. Essa discrepância nos riscos e benefícios, junto com considerações econômicas, levou a *World Society of the Abdominal Compartment Syndrome* (WSACS) a sugerir evitar o uso rotineiro da TAA em casos de sepse abdominal comparado aos casos traumáticos. Portanto, esforços devem ser feitos para fechar o abdome assim que possível (**Figura 94.6**).

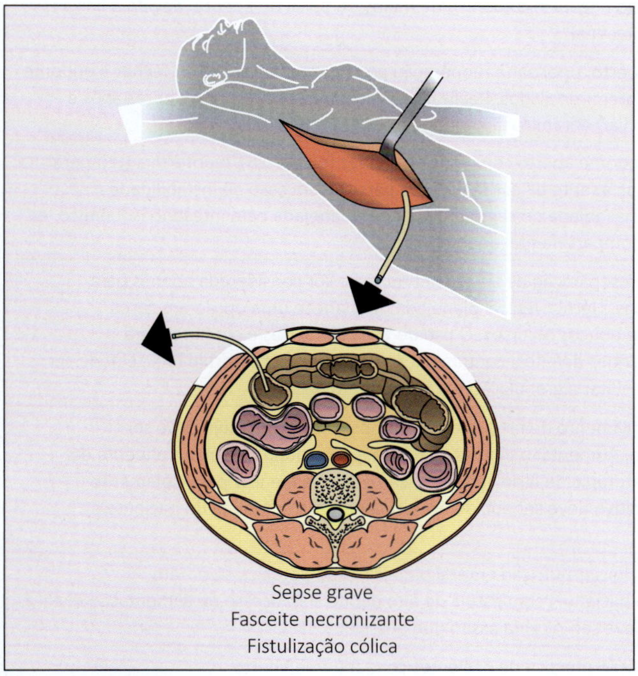

Figura 94.6. Fístula enteroatmosférica.
Fonte: Acervo da autoria.

Os cirurgiões que realizam o AA devem dominar as técnicas envolvidas e considerar os fatores e riscos de cada paciente, pois geralmente é uma técnica usada em situações de extrema gravidade.

As principais indicações para o AA incluem:

- Pacientes instáveis em situação crítica, impedindo o controle adequado do foco séptico na primeira intervenção.
- Edema peritoneal e visceral, impedindo o fechamento abdominal sem tensão, com risco de síndrome compartimental.
- Perda extensa da parede abdominal em situações traumáticas.
- Incapacidade de eliminar o foco de infecção e controlar a fonte.
- Desbridamento incompleto de tecido necrótico.
- Viabilidade incerta do intestino remanescente.
- Hemorragia não controlada, necessitando tamponamento (*packing*).

Na laparotomia de controle de danos, pode haver necessidade de enterectomias, onde os segmentos intestinais são fechados com grampos, sem anastomoses ou estomas, agendados para após a otimização multiorgânica na UTI. A técnica mais recomendada envolve laparostomia com sistema de vácuo (VAC-PACK®), facilitando reintervenções e prevenindo a síndrome compartimental abdominal.

Em algumas situações, procedimentos de intervenção no paciente instável são realizados à beira do leito na UTI. Além da técnica de pressão negativa (TPN), outras metodologias são usadas frequentemente no serviço público de saúde brasileiro devido ao baixo custo.

A indicação mais comum da TAA é no contexto de trauma, utilizando a tática de controle de danos na cirurgia abreviada (primeiro tempo do controle de danos), visando o controle do sangramento e da infecção. A justificativa para essa técnica é deixar o abdome aberto e tratar a cavidade peritoneal infectada como um "abscesso aberto", com subsequentes reoperações envolvendo irrigações generosas e técnicas ativas de CAT.

Objetivos da técnica ideal

- Prevenir evisceração.
- Remover ativamente fluidos intraperitoneais contendo citocinas inflamatórias.
- Evitar a formação de fístulas enteroatmosféricas.
- Preservar a mecânica da parede abdominal.
- Facilitar reintervenções.
- Facilitar o fechamento definitivo.

Técnicas de fechamento temporário da cavidade abdominal (FTCA)[11]

- **Aproximação das bordas da pele com pinças de *Backaus* ou sutura:** técnica antiga, praticamente abandonada devido à alta incidência de HIA e SCA.
- **Bolsa de Bogotá:** técnica comum no Brasil, utilizando plástico estéril de soro suturado à pele, previne evisceração e reduz HIA e SCA, mas não remove fluidos intraperitoneais.
- **Fechamento com telas absorvíveis ou inabsorvíveis:** suturadas nas bordas da aponeurose, aproximando gradualmente à medida que o edema diminui; telas inabsorvíveis precisam ser removidas.

- **Curativo de Wittmann (velcro) ou zíper:** similar ao uso de telas, mas com velcro ou zíper na região central para tração medial.
- **Terapia de pressão negativa (TPN/VAC-PACK®):** reduz aderências, remove fluidos intraperitoneais e mantém o domínio da parede abdominal; técnica mais recomendada atualmente.
- *Técnica de Barker*: modificada da técnica original, utiliza folha plástica fenestrada, compressas umedecidas e drenos, cobertos por folha adesiva, conectados a aspiração de 100-150 mmHg.

O **Quadro 94.1** apresenta o resumo das principais recomendações formuladas pela conferência Internacional de consenso entre a *World Society of Emergency Surgery* (WSES), *Abdominal Compartment Society* (WSACS) e a *Donegal Research Academy* para o tratamento com abdome aberto.[12]

Quadro 94.1. Resumo das mais recentes recomendações da *World Society of Emergency Surgery* (WSES) para tratamento com abdome aberto

Indicação	Recomendações
Peritonite	A TAA é uma opção em cirurgia de emergência para pacientes com peritonite grave e choque séptico nas seguintes circunstâncias: laparotomia abreviada, necessidade de anastomose intestinal adiada, necessidade de segunda avaliação para isquemia intestinal, fonte persistente de peritonite, edema visceral extenso com risco de síndrome compartimental abdominal.
Emergências vasculares	Considerar fortemente a TAA após manejo de catástrofes vasculares hemorrágicas, como aneurisma de aorta abdominal rompido. Considerar a TAA após manejo cirúrgico de isquemia mesentérica aguda.
Pancreatite	Em casos de pancreatite aguda grave não responsiva ao manejo conservador, a descompressão cirúrgica e a TAA são eficazes para tratar a síndrome compartimental abdominal. Não é recomendado deixar o abdômen aberto após necrosectomia pancreática, exceto em situações de alto risco para síndrome compartimental.
Técnica de fechamento temporário	A terapia de ferida com pressão negativa com tração fascial contínua é sugerida como técnica preferida para fechamento temporário do abdômen. Evitar técnicas sem pressão negativa, como uso de malha ou bolsa de Bogotá, devido à baixa taxa de fechamento fascial tardio e alta taxa de fístula intestinal.
Re-exploração	Em pacientes criticamente doentes com abdome aberto, priorizar a reoperação precoce com intenção de fechar o abdome assim que os requisitos de ressuscitação contínua forem resolvidos. Realizar relaparotomia em até 24-48 horas após a operação inicial se houver preocupação com isquemia/contaminação contínua.
Melhor momento para fechamento definitivo	Fechar a fáscia assim que possível. Não manter o abdome aberto com base em acidez (pH < 7,25), hipotermia (temperatura < 34°C) ou coagulopatia. Manter o abdome aberto se a fonte de contaminação persistir, em caso de instabilidade hemodinâmica, necessidade de anastomose intestinal adiada ou segunda avaliação planejada para intestino isquêmico, e preocupações com desenvolvimento de síndrome compartimental abdominal.
Melhor técnica para fechamento definitivo	O fechamento primário da fáscia é a solução ideal. A separação de componentes deve ser considerada apenas para fechamento definitivo ou intervenções reconstrutivas. Hérnia ventral planejada permanece uma opção em casos complicados de abdome aberto ou em contextos de poucos recursos. O uso de telas biológicas é confiável para reconstrução da parede abdominal em casos de grandes defeitos, contaminação bacteriana e comorbidades, e pode ser combinado com terapia de pressão negativa para facilitar a granulação e o fechamento da pele.
Fístulas enteroatmosféricas	Prevenir condições que contribuem para o desenvolvimento de fístulas enteroatmosféricas. O manejo deve ser personalizado de acordo com a classificação padrão. Aumentar a ingestão calórica e de proteínas. Isolar o efluente da fístula para uma cicatrização adequada da ferida. A terapia de ferida com pressão negativa é eficaz para isolamento do efluente e cicatrização da ferida. O manejo definitivo deve ser adiado até a recuperação completa do paciente e cicatrização da ferida.
Suporte nutricional	Fornecer suporte nutricional imediato e adequado. Iniciar nutrição enteral o mais rápido possível, se o trato gastrointestinal permitir. Evitar nutrição enteral em pacientes com fístula de alto débito sem acesso de alimentação distal à fístula. A alimentação oral não é contraindicada e deve ser iniciada assim que possível.
Mobilização do paciente	Não há recomendações específicas sobre a mobilização precoce de pacientes com abdome aberto.

TAA: técnica de abdome aberto.

Fonte: Desenvolvido pela autoria.

Conclusão

As várias etiologias do abdome agudo podem resumir-se a cinco padrões de apresentação que necessitam de uma abordagem especifica: AA e choque, AA e peritonite generalizada, AA e peritonite localizada, AA e oclusão intestinal e AA não cirúrgico.

A avaliação por imagens da TC a efetuar em doentes estáveis é uma ajuda preciosa na confirmação do diagnóstico e na orientação terapêutica que em determinadas situações pode ser tratada de forma menos invasiva orientada pela imagiologia de intervenção.

Na catástrofe abdominal a abordagem de controle de dano apoiada no suporte intensivo pode ser determinante na história natural da doença.

Referências bibliográficas

1. Patterson J, Dominique E. Acute Abdomen Update; 2018. November 14.
2. Flasar MH, Goldberg E. Acute abdominal Pain. Med. Clin. North Am. 2006;90(3);481-503.
3. Kaushal-Deep SM, Townsend CM, Beauchamp RD, Evers BM, Mattox KE. In: Sabinston. Text Book of Surgery. The Biologic basis of modern Surgical Practice. 19th ed. Philadelphia: Elsevier Saunders; 2012.
4. de Dombal FT. The OMGE acute abdominal pain suvey. Progress Report. Scandinavian Journal. Gastroenterology. 1986;144(suppl):35.
5. Quentin MN, Dileep NL. Acute abdomen Investigations. Emergency Surgery. 2005;3:6.
6. de Burlet K, Lam A, Larsen P, Dennett E. Acute abdominal pain-changes in the way we assess it over a decade. N Z Med J. 2017;130(1463):39-44.
7. Mohammed MF, Elbanna KY, Mohammed AME, Murray N, Azzumea F, Almazied G, Nicolaou S. Practical Applications of Dual-Energy Computed Tomography in the Acute Abdomen. Radiol Clin North Am. 2018;56(4):549-563.
8. Geng WZ, Fuller M, Osborn B, Thoirs K. The value of erect abdominal radiograph for diagnosis of mechanical bowel obstruction and paralytic ileus in adult presenting with acute abdominal pain. J Radiolo. 2018; 65(4);259-266.
9. Shapiro MB, Jenkins DH, Schwab CW, Rotondo MF. Damage control: collective review. J Trauma. 2000;49(5):969-78.
10. Oliveira Martins F, Girão C, Feio I, Oliveira Martins M. Damage Control Procedures in Abdominal Sepsis. Revista Portuguesa de Cirurgia. 2018.
11. Menegozzo CA. As 4 técnicas mais comuns de peritoniostomia: vantagens e desvantagens. Disponível em: https://www.primedicaleducation.com.br/post/as-4-técnicas-mais-comuns-de-peritoniostomia. Acesso em 17/07/2024.
12. Coccolini F, Montori G, Ceresoli M, Catena F, Moore EE, Ivatury R, et al. The role of open abdomen in non-trauma patient: WSES Consensus Paper. World J Emerg Surg. 2017;12:39.

Bibliografia recomendada

Adkins AL, Robbins J, Villalba M, Bendick P, Shanley CJ. Open abdomen management of intra-abdominal sepsis. Am Surg. 2004;70(2):137-40; discussion 140.

Beckman M, Paul J, Neideen T, Weigelt JA. Role of the Open Abdomen in Critically Ill Patients. Crit Care Clin. 2016;32(2):255-64.

Pucher Ph, Carter Nc, Knight Bc, Toh S, Tucker V, Mercer Sj. Impact Of Laparoscopic Approach In Emergency Major Abdominal Surgery: Single-Centre Analysis Of 748 Consecutive Cases. Ann R Coll Surg Engl. 2018;100(4):279-284.

capítulo 95

Sepse Intra-Abdominal

Francisco d'Oliveira Martins | Maria do Carmo Girão | Maria do Céu d'Oliveira Martins

Destaques

A sepse abdominal (SA) é uma situação clínica frequente que pode se apresentar como um espectro que envolve desde uma infecção restrita e não complicada, até uma peritonite generalizada associada à disfunção multiorgânica. Apesar dos avanços no diagnóstico e na terapêutica, acompanhados de suporte intensivo de alta dependência, essas situações graves mantêm uma elevada morbimortalidade.

Para minimizar esse risco, a SA necessita de um rápido diagnóstico, início imediato de antibioterapia adequada, ressuscitação adequada com fluidos e controle cirúrgico do foco séptico, respeitando as "horas de ouro" e minimizando o risco.

Em situações extremas, pode ser necessária a utilização de uma estratégia de "controle de danos" com procedimento cirúrgico abreviado, seguido de ressuscitação na UTI e terapêutica definitiva agendada após estabilização do quadro.

Introdução

SA é a segunda causa mais frequente de sepse, seguindo a de foco pulmonar.[1] Na SA não complicada, a infecção está restrita a um órgão, como no caso da apendicite ou colecistite, e a progressão da doença grave é limitada quando o tratamento é adequado. Na SA complicada, a infecção ultrapassa um órgão, atinge toda a cavidade peritoneal, causando peritonite e disfunção multiorgânica.[2]

Nos casos de SA complicada, é urgente o diagnóstico precoce, a ressuscitação adequada, o início da antibioterapia empírica e o controle do foco séptico com procedimento de intervenção cirúrgico ou por imagens. Nesse último contexto ocorre peritonite, podendo ser primária, secundária ou terciária.

A peritonite primária é rara e ocorre espontaneamente, sem solução de continuidade digestiva. Tem etiologia monobacteriana e é frequente nos pacientes cirróticos com ascite. A peritonite secundária ocorre na vigência de solução de continuidade gastrointestinal e é tipicamente polibacteriana. A terciária é uma peritonite recorrente que ocorre após o tratamento de uma peritonite primária ou secundária, devida à falência peritoneal.

Definição de sepse abdominal

A SA corresponde, segundo as definições mais atualizadas, a uma disfunção multiorgânica (MODS) causada pela resposta desregulada do hospedeiro a uma infecção abdominal. A disfunção orgânica, no contexto das UTIs é normalmente avaliada por meio do escore SOFA (*Sequential Organ Failure Assessment*), o qual é associado a maior morbimortalidade, se superior a 2 pontos.[3]

Assim, a atual definição de SA envolve a presença de infecção intra-abdominal associada a um escore SOFA igual ou maior a 2. Se, associado a isto, é necessário recorrer a vasopressores para manter a pressão arterial média (PAM) apesar da ressuscitação com volume, e há um aumento do lactato sérico, esta situação é denominada de choque séptico (SC).

No entanto, atendendo à dificuldade de determinação do SOFA fora da UTI, pode-se usar para rastreio urgente de sepse o "*quick*" *SOFA*.[4]

O escore *quick* SOFA (qSOFA) é recomendado pelas definições mais recentes de sepse/choque séptico,[4] e seu cálculo é relativamente fácil. Consiste em três componentes identificáveis à beira do leito, cada um deles com valor de um ponto. O paciente que apresenta dois desses critérios deve ter admissão obrigatória na UTI:

- Frequência respiratória ≥ 22/minuto.
- Alteração do estado mental.
- Pressão arterial sistólica ≤ 100 mmHg.

Apesar disso, esse escore tem sido motivo de controvérsia na comunidade científica. Isso porque os dados sobre a sua validade são conflitantes. Desde 2016, quando foi inicialmente publicado, comparações com outros previsores de mortalidade, como o escore *NEWS*[5] e os próprios critérios de SIRS têm demonstrado resultados inconsistentes.[6,7] Uma recente revisão retrospectiva no Departamento de Emergência demonstrou que o *NEWS* foi o indicador mais preciso de mortalidade, com uma área sob a curva ROC de 0,904.[3,8,9]

Apesar de não ter sido elaborado para o diagnóstico específico de qualquer condição, o *National Early Warning Score* (NEWS), um escore de alerta precoce desenvolvido no Reino Unido,[5] tem acumulado evidências a seu favor como um indicador confiável para a detecção precoce da sepse. Um valor de NEWS ≥ 5 demonstrou detectar sepse de forma mais eficiente do que os critérios de SIRS ou do escore qSOFA.[10] Além disso, o NEWS, assim como o qSOFA, é fácil e rápido de obter, já que se baseia exclusivamente na história e no exame clínico, como pode ser observado na tabela de cálculo do escore (**Tabela 95.1**).

Diagnóstico

O diagnóstico clínico de SA depende do local de infecção e da sua gravidade. Os sintomas gerais de SA podem ser febre ou hipotermia, taquicardia, taquipneia que traduzem síndrome inflamatória (SIRS) que se não forem reconhecidos e tratados precocemente podem progredir para choque e disfunção multiorgânica.[11]

O aparecimento de hipotensão, oligúria, alterações da consciência (GCS < 15), são sinais de disfunção orgânica em evolução.

Os exames de laboratório podem revelar leucocitose com desvio para a esquerda dos neutrófilos, elevação da proteína C reativa (PCR) ou da procalcitonina (PCT).[12]

Alterações da gasometria arterial e acidemia com elevação do lactato são indicadores de hipoperfusão orgânica e consequente disfunção de órgão.

Marcadores mais sensíveis de inflamação não têm atualmente lugar na nossa prática diária na urgência.

Quanto ao diagnóstico por imagens, a simples radiografia de tórax ou abdome em pé pode revelar pneumoperitônio na perfuração de víscera oca ou níveis hidroaéreos na oclusão intestinal.

Na suspeita de SA o cirurgião pode utilizar, no doente instável, a ultrassonografia (US) a cabeceira do doente para orientação diagnóstica na suspeita de colecistite aguda ou abcesso pélvico.

No entanto, o meio complementar de diagnóstico com maior sensibilidade e especificidade a utilizar no doente estável é a tomografia computorizada (TC) dinâmica com contraste vascular.

A laparoscopia pode ser um complemento diagnóstico e terapêutico em determinadas situações clínicas nomeadamente na sepse abdominopélvica na mulher em idade fértil.

Terapêutica

Além do diagnóstico sindrômico da sepse ou do choque séptico, há dois aspectos importantes a serem considerados, frente a um paciente com quadro de infeção intra-abdominal, e que dizem respeito à avaliação de risco e ao controle do foco infeccioso. A Sociedade de Infecção Cirúrgica, na atualização mais recente das suas diretrizes, abordou esses dois temas.

Avaliação de risco

O risco de desfecho adverso em pacientes com infecção intra-abdominal (IIA) tem implicações importantes na escolha do controle de foco e da antibioticoterapia, o que torna sua avaliação de extrema importância na condução desses quadros. Com esse objetivo, além de fatores fenotípicos e fisiopatológicos, como os já citados sinais de sepse ou choque séptico, devem ser consideradas a idade e as comorbidades do paciente, a magnitude da infecção abdominal, a conformidade do controle inicial do foco, bem como a presença ou persistência de germes resistentes ou oportunistas.

Assim sendo, os pacientes deverão ser inicialmente classificados de acordo com o ambiente no qual a infecção se de-

Tabela 95.1. Sistema do escore NEWS

Parâmetros fisiológicos	3	2	1	0	1	2	3
FR (ipm)	≤ 8		9-11	12-20		21-24	≥ 25
Escala 1 SpO_2(%)	≤ 91	92-93	94-95	≥ 96			
Escala 2 SpO_2(%)	≤ 83	84-85	86-87	88-89*	93-94**	95-96**	≥ 97**
Ar ou O_2?		oxigênio					
PA sistólica (mmHg)	≤ 90	91-100	101-110	111-219			≥ 220
Pulso (bpm)	≤ 40		41-50	51-90	91-110	111-130	≥ 131
Nível de consciência				alerta			NAEM
Temperatura (°C)	≤ 35,0		35,1-36,0	36,1-38,0	38,1-39,0	≥ 39,0	

O cálculo desse escore se baseia exclusivamente em parâmetros fisiológicos de fácil obtenção à beira do leito, uma vantagem que o torna competitivo em relação aos demais sistemas de triagem de sepse.

*≥ 93 em ar ambiente; **em oxigênio; bpm: batimentos por minuto; FR: frequência respiratória; ipm: incursões por minuto; NAEM: nível de alteração no estado mental.

Fonte: Desenvolvida pela autoria.

senvolveu, ou seja, se na comunidade ou se é uma infecção relacionada à assistência à saúde (IRAS). Essa divisão por si só tem implicações prognósticas óbvias e determina menor ou maior risco de falha do tratamento ou morte. Dessa forma, pacientes hospitalizados por pelo menos 48 horas nos últimos 90 dias, aqueles que residiram em instalações de cuidados de enfermagem especializada ou de longa permanência nos últimos 30 dias, aqueles que receberam terapia intravenosa (IV), cuidados com feridas ou terapia de substituição renal nos últimos 30 dias, ou vários dias de terapia antimicrobiana de amplo espectro nos últimos 90 dias, bem como aqueles com infecções pós-operatórias ou conhecidos por terem sido colonizados ou infectados anteriormente com patógenos resistentes, devem ser identificados como portadores de IRAS e considerados como de potencial risco de infecção por organismos multirresistentes ou oportunistas.

Além disso, o uso de escores de classificação de risco computados tanto na admissão quanto no seguimento desses pacientes na UTI também ajuda nessa discriminação, assim como agregam risco aspectos relacionados à infecção, como quadros de peritonite difusa, atraso ou ineficácia no controle do foco, entre outros.

Controle de foco

O controle de foco na SA é definido como as medidas (cirúrgicas ou radiologia de intervenção) necessárias para eliminar a fonte de infeção.[13] A cirurgia e o método mais adequado para o controle definitivo do foco séptico incluem a excisão do órgão infectado (apêndice, vesícula), ressecção de víscera perfurada (perfuração do cólon), reparação de perfuração de víscera (úlcera duodenal perfurada), excisão de tecido necrótico (isquemia intestinal). Simultaneamente os tecidos necróticos infectados ou desvitalizados são removidos seguidos de lavagem profusa da cavidade peritoneal. (Lloyd Nyhus)

É essencial para o tratamento da maioria dos pacientes com IIA. Em geral, deve-se utilizar rotineiramente um procedimento de controle de foco para remover fluido e tecido infectados e prevenir a contaminação contínua, exceto em pacientes para os quais há evidências claras de que uma abordagem não intervencionista está associada a um bom desfecho clínico.

O controle de foco deve ser realizado dentro de 24 horas após o diagnóstico de IIA, exceto em infecções onde evidências clínicas indiquem que uma abordagem não intervencionista ou agendada é mais conveniente. Em casos de sepse ou choque séptico, o controle de foco deve ser realizado de forma mais urgente. A abordagem menos invasiva possível que possa alcançar um controle adequado de foco, pelo menos temporariamente, deve ser utilizada.

Para pacientes com grande instabilidade fisiológica, infecções difusas ou isquemia intestinal contínua, que são considerados de maior risco para falha inicial no controle de foco, devem ser consideradas abordagens alternativas ou temporárias. Em pacientes criticamente doentes com IAI, pode ser necessário utilizar laparotomia abreviada e técnicas de fechamento abdominal temporário se o fechamento do abdome criar hipertensão intra-abdominal significativa, se as reservas fisiológicas do paciente estiverem gravemente comprometidas, se houver incapacidade de alcançar um controle adequado de foco com o procedimento inicial ou se houver um plano para uma segunda laparotomia devido à isquemia mesentérica (**Figuras 95.1** e **95.2**).[14,15]

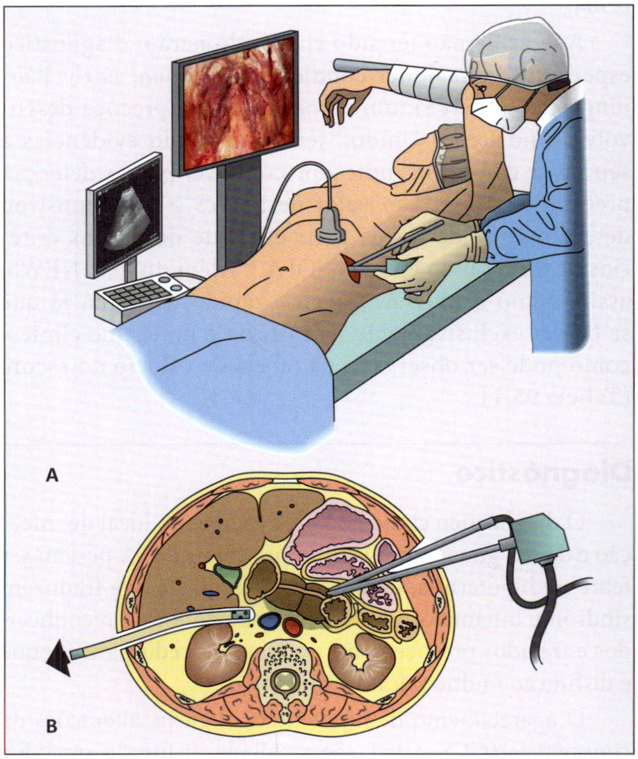

Figura 95.1. Necrose pancreática assistida por vídeo.
Fonte: Acervo da autoria.

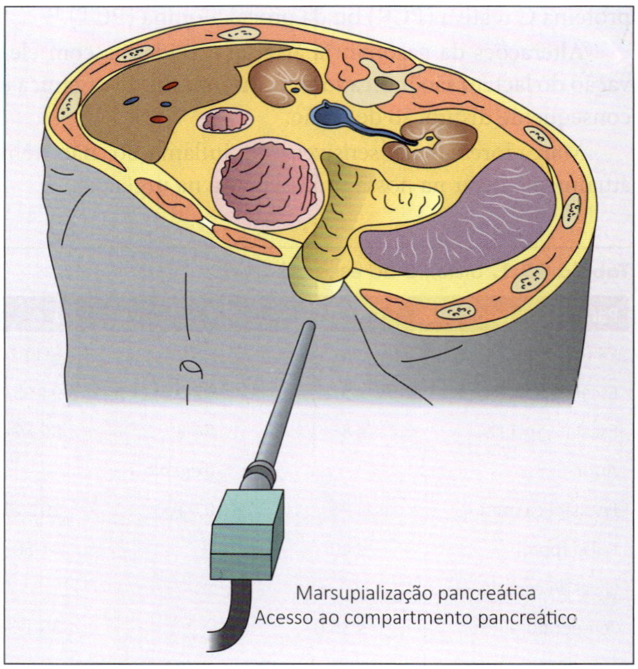

Figura 95.2. Marsupialização pancreática. Acesso ao compartimento pancreático.
Fonte: Acervo da autoria.

A relaparotomia planejada de rotina não deve ser utilizada em pacientes de maior risco com peritonite severa quando o controle adequado de foco pode ser obtido no procedimento inicial. Nesses casos, a relaparotomia deve ser realizada sob demanda. Antes do fechamento abdominal em pacientes submetidos a laparotomia para IAI, é recomendada a irrigação com fluido cristaloide para remover detritos visíveis e contaminação grosseira, geralmente limitando a lavagem áreas com envolvimento evidente.

Ressuscitação

Já o tratamento da SA com MODS e choque necessita de ressuscitação com fluidos, terapêutica antibiótica empírica adequada e controle de foco séptico. Se a SA for inadequadamente tratada progride para Falência Multiorgânica (MOF) e morte. Os doentes com MODS devem ser tratados em UTI.

A ressuscitação com fluidos deve seguir os princípios introduzidos por "Rivers" em 2001[16] que recomenda como objetivos de reanimação:

1. Pressão venosa central (PVC) 8-12 mmHg.
2. Pressão Arterial Media (PAM) ≥ 65mmHg.
3. Débito urinário > 0,5 mL/kg.
4. Saturação de oxigênio no sangue venoso central (SaO_2) > 70 mmHg.

No caso de instabilidade hemodinâmica, pressão arterial sistólica< 90 mmHg; PAM < 70 mmHg; lactato sérico> 4 mmol/L é recomendada a administração rápida de cristaloides (30 mL/kg) nas primeiras três horas depois da admissão (*fluid challenge*) com soro fisiológico ou Ringer lactato.[4]

Nos doentes que mantém hipotensão apesar da ressuscitação com fluidos, devem iniciar terapêutica com vasopressores com o objetivo de manter a MAP ≥ 65mmHg. A noradrenalina é um vasopressor de primeira escolha podendo optar por adrenalina ou vasopressina como segunda escolha.

Em relação à ressuscitação do paciente séptico, é necessário discutir alguns aspectos importantes que têm sido objeto de debate entre os especialistas, especialmente no que diz respeito à oferta de fluidos intravenosos para restaurar a perfusão tissular.

A reposição intravenosa de fluidos é uma intervenção comum no tratamento de pacientes gravemente enfermos, destinada a manter ou restabelecer um débito cardíaco adequado. No entanto, essa terapia pode ter efeitos adversos graves se usada indiscriminadamente. A principal dificuldade reside na nossa limitada capacidade de identificar quais pacientes realmente terão seu débito cardíaco e oferta sistêmica de oxigênio aumentados após a administração de fluidos intravenosos. Estudos indicam que apenas cerca de metade dos pacientes em UTIs respondem positivamente a essa abordagem, e há inconsistências nos benefícios observados mesmo entre os que respondem.

Adicionalmente, os efeitos prejudiciais da sobrecarga de fluidos são bem documentados, incluindo aumento do tempo de ventilação pulmonar invasiva e da taxa de mortalidade em pacientes críticos, com ou sem sepse, aqueles com síndrome do desconforto respiratório agudo (SDRA), hipertensão intra-abdominal, lesão renal aguda e em pós-operatório de várias cirurgias.[17-22]

Nos últimos anos, surgiram diversas metodologias e tecnologias para aprimorar a identificação de pacientes que se beneficiariam da reposição intravenosa de fluidos. Esses métodos visam reduzir a incerteza nas decisões clínicas, uma vez que tanto a administração excessiva quanto a reposição volêmica insuficiente podem acarretar consequências graves. A administração excessiva pode aumentar desproporcionalmente a pré-carga, causar edema e prejudicar o transporte de oxigênio, enquanto a reposição semiplena pode levar à hipoperfusão persistente, resultando em disfunções orgânicas e piora do prognóstico do paciente.

Antibioterapia

A antibioterapia empírica[23] após o diagnóstico de SA deve ser iniciada na primeira hora (*golden hour*) devendo ter um largo espectro e cobrindo os prováveis microrganismos envolvidos. Os microrganismos do tubo digestivo proximal são fundamentalmente *Enterococcus* e *E. Coli*. No tubo digestivo distal há uma população crescente de enterobacteriáceas, *E. Coli*, *Klebsiella* e organismos anaeróbios, principalmente bacteroides.

A título de exemplo, o **Quadro 95.1** traz as diretrizes da *Surgical Infection Society* e da *Infectious Disease Society of America*.

Quadro 101.1. Diretrizes da *Surgical Infection Society* e da *Infectious Disease Society of America*

	Infecção moderada	Infecção grave (idade avançada; imunossupressão)
Agente único	cefotaxima; ertapenem; tigeciclina; ticarciclina	imipenem-cilastatina; meropenem; piperaciclina-tazobactam
Associação	cefotaxima; cefuroxima; ciprofloxacina associada a metronidazole	cefepima; ceftazidima; ciprofloxacina com metronidazole

Fonte: Adaptado de Surgical Infection Society (https://www.sisna.org/guidelines) e Infectious Disease Society of America (https://www.idsociety.org/practice-guideline/practice-guidelines/).

Cirurgia de controle de dano na sepse

A cirurgia do controle de dano é uma técnica de cirurgia abreviada para doente crítico instável de trauma com o objetivo de controle de hemorragia e contaminação, seguida de ressuscitação em ITU e reparação definitiva após estabilização.[24]

No doente crítico com SA o objetivo da cirurgia de controle de dano pode passar por drenagens de foco séptico orientado por US por vezes por etapas (*step-up*) com tratamento definitivo após estabilização em UTI (**Figura 95.3**).

Na laparotomia de controle de dano em SA, para controle de foco, pode haver necessidade de enterectomias ficando os topos intestinais agrafados não se procedendo a anastomoses ou confecção de estomas que serão diferidos após optimização multiorgânica sistêmica em UTI (**Figuras 95.4, 95.5 e 95.6**).[25]

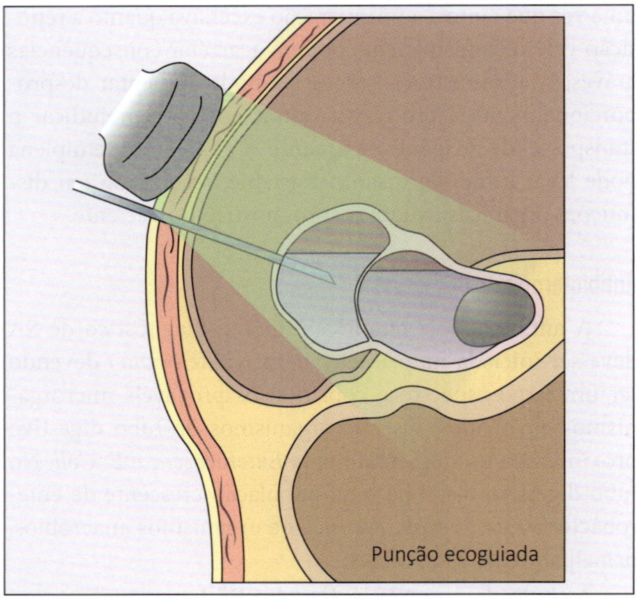

Figura 95.3. Punção ecoguiada.
Fonte: Acervo da autoria.

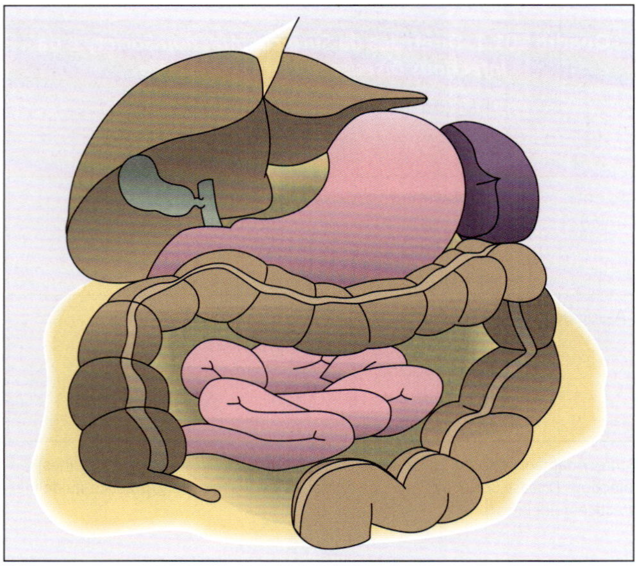

Figura 95.4. Isquemia maciça do intestino delgado e do cólon preservados 20 cm de jejuno.
Fonte: Acervo da autoria.

O doente fica com laparostomia e sistema de vácuo (VAK-PACK) que facilita a reintervenção e previne a síndrome compartimental abdominal (**Figura 95.7**).[26]

Por vezes, determinados procedimentos de intervenção no doente instável são feitos á beira do leito na UTI.[27]

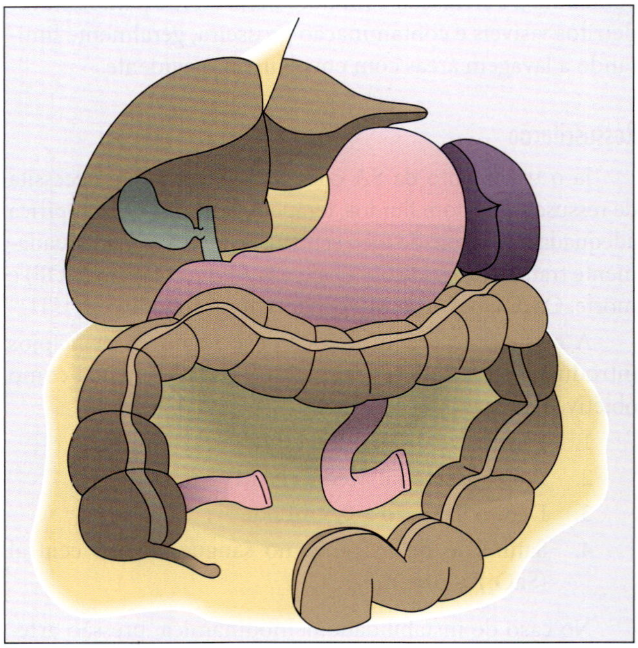

Figura 95.5. Cirurgia de controle de dano, ressecção com topos agrafados, laparotomia VakPack®.
Fonte: Acervo da autoria.

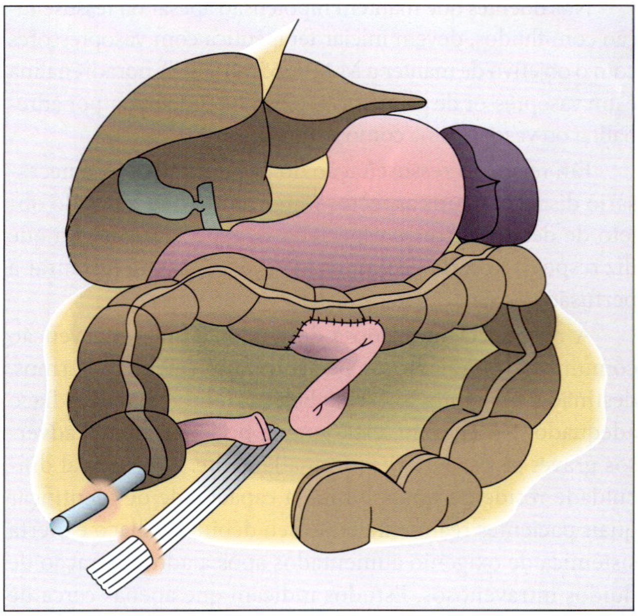

Figura 95.6. Jejunotransversostomia L-L, drenagem de fístula de coto do íleo, cecostomia derivativa, laparorrafia parcial centrípeta, laparostomia VakPack®.
Fonte: Acervo da autoria.

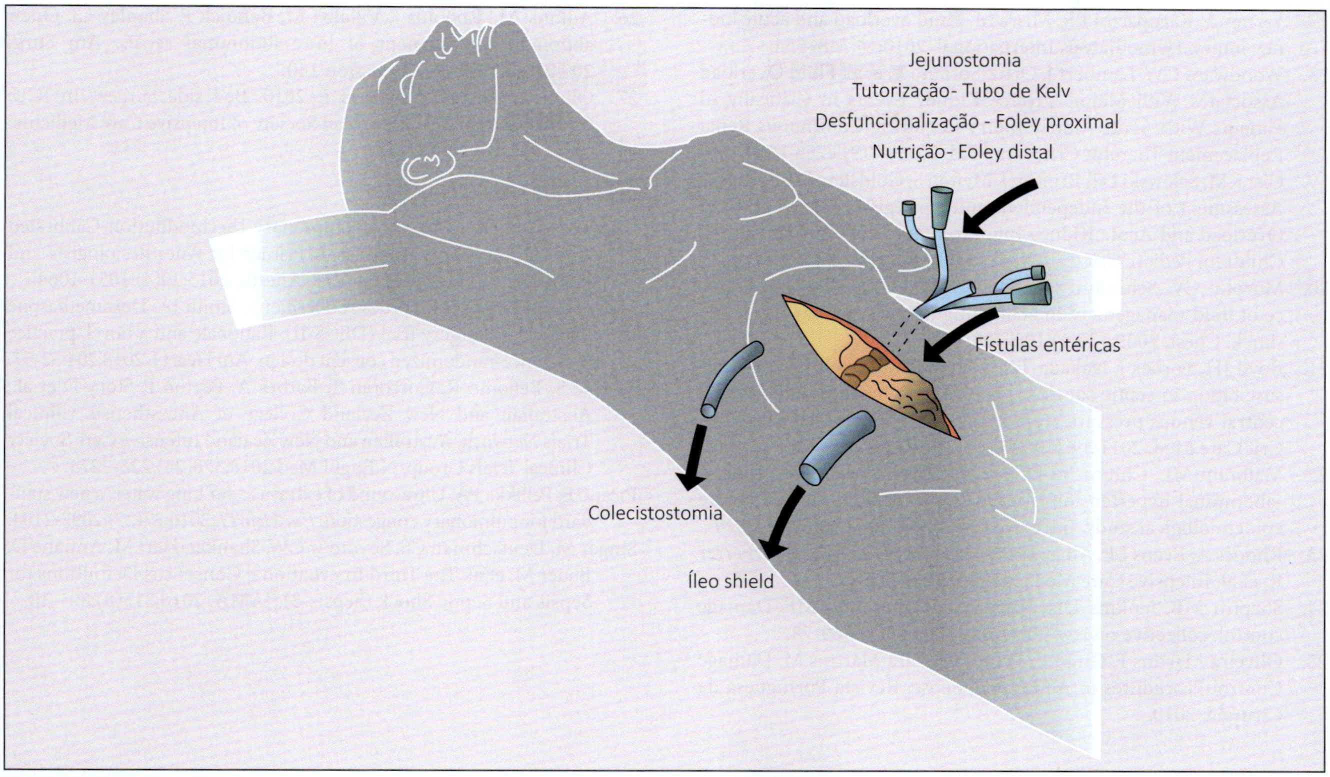

Figura 95.7. Sepses abdominal grave, laparotomia, múltiplas drenagens e múltiplos estomas.
Fonte: Acervo da autoria.

Conclusão

A SA é uma situação frequente que, apesar dos avanços no diagnóstico e na terapêutica, mantém uma elevada taxa de morbimortalidade nos casos complicados.

Para minimizar as complicações são necessários diagnóstico precoce, ressuscitação adequada com fluidos, suporte multiorgânico em UTI quando há disfunção de órgão e antibioterapia empírica adequada e precoce, associados a controle cirúrgico do foco séptico.

Referências bibliográficas

1. Reinhartk DR, Kisson N, Machado FR, Schachter RD, Finfer S. Recognising Sepse as a Global Health Priority. N. England J. Medicine. 2017;377:414-447.
2. Caccioni M, Evans L, Levy M, Rhodes A. Sepse and Septic Shock. Lancet. London, England; 2018.
3. Vincent JL, Moreno R, Takala J, Willatts S, De Mendonça A, Bruining H, et al. On behalf of the Working Group on Sepsis-Related Problems of the European Society of Intensive Care Medicine. Intensive Care Med. 1996;22(7):707-10.
4. Takala J. Volume responsive, but does the patient need volume? Intensive Care Med. 2016;42(9):1461-3.
5. Indd, N. *National Early Warning Score (NEWS) 2 Standardising the Assessment of Acute-Illness Severity in the NHS.* (2017).
6. Usman OA, Usman AA, Ward MA. Comparison of SIRS, qSOFA, and NEWS for the early identification of sepsis in the Emergency Department. Am J Emerg Med, 2019;37:1490–1497.
7. Haydar S, Spanier M, Weems P, Wood S, Strout T. Comparison of QSOFA score and SIRS criteria as screening mechanisms for emergency department sepsis. Am J Emerg Med. 2017;35:1730–1733.
8. Covino M, Sandroni C, Della Polla D, et al. Predicting ICU admission and death in the Emergency Department: A comparison of six early warning scores. *Resuscitation.* 2023;190:109876.
9. Shankar-Hari M, Phillips GS, Levy ML, Seymour CW, Liu VX, Deutschman CS, et al. Developing a New Definition and Assessing New Clinical Criteria for Septic Shock: For the Third International Consensus Definitions for Sepsis and Septic Shock (Sepsis-3). JAMA. 2016;315(8):775-87.
10. Silcock DJ, Corfield AR, Staines H, Rooney KD. Superior performance of National Early Warning Score compared with quick Sepsis-related Organ Failure Assessment Score in predicting adverse outcomes: a retrospective observational study of patients in the prehospital setting. Eur J Emerg Med. 2019;26:433–439.
11. Riché F, Gayat E, Collet C, Matéo J, Laisné MJ, Launay JM, Valleur P, Payen D, Cholley BP. Local and systemic innate immune response to secondary human peritonitis. Crit Care. 2013;17(5):R201.
12. Parlato M, Philippart F, Rouquette A, Moucadel V, Puchois V, Blein S, et al. Circulating biomarkers may be unable to detect infection at the early phase of sepsis in ICU patients: the CAPTAIN prospective multicenter cohort study. Intensive Care Med. 2018;44(7):1061-1070.
13. Marshall JC, Maier RV, Jimenez M, Dellinger EP. Source control in the management of severe sepsis and septic shock: an evidence-based review. Crit Care Med. 2004;32(11 Suppl):S513-26..
14. Oliveira Martins F, Amado P, et al. Mini-invasive approach of infected Pancreatic Necrosis. Journal de Coelio-Chirurgie the European J Laparoscopie. 2011;80.
15. Oliveira Martins F, et al. Approach to infected Pancreatic Necrosis. Comparation of classic laparostomy and mini-laparostomy. Hepato-Gastroenterology. 2003;1(50):XXXVII.
16. Rivers E, Nguyen B, Havstad S, Ressler J, Muzzin A, Knoblich B,et al. Early goal-directed therapy in the treatment of severe sepsis and septic shock. N Engl J Med. 2001;345(19):1368-77.

17. Yerram P, Karuparthi PR, Misra M. Fluid overload and acute kidney injury. Hemodialysis International. 2010;14:348–354.
18. Woodward CW, Lambert J, Ortiz-Soriano V, et al. Fluid Overload Associates With Major Adverse Kidney Events in Critically Ill Patients With Acute Kidney Injury Requiring Continuous Renal Replacement Therapy. Crit Care Med. 2019;47(9):e753-e760.
19. Gist KM, Selewski DT, Brinton J, Menon S, Goldstein SL, Basu RK. Assessment of the Independent and Synergistic Effects of Fluid Overload and Acute Kidney Injury on Outcomes of Critically Ill Children. Pediatr Crit Care Med. 2020;21(2):170-177.
20. Murphy CV, Schramm GE, Doherty JA, et al. The importance of fluid management in acute lung injury secondary to septic shock. Chest. 2009;136(1):102-109.
21. Boyd JH, Forbes J, Nakada TA, Walley KR, Russell JA. Fluid resuscitation in septic shock: a positive fluid balance and elevated central venous pressure are associated with increased mortality. Crit Care Med. 2011;39:259–265.
22. Malbrain ML, Chiumello D, Pelosi P, et al. Prevalence of intra-abdominal hypertension in critically ill patients: a multicentre epidemiological study. Intensive Care Med. 2004;30(5):822-829.
23. Rhodes A, Evans LE, Alhazzani W, Levy MM, Antonelli M, Ferrer R, et al. Intensive Care Med. 2017;43(3):304-377.
24. Shapiro MB, Jenkins DH, Schwab CW, Rotondo MF. Damage control: collective review. J Trauma. 2000;49(5):969-78.
25. Oliveira Martins F, Girão C, Feio I, Oliveira Martins M. Damage Control Procedures in Abdominal Sepse. Revista Portuguesa de Cirurgia. 2019.
26. Adkins AL, Robbins J, Villalba M, Bendick P, Shanley CJ. Open abdomen management of intra-abdominal sepsis. Am Surg. 2004;70(2):137-40; discussion 140.
27. Oliveira Martins F, Amado P. 2010. Bed side Surgery in ICU. Controversis in ICU. European Society of Intensive Care Medicine.

Bibliografia recomendada

Laight NS, Levin AI. Transcardiopulmonary Thermodilution-Calibrated Arterial Waveform Analysis: A Primer for Anesthesiologists and Intensivists. J Cardiothorac Vasc Anesth. 2015;29(4):1051-1064.

Myles PS, Dieleman JM, Forbes A, Heritier S, Smith JA. Dexamethasone for Cardiac Surgery trial (DECS-II): Rationale and a novel, practice preference-randomized consent design. Am Heart J. 2018;204:52-57.

Myles PS, Bellomo R, Corcoran T, Forbes A, Peyton P, Story D et al., Australian and New Zealand College of Anaesthetists Clinical Trials Network, Australian and New Zealand Intensive Care Society Clinical Trials Group. N Engl J Med 2018;378(24):226-2274.

Picano E, Pellikka PA. Ultrasound of extravascular lung water: a new standard for pulmonary congestion. *Eur Heart J.* 2016;37(27):2097-2104.

Singer M, Deutschman CS, Seymour CW, Shankar-Hari M, Annane D, Bauer M, et al. The Third International Consensus Definitions for Sepsis and Septic Shock (Sepsis-3). JAMA. 2016;315(8):801-10.

capítulo 96

Hipertensão Intra-Abdominal e Síndrome Compartimental Abdominal

Ricardo Matos | António Vieira | Cláudia Falé

Destaques

- O diagnóstico, a avaliação e os protocolos de monitorização da hipertensão intra-abdominal (HIA) e da síndrome compartimental abdominal (SCA) estão hoje em dia bem-definidos.
- A avaliação da pressão intra-abdominal (PIA) pelo método intravesical é simples, fácil, fiável, reprodutível e barata.
- As HIA/SCA estão associadas a uma elevada morbilidade e mortalidade. Estas entidades não são raras, sendo fácil identificar fatores de risco.
- As UTIs devem ter protocolos de monitorização da PIA e da abordagem terapêutica, médica e cirúrgica da HIA/SCA.

Introdução

A HIA é uma entidade clínica conhecida há décadas.[1-3] No entanto, foi na década de 1990 do século passado que se generalizou a sua medição e surgiu o conceito de síndrome compartimental abdominal (SCA).[4] Compreendeu-se que existe um *continuum* com um aumento progressivo da HIA que evolui para falência de órgão, instalando-se então a SCA e progredindo muitas vezes para a síndrome de falência múltipla orgânica (SFMO).[5-8]

Trata-se de uma entidade cujo diagnóstico precoce é mandatório na Medicina. Deve-se identificar fatores de risco, estabelecer um protocolo de monitorização e intervir com medidas médicas, e por vezes cirúrgicas, para evitar um pior prognóstico aos doentes.[5-8] As HIA/SCA não só são frequentes como se associam a uma maior morbilidade e mortalidade. Sendo a medição da pressão intra-abdominal (PIA) tão simples e fácil, não há razão para não ser monitorizada por rotina em unidades de cuidados intensivos/intermédios (UCI/UCInt).

Gostaríamos de salientar a importância do trabalho desenvolvido pela *World Society of the Abdominal Compartment Syndrome* (WSACS). A sociedade foi fundada em 2004 por um grupo internacional de peritos médicos e cirurgiões que muito têm feito para a investigação, educação e treino de profissionais de saúde neste tema. Eles estabeleceram definições, diretrizes e recomendações sustentadas por evidências.[8]

Procuramos resumir alguns aspectos essenciais das HIA/SCA neste capítulo, atualizando alguns pontos e apontando algumas perspectivas futuras (**Quadros 96.1 e 96.2**).

Quadro 96.1. Definições, graus e classificação

Definições	
PIA	PIA = 0-7 mmHg
PPA	PPA = PAM – PIA O seu valor normal é > 60 mmHg
Qual é a PIA normal em doentes críticos?	PIA = 5-7 mmHg
HIA	É definida por um aumento patológico, mantido ou repetido, da PIA ≥ 12 mmHg
SCA	É definido como uma PIA (mantida) > 20 mmHg (com ou sem uma PPA < 60 mmHg) que se associa a uma nova disfunção/falência de órgão
Graus de HIA	
Grau I	PIA = 12-15 mmHg
Grau II	PIA = 16-20 mmHg
Grau III	PIA = 21-25 mmHg
Grau IV	PIA > 25 mmHg
Classificação HIA/SCA	
HIA primária	Condição associada a lesão/doença da região abdominopélvica que frequentemente requer cirurgia precoce ou intervenção de radiologia de intervenção
HIA secundária	Condição que não tem origem da região abdominopélvica
HIA recorrente	Condição em que as HIA/SCA se reestabelecem, após tratamento médico ou cirúrgico de HTA/SCA primárias ou secundárias

HIA: hipertensão intra-abdominal; PAM: pressão arterial média; PIA: pressão intra-abdominal; PPA: pressão de perfusão abdominal; SCA: síndrome compartimental abdominal.

Fonte: Adaptado de Kirkpatrick AW, Roberts DJ, de Waele J, *et al.* Intra-abdominal hypertension and the abdominal compartment syndrome: updated consensus definitions and clinical practice guidelines from the world society of the abdominal compartment syndrome. intensive care med. 2013;39(7):1190-1206.

Quadro 96.2. Fatores de risco HIA/SCA	
Diminuição da complacência da parede abdominal	• Cirurgia abdominal • Trauma *major* • Queimadura *major* • Posicionamento em ventral
Aumento de conteúdo intraluminal	• Gastroparesia/distensão gástrica • *Ileus* • Pseudo-obstrução do cólon • Volvo
Aumento do conteúdo intra-abdominal	• Pancreatite aguda • Abdome distendido • Ascite/hemo ou pneumoperitônio • Coleções/abcessos intra-abdominais • Tumores intra-abdominais ou retroperitoneais • Laparoscopia com alta pressão de insuflação • Cirrose ou insuficiência hepática com ascite • Diálise peritoneal
***Leak* capilar/ressuscitação com fluidos**	• Acidose • Laparotomia *'Damage control'* • Hipotermia • Índices APACHE-II ou SOFA elevados • Ressuscitação maciça com fluidos ou balanço hídrico positivo • Transfusão maciça
Outros /miscelânea	• Idade • Bacteriemia • Coagulopatias • Excessivo aumento do ângulo da cabeceira da cama • Reparação de hérnia incisional • Ventilação mecânica e ou PEEP alto • Obesidade/aumento do índice de massa corporal • Peritonite • Pneumonia • Sepse • Choque ou hipotensão

APACHE-II: *acute physiology and chronic health evaluation* II; SOFA: *sequential organ failure assessment*; PEEP: pressão expiratória final positiva.

Fonte: Adaptado de Kirkpatrick AW, Roberts DJ, de Waele J, *et al.* Intra-abdominal hypertension and the abdominal compartment syndrome: updated consensus definitions and clinical practice guidelines from the world society of the abdominal compartment syndrome. intensive care med. 2013 jul;39(7):1190-1206.

Epidemiologia

Atualmente os doentes admitidos em UCI que possuem fatores de risco para HIA/SCA apresentam HIA em cerca de 25% a 39% dos casos, e SCA em cerca de 2% a 3%.[9-11] A mortalidade que apresentam é elevada, cerca de 25% a 75%, dependendo da gravidade das lesões presentes e da presença de SFMO.[12-19]

Em doentes politraumatizados em UCI tem havido uma redução da ocorrência de HIA/SCA de 5% a 15% para < 5%.[11-13] Isso se dá em provável relação com novas abordagens de diagnóstico (TC corporal total e uso de protocolos de monitorização da PIA) e de terapêutica médica. É o caso da ressuscitação mais restrita em volume e ventilação protetora e da terapêutica cirúrgica com estratégias de controle de dano.

Aspectos fisiopatológicos

O compartimento intra-abdominal é pouco expansível, nomeadamente os seus limites inferiores (pavimento pélvico) e posterior (coluna e estruturas musculosqueléticas). Os seus limites laterais e anterior têm alguma distensibilidade, mas limitadas. O diafragma superiormente não rígido permite transmissão de pressões para o compartimento torácico e tem consequências na pressão intratorácica e na complacência pulmonar.

O continuado aumento da PIA leva a uma distensão abdominal com consequências nos seus diferentes conteúdos e órgãos, bem como a uma interferência clara na dinâmica respiratória.[12] Por analogia com o compartimento craniano, no abdome também vai haver um compromisso da pressão de perfusão (PPA = PAM-PIA; PIA > 12 e PPA < 60 mmHg), e com a desvantagem de piores sistemas de autorregulação comparativamente ao território cerebral. Os sistemas vasculares dos diferentes órgãos intra-abdominais terão comprometida a circulação sanguínea, ocorrendo esses processos em varias fases.[12] Com menos sangue arterial disponível para os tecidos intra-abdominais, há potencial diminuição da perfusão e da entrega de O_2, resultando em isquemia (PIA > 20 mmHg) e necrose. Com o aumento da resistência e posterior congestão venosa há potencial aumento da PIA. Faz-se um circuito que se autoalimenta e perpetua: má perfusão intestinal, diminuição da circulação esplênica, compromisso microcirculatório da mucosa com isquemia mesentérica, edema das ansas, íleo, translocação bacteriana e sepse.

Neste *continuum* surgem fenômenos de congestão e reperfusão[20] também na base da disfunção orgânica: o rim, com diminuição da diurese e anúria; o fígado, com aumento das enzimas com citólise e colestase, até um 'fígado de choque' e insuficiência hepática aguda; o coração, com diminuição do retorno venoso e do débito cardíaco, contribuído para hipotensão e choque. A pressão de perfusão cerebral pode ficar comprometida, bem como o retorno venoso cerebral com o aumento da pressão intratorácica, ocorrendo um aumento da pressão intracerebral (PIC). Com o aumento da pressão transdiafragmática, e a pressão intrapleural fica menos negativa, estão favorecidos os fenômenos de atelectasia – aumento do espaço morto, diminuição da complacência pulmonar e potencial redução do rácio paO_2/fiO_2 com evolução para síndrome de dificuldade respiratória aguda (SDRA).[21,22] Estamos numa progressão contínua para a disfunção e/ou falência múltipla orgânica.[12]

Nas diretrizes de 2013 da WSACS, surgem os conceitos de complacência abdominal e da síndrome policompartimental (SPC). A complacência abdominal é definida como medida da facilidade da expansão abdominal, determinada pela elasticidade da parede abdominal e do diafragma, a relação entre variação de volume por variação da pressão, neste caso da PIA. Na SPC, dois ou mais compartimentos anatômicos têm simultaneamente pressões compartimentais elevadas.

Diagnóstico e monitorização

O diagnóstico precoce é essencial, e para o mesmo devem contribuir:

- A identificação da presença de fatores de risco fortes (**Quadro 96.2**),[23-25] nomeadamente aqueles que tem mais relação com HIA/SCA frequentemente: a ressuscitação com grande quantidade de fluidos (3-5 L/24 horas); a transfusão maciça de hemoderivados (> 10 unidades em 24 horas); a diminuição marcada da complacência abdominal (obesidade marcada, queimados com escaras abdominais e assincronias ventilatórias acentuadas); inflamação/infecção peritoneal extensa (peritonites, pancreatite, cirurgia abdominal e administração excessiva de fluidos); hemoperitoneu, nomeadamente a combinação de hemorragia com transfusão maciça e edema acentuado das ansas intestinais.
- A identificação clínica: a distensão abdominal + abdome tenso + oligúria + maior esforço respiratório + hipotensão estão para a SCA como os '6 P's' para a síndrome compartimental das extremidades *(Pain; Pallor; Pulselessness; Paresthesia; Paralysis; Poikilothermia)*. A sua presença é um sinal da catástrofe, mas são ainda sinais clínicos pouco específicos da SCA, pois estão presentes em muitas outras entidades: doentes em choque; insuficiência renal aguda com ou sem necrose tubular aguda ou doentes com SDRA.[26]
- Os meios complementares de diagnóstico (MCD) não avaliam a PIA. Na TC abdominal quando o rácio abdominal (a razão entre os diâmetros anteroposterior e o diâmetro transverso) é > 0,8 (*Round Belly Sign*) é bastante sugestivo da HIA (> 20 mmHg). Também é frequente o sinal do espessamento da parede intestinal com realce (BWTE, *bowel wall thickening with enhancement*), mas ambos têm baixa sensibilidade e especificidade para HIA/SCA.[27,28] São muitas vezes apenas meios complementares, mas podem ser essenciais em aspetos como no diagnóstico da doença intra-abdominal subjacente ou primária, sendo o caso da tomografia abdominal e da ecografia abdominal. Esta última tem-se revelado de importância crescente na avaliação da volemia, da presença de fluido livre ou de coleções, de tromboses ou compressão das veias renais e da cava inferior. São meios complementares essenciais na avaliação dos doentes, mas não especificamente na avaliação da PIA.[29]

A avaliação/monitorização da PIA

A PIA tem sido avaliada de diferentes formas ao longo das décadas. Na década de 1990 generalizou-se a medição intravesical. O método é simples, fácil de realizar, barato[29] e simultaneamente preciso, reprodutível e confiável. A técnica mais simples é a intermitente[30-32] existindo também dispositivos para a avaliação contínua da PIA.

Avaliação intermitente

Será necessário cumprir algumas referências simples, dispor de algum equipamento e cumprir algumas etapas da medição.

■ Referências

Utiliza-se como unidade de medição o mmHg (1 mmHg = 1,36 cmH_2O); o doente deve estar deitado em dorsal e posição supina; as medições devem ser feitas no final da expiração e com relaxamento da musculatura abdominal; o *transducer* deve ser colocado e zerado na linha média axilar ao nível da crista ilíaca anterossuperior.

■ Equipamento

- Cateter urinário tipo *Foley* e respectivo saco coletor.
- Sistema de medição da pressão tipo monitor multiparâmetros.
- Cabo de *transducer*.
- Saco de soro NaCl 0,9%.
- Seringa com capacidade > 25 mL.

■ Etapas (Figura 96.1)

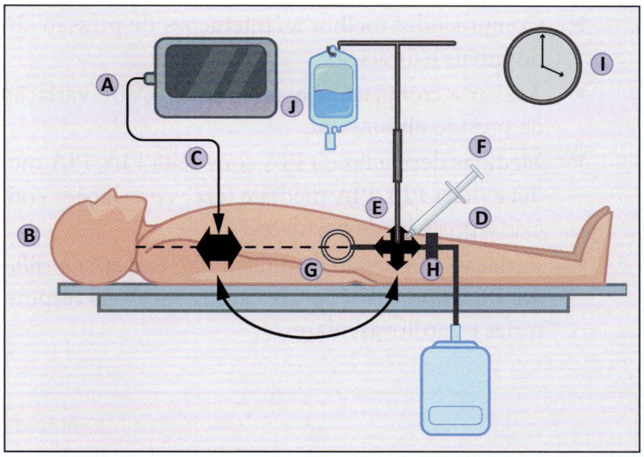

Figura 96.1. Avaliação da PIA intravesical. (A) Ligar o monitor e conectar o cabo de *transducer*; (B) posicionar o doente previamente algaliado com *Foley* em posição supina; (C) ajustar o *transducer* e zerá-lo colocando-o tal como a porta aberta da torneira multivias para a atmosfera, na linha média axilar ao nível da crista ilíaca; (D) clampar o cateter urinário distal á torneira e desinfetar esta última antes de a manipular; (E) conectar o cabo do *transducer* á porta/torneira; (F) feixar a torneira para o doente e aspirar com a seringa do sistema de soro 25 mL de NaCl a 0,9%; (G) rodar a torneira e injetar os 25 mL de soro para o doente; (H) abrir o clampe do cateter urinário permitindo saída de ar para saco coletor; (I) esperar cerca de 30-60 segundos, após instilar o soro na bexiga, abrir a torneira para o *transducer*; (J) avaliar e registar o valor da pressão na fase final da expiração.

Fonte: Editora Atheneu.

Avaliação contínua da PIA

A avaliação contínua da PIA (PIAC) terá óbvias vantagens no futuro.[33,34] No entanto, no presente, esses métodos são mais complexos, tem maior custo, maior invisibilidade e maior taxa de complicações. Falta-lhes precisão, fiabilidade e ainda tem de ser validadas. Necessitam ainda de muita investigação.

Esta avaliação pode ser mais invasiva (medição direta no peritoneu, uso de cateteres intra-abdominais abalonados ou com sondas gástricas com balão) ou menos invasivos (*foley* de 3 vias com irrigação contínua ou com um segundo balão insuflado). Estão sendo desenvolvidas técnicas de pletismografia respiratória de indutância, aplicação de tensiômetros abdominais, técnicas com base na utilização dos ultrassons (tonometria da espessura da parede abdominal, Doppler ou *laser*) ou análise de impedância bioelétrica, *microwave refectometry* e ainda de *wireless motility capsule*.[35]

No entanto objetivam-se já vantagens importantes da PIAC:

- Impacto em tempo real da terapêutica sobre a PIA.
- Análise mais objetiva da variação da PPA.
- Calcular áreas sob a curva e tempos abaixo de valores limiares.
- Permitir diagnóstico de S. Policompartimental.
- Prever lesão renal aguda e síndrome cárdio-abdomino-renal.
- Compreender melhor as interações de pressão abdominais e torácicas.
- Avaliar a complacência abdominal (Cab), variação da pressão abdominal.
- Medidas derivadas da PIA com delta PIA, PIA média e delta PIA/PIA média e fazer correlações com Cab e pressões de perfusão.
- Variação da pressão de pulso (VPP) ou *stroke volume variation* (SVV) entre outras variáveis respiratórias e cardiovasculares.

Protocolos de monitorização da PIA em UCI

Vários autores têm proposto protocolos de avaliação e monitorização da PIA em UCI/ UCInt.[8,12,36] Vão desde a monitorização sistemática nas primeiras 48 horas de admissão, até á escolha de doentes a monitorizar em função da presença de fatores de risco.

Devem ser monitorizados grande parte dos doentes admitidos nas unidades que tenham um ou mais fatores de risco na admissão, pelo menos os que apresentam fatores de risco fortes[10] ou qualquer fator de risco (**Quadro 96.2**) + clínico, ou só clínico. A sequência de decisões que propomos é a demonstrada na **Figura 96.2**.

Tratamento médico

A abordagem terapêutica do doente com HIA/SCA deve ser feita de modo dirigido à doença primária, que pode por si só levar a HIA/SCA. Por exemplo, a pancreatite ou a pneumonia com choque e parada cardiorrespiratória, ou intervenções terapêuticas que também podem por si só levar a este quadro clínico, como a transfusão maciça ou a reanimação com quantidades excessivas de fluidos.

Deverá ser uma abordagem integrada e multidisciplinar envolvendo a correção das "causas/dos focos", isto é, do tratamento etiológico e ao mesmo tempo do tratamento sindromático, das síndromes que lhe estão associadas.[22,37-43] Incluindo ainda o tratamento de suporte aos diferentes órgãos que se encontram em situação de disfunção falência (**Figuras 96.3 e 96.4**).

Vários autores têm considerado que as nossas intervenções devem ser escaladas e "descaladas" em função da gravidade das HIA/SCA. São ponderados diferentes níveis de intervenção de complexidade e "agressividade" terapêutica crescentes.[8,20,44]

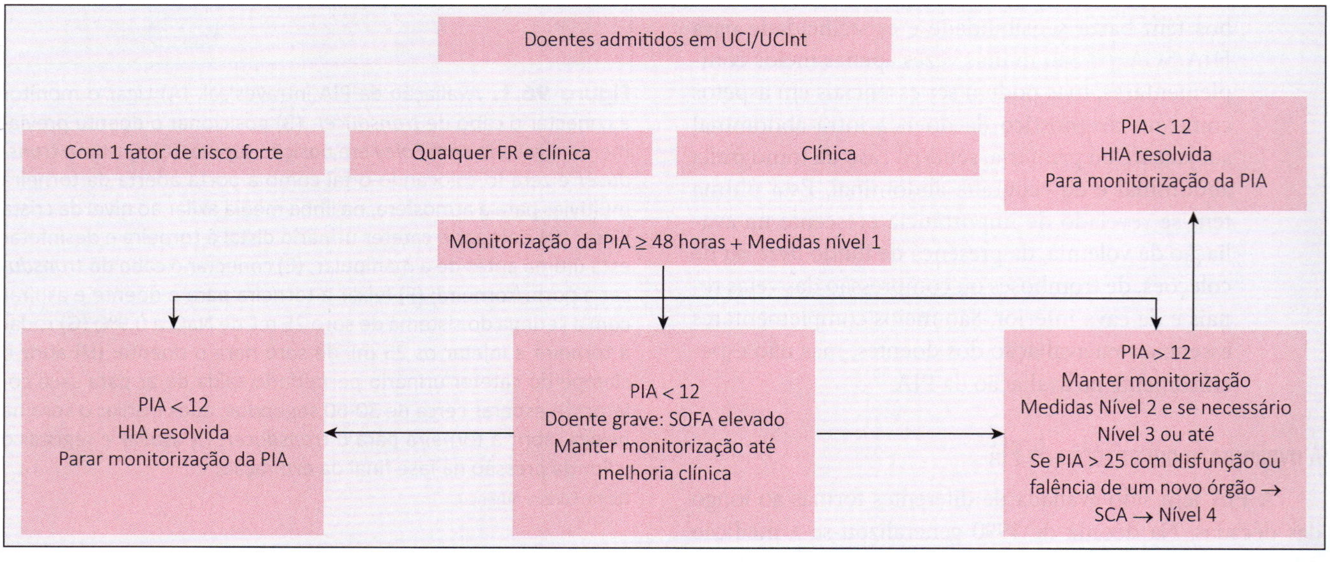

Figura 96.2. Proposta de algoritmo de decisão de monitorização da PIA.

FR: frequência cardíaca; HIA: hipertensão intra-abdominal; PIA: pressão intra-abdominal; SCA: síndrome compartimental abdominal; SOFA: *Sequencial Organ Failure Assessement Score*; UCI/UCInt: unidades de cuidados intensivos/ intermédios.Algoritmos mais complexos foram publicados pela WSACS e estão disponíveis em www.wsacs.org.

Fonte: Adaptado de *World Society of the Abdominal Compartment Syndrome* (WSACS).

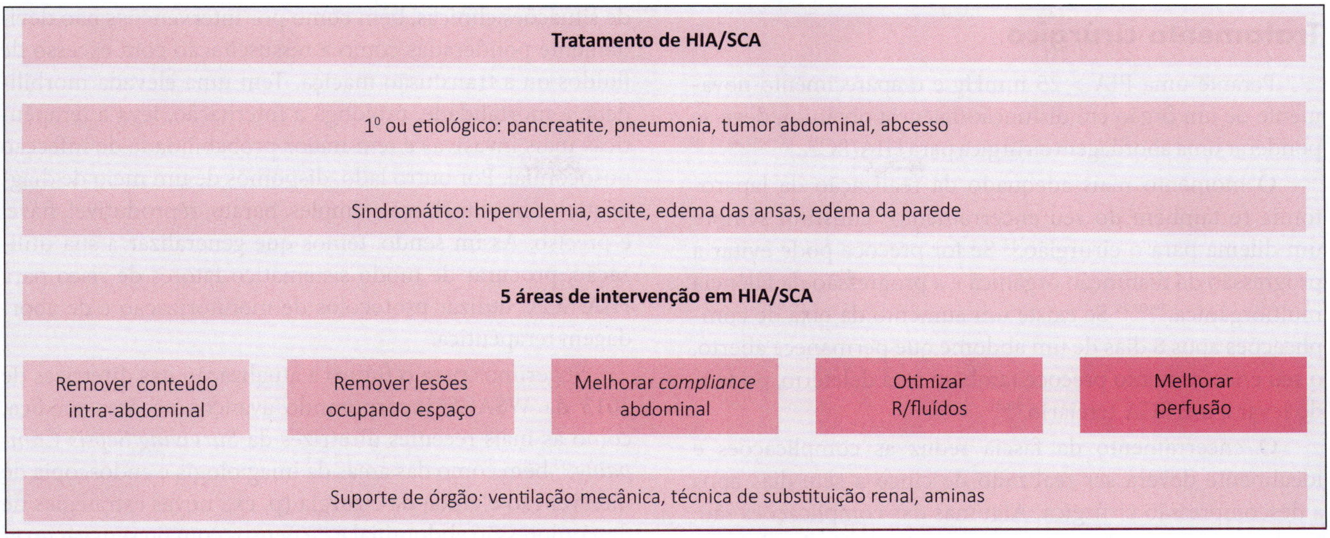

Figura 96.3. Grandes áreas de tratamento médico de HIA/SCA.

HIA: hipertensão intra-abdominal; SCA: síndrome compartimental abdominal.

Fonte: Acervo da autoria.

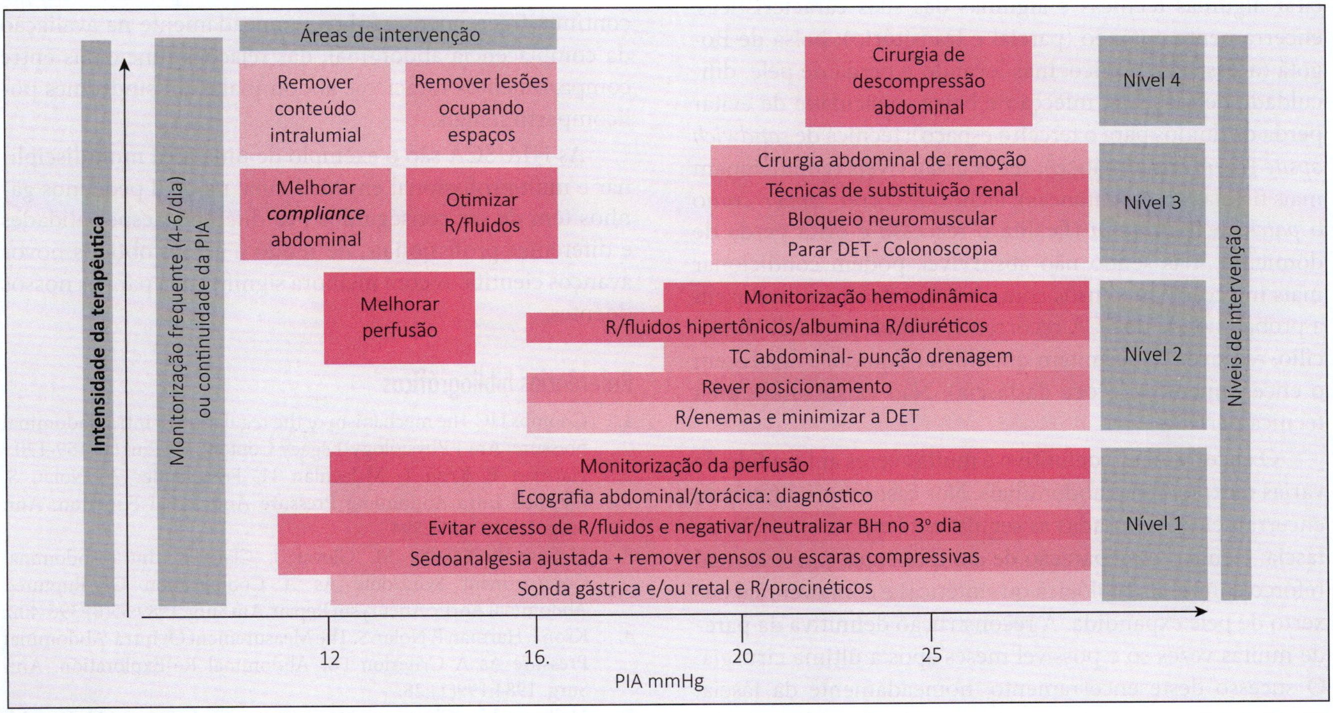

Figura 96.4. Algoritmo da abordagem terapêutica de HIA/SCA.

DET: dieta entérica trófica; PIA: Pressão intra-abdominal.

Fonte: Adaptada de Kirkpatrick AW, Roberts DJ, de Waele J, *et al.* Intra-abdominal hypertension and the abdominal compartment syndrome: updated consensus definitions and clinical practice guidelines from the world society of the abdominal compartment syndrome. Intensive Care Med. 2013;39(7):1190-1206.

No caso da área da otimização dos fluidos devemos começar pelo Nível 1, monitorizando o doente quanto à volemia,[45,46] evitando a administração excessiva de fluidos e procurar negativar ou neutralizar o balanço hídrico (BH) às 72 horas. No Nível 2 procuramos evitar o edema e a ascite com fluidos (hipertônicos/albumina) ou diuréticos. No Nível 3 ponderamos introduzir técnicas de substituição renal[47,48] preferencialmente contínuas, de modo a evitar variações súbitas da homeostasia (**Figura 96.4**).

Quanto à "descalação" terapêutica, ela deve ser cuidadosa e com base na redução consistente da PIA. Neste aspecto também existe grande consenso dos autores.[8] No entanto, gostaríamos de chamar a atenção para o risco elevado de "descalar" em doentes que mantém ainda várias disfunções/falências de órgãos, por exemplo doentes com escore de SOFA elevado. Deverá ser mantida a monitorização e as medidas terapêuticas até obter-se, não somente a melhoria consistente da PIA, mas também das disfunções orgânicas.

Tratamento cirúrgico

Perante uma PIA > 25 mmHg e o aparecimento novamente de um órgão em disfunção/falência orgânica, deve-se ponderar uma abordagem cirúrgica para HIA/SCA.[15,16,37,40,44,49]

O momento mais adequado da realização da laparotomia (e também do seu encerramento) constitui sempre um dilema para o cirurgião.[12] Se for precoce pode evitar a progressão da disfunção orgânica e a progressão da falência multiorgânica.[39,40,45] Se existe um aumento da taxa de complicações após 8 dias de um abdome que permanece aberto, o seu encerramento precoce também será deletério, podendo levar a um SCA terciário.[50,51]

O encerramento da fáscia reduz as complicações e idealmente deverá ser realizado de cinco a sete dias após a descompressão cirúrgica. Algumas das complicações são: perda permanente de proteínas, retração da fáscia, abdome congelado e fístulas entéricas.[38,50,51]

Existem diferentes técnicas para encerrar o abdome. Não sendo este capítulo de âmbito cirúrgico, vamos apenas citar algumas técnicas e algumas das suas características: encerramento cutâneo (parcial e transitório); bolsa de Bogotá (acessível e prático, mas levando a perda de pele, dificuldade de reacesso, infecção e baixa capacidade de evitar perda de fluidos para o terceiro espaço); técnica de *sandwich opsite* (menos traumático); redes absorvíveis (condicionam mais fístulas enterocutâneas); fechos de correr *'zipper'* como o *patch* de *Wittmann* (facilita o reacesso e evita perda de domicílio, mas sendo não absorvível, podem condicionar mais infecção) ou pensos com sistemas de vácuo (reduzem a probabilidade de SCA recorrente, evitam perda de domicílio, removem e permitem quantificar líquido, e favorecem o encerramento precoce da fáscia). Não existe ainda uma técnica perfeita.

O encerramento definitivo é muitas vezes antecedido de várias reexplorações abdominais. Nos casos mais difíceis de encerramento são usadas as seguintes técnicas: extensão da fáscia; técnicas de separação de componentes com eventual reforço com rede (biológica ou sintética) e com eventual enxerto de pele expandida. A reconstrução definitiva da parede muitas vezes só é possível meses após a última cirurgia. O sucesso deste encerramento, nomeadamente da fáscia, parece ser maior em várias séries quando são utilizados sistemas de penso com vácuo, embora possam ocorrer mais fístulas enterocutâneas. São por vezes utilizadas próteses permanentes e enxertos quando o encerramento primário não é possível.

O tratamento cirúrgico da SCA tem obtido sucesso na maioria dos casos, permitindo obter em muitos doentes um estado funcional adequado.[37]

Conclusões e perspectivas futuras

A entidade HIA/SCA é muito importante em Medicina, nomeadamente em Medicina Intensiva. Tem uma incidência alta, sendo condicionada por um elevado número de situações clínicas, bem como por intervenções não devidamente ponderadas como a ressuscitação com excesso de fluidos ou a transfusão maciça. Tem uma elevada morbilidade e mortalidade, prolonga a internação, leva a terapêuticas mais invasivas e tem maior probabilidade de infecção nosocomial. Por outro lado, dispomos de um meio de diagnóstico e monitorização simples, barato, reprodutível, fiável e preciso. Assim sendo, temos que generalizar a sua utilização, procurar de modo sistemático fatores de risco para HIA/SCA, utilizar protocolos de monitorização e de abordagem terapêutica.

Sugerimos para o futuro a atualização das diretrizes de 2013 da WSACS[8] incorporando avanços na área médica, como as mais recentes diretrizes da *Surviving Sepsis Campaing*,[33] bem como das áreas da imagiologia e endoscopia de intervenção e ainda da cirurgia (p. ex., novas estratégias de descompressão abdominal e de pensos com ou sem vácuo e/ou aspiração ativa). A monitorização contínua da PIA está em fase de desenvolvimento, existindo várias tecnologias que têm de ser ponderadas em relação a custo-benefício e custo-efetividade. No entanto, admitimos que esta avaliação contínua traga novos ganhos, nomeadamente na avaliação da complacência abdominal, das relações funcionais entre compartimentos torácico e abdominal e em síndromes policompartimentais.

As HIA/SCA são o exemplo de uma área multidisciplinar e multiprofissional em Medicina, na qual pequenos ganhos têm de ser conseguidos por diferentes especialidades e diferentes profissionais, de modo a serem obtidos novos avanços científicos com melhora significativa para os nossos doentes.

Referências bibliográficas

1. Coombs HC The mechanism of the regulation of intra-abdominal pressure. Am J Physiology-Legacy Content. 1922;61(1):159-170.
2. Harman P, Kron I, Mclachlan H, Freedlender A, Nolan S. Elevated Intra-Abdominal Pressure And Renal Function. Ann Surg. 1982;196(5):594.
3. Fietsam J, Villalba M, Glover J, Clark K. Intra-Abdominal Compartment Syndrome As A Complication Of Ruptured Abdominal Aortic Aneurysm Repair. Am Surg. 1989;55(6):396-402.
4. Kron I, Harman P, Nolan S. The Measurement Of Intra-Abdominal Pressure As A Criterion For Abdominal Re-Exploration. Ann Surg. 1984;199(1):28.
5. Malbrain ML, Cheatham ML, Kirkpatrick A, Sugrue M, Parr M, De Waele J, et al. Results From The International Conference Of Experts On Intra-Abdominal Hypertension And Abdominal Compartment Syndrome. I. Definitions. Intensive Care Med. 2006;32:1722-1732.
6. Cheatham ML, Malbrain ML, Kirkpatrick A, Sugrue M, Parr M, De Waele J, et al. Results From The International Conference Of Experts On Intraabdominal Hypertension And Abdominal Compartment Syndrome. Ii. Recommendations. Intensive Care Med. 2007;33:951-962.
7. De Waele JJ, Cheatham ML, Malbrain ML, Kirkpatrick AW, Sugrue M, Balogh Z, et al. Recommendations For Research From The International Conference Of Experts On Intraabdominal Hypertension And Abdominal Compartment Syndrome. Acta Clin Belg. 2009;64:203-209.
8. Kirkpatrick AW, Roberts DJ, De Waele J, Jaeschke R, Malbrain ML, De Keulenaer B, et al. Intra-abdominal hypertension and

the abdominal compartment syndrome: updated consensus definitions and clinical practice guidelines from the World Society of the Abdominal Compartment Syndrome. Intensive Care Med. 2013;39(7):1190-206.
9. Malbrain ML, Chiumello D, Cesana BM. A Systematic Review And Individual Patient Data Metaanalysis On Intra-Abdominal Hypertension In Critically Ill Patients: The Wake-Up Project. Minerva Anestesiol. 2014;80(3):293-306.
10. Iyer D, Rastogi P, Åneman A, D'Amours S. Early screening to identify patients at risk of developing intra-abdominal hypertension and abdominal compartment syndrome. Acta Anaesthesiol Scand. 2014;58(10):1267-75.
11. Strang SG, Van Lieshout EM, Van Waes OJ, Verhofstad MH. Prevalence and mortality of abdominal compartment syndrome in severely injured patients: A systematic review. J Trauma Acute Care Surg. 2016;81(3):585-92.
12. Montalvo-Jave EE, Espejel-Deloiza M, Chernitzky-Camaño J, Peña-Pérez CA, Rivero-Sigarroa E, et al. Abdominal compartment syndrome: Current concepts and management. Rev Gastroenterol Mex (Engl Ed). 2020;85(4):443-451.
13. De Keulenaer BL, De Waele JJ, Powell B, Malbrain ML. What is normal intra-abdominal pressure and how is it affected by positioning, body mass and positive end-expiratory pressure? Intensive Care Med. 2009;35(6):969-76.
14. Balogh ZJ, Lumsdaine W, Moore EE, Moore FA. Postinjury abdominal compartment syndrome: from recognition to prevention. Lancet. 2014;384(9952):1466-75..
15. Lewis M, Benjamin ER, Demetriades D. Intra-abdominal hypertension and abdominal compartment syndrome. Curr Probl Surg. 2021;58(11):100971.
16. Khot Z, Murphy PB, Sela N, Parry NG, Vogt K, Ball IM. Incidence of Intra-Abdominal Hypertension and Abdominal Compartment Syndrome: A Systematic Review. J Intensive Care Med. 2021;36(2):197-202.
17. Mancilla Asencio C, Berger Fleiszig Z. Intra-Abdominal Hypertension: A Systemic Complication Of Severe Acute Pancreatitis. Medicina (Kaunas). 2022;58(6):785.
18. Strang SG, Breederveld RS, Cleffken BI, Verhofstad MHJ, Van Waes OJF, Van Lieshout EMM. Prevalence Of Intra-Abdominal Hypertension And Markers For Associated Complications Among Severe Burn Patients: A Multicenter Prospective Cohort Study (Burniah Study). Eur J Trauma Emerg Surg. 2022;48(2):1137-1149.
19. Khot Z, Murphy PB, Sela N, Parry NG, Vogt K, Ball IM. Incidence Of Intra-Abdominal Hypertension And Abdominal Compartment Syndrome: A Systematic Review. J Intensive Care Med. 2021;36(2):197-202.
20. Pereira BM. Abdominal Compartment Syndrome And Intra-Abdominal Hypertension. Curr Opin Crit Care. 2019;25(6):688-696.
21. Onetti T, Cavalli I, Ranieri Vm, Mascia L. Respiratory Consequences Of Intra-Abdominal Hypertension. Minerva Anestesiol. 2020;86(8):877-883.
22. Abdominal Compartment Syndrome. Straight To The Point Of Care, Bmj Best Practice. Www.Bestpractice.Bmj.Com Last Updated: Dec 14, 2021.
23. Allen R, Sarani B. Evaluation And Management Of Intraabdominal Hypertension. Curr Opin Crit Care. 2020;26(2):192-196.
24. Reintam Blaser A, Regli A, De Keulenaer B, Kimball EJ, Starkopf L, Davis WA, et al. Incidence, Risk Factors, And Outcomes Of Intra-Abdominal (Iroi) Study Investigators. Incidence, Risk Factors, And Outcomes Of Intra-Abdominal Hypertension In Critically Ill Patients-A Prospective Multicenter Study (Iroi Study). Crit Care Med. 2019;47(4):535-542.
25. Sugrue M, Buist MD, Lee A, Sanchez DJ, Hillman KM. Intra-abdominal pressure measurement using a modified nasogastric tube: description and validation of a new technique. Intensive Care Med. 1994;20(8):588-90.
26. Sugrue G, Malbrain MLNG, Pereira B, Wise R, Sugrue M. Modern imaging techniques in intra-abdominal hypertension and abdominal compartment syndrome: a bench to bedside overview. Anaesthesiol Intensive Ther. 2018;50(3):234-242.
27. Milanesi R, Catalina R, Caregnato A. Intra-Abdominal Pressure: An Integrative Review. 2016;14(55 51):423-430.
28. De Laet IE, Malbrain MLNG, De Waele JJ. A Clinician's Guide To Management Of Intra-Abdominal Hypertension And Abdominal Compartment Syndrome In Critically Ill Patients. Crit Care. 2020;24(1):97.
29. Ney JP, Moll V, Kimball EJ. Urinary catheter monitoring of intra--abdominal pressure after major abdominal surgery, a cost-benefit analysis. J Med Econ. 2022;25(1):412-420.
30. Malbrain MLNG. Different Techniques To Measure Intra-Abdominal Pressure (Iap): Time For A Critical Re-Appraisal. Intensive Care Med. 2004;30:357-371.
31. De Waele JJ, De laet I, Malbrain ML. Rational intraabdominal pressure monitoring: how to do it? Acta Clin Belg. 2007;62 Suppl 1:16-25.
32. Tayebi S, Gutierrez A, Mohout I, Smets E, Wise R, Stiens J, Malbrain MLNG. A Concise Overview Of Non-Invasive Intra-Abdominal Pressure Measurement Techniques: From Bench To Bedside. J Clin Monit Comput. 2021;35(1):51-70.
33. Malbrain MLNG, De Keulenaer BL, Khanna AK. Continuous Intra-Abdominal Pressure: Is It Ready For Prime Time? Intensive Care Med. 2022.
34. Kušar M, Djokić M, Djordjević S, Hribernik M, Krašna S, Trotovšek B. Preliminary Study Of Reliability Of Transcutaneous Sensors In Measuring Intraabdominal Pressure. Sci Rep. 2022;12(1):8268.
35. Napolitano Lm. Intra-Abdominal Hypertension In The Icu: Who To Measure? How To Prevent? Crit Care Med. 2019;47(4):608-609..
36. Sosa G, Gandham N, Landeras V, Calimag AP, Lerma E. Abdominal compartment syndrome. Dis Mon. 2019;65(1):5-19.
37. Kreis Be, De Mol Van Otterloo AJ, Kreis RW. Open Abdomen Management: A Review Of Its History And Proposed Management Algorithm. Med Sci Monit. 2013;19:524-33,
38. Björck M, Wanhainen A. Management Of The Abdominal Compartment Syndrome And The Open Abdomen. Eur J Vasc Endovasc Surg. 2014;47:279-87.
39. De Keulenaer B, Regli A, De Laet I, Roberts D, Malbrain ML. What's new in medical management strategies for raised intra-abdominal pressure: evacuating intra-abdominal contents, improving abdominal wall compliance, pharmacotherapy, and continuous negative extra-abdominal pressure. Anaesthesiol Intensive Ther. 2015;47(1):54-62.
40. Jacobs R, Wise Rd, Myatchin I, Vanhonacker D, Minini A, Mekeirele M, et al. Fluid Management, Intra-Abdominal Hypertension And The Abdominal Compartment Syndrome: A Narrative Review. Life (Basel). 2022;12(9):1390.
41. Bitar ZI, Maadarani OS, Zaalouk TM, Mohsen MJ, Elshabasy RD, Elzoueiry MM. The Use Of Point-Of-Care Ultrasound To Guide Clinical Management In Intra-Abdominal Hypertension. J Ultrasound. 2021;24(2):183-189.
42. Piccoli M, Agresta F, Attinà Gm, Amabile D, Marchi D. "Complex Abdominal Wall Study" Italian Collaborative Group. "Complex Abdominal Wall" Management: Evidence-Based Guidelines Of The Italian Consensus Conference. Updates Surg. 2019;71(2):255-272.
43. Caldas BS, Ascenção AMDS. Protocols For Diagnosis And Management Of Intra-Abdominal Hypertension In Intensive Care Units. Rev Col Bras Cir. 2020;47: E 20202378.
44. De Waele JJ, Hoste EA, Malbrain ML. Decompressive Laparotomy For Abdominal Compartment Syndrome–A Critical Analysis. Crit Care. 2006;10:1-9.
45. Monnet X, Shi R, Teboul JL. Prediction of fluid responsiveness. What's new? Ann Intensive Care. 2022;12(1):46.
46. Sun J, Sun H, Sun Z, Yang X, Zhou S, Wei J. Intra-Abdominal Hypertension And Increased Acute Kidney Injury Risk:

A Systematic Review And Meta-Analysis. J Int Med Res. 2021;49(5):3000605211016627.

47. Xie Y, Yuan Y, Su W, Qing N, Xin H, Wang X, Tian J, Li Y, Zhu J. Effect Of Continuous Hemofiltration On Severe Acute Pancreatitis With Different Intra-Abdominal Pressure: A Cohort Study. Medicine (Baltimore). 2021;100(44): E27641.
48. Einav S, Zimmerman Fs, Tankel J, Leone M. Management Of The Patient With The Open Abdomen. Curr Opin Crit Care. 2021;27(6):726-732.
49. Kao SY, Chen TH, Wang CY, Hsiao CY, Chiang CS, Chou SC, Chen JY, Tsai PJ. Surgical Intervention Strategies Of Necrotizing Pancreatitis With Abdominal Compartment Syndrome. Pancreas. 2021;50(10):1415-1421.
50. Hunt L, Frost Sa, Hillman K, et al. Management Of Intra-Abdominal Hypertension And Abdominal Compartment Syndrome: A Review. J Trauma Manag Outcomes. 2014;8:2-8.
51. Evans L, Rhodes A, Alhazzani W, Antonelli M, Coopersmith CM, French C, et al. Surviving Sepsis Campaign: International Guidelines For Management Of Sepsis And Septic Shock 2021. Intensive Care Med. 2021;47(11):1181-1247.

Bibliografia recomendada

Flores-Álvarez E, De La Torre-González Jc, Rivera-Barragán V, De La Cruz-Álvarez LD. Sequential Closure Of The Abdominal Wall For The Management Of Open Abdomen. A New Surgical Technique. Cir Cir. 2020;88(5):624-629. English.

Hecker A, Hecker B, Hecker M, Et Al. Acute Abdominal Compartment Syndrome: Current Diagnostic And Therapeutic Options. Langenbecks Arch Surg. 2016;401:15-24.

Regli A, Pelosi P, Malbrain Mlng. Ventilation In Patients With Intra-Abdominal Hypertension: What Every Critical Care Physician Needs To Know. Ann Intensive Care. 2019;9(1):52.

Travis TE, Prindeze NJ, Shupp JW, Sava JA. Intra-Abdominal Pressure Monitoring During Negative Pressure Wound Therapy In The Open Abdomen. J Surg Res. 2022 Oct; 278:100-110.

capítulo 97

Pós-Operatório do Paciente Oncológico

Fátima Santos | Lúcio José de Lara Santos | Antero do Vale Fernandes

Introdução

A *International Agency for Research on Cancer* (IARC) ao estimar o número de novos casos de cancro em 2020, e em 2040, verificou que haverá um aumento estimado em 49,7% em todo o mundo. Em relação ao número de mortes por cancro este aumento é estimado em 62,5% no mesmo período.[1] Os motivos associados a este crescimento é multifatorial e inclui o envelhecimento da população, o controlo das doenças infeciosas e a exposição a fatores de risco.

Epidemiologia

Cerca de 15,2 milhões de pessoas tiveram um diagnóstico de cancro em 2015, 80% necessitaram de tratamento cirúrgico.[2] A cirurgia continua a ser o tratamento com maior possibilidade de cura nas neoplasias ressecáveis, principalmente nos estádios iniciais da doença. Aumentando a disponibilidade cirúrgica e cuidados associados, pode-se esperar melhorias na sobrevivência do doente oncológico.

As diferenças nos resultados a curto prazo (complicações e mortalidade), dos países de renda média-baixa quando comparados com os países de renda alta, estão associadas a apresentações tardias da doença e ausência de tratamentos específicos disponíveis.[3] Um estudo prospetivo internacional, envolvendo 82 países, mostrou que a mortalidade aos 30 dias associada a cirurgia de mama, colorretal e gástrica foi 4 vezes maior nos países de renda média-baixa, apesar de não haver diferenças na frequência e no padrão de complicações quando comparados com os países de renda alta.[3] Fatores intrínsecos ao doente (maior número de comorbilidades, doenças sistêmicas não controladas, entre outras), explicam parcialmente estes resultados. Mas fatores específicos do sistema de saúde foram decisivos para este desfecho, nomeadamente, o acesso a monitorização pós-operatória, exames de imagem em contexto urgente, e o acesso a instalações de cuidados intensivos. A grande diferença está na capacidade de resgate após complicações graves pós-operatórias.[3] Assim, grandes investimentos em tratamentos específicos para o cancro, não serão acompanhados de sucesso se não forem otimizados os cuidados perioperatórios do doente oncológico em todo o mundo.

Tratamento cirúrgico em oncologia

A oncologia é a medicina das neoplasias malignas, não havendo como separar o tratamento médico do tratamento cirúrgico. A cirurgia é a forma mais antiga de tratamento do cancro e pode assumir um caráter preventivo, diagnóstico, de estadiamento, curativo, de suporte e restaurador.[2] Além disso, pode-se lançar mão da cirurgia para tratamento de eventuais complicações de neoplasias malignas em estádios avançados, onde o objetivo é a melhoria de sintomas, e oferecer melhor qualidade de vida ao doente quando não há perspetiva de cura.[2] Estima-se que aproximadamente 80% dos doentes com cancro, em algum momento do seu percurso, terão necessidade de tratamento cirúrgico, sendo que alguns deles serão submetidos a múltiplas intervenções cirúrgicas. No caso dos tumores sólidos precocemente diagnosticados, a ressecção cirúrgica, isoladamente ou em combinação com outras terapias como quimioterapia e radioterapia, aumenta significativamente as possibilidades de cura.[2] Curiosamente, apesar do seu papel terapêutico central, é difícil saber com exatidão qual o real impacto que a cirurgia com intenção curativa, por si só, tem sobre os ganhos de vida após o diagnóstico.

O impacto das complicações pós-operatórias

Apesar do seu papel central no tratamento dos tumores sólidos, a cirurgia oncológica não é isenta de efeitos adversos. As complicações pós-operatórias (CPO) ao assumirem-se como uma importante causa de morbilidade e mortalidade, particularmente em doentes de alto risco, estimando-se que cerca de 50% das CPO poderão ser prevenidas, o que tem motivado múltiplos esforços para compreender melhor esta problemática.[4]

É fundamental conhecer as suas causas, caracterizar o perfil dos doentes mais suscetíveis e identificar precocemente esses mesmos doentes, sendo também imperativo identificar estratégias eficazes de prevenção e de mitigação de risco.[4]

Apesar das melhorias observadas nos últimos anos em termos de anestesia, técnicas cirúrgicas e cuidados perioperatórios, o tratamento cirúrgico, em termos gerais, continua a estar associado a importante risco de morbilidade e mortalidade, em grande parte devido ao desenvolvimento de complicações pós-operatórias (CPO).[5] As CPO são definidas como uma segunda doença, inesperada, que ocorre até 30 dias após o procedimento, ou a exacerbação de uma doença preexistente na decorrência da cirurgia.[6] Estima-se que cerca de 50% das CPO poderão ser prevenidas,[7] pelo que o estudo das CPO (p. ex., do seu perfil, das suas causas, da sua prevenção e da redução do seu impacto no prognóstico do doente) ocupa um lugar de destaque na atualidade. Destaca-se também a relevância que as CPO assumem hoje em dia enquanto métrica de qualidade e segurança do tratamento cirúrgico. A comparação de taxas de complicações pós-operatórias observadas e esperadas por instituição hospitalar é um relevante critério de *benchmarking* e, a par do referido, o impacto das complicações pós-operatórias nos resultados finais ao nível da efetividade e da eficiência são muito importantes para a planificação de uma eventual concentração de esforços e planeamento de recursos.[8,9]

Em Portugal e muito provavelmente em todo o espaço lusófono, as CPO constituem um problema relevante, sendo que a sua mitigação passará necessariamente pela identificação dos doentes com risco cirúrgico mais elevado, individualização dos cuidados pré-operatórios (p. ex., pré-habilitação), e antecipação e planeamento de cuidados pós-operatórios (p. ex., necessidade de suporte ventilatório).[4]

A importância da previsão do risco de complicações pós-operatórias

É necessário comparar a precisão de ferramentas de avaliação de risco cirúrgico na predição de complicações pós-operatórias no doente oncológico. Fernandes *et al.*, num estudo publicado em 2020, propuseram um novo modelo de predição de risco em cirurgia oncológica, o MyIPOrisk-score, que na cirurgia oncológica digestiva demonstrou maior capacidade de discriminação de CPO, do que o obtido com cada instrumento previamente utilizado, concluindo ser o MyIPOrisk-score mais proficiente e adaptado à realidade estudada.[10] De igual modo ao caracterizarem os fatores de risco perioperatórios para as complicações pulmonares de doentes oncológicos submetidos a cirurgia abdominal, avaliando a sua associação com a morbilidade e mortalidade pós-operatória,[11] reconheceram a necessidade de elaboração de uma metodologia de mitigação do risco de CPO através da pré-habilitação.[12]

Unidades funcionais multidisciplinares

Até 2030, estimam-se anualmente 22 milhões de novos diagnósticos de cancro e 45 milhões de procedimentos cirúrgicos oncológicos.[2] Associado a este aumento de atividade cirurgia prevê-se um aumento nas despesas em saúde, não só atribuídos ao envelhecimento e às múltiplas comorbilidades, mas também, a um rápido crescimento na capacidade diagnóstica e tratamentos disponíveis.[13] Torna-se essencial uma tomada de decisão ponderada e consistente, em especial para doentes de alto risco ou atos cirúrgicos de alto risco, garantindo o melhor resultado possível, e uma gestão eficaz de recursos que são finitos.[13]

As unidades funcionais multidisciplinares, reúnem um conjunto de peritos especializados em diferentes áreas médicas (p. ex., áreas cirúrgicas, Medicina Intensiva, Anestesiologia, Nutrição, Medicina Física e Reabilitação, Exercício Clínico, Psicologia etc.), permitindo uma avaliação holística e integrada nos cuidados de saúde disponíveis naquele momento para um doente específico. Não são equipas fixas, podem e devem ser integrados outros elementos, se o caso clínico assim o justificar.

A criação de unidades funcionais multidisciplinares (UFM) para o doente oncológico de alto risco ou cirurgia oncológica de alto risco tem ganhado destaque, uma vez que é esta população que tem piores resultados cirúrgicos, e que consomem uma quantia significativa dos recursos disponíveis. Os benefícios da sua criação incluem: diagnósticos adequados, e avaliação dos tratamentos disponíveis, que devem ser pensados por especialistas treinados; comunicação eficaz entre a equipa; conhecimento e utilização de algoritmos de atuação comprovados cientificamente; avaliação de risco cirúrgico (por meio de escores validados) e previsão de risco (tendo em conta o risco nacional, institucional, e equipa cirúrgica), facilitando a tomada de decisão informada; decisões partilhadas e ponderadas; otimização multidisciplinar; se e que cirurgia realizar, qual o intuito da mesma (curativo, paliativo), técnicas a utilizar, momento ideal, onde, e que cuidados pós-operatórios (cuidados intermédios ou intensivos); planeamento e envolvimento precoce de todas as especialidades disponíveis na otimização perioperatória; decisão informada do doente, gestão de expectativas consciente dos riscos reais, de acordo com o melhor conhecimento disponível numa determinada instituição.[13]

Pré-habilitação

Uma população mais envelhecida, frágil, sedentária, com maior número de doenças sistêmicas não controladas, e hábitos de consumo que representam riscos acrescidos (p. ex., álcool, tabaco), apresenta-se com uma reserva fisiológica cada vez mais baixa e por consequência um risco acrescido de complicações e mortalidade pós-operatória.[2] Se no passado o foco estava na otimização e melhoria de cuidados pós-operatórios (P-OP), sabemos hoje que o sucesso do P-OP dependerá em grande medida da otimização ao longo de todo perioperatório, que inclui também o pré-operatório e o perioperatório.

A pré-habilitação surge como uma estratégia atrativa, em especial para o doente de alto risco, pois visa melhorar a reserva funcional no período pré-operatório, mitigando a perda de capacidade secundária ao procedimento cirúrgico e o custo metabólico associado à recuperação.[14] Não está limitada apenas à melhoria da condição física e reserva fisiológica, a pré-habilitação inclui otimização estado nutricional, metabólico e mental. Cada uma destas áreas parece ter igual importância, e apenas resulta se todas forem otimizadas,[15] uma vez que se vão potenciar. Não fará sentido implementar um plano de exercício físico complexo num doente desnutrido e animicamente não recetivo, será até contraproducente!

No doente oncológico, pretende-se que a pré-habilitação esteja integrada num processo contínuo, e decorre desde o diagnóstico até ao tratamento cirúrgico, seguido de um programa de reabilitação pós-operatório, que se prolonga ao longo do tratamento. Esta inclui uma avaliação multidimensional desenvolvida com avaliações sistemáticas do estado físico, psicológico, metabólico e analítico, identifica carências, estabelecendo um nível funcional de base. Fornece e implementa intervenções que promovam a melhoria no desempenho físico e saúde mental para reduzir a incidência e/ou gravidade de complicações futuras.[15] É um processo que leva à otimização médica e farmacológica, e entre outros, a correção da anemia, cessação do consumo de álcool e tabagismo, bem como a implementação de planos exercício físico, a otimização nutricional e as estratégias de combate à ansiedade (**Figura 97.1**).[14] Com vantagem de preparar o doente não só para um procedimento cirúrgico, mas também para todas a terapêuticas neoadjuvantes (p. ex., quimioterapia). Torna-se por isso essencial a criação de UFM em cada instituição, que serão responsáveis pelo encaminhamento de cada doente.

Especificidades do perioperatório

Desde o final de 1950, que a Medicina Intensiva sofreu uma rápida subespecialização, evoluindo com vários tipos de unidade de cuidados intensivos ou intermédios (UCI) para acomodar a evolução tecnológica e subespecialização terapêutica.[16] Este crescimento levou também à necessidade de equipas médicas dedicadas, permitindo uma melhoria significativa nos cuidados prestados ao doente. O P-OP do doente oncológico, em especial, do doente que necessita de suporte em UCI é complexo e desafiador, não só pela doença neoplásica em si, mas também, pelas implicações relacionadas com terapias complementares.[17] Doentes com patologia oncológica muito especifica e/ou muito complexa se beneficiam de tratamento em UCI dedicadas à área da oncologia, com equipas dedicadas.[16] Contudo a morbimortalidade associada a UCI geralmente pode ser minimizada no doente oncológico com a implementação de algoritmos de atuação específicos e integração na equipa de elementos diferenciados (p. ex., oncologistas, farmacêuticos). Os intensivistas contribuem com o conhecimento na gestão do doente crítico, e os oncologistas com o conhecimento específico da patofisiologia da doença, complicações relacionadas, terapias disponíveis, potencial de cura e sobrevida.[17]

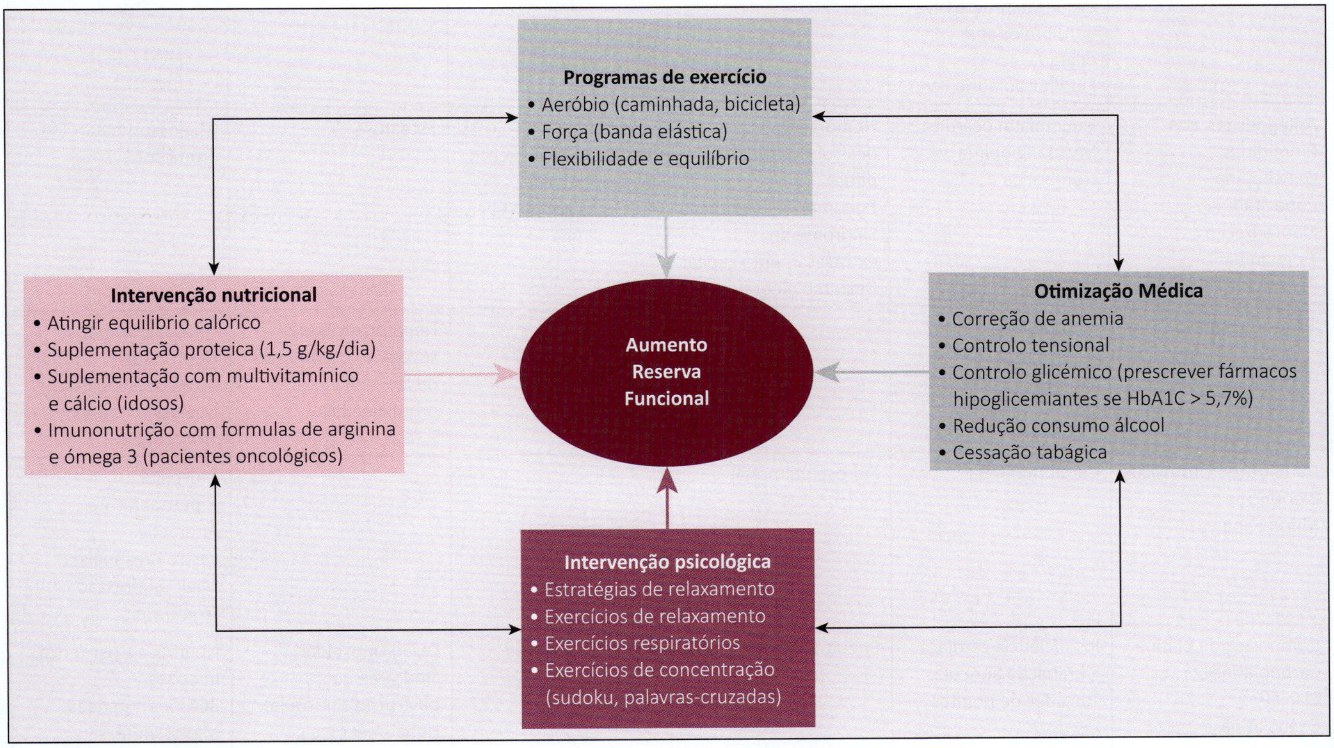

Figura 97.1. Diagrama da avaliação multidimensional de um programa tipo de pré-habilitação.

Fonte: Adaptada com autorização de Carli F, Bousquet-Dion G. Improving Perioperative Functional Capacity: A Case for Prehabilitation. Geriatric Anesthesiology. 2017:73-84.

A criação de UFM institucionais e de protocolos de "*Enhanced Recovery After Surgery*" (ERAS) para o doente oncológico, permitiram a otimização perioperatória. Aquando da admissão hospitalar do doente que vai ser submetido a um procedimento cirúrgico, já é conhecida intenção e planeamento cirúrgico; terapias complementares realizadas; que otimização pré-operatória foi realizada; potenciais complicações esperadas; e a necessidade de cuidados diferenciados em UCI para o P-OP, facilitando a gestão destes doentes em regime de internação. Apesar do P-OP destes doentes ser semelhante ao do doente não oncológico, existem algumas especificidades que conferem riscos acrescidos de complicações, e devem ser tidas em consideração durante este período. As terapias neoadjuvantes serão a variável mais específica a ter em conta neste tipo de doentes, mas outros fatores de risco comuns a todos os doentes cirúrgico serão abordados.

Especificidades das terapias neoadjuvantes[18]

Um número significativo de doentes com tumores sólidos é submetido a terapias neoadjuvantes, que incluem quimioterapia (QT), imunoterapia (IT) e radioterapia (RT) (isoladas ou em combinação), antes do procedimento cirúrgico. Por outro lado, doentes com tumores líquidos (p. ex., linfomas, leucemias) em tratamento, podem ser admitidos para procedimentos cirúrgicos relacionados com complicações agudas. Estas terapias não visam só eliminação de células cancerígenas, mas também eliminam células não malignas, e por consequência induzem toxicidade (**Quadro 97.1**).

Quadro 97.1. Terapias antineoplásicas e efeitos sistêmicos

Agentes QT	Cardiovascular	Pulmonar	Renal	Hepático	Outros
Alquilantes Ciclofosfamida Ifosfamida Melfalano Tresulfano Mitomicina C	Isquemia miocárdica Fibrilhação auricular Insuficiência cardíaca	Síndrome da dificuldade respiratória aguda Broncospasmo Pneumonite intersticial Hemorragia alveolar difusa	Lesão renal aguda Lesão tubular proximal Síndrome Fanconi Diabetes insípido nefrogênico	Lesão sinusoidal Síndrome da obstrução sinusoidal Hepatonecrose centrilobular	Alopecia Cistite Neuropatia periférica Mielossupressão Trombose
Antraciclinas Doxorrubicina Idarrubicina	Alterações ECG Disritmias supraventriculares Disfunção ventricular transitória *Torsades de pointes* Disfunção ventricular esquerda progressiva Cardiomiopatia dilatada Fibrilhação auricular				Alterações gastrointestinais Mielossupressão Trombose
Antagonistas das Pirimidinas Gencitabina Capecitabina Fluorouracilo Tioguanina Fluoropirimidinas	Isquemia miocárdica Microangiopatia trombótica	Hemorragia e destruição alveolar difusa Pneumonite intersticial Síndrome do extravasamento capilar Derrame pleural	Oligúria Síndrome de secreção inapropriada de hormona antidiurético	Esteatose	Mielossupressão Trombose
Trióxido arsênico	Síndrome QT longo Torsades de pointes Derrame pericárdico			Hepatotoxicidade severa no tratamento de leucemia promielocítica	Náuseas, vômitos Neuropatia Alterações iônicas Mielossupressão Trombose
Antibióticos citotóxicos Bleomicina Mitomicina	Cardiomiopatia	Fibrose pulmonar			Mucosite Hiperqueratose Alterações gastrointestinais Mielossupressão Trombose
Compostos de platina Carboplatina Cisplatina Oxaliplatina	Insuficiência cardíaca Fibrilhação auricular Torsades de pointes	Pneumonia intersticial	Lesão renal aguda	Lesão sinusoidal Síndrome da obstrução sinusoidal Hepatonecrose centrilobular	Neuropatia periférica, Infeções Reações cutâneas Mielossupressão Trombose

(*Continua*)

Quadro 97.1 Terapias antineoplásicas e efeitos sistêmicos (*Continuação*)					
Agentes QT	**Cardiovascular**	**Pulmonar**	**Renal**	**Hepático**	**Outros**
Taxanos Docetaxel Paclitaxel	Disritmias ventriculares Bradicardia Bloqueio auriculoventricular	Pneumonia intersticial Síndrome do extravasamento capilar			Neuropatia periférica Infeções Reações cutâneas
Antagonistas da topoisomerase Irinotecano Topotecano				Esteatose, elevação de transaminases Lesão hepatocelular severa	Diarreia Náuseas, vômitos síndrome colinérgica
Alcaloides da vinca Vincristina				Elevação de transaminases	Neuropatia periférica Mielossupressão Trombose
Agentes IT	**Cardiovascular**	**Pulmonar**	**Endócrino**	**Hepático**	**Outros**
Ipilimumab Tremelimumab Pembrulizumab Nivolumab Atezolizumab Avelumab Durvalumab	Miocardite Pericardite Fibrose cardíaca Disritmias Insuficiência cardíaca Derrame pericárdico	Pneumonite	Hipófisite Hipotiroidismo Hipertiroidismo Insuficiência adrenal primária Diabetes melito insulinodependetes	Hepatotoxicidade	Febre, fadiga Diarreia, náuseas Anorexia Distúrbios neuropsiquiátricos Trombocitopenia Leucopenia
Radioterapia	**Cardiovascular**	**Pulmonar**	**Endócrino**	**Aanatomia – cabeça e pescoço**	
	Pericardite, disritmias Derrame pericárdico Sindrome QT longo Doença arterial coronária	Edema pulmonar Pneumonite Fibrose pulmonar	Hipotiroidismo	Musosite, boca seca, alteração paladar Dermatite, osteonecrose, trismus, disfagia alterações conformação de via aérea	

QT Quimioterapia; IT – Imunoterapia.

Fonte: Adaptado de Soares M, Bozza FA, Azevedo LC, *et al.* Effects of Organizational Characteristics on Outcomes and Resource Use in Patients With Cancer Admitted to Intensive Care Units. Clinical Oncology. September 2016;34(27):3315-3324.

Quimioterapia

Sistema imunitário: na sua maioria os agentes quimioterápicos são imunossupressores. Induzindo mielossupressão levam muitas vezes a neutropenias induzidas pela QT. Quando graves são um fator de risco para infecções sistêmicas e risco elevado de sépsis. Muitos doentes, desenvolvem déficits nas outras linhagens, podendo ocorrer anemia, trombocitopenia ou pancitopenia. Nestas situações, para além da necessidade do suporte transfusional e de fatores de crescimento, esquemas de antibioterapia de largo espetro devem ser implementados nas formas mais severas (de acordo com padrões de infecção hospitalar institucionais). As neutropenias e pancitopenias graves devem ser corrigidas antes de um procedimento cirúrgico programado.

Para alem da neoplasia, a QT é pró-inflamatória e pró-coagulante, antifibrinolítica e pró-agregante, aumentando o risco trombótico. Este risco persiste até 6 meses após QT e agrava se o doente é submetido a procedimento cirúrgico. Reavaliações sistemáticas do risco e decisão de hipocoagulação devem ser implementadas.

Sistema cardiovascular: a cardiotoxicidade é frequente, e pode desenvolver-se ao longo dos anos seguintes após QT. A patofisiologia não é completamente conhecida, mas há uma lesão dos miócitos com pouca capacidade de recuperação, contribuindo para a disfunção ventricular, disritmias, isquemia aguda ou secundária a disritmia, até à insuficiência cardíaca. Doentes com fatores de risco cardíacos devem ser ponderados o risco e os benefícios de QT. No período P-OP acrescem as complicações cardiovasculares, sendo algumas de difícil gestão, pela irreversibilidade de lesões já estabelecidas.

Sistema respiratório: a bleomicina é o agente QT mais conhecido que provoca toxicidade pulmonar. Pode ser observada fibrose pulmonar intersticial com risco de vida em 5% a 16%, em concentrações > 400 UI/m^2. Estas lesões desenvolvem-se ao longo dos 6 meses seguintes e agravam quando expostas a altas doses de oxigenoterapia. Não havendo certeza da sua reversibilidade, se um doente necessitar de oxigênio suplementar no P-OP, deve ser titulado para saturações de 88%-92%. Outros quimioterápicos podem levar ao aparecimento de broncospasmo, síndrome de dificuldade respiratória aguda (SDRA), edema pulmonar, derrame pleural ou pneumonites, em diferentes momentos. A maioria é sempre tratada com medidas de suporte, corticoterapia e evicção de QT.

Sistema renal: a maioria dos agentes QT têm excreção renal, portanto fator de risco para lesão renal aguda (LRA). A cisplatina é o agente QT com maior incidência de LRA precoce, um terço dos doentes desenvolvem LRA, sendo dose relacionada e reversível. Doentes com lesão renal grave obrigam ao ajuste de doses de fármacos de excreção renal no P-OP (p. ex., os opioides com risco de depressão respiratória), e ao uso judicioso de fluidos e controle apertado das alterações hidroeletrolíticas.

Sistema hepático: a maioria dos agentes QT são metabolizados pelo fígado. A maioria dos casos de hepatotoxicidade são assintomáticas, com elevação transitória de transaminases, mas casos de disfunção hepática severa (hepatite inflamatória, colestase, esteatose, doença terminal) podem ocorrer. Por exemplo o 5-fluoracilo está associado a esteatose e disfunção, com aumento do risco intraoperatório e P-OP de complicações hemorrágicas.

Sistema neurológico: a neurotoxicidade é comum a muitos agentes QT, e é um fator limitante para os esquemas de QT. Depende da cada dose e da dose cumulativa, existem fatores de risco do doente que aumentam a sua incidência: *diabetes mellitus*, idade avançada, neuropatias hereditárias ou tratamento prévio com QT neurotóxica.

A neurotoxicidade periférica, de predomínio nos neurônios sensoriais, geralmente ocorre durante o tratamento de QT e estabilizam na sua conclusão. Nestes doentes deve ser dada atenção à desregulação autonômica, pois podem apresentar quadros como hipotensão ortostática com necessidade de suporte vasopressor no perioperatório.

A neurotoxicidade central pode levar a uma ampla gama de distúrbios neurológicos, como encefalopatia, síndrome cerebeloso agudo, síndrome da encefalopatia posterior reversível, meningite assética, déficits cognitivos, hemiparesia e demência progressiva, que podem levar à suspensão precoce de QT. Um exame neurológico deve ser realizado e documentado no pré-operatório como guia para uma alteração de novo no pós-operatório.

■ Imunoterapia

As imunoterapias (ITs) manipulam o sistema imunitário para reconhecer e reativar uma resposta imune antitumoral. Tal como os agentes de QT, os agentes de IT produzem toxicidade sistêmica com implicações endócrinas, cardíacas e pulmonares (**Quadro 97.1**).

Destacam-se endocrinopatias, dos quais a hipófisite é a mais comum. Condição que pode ter várias apresentações clínicas: desde o hipotiroidismo, insuficiência adrenal, hipogonadismo e diabetes insípido. Para além do estudo analítico pré-operatório, deve ser dada atenção a outras endocrinopatias (hipotiroidismo, hipertiroidismo, glândula adrenal primária e *diabetes mellitus* insulinodependente), que podem ser causa da IT. Na sua presença, o doente deve ser observado por um endocrinologista, e nos casos graves devem manter vigilância apertada no pós-operatório pelo risco de complicações graves como a falência adrenal ou diabetes não compensada.

As complicações pulmonares e cardiovasculares são raras, sendo na sua maioria tratadas com corticoterapia e tratamento de suporte dirigido.

A IT é uma área em expansão (múltiplos agentes têm surgido, sendo difícil acompanhar e compilar toda a informação),[19-21] por esse motivo, em caso de suspeita de toxicidade presente, devem ser envolvidos na avaliação e discussão do doente um oncologista ou um farmacêutico, para que possam ser excluídos casos raros de apresentação de toxicidade.

■ Radioterapia

Sistema imunitário: a radioterapia (RT) causa lesão tecidular (intra e peritumoral), por meio da apoptose celular induzida por danos no DNA, libertando alarminas, que promovem um estado pró-inflamatório, induzindo a resposta imune antitumoral. Este estado pró-inflamatório afeta o endotélio vascular e é fator de risco para fibrose e agregação plaquetária, contribuindo para um risco aumentado de trombose (**Quadro 97.1**).

Sistema cardiovascular: pelos efeitos diretos no endotélio, estresse oxidativo e estado pró-inflamatório, a RT em alta dose causará danos em todas as estruturas cardíacas. A pericardite exsudativa pode ser observada nas fases agudas de tratamento, e pode condicionar instabilidade hemodinâmica sendo geralmente quadros autolimitados. Alterações de ritmo ou doença coronárias, são complicações observadas a longo prazo. Tal como na QT, no período P-OP acrescem as complicações cardiovasculares.

Sistema respiratório: a lesão pulmonar decorre em três fases. A **fase aguda**, em horas ou dias, secundária ao estado inflamatório e dano direto, conduzindo a edema pulmonar, aumento da permeabilidade vascular e eventual apoptose dos pneumócitos tipo 1. Estas alterações podem levar a quadro **subagudos** de pneumonite, 2 a 6 meses após RT. A clínica vai depender da dose e da área irradiada e das comorbilidades prévias. A maioria são assintomático, mas em casos severos para além do tratamento de suporte (muitas vezes com necessidade de suporte ventilatório) a corticoterapia deve ser administrada. A **fase tardia** ocorre 9 a 12 meses após RT, onde há lesão irreversível do parênquima pulmonar, levando a perda de complacência secundária à fibrose. No P-OP há aumento significativo de complicações respiratórias. A deteção precoce é essencial na abordagem destes doentes. Quadros iniciais podem ser geridos com soluções intermédias (oxigênio nasal de alto fluxo ou ventilação não invasiva) na tentativa da prevenção da falência respiratória. Contudo, e apesar da ventilação invasiva se revelar difícil neste tipo de doente, não deve ser atrasada, uma vez que o atraso no resgate é fator de mau prognóstico a sua utilização.[22]

Anatomia: a RT de cabeça e pescoço é uma das áreas mais debilitantes e que mais pode condicionar a conduta intra e pós-operatória. Na fase aguda a maioria dos doentes tem alterações locais secundárias ao dano celular (p. ex., mucosite, osteonecrose). Quando irradiada a cervical há o risco de hipotiroidismo secundário a lesão glandular e alterações fibróticas que condicionam dismorfias crônicas da via aérea. Para além de uma estratégia anestésica bem definida para o ato cirúrgico, é essencial perceber o resultado final da cirúrgica (o doente está a ser operado ao local irradiado, ou é outro o local do procedimento) e as limitações da extubação (em caso de dúvida não deve ser removido tubo). Deve ser ponderada da realização de traqueotomia de apoio em casos selecionados, ou em situações de urgência/emergência, a traqueotomia emergente ser o plano inicial.

Todas as áreas corporais irradiadas ficam irreversivelmente modificadas, numa fase aguda com inflamação ativa, que evoluiu para fibrose. Sempre que um procedimento cirúrgico ocorre numa dessas áreas, há um elevado risco de complicações locais no pós-operatório (p. ex., deiscência colorretal após ressecção anterior do reto, em doentes com radioterapia pélvica prévia).

Especificidades do doente oncológico

Muitos são os estudos disponíveis sobre fatores de risco associados a maior número de complicações P-OP no doente oncológico. A idade avançada é um fator independente de morbimortalidade P-OP, relacionando-se com a baixa reserva funcional.[23-26] O doente *frail* também é mais suscetível a complicações P-OP, porque apresentam déficits cumulativos, por vezes são doentes mais velhos, com baixa reserva funcional, desnutridos, inativos.[23-26] Múltiplas doenças sistêmicas e doentes polimedicados estão mais suscetíveis a complicações. Muitos estudos demonstraram que a insuficiência cardíaca, hipertensão arterial e a doença renal crônica são fatores independentes de complicações pós-operatórias e deiscência anastomótica.[23,25] A doença pulmonar crônica, a doença arterial periférica (em especial a calcificação arterial) e o uso de corticoterapia crônica são fatores risco para deiscência anastomótica em procedimentos gastrointestinais. O mau controle glicêmico em doentes diabéticos tem relação inequívoca com complicações no pós-operatório, há lesão da microcirculação, menor capacidade de regeneração tecidular e por consequência redução na capacidade de cicatrização.[23] Várias são as teorias que tentam explicar o motivo da obesidade ser fator de risco para complicações P-OP. Os doentes obesos muitas vezes exibem múltiplas comorbilidades (diabetes, hipertensão, dislipidemia), portanto maior risco. A obesidade é também um estado pró-inflamatório, há um aumento da resistência à insulina, menor capacidade de cicatrização, e, portanto, maior risco de deiscências anastomóticas. Por último, o excesso de gordura visceral, torna a ato cirúrgico mais complexo (acessos dificultados, menor visibilidade), mais demorado, podendo levar ao maior número de complicações. Por tudo isto torna-se fácil perceber que a classificação da *American Society of Anesthesiologists* (ASA) seja um fator de risco independente para complicações e mortalidade P-OP.[23,26]

O tabagismo, fator de risco *major* para desenvolver uma neoplasia, é fator para complicações em todo o perioperatório (em especial as respiratórias). Para além da lesão pulmonar crônica e a perda progressiva de capacidade funcional, induz lesão na microcirculação sistêmica, contribuindo para a hipoxia tecidular e redução na capacidade de cicatrização.[23,24] Os hábitos etílicos (> 3 copos vinho por dia), aumentam o risco de complicações P-OP. O etilismo está associado a disfunção hepática e pancreática crônicas (risco de alterações de hemostasia, aumento de resistência à insulina), assim como, desregulação do sistema imune e resposta ao estresse cirúrgico.[23,24] Muitas alterações irreversíveis associadas ao consumo de tabaco e álcool existem na avaliação inicial do doente. O perioperatório é então o momento ideal para a implementação de estratégias modificadoras de prognóstico, a evicção tabágica e de consumo de álcool é altamente recomendada,[23,24] assim, como implementação de um estilo de vida mais saudável.

A elevação de biomarcadores inflamatórios (como a proteína C reativa, contagem de leucócitos) é fatores de risco para complicações, embora o seu mecanismo não seja completamente entendido. A redução do aporte calórico, o estado pró-inflamatório promovido pela neoplasia, resulta num estado hipercatabólico, que contribui para a perda efetiva de massa muscular (sarcopenia), e tecido adiposo, desregulação do sistema imune e na resposta ao estresse cirúrgico. A albumina, proteína negativa de fase aguda, diminui durante a fase inflamatória à custa do extravasamento capilar. Ela é também um biomarcador que reflete o estado nutricional. Doentes desnutridos têm redução da capacidade cardiorrespiratória, desregulação do sistema imune e redução da capacidade de cicatrização, o que traduz num aumento de incidência de complicações infeciosas, assim como, em deiscências anastomóticas. Baixos níveis séricos de albumina são um fator independente para complicações *major* no P-OP.[23,24]

Especificidades da doença oncológica

A anemia e o déficit de ferro, são de todas as complicações neoplásicas, as mais prevalentes, chegam a atingir aos 75% em doentes com neoplasias colorretais. A anemia é um fator independente de complicações P-OP, há redução efetiva na capacidade de transporte de oxigênio às células, e por consequência redução na capacidade de cicatrização.[23] Por outro lado, o excesso de suporte transfusional, também é um fator de complicações perioperatórias ao induzir uma resposta imunossupressora,[23,27] políticas restritivas de suporte transfusional são recomendadas.[28] Também políticas de *Patient Blood Management* (PBM) devem ser instituídas, com intuito de estudar e otimizar pré-operatoriamente a anemia, à custa de estratégias menos invasivas (p. ex., suplementação de ferro), pois são modificadoras de prognóstico.[29]

Complicações locais tumorais (p. ex., perfuração, oclusão intestinal, infeção ou abcesso local) são também fatores de risco independentes para complicações P-OP, há maior dificuldade técnica, inflamação e hipoxia tecidular, desequilíbrios hidroeletrolíticos e desnutrição, que contribuem para um pior desfecho.[23]

Tumores grandes e avançados, mal diferenciados, exigem resseções alargadas e extensas, com maiores danos colaterais de órgãos, e maiores complicações. Alguns esvaziamentos ganglionares (p. ex., cirurgia cervical, gástrica, esofágica) têm risco aumentado de lesão iatrogênica local e complicação P-OP, assim como, a esplenectomia de necessidade também confere pior prognóstico.

Especificidades do pós-operatório

A implementação de protocolos ERAS nas diferentes áreas cirúrgicas, permitiu uma sistematização de conceitos e normalização de condutas, traduziu-se numa redução de complicações pós-operatórias, menor estadia hospitalar, sem aumento de readmissões.[30]

Desde o intraoperatório até a permanência do doente na enfermaria o **combate à hipotermia** é fundamental para manter a homeostasia tecidular.[30,31] Reavaliações sistematizadas (algoritmo C-ABCDE) devem ocorrer nas primeiras horas do pós-operatório, com intuito de detecção precoce de complicações agudas. Nessa fase o risco de depressão respiratória e consciência, dor não controlada, náuseas e vômitos, hipotermia e *shivering*, hemorragia aguda são mais elevados. Doentes de alto risco devem ficar mais tempo e melhor vigiados neste período.

A **mobilização precoce e a reabilitação** pós-operatória, são mandatórias para todos os doentes,[30-35] para que isso aconteça o doente deve estar confortável, sem desequilíbrios e nutrido.

Controle analgésico: com o aumento de procedimentos minimamente invasivos a abordagem do neuroeixo tem vindo a perder destaque. Contudo cirurgia *major*, como a esofagectomia clássica, ainda é estratégia recomendada.[30,35] Estratégias combinadas de bloqueios de plexos e nervos periféricos, associados a esquema analgésicos multimodais, são o padrão-ouro para a maioria dos procedimentos atuais. A preocupação crescente com o uso de medicação opioide forte no perioperatório e domicílio, e a recorrência tumoral, têm levado ao desenvolvimento de estratégias poupadoras de opioides, contudo a literatura é extensa e ambígua na definição da melhor técnica.[36] Apesar do risco existir, não deve ser limitada a sua utilização num doente com dor descontrolada. Dor não controlada apesar de terapêutica otimizada, é muitas vezes o primeiro sinal de complicação cirúrgica, e deve ser ativamente excluída.

Controle de náuseas e vômitos: deve ser ajustado de acordo com os fatores de risco do doente e cirurgia realizada, não sendo diferente do doente não oncológico. Se vômitos persistentes, para além de otimização terapêutica, deve ser excluída complicação secundária à cirurgia.

Profilaxia antibiótica: deve ser ajustada de acordo com o procedimento cirúrgico, fatores de risco do doente, e padrões de infecção e sensibilidade antibiótica institucionais. A remoção de drenos no local cirúrgico, cateteres venosos, arteriais e urinários, devem ser avaliados diariamente, pois são fatores de risco para complicações infecciosas.

Suporte nutricional e controle glicêmico: como previamente discutido, é fundamental o controle glicêmico ao longo de todo perioperatório.[30-35] O estresse oxidativo promovido pelo ato cirúrgico, agrava o estado inflamatório, aumenta a residência à insulina e promove o catabolismo. É fundamental o suporte nutricional precoce, ajustado ao tipo de cirurgia e tipo de doente. Sempre que via entérica disponível, ela deve ser privilegiada. Sondas nasogástricas só devem permanecer no pós-operatório em casos selecionados (p. ex., esofagectomia).[30] Doentes sem via entérica disponível, com gastroparesia ou íleo paralítico, devem iniciar nutrição parentérica, até que o quadro esteja reestabelecido. Nos doentes previamente desnutridos, há o risco de desenvolverem síndrome de realimentação e desequilíbrios iônicos devem ser corrigidos previamente.

As estratégias nutricionais devem ser discutidas com equipas dedicadas de nutrição. A ESPEN[37] recomenda um aporte energético de 30 kcal/kg/dia e, se possível, um consumo proteico de 1,5 g/kg/dia. Nos doentes com neoplasia gastrointestinais altas está recomendado o aporte oral/entérico de imunonutrientes (arginina, ómega-3, nucleotídeos).

Fluidoterapia: deve ser evitado o uso liberal de fluidos. A *goal-directed fluid therapy*, estratégia por objetivos, tem mostrado melhores resultados cirúrgicos dos protolocos ERAS. Soluções cristaloides balanceadas são preferidas, reduzindo a incidência de acidose hiperclorêmica, e lesão renal secundária aos coloides.[30-36]

Profilaxia tromboembólica: o doente oncológico tem um elevado risco trombótico, agravado pelo ato cirúrgico. Em todos os doentes devem ser ponderados meios mecânicos, com meias elásticas ou compressores mecânicos. Os meios farmacológicos devem ser introduzidos quando excluídas complicações hemorrágicas e mantidos após alta hospitalar. Doentes com trombose documentada no pré-operatório, vão reintroduzir e manter a hipocoagulação no pós-operatório e após alta.

Admissão urgente/emergente em UCI

As admissões eletivas em UCI não são, habitualmente, alvo de discussão com as equipas de intensivistas. A complicação aguda é que levanta problemas na admissão do doente crítico oncológico. A maioria dos doentes oncológicos necessita de UCI por quadros sépticos e disfunção respiratória. As recomendações atuais,[22] defendem que estes doentes devem ter uma avaliação sistematizada e assim que é identificada uma disfunção de novo devem ser admitidos em UCI. O atraso na admissão está a associado a mau prognóstico.

Quem tratar: admissão em UCI deve ser oferecida a doentes com bom estado geral (ECOG *Performance Status* 0-2), esperança de vida longa (>12 meses), em remissão ou em tratamento curativo ativo. *UCI trial* deve ser oferecido para doentes com doença oncológica ativa, mas controlada, e bom estado geral. Nestes casos deve ser definido qual o grau de suporte a oferecer nas diferentes disfunções, de acordo com a reversibilidade do quadro e prognósticos da doença oncológica. É fundamental o envolvimento do departamento de oncologia na discussão multidisciplinar.

Quem reanimar: ou quem não reanimar, em meio hospitalar, deve ser antecipado ao prognóstico vital de cada doente, para facilitar às equipas de emergência intra-hospitalar a decisão em caso de parada cardiorrespiratória. Não havendo informação disponível, todos os doentes devem ser reanimados. Disfunção cardiovascular e suporte transfusional: não existem diferenças na ressuscitação volêmica e suporte aminérgico no doente oncológico. Sabendo que a maioria dos doentes é admitida por sépsis, devem ser mantidas as recomendações da *Surviving Sepsis Campaign Guidelines*.

As indicações para transfusão de concentrado de eritrócitos são as mesmas do doente não oncológico. Recomendam-se estratégias restritivas para valores > 7 d/dL (mesmo no choque séptico), e aumentar o limiar transfusional para 8-10 g/dL em doentes com doença cardiovascular isquêmica.

As indicações para transfusão de plaquetas não são específicas do doente crítico, seguem as recomendações das diferentes sociedades.[22] Nos doentes com tumores líquidos, devem ser mantidos valores sistêmicos de 10.000 a 20.000/L. Na hemorragia severa as contagens devem ser mantidas acima dos 50.000/L.

Disfunção respiratória: estratégias de ventilação não invasiva (VNI) não mostraram ser superiores à ventilação mecânica invasiva (VMI). A ventilação não invasiva está recomendada na doença pulmonar obstrutiva crônica agudizada (com acidemia) e nos quadros de edema agudo do pulmão cardiogênico. Na ausência de rápida melhoria com VNI, deve ser alterada a estratégia para a VMI. O atraso na VMI revelou-se como fator de mau prognóstico.

Disfunção renal: as indicações para técnica de substituição renal (TSR) têm as mesmas indicações que o doente não oncológico. As síndromes de lise tumoral no doente oncológico são as situações que apresentam maior risco de necessidade de TSR, contudo devem ser envolvidos os onco-hematologistas com intuito do controlar a síndrome sem necessidade de técnica.

Integração de equipa de cuidados paliativos ou suporte: cuidados de suporte ou paliativos devem ser introduzidos o mais precocemente possível, para que o doente (envolvendo a família e/ou amigos), possa expressar os seus desejos e preocupações com a permanência em UCI, perceber e discutir expectativa e qualidade de vida a curto e longo prazo. Estas equipas devem também fazer parte das discussões técnicas, e devem estar envolvidas com os profissionais que prestam cuidados ao doente, muitas vezes são estes que precisam de suporte para continuar no papel de prestador de cuidados.

Conclusão

A cirurgia oncológica representa hoje uma parte significativa dos cuidados prestados ao doente oncológico. A identificação de doentes de alto risco, otimizados com planos de específicos de pré-habilitação, e a identificação de procedimentos de alto risco, são o passo fundamental para o sucesso cirúrgico. Estes permitem antecipar uma vigilância mais cuidada nos pós-operatório imediato, com detecção e tratamento precoce de potenciais complicações.

Apesar de muitas características específicas associadas às neoplasias e tratamentos instituídos, as equipas devem estar preparadas para a abordagem deste tipo de doentes, independentemente de se tratarem de hospitais gerais ou dedicados ao doente oncológico, integrando elementos dedicados ao tratamento deste tipo de doentes em todas as equipas hospitalares.

Referências bibliográficas

1. Ferlay J, Laversanne M, Ervik M, et al. Global Cancer Observatory: Cancer Tomorrow. Lyon, France: International Agency for Research on Cancer. Disponpivel em: https://gco.iarc.fr/tomorrow Acesso em 10 out 2022.
2. Sullivan R, Alatise OI, Anderson BO, Audisio R, Autier P, Aggarwal A, et al. Global cancer surgery: delivering safe, affordable, and timely cancer surgery. Lancet Oncol. 2015;16(11):1193-224.
3. GlobalSurg Collaborative and National Institute for Health Research Global Health Research Unit on Global Surgery. Global variation in postoperative mortality and complications after cancer surgery: a multicentre, prospective cohort study in 82 countries. Lancet 2021;397:387-97.
4. Fernandes AV. Como mitigar o risco perioperatório em cirurgia digestiva oncológica? Tese de Doutoramento em Ciências Médicas submetida ao Instituto de Ciências Biomédicas Abel Salazar da Universidade do Porto, Dezembro de 2020.
5. Nanthakumaran S, Fernandes E, Thompson AM, Rapson T, Gilbert FJ, Park KG. Morbidity and mortality rates following gastric cancer surgery and contiguous organ removal, a population based study. Eur J Surg Oncol. 2005;31(10):1141-4.
6. Mentula PJ, Leppäniemi AK. Applicability of the Clavien-Dindo classification to emergency surgical procedures: a retrospective cohort study on 444 consecutive patients. Patient safety in surgery, 2014;8:31.
7. Weiser TG, Regenbogen SE, Thompson KD, et al. An estimation of the global volume of surgery: a modelling strategy based on available data. Lancet, 2008;372(9633):139-44.
8. Oofuvong M, Geater AF, Chongsuvivatwong V, Chanchayanon T, Sriyanaluk B, Saefung B, Nuanjun K. Excess costs and length of hospital stay attributable to perioperative respiratory events in children. Anesth Analg. 2015;120(2):411-9.
9. Jacobs JP, Jacobs ML, Mavroudis C, Maruszewski B, Tchervenkov CI, Lacour-Gayet FG, et al. What is Operative Morbidity? Defining Complications in a Surgical Registry Database. The Annals of Thoracic Surgery, 2007;84(4):1416-1421.
10. Fernandes A, Rodrigues J, Antunes L, Lages P, Santos CS, Moreira-Gonçalves D, et al. Development of a preoperative risk score on admission in surgical intermediate care unit in gastrointestinal cancer surgery. Perioper Med (Lond). 2020;9:23.
11. Fernandes A, Rodrigues J, Lages P, Lança S, Mendes P, Antunes L, Santos CS, Castro C, Costa RS, Lopes CS, da Costa PM, Santos LL. Root causes and outcomes of postoperative pulmonary complications after abdominal surgery: a retrospective observational cohort study. Patient Saf Surg. 2019;13:40.
12. Gonçalves DM, Fernandes AV, Mota CD, Antunes J, Canappele C, Martins PC, et al. Um programa de pré-habilitação domiciliar, aplicado através de uma plataforma baseada na internet, em doentes com adenocarcinoma localmente avançado da junção gastroesofágica e estômago, elegíveis para quimioterapia perioperatória: Rev Portuguesa Cir. 2021;51:125-136.
13. Ziabari Y, Wigmore T, Kasivisvanathan R. The multidisciplinary team approach for high-risk and major cancer surgery. BJA Education. 2017;8:255-261.

14. Carli F, Bousquet-Dion G. Improving Perioperative Functional Capacity: A Case for Prehabilitation. Geriatric Anesthesiology. 2017:73-84.
15. Scheede-Bergdahl C, Minnella EM, Carli F. Multi-modal prehabilitation: addressing the why, when, what, how, who and where next? Anaesthesia. 2019;74 (Suppl. 1):20-26.
16. Koch A, Checkley W. Do hospitals need oncological critical care units? J Clin Oncol, 2016;34:3315-24.
17. Soares M, Bozza FA, Azevedo LC, Silva UV, Corrêa TD, Colombari F, et al. Effects of Organizational Characteristics on Outcomes and Resource Use in Patients With Cancer Admitted to Intensive Care Units. J Clin Oncol. 2016;34(27):3315-24.
18. Groenewold MD, Olthof CG, Bosch DJ. Anaesthesia after neoadjuvant chemotherapy, immunotherapy or radiotherapy. BJA Education. 2022;22(1):12-19.
19. Lewis AL, Chaft J, Girotra M, Fischer GW. Immune checkpoint inhibitors: a narrative review of considerations for the anaesthesiologist. Br J Anaesth. 2020;124(3):251-260.
20. Upadhrasta S, Elias H, Patel K, Zheng L. Managing cardiotoxicity associated with immune checkpoint inhibitors. Chronic Dis Transl Med. 2019;5(1):6-14.
21. Echeverry G, Fischer GW, Mead E. Next Generation of Cancer Treatments: Chimeric Antigen Receptor T-Cell Therapy and Its Related Toxicities: A Review for Perioperative Physicians. Anesth Analg. 2019;129(2):434-441.
22. Meert AP, Wittnebel S, Holbrechts S, Toffart AC, Lafitte JJ, Piagnerelli M, et al. Critically ill cancer patient's resuscitation: a Belgian/French societies' consensus conference. Intensive Care Med. 2021;47(10):1063-1077.
23. van Kooten RT, Bahadoer RR, Peeters KCMJ, Hoeksema JHL, Steyerberg EW, Hartgrink HH, et al. Preoperative risk factors for major postoperative complications after complex gastrointestinal cancer surgery: A systematic review. Eur J Surg Oncol. 2021;47(12):3049-3058.
24. Gagné S, McIsaac DI. Modifiable risk factors for patients undergoing lung cancer surgery and their optimization: a review. J Thorac Dis. 2018;10(Suppl 32):S3761-S3772.
25. Niu S, Graw S, Jensen D, Glazyrine V, Wyre H, Holzbeierlein J, et al. Preoperative Risk Factors Predicting Postoperative Complications in Radical Cystectomy for Bladder Cancer. Bladder Cancer. 2020;6:151-159.
26. Li M, Zhang T, Zhu J, Li Y, Chen W, Xie Y, et al. Risk factors of perioperative complications and management with enhanced recovery after primary surgery in women with epithelial ovarian carcinoma in a single center. Oncol Lett. 2022;23(5):155.
27. Papageorge CM, Kennedy GD, Carchman EH. Preoperative blood transfusion is a predictor of worse short-term postoperative outcomes after colectomy. Surgery. 2017;161(4):1067-1075.
28. Ejaz A, Schmidt C, Johnston FM, Frank SM, Pawlik TM. Risk factors and prediction model for inpatient surgical site infection after major abdominal surgery. J Surg Res. 2017;217:153-159.
29. Keding V, Zacharowski K, Bechstein WO, Meybohm P, Schnitzbauer AA. Patient Blood Management improves outcome in oncologic surgery. World J Surg Oncol. 2018;16(1):159.
30. Moorthy K, Halliday L. Guide to Enhanced Recovery for Cancer Patients Undergoing Surgery: ERAS and Oesophagectomy. Ann Surg Oncol. 2022;29(1):224-228.
31. Melloul E, Lassen K, Roulin D, Grass F, Perinel J, Adham M, et al. Guidelines for Perioperative Care for Pancreatoduodenectomy: Enhanced Recovery After Surgery (ERAS) Recommendations 2019. World J Surg. 2020;44(7):2056-2084.
32. Melloul E, Hübner M, Scott M, Snowden C, Prentis J, Dejong CH, et al. Guidelines for Perioperative Care for Liver Surgery: Enhanced Recovery After Surgery (ERAS) Society Recommendations. World J Surg. 2016;40(10):2425-40.
33. Dort JC, Farwell DG, Findlay M, Huber GF, Kerr P, Shea-Budgell MA, et al. Optimal Perioperative Care in Major Head and Neck Cancer Surgery With Free Flap Reconstruction: A Consensus Review and Recommendations From the Enhanced Recovery After Surgery Society. JAMA Otolaryngol Head Neck Surg. 2017;143(3):292-303.
34. Gustafsson UO, Scott MJ, Hubner M, Nygren J, Demartines N, Francis N, et al. Guidelines for Perioperative Care in Elective Colorectal Surgery: Enhanced Recovery After Surgery (ERAS®) Society Recommendations: 2018. World J Surg. 2019;43(3):659-695.
35. Hübner M, Kusamura S, Villeneuve L, Al-Niaimi A, Alyami M, Balonov K, Bell J, et al. Guidelines for Perioperative Care in Cytoreductive Surgery (CRS) with or without hyperthermic IntraPEritoneal chemotherapy (HIPEC): Enhanced Recovery After Surgery (ERAS®) Society Recommendations – Part II: Postoperative management and special considerations. Eur J Surg Oncol. 2020;46(12):2311-2323.
36. Sekandarzad MW, Doornebal C, Hollmann MW. Opiophobia in Cancer Biology- Justified? – The Role of Perioperative Use of Opioids in Cancer Recurrence. Curr Pharm Des. 2019;25(28):3020-3027.
37. Muscaritoli M, Arends J, Bachmann P. ESPEN practical guideline: Clinical Nutrition in cancer. Clinical Nutrition. 2021;40:2898-2913.

capítulo 98

Cuidados Pós-Operatórios em Neurocirurgia

Amanda Ayako Minemura Ordinola | Hennan Salzedas Teixeira | Maiko Moura da Silveira | Guilherme Nascimento de Morais | Josiane Cássia de Almeida | Salomón Ordinola Rojas

Introdução

Por volta de 1953, durante a epidemia de poliomielite, começa a era moderna da Medicina com o surgimento das UTIs, fruto da necessidade de uma grande demanda e densidade de cuidados que aqueles pacientes exigiam pela gravidade do quadro.[1] Como um processo evolutivo natural, as UTIs foram se desenvolvendo e se especializando, surgindo unidades especializadas para determinados perfis de pacientes como unidades pediátricas, neonatais e cardiológicas. Avanços no campo da Neurocirurgia e Anestesiologia reduziram drasticamente a mortalidade dos pacientes no intraoperatório, gerando a necessidade do aperfeiçoamento das equipes responsáveis pelo cuidado, surgindo as primeiras UTIs neurológicas (UTIN). Atualmente são compostas por equipes multiprofissionais e multidisciplinares de diversas especialidades (neurointensivistas, neurologistas, neurocirurgiões, fisioterapeutas, enfermagem especializada, dentre outros),[2] que trabalham em prol de um objetivo comum: a neuroproteção. Os esforços dentro de uma UTIN visam tanto a redução como a prevenção de lesões neurológicas secundárias às patologias preexistentes, sem negligenciar os cuidados de outros órgãos e sistemas.

Sendo assim, este capítulo visa discutir os principais itens envolvidos nos cuidados pós-operatórios em neurocirurgia.

Indicações de craniotomia e admissão em unidades de terapia intensiva neurológicas (UTIN)

A craniotomia é um procedimento cirúrgico comum no qual um retalho ósseo é removido, possibilitando ao cirurgião acesso à região intracraniana. As craniotomias podem ser realizadas em diversos locais (pterional, suboccipital, frontal), permitindo o tratamento de diversas patologias, incluindo doenças cerebrovasculares (malformações arteriovenosas, aneurismas, drenagens de hematomas), neoplasias cerebrais (tumores benignos e malignos, metástases ou aspirações de lesões císticas), implante de dispositivos de drenagem liquórica (derivações ventrículo peritoneais ou derivações ventriculares externas) ou mesmos estimuladores cerebrais profundos.[3]

Os pacientes neurocirúrgicos podem ser agrupados em categorias eletivas e de emergência com base em sua apresentação, devendo ser encaminhados para cuidados pós-operatórios em UTI obedecendo critérios de prioridades. No Brasil, em novembro de 2016, o Conselho Federal de Medicina, por meio da resolução 2.156, publicou critérios de admissão nas UTIs brasileiras, estabelecendo ordem de prioridade entre os pacientes (**Quadro 98.1**).[4]

Quadro 98.1. Priorização de admissão em UTI	
Prioridade 1:	Pacientes que necessitam de intervenções de suporte à vida, com alta probabilidade de recuperação e sem nenhuma limitação de suporte terapêutico.
Prioridade 2:	Pacientes que necessitam de monitorização intensiva, pelo alto risco de precisarem de intervenção imediata, e sem nenhuma limitação de suporte terapêutico.
Prioridade 3:	Pacientes que necessitam de intervenções de suporte à vida, com baixa probabilidade de recuperação ou com limitação de intervenção terapêutica.
Prioridade 4:	Pacientes que necessitam de monitorização intensiva, pelo alto risco de precisarem de intervenção imediata, mas com limitação de intervenção terapêutica.
Prioridade 5:	Pacientes com doença em fase de terminalidade, ou moribundos, sem possibilidade de recuperação. Em geral, esses pacientes não são apropriados para admissão na UTI (exceto se forem potenciais doadores de órgãos). No entanto, seu ingresso pode ser justificado em caráter excepcional, considerando as peculiaridades do caso e condicionado ao critério do médico intensivista.

Fonte: Resolução CFM Nº 2.156/2016 (Publicada no D.O.U. de 17 de novembro de 2016, Seção I, p. 138-139.

Grande parte dos pacientes neurocirúrgicos possuem nível de prioridade 1 ou 2, contudo não há estatística precisa disponível. Aproximadamente 15% dos pacientes submetidos a neurocirurgias requerem permanência superior a 24 horas na UTI, sendo principalmente para monitorização neurológica e, em menor escala, o tratamento de complicações. Os fatores de risco para complicações no pós-operatório são listadas no **Quadro 98.2**.

Quadro 98.2. Fatores de risco
Falha de extubação no intraoperatório
Tempo cirúrgico superior a quatro horas
Decúbito lateral durante ato cirúrgico
Status funcional pré-operatório (escala de Karnofsky < 80)
Sangramento intraoperatório superior a 350 mL

Fonte: Rojas SSO, Veiga VC. Manual de Neurointensivismo do Hospital Beneficência Portuguesa. Rio de Janeiro: Editora Atheneu; 2013.

Após admissão, uma série de questões devem ser levantadas e respondidas a fim de individualizar o cuidado e estabelecer o melhor plano de terapêutico.[5]

- Qual a condição clínica do paciente previamente à cirurgia?
- Qual sua *performance status* prévio?
- Possui comorbidades? Faz uso rotineiro de medicações? Alergias?
- A doença neurológica foi tratada parcial ou completamente?
- Qual o posicionamento e a técnica anestésica realizada no intraoperatório?
- Houveram intercorrências?
- A cirurgia realizada possui complicações específicas?

Fisiopatologia das lesões secundárias

A lesão cerebral isquêmica não se refere apenas a casos de interrupção do fluxo sanguíneo encefálico, semelhante ao processo fisiopatológico dos acidentes vasculares isquêmicos. A hipoxia isquêmica também se relaciona com o desequilíbrio entre oferta e consumo de oxigênio no tecido cerebral, ou seja, tanto a redução do conteúdo arterial de oxigênio, quanto o aumento do consumo regional de oxigênio podem interagir para a progressão da lesão cerebral, independente do processo patológico inicial (por exemplo traumatismos, tumores, acidentes vasculares cerebrais) e de sua extensão (focal ou difuso).[6]

O fluxo sanguíneo cerebral normal gira em torno de 50 a 60 mL/100g/min de tecido cerebral. A redução do fluxo sanguíneo encefálico (FSE) é acompanhado da redução do metabolismo cerebral, como mecanismo fisiológico de proteção, afim de manter a integridade celular. Com valores abaixo de 30 a 20 mL/100g/min de tecido cerebral, a atividade elétrica neuronal desaparece, mas a membrana neuronal continua íntegra, mantendo o neurônio viável, sendo essa situação denominada *penumbra isquêmica*. Em hipofluxos extremos com limiares inferiores a 10 a 15 mL/100g/min de tecido cerebral, a célula passa a desenvolver metabolismo anaeróbico com acidose metabólica e consequente morte celular.[7]

Contudo, os neurônios possuem sensibilidades diferentes graus variados de hipofluxo sanguíneo e hipoxia tecidual. Neurônios mais evoluídos na escala filogenética possuem maiores taxas metabólicas, por isso são mais vulneráveis a redução da oferta de oxigênio. A esse fenômeno denomina-se *vulnerabilidade seletiva*.

Após a isquemia tecidual inicial, seja ela focal ou difusa, uma série de eventos fisiopatológicos são iniciados e interagem entre si, provocando lesão neuronal, sendo denominadas *cascatas isquêmicas*. De maneira didática, são separadas em 3 cascatas: *vasodilatadora, bioquímica e despolarizadora*. O conhecimento desses processos fisiopatológicos é de suma importância para o médico intensivista. No pós-operatório de neurocirurgia, a interrupção desses processos garante neuroproteção, redução de lesões secundárias e melhores desfechos.[6]

Cascata vasodilatadora

A cascata vasodilatadora (**Figura 98.1**) gera inchaço cerebral. À medida que o tecido cerebral sofre um grau de hipofluxo e hipoxia, o ambiente celular entra em anaerobiose e acidose láctica. Isso provoca vasodilatação da arteríola pré-capilar, diminuindo a resistência cerebrovascular, mantendo o fluxo sanguíneo compensatoriamente daquela região em injúria, com aumento da volemia regional. Inicialmente esse processo visa reestabelecer o fluxo sanguíneo tecidual e impedir a lesão neuronal. Contudo, em fases avançadas e perpetuadas de lesão, a vasodilatação provocada pela hipoxia aumenta o FSE e o volume sanguíneo encefálico (VSE), provocando hipertensão intracraniana (HIC). Nessa fase, a pressão intracraniana (PIC) aumentada leva a redução da pressão de perfusão encefálica (PPE) e redução do FSE, provocando mais hipoxia, acidose e vasodilatação pré-capilar, aumentando da volemia intracraniana e PIC. A interação desses processos (acidose metabólica, vasodilatação e hipertensão intracraniana), quando não interrompidos, leva HIC grave, parada da circulação e morte encefálica.

Cascata bioquímica

A cascata bioquímica diz respeito a uma série de alterações teciduais bioquímicas que também culminam em edema cerebral. Esse processo se inicia com acidose tecidual e acúmulo de potássio extracelulares, permitindo o aumento do influxo de cálcio intracelular e ativação das fosfolipases, ocasionando lesão das membranas celulares, de suas organelas e morte celular. Além disso, a liberação de ácido graxos intracelulares, como o ácido araquidônico, leva a síntese de prostaglandinas que necessitam de oxigênio. Esse processo leva a produção de espécies reativas de O_2 (radicais livres de oxigênio). Tais produtos lesam as membranas celulares gerando edema celular (citotóxico) e quebra da barreira hematoencefálica (BHE), o que acentua o edema vasogênico, agravando o dano cerebral.[6]

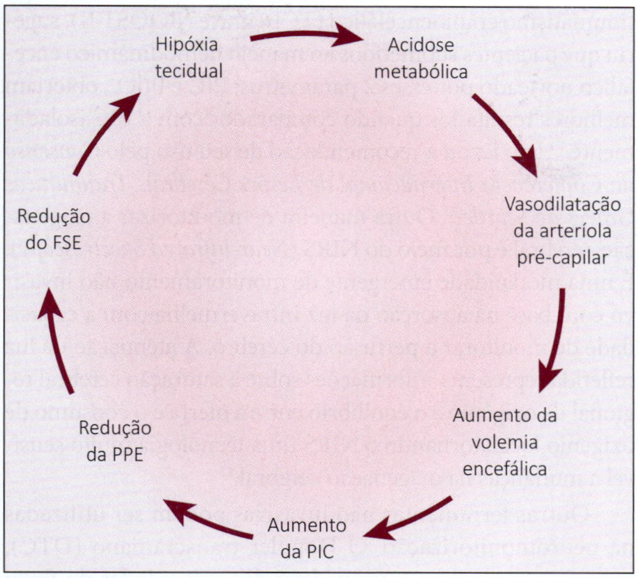

Figura 98.1. Cascata vasodilatadora.

FSE: fluxo sanguíneo encefálico; PIC: pressão intracraniana; PPE: pressão de perfusão encefálica.

Fonte: Adaptada de Stávale MA. Hemodinâmica Encefálica: fisiopatologia em neurointensivismo e neurointensivismo. São Paulo: Grupo GEN Editorial Nacional; 2013.

Cascata despolarizadora

Outro processo envolvido no dano neuronal secundário é a excitotoxicidade isquêmica, denominada cascata despolarizadora (**Figura 98.2**). O prejuízo da bomba de sódio e potássio provocado pela hipoxia promove a redução do limiar excitatório neuronal e despolarização em série. Esse processo pode-se traduzir em crises convulsivas clínicas ou eletroencefalográficas. Quando a despolarização neuronal atinge o botão pré-sináptico, grande quantidade de neurotransmissores excitatórios são liberados na fenda sináptica (aspartato e glutamato), aumentando significativamente a atividade metabólica neuronal.

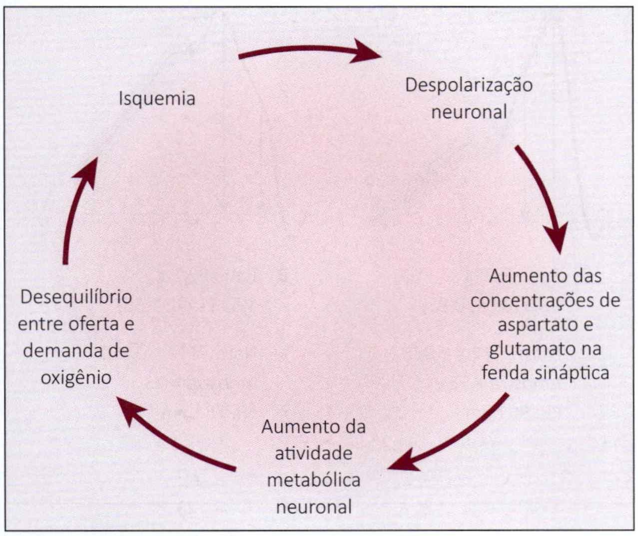

Figura 98.2. Cascata despolarizadora.

Fonte: Adaptada de Stávale MA. Hemodinâmica Encefálica: fisiopatologia em neurointensivismo e neurointensivismo. São Paulo: Grupo GEN Editorial Nacional; 2013.

O aumento da atividade metabólica celular gera o expressivo aumento do consumo de oxigênio e glicose de um tecido já isquêmico. O ambiente de anaerobiose acentua a acidose tecidual, alimentando a cascata vasodilatadora e bioquímica, piorando o inchaço cerebral.[6]

Monitorização neurológica

Além admissão e adoção de cuidados padrões de todo paciente internado em UTI, aqueles em pós-operatório de neurocirurgia requerem cuidados especiais, afim de evitar lesões secundárias e, quando houverem, serem detectadas e tratadas precocemente. Para isso, o exame neurológico minucioso deve ser realizado. A avaliação do nível de consciência por escalas padronizadas, como a escala de coma de Glasgow (ECG), e escala FOUR (*Full Outline UnResponsiveness*), podem ser usadas para avaliação seriada e evolutiva dentro da UTI.[3]

Contudo, apenas o exame clínico não capaz de detectar situações de risco ou possíveis lesões encefálicas de maneira precisa. Por isso, a fim de manter uma postura ativa e preemptiva frente a esses pacientes, lançamos mão na neuromonitorização multimodal, que consiste em utilizar ferramentas propedêuticas de monitorização na vigilância de alterações potencialmente graves.

Neuromonitorização multimodal

A monitorização invasiva da PIC ainda é o padrão-ouro para detecção de HIC (**Figura 98.3**). Alterações precoces na morfologia da onda de pulso, predizem a perda da complacência e sofrimento do tecido cerebral, antes do esgotamento dos mecanismos de compensação da PIC (**Figura 98.4**). Não é possível o tratamento acurado da HIC, sem esse dado. Apesar de precisa, a monitorização invasiva da PIC requer o implante cirúrgico do dispositivo, podendo levar a complicações como sangramentos e infecções.

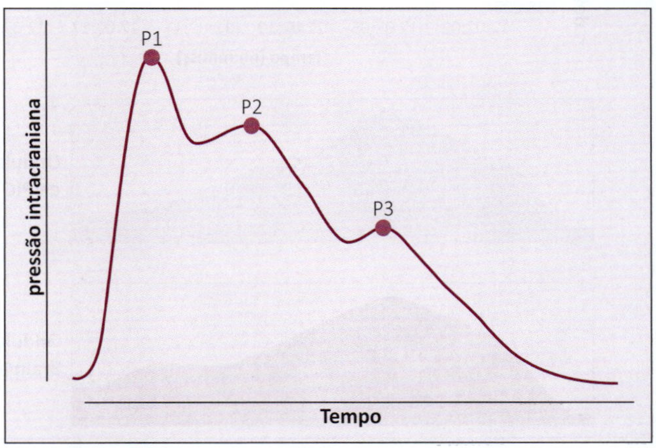

Figura 98.3. Morfologia da onda de pulso cerebral.

Fonte: Canac N, Jalaleddini K, Thorpe SG, Thibeault CM, Hamilton RB. Review: pathophysiology of intracranial hypertension and noninvasive intracranial pressure monitoring. Fluids Barriers CNS. 2020 Jun 23;17(1):40.

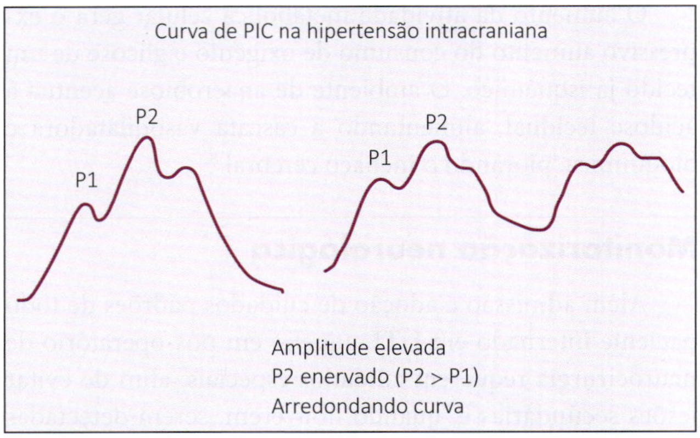

Figura 98.4. Curva de PIC com perda da complacência cerebral (P2 > P1).

PIC: pressão intracraniana.

Fonte: Nag DS, Sahu S, Swain A, Kant S. Intracranial pressure monitoring: Gold standard and recent innovations. World J Clin Cases. 2019 Jul 6;7(13):1535-1553.

Diante deste problema, pesquisadores brasileiros desenvolveram um dispositivo capaz de monitorizar a morfologia da onda pulso de maneira não invasiva. O Brain4Care é um sensor capaz de detectar alterações da complacência da caixa craniana e reproduzir a onda de pulso da PIC (**Figura 98.5**). Estudos com essa tecnologia mostram alta sensibilidade na detecção de queda da perfusão encefálica e aumento futuro da PIC, quando P2 > P1.[8-9]

Sabemos que não apenas a HIC agrava lesões neurológicas. A hipoxia tecidual está intimamente relacionada na fisiopatologia e sua monitorização pode interromper precocemente esse ciclo de lesão. Publicado em 2017, um estudo prospectivo randomizado envolvendo 119 pacientes com traumatismo cranioencefálico (TCE) grave (BOOST II), sugeriu que pacientes submetidos ao manejo hemodinâmico encefálico norteado por esses 2 parâmetros, PIC e $PtiO_2$, obteriam melhores resultados quando comparados com a PIC isoladamente.[10] Isso levou a recomendação de seu uso pelo *Consenso da Conferência Internacional de Lesões Cerebrais Traumáticas Graves de Seattle*.[11] Outra maneira de monitorizar a oxigenação cerebral é por meio do NIRS (*Near-Infrared Spectroscopy*). É uma modalidade emergente de monitoramento não invasivo com base na absorção da luz infravermelha com a capacidade de monitorar a perfusão do cérebro. A atenuação da luz refletida representa informações sobre a saturação cerebral regional de oxigênio e o equilíbrio entre a oferta e o consumo de oxigênio local, tornando o NIRS uma tecnologia muito sensível a mudanças na oxigenação cerebral.[12]

Outras ferramentas não invasivas podem ser utilizadas na neuromonitorização. O Doppler transcraniano (DTC), por meio da avaliação no padrão das velocidades de fluxo sanguíneo e hemodinâmica encefálica é capaz de detectar situações de risco. O índice de pulsatilidade (IP = velocidade máxima sistólica – velocidade mínima diastólica/velocidade média) aumentado repercute situações de aumento da resistência cerebrovascular, comum em situações de HIC, bem como o índice de Lindegard (IL= velocidade média da ACM (artéria cerebral média)/velocidade média da ACI (artéria carótida interna) extracraniana ipsilateral), auxilia no diagnóstico de vasoespasmo, em pacientes com HAS aneurismática. Na mão de operadores mais experientes, ainda é capaz de avaliar a preservação da autorregulação vascular cerebral, por meio de desafios pressóricos ou teste de CO_2.[13] Vale lembrar que o aparelho ultrassom, amplamente dispo-

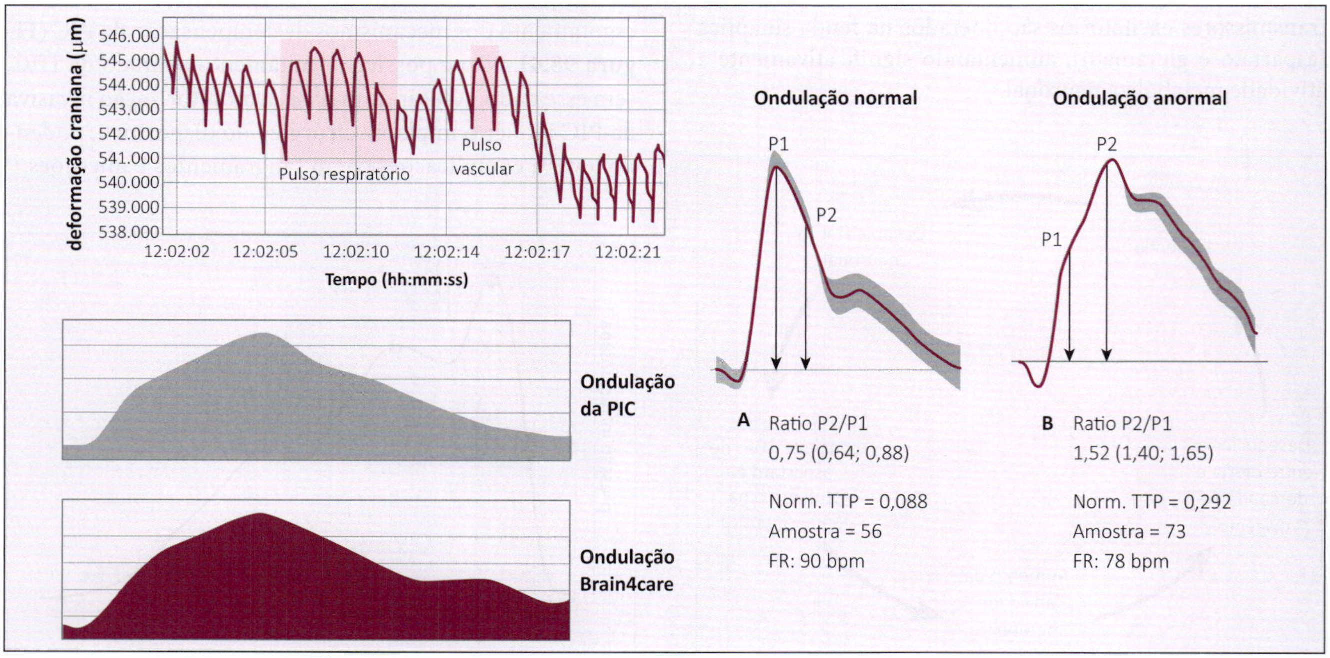

Figura 98.5. Sensor não invasivo de PIC Brain4Care.

bpm: batimentos por minuto; FC: frequência cardíaca; PIC: pressão intracraniana; TTP: *time to peak*.

Fonte: Evensen KB, Eide PK. Measuring intracranial pressure by invasive, less invasive or non-invasive means: limitations and avenues for improvement. Fluids Barriers CNS. 2020 May 6;17(1):34 e Moraes FM, Silva GS. Noninvasive intracranial pressure monitoring methods: a critical review. Arq Neuropsiquiatr. 2021 May;79(5):437-446.

nível nas UTINs, permite o intensivista avaliar a espessura da bainha de nervo óptico. Exame acessível, rápido e de baixo custo, com alta sensibilidade para detecção de HIC, quando valores acima de 5,5 mm.[14]

O objetivo da neuromonitorização multimodal é identificar uma lesão cerebral o mais brevemente possível e evitar uma lesão permanente, sendo de fundamental importância a monitorização eletroencefalográfica (EEG). Em uma UTI clínica, estima-se que cerca de 8% dos pacientes em coma apresentam crises convulsivas no EEG. Uma coorte realizada em uma unidade neurointensiva, com 570 pacientes, observou-se crises subclínicas em 18%.[3]

Complicações pós-operatórias de neurocirurgia

Diversas complicações podem afetar pacientes em pós-operatório de neurocirurgia, estando relacionados a fatores do paciente ou fatores relacionados ao procedimento. Uma recente revisão pulicada pelo Programa Nacional de Melhoria e Qualidade Cirúrgica do Colégio Americano de Cirurgiões (NSQIP), envolvendo cerca de 38.000 casos de pacientes neurocirúrgicos, mostrou uma taxa de complicações de cerca de 14,3%. As mais frequentes foram sangramento com necessidade de transfusão (4,5% dos pacientes) e reoperação até 30 dias após a operação inicial (4,3% dos pacientes), seguida de falha no desmame da ventilação mecânica no pós-operatório (2,5%). Preditores significativos de complicações incluíram acidente vascular cerebral pré-operatório, sepse, transfusão de sangue e uso crônico de esteroides.[15]

De maneira geral, as complicações podem ser categorizadas em neurológicas e neurocirúrgicas, listadas e detalhadas a seguir (**Quadro 98.3**).[16]

Quadro 98.3. Complicações pós-operatórias em neurocirurgia

Complicações	
Neurológicas	• Convulsões • Edema cerebral e hipertensão intracraniana
Neurocirúrgicas	• Hemorragias • Fístula liquórica • Pneumoencéfalo • Complicações de derivações • Infecções de sítio cirúrgico • Hidrocefalia • Síndrome do Trefinado

Fonte: Adaptado de Gopalakrishnan MS, Shanbhag NC, Shukla DP, Konar SK, Bhat DI, Devi BI. Complications of Decompressive Craniectomy. Front Neurol. 2018 Nov 20;9:977.

Complicações neurológicas

Convulsões/epilepsia

As convulsões são complicações que podem ocorrer após qualquer neurocirurgia em que há manipulação ou destruição do parênquima cerebral. Os mecanismos sugeridos incluem aumentos graduais na hiperexcitabilidade e um limiar epileptogênico reduzido.[16]

As convulsões pós-operatórias precoces ocorrem na primeira semana após a cirurgia. Fatores de risco são história prévia de convulsões, alterações metabólicas, cirurgias funcionais para tratamento de epilepsia, baixos níveis séricos de drogas antiepilépticas (DAE), ressecções gliomas supratentoriais, clipagem de aneurismas após hemorragia subaracnoidea (HSA) e lesões cerebrais traumáticas. Atualmente, a quarta edição da diretriz de manejo do TCE grave da *Brain Trauma Foudation* recomenda a profilaxia primária para todo paciente com TCE grave, por 3 a 7 dias, devido elevado risco.[17] Embora as evidências clínicas tenham sugerido nenhum benefício para DAE profilática durante o período perioperatório para ressecções tumorais, a profilaxia primária ainda é usada rotineiramente na prática clínica.[18] Em pacientes com HSA aneurismática, as convulsões podem ocorrer em até 20% dos casos, mais comumente nas primeiras 24 horas e é associada a hemorragia intracerebral, hipertensão e aneurisma da artéria cerebral média e da artéria comunicante anterior.[19] Um curso curto de três a sete dias de profilaxia para convulsões pode ser usado no período pós-sangramento imediato, no entanto, isso tem um baixo nível de evidência. A fenitoína deve ser evitada devido seus efeitos sobre os resultados cognitivos, incidência de vasoespasmo e infartos cerebrais tardios. Os efeitos de outras drogas antiepilépticas são menos claros. O levetiracetam está sendo cada vez mais utilizado e parece ser uma boa opção.[20]

Edema cerebral

O *edema cerebral* é comum após a cirurgia. Compreende no acúmulo excessivo de água nos espaços intra e/ou extracelulares do cérebro, resultado de uma combinação de danos nas células endoteliais, ruptura das junções intercelulares e transporte transcelular anormal. Danos às células e vasos sanguíneos desencadeiam uma multiplicidade de cascatas celulares, descritas anteriormente.[6]

O edema cerebral foi dividido em três categorias: vasogênico, citotóxico e edema intersticial, detalhados a seguir:[21]

1. *Edema vasogênico* é o termo usado para descrever o influxo de líquido e solutos para o cérebro por meio de uma BHE lesada, que afeta principalmente a substância branca. É o tipo mais comum de edema e origina-se do aumento da permeabilidade das células endoteliais capilares. A quebra da BHE permite o movimento de proteínas e solutos que estavam originalmente no espaço intravascular através da parede capilar para o espaço extracelular.
2. *Edema citotóxico* descreve um inchaço celular que afeta principalmente a substância cinzenta e é observado em condições como traumatismo craniano e hipoxia. É causado pelo inchaço da glia, neurônios e células endoteliais, e começa dentro de minutos após um insulto.
3. *Edema intersticial* ocorre em pacientes com hidrocefalia e ocorre quando a saída do líquido cefalorraquidiano (LCR) é obstruída, levando ao aumento da pressão interventricular e eventualmente intracerebral.

Complicações neurocirúrgicas

■ Hemorragias

A hemorragia é um problema crítico em neurocirurgia e está implicada na contribuição de lesões secundárias. O sangramento intraoperatório causa insulto isquêmico local e afeta sistematicamente o sistema cardiovascular. Embora a eletrocauterização controle efetivamente o sangramento e permita que os cirurgiões sejam mais invasivos, o tecido saudável pode ser danificado por lesões térmicas. Além disso, a manipulação cirúrgica do parênquima cerebral danifica microvasos cerebrais e levam à fisiopatologia da unidade neurovascular. A perda da integridade da BHE ativa a cascata de coagulação. Trombina, albumina e fibrinogênio podem agora entrar no cérebro, causando neuroinflamação e apoptose, gerando edema cerebral e HIC.[21]

A nível celular, sabe-se que a presença de um hematoma ativa a microglia e a cascata do complemento. Esses dois sistemas levam a um aumento da inflamação e a danos ao tecido saudável não afetado. Limitar a quantidade de sangramento intraoperatório também pode reduzir o tamanho de um hematoma, levando a resultados mais positivos para o paciente.[21]

Em craniectomias descompressivas, a expansão de contusões tratadas de forma conservadora e outros sangramentos são problemas importantes. A maioria das expansões ocorre de forma aguda (**Figura 98.6**). O efeito hemostático (tamponamento) é perdido ao remover o osso e, juntamente com a redução da PIC, facilita a expansão de contusões ipsilaterais. Outros tipos de hematomas, como extradurais e subdurais agudos, podem aparecer *de novo* ou aumentar de tamanho.[16] Na tentativa de reduzir o risco de sangramento e mortalidade em pacientes vítimas de traumatismo cranioencefálico (TCE), um grande *trial* multicêntrico randomizado, envolvendo mais de 12 mil pacientes, mostrou que a administração precoce de ácido tranexâmico (em até três horas do trauma) reduz a expansão do hematoma e mortalidade.[22]

Distúrbios hemostáticos sempre trazem um sério risco de pacientes neurocirúrgicos e devem ser avaliados minuciosamente. Esses distúrbios podem existir no pré-operatório, se desenvolver durante a cirurgia ou no pós-operatório. Os distúrbios da hemostasia diagnosticados no pré-operatório são mais favoráveis, pois é possível preparar e administrar os fatores deficientes antes da intervenção, quando planejada. A situação é muito pior quando o distúrbio de hemostasia preexistente é subclínico e manifesta-se na forma de complicações hemorrágicas de tratamento neurocirúrgico. Nesse contexto, a tromboelastografia (TEG) é uma ferramenta preciosa na detecção de distúrbios de coagulação, possibilitando tratamento preciso e precoce, minimizando transfusão de hemocomponentes de maneira empírica e desnecessária, melhorando os desfechos desses pacientes.[23]

■ Fístula liquórica

A fístula liquórica ocorre como resultado do fechamento incompleto dural, pontos frouxos na região galeal ou hidrocefalia pós-operatória. Em algumas séries, a prevalência desta condição pode chegar a 6,3%. A suspeita deve ser levantada quando há extravasamento de líquido aquoso pelo ouvido (otorreia), nariz (rinorreia) ou no sítio de incisão, podendo-se formar coleção subcutânea palpável (pseudomeningocele). O diagnóstico e tratamento precoce são fundamentais, pois fístulas liquórica leva a elevado risco de meningite pós-operatória.[6]

■ Pneumoencéfalo

Pneumoencéfalo (**Figura 98.7**), descrito pela primeira vez em 1866, caracteriza-se por ar ou gás nos espaços subdural, subaracnoideo, epidural, intraventricular ou intraparenquimatoso. O pneumoencéfalo pode ser classificado por etiologia em duas grandes categorias de traumático e não traumático. A causa mais frequente é o traumatismo craniano, representando 74% de todos os casos, seguido por

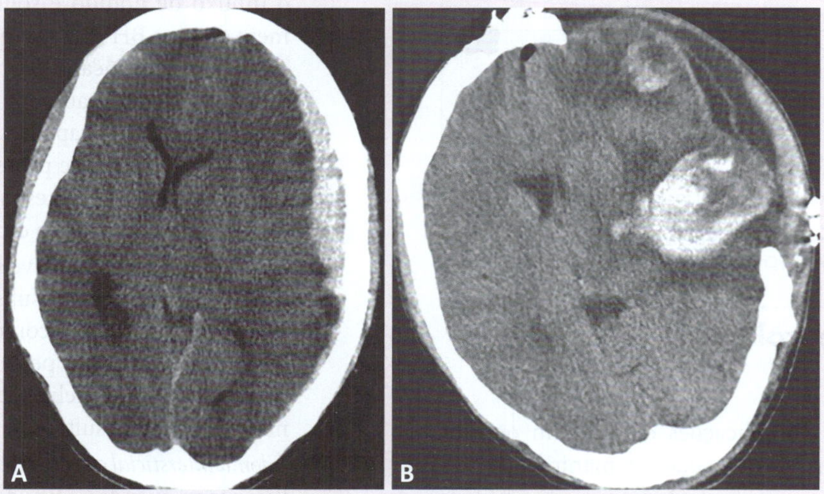

Figura 98.6. Contusão nova após craniectomia descompressiva.

Fonte: Gopalakrishnan MS, Shanbhag NC, Shukla DP, Konar SK, Bhat DI, Devi BI. Complications of Decompressive Craniectomy. Front Neurol. 2018 Nov 20;9:977.

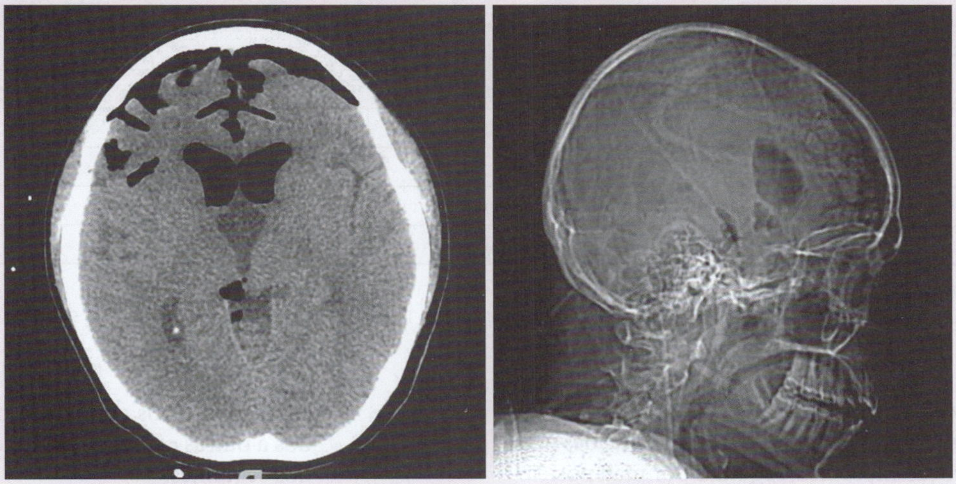

Figura 98.7. Pneumoencéfalo após ressecção transesfenoidal de craniofaringeoma.
Fonte: Acervo pessoal do Dr. Salomon Rojas – Hospital A Beneficência Portuguesa de São Paulo.

neoplasias intracranianas, infecções, neurocirurgia, cirurgia dos seios paranasais e intervenções diagnósticas ou neurocirúrgicas.[24]

O pneumoencéfalo hipertensivo é uma condição intracraniana rara, mas devastadora, na qual o aumento da PIC causa compressão do cérebro, levando a cefaleia, convulsões, alteração do estado mental, hipertensão intracraniana e morte.[25] Muitas causas de pneumoencéfalo hipertensivo pós-operatório foram relatadas. O mecanismo de desenvolvimento baseia-se em dois fatores: redução da PIC e presença de defeito na dura-máter. É causada por um mecanismo de válvula de esfera que permite a entrada de ar, mas não sua saída, ou por vazamento de LCR, que cria uma pressão negativa com subsequente entrada de ar.[24]

O tratamento definitivo para o pneumoencéfalo hipertensivo é a descompressão cirúrgica precoce.[25] Já o tratamento do pneumoencéfalo não hipertensivo é conservador, baseando-se em oxigenioterapia normobárica. O benefício dessa terapia é substituir o nitrogênio por oxigênio, o que acelera a absorção do ar intracraniano ao aumentar o gradiente de difusão do nitrogênio entre a coleção de ar e o tecido cerebral circundante.[26] Alguns relatos de caso já mostram sucesso no uso do cateter nasal de alto fluxo (CNAF) como ferramenta auxiliar nessa terapia.[27]

Complicações de derivações ventriculares

A derivação ventricular externa (DVE) tem sido universalmente utilizada desde a década de 1960 para o tratamento de pacientes com PIC agudamente elevada secundária a HSA, trauma, hemorragia intraventricular e tumores cerebrais que obstruem a circulação do LCR (**Figura 98.8**). Infelizmente, a implantação de DVE está associada a muitas complicações graves, incluindo deslocamento e obstrução, hemorragia e principalmente infecções (**Quadro 98.4**).[28,29]

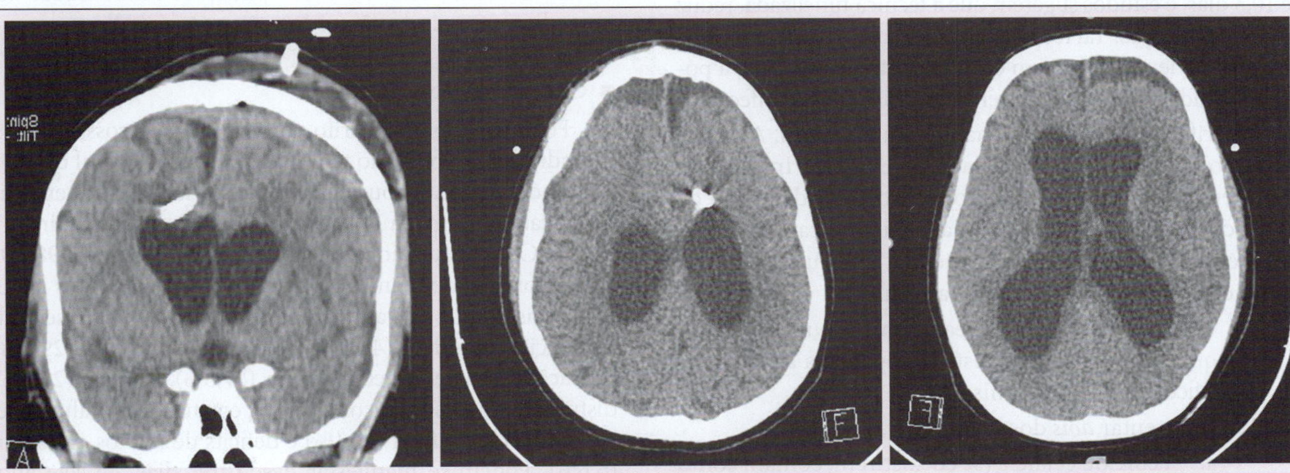

Figura 98.8. Hidrocefalia após deslocamento e obstrução de derivação ventricular externa.
Fonte: Acervo pessoal Dr. Salomon Rojas – Hospital A Beneficência Portuguesa de São Paulo.

Quadro 98.4. Taxas de complicações relacionadas à DVE		
Complicações relacionadas a DVE	**Número de pacientes**	
	DVE precoce	**DVE tardia**
Infecção	88 (12,8%)	3 (8,3%)
Hemorragia	6 (1,5%)	NR
Falha do dispositivo	27 (14,9%)	NR
Mau posicionamento	12 (10,1%)	NR

DVE: derivação ventricular externa.

Fonte: Adaptado de Chau CYC, Mediratta S, McKie MA, Gregson B, Tulu S, Ercole A, *et al.* Optimal Timing of External Ventricular Drainage after Severe Traumatic Brain Injury: A Systematic Review. J Clin Med. 2020 Jun 25;9(6):1996.

Já as derivações ventriculoperitoneais (DVP), as taxas de falha podem atingir 40% em 1 ano. As complicações mais comuns são obstrução mecânica, seguidas por mau posicionamento, hiperdrenagem e hematoma subdural.

Infecções

Infecções associadas à neurocirurgia geralmente se manifestam logo após a cirurgia (no primeiro mês) e são mais comumente causadas por patógenos da flora da pele, ou seja, estafilococos. A apresentação clínica inclui problemas na cicatrização de feridas e drenagem de secreção purulenta pela ferida, além de febre, cefaleia, convulsões ou déficits neurológicos focais. A taxa de infecção é menor em craniotomias (0,3%-12,0%) quando comparadas a cranioplastias (1,0%-24,4%).[30] Ventriculite ou meningite pós-neurocirúrgica é uma infecção associada à assistência à saúde grave e de etiologia diversa, decorrente de operação, trauma do sistema nervoso central (SNC) ou inserção de dispositivo. Se correlaciona com elevada mortalidade (15,0% a 23,0%), podendo dobrar a duração da permanência do dispositivo, tempo de internação na UTI e custos totais do tratamento.[31]

Dentre os fatores de risco para ventriculite, estão o histórico de *Diabetes Mellitus,* a extensão da abertura dural durante o procedimento, a técnica e o local de inserção e duração da DVE, presença de sangue no LCR, extravasamento de LCR e as manipulações do cateter, incluindo a troca. Nota-se que o tempo médio entre o implante e o diagnóstico da infecção foi de 10,3 dias, e estudos sugerem que a técnica tunelizada, reduz o risco de infecção. Tal técnica consiste na criação de um canal subcutâneo de cerca de 5 cm entre o ponto de punção e a posição de saída, reduzindo em cerca de 50% a taxa de infecção.

Os critérios diagnósticos na literatura variam. Além da definição da diretriz da Sociedade de Doenças Infecciosas da América (IDSA), muitos autores adotam a definição de vigilância de infecções nosocomiais, que indicam a ventriculite e meningite como preenchendo, em qualquer caso, pelo menos um dos dois critérios a seguir:[32]

1. Uma cultura de LCR realizada ou outro método, que não faz parte do teste de vigilância ativa, identificou um microrganismo.
2. Apresentar *dois* dos seguintes:
   a. Febre ou cefaleia (se coexistirem, contam como apenas um elemento).
   b. Sinais meníngeos.
   c. Sinais de nervos cranianos (b e c, não atribuídos a outras causas) *e* em todos os eventos, *um* dos seguintes:
      i. Pleocitose, proteína aumentada, glicose diminuída no LCR.
      ii. Um microrganismo distinguido na coloração Gram do LCR.
      iii. Um microrganismo é identificado no sangue por cultura ou teste sem cultura.
      iv. Diagnóstico sorológico para o microrganismo com título único de IgM ou aumento de 4 vezes em soros duplos.

Os microrganismos mais frequentemente associados a infecção são *Stapylococcus epidermidis* e *Staphylococcus aureus*. Contudo, há uma importante mudança microbiológica durante a última década em direção à infecção por Gram-negativos (GN), notavelmente com *Acinetobacter baumannii.*[28]

Hidrocefalia (adicionar imagem)

A hidrocefalia pós-operatória é uma complicação comum em pacientes submetidos a cirurgias de fossa posterior, principalmente tumores, e está relacionada a aumento do tempo de internação, custo e pior prognóstico (**Figura 98.9**). A drenagem ventricular externa profilática e a terceiro-ventriculostomia endoscópica têm sido sugeridas para prevenir a hidrocefalia pós-operatória, contudo o dano adicional ao tecido cerebral e complicações relacionadas aos procedimentos ainda não os tornam consenso.[32]

Síndrome do trefinado

Foi inicialmente descrito por Grant e Norcross em 1939. A síndrome do trefinado tem uma prevalência geral de 10%. O afundamento do couro cabeludo por falta de sustentação óssea causa anomalia do fluxo sanguíneo cerebral, dinâmica do LCR e disfunção no córtex subjacente (**Figura 98.10**). A síndrome pode manifestar-se de várias formas e os sintomas mais comuns foram fraqueza motora (61,1%), seguida de déficits cognitivos (44,4%), déficits de linguagem (29,6%), alteração do nível de consciência (27,8%), cefaleia (20,4%), distúrbios psicossomáticos (18,5%), convulsões ou alterações eletroencefalográficas (11,1%) e déficits de nervos cranianos (5,6%). Podem-se manifestar desde três dias até sete anos (com uma média de cinco meses). A cranioplastia precoce dentro de cinco a oito semanas para mitigar esse risco.[16]

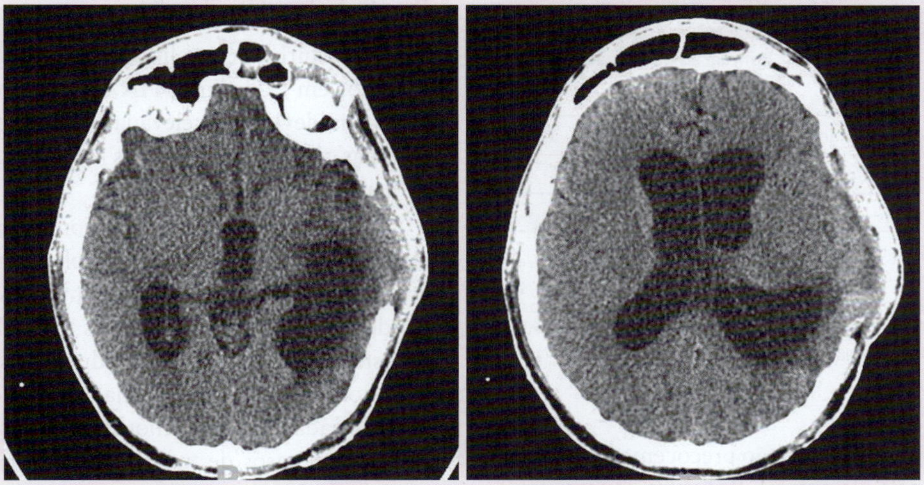

Figura 98.9. Hidrocefalia pós-craniectomia.

Fonte: Acervo pessoal Dr. Salomon Rojas – Hospital A Beneficência Portuguesa de São Paulo.

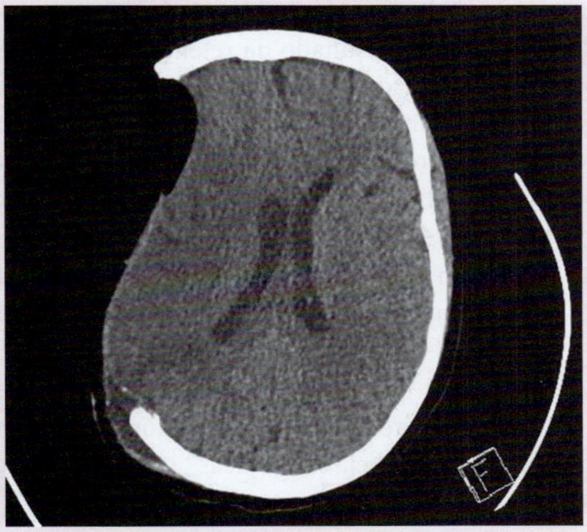

Figura 98.10. Afundamento de parênquima cerebral em paciente com craniectomia descompressiva.

Fonte: Acervo pessoal Dr. Salomon Rojas – Hospital A Beneficência Portuguesa de São Paulo.

Cuidados gerais

O estresse fisiológico de uma neurocirurgia com anestesia geral, bem como a presença de comorbidades prévias, aumenta a probabilidade de eventos agudos e descompensação de outras condições clínicas, bem como o surgimento de novos agravos. Diante disso, alguns cuidados gerais devem ser adotados nesses pacientes.

Manejo hemodinâmico

O controle rigoroso da pressão arterial é recomendado em todos os pacientes após cirurgia intracraniana. A pressão arterial alvo depende da cirurgia que foi realizada, da pressão arterial basal do paciente e do estado cardiovascular e renal subjacente do paciente. Hipertensão arterial pode-se apresentar como sintoma de uma condição neurológica subjacente, com HIC ou dor. Como regra geral, muitos médicos procuram uma pressão arterial sistólica (PAS) < 140-150 mmHg, afim de garantir uma perfusão cerebral adequada, lançando mão de agentes vasopressores, vasodilatadores ou betabloqueadores para o devido controle, se for necessário.

Manejo da via aérea e ventilação

A proteção da via aérea é fundamental para evitar hipoxia, narcose e broncoaspiração. Pacientes em pós-operatório de neurocirurgia, com ECG igual ou menor que 8 dever ser intubados impreterivelmente, afim de evitar piores desfechos.[33]

A hipoventilação aumenta o pCO_2, levando a dilatação da microcirculação cerebral, aumento da volemia encefálica e HIC. Já a hiperventilação, provoca efeito contrário, com vasoconstricção. Quando severa e prolongada, hipocapnia severa provoca oligoemia e hipoxia cerebral por baixo fluxo, também sendo origem de dano tecidual.[34]

Em pacientes ventilados mecanicamente, a ventilação protetora deve ser seguida. Quando necessária a administração de elevadas pressões positivas expiratórias finais (PEEP), é fundamenta utilizar ferramentas de neuromonitorização multimodal, visto o risco de HIC.[35]

A ventilação mecânica (VM) prolongada é comum em pacientes com lesão cerebral grave, e a melhora no resultado de pacientes com injúria cerebral ventilados mecanicamente pode ter grandes implicações médicas e econômicas. Contudo, a descontinuação da VM pode ser desafiadora, visto elevadas taxas de insucesso. O escore VISAGE (**Quadro 98.5**) é uma interessante ferramenta na avaliação do sucesso na extubação desses pacientes. Baseado nos quatro fatores identificados: idade menor de 40 anos, presença de perseguição visual, tentativas de deglutição e ECG maior que 10. Uma pontuação VISAGE maior ou igual a 3 previu o sucesso da extubação com sensibilidade de 62%, especificidade de 79%, valor preditivo positivo de 90%, valor preditivo negativo de 39%.[36]

Quadro 98.5. Escore VISAGE	
Escore de sucesso na extubação	**Pontuação de cada item**
Idade < 40 anos (sim/não)	1/0
Acompanhamento visual (sim/não)	1/0
Tentativas de deglutição (sim/não)	1/0
Escala de coma Glasgow	1/0

VISAGE: seguimento ocular deglutição, idade, Glasgow para extubação (*visual pursuit, swalloing, age, Glasgow for extubation*).

Fonte: Adaptado de Asehnoune K, Seguin P, Lasocki S, Roquilly A, Delater A, Gros A, *et al.* Extubation Success Prediction in a Multicentric Cohort of Patients with Severe Brain Injury. Anesthesiology. 2017 Aug;127(2):338-346.

Manejo nutricional

A nutrição deve ser iniciada tão precocemente possível, preferencialmente pela via enteral. Pacientes neurocríticos, especialmente em pós-operatório de cirurgias de urgência e emergência, experimentam estado hipermetabólico e hipercatabólico prolongado, com grande perda nitrogenada, determinando sarcopenia e imunocomprometimento.

Manejo da glicemia

Sabe-se que a hipoglicemia é deletéria ao neurônio e deve ser evitada. Por outro lado, níveis de glicose elevados também têm relação com pior prognóstico. Hiperglicemia está relacionada a aumento de citocinas inflamatórias, lactato celular e glutamato, aumentando significativamente o risco de injúria neuronal permanente. O estresse pós-operatório e liberação de hormônios contrarreguladores aumentam a resistência insulínica, levando a descompensação do controle glicêmico. Um estudo avaliou o controle glicêmico no perioperatório de neurocirurgia e constatou que valores superiores a 150 mg/dL estão relacionados com pior prognóstico. Recomenda-se, portanto, controle glicêmico entre 140 e 180 mg/dL, contudo ainda não existe consenso.

Manejo da temperatura

A normotermia deve ser mantida em pacientes em pós-operatório. Infusão de soluções com temperaturas abaixo da corporal e a temperatura ambiente reduzida do centro cirúrgico aumentam o risco de hipotermia, atrasando a recuperação e aumentando o risco de infecções. Além disso, tremores ("*shivering*"), aumentam o consumo de oxigênio em até 400%.[37]

Por outro lado, a hipertermia se relaciona com aumento da mortalidade. Aumento da PIC, quebra da BHE e aumento da injúria neuronal, sendo importante marcador de gravidade.

Reduzir temperatura abaixo de 37°C provoca uma redução no metabolismo em até 6%. Dispositivos intravasculares de controle da temperatura elevam o custo do tratamento e são pouco disponíveis em nossa prática. A manutenção da temperatura pode ser realizada por meio de colchão ou manta térmica, infusões aquecidas ou resfriadas, ou mesmo irrigação vesical com soro gelado para controle da febre.

Manejo de distúrbios eletrolíticos

Os distúrbios eletrolíticos são comuns em pacientes internados em UTI. Em UTIN, as disnatremias ganham importância devido sua elevada incidência e correlação com algumas condições específicas no cenário de pós-operatório de neurocirurgias.

A hiponatremia deve ser prontamente tratada em pacientes sob risco de injúria neurológica aguda. Níveis séricos de sódio < 130mEq/L, podem isoladamente, ser causa de déficits neurológicos, crises convulsivas e alterações do estado de consciência. As duas causas neurocirúrgicas mais comuns de hiponatremia são a síndrome da secreção inapropriada do hormônio antidiurético (SIADH – mais comum em casos de tumores e TCE) e síndrome cerebral perdedora de sal (SCPS – mais comum em causas neurovasculares).

A SIADH é caracterizada por urina inapropriadamente concentrada na ausência de outras causas de causas de hiponatremia. A hiponatremia hipotônica euvolêmica, secundária à SIADH é resultado da retenção de água devido à liberação desregulada do hormônio antidiurético (ADH) ou mutações na função dos receptores V2 da vasopressina nos túbulos coletores renais.[38] Para diagnosticar um paciente com SIADH à beira do leito, é necessário a presença de pelo menos 2 das 4 condições seguir:[39]

1. Nenhum sinal de hipovolemia, como hipotensão, membrana mucosa seca, taquicardia ou hipotensão postural.
2. Nenhuma evidência laboratorial de desidratação, como hematócrito elevado, hemoglobina, albumina sérica ou ureia sanguínea.
3. Equilíbrio hídrico normal ou positivo com ausência de perda de peso.
4. Pressão Venosa Central (PVC) > 6 cmH_2O.

Já a SCPS é caracterizada pelo balanço negativo de sódio e depleção do volume intravascular, causando hiponatremia hipovolêmica. Embora a fisiopatologia precisa desta condição não seja totalmente clara, vários estudos tentaram descrever sua fisiopatologia. Primeiro, a hipótese do sistema nervoso simpático sugere que a ativação neural simpática prejudicada do aparelho justaglomerular renal reduz a reabsorção de sódio, urato e água no túbulo proximal, além de diminuir a liberação de renina e aldosterona. Outra teoria indica que os fatores natriuréticos, como peptídeo natriurético atrial (ANP) e peptídeo natriurético cerebral (BNP), podem desempenhar papéis importantes na ocorrência e desenvolvimento de SCPS, levando ao aumento da excreção de sódio e do volume urinário.[38]

A dosagem precoce do sódio urinário e a documentação do aumento do débito urinário durante o desenvolvimento de hiponatremia são extremamente úteis no diagnóstico de SCPS em pacientes neurocirúrgicos. De maneira simplificada à beiro do leito, a presença de pelo menos 2 das 4 seguintes características em um paciente com hiponatremia definem o diagnóstico:[39]

1. Sinais clínicos de hipovolemia, como hipotensão, membranas mucosas secas, taquicardia ou hipotensão postural.
2. Evidência laboratorial de desidratação, como hematócrito elevado, hemoglobina, albumina sérica ou ureia elevada no sangue.
3. Balanço hídrico negativo conforme determinado pelo gráfico de ingestão e/ou perda de peso.
4. PVC < 6 cmH_2O.

Já o *diabetes insipidus* central (DI central) é uma causa comum de hipernatremia em paciente pós ressecção de tumores hipofisários, sendo causado pela incapacidade de secreção do hormônio antidiurético (ADH ou AVP – arginina vasopressina) pela neuro-hipófise.

Primeiro, a AVP é sintetizada no hipotálamo e a hipófise posterior é apenas o local de armazenamento e secreção dos grânulos neurossecretores contendo AVP. Grandes lesões tumorais, como macroadenomas hipofisários, craniofaringiomas ou mesmo massas suprasselares que comprometem o sistema porta-hipofisário podem causa DI.

Lesões cirúrgicas ou traumáticas na neuro-hipófise que causam DI podem se apresentar em 3 padrões diferentes. A apresentação mais comum é temporária e tem início nas primeiras 24 horas após cirurgia intrasselar ou trauma. Resolve dentro de vários dias. O DI também pode persistir e tornar-se permanente, o que está associado a lesões proximais da haste hipofisária ou do hipotálamo. No terceiro padrão ocorre uma resposta trifásica, quando houver secção completa da haste hipofisária. A primeira fase ocorre nas primeiras 24 horas após a cirurgia e se deve ao choque axônico e à falta de função dos neurônios danificados. Esta fase pode durar de várias horas a vários dias. A segunda fase é antidiurética que se deve à liberação desregulada de AVP dos axônios desconectados e em degeneração da hipófise posterior. A administração excessivamente agressiva de fluidos durante esta segunda fase não suprime a secreção de AVP e pode produzir hiponatremia e SIADH, devido à liberação desregulada de vasopressina. A antidiurese pode durar de 2 a 14 dias. Quando todo o conteúdo hormonal foi liberado, o DI retorna (terceira fase). O curso adicional de DI pode ser permanente ou evoluir para DI parcial ou tornar-se clinicamente inaparente.

Suspeita-se de DI central em todo paciente neurocirúrgico com manipulação hipofisária, que cursa com hipernatremia e poliúria, chegando a diurese próxima a 50 mL/kg/dia ou 250 mL/h.[40]

O **Quadro 98.6** resume os distúrbios de sódio que acometem mais frequentemente os pacientes neurocirúrgicos.

Profilaxias

Os pacientes neurocirúrgicos, em geral, são propensos a desenvolver certas complicações evitáveis e o uso oportuno de vários agentes profiláticos tornaram-se padrão.

- **Lesão aguda de mucosa gástrica (LAMG):** inibidores da bomba de prótons são recomendados para paciente com lesão neurológica e uso de corticoides.
- **Fenômenos tromboembólicos (TVP/TEP):** Heparina subcutânea e compressores pneumáticos intermitentes. A Sociedade Americana de Neurocirurgia recomenda a profilaxia farmacológica no pós-operatório de neurocirurgia em 24 horas da craniotomia. Em pacientes com hemorragia subaracnoidea por ruptura aneurismática, recomenda-se profilaxia com heparina não fracionada nas primeiras 24 horas após abordagem do aneurisma (seja por via endovascular ou cirúrgica). Pacientes com hemorragia intracraniana devem receber profilaxia mecânica com bota pneumática ou meias elásticas desde a admissão hospitalar. Sugere-se profilaxia farmacológica com heparina não fracionada ou de baixo peso molecular após 48 horas, se o sangramento estiver estável.
- **Antibioticoprofilaxia:** o uso rotineiro de antibióticos, como cefazolina ou cefuroxima, nas primeiras 24 horas de pós-operatório demonstrou reduzir a incidência de infecções de feridas em cirurgias limpas.

Quadro 98.6. Distúrbios de sódio

	SCPS	SIADH	DI
Balanço hídrico	Diminuído	Normal ou aumentado	Diminuído
Volume urinário	Aumentado	Normal ou diminuído	Aumentado
Sódio sérico	Diminuído	Diminuído	Aumentado
Sódio urinário	Aumentado	Aumentado	Normal
Osmolaridade sérica	Diminuída	Diminuída	Aumentada
Osmolaridade urinária	Aumentada	Aumentada	Normal ou diminuída
Vasopressina plasmática	Normal	Aumentada	Diminuída

SCPS: síndrome cerebral perdedora de sal; SIADH: síndrome da secreção inapropriada do hormônio antidiurético; DI: *diabetes insipidus*.

Fonte: Rojas SSO, Veiga VC. Manual de Neurointensivismo do Hospital Beneficência Portuguesa. Rio de Janeiro: Editora Atheneu; 2013.

Referências bibliográficas

1. Torbey MT. Neurocritical care. New York: Cam- bridge University Press; 2010.
2. Rojas SSO, Veiga VC. Manual de Neurointensivismo do Hospital Beneficência Portuguesa. Rio de Janeiro: Editora Atheneu; 2013.
3. Kiwon Lee, MD, FACP, FAHA, FCCM, Neurointensivismo, The NeuroICU BOOK, segunda edição, Rio de Janeiro, editora: Dilivros.
4. Resolução CFM número 2.157/2016, publicada no D.O.U de 17 de novembro de 2016, Seção I, p. 138-39.
5. Rojas SSO, Veiga VC. Manual de Neurointensivismo do Hospital Beneficência Portuguesa. Segunda edição, Rio de Janeiro: Editora Atheneu; 2019.
6. Stávale. Hemodinâmica Encefálica: fisiopatologia em neurointensivismo e neurointensivismo, Grupo GEN Editorial Nacional – São Paulo 2013.
7. CITIN Curso de Imersão em Terapia Intensiva Neurológica, Biênio 2020/2021, AMIB – Associação de Medicina Intensiva, São Paulo.
8. Measuring intracranial pressure by invasive, less invasive or non--invasive means: limitations and avenues for improvement. Fluids and Barriers of the CNS. 17(1).
9. Moraes FM et al. Pearls and pitfalls in niICP monitoring. Arq Neuropsiquiatr. 2021;79(5):437-446
10. Okonkwo DO, Shutter LA, Moore C, Temkin NR, Puccio AM, Madden CJ, et al. Brain Oxygen Optimization in Severe Traumatic Brain Injury Phase-II: A Phase II Randomized Trial. Crit Care Med. 2017;45(11):1907-1914.
11. Chesnut R, Aguilera S, Buki A, et al. A management algorithm for adult patients with both brain oxygen and intracranial pressure monitoring: the Seattle International Severe Traumatic Brain Injury Consensus Conference (SIBICC). Intensive Care Med. 2020;46:919-929.
12. Roldán M, Kyriacou PA. Near-Infrared Spectroscopy (NIRS) in Traumatic Brain Injury (TBI). Sensors (Basel). 2021;21(5):1586.
13. Cardim D, Robba C, Bohdanowicz M, et al. Non-invasive Monitoring of Intracranial Pressure Using Transcranial Doppler Ultrasonography: Is It Possible?. Neurocrit Care. 2016;25:473-491.
14. Rajajee V, Vanaman M, Fletcher JJ, Jacobs TL. Optic nerve ultrasound for the detection of raised intracranial pressure. Neurocrit Care. 2011;15(3):506-15.
15. Rolston JD, Han SJ, Lau CY, Berger MS, Parsa AT. Frequency and predictors of complications in neurological surgery: national trends from 2006 to 2011. J Neurosurg. 2014 Mar;120(3):736-45.
16. Gopalakrishnan MS, Shanbhag NC, Shukla DP, Konar SK, Bhat DI, Devi BI. Complications of Decompressive Craniectomy. Front Neurol. 2018;9:977.
17. Carney N, Totten AM, O'Reilly C, Ullman JS, Hawryluk GW, Bell MJ, et al. Guidelines for the Management of Severe Traumatic Brain Injury, Fourth Edition. Neurosurgery. 2017;80(1):6-15.
18. You G, Sha Z, Jiang T. Clinical Diagnosis and Perioperative Management of Glioma-Related Epilepsy. Front Oncol. 2021;10:550353.
19. Connolly Jr ES, Rabinstein AA, Carhuapoma JR, Derdeyn CP, Dion J Higashida RT, ET AL.; American Heart Association Stroke Council, Council on Cardiovascular Radiology and Intervention, Council on Cardiovascular Nursing, Council on Cardiovascular Surgery and Anesthesia, and Council on Clinical Cardiology. Guidelines for the Management of Aneurysmal Subarachnoid Hemorrhage. Stroke. 2012;43(6):1711-37.
20. Rouanet C, Silva GS. Aneurysmal subarachnoid hemorrhage: current concepts and updates. Arq Neuropsiquiatr. 2019;77(11):806-814.
21. Travis ZD, Sherchan P, Hayes WK, Zhang JH. Surgically-induced brain injury: where are we now? Chin Neurosurg J. 2019;5:29.
22. CRASH-3 trial collaborators. Effects of tranexamic acid on death, disability, vascular occlusive events and other morbidities in patients with acute traumatic brain injury (CRASH-3): a randomised, placebo-controlled trial. Lancet. 2019;394(10210):1713-1723..
23. Lubnin AY, Konovalov AN, Lasunin NV, Abramov TA, Bulanov AY, Galstyan GM, Tiazhelye posleoperatsionnye intrakranial'nye gemorragicheskie oslozhneniia u neĭrokhirurgicheskogo bol'nogo s ne diagnostirovannoĭ do operatsii bolezn'iu Villebranda (klinicheskoe nabliudenie i obzor literatury) [Severe postoperative intracranial hemorrhagic complications in a neurosurgical patient with von Willebrand disease not diagnosed before surgery (a case report and literature review)]. Zh Vopr Neirokhir Im N N Burdenko. 2018;82(3):56-65.
24. Sasaki K, Matsumoto T, Mizuno T, Ikuta S, Akisue T, Fujioka H, Doita M, Kurosaka M, Kuroda R. Pneumocephalus associated with cerebrospinal fluid fistula as a complication of spinal surgery: a case report. Case Rep Med. 2010;2010:328103.
25. Prichard RG. Tension Pneumocephalus. R I Med J (2013). 2021;104(5):47-48.
26. Gore PA, Maan H, Chang S, Pitt AM, Spetzler RF, Nakaji P. Normobaric oxygen therapy strategies in the treatment of post-craniotomy pneumocephalus. J Neurosurg. 2008;108(5):926-9.
27. Oxygen supplementation via high-flow nasal cannula is an effective treatment for pneumocephalus *J Neurocrit Care.* 2019;12 (2):98-101.
28. Zhou YJ, Wu JN, Chen LJ, Zhao HY. Comparison of infection rate with tunneled vs standard external ventricular drainage: A prospective, randomized controlled trial. Clin Neurol Neurosurg. 2019;184:105416.
29. Chau CYC, Mediratta S, McKie MA, Gregson B, Tulu S, Ercole A, Solla DJF, Paiva WS, Hutchinson PJ, Kolias AG. Optimal Timing of External Ventricular Drainage after Severe Traumatic Brain Injury: A Systematic Review. J Clin Med. 2020;9(6):1996.
30. Conen A, Raabe A, Schaller K, Fux CA, Vajkoczy P, Trampuz A. Management of neurosurgical implant-associated infections. Swiss Med Wkly. 2020;150:w20208.
31. Karvouniaris M, Brotis A, Tsiakos K, Palli E, Koulenti D. Current Perspectives on the Diagnosis and Management of Healthcare-AssociatedVentriculitisandMeningitis.InfectDrugResist.2022;15: 697-721.
32. Tunkel AR, Hasbun R, Bhimraj A, Byers K, Kaplan SL, Scheld WM, van de Beek D, Bleck TP, Garton HJL, Zunt JR. 2017 Infectious Diseases Society of America's Clinical Practice Guidelines for Healthcare-Associated Ventriculitis and Meningitis. Clin Infect Dis. 2017;64(6):e34-e65.
33. Zhang C, Zhang T, Ge L, Li Z, Chen J. Management of Posterior Fossa Tumors in Adults Based on the Predictors of Postoperative Hydrocephalus. Front Surg. 2022;9:886438.
34. Frisvold SH, Robba C, Guérin C. What respiratory targets should be recommended in patients with brain injury and respiratory failure? Intensive Care Medicine. 2019;45:683-686
35. Battaglini D, Pelosi P, Robba C. Ten falses beliefs about mechanical ventilation in patients with brain injury. In: Vincent JL. (eds) Annual update in Intensive Care and Emergency Medicine 2020. Cham: Springer; 2020. p. 441-455.
36. Pérez NOR, Zamarrón LEI, Guerrero GMA, Deloya TE, Soriano OR, Sán-chez DJS, et al. PEEP: Dos lados de la misma moneda. Med Crit. 2021;35(1):34-46
37. Asehnoune K, Seguin P, Lasocki S, Roquilly A, Delater A, Gros A, et al. ATLANREA group. Extubation Success Prediction in a Multicentric Cohort of Patients with Severe Brain Injury. Anesthesiology. 2017;127(2):338-346.
38. Pauca AL, Savage RT, Simpson S, Roy RC. Effect of pethidine, fentanyl and morphine on post-operative shivering in man. Acta Anaesthesiol Scand 1984;28(2):138-143.
39. Cui H, He G, Yang S, Lv Y, Jiang Z, Gang X, Wang G. Inappropriate Antidiuretic Hormone Secretion and Cerebral Salt-Wasting Syndromes in Neurological Patients. Front Neurosci. 2019;13:1170.
40. Misra UK, Kalita J, Bhoi SK, Singh RK. A study of hyponatremia in tuberculous meningitis. J Neurol Sci. 2016;367:152-7.
41. Christ-Crain M, Gaisl O. Diabetes insipidus. Presse Med. 2021; 50(4):104093.

capítulo 99

Cuidados Pós-Operatórios da Cirurgia Cardíaca

Fernando Suparregui Dias | Antonio Helder Loiola Amorim

Impacto da circulação extra-corpórea (CEC)

Embora alguns tipos de cirurgia cardíaca possam ser realizados sem CEC, o uso desta tecnologia é, na maioria dos procedimentos, o que garante a manutenção da circulação no coração sem batimentos.[1] Durante o período de funcionamento da CEC, utiliza-se a solução cardioplégica com cloreto de potássio (KCl), para induzir parada cardíaca em diástole e eliminar a demanda por oxigênio durante o procedimento cirúrgico.[2] Para garantir a manutenção do metabolismo aeróbico, a CEC drena o sangue venoso para um circuito onde é oxigenado e o CO_2 removido, retornando para o paciente no sistema arterial.[1] Embora seja uma tecnologia utilizada há muitas décadas, tem efeitos indesejáveis, sendo um dos mais significativos a ativação da cascata inflamatória.[3] Vários mecanismos pró-inflamatórios estão envolvidos nesse processo, incluindo o sistema complemento, cinina-bradicinina, citocinas, leucócitos, produção de radicais livres de oxigênio (RLO_2) e óxido nítrico (ON), que resultam em vasodilatação e aumento da permeabilidade capilar.[1,3,4]

Além do sistema cardiovascular (SCV), a CEC interfere em outros órgãos e sistemas. O contato do sangue com a superfície artificial do circuito interfere na coagulação. Sendo o circuito da CEC trombogênico, faz-se necessário uso de heparina, que embora tenha sua ação revertida pela protamina ao final da cirurgia, a persistência de seus efeitos no pós-operatório contribui para um estado alterado da coagulação.[1] Também ocorre trauma mecânico das hemácias e anemia dilucional pelo uso do *priming*.

Pode ocorrer lesão renal aguda (LRA) em até 30% após cirurgia cardíaca. Entre as causas mais importantes de LRA, estão o baixo débito cardíaco (BDC), inflamação, eventos embólicos, doença renal crônica (DRC), agentes nefrotóxicos e a duração da CEC.[4]

O sistema respiratório pode apresentar disfunção no pós-operatório por uma combinação de fatores, incluindo a anestesia, o trauma cirúrgico e a própria CEC. A disfunção pulmonar está associada a aumento do tempo de ventilação mecânica no pós-operatório e a piores desfechos.[4]

O sistema nervoso central (SNC) pode ser afetado pela CEC, sendo o acidente vascular cerebral (AVC) uma temida complicação. São fatores de risco para complicações neurológicas, a presença de vasculopatia periférica, diabetes *mellitus*, doença cerebrovascular prévia, cirurgia de urgência e hipoperfusão no periopertório.[4]

Cuidados pós-operatórios de rotina

Essa fase inicia quando o cuidado do paciente passa da equipe anestésica e cirúrgica para a equipe multidisciplinar na unidade de terapia intensiva (UTI). A assistência deve ser assertiva para evitar omissões e otimizar a efetividade do trabalho em equipe. A transferência dos cuidados da equipe cirúrgica e de anestesista para a equipe da UTI está no **Quadro 99.1**.

Quadro 99.1. Transferência de cuidados para a equipe da UTI

Identificação do paciente	• Nome • Idade • Sexo
Cirurgia realizada	• CRM, valvar, aorta • Posição dos drenos • Intercorrências
Circulação extra-corpórea	• Tempo CEC • Tempo de clampeamento aórtico • Tempo de parada circulatória
Cuidado anestésico	• Fármacos utilizados • Fluidos administrados • Uso de hemocomponentes • Diurese (mL/kg/h) • Balanço hídrico • Parâmetros ventilatórios
Exames laboratoriais	• Gases sanguíneos • Glicemia • Hematócrito e hemoglobina • Eletrólitos • Lactato arterial • Troponinas • Provas de coagulação

CRM: cirurgia de revascularização miocárdica; CEC: circulação extra-corpórea.

Fonte: Desenvolvido pela autoria.

Na chegada à UTI, de imediato devem ser instalados os dispositivos de monitorização, as infusões de medicamentos, o sistema de drenagem torácica, conectar a ventilação mecânica e ajustar os parâmetros ventilatórios, além de nivelar e ajustar o zero flebostático dos transdutores de pressão. Se o paciente estiver utilizando balão intra-aórtico (BIA) ou oxigenação por membrana extra-corpórea (ECMO), deverá ser feita a checagem desses dispositivos e os ajustes necessários.

Após a instalação dos monitores e a checagem de dispositivos, deve-se aquecer o paciente, manter a estabilidade hemodinâmica com fluidos e drogas vasoativas, ajustar a analgesia e sedação, para que a descontinuação da ventilação mecânica (VM) ocorra nas próximas horas.

Os parâmetros monitorizados incluem temperatura, ritmo e frequência cardíaca (FC), pressão arterial média (PAM), pressão venosa central (PVC), saturação periférica de oxigênio (SpO_2), diurese e volume da drenagem pelos drenos de tórax. Em pacientes selecionados, que estejam em uso do cateter de artéria pulmonar (CAP), as variáveis hemodinâmicas devem ser mensuradas.

A monitorização por meio de equipamentos não substitui um exame clínico acurado. É possível auscultar-se atrito pericárdico, devendo-se estar atento a persistência de sopros ou seu surgimento. O exame neurológico inclui a avaliação pupilar, a movimentação e a força das extremidades, e o exame do sistema respiratório deve avaliar a simetria da expansão do tórax com a VM e a distribuição uniforme dos murmúrios vesiculares.

A avaliação laboratorial de rotina (**Quadro 99.1**), visa a detecção e correção de anormalidades bioquímicas, hematológicas e de lesão miocárdica. Nesse momento é importante o reconhecimento de acidose metabólica, hipoxemia e hipercapnia, hiperglicemia, distúrbios eletrolíticos do potássio e magnésio, anemia e alterações da coagulação, incluindo tempo de protrombina (TP), tempo de tromboplastina parcial ativado (KTT-P), contagem de plaquetas e fibrinogênio.

O eletrocardiograma (ECG) deve ser interpretado levando-se em conta o contexto, pois pode ser afetado por inúmeros fatores como hipotermia, inflamação e pericardite. Deve-se ter atenção a nova onda Q, arritmias ou novos distúrbios da condução. Na ausência de arritmias ou suspeita de complicações, deve ser realizado após o aquecimento do paciente.

Na presença de instabilidade hemodinâmica ou suspeita de complicações, está indicado o ecocardiograma transtorácico. Havendo dificuldade na obtenção de imagens, deve-se preferir o ecocardiograma transesofágico.

Temperatura

O aquecimento visa a correção da hipotermia e tem como alvo a temperatura entre 36ºC e 37ºC, sendo realizado por meio da utilização de manta térmica. A hipotermia é deletéria, pois deprime a contratilidade miocárdica, pode induzir arritmias e impacta negativamente na coagulação.

Controle glicêmico

O controle adequado da glicemia reduz o risco de infecção, sepse e mortalidade. No pós-operatório imediato, as recomendações atuais indicam que níveis glicêmicos abaixo de 180 mg/d nos primeiros dois dias de pós-operatório, são adequados.[1]

Profilaxia antibiótica

Para a profilaxia da infecção do sítio cirúrgico está indicada a manutenção do antibiótico por 24 horas no pós-operatório. A escolha do medicamento depende do que é recomendado na literatura e da prevalência de determinados germes na instituição, mas geralmente envolve a utilização de cefalosporinas de primeira geração.

Equilíbrio ácido-base e controle eletrolítico

A monitorização do potássio no pós-operatório é fundamental, pois seus níveis podem estar elevados pelo uso da solução cardioplégica. Nos pacientes com função renal e miocárdica preservadas, nas primeiras horas de pós-operatório pode haver diurese em grandes volumes e hipocalemia. Deve-se evitar essa condição pelo risco de arritmias, sendo os níveis séricos de potássio monitorizados pelo menos a cada quatro horas.[5] O nível sérico de magnésio pode estar reduzido pela hemodiluição, devendo ser monitorizado e corrigido para evitar-se a ocorrência de arritmias.

A causa mais temida de acidose é a perfusão tecidual inadequada. Níveis de lactato acima de 4,0 mmol/L e $ScvO_2$ abaixo de 70%, correlacionam-se com elevadas taxas de complicações.[1] Deve-se identificar suas causas e prontamente buscar sua correção, visto que o uso de bicarbonato de sódio tem um efeito transitório e meramente de suporte.[5]

Analgesia e sedação

O controle da dor é essencial para reduzir a resposta simpática, minimizando a chance de isquemia miocárdica e arritmias, melhorando a função respiratória e a mobilização, reduzindo o risco de *delirium* e aumentando o bem-estar do paciente.[1,5] O uso de opioides nas primeiras 24 horas é frequente. Pode-se usar morfina 1 a 3 mg em *bolus* e infusão contínua de 0,3 mg/h, fentanil (10 mcg em *bolus* e infusão de 1 mcg/kg/h) e remifentanil (0,5 mg/kg em *bolus* e 0,05 mcg/kg/min em infusão). Em pacientes portadores de doença pulmonar obstrutiva crônica (DPOC) e obesos, em particular, uma alternativa interessante é a analgesia epidural com opioides e bupivacaína, pois além do alívio da dor, permite que a extubação ocorra em menor tempo.[5]

O paracetamol IV é um analgésico efetivo e sua utilização permite redução no emprego de opióides.[1] O emprego de analgesia multimodal com dexametasona, gabapentina, ibuprofeno e acetaminofeno é uma alternativa ao emprego de opioides, com a vantagem de provocar menos náuseas.[5]

A sedação com propofol, combinada com doses de opioides, resulta em uma extubação mais rápida do que a combinação opioides com benzodiazepínicos. Como o propofol pode provocar hipotensão, deve-se prestar atenção aos níveis pressóricos.[1] A dexmedetomidina tem efeito analgésico e sedativo, porém, deve ser utilizada com cautela por provocar hipotensão e bradicardia.[1,5]

Suporte hemodinâmico

No pós-operatório imediato ocorre uma labilidade hemodinâmica, que se deve em parte, à disfunção miocárdica e redução da complacência ventricular, secundárias à parada circulatória e uso de solução cardioplégica.[1,5] A manutenção da estabilidade circulatória nessa fase da recuperação, é fundamental para garantir perfusão tecidual e minimizar o risco de complicações. Usualmente, as variáveis hemodinâmicas que são utilizadas como referência para a terapêutica incluem a pressão arterial, índices de pré-carga e fluidorresponsividade, além da função miocárdica e DC.[1] O uso de protocolos com metas terapêuticas preestabelecidas, se mostrou benéfico em estudos com pacientes submetidos à cirurgia cardíaca.[6,7] Os pacientes que conseguem atingir em 8 horas uma $SvcO_2 > 70\%$ e níveis de lactato arterial < 2,0 mmol/L, têm uma evolução melhor, incluindo menor grau de disfunções orgânicas no primeiro dia de pós-operatório e na duração do tempo de hospitalização[6] e os que atingem um IC > 3,0 L/min/m² nesse tempo, com fluidos, inotrópicos ou transfusão de hemácias, evoluem com menor taxa de BDC e infecção.[7]

Uma pressão arterial sistólica (PAS) entre 90-140 mmHg e uma pressão arterial média (PAM) entre 60-90 mmHg, são alvos terapêuticos a se manter. Deve-se ter em mente, que a pressão arterial não é um bom indicador da perfusão tecidual, não devendo ser utilizada isoladamente como indicador de adequação da perfusão sistêmica.[1] Deve-se ter em mente que a presença de hipotensão com ou sem hipoperfusão, pode ser devida a fatores que serão corrigidos por intervenções dirigidas, como tamponamento cardíaco, nova área de isquemia miocárdica, pneumotórax hipertensivo, hemotórax volumoso ou hemorragia de outros sítios, como o retroperitônio ou femoral.[2] Dos vasopressores utilizados para o tratamento da hipotensão, as drogas preferenciais são a noradrenalina e a vasopressina.[1]

O retorno venoso é fundamental para assegurar um DC adequado. As pressões de enchimento são utilizadas para estimar a pré-carga e orientar a reposição volêmica. Entretanto, por serem variáveis estáticas, a predição de fluidorresponsividade é limitada. Com o objetivo de estimar fluidorresponsividade, o uso de variáveis dinâmicas como a variação da pressão de pulso (VPP) e a variação do volume sistólico (VVS), tendo como base um valor acima de 11% para sugerir hipovolemia, seriam mais precisos nesse sentido. A utilização de medidas do diâmetro da veia cava inferior (VCI) não é um bom indicador de hipovolemia nesses pacientes.[1]

Conhecer o DC e como está a função ventricular nas primeiras horas do pós-operatório, está indicado em particular nos pacientes que evoluem com hipotensão, hipoperfusão sistêmica e dependência de vasopressores e inotrópicos. Para determinação do DC a técnica com termodiluição, permanece sendo o padrão-ouro,[1] com o CAP sendo a ferramenta mais utilizada para esta finalidade. Com o CAP é possível a monitorização contínua do DC, idealmente indexado pela superfície corporal (SC). Nesta fase da recuperação, o índice cardíaco (IC) deve ser mantido acima de 2,2 L/min/m². A determinação da saturação de oxigênio venoso misto (SvO_2) também é obtida de modo contínuo, devendo manter-se acima de 65%.[5] No pós-operatório de cirurgia cardíaca, as condições mais frequentes que podem se beneficiar com a monitorização com CAP são pacientes que previamente apresentem fração de ejeção ventricular esquerda (FEVE) abaixo de 40%, serão submetidos à cirurgia de CRM com troca valvar associada[2] e pacientes com hipertensão arterial pulmonar. Outros métodos de determinação do DC incluem a termodiluição transpulmonar (TDTP), análise de contorno de pulso e Doppler esofágico.[1]

Quando se necessita aumentar o IC, a primeira medida é a administração de fluidos. A preferência é com o uso de cristaloides. O tipo de solução é motivo de discussão, visto que as soluções com altas cargas de cloreto, causam acidose hiperclorêmica e LRA. Soluções com baixas cargas de cloretos, como o Ringer lactato ou Plasmalyte, associam-se a redução na ocorrência de LRA (consultar capítulo 145, tabela 145.1). O uso de coloides sintéticos não é superior aos cristaloides, pois podem provocar coagulopatia e LRA.[1]

Não ocorrendo normalização da condição hemodinâmica após a adequação da volemia, deve-se iniciar com inotrópicos visando a melhora do IC a valores que garantam a perfusão tecidual.[5] Os inotrópicos utilizados com maior frequência são as catecolaminas, seguidas pelos inibidores da fosfodiesterase e sensibilizadores dos canais de cálcio. Apesar do uso de protocolos e rotinas bem-estabelecidas em pós-operatório de cirurgia cardíaca, existe uma grande variação no tipo, combinação e momento para o uso de drogas vasoativas em pacientes submetidos à cirurgia cardíaca.[8]

A presença de hipertensão aumenta a pós-carga, facilita o sangramento e ameaça eventuais fragilidades em anastomoses. O uso de vasodilatadores reduz a carga do coração, maximizam o volume sistólico e previnem o espasmo coronariano. A redução da pós-carga é particularmente importante após a correção de regurgitação mitral, porque uma nova válvula competente muda a relação de carga do ventrículo esquerdo, podendo levar a falência ventricular.[1]

Suporte ventilatório

A cirurgia cardíaca tem um efeito importante na função respiratória, seja à nível de mecânica pulmonar e da caixa torácica, como também nas trocas gasosas, em decorrência da CEC. Embora pacientes bem selecionados possam ser extubados ainda na sala cirúrgica, em sua grande maioria chegam na UTI intubados. A sedação e o BNM residual, demandam inicialmente um modo ventilatório controlado, que pode evoluir para espontâneo em poucas horas, permitindo a extubação de forma segura. O uso de uma estratégia protetora com volume-corrente (VC) de 6 mL/kg de peso predito, reduz o risco de síndrome do desconforto respiratório agudo (SDRA) nesses pacientes. Além do modo ventilatório, outros ajustes são importantes. Titular a FiO_2 para garantir uma PaO_2 > 70 mmHg e um nível de pressão expiratória final positiva (PEEP) que mantenha a melhor complacência pulmonar, usualmente entre 5 e 10 cmH_2O.[1] Os pacientes com dilatação ventricular direita, particularmente aqueles que apresentem SDRA, têm maior risco de morte[9] e devem receber uma assistência ventilatória personalizada, evitando pressões elevadas nas vias aéreas.

A ocorrência de hipercarbia aumenta a pós-carga do VD e deve ser evitada. Um pH entre 7,35 e 7,45 deve ser o alvo, com uma monitorização frequente dos gases sanguíneos e do volume-minuto (VMin).[1]

Estando o paciente com a temperatura acima de 35,5°C e o BNM revertido, procede-se rapidamente a descontinuação da sedação, iniciando-se com um modo ventilatório espontâneo, como pressão de suporte ventilatório (PSV) ou em *ayre* (tubo T).[1] O paciente tolerando e não havendo nenhum outro limitante, como instabilidade hemodinâmica, sangramento ou comprometimento neurológico, realiza-se a extubação.

Manejo de sangramento e uso de hemocomponentes

No pós-operatório é esperado que ocorra alguma drenagem sanguínea, que deve ser monitorizada a cada hora nas primeiras 24 horas. Vários fatores podem predispor a sangramento mediastinal, como efeito residual da heparina, trombocitopenia e disfunção plaquetária, depleção dos fatores de coagulação, fibrinólise, alterações técnicas no transoperatório, hipotermia e hipertensão arterial no pós-operatório.[5]

A definição de sangramento excessivo no pós-operatório de cirurgia cardíaca varia significativamente. Um critério arbitrário de sangramento, utiliza uma drenagem acima de 200 mL/h como sendo um valor indicativo de medidas para identificar a causa e iniciar medidas de controle.[15] Um aspecto que merece atenção é a cessação abrupta da drenagem, que pode ser devido a oclusão do dreno por coágulos, associando-se a risco de hemotórax, hemopericárdio e tamponamento cardíaco.[1]

O uso de uma estratégia restritiva para o gatilho transfusional tem-se mostrado seguro nesses pacientes, podendo-se tolerar valores de hemoglobina entre 7,0 e 8,0 g/dL,[1] enquanto outros levam em conta a idade do paciente para indicar o alvo. Pacientes com idade inferior a 75 anos poderiam tolerar uma Hb de até 7,5 g/dL e acima desta idade, o limite seria 8,5 g/dL.[2] Um hematócrito (Ht) de 24% como alvo terapêutico parece ser seguro e efetivo, associando-se a redução de complicações e custos.[1] Visando identificar causas específicas de sangramento não cirúrgico, a avaliação de provas de coagulação está indicada. Deve-se coletar sangue para avaliar o INR, K-TTP, fibrinogênio e contagem de plaquetas,[5] o que permitirá o uso dirigido de hemocomponentes como plasma fresco, plaquetas e crioprecipitado.

Procedimentos cirúrgicos específicos

Revascularização miocárdica

Estima-se que anualmente sejam realizadas mais de 150.000 cirurgias de revascularização miocárdica (CRM) nos EUA. O uso de artérias para revascularizar coronárias doentes, ganhou espaço, com excelentes resultados, em particular a artéria mamária interna esquerda, em lesões da coronária descendente anterior. O tratamento medicamentoso desses pacientes inclui aspirina, podendo iniciar na 6ª hora de pós-operatório se não haja risco de sangramento excessivo. Os outros antiadesivos plaquetários como clopidogrel, prasugrel e ticagrelor, não deveriam ser utilizados de rotina juntamente com a aspirina após CRM. Esses pacientes devem receber estatinas, visto que reduzem a incidência de fibrilação atrial, oclusão dos enxertos e a mortalidade. Os betabloqueadores deveriam ser iniciados tão logo seja possível, pois também reduzem a incidência de fibrilação atrial, o risco de isquemia miocárdica e mortalidade. Já o uso dos inibidores de conversão da angiotensina (IECA) é controverso, por estar associado à vasoplegia, hipotensão e LRA no perioperatório.[10]

Pacientes submetidos à CRM sem uso de CEC, têm um benefício teórico pelo fato de apresentarem menos alterações da coagulação, menor taxa de sangramento e menor necessidade de transfusões. Entretanto, não há diferença comprovada na redução de LRA com necessidade de diálise, risco de AVC ou disfunção cognitiva em até um ano de acompanhamento.[10]

Revascularização miocárdica e troca valvar associada

A realização de CRM com procedimentos valvares torna a cirurgia mais complexa. Quando se procede a troca valvar por uma prótese biológica, o uso de antiadesivo plaquetário como a aspirina, usualmente é suficiente. Quando se utiliza próteses metálicas, a anticoagulação por tempo indefinido é a regra.[10]

Cirurgia de válvula aórtica

Quando a doença de base for estenose valvar, no pós-operatório, esses pacientes em função da hipertrofia ventricular esquerda, precisam de um ajuste fino na pré-carga. Deve-se manter a volemia ajustada para evitar instabilidade hemodinâmica e o controle da pressão arterial para evitar estresse na linha de sutura da aorta, o que pode provocar sangramento indesejado. O sistema de condução pode ser comprometido, seja por isquemia ou lesão direta. A monitorização do ECG é importante para a detecção de distúrbios da condução, em particular nos primeiros três dias após a cirurgia. Usualmente, essas alterações se resolvem em até sete dias.[10]

Cirurgia de válvula mitral

O manejo pós-operatório desse paciente é complexo, em virtude de estarem predispostos a apresentar disfunção biventricular. No caso de correção de regurgitação mitral, pode haver aumento significativo da pós-carga ventricular esquerda, levando a um quadro de baixo DC. Por outro lado, a doença mitral de longa data pode provocar hipertensão arterial pulmonar (HAP), levando à disfunção do VD no pós-operatório imediato.[10]

Cirurgia de válvula tricúspide e pulmonar

São cirurgias menos frequentes, geralmente associadas a outros procedimentos, em particular a cirurgia de tricúspide. A cirurgia da válvula tricúspide tem uma mortalidade em torno de 8%, sendo os principais riscos a presença de insuficiência cardíaca e lesão do sistema de condução. Na cirurgia de válvula pulmonar, os cuidados no pós-operatório devem focar na disfunção de VD.[10]

Cirurgia na aorta ascendente e arco aórtico

Os procedimentos de aorta ascendente correspondem a abordagem para reparo de aneurismas e dissecção, apresentando um risco significativo para complicações neurológicas e hemorrágicas. Como são procedimentos que utilizam parada circulatória e hipotermia profunda, com a temperatura corpórea sendo baixada até 18ºC, mesmo com essas medidas de proteção, pode ocorrer isquemia cerebral ou sistêmica.[10] No pós-operatório deve-se ter atenção com a pressão arterial para minimizar o risco de sangramento excessivo.[5]

A demora desses pacientes em despertar no pós-operatório, deve levantar a suspeita de sofrimento neurológico, exigindo uma avaliação mais aprofundada, com exames de imagem para afastar isquemia ou sangramento cerebral. Quando o paciente faz implante de uma prótese valvulada, deve fazer uso de anticoagulantes, usualmente a partir do primeiro ou segundo dia de pós-operatório.[10]

Complicações no pós-operatório

Sangramento excessivo

Embora não exista consenso para definir sangramento excessivo no pós-operatório de cirurgia cardíaca, uma drenagem com volume superior a 200 mL/h ou maior do que 1.500 mL em até 8 horas, pode ser considerada excessiva. Outras formas de classificar o sangramento como excessivo, utilizam o volume maior do que 400 mL na primeira hora, 300 mL/h nas primeiras duas horas ou 200 mL/h, por 3 horas consecutivas de pós-operatório. O sangramento excessivo associa-se com aumento de mortalidade, em particular quando superior a 1.000 mL/24 horas.[10] Vários fatores associam-se ao risco de sangramento aumentado no pós-operatório de cirurgia cardíaca (**Quadro 99.2**).[10,11]

O manejo do paciente com sangramento excessivo implica em reduzir o uso de soluções cristaloides para prevenir a hemodiluição, corrigir rapidamente a hipotermia e acidose, além de manter a pressão arterial sistólica entre 90 e 100 mmHg.

Quadro 99.2. Fatores de risco para sangramento excessivo

Pré-operatórios	Idade avançada Sexo masculino Anemia IMC reduzido Uso de antiadesivos plaquetários Disfunção ventricular esquerda Doença renal crônica
Transoperatórios	CEC prolongada Cirurgia de urgência/emergência Cirurgias complexas Enxerto com artéria mamária interna Reoperações

IMC: índice de massa corporal; CEC: circulação extra-corpórea.
Fonte: Desenvolvido pela autoria.

O uso de níveis de PEEP mais elevados, pode ajudar a controlar o sangramento pelo aumento da pressão intratorácica.[10] com base nas provas de coagulação. Deve-se utilizar concentrado de hemácias/plasma fresco congelado/plaquetas, em uma proporção de 2:2:1. Na presença de hipofibrogenemia, o uso de crioprecipitado pode ser útil. O uso de complexo protrombínico é feito empiricamente, como uma indicação *off-label*.[10]

A necessidade de exploração cirúrgica do sangramento excessivo fica em torno de 3%,[10] havendo aumento na morbimortalidade em torno de 3-9 %.[11] Em torno de 50 % dos casos submetidos à reexploração cirúrgica, evidencia-se um sítio responsável pelo sangramento.[11] Os pacientes com sinais de tamponamento cardíaco devem ser intervindos prontamente,[5] pois um retardo superior a 12 horas associa-se à maior necessidade de transfusões, ventilação mecânica prolongada, uso de BIA, infecção de esterno e LRA.[11] O diagnóstico de tamponamento cardíaco é feito com base nos achados de: elevação da PVC, hipotensão arterial e oligúria, alargamento do mediastino na radiografia de tórax e pelo ecocardiograma, que mostra colapso diastólico do átrio/ventrículo direito e ausência de colapso da veia cava inferior (VCI) na inspiração.[4]

Síndrome de baixo débito cardíaco (BDC)

A síndrome de BDC é uma das complicações mais graves no pós-operatório de cirurgia cardíaca. Seu diagnóstico baseia-se em sinais clínicos de hipoperfusão tecidual, como pele fria, confusão mental, oligúria, hipotensão arterial (pressão arterial sistólica < 90 mmHg), [12] hiperlactatemia e IC abaixo de 2,2 L/min/m^2 [4,12] na ausência de hipovolemia.

A síndrome de BDC pode ser por disfunção sistólica ou diastólica do VE. A disfunção sistólica ocorre por perda de músculo cardíaco ou redução de sua função. A perda de miocárdio tem no infarto agudo sua causa principal, e, a redução da função, usualmente é transitória, sendo por alterações metabólicas (acidose, alterações eletrolíticas), CEC prolongada e efeitos de mediadores produzidos durante a cirurgia, condição miocárdica prévia[12] ou efeitos da solução de cardioplegia. A disfunção diastólica ocorre quando há redução na complacência ventricular, podendo acometer até 70% dos pacientes no pós-operatório.[12] Os mecanismos envolvidos na sua gênese são o edema miocárdico consequente à lesão por reperfusão,[5] taquicardia significativa e dificuldade de relaxamento ventricular.[12]

A disfunção de VD, embora tenha baixa incidência, pode agravar a síndrome de BDC após cirurgia cardíaca. É mais frequente em pacientes submetidos à transplante cardíaco e nos casos que necessitem de dispositivos de assistência ventricular. A ocorrência de hipertensão arterial pulmonar (HAP) no pré-operatório é um fator importante de morbimortalidade no pós-operatório desses pacientes, devendo esse grupo ser identificado e manejado de modo preciso após o procedimento cirúrgico. Uma vez identificado o paciente com risco de disfunção do VD no pós-operatório, medidas preventivas devem ser adotadas no sentido de reduzir seu impacto nos desfechos, incluindo proteção miocárdica durante a CEC, técnica cirúrgica, anestésicos utilizados, uso profilático de vasodilatadores pulmonares e prevenção da HAP induzida pela protamina.[13] O manejo da disfunção de VD após cirurgia cardíaca visa a manutenção de ritmo sinusal, a sincronia atrioventricular, evitar aumento da pós-carga do VD, terapia transfusional restritiva e VM protetora.[13]

A monitorização hemodinâmica tem indicação formal nesses pacientes. Independente da tecnologia utilizada, deve-se proceder precocemente antes da irreversibilidade do quadro de choque circulatório. Para esse fim, pode-se empregar o CAP, termodiluição transpulmonar (TDTP), análise de contorno de pulso (ACP) ou ecocardiografia. Com o CAP pode-se determinar o DC de modo intermitente ou contínuo, a PAP e as pressões de enchimento. Por meio da composição de fórmulas determina-se as resistências vasculares sistêmica e pulmonar, o trabalho ventricular direito e esquerdo, além do metabolismo do oxigênio.[14] Com a TDTP pode-se determinar o DC de modo preciso, porém, em comparação com o CAP, esta tecnologia tem um custo maior. Com monitores que empregam a ACP é possível avaliar também a fluidorresponsividade, por meio da análise da variação da pressão de pulso ou do volume sistólico; entretanto, a capacidade destes monitores em determinar alterações no DC ao longo do tempo é menos confiável do que pelos métodos que utilizam a termodiluição.[12] A ecocardiografia auxilia na identificação de potenciais problemas nesses casos. Além de informar sobre a condição hemodinâmica, pode identificar condições de agravamento do BDC, como tamponamento cardíaco, disfunção diastólica, disfunção de VD, regurgitação valvar ou *shunt* intracardíaco.[5]

O manejo do BDC envolve o uso de vasopressores, vasodilatadores e inotrópico,s[4] além da otimização da pré-carga com fluídos quando indicado ou diuréticos na presença de congestão. Se houver refratariedade ao tratamento farmacológico, está indicado o uso de BIA,[4] ECMO[4,12] ou outros dispositivos de assistência ventricular, como Impella, TandemHeart ou CentriMag.[12] Na presença de síndrome de BDC refratária ao tratamento farmacológico, o uso de ECMO venoarterial (VA) mostrou-se capaz de melhorar a sobrevida desses pacientes em uma metanálise de estudos retrospectivos.[15] Alguns centros têm utilizado a ECMO com o suporte circulatório inicial na falência circulatória refratária após cirurgia cardíaca, o que pode ser vantajoso em pacientes que apresentem falência respiratória grave associada.[10]

Síndrome vasoplégica

A síndrome vasoplégica (SVP) caracteriza-se por intensa vasodilatação e baixa resistência vascular sistêmica (RVS), tendo como resultado hipotensão significativa. Pode acometer entre 9% a 44% dos pacientes submetidos à cirúrgica cardíaca com CEC. Os principais fatores de risco para a SVP estão na **Quadro 99.3**.[10,16,17] A SVP é o resultado da interação entre proteínas plasmáticas, leucócitos, plaquetas e células endoteliais, quando o sangue entra em contato com o material estranho da máquina de CEC, levando a uma intensa resposta inflamatória.[16] Ocorre também produção de óxido nítrico (ON) e pode haver redução nos níveis de vasopressina, resultado em uma profunda vasodilatação.[16,17]

O manejo dessa condição é com vasopressores, sendo a noradrenalina o agente inicial para seu tratamento.[10] Outros fármacos utilizados são a vasopressina, terlipressina, adrenalina, fenilefrina e azul de metileno, não havendo evidências de superioridade de nenhum sobre os demais.[16]

A vasopressina melhorou os desfechos (mortalidade e complicações), em pacientes submetidos à cirurgia cardíaca, em um período de 30 dias[18] e em um grupo com pacientes que utilizaram em choque vasoplégico, incluídos nos estudos VASST,[19] VANISH[20] e VANCS,[18] o resultado foi a redução no uso de catecolaminas e na incidência de LRA, sem reduzir de mortalidade.[21]

A fenilefrina é um agonista alfa-1 para ser utilizado por um curto período no manejo da hipotensão refratária. Pode causar bradicardia reflexa mediada por barorreceptores e

Quadro 99.3. Fatores de risco para síndrome vasoplégica	
Fatores demográficos e comorbidades	• Idade > 65 anos • Isquemia miocárdica • *Diabetes mellitus* • Doença renal crônica dialítica • Fração de ejeção < 35% • EURO escore > 6
Medicamentos no pré-operatório	• Inibidores da ECA • Betabloqueadores • Bloqueadores dos canais de cálcio • Bloqueadores dos receptores da angiotensina
Fatores perioperatórios	• Hipotermia • Volume infundido de cardioplegia • Uso de vasopressores • Duração da CEC e clampeamento aórtico • Uso de inodilatadores • Utilização de hemoderivados • Dispositivos de assistência ventricular

CEC: circulação extra-corpórea.
Fonte: Desenvolvido pela autoria.

isquemia esplâncnica.[22] No paciente com SVP pode ser uma alternativa como medicação de resgate.

O uso de azul de metileno na vasoplegia refratária na dose de 2 mg/kg em *bolus* seguido da infusão de 0,5 mg/kg/hora durante 6 horas, pode reverter a hipotensão, embora as evidências sejam escassas.[10]

Levando-se em conta a gravidade da vasoplegia no pós-operatório de cirurgia cardíaca e a falta de evidências consistentes para recomendar uma determinada classe de fármacos, a vasopressina deveria ser a primeira alternativa quando não houver resposta às catecolaminas.

Arritmias

A ocorrência de arritmias é frequente no pós-operatório de cirurgia cardíaca e inúmeros fatores estão relacionados às alterações do ritmo cardíaco, incluindo a manipulação do coração, influência da solução de cardioplegia, lesão do sistema de condução e a presença de isquemia miocárdica.[4,5] Os distúrbios do ritmo podem-se apresentar como supraventriculares ou ventriculares, além de bradiarritmias e distúrbios da condução, sendo o diagnóstico confirmado pelo ECG de 12 derivações.

▪ Arritmias supraventriculares

As taquicardias supraventriculares (TSV) são frequentes e contribuem para prolongar o tempo de internação, elevar custos e aumentam o risco de AVC isquêmico.[1] As arritmias SV mais frequentes são a fibrilação atrial (FA), taquicardia juncional, taquicardia nodal por reentrada, taquicardia relacionada a vias acessórias e taquicardia atrial multifocal.[1]

A FA atinge cerca de 25% dos pacientes submetidos à CRM,[5] tendo impacto negativo sobre o DC, além do risco de isquemia cerebral. Sua incidência pode atingir 33,1%, com um tempo médio de 52 horas para o primeiro episódio e uma duração que varia entre 7,2 e 13,1 horas,[24,25] enquanto outros identificam um padrão bimodal para a ocorrência de FA, sendo o primeiro pico em torno da 18ª hora de pós-operatório e o segundo em torno de 48 horas.[26]

São fatores de risco para FA a idade avançada, apneia do sono, insuficiência cardíaca e episódio de arritmia prévio. Eventos relacionados com o ato cirúrgico também estão implicados na gênese das arritmias, como hipotermia, distúrbios eletrolíticos, distensão atrial, irritabilidade miocárdica, o efeito proarrítmico de fármacos, cirurgias valvares e CEC com duração superior a 100 minutos.[1,26] A profilaxia da FA em grupos específicos de pacientes pode diminuir sua incidência em torno de 50%, sendo os betabloqueadores e a amiodarona os fármacos de eleição.[1] O tratamento consiste na cardioversão elétrica em pacientes com instabilidade hemodinâmica e os mesmos fármacos utilizados na profilaxia nos casos sem instabilidade hemodinâmica.[1,24]

As TSV podem-se originar de um foco ectópico ou por uma via acessória por reentrada. Os mecanismos mais frequentes são automaticidade aumentada ou efeito de drogas como a digital.[24] No tratamento das TSV pode-se empregar adenosina 6 a 12 mg IV,[24] betabloqueadores e amiodarona.[21]

A ocorrência de taquiarritmias ventriculares pode atingir 26,6%. Os tipos de arritmias mais frequentes são a taquicardia ventricular (TV) monomórfica não sustentada (17,6%), TV monomórfica sustentada (5,5%), TV polimórfica sustentada (0,8%) e fibrilação ventricular (FV) (2,7%). A ocorrência de TV monomórfica é mais comum em pacientes com fração de ejeção reduzida, história de IAM e alta taxa de indução em estudo eletrofisiológico, enquanto a TV polimórfica está relacionada a gatilhos do perioperatório, como isquemia miocárdica, distúrbios eletrolíticos, em particular o magnésio, estímulo adrenérgico e a condição cardiovascular prévia (disfunção sistólica, IAM prévio).[27]

No pós-operatório, a ocorrência dessas arritmias indica a possibilidade de novo episódio de isquemia miocárdica, demandando a necessidade de estudo angiográfico em casos específicos. Seu tratamento deve considerar a causa subjacente e a função ventricular. Em pacientes com fração de ejeção > 35% e taquicardia ventricular (TV) não sustentada pode-se utilizar betabloqueador ou amiodarona[5] e havendo instabilidade hemodinâmica deve-se proceder a cardioversão elétrica imediatamente.[1] Em pacientes com função ventricular reduzida, a amiodarona está indicada, e, em caso de recorrência, realizar estudo eletrofisiológico e a colocação de cardiodesfibrilador implantável (CDI) deve ser considerada.[1,5]

As bradiarritmias no pós-operatório de cirurgia cardíaca usualmente são secundárias ao uso de fármacos, podendo também ser por lesão do sistema de condução durante o procedimento, em particular em cirurgias valvares. O espectro desses distúrbios do ritmo vai desde bradicardia sinusal até bloqueio atrioventricular total (BAVT).[1]

Como existe uma grande variabilidade para definir dependência de marcapasso (MP) no pós-operatório, estimar sua incidência é difícil com as evidências disponíveis. No pré-operatório são fatores associados com dependência de MP, doença da válvula aórtica, especialmente com calcificação valvular, degeneração e fibrose e no transoperatório, a solução de cardioplegia com potássio e o tempo de CEC prolongado.[28] A presença de fios de marcapasso nos átrios e ventrículos, garante a atividade elétrica do coração até a resolução das causas da bradicardia. Havendo persistência das alterações no sistema de condução por mais de cinco a sete dias, usualmente está indicado a colocação de marcapasso definitivo.[1]

IAM perioperatório

Os procedimentos com CEC associam-se com graus variados de lesão miocárdica, evidenciado por alterações dos biomarcadores cardíacos, o que torna desafiador o diagnóstico de IAM perioperatório.[5] Dependendo da definição empregada, a incidência de IAM perioperatório varia entre 5% e 30%.[30] Os critérios do "*Fourth Universal Definition of Myocardial Infarction*", são na atualidade considerados o padrão-ouro para sua definição – **Quadro 99.4**.[30] São fatores de risco para IAM no perioperatório de CRM, a idade avançada, o número de vasos revascularizados e o tempo de CEC.[31]

Quadro 99.4. Definição universal de infarto agudo do miocárdio – tipo 5	
Elevação da troponina C (TNc)	• Elevação da TNc > 10 vezes o percentil 99 do limite superior em paciente com valores normais no pré-operatório ou • TNc elevada no pré-operatório e elevação de 20% com valor absoluto > 10 vezes o percentil 99
Pelo menos um dos critérios	• Nova onda Q patológica • Exame de imagem com alteração da viabilidade miocárdica ou da contratilidade segmentar • Documentação angiográfica de oclusão coronária nativa ou implante

Fonte: Desenvolvido pela autoria.

Pelo seu baixo custo, o ECG é utilizado com frequência e a ocorrência de nova onda "Q" associada a elevação de biomarcadores de necrose miocárdica é indicativa de IAM nesses pacientes. O uso da ecocardiografia pode ser útil nesse contexto. Em pacientes sem intercorrências no perioperatório, espera-se que a função contrátil melhore após o procedimento de revascularização. Entretanto, a presença de alterações na contratilidade não é específica de necrose miocárdica, podendo ser em decorrência de disfunção transitória (miocárdio nocauteado) secundária à CEC.[29]

Complicações neurológicas

As complicações neurológicas associadas à cirurgia cardíaca variam de alterações mínimas de ordem cognitiva até acidente vascular cerebral (AVC) grave. A incidência de AVC isquêmico varia de 4% após CRM até 10% após cirurgias valvares complexas ou de aorta, sendo a maioria dos casos de origem embólica. A ocorrência de AVC associa-se a piores desfechos à longo prazo.[10] Em pacientes submetidos à troca valvar aórtica a idade, o tempo de CEC e os níveis elevados de PAM associam-se com AVC.[32] O tratamento é de suporte, visando evitar dano secundário, com atenção à hemodinâmica, oxigenação, controle de temperatura e glicemia. É recomendado o uso de antiadesivos plaquetários e a reabilitação funcional é fundamental para minimizar as eventuais sequelas.[10]

Referências bibliográficas

1. Stephens RS, Whitman GJR. Postoperative Critical Care of the Adult Cardiac Surgical Patient. Part 1: Routine Postoperative Care. Crit Care Med 2015;43:1477-1497.
2. St André AC, Del Rossi A. Hemodynamic management of patients in the first 24 hours after cardiac surgery. Crit Care Med 2005;33:2082-2093.
3. Westaby S. Organ dysfunction after cardiopulmonary bypass. A systemic inflammatory reaction initiated by the extracorporeal circuit. Intensive Care Med 1987;13:89-95.
4. Foroughi M. Postoperative Considerations of Cardiopulmonary Bypass in Adult Cardiac Surgery. In: Dabbagh A, Esmailian F, Aranki SF. Postoperative Critical Care for Cardiac Surgical Patients, Springer-Verlag Berlin Heidelberg; 2014.
5. Bojar RM. Manual of Perioperative Care in Adult Cardiac Surgery. 6th ed. Wiley Blackwell; 2021.
6. Polonen P, Ruokonen E, M Hippelainen, Poyhonen M, Takala J. A Prospective, Randomized Study of Goal-Oriented Hemodynamic Therapy in Cardiac Surgical Patients. Anesth Analg. 2000;90:1052-1059.
7. Osawa EA, Rhodes A, Landoni G, Galas FR, Fukushima JT, Park CH, et al. Effect of Perioperative Goal-Directed Hemodynamic Resuscitation Therapy on Outcomes Following Cardiac Surgery: A Randomized Clinical Trial and Systematic Review. Crit Care Med. 2016;44(4):724-33.
8. Vail EA, Shieh MS, Pekow PS, Gershengorn HB, Walkey AJ, Lindenauer PK, Wunsch H. Use of Vasoactive Medications after Cardiac Surgery in the United States. Ann Am Thorac Soc. 2021;18(1):103-111.
9. Chotalia M, Ali M, Alderman JE, Bansal S, Patel JM, Bangash MN, Parekh D. Cardiovascular Subphenotypes in Acute Respiratory Distress Syndrome. Crit Care Med. 2023;51(4):460-470.
10. Stephens RS, Whitman GJR. Postoperative Critical Care of the Adult Cardiac Surgical Patient. Part II: Procedure-Specific Considerations, management of Complications, and Quality Improvement. Crit Care Med. 2015;43:1995-2014.
11. Martin-Stone S. Postoperative Bleeding Disorders after Cardiac Surgery. In Dabbagh A, Esmailian F, Aranki SF. Postoperative Critical Care for Cardiac Surgical Patients, Springer-Verlag Berlin Heidelberg, 2014.
12. Lomivorotov VV, Efremov SM, Kirov MY, Fominsky EV, Karaskov AM. Low-Cardiac-Output Syndrome After Cardiac Surgery. J Cardiothor Vasc Surg. 2017;31:291-308.
13. Haddad F, Couture P, Tousignant C, Denault AY. The Right Ventricle in Cardiac Surgery, a Perioperative Perspective: II. Pathophysiology, Clinical Importance, and Management. Anesth Analg 2009;108:422-433.
14. Dias FS. Vinte anos de Swan-Ganz. Arq Bras Cardiol 1991;56:451-456.
15. Khorsandi M, Dougherty S, Bouamra O, Pai V, Curry P, Tsui S, Clark S, Westaby S, Al-Attar N, Zamvar V. Extra-corporeal membrane oxygenation for refractory cardiogenic shock after adult cardiac surgery: a systematic review and meta-analysis. J Cardiothorac Surg. 2017;12(1):55.
16. Omar S, Zedan A, Niugent K. Cardiac Vasoplegia Syndrome: Pathophysiology, Risk Factors and Treatment. Am J Med Sci. 2015;349:80-88.
17. Datt V, Wadhwa R, Sharma V, Virmani S, Minhas HS, Malik S. Vasoplegic syndrome after cardiovascular surgery: A review of pathophysiology and outcome-oriented therapeutic management. J Card Surg. 2021;36:3749-3760.
18. Hajjar LA, Vincent JL, Barbosa Gomes Galas FR, Rhodes A, Landoni G, Osawa EA, et al. Vasopressin versus Norepinephrine in Patients with Vasoplegic Shock after Cardiac Surgery: The VANCS Randomized Controlled Trial. Anesthesiology. 2017;126(1):85-93.
19. Russell JA, Walley KR, Singer J, Gordon AC, Hébert PC, Cooper DJ, et al. Vasopressin versus norepinephrine infusion in patients with septic shock. N Engl J Med. 2008;358(9):877-87.
20. Gordon AC, Mason AJ, Thirunavukkarasu N, Perkins GD, Cecconi M, Cepkova M, et al. Effect of Early Vasopressin vs Norepinephrine on Kidney Failure in Patients With Septic Shock: The VANISH Randomized Clinical Trial. JAMA. 2016;316(5):509-18.
21. Shaefi S, Mittel A, Klick J, Evans A, Ivascu NS, Gutsche J, Augoustides JGT. Vasoplegia After Cardiovascular Procedures-Pathophysiology and Targeted Therapy. J Cardiothorac Vasc Anesth. 2018;32(2):1013-1022.
22. Russell JA. Vasopressor therapy in critically ill patients with shock. Intensive Care Med. 2019;45:1503-1517.
23. Heintz KM, Hollemberg SM. Perioperative Issues: Postoperative Arrhythmias. Surg Clin N Am. 2005;85:1103-1114.
24. Filardo G, Damiano RJ Jr, Ailawadi G, Thourani VH, Pollock BD, Sass DM, et al. Epidemiology of new-onset atrial fibril-

lation following coronary artery bypass graft surgery. Heart. 2018;104(12):985-992.
25. Gillinov AM, Bagiella E, Moskowitz AJ, Raiten JM, Groh MA, Bowdish ME, et al. Rate Control versus Rhythm Control for Atrial Fibrillation after Cardiac Surgery. N Engl J Med. 2016;374(20):1911-21.
26. Qureshi M, Ahamed A, Massie V, Marshall E, Harky A. Determinants of atrial fibrillation after cardiac surgery. Rev Cardiovasc Med. 2021;22:329-341.
27. Sadr-Ameli MA, Alizadeh A, Ghasemi V, Heidarali M. Ventricular tachyarrhytmia after coronary by-pass surgery: incidence and outcome. Asian Cardiovasc Thorac Ann. 2012;21:551-557.
28. Steyers CM, Hera R, Bhave P. Pacemaker Dependency after Cardiac Surgery: A systematic Review of Current Evidence. PLOS One. 2015;10:e0140340.
29. Weidenmann V, Robinson NB, Rong LQ, Hameed I, Naik A, Morsi M, et al. Diagnostic dilemma of perioperative myocardial infarction after coronary artery bypass grafting: A review. Int J Surg. 2020;79:76-83.
30. Thygesen K, Alpert JS, Jaffe AS, Chaitman BR, Bax JJ, Morrow DA, et al. Fourth Universal Definition of Myocardial Infarction (2018). J Am Coll Cardiol. 2018;72(18):2231-2264..
31. Pretto P, Martins GF, Biscaro A, Kruezan DD, Jessen B. Perioperative myocardial infarction in patients undergoing myocardial revascularization surgery. Braz J Cardiovasc Surg. 2015;30:49-54.
32. Messé SR, Acker MA, Kasner SE, Fanning M, Giovannetti T, Ratcliffe SJ, et al. Stroke after aortic valve surgery: results from a prospective cohort. Circulation. 2014;129(22):2253-61.

capítulo | 100

Cuidado Pós-Operatório do Paciente Receptor de Transplante Cardíaco

Gabriela Queiroz do Amaral | Jorge Yukio Horstmann Murata | Isadora Antonacci Moura
José Otávio Costa Auler

Introdução

Os cuidados pós-operatórios imediatos do paciente submetido a transplante cardíaco (TxC) são uma fase crítica no sucesso global do procedimento, envolvendo o esforço multidisciplinar de toda a equipe de cuidados intensivos. Tal fase apresenta pontos de atenção específicos, como a monitorização da função do enxerto e o manejo da imunossupressão, havendo com ela um equilíbrio em relação ao risco de infecções; vigilância hemodinâmica, respiratória, renal, metabólica e neurológica.

Para além disso, o transplante cardíaco pode ser uma experiência psicologicamente desafiadora para os pacientes. O período pós-operatório muitas vezes envolve ansiedade, depressão e problemas de adaptação. Fornecer apoio psicológico e aconselhamento é essencial para o bem-estar do paciente.

A devida atenção a esses pontos e sua abordagem de forma multidisciplinar é de crucial importância para garantir a sobrevivência do paciente e uma melhoria na qualidade de vida. No presente capítulo buscamos detalhar os principais tópicos relativos ao manejo do cuidado pós-operatório do paciente receptor de transplante cardíaco no contexto da unidade de terapia intensiva (UTI).

Considerações pré-operatórias

Pacientes com insuficiência cardíaca avançada geralmente requerem um acompanhamento médico e multidisciplinar regular e abrangente, para avaliação prognóstica e eventual indicação para transplante cardíaco. A avaliação do candidato deve englobar aspectos clínicos, laboratoriais, imunológicos, hemodinâmicos, psicológicos e sociais. Aqui citamos alguns aspectos específicos do paciente portador de insuficiência cardíaca candidato ao transplante cardíaco.

A avaliação do sistema imunológico deve ser conduzida em todos os candidatos em potencial e envolve a identificação de anticorpos circulantes direcionados contra os antígenos leucocitários humanos, por meio do uso do painel imunológico, com dessensibilização se indicado, além da realização de prova cruzada prospectiva virtual e real se disponível.[1]

A síndrome de fragilidade é um fator prognóstico independente para morbidade e mortalidade, especialmente em pacientes com menor consumo máximo de oxigênio (VO_2). Vários métodos têm sido utilizados para avaliar a fragilidade na insuficiência cardíaca, de modo que atualmente os critérios de fragilidade de Fried modificados, com 5 domínios físicos (fadiga, força de preensão das mãos, velocidade da marcha, perda não intencional de peso e atividade física) e uma avaliação cognitiva adicional (ferramenta *Montreal Cognitive Assessment* [MoCA]), parecem ser um recurso razoável para a avaliação dos candidatos ao transplante cardíaco.[2]

A presença de hipertensão pulmonar pré-transplante (HP) em receptores de órgãos cardíacos aumenta o risco de HP pós-transplante e deterioração na função do ventrículo direito (VD) no coração enxertado. Visando avaliar tal condição, deve-se realizar cateterização do coração direito rotineiramente em todos os candidatos adultos em preparação para o transplante cardíaco para estudo das pressões e resistência de artéria pulmonar. Objetivando otimizar o *status* vascular pulmonar no pré-operatório de pacientes que possuem algum grau de hipertensão pulmonar, deve-se utilizar o arsenal medicamentoso – diuréticos, inotrópicos e agentes vasoativos como, óxido nítrico, prostaciclinas, nitroglicerina e nitroprussiato. Inibidores de fosfodiesterase-3 (PDE-3), como o milrinone, mostraram efeitos hemodinâmicos imediatos, no entanto, sem efeitos a longo prazo nos resultados clínicos na hipertensão pulmonar devido à insuficiência do ventrículo esquerdo (VE). Inibidores de PDE-5, como o sildenafila, demonstraram alguns efeitos benéficos.[3]

Outra condição comum em pacientes com insuficiência cardíaca é a insuficiência renal, que desempenha um papel importante no prognóstico após o transplante cardíaco. Todos os pacientes em avaliação para o transplante devem ter a função renal avaliada, seja por meio da estimativa da taxa de filtração glomerular ou do *clearance* de creatinina. Aqueles com insuficiência renal documentada devem passar por investigação adicional da causa e do grau de comprometimento renal.

Pacientes com insuficiência cardíaca refratária à terapia medicamentosa e com instabilidade hemodinâmica e/ou disfunção progressiva de órgãos finais devem ser considerados para suporte circulatório mecânico de curto e/ou longo prazo. Tal terapia deve ser direcionada pela trajetória da progressão da insuficiência cardíaca e pelo estado clínico.[4]

Manejo perioperatório da imunossupressão

A rejeição do aloenxerto persiste como uma causa significativa de disfunção do órgão transplantado, mortalidade e morbidade do paciente após o transplante cardíaco. O regime imunossupressor deve encontrar um equilíbrio entre o risco de rejeição do aloenxerto e as complicações da imunossupressão, em particular as complicações infecciosas que surgem logo após o transplante cardíaco.

Em relação a utilização ou não de terapia indutora de imunossupressão, três abordagens são comumente empregadas (classificadas pela intensidade da imunossupressão necessária): 1. ausência de terapia de indução, 2. indução monoclonal não depletiva utilizando antagonistas do receptor de IL-2 e 3. indução policlonal com globulinas antitimócitos (terapia de depleção de células T). A prática varia entre diferentes centros e países. Até o momento, nenhum estudo confirmou uma vantagem de sobrevivência de uma estratégia sobre a outra em uma escala populacional. A relação entre benefícios e riscos de cada abordagem deve ser avaliada individualmente para cada paciente durante a listagem.[5]

Na terapia imunossupressora de manutenção inicial, a maioria dos centros adota um regime de 3 medicamentos: inibidor de calcineurina, inibidor do ciclo celular e corticosteroides. O **Quadro 100.1** fornece um resumo das doses, mecanismo de ação e efeitos colaterais de cada medicamento, com ênfase especial na gestão a curto prazo na UTI.

Muitos dos agentes imunossupressores, particularmente os inibidores da calcineurina e inibidores da mTOR, são metabolizados pelo CYP450 e pela glicoproteína-P, havendo alto potencial para interações medicamentosas e alterações nos níveis séricos dos imunossupressores, o que pode levar a toxicidade devido a exposição excessiva ou rejeição do enxerto com níveis subterapêuticos. São vários os agentes que interagem com os agentes imunossupressores aumentando ou diminuindo seu nível sérico, sendo os principais: antiepilépticos, antibióticos específicos, agentes antirretrovirais, anticorpos monoclonais, antifúngicos, antivirais para hepatite C, alguns bloqueadores de canal de cálcio, amiodarona. É importante garantir que, se um agente interativo for adicionado ou retirado da terapia existente, seja feito um monitoramento rigoroso dos níveis de medicamentos imunossupressores e ajustes de dose para evitar resultados adversos.[4]

Rejeição do aloenxerto cardíaco

A avaliação patológica das biópsias endomiocárdicas continua sendo o padrão reconhecido para monitorar, diagnosticar e classificar a rejeição do aloenxerto cardíaco. A avaliação histológica permite dividir o quadro conforme a seguir:

- **Rejeição humoral:** ocorre devido a presença de anticorpos preexistentes contra o doador. Pode ser hiperaguda, quando ocorre nos primeiros 7 dias pós-transplante, precoce, que se dá no primeiro mês pela presença de anticorpos preexistentes ou desenvolvimento de anticorpos de novo; ou tardia, podendo ocorrer meses e até anos após o transplante.[5] Há ainda a rejeição aguda humoral ou mediada por anticorpos, que ocorre pela presença de pré-sensibilização a antígenos anti-HLA ou não HLA do doador ou pela produção de anticorpos *de novo* específicos contra o endotélio vascular do

Quadro 100.1. Doses, mecanismo de ação e efeitos colaterais dos medicamentos imunossupressores para transplante cardíaco na unidade de terapia intensiva

Droga	Mecanismo de ação	Posologia	Efeito colateral principal
Basiliximab	Inibidor monoclonal do receptor de interleucina 2	20 mg no dia do transplante e 20 mg no 4º dia pós-operatório	Leucopenia
Micofenolato de mofetila	Inibidor do ciclo celular (inibição da síntese *de novo* de purinas)	500-1000 mg duas vezes ao dia Introdução no 4° dia pós-operatório	Citopenia, complicações infecciosas, diarreia
Tacrolimus	Inibidor da calcineurina	VO: 0,1-0,2 mg/kg/dia, sendo metade dessa dose a cada 12 horas EV: 0,01-0,05 mg/kg/dia em infusão contínua	Complicações infecciosas, insuficiência renal aguda e crônica, síndrome da encefalopatia posterior reversível
Ciclosporina	Inibição da síntese e ação da Interleucina 2	5-15 mg/dia, sendo metade da dose a cada 12 horas	Nefrotoxicidade
Sirolimo	Inibição de mTOR	Ataque de 6 mg, depois 2 mg/dia, 1-2 mg/dia ou ajuste nível sérico	Hiperlipidemia, trombocitemia, hepatotoxicidade
Corticosteroides (Prednisona VO ou metilprednisolona EV)	Diminuição da proliferação clonal e da atividade do linfócito T	1 mg/kg/dia por semanas ou meses, a depender do protocolo institucional	Supressão da síntese endógena de glicocorticoides, complicações infecciosas, osteoporose

EV: endovenosa; VO: via oral.
Fonte: Desenvolvido pela autoria.

doador, que levam à fixação e à ativação da cascata do complemento e à consequente resposta imune.[6]

- **Rejeição aguda celular:** condição caracterizada por resposta inflamatória predominantemente, célula T mediada, com infiltração de linfócitos e macrófagos, e que pode levar à necrose de miócitos, podendo ocorrer em qualquer momento após o transplante, porém o risco inicial de rejeição aumenta nos primeiros 1 a 3 meses após o transplante e, em seguida, diminui, culminando em um baixo risco constante após 1 ano. Quase 40% dos pacientes com TxC adulto têm um ou mais episódios agudos de rejeição em algum grau dentro do primeiro mês, e mais de 60% experimentam uma ou mais rejeições (ISHLT grau 1R) dentro de 6 meses.[7]

A presença de disfunção aguda do aloenxerto é considerada um marcador da gravidade de uma rejeição em andamento e deve motivar estratégias de imunossupressão mais intensivas. Enquanto o tratamento da rejeição celular aguda é bem documentado e consensual (corticosteroides, globulina antitimocítica em casos de disfunção grave do enxerto), o tratamento da rejeição mediada por anticorpos ainda gera controvérsia. A plasmaférese e as altas doses de imunoglobulinas intravenosas são a terapia de primeira escolha, mas uma estratégia imunossupressora mais agressiva pode ser necessária, especialmente nos casos de disfunção do enxerto.

Para além da biópsia endocárdica há outras estratégias de vigilância menos invasivas que complementam a avaliação histológica e podem orientar intervenções terapêuticas, como o início da terapia com anticorpos citolíticos ou o uso de suporte inotrópico/vasopressor.

- **Papel da cateterização do coração direito:** a cateterização do coração direito pode fornecer uma avaliação das pressões e fluxos de enchimento cardíaco quando realizada simultaneamente à biópsia endomiocárdica. Essas informações complementam a avaliação histológica e podem orientar intervenções terapêuticas, como o início da terapia com anticorpos citolíticos ou o uso de suporte inotrópico/vasopressor.[8]
- **Parâmetros eletrofisiológicos:** as respostas evocadas ventriculares, para a monitorização de rotina da rejeição aguda agora são consideradas obsoletas e não recomendadas.
- **Biomarcadores:** as troponinas cardíacas I e T são proteínas estruturais liberadas na corrente sanguínea devido a lesões e/ou danos nos cardiomiócitos. Os ensaios convencionais para troponina cardíaca I e T mostraram resultados inconsistentes em relação à rejeição, enquanto os ensaios de alta sensibilidade para troponina parecem mais promissores, com maior sensibilidade e valor preditivo negativo para a detecção de ACR.[9] O peptídeo natriurético do tipo B (BNP) também demonstrou potencial como biomarcador para rejeição aguda ao enxerto, especialmente ao avaliar aumentos nos níveis de NT-proBNP dentro do indivíduo, que estão mais intimamente relacionados à rejeição, independentemente de outros fatores, como pressão da cunha capilar pulmonar e fração de ejeção do ventrículo esquerdo.[10]

Cuidados no pós-operatório precoce

Monitorização

Pacientes recém-submetidos a transplante cardíaco devem ser monitorizados continuamente com eletrocardiografia, pressão arterial invasiva, medida direta da pressão do átrio direito ou da pressão venosa central, medida da pressão do átrio esquerdo ou da pressão de oclusão de artéria pulmonar e débito urinário. Além disso, devem ser monitorizados intermitentemente quanto ao débito cardíaco, resistência vascular sistêmica (RVS) e saturação de oxigênio arterial e venosa.[11]

Manejo hemodinâmico

Suporte inotrópico e cronotrópico

Como o coração transplantado ainda é lábil, recomenda-se o uso de suporte inotrópico e cronotrópico no pós-operatório precoce, e deve ser mantido por três a cinco dias.[11] A escolha de drogas tem a ver com suas características de ação e com a disponibilidade delas em cada serviço de assistência à saúde. Um resumo das principais drogas de escolha está descrito no **Quadro 100.2.**[12]

Vasoplegia

A vasoplegia é caracterizada como um estado de baixa RVS na presença de débito cardíaco normal ou aumentado, levando a hipoperfusão tecidual. Embora não haja consenso, usualmente é definida como choque com início dentro de 24 horas da circulação extracorpórea (CEC) com um índice cardíaco (IC) > 2,2 L/kg/m^2 e RVS < 800 dinas s/cm.[13]

Essa complicação está presente entre 11% e 60% dos pacientes submetidos à cirurgia cardíaca e está relacionada à morbidade aumentada, com aumento no tempo de ventilação mecânica e de internação sob cuidados intensivos. Os fatores de risco associados são idade avançada, disfunção renal pré e pós-operatória, uso de dispositivos de assistência circulatória e tempo prolongado de CEC.[14]

A fisiopatologia subjacente parece estar relacionada a uma combinação de fatores que levam ao desbalanço entre a produção de vasoconstritores e vasodilatadores nas células da musculatura lisa vascular. O trauma cirúrgico, a exposição aos elementos do circuito de CEC e a reperfusão após isquemia leva a uma resposta sistêmica com liberação de citocinas pró-inflamatórias vasodilatadoras que estimulam a produção de óxido nítrico (NO). Outros mecanismos incluem a dessensibilização adrenérgica, a diminuição da vasopressina plasmática, a ativação de canais de potássio

Quadro 100.2. Drogas vasoativas mais usadas no suporte de pacientes submetidos a transplante cardíaco			
Agentes	**Mecanismo**	**Efeitos esperados**	**Problemas**
Epinefrina	β-Agonista com ação α em doses maiores	↑ contratilidade e FC ↑ metabólica PA	Taquicardia e arritmias altas aumentando o DC Associação com acidose α-agonismo em doses altas
Isoproterenol	β-agonista	↑ contratilidade e FC Também reduz a RVP melhorando a função de VD	Taquicardia e arritmias aumentando o DC Aumento da demanda ↑ O_2
Milrinone	Inibidor da fosfodiesterase III	Aumenta o DC ao ↓ pós-carga (RVS e RVP) por ↑ cAMP e ↑ contratilidade cardíaca	Hipotensão
Dobutamina	β-agonista	↑ contratilidade e FC	Taquicardia e arritmias aumentando o DC
Vasopressores			
Noradrenalina	α-agonista com efeitos β	Aumenta PA e RVS ↑	RVS pode comprometer perfusão tecidual
Vasopressina	Receptor V1 vasomotor e V2 renais	Aumenta a PA em pacientes com vasoplegia	↑ vasoconstrição intestinal pode comprometer perfusão tecidual
Dopamina	β- e α-agonista em doses altas	↑ contratilidade, FC, RVS e PA	Taquicardia e arritmias
Fenilefrina	α-agonista	Aumenta RVS e PA	Não tem ação cardíaca e o ↑ RVS pode comprometer perfusão Tecidual

DC: débito cardíaco; FC: frequência cardíaca; RVS: resistência vascular sistêmica; RVP: resistência vascular pulmonar; PA: pressão arterial.
Fonte: Adaptado de Rabin J, Kaczorowski DJ. Perioperative Management of the Cardiac Transplant Recipient. Crit Care Clin. 2019;35(1):45-60.

dependentes de adenosina trifosfato (ATP), a hiperpolarização da membrana de células da musculatura lisa vascular, disfunção do sistema renina-angiotensina aldosterona e alterações do glicocálice endotelial.[15,16]

O tratamento inclui administração de fluidos e vasopressores, sendo a noradrenalina a primeira escolha, seguida pela vasopressina.[11] Em um estudo brasileiro recente realizado em um único centro, 330 pacientes com síndrome vasoplégica após cirurgia cardíaca foram randomizados para receber vasopressina ou noradrenalina. Hajjar *et al.* mostraram menor mortalidade para o grupo da vasopressina e redução de injúria renal aguda quando comparado à noradrenalina, sugerindo que a vasopressina possa ser usada como primeira linha de tratamento.[17] Os estudos especificamente direcionados para os pacientes transplantados cardíacos, entretanto, são raros.

Vasopressores alternativos incluem adrenalina, dopamina e angiotensina II. Também pode-se considerar o uso de dose única de azul de metileno em casos de refratariedade.[11]

Disfunção primária do enxerto

A disfunção primária do enxerto (DPE) é caracterizada como a falência do coração transplantado com necessidade de doses altas de catecolaminas e/ou suporte circulatório mecânico temporário para manter um índice cardíaco adequado no receptor. O diagnóstico é dado dentro das primeiras 24 horas após o término da cirurgia, tendo sido excluídas outras causas como rejeição aguda do enxerto, hipertensão pulmonar ou complicações cirúrgicas.[18] A DPE pode ser categorizada de acordo com o local de acometimento e a gravidade.

Os fatores de risco para desenvolvimento da DPE podem ser relacionados não somente a características do doador ou do perioperatório, como também a fatores do receptor. O único escore validado até hoje para classificar o risco de desenvolver DPE é o RADIAL *score*, cujo nome é um acrônimo do inglês, e que inclui 4 fatores do receptor (pressão átrio direito ≥ 10 mmHg, idade ≥ 60 anos, *diabetes mellitus* e dependência de inotrópicos) e 2 fatores do doador (idade ≥ 30 anos e tempo de isquemia ≥ 240 minutos), sendo 1 ponto para cada. O modelo divide os pacientes em baixo risco (0-1 pontos), médio risco (2 pontos) e alto risco (3 ou mais) para DPE,[6] e não é acurado para receptores que faziam uso de dispositivos de assistência ventricular.[19]

O uso de inotrópicos e drogas vasoativas constituem o tratamento de primeira escolha, embora o seu benefício específico para pacientes transplantados cardíacos com DPE ainda não seja claro. Para casos graves e refratários, o único tratamento que parece reduzir a mortalidade é o suporte mecânico circulatório, principalmente a ECMO, e seu início não deve ser postergado.[20]

Insuficiência de ventrículo direito e hipertensão pulmonar

A falência do coração direito é uma complicação comum após o transplante cardíaco. Pode ser resultado de isquemia, arritmias, DPE ou desenvolvimento de hipertensão pulmonar ou resposta insuficiente de um ventrículo direito saudável ao ser inserido em um receptor com hipertensão pulmonar crônica grave.

A base do tratamento consiste em melhorar a pré-carga e a contratilidade cardíaca, e reduzir a resistência vascular pulmonar, reduzindo assim, a pós-carga do VD. Otimizar a pré-carga pode ser uma tarefa desafiadora, uma vez que o aumento excessivo da pré-carga leva à dilatação e à disfunção do VD.

Os inotrópicos de escolha são epinefrina e isoproterenol, e o milrinone ajuda a reduzir a pós-carga e a hipertensão pulmonar. Além disso, podem ser usados agentes vasodilatadores pulmonares como o óxido nítrico e prostaciclinas inalatórias ou epoprostenol.[12] Paralelamente, pode-se evitar a vasoconstrição pulmonar com ajustes na ventilação mecânica, evitando hipoxia e hipercapnia.

■ Arritmias

As arritmias são frequentemente encontradas no pós-operatório de transplante cardíaco e são relacionadas a diversos fatores incluindo a técnica cirúrgica, o tempo de isquemia, disfunção do enxerto e vasculopatias.

O coração a ser transplantado passa por um processo de denervação autonômica, assim, sem o tônus parassimpático, a frequência cardíaca esperada no pós-operatório imediato é em torno de 100 batimentos por minutos (bpm). Frequências menores que 90 bpm são consideradas como bradicardia relativa e requerem intervenção medicamentosa no perioperatório (com isoproterenol, teofilina, terbutalina ou albuterol) ou com marcapasso temporário. A permanência de bradicardia sintomática por mais de 3 semanas após o transplante indica a necessidade de implantação de marcapasso definitivo.[11]

Fibrilação atrial, *flutter* atrial e outras arritmias supraventriculares são as mais comuns nos receptores e podem estar relacionadas a presença de doença vascular do enxerto, exigindo, assim, investigação complementar. O tratamento de escolha inclui o uso fármacos betabloqueadores, antagonistas de canal de cálcio e amiodarona ou a realização de ablação por cateter. O nível sérico dos imunossupressores da classe dos inibidores de calcineurina, por exemplo, o tacrolimus, deve ser monitorado em caso de uso de amiodarona ou bloqueadores de canais de cálcio pelo risco de intoxicação.

As taquicardias ventriculares são mais preocupantes e, felizmente, mais raras.

No caso de persistência de taquiarritmias os pacientes devem ser avaliados em relação às características vasculares do enxerto, à presença de rejeição e, se rejeição ausente, às características eletrofisiológicas. Sobretudo naqueles pacientes com taquicardia ventricular sustentada, essa investigação deve ser realizada por meio de angiografia e biópsia de endocárdio. Se a doença vascular do enxerto estiver presente, a implantação de um cardiodesfibrilador implantável (CDI) pode estar indicada para reduzir o risco de morte súbita.[22]

Vigilância de doenças infecciosas

Infecção é a principal causa de morte no primeiro ano após transplante cardíaco e com isso há objetivo de focar em profilaxia pós-operatória. O desenvolvimento de infecções pode ser facilitado pelo nível de imunossupressão, leucopenia induzida por medicação e imunomodulação. As principais causas infecciosas são bactérias (mais de 50%), vírus (30%) e fúngica (até 14%). Dentre os patógenos, os mais predominantes são enterobactérias e herpes vírus. Vale ressaltar que bactérias multirresistentes são responsáveis por 15%-20% das infecções (**Figura 100.1**).[23]

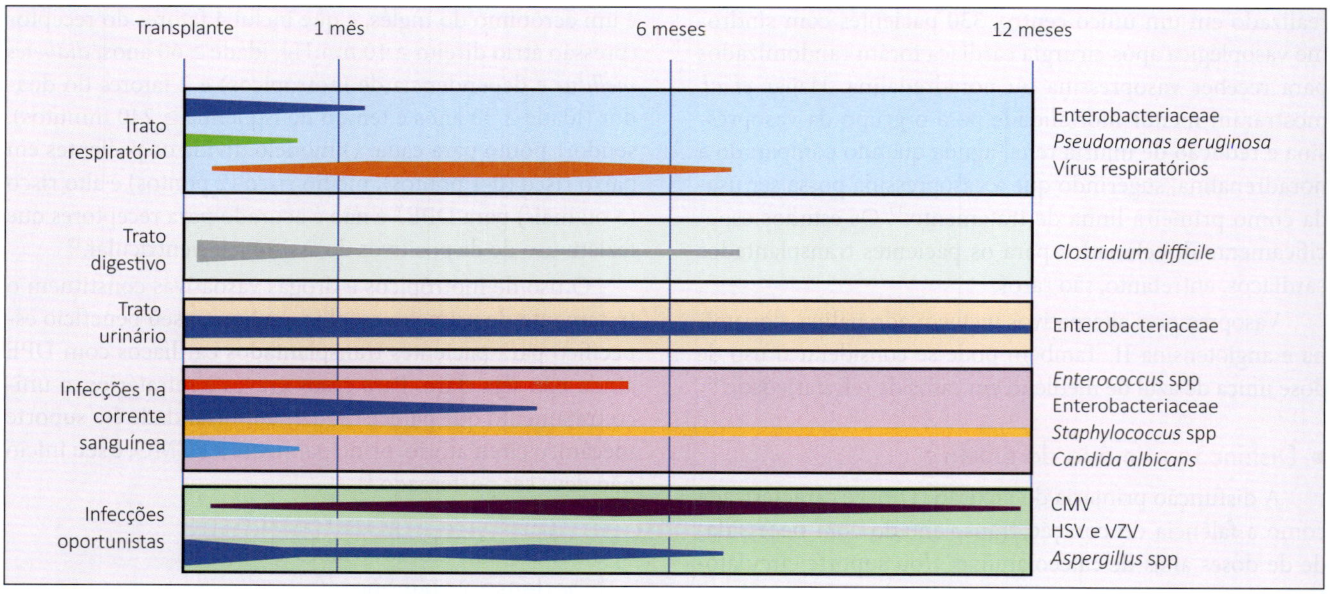

Figura 100.1. Linha do tempo com as infecções mais clinicamente significantes em receptores de transplante cardíaco de acordo com o sítio infeccioso predominante.[24]

CMV: citomegalovírus; HSV: vírus herpes simples; VZV: vírus varicela-zóster.

Fonte: Adaptada de van Delden C, Stampf S, Hirsch HH, Manuel O, Meylan P, Cusini A, *et al.* Burden and Timeline of Infectious Diseases in the First Year After Solid Organ Transplantation in the Swiss Transplant Cohort Study. Clin Infect Dis. 2020;71(7):e159-e169.

As medidas profiláticas recomendadas na diretriz publicada em 2022 pela *International Society of Heart and Lung Transplantation* são associadas aos principais patógenos. Considerando que a causa bacteriana é a principal e a infecção de sítio cirúrgico se destaca, é recomendado antibioticoterapia para prevenção de infecção por *staphylococcus* coagulase-negativa e *S. aureus*, por meio do uso de cefalosporina de primeira geração ou vancomicina como alternativa em caso de contraindicação. Se houver infecção prévia associada a dispositivos, a profilaxia deverá ser direcionada conforme resultado de cultura e antibiograma. Perante as infecções virais, por meio da sorologia do doador e recipiente, avalia-se a necessidade de prevenção de infecções de citomegalovírus (CMV). Em caso de doador positivo e receptor negativo, recomenda-se uso de ganciclovir ou valganciclovir diariamente por três a seis meses, iniciando-se em até 10 dias após o transplante cardíaco. O mesmo é válido em caso de receptor positivo para esta infecção. Nas infecções por vírus Epstein-Barr (EBV), é controverso o uso de profilaxia.[25]

Em infecções fúngicas, o risco de acometimento por *Pneumocystis jiroveci* é maior nos primeiros seis meses do transplante e uso recomendado de trimetoprim sulfametoxazol. Se houver infecção endêmica por *Coccidioides*, há indicação profilática por 6-12 meses (cetoconazol, itraconazol ou fluconazol).[23,25]

Avaliação da função renal e hepática

A insuficiência renal aguda é uma condição comum na primeira semana após o transplante cardíaco e ocorre entre 40% a 76% dos pacientes. Em torno de 7% a 19% dos pacientes demandam terapia renal substitutiva.[23] Os principais fatores de risco, para o desenvolvimento de insuficiência renal aguda no pós-operatório de transplante cardíaco estão relacionados no **Quadro 100.3**.

Os pacientes com insuficiência renal aguda com necessidade de terapia substitutiva renal apresentam um importante pior prognóstico, pois apresentam 13 vezes mais risco de óbito dentro de 90 dias após o transplante. Diante de vários dos fatores elencados anteriormente, a escolha criteriosa do receptor é necessária visando o desfecho.[26]

Conclusão e cuidados pós-transplante a longo prazo

Os cuidados em pacientes submetidos ao transplante cardíaco envolvem seguimento com a equipe multidisciplinar no centro transplantador, com vistas à manutenção do quadro clínico e evitar consultas em emergências ou hospitalizações. A monitorização e contínua investigação relacionada a rejeição do enxerto ou efeitos adversos das medicações prescritas, principalmente aos sinais relacionados à imunossupressão.[27]

Um dos medicamentos prescritos com objetivo de imunossupressão e que estarão presentes durante a vida do paciente transplantado é o corticosteroide. Tendo em vista a consequência do uso contínuo desta medicação, é recomendado o acompanhamento com endocrinologista para evitar doenças ósseas concomitantes. Recomenda-se controle da ingesta e suplementação de vitamina D e cálcio.[25,28]

A reabilitação cardíaca também é importante e acompanhamento no longo prazo de pacientes transplantados. Melhora da capacidade funcional e função muscular esquelética reduzem as taxas de readmissão hospitalar. Exercícios de resistência com intuito de ganho de massa muscular também são úteis para evitar desmineralização óssea e modificação de fatores de risco para doenças cardiovasculares.[29] Há ênfase de novos estudos, principalmente os relacionados ao "treino com intervalos de alta intensidade" comparando com "treino contínuo de intensidade moderada". Ambos aparentam segurança e bons resultados clínicos para pacientes após transplante cardíaco. Novos estudos poderão demonstrar superioridade de um treino sobre outro.[30]

Quadro 100.3. Principais fatores de risco associados à injúria renal aguda

Fatores de risco pré-operatório	Fatores de risco perioperatório/pós-operatório
Creatinina pré-operatória elevada	Tempo elevado de circulação extracorpórea
Baixo nível de albumina sérica	Tempo cirúrgico elevado
Diabetes mellitus	Uso de ciclosporina precocemente no pós-operatório/sobredose de tacrolimus
Idade avançada do doador	Tempo de isquemia do órgão
Idade avançada do receptor	contagem de plaquetas/maiores transfusões de concentrado de hemoglobina e crioprecipitado
Índice de massa corpórea elevado	Falência de ventrículo direito
Hipertensão	ECMO pós-transplante
Sepse	Ventilação mecânica
Doença hepática associada	Aumento da resistência vascular periférica
Troponina elevada	Tamponamento cardíaco
Cirurgia cardíaca prévia	Aumento da pressão atrial direita

Fonte: Adaptado de Thongprayoon C, Lertjitbanjong P, Hansrivijit P, Crisafio A, Mao MA, Watthanasuntorn K, *et al.* Acute Kidney Injury in Patients Undergoing Cardiac Transplantation: A Meta-Analysis. Medicines (Basel). 2019 Nov 1;6(4):108.

Por fim, devemos considerar o acompanhamento e a comunicação entre todos os membros da equipe, incluindo equipes multidisciplinares, especialistas e médicos da atenção primária em saúde, com objetivo de implementar um plano de tratamento e evitar complicações a esses pacientes.[25,27]

Referências bibliográficas

1. Appel JZ 3rd, Hartwig MG, Cantu E 3rd, Palmer SM, Reinsmoen NL, Davis RD. Role of flow cytometry to define unacceptable HLA antigens in lung transplant recipients with HLA-specific antibodies. Transplantation. 2006;81(7):1049-57.
2. Moayedi Y, Duero Posada JG, Foroutan F, et al. The prognostic significance of frailty compared to peak oxygen consumption and Btype natriuretic peptide in patients with advanced heart failure. Clin Transplant. 2018;32:e13158.
3. Crawford TC, Leary PJ, Fraser CD, et al. Impact of the new pulmonary hypertension definition on heart transplant outcomes. Chest. 2020;157:151-61.
4. The International Society for Heart and Lung Transplantation (ISHLT) Guidelines for the Care of Heart Transplant Recipients (Guideline) J Heart Lung Transplant. December 2022.
5. Kaczorowski DJ, Datta J, Kamoun M, Dries DL, Woo YJ. Profound hyperacute cardiac allograft rejection rescue with biventricular mechanical circulatory support and plasmapheresis, intravenous immunoglobulin, and rituximab therapy. J Cardiothorac Surg. 2013;8:48.
6. Colvin MM, Cook JL, Chang P, Francis G, Hsu DT, Kiernan MS, et al; American Heart Association Heart Failure and Transplantation Committee of the Council on Clinical Cardiology; American Heart Association Heart Failure and Transplantation Committee of the Council on Cardiopulmonary Critical Care, Perioperative and Resuscitation; American Heart Association Heart Failure and Transplantation Committee of the Council on Cardiovascular Disease in the Young; American Heart Association Heart Failure and Transplantation Committee of the Council on Clinical Cardiology, Council on Cardiovascular and Stroke Nursing; American Heart Association Heart Failure and Transplantation Committee of the Council on Cardiovascular Radiology and Intervention; American Heart Association Heart Failure and Transplantation Committee of the Council on Cardiovascular Surgery and Anesthesia. Antibodymediated rejection in cardiac transplantation: emerging knowledge in diagnosis and management: a scientific statement from the American Heart Association. Circulation. 2015;131(18):1608-39.
7. Patel JK, Kittleson M, Kobashigawa JA. Cardiac allograft rejection. Surgeon. 2011;9(3):160-7.
8. Lim HS, Hsich E, Shah KB. International Society of Heart and Lung Transplantation position statement on the role of right heart catheterization in the management of heart transplant recipients. J Heart Lung Transplant. 2019;38:235-8.
9. Fitzsimons S, Evans J, Parameshwar J, Pettit SJ. Utility of troponin assays for exclusion of acute cellular rejection after heart transplantation: a systematic review. J Heart Lung Transplant. 2018;37:631-8.
10. Arnau-Vives MA, Almenar L, Hervas I, et al. Predictive value of brain natriuretic peptide in the diagnosis of heart transplant rejection. J Heart Lung Transplant. 2004;23:850-6.
11. Velleca A, Shullo MA, Dhital K, Azeka E, Colvin M, DePasquale E, et al. The International Society for Heart and Lung Transplantation (ISHLT) guidelines for the care of heart transplant recipients. J Heart Lung Transplant. 2023;42(5):e1-e141.
12. Rabin J, Kaczorowski DJ. Perioperative Management of the Cardiac Transplant Recipient. Crit Care Clin. 2019;35:45-60.
13. Busse LW, Barker N, Petersen C: Vasoplegic syndrome following cardiothoracic surgery—Review of pathophysiology and update of treatment options. Crit Care. 2020; 24:36
14. Batchelor RJ, Wong N, Liu DH, Chua C, William J, Tee S, et al. Vasoplegia following orthotopic heart transplantation: prevalence, predictors and clinical outcomes. J Card Fail. 2022;28:617-26.
15. Ltaief Z, Ben-Hamouda N, Rancati V, Gunga Z, Marcucci C, Kirsch M, Liaudet L: Vasoplegic syndrome after cardiopulmonary bypass in cardiovascular surgery: Pathophysiology and management in critical care. J Clin Med. 2022;11:6407.
16. Nesseler N, Mansour A, Cholley B, Coutance G, Bouglé A: Perioperative Management of Heart Transplantation: A Clinical Review Anesthesiology 2023;139:493-510.
17. Hajjar LA, Vincent JL, Galas FRBG, et al. Vasopressin versus norepinephrine in patients with vasoplegic shock after cardiac surgery. Anesthesiology. 2017;126: 85-93.
18. Kobashigawa J, Zuckermann A, Macdonald P, Leprince P, Esmailian F, Luu M, et al. Report from a consensus conference on primary graft dysfunction after cardiac transplantation. J Heart Lung Transplant. 2014;33:327-40.
19. Truby LK, Takeda K, Topkara VK, Takayama H, Garan AR, Yuzefpolskaya M, et al. Risk of severe primary graft dysfunction in patients bridged to heart transplantation with continuous-flow left ventricular assist devices. J Heart Lung Transplant. 2018;37:1433-42.
20. Noly P-E, Hébert M, Lamarche Y, Cortes JR, Mauduit M, Verhoye J-P, et al. Use of extracorporeal membrane oxygenation for heart graft dysfunction in adults: Incidence, risk factors and outcomes in a multicentric study. Can J Surg 2021;64:E567-77.
21. Harjola V, Mebazaa A, Čelutkienė J, Bettex D, Bueno H, Chioncel O, et al. Contemporary management of acute right ventricular failure: A statement from the Heart Failure Association and the Working Group on Pulmonary Circulation and Right Ventricular Function of the European Society of Cardiology. Eur J Heart Fail. 2016;18:226-41.
22. Schumacher KR, Gajarski RJ. Postoperative care of the transplanted patient. Curr Cardiol Rev. 2011;7:110-22.
23. Nesseler N, Mansour A, Cholley B, Coutance G, Bouglé A. Perioperative Management of Heart Transplantation: A Clinical Review. Anesthesiology. 2023;139:493-510.
24. van Delden C, Stampf S, Hirsch HH, Manuel O, Meylan P, Cusini A, Hirzel C, Khanna N, Weisser M, Garzoni C, Boggian K, Berger C, Nadal D, Koller M, Saccilotto R, Mueller NJ; Swiss Transplant Cohort Study. Burden and Timeline of Infectious Diseases in the First Year After Solid Organ Transplantation in the Swiss Transplant Cohort Study. Clin Infect Dis. 2020;71(7):e159-e169.
25. Velleca A, Shullo MA, Dhital K, Azeka E, Colvin M, DePasquale E, et al. The International Society for Heart and Lung Transplantation (ISHLT) guidelines for the care of heart transplant recipients. J Heart Lung Transplant. 2023;42:e1-e141.
26. Thongprayoon C, Lertjitbanjong P, Hansrivijit P, Crisafio A, Mao MA, Watthanasuntorn K, et al. Acute Kidney Injury in Patients Undergoing Cardiac Transplantation: A Meta-Analysis. Medicines (Basel). 2019;6(4):108.
27. Cajita MI, Baumgartner E, Berben L, Denhaerynck K, Helmy R, Schönfeld S, et al. Heart transplant centers with multidisciplinary team show a higher level of chronic illness management – Findings from the International BRIGHT Study. Heart Lung. 2017;46(5):351-356.
28. Rakusa M, Vrtovec B, Poglajen G, Janez A, Jensterle M. Endocrine disorders after heart transplantation: national cohort study. BMC Endocr Disord. 2020;20(1):54.
29. Bachmann JM, Shah AS, Duncan MS, Greevy RA Jr, Graves AJ, Ni S, et al. Cardiac rehabilitation and readmissions after heart transplantation. J Heart Lung Transplant. 2018;37(4):467-476.
30. Kourek C, Karatzanos E, Nanas S, Karabinis A, Dimopoulos S. Exercise training in heart transplantation. World J Transplant. 2021;11(11):466-479.

capítulo 101

Cuidado Pós-Operatório do Paciente Receptor de Transplante Renal

Luana Fernandes Machado

Destaques

- O transplante renal proporciona melhor qualidade de vida, maior sobrevida e menor custo para pacientes com doença renal crônica se comparado à terapia dialítica.
- O risco de morte para receptores de transplante renal é menor do que a metade do risco para pacientes em diálise.
- O cuidado pós-operatório adequado do paciente receptor de transplante renal é fundamental para reduzir a função retardada do enxerto e complicações relacionadas à imunossupressão e cardiovasculares.
- A função retardada do enxerto reduz a sobrevida do transplante renal.
- É fundamental evitar hipotensão e a monitorização da pressão venosa central (PVC) pode auxiliar no manejo de fluidos nesses pacientes.
- A administração de fluidos no perioperatório deve ser orientada preferencialmente por parâmetros dinâmicos de fluidorresponsividade.
- Usar preferencialmente soluções balanceadas e monitorar rigorosamente os níveis de potássio, principalmente em receptores de rim de doadores falecidos e pacientes oligúricos.
- A monitorização de eventos cardiovasculares no pós-operatório de transplante de rim é fundamental, principalmente em pacientes de alto risco.
- A antibioticoprofilaxia deve ser usada pelo mínimo de tempo possível.
- Recomenda-se o início da terapia imunossupressora combinada antes ou no momento do transplante. Para terapia de indução recomenda-se um agente biológico. O regime de imunossupressão de manutenção inclui inibidores da calcineurina, micofenolato e esteroides.

Introdução

A doença renal crônica é caracterizada pela perda progressiva e irreversível da função dos rins e requer terapia renal substitutiva ou transplante renal para sobrevida do paciente. O número de pacientes em terapia dialítica tem aumentado nas últimas décadas, associado ao envelhecimento da população e a maior incidência de hipertensão e diabetes. O transplante renal é a melhor opção terapêutica para pacientes com doença renal crônica. Ele proporciona melhor qualidade de vida, maior sobrevida e menor custo se comparado à terapia dialítica.[1,2]

A idade dos pacientes transplantados renais aumentou nos últimos anos. Nos Estados Unidos mais de 50% dos pacientes que desenvolvem doença renal crônica têm idade ≥ 65 anos.[3] Muitos desses pacientes têm comorbidades significativas e podem não viver o suficiente para perceber os benefícios do transplante. É importante avaliar cuidadosamente os pacientes que estão sendo considerados para transplante renal, afim de evitar submeter o paciente a um procedimento invasivo do qual não se beneficiará e evitar o desperdício de um rim que poderia proporcionar benefícios a outro receptor.

A crescente discrepância entre o número de pacientes aguardando em lista de espera para transplante renal e a quantidade de órgãos disponíveis é o maior desafio atual. Diante disso, muitos centros têm aceitado doadores com critério expandido. Os rins do doador podem ser de um doador vivo ou falecido. Os rins de doadores falecidos podem ser designados pelo índice de perfil de doadores de rim (KDPI), variando de 0% a 100%.[4] Esse sistema integra 10 fatores, entre eles, hipertensão, diabetes, etnia e idade do doador. Pontuações mais baixas predizem maior sobrevida do enxerto em comparação com pontuações mais altas.

O cuidado pós-operatório adequado do paciente receptor de transplante renal é fundamental para reduzir complicações inerentes ao procedimento, principalmente as relacionadas à imunossupressão e cardiovasculares.

A prevalência de doença cardiovascular é muito elevada em pacientes em lista de espera para transplante renal. Segundo dados americanos, em 2020, a doença cardiovascular estava presente em 76% dos pacientes em hemodiálise, 65% dos pacientes em diálise peritoneal e 52% dos pacientes submetidos a transplante renal.[3]

Nas primeiras 24 horas de pós-operatório de transplante renal o paciente pode apresentar instabilidade hemodinâmica, repercussões de sobrecarga volêmica, sangramento e distúrbios hidroeletrolíticos que podem comprometer o fluxo sanguíneo para o enxerto renal, desencadear disfunções orgânicas e piorar prognóstico do paciente. A evolução da função renal nessa fase é determinante para o prognóstico do enxerto e do paciente a longo prazo. A melhor forma de garantir manejo adequado e rápido das complicações do pós-operatório imediato é colocar o paciente em unidades de terapia intensiva ou semi-intensiva nas primeiras horas.

Em países desenvolvidos estima-se uma prevalência de doença renal crônica entre 10% e 13% na população adulta. Com base nos dados das duas últimas pesquisas americanas, em 2020, 14% dos adultos nos EUA apresentavam doença renal crônica.[3] Nos países em desenvolvimento os dados de prevalência são limitados e heterogêneos. Segundo dados do censo de diálise da Sociedade Brasileira de Nefrologia, o número de casos novos de pacientes em terapia dialítica no Brasil em 2020 foi de aproximadamente 44.264. O total estimado de pacientes em terapia renal substitutiva neste ano foi 144.779 pacientes.[5]

Segundo dados do Registro Brasileiro de Transplantes em 2022 foram realizados 5.306 transplantes de rim no Brasil, sendo 86% com doador falecido. A taxa de transplante renal (24,9 pmp) aumentou 10% em relação a 2021 (22,4 pmp), mas foi 17,5% abaixo da obtida antes da pandemia de Covid-19 em 2019 (30,2 pmp).[6]

O risco de morte para receptores de transplante renal é menor do que a metade do risco para pacientes em diálise. A taxa bruta de mortalidade anual de pacientes em diálise no Brasil estimada em 2020 foi 24,5%.[5] Enquanto a curva de sobrevida, registrada pela Associação Brasileira de Transplantes, iniciada em janeiro de 2010, mostra sobrevida do paciente receptor de transplante de rim em 1 ano de 97% para doador vivo e 92% para doador falecido. Enquanto a sobrevida desse paciente em 10 anos foi de 87% para doador vivo e 74% para doador falecido. A sobrevida do enxerto renal em 1 ano é de 94% para doador vivo e 86% para doador falecido. Com 13 anos após o transplante a sobrevida do enxerto é de 67% para doador vivo e 47% para doador falecido.[6]

Cuidados pós-operatórios do receptor de transplante renal

Considerações anestésicas

A adequada avaliação pré-operatória e condução anestésica é essencial para o desfecho do paciente. A principal consideração que afeta as decisões perioperatórias para um receptor é se o doador é vivo ou falecido. O transplante de rim de doador vivo é um procedimento cirúrgico eletivo, enquanto o de doador falecido é um procedimento de urgência realizado em uma população eletiva.

Antes do procedimento o paciente deve ser avaliado pela equipe anestésica em conjunto com a equipe transplantadora. É importante avaliar sinais de sobrecarga de volume, hipercalemia e acidose metabólica para definir necessidade de diálise pré-operatória ou correção farmacológica desses fatores. Se optar por realização de hemodiálise, deve-se realizar o procedimento sem heparina, para evitar coagulopatia intraoperatória, e manter pelo menos 1 a 2 kg acima do peso seco usual do paciente, a fim de evitar depleção excessiva do volume intravascular e consequente risco de hipotensão intraoperatória.

Durante o procedimento cirúrgico o paciente deve ser monitorado para manter adequado volume intravascular e fluxo sanguíneo para o enxerto. Durante a cirurgia, um cateter arterial para monitorização de pressão arterial invasiva deve preferencialmente ser implantado, principalmente em pacientes de alto risco cirúrgico. Um cateter venoso central é frequentemente inserido para administração de vasopressores, monitorização de PVC e administração de imunossupressores no pós-operatório. A punção deve ser guiada por ultrassom e as veias femorais devem ser evitadas, pois a veia renal do enxerto é anastomosada na veia ilíaca externa.

A administração de fluidos deve ser orientada preferencialmente por parâmetros dinâmicos de fluidorresponsividade como variação de pressão de pulso ou ecocardiografia transesofágica. A manutenção de PVC acima de 8 mmHg parece reduzir a função retardada do enxerto, mas não é um alvo ideal a ser seguido, pois não parece refletir adequadamente a volemia do paciente. É importante que a pressão arterial média fique idealmente maior que 80 mmHg ou acima da pressão basal do paciente.

Avaliação inicial

À admissão do paciente em unidade de terapia intensiva no pós-operatório imediato do transplante renal deve-se obter dados do doador, referentes a captação, história clínica do paciente, comorbidades, uso prévio de medicações, alergias, sinais de infecção pré-transplante, intercorrências cirúrgicas e informações intraoperatórias. As informações mais relevantes para o manejo são as relacionadas ao estado hemodinâmico, balanço hídrico, sangramento, diurese e profilaxias.

Deve-se realizar exame físico completo, avaliar sinais vitais, parâmetros de perfusão (nível de consciência, pressão arterial, frequência cardíaca, perfusão periférica, temperatura, saturação de oxigênio), diurese, presença de drenos, realizar eletrocardiograma (ECG) de admissão e glicemia capilar. É importante avaliar edema, perfusão e pulsos em membros inferiores diariamente, pois esses pacientes sofrem manipulação de vasos ilíacos. O paciente normalmente chega à unidade de terapia intensiva (UTI) em ventilação espontânea, com cateter venoso central e sonda vesical de demora. É necessário realizar radiografia de tórax para checar a posição do cateter, complicações relacionadas à punção e sinais de congestão pulmonar.

Em paciente com cateter de hemodiálise deve-se avaliar sinais flogísticos no local de inserção do cateter e o túnel em cateteres de longa permanência. Nos pacientes com fístula arteriovenosa é necessário avaliar o local da fístula e presença de frêmito. É importante evitar punção de acesso venoso periférico e monitorização não invasiva de pressão arterial no membro da fístula arteriovenosa.

Grande parte dos pacientes submetidos a transplante renal podem apresentar função retardada do enxerto que é caracterizada pela necessidade de hemodiálise na primeira semana após o transplante com impacto na sobrevida e função do enxerto. A incidência é aproximadamente 30% em países desenvolvidos, podendo chegar próximo a 70% segundo dados de estudos realizados no Brasil.[7] Quanto maior o tempo de isquemia fria maior o risco de função retardada do enxerto. Rins de doadores falecidos devem idealmente ser transplantado dentro de um período de 18 a 21 horas. Rins de doadores falecidos com critérios expandidos devem ser transplantados dentro de 12 a 15 horas.[8]

A rotina de exames laboratoriais e de imagem que devem ser realizados na admissão e nos dias subsequentes está descrita no **Quadro 101.1**. Além dos exames descritos, deve-se realizar ECG seriado e coletar troponina, CPK e CKMB se paciente apresenta alto risco cardíaco ou doença aterosclerótica coronariana documentada.[9] Além disso, se há suspeita de infecção no doador ou receptor, deve-se coletar hemocultura e cultura de urina.

Quadro 101.1. Rotina de exames do paciente receptor de transplante renal no pós-operatório

Exame	Admissão	1°PO	Diariamente
Hemograma	x	x	x
Coagulograma	x	x	
Ureia e creatinina	x	x	x
Sódio e potássio	x	x	X
Magnésio e fósforo	x		
Cálcio ionizado	x		
Cloro	x		
Gasometria arterial	x		
Gasometria venosa	x	x	X
Lactato	x		
Eletrocardiograma	x		
Rx de tórax	x		
US com doppler		x	

Fonte: Desenvolvido pela autoria.

Pacientes com doença renal crônica apresentam alto risco de evento cardiovascular associado a disfunção renal e suas comorbidades, uma vez que 70% deles são hipertensos e 30% diabéticos. A última Diretriz de Avaliação Perioperatória da Sociedade Brasileira de Cardiologia preconiza realização de coronariografia pré-operatória em paciente com dois dos três critérios: idade superior a 50 anos, diabetes *mellitus* e evento cardiovascular prévio. Quando apenas um critério está presente preconiza-se teste não invasivo como cintilografia ou ecocardiograma de estresse. A monitorização de eventos cardiovasculares no pós-operatório de transplante de rim é fundamental, principalmente em pacientes de alto risco.[9]

Manejo hemodinâmico

É fundamental o manejo hemodinâmico adequado com monitorização do estado volêmico e de níveis pressóricos do paciente submetido a transplante renal com intervenção precoce quando necessário. Porém, não há evidências robustas quanto aos alvos pressóricos e volêmicos desses pacientes no período perioperatório. É evidente que a hipotensão e a hipovolemia podem comprometer o rim transplantado, uma vez que ele perde sua capacidade de autorregulação e o fluxo renal depende exclusivamente da pressão arterial.

É fundamental evitar hipotensão e diante disso preconiza-se manter pressão arterial média (PAM) acima de 80 mmHg para pacientes hipertensos prévios e acima dos níveis habituais dos pacientes não hipertensos durante o intraoperatório e nas primeiras 24 horas após o transplante.[10] A hipotensão deve ser tratada com vasoconstritor e com expansão volêmica quando presentes outros parâmetros de hipoperfusão em paciente fluido responsivo. A responsividade a fluidos deve preferencialmente ser avaliada com parâmetros dinâmicos de fluido responsividade como variação de pressão de pulso ou variação de débito cardíaco monitorada por ecocardiografia ou por monitorização minimamente invasiva.

A monitorização da PVC pode auxiliar no manejo de fluidos nesses pacientes. Apesar das inúmeras evidências de que o valor isolado de PVC não é preditor de volemia ou fluido de responsividade em doentes críticos, um pequeno ensaio clínico comparou infusão constante de fluído (10-12 mL/kg/h desde o início da cirurgia até a reperfusão) com infusão baseada em PVC no perioperatório de transplante renal. A infusão dirigida por PVC produziu um perfil hemodinâmico mais estável, melhor diurese e função de enxerto. O alvo de PVC desde o início da cirurgia até o clampeamento dos vasos renais do doador foi 5 mmHg, exceto no intervalo entre o clampeamento dos vasos renais até o final da anastomose vascular renal, quando o alvo foi 15 mm Hg.[11]

O vasoconstritor de escolha é a noradrenalina e deve ser administrada preferencialmente em acesso venoso central. Com objetivo de não postergar a hipotensão pode-se inicialmente utilizar noradrenalina diluída em acesso venoso periférico calibroso, em locais distantes de dobras e extremidades, por curto tempo até que se providencie acesso venoso central.[12] A dopamina não deve ser utilizada, pois não há evidências que suportem seu benefício para a função do enxerto e tem efeitos potencialmente prejudiciais por induzir arritmias.[13]

A hipertensão arterial pode acontecer, pois é comum em pacientes dialíticos e deve ser tolerada se não houver urgência hipertensiva. Preconiza-se evitar pressão arterial sistólica acima de 160 mmHg e tratar hipertensão em pacientes sintomáticos ou com comorbidades cardiológicas que não tolerem hipertensão. Pode-se usar vasodilatador endovenoso como nitroprussiato ou orais com inibidor de canal de cálcio di-idropiridínicos, betabloqueadores, clonidina e diurético, se sinais de hipervolemia. Em pacientes hipertensos, anúricos e hipervolêmicos é necessário realizar diálise.

A hemodiálise pré-operatória como rotina não é indicada.[1] Ela pode predispor um estado pró-inflamatório, retardar a cirurgia, aumentar o tempo de isquemia e o risco de função retardada do enxerto.[14] Porém, deve ser considerada em pacientes com risco de sobrecarga de fluídos no intraoperatório, distúrbios eletrolíticos e ácido-base, particularmente quando um rim de doador falecido é transplantado com um risco significativo de função retardada do enxerto.

Reposição de fluidos

O equilíbrio hídrico perioperatório cuidadoso é essencial para a função ideal do enxerto renal. A expansão volêmica deve ser guiada por parâmetros de hipoperfusão tecidual como pressão arterial, lactato, saturação venosa central e *gap* de CO_2. O controle de diurese deve ser realizado rigorosamente a cada uma ou duas horas e os protocolos de reposição de fluidos no pós-operatório variam de acordo com o centro transplantador. Receptores de rins de doadores vivos normalmente apresentam diurese no pós-operatório imediato e a oligúria pode representar sinal de hipoperfusão. Em receptores de doadores falecidos a oligúria é mais frequente e pode ocorrer por lesão de isquemia-reperfusão ou por função retardada do enxerto. Sugere-se avaliar o paciente conforme representado na **Figura 101.1**.

Não existe evidência robusta quanto ao tipo de solução a ser utilizada. Um ensaio clínico randomizado comparou solução salina com solução balanceada em transplantes renais com doadores falecidos e não observou diferença na função do enxerto. Porém, encontrou mais hipercloremia e acidose metabólica no grupo que recebeu solução salina sem diferença significativa em hipercalemia.[15] Uma metanálise com estudos comparando as duas soluções mostrou que o uso de soro fisiológico está associado a um risco maior de lesão renal aguda, acidose metabólica, hipercloremia, necessidade de transfusão e tempo de ventilação mecânica.[16] A estratégia sugerida é usar preferencialmente soluções balanceadas e monitorar rigorosamente os níveis de potássio, principalmente em receptores de rim de doadores falecidos e pacientes oligúricos.

O uso de coloides sintéticos como amidos e gelatinas não é recomendado para expansão volêmica em receptores de transplante renal, pois podem causar lesão tubular e estão associados a maior incidência de lesão renal aguda e mortalidade.[17] Alguns centros utilizam albumina para expansão volêmica em pacientes que receberam grande quantidade de cristaloide, mas não há estudos que comprovem superioridade em relação ao uso isolado de cristaloides.[18]

Em pacientes hemodinamicamente estáveis, com parâmetros de perfusão adequados e oligúria persistente é fundamental excluir obstrução da sonda vesical de demora e, caso ela se encontre pérvia, realizar ultrassom renal com Doppler para afastar complicações com trombose de vasos. O tempo de permanência da sonda vesical de demora não é bem-estabelecido e varia de acordo com o centro transplantador de cinco a sete dias após transplante renal. A sonda vesical de demora protege a sutura do ureter na bexiga por diminuir a pressão intravesical e pode reduzir a incidência de fístula urinária, mas é fonte de infecção do trato urinário e pode prolongar o tempo de internação.

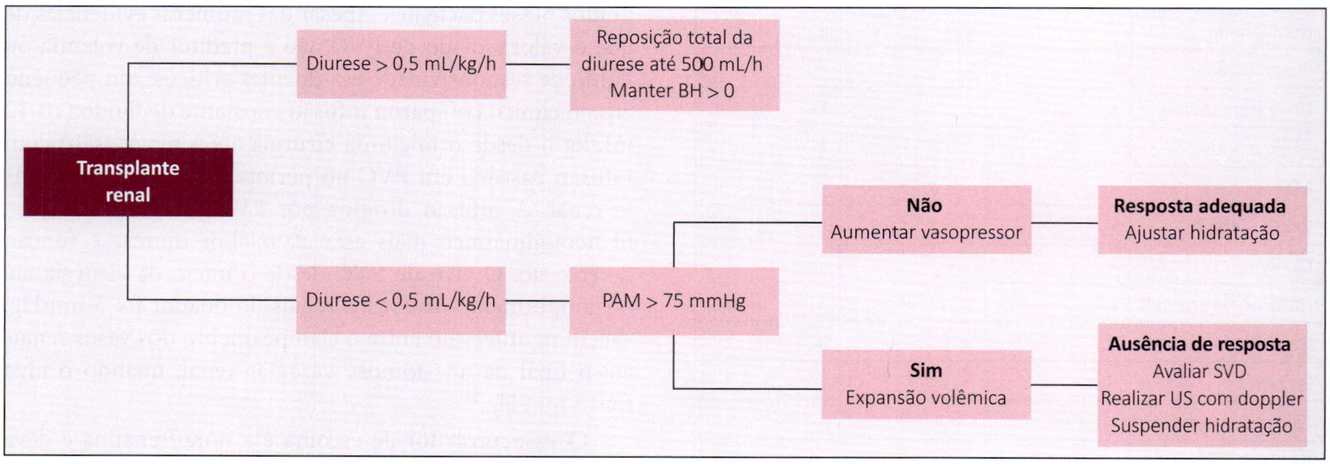

Figura 101.1. Avaliação do paciente receptor de transplante renal no pós-operatório.
SVD: sonda vesical de demora.
Fonte: Acervo da autoria.

Transfusão de sangue

A transfusão de sangue perioperatória deve ser evitada ao máximo pelo risco de alossensibilização.[19] Em casos que o paciente apresenta indicação absoluta de transfusão como anemia com sangramento agudo e instabilidade hemodinâmica, especialmente em pacientes com hemoglobina < 7 g/dL ou < 9 g/dL em pacientes com coronariopatia aguda, deve-se transfundir componentes filtrados e irradiados para reduzir risco de aloimunização e doença do enxerto *versus* hospedeiro. A diretriz europeia de cuidados de receptores de rim transplantado preconiza o uso de estimulantes da eritropoiese como eritropoietina e reposição de vitaminas e ferro quando indicado.[1]

Prescrição médica

A prescrição médica deve ser individualizada para cada paciente e difere em receptores de doadores vivos e falecidos. Um modelo de prescrição médica está no **Quadro 101.2**.

Quadro 101.2. Prescrição médica padrão
Dieta leve hipossódica oral
Soro fisiológico 0,45% EV conforme diurese
Cefazolina 2g EV de 8/8 horas
Hidrocortisona 100 mg EV de 8/8 horas
Timoglobulina (ATG) 100 mg + SG 5% 500 mL EV em 4 horas ACM
Tacrolimo 5 mg VO 12/12 horas em jejum
Micofenolato mofetila 1000 mg VO de 12/12 horas
Sulfametoxazol-trimetoprima 400/80 mg VO 1 vez ao dia
Ganciclovir 50 mg EV 3 vezes por semana após hemodiálise
Ivermectina 12 mg VO 1 vez ao dia
Pantoprazol 40 mg VO cedo em jejum
Heparina não fracionada 5000 U SC de 12/12 horas
Dipirona 1g EV de 6/6 horas
Metoclopramida 5 mg EV de 8/8 horas SN
Controle de diurese de 2/2 horas
Peso diário

Fonte: Desenvolvido pela autoria.

Dieta

O enxerto renal é implantado na fossa ilíaca, abaixo do rim nativo que é mantido em seu lugar, extraperitoneal. Como não há manipulação de alças, o risco de íleo no pós-operatório é mínimo. A dieta pode ser liberada imediatamente após admissão em UTI, assim que o paciente estiver hemodinamicamente compensado e apresentar fome caso não tenha sintomas que impossibilitem a ingestão alimentar como náusea e vômito.

Imunossupressão

A imunossupressão segue protocolos específicos de cada centro, varia de acordo com características do doador e receptor e é essencial para prevenir rejeição aguda e prolongar a sobrevida do enxerto. Recomenda-se o início da terapia imunossupressora combinada antes ou no momento do transplante. O regime de imunossupressão inicial padrão atualmente recomendado oferece excelente eficácia com boa tolerabilidade.[20]

Para terapia de indução recomenda-se um agente biológico como parte do esquema para melhorar a eficácia da imunossupressão, reduzir a rejeição aguda e permitir uma redução de outros componentes do regime, como inibidores da calcineurina ou corticosteroides.[21] A terapia de indução de primeira linha deve ser com antagonista do receptor de interleucina 2 (IL2-RA), como basiliximab, para pacientes de baixo risco e com globulina antitimócito (ATG) em pacientes de alto risco.[1] Além dos agentes biológicos, a maioria dos protocolos incluem uma dose de metilprednisolona imediatamente antes da cirurgia.

Nas primeiras 24 horas após o transplante, assim que o paciente puder utilizar o trato gastrointestinal, é iniciada a imunossupressão de manutenção. O regime de imunossupressão de manutenção inclui:[21]

- Inibidores da calcineurina (de preferência tacrolimo, alternativamente ciclosporina).
- Micofenolato (MMF ou micofenolato sódico).
- Esteroides (prednisolona, prednisona ou metilprednisolona).

O inibidor de calcineurina mais utilizado é o tacrolimo e seu nível sérico deve ser dosado após 3-5 doses após mudança de dose e mantido entre 8-12 ng/mL no primeiro mês.[22] Alguns centros utilizam ciclosporina como alternativa ao tacrolimo. O antimetabólito de escolha é o micofenolato e a azatioprina é a alternativa.

Analgesia

A dor do transplante renal após as primeiras horas costuma ser leve e de fácil controle. Durante a estadia na UTI podemos utilizar analgésicos comuns como dipirona e paracetamol. O controle de dor moderada pode ser alcançado com fentanil endovenoso administrado por regime de analgesia controlado pelo paciente com bomba intravenosa de ACP. Caso não esteja disponível ou o paciente apresente dor intensa e refratária a analgesia deve-se investigar etiologia e considerar uso de outros opioides como codeína com ajuste para função renal.

Não devem ser utilizados anti-inflamatórios não esteroidais devido ao risco de insuficiência renal aguda. Deve-se evitar morfina devido ao potencial de acúmulo de seu metabólito ativo excretado por via renal, a morfina-6-glucuronida, que pode causar depressão respiratória, uma vez que é 10 vezes mais potente que a morfina.

Profilaxia de infecção de sítio cirúrgico

Antibióticos perioperatórios profiláticos são geralmente usados em receptores de transplante renal, mas não existe evidência de benefício desse uso, ou qual o melhor antibiótico e o regime. A antibioticoprofilaxia do transplante renal deve ser definida em cada centro de acordo com o perfil do serviço e deve ser usada pelo mínimo de tempo possível, preferencialmente em dose única na indução anestésica, afim de reduzir o impacto em resistência bacteriana.

Um RCT prospectivo multicêntrico não mostrou diferença em infecção de sítio cirúrgico entre aqueles que receberam uma dose única de antibiótico de amplo espectro na indução da anestesia em comparação com aqueles que receberam antibióticos por até sete dias.[23,24] Uma comparação retrospectiva de profilaxia perioperatória de cefazolina com nenhum antibiótico não mostrou diferença em complicações infecciosas (sítio cirúrgico, trato urinário, bacteremia ou infecção relacionada ao cateter central) no primeiro mês após o transplante.[25]

Profilaxia de infecções relacionadas à imunossupressão

A profilaxia de infecções recomendadas são as seguintes:[1]

- **Profilaxia para citomegalovírus:** todos receptores de transplante renal, exceto quando doador e receptor tiverem sorologias negativas para citomegalovírus (CMV), recebem profilaxia para infecção por CMV com ganciclovir endovenoso ou valganciclovir oral por pelo menos três meses após o transplante e por seis semanas após tratamento com um anticorpo que destrói as células T.
- **Infecção urinária, pneumocistose e toxoplasmose:** todos os receptores de transplante renal devem receber profilaxia com Sulfametoxazol-trimetoprima 400/80 mg VO diariamente por pelo menos seis meses após o transplante.
- **Antiparasitária:** recomenda-se dose única de ivermectina VO ou uso de albendazol por cinco dias após transplante renal.
- **Candidíase oral e esofágica:** alguns centros utilizam profilaxia com pastilhas orais de clotrimazol, nistatina ou fluconazol por um a três meses após o transplante e por um mês após o tratamento com um anticorpo anti-linfócito.

Profilaxia de úlcera gástrica

A profilaxia de úlcera gástrica deve ser prescrita para todos os pacientes, preferencialmente com inibidor de bomba de prótons, devido a necessidade de ajuste para função renal com antagonistas H2. O risco maior de desenvolver úlcera gástrica nesses pacientes está associado ao uso de corticoide.

Profilaxia de tromboembolismo venoso

A administração perioperatória de profilaxia farmacológica reduz o risco de trombose (inclusive em veia iliofemoral e renais); no entanto, devido ao risco de sangramento associado é indicado apenas para pacientes de alto risco para tromboembolismo venoso.[26] Nenhuma das diretrizes de prevenção de trombose abordam diretamente a tromboprofilaxia no período perioperatório do transplante renal. Um pequeno RCT não mostrou diferença na perda de enxerto pós-operatória precoce ou complicações tromboembólicas com ou sem anticoagulação profilática. Aqueles que receberam anticoagulação profilática tiveram mais sangramentos.[27] Com base nesses achados, a profilaxia farmacológica de rotina não é recomendada em pacientes de baixo risco.

Reconciliação medicamentosa

No pós-operatório do transplante renal tolera-se pressões arteriais mais elevadas e a hipotensão pode ser muito deletéria para o enxerto. Por isso é necessária cautela na reintrodução de anti-hipertensivos de uso prévio nos primeiros dias após o procedimento. A presença de doença aterosclerótica coronariana implica na manutenção de AAS e estatina no perioperatório. Se o paciente faz uso de betabloqueadores, estes devem ser mantidos no pós-operatório. Os diuréticos podem ser utilizados em pacientes oligúricos para auxiliar no manejo da hipervolemia ou hipercalemia, sem benefício relacionado a função do enxerto, necessidade de diálise ou tempo de lesão renal aguda.[28] Medicações antidiabéticas devem ser suspensas. A glicemia deve ser controlada com insulina regular, preferencialmente endovenosa, em infusão contínua, nas primeiras 24 horas.

Complicações

Hemorragia

Hemorragia não é uma complicação significativa nos pacientes submetidos a transplante renal. A incidência relatada de hematomas nesses pacientes está entre 0,2% e 25%.[29,30] O diagnóstico de hematoma perienxerto renal pode ser realizado por ultrassom. Porém, se existe suspeita de hemorragia, deve ser considerada tomografia computadorizada para investigação de hematomas retroperitoneais que não podem ser identificados em ultrassonografia.

Hematomas pequenos e assintomáticos não requerem intervenção. Hematomas maiores, com sintomas decorrentes de compressão externa, disfunção do enxerto ou complicações trombóticas podem ser tratados por drenagem percutânea sob orientação de tomografia computadorizada ou ultrassonografia, ou podem necessitar de tratamento cirúrgico.[29]

Complicações vasculares

A trombose da artéria renal transplantada é uma complicação rara com uma prevalência que varia entre 0,5% e 3,5%.[31] Geralmente é consequência de um erro técnico durante a anastomose, mas pode ser relacionada à condição da artéria do doador e do receptor, rejeição aguda, compressão externa por hematoma ou linfocele, hipercoagulação grave, hipotensão e toxicidade de agentes imunossupressores (ciclosporina ou sirolimus).[31] As manifestações clínicas são redução aguda de diurese e elevação de creatinina.[29] O diagnóstico é obtido por meio de ultrassom.[29] A conduta é exploração cirúrgica para avaliar o estado do enxerto. Quando o enxerto parece recuperável pode-se considerar trombectomia. Na maioria das situações, o enxerto não é perfundido e deve ser retirado.[29,31]

A trombose de veia renal do transplante é uma complicação precoce (prevalência de 0,5% a 4,0%) e uma das mais importantes causas de perda do enxerto durante o primeiro mês pós-operatório.[30] A etiologia inclui erros técnicos, dificuldades durante a cirurgia[29] e hipercoagulabilidade do receptor.[31] A ultrassonografia com Doppler mostra ausência de fluxo venoso, sinal arterial anormal (diástole reversa) e alargamento do enxerto devido à congestão venosa.[32] Nos casos em que não houve perda renal na exploração cirúrgica, trombectomia cirúrgica pode ser realizada.

A incidência de estenose da artéria renal transplantada é de 1% a 25%.[29] Os fatores de risco incluem pequeno calibre e aterosclerose da artéria doadora, trauma na artéria doadora durante a captação, técnica de sutura e dano à artéria ilíaca durante o transplante.[33,34] Pode-se suspeitar em caso de hipertensão arterial refratária e aumento da creatinina sérica. O diagnóstico é feito por ultrassom com Doppler mostrando pico de velocidade sistólica (PSV) > 200 cm/s na artéria renal do enxerto.[34] Estenose superior a 50% é considerada de risco para disfunção do enxerto e deve ser abordada com angioplastia transluminal percutânea/*stent* ou intervenção cirúrgica.[33] Em caso de estenose leve (< 50%) e ausência de sintomas sem deterioração do aloenxerto, o manejo é conservador.

Linfocele

A linfocele é uma complicação relativamente comum (1%-26%). Existe uma associação etiológica significativa com diabetes, terapia com inibidores do alvo da rapamicina e rejeição aguda.[35] O tratamento da escolha para linfoceles maiores é a fenestração laparoscópica, pois é segura e oferece baixa taxa de recorrência em comparação com cirurgia aberta e drenagem percutânea.[35] A colocação de um dreno percutâneo (ou seja, *Pig-Tail*) é uma opção com uma taxa de sucesso de até 50%.[36] A aspiração percutânea pode ser realizada, embora a taxa de recorrência possa chegar a 95%.[35]

Vazamento urinário

A perda urinária ocorre em até 10% dos casos.[37] As fugas de urina por anastomose podem ser ureterais e vesicais.[28] A necrose ureteral e a deiscência de sutura são as causas mais importantes.[39] Fístula urinária pode ser confirmada pela dosagem elevada de creatinina no líquido drenado.[39] O manejo do vazamento urinário depende da localização (pelve renal, ureter distal e bexiga) e do volume do vazamento. Para volume baixo o tratamento pode ser conservador com cateter uretral, nefrostomia percutânea ou cateter duplo J.[39] Em caso de falha do tratamento conservador ou vazamento maciço, a abordagem cirúrgica deve ser realizada.

Hematúria

A incidência de hematúria varia de 1% a 34%.[37] A técnica cirúrgica e a hemostasia adequada durante o transplante são fatores determinantes para evitar o desenvolvimento de hematúria. A irrigação da bexiga com solução cristaloide é o tratamento de primeira linha. Alguns casos requerem cistoscopia com evacuação de coágulos ou cauterização de locais de sangramento.[37]

Imunológicas

A rejeição hiperaguda é a reação imunológica mais grave ao enxerto.[40-42] Resulta de anticorpos IgG circulantes, especificamente reativos contra antígeno do doador, que destrói o endotélio vascular dentro de minutos a horas após a vascularização. Ocorre em enxertos incompatíveis com ABO devido à presença de altos títulos de isoanticorpos pré-existentes contra antígenos de grupos sanguíneos. Com o desenvolvimento do teste *cross-match* antes do transplante, a rejeição hiperaguda tornou-se uma complicação extremamente rara.[41] A imagem e a histologia revelam infarto generalizado do enxerto e o tratamento é nefrectomia de enxerto.

A rejeição aguda é uma causa comum de disfunção precoce e tardia do transplante.[40,42] Os principais tipos de reações imunológicas são mediados por células T e mediados por anticorpos.[40,42] O padrão definitivo para o diagnóstico de rejeição é a biópsia do enxerto,[40] porque é impossível diferenciar rejeição aguda de outras causas de disfunção renal apenas com indicadores clínicos. O diagnóstico diferencial inclui necrose tubular, infecção, recorrência da doença e nefrotoxicidade.

Referências bibliográficas

1. Abramowicz D, Cochat P, Claas FH, Heemann U, Pascual J, Dudley C, et al. European Renal Best Practice Guideline on kidney donor and recipient evaluation and perioperative care. Nephrol Dial Transplant. 2015;30(11):1790-7.
2. Łabuś A, Niemczyk M, Czyżewski Ł, et al. Costs of Long-Term Post-Transplantation Care in Kidney Transplant Recipients. Ann Transplant. 2019;24:252–259.
3. Sistema de Dados Renais dos Estados Unidos. Relatório Anual de Dados do USRDS de 2022: Epidemiologia da doença renal nos EstadosUnidos. Institutos Nacionais de Saúde, Instituto Nacional de Diabetes e Doenças Digestivas e Renais, Bethesda, MD, 2022. Disponível em: https://usrds-adr.niddk.nih.gov/2022
4. Rao PS, Schaubel DE, Guidinger MK, Andreoni KA, Wolfe RA, Merion RM, et al. A comprehensive risk quantification score for deceased donor kidneys: the kidney donor risk index. Transplantation. 2009;88(2):231-6.
5. Nerbass FB, Lima HN, NETO OMV, Sesso RDCC, Thomé FS, Lugon JR, Nascimento MM. Censo brasileiro de diálise: análise de dados da década 2009-2018. Braz J Nephrol. 2020;42(2):191-200.
6. Garcia VD, Pacheco L. Dimensionamento dos Transplantes no Brasil e em cada estado (2015-2022). Registro Brasileiro de Transplantes. 2022. Ano XXIX No 4.
7. Helfer MS, Pompeo JC, Costa ORS, Vicari AR, Ribeiro AR, Manfro.C. Long-term effects of delayed graft function duration on function and survival of deceased donor kidney transplants. Braz. K. Nephrol. 2019;41(2):230-241.

8. Aubert O, Kamar N, Vernerey D, Viglietti D, Martinez F, Duong-Van-Huyen JP, et al. Long term outcomes of transplantation using kidneys from expanded criteria donors: prospective, population based cohort study. BMJ. 2015;351:h3557.
9. Gualandro DM, Yu PC, Caramelli B, Marques AC, Calderaro D, Luciana S. Fornari LS et al. 3ª Diretriz de Avaliação Cardiovascular Perioperatória da Sociedade Brasileira de Cardiologia. Arq Bras Cardiol. 2017;109(3Supl.1):1-104.
10. Futier E, Lefrant JY, Guinot PG, Godet T, Lorne E, Cuvillon P, et al. Effect of Individualized vs Standard Blood Pressure Management Strategies on Postoperative Organ Dysfunction Among High-Risk Patients Undergoing Major Surgery: A Randomized Clinical Trial. JAMA. 2017;318(14):1346-1357.
11. Othman MM, Ismael AZ, Hammouda GE. The impact of timing of maximal crystalloid hydration on early graft function during kidney transplantation. Anesth Analg. 2010;110(5):1440-6.
12. Owen VS, Rosgen BK, Cherak SJ, et al. Adverse events associated with administration of vasopressor medications through a peripheral intravenous catheter: a systematic review and meta-analysis. Crit Care. 2021;25:146.
13. Ciapetti M, di Valvasone S, di Filippo A, Cecchi A, Bonizzoli M, Peris A. Low-dose dopamine in kidney transplantation. Transplant Proc. 2009;41(10):4165-8.
14. KikićZ, Lorenz M, Sunder-Plassmann G, Schillinger M, Regele H, Györi G, Mühlbacher F, Winkelmayer WC, Böhmig GA. Effect of hemodialysis before transplant surgery on renal allograft function--a pair of randomized controlled trials. Transplantation. 2009;88(12):1377-85.
15. Potura E, Lindner G, Biesenbach P, Funk GC, Reiterer C, Kabon B, et al. An acetate-buffered balanced crystalloid versus 0.9% saline in patients with end-stage renal disease undergoing cadaveric renal transplantation: a prospective randomized controlled trial. Anesth Analg. 2015;120(1):123-129.
16. Krajewski ML, Raghunathan K, Paluszkiewicz SM, Schermer CR, Shaw AD. Meta-analysis of high- versus low-chloride content in perioperative and critical care fluid resuscitation. Br J Surg. 2015;102(1):24-36.
17. Zarychanski R, Abou-Setta AM, Turgeon AF, Houston BL, McIntyre L, Marshall JC, Fergusson DA. Association of hydroxyethyl starch administration with mortality and acute kidney injury in critically ill patients requiring volume resuscitation: a systematic review and meta-analysis. JAMA. 2013;309(7):678-88.
18. Finfer S, Bellomo R, Boyce N, French J, Myburgh J, Norton R; SAFE Study Investigators. A comparison of albumin and saline for fluid resuscitation in the intensive care unit. N Engl J Med. 2004;350(22):2247-56.
19. O'Brien FJ, Lineen J, Kennedy CM, Phelan PJ, Kelly PO, Denton MD, Magee C, Conlon PJ. Effect of perioperative blood transfusions on long term graft outcomes in renal transplant patients. Clin Nephrol. 2012;77(6):432-7.
20. EAU Guidelines. Edn. presented at the EAU Annual Congress Milan March 2023. ISBN 978-94-92671-19-6.
21. Bamoulid J, et al. Immunosuppression and Results in Renal Transplantation. European Urology Supplements. 2016;5:415.
22. Brunet M, van Gelder T, Åsberg A, Haufroid V, Hesselink DA, Langman L, et al. Therapeutic Drug Monitoring of Tacrolimus-Personalized Therapy: Second Consensus Report. Ther Drug Monit. 2019;41(3):261-307.
23. Orlando G, Manzia TM, Sorge R, Iaria G, Angelico R, Sforza D, et al. One-shot versus multidose perioperative antibiotic prophylaxis after kidney transplantation: a randomized, controlled clinical trial. Surgery. 2015;157(1):104-10.
24. Nishimura S, Wada K, Araki M, Sadahira T, Maruyama Y, et al. Use of single-dose perioperative antimicrobial therapy is acceptable in recipients of living-donor renal transplants in the rituximab era. J Infect Chemother. 2019;25(4):247-252.
25. Choi SU, Lee JH, Oh CK, Shin GT, Kim H, Kim SJ, et al. Clinical significance of prophylactic antibiotics in renal transplantation. Transplant Proc. 2013;45(4):1392-5.
26. Douketis JD, Spyropoulos AC, Spencer FA, Mayr M, Jaffer AK, Eckman MH, et al. Perioperative management of antithrombotic therapy: Antithrombotic Therapy and Prevention of Thrombosis, 9th ed: American College of Chest Physicians Evidence-Based Clinical Practice Guidelines. Chest. 2012;141(2 Suppl):e326S-e350S.
27. Osman Y, Kamal M, Soliman S, Sheashaa H, Shokeir A, Shehab el-Dein AB. Necessity of routine postoperative heparinization in non-risky live-donor renal transplantation: results of a prospective randomized trial. Urology. 2007;69(4):647-51.
28. Hanif F, Macrae AN, Littlejohn MG, Clancy MJ, Murio E. Outcome of renal transplantation with and without intra-operative diuretics. Int J Surg. 2011;9(6):460-3.
29. Dimitroulis D, Bokos J, Zavos G, Nikiteas N, Karidis NP, Katsaronis P, Kostakis A. Vascular complications in renal transplantation: a single-center experience in 1367 renal transplantations and review of the literature. Transplant Proc. 2009;41(5):1609-14.
30. Pawlicki J, Cierpka L, Król R, Ziaja J. Risk factors for early hemorrhagic and thrombotic complications after kidney transplantation. Transplant Proc. 2011;43(8):3013-7.
31. Ammi M, Daligault M, Sayegh J, Abraham P, Papon X, Enon B, Picquet J. Evaluation of the Vascular Surgical Complications of Renal Transplantation. Ann Vasc Surg. 2016;33:23-30.
32. Granata A, Clementi S, Londrino F, Romano G, Veroux M, Fiorini F, Fatuzzo P. Renal transplant vascular complications: the role of Doppler ultrasound. J Ultrasound. 2014;18(2):101-7.
33. Willicombe M, Sandhu B, Brookes P, Gedroyc W, Hakim N, Hamady M, Hill P, McLean AG, Moser S, Papalois V, Tait P, Wilcock M, Taube D. Postanastomotic transplant renal artery stenosis: association with de novo class II donor-specific antibodies. Am J Transplant. 2014;14(1):133-43.
34. Ghazanfar A, Tavakoli A, Augustine T, Pararajasingam R, Riad H, Chalmers N. Management of transplant renal artery stenosis and its impact on long-term allograft survival: a single-centre experience. Nephrol Dial Transplant. 2011;26(1):336-43.
35. Lucewicz A, Wong G, Lam VW, Hawthorne WJ, Allen R, Craig JC, Pleass HC. Management of primary symptomatic lymphocele after kidney transplantation: a systematic review. Transplantation. 2011 Sep 27;92(6):663-73.
36. Maggiore U, Budde K, Heemann U, Hilbrands L, Oberbauer R, Oniscu GC, et al. Long-term risks of kidney living donation: review and position paper by the ERA-EDTA DESCARTES working group. Nephrol Dial Transplant. 2017;32(2):216-223.
37. Kayler L, Kang D, Molmenti E, Howard R. Kidney transplant ureteroneocystostomy techniques and complications: review of the literature. Transplant Proc. 2010;42(5):1413-20.
38. Dinckan A, Tekin A, Turkyilmaz S, Kocak H, Gurkan A, Erdogan O, Tuncer M, Demirbas A. Early and late urological complications corrected surgically following renal transplantation. Transpl Int. 2007;20(8):702-7.
39. Sabnis RB, Singh AG, Ganpule AP, Chhabra JS, Tak GR, Shah JH. The development and current status of minimally invasive surgery to manage urological complications after renal transplantation. Indian J Urol. 2016 Jul-Sep;32(3):186-91..
40. Kidney Disease Improving Global Outcomes Transplant Work Group. KDIGO clinical practice guideline for the care of kidney transplant recipients. Am J Transplant. 2009;9(Suppl 3):S1.
41. Tait BD, Süsal C, Gebel HM, Nickerson PW, Zachary AA, Claas FH, et al. Consensus guidelines on the testing and clinical management issues associated with HLA and non-HLA antibodies in transplantation. Transplantation. 2013;95(1):19-47.
42. Bamoulid J, Staeck O, Halleck F, Dürr M, Paliege A, Lachmann N, Brakemeier S, Liefeldt L, Budde K. Advances in pharmacotherapy to treat kidney transplant rejection. Expert Opin Pharmacother. 2015;16(11):1627-48.

capítulo | 102

Cuidado Pós-Operatório do Paciente Cirúrgico Vascular Grave

Duarte Gil Marques | Maria José Ferreira | Gonçalo Sousa | Daniela Silva

"A cirurgia vascular é peculiar, porque, acima de tudo, é uma cirurgia das ruínas"
João Cid dos Santos

Introdução

Tratar um doente vascular constitui um desafio marcante para a Medicina Intensiva. São majoritariamente doentes com risco elevado de desenvolver complicações durante e após a cirurgia. Comorbilidades como a doença coronária, insuficiência cardíaca congestiva, diabetes insulino-tratada, doença renal crônica, doença arterial periférica associadas a cirurgias muito agressivas em doentes com idade avançada contribuem para este desafio e para a necessidade do contributo dos cuidados intensivos (UCI) no pós-operatório.

São admitidos nas unidades de cuidados intensivos por duas razões primordiais: otimização do equilíbrio prévio a uma intervenção cirúrgica mais agressiva; ou, após uma cirurgia mais complicada ou complexa, para recuperação do seu estado fisiológico pré-cirúrgico, e/ou para o controle e tratamento das muitas complicações que podem ocorrer. O transporte de um doente vascular em pós-operatório imediato de um bloco cirúrgico para uma UCI é crítico e tem um risco aumentado de morbimortalidade apesar da distância ser normalmente curta. Este risco deve ser diminuído com adequada monitorização durante o transporte e planeamento antecipado de possíveis intercorrências.[1]

As apresentações possíveis destes pacientes variam desde o trauma vascular com *choque* hipovolêmico e disfunção multiorgânica grave à doença aterosclerótica generalizada com compromisso de vários órgãos-alvo. A monitorização intensiva e completa dos seus múltiplos parâmetros vitais e sua evolução temporal assim como a antecipação e tratamento das complicações de forma objetiva são uma luta contínua diária dos intensivistas que põe à prova as capacidades dos profissionais e da unidade em que estão a ser tratados. A hierarquização e entreajuda dos diferentes agentes é fundamental para o sucesso deste desafio. A criação de protocolos estandardizados é fundamental.

A admissão dos doentes numa unidade de medicina intensiva nunca é consensual por mais parametrizações que sejam introduzidas. As escalas mais usadas são as da *American Society of Anesthesiologists* (ASA) e o Index Cardíaco Revisto de Lee que apenas aparentam utilidade na previsão dos doentes menos graves.[1] As condições da unidade e a sua capacidade de resposta contribuem muitas vezes para esta decisão assim como a limitação de recursos disponíveis. Cada vez mais é praticada uma admissão regrada mesmo em cirurgia aórtica onde era obrigatória. A evolução das técnicas cirúrgicas para procedimentos endovasculares totais têm também contribuído para esta evolução na política de admissão nas unidades. As melhorias das técnicas anestésicas e de monitorização intraoperatória dos agentes farmacológicos disponíveis para controle destes doentes durante as cirurgias, e pela acumulação de informações têm também contribuído significativamente para a diminuição desta necessidade e a duração da sua estada nas unidades. Entre os doentes submetidos a tratamento endovascular do aneurisma da aorta (*endovascular aortic repair* – EVAR), a admissão em UCI está mais relacionada com a política hospitalar do que com o risco particular dos doentes. A admissão por rotina nestas circunstâncias apenas aumenta os custos sem diminuir a mortalidade intra-hospitalar.[2] Contudo, estes procedimentos minimamente invasivos e menos agressivo tornaram aptos para tratamento cirúrgico um número considerável de doentes, que outrora nunca seriam tratados. Estes doentes, apesar da aparente pouca agressividade das intervenções necessitam de UCI, pois partem de um equilíbrio débil.

Assim, a maioria dos doentes submetidos a intervenção cirúrgica vascular *major* estão entre as admissões mais tradicionais nas UCI's pelas razões já expostas.

Este capítulo não pretende rever indicações técnicas de atuação, mas contribuir para alertar sobre algumas particularidades destes doentes e destas patologias.

A doença isquêmica cardíaca é uma das situações mais prevalentes. As alterações cardíacas são das mais frequentes nos doentes vasculares e representam a expressão sistêmica da aterosclerose. A incidência desta queixa atinge 50%-70% dos doentes vasculares manifestando-se por angina em 15%-30%; isquemia silenciosa em 20%-60%.[3] Entre 30%-50% apresentam história de enfarte agudo prévio.

Cirurgias muito agressivas e prolongadas com perdas de volemia importantes, assim como instabilidade hemodinâmica durante a intervenção, podem contribuir para o agravamento desta condição durante o pós-operatório.

A transmissão correta e exaustiva das alterações ocorridas durante a cirurgia são de extrema importância e permitem antecipar e prevenir situações potencialmente agravadas no pós-operatório tornando o tratamento uma continuação fluida e não uma série de etapas. Devem contribuir para esta descrição detalhada não só o anestesista, mas toda a equipa cirúrgica que intervencionou o doente.

A hipertensão arterial pré-existente e normalmente plurimedicada em ambulatório é também comum. A parada da medicação habitual pré-cirurgia muitas vezes observada, a manipulação da árvore vascular com clampagens mais ou menos prolongadas, disseção/desenervação de alguns barorreceptores, vêm muitas vezes desequilibrar esta estabilidade prévia. A adaptação tensional à nova situação não é imediata e pode por vezes, é prolongada no pós-operatório só atingindo o equilíbrio alguns dias após a cirurgia.

Esta labilidade tensional precisa quase sempre de monitorização invasiva e intervenção pronta e eficaz para evitar complicações extra na árvore arterial e órgãos-alvo.

A prevalência da diabetes nesta população (8%-12%) é importante e já provocou previamente danos irreversíveis em alguns órgãos nomeadamente no sistema nervoso periférico, aparelho renal e ocular. A antecipação das variações nesta área implica uma monitorização apertada e uso de insulina. No pós-operatório os níveis de glicemia são controlados para níveis inferiores a 215 mg/dL (idealmente < 150 mg/dL). Os de índices de glicemia elevados está diretamente relacionado com um aumento de complicações. A mortalidade dobra quando a glicemia é superior a 150 mg/dL e pra cada aumento de glicemia em 40 mg/dL há 30% de aumento de risco em infecção, trombose de enxerto e estadia mais longa em UCI.[4]

Os hábitos tabágicos são quase constantes na maioria destes doentes e, normalmente, com muitos anos de adição. As alterações respiratórias são muitas vezes bem documentadas no pré-operatório e as suas características um fator preditivo na necessidade ou não de suporte ventilatório invasivo mecânico.

A técnica cirúrgica, a idade avançada, o uso prolongado de relaxantes musculares e sedativos, o excesso de reposição volumétrica endovenosa e área anatômica intervencionado são fatores que contribuem para as alterações de ventilação/perfusão, hipoxia e insuficiência respiratória.[1] A laparotomia extensa (ou toraco-freno-laparotomia) é a incisão que mais vulgarmente contribui para esta necessidade, principalmente quando se associa a um mau controle da dor pós-cirúrgica.

A prevenção com cinesioterapia pré e pós-operatória é eficiente e recomendada sempre que possível.

A doença renal crônica é encontrada em muitos destes doentes em pré-operatório e 5%-15% vem a necessitar de suporte dialítico posteriormente o que agrava o prognóstico.[5] As variações tensionais, clampagens aórticas suprarrenais ou justarrenais, alterações de volemia e embolização parenquimatosa renal são os mecanismos que aparentemente relacionam-se com um importante agravamento da função renal com necessidade dialítica transitória ou definitiva em alguns doentes.

Monitorização

As complicações no pós-operatório dependem muito da doença original, da sua urgência e do procedimento cirúrgico.[6]

A correta e exaustiva monitorização para detecção e correção precoce de todas as anomalias em pós-operatório é fundamental. A avaliação constante do volume intravascular, da temperatura, dos parâmetros ventilatórios, da oxigenação tecidular, da função cardíaca e renal e também das alterações neurológicas são obrigatórias. Em caso de revascularização é ainda necessário manter uma vigilância da permeabilidade e funcionamento do conduto vascular utilizado vigiando os territórios dependentes da vascularização realizada.

Esta vigilância tem de ser entendida com uma continuação da monitorização intraoperatória contínua com eletrocardiograma (ECG), pressão arterial (PA) invasiva contínua por meio da linha arterial e pressão venosa central, débitos urinários, horários e temperatura por sonda retal. Testes laboratoriais com dados hematológicos, de coagulação e função renal e hepática são diários e repetidos sempre que necessários consoante a evolução do pós-operatório.

A observação das cicatrizes e sua evolução assim como perdas hemáticas, visíveis ou não, são de importância extrema. Na cirurgia de endarterectomia carotídea (CEA) ao menor sinal de hemorragia deve ser assegurada a manutenção da via aérea por entubação orotraqueal. Só depois será lícito explorar a ferida cirúrgica em busca da causa da hemorragia.

Tratamento da dor

O controle da dor é mandatório. Diminuir este sintoma melhora a resposta orgânica ao *stress* neuro-endócrino cirúrgico, melhora a função respiratória com possibilidade de extubação mais precoce, estabilidade cardíaca com diminuição do ritmo e melhor oxigenação do miocárdio.

Há também uma consequente variação positiva na resposta trombótica e maior permeabilidade nas cirurgias de *bypass*. O controle da dor deve ser iniciado 48 horas antes da cirurgia e continuado até pelo menos às 48 horas de pós-operatório.[7]

A opção analgésica dependerá do território abordado e dos tratamentos já iniciados no intraoperatório. Utilizar a analgesia via epidural de modo contínuo (enquanto o doente está sedado) ou em PCA (*Patient Control Analgesia*) associando um analgésico local com um opioide é o mais frequente. Em alternativa pode ser usada a via endovenosa nos territórios não suscetíveis para a via epidural. Não parece haver qualquer variação entre o tipo de analgesia e a duração da estadia em UCI ou hospital.

Hipotermia

A hipotermia é comum no intraoperatório, principalmente em cirurgias muito prolongadas, com grande exposição de superfície corporal e grandes incisões. O atual esforço realizado durante a cirurgia para manter uma temperatura mais fisiológica com aparelhos de ar forçado aquecido melhora o pós-operatório.[8] As reposições de volume devem ser feitas igualmente, sempre que possível, a uma temperatura mais alta que a temperatura ambiente.

A diminuição da temperatura altera o ritmo cardíaco, aumenta a resistência vascular com diminuição da disponibilidade de oxigênio nos tecidos,[9] altera o funcionamento do sistema de coagulação e origina alterações neurológicas evidentes.[10] Doentes com função cardíaca já comprometida pré-operatoriamente não toleram bem estas alterações. Por vezes um pequeno descuido pode levar a um resultado pior.

Hemorragia

A hemorragia é uma das complicações mais frequentes nos doentes vasculares fruto da manipulação direta das artérias e outros vasos em doentes hipocoagulados (heparinização sistêmica e/ou locorregional) e frequente história de usos de antiagregação plaquetária e/ou hipocoagulação crônica. Em alguns destes doentes já existe uma hemorragia ativa prévia devido a um traumatismo ou a uma rotura de um aneurisma. As alterações da hemostase são aumentadas pela hipotermia, coagulopatia de consumo e trombocitopenia.

A hemorragia associada à endarterectomia carotídea é particularmente importante, pois rapidamente leva a uma distorção das estruturas anatômicas do pescoço. Antes de explorar e drenar a ferida operatória, é importante assegurar a permeabilidade da via aérea com entubação orotraqueal. A evolução para a necessidade de traqueostomia no doente nesta situação, pode acontecer num curto espaço de tempo, tornando importante enfatizar esta urgência.

A reposição da volemia iniciada no intraoperatório tem de continuar no pós-operatório imediato. Contudo é preciso não esquecer que necessidades desmesuradas de reposição de volemia podem antecipar a necessidade de reintervenção para estabilizar os padrões hemodinâmicos por uma hemorragia *de novo* ou técnica mal-executada. A reposição por transfusão deve ser reservada para hemoglobinas inferiores a 9 g/dL. Quando é necessária a correção dos fatores de coagulação a dose de plasma fresco deve ser de 10-15 mL/kg de peso com máximo de 30 mL/kg. O uso de plasma não deve ser usado como expansor de volume.[1] A revisão cirúrgica não é isenta de morbidade e deve ser ponderada para drenar um hematoma extenso tecidular e sempre noutras situações devidamente comprovadas. Os hematomas extensos são causa de íleos paralíticos, síndrome compartimental abdominal e atraso no peristaltismo intestinal (quando localizados no *retroperitoneum*). Podem infectar secundariamente e comprometer a viabilidade de uma prótese sintética ou da vida do doente. A monitorização da pressão abdominal é obrigatória em alguns doentes. A síndrome compartimental abdominal é definida por uma pressão intra-abdominal elevada (> 20 mmHg) e é a consequência de um aumento da pressão abdominal (hipertensão abdominal > 12 mmHg) por um hematoma retroperitoneal, hemorragia ativa ou edema visceral difuso. A sua monitorização é obtida pela medição da pressão intravesical por meio da algália colocada no doente, de forma contínua ou intermitente.[1] É um fator negativo para função cardíaca (diminuição do retorno por compressão da veia cava e aumento do *afterload* aórtico), função renal, hepática e respiratória. As medidas físicas iniciais de posição do doente em Trendelenburg, drenagem proximal e distal do tubo digestivo nem sempre são suficientes. Deixar um doente em laparostomia com uma prótese vascular intra-abdominal é por vezes necessário apesar de aumentar significativamente o risco de infecção do conduto protésico.

Alterações da coagulação

A utilização de heparinização sistêmica e locorregional na grande maioria das cirurgias vasculares associada a uma técnica correta e utilização de materiais cirúrgicos adequados e modernos, diminui a ocorrência de trombose vascular nos dias de hoje. A capacidade de monitorizar o efeito anticoagulante em tempo real por meio do ACT (*activatid clotting time*) ou tromboelastograma ajuda em um correto doseamento da heparina e a manter os seus efeitos controlados.[9]

A utilização de anticoagulação sistêmica em pós-operatório imediato tem de ser muito bem ponderada para não despoletar o efeito contrário.

A monitorização da permeabilidade dos condutos vasculares por palpação de pulsos, medição de índice tornozelo/braço, utilização de Doppler contínuo ou Ecodoppler deve ser implementada. O quadro clínico de isquemia aguda de um membro é típico: dor, ausência de pulso, palidez, parestesia e paralisia. A causa embólica, majoritariamente por alterações cardíacas foi, durante muito tempo, a principal culpada desta situação. Neste momento é o erro técnico ou a trombose do conduto que ocupam esta posição de destaque. Em caso de dúvida a realização de exames radiológicos de imagem com contraste (Angio-TAC ou angiografia) deverão ser realizados antes de reintervenção. A intervenção precoce antes da propagação distal do trombo será sempre mais eficiente.

Algumas destas situações são diagnosticadas tardiamente já com compromisso isquêmico das massas musculares das extremidades. Nestes casos, a cirurgia de revascularização pode desencadear um síndrome compartimental que necessita de monitorização e eventual resolução cirúrgica (fasciotomias). A monitorização da pressão intracompartimental de forma invasiva é mandatória para evitar danos irreparáveis do foro neurológico e a algodistrofia pós-traumática.

A trombose venosa profunda (TVP) e a sua consequência mais mortal, tromboembolismo pulmonar, associada a qualquer intervenção cirúrgica ou acamamento prolongado é atualmente menos comum nestes doentes pelo uso esquemas preventivos bem documentados de hipocoagulação intraoperatória e pós-operatória. No tratamento do aneurisma abdominal infrarrenal, o risco de TVP após correção cirúrgica aberta é de 2%-23% sem farmacoproteção e desce para 1%-10,2% com proteção pelas heparinas de baixo peso molecular.[11]

O uso de medidas preventivas de TVP, de utilização comum em doentes operados a outras patologias deve ser ponderado. A elevação dos membros revascularizados, uso de meias antitrombóticas, ou aparelhos de pressão positiva intermitente devem ser judiciosamente utilizados para não contribuir de forma negativa para o insucesso de uma cirurgia de revascularização aórtica ou dos membros inferiores. Estes territórios recém-revascularizados não toleram demasiada compressão externa ou drenagem postural.

Complicações cardíacas

A mortalidade cardíaca continua a ser a maior causa de morte após cirurgia e anestesia, principalmente no doentes com patologia vascular multissistêmica. O Index de Risco Cardíaco de Lee[12] com base no número de fatores de risco dos doentes (cirurgia de alto risco, doença coronária isquêmica, insuficiência cardíaca congestiva, doença cerebrovascular, *diabetes mellitus* insulino-tratada, insuficiência renal crônica, hipertensão e idade > a 75 anos) contribui para uma abordagem preventiva destes doentes. Nesta escala, o teste de *stress* cardíaco nos doentes de grau 0 a 2 não é preditivo de isquemia miocárdica/infarto agudo do miocárdio (IAM) ou morte no pós-operatório e apenas atrasa a cirurgia em média três semanas. Nos doentes em grau ≥ 3, estes testes ajudam a identificar os doentes com risco de enfarte do miocárdio e que se beneficiarão de otimização prévia pré-cirúrgica. A revascularização coronária prévia, aparentemente não diminui o risco de infarto agudo do miocárdio (IAM) ou morte entre os 30 dias e os 6 anos[13] A isquemia cardíaca transitória desenvolve-se em 21% dos doentes com evolução para infarto agudo do miocárdio em 6,5%. As alterações em dois eletrodos precordiais têm mais de 95% de sensibilidade que os níveis de troponina na monitorização da isquemia cardíaca no pós-operatório[3] Em caso de ocorrência de isquemia miocárdica no pós-operatório a diminuição do *afterload* farmacologicamente, aumento da oxigenação, betabloqueadores e uso de antiagregação/anticoagulação é importante. A fibrinólise poderá comprometer o resultado da hemostase, pelo que o seu uso não é recomendado. A realização de intervenção de revascularização coronária percutânea poderá ser essencial para reverter este quadro.[1]

A monitorização do eletrocardiograma (ECG) de modo contínuo é importante e cada vez mais imprescindível. Permite diagnosticar qualquer alteração que se manifeste, e atuar preventivamente ou o mais precoce possível. A presença de doentes com reserva cardíaca comprometida por idade avançada, angina prévia ou outros eventos cardíacos e cerebrais é determinante no risco.

A utilização de β-bloqueadores parece ter um papel primordial na diminuição de risco cardíaco nos doentes vasculares, não havendo ainda consenso no tempo e na dose. A utilização incorreta pode aumentar anormalmente estas complicações. O início em pré-operatório com doses mínimas e adaptação crescente parece ser o mais indicado.[13]

A utilização de estatinas inicialmente em pré-operatório diminui o número de IAM, acidente vascular cerebral (AVC) e morte nos doentes vasculares.

As variações tensionais são também distúrbios habituais, com expressão e variável. A hipertensão é frequente e nem sempre bem interpretada. No pós-operatório da CEA pode ser resposta da desenervação do bulbo carotídeo que ocorre na sua dissecção e ser responsável por sérios efeitos adversos na perfusão cerebral. Nas outras cirurgias, este fenômeno parece estar mais relacionado com o mau controle da dor, a hipotermia e consequente vasoconstrição periférica, com a existência prévia de HTA e o seu deficiente controle pós-cirúrgico e em última instância com hiperreatividade vascular. O seu tratamento deve iniciar se a TA média é superior em 20% ao basal pré-operatório, ou se a TA diastólica ultrapassa os 110 mmHg. As drogas de eleição endovenosas são o nitroprussiato e a nitroglicerina por terem efeito imediato, reversão rápida com a suspensão do fármaco em caso de necessidade e uma resposta muito previsível. O uso de hidralazina é menos utilizado pela ação mais lenta e controle mais prolongado. Os betabloqueadores de ação rápida, como o esmolol, são a escolha de eleição nos casos em que há taquicardia acompanhante.

Uma patologia especial precisa ser individualizada: a dissecção da aorta envolvendo a aorta ascendente (tipo A de Stanford ou I e II de DeBakey). Nesta patologia, o doente não tratado morre à razão de 1% a 2% por hora nas primeiras 24 horas e 50% terá falecido ao fim de uma semana. O risco de dissecção retrógrada com atingimento da válvula aórtica e complicações graves associadas ao risco de rotura são as complicações mais temíveis. Estes doentes têm de ser tratados em UCI antes da cirurgia com sedação, entubação e controle apertado da TA e frequência cardíaca. O ecocardiograma transesofágico tem de estar disponível.

O controle da dor com narcóticos tem de ser obtido de forma agressiva para frenar a resposta das catecolaminas. Os betabloqueadores de resposta rápida (esmelol e labetalol) usados para controle da frequência cardíaca podem ser complementados pelo uso do nitroprussiato com ou sem bloqueadores de canais de cálcio.

A hipotensão está muitas vezes associada à perda de volemia levando a um compromisso de perfusão generalizado. No caso de CEA pode levar a agravamento do quadro neurológico por diminuição da irrigação do sistema nervoso central (SNC). A reposição judiciosa da volemia com cristaloides ou coloides, ou mesmo com sangue e derivados é normalmente a solução mais adequada. A bradicardia pós-CEA é outra complicação frequente e tem a ver com a desregulação dos barorreceptores carotídeos. No intraoperatório é realizada a infiltração com analgésico local (lidocaína), mas a resposta deste ato é de duração limitada à semivida do fármaco utilizado e é muitas vezes necessário recorrer ao controle sistêmico da bradicardia com atropinização.

Complicações pulmonares

A insuficiência respiratória é a complicação mais comum nestes doentes seja por infecção ou outra patologia pulmonar basal. Pode ocorrer em até 30% dos doentes de cirurgia toracoabdominal.[14]

A adição tabágica é quase universal nos doentes vasculares. Além das alterações vasculares a comprometimento respiratório é comum nestes pacientes uma diminuição da complacência e capacidade respiratória. As disfunções ciliares com alterações importantes das secreções levam a um aumento da tosse produtiva, probabilidade de infecção e formação de atelectasias. A necessidade de ventilação mecânica invasiva é por isso muito utilizada para contrariar estes efeitos e proporcionar uma oxigenação efetiva de todos os órgãos e tecidos. O início preventivo de manobras e exercícios de fisioterapia ventilatória é altamente recomendado.

Se o doente já sofrer de patologia respiratória prévia conhecida com alterações das provas de função respiratória a necessidade de ventilação mecânica invasiva será muito provável. Se este doente exemplar for submetido a uma grande incisão abdominal, torácica ou diafragmática esta dependência pode ser marcante. A distensão abdominal pela paresia intestinal resultante da sua manipulação intraoperatória, do hematoma retroperitoneal, da hipotermia e das drogas com efeito relaxante muscular aumentam esta necessidade. A presença de insuficiência renal crônica pode agravar a recuperação respiratória. Se existe risco de volotrauma, volumes respiratórios menores devem ser usados com precaução (principalmente nos doentes com edema cerebral) e com a devida monitorização de uma hipercapnia e acidose pulmonar.[1]

A duração da necessidade de ventilação mecânica invasiva está aparentemente relacionada com as comorbilidades pré-existentes e com o estado pulmonar prévio e perdas hemáticas intraoperatórias. O uso alargado de relaxantes musculares e opioides aumentam estas dependências. A duração desta necessidade está diretamente relacionada com a duração da estadia hospitalar.

Complicações neurológicas

As complicações neurológicas são variadas e dependem das áreas intervencionadas. Podem ser alterações do SNC ou lesão de nervos periféricos com manifestações indexadas ao nervo lesado provocadas por lesão direta ou indireta do ato cirúrgico, ou consequência de alterações gerais do equilíbrio hemodinâmico geral do doente.

As alterações do SNC (AVC) com enfartes ou hemorragias estão mais associados a procedimentos nos troncos supra-aórticos ou do arco aórtico. Podem corresponder a um sofrimento do SNC por uma clampagem mais prolongada numa dificuldade cirúrgica não esperada, uma embolização inesperada durante a manipulação dos vasos ou de guias mais rígidos no arco aórtico ou alterações da TA com fenômenos de hipo ou híper perfusão cerebral (hemorragia). A detecção precoce destas situações com monitorização exaustiva dos sinais neurológicos é importante para tentar reverter estas manifestações o mais precocemente possível e impedir a sua interferência na recuperação dos doentes. Os pares cranianos podem também ser lesados nas cirurgias de endarterectomia carotídea pela necessidade de dissecção do feixe vasculonervoso do pescoço com consequências mais ou menos marcadas, mas muitas vezes transitórias. Entre os nervos mais lesados estão o nervo glossofaríngeo (IX par), o nervo vago ou pneumogástrico (X par) e o nervo grande hipoglosso e seus ramos (XII par). As manifestações mais importantemente observadas com estas lesões incluem alterações da tonalidade vocal e dificuldade de deglutição; lateralização da língua; e alterações do paladar e salivação.[15] A lesão da ansa do hipoglosso que cruza a artéria carótida interna no limite normal da dissecção nesta cirurgia é particularmente importante, pois origina uma paralisia da corda vocal homolateral em posição fechada. Em caso de necessidade de intervenção contralateral é mandatória uma traqueostomia pré-cirurgia.

A cirurgia aórtica, principalmente a cirurgia da aorta torácica ou aorta toracoabdominal, está associada a alterações neurológicas particulares provocadas pela hipoperfusão da medula espinhal. A necessidade de laqueação ou qualquer outra desfuncionalização das artérias lombares (iatrogênicas, trombóticas ou embólicas), principalmente da artéria de Adamkiewicz contribui para a paraplegia associada a estas cirurgias e a sua prevalência aumenta quando uma exclusão total ou parcial das artérias subclávia esquerda e ilíacas é também necessária. Todos os doentes em risco hipotético de isquemia medular devem ser sujeitos à monitorização da pressão do líquor realizado pela introdução pré-operatória de um cateter intratecal. As pressões são otimizadas para uma pressão de líquor entre os 10 e 12 mmHg e uma TA média de 80 a 100 mmHg. A descompressão exagerada do líquor com marcada baixa da sua pressão pode originar hemorragia ou herniação. A opção endovascular para tratamento das patologias extensas da aorta toraco-abdominal em muito tem contribuído para a recente diminuição desta complicação, mesmo utilizando extensas próteses que cobrem quase toda a aorta torácica e abdominal. A informação correta deste risco e obtenção de um consentimento informado que conste toda esta informação é importante para evitar futuros problemas legais. Além destas complicações, a dissecção dos eixos ilíacos e eventual necessidade de laqueação das artérias hipogástricas pode originar alterações sexuais nos homens como ejaculação retrógrada e impotência. Novos procedimentos mais recentes como a colocação de próteses valvulares cardíacas transarteriais por meio dos eixos femoroiliacos e utilização de sistemas de entrega com perfis elevados têm contribuído para estas lesões neurológicas.

Complicações renais

As alterações renais podem manifestar-se de várias maneiras e terem durações variáveis conforme o grau de lesão parenquimatosa renal. Variam desde aumento da creatinina sérica passageira a uma necessidade de diálise permanente. A pré-existência de disfunção renal crônica relacionada com doenças sistêmicas como a hipertensão ou a diabetes associada à nefrotoxicidade de algumas drogas usadas durante o procedimento (agentes de contraste endovenosos por exemplo), má função cardíaca ou hipovolemia aumentam esta probabilidade. A necessidade de uma clampagem suprarrenal ou justarrenal com isquemia parenquimatosa irreversível ou a embolização das artérias renais é um outro mecanismo recorrentemente reconhecido. Um rim saudável pode recuperar-se totalmente de uma isquemia até aos 60 minutos sem qualquer sequela. A necessidade de diálise no pós-cirúrgica acarreta um aumento da mortalidade expectável aos 90 dias. A cirurgia da aorta com clampagem infrarrenal para correção de aneurisma da aorta abdominal (AAA) ou para correção de isquemia crônica dos membros inferiores (*bypass* aorto-bi-ilíaco ou bifemoral) afeta igualmente a função renal ao diminuir o fluxo renal em cerca de 40%. Em caso de rotura associada ao AAA a percentagem de insuficiência renal aguda pode subir aos quase 30%.

As medidas preventivas são gerais e evidentes. Manter uma volemia adequada com aporte endovenosos de volume, o uso de agentes inotrópicos ou uso de diuréticos ajudam a manter a diurese e a função renal.

Complicações gastrointestinais

As complicações gastrointestinais são raras, de difícil diagnóstico e potencialmente fatais. Variam desde a diminuição acentuada do peristaltismo (manipulação cirúrgica, presença de hematomas retroperitoneais uso de alguns fármacos) à oclusão mecânica ou isquêmica do tubo digestivo, que rapidamente pode evoluir para um quadro de isquemia intestinal irreversível com rotura intestinal, fístula e/ou sépsis. A observação diária, preferencialmente pelo cirurgião do doente com palpação cuidadosa e auscultação abdominais são de extrema importância.

Nos doentes que apresentam grandes manipulações retroperitoneais com ausência de ruídos hidroaéreos no pós-operatório imediato, a manutenção da drenagem nasogástrica passiva por sonda e a pausa alimentar evita o desconforto acrescido do doente provocado pela distensão gástrica, o vômito de estase e consequentemente a pneumonia de aspiração.

A isquemia intestinal é de difícil diagnóstico. Ocorre entre 2% a 5% dos doentes, mas apresenta uma alta mortalidade que pode atingir os 55% a 60%.[16] Pode aparecer nas cirurgias abertas ou não, de correção de aneurisma da aorta, assim como na revascularização aorto-bifemoral (ABF) ou aorto-bi-ilíaca ou na dissecção aórtica. O mecanismo implicado nestas alterações nem sempre é o mesmo e varia da laqueação eletiva da artéria mesentérica inferior, hematoma retroperitoneal, hipovolemia e embolização de placas de colesterol. A experiência da equipa cirúrgica e o grau de suspeição são por vezes mais importantes que os exames complementares de diagnóstico. As variações dos parâmetros laboratoriais variam desde uma leucocitose, acidose lática com acidose metabólica e alterações hidroeletrolíticas. Em caso de sépsis, a instabilidade hemodinâmica vai acentuando-se. A acuidade dos exames de imagem é quase sempre tardia demais para ser útil. A realização de angio-TAC pode apresentar sinais suspeitos antes dos outros exames de imagem. A avaliação do doente por endoscopia baixa pode mostrar as lesões da mucosa variando do edema à perfuração. As lesões pré-existentes dos vasos intestinais (tronco celíaco, mesentérica superior e inferior) ou a ausência de arcadas vasculares intestinais completas ou disfuncionais (arcada de Riolan ou artéria marginal de Drummond) aumentam o risco destes eventos e devem ser avaliadas pré-intervenção se possível. As manifestações clínicas vão da dor abdominal (nem sempre possível de avaliar pelo estado de sedoanalgesia dos doentes) acompanhada de diarreia mais ou menos profusa, choque que rapidamente evolui para a morte. A ressuscitação hidroeletrolítica e a introdução de antibioterapia de largo espectro devem ser prontamente iniciadas. A cirurgia implica a ressecção das porções não viáveis do tubo digestivo e muitas vezes o conduto vascular utilizado inicialmente. Sendo a solução terapêutica necessária, muitas vezes, o grau de resseção torna a vida inviável ou muito condicionada.

A alimentação entérica, por ser a mais fisiológica deve ser iniciada o mais precoce possível. Há exceções que já foram descritas nos doentes que mantêm distensão gástrica e cólica. Nos doentes pós-CEA com comprometimento dos nervos implicados nos movimentos da língua, cordas vocais e músculos de deglutição, é recomendado também uma pausa alimentar com introdução faseada e vigiada da alimentação via oral. A elevação da cabeceira nestes doentes é fundamental para evitar indesejáveis pneumonias de aspiração.

Traumatismo vascular

O traumatismo com envolvimento das estruturas vasculares é um caso particular do doente grave vascular.

O traumatismo vascular é a causa de morte mais frequente antes dos 40 anos nos países industrializados. Para cada morte ocorrida, dois em cada dez traumatizados ficam com algum grau de incapacidade importante, levando a significativa diminuição da produtividade laboral.[18] Nos Estados Unidos da América, em 2010, o trauma foi a causa de morte em 63% dos óbitos até aos 24 anos e 42% entre os 25-44 anos.[19] Além destes números serem catastróficos por si, o custo do tratamento destes pacientes é astronômico, levando ao consumo de meios materiais e humanos que ao serem alocados para este fim acabam por faltar em outras áreas. Em alguns casos, o grau de incapacidade ocorrido é suficientemente grave para a necessidade destes cuidados se perpetuarem durante toda a sobrevida do acidentado.

Os números e tipos de traumatismo vascular não são bem conhecidos apesar de todas as estatísticas e a capacidade de recolha de dados existentes. Representam 0,9 a 2,3 por 100 mil habitantes na Europa, provocados principalmente por acidentes de viação, acidentes de trabalho e lesões criminosas por armas brancas (1,6% a 2% nos USA onde o uso de armas de fogo é liberado) com importantes variações regionais que provavelmente apenas refletem a maior ou menor capacidade de organização de alguns países e a consistência de recolher e trabalhar os dados existentes. As diferenças regionais verdadeiras não serão muito evidentes.[20]

Os doentes, vítimas de traumatismo vascular, são presença frequente UCIs pela gravidade das lesões e pela ameaça de vida que acarretam. De fato, o traumatismo do sistema vascular pode ser devastador, raramente ocorre isolado e está normalmente associado, tanto na vida militar como civil, a um politrauma ou ferida por arma de fogo com alta energia cinética e apresenta-se com lesões simultâneas de muitos órgãos e sistemas.

Segundo a *Abbreviated Injury Scale* (AIS) a definição de politrauma é um traumatismo significativo de 3 ou mais áreas em conjugação com uma ou mais das seguintes variáveis: pressão arterial sistólica ≤ 90 mmHg; escala de coma Glasgow (ECG) ≤ 8; excesso de bases ≤ -6; razão normalizada internacional (INR) ≥ 1,4; tempo de tromboplastina parcial (TTP ≥ 40s; e idade superior a 70 anos.[21]

O tratamento destes doentes é sempre complexo e trabalhoso. Começa na abordagem inicial, na assistência pré-hospitalar, no diagnóstico (médico e/ou cirúrgico) e continua na sala de trauma, passa muitas vezes por um bloco cirúrgico e termina em uma UCI. Este trajeto contínuo está interligado e quase não pode ser separado em etapas.

A mortalidade destes doentes é importante com 3 picos individualizados com etiologias bastantes diferentes. A maioria dos politraumatizados graves (50%-60%) morre nas primeiras 4 horas quer no local de acidente, no transporte para um hospital, nas salas de traumas ou na emergência de um bloco cirúrgico. A causa mais frequente nesta fase é a exsanguinação por lesões vasculares abertas ou fechadas. Metade dos doentes com traumatismo craniano isolado ou em contexto de politrauma com e score ≤ 8 na ECG morre nas primeiras 2 horas.[22] Dos sobreviventes iniciais, uma parte substancial morre nas 24 horas subsequentes por hemorragia, traumatismo craniano ou falência multiorgânica. Se a hemorragia (exsanguinação) é a causa inicial, o traumatismo cranioencefálico é responsável pela maioria das mortes mais tardias. O terceiro pico de mortalidade tem como causa mais frequente as complicações desenvolvidas e incontroladas ao longo dos dias nas unidades como a infecção ou falência multiorgânica.

Na sua apresentação mais pura, o traumatismo vascular pode manifestar-se de 3 formas principais: traumatismo aberto ou penetrante, traumatismo fechado ou a combinação dos dois. Se a lesão vascular no primeiro tipo é evidente e obriga a ações imediatas para estancar uma hemorragia ameaçadora de vida, nas outras apresentações o diagnóstico correto pode demorar.

Estima-se que as lesões traumáticas das extremidades sejam 5% a 15% de todos os traumas e que as lesões vasculares representem 1% destes casos. Dos traumatismos vasculares das extremidades, 60% ocorrem nos membros inferiores contra 40% nos membros superiores, e o traumatismo vascular torácico e abdominal é responsável por cerca de 10% de todos os traumatismos vasculares.[23]

Recentemente, com a generalização do uso das vias endovasculares pela Cardiologia, Radiologia, Neurorradiologia, Nefrologia e Cirurgia Vascular para a implementação dos mais variados aparelhos e próteses, monitorizações e tratamentos, múltiplas punções e uso de sistemas de encerramento, a iatrogenia começa a ganhar um lugar de relevo no traumatismo vascular direto. Todos os mecanismos possíveis podem estar implicados: dissecção, trombose, embolia, falsos aneurismas ou rotura de um vaso *major*.[23] Nestes casos de iatrogenia, a lesão é normalmente apenas vascular com maior ou menor expressão nos órgãos a jusante (isquemia e embolia). Os cateteres utilizados para colocação de próteses valvulares cardíacas (TAVI, *Transcatheter aortic valve implantation* ou TAVR, *Transcatheter aortic valve replacement*) ou para correção endovascular de aneurismas da aorta torácica, abdominal ou toracoabdominal podem ultrapassar os 28 F (1 French = 1/3 mm). Cateteres com estes diâmetros são muitas vezes incompatíveis para acesso por meio de artérias doentes e é nesta utilização irrefletida que as lesões acontecem. A maioria destas lesões são rapidamente diagnosticadas e prontamente levadas para correção num bloco cirúrgico ou na própria sala de radiologia de intervenção, mas, quando acontecem em doentes muito debilitados e com diversas comorbilidades importantes, estes incidentes podem transformar-se em autênticas catástrofes. Outras iatrogenias vasculares que ocorrem com cada vez mais frequência acontecem nas cirurgias minimamente invasivas realizadas por Ortopedia (artroscopia), Cirurgia Geral (laparoscopia) ou Neurocirurgia (abordagens semifechadas da coluna lombar). A iatrogenia vascular pode ter uma mortalidade superior aos 4,5% contra 1,7% dos traumatismos abertos e 1,4% dos traumatismos fechados e ser assim de importância cada vez mais marcada.

O papel de uma UCI nestes doentes é utilizar todos os seus potenciais para mantê-los vivos sem condicionar demasiado o seu eventual futuro. É um jogo duro com muitas derrotas e poucas vitórias.

As vítimas que chegam vivas às unidades apresentam-se com uma estabilidade periclitante e com diversas complicações para estabilizar e tratar. É um trabalho por vezes inglório que deve ser feito com o apoio de todas as especialidades que ajudaram desde a primeira abordagem. Muitas vezes os primeiros atos são apenas de *damage control* que permitem a manutenção da vida com sacrifício de algumas funções até a obtenção de uma estabilidade suficiente para permitir atos terapêuticos definitivos.

Nesta primeira fase, o papel da Medicina Intensiva é fundamental, pois é sua responsabilidade criar as condições para os atos definitivos e ao mesmo tempo impedir perdas irreparáveis. A vigilância agressiva e constante dos doentes com uma monitorização completa dos fatores necessários e antecipação sempre que possível de complicações é o mais importante.

O tratamento não cirúrgico em doentes com lesões importantes do fígado, baço e rins pode ser uma primeira opção viável. Sempre com uma equipa cirúrgica de sobreaviso e um bloco cirúrgico disponível, a monitorização deste tipo de lesão por exames de imagem pode adiar para uma altura mais adequada uma intervenção arriscada. Nos casos mais graves (coagulopatia, hipotensão grave, acidose, má resposta à fluidoterapia e grandes perdas hemorrágicas) a cirurgia de *damage control* permitirá estabilizar um doente ou ressuscitar um doente até à cirurgia definitiva.

Esta estabilização/ressuscitação é realizada nas UCIs e visa reverter a triada letal destes doentes: acidose, hipotermia e coagulopatia conhecida como "*trauma triangule of death*". Este quadro é muitas vezes o resultado de massivas transfusões para reverter uma exsanguinação. Cada vez mais se privilegia uma hipotensão permissiva para evitar grandes volumes endovenosos nas manobras iniciais pré-cirurgia hemostática.[25]Quando a necessidade de reposição sanguínea excede duas vezes a volemia, é esperada uma mortalidade superior a 60%.

Cuidados pré-hospitalares em traumatologia vascular

Um diagnóstico rápido inicial com estabilização dos sinais vitais, controle hemorrágico e rápido transporte em segurança para um hospital capaz de tratar estes doentes é fundamental num bom resultado. A segurança da equipa de socorro deve ser sempre uma prioridade importante para não aumentar o número de pessoas a necessitar de serem socorridas.

O mecanismo e tipo de acidente deve ser reportado assim como a causa mais provável da lesão. Entender o mecanismo do trauma é de importância extrema na determinação das eventuais lesões vasculares e danos colaterais noutros órgãos ou sistemas.

Nesta fase, o controle da hemorragia, da via aérea, da capacidade ventilatória e circulatória são essenciais. São registrados os sinais e sintomas, eventual história pessoal, medicamentosa e alergias e hora da última ingesta alimentar.

O controle da hemorragia deve ser feito por compressão direita, torniquete e outras medidas gerais como elevação dos membros ou hemostáticos. Em casos mais graves, medidas excecionais podem ser tomadas como a exposição e clampagem direta dos vasos ou controle aórtico por balão intra-aórtico (REBOA *resuscitative endovascular ballon occlusion of the aorta*). A reposição da volemia deve ser iniciada com cristaloides e monitorização da tensão arterial. Nos doentes em que a hemorragia não pode ser controlada de imediato, uma hipotensão permissiva é fundamental para evitar a exsanguinação rápida. Nos doentes com lesão traumática do SNC esta hipotensão permissiva deve ser cuidadosa para permitir uma irrigação mínima do SNC.

Cuidados na sala de trauma/bloco cirúrgico

A chegada a um hospital capacitado para o tratamento de um doente politraumatizado deve ser minimamente planeada, e toda a informação já recolhida em relação ao doente, tipo de acidente e lesão já conhecidos. Esta atitude permite reunir e colocar de sobreaviso todos os profissionais necessários para um cuidado rápido e eficaz. Todas as fontes de informação devem ser utilizadas sem esquecer o próprio doente se disso for capaz. Este trabalho de equipa já é normalmente liderado pela Medicina Intensiva dos diferentes hospitais, funcionando estas salas de emergência como um posto avançado das UCI's.

A prioridade será sempre a estabilização do doente com colocação de vias de acesso necessárias, monitorização adequada de todos os parâmetros e funções vitais e colheitas de amostras para estudo laboratorial (incluindo tipagem de grupo sanguíneo). Em caso de instabilidade hemodinâmica extrema, o doente deverá ser dirigido para um bloco cirúrgico com o pessoal capaz de corrigir as alterações mais prováveis. Por vezes, os únicos meios diagnósticos que são usados em uma verdadeira emergência são a radiologia convencional e a ecografia em (*Fast Track*) abdominal e cardíaca. Nestes doentes altamente instáveis e com hemorragias incontroladas, a documentação e o estudo das lesões por meio de exames mais demorados ou não imediatamente acessíveis pode representar um atraso importante na manutenção da vida.

A utilização de meios complementares de diagnóstico mais eficazes, mas seguramente, deve ser rapidamente iniciada em todo o traumatizado que não necessite de ida imediata para o bloco cirúrgico.

Os doentes que tem acesso imediato a um bloco cirúrgico para estabilização das agressões de risco vital são normalmente sujeitos a uma cirurgia de *damage control*. São candidatos imediatos a este tipo de cirurgias aqueles que apresentam um déficit de base > 8 mEq/L ou em agravamento; pH < 7,2; hipotensão sistólica < 90 mmHg; hipotermia < 34°C; PTT > 60 segundos; e aparente coagulopatia. O fundamento da cirurgia *damage control* é rapidamente reverter a instabilidade hemodinâmica com correção não reconstrutiva das lesões vasculares e dos órgãos por meio de puras laqueações, colocação de *shunts* e tamponamento da cavidade abdominal (fígado, baço e pélvis). As lesões de víscera oca tem de ser individualizadas e encerradas sem reconstrução de continuidade para impedir infecção e sépsis. A cavidade abdominal é normalmente deixada por encerrar (laparostomia) e protegida por apósitos oclusivos de vacuoterapia. Esta prática permite diminuir as idas ao bloco cirúrgico até a estabilização do doente, podendo o penso ser realizado na própria cama de UCI. Cuidados gerais com a hipotermia devem ser sempre pensados com aquecimento do doente e do ambiente se necessário, e aquecimento dos fluídos perfundidos.

Após esta abordagem cirúrgica inicial o doente é estabilizado em uma UCI e, se sobrevivente, revisto cirurgicamente entre as 24/36 horas para início das reconstruções. Este intervalo ideal deve ser adaptado ao tipo e gravidade das lesões apresentadas ponderando a evolução de cada paciente.

As lesões vasculares dos grandes vasos torácicos e abdominais não podem ser tratadas de forma expectante, pois a sua não reconstrução imediata leva à mortalidade de quase 100% dos doentes. A reconstrução da circulação arterial dos membros tem de ser feita preferencialmente nas primeiras seis horas, pois o grau de irreversibilidade da isquemia dos tecidos irá crescer exponencialmente após esse tempo. A monitorização da circulação distal à reconstrução, e o grau de compromisso das massas musculares por edema de revascularização têm de ser cuidadosamente monitorizados, de modo a não haver perda de membro. Um compartimento muscular com tensão superior a 40 mmHg deve ser sempre sujeito a descompressão por fasciotomias. A rabdomiólise e hipercalemia associadas às cirurgias de revascularização mais tardias deve ser cuidadosamente vigiadas e intervencionadas para proteção renal e miocárdica.

Unidade de cuidados intensivos

A UCI é ponto de passagem obrigatória para todos estes doentes. Uns são admitidos para equilíbrio antes de uma cirurgia curativa/reconstrutiva. Outros são admitidos após uma primeira abordagem de controle de danos e para recuperação para os tratamentos seguintes. Todos acabam nestas unidades para se recuperarem (ou não) de forma definitiva antes de poderem ser transferidos para uma cama intermediária ou mesmo para enfermaria.

O grande traumatizado vascular acaba por se comportar como todos os outros doentes, necessitando de todos os cuidados adequados para sobreviver. É o tipo de doente que levanta mais questões e põe problemas constantes para manter um equilíbrio minimamente compatível com a vida. Apresentam algumas particularidades próprias que os diferem dos demais doentes de Medicina Intensiva, pelo tipo de lesões e pelo tipo de cirurgia que tiveram de ser submetidos para manter a vida e/ou a viabilidade de um membro.

Os membros lesados por um traumatismo com envolvimento de lesão vascular levam quase sempre a uma necessidade de revascularização cirúrgica (arterial, venosa ou mista). Simultaneamente existem normalmente lesões osteoarticulares mais ou menos importantes e eventualmente lesões neurológicas.

A reparação imediata e simultânea destas lesões nem sempre é possível sendo a reparação da continuidade vascular a mais urgente, pois a sua não realização acaba em amputação *major*. Esta reparação nem sempre é definitiva na primeira cirurgia podendo ser realizada em duas ou mais intervenções em simultâneo ou não com as outras lesões. Estes tratamentos faseados causam problemas complexos durante a estadia destes doentes nas UCIs. Além dos parâmetros normalmente monitorizados, os doentes têm de ser cuidados ao nível de feridas cirúrgicas, drenos, patências de condutos, síndromes compartimentais, síndromes de revascularização e, em última instância, tomar a decisão de continuar a preservar um membro que pode levar à morte de um doente.

As feridas cirúrgicas sobre revascularizações definitivas não podem ficar abertas pois, o risco de infecção e hemorragia aumentam marcadamente.

Os demais cuidados são os habituais nos doentes com cirurgia vascular em pós-operatório.

Referências bibliográficas

1. Choudhury M. Postoperative Management of Vascular Surgery Patients: A Brief Review. Clin Surg. 2017;2:1584.
2. Hicks CW, Alshaikh HN, Zarkowsky D, Bostock IC, Nejim B, Malas MB. Intensive care unit admission after endovascular aortic aneurysm repair is primarily determined by hospital factors, adds significant cost, and is often unnecessary. J Vasc Surg. 2018;67(4):1091-1101.e4.
3. Landesberg G, Shatz V, Akopnik I, Wolf YG, Mayer M, Berlatzky Y, Weissman C, Mosseri M. Association of cardiac troponin, CK-MB, and postoperative myocardial ischemia with long-term survival after major vascular surgery. J Am Coll Cardiol. 2003;42(9):1547-54.
4. Serio S, Clements JM, Grauf D, Merchant AM. Outcomes of Diabetic and Nondiabetic Patients Undergoing General and Vascular Surgery. ISRN Surg. 2013;963930.
5. Palevsky PM, Liu KD, Brophy PD, Chawla LS, Parikh CR, Thakar CV, et al. KDOQI US commentary on the 2012 KDIGO clinical practice guideline for acute kidney injury. Am J Kidney Dis. 2013;61(5):649-72.
6. Abularrage CJ, Sheridan MJ, Mukherjee D. Endovascular versus "fast-track" abdominal aortic aneurysm repair. Vasc Endovascular Surg. 2005;39(3):229-36.
7. Biocic M, Vidosevic D, Boric M, Boric T, Giunio L, Fabijanic D, Puljak L. Anesthesia and perioperative pain management during cardiac electronic device implantation. J Pain Res. 2017;10:927-932.
8. Lennon RL, Hosking MP, Conover MA, Perkins WJ. Evaluation of a forced-air system for warming hypothermic postoperative patients. Anesth Analg. 1990;70(4):424-7.
9. Schraag S. Postoperative management. Best Pract Res Clin Anaesthesiol. 2016;30(3):381-93.

10. Killewich LA, Aswad MA, Sandager GP, Lilly MP, Flinn WR. A randomized, prospective trial of deep venous thrombosis prophylaxis in aortic surgery. Arch Surg. 1997;132(5):499-504.
11. Lee TH, Marcantonio ER, Mangione CM, Thomas EJ, Polanczyk CA, Cook EF, Sugarbaker DJ, Donaldson MC, Poss R, Ho KK, Ludwig LE, Pedan A, Goldman L. Derivation and prospective validation of a simple index for prediction of cardiac risk of major noncardiac surgery. Circulation. 1999;100(10):1043-9.
12. Bauer SM, Cayne NS, Veith FJ. New developments in the preoperative evaluation and perioperative management of coronary artery disease in patients undergoing vascular surgery. J Vasc Surg. 2010;51(1):242-51.
13. E. Crimi, C.C. Hill. Postoperative ICU management of vascular surgery patients. Anesthesiol Clin, 2014;32(2014):735-757
14. Rouvière H, Delmas A. Anatomie Humaine. 14th ed. Masson; 1991. p. 281-299.
15. Nilsson J, Hansson E, Andersson B. Intestinal ischemia after cardiac surgery: analysis of a large registry. J Cardiothorac Surg. 2013;8:156.
16. Crimi E, Hill CC. Postoperative ICU management of vascular surgery patients. Anesthesiol Clin. 2014;32(3):735-57.
17. The TARN Foundation. Disponível em: http://tarnfoundation.org.uk/. Acessado em agosto de 2024.
18. Szaniewski K, Byrczek T, Sikora T. Vascular Trauma [Internet]. Emergency Medicine and Trauma. IntechOpen; 2019.
19. Bergqvist D, Helfer M, Jensen N, Tägil M. Trends in civilian vascular trauma during 30 years. A Swedish perspective. Acta Chir Scand. 1987;153(7-8):417-22.
20. Picetti E, Rosenstein I, Balogh ZJ, Catena F, Taccone FS, Fornaciari A, Votta D, Badenes R, Bilotta F. Perioperative Management of Polytrauma Patients with Severe Traumatic Brain Injury Undergoing Emergency Extracranial Surgery: A Narrative Review. J Clin Med. 2021;11(1):18.
21. Rozycki GS, Tremblay LN, Feliciano DV, McClelland WB. Blunt vascular trauma in the extremity: diagnosis, management, and outcome. J Trauma. 2003;55(5):814-24.
22. Nehler MR, Taylor LM, Porter JM. Iatrogenic vascular trauma. Semin Vasc Surg. 1998 Dec;11(4) 283-293.
23. James A Judson, Li C Hsee. Oh's Intensive Care Manual. 7th ed. Elsevier; 2014.
24. Caps MT. The epidemiology of vascular trauma. Semin Vasc Surg. 1998;11(4) 227-231.
25. Huber GH, Manna B. Vascular Extremity Trauma. [Updated 2021 Sep 18]. In: StatPearls [Internet]. Treasure Island (FL): StatPearls Publishing; 2022 Jan.
25. Johannesdottir BK, Johannesdottir U, Jonsson T, Lund SH, Mogensen B, Gudbjartsson T. High Mortality from Major Vascular Trauma in Traffic Accidents: A Population-Based Study. Scand J Surg. 2020;109(4):328-335.

SEÇÃO 12

Doenças Infecciosas

Coordenador: José Artur Paiva

capítulo | 103

Prevenção e Controle de Infecção

Maria Margarida Lopes Coelho | Ana Catarina Guerra

Destaques

- A vigilância epidemiológica das IACS (IRAS) é a base da atividade de prevenção e controle das infecções na UCI (UTI).
- Os dispositivos invasivos frequentemente usados na abordagem do doente crítico são fatores de risco significativos para IACS. Os feixes de intervenção de prevenção destas infecções, integram medidas cientificamente validadas e são mais eficazes do que o somatório dos componentes individuais.
- A resistência aos antibióticos é um problema crescente. A sua contenção requer uma abordagem multifatorial, incluindo vigilância epidemiológica de MMR, precauções básicas e adicionais de controle de infecção e prescrição racional de antimicrobianos.

Introdução

As infecções associadas aos cuidados de saúde (IACS) são eventos adversos comuns nos serviços de assistência médica e representam um grande problema de saúde pública. Essas complicações infecciosas contribuem para um aumento significativo da morbidade, mortalidade e custos no setor.[1]

De acordo com os dados da Organização Mundial da Saúde (OMS), estima-se que 7% a 15% dos pacientes hospitalizados em todo o mundo[1,2] e até 30% dos pacientes internados em unidades de terapia intensiva (UTI) tenham pelo menos um episódio de IACS.[1-3]

No contexto europeu, o relatório epidemiológico anual de 2017 publicado pelo Centro Europeu de Prevenção e Controle de Doenças (ECDC) apontou que a prevalência de IACS em ambiente de cuidados intensivos foi de 8,3%, com predomínio dos casos de pneumonia, infecção da corrente sanguínea e infecção do aparelho urinário. Nesses tipos de infecções, destacam-se as situações associadas a dispositivos médicos invasivos, como ventilação pulmonar artificial invasiva (que correspondeu a 98% dos casos de pneumonia), cateter vascular central (CVC) (associado a 37% das infecções da corrente sanguínea) e cateter vesical (correspondente a 98% dos casos de infecção do aparelho urinário).[4]

As IACS e o consumo excessivo de antimicrobianos estão diretamente relacionados com a emergência de microrganismos multirresistentes (MMR).[5] Ainda que o impacto dos MMR no aumento da mortalidade não seja consensual,[6] está bem documentado no que se refere ao prolongamento das internações, consumo de recursos materiais e humanos e ao nível econômico.[7]

Nos últimos três anos, a pandemia de Covid-19 (*Coronavirus disease 2019*) expôs as enormes fragilidades das instituições de saúde na prevenção e controle de infecção. Alguns estudos reportam até 41% de pacientes infectados por SARS-CoV-2 no contexto de prestação de cuidados de saúde.[8] Por outro lado, as dificuldades no diagnóstico diferencial das principais complicações da Covid-19, particularmente nos pacientes mais graves, condicionaram uma enorme desproporção entre a prevalência de prescrição de antibacterianos e de infecção bacteriana documentada (75% *vs.* 8,6%), com uma resultante emergência 'pandêmica' de MMR.[9]

A formação e conscientização dos profissionais de saúde para essa problemática podem diminuir a prevalência de algumas IACS em mais de 70%, o que proporcionaria cuidados de maior qualidade e mais seguros.[5]

Conceitos

Recentemente, a definição clássica de IACS a partir das 48 horas de internação tem sido substituída pelo conceito de "portador assintomático".[5] Essa noção relaciona-se com a previsão da microbiota que coloniza o paciente e que, diante de condições que tornam o hospedeiro suscetível (por exemplo: imunodepressão, perda da integridade da pele, cirurgia, colocação de um dispositivo invasivo etc.), pode ser responsável por infecção. Assim, no caso de pacientes com elevada exposição ao ambiente hospitalar e episódios prévios de infecção, o histórico microbiológico deve ser sempre consultado.

Com base na anamnese, no mecanismo de infecção mais provável e no estado de "portador assintomático", é possível classificar as infecções em cuidados intensivos em:

- **Infeções endógenas primárias**, que são provocadas por microrganismos da comunidade, correspondem de 50% a 85% dos casos e ocorrem precocemente, até cerca de uma semana após admissão em cuidados de saúde.
- **Infeções endógenas secundárias**, cerca de um terço dos casos, que ocorrem aproximadamente a partir da primeira semana e são muitas vezes provocadas por MMR selecionados por pressão antimicrobiana.
- **Infeções exógenas**, que correspondem a aproximadamente 15% dos casos, sendo causadas por microrganismos típicos do ambiente hospitalar, como *Acinetobacter* spp. ou *Pseudomonas* spp.[5]

Etiologia

A **Figura 103.1** tem como objetivo representar a cadeia epidemiológica das IACS. As medidas de prevenção e controle de infecção devem atuar entre os elos da cadeia de transmissão, interrompendo-a.

De acordo com o relatório anual do ECDC de 2017[4] anteriormente citado, nos microrganismos mais frequentemente identificados, a prevalência de resistência distribuía-se da seguinte forma:

- 24% de *Staphylococcus aureus* resistentes à meticilina.
- 10% de *Enterococcus* spp. resistentes aos glicopeptídeos.
- 16% de *Escherichia coli* resistentes a cefalosporinas de 3ª geração.
- 40% de *Klebsiella pneumoniae* resistentes a cefalosporinas de 3ª geração e 15% resistentes aos carbapenêmicos.
- 26% de *Pseudomonas aeruginosa* resistentes aos carbapenêmicos.
- 64% de *Acinetobacter baumannii* resistentes aos carbapenêmicos.

Do ponto de vista epidemiológico, por se associarem a maior morbidade e terem menos opções de tratamento, essas bactérias podem ser classificadas em **microrganismos alerta** e **microrganismos problema**, devendo ser notificadas assim que identificadas, para implementação de medidas urgentes de contenção na fonte.[10]

Enquanto cada um desses MMR apresenta especificidades que afetam o seu modo de transmissão, os pacientes colonizados ou infectados com esses agentes tendem a compartilhar características comuns (**Quadro 103.1**).[11,12]

Prevenção e controle de infecção

Integrado no programa de prevenção e controle de infecção da instituição, o Serviço de Medicina Intensiva deve ter um programa específico de prevenção de IACS e resistência aos antimicrobianos (RAM), delineado com base no número e complexidade dos pacientes, na avaliação de risco de IACS, e nos recursos materiais e humanos disponíveis.

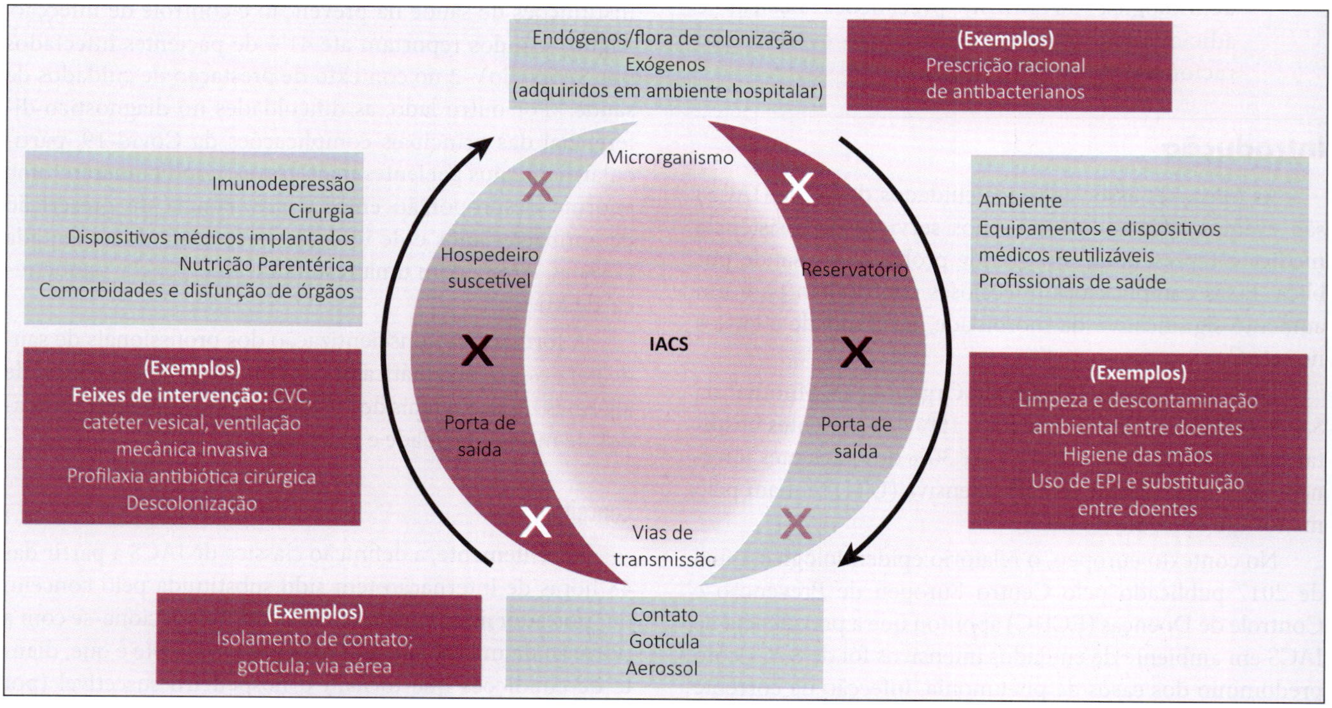

Figura 103.1. Cadeia epidemiológica de infeção associada aos cuidados de saúde (IACS). CVC: cateterismo vascular central.
Fonte: Adaptada de Lito LM. Epidemiologia da infecção hospitalar. Cadernos de Saúde. Número especial: Infecção Associada à Prática de Cuidados de Saúde. Vol 3. pp. 25-31.

Quadro 103.1. Fatores de risco associados a infecção/colonização por MMR
• Extremos de idade.
• Presença de comorbidades (por exemplo, *diabetes mellitus*, insuficiência renal, neoplasias, imunossupressão) e doença aguda grave.
• Hospitalização prolongada, incluindo transferência interinstitucional (particularmente de lares de idosos e clínicas).
• Contato frequente com setores de saúde (por exemplo, unidades de hemodiálise e creches).
• Compartilhamento de equipamentos e ambientes contaminados.
• Presença de dispositivos invasivos (cateter intravascular, cateter vesical e tubo endotraqueal) que rompem os mecanismos naturais de defesa do hospedeiro e servem como portas de entrada para microrganismos.
• Cirurgia recente ou outros procedimentos invasivos.
• Exposição a antimicrobianos (pressão seletiva e emergência de bactérias multirresistentes).

Fonte: Desenvolvido pela autoria.

Vigilância epidemiológica

A vigilância epidemiológica (VE) de IACS e RAM é um dos aspectos fundamentais dos programas de prevenção e controle de infecções e de resistências aos antimicrobianos,[3,5] pois permite a identificação de fragilidades, a priorização de intervenções e a análise da eficácia das medidas implementadas.[3] O processo de VE implica, em primeira instância, definições claras e padronizadas, resultados laboratoriais fidedignos e capacidade de análise e interpretação dos resultados.[4,13] Na União Europeia, existem programas de VE promovidos pelo ECDC, que obedecem a protocolos de consenso, uniformizam a metodologia de coleta e tratamento de dados e permitem a comparação entre países. A VE deve ser direcionada para infecções evitáveis e/ou associadas a morbidade substancial ou infecções emergentes. No âmbito da Medicina Intensiva, devem ser incluídas infecção da corrente sanguínea (ICS) associada a cateter central (CVC), pneumonia associada à ventilação mecânica (PAV), infecção do aparelho urinário associada a cateter vesical, e infecções causadas por MMR.

Fatores estruturais e organizacionais

Projeto e planta da UTI

A elevada percentagem de pacientes colonizados ou infectados com MMR, assim como pacientes gravemente imunodeprimidos, carecem de medidas de isolamento. No primeiro caso, o intuito é a contenção na fonte; no segundo, é o isolamento protetor. Embora as recomendações relacionadas à estrutura das UTIs incluam a existência de quartos de isolamento, poucos dados estão disponíveis para avaliar o impacto da arquitetura das UTIs na prevenção de infecções nosocomiais. O número preciso de quartos de isolamento depende da complexidade dos pacientes assistidos, mas não deve ser inferior a 20% da sua capacidade.[14]

Relação de enfermagem

A relação entre o número de enfermeiros na prestação de cuidados e o número de pacientes internados é um fator de risco independente para IACS.[5] A relação entre sobrecarga de trabalho, menor diferenciação dos profissionais de saúde e quebra das boas práticas de controle de infecção está vastamente documentada na literatura.[15] Independentemente de a constituição ótima das equipes não estar bem definida e variar entre diferentes UTIs, o número de profissionais, o nível de especialização e a continuidade dos elementos devem ser prioridades dos administradores e chefias dos serviços.

Políticas e normativas de controle de infecção

A existência de políticas e normativas é um componente importante no funcionamento de qualquer UTI, pois garante a homogeneidade e consistência de determinados procedimentos.[3] Deve incorporar práticas de controle de infecção com base em evidências de forma clara e concisa, ser regularmente atualizada e comunicada a toda a equipe.

Precauções básicas de controle de infecção

As precauções básicas de controle de infecção (PBCI) constituem o primeiro nível de atuação na prevenção e controle da infecção. Baseiam-se no fundamento de que fluidos orgânicos, secreções, excreções e soluções de continuidade de pele e mucosas são fontes potenciais de agentes infecciosos e devem ser aplicadas transversalmente a todos os pacientes, independentemente de ser ou não conhecido o diagnóstico definitivo de infecção.[16] As PBCI são 10 e incluem aspectos de ordem comportamental dos profissionais de saúde e aspectos de natureza ambiental e material.

Avaliação de risco e colocação de pacientes

A avaliação de risco de infecção deve ser feita a todos os pacientes no momento da admissão e atualizada regularmente em função das informações clínicas disponíveis. Requer uma boa anamnese e caracterização do quadro clínico do paciente, a avaliação do contexto epidemiológico e a revisão do histórico microbiológico. A acomodação do paciente deve ser decidida de acordo com o foco/tipo de infecção mais provável (p. ex., respiratória *vs.* outra), os microrganismos suspeitos ou identificados e a estrutura disponível.

Higiene das mãos

As mãos dos profissionais de saúde são o principal veículo de disseminação de IACS, quer por contato direto com o paciente, quer por contato com superfícies que podem servir como fômites. A higiene das mãos (HM) é, assim, a medida mais eficaz na prevenção das IACS, mas a adesão dos profissionais de saúde à sua boa prática é insuficiente na maioria das instituições,[17] não chegando a 40% nas UTIs a nível mundial.[5] Genericamente, deve ser realizada por meio de fricção com solução antisséptica à base de álcool (SABA) durante 20 segundos. Sempre que as mãos estiverem visivelmente sujas, devem ser lavadas com água e sabão, bem como no contato com pacientes com diagnóstico de infecção por Norovírus ou *Clostridioides difficile*. De acordo com a OMS, na prestação de cuidados, a HM deve ser feita em 5 momentos: 1) antes do contato com o paciente; 2) antes da realização de procedimentos limpos ou assépticos; 3) após exposição a fluidos orgânicos; 4) após contato com o paciente; 5) após contato com o ambiente do paciente.[16] A eficácia da HM não depende apenas da técnica, duração ou adequação do momento em que é realizada. A utilização de unhas artificiais, verniz ou acessórios favorece a persistência de microrganismos, existindo múltiplos estudos que documentaram surtos de MMR associados a esses produtos e materiais.[18] Particularmente em unidades de alto risco para IACS, de que as UTIs são exemplo, devem existir normas internas que limitem a sua utilização na prestação de cuidados a pacientes. A frequente exposição a SABA, água e sabão pode causar dermatites de contato nas mãos dos profissionais de saúde, muitas vezes com perda de integridade cutânea. As mãos dos profissionais de saúde devem ser regularmente hidratadas com creme emoliente, durante as pausas ou no fim da jornada de trabalho. A HM é uma medida transversal a todas as pessoas que frequentam a UTI, sobretudo quando têm contato com pacientes, incluindo visitantes e pacientes com maior grau de autonomia.

■ Equipamento de proteção individual

O equipamento de proteção individual (EPI) serve primariamente para proteger o profissional de saúde e o paciente do contato com produtos biológicos, pelo que a sua utilização deve ser dimensionada ao procedimento que será realizado.[19] Uma vez que alguns microrganismos têm elevada capacidade de persistir em materiais sintéticos, o EPI deve ser sempre substituído entre pacientes ou, em caso de elevado nível de contaminação, durante a avaliação do mesmo paciente. À semelhança do que se praticou durante a pandemia de Covid-19, em coortes de pacientes, para economizar recursos materiais e diminuir o desperdício, é aceitável a manutenção de algum EPI entre pacientes, nomeadamente máscara facial, proteção ocular ou touca, quando aplicável. Luvas e bata descartável devem ser sempre substituídos. Outra noção fundamental é que o EPI pode não proteger completamente da contaminação por microrganismos, pelo que, no caso da utilização de luvas, a HM é mandatória antes da sua colocação e após a sua remoção.[18,19]

■ Limpeza ambiental e descontaminação de equipamento clínico

A limpeza ambiental é uma medida fundamental para a eliminação de reservatórios de microrganismos e prevenção da transmissão de agentes potencialmente causadores de IACS. Devem ser cumpridos os protocolos de descontaminação das diferentes áreas da UTI, em frequência, tipo de produtos utilizados e metodologia. A título de exemplo, a unidade do paciente ou as superfícies de toque frequente devem ser higienizadas com maior frequência, comparativamente com áreas administrativas ou corredores de circulação. O derramamento de sangue e fluidos orgânicos é considerado um evento de risco, pelo que deve ser removido de imediato e de forma segura, por profissionais treinados. Sempre que o paciente é transferido ou tem alta, deve ser feita uma descontaminação terminal da respectiva unidade.[20,21] Para garantir a sua eficácia, a limpeza ambiental deve ser monitorada regularmente.[21] Técnicas inovadoras para descontaminação ambiental incluem lâmpadas de esterilização por luz ultravioleta e dispositivos de vapor de peróxido de hidrogênio, altamente eficazes na redução da pressão de colonização, mas incompatíveis com a presença de pacientes na UTI e com custo elevado.[21] Genericamente, esses conceitos também se aplicam à descontaminação de material e equipamento reutilizável entre pacientes, cuja técnica, metodologia e produtos de desinfecção devem seguir as indicações do fabricante.[19]

Precauções baseadas nas vias de transmissão

Frente à suspeita ou confirmação de infecção ou colonização por microrganismo epidemiologicamente relevante, devem ser instituídas precauções baseadas nas vias de transmissão (PBVT) em combinação com PBCI:[22]

■ Precauções de contato

Aplicam-se a pacientes portadores de microrganismos que se transmite por contato direto com o paciente ou contato indireto com superfícies ambientais ou equipamento contaminados, e ainda a todos os pacientes na presença de sangue, fluidos orgânicos, secreções, excreções e soluções de continuidade da pele e mucosas. É o tipo de isolamento mais utilizado, tipicamente para prevenir a transmissão de MMR. As práticas que limitam a transmissão por contato de agentes infecciosos incluem HM, colocação preferencial em quarto individual, uso de EPI (luvas e bata no contato com o paciente ou respectiva unidade), disponibilidade de equipamento dedicado (p. ex., estetoscópio, termômetro) ou descontaminação do equipamento reutilizável após utilização, cumprimento das normas de limpeza e desinfecção da unidade do paciente, diariamente e após alta ou transferência.[22]

■ Precauções de gotícula

Destinam-se à contenção de agentes infecciosos que se disseminam por meio de grandes gotículas ($\geq 5\ \mu m$) emitidas pela tosse, espirros, fala ou durante procedimentos que envolvem o aparelho respiratório. Geralmente permanecem suspensas no ar por períodos curtos e percorrem distâncias de 1 a 2 metros, dependendo do tamanho, velocidade, temperatura e umidade.[23] Alguns microrganismos que tipicamente requerem esse tipo de isolamento são o vírus *Influenza* ou SARS-CoV-2, *Neisseria meningitidis* ou MMR em contexto de quadro respiratório agudo. Os pacientes com infecção conhecida ou suspeita por esses agentes devem ser colocados preferencialmente em quarto individual.

Os profissionais de saúde devem utilizar EPI adequado, incluindo máscara cirúrgica a menos de 1,5 metros do paciente, bata e luvas no contato direto com o paciente, e proteção ocular durante procedimentos que provoquem uma elevada dispersão de partículas.[22]

Precauções de via aérea

Aplicam-se a agentes transmitidos por núcleos de gotículas e aerossóis (< 5 μm). Essas pequenas partículas podem permanecer suspensas no ar durante horas e percorrer longas distâncias, em função das condições ambientais. *Mycobacterium tuberculosis* e os vírus do sarampo ou da varicela são exemplos típicos de transmissão por via aérea. Esses casos devem ser colocados em quarto individual com ventilação por pressão negativa e um mínimo de 6 a 12 renovações de ar por hora. No interior do quarto, profissionais de saúde e visitantes devem usar um respirador tipo FFP2 (a máscara cirúrgica não tem um nível de filtração adequado – *Filtering Face Piece 2*).

A dicotomia entre transmissão por gotícula e via aérea com base no tamanho da partícula é uma construção artificial, sendo a quantidade de microrganismo disseminado afetada por múltiplos fatores (p. ex., umidade e temperatura do ar, número total de partículas infecciosas, condições de ventilação). Por sua vez, alguns microrganismos podem ser simultaneamente transmitidos por múltiplas vias, pelo que pode haver necessidade de combinar mais de um tipo de PBVT, sempre complementadas com as PBCI.

No caso de indisponibilidade de quarto individual, o paciente sob PBVT pode ser colocado em coorte. O transporte deve ser limitado à realização de p rocedimentos clinicamente necessários que não possam ser realizados no quarto e o Serviço de destino deve ser informado sobre a necessidade de isolamento e de precauções adicionais (**Quadro 103.2**).[22]

Prevenção da transmissão de IACS associadas a dispositivos

Na unidade de cuidados intensivos (UCI), as IACS mais comuns e clinicamente importantes estão associadas a dispositivos de suporte de órgão. A limitação do uso desnecessário destes dispositivos, o cumprimento das boas práticas na colocação e manutenção dos mesmos, associado a medidas adicionais como HM, são eficazes na redução das taxas de infecção e do uso de antibióticos.

Quadro 103.2. Precauções básicas de controle de infecção[19]	
1. Avaliação de risco e colocação de doentes 2. Higiene das mãos (HM) 3. Etiqueta respiratória 4. Utilização de equipamento de proteção individual (EPI) 5. Descontaminação de equipamento clínico	6. Controle ambiental 7. Manuseamento seguro da roupa 8. Recolha segura de resíduos 9.Práticas seguras na administração de injetáveis 10. Exposição a agentes microbianos no local de trabalho

Fonte: Adaptado de DGS. Precauções Básicas do Controlo da Infeção (PBCI). Norma 029/2012 de 29/12/2012, atualizada em 31/10/2013.

A este nível, a intervenção em feixe tem-se revelado uma metodologia altamente eficaz. Consiste na associação de 3 a 5 elementos que demonstraram eficácia na redução de um determinado tipo de infecção, com um efeito global superior ao somatório das partes. O cumprimento do feixe implica a execução de todos os componentes.[5]

No **Quadro 103.3** apresentam-se, de forma, detalhada os 3 principais feixes de intervenção aplicáveis na UCI:

- Prevenção de infeção da corrente sanguínea relacionada com CVC.[24]
- Prevenção de pneumonia associada à intubação.[25]
- Prevenção da infeção urinária associada a cateter vesical.[26]

Prevenção da resistência aos antimicrobianos

As estratégias para prevenir o aparecimento e disseminação de microrganismos multirresistentes (MMR) em unidades de terapia intensiva (UTI) incluem duas grandes vertentes: estratégias para otimizar a eficácia e utilização da terapia antimicrobiana (redução da pressão seletiva) e medidas de prevenção e controle de infecção (redução da pressão de colonização).[3] A exposição a antibióticos de largo espectro pode alterar a microbiota normal dos pacientes e facilitar a colonização com MMR ou favorecer a emergência de cepas multirresistentes.[27]

A prescrição de antibióticos em pacientes de UTI pode ser:

- Empírica, considerando a suspeita de infecção bacteriana e os microrganismos mais provavelmente implicados.
- Dirigida a um microrganismo específico identificado.
- Profilática, com intuito de reduzir a microbiota saprófita e diminuir o risco de infecção associada a um ato cirúrgico ou procedimentos invasivos.

Têm sido aplicadas várias estratégias para controlar o consumo de antibióticos, incluindo:

- Formulários fechados ou restritos.
- Descalonamento rápido de antibiótico logo que o microrganismo é conhecido.
- Descontinuação do antibiótico empírico com base nos parâmetros clínicos.
- Rotação de antibióticos empíricos com atividade para bactérias Gram-negativas,
- Sistemas de decisão de suporte para prescrição.[27,28]

A incorporação de um programa de apoio à prescrição de antibióticos (PAPA) na UTI avalia e orienta a escolha do tratamento adequado segundo os protocolos institucionais, monitora e acompanha a sua eficácia e segurança, e promove a educação e formação sobre antimicrobianos, estando comprovadamente relacionado com a redução de MMR.[27,28]

Quadro 103.3. Estratégias de prevenção de infecção associada dispositivos[24,26]	
E1	**Colocação de CVC** 1.Garantir treino e competência na avaliação e colocação de CVC (IA) 1.1.Avaliar a necessidade de CVC e usar cateter com < nº de vias possível (IC) 1.2.Formação e treino regular de conhecimentos e adesão a boas práticas (IA) 2.Higienizar as mãos (IA) 3.Usar técnica asséptica (IA) 4.Desinfetar o local de punção com cloro-hexidina (CHD) a 2% em álcool (IB) 5.Evitar acesso femoral (IA) 6.Usar a veia subclávia sempre que possível (IB) **Manutenção do CVC** 7.Avaliar diariamente a possibilidade de remoção do CVC 8.Remover prontamente o CVC em caso de não ser necessário (IA) 9.Higienizar as mãos antes de manipular o CVC (IA) 10.Descontaminar os pontos de acesso com antisséptico (IA) 11.Usar técnica asséptica na realização do penso (IA) 12.Mudar o penso sempre que visivelmente sujo, com sangue ou deslocado da pele (IB) 13.Penso com compressa: até 48 h após a sua realização (IB) 14.Se penso transparente, penso deve ser substituído a cada 7 dias (IB) 15.Não substituir por rotina (IB)
E2	1.Rever diariamente a necessidade de sedação e reduzir ao mínimo (IA) 2.Avaliar diariamente a possibilidade de desmame ventilatório e/ou extubação (IA) 3.Manter cabeceira do leito ≥ 30º e evitar posição supina (IIbA) 4.Realizar higiene oral com gluconato de clorohexidina a 0,2% pelo menos 3x por dia com idade > 2 meses, com > 48 h de UCI (IIA) 5.Manter pressão do balão do tubo endotraqueal entre 20 e 30 cm H_2O (IIC)
E3	**Uso apropriado** 1.Minimizar os dias de cateter vesical, particularmente em doentes de risco elevado (IB) 2.Remover logo que possível após cirurgia, idealmente às 24 h (IA) 3.Usar cateter externos em doentes colaborantes (II) 4.Usar cateterização intermitente em doente com disfunção de esvaziamento (II) **Técnica inserção** 1.Higienizar as mãos antes da colocação ou manutenção do cateter vesical (IB) 2.Usar técnica asséptica e equipamento esterilizado (IB) 3.Usar luvas estéreis, e antisséptico para limpar o espaço periuretral antes de inserir o cateter (IB) 4.Segurar o cateter para prevenir movimentos e tração uretral (IB) 5.Fazer cateterização intermitente a intervalos regulares em doentes com retenção urinária (IB) 6.Usar ecografia para avaliar volume da bexiga e orientar no *timing* da cateterização (II) 7.Usar o menor cateter possível para prevenir trauma da bexiga (II) **Manutenção** 8.Manter um sistema de drenagem fechado (IB) 9.Substituir o cateter e saco coletor se houver dados que comprometam esterilidade (IB) 10. Manter fluxo urinário desobstruído evitando e saco de drenagem abaixo da bexiga (IB) 11.Não administrar antibióticos profiláticos para prevenir infecção urinária associada a cateter vesical (IB) 12.Não limpar o meato uretral com antissépticos (IB) 13.Colher amostra de urina para cultura (IB) 14.Não irrigar a bexiga, cateter e saco coletor com antibióticos (II) 15.Não trocar cateter vesical ou saco coletor a intervalos regulares (II) **Melhoria de qualidade** 16.Programas de melhoria de qualidade para reduzir uso não adequado de cateter vesical e assegurar HM adequada (IB) **Infraestrutura** 17.Promover orientações para inserção do cateter vesical, manutenção e remoção (IB) 18.Fornecer treino periódico em serviço para o pessoal médico (IB) 19.Pessoal dedicado e recurso para VE (IB) 20.Elabora documentos sobre indicação para cateterização vesical, data de inserção, pessoa que inseriu, e data de remoção (II)

CVC: cateter vascular central; HM: higiene das mãos; PAV: pneumonia associada à ventilação mecânica; UCI: unidade de cuidados intensivos; VE: vigilância epidemiológica; E1: Infecção corrente sanguínea associada a CVC; E2: PAV; E3: infecção do aparelho urinário associada a cateter vesical; IA: Categoria IA, forte recomendação baseada em alta a moderada qualidade de evidência sugerindo benefícios ou danos clínicos; IB: Categoria IB, forte recomendação baseada em evidências de baixa qualidade, sugerindo benefícios ou danos clínicos ou uma prática aceitável; IC: Categoria IC, forte recomendação exigida pela Regulamentação Estadual ou Federal; II: Categoria II, fraca recomendação baseada por qualquer evidência de qualidade sugerindo uma compensação entre os benefícios clínicos e danos.

Fonte: Adaptado de DGS. "Feixe de Intervenções" para a Prevenção da Infeção Relacionada com o Cateter Vascular Central. Norma 022/2015, atualizada em 22/08/2022; e DGS. "Feixe de Intervenções" para a Prevenção da Infeção Urinária Associada a Cateter Vesical. Norma 019/2015, atualizada em 29/08/2022.

Saúde ocupacional

Os profissionais de saúde da UTI estão sujeitos a um elevado risco de exposição a agentes infecciosos durante a prestação de cuidados e, por outro lado, podem disseminar agentes infecciosos aos pacientes, particularmente MMR. A saúde ocupacional desempenha um papel importante na prevenção da propagação de agentes altamente infecciosos entre os profissionais de saúde.

O Serviço de Saúde Ocupacional (SSO) é responsável pelo rastreamento dos profissionais para doenças infecciosas e vacinação para doenças preveníveis relacionadas com a prestação de cuidados. Os organismos locais do Programa de Prevenção e Controle de Infecção e Resistência aos Antimicrobianos (PPCIRA) identificam os profissionais de saúde com uma exposição de risco significativo a determinado microrganismo, referenciando-os ao SSO para acompanhamento.

Formação e treinamento dos profissionais

A formação e o treinamento dos profissionais de saúde são componentes fundamentais dos programas de prevenção e controle de infecção. A UTI deve elaborar um programa de formação e treinamento sobre esta temática, dirigido a todos os profissionais do serviço, colaboradores e estudantes, atendendo às necessidades específicas de cada grupo profissional. Esta formação deve ser obrigatória, ministrada quando o profissional inicia atividade na UTI e, posteriormente, repetida regularmente para atualização e consolidação do conhecimento.

Monitoramento de boas práticas

A realização de auditorias para vigilância da adesão às recomendações e monitoramento de indicadores relacionados com a prevenção de IACS e RAM são fundamentais para garantir a melhoria contínua da qualidade dos cuidados prestados. Para alcançar os objetivos propostos, é essencial compartilhar os resultados da auditoria e fornecer *feedback* aos profissionais auditados (promovendo mudanças individuais), bem como aos gestores (identificando a necessidade de mudança organizacional).

Conclusão

As IACS têm um impacto significativo na UTI, sendo responsáveis pelo agravamento das taxas de morbidade e mortalidade. Adicionalmente, relacionam-se com o prolongamento da internação, causam disfunção de longa duração, aumentam a probabilidade de RAM e geram uma carga financeira massiva adicional. Face a esses resultados, é crucial que os profissionais de UTI implementem e adiram a programas de prevenção e controle de infecção com base em evidências, para garantir a qualidade na prestação de cuidados e a segurança de pacientes e profissionais de saúde.

Na UTI, as IACS mais comuns e clinicamente importantes estão associadas a dispositivos de suporte de órgãos. A limitação do uso desnecessário desses dispositivos, o cumprimento das boas práticas na colocação e manutenção, associado a medidas adicionais como HM, são eficazes na redução das taxas de infecção e do uso de antibióticos. A esse nível, a intervenção em feixe tem-se revelado uma metodologia altamente eficaz. Consiste na associação de 3 a 5 elementos que demonstraram eficácia na redução de um determinado tipo de infecção, com um efeito global superior ao somatório das partes. O cumprimento do feixe implica a execução de todos os componentes.[5]

Referências bibliográficas

1. WHO. Report on the burden of endemic health-care-associated infections worldwide. Geneva. 2011.
2. Allegranzi B, Bagheri Nejad S, Combescure C, Graafmans W, Attar H, Donaldson L, et al. Burden of endemic health-care-associated infection in developing countries: Systematic review and meta-analysis. Lancet 2011;377(9761):228-41.
3. WHO. Guidelines on core components of infection prevention and control programmes at the national and acute health care facility level. Geneva. 2016.
4. ECDC. Healthcare-associated infections acquired in intensive care units. In: ECDC: Annual epidemiological report for 2017. Stockholm. 2019.
5. Mukhopadhyay C. Infection Control in Intensive Care Units. Indian Journal of Respiratory Care. 2018;7:14-21.
6. Paramythiotou E, Routsi C. Association between infections caused by multidrug-resistant gram-negative bacteria and mortality in critically ill patients. World J Crit Care Med 2016;5(2):111-120.
7. Serra-Burriel M, Keys M, Campillo-Artero C, et al. Impact of multi-drug resistant bacteria on economic and clinical outcomes of healthcare-associated infections in adults: Systematic review and meta-analysis. PLoS ONE. 2020;15(1):e0227139.
8. Abbas M, Zhu NJ, Mookerjee S, Bolt F, Otter JA, Holmes AH, et al. Hospital-onset COVID-19 infection surveillance systems: a systematic review. J Hosp Infect, 2021;115:44-50.
9. Dezza F, Arcari G, Alessi F, Valeri S, et al. Clinical Impact of COVID-19 on Multi-Drug-Resistant Gram-Negative Bacilli Bloodstream Infections in an Intensive Care Unit Setting: Two Pandemics Compared. Antibiotics. 2022;11:926.
10. DGS. Vigilância Epidemiológica das Resistências aos Antimicrobianos. Norma 004/2013, de 08/08/2013, atualizada em 13/11/2015.
11. DGS. Recomendação – Prevenção da Transmissão de Enterobacteriáceas Resistentes aos Carbapenemes em Hospitais de Cuidados de Agudos. 2017.
12. DGS. Prevenção e Controlo de Colonização e Infeção por Staphylococcus aureus Resistente à Meticilina (MRSA) nos hospitais e unidades de internamento de cuidados continuados integrados. Norma nº 018/2014 atualizada a 27/04/2015.
13. Verbek JD, et al. Automated Surveillance Systems for healthcare-associated infections: results from a European survey and experiences from real-life utilization. J Hosp Infect 2022;122:35-43.
14. Stiller A, Salm F, Bischoff P, Gastmeier P. Relationship between hospital ward design and healthcare-associated infection rates: a systematic review and meta-analysis. Antimicrobial Resistance and Infection Control 2016;5:51.
15. Alonso-Echanove J, Edwards JR, Richards MJ, et al. Effect of nurse staffing and antimicrobial-impregnated central venous catheters on the risk for bloodstream infections in intensive care units. Infect Control Hosp Epidemiol 2003;24:916-25.
16. CDC. Standard Precautions for All Patient Care. Disponível em: https://www.cdc.gov/infectioncontrol/basics/standard-precautions.html. Acessado em 12 agosto 2022.
17. Allegranzi B; Pittet D. Role of hand hygiene in healthcare-associated infection prevention. J Hosp Infect. 2009;73(4):305-15.

18. WHO. Guidelines on Hand Hygiene in Healthcare – First Global Patient Safety Challenge Clean Care is Safer Care (2009).
19. DGS. Precauções Básicas do Controlo da Infeção (PBCI). Norma 029/2012 de 29/12/2012, atualizada em 31/10/2013.
20. Kanamori H. Rutala WA, Weber DJ. The role of patient care itens as a fomite in healthcare-associated outbreaks and infection prevention. Clin Infect Dis 2017;65:1412-9.
21. Centers for Disease Control and Healthcare Infections Control Practices Advisory Committee (HICPAC). Prevention and Guideline for Environmental Infection Control in Health-Care Facilities, 2003. Updated 2019. Disponível em: https://www.cdc.gov/infectioncontrol/pdf/guidelines/environmental-guidelines-P.pdf. Accessado em 12 agosto 2022.
22. Siegel JD, Jackson M, Chiarello L, Healthcare Infection Control Practices Advisory Committee. Guideline for isolation Precautions: Preventing Transmission of Infectious Agents in Healthcare Settings, 2007. Última atualização maio-2022.
23. Buetti N, Marschall J, Drees M, et al. Strategies to prevent central line-associated bloodstream infections in acute-care hospitals: 2022. Infect Control Hosp Epidemiol 2022;43:553-771.
24. DGS. "Feixe de Intervenções" para a Prevenção da Infeção Relacionada com o Cateter Vascular Central. Norma 022/2015, atualizada em 22/08/2022.
25. DGS. "Feixe de Intervenções" de Prevenção de Pneumonia Associada à Intubação. Norma 021/2015, atualizada em 30/05/2017.
26. DGS. "Feixe de Intervenções" para a Prevenção da Infeção Urinária Associada a Cateter Vesical. Norma 019/2015, atualizada em 29/08/2022.
27. Teerawattanapong N; Kengkla K; Dilokthornsakul P; et al. Prevention and Control of Multidrug-Resistant Gram-Negative Bacteria in Adult Intensive Care Units: A Systematic Review and Network Meta-analysis. Clin Infect Dis 2017;64:S51.
28. Doemberg SB, Chambers HF. Antimicrobial Stewardship Approches in the Intensive care Units. Infect Dis Clin North Am 2017;31:513.
29. Lito LM. Epidemiologia da infecção hospitalar. Cadernos de Saúde. Número especial: Infecção Associada à Prática de Cuidados de Saúde. Vol 3. pp. 25-31.

capítulo | 104

Infecções Relacionadas a Cateteres e da Corrente Sanguínea

Marcelo de Oliveira Maia

Introdução

As infecções relacionadas à assistência à saúde (IRAS) são um grave problema de saúde pública em todo o mundo, pois são os eventos adversos associados à assistência à saúde mais frequentes e apresentam alta morbidade e mortalidade, com repercussões diretas na segurança do paciente e, por sua vez, na qualidade dos serviços de saúde.[1]

A cada ano, nos Estados Unidos, hospitais e clínicas compram mais de 150 milhões de dispositivos intravenosos para administração de líquidos, medicamentos, hemoderivados e nutrição parenteral, para monitorizar o estado hemodinâmico e para terapêutica hemodialítica.[2] Em torno de 80 mil infecções da corrente sanguínea relacionadas a cateter (ICSRC) ocorrem em unidades de cuidados intensivos (UCI) por ano.[3] Porém, vale ressaltar que o uso desses dispositivos pode ocorrer fora do ambiente da terapia intensiva e, consequentemente, apresentar taxas de infecção similares.

Histórico

O risco de infecção da corrente sanguínea (ICS) varia de acordo com o tipo de dispositivo intravascular,[4] natureza da utilização pretendida, sítio de inserção, experiência e formação do profissional que instalará o cateter, frequência de manipulação, tempo de permanência, características clínicas do paciente e uso de medidas de prevenção contra infecções.[5,6] Dessa forma, em relação ao tratamento, são importantes a presença ou ausência de: hemocultura positiva, de sinais sistêmicos de infecção, de foco primário de origem, bem como são relevantes o acesso vascular, seu tipo, a possibilidade de sua remoção e se há sinais locais de infecção do cateter.[7] A decisão sobre a retirada ou não do cateter depende do organismo causador da infecção da corrente circulatória, das características clínicas ou das manifestações radiológicas que sugiram uma complicação em curso, da condição básica do hospedeiro (neutropenia, trombocitopenia, etc.) e da disponibilidade de outros sítios para o acesso vascular.[8]

Etiologia (Tabela 104.1, Figura 104.1)

Tabela 104.1. Distribuição dos microrganismos notificados como agentes etiológicos de IPCSL em pacientes hospitalizados em UTI adulto

Frequência	Microrganismo	Número	Percentagem (%)
1ª	*K. pneumoniae*	3.805	16,9
2ª	*SCoN*	3.703	16,5
3ª	*Staphylococcus aureus*	2.959	13,2
4ª	*Acinetobacter spp.*	2.734	12,2
5ª	*P. aeruginosa*	2.242	10,0
6ª	*Candida* spp.*1*	1.711	7,6
7ª	*E. coli*	1.631	7,2
8ª	*Enterococcus* spp.*2*	1.226	5,4
9ª	*Enterobacter* spp.*3*	1.089	4,8
10ª	Outras enterobactérias	856	3,8
11ª	*Serratia* spp.	543	2,4
Total		**22.499**	**100,0**

Notas: Identificação bacteriana realizada de acordo com a metodologia disponível em cada serviço de saúde; 1 *Candida albicans* (951) e *Candida* não *albicans* (760); 2 *E. faecalis* (601), *E. faecium* (251) e *Enterococcus* spp. (374); 3 Enterobactérias identificadas como pertencentes ao gênero *Citrobacter* spp., *Proteus* spp. ou *Morganella* spp.

IPCSL: infecção primária de corrente sanguínea laboratorialmente confirmada.

Fonte: Agência Nacional de Vigilância Sanitária – Anvisa. Boletim de Segurança do Paciente e Qualidade em Serviços de Saúde nº 14: Avaliação dos indicadores nacionais das Infecções Relacionadas à Assistência à Saúde (IRAS) e Resistência microbiana do ano de 2015. Brasília, Anvisa. 2015. http://www.anvisa.gov.br.

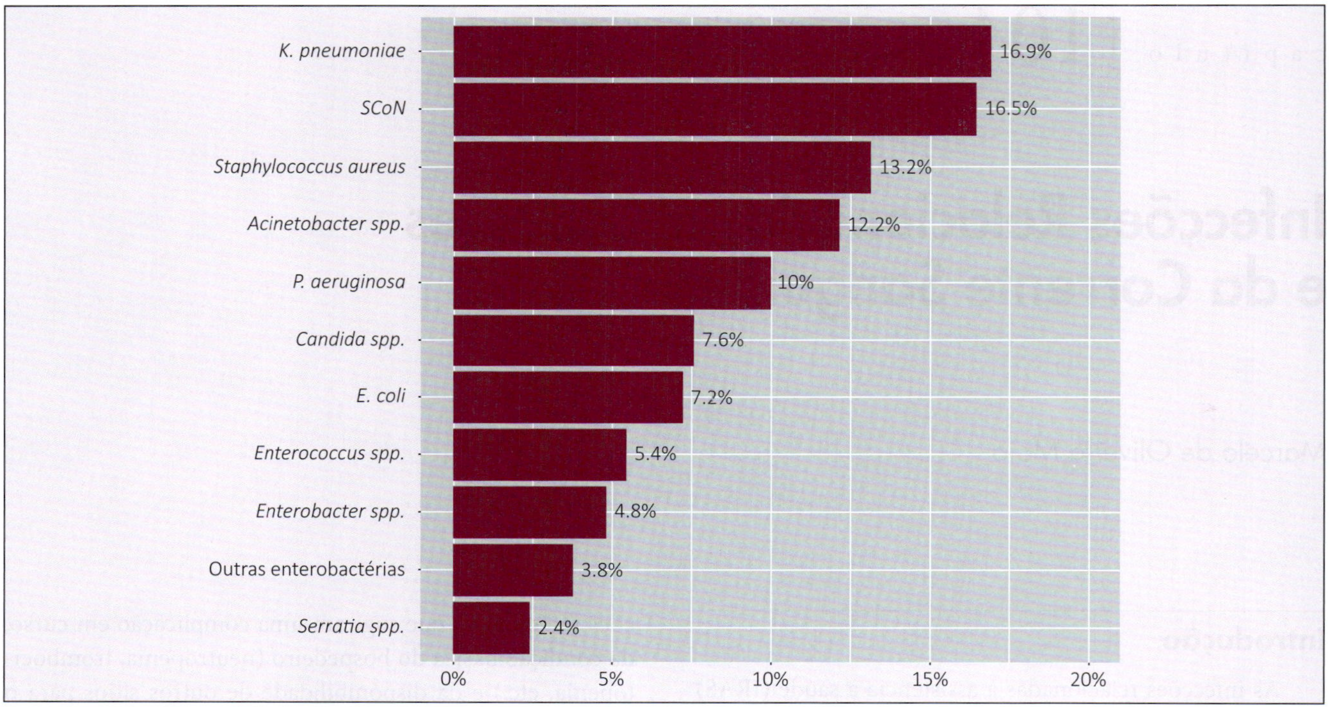

Figura 104.1. Distribuição dos microrganismos notificados como agentes etiológicos de IPCSL associada a CVC em pacientes adultos hospitalizados em UTIs.

IPCSL: infecção primária de corrente sanguínea laboratorialmente confirmada.

Fonte: Agência Nacional de Vigilância Sanitária – Anvisa. Boletim de Segurança do Paciente e Qualidade em Serviços de Saúde nº 14: Avaliação dos indicadores nacionais das Infecções Relacionadas à Assistência à Saúde (IRAS) e Resistência microbiana do ano de 2015. Brasília, Anvisa. 2015. http://www.anvisa.gov.br.

Gram-positivo

- *Sthapylococcus Coagulase-negativo (SCoN)*
- *Staphylococcus aureus*
- *Enterococcus* spp.

Gram-negativo

- *Pseudomonas aeruginosa*
- *Enterobacter* spp.
- *Serratia* spp.
- *Klebsiella species*
- *Escherichia coli*
- *Acinetobacter* spp.

Fungos

- *Candida* spp. *(Candida albicans e Candida não albicans).*

Fisiopatologia

Corpos estranhos penetram nas barreiras cutâneas do hospedeiro, induzindo uma resposta inflamatória crônica e permanecem revestidos por proteínas, incluindo fibronectina, fibrina, laminina, dentre outras.[8,9] Dessa forma, o cateter se torna um sítio para a adesão de microrganismos por meio de fímbrias e adesinas que se ligam à superfície de receptores de algumas proteínas de revestimento ou de interações eletromagnéticas. Determinados microrganismos aderem na superfície interna do cateter, revestindo-se com um glicocálice viscoso ou ocultando-se sob material excretado por outros microrganismos ou células do hospedeiro, formando o que se denomina comumente de *"biofilme"*.[10-12] A permanência do cateter favorece a formação de trombos e, também, aumenta a chance de hemoculturas positivas. Importantes determinantes patogênicos de infecção relacionada a cateteres são: 1) o material do qual o dispositivo é feito e 2) os fatores de virulência intrínseca do organismo infectante.[8]

Definições

Cateter central

Dispositivo utilizado para infusão, coleta de amostra sanguínea ou monitorização hemodinâmica, cuja terminação está posicionada próxima ao coração ou em um grande vaso. São considerados grandes vasos: aorta, artéria pulmonar, veias cavas, veias braquiocefálicas, veias jugulares internas, veias subclávias, veias ilíacas externa e comum, veias femorais e, em neonatos, cateter umbilical venoso ou arterial.

Atenção:

1. Caso haja migração de um cateter originalmente instalado em um grande vaso, o mesmo deve ser considerado como central até sua retirada, para fins de vigilância epidemiológica.

2. Fios de marcapasso não são considerados cateteres centrais.

Infusão

Introdução de uma solução no vaso sanguíneo, por meio do lúmen de um cateter. Inclui infusão contínua (fluidos nutricionais ou medicamentos) ou infusão intermitente (*flushing*, administração de antimicrobianos, transfusão de hemoderivados ou hemodiálise).

Cateter central temporário

Qualquer cateter não tunelizado e não implantado, originalmente destinado a terapias infusionais de curta duração.

Cateter central de longa permanência

Essa definição inclui cateteres tunelizados (como alguns cateteres para diálise, quimioterapia e nutrição) e cateteres totalmente implantados (como os *"ports"*).

Cateter umbilical

Dispositivo vascular central inserido através da artéria ou veia umbilical em neonatos.

Período de janela da infecção

Período de sete dias durante os quais são identificados todos os elementos (sinais, sintomas, resultados de exames de imagens, laboratoriais ou ambos) necessários para a definição da infecção. Para que se identifique o período de janela da infecção primária de corrente sanguínea laboratorialmente confirmada (IPCSL) deve-se considerar três dias antes e três dias depois da data da primeira hemocultura positiva.

Data da infecção

É a data em que o primeiro elemento (sinal, sintoma ou resultado de exames de imagens ou laboratoriais) utilizado para a definição da IPCSL ocorreu dentro do período de janela de infecção de sete dias.

Tipos de ICS conforme critérios da Agência Nacional de Vigilância Sanitária (Anvisa) e do Centers for Disease Control and Prevention (CDC).[4-6]

Infecção primária de corrente sanguínea (IPCS) associada a cateter central

Infecção da corrente sanguínea que acomete o pacientes em uso de cateter central por um período maior que dois dias de calendário [do qual se considera o *Dia 1 (D1)* aquele da instalação do dispositivo] e que, na data da infecção, o paciente estava em uso do dispositivo ou teve removido o cateter no dia anterior.

Critérios epidemiológicos para definição e notificação de IPCS

- Critério 1

Paciente com idade acima de 28 dias no qual um agente patogênico foi identificado em uma ou mais hemoculturas **E** no qual o microrganismo identificado não esteja relacionado a outro foco infeccioso.

- Critério 2

Paciente com idade superior a 1 ano que apresente pelo menos um dos seguintes sinais ou sintomas:

- Febre (> 38°C).
- Calafrios.
- Hipotensão (pressão sistólica ≤ 90 mmHg).

E duas ou mais hemoculturas, coletadas em momentos distintos no mesmo dia ou no máximo no dia seguinte, positivas para agentes contaminantes de pele, tais como: *Corynebacterium* spp. (exclui *C. diphtheriae*), *Bacillus* spp. (exclui *B. anthracis*), *Propionibacterium* spp., *Staphylococcus* coagulase negativa, *Streptococcus* do grupo *viridans*, *Aerococcus* spp. e *Micrococcus* spp.

E o microrganismo identificado não esteja relacionado a outro foco infeccioso.

- Critério 3

Criança com idade superior a 28 dias, mas não mais que 1 ano e que apresente pelo menos um dos seguintes sinais ou sintomas:

- Febre (> 38°C).
- Hipotermia.
- Apneia.
- Bradicardia.

E duas ou mais hemoculturas, coletadas em momentos distintos no mesmo dia ou no máximo no dia seguinte, positivas para agentes contaminantes de pele, tais como: *Corynebacterium* spp. (exclui *C. diphtheriae*), *Bacillus* spp. (exclui *B. anthracis*), *Propionibacterium* spp., *Staphylococcus* coagulase negativa, *Streptococcus* do grupo *viridans*, *Aerococcus* spp. e *Micrococcus* spp.

E o microrganismo identificado não esteja relacionado a outro foco infeccioso.

Notas:

- Outro foco infeccioso se aplica quando o paciente tem critério epidemiológico para tipo de infecção diverso e a cultura do sítio específico, juntamente à hemocultura, possui pelo menos um agente em comum **OU** a hemocultura positiva é um elemento que define o sítio específico e é coletada dentro do período de janela para a data da infecção.
- Nos critérios 2 e 3, a frase "duas ou mais hemoculturas coletadas em momentos distintos" significa que as amostras de sangue de pelo menos duas coletas separadas foram obtidas no mesmo

dia ou no dia seguinte **OU** que foram coletadas de forma a sugerir que houve dois preparos diferentes do sítio de coleta. Dessa forma, reduz-se o risco de contaminações de coleta serem consideradas IPCS. Por exemplo, duas coletas de sangue de diferentes sítios (punções venosas distintas, a combinação de uma punção venosa e coleta de um lúmen do cateter central, ou coleta de dois lúmens diferentes de um mesmo cateter central) ou de um mesmo sítio em diferentes horários foram preparadas de forma separada (**Figuras 104.2** e **104.3**).

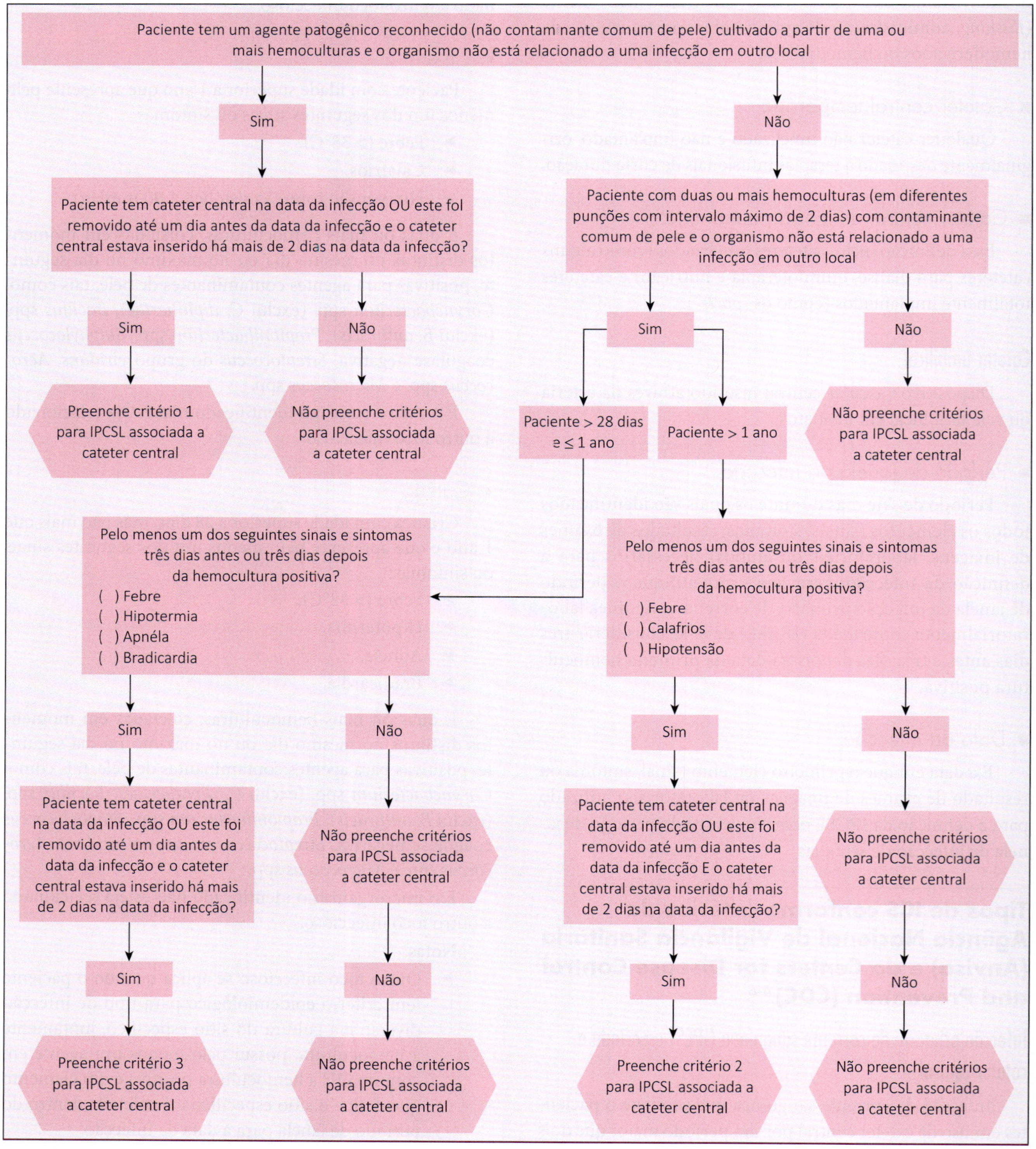

Figura 104.2. Fluxograma para notificação de IPCSL associada a cateter central.

IPCSL: infecção primária de corrente sanguínea laboratorialmente confirmada.

Fonte: Agência Nacional de Vigilância Sanitária – Anvisa. Critérios Diagnósticos de Infecção Relacionada à Assistência à Saúde. Caderno 2. Brasília, Anvisa. 2017. http://www.anvisa.gov.br.

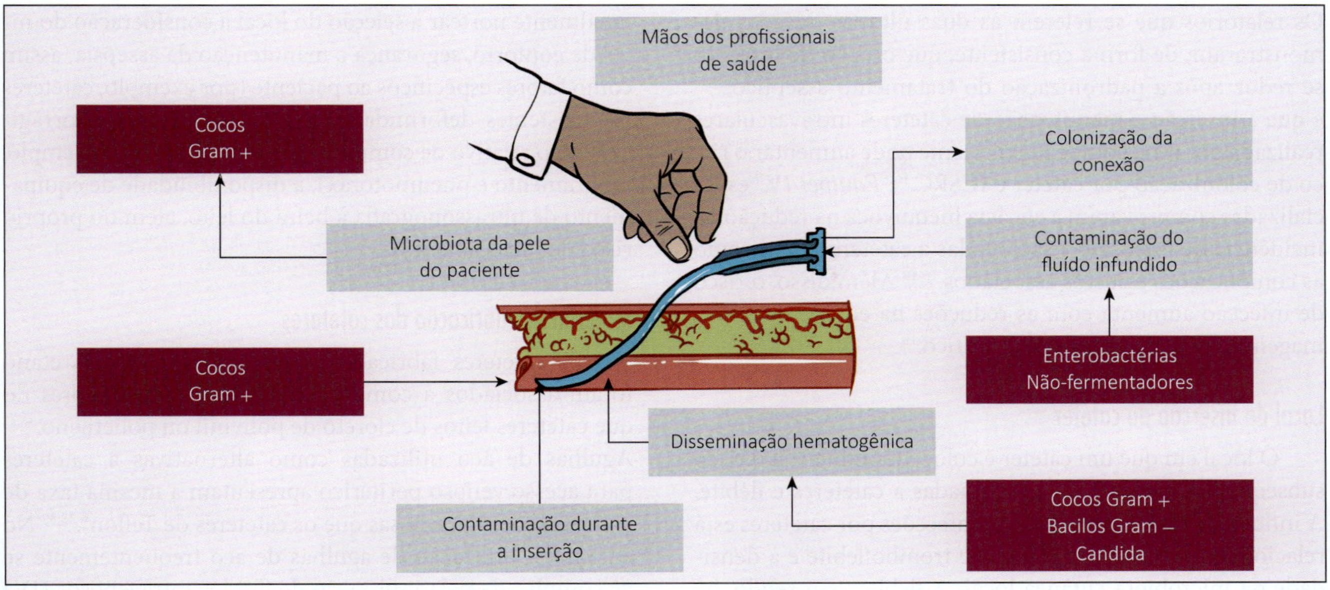

Figura 104.3. Fontes de infecção de acesso vascular central (no final do texto).

Fonte: Adaptada de Agência Nacional de Vigilância Sanitária – Anvisa. Medidas de Prevenção de Infecção Relacionada à Assistência à Saúde. Caderno 4. Brasília, Anvisa. 2017. http://www.anvisa.gov.br.

Infecções secundárias da corrente sanguínea (ISCS)

Consistem na ocorrência de hemocultura positiva ou sinais clínicos de sepse, na presença de sinais de infecção em outro sítio. Nesse caso, deverá ser notificado o foco primário, por exemplo, pneumonia, infecção do trato urinário ou sítio cirúrgico.

Tipos de cateteres mais utilizados na prática clínica

Cateteres periféricos

- **Venosos:** tamanho < 7,6 cm, usualmente inserido no antebraço ou veia da mão e raramente associado a ISCS.
- **Cateter "*Midline*":** tamanho entre 7,6 cm e 20,3 cm, usualmente inserido numa veia da fossa antecubital, veia basílica ou cefálica, não se localiza em veia central e está associado a menor incidência de flebite e infecção que os cateteres centrais (CVC).

Cateteres centrais

- **Não tunelizados:** são dispositivos maiores que 8 cm, inseridos por via percutânea em veia central (subclávia, jugular ou femoral), que constituem o tipo mais comum de CVC e responsabilizados por 90% das ICSRC.
- **Inseridos por via percutânea (PICC):** esses cateteres caracterizam-se por um comprimento acima de 20 cm, que são inseridos através das veias basílica, cefálica ou braquial na veia cava superior. Além disso, são fáceis de manter e associados a menos complicações mecânicas (p. ex., hemotórax) do que os CVC não tunelizados.
- **Tunelizados:** dispositivos com mais de 8 cm, cirurgicamente implantados nas veias subclávia, jugular interna ou femoral, com uma porção tunelizada exteriorizada na pele e dotados de um balonete *("cuff")* de dácron na extremidade de saída cujos propósitos são os de inibir a migração de microrganismos e estimular a proliferação de tecido circunjacente que irá funcionar como isolante do cateter.
- **Totalmente implantados:** são dotados de um reservatório ou *"port"* subcutâneo com membrana de vedação que se localiza no subcutâneo, após implantado o cateter. São inseridos em veia subclávia ou jugular interna e seu uso é feito por punção com agulha através da punção da pele e são associados, caracteristicamente, a baixas taxas de infecção.

Estratégias para prevenção de ICSRC baseadas em normativas do CDC[4-6]

Garantia de educação contínua e qualidade

as medidas que visam a minimizar o risco de infecção associada à terapia intravascular devem propiciar um equilíbrio entre a segurança do paciente e o custo-benefício. À medida que o conhecimento, a tecnologia e o contexto da saúde se alteram, as medidas de prevenção e controle de infecções também devem se alterar. Programas bem organizados que possibilitam aos profissionais da área de saúde prover, monitorar e avaliar o tratamento, assim como se tornarem mais conscientes da dimensão associada a esse importante problema de saúde pública e dos seus respectivos papéis, são essenciais para o sucesso de tal esforço.

Os relatórios que se referem às duas últimas décadas demonstraram, de forma consistente, que o risco de infecção se reduz após a padronização do tratamento asséptico,[13,15] e que a inserção e manutenção de cateteres intravasculares realizada por uma equipe inexperiente pode aumentar o risco de colonização por cateter e ICSRC.[16] *"Equipes IV"* especializadas comprovaram a eficácia inequívoca na redução da incidência de infecções relacionadas a cateteres, bem como as complicações e custos associados.[16-18] Além disso, o risco de infecção aumenta com as reduções na equipe de enfermagem para baixo de um nível crítico.[19]

Local da inserção do cateter

O local em que um cateter é colocado influencia o risco subsequente de infecções relacionadas a cateteres e flebite. A influência do local no risco de infecções por cateteres está relacionada, em parte, ao risco de tromboflebite e à densidade da microbiota cutânea local. A flebite vem sendo, há muito tempo, reconhecida como um risco de infecção. Para adultos, os locais de inserção das extremidades inferiores estão associados a um risco maior de infecção do que os locais em extremidades superiores.[20-22] Ademais, as veias da mão apresentam um risco menor de flebite do que as veias no pulso ou no antebraço.[23] A densidade da microbiota cutânea no local de inserção do cateter constitui um principal fator de risco para a ICSRC. As autoridades recomendam que os CVCs sejam colocados no sítio subclávio em vez de um sítio jugular ou femoral, visando a reduzir o risco de infecção. Nenhuma experiência randomizada comparou de forma satisfatória as taxas de infecção para cateteres dispostos nos sítios jugulares, subclávios e femorais. Os cateteres inseridos em uma veia jugular interna vêm sendo associados a um risco maior de infecção do que aqueles inseridos em uma veia subclávia ou femoral.[24,25] Os cateteres femorais demonstraram ter taxas de colonização relativamente altas quando utilizados em adultos.[26] Deve-se evitar inserir cateteres no sítio femoral, sempre que possível, pois esse local está associado a um risco maior de trombose venosa profunda do que os sítios em veia subclávia ou jugular interna,[27-31] além de evidências de que nesses sítios os cateteres apresentam maior índice de infecção. Contudo, estudos em pacientes pediátricos demonstraram que os cateteres femorais apresentam baixa incidência de complicações mecânicas, e podem apresentar uma taxa de infecção equivalente aos cateteres não femorais.[32-34] Dessa forma, em pacientes adultos, prefere-se o sítio em veia subclávia para fins de controle de infecção, embora outros fatores (por exemplo, o potencial de complicações mecânicas, risco de estenose da veia subclávia e habilidade do operador responsável pela inserção do cateter) devem ser considerados ao decidir onde introduzir o cateter. Em uma metanálise de 8 estudos, a utilização de imagem ultrassonográfica para guiar a inserção de CVC reduziu substancialmente as complicações mecânicas comparada à técnica de inserção guiada por estruturas anatômicas superficiais da pele (risco relativo [RR] = 0,22; intervalo de confiança de 95% [IC] = 0,10-0,45).[35] Devem igualmente nortear a seleção do local a consideração do nível de conforto, segurança e manutenção da assepsia, assim como fatores específicos ao paciente (por exemplo, cateteres pré-existentes, deformidade anatômica e diátese hemorrágica), risco relativo de complicações mecânicas (por exemplo, sangramento e pneumotórax), a disponibilidade de equipamento de ultrassonografia à beira do leito, além do próprio risco de infecção em si.

Material de fabricação dos cateteres

Os cateteres fabricados com Teflon® ou poliuretano foram associados a complicações infecciosas menores do que cateteres feitos de cloreto de polivinil ou polietileno.[36,37] Agulhas de aço utilizadas como alternativas a cateteres para acesso venoso periférico apresentam a mesma taxa de complicações infecciosas que os cateteres de Teflon®.[38,39] No entanto, a utilização de agulhas de aço frequentemente se vê complicada pela infiltração de fluidos intravenosos (IV) em tecidos subcutâneos, uma complicação potencialmente grave caso o fluido administrado dissemine pelos tecidos.[39]

Higiene das mãos e técnica asséptica

Para cateteres periféricos curtos, uma boa higiene das mãos antes da inserção e da manutenção do cateter, combinada à técnica asséptica apropriada durante a manipulação do cateter, fornece proteção contra infecções. A boa higiene das mãos pode ser obtida por meio da utilização de produto sem água com base em álcool[40] ou com um sabão antibacteriano e água com enxágue adequado.[41] A técnica asséptica apropriada não requer necessariamente luvas estéreis. Um novo par de luvas não estéreis descartáveis poderá ser utilizado em conjunto com uma técnica "sem toque" (*"no-touch"*) para a inserção de cateteres venosos periféricos. Contudo, as luvas são exigidas pela Administração de Saúde e Segurança Ocupacionais como precauções padrão para a prevenção de exposição de patógenos transmitidos pelo sangue.

Comparados aos cateteres venosos periféricos, os CVC apresentam um risco substancialmente maior de infecções; dessa forma, o nível de precauções de barreiras necessário a evitar infecção durante a inserção de CVC deve ser mais rigoroso. O emprego de máximas precauções de barreiras estéreis (por exemplo, gorro, máscara, roupão, luvas estéreis e grandes cortinas estéreis) durante a inserção dos CVC reduz substancialmente a incidência de ICSRC comparativamente às precauções padrão (por exemplo, luvas estéreis e pequenas cortinas).[42] Embora a eficácia de tais cuidados na inserção de PICCs e cateteres de linha média não tenha sido estudada, o emprego de máximas precauções de barreiras é, também, provavelmente aplicável aos PICC.

Antissepsia cutânea

Nos Estados Unidos, a iodopovidona vem sendo um antisséptico amplamente utilizado para a limpeza de locais de inserção de CVC e cateteres arteriais.[43] No entanto, em um estudo, a preparação de sítios arteriais e venosos centrais com gluconato de clorexidina aquosa a 2% fez baixar as taxas de ICS em comparação à preparação local com iodopovidona a 10% ou álcool a 70%.[44] Os produtos comercialmente disponíveis que contêm clorexidina não estavam disponíveis até julho de 2000, quando a FDA *(U.S. Food and Drug Administration)* aprovou uma tintura a 2% de preparação de clorexidina para antissepsia cutânea. Demais preparações de clorexidina podem não ser tão eficazes. A tintura do gluconato de clorexidina a 0,5% já não é mais eficaz na prevenção de ICSRC ou colonização por CVC do que a iodopovidona a 10%, como demonstrado por um estudo prospectivo e randomizado de adultos.[45] Por outro lado, em um estudo que envolveu recém-nascidos, a clorexidina a 0,5% reduziu a colonização IV periférica comparada à iodopovidona (20/418 *versus* 38/408 cateteres; p = 0,01).[46] Tal estudo, que não inclui CVC, apresentou um número insuficiente de participantes para avaliar as diferenças em taxas de ICS. Uma tintura a 1% de preparação de clorexidina está disponível no Canadá e na Austrália, mas ainda não nos Estados Unidos. Não há experiências publicadas que tenham comparado uma preparação de clorexidina a 1% com a iodopovidona.

Regimes de curativos no local do cateter

Os curativos transparentes semipermeáveis de poliuretano tornaram-se um meio popular de fazer o curativo em locais de inserção dos cateteres. Os curativos transparentes fixam o dispositivo de forma confiável, ao mesmo tempo em que proporcionam uma inspeção visual contínua do local do cateter, assim como permitem que os pacientes se banhem sem molhar ou ensaboar o curativo, o que determina a necessidade menos frequente de trocas quando em comparação aos curativos feitos com gaze padrão e fita; a utilização de tais curativos, portanto, diminuiria a carga de trabalho dos profissionais responsáveis pela manutenção do cateter.

Na maior experiência controlada de regimes de curativos em cateteres periféricos, a morbidade infecciosa, associada à utilização de curativos transparentes em aproximadamente 2 mil cateteres periféricos, foi examinada.[46] Dados desse estudo sugerem que a taxa de colonização nos cateteres com curativos transparentes (5,7%) é comparável à taxa daqueles com gaze (4,6%). Além disso, não houve nenhuma diferença clinicamente substancial na incidência de colonização no local do cateter ou de flebite entre os dois tipos de curativos. Adicionalmente, tais dados sugerem que os curativos transparentes podem ser deixados seguramente em cateteres venosos periféricos durante o tempo em que o cateter permanece inserido, sem aumentar o risco de tromboflebite.[46]

Uma metanálise avaliou os estudos que compararam o risco de ICS relacionadas a cateteres em pacientes que utilizavam curativos transparentes *versus* o risco daqueles que utilizavam curativos de gaze.[47] O risco de ICSRC não diferiu entre esses dois grupos. A escolha do curativo pode constituir uma questão de preferência. Caso haja algum sangramento do local de inserção do cateter, pode-se preferir o curativo de gaze. Em um estudo de múltiplos centros, uma esponja impregnada de clorexidina (Biopatch®) foi colocada sobre os sítios de inserção de cateter arterial de curto prazo e de CVC, e associou-se à redução do risco de ICSRC e da colonização por cateter,[48] sem qualquer efeito sistêmico adverso resultante do seu uso.

Dispositivos para fixação de cateteres

Aparatos de fixação sem sutura podem-se mostrar vantajosos em relação à sutura na prevenção de ICS relacionadas a cateteres. Um estudo, que envolveu um número limitado de pacientes e poucos equipamentos, comparou um desses dispositivos à sutura como meio de fixação para PICC. Nesse ensaio, a incidência de ICSRC foi menor no grupo de pacientes que recebeu o dispositivo sem sutura.[49]

▪ Balonetes ("cuffs") e cateteres impregnados de antimicrobianos – antissépticos

Certos cateteres e balonetes que são cobertos ou impregnados com agentes antimicrobianos ou antissépticos podem diminuir o risco de ICSRC. No entanto, o custo de aquisição desses cateteres é adicional, o que pode elevar os custos hospitalares associados ao tratamento de tais infecções, mesmo com a redução do risco de infecção.[50] A totalidade dos estudos que envolveram cateteres impregnados com antimicrobianos – antissépticos foi realizada com a utilização, em pacientes adultos, de cateteres de triplo lúmen sem balonetes e que permaneceram inseridos por menos de 30 dias. Embora, como sublinhado, todos os estudos tenham sido realizados em adultos, tais cateteres foram aprovados pela FDA para a utilização em pacientes que pesam mais de 3 kg. Atualmente, não está disponível nenhum cateter impregnado de antisséptico ou antimicrobiano para peso menor que 3 kg.

▪ Sulfadiazina de prata – clorexidina

Os cateteres revestidos de sulfadiazina de prata – clorexidina somente na superfície luminal externa foram estudados como um meio de reduzir a ICSRC. Conforme metanálise realizada por Veenstra DL *et al.*, esses cateteres foram associados a diminuição do risco de ICSRC em comparação com cateteres-padrão não revestidos. A duração média da inserção do cateter, observada em uma metanálise, variou de 5,1 a 11,2 dias,[51] enquanto a meia-vida da atividade antimicrobiana promovida contra *S. epidermidis*, por cateteres revestidos de sulfadiazina de prata – clorexidina, é de 3 dias *in vitro*; e tal atividade microbiana diminui ao longo do tempo.[52] O benefício para pacientes nos quais são inseridos cateteres será percebido em um intervalo de 14 dias.[51]

Um cateter de segunda geração com revestimento de clorexidina, tanto na superfície luminal interna quanto na externa, está atualmente disponível comercialmente e a sua superfície externa possui três vezes mais quantidade de clorexidina, assim como é três vezes mais prolongada a liberação de antissépticos da sua superfície do que proporcionam os cateteres de primeira geração. O revestimento de clorexidina da superfície externa é combinado com a sulfadiazina de prata, enquanto a superfície interna é revestida apenas com clorexidina. Estudos preliminares indicam que a atividade prolongada anti-infecciosa propicia maior eficácia na prevenção de infecções.[53] Embora seja rara, reportou-se anafilaxia com a utilização de tais cateteres com sulfadiazina de prata – clorexidina no Japão.[54] Além disso, não existe comprovação de que pacientes tenham sido colonizados ou infectados por organismos resistentes à sulfadiazina de prata – clorexidina.[54] Apesar de mais caros do que os dispositivos-padrão, uma análise sugeriu que o uso de cateteres com sulfadiazina de prata – clorexidina produziria uma redução de custos de US$ 68,00 a 391,00 dólares por cada cateter usado, em contextos nos quais o risco de ICSRC fosse elevado, mesmo que tendo sido adotadas outras estratégias de prevenção, como máximas precauções de barreiras e técnicas assépticas.. A utilização de tais cateteres pode determinar um custo maior em pacientes de UTI, pacientes vítimas de queimadura, pacientes neutropênicos e outras populações em que a taxa de infecção exceda 3,3 por 1.000 dias/cateter.[51]

■ Minociclina – rifampina

Em uma experiência randomizada de múltiplos centros, os CVC impregnados tanto na superfície interna quanto externa com minociclina – rifampina foram associados a taxas menores de ICSRC quando comparados aos cateteres impregnados de sulfadiazina de prata – clorexidina de primeira geração.[52] O efeito benéfico teve início após o 6º dia de cateterização e nenhum dos cateteres foi avaliado além de 30 dias, assim como não houve relato de qualquer organismo resistente à rifampina – minociclina. No entanto, dados de estudos *in vitro* indicam que esses cateteres impregnados poderiam aumentar a incidência da resistência à minociclina e rifampina entre patógenos, especialmente estafilococos. A meia-vida *in vitro* da atividade antimicrobiana contra o *S. epidermidis* é de 25 dias para cateteres revestidos de minociclina – rifampina, em comparação com 3 dias para os cateteres de primeira geração revestidos de sulfadiazina de prata – clorexidina.[52] Já a duração da atividade antimicrobiana *in vivo* do cateter com minociclina – rifampina é mais longa do que aquele com sulfadiazina de prata – clorexidina de primeira geração.[52] Até a elaboração deste texto, não havia sido publicado qualquer estudo comparativo que tivesse avaliado os cateteres de sulfadiazina de prata – clorexidina de segunda geração. São necessárias mais análises dos estudos para verificar se o melhor desempenho dos cateteres de minociclina – rifampina resulta dos agentes antimicrobianos utilizados ou do revestimento de ambas as superfícies, interna e externa. Quanto aos cateteres com sulfadiazina de prata – clorexidina, alguns clínicos recomendaram que os cateteres com minociclina – rifampina sejam considerados em populações de pacientes nas quais a taxa de ICSRC exceder 3,3 por 1.000 dias por cateter.[51] Outros sugerem que a redução de todas as taxas de ICSRC deve ser o objetivo.[53] A decisão de utilizar cateteres impregnados de sulfadiazina de prata – clorexidina ou minociclina/rifampina deve ser respaldada na necessidade de ampliar a prevenção de ICSRC após procedimentos-padrão terem sido implementados (por exemplo, educação das equipes de saúde, adoção das máximas precauções de barreiras estéreis e utilização de antissepsia cutânea com clorexidina 2%) e, então, comparados com a preocupação quanto à emergência dos patógenos resistentes, assim como com o custo de implementação de tal estratégia.

■ Prata

Metais iônicos apresentam ampla atividade antimicrobiana e vêm sendo utilizados em cateteres e balonetes para a prevenção de ICSRC. Um cateter impregnado com a combinação de prata e platina está disponível na Europa e foi recentemente aprovada pela FDA para utilização nos Estados Unidos. Embora tais cateteres estejam sendo comercializados por suas propriedades antimicrobianas, não há estudos publicados que corroborem o seu efeito clínico.

■ Balonetes de prata

A prata iônica vem sendo utilizada em balonetes de colágeno subcutâneo acoplados aos CVC.[54] Esse metal ionizado fornece atividade antimicrobiana e o balonete oferece uma barreira mecânica à migração de microrganismos, ao longo da superfície externa do cateter. Em estudos de cateteres que permaneceram inseridos por mais de 20 dias, o balonete falhou ao reduzir a incidência de ICSRC.[55,56] Dois outros estudos com cateteres de curto prazo não conseguiram demonstrar a eficácia devido ao número mínimo de ICSRCs observadas.[54,57]

Tratamento

Recomendações para terapia empírica de ICSRC

- Vancomicina é recomendada como terapia empírica inicial em locais em que a prevalência *de S. aureus* resistente à meticilina (MRSA) é alta (A-II). Em instituições nas quais a maioria dos isolados de MRSA apresentam valores de concentração inibitória mínima (MIC) para a vancomicina > 2 µg/mL, agentes alternativos, como a daptomicina, devem ser utilizados (A-II).
- Linezolida não deve ser utilizada como terapia empírica (isto é, para pacientes com suspeita de ICSRC, mas ainda sem confirmação) (A-I).
- Cobertura empírica para bacilos Gram-negativo deve ser feita com base nos dados locais de suscetibilidade antimicrobiana e gravidade da doença (p. ex.: cefalosporina de quarta geração, carbapenêmico ou ß-lactâmico/inibidor de ß-lactamase, com ou sem aminoglicosídeo) (A-II).
- Terapia combinada empírica com cobertura para bacilos Gram-negativo multirresistentes, como

Pseudomonas aeruginosa, deve ser usada quando ICSRC é suspeitada em pacientes com neutropenia febril, gravemente doentes com sepse ou em pacientes que são sabidamente colonizados por esses patógenos, até que a cultura e suscetibilidade estejam disponíveis e o regime de descalonamento possa ser feito (A-II).

- Além da cobertura para patógenos Gram-positivo, terapia empírica para ICSRC envolvendo cateteres femorais em pacientes críticos deve incluir cobertura para bacilos Gram-negativo e *Candida* spp. (A-II).
- Para o tratamento empírico de candidemia relacionada a cateter, utilizar uma equinocandina ou, em pacientes selecionados, fluconazol (A-II).

Recomendações IDSA para tratamento de ICSRC – terapia direcionada ao patógeno (Quadro 104.1)

Staphylococcus coagulase-negativo

- **Infecções não complicadas:** antibiótico por cinco a sete dias, se cateter for removido ou 10 a 14 dias, se não for removido (A-II).
  - Sensível a meticilina: oxacilina 2 g 4/4 horas. Opções: cefalosporina de primeira geração, vancomicina, SMX-TMP (se suscetível).
  - Resistente à meticilina: vancomicina 15 mg/kg 12/12 horas. Opções: daptomicina 6 mg/kg/dia, linezolida ou quinupristina/dalfopristina (cepas resistentes à linezolida têm sido relatadas).

Staphylococcus aureus

- Remover cateter e tratar por quatro a seis semanas, podendo ser mais curto em pacientes imunocompetentes, sem próteses e sem endocardite.
  - Sensível a meticilina: oxacilina 2 g 4/4 horas. Opções: cefalosporina de primeira geração, vancomicina 15 mg/kg 12/12 horas.
  - Resistente à meticilina: vancomicina 15 mg/kg 12/12 horas. Opções: daptomicina 6 a 8 mg/kg/dia, linezolida ou vancomicina associada a rifampicina ou gentamicina ou SMX-TMP sozinha.

Enterococcus

- Remover cateter e tratar por 7-14 dias.
  - Sensível a ampicilina: ampicilina 2 g 4/4 horas ou 6/6 horas, ou ampicilina + gentamicina 1 mg/kg 8/8 horas. Opções: vancomicina.
  - Resistente à ampicilina e sensível à vancomicina: vancomicina 15 mg/kg 12/12 horas ± gentamicina 1 mg/kg 8/8 horas. Opções: daptomicina 6 mg/kg/dia ou linezolida.

Quadro 104.1. Critérios epidemiológicos para definição para notificação de IPCS	
Critério 1	Paciente acima de 28 dias com agente patogênico identificado em uma ou mais hemoculturas E O microrganismo identificado não está relacionado a outro foco infeccioso*
Critério 2	Paciente > 1 ano apresenta pelo menos um dos seguintes sinais ou sintomas: • Febre (> 38°C) • Calafrios • Hipotensão (pressão sistólica ≤ 90 mmHg) E Duas ou mais hemoculturas, coletadas em momentos distintos no mesmo dia ou no máximo no dia seguinte**, positivas para agentes contaminantes de pele: *Corynebacterium* spp. (exclui *C. diphtheriae*), *Bacillus* spp. (exclui *B. anthracis*), *Propionibacterium* spp., *Staphylococcus* coagulase negativa, *Streptococcus* do grupo viridans, *Aerococcus* spp. e *Micrococcus* spp. E O microrganismo identificado não está relacionado a outro foco infeccioso.
Critério 3	Crianças > 28 dias e ≤ 1ano apresenta pelo menos um dos seguintes sinais ou sintomas: • Febre (> 38°C) • Hipotermia • Apneia • Bradicardia E Duas ou mais hemoculturas, coletadas em momentos distintos no mesmo dia ou no máximo no dia seguinte**, positivas para agentes contaminantes de pele: *Corynebacterium* spp. (exclui *C. diphtheriae*), *Bacillus* spp. (exclui *B. anthracis*), *Propionibacterium* spp., *Staphylococcus* coagulase negativa, *Streptococcus* do grupo viridans, *Aerococcus* spp. e *Micrococcus* spp. E O microrganismo identificado não está relacionado a outro foco infeccioso

*Outro foco infeccioso se aplica quando o paciente tem critério epidemiológico para outro tipo de infecção E a cultura do sítio específico + hemocultura possui pelo menos um agente em comum, OU a hemocultura positiva é um elemento que define o sítio específico e é coletada dentro do período de janela para a data da infecção.

**Nos critérios 2 e 3, a frase "duas ou mais hemoculturas coletadas em momentos distintos" significa que as amostras de sangue de pelo menos duas coletas separadas foram obtidas no mesmo dia ou no dia seguinte OU que foram coletadas de forma a sugerir que houve dois preparos diferentes do sítio de coleta. Desta forma, reduz-se o risco de contaminações de coleta ser consideradas IPCS. Por exemplo, duas coletas de sangue de diferentes sítios (diferentes punções venosas, a combinação de uma punção venosa e coleta de um lúmen do cateter central, ou coleta de dois lumens diferentes de um mesmo cateter central) ou de um mesmo sítio em diferentes horários foram preparadas de forma separadas.

Fonte: Desenvolvido pela autoria.

- Resistente à ampicilina e resistente à vancomicina: daptomicina 6 mg/kg ou linezolida 600 mg 12/12 horas. Opções: quinupristina/dalfopristina.

- *Bacilos* gram-negativo
  - *E. coli e Klebsiella ESBL-negativa*: cefalosporina de terceira geração.
  - *E. coli e Klebsiella ESBL-positiva*: carbapenêmicos.
  - *Enterobacter/Serratia:* carbapenêmicos.
  - *Acinetobacter* spp.: ampicilina/sulbactam ou carbapenêmicos.
  - *Stenotrophomonas maltophilia*: SMX-TMP.
  - *Pseudomonas aeruginosa:* cefalosporina de quarta geração ou carbapenêmico ou piperacilina/tazobactam com ou sem aminoglicosídeo.
  - *Burkholderia cepacia*: SMX-TMP ou carbapenêmico.

- Fungos
  - **Infecções por fungos sensíveis:** equinocandina ou azólicos.
    - Caspofungina: 70 mg inicial após 50 mg/dia.
    - Micafungina: 100 mg/dia.
    - Anidulafungina: 200 mg inicial após 100 mg/dia.
    - Fluconazol: 400–600 mg/dia.
  - **Opções:** anfotericina lipossomal.

Referências bibliográficas

1. Costa MM. Efeitos de um ciclo de melhoria da qualidade nacional aplicado à estruturação das ações de prevenção das infecções relacionadas à assistência à saúde em hospitais brasileiros. 2016. 125 f. Dissertação (Mestrado) - Curso de Mestrado Profissional Gestão da Qualidade em Serviços da Saúde, Centro de Ciências da Saúde, Universidade Federal do Rio Grande do Norte, Natal (RN), 2016.
2. Maki DG, Mermel LA. Infections due to infusion therapy. In: Bennett JV, Brachman S, eds. Hospital infections. Philidelphia, PA: Lippincott-Raven, 1998. p. 689-724.
3. Mermel LA. Prevention of intravascular catheter-related infections.Ann Intern Med. 2000;132:391-402.
4. Maki DG, Kluger DM, Crnich CJ. The risk of bloodstream infection in adults with different intravascular devices: a systematic review of 200 published prospective studies. Mayo Clin Proc. 2006;81:1159-71.
5. O'Grady NP, Alexander M, Dellinger EP, et al. Guidelines for the prevention of intravascular catheter-related infections. Centers for Disease Control and Prevention. MMWRRecomm Rep. 2002;51:1-29.
6. Safdar N, Mermel LA, Maki DG. The epidemiology of catheter-related infection in the critically ill. In: O'Grady N, Pittet D, eds. Catheterrelated infections in the critically ill. New York, NY: Kluwer; 2004. p. 1-23.
7. Mangini C, Cais DP, Silva E, Grinbaun R, Santos RMR, Fonseca SNS et al. Corrente Sanguínea Critérios Nacionais de Infecções Relacionadas à Assistência à Saúde,Unidade de Investigação e Prevenção das Infecções e dos Efeitos Adversos - UIPEA - ANVISA; 2009.
8. Raad I, Hanna H, Maki D. Intravascular catheter-related infections: advances in diagnosis, prevention, and management Lancet Infect Dis. 2007;7:645-57.
9. Rippe JM. Irwin and Rippe's Intensive Care Medicine. 6th ed. LWW; 2008. p. 908-912.
10. Sheth NK, Franson TR, Rose HD, Buckmire FL, Cooper JA, Sohnle PG. Colonization of bacteria on polyvinyl chloride and Teflon intravascular catheters in hospitalized patients. J Clin Microbiol. 1983;18:1061-3.
11. Locci R, Peters G, Pulverer G. Microbial colonization of prosthetic devices. I. Microtopographical characteristics of intravenous catheters as detected by scanning electron microscopy. Zentralbl Bakteriol Mikrobiol Hyg [B]. 1981;173:285-92.
12. Nachnani GH, Lessin LS, Motomiya T, Jensen WN, Bodey GP. Scanning electron microscopy of thrombogenesis on vascular catheter surfaces. N Engl J Med. 1972;286:139-40.
13. Stillman RM, Soliman F, Garcia L, Sawyer PN. Etiology of catheter-associated sepsis. Correlation with thrombogenicity. Arch Surg. 1977;112:1497-9.33.
14. Sanders RA, Sheldon GF. Septic complications of total parenteral nutrition: a five year experience.Am J Surg. 1976;132:214-20.
15. Murphy LM, Lipman TO. Central venous catheter care in parenteral nutrition: a review. Parenter Enteral Nutr. 1987;11:190-201.
16. Eggimann P, Harbarth S, Constantin MN, Touveneau S, Chevrolet JC, Pittet D. Impact of a prevention strategy targeted at vascular -access care on incidence of infections acquired in intensive care. Lancet. 2000;355:1864-8.
17. Armstrong CW, Mayhall CG, Miller KB, Newsome HH Jr, Sugerman HJ, Dalton HP, et al. Prospective study of catheter replacement and other risk factors for infection of hyperalimentation catheters. J Infect Dis. 1986;154:808-16.
18. Nehme AE. Nutritional support of the hospitalized patient: the team concept. JAMA. 1980;243:1906-8.
19. Soifer NE, Borzak S, Edlin BR, Weinstein RA. Prevention of peripheral venous catheter complications with an intravenous therapy team: a randomized controlled trial. Arch Intern Med.1998;158:473-7.
20. Tomford JW, Hershey CO. The IV therapy team: impact on patient care and costs of hospitalization. NITA. 1985;8:387-9.48.
21. Bansmer G, Keith D, Tesluk H. Complications following use of indwelling catheters of inferior vena cava. JAMA. 1958;167:1606-11.
22. Crane C. Venous interruption of septic thrombophlebitis. N Engl J Med. 1960;262:947-51.
23. Indar R. The dangers of indwelling polyethelene cannulae in deep veins. Lancet. 1959;1:284-6.
24. Maki DG, Mermel LA. Infections due to infusion therapy. In: Bennett JV, Brachman PS, eds. Hospital Infections. 4th ed. Philadelphia: Lippencott-Raven; 1998:689-724.
25. Heard SO, Wagle M, Vijayakumar E, McLean S, Brueggemann A, Napolitano LM, et al. Influence of triple-lumen central venous catheters coated with chlorhexidine and silver sulfadiazine on the incidence of catheter-related bacteremia. Arch.Intern Med 1998;158:81-7.
26. Richet H, Hubert B, Nitemberg G, Andremont A, Buu-Hoi A, Ourbak P, et al. Prospective multicenter study of vascular-catheter-relatedcomplications and risk factors for positive central-catheter cultures in intensive care unit patients. J.Clin Microbiol. 1990;28:2520-5.
27. Goetz AM, Wagener MM, Miller JM, Muder RR. Risk of infection due to central venous catheters:effect of site of placement and catheter type. Infect Control Hosp Epidemiol. 1998;19:842-5.
28. Joynt GM, Kew J, Gomersall CD, Leung VY, Liu EK. Deep venous thrombosis caused by femoral venous catheters in critically ill adult patients. Chest. 2000;117:178-83.
29. Mian NZ, Bayly R, Schreck DM, Besserman EB, Richmand D. Incidence of deep venous thrombosis associated with femoral venous catheterization. Acad Emerg Med. 1997;4:1118-21.
30. Durbec O, Viviand X, Potie F, Vialet R, Albanese J, Martin C. A prospective evaluation of the use of femoral venous catheters in critically ill adults. Crit Care Med. 1997;25:1986-9.
31. Trottier SJ, Veremakis C, O'Brien J, Auer AI. Femoral deep vein thrombosis associated with central venous catheterization: re-

sults from a prospective, randomized trial. Crit Care Med. 1995;23:52-9.
32. Merrer J, De Jonghe B, Golliot F, Lefrant JY, Raffy B, Barre E, et al. Complications of femoral and subclavian venous catheterization in critically ill patients: a randomized controlled trial. JAMA. 2001;286:700-7.
33. Venkataraman ST, Thompson AE, Orr RA. Femoral vascular catheterization in critically ill infants and children. Clin Pediatr. 1997;36:311-9.
34. Stenzel JP, Green TP, Fuhrman BP, Carlson PE, Marchessault RP. Percutaneous femoral venous catheterizations: a prospective study of complications. J Pediatr. 1989;114:411-5.
35. Goldstein AM, Weber JM, Sheridan RL. Femoral venous access is safe in burned children: an analysis of 224 catheters. J Pediatr. 1997;130:442-6.
36. Randolph AG, Cook DJ, Gonzales CA, Pribble CG. Ultrasound guidance for placement of central venous catheters: a meta-analysis of the literature. Crit Care Med. 1996;24:2053-8.
37. Maki DG, Ringer M. Evaluation of dressing regimens for prevention of infection with peripheral intravenous catheters: gauze, a transparent polyurethane dressing, and an iodophor –transparent dressing. JAMA. 1987;258:2396--403.
38. Maki DG, Ringer M. Risk factors for infusion -related phlebitis with small peripheral venous catheters: a randomized controlled trial. Ann Intern Med. 1991;114:845-54.
39. Band JD, Maki DG. Steel needles used for intravenous therapy: morbidity in patients with hematologic malignancy. Arch Intern Med. 1980;140:31-4.
40. Tully JL, Friedland GH, Baldini LM, Goldmann DA. Complications of intravenous therapy with steel needles and Teflon ® catheters: a comparative study. Am J Med. 1981;70:702-6.
41. Pittet D, Hugonnet S, Harbath S, et al. Effectiveness of a hospital-wide programme to improve compliance with hand hygiene. Lancet. 2000;356:1307-9.
42. Larson EL, Rackoff WR, Weiman M, et al. APIC guideline for handwashing and hand antisepsis in health care settings. Am J Infect Control. 1995;23:251-69.
43. Raad II, Hohn DC, Gilbreath BJ, et al. Prevention of central venous catheter -related infections by using maximal sterile barrier precautions during insertion. Infect Control Hosp Epidemiol. 1994;15:231-8.
44. Clemence MA, Walker D, Farr BM. Central venous catheter practices: results of a survey. Am J.Infect Control. 1995;23:5-12.
45. Maki DG, Ringer M, Alvarado CJ. Prospective randomised trial of povidone-iodine, alcohol, and chlorhexidine for prevention of infection associated with central venous and arterial catheters. Lancet. 1991;338:339-43.
46. Humar A, Ostromecki A, Direnfeld J, Marshall JC, Lazar N, Houston PC, et al. Prospective randomized trial of 10% povidone-iodine versus 0.5% tincture of chlorhexidine as cutaneous antisepsis for prevention of central venous catheter infection. Clin Infect Dis. 2000;31:1001-7.
47. Garland JS, Buck RK, Maloney P, Durkin DM, Toth-Lloyd S, Duffy M, et al. Comparison of 10% povidone-iodine and 0.5% chlorhexidine gluconate for the prevention of peripheral intravenous catheter colonization in neonates: a prospective trial. Pediatr Infect Dis. J 1995;14:510-6.
48. Hoffmann KK, Weber DJ, Samsa GP, Rutala WA. Transparent polyurethane film as an intravenous catheter dressing: a meta--analysis of the infection risks. JAMA. 1992;267:2072-6.
49. Maki DG, Mermel LA, Klugar D, et al. The efficacy of a chlorhexidine impregnated sponge (Biopatch) for the prevention of intravascular catheter-related infection- a prospective randomized controlled multicenter study [Abstract]. Presented at the Interscience Conference on Antimicrobial Agents and Chemotherapy. Toronto, Ontario, Canada: American Society for Microbiology, 2000.
50. Yamamoto AJ, Solomon JA, Soulen MC, Tang J, Parkinson K, Lin R, et al. Sutureless securement device reduces complications of peripherally inserted central venous catheters. J Vasc Interv Radiol. 2002 Jan;13(1):77-81.
51. Raad I, Darouiche R, Dupuis J, Abi-Said D, Gabrielli A, Hachem R, et al. Central venous catheters coated with minocycline and rifampin for the prevention of catheter-related colonization and bloodstream infections: a randomized, doubleblind trial. The Texas Medical Center Catheter Study Group. Ann Intern Med. 1997;127:267-74.
52. Maki DG, Stolz SM, Wheeler S, Mermel LA. Prevention of central venous catheter-related bloodstream infection by use of an antiseptic-impregnated catheter: a randomized, controlled trial. Ann Intern Med. 1997;127:257-66.
53. Darouiche RO, Raad II, Heard SO, et al. A comparison of two antimicrobial -impregnated central venous catheters. Catheter Study Group. N Engl J Med. 1999;340:1-8.
54. Institute of Medicine. To err is human: building a safer health system. Washington, DC: National Academy Press; 2000.
55. Maki DG, Cobb L, Garman JK, Shapiro JM, Ringer M, Helgerson RB. An attachable silver impregnated cuff for prevention of infection with central venous catheters: a prospective randomized multicenter trial. Am J Med; 1988;85:307-55.
56. Groeger JS, Lucas AB, Coit D, LaQuaglia M, Brown AE, Turnbull A, Exelby P. A prospective, randomized evaluation of the effect of silver impregnated subcutaneous cuffs for preventing tunneled chronic venous access catheter infections in cancer patients. Ann Surg. 1993 Aug;218(2):206-10.
57. McKee R, Dunsmuir R, Whitby M, Garden OJ. Does antibiotic prophylaxis at the time of catheter insertion reduce the incidence of catheter--related sepsis in intravenous nutrition? J Hosp Infect. 1985;6:419-25.
58. Agência Nacional de Vigilância Sanitária – Anvisa. Boletim de Segurança do Paciente e Qualidade em Serviços de Saúde nº 14: Avaliação dos indicadores nacionais das Infecções Relacionadas à Assistência à Saúde (IRAS) e Resistência microbiana do ano de 2015. Brasília, Anvisa. 2015. http://www.anvisa.gov.br
59. 59. Agência Nacional de Vigilância Sanitária – Anvisa. Critérios Diagnósticos de Infecção Relacionada à Assistência à Saúde. Caderno 2. Brasília, Anvisa. 2017. http://www.anvisa.gov.br
60. Agência Nacional de Vigilância Sanitária – Anvisa. Medidas de Prevenção de Infecção Relacionada à Assistência à Saúde. Caderno 4. Brasília, Anvisa. 2017. http://www.anvisa.gov.br
61. Fridkin SK, Pear SM, Williamson TH, Galgiani JN, Jarvis WR. The role of understaffing in central venous catheter-associated bloodstream infections. Infect Control Hosp Epidemiol. 1996;17:150-8.
62. Rusho WJ, Bair JN. Effect of filtration on complications of postoperative intravenous therapy. Am J Hosp Pharm. 1979;36:1355-6.
63. Dahlberg PJ, Agger WA, Singer JR, et al. Subclavian hemodialysis catheter infections: a prospective, randomized trial of an attachable silver-impregnated cuff for prevention of catheter related infections. Infect Control Hosp Epidemiol 1995;16:506-11.
64. Bonawitz SC, Hammell EJ, Kirkpatrick JR. Prevention of central venous catheter sepsis: a prospective randomized trial. Am Surg. 1991;57:618-23.

capítulo | 105

Pneumonia Grave da Comunidade

João Gonçalves Pereira | Fernanda Paula Santos | Filipe Froes

Introdução

De acordo com a Organização Mundial da Saúde (OMS), as infecções respiratórias do aparelho respiratório inferior, incluindo a pneumonia adquirida na comunidade (PAC), são a quarta causa de morte a nível mundial, primeira nos países com rendimentos mais baixos. Nos países desenvolvidos, a PAC é a primeira causa de morte por doenças infecciosas e nos Estados Unidos da América, em 2014, foi a 8ª causa de morte a nível global.[1]

A constatação de que a taxa de mortalidade associada à PAC é mais do dobro nos países com baixos rendimentos quando comparada com países de rendimento elevado,[2] permite perceber que há estratégias de terapêutica e de prevenção que podem ajudar a diminuir a morbimortalidade associada à PAC.

De fato, apesar das medidas de prevenção, em particular a vacinação, e dos avanços importantes nos métodos de diagnóstico e de terapêutica antibiótica, a PAC continua a ter uma taxa de mortalidade e morbidade elevada e está associada a custos elevados para os sistemas de saúde.

A PAC pode apresentar um espectro muito amplo de gravidade, variando entre formas ligeiras, sem compromisso respiratório e com tratamento preferencial em ambulatório, até formas muito graves, associadas a falência respiratória e/ou falência múltipla de órgãos. A sépsis ocorre de forma precoce em mais de 30% dos casos de PAC,[3] estando associada a compromisso de diferentes órgãos e a mortalidade elevada.

A PAC tem uma incidência anual de 5 a 11 casos por 1 mil adultos.[4] Pode ser definida como a inflamação aguda do parênquima pulmonar de origem infecciosa, adquirida em ambulatório. O número de doentes admitidos parece estar aumentando nos últimos anos, tendo registado, em Portugal, um aumento de 28,2% entre os quinquênios de 2000-2004 e 2005-2009.[4]

Etiologia

Embora mais de 100 microrganismos possam causar PAC, um número pequeno e restrito é responsável pela maioria dos casos. O agente etiológico é identificado em apenas 40% a 60% dos doentes com PAC, dependo do tipo de metodologia usada. Nos últimos anos a introdução de técnicas moleculares tem permitido a identificação de organismos menos identificados, nomeadamente vírus, tanto em etiologia monomicrobiana quando em polimicrobiana. Apesar do aumento da identificação de vírus, o seu papel como colonizadores, agentes predisponentes de pneumonias bacterianas secundárias ou agentes primários da pneumonia não está totalmente estabelecido, em particular para os vírus não *influenza*.[5]

Não existe ainda assim um único teste capaz de identificar todos os potenciais patógenos, e todos os exames apresentam limitações. Múltiplos estudos prospectivos apontam o *Streptococcus pneumoniae* como o patógeno mais frequente, variando de 30% a 75% dos agentes identificados, conforme as séries tanto na comunidade quanto em internação hospitalar.[6] A incidência de outros agentes microbiológicos varia consoante a gravidade clínica. Em ambulatório predominam microrganismos "atípicos", tais como *Chlamydophila pneumoniae* e *Mycoplasma pneumoniae*. Em internação destacam-se também o *Haemophilus influenzae* e as bactérias do gênero *Legionella*. Admite-se que os microrganismos atípicos possam ser responsáveis por 15% a 35% das pneumonias, mas (com a exceção da *Legionella* spp.) raramente são causa de infecção que justifique admissão em cuidados intensivos.[6]

O número de infecções graves com etiologia polimicrobiana pode variar entre 10% e 20%. Entre estes destacam-se a coinfecção viral, que pode estar presente em cerca de 40% dos doentes com etiologia polimicrobiana.[7] Esta é particularmente prevalente em doentes com doença respiratória crônica, os quais estão muitas vezes colonizados por microrganismos virulentos. A infecção polimicrobiana aumenta o risco de terapêutica antibiótica inapropriada, a qual, por sua vez, aumenta o risco de mortalidade.[7]

Desta forma, na presença de fatores de risco para PAC grave causada por organismos resistentes (como sejam doentes institucionalizados), ou com risco de infecções polimicrobianas, uma estratégia invasiva para identificação precoce da etiologia poderá estar associada a melhoria do prognóstico.[8]

Algumas situações estão associadas a uma maior predisposição para determinados agentes infecciosos (**Quadro 105.1**).[9-11]

Quadro 105.1. Prevalência de microrganismos em condições particulares[9-11]

Condições particulares	Microrganismos
• Idade ≥ 65 anos	*Streptococcus pneumoniae*
• Lar/casa de repouso	*S. pneumoniae*, bacilos entéricos Gram-negativo, *H. influenzae*, *S. aureus*, anaeróbios e *C. pneumoniae*
• Comorbilidades (doença cardiovascular ou neurológica, diabetes *mellitus*, neoplasia, insuficiência renal ou hepática crônica, infecção viral recente)	*S. pneumoniae*, *Staphylococcus aureus*, *Haemophilus influenzae*, bacilos entéricos Gram-negativo
• Fumador/DPOC	*S. pneumoniae*, *Haemophilus influenzae*, *Moraxella catarrhalis*, *Legionella* species
• Doença estrutural pulmonar (bronquiectasias, fibrose cística)	*Pseudomonas aeruginosa*, *Burkholderia cepacia*, *S. aureus*
• Alcoolismo	*Streptococcus pneumoniae*, bacilos Gram-negativo e anaeróbios
• Gripe na comunidade	Vírus *influenza*, *Streptococcus pneumoniae*, *Staphylococcus aureus*, *Haemophilus influenzae* e *Streptococcus pyogenes*
• Aspiração	Anaeróbios, bacilos Gram-negativo, *S. Aureus*
• Toxicofilia EV	*Staphylococcus* spp., anaeróbios, *M. Tuberculosis*
• Tratamento recente com penicilina ou outros antibióticos	*S. pneumoniae* (estirpes penicilino-resistentes em algumas zonas) e outros microrganismos resistentes
• Internação hospitalar no ano prévio	*S. pneumoniae* (estirpes penicilino-resistentes em algumas zonas)
• Internação hospitalar nas 2-4 semanas anteriores	Bacilos entéricos Gram-negativo
• Esplenectomia	*Streptococcus pneumoniae* e outros streptococci, *Haemophilus influenzae*
• Exposição a pássaros	*Chlamydia psittaci*
• Exposição a gado ou gatas grávidas	*Coxiella burnetti*

DPOC: doença pulmonar obstrutiva crônica.
Fonte: Desenvolvido pela autoria.

A resistência das bactérias mais frequentes aos antimicrobianos é motivo de preocupação, em particular a resistência do *Streptococcus pneumoniae à penicilina, a produção de* beta-lactamases pelo *Haemophilus* spp. a resistência aos macrólidos dos mesmos agentes (10%-15% em Portugal) e o aparecimento de beta-lactamases de largo espectro (ESBL) nos bacilos entéricos Gram-negativo.

Pela sua influência prognóstica, sintetizam-se os principais fatores modificadores[12] associados a um risco acrescido de infecção por *Streptococcus pneumoniae* resistentes a antibióticos, nomeadamente à penicilina, bacilos entéricos Gram-negativo e *Pseudomonas aeruginosa (***Quadro 105.2***).*[10,13]

Quadro 105.2. Fatores modificadores que aumentam o risco de infecção por microrganismos específicos[10,13]

Pneumococos resistente	Bacilos entéricos Gram-negativo	*Pseudomonas aeruginosa*
• Idade > 65 anos • Terapêutica com beta-lactâmicos nos três meses anteriores • Alcoolismo • Doença imunossupressora (incluindo corticoterapia) • Comorbilidades médicas múltiplas • Contato com crianças em escola/creche	• Residência em lar/casa de repouso • Doença cardíaca ou pulmonar associada • Comorbilidades médicas múltiplas • Antibioticoterapia recente (< 3 meses)	• Doença estrutural pulmonar (bronquiectasias) • Corticoterapia (>10 mg prednisolona/dia ou equivalente) • Antibioterapia de largo espectro > 7 dias no mês anterior • Malnutrição • DPOC grave

DPOC: doença pulmonar obstrutiva crônica.
Fonte: Desenvolvido pela autoria.

A pneumonia por bactérias do gênero *Legionella*, é uma doença de declaração obrigatória em Portugal.

Avaliação inicial

A pneumonia da comunidade tem um diagnóstico clínico de elevada probabilidade na presença de:[14]

- Conjunto de sintomas e sinais de doença aguda do trato respiratório inferior, que se inclua a tosse e pelo menos mais um dos seguintes: toracalgia, dispneia ou taquipneia; associada a pelo menos uma das seguintes manifestações sistêmicas: febre (> 38°C), sudorese, arrepios ou mialgias.
- Alterações focais identificadas, *de novo*, no exame objetivo do tórax.
- Inexistência de outra causa para a doença, sendo por isso encarada como PAC e tratada com antibióticos.

Este diagnóstico clínico poderá ser confirmado por alterações na radiografia do tórax, que não sejam motivadas por outras causas. Esta situação deve ser distinguida da descompensação da insuficiência cardíaca, exacerbação de doença pulmonar obstrutiva crônica (DPOC) ou asma, entre outras, cuja etiologia e terapêutica são diferentes.

Salienta-se, que os idosos com PAC, se apresentam frequentemente sem febre e com sintomas e sinais inespecíficos, nomeadamente confusão, alterações do equilíbrio, dores abdominais, incontinência urinária e, sobretudo, descompensação de comorbilidade prévia associada. Estados confusionais *de novo* ou agudizados não são incomuns. Em relação à avaliação respiratória, a taquipneia é o sinal mais frequente.[15]

A adição de biomarcadores ao diagnóstico clínico de PAC, nomeadamente (proteína C reativa (PCR) e a procalcitonina (PCT), podem aumentar a fiabilidade diagnóstica,[16] embora não pareçam conseguir distinguir entre etiologia bacteriana e viral. Numa coorte de 108 doentes com PAC a PCT foi o biomarcador que melhor conseguiu prever a bacteriemia por *Streptococcus pneumoniae* (AUC ROC 0,79, para um *cutoff* de 17 ng/mL, valor preditivo positivo 30% mas valor preditivo negativo de 97%),[17] melhor que a PCR, o peptídeo natriurético tipo B (BNP), o lactato, mas não mostrou valor preditivo para distinguir etiologia não bacteriana, o que permitiria diminuir o consumo de antibióticos.

Um aspecto relevante na avaliação inicial é a utilização de anti-inflamatórios não esteroides ou de paracetamol para o controle/tratamento da febre e de manifestações sistêmicas associadas. Estes são habitualmente usados para o controle de sintomas e melhoria sintomática. No entanto, estes sintomas são respostas fisiológicas, eventualmente bem adaptativas, pelo que a sua supressão pode ter consequências inesperadas. Num estudo de doentes com PAC, verificou-se maior incidência de complicações quando a internação foi precedida de tratamento em ambulatório com anti-inflamatórios não esteroides, nomeadamente complicações pleuropulmonares, incluindo cavitação (37,5% *vs.* 7%; p = 0,0009) e empiema (25% *vs.* 5%, p = 0,014) – (OR 8,1; 95% CI, 2,3-28), bem como bacteriemia, especialmente nos doentes que não receberam terapêutica antibiótica concomitante (69% *vs.* 27%, p = 0,009). Ainda assim, a incidência de falência multiorgânica foi similar nos dois grupos.[18]

O uso de paracetamol em doentes com infecções graves e sépsis também tem sido alvo de reavaliação. De fato, em duas coortes, uma com 29.083 e outra com 103.191 doentes com o diagnóstico de infecção, a presença de febre foi associada à diminuição do risco de mortalidade, com o benefício máximo quando a temperatura de pico situava-se entre 39ºC e 39,4ºC (OR ajustado 0,56; 95% CI 0,48-0,66). Inversamente, em doentes sem infecção, a presença de febre esteve associada ao aumento da mortalidade.[19]

Desta forma, a diminuição artificial da temperatura, por meio do uso de antipiréticos, poderá condicionar o prognóstico. Num estudo retrospectivo de doentes admitidos em unidades de cuidados intensivos (UCIs) e com febre, o uso de paracetamol foi identificado como um fator de risco independente para a mortalidade aos 28 dias em doentes admitidos com sépsis (OR ajustado 2,05; 95% CI 1,19-3,55), mas não em doentes sem infecção.[20] Estes resultados não foram no entanto confirmados num estudo prospectivo que envolveu 700 doentes, sendo a mortalidade aos 90 dias 15,9% no grupo randomizado para receber paracetamol e 16,6% no grupo-placebo (p = 0,84).[21]

São fatores de risco associados ao aumento de morbidade e mortalidade:

- História de comorbidade susceptível de descompensação ou de evolução menos favorável, tal como, alcoolismo crônico, diabetes *mellitus,* esplenectomia, doença neoplásica, cerebrovascular ou respiratória crônica e insuficiência cardíaca, renal ou hepática.
- Suspeita de aspiração.
- Alteração do estado de consciência.
- Temperatura < 35° ou ≥ 40°C.
- Frequência respiratória ≥ 30 ciclos por minuto; uso de músculos respiratórios acessórios.
- Frequência cardíaca ≥ 125/minuto.
- TA sistólica < 90 mmHg ou TA diastólica ≤ 60 mmHg.

Os doentes que não apresentam nenhum destes critérios podem ser tratados de forma segura no domicílio desde que tenham acompanhamento, capacidade para cumprir o curso terapêutico (incluindo capacidade de engolir a terapêutica antibiótica e condições sociais para a adquirir), e possibilidade de recorrer a assistência médica rapidamente em caso de agravamento clínico. Devem realizar radiografia nos primeiros 15-30 dias após o início dos sintomas.

Na avaliação inicial devem constar igualmente exames complementares para facilitar a identificação da PAC, nomeadamente radiografia do tórax (idealmente posteroanterior e perfil), a qual está praticamente sempre alterada, gasometria arterial e/ou oximetria de pulso. Embora sejam conhecidas as limitações da radiografia convencional do tórax na identificação dos doentes com pneumonia,[22] não existe ainda evidência que suporte o uso por rotina da TC tórax ou ecografia torácica para o seu diagnóstico.[5]

Os exames laboratoriais devem incluir avaliação de eventuais disfunções de órgão, incluindo hemograma, testes de coagulação (para identificar coagulação intravascular disseminada), ionograma, glicemia (disfunção metabólica), enzimologia hepática e bilirrubina (disfunção hepática), índices de função renal (que, em conjunto com a avaliação do débito urinário pode indicar disfunção renal) e PCR, a qual facilita a identificação de doentes que não necessitam de terapêutica antibiótica.[23]

Exames microbiológicos

Na pneumonia grave é habitualmente recomendada a realização de exames culturais de forma a identificar o agente e a causa da infecção. Embora seja uma realidade que, em doentes sem fatores de risco para a presença de microrganismos resistentes, incluindo ausência de prevalência de agentes resistentes na comunidade, muito raramente a falência do tratamento antibiótico está associado a inadequação antibiótica.[24] De igual forma, não é clara a relação entre a resistência aos antibióticos, nomeadamente do *Streptococcus pneumoniae* e a resposta à terapêutica antibiótica.[25]

Ainda assim o isolamento do agente infeccioso dá ao clínico uma maior segurança na interpretação do quadro clínico, diminui a necessidade de realização de exames complementares diagnósticos e permite interpretar a evolução clínica de acordo com os dados da farmacologia, até porque a alteração da farmacocinética (e nomeadamente a diminuição das concentrações dos antibióticos relativamente ao expectável) não é incomum.[26] Na ausência do conhecimento da microbiologia torna-se difícil interpretar uma não resposta como secundária (ou não) a falência da terapêutica antibiótica (quer resistência quer dose inadequada.

Devem ser assim colhidas a todos os doentes com PAC grave (que requer internação) duas hemoculturas sucessivas em locais diferentes de colheita, preferencialmente antes do início da antibioticoterapia e independentemente da presença de febre. Deve-se ter atenção aos exames diagnósticos disponíveis na instituição. Habitualmente está recomendada a dose total de 40 cc de sangue colhidos em pelo menos duas punções.[27] Se o sangue for colhido por meio de material preexistente (cateter venoso ou arterial), este fato deve ser considerado na interpretação dos resultados microbiológicos.

O tempo até ao início da incubação também interfere com a taxa de identificação de microrganismos, diminuindo significativamente quando a demora é superior a 12 horas. Finalmente deve ser considerado que o tempo de crescimento de alguns microrganismos mais fastidiosos pode ser superior e que a administração prévia de antibióticos impede o crescimento bacteriano *in vitro*.[27,28] A utilização de técnicas moleculares pode facilitar a identificação mais precoce dos agentes infecciosos o que, particularmente quando há risco aumentado de resistências, pode ser clinicamente muito útil.[28]

O uso de regras de decisão baseados nas características clínicas dos doentes pode ajudar a aumentar a taxa de positividade, reduzindo a colheita de hemoculturas em doentes com baixa probabilidade de bacteriemia (reduzindo em paralelo a taxa de contaminações). Num estudo, foram identificados critérios *major*: temperatura > 39,5°C, cateter vascular colocado; e critérios *minor*: temperatura 38,3°C-39,4°C, idade > 65 anos, calafrios, vômitos, hipotensão (pressão arterial sistólica < 90 mmHg), neutrófilos > 80%, leucócitos > 8.000, bandas > 5%, plaquetas < 150.000 e creatinina > 2,0 mg/dL. A presença de pelo menos um critério *major* ou de dois *minor* aumenta significativamente a probabilidade de ter hemoculturas positivas.[29]

Também o exame bacteriológico da expectoração deve ser guiado pela gravidade clínica e pelos fatores de risco do doente. A dificuldade de obter uma amostra com boa fiabilidade diagnóstica (até porque a flora comensal da orofaringe contém os agentes mais frequentes de PAC) bem como o baixo valor preditivo leva a que estes exames devam ser reservados para doentes mais graves ou com situações específicas.[30] Entre estas contam-se a suspeita de infecções por microrganismos cuja identificação seja diagnóstica (*Mycobacterium tuberculosis*, *Legionella* spp., *Pneumocystis jiroveci)* ou com suspeita de microrganismos menos habituais ou resistentes, como os residentes em lares, idosos, com comorbilidades ou outros fatores de risco,[31] em particular bacilos Gram-negativo.

A utilização de técnicas moleculares (em particular *polymerase chain reaction*) para a identificação dos agentes infeciosos poderá ajudar a valorizar este produto microbiológico. Num estudo de 323 adultos, com PAC confirmada radiologicamente, o uso de *polymerase chain reaction* quantitativa para 26 agentes (incluindo bactérias e vírus respiratórios) permitiu identificar um agente infeccioso em 87% dos doentes (comparado com 39% com culturas convencionais). O *Haemophilus influenzae* (40%) e o *Streptococcus pneumoniae* (36%) foram os achados mais frequentes. Acresce que esta técnica permitiu identificar pelo menos um agente em 77,6% dos doentes já medicados com terapêutica antibiótica e que em 77% dos casos foi possível identificar uma estratégia de descalação.[32]

Na PAC grave, deve ser ainda promovida a pesquisa dos antígenos do *Streptococcus pneumoniae* e, caso este seja negativo, da *Legionella pneumophila* (sero-grupo 1) na urina, de forma a identificar o agente etiológico na PAC grave. Estes não dispensam a realização de hemoculturas, para se obter um antibiograma, quando possível. A presença de bacteriemia, embora possa traduzir maior gravidade clínic,[33] não parece influenciar a duração da terapêutica antibiótica.[34]

Durante a época gripal, na presença de pneumonia grave com hipoxemia e sem agente isolado, poderá ser realizada pesquisa do vírus influenza por *Polymerase Chain Reaction*. Os exames serológicos para bactérias atípicas só devem ser requisitados se englobados em protocolos de investigação.

Na presença de derrame pleural significativo poderá ser realizada toracocentese diagnóstica, embora a probabilidade de se identificar um agente infecioso seja muito baixa. Esta estratégia é também importante para identificar critérios clínicos e laboratoriais de empiema, altura em que deve ser evitado evacuar o derrame, pois é habitualmente necessária a colocação de um dreno torácico de maior calibre.

Estratificação do risco

Independentemente da decisão terapêutica específica, nomeadamente a terapêutica antibiótica, a evolução da pneumonia depende da própria condição do doente e da sua resposta à infecção. Desta depende o próprio prognóstico e a necessidade da terapêutica de suporte.

Para estratificar o risco foram desenvolvidos vários índices (ou escores) de gravidade clínica, que permitem aferir o risco de mortalidade e, logo a alocação de recursos traduzidos no local de tratamento.

O primeiro desses escores a ser introduzido na prática clínica foi o PORT/PSI: *Pneumonia Outcomes Research Team/Pneumonia Severity Index*,[35] o qual foi inicialmente utilizado para identificar uma população com baixo risco de mortalidade, a qual poderia com segurança ser tratada em ambulatório.[35] Tinha como limitação importante a sua complexidade, em particular o número elevado de parâmetros utilizados. Para resolver o problema do excesso de complexidade, foi introduzido pela *British Thoracic Society* um escore mais simples, incluindo apenas 5 variáveis, que passou a ser utilizado de forma regular na prática clínica, o CURB-65.[36]

Ambos estes índices continuam a mostrar boa correlação com a mortalidade em grupos de doentes com PAC. Numa população com 2.039 doentes identificados em vários centros europeus, a mortalidade variou entre 0,0% e 1,9% (classes I e II) para 4,1% e 21,2% (classes IV e V de PORT); e entre 3,9% e 16,5% entre as classes de risco mais baixo e mais alto do CURB-65.[37]

Na impossibilidade de realizar exames laboratoriais (nomeadamente ureia), a utilização de marcadores clínicos (presença de comorbilidades) em conjunto com a determinação da oximetria, pode ajudar a determinar a gravidade da PAC e a necessidade de internação hospitalar.[38]

Mais recentemente foram desenvolvidos dois novos escores: o SMART-COP introduzido na Austrália,[39] e o SCAP[40] com origem em Espanha, incluindo critérios *major* e *minor* de estratificação da gravidade. Estes últimos escores procuraram identificar doentes com PAC grave, que teriam risco elevado de mortalidade e necessitariam de admissão em UCI. No entanto, estes escores mantêm limitações importantes ao nível do doente individual, nomeadamente valorizam aspectos numéricos de dados muito hetorogêneos (como a idade) e são derivados de populações alargadas. A associação de biomarcadores tem sido sugerida como uma estratégia para melhorar a capacidade de estratificação dos escores e aumentar a sua utilidade. No entanto, os mesmos não podem substituir a avaliação e o raciocínio clínico, pelo que a melhor estratégia de estratificação de gravidade continua a ser a experiência médica aplicada à situação clínica.[41]

É importante notar que cerca de 15% dos doentes hospitalizados podem sofrer falência terapêutica, muitas vezes associada a progressão do quadro séptico e independente da adequação da antibioterapia inicial,[42] e que até 6% dos doentes podem ter doença rapidamente progressiva, não identificável facilmente na admissão, e que necessitam de monitorização inicial adequada.[16] O biomarcador que parece mostrar maior capacidade para a identificação precoce destes doentes é a proadrenomedulina,[16] mas a mesma não está disponível por rotina na maioria dos hospitais.

A mortalidade em uma população japonesa de 579 doentes internados por PAC, os quais receberam terapêutica antibiótica inicial adequada, foi de 11%, comparada com 17% nos doentes que receberam terapêutica inapropriada. Nestes doentes que receberam antibióticos adequados foram identificados 5 fatores de risco associados à mortalidade aos 30 dias: concentração de albumina inferior a 30 mg/L, dependência física significativa nas atividades de vida diária, pH inferior a 7,35, frequência respiratória > 30/min e ureia superior a 61 mg/dL. Nesta série a mortalidade variou entre 1% para doentes sem nenhum destes fatores de risco, para 3 fatores de risco e 44% para doentes com a presença dos 5 fatores descritos.[43]

Parece assim recomendável que todos os doentes internados por PAC em enfermaria devem ser sujeitos a reavaliação precoce (com intervalos não superiores a 12 horas), uma vez que o risco de descompensação e evolução para falência respiratória é maior nessas horas. Interessa mais a evolução (se a piorar ou a melhorar) que valores absolutos, nomeadamente de pressão arterial ou de oximetria. Numa série portuguesa, a mortalidade dos doentes estáveis admitidos com sépsis na enfermaria foi similar à mortalidade dos doentes mais instáveis, admitidos diretamente na UCI a partir do Serviço de Urgência.[44] Desta forma, todos os doentes com deterioração nas primeiras 48 horas devem passar para um nível superior de cuidados (intermédios ou intensivos) com capacidade para iniciar ventilação mecânica invasiva, exceto se houver indicação para limitação de cuidados.[45]

A população com PAC e falência multiorgânica tem risco elevado de mortalidade, cerca de 20%,[46] sendo frequentemente admitida em UCI. A identificação dos fatores associados a maior risco de mortalidade e, sobretudo, estratégias que possam contribuir para a sua diminuição são seguramente necessárias.

No estudo CAPUCI,[47] incluindo 212 doentes com PAC grave, admitidos em UCI com etiologia bacteriana documentada (122 *Streptococcus pneumoniae*), apesar da administração de terapêutica antibiótica adequada, a mortalidade foi ainda de 23,4%. Numa análise multivariada, a presença de choque (OR 13,0), lesão renal aguda (OR 4,8) e um escore APACHE II > 24 (OR 2,2) estiveram associados a maior risco de mortalidade.[47] Duas estratégias que pareceram estar associadas a menor mortalidade foram a terapêutica antibiótica combinada com macrólido, a qual, num estudo, mostrou estar associada a diminuição da mortalidade aos 28 dias, mas apenas nos doentes com choque na admissão (*hazard ratio* 1,69; 95% CI, 1,09-2,60), benefício esse que se verificou mesmo quando a monoterapia foi constituída por terapêutica antibiótica adequada.[48]

Terapêutica antibiótica inicial

Embora seja habitualmente recomendado que todos os doentes internados por PAC devem iniciar terapêutica antibiótica nas primeiras horas após o contato com o Serviço de Urgência, a evidência que suporta esse benefício é pobre. Numa metanálise recente, o início precoce de antibióticos na PAC (quer em menos de 4, quer de 6 quer de 8 horas) não se associou de forma clara a diminuição de mortalidade.[49] Ainda assim, o início de terapêutica antibiótica, constituída por betalactâmico mais macrólido ou por fluoroquinolona (monoterapia), nas primeiras quatro a oito horas foi o que se associou a menor mortalidade, ainda que a evidência que sustenta esta estratégia fosse de baixa qualidade.[49]

Existem duas razões que poderão justificar essa ausência de benefício. A primeira está relacionada com a facilidade de diagnóstico. Os doentes que se apresentam em choque séptico ou com dificuldade respiratória, os quais mais facilmente são diagnosticados com PAC, são também os que têm quadro clínico mais grave e, logo, maior risco de mortalidade.

A outra razão associa-se ao erro diagnóstico. Muitos doentes diagnosticados com sépsis na realidade não têm quadros infecciosos. O foco de infecção mais vezes associado a erro é a PAC.[50]

Não sendo assim evidente o benefício de iniciar a terapêutica antibiótica tão rápido como possível, parece prudente realizar uma avaliação cuidada para confirmar a PAC (incluindo biomarcadores), colher os exames microbiológicos necessários e iniciar a terapêutica antibiótica de forma mais ponderada. Ainda assim, essa mesma terapêutica deve ser descontinuada se não for confirmada a PAC.

Na presença de PAC, os maiores determinantes da seleção da terapêutica antibiótica devem ser os fatores epidemiológicos, nomeadamente risco de presença de agentes resistentes, e não a gravidade clínica por si só. Esta deve condicionar o local de tratamento e a terapêutica de suporte.

A seleção da terapêutica antibiótica ótima na PAC é condicionada pela escassez de estudos prospectivos que incluam doentes graves. No entanto há múltiplos estudos retrospectivos que sugerem que a combinação de antibiótico betalactâmico com um macrólido diminui a mortalidade nos doentes com PAC admitidos no hospital, particularmente quando a mesma é causada por *Streptococcus pneumoniae.*[51] Esse benefício não é tão evidente quando esta estratégia antibiótica é comparada com uma fluoroquinolona, ainda que em monoterapia.[49] Num registo de mais de 2 mil doentes internados com PAC o uso de macrólidos foi associado à melhoria dos resultados clínicos: mortalidade hospitalar (OR 0,59; 95% CI 0,40-0,88); mortalidade aos 30 dias (OR 0,61; 95% CI 0,43-0,87), readmissão hospitalar nos primeiros 30 dias após alta (OR 0,59; 95% CI 0,42- 0,85).[52]

Já em uma série multicêntrica de 218 doentes com PAC, com necessidade de ventilação mecânica invasiva, a associação terapêutica incluindo um macrólido associou-se a menor mortalidade na UCI (HR 0,48, 95% CI 0,23-0,97), quando comparado com terapêutica combinada com fluroquinolona. Também uma subanálise do estudo português INFAUCI mostrou resultados similares, diminuição significativa da mortalidade hospitalar (OR 0,17, 95%CI 0,06-0,51) e aos 6 meses (OR 0,21, 95%CI 0,07-0,57).[53] nos doentes com PAC que receberam terapêutica antibiótica combinada com um macrólido. Desta forma, Waterer sugere que, enquanto não houver evidência diferente, nesta altura todos os doentes admitidos no hospital com PAC grave, devem receber terapêutica combinada que inclua um macrólido.[54] Poderão ser exceções os doentes com fatores de risco para resistência, em que a necessidade de incluir *Pseudomonas aeruginosa* no espectro de terapêutica antibiótica poderá levar a optar por betalactâmico mais fluoroquinolona com atividade antipseudomonas. Nestas condições, e se houver suspeita de MRSA, deverá ser associada vancomicina ou linezolida (particularmente na presença de pneumonia com critérios de pneumonia associada aos cuidados de saúde) (**Quadro 105.3**).[12,55,56]

Quadro 105.3. Antibioterapia na PAC e na pneumonia associada a cuidados de saúde[12,56]

Pneumonia da comunidade		
Sem fatores de risco para resistência	*S. pneumoniae* *L. pneumophila*	Ceftriaxone/Cefotaxima/ Amoxici-clavulanato + Macrólido
Com fatores de risco para *Pseudomonas* ou outros microrganismos resistentes	*S. pneumoniae* *L. pneumophila* *P. aeruginosa*	Piperacilina-tazobactam/ carbapenêmico do Grupo 1 + Ciprofloxacina/ Levofloxacina
Suspeita de MRSA		Associar Vancomicina/ linezolida
Pneumonia viral	Se suspeita de gripe e critérios de gravidade: associar oseltamivir	
Pneumonia associado aos cuidados de saúde		
Risco de multirresistência	*P. aeruginosa* *E. coli* *K. pneumoniae* *S. marcescens* MRSA/MSSA	Carbapenêmico do Grupo 1/Piperacilina-tazobactam + Vancomicina/ Linezolide
Sem fatores de risco para multirresistência.	Pneumonia hospitalar precoce (primeiros 5 dias de internação), sem antibioterapia recente ou doença estrutural pulmonar, sem contato frequente com cuidados de saúde	Amoxici-clavulanato/ Ceftriaxone + macrólido/Levofloxacina

Fonte: Desenvolvido pela autoria.

Tem havido alguma controvérsia sobre a melhor estratégia para o tratamento da pneumonia a bactérias do gênero *Legionella*. Quer os macrólidos quer as fluoroquinolona são eficazes. No entanto uma metanálise[57] e uma análise retrospectiva[58] parecem apontar para algum benefício do uso de levofloxacina, embora a baixa mortalidade não permita tirar conclusões definitivas. De salientar que a *Legionella* é um organismo intracelular pelo que a interpretação da farmacocinética destes antibióticos, quando usados neste contexto, tenha de ser interpretada de forma diferente,[59] com consequentes diferenças nas posologias recomendadas.

A terapêutica antibiótica no doente com PAC grave deve ser iniciada por via endovenosa. Tal fato deve-se à necessidade de serem obtidos tão depressa quanto possível os níveis séricos de antibiótico associados à morte bacteriana, ou seja, os níveis farmacocinéticos/farmacodinâmicos ideais. A necessidade de terapêutica endovenosa inicial verifica-se assim quando se trata dum antibiótico bactericida (de forma a promover a rápida morte bacteriana), quando o inóculo é elevado (ou seja, no início da terapêutica)[60] e/ou quando existe dúvidas sobre a competência da via oral. De salientar que as concentrações iniciais dos antibióticos podem ser bastante diferentes (habitualmente inferiores) às das concentrações obtidas em voluntários saudáveis,[26] uma vez que está aumentado o volume de distribuição e o *clearance* dos antibióticos.

Habitualmente, a duração do tratamento antibiótico não deve ultrapassar os sete dias, exceto se houver complicações (abcesso, empiema, cavitação) ou má resposta à terapêutica. Numa metanálise de 15 estudos sobre PAC (gravidade ligeira a moderada) realizados entre 1980 e 2006, os doentes que receberam o máximo de sete dias de antibióticos tiveram resposta clínica (OR 0,89; 95% CI 0,78-1,02), mortalidade (OR 0,81; 95% CI 0,46-1,43) e erradicação microbiológica (OR 1,11; 95% CI 0,76-1,62) similar à dos doentes que receberam tempos mais prolongados de antibioticoterapia,[61] resultados em linha com os encontrados num estudo prospectivo de doentes internados com PAC, randomizados para pararem antibióticos ao 5º dia, de acordo com a resolução sintomática, os quais receberam uma média de cinco [intervalo interquartil 5-6,5] *vs.* 10 [intervalo interquartil 10-11], sendo os resultados clínicos similares nos dois grupos (mortalidade aos 30 dias 2,2% vs. 2,1%).[62]

Terapêutica adjuvante

A base do tratamento da PAC é a terapêutica antibiótica. No entanto a percepção de que a etiologia da PAC pode ser viral, e logo não responder à antibioterapia, em associação com o fato de muitos doentes terem doença grave ou mesmo morrem, apesar da terapêutica antibiótica, levaram a investigar outras estratégias complementares que pudessem contribuir para melhorar o prognóstico.

A fluidoterapia inicial, oxigenoterapia quando necessária, vasopressores para estabilização hemodinâmica e diferentes estratégias de suporte de órgão, estão todas associadas à melhoria do prognóstico do doente séptico, independentemente do foco de infecção.

Outras estratégias têm sido tentadas, que interferem com a própria resposta do hospedeiro. Sabendo que a resposta inflamatória a uma infecção pode ajudar à reparação dos tecidos e à cura clínica, mas que essa mesma resposta, a nível sistémico, pode causar falência múltipla de órgãos,[63] uma estratégia que pudesse reduzir a manifestação sistêmica de inflamação ao mesmo tempo que preservasse a mesma resposta no tecido infectado poderia estar associada à melhoria do prognóstico. Os corticoides poderiam ajudar a controlar a resposta inflamatória sistêmica do hospedeiro, bem como reduzir uma insuficiência suprarrenal relativa associada à sépsis, e assim estar associados a melhoria do prognóstico. No entanto, uma revisão sistemática da sua utilização na pneumonia publicada em 2012 não evidenciou benefício significativo.[64] Mais recentemente uma nova metanálise[65] mostrou benefício da terapêutica corticoide na diminuição da mortalidade (embora com baixa fiabilidade), na necessidade de ventilação mecânica invasiva, na diminuição do tempo até à estabilidade clínica e na demora média hospitalar. Paralelamente, o uso de corticoides aumentou significativamente a incidência de hiperglicemia.[65] De notar que esta estabilidade clínica mais precoce é muitas vezes traduzida na defervescência, efeito direto da terapêutica corticoide.

Num estudo prospectivo, Torres *et al.*[66] randomizaram 110 doentes com PAC para receberem terapêutica corticoide (0,5 mg/kg metilprednisolona, 12/12 horas, durante cinco dias) ou placebo. De salientar que todos os doentes incluídos tinham PCR superior a 15 mg/dL, traduzindo envolvimento sistêmico da infecção. No grupo de doentes que recebeu corticoides houve menos falência terapêutica tardia (13% *vs.* 31%, p = 0,02), um composto de necessidade tardia de ventilação mecânica, progressão para choque séptico ou insuficiência respiratória, progressão radiológica ou morte. A mortalidade hospitalar foi semelhante nos dois grupos (10%] *vs.* 15%; p = 0,37).[66]

Reavaliação

A resposta clínica à terapêutica é habitualmente avaliada de acordo com a normalização progressiva dos parâmetros usados para o próprio diagnóstico da PAC. No entanto a evolução desses mesmos indicadores, nomeadamente febre, radiografia do tórax e leucocitose é lenta e sujeita a vários fatores confundentes. A própria evolução clínica, embora habitualmente fiável, é relativamente tardia na identificação de complicações, como, por exemplo, o abcesso pulmonar ou empiema. Sugerido, assim, a utilização das variações dinâmicas de diferentes biomarcadores para avaliação da evolução do doente com PAC. O *ratio* de concentração da PCR entre os dias cinco e um de evolução foi identificado como descriminativo numa coorte de doentes com PAC admitidos em UCI, tendo tido uma AUC ROC de 0,73 para identificação dos doentes que viriam a falecer.[67] A variação da PCT também tem sido usada para identificar os doentes que podem parar a antibioterapia de forma mais precoce, traduzindo boa evolução,[68,69] sem que essa estratégia esteja associada a agravamento do prognóstico.

As vantagens e limitações destes dois biomarcadores na monitorização do doente com sépsis, incluindo PAC, foram alvo de revisão extensa.[70]

Entre as 72 horas e as 96 horas de evolução, todos os doentes devem ser alvo de reavaliação. Se houver boa evolução deve ser considerada a possibilidade de mudança da terapêutica para oral e/ou eventual descalação (de acordo com os achados microbiológicos, se positivos). A mudança para a via oral deve ser com base na avaliação da resposta clínica, de acordo com os seguintes critérios: apirexia há pelo menos 24 horas (na ausência de anti-piréticos); frequência cardíaca < 100/min; ausência de sinais de dificuldade respiratória evidente ou de necessidade de suporte significativo (tais como ventilação mecânica invasiva ou não invasiva, oxigenoterapia em alto débito); ausência ou pelo menos melhoria de hipoxemia; normal hidratação e pressão arterial (sem necessidade de vasopressores); diminuição da PCR; possibilidade de administração de terapêutica por via oral e ausência de evidência de má absorção intestinal. Uma intervenção conjunta que incluiu a avaliação regular da possibilidade de passar a terapêutica antibiótica a oral e de alta hospitalar associado a deambulação precoce, permitiu reduzir a demora média hospitalar de 6,0 para 3,9 dias ($p < 0{,}001$) e a mediana de terapêutica antibiótica endovenosa (2,0 vs. 4,0; $p < 0{,}001$), sem evidência de efeitos adversos, incluindo readmissões.[71]

Inversamente, se houver evidência de persistência do quadro ou mesmo degradação clínica, o dente deverá ser reavaliado de forma a excluir diagnósticos alternativos à PAC, complicações supurativas ou outras, e reavaliação do diagóstico microbiológico (**Figura 105.1**).

É importante salientar que, no caso de não resposta, o risco de mortalidade pode aumentar até cerca de quatro vezes,[45] pelo que a transferência para nível superior de cuidados e o alargamento do espectro de terapêutica antibiótica deve ser sempre considerado.

Outro aspecto importante a considerar é a taxa de readmissão hospitalar nos primeiros 30 dias após a alta hospitalar, a qual pode ser muito elevada, particularmente em doentes com comorbidades. Numa série de 771 doentes com PAC grave (cerca de 50% com necessidade de admissão em UCI, demora média 11,5 dias), a taxa de readmissão hospitalar foi de 20%. Curiosamente a gravidade clínica da PAC não se correlacionou com a necessidade de reinternação hospitalar, mas sim as características da própria PAC, nomeadamente fatores de risco para PAC associada a cuidados de saúde (OR 7,5 (95% CI 3,6-15,7).72

Um outro aspecto crescentemente reconhecido como estando associado a mau prognóstico, quer a curto quer a longo prazo, é a toxicidade bacteriana sobre o miocárdio. Num modelo animal foi demostrado que o *Streptococccus pneumoniae* pode invadir o coração, causar efeitos citotóxicos diretos e subsequente cicatrização.[73] Foi também evidenciado que essa citotoxicidade parece estar relacionada com a libertação de pneumolisina *in situ*[74] ou outro mecanismo de virulência similar. Em todo o caso, estas alterações agravam quer o prognóstico de curto quer o de longo prazo.

Seguimento

Tem sido progressivamente reconhecido que os doentes internados com PAC têm um risco aumentado de complicações mesmo após a estabilização clínica e a alta hospitalar. As

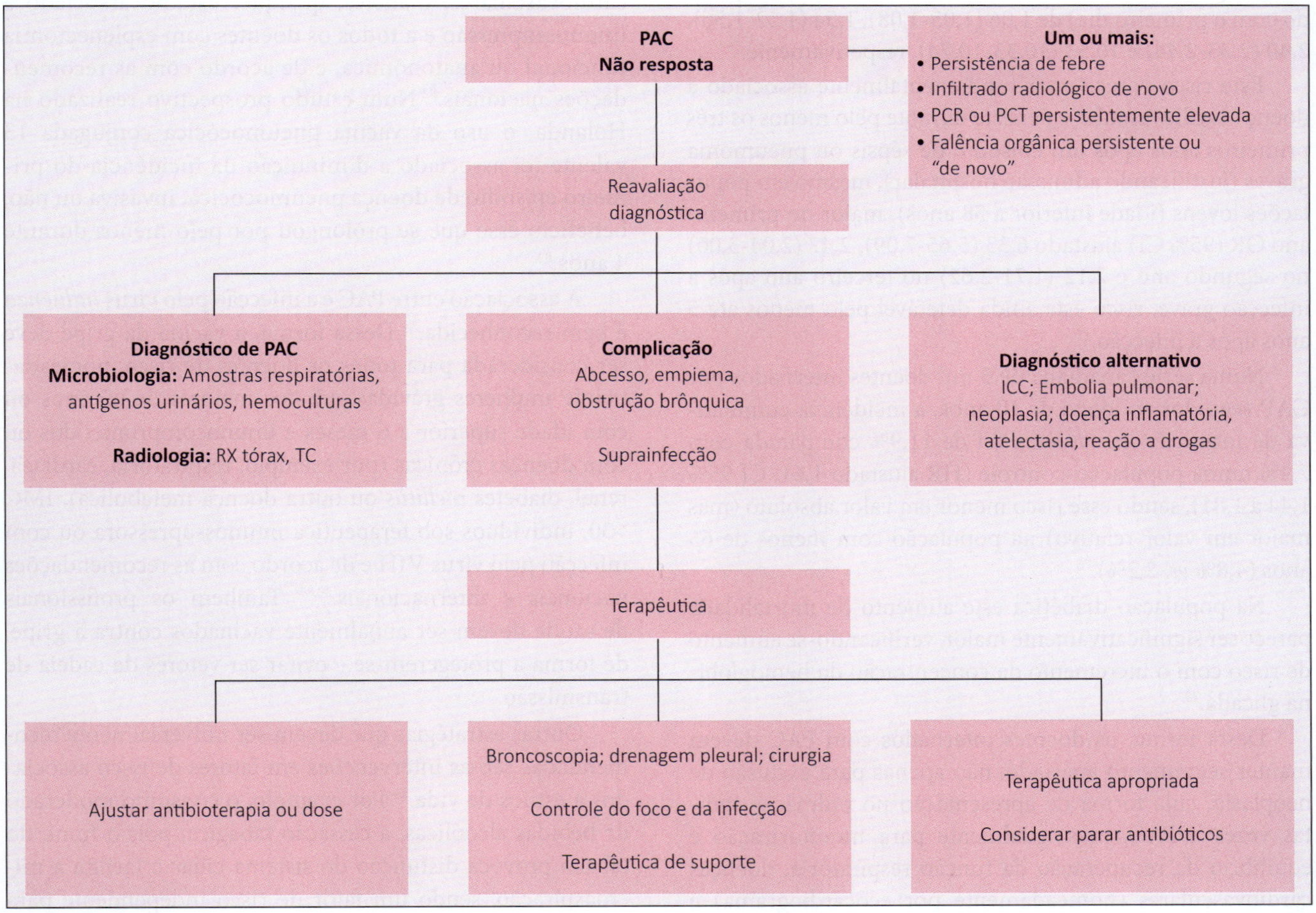

Figura 105.1. Fluxograma de abordagem da pneumonia com má resposta.

ICC: insuficiência cardíaca congestiva; PCR: proteína C reativa; PCT: procalcitonina; TC: tomografia computadorizada.

Fonte: Adaptada de Gonçalves-Pereira J, Conceição C, Póvoa P. Community-acquired pneumonia: identification and evaluation of nonresponders. Ther Adv Infect Dis. 2013;1(1):5-17.

complicações parecem estar relacionados com eventuais efeitos deletérios associados com mediadores pró-inflamatórios que persistem ao longo do tempo, independentemente da resolução do processo infeccioso.[75] Resolução da PAC ainda com mediadores pró-inflamatórios elevados (IL6, IL10) esteve associado com maior mortalidade ao fim de um ano.[75]

Uma forma indireta de olhar para esta questão é a análise do tempo de evolução da pneumonia até à estabilização clínica. É presumível que os doentes com tempo de instabilidade mais prolongado sejam os que têm "carga" inflamatória superior. Aliberti *et al.* identificaram esta associação linear entre o tempo necessário até à estabilidade clínica e a probabilidade de sofrer efeito adverso nos primeiros 30 dias após alta.[76] Um total de 18% dos doentes sofreram um efeito adverso, definido como readmissão hospitalar ou morte, cerca de metade relacionado com a pneumonia e o restante com descompensação de comorbilidades, quer preexistentes quer *de novo*. Quer as complicações associadas à própria pneumonia (16% em doentes com estabilização clínica 3 ou mais dias após a admissão *vs.* 4,6% nos que estabilizaram mais rapidamente; OR, 4,07; 95% CI 2-8,2; $p < 0{,}001$) quer as restantes foram mais comuns nos doentes com estabilização mais tardia, mesmo após ajuste para variáveis clínicas e não clínicas (OR (95% CI) ajustados para os doentes que atingiram estabilidade clínica nos dias 2, 3, 4 e 5 (comparado com o primeiro dia) de 1,06 (1,05-1,08), 1,54 (1,52-1,56), 2,40 (2,35-2,44) e 10,53 (10,33-10,74), respetivamente.[76]

Este risco parece estar fundamentalmente associado a doença cardiovascular e persiste durante pelo menos os três primeiros anos após um episódio de sépsis ou pneumonia graves (justificando admissão hospitalar), mesmo em populações jovens (idade inferior a 58 anos), maior no primeiro ano OR (95% CI) ajustado 6,33 (5,65-7,09), 2,47 (2,04-3,00) no segundo ano e 2,12 (1,71-2,62) no terceiro ano após a infecção grave, risco este ainda detetável pelo menos até 5 anos após a infecção.[77]

Numa série canadiana de 5 mil doentes internados por CAP seguidos ao longo de 10 anos, a incidência cumulativa de insuficiência cardíaca foi de 11,9% comparada com 7,4% numa população-controle (HR ajustado 1,61, CI 95% 1,44 a 1,81), sendo esse risco menor em valor absoluto (mas maior em valor relativo) na população com menos de 65 anos (4,8% *vs.* 2,2%).[78]

Na população diabética este aumento de mortalidade parece ser significativamente maior, verificando-se aumento de risco com o incremento da concentração da hemoglobina glicada.[79]

Desta forma, os doentes internados com PAC devem manter seguimento apertado, não apenas para exclusão de neoplasia, cuja forma de apresentação no pulmão é muitas vezes a PAC, mas igualmente para monitorização e equilíbrio da recuperação da função respiratória, doenças cardiovasculares (nomeadamente por ecocardiograma) e infecções subsequentes.[80] Também a imunodeficiência e, em particular a infecção pelo VIH, deve ser excluída particularmente em doentes com evolução lenta ou resolução tardia.

De qualquer forma são necessários mais estudos, não apenas para identificar quais as subpopulações com risco aumentado mas sobretudo para determinar as medidas que poderão contribuir para a diminuição da morbilidade e mortalidade a longo prazo.

Prevenção

Avanços tecnológicos recentes têm aberto oportunidades interessantes não apenas na abordagem da PAC, mas também na sua prevenção, nomeadamente pelo estudo das características genéticas dos doentes infectados. No campo da epigenética, a identificação dos genes alterados durante a resposta inflamatória à infecção permitiu já identificar padrões diferentes de resposta entre doentes com diferente tradução clínica.[81] A compreensão destes mecanismos poderá permitir identificar doentes com risco aumentado de mau prognóstico quando infectados, e poderá permitir desenhar estratégias para regular o sistema imunitário de forma mais favorável para o hospedeiro.

Dada a dificuldade em identificar estas populações em risco, a vacina antipneumocócica deve ser considerada para todos os indivíduos acima dos 65 anos e para populações com comorbidades significativas, incluindo doenças cardiovasculares, diabetes, qualquer estadio associado a imunossupressão e a todos os doentes com esplenectomia funcional ou anatonômica, e de acordo com as recomendações nacionais.[82] Num estudo prospectivo realizado na Holanda, o uso da vacina pneumocócica conjugada 13 valente foi associado à diminuição da incidência do primeiro episódio de doença pneumocócica, invasiva ou não, benefício esse que se prolongou por pelo menos durante 4 anos.[83]

A associação entre PAC e a infecção pelo vírus *influenza* é bem reconhecida.[84] Dessa forma, a vacina da gripe deve ser considerada para todos os doentes de risco, nomeadamente mulheres grávidas, adultos maiores de 65 anos ou com idade superior a 6 meses e imunocomprometidos ou com doenças crônicas (por exemplo, respiratória, cardíaca, renal, diabetes *mellitus* ou outra doença metabólica), IMC >30, indivíduos sob terapêutica imunossupressora ou com infecção pelo vírus VIH e de acordo com as recomendações nacionais e internacionais.[30,85] Também os profissionais de saúde devem ser anualmente vacinados contra a gripe, de forma a protegerem-se e evitar ser vetores da cadeia de transmissão.

Outras estratégias que devem ser universalmente recomendadas são as intervenções em fatores de risco associados a estilos de vida.[86] Por exemplo, o consumo moderado de bebidas alcoólicas, a cessação tabágica, pois o fumo do tabaco provoca disfunção do sistema ciliar e facilita a microaspiração, sendo um fator de risco independente para PAC,[87] o controlo das comorbilidades, a higiene oral, o uso criterioso de terapêutica imunossupressora e a promoção do estado nutricional adequado.

Referências bibliográficas

1. Kochanek KD, Murphy SL, Xu J, Tejada-Vera B. Deaths: Final Data for 2014. Natl Vital Stat Reports. 2016;65:1-122.
2. WHO. The top 10 causes of death. 2018. http://www.who.int/news-room/fact-sheets/detail/the-top-10-causes-of-death (accessed 23 Jun 2018).
3. Montull B, Menéndez R, Torres A, Reyes S, Méndez R, Zalacaín R, et al. Predictors of Severe Sepsis among Patients Hospitalized for Community-Acquired Pneumonia. PLoS One. 2016;11(1):e0145929.
4. Froes F, Diniz A, Mesquita M, Serrado M, Nunes B. Hospital admissions of adults with community-acquired pneumonia in Portugal between 2000 and 2009. Eur Respir J. 2013;41:1141-6.
5. Froes F, Pereira JG, Póvoa P. Outpatient management of community-acquired pneumonia. Curr Opin Infect Dis. 2018;31:170-6.
6. Herrero FS, Olivas JB. Microbiology and risk factors for community-acquired pneumonia. Semin Respir Crit Care Med. 2012;33:220-31.
7. Cillóniz C, Ewig S, Ferrer M, Polverino E, Gabarrús A, Puig de la Bellacasa J,et al. Community-acquired polymicrobial pneumonia in the intensive care unit: aetiology and prognosis. Crit Care. 2011;15(5):R209.
8. El-Solh AA, Aquilina AT, Dhillon RS, Ramadan F, Nowak P, Davies J. Impact of invasive strategy on management of antimicrobial treatment failure in institutionalized older people with severe pneumonia. Am J Respir Crit Care Med. 2002;166(8):1038-43.
9. Sociedade Portuguesa de Pneumologia. Recomendações de abordagem diagnóstica e terapêutica da pneumonia da comunidade em adultos imunocompetentes. Rev Port Pneumol. 2003;IX:435-61.
10. Bartlett JG, Dowell SF, Mandell LA, File TM Jr, Musher DM, Fine MJ. Practice guidelines for the management of community--acquired pneumonia in adults. Infectious Diseases Society of America. Clin Infect Dis. 2000;31(2):347-82.
11. ERS Task Force Report. Guidelines for management of adult community-acquired lower respiratory tract infections. European Respiratory Society. Eur Respir J. 1998;11(4):986-91.
12. Mandell LA, Wunderink RG, Anzueto A, Bartlett JG, Campbell GD, Dean NC, et al. Infectious Diseases Society of America/American Thoracic Society consensus guidelines on the management of community-acquired pneumonia in adults. Clin Infect Dis. 2007;44 Suppl 2(Suppl 2):S27-72.
13. Niederman MS, Mandell LA, Anzueto A, Bass JB, Broughton WA, Campbell GD, et al. Guidelines for the management of adults with community-acquired pneumonia. Diagnosis, assessment of severity, antimicrobial therapy, and prevention. Am J Respir Crit Care Med. 2001;163(7):1730-54.
14. Lim WS, Baudouin SV, George RC, Hill AT, Jamieson C, Le Jeune I, et al. BTS guidelines for the management of community acquired pneumonia in adults: update 2009. Thorax. 2009;64 Suppl 3:iii1-55.
15. Niederman MS, Brito V. Pneumonia in the older patient. Clin Chest Med. 2007 Dec;28(4):751-71, vi.
16. Torres A, Ramirez P, Montull B, Menéndez R. Biomarkers and community-acquired pneumonia: tailoring management with biological data. Semin Respir Crit Care Med. 2012;33(3):266-71.
17. Pereira JM, Teixeira-Pinto A, Basílio C, Sousa-Dias C, Mergulhão P, Paiva JA. Can we predict pneumococcal bacteremia in patients with severe community-acquired pneumonia? J Crit Care. 2013;28(6):970-4.
18. Voiriot G. Nonsteroidal Antiinflammatory Drugs May Affect the Presentation and Course of Community-Acquired Pneumonia. Chest. 2011;139:387.
19. Young PJ, Saxena M, Beasley R, Bellomo R, Bailey M, Pilcher D, et al. Early peak temperature and mortality in critically ill patients with or without infection. Intensive Care Med. 2012;38:437-44.
20. Lee BH, Inui D, Suh GY, Kim JY, Kwon JY, Park J, et al. Association of body temperature and antipyretic treatments with mortality of critically ill patients with and without sepsis: multi-centered prospective observational study. Crit Care. 2012;16(1):R33.
21. Young P, Saxena M, Bellomo R, Freebairn R, Hammond N, van Haren F, et al. Acetaminophen for Fever in Critically Ill Patients with Suspected Infection. N Engl J Med. 2015;373(23):2215-24.
22. Self WH, Courtney DM, McNaughton CD, Wunderink RG, Kline JA. High discordance of chest x-ray and computed tomography for detection of pulmonary opacities in ED patients: implications for diagnosing pneumonia. Am J Emerg Med. 2013;31(2):401-5.
23. Cals JW, Schot MJ, de Jong SA, Dinant GJ, Hopstaken RM. Point-of-care C-reactive protein testing and antibiotic prescribing for respiratory tract infections: a randomized controlled trial. Ann Fam Med. 2010;8(2):124-33.
24. Menéndez R, Cavalcanti M, Reyes S, Mensa J, Martinez R, Marcos MA, et al. Markers of treatment failure in hospitalised community acquired pneumonia. Thorax. 2008;63(5):447-52.
25. Lynch JP, Zhanel GG. Streptococcus Pneumoniae: Does Antimicrobial Resistance Matter? Semin Respir Crit Care Med. 2009;30:210-38.
26. Gonçalves-Pereira J, Póvoa P. Antibiotics in critically ill patients: a systematic review of the pharmacokinetics of β-lactams. Crit Care. 2011;15:R206.
27. Lamy B, Dargère S, Arendrup MC, Parienti JJ, Tattevin P. How to Optimize the Use of Blood Cultures for the Diagnosis of Bloodstream Infections? A State-of-the Art. Front Microbiol. 2016;7:697.
28. Mancini N, Carletti S, Ghidoli N, Cichero P, Burioni R, Clementi M. The era of molecular and other non-culture-based methods in diagnosis of sepsis. Clin Microbiol Rev. 2010;23(1):235-51.
29. Shapiro NI, Wolfe RE, Wright SB, Moore R, Bates DW. Who needs a blood culture? A prospectively derived and validated prediction rule. J Emerg Med. 2008;35(3):255-64.
30. Boyles TH, Brink A, Calligaro GL, Cohen C, Dheda K, Maartens G, et al. South African guideline for the management of community-acquired pneumonia in adults. J Thorac Dis. 2017;9(6):1469-1502. doi: 10.21037/jtd.2017.05.31.
31. El-Solh A a., Niederman MS, Drinka P. Management of pneumonia in the nursing home. Chest. 2010;138:1480-5.
32. Gadsby NJ, Russell CD, McHugh MP, Mark H, Conway Morris A, Laurenson IF, Hill AT, Templeton KE. Comprehensive Molecular Testing for Respiratory Pathogens in Community-Acquired Pneumonia. Clin Infect Dis. 2016;62(7):817-823.
33. Gonçalves-Pereira J, Povoa PR, Lobo C, Carneiro AH. Bloodstream infections as a marker of community-acquired sepsis severity. Results from the Portuguese community-acquired sepsis study (SACiUCI study). Clin Microbiol Infect. 2013;19(3):242-8.
34. Havey TC, Fowler R, Daneman N. Duration of antibiotic therapy for bacteremia: a systematic review and meta-analysis. Crit Care. 2011;15:R267.
35. Fine MJ, Auble TE, Yealy DM, Hanusa BH, Weissfeld LA, Singer DE, Coley CM, Marrie TJ, Kapoor WN. A prediction rule to identify low-risk patients with community-acquired pneumonia. N Engl J Med. 1997;336(4):243-50.
36. Lim WS, van der Eerden MM, Laing R, Boersma WG, Karalus N, Town GI, et al. Defining community acquired pneumonia severity on presentation to hospital: an international derivation and validation study. Thorax. 2003;58(5):377-82.
37. Blasi F, Garau J, Medina J, Ávila M, McBride K, Ostermann H; REACH study group. Current management of patients hospitalized with community-acquired pneumonia across Europe: outcomes from REACH. Respir Res. 2013;14(1):44.
38. Dwyer R, Hedlund J, Henriques-Normark B, Kalin M. Improvement of CRB-65 as a prognostic tool in adult patients with community-acquired pneumonia. BMJ Open Respir Res. 2014;1(1):e000038.

39. Charles PG, Wolfe R, Whitby M, Fine MJ, Fuller AJ, Stirling R, et al. SMART-COP: a tool for predicting the need for intensive respiratory or vasopressor support in community-acquired pneumonia. Clin Infect Dis. 2008;47(3):375-84.
40. España PP, Capelastegui A, Gorordo I, Esteban C, Oribe M, Ortega M, Bilbao A, Quintana JM. Development and validation of a clinical prediction rule for severe community-acquired pneumonia. Am J Respir Crit Care Med. 2006;174(11):1249-56.
41. Froes F. PSI, CURB-65, SMART-COP or SCAP ? And the winner is... SMART DOCTORS. Rev Port Pneumol. 2013;19:243-4.
42. Genné D, Sommer R, Kaiser L, Saaïdia A, Pasche A, Unger PF, Lew D. Analysis of factors that contribute to treatment failure in patients with community-acquired pneumonia. Eur J Clin Microbiol Infect Dis. 2006;25(3):159-66.
43. Shindo Y, Ito R, Kobayashi D, Ando M, Ichikawa M, Goto Y, et al. Risk factors for 30-day mortality in patients with pneumonia who receive appropriate initial antibiotics: an observational cohort study. Lancet Infect Dis. 2015;15(9):1055-1065.
44. Gonçalves-Pereira J, Pereira JM, Ribeiro O, Baptista JP, Froes F, Paiva JA. Impact of infection on admission and of the process of care on mortality of patients admitted to the Intensive Care Unit: the INFAUCI study. Clin Microbiol Infect. 2014;20(12):1308-15.
45. Gonçalves-Pereira J, Conceição C, Póvoa P. Community-acquired pneumonia: identification and evaluation of nonresponders. Ther Adv Infect Dis. 2013;1(1):5-17.
46. Lode H. Bacterial community-acquired pneumonia: risk factors for mortality and supportive therapies. Intensive Care Med. 2009;35:391-3.
47. Rodriguez A, Lisboa T, Blot S, Martin-Loeches I, Solé-Violan J, De Mendoza D, Rello J; Community-Acquired Pneumonia Intensive Care Units (CAPUCI) Study Investigators. Mortality in ICU patients with bacterial community-acquired pneumonia: when antibiotics are not enough. Intensive Care Med. 2009;35(3):430-8.
48. Rodríguez A, Mendia A, Sirvent JM, Barcenilla F, de la Torre-Prados MV, Solé-Violán J, et al. Combination antibiotic therapy improves survival in patients with community-acquired pneumonia and shock. Crit Care Med. 2007;35(6):1493-8.
49. Lee JS, Giesler DL, Gellad WF, Fine MJ. Antibiotic Therapy for Adults Hospitalized With Community-Acquired Pneumonia: A Systematic Review. JAMA. 2016;315(6):593-602.
50. Klein Klouwenberg PM, Cremer OL, van Vught LA, Ong DS, Frencken JF, Schultz MJ, et al. Likelihood of infection in patients with presumed sepsis at the time of intensive care unit admission: a cohort study. Crit Care. 2015;19(1):319.
51. Wunderink RG, Waterer G. Advances in the causes and management of community acquired pneumonia in adults. BMJ. 2017;358:j2471.
52. Metersky ML, Ma A, Houck PM, Bratzler DW. Antibiotics for bacteremic pneumonia: Improved outcomes with macrolides but not fluoroquinolones. Chest. 2007;131(2):466-73.
53. Pereira JM, Gonçalves-Pereira J, Ribeiro O, Baptista JP, Froes F, Paiva JA. Impact of antibiotic therapy in severe community-acquired pneumonia: Data from the Infauci study. J Crit Care. 2018;43:183-189.
54. Waterer GW. Are macrolides now obligatory in severe community-acquired pneumonia? Intensive Care Med. 2010;36:562-4.
55. Froes F. Documento de Consenso sobre pneumonia nosocomial. Rev Port Pneumol. 2007;XIII:419-86.
56. Pneumonia H. Guidelines for the management of adults with hospital-acquired, ventilator-associated, and healthcare-associated pneumonia. Am J Respir Crit Care Med. 2005;171:388-416.
57. Burdet C, Lepeule R, Duval X, Caseris M, Rioux C, Lucet JC, Yazdanpanah Y. Quinolones versus macrolides in the treatment of legionellosis: a systematic review and meta-analysis. J Antimicrob Chemother. 2014;69(9):2354-60.
58. Garcia-Vidal C, Sanchez-Rodriguez I, Simonetti AF, Burgos J, Viasus D, Martin MT, et al. Levofloxacin versus azithromycin for treating legionella pneumonia: a propensity score analysis. Clin Microbiol Infect. 2017;23(9):653-658.
59. Pea F. Intracellular pharmacokinetics of antibacterials and their clinical implications. Clin Pharmacokinet. 2018;57:177-89.
60. Goncalves-Pereira J, Paiva J-AAJ-A. Dose modulation: A new concept of antibiotic therapy in the critically ill patient? J Crit Care. 2013;28:341-6.
61. Li JZ, Winston LG, Moore DH, Bent S. Efficacy of short-course antibiotic regimens for community-acquired pneumonia: a meta-analysis. Am J Med. 2007;120(9):783-90.
62. Uranga A, España PP, Bilbao A, Quintana JM, Arriaga I, Intxausti M, et al. Duration of Antibiotic Treatment in Community-Acquired Pneumonia: A Multicenter Randomized Clinical Trial. JAMA Intern Med. 2016;176(9):1257-65.
63. Angus DC, van der Poll T. Severe sepsis and septic shock. N Engl J Med. 2013;369:840-51.
64. Póvoa P, Salluh JIFF. What is the role of steroids in pneumonia therapy? Curr Opin Infect Dis. 2012;25:199-204.
65. Siemieniuk RA, Meade MO, Alonso-Coello P, Briel M, Evaniew N, Prasad M, et al. Corticosteroid Therapy for Patients Hospitalized With Community-Acquired Pneumonia: A Systematic Review and Meta-analysis. Ann Intern Med. 2015;163(7):519-28.
66. Torres A, Sibila O, Ferrer M, Polverino E, Menendez R, Mensa J, et al. Effect of corticosteroids on treatment failure among hospitalized patients with severe community-acquired pneumonia and high inflammatory response: a randomized clinical trial. JAMA. 2015;313(7):677-86.
67. Coelho LM, Salluh JI, Soares M, Bozza FA, Verdeal JC, Castro-Faria-Neto HC, et al. Patterns of c-reactive protein RATIO response in severe community-acquired pneumonia: a cohort study. Crit Care. 2012;16(2):R53.
68. Schuetz P, Müller B, Christ-Crain M, Stolz D, Tamm M, Bouadma L, et al. Procalcitonin to initiate or discontinue antibiotics in acute respiratory tract infections. Cochrane Database Syst Rev. 2012;2012(9):CD007498.
69. de Jong E, van Oers JA, Beishuizen A, Vos P, Vermeijden WJ, Haas LE, et al. Efficacy and safety of procalcitonin guidance in reducing the duration of antibiotic treatment in critically ill patients: a randomised, controlled, open-label trial. Lancet Infect Dis. 2016;16(7):819-827.
70. Póvoa P, Salluh JIF. Biomarker-guided antibiotic therapy in adult critically ill patients: a critical review. Ann Intensive Care. 2012;2:32.
71. Carratalà J, Garcia-Vidal C, Ortega L, Fernández-Sabé N, Clemente M, Albero G, et al. Effect of a 3-step critical pathway to reduce duration of intravenous antibiotic therapy and length of stay in community-acquired pneumonia: a randomized controlled trial. Arch Intern Med. 2012;172(12):922-8.
72. Shorr AF, Zilberberg MD, Reichley R, Kan J, Hoban A, Hoffman J, et al. Readmission following hospitalization for pneumonia: the impact of pneumonia type and its implication for hospitals. Clin Infect Dis. 2013;57(3):362-7.
73. Reyes LF, Restrepo MI, Hinojosa CA, Soni NJ, Anzueto A, Babu BL, et al. Severe Pneumococcal Pneumonia Causes Acute Cardiac Toxicity and Subsequent Cardiac Remodeling. Am J Respir Crit Care Med. 2017;196(5):609-620.
74. Shenoy AT, Brissac T, Gilley RP, Kumar N, Wang Y, Gonzalez-Juarbe N, et al. Streptococcus pneumoniae in the heart subvert the host response through biofilm-mediated resident macrophage killing. PLoS Pathog. 2017;13(8):e1006582.
75. Yende S, D'Angelo G, Kellum JA, Weissfeld L, Fine J, Welch RD, et al. Inflammatory markers at hospital discharge predict subsequent mortality after pneumonia and sepsis. Am J Respir Crit Care Med. 2008;177(11):1242-7.
76. Aliberti S, Peyrani P, Filardo G, Mirsaeidi M, Amir A, Blasi F, et al. Association between time to clinical stability and outcomes after discharge in hospitalized patients with community-acquired pneumonia. Chest. 2011;140(2):482-488.

77. Bergh C, Fall K, Udumyan R, Sjöqvist H, Fröbert O, Montgomery S. Severe infections and subsequent delayed cardiovascular disease. Eur J Prev Cardiol. 2017;24(18):1958-1966.
78. Eurich DT, Marrie TJ, Minhas-Sandhu JK, Majumdar SR. Risk of heart failure after community acquired pneumonia: prospective controlled study with 10 years of follow-up. BMJ. 2017;356:j413.
79. Kornum JB, Thomsen RW, Riis A, Lervang HH, Schønheyder HC, Sørensen HT. Diabetes, glycemic control, and risk of hospitalization with pneumonia: a population-based case-control study. Diabetes Care. 2008 Aug;31(8):1541-5.
80. Mortensen EM, Metersky ML. Long-term mortality after pneumonia. Semin Respir Crit Care Med. 2012;33(3):319-24. 4
81. Waterer GW. Community-acquired pneumonia: Genomics, epigenomics, transcriptomics, proteomics, and metabolomics. Semin Respir Crit Care Med. 2012;33:257-65.
82. Direção-Geral da Saúde. Norma 011/2015 de 23/06/2015, actualizada a 06/11/2015. Vacinação contra infecções por Streptococcus pneumoniae de grupos com risco acrescido para doença invasiva pneumocócica (DIP). Adultos (≥18 anos de idade). 2015. www.dgs.pt
83. Bonten MJ, Huijts SM, Bolkenbaas M, Webber C, Patterson S, Gault S, et al. Polysaccharide conjugate vaccine against pneumococcal pneumonia in adults. N Engl J Med. 2015;372(12):1114-25.
84. Rodrigues E, Machado A, Silva S, Nunes B. Excess pneumonia and influenza hospitalizations associated with influenza epidemics in Portugal from season 1998/1999 to 2014/2015. Influenza Other Respir Viruses. 2018 Jan;12(1):153-160.
85. Direção-Geral da Saúde. Orientação 018/2017, de 26/09/2017. Vacinação contra a gripe. Época 2017/2018. www.dgs.pt
86. Froes F, Blasi F, Torres A. Achoo, achis, ATCHIN! Vaccine you. Eur Respir J. 2018;51.
87. Torres A, Blasi F, Dartois N, Akova M. Which individuals are at increased risk of pneumococcal disease and why? Impact of COPD, asthma, smoking, diabetes, and/or chronic heart disease on community-acquired pneumonia and invasive pneumococcal disease. Thorax. 2015;70(10):984-9.

capítulo | 106

Pneumonia Adquirida no Hospital

Ana Mestre | Susana M. Fernandes | João Gonçalves Pereira

Definição

A pneumonia adquirida no hospital (PAH) é uma infecção respiratória que acomete o parênquima pulmonar e é causada por microrganismos presentes em ambiente hospitalar. São critérios exigidos para o diagnóstico: 1) pelo menos 2 dias de hospitalização; e 2) ausência de incubação prévia à admissão hospitalar.[1,2]

A PAH envolve também a pneumonia associada à ventilação (PAV), que ocorre majoritariamente em pacientes admitidos em unidades de terapia intensiva (UTI) e se desenvolve 48 horas após a intubação endotraqueal e ventilação pulmonar artificial invasiva (VMI). Importante ressaltar que a PAH grave com necessidade de VMI durante seu tratamento não se enquadra na definição de PAV[1] e é frequentemente denominada PAH ventilada.

Epidemiologia

A PAH continua a ser uma das mais frequentes complicações da internação hospitalar e é a segunda infecção hospitalar após aquelas do trato urinário, correspondendo a 22% de todas as infecções nosocomiais.[3,4]

Estima-se que, a nível mundial, a incidência anual de PAH varia entre 5 e mais de 20 casos por cada 1 mil admissões hospitalares, sendo mais elevada nos doentes idosos, pós-cirúrgicos e imunocomprometidos.[1,5] A maioria dos casos de PAH ocorre em doentes não ventilados; contudo, é nos doentes sob VMI que a PAH é mais estudada. A PAV atinge cerca de 10%-20% dos pacientes sob VMI e corresponde à principal infecção nosocomial, assim como à maior causa de morte na UTI.[1] Ainda assim, a incidência dessa entidade tem diminuído, em parte devido à implementação de medidas preventivas[6] e a melhorias no processo diagnóstico. Alguns estudos apontam que o risco estimado de PAV é superior nos primeiros 5 dias de ventilação, aproximadamente 1,5% por dia, diminuindo para menos de 0,5% por dia após os 14 dias de VMI.[7,8] A PAH em UTI, e principalmente a PAV, está associada a piores desfechos, principalmente aumento da mortalidade, do tempo de internação em UTI, dos dias de ventilação artificial invasiva e do tempo de permanência hospitalar;[2] consequentemente, tanto a PAH quanto a PAV estão igualmente associadas ao aumento dos custos associados à assistência à saúde.[9] Atualmente, a PAH e PAV são consideradas as principais causas de morte por infecção hospitalar;[3,4,10] estima-se que a mortalidade global por PAH seja de 20% a 30%, e por PAV, de 20% a 50%.[5,11] Em 2019, Saied *et al.*, demonstraram que nos doentes admitidos na UTI, a PAH e a PAV estiveram associadas a um aumento do risco de mortalidade em 30 dias, de 82% e 38% respetivamente.[12]

Fatores de risco para PAH

Tal como referido anteriormente, o fator de risco mais significativo para o desenvolvimento de PAH é a intubação endotraqueal. Contudo, vários outros fatores de risco têm sido identificados, podendo ser categorizados como relacionados ao paciente ou relacionados ao tratamento (**Quadro 106.1**).

Quadro 106.1. Fatores de risco para pneumonia adquirida no hospital

Fatores de risco para PAH	
Relacionados com o paciente	**Relacionados com tratamento**
Idade ≥ 60 anos Sexo masculino Desnutrição Presença de comorbilidades (principalmente doença pulmonar e/ou renal crônica) Imunossupressão Trauma, queimaduras e pós-operatório Colonização da orofaringe Hospitalização prévia	Terapêutica antibiótica prévia Uso de fármacos que aumentam o pH gástrico Condições que promovem a aspiração ou inibem a tosse: • Cirurgia toracoabdominal • Entubação endotraqueal • Sonda nasogástrica • Pressão inadequada do *cuff* do tubo endotraqueal • Reintubação • Exposição a equipamento respiratório contaminado

Fonte: Adaptado de Torres A, Cilloniz C, Niederman MS, Menéndez R, Chalmers JD, Wunderink RG, *et al.* Pneumonia. Nat Rev Dis Primers. 2021;7(1):25.

A colonização orofaríngea por microrganismos virulentos parece ser o principal mecanismo subjacente ao desenvolvimento de PAH. Em indivíduos saudáveis, a porcentagem de colonização da orofaringe por bactérias Gram-negativas é muito baixa. Contudo, aumenta significativamente em pacientes com comorbidades, sendo ainda mais elevada naqueles graves, admitidos em UTI, entre os quais, estima-se que cerca de 36% a 100% são colonizados durante a sua permanência na unidade de cuidados intensivos, destacando-se como microrganismos mais prevalentes a *Klebsiella pneumoniae* (13% a 18%) e o *Citrobacter* spp. (23%), seguido da *Pseudomonas aeruginosa* (11% a 32%) e ainda cocos Gram-positivos, nomeadamente o *Staphylococcus aureus* (15% a 78%).[13]

A utilização de fármacos que aumentam o pH gástrico, como os antagonistas dos receptores H2 ou os inibidores da bomba de prótons (IBP), também parece ser um importante fator de risco para o desenvolvimento de PAH. A supressão farmacológica do ácido gástrico está associada a supercrescimento bacteriano gástrico e subsequente colonização da nasofaringe e do trato respiratório inferior.[14] Vários estudos demonstraram aumento da incidência de PAH com a utilização desses fármacos[15-17] e, especificamente nos pacientes críticos, duas metanálises evidenciaram incidência inferior de PAH nos pacientes que receberam sucralfato para profilaxia de úlcera de estresse em comparação com pacientes medicados com antagonistas dos receptores H2 ou IBP.[18,19]

Fisiopatologia

A passagem de bactérias que colonizam a orofaringe para o trato respiratório inferior, que geralmente ocorre por microaspiração, é o principal mecanismo de infecção na PAH. Além da aspiração, a PAH pode também ocorrer por inalação de gotículas, aerossóis contaminados ou ainda, muito raramente, por disseminação hematogênica de um foco de infecção distante.[20] Relativamente à PAV, sabe-se que a presença do tubo endotraqueal facilita a colonização da árvore traqueobrônquica e a posterior evolução para PAH, uma vez que permite a entrada direta de bactérias no trato respiratório inferior e serve como reservatório para microrganismos potencialmente patogênicos.[3] Sabe-se ainda que, nos pacientes sob ventilação artificial invasiva, um mecanismo adicional de inoculação é o contato direto com reservatórios ambientais contaminados, entre os quais se incluem os dispositivos respiratórios e reservatórios de água contaminada. Apesar dos procedimentos de desinfecção e limpeza, pode ocorrer contaminação dos tubos descartáveis usados nos circuitos respiratórios, traqueostomia ou tubos endotraqueais durante os cuidados de enfermagem ou por meio das mãos contaminadas de profissionais da assistência à saúde.[21] Por fim, a passagem da colonização para a infecção ocorre quando existe exposição a um microrganismo altamente virulento (ou a um grande inóculo) e uma resposta inadequada dos mecanismos de defesa do hospedeiro.

Na **Figura 106.1**, estão ilustrados os principais fatores responsáveis pelo desenvolvimento da disbiose pulmonar na vigência da VMI.

Microrganismos mais comuns

A PAH e PAV têm etiologias semelhantes; os microrganismos mais frequentemente identificados são o *Staphylococcus aureus* [tanto *S. aureus* sensível à oxacilina (MSSA) quanto *S. aureus* resistente à oxacilina (MRSA)], *Enterobacteriaceae* e bacilos Gram-negativos não fermentadores (*Pseudomonas aeruginosa* e *Acinetobacter* spp.).[2,3] Mais do que conhecer os principais agentes etiológicos envolvidos, importa reconhecer os fatores de risco para a existência de microrganismos multirresistentes e saber identificar os padrões locais de resistência antibiótica de cada instituição, de modo a selecionar a antibioterapia empírica mais adequada a cada situação. A internação prolongada e a exposição

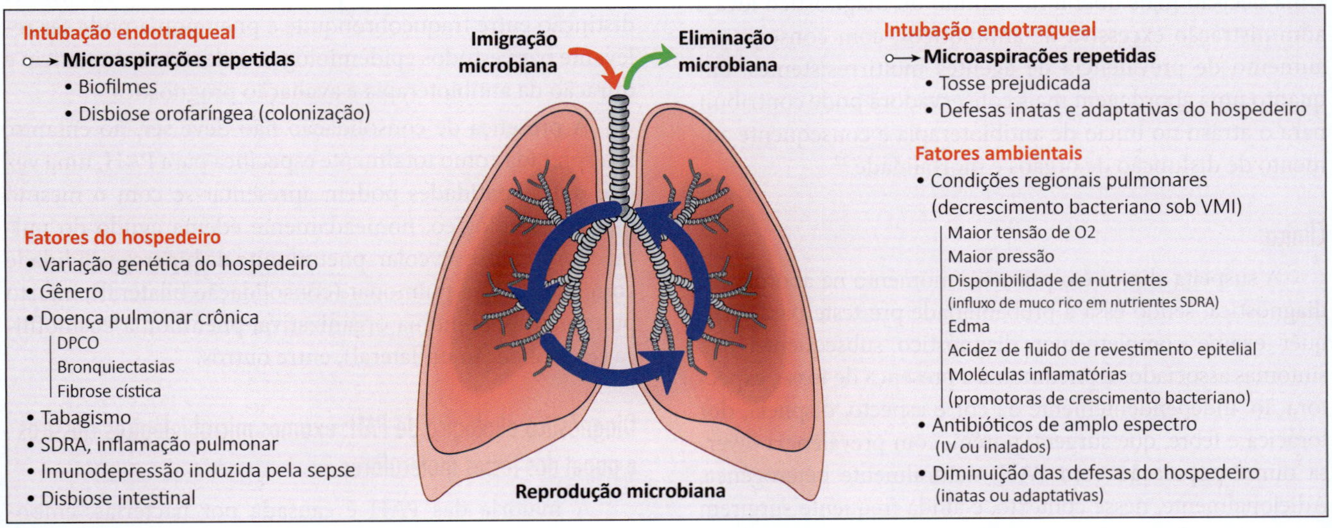

Figura 106.1. Fatores que influenciam a disbiose pulmonar em pacientes sob ventilação pulmonar artificial.

Fonte: Traduzida e adaptada de Fromentin M, Ricardo JD, Roux D. Respiratory microbiome in mechanically ventilated patients: a narratve review. Intensive Care Med. 2021 Mar; 47(3):292-306.

recente a antibióticos são dois dos fatores de risco mais importantes para a infecção por microrganismos multirresistentes (MDR);[2] contudo, vários outros fatores de risco foram identificados,[3] tais como:

a. Epidemiologia local, isto é, pacientes internados em UTI com elevadas taxas de infecção por organismos multirresistentes têm maior risco de PAH; e
b. Fatores de risco associados ao paciente, tais como doença pulmonar estrutural (por exemplo, bronquiectasias), uso de antibioterapia ou hospitalização nos 90 dias prévios, colonização ou infecção prévia por organismos MDR, apresentação inicial da PAH com choque séptico ou evolução com critérios para síndrome do desconforto respiratório agudo (SDRA).

Dada a importância do tempo de internação para o risco da presença de agentes MDR, a PAH é subdividida em precoce ou tardia, conforme adquirida nos primeiros 5 dias de internação hospitalar ou após tal período, respectivamente. A importância dessa distinção decorre das suas implicações na escolha de antibioterapia empírica.

Diagnóstico

O diagnóstico de PAH se baseia majoritariamente, ainda nos dias atuais, em critérios clínicos e radiológicos, cuja sensibilidade, quando comparada com estudos de autópsia, é relativamente insuficiente. Por outro lado, nenhum biomarcador provou até hoje ser capaz de diagnosticar PAH com maior precisão do que os critérios mencionados. Importa ainda acrescentar que, embora relevantes para o aumento da probabilidade do diagnóstico de PAH, os testes microbiológicos não permitem distinguir entre infecção e colonização, sendo tal julgamento fundamentalmente clínico. Assim, o processo de decisão diagnóstica da pneumonia, e em particular da PAH, em que as variáveis de confusão são numerosas, é complexo e comporta uma elevada incerteza. Uma decisão mais liberal no sentido do diagnóstico leva à administração excessiva de antibióticos, com consequente aumento de prevalência de agentes multirresistentes, enquanto uma abordagem mais conservadora pode contribuir para o atraso no início de antibioterapia e consequente aumento de disfunção de órgãos e mortalidade.[22]

Clínica

A suspeita clínica é o primeiro momento na abordagem diagnóstica, sendo essa a probabilidade pré-teste para qualquer exame complementar diagnóstico subsequente. São sintomas associados à pneumonia a presença de tosse, expectoração, independentemente da cor e aspecto, dispneia, dor torácica e febre, que surgem, porém, com prevalência diversa numa população com PAH, naturalmente heterogênea. Adicionalmente, nesse contexto, é ainda frequente surgirem outros tipos de manifestações clínicas, como sintomas neurológicos, em particular *delirium* recém-iniciado, prostração, anorexia e astenia, os quais, quando surgem como única manifestação de PAH, estão associados a atraso no diagnóstico. No entanto, individualmente, a presença de qualquer um desses sinais ou sintomas tem uma baixa acurácia diagnóstica. Numa metanálise publicada em 2020, e em comparação com o resultado anatomopatológico, Fernando *et al.* calcularam uma sensibilidade de 66,4% (40,7-85) para a febre e 77% (65-86) para a presença de secreções purulentas.[23]

Para além da história clínica determinante para o diagnóstico de PAH, é essencial conhecer de forma adequada o hospedeiro. A idade, a capacidade funcional, a presença de comorbidades, colonização microbiológica, internações e procedimentos cirúrgicos prévios são fundamentais para a determinação tanto do risco *a priori* de PAH quanto para tomar decisões de terapêutica empírica.[3]

Exames de imagem

A radiografia de tórax é o exame complementar de diagnóstico preferencial em que se baseia o diagnóstico de PAH. Em duas das principais diretrizes publicadas, tanto na europeia[1] quanto na americana,[2] é descrita a importância diagnóstica dos *"infiltrados"* ou *"áreas de hipotransparência"*. Embora a radiografia de tórax seja o exame complementar de diagnóstico de referência para a PAH, é importante comparar sua sensibilidade e sua especificidade com outros dois métodos de imagem: a TC torácica e a ultrassonografia. Em pacientes com quadro clínico compatível com PAH, a TC torácica tem maior sensibilidade, permitindo uma melhor distinção entre traqueobronquite e PAH, ao ponto de poder ser considerada o padrão-ouro para o diagnóstico. Em relação à ultrassonografia torácica, o padrão de consolidação, desde que estabeleça contato com a pleura visceral, tem também maior sensibilidade do que a radiografia convencional, sendo que em alguns estudos são descritas sensibilidades entere 91% a 100%, ao passo que a radiografia convencional apresenta sensibilidades em torno de 71% a 74%,[24,25] as quais podem ser mesmo inferiores, nos pacientes anteriormente acometidos por patologias pulmonares, como a SDRA.[26] A distinção entre traqueobronquite e pneumonia pode ser relevante para estudos epidemiológicos, decisão sobre início e duração da antibioterapia e avaliação prognóstica.

A presença de consolidação não deve ser, no entanto, interpretada como totalmente específica para PAH, uma vez que outras entidades podem apresentar-se com o mesmo padrão radiológico, nomeadamente edema agudo do pulmão, proteinose alveolar, pneumonite de hipersensibilidade com hemorragia pulmonar (consolidação bilateral), infarto pulmonar, pneumonia organizativa, pneumonia eosinofílica (consolidação unilateral), entre outros.

Diagnóstico etiológico de PAH: exames microbiológicos clássicos e papel dos testes moleculares

A maioria das PAH é causada por bactérias, embora fungos filamentosos ou infecções virais sejam cada vez mais frequentemente reportadas como causas de episódios de PAH. Apesar dos meios complementares de diagnóstico microbiológico disponíveis até o momento, apenas em 40% das situações se identifica a causa, que aumenta para 60% nos casos de PAV. Os agentes isolados mais frequentes são *enterobacteriáceas, Pseudomonas aeruginosa, Acinetobacter baumannii* e *Staphylococcus aureus*.[27] Independentemente da forma como é feito o diagnóstico microbiológico, a identificação de agentes deve ser interpretada diante do contexto clínico e sempre a se considerar como alternativa a hipótese de colonização. Esse raciocínio visa a diminuir a probabilidade de terapêutica antibiótica desnecessária.

A melhor estratégia para a identificação microbiológica é ainda controversa e as diretrizes europeia e americana divergem nesse respeito. A sociedade americana favorece uma estratégia não invasiva, com testes microbiológicos semiquantitativos. Já a sociedade europeia apoia a utilização de estratégias invasivas e de métodos microbiológicos quantitativos.[1,2] Ambas as estratégias têm vantagens e desvantagens, não tendo sido demonstrada a superioridade de uma em relação à outra, quer do ponto de vista individual, quer, particularmente, no que diz respeito à mortalidade. Uma estratégia não invasiva consiste na coleta de amostras respiratórias com métodos não broncofibroscópicos, a qual é mais bem tolerada, mais fácil e barata. Por outro lado, é menos específica e promove o uso desnecessário de antibióticos.[1] Por outro lado, uma estratégia invasiva, com lavado broncoalveolar na PAV, está associada ao aumento da sensibilidade e da especificidade diagnóstica (71,1% e 79,6%) e pode determinar menor consumo de antibióticos.[23] Essa estratégia expõe, no entanto, os pacientes a maiores riscos, requer experiência técnica, consome mais recursos e eventualmente, mais tempo.[1]

As amostras coletadas podem ser submetidas a métodos de cultura convencionais, ou poderão ser aplicadas técnicas de biologia molecular para acelerar o processo diagnóstico, sem que se perca necessariamente sensibilidade ou especificidade quando comparado com métodos microbiológicos convencionais. Os testes de Reação da Cadeia de Polimerase (RCP) têm essencialmente duas finalidades: identificação dos microrganismos mais frequentes ou reconhecimento da presença de genes associados à resistência antimicrobiana, como a produção de carbapenemases. A identificação da presença de algumas dessas bactérias por RCP pode ajudar a guiar a antibioterapia empírica numa fase muito precoce. São exemplo disso a decisão de cobertura antibiótica de bactérias Gram-positivas, em particular MRSA, ou de *Pseudomonas* spp. Por outro lado, os testes que identificam a presença de genes de resistência permitem fazer uma escalonamento ou descalonamento de forma precoce, assim como contribuem para estratégias de controle de infecção hospitalar e facilitam a política de isolamento de pacientes. Desvantagens desse tipo de metodologia incluem custos, ausência de robustez científica para a sua utilidade, bem como incapacidade para distinguir colonização de infecção.[28] É esperado que a variedade de metodologias moleculares para o diagnóstico microbiológico continue a aumentar nos próximos anos, com impacto na identificação etiológica precoce, sendo mais específica, o que pode facilitar a decisão de não iniciar a antibioterapia ou diminuir a sua utilização de forma empírica.[3]

Escores e biomarcadores

A evidência atual não apoia a utilização de qualquer biomarcador sérico ou no lavado broncoalveolar para o diagnóstico de PAH.[2,23,29] No entanto, quer a proteína C reactiva (PCR) quer a procalcitonina (PCT) foram já integradas no algoritmo informal de decisão para muitos clínicos, sendo por isso útil rever a evidência que existe para estes dois marcadores no que diz respeito à sua acuidade diagnóstica (**Figura 106.2**).

A PCR é uma proteína de fase aguda produzida não apenas no fígado, mas também por células de musculo liso, macrófagos, células endoteliais, linfócitos e adipócitos, sendo o principal estímulo para a sua produção a secreção de IL-6.[30] O seu valor diagnóstico foi estudado por múltiplas vezes nos últimos anos. Num dos últimos estudos publicados, em que são comparados doentes sem diagnóstico de infecção com doentes admitidos por PAH numa UCI, a PCR apresentava AUROC de 0,69 (0,64-0,71), sendo que nem a PCT [0,661 (0,616-0,71)] nem o *ratio* neutrófilos-linfócitos (NLR) [0,626 (0,58-0,67)] tiveram melhor valor discriminativo.[31]

Terapêutica

Tal como referido anteriormente, a mortalidade dos pacientes com PAH pode ser muito elevada,[32] especialmente dos pacientes com infecção não associada à VMI, pelo que é evidente a necessidade de iniciar tão precocemente quanto possível, antibioterapia eficaz, apropriada e adequada.

A apropriação, ou seja, a necessidade de corresponder a terapêutica antibiótica ao perfil de sensibilidade do agente causador de infecção, é determinada pelo espectro antibiótico e pelo perfil de resistência bacteriano. Diferentes fatores parecem influenciar a flora microbiológica responsável por essa patologia, nomeadamente o tempo de internação na altura da infecção, os procedimentos invasivos realizados e a antibioterapia prévia instituída.[33,34] A influência da antibioterapia prévia no perfil de sensibilidade das bactérias isoladas é um dos maiores determinantes do microbioma e responsável pela prevalência de bactérias resistentes.[35] Assim, agentes como *Staphylococcus aureus* resistente à oxacilina e *Pseudomonas aeruginosa* são mais usuais em pacientes que receberam antibioterapia previamente ou que têm já muito tempo de exposição hospitalar (PAH tardia).[36] Mas mesmo nos episódios de PAH ocorridos precocemente após a admissão hospitalar (primeiros 4 dias), esses agentes aparecem com alguma frequência, particularmente em pacientes com outros fatores de risco para a colonização por agentes resistentes, traduzindo imunossenescência, pelo que, particularmente na PAH grave, com maior risco de mortalidade, tais pacientes não devem ser excluídos, *a priori*.[36] A própria VMI, ao condicionar alterações inflamatórias

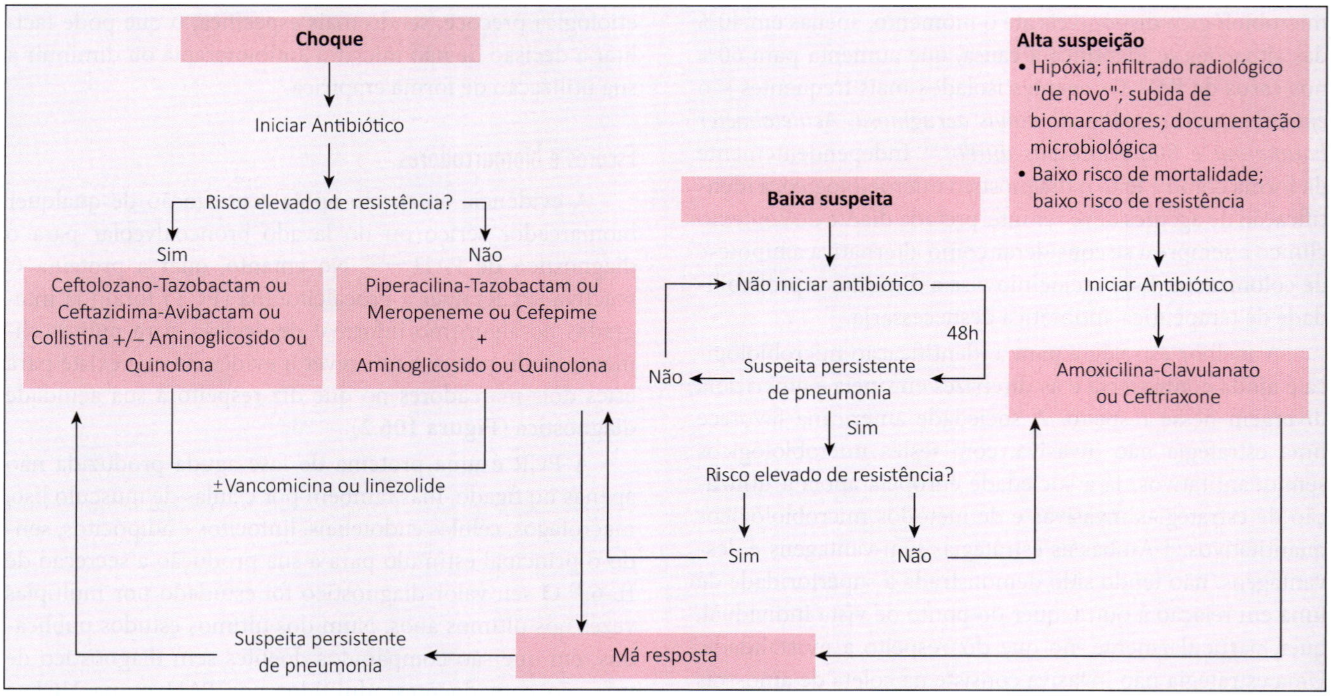

Figura 106.2. Algoritmo de decisão terapêutica.
Fonte: Acervo da autoria.

em nível pulmonar, parece potencializar o desenvolvimento e colonização por bactérias mais virulentas, muitas vezes menos sensíveis aos antibióticos, e que são potencialmente causadoras de infecção.[37]

Nos últimos anos foram publicados dois documentos de consenso[1,2] sobre o tratamento da PAH. Em ambos é reconhecida a gravidade clínica dessa patologia que se traduz num risco aumentado de mortalidade e de morbidade. É também reconhecido o aumento progressivo da prevalência de bactérias multirresistentes, particularmente Gram-negativas, como agentes de infecção. Nessa sequência, é proposta uma abordagem antibiótica empírica agressiva, de largo espectro, em conjunto com o aumento do esforço para assegurar a documentação microbiológica, que permita adequar a mesma terapêutica antibiótica. Nas diretrizes americanas[2] o foco inicial da terapêutica antibiótica é colocado sobre a infecção por *Pseudomonas aeruginosa*, mesmo em pacientes com PAH de menor gravidade e sem fatores de risco para a presença de bactérias multirresistentes. De fato, esse agente é particularmente complexo de tratar, uma vez que apresenta resistência natural contra a maioria dos antibióticos, tem um número elevado de genes que lhe permite adquirir resistência após exposição aos antibióticos e as infecções não tratadas por esse germe tendem a tornar-se mais graves.[38] Nas mesmas diretrizes[2] é proposta uma abordagem inicial mais agressiva, com a administração conjunta de um betalactâmico em associação com um antibiótico de outra classe, quando há maior risco de mortalidade, nomeadamente: a) presença de choque séptico ou falências de órgão; b) fatores de risco para bactérias Gram-negativas multirresistentes (nomeadamente antibioterapia prévia); e c) PAH tardia. Adicionalmente, em locais onde haja prevalência elevada de MRSA, é ainda recomendada a associação de terapêutica antibiótica contra esse agente (vancomicina ou linezolida). Esse documento atualizou as recomendações americanas de 2005[39] e definiu como fator principal de multirresistência bacteriana a antibioterapia nos 90 dias prévios. Ainda assim, são considerados outros fatores de risco, particularmente em pacientes com PAH associada à VMI.

O segundo documento de consenso[1] apresenta conceitos similares, tais como a necessidade de tratamento antibiótico precoce e apropriado, além de estratificação dos pacientes por graus de gravidade e a necessidade de antibioterapia de largo espectro. No entanto, no documento são propostas algumas diferenças de conceito: é recomendado, quando se verifica cumulativamente que: a) sejam pacientes de baixo risco para a presença de microrganismos multirresistentes, em particular quando a prevalência local for baixa; b) que apresentem PAH de forma precoce; e c) que tenham risco de mortalidade estimada baixa (< 15%), a introdução de monoterapia, com antibiótico sem atividade contra *Pseudomonas aeruginosa*. Já na ausência de qualquer um desses critérios, é proposto o início precoce de cobertura antibiótica para esse agente, com monoterapia (se não houver choque séptico) e dois antibióticos (betalactâmico mais um antibiótico de outra classe), na presença de hipoperfusão. Igualmente, também aqui é recomendado que a decisão de introdução de terapêutica antibiótica ativa para MRSA dependa da prevalência local desse agente.

Embora uma cobertura antibiótica de espectro mais amplo seja habitualmente considerada vantajosa, por ter potencialmente maior apropriação, ser potencialmente associada à diminuição da mortalidade no paciente grave e facilitando a prevenção de novas resistências, existe alguma evidência contraditória que pode pôr em dúvida esses benefícios. Num estudo de 2011, Kett *et al.*[40] demonstraram, prospectivamente, que o início de antibioterapia empírica de largo espectro (terapêutica combinada), de acordo com as orientações internacionais vigentes na época,[39] associou-se a maior mortalidade do que a verificada num grupo de controle, que recebeu um menor número de antibióticos, com um espectro total mais restrito, especificamente com muito menor prescrição de aminoglicosídeos (e uso mais frequente de monoterapia anti-*Pseudomonas aeruginosa*).

O crescimento da prevalência de bactérias com multirresistência a antibióticos, em particular de bacilos Gram-negativos, coloca novos desafios à prática clínica, sendo particularmente relevante definir quando e como usar os novos antibióticos que vão sendo comercializados. Essa estratégia deve combinar conceitos de eficácia terapêutica, como o aumento da probabilidade de adequação, enquanto limita o crescimento de novas resistências (por exposição prolongada). É importante lembrar que a utilização de antibioterapia inapropriada, além de poder associar-se ao aumento de mortalidade,[41] pode também levar ao próprio prolongamento do tempo total de terapêutica antibiótica com eventual facilitação da emergência de resistências. Uma estratégia integrada de administração responsável de antimicrobianos (*"stewardship"* antimicrobiana) pode ajudar a maximizar todo o conjunto de resultados clínicos.[42]

Um algoritmo recentemente publicado procurou dar resposta à necessidade de utilização empírica de antibióticos comercializados recentemente, em particular os de espectro alargado, para tratar infecções por organismos multirresistentes, enquanto minimizaria a sua utilização em pacientes de baixo risco.[43] De acordo com essa estratégia, os pacientes com PAH precoce e sem antibioterapia prévia (de baixo risco) deveriam receber preferencialmente monoterapia, em particular com uma cefalosporina de 3ª geração, sem atividade anti-*Pseudomonas aeruginosa*. Já nos pacientes com formas mais graves de PAH, como aqueles em que houvesse necessidade de VMI, ou em que a terapêutica empírica inicial tivesse sido ineficaz (o que aumentaria a probabilidade de se tratar de organismo multirresistente), é sugerida a utilização de terapêutica dupla anti-*Pseudomonas aeruginosa*, particularmente quando a sua prevalência local é significativa (> 5%). Para tal situação de risco, é proposta a utilização de ceftolozana-tazobactam empírica.

Se houvesse colonização prévia conhecida com *enterobacteriaceae* resistentes aos carbapenêmicos (em particular pela presença de KPC), ou em que houvesse fatores de risco ou documentação da sua presença (exames microbiológicos convencionais ou RCP), é recomendada a ceftazidima/avibactam. Os autores sugerem, em qualquer dessas circunstâncias, a associação de um aminoglicosídeo ou de uma fluoroquinolona com atividade anti-*Pseudomonas aeruginosa*.[43] Esses antibióticos deveriam ser reservados para esses agentes mais difíceis de tratar, particularmente quando identificados esses mecanismos de resistência. Na sua ausência, é considerada prioritária a terapêutica empírica com piperacilina-tazobactam, carbapenêmico do grupo I ou cefepima, novamente em associação com aminoglicosídeo ou fluoroquinolona. Diante de achados microbiológicos consistentes, continua a ser recomendada a estratégia de descalonamento, tal como ajustar o espectro antibiótico de maneira a ser o mais concordante com o padrão de sensibilidade bacteriana, preferencialmente em monoterapia.[42,44] Deve-se destacar a recomendação do uso preferencial de flucloxacilina ou cefazolina, se for identificado MSSA. A ampicilina, amoxicilina-clavulanato e ceftriaxona são alternativas possíveis para tratamento de microrganismos mais sensíveis e seu uso deveria ser guiado por antibiograma. Novos antibióticos, como o cefiderocol, particularmente indicado para PAH por *Acinetobacter baumannii*[45] ou o imipenem-relebactam[46,47] poderão igualmente aumentar as terapêuticas disponíveis, facilitando o seu ajuste individual e aumentando a heterogeneidade da prescrição, o que poderá contribuir para diminuir a pressão de seleção sobre as bactérias resistentes. Por último, é ainda recomendada a redução do tempo total de terapêutica antibiótica (sete dias ou menos), baseada em múltiplos trabalhos e metanálises, as quais reforçaram a segurança dessa estratégia.[48] Ainda que tal abordagem pareça facilitar a persistência de colonização ou infecção por bacilos Gram-negativos não fermentadores (*Pseudomonas* spp., *Acinetobacter* spp.) isolados nas secreções brônquicas, ou mesmo maior risco de recidiva, isso não parece ter impacto na mortalidade.[99]

A adequação antibiótica implica em cobertura eficaz aliada à utilização de doses corretas. É importante ressaltar as alterações de farmacocinética que levam à diminuição da concentração de muitos antibióticos *in vivo* e alterações da penetração tecidual dos fármacos, o que pode condicionar concentrações subterapêuticas desses medicamentos.[50,51] A utilização da perfusão contínua poderá ser uma alternativa a considerar,[52] ainda que continue a faltar evidência clara de benefício. A manipulação da dose, particularmente no início da terapêutica antibiótica, quando o inóculo é superior,[53] é outra estratégia potencialmente útil e de interesse crescente.[54]

Seguimento e prognóstico

O seguimento de um paciente com PAH é multidimensional e pretende responder a várias questões. Nas primeiras 72 horas deve ser feito um esforço para confirmar o diagnóstico e, se confirmado, avaliar a resposta clínica, radiológica e laboratorial à terapêutica antibiótica. O seguimento desses pacientes inclui ainda a avaliação do risco de recorrência, dias de suporte de órgão respiratório, dias de internação hospitalar e mortalidade a curto e longo prazo.

Seguimento a curto prazo e reavaliação diagnóstica

Classicamente, considera-se que há uma resposta adequada à antibioterapia frente à melhoria da oxigenação, à descontinuação da VMI (em pacientes com PAV) e à resolução das consolidações radiográficas. No entanto, a história natural da PAH não foi no passado extensamente relatada.[55] São geralmente aceitos de dois a três dias como o intervalo de tempo esperado até começar a existir melhora clínica, embora isso se baseie em opinião de especialistas e não em dados científicos robusto.[2] A resolução da febre em 48 horas, assim como a diminuição da quantidade de secreções brônquicas,[56] são os principais critérios clínicos usados. Esse intervalo de tempo é relevante, porque é nesse momento que se tomam frequentemente decisões sobre escalar ou descalar a antibioterapia, o que, por definição, deve ser feito até as 72 horas. No entanto, há dados referentes a pequenas coortes de pacientes com PAV que sugerem que a duração média até a resolução da febre pode ser de cinco dias, da leucocitose até os oito dias, e a recuperação da oxigenação pode demorar até seis dias.[57] Assim, os critérios clínicos isolados são insuficientes para determinar se há resposta adequada ou não à antibioterapia logo após 48 horas do início da terapêutica. Por outro lado, a utilização de escores como o CPIS para avaliação de resposta à terapêutica pode levar ao prolongamento da antibioterapia e à terapêutica antibiótica inapropriada (29). Ao fim de cerca de 48 horas, será o momento em que resultados de exames de cultura convencionais ficam disponíveis. Em caso de exames microbiológicos negativos, será relevante equacionar diagnósticos alternativos, particularmente no caso da PAV. Nesse cenário, é muito frequente a ocorrência de alterações radiológicas transitórias e modificações na oxigenação que geram um diagnóstico incorreto. De qualquer forma, a inexistência de um consenso definitivo para a resolução clínica e radiológica de PAH, quer seja PAV, PAH não ventilada ou ventilada, pede a existência de estudos adicionais.

Para além da resolução clínica e radiológica, é esperado que possa existir cura microbiológica, que se define como culturas negativas para o mesmo agente até sete dias após a melhora clínica. Apesar de utilizada em ensaios clínicos, essa definição não pode ser aplicada facilmente em pacientes não ventilados, uma vez que exige coleta de secreções brônquicas de boa qualidade. Também é de ressalvar que a erradicação microbiológica é atingida em apenas dois terços dos pacientes, implicando uma taxa elevada de colonização sequencial. Esse fenômeno, que pode acontecer inclusive no espaço alveolar, pode ser responsável por superestimar os diagnósticos de PAH.[58] Por outro lado, a presença de colonização está ela própria associada à diminuição da taxa de sobrevida em longo prazo, que não é influenciada pela erradicação antibiótica, e que provavelmente reflete a disfunção imune associada. Numa pequena coorte de pacientes com PAV, a colonização traqueal por *enterobacteriaceae* ocorreu em metade dos pacientes nos 15 dias após a administração de antibiótico. Já a colonização por *Staphylococcus aureus* ou *Haemophilus influenzae* é muito rara.[59] Por outro lado, alguns microrganismos, como a *Pseudomonas aeruginosa* e o *Acinetobacter baumannii*, tendem a persistir durante mais tempo, o que provavelmente se relaciona com a virulência da bactéria e características estruturais e imunes do pulmão. Assim, de acordo com o conhecimento atual, não é necessário confirmar por exames microbiológicos a ausência de crescimento do mesmo agente, e se por acaso essa estratégia for adotada, não deve condicionar mais tempo de antibioterapia.

Utilização de biomarcadores para monitorização de pacientes com pneumonia nosocomial

A resposta inflamatória aguda é uma das consequências do desenvolvimento de PAH. O seu controle e resolução podem ser considerados como uma resposta favorável à introdução de antibioterapia. Assim, tem-se procurado identificar potenciais marcadores que permitam determinar a eficácia da antibioterapia e que se correlacionem com a resposta clínica, como os listados no **Quadro 106.2**.

Os marcadores inflamatórios mais frequentemente utilizados são a contagem leucocitária, a PCR e a PCT, os quais podem ser particularmente informativos, se utilizados em conjunto.[31] A cinética da PCR na pneumonia adquirida na comunidade associa-se com o prognóstico.[61] Na PAH, Lisboa *et al.* reportaram uma correlação forte entre a variação da concentração da PCR nas primeiras 96 horas e a resposta microbiológica à terapêutica antibiótica.[62] Embora complemente a impressão clínica, a PCR de forma isolada não deverá motivar a alteração da estratégia terapêutica. A PCT, induzida essencialmente pela IL-1 e inibida pela liberação do interferon tipo 1, pode ser útil no seguimento de pacientes com PAH. A PCT foi estudada em pacientes com PAV como biomarcador de resposta à antibioterapia, possibilitando a sua suspensão mais precoce nos pacientes com resposta favorável. Essa estratégia, guiada pela PCT, permite reduzir o tempo médio de antibioterapia para sete dias, o que não traduz, entretanto, vantagem em comparação ao que já se recomenda na maioria das diretrizes.[63] Durante a pandemia por Covid-19, a PCT foi utilizada como auxiliar para programas de uso racional de antibióticos, particularmente em ocasiões nas quais o diagnóstico de PAV era duvidoso, em que PCT < 1 ng/mL permitiria a suspensão de antibióticos.[64] Também em pacientes imunodeprimidos, infectados por bactérias Gram-negativas não fermentadoras e naqueles com resposta clínica lenta (persistência de hipoxia, por exemplo), a utilização de biomarcadores pode ajudar a chancelar cursos antibióticos mais curtos. Em pacientes com neoplasia, a ausência de queda da PCR nas primeiras 48 horas estará associada a um tratamento antibiótico inadequado.[65] É importante ressaltar que os pacientes neutropênicos são frequentemente excluídos de ensaios clínicos e de estudos com biomarcadores, dado que, nessa população, a duração de antibioterapia terá que ser guiada pela clínica e pela reversão da neutropenia.[66] Além da PCR e da PCT, outros biomarcadores têm sido usados para avaliar o prognóstico ou o seguimento após um episódio de PAV, como a PSP, (do inglês: *pancreatic stone protein*). Esse biomarcador traduz um mau prognóstico quando permanece elevado ao fim de sete dias; sua utilidade como definidor do tempo ideal

Quadro 106.2. Biomarcadores de resposta inflamatória aguda utilizados na prática clínica						
Biomarcador	**Estímulos**	**Local de expressão**	**Outras situações que alteram o biomarcador?**	**Diagnóstico**	**Seguimento**	**Referências**
PCR	IL-6	Fígado	Qualquer situação clínica com SIRS. Doença hepática crônica (resposta reduzida)	Não utilizar isoladamente AUC 0,69	Descida de PCR nas primeiras 72-96 horas associado com resposta adequada	(30,31,60,61)
PCT	IL-1, IL-6	Tecido adiposo	Necrose tecidular Lesão renal Grande queimado	Não utilizar isoladamente AUC 0,66	Suspensão mais precoce de antibioterapia se valor negativo Correlação positiva com mortalidade	(63,64)
PSP	Alarminas (não esclarecido completamente mecanismo)	Pâncreas	Doença pancreática	Comparada com PCR e PCT aparente melhor valor discriminativo. Não recomendado o seu uso isolado	Correlação com adequação antibiótica não estabelecida Correlação positiva com mortalidade	(66)
***Ratios* no hemograma (NLR, MLR)**	IL-6, IL-1, corticosteroide endógeno	Diminuição do tempo de circulação tecidular/aumento da apoptose	SIRS poderá transitoriamente alterar este *ratio*	Não utilizar isoladamente NLR: AUC 0,63 MLR: não avaliado	Correlação positiva com mortalidade	(31)
Pepsina	Fagocitose	Monócitos	SIRS poderá aumentar o valor embora de forma menos marcada	Não avaliado	Associação com progressão para choque séptico Correlação positiva com mortalidade	(60)

SIRS: síndrome de resposta inflamatória sistêmica; NLR: neutrofilos/linfócitos; MLR: monócitos/linfócitos; PCR: proteína C reativa; PCR: procalcitonina; PSP: *pancreatic stone protein.*
Fonte: Desenvolvida pelos autores.

de antibioterapia não foi ainda avaliada.[67] Em conclusão, os biomarcadores podem ser úteis no seguimento de pacientes com PAH ou PAV, particularmente se se estiver considerando a utilização de antibiótico por mais de sete dias.

Risco de recorrência

Após a resolução da PAH, o risco de recorrência é maior em infecções causadas por bacilos Gram-negativos não fermentadores ou por MRSA, bem como em infecções que evoluem com febre alta, maior gravidade na admissão em UTI ou dependência persistente de VMI.[68] Durante a pandemia de Covid-19, em pacientes sob suporte extracorpóreo com ECMO, as recidivas de PAH eram comuns, sendo identificadas em cerca de 79% dos pacientes.[69] Um risco elevado de recidiva, porém, não deve determinar, *a priori*, maior duração de antibioterapia.

Prevenção

Até o momento, várias estratégias de prevenção têm sido desenvolvidas com o intuito de reduzir a incidência da PAH. Grande parte do conhecimento acerca da sua prevenção tem sido extrapolado de intervenções testadas na prevenção da PAV. Como referido anteriormente, a colonização da orofaringe e a aspiração são mecanismos etiopatogênicos importantes tanto da PAH como da PAV. Assim, a prevenção da infecção consiste na implementação de medidas focadas na prevenção da aspiração. As medidas preventivas podem ser classificadas em não farmacológicas e farmacológicas.

Medidas não farmacológicas

- **Higienização das mãos:** a higiene das mãos antes do contato com o paciente e manuseio da via aérea é um componente fundamental das boas práticas clínicas, e está associada à redução do risco de todas as infecções hospitalares.[70]
- **Elevação da cabeceira entre 30° a 45°:** a posição supina predispõe à aspiração, particularmente em pacientes com comprometimento do reflexo da deglutição, presença de sonda nasogástrica e de nutrição entérica.[71]
- **Pressão do cuff >25 cm H_2O:** manter a pressão do *cuff* do tubo orotraqueal sempre > 25 cm H_2O parece reduzir a migração bacteriana para o trato respiratório inferior.[72]
- **Aspiração subglótica de secreções:** a aspiração subglótica de secreções (e especialmente de saliva) que se acumulam acima do *cuff* do tubo endotraqueal

parece diminuir o risco de aspiração e, consequentemente, diminuir a incidência de PAV.[73] Contudo, esses dispositivos são mais dispendiosos que os tubos convencionais e não estão amplamente disponíveis.

Medidas farmacológicas

A descontaminação da orofaringe ou do trato digestivo pode reduzir a incidência de PAH em pacientes críticos, uma vez que potencialmente diminui a colonização do trato respiratório superior. Essa descontaminação pode ser efetuada de várias formas:

- **Higiene oral:** parece ser eficaz na prevenção da PAV por diminuição da proliferação bacteriana na cavidade oral; embora o fármaco proposto seja a clorexidina, o seu uso é controverso. Uma metanálise recente evidenciou uma possível associação entre o seu uso e o aumento da mortalidade,[74] de tal forma que, atualmente, as diretrizes internacionais não recomendam esse fármaco.[1]
- **Descontaminação seletiva da orofaringe (SOD) ou do trato digestivo (SDD):** a descontaminação oral ou digestiva com antibióticos mostrou ser eficaz, tanto na redução da incidência de PAV quanto na diminuição da mortalidade.[75] Contudo, sua prática está associada ao risco de seleção de organismos resistentes. As diretrizes atuais sugerem o uso de SOD, mas não de SDD, em ambientes com baixas taxas de bactérias MDR e com consumo prudente de antibióticos.[1]

Referências bibliográficas

1. Torres A, Niederman MS, Chastre J, Ewig S, Fernandez-Vandellos P, Hanberger H, et al. International ERS/ESICM/ESCMID/ALAT guidelines for the management of hospital-acquired pneumonia and ventilator-associated pneumonia. Eur Respir J. 2017;50(3):1700582.
2. Kalil AC, Metersky ML, Klompas M, Muscedere J, Sweeney DA, Palmer LB, et al. Management of Adults With Hospital-acquired and Ventilator-associated Pneumonia: 2016 Clinical Practice Guidelines by the Infectious Diseases Society of America and the American Thoracic Society. Clin Infect Dis. 2016;63(5):e61-111.
3. Torres A, Cilloniz C, Niederman MS, Menéndez R, Chalmers JD, Wunderink RG, et al. Pneumonia. Nat Rev Dis Primers. 2021;7(1):25.
4. Magill SS, Edwards JR, Bamberg W, Beldavs ZG, Dumyati G, Kainer MA, et al. Multistate Point-Prevalence Survey of Health Care-Associated Infections. NEJM. 2014;370(13):1198-208.
5. Barbier F, Andremont A, Wolff M, Bouadma L. Hospital-acquired pneumonia and ventilator-associated pneumonia. Curr Opin Pulm Med. 2013;19(3):216-28.
6. Rello J, Ollendorf DA, Oster G, Vera-Llonch M, Bellm L, Redman R, et al. Epidemiology and Outcomes of Ventilator-Associated Pneumonia in a Large US Database. CHEST. 2002;122(6):2115-21.
7. Cook DJ, Walter SD, Cook RJ, Griffith LE, Guyatt GH, Leasa D, et al. Incidence of and Risk Factors for Ventilator-Associated Pneumonia in Critically Ill Patients. Ann Intern Med. 1998;129(6):433.
8. Bouadma L, Sonneville R, Garrouste-Orgeas M, Darmon M, Souweine B, Voiriot G, et al. Ventilator-Associated Events. Crit Care Med. 2015;43(9):1798-806.
9. Kollef MH, Hamilton CW, Ernst FR. Economic Impact of Ventilator-Associated Pneumonia in a Large Matched Cohort. Infect Control. 2012;33(3):250-6.
10. Melsen WG, Rovers MM, Groenwold RH, Bergmans DC, Camus C, Bauer TT, et al. Attributable mortality of ventilator-associated pneumonia: a meta-analysis of individual patient data from randomised prevention studies. Lancet Infect Dis. 2013;13(8):665-71.
11. Bassetti M, Righi E, Vena A, Graziano E, Russo A, Peghin M. Risk stratification and treatment of ICU-acquired pneumonia caused by multidrug- resistant/extensively drug-resistant/pandrug-resistant bacteria. Curr Opin Crit Care. 2018;24(5):385-93.
12. Saied WI, Mourvillier B, Cohen Y, Ruckly S, Reignier J, Marcotte G, et al. A Comparison of the Mortality Risk Associated With Ventilator-Acquired Bacterial Pneumonia and Non ventilator ICU-Acquired Bacterial Pneumonia. Crit Care Med. 2019;47(3):345-52.
13. Messika J, Combe BL, Ricard JD. Oropharyngeal colonization: epidemiology, treatment and ventilator-associated pneumonia prevention. Ann Transl Medicine. 2018;6(20):426-26.
14. Buendgens L, Koch A, Tacke F. Prevention of stress-related ulcer bleeding at the intensive care unit: Risks and benefits of stress ulcer prophylaxis. World J Critical Care Medicine. 2016;5(1):57.
15. Herzig SJ, Howell MD, Ngo LH, Marcantonio ER. Acid-Suppressive Medication Use and the Risk for Hospital-Acquired Pneumonia. Jama. 2009;301(20):2120-8.
16. Eom CS, Jeon CY, Lim JW, Cho EG, Park SM, Lee KS. Use of acid-suppressive drugs and risk of pneumonia: a systematic review and meta-analysis. Can Med Assoc J. 2011;183(3):310-9.
17. Mao X, Yang Z. Association between hospital-acquired pneumonia and proton pump inhibitor prophylaxis in patients treated with glucocorticoids: a retrospective cohort study based on 307,622 admissions in China. J Thorac Dis. 2022;0(0):0-0.
18. Alquraini M, Alshamsi F, Møller MH, Belley-Cote E, Almenawer S, Jaeschke R, et al. Sucralfate versus histamine 2 receptor antagonists for stress ulcer prophylaxis in adult critically ill patients: A meta-analysis and trial sequential analysis of randomized trials. J Crit Care. 2017;40:21-30.
19. Alhazzani W, Alshamsi F, Belley-Cote E, Heels-Ansdell D, Brignardello-Petersen R, Alquraini M, et al. Efficacy and safety of stress ulcer prophylaxis in critically ill patients: a network meta-analysis of randomized trials. Intens Care Med. 2018;44(1):1-11.
20. Kutter JS, Spronken MI, Fraaij PL, Fouchier RA, Herfst S. Transmission routes of respiratory viruses among humans. Curr Opin Virol. 2018;28:142-51.
21. Nseir S, Pompeo CD, Pronnier P, Beague S, Onimus T, Saulnier F, et al. Nosocomial tracheobronchitis in mechanically ventilated patients: incidence, aetiology and outcome. Eur Respir J. 2002;20(6):1483-9.
22. Pandolfo AM, Horne R, Jani Y, Reader TW, Bidad N, Brealey D, et al. Understanding decisions about antibiotic prescribing in ICU: an application of the Necessity Concerns Framework. BMJ Qual Saf. 2021;31(3):bmjqs-2020-012479.
23. Fernando SM, Tran A, Cheng W, Klompas M, Kyeremanteng K, Mehta S, et al. Diagnosis of ventilator-associated pneumonia in critically ill adult patients—a systematic review and meta-analysis. Intens Care Med. 2020;46(6):1170-9.
24. Amatya Y, Rupp J, Russell FM, Saunders J, Bales B, House DR. Diagnostic use of lung ultrasound compared to chest radiograph for suspected pneumonia in a resource-limited setting. Int J Emerg Medicine. 2018;11(1):8.
25. Sobh E, Oraby S, Gamal F. Role of thoracic ultrasound in the diagnosis of pneumonia. Adv Exp Med Biol. 2017;PA4113.
26. Ticinesi A, Lauretani F, Nouvenne A, Mori G, Chiussi G, Maggio M, et al. Lung ultrasound and chest x-ray for detecting pneumonia in an acute geriatric ward. Medicine. 2016;95(27):e4153.
27. Torres A, Ewig S, Lode H, Carlet J, et al. Defining, treating and preventing hospital acquired pneumonia: European perspective. Intens Care Med. 2009;35(1):9-29.

28. Cilloniz C, Liapikou A, Torres A. Advances in molecular diagnostic tests for pneumonia. Curr Opin Pulm Med. 2020;26(3):241-8.
29. Duncan CF, Youngstein T, Kirrane MD, Lonsdale DO. Diagnostic Challenges in Sepsis. Curr Infect Dis Rep. 2021;23(12):22.
30. Póvoa P. C-reactive protein: a valuable marker of sepsis. Intens Care Med. 2002;28(3):235-43.
31. Zheng N, Zhu D, Han Y. Procalcitonin and C-reactive protein perform better than the neutrophil/lymphocyte count ratio in evaluating hospital acquired pneumonia. BMC Pulm Med. 2020;20(1):166.
32. Gonçalves-Pereira J, Mergulhão P, Nunes B, Froes F. Incidence and impact of hospital-acquired pneumonia: a Portuguese nationwide 4-Year study. J Hosp Infect. 2021;112:1-5.
33. Chen G, Xu K, Sun F, Sun Y, Kong Z, Fang B. Risk Factors of Multidrug-Resistant Bacteria in Lower Respiratory Tract Infections: A Systematic Review and Meta-Analysis. Can J Infect Dis Medical Microbiol. 2020;2020:7268519.
34. Ibrahim EH, Sherman G, Ward S, Fraser VJ, Kollef MH. The Influence of Inadequate Antimicrobial Treatment of Bloodstream Infections on Patient Outcomes in the ICU Setting. Chest. 2000;118(1):146-55.
35. Udekwu KI, Parrish N, Ankomah P, Baquero F, Levin BR. Functional relationship between bacterial cell density and the efficacy of antibiotics. J Antimicrob Chemoth. 2009;63(4):745-57.
36. Luyt CE, Hékimian G, Koulenti D, Chastre J. Microbial cause of ICU-acquired pneumonia. Curr Opin Crit Care. 2018;24(5):332-8.
37. Zakharkina T, Martin-Loeches I, Matamoros S, Povoa P, Torres A, Kastelijn JB, et al. The dynamics of the pulmonary microbiome during mechanical ventilation in the intensive care unit and the association with occurrence of pneumonia. Thorax. 2017;72(9):803.
38. Bassetti M, Vena A, Croxatto A, Righi E, Guery B. How to manage Pseudomonas aeruginosa infections. Drugs Context. 2018;7:1-18.
39. Society AT. Guidelines for the Management of Adults with Hospital-acquired, Ventilator-associated, and Healthcare-associated Pneumonia. Am J Resp Crit Care. 2012;171(4):388-416.
40. Kett DH, Cano E, Quartin AA, Mangino JE, Zervos MJ, Peyrani P, et al. Implementation of guidelines for management of possible multidrug-resistant pneumonia in intensive care: an observational, multicentre cohort study. Lancet Infect Dis. 2011;11(3):181-9.
41. Kuti EL, Patel AA, Coleman CI. Impact of inappropriate antibiotic therapy on mortality in patients with ventilator-associated pneumonia and blood stream infection: A meta-analysis. J Crit Care. 2008;23(1):91-100.
42. Cantón R, Akova M, Langfeld K, Torumkuney D. Relevance of the Consensus Principles for Appropriate Antibiotic Prescribing in 2022. J Antimicrob Chemoth. 2022;77(Suppl 1):i2-9.
43. Zaragoza R, Vidal-Cortés P, Aguilar G, Borges M, Diaz E, Ferrer R, et al. Update of the treatment of nosocomial pneumonia in the ICU. Crit Care. 2020;24(1):383.
44. Campion M, Scully G. Antibiotic Use in the Intensive Care Unit: Optimization and De-Escalation. J Intensive Care Med. 2018;33(12):647-55.
45. Syed YY. Cefiderocol: A Review in Serious Gram-Negative Bacterial Infections. Drugs. 2021;81(13):1559-71.
46. Titov I, Wunderink RG, Roquilly A, Gonzalez DR, David-Wang A, Boucher HW, et al. A Randomized, Double-blind, Multicenter Trial Comparing Efficacy and Safety of Imipenem/Cilastatin/Relebactam Versus Piperacillin/Tazobactam in Adults With Hospital-acquired or Ventilator-associated Bacterial Pneumonia (RESTORE-IMI 2 Study). Clin Infect Dis. 2021;73(11):e4539-48.
47. Sellarès-Nadal J, Eremiev S, Burgos J, Almirante B. An overview of cilastatin + imipenem + relebactam as a therapeutic option for hospital-acquired and ventilator-associated bacterial pneumonia: evidence to date. Expert Opin Pharmaco. 2021;22(12):1521-31.
48. Pugh RJ, Cooke RPD, Dempsey G. Short course antibiotic therapy for Gram-negative hospital-acquired pneumonia in the critically ill. J Hosp Infect. 2010;74(4):337-43.
49. Chastre J, Wolff M, Fagon JY, Chevret S, Thomas F, Wermert D, et al. Comparison of 8 vs 15 Days of Antibiotic Therapy for Ventilator-Associated Pneumonia in Adults: A Randomized Trial. Jama. 2003;290(19):2588-98.
50. Gonçalves-Pereira J, Póvoa P. Antibiotics in critically ill patients: a systematic review of the pharmacokinetics of β-lactams. Crit Care. 2011;15(5):R206.
51. Póvoa P, Moniz P, Pereira JG, Coelho L. Optimizing Antimicrobial Drug Dosing in Critically Ill Patients. Microorg. 2021;9(7):1401.
52. Gatti M, Pea F. Continuous versus intermittent infusion of antibiotics in Gram-negative multidrug-resistant infections. Curr Opin Infect Dis. 2021;34(6):737-47.
53. Goncalves-Pereira J, Paiva JA. Dose modulation: A new concept of antibiotic therapy in the critically ill patient? J Crit Care. 2013;28(4):341-6.
54. Dhaese SAM, Hoste EA, Waele JJD. Why We May Need Higher Doses of Beta-Lactam Antibiotics: Introducing the 'Maximum Tolerable Dose.' Antibiotics. 2022;11(7):889.
55. Luna C, Niederman M. What Is the Natural History of Resolution of Nosocomial Pneumonia? Semin Resp Crit Care. 2002;23(5):471-80.
56. Ruiz M, Arosio C, Salman P, Bauer TT, Torres A. Diagnosis of Pneumonia and Monitoring of Infection Eradication. Drugs. 2000;60(6):1289-302.
57. Dennesen PJW, van der Ven AJ, Kessels AGH, Ramsay G, Bonten MJM. Resolution of Infectious Parameters after Antimicrobial Therapy in Patients with Ventilator-associated Pneumonia. Am J Resp Crit Care. 2001;163(6):1371-5.
58. Baram D, Hulse G, Palmer LB. Stable Patients Receiving Prolonged Mechanical Ventilation Have a High Alveolar Burden of Bacteria. Chest J. 2005;127(4):1353.
59. Zilahi G, McMahon MA, Povoa P, Martin-Loeches I. Duration of antibiotic therapy in the intensive care unit. J Thorac Dis. 2016;8(12):3774-80.
60. Klouche K, Cristol JP, Devin J, Gilles V, Kuster N, Larcher R, et al. Diagnostic and prognostic value of soluble CD14 subtype (Presepsin) for sepsis and community-acquired pneumonia in ICU patients. Ann Intensive Care. 2016;6(1):59.
61. Póvoa P, Teixeira-Pinto AM, Carneiro A, et al. C-reactive protein, an early marker of community-acquired sepsis resolution: a multi-center prospective observational study. Crit Care. 2011;15(4):R169.
62. Lisboa T, Seligman R, Diaz E, Rodriguez A, Teixeira PJZ, Rello J. C-reactive protein correlates with bacterial load and appropriate antibiotic therapy in suspected ventilator-associated pneumonia. Crit Care Med. 2008;36(1):166-71.
63. Bouadma L, Luyt CE, Tubach F, Cracco C, Alvarez A, Schwebel C, et al. Use of procalcitonin to reduce patients' exposure to antibiotics in intensive care units (PRORATA trial): a multicentre randomised controlled trial. Lancet. 2010;375(9713):463-74.
64. Côrtes MF, Almeida BL de, Espinoza EPS, Campos AF, Moura ML do N, Salomão MC, et al. Procalcitonin as a biomarker for ventilator associated pneumonia in COVID-19 patients: Is it an useful stewardship tool? Diagn Micr Infec Dis. 2021;101(2):115344-115344.
65. Rabello LSCF, Póvoa P, Silva JRL, Azevedo LCP, Ramos FJS, Lisboa T, et al. Patterns of C-reactive protein ratio predicts outcomes in healthcare-associated pneumonia in critically ill patients with cancer. J Crit Care. 2017;42:231-7.
66. Evans SE, Ost DE. Pneumonia in the neutropenic cancer patient. Curr Opin Pulm Med. 2015;21(3):260-71.
67. Boeck L, Graf R, Eggimann P, Pargger H, Raptis DA, Smyrnios N, et al. Pancreatic Stone Protein A Marker of Organ Failure and Outcome in Ventilator-Associated Pneumonia. Chest. 2011;140(4):925-32.
68. Combes A, Luyt C, Fagon J, Wolff M, Trouillet J, Chastre J. Early predictors for infection recurrence and death in patients with ventilator-associated pneumonia. Crit Care Med. 2007;35(1):146-54.

69. Luyt CE, Sahnoun T, Gautier M, Vidal P, Burrel S, Chambrun MP de, et al. Ventilator-associated pneumonia in patients with SARS-CoV-2-associated acute respiratory distress syndrome requiring ECMO: a retrospective cohort study. Ann Intensive Care. 2020;10(1):158.
70. Thoma R, Seneghini M, Seiffert SN, Gysin DV, Scanferla G, Haller S, et al. The challenge of preventing and containing outbreaks of multidrug-resistant organisms and Candida auris during the coronavirus disease 2019 pandemic: report of a carbapenem-resistant Acinetobacter baumannii outbreak and a systematic review of the literature. Antimicrob Resist Infect Control. 2022;11(1):12.
71. Wang L, Li X, Yang Z, Tang X, Yuan Q, Deng L, et al. Semi-recumbent position versus supine position for the prevention of ventilator-associated pneumonia in adults requiring mechanical ventilation. Cochrane Database Syst Rev. 2016;2016(1):CD009946.
72. Álvarez-Lerma F, Palomar-Martínez M, Sánchez-García M, Martínez-Alonso M, Álvarez-Rodríguez J, Lorente L, et al. Prevention of Ventilator-Associated Pneumonia. Crit Care Med. 2018;46(2):181-8.
73. Caroff DA, Li L, Muscedere J, Klompas M. Subglottic Secretion Drainage and Objective Outcomes. Crit Care Med. 2016;44(4):830-40.
74. Klompas M, Speck K, Howell MD, Greene LR, Berenholtz SM. Reappraisal of Routine Oral Care With Chlorhexidine Gluconate for Patients Receiving Mechanical Ventilation: Systematic Review and Meta-Analysis. JAMA Intern Med. 2014;174(5):751-61.
75. Smet AMGA de, Kluytmans JAJW, Cooper BS, Mascini EM, Benus RFJ, Werf TS van der, et al. Decontamination of the Digestive Tract and Oropharynx in ICU Patients. NEJM. 2009;360(1):20-31.

capítulo 107

Infecção do Trato Urogenital

Joana Alves | Catarina Oliveira Paulo | André Silva Pinto

Destaques

- As infecções do trato urinário são infecções frequentes em contexto de ambulatório, e o desenvolvimento de pielonefrite pode progredir para sépsis e morte se não tratada atempadamente.
- O doente com suspeita de urossépsis além da urocultura, deve colher sempre hemoculturas.
- No doente crítico com pielonefrite/urossépsis deve ser sempre excluída obstrução e avaliada a necessidade de controle de foco.
- O tratamento de infecções no doente crítico começa na primeira hora com antibiótico endovenoso e medidas gerais de ressuscitação.
- A escolha do antibiótico deve ter em conta o doente, os agentes mais prováveis e os padrões de susceptibilidade locais.

Introdução

As infecções do trato urinário (ITUs) são as infecções mais frequentes no doente em contexto de ambulatório e responsáveis pelo uso de antibioterapia excessiva e desajustada, contribuindo para o aumento de resistências. As ITUs compreendem um largo espectro de entidades clínicas desde relativamente benignas e facilmente tratáveis, como a cistite, até eventos com risco elevado de morte como a urossépsis.

Nas unidades de cuidados intensivos (UCI) as ITUs podem-se apresentar como o motivo de admissão sob forma de urossépsis da comunidade ou nosocomial; ou como cistite durante a estadia na UCI em doentes algaliados.

A utilização de antibioterapia deve ser cuidadosamente ponderada, adaptada à epidemiologia hospitalar e selecionada em função da situação clínica, escolhendo o antibiótico mais eficaz, com o menor espectro possível e menor potencial de seleção de resistências. Pretende-se com este capítulo orientar a prescrição antibiótica nas infecções do trato urinário em adultos, no sentido de promover o uso racional e adequado destes fármacos na prática clínica. Estas orientações pretendem auxiliar os prescritores no seu processo de decisão, não substituindo o seu juízo clínico.

Epidemiologia e fatores de risco

As ITUs ocorrem mais frequentemente em mulheres, exceto nos extremos de idade, onde a incidência é ligeiramente maior nos homens. No período neonatal, as anomalias congênitas do trato urinário são o motivo de maior incidência no sexo masculino.

Em 50% a 80% dos casos, a mulher adquire durante a sua vida pelo menos uma infecção do trato urinário. O uso de diafragma com espermicida, relações sexuais e história prévia de ITU são fatores de risco independentes. Na mulher saudável pós-menopausa, as relações sexuais, diabetes *mellitus* e a incontinência urinária são fatores de risco.

Cerca de 20% a 30% das mulheres com ITU têm episódios recorrentes. A recorrência precoce (inferior a 2 semanas) é habitualmente uma recidiva e não uma reinfecção, e pode indicar a necessidade de avaliar uma complicação.

O homem com ITU pode ter uma anomalia anatômica ou funcional do trato urinário, ou, na maioria dos casos, obstrução secundária a hipertrofia prostática.

Os abcessos renais são incomuns; a nefrolitíase, anomalias do trato urinário, trauma urológico ou cirurgia e a diabetes *mellitus* são fatores de risco. A cateterização urinária temporária (algaliação) é a intervenção médica que mais aumenta o risco de infecção do trato urinário e constitui uma causa frequente de bacteriemia nosocomial.

Estas infecções são responsáveis por 40% das infecções nosocomiais e a causa de 30% dos casos de bacteriemia por Gram-negativos em doentes hospitalizados.

A urossépsis corresponde de 20% a 30% dos casos de sépsis e está associada a elevada morbidade e mortalidade.

Patogênese

As infecções do trato urinário têm origem, por norma, na colonização vaginal e/ou ureteral por microrganismos da flora fecal, seguindo-se a sua ascensão através da uretra até à bexiga nos casos de cistite; e ascensão aos rins através dos ureteres na pielonefrite. A pielonefrite também pode ser causada por disseminação hematogênica, mas é infrequente (< 2%).

A urina é estéril; a capacidade bacteriana de invasão do trato urinário depende não só das características da bactéria como também do hospedeiro (**Figura 107.1**).

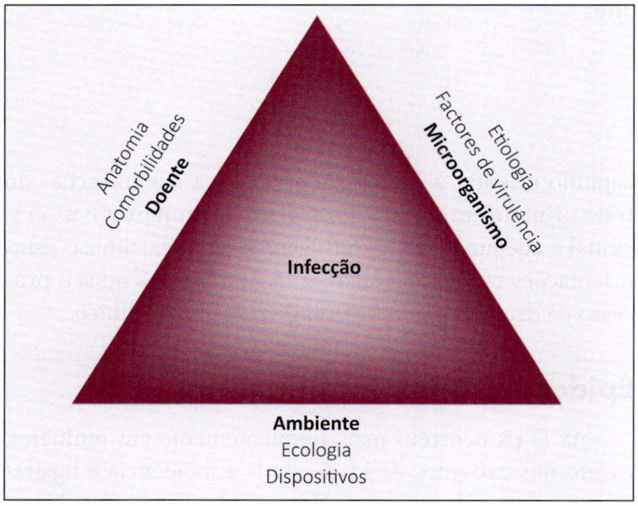

Figura 107.1. Patogênese da infecção urinária.
Fonte Acervo da autoria.

Fatores bacterianos

A *Escherichia coli* é o organismo mais frequentemente associado a ITU; esta bactéria tem vários fatores de virulência que promovem a colonização e a aderência às células uroepiteliais, e a resistência a atividade bactericida. A *E.coli* adere por meio das suas proteínas de superfície, as adesinas (ou fímbrias ou *pili)*. As fímbrias são glicoproteínas de superfície que se ligam aos receptores glicolipídeos e glicoproteicos das células uroteliais.

Todas as *E. coli* possuem *pili* tipo 1, mas nem todas as expressam; as *pili* tipo 1 aderem às células epiteliais da bexiga, mas facilmente são destacadas na presença de manose (manose-sensível); algumas *E. coli* têm fímbrias P, importantes na patogênese da pielonefrite. As fímbrias P são manose-resistentes e o seu receptor está presente nas membranas celulares renais.

Outros fatores de virulência são essenciais para a sobrevivência bacteriana na urina, como a motilidade para a ascensão bacteriana contra o fluxo da urina, toxinas para diminuição do peristaltismo e a síntese de aminoácidos importantes na replicação bacteriana. O *Proteus mirabilis* produz ureases que parecem ter um papel importante no desenvolvimento de pielonefrite.

Fatores ambientais

Na mulher, a ecologia vaginal é um fator de risco e dependente de comportamentos: a colonização de flora do intestino durante uma relação sexual é comum e a *E. coli* o agente colonizador mais frequente. Em mulheres pós-menopausa bacilos Gram-negativo colonizam a flora vaginal.

A cateterização urinária é o principal fator de risco para ITU no doente hospitalizado; após três a quatro dias de algaliação existe colonização do cateter que pode evoluir para infecção.

Fatores do hospedeiro

As condições da urina (concentrações elevadas de ureia e pH baixo) inibem o crescimento bacteriano. Os doentes com diabetes têm glucose na urina contribuindo para um bom meio de cultura bacteriana; além do ambiente hiperosmolar, a doença microvascular leva a isquemia tecidual local e a fraca mobilização leucocitária.

Os fatores mecânicos são determinantes no desenvolvimento de ITU:

- **Obstrução:** o fluxo da urina é um dos mecanismos de proteção contra a infecção; a hipertrofia prostática e estenose da uretra podem condicionar obstrução e contribuir para o desenvolvimento de uma ITU; defeitos na contração da bexiga resultam em baixo esvaziamento da bexiga; cálculos renais, doença renal policística e refluxo vesicouretral também aumentam o risco de infecção.
- **Tamanho da uretra:** as mulheres apresentam um tamanho menor da uretra que predispõe a um maior risco de ITU – maior risco de colonização vaginal perto da uretra; trauma da uretra associado as relações sexuais e o uso de diafragma também condicionam um maior risco de infecção.

Anatomia patológica

A pielonefrite aguda pode cursar com progressão da infecção para um abcesso renal corticomedular, abcesso perinéfrico, pielonefrite enfisematosa ou necrose papilar. Na histologia, o sinal patognômico é a necrose supurativa ou formação de abcessos no tecido renal. Frequentemente há atingimento bilateral; as pirâmides, na junção corticomedular, são substituídas por tecido necrótico; e com a progressão da necrose papilar pode haver rotura e deformação do cálice.

Na pielonefrite crônica, um ou os dois rins podem apresentar cicatrizes assimétricas; o parênquima renal apresenta fibrose intersticial com infiltrados inflamatórios; os túbulos podem estar dilatados ou contraídos, com atrofia do epitélio.

Etiologia

A maioria das ITUs (95%) são causadas por apenas um microrganismo, sendo a *Escherichia coli* a bactéria mais frequentemente identificada, seguindo-se a *Klebsiella pneumoniae* e o *Proteus* spp. Em mulheres jovens e sexualmente ativas o *Staphylococcus saprophyticus* é responsável por 5%-15% dos casos. Nas infecções nosocomiais podem estar implicados também outros agentes.

Bactérias Gram-positivo como *Enterococcus* spp. e *S. aureus* podem ser patógenos importantes na ITU complicada.

A pielonefrite após bacteriemia é habitualmente causada por organismos virulentos, como a *Salmonella* e o *S. aureus*; quando estes microrganismos são isolados na urina, em um doente sem cateter ou história de instrumentação, devem ser colhidas hemoculturas e pesquisado o foco da infecção.

O isolamento de *Candida* na urina em doentes imunocompetentes e não submetidos a instrumentação pode ser uma contaminação ou uma disseminação hematogênica.

A ITU associada a cateter tem maior risco de infecção polimicrobiana, agentes menos frequentes ou agentes multirresistentes.

Os fatores de risco mais associados a microrganismos resistentes são: a utilização recente de antibioterapia de largo espectro (p. ex., fluoroquinolonas e cefalosporinas de 3ª geração), exposição aos cuidados de saúde e/ou viagens para locais com elevada prevalência de organismos multirresistentes.

Definições

O termo de infecção do trato urinário refere-se a uma resposta inflamatória do uroepitélio a um microrganismo patogênico no trato urinário. Piúria é a presença de leucócitos da urina, indicando uma resposta inflamatória. Bacteriúria é a presença de bactérias na urina, tradicionalmente definido com pelo menos 10^5 unidades formadoras de colônias em cultura.

O conceito de ITU inclui uma variedade de entidades clínicas, como a bacteriúria assintomática, cistite, uretrite, prostatite e pielonefrite. Anatomicamente as ITUs podem ser divididas em infecções do trato urinário alto e baixo. Infecções do trato urinário baixo envolve a bexiga (cistite) e a uretra (uretrite). A infecção do trato urinário alto envolve o parênquima renal – pielonefrite.

O termo cistite é usado para descrever a síndrome caracterizada por disúria, frequência urinária, urgência e dor suprapúbica; a pielonefrite aguda descreve a síndrome caracterizada por dor lombar e febre, frequentemente associadas também a disúria, urgência e frequência urinária.

Existem múltiplos sistemas de classificação das infecções do trato geniturinário, o **Quadro 107.1** categoriza a ITU em grupos de infecção.

Quadro 107.1. Definição de infecção do trato urinário complicada, não complicada, infecções recorrentes do trato urinário, infecções do trato urinário associadas a cateter e urossépsis

ITU não complicada	ITU aguda, esporádica ou recorrente do trato urinário inferior e/ou superior que afeta mulheres não grávidas, pré-menopausa, sem comorbidades ou alterações anatômicas ou anomalias funcionais do trato urinário. Inclui, assim, os seguintes diagnósticos: • Cistite não complicada. • Pielonefrite não complicada.
ITU complicada	Infecções que ocorrem em indivíduos com condição que aumenta o risco de complicações associadas. Podem ser infecções do trato urinário inferior ou do trato urinário superior. Os grupos de risco são: • Homens. • Grávidas. • Doentes com anomalias anatômicas ou funcionais do trato urinário; com cateteres urinários ou submetidos a instrumentação renal. • Indivíduos com nefrolitíase; com doença renal crônica e/ou imunodeprimidos (inclusive doentes com diabetes *mellitus*).
ITUs recorrentes	**≥ 3 ITUs no último ano ou ≥ 2 ITUs nos últimos 6 meses** **Nota:** podem ser episódios de ITUs complicadas ou não complicadas.
ITU associada a cateter	Infecções que ocorrem em doentes com cateter urinário ou que o tiveram nas últimas 48 horas.
Urossépsis	Disfunção multiorgânica causada pela desregulação da resposta do hospedeiro a uma infecção com origem no trato urinário e/ou órgãos genitais masculinos.

Fonte: Adaptada de EAU-Guidelines on Urological Infections.

Manifestações clínicas e diagnóstico

As manifestações clínicas das ITUs superior e inferior sobrepõem-se frequentemente. A cistite é uma infecção da bexiga e o seu diagnóstico é fundamentalmente clínico, baseado nos sintomas do trato urinário inferior – disúria, polaciúria, urgência urinária e desconforto suprapúbico. A disúria de aparecimento súbito apresenta 90% de especificidade para o diagnóstico de ITU na mulher jovem, na ausência de irritação ou corrimento vaginal concomitantes. A presença de piúria é praticamente universal em todas as mulheres com cistite aguda, sendo a sua ausência sugestiva de um diagnóstico alternativo.

Sintomas mais graves como febre, arrepios, dor lombar, náuseas e vômitos sugerem pielonefrite. O diagnóstico de pielonefrite é clínico, sendo os sintomas mais frequentes a febre (≥ 38ºC), dor/desconforto lombar, náuseas, vômitos, com ou sem sintomas de cistite associados. A urina tipo II pode não apresentar alterações, não invalidando o diagnóstico.

Deve salientar-se que os idosos, os doentes diabéticos ou com formas mais graves de imunossupressão podem apresentar-se com sintomas frustres ou atípicos, como síndrome confusional agudo. Quando os sintomas persistem por mais de sete dias, a probabilidade de tratar-se de um caso de pielonefrite é superior.

O quadro clínico de uma ITU associada a cateter pode ser semelhante ao de um episódio de cistite ou pielonefrite, ou então justificar sintomas sistêmicos inespecíficos, como alteração do estado de consciência ou hipotensão. A colonização por bactérias em um doente algaliado é invariável ao fim de alguns dias e, por isso, a presença de piúria ou de bacteriúria na ausência de sintomas que sugiram infecção não deve ser valorizada.

O doente crítico vai apresentar sinais/sintomas de disfunção orgânica e o atraso no diagnóstico e tratamento precoce aumenta o risco de mortalidade.

Sedimento urinário

- Todos os doentes devem realizar examinação microscópica do sedimento urinário.
- Mais de 10 leucócitos por campo é considerado leucocitúria.
- A presenta de nitritos é frequente quando os organismos causadores são *Enterobacterales.*
- O aumento de proteínas na urina também é comum no doente com ITU.
- O pH é geralmente alcalino. Quando o pH é superior a 8 pode sugerir infecção por *Proteus* spp.
- Cilindros leucocitários sugerem pielonefrite.

Urocultura

- Em todos os doentes em utilização de cateter com pielonefrite, urossépsis ou ITU deve ser realizada colheita de urina para microbiologia; idealmente antes do início de antibioterapia.
- Recomenda-se que a colheita de urina seja obtida por micção espontânea (jato médio) após higienização da região perineal. Nos doentes com necessidade de cateterismo vesical para colheita de urina, esta deve ser realizada após uma adequada desinfecção do meato uretral. Nos doentes algaliados, o cateter deve ser trocado e a colheita deve ser realizada por meio da porta do novo cateter e nunca por meio do saco coletor.
- Mais de 10^5 colônias/mL é indicativo de infecção; em homens mais de 10^3 colônias/mL indica infecção; em mulheres com sintomas e mais de 10^3 colônias/mL também pode indicar infecção.
- Como a contaminação periuretral é menos provável nas amostras recolhidas por meio de cateter, um limiar mais baixo é considerado como representativo de bacteriúria – 10^3 colônias/mL.
- A repetição de urocultura nos doentes que responderam favoravelmente à terapêutica antimicrobiana instituída não está indicada.

Hemoculturas

Todos os doentes com critérios de gravidade devem realizar colheita de hemoculturas.

Imagiologia

Deve ser realizada ecografia urgente para exclusão de patologia urológica obstrutiva nos doentes com história de urolitíase, alterações da função renal, pH urinário elevado e nos doentes com sépsis/choque séptico.

A tomografia axial computorizada (TAC) está indicada no doente com deterioração clínica, no doente que se mantém febril após 48 a 72 horas de tratamento antibiótico apropriado ou com sintomas recorrentes após tratamento.

Tratamento

Considerações gerais

A escolha do antibiótico apropriado e a adequação da dose é essencial no doente crítico; características do doente (internações, colonizações/infecções e exposição a antibioterapia prévias) e determinantes locais (padrões de suscetibilidade da UCI/hospital) são critérios de decisão.

Cada hora de atraso no início de antibioterapia eficaz no doente crítico tem impacto no seu prognóstico; a antibioterapia inapropriada está associada a maior mortalidade, aumento do tempo de internação e risco de resistência aos antimicrobianos.

Pielonefrite aguda

Na pielonefrite aguda (PNA) recomenda-se a correção das anomalias ou complicações urológicas funcionais ou estruturais, sempre que possível.

Considerando o nível de resistência local a fluoroquinolonas, não se recomenda a sua utilização como antibioterapia empírica, devendo ser reservada para casos de alergia grave aos betalactâmicos.

Considerando os níveis de resistência locais à amoxicilina, amoxicilina/ácido clavulânico e trimetroprima/sulfametoxazol, não se recomenda a utilização empírica destes agentes nas pielonefrites (**Quadro 107.2**).

Infecção urinária na grávida

A nitrofurantoína, ampicilina e as cefalosporinas são consideradas seguras na mulher grávida. As sulfonamidas devem ser evitadas no 1º (efeitos teratogênicos) e 3º (kernicterus) trimestre. As quinolonas também devem ser evitadas devido ao desenvolvimento da cartilagem no feto.

Após um episódio de pielonefrite aguda na grávida, está indicado realizar profilaxia com nitrofurantoína oral 50 mg 1 vez por dia (se o microrganismo for suscetível) até ao final da gravidez devido ao risco de recorrências (**Quadro 107.3**).

Quadro 107.2. Tratamento antibiótico da pielonefrite no doente crítico: regimes empíricos preferenciais			
	Antibiótico	**Posologia***	**Duração total****
1ª linha	**Ceftriaxona EV**	2 g/dia	**7 dias**
Alternativa *Se história de alergia a betalactâmicos*[1]	**Gentamicina[2] EV**	7 mg/kg/dia	
Se fatores de risco para MDR[3]	**Meropenema EV**	1 g 8/8 horas perfusão 3 h	**10-14 dias** (se resposta clínica lenta)
Se fatores de risco para carbapenemases[4]	**Ceftazidima/ avibactam EV + Amicacina[2] EV**	2,5 g 8/8 h a perfusão 2 h + 15 mg/kg/dia	**10-14 dias** (se resposta clínica lenta)
Alternativa se fatores de risco *Se história de alergia a betalactâmicos*[1]	**Ciprofloxacina EV + Gentamicina[2] EV ou Amicacina[2] EV**	400 mg 8/8 h + 7 mg/kg/dia 15 mg/kg/dia	

(1) Alternativa em caso de alergia aos betalactâmicos: doente com história de angioedema, dificuldade respiratória, choque anafilático ou reações cutâneas tardias descamativas (por exemplo: síndrome de hipersensibilidade induzida por drogas – DRESS, síndrome de Stevens Jonhson – SJS), após utilização de penicilina.

(2) Sugere-se monitorização sérica de aminoglicosídeos pelo nomograma de Hartford.

(3) Fatores de risco para microrganismos multirresistentes: internação prévia nos últimos 3 meses; antibioterapia endovenosa nos últimos 3 meses; instrumentação do trato urinário nos últimos 12 meses, histórico prévio de colonização/infecção por um agente multirresistente nos últimos 12 meses.

(4) Fatores de risco para carbapenemases: histórico prévio de colonização/infecção por *Enterobacterales* produtores de carbapenemases nos últimos 12 meses.

*Em doentes com elevado volume de distribuição ponderar utilização de alta dose.

**Duração total inclui terapêutica empírica e dirigida. De notar que a antibioterapia é decidida com base em isolamentos prévios e deve ser ajustada assim que for identificado o agente e de acordo com o perfil de suscetibilidade, privilegiando o antibiótico eficaz e de menor espectro.

EV: endovenoso; MDR: microrganismos multirresistentes.

Fonte: Desenvolvida pela autoria.

Infecção associada a cateter vesical

A ITU associada a cateter vesical é uma das infecções nosocomiais mais comuns; a duração de cateterização é o maior determinante de bacteriúria, com um risco de 3%-7% por dia. A cada dia deve ser avaliada a necessidade de manter o cateter urinário.

O doente sem critérios de gravidade pode aguardar pela identificação do agente para início de antibioterapia; se for necessário início empírico de antibioterapia, recomenda-se a sua seleção com base nas uroculturas prévias, exposição antibiótica, exposição aos cuidados de saúde, perfil de resistências local e gravidade do quadro clínico.

Não deve ser colhida urocultura em doentes algaliados e sem qualquer sinal/sintoma de infecção urinária, mesmo que seja evidente urina turva na tubuladura, piúria e/ou odor fétido. Nestes casos, deve ser ponderada a troca da algália (na impossibilidade de desalgaliação) e reforçada a hidratação; não há evidência que justifique a administração de toma única de antibiótico.

Nos doentes com indicação para antibioterapia, a duração recomendada do tratamento são sete dias, podendo ser prolongada aos 10-14 dias se resposta clínica lenta.

Homens

No homem, a ITU é rara e quando ocorre, deve ser descartada anomalia anatômica, cálculos ou obstrução urinária. Deve ser considerada a hipótese de prostatite no doente com febre e hematúria ou no doente com ITU recorrente pelo mesmo agente etiológico. Está recomendada a realização de toque retal para avaliação da próstata. O antibiótico deve ser escolhido com base na susceptibilidade do agente isolado e é essencial a escolha de um antibiótico com penetração tecidual eficaz; está recomendada terapêutica com trimetoprim/sulfametoxazol ou fluoroquinolonas se suscetível. Na prostatite aguda a duração de tratamento são 14 dias; na prostatite crônica a duração é geralmente entre quatro e seis semanas.

Candidúria

A maioria das infecções por *Candida* ocorrem em doentes com cateteres urinários e a sua remoção resulta em cura em 30%-40% dos casos. Em doentes com persistência de *Candida* na urina e com sinais de infecção (e sem outro organismo provável de infecção) sugere-se 400 mg de dose de carga de fluconazol seguida de 200 mg/dia até completar 7 dias. Em doentes com fungemia ou sinais de instabilidade está indicado realização de teste de susceptibilidade e sugere-se início de uma equinocandina – anidulafungina 200 mg de carga seguida de 100 mg/dia.

Quadro 107.3. Esquema terapêutico da pielonefrite aguda na grávida				
	Fatores de risco MDR[1]	**Antibiótico**	**Esquema**	**Duração**
Grávidas	**Não**	**Ceftriaxona**	2 g/dia	7 dias (10-14 dias se resposta clínica lenta)
		Aztreonam (se alergia a betalactâmicos)	1 g 8/8 horas	
	Sim	**Meropenema**	1 g 8/8 horas	

[1]Fatores de risco para microrganismos multirresistentes (MDR): internação prévia nos últimos 3 meses; antibioterapia endovenosa nos últimos 3 meses; instrumentação do trato urinário nos últimos 12 meses, histórico prévio de colonização/infecção por um agente multirresistente nos últimos 12 meses.

Fonte: Desenvolvido pela autoria.

Formas especiais de pielonefrite

O abcesso renal é uma coleção purulenta no parênquima renal e ocorre mais frequentemente em doentes com doença renal ou obstrução urinária. O tratamento eficaz é o controle de foco com drenagem do abcesso associada a antibioterapia; abcesso pequeno (3-5 cm) no doente com estabilidade clínica pode ser considerado tratamento conservador.

A pielonefrite enfisematosa é caracterizada pela formação de múltiplos abcessos e destruição do parênquima renal. O controle de foco na PNA enfisematosa é essencial.

O doente com quadro clínico de piúria estéril ou hematúria deve ser considerada a possibilidade de tuberculose genitourinária.

Antibioterapia dirigida

A antibioterapia deve ser ajustada assim que o agente for isolado e de acordo com o perfil de susceptibilidade, privilegiando o antibiótico eficaz e de menor espectro. A passagem para oral também deve ser considerada se antibiótico eficaz está disponível e após 48 horas de melhora clínica sustentada. No **Quadro 107.4** encontram-se as sugestões de antibioterapia consoante o agente isolado.

Dose adequada

A dose óptima inclui a concentração inibitória mínima (CIM) do microrganismo (deve ser pedida ao laboratório a CIM no doente crítico), o local e gravidade da infecção, o volume de distribuição do doente, a *clearance* renal, peso, uso de suporte de órgãos (ECMO, terapêutica de substituição renal).

O doente crítico tem um maior volume de distribuição, devido não só ao estado inflamatório da infecção, mas também à fluidoterapia realizada, e como tal, requer dose de carga nos antibióticos hidrofílicos para atingir concentrações terapêuticas no local da infecção. O uso de antibióticos das classes betalactâmicos, aminoglicosídeos e glicopeptídeos requerem uma dose alta no doente crítico para atingir concentrações eficazes. O Comité Europeu de teste de susceptibilidade antimicrobiana (EUCAST) atualizou recentemente os critérios de interpretação de susceptibilidade aos antimicrobianos e incluiu doses de referência de antibióticos divididos em dose *standard* e alta dose. Em doentes sob tratamento de substituição renal contínuo, também deve ser considerada uma dose alta de antibiótico. O tempo de perfusão do antibiótico também deve ser considerado na otimização deste; o aumento do tempo de perfusão em betalactâmicos aumenta a eficácia e está associado a melhor prognóstico (**Quadro 107.5**)

Quadro 107.4. Esquemas preferenciais de antibioterapia dirigida

Agente isolado	Opção endovenosa[1]	Opção oral[1]
Enterococcus faecalis	• Ampicilina 2 g 6/6 h	• Amoxicilina 500 mg 8/8 h
***Enterobacterales* não produtora de ESBL**	• Ampicilina 2 g 6/6 h (*K. pneumoniae* intrinsecamente resistente) • Amoxicilina/ácido clavulânico 1,2 g 8/8 h	• Fosfomicina 3g toma única (apenas se cistite) • Nitrofurantoína 100mg 6/6h • Amoxicilina 500 mg 8/8 h • Amoxicilina/ácido clavulânico 500/125 mg 8/8 h
***Enterobacterales* (Ex. *E. coli*) produtoras de ESBL**	• Piperacilina/tazobactam 4,5g /6 h em perfusão de 3 h • Ertapenem 1 g cada 24 h	• Fosfomicina 3 g toma única (apenas se cistite) • Nitrofurantoína 100 mg 6/6 h • Sulfametoxazol/trimetoprim 960 mg 12/12 h • Amoxicilina/ácido clavulânico 500/125 mg 8/8 h
Produtores AmpC[2]	• Cefepima 2 gr/8 h • Ertapenem 1g cada 24 h	• Sulfametoxazol/trimetoprim 960 mg 8/8 h
Pseudomonas aeruginosa	• Piperacilina/tazobactam 4,5 gr/6 h em perfusão de 3 horas • Ceftazidima 2g 8/8 h	• Ciprofloxacina 750 mg 12/12 h
***Enterobacterales* resistentes a carbapenemos[3]**	• Ceftazidima/avibactam 2,5 g 8/8 h	

(1) As doses apresentadas são as recomendadas em doentes sem disfunção renal ou hepática. O doente com elevado volume de distribuição (por exemplo o doente em choque séptico) pode ser ponderada alta dose.

(2) Ogrupo de bactérias *Serratia* spp., *Providencia* spp., *Proteus vulgaris* (Indol +), *Citrobacter freundii*, *Enterobacter* spp., *Klebsiella aerogenes* e *Morganella morganii* (entre outras) expressam AmpC quando expostas a cefalosporinas, assim independentemente do TSA mostrar sensibilidade a cefalosporinas de 3ª geração, estas não devem ser usadas (exceto cefalosporinas de 4ª geração - cefepima).

(3) Alternativas à ceftazidima/avibactam em caso de alergia ou resistência: amicacina ou fosfomicina endovenosa (não usar fosfomicina EV em monoterapia pelo risco de desenvolver resistências).

ESBL: beta-lactamases de espectro alargado; AmpC: adenosina monofosfato cíclico.

Fonte: Desenvolvido pela autoria.

Quadro 107.5. Doses *standard* e alta dose de antibióticos			
Antibiótico	**Dose standard**	**Alta dose**	**Notas**
Ampicilina	2 g q 6 h	2 g q 4h	
Amoxicilina/ ácido clavulânico	1,2g q 8 h	2,2g q 6 h	A amoxicilina/ácido clavulânico têm diferentes *breakpoints* para infecções sistêmicas e infecção urinária não complicada. Confirmar com laboratório a susceptibilidade.
Aztreonam	1g q 8 h	2 g q 8 h	Produtores de metalo-beta-lactamases são sensíveis se não forem produtores de AmpC ou ESBL
Ceftriaxona	2 g q 24 h	2 g q 12 h	
Ceftazidima	1 g q 8 h	2 g q 8 h	
Cefepima	1 g q 8 h (ou 2 g q 12 h)	2 g q 8 h	
Ceftazidima/ avibactam	2,5 g q 8 h perfusão 2 h	-	Ajuste renal se *clearance* < 50 mL/min (1ª toma sem ajuste renal)
Piperacilina/ tazobactam	4,5 g q 6 h (ou q 8 h se perfusão 4 h)	4,5 g q 6 h (perfusão 3 h)	Dose 4,5 g q 8 h é adequada em algumas infecções não complicadas. Não usar esta dose para bactérias com resistência a cefalosporinas de 3ª geração
Ertapenem	1 g q 24 h (perfusão 30 m)	-	
Meropenema	1 g q8 h (perfusão 30 m)	2 g q 8 h (perfusão 3 h)	
Meropenema/ vaborbactam	4 g q 8 h perfusão 3 h	-	Ajuste renal se *clearance* < 50 mL/min (1ª toma sem ajuste renal)
Imipenem/ cilastatina/ relebactam	1.25g q6h	-	Ajuste renal se *clearance* < 90 mL/min (1ª toma sem ajuste renal)
Ciprofloxacina	400 mg q 12 h	400 mg q 8 h	
Amicacina	15 mg/kg q 24 h	-	Sugere-se monitorização sérica pelo nomograma de Hartford; No doente com infecção grave considerar 25-30 mg/kg/kg q 24 h com monitorização apertada
Gentamicina	7 mg/kg q 24 h	-	Sugere-se monitorização sérica pelo nomograma de Hartford; No doente com infecção grave considerar 15 mg/kg q 24 h com monitorização apertada
Colistina	Dose de carga 9 MU Dose de manutenção 4,5 MU q 12 h		Ajustar a dose de manutenção à função renal Atenção a
Tigeciclina	Dose de carga 100 mg Dose de manutenção 50 mg q 12 h	Dose de carga 200 mg Dose de manutenção 100 mg q 12 h	Não usar em monoterapia Ajustar na insuficiência hepática grave
Fosfomicina (endovenosa)	4 g q 8 h	8 g q 8 h	Não usar em monoterapia Ajuste renal se *clearance* < 40mL/min Necessária monitorização diária de ionograma

Fonte: Desenvolvido pela autoria.

Conclusão

As infecções do trato urinário compreendem um largo espectro de entidades clínicas; nas unidades de cuidados intensivos frequentemente apresentam-se como o motivo de admissão sob forma de urosséps is da comunidade ou nosocomial; ou como cistite em doentes algaliados.

O diagnóstico de ITU é fundamentalmente clínico, com base nos sintomas do trato urinário inferior – disúria, polaciúria, urgência urinária e desconforto suprapúbico; sintomas mais graves como febre, arrepios, dor lombar, náuseas e vômitos sugerem pielonefrite. Todos os doentes com pielonefrite, urossépsis ou ITU no doente com cateter devem realizar colheita de urina para microbiologia.

A escolha do antibiótico apropriado e a adequação da dose é essencial no doente crítico e deve ser com base dos padrões de susceptibilidade locais; no doente crítico, cada hora para o início de antibioterapia é crítica na redução de mortalidade.

Considerando o nível de resistência local a fluoroquinolonas, amoxicilina, amoxicilina/ácido clavulânico e trimetoprima/sulfametoxazol, estes agentes não devem ser considerados na antibioterapia empírica no doente com pielonefrite.

A dose ótima no doente crítico tem uma relevância significativa pelo que doses altas devem ser consideradas devido ao maior volume de distribuição.

A antibioterapia deve ser ajustada assim que o agente seja isolado e de acordo com o perfil de suscetibilidade, privilegiando o antibiótico eficaz e de menor espectro.

Referências bibliográficas

1. Bennett JE, Dolin R, Blaser MJ. Mandell, Douglas, and Bennett's Principles and Practice of Infectious Diseases. Elsevier Inc., 2015.
2. Kasper DL, Fauci AS. Harrison's Infectious Diseases. 3th ed. McGraw Hill; 2017.
3. Bonkat G, Bartoletti R, Bruyère F, Cai T, Geerlings SE, Köves B, et al. European Association of Urology Guidelines on Urological Infections. European Association of Urology, 2020.
4. Gupta K, Grigoryan L, Trautner B. Urinary Tract Infection. Ann Internal Med. 2017;167(7):Itc49-itc64.
5. Anger J, Lee U, Ackerman AL, Chou R, Chughtai B, Clemens JQ, et al. Recurrent Uncomplicated Urinary Tract Infections in Women: AUA/CUA/SUFU Guideline. J Urol. 2019;202(2):282-9.
6. Sante L, Aguirre-Jaime A, Miguel MA, Ramos MJ, Pedroso Y, Lecuona M. Epidemiological study of secondary bloodstream infections: The forgotten issue. J Infect Public Health. 2019;12(1):37-42.
7. Dubbs SB, Sommerkamp SK. Evaluation and Management of Urinary Tract Infection in the Emergency Department. Emerg Med Clin North Am. 2019;37(4):707-23.
8. Guliciuc M, Maier AC, Maier IM, Kraft A, Cucuruzac RR, Marinescu M, Şerban C, Rebegea L, Constantin GB, Firescu D. The Urosepsis-A Literature Review. Medicina (Kaunas). 2021;57(9):872.
9. Bonkat G, Cai T, Veeratterapillay R, Bruyère F, Bartoletti R, Pilatz A, Köves B, Geerlings SE, Pradere B, Pickard R, Wagenlehner FME. Management of Urosepsis in 2018. Eur Urol Focus. 2019;5(1):5-9.
10. Simpson N, Lamontagne F, Shankar-Hari M. Septic shock resuscitation in the first hour. Curr Opin Crit Care. 2017;23(6):561-6.
11. Flaherty SK, Weber RL, Chase M, Dugas AF, Graver AM, Salciccioli JD, et al. Septic Shock and Adequacy of Early Empiric Antibiotics in the Emergency Department. J Emerg Med. 2014;47(5):601-7.
12. Gaieski DF, Mikkelsen ME, Band RA, Pines JM, Massone R, Furia FF, et al. Impact of time to antibiotics on survival in patients with severe sepsis or septic shock in whom early goal-directed therapy was initiated in the emergency department*. Crit Care Med. 2010;38(4):1045-53.
13. Zhang D, Micek ST, Kollef MH. Time to Appropriate Antibiotic Therapy Is an Independent Determinant of Postinfection ICU and Hospital Lengths of Stay in Patients With Sepsis*. Crit Care Med. 2015;43(10):2133-40.
14. Liu VX, Fielding-Singh V, Greene JD, Baker JM, Iwashyna TJ, Bhattacharya J, et al. The Timing of Early Antibiotics and Hospital Mortality in Sepsis. Am J Respir Crit Care Med. 2017;196(7):856-63.
15. Garnacho-Montero J, Gutiérrez-Pizarraya A, Escoresca-Ortega A, Fernández-Delgado E, López-Sánchez JM. Adequate antibiotic therapy prior to ICU admission in patients with severe sepsis and septic shock reduces hospital mortality. Crit Care. 2015;19(1):302.
16. Paul M, Carrara E, Retamar P, Tängdén T, Bitterman R, Bonomo RA, et al. European Society of Clinical Microbiology and Infectious Diseases (ESCMID) guidelines for the treatment of infections caused by multidrug-resistant Gram-negative bacilli (endorsed by European society of intensive care medicine). Clinical Microbiology and Infection. 2022;28(4):521-47.
17. Tamma PD, Aitken SL, Bonomo RA, Mathers AJ, van Duin D, Clancy CJ. Infectious Diseases Society of America 2022 Guidance on the Treatment of Extended-Spectrum β-lactamase Producing Enterobacterales (ESBL-E), Carbapenem-Resistant Enterobacterales (CRE), and Pseudomonas aeruginosa with Difficult-to-Treat Resistance. Clinical Infectious Diseases. 2022;75(2):187-212.
18. Hollingsworth JM, Rogers MM, Krein SL, et al. Determining the non-infectious & complications of indwelling urethral catheters: a systematic review and meta- analysis. Ann Intern Med 2013;159:401-410.
19. Odabasi Z, Mert A. Candida urinary tract infections in adults. World J Urol. 2020;38(11):2699-2707.
20. Timsit JF, Bassetti M, Cremer O, Daikos G, de Waele J, Kallil A, et al. Rationalizing antimicrobial therapy in the ICU: a narrative review. Intensive Care Med. 2019;45(2):172-89.
21. Tängdén T, Ramos Martín V, Felton TW, Nielsen EI, Marchand S, Brüggemann RJ, et al. The role of infection models and PK/PD modelling for optimising care of critically ill patients with severe infections. Intensive Care Med. 2017;43(7):1021-32.
22. Ulldemolins M, Rello J. The Relevance of Drug Volume of Distribution in Antibiotic Dosing. Curr Pharm Biotechnol. 2011;12(12):1996-2001.
23. Timsit JF, Bassetti M, Cremer O, Daikos G, de Waele J, Kallil A, et al. Rationalizing antimicrobial therapy in the ICU: a narrative review. Intensive Care Med. 2019;45(2):172-89.
24. Giske CG, Turnidge J, Cantón R, Kahlmeter G. Update from the European Committee on Antimicrobial Susceptibility Testing (EUCAST). J Clin Microbiol. 2022;60(3).
25. Vardakas KZ, Voulgaris GL, Maliaros A, Samonis G, Falagas ME. Prolonged versus short-term intravenous infusion of antipseudomonal β-lactams for patients with sepsis: a systematic review and meta-analysis of randomised trials. Lancet Infect Dis. 2018;18(1):108-20.
26. Roberts JA, Paul SK, Akova M, Bassetti M, de Waele JJ, Dimopoulos G, et al. DALI: Defining Antibiotic Levels in Intensive Care Unit Patients: Are Current -Lactam Antibiotic Doses Sufficient for Critically Ill Patients? Clinical Infectious Diseases. 2014;58(8):1072-83.

capítulo 108

Infecções do Sistema Nervoso Central

António Luís Eiras Falcão | Alexandre Guimarães de A. Barros | Thiago Bragança Lana Silveira Ataíde
Angela de Alcântara Magnani Bezerra

Introdução

Infecções do sistema nervoso central (SNC) constituem emergências médicas que demandam uma resposta diagnóstica e terapêutica imediata, frequentemente necessitando de intervenção em unidades de terapia intensiva. O diagnóstico dessas infecções é complexo, uma vez que muitas condições não infecciosas podem apresentar sintomas similares. A identificação precisa do agente infeccioso pode levar vários dias, obrigando a utilização de terapia antimicrobiana empírica, muitas vezes abrangente. Esta terapia inicial é com base em uma análise cuidadosa das evidências clínicas, epidemiológicas e demográficas disponíveis. A escolha dos agentes antimicrobianos deve considerar não apenas a eficácia contra o patógeno suspeito, mas também a capacidade do fármaco de penetrar a barreira hematoencefálica e alcançar concentrações efetivas no tecido cerebral. A celeridade na implementação de tratamentos adequados é crucial e pode ser determinante nos resultados clínicos das infecções do SNC.

Os patógenos responsáveis podem ser variados, incluindo bactérias, vírus, fungos, protozoários e, mais raramente, príons. Fatores como o estado imunológico do paciente (infecção ativa pelo HIV, corticoterapia, quimioterapia antineoplásica, pós-transplante de medula óssea e/ou órgãos sólidos), aspectos epidemiológicos como época do ano e viagens para áreas específicas, e se a infecção foi adquirida na comunidade ou em ambiente hospitalar, influenciam o risco e o tipo de agente infeccioso envolvido. A compreensão detalhada da microbiologia e da fisiopatologia específicas ao sítio de infecção é vital para o manejo eficaz das infecções do SNC. A abordagem diagnóstica inicial visa localizar a infecção, essencial para orientar a escolha terapêutica. O tratamento de infecções do SNC beneficia-se significativamente da colaboração interdisciplinar, incluindo intensivistas, infectologistas, neurologistas e neurocirurgiões para melhor manejo e abordagem das complicações potenciais.

As infecções bacterianas do SNC são condições graves, principalmente pela capacidade limitada do cérebro de combater esses agentes, resultando em inflamação substancial e dano ao tecido cerebral. Iremos discutir sobre as seguintes condições sob a visão da medicina intensiva: meningite, abscessos cerebrais, encefalite e mielite. Vale ressaltar que estas podem se apresentar de maneira isolada ou combinada.

Meningite

As meninges são membranas que recobrem o cérebro e a medula espinhal e são compostas por três componentes: dura-máter, aracnoide e pia-máter. A inflamação das leptomeninges (aracnoide e pia-máter) é definida pela presença de células inflamatórias no liquor. A meningite bacteriana consiste na representação clínica da infecção das leptomeninges, do espaço subaracnoideo e dos ventrículos cerebrais por microrganismos dotados de virulência suficiente para invadir e superar os mecanismos de defesa do SNC. As infecções das meninges podem ser classificadas de acordo com a rapidez com que os sintomas se manifestam. As infecções bacterianas geralmente desencadeiam uma síndrome aguda, caracterizada pela rápida progressão de febre, cefaleia, náuseas e vômitos e sinais meníngeos. Por outro lado, apresentações subagudas, que podem ser causadas por vírus, fungos ou micobactérias, evoluem mais lentamente, com sintomas que se desenvolvem ao longo de vários dias ou semanas. Deve-se enfatizar a necessidade de balancear a obtenção de um diagnóstico microbiológico preciso com a implementação precoce de terapia antimicrobiana em ambas as situações.

A meningite bacteriana é uma infecção piogênica, em que as bactérias se localizam principalmente no líquido cefalorraquidiano (LCR), rico em nutrientes. Embora geralmente restritas ao LCR, as bactérias podem afetar também o parênquima cerebral e medular circunjacente, devido à proximidade anatômica. Com um volume total de aproximadamente 140 mL e produção diária de 500 mL/dia, o LCR, formado nos plexos coroides dos ventrículos, circula pelo espaço subaracnoideo, sendo reabsorvido pelas vilosidades aracnoides. O LCR sai do quarto ventrículo através dos forames de Luschka e Magendie. O espaço subaracnoideo tem vários espaços potenciais e reais entre as meninges, e o fluxo de LCR tem velocidade e direção variáveis. São múltiplos compartimentos interconectados. Vale ressaltar que devido ao pequeno tamanho dos forames de Luschka e Magendie, o fluxo do LCR em direção à cisterna magna é unidirecional. Esta compartimentalização tem implicações terapêuticas, uma vez que o movimento de medicamentos e agentes infecciosos é influenciado pela taxa e direção do fluxo de LCR. A obstrução do fluxo de LCR pode causar hidrocefalia e suas consequências, além de restringir a entrada de antibióticos nos locais de infecção ativa.

Os agentes infecciosos invadem o LCR por pelo menos três vias. Primeiramente, as estruturas vasculares do plexo coroide e da pia-máter, além dos vasos que atravessam o espaço subaracnoideo. Estes podem servir como condutos durante episódios de bacteremia. Pode ocorrer também a invasão direta através das meninges protetoras em situações de quebra da integridade da dura por trauma ou cirurgia, com a invasão direta do espaço subaracnoideo. É um mecanismo que deve ser considerado em pacientes com histórico de fístula liquórica e intervenções neurocirúrgicas recentes. Outra forma que pode ocorrer a disseminação bacteriana, envolve veias emissárias que conectam diretamente os tecidos moles da cabeça e do pescoço com o sistema venoso do cérebro e das meninges, incluindo as vilosidades aracnoides. Embora o sangue nas veias emissárias geralmente flua para longe do cérebro, as veias do SNC e os seios durais não contêm válvulas, permitindo o fluxo retrógrado. Outra forma possível de infecção são infecções do parênquima cerebral que atingem as meninges, por exemplo a ruptura de um abscesso cerebral.

Fisiopatologia da meningite bacteriana

A doença clínica observada quando bactérias entram no LCR resulta de uma interação complexa entre componentes das bactérias e a resposta inflamatória do hospedeiro. Essa interação afeta tanto a barreira hematoencefálica quanto a integridade neuronal. À medida que os microrganismos começam a morrer, especialmente após a exposição à terapia antibiótica, fragmentos bacterianos interagem com receptores de reconhecimento de padrão, desencadeando a resposta imune do hospedeiro. O reconhecimento imune desses componentes bacterianos resulta em uma forte resposta inflamatória, levando ao comprometimento da barreira hematoencefálica devido ao recrutamento de leucócitos, desregulação vascular, vasculite e oclusão de vasos, o que causa aumento da pressão intracraniana.

A inibição de várias etapas da cascata inflamatória, como o recrutamento de neutrófilos, melhora o desfecho clínico na meningite, reduzindo a perda neuronal. A única terapia adjunta clinicamente comprovada para amenizar essa resposta inflamatória e melhorar a mortalidade parece ser a dexametasona na meningite pneumocócica.

Uma vez iniciada a inflamação, ocorre uma série de lesões no endotélio da barreira hematoencefálica, resultando em edema cerebral vasogênico, perda da autorregulação cerebrovascular e aumento da pressão intracraniana. As expressões clínicas desses eventos fisiopatológicos são as complicações neurológicas da meningite, incluindo coma, hidrocefalia, convulsões, surdez e déficits motores, sensoriais e cognitivos. Estudos de autópsia mostram edema cerebral, hidrocefalia, hemorragias, lesões necróticas nas estruturas corticais e subcorticais, perda de fibras mielinizadas na substância branca e apoptose hipocampal.

Epidemiologia

A meningite bacteriana pode ser adquirida na comunidade ou associada a cuidados de saúde. As principais causas de meningite bacteriana adquirida na comunidade em adultos são *Streptococcus pneumoniae*, *Neisseria meningitidis* e, principalmente em pacientes com mais de 50 anos ou aqueles com deficiências na imunidade mediada por células, *Listeria monocytogenes*. Vale ressaltar que ocorreu uma drástica redução das infecções por *Haemophilus influenzae* com o advento da vacinação. As principais causas de ventriculite e meningite nosocomiais são, geralmente estafilococos e bacilos Gram-negativos aeróbicos, e ocorrem mais comumente após procedimentos neurocirúrgicos (por exemplo, após craniotomia, derivações ventriculoperitoneais, derivações lombares, drenos ventriculares externos ou após trauma craniano como fratura de base do crânio com ou sem evidência clínica de vazamento de líquido cefalorraquidiano).

Manifestações clínicas e análise do líquido cefalorraquidiano na meningite bacteriana

A meningite bacteriana pode-se apresentar de várias formas clínicas. As manifestações iniciais podem ser sutis, incluindo cefaleia de baixa intensidade, náusea e febre. No entanto, uma vez que os sinais e sintomas meníngeos, como vômito, dor de cabeça intensa e rigidez no pescoço se desenvolvem, a descompensação clínica ocorre frequentemente de maneira rápida. A tríade clássica associada à meningite bacteriana, que inclui febre, rigidez de nuca e alteração do estado mental, está presente em apenas 44% dos casos. Embora os sinais de inflamação meníngea, como rigidez nucal, sinal de Kernig ou sinal de Brudzinski, não sejam nem sensíveis nem específicos para a meningite bacteriana, 95% dos pacientes apresentam pelo menos 2 dos 4 sintomas mais comuns: dor de cabeça, febre, rigidez no pescoço e alteração do estado mental. Achados como *rash* petequial ou purpúrico podem sugerir uma etiologia específica, mas as lesões cutâneas podem estar ausentes no momento da apresentação.

Análise do líquido cefalorraquidiano (LCR)

A confirmação do diagnóstico de meningite bacteriana é feita por meio da análise do LCR, desde que não existam contraindicações para a realização de uma punção lombar. A solicitação de tomografia computadorizada de crânio antes da realização da punção lombar é prudente em determinados casos (estado imunossupressão, histórico de doença do SNC, convulsão recente, papiledema, nível de consciência anormal ou déficit neurológico focal) para excluir hipertensão intracraniana e lesões expansivas intracranianas que poderiam levar à herniação cerebral durante o procedimento. O transporte e o processamento imediatos do LCR são cruciais para maximizar a integridade da amostra, pois as concentrações de células se degradam em até 50% após uma hora da coleta. A pressão de abertura frequentemente está elevada, variando de 20 a 50 cmH_2O. Os achados típicos do LCR na meningite bacteriana incluem pleocitose moderada a alta (centenas a milhares de células/µL), com predominância de neutrófilos, hipoglicorraquia (baixa concentração de glicose) e níveis elevados de proteínas (frequentemente superior a 100 mg/dL). O nível de lactato no LCR pode ser útil para diferenciar a meningite bacteriana da viral, mas também pode estar elevado em outras doenças do SNC que causam inflamação meníngea. Um resultado positivo no teste de Gram é diagnóstico de meningite bacteriana, com uma especificidade superior a 99%, embora a sensibilidade varie com base na concentração de bactérias no LCR e no uso prévio de antibióticos. Painéis moleculares para diagnóstico de meningoencefalite estão cada vez mais disponíveis e oferecem a vantagem de um diagnóstico rápido e terapia antibiótica direcionada.

Diagnóstico da meningite bacteriana

O diagnóstico de meningite bacteriana deve ser prontamente considerado em adultos que apresentam febre, dor de cabeça, rigidez no pescoço e/ou alteração do estado mental. O diagnóstico tardio está associado a um atraso na terapia antibiótica, menor uso de esteroides adjuvantes empíricos e maior mortalidade. A identificação de um patógeno bacteriano no LCR confirma o diagnóstico de meningite bacteriana. A identificação de bactérias em culturas de sangue em um paciente com pleocitose no LCR também confirma o diagnóstico, mesmo que a cultura do LCR permaneça negativa. Pode ser difícil estabelecer definitivamente o diagnóstico de meningite bacteriana em pacientes que receberam antibióticos antes da punção lombar, o que diminui a sensibilidade da cultura e da coloração de Gram. Isso é especialmente problemático na meningite nosocomial, onde o uso dos antibióticos é frequente.

Além das bactérias, outros organismos também podem infectar as meninges. Esses organismos geralmente são classificados como causadores de meningite asséptica para diferenciá-los da meningite bacteriana. Diferenciar etiologias bacterianas de não bacterianas pode ser desafiador no primeiro momento, e os dados laboratoriais desempenham papel importante nesta distinção. Leucocitose periférica (> 10.000/mm^3), pleocitose (contagens de leucócitos no LCR acima de 1.000/mm^3), proteinorraquia (concentração de proteína no LCR acima de 100 mg/dL) e hipoglicorraquia (concentrações de glicose no LCR abaixo de 40 mg/dL) favorecem uma causa bacteriana. Cabe ressaltar que a meningite carcinomatosa também cursa com quadro semelhante e deve entrar no diagnóstico diferencial a depender do quadro clínico. Pacientes com esses achados devem receber antibióticos empíricos até que um diagnóstico específico seja feito ou culturas bacterianas retornem negativas. Uma predominância monocítica no LCR, especialmente na ausência de terapia antibiótica prévia, fala contra uma etiologia bacteriana. O lactato parece ter papel importante nesta distinção. Os vírus são a causa mais comum de meningite asséptica.

Abordagem terapêutica

A meningite bacteriana que exige abordagem imediata para estabelecer a causa específica e iniciar terapia eficaz. A taxa de mortalidade da doença não tratadas pode chegar a 100%, e mesmo com terapia ideal, está associada a morbidade e mortalidade significativas. Antes da terapia antimicrobiana para meningite bacteriana presumida, devem ser obtidas informações históricas sobre possíveis condições associadas a um organismo causador, alergias graves a medicamentos, exposição recente pessoas com clínica sugestiva de meningite, ou sinais de sinusite ou otite (por exemplo, *S. pneumoniae*), uso recente de antibióticos, viagens recentes, uso recente de drogas injetáveis, presença de *rash* cutâneo, trauma de cabeça recente ou passado, infecção por HIV ou outros estados imunocomprometidos. A abordagem inicial inclui também a realização de uma punção lombar (LP) para verificar se os achados do líquido cefalorraquidiano (LCR) são consistentes com a doença.

- A terapia antimicrobiana, juntamente com dexametasona adjunta quando indicada, deve ser iniciada o mais rápido possível após a realização da punção lombar ou, se uma TC de crânio for necessária antes da LP, logo após a obtenção das hemoculturas. A seleção antimicrobiana deve ser empírica e direcionada aos patógenos mais prováveis com base na idade do paciente e nas doenças comórbidas subjacentes. Essa síntese abrangente destina-se a fornecer um guia detalhado para o diagnóstico, manejo inicial e contínuo, e considerações prognósticas na meningite bacteriana.
- Os regimes empíricos incluem antimicrobianos e terapêutica empírica. A terapia inicial para meningite bacteriana deve ser empírica e abrangente, ajustada conforme os resultados do Gram e culturas do LCR:
- Adultos imunocompetentes com menos de 50 anos: ceftriaxona (2 g IV a cada 12 horas) ou cefotaxima (2 g IV a cada 4-6 horas) + Vancomicina (15-20 mg/kg IV a cada 8-12 horas, não excedendo

2 g por dose) para cobertura de cepas resistentes de *S. pneumoniae*.

- Adultos com 50 anos ou mais ou imunocomprometidos: adicionar ampicilina (2 g IV a cada 4 horas) para cobertura de *L. monocytogenes*.
- Considerar cobertura para *Pseudomonas* ou outros patógenos Gram-negativos em pacientes gravemente imunocomprometidos (por exemplo, cefepime ou meropenem).
- Alergia a betalactâmicos: vancomicina + moxifloxacino (400 mg IV uma vez ao dia) ou linezolida se há risco elevado de MRSA ou resistência a penicilina.
- Uso de dexametasona: administrar dexametasona (0,15 mg/kg IV a cada 6 horas por 2-4 dias) com a primeira dose de antibiótico em casos de suspeita ou confirmação de meningite por *S. pneumoniae*. Deve ser iniciada o mais breve possível, idealmente antes ou com a primeira dose de antibiótico.

Os antimicrobianos devem penetrar no LCR e ser bactericidas, com ajustes baseados nos resultados das culturas e testes de susceptibilidade. Uma nova punção lombar pode ser necessária se não houver melhora em 48 horas ou se o paciente estiver sendo tratado para organismos resistentes aos agentes-padrão. O manejo dos fluidos e a redução da pressão intracraniana são cruciais.

A taxa de mortalidade ainda é significativa, variando dependendo do patógeno e do *status* imunológico do paciente. Complicações neurológicas são comuns e os resultados podem variar amplamente com base nos sinais clínicos iniciais e na resposta ao tratamento.

Abscesso cerebral

Introdução e patogênese

O abscesso cerebral é uma coleção focal no parênquima cerebral, resultante de complicações de infecções em outros sítios, traumatismos cranianos, ou procedimentos pós-operatórios neurocirúrgicos. Os microrganismos podem invadir o parênquima por disseminação direta ou hematogênica, sendo que a disseminação hematogênica geralmente leva ao desenvolvimento de múltiplas lesões. As infecções que podem se disseminar diretamente para o parênquima cerebral incluem otite média, mastoidite, sinusite e infecções dentárias, enquanto traumatismos cranianos e faciais também podem levar à formação de um abscesso cerebral. A lesão tecidual ocorre principalmente devido à resposta inflamatória contra o patógeno invasor. No início, a lesão é pouco definida e está associada a edema local com infiltrado inflamatório evidente, sem necrose, caracterizando a cerebrite. Após duas a três semanas, ocorre necrose de liquefação do tecido neural e a lesão torna-se delimitada por uma cápsula fibrosa.

Os principais agentes envolvidos são estafilococos e estreptococos, mas outros microrganismos podem estar envolvidos, dependendo do sítio primário da infecção, da idade do paciente, do local de desenvolvimento da infecção (comunidade ou hospital) e de comorbidades associadas. Infecções primárias dos seios paranasais, odontogênicas e otogênicas podem levar a abscessos cerebrais causados por anaeróbios.

Quadro clínico

O quadro clínico inicial de um abscesso cerebral é muitas vezes inespecífico, podendo evoluir para a tríade clássica de cefaleia, febre e déficit neurológico focal. Diferenciais importantes incluem empiema epidural e subdural, trombose séptica de seio venoso, aneurisma cerebral micótico, embolia séptica com infarto cerebral associado, encefalite necrotizante aguda, tumores e meningite. Cefaleia é o sintoma mais comum e geralmente ocorre no lado do abscesso, sendo descrita como de forte intensidade. Alterações do estado mental e a presença de náuseas e vômitos indicam progressão do edema cerebral e aumento da pressão intracraniana. Déficits neurológicos focais ocorrem em cerca de metade dos pacientes e crises convulsivas podem ser a primeira manifestação do abscesso cerebral.

Diagnóstico

O diagnóstico é baseado na apresentação clínica, com sinais focais, cefaleia, convulsões e quadro infeccioso sistêmico, e confirmado por meio de exames de imagem, como tomografia computadorizada de crânio ou ressonância magnética, esta última apresentando maior sensibilidade. Na fase de cerebrite, a tomografia computadorizada mostra uma área irregular de baixa densidade sem realce pelo contraste. À medida que a cerebrite evolui, a lesão se demarca após administração de contraste. A ressonância magnética de crânio contrastada, especialmente na sequência DWI, diferencia entre abscesso cerebral e lesão neoplásica, sendo que os abscessos são hiperintensos em DWI.

Material deve ser coletado para análise e cultura para determinar o agente etiológico, geralmente por meio de abordagem cirúrgica ou punção aspirativa guiada por tomografia computadorizada.

Tratamento

O tratamento envolve a drenagem da coleção e terapia antimicrobiana, que deve ser orientada pelos fatores de risco e pela provável origem da infecção. A terapia antimicrobiana empírica comum inclui metronidazol, uma cefalosporina de terceira geração, e vancomicina em casos sugeridos de disseminação hematogênica ou pós-operatório neurocirúrgico. A duração da terapia antimicrobiana é geralmente prolongada, variando de quatro a oito semanas, dependendo da resposta clínica e radiológica.

Prognóstico

A mortalidade associada a abscessos cerebrais tem diminuído ao longo do tempo, mas a principal sequela é o surgimento de epilepsia estrutural. Fatores associados a um prognóstico reservado incluem rápida progressão do quadro clínico, alteração do estado mental na admissão e drenagem para o sistema ventricular, situações nas quais a mortalidade tende a ser alta.

Encefalite

A encefalite é uma inflamação do parênquima cerebral acompanhada de disfunção neurológica. O quadro clínico inclui alteração do estado mental (como desorientação, confusão e mudanças comportamentais/cognitivas), convulsões, febre e disfunção neurológica focal. A mortalidade varia, podendo atingir 20%, e grande parte dos pacientes apresentam sequelas da infecção. Esta condição apresenta um desafio diagnóstico e etiologia específica é identificada em apenas cerca de 50% dos casos. Várias etiologias não infecciosas podem causar ou mimetizar a encefalite, incluindo reações autoimunes pós-infecciosas, como encefalomielite disseminada aguda (ADEM), ou outras condições autoimunes, como encefalite por autoanticorpos antirreceptor N-metil-D-aspartato [NMDAR]), esclerose múltipla, transtornos do espectro da neuromielite óptica, neuro-Behçet, neurossarcoidose, entre outros. Porém, a infecção é a causa mais comum de encefalite, constituindo aproximadamente 50% das etiologias identificáveis. O HSV-1 é a causa mais comum de encefalite esporádica em todo o mundo. O vírus Varicella-zóster (VZV) também é uma causa importante, associada a alta mortalidade.

Distinção entre meningite e encefalite

A presença ou ausência de função cerebral normal é a característica importante que distingue encefalite de meningite. Pacientes com meningite podem estar desconfortáveis, letárgicos ou distraídos pela dor de cabeça, mas sua função cerebral permanece normal, pelo menos no início do quadro, sem outras complicações. Na encefalite, no entanto, anormalidades na função cerebral são uma característica diferenciadora, incluindo alteração do estado mental, déficits motores ou sensoriais, alterações de comportamento e personalidade, e distúrbios de fala ou movimento. Convulsões e estados pós-ictais também podem ser observados na meningite e não devem ser considerados como evidência definitiva de encefalite. Outras manifestações neurológicas da encefalite podem incluir hemiparesia, paralisia flácida e parestesias. No entanto, a distinção entre essas duas entidades pode ser difícil, uma vez que alguns pacientes podem ter tanto um processo do parênquima cerebral quanto das meninges. O paciente geralmente é rotulado como tendo meningite ou encefalite com base nas características que predominam na doença, embora o termo meningoencefalite também seja comum e reconheça a sobreposição. A importância de distinguir entre encefalite e meningite relaciona-se ao fato de que a causa provável de cada síndrome é diferente, com alguns agentes virais mais propensos a causar meningite asséptica e outros mais propensos a causar encefalite.

Encefalite é uma condição inflamatória grave do cérebro que pode ser causada por uma variedade de patógenos, incluindo vírus, e pode manifestar-se de duas formas principais: encefalite viral primária e encefalite pós-infecciosa. A encefalite viral primária ocorre quando o vírus invade diretamente o sistema nervoso central, com a replicação viral diretamente no tecido cerebral causando dano neuronal. O diagnóstico pode ser confirmado por meio da identificação de corpos de inclusão virais ou cultivo do vírus a partir de amostras de tecido cerebral. Essa forma da doença exige uma intervenção rápida com antivirais para mitigar danos ao tecido cerebral e prevenir sequelas graves.

Por outro lado, a encefalite pós-infecciosa surge após a resolução de uma infecção viral, com exemplos notáveis incluindo a encefalite disseminada aguda (ADEM) e a encefalite autoimune, como a encefalite anti-NMDA. Essas condições não são causadas pela presença ativa do vírus, mas por uma resposta imunológica exacerbada que ataca a mielina ou os receptores neuronais, causando inflamação e desmielinização significativas. A ADEM é frequentemente desencadeada por uma infecção viral prévia ou vacinação e caracteriza-se por sintomas neurológicos que evoluem rapidamente, enquanto a encefalite autoimune pode envolver alterações comportamentais e psiquiátricas prolongadas.

A distinção entre encefalite viral e pós-infecciosa é crucial para o manejo clínico adequado. Embora ambas possam apresentar sintomas neurológicos semelhantes, o tratamento difere significativamente. Encefalites virais primárias requerem terapias antivirais agressivas, enquanto as encefalites pós-infecciosas podem necessitar de tratamentos imunomoduladores ou imunossupressores para controlar a resposta inflamatória. A compreensão dessas *nuances* é essencial para garantir que os pacientes recebam o tratamento mais apropriado para sua condição específica e para melhorar os resultados clínicos a longo prazo.

Fisiopatologia das encefalites infecciosas

As barreiras hematoencefálica e hematoliquórica protegem o sistema nervoso central (SNC) de agentes biológicos e químicos nocivos. Vírus, como da varicela zóster, sarampo, herpes simples ou enterovírus, estabelecidos nos tecidos linfoides, são liberados na corrente sanguínea, promovendo sua disseminação. Embora existam barreiras protetoras robustas, diversos agentes infecciosos neurotrópicos desenvolveram estratégias para invadir o SNC. A infecção de leucócitos, capazes de entrar no SNC, pode funcionar como um mecanismo de invasão para vírus como o HIV. Uma outra forma de invasão ocorre diretamente através dos nervos periféricos. Vírus como o da raiva e alguns enterovírus, por exemplo, o poliovírus, alcançam o SNC através dessa via. Os agentes infecciosos apresentam afinidades variadas pelas diferentes áreas anatômicas do SNC. Aqueles com predileção pelas meninges causam meningite, enquanto aqueles que infectam o parênquima cerebral podem resultar em meningoencefalite ou encefalite. Agentes que afetam a medula espinhal causam mielite. O HSV-1 tipicamente provoca encefalite do lobo temporal, enquanto o HSV-2 frequentemente resulta em meningite ou radiculomielite lombossacral. Vários agentes possuem tropismo pelo tronco cerebral, podendo causar encefalite do tronco cerebral, caracterizada por paralisia craniana, hemiparesia cruzada, alterações sensoriais, ataxia, redução do estado de alerta e sintomas atípicos como náuseas/vômitos persistentes e soluços.

Manifestações clínicas

Geralmente os pacientes se apresentam com alteração do estado mental, variando de rebaixamento leve ao coma. Sinais de irritação meníngea, como rigidez nucal, geralmente estão ausentes nas encefalites puras, mas frequentemente acompanham meningoencefalites. Convulsões são comuns, e podem ocorrer anormalidades neurológicas focais, incluindo hemiparesia, paralisias de nervos cranianos e reflexos patológicos ou tendinosos profundos exagerados. Os pacientes podem parecer confusos ou agitados.

Embora geralmente não existam achados patognomônicos, certas características do exame físico podem sugerir um diagnóstico específico. Parotite sugere fortemente o diagnóstico de encefalite por caxumba em um paciente não vacinado com alterações no estado mental. Sinais de hidrofobia, aerofobia, espasmos faríngeos e hiperatividade sugerem encefalite rábica. Apresentações atípicas de raiva incluem convulsões, paralisias de nervos cranianos e mioclonias. Vesículas agrupadas em um padrão dermatomal podem sugerir o vírus varicela zóster (VZV), que ocasionalmente pode causar encefalite; no entanto, a ausência de erupção cutânea não elimina a consideração do VZV.

Os resultados de imagens em pacientes com encefalite podem ou não demonstrar achados radiográficos anormais em tomografias computadorizadas (TC) ou ressonância magnética (RM). A TC é útil para descartar lesões ocupando espaço. A RM é sensível para detectar desmielinização, que pode ser vista em outros estados clínicos que apresentam alterações do estado mental. A localização do sinal anormal pode às vezes sugerir etiologias específicas: envolvimento do lobo temporal é fortemente sugestivo de encefalite por HSV, embora outros vírus herpes, como VZV, vírus Epstein-Barr e herpes vírus humano 6, também possam produzir esse quadro clínico, envolvimento do tálamo ou gânglios basais pode ser observado em casos de encefalite devido a infecção viral respiratória, arbovírus e tuberculose.

Já a eletroencefalografia é frequentemente anormal em encefalites agudas. O foco na região do lobo temporal é sugestiva de encefalite por HSV. O LCR embora não sejam diagnósticos, geralmente confirmam a presença de doença inflamatória do SNC. Os achados em meningites assépticas e encefalites são geralmente indistintos. As características típicas das infecções virais do SNC incluem: aumento do número de leucócitos no LCR, geralmente menos de 250/mm^3, com predominância de linfócitos, embora infecções iniciais possam revelar uma predominância de neutrófilos, concentração elevada de proteínas, geralmente menos de 150 mg/dL, concentração de glicose geralmente normal (> 50% do valor sanguíneo), mas valores moderadamente reduzidos são ocasionalmente vistos com HSV, caxumba ou alguns enterovírus.

Abordagem

Deve-se dar atenção particular a sintomas infecciosos recentes, fatores de risco para tuberculose ou outros agentes infecciosos, exposições incomuns a insetos ou toxinas, viagens, presença de erupções cutâneas, histórico de autoimunidade e manifestações neuropsiquiátricas. Exames neurológicos e gerais completos são importantes para orientar a abordagem diagnóstica. Uma vez que a suspeita clínica de encefalite é estabelecida, a terapia empírica com agentes antimicrobianos apropriados deve ser iniciada enquanto a avaliação diagnóstica está em curso. Os testes de rotina para adultos com encefalite incluem hemograma completo com diferencial, medidas de função renal e hepática, culturas de sangue, testes de HIV, sorologias e testes treponêmicos. A análise do LCR deve ser realizada em todos os pacientes com encefalite, com testes de rotina, incluindo, mas não limitados a: pressão de abertura, contagem e diferencial de células, proteínas, glicose, coloração de Gram, culturas bacterianas, reação em cadeia da polimerase (PCR) para HSV-1/2, PCR para VZV, enterovírus, antígeno criptocócico e VDRL. Painéis de anticorpos autoimunes do soro e do LCR devem ser considerados dependendo da apresentação. Imagem, preferencialmente da ressonância magnética (RM) com e sem contraste, devem ser obtidas em todos os pacientes e podem revelar realce de contraste meníngeo e/ou parenquimatoso, edema límbico ou outros importantes indícios diagnósticos. Um eletroencefalograma (EEG) deve ser obtido em todos os pacientes com encefalite, e, quando disponível, o monitoramento contínuo por EEG deve ser considerado, pois o *status epilepticus* não convulsivo é uma complicação comum da encefalite.

Pacientes rebaixados, com sinais de aumento da pressão intracraniana, convulsões devem ser monitorizados continuamente em ambiente de terapia intensiva. Todos os pacientes com encefalite devem ser tratados com aciclovir IV, até o resultado do PCR do LCR para HSV. Antibióticos empíricos devem ser administrados se houver preocupação com meningoencefalite ou uma etiologia bacteriana, como encefalite do tronco encefálico por *Listeria*. A terapia anticonvulsivante deve ser iniciada em pacientes com convulsões clínicas ou subclínicas, mas não profilaticamente. Com exceção das encefalites causadas por vírus do grupo herpes e alguns outros agentes, o manejo da maioria das encefalites virais se concentra no cuidado de suporte.

Encefalite por vírus herpes simples

Os vírus herpes simples tipo 1 e tipo 2 (HSV-1 e HSV-2) estão entre os oito herpes vírus humanos, a saber: o vírus Varicela-Zóster, Epstein-Barr, Citomegalovírus, HHV-6, HHV-7 e HHV-8. O HSV-1 é a causa mais comum de encefalite, sendo responsável por aproximadamente 90% dos casos de encefalite por HSV em adultos. A mortalidade por encefalite por HSV-1 não tratada é de aproximadamente 70%, com sequelas neurológicas quase universais na ausência de tratamento. A administração precoce de aciclovir mostrou melhorar significativamente a sobrevivência e os resultados. A encefalite por HSV-1 pode ser causada pela reativação do vírus latente ou ocorrer no contexto de uma infecção primária. O vírus tem um tropismo pelos lobos orbitofrontal e temporal. Porém, vale ressaltar que nenhuma combinação de achados clínicos, laboratoriais ou radiográficos é suficientemente sensível para confirmar o diagnóstico, e a terapia empírica com aciclovir deve ser administrada a todos os pacientes com possível encefalite por HSV-1 até que todos os estudos diagnósticos definitivos sejam completados.

Os sinais e sintomas típicos da encefalite por HSV-1 refletem a replicação viral e a inflamação nos lobos temporais mesiais e orbitofrontais e incluem alteração da personalidade, confusão, perda de memória, alucinações, afasia e convulsões. Febre está quase universalmente presente. O edema do lobo temporal progressivo pode levar à herniação uncal com midríase (geralmente ipsilateral), que pode progredir para paralisia completa do terceiro nervo, herniação e morte. Já o HSV-2 quando afeta o SNC, ele causa principalmente meningite, mas raramente pode causar encefalite. Além disso, o HSV-2 pode causar uma tríade de encefalite do tronco cerebral, mielite e radiculomielite, chamada síndrome de Elsberg.

A RM é anormal na maioria dos casos de encefalite por HSV-1 e pode revelar anormalidades unilaterais ou bilaterais dentro dos lobos temporais mesiais e orbitofrontais, além do córtex insular. A imagem ponderada por difusão pode ser mais sensível para encefalite por HSV-1, especialmente no início da doença. O EEG é significativamente mais propenso a demonstrar descargas periódicas ou desaceleração focal em derivações frontotemporais em pacientes com encefalite por HSV-1 quando comparado a encefalites por outras causas.

O LCR exibe pleocitose linfocítica em mais de 90% dos pacientes, mas pode parecer normal no início do curso e é inespecífico. A proteína do LCR geralmente está elevada, e o nível de glicose normal. O PCR para HSV-1 e 2 no LCR permanece como o teste diagnóstico de escolha com alta sensibilidade (96%) e especificidade (99%). A terapia empírica com aciclovir geralmente pode ser descontinuada se o resultado do PCR for negativo. Porém, se a suspeita clínica de encefalite por HSV for alta, deve-se realizar uma repetição da punção lombar e do PCR para HSV em até três dias após o teste inicial negativo, com continuação do aciclovir empírico.

A posologia do aciclovir IV 10 mg/kg a cada 8 horas é o tratamento de escolha para encefalite por HSV-1 e 2 e deve ser continuado por um mínimo de 14-21 dias. Ajuste de dose é necessário na presença de comprometimento renal. A segurança e eficácia de corticosteroides adjuvantes não foram rigorosamente investigadas, e geralmente são reservados para uso em pacientes com edema significativo. Déficits cognitivos e convulsões são sequelas significativas entre os sobreviventes. Embora a encefalite por HSV-1 seja tipicamente monofásica, cerca de 27% dos pacientes sofrem uma encefalite autoimune secundária, dias a meses após a apresentação inicial, que pode mimetizar uma recidiva da encefalite por HSV. Adultos tipicamente apresentam manifestações neuropsiquiátricas. O HSV tem sido associado a vários autoanticorpos, incluindo aqueles que têm como alvo o receptor NMDA, e a outros anticorpos que têm como alvo antígenos neuronais identificados ou não identificados. Pacientes com recidiva clínica após encefalite viral devem ser avaliados quanto a anticorpos autoimunes e considerada a imunossupressão empírica após a exclusão de etiologias infecciosas.

Encefalites autoimunes

As infecções virais eram consideradas as causas mais frequentes de encefalite identificáveis, porém parece que a incidência e prevalência de encefalite autoimune (AIE) são similares às da encefalite infecciosa. Estudos sobre distúrbios paraneoplásicos neurológicos, séries de casos, entre outros, marcaram o início da caracterização de várias encefalites autoimunes. Desde a descrição da encefalite por NMDAR, várias síndromes de autoanticorpos têm sido identificadas. Entre esses, a encefalite por NMDAR é a mais comum.

As AIEs associadas a anticorpos neuronais podem ser divididas em duas categorias: aquelas com anticorpos direcionados a antígenos na superfície celular/sináptica e aquelas com anticorpos direcionados a antígenos intracelulares. De modo geral, AIEs com anticorpos direcionados a antígenos de superfície/sinápticos podem ou não ser paraneoplásicas, geralmente se desenvolvem em pacientes mais jovens e tendem a responder à imunoterapia, enquanto AIEs com anticorpos direcionados a antígenos intracelulares são mais frequentemente paraneoplásicas, mais comuns em adultos mais velhos e menos propensas a responder à imunoterapia. Além disso, enquanto anticorpos direcionados a antígenos de superfície/sinápticos são frequentemente patogênicos diretamente, aqueles direcionados a antígenos intracelulares geralmente não são patogênicos diretamente e são considerados um marcador de autoimunidade principalmente afetado por células T. Esse paradigma é útil e tem implicações para o tratamento da AIE.

Manifestações clínicas

Os critérios para possível AIE incluem déficits subagudos progressivos em memória, estado mental alterado ou sintomas psiquiátricos com novos achados focais, convulsões inexplicadas, pleocitose no LCR, ou RM sugerindo encefalite em pacientes nos quais causas alternativas razoáveis foram excluídas. A encefalite por anticorpos anti-NMDAR é comumente em mulheres jovens, com uma idade média de 21 anos, embora todas as idades e ambos os gêneros possam ser afetados. O desenvolvimento da síndrome ocorre em etapas, com cerca de 70% experimentando um pródromo viral que consiste em cefaleia, febres, náuseas e vômitos, diarreia e/ou sintomas do trato respiratório superior.

Manejo terapêutico

O manejo inclui imunoterapia e a remoção de algum tumor subjacente. Com o tratamento, 70%-80% dos pacientes com encefalite anti-NMDAR atingirão boa recuperação, e os sinais e sintomas da doença geralmente diminuem progressivamente. Qualquer tumor deve ser prontamente removido, especialmente massas ovarianas ou testiculares. Embora não existam dados que demonstrem a superioridade de um regime terapêutico sobre outro, uma abordagem é combinar 1g de metilprednisolona IV (IVMP), diariamente por cinco a sete dias, juntamente com plasmaférese como tratamento de primeira linha. IVIG (0,4 g/kg/dia por 5 dias) pode ser usado após a plasmaferese, se necessário, mas não antes. Se não for observada melhora em 10 dias, rituximab ou ciclofosfamida podem ser considerados. Uma vez observada uma melhoria clínica, o tratamento pode ser descontinuado na maioria dos pacientes, porém podem haver recidivas e a imunossupressão prolongada deve ser considerada.

Mielite

Miopatia refere-se a qualquer patologia da medula espinhal que envolva disfunção neurológica e inclui etiologias não inflamatórias, como deficiências nutricionais e malignidades. Mielite é uma causa inflamatória de miopatia que pode ocorrer isoladamente (por exemplo, mielite por herpesvírus) ou coexistir com encefalite como uma síndrome de sobreposição (por exemplo, encefalomielite progressiva com rigidez e mioclonia, ou ADEM). O diagnóstico diferencial de mielite inclui etiologias infecciosas e mediadas por imunidade, além de causas não inflamatórias de miopatia, como deficiências de vitaminas ou minerais (por exemplo, vitamina B12, cobre), mielopatias vasculares e condições neurodegenerativas. Algumas causas, como ADEM e outras mielites pós-infecciosas, são monofásicas, enquanto outras, como esclerose múltipla, neuromielite óptica e neurossarcoidose, podem ser progressivas e/ou recorrentes. Uma história clínica detalhada e exame neurológico são cruciais para definir o perfil temporal e a localização. Dor nas costas ou pescoço (especialmente dor funicular), disfunção intestinal ou da bexiga, anestesia em sela e fraqueza bilateral dos membros superiores ou inferiores são características históricas que sugerem uma localização espinhal. O perfil temporal é útil para determinar as probabilidades etiológicas. Por exemplo, uma apresentação hiperaguda sugere uma etiologia vascular ou traumática, enquanto um perfil temporal agudo-subagudo sugere etiologias inflamatórias ou infecciosas, e um curso subagudo-crônico implica deficiência nutricional ou malignidade.

Identificar um nível espinhal é um passo-chave na localização de uma lesão na medula espinhal, e o padrão de localização pode ajudar a determinar a etiologia (por exemplo, fraqueza e perda de sensação de dor/temperatura com preservação de vibração e propriocepção em casos de oclusão da artéria espinhal anterior, ou perda de vibração e propriocepção com dor/temperatura preservada e função motora na sífilis terciária). No cenário agudo, os pacientes podem apresentar hiporreflexia que pode mimetizar a síndrome de Guillain-Barré. Embora uma localização possa geralmente ser identificada, nenhum dos recursos no exame ou na história é suficientemente sensível ou específico para diferenciar entre causas inflamatórias, vasculares ou compressivas. Portanto, todos os pacientes com mielite devem ser gerenciados como verdadeiras emergências usando uma abordagem padronizada.

O primeiro passo na abordagem diagnóstica da mielite possível é excluir a compressão externa da medula que possa justificar intervenção cirúrgica. A imagem preferida é a ressonância magnética (RM) da coluna com e sem contraste, embora a mielografia por tomografia computadorizada seja uma alternativa razoável se a RM for contraindicada. Uma vez excluída a compressão, deve ser realizada uma punção lombar com contagem de células e diferencial, proteína total, glicose, coloração de Gram/culturas, imunoglobulinas e bandas oligoclonais. Além disso, devem ser considerados anticorpos antiaquaporina-4, anticorpos anti-SSA e SSB, anticorpos antinucleares (ANA), anticardiolipina, cobre, vitamina B12, teste treponêmico, PCR e IgG de varicela-zóster no LCR, e PCR para enterovírus. A inflamação da medula espinhal é evidenciada pelo realce por contraste na RM, pleocitose no LCR e elevação das imunoglobulinas no LCR.

Existem quatro etapas-chave no manejo da mielite: (1) reconhecimento da síndrome, (2) extinção da inflamação aguda, (3) determinação da etiologia, e (4) fornecimento de manejo de longo prazo. Enquanto a avaliação diagnóstica está em andamento, altas doses de esteroides (tipicamente com 1 g de metilprednisolona IV diariamente por três a sete dias) devem ser administradas para diminuir a inflamação aguda. Quando etiologias infecciosas são suspeitas ou confirmadas, agentes antimicrobianos apropriados devem ser administrados.

Infecções extracranianas

Abscesso peridural

O espaço epidural situa-se entre a dura-máter e as estruturas ósseas do crânio e da coluna vertebral; o espaço subdural, entre a membrana subaracnoide e a dura-máter. Diferentemente do espaço subaracnoide, os tecidos paradurais são espaços potenciais, com a membrana aracnoide e a dura-máter limitando a disseminação de infecções por suas superfícies. Embora os abscessos subdurais sejam mais comuns no crânio e os abscessos epidurais sejam mais comuns na coluna vertebral, a microbiologia, fisiopatologia e tratamento são semelhantes. Esses abscessos geralmente se desenvolvem a partir de uma infecção contígua, cirurgia ou trauma.

Abscesso epidural craniano

No crânio, os tecidos epidurais são densos e a formação de abscesso é incomum. A membrana subaracnoide é menos aderente à dura-máter, tornando o espaço subdural o local mais provável de infecção. Os abscessos intracranianos tendem a evoluir rapidamente, frequentemente causando danos irreversíveis ao tecido intracraniano subjacente. Antibióticos isoladamente são inadequados, e a drenagem neurocirúrgica permanece como principal tratamento. A ressonância magnética tem auxiliado grandemente na rápida identificação e manejo desta condição.

Os abscessos epidurais cranianos ocorrem mais comumente adjacente ao seio frontal, mas, se não tratados, a infecção pode se espalhar para o espaço subdural ou até mesmo para o parênquima cerebral. A infecção pode ser resultado de trauma ou cirurgia, mas, mais comumente, é uma complicação de sinusite, o que é refletido na microbiologia dos abscessos epidurais cranianos. O tratamento requer drenagem cirúrgica emergencial seguida por antibióticos adequados aos microrganismos identificados.

Abscesso subdural craniano

O empiema subdural craniano pode ser clinicamente indistinguível de meningite ou de um abscesso cerebral, com a tríade de febre, cefaleia e alteração da consciência apresentada na admissão em aproximadamente 50% dos pacientes. Um abscesso subdural é mais comumente uma complicação de um procedimento neurocirúrgico anterior, mas também pode ocorrer após uma infecção dos seios paranasais e, menos comumente, dos ouvidos ou mastoides. Raramente, o desenvolvimento espontâneo de um abscesso subdural após bacteremia ocorre. A microbiologia dessas infecções reflete a fisiopatologia. Infecções após um procedimento neurocirúrgico são tipicamente causadas por flora da pele, como estafilococos, ou organismos associados a cuidados de saúde, como Pseudomonas ou enterobactérias. Infecções que ocorrem como complicação de infecções do trato respiratório superior são geralmente causadas por estreptococos, pneumococos, *Haemophilus*, anaeróbios e estafilococos. Assim como no abscesso epidural craniano, a drenagem cirúrgica é crucial para o tratamento, seguida pela administração prolongada de antibióticos.

Abscesso epidural espinhal

A incidência de abscesso epidural espinhal aumentou nas últimas duas décadas, o que provavelmente está relacionado ao aprimoramento diagnóstico com ressonância magnética e ao aumento de comorbidades predisponentes à infecção. Fatores de risco para abscesso epidural espinhal incluem cirurgia na coluna vertebral ou trauma, uso de drogas injetáveis, diabetes e disfunção renal em estágio terminal. Os pacientes geralmente apresentam dorsalgia localizada, com febre presente em menos de 50% dos casos. Na ausência de tratamento, os sintomas geralmente progridem através de quatro fases clínicas: dor espinhal, dor radicular, fraqueza radicular e paralisia. A tríade de dor, febre e déficits neurológicos progressivos sugere fortemente essa síndrome; no entanto, a presença de qualquer um desses sinais ou sintomas deve aumentar a preocupação pelo diagnóstico.

O diagnóstico depende da visualização de uma coleção no espaço epidural. O estudo diagnóstico de escolha é a ressonância magnética com contraste, que define a compressão da medula espinhal e a presença e extensão do abscesso, identifica coleções de fluido paraespinhal drenáveis e detecta osteomielite vertebral concomitante. Outros procedimentos, como mielografia e tomografia computadorizada, podem ser usados se a ressonância magnética não puder ser realizada.

Estafilococos são responsáveis por mais de dois terços dos casos de abscesso epidural. Embora a maioria dos casos seja adquirida na comunidade, um número crescente é causado por instrumentação cirúrgica (cirurgia ou bloqueio nervoso), e a flora nosocomial, incluindo Pseudomonas, pode ser causadora nessa população. Outros fatores de risco para abscesso epidural espinhal incluem uso de drogas IV, diabetes *mellitus*, trauma e condições comórbidas, como malignidade ou uso de álcool. Infecções por *Candida* estão sendo cada vez mais relatadas como causas de abscesso epidural vertebral. A terapia empírica é direcionada contra os organismos mais prováveis e, normalmente, inclui vancomicina e um agente antipseudomonal, como cefepime, mas, quando possível, deve ser adiada até que as culturas serem obtidas. A terapia deve ser refinada assim que as culturas confirmarem um patógeno causador. A intervenção neurocirúrgica de emergência é considerada obrigatória quando há comprometimento neurológico.

capítulo 109

O Paciente que Vive com HIV na Unidade de Tratamento Intensivo

André Miguel Japiassú

Resumo

Após o surgimento da terapia antirretroviral, pacientes com síndrome de imunodeficiência adquirida (AIDS) têm sobrevivido por mais tempo, e são hospitalizados por diversos motivos. O paciente que vive com HIV necessita admissão em unidade de tratamento intensivo (UTI) quando desenvolve insuficiência respiratória, sepse, distúrbios neurológicos e outras causas (metabólicas e doença aterosclerótica). Infecções oportunistas continuam sendo mais comuns, porém infecções comuns e doenças metabólicas são causas de internação emergentes. A resposta do hospedeiro que vive com HIV e as características de disfunções orgânicas são discutidas no capítulo. A conduta diagnóstica e a terapia inicial são apresentadas para as principais infecções oportunistas. De modo geral, o manuseio dos pacientes graves portadores de HIV deve seguir os mesmos aspectos do Tratamento Intensivo dos demais pacientes, com atenção para profilaxias antimicrobianas e avaliação de terapia antirretroviral.

Introdução

O vírus da imunodeficiência humana (HIV) é responsável pela síndrome de imunodeficiência adquirida (AIDS), e infecta aproximadamente 40 milhões de pessoas em todo o planeta, sendo que um milhão estão no Brasil.[1] Sua transmissão ocorre por contato com secreções genitais ou sangue. Após a infecção inicial, sinais e sintomas de síndrome gripal podem ocorrer após três a seis semanas (janela imunológica); os sinais característicos de imunodeficiência só aparecem após anos de infecção pelo HIV.[2]

O HIV é um retrovírus (vírus com genoma de RNA) que produz uma cópia do seu genoma em DNA humano, por meio da enzima transcriptase reversa. Esta nova cópia de DNA viral é incorporada ao genoma da célula hospedeira, pela enzima integrase. Para entrar na célula o vírus reconhece a molécula CD4 na membrana de linfócitos T e macrófagos. A infecção de linfócitos T acarreta destruição celular; em macrófagos, a infecção pode ficar latente, formando um reservatório do vírus no organismo. A destruição de linfócitos T leva à redução da imunidade celular e ao desenvolvimento de infecções oportunistas e, ocasionalmente, a neoplasias primárias (principalmente linfomas).

A partir da década de 1990, o tratamento com medicações antirretrovirais (TARV), compondo esquema de alta potência (*Highly Active Anti-Retroviral Treatment* - HAART), melhorou expressivamente a sobrevida e a qualidade de vida dos pacientes infectados.[3] Esta terapia tem como objetivo interromper o dano ao sistema imune e restaurar, tanto quanto possível, o dano já instalado.[2] Embora tenha proporcionado mudanças no prognóstico de médio e longo prazo, pouco alterou a sobrevida a curto prazo, especialmente no grupo de pacientes mais graves. Porém, se os pacientes mais graves sobrevivem ao quadro agudo e se recuperam sem sequelas, pode-se esperar sobrevida longa com instituição de medicações antirretrovirais.

Tarefas críticas na avaliação do paciente grave com HIV/AIDS

- Identificar o paciente com HIV em risco para infecções oportunistas e sepse.
- Identificar e diagnosticar as infecções mais comuns neste paciente na UTI.
- Saber diferenciar descompensações não infecciosas nesta população.
- Enfatizar medidas de prevenção de infecções nosocomiais nesta população.
- Manusear profilaxias e terapia antirretroviral para o tratamento específico do paciente grave com HIV/AIDS.

Causas de admissão de pacientes com HIV/AIDS na UTI

As causas de internação no hospital e na UTI foram mudando ao longo dos últimos 20 anos, mas persiste um grupo de pacientes com características semelhantes aos do início da epidemia mundial, com adoecimento por infecções oportunistas. A instituição da TARV causou melhora no manejo dos pacientes portadores de HIV-AIDS, e promoveu mudanças nas causas de admissão hospitalar desta população: houve relativa redução das internações por infecções oportunistas, ao passo que aumentaram as admissões relacionadas a desordens metabólicas e outras infecções e neoplasias.[4] Surgiram também causas de admissão secundárias a toxicidade associada ao uso de TARV. Um estudo de coorte, iniciado em 1981, mostrou uma redução na incidência de insuficiência respiratória aguda causada por *Pneumocystis jiroveci* no momento da admissão na UTI a partir dos anos 1990, enquanto aumenta-se a incidência de sepse como causa de admissão, especialmente após 2000.[4] Paralelamente, estudos mostram que infecções bacterianas têm se tornado cada vez mais prevalentes em pacientes infectados por HIV, independente do uso de HAART.[5-7] As causas mais comuns de internação na UTI são as infecções, podendo ser oportunistas ou não (**Figura 109.1**). Problemas médicos não relacionados a HIV/AIDS, como doenças cardiovasculares e neoplasias, se tornaram mais comuns, na medida que os pacientes infectados pelo vírus há 10-20 anos estão em tratamento específico e envelhecendo.[4] As complicações decorrentes da TARV já foram comuns no passado (por exemplo anemia com zidovudina, pancreatite por didanosina e encefalopatia com efavirenz), mas as medicações mais recentes mostram boa tolerância, tornando efeitos adversos da TARV uma causa infrequente de admissão atualmente.

A infecção pelo HIV e a consequente imunodeficiência, expressas pela contagem baixa no sangue periférico de células CD4 e a alta viremia, quantificada pela técnica de reação em cadeia da polimerase (PCR), estão associadas a predisposição às infecções virais, fúngicas e parasitárias. Algumas doenças infecciosas oportunistas estão relacionadas com o grau de imunodeficiência do indivíduo, como pneumonia por *P. jiroveci*, neurotoxoplasmose e citomegalovirose, que acometem indivíduos especialmente com a contagem de células CD4 menor que 200/mm^3. Por outro lado, a HAART aumentou significativamente a sobrevida dos pacientes portadores de HIV/AIDS a longo prazo. De fato, pacientes infectados pelo HIV que iniciam HAART e mantém uma contagem de células CD4 maiores que 500 células/mm^3 por mais de 6 anos apresentam uma sobrevida comparável a da população em geral.[8] Porém, quando pacientes em uso de HAART são admitidos no ambiente hospitalar e na unidade de terapia intensiva, este efeito protetor desaparece:[9] pode ocorrer a perda definitiva de clones de linfócitos T e recorrência frequente de infecções oportunistas, ou pode haver sequelas permanentes oriundas destas infecções, causando morbidade a longo prazo. Aparentemente o prognóstico depende do reconhecimento precoce de infecções oportunistas, diagnóstico do HIV e início de TARV logo que possível.

As infecções oportunistas cursam com 3 síndromes na maior parte dos casos: insuficiência respiratória aguda, coma ou torpor e sepse. As condutas diagnósticas e de tratamento das infecções oportunistas mais comuns no paciente com HIV/AIDS internado na UTI estão no **Quadro 109.1**.

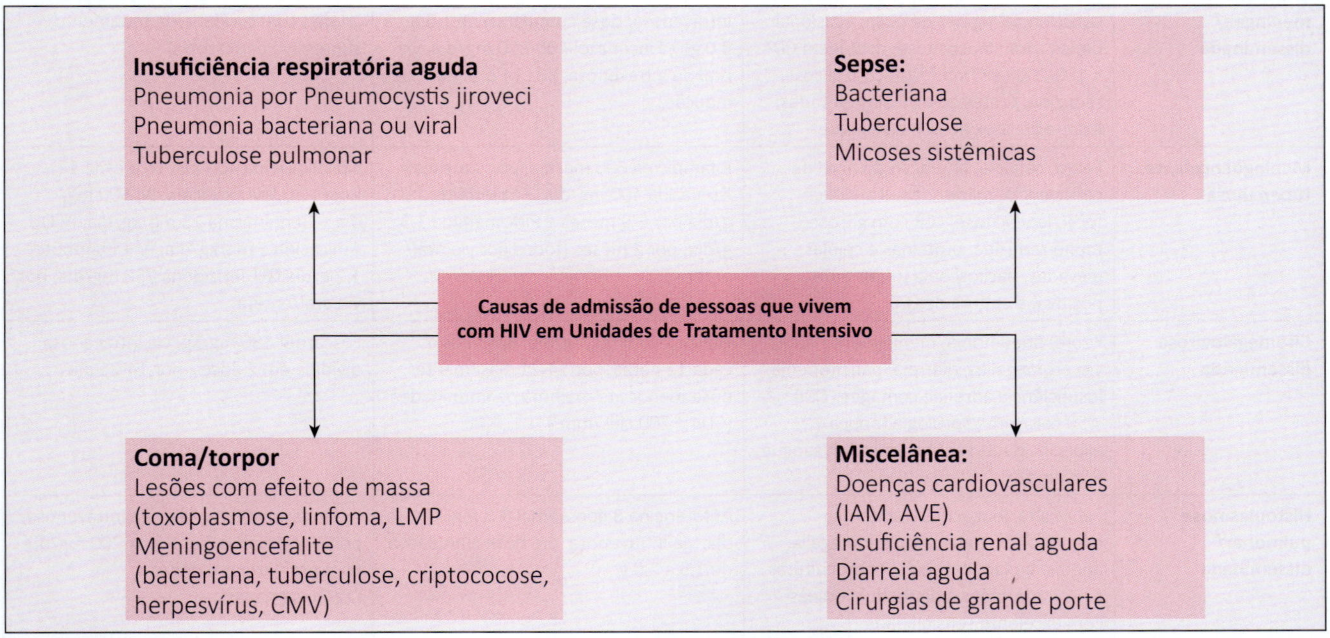

Figura 109.1. Causas mais comuns de admissão de pacientes que vivem com HIV em UTI.

LMP: leucoencefalopatia multifocal progressiva; CMV: citomegalovírus; TARV: terapia antirretroviral; IAM: infarto agudo do miocárdio; AVE: acidente vascular encefálico.

Fonte: Acervo da autoria.

Quadro 109.1. Diagnóstico e Tratamento das doenças associadas à AIDS mais comuns em UTI			
Infecção oportunista	**Diagnóstico**	**Tratamento de escolha**	**Tratamento alternativo**
Pneumonia por *Pneumocystis jiroveci*	Dispneia, tosse seca, febre, estertores crepitantes difusos; Rx tórax com infiltrado intersticial bilateral, sem adenomegalias hilares ou derrame pleural; contagem CD4 < 200 cels/mm³; leucograma normal ou leve leucocitose; exame citopatológico ou imunofluorescência indireta em escarro ou aspirado traqueal ou lavado broncoalveolar	Sulfametoxazol-trimetoprim (iniciar IV, dose 15 mg/kg/dia trimetoprim, divididos em 4 doses diárias), por 21 dias; se houver hipoxemia (PaO_2 < 70 mmHg com FiO_2 > 35-40%), iniciar metilprednisolona 60-80 mg/dia ou prednisona 80-100 mg/dia) por 14-21 dias; profilaxia secundária com mesma dose, a cada 12 horas	Clindamicina (iniciar IV, 600 mg, a cada 6-8 horas) + Primaquina (comprimido 15 mg, única dose diária), por 21 dias
Tuberculose pulmonar/ disseminada	Febre, tosse produtiva, dispneia, adenomegalias, dor torácica; Rx tórax com apresentações variáveis (forma disseminada apresenta infiltrado misto disseminado; forma localizada se demonstra por infiltrado pneumônico); derrame pleural e adenomegalias hilares são comuns; leucocitose; baciloscopia e cultura para micobactérias de escarro ou aspirado brônquico	Rifampicina 600 mg/dia, por 6-9 meses + Isoniazida 400 mg/dia + Etambutol 1,2 g/dia, por 6-9 meses + Pirazinamida 1,5 g/dia, por 2 meses (todos por via oral/ enteral)	Ciprofloxacina 400 mg, IV, a cada 12 horas OU Levofloxacina, IV, 500 mg/dia + Gentamicina 15 mg/kg/dia, IV OU Amicacina 5 mg/kg/dia, IV + Etambutol 1,2 g/dia, por via oral/enteral
Pneumonia bacteriana (comunitária)	Febre, tosse seca ou produtiva, dispneia, dor torácica; Rx tórax demonstra geralmente infiltrado alveolar localizado, mas pode ter apresentações atípicas e derrame pleural; leucocitose; bacterioscopia e cultura de escarro ou aspirado brônquico	Cefalosporinas de 2ª ou 3ª geração: cefuroxima 750 mg, via intravenosa, a cada 8 horas; ceftriaxone 1-2 g, via intravenosa, a cada 12 horas, por 7-10 dias; Azitromicina 500 mg/dia ou claritromicina 1 g/dia, via oral ou intravenosa, por 7-10 dias	Amoxicilina-clavulanato 1 g, via oral ou intravenosa, a cada 8 horas, por 7-10 dias; Levofloxacina 500 mg/dia, via oral ou intravenosa, por 7-10 dias; ciprofloxacina 400 mg, via intravenosa, a cada 8-12 horas, por 7-10 dias
Neurotoxoplasmose	Febre, alteração do nível de consciência, déficit neurológico focal; laboratório inexpressivo; contagem CD4 < 200 cels/mm³; TC de crânio com imagens hipodensas, usualmente em gânglios da base ou tronco cerebral, com captação anelar de contraste venoso	Sulfadiazina (2 g/dia, por via oral/ enteral) + pirimetamina (dose 100 mg no primeiro dia, seguida por 25 mg/ dia), por 21-28 dias; Sulfametoxazol-trimetoprim (iniciar IV, dose 15 mg/kg/ dia trimetoprim, divididos em 2 doses diárias)	Clindamicina (600 mg, a cada 6-8 horas, por via oral/enteral/IV) + pirimetamina (dose 100 mg no primeiro dia, seguida por 25 mg/dia), por 21-28 dias
Criptococose meníngea/ disseminada	Febre, cefaleia, alteração do nível de consciência, rigidez de nuca; ocasional déficit focal; leucocitose; contagem CD4 < 100-200 cels/mm³; LCR com glicose reduzida, proteínas e células elevadas; exame de látex no LCR ou sangue	Anfotericina B 0,6-1,0 mg/kg/dia, via intravenosa; dose cumulativa de 1,5 a 2,0 g) + Fluconazol 400-800 mg/dia, via oral ou intravenosa, por 14 dias (fase de indução)	Itraconazol 400 mg/dia, via oral, por 14 dias (Necessidade de tratamento supressivo com azoles)
Meningoencefalite tuberculosa	Febre, cefaleia, alteração do nível de consciência, rigidez de nuca, déficit focal; leucocitose; LCR com glicose muito reduzida, proteínas e células elevadas; baciloscopia (raramente positiva) e cultura de LCR	Rifampicina 600 mg/dia, por 9 meses + Isoniazida 400 mg/dia, + Etambutol 1,2 g/dia por 6-9 meses + Pirazinamida 1,5 g/dia, por 2 meses (todos por via oral/ enteral)	ciprofloxacina 400 mg, IV, a cada 12 horas OU levofloxacina, IV, 500 mg/dia + Gentamicina 15 mg/kg/dia, IV OU Amicacina 5 mg/kg/dia, IV + Etambutol 1,2 g/dia OU Terizidona 750 mg/dia, por via oral/enteral
Citomegalovirose disseminada	Febre, pneumonia, meningoencefalite, visceromegalias, diarreia; pancitopenia; insuficiência adrenal; contagem CD4 < 50 cels/mm³; sorologia (pouca especificidade); antigenemia em sangue; PCR em LCR	Ganciclovir 5 mg/kg/dia, divididos a cada 12 horas, por 14-21 dias; manter dose menor até melhora da imunidade (CD4 > 200 cels/mm³)	Foscarnet 180 mg/kg, via intravenosa, dividida em 2 doses, por 14-21 dias
Histoplasmose pulmonar/ disseminada	Febre alta, leucocitose, sintomas respiratórios, hepatoesplenomegalia, anemia e plaquetopenia; hemoculturas e aspirado/biópsia de medula ósseas com excelente sensibilidade	Anfotericina B lipossomal 3-5 mg/kg/ dia, via intravenosa, até dose cumulativa de 1,5 a 2,0 g	Itraconazol 400 mg/dia, via intravenosa, por 2-4 semanas; continuar 200 mg/dia para profilaxia prolongada (12-16 semanas)

(*Continua*)

Quadro 109.1. Diagnóstico e Tratamento das doenças associadas à AIDS mais comuns em UTI (*Continuação*)			
Infecção oportunista	**Diagnóstico**	**Tratamento de escolha**	**Tratamento alternativo**
Micobacteriose atípica	Sinais e sintomas semelhantes a tuberculose disseminada, associados a diarreia e acometimento da medula óssea; ocorre geralmente com CD4 < 100 cels/mm³; rendimento variável de culturas de sangue e aspirado de medula ósseas; necessidade frequente de biópsias de órgãos acometidos	Claritromicina 500 mg, via oral, em 2 doses diárias + Etambutol 15 mg/kg/dia, via oral; associar Rifabutina 300 mg/dia, via oral, se CD4 < 100 cels/mm³; tratar até elevação substancial de contagem CD4	Ciprofloxacina 400 mg, via oral ou intravenosa, em 2 doses; levofloxacina 500 mg/dia, via oral ou intravenosa; Amicacina 15 mg/kg/dia, via intravenosa
Candidíase mucocutânea/ disseminada	Sintomas locais de eritema cutâneo e secreção em mucosas; hepatoesplenomegalia; sepse; diagnóstico clínico e exame histológico direto de lesões	Fluconazol 100 mg/dia, via oral, por 14 dias ou 800 mg (dose única) nos casos localizados; fluconazol 200-400 mg/dia, via intravenosa, por 14-21 dias	Anfotericina B lipossomal 3 mg/kg/dia, via intravenosa, por 14 dias; Caspofungina 70 mg no 1º dia, e 50 mg subsequentemente, via intravenosa, por 14 dias
Herpes simples	Lesões vesiculares e pruriginosas, de base eritematosa, em regiões periorais, perianais ou dorso	Aciclovir 5 mg/kg, via oral ou intravenosa, a cada 4-6 horas, por 7-10 dias	Valaciclovir 500-1000 mg, via oral, a cada 12 horas, por 7 dias
Herpes zoster	Lesões vesiculares e pruriginosas, de base eritematosa, com dor neuropática, que acometem 1 ou mais dermátomos contíguos	Aciclovir 10 mg/kg, via oral ou intravenosa, a cada 8 horas, por 14 dias	Valaciclovir 1000 mg, via oral, a cada 8 horas, por 10 dias
Diarreia aguda	Agentes causadores: *Isospora sp, Criptosporidium sp, Clostridium difficile, Giardia lamblia, Entamoeba histolytica, Strogyloides stercoralis*; exame parasitológico de fezes	Ivermectina 6-12 mg, via oral, em dose única + ciprofloxacina 400 mg, via oral ou intravenosa, em 2 doses	Terapia específica para alguns agentes patológicos (ex. sulfametoxazol-trimetoprim para *Isospora sp* e paromomicina para *Cryptosporidium sp*)

Fonte: Desenvolvido pela autoria.

Como em outros pacientes imunossuprimidos, é fundamental reforçar a importância de definir o diagnóstico etiológico rapidamente, algumas vezes necessitando de procedimentos invasivos. O espectro de possibilidades é tão amplo que o tratamento empírico com múltiplos antimicrobianos é inevitável (**Quadro 109.2**).

Insuficiência respiratória aguda nos pacientes que vivem com HIV

Pneumocistose ainda pode ser considerada comum, principalmente quando o paciente chega com pneumonia comunitária grave, que já foi tratada com antimicrobianos comuns, sem sucesso. Esta infecção se associa com o diagnóstico tardio da infecção pelo HIV, pois se manifesta com contagem de linfócitos CD4 menor que 200 células/mm³. Os exames de imagem são fundamentais na sua avaliação, embora os aspectos sejam inespecíficos na maioria dos pacientes (**Figuras 109.2 e 109.3**). Além do tratamento com sulfametoxazol-trimetoprim, o uso de corticoides pode melhorar o prognóstico quando há hipoxemia.[10] Pneumonias bacterianas e tuberculose seguem como outros diagnósticos comuns de quadros de falência respiratória no momento da internação na UTI. Os pacientes com insuficiência respiratória sem diagnóstico etiológico inicialmente devem ser mantidos em isolamento respiratório, devido à alta prevalência de tuberculose nesta população, até que esta hipótese seja descartada. Pneumonias bacterianas seguem apresentação clínica semelhante à população não HIV, mas apresentam maior gravidade e emergência de germes resistentes a antimicrobianos.[11] A incidência de pneumonia bacteriana é maior nos indivíduos que vivem com HIV, principalmente quando a contagem CD4 é menor que 500/mm³.[12] Pneumococos resistentes à penicilina e *Staphylococcus aureus* resistente à meticilina oriundo da comunidade (CA-MRSA) são mais comuns na população com HIV/AIDS.[13,14] Coinfecções virais e bacterianas também são comuns, e podem afetar cerca de um terço dos pacientes com pneumonia comunitária grave nesta população.[15] Tuberculose é altamente prevalente em populações de grandes centros, não sendo diferente nos pacientes que vivem com HIV. A apresentação clínica da tuberculose é heterogênea, sendo a forma disseminada mais comum nos pacientes imunossuprimidos.[14] Embora classicamente a pneumonia por *M tuberculosis* manifeste-se pela forma miliar naqueles com maior imunodepressão, enquanto pela forma cavitária noutros com maior contagem CD4, a apresentação costuma ser mista sem importar o grau de imunodeficiência. Outras causas de pneumonia são: histoplasmose, citomegalovirose (CMV), nocardiose e rodococose. A comparação de condutas nas pneumonias entre pacientes imunocompetentes e deprimidos está no **Quadro 109.3**.

Quadro 109.2. Pesquisa do diagnóstico etiológico de infecções em pacientes que vivem com HIV e internam em UTI	
Síndrome infecciosa	**Exames complementares**
Rotina para todos os pacientes (sangue, urina, outros)	• Hemoculturas para germes comuns, fungos e micobactérias • Sorologia histoplasmose: imunodifusão, Western Blot. • Criptococose: antígeno criptocócico – CrAG • Aspergilose: antígeno galactomanana • Sífilis: *Venereal Disease Research Laboratory* (VDRL) • Urina: antígeno urinário para histoplasmose • Fluxo lateral para detecção do antígeno lipoarabinomanano (LF-LAM) *M. tuberculosis* • Fundoscopia (oftalmologia)
Pneumonia (escarro, aspirado traqueal, lavado broncoalveolar)	• Escarro induzido, lavado broncoalveolar – LBA, secreção traqueal em intubados, *swab* de nasofaringe; teste rápido e PCR – *swab* de nasofaringe para SARS-CoV-2 e *influenza*; outros vírus – PCR – *swab* de nasofaringe ou secreções respiratórias • PCR/imunofluorescência para *Pneumocystis jiroveci* – pesquisa direta em escarro induzido, LBA ou secreção traqueal • Teste rápido molecular para TB (TRM-TB, o "PCR GeneXpert") e a baciloscopia (pesquisa BAAR), cultura para micobactérias, identificação da espécie e realização de teste de sensibilidade • Exame direto e culturas para fungos (micológico) • Exame molecular para histoplasma (PCR) em LBA
Meningoencefalite (Líquor)	• Teste rápido molecular para TB (TRM-TB, o "FCR GeneXpert") e a baciloscopia (pesquisa BAAR), cultura para micobactérias, identificação da espécie e realização de teste de sensibilidade • Exame direto e culturas para fungos (micológico) • Criptococose: antígeno criptocócico – CrAG • Sífilis: *Venereal Disease Research Laboratory* (VDRL) • Sorologia para *Toxoplasma gondii* • PCR para citomegalovírus • PCR para vírus JC
Diarreia (fezes)	• PCR para *Campylobacter* (*C. jejuni, C. coli* e *C. upsaliensis*); *Clostridium difficile*; *Plesiomonas shigelloides*; *Salmonella* sp.; *Yersinia enterocolitica; Vibrio* (*V. parahaemolyticus* e *V. vulnificus*); *Vibrio cholerae*; *E. coli* enteroagregativa (EAEC); *E. coli* enteropatogênica clássica (EPEC); *E. coli* enterotoxigênica (ETEC); *Escherichia coli* O157; *E. coli* produtora de toxina *Shiga* (STEC); *Shigella/E. coli* enteroinvasora (EIEC); Adenovírus F 40/41; Astrovírus; Norovírus GI/GII; Rotavírus A; Sapovírus (I, II, IV e V); *Cryptosporidium* sp.; *Cyclospora cayetanensis*; *Entamoeba histolytica*; *Giardia lamblia;* • Pesquisa direta para *Isospora belli*
Biópsias (citopatológico e histopatológico)	• Linfonodos, pele, pleura, medula óssea

Fonte: Desenvolvido pela autoria.

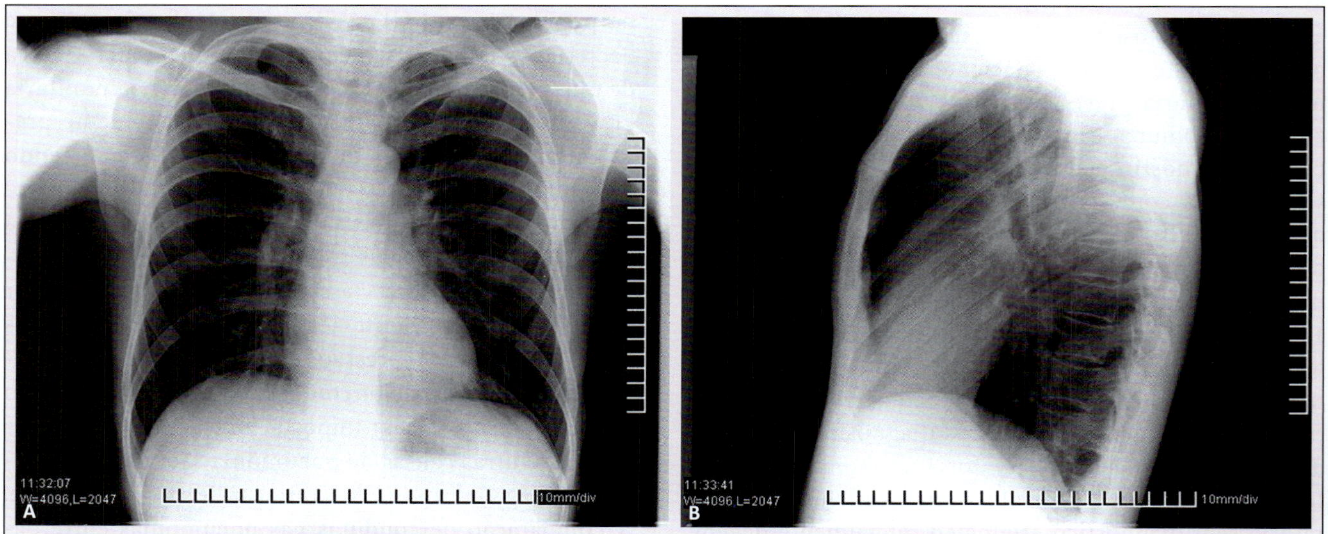

Figura 109.2. Radiografia de tórax de paciente com quadro respiratório: (A) incidência anteroposterior; (B) incidência perfil.
Fonte: Acervo da autoria.

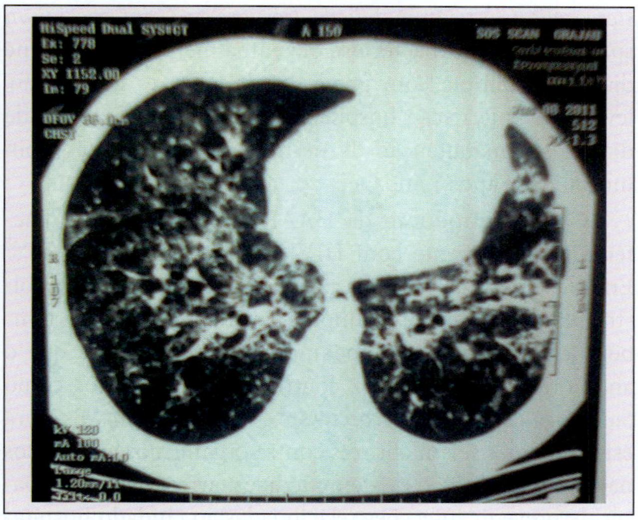

Figura 109.3. Tomografia computadorizada de tórax de paciente com quadro respiratório (mesmo paciente da Figura 109.2).
Fonte: Acervo da autoria.

Quadro 109.3. Diferenças nas condutas nas pneumonias entre pacientes imunocompetentes e que vivem com HIV

Pneumonia	Imunocompetente	Paciente que vive com HIV
Apresentação	Febre, tosse produtiva, dor torácica, dispneia	Febre (?), tosse (seca ou produtiva); dispneia
Exames complementares	Sangue, escarro (?), urina (?)	Sangue, escarro/BAL, urina
Tratamento inicial	Orientado: bactérias (pneumococo; outras); atípicos; vírus	Bactérias, TB, atípicos; vírus; fungos
Duração do tratamento	Sete dias ou guiado por biomarcador	Incerto (depende de etiologia); biomarcadores são limitados
Follow-up	Simples	Profilaxia secundária

Fonte: Desenvolvido pela autoria.

Afecções neurológicas nos pacientes que vivem com HIV

Doenças oportunistas neurológicas também são causas comuns e deve-se subdividir as causas de internação neurológica em três síndromes: compressão de estruturas cerebrais por massas, meningoencefalite e redução da consciência secundária a doenças sistêmicas.[16] Neurotoxoplasmose é a causa mais comum de torpor por massas compressivas; o paciente apresenta redução da consciência e déficits motores focais, e a tomografia computadorizada mostra massa hipodensa em gânglios da base ou tronco cerebral, com captação de contraste venoso na periferia da lesão. Leucoencefalopatia multifocal progressiva (causada pelo vírus JC), linfoma não Hodgkin, tuberculoma, critpococoma e *Nocardia* sp. também são outras causas menos frequentes de massa cerebral nestes pacientes. *M tuberculosis*, *Criptococcus neoformans*, *Streptococcus pneumoniae*, *Haemophylus influenzae*, CMV e herpes vírus são as causas mais comuns de meningoencefalite. A apresentação da maioria destas meningoencefalites é insidiosa, com exceção das bacterianas comuns e por *C. neoformans*. Rigidez de nuca e queda do nível de consciência são os sinais característicos. Déficits focais sugerem origem tuberculosa ou por pneumococo. Exames de imagem com vasculite estão associados com meningite tuberculosa, por pneumococo ou CMV. Nas meningites tuberculosa, criptocócica ou pneumocócica há formação de grave edema cerebral, levando a hipertensão intracraniana nos primeiros dias. Sepse, desordens metabólicas (insuficiência renal e toxicidade pela TARV) e púrpura trombocitopênica trombótica são exemplos de causas sistêmicas de torpor. O acometimento cerebral nestas síndromes segue a gravidade do quadro de base, e evolui de acordo com seu tratamento específico.[16] Recentemente, foi proposto algoritmo e calculadora para triagem de meningoencefalite para serviços de emergência e regulação regional de leitos; sinais meníngeos, febre, pessoas vivendo com HIV e líquor com aumento de celularidade são os fatores com maior chance de síndrome neurológica infecciosa.[17]

O prognóstico das causas neurológicas de internação é variável: neurotoxoplasmose e meningite criptocócica têm boa chance de sobrevida se tratadas em fase inicial; no entanto meningoencefalite tuberculosa, pneumocócica ou por citomegalovírus levam a grande aumento de morbimortalidade, mesmo se tratadas adequadamente.[17]

Sepse nos pacientes que vivem com HIV

A sepse grave tem sido a causa mais frequente de admissão hospitalar nesta população.[4] Estima-se que 10% da população mundial de pacientes sépticos é composta por indivíduos portadores de HIV/AIDS, com uma variação considerável relacionada a características locais na prevalência de HIV e as práticas de admissão na terapia intensiva.[18-24] Apesar de existir uma maior incidência de sepse na população com HIV/AIDS, a análise de coorte americana com mais de 70 mil pacientes sépticos mostrou que a taxa de internação na UTI é menor em pacientes HIV comparados aos pacientes não HIV.[26] Pacientes sépticos portadores de HIV/AIDS possuem chance reduzida de ser admitidos em UTI, mesmo quando comparados a subpopulações de pacientes com prognóstico reservado, como na doença hepática avançada e nas neoplasias metastáticas. De modo mais claro, mesmo que pacientes sépticos com HIV-AIDS apresentem menor mortalidade que sépticos com neoplasias metastáticas ou hepatopatias graves, eles são preteridos para internação em UTI, embora tenham até melhor prognóstico a médio e longo prazo após recuperação.

A sepse grave agrava a mortalidade a curto e médio prazo (1 e 6 meses) na população de pacientes portadores de HIV/AIDS admitidos na UTI.[27] Variáveis relacionadas à infecção pelo HIV, como tempo de diagnóstico de AIDS, contagem de células CD4 e uso de HAART, estão mais relacionadas a mortalidade a longo prazo.[9,28] Isto é demonstrado em alguns estudos da literatura. Uma coorte, de pacientes portadores de HIV/AIDS com lesão pulmonar aguda em uso de ventilação mecânica, mostrou que o uso de volumes correntes baixos está associado à redução da mortalidade, enquanto que a presença de HAART não teve impacto no desfecho do paciente.[28] Em outro estudo retrospectivo a presença de comorbidades e disfunção orgânica foi variável associada com a mortalidade hospitalar, enquanto que contagem de células CD4, carga viral, histórico de infecções oportunistas e diagnóstico recente de AIDS não demonstraram associação com o desfecho.[9]

Outras causas de admissão na UTI

Neoplasias são causas menos frequentes de admissão na UTI, geralmente por sintomas de compressão ou toxicidade pelo tratamento de tumores. O sarcoma de Kaposi é uma neoplasia que causa lesões cutâneas violáceas e síndromes de compressão e hemorragia nos sistemas respiratório e gastrointestinal. Neoplasias hematológicas (como leucemias agudas e linfoma não Hodgkin) são menos frequentes, mas têm prognóstico reservado, porque geralmente são de alto grau e evolução fulminante, com efeito de massa e compressão de estruturas anatômicas ou síndrome de lise tumoral.

Há risco de síndrome de reconstituição imune (IRIS), que pode ocorrer em pacientes com micobacterioses, micoses sistêmicas e linfoma não Hodgkin tratadas conjuntamente com TARV.[29] Esta síndrome manifesta-se por adenomegalias ou massas inflamatórias, acidose metabólica e SIRS, no contexto de pacientes que tinham altos níveis de carga viral e baixa contagem de linfócitos CD4 (menor que 50-100 células/mm^3) e apresentaram recuperação da imunidade. Tuberculose também é uma doença que pode-se manifestar primariamente após o início de TARV e do tratamento de qualquer outra infecção, de modo que diagnóstico diferencial deve ser feito sempre que um paciente apresenta piora na febre ou em outros sintomas quando se começa a tratar o HIV. O diagnóstico diferencial da IRIS é sepse ou piora/falha do tratamento da infecção prévia, e esta intercorrência dificulta a avaliação clínica do tratamento.[30-32]

As afecções cardiovasculares, como infarto agudo do miocárdio e acidente vascular cerebral, têm se tornado mais comuns, já que a TARV melhorou o prognóstico a longo prazo, e pessoas vivendo com HIV (PVHIV) parecem ter maior chance de síndromes metabólicas (como obesidade e dislipidemia), que por sua vez aumentam o risco cardiovascular.[33,34]

Outras infecções em pacientes críticos com HIV/AIDS internados na UTI

De uma forma geral, mesmo variáveis centrais no manejo do paciente portador de HIV/AIDS (contagem de células CD4 e carga viral) possuem um impacto menor a curto e médio prazo no desfecho do paciente admitido em regime hospitalar.[9,27,28] São inúmeras as causas de diarreia infecciosa nesta população, como *Salmonella* sp, *Strongyloides stercoralis*, *Clostridium difficile*, *Isospora* sp, *Criptosporidium* sp, CMV e micobacteriose. Eventualmente, a síndrome diarreica culmina com grave desidratação e desnutrição, levando a internação hospitalar. O tratamento ineficaz de diarreias e manutenção de desnutrição têm relação com mortalidade após 1 ano.[35]

Com a introdução da HAART, a incidência de bacteremia no paciente com HIV reduziu drasticamente.[36,37] Em pacientes que recebem profilaxia com sulfametoxazol-trimetoprim contra pneumonia por *P. jiroveci*, existe também a proteção contra pneumonia comunitária, já que o antibiótico citado é eficaz contra outros patógenos como *Salmonella* sp., *Staphylococcus* sp. e *S. pneumoniae*. Embora estas medidas sejam eficazes contra organismos adquiridos na comunidade, não existem medidas farmacológicas capazes de prevenir infecções relacionadas ao cuidado hospitalar nesta população. Pacientes portadores de HIV/AIDS são especialmente suscetíveis a infecções hospitalares, principalmente pneumonia e infecções relacionadas aos cateteres venosos.[27,36-38] Pneumonia é a infecção nosocomial mais comumente associada a sepse nesta população e é usualmente causada pelos mesmos microrganismos que acometem a população geral: *Pseudomonas aeruginosa*, *Enterobacteriaceae*, *Staphylococcus aureus* e *Staphylococcus epidermidis*.[26,27] A ocorrência de bacteremia é comum na população portadora de HIV/AIDS hospitalizada e é devida a utilização de cateteres venosos periféricos e centrais, embora também possa haver bacteremia primária. A infecção crônica pelo HIV pode predispor a translocação microbiana da luz intestinal para a circulação sanguínea, como sugerido pela presença de altos níveis de lipopolissacarídeo (LPS) na circulação.[39] De fato, a prevalência de bacteremia na população portadora de HIV/AIDS admitidas em regime hospitalar é excepcionalmente alta (40%), tanto quando consideramos as infecções relacionadas ao cateter quando outros sítios de infecções.[23,40]

Outros organismos associados a pneumonia, bacteremia e sepse grave também são encontrados na população de pacientes com HIV/AIDS. Embora haja predominância por organismos Gram-negativos e gram-positivos como causadores de infecções graves invasivas, *Mycobacterium tuberculosis*, *Histoplasma capsulatum*, *Cryptococcus neoformans* podem acometer uma subpopulação de pacientes com contagens baixas de células CD4 (34-36). *M. tuberculosis*, que é um organismo altamente prevalente em países em desenvolvimento, também tem sido descrito como causa de bacteremia em pacientes portadores de HIV/AIDS.[7,27,44,45]

Finalmente, doenças sexualmente transmissíveis e colonização por *S. aureus* resistente podem facilitar infecções de pele e partes moles, como celulites, fístulas perianais e fasciíte necrotizante. Candidíase oral é comum no paciente que tem imunodeficiência avançada (geralmente com contagem CD4 menor que 200 células/mm^3) e é uma pista no exame físico para guiar terapias empíricas na dependência da síndrome clínica de apresentação.

Resposta à infecção nos paciente que vivem com HIV e o desenvolvimento de disfunção orgânica

Biomarcadores têm sido estudados na população de pacientes com HIV/AIDS. Na fase crônica da doença, a infecção pelo HIV, isoladamente, é capaz de ativar a produção de citocinas. No estudo que comparou pacientes HIV+ com pacientes HIV- os níveis de TNF-alpha, IL-6, mieloperoxidase, molécula de adesão vascular do tipo-1 e proteína reativa (PCR) foram significativamente mais altos nos pacientes infectados.[46] Nos pacientes infectados, a elevação de PCR está associada com a mortalidade em longo prazo.[47] Durante infecções agudas, especialmente nas causadas por bactérias, a população de paciente HIV também responde com uma elevação da PCR. Em um estudo comparando crianças infectadas e não infectadas pelo HIV, com o diagnóstico de infecções do trato respiratório inferior, a dosagem da PCR pode auxiliar no diagnóstico de bacteremia. Estudos propuseram que a procalcitonina pode ser um marcador mais específico de sepse bacteriana em pacientes infectados pelo HIV. As dosagens de procalcitonina e PCR podem auxiliar na diferenciação do agente etiológico causador de pneumonia comunitária, estando mais elevados na infecção por *S.pneumoniae* quando comparado com *M. tuberculosis*.[48] Também considerado como marcador de injúria pulmonar aguda, a dosagem de desidrogenase láctica (LDH) maior que 500-600 U/L é útil no diagnóstico de pneumonia por *P.jirovecii* nos pacientes portadores de HIV/AIDS. A dosagem de LDH é um parâmetro útil na avaliação dos quadros pulmonares, que são os principais focos de sepse grave na população de paciente HIV+. Os níveis de LDH aumentam não apenas na infecção por *P. jiroveci* (quando os níveis de LDH estão muito altos), mas também na pneumonia bacteriana e na tuberculose.

Em um estudo de coorte retrospectivo na era pós-HAART, a mortalidade de pacientes críticos portadores de HIV/AIDS foi principalmente associada a disfunção orgânica, como choque e disfunção renal e hepática.[9] Na análise multivariada, disfunção neurológica (OR, 2,73; 95% IC, 1,16-6,46) e insuficiência renal aguda durante a permanência na UTI (OR, 4,21; 95% CI, 1,63-10,92) foram associadas com maior mortalidade.

Disfunção respiratória ocorre frequentemente e é a causa de admissão à UTI mais comum na população de pacientes com HIV/AIDS.[31,49,50] Com tudo, a gravidade da disfunção respiratória não é bem caracterizada na maioria dos estudos. Apesar disso, está claro que *P. jiroveci* e pneumonia bacteriana são responsáveis pela maior parte dos quadros respiratórios que necessitam de admissão na unidade de terapia intensiva.[4,27,31,50-52] Lesão pulmonar aguda esteve presente em 35% dos 7.638 pacientes HIV+ com sepse em um estudo retrospectivo americano.[26] Além disso, a presença de uma infecção oportunista prévia é um forte preditor de mortalidade hospitalar no paciente portador de HIV/AIDS com lesão pulmonar aguda.[53] Logo, a disfunção respiratória deve ser rápida e cuidadosamente avaliada e tratada nesta população.

Além da lesão pulmonar, outros aspectos da disfunção orgânica parecem desempenhar um papel importante nos pacientes com HIV/AIDS. A redução na contagem de plaquetas é usualmente considerada como um marcador alternativo de disfunção hematológica no paciente crítico e pode ser um sinal precoce de sepse nos pacientes com HIV/AIDS. Existe evidência clínica sugerindo aumento no estado de ativação plaquetária nos pacientes cronicamente infectados pelo HIV.[54] Plaquetas interagem diretamente com o HIV, desempenhando um papel de defesa do hospedeiro durante a infecção pelo HIV, por meio da limitação da disseminação viral e da inativação de partículas virais. Plaquetas podem também estar relacionadas à disfunção endotelial presente na infecção pelo HIV, uma vez que a interação entre estas e o endotélio está relacionada no desenvolvimento de aterosclerose de pacientes infectados.[54] Existe alguma evidência de que a incidência de disfunção hematológica nos pacientes portadores de HIV/AIDS com sepse é mais comum do que a disfunção hematológica dos pacientes com sepse não infectados, e a contagem de plaquetas abaixo do limite de 150.000/mm^3 nos pacientes infectados está associada de forma independente com a mortalidade hospitalar.[55] Embora a incidência de disfunções orgânicas possa ser maior em PVHIV e as comorbidades estejam presentes com maior frequência, o prognóstico a curto e médio prazo é semelhante a pacientes sem HIV.[56]

Complicações relacionadas com eventos adversos com medicações

Reações adversas a fármacos são muito comuns nesta população específica de pacientes. Síndrome de Steven-Johnson, pancreatite aguda, mielotoxicidade, entre outras, são causas alérgicas menos comuns de admissão no hospital. Complicações metabólicas associadas à TARV são descritas. Doença aterosclerótica acelerada (se manifestando como infarto agudo do miocárdio – IAM ou acidente vascular encefálico – AVE) está associada com uso prolongado de inibidores de protease, mas pode estar mais relacionada ao envelhecimento precoce relacionado à infecção por HIV do que pelo uso de medicações antirretrovirais. Além desta associação, jovens indivíduos que vivem com HIV apresentam sobrevida muito prolongada com o atual tratamento, e atingem idade de risco para doenças cardiovasculares. Acidose láctica foi descrita com uso de TARV, principalmente estavudina. Níveis séricos discretamente aumentados de lactato são comuns e geralmente não causam sintomas. Níveis acima de 10 mmol/L indicam presença de sintomas e necessidade de suspensão de drogas suspeitas e observação atenta em relação a complicações. Outras reações adversas podem ser observadas: *delirium* e psicose estão associados ao uso de efavirenz; diarreia é comum com uso de lopinavir (inibidor de protease); zidovudina pode causar anemia importante; tenofovir se associa a disfunção renal (tubulopatia). Atualmente, as medicações mais usadas são a lamivudina e dolutegravir (com poucos efeitos colaterais), associadas a tenofovir (pode se associar com disfunção renal ou tubulopatia).

No paciente virgem de tratamento para o HIV, a introdução precoce da TARV é controversa; existem estudos com benefício[30] e outros mostrando malefício.[31,32] Metanálise recente mostrou evidência mais tendenciosa ao benefício em médio prazo (90-180 dias).[59] Os prováveis benefícios desta introdução precoce são a recuperação mais rápida das infecções oportunistas e a prevenção destas. Porém, existe também risco de toxicidade, especialmente em pacientes com disfunção hepática e renal ou desenvolvimento de resistência do vírus por causa da absorção errática, pela administração por via enteral. Uma nova medicação (cabotegravir) tem apresentação para administração venosa e pode ser promissora na população mais grave.[60] Uma abordagem sistemática do uso de antirretrovirais é proposta no diagrama da **Figura 109.4**.

Conclusão

Com a melhora no manejo do paciente com HIV/AIDS nos últimos 25 anos, observa-se uma mudança no perfil de admissão hospitalar destes pacientes, com tendência à diminuição de admissões por infecções oportunistas e aumento nas admissões por desordens metabólicas e outras infecções. Insuficiência respiratória e sepse surgem como causas comuns de admissão hospitalar e mortalidade na população de pacientes com HIV/AIDS. O manuseio dos pacientes graves portadores de HIV deve seguir aspectos exclusivos do tratamento intensivo, como manuseio do choque séptico, uso de sedativos e analgésicos e ventilação mecânica, que têm aplicabilidade similar nesta população específica. Estudos recentes demonstraram melhora na sobrevida de pacientes com insuficiência respiratória e síndrome de imunodeficiência adquirida (SIDA), que necessitaram assistência ventilatória invasiva após 2000 (ano da publicação do ARDS Network, na qual a estratégia ventilatória protetora com volumes correntes baixos reduziu letalidade em pacientes com SARA).[24,51] O benefício de admissões em unidades especializadas, o início de TARV durante a internação em estado grave, identificação de infecções por biomarcadores mais específicos, tratamentos específicos de pacientes graves na população HIV-positiva e o prognóstico a longo prazo são perspectivas de pesquisa nesta área.[52]

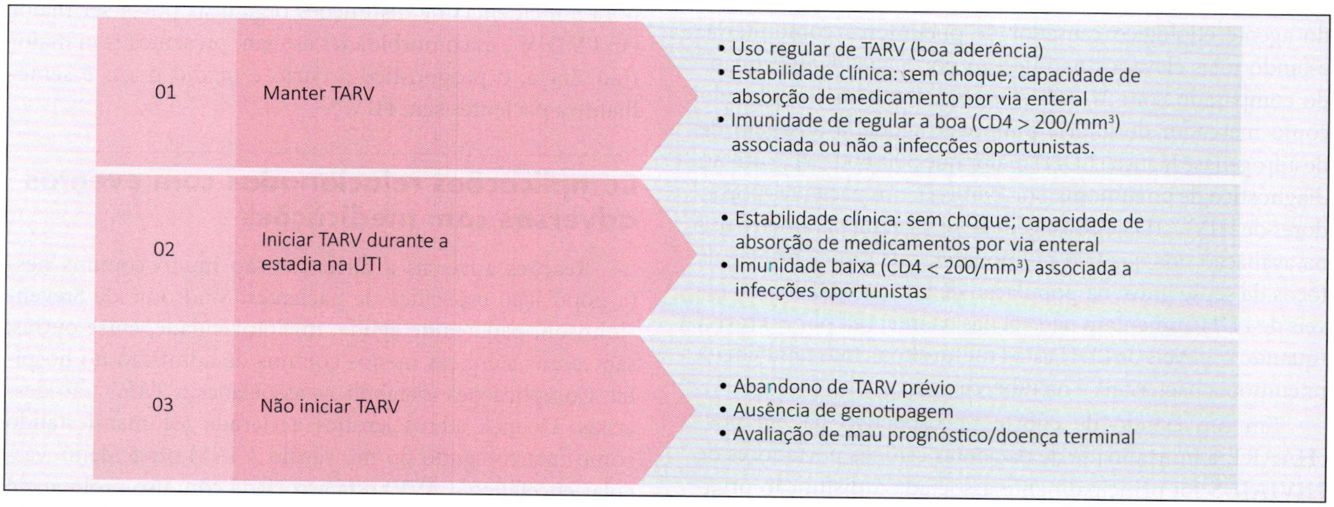

Figura 109.4. Diagrama para tomada de decisão sobre início de terapia antirretroviral (TARV) no paciente que vive com HIV na UTI. *Exceto em pacientes com criptococose ou tuberculose: esperar de duas a três semanas para início de TARV após tratamento específico destas infecções.

Fonte: Desenvolvida pela autoria.

Referências bibliográficas

1. UNAIDS 2023. Global Report. Disponível em :https://www.unaids.org/en/resources/fact-sheet. Acesso em 10 outubro 2024.
2. Cohen MS, Shaw GM, McMichael AJ, Haynes BF. Acute HIV-1 Infection. N Engl J Med. 2011; 364:1943-54.
3. Palella FJ Jr, Delaney KM, Moorman AC, Loveless MO, Fuhrer J, Satten GA, et al. Declining morbidity and mortality among patients with advanced human immunodeficiency virus infection. HIV Outpatient Study Investigators. N Engl J Med. 1998; 338:853-60.
4. Huang L, Quartin A, Jones D, Havlir DV. Intensive care of patients with HIV infection. N Engl J Med. 2006;355:173-81.
5. Rosen MJ, Narasimhan M. Critical care of immunocompromised patients: human immunodeficiency virus. Crit Care Med. 2006;34(9 Suppl):S245-50.
6. Davaro RE, Thirumalai A. Life-threatening complications of HIV infection. J Intensive Care Med. 2007;22:73-81.
7. Grinsztejn B, Veloso VG, Friedman RK, Moreira RI, Luz PM, Campos DP, et al. Early mortality and cause of deaths in patients using HAART in Brazil and the United States. AIDS. 2009;23:2107-14.
8. Lewden C, Chene G, Morlat P, Raffi F, Dupon M, Dellamonica P, et al. HIV-infected adults with a CD4 cell count greater than 500 cells/mm3 on long-term combination antiretroviral therapy reach same mortality rates as the general population. J AIDS. 2007;46:72-7.
9. Coquet I, Pavie J, Palmer P, Barbier F, Legriel S, Mayaux J, et al. Survival trends in critically ill HIV-infected patients in the highly active antiretroviral therapy era. Crit Care. 2010; 14(3):R107.
10. Ewald H, Raatz H, Boscacci R, Furrer H, Bucher HC, Briel M. Adjunctive corticosteroids for Pneumocystis jiroveci pneumo-

nia in patients with HIV infection. Cochrane Database Syst Rev. 2015;2015(4):CD006150.
11. Søgaard OS, Lohse N, Gerstoft J, Kronborg G, Østergaard L, Pedersen C, Pedersen G, Sørensen HT, Obel N. Mortality after hospitalization for pneumonia among individuals with HIV, 1995-2008: a Danish cohort study. PLoS One. 2009;4:e7022.
12. Jones N, Huebner R, Khoosal M, Crewe-Brown H, Klugman K. The impact of HIV on Streptococcus pneumoniae bacteraemia in a South African population. AIDS. 1998; 12:2177-84.
13. Popovich KJ, Weinstein RA, Aroutcheva A, Rice T, Hota B. Community-associated methicillin-resistant Staphylococcus aureus and HIV: intersecting epidemics. Clin Infect Dis. 2010;50:979-87.
14. Lawn SD, Zumla AI. Tuberculosis. Lancet. 2011; 378:57-72.
15. Elabbadi A, Pichon J, Visseaux B, Schnuriger A, Bouadma L, Philippot Q, et al. Respiratory virus-associated infections in HIV-infected adults admitted to the ICU for acute respiratory failure: a 6-year bicenter retrospective study (HIV-VIR study) Ann Intensive Care. 2020;10:123.
16. Sonneville R, Magalhaes E, Meyfroidt G. Central nervous system infections in immunocompromised patients. Current Opinion in Critical Care. 2017; 23(2),128-133.
17. Andrade HB, da Silva IRF, Espinoza R, Ferreira MT, da Silva MST, Theodoro PHN, et al. Clinical features, etiologies, and outcomes of central nervous system infections in intensive care: A multicentric retrospective study in a large Brazilian metropolitan area. J Crit Care. 2024;79:154451.
18. Angus DC, Linde-Zwirble WT, Lidicker J, Clermont G, Carcillo J, Pinsky MR. Epidemiology of severe sepsis in the United States: analysis of incidence, outcome, and associated costs of care. Crit Care Med. 2001;29:1303-10.
19. Martin GS, Mannino DM, Eaton S, Moss M. The epidemiology of sepsis in the United States from 1979 through 2000. N Engl J Med. 2003;348(16):1546-54.
20. Annane D, Aegerter P, Jars-Guincestre MC, Guidet B. Current epidemiology of septic shock: the CUB-Rea Network. Am J Respir Crit Care Med. 2003;168:165-72.
21. Brun-Buisson C, Meshaka P, Pinton P, Vallet B. EPISEPSIS: a reappraisal of the epidemiology and outcome of severe sepsis in French intensive care units. Intensive Care Med. 2004;30:580-8.
22. Andreu Ballester JC, Ballester F, Gonzalez Sanchez A, Almela Quilis A, Colomer Rubio E, et al. Epidemiology of sepsis in the Valencian Community (Spain), 1995-2004. Infect Control Hosp Epidemiol. 2008;29:630-4.
23. Blanco J, Muriel-Bombin A, Sagredo V, Taboada F, Gandia F, Tamayo L, et al. Incidence, organ dysfunction and mortality in severe sepsis: a Spanish multicentre study. Crit Care. 2008;12:R158.
24. Khwannimit B, Bhurayanontachai R. The epidemiology of, and risk factors for, mortality from severe sepsis and septic shock in a tertiary-care university hospital setting. Epidemiol Infect. 2009;137:1333-41.
25. Beale R, Reinhart K, Brunkhorst FM, Dobb G, Levy M, Martin G, et al. Promoting Global Research Excellence in Severe Sepsis (PROGRESS): lessons from an international sepsis registry. Infection. 2009;37:222-32.
26. Mrus JM, Braun L, Yi MS, Linde-Zwirble WT, Johnston JA. Impact of HIV/AIDS on care and outcomes of severe sepsis. Crit Care. 2005;9(6):R623-30.
27. Japiassu AM, Amancio RT, Mesquita EC, Medeiros DM, Bernal HB, Nunes EP, et al. Sepsis is a major determinant of outcome in critically ill HIV/AIDS patients. Crit Care. 2010;14:R152.
28. Davis JL, Morris A, Kallet RH, Powell K, Chi AS, Bensley M, et al. Low tidal volume ventilation is associated with reduced mortality in HIV-infected patients with acute lung injury. Thorax. 2008;63:988-93.
29. Lawn SD, Meintjes G. Pathogenesis and prevention of immune reconstitution disease during antiretroviral therapy. Expert Rev Anti Infect Ther. 2011; 9:415-30.
30. Croda J, Croda MG, Neves A, De Sousa dos Santos S. Benefit of antiretroviral therapy on survival of human immunodeficiency virus-infected patients admitted to an intensive care unit. Crit Care Med. 2009;37:1605-11.
31. Morris A, Creasman J, Turner J, Luce JM, Wachter RM, Huang L. Intensive care of human immunodeficiency virus-infected patients during the era of highly active antiretroviral therapy. Am J Respir Crit Care Med. 2002;166:262-7.
32. Narasimhan M, Posner AJ, DePalo VA, Mayo PH, Rosen MJ. Intensive care in patients with HIV infection in the era of highly active antiretroviral therapy. Chest. 2004;125:1800-4.
33. Gutierrez J, Albuquerque ALA, Falzon L.. HIV infection as vascular risk: a systematic review of the literature and meta-analysis. PLoS One2017;12(5):e0176686.
34. Azoulay E, de Castro N, Barbier F. Critically ill patients with HIV: 40 years later. Chest. 2020;157(2):293-309.
35. Brito PD, Almeida CF, Cardoso CSA, Silva PS, Santo RE, Japiassu AM, Bozza FA. Evaluation of body mass index and anthropometric measures for prediction of 1-year mortality of HIV/AIDS hospitalized patients. Abstract apresentado em International AIDS Society 2011, Roma (CDB064). Disponível em http://pag.ias2011.org/abstracts.aspx?aid=3464.
36. Tumbarello M, Tacconelli E, Donati KG, Citton R, Leone F, Spanu T, et al. HIV-associated bacteremia: how it has changed in the highly active antiretroviral therapy (HAART) era. J Acquir Immune Defic Syndr. 2000;23:145-51.
37. Meynard JL, Guiguet M, Fonquernie L, Lefebvre B, Lalande V, Honore I, et al. Impact of highly active antiretroviral therapy on the occurrence of bacteraemia in HIV-infected patients and their epidemiologic characteristics. HIV Med. 2003;4:127-32.
38. Lambotte O, Lucet JC, Fleury L, Joly-Guillou ML, Bouvet E. Nosocomial bacteremia in HIV patients: the role of peripheral venous catheters. Infect Control Hosp Epidemiol. 2000;21:330-3.
39. Brenchley JM, Price DA, Schacker TW, Asher TE, Silvestri G, Rao S, et al. Microbial translocation is a cause of systemic immune activation in chronic HIV infection. Nat Med. 2006;12:1365-71.
40. Huson MA, Stolp SM, van der Poll T, Grobusch, MP. Community-acquired bacterial bloodstream infections in HIV-infected patients: a systematic review. Clinical Infectious Diseases. 2014;58(1):79-92.
41. Bianchi M, Robles AM, Vitale R, Helou S, Arechavala A, Negroni R. The usefulness of blood culture in diagnosing HIV-related systemic mycoses: evaluation of a manual lysis centrifugation method. Med Mycol. 2000;38:77-80.
42. Sivasangeetha K, Harish BN, Sujatha S, Parija SC, Dutta TK. Cryptococcal meningoencephalitis diagnosed by blood culture. Indian J Med Microbiol. 2007;25:282-4.
43. Taniguchi T, Ogawa Y, Kasai D, Watanabe D, Yoshikawa K, Bando H, et al. Three cases of fungemia in HIV-infected patients diagnosed through the use of mycobacterial blood culture bottles. Intern Med. 2010;49:2179-83.
44. Arthur G, Nduba VN, Kariuki SM, Kimari J, Bhatt SM, Gilks CF. Trends in bloodstream infections among human immunodeficiency virus-infected adults admitted to a hospital in Nairobi, Kenya, during the last decade. Clin Infect Dis. 2001;33:248-56.
45. Waddell RD, Lishimpi K, von Reyn CF, Chintu C, Baboo KS, Kreiswirth B, et al. Bacteremia due to Mycobacterium tuberculosis or M. bovis, Bacille Calmette-Guerin (BCG) among HIV- positive children and adults in Zambia. AIDS. 2001;15:55-60.
46. Ross AC, Rizk N, O'Riordan MA, Dogra V, El-Bejjani D, Storer N, et al. Relationship between inflammatory markers, endothelial activation markers, and carotid intima-media thickness in HIV-infected patients receiving antiretroviral therapy. Clin Infect Dis. 2009;49:1119-27.
47. Tien PC, Choi AI, Zolopa AR, Benson C, Tracy R, Scherzer R, et al. Inflammation and mortality in HIV-infected adults: analysis of the FRAM study cohort. J Acquir Immune Defic Syndr. 2010;55(3):316-22.

48. Schleicher GK, Herbert V, Brink A, Martin S, Maraj R, Galpin JS, et al. Procalcitonin and C-reactive protein levels in HIV-positive subjects with tuberculosis and pneumonia. Eur Respir J. 2005;25:688-92.
49. Nickas G, Wachter RM. Outcomes of intensive care for patients with human immunodeficiency virus infection. Arch Intern Med. 2000;160:541-7.
50. Powell K, Davis JL, Morris AM, Chi A, Bensley MR, Huang L. Survival for patients With HIV admitted to the ICU continues to improve in the current era of combination antiretroviral therapy. Chest. 2009;135:11-7.
51. Pacheco AG, Tuboi SH, May SB, Moreira LF, Ramadas L, Nunes EP, et al. Temporal changes in causes of death among HIV-infected patients in the HAART era in Rio de Janeiro, Brazil. J Acquir Immune Defic Syndr. 2009;51:624-30.
52. Afessa B, Green B. Clinical course, prognostic factors, and outcome prediction for HIV patients in the ICU. The PIP (Pulmonary complications, ICU support, and prognostic factors in hospitalized patients with HIV) study. Chest. 2000;118:138-45.
53. Mendez-Tellez PA, Damluji A, Ammerman D, Colantuoni E, Fan E, Sevransky JE, et al. Human immunodeficiency virus infection and hospital mortality in acute lung injury patients. Crit Care Med 2010;38:1530-5.
54. Torre D, Pugliese A. Platelets and HIV-1 infection: old and new aspects. Curr HIV Res 2008;6:411-8.
55. Jacob ST, Moore CC, Banura P, Pinkerton R, Meya D, Opendi P, et al. Severe sepsis in two Ugandan hospitals: a prospective observational study of management and outcomes in a predominantly HIV-1 infected population. PLoS One. 2009;4:e7782.
56. Barbier F, Roux A, Canet E, Martel-Samb P, Aegerter P, Wolff M, Guidet B, Azoulay E. Temporal trends in critical events complicating HIV infection: 1999-2010 multicentre cohort study in France. Intensive Care Med. 2014 Dec;40(12):1906-15.
57. ARDS Network Group. Ventilation with lower tidal volumes as compared with traditional tidal volumes for acute lung injury and the acute respiratory distress syndrome. The Acute Respiratory Distress Syndrome Network. N Engl J Med. 2000; 342:1301-8.
58. Akgun KM, Huang L, Morris A, Justice AC, Pisani M, Crothers K. Critical Illness in HIV-Infected Patients in the Era of Combination Antiretroviral Therapy. Proc Am Thorac Soc. 2011; 8:301-7.
59. Andrade HB, Shinotsuka CR, da Silva IRF, Donini CS, Yeh Li H, de Carvalho FB, et al. Highly active antiretroviral therapy for critically ill HIV patients: A systematic review and meta-analysis. PLoS One. 2017 Oct 24;12(10):e0186968.
60. Wang W, Zhao S, Wu Y, Duan W, Li S, Li Z, Guo C, et al. Safety and Efficacy of Long-Acting Injectable Agents for HIV-1: Systematic Review and Meta-Analysis. JMIR Public Health Surveill 2023;9:e46767.

capítulo 110

Infecções no Paciente Imunocomprometido

Wagner Luis Nedel | Caroline Deutschendorf

Destaques

- Identificar os principais subtipos de imunossupressão, as principais doenças a elas associadas.
- Identificar as principais formas de acometimento em pacientes imunossuprimidos: pulmonar e em sistema nervoso central.
- Identificar os aspectos relevantes nas infecções em pacientes transplantados.
- Identificar os aspectos relevantes na neutropenia febril.
- Reconhecer aspectos fundamentais do uso racional de antimicrobianos em pacientes imunossuprimidos.

Introdução

Os pacientes imunossuprimidos representam uma população crescente de pacientes criticamente enfermos.[1,2] Estes pacientes não têm a habilidade de responder adequadamente a uma infecção, e isso decorre de uma série de condições, incluindo a doença de base, as condições clínicas associadas ou a disfunção imune induzida por drogas. Define-se como paciente imunossuprimido aquele paciente portador de imunodeficiência primária, vírus da imunodeficiência humana/ síndrome de imunodeficiência adquirida (HIV/SIDA), pacientes em uso de corticosteroides a longo prazo (> 3 meses) ou em alta dose (> 0,5 mg/kg/dia de prednisona), pacientes em uso de outros imunossupressores, pacientes transplantados de órgão sólido, pacientes após transplante de medula óssea (TMO), pacientes portadores de neoplasia sólida e pacientes portadores de neoplasia hematológica.[3]

Embora haja um número diverso de patógenos oportunistas que podem causar doenças invasivas nestes pacientes, há um número limitado de síndromes ou de apresentações clínicas (**Quadro 110.1**).[3]

Quadro 110.1. Principais síndromes clínicas infecciosas em pacientes imunossuprimidos
Sepse com ou sem sinais infecciosos
Infecção do trato respiratório
• Lesões cavitárias ou não cavitárias • Infiltrados alveolares ou intersticiais difusos • Traqueobronquite
Sinais mucocutâneos
• Estomatite, esofagite • *Rash* difuso • Lesões cutâneas
Sistema nervoso central
• Encefalite • Meningite • Meningoencefalite • Sinais focais (convulsões)
Gastrointestinal
• Diarreia • Obstrução intestinal • Perfuração • Hemorragia
Síndromes disseminadas
• Sistema linfático • Mucocutânea • Pulmonar • Trato gastrointestinal • Sistema nervoso central • Medula óssea

Fonte: Desenvolvido pela autoria.

Resposta imune

A **Figura 110.1** exemplifica, de forma simplificada, a resposta imune a um patógeno específico. Qualquer alteração em algum ponto desta cadeia imune pode, potencialmente, acarretar numa supressão do sistema imune potencialmente deletéria ao paciente. Devemos destacar que, ao contrário do sistema imune inato, as células do sistema imune adaptativo têm especificidade ao antígeno, sendo um reflexo de um extenso repertório de receptores, além da seleção e da expansão clonal das células imunes adaptativas.[4]

Tipos de imunossupressão

Neutropenia

A neutropenia induzida pela quimioterapia vai depender do sítio do tumor, da quimioterapia empregada e do ciclo de quimioterapia (sendo um risco maior após o primeiro ciclo). As taxas variam entre 5% (neoplasia colorretal) e 35%-55% (neoplasia de mama e linfoma não Hodgkin).[5] A resposta imune pode ser prejudicada não só pela neutropenia, mas também por um déficit na atividade bactericida e fagocítica, como é descrito em pacientes com leucemia mieloide aguda (LMA).[6]

Imunossupressão humoral

Apresenta-se por meio de doenças genéticas cuja expressão se dá por uma produção diminuída de imunoglobulina G. Caracteriza-se por uma disfunção de células B, com produção diminuída de anticorpos. Pode ocorrer também com o uso de rituximab, tanto para doenças neoplásicas quanto para doenças inflamatórias.[7] A pneumonia, principalmente de repetição, é o sinal de alerta mais comum neste contexto.[8] A hipogamaglobulinemia é uma complicação frequente do mieloma múltiplo e da leucemia linfocítica crônica (LLC), envolvendo principalmente bactérias encapsuladas (*Streptococcus pneumoniae, Haemophillus influenzae, Klebsiella pneumoniae*).[5]

Imunossupressão celular

Raramente é primária, sendo mais frequentemente secundária ou iatrogênica. O exemplo clássico é a infecção pelo HIV, que carrega um aumento na incidência de infecções correlacionada a diminuição da contagem de linfócitos CD4.[8] No entanto, o linfoma de Hodgkin e a LLC também se constituem como formas de imunodeficiência celular. Já a imunodeficiência celular iatrogênica é comum em pacientes portadores de neoplasia, transplantados de órgão sólido, pacientes pós-transplante de células hematopoiéticas, ou pacientes em uso de corticoesteroides, inibidores da calcineurina (p. ex., tacrolimus), inibidores mTOR ou anticorpos monoclonais, que podem, em diversos níveis, afetar a função de células T.[6]

Disfunção imune nos diversos subtipos de imunossupressão

Em termos gerais, as infecções bacterianas ainda são as preponderantes, enquanto as infecções fúngicas são cada vez mais relevantes em pacientes portadores de neutropenia prolongada, e as infecções virais tornam-se cada vez mais prevalentes e relevantes, em virtude da melhora da capacidade diagnóstica, como também em decorrência do aumento da potência de imunossupressão induzida por medicamentos. Com relação ao sítio primário, as infecções em sítio abdominal são mais comuns em pacientes portadores de neoplasia sólida, enquanto infecções primárias da corrente sanguínea são mais comuns em pacientes portadores de neoplasia hematológica.[9] O **Quadro 110.2** exemplifica estas apresentações.

Diagnóstico diferencial

Pneumonia

As pneumonias compreendem 60% das internações de pacientes portadores de neoplasia hemato-oncológica.[3,10]

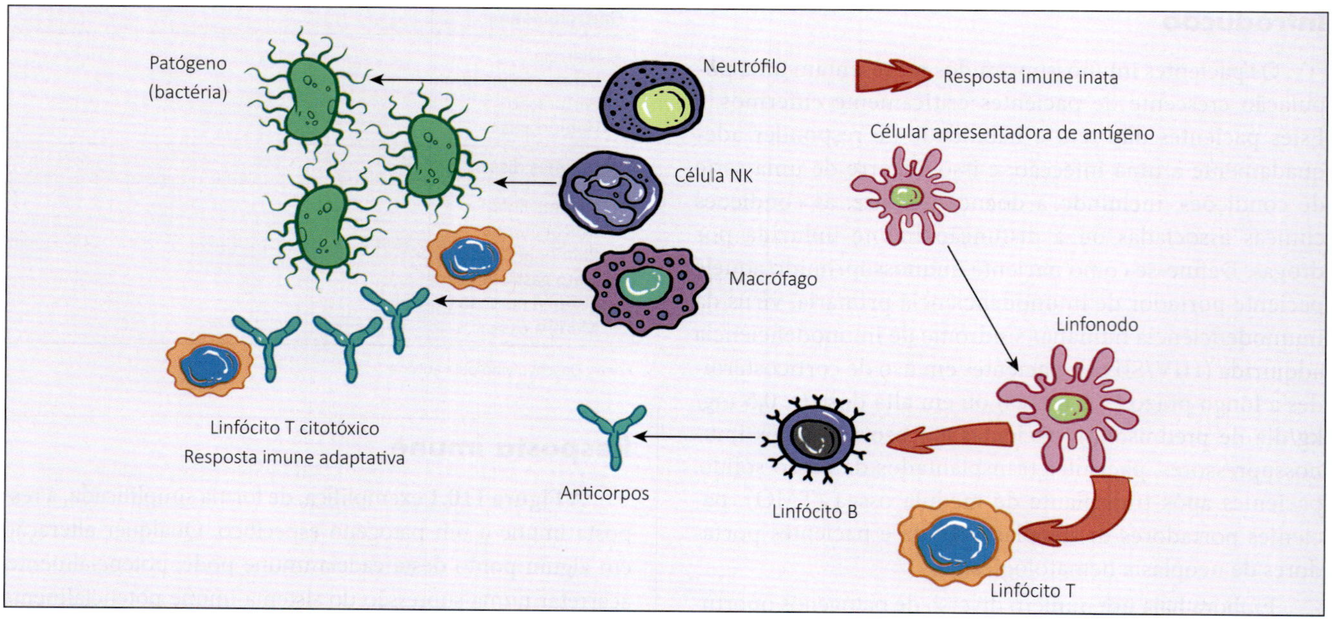

Figura 110.1. Resposta imune celular e adaptativa.
NK: natural killer
Fonte: Acervo da autoria.

Quadro 110.2. Tipo de imunossupressão nas diferentes apresentações de imunossupressão			
	Risco de infecção	**Tipo de imunossupressão**	**Tipo de infecção**
Transplantado de órgão sólido	Persistente – primeiro ano pós-transplante com risco maior (maior imunossupressão)	Neutrófilos: 0 Células B: + Células T: +++	Variável
TMO	Persistente – primeiro ano pós-transplante com risco maior (maior imunossupressão)	Neutrófilos: +++ (fase aguda), ++ (fase crônica) Células B: + (fase aguda), ++ (fase crônica) Células T: +++	Variável
Pacientes oncológicos	Pós-QT ou RDT (principalmente nos neutropênicos)	Neutrófilos: +++ Células B: 0 Células T: 0	Infecções bacterianas (Gram-positivo, Gram-negativo), infecções virais (HSV)
Esplenectomizados	Principalmente nos primeiros 2 anos	Neutrófilos: 0 Células B: + Células T: 0	*Streptococcus pneumoniae, Haemophyllus influenzae, Neisseria meningitidis, Capnocytophaga canimorsus*
Uso de imunossupressores (anti-TNF alfa)	Durante tratamento – até um mês após o final do tratamento	Inibição da ativação macrofágica, recrutamento de neutrófilos e formação de granuloma	Tuberculose, herpes-zóster, infecção de pele e tecido subcutâneo

HSV: vírus herpes simples; QT: quimioterapia, RDT: radioterapia; TMO: transplante de medula óssea; TNF: fator de necrose tumoral.

Fonte: Desenvolvido pela autoria.

A respeito dos subtipos de imunossupressão, um percentual significativo de pacientes desenvolve pneumonia bacteriana após a quimioterapia de indução para leucemia aguda e 15% após TMO. Similarmente, a pneumonia bacteriana é a complicação respiratória mais comum em pacientes pós-quimioterapia por linfoma. Também é muito comum após transplante de órgão sólido, com uma incidência cumulativa de 30% em 18 meses pós-transplante pulmonar e 10% em 12 meses pós-transplante hepático e cardíaco. Em pacientes neutropênicos pós-TMO, a mortalidade em 30 dias pode chegar até 46%.[10]

Patogênese

Distintos processos fisiopatológicos podem acarretar pneumonia bacteriana no paciente imunossuprimido, a saber:[3,10]

- Pneumonia obstrutiva: se dá por obstrução brônquica, tanto extrínseca no caso de adenopatias (linfoma) quando por crescimento endoluminal de tumor broncopulmonar, sendo esta, a etiologia mais comum. Metástases, tumores mediastinal, tireoidiano ou esofágico também podem causar pneumonia obstrutiva. Frequentemente são polimicrobianas, e o tratamento muitas vezes requer desobstrução anatômica.
- Pneumonia aspirativa: comumente associada a distúrbios da deglutição, como nos casos após quimioterapia (QT) e radioterapia (RDT) para neoplasia de cabeça e pescoço, nos casos de mucosite durante o tratamento agudo, ou por fibrose induzida pela irradiação local. Há uma incidência cumulativa de 15% a 20% nos primeiros anos de tratamento, e associa-se a uma maior mortalidade.
- Pneumonia hematogênica: se dá por meio da disseminação pela corrente sanguínea. Via de regra tem apresentação bilateral, com múltiplos nódulos ou cavitações, e está associada ao uso de cateteres venosos centrais, de curta ou de longa permanência.

Etiologia

As principais etiologias infecciosas, especialmente em pacientes hemato-oncológicos, são as bacterianas (27% em não neutropênicos e 47% em neutropênicos) e fúngicas (5% em não neutropênicos e 10% em não neutropênicos). Pneumocistose correspondeu a 3% das causas. Pacientes imunossuprimidos apresentam menor incidência de infecção respiratória associada a ventilação mecânica, no entanto, têm maior incidência de infecção por germes multirresistentes e maior mortalidade.[11]

Diagnóstico

A apresentação clínica nestes pacientes pode ser mais insidiosa. Neutropênicos, por exemplo, produzem menos escarro purulento do que imunocompetentes (8% *vs.* 84%, respectivamente). Em imunossuprimidos, deve-se haver uma alta suspeição diagnóstica de infecção, mesmo sem febre ou tosse, quando os pacientes apresentam-se com confusão mental, hipotensão inexplicada ou astenia.[10] Neste cenário, a apresentação clínica de grande importância para o intensivista é a insuficiência ventilatória aguda, na qual o diagnóstico de infecção deve sempre ser sistematicamente pesquisado. No entanto, o diagnóstico diferencial, neste contexto, é bastante amplo, e vai depender do estágio da doença em curso. Em pacientes portadores de neoplasia hematológica, por exemplo, pode-se dar por leucoestase, infiltração leucêmica no parênquima pulmonar, proteinose alveolar, pneumonite secundária a quimioterápicos e congestão pulmonar.[12] O diagnóstico etiológico da insuficiência ventilatória aguda muitas vezes é desafiador, e o manejo deste paciente deve ocorrer em concomitância com os esforços terapêuticos empregados.[3]

Em neutropênicos, o raio-X de tórax pode ser normal, apresentando achados compatíveis com pneumonia em apenas 1/3 dos casos. A tomografia de tórax apresenta maior sensibilidade no diagnóstico, com alterações em até cinco dias antes da radiografia e com um rendimento diagnóstico 6 vezes maior que o raio-X.[13]

Os achados em exames de imagem, inclusive em TC, não são específicos.[3] No entanto, alguns achados radiológicos podem guiar a investigação para diagnósticos etiológicos mais prováveis (**Quadro 110.3**).

Quadro 110.3. Padrões tomográficos e diagnósticos etiológicos mais prováveis	
Lesões nodulares	Pneumonia bacteriana Aspergilose Nocardiose Mucormicose
Espessamento septal	Pneumonia bacteriana atípica
Cavitações	Micobactérias Histoplasmose Pneumonia bacteriana (*S. aureus*)
Nódulos escavados	Pneumonia bacteriana Mucormicose Nocardiose *Actinomyces* Aspergilose
Consolidação pulmonar	Pneumonia bacteriana Aspergilose
Derrame pleural	Pneumonia bacteriana Tuberculose
Opacidades em vidro despolido	Pneumocistose Pneumonia viral Pneumonia bacteriana atípica
Micronódulos	Pneumonia bacteriana Pneumonia viral Micobactéria

Fonte: Desenvolvido pela autoria.

A avaliação etiológica de rotina deve contemplar a cultura de escarro (quando possível de ser coletado), pesquisa de antígenos urinários (quando disponível) e hemoculturas. Se factível, a avaliação diagnóstica pela reação em cadeia da polimerase (PCR) também é de grande utilidade, mas a dosagem de anticorpos não apresenta rendimento diagnóstico, em virtude da imunossupressão. Estratégias não invasivas, nesta população, não são inferiores à estratégia invasiva, a qual contempla o uso de fibrobroncoscopia (FBC) com lavado broncoalveolar (LBA).

A detecção bacteriana por PCR vai depender de cada kit diagnóstico empregado, mas pode incluir a investigação de *S. pneumoniae, H. influenzae, Bortadella pertussis, Chlamydophila pneumoniae, Moraxella catarrhalis, Mycoplasma pneumoniae, S. aureus, K. pneumoniae, L. pneumophilla* e *P. aeruginosa*.[14] A identificação por PCR também é útil em pacientes com tratamento antibiótico prévio, que pode reduzir a sensibilidade do isolamento por meio dos métodos de cultura. A grande limitação da PCR é diferenciar colonização de infecção pelo patógeno isolado, que vai demandar uma avaliação clínica pertinente. O uso de PCR multiplex permite a mudança no uso de antibioticoterapia empírica em até 40% dos pacientes, permitindo um uso racional de terapia antimicrobiana.[14]

A avaliação diagnóstica invasiva é feita por meio da FBC (com LBA) e da biópsia pulmonar. O grande risco da FBC é o de induzir deterioração do quadro ventilatório.[15] Em pacientes imunossuprimidos não HIV, o emprego de FBC e de LBA estabelece o diagnóstico etiológico do infiltrado pulmonar em 38% dos casos. Após o procedimento, é comum o escalonamento da oxigenoterapia, inclusive com o uso de ventilação mecânica invasiva e ventilação mecânica não invasiva.[16] Em pacientes oncológicos, uma estratégia diagnóstica não invasiva, com base em análise de escarro, exames de imagem, antígeno urinário e PCR apresentou um rendimento diagnóstico semelhante a uma estratégia de investigação invasiva, baseada em FBC e LBA.[17]

Nos casos de pneumonia nodular, deve-se sempre considerar a possibilidade de biópsia pulmonar (percutânea ou transbrônquica). A biópsia pulmonar é um procedimento ainda mais invasivo, associado a uma elevada incidência de complicações e de execução mais difícil nos pacientes com hipoxemia grave ou com distúrbios de coagulação. Ela não é necessária nos casos de pneumonia bacteriana, mas tem a sua maior utilidade na suspeita de infiltrados secundários a neoplasia, na suspeita de toxicidade pulmonar secundária ao uso de quimioterápicos, nas infecções fúngicas invasivas ou na suspeita de pneumonia em organização (**Figura 110.2**).

Infecções em sistema nervoso central

As infecções oportunistas em SNC geralmente necessitam de admissão na unidade de terapia intensiva (UTI). A epidemiologia das infecções do SNC vai depender do tipo de imunossupressão a qual o paciente está sujeito: nos pacientes portadores de HIV/SIDA as infecções oportunistas mais prevalentes são a toxoplasmose cerebral, a meningite por tuberculose (TB) e a neurocriptococose.[18] Estas infecções ocorrem tipicamente em pacientes com contagem de linfócitos CD4 < 200 células/microlitro. A taxa de sobrevida em um ano varia entre 80% e 85% na neurotoxoplasmose ou na neurocriptococose e 52% na leucoencefalopatia multifocal progressiva, e na neurotoxoplasmose atinge-se um desfecho neurológico adequado em 90 dias em apenas 50% dos casos.[19] As infecções de sistema nervoso central (SNC) ocorrem em um relativamente pequeno grupo de pacientes portadores de neoplasia, em especial nos pacientes pós-TMO.[7,18]

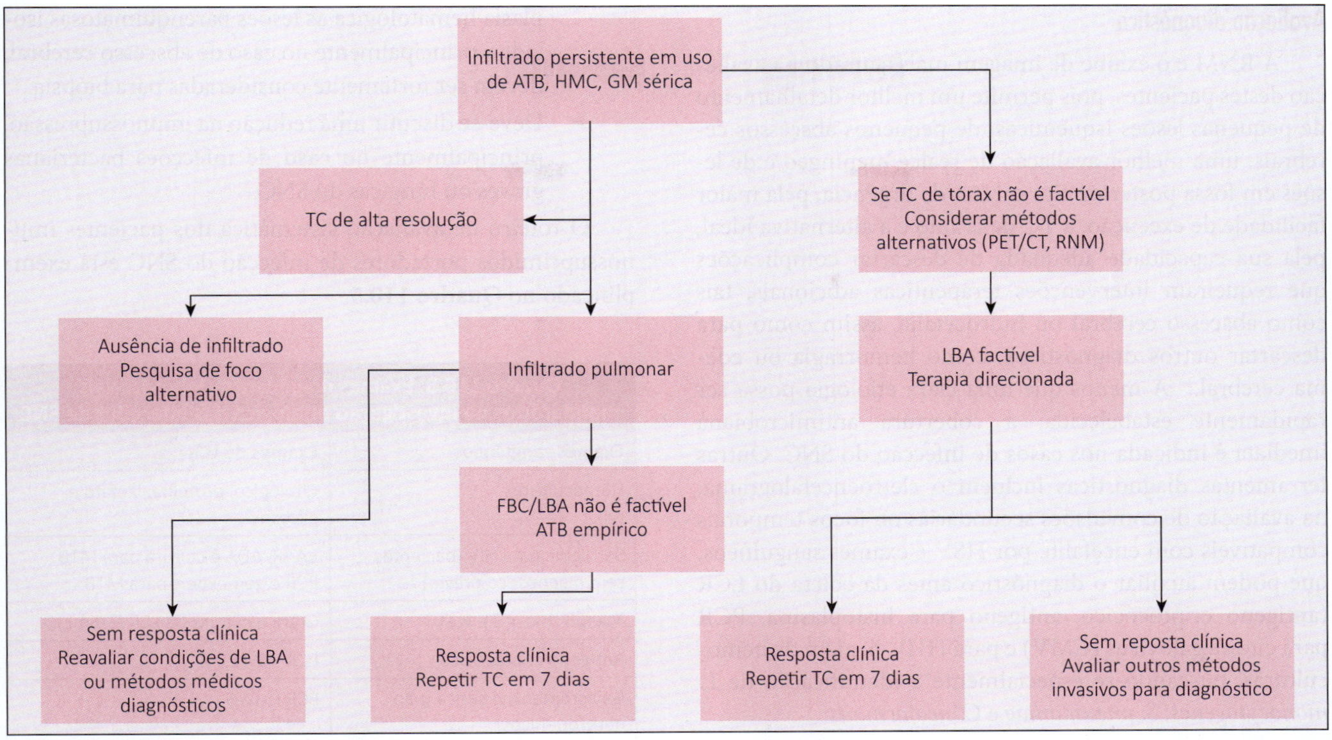

Figura 110.2. Estratégia de investigação de infiltrado pulmonar em pacientes neutropênicos com infiltrado pulmonar.

ATB: antibiótico; FBC: fibrobroncoscopia; GM: galactomanana; HMC: hemocultura; LBA: lavado broncoalveolar; PET: tomografia por emissão de pósitrons; RNM: ressonância nuclear magnética; TC: tomografia computadorizada.

Fonte: Desenvolvido pela autoria.

Em pacientes transplantados de órgão sólido, as infecções de SNC tipicamente ocorrem no primeiro ano pós-transplante.[18] As causas mais comuns são aspergilose do SNC e a meningite criptocócica.[19] Os pacientes portadores de neoplasia hematológica, provavelmente têm um dos riscos mais elevados de infecção do SNC, principalmente na fase após TMO alogênico, ou na fase leucopênica após a quimioterapia, com uma incidência entre 2% e 4%.[19] Os aspectos epidemiológicos associados ao tipo de imunossupressão e os patógenos mais prevalentes associados às diferentes síndromes clínicas estão descritas no **Quadro 110.4**.

Quadro 110.4. Patógenos mais prováveis conforme o estado de imunossupressão

	Meningite	Meningoencefalite	Encefalite	Lesão de massa
Neutropenia induzida por quimioterapia	*S. pneumoniae* *S. aureus* *E. coli* *P. aeruginosa*	*L. monocytogenes*	HSV	*Aspergillus* *Nocardia* *Cryptococcus* Bactérias piogênicas
TMO		*L. monocytogenes* *C. neoformans* *S. stercoralis* HHV-6	HSV CMV VZV Vírus JC	*Aspergillus* Zygomycetos *Nocardia* Micoses endêmicas *M. tuberculosis* *T. gondii*
Transplante de órgão sólido		*L. monocytogenes* *C. neoformans* *S. stercoralis* HHV-6	HSV CMV VZV Vírus JC	*Aspergillus* *Nocardia* Micoses endêmicas *M. tuberculosis*
HIV/SIDA	*S pneumoniae*	*T. gondii*	Vírus JC	*T. gondii* *M. tuberculosis* Micoses endêmicas *Cryptococcus*
Disfunção de linfócitos B	*S. pneumoniae* *H. influenzae* *N. meningitidis*			

CMV: citomegalovírus; HIV: vírus da imunodeficiência humana; HHV: herpesvírus humano; HSV: vírus herpes simples; TMO: transplante de medula óssea; VZV: Varicella-Zoster.

Fonte: Desenvolvido pela autoria.

Avaliação diagnóstica

A RNM é o exame de imagem mais acurado na avaliação destes pacientes, pois permite um melhor detalhamento de pequenas lesões isquêmicas, de pequenos abscessos cerebrais, uma melhor avaliação de realce meníngeo e de lesões em fossa posterior. Em caráter de urgência, pela maior facilidade de execução, a TC de crânio é a alternativa ideal, pela sua capacidade adequada de descartar complicações que requeiram intervenções terapêuticas adicionais, tais como abscesso cerebral ou hidrocefalia, assim como para descartar outros diagnósticos, como hemorragia ou edema cerebral.[19] A menos que uma clara etiologia possa ser rapidamente estabelecida, a cobertura antimicrobiana imediata é indicada nos casos de infecção do SNC. Outras ferramentas diagnósticas incluem o eletroencefalograma, na avaliação de convulsões secundárias ou focos temporais compatíveis com encefalite por HSV e exames sanguíneos, que podem auxiliar o diagnóstico antes da coleta do LCR (antígeno criptocócico, antígeno para histoplasma, PCR para citomegalovírus (CMV) e para HHV-6, além de hemoculturas, buscando-se especialmente a identificação de *L. monocytogenes*, *S. pneumoniae* e *C. neoformans*.

Alguns aspectos específicos na população de pacientes imunossuprimidos são importantes de serem salientados:[19]

- Sinais e sintomas de infecções do SNC podem ser confundidos com efeitos adversos de drogas imunossupressoras (como por exemplo o tacrolimus), pela presença de insuficiência renal ou hepática e por distúrbios metabólicos.
- Em pacientes portadores de HIV/SIDA, o risco de infecções do SNC aumenta conforme o grau de imunossupressão.
- Em pacientes transplantados, o risco maior de infecções do SNC se dá entre um e seis meses após o transplante.
- O uso de sulfametoxazol-trimetoprim em baixa dose pode não fornecer uma profilaxia completa para infecções comuns do SNC (*Listeria*, Toxoplasmose, nocardiose).
- Infecção por *Listeria* deve ser considerada em qualquer apresentação de meningoencefalite em pacientes portadores de neoplasia, ou em outros pacientes com imunodeficiência celular. A incidência de listeriose tem diminuído nas últimas duas décadas, em virtude da profilaxia. No entanto, tratamento com ampicilina deve sempre ser incluído em esquemas empíricos nesta população.
- Uma biópsia cerebral deve ser debatida em pacientes com uma falha ao tratamento inicial para toxoplasmose ou em pacientes apresentando lesões focais, com efeito significativo de massa ou com risco de herniação. Biópsias mais precoces devem ser consideradas em apresentações atípicas, em pacientes com investigação negativa no LCR. Em transplantados ou em pacientes portadores de neoplasia hematológica as lesões parenquimatosas isoladas, principalmente no caso de abscesso cerebral, devem ser fortemente consideradas para biópsia.
- Deve-se discutir uma redução na imunossupressão, principalmente no caso de infecções bacterianas graves ou fúngicas do SNC.

O roteiro de avaliação sistemática dos pacientes imunossuprimidos portadores de infecção do SNC está exemplificado no **Quadro 110.5**.

Quadro 110.5. Exames diagnósticos laboratoriais mandatórios na investigação etiológica das infecções de SNC

Exames sanguíneos	Exames de LCR
Hemoculturas	Citológico, proteína, lactato e glicose
Sorologia para HIV (pacientes sem diagnóstico prévio)	BAAR, ADA e cultura para MTB PCR e gen-expert para MTB
Toxoplasma IgG e IgM	Gram e cultura de LCR (3-5mL)
Antígeno criptocócico	PCR HSV 1 e 2
Galactomanana sérica (não neutropênicos)	PCR HHV-6
VDRL/FTA-ABS	PCR VZV: sensibilidade 80%, especificidade 98%
	PCR CMV, EBV e para enterovírus (sensibilidade 100%)
	PCR JC vírus: sensibilidade 92%, especificidade 92%
	Antígeno *criptococcus*: sensibilidade 96%, especificidade 100%
	PCR Toxoplasma

ADA: adenosina deaminase; BAAR: coloração para bacilos álcool-ácido resistentes; CMV: citomegalovírus; EBV: vírus Epstein-Barr; HHV: herpesvírus humano; HIV: vírus da imunodeficiência humana; HSV: vírus herpes simples; IgG: imunoglobulina G; IgM: imunoglobulina M; MTB: *Mycobaterium tuberculosis*; PCR: reação em cadeia da polimerase; VDRL: estudo laboratorial de doenças venéreas; VZV: Varicella-Zoster.

Fonte: Desenvolvido pela autoria.

Algumas condições não infecciosas, no entanto, podem mimetizar uma infecção do SNC, especialmente nesta população. A primeira condição é a encefalite autoimune, que, frequentemente, pode suceder a uma infecção viral prévia, como é o caso das encefalites do tipo receptor NMDA.[7] A síndrome da encefalite posterior reversível é uma forma de edema vasogênico resultando de disfunção endotelial por diversas drogas, incluindo quimioterápicos e inibidores da calcineurina. Já a síndrome da reconstituição imune é mais bem reconhecida nos pacientes portadores de HIV/SIDA, onde há uma resposta imune exacerbada do hospedeiro, após recuperação inicial das contagens de linfócitos CD4. Pode haver aumento da hipertensão intracraniana, especialmente em decorrência de uma infecção latente por *Cryptococcus*, assim como uma retinite por reativação do CMV e uma reativação do vírus JC no SNC.

Abscesso cerebral

▪ Toxoplasmose cerebral

A infecção pelo *Toxoplasma gondii* se dá por meio da reativação de cistos latentes. A apresentação mais comum da infecção pelo *T. gondii* é pela infecção multifocal na qual os sintomas mais comuns são cefaleia, alteração do estado mental, estado de mal epiléptico e déficits neurológicos focais, enquanto a febre é inconstante. O acometimento extra-SNC (retinite, pneumonia e doença disseminada com acometimento multiorgânico) é rara em pacientes portadores de SIDA, mas são frequentemente observadas em transplantados e em pacientes portadores de neoplasia. A imagem cerebral tipicamente mostra lesões com realce de contraste em anel na substância cinzenta, especialmente nos gânglios da base e no córtex, com edema e efeito de massa associados. O diagnóstico diferencial geralmente inclui linfoma do SNC e a leucoencefalopatia multifocal progressiva (LEMP).[8] Na ausência de síndrome de reconstituição imune, a LEMP tipicamente envolve a substância branca, sem captação pelo contraste e sem efeito de massa. Muitas vezes o diagnóstico se dá por meio dos achados epidemiológicos, clínicos e radiológicos, avaliando-se a resposta inicial ao tratamento para neurotoxoplasmose.

▪ Aspergilose cerebral

A aspergilose cerebral é uma das infecções oportunistas mais comuns do SNC em pacientes transplantados de órgão sólido ou em transplantados hematológicos,[7] porém é raro em pacientes portadores de HIV.[8] Geralmente resulta na formação de abscessos, e mais raramente de infartos cerebrais, com hemorragia ou meningite associadas. A ressonância nuclear magnética (RNM) tipicamente apresenta lesões com captação de contraste, com infarto ou infiltração vascular associada. A dosagem de galactomanana no líquido cefalorraquidiano (LCR) é positiva em mais de 90% dos casos, porém a cultura tem baixa sensibilidade.[30] Geralmente, as culturas fúngicas são negativas em casos isolados de abscessos cerebrais, sem acometimento meníngeo.

Meningoencefalite

▪ Criptococose

A maior parte das infecções são causadas pelo *Cryptococcus neoformans*, e ocasionalmente pelo *Cryptococcus gattii*. O grupo de risco mais elevado são os pacientes portadores de HIV/SIDA com contagem de linfócitos CD4 menor que 100 células/mm³. A criptococose comumente se apresenta como uma meningite subaguda com ou sem encefalite secundária, que são geralmente resultado de uma elevação da pressão intracraniana, por reabsorção ineficaz do LCR. Os pacientes com HIV podem apresentar pouca inflamação no LCR, mas a pesquisa de antigenemia para *Cryptococcus* tem boa acurácia diagnóstica. A elevação da pressão intracraniana associa-se a maior mortalidade, e estes pacientes podem necessitar de punções lombares de repetição e, em casos raros, podem necessitar de *shunt* ventriculoperitoneal.[19]

▪ Meningite tuberculosa

A apresentação mais comum inclui os sinais clássicos de meningite, como cefaleia, febre e alteração do estado mental. Sinais focais e paralisias de nervos cranianos são comuns na apresentação. Há uma pleocitose com predomínio linfocítico, com níveis elevados de proteínas e baixos níveis de glicose; no entanto, estes achados não são específicos, e pode ser vista uma predominância de polimorfonucleares. Outras avaliações úteis para o diagnóstico de tuberculose são o uso de PCR, ADA ou GeneXpert para MTB, porém estes exames carecem de sensibilidade e o resultado negativo não descarta o diagnóstico. Os achados mais comuns em neuroimagem incluem o realce meníngeo, a hidrocefalia, a presença de tuberculomas, infartos cerebrais ou de exsudatos basais. A hidrocefalia é detectada em até 65% dos pacientes na apresentação, e é associada a um déficit visual e a paralisia de nervos cranianos. A hiponatremia também é uma complicação comum, associada com a gravidade da doença e frequentemente associada a uma síndrome perdedora de sal. O prognóstico destes pacientes que necessitam de VM invasiva é reservado, com sobrevida a médio prazo inferior a 30%.[19]

Infecções em pacientes transplantados

As infecções em pacientes transplantados podem ser sistematizadas de acordo com o período pós-transplante (**Figura 110.3**). Nas infecções precoces há uma predisposição às infecções serem localizadas no enxerto ou perienxerto, relacionadas a disfunção do mesmo ou a complicações técnico-operatórias.[20]

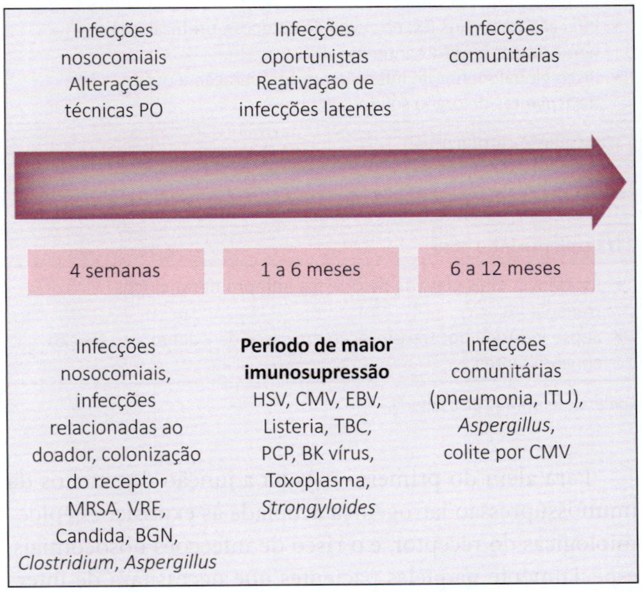

Figura 110.3. Evolução temporal pós-transplante e principais etiologias infecciosas envolvidas.

BGN: bacilos Gram-negativo; CMV: citomegalovírus; EBV: vírus Epstein-Barr; HSV: vírus herpes simples; ITU: infecção do trato urinário; MRSA: *Staphylococcus aureus* meticilino-resistente; PO: pós-operatório; TBC: tuberculose; VRE: enterococo resistente a vancomicina.

Fonte: Acervo da autoria.

Entre os transplantados de órgão sólido, as infecções pulmonares são as mais comuns em pacientes transplantados de pulmão, em virtude da drenagem linfática prejudicada do enxerto, o déficit na função mucociliar, a diminuição do reflexo de tosse e a própria colonização do enxerto pela microbiota pulmonar. A fibrobroncoscopia é necessária para aprimorar a sensibilidade diagnóstica, como também para avaliar as anastomoses traqueobrônquicas.[20]

Em todos os tipos de transplante de órgãos sólidos, a disfunção do enxerto em conjunto com sinais locais ou sistêmicos de infecção são as apresentações mais comuns, que devem levantar a suspeita de uma complicação técnica do enxerto, incluindo-se, no diagnóstico diferencial, a injúria de preservação e a rejeição do enxerto.[21] O **Quadro 110.6** apresenta as principais complicações infecciosas relacionadas a cada órgão transplantado.

Quadro 110.6. Considerações infecciosas específicas para cada transplante de órgão sólido
Transplante pulmonar
• Risco aumentado de pneumonia • Risco aumentado de aspergilose (pulmonar e SNC) • Período de risco mais prolongado para CMV e *P. jiroveci* • *Burkholderia cepacia*: mais frequente em pacientes com fibrose cística • Infecções em anastomose traqueal e brônquicas
Transplante hepático
• Risco aumentado de infecção por *Candida* • Risco aumentado de infecções por VRE • Sepse intrabdominal
Transplante renal
• Infecção pelo vírus BK: etiologia de estenose ureteral, cistite hemorrágica e nefrite intersticial • Risco global menor de infecção em comparação a outros transplantes de órgão sólido
Transplante cardíaco
• *Toxoplasma gondii* é causa comum de miocardite em receptores soronegativos de receptores soropositivos
Transplante intestinal
• Incidência mais elevada de doença linfoproliferativa pós-transplante • Sepse induzida por translocação em casos de isquemia e rejeição concomitantes

Fonte: Desenvolvido pela autoria.

Para além do primeiro mês há a junção dos efeitos da imunossupressão iatrogênica acoplada às exposições epidemiológicas do receptor, e o risco de infecções nosocomiais, especialmente naqueles pacientes que necessitam de internação prolongada.[8] Apesar da profilaxia e das estratégias terapêuticas preemptivas, o CMV permanece sendo um patógeno dominante durante o período intermediário pós-transplante, com efeitos variáveis, desde infecções multissistêmicas ou órgão-específicas até disfunção ou rejeição do enxerto, assim como pode apresentar um efeito potencializador de infecções por outros patógenos bacterianos, fúngicos ou até mesmo virais. Uma reativação do CMV está também associada a uma cronicidade da doença crítica, em decorrência de uma potencialização da imunossupressão induzida pela doença aguda.[21] Os sítios mais comuns de infecção são o fígado, o pulmão e o trato gastrointestinal, que podem ter sua infecção confirmada por meio de biópsia, PCR viral (preferencialmente quantitativo) e antigenemia sérica (de maior benefício em pacientes neutropênicos). Citomegalovirose é uma complicação gastrointestinal frequente em imunossuprimidos. Estes pacientes têm mais frequentemente acometimento extraintestinal associado (6%), doença difusa do trato gastrointestinal (14%) e acometimento esofágico (14%).

Manejo da imunossupressão

É viável realizar a retirada de imunossupressores durante o manejo de complicações infecciosas em pacientes transplantados, sendo uma estratégia bem consolidada nesta população. No entanto, algumas considerações devem ser levadas em conta:

- A presença de uma rejeição ao enxerto concomitante. Uma piora na função do enxerto não explicada por outras variáveis deve sempre indicar uma biópsia, a fim de se descartar inclusive um aumento na imunossupressão.
- A reavaliação do esquema de imunossupressão, especialmente naqueles pacientes com múltiplos episódios de rejeição.
- Os efeitos de uma eventual retirada de corticosteroides, especialmente com relação a supressão adrenal.

Neutropenia febril

A neutropenia febril é uma complicação comum e potencialmente fatal em pacientes tratados por neoplasia. Ela requer o início de antibioticoterapia imediata, sendo considerada uma urgência médica,[22] com uma elevada incidência de evolução para sepse. É definida como sendo a medida de temperatura única maior que 38,3°C ou uma temperatura sustentada maior que 38°C por mais de uma hora, na presença de uma contagem absoluta de neutrófilos menor que 500 células/mm^3. Qualquer paciente oncológico recebendo quimioterapia mielossupressiva está sob o risco de adquirir neutropenia febril, porém este fenômeno é mais detectado em pacientes portadores de neoplasia hematológica (até 80% dos pacientes). Tipicamente, o início da neutropenia ocorre aproximadamente uma semana após o uso de quimioterapia citotóxica. Pacientes recebendo quimioterapia para tumores sólidos geralmente têm neutropenia que dura menos de 7 dias, e apenas 5% a 30% deles vão apresentar neutropenia febril, com uma maior incidência no primeiro ciclo de tratamento.[6,23] Pacientes submetidos a TMO ou pacientes recebendo quimioterapia para neoplasia hematológica têm um curso mais prolongado de neutropenia, que pode durar 14 dias ou mais.[6]

A maior parte das infecções é causada por Gram-positivo, no entanto, as infecções por Gram-negativo são as que acarretam numa maior mortalidade. Mais recentemente, nota-se um aumento na detecção de etiologias virais, incluindo-se os vírus respiratórios (VSR, rinovírus, adenovírus, coronavírus, *influenza*, *parainfluenza*, HSV, CMV e EBV). As infecções bacterianas podem advir da translocação intestinal, da translocação mucosa (nos casos de mucosite), nas infecções associadas ao uso de cateteres, na pneumonia, na infecção de pele e de tecido subcutâneo e nas infecções urinárias.[13] Bacteremia é documentada em até 25% dos pacientes portadores de neutropenia febril, sendo que os Gram-positivo são as bactérias mais comumente isoladas. As infecções fúngicas tipicamente ocorrem após translocação pelo trato gastrointestinal, pelo uso de cateteres venosos ou por meio de pneumonia fúngica. A despeito dos esforços terapêuticos, um percentual significativo dos episódios de neutropenia febril não apresenta um diagnóstico etiológico definitivo. Embora o diagnóstico diferencial de febre no paciente neutropênico seja amplo, causas não infecciosas devem ser consideradas como diagnóstico de exclusão.[13]

Uma vez sendo detectada a febre, a coleta de hemoculturas deve ser feita o quanto antes possível, sendo imediatamente anterior ao início de antibioticoterapia. Um exame físico completo deve ser realizado, investigando-se focos bastante característicos de infecção, tais como cavidades mucosas, lesões cutâneas, dor ou distensão abdominal.[13] A **Figura 110.4** ilustra a investigação inicial básica de um paciente portador de neutropenia febril.

A antibioticoterapia empírica deve cobrir preferencialmente *Pseudomonas*, com o uso de um betalactâmico com cobertura adequada (piperacilina-tazobactam, cefepime, meropenem), de acordo com o perfil epidemiológico local.[23]

A vancomicina não é indicada rotineiramente, mas deve ser adicionada na presença de uma suspeita de infecção relacionada a cateter, de infecção de tecidos moles, na mucosite oral, na presença de instabilidade hemodinâmica ou em pacientes com colonização prévia sabida por *Staphylococcus aureus* meticilino-resistente.[24]

Mesmo após o início de antibioticoterapia adequada, a febre nos pacientes neutropênicos tipicamente persiste em uma média de cinco dias, logo, a febre persistente, ao menos que esteja associada a instabilidade hemodinâmica, não deve ser necessariamente encarada como uma falência da terapia antimicrobiana.[13] A **Figura 110.5** ilustra o manejo sequencial do paciente portador de neutropenia febril.

A duração ideal da terapia antimicrobiana na neutropenia febril ainda é uma área importante de investigação. Um estudo randomizado sugere que a antibioticoterapia empírica pode ser descontinuada com segurança após o paciente atingir a defervescência, mantendo-se afebril por 72 horas, tendo ou não recuperação das contagens de neutrófilos.[25] Em pacientes imunossuprimidos criticamente enfermos, a presença de neutropenia não parece se associar a um pior prognóstico, em comparação aos imunossuprimidos não neutropênicos.[26]

Conclusão

Os pacientes imunossuprimidos constituem-se numa população crescente de pacientes criticamente enfermos, estando sujeitos a diversas infecções oportunistas. Estas infecções são características do tipo de imunossupressão que ocorre, e um manejo terapêutico que contemple os diversos aspectos associados a doença de base é fundamental para a melhora do prognóstico nesta população.

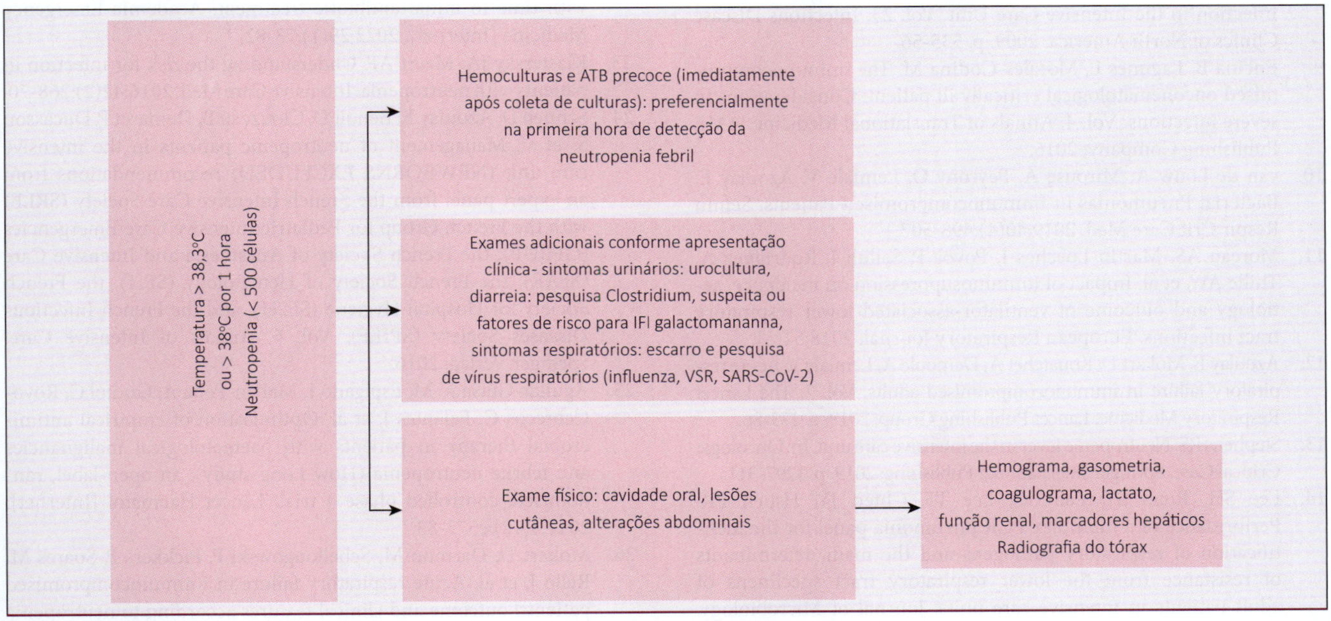

Figura 110.4. Manejo básico inicial de paciente com neutropenia febril.

ATB: antibiótico; IFI: infecção fúngica invasiva; VSR: vírus sincicial respiratório.

Fonte: Desenvolvida pelos autores.

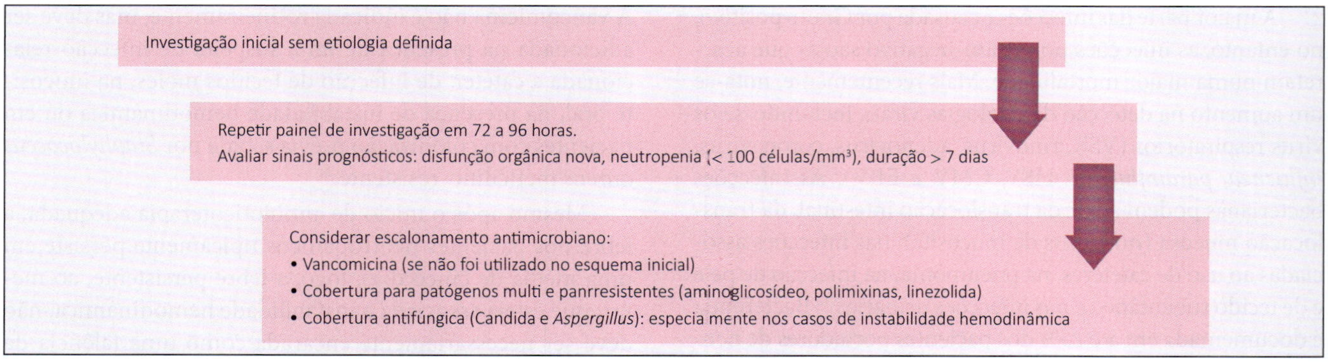

Figura 110.5. Manejo da neutropenia febril após antibioticoterapia inicial.
Fonte: Acervo da autoria.

Referências bibliográficas

1. Soares M, Bozza FA, Angus DC, Japiassú AM, Viana WN, Costa R, et al. Organizational characteristics, outcomes, and resource use in 78 Brazilian intensive care units: the ORCHESTRA study. Intensive Care Med. 2015;41(12):2149–60.
2. Azoulay E, Soares M, Benoit D. Focus on immunocompromised patients. Vol. 42, Intensive Care Medicine. Springer Verlag; 2016. p. 463-5.
3. Azoulay E, Russell L, van de Louw A, Metaxa V, Bauer P, Povoa P, et al. Diagnosis of severe respiratory infections in immunocompromised patients. Vol. 46, Intensive Care Medicine. Springer; 2020. p. 298-314.
4. Conway-Morris A, Wilson J, Shankar-Hari M. Immune Activation in Sepsis. Vol. 34, Critical Care Clinics. W.B. Saunders; 2018. p. 29-42.
5. Lehrnbecher T, Koehl U, Wittekindt B, Bochennek K, Tramsen L, Klingebiel T, et al. Changes in host defence induced by malignancies and antineoplastic treatment: implication for immuno-therapeutic strategies [Internet]. 2008. Disponível em: http://oncology.thelancet.com
6. Zimmer AJ, Freifeld AG. Optimal Management of Neutropenic Fever in Patients With Cancer. J Oncol Pract. 2019;15:19-24.
7. Pruitt AA. Central Nervous System Infections in Immunocompromised Patients. Curr Neurol Neurosci Rep [Internet]. 2021;21(7):1-10.
8. Linden PK. Approach to the Immunocompromised Host with Infection in the Intensive Care Unit. Vol. 23, Infectious Disease Clinics of North America. 2009. p. 535-56.
9. Encina B, Lagunes L, Morales-Codina M. The immunocompromised oncohematological critically ill patient: Considerations in severe infections. Vol. 4, Annals of Translational Medicine. AME Publishing Company; 2016.
10. van de Louw A, Mirouse A, Peyrony O, Lemiale V, Azoulay E. Bacterial Pneumonias in Immunocompromised Patients. Semin Respir Crit Care Med. 2019;40(4):498-507.
11. Moreau AS, Martin-Loeches I, Povoa P, Salluh J, Rodriguez A, Thille AW, et al. Impact of immunosuppression on incidence, aetiology and outcome of ventilator-associated lower respiratory tract infections. European Respiratory Journal. 2018;51(3).
12. Azoulay E, Mokart D, Kouatchet A, Demoule A, Lemiale V. Acute respiratory failure in immunocompromised adults. Vol. 7, The Lancet Respiratory Medicine. Lancet Publishing Group; 2019. p. 173-86.
13. Stephens RS. Neutropenic fever in the intensive care unit. In: Oncologic Critical Care. Springer International Publishing; 2019. p. 1297-311.
14. Lee SH, Ruan SY, Pan SC, Lee TF, Chien JY, Hsueh PR. Performance of a multiplex PCR pneumonia panel for the identification of respiratory pathogens and the main determinants of resistance from the lower respiratory tract specimens of adult patients in intensive care units. Journal of Microbiology, Immunology and Infection. 2019;52(6):920-8.
15. Morton C, Puchalski J. The utility of bronchoscopy in immunocompromised patients: A review. J Thorac Dis. 2019;11(12):5603-12.
16. Al-Qadi MO, Cartin-Ceba R, Kashyap R, Kaur S, Peters SG. The Diagnostic Yield, Safety, and Impact of Flexible Bronchoscopy in Non-HIV Immunocompromised Critically Ill Patients in the Intensive Care Unit. Lung. 2018;196(6):729-36.
17. Azoulay É, Mokart D, Lambert J, Lemiale V, Rabbat A, Kouatchet A, et al. Diagnostic strategy for hematology and oncology patients with acute respiratory failure: randomized controlled trial. Am J Respir Crit Care Med [Internet]. 2010;182(8):1038–46.
18. Castro I, Ruiz J, Tasias M, Montero M, Salavert M. Central nervous system infections in immunocompromised patients. Revista Española de Quimioterapia [Internet]. 2018;31(Suppl 1):56.
19. Sonneville R, Magalhaes E, Meyfroidt G. Central nervous system infections in immunocompromised patients. Vol. 23, Current Opinion in Critical Care. Lippincott Williams and Wilkins; 2017. p. 128-33.
20. Alsaeed M, Husain S. Infections in Heart and Lung Transplant Recipients. Vol. 35, Critical Care Clinics. W.B. Saunders; 2019. p. 75-93.
21. Guenette A, Husain S. Infectious Complications Following Solid Organ Transplantation. Vol. 35, Critical Care Clinics. W.B. Saunders; 2019. p. 151-68.
22. Seltzer JA, Frankfurt O, Kyriacou DN. Association of an emergency department febrile neutropenia intervention protocol with time to initial antibiotic treatment. Academic Emergency Medicine [Internet]. 2022;29(1):73-82.
23. Klastersky JA, Meert AP. Understanding the risk for infection in patients with neutropenia. Intensive Care Med. 2016;42(2):268-70.
24. Schnell D, Azoulay E, Benoit D, Clouzeau B, Demaret P, Ducassou S, et al. Management of neutropenic patients in the intensive care unit (NEWBORNS EXCLUDED) recommendations from an expert panel from the French Intensive Care Society (SRLF) with the French Group for Pediatric Intensive Care Emergencies (GFRUP), the French Society of Anesthesia and Intensive Care (SFAR), the French Society of Hematology (SFH), the French Society for Hospital Hygiene (SF2H), and the French Infectious Diseases Society (SPILF). Vol. 6, Annals of Intensive Care. Springer Verlag; 2016.
25. Aguilar-Guisado M, Espigado I, Martín-Peña A, Gudiol C, Royo-Cebrecos C, Falantes J, et al. Optimisation of empirical antimicrobial therapy in patients with haematological malignancies and febrile neutropenia (How Long study): an open-label, randomised, controlled phase 4 trial. Lancet Haematol [Internet]. 2017;4(12):e573-83.
26. Mokart D, Darmon M, Schellongowski P, Pickkers P, Soares M, Rello J, et al. Acute respiratory failure in immunocompromised patients: outcome and clinical features according to neutropenia status. Ann Intensive Care. 2020;10(1).

capítulo | 111

Endocardite Infecciosa

Joana Junqueira | Fernando Suparregui Dias

Introdução

A endocardite infecciosa (EI) é uma infecção caracterizada por patógenos que invadem a superfície endocárdica levando ao dano do tecido cardíaco, podendo apresentar-se de forma aguda ou subaguda. A EI produz vegetações que são estruturas decorrentes da composição dos *debris* inflamatórios e microrganismos que se aderem na superfície endocárdica, geralmente nas valvas cardíacas (nativas ou protéticas) e/ou nos dispositivos cardíacos implantados. Tal condição afeta cerca de 3 a 10 indivíduos a cada 100 mil por ano na população em geral.[1] No passado, o perfil de pacientes era de adultos jovens ou de meia idade e a valva mitral era a mais acometida, principalmente pelos casos de cardiopatia reumática. Atualmente, há um crescente aumento dos casos de endocardite de valva aórtica e na idade de acometimento, possivelmente ocasionado pelo envelhecimento da população e aumento dos cuidados em saúde.

A EI relacionada com os cuidados de saúde representa cerca de 30% de todos os casos, sendo uma condição que reserva um pior prognóstico.[2] Os fatores de risco para EI em geral estão listados no **Quadro 111.1**, e os fatores mais frequentemente associados aos cuidados de saúde são: idade > 60 anos, doença cardíaca estrutural, valva protética, doença cardíaca congênita, uso de drogas endovenosas, necessidade de hemodiálise e cateter intravascular.[3] A mortalidade hospitalar da EI relacionada a esses cuidados é significativamente mais alta quando comparada aos pacientes que adquirem a infecção na comunidade.[4]

A EI na fase aguda pode ser indistinguível de outras formas de sepse. A admissão na unidade de terapia intensiva (UTI) frequentemente faz parte da trajetória do paciente, seja após a cirurgia ou mesmo devido à instabilidade hemodinâmica, patologia valvar grave levando a insuficiência cardíaca (IC) ou mesmo por complicações.[5,6] A mortalidade dos enfermos com complicações permanece particularmente alta, variando entre 29% a 84%, abrangendo diversas populações.[5,7]

Quadro 111.1. Fatores de risco para endocardite infecciosa

Condições cardíacas	
• Válvula aórtica bicúspide • Prolapso da válvula mitral • Doença valvular reumática • Cardiopatia congênita • Endocardite infecciosa prévia	• Válvulas cardíacas protéticas. • Pacientes com dispositivos cardíacos implantados (marcapassos permanentes/cardioversor-desfibrilador implantável)
Comorbidades	
• Uso de drogas intravenosas • Doença renal crônica (particularmente se em hemodiálise diálise) • Doença hepática crônica • Malignidade	• Uso de corticosteroide • Diabetes mal controlado • Imunossuprimidos (incluindo infecção por HIV).

Fonte: Desenvolvido pela autoria.

A estimativa do número de pacientes que necessitam de internação em UTI é um desafio. Em um estudo retrospectivo com 4.106 pacientes internados em UTIs, a EI foi identificada em 0,8% das admissões, e as razões para admissão foram IC congestiva (64%), choque séptico (21%), deterioração neurológica (15%) e ressuscitação cardiopulmonar (9%).[8] O intuito deste capítulo é abordar a EI de maneira geral, evidenciando os pacientes com patologia grave e necessidade de cuidados hospitalares intensivos.

Diagnóstico

A apresentação clínica da EI é diversa, variando desde febre subaguda até sepse, síndrome de insuficiência cardíaca (IC) ou mesmo acidente vascular cerebral (AVC). Em UTI isto se torna mais desafiador, porque manifestações clínicas podem ser atípicas e as características clássicas muitas vezes são mascaradas por patologia concomitante e intervenções de cuidados intensivos. Em torno de 90% dos pacientes apresentam febre e sintomas constitucionais,[3] contexto comum em ambiente de terapia intensiva. Os sinais periféricos clássicos não são geralmente vistos na fase aguda e o sopro sistólico apesar de estar presente em boa parte dos casos, quando se manifesta já há comprometimento valvar mais importante.[2] Alterações laboratoriais como aumento de proteína C reativa e/ou velocidade de hemossedimentação, leucocitose, anemia e hematúria microscópica são pistas em paciente febril, apesar de não serem alterações específicas. Muitas dessas alterações também podem ocorrer em pacientes sépticos, o que faz com que os marcadores laboratoriais não sejam bons para valor preditivo positivo.[9]

Os critérios de Duke modificados (**Quadro 111.2**) são o padrão atual para diagnóstico e incorporam critérios clínicos, de imagem e bacteriológicos.[10] Na suspeita diagnóstica, obtenha as hemoculturas (HMCs) antes do início da antibioticoterapia, pois são a base do diagnóstico.

Três amostras periféricas devem ser coletadas, com intervalos de 30 minutos, cada uma com 10 mL de sangue, não havendo necessidade de atrasar a coleta para o pico da febre.[2] As HMCs devem ser repetidas após 48-72 horas após o início do tratamento guiado no intuito de avaliar a efetividade do tratamento, e, em caso de EI com cultura negativa é importante rastrear outros microrganismos incomuns.[2,10] Especial atenção ao descartar EI em portadores de dispositivos cardíacos e válvulas protéticas, onde os critérios de Duke possuem baixa sensibilidade.[11]

Conforme os critérios de Duke modificados, para o diagnóstico definitivo é necessário que o paciente apresente pelo menos dois critérios clínicos maiores; ou um critério maior e três menores; ou cinco critérios menores.[10,12] Na EI caracterizada como possível, há necessidade de 1 critério maior e 1 critério menor ou 3 critérios menores.[2,10,12] Todavia, a experiência do médico deve ser levada em consideração, ou seja, caso exista uma forte suspeita deve-se continuar investigando.

Quadro 111.2. Critérios de Duke modificados
Critérios maiores
Hemoculturas positivas para endocardite infecciosa (EI)
a. Microrganismos típicos consistentes com EI em duas hemoculturas separadas: i. *Streptococcus viridans*, *Streptococcus bovis*, grupo HACEK, *Stafilococcus aureus* ou ii. *Enterococcus* adquirido na comunidade, na ausência de um foco primário
b. Microrganismos consistentes com EI de hemoculturas persistentemente positivas i. ≥ 2 hemoculturas positivas em amostras com 12 horas de intervalo ii. 3 hemoculturas de ≥ 4 coletas separadas (com a primeira e a última amostra com ≥ 1 hora) ou
• Hemocultura única para *Coxiella burnetti* ou título de anticorpo IgG > 1:800
Imagem positiva para EI
a. Ecocardiograma positivo para EI i. Vegetação ii. Abscesso, pseudoaneurisma, fístula intracardíaca iii. Aneurisma ou perfuração valvar iv. Nova deiscência de prótese valvar
b. Atividade anormal no sítio de implante de prótese detectado pela PETCT com ^{18}F-FDG (em próteses > 3 meses) ou leucócitos marcados pelo SPET/CT
c. Lesão paravalvar definida pela TC
Critérios menores
4. Condições cardíacas predisponentes ou uso de drogas injetáveis 5. Febre (≥ 38°C) 6. Fenômeno vascular: embolia arterial maior, infartos sépticos pulmonares, aneurisma infeccioso (micótico), hemorragia intracraniana, hemorragias conjuntivais, lesões de Janeway 7. Fenômenos imunológicos: glomerulonefrite, nódulos de Osler, manchas de Roth e fator reumatoide 8. Evidência microbiológica: hemoculturas positivas, mas sem fechar critério maior como descrito acima ou evidência sorológica de infecção ativa com microrganismo consistente com EI

Fonte: Adaptado de Le *et al.*, 2000.

Microrganismos

O diagnóstico microbiológico de EI é baseado principalmente na HMC e na cultura da vegetação ou de peças cardíacas extraídas na cirurgia. Espécies estreptocócicas são a causa mais comum de EI comunitária em pacientes sem uso de drogas endovenosas ou tratamento médico recente. Na presença desses fatores de risco predisponentes, o *Staphylococcus aureus* se torna o germe mais comum.

O *S. aureus* vem apresentando um crescente aumento dos casos, e em estudos mais recentes se mostra como a causa mais prevalente de EI, contando com cerca de 30% de todos os casos, seguida por estreptococos do grupo viridans em 18,7%, outros estreptococos em 17,5% e enterococos em 10,5%.[1,4] Apesar dos dados limitados sobre microrganismos causadores de EI na UTI, o *S. aureus* mostrou-se o agente causador mais comum de EI nosocomial, fato especialmente relacionado ao aumento do uso de dispositivos cardíacos, trocas valvares percutâneas e cuidados de saúde.[13,14] Este agente é caracterizado por doença agressiva com um aumento de risco de embolismo, AVC, bacteremia persistente e morte, especialmente se multirresistente.[1,13,14] Em pacientes com bacteremia por *S. aureus*, dependendo dos achados clínicos, se justifica a realização de ecocardiograma, tendo em vista a virulência deste microrganismo e a frequência de EI.[15,16]

Os *Enterococcus* são responsáveis por um número significativo dos casos de EI nosocomial, a maioria por *Enterococcus faecalis*[2] e as enterobactérias Gram-negativas também são causa importante em pacientes em tratamentos de saúde e usuários de drogas injetáveis. A incidência de EI nosocomial relacionada com enterococos parece estar aumentando, principalmente em pacientes submetidos à troca valvar percutânea, possivelmente relacionada com a população (idade avançada) e ao procedimento onde a punção femoral é necessária.[13] Estima-se que a incidência de EI relacionada com a troca valvar percutânea varie entre 1%-3% nos estudos, sendo os microrganismos mais comuns *S. aureus*, estafilococo coagulase negativo (SGN) e *enterococcus*, com mortalidade hospitalar em torno de 36%.[1] Os germes relacionados com EI de valva protética se dividem de acordo com tempo após a cirurgia conforme o **Quadro 111.3**.

Os microrganismos do grupo HACEK (*Haemophilus* spp., *Actinobacillus actinomycetemcomitans, Cardiobacterium hominis, Eikenella species e Kingella* sp.), fungos, infecções polimicrobianas e raramente os bacilos aeróbios Gram-negativos são isolados em 5% a 10% dos casos.[13] A EI fúngica é um problema crescente em ambiente de UTI, sendo o *Aspergilllus* e *Candida* os principais microrganismos implicados.[2] Esses microrganismos são difíceis de diagnosticar, estão mais associados a dispositivos cardíacos implantáveis e próteses valvares, e possuem mortalidade elevada (em torno de 72%).[13]

Outros agentes que possuem baixa prevalência, mas particularidades específicas são: o *Staphylococcus lugdunensis* que é associado a lesões valvares e perivalvares altamente destrutivas, o *Streptococcus bovis* que é associado ao adenocarcinoma de cólon, a *Granulicatella* e a *Abiotrophia* que são responsáveis por vegetações largas (> 10 mm) e pela EI de curso prolongado associado à altas taxas de complicações (≈ 50%).[1] Apesar de fulminante a endocardite pneumocócica está diminuindo, ela pode ocorrer como parte da tríade de Austrian (ou de Osler) que consiste na associação de meningite e pneumonia. Em 5% a 10% dos casos a EI ocorre do lado direito, onde os *S. aureus* são os patógenos predominantes, mas há alta prevalência de *Pseudomonas aeruginosa* e outras bactérias Gram-negativas.

Aproximadamente 10% a 20% dos pacientes apresentam hemocultura negativa, levando à incerteza diagnóstica.[1] Em caso de hemocultura negativa devem ser realizadas sorologias para *Coxiella burnetti, Bartonella* sp. e *Bucella* sp. Caso esse exame ainda permaneça negativo e seja necessário a intervenção cirúrgica, devem ser realizadas amplificações de DNA (PCR – *Polimerase Chain Reaction*) do material coletado na cirurgia para a procura de microrganismos atípicos.[13] Exame histopatológico da válvula ressecada ou fragmento embólico é o padrão-ouro para o diagnóstico de EI.

Diagnóstico por imagem

Os tradicionais critérios de Duke possuem sensibilidade de 80% e mostram baixa acurácia diagnóstica em fase precoce, especialmente em portadores de próteses valvares.[17] O ecocardiograma transtorácico (ETT) e o transesofágico (ETE) são exames essenciais no diagnóstico da EI. Em certas situações há espaço para outras modalidades de imagem como a tomografia computadorizada (TC) cardíaca ou de corpo inteiro, a ressonância magnética (RM) cerebral e cardíaca, a TC com emissão de pósitrons (*PET – positron emission tomography*) incorporando o ^{18}F-Fluordeoxiglicose (^{18}F-FDG) ou com a cintilografia com leucócitos marcados (*SPECT – single-photon emission computed tomography*) que podem ajudar a elucidar o diagnóstico.[13,18,19]

Quadro 111.3. Microrganismos na EI de valva protética
Microrganismos na endocardite de valva protética
Precoce (< 2 meses de PO)
Staphylococcus aureus, Estafilococos coagulase-negativos, Bacilos Gram-negativos, *Enterococcus*, Fungos, Difteroides
Tardia (> 12 meses de PO)
Estafilococos coagulase-negativos, *Staphylococcus aureus*, *Enterococcus*

EI: endocardite infecciosa; PO: pós-operatório.

Fonte: Desenvolvido pela autoria.

O ecocardiograma tem um papel fundamental no diagnóstico e manejo da EI, trazendo informações prognósticas e avaliando o risco de complicações. O ETT deve ser realizado com a maior brevidade possível e o ETE deve ser acrescentado mesmo se o ETT for positivo, segundo as novas atualizações da diretriz da *ESC (European Society of Cardiology)*, exceto se EI direita isolada em valva nativa.[20] A **Figura 111.1** ilustra o fluxograma de imagens em caso de suspeita de EI. A sensibilidade do ETT varia ficando entre 50%-90% para a detecção de EI de valva nativa, e em torno de 40%-70% em valva protética, com desafio ainda maior para detecção em dispositivos cardíacos.[1] Os achados ecocardiográficos que são critérios maiores no diagnóstico da EI são: vegetação, abscesso, pseudoaneurisma e deiscência nova em prótese valvar.[21]

A identificação das lesões pode ser difícil na presença de lesões valvares preexistentes, próteses valvares, vegetações menores que 3 mm ou embolização recente. Em algumas situações pode haver falso-positivo, como nos casos de trombos, excrescências de Lamb's, prolapso da cúspide, ruptura de cordoalha, fibroelastoma valvar, lesões pelo lúpus sistêmico (Libman-Sacks) ou vegetações marânticas. Se o ETE inicial for negativo, mas a suspeita clínica permanecer alta, o ETT e/ou ETE deve ser repetido em 7 dias, ou antes no caso de infecção por *S. aureus.*[13]

A TC *multislice* pode ser usada adjuntamente para a detecção ou delineamento de vegetações, abscessos e pseudoaneurismas.[20] Possui acurácia diagnóstica similar ao ecocardiograma TE, provendo informações a respeito da extensão e anatomia das lesões perivalvares, sendo útil para o planejamento cirúrgico.[13,18] Esta modalidade de imagem vem ganhando cada vez mais espaço no diagnóstico da EI, tendo agora classe de indicação IIa pela diretriz americana de valvulopatia de 2020, e I pela nova diretriz da ESC de 2023 em pacientes com EI possível ou mesmo para elucidação de complicações perivalvares.[11,20] Na EI direita é particularmente útil na avaliação de abscesso e infarto pulmonar.[2,20] Na avaliação de válvula protética a TC *multislice* pode ser superior a ecocardiografia para demonstração de vegetações e complicações relacionadas à prótese valvar.[2,22] A TC também pode ser necessária no diagnóstico de abscessos ou infarto esplênico.

Se o diagnóstico da EI permanece como possível ou suspeito, é possível fazer a avaliação combinando a imagem da TC com a avaliação de atividade metabólica por meio da emissão de pósitrons incorporando o ^{18}F-FDG, ou com

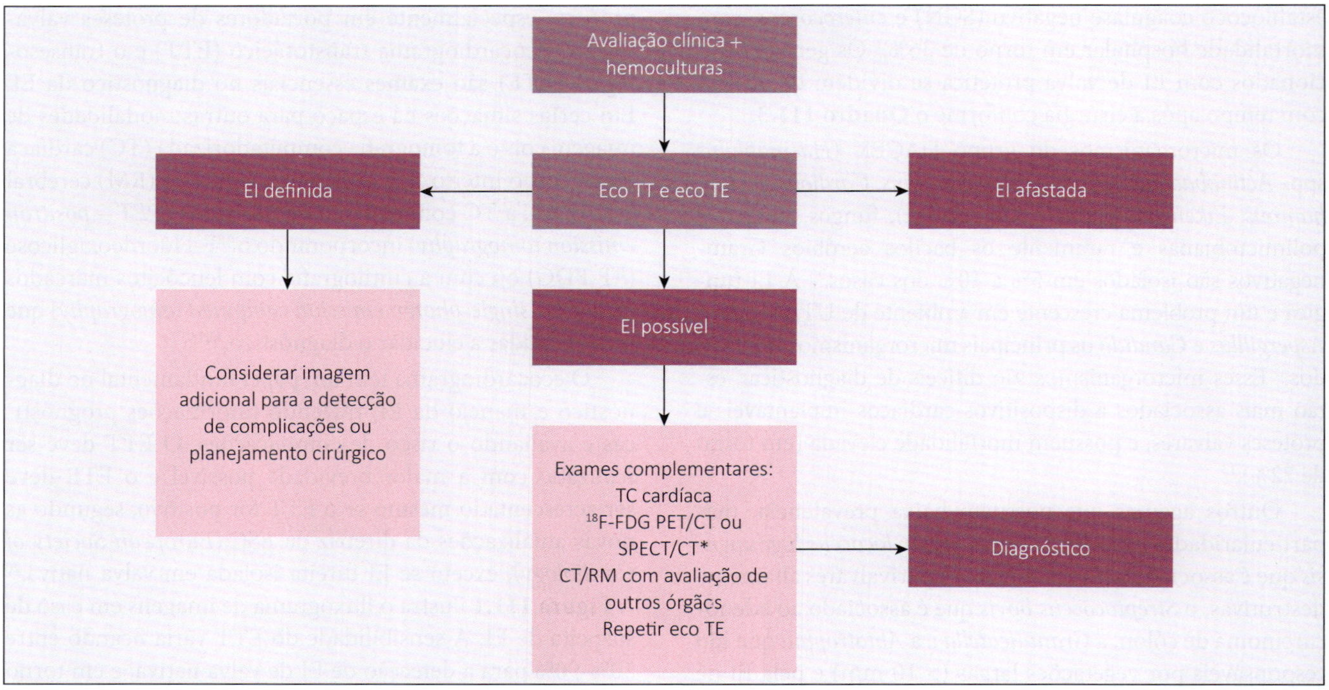

Figura 111.1. Fluxograma para suspeita de endocardite infecciosa (EI).
Fonte: Acervo da autoria.

a cintilografia com leucócitos marcados, especialmente em casos relacionados aos dispositivos cardíacos ou próteses valvares.[1,13,20] Essas modalidades têm o potencial de elucidar o diagnóstico, mas não discriminam com precisão entre inflamação estéril e infecção. Com isso, é de uso limitado no período pós-operatório imediato, onde achados falso-positivos foram relatados após cirurgia cardíaca devido à síndrome pós-pericardiotomia e trombose de válvula protética.[1,2]

A RM possui alta sensibilidade para detecção de lesões cerebrais, entretanto em ambiente de UTI a TC pode ser uma alternativa mais viável. Estudos incluindo RM cerebral sistemática em pacientes demonstraram lesões em torno de 60% a 80% dos casos, em sua maioria isquêmicas, e em menos de 10% lesões hemorrágicas subaracnoideas ou intraparenquimatosas, abscessos e aneurismas micóticos.[23] Em alguns casos, a angiotomografia de vasos intracranianos pode ser considerada para o diagnóstico de aneurisma micótico.[20,24] Achados de um estudo demonstraram que a RM cerebral atualizou o diagnóstico para EI em 25% dos pacientes que se apresentaram inicialmente com EI não definida, contribuindo para um diagnóstico mais precoce.[19]

O AVC é um fator prognóstico independente para sobrevida e está presente em 20% a 40% dos casos.[1] Os fatores de risco para embolia para o sistema nervoso central são o tamanho das vegetações (> 10-15 mm), envolvimento da valva mitral, morbidade da vegetação e infecção por *S. aureus*.[1] Na presença de embolia diagnosticada e alto risco de novas embolizações, a diretriz americana coloca como classe de indicação IIa para a cirurgia, em contrapartida, na diretriz europeia coloca como classe I para prevenção de embolia recorrente se vegetação > 10 mm persistente.[2,12]

Manejo/tratamento

O manejo de pacientes com EI é um desafio clínico e logístico. A formação de "equipes de EI" com envolvimento de vários especialistas (cardiologistas, cirurgiões, infectologistas, intensivistas, nefrologistas, neurologistas) ajuda na otimização do diagnóstico e manejo de complicações, bem como na tomada de decisões precoces com potencial de melhorar os resultados clínicos.[1]

Pacientes com escore SOFA > 15 no dia da cirurgia apresentam resultados extremamente ruins,[25] sendo o *status* de cirurgia de emergência responsável pelas maiores taxas de mortalidade nos dados de registros de cirurgias para EI.[25] A tomada de decisão nesta população criticamente enferma, onde coexistem indicações e contraindicações para cirurgia cardíaca, é desafiadora e deve ser realizada com equipe multiprofissional. Pacientes com IC, complicações perianulares e/ou infecção por *S. aureus* apresentam alto risco de óbito ou necessidade de cirurgia em fase ativa da doença.[26]

O sucesso do tratamento da EI se baseia na erradicação do germe com antibióticos, e a cirurgia contribui para remover o material infectado e drenar abscessos. A exata duração e a combinação das drogas variam de acordo com o patógeno, presença de resistência antibiótica e se a infecção envolve válvula nativa ou protética conforme os **Quadros 111.4, 111.5 e 111.6**. A duração do tratamento é com base no primeiro dia de antibioticoterapia efetiva (cultura negativa em caso de cultura positiva inicial) e não com base no dia da cirurgia.[2] Um novo tratamento completo deve iniciar se a cultura da válvula vem positiva, com base na suscetibilidade do agente isolado por último.

Quadro 111.4. Tratamento da endocardite infecciosa (EI) por *Staphylococcus*			
Antibiótico	**Dose**	**Duração***	**Comentários**
EI de valva nativa por *Staphylococcus* sensível a meticilina			
Oxacilina	12 g/dia IV em 4-6 doses	4-6	• Gentamicina não é recomendada
(alternativa)			
Sulfametoxazol + trimetoprim **COM**	4.800 mg/dia e 960 mg/dia IV em 4-6 doses	1 IV + 5 VO	
Clindamicina	1.800 mg/dia IV em 3 doses	1	
EI valva nativa em pacientes alérgicos à penicilina ou Staphylococcus meticilina resistentes			
Vancomicina	30-60 mg/kg/dia IV em 2-3 doses	4-6	• Cefalosporinas (cefazolina 6 g/dia ou cefotaxima 6 g/dia IV em 3 doses) é recomendado se pacientes alérgicos sem reação anafilática
(alternativa)			
Daptomicina	10 mg/kg/dia IV 1x ao dia	4-6	• Daptomicina é superior à vancomicina para MSSA e MRSA se MIC de vancomicina > 1 mg/L
(alternativa)			
Sulfametoxazol + trimetoprim **COM**	4.00 mg/dia e 960 mg/dia IV em 4-6 doses	1 IV + 5 VO	
Clindamicina	1800 mg/dia IV em 3 doses	1	
EI valva protética por Staphylococcus sensível a meticilina			
Oxacilina	12 g/dia IV em 4-6 doses	≥ 6	• Início de rifampicina 3-5 dias após a vancomicina e gentamicina • Gentamicina pode ser administrada em 1 dose diária para reduzir nefrotoxicidade
COM Rifampicina	900 mg-1200 mg IV ou VO 2-3 doses	≥ 6	
E Gentamicina	3 mg/kg/dia IV ou IM em 1-2 doses	2	
EI valva protética em pacientes alérgicos à penicilina ou *Staphylococcus* meticilina resistentes			
Vancomicina	30-60 mg/kg/dia IV em 2-3 doses		• Cefalosporinas (cefazolina 6 g/dia ou cefotaxima 6 g/dia IV em 3 doses) é recomendado se pacientes alérgicos sem reação anafilática • Início de rifampicina 3-5 dias após a vancomicina e gentamicina • Gentamicina pode ser administrada em 1 dose diária para reduzir nefrotoxicidade
COM Rifampicina	900 mg-1.200 IV ou VO 2-3 doses		
E Gentamicina	3 mg/kg/dia IV ou IM em 1-2 doses		

* semanas.

Fonte: Adaptado de ESC Guidelines, 2023.

Quadro 111.5. Tratamento da endocardite infecciosa (EI) por *Streptococcus*			
Antibiótico	**Dose**	**Duração***	**Comentários**
EI por *Streptococcus* penicilina suscetível (MIC ≤ 0,125mg/L)			
Penicilina G **OU**	12-18 milhões de U/dia IV em 4-6 doses	4	• Esquema preferencial ≥ 65 anos ou alteração renal • 6 semanas de tratamento é recomendado para próteses valvares
Amoxicilina **OU**	100-200 mg/kg/dia IV em 4-6 doses		
Ceftriaxone	2 g/dia IV ou IM em 1 dose		
(alternativa)			
Penicilina G **OU**	12-18 milhões de U/dia IV em 4-6 doses	2	• Recomendado em pacientes com EI de valva nativa não complicada com função renal normal
Amoxicilina **OU**	100-200 mg/kg/dia IV em 4-6 doses		
Ceftriaxone	2 g/dia IV ou IM em 1 dose		
COM Gentamicina	3 mg/kg/dia IV ou IM em 1 dose		

(*Continua*)

Quadro 111.5. Tratamento da endocardite infecciosa (EI) por *Streptococcus* (*Continuação*)			
Antibiótico	**Dose**	**Duração***	**Comentários**
(se alérgico aos betalactâmicos)			
Vancomicina	30 mg/kg/dia IV em 2 doses	4	• 6 semanas de tratamento é recomendado para próteses valvares
EI por *Streptococcus* com relativa resistência penicilina (MIC ≤ 0,250-2,0 mg/L)			
Penicilina G	12-18 milhões de U/dia IV em 4-6 doses	4	• 6 semanas de tratamento é recomendado para próteses valvares
OU Amoxicilina	100-200 mg/kg/dia IV em 4-6 doses	4	
OU Ceftriaxone	2 g/dia IV ou IM em 1 dose	4	
COM Gentamicina	3 mg/kg/dia IV ou IM em 1-2 doses	2	
(se alérgico aos betalactâmicos)			
Vancomicina	30 mg/kg/dia IV em 2 doses	4-6	• 6 semanas de tratamento é recomendado para próteses valvares
COM Gentamicina	3 mg/kg/dia IV ou IM em 1 dose		

* semanas.
Fonte: Adaptado de ESC Guidelines, 2023.

Quadro 111.6. Tratamento da endocardite infecciosa (EI) por *Enterococcus*			
Antibiótico	**Dose**	**Duração***	**Comentários**
EI por *Enterococcus* spp. suscetíveis a betalactâmicos e gentamicina			
Amoxicilina	200 mg/kg/dia IV em 4-6 doses		• 6 semanas de tratamento é recomendado para próteses valvares ou pacientes com > 3 meses de sintomas
OU Ampicilina	200 mg/kg/dia IV em 4-6 doses	4-6	
COM Gentamicina	3 mg/kg/dia IV ou IM em 1 dose	2-6	
Ampicilina	200 mg/kg/dia IV em 4-6 doses	6	• Combinação contra *Enterococcus faecalis,* sendo combinação de escolha para cepas resistentes • Combinação não ativa para *E. faecium*
COM Ceftriaxone	4 g/dia IV ou IM em 2 doses		
Vancomicina	30 mg/kg/dia IV em 2 doses	6	
COM Gentamicina	3 mg/kg/dia IV ou IM em 1 dose		
EI por *Enterococcus* spp. resistentes a betalactâmicos e gentamicina			

• Resistência de alto nível à gentamicina (MIC > 500 mg/L): se suscetível à estreptomicina, substitua por estreptomicina 15 mg/kg/dia em duas doses igualmente divididas
• Resistência a betalactâmicos:
  • Se devido à produção de betalactamase, substituir ampicilina por ampicilina-sulbactam ou amoxicilina por amoxicilina-clavulanato
  • Se devido à alteração de PBP5, usar regimes à base de vancomicina
• Multirresistência a aminoglicosídeos, betalactâmicos e vancomicina:
  • Daptomicina 10 mg/kg/dia mais ampicilina 200 mg/kg/dia IV em 4-6 doses.
  • Linezolida 2 x 600 mg/dia IV ou VO por ≥8 semanas (monitorar toxicidade hematológica)			

* semanas.
Fonte: Adaptado de ESC Guidelines, 2023.

S. aureus em valva protética carrega um alto risco de mortalidade, e com frequência requer troca valvar precoce tendo a duração do tratamento acima de seis semanas, com a adição de rifampicina três a cinco dias após o início da antibioticoterapia.[27] O *Enterococcus faecalis* também requer terapia prolongada (> 6 semanas).

Na EI não complicada pelo *Streptococcus* penicilina suscetível e *Streptococcus bovis* o tratamento pode ter duração de duas semanas combinando gentamicina com ceftriaxona.[2] Se alergia ao betalactâmico, a vancomicina deve ser a escolha, e seu uso deve ser mantido por quatro semanas. Em caso de *Streptococcus bovis* e *Streptococcus* penicilina resistentes, o tratamento deve ser mantido por 4 semanas.

A rifampicina deve ser usada em infecções por válvulas protéticas depois de três a cinco dias de antibioticoterapia efetiva e melhora da bacteremia, pois seu efeito sinérgico é visto em bactérias já supressas e assim previne resistência ao agente.[27] A daptomicina e fosfomicina tem sido recomendada para tratamento da EI por *Stafilococcus*, deve ser usada em altas doses (≥ 10 mg/kg 1x ao dia) e combinada a um segundo antibiótico para aumentar a atividade e diminuir resistência.[28]

Tratamento cirúrgico

As 3 principais indicações de cirurgia precoce são sinais e sintomas de IC, infecção não controlada e prevenção de eventos embólicos.[29] A extensão perivalvular da EI é a causa mais frequente de infecção não controlada e está associada a pior prognóstico e alta necessidade de cirurgia.[30] Estas complicações perivalvulares incluem a formação de abscesso, pseudoaneurismas e fístulas. A suspeita de acometimento perivalvular deve ser levantada em pacientes com febre persistente, bloqueio atrioventricular novo, e síndrome coronariana aguda. Nesse sentido, o ECG frequente e a análise do traçado é útil, particularmente na EI valvar aórtica.[30] A mortalidade na infecção não controlada com extensão perivalvular é alta mesmo com cirurgia, chegando a 40%.[2] A cirurgia se justifica caso haja sinais de doença localmente não controlada (aumento de abscessos, vegetações, falsos aneurismas e/ou início de fístulas), bem como na EI por fungo e em casos de germes mutirresistentes.[2]

A cirurgia deve ser realizada de maneira emergencial, a despeito do *status* infeccioso, quando o paciente está em edema pulmonar persistente ou choque cardiogênico apesar do tratamento.[31]

A cirurgia é indicada para prevenção de embolia se houver vegetação persistente > 10 mm depois de 1 ou mais eventos embólicos (silencioso ou clínico) e deve ser considerada em vegetações > 15 mm isoladas.[20] O tempo adequado para a cirurgia após um AVC embólico é algo que deve ser debatido, pois há o risco de transformação hemorrágica ocasionada pela anticoagulação realizada na circulação extracorpórea, e risco de piora da área isquêmica por possível hipotensão no transoperatório.[1] Em geral, posterga-se a cirurgia por quatro semanas. Entretanto, o acidente isquêmico transitório ou embolismo silente não deve atrasar a cirurgia se indicada por outras razões.

Febre persistente ou recorrente, dor abdominal e bacteremia sugerem complicações como abscesso ou ruptura esplênica. Embora o abscesso esplênico seja raro, abscessos grandes ou ruptura do baço podem ocorrer, e a esplenectomia ou a drenagem percutânea pode ser necessária e sempre que possível realizada antes da troca valvar.[32]

A resposta inflamatória e as complicações perianulares podem causar derrame pericárdico, o que é um sinal de doença mais grave. Raramente, a ruptura de pseudoaneurismas ou fístulas podem comunicar-se com o pericárdio e, geralmente, carregam consequências mais dramáticas, podendo ser necessário drenagem do derrame antes de qualquer procedimento cirúrgico.[33]

Atualmente, a cirurgia é realizada em 50% a 60% dos casos, e as taxas de sobrevida em seis meses são > 80%.[1] A cirurgia precoce (< 48 horas) está associada a redução significativa nos desfechos de morte hospitalar ou embolia, quando comparada com o tratamento convencional.[1] Entretanto, os achados de desfechos são de aplicabilidade incerta em populações mais velhas, com múltiplas comorbidades e no cenário de próteses valvares. A ênfase na "cirurgia precoce" difere significativamente entre as diretrizes europeias e americanas. As diretrizes da ESC distinguem cirurgia de emergência (em 24 horas), cirurgia de urgência (em poucos dias) e cirurgia eletiva (após uma a duas semanas de antibioticoterapia), sendo a cirurgia recomendada em caráter de urgência para a maioria dos casos.[2] Em contraste, as diretrizes da AHA *(American Heart Association)* definem a cirurgia precoce como "durante a hospitalização inicial e antes da conclusão de um curso completo de antibióticos" (**Quadro 111.7**).[2,12]

Algumas outras considerações em relação à indicação cirúrgica são as descritas a seguir com suas classes de indicações:[11,20]

- EI de valva nativa com vegetação > 10 mm com ou sem fenômeno embólico – cirurgia precoce com indicação IIb, B.
- EI com indicação cirúrgica e AVC, mas sem hemorragia intracraniana ou dano neurológico extenso – recomendação cirúrgica IIb,B.
- EI e AVC isquêmico maior com dano neurológico extenso ou hemorragia intracraniana, se hemodinamicamente estável, postergar o procedimento cirúrgico por quatro semanas – indicação IIb, B.
- EI à direita com disfunção ventricular direita secundária à regurgitação tricúspide severa não responsiva aos diuréticos – indicação I, B;
- EI à direita com vegetação persistente e insuficiência respiratória depois de embolia pulmonar – indicação I, B;
- EI à direita com vegetação tricúspide > 20 mm depois de embolia séptica pulmonar – indicação I, C.

Uma vez indicada a cirurgia, a cineangiocoronariografia é recomendada em com alto risco cardiovascular.[20] Caso haja vegetação aórtica que possa se deslocar durante o exame, pode-se usar a angiotomografia de coronárias para descartar DAC.[2,12,20] Se o foco primário de infecção for provavelmente extracardíaco, este deve ser erradicado antes da cirurgia cardíaca a menos que a troca valvar seja urgente.[2]

As complicações pós-operatórias encontradas englobam a coagulopatia grave, necessidade de reexploração por sangramento ou tamponamento, lesão renal aguda necessitando de hemodiálise, síndrome de baixo débito cardíaco, pneumonia e bloqueios atrioventriculares com necessidade de marcapasso.[34]

Quadro 111.7. Indicações cirúrgicas					
	Diretrizes AHA	**CI/NE**	**Diretriz ESC**	**CI/NE**	***Timing***
IC	Cirurgia precoce é indicada nos pacientes com EI que apresentam disfunção valvar resultando em sintomas ou sinais de IC	**I, B**	Regurgitação severa aguda aórtica ou mitral (nativa ou protética), obstrução, fístula causando edema pulmonar refratário ou choque cardiogênico	**I, B**	Emergente
	Cirurgia precoce é indicada em pacientes com EI de valva protética com sintomas ou sinais de IC resultando de deiscência, fístula intracardíaca ou disfunção valvar protética severa	**I, B**	Regurgitação severa aguda aórtica ou mitral (nativa ou protética) ou obstrução causando sintomas de IC, ou sinais ecocardiográficos de pior tolerância hemodinâmica	**I, B**	Urgente
INC	Cirurgia precoce é indicada em pacientes quando a EI é complicada por bloqueio cardíaco, abscesso anular ou aórtico ou lesões destrutivas penetrantes	**I, B**	Infecção localmente não controlada (abscesso, falso aneurisma, fístula, vegetações em aumento)	**I, B**	Urgente
	Cirurgia precoce é razoável para pacientes com recaída de EI da valva protética	**IIa, C**	Infecção causada por fungo ou organismos multirresistentes	**I, C**	Urgente ou eletiva
	Cirurgia precoce deve ser considerada, particularmente em pacientes com EI causada por fungo ou organismos altamente resistentes	**I, B**	Hemoculturas persistentemente positivas a despeito do tratamento antibiótico apropriado e adequado controle do foco metastático séptico	**IIa, B**	Urgente
	Cirurgia precoce é indicada na evidência de infecção persistente (bacteremia ou febre > 5-7 dias sem evidência de infecção em outro sítio)	**I, B**	EI de valva protética causada por estafilococos ou bactérias Gram-negativas não HACEK	**IIa, C**	Urgente ou eletiva
PE	Cirurgia precoce é razoável em pacientes que se apresentam com embolia recorrente ou persistente ou aumento de vegetações a despeito da antibioticoterapia apropriada	**IIa, B**	Vegetação aórtica ou mitral com vegetação > 10 mm persistente após ≥ 1 episódio embólico a despeito do tratamento antibiótico adequado	**I, B**	Urgente
			Vegetação aórtica ou mitral com vegetação > 10 mm associada a estenose valvar severa ou regurgitação e baixo risco operatório	**I, C**	Urgente
	Cirurgia precoce é razoável em pacientes com regurgitação valvar severa e vegetações móveis > 10 mm	**IIa, B**	Vegetação aórtica ou mitral com vegetação isolada muito grande (> 30 mm)	**IIa, B**	Urgente
	Cirurgia precoce pode ser considerada em pacientes com vegetações móveis > 10 mm, particularmente quando envolve o folheto anterior da válvula mitral e associada à outra indicação cirúrgica relativa	**IIb, C**	Vegetação aórtica ou mitral com vegetação isolada grande (> 1mm) e sem outra indicação para a cirurgia	**IIb, B**	Urgente

EI: endocardite infecciosa; HACEK: *Haemophilus* spp., *Aggregatibacter* spp., *Cardiobacterium hominis* spp., *Eikenella corrodens* spp., *Kingella* spp.; IC: infecção controlada; INC: infecção não controlada; PEM: prevenção de embolia.

Fonte: Adaptado de Cahill TJ, Baddour LM, Habib G, Hoen B, Salaun E, Pettersson GB, Schäfers HJ, Prendergast BD. Challenges in Infective Endocarditis. J Am Coll Cardiol. 2017 Jan 24;69(3):325-344.

Prevenção

A importância da saúde bucal se faz necessária em todos os pacientes, especialmente em ambiente de terapia intensiva. Profilaxia antibiótica é recomendada em indivíduos de alto risco, como aqueles que possuem material protético cardíaco (válvulas, reparos, dispositivos), pacientes com EI prévia, doença cardíaca congênita cianótica e nos pacientes pós-transplante cardíaco que desenvolvem alguma valvulopatia.[20] A redução da bacteremia adquirida em cuidados de saúde com técnicas assépticas é um alvo importante na prevenção da EI relacionada com os cuidados de saúde.[20] Outro ponto importante na prevenção é a pesquisa de carreadores nasais de *S. aureus*, medida recomendada pelas diretrizes antes de cirurgias cardíacas eletivas no intuito de tratar os pacientes colonizados.[2]

Referências bibliográficas

1. Cahill TJ, Baddour LM, Habib G, Hoen B, Salaun E, Pettersson GB, Schäfers HJ, Prendergast BD. Challenges in Infective Endocarditis. J Am Coll Cardiol. 2017;69(3):325-344.
2. Habib G, Lancellotti P, Antunes MJ, Bongiorni MG, Casalta JP, Del Zotti F, et al. 2015 ESC Guidelines for the management of infective endocarditis: The Task Force for the Management of Infective Endocarditis of the European Society of Cardiology (ESC). Endorsed by: European Association for Cardio-Thoracic Surgery (EACTS), the European Association of Nuclear Medicine (EANM). Eur Heart J. 2015;36:3075-3128.

3. Wang A, Gaca JG, Chu VH. Management Considerations in Infective Endocarditis: A Review. JAMA. 2018;320:72-83.
4. Selton-Suty C, Célard M, Le Moing V, Doco-Lecompte T, Chirouze C, Iung B, Strady C, Revest M, Vandenesch F, Bouvet A, Delahaye F, Alla F, Duval X, Hoen B; AEPEI Study Group. Preeminence of Staphylococcus aureus in infective endocarditis: a 1-year population-based survey. Clin Infect Dis. 2012;54(9):1230-9.
5. Mourvillier B, Trouillet JL, Timsit JF, Baudot J, Chastre J, Régnier B, Gibert C, et al. Infective endocarditis in the intensive care unit: clinical spectrum and prognostic factors in 228 consecutive patients. Intensive Care Med. 2004;30:2046-2052.
6. Sonneville R, Mirabel M, Hajage D, Tubach F, Vignon P, Perez P, et al. Neurologic complications and outcomes of infective endocarditis in critically ill patients: The ENDOcardite en REAnimation prospective multicenter study*. Critical Care Medicine. 2011;39:1474-1481.
7. McDonald JR. Acute infective endocarditis. Infect Dis Clin North Am. 2009;23:643-664.
8. Karth G, Koreny M, Binder T, Knapp S, Zauner C, Valentin A, et al. Complicated infective endocarditis necessitating ICU admission: clinical course and prognosis. Crit Care. 2002;6:149-154.
9. Yu CW, Juan LI, Hsu SC, Chen CK, Wu CW, Lee CC, et al. Role of procalcitonin in the diagnosis of infective endocarditis: a meta--analysis. Am J Emerg Med. 2013;31:935-941.
10. Li JS, Sexton DJ, Mick N, Nettles R, Fowler VG Jr, Ryan T, Bashore T, Corey GR. Proposed modifications to the Duke criteria for the diagnosis of infective endocarditis. Clin Infect Dis. 2000;30(4):633-8.
11. Writing Committee Members, Otto CM, Nishimura RA, et al. 2020 ACC/AHA Guideline for the Management of Patients With Valvular Heart Disease: Executive Summary: A Report of the American College of Cardiology/American Heart Association Joint Committee on Clinical Practice Guidelines. J Am Coll Cardiol. 2021;77:450-500.
12. Baddour LM, Wilson WR, Bayer AS, Fowler VG Jr, Tleyjeh IM, Rybak MJ, et al.; American Heart Association Committee on Rheumatic Fever, Endocarditis, and Kawasaki Disease of the Council on Cardiovascular Disease in the Young, Council on Clinical Cardiology, Council on Cardiovascular Surgery and Anesthesia, and Stroke Council. Infective Endocarditis in Adults: Diagnosis, Antimicrobial Therapy, and Management of Complications: A Scientific Statement for Healthcare Professionals From the American Heart Association. Circulation. 2015;132(15):1435-86.
13. Cimmino G, Bottino R, Formisano T, Orlandi M, Molinari D, Sperlongano S, et al. Current Views on Infective Endocarditis: Changing Epidemiology, Improving Diagnostic Tools and Centering the Patient for Up-to-Date Management. Life (Basel). 2023;13(2):377.
14. Musci T, Grubitzsch H. Healthcare-Associated Infective Endocarditis-Surgical Perspectives. J Clin Med. 2022;11(17):4957.
15. Rasmussen RV, Høst U, Arpi M, Hassager C, Johansen HK, Korup E, et al. Prevalence of infective endocarditis in patients with Staphylococcus aureus bacteraemia: the value of screening with echocardiography. Eur J Echocardiogr. 2011;12:414-420.
16. Incani A, Hair C, Purnell P, O'Brien DP, Cheng AC, Appelbe A, et al. Staphylococcus aureus bacteraemia: evaluation of the role of transoesophageal echocardiography in identifying clinically unsuspected endocarditis. Eur J Clin Microbiol Infect Dis. 2013;32(8):1003-8.
17. Habib G, Derumeaux G, Avierinos JF, Casalta JP, Jamal F, Volot F, et al. Value and limitations of the duke criteria for the diagnosis of infective endocarditis. J Am Coll Cardiol. 1999;33(7):2023-9.
18. Multislice Computed Tomography in Infective Endocarditis: Comparison With Transesophageal Echocardiography and Intraoperative Findings. J Am Coll Cardiol. 2009;53:436-444.
19. Duval X, Iung B, Klein I, Brochet E, Thabut G, Arnoult F, et al. Effect of early cerebral magnetic resonance imaging on clinical decisions in infective endocarditis: a prospective study. Ann Intern Med. 2010;152:497-504, W175.
20. Delgado V, Ajmone Marsan N, de Waha S, Bonaros N, Brida M, et al. 2023 ESC Guidelines for the management of endocarditis. Eur Heart J. 2023;44:3948-4042.
21. Habib G, Badano L, Tribouilloy C, Vilacosta I, Zamorano JL, Galderisi M, Voigt JU, Sicari R, Cosyns B, Fox K, Aakhus S; European Association of Echocardiography. Recommendations for the practice of echocardiography in infective endocarditis. Eur J Echocardiogr. 2010;11(2):202-19.
22. Fagman E, Perrotta S, Bech-Hanssen O, Flinck A, Lamm C, Olaison L, et al. ECG-gated computed tomography: a new role for patients with suspected aortic prosthetic valve endocarditis. Eur Radiol. 2012;22:2407-2414.
23. Okazaki S, Yoshioka D, Sakaguchi M, Sawa Y, Mochizuki H, Kitagawa K. Acute ischemic brain lesions in infective endocarditis: incidence, related factors, and postoperative outcome. Cerebrovasc Dis. 2013;35(2):155-62.
24. Meshaal MS, Kassem HH, Samir A, Zakaria A, Baghdady Y, Rizk HH. Impact of routine cerebral CT angiography on treatment decisions in infective endocarditis. PLoS One. 2015;10:e0118616.
25. Gaca JG, Sheng S, Daneshmand MA, O'Brien S, Rankin JS, Brennan JM, et al. Outcomes for endocarditis surgery in North America: a simplified risk scoring system. J Thorac Cardiovasc Surg. 2011;141(1):98-106.e1-2.
26. San Román JA, López J, Vilacosta I, Luaces M, Sarriá C, Revilla A, et al. Prognostic stratification of patients with left-sided endocarditis determined at admission. Am J Med 2007;120:369.e1-7.
27. Garrigós C, Murillo O, Lora-Tamayo J, Verdaguer R, Tubau F, Cabellos C, et al. Fosfomycin-daptomycin and other fosfomycin combinations as alternative therapies in experimental foreign--body infection by methicillin-resistant Staphylococcus aureus. Antimicrob Agents Chemother. 2013;57:606-610.
28. Kullar R, Casapao AM, Davis SL, Levine DP, Zhao JJ, Crank CW, Segreti J, Sakoulas G, Cosgrove SE, Rybak MJ. A multicentre evaluation of the effectiveness and safety of high-dose daptomycin for the treatment of infective endocarditis. J Antimicrob Chemother. 2013;68(12):2921-6.
29. Kiefer T, Park L, Tribouilloy C, Cortes C, Casillo R, Chu V, et al. Association Between Valvular Surgery and Mortality Among Patients With Infective Endocarditis Complicated by Heart Failure. JAMA. 2011 Nov 23;306(20):2239-47..
30. Anguera I, Miro JM, Roman JAS, de Alarcon A, Anguita M, Almirante B, et al. Periannular Complications in Infective Endocarditis Involving Prosthetic Aortic Valves. Am J Cardiol. 2006;98(9):1261-8.
31. Habib G, Avierinos J-F, Thuny F. Aortic valve endocarditis: is there an optimal surgical timing? Curr Opin Cardiol. 2007;22(2):77-83.
32. Akhyari P, Mehrabi A, Adhiwana A, Kamiya H, Nimptsch K, Minol JP, et al. Is simultaneous splenectomy an additive risk factor in surgical treatment for active endocarditis? Langenbecks Arch Surg. 2012;397(8):1261-6.
33. Regueiro A, Falces C, Cervera C, Del Rio A, Paré JC, Mestres CA, et al. Risk Factors for Pericardial Effusion in Native Valve Infective Endocarditis and Its Influence on Outcome. Am J Cardiol. 2013;112(10):1646-51.
34. David TE, Gavra G, Feindel CM, Regesta T, Armstrong S, Maganti MD. Surgical treatment of active infective endocarditis: A continued challenge. J Thorac Cardiovasc Surg. 2007;133(1):144-9.

capítulo | 112

Infecções Fúngicas

Marcelo de Oliveira Maia

Introdução

Apesar da disponibilidade de agentes antifúngicos de amplo espectro, a sepse fúngica continua a ser um problema em pacientes em unidades de terapia intensiva (UTI). Em termos de taxas de ocorrência, as infecções fúngicas mais importantes são candidíase invasiva e aspergilose pulmonar invasiva. O diagnóstico precoce é essencial para otimizar as chances de sobrevivência. Como as regras clínicas com base na avaliação dos fatores de risco não são específicas, o início precoce da terapia antifúngica depende de diagnósticos rápidos e confiáveis.[1] As culturas de sangue ou a evidência histopatológica são o padrão-ouro, mas as culturas de sangue não possuem sensibilidade, e a amostragem de biópsia pode incluir risco substancial em pacientes criticamente doentes. As ferramentas de diagnóstico não baseadas em cultura, portanto, surgiram como uma maneira inteligente de detectar com antecedência e/ou mais precisamente os pacientes com infecção fúngica em curso. Para o diagnóstico de candidíase invasiva, três ensaios (detecção de antígeno β-D-glucana, manana e reação em cadeia da polimerase) produzem valores preditivos promissores, embora a especificidade continue sendo um problema. Na ausência de biópsias, a aspergilose pulmonar invasiva pode ser diagnosticada em pacientes em UTI não neutropênicos por detecção de antígeno galactomanana no fluido do lavado broncoalveolar. A colonização do trato respiratório por *Aspergillus* pode ser discriminada como doença invasiva por meio de um algoritmo clínico com alta sensibilidade, mas apenas especificidade moderada. A incidência de candidíase invasiva tem se mantido estável ao longo das últimas décadas, mas uma tendência alarmante no surgimento de espécies de *Candida* não albicans e susceptibilidade reduzida é observada. Dado o diagnóstico problemático de aspergilose invasiva, não há dados de tendência confiáveis disponíveis. O resultado após a sepse fúngica permanece complicado. Dada à disponibilidade de potentes agentes antifúngicos, qualquer progresso relacionado a sobrevivência provavelmente provirá de um diagnóstico mais oportuno.[1]

Durante década de 1980 foi observado um aumento no número de pacientes com infecção fúngica devido a *Candida*. Esta observação coincidiu com uma redução no número de mortes por infecções bacterianas.[2] As infecções fúngicas invasivas em pacientes críticos estão associadas a considerável morbidade e mortalidade. As espécies de *Candida* e *Aspergillus* são as causas mais frequentes de infecções fúngicas associadas à serviços de saúde nestes grupos de pacientes.[3] Embora as infecções por *Candida* sejam as infecções fúngicas mais frequentes em pacientes de UTI, a aspergilose invasiva está associada a maiores taxas de morbidade e mortalidade, mesmo na ausência de fatores tradicionais para risco hematológico.[4] Ocasionalmente, criptococose, pneumocistose, ou a zigomicose também podem ser encontradas em pacientes de UTI com transplante de órgão sólido ou hematopoiético de células-tronco, síndromes de imunodeficiência adquiridas, câncer ou doenças malignas hematológicas. Nos EUA, a *Candida* é responsável por 8%-10% das infecções de corrente sanguínea (ICS) e corresponde ao quarto patógeno mais comum nas ICS. Na Europa, a *Candida* representa 2%-3% das ICS e são classificadas como o sexto ou décimo patógeno mais frequente.[3] Aproximadamente 30%-35% de todos os episódios de candidemia ocorrem em pacientes na UTI.[4] No estudo de prevalência sobre infecções em UTI (EPIC II),[5] a *Candida* foi isolada em 17% das hemoculturas. Vários estudos relataram aumento da incidência de candidemia em UTI nos últimos anos,[6,7] embora estudos populacionais tenham sugerido taxas de incidência reduzidas, possivelmente relacionadas com a melhoria das práticas de controle de infecção em pacientes de alto risco.[8,9] A candidíase invasiva é uma infecção altamente letal associada a taxas de mortalidade entre 40% e 60%.[6-11]

Etiologia

As cinco espécies de *Candida* mais comuns são *Candida albicans, Candida glabrata, Candida tropicalis, Candida parapsilosis e Candida krusei*.[12] *C. albicans* era anteriormente a espécie predominante, sendo isolada em pacientes com candidíase invasiva, representando 65%-70% do total do número de isolados. No entanto, a epidemiologia mudou nos últimos anos, com espécies não albicans agora sendo responsáveis por cerca da metade dos casos em alguns centros.[10,13,14] A *C. parapsilosis* tende a ser mais frequente no sul da Europa, Austrália e América Latina do que em outros lugares,[10,15-17] e a *C. glabrata* acomete mais frequentemente a população mais idosa do que os adultos de meia-idade.[7,15] As espécies não albicans muitas vezes têm susceptibilidades reduzidas ou mesmo resistência intrínseca a azoles ou equinocandinas.[17] Essas tendências epidemiológicas ressaltam a necessidade de realizar grandes estudos longitudinais para obter dados que possam ser usados para orientar a terapia antibiótica empírica.[5]

Fisiopatologia

A transmissão exógena nosocomial de *Candida* foi bem descrita.[18] Entretanto, tanto a colonização endógena quanto a colonização exógena podem coexistir no cenário clínico.[19] Estudos, cuidadosamente desenhados usando genotipagem de cepas de *Candida,* confirmaram que a colonização endógena é responsável pela grande maioria dos casos graves de candidíase.[20,21] A epidemiologia da candidíase invasiva tem algumas diferenças importantes em pacientes imunocomprometidos e criticamente doentes (**Figura 112.1**).[22]

Métodos de diagnóstico laboratorial

No paciente crítico, o diagnóstico de candidíase invasiva (CI) não é uma tarefa fácil, porque os sinais e sintomas variam de menores a maiores enquanto os métodos para diagnóstico existentes apresentam várias desvantagens. As culturas de sangue (HMC) continuam a ser a pedra angular do diagnóstico, mas têm sensibilidade subótima (30%-50%) e precisam de um longo tempo de incubação.[23] Além disso, em candidíase profunda ou em pacientes com profilaxia com fluconazol, HMC são frequentemente negativas.[24,25]

Métodos de cultura mais recentes têm aumentado a sensibilidade na detecção de *Candida* para quase 70%, mas requerem um mínimo de 24 a 48 horas para tornarem-se positivos e, portanto, seu resultado pode chegar atrasado no decurso da infecção.[26]

Para tornar mais viável o diagnóstico precoce, vários marcadores sorológicos foram desenvolvidos. Esses testes consistem na detecção de vários agentes, componentes da parede celular fúngica, como a Manana e testes de 1,3-β-D-glucana, enquanto os anticorpos contra o antígeno de manana (antimanana) também foram desenvolvidos.[27,28-30] Para a detecção de antígeno de manana, dois métodos foram descritos: um teste de aglutinação de látex (Pastorex-Candida; Biorad, laboratórios Biorad GmBH); e um ensaio imunoenzimático (ELISA) (Platelia-Candida; Biorad). Ambos os métodos são iguais em especificidade (90%-100%) no diagnóstico de candidemia,[31] mas o ELISA possui sensibilidade superior, variando entre 30% e 60%, dependendo da população estudada, pontos de corte para diagnósticos e espécies de *Candida*, sendo maiores para *C. albicans*.[32] Em pacientes de alto risco, realizando o teste de duas a três vezes por semana é altamente recomendado, uma vez que a circulação na corrente sanguínea é intermitente.[23] Detecção combinada de anticorpos para manana e antimanana no sangue (ELISA) oferece maior sensibilidade (80%-100%), mas com redução simultânea na especificidade (84%).[33] A detecção de 1,3-β-D-glucana (BG) (Fungitell Assay, Cape Cod, MA, EUA), que é um marcador panfúngico (exceto para *Mucorales* e *Cryptococcus*), demonstra sensibilidade variável dependendo do valor de diagnóstico e as espécies de *Candida* em consideração.[34] Um único teste positivo apenas é sugestivo de infecção por *Candida* e deve ser interpretado com cautela devido a falso-positivos resultantes da administração de albumina e/ou imunoglobulina, hemodiálise ou bactere-

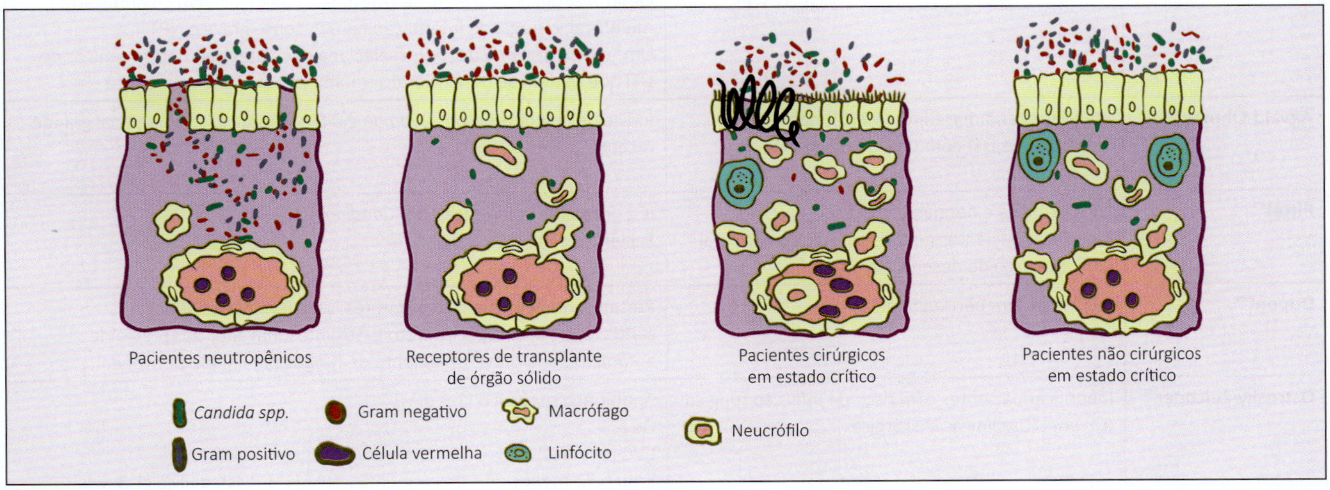

Figura 112.1. Fisiopatologia da candidíase invasiva em diferentes populações.
Fonte: Adaptada de Eggimann P, Pitet D. Candida colonization index and subsequent infection in critically ill surgical patients: Intensive Care Med. 2014;40:1429-1448.

mia Gram-positiva.[35] Um teste BG negativo está associado com alto valor preditivo negativo (> 90%) e pode ser usado para descartar IC. Em um estudo recente de Posteraro *et al.* o teste BG mostrou excelente positivo (72,2%) e negativo (98,7%) em pacientes críticos.[36] Um ensaio indireto de imunofluorescência também foi desenvolvido para a detecção de anticorpos (IgG) contra *C. albicans* (anticorpos de tubo germinativo de *C. albicans*, CAGTA, Vircell, Granada, Espanha) mostrando 77%–89% sensibilidade e especificidade 91%–100%.[35] Embora seja excelente para monitorar a terapia, não pode discriminar BSIs entre espécies de *Candida* e não foi validado na configuração de cuidados intensivos.

Adicionalmente, métodos de detecção de ácido nucleico (reação em cadeia da polimerase em tempo real) foram desenvolvidos para a detecção de infecção por *Candida*.[37] A sensibilidade para PCR e HMC são comparáveis no diagnóstico de candidemia (60%), porém a PCR é importante no diagnóstico de candidíase profunda quando HMCs são negativas (sensibilidade 88% para PCR *vs.* 17% para HMCs).[38]

Além disso, o desempenho da PCR não é influenciado pela adição de terapia antifúngica.[38] Dados sobre o uso de PCR em cuidados intensivos são limitados. McMullan *et al.* testou três reais-ensaios PCR de tempo para a detecção de *Candida* spp. em pacientes críticos não neutropênicos com candidemia, demonstrando excelente sensibilidade (90,9%) e especificidade (100%).[37]

Finalmente, várias ferramentas de diagnóstico recentemente introduzidas incluem: (a) matriz de desabsorção a *laser* assistida por tempo de ionização pela espectrometria de massa (MALDI-TOF MS). O teste parece ser rápido e confiável sendo uma ferramenta para a identificação de leveduras e fungos filamentosos;[39] (b) um ensaio comercial que permite a detecção molecular de fungos no sangue (Lightcycler Septofast-Test, Roche Diagnostics GmBH, Mannheim, Alemanha) e (c) um ensaio comercial com base em hibridação fluorescente *in situ* (PNA FISH). Este método é uma maneira rápida de se diferenciar entre as espécies de *Candida* geralmente isoladas no sangue, desde que as culturas sanguíneas tenham desenvolvido *Candida* spp.[40] Em um estudo recente, a comparação entre MALDI-TOF e PNA-FISH para leveduras demonstrou que o ensaio PNA FISH tinha 100% em acordo com o resultado obtido pelo MALDI-TOF MS.[41]

Fatores de risco

Numerosos fatores de risco para infecções por *Candida* invasivas foram identificados, *Acute Physiology and Chronic Health Evaluation II* (APACHE II), diabetes *mellitus*, insuficiência renal, cirurgia (especialmente cirurgia abdominal), pancreatite, o uso de antibióticos de amplo espectro, nutrição parenteral, hemodiálise, ventilação mecânica, presença de cateteres vasculares centrais e terapia com agentes imunossupressores.[42,43] A colonização fúngica tem sido associada ao desenvolvimento da candidíase invasiva (CI), ainda que de acordo com dados recentes, uma pequena proporção (3%–25%) de pacientes colonizados subsequentemente desenvolve doença invasiva.[44,45]

Algumas regras preditivas e escores com base em parâmetros clínicos, laboratoriais e microbiológicos têm sido propostos para auxiliar os clínicos na identificação de pacientes com alto risco para desenvolver infecção fúngica invasiva, porém possuem alto valor preditivo negativo e baixo valor preditivo positivo.[53]

Os fatores de riscos representados pelos escores para *Candida* foram descritos em diversos estudos. (**Quadro 112.1**).

Quadro 112.1. Estudos descrevendo escores para *Candida*

Autores	Objetivos e critérios	Fatores e regras preditivas
Leon[46]	Pacientes cirúrgicos	*"Candida Score"* Os fatores que levam ao desenvolvimento da CI incluem colonização multifocal, cirurgia de internação na UTI, sepse grave e NPT. Um "índice de *Candida*" > 2,5 seleciona pacientes não neutropênicos de UTI que podem-se beneficiar do tratamento antifúngico precoce
Agvald-Òhman[45]	Identifica candidíase invasiva (CI) naqueles pacientes de UTI com taxa de permanência > 7 dias	Índice de colonização por *Candida* ≥ 0,8 e cirurgia gastrointestinal grande recente
Pittet[47]	UTIs cirúrgica e neonatal Identificar pacientes de UTIs cirúrgica e neonatal com alto risco de desenvolver infecção	ICC (índice de colonização por *Candida*) Pacientes com ICC ≥ 0,5 alto risco
Dupont[48]	Pacientes com peritonite grave	Presença de pelo menos três fatores: sexo feminino, falência cardiovascular, cirurgia do trato gastrointestinal alto, uso prévio de antimicrobiano prevê isolamento de fungos em líquido peritoneal.
Ostrosky-Zeichner[49]	Identificar pacientes com risco de infecção fúngica (CI) em UTIs clínicas e cirúrgicas	Antibiótico sistêmico (1-3 dias) Ou CVC (1-3 dias) E/ou pelo menos dois dos seguintes: NPT (1-3 dias), diálise (1-3 dias), cirurgias de grande porte (7-0 dias), esteroides (7-3 dias), e outros imunossupressores (7-0 dias)

(*Continua*)

Quadro 112.1. Estudos descrevendo escores para *Candida* (*Continuação*)		
Autores	**Objetivos e critérios**	**Fatores e regras preditivas**
Hermsen[50]	Devido ao alto valor preditivo negativo, a regra se aplica para melhor identificar os pacientes que provavelmente MENOS se beneficiem com a terapia antifúngica	Uso de antimicrobiano venoso de largo espectro, CVC, NPT, cirurgia abdominal até 7 dias, uso de esteroides e taxa de permanência prolongada
Paphitou[51]	Identificar pacientes com risco elevado de CI em UTIs	Hemodiálise nova, NPT, diabetes-*mellitus*, e antimicrobiano de largo espectro
Ostrosky-Zeichner[52]	Identificar pacientes com alto risco para desenvolver CI em UTIs	Ventilação mecânica (1-3 dias) E CVC (1-3 dias) Ou NPT (1-3 dias), diálise (1-3 dias), cirurgias de grande porte (7-0 dias), pancreatite (CT ou lipase > 1000 UI, 7-0 dias), esteroides (> 1 dose equivalente de prednisona para 20 mg, 7-0 dias), pancreatite (CT ou lipase > 1000 UI, 7-0 dias) e outros imunossupressores (> 1 dose,7-0 dias)

CVC: cateter venoso central, LOS: duração da permanência, NPT: nutrição parenteral total.

Fonte: Desenvolvido pela autoria.

Tratamento

Tratamento preemptivo, empírico e definitivo

Tratamento antifúngico pode ser considerado profilático (em pacientes com alto risco de infecção por fungos), empírico (desencadeada por sinais clínicos de infecção por fungos, por exemplo, febre persistente na presença de fatores de risco), preemptivo (desencadeado por evidências microbiológicas ou biomarcadores de fungo sem infecção real) e definitivo (após confirmação microbiológica positiva do agente e sensibilidade de fungo).[53] É difícil recomendar a terapia antifúngica precoce para todos os pacientes, devido ao aumento dos custos, toxicidade e pressão para resistência antifúngica, mesmo que isso possa levar à melhoria clínica dos resultados. Profilaxia antifúngica pode ser útil quando existem fatores de risco ou aumento das taxas locais de incidência. Pacientes que podem-se beneficiar com o tratamento profilático de antifúngicos com fluconazol contra candidíase invasiva são aqueles que sofreram recentemente cirurgia abdominal e perfurações gastrointestinais recorrentes, ou vazamento anastomótico.[54] Em pacientes com colonização multifocal pela *Candida* que tem fatores clínicos de risco para infecção, mas estão em condição estável, a terapia preemptiva não é indicada atualmente. Em pacientes com febre refratária que recebem terapia antimicrobiana de amplo espectro, a terapia antifúngica empírica pode ser administrada em certos casos, e uma busca minuciosa de alternativas de causas deve ser realizada (**Figura 112.2**).[55]

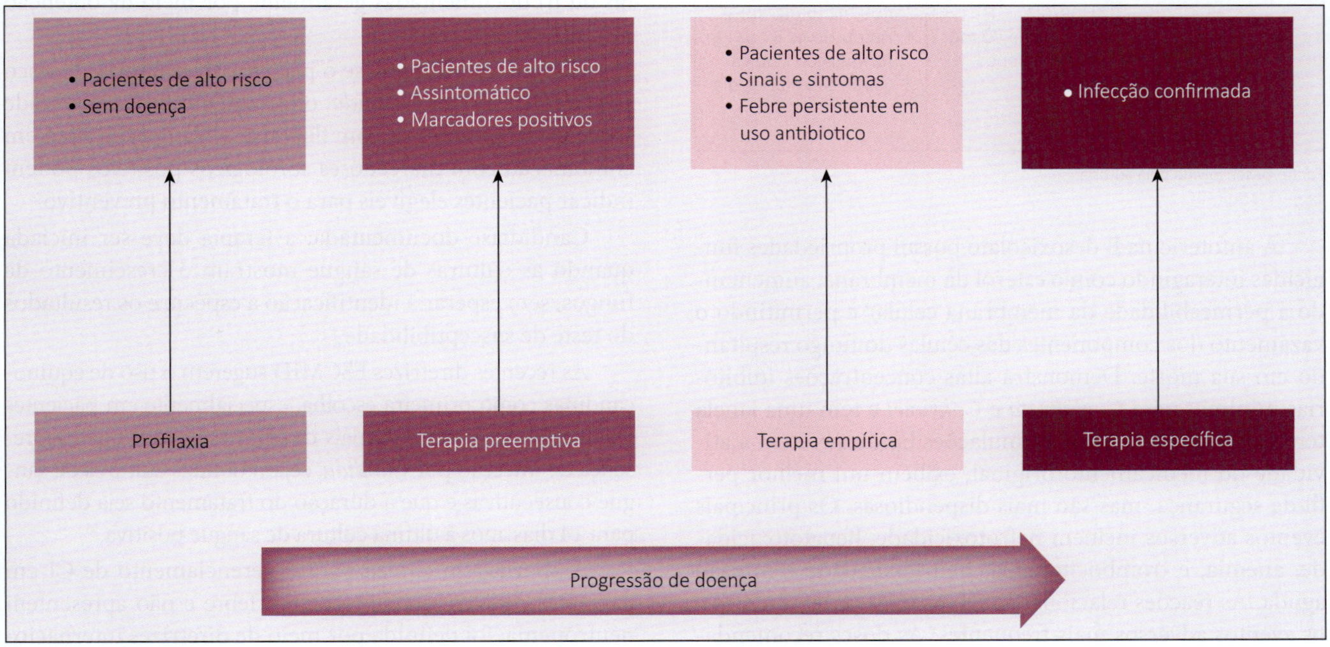

Figura 112.2. Diferenças entre terapias: profilaxia, preemptiva, empírica e definitiva.

Fonte: Adaptada de Simon J, Sun HY, Leong HN, Barez MY, Huang PY, Talwar D, *et al*. Echinocandins in invasive candidiasis. Mycoses. 2013;56(6):601-9.

Tratamento direcionado

Medicamentos antifúngicos para o tratamento da candidíase incluem polienos (anfotericina B desoxicolato, anfotericina B lipossomal), triazóis (fluconazol, itraconazol, voriconazol, posaconazol), equinocandinas (caspofungina, anidulafungina, micafungina) e flucitosina (administrados principalmente por formulação oral, porém também está disponível como formulação intravenosa em alguns países) **Quadro 112.2.**[54]

Quadro 112.2. Tratamento da candidíase invasiva		
	Primeira escolha	**Alternativa**
ESCMID54 (2012)	• Anidulafungina 200 mg Dose inicial, após 100 mg/dia • Caspofungina 70 mg Dose inicial, após 50 mg/dia • Micafungina 100 mg/dia	• Fluconazol dose inicial 800 mg (12 mg/kg) após 400 mg (6 mg/kg) • Voriconazol 3-4 mg/kg/dia • Anfotericina B formulação lipídica (AmB) 3-5 mg/kg/dia
IDSA55 (2016)	**Pacientes estáveis** • Fluconazol dose inicial 800 mg (12 mg/kg) após 400 mg (6mg/kg) **Pacientes graves e azol resistentes** • Anidulafungina 200 mg Dose inicial, após 100 mg/dia • Caspofungina 70 mg Dose inicial, após 50 mg/dia • Micafungina 100 mg/dia	• Voriconazol 3-4 mg/kg/dia • Anfotericina B formulação lipídica (AmB) 3-5 mg/kg/dia
SBI,SBMT,SPI56 (2012)	• Anidulafungina 200 mg Dose inicial, após 100 mg/dia • Caspofungina 70 mg Dose inicial, após 50 mg/dia • Micafungina 100 mg/dia	• Fluconazol dose inicial 800 mg (12 mg/kg) após 400 mg (6 mg/kg) • Anfotericina B formulação lipídica (AmB) 3-5 mg/kg/dia

Fonte: Desenvolvido pela autoria.

A anfotericina B desoxicolato possui propriedades fungicidas interagindo com o esterol da membrana, aumentando a permeabilidade da membrana celular e permitindo o vazamento dos componentes das células do fungo resultando em sua morte. Demonstra altas concentrações inibitórias mínimas para *C. glabrata* e *C. kruzei* e tem uma janela terapêutica estreita. Suas formulações lipídicas retém a atividade do medicamento original, exibem um melhor perfil de segurança, mas são mais dispendiosas. Os principais eventos adversos incluem nefrotoxicidade, hepatotoxicidade, anemia, e trombocitopenia, nefrotoxicidade e infusão aguda. As reações relacionadas são as mais proeminentes e os eventos adversos mais frequentes. As doses recomendadas são 0,5-1 mg/kg por dia para anfotericina B e 3-5 mg/kg diariamente por suas formulações lipossômicas.

Todos os triazóis são fungistáticos e inibem enzimas do citocromo P450. Fluconazol tem a maior penetração no líquor e no corpo vítreo. Voriconazol não é recomendado em pacientes com depuração da creatinina inferior a 50 mL/min ou em hemodiálise devido ao possível acúmulo de ciclodextrina, e o posaconazol não está disponível em formulação intravenosa podendo ser usado em pacientes neutropênicos com leucemia. Eles interagem com várias drogas aumentando suas concentrações (como ciclosporina, varfarina, tacrolimus e carbamazepina) e aumentam os níveis séricos de fentanil e midazolam por meio de inibição competitiva. As doses intravenosas recomendadas são: uma dose de inicial de 12 mg/kg seguida de uma dose diária de 6 mg/kg para fungistático e 2 doses iniciais de 6 mg/kg a cada 12 horas seguido de 3 a 4 mg/kg a cada 12 horas para o voriconazol. Ajustes para doses em insuficiência renal devem ser realizadas. Itraconazol e posaconazol, embora ativos contra a *Candida*, não possuem indicações de bula contra a candidíase invasiva.

Equinocandinas (caspofungina, micafungina, anidulafungina) inibem a síntese de 1,3-β-glucana e são fungicidas contra *Candida* spp. O medicamento ativo não é excretado na urina, portanto não são utilizados em pacientes com candidúria, e apresenta MIC elevada para *C. parapsilosis*. Elas possuem um perfil terapêutico favorável com poucas interações medicamentosas e menor toxicidade. As doses recomendadas são: uma dose inicial de 70 mg seguida por 50 mg por dia para caspofungina, uma dose inicial de 200 mg seguido de 100 mg por dia para anidulafungina e 100 mg diariamente para micafungina.[56,57] É importante salientar que a caspofungina não deve ser utilizada para a profilaxia contra a candidíase invasiva, já não foi encontrado superioridade ao placebo em um estudo multicêntrico controlado randomizado duplo-cego recente (**Figura 112.3**).[58]

As infecções por *Candida* na UTI podem ser: i) suspeitas ou ii) documentadas geralmente por meio da obtenção de culturas positivas:

Candidíase suspeita: se o paciente tiver fatores de risco para a infecção por *Candida*, o tratamento profilático pode ser iniciado geralmente com fluconazol. Fatores de risco em combinação com marcadores sorológicos positivos podem indicar pacientes elegíveis para o tratamento preventivo.

Candidíase documentada: a terapia deve ser iniciada quando as culturas de sangue mostram o crescimento de fungos, sem esperar a identificação a espécie e os resultados do teste de susceptibilidade.

As recentes diretrizes ESCMID sugerem o uso de equinocandinas como primeira escolha, especialmente em pacientes instáveis.[54] As diretrizes atuais da IDSA sugerem que na presença de infecção por *Candida*, sejam obtidas culturas de sangue consecutivas e que a duração do tratamento seja definido para 14 dias após a última cultura de sangue positiva.[55]

A abordagem clínica para o gerenciamento de CI em pacientes críticos, que apresentem febre e não apresentem neutropenia, foi definida por meio de diretrizes internacionais disponíveis, no entanto, tais recomendações precisam ser customizadas à nossa prática local (**Figura 112.4**).[59]

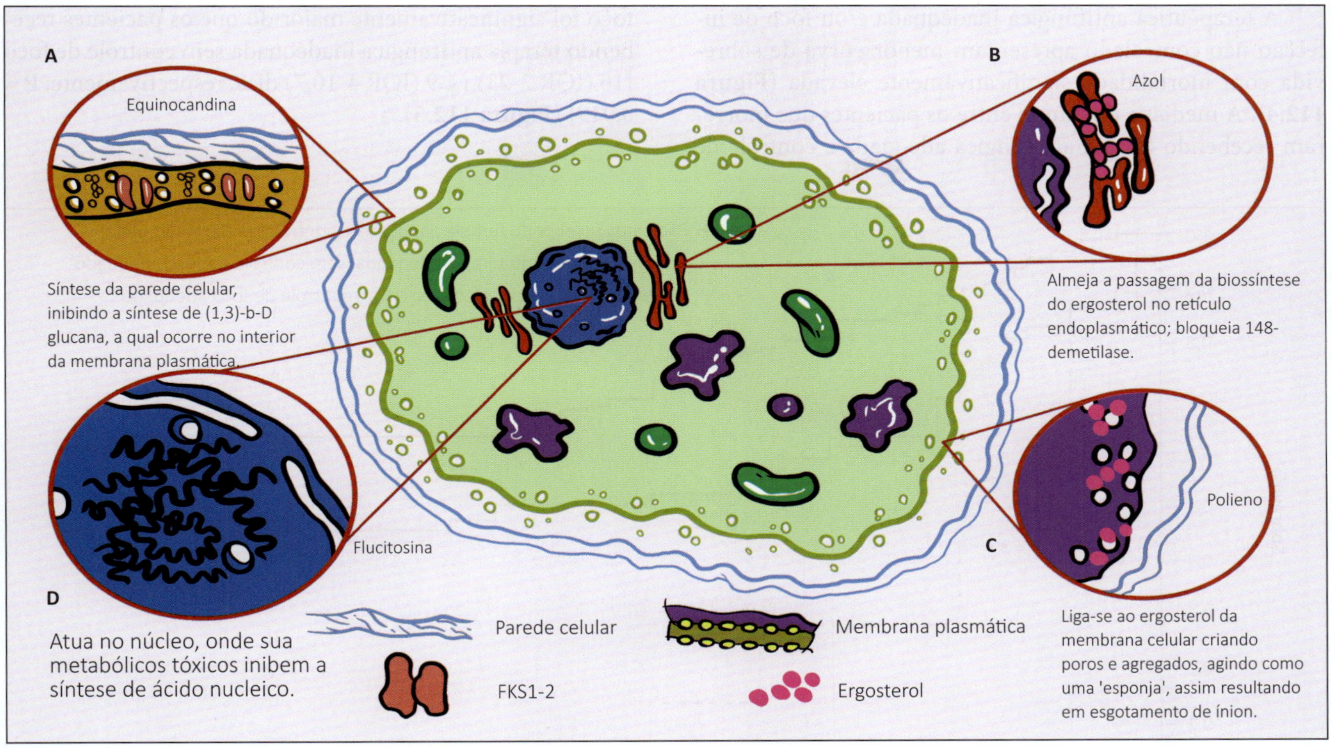

Figura 112.3. Mecanismos de ação e sítio dos antifúngicos sistêmicos.

Fonte: Acervo da autoria.

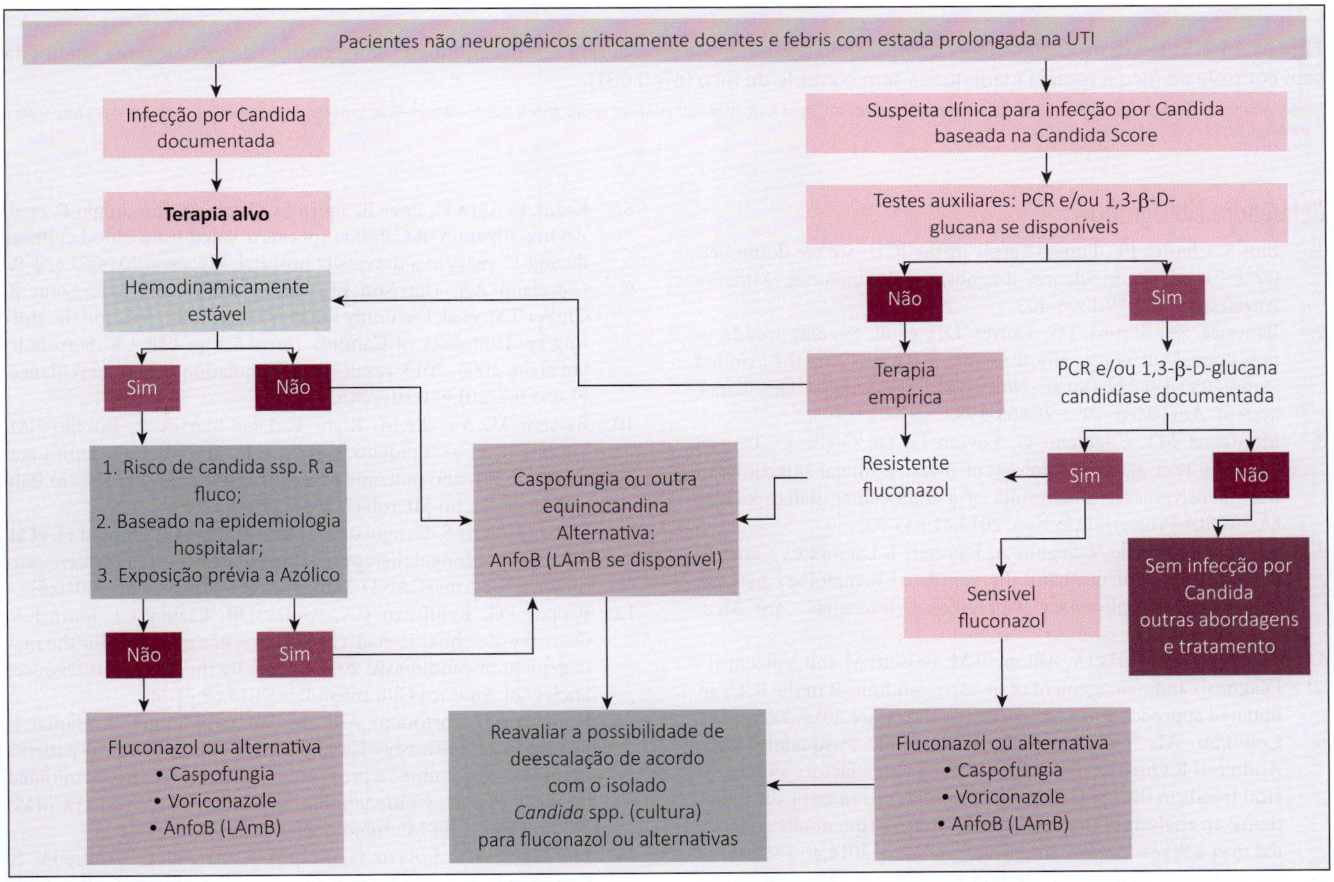

Figura 112.4. Manejo do paciente crítico com febre e infecção suspeita ou documentada por *Candida*.

Fonte: Adaptada de Elhoufi A, Ahmadi A, Asnaashari AM, Davarpanah MA Bidgoli BF *et al*. Invasive candidiasis in critical care setting, updated recommendations from "Invasive Fungal Infections-Clinical Forum", Iran World J Crit Care Med. 2014; 4;3(4):102-112.

A terapêutica antifúngica inadequada e/ou foco de infecção não controlado apresentam menor curva de sobrevida com mortalidade significativamente elevada (**Figura 112.4**). A mediana do tempo entre os pacientes que morreram recebendo terapia antifúngica adequada e controle de foco foi significativamente maior do que os pacientes recebendo terapia antifúngica inadequada sem controle de foco [16 (IQR 7-23) *vs.* 9 (IQR 4-10,7) dias, respectivamente; P = 0,019] (**Figura 112.5**).[60]

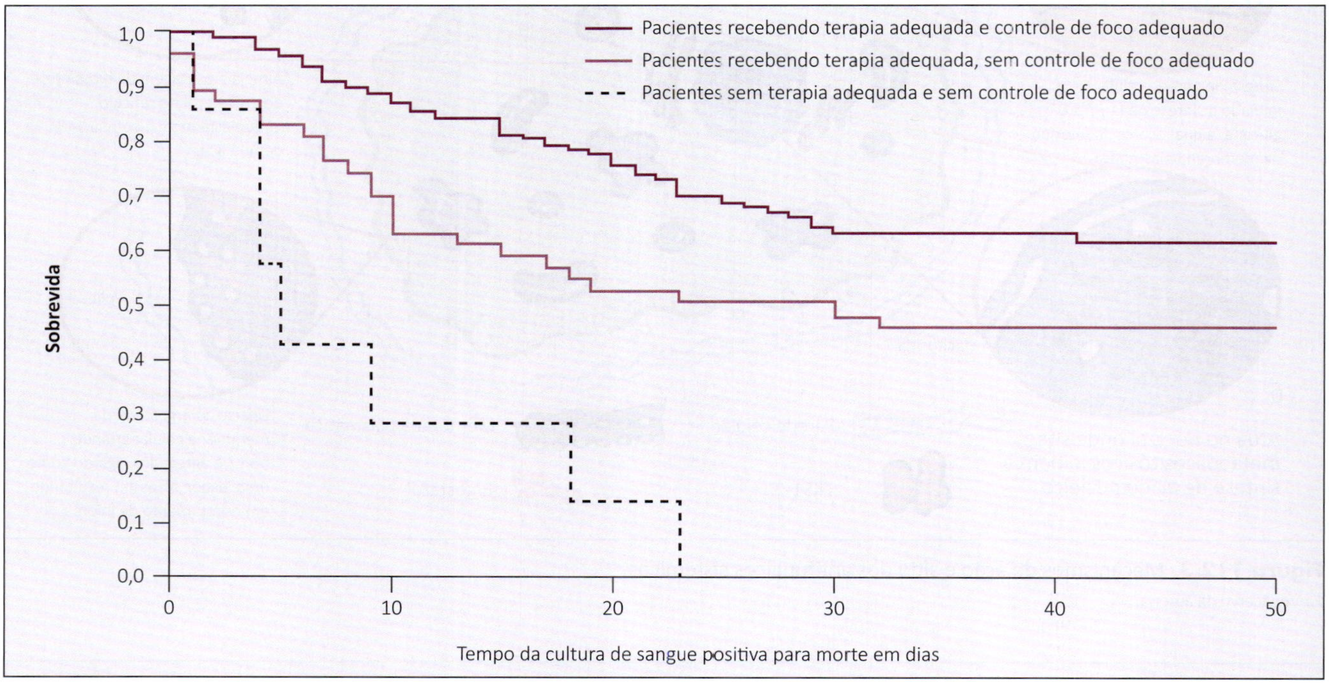

Figura 112.5. Curva de Kaplan-Meier comparando pacientes que receberam terapia adequada com controle de foco, terapia adequada sem controle de foco e terapia inadequada sem controle de foco (p < 0,001).

Fonte: Adaptado de Bassetti M, Righi E, Ansaldi, Merelli M, Cecilia T, et al A multicenter study of septic shock due to candidemia: outcomes and predictors of mortality Intensive Care Med. 2014;40(6):839-45.

Referências bibliográficas

1. Blot S, Charles PE. Fungal Sepsis in the ICU: are we doing better ? Trends in incidence, diagnosis and outcomes. Minerva Anestesiol. 2013;79:1396-405.
2. Banerjee SN, Emori TG, Culver DH et al. Secular trends in nosocomial primary bloodstream infections in the United States,1980-1989.National Nosocomial Infections Survillance System. Am j Med. 1991;91:86S-89S.
3. Montagna MT, Caggiano G, Lovero G, De Giglio O, Coretti C, Cuna T, et al. Epidemiology of invasive fungal infections in the intensive care unit: results of a multicenter Italian survey (AURORA Project). Infection. 2013;41:645-53.
4. Burghi G, Lemiale V, Seguin A, Lambert J, Lacroix C, Canet E, et al.Outcomes of mechanically ventilated hematology patients with invasive pulmonary aspergillosis. Intensive Care Med. 2011;37:1605-12.
5. Calandra T, Roberts JA, Antonelli M, Bassetti M and Vincent JL. Diagnosis and management of invasive candidiasis in the ICU: an updated approach to an old enemy.Critical Care 2016;20(1):125.
6. Colombo AL, Guimaraes T, Sukienik T, Pasqualotto AC, Andreotti R,Queiroz-Telles F, et al. Prognostic factors and historical trends in the epidemiology of candidemia in critically ill patients: an analysis of five multicenter studies sequentially conducted over a 9-year period. Intensive Care Med. 2014;40:1489-98.
7. Lortholary O, Renaudat C, Sitbon K, Madec Y, Denoeud-Ndam L, Wolff M, et al. Worrisome trends in incidence and mortality of candidemia in intensive care units (Paris area, 2002–2010). Intensive Care Med. 2014;40:1303-12.
8. Kazak E, Akin H, Ener B, Sigirli D, Ozkan O, Gurcuoglu E, et al. An investigation of Candida species isolated from blood cultures during 17 years in a university hospital. Mycoses. 2014;57:623-9.
9. Cleveland AA, Harrison LH, Farley MM, Hollick R, Stein B, Chiller TM, et al. Declining incidence of candidemia and the shifting epidemiology of Candida resistance in two US metropolitan areas, 2008–2013: results from population-based surveillance. PLoS One. 2015;10:e0120452.
10. Bassetti M, Merelli M, Righi E, Diaz-Martin A, Rosello EM, Luzzati R, et al. Epidemiology, species distribution, antifungal susceptibility, and outcome of candidemia across five sites in Italy and Spain. J Clin Microbiol. 2013;51:4167-72.
11. Leroy O, Bailly S, Gangneux JP, Mira JP, Devos P, Dupont H, et al. Systemic antifungal therapy for proven or suspected invasive candidiasis: the AmarCAND 2 study. Ann Intensive Care. 2016;6:2.
12. Pappas PG, Kauffman CA, Andes DR, Clancy CJ, Marr KA, Ostrosky-Zeichner L, et al. Clinical practice guideline for the management of candidiasis: 2016 update by the Infectious Diseases Society of America.Clin Infect Dis. 2016;62:e1-50.
13. Klingspor L, Tortorano AM, Peman J, Willinger B, Hamal P, Sendid B, et al.Invasive Candida infections in surgical patients in intensive care units: a prospective, multicentre survey initiated by the European Confederation of Medical Mycology (ECMM) (2006-2008). Clin Microbiol Infect. 2015;21:87.e1-10.
14. Montagna MT, Lovero G, Borghi E, Amato G, Andreoni S, Campion L, et al.Candidemia in intensive care unit: a nationwide prospective observational survey (GISIA-3 study) and review of the European literature from 2000 through 2013. Eur Rev Med Pharmacol Sci. 2014;18:661-74.

15. Guinea J. Global trends in the distribution of Candida species causing candidemia. Clin Microbiol Infect. 2014;20 Suppl 6:5-10.
16. Puig-Asensio M, Padilla B, Garnacho-Montero J, Zaragoza O, Aguado JM,Zaragoza R, et al. Epidemiology and predictive factors for early and late mortality in Candida bloodstream infections: a population-based surveillance in Spain. Clin Microbiol Infect. 2014;20:O245-54.
17. Arendrup MC. Update on antifungal resistance in Aspergillus and Candida.Clin Microbiol Infect. 2014;20 Suppl 6:42-8.
18. Khan ZU, Chandy R, Metwali KE, Candida albicans strain carriage in patients and nursing staff of an intensive care unit: a study of morphotypes and resistotypes. Mycoses.2003;46:479-486.
19. Eggimann P, Garbino J, Pittet D,Epidemiology of Candida species infections in critically ill nonimmunosuppressed patients. Lancet Infect. Dis.2003;3:685-702.
20. Marco F, Lockhart SR, Pfaller MA, Pujol C, Rangel-Frausto MS, Wiblin T, Blumberg HM, Edwards JE, Jarvis W, Saiman L, Patterson JE, Rinaldi MG, Wenzel RP, Soll DR. Elucidating the origins of nosocomial infections with Candida albicans by DNA fingerprinting with the complex probe Ca3. J Clin Microbiol 1999;37:2817-282.
21. Nucci M, Anaissie E Revisiting the source of candidemia: skin or gut? Clin Infect Dis 2001;33:1959-1967.
22. Eggimann P, Pitet D.Candida colonization index and subsequent infection in critically ill surgical patients: Intensive Care Medicine 2014;40:1429-1448.
23. Eggimann P, Ostrosky-Zeichner L, Early antifungal intervention strategies in ICU patients. Curr Opin Crit Care 2010;16:465-469.
24. Toth A, Csonka K, Jacobs C, Vagvolgyi C, Nosanchuk JD, Netea MG, Gacser A. Candida albicans and Candida parapsilosis induce different T-cell responses in human peripheral blood mononuclear cells. J Infect Dis 2013;208:690-698.
25. Charles PE, Doise JM, Quenot JP, Aube H, Dalle F, Chavanet P, Milesi N, Aho LS, Portier H, Blettery B Candidemia in critically ill patients: difference of outcome between medical and surgical patients. Intensive Care Med 2003;29:2162-2169.
26. Charles PE, Dalle F, Aube H, Doise JM, Quenot JP, Aho LS, Chavanet P, Blettery B Candida spp. colonization significance in critically ill medical patients: a prospective study. Intensive Care Med 2005;31:393-400.
27. Montravers P, Dupont H, Eggimann P Intra-abdominal candidiasis: the guidelines-forgotten non-candidemic invasive candidiasis. Intensive Care Med 2013;39:2226-2230.
28. Eggimann P, Calandra T, Fluckiger U, Bille J, Garbino J, Glauser MP, Marchetti O, Ruef C, Tauber M, Pittet D, Fungal Infection Network of Switzerland Invasive candidiasis: comparison of management choices by infectious disease and critical care specialists. Intensive Care Med 2005; 31:1514-1521.
29. Garbino J, Lew DP, Romand JA, et al D Prevention of severe Candida infections in nonneutropenic, high-risk, critically ill patients: a randomized, double-blind, placebo-controlled trial in patients treated by selective digestive decontamination. Intensive Care Med 2002;28:1708-1717.
30. Vincent JL, Anaissie E, Bruining H, Demajo W, el-Ebiary M, Haber J, et al, Epidemiology, diagnosis and treatment of systemic Candida infection in surgical patients under intensive care. Intensive Care Med 1998;24:206-216.
31. Charles PE, Dalle F, Aube H, Doise JM, Quenot JP, Aho LS, Chavanet P, Blettery B Candida spp. colonization significance in critically ill medical patients: a prospective study. Intensive Care Med 2005;31:393-400.
32. Tissot F, Lamoth F, Hauser PM, Orasch C, Fluckiger U, Siegemund M, et al. Fungal Infection Network of Switzerland (FUNGINOS) Beta-glucan antigenemia anticipates diagnosis of blood culture-negative intraabdominal candidiasis. Am J Respir Crit Care Med 2013;88:1100-1109.
33. Sendid B, Poirot JL, Tabouret M, Bonnin A, Caillot D, Camus D, Poulain D. Combined detection of mannanaemia and antimannan antibodies as a strategy for the diagnosis of systemic infection caused by pathogenic Candida species. J Med Microbiol. 2002;51(5):433-442.
34. Mokaddas E, Khan ZU, Ahmad S, Nampoory MR, Burhamah M. Value of (1-3)-β-d-glucan, Candida mannan and Candida DNA detection in the diagnosis of candidaemia. Clin Microbiol Infect. 2011;17(10):1549-53.
35. Peman J, Zaragoza R. Current diagnostic approaches to invasive candidiasis in critical care settings. Mycoses 2010;53:424-433.
36. Posteraro B, De Pascale G, Tumbarello M, Torelli R, Pennisi MA, Bello G, et al Early diagnosis of candidemia in intensive care unit patients with sepsis: A prospective comparison of (1-->3)-beta--D-glucan assay, Candida score,and colonisation index. Crit. Care 2011:1,15:R249.
37. McMullan R, Metwally L, Coyle PV, Hedderwick S, McCloskey B, O'Neill HJ, Pet al. A prospective clinical trial of a real-time polymerase chain reaction assay for the diagnosis of candidemia in nonneutropenic, critically ill adults. Clin Infect Dis. 2008;46(6):890-6.
38. Nguyen MH, Wissel MC, Shields RK, Salomoni MA, Hao B, Press EG, et al. Performance of Candida real-time polymerase chain reaction, β-D-glucan assay, and blood cultures in the diagnosis of invasive candidiasis. Clin Infect Dis. 2012;54(9):1240-8.
39. Marklein G, Josten M, Klanke U, Müller E, Horré R, Maier T, et al. Matrix-assisted laser desorption ionization-time of flight mass spectrometry for fast and reliable identification of clinical yeast isolates. J Clin Microbiol. 2009;47(9):2912-7.
40. Shepard JR, Addison RM, Alexander BD, Della-Latta P, Gherna M, Haase G, et al. Multicenter evaluation of the Candida albicans/Candida glabrata peptide nucleic acid fluorescent in situ hybridization method for simultaneous dual-color identification of C.albicans and C.glabrata directly from blood cultures bottles. J. Clin. Microbiol. 2009;46:50-55.
41. Calderaro A, Martinelli M, Motta F, Larini S, Arcangeletti MC, Medici MC, Chezzi C, De Conto F. Comparison of peptide nucleic acid fluorescence in situ hybridization assays with culture-based matrix-assisted laser desorption/ionization-time of flight mass spectrometry for the identification of bacteria and yeasts from blood cultures and cerebrospinal fluid cultures. Clin Microbiol Infect. 2014;20(8):O468-75.
42. Yang SP, Chen YY, Hsu HS, Wang FD, Chen LY, Fung CP. A risk factor analysis of healthcare-associated fungal infections in an intensive care unit: a retrospective cohort study. BMC Infect Dis. 2013;13:10.
43. Holley A, Dulhunty J, Blot S, Lipman J, Lobo S, Dancer C, et al. Temporal trends, risk factors and outcomes in albicans and non--albicans candidaemia:an international epidemiological study in four multidisciplinary intensive care units. Int J Antimicrob Agents. 2009;33:554-7.
44. Blumberg HM, Jarvis WR, Soucie JM, Edwards JE, Patterson JE, Pfaller MA, et al. Risk factors for candidal bloodstream infections in surgical intensive care unit patients: the NEMIS prospective multicenter study. The National Epidemiology of Mycosis Survey. Clin Infect Dis. 2001;33(2):177-86.
45. Agvald-Ohman C, Klingspor L, Hjelmqvist H, Edlund C. Invasive candidiasis in long-term patients at a multidisciplinary intensive care unit: Candida colonisation index, risk factors,treatment and outcome. Scand. J. Infect. Dis. 2008;40:145-153.
46. Leon C, Ruiz-Santana S, Saavedra P, Castro C, Ubeda A, Loza A, et al. Usefulness of the "Candida score" for discriminating between Candida colonisation and invasive candidiasis in non-neutropenic critically ill patients: A prospective multicenter study. Crit. Care Med. 2009;37:1624-1633.
47. Pittet D, Monod M, Suter PM, Frenk E, Auckenthaler R. Candida colonization and subsequent infections in critically ill surgical patients. Ann Surg. 1994;220(6):751-8.

48. Dupont H, Bourichon A, Paugam-Burtz C, Mantz J, Desmonts JM. Can yeast isolation in peritoneal fluid be predicted in intensive care unit patients with peritonitis? Crit Care Med. 2003;31(3):752-7.
49. Ostrosky-Zeichner L, Sable C, Sobel J, Alexander BD, Donowitz G, Kan V, Kauffman CA, Kett D, Larsen RA, Morrison V, Nucci M, Pappas PG, Bradley ME, Major S, Zimmer L, Wallace D, Dismukes WE, Rex JH. Multicenter retrospective development and validation of a clinical prediction rule for nosocomial invasive candidiasis in the intensive care setting. Eur J Clin Microbiol Infect Dis. 2007;26(4):271-6.
50. Hermsen ED, Zapapas MK, Maiefski M, Rupp ME, Freifeld AG, Kalil AC. Validation and comparison of clinical prediction rules for invasive candidiasis in intensive care unit patients: a matched case-control study. Crit Care. 2011;15(4):R198.
51. Paphitou NI, Ostrosky-Zeichner L, Rex JH. Rules for identifying patients at increased risk for candidal infections in the surgical intensive care unit: approach to developing practical criteria for systematic use in antifungal prophylaxis trials. Med Mycol. 2005 May;43(3):235-43.
52. Ostrosky-Zeichner L. Clinical prediction rules for invasive candidiasis in the ICU: Ready for prime time? Crit. Care 2011;15:1-2.
53. Calandra T, Roberts JA, Antonelli M, Bassetti M, Vincent JL Diagnosis and management of invasive candidiasis in the ICU: an updated approach to an old enemy Critical Care 2016;20:125.
54. Cornely OA, Bassetti M, Calandra T, Garbino J, Kullberg BJ, Lortholary O,et al. ESCMID* guideline for the diagnosis and management of Candida diseases 2012: non-neutropenic adult patients. Clin Microbiol Infect. 2012;18 Suppl 7:19-37.
55. Playford EG, Lipman J, Sorrell TC. Prophylaxis, empirical and preemptive treatment of invasive candidiasis. Curr Opin Crit Care. 2010;16(5):470-4
56. Ruhnke M, Paiva JA, Meersseman W, Pachl J, Grigoras I, Sganga G, et al. Anidulafungin for the treatment of candidaemia/invasive candidiasis in selected critically ill patients. Clin Microbiol Infect. 2012;18(7):680-7.
57. Simon J, Sun HY, Leong HN, Barez MY, Huang PY, Talwar D, et al. Echinocandins in invasive candidiasis. Mycoses. 2013;56(6):601-9.
58. Ostrosky-Zeichner L, Shoham S, Vazquez J, Reboli A, Betts R, Barron MA, et al. MSG-01: A randomized, double-blind, placebo-controlled trial of caspofungin prophylaxis followed by preemptive therapy for invasive candidiasis in high-risk adults in the critical care setting. Clinical infectious diseases: an official publication of the Infectious Diseases Society of America.2014;58(9):1219-26.
59. Elhoufi A, Ahmadi A, Asnaashari AM, Davarpanah MA Bidgoli BF et al Invasive candidiasis in critical care setting, updated recommendations from "Invasive Fungal Infections-Clinical Forum", Iran World J Crit Care Med. 2014; 4;3(4):102-112.
60. Bassetti M, Righi E, Ansaldi, Merelli M, Cecilia T et al A multicenter study of septic shock due to candidemia: outcomes and predictors of mortality Intensive Care Med. 2014;40(6):839-45.

Bibliografia recomendada

Blumberg HM, Jarvis WR, Soucie JM, Edwards JE, Patterson JE, Pfaller MA, et al. Risk factors for candidal bloodstream infections in surgical intensive care unit patients: the NEMIS prospective multicenter study. The National Epidemiology of Mycosis Survey. Clin Infect Dis. 2001;33(2):177-86.

Colombo Al, GuimarãesT, Camargo LFA, Richtmann R,Telles FQ BRAZ Brazilian guidelines for the management of candidiasis: a joint meeting report of three medical societies-Sociedade Brasileira de Infectologia, Sociedade Paulista de Infectologia, Sociedade Brasileira de Medicina. Tropical J Infect Dis. 2012;16(Suppl.1):S1-S34.

Meersseman W, Lagrou K, Maertens J, Van Wijngaerden E. Invasive aspergillosis in the intensive care unit. Clin Infect Dis. 2007;45(2):205-16.

Peter G. Pappas,Carol A. Kauffman, David R. Andes, Cornelius J. Clancy, Kieren A. Marr et al Clinical Practice Guideline for the Management of Candidiasis: 2016 Update by the Infectious Diseases Society of America Clin Infect Dis. 2016;62(4):e1-e50.

capítulo | 113

Dengue Grave

Gerson Luiz de Macedo | Aparecida Carmem de Oliveira

Destaque

- A dengue é um dos principais problemas de saúde pública no mundo. A Organização Mundial da Saúde (OMS) estima que 2,5 bilhões de pessoas, ou seja, 2/5 da população mundial estão sob risco de contrair dengue. No Brasil, o quadro epidemiológico atual caracteriza-se pela ampla distribuição do *Aedes aegypti* em todas as regiões, e uma complexa dispersão do vírus, com circulação simultânea dos quatro sorotipos. Por determinação da OMS, as classificações: dengue clássica, febre hemorrágica da dengue, dengue com complicações e síndrome de choque da dengue foram substituídas por: dengue sem sinais de alarme, dengue com sinais de alarme e dengue grave. O Estudo-Controle da Dengue, da OMS, mostrou que, usando um menor número de testes laboratoriais, é possível selecionar os casos que demandam maior atenção.

Introdução

A dengue é um problema crescente de saúde pública, apesar de esforços para controlar epidemias por meio do controle do vetor.

Em 2023, já foram registrados mais de 1,3 milhão de casos prováveis de dengue no Brasil, com 596 mortes confirmadas e 428 em investigação.

É uma doença infecciosa causada por um arbovírus da família *Flaviviridae*, gênero Flavivírus e que inclui quatro tipos imunológicos: DEN-1, DEN-2, DEN-3 e DEN-4. A infecção por um dos quatro tipos diferentes do vírus dá proteção permanente para o mesmo sorotipo. Um contágio subsequente por algum tipo diferente do vírus aumenta o risco de complicações graves no paciente. É transmitida por várias espécies de mosquito do gênero *Aedes*, principalmente o *Aedes aegypti*.

A OMS propõe uma classificação simplificada com maior aplicabilidade prática dividindo os casos de dengue em duas categorias de gravidade: dengue (com ou sem sinais de alerta) e dengue grave.

O mosquito transmissor da dengue é originário do Egito, na África, e vem se espalhando pelas regiões tropicais e subtropicais do planeta desde o século XVI, período das Grandes Navegações. Admite-se que o vetor foi introduzido no Novo Mundo, no período colonial, por meio de navios que traficavam escravos. Ele foi descrito cientificamente pela primeira vez em 1762, quando foi denominado *Culex aegypti*. O nome definitivo – *Aedes aegypti* – foi estabelecido em 1818, após a descrição do gênero *Aedes*. Relatos da Organização Pan-Americana de Saúde (OPAS) mostram que a primeira epidemia de dengue no continente americano ocorreu no Peru, no início do século XIX, com surtos no Caribe, Estados Unidos, Colômbia e Venezuela.[1]

No Brasil, os primeiros relatos de dengue datam do final do século XIX, em Curitiba (PR), e do início do século XX, em Niterói (RJ). No início do século XX, o mosquito já era um problema, mas não por conta da dengue – na época, a principal preocupação era a transmissão da febre amarela. Em 1955, o Brasil erradicou o *Aedes aegypti* como resultado de medidas para controle da febre amarela. No final da década de 1960, o relaxamento das medidas adotadas levou à reintrodução do vetor em território nacional. Hoje, o mosquito é encontrado em todos os Estados brasileiros. [1]

Segundo dados do Ministério da Saúde, a primeira ocorrência do vírus no país, documentada clínica e laboratorialmente, aconteceu em 1981-1982, em Boa Vista (RR), causada pelos vírus DENV-1 e DENV-4. Anos depois, em 1986, houve epidemias no Rio de Janeiro e em algumas capitais do Nordeste. Desde então, a dengue vem ocorrendo no Brasil de forma continuada. [1]

Conceitos básicos

A dengue é uma doença infecciosa causada por um arbovírus (existem quatro tipos diferentes de vírus da dengue: DEN-1, DEN-2, DEN-3 e DEN-4), que ocorre principalmente em áreas tropicais e subtropicais do mundo, inclusive no Brasil. As epidemias geralmente ocorrem no verão, durante ou imediatamente após períodos chuvosos, mas estão avançando em outras estações do ano como ocorreu no Brasil em 2015.[2]

A dengue clássica inicia-se de maneira súbita e podem ocorrer febre alta, dor de cabeça, dor atrás dos olhos e dores nas costas. À forma exantemática aparece em até 50% dos casos. A febre dura cerca de cinco dias com melhora progressiva dos sintomas em 10 dias. Em alguns raros pacientes podem ocorrer hemorragias discretas na boca, na urina ou no nariz. Raramente há complicações.[2]

Dengue grave ocorre em indivíduos que são expostos a um ciclo biológico de um novo sorotipo. No início, os sintomas são iguais à dengue clássica, mas após o 5º dia da doença alguns pacientes evoluem com dor abdominal, náuseas, vômitos e sinais clínicos de hipoperfusão tissular como hipotensão e choque. Os sangramentos podem ocorrer, mas o que vemos habitualmente nas formas graves é a hipotensão e o choque ocorrendo devido principalmente ao extravasamento de plasma para o interstício, levando a redução do volume circulante efetivo. Este tipo de dengue pode levar a pessoa à morte. Dengue grave necessita sempre de avaliação médica de modo que uma unidade de saúde deve sempre ser procurada pelo paciente.[2]

Dengue tipo 4

O avanço do vírus da dengue tipo 4 pelo Brasil é uma ameaça à saúde pública. Não pelo vírus em si, que não é mais nem menos perigoso que os tipos 1, 2 e 3, mas pela entrada em ação de mais uma variação do microrganismo. [2]

Existem quatro tipos do vírus da dengue: O DEN-1, o DEN-2, o DEN-3 e o DEN-4. Estamos falando do mesmo tipo de vírus, com quatro variações. Do ponto de vista clínico, são absolutamente iguais, vão gerar o mesmo quadro, a diferença é que, cada vez que você pega um tipo do vírus, não pode mais ser infectado por ele. Ou seja, na vida, a pessoa só pode ter dengue quatro vezes.[2]

A explicação do problema provocado pelo vírus 4 está no sistema imunológico do corpo humano. Quem já teve dengue causada por um tipo do vírus não registra um novo episódio da doença com o mesmo tipo. Ou seja, quem já teve dengue devido ao tipo 1 só pode ter novamente se ela for causada pelos tipos 2, 3 ou 4.[2]

A possibilidade da reincidência da doença é preocupante. Caso ocorra um segundo episódio da dengue, os sintomas se manifestam com mais severidade. Existe certa sensibilização do sistema imunológico e ele dá uma resposta exacerbada.[2]

Esta reação exagerada do sistema imunológico é um problema, podendo causar inflamações e, por isso, aumenta o risco de lesões nos vasos sanguíneos, o que levaria à dengue hemorrágica. Um terceiro episódio poderia ser ainda mais grave, e um quarto seria mais perigoso que o terceiro.[2]

Classificação da dengue

A OMS propõe, com base nos resultados do estudo multicêntrico "DENCO" (DENgue COntrol), uma classificação simplificada com maior aplicabilidade prática com base na avaliação clínica e em exames laboratoriais amplamente disponíveis. O novo sistema divide os casos de dengue em duas categorias de gravidade: 1) dengue (com ou sem sinais de alerta) e 2) dengue grave.[3]

Dengue sem sinais de alerta: os sintomas correspondem à fase febril aguda, caracterizada por mialgias, cefaleia, artralgias e exantemas em variados graus de intensidade. Deve-se chamar a atenção que esses achados clínicos não distinguem casos que evoluirão de forma benigna ou grave. [3]

Dengue com sinais de alerta: a diminuição abrupta da temperatura, dor abdominal intensa e contínua, náusea e vômitos persistentes, hepatomegalia, redução do nível de consciência, sangramentos espontâneos, sinais clínicos de acumulação de líquidos (derrame pleural, ascite, derrame pericárdico) e o aumento do hematócrito acompanhado de diminuição das plaquetas, caracterizam os chamados sinais de alerta, que resultam do aumento da permeabilidade capilar com extravasamento de plasma para o terceiro espaço e determinam o início da fase crítica. A atenção para a presença de sinais de alerta no curso da evolução da dengue é fundamental, pois indica a possibilidade de evolução para dengue grave.[3]

Dengue grave: definida como a forma de evolução que apresenta a fase crítica na sua maior intensidade, com importante extravasamento de plasma levando ao choque e/ou insuficiência respiratória, bem como, sangramento considerado relevante pelos médicos assistentes e ou evolução para disfunção orgânica (**Figura 113.1**).[3]

Epidemiologia

A infecção pelo vírus, transmitido pela picada do mosquito *Aedes aegypti*, uma espécie hematófaga originária da África que chegou ao continente americano na época da colonização.

A dengue pode ser transmitida por duas espécies de mosquitos (*Aedes aegypti* e *Aedes albopictus*), que picam durante o dia e a noite, ao contrário do mosquito comum, que pica durante a noite. Os transmissores da dengue, principalmente o *Aedes aegypti*, proliferam-se dentro ou nas proximidades de habitações (casas, apartamentos, hotéis), em recipientes onde se acumula água limpa (vasos de plantas, pneus velhos, cisternas etc.).[2]

O mosquito *Aedes aegypti* mede menos de 1 centímetro, tem aparência inofensiva, cor café ou preta e listras brancas no corpo e nas pernas. Costuma picar nas primeiras horas da manhã e nas últimas da tarde, evitando o sol forte, mas, mesmo nas horas quentes, ele pode atacar à sombra, dentro ou fora de casa. Há suspeitas de que alguns ataquem também durante a noite.[2]

O indivíduo não percebe a picada, pois no momento não dói e nem coça.[2]

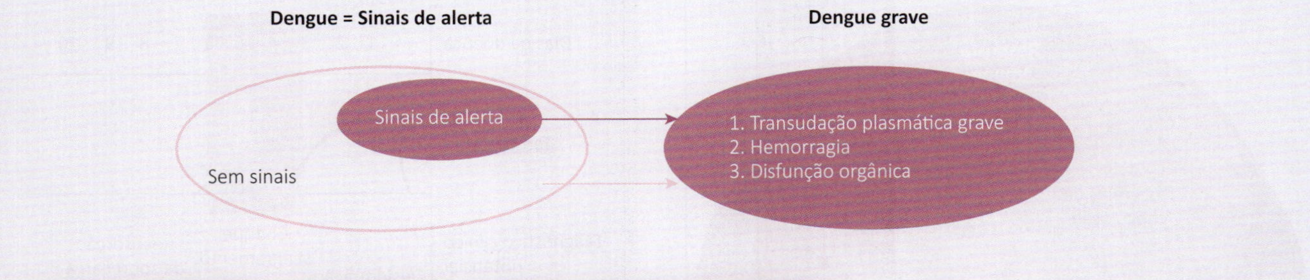

Critérios para dengue e sinais de alerta

Dengue provável
Vive/viajou para uma área endêmica
Febre e 2 dos critérios abaixo
- Náusea, vomito
- Exantema
- Dores (mialgia, retro orbitária)
- Prova do laço positiva
- Leucopenia
- Qualquer sinal de alerta

Exame
Importante quando não existir sinal de extravasamento plasmático

Sinais de alerta
- Dor abdominal
- Vômito persistente
- Acúmulo de fluidos
- Sangramento de mucosa
- Letargia, fraqueza
- Diminuição abrupta da temperatura
- Hepatomegalia > 2 cm
- Laboratório: aumento do HT% concomitante com queda da plaqueotometria

[a]Requer observação continua e intervenção médica

Critérios para dengue grave
Transudação plasmática grave
Levando a:
- Choque
- Acúmulo de fluidos com esforço respiratório

Hemorragia
- Como avaliada pelo intensivista

Envolvimento orgânico grave
- Figado: TGO ou TGPz 1000
- SNC: torpor e déficit cognitivo
- Coração e outros órgãos

- PA convergente, extremidades frias e cianóticas, pulso rápido e fino, redução da diurese, hipotensão postural e hipotensão arterial

Figura 113.1. Nova classificação da dengue e seus sinais de alerta.
Fonte: Verdeal JCR, Filho RC, Vanzillota C, Macedo GL, Bozza FA, *et al*. Recomendações para o manejo de pacientes com formas graves de dengue. Rev Bras Ter Intensiva. 2011;23(2):125-133.

O vírus

O vírus dengue é classificado como um arbovírus mantendo-se na natureza pela multiplicação em mosquitos hematófagos do gênero *Aedes*. Pertencem a família Flaviviridae, a mesma do vírus da febre amarela. Existem quatro sorotipos: DENV-1, DENV-2, DENV-3 e DENV-4, e todos podem causar tanto a forma clássica da doença quanto formas mais graves.[1]

Transmissão e multiplicação: o ciclo de transmissão da dengue inicia-se quando o mosquito *Aedes aegypti*, vetor da doença no Brasil, pica uma pessoa infectada. O vírus multiplica-se no intestino médio do vetor e infecta outros tecidos, chegando finalmente às glândulas salivares. Uma vez infectado, o mosquito é capaz de transmitir enquanto viver. Não existe transmissão da doença por meio do contato entre indivíduos doentes e pessoas saudáveis. Após a picada do mosquito, inicia-se o ciclo de replicação viral nas células estriadas, lisas, fibroblastos e linfonodos locais, a seguir ocorre a viremia, com a disseminação do vírus no organismo do indivíduo. Os primeiros sintomas como febre, dor de cabeça e mal-estar surgem após um período de incubação que pode variar de 2 a 10 dias. Uma vez infectada por um dos sorotipos do vírus, a pessoa adquire imunidade para aquele sorotipo específico.[1]

Patogenia

Como consequência de uma resposta imune anômala, envolvendo leucócitos, citocinas e imunocomplexos, ocorre disfunção endotelial com aumento da permeabilidade capilar, trombocitopenia e coagulopatia com extravasamento de líquidos para o interstício, causando queda da pressão arterial e manifestações hemorrágicas, principalmente petéquias e equimoses (**Figura 113.2**).

Curso da doença

Nos pacientes com manifestações clínicas da infecção pelo vírus da dengue pode-se distinguir três fases de evolução da doença: febril, crítica e recuperação.

Fase febril: febre, mialgia, cefaleia, artralgia, exantema, frequentemente indistinguíveis de outras patologias febris agudas. Podem ocorrer manifestações hemorrágicas discretas como gengivorragia e epistaxe. O reconhecimento da evolução para formas graves nesta fase pode ser difícil, devendo observar-se para tal os sinais de alerta. Duração: dois a sete dias.[3]

Fase crítica ou defervescência: caracterizada pelas manifestações clínico-laboratoriais da disfunção endotelial

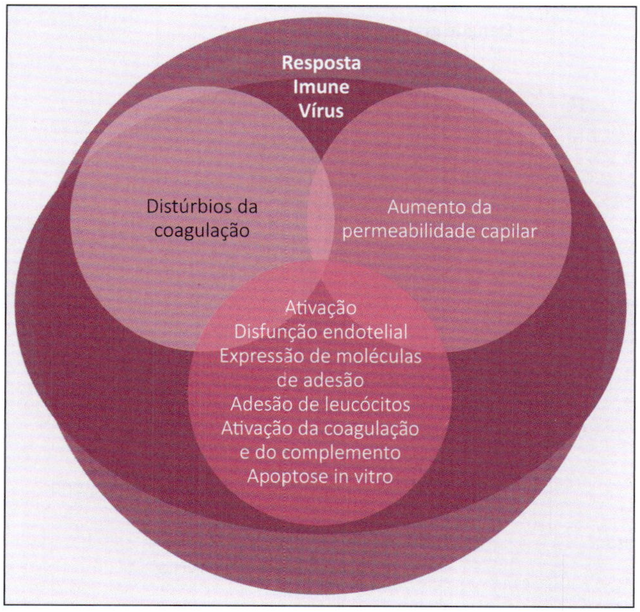

Figura 113.2. Resposta imune.

Fonte: Acervo da autoria.

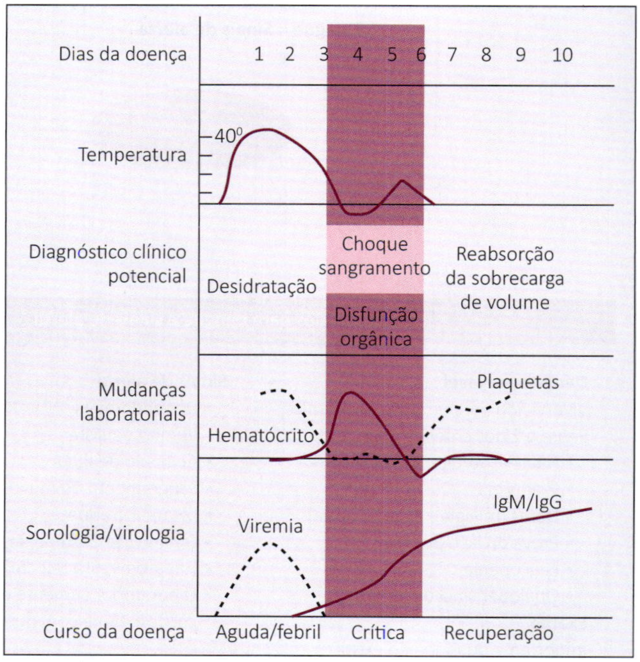

Figura 113.3. Evolução e fase de recuperação.

Fonte: Verdeal JCR, Filho RC, Vanzillota C, Macedo GL, Bozza FA, *et al.* Recomendações para o manejo de pacientes com formas graves de dengue. Rev Bras Ter Intensiva. 2011; 23(2):125-133.

promovida pela infecção viral, com aumento da permeabilidade capilar e extravasamento de plasma para o espaço extravascular. Esta fase é marcada pela súbita defervescência, alterações circulatórias e perfusionais (hipotensão e choque de início hipovolêmico), derrames serosos (pleural e ascite) e disfunções orgânicas, como insuficiência hepática, encefalite, miocardite e distúrbios de coagulação. Leucopenia progressiva e queda abrupta da contagem plaquetária precedem o extravasamento plasmático, e a elevação progressiva do hematócrito espelhará a magnitude da perda de volume para o terceiro-espaço. Deve-se, no entanto ressaltar que pode haver comprometimento orgânico grave, como hepatite, encefalite, miocardite e hemorragias clinicamente significativas na ausência de sinais clínicos de extravasamento plasmático. A fase crítica, evidente em 10%-15% dos casos de dengue, marca a evolução da doença como grave. Duração: um a três dias.[3]

Fase de recuperação: melhora progressiva da disfunção endotelial com gradual reabsorção do fluido extravascular, estabilização do hematócrito e recuperação progressiva das plaquetas. Pode aparecer um exantema do tipo "ilhas bancas em um mar vermelho", prurido e bradicardia ao eletrocardiograma. Nesta fase, devido à progressiva recuperação da função endotelial, a administração de líquidos (e o uso eventual de diuréticos) deve ser criteriosa para evitar sobrecarga volêmica, insuficiência cardíaca congestiva e perpetuação da insuficiência respiratória e dos derrames serosos. Duração: um a três dias (**Figura 113.3**).[3]

Diagnóstico diferencial

Devem-se considerar, na apresentação clínica das formas graves de dengue, os seguintes diagnósticos diferenciais: abdome agudo (gastroenterite grave, apendicite, colecistite, pancreatite, perfuração intestinal), sepse bacteriana ou fúngica, meningococcemia, malária, leptospirose, febre tifoide, hepatite viral aguda grave, febre amarela, *influenza*, febre maculosa, hantavirose, síndrome retroviral agudo, doenças hematológicas agudas graves (leucemia, púrpuras trombocitopênicas), doença de Kawasaki.[3]

Confirmação diagnóstica

Não é necessária a confirmação diagnóstica em todos os casos suspeitos da dengue nos períodos de epidemia. Os exames de confirmação deverão ser solicitados para os pacientes que apresentam as formas graves da doença, gestantes, crianças e em períodos interepidêmicos, e para aqueles que apresentem formas atípicas. A escolha do método laboratorial dependerá do tempo de instalação dos sintomas da doença. Do primeiro ao quinto dia, por ainda não haver conversão sorológica, a infecção pode ser diagnosticada por meio de isolamento viral em cultura de células, detecção do RNA viral por técnicas de amplificação (RT-PCR) ou pela detecção de antígenos virais como o NS-1. Após o quinto dia, a viremia e antigenemia desaparecem coincidindo com a possibilidade de detecção dos anticorpos específicos. A partir do sexto dia o IgM ELISA é o método de escolha para o diagnóstico da dengue, apresentando uma positividade superior a 70% no sétimo dia do início dos sintomas e 100% a partir do décimo dia da evolução da doença (**Figura 113.4**).[3]

Tratamento

A dengue é uma doença dinâmica, o que permite que o paciente evolua de um estágio a outro rapidamente. O

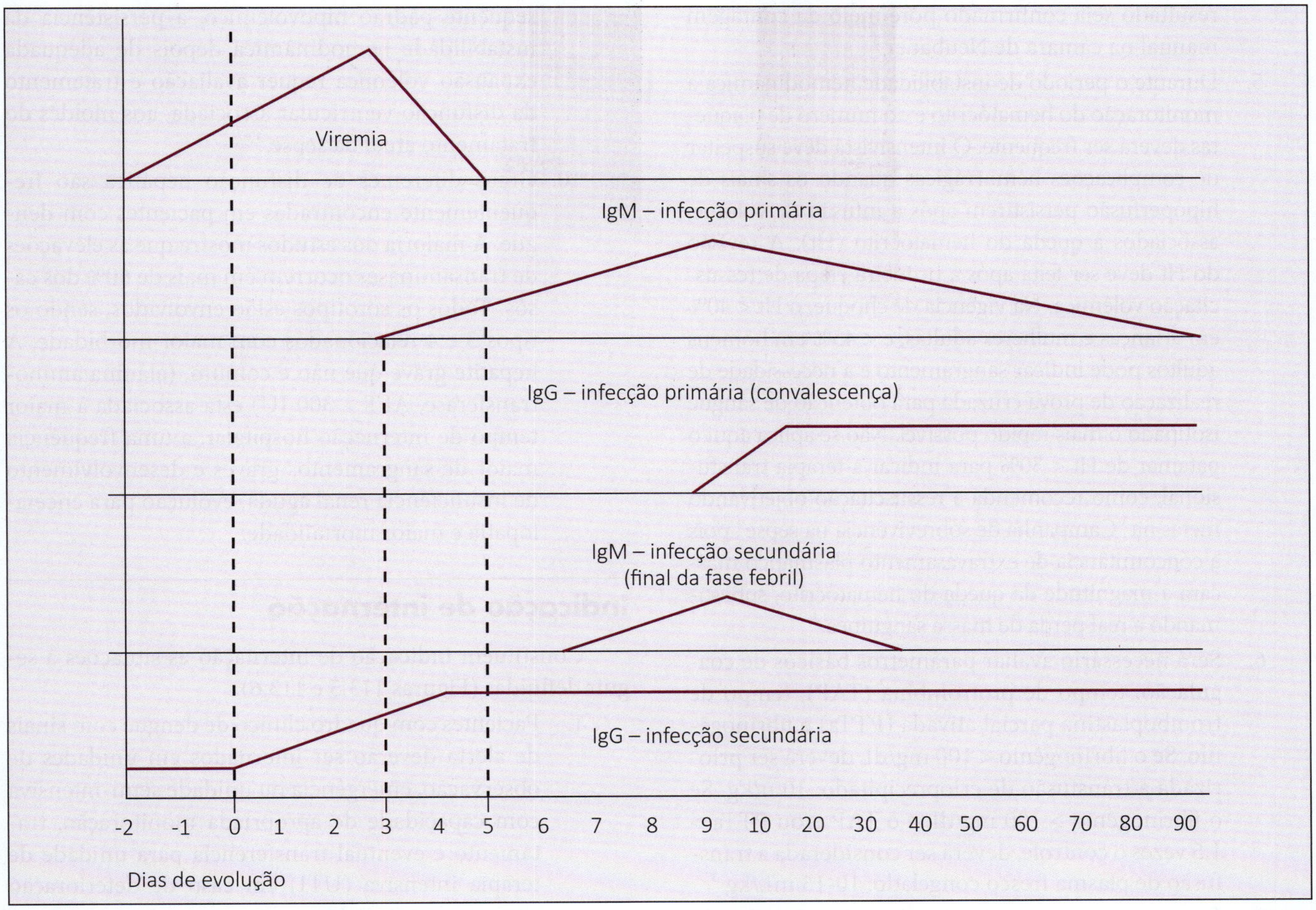

Figura 113.4. Confirmação diagnóstica.
Fonte: Organização Pan-Americana de Saúde (OPAS). Disponível em: https://www.paho.org/pt. Acesso em junho de 2024.

manejo adequado depende do reconhecimento precoce de sinais de alerta, do contínuo monitoramento e re-estadiamento dos casos e, ainda, da pronta tomada de condutas que garantam a estabilidade hemodinâmica e ventilatória dos pacientes, além das medidas de suporte aos eventuais comprometimentos orgânicos.[3]

Recomendações específicas

Adultos

1. Os cuidados médicos não devem esperar a transferência para as unidades específicas, devendo ser iniciados imediatamente no local de atendimento conforme a classificação da gravidade da dengue.[3]
2. O rápido restabelecimento do volume circulante é a pedra angular da terapia das formas graves de dengue. Neste contexto, as soluções cristaloides são as opções mais baratas e eficazes para a ressuscitação inicial.[3]
3. A persistência de sinais clínicos e laboratoriais de hipoperfusão (hipotensão ou pressão de pulso convergente, oligúria, hiperlactatemia) após as etapas de infusão de soluções cristaloides, associada à hemoconcentração, indica manutenção da perda de líquido para o interstício. A utilização excepcional de coloides nesta situação deve idealmente ser orientada por metas perfusionais (pressão arterial média – PAM, diurese, pressão venosa central – PVC, $SvcO_2$, lactato) de acordo com as possibilidades e experiência da equipe no local do atendimento (unidade de observação, emergência, unidade semi-intensiva ou UTI).
4. A inserção de cateteres venosos profundos para infusão, avaliação da PVC e $SvcO_2$ deve ser limitada, priorizando os sítios de punção compressíveis e evitando o acesso subclávio. Sempre que possível, a punção deverá ser guiada por ultrassonografia. Apesar de não haver consenso quanto ao limiar mínimo de contagem de plaquetas para a punção de acesso central seguro, sugere-se a transfusão de plaquetas com o objetivo de atingir 50.000/mm³ para a realização de procedimentos na UTI e cirurgias de urgência nos pacientes com dengue. A contagem de plaquetas obtida pelo método de impedância elétrica (presente nos contadores automatizados), pode apresentar resultados falseados devido a presença de fragmentos de eritrócitos ou plaquetas gigantes. Recomenda-se que, especialmente nas contagens de plaquetas < 30.000/mm³, o

resultado seja confirmado pore meio da contagem manual na câmara de Neubauer.[3]

5. Durante o período de instabilidade hemodinâmica a monitoração do hematócrito e do número de plaquetas deverá ser frequente. O intensivista deve suspeitar de complicações hemorrágicas quando os sinais de hipoperfusão persistirem após a infusão de volume, associados à queda do hematócrito (Ht). A revisão do Ht deve ser feita após a primeira etapa de ressuscitação volêmica. Na vigência de choque, o Ht < 40% em crianças e mulheres adultas, e < 45% em homens adultos pode indicar sangramento e a necessidade de realização de prova cruzada para obtenção de sangue isotipado o mais rápido possível. Não se aplica aqui o patamar de Ht < 30% para indicar a terapia transfusional, como recomenda a ressuscitação objetivando metas na "Campanha de sobrevivência na sepse", pois a concomitância de extravasamento plasmático mascara a magnitude da queda do hematócrito, subestimando a real perda de massa sanguínea.[3]
6. Será necessário avaliar parâmetros básicos de coagulação: tempo de protrombina (TAP), tempo de tromboplastina parcial ativada (PTTa) e fibrinogênio. Se o fibrinogênio < 100 mg/dL deverá ser priorizada a transfusão de crioprecipitado: 10 u/kg. Se o fibrinogênio > 100 mg/dL e o TAP e/ou PTTa > 1,5 vezes o controle, deverá ser considerada a transfusão de plasma fresco congelado: 10-15 mL/kg.[3]
7. O uso de concentrado de plaquetas é indicado nos casos de trombocitopenia menor que 20.000/ mm^3 com suspeita de sangramento grave (p. ex., do sistema nervoso central), na dose de 1 unidade de concentrado de plaquetas para cada 10 kg. As manifestações hemorrágicas na dengue são produzidas pela disfunção endotelial grave com lesão extensa do glicocálix, trombocitopenia. A trombocitopenia *per se* não é um fator preditor de sangramento e, portanto, a transfusão profilática de plaquetas não é indicada.[3]
8. O uso prévio de anti-inflamatórios não esteroides, anticoagulantes orais, antiagregantes plaquetários e a história de doença péptica aumentam a chance de hemorragias no curso da dengue. O estado prolongado de hipo-hidratação, assim como de hipotensão arterial/choque e a hipotermia são fatores determinantes no desencadeamento e perpetuação do distúrbio da coagulação, devendo ser corrigidos. No contexto da coagulopatia da dengue, não há informações que sustentem a utilização de corticoides, imunoglobulinas ou fator VII ativado recombinante.[3]
9. A disfunção miocárdica aguda reversível é a complicação cardíaca mais documentada na dengue, sendo a depressão miocárdica frequente nos casos de choque. Embora a síndrome do choque relacionado à dengue ocorra primariamente em razão do aumento da permeabilidade vascular, com consequente padrão hipovolêmico, a persistência da instabilidade hemodinâmica depois de adequada expansão volêmica requer avaliação e tratamento da disfunção ventricular associada, aos moldes do tratamento atual da sepse.[3]
10. Graus diferentes de disfunção hepática são frequentemente encontradas em pacientes com dengue. A maioria dos estudos mostra que as elevações de transaminases ocorrem em mais de 60% dos casos. Todos os sorotipos estão envolvidos, sendo os tipos 3 e 4 relacionados com maior morbidade. A hepatite grave que não é comum, (alanina aminotransferase, ALT > 300 IU) está associada à maior tempo de internação hospitalar, a uma frequência maior de sangramentos graves e desenvolvimento de insuficiência renal aguda, evolução para encefalopatia e maior mortalidade.

Indicação de internação

Constituem indicação de internação as situações a seguir definidas (Figuras 113.5 e 113.6).

1. Pacientes com quadro clínico de dengue com sinais de alerta deverão ser internados em unidades de observação, emergência ou unidade semi-intensiva com capacidade de apropriada monitoração, tratamento e eventual transferência para unidade de terapia intensiva (UTI) em caso de deterioração clínico-laboratorial.[3]
2. Pelo potencial de agravamento de condições pré-existentes, pessoas com menos de 15 ou mais de 60 anos, mulheres grávidas e portadores de patologias como: obesidade, diabetes *mellitus*, doença grave do sistema cardiovascular, asma brônquica e doença pulmonar obstrutiva crônica, doenças hematológicas (principalmente anemia falciforme e trombocitopenias crônicas), insuficiência renal crônica, doença ácido péptica em atividade, doenças autoimunes ou o uso continuado de medicamentos tais como antiagregantes plaquetários, anticoagulantes, anti-inflamatórios e imunossupressores requerem atenção especial. Pacientes com quadro clínico-laboratorial compatível com dengue grave serão candidatos a cuidados em unidades de terapia intensiva.[3]

Prevenção

A melhor forma de se evitar a dengue é combater os focos de acúmulo de água, locais propícios para a criação do mosquito transmissor da doença. Para isso, é importante não acumular água em latas, embalagens, copos plásticos, tampinhas de refrigerantes, pneus velhos, vasinhos de plantas, jarros de flores, garrafas, caixas d´água, tambores, latões, cisternas, sacos plásticos e lixeiras, entre outros.[2]

O único modo possível de evitar a transmissão da dengue é a eliminação do mosquito transmissor.[2]

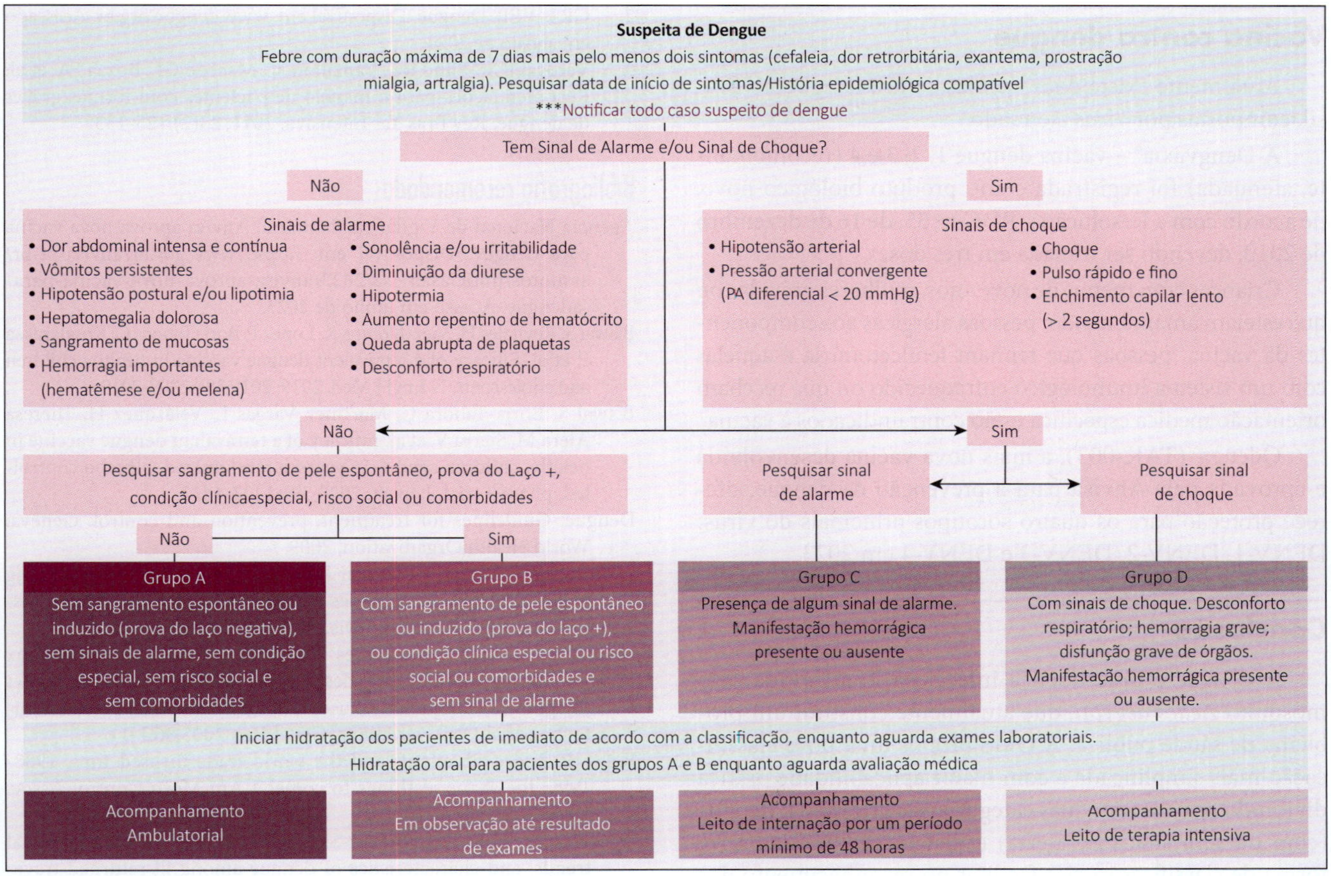

Figura 113.5. Algoritmo de avaliação em suspeita de Dengue.

Fonte: Acervo da autoria.

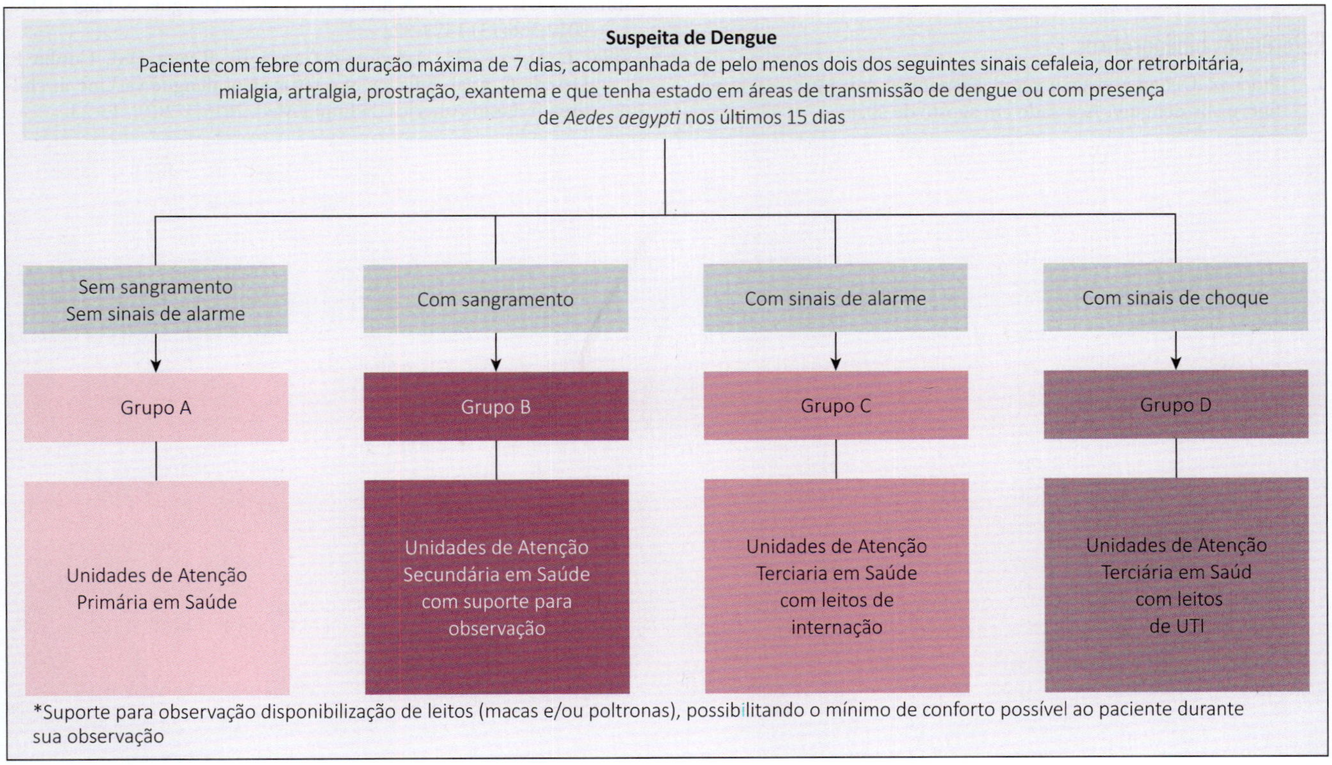

Figura 113.6. Fluxograma para classificação de risco de Dengue.

Fonte: Acervo da autoria.

Vacina contra dengue

Atualmente existe duas vacinas contra dengue no Brasil, compostas por vírus atenuado.

A Dengvaxia® – vacina dengue 1, 2, 3 e 4 (recombinante, atenuada) foi registrada como produto biológico novo, de acordo com a Resolução – RDC nº 55, de 16 de dezembro de 2010, devendo ser tomada em três doses.

Crianças com menos de nove anos, mulheres grávidas ou que estejam amamentando, pessoas alérgicas aos componentes da vacina, pessoas que tenham fenilcetonúria e aquelas com um sistema imunológico enfraquecido ou que recebam orientação médica específica estão contraindicados à vacina.

Qdenga® (TAK-003), a mais nova vacina desenvolvida e aprovada pela Anvisa para a prevenção da dengue, oferece proteção para os quatro sorotipos principais do vírus: DENV-1, DENV-2, DENV-3 e DENV-4 em 2023.

Conclusão

A dengue é uma doença infecciosa, transmitida pelo mosquito *Aedes aegypti*, que atualmente constitui um problema de saúde pública. A OMS propôs uma nova classificação mais simplificada e com maior aplicabilidade prática dividindo os casos em duas categorias de gravidade: dengue (com ou sem sinais de alerta) e dengue grave. Essa nova forma de classificação visa facilitar no reconhecimento dos sinais de gravidade e início mais rápido do tratamento adequado, pois é fundamental que o paciente seja classificado corretamente, tratado no local e da forma correta.

Referências bibliográficas

1. Fiocruz. Dengue: vírus e vetor. Disponível em: http://www.ioc.fiocruz.br/dengue/. Acessado em agosto de 2024.
2. GR3 WEB. Dengue. Disponível em: www.dengue.org.br. Acessado em agosto de 2024.
3. Verdeal JCR, Filho RC, Vanzillota C, Macedo GL, Bozza FA, et al. Recomendações para o manejo de pacientes com formas graves de dengue. Rev Bras Ter Intensiva. 2011; 23(2):125-133.

Bibliografia recomendada

Agência Nacional de Vigilância Sanitária. Anvisa aprova nova vacina para dengue. Disponível em: https://www.gov.br/anvisa/pt-br/assuntos/noticiasanvisa/2023/anvisa-aprova-nova-vacina-para-adengue. Acesso em junho de 2023.

Biswal S, Reynales H, Saez-Llorens X, Lopez P, BorjaTabora C, Kosalaraksa P, et al. Efficacy of a tetravalent dengue vaccine in healthy children and adolescents. N Engl J Med. 2019; 2019;381:2009-2019.

Biswal S, Borja-Tabora C, Martinez Vargas L, Velásquez H, Theresa Alera M, Sierra V, et al. Efficacy of a tetravalent dengue vaccine in healthy children aged 4-16 years: a randomized, placebo controlled, phase 3 trial. Lancet. 2020;395:1423-1433.

Dengue: Guidelines for treatment, prevention and control. Geneva: World Health Organization, 2009.

Lambrechts L, Scott TW, Gubler DJ. Consequences of the expanding global distribution of Aedes albopictus for dengue virus transmission. PLoS Negl Trop Dis. 2010;4:e646-e646

Mousson L, Dauga C, Garrigues T, Schaffner F, Vazeille M, Failloux AB. Phylogeography of Aedes (Stegomyia) aegypti (L.) and Aedes (Stegomyia) albopictus (Skuse) (Diptera: Culicidae) based on mitochondrial DNA variations. Genet Res. 2005;86:1-11

Reiter P. Aedes albopictus and the world trade in used tires, 1988-1995: the shape of things to come? J Am Mosq Control Assoc. 1998;14:83-94

Schwartz E, Weld LH, Wilder-Smith A, et al. Seasonality, annual trends, and characteristics of dengue among ill returned travelers, 1997-2006. Emerg Infect Dis. 2008;14:1081-1088

Streit JA, Yang M, Cavanaugh JE, Polgreen PM. Upward trend in dengue incidence among hospitalized patients, United States. Emerg Infect Dis. 2011;17:914-916

Simmons CP, Farrar JJ, Nguyen vV, Wills B. Dengue. N Engl J Med. 2012;366(15):1423-32.

Villar L, Dayan GH, Arredondo-García JL, Rivera DM, Cunha R, Deseda C, et al. Efficacy of a tetravalent dengue vaccine in children in Latin America. N Engl J Med. 2015;372(2):113-23.

capítulo | 114

Malária Grave

Filomeno de Jesus Pires Coelho Fortes | Fernanda Dias Monteiro | Lina Antunes

Destaques

- A malária ou paludismo é uma doença de grande importância clínica e epidemiológica à escala mundial.
- A malária grave resultante da infecção por *Plasmodium falciparum*, a espécie mais prevalente na Africa subsariana, deve sempre ser considerada, como uma doença potencialmente fatal, pelas seguintes características:
    - Menor duração do ciclo tecidual ou pré-eritrocítico e consequentemente menor período de incubação.
    - Ter maior capacidade de produção de merozoitos durante a esquizogonia tecidual e eritrocitário, originando uma hemólise mais acentuada, resultando numa anemia severa sobretudo em crianças.
    - Ter a capacidade de infectar hemácias de qualquer idade e inferir o maior potencial de produzir hiperparasitemias.
    - Ser considerada como a *única espécie* capaz de produzir alterações na microcirculação e o fenômeno de citoaderência.
    - Ter a capacidade de produção de "*rosetas*" (adesão das células parasitadas às não parasitadas).
    - Ocorrência em hospedeiros com baixa imunidade.
- A compreensão dos mecanismos fisiopatológicos da malária grave e complicada permitem um manejo mais rápido e adequado.
- Em aproximadamente 1% dos casos, pode constituir uma emergência médica, devido a progressão rápida para complicações e morte, na ausência de diagnóstico precoce, tratamento imediato e adequado.
- A gestão dos doentes com malária grave e/ou complicada em cuidados intensivos diminui a letalidade e o surgimento de sequelas.
- Uma conduta geral correta dos doentes com malária grave e o uso adequado de antimaláricos para o tratamento específico previne o surgimento de complicações e reduz o período de internamento dos doentes.
- A prevenção e o tratamento adequado das principais complicações diminui a mortalidade e as sequelas derivadas da doença.

Introdução

A malária é considerada como a doença parasitária mais séria em humanos, infectando cerca de 5% a 10% da população mundial. Apesar da severidade da doença, a compreensão da variabilidade da resposta do hospedeiro à infecção *(traduzida desde a infecção silenciosa até formas crônicas da doença, passando por quadros clínicos potencialmente fatais)*, continua a ser um dos grandes desafios da investigação médica. Vários fatores genéticos parasitários ou do hospedeiro, estado imune e níveis de exposição, contribuem para esta variabilidade.

A maioria das infecções por *Plasmodium* sp. é clinicamente silenciosa, refletindo a capacidade adaptativa dos mecanismos imunológicos em prevenir a doença.[1] No entanto, em indivíduos não imunes (viajantes e crianças menores de cinco anos e mulheres grávidas-primíparas) as infecções são clinicamente mais evidentes e uma minoria destas aproximadamente 1%, podem tornar-se graves ou potencialmente fatais.[2] A doença pode manifestar-se como síndrome discreta ou como uma sobreposição de síndromes, aparentando múltiplas etiologias. Em caso de morte, pode ocorrer o envolvimento de um simples órgão ou, pelo contrário, este ser *multiorgânico*. Em áreas de alta transmissão da malária o "*fardo da doença*" é suportado sobretudo por lactentes e crianças pequenas, com risco de vida, sendo o cenário de doença fatal, dominado clinicamente por quadros de disfunção respiratória (estresse respiratório), malária cerebral e anemia severa da malária.

Epidemiologia

A malária continua sendo um problema de saúde global e muito devastador. É uma doença endêmica na África, Índia e em outras regiões do sul e sudeste da Ásia, na América do Sul, na América Central, no Oriente Médio, na Ásia Central, nas Coreias do Sul e do Norte, no México, no Oriente Médio (Turquia, Síria, Irã e Iraque) e na Ásia Central.[3]

De acordo com o Relatório da Organização Mundial de Saúde (OMS), em 2020 verificaram-se cerca de 241 milhões de casos com 627 mil óbitos, representando mais 14 milhões de casos comparado a 2019 e mais de 69 mil óbitos. Esta situação deveu-se fundamentalmente a disrupções na estratégia de prevenção, diagnóstico e tratamento durante a pandemia do Covid-19.

Consideram-se doentes de alto risco para a malária grave e complicada crianças < 6 meses, menores de 3 anos, mulheres grávidas sobretudo primíparas, viajantes não imunes incluindo indivíduos que tenham abandonado a zona endêmica a vários anos (+ de 5 anos), portadores de doenças crônicas e doentes submetidos a tratamento imunossupressor.

De todas as espécies de *Plasmodium* implicadas na transmissão da malária o *P. falciparum* é o principal responsável pelos casos de malária grave e/ou complicada. O quadro clínico inicial da malária/paludismo é muito inespecífico, caraterizando-se por síndrome febril com mioartralgias, arrepios de frio, com ou sem sintomas respiratórios, com ou sem sintomas gastrintestinais, cefaleias, alterações hematológicas discretas como anemia, com ou sem icterícia, com ou sem distúrbios urinários.

No geral, se o doente for diagnosticado precocemente e iniciar um tratamento rápido e adequado, a situação é facilmente controlada, caso contrário, o doente evolui para um quadro grave e complicado com consequências letais ou sequelas.

Conceito (etiologia)

A malária é uma protozoose dos eritrócitos, causada nos seres humanos por cinco espécies do gênero *Plasmodium* (*P.falciparum, P.vivax, P.malariae, Plasmodium ovale – P. ovale curtisi* e *P. ovale wallikeri* – as espécies simpátricas morfologicamente indistinguíveis e subestudadas e o *Plasmodium knowlesi,* transmitidas aos humanos pela picada do mosquito fêmea do gênero *Anopheles*.[4] Na África Subsariana, a doença pode ser transmitida por transfusão sanguínea e via congênita (mãe para o feto). Estima-se que aproximadamente um quarto das doações de sangue contêm parasitas da malária,[5] prevendo-se que estes modos de transmissão tenham igualmente impacto epidemiológico. Nos tempos mais remotos, sobretudo na Europa, a doença era identificada como episódios *febris benignos,* caracterizados por paroxismos e recorrências de febre dos tipos: terçã (*P. vivax*) e febre quartã (*P. malariae*), assim designados porque se considerava não estarem associados a formas severas e fatais da doença.

A febre *"terçã maligna"* ou *"subterçã maligna"* era atribuída a *P. falciparum* e geralmente associada a formas severas e fatais da doença, com mais de meio milhão de mortes a cada ano, resultante da maior capacidade de produção de merozoitos durante a esquizogonia tecidual e eritrocitária, ocasionando hemólise acentuada, resultando em anemia grave e morte, sobretudo em crianças africanas. A malária cerebral, uma síndrome neurológica complexa da *malária falciparum grave*, é muitas vezes fatal e representa um grande fardo de saúde pública. O *Plasmodium vivax* geralmente causa doença mais leve e episódios recorrentes que podem traduzir uma morbidade associada e significativa. Em raras situações, pode ocorrer doença grave, mas a compreensão dos fatores que influenciam a gravidade da doença ainda é limitada, constituindo um importante objeto de pesquisa.[6] O quarto parasita humano da malária são as duas espécies simpátricas do *P. ovale*, cuja gravidade da doença é geralmente semelhante à malária *vivax*. Recentemente foi descrita uma nova espécie de *Plasmodium knowlesi,* que durante muito tempo se pensava que parasitava apenas os primatas e que era rara nos humanos. Desde 2004,[4,5] têm sido relatados casos de infecção entre os humanos, traduzidos em formas de malária grave e fatal. O *Plasmodium knowlesi* é uma infecção zoonótica descrita principalmente no sudeste da Ásia. Atualmente têm sido relatadas outras infecções predominantemente zoonóticas causadas pelo *Plasmodium cynomolgi e Plasmodium simium*.[7,8]

Definição da malária grave

A *malária grave* predominantemente causada por *P. falciparum* é um distúrbio complexo multissistêmico, com muitas semelhanças à síndrome de sépsis, traduzido por uma gama variável de quadros clínicos.[2,4,6-8] É resultante presumivelmente da combinação de fatores específicos do parasita tais como: a adesão e o sequestro na microcirculação e a libertação de moléculas bioativas associados à resposta inflamatória do hospedeiro (produção de citoquinas, quimiocinas e antigénios celulares). A maioria das mortes ocorre devido à malária cerebral e anemia severa da malária.[4,6,8] Admite-se, contudo, que a globalidade de casos de malária por *P. falciparum* são leves, e só aproximadamente 1% evoluem para doença grave.[2]

Apesar dos recentes avanços no conhecimento da patogênese da malária grave, não existe uma definição única e satisfatória. De acordo com os mecanismos fisiopatológicos, alguns autores definem malária grave (MG), como uma doença multissistêmica, caracterizada por uma resposta inflamatória à infecção, traduzida por um síndrome de resposta inflamatória sistêmica (SIRS), manifestada clinicamente por termo-desregulação (febre ou hipotermia), taquicardia, taquipneia e leucocitose com ou sem desvio à esquerda.[2,6-9] Segundo a OMS, malária *falciparum* grave é definida como uma ou mais das seguintes situações, ocorrendo na ausência de uma causa alternativa identificada e na presença de parasitemia assexuada por P. *falciparum*.[10-13]

Achados clínicos

- Alterações da consciência: pontuação de coma de Glasgow < 11 em adultos ou uma pontuação de coma de Blantyre < 3 em crianças.
- Prostração, como fraqueza generalizada que impossibilita o doente de andar e ficar de pé ou sentar-se sem ajuda.
- Dificuldade em alimentar-se.
- Convulsões múltiplas – mais que dois episódios em 24 horas.
- Respiração profunda, respiração acidótica (*estresse respiratório*).
- Colapso circulatório ou choque (pressão arterial sistólica < 70 mmHg em adultos < 50 mmHg em crianças).
- Clínica de icterícia e evidência de disfunção de outro órgão vital – bilirrubina plasmática ou sérica > 50 µmol/L (3 mg/dL) com contagem de parasitas > 100.000/µL.
- Hemoglobinúria.
- Manifestações hemorrágicas espontâneas – incluindo recorrente ou prolongado sangramento do nariz, gengivas ou locais de punção venosa; hematemêse ou melena.
- Edema pulmonar: confirmado radiologicamente, ou nível de saturação de O_2 < 92%, frequência respiratória > 30/min, muitas vezes com tiragem torácica e crepitações à auscultação pulmonar.

Achados laboratoriais

- **Hipoglicemia:** (glucose no sangue ou plasma < 2,2 mmol/L ou < 40 mg/dL).
- **Anemia grave:** concentração de hemoglobina ≤ 5 g/dL ou hematócrito ≤ 15% em crianças <12 anos de idade (< 7 g/dL e < 20%, respectivamente, em adultos) com parasitemia > 10.000/µL.
- **Hemoglobinúria.**
- Hiperparasitemia (> 2%/100.000/µL em áreas de baixa intensidade de transmissão ou > 5% ou 250.000/µL em áreas de alta intensidade de transmissão estável de malária).
- **Insuficiência renal:** creatinina plasmática ou sérica > 265 µmol/L (3 mg/dL) ou ureia no sangue > 20 mmol/L
- **Acidose:** déficit de base > 8 mEq/L ou, se não disponível, um nível plasmático de bicarbonato < 15 mmol/L ou plasma venoso lactato ≥ 5 mmol/L.

Fisiopatologia

Considerando tratar-se de uma doença parasitária que inicia com a inoculação do plasmódio (esporozoíto) na corrente sanguínea, os elementos básicos do ciclo de vida do parasita no hospedeiro são importantes para a compreensão do mecanismo de infecção-doença, seguido de mecanismos fisiopatológicos que conduzem a quadros de gravidade, nomeadamente:[2,9,14]

1. Os esporozoítos inoculados na corrente sanguínea atingem rapidamente o fígado invadindo os hepatócitos amadurecendo para a forma de esquizontes teciduais. Em função da espécie de plasmódio, cada esquizonte produz de 10.000 a 30.000 merozoitos, que são liberados na circulação sanguínea após uma a três semanas, com a ruptura dos hepatócitos (ciclo exo-eritrocítico). Os merozoitos invadem os eritrócitos e evoluem para o estádio de trofozoítos. Estes trofozoítos desenvolvem um processo de multiplicação assexuada por meio da metabolização da hemoglobina eritrocitária e evoluem para o estádio de esquizontes que conduz à ruptura dos eritrócitos (ciclo eritrocítico), libertando mais merozoitos para a circulação, num período variável de 48 horas e 72 horas, reiniciando o processo de reinvasão eritrocitária. Alguns destes trofozoítos diferenciam-se em gametócitos com importância em saúde pública, pois são os responsáveis pela infecção dos mosquitos e continuidade do ciclo de transmissão. A ruptura dos eritrócitos durante a liberação de merozoítos está associada com os sintomas clínicos devido aos seguintes fenômenos:[2,9,15]
2. O metabolismo proteico do parasita a nível intraeritrocitário visando a sua replicação é efetuado com a utilização da hemoglobina por meio da ativação do ciclo de krebs, com aumento do consumo da glicose e das plaquetas, conduzindo à anemia grave, hipoglicemia e trombocitopenia. A hipoglicemia por sua vez, conduz numa primeira fase a acidose láctica e numa segunda fase a alcalose respiratória, produzindo *estresse respiratório*.
3. A hemólise eritrocitária para libertação dos esquizontes, contribui para o agravamento da anemia, da disfunção cardiovascular e respiratória e libertação do pigmento malárico resultante da inativação enzimática do grupo heme (tóxico para a célula).[15]
4. Fenômenos de vaso-oclusão devido a fenômenos de citoaderência dos eritrócitos parasitados e sequestro a nível dos parasitados a nível das vênulas capilares com surgimento de hipoxia e anoxia tissular, isquemia com necrose e hemorragias localizadas, afetando todos os órgãos (cérebro, fígado, pulmões, rins, baço, coração e trato gastrintestinal), conduzindo a uma falência multiorgânica, incluindo insuficiência renal (normalmente pré-glomerular), disfunção hepática com icterícia severa, insuficiência cardíaca global, edema agudo do pulmão, alteração do estado de consciência e coma. Podem surgir situações de hemoglobinúria por fenômenos de hemossiderose.

5. Ativação do sistema imunológico com produção de anticorpos específicos, perturbação na dinâmica das citoquinas, exacerbação da resposta inflamatória e agravamento do quadro clínico.[2,14,15]

Manejo de casos graves/complicados

A malária grave/complicada é uma emergência médica com indicação para vigilância em uma unidade de cuidados intensivos, na maior parte das vezes, para tratamento das complicações. A conduta correta inicia-se sempre por uma avaliação clínica minuciosa.[10-13]

Avaliação clínica

Baseia-se na elaboração adequada da história clínica, a realização de um exame clínico cuidadoso para descartar outras doenças concomitantes, identificação de eventuais complicações, caraterização do nível de gravidade e avaliação laboratorial direcionada. Ter sempre presente que o doente com malária grave e/ou complicada apresenta uma cascata inflamatória acentuada e atingimento multiorgânico. Uma das ferramentas mais simples utilizada para avaliar a necessidade de vigilância em ambiente de cuidados intensivos é o *Sequential Organ Failure Assessment score* (SOFA *score*) que permite identificar a falência múltipla de órgãos e a gravidade de cada uma delas. De acordo com este escore, são avaliadas as cinco falências orgânicas mais graves e que são utilizadas também como prognósticas de mortalidade nas primeiras 24 a 48 horas existindo evidências que a mortalidade aumenta com o número e gravidade das disfunções simultâneas.

A primeira disfunção na malária grave se traduz pela depressão do estado de consciência. O doente com malária cerebral (coma) tem alteração variável do seu nível de consciência, devendo ser avaliado de acordo com a escala de coma de Glasgow nos adultos, e a escala de Blantyre em crianças, em que a profundidade do coma é avaliada pela resposta ocular, verbal e motriz. O início pode ser insidioso ou o quadro pode estabelecer-se de forma brutal por uma convulsão generalizada, seguida de perda de consciência. As convulsões são comuns, tanto nos adultos como nas crianças. Nos adultos, as hemorragias da retina estão associadas com mau prognóstico, e é rara a ocorrência de edema da papila. Ocorre também uma hipertonia do pescoço, mas raramente se verifica rigidez da nuca. São comuns a rigidez da mandíbula e o ranger dos dentes. Podem ocorrer anomalias motoras, tais como rigidez da descerebração, rigidez da descorticação e opistótono, ausência dos reflexos corneanos, alterações do ritmo respiratório, quando presentes são sinais de muita gravidade. Doentes inconscientes devem ser submetidos a uma punção lombar para análise do líquido cefalorraquidiano para exclusão de outras causas, nomeadamente meningite bacteriana. O líquor obtido por punção lombar em uma criança com malária cerebral normalmente apresenta um cor clara, é normotenso, com citose inferior a 10 glóbulos brancos/microlitro e proteinorráquia normal ou ligeiramente aumentada. Se a criança com febre tem perda de consciência após uma convulsão e a recupera ao fim de meia hora, não é muito sugestivo de malária cerebral, sendo provavelmente uma convulsão febril.

A outra disfunção mais frequente na malária grave é anemia e trombocitopenia. A anemia nas crianças constitui a segunda causa de morte. A anemia tem causa multifatorial, mas a hemólise aguda da malária vem agravar a anemia crônica da maior parte das crianças dos países de baixa renda. Felizmente a trombocitopenia, embora quase sempre presente, raramente resulta em manifestações hemorrágicas, mesmo com valores inferiores a $50/10^9$ mL.

A insuficiência renal aguda, muito mais frequente nos adultos, é a terceira disfunção de órgãos mais grave e que implica vigilância estrita numa unidade de cuidados intensivos e muitas vezes tratamento de substituição renal. A presença de oligúria após a correção cuidadosa da desidratação e uma respiração do tipo Kussmaul deve fazer suspeitar desta complicação.[10-13]

Deve-se realçar também a disfunção hepática com o surgimento de icterícia à custa da bilirrubina direta e um componente laboratorial de colestase. Embora não haja indicadores que a relacionem diretamente com a mortalidade, é uma disfunção que raramente surge isolada e, portanto potencia a gravidade da doença.[10-13]

O edema agudo do pulmão é uma complicação da malária mais rara, mas com alto índice de letalidade (superior a 70%). Pode ser uma manifestação precoce ou de instalação súbita, ou surgir vários dias depois do início da quimioterapia, durante o período de recuperação do doente e com diminuição da parasitemia (mais frequente nos adultos). A hiperparasitemia, a insuficiência renal e a gravidez, são elementos favorecedores do desencadeamento de edema pulmonar. Por vezes, surge como uma complicação da anemia, ou consequência de uma sobre-hidratação (pulmão iatrogênico). Na grávida pode instalar-se bruscamente logo após o parto. Habitualmente encontra-se associada hipoglicemia e acidose metabólica.[10-13]

Por fim, o choque é definido como pressão arterial sistólica < 70 mmHg em crianças ou < 80 mmHg em adultos, com evidência de hipoperfusão periférica (frialdade das extremidades com enchimento capilar prolongado). Geralmente é reversível em algumas horas com tratamento adequado, que pode exigir temporariamente a utilização de aminas se não responder a reposição inicial do volume circulante.

A avaliação laboratorial deve incluir a parasitemia, hematócrito e/ou hemoglobina. As disfunções renais e hepática são identificadas pelo doseamento da bioquímica básica, nomeadamente ureia, creatinina, bilirrubina total e indireta e fosfatase alcalina.

A concentração plasmática de bicarbonato ou latato arterial é importante para determinação do grau de acidose. Raramente necessita de estudos de coagulação. Outros estudos podem ser necessários para estabelecer diagnóstico diferencial, tais como as serologias para as hepatites, leptospirose, dengue e hemoculturas. Realizar uma ecografia abdominal pode ser também importante para o diagnóstico diferencial.

Conduta geral/cuidados de suporte

O peso corporal deve ser sempre determinado ou estimado para uma administração adequada de medicamentos e dos fluidos corporais.[10,11,12,16]

- Prevenir, detectar e tratar rapidamente as complicações (convulsões, hipertermia e hipoglicemia).
- Restabelecer o equilíbrio hidroeletrolítico e acidobásico.
- Garantir cuidados especiais de enfermagem (permeabilização das vias aéreas, manter o doente em decúbito lateral, monitorização dos parâmetros vitais, medidas antitérmicas, medidas antiescaras, balanço hídrico, medidas de assepsia).
- Monitorizar a resposta terapêutica, tanto parasitológica (de 6/6 horas nas primeiras 48 horas), como clínica.
- Identificar e tratar precocemente as infecções; se choque – iniciar colheita para hemoculturas e antibioterapia precoce.
- Monitorizar hematócrito, hemoglobina, glicemia, ureia, creatinina, eletrólitos (Na+, K+), ECG, PVC e parasitemia.

Tratamento específico

Considerações gerais

Duas classes de medicamentos estão disponíveis para o tratamento parenteral da malária grave: os derivados da artemisinina (artesunato (EV/IM) ou artemeter (IM)) e os alcaloides da cinchona (quinina e quinidina). Atualmente, os derivados da artemisina constituem a terapêutica de primeira linha no tratamento da malária. O uso do artesunato endovenoso é a principal indicação para o tratamento da malária grave e complicada.[16] Na ausência de artesunato EV pode ser utilizado o artesunato IM. O uso do quinino endovenoso continua a ser utilizado em zonas em que se confirma sensibilidade a esta droga ou não exista disponibilidade ao artesunato. Nesta situação aconselha-se o uso da associação de quinino EV+doxiciclina, sendo que a doxiciclina está contraindicada em gestantes e crianças menores de 8 anos. Nestes casos, a doxiciclina deve ser substituída pela clindamicina. O tratamento parenteral da malária grave deve ser conduzido por um período mínimo de 24 horas. Logo que o doente possa tolerar o tratamento oral passa-se para a administração de um ciclo completo de uma das combinações terapêuticas à base de artimisinina (artesunato + amodiaquina, artemeter + lumefantrina ou di-idroartemisinina + piperaquina).[10-13]

Uso do artesunato

Farmacocinética: o artesunato é rapidamente absorvido, com níveis de picos plasmáticos ocorrendo entre uma hora e meia, duas horas e meia hora depois da administração oral, retal e intramuscular, respectivamente. Isto é quase inteiramente convertido para di-idroartemisinina, o metabólito ativo. A eliminação do artesunato é muito rápida, e a atividade antimalárica é determinada pela eliminação da di-idroartemisinina (aproximadamente meia vida de 45 min). A extensão da ligação de proteínas é desconhecida. Não são necessárias modificações das doses na insuficiência renal ou hepática.

Toxicidade: a artemisinina e seus derivados são seguros e marcadamente bem tolerados. Têm sido reportados ligeiros distúrbios gastrointestinais, sonolência, tinidos, reticulocitopenia, neutropenia, elevação das enzimas hepáticas e anormalidades eletrocardiográficas, incluindo bradicardia e prolongamento do intervalo QT, embora a maioria dos estudos não tenham encontrado quaisquer anormalidades eletrocardiográficas.

Preparação: o artesunato é um derivado éster solúvel na água que está disponível sob a forma de pó. Este pó deve ser dissolvido em 1 mL de bicarbonato de sódio a 5% (normalmente fornecido com o frasco) e agitado durante dois a três minutos. Depois, deve ser diluído em 5 mL de soro glicosado a 5% ou soro fisiológico para uso EV ou diluído apenas em 2 mL para uso IM. Na ampola padrão de 60 mg, cada 1 mL da diluição EV corresponde a 10 mg de artesunato.

Administração: para crianças com mais de 20 kg e adultos, utiliza-se 2,4 mg/kg de peso EV, sendo que a segunda dose deve ser administrada 8 horas após a primeira dose e as demais doses com intervalos de 12 horas. Crianças com menos de 20 kg, aplica-se 3 mg/kg de peso EV, no mesmo esquema.

Uso de artemeter

Eficácia: o artemeter é duas a três vezes menos ativo do que seu principal metabólito di-idroartemisinina. É absorvido e metabolizado em di-idroartemisinina de forma mais lenta que o artesunato, portanto com desvantagens farmacológicas no tratamento da malária grave. O artemeter é dispensado em solução oleosa e deve ser administrado por injeção intramuscular.

Toxicidade: as mesmas das artemisininas.

Administração: a dose inicial de artemeter é de 3,2 mg/kg de peso por via intramuscular. A dose de manutenção é de 1,6 mg/kg de peso por via intramuscular diariamente.

Uso da quinina

Eficácia: a quinina é um esquizonticida potente, de ação rápida, que atinge níveis plasmáticos eficazes entre uma e três horas após a sua administração e uma eliminação total ao fim de 40 horas. Tem uma importante eliminação pelo rim e sofre biotransformação no fígado.

Toxicidade: as reações adversas de maior frequência consistem em vertigens, zumbidos, perda transitória de audição, visão borrosa ou amaurose. Outros efeitos menos frequentes, mas de maior gravidade incluem urticária, asma, trombocitopenia, hemólise, edema das pálpebras e dos pulmões e alterações cardíacas. O efeito colateral mais importante é o da hipoglicemia por hiperinsulinemia provocada pela quinina. Nas grávidas este efeito é muito mais acentuado.

Administração:

Di-idrocloridrato de quinina – via endovenosa:

- Dose de carga“ *loading dose*” – 15 a 20 mg/kg/dose de sal diluídos em 5 a 10 mL/kg de solução salina ou glicosada isotônica (de preferência a glicosada a 5% ou 10%) máximo 500 mL, a correr durante quatro horas – 42 gotas/minuto.
- “Dose de manutenção”– 10 mg/kg/dose de sal, na mesma diluição, repetir de 8/8 horas e correr durante quatro horas.

Obs.: Não deve ser utilizada a dose de carga nas grávidas, devido ao seu efeito hiperinsulinêmico, que agrava ainda mais a hipoglicemia. Ter em atenção, na dose de carga, a possibilidade do seu efeito cardiotóxico. De preferência administrar a dose de carga pela bomba volumétrica, seringa infusora ou sistema de microgotas (pediatria), para minimizar estes efeitos.

Sulfato de quinina – via oral

- Dose: 10 mg/kg/dose de sal via oral de 8/8 horas.
- Dose total nas 24 horas: 30 mg/kg de sal.
- Duração total do tratamento – sete dias

Obs.: Não ultrapassar os 1.800 mg/dia. Pode provocar arritmias graves e/ou parada cardíaca. Se não houver viabilidade para a perfusão, usar a via intramuscular na mesma dose na face anterior da coxa, numa concentração de 60-100 mg/mL, em dois sítios diferentes, para evitar uma injeção de grande volume no mesmo local.

Tratamento das principais complicações

Malária cerebral

É a forma mais frequente e a mais letal. A conduta inclui todos os pontos já definidos na avaliação clínico-laboratorial e no tratamento específico, não devendo ser usado:

- Corticosteroides (↑ hemorragia, prolonga coma, ↑ infecções).
- Outros anti-inflamatórios (↑ hemorragia, acidose).
- Manitol (diurese osmótica e ↑ risco de edema cerebral).
- Ureia (diurese osmótica, ↑ risco de edema cerebral e ↑ transtornos hemorrágicos).
- Dextran de baixo peso molecular (↑ transtornos hemorrágicos por ↓ PLT e ↓ Fibrinogénio, ↑ risco de edema cerebral e anafilaxia).
- Adrenalina (cardiotoxicidade, potencia efeito adverso do quinino).
- Heparina (↑ hemorragia).
- Prostaciclina (↑ transtornos hemorrágicos, vasodilatação, ↓ TA e choque).
- Oxipentoxifilina (↑ transtornos hemorrágicos).
- Oxigênio hiperbárico (↑ risco de hemólise de hemácias parasitadas).
- Ciclosporina (anafilaxia, ↑ risco de infecções, ureia e da creatinina, ↑ TGO, TGP e BT).
- Soros hiperimunes (↑ anafilaxia e ↑ resposta inflamatória).
- Mefloquina (risco de reações neuropsiquiátricas).

Convulsões

- Assegure-se que as vias respiratórias estejam livres e que o doente respire.
- As convulsões devem ser controladas com diazepam administrado por meio de injeções intravenosas lentas (0,25 a 0,5 mg/kg de peso); repetir se for necessário passados 30-60 minutos, mas, em alguns pacientes, esta dose pode provocar uma alteração respiratória grave. Nas crianças, o diazepam é administrado por via retal ou oral de 0,25 a 0,5 mg/kg de peso/por dose ou 0,05 a 0,08 mL/kg/dose (não passar dos 20 mg em 3 doses) ou diazepam 0,2-0,5 mg/kg/peso por dose por via endovenosa. A absorção, por via intramuscular é variável e menos uniforme.

Se as convulsões não cessam, deve-se fazer a impregnação com fenitoína, para estabilização neuronal e proteção cerebral, iniciando-se na dose de 5 mg/kg EV lento durante 20 minutos.

Anemia severa

- Definida por HCT < 20% ou HGB < 5 g/ 100 mL.
- Sangue fresco total – 20 mL/kg ou papa de glóbulos – 10 mL /kg.
- Se função renal preservada, administrar pequenas doses de 20 mg de furosemida EV durante e após a transfusão, para evitar a sobrecarga circulatória.
- Também estão indicados outros antianêmicos por via parentérica (hidróxido de ferro III sacarose), eficazes mesmo com níveis de hemoglobina muito baixos (estudos efetuados pelo Programa de Pesquisa Médica da Comissão Europeia – 1994).

Hipoglicemia

- Glicose no sangue ou plasma < 2,2 mmol/L (< 40 mg/dL).
- Deve ser sempre suspeitada e excluída, sobretudo em casos de coma.
- Administrar dextrose a 50% – 25 a 50 mL (1,0 mL/kg/peso) EV em *bolus*, diluído em igual volume de solução, seguida de dextrose a 20% ou 10% até glicemia > 60 mg/dL e manter a infusão de dextrose a 5% ou 10 %.
- O controle regular da glicemia é importante para prevenir a hipoglicemia severa recorrente.

CIVD (coagulação intravascular disseminada)

- É uma manifestação mais frequente em doentes não imunes.
- Administrar sangue fresco total.
- Se tempo de protombina e de tromboplastina prolongados dar Vit K – 10 mg EV.
- NÃO administrar ácido acetilsalícilico (AAS) nem corticosteroides.

Insuficiência renal

- A insuficiência renal aguda (IRA) geralmente é reversível e mais frequente em adultos.
- Se Na+ urinário ↓ 20 mmol/L e desidratação: corrigir com a perfusão de soro fisiológico, até PVC. → 0 a +5 cmH_2O.
- Se após correção hidroeletrolítica a diurese não for restabelecida, iniciar doses crescentes de furosemida EV lenta 40 mg, 160 mg até 500 mg de 30/30 minutos.
- Se após furosemida a diurese não for restabelecida, administrar dopamina 2,5 a 5 ug/kg/min EV (central) em perfusão
- Se anúria depois da re-hidratação adequada, manifestações de uremia, creatinina > 3,0 mg/d, acidose metabólica, hipercalemia e/ou sinais de sobrecarga hídrica, iniciar imediatamente hemodiálise.

Acidose metabólica

É atribuível à acidose láctica. Deve-se suspeitar de acidose láctica se o intervalo aniônico $[Na^+ + (Cl^- + HCO_3^-)]$ ultrapassar 10 a 12 mEq/L, devendo-se ter atenção essencialmente a sinais clínicos como taquipneia e respiração de Kussmaul.

A correção da acidemia com bicarbonato deve ser tentada apenas se o PH arterial descer abaixo dos 7,10 e só após a correção da hipovolemia e da oxigenação.

Síndrome de estresse respiratório agudo (ARDS)

Iniciar de imediato com ventilação mecânica invasiva (VMI) com parâmetros de proteção alveolar (baixo volume e baixa pressão).

Conclusão

A malária grave e complicada é um importante problema de saúde pública à escala mundial, de grande impacto na morbimortalidade das populações que residem em áreas endêmicas, e em populações não imunes submetidas à picada do mosquito infectado. O seu diagnóstico deve ser o mais precoce possível e o tratamento rápido e adequado, preferencialmente em unidades de cuidados intensivos. O domínio dos mecanismos fisiopatológicos, da conduta terapêutica geral, específica e das complicações permite a prevenção da mortalidade e das sequelas.[10-13]

Referências bibliográficas

1. Schofield L, Grau GE. Immunological processes in malaria pathogenesis. Nat Rev Immunol. 2005;5(9):722-35.
2. Mackintosh CL, Beeson JG, Marsh K. Clinical features and pathogenesis of severe malaria. Trends in Parasitology. 2004;20(12):597-603.
3. Marie C, Pedri WA. Malária – Doenças infecciosas – Manuais MSD edição para profissionais. Disponível em: https://www.msdmanuals.com/pt-pt/profissional/doenças-infecciosas/protozoários-extraintestinais/malária# 2/9
4. Ashley EA, Pyae Phyo A, Woodrow CJ. Malaria. Lancet. 2018;391(10130):1608-1621.
5. Schindler T, Robaina T, Sax J, Bieri JR, Mpina M, Gondwe L et al. Molecular monitoring of the diversity of human pathogenic malaria species in blood donations on Bioko Island, Equatorial Guinea. Malar J. 2019;18(1):9.
6. Arevalo-Herrera M, Duraisingh MT, Smith JD. Investigando a Patogênese da Malária Grave: Uma Abordagem Multidisciplinar e Transomum geographical. A revista americana de medicina tropical e higiene. 2015;93(3 Suppl), 42-56.
7. Jauréguiberry S. "Accès palustre grave" [Malária grave e complicada]. La Revue du praticien vol. 2019;69(2):162-165.
8. Wassmer SC, Grau GE. "Malária grave: o que há de novo na frente da patogênese?". Int J Parasitol. 2017;47(2-3):145-152.
9. White N. The parasite clearance curve. Malaria Journal. 2011;10:278.
10. WHO Guidelines for malaria – 16 February 2021 – World Health Organization (WHO)
11. WHO, World Malaria Report 2021+
12. WHO. Guidelines for the Treatment of Malaria. WHO Guidelines Approved by the Guidelines Review Committee. 3rd ed. Geneva; 2015.
13. WHO, Management of severe malaria: a practical handbook – 3rd edition, 2012.
14. Long CA, Zavala F. Respostas imunes na Malária. Perspectivas de Cold Spring Harbor na medicina. 2017;7(8):a025577.
15. Brejt JA, Golightly LM. "Malária grave: atualização sobre fisiopatologia e tratamento." Opinião atual sobre doenças infecciosas. 2019;32(5):413-418.
16. Dondorp AM, Fanello CI, Hendriksen IC, Gomes E, Seni A, Chhaganlal KD, et al. Artesunate versus quinine in the treatment of severe falciparum malaria in African children (AQUAMAT): an open-label, randomised trial. Lancet. 2010;376(9753):1647-57.

Bibliografia recomendada

Nain M, et al. "Efeitos dos Polimorfismos Genéticos Hospedeiros sobre a Eficácia da Droga radical de Cura da Malária Primaquine." A revista americana de medicina tropical e higiene. 2022;106(3):764-767

Plewesa B, Turner D, Dondorp MAD. Fisiopatologia, apresentação e tratamento de coma e lesão renal aguda complicando a malária falciparum. Opinião Atual sobre Doenças Infecciosas. 2018;31(1) 9-77.

capítulo | 115

Febre Amarela

Marcos Antonio Cavalcanti Gallindo | Rossana Saboya Leitão | Sylvia Lemos Hinrichsen

Introdução

A febre amarela é uma doença infecciosa não contagiosa de etiologia viral causada por um vírus do gênero *Flavivirus*, que cursa com quadro febril agudo e que pode evoluir para o óbito.[1] Faz parte do conjunto de doenças febris hemorrágicas chamadas de arboviroses (doenças transmitidas por artrópodes).[2]

Na natureza, a febre amarela apresenta-se na forma silvestre, mantendo-se em transmissão entre primatas, por meio de mosquitos dos gêneros *Sabethes* e *Haemagogus* (Brasil) e *Aedes* (África), caracterizando uma epizootia.[1]

A febre amarela causou muitas mortes entre o século XVIII e início do século XX nos continentes Africano e Americano, até que o vetor urbano (o mosquito *Aedes aegypti*) foi identificado, e estratégias para seu controle estabelecidas. A introdução da vacina por volta de 1937 junto com o controle do vetor, foram responsáveis pela erradicação da febre amarela urbana no Brasil.[1,2]

Recentemente, novos surtos de febre amarela têm ocorrido em algumas cidades, nos estados do Sul e Sudeste do Brasil, reacendendo a preocupação com esta arbovirose no país e desencadeando novas campanhas de vacinação em massa.[3]

Histórico

Não há relatos de ocorrência de febre amarela nas Américas na era pré-Colombiana. Relatos históricos dão conta de uma epidemia ocorrida na ilha de Hispaniola (Haiti), em 1495, após uma intensa batalha entre europeus e indígenas, com grande número de mortes em ambos os lados. Nesta época, a doença era também desconhecida pelos europeus.[4,5] Por outro lado, documentos maias relatam uma doença grave à qual chamaram "xekik" ou "vômito de sangue". A doença se manifestava em surtos e parecia vir da selva, atingindo a população.[4,5]

Historiadores atribuem a primeira descrição adequada da febre amarela a dois padres Jesuítas chamados Raymond Breton e Du Tertre. Raymond relatou a doença em 1635, na ilha de Guadalupe, descrevendo sintomas como dor lombar, icterícia e vômitos negros. O óbito ocorria em torno do terceiro ao quinto dia. Ele atribuía a doença à derrubada das árvores. Já Du Tertre, em 1640, a chamou de "golpe de barra" em alusão à intensa dor lombar apresentada pelos pacientes. Da mesma forma que Raymond, associou a doença à derrubada das matas e a "vapores venenosos" por elas exalados.[5]

Em 1648 a epidemia conhecida entre os nativos como "pouliccatina" ("coup de barre" em francês) voltou a assolar Guadalupe e também eclodiu no México, em Yucatan, onde o frei Diego Lopez de Cogolludo deixou registros detalhados, com descrição de todos os sintomas apresentados, inclusive mencionando o período de remissão com desaparecimento da febre e aparente melhora clínica, subsequentemente óbito súbito.[5-7]

Para muitos autores ao longo dos anos, a origem da febre amarela era africana por considerarem que o *Aedes aegypti*, transmissor urbano, procedia daquele continente. A descoberta da forma silvestre derrubou esta teoria. A primeira descrição da doença na África, entretanto, data de 1778, no Senegal.[5,6]

A primeira epidemia de febre Amarela do Brasil ocorreu em Recife em 1685. Na época, a origem da doença foi atribuída à África, mas os fatos históricos apontam para as Antilhas, onde um barco procedente da África fez escala antes de vir até Recife. De tão intenso, este surto matou cerca de 600 pessoas em pouco mais de 20 dias. Em 1690, após médicos serem enviados de Portugal, surgiu a primeira campanha de profilaxia: acender fogueiras com ervas aromáticas e tiros de artilharia ao crepúsculo; limpeza das casas, ruas e praias; inspeção de navios e toque de recolher à noite.[5]

Em 1686 eclodiu uma epidemia na Bahia, cujo número de acometidos foi calculado à época em cerca de 25 mil com 900 óbitos. Seguiram-se muitas décadas sem registros adequados de febre amarela no Brasil, apesar de eventuais relatos de possíveis surtos. Voltou a ser descrita na Bahia em 1849 e aparentemente se espalhou de norte a sul do Brasil, eclodindo em quase todas as províncias. Interessante ressaltar que a doença parecia acompanhar os portos. Em 1849 atingiu novamente Pernambuco (indo até o interior) e a seguir, o Rio de Janeiro, com 90.658 pessoas e causando 4.160 óbitos. A partir daí se tornou endêmica. Entre 1850 e 1902, morreram 58.063 pessoas. O maior número de óbitos ocorria entre fevereiro e maio.[5,6]

Após anos de discussão sobre a etiologia, se infecto-contagiosa ou se necessitava de um agente para que ocorresse a transmissão, profissionais da Fundação Rockefeller, em 1927, concluíram que o agente causador da doença era um vírus. Dez anos depois, desenvolveram uma vacina a ser usada em larga escala.[7]

No Brasil, coube a Emílio Ribas e depois a Oswaldo Cruz a liderança na investigação microbiológica e combate à febre amarela, por meio de políticas públicas.[7]

Com o retorno do vetor urbano, o mosquito *Aedes aegypti*, nas várias cidades brasileiras, surgiram condições para nova circulação do vírus em humanos com surtos verificados no Brasil entre 2016 e 2019, em cidades do Sul e Sudeste (predominantemente São Paulo e Minas Gerais), sendo verificada alta mortalidade.[3]

Etiologia

A febre amarela é uma *Arbovirose* (um termo usado pela união das palavras "arthropod-born", para as viroses que são transmitidas por vetores artrópodes), cujo agente etiológico é um vírus que pertence ao grupo dos *Flavivirus*, da família Flaviviridae, do gênero *Flavivirus*. É um vírus RNA de fita única, que funciona como RNA mensageiro. Penetra na célula por fagocitose ou pinocitose, se desloca até a região perinuclear, onde de lá inicia seu processo de replicação, produzindo proteínas estruturais e funcionais. Finaliza seu ciclo nas organelas, retículo endoplasmático e complexo de *Golgi*. Os *Flavivirus* causam duas doenças importantes: a dengue e a febre amarela.[8]

Epidemiologia e modo de transmissão

Há dois tipos epidemiologicamente distintos de febre amarela: a urbana e a silvestre. Na África, os dois tipos estão presentes. Já no Brasil, a febre amarela urbana é considerada erradicada desde a década de 1940, permanecendo apenas os casos de febre amarela silvestre.

A febre amarela urbana é transmitida pelo mosquito *Aedes aegypti*, que é também o transmissor do dengue. Suas larvas se criam em locais onde há depósito de água (caixas d'água, pneus e lixos). Várias têm sido as campanhas contra este vetor, já que o dengue é uma doença de nível epidêmico em quase todo o país. Como é a grande disseminação deste mosquito nas áreas urbanas, as chances de poder haver novos casos de febre amarela urbana se tornam viáveis.

Os mosquitos do gênero *Haemagogus* são o principal transmissor da forma silvestre de febre amarela. Criam-se em depósitos de água da copa das árvores, e infectam o homem que invade o seu *habitat* natural. Geralmente são pessoas do sexo masculino, na idade adulta, vindos de áreas não endêmicas e que vão trabalhar em atividades específicas (construção de estradas, desmatamentos, projetos agropecuários).

Os macacos da região (macacos do "Novo Mundo") é que são os hospedeiros naturais desta forma de doença, e o homem apenas o é por acidente. O Norte (Pará) e o Centro-oeste (Goiás, Mato Grosso e Mato Grosso do Sul) são as regiões onde há predomínio desta forma.

É no período de viremia do paciente que ocorre a contaminação do vetor. Os mosquitos têm o hábito de atacar no crepúsculo e pela manhã. Como a maioria dos indivíduos que trabalham na área de risco se aloja em casas improvisadas e, sem a devida proteção, o risco de transmissão torna-se aumentado.

Atualmente só são notificados os casos de FA silvestre, pela erradicação da forma urbana. Por ser uma doença que na maioria dos casos tem evolução autolimitada, estima-se que para caso notificado, ocorram dez casos que deixam de ser reconhecidos, restando apenas o registro dos casos mais graves; o que sugere afirmar que a taxa de letalidade seja elevada.[8]

Fisiopatologia

O vírus da febre amarela é um arbovírus do gênero *Flavivirus* que é transmitido pela picada de mosquitos pertencentes às espécies *Aedes* e *Haemogogus*. As diferentes espécies de mosquitos vivem em *habitats* diferentes – alguns vivem em torno das casas (domésticos), outros na selva (selvagens) e alguns em ambos os *habitats* (semidomésticos).[9] São documentados ciclos silvestres, intermediários e urbanos no continente africano e ciclos silvestres na América do Sul. Na África, o ciclo silvestre conta com o *Aedes africanos (Stegomyia)* como vetor e primatas não humanos como hospedeiros, diferindo da América do Sul que possui insetos dos gêneros *Haemagogus* e *Sabethes (no Brasil)* como vetores. Nesse caso, a transmissão para humanos ocorre de maneira acidental, por meio da sua presença na mata, onde o vetor se localiza. O ciclo intermediário aparece em regiões de savana em que há ocupação humana, sendo que estes fazem o papel de hospedeiros e os insetos de várias espécies do gênero *Aedes* são os vetores. Na forma urbana, o *Aedes aegypti* é responsável pela infecção do homem.[10-15]

Após a introdução do vírus amarílico na circulação pela picada do transmissor, o vírus em poucas horas atinge os linfonodos regionais e desaparece da circulação nas 24 horas seguintes. Nos linfonodos, o vírus amarílico infecta preferencialmente células linfoides e macrófagos, aí realizando o ciclo replicativo. Posteriormente, com a liberação das partículas virais pelas células, elas são levadas pelos vasos linfáticos até a corrente sanguínea, iniciando o período de viremia, e daí pela via hemática atingem o fígado, rins, pâncreas, baço, medula óssea, coração, músculo esquelético e sistema nervoso central, com maior destaque para as lesões localizadas nos rins e no fígado. O período de viremia varia de acordo com a apresentação clínica, sendo de algumas horas até dois dias nas formas frustras e leves, respectivamente, e de até cinco a sete dias nas formas mais graves. Este período de viremia coincide com o início do período prodrômico da enfermidade e em particular com a febre e constitui a fase em que o sangue humano torna-se infectante para os vetores não infectados.[16,17] As alterações orgânicas são provocadas diretamente por ação viral ou são frutos de reações secundárias à infecção.[16] Quando os casos são graves ou fatais há um comprometimento, em maior ou menor grau, de praticamente todos os órgãos, sendo as alterações observadas com mais frequência hemorragia e congestão vascular intensa.[14,18-20]

Patologia

O fígado, um dos órgãos mais lesados pela doença, apresenta volume pouco aumentado, consistência suave e coloração amarelada, com hemorragias subcapsulares e parenquimatosas.[21] Ao contrário das leves alterações macroscópicas, é no fígado que se localizam as alterações histológicas mais importantes para diagnóstico e compreensão da febre amarela. Dentre estas destacam-se: grande acometimento médio-zonal, esteatose, presença de corpúsculos de Councilman-Rocha Lima e necrose dos hepatócitos. As lesões preferencialmente médio-zonais podem ser explicadas por diversos fatores que incluem os efeitos citopáticos virais diretos nas células hepáticas, respostas celulares por meio de linfócitos TCD4+ e em menor quantidade TCD8+, macrófagos, polimorfonucleares, células *natural killer* e componentes do sistema complemento. A resposta imune inclui também a ação de citocinas, como TGF-b, TNF-a e IFN-g, juntamente com as alterações vasculares (como o baixo fluxo sanguíneo).[22-24] A esteatose está associada ao desequilíbrio do metabolismo lipídico, que se mostra por meio de lesões micro e macrogoticulares, por vezes com aspecto moruliforme, bastante característico da infecção pelo vírus da febre amarela. A grande expressão dos corpúsculos de Councilman-Rocha Lima é muito importante, pois mostra o fenômeno apoptótico ocorrendo em larga escala, como o mecanismo de morte celular preferencial nessa doença, sobrepondo-se à necrose. Estão entre os fatores envolvidos na morte celular programada os ligantes Fas dos linfócitos T citotóxicos, TGF-b, TNF-a, IFN-g e o efeito citopático viral direto.[16] Como foi dito anteriormente, a necrose se expressa em menor quantidade em relação a apoptose, em grupos de hepatócitos e parece estar associada ao infiltrado inflamatório mononuclear encontrado no fígado amarílico. Esse infiltrado, por sua vez, se mostra desproporcional ao grau de envolvimento do parênquima hepático, sendo bastante escasso tanto na região portal quanto no lóbulo.[22,23]

O envolvimento renal é caracterizado por alterações eosinofílicas do epitélio tubular e por alterações adiposas. A albuminúria, característica da febre amarela, geralmente reflete alterações na função glomerular.[22]

O óbito é precedido por desregulação das citocinas com subsequente choque cardiovascular e insuficiência de múltiplos órgãos. Outro fato importante é que o óbito também é precedido por uma *pseudoclearance* viral durante o período de intoxicação, quando os anticorpos neutralizadores precoces são gerados.[16,25]

Diagnóstico clínico

A história de uma viagem a área endêmica, coincidindo com o período de incubação, que em média varia de seis a dez dias, é muito sugestiva para se pensar no diagnóstico.

O início dos sintomas é abrupto, com presença de cefaleia, febre, calafrios, mialgia, ruborização cutânea e sufusão conjuntival. A prostração progressiva é evidente, e muitas vezes é o que chama a atenção do profissional de saúde. Há também tontura, anorexia, fotofobia e sintomas gastrintestinais (náuseas, vômitos e diarreia). Na maioria dos casos, o curso é benigno com remissão dos sintomas em três dias. Há casos que evoluem de forma assintomática.

Dez a vinte por cento dos casos evoluem para a forma grave da doença. Esta surge após um período de dois dias de cura aparente, com piora dos sintomas digestivos (vômitos hemorrágicos, dor abdominal alta e diarreia intensa), surgindo então icterícia e sinais hemorrágicos (equimoses, petéquias, sangramentos em punções venosas periféricas, epistaxes, gengivorragias, melena e metrorragia).

A lesão renal pode elevar os níveis de ureia no sangue, e causar insuficiência renal. Também poderá haver insuficiência hepática, com diminuição do nível de consciência e até coma. O óbito é decorrente da insuficiência múltipla de órgãos.

Como complicações frequentes, ocorre a infecção bacteriana secundária, com evolução para sepse.

Diagnóstico laboratorial

Exames inespecíficos

Hemograma: em geral, há leucopenia (com relativa linfocitose), mas pode haver reversão do quadro para leucocitose, sugerindo infecção bacteriana. Observa-se também trombocitopenia, hemoconcentração (por extravasamento vascular), baixa velocidade de hemossedimentação e plaquetopenia (mantendo-se abaixo de 100.000).

Enzimas hepáticas: a elevação é precoce, atingindo no terceiro dia valores altos (acima de 3.000 para ALT/TGP, que também é maior que AST/TGO).

Bilirrubinas: hiperbilirrubinemia (às custas de indireta).

Fatores de coagulação: alteração do tempo de protrombina, tromboplastina parcial e de coagulação e da atividade enzimática (TP/AE), além de diminuição dos fatores II, IV, VII, VIII, IX e X e fibrinogênio.

Também são observadas alterações da função renal (por lesão), além de presença de proteinúria, hematúria e cilindrúria no sumário de urina.

Exames específicos

Testes sorológicos podem ser usados (fixação do complemento; inibição da hemaglutinação; neutralização e MAC-ELISA, que poderá demonstrar anticorpos IgM na primeira semana de doença).

As amostras deverão ser colhidas entre a fase aguda e a fase de recuperação da doença (14 a 21 dias). A elevação dos títulos de anticorpos em quatro vezes ou mais, confirma a infecção. O fato é que estes testes podem dar reação cruzada com outros *flavivirus*, não sendo testes específicos.

A confirmação, portanto, é feita pelo isolamento viral. Há duas técnicas utilizadas. Na primeira, colhem-se amostras do sangue no período da infecção e inocula-se em células para cultivo, ou em animais, como camundongos e mosquitos. A outra consiste em demonstrar a replicação viral em amostras de células hepáticas, por meio da imunofluorescência indireta e imunoperoxidase.

O isolamento viral é a confirmação etiológica de um caso suspeito, devendo ser realizado, quando possível, até o quinto dia de doença. A detecção de antígenos virais e ou ácido nucleico (imuno-histoquímica e reação em cadeia da polimerase –PCR) viral não faze parte da rotina, sendo realizada em laboratórios de referência.

Exame histopatológico poderá ser feito, em geral, pós-morte, nos casos suspeitos sem comprovação diagnóstica. As alterações hepáticas encontradas caracterizam-se por necrose médio-zonal dos lóbulos hepáticos, esteatose e degeneração eosinofílica dos hepatócitos, permeados por pequena reação inflamatória.[8]

Diagnóstico diferencial

Várias doenças fazem diagnóstico diferencial com a febre amarela (**Quadro 115.1**). A principal delas é a malária, tanto pelos sinais clínicos iniciais, quanto pela epidemiologia/geografia da doença. O quadro agudo é semelhante, porém no decorrer desta doença, se verifica anemia sem hemorragias, esplenomegalia, e transaminases baixas, o que difere da febre amarela. Mesmo assim, há de ser colhida, obrigatoriamente, a lâmina para o exame de gota espessa seriada ao longo da doença. A finalidade deste é, não só para afastar o diagnóstico, mas também para confirmar uma concomitância das duas doenças, o que é possível.

A leptospirose é um dos mais importantes diagnósticos diferenciais pela sua semelhante apresentação clínica, com início abrupto, febre, mialgias, icterícia e insuficiência renal. No entanto, os exames laboratoriais evidenciarão: velocidade de hemossedimentação (VHS) elevada, leucocitose com neutrofilia e desvio à esquerda e transaminases apenas discretamente elevadas.

A dengue e outras febres hemorrágicas (FH) são indistinguíveis inicialmente, e os quadros hemorrágicos geram confusão diagnóstica (**Quadro 115.1**). Nas FH viróticas (outras flaviviroses, arenaviroses, filoviroses e bunyaviroses), a distribuição geográfica é limitada para a maioria dessas doenças, tendo que apresentar história de viagem ao exterior para se dirigir ao diagnóstico. Além disso, os transmissores dessas doenças são, na sua quase totalidade, roedores (por meio de suas excretas) e carrapatos – podendo ocorrer em algumas delas a transmissão entre humanos

Quadro 115.1. Diagnóstico diferencial da febre amarela e outras febres hemorrágicas/viroses

Febre amarela	Leptospirose	Dengue "clássica"	
• Febre • *Rash* cutâneo ausente • Icterícia, epistaxe, gengivorragia • Pode haver bredicardia • Leucopenia, plaquetas normais ou diminuídas • Hemoconcentração • Bilirubinemia e aumento de ALT (TGP) *	• Febre • *Rash* cutâneo (pode estar presente) • Dor em panturrilhas • Icterícia/hematúria • Leucocitose com desvio à esquerda • Plaquetopenia (rara) • Bilirrubinemia e aumento de ALT (TGP)*	• Febre • *Rash* cutâneo pruriginoso (50%) • Fenômenos hemorrágicos (petéquias, gengivorragias, epistaxes) • Diarreia (48%) • Leucopenia e linfocitose • (fase precoce – leucocitose) • Hemoconcentração • Hipoalbuminemia • Aumento de transaminases • Mac-Elisa IgM + (após 12 dias da doença) • Título bastante elevado de IgG, sugestivo de reinfecção	
Meningococcemia	**Rubéola**	**Malária****	**Resfriado comum**

• Febre
• *Rash* cutâneo (eritematoso/ macular que evolui para petéquias)
• Rigidez de nuca, Kernig +, convulsões, sonolênica
• Leucocitose com neutrofilia
• Pleocitose no LCR*
	• Febre
	• *Rash* cutâneo (máculo papular, claro, não aditivo)
	• Linfadenomegalia
	• Artralgia
	• Leucopenia
	• Plaquetas normais
	• IMF – IgM positiva para rubéola
		• Febre alta (38,5 a 41°C)
		• *Rash* cutâneo ausente
		• Anemia
		• Icterícia
		• Esplenomegalia
		• Glomerulopatia
		• Plaquetopenia
		• Leucograma normal ou alterado
		• Formas graves:
		  • Hemorragias, petéquias, CIVD*
		  • Edema agudo de pulmão, SARA*
			• Febre
			• *Rash* cutâneo ausente
			• Rinorrria
			• Espirros
			• Leucopenia
			• Plaquetas normais

*ALT: alanina aminotransferase; TGP: transaminase glutâmico-pirúvica; IMF: imunofluorescência; LCR: líquido cefalorraquidiano; CIVD: coagulação intravascular disseminada; SARA: síndrome da angústia respiratória aguda; ** A malária por *P. falciparum* deve ser sempre considerada como grave ou potencialmente grave em pacientes não imunes.

Fonte: Adaptado de Hinrichsen SL. DIP – Doenças Infecciosas e Parasitárias. 1st ed. Rio de Janeiro: Guanabara Koogan; 2005. 1098 p.

(contato com sangue ou secreções dos infectados). São exemplos de FH virais: hantavírus, FH de Lassa, de Omsk, do Congo-Criméia, Boliviana, Venezuelana, Argentina, do vírus Sabiá (Brasil), entre outros.

As formas de hepatite viral devem ser pensadas. Apesar de cursar com icterícia e lesão hepática, seu início é insidioso e não há dano renal. O diagnóstico se confirma com os marcadores virais.

As rickettsioses (tifo endêmico, tifo epidêmico, febre "Q" e febre maculosa) causam quadro clínico semelhante. Algumas vezes, o que vai diferenciar é a presença de *Rash* maculopapular, e os testes imunológicos específicos.[8]

Tratamento

Não existem antivirais específicos disponíveis contra a febre amarela. O tratamento é feito apenas com os cuidados de suporte incluindo analgésicos, antitérmicos e antieméticos.[16,26]

A doença é autolimitada e os quadros leves e moderados evoluem para cura espontaneamente. Nos casos mais graves, deve ser evitado o uso de medicamentos que podem provocar hemorragias, como, por exemplo, os salicilatos. Dessa forma, prefere-se utilizar a dipirona, o paracetamol e seus derivados.[9,16]

Terapia de suporte

Os pacientes devem ser hospitalizados para receber cuidados de suporte e ficar em observação, sempre que possível. Envolve repouso, manutenção nutricional e prevenção da hipoglicemia; utilização de sucção nasogástrica para evitar distensão gástrica e broncoaspiração; administração de protetores de lesão aguda de mucosa gástrica para evitar sangramento (antagonistas H2 ou inibidores de bomba de prótons); tratamento da hipotensão com ressuscitação hídrica e medicamentos vasoativos; fornecimento de oxigênio; correção da acidose; tratamento de complicações hemorrágicas com plasma fresco congelado; tratamento da insuficiência renal com hemodiálise; e tratamento de infecções secundárias com antibioticoterapia de amplo espectro. Antipiréticos/analgésicos são recomendados para dor e febre; no entanto, anti-inflamatórios não esteroidais (AINEs), inclusive a aspirina, devem ser evitados em função do aumento do risco de sangramento nesses pacientes.[1,16]

Pacientes em estado crítico (ou seja, aqueles com insuficiência de múltiplos órgãos, complicações hemorrágicas graves e/ou hipotensão refratária) necessitam ser monitorados em unidades de cuidados intensivos.[16]

Os pacientes devem ser isolados/protegidos contra a exposição adicional ao mosquito (por exemplo, não se expondo ao ar livre) por até 5 dias após o início da febre para romper o ciclo de transmissão.[27]

Os critérios de alta são:

- Após dez dias de doença, para pacientes sem febre nas últimas 24 horas, com aspectos clínicos melhorados e exames laboratoriais com índices decrescentes das transaminases e estabilização das plaquetas.
- Ou após três dias sem febre independente do tempo de doença, com índices decrescentes das transaminases e estabilização das plaquetas. Orientar, caso os sintomas voltem, retornar ao posto de atendimento.

Pode-se observar um período de convalescença de até oito semanas, com recuperação gradual das atividades habituais. Não há necessidade de vacinação no futuro.[1]

Prevenção

Vacinação

A vacinação é o meio mais importante para evitar a febre amarela. Nas zonas de alto risco, onde a cobertura vacinal é baixa, o reconhecimento e o controle rápido dos surtos, usando a vacinação em massa, é fundamental para evitar as epidemias. É importante vacinar residentes ou viajantes das áreas de risco, para evitar a transmissão. Os viajantes devem ser vacinados pelo menos dez dias antes da viagem.

A vacina da febre amarela, disponível no Brasil, consiste em vírus vivos atenuados. É segura e uma dose única confere proteção para toda a vida contra a doença, não sendo necessária uma dose de reforço.[1]

São raros os relatos de efeitos secundários graves da vacina da febre amarela. As taxas de eventos adversos graves depois da vacinação, quando a vacina ataque o fígado, rins ou sistema nervoso, obrigando a hospitalização, estão entre 0,4 e 0,8 por 100 mil pessoas vacinadas.[9]

O risco é maior para as pessoas com mais de 60 anos de idade e para quem tiver imunodeficiência grave devido a HIV/AIDS sintomática ou outras causas, ou com problemas do timo. As pessoas com mais de 60 anos de idade devem receber a vacina após cuidadosa avaliação da relação risco-benefício.[1,9]

Habitualmente são pessoas excluídas da vacinação:

- Bebês com menos de 9 meses, exceto durante uma epidemia, situação em que os bebês entre 6 a 9 meses, em zonas onde o risco de infecção é elevado, também devem ser vacinados.
- Mulheres grávidas – exceto durante um surto de febre amarela, quando o risco de infecção é elevado.
- Pessoas com alergias graves à proteína do ovo.
- Pessoas com imunodeficiência grave de qualquer natureza (imunossupressão terapêutica, portadores de HIV, câncer, transplantados de órgãos, doença pregressa do timo).[1,9]

Referências bibliográficas

1. Brasil. Ministério da Saúde. Secretaria de Atenção à Saúde. Febre amarela: guia para profissionais de saúde. 2017. 67 p.
2. Urquidi DA, Araújo ESO, Yamada MST, Costa ZGA. Manual de Vigilância Epidemiológica de Febre Amarela. Funasa [Internet]. 2004;63.

3. Brasil M da S. Monitoramento do período sazonal da Febre Amarela – Brasil 2017/2018. Inf Epidemiológico – SVS – Ministério da Saúde. 2019.
4. Franco O. História da Febre-Amarela no Brasil. 1969;212.
5. Franco O. História da febre-amarela no Brasil. Rev Bras Malariol Doencas Trop. 1969.
6. Benchimol JL. História da febre amarela no Brasil [Internet]. Vol. 1, História, Ciências, Saúde-Manguinhos. 1994. p. 121-4.
7. Ferreira KV, Rocha KC, Caputto LZ, Fonseca ALA, Fonseca FLA. Histórico da febre amarela no Brasil e a importância da vacinação antiamarílica. Arq Bras Ciências da Saúde.2011.
8. Hinrichsen SL. DIP – Doenças Infecciosas e Parasitárias. 1st ed. Rio de Janeiro: Guanabara Koogan; 2005. 1098 p.
9. World Health Organization. WHO Factsheet Vector-borne diseases. Factsheet number 387. 2014.
10. Shannon RC, Whitman L FM. Yellow Fever Virus In Jungle Mosquitoes. Science (80-). 1938;88:110-1.
11. Massad E, Coutinho FAB, Burattini MN, Lopez LF. The risk of yellow fever in a dengue-infested area. Trans R Soc Trop Med Hyg. 2001.
12. Vasconcelos PFC, Luna EJ, Galler R, Silva LJ, Coimbra TL, Barros VLRS, et al. Serious adverse events associated with yellow fever 17DD vaccine in Brazil: A report of two cases. Lancet. 2001.
13. Oliveira GS, Sepeda IV., Couto AARA. Epidemiologia Da Febre Amarela No Estado Do Pará, 1989-1998. Rev Para Med. 2000;14:8-15.
14. Quaresma JAS. Arboviroses Da Amazônia: Estudo Do Mecanismo De Morte Celular E Da Resposta Fenotípica Do Hospedeiro Na Febre Amarela. Universidade de São Paulo; 2003.
15. Barrett ADT, Higgs S. Yellow Fever: A Disease that Has Yet to be Conquered. Annu Rev Entomol. 2007.
16. Monath TP. Yellow fever: An update. Lancet Infectious Diseases. 2001.
17. Vasconcelos PFC. Febre Amarela. Sociedade Brasileira de Pediatria. Rio de Janeiro; 2000.
18. Elton NW, Romero A. Clinical Pathology Of Yellow Fever. Am J Clin Pathol. 1955;25:135.
19. Ricosse JH, Loubiere R, Albert Jp, Ette M RF. Anatomo-Patological Diagnosis Of Yellow Fever. Ann Anat Pathol. 1972;17:21-38.
20. Strano AJ, Dooley JR. Yellow Fever And Its Histopatological Differential Diagnosis. Am Regist Pathol. 1974;Syllabus Li5274.
21. Klotz O, Belt TH. The Pathology Of Liver In Yellow Fever. Am J Pathol. 1930;6:663-87.
22. Quaresma JAS, Pagliari C, Medeiros DBA, Duarte MIS, Vasconcelos PFC. Immunity and immune response, pathology and pathologic changes: Progress and challenges in the immunopathology of yellow fever. Reviews in Medical Virology. 2013.
23. Quaresma JAS, Barros VLRS, Pagliari C, Fernandes ER, Guedes F, Takakura CFH, et al. Revisiting the liver in human yellow fever: Virus-induced apoptosis in hepatocytes associated with TGF-β, TNF-α and NK cells activity. Virology. 2006.
24. Quaresma JAS, Barros VLRS, Pagliari C, Fernandes ER, Andrade HF, Vasconcelos PFC, et al. Hepatocyte lesions and cellular immune response in yellow fever infection. Trans R Soc Trop Med Hyg. 2007.
25. Franz DR, Jahrling PB, McClain DJ, Hoover DL, Byrne WR, Pavlin JA, et al. Clinical recognition and management of patients exposed to biological warfare agents. Clinics in Laboratory Medicine. 2001.
26. Monath TP. Treatment of yellow fever. Antiviral Research. 2008.
27. Da Costa Vasconcelos PF. Febre amarela. Rev Soc Bras Med Trop. 2003;36(2):275-93.

capítulo | 116

Febres Hemorrágicas Virais Letais: Abordagem e Cuidados Especiais no Tratamento

Gerson Luiz de Macedo | Daniel Nobrega Medeiros

Introdução

A expressão febres hemorrágicas virais letais refere-se a doenças de manifestação sistêmica, aguda, que envolvem além de febre, uma constelação de sinais e sintomas não específicos. É comum surgirem sinais de extravasamento de líquido capilar, sangramento e choque. A fisiopatogenia desses sinais pode estar associada à inflamação com vasodilatação, discrasia sanguínea e acometimento do inotropismo cardíaco. Os vírus causadores dessas doenças encontram-se amplamente espalhados na natureza, sendo mosquitos, roedores e morcegos, reservatórios de grande parte deles.[1]

As febres hemorrágicas virais (FHV) ocorrem em, praticamente, todo o mundo, e são causadas por vírus de RNA pertencentes a quatro famílias:

- *Flaviviridae* responsáveis por febre hemorrágica de Omsk, febre da floresta de Kyasanur e febre amarela.
- *Bunyaviridae* responsáveis por febre hemorrágica do Congo e da Criméia, febre do Vale Rift, febre hemorrágica com síndrome renal por hantavírus e síndrome pulmonar e doença cardiovascular por hantavírus.
- *Arenaviridae* responsáveis por febres hemorrágicas dos vírus Junin, Machupo, Guanarito e Sabiá, na América do Sul, e do vírus Lassa, na África.
- *Filoviridae* responsáveis por febres hemorrágicas dos vírus Marburg e Ebola.

São zoonoses, que têm reservatórios de vírus em animais, potencialmente graves e de alta letalidade. Podem produzir distúrbios hemorrágicos, síndromes do extravasamento de fluidos, com ou sem dano capilar, e acometem, comumente, fígado, rins e sistema nervoso central.[2] No **Quadro 116.1**, podemos observar, que, os principais agentes causadores das FHV, podem ser arbovírus (*Artropode Borne Virus*) ou terem outro reservatório animal.[1]

Principais febres hemorrágicas virais no Brasil

As febres hemorrágicas por vírus são zoonoses, em sua maioria, associadas a animais silvestres, como primatas, roedores e morcegos. A transmissão viral para o homem dá-se pela picada de artrópode infectado, pela inalação de partículas da excreta de roedores infectados ou pela ingestão de alimentos, como carnes e frutas, contaminados pelo vírus.[1,2]

Os vírus causadores mantêm-se na natureza em ciclos zoonóticos complexos e mostram-se adaptáveis a novas situações, contra as quais respondem de maneira eficiente, criando ciclos e produzindo mutantes virais. Alguns desses vírus passaram a incluir o homem em seus ciclos mantenedores, utilizando vetores antropofílicos na transmissão. Este é o caso do vírus da dengue, que de ciclo ancestral no

Quadro 116.1. Principa is febres hemorrágicas virais (FHV)

Arboviroses				**Não arboviroses**		
Flaviviroses	*Bunyaviroses*		*Reoviroses*	**Viroses por morcego**	**Viroses por roedores**	
• Mosquito: dengue e febre amarela	• Mosquito: febre do Rift Valley	• Carrapato: febre Crimeia-Congo	• Carrapato: febre do carrapato de Colorado	• Filoviroses: Ebola e Marburg	• Bunyaviroses: Hantavírus	• Arenaviroses: febre Lassa, febre Sulamericana

Fonte: Adaptado de Meltzer E. Arboviruses and Viral Hemorrhagic Fevers (VHF). Infect Dis Clin N Am. 2012;26:479-496.

sudeste asiático, envolvendo primatas e mosquitos da mata, evoluiu para um ciclo urbano, no qual o homem virêmico infecta o mosquito *Aedes aegypti*, que transmite o vírus a outros seres humanos.[2]

Entre as doenças de notificação compulsória no Brasil, as febres hemorrágicas são entidades de difícil diagnóstico e estão associadas a altas taxas de mortalidade e baixa notificação.[3]

A ocorrência nos últimos anos de surtos epidêmicos em áreas endêmicas dessas doenças, a emergência ou reemergência das mesmas em outras áreas, e o risco de expansão para novas regiões, têm aumentado os esforços dirigidos ao combate a vetores e estudos mais aprofundados de doenças como dengue, febre amarela, hantavirose, leptospirose, meningite meningocócica, febre Tifoide e Malária.[1]

No Brasil, são observadas, mais comumente, três tipos de febres hemorrágicas por vírus:

- Febre amarela.
- Febre hemorrágica por arenavírus.
- Síndrome pulmonar e cardiovascular por hantavírus.[1]

Abordaremos, a seguir, essas principais doenças encontradas no Brasil, com exceção da dengue, que terá um capítulo exclusivo. Em seguida, abordaremos as doenças mais atípicas e específicas.

Febre amarela

O vírus da febre amarela bem como o vírus da dengue está incluído entre os 70 agentes que compõem o gênero *Flavivirus* da família Flaviviridae. Estes são vírus de formato esférico, com aproximadamente 50 nm de diâmetro, envelopados e com projeções na superfície, as espículas, que correspondem às proteínas do envelope (E) e da membrana (M). O genoma dos *Flavivirus* é constituído por RNA de fita simples, linear, de polaridade positiva e que, em 10 genes, codifica três proteínas estruturais (do core-C, M e E) e sete não estruturais (NS1, NS2a, NS2b, NS3, NS4a, NS4b e NS5).[4] O vírus da febre amarela, para se manter na natureza sofre grande pressão seletiva e responde a esta com uma enorme capacidade de adaptação. Supõe-se que este vírus, após introduções nas Américas, a partir da África, causando epidemias urbanas transmitidas por *Aedes aegypti*, adaptou-se a um novo ciclo, silvestre, envolvendo macacos americanos e mosquitos Haemagogos, e se mantem hoje como uma zoonose de primatas.[5]

Os Haemagogos habitam a copa das árvores e sugam primatas. O homem adquire febre amarela ao penetrar no nicho ecológico desta arbovirose. Entretanto, existe o ciclo urbano da febre amarela, não observado no Brasil há mais de 60 anos, que possui como vetor o *Aedes aegypti* e tem no homem seu próprio reservatório.[5] No homem, após inoculação pelo mosquito, o vírus da febre amarela infecta e se multiplica em células dendríticas epidérmicas, fibroblastos, miócitos estriados e macrófagos de linfonodos regionais. Produz uma pequena viremia e o vírus se espalha por todo o organismo atingindo fígado, principal órgão-alvo da infecção, baço, rins, medula óssea e músculos cardíacos e esqueléticos. Entretanto, o escasso fenômeno inflamatório associado à necrose médio-zonal e a presença dos corpúsculos de Councilman – Rocha Lima em hepatócitos, sugere que estas células morrem principalmente por apoptose. Isto é corroborado pela presença de altos teores de TGF-β, citocina de ação anti-inflamatória e indutora de apoptose, no tecido hepático.[5]

A patogênese da lesão renal, apesar da presença viral no local, não está bem definida. Oligúria tem sido associada à redução do fluxo sanguíneo renal, por diminuição do débito cardíaco. A necrose tubular aguda, de aparecimento tardio no curso da infecção, deve resultar do colapso circulatório generalizado na forma grave da doença.[6]

Nos casos graves de febre amarela, o dano endotelial, a microtrombose, a coagulação intravascular disseminada (CIVD), a anoxia tissular, a oligúria e o choque devem-se a um desequilíbrio nos níveis de TNF-α e de outras citocinas produzidas por macrófagos, bem como à ação de células T citotóxicas.[5,6]

Hemorragias na febre amarela ocorrem por síntese hepática diminuída de fatores de coagulação vitamina K dependentes. Também, a CIVD e a função plaquetária alterada contribuem para as hemorragias dos casos graves de febre amarela. Ao choque sucede-se a falência de múltiplos órgãos.[6]

O espectro clínico da infecção por vírus da febre amarela varia de quadros assintomáticos, que ocorrem na metade dos infectados, a formas leves ou moderadas com doença febril não específica ou mesmo acompanhada de icterícia, em 30% dos casos. As formas ictéricas graves ocorrem, em cerca de, 20% das infecções. Dentre essas últimas, observam-se formas malignas e de alta letalidade com icterícia, disfunção de múltiplos órgãos e hemorragias.[5]

O quadro típico ocorre, após incubação de três a seis dias, com início abrupto de febre, calafrios, cefaleia intensa, dor lombossacral, mialgia generalizada, anorexia, náuseas, vômitos, bradicardia, hemorragia gengival ou epistaxe. Esse período de infecção dura aproximadamente três dias e cursa com viremia. Pode seguir-se um período de remissão em que melhoram os sintomas por cerca de 24 horas. Então, nos quadros graves, reaparecem febre com vômitos mais frequentes, epigastralgia, prostração e icterícia, caracterizando o período de intoxicação, fase em que a viremia já não é detectada, e surgem os anticorpos neutralizantes. Acompanha o quadro, a diátese hemorrágica com hematêmese (vômito negro), melena, metrorragia, petéquias, equimoses e sangramento de mucosas. A desidratação deve-se aos vômitos e às perdas insensíveis aumentadas. A disfunção renal é marcada por albuminúria e oligúria. Observa-se ainda, leucopenia, elevação da bilirrubina e transaminases séricas, trombocitopenia, tempos de protrombina e coagulação prolongados e alterações do segmento ST-T no eletrocardiograma. A letalidade é de 20% a 50% dos casos graves, geralmente entre o sétimo e o décimo dia de doença. Piora da icterícia, hemorragias, taquicardia, hipotensão, oligúria, azotemia precedem o óbito, bem como hipotermia, agitação, delírios, soluços incoercíveis, hipoglicemia, estupor e coma, sinais que apontam para o êxito letal. Nos sobreviventes, a convalescença costuma ser prolongada, com profunda astenia que perdura por até duas semanas. Enzimas hepáticas podem permanecer elevadas por até dois meses.[7]

O diagnóstico específico da febre amarela é feito por isolamento viral resultante da inoculação de sangue do paciente em culturas celulares ou em camundongos recém-nascidos. Pode-se detectar, como método rápido, presença de genoma do vírus por reação em cadeia da polimerase precedida por transcrição reversa do RNA viral (RT-PCR). Em casos fatais, evidencia-se a presença de antígenos virais no fígado por imuno-histoquímica. Após cinco dias de doença, pode-se realizar diagnóstico sorológico por teste de inibição da hemoaglutinação (HAI) ou neutralização. Porém, mais útil e rápida é a detecção de anticorpos IgM específicos pelo teste imunoenzimático ELISA.[5]

Não existe droga antiviral para tratamento da febre amarela. A ribavirina e o interferon-γ já foram experimentados sem resultados satisfatórios. Assim, o tratamento desta doença baseia-se nos cuidados de suporte em terapia intensiva com a correção da hipotensão, bem como do distúrbio acidobásico. Nas formas leves ou moderadas faz-se apenas tratamento sintomático da febre, cefaleia, mialgias e artralgias evitando-se salicilatos, que podem causar hemorragias digestivas altas e acidose.[5-7]

Embora a zoonose, febre amarela silvestre, não possa ser controlada, casos humanos podem ser evitados pelo uso da vacina 17D. Também, é importante prevenir o aparecimento de surtos de febre amarela urbana e para tanto, além do uso da vacina, deve-se combater a infestação por *Aedes aegypti*, com eliminação de criadouros e uso de inseticidas. A vacina da febre amarela 17D, de vírus atenuado, é altamente imunogênica, segura, efetiva e está indicada para indivíduos com mais de 6 meses de idade, sendo ministrada em dose única, por via parenteral e com reforço a cada 10 anos. Esta vacina é parte rotineira do Programa Nacional de Imunização nas zonas endêmicas, de transição e de risco potencial. É recomendada a todas as pessoas que se deslocam à zona endêmica. A proteção vacinal é próxima de 100% e menos de 10% dos vacinados têm efeitos colaterais como cefaleia e mal-estar geral. Sendo vacina de vírus atenuado, não deve ser usada em imunodeficientes, incluindo os infectados pelo HIV e os usuários de drogas imunossupressoras. Nos últimos anos, o surgimento de casos de febre amarela próximos às regiões mais povoadas do país levou as autoridades de saúde pública a indicarem vacinação em massa, e cerca de 60 milhões de pessoas foram vacinadas. Ocorreram então quatro casos fatais de doença multissistêmica devida à vacinação antiamarílica, três indivíduos do sexo feminino e um do masculino, com idades entre 4 e 22 anos. Os casos foram comprovadamente causados pelo vírus vacinal que não sofreu qualquer mutação justificadora para ação virulenta. As vítimas eram indivíduos, aparentemente imunocompetentes, que tiveram febre amarela grave e foram a óbito em quatro a seis dias de doença. Estas mortes levaram o Ministério da Saúde a refrear a vacinação em massa.[8]

Na **Figura 116.1**, podemos verificar o mapa brasileiro, de 2021-2022, fornecido pelo Ministério da Saúde do Brasil, para identificação de quatro áreas de acometimento de febre amarela.

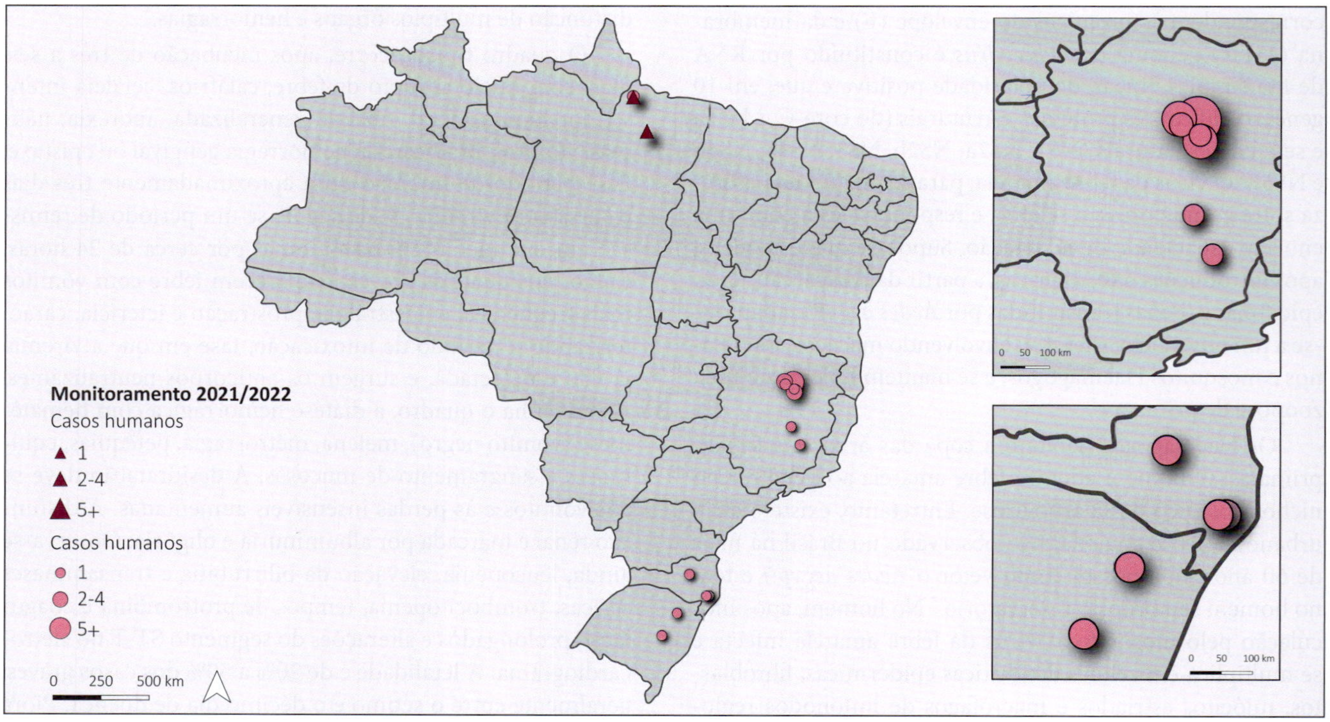

Figura 116.1. Áreas conforme casos novos de febre amarela por semana epidemiológica entre 2021-2022.
Fonte: Ministério da Saúde/SVS 2023.

Febre hemorrágica por arenavírus

No sorogrupo Tacaribe do gênero *Arenavirus* dos *Arenaviridae* estão incluídos os vírus Lassa, Junin, Machupo, Guanarito e Sabiá, causadores de febres hemorrágicas, bem como outros, como o Tacaribe e o Amapari, que aparentemente não causam doença humana. O nome arenavírus deve-se à presença de conteúdo arenoso nas partículas virais em fotos de microscopia eletrônica. Posteriormente, descobriu-se que este material eram ribossomas, roubados a célula que originou estes vírus. Os arenavírus medem aproximadamente 100nm e possuem envelope com projeções em superfície que correspondem às glicoproteínas GP1 e GP2, ligantes virais a superfície celular. Contém, internamente, uma fita simples de RNA dividida em 2 segmentos circularizados (S e L) e envoltos pela proteína NP do nucleocapsídio. Ligada aos segmentos genômicos encontra-se a polimerase de RNA denominada L. O segmento L contém 2 genes, L e Z (que codificam proteína ligada à maturação viral) separados por uma alça de RNA. O segmento S inclui os genes de GPc, poliproteína que, ao ser clivada, origina GP1 e GP2, e NP, separados por uma alça de RNA. A transcrição dos RNAs virais é do tipo ambisense. No caso de S, é necessária a transcrição de um RNAm para a tradução a NP e a transcrição de um RNA complementar com transcrição em RNAm para haver a tradução de GPc.[9]

Arenaviroses são zoonoses de roedores. No caso dos vírus Junin e Machupo são reservatórios virais o *Callomys musculinus* e o *Callomys callosus* respectivamente. Não se conhece o roedor reservatório do vírus Sabiá. Acredita-se que as infecções por estes vírus ocorram por inalação de poeiras contendo excretas de roedores infectados. Relatos de transmissão pessoa a pessoa são associados a contato próximo ou prolongado com pacientes.[10]

As febres por arenavírus levam a extravasamento capilar e alterações hemorrágicas por mecanismo imunopatológico pouco conhecido. Após incubação de 10 a 14 dias, surge doença febril de início insidioso com mal-estar, lombomialgias, dor epigástrica e retro-orbital, tonturas, fotofobia e constipação. Após quatro a cinco dias, a doença se agrava com síndrome vascular, doença neurológica e hepatite. Nesta fase, o paciente apresenta-se com prostração extrema, dor abdominal, hiperemia conjuntival, rubor em face e tronco, hipotensão ortostática, hemorragia petequial, conjuntival e de mucosas, hematúria, vesículas em palato, linfadenopatia generalizada e encefalite. A síndrome de extravasamento capilar causa pulso fino e choque, acometimento pulmonar e edemas, principalmente em face e região cervical, bem como eleva o hematócrito. Também, surge leucopenia com linfocitopenia e trombocitopenia. A doença neurológica produz hiporreflexia, tremores e outras alterações cerebelares. Convulsões e coma sinalizam mal prognóstico. Os dois casos de infecção fora de laboratório pelo vírus Sabiá, um deles ocorreu no interior de São Paulo, com trabalhador que manuseava armazenamento de sacas de café, foram fatais. Observa-se viremia por uma a três semanas em sobreviventes de arenavirose.[11]

O diagnóstico específico de infecções por arenavírus é feito por isolamento viral inoculando o sangue de caso suspeito em camundongos ou cultura celular de mamíferos. As células se infectam e propagam o vírus, permitindo, após alguns dias, a sua identificação. Como método diagnóstico rápido, pode-se detectar o genoma destes vírus por RT-PCR, o que, por sequenciamento nucleotídeo, facilita identificar o vírus detectado. Em casos fatais, pode-se observar antígenos virais em diferentes órgãos, por imuno-histoquímica. O diagnóstico sorológico é comumente realizado por detecção de anticorpos IgM específicos em teste de imunofluorescência indireta utilizando, para tanto, células infectadas como antígeno. Também, o Mac-ELISA pode ser usado.

O tratamento dos pacientes deve ser realizado em condição de isolamento respiratório. Tem-se utilizado a droga Ribavirina, que reduziu letalidade da febre de Lassa de 55% para 5%, quando iniciada antes de sete dias da doença. A Ribavirina deve ser utilizada por via intravenosa, nas doses de 30 mg/kg de 6/6 h, por seis dias, 15 mg/kg de 6/6 h, por quatro dias e 8 mg/kg de 8/8 h, por seis dias. Entretanto, a droga para uso parenteral não está disponível no Brasil. Completam o tratamento cuidados hemodinâmicos e ventilatórios em unidade de terapia intensiva (UTI). Ainda, descrevem-se casos de febre de Lassa e Junin em que a imunização com soro de convalescente reduziu a letalidade de 16% para 1%. A prevenção de arenavirose na Argentina tem sido feita pelo uso da vacina de vírus Junin atenuado, com mais de 170 mil vacinados. Sabe-se que esta vacina, também, confere anticorpos neutralizantes para o vírus Machupo e possivelmente, teria o mesmo efeito para o vírus Sabiá. Se confirmada esta capacidade imunizante, a vacina de Junin poderia ser utilizada em comunidades acometidas por vírus Sabiá.[12]

Síndrome pulmonar e cardiovascular por hantavírus

As hantaviroses são zoonoses de roedores que ocorrem em quase todo o mundo. São conhecidas 2 doenças humanas associadas à infecção por hantavírus: a febre hemorrágica com síndrome renal, que ocorre na Ásia e Europa e a síndrome pulmonar e cardiovascular por hantavírus (SPCVH), que ocorre nas Américas. A SPCVH foi primeiramente descrita em 1993, nos Estados Unidos, quando descobriu-se que hantavírus americanos causavam doença humana. Desde então, SPCVH vem sendo observada nas Américas, com predomínio na América do Sul. No Brasil descreveu-se 5 hantavírus associados a doença humana, Anajatuba no Maranhão, Castelo dos Sonhos no Pará, Araraquara no Sudeste e Planalto Central, Juquitiba na Serra do Mar e Sul, e Araucária no Paraná.

Os hantavírus são um gênero da família *Bunyaviridae* que inclui vírus de RNA com 120 nm, esféricos e envelopados, possuindo projeções glicoproteicas em superfície. Possuem genoma de fita simples, polaridade negativa e trissegmentado. Os três segmentos de RNA, conhecidos como pequeno (S), médio (M) e grande (L) codificam respectivamente as proteínas, N do nucleocapsídeo, glicoproteínas G1 e G2 da superfície viral e a RNApolimerase RNAdependente viral.[13]

Os hantavírus evoluíram estreitamente relacionados a seus roedores reservatórios, os quais, no continente americano, são Muridae da subfamília Sigmodontinae. No Brasil, encontrou-se infectados, o rato do rabo peludo *Bolomys lasiurus*, reservatório do vírus Araraquara, *Akodon* sp., também infectado com vírus Araraquara e o ratinho do arroz, *Oligoryzomys* sp., infectado com o vírus Juquitiba. A infecção humana por hantavírus ocorre, principalmente, pela inalação de partículas virais aerossolizadas, presentes nos excrementos e saliva de roedores infectados. Entretanto, em surtos de SPCVH pelo vírus Andes, ocorridos na Argentina e Chile, evidenciou-se casos de infecção por transmissão interpessoal.[14]

No Brasil, de 1993 a novembro de 2005, ocorreram 610 casos da SPCVH, com letalidade aproximada de 40%, a maioria em Minas Gerais, Paraná, São Paulo e Santa Catarina. Na região Sudeste, a SPCVH ocorre mais nos meses de abril a julho, período seco, época da safra e queimadas da cana de açúcar e produção de sementes do capim braqueária, alimento apreciado pelos roedores. Na região Sul, ocorrem mais casos no segundo semestre, ligados ao trabalho com Pinus, milho ou ratada (grande proliferação de roedores), acontecimento ocasional ligado à florada da taquara.[14]

A SPCVH é associada a múltiplos fatores patogênicos. Após inalação das partículas com vírus, este é fagocitado por células dendríticas ou macrófagos da mucosa de vias aéreas e alvéolo, que migram a linfonodos regionais apresentando antígenos a células T e ativando-as intensamente. Grandes quantidades de células T ativadas são liberadas em sangue periférico e tecidos, sendo descritas como imunoblastos ou linfócitos atípicos. Também, células do endotélio capilar pulmonar são infectadas. Para tanto, o hantavírus utiliza como receptor de membrana β3 integrinas abundantes nestas células.[14]

A infecção da célula endotelial inibe sua capacidade migratória em vitronectina, o que altera funcionalmente a barreira alvéolo-capilar. Também, as células endoteliais infectadas produzem quimiocinas que atraem e estimulam a ação de células CD8+ citotóxicas e mononucleares. Estas, por sua vez, liberam citocinas pró-inflamatórias incluindo TNF-α e IFN-γ, indutoras de óxido nítrico que produz vasodilatação local. Assim, as citocinas pró-inflamatórias, atuam de forma sinérgica à alteração de barreira capilar estimulando o extravasamento de líquido ao interstício e edema pulmonar. Plaquetas, que possuem β3 integrinas, se infectam e são destruídas participando do processo vascular, bem como de fenômenos hemorrágicos que ocorrem na SPCVH. O TNF-α, também, atua deprimindo a função miocárdica, que leva ao choque cardiogênico que, frequentemente, acompanha o quadro. Correlaciona-se o nível de ativação das células CD8+ com a gravidade da SPCVH. Os casos fatais possuem teores muito elevados destas células no sangue periférico. Por outro lado, vigorosa atuação de anticorpos neutralizantes está associada à redução na carga viral e à cura da doença, bem como à proteção contra reinfecções por hantavírus.

A SPCVH, após incubação de 9 a 33 dias, manifesta-se por febre, mialgia, astenias, náuseas e cefaleia. Ressalta-se que a doença não inicia com tosse, coriza, ou outros sintomas respiratórios. Geralmente, após o terceiro dia, surge tosse, inicialmente seca e posteriormente produtiva, com expectoração mucossanguinolenta, acompanhada por dispneia, que no início é de leve intensidade, mas, na maioria dos casos, evolui em menos de 24 horas para insuficiência respiratória. Acompanham o quadro, calafrios, náuseas e vômitos, não sendo incomum dor abdominal e diarreia. Nesta fase, observa-se estertoração pulmonar, taquicardia, e hipotensão arterial, seguidas por colapso cardiocirculatório, queda do débito cardíaco geralmente com resistência vascular sistêmica aumentada, diferindo do choque séptico. Também, eleva-se o hematócrito (> 45%) por extravasamento de fluidos do intravascular para o parênquima pulmonar. Observa-se leucocitose com desvio a esquerda, linfócitos atípicos no sangue periférico e plaquetopenia (< 130.000/mm^3). Podem elevar-se os níveis de creatinina sérica pela hipovolemia com má perfusão renal e, também, por infecção viral do néfron. Elevam-se os teores de enzimas hepáticas. Coagulograma alterado associa-se a hematúria, melena e hiperfluxo menstrual em alguns casos. Exames radiológicos auxiliam na suspeita diagnóstica e no prognóstico da SPCVH. No início do quadro, radiografias de tórax mostram linhas B de Kerley, espessamento peribronquiolar e borramento do contorno hilar pulmonar, com evolução para edema pulmonar intersticial. Com a piora do quadro, surgem infiltrados alveolares extensos bilaterais e em alguns casos, derrame pleural. A área cardíaca costuma mostrar-se normal.[14]

O diagnóstico laboratorial das infecções por hantavírus é comumente feito por teste sorológico de ELISA, visando à detecção de anticorpos IgM específicos. A presença destes anticorpos surge precocemente, com o aparecimento da doença. Os do tipo IgM mantêm-se detectáveis por 60 a 90 dias e seu encontro relaciona-se a infecção recente. Métodos menos utilizados são a imunofluorescência indireta e o Western blot. Também, mostra-se muito útil para este diagnóstico a RT-PCR, que detecta o genoma do hantavírus em materiais clínicos e permite sua identificação.

Para o tratamento bem-sucedido da SPCVH é de suma importância a suspeita precoce, baseada em aspectos clínicos, laboratoriais e radiológicos. Isto permite rápida instituição de medidas de suporte cardiorrespiratório, visto ainda não haver tratamento específico. Recomenda-se que o paciente seja transferido com urgência para unidade de terapia intensiva em condições de isolamento respiratório. Ajuste hemodinâmico é fundamental na SPCVH, porém, com reposição volêmica criteriosa já que a infusão excessiva de líquidos agrava o edema pulmonar. Preconiza-se, para estabilização hemodinâmica, a utilização de drogas vasoativas: dobutamina, associada ou não à noradrenalina. Recomenda-se o uso precoce destas aminas, para prevenir o choque e a depressão miocárdica que acompanham as formas graves desta doença. O suporte ventilatório deve dar preferência a estratégias de proteção pulmonar, evitando-se altas frações inspiradas de oxigênio e limitando-se a pressão de vias aéreas, evitando volutrauma e barotrauma. A droga ribavirina, utilizada no tratamento da febre hemorrágica com síndrome renal, não funciona adequadamente na SPCVH que é de evolução mais aguda. A droga não teria tempo para agir, permitindo evolução para insuficiência respiratória com choque.[14]

Não existe vacina que previna infecção por hantavírus americano e para a profilaxia recomenda-se evitar contato com roedores silvestres, especialmente, tomando medidas que não os atraiam às proximidades das habitações ou locais onde sementes são armazenadas.[15]

Outras febres hemorrágicas

Doença causada pelo vírus ebola

O ebola vírus é da família Filoviridae, que inclui, além do ebola vírus, mais dois gêneros: o vírus Marburg e o cuevavírus. Com forma filamentosa e 14 micrômetros de comprimento e 80 nanômetros de diâmetro, seu genoma é de RNA, fita simples, de sentido negativo e complementar à fita codificante. O genoma é protegido por capsídeo. É envelopado, e codifica sete proteínas (**Figura 116.2**).

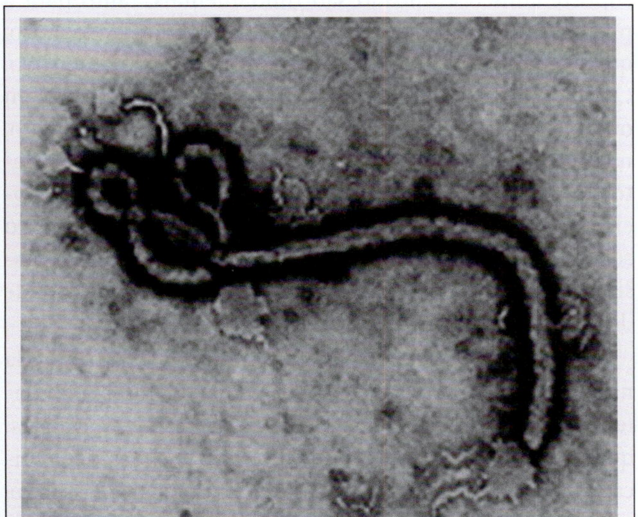

Figura 116.2. Vírus ebola em microscopia eletrônica.
Fonte: Powell CS. Shaking the Ebola tree, Scientific American, Agosto de 1996. Disponível em: https://www.scientificamerican.com/article/shaking-the-ebola-tree/. Acessado em Agosto de 2024.

O ebola vírus possui cinco espécies: *Bundibugyo*, *Lake Victoria Marburgvirus*, *Sudan*, *Taï Forest* e *Zaire*. Todos podem infectar o ser humano, porém, as doenças têm evoluções e letalidades associadas diversas. Assim, a letalidade associada ao *Bundibugyo* é de, aproximadamente, menos de 40%, o *Sudan* de, aproximadamente, 50%, e o *Zaire* entre 70% e 90%.[16]

A recente emergência do ebola vírus *Zaire*, no oeste da África, área endêmica da febre Lassa, foi uma surpresa para os cientistas. O único caso, não fatal, registrado na região, foi causado pelo ebola vírus *Tai Forest*, em um cientista que realizou necrópsia em um chipanzé, na década de 1990. Desde então, nenhum outro caso de doença, causada pelo ebola vírus, foi relatado no oeste da África.[16]

A doença causada pelo vírus ebola é uma zoonose, que tem o morcego, consumidor de frutas, como reservatório principal. Tal morcego é amplamente encontrado na África central e subsaariana. O contágio em seres humanos parece estar associado ao hábito de comer morcegos, frutas, contaminadas com excrementos de morcegos, ou consumir carne de macacos, infectados com o vírus ebola. Porém, desde que porcos foram descobertos, portando o vírus ebola, nas Ilhas Filipinas, não se pode descartar que outros hospedeiros não possam amplificar a transmissão do vírus.[17]

A transmissão da atual epidemia se dá de humano para humano e, possivelmente, foi introduzido a partir da reserva de animais selvagens, por alguém que teve contato com essa reserva, e introduziu o vírus na cidade. Uma pequena variação genética permitiu ao vírus essa adaptação na forma de transmissão. Tal modelo de transmissão, bem como a alta letalidade, foi descrito em estudo com macacos Rhesus. O estudo em animais é altamente perigoso, portanto, pouco realizado no mundo. Segundo o Centro de Prevenção e Controle de Doenças (CDC), dos Estados Unidos, a possibilidade de o vírus ser utilizado como arma biológica é real, sendo incluído como categoria A para bioterrorismo, e traz um temor para toda a sociedade mundial.[16]

A penúltima epidemia de doença causada pelo vírus ebola, espécie *Bundibugyo*, foi em 2012, na República Democrática do Congo (RDC). Porém, a epidemia anunciada em março de 2014, pela Organização Mundial da Saúde (OMS), com início na Guiné, tem o vírus *Zaire* como responsável.[17]

Como já foi anteriormente descrito, o vírus *Zaire* somente havia sido encontrado na África central. Sua primeira aparição ocorreu em 1976, às margens do rio que deu origem a seu nome.

Na **Tabela 116.1**, temos a distribuição de epidemias e surtos de ebola distribuídas ao longo dos anos.

Quando em março de 2014, a OMS declarou haver uma epidemia de vírus ebola no oeste da África, iniciou-se o estudo epidemiológico. Tal estudo evidenciou que, em dezembro de 2013, ocorreu o caso 1, em uma criança de uma comunidade afastada, em região florestal da Guiné, Meliandou. Rapidamente, a doença se espalhou para outras localidades, sempre com a mesma característica, contato prévio com alguém infectado. Os infectados eram pessoas que frequentaram funeral, que tiveram contato direto com o enfermo, como familiares, profissionais de saúde e profissionais que manejavam cadáveres.[16]

Evidencia-se que o vírus é capaz de adaptar-se, de sua forma florestal, em reservatórios nativos, para infectar seres humanos, nas cidades, modificando sua forma de transmissão. O fato de o vírus não se originar de áreas previamente responsáveis por epidemias, no centro da África, como o Congo ou a RDC, revela duas características distintas.

Tabela 116.1. Distribuição de *outbreaks* de ebola

Ano	Países	Número de casos	Número de óbitos
1976	Reino Unido, Sudão e Congo	603	431
1977	Congo	1	1
1979	Sudão	34	22
1989	Filipinas e EUA	7	0
1994	Costa do Marfim	1	0
1995	Congo	315	254
1996	Rússia	1	1
2000	Uganda	425	224
2001	Congo e Gabão	124	97
2003	Congo	178	157
2004	Rússia e Sudão	18	8
2005	Congo	12	10
2007	Uganda e Congo	395	229
2008	Congo e Filipinas	38	15
2011	Uganda	1	1
2012	Uganda e Congo	44	15
2014	Congo, Guiné, Serra Leoa, Itália, Mali, Nigeria, Senegal, Espanha, Reino Unido e EUA	28.715	11.372
2017	Congo	8	4
2018	Congo e Uganda	3524	2320
2020	Congo	130	55
2021	Congo e Guiné	23	17
2022	Congo e Uganda	169	61

Fonte: CDC/OMS 2023.

A primeira, e mais assustadora, é que a área de espalhamento do vírus ebola é bem maior do que se imaginava, capaz de ressurgir da floresta para a cidade. E a segunda e, talvez mais alentadora, é que a letalidade do ebola *Zaire* diminuiu. Podemos acreditar, também, que, mesmo em condições pouco apropriadas de prestação de serviços de saúde, o conhecimento acumulado da evolução da doença levou a melhor abordagem terapêutica.[16,17]

O início da doença causada pelo vírus ebola (DVE) pode ser confundida com várias outras etiologias de doenças. Sintomas como febre, cefaleia, dores musculares e abdominais, vômitos e diarreia são comuns a tantas outras doenças, em países ao sul da linha do Equador. Dengue, malária, febre amarela, febre tifoide, shiguelose, doença meningocócica, febre maculosa, febre por arenavírus, febre por hantavírus, vírus da gripe, hepatite, febre *chikungunya*, enfim, muitas das vezes, doenças endêmicas e autolimitadas. Outro fator, que pode confundir o examinador, é o período de incubação do vírus ebola, que varia de 2 a 21 dias.[18] Porém, deve-se ficar atento ao fator epidemiológico. Todo profissional de saúde ou agente de fronteira deve atentar para os sintomas, acima descritos. Qualquer pessoa que apresente os sintomas acima e provem de área epidêmica ou endêmica do vírus ebola, deve ser, imediatamente, encaminhada aos serviços competentes. O tempo médio, entre o aparecimento dos sintomas e a morte, é de sete dias, enquanto, para recuperação é de 15 dias. O paciente que se recupera, após o desaparecimento dos sintomas, continua transmitindo o vírus pelo sêmen por semanas, e o cadáver também. Portanto, o costume de contato físico com o cadáver, no funeral ou na preparação do corpo, se constitui em uma forma de transmissão da doença. Não há transmissão durante o período de incubação, de 2 a 21 dias. A transmissão só ocorre após o aparecimento dos sintomas e se dá por meio do contato com sangue, tecidos ou fluidos corporais de indivíduos infectados, incluindo cadáveres, ou do contato com superfícies e objetos contaminados.[19]

Após o início da DVE, com sintomas inespecíficos já citados, em, aproximadamente, 50% dos casos aparecerão sinas da doença hemorrágica, tais como sufusão hemorrágica subcutânea, vômitos com sangue, olhos vermelhos hemorrágicos e hemorragia pulmonar e em outros órgãos internos. Essa fase pode ser acompanhada por falência renal, insuficiência respiratória, queda brusca da temperatura corporal, choque e morte. Não há medicamento específico para o combate ao vírus Ebola. Medidas de suporte clínico avançado são fundamentais, tanto para a precoce identificação do potencial gravidade do quadro, quanto para instituição das medidas de suporte intensivo. Quanto antes se detecta a insuficiência da função de um órgão, e se institui a terapia adequada para o momento, maiores as possibilidades de reversão desse cenário e retorno a normalidade. O tamanho da mortalidade associada à DVE é inversamente proporcional à qualidade do serviço de emergência oferecido pelo país acometido. Assim, a mortalidade será maior quanto pior for a qualidade do serviço de saúde (**Figura 116.3**).[19]

A sequência de acontecimentos imunológicos envolvida na doença causada pelo vírus ebola não está completamente elucidada. Sabe-se, por modelo de infecção em primatas, que o vírus tem um tropismo inicial por células dendríticas, macrófagos, monócitos e células endoteliais. Passando, rapidamente, a acometer fibroblastos, hepatócitos e células corticais da glândula suprarrenal. A liberação de citocinas inflamatórias recruta mais monócitos e macrófagos amplificando a replicação viral. Nesse ponto, o vírus é transportado para linfonodos e baço. Um fenômeno imunológico descrito como tempestade de citocinas e a expressiva supressão dos linfócitos T4 e T8, por apoptose, estão envolvidos com a fase terminal da doença. Já para os pacientes que melhoram e evoluem para a cura, há redução gradual das citocinas e inexpressiva apoptose dos linfócitos T4 e T8.[18]

A prevenção é a melhor forma de combater a DVE. O cuidado na higienização dos alimentos é fundamental, pois vimos que alimentos contaminados, possivelmente, são a origem do desencadeamento da doença. O vírus ebola oferece pouca resistência ao álcool, ao hipoclorito e à temperatura.[19]

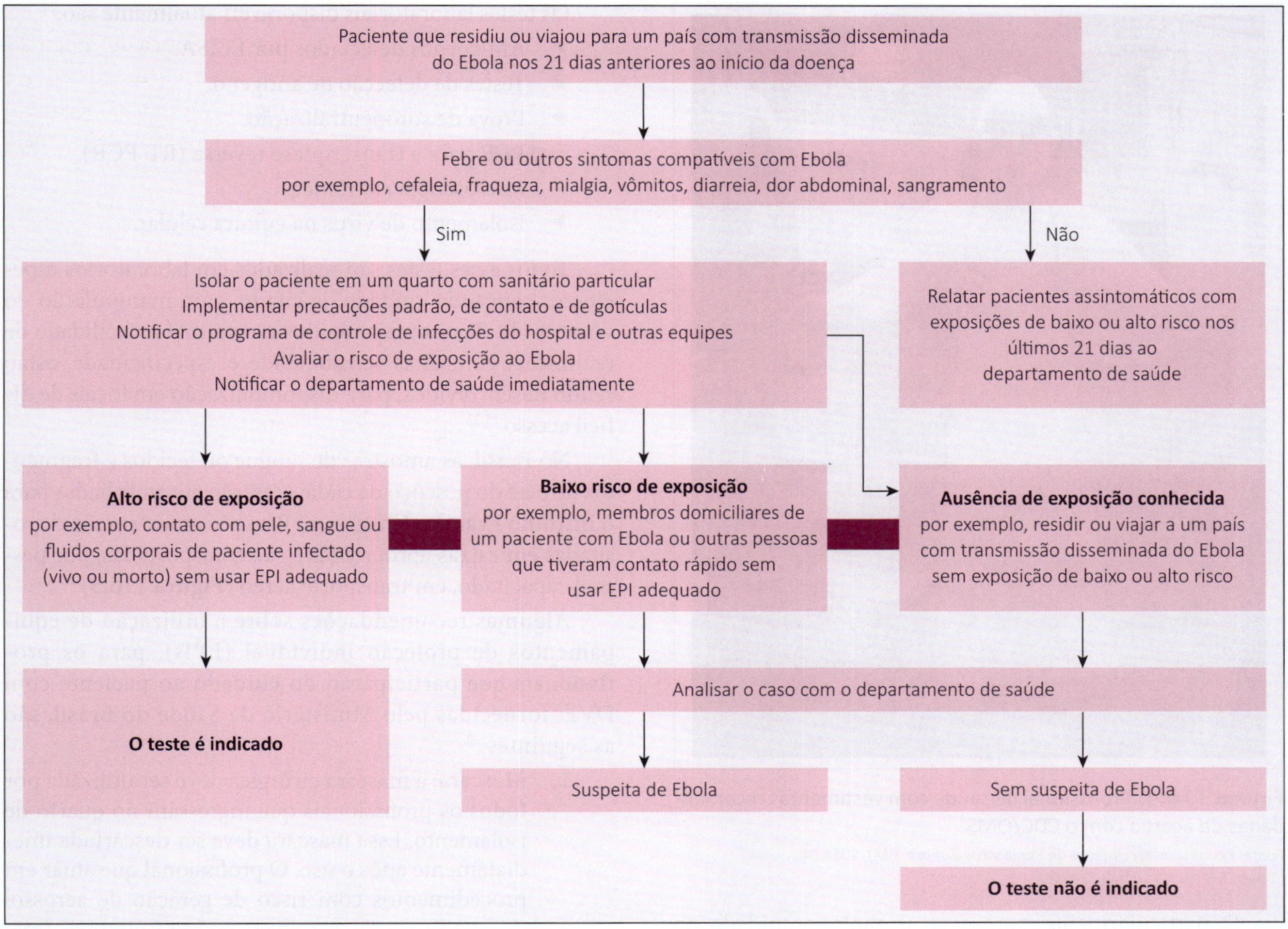

Figura 116.3. Testes diagnósticos.
Fonte CDC/BMJ 2014.

Considerando a emergência internacional, é importante que, no primeiro contato com paciente febril, os profissionais dos serviços de saúde perguntem sobre o histórico de viagem nos últimos 21 dias, para os países onde há epidemia de ebola. Caso positivo, o paciente será considerado como caso suspeito, e deverão ser adotadas as medidas de biossegurança indicadas. Evita-se qualquer contato, procedimento ou manipulação do paciente, que não seja absolutamente essencial naquele momento. O serviço de saúde, público ou privado, que atender um caso suspeito de ebola, deverá notificar, imediatamente, a Secretaria Municipal, Estadual ou à Secretaria de Vigilância de Saúde. Acionar, imediatamente, o SAMU, 192, ou serviço indicado pela Secretaria Estadual de Saúde, que é o responsável pelo transporte do paciente ao hospital de referência. Deve-se manter o paciente em isolamento total. Aguardar a chegada da equipe especializada, para realizar o transporte do paciente ao hospital de referência estadual.[20]

As equipes dos hospitais de referência, juntamente com as comissões de controle de infecção hospitalar deverão definir condições, fluxos, procedimentos e responsáveis pelo atendimento dos casos suspeitos de ebola.[21]

O cuidado na abordagem de qualquer material contaminado com o vírus ebola, seja paciente, cadáver, animais ou experiências em laboratório, deve seguir criteriosa e exaustivamente os protocolos. A quebra de protocolo, provavelmente, originou a infecção das enfermeiras americanas que cuidavam de um paciente com DVE. Toda vestimenta utilizada é impermeável e, dependendo do grau de exposição, a cobertura pode ter que ser de 100% do corpo. Com isso, o calor torna-se insuportável e, além disso, com o tempo, o peso de todos os componentes da vestimenta começa a incomodar. A hora da retirada da vestimenta é tão esperada que, quando chega, pode ser que seja feita sem o devido cuidado, com quebra de protocolo. Qualquer contato da pele com a parte externa da vestimenta, contaminada com secreções ou outro material contendo o vírus ebola, pode ser suficiente para infectar o profissional (**Figura 116.4**).[21]

A OMS organizou um material extenso e cuidadoso, divulgado em setembro de 2014, que pode ser encontrado, na íntegra, sob o título *Key Measures for Prevention and Control of Ebola Virus Disease*.[21]

Alguns medicamentos antivirais e a vacina estão em fase de teste. Sabemos da dificuldade de se desenvolver vacinas para prevenção de doenças virais, por conta da frequente mutação e pela facilidade de adaptação a diversos ambientes, características comuns aos vírus.

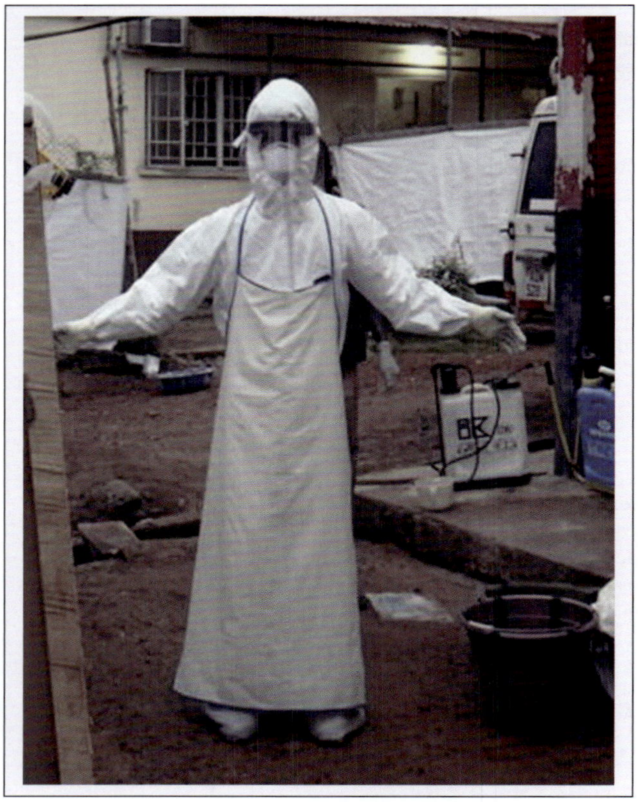

Figura 116.4. Profissional de saúde com vestimentas recomendadas de acordo com o CDC/OMS.

Fonte: Extraída integralmente de Ebola *virus disease*. BMJ. 2014 Dec.

E, particularmente, para o vírus ebola, o cuidado na manipulação é crucial para que o cientista minimize o risco de contrair a doença. Porém, há um esforço e cooperação de todo mundo para o controle dessa doença com letalidade tão assustadora.[22]

Os testes laboratoriais disponíveis atualmente são:[22]

- Anticorpos detectados por ELISA.
- Testes de detecção de antígeno.
- Prova de soroneutralização.
- PCR para a transcriptase reversa (RT-PCR).
- Microscopia eletrônica.
- Isolamento de vírus na cultura celular.

Todos esses testes são realizados em laboratórios específicos, com todo cuidado, já citado, para manipulação do vírus ebola. Testes mais rápidos e com maior facilidade de realização, com altas sensibilidade e especificidade, estão sendo desenvolvidos, para disponibilização em locais de difícil acesso.[21,22]

No Brasil, as amostras de sangue ou tecidos e fragmentos de pele do pescoço de cadáveres, são encaminhadas para o Instituto Evandro Chagas, no Pará. As amostras são depositadas em caixas apropriadas e são transportadas, por pessoal capacitado, em transporte aéreo (**Figura 116.5**).[20]

Algumas recomendações sobre a utilização de equipamentos de proteção individual (EPIs), para os profissionais que participarão do cuidado ao paciente com DVE, fornecidas pelo Ministério da Saúde do Brasil, são as seguintes:[20]

1. **Máscara:** a máscara cirúrgica deve ser utilizada por todos os profissionais que ingressam no quarto de isolamento. Essa máscara deve ser descartada imediatamente após o uso. O profissional que atuar em procedimentos com risco de geração de aerossol deve utilizar máscara de proteção respiratória (respirador particulado) com eficácia mínima na filtração de 95% de partículas de até 0,3 m (tipo N95, N99, N100, PFF2 ou PFF3). Após o uso, também deve ser imediatamente descartada.

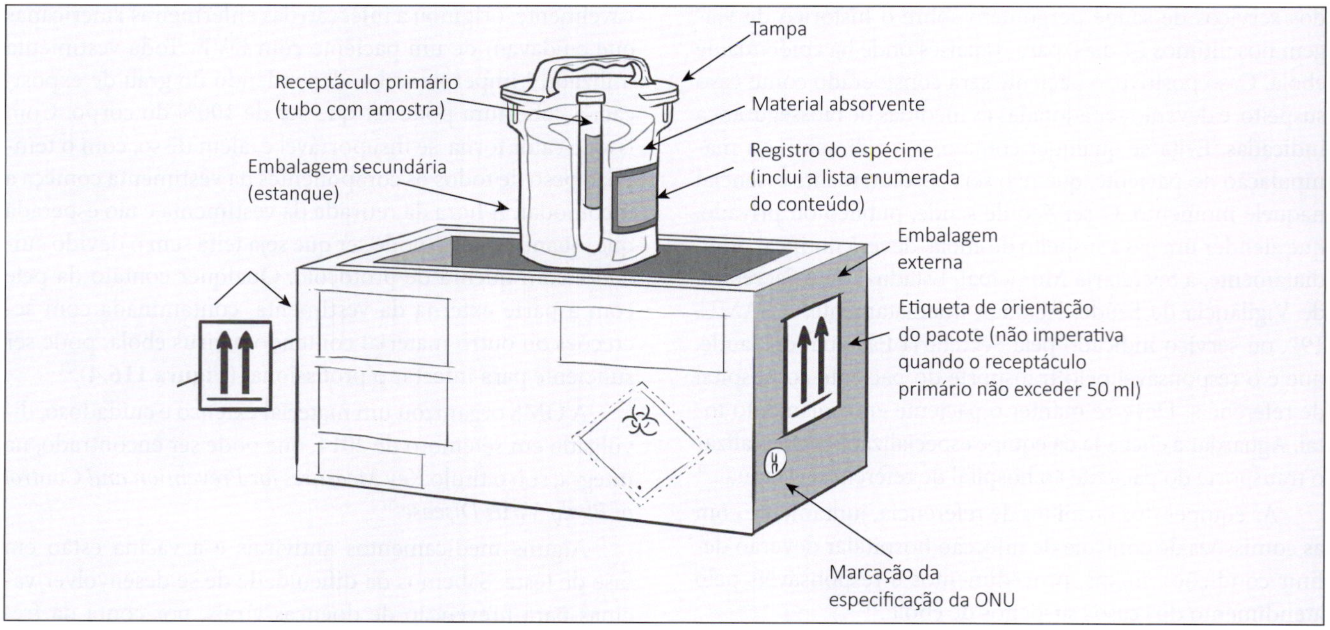

Figura 116.5. Guia de Regulamentação de Transporte de Substâncias Infecciosas.

Fonte: OMS, 2013-2014.

2. **Protetor ocular ou protetor de face:** os óculos de proteção ou protetor de face devem ser utilizados por todos os profissionais que ingressam no quarto de isolamento de pacientes com suspeita de infecção pelo vírus ebola. Em casos em que há grande quantidade de sangue ou de fluidos corporais, vômitos e fezes no ambiente, dar preferência ao protetor facial. Esses protetores oculares ou de face utilizados devem ser depositados em recipiente identificado, disposto em local próximo à saída do quarto de isolamento.
3. **Luvas:** as luvas de procedimento ou luvas cirúrgicas devem ser utilizadas durante toda a manipulação do paciente, de qualquer produto utilizado pelo paciente, como cateteres, sondas, circuito, equipamento ventilatório, e outros, bem como de superfícies próximas ao leito. Em situações em que há copiosa quantidade de sangue, vômitos e outros fluidos corporais, recomenda-se o uso de duas luvas. Não lavar ou utilizar, novamente, o mesmo par de luvas. As luvas nunca devem ser reutilizadas. O uso de luvas não substitui a higienização das mãos.
4. **Capote/avental:** o capote ou avental deve ser utilizado durante toda a manipulação do paciente, de qualquer produto utilizado pelo paciente, como cateteres, sondas, circuito, equipamento ventilatório e outros, bem como de superfícies próximas ao leito. O capote ou avental deve ser impermeável, de mangas longas, punho de malha ou elástico e abertura posterior. Além disso, deve ser confeccionado com material de boa qualidade, não alergênico e resistente. Deve proporcionar barreira antimicrobiana efetiva e permitir a execução de atividades com conforto. Deve estar disponível em vários tamanhos.
5. **Gorro:** recomenda-se o uso de gorro a fim de minimizar a exposição dos cabelos do profissional a respingo de sangue, secreções corporais e excreções durante a assistência.
6. **Protetor de calçado (propés):** recomenda-se o uso de protetor de calçado (propés) a fim de minimizar a exposição dos calçados a respingo de sangue, secreções corporais e excreções durante a assistência.

Os EPIs devem ser colocados imediatamente antes da entrada no quarto de isolamento e devem ser removidos imediatamente antes da saída do quarto. A remoção dos EPIs deve ser bastante criteriosa para evitar a contaminação de mucosas, pele e roupas dos profissionais de saúde. O profissional deve proceder à higienização das mãos imediatamente após a remoção do EPI.

É importante reforçar que não devem ser utilizados adereços como anéis, pulseiras ou outros que possam favorecer a contaminação e, consequentemente, a propagação do vírus.

Os profissionais que atuam na assistência a pacientes com suspeita de infecção pelo vírus ebola devem remover as roupas privativas antes de deixar o local de trabalho e encaminhá-las para a unidade de processamento de roupas do serviço.

Devem ser definidos os profissionais responsáveis para cada turno de trabalho, a frequência e o fluxo para o encaminhamento desses artigos para os processos de limpeza e desinfecção.

Os protetores faciais e os óculos devem ser submetidos aos processos de limpeza, com água e sabão/detergente, e de desinfecção. Sugere-se, para a desinfecção, álcool a 70%, hipoclorito de sódio a 1% ou outro desinfetante recomendado pelo fabricante e compatível com o material do equipamento.

Por fim, o Ministério da Saúde do Brasil sugere a seguinte padronização de termos:

- **Caso suspeito:** indivíduos procedentes, nos últimos 21 dias, de país com transmissão atual de ebola, Libéria, Guiné, Serra Leoa, Mali e Nigéria, que apresente febre de início súbito, podendo ser acompanhada de sinais de hemorragia, como: diarreia sanguinolenta, gengivorragia, hemorragias internas, sinais purpúricos, hematúria ou outros.
- **Caso provável:** caso suspeito, com histórico de contato com pessoa doente, participação em funerais ou rituais fúnebres de pessoas com suspeita da doença ou contato com animais doentes ou mortos.
- **Caso confirmado:** caso suspeito com resultado laboratorial para reação em cadeia de polimerase (PCR) conclusivo para ebola, realizado em laboratório de referência.
- **Caso descartado:** caso suspeito com dois resultados laboratoriais para PCR negativos para ebola, realizados em laboratório de referência definido pelo Ministério da Saúde, com intervalo mínimo de 48 horas entre as duas colheitas.
- **Contactante ou comunicante:** indivíduo que teve contato com sangue, fluido ou secreção de caso suspeito ou confirmado. Indivíduo que dormiu na mesma casa, ou teve contato físico direto com casos suspeitos ou com corpo de casos suspeitos que foram a óbito, em funeral. Indivíduo que teve contato com roupa ou roupa de cama de casos suspeitos, ou que tenha sido amamentado por casos suspeitos, bebês lactentes.

Vírus Marburg

Introdução

A doença pelo vírus Marburg chamou atenção da comunidade internacional em março de 2023, quando houve epidemia na Tanzânia, com 8 casos e 5 óbitos no total. Não é, todavia, o primeiro evento pandêmico identificado. A primeira vez que o vírus foi identificado, em 1967, foi em um surto epidêmico na Alemanha e Iugoslávia entre cientistas após manipulação de primatas em Uganda. A epidemia mais grave ocorrera em 2004 em Angola, com 252 casos e 227 óbitos.[23]

O vírus circula primariamente no continente Africano, com destaque para Uganda e Congo, porém já houve casos e epidemias espalhadas pelo globo,[23,25] conforme a **Figura 116.6**.

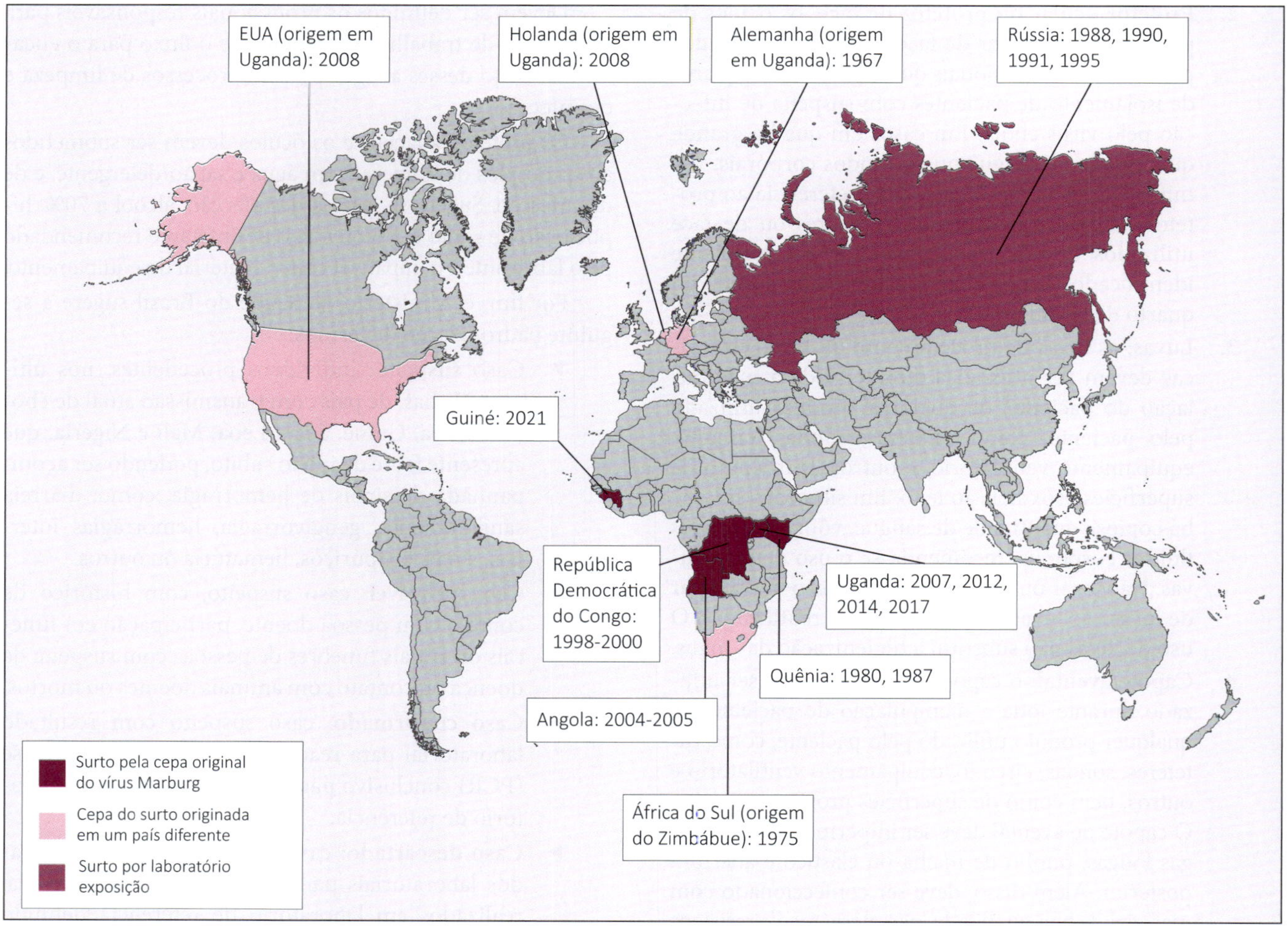

Figura 116.6.

Fonte: Adaptada de Abir MH, Rahman T, Das A, Etu SN, Nafiz IH, Rakib A, Mitra S, Emran TB, Dhama K, Islam A, Siyadatpanah A, Mahmud S, Kim B, Hassan MM. Pathogenicity and virulence of Marburg virus. Virulence. 2022 Dec;13(1):609-633.

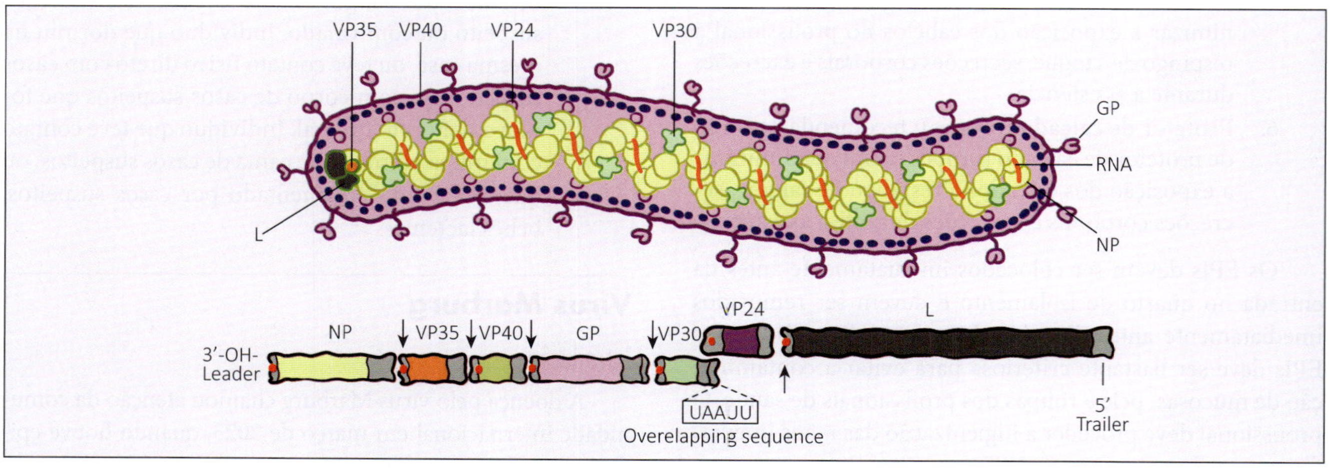

Figura 116.7.

Fonte: Adaptada de Abir MH, Rahman T, Das A, Etu SN, Nafiz IH, Rakib A, Mitra S, Emran TB, Dhama K, Islam A, Siyadatpanah A, Mahmud S, Kim B, Hassan MM. Pathogenicity and virulence of Marburg virus. Virulence. 2022 Dec;13(1):609-633.

Microbiologia e fisiopatogenia

Trata-se de um microrganismo da família *Filoviridae*, e gênero *Marburgvirus* spp.[23-25] Trata-se de um vírus RNA, cuja patogênese da doença causada envolve uma gama de genes e estruturas já identificados, como Proteína Viral 35 (VP35), Proteína Viral 40 (VP40), Proteína Viral 30 (VP30) e Proteína Viral 24 (VP24). Além destas, há a Proteína Larga/grande (L), responsável pela maior parte estrutural do vírus (**Figura 116.7**).

As proteínas virais numeradas representam os principais antígenos que funcionam como ativadores do sistema imunológico em maior grau, de modo a desencadear uma resposta inflamatória sistêmica, fenômeno que predominará na fase de viremia.[23,25] Em nível endotelial, há grande ativação e quimiotaxia de células imunes, com predileção inicial por células do sistema reticulointersticial e hepáticas, de forma que, devido a insuficiência hepática desenvolvida e ao consume de plaquetas e fatores de coagulação por ativação endotelial, as manifestações hemorrágicas são muito frequentes.[26] Dessa forma, a panendotelite parece ser um fenômeno fundamental da patogênese da doença pelo vírus Marburg. As manifestações hemorrágicas ocorrem em cerca de 75% dos casos e incluem melena, *rash* petequial, diarreia sanguinolenta, epistaxe, sangramentos intracavitários e hematêmese.[23-25]

A evolução natural é a disfunção de múltiplos órgãos e sistemas devido, principalmente, à resposta inflamatória exacerbada. Todavia, é necessário ter em mente que a resposta orgânica é idiossincrática e, embora altamente letal, alguns indivíduos sobreviverão a doença, a depender de como se organizará seu sistema imune (**Figura 116.8**).[25]

Ciclo e transmissão

Os reservatórios naturais do vírus Marburg incluem principalmente morcegos, com maior frequência as espécies *Rousettus aegyptiacus* e *Hipposideros caffer*. Porém, há também identificação viral bem relatada em espécies de primatas não humanos de diversas espécies.[25] A transmissão pode ocorrer entre morcegos, entre primatas não humanos, entre humanos, entre morcegos e primatas e, por fim, entre primatas ou morcegos e humanos. As vias de transmissão são semelhantes nestes cenários: contato de mucosas, pele comprometida ou inoculação direta com secreções como saliva, sêmen, urina, fezes e mesmo fontes alimentares, como frutas mordidas previamente por morcegos. Há também possibilidade, não completamente confirmada, de transmissão por via respiratoria.[26,27]

Há a particularidade, epidemiologicamente significativa, na transmissão entre animais silvestres e humanos, da manipulação de carne de caça (**Figura116.9**).[25]

Fases clínicas

A doença pelo vírus Marburg pode ser, didaticamente, dividida em 3 fase: fase 1 (generalizada), fase 2 (fase orgânica precoce) e fase 3 (fase orgânica tardia ou convalescência.[24,25]

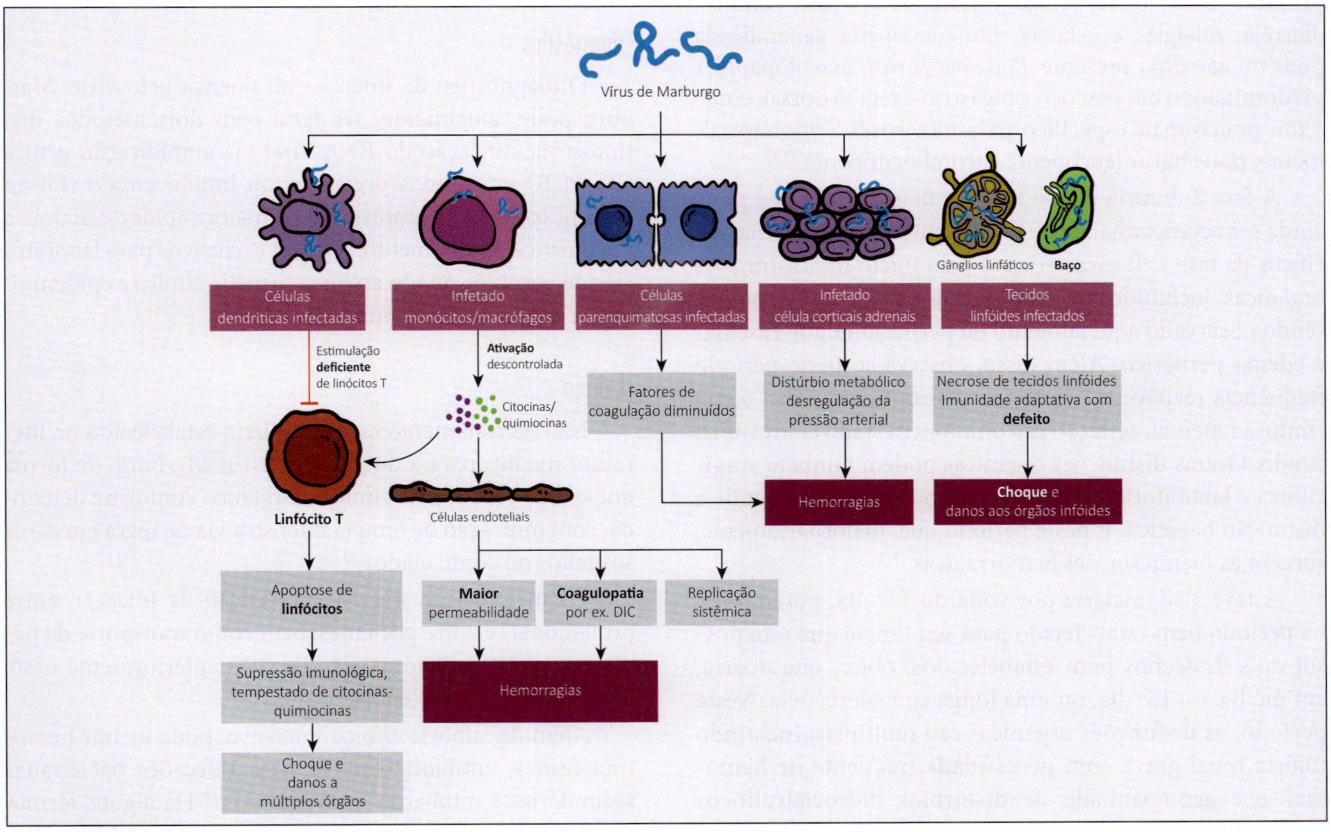

Figura 116.8.

Fonte: Adaptada de Abir MH, Rahman T, Das A, Etu SN, Nafiz IH, Rakib A, Mitra S, Emran TB, Dhama K, Islam A, Siyadatpanah A, Mahmud S, Kim B, Hassan MM. Pathogenicity and virulence of Marburg virus. Virulence. 2022 Dec;13(1):609-633.

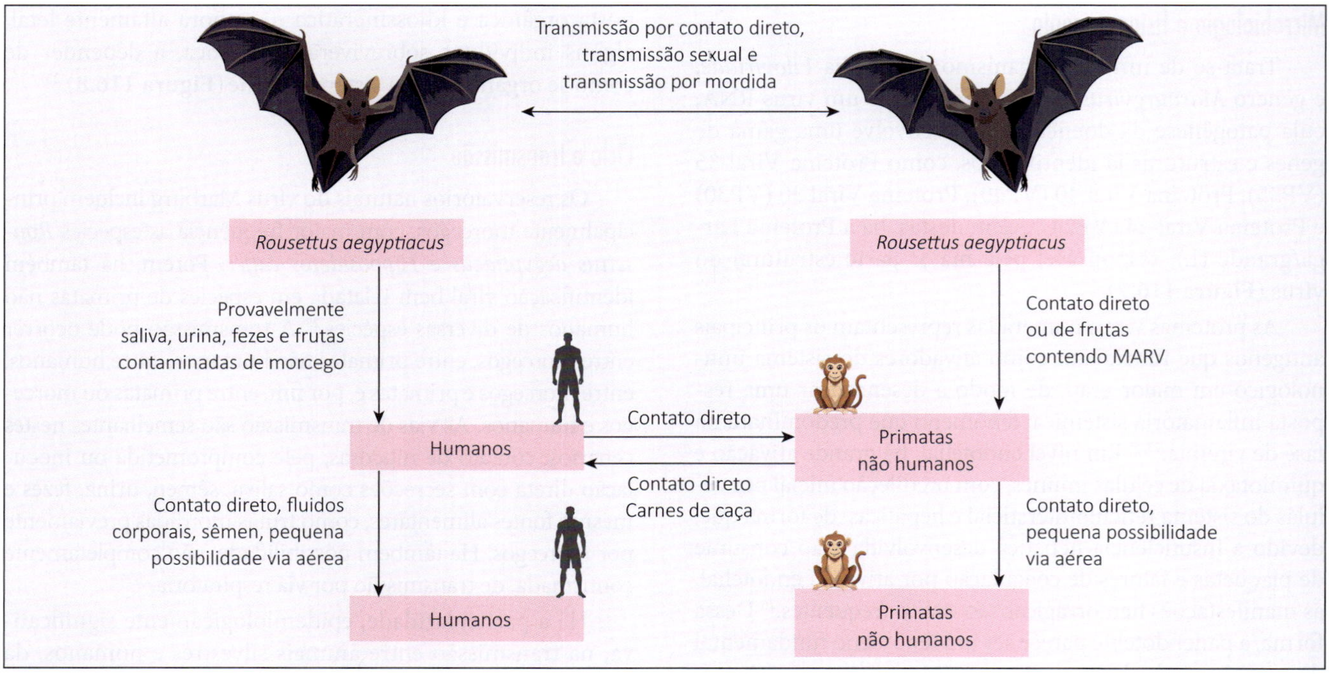

Figura 116.9.

Fonte: Adaptada de Abir MH, Rahman T, Das A, Etu SN, Nafiz IH, Rakib A, Mitra S, Emran TB, Dhama K, Islam A, Siyadatpanah A, Mahmud S, Kim B, Hassan MM. Pathogenicity and virulence of Marburg virus. Virulence. 2022 Dec;13(1):609-633.

Cronologicamente, a fase 1 dura pelos primeiros 5 dias da doença. É a fase de viremia, ainda sem disfunção orgânica estabelecida, sendo caracterizada por manifestações inespecíficas, como febre, fadiga, hiporexia, náuseas, vômitos, diarreia, mialgias e cefaleia. Linfadenopatia generalizada pode ou não estar presente. Pode haver *rash* maculopapular predominando em pescoço, epigástrio e região dorsal, o que é um pouco mais específico para filoviroses. Laboratorialmente, pode haver leucopenia e trombocitopenia.[23,25]

A fase 2 duraria ente o 5º e 13º dias da doença e pode ainda ser acompanhada por febre e outros sintomas inespecíficos da fase 1. É caracterizada pelo início das disfunções orgânicas, incluindo, em grande grau, disfunção endotelial, sendo observado aqui aumento da permeabilidade vascular e edema periférico. Além disso, observa-se neste período frequência razoável de sintomas neuropsiquiátricos, como confusão mental, agitação psicomotora e estado confusional agudo. Outras disfunções orgânicas podem também surgir clínica e laboratorialmente, incluindo injúria renal aguda e disfunção hepática. É neste período que, majoritariamente, surgem as manifestações hemorrágicas.[23-25]

A fase 3 se iniciaria por volta do 14º dia, porém, não há período bem estabelecido para seu fim, já que esta possui dois desfechos bem estabelecidos: óbito, que ocorre, em média, no 16º dia, ou uma longa convalescência. Neste período, as disfunções orgânicas são múltiplas, incluindo injúria renal grave com necessidade frequente de hemodiálise e acompanhada de distúrbios hidroeletrolíticos graves. Pode haver, ainda, síndrome do desconforto respiratório aguda (SDRA), hemorragia pulmonar, hepatite fulminante, choque hipovolêmico hemorrágico e infecção secundária bacteriana. Nos pacientes que sobrevivem, a convalescência, com frequência, é acompanhada astenia, oftalmopatia, artralgias, artrites e psicose.[25]

Diagnóstico

O diagnóstico da infecção ou doença pelo vírus Marburg pode, atualmente, ser feito com dois métodos distintos: identificação do RNA viral via amplificação gênica (RT-PCR) em fluidos orgânicos ou imuno ensaio (Elisa). Porém, os testes disponíveis com maior rapidez e acurácia diagnóstica, no momento, seguem exclusivos para laboratórios de pesquisa. Sendo assim, a suspeita clínica e epidemiológica ganha muita importância.[23,25,27]

Manejo

Não há tratamento específico bem estabelecido na literatura médica para a doença por vírus Marburg, de forma que o foco é o suporte clínico e orgânico conforme demanda, com indicação de terapia intensiva via de regra em casos suspeitos ou confirmados.[23]

Os métodos de suporte, prevenção de infecção entre profissionais e entre pacientes, bem como transporte de pacientes, são semelhantes aos descritos anteriormente neste capítulo para o vírus ebola.[24]

Além do suporte clínico intensivo, pode incluir hemotransfusões, antibioticoterapia para infecções bacterianas secundárias e intubação orotraqueal.[23-25] Há alguns fármacos em estudo como terapia direcionada, incluindo aqui anticorpos monoclonais, com resultados promissores com o anticorpo MR191-N e, posteriormente, derivado deste, uma molécula chamada MR186-YTE – nenhuma das duas moléculas possui ainda nome específico ou comercial.[25]

Outra terapia direcionada proposta são os análogos nucleosídeos, com vários representantes já tendo sido testados, com resultados também promissores. Inclui-se aqui Favipiravir, Remdesivir e Galidesivir.[25]

Não há vacinas aprovadas para o vírus Marburg, porém há pelo menos 3 tipos delas em teste, com potencial benefício:[24,25]

- Vacinas de VSV (Vírus da Estomatite Vesicular Recombinante).
- Vacinas de MVA (Vírus Ankara Modificado).
- Vacinas de Adenovírus de Chimpanzés Recombinante (Adenovírus Recombinante tipo 3 de Chimpanzés).

Diferentemente do que ocorre com o vírus ebola, já com dois esquemas vacinais aprovados, quais sejam:[28,29,31]

- Vacina Ebola-Zaire (RVSV-ZEBOV).
- Vacina/esquema vacinal d26.ZEBOV/MVA-BN-Filo.

Há expectativa de resultados positivos com terapias específicas para o vírus Marburg, tendo em vista os resultados positivos recentes com o vírus ebola com uso do esquema triplo Atoltivimabe, maftivimabe e odesivimab (REGN-EB3), além do Ansuvimabe em uso isolado.[30,31]

Referências bibliográficas

1. Meltzer E. Arboviruses and Viral Hemorrhagic Fevers (VHF). Infect Dis Clin N Am. 2012;26:479-496.
2. Fonseca BAL da, Figueiredo LTM. Dengue. In: Tratado de infectologia. Rio de Janeiro: Atheneu; 2010.
3. Figueiredo LTM. Febres hemorrágicas por vírus no Brasil. Revista da Sociedade Brasileira de Medicina Tropical. 2006;39(2):203-210.
4. Chambers Ti, Hahn CS, Galler R, Rice CM. Flavivirus genome organization, expression and replication. Ann Rev Microbioly. 1990;44:649-688.
5. Fonseca BAL da, Figueiredo LTM. Febre Amarela. In: Tratado de infectologia. Rio de Janeiro: Atheneu; 2010.
6. Monath TP. Yellow fever: an update. The Lancet Infectious Diseases. 2001;1:11-20.
7. Vasconcelos PFC. Febre amarela. Revista da Sociedade Brasileira de Medicina Tropical. 2003;36:275-293.
8. Vasconcelos PF, Luna EJ, Galler R, Silva LJ, Coimbra TL, Barros VL, et al. Serious adverse events associated with yellow fever 17DD vaccine in Brazil: a report of two cases. Lancet. 2001;58:91-97.
9. Peters CJ. Human infection with arenaviruses in the Americas. Current Topics in Microbiology and Imunology. 2001;262:65-74.
10. Pang T. Vaccines for the prevention of neglected diseases – dengue fever. Current Opinion in Biotechnology. 2003;14:332-336.
11. Bossi P, Tegnell A, Baka A, Van Loock F, Hendricks J, Werner A, Maudhof H, Gouvras G. Bichat guidelines for the clinical management of Haemorrhagic fevers and bioterrorism-related Haemorrhagic fever viruses. Eurosurveillance. 2004;9:1-8.
12. Enria DA, Barrera Oro JG. Junin virus vaccines. Current Topics in Microbiology and Imunology. 2002;263:239-261.
13. Figueiredo LTM. Hantavirose. Manual de condutas em infectologia 2a Ed.. Atheneu, São Paulo. 2011;123-132.
14. Figueiredo LTM. Hantavirose. Manual de condutas em infectologia 2a Ed.. Atheneu, São Paulo. 2011;147-152.
15. Figueiredo LTM, Forster AC, Fulhorst C, et al. Contribuição ao diagnóstico, ao tratamento, à epidemiologia e ao controle da síndrome pulmonar e cardiovascular por Hantavirus. Informe Epidemiológico do SUS. 2000;9:167-178.
16. Feldmann H. Ebola – A growing threat? N Eng J Me. 2014; 12:1-4.
17. 18-Gatherer D. The 2014 Ebola virus disease outbreak in West Africa. Journal of General Virology. 2014;95:1619-1624.
18. 19-Wauquier, N., Becquart, P., Padilla, C., Baize, S. & Leroy, E. M. Human fatal zaire ebola virus infection is associated with an aberrant innate immunity and with massive lymphocyte apoptosis. PLoS Negl Trop Dis. 2010;4:837.
19. Feldmann H, Geisbert TW. Ebola haemorrhagic fever. Lancet 2011;377:849-862.
20. Ministério da Saúde. Protocolo de vigilância e manejo de casos suspeitos de doença pelo vírus ebola (DVE). Versão 5 – atualização em 26 de agosto de 2014. Disponível em: https://portal-antigo.saude.pe.gov.br/sites/portal.saude.pe.gov.br/files/protocolo-de-vigilancia-ebola-26-08-versao-5-.pdf. Acessado em agosto de 2024.
21. WHO. Ebola virus disease, West Africa – update.Disease Outbreak News; 2014. Disponível em: http://www.who.int/csr
22. Beeching NJ, Fenech M, Houlihan CF. Ebola virus disease. BMJ. 2014;349:g7348.
23. Kortepeter MG, Dierberg K, Shenoy ES, Cieslak TJ; Medical Countermeasures Working Group of the National Ebola Training and Education Center's (NETEC) Special Pathogens Research Network (SPRN). Marburg virus disease: A summary for clinicians. Int J Infect Dis. 2020;99:233-242.
24. Elhamalawy A et al. Int J Res Med Sci. 2023;11(10):3921-3924.
25. Abir MH, Rahman T, Das A, Etu SN, Nafiz IH, Rakib A, Mitra S, Emran TB, Dhama K, Islam A, Siyadatpanah A, Mahmud S, Kim B, Hassan MM. Pathogenicity and virulence of Marburg virus. Virulence. 2022;13(1):609-633.
26. Swanepoel R, Smit SB, Rollin PE, Formenty P, Leman PA, Kemp A, et al. Studies of reservoir hosts for Marburg virus. Emerg Infect Dis. 2007;13(12):1847-51.
27. Kortepeter MG, Bausch DG, Bray M. Basic clinical and laboratory features of filoviral hemorrhagic fever. J Infect Dis. 2011;204 Suppl 3:S810.
28. Halperin SA, Arribas JR, Rupp R, Andrews CP, Chu L, Das R, et al. Six-Month Safety Data of Recombinant Vesicular Stomatitis Virus-Zaire Ebola Virus Envelope Glycoprotein Vaccine in a Phase 3 Double-Blind, Placebo-Controlled Randomized Study in Healthy Adults. J Infect Dis. 2017;215(12):1789-1798.
29. Agnandji ST, Fernandes JF, Bache EB, Obiang Mba RM, Brosnahan JS, Kabwende L, et al. Safety and immunogenicity of rVSVΔG-ZEBOV-GP Ebola vaccine in adults and children in Lambaréné, Gabon: A phase I randomised trial. PLoS Med. 2017;14:e1002402.
30. The World Health Organization. Clinical care for survivors of Ebola virus disease. https://www.who.int/publications/i/item/WHO-EVD-OHE-PED-16.1.
31. Chertow DS, et al. Treatment and prevention of Ebola virus disease. 2023. In Hirsch MS (ED), UpToDate, 2023.

capítulo | 117

Terapia Antimicrobiana na UTI

Thiago Lisboa | Fernando da Silveira | Fabiano Nagel

Introdução

As infecções têm um peso importante na morbimortalidade dentro das unidades de terapia intensiva (UTIs), e a prevalência de infecções graves no paciente crítico tem aumentado progressivamente ao longo dos últimos anos, bem como seu impacto. Mais de 70% dos pacientes criticamente doentes internados em UTIs receberão algum antimicrobiano durante seu período de permanência.[1] Seja pela complexidade dos pacientes críticos ou pelo alto consumo de antimicrobianos nestas unidades, o cenário onde este problema se faz mais evidente é o ambiente de cuidados intensivos.[2]

Entre os diversos aspectos relacionados a desfechos desfavoráveis em pacientes criticamente doentes, a terapia antibiótica inapropriada é um fator de risco modificável que os intensivistas devem sempre considerar. Diversos estudos demonstram a associação entre um tratamento inapropriado e desfechos negativos em pacientes criticamente doentes.

A prevalência de infecções por organismos multirresistentes (MDR) em UTIs vem aumentando ao redor do mundo. O aparecimento de cepas resistentes aos antimicrobianos existentes ocorre de maneira mais rápida do que o surgimento de novas classes de antimicrobianos, o que torna as estratégias para frear o aparecimento de novos germes MDR de extrema importância.

As UTIs são locais de elevado consumo de antimicrobianos, seja de forma profilática em perioperatórios, seja de forma terapêutica, por infecções sistêmicas graves que motivaram os pacientes a serem admitidos nas UTIs. Os pacientes de UTI possuem características que os tornam propensos a serem colonizados por germes MDR, como possuírem dispositivos invasivos como acessos vasculares (arteriais e venosos) e sondas (nasoenterais, vesicais e orotraqueais), o que causa uma quebra de suas barreiras naturais de proteção à infecções (pele e mucosa), além de possuírem, muitas vezes, comorbidades crônicas e longos tempos de internação prévias à admissão em UTI. Quando estes pacientes com fatores de risco para colonização por germes MDR possuem sinais de infecção nova ou não controlada, o uso de antimicrobianos de largo espectro é a prática comum.

Neste capítulo abordaremos os conceitos de terapia antimicrobiana adequada, apropriada e ótima, bem como as causas de uma terapia inapropriada e sua relação com a mortalidade. Além disso, abordaremos conceitos de farmacocinética e farmacodinâmica e a potencial aplicação destes conceitos na otimização da terapia antimicrobiana no paciente séptico, discutindo estratégias para o uso racional de antimicrobianos, visando melhorar os desfechos clínicos e minimizar os riscos de emergência de resistência antimicrobiana.

O surgimento da resistência antimicrobiana está ligado ao próprio início do uso de antimicrobianos. A pressão seletiva ocorre desde a descoberta da penicilina na década de 1940, quando as primeiras doses de antimicrobianos foram administradas. Quando uma nova droga será lançada no mercado para uso, já há cepas de microrganismos que possuem mecanismos de resistência àquela droga, que serão naturalmente selecionados ao serem expostas a ela e, com o maior uso da droga, haverá um aumento progressivo da identificação de germes resistentes a ela. Embora possa parecer assustador, este fenômeno poderá ocorrer sempre que um novo antimicrobiano for usado clinicamente, uma vez que faz parte da seleção natural.

Terapia adequada, apropriada e otimizada

Classicamente, a sensibilidade *in vitro* do agente etiológico era considerada a referência na avaliação da eficácia antibiótica no tratamento de infecções graves, definindo o conceito de tratamento apropriado. Entretanto, este conceito, ainda que importante, mostrou-se insuficiente para obter uma terapêutica otimizada, com desfechos clínicos favoráveis.[3] Em 2000, Kollef[4] propôs uma definição mais ampla de terapêutica antimicrobiana adequada, em que a sensibilidade *in vitro* juntamente com a dose administrada, no intervalo apropriado com monitorização dos níveis e da resposta clínica, é levada em consideração.

Em 2006, outro grupo propôs a classificação da antibioticoterapia em apropriada, adequada e otimizada,[5] onde o tratamento apropriado leva em consideração a administração precoce de uma droga efetiva *in vitro*, o tratamento adequado leva em consideração aspectos físico-químicos da droga, como solubilidade e concentração/penetração tecidual e uma terapia otimizada inclui estratégias que utilizam as características de farmacocinético-farmacodinâmica das drogas para buscar melhores desfechos clínicos.[5]

O conceito de terapia adequada inclui características do fármaco e da infecção que permitam que as concentrações de antibiótico no sítio da infecção sejam as adequadas para o patógeno cuja sensibilidade *in vitro* foi confirmada. Dentro deste conceito, a quantidade de droga (dose) que poderá atingir o sítio de infecção irá se correlacionar com seu efeito farmacológico. Por exemplo, para atingir as concentrações necessárias no pulmão, sistema nervoso central ou medula, algumas características das drogas, bem como da presença de barreiras fisiológicas nestes tecidos, devem ser consideradas. Estas barreiras podem afetar a distribuição e penetração do antibiótico no tecido-alvo e com isso sua concentração ser afetada. A vancomicina, um glicopeptídeo hidrofílico, possui uma penetração em tecido pulmonar limitada e dependente das concentrações plasmáticas obtidas, com concentrações no fluído epitelial pulmonar (FEP) muito abaixo daquelas obtidas no plasma (5:1 sangue/ tecido e 6:1 sangue/FEP *ratio*).[6]

Portanto, é fundamental levar em consideração as características da droga e da infecção, além da sensibilidade *in vitro* do patógeno, na avaliação da adequação de uma terapêutica antimicrobiana. Com isso, a melhora nos resultados clínicos, bem como a minimização dos riscos e da emergência de resistência bacteriana, virão, fundamentalmente, de estratégias de uso mais adequado e otimizado das drogas disponíveis neste momento. O grande desafio está em desenhar políticas de uso racional de antimicrobianos, não só em relação à indicação de uso, mas principalmente, do uso otimizado, maximizando os efeitos com objetivo de obter a efetividade clínica e considerando minimizar a exposição com o objetivo de diminuir o impacto ecológico.[7] Com relação aos patógenos potencialmente resistentes, especialmente Gram-negativos do grupo ESKAPE[8,9] (**Quadro 117.1**), estratégias que evitem a homogeneidade de prescrição parecem ter um efeito na emergência de resistência (**Quadro 117.2**).

Quadro 117.1. Patógenos ESKAPE
E – *Enterococcus faecium* (VRE)
S – *Staphylococcus aureus* (MRSA)
K – *Klebsiella* e *E. coli* (produtoras de BLEA)
A – *Acinetobacter baumannii*
P – *Pseudomonas aeruginosa*
E – *Enterobacteriaceae* resistente a carbapenemicos

BLEE: Betalactamases de espectro ampliado; MRSA: *Methicilin-resistant Staphylococcus aureus*; VRE: *Vancomycin-resistant Enterococci*

Fonte: Desenvolvido pela autoria.

Causas de terapia inapropriada

A causa mais frequentemente associada a um tratamento inapropriado é a presença de patógenos potencialmente multirresistentes,[3] e a prevalência destes patógenos tem aumentado não apenas em infecções nosocomiais, mas também em infecções adquiridas na comunidade. Esta mudança de perfil é crítica, uma vez que a crescente prevalência destes patógenos faz com que seja necessário repensar nossas estratégias terapêuticas, mesmo em situações nas quais previamente havia um baixo risco para a presença de patógenos potencialmente multirresistentes. No ambiente hospitalar, este fenômeno já está bem descrito e inúmeros fatores associados já foram apresentados.

A emergência de resistência tem-se tornado um desafio no sistema hospitalar nos últimos anos.[10] A exposição aos antimicrobianos e, consequentemente, seu uso inadequado, constitui-se no principal fator associado ao risco de desenvolvimento de resistência. Dentro deste cenário, os principias patógenos associados à infecção nosocomial e que, ao mesmo tempo, representam os maiores riscos em relação a padrões de resistência que limitem nossas alternativas terapêuticas, foram agrupados em um acrônimo e são conhecidos como patógenos ESKAPE (**Quadro 117.1**).

Germes MDR são classificados dessa maneira devido à sua resistência *in vitro* a mais de um agente antimicrobiano.

Em 2011, um grupo de experts do *European Centre for Disease Prevention and Control* (ECDC) e do *Centers for Disease Control and Prevention* (CDC) propuseram definições para descrever e classificar germes multirresistentes. As bactérias foram classificadas como: multirresistente a drogas (MDR), extensivamente resistente a drogas (XDR) ou panresistente a drogas (PDR). Segundo esta classificação:

- **Germes MDR (*multidrug-resistant*):** o germe isolado é não sensível a pelo menos 1 agente em 3 ou mais classes de antimicrobianos.
- **Germes XDR (*extensively drug-resistant*):** o germe isolado é não sensível a pelo menos 1 agente em todas, exceto duas ou menos, classes de antimicrobianos.
- Germes PDR (*pandrug-resistant*): o germe isolado é resistente a todos os agentes, em todas as classes.

No **Quadro 117.2** há alguns dos fatores de risco mais relevantes.

Quadro 117.2. Fatores de risco para infecção por patógenos potencialmente resistentes em pacientes sép ticos
Hospitalização ≥ 5 dias
Internação prévia < 90 dias
Identificação prévia de germe multirresistente
Hemodiálise nos últimos 30 dias
Imunossupressão

Fonte: Desenvolvido pela autoria.

Exposição prévia a antibióticos

A administração de antibióticos tem importante efeito na flora microbiológica do ambiente e do paciente, podendo colaborar na indução e emergência de cepas resistentes. Em 1993, Rello *et al.*[11] demonstraram o efeito do uso prévio de antibióticos na etiologia da pneumonia nosocomial, resultando em maior prevalência de patógenos potencialmente multirresistentes como *Staphylococcus aureus* resistente à oxacilina (MRSA) e *Pseudomonas aeruginosa* e piores desfechos naqueles pacientes que haviam recebido antibióticos durante a internação. Este efeito é mais significativo quando antibióticos de amplo espectro são utilizados de maneira indiscriminada, com impacto na flora hospitalar e no paciente. Por isto, políticas de controle de antimicrobianos e o conhecimento da história de drogas utilizadas pelo paciente são fundamentais para a melhor escolha da estratégia de tratamento.[12]

Duração da hospitalização e internação prévia

Hospitalização prolongada e internação prévia aumentam o risco de colonização por patógenos potencialmente multirresistentes.[13-15] Chen *et al.*[15] demonstraram que pacientes vindos da comunidade com alta hospitalar recente tinham um maior risco de infecção por patógenos resistentes, e a passagem pela UTI nos últimos 180 dias foi identificada como fator de risco independente para bacteremia por patógenos multirresistentes. Da mesma maneira, Bonten *et al.*[16] avaliaram fatores de risco para colonização e infecção por enterococo resistente a vancomicina em uma coorte de pacientes criticamente doentes, e identificaram uma internação de mais do que três dias no hospital como fator de risco independente.

Presença de dispositivos invasivos

Intubação endotraqueal, cateteres intravasculares e sondagem vesical em pacientes criticamente doentes também aumentam o risco de infecções por patógenos potencialmente multirresistentes. Richards *et al.*[17] analisaram dados de um programa de vigilância de uma UTI e detectaram que 87% das infecções primárias de corrente sanguínea estavam associadas a cateter venoso central, 86% das infecções nosocomiais estavam associadas a ventilação mecânica e 95% das infecções de trato urinário se associavam a sondagem vesical, com alta prevalência de patógenos potencialmente multirresistentes.

O tempo de ventilação mecânica é também um fator crucial na avaliação da etiologia dos episódios de pneumonia associada à ventilação mecânica (PAV). Trouillet *et al.*[12] avaliaram os fatores de risco para PAV causada por patógenos potencialmente multirresistentes e encontraram que a ventilação mecânica por mais de sete dias se associou a um risco seis vezes maior de infecção por estes microrganismos.

Microbiota local

O conhecimento da microbiota local é fundamental para a escolha do esquema antibiótico, aumentando a probabilidade de um tratamento apropriado. Diversos estudos demonstraram diferenças significativas na flora microbiológica entre diferentes centros, e inclusive entre diferentes unidades em um mesmo centro.[18-20]

Estes dados sugerem uma limitação importante para recomendações gerais (diretrizes) no que concerne ao tratamento antimicrobiano, principalmente para infecções nosocomiais. Em vez disso, soluções locais, com base em dados da instituição, são a melhor alternativa para aumentar a probabilidade de um tratamento apropriado.

Diagnóstico de base e tipo de admissão

O diagnóstico de base e o tipo de admissão também são fatores importantes na determinação do patógeno mais provável. Em pacientes com PAV, por exemplo, a flora costuma ser significativamente diferente quando comparamos pacientes com trauma e pacientes não traumatizados.[21]

Diversos estudos demonstram que pacientes com doenças de base como doença pulmonar obstrutiva crônica (DPOC) e fibrose cística têm um risco aumentado para colonização por *P. aeruginosa* e MRSA.[22-23] Isto tem um impacto importante na decisão do antimicrobiano a ser utilizado.

Programas de *Stewardship* na UTI

Stewardship Programs pode ser definida como um conjunto coerente de ações que promovem o uso responsável de antimicrobianos. Esta estratégia geralmente combina várias intervenções simultâneas, como por exemplo, restrição/pré-autorização de antibióticos, auditoria prospectiva e *feedback*, consultas formais com médicos infectologistas, implementação de diretrizes de prática clínica específicas e suporte de decisão assistido por computador. *Stewardship Programs* têm sido associados à reduções no uso de antimicrobianos (entre 22%-36%), duração da estadia em UTI e custos de internação. Há evidências crescentes de que tais programas não estão associados a um impacto negativo na mortalidade, aparentemente podendo ser implementados com segurança em ambiente de UTI. No entanto, o nível de evidência sobre o impacto na resistência antimicrobiana ainda é pequeno. O maior empecilho para a instalação deste programa é o sentimento dos médicos intensivistas de que estariam perdendo sua autonomia para a tomada de decisões (**Quadro 117.3**).

Quadro 117.3. Componentes do *Stewardship Programs*
Programas educacionais
Implementação de diretrizes
Auditoria prospectiva e *feedback*
Formulário de antibióticos restritos (pré-autorização)
Decisão assistida por computador
Prescrição otimizada quanto PK/PD

(*Continua*)

Quadro 117.3. Componentes do *Stewardship Programs* (*Continuação*)
Descalonamento
Tratamento com curta duração
Prevenção da transferência de microrganismos resistentes de paciente para paciente
Conversão da via de administração de intravenosa em oral

Fonte: Desenvolvido pela autoria.

Propriedades físico-químicas dos antimicrobianos

Os antibióticos exibem grandes diferenças em suas características físico-químicas. Estas características podem ser determinantes nos processos de distribuição e eliminação das drogas no paciente criticamente doente.

Os antibióticos são geralmente classificados, de acordo com uma perspectiva química, em função de sua afinidade com a água, dividindo-se em hidrofílicos ou lipofílicos.

A **Figura 117.1** classifica os antibióticos mais frequentemente utilizados de acordo com estas características.

Hidrofílicos	Lipofílicos
• Fluoroquinolonas	• Betalactâmicos
• Macrolídeos	• Aminoglicosídeos
• Lincosamidas	• Glicopeptídeos
• Tetraciclinas	• Linezolida
• Daptomicina	• Daptomicina
• Rifampicina	• Polimixinas
• Metronidazol	
• Azoles	
• Equinocandinas	

Figura 117.1. Drogas hidrofílicas e lipofílicas.

Fonte: Acervo da autoria.

Devemos conhecer estas características, pois a distribuição e eliminação dos antimicrobianos são amplamente afetadas por elas. Por exemplo, antimicrobianos hidrofílicos têm um volume de distribuição que se relaciona com o volume extravascular, com penetração importante em área com alta concentração de água, o que evidencia nossas limitações no paciente séptico, em que o volume extravascular está comumente aumentado. Além disso, as drogas hidrofílicas são incapazes de cruzar as membranas lipídicas e, portanto, incapazes de se distribuir de maneira adequada no meio intracelular e no tecido adiposo. Seu volume de distribuição aparente, portanto, é quase equivalente ao volume extravascular, o que corresponde geralmente a 0,1 a 0,3 L/kg.[24]

Por outro lado, as drogas lipofílicas podem-se dissolver através das membranas celulares dos lipídios e, portanto, atingem o compartimento intracelular com concentrações maiores. Isto resulta ainda em um aumento significativo no volume de distribuição (Vd) aparente, devido à sequestração no tecido adiposo.[24]

Farmacocinética

Farmacocinética é o estudo do resultado de uma dose de um fármaco na sua concentração plasmática e tecidual. Os principais parâmetros farmacocinéticos estão descritos a seguir:

- $C_{máx}$: pico de concentração após uma dose única.
- $t_{máx}$: tempo após a administração até atingir a $C_{máx}$.
- **Volume de distribuição (Vd):** volume aparente de fluido que contém a dose total administrada na mesma concentração que a plasmática.
- ***Clearance* (CL):** quantifica a eliminação irreversível do fármaco por metabolismo e/ou excreção.
- **Meia-vida de eliminação ($t_{1/2}$):** tempo necessário para que a concentração plasmática caia pela metade. A meia-vida é um parâmetro derivado do *clearance* e do volume de distribuição.
- **Ligação proteica:** medida da ligação do fármaco às proteínas plasmáticas (principalmente albumina e α_1 glicoproteína). Dependem do equilíbrio entre a afinidade à proteína, concentração da droga e a concentração proteica.
- **AUC_{0-24h}:** área total sob a curva concentração-tempo ao longo de 24 horas.

A **Figura 117.2** representa a curva concentração-tempo de uma droga administrada em *bolus*, e descreve os parâmetros de farmacocinética/farmacodinâmica (PK/PD).

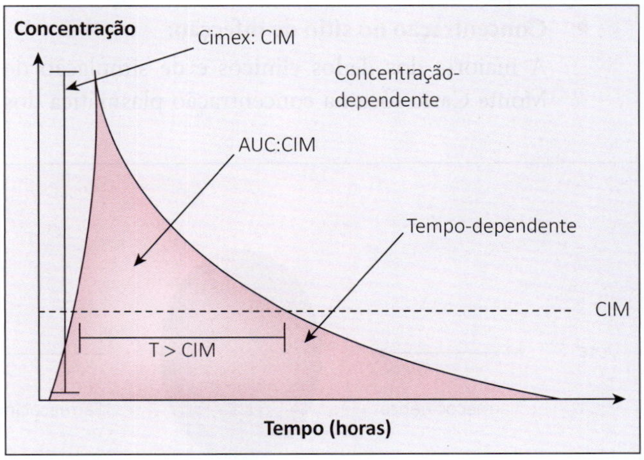

Figura 117.2. Curva concentração-tempo de uma droga administrada em *bolus*.

AUC: área sob a curva; $C_{máx}$: concentração máxima; CIM: concentração inibitória mínima.

Fonte: Acervo da autoria.

Farmacodinâmica e PK/PD

Farmacodinâmica é o estudo da relação entre a concentração do fármaco e seu efeito farmacológico. O estudo da farmacodinâmica é, entretanto, de difícil realização, uma vez que as concentrações no sítio de infecção são difíceis de obter na maioria das vezes. Da relação entre a farmacocinética e a farmacodinâmica, encontra-se o estudo das características de PK/PD. A **Figura 117.3** ilustra a relação entre os dois conceitos.

Os índices de PK/PD mais úteis para o entendimento do uso de antimicrobianos em doentes críticos são:[25]

- **$f_{T>MIC}$:** tempo entre um intervalo de doses em que a concentração plasmática excede a concentração inibitória mínima (CIM) da bactéria.
- **$C_{máx}$/CIM:** razão entre a concentração de pico e a CIM da bactéria.
- **$AUC_{0\text{-}24h}$/CIM:** razão entre área total sob a curva concentração-tempo ao longo de 24 horas e a CIM da bactéria.

Com base nas características de PK/PD podemos classificar os antibióticos, didaticamente, em duas categorias:

- **Tempo-dependente:** antibióticos cuja atividade depende do tempo em que as concentrações plasmáticas são mantidas acima da CIM da bactéria ($f_{T>CIM}$).
- **Concentração-dependente:** a atividade se correlaciona com a magnitude do pico de concentração obtido e mede-se pela $C_{máx}$/CIM.

Existem ainda antimicrobianos cujo comportamento é misto, em que concentração e tempo são determinantes da capacidade bactericida, sendo sua atividade medida pela $AUC_{0\text{-}24h}$/CIM. A vancomicina é um exemplo de antimicrobiano que exibe estas características sob algumas circunstâncias. Entretanto, do ponto de vista didático, faz sentido considerarmos as duas classes descritas anteriormente.

Outros parâmetros também devem ser considerados na escolha terapêutica:

- **Concentração no sítio de infecção:**

  A maioria dos dados clínicos e de simulação de Monte Carlo foca na concentração plasmática dos antimicrobianos. Entretanto, é importante considerar também as concentrações obtidas no sítio de infecção. Alguns exemplos na literatura incluem as concentrações em tecido pulmonar e fluido epitelial de meropenem em pacientes com PAV, que podem ser de apenas 25%.[26] Além disso, a penetração pulmonar de vancomicina, que fica em torno de 10% a 15%, também se associa em alguns estudos a falha terapêutica.[6,27] Outra preocupação em infecções bacteriêmicas inclui o uso de drogas com amplo volume de distribuição, atingindo baixas concentrações plasmáticas e com risco de limitada resposta terapêutica.
- **Supressão da resistência:**

  Embora a nossa preocupação primária seja a cura clínica, há dados sugerindo que alguns esquemas de administração, bem como a combinação de drogas, podem minimizar a emergência de resistência. Otimização de parâmetros de PK-PD pode suprimir a resistência (p. ex.: em *P. aeruginosa* em uso de ciprofloxacina, uma AUC/CIM de 125 se associa a supressão de resistência). Além disso, uma erradicação mais efetiva pode ter impacto positivo na diminuição do risco de emergência de resistência.[28]

Cenários clínicos que afetam PK-PD de antimicrobianos

Pacientes críticos apresentam-se com sua homeostase alterada. Alterações na função orgânica decorrentes da resposta inflamatória sistêmica derivada de um insulto infeccioso são amplamente reconhecidas em um ambiente de cuidados intensivos: a instalação, bem como a velocidade de evolução e a gravidade, das diversas disfunções orgânicas se relacionam diretamente com os desfechos nas UTIs. Tais condições têm sido frequentemente subvalorizadas quando instituímos tratamento antimicrobiano em nossos

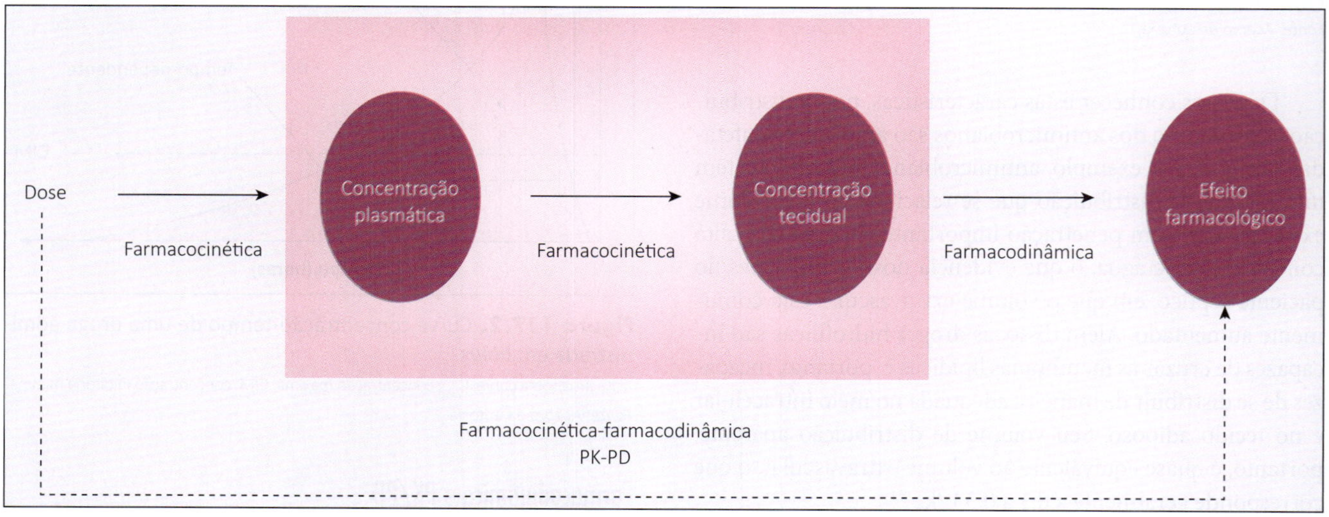

Figura 117.3. Parâmetros de PK-PD.
Fonte: Acervo da autoria.

pacientes. Pensar que as doses de antimicrobianos utilizadas em pacientes cuja homeostase não está tão significativamente afetada, como pacientes ambulatoriais, ou mesmo em unidades de internação de baixa complexidade, possam ser semelhante àquelas utilizadas em nossos pacientes críticos, parece ferir o bom senso. Entretanto, esta é a prática diária em nossas UTIs. Para entender como as alterações decorrentes das disfunções orgânicas podem afetar os aspectos de PK/PD, iremos discutir a seguir alguns cenários clínicos em que isto se torna mais evidente (**Figura 117.4**). No entanto, recentemente estudos não tiveram sucesso em demonstrar benefício em relação a mortalidade, especialmente em relação aos carbapenêmicos (Estudo MERCY). A análise do estudo multicêntrico BLING III que deve estar disponível em 2024 poderá ajudar a responder de maneira mais clara o impacto da otimização PK/PD nos desfechos clínicos.

Aspectos hemodinâmicos

Todos nós, intensivistas, sabemos reconhecer o perfil clássico de um choque séptico em sua fase inicial, o famoso perfil hiperdinâmico. Corrigida a hipovolemia relativa inicial, nossos pacientes tipicamente se apresentam com um aumento significativo do débito cardíaco (DC). Além disso, é parte da resposta inflamatória a vasodilatação e o aumento de permeabilidade capilar, levando à perda de fluido e proteínas plasmáticas para o compartimento extravascular. Neste cenário, temos alguns aspectos fundamentais para compreender os motivos que levam à frequente subconcentração nos níveis de antimicrobianos, descritas nos estudos clínicos. A elevação do DC pode levar a um aumento do *clearance* das drogas. Além disso, a perfusão tecidual em órgãos responsáveis pela eliminação e/ou metabolismo destas drogas pode estar aumentada, levando a alterações na distribuição e aumento do *clearance*. A perda de líquidos para o extravascular faz com que aumente o volume de distribuição daquelas drogas hidrofílicas e a perda de proteínas para o terceiro espaço pode afetar a concentração dos antimicrobianos, por alteração nas condições de ligação proteica.[24] A hipoperfusão tecidual pode comprometer a adequada penetração do antimicrobiano no sítio da infecção, condição fundamental para um tratamento adequado. Em relação a este cenário, há estudos demonstrando que a penetração tecidual de betalactâmicos em infusão contínua é consistentemente mais elevada, em comparação com regimes de infusão em *bolus*.[26] Uma vez que os antimicrobianos são drogas "silenciosas", em que o efeito farmacológico é quase impossível de ser identificado em tempo real, o conhecimento destes mecanismos é fundamental quando pensamos em uma terapêutica otimizada.

Disfunção gastrointestinal

Comprometimento da absorção gastrointestinal em pacientes críticos é um fenômeno bem-descrito. Relaciona-se a hipoperfusão do trato gastrointestinal, resultando em redução da absorção de nutrientes e drogas administradas pela via entérica.

Disfunção renal

No paciente séptico, diversas situações evoluem com disfunção renal. A sepse pode induzir e precipitar disfunção renal aguda, porém múltiplos insultos nefrotóxicos estão presentes. Avaliação e estratificação adequadas da função

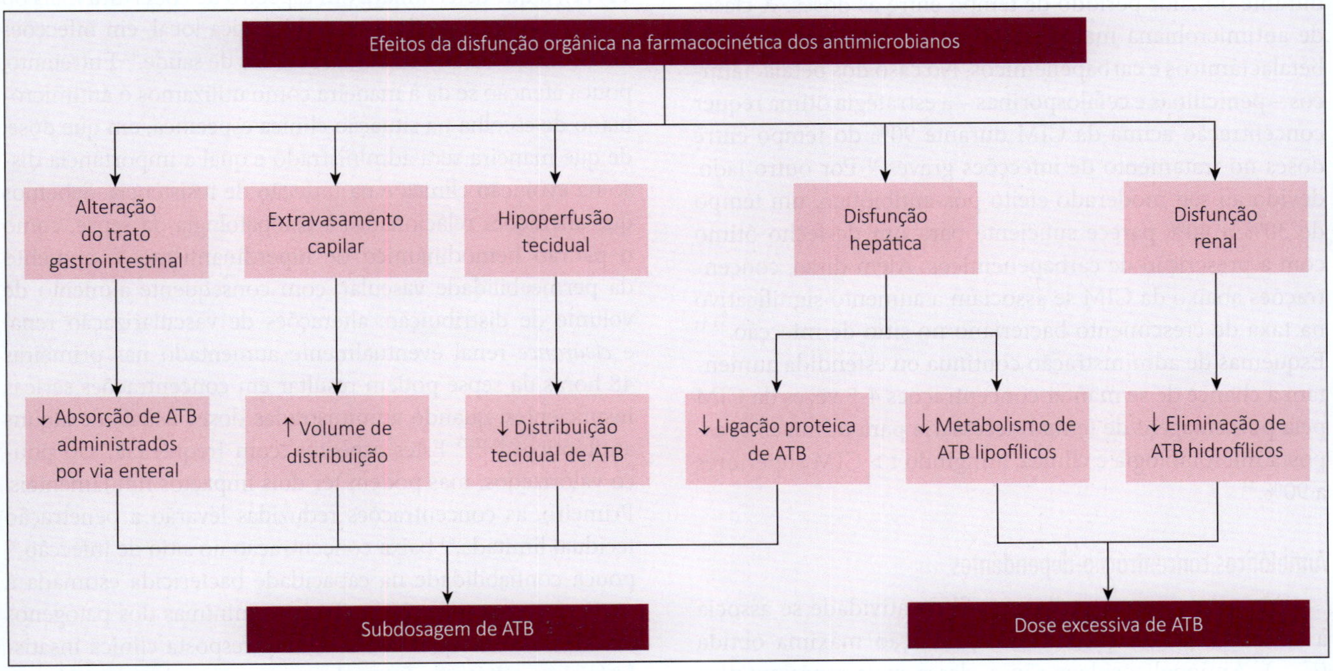

Figura 117.4. Alterações do paciente crítico que afetam concentração de antimicrobianos. ATB: antimicrobianos.

Fonte: Adaptada de Ulldemolins M, Roberts JA. How do I adjust Antimicrobial daily dosage in patients with MODS? A pharmacist´s contribution. In: Rello J, Lipman J, Lisboa T, editors. Sepsis Management: PIRO and MODS. Berlin: Springer-Verlag Berlin Heidelberg; 2012.

renal nestes pacientes são fundamentais, uma vez que o metabolismo e a excreção de diversos antimicrobianos se dão por esta via.

Entretanto, em pacientes com hemodiálise contínua ou hemodiafiltração em equipamentos de alta *performance*, como os utilizados hoje em dia nas UTIs, provavelmente não justifica ajustes de doses para a função renal, dada a efetividade destas em permitir um *clearance* por vezes até aumentado de alguns fármacos. Concentrações séricas reduzidas foram verificadas em estudos clínicos avaliando estes doentes.[29,30]

Disfunção hepática

A disfunção hepática pode surgir no paciente séptico por hipoperfusão, dano inflamatório ou uso de drogas hepatotóxicas, podendo comprometer a capacidade metabólica do órgão e o *clearance* de algumas drogas, incluindo os antimicrobianos. Além do efeito no *clearance*, a diminuição da função sintética hepática pode alterar a farmacocinética de drogas com alta afinidade à proteína, produzindo um aumento no Vd e CL, exigindo assim, ajustes no esquema de administração. O efeito da hipoproteinemia na excreção renal de antimicrobianos também deve ser considerado quando se define a dose de drogas hidrofílicas.

Administração com base em otimização de PK-PD

Antibióticos tempo-dependentes

Para obter o melhor resultado clínico dos antibióticos tempo-dependentes, deve-se manter sua concentração no sítio-alvo acima da CIM da bactéria causadora da infecção durante o maior período de tempo entre as doses. A classe de antimicrobiana mais representativa deste grupo são os betalactâmicos e carbapenêmicos. No caso dos betalactâmicos – penicilinas e cefalosporinas – a estratégia ótima requer concentração acima da CIM durante 90% do tempo entre doses no tratamento de infecções graves.[31] Por outro lado, devido ao seu moderado efeito pós-antibiótico, um tempo de 30% a 40% parece suficiente para um desfecho ótimo com a prescrição de carbapenêmicos. Além disso, concentrações abaixo da CIM se associam a aumento significativo na taxa de crescimento bacteriano no sítio de infecção.[32,33] Esquemas de administração contínua ou estendida aumentam a chance de se manter concentrações 4-5 vezes da CIM pela porcentagem de tempo necessária para otimizar a resposta microbiologia e clínica, atingindo t > CIM superiores a 90%.[34]

Antibióticos concentração-dependentes

Nestas drogas, o melhor perfil de atividade se associa à concentração de pico ou concentração máxima obtida ($C_{máx}$). Aminoglicosídeos são a classe mais representativa deste mecanismo. O parâmetro que define a ação é a relação $C_{máx}$/CIM. Em diversos estudos, o uso de aminoglicosídeos em dose única diária se mostrou mais eficaz, com minimização do risco de toxicidade, quando comparada com múltiplas doses. Uma $C_{máx}$/CIM > 10 parece ser o parâmetro necessário para se obterem os melhores resultados.[35]

Antibióticos concentração-dependentes com tempo-dependência

Neste grupo "misto" os efeitos dependem da relação da AUC/CIM, onde AUC depende da $C_{máx}$ e também do tempo acima da CIM. Fluoroquinolonas e a linezolida são antimicrobianos que utilizam este mecanismo. Para o uso de ciprofloxacina, por exemplo, AUC_{24}/CIM > 125 está associada a melhores desfechos em pacientes criticamente doentes.[36]

Passos para o uso racional de antimicrobianos na UTI

1º Passo: início rápido, adequado e otimizado

Diversos estudos mostram o impacto negativo de um tratamento empírico inadequado nos resultados clínicos.[36-38] Além disso, um atraso no início da antibioticoterapia também se associa a piores desfechos.[39] Devem-se administrar antibióticos endovenosos, de largo espectro, em até uma hora do diagnóstico, após obtenção das culturas pertinentes. Também existem evidências de que a demora no início dessa antibioticoterapia aumenta o risco de óbito.[40,41] Dessa forma, não se deve aguardar a identificação do agente infeccioso para que tratamento seja iniciado. A antibioticoterapia inicial deve ser ampla o suficiente para pegar todos os prováveis agentes infecciosos. A escolha do agente deve ser com base na situação clínica do paciente, nos fatores de risco deste paciente para patógenos potencialmente resistentes (**Quadro 117.4**), o que determinará um espectro de cobertura mais ou menos amplo, e na flora microbiológica local, em infecções nosocomiais ou associadas a cuidados de saúde.[42] Entretanto, pouca atenção se dá à maneira como utilizamos o antimicrobiano de escolha na situação clínica específica, em que dose, de que maneira será administrado e qual a importância disso na evolução clínica e na indução de resistência. Sabemos que alterações relacionadas à fisiopatologia da sepse, como o padrão hemodinâmico de hiperdinamismo, o aumento da permeabilidade vascular, com consequente aumento de volume de distribuição, alterações de vascularização renal e *clearance* renal eventualmente aumentado nas primeiras 48 horas da sepse podem resultar em concentrações séricas insuficientes, quando administradas doses usuais de alguns antibióticos.[40,42,43] Estes aspectos, com frequência, são pouco valorizados, mas podem ter dois impactos fundamentais. Primeiro, as concentrações reduzidas levarão a penetração tecidual limitada,[44] baixa concentração no sítio de infecção,[40] pouca confiabilidade na capacidade bactericida estimada a partir das concentrações inibitórias mínimas dos patógenos isolados e, consequentemente, uma resposta clínica insatisfatória ou subótima. Segundo, a exposição de um patógeno a concentrações subletais de um antimicrobiano condiciona a expressão e emergência de resistência.[45] Por isso, quando aspectos de PK/PD do antimicrobiano que selecionamos são levados em consideração, os conceitos de maximização da resposta clínica e minimização do risco de resistência acabam deixando de ser antagônicos para serem parte de uma mesma abordagem terapêutica.

Quadro 117.4. Esquemas de administração com base em aspectos de otimização de PK-PD Em pacientes críticos

Antibiótico	Esquema
Ampicilina-Sulbactam	3,0 g EV a cada 6 horas
Amicacina	15 mg/kg EV em dose única diária
Cefepime	2,0 g EV a cada 8 horas, em infusão de 3 horas
Gentamicina	7 mg/kg, EV em dose única diária
Imipenem	500 mg, EV a cada 6 horas ou 1 g EV a cada 8 horas
Levofloxacina	500 mg, EV a cada 12-24 horas ou 750 mg/dia
Linezolida	600 mg, EV, a cada 12 horas
Meropenem	1 g-2 g, EV a cada 8 horas em infusão de 3 horas
Piperacilina-tazobactam	4,5 g EV a cada 6-8 horas em infusão de 4 horas
Vancomicina	Dose de ataque de 20-35 mg/kg (não exceder 3g), seguida de 15-20 mg/kg a cada 8-12 horas, visando AUC/CIM entre 400-600

Fonte: Desenvolvido pela autoria.

Terapia combinada

A efetividade do uso de terapia combinada no paciente crítico tem passado por distintas fases nos últimos anos. Embora predominasse, principalmente nos anos 80 e 90, a ideia de potencial benefício por efeito sinérgico de duas drogas, análises mais recentes questionaram este racional.[46-48]

As recomendações que incluíam o uso de terapia combinada para o tratamento de infecções nosocomiais baseavam-se também no potencial de ampliação do espectro associado ao uso de mais de uma droga. Em um cenário de aumento da resistência, eventualmente, o esquema terapêutico empírico deve incluir mais de uma droga para maximizar as possibilidades de cobertura antimicrobiana adequada. Dentro deste cenário, estão feitas as recomendações mais recentes para tratamento de infecções graves em pacientes com fatores de risco para germes multirresistentes. O uso de monoterapia deve estar reservado para situações em que dados da microbiota local nos permitam a prescrição de monoterapia com uma probabilidade muito alta de cobertura empírica adequada, o que parece cada vez mais longe da realidade.

Além disso, estudos observacionais mais recentes sugerem potencial benefício no uso empírico de terapia combinada, de acordo com a gravidade do paciente.[49,50] Este benefício é significativo no subgrupo de pacientes mais graves, com sepse grave e choque séptico, assim como em pacientes com neutropenia febril.[51] Este efeito parece independente da cobertura empírica. Isto sugere que, talvez, em alguns subgrupos de pacientes, a erradicação mais precoce e agressiva com o uso de mais de uma droga possa estar associada a melhores desfechos clínicos, embora a recomendação atual se restrinja a ampliação da cobertura.

2º Passo: prescrição ótima

A maioria dos dados da literatura e das doses sugeridas para uso de antimicrobianos não foi desenhada ou testada em estudos que incluíssem pacientes criticamente doentes. Com isso, o risco de concentrações inadequadamente reduzidas, dadas as alterações de volume de distribuição, presentes principalmente na fase inicial (primeiras 48 a 72 horas) da sepse, é elevado. Devemos utilizar não apenas doses, mas regimes que permitam a máxima capacidade bactericida, com redução rápida da carga bacteriana, assim, minimizando o tempo de exposição ao antimicrobiano e, consequentemente, reduzindo o risco de emergir resistência. Para isso, devemos considerar propriedades de PK/PD dos antimicrobianos.

Estudos clínicos utilizando estas abordagens demonstram benefício no desfecho de pacientes criticamente doentes, e o benefício parece ser maior em pacientes mais graves.[52-54] Além disso, o ajuste das doses para evitar toxicidade acaba algumas vezes limitando a efetividade. Por exemplo, o ajuste de dose em pacientes com hemodiálise contínua ou hemodiafiltração em equipamentos de alta *performance*, como os utilizados hoje em dia nas UTIs, provavelmente não justifica ajustes de doses para a função renal, dada a efetividade destas em permitir um *clearance* por vezes até aumentado de alguns fármacos.

Concentrações séricas reduzidas foram verificadas em estudos clínicos avaliando estes doentes.[55] Além disso, aspectos relacionados à ligação proteica deveriam ser considerados na prescrição. Algumas alternativas de prescrição com base nesta visão estão sumarizadas no **Quadro 117.5**.

Quadro 117.5. Antimicrobianos em pacientes críticos
Escolher o antibiótico com base exclusivamente na sensibilidade *in vitro*
Ignorar características de PK/PD quando se define a dose e o esquema de administração
Não considerar os níveis séricos de albumina quando prescrevemos antibióticos com alta ligação a proteínas
Desconsiderar os pacientes com alterações no volume de distribuição que possam levar a ajuste das doses
Subestimar o *clearance* de creatinina quando definimos a dose de antibiótico na fase aguda da sepse
Desconsiderar a alta eficiência dos novos métodos de substituição renal e limitar as doses de antibióticos
Uso de doses e esquemas de administração-padrão que podem levar a concentrações subterapêuticas em pacientes graves
Desconsiderar os padrões de resistência locais
Não utilizar parâmetros de resposta clínica na definição do tempo de tratamento
Prolongar desnecessariamente o tratamento antimicrobiano

PD: farmacodinâmica; PK: farmacocinética.

Fonte: Desenvolvido pela autoria.

3º Passo: descalonamento e suspensão precoces

Uma vez disponíveis os resultados das análises microbiológicas, é fundamental que haja a redução do espectro para cobrir de uma maneira específica o patógeno isolado e diminuir a exposição desnecessária a antimicrobianos de espectro mais amplo. Embora frequentemente considerada como uma medida unicamente restritiva e que apenas importa em um contexto de minimizar os riscos de emergência de resistência, dados clínicos sugerem melhores desfechos associados àqueles pacientes nos quais o descalonamento foi realizado quando possível.[56] Com alguns patógenos específicos, por exemplo, *S. aureus*, isto é mais claro, já que estudos demonstram pior evolução clínica quando pacientes com infecção causada por MSRA são tratados com vancomicina em vez da opção específica de espectro restrito oxacilina.[57]

Em relação à suspensão do tratamento, o uso de tempo-padrão para tratamento, por exemplo, 14 ou 21 dias, é uma estratégia que já se mostrou inadequada. Uma abordagem mais racional inclui o uso de parâmetros de resposta clínica, como resolução da febre, leucocitose[58,59] ou uso de biomarcadores[60,61] que permitam avaliar a evolução clínica do paciente grave. A avaliação destes parâmetros permite uma racionalização do tempo de tratamento em função da resposta. Além disso, possibilita reconhecer, precocemente, situações clínicas em que a resposta está comprometida. Estratégias para a redução de dias de tratamento, quando comparadas a abordagem tradicional, estão associadas a taxa de mortalidade, tempo de internação hospitalar e permanência na UTI similares em ambos os grupos, demonstrando que o tempo de tratamento antimicrobiano pode ser reduzido significativamente.[62] As recomendações atuais trazem a maior parte da infecções para a faixa dos sete dias de tratamento, sendo excepcional o uso de cursos superiores a este tempo. O impacto destas estratégias na redução da exposição deve ser avaliado em breve em estudos prospectivos.

Referências bibliográficas

1. Vincent JL, Rello J, Marshall J, Silva E, Anzueto A, Martin CD, et al. International study of the prevalence and outcomes of infection in intensive care units. JAMA. 2009;302:2323-9.
2. Gandhi TN, DePestel DD, Collins CD, Nagel J, Washer LL. Managing antimicrobial resistance in intensive care units. Crit Care Med. 2010;38(8 Suppl):S315-23.
3. Vogelaers D, De Bels D, Forêt F, Cran S, Gilbert E, Schoonheydt K, Blot S; ANTHICUS Study Investigators. Patterns of antimicrobial therapy in severe nosocomial infections: empiric choices, proportion of appropriate therapy, and adaptation rates--a multicentre, observational survey in critically ill patients. Int J Antimicrob Agents. 2010;35(4):375-81.
4. Kollef MH. Inadequate antimicrobial treatment: an important determinant of outcome for hospitalized patients. Clin Infect Dis. 2000;31(Suppl 4):S131-8.
5. Pea F, Viale P. The antimicrobial therapy puzzle: could pharmacokinetic-pharmacodynamic relationships be helpful in addressing the issue of appropriate pneumonia treatment in critically ill patients? Clin Infect Dis. 2006;42(12):1764-71.
6. Stein GE, Wells EM. The importance of tissue penetration in achieving successful antimicrobial treatment of nosocomial pneumonia and complicated skin and softtissue infections caused by methicillin-resistant Staphylococcus aureus: vancomycin and linezolid. Curr Med Res Opin. 2010;26(3):571-88.
7. Niederman MS. Use of broad-spectrum antimicrobials for the treatment of pneumonia in seriously ill patients: maximizing clinical outcomes and minimizing selection of resistant organisms. Clin Infect Dis. 2006;42(S2):S72-81.
8. Lisboa T, Nagel F. Infecção por patógenos multiresistentes na UTI: como escapar? Rev Bras Ter Intensiva 2011;23:120-124.
9. Boucher HW, Talbot GH, Bradley JS, Edwards JE, Gilbert D, Rice LB, et al. Bad bugs, no drugs: no ESKAPE! An update from the Infectious Diseases Society of America. Clin Infect Dis. 2009;48(1):1-12.
10. Gandhi TN, DePestel DD, Collins CD, Nagel J, Washer LL. Managing antimicrobial resistance in intensive care units. Crit Care Med. 2010;38(8 Suppl): S315-23.
11. Rello J, Ausina V, Ricart M, Castella J, Prats G. Impact of previous antimicrobial therapy on the etiology and outcome of ventilator--associated pneumonia. Chest. 1993;104(4):1230-5.
12. Trouillet JL, Chastre J, Vuagnat A, Joly-Guillou ML, Combaux D, Dombret MC, et al. Ventilator-associated pneumonia caused by potentially drug resistant bacteria. Am J Respir Crit Care Med. 1998;157:531-9.
13. Tacconelli E, Cataldo MA, De Pascale G, Manno D, Spanu T, Cambieri A, et al. Prediction models to identify hospitalized patients at risk of being colonized or infected with multidrug--resistant Acinetobacter baumannii calcoaceticus complex. J Antimicrob Chemother. 2008;62(5):1130-7.
14. American Thoracic Society/Infectious Diseases Society of America. Guidelines for the management of adults with hospital--acquired, ventilator-associated, and healthcare-associated pneumonia. Am J Respir Crit Care Med. 2005;171(4):388-416.
15. Chen SY, Wu GH, Chang SC, Hsueh PR, Chiang WC, Lee CC, Ma et al. Bacteremia in previously hospitalized patients: prolonged effect from previous hospitalization and risk factors for antimicrobial--resistant bacterial infections. Ann Emerg Med. 2008;51(5):639-46.
16. Bonten MJ, Slaughter S, Hayden MK, Nathan C, van Voorhis J, Weinstein RA. External sources of vancomycin-resistant enterococci for intensive care units. Crit Care Med. 1998;26(12):2001-4.
17. Richards MJ, Edwards JR, Culver DH, Gaynes RP. Nosocomial infections in medical intensive care units in the United States. National Nosocomial Infections Surveillance System. Crit Care Med. 1999;27(5):887-92.
18. Rello J, Sa-Borges M, Correa H, Leal SR, Baraibar J. Variations in etiology of ventilator-associated pneumonia across four treatment sites: implications for antimicrobial prescribing practices. Am J Respir Crit Care Med. 1999;160(2):608-13.
19. Koulenti D, Lisboa T, Brun-Buisson C, Krueger W, Macor A, Sole-Violan J, et al. Spectrum of practice in the diagnosis of nosocomial pneumonia in patients requiring mechanical ventilation in European intensive care units. Crit Care Med. 2009;37(8):2360-8.
20. Dancer SJ, Coyne M, Robertson C, Thomson A, Guleri A, Alcock S. Antibiotic use is associated with resistance of environmental organisms in a teaching hospital. J Hosp Infect. 2006;62(2):200-6.
21. Agbaht K, Lisboa T, Pobo A, Rodriguez A, Sandiumenge A, Diaz E, et al. Management of ventilator-associated pneumonia in a multidisciplinary intensive care unit: does trauma make a difference? Intensive Care Med. 2007;33(8):1387-95.
22. Rello J, Ulldemolins M, Lisboa T, Koulenti D, Mañez R, Martin-Loeches I, et al. Determinants of choice and prescription patterns in empiric antibiotic Therapy for HAP/VAP. Eur Respir J. 2010.
23. Rodríguez A, Lisboa T, Solé-Violán J, Gómez F, Roca O, Trefler S, et al. Impact of nonexacerbated COPD on mortality in critically ill patients. Chest 2010;139(6):1354-60.
24. Roberts JA, Lipman J. Pharmacokinetic issues for antibiotics in the critically ill patient. Crit Care Med. 2009;37:840-51.
25. Craig WA. Pharmacokinetic/pharmacodynamic parameters: rationale for antibacterial dosing of mice and men. Clin Infect Dis. 1998;26:1-10.

26. Roberts JA, Kirkpatrick CM, Roberts MS, Robertson TA, Dalley AJ, Lipman J. Meropenem dosing in critically ill patients with sepsis and without renal dysfunction: intermittent bolus versus continuous administration? Monte Carlo dosing simulations and subcutaneous tissue distribution. J Antimicrob Chemother. 2009;64:142-50.
27. Kollef MH. Limitations of vancomycin in the management of resistant staphylococcal infections. Clin Infect Dis. 2007;45(S3):S191-5.
28. Hyatt JM, Schentag JJ. Pharmacodynamic modeling of risk factors for ciprofloxacin resistance in Pseudomonas aeruginosa. Infect Control Hosp Epidemiol. 2000;21(S1):S9-11.
29. Varghese JM. Roberts JA, Lipman J. Antimicrobial Pharmacokinetic and Pharmacodynamic Issues in the Critically Ill with Severe Sepsis and Septic Shock. Crit Care Clin. 2011;27:19-34.
30. Pea F, Viale P, Pavan F, Furlanut M. Pharmacokinetic considerations for antimicrobial therapy in patients receiving renal replacement therapy. Clin Pharmacokinet. 2007;46(12):997-1038.
31. McKinnon PS, Paladino JA, Schentag JJ. Evaluation of area under the inhibitory curve (AUIC) and time above the minimum inhibitory concentration (T>MIC) as predictors of outcome for cefepime and ceftazidime in serious bacterial infections. Int J Antimicrob Agents. 2008;31(4):345-51.
32. MacGowan A, Rogers C, Bowker K. The use of in vitro pharmacodynamic models of infection to optimize fluoroquinolone dosing regimens. J Antimicrob Chemother. 2000;46(2):163-70.
33. Thomas JK, Forrest A, Bhavnani SM, Hyatt JM, Cheng A, Ballow CH, et al. Pharmacodynamic evaluation of factors associated with the development of bacterial resistance in acutely ill patients during therapy. Antimicrob Agents Chemother. 1998;42(3):521-7.
34. Moore RD, Lietman PS, Smith CR. Clinical response to aminoglycoside therapy: importance of the ratio of peak concentration to minimal inhibitory concentration. J Infect Dis. 1987;155:93-9.
35. van Zanten AR, Polderman KH, van Geijlswijk IM, van der Meer GY, Schouten MA, et al. Ciprofloxacin pharmacokinetics in critically ill patients: a prospective cohort study. J Crit Care. 2008;23:422-30.
36. Kollef MH, Sherman G, Ward S, Fraser VJ. Inadequate antimicrobial treatment of infections: a risk factor for hospital mortality among critically ill patients. Chest 1999;115: 462-74.
37. Ulldemolins M, Nuvials X, Palomar M, Masclans JR, Rello J. Appropriateness is critical. Crit Care Clin. 2011;27(1):35-51.
38. Lawrence KL, Kollef MH. Antimicrobial Stewardship. Am J Respir Crit Care Med. 2009;179:434.
39. Kumar A, Roberts D, Wood KE, Light B, Parrillo JE, Sharma S, et al. Duration of hypotension before initiation of effective antimicrobial therapy is the critical determinant of survival in human septic shock. Crit Care Med. 2006;34:1589-96.
40. Taccone FS, Laterre PF, Dugernier T, Spapen H, Delattre I, Wittebole X, et al. Insufficient β-lactam concentrations in the early phase of severe sepsis and septic shock. Crit Care. 2010;14:R126.
41. Ulldemolins M, Lisboa T, Rello J. First do no harm. Frequently forgotten factors in empirical antimicrobial treatment. In Jean-Daniel Chiche, Rui Moreno, Christian Putensen, and Andrew Rhodes. Patient safety and quality of care in Intensive Care Medicine, Medizinisch Wissenschaftliche Verlagsgesellschaft (MWV). 2009.
42. Roberts JA, Lipman J. Pharmacokinetic issues for antibiotics in the critically ill patient. Crit Care Med. 2009;37:840-51.
43. Roberts JA, Kirkpatrick CM, Roberts MS, Robertson TA, Dalley AJ, Lipman J. Meropenem dosing in critically ill patients with sepsis and without renal dysfunction: intermittent bolus versus continuous administration? Monte Carlo dosing simulations and subcutaneous tissue distribution. J Antimicrob Chemother. 2009;64: 142-50.
44. Roberts JA, Kruger P, Paterson D, Lipman J. Antibiotic resistance-what´s dosing got to do with it? Crit Care Med 2008;36: 2433-40.
45. Safdar N, Handelsman J, Maki DG. Does combination antimicrobial therapy reduce mortality in Gram-negative bacteremia? Lancet Infect Dis. 2004;4:519-527.
46. Paul M, Benuri-Silbiger I, Soares-Weiser K, Leibovici L. Beta-lactam monotherapy versus beta-lactam aminoglycoside combination therapy for sepsis in immunocompetent patients: Systematic review and meta-analysis of randomized trials. BMJ. 2004;328:668-682.
47. Leibovici L, Paul M. Aminoglycoside/beta-lactam combinations in clinical practice. J Antimicrob Chemother. 2007;60:911-912.
48. Kumar A, Zarychanski R, Light B, Parrillo J, Maki D, Simon D, et al. Early combination antibiotic therapy yields improved survival compared with monotherapy in septic shock: a propensity-matched analysis.Crit Care Med. 2010 Sep;38(9):1773-85.
49. Kumar A, Safdar N, Kethireddy S, Chateau D. A survival benefit of combination antibiotic therapy for serious infections associated with sepsis and septic shock is contingent only on the risk of death: a meta-analytic/meta-regression study. Crit Care Med. 2010:38:1651-64.
50. Legrand M, Max A, Peigne V, Mariotte E, Canet E, Debrumetz A et al. Survival in neutropenic patients with severe sepsis or septic shock. Crit Care Med. 2012;40:43-9.
51. Layeux B, Taccone FS, Fagnoul D, Vincent JL, Jacobs F. Amikacin monotherapy for sepsis caused by panresistant Pseudomonas aeruginosa. Antimicrob Agents Chemother. 2010;54:4939-41.
52. Nicasio AM, Eagye KJ, Nicolau DP, Shore E, Palter M, Pepe J, et al Pharmacodynamic-based clinical pathway for empiric antibiotic choice in patients with ventilatorassociated pneumonia. J Crit Care. 2010;25:69-77.
53. Lodise TP, Lomaestro B, Drusano GL. Piperacillin-tazobactam for Pseudomonas aeruginosa infection: clinical implications of an extended-infusion dosing strategy. Clin Infect Dis. 2007;44:357-63.
54. Seyler L, Cotton F, Taccone FS, De Backer D, Macours P, Vincent JL, et al. Recommended beta-lactam regimens are inadequate in septic patients treated with continuous renal replacement therapy. Crit Care. 2011;15:R137.
55. Rello J, Vidaur L, Sandiumenge A et al. Deescalation therapy in ventilador-associated pneumonia. Crit Care Med. 2004;32:2183-90.
56. Gonzales C, Rubio M, Romero-Vivas J et al. Bacteremic pneumonia due to Staphylococcus aureus: A comparison of disease caused by methicillin-resistant and methicillin-susceptible organisms. Clin Infect Dis. 1999;29:1171-7.
57. Vidaur L, Gualis B, Rodriguez A, Ramírez R, Sandiumenge A, Sirgo G, et al. Clinical resolution in patients with suspicion of ventilator-associated pneumonia: a cohort study comparing patients with and without acute respiratory distress syndrome. Crit Care Med. 2005;33:1248-53.
58. Vidaur L, Planas K, Sierra R, Dimopoulos G, Ramirez A, Lisboa T, et al. Ventilatorassociated pneumonia: impact of organisms on clinical resolution and medical resources utilization. Chest. 2008;133:625-32.
59. Lisboa T, Seligman R, Diaz E, Rodriguez A, Teixeira PJ, Rello J. C-reactive protein correlates with bacterial load and appropriate antibiotic therapy in suspected ventilator-associated pneumonia. Crit Care Med. 2008;36:166-71.
60. Stolz D, Smyrnios N, Eggimann P, Pargger H, Thakkar N, Siegemund M, et al. Procalcitonin for reduced antibiotic exposure in ventilator-associated pneumonia: a randomised study. Eur Respir J. 2009;34:1364-75.
61. Micek ST, Ward S, Fraser VJ, Kollef MH. A randomized controlled trial of an antibiotic discontinuation policy for clinically suspected ventilator-associated pneumonia. Chest. 2004,;125(5):1791-9.
62. Evans L, Rhodes A, Alhazzani W, Antonelli M, Coopersmith CM, French C, et al. Surviving sepsis campaign: international guidelines for management of sepsis and septic shock 2021. Intensive Care Med. 2021;47(11):1181-1247.

capítulo 118

Profilaxia da Infecção

Ana Luiza Mezzaroba | Cintia Magalhães Carvalho Grion | Claudia Maria Dantas de Maio Carrilho

Introdução

As infecções relacionadas à assistência à saúde (IRAS) são um grande problema nas instituições e, em especial, nas unidades de terapia intensiva (UTI), consideradas o "berço" dessas infecções. São consideradas IRAS aquelas adquiridas no ambiente de cuidado à saúde após 48 a 72 horas de admissão e que não estejam em período de incubação, no momento da admissão do paciente. A maioria das IRAS nas UTIs está relacionada aos procedimentos invasivos necessários para os cuidados intensivos ao paciente.

Conceitos importantes

Cateter venoso central: cateter utilizado para infusão, coleta de amostra sanguínea ou monitorização hemodinâmica, cuja extremidade distal fica posicionada próxima ao átrio direito ou em um grande vaso.

Cateter vesical de demora: considera-se aquele introduzido pelo orifício uretral e que aí permanece. Excluem-se: cateter duplo J, cistostomia, punção suprapúbica, nefrostomia e cateterização intermitente.

Ventilador pulmonar artificial: é definido como todo dispositivo utilizado para auxiliar a ventilação de forma contínua, inclusive no período de desmame, por meio de traqueostomia ou intubação endotraqueal. Dispositivos utilizados para expansão pulmonar não são considerados ventiladores pulmonares artificiais.

IRAS associada ao dispositivo invasivo: na data da infecção, o paciente deve estar com o dispositivo invasivo há mais de 48 horas; considera-se o primeiro dia aquele da data da inserção e, em caso de remoção, no máximo, há 24 horas.

Data da infecção: dia em que aparece o primeiro elemento clínico, laboratorial ou de imagem que compõe o critério diagnóstico da infecção. Esse conjunto de sinais, sintomas, alterações laboratoriais e de imagem pode ocorrer numa janela de 7 dias.

Critérios diagnósticos

Desde 2008, a Agência Nacional de Vigilância Sanitária (ANVISA – órgão regulador vinculado ao Ministério da Saúde, responsável pelas ações de promoção e proteção da saúde populacional brasileira) definiu critérios de IRAS com base naqueles estabelecidos pelo CDC/NHSN.[1] Em 2013, foram lançados os quatro cadernos da série Segurança do Paciente e Qualidade em Serviços de Saúde, sendo que o caderno 2 contempla os Critérios Diagnósticos de IRAS.[2] Esses critérios foram revisados e atualizados em 2019, por meio da Nota Técnica da ANVISA – 03/2019.[3]

É importante ressaltar que os critérios da agência brasileira têm caráter de notificação epidemiológica e não necessariamente os mesmos que definem necessidade de tratamento. A seguir, serão descritos os critérios diagnósticos das infecções relacionadas a procedimentos invasivos em adultos e imunocompetentes:

Pneumonia associada a ventilação pulmonar artificial (PAV)

É necessário estar submetido a VMI há pelo menos 48 horas ou que a ventilação invasiva tenha sido retirada no máximo há 24 horas. São necessários critérios clínicos, laboratoriais e de imagem, e pode ser definida clínica e/ou microbiologicamente:

Identificar na radiologia a presença de infiltrado, opacificação ou cavitação, novo ou progressivo e persistente em dois ou mais exames de imagem seriados, em pacientes com doença pulmonar ou cardíaca de base. Sem doença de base, um exame de imagem é aceitável.

Ter ao menos um dos seguintes:

- Febre (> 38° C) sem outra causa associada.
- Leucocitose (> 12.000 células/mm^3) ou leucopenia (< 4.000 células/mm^3).
- Alteração do nível de consciência em pacientes ≥ 70 anos, sem outra causa aparente.

E pelo menos dois dos seguintes:

- Surgimento de secreção purulenta ou mudança das características da secreção ou aumento da secreção respiratória ou aumento da necessidade de aspiração.
- Piora da troca gasosa (dessaturação, como por exemplo $PaO_2/FiO_2 < 240$ mmHg ou aumento da oferta de oxigênio ou aumento dos parâmetros ventilatórios).
- Ausculta pulmonar com roncos ou estertores.
- Início ou piora da tosse ou dispneia ou taquipneia.

Se houver os seguintes exames microbiológicos, associados aos critérios anteriormente descritos, conceitua-se **PAV microbiologicamente definida**:

- Hemocultura positiva, sem outra causa aparente.
- Cultura positiva de líquido pleural ou de tecido pulmonar.
- Cultura quantitativa de secreção pulmonar, obtida com o mínimo potencial de contaminação (escovado brônquico protegido, lavado broncoalveolar, aspirado endotraqueal).
- Vírus, *Bordetella, Legionella, Chlamydophila* ou *Mycoplasma* identificados a partir de cultura de secreção ou tecido pulmonar por teste microbiológico.
- Aumento de 4 vezes nos níveis de IgG na sorologia para *Legionella, Chlamydophila* ou *Influenza*.
- Detecção de antígeno *Legionella pneumophila* sorogrupo I em urina.

Infecção de trato urinário (ITU) associada a cateter vesical de demora (CVD)

É necessário estar com o CVD há pelo menos 48 horas ou tê-lo retirado, no máximo, há 24 horas. Também é exigida a presença de pelo menos **um** dos seguintes sinais e sintomas:

- Febre (> 38ºC).
- Dor ou desconforto suprapúbico ou lombar.
- Urgência miccional.
- Disúria.
- Polaciúria.

E também ter urocultura positiva com até 2 espécies $\geq 10^5$ ufc/mL. Sendo todo esse conjunto na janela de infecção (7 dias).

Infecção primária de corrente sanguínea associada a cateter venoso central (CVC) laboratorialmente confirmada

É necessário a presença de um cateter venoso central (CVC) há mais de 48 horas ou que tenha sido retirado no máximo há 24 horas. Esta infecção prevê dois critérios:

- **Critério 1:** hemocultura positiva com agente patogênico em uma ou mais hemocultura, e esse agente não está relacionado a outro foco de infecção.
- **Critério 2:** febre (> 38ºC) ou calafrios ou hipotensão (PAS ≤ 90mmHg).

Somados a duas ou mais hemoculturas periféricas coletadas em diferentes momentos no mesmo dia ou de dois sítios distintos (p. ex., periférica e CVC), ou no máximo no dia seguinte, todas positivas para agentes contaminantes de pele:

- *Corynebacterium* spp. (exceto *C. diphitheriae*).
- *Bacillus* spp. (exceto *B.anthracis*).
- *Propionibacterium* spp.
- *Staphylococcus coagulase negative.*
- *Streptococcus* viridans.
- *Aerococcus* spp.
- *Micrococcus* spp.

O microrganismo não deverá estar relacionado a outro foco e seu crescimento deverá ocorrer na janela de 7 dias.

Recomendações gerais de prevenção da infecção

A base de prevenção da disseminação de infecções em UTI é minimizar a presença de patógenos que colonizam as mãos e o que a Organização Mundial da Saúde (OMS) denomina *"ambiente assistencial"*. Dessa forma, a higiene das mãos, a desinfecção concorrente e a limpeza terminal de uma UTI, e o uso das precauções de contato são os três principais pilares para a prevenção de infecções e para uma menor transmissão.[4]

Higiene das mãos

É a ação prioritária na prevenção das IRAS, pois as mãos são as ferramentas principais do profissional no cuidado à saúde, e a segurança do paciente depende de uma higienização adequada e frequente. É fundamental que as instituições disponibilizem produtos e insumos de qualidade e em quantidade adequada para que todos os profissionais tenham acesso fácil à higienização das mãos. Há evidências diretas e indiretas da transmissão de infecções aos pacientes por meio das mãos e de surtos de infecções nos quais foi evidenciada associação com mãos não higienizadas.[5]

A higiene das mãos deve ser realizada nos 5 momentos previstos nas diretrizes da OMS nos quais ocorre contato com o paciente ou leito, ou objetos no entorno (*denominados, em conjunto, incluindo o próprio, como "ambiente do paciente"*) (**Figura 118.1**). Pode ser realizada com água e sabão, preparações alcoólicas ou antissépticos. A técnica deve contemplar a higiene de todas as faces das mãos, entre os dedos, ponta de dedos, polegares e punhos.

O álcool a 70%, na forma de gel, espuma ou líquido, é um antisséptico de fácil disponibilidade, amplamente utilizado, dispensa a presença de pias, sabão, papel toalha e pode ser carregado com o profissional ou ser fixado à beira do leito. Em unidades com pacientes colonizados ou infectados por patógenos multirresistente[s], além do álcool, podem ser utilizados antissépticos a base de clorexidina, PVPI (polivinilpirrolidona-iodo) ou triclosam. Os álcoois têm rápida ação

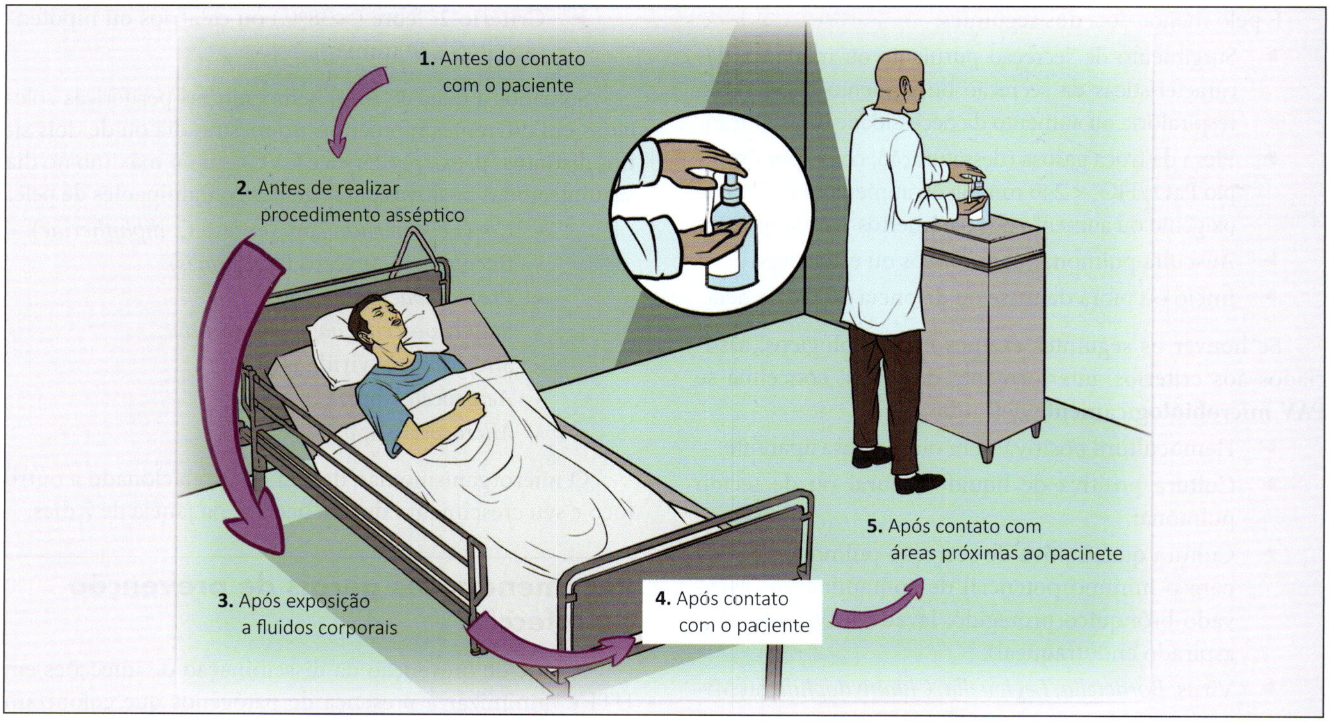

Figura 118.1. Prevenção de infecção: Higiene das mãos.
Fonte: Ilustração de Vinícius Baltar.

microbicida, porém sem ação residual e a recolonização bacteriana ocorre lentamente após seu uso. A associação com clorexidina ou triclosam pode proporcionar maior ação residual.[i]

Apesar dessas recomendações e da facilidade de uso das soluções alcoólicas, é importante lembrar que, se houver sujidade nas mãos, deve-se higienizá-las com água e sabão, assim como após a retirada de luvas.[ii]

Precauções de contato e por transmissão

O uso das precauções faz parte do conjunto de prevenção de infecções e todas elas requerem a higiene das mãos antes e após o contato.[6] São quatro, os tipos de precauções:

Precaução padrão: indicada para qualquer tipo de contato, independentemente do paciente, quando houver risco de contato com sangue ou secreções. Exemplo: uso de luvas na coleta de sangue, urina, aspiração de secreções, etc.

Precaução de contato: indicada para contato com paciente portador de patologia transmitida por meio do contato com as mãos. É necessário quarto privativo, luvas e avental de manga longa, de uso único e que possam ser desprezados após o contato. Patologias que requerem precaução de contato: infecção ou colonização por patógenos multirresistentes, herpes zóster disseminado ou localizado em paciente imunodeprimido, grandes abscessos ou coleções não contidas e colite por *Clostridioides difficile.*

Precaução por gotícula: indicada no cuidado aos pacientes com doenças transmitidas por gotículas ou perdigotos, quando o contato se dá a menos de um metro. É necessário quarto privativo e uso de máscaras cirúrgicas de uso único. Patologias que requerem uso de máscaras: *Influenza*, meningites bacterianas por *H. influenzae* e *N. meningitidis*, Caxumba, Coqueluche, *Mycoplasma pneumoniae.*

Precaução por aerossol: indicada para o cuidado a pacientes com doenças transmissíveis por aerossóis, partículas menores que 5 μ e que permanecem suspensas no ar. Requer quarto individual e portas fechadas, bem como, se possível, com pressão negativa e uso de máscaras com filtros (respirador tipo N-95 ou PFF2 ou PFF3). Esses respiradores têm duração de até 8 horas e devem ser descartados quando estiverem sujos, úmidos ou com a haste nasal (indispensável para a vedação adequada da máscara) danificada. Patologias que requerem uso de máscaras com filtro: tuberculose pulmonar ou laríngea, varicela, herpes zóster disseminado (ou localizado) em imunodeprimido, sarampo, Covid-19, entre outras.

Vigilância

A incidência e prevalência de microrganismos multirresistentes podem ser monitorizadas para identificação preco-

i. Nota do editor: Ainda assim, a OMS considera que "a maneira mais eficaz de garantir uma higiene ideal das mãos é utilizar a preparação alcoólica para as mãos." De acordo com as Diretrizes da OMS sobre Higiene das Mãos em Serviços de Saúde, quando a preparação alcoólica para as mãos está disponível, ela deve ser adotada como o produto de escolha para a antissepsia rotineira das mãos.

ii. Nota do editor: as mãos devem ser lavadas com água e sabonete (líquido ou espuma) quando estiverem visivelmente sujas de sangue ou outros fluidos corporais, quando a exposição a potenciais organismos formadores de esporos é fortemente suspeita ou comprovada, ou depois de utilizar o banheiro.

ce e controle de surtos epidêmicos ou aumentos endêmicos de resistência bacteriana. Culturas de vigilância positivas devem disparar sistemas de alerta e rotas de comunicação dentro das instituições para a redução das taxas de transmissão entre os pacientes.[7] Entretanto, em locais com altas taxas endêmicas de resistência bacteriana, as culturas de vigilância podem-se associar a aumento do uso de antimicrobianos.[8] É importante salientar, que a higiene das mãos e o controle do ambiente são estratégias mais importantes para controle de infecções por microrganismos multirresistentes.[9] A ANVISA sugere o uso de culturas de vigilância em UTI, portanto, cada unidade deve decidir sua adoção com base em seus dados ecológicos.[10]

Descontaminação seletiva digestória e orofaríngea

Alterações da ecologia bacteriana da orofaringe e do trato digestório podem-se associar a complicações infecciosas. Profilaxia com antimicrobianos pode ser aplicada na tentativa de reduzir essas complicações. As duas abordagens principais são a *descontaminação seletiva digestória (SDD)* e *orofaríngea (SOD)*. A intenção é inibir seletivamente bactérias Gram-negativas patogênicas.

A *SDD* consiste na aplicação gástrica e orofaríngea de antimicrobianos não absorvíveis (polimixina, tobramicina, anfotericina) associados a uso endovenoso curto (cefalosporina). Vigilância bacteriológica para avaliar a descontaminação eficaz é recomendada. A escolha dos antimicrobianos objetiva minimizar interferência com a microbiota anaeróbica nativa, evitando agentes de amplo espectro.

A *SOD* é a aplicação tópica exclusivamente na orofaringe. A literatura atual sugere que essas intervenções podem conferir benefício na diminuição da mortalidade nos pacientes críticos em ambientes com reduzida resistência a antimicrobianos.[11,12] Entretanto, esse benefício não foi demonstrado em UTI com moderado a elevado nível de resistência a antimicrobianos.[13]

Limpeza do ambiente

A limpeza do ambiente compõe mais um dos principais pilares na prevenção de IRAS ao reduzir a carga de patógenos no ambiente. Muitos microrganismos têm a capacidade de permanecer no ambiente por muito tempo se não houver essa limpeza, em especial patógenos multirresistentes. O contato das mãos dos profissionais com os ambientes assistencial e do paciente favorece a transmissão de infecções, daí a importância de mantê-las sempre higienizadas também. Isso porque o paciente torna-se um reservatório, em especial na UTI, e todo o ambiente próximo ao leito e equipamentos (o ambiente do paciente) pode estar contaminado com patógenos (tanto do paciente quanto exógenos). Dessa forma, um ambiente não higienizado pode colonizar o paciente com germes do ambiente assistencial.[14]

Em uma era de extrema resistência antimicrobiana, é fundamental quebrar esse ciclo e a limpeza é um caminho para tal. Estudos comprovam que internar um paciente em leito previamente ocupado por indivíduo portador de *Staphylococcus aureus* resistente à meticilina (MRSA) e *Enterococcus* resistente à vancomicina (VRE) aumenta em 40% o risco de aquisição de infecção por esses patógenos.[15]

No **Quadro 118.1** estão listados os tempos de sobrevivência de alguns patógenos em superfícies secas.

Desinfecção concorrente

A desinfecção concorrente deve ser realizada no mínimo duas vezes ao dia com solução desinfetante padronizada. A equipe de enfermagem é responsável pela desinfecção de superfícies críticas (equipamentos, leito) a cada plantão, enquanto o serviço de higiene cuida das bancadas, pisos, paredes, maçanetas, telefones, computadores, cadeiras, poltronas, etc. A desinfecção nas áreas críticas é fundamental no controle de infecções nas UTIs e deve ser avaliada e auditada.

Limpeza terminal

A limpeza terminal deve ser realizada após a desocupação do leito, após a suspensão de precaução ou periodicamente se o paciente tem longa permanência. Sugere-se, em UTI com alta prevalência de patógenos multirresistentes, a limpeza terminal dos leitos a cada 15 dias. Uma limpeza realizada de forma inadequada ou incorreta pode disseminar microrganismos.

A limpeza do ambiente envolve um tripé: *técnica, saneantes e equipamentos e artigos de limpeza*. O saneante ideal deve ser aquele que apresenta menor risco de danos às superfícies e equipamentos, menor toxicidade e que seja de fácil utilização. No caso dos desinfetantes, devem ter ação antimicrobiana e eficácia frente à matéria orgânica.

Quanto à técnica, é importante lembrar que a limpeza deve ser realizada da área mais limpa para a mais suja, de cima para baixo, com movimentos únicos e ambiente sinalizado; luvas, baldes e panos devem ter cores diferenciadas para cada situação, não misturar panos limpos com sujos, as soluções devem ser descartadas após uso em cada leito, e os panos devem ser lavados em locais próprios. Equipamentos

Quadro 118.1. Sobrevivência de patógenos em superfícies secas

Patógeno	Tempo de sobrevida em superfícies secas
Acinetobacter spp.	3 dias a 11 meses
Clostridioides difficile	> 5 meses
Enterococcus spp. (inclusive VRE)	5 dias a mais de 46 meses
Klebsiella spp.	2 horas a mais de 30 meses
Pseudomonas aeruginosa	6 horas a 16 meses
Staphylococcus aureus (inclusive MRSA)	7 dias a mais de 12 meses

VRE: *Enterococcus* resistente à vancomicina; MRSA: *Staphylococcus aureus* resistente a meticilina.

Fonte: Adaptado de Kramer A, Schwebke I, Kampf G. How long do nosocomial pathogens persist on inanimate surfaces? A systematic review. BMC Infect Dis. 2006;6:130.

médicos hospitalares devem ser limpos e desinfetados por equipe de profissionais capacitados.

A limpeza terminal envolve lavagem com detergente neutro, secagem e uso de desinfetante em algumas situações. É necessário que haja uma rotina bem estabelecida, procedimentos operacionais padronizados, treinamentos, descrição dos produtos utilizados, com diluições e rótulos. Todo o processo deve ser avaliado continuamente.

Recomendações específicas para as IRAS mais comuns em UTI

A prevenção de infecções relacionadas a dispositivos invasivos recai sobre alguns elementos-chave: utilizar os dispositivos somente com a indicação apropriada; obedecer à técnica de inserção apropriada e asséptica; proceder a cuidados diários adequados; e remover o dispositivo, assim que possível.

ITU associada à cateter vesical de demora

O *bundle* de prevenção de ITU associada a CVD, do *Institute for Healthcare Improvement*, apresenta quatro recomendações para todos os pacientes.

Evitar cateteres urinários desnecessários

Critérios explícitos para inserção apropriada de CVD devem estar disponíveis nos hospitais, e estes critérios devem ser verificados antes da inserção de um CVD. Seguem as indicações do CDC (*Center for Disease Control*), SHEA-IDSA (*The Society for Healthcare Epidemiology of America – Infectious Diseases Society of America*) e NHS (*National Health Service*) para uso de CVD:[16,17]

- Uso perioperatório para procedimentos cirúrgicos selecionados.
- Monitorização de débito urinário em pacientes críticos.
- Manejo de retenção e obstrução urinária.
- Assistência no cuidado com lesões por pressão em pacientes incontinentes.
- Como exceção, uso a pedido do paciente para conforto (SHEA-IDSA) ou para conforto em pacientes sob cuidados paliativos (CDC).

Caso nenhuma dessas indicações seja encontrada, a equipe de enfermagem deve discutir alternativas com a equipe médica, como uso de preservativos coletores externos para pacientes do sexo masculino ou cateterização vesical intermitente.

A avaliação de retenção urinária pode ser feita à beira do leito com uso de ultrassom, pois trata-se de método de fácil realização, sem risco e confortável para o paciente.

Inserção de cateteres urinários com técnica asséptica

Caso o CVD seja indicado, deve ser inserido de maneira asséptica por pessoal treinado. As recomendações do CDC e SHEA-IDSA são:

- Respeito às técnicas adequadas de higiene das mãos.
- Inserção de cateteres por meio de técnica asséptica e equipamentos estéreis como luvas, avental, esponjas, solução estéril ou antisséptica para limpeza do meato uretral e uso de lubrificante estéril para inserção no meato uretral.
- Uso do cateter de menor calibre possível que garanta uma drenagem apropriada para minimizar o risco de trauma uretral.

Não há evidências de que o uso de CVD impregnados com prata ou antibióticos reduza o risco de ITU. Cateteres de silicone tendem a desenvolver menor quantidade de incrustações. Cateteres hidrofílicos trazem mais conforto e bem-estar ao paciente, porém não há evidências de redução da taxa de ITU com seu uso.[17]

A montagem de conjuntos padronizados que contenham todos os itens necessários deve economizar tempo da equipe e o uso de listas de verificação *(checklists)* pode ajudar a equipe no momento da inserção e servir na coleta de dados para avaliação de adesão. Ainda, a educação e treinamento de todos que podem vir a inserir um CVD é fundamental, incluindo enfermagem, médicos e residentes.

Manutenção de cateteres urinários com base em recomendações de Diretrizes

Higiene adequada das mãos deve ser realizada de rotina antes e após qualquer atividade com o paciente. Estratégias de precauções-padrão, como o uso de luvas, por exemplo, devem ser seguidas durante a manipulação do sistema do CVD.

Há cinco recomendações para manutenção de rotina dos CVD (**Figura 118.2**):

- Manter o sistema de drenagem estéril e fechado.
- Manter o CVD fixado de maneira a evitar movimentação e tração uretral.

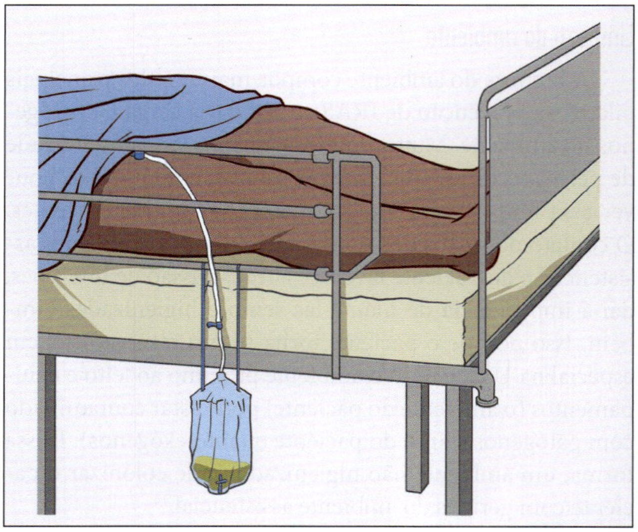

Figura 118.2. Prevenção de infecção urinária: Cuidados com cateter vesical.
Fonte: Ilustração de Vinícius Baltar.

- Manter a bolsa coletora de urina abaixo do nível da bexiga.
- Manter o fluxo urinário desobstruído.
- Esvaziar a bolsa coletora regularmente, por meio de um recipiente coletor individual para cada paciente e evitando que a ponta da bolsa coletora toque no recipiente coletor.

Esses cinco itens devem ser verificados e registrados rotineiramente, pelo menos uma vez, durante o período do plantão. São indicados, também, a higiene de rotina do meato uretral durante o banho e a coleta de amostras de urina por meio de técnica asséptica.

Existem ainda algumas práticas que podem aumentar o risco de ITU associada a CVD e, portanto, devem ser evitadas:

- Irrigação de CVD, exceto quando houver obstrução.
- Desconectar o cateter do sistema de drenagem.
- Trocar CVD de rotina na ausência de infecção ou obstrução.
- Trocar o sistema coletor sem respeitar a técnica asséptica.

Revisão diária da necessidade de cateteres urinários e remoção (se possível)

Devem ser implementadas ferramentas de avaliação diária da necessidade do uso de CVD, com o objetivo de evitar o esquecimento do CVD no paciente ou então o seu uso sem indicação precisa (**Quadro 118.2**).

Quadro 118.2. Pacote de medidas para prevenção de infecção do trato urinário associada a cateter vesical de demora
A: Adesão às medidas de prevenção de ITU (higiene das mãos, capacitação da equipe, técnica asséptica na inserção, manutenção correta, monitorização e vigilância da indicação do CVD e possível retirada)
B: Bexiga – ultrassom de bexiga para evitar cateterização vesical desnecessária
C: *Condom* (preservativo coletor externo) e cateter vesical intermitente como alternativas ao CVD
D: Direcionar o uso do CVD apenas para casos de indicação clara (avaliação diária pela equipe médica e de enfermagem da indicação)
E: Evitar manter o CVD por tempo desnecessário

ITU: infecção do trato urinário; CVD: cateter vesical de demora.
Fonte: Adaptado de Agência Nacional de Vigilância Sanitária, 2017.

Infecção de corrente sanguínea associada ao uso de cateter venoso central (ICS-CVC)

O pacote de medidas para prevenção de infecção de corrente sanguínea associada ao uso de cateter venoso central (ICS-CVC) é composto por intervenções que, juntas, resultam em melhores desfechos do que quando implementadas individualmente.[18]

Higiene das mãos

A higienização das mãos pela lavagem ou uso de soluções alcoólicas ajuda a prevenir a contaminação de CVC e ICS secundárias.

Uso máximo de precauções de barreira

O uso máximo de precauções de barreira por parte do médico que está inserindo o CVC e de quem está auxiliando no procedimento inclui o uso de gorros cobrindo todo o cabelo, máscara com cobertura de nariz e boca, avental estéril e luvas estéreis. Já o paciente deve ser todo coberto com campos estéreis, da cabeça aos pés, com uma pequena abertura, necessária à visualização do sítio de inserção (**Figura 118.3**).

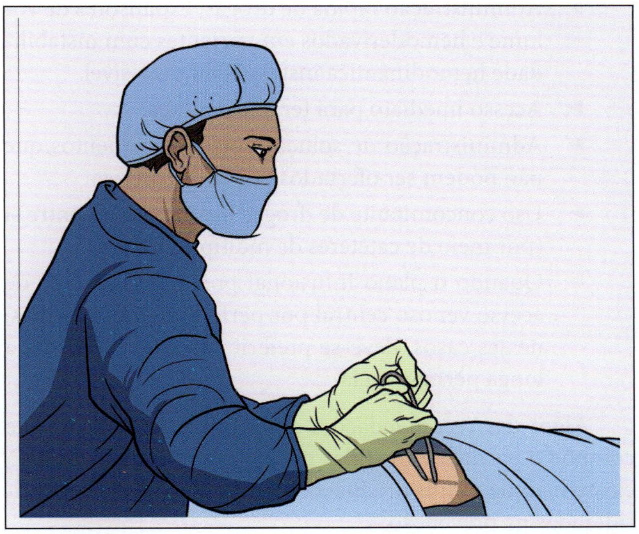

Figura 118.3. Prevenção de infecção: barreira total para inserção de cateter venoso.
Fonte: Ilustração de Vinícius Baltar.

Antissepsia da pele com clorexidina

A antissepsia da pele, com clorexidina alcoólica > 0,5%, provê melhor antissepsia do que o uso de outros produtos como soluções de povidine. A pele deve ser preparada com clorexidina degermante a 2% quando houver sujidade visível, a solução antisséptica de clorexidina alcóolica deve ser friccionada sobre a pele em movimentos de vai e vem por pelo menos 30 segundos e deve-se aguardar a secagem da clorexidina para a realização da punção.[17,18]

Seleção do melhor sítio para inserção do cateter, evitando o uso da veia femoral em adultos

De maneira geral, o uso da veia subclávia para inserção de cateter tem menor risco de infecção do que o uso da veia jugular. Contudo, a punção da veia subclávia apresenta maiores riscos de outras complicações não infecciosas como complicações mecânicas e estenose da veia subclávia. Já o sítio femoral é considerado como de maior risco de infecção em adultos, e, portanto, sua punção deve ser evitada.

Recomenda-se, dessa maneira, que seja feita a avaliação de cada paciente do melhor local para implante de cateter.

■ Revisão diária da necessidade do uso do CVC, com remoção imediata dos cateteres desnecessários

A revisão diária da necessidade do uso de CVC previne o atraso na remoção de cateteres que não são mais necessários para o cuidado ao paciente. Muitas vezes, o cateter acaba sendo mantido por esquecimento da equipe ou por facilitar o manuseio do paciente, o que aumenta o risco de ICS-CVC.

As principais indicações para o uso de cateter venoso central são:[17]

- Pacientes sem reais condições de acesso venoso por venóclise periférica.
- Necessidade de monitorização hemodinâmica, como medida de pressão venosa central.
- Administração rápida de drogas, expansores de volume e hemoderivados em pacientes com instabilidade hemodinâmica instalada ou previsível.
- Acesso imediato para terapia dialítica.
- Administração de soluções ou medicamentos que não podem ser ofertados por via periférica.
- Uso concomitante de drogas incompatíveis entre si (por meio de cateteres de múltiplos lúmens).
- Quando o plano infusional previr necessidade de acesso venoso central por período maior a 21 dias, nesses casos, deve-se preferir cateteres de média a longa permanência.

Além das recomendações anteriormente listadas, que compõe o pacote de medidas para prevenção de ICS-CVC, existem ainda outras orientações gerais que devem ser consideradas na prevenção.

Preferir punção guiada por ultrassom, se possível.

A remoção dos pelos, quando necessária, deverá ser realizada com tricotomizador elétrico ou tesouras. Não é recomendável o uso de lâminas de barbear, pois aumentam o risco de infecção.

Higienizar as mãos antes e após a inserção e para qualquer tipo de manipulação do cateter. A higiene das mãos deve ser feita com água e sabonete líquido quando estiverem visivelmente sujas, contaminadas com sangue ou outros fluidos corporais; usar preparação alcoólica para as mãos (60% a 80%) quando não estiverem visivelmente sujas.

Usar cateteres centrais impregnados ou recobertos de minociclina/rifampicina ou clorexidina/sulfadiazina de prata de segunda geração em pacientes adultos internados em UTI. Já o uso de cateteres centrais recobertos ou impregnados com outros produtos não pode ser recomendado, no momento. Esses dispositivos foram testados de forma insuficiente (prata) ou não demonstraram eficácia consistente nos estudos realizados para sua avaliação (cloreto de benzalcônio e heparina).

Usar gaze e fita adesiva estéril ou cobertura transparente semipermeável estéril para cobrir o sítio de inserção. Em caso de sangramento ou diaforese excessiva, preferir gaze e fita adesiva estéril a coberturas transparentes. Realizar a troca da cobertura com gaze e fita adesiva estéril a cada 48 horas e a troca com a cobertura estéril transparente a cada sete dias. Qualquer tipo de cobertura deve ser trocada de imediato, independentemente do prazo, se estiver suja, solta ou úmida.

Realizar desinfecção das conexões, conectores valvulados e portas de adição de medicamentos com solução antisséptica a base de álcool e com movimentos aplicados de forma a gerar fricção mecânica, em intervalos de cinco a quinze segundos.

Avaliar no mínimo uma vez ao dia o sítio de inserção dos cateteres centrais, por inspeção visual e palpação sobre o curativo intacto.

O uso de pomadas antimicrobianas em sítio de inserção deve ser limitado para cateteres de hemodiálise, após cada sessão de diálise.

Conectores, tampinhas e desinfecção das conexões ("Scrub the Hub"): a maioria dos hospitais utiliza tampas simples nas conexões dos cateteres. No caso de uso de tampas, o procedimento correto prevê: higienizar as mãos, colocar luvas de procedimento, retirar e descartar a tampa, realizar a desinfecção da conexão (*hub*) com esfregaço (*swab*) ou gaze embebida em álcool a 70% e então conectar o equipo de medicação (**Figura 118.4**). As tampas devem ser estéreis e de uso único, sendo fundamental o seu descarte.

O sistema de infusão deverá permanecer fechado durante o máximo de tempo possível, ou seja, não se deve deixar equipos soltos ou fazer infusão intermitente. No caso de infusões intermitentes, deve-se fazer a troca dos equipos a cada 24 horas (desde que sejam mantidos com as pontas protegidas e fechadas).

Conectores sem agulhas são bastante vantajosos, podendo ficar instalados por até 96 horas. Para acessá-los, não é necessário o uso de luvas de procedimento e tampouco o uso de tampas.

As trocas do sistema de infusão devem envolver todos os seus componentes no mesmo momento, ou seja, devem-se substituir os *"conjuntos de administração"* (equipos, extensores, conectores, torneiras ou cânulas) após 96 horas de utilização, desde que não tenham sido utilizados para administração de hemoderivados ou nutrição parenteral (NPT) ou de forma intermitente (sistema aberto).

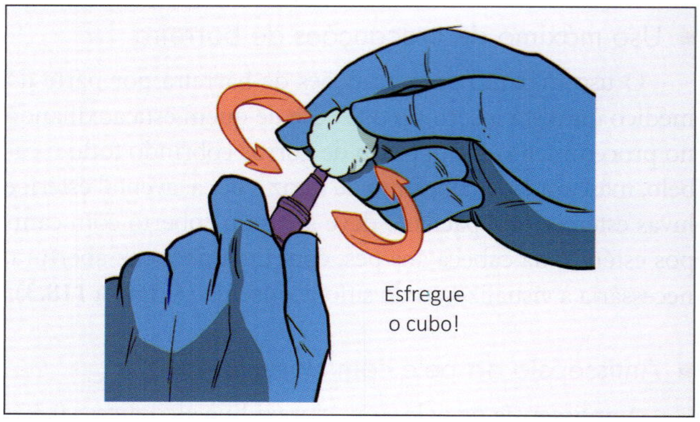

Figura 118.4. Desinfecção de cateter: *Scrub the hub.*
Fonte: Ilustração de Vinícius Baltar.

Nos casos de sistemas abertos, recomenda-se a troca mais frequente: a cada bolsa de sangue, a cada 12 horas, se NPT, ou a cada 24 horas, se sistemas intermitentes.

Pneumonia associada à ventilação pulmonar artificial (PAV)

A pneumonia associada à ventilação pulmonar artificial (PAV) é a principal causa de óbito, entre as infecções hospitalares, além de prolongar o tempo de ventilação mecânica, o tempo de internação em UTI, o tempo de internação hospitalar e aumentar os custos. O pacote de medidas preventivas, o qual pode reduzir a incidência e as complicações da PAV, é listado a seguir.[19]

▪ Cabeceira da cama elevada

A elevação da cabeceira a uma angulação de 30° a 45° reduz a incidência de PAV, provavelmente pela redução do risco de aspiração de conteúdo gastrintestinal e secreções oro e nasofaríngeas (**Figura 118.5**).[20] Ainda, a cabeceira elevada tende a melhorar a mecânica ventilatória dos pacientes e consequentemente reduzir o tempo de ventilação mecânica.[iii]

▪ Interrupção diária da sedação e avaliação da possibilidade de extubação

A interrupção diária da sedação, quando possível, e a avaliação diária da possibilidade de extubação são partes do pacote de medidas de prevenção de PAV e são relacionados à redução da taxa de PAV. Contudo, considerando o risco de autoextubação, devem ser planejadas estratégias de maior vigilância e monitorização do paciente no momento da retirada da sedação.

▪ Aspiração subglótica de rotina

A presença do tubo endotraqueal favorece a colonização bacteriana da árvore traqueobrônquica e predispõe à aspiração da secreção contaminada pela diminuição do reflexo da tosse, acúmulo de secreção no espaço subglótico e contaminação do tubo. Portanto, um sistema de aspiração de secreção subglótica contínua ou intermitente é recomendada para pacientes que irão permanecer sob ventilação mecânica por tempo acima de 48-72 horas.[iv]

▪ Cuidados com o circuito do ventilador

A troca do circuito respiratório deve ser realizada apenas se ele estiver visivelmente sujo ou com mau funcionamento. Portanto, *não é recomendada a troca rotineira deste dispositivo.*

▪ Evitar extubação acidental e reintubação

A falha na extubação é definida como a necessidade de reintubação nas primeiras 24 horas após a retirada da ventilação mecânica (VM). A reintubação aumenta a incidência de PAV, secundária ao aumento do risco de aspiração da secreção da orofaringe. Recomenda-se que a retirada do tubo endotraqueal seja realizada quando as condições clínicas permitirem. A utilização de protocolos de sedação, aceleração do desmame e ventilação não invasiva auxiliam na decisão.

iii. Nota do editor: Apesar de haver dados que indiquem que a posição supina está relacionada ao aumento da incidência de PAV, por outro lado, parece ser impossível, na grande maioria dos pacientes (85% deles, de acordo com Van Nieuwenhoven et a.l, 2006), mantê-los a uma angulação de 45°, com a qual a evidência de benefício foi gerada. Frente a essa constatação, adotou-se recomendar uma angulação entre 15° e 30°, cuja evidência de benefício é inexistente (Alexiou *et al.*, 2009). Adicionalmente, uma revisão sistemática mais recente também não conseguiu demonstrar vantagem da angulação de 45°, em relação à posição supina, em diminuir a incidência de PAV microbiologicamente confirmada, assim como não evidenciou diferença entre as angulações de 45° e as de 25° a 35° (Wang, Li et al., 2016)

iv. Nota do editor: Em relação à ASG, pelo menos duas recentes metanálises (CAROFF et al., 2016) e (MAO et al., 2016) relataram resultados conflitantes em relação ao impacto dessa intervenção na duração da VMI. Além disso, um estudo em animais revelou aumento no número de lesões traqueais relacionadas a essa metodologia (BERRA et al., 2004).

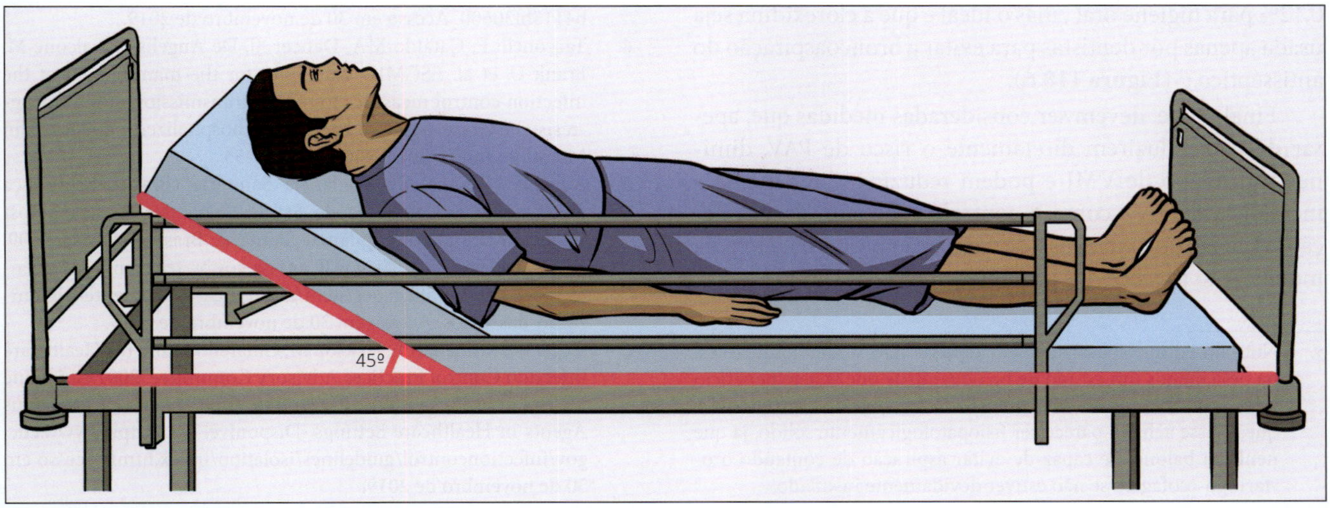

Figura 118.5. Prevenção de pneumonia: elevação da cabeceira.
Fonte: Ilustração de Vinícius Baltar.

Monitoramento da pressão do balonete (*"cuff"*)

A manutenção da correta pressão do balonete nos pacientes submetidos à ventilação mecânica invasiva (VMI) é essencial. Excessiva pressão pode comprometer a microcirculação da mucosa traqueal e causar lesões isquêmicas, porém, se a pressão for insuficiente, pode haver dificuldade na ventilação com pressão positiva e passagem da secreção subglótica por entre o tubo e a traqueia (microaspiração). Recomenda-se, portanto, que a pressão do *cuff* permaneça entre 18 e 22 mmHg ou 25 e 30 cmH_2O (quando utilizado medidor de pressão do balonete).[v]

Profilaxia de doença péptica ulcerosa

Úlceras de estresse são a causa mais comum de sangramento gastrintestinal em pacientes de UTI. Contudo, o uso de agentes que aumentam o pH gástrico pode favorecer o crescimento de bactérias no estômago e aumentar o risco de PAV. A elevação da cabeceira da cama, porém, reduz bastante o risco de aspirações. Para pacientes em VMI na UTI, a profilaxia de úlceras de estresse parece ser mais benéfica do que o seu risco potencial relacionado ao aumento do pH gástrico.

Profilaxia de trombose venosa profunda (TVP)

Apesar de não haver evidências claras de associação entre profilaxia de TVP e redução das taxas de PAV em pacientes críticos, parece haver redução das taxas de PAV em hospitais nos quais o pacote de medidas de prevenção de PAV foi totalmente implementado, o que incluía o uso de profilaxia para TVP.

Higiene oral com clorexidina

O biofilme que compõe as placas dentárias é colonizado por patógenos respiratórios em pacientes em ventilação mecânica, já que estes pacientes perdem a limpeza mecânica dos dentes associada à mastigação e tem redução importante da salivação, que também reduziria este biofilme. A *Food and Drug Administration* sugere o uso de clorexidina oral 0,12% para higiene oral , mas o ideal é que a clorexidina seja usada apenas por dentistas para evitar a broncoaspiração do antisséptico.[21] (**Figura 118.6**).

Finalmente, devem ser consideradas medidas que, apesar de não reduzirem diretamente o risco de PAV, diminuem o tempo de VMI e podem reduzir indiretamente a incidência de PAV, como o controle adequado da ventilação artificial, que inclui uso de ventilação protetora, além da mobilização precoce dos pacientes.

v. Nota do editor: apesar de as evidências não serem abundantes, há pelo menos um estudo de boa qualidade que sugere benefício com o controle contínuo da pressão do balonete do tubo endotraqueal. Esse achado parece ser fisiopatologicamente sólido, já que nenhum balonete é capaz de evitar aspiração de conteúdo oro-faringo-esofágico se não estiver devidamente insuflado.

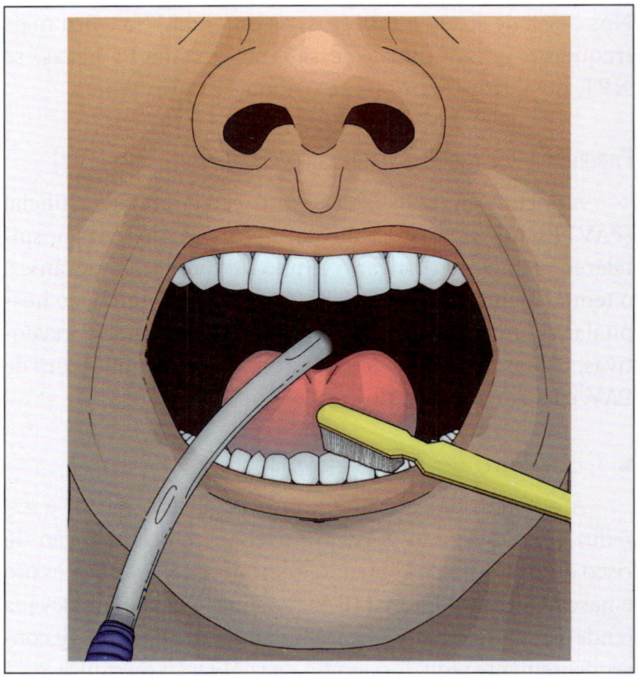

Figura 118.6. Prevenção de pneumonia: higiene oral.
Ilustração de Vinícius Baltar.

Referências bibliográficas

1. Center for Disease Control and Prevention (CDC). National Healthcare Safety Network. Disponível em: https://www.cdc.gov/nhsn/. Acesso em 30 de novembro de 2019.
2. Agência Nacional de Vigilância Sanitária (Brasil). Segurança do Paciente e Qualidade em Serviços de Saúde. Caderno 2: Critérios Diagnósticos de Infecção Relacionada à Assistência à Saúde. Brasília: Anvisa, 2017. Disponível em: https://www20.anvisa.gov.br/segurancadopaciente/index.php/publicacoes/item/caderno-2-criterios-diagnosticos-de-infeccao-relacionada-a-assistencia-a-saude. Acesso em 30 de novembro de 2019.
3. Agência Nacional de Vigilância Sanitária (Brasil). Critérios Diagnósticos de Infecções Relacionadas à Assistência à Saúde. Nota técnica GVIMS/GGTES 03/2019. Brasília: Anvisa, 2019. Disponível em: http://portal.anvisa.gov.br/documents/33852/271855/Nota+t%C3%A9cnica+n%C2%BA+03-2019+GVIMS-GGTES-ANVISA/85f6927c-761d-43bd-ba95-b4115bf30600. Acesso em 30 de novembro de 2019.
4. Tacconelli E, Cataldo MA, Dancer SJ, De Angelis G, Falcone M, Frank U, et al. ESCMID guidelines for the management of the infection control measures to reduce transmission of multidrug-resistant Gram-negative bacteria in hospitalized patients. Clin Microbiol Infect. 2014; 20(Suppl. I):1-55.
5. Agência Nacional de Vigilância Sanitária (Brasil). Segurança do Paciente em Serviços de Saúde: Higienização das Mãos/ Agência Nacional de Vigilância Sanitária. Brasília: Anvisa, 2009. Disponível em: https://www20.anvisa.gov.br/segurancadopaciente/index.php/publicacoes/item/seguranca-do-paciente-higienizacao-das-maos. Acesso em 30 de novembro de 2019.
6. Siegel JD, Rhinehart E, Jackson M, Chiarello L, and the Healthcare Infection Control Practices Advisory Committee. 2007 Guideline for Isolation Precautions: Preventing Transmission of Infectious Agents in Healthcare Settings. Disponível em: https://www.cdc.gov/infectioncontrol/guidelines/isolation/index.html. Acesso em 30 de novembro de 2019.

7. Marchaim D, Chopra T, Bogan C, Bheemreddy S, Sengstock D, Jagarlamudi R, et al. The burden of multidrug-resistant organisms on tertiary hospitals posed by patients with recent stays in long-term acute care facilities. Am J Infect Control 2012; 40:760-765.
8. Lara CB, Petinelli RP, Moreira TA, Garcia ML, Rezende GV, Narciso AS, et al. Experiência com a suspensão de culturas de vigilância em adultos em hospital universitário: impacto positivo. J. Infect. Control, 2019;8(1):12-16.
9. Huskins WC, Huckabee CM, O'Grady NP, Murray P, Kopetskie H, Zimmer L, Walker ME, Sinkowitz-Cochran RL, Jernigan JA, Samore M, Wallace D, Goldmann DA; STAR*ICU Trial Investigators. Intervention to reduce transmission of resistant bacteria in intensive care. N Engl J Med. 2011;364(15):1407-18.
10. Agência Nacional de Vigilância Sanitária (Brasil). Medidas de prevenção e controle de infecções por enterobactérias multiresistentes. Nota técnica 01/2013. Brasília: Anvisa, 2013. Disponível em: http://portal.anvisa.gov.br/documents/33852/271858/Nota+t%C3%A9cnica+n%C2%BA+01+de+2013/5be89853-7eca-4b4b-98e4-5096b9f5a2ec. Acesso em 30 de novembro de 2019.
11. Price RJ, Cuthbertson BH; SuDDICU collaboration. Selective decontamination of the digestive tract and oropharynx: after 30 years of debate is the definitive answer in sight? Curr Opin Crit Care. 2016;22:161–166.
12. Price R, MacLennan G, Glen J, SuDDICU Collaboration. Selective digestive or oropharyngeal decontamination and topical oropharyngeal chlorhexidine for prevention of death in general intensive care: systematic review and network meta-analysis. BMJ. 2014;348:g2197.
13. Wittekamp BH, Plantinga NL, Cooper BS, Lopez-Contreras J, Coll P, Mancebo J, et al. Decontamination Strategies and Bloodstream Infections With Antibiotic-Resistant Microorganisms in Ventilated Patients: A Randomized Clinical Trial. JAMA 2018; 320:2087-2098.
14. Secretaria de Estado de São Paulo. Melhores Práticas para Higiene e Limpeza em Ambiente Hospitalar. Divisão de Infecção Hospitalar/Centro de Vigilância Epidemiológica Prof. Alexandre Vranjac/Coordenadoria de Controle de Doenças/Secretaria de Estado de São Paulo. São Paulo, 2019. Disponível em: http://www.saude.sp.gov.br/resources/cve-centro-de-vigilancia-epidemiologica/areas-de-vigilancia/infeccao- hospitalar/2019/ih19_manual_higiene.pdf. Acesso em 30 de novembro de 2019.
15. Kramer A, Schwebke I, Kampf G. How long do nosocomial pathogens persist on inanimate surfaces? A systematic review. BMC Infect Dis. 2006;6:130.
16. How to Guide: Prevent Catheter-Associated Urinary Tract Infections. Cambridge, MA: Institute for Healthcare Improvement; 2011. Disponível em: http://www.ihi.org/resources/Pages/Tools/HowtoGuidePreventCatheterAssociatedUrinaryTractInfection.aspx. Acesso em 30 de novembro de 2019.
17. Agência Nacional de Vigilância Sanitária (Brasil). Medidas de Prevenção de Infecção Relacionada à Assistência à Saúde. Brasília: Brasília: Anvisa, 2017. Disponível em: http://portal.anvisa.gov.br/documents/33852/3507912/Caderno+4+-+Medidas+de+Preven%C3%A7%C3%A3o+de+Infec%C3%A7%C3%A3o+Relacionada+%C3%A0+Assist%C3%AAncia+%C3%A0+Sa%C3%BAde/a3f23dfb-2c54-4e64-881c-fccf9220c373. Acesso em 30 de novembro de 2019.
18. How to Guide: Prevent Central Line Associated Bloodstream Infections (CLABSI). Cambridge, MA: Institute for Healthcare Improvement; 2012. Disponível em: http://www.ihi.org/resources/Pages/Tools/HowtoGuidePreventCentralLineAssociatedBloodstreamInfection.aspx. Acesso em 30 de novembro de 2019.
19. How-to Guide: Prevent Ventilator-Associated Pneumonia. Cambridge, MA: Institute for Healthcare Improvement; 2012. Disponível em: http://www.ihi.org/resources/Pages/Tools/HowtoGuidePreventVAP.aspx. Acesso em 30 de novembro de 2019.
20. Wang L, Li X, Yang Z, Tang X, Yuan Q, Deng L, Sun X. Semi-recumbent position versus supine position for the prevention of ventilator-associated pneumonia in adults requiring mechanical ventilation. Cochrane Database Syst Rev. 2016;2016(1):CD009946.
21. Klompas M, Branson R, Cawcutt K, Crist M, Eichenwald EC, Greene LR, et al. Strategies to prevent ventilator-associated pneumonia, ventilator-associated events, and nonventilator hospital-acquired pneumonia in acute-care hospitals: 2022 Update. Infection Control & Hospital Epidemiology. 2022;43(6):687-713.

Bibliografia recomendada

Alexiou VG, Ierodiakonou V, Dimopoulos G, Falagas ME. Impact of patient position on the incidence of ventilator-associated pneumonia: a meta-analysis of randomized controlled trials. J Crit Care. 2009;24(4):515-22.

Caroff DA, Li L, Muscedere J, Klompas M. Subglottic Secretion Drainage and Objective Outcomes: A Systematic Review and Meta-Analysis. Crit Care Med. 2016;44(4):830-40.

M Mao Z, Gao L, Wang G, Liu C, Zhao Y, Gu W, Kang H, Zhou F. Subglottic secretion suction for preventing ventilator-associated pneumonia: an updated meta-analysis and trial sequential analysis. Crit Care. 2016;20(1):353.

van Nieuwenhoven CA, Vandenbroucke-Grauls C, van Tiel FH, Joore HC, van Schijndel RJ, van der Tweel I, et al.. Feasibility and effects of the semirecumbent position to prevent ventilator-associated pneumonia: a randomized study. Crit Care Med. 2006;34(2):396-402.

Wang L, Li X, Yang Z, Tang X, Yuan Q, Deng L, Sun X. Semi-recumbent position versus supine position for the prevention of ventilator-associated pneumonia in adults requiring mechanical ventilation. Cochrane Database Syst Rev. 2016;2016(1):CD009946.

capítulo | 119

Terapêutica Antimicrobiana Local em Terapia Intensiva

Ângela Simas | Margarida Vera-Cruz | João Gonçalves Pereira

Introdução

A eficácia de cada antimicrobiano depende da sua exposição às bactérias numa concentração eficaz durante o tempo necessário, de acordo com o seu perfil bactericida, a sua farmacodinâmica (PD). Logo, a posologia desses fármacos deve ser ajustada de acordo com a sua distribuição pelos órgãos e tecidos, ou seja, de acordo com o seu perfil farmacocinético (PK). Isso pode potencialmente maximizar a sua eficácia e minimizar o aparecimento de resistências, embora também aumente a toxicidade.

No paciente crítico, particularmente no paciente com sepse, decorrem alterações fisiopatológicas que modificam de forma considerável o metabolismo de diversos fármacos,[1] pelo que a posologia antibiótica convencional pode ser insuficiente ou, inversamente, levar à sua acumulação e toxicidade.[2]

A complicar mais o tratamento antimicrobiano está o comprometimento da distribuição, o qual se pode traduzir em concentração antibiótica diminuída no local de infeção,[3] como no pulmão,[4-6] músculo e tecido celular subcutâneo[7-9] e peritônio,[10,11] fenômeno possivelmente associado à inflamação e destruição tecidual existentes na infecção. Esses resultados poderão, no entanto, estar condicionados a problemas metodológicos,[12] pelo que a sua interpretação deve ser cautelosa. Além disso, a correlação desses resultados com os desfechos clínicos é muito deficiente.

Pode haver assim dificuldade em obter no local de infecção concentrações adequadas de antimicrobianos durante o tempo suficiente para controlar a infecção. Uma possível solução seria aumentar consideravelmente a dose administrada, mas isso aumentaria de forma significativa o risco de toxicidade. Também a presença de microrganismos resistentes aos antimicrobianos dificulta a obtenção dessas concentrações ativas, quer por resistência à sua ação, quer por terem concentração inibitória mínima (CIM) mais elevada. Uma vez que os parâmetros PK/PD associados ao sucesso terapêutico dependem da CIM,[13] o aumento de incidência dessas bactérias é uma dificuldade acrescida à eficácia da antibioterapia sistêmica.

Acresce que concentrações subterapêuticas de antimicrobianos nos tecidos podem contribuir elas mesmas para o aumento da expressão de mecanismos de resistência.[14] e para a seleção de agentes resistentes.[15]

Uma forma potencial de ultrapassar essa dificuldade seria a administração direta e localizada do antimicrobiano no local de infecção. Isso permitiria obter concentrações muito elevadas do fármaco, dificultando igualmente o desenvolvimento de resistências. Poderia, inclusive, permitir o controle infecções relacionadas com dispositivos invasivos[16] nos pacientes em que a sua remoção seja complicada, minimizando a toxicidade sistêmica.

No entanto, essas vantagens potenciais não consideram habitualmente a complexidade da distribuição dos fármacos e das bactérias no espaço tecidual e celular por meio da circulação sanguínea, sendo apenas considerado um foco local. Desta forma, os resultados clínicos têm sido desapontadores,[17] ainda que melhorias metodológicas sejam regularmente introduzidas.

Um problema distinto são as infecções associadas a dispositivos médicos, por meio da formação de biofilmes.[18] Essas infecções são de tratamento muito difícil, tendo em atenção a alta resistência aos antimicrobianos das bactérias dos biofilmes.[19] A utilização de bloqueio de antimicrobianos permite atingir uma concentração local muito elevada dos mesmos, facilitando a penetração nessas estruturas bacterianas.

Este texto irá se concentrar na terapêutica pulmonar por aerossolterapia e na utilização de bloqueio de antimicrobianos.

Antibioterapia localizada – administração por aerossol

A administração direta de antimicrobianos por aerossolterapia parece representar uma opção válida e complementar, particularmente no tratamento da pneumonia associada à ventilação (PAV).

Os primeiros relatos visando à terapêutica antibiótica por aerossol foram desenvolvidos há mais de 50 anos, inicialmente utilizando formulações parentéricas, muito mal toleradas, que provocavam irritação brônquica e broncospasmo, resultantes da hiperosmolaridade e dos conservantes das soluções.

Posteriormente. desenvolveram-se produtos que visavam melhorar e adaptar as características dos antimicrobianos à administração por aerossol e, em 1990, surgiu o primeiro estudo a avaliar a utilização da Tobramicina em aerossol em doentes com fibrose cística colonizados por *Pseudomonas aeruginosa*. Nesse e em outros estudos posteriores demonstrou-se o benefício dessa terapêutica nessa população, nomeadamente a redução do declínio da função pulmonar, a melhoria da qualidade de vida, a redução das exacerbações e a necessidade de internação hospitalar.[20] Atualmente constitui a única indicação aprovada pela *Food and Drug Administration* (FDA) para o uso de antibioterapia inalada.

Na PAV, a aerossolterapia, apesar de promissora e suportada pelo resultado de alguns estudos, a evidência é fraca e contraditória, pelo que a antibioterapia inalada não entrou na prática clínica comum.

A fundamentação para o seu uso na PAV baseia-se em várias premissas: administração direta do fármaco no local da infecção, concentrações mais elevadas no parênquima pulmonar, menor toxicidade sistêmica e efeito reduzido na microbiota intestinal, com consequente diminuição da emergência de microrganismos multirresistentes (MDR) e infeção por *Clostridium*. Para além desses benefícios, a aerossolização, ao promover concentrações mais elevadas no local da infecção, pode ser particularmente útil no tratamento dos microrganismos que apresentam concentrações inibitórias mínimas (CIM) elevadas aos antimicrobianos sistêmicos.[21]

Os primeiros antimicrobianos a serem amplamente estudados nessa área foram os aminoglicosídeos, devido à sua reduzida absorção sistêmica quando administrados por aerossol, permitindo elevadas concentrações locais e menores efeitos sistêmicos, nomeadamente toxicidade renal.

Existem diversos estudos e metanálises[22-24] que evidenciaram benefício com essa estratégia terapêutica, antibioterapia por aerossol em associação à terapêutica endovenosa, como por exemplo no aumento da taxa de cura clínica da PAV e na erradicação microbiológica, em particular de MDR, ainda que não tenham tido impacto quer na redução do tempo de internação quer na mortalidade.

Em uma metanálise realizada por Russell *et al.* em 2016,[24] que incluiu seis estudos randomizados e controlados, foi avaliada a taxa de cura clínica (medida por meio do escore clínico de infecção pulmonar, [do inglês, *Clinical Pulmonary Infection Score* (CPIS)[25]] com a associação de antibioterapia inalada à antibioterapia endovenosa na PAV. Em dois desses estudos houve melhoria da taxa de "*resposta clínica*" mas os ensaios eram demasiado heterogéneos e com elevado risco de viés.[24]

Igualmente, em outra metanálise, que por sua vez incluiu cinco estudos randomizados e quatro observacionais, verificou-se que a complementação da antibioterapia endovenosa com outra, em aerossol, no tratamento da PAV, levou a uma melhoria da taxa de cura clínica (risco relativo: 1,29, IC 95% 1,13-1,47), no entanto, sem efeito na mortalidade ou nos desfechos secundários, tais como, a nefrotoxicidade.[26]

Salienta-se a baixa qualidade metodológica da generalidade desses estudos, bem como a sua escassez, a reduzida amostragem, os diferentes desfechos avaliados, o número reduzido de informação acerca do dispositivo e o uso de diferentes técnicas na administração do antimicrobiano, bem como diferentes métodos para a determinação da deposição e concentração dos antimicrobianos no parênquima pulmonar.

Ainda assim, os resultados das investigações mais recentes enfatizam a potencial contribuição da antibioterapia inalada no tratamento da PAV como terapêutica adjuvante à terapêutica endovenosa, particularmente nas situações em que há um número limitado de antimicrobianos disponíveis (bacilos Gram-negativos com MDR), com má distribuição pulmonar (tais como os aminoglicosídeos e a colistina), mas o impacto clínico de tal estratégia não está ainda estabelecido.

Face à evidência atual, não está recomendada por rotina a utilização de antimicrobianos em aerossol. A aerossolização de antimicrobianos é apenas recomendada para o tratamento da PAV comprovada microbiologicamente a microrganismos Gram-negativos MDR, como o *Acinetobacter Baumanii*, a *Pseudomonas aeruginosa* e a *Klebsiella pneumoniae* resistente, sempre em associação com a terapêutica endovenosa.[26]

Fatores determinantes da antibioterapia inalada (Figura 119.1)

Ao contrário da terapêutica endovenosa, em que a concentração atingida no local de infecção é função direta da dose administrada (diretamente relacionada com a concentração plasmática) e do débito de sangue no órgão-alvo, a terapêutica por aerossol é influenciada por vários outros fatores,[27] tais como:

1. **Fármaco:** dose, formulação química, viscosidade, tamanho das partículas, tensão superficial, volume de diluição, concentração brônquica, toxicidade.
2. **Paciente:** hipersecreção brônquica (inativação e obstáculo à distribuição do antimicrobiano), broncospasmo, hiperinsuflação dinâmica.
3. **Ventilador e circuito:** parâmetros ventilatórios (fluxo inspiratório, tempo inspiratório, umidificação) e sincronização entre doente e ventilador artificial.
4. **Dispositivo:** tipo de nebulizador, volume residual, posicionamento no circuito ventilatório.

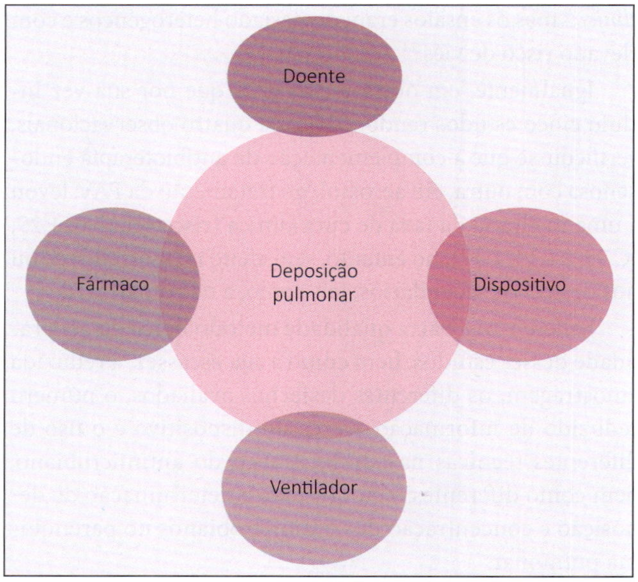

Figura 119.1. Fatores determinantes da antibioterapia inalada.
Fonte: Desenvolvida pela autoria.

Outros fatores condicionam a penetração do antimicrobiano nas áreas infectadas: por um lado, a perda de zonas arejadas e fenômenos de microabscedação do pulmão condiciona uma distribuição preferencial do fármaco para as zonas aeradas e saudáveis; por outro lado, o aumento da permeabilidade da membrana alvéolo-capilar nas zonas inflamadas facilita a difusão do antimicrobiano para a circulação sistêmica, dando origem a potenciais efeitos adversos.[28]

Dimensão das partículas e deposição

O diâmetro e a distribuição das partículas inaladas são fatores determinantes na deposição pulmonar do fármaco. Cada partícula de aerossol possui um diâmetro esférico que tem as mesmas propriedades aerodinâmicas que a massa mediana do aerossol, designada por diâmetro aerodinâmico médio de massa (DAMM) e expresso em μm. A probabilidade teórica da deposição de uma partícula num determinado local da via aérea é dependente do tamanho desse elemento.

As partículas dos aerossóis depositam-se de modo diferente ao longo das vias aéreas. Durante a ventilação artificial invasiva, partículas de maiores dimensões (> 5 μm) tendem a depositar-se nos componentes do circuito ventilatório enquanto partículas de menores dimensões (< 0,5 μm) tendem a ser expelidas na expiração.[29]

Para além do tamanho das partículas, existem outros condicionantes, nomeadamente o impacto por inércia, a sedimentação gravitacional e a difusão browniana *(nota do editor: movimento aleatório das partículas em um fluido)*. O primeiro surge da colisão das partículas transportadas no ar com as paredes das vias aéreas ou mesmo do circuito ventilatório, ocorrendo com partículas de diâmetros superiores a 5 μm. A quantidade depositada é diretamente relacionada com o tamanho da partícula. A sedimentação gravitacional está relacionada com a deposição das partículas com DAMM entre 1 e 5 μm nas vias aéreas mais distais. Esse mecanismo de deposição é diretamente proporcional ao tamanho da partícula, inversamente proporcional à sua velocidade e é favorecido por uma inspiração lenta com fluxo laminar e uma pausa ao final da inspiração. A difusão browniana refere-se ao mecanismo de deposição de partículas com diâmetro inferior a 1 μm, que adquirem movimentos erráticos ao longo da árvore brônquica e que, na sua maioria, é exalada.[29]

Sendo assim, para que haja uma deposição do fármaco nas vias aéreas mais distais, está recomendado que o tamanho ideal das partículas geradas pelo nebulizador seja entre 1 e 3 μm (**Figura 119.2**).[29]

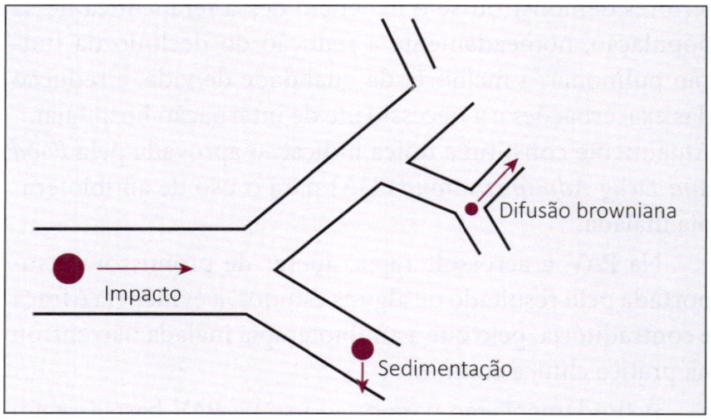

Figura 119.2. Mecanismos de deposição das partículas.
Fonte: Desenvolvida pela autoria.

Dispositivos

Desenvolver uma formulação inalada e um dispositivo que permita a sua administração é desafiador e dispendioso; adicionalmente não há, até agora, regulamentação internacional rigorosa, e existem vários tipos de sistemas de inalação. Normalmente o fármaco é vendido em combinação com o dispositivo, o que permite maximizar a administração do antimicrobiano.

Os nebulizadores são dispositivos capazes de converter soluções ou suspensões aquosas em forma de aerossol, constituídos de partículas de diferentes dimensões. Existem diversos tipos de nebulizadores, que diferem no modo de produção do aerossol, classificados respetivamente em pneumáticos, ultrassônicos e eletrônicos de membrana oscilatória (**Quadro 119.1**).

Os nebulizadores pneumáticos são dispositivos que utilizam gás pressurizado para capturar a solução líquida do reservatório e torná-la particulada após projetá-la. Esses dispositivos parecem ser menos eficientes em relação aos outros tipos de nebulizadores; observa-se, com seu uso, a persistência de um volume residual grande no reservatório, ao final da nebulização e, quando usados durante a ventilação invasiva, quando são sujeitos a fluxo de ar rápido e contínuo, promovem um fluxo de gás turbulento, o que ocasiona impacto das partículas no circuito ventilatório, particularmente durante a expiração.

Quadro 119.1. Tipos de nebulizadores e suas características			
	Nebulizador pneumático	**Nebulizador ultrassônico**	**Nebulizadores de membrana oscilatória**
Modo	• Contínuo ou intermitente	• Contínuo	• Contínuo
Localização	• Ramo inspiratório • proximal ao ventilador (a 15 cm)	• Ramo inspiratório • proximal ao doente (a 10 cm-15 da bifurcação em Y)	• Ramo inspiratório • proximal ao doente (a 10-15 cm da bifurcação em Y)
Umidificação	• Não	• Não	• Não
Interferência da ventilação	• Sim	• Não	• Não
Volume residual do reservatório	• Grande	• Moderado	• Negligenciável
Outras características	• Tempo de nebulização prolongado • Baixo custo • Necessidade de ar comprimido	• Não pode-se utilizar soluções espessas e viscosas • Geração de calor • Menor tempo de nebulização • Reutilizáveis • Necessidade de limpeza • Custo elevado	• Não pode-se utilizar soluções espessas e viscosas • Tempo de nebulização curto • Descartáveis • Não produz calor • Custo elevado • Pequenos e portáteis

Fonte: Desenvolvido pela autoria.

Nessas condições, a quantidade de fármaco que atinge as vias áreas distais é pequena, de tal forma que esses dispositivos não são considerados como adequados à aplicação de antibioterapia inalada.

Os nebulizadores ultrassônicos transmitem, como o nome indica, ultrassons, os quais são gerados por vibração de alta frequência (> 1 MHz) em um cristal piezoelétrico, que é transmitida à superfície da solução a ser nebulizada e produz uma verdadeira "onda estática" da solução, com desenvolvimento de partículas aerossolizadas. Essa tecnologia não adiciona gás ao circuito do ventilador e dessa forma não interfere com os parâmetros ventilatórios; no entanto, exige uma fonte de energia própria. São considerados os dispositivos mais apropriados para a administração dessa terapêutica, apresentam um reservatório grande, geram partículas com diâmetro menor do que 5 µm, baixo fluxo, o qual é independente do fluxo gerado pelo ventilador, além de promoverem produção constante do aerossol. O tamanho das partículas geradas é inversamente proporcional à frequência de vibração do cristal piezoelétrico e a eliminação do fármaco é diretamente proporcional à amplitude de vibração do cristal.

Recentemente têm-se desenvolvido *nebulizadores eletrônicos de membrana oscilatória*, os quais parecem também ser apropriados para a terapêutica antibiótica inalada. O aerossol é gerado pela passagem da solução por uma membrana oscilatória, o que determina a produção de micropartículas. As vantagens desse tipo de dispositivo, em relação aos ultrassônicos, são: produzirem volume residual do reservatório negligenciável, ao final da nebulização; não provocarem aquecimento da solução de antimicrobiano; exigirem um menor intervalo de tempo de nebulização; permitirem a entrega mais eficiente do fármaco aos pulmões (40% a 60% da dose inicial) e com tamanho da gota mais homogênea; gerarem o aerossol em sincronia com a inspiração; apresentarem portabilidade dadas as suas pequenas dimensões; e serem fáceis de utilizar. As desvantagens prendem-se ao seu custo elevado e por não serem eficazes com soluções concentradas e viscosas.[27,30]

Efeitos secundários da antibioterapia inalada

Os efeitos adversos da antibioterapia inalada podem ser divididos em duas categorias, nomeadamente: locais e sistêmicas.

Os efeitos locais resultam da irritação do epitélio brônquico pela deposição das partículas farmacológicas, em particular do seu excipiente.[20] Incluem inflamação local, tosse e broncospasmo, que são habitualmente transitórios e que podem ser mitigados pela administração prévia de um broncodilatador. Disfonia, alteração do sabor, irritação da orofaringe e hemoptise são também reações possíveis.

Os efeitos sistêmicos resultam da absorção do fármaco para a circulação. A sua evidência é escassa e existem alguns casos relatados de nefro e ototoxicidade associadas aos aminoglicosídeos e à colistina.[20]

Parametrização do ventilador e questões práticas

Os parâmetros ventilatórios são de extrema importância para o sucesso do uso da via inalatória. Um fluxo laminar promove uma maior deposição das partículas no parênquima pulmonar distal do que um fluxo turbulento.[28] Para tal é necessário que o fluxo de ar seja relativamente baixo e constante.

Para maximizar a distribuição pulmonar do antimicrobiano existem algumas recomendações relacionadas com a permeabilidade da via aérea e do fluxo ventilatório, que são:

1. Usar broncodilatador prévio associado à aspiração de secreções das vias aéreas.
2. Posicionar o nebulizador no ramo inspiratório, entre 10 e 15 cm da bifurcação (peça em Y).
3. Remover o filtro de calor e humidade.
4. Ajustar em modo volume-controlado, com VC de 8 mL/kg; relação I:E de 1:1; frequência respiratória de 12 ipm; e sedar o paciente para evitar esforço inspiratório significativo.

5. Definir fluxo inspiratório constante e pausa inspiratória.
6. Programar o fluxo de ar de acordo com as especificações do fabricante e ajustar os limites do ventilador por forma a compensar o fluxo adicional.
7. Nebulizar por um intervalo de tempo entre 30 e 60 minutos.

Essas estratégias associadas à evolução da tecnologia e da aerossolterapia, têm possibilitado uma liberação, para o sistema respiratório, de 30% a 50%[28] da dose inicialmente depositada no reservatório do nebulizador.

Em pacientes traqueostomizados, a cânula interior deve ser removida antes da nebulização; naqueles que não estão ventilados, deve ser utlizada uma peça em T como *interface*.

Fármacos

Para que um fármaco seja adequado à nebulização, assegurando uma concentração eficaz no local, com efeitos clínicos desejáveis e efeitos secundários mínimos, necessita apresentar um pH fisiológico, penetrar nas vias aéreas mesmo na presença de secreções e não ser inativado por outros fármacos de uso concomitante.

Vários antimicrobianos têm sido estudados para aerossolterapia, no entanto a dosagem adequada e a sua segurança ainda não são claras.

Os antimicrobianos concentração-dependente têm sido os mais extensamente estudados, face às suas características. A distribuição incompleta no tecido pulmonar (particularmente no doente crítico) e o longo tempo de condução entre o território plasmático e pulmonar dos antimicrobianos administrados por via endovenosa (particularmente de antimicrobianos hidrofílicos),[31] pode determinar que a curva de concentração-tempo desses fármacos seja mais achatada, ou seja, que a sua C_{MAX} seja mais baixa, o que diminui a eficácia do fármaco. A utilização da terapêutica inalada em aerossol, pelo contrário, permite que sejam atingidos picos muito elevados de concentração da droga nas vias aéreas, o que maximiza o seu potencial bactericida e minimiza o desenvolvimento de mutantes resistentes à sua ação.[32,33]

Atualmente, estão aprovados pela FDA e comercialmente disponíveis três antimicrobianos, para a terapêutica inalada, em doentes com fibrose cística: Aztreonam, Tobramicina em solução e Tobramicina em pó.

Na Europa, estão aprovados a Tobramicina, o Colistimetato de sódio, o Aztreonam e a Ciprofloxacina, também para o tratamento da infeção crónica pela *Pseudomonas aeruginosa* nos doentes com fibrose cística.

Aminoglicosídeos

Os aminoglicosídeos são antibióticos de largo espectro, bactericidas, que interferem na síntese proteica das proteínas da parede bacteriana. São concentração-dependente, com um efeito pós-antibiótico prolongado e com atividade bactericida para a maioria das bactérias Gram-negativas implicadas na PAV e na pneumonia nosocomial, até mesmo com padrão de multirresistência. No entanto, o seu uso sistêmico é limitado pela toxicidade vestibular e renal e pela inadequada penetração pulmonar. Teoricamente, a administração dessa classe de antimicrobianos em aerossol seria vantajosa face ao alcance de maiores concentrações no compartimento alveolar e menor absorção sistêmica, minimizando assim os efeitos adversos.

Amicacina

Num estudo randomizado que incluiu 143 doentes com PAV e documentação microbiológica de bacilos Gram-negativos, Kollef *et al.*[17] compararam o uso de terapêutica adjuvante com amicacina e fosfomicina inaladas – na dose 300 mg de amicacina/120 mg de fosfomicina a cada doze horas – com placebo, durante 10 dias. Não foram verificadas diferenças significativas do escore clínico de infecção pulmonar, na taxa de cura clínica, na mortalidade e na duração da ventilação pulmonar artificial. No entanto, a erradicação microbiológica foi significativamente maior no grupo de doentes tratados com amicacina-fosfomicina inaladas.[17] Não está claro se a própria presença de antimicrobiano nas secreções brônquicas pode ter contribuído para esse mesmo resultado microbiológico.

Em outro estudo multicêntrico, esse de fase I, que incluiu 28 indivíduos, igualmente com PAV causada por bacilos Gram-negativo e medicados com antibioterapia intravenosa, foi testada a eficácia PK e a segurança de uma formulação de sulfato de amicacina para inalação (NKTR-061) – na dose de 400 mg a cada 12 horas, durante 7 a 14 dias. Esse fármaco foi administrado por nebulizador de membrana oscilatória (PDDS), tendo sido atingidas concentrações elevadas do antibiótico no fluído de revestimento alveolar das áreas pulmonares envolvidas e a concentração antibiótica também tendo sido sempre superior à CIM dos microrganismos isolados. Adicionalmente, não foi verificada absorção sistêmica significativa do fármaco.[34]

Mais recentemente, a amicacina inalada – na dose de 400 mg a cada oito horas – contribuiu para erradicar microrganismos MDR em um número significativamente mais elevado de doentes com VAP, em comparação com o placebo.[35]

Também é importante ressaltar que a forma inalada da amicacina ainda não está comercialmente disponível em Portugal.

Tobramicina

A tobramicina inalada foi inicialmente investigada em 1980 em crianças com fibrose cística e demonstrou ser eficaz para a erradicação da *Pseudomonas aeruginosa*, acabando por ser desenvolvida e comercialmente disponível uma formulação para nebulização, em 1997.

A formulação disponível em Portugal é comercializada sob a designação TOBI® e dispõe de duas formulações, uma em solução e outra em pó seco (TOBI Podhaler®), ambas com a concentração 300 mg/5 mL. A dose estudada e recomendada para o tratamento da *Pseudomonas aeruginosa* nos doentes com fibrose cística é uma inalação de 300 mg a cada 12 horas, utilizando o nebulizador adequado LC PLUS (fabricado por PARI GmbH), um nebulizador pneumático. A outra formulação consiste em cápsulas com 28 mg de pó de tobramicina para inalação e a dose recomendada é de 112 mg (4 cápsulas), administrado 2 vezes por dia durante 28 dias, utilizando o dispositivo Podhaler.

Existem poucos estudos a sustentar esse uso no tratamento da PAV. Hallal *et al.*, em 2007, usaram tobramicina inalada como terapêutica adjuvante para tratar um número reduzido de doentes (N = 10) com necessidade de ventilação invasiva. Os doentes que receberam tobramicina inalada apresentaram menor tempo médio de ventilação invasiva, mas a diferença não foi estatisticamente significativa (24 +/- 3 *vs.* 14 +/- 13 dias, p = 0,12).[36] Em um estudo mais recente, verificou-se diminuição da mortalidade e da recorrência de infecção quando foi coadministrada tobramicina em aerossol (240 mg/dia) em doentes com PAV por *Pseudomonas aeruginosa*.[37] A mortalidade do grupo que recebeu terapêutica combinada foi de 22,7% (*vs.* 63,6%, P < 0,01) e a recorrência de infecção foi de 22,7% (*vs.* 52,4%, P = 0,04).[37]

Colistina

A colistina é um antibiótico bactericida do grupo das polimixinas, que exerce a sua ação por meio da ruptura da membrana celular. Recentemente tem havido um interesse crescente na utilização da colistina inalada (colistimetato de sódio) na PAV dada a sua atividade sobre as bactérias Gram-negativas panresistentes (nomeadamente a todos os antibióticos betalactâmicos),[38] particularmente porque a penetração pulmonar da forma endovenosa é reduzida e a sua posologia pode ser complexa.[39]

A formulação aprovada e disponível em Portugal designa-se Promixin® e consiste num disco com pó, com 1 milhão de unidades internacionais (UI) de colistimetato de sódio, a ser utilizado com o nebulizador I-neb AAD, um nebulizador de membrana oscilatória. A posologia mais frequentemente administrada é de 3 milhões UI a cada 8-12 horas.

Valachis *et al.* conduziu uma metanálise recente de 16 estudos,[40] a maioria observacionais, na qual apenas um estudo randomizado e controlado, que comparou a terapêutica combinada com colistina intravenosa (EV) e inalada com a colistina IV isolada no tratamento da PAV, foi incluído. Os autores concluíram haver um benefício significativo da terapêutica combinada, com melhoria da resposta clínica (OR 1,57; IC 95% 1,14-2,15; P = 0,006), erradicação microbiológica (OR 1,61; IC 95% 1,11-2,35; P = 0,01) e diminuição da mortalidade relacionada com a infecção (OR 0,58; IC 95% 0,34-0,96; P = 0,04).[i]

i. [Nota do Editor: Até a data da redação deste documento, no Brasil, apenas dois antibióticos são aprovados para uso inalatório: tobramicina e colistina. Esses medicamentos estão autorizados exclusivamente como tratamentos adjuvantes em casos de fibrose cística. *Referência Bibliográfica: Ministério da Saúde do Brasil. Protocolo Clínico e Diretrizes Terapêuticas – Fibrose Cística. https://www.gov.br/conitec/pt-br (2024).*]

Aztreonam

O aztreonam é um antibiótico betalactâmico que inibe a síntese da parede bacteriana. Como betalactâmico que é, partilha as características PK desse grupo, no que se refere à meia-vida curta e à penetração lenta nas secreções brônquicas. A solução de aztreonam, desenvolvida para inalação, foi aprovada pela FDA em 2010, para tratamento da infecção por *Pseudomonas aeruginosa* nos doentes com fibrose cística. Encontra-se comercialmente disponível sob o nome de Cayston® e em associação ao nebulizador Altera®, que utiliza a tecnologia de membrana oscilatória.

A dose recomendada é de 75 mg a cada oito horas. Entretanto, não há estudos que suportem o uso de aztreonam em aerossol na PAV ou em qualquer outra forma de pneumonia.

Selo (*"lock"*) de antimicrobianos

Os cateteres venosos centrais (CVCs) tornaram-se uma parte integrante dos cuidados à saúde para uma grande variedade de doentes. Ainda assim, apresentam diversas complicações relacionadas com a sua inserção, manipulação e manutenção.

A infecção é a complicação mais grave associada aos CVCs. Inclui as infecções no sítio da punção, as quais se resolvem habitualmente com a retirada do CVC e, em cerca de dois terços dos casos, há bacteremia.[41] A frequência é muito variável, dependendo do tipo de paciente envolvido e do tempo de permanência do CVC.[42]

Características dos cateteres venosos centrais (CVCs)

Os CVCs podem ser fabricados em silicone ou poliuretano, dotados de um lúmen único ou múltiplo e semi ou totalmente implantáveis.

Os cateteres semi-implantáveis de longa duração possuem um trajeto subcutâneo associado a uma manga (*"cuff"*) capaz de criar fibrose ao redor do cateter, reduzindo a possibilidade de infecção. Os CVCs totalmente implantáveis, por não possuírem nenhuma parte exteriorizada, têm índices menores de contaminação.

Nos cateteres semi-implantáveis de longa duração utilizados em hemodiálise, a infecção é a complicação tardia mais frequente e o *Staphylococcus aureus* é o agente mais vezes isolado, seguido pelos bacilos Gram-negativos e pelos *Staphylococcus* coagulase-negativos.

Os cateteres totalmente implantáveis, utilizados para quimioterapia, por não terem nenhuma parte exposta, apresentam índices de infecção menores em pacientes com neoplasia.[43]

Tipos de infecção

Caracterizar o tipo de infecção associada ao CVC é o primeiro passo para a correta conduta terapêutica. As infecções podem ser classificadas como intraluminais ou extraluminais e divididas em infecção do óstio, infecção do lúmen e bacteriemia relacionada ao CVC. A infecção do óstio caracteriza-se por hiperemia, drenagem de exsudado purulento, ou ambas, que se estende até uma distância de dois centímetros do orifício por onde se exterioriza o CVC. A infecção do lúmen do CVC (também chamada "*tunelite*") apresenta hiperemia, saída de exsudado, ou ambas, a uma distância além de dois centímetros do orifício do CVC.

A bacteriemia relacionada com o CVC caracteriza-se pela presença de febre e calafrios, ou ambos, associados a aumento de biomarcadores e positivação das hemoculturas e das culturas microbiológicas da ponta do CVC para o mesmo agente.

A infecção em cateteres de longa duração constitui uma complicação com grande morbidade e mortalidade e que se associa a riscos adicionais em doentes muitas vezes debilitados ou imunossuprimidos. Acresce a isso o fato de que tal complicação é mais frequente em UTI, principalmente as bacteremias relacionadas a CVC.

Apesar das bacteremias relacionadas ao CVC estarem diminuindo nos últimos 10 a 15 anos, continuam a ser uma importante causa de mortalidade e morbidade nos sistemas de saúde ao redor do globo. Nos Estados Unidos, estimam-se 41 mil bacteremias relacionadas a CVC ao ano.[44]

Justifica-se, assim, a instituição de um programa de vigilância e abordagem agressivo nos cuidados aos doentes portadores de CVC e suspeita de infecção. A prevenção e o tratamento das infecções relacionadas a CVC constitui-se em um importante desafio para os profissionais de Saúde.

Tratamento

A indicação terapêutica depende do tipo de infecção, do microrganismo envolvido, das condições clínicas do doente, da necessidade de um acesso venoso central e do tipo de CVC em questão.

A técnica do selo ("*lock*") de antimicrobianos[44] é um método controverso para prevenção e tratamento das infecções relacionadas a CVC. Essa técnica envolve a instilação de uma solução de antimicrobiano e sua permanência na luz do CVC durante um determinado período, com o objetivo de erradicar o agente responsável pela infecção ou para prevenir a colonização do CVC.

Os estudos divergem quanto ao antimicrobiano e sua concentração, ao tempo de permanência no lúmen do CVC, à necessidade de anticoagulante na solução, à utilização simultânea de antibioterapia sistêmica e mesmo à indicação dessa técnica, seja como profilaxia ou como tratamento.

Os resultados dos estudos *in vitro* do selo de antimicrobianos demonstram, em geral, estabilidade farmacológica, com a manutenção de elevadas concentrações do antimicrobiano por um período de tempo prolongado. Estudos *in vivo* evidenciaram a sua eficácia e segurança, quer na prevenção quer no tratamento desse tipo de infecção.[45]

O objetivo da técnica do selo de antimicrobianos é o de prolongar o tempo de utilização do CVC, ao mesmo tempo em que reduz a morbidade e os custos de tratamento dos doentes com CVCs infectados. Simultaneamente, pretende-se evitar a toxicidade da antibioterapia sistêmica e reduzir o risco da emergência de bactérias resistentes.

O tratamento das infecções relacionadas a CVC depende do microrganismo presente, do tipo de CVC, dos sintomas sistêmicos e do tipo da infecção.

A infecção do óstio apresenta menor gravidade e responde bem a cuidados locais e tratamento tópico; nesses casos não é necessária, como rotina, retirar o CVC. Inversamente, a infecção do lúmen não responde a antibioterapia sistêmica isolada e é necessário, em tais casos, retirar o CVC.

O tratamento da bacteremia relacionada com o CVC pode ser feito por meio do selo (*lock*) de antimicrobianos, da antibioterapia sistêmica, da remoção do dispositivo ou todas elas. A indicação e o momento para a remoção do CVC permanecem, no entanto, incertos. Apesar disso, existe consenso relativo de que, independentemente do microrganismo isolado, a remoção do CVC é mandatória se houver bacteremia como complicação.

Alguns autores propõem o uso do selo de antimicrobianos com vancomicina e ceftazidima (associada a heparina) para o tratamento da bacteremia associada a cateter de hemodiálise. O sucesso de tal estratégia irá depender do microrganismo isolado e atinge 87% para bactérias Gram-negativas, 75% para *Staphylococcus* coagulase negativo e apenas 40% para *Staphylococcus aureus*.[46]

As infecções fúngicas são encontradas em 10% a 30% das culturas e, dessas, a *Candida* é o fungo mais comum. Alguns autores têm sugerido o uso de selo de anfotericina B nas infecções não complicadas, mas o risco de recidiva com esses agentes é muito elevado,[44] pelo qual a recomendação aceita é a de retirar o CVC tão cedo quanto possível e manter a terapia antifúngica por tempo prolongado.[47]

Soluções de selo ("*lock*") de antimicrobianos

O selo de antimicrobianos está indicado em pacientes com bacteremias associadas a CVC de longa duração, sem sinais de infecção do túnel do CVC, nos quais os CVC sejam imprescindíveis e em que os riscos associados à sua remoção ultrapassem os de mantê-lo. Essa estratégia, de selo de antimicrobianos, não deve ser utilizada em monoterapia, mas simultaneamente à antibioterapia sistêmica.[48] A remoção do CVC é sempre recomendada nas bacteremias relacionadas ao CVC quando o agente bacteriológico for o *Staphylococcus aureus* ou a *Candida* spp., independentemente da condição clínica do doente.

O tempo de permanência da solução de selo de antimicrobianos não deve exceder as 48 horas e, de preferência, as instilações devem ser repetidas em intervalos de 12 a 48 horas.

A escolha do antimicrobiano para o selo depende do microrganismo isolado e das características PD do fármaco. Devem ser preferencialmente utilizados antimicrobianos concentração-dependente, por um longo período de tempo, com o objetivo de maximizar o potencial bactericida, uma vez que podem ser necessárias concentrações muito elevadas para penetrar no biofilme formado pelo microrganismo.[49,50]

Por esse motivo a estabilidade e a compatibilidade são fatores importantes na escolha do antimicrobiano, o qual deve permanecer estável no lúmen do cateter durante o intervalo de tempo desejado, assim como deve ter compatibilidade com o tipo de CVC e substâncias eventualmente presentes na luz do cateter, como a heparina ou outros antimicrobianos.[50]

Normalmente, as soluções combinam concentrações elevadas de antimicrobiano (100 a 1.000 vezes a CIM) associadas a um anticoagulante. A solução permanece selada (*"locked"*) enquanto o CVC não está sendo utilizado, com o intuito de esterilizar o cateter infectado ou evitar a sua colonização.

A técnica de selagem de antimicrobianos é normalmente utilizada profilaticamente com o intuito de evitar a colonização dos lúmens e a consequente bacteremia. Tal técnica tem demonstrado benefícios em paciente portadores de cateteres de longa duração (como os de hemodiálise ou de quimioterapia).

A solução ideal deve ter várias características,[50] listadas a seguir:

1. **Deve ser eficaz contra os agentes mais comuns:** Apesar de a maioria das bacteremias relacionadas a CVC serem secundárias a organismos Gram-positivos, o uso prolongado desses cateteres em pacientes de risco aumenta o risco de infecções por bactérias Gram-negativas, por fungos ou ambos.
2. **Deve ter a capacidade de penetrar ou destruir o biofilme:** Essa característica é de extrema importância no tratamento. A propriedade de a solução penetrar no biofilme e ser ativa em uma concentração de 100 a 1.000 vezes mais elevada do que a dose-padrão é essencial.[16] Muitas soluções para o selo incluem quelantes como o citrato e EDTA, com o intuito de romper a membrana do biofilme.
3. **Compatibilidade com os anticoagulantes:** Nem todos os CVCs exigem o uso de um anticoagulante para manter a sua patência. Contudo, para reduzir o risco de oclusão, a possibilidade de utilizar uma dose baixa de heparina ou de um quelante como o citrato poderá prolongar a meia-vida do CVC.
4. **Estabilidade prolongada**[51]
5. **Baixo risco de toxicidade e efeitos adversos:** Os volumes utilizados são muito pequenos e normalmente não determinam risco de toxicidade. Contudo, concentrações mais elevadas de agentes específicos (como aminoglicosídeos) têm sido associadas a nefrotoxicidade. Além desse, existe o risco adicional ao realizar lavagem (*"flush"*) da solução, o que expõe o paciente a uma elevada concentração de anticoagulante.
6. **Baixo risco de criar resistências:** Embora seja pouco provável a exposição sistêmica da solução, é importante usar agentes com baixo risco de promover resistências bacterianas.

Estabilidade e compatibilidade das soluções de antimicrobianos

Vários antimicrobianos, tais como os beta-lactâmicos e os aminoglicosídeos, têm sido investigados nas soluções de "selagem" *in vitro* (*"lock" in vitro)* e em estudos clínicos.

A ampicilina e a cefazolina são estáveis, compatíveis em associação com a heparina em variadas concentrações e podem constituir uma opção para o tratamento de bactérias Gram-negativas;[52] a amicacina, gentamicina e tobramicina também provaram ser estáveis quando associadas à heparina, citrato, ativadores do plasminogênio tecidular e outros antimicrobianos.

No entanto, concentrações elevadas de amicacina (> 10 mg/L) foram associadas a ototoxicidade, concentrações essas que podem resultar de uma lavagem (*"flush"*) inadvertida para a corrente sanguínea. A gentamicina aparenta ser bastante estável, mas existem dúvidas sobre a sua compatibilidade com a heparina. As soluções com citrato foram associadas a melhores desfechos, quando comparadas com a heparina.[53]

Vários estudos clínicos e *in vitro* têm avaliado a combinação de vancomicina com heparina e têm evidenciado boa compatibilidade. A desse antibiótico com citrato ou ativador do plasminogeneo ativado (TPA) também demostrou ser estável; assim como foi associada a gentamicina, com sucesso.

As fluoroquinolonas, especificamente a ciprofloxacina e a levofloxacina, também têm sido estudadas para as soluções de "selagem" (*"lock"*).[51]

Riscos da terapêutica com *Lock* de antimicrobianos

Existem vários riscos associados à terapêutica com selo de antimicrobianos, como o risco de oclusão do CVC (que parece diminuir se a solução contiver um anticoagulante). As "lavagens" (*"flush")* da solução podem expor o paciente a concentrações sistêmicas desnecessárias de antimicrobianos e anticoagulante. Embora se possa esperar alguma exposição sistêmica, o risco de toxicidade provavelmente é bastante limitado se a aspiração for feita corretamente. No entanto, devem ser evitadas soluções de antimicrobianos de alta concentração.

Referências bibliográficas

1. Mehrotra R, De Gaudio R, Palazzo M. Antibiotic pharmacokinetic and pharmacodynamic considerations in critical illness. Intensive Care Med. 2004;30(12):2145-56.
2. De Paepe P, Belpaire FM, Buylaert WA. Pharmacokinetic and pharmacodynamic considerations when treating patients with sepsis and septic shock. Clin Pharmacokinet. 2002;41(14):1135-51.
3. Liu P, Derendorf H. Antimicrobial tissue concentrations. Infect. Dis. Clin. North Am. 2003;17(3):599-613
4. Boselli E, Breilh D, Rimmelé T, Djabarouti S, Saux M-C, Chassard D, et al. Pharmacokinetics and intrapulmonary diffusion of levofloxacin in critically ill patients with severe community-acquired pneumonia. Crit Care Med. 2005;33(1):104-9.
5. 5. Boselli E, Breilh D, Saux MC, Gordien JB, Allaouchiche B. Pharmacokinetics and lung concentrations of ertapenem in patients with ventilator-associated pneumonia. Intensive Care Med. 2006;32(12):2059-62.
6. Boselli E, Breilh D, Cannesson M, Xuereb F, Rimmelé T, Chassard D, et al. Steady-state plasma and intrapulmonary concentrations of piperacillin/tazobactam 4 g/0.5 g administered to critically ill patients with severe nosocomial pneumonia. Intensive Care Med. 2004;30(5):976-9.

7. Joukhadar C, Frossard M, Mayer BX, Brunner M, Klein N, Siostrzonek P, et al. Impaired target site penetration of beta-lactams may account for therapeutic failure in patients with septic shock. Crit Care Med. 2001;29(2):385-91.
8. Sauermann R, Delle-Karth G, Marsik C, Steiner I, Zeitlinger M, Mayer-Helm B-X, et al. Pharmacokinetics and pharmacodynamics of cefpirome in subcutaneous adipose tissue of septic patients. Antimicrob Agents Chemother. 2005;49(2):650-5.
9. Zeitlinger MA, Erovic BM, Sauermann R, Georgopoulos A, Müller M, Joukhadar C. Plasma concentrations might lead to overestimation of target site activity of piperacillin in patients with sepsis. J Antimicrob Chemother. 2005;56(4):703-8.
10. Karjagin J, Lefeuvre S, Oselin K, Kipper K, Marchand S, Tikkerberi A, et al. Pharmacokinetics of meropenem determined by microdialysis in the peritoneal fluid of patients with severe peritonitis associated with septic shock. Clin Pharmacol Ther. 2008;83(3):452-9.
11. Buijk SLCE, Gyssens IC, Mouton JW, Van Vliet A, Verbrugh H a, Bruining HA. Pharmacokinetics of ceftazidime in serum and peritoneal exudate during continuous versus intermittent administration to patients with severe intra-abdominal infections. J Antimicrob Chemother. 2002;49(1):121-8.
12. Dahyot C, Marchand S, Bodin M, Debeane B, Mimoz O, Couet W. Application of basic pharmacokinetic concepts to analysis of microdialysis data: Illustration with imipenem muscle distribution. Clin Pharmacokinet. 2008;47(3):181-9.
13. Ambrose PG, Bhavnani SM, Rubino CM, Louie A, Gumbo T, Forrest A, et al. Pharmacokinetics-pharmacodynamics of antimicrobial therapy: it's not just for mice anymore. Clin Infect Dis. 2007;44(1):79-86.
14. Bagge N, Schuster M, Hentzer M, Ciofu O, Givskov M, Greenberg EP, et al. Pseudomonas aeruginosa biofilms exposed to imipenem exhibit changes in global gene expression and B-lactamase and alginate production. Antimicrob Agents Chemother. 2004;48(4):1175-87.
15. Paterson DL. "Collateral damage" from cephalosporin or quinolone antibiotic therapy. Clin Infect Dis. 2004;38 Suppl 4:S341-5.
16. LaPlante KL, Mermel L A. In vitro activity of daptomycin and vancomycin lock solutions on staphylococcal biofilms in a central venous catheter model. Nephrol Dial Transplant. 2007;22(8):2239-46.
17. Kollef MH, Ricard JD, Roux D, Francois B, Ischaki E, Rozgonyi Z, et al. A Randomized Trial of the Amikacin Fosfomycin Inhalation System for the Adjunctive Therapy of Gram-Negative Ventilator-Associated Pneumonia: IASIS Trial. Chest. 2017;151(6):1239-46.
18. Kanouff AJ, DeHaven KD, Kaplan PD. Prevention of nosocomial infections in the intensive care unit. Crit Care Nurs Q. 2008;31(4):302-8.
19. Moskowitz SM, Foster JM, Emerson JC, Gibson RL, Burns JL. Use of Pseudomonas biofilm susceptibilities to assign simulated antibiotic regimens for cystic fibrosis airway infection. J Antimicrob Chemother. 2005;56(5):879-86.
20. Quon BS, Goss CH, Ramsey BW. Inhaled antibiotics for lower airway infections. Ann. Am. Thorac. Soc. 2014;11(3):425-34.
21. Lesho E. Role of inhaled antibacterials in hospital-acquired and ventilator-associated pneumonia. Expert Rev. Anti. Infect. Ther. 2005;3(3):445-51.
22. Póvoa FCC, Cardinal-Fernandez P, Maia IS, Reboredo MM, Pinheiro BV. Effect of antibiotics administered via the respiratory tract in the prevention of ventilator-associated pneumonia: A systematic review and meta-analysis. J Crit Care. 2018 Feb;43:240-245.
23. Falagas ME, Siempos II, Bliziotis IA, Michalopoulos A. Administration of antibiotics via the respiratory tract for the prevention of ICU-acquired pneumonia: A meta-analysis of comparative trials. Crit Care. 2006;10(4):1-10.
24. Russell CJ, Shiroishi MS, Siantz E, Wu BW, Patino CM. The use of inhaled antibiotic therapy in the treatment of ventilator-associated pneumonia and tracheobronchitis: A systematic review. BMC Pulm Med. 2016;16(1).
25. Luna CM, Blanzaco D, Niederman MS, Matarucco W, Baredes NC, Desmery P, et al. Resolution of ventilator-associated pneumonia: prospective evaluation of the clinical pulmonary infection score as an early clinical predictor of outcome. Crit Care Med. 2003 Mar;31(3):676-82.
26. Kalil AC, Metersky ML, Klompas M, Muscedere J, Sweeney DA, Palmer LB, et al. Management of Adults With Hospital-acquired and Ventilator-associated Pneumonia: 2016 Clinical Practice Guidelines by the Infectious Diseases Society of America and the American Thoracic Society. Clin Infect Dis. 2016;ciw353.
27. Ehrmann S, Roche-Campo F, Bodet-Contentin L, Razazi K, Dugernier J, Trenado-Alvarez J, et al. Aerosol therapy in intensive and intermediate care units: prospective observation of 2808 critically ill patients. Intensive Care Med. 2016 Feb;42(2):192-201
28. Dhanani J, Fraser JF, Chan H-K, Rello J, Cohen J, Roberts JA. Fundamentals of aerosol therapy in critical care. Crit Care. 2016;20(1):269
29. O'Callaghan C, Barry PW. The science of nebulised drug delivery. Thorax. 1997;52(Supplement 2):S31-44.
30. Wenzler E, Fraidenburg DR, Scardina T, Danziger LH. Inhaled antibiotics for gram-negative respiratory infections. Clin Microbiol Rev. 2016;29(3):581-632.
31. Roberts JA, Abdul-Aziz MH, Lipman J, Mouton JW, Vinks AA, Felton TW, et al. Individualised antibiotic dosing for patients who are critically ill: Challenges and potential solutions. Lancet Infect. Dis. 2014;14(6):498-509.
32. Palmer LB. Aerosolized antibiotics in the intensive care unit. Clin. Chest Med. 2011;32(3):559-74.
33. Restrepo MI, Keyt H, Reyes LF. Aerosolized Antibiotics. Respir Care. 2015;60(6):762-73.
34. Luyt C-E, Clavel M, Guntupalli K, Johannigman J, Kennedy JI, Wood C, et al. Pharmacokinetics and lung delivery of PDDS-aerosolized amikacin (NKTR-061) in intubated and mechanically ventilated patients with nosocomial pneumonia. Crit Care. 2009;13(6):R200.
35. Liu C, Zhang YT, Peng ZY, Zhou Q, Hu B, Zhou H, et al. Aerosolized amikacin as adjunctive therapy of ventilator-associated pneumonia caused by multidrug-resistant gram-negative bacteria: A single-center randomized controlled trial. Chin Med J (Engl). 2017;130(10):1196-201.
36. Hallal A, Cohn SM, Namias N, Habib F, Baracco G, Manning RJ, et al. Aerosolized Tobramycin in The Treatment of Ventilator-Associated Pneumonia: A Pilot Study. Surg Infect (Larchmt). 2007;8(1):73-82.
37. igiyama Y, Hirosako S, Tokunaga K, Migiyama E, Tashiro T, Sagishima K, et al. Aerosolized tobramycin for Pseudomonas aeruginosa ventilator-associated pneumonia in patients with acute respiratory distress syndrome. Pulm Pharmacol Ther. 2017;45:142-7.
38. Antoniu SA, Cojocaru I. Inhaled colistin for lower respiratory tract infections. Expert Opin Drug Deliv. 2012 Mar;9(3):333-42.
39. Nation RL, Li J, Cars O, Couet W, Dudley MN, Kaye KS, et al. Framework for optimisation of the clinical use of colistin and polymyxin B: the Prato polymyxin consensus. Lancet Infect Dis 2015;15(2):225-34.
40. Valachis A, Samonis G, Kofteridis DP. The role of aerosolized colistin in the treatment of ventilator-associated pneumonia: A systematic review and metaanalysis. Crit Care Med. 2015;43(3):527-33.
41. Shah H, Bosch W, Thompson KM, Hellinger WC. Intravascular Catheter-Related Bloodstream Infection. The Neurohospitalist. 2013;3(3):144-51.
42. Maki DG, Kluger DM, Crnich CJ. The risk of bloodstream infection in adults with different intravascular devices: A systematic review of 200 published prospective studies. Mayo Clinic Proceedings. 2006;81(9):1159-71.

43. Aoki EE, Pizzolitto AC, Garcia LB, Pizzolitto EL. Stpahylococcus aureus biofilms on central venous haemodialysis catheters. Brazilian J Microbiol. 2005;36(4):342-6.
44. Bestul MB, VandenBussche HL. Antibiotic lock technique: Review of the literature. Pharmacotherapy. 2005;25(2):211-27.
45. Mermel LA, Allon M, Bouza E, Craven DE, Flynn P, O'Grady NP, et al. Clinical practice guidelines for the diagnosis and management of intravascular catheter-related infection: 2009 Update by the Infectious Diseases Society of America. Clin Infect Dis. 2009;49(1537-6591 (Electronic)):1-45.
46. Poole C V., Carlton D, Bimbo L, Allon M. Treatment of catheter-related bacteraemia with an antibiotic lock protocol: Effect of bacterial pathogen. Nephrol Dial Transplant. 2004;19(5):1237-44.
47. Pappas PG, Kauffman CA, Andes DR, Clancy CJ, Marr KA, Ostrosky-Zeichner L, et al. Clinical Practice Guideline for the Management of Candidiasis: 2016 Update by the Infectious Diseases Society of America. Clin Infect Dis. 2015;62(4):e1-50.
48. Mermel LA, Allon M, Bouza E, Craven DE, Flynn P, O'Grady NP, et al. Clinical Practice Guidelines for the Diagnosis and Management of Intravascular Catheter-Related Infection: 2009 Update by the Infectious Diseases Society of America. Clin Infect Dis. 2009;49(1):1-45.
49. Udekwu KI, Parrish N, Ankomah P, Baquero F, Levin BR. Functional relationship between bacterial cell density and the efficacy of antibiotics. J Antimicrob Chemother. 2009;63(4):745-57.
50. 5Justo JA, Bookstaver PB. Antibiotic lock therapy: Review of technique and logistical challenges. Infect Drug Resist. 2014;7:343-63.
51. Anthony TU, Rubin LG. Stability of antibiotics used for antibiotic-lock treatment of infections of implantable venous devices (ports). Antimicrob Agents Chemother. 1999;43(8):2074-6.
52. Onder AM, Chandar J, Billings AA, Simon N, Diaz R, Francoeur D, et al. Comparison of early versus late use of antibiotic locks in the treatment of catheter-related bacteremia. Clin J Am Soc Nephrol. 2008;3(4):1048-56.
53. Zhao Y, Li Z, Zhang L, Yang J, Yang Y, Tang Y, et al. Citrate versus heparin lock for hemodialysis catheters: A systematic review and meta-analysis of randomized controlled trials. Am J Kidney Dis. 2014;63(3):479-90.

capítulo 120

Utilização de Antibióticos Betalactâmicos nos Cuidados Intensivos

André Silva Pinto | Joana Alves | Catarina Oliveira Paulo

Destaques

- Os antibióticos betalactâmicos são fármacos cuja atuação consiste em inibir a síntese da parede celular.
- Existem quatro classes de betalactâmicos: penicilinas, cefalosporinas, carbapenêmicos e monobactâmicos.
- O espectro de ação de cada fármaco depende da afinidade para a inibição de PBP e da resistência à hidrólise pelas betalactamases.
- Os betalactâmicos são fármacos cuja ação depende do tempo acima da concentração inibitória mínima (MIC).

Introdução

A classe dos antibacterianos betalactâmicos é a maior classe de antibacterianos de utilização médica. Esses fármacos têm em comum a existência do anel *betalactâmico* (**Figura 120.1**) e diferem entre si nas cadeias laterais adjuntas a esse anel.

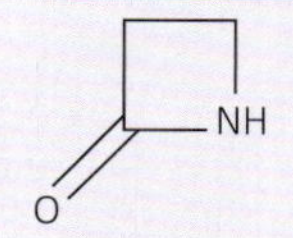

Figura 120.1. Anel betalactâmico.
Fonte: Desenvolvida pela autoria.

A descoberta acidental do efeito inibitório do fungo *Penicillium notatum* em colônias de *Staphylococcus aureus* por Alexander Fleming e a produção industrial da penicilina por Howard Florey e Ernst Chain revolucionaram dramaticamente a Medicina, na segunda metade do século XX.[1] O uso em larga escala da penicilina conduziu inevitavelmente ao surgimento de resistências microbianas, o que impulsionou a investigação científica e o desenvolvimento de novas moléculas para contorná-las.

Embora compartilhem algumas características, os betalactâmicos apresentam espectros de ação bastante variados, desde fármacos de espectro estreito, como a benzilpenicilina, até os carbapenêmicos, cujo espectro é ampliado. Esses antibacterianos são amplamente utilizados nas UTIs, e um profundo conhecimento sobre seu uso correto é essencial para todos os médicos que atuam nesse nível de cuidado. A utilização adequada dos betalactâmicos é crucial não apenas para melhorar o controle das infecções, mas também para preservar a eficácia dessa classe de medicamentos, o que ajuda a mitigar o surgimento de resistências antimicrobianas.

Mecanismo de ação

O mecanismo de ação dos betalactâmicos é comum a todos os membros dessa classe, ou seja, *inibição da síntese da parede bacteriana*.

Para entender melhor esse mecanismo, é essencial revisar a estrutura da parede celular das bactérias.

As bactérias Gram-positivo possuem uma parede celular espessa, externa à membrana plasmática, composta por múltiplas camadas de peptidoglicano. Em contraste, as bactérias Gram-negativo apresentam uma camada mais fina de peptidoglicano, complementada por uma membrana externa. A parede de peptidoglicano é formada alternadamente por polímeros de N-acetil-glucosamina e N-acetil-murâmico, e para aumentar a resistência da parede, ocorrem ligações cruzadas de pentapeptídeos entre os resíduos de N-acetil-murâmico (**Figura 120.2**). Essas ligações são catalisadas por transpeptidases conhecidas como PBP (do inglês: *penicillin-binding proteins*).

Os betalactâmicos se ligam de forma irreversível às PBP – devido à sua estrutura semelhante ao terminal do peptídeo que forma as ligações cruzadas entre os polímeros – e impedem a formação do peptidoglicano da parede bacteriana. Isso torna a bactéria extremamente suscetível à lise celular e morte, o que define o efeito bactericida dos betalactâmicos.

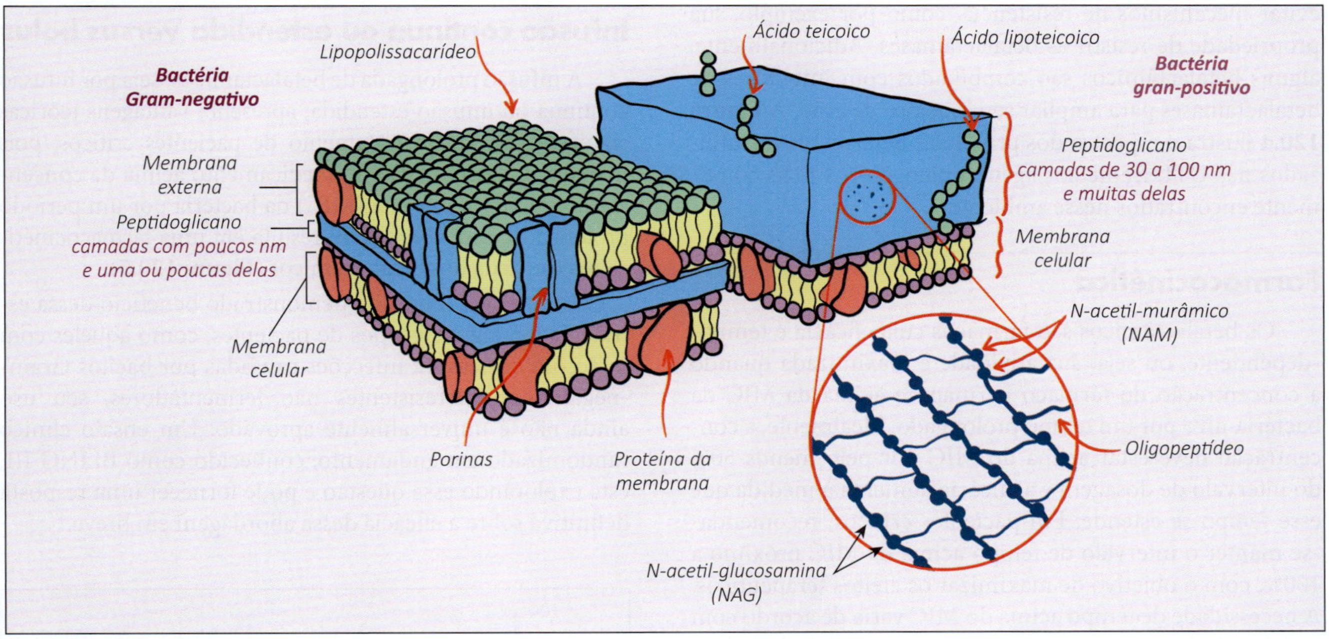

Figura 120.2. Diferenças entre as paredes celulares das bactérias Gram-positivo e Gram-negativo: Bactérias Gram-positivo: as bactérias Gram-positivo possuem uma parede celular espessa, composta predominantemente por peptidoglicano, que pode representar até 90% da estrutura da parede. A camada de peptidoglicano é responsável pela retenção do corante cristal-violeta durante a coloração por Gram, o que proporciona a cor azul ou púrpura característica. As bactérias Gram-negativo apresentam camada de peptidoglicano mais fina que representa apenas 10% da parede. A membrana externa contém lipopolissacarídeos (LPS) que atuam como endotoxinas e são cruciais para a patogenicidade bacteriana. Ao Gram, essas bactérias não retêm o corante após a descoloração com álcool, o que lhes dá a cor vermelha ou rosa.

A estrutura repetitiva de NAG e NAM no peptidoglicano é essencial para manter a forma celular, a prevenção da lise celular devido a mudanças osmóticas e a proteção contra agentes físicos e químicos externos. As ligações cruzadas entre as cadeias de pentapeptídeos ligadas ao NAM são alvos de antibióticos, como a penicilina e outros betalactâmicos, que inibem a síntese do peptidoglicano, levando a falhas estruturais na parede celular que resultam na morte bacteriana.

Fonte: Desenvolvida pela autoria.

Além disso, a ausência de transpeptidases em células eucarióticas confere aos betalactâmicos especificidade de ação contra bactérias e segurança para uso humano.

Classificação dos betalactâmicos

Dependendo das cadeias laterais que estão adjuntas ao anel betalactâmico, os antibióticos dessa classe podem ser classificados em: penicilinas, cefalosporinas, carbapenêmicos ou monobactâmicos (**Figura 120.3**).

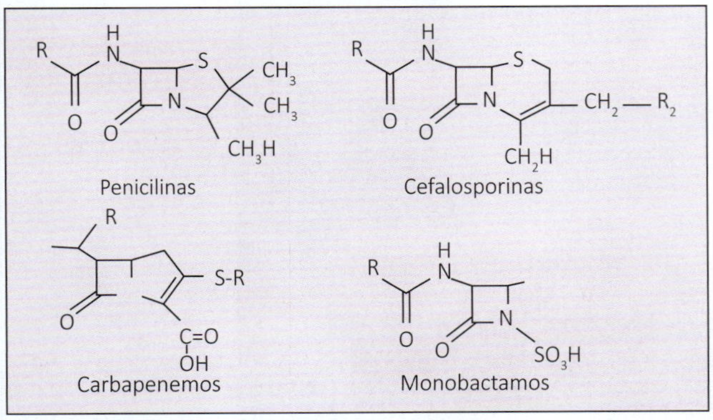

Figura 120.3. Estruturas dos 4 grupos de betalactâmicos (penicilinas, cefalosporinas, carbapenemos e monobactamos).

Fonte: Adaptada de Kim MH, Lee JM. Diagnosis and management of immediate hypersensitivity reactions to cephalosporins. Allergy Asthma Immunol Res. 2014;6(6):485-95.

Os betalactâmicos podem ser associados com inibidores das betalactamases, disponíveis apenas em combinações de dose fixa no mercado. Atualmente, existem seis inibidores das betalactamases para uso clínico: ácido clavulânico, sulbactam, tazobactam, avibactam, relebactam e vaborbactam. O ácido clavulânico, sulbactam e tazobactam são, eles próprios, betalactâmicos (contêm o anel betalactâmico) e atuam como inibidores suicidas das betalactamases, inibindo as do grupo A, incluindo aquelas responsáveis pelo fenótipo ESBL (sigla do inglês: *extended-spectrum beta-lactamases*).

O avibactam, desenvolvido mais recentemente e aprovado em 2015, assim como o relebactam, apresenta uma estrutura com um anel não betalactâmico (diazabicicloctanona) que possui afinidade para as betalactamases de serina. O vaborbactam contém um anel de ácido borônico e também tem afinidade pelas betalactamases de serina. Os inibidores mais recentes com núcleo de diazabicicloctanona ou ácido borônico são capazes de inibir, de forma potente, as betalactamases de classe C (por exemplo, ampC) e as carbapenemases de classe A (por exemplo, KPC).[2]

Espectro dos betalactâmicos

O espectro de ação dos betalactâmicos depende de dois fatores principais: da afinidade de cada fármaco pelas transpeptidases, conhecidas como PBP, e sua capacidade de evitar mecanismos de resistência, como por exemplo, sua propriedade de resistir às betalactamases. Adicionalmente, alguns betalactâmicos são combinados com inibidores de betalactamases para ampliar seu espectro de ação. A **Figura 120.4** ilustra o espectro dos principais betalactâmicos utilizados nas UTI, frente aos agentes patogênicos mais comumente encontrados nesse ambiente.

Farmacocinética

Os betalactâmicos são fármacos cuja eficácia é tempo-dependente, ou seja, sua atividade é maximizada quando a concentração do fármaco permanece acima da MIC da bactéria-alvo por um tempo prolongado. Idealmente, a concentração deve estar acima do MIC por pelo menos 50% do intervalo de dosagem e a eficácia aumenta à medida que esse tempo se estende. Em pacientes críticos, recomenda-se manter o intervalo de tempo acima da MIC próximo a 100%, com o objetivo de maximizar os efeitos terapêuticos. A necessidade de tempo acima do MIC varia de acordo com a classe do betalactâmico: cefalosporinas e monobactâmicos requerem um tempo acima do MIC mais longo que as penicilinas, e essas mais longo que os carbapenêmicos.[3]

A eliminação da maioria dos betalactâmicos ocorre pro meio dos rins, o que frequentemente requer ajustes de dosagem de acordo com a função renal do paciente. No entanto, a primeira dose de um betalactâmico deve ser administrada sem ajuste à função renal, a fim de potencializar a farmacocinética do medicamento.

Para pacientes críticos, há especificidades adicionais que devem ser consideradas na prescrição de betalactâmicos: o volume de distribuição geralmente está aumentado, o que dilui o antibiótico na corrente sanguínea; a excreção renal pode estar aumentada ou diminuída; e técnicas extracorpóreas podem remover o medicamento do corpo. Essas variáveis exigem uma atenção especial para garantir que a posologia dos antibióticos betalactâmicos esteja maximizada para essa população de pacientes.

Infusão contínua ou estendida *versus* bolus

A infusão prolongada de betalactâmicos, seja por infusão contínua ou infusão estendida, apresenta vantagens teóricas significativas para o tratamento de pacientes críticos, pois mantém a concentração do medicamento acima da concentração inibitória mínima (MIC) da bactéria por um período prolongado. Essa abordagem resulta em uma farmacocinética maximizada dos betalactâmicos (**Figura 120.5**).

Embora já tenha sido demonstrado benefício dessa estratégia em alguns grupos de pacientes, como aqueles com infecções críticas ou infecções causadas por bacilos Gram-negativo multirresistentes não fermentadores, seu uso ainda não é universalmente aprovado. Um ensaio clínico randomizado em andamento, conhecido como BLING III, está explorando essa questão e pode fornecer uma resposta definitiva sobre a eficácia dessa abordagem em breve.[4]

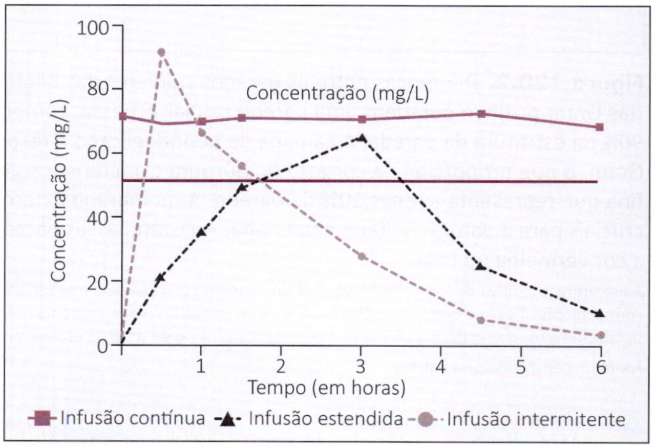

Figura 120.5. Efeito hipotético de 3 formas de administração de piperacilina (infusão contínua, infusão estendida e infusão intermitente) no tempo acima de MIC (representado hipoteticamente pela linha horizontal).

Fonte: Adaptada de Abdul-Aziz MH, Portunato F, Roberts JA. Prolonged infusion of beta-lactam antibiotics for Gram-negative infections: rationale and evidence base. Curr Opin Infect Dis. 2020;33(6):501-10.

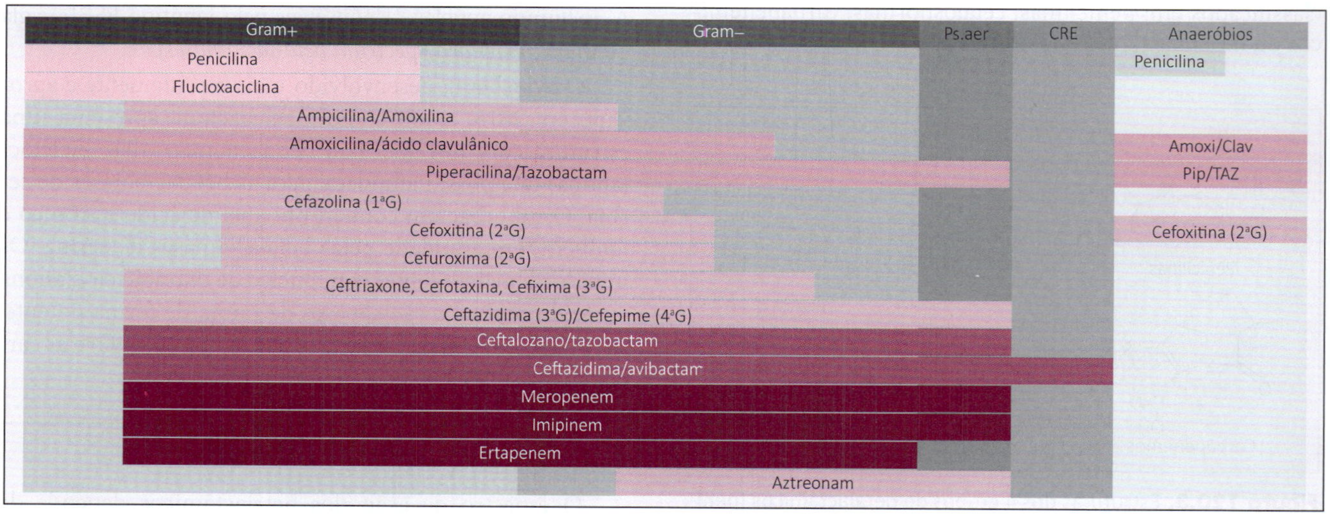

Figura 120.4. Espectro dos betalactâmicos..

Fonte: Adaptada de Sanford Guide versão App 6.0.1

Monitorização terapêutica (doseamento)

A monitorização terapêutica com doseamento sanguíneo (TDM, do inglês *therapeutic drug monitoring*) é outra forma de tentar maximizar a utilização dos betalactâmicos, por meio da individualização da dose para o doente crítico em determinado momento (tendo em conta o seu volume de distribuição, função renal, utilização de técnica de suporte extracorporal etc.). Embora a TDM de betalactâmicos já seja recomendada,[5] a sua implementação na prática clínica é bastante complexa tendo em conta a inexistência de modelos e pontos de corte validados para cada betalactâmico.[6]

Mecanismos de resistência aos betalactâmicos

Existem fundamentalmente quatro mecanismos de resistência aos betalactâmicos: produção de betalactamases, bombas de efluxo, perda de porinas e alteração do alvo (mutação das PBP).

No caso de bactérias Gram-positivo, a principal forma de resistência aos betalactâmicos é a alteração do alvo. Especificamente em relação ao *Streptococcus pneumoniae,* ocorre uma extensa e complexa mutação em mosaico das PBP (PBP2b para PBP2x), com um custo mínimo na aptidão (*"fitness"*) da bactéria.[i] Já no caso do *Enterococcus* ocorre mutação da PBP5 para a PBP5fm, também com baixo custo na aptidão. O *Staphylococcus aureus* apresenta dois mecanismos responsáveis pela resistência aos betalactâmicos: produção de betalactamases (penicilinase) que hidrolisam as penicilinas (mantendo sensibilidade aos derivados da meticilina) e mutação da PBP2 para PBP2a (responsável pela resistência à meticilina e, assim, a quase todos os betalactâmicos).[7]

Em relação aos Gram-negativo, como as *Enterobacterales*, o mecanismo de resistência mais frequente é a produção de betalactamases. Já se encontram descritas mais de 4,9 mil betalactamases e existem várias classificações para essas enzimas de acordo com: a estrutura (classificação de Ambler – A, B, C e D, ver **Tabela 120.1**); o local ativo (serina, como as Ambler A, C e D ou metalo, como as Ambler B); e funcionalmente – AmpC, ESBL e carbapenemases. As betalactamases de espectro estendido (ESBLs) hidrolisam penicilinas (como as penicilinases SHV e TEM) e cefalosporinas (como as cefalosporinases CTX-M) e são suscetíveis à inibição por inibidores de betalactamases, como ácido clavulânico, tazobactam, sulbactam e avibactam. As carbapenemases, que podem pertencer a várias classes de Ambler, como a classe A (KPC, IMI), classe B (NDM, VIM, IMP) e classe D (OXA-48), realizam uma hidrólise extensiva de todos os betalactâmicos. As carbapenemases da classe A podem ser inibidas por alguns inibidores de betalactamases, como o avibactam, enquanto as da classe B, que não são prejudicadas por esses inibidores, não hidrolisam monobactâmicos. As betalactamases AmpC, que são constitutivamente expressas nos microrganismos SPICE (acrônimo para Serratia, Providentia, Indole Positive Proteus, Citrobacter e Enterobacter) ou presentes em plasmídeos, como em *Klebsiella*, normalmente têm sua produção reprimida em bactérias selvagens *("wild-type")*, mas podem ser desreprimidas com a exposição a cefalosporinas de terceira geração ou penicilinas. As AmpC hidrolisam moderadamente betalactâmicos como cefepime (cefalosporina de quarta geração) e os carbapenemos.[8]

Tabela 120.1. Betalactamases

Betalactamases nas *Enterobacterales*			
Ambler Classe A	**Ambler Classe B**	**Ambler Classe C**	**Ambler Classe D**
Penicilinases	VIM	AmpC	OXA
TEM	IMP		OXA-48
SHV	NDM		OXA-23
CTX-M			
KPC			
IMI			
			ESBL
			Espectro alargado
			Carbapanemases

Fonte: Desenvolvido pela autoria.

Em bacilos Gram-negativo não fermentadores, como a *Pseudomonas aeruginosa*, a resistência aos betalactâmicos é multifatorial e envolve mecanismos como alteração do alvo (PBP3), redução no transporte do fármaco (perda de porinas), aumento do efluxo (bombas de efluxo) e degradação enzimática (betalactamases). É comum, nas *Pseudomonas aeruginosa,* que múltiplos mecanismos de resistência coexistam simultaneamente.[9]

Recentemente, o *EUCAST (European Committee on Antimicrobial Susceptibility Testing)* atualizou as definições para as categorias dos testes de suscetibilidade aos antimicrobianos (TSA), que se seguem:

S – Suscetível em dose padrão.

I – Suscetível em exposição aumentada.

R – Resistente.

Essa nova categorização enfatiza a importância da dosagem do antimicrobiano escolhida para tratar infecções específicas. Na prática, a categoria *"I"* indica que o microrganismo é suscetível, contanto que a dosagem do medicamento seja aumentada. O próprio EUCAST disponibiliza uma lista de dosagens-padrão e elevada em seu *site* oficial (www.eucast.org/).

Penicilinas

■ Penicilina G

A benzilpenicilina ou penicilina G é uma penicilina de espectro estreito que, embora não seja frequentemente

i. Nota do editor: aptidão ou *"fitness"* refere-se à capacidade de um germe manter a viabilidade e a capacidade de reprodução, apesar de mutações que conferem resistência aos antibióticos.

utilizada como terapia empírica, pode e deve ser usada quando são conhecidos o microrganismo e o seu teste de suscetibilidade aos antibióticos. Consiste no tratamento de primeira linha para *Streptococcus pyogenes*, *Streptococcus pneumoniae* penicilina-sensível, *Staphylococcus aureus* penicilina-sensível (não produtor de penicilinase), anaeróbios e sífilis. A dose usual em ambiente de cuidados intensivos é de 24 milhões de UI/dia (ajustada ao MIC do microrganismo) divididos em seis tomadas ao dia (a cada quatro horas, alternando as formulações sódicas e potássicas, de forma a não ocorrer sobrecarga iônica).

▪ Ampicilina/amoxicilina

A ampicilina e a amoxicilina são aminopenicilinas que devido ao seu estreito espectro antibacteriano são raramente utilizadas em terapêutica empírica no doente crítico. Contudo, podem e devem ser utilizadas quando há conhecimento a respeito do microrganismo e do seu teste de suscetibilidade a tais antibióticos. Enquanto a ampicilina tem apenas formulação endovenosa, a amoxicilina é apresentada em formulação oral. Em termos de espectro de ação, essas duas aminopenicilinas são muito sobreponíveis e são de primeira linha no tratamento na Listeriose, na doença por *Enterococcus* ampicilina-sensível, na Actinomicose e em outras doenças por anaeróbios. A ampicilina deve ser utilizada em sua dose máxima no doente crítico: 12 gramas/dia (2 gramas a cada quatro horas). A amoxicilina fica reservada para o descalonamento *("step-down")* após melhoria clínica do doente.

▪ Flucloxacilina

A flucloxacilina é uma penicilina resistente à penicilinase produzida pelo *Staphylococcus aureus* e se constitui na primeira linha (e melhor fármaco) no tratamento de infeção por *Staphylococcus aureus* sensível à meticilina (MSSA, do inglês: *methicillin susceptible Staphylococcus aureus*). A dose máxima de flucloxacilina é de 12 gramas ao dia (2 g a cada quatro horas) e a recomendada no doente crítico.

▪ Amoxicilina/clavulanato

A amoxicilina/clavulanato é a associação de uma aminopenicilina com um inibidor das betalactamases. O clavulanato inibe as betalactamases do grupo A, inclusive a penicilinase do *S. aureus*, e algumas betalactamases produzidas por *Enterobacterales*. A associação ao clavulanato aumenta ainda o espectro da amoxicilina aos anaeróbios Gram-negativo, como *Bacteroides fragilis*, *Prevotella* e *Fusobacterium necrophorum*.

Existem duas formulações endovenosas disponíveis: 1.000 mg de amoxicilina com 200 mg de clavulanato (1.000/200) e 2.000 mg de amoxicilina com 200 mg de clavulanato (2.000/200). A dose habitual da amoxicilina/clavulanato é 1.000/200 mg a cada oito horas. No doente crítico, especialmente quando existe um *clearance* de creatinina aumentado, a dose de 1.000/200 mg a cada oito horas pode não ser suficiente e se fazer necessária a dose de 1.000/200 mg a cada seis horas ou 2.000/200 mg a cada oito horas.[10]

▪ Piperacilina/tazobactam

A piperacilina/tazobactam é a combinação de uma penicilina antipseudomonas (piperacilina) com um inibidor das betalactamases (tazobactam). Tal como o clavulanato, o tazobactam inibe a penicilinase do *S. aureus* e as betalactamases de algumas *Enterobacterales* e dos anaeróbios Gram-negativo.

Essa combinação representa, numa estratégia de poupança de carbapenêmicos, a primeira linha no tratamento de infecções por *P. aeruginosa* e uma possibilidade no tratamento nas infecções por *Enterobacterales* não produtoras de ESBL (*versus* ceftriaxone). No caso de infecções por *Enterobacterales* produtoras de ESBL, o estudo MERINO falhou em evidenciar não inferioridade na comparação entre piperacilina/tazobactam e meropenem em relação à mortalidade aos 30 dias.[11] Contudo, os resultados desse estudo levantam muitas dúvidas por causa dos seus problemas metodológicos e, portanto, a resposta definitiva sobre a utilização de piperacilina/tazobactam nas infecções por *Enterobacterales* produtores de ESBL ainda aguarda evidências consistentes.[12]

A dose habitual em cuidados intensivos é de 18 gramas ao dia em infusão contínua ou estendida.

Cefalosporinas

Ceftriaxona

A ceftriaxona e a cefotaxima são cefalosporinas de 3ª geração, amplamente utilizadas nas infeções da comunidade. Têm atividade contra bacilos Gram-negativo (como *E. coli* e *K. pneumoniae*), cocos Gram-positivo (como o *Streptococcus pneumoniae* e *Staphylococcus aureus*) e *Neisseria meningitidis*. Não oferece cobertura para bacilos Gram-negativo não fermentadores (*Pseudomonas*), *Enterococcus*, *Listeria* e anaeróbios.

Devemos, contudo, ter atenção ao fato de que a utilização da ceftriaxona está associada à emergência de ESBL.[13] Em decorrência disso, a sua utilização deve ser bastante ponderada.

A ceftriaxona é frequentemente administrada nas doses de 2 g diariamente ou duas vezes ao dia (*"dose meníngea"*), mas um ensaio clínico aleatorizado piloto mostrou que a infusão contínua pode ter vantagem clínica e bacteriológica.[14]

Ceftazidima

A ceftazidima é uma cefalosporina de 3ª geração, mas com ação antipseudomonas (diferentemente das restantes cefalosporinas de 3ª geração). A sua atividade contra bacilos Gram-negativo é boa, mas a atividade contra bactérias Gram-positivo é pior do que as restantes cefalosporinas de 3ª geração. Embora, no passado, tenha sido utilizada em infeções por *Stenotrophomonas maltophilia*, tal uso não é recomendado, mesmo quando os testes de suscetibilidade não revelem resistência.[15]

O seu modo de administração é de 2 g a cada oito horas ou 6 g ao dia em perfusão contínua.

Ceftazidima/avibactam

A ceftazidima/avibactam é uma combinação de cefalosporina de 3ª geração com um inibidor das betalactamases. O avibactam inibe as carbapenemases de serina (isto é, classe A, C e D) e aumenta o espectro da ceftazidima quando há produção de ESBL, AMPc e carbapenemases (por exemplo, KPC e OXA-48). Mostrou-se, nos estudos de aprovação, ser não inferior aos carbapenêmicos no tratamento da infecção urinária complicada, infecção intrabdominal complicada (em associação com metronidazol) e na pneumonia nosocomial (inclusive naquela associada à intubação). Tem também aprovação para as infecções por Gram-negativo com limitadas opções terapêuticas.[16] A resistência dos Gram-negativo não fermentadores é mais frequente que a dos *Enterobacterales*. O desenvolvimento de resistência durante o tratamento com ceftazidima/avibactam já se encontra descrito e pode ocorrer por mutação da própria carbapenemase (KPC), que deixa de ser inibida pelo avibactam.[17]. A ceftazidima/avibactam não tem atividade relevante contra bactérias Gram-positivo ou anaeróbios

É administrada na dose de 2,5 g (2 g de ceftazidima e 0,5 g de avibactam) a cada oito horas, com infusão de duas a três horas.

Cefepima

A cefepima é uma cefalosporina de 4ª geração com ação antipseudomonas e que não induz a *"desrepressão"* AMPc dos microrganismos do grupo SPICE[ii] A sua ação contra bactérias Gram-positivo é melhor do que a da ceftazidima, inclusive a ação contra *S. aureus* meticilina-sensível (apesar de não ser a escolha preferencial para esse germe).

É primeira linha no tratamento de infecção pelo grupo SPICE e também é utilizada em infecção por agentes nosocomiais Gram-negativo, como a *Pseudomonas*.

A cefepima é um inibidor competitivo do GABA e, portanto, tem o risco de toxicidade, com diminuição do limiar convulsivo e do estado de mal não convulsivo. Tal toxicidade é maior no doente com alteração da função renal.

No doente crítico, é frequentemente administrada na dose de 2 g a cada oito horas ou em perfusão contínua na dose de 6 g ao dia.

Ceftarolina

A ceftarolina é uma cefalosporina ativa contra *Staphylococcus aureus* meticilino-resistente, mas com pouca atividade contra *Enterococcus*. Essa atividade única nos betalactâmicos deve-se à ávida ligação à PBP2a. A atividade contra bacilos Gram-negativo é semelhante à da ceftriaxona; portanto, não é ativa contra *Pseudomonas* ou *Enterobacterales* produtores de ESBL. Encontra-se aprovada para o tratamento de infecções de pele e tecidos moles complicadas e contra pneumonia adquirida na comunidade. Embora sem aprovação, há relatos de utilização da ceftarolina com sucesso para tratamento de salvação na bacteremia e na endocardite por MRSA (isoladamente ou em associação com daptomicina).

A dose usual é de 600 mg cada 12/8 horas.

Ceftolozana/tazobactam

A ceftolozana/tazobactam é a associação de uma cefalosporina antipseudomonas com um inibidor das betalactamases. Apesar de ter boa atividade contra a *Pseudomonas aeruginosa*, *E. coli* produtora de ESBL e alguns anaeróbios, como o *Bacterioides* e o *Streptococcus*, tem atividade limitada contra *K. pneumoniae* ESBL positiva e Gram-negativo produtores de carbapenemases. A sua grande vantagem é a afinidade contra as PBP da *Pseudomonas* e a sua atividade contra esse microrganismo. Encontra-se aprovada contra infecções urinárias e intrabdominais complicadas (em associação ao metronidazol) e no tratamento da pneumonia nosocomial.[17]

A taxa de aquisição de resistência durante o tratamento encontra-se entre 3% e 17%. Em cuidados intensivos é frequentemente utilizada na dose de 3 g a cada oito horas, com infusão prolongada de três horas.

Cefiderocol

O cefiderocol é uma nova cefalosporina com um mecanismo de ação único: utiliza o sistema de entrada de ferro da bactéria tal qual um *"Cavalo de Troia"* para entrar na célula (sideróforo); depois de entrar, liga-se às PBP e inibe a formação da parede bacteriana. O cefiderocol não tem atividade de relevante contra bactérias Gram-positivo ou anaeróbios, mas tem uma grande estabilidade contra as betalactamases das bactérias Gram-negativo, inclusive contra as carbapenemases das quatro classes de Ambler.[18] A resistência ao cefiderocol não se desenvolve facilmente e não se encontra completamente compreendida.[19]

Esse fármaco encontra-se aprovado para o tratamento de infecções urinárias complicadas, pneumonia nosocomial e infecções por Gram-negativo para os quais as opções terapêuticas são limitadas. Além disso, o cefiderocol tem sido utilizado como terapêutica de resgate para infecções graves por bactérias Gram-negativo multirresistentes.

A dose recomendada é de 2 g a cada oito horas, em infusões prolongadas de 3 horas.

Carbapenemos

Meropenem

O meropenem é o carbapenêmico mais utilizado em cuidados intensivos, pois tem uma ampla atividade tanto contra bactérias Gram-positivo quanto Gram-negativo, a qual se deve a uma grande afinidade para as PBP 1a, 1b,

ii. Nota do Editor: a "desrepressão", no contexto aqui discutido, diz respeito ao processo pelo qual a produção de uma enzima é aumentada ou ativada em resposta a determinados estímulos externos, como a exposição a antibióticos. No caso específico mencionado, o termo "desrepressão AmpC" refere-se ao fenômeno em que o uso de certos antibióticos induz a produção aumentada de enzimas betalactamases do tipo AmpC por bactérias.

2 e 3 (com maior afinidade que o imipenem para bacilos Gram-negativo, porém, menor afinidade para cocos Gram--positivo). É o fármaco empírico de eleição para infecções nosocomiais graves que necessitam de cuidados intensivos. Nos casos em que a terapêutica é dirigida, é muitas vezes usado contra *Enterobacterales* ESBL-positivos (podendo ser usado como alternativa à piperacilina/tazobactam – ver discussão anterior neste texto sobre o estudo MERINO) e contra *P. aeruginosa* multirresistente.

O uso crescente como terapia empírica, combinado com a falta de rigor no descalonamento, quando indicado, tem levado ao desenvolvimento de resistências, cujo principal mecanismo, nos *Enterobacterales,* é a produção de carbapenemases, enquanto nos bacilos Gram-negativo não fermentadores associam-se também a perda de porinas e as bombas de efluxo. Dessa forma, o tratamento de infecções resistentes aos carbapenêmicos continua a ser um desafio médico.[20] A dosagem usual em pacientes submetidos a cuidados intensivos é de 2 g a cada oito horas, em infusão prolongada de três horas.[21]

Meropenem/vaborbactam

O vaborbactam é um inibidor das betalactamases que inibe as carbapenemases do grupo A (por exemplo, da KPC) e grupo C, mas não as dos grupos B ou D. Quando associado ao meropenem, pode restituir-lhe a atividade perdida devido à ação das carbapenemases. Essa associação encontra-se aprovada para infecções urinárias e intrabdominais complicadas, pneumonia nosocomial e quando não existem outras opções terapêuticas.

A resistência ao meropenem/vaborbactam pode ocorrer durante o tratamento, especialmente se as doses dos fármacos forem infraterapêuticas,[17] A dose usual é de 4 g (2 g de cada componente) a cada oito horas, em infusão estendida de três horas.

Imipenem

O imipenem é um carbapenêmico com menor afinidade para as PBP dos bacilos Gram-negativo do que o meropenem, mas com maior afinidade às PBP dos cocos Gram-positivo. De um modo geral, tem um espectro de ação semelhante ao meropenem.

Apesar de todos os carbapenêmicos terem potencial epileptogênico pela ligação aos recetores GABA, o imipenem é o fármaco da classe que ostenta a maior incidência e, dessa forma, deve ser evitado em pacientes com risco epileptogênico aumentado.[20] A dosagem recomendada no paciente crítico é usualmente de 1g a cada oito ou a cada seis horas.

Imipenem/relebactam

O relebactam é um inibidor das betalactamases da classe A e C, mas não as das B ou D. Quando associado ao imipenem, aumenta a sua atividade para *Enterobacterales* produtores de carbapenemases tipo KPC e, também, aumenta a atividade do imipenem para *Pseudomonas.* Essas ações se devem ao fato de um dos principais mecanismos de resistência da *Pseudomonas* ao imipenem ser a sobreprodução de AmpC, que é inibida pelo relebactam. Se o mecanismo de resistência da *Pseudomonas* ao imipenem for a perda de porinas ou as bombas de efluxo, a associação com relebactam não tem efeito.[20]

Encontra-se aprovada para infecções urinárias e intrabdominais complicadas, pneumonia nosocomial e na ausência de outras opções terapêuticas. A sua dose é de 1,25 g a cada seis horas em infusão de trinta minutos.

Ertapenem

O ertapenem é um carbapenêmico que não tem atividade contra *Pseudomonas aeruginosa* e é também o mais suscetível a carbapenemases, como a KPC.

Em ambiente de cuidados intensivos, não é frequentemente utilizado em terapêutica empírica, mas pode ser usado em tratamento dirigido, especialmente para reduzir a pressão seletiva sobre a *Pseudomonas aeruginosa* para organismos multirresistentes. Dada a sua maior meia-vida, a dosagem indicada é a de 1 g a cada 24 horas.

Monobactamos[iii]

Aztreonam

O aztreonam é um fármaco com atividade contra bacilos Gram-negativo do tipo *Enterobacterales* e não fermentadores, mas sem atividade contra Gram-positivo ou anaeróbios. É resistente à ação das betalactamases do grupo B (tipo NDM) e é recomendado na associação à ceftazidima-avibactam para tratamento de infecções por tais microrganismos, mesmo que resistentes à ceftazidima-avibactam isoladamente.

Tendo em vista que a sua estrutura química é diferente do restante dos betalactâmicos, não existe reação cruzada com as penicilinas (mas pode haver com a ceftazidima e o cefiderocol). A sua dosagem é de 2 g a cada seis horas.

Alergia a betalactâmicos

É sabido que mais de 90% dos pacientes que relatam alergia à penicilina na realidade toleram esse fármaco, assim como os seus derivados.

A **reação de hipersensibilidade tipo I**, a qual é normalmente imediata e mediada por anticorpos, como os do tipo IgE, pode ocorrer até uma hora após a administração do medicamento. Em termos clínicos, pode-se manifestar por urticária, angioedema ou ambos, envolvimento respiratório isolado (obstrução nasal, sibilos, dispneia e tosse) ou associado a outros sintomas, como anafilaxia ou choque anafilático:

A reação cruzada com cefalosporinas está descrita em menos de dez por cento nas publicações mais antigas, enquanto nas mais recentes, é relatada em 0,1%. Dessa

iii As doses de fármacos referidas durante o texto são doses para o doente adulto, sem disfunção renal ou hepática. Esta dose pode ser alterada dependendo do estado clínico do doente, do doseamento sanguíneo, função renal, função hepática.

forma, as cefalosporinas podem ser administradas, sob vigilância.

A reatividade das penicilinas com o meropenem é de 0,9% e com o imipenem, de 0,8%, de tal maneira que também podem ser prescritas, nessas circunstâncias.

Na suspeita de **reação de hipersensibilidade tipo II ou III** – mediada por anticorpos ou citotóxica (por ativação do complemento), todos os betalactâmicos devem ser evitados.

Nos indícios para suspeitar de **reação de hipersensibilidade tipo IV** – mediadas por células T, normalmente tardias (podem ocorrer mais de uma hora após a toma do medicamento), a conduta varia de acordo com a apresentação, como se segue:

- Quando se tratar de exantemas maculopapulares simples, o paciente pode ser medicado com cefalosporinas de terceira ou quarta geração, bem como carbapenêmicos.
- Nos casos que envolvam reações graves, como as síndromes de *Steven Johnson*, necrólise epidérmica tóxica, de *Lyell*, *DRESS* (do inglês: *Drug Reaction with Eosinophilia and Systemic Symptoms*) e *DIHS* (também do inglês: *Drug-induced hypersensitivity Syndrome*), assim como pustulose exantemática generalizada aguda (AGEP) e eritema multiforme, todos os betalactâmicos devem ser evitados.

Conclusão

Os betalactâmicos são um grande grupo de antibióticos de uso muito frequente na prática clínica e notadamente no cenário dos cuidados intensivos. O conhecimento aprofundado sobre os aspectos farmacológicos relacionados a esses fármacos, assim como a respeito do seu correto manuseio, é essencial para um uso seguro e eficaz desses antimicrobianos.

Referências bibliográficas

1. Christensen SB. Drugs That Changed Society: History and Current Status of the Early Antibiotics: Salvarsan, Sulfonamides, and beta-Lactams. Molecules. 2021;26(19).
2. Crass RL, Pai MP. Pharmacokinetics and Pharmacodynamics of beta-Lactamase Inhibitors. Pharmacotherapy. 2019;39(2):182-95.
3. Veiga RP, Paiva JA. Pharmacokinetics-pharmacodynamics issues relevant for the clinical use of beta-lactam antibiotics in critically ill patients. Crit Care. 2018;22(1):233.
4. Abdul-Aziz MH, Portunato F, Roberts JA. Prolonged infusion of beta-lactam antibiotics for Gram-negative infections: rationale and evidence base. Curr Opin Infect Dis. 2020;33(6):501-10.
5. Abdul-Aziz MH, Alffenaar JC, Bassetti M, Bracht H, Dimopoulos G, Marriott D, et al. Antimicrobial therapeutic drug monitoring in critically ill adult patients: a Position Paper. Intensive Care Med. 2020;46(6):1127-53.
6. Dhaese S, Van Vooren S, Boelens J, De Waele J. Therapeutic drug monitoring of beta-lactam antibiotics in the ICU. Expert Rev Anti Infect Ther. 2020;18(11):1155-64.
7. Fisher JF, Mobashery S. beta-Lactam Resistance Mechanisms: Gram-Positive Bacteria and Mycobacterium tuberculosis. Cold Spring Harb Perspect Med. 2016;6(5).
8. De Angelis G, Del Giacomo P, Posteraro B, Sanguinetti M, Tumbarello M. Molecular Mechanisms, Epidemiology, and Clinical Importance of beta-Lactam Resistance in Enterobacteriaceae. Int J Mol Sci. 2020;21(14).
9. Glen KA, Lamont IL. beta-lactam Resistance in Pseudomonas aeruginosa: Current Status, Future Prospects. Pathogens. 2021;10(12).
10. Carlier M, Noe M, De Waele JJ, Stove V, Verstraete AG, Lipman J, et al. Population pharmacokinetics and dosing simulations of amoxicillin/clavulanic acid in critically ill patients. J Antimicrob Chemother. 2013;68(11):2600-8.
11. Harris PNA, Tambyah PA, Lye DC, Mo Y, Lee TH, Yilmaz M, et al. Effect of Piperacillin-Tazobactam vs Meropenem on 30-Day Mortality for Patients With E coli or Klebsiella pneumoniae Bloodstream Infection and Ceftriaxone Resistance: A Randomized Clinical Trial. JAMA. 2018;320(10):984-94.
12. Rodriguez-Bano J, Gutierrez-Gutierrez B, Kahlmeter G. Antibiotics for Ceftriaxone-Resistant Gram-Negative Bacterial Bloodstream Infections. JAMA. 2019;321(6):612-3.
13. Urbanek K, Kolar M, Loveckova Y, Strojil J, Santava L. Influence of third-generation cephalosporin utilization on the occurrence of ESBL-positive Klebsiella pneumoniae strains. J Clin Pharm Ther. 2007;32(4):403-8.
14. Roberts JA, Boots R, Rickard CM, Thomas P, Quinn J, Roberts DM, et al. Is continuous infusion ceftriaxone better than once--a-day dosing in intensive care? A randomized controlled pilot study. J Antimicrob Chemother. 2007;59(2):285-91.
15. Tamma P, Aitken S, Bonomo R, Mathers A, Duin Dv, Clancy C. Infectious Diseases Society of America Guidance on the Treatment of AmpC β-lactamase-Producing Enterobacterales, Carbapenem-Resistant Acinetobacter baumannii, and Stenotrophomonas maltophilia Infections Infectious Diseases Society of America: Infectious Diseases Society of America; 2022 [Available from: https://www.idsociety.org/practice-guideline/amr-guidance-2.0/.
16. Shirley M. Ceftazidime-Avibactam: A Review in the Treatment of Serious Gram-Negative Bacterial Infections. Drugs. 2018;78(6):675-92.
17. Yahav D, Giske CG, Gramatniece A, Abodakpi H, Tam VH, Leibovici L. New beta-Lactam-beta-Lactamase Inhibitor Combinations. Clin Microbiol Rev. 2020;34(1).
18. Syed YY. Cefiderocol: A Review in Serious Gram-Negative Bacterial Infections. Drugs. 2021;81(13):1559-71.
19. McCreary EK, Heil EL, Tamma PD. New Perspectives on Antimicrobial Agents: Cefiderocol. Antimicrob Agents Chemother. 2021;65(8):e0217120.
20. Patrier J, Timsit JF. Carbapenem use in critically ill patients. Curr Opin Infect Dis. 2020;33(1):86-91.
21. Jaruratanasirikul S, Thengyai S, Wongpoowarak W, Wattanavijitkul T, Tangkitwanitjaroen K, Sukarnjanaset W, et al. Population pharmacokinetics and Monte Carlo dosing simulations of meropenem during the early phase of severe sepsis and septic shock in critically ill patients in intensive care units. Antimicrob Agents Chemother. 2015;59(6):2995-3001.

Bibliografia recomendada

Lima LM, Silva B, Barbosa G, Barreiro EJ. beta-lactam antibiotics: An overview from a medicinal chemistry perspective. Eur J Med Chem. 2020;208:112829.

Kim MH, Lee JM. Diagnosis and management of immediate hypersensitivity reactions to cephalosporins. Allergy Asthma Immunol Res. 2014;6(6):485-95

capítulo 121

Outros Antibacterianos

Inês Ferraz de Oliveira | Sérgio Paulo | João Gonçalves Pereira

Introdução

A antibioterapia tem por objetivo erradicar do indivíduo os microrganismos infectantes responsáveis pela doença com o mínimo de toxicidade, seja para os tecidos infectados seja de forma sistêmica.

Os antibióticos atuam por inibirem funções vitais das bactérias de forma a impedir a sua multiplicação e provocar a sua morte. Estas moléculas eram já sintetizadas por outros microrganismos na sua competição biológica, para ganhar vantagem na obtenção de nutrientes. A sua identificação e purificação permitiu desenvolver fármacos antibióticos de diferentes classes.[1]

Dependendo do tipo de alvo bacteriano, é variável o número de moléculas de antibiótico (e logo a concentração) necessária para causar a morte bacteriana. Essas características determinam a posologia antibiótica.

As diferentes classes de antibióticos diferenciam-se pelas suas propriedades farmacocinéticas (PK), que condicionam a concentração atingida em cada órgão e tecido e a sua potencial toxicidade, as características farmacodinâmicas, em particular se o antibiótico é tempo-dependente ou concentração-dependente, bem como pelo seu espectro de atividade, isto, é as bactérias que expressam o alvo terapêutico do antibiótico (e cuja ligação provoca a sua morte).

No doente grave, embora alguns destes fármacos (oxazolidinonas, fluoroquinolonas) tenham ótima biodisponibilidade por via oral, dúvidas da própria integridade dessa via, devem levar ao uso inicial da via endovenosa.

Devem ser considerados ajustes posológicos de acordo com a função renal, particularmente das classes com volume de distribuição menor, aminoglicosídeos e glicopeptídeos.

Propriedades farmacocinéticas

Os antibióticos concentração-dependente têm atividade bactericida tão eficaz quanto maior o *ratio* entre a sua concentração máxima (Cmax) e a concentração inibitória mínima (MIC) da bactéria causadora da infecção. Daqui se infere que a sua eficácia aumenta com a dose e com a maior susceptibilidade bacteriana.

Por princípio, esses antibióticos devem ser manejados em doses elevadas para promover a morte bacteriana. Na fase inicial da infecção grave, deve ser privilegiada a eficácia terapêutica em detrimento da prevenção da toxicidade. Já numa fase mais tardia, de convalescença, em que a necessidade de controlar a infecção já não é tão premente (pela diminuição do inóculo), passa a ser mais relevante a prevenção da toxicidade.[2]

A alta velocidade de morte bacteriana, induzida por um *ratio* Cmax/MIC elevado, corresponde habitualmente a um efeito pós-antibiótico prolongado, traduzido pela ausência de multiplicação bacteriana mesmo após a concentração do antibiótico já não ser terapêutica (isto é, maior que a MIC).

Desta forma, a dosagem deste tipo de antibióticos, concentração-dependente, deve privilegiar doses elevadas a intervalos alargados.

São antibióticos concentração-dependente os aminoglicosídeos e as fluoroquinolonas.

Inversamente, os antibióticos tempo-dependente, em particular os betalactâmicos, são tão eficazes quanto mais tempo a sua concentração estiver acima do seu limiar de eficácia. Discute-se se esse limiar deve ser a MIC (tal como se identifica em estudos *in vitro*) ou se deverá ser um limiar mais alto (4 vezes a MIC),[3] embora dados recentes pareçam apontar para limiares mais baixos.[4] Em todo o caso, concentrações muito altas não aumentam a eficácia e o efeito pós-antibiótico é muito menor.[5]

Antibióticos com semivida prolongada mantêm concentrações eficazes que são praticamente independentes da forma de administração. Inversamente, antibióticos com semivida curta, têm maior necessidade de terem dosagens adequadas às suas propriedades PK e às alterações que se verificam nos doentes críticos.[6,7]

Algumas infecção são intracelulares (como as causadas por *Mycoplasma*, *Legionella*). Nessas condições, é a concentração de antibióticos intracelular que é o maior determinante da eficácia antibiótica.[8] Esta naturalmente é mais difícil de determinar, já que o acerto posológico baseia-se na eficácia empírica e não pode ser facilmente extrapolado a partir de modelos de infecção extracelular.

Destaca-se nesta revisão algumas classes terapêuticas pela sua importância clínica e por serem usadas de forma comum.

Macrolídeos

Um possível alvo do metabolismo bacteriano é a síntese proteica. De fato a inibição desta, por meio do bloqueio da atividade dos ribossomas, impede a célula de se replicar acabando por levar à sua morte.

Os macrólidos, bem como as lincosamidas (clindamicina) *e os ketólidos, ligam-se ao "túnel" de saída dos* ribossomos,[9] impedindo a libertação das proteínas formadas, pelo que inibem a sua síntese.

A acumulação de produtos tóxicos e a inibição do metabolismo, acabam por levar à morte bacteriana.

Nas infecções complicadas de produção de substâncias tóxicas bacterianas, (como as pneumonias com cavitação ou abscedação) este tipo de antibióticos, que inibem a síntese proteica, pode ter vantagens adicionais.

Os macrolídeos (eritromicina, claritromicina e azitromicina) e as lincosamidas (clindamicina), embora não relacionados do ponto de vista molecular, partilham algumas características biológicas, tais como o seu mecanismo de ação, os mecanismos de resistência bacteriana, o tipo de atividade antimicrobiana e a farmacologia clínica.

Inibem a síntese proteica dependente de RNA, no passo do alongamento da cadeia, por ligação ao domínio V do rRNA 23S, componente da subunidade 50S do ribossomo bacteriano. Também inibem a formação da subunidade 50S.

No entanto, a alteração deste local do ribossomo, mediada por mutação do gene *erm*, impede a ligação destes antibióticos, quer dos macrólidos, quer das lincosamidas. Este fenômeno medeia uma resistência de alto grau,[10] tornando inviável a sua utilização.

Outro mecanismo de resistência é mediado pelo gene *mef*,[10] que está ligado à síntese de bombas de efluxo. Estas expulsam os macrólidos (mas não as lincosamidas) do espaço celular. No entanto, este tipo de mecanismo pode ser ultrapassado pelo aumento da concentração do antibiótico junto da bactéria.[9,11]

São antibióticos tempo-dependente, mas com efeito pós-antibiótico prolongado (particularmente a azitromicina).[12]

A eritromicina foi derivada em 1952 de uma estirpe de *Saccharopolyspora erythraea* (previamente conhecida por *Streptomyces erythreus*). É comercializada como mistura de antibióticos dos quais a eritromicina A é o componente ativo, e da qual foram derivados outros macrólidos. É uma molécula com um anel lactona de 14 átomos.

A eritromicina base é fracamente solúvel na água, com um pKa de 8,8, e é rapidamente inativa pelo ácido gástrico, pelo que é inconsistentemente absorvida após administração oral.

Este antibiótico é raramente utilizado hoje em dia pelas suas propriedades antimicrobianas, embora mantenha as indicações clássicas desta classe (infecções do trato respiratório e da pele e tecidos moles, particularmente em doentes intolerantes aos betalactâmicos, sendo ainda uma alternativa importante à utilização da penicilina G (benzilpenicilina).

A claritromicina e a azitromicina apresentam algumas vantagens em relação à eritromicina em relação à sua atividade antimicrobiana, quer pela sua farmacocinética, particularmente pela semivida mais prolongada, quer pelos menos efeitos adversos gastrointestinais. A sua eficácia parece também ser maior em algumas infecções em particular contra o *Streptococcus penumoniae* e o *Staphylococcus aureus*. Embora mais dispendiosas, substituíram largamente a utilização da eritromicina na prática clínica.

A azitromicina tem ainda a vantagem particular de ter muito poucas interações medicamentosas. Este fármaco deve ser usado com cuidado em infecções graves, pois, dado que apresenta *uptake* celular muito elevado, os seus níveis séricos são muito baixos e não são eficazes para tratar bacteriemias.[13] Inversamente a sua acumulação nos macrófagos alveolares permite que os mesmos apresentem efeito antibiótico durante um tempo prolongado e seja muito eficaz no tratamento de agentes intracelulares.[13]

Todos os macrólidos utilizados na prática clínica tem o potencial de induzir arritmias por prolongamento do intervalo QT.

Ketólidos

São fármacos sintéticos que têm atividade antibacteriana similar à dos macrólidos, mas que dispõe de maior afinidade na ligação aos ribossomas[14] e, igualmente, não são reconhecidos pela bomba de efluxo desses fármacos e, logo, não são expulsos da célula por esse mecanismo. Desta forma mantinham atividade mesmo contra bactérias resistentes ao grupo MLS (macrólidos, lincosamidas e estreptograminas).[9]

O parâmetro PD que se relaciona com a sua eficácia é a AUC/MIC.

Considerações relativas a eventual toxicidade levaram à sua retirada do mercado.

Macrolídeos e pneumonia

A principal indicação para o uso de macrólidos em Medicina Intensiva é a pneumonia, nomeadamente adquirida na comunidade.

A associação destes fármacos aos betalactâmicos parece ter benefício adicional. Numa metanálise incluindo cerca de 10 mil doentes, a terapêutica dupla incluindo um macrólido mostrou uma redução absoluta da mortalidade (21% *vs.* 23%; *risk ratio*, 0,84; 95% CI, 0,71-1.00; p = 0,05).[15] Esta diferença de mortalidade foi também identificada num estudo epidemiológico português, quer da mortalidade hospitalar (OR 0,17, 95%CI 0,06-0.51) quer da mortalidade aos 6 meses (OR 0,21, 95%CI 0,07-0.57).[16]

Este benefício poderá estar associado a uma taxa elevada de prevalência de microrganismos intracelulares ("atípicos"), não detectados por métodos microbiológicos convencionais,[17] inibição da produção de toxinas pelo *Streptococcus pneumoniae*[18] ou a efeitos imunológicos[19,20] não relacionados com a atividade antibiótica, nomeadamente interferência com a produção de oxidantes e aceleração da apoptose dos neutrófilos, supressão da libertação de citocinas inflamatórias, promoção da libertação de óxido nítrico pelo endotélio.

A diminuição da mortalidade na pneumonia associada aos macrolídeos parece ser relacionado com a própria gravidade da doença, tendo sido descrito em doentes em choque[21] ou nos doentes com necessidade de ventilação mecânica.[20]

A azitromicina está também indicada na pneumonia por *Legionella pneumophila*, aparentemente tendo atividade similar à das quinolonas.[22]

Alguns estudos parecem indicar benefício destes fármacos pelo seu efeito anti-inflamatório ou de inibição da produção de biofilmes,[19,23] mas este benefício não é claro.

Fluoroquinolonas

A sua atividade bactericida resulta da inibição das topoisomerases, enzimas bacterianas responsáveis pela estabilidade do DNA desenrolado durante o processo de replicação. Deste modo não só impedem a replicação do DNA, como levam à acumulação de produtos tóxicos, os quais acabam por matar a bactéria. A afinidade molecular de cada fluoroquinolona por cada topoisomerase explica o seu espectro de atividade.[5]

Estes fármacos têm sido reconhecidos como indutores de resistências bacterianas, quer diretas quer cruzadas, para outras classes de antibióticos.[24] Desta forma tem sido recomendada a restrição da sua utilização na prática clínica. Podem ser eficazes em terapêutica dirigida na gastroenterite aguda, nas infecções dos tecidos moles, do trato urinário, na pneumonia (fluoroquinolonas respiratórias).

São fármacos cuja atividade bactericida depende do seu pico de concentração e da dose total administrada, a AUC,[25] nomeadamente da proporção entre esses parâmetros e a MIC. No entanto Cmax elevadas são neurotóxicas pelo risco de convulsões associadas.[26,27]

Tem excelente biodisponibilidade por via oral, particularmente se ingeridas em jejum (pois a absorção é inibida pela presença de cátions[27]).

Do ponto de vista PK/PD, a eficácia das fluoroquinolonas contra bactérias Gram-negativo é máxima quando a AUC/MIC é superior a 125 mg/L/h e de 35 mg/L/h[26,28] para bactérias Gram-positivo.

As fluoroquinolonas de primeira geração têm maior afinidade pela *gyrase do DNA*, enquanto as mais recentes (ditas respiratórias) ligam-se preferencialmente à topoisomerase IV, predominante no *Streptococcus pneumoniae.*[29]

Os mecanismos mais prevalentes da resistência a esta classe de antibióticos são o aumento da expressão de bombas de efluxo, o qual pode ser ultrapassado pelo aumento da dose de antibióticos,[30] e a mutação dos genes responsáveis pela síntese destas duas enzimas, nomeadamente a *gyr A* e *gyr B* e *par C* e *par E*.

Normalmente uma mutação isolada não confere resistência clinicamente importante. No entanto a mutação simultânea dos dois genes torna a bactéria praticamente resistente a toda esta classe de antibióticos.[31,32]

As bombas de fluxo, induzidas por esta classe de antibióticos, têm amplo espectro, podendo ser responsáveis por resistência cruzada para outras classes antibacterianas, incluindo carbapenemes.[31]

Estão indicadas na gastroenterite, nas infecções dos tecidos moles e do trato urinário (particularmente as de primeira geração, ciprofloxacina, ofloxacina), com maior afinidade pela *gyrase* do DNA.

As fluoroquinolonas de segunda geração (levofloxacina, moxifloxacina), por terem maior afinidade pela *topoisomerase IV*, têm indicação na pneumonia e na agudização infeciosa da DPOC.

Estes antibióticos atingem Cmax/MIC para este tipo de bactérias muito elevado, pelo que a dose recomendada é única diária (750 mg de levofloxacina ou 400 mg de moxifloxacina).[33] Já em relação aos microrganismos intracelulares a dose ideal é mais difícil de calcular, pois a PK intracelular é não linear.[8,34]

Glicopeptídeos

Apresentam atividade bactericida exclusiva contra cocos Gram-positivo incluindo anaeróbio, pois o seu alto peso molecular não lhes permite atravessar as membranas das bactérias Gram-negativo. São indicados no tratamento de infecções por *Staphylococcus aureus* resistente às penicilinas sintéticas (incluindo a endocardite, a pneumonia e a bacteremia).

Têm baixa penetração nos diferentes tecidos, em particular no pulmão e no sistema nervoso central, já que são necessárias concentrações séricas elevadas para ser eficaz.[35]

Os glicopeptídeos são, à semelhança dos betalactâmicos, antibióticos que inibem a síntese da parede celular. Entre estes, a vancomicina é o fármaco mais estudado, sendo utilizado desde 1950, mas especialmente desde 1970, como antibiótico de primeira linha no tratamento de infecções a bactérias Gram-positivo resistentes às penicilinas, nomeadamente para a infecção por *Staphylococcus aureus* meticilina-resistente (MRSA).

A vancomicina não é absorvida por via oral e a sua excreção é quase exclusivamente renal.[36] O seu volume de distribuição varia entre 0,4 e 1,0 L/kg e a ligação às proteínas séricas entre 10% e 65%.[35-37] Embora esteja praticamente disponível em todos os tecidos, a penetração tecidular da vancomicina é limitada em órgãos como o pulmão e o sistema nervoso central, parecendo a sua concentração local depender também do grau de inflamação.[36,37] O efeito bactericida é lento e dependente de vários fatores, em particular do inóculo bacteriano,[38,39] podendo a diminuição da carga bacteriana variar entre 48 e 72 horas, respectivamente para 5,5 log $_{10}$ UFC/mL e 9,5 log $_{10}$ UFC/mL.[39]

A vancomicina é um fármaco tempo-dependente com efeito pós-antibiótico prolongado. A sua PD é explicada pela relação entre a AUC e a MIC (AUC/MIC).[35] Embora existam muito poucos estudos em humanos que suportem um alvo terapêutico para garantia de eficácia clínica, foi estabelecido, consensualmente, em 2009, um alvo AUC/MIC ≥ 400.[37] Apesar de as estirpes de MRSA com MIC < 2 mg/L serem consideradas sensíveis à vancomicina, são necessários níveis séricos elevados, potencialmente tóxicos (AUC = 800 mg/mL/h), para ser atingido o alvo terapêutico estabelecido, sendo por isso recomendado utilizar fármacos alternativos para MRSA.[37]

De acordo com as suas características PK/PD, não há interesse em atingir Cmax elevada de vancomicina; a sua AUC relaciona-se fundamentalmente com a sua concentração de vale, idealmente, para estirpes MRSA com MIC ≤ 1 mg/L, entre 15 e 20 mg/L.[38] A dose recomendada para um adulto com função renal normal deve ser calculada de acordo com o peso real do doente, 15-20 mg/kg bid ou tid, de acordo com os níveis séricos (se disponíveis). A perfusão contínua e a administração intermitente têm eficácia terapêutica similar,[40] estando eventualmente a infusão contínua associada a menor nefrotoxicidade em doentes críticos, conforme discutiremos adiante. Concentrações mínimas inferiores a 10 mg/L parecem estar associadas a falência terapêutica e desenvolvimento de resistências pelo que pode ser benéfico a administração de uma dose de carga (25-35 mg/kg) com o objetivo de assegurar concentrações bactericidas logo no início da terapêutica.[38,41] De notar que estes valores devem ser ajustados para o peso total do doente, mesmo em doentes obesos.[42]

A nefrotoxicidade da vancomicina é definida pela subida da creatinina em valor absoluto de 0,5 mg/dL ou aumento de 50% do valor basal em pelo menos duas medições seguidas, sem que exista outra causa identificável. Não existe evidência que correlacione a concentração sérica de vancomicina e a nefrotoxicidade, pelo que apenas se recomenda o doseamento do seu vale.[37] Alguns fatores podem aumentar o risco de toxicidade: lesão renal aguda, choque, utilização concomitante de fármacos nefrotóxicos e terapêutica prolongada com vancomicina (superior a 3-5 dias). Alguns estudos parecem indicar menor incidência de nefrotoxicidade com a administração da vancomicina em perfusão contínua, mas esses resultados não são consistentes.[37,38] A ototoxicidade é rara, estando associada ao uso de outros fármacos com a mesma toxicidade como aminoglicosídeos.

A teicoplanina é outro glicopeptídeo que pode ser utilizado na terapêutica anti-MRSA. Quando comparado com a vancomicina não parece ser inferior relativamente à eficácia e mortalidade e parece ter menos efeitos adversos, nomeadamente menor nefrotoxicidade.[43] No entanto parece poder existir desenvolvimento mais precoce de resistência a este fármaco[44] comparativamente à vancomicina.

Mais recentemente, foram desenvolvidos lipoglicopeptídeos semissintéticos (dalbavacina, telavacina e oritavacina), os quais têm demonstrado boa eficácia nas infecções por MRSA, em particular nas infecções da pele e tecidos moles, e que apresentam perfil de tolerância mais favorável quando comparados com a vancomicina e a teicoplanina. A dalbavancina e oritavancina apresentam um perfil PK particular uma vez que têm semivida muito prolongada. Estão recomendadas para o tratamento das infecções de pele e tecidos moles a MRSA, sendo a dose recomendada de 1 g inicial, seguido de 500 mg uma semana depois ou dose única de 1.200 mg, respectivamente.[45,46] A telavancina também está recomendada nas infecções de pele e tecidos moles complicadas e na pneumonia nosocomial a MRSA, sendo a dose recomendada de 10 mg/kg id. No entanto, a sua administração em doentes com lesão renal deve ser cuidadosamente ponderada, pois parece estar associada a menor taxa de cura que a vancomicina em doentes com ClCr < 50 mL/min.[47]

Oxazolidinonas

Atuam por inibição do sistema ribossomal bacteriano. Têm atividade antibiótica exclusivamente contra bactérias Gram-positivo.[48] Têm biodisponibilidade oral de praticamente 100%.

Estão indicadas na pneumonia por cocos Gram-positivo e nas infecções dos tecidos moles.

As oxazolidinonas são antibióticos sintéticos que inibem a síntese proteica por meio do bloqueio da subunidade ribossomal 50s.[49,50] Estes fármacos foram inicialmente desenvolvidos como antidepressivos, observando-se posteriormente que apresentavam atividade antimicrobiana, o que levou à investigação e descoberta do Linezolide,[49] o qual se apresentou como uma alternativa eficaz para o tratamento de infecções causadas por bactérias Gram-positivo, incluindo o MRSA.

A linezolida pode ser administrada por via entérica e parentérica tendo uma biodisponibilidade oral de 100%. Apenas 30%-35% é excretado pelo rim.[49] Em modelo animal apresenta elevada penetração nos tecidos, nomeadamente pulmão, secreções brônquicas e tecidos moles,[35] chegando inclusive a atingir concentrações significativas no biofilme formado nos tubos endotraqueais.[51] Em doentes ventilados foi demonstrado que a sua concentração no líquido de revestimento epitelial pulmonar (acedido por lavado broncoalveolar) era similar à do plasma,[52] eficaz contra as bactérias Gram-positivo habitualmente associadas a pneumonia hospitalar.

A PD é fundamentalmente explicada pela relação T > MIC, embora inicialmente o alvo PK/PD que foi associado à eficácia clínica foi de AUC/MIC ≥ 80-120 mg/L/h e Cmin 2-10 mg/L, para estirpes sensíveis a linezolida (MIC < 2 mg/L).[53] Também a dose recomendada para assegurar a eficácia antibiótica era de 600 mg bid, quer por via oral quer endovenosa, mas têm sido referidos casos de concentração insuficiente com esta posologia.[54,55] Atualmente, está recomendada a sua utilização em doentes com pneumonia nosocomial ou pneumonia da comunidade a MRSA e infecções de tecidos moles complicadas.[56]

Apesar da eficácia relativa comparativa entre vancomicina e linezolida não ser consensual, parece seguro afirmar que a eficácia da linezolida não parece ser inferior à da vancomicina,[57,58] quer para o tratamento da pneumonia[59] quer das infecções da pele e tecidos moles.[60] De notar que estes antibióticos, apesar de terem mecanismos de ação totalmente distintos, não apresentam qualquer efeito sinérgico, quando combinados.[61] O fato da linezolida poder ser administrada por via oral pode associar-se a um benefício custo-eficácia, por permitir o *switch* IV para oral, tornando desnecessário a internação ou diminuindo a duração sua duração.[57] Os efeitos adversos que mais frequentemente limitam o sua utilização são a trombocitopenia, a neuropatia periférica e a síndrome serotoninérgica, este último quando associado a inibidores seletivos da serotonina.

Lipopeptídeos

Atuam por despolarização da membrana bacteriana que leva à sua morte sem provocar a sua lise. São extremamente eficazes contra bactérias Gram-positivo, com cinética de morte muito rápida,[62] mesmo contra bactérias presentes em biofilmes.

A sua eficácia parece preservada mesmo quando o inóculo bacteriano é muito elevado.[39]

Dentro desta classe, o antibiótico mais utilizado é a daptomicina. Esta é um lipopeptídeo cíclico, que provoca a lise bacteriana por meio da despolarização rápida da membrana celular, permitindo a saída brusca de potássio.[50,63] É um fármaco concentração-dependente com espectro de ação contra bactérias Gram-positivo, entre as quais se destaca o MRSA.[64] Vários estudos mostraram não inferioridade da daptomicina comparativamente à vancomicina, em infecções de tecidos moles complicadas por MRSA (na dose de 4 mg/kg id), bacteriemia e endocardites do coração direito (dose de 6 mg/kg id).[50] Adicionalmente, Roveta *et al*, descrevem uma possível utilização da daptomicina na inibição da síntese e na esterilização de biofilmes colonizados por múltiplas estirpes de *S aureus*.[65] Tendo em atenção a dificuldade de tratamento deste tipo de infecções, este efeito[66] comum às tetraciclinas,[67] pode ser significativo. A daptomicina não deve ser usada nas infecções pulmonares, uma vez que a sua ação é inativada pelo surfactante pulmonar.[50] A daptomicina parece ser eficaz em infecções causadas por *S. aureus* resistentes a linezolida.[63] Estirpes de *S. aureus* com sensibilidade intermédia ou resistentes à vancomicina parecem ser também menos suscetíveis à daptomicina, podendo ser benéfico a utilização de doses mais elevadas deste fármaco (12 mg/kg/d) para garantir a eficácia antibiótica.[68]

Tetraciclinas

Atuam por inibição dos ribossomos bacterianos levando à cumulação de produtos tóxicos e à sua morte. Esta classe de antibióticos foi usada de forma extensa durante os anos 1980, especialmente por causa do seu espectro alargado de atividade. No entanto a sua utilidade na prática clínica ficou condicionada pelo aparecimento de bactérias resistentes (quer por bombas de efluxo quer pelo desenvolvimento de proteínas "tet", de proteção ribossomal),[69] particularmente quando usada em monoterapia. A sua utilização tem sido recuperada em função do aparecimento de bactérias multirresistentes.

As tetraciclinas foram descobertas em 1940 e desde então têm sido utilizadas para tratar infecções bacterianas (bactérias Gram-positivo, Gram-negativo e intracelulares) e infecções parasitárias. A sua ação bactericida é mediada pela inibição da síntese proteica por meio da ligação ao complexo ribossomal bacteriano, ou complexo ribossomal mitocondrial no caso dos parasitas.[70] Esta classe de antibióticos pode ser dividida em 3 grupos: grupo 1, composto por tetraciclinas mais antigas, menos lipofílicas e com menor absorção; grupo 2 com moléculas mais lipofílicas permitindo uma melhor penetração tecidular, no qual se incluem a doxiciclina e a minociclina; grupo 3, desenvolvido mais recentemente, também conhecido como glicilciclinas, das quais se destaca a tigeciclina, um derivado semissintético da minociclina.[71]

A doxiciclina pode ser administrada por via parentérica ou entérica. A sua biodisponibilidade oral ultrapassa os 80%, sendo absorvida no duodeno e excretada por via renal e biliar sem que haja metabolização. A dose diária recomendada é de 200 mg, dividida em duas tomas, para atingir AUC 40-123 mg/L/h.[71] Recentemente foi identificada atividade *in vitro* e *in vivo* destes fármacos contra bactérias Gram-negativo multirresistentes, nomeadamente *Enterobacteriaceas* resistentes a carbapenemase (CRE).[72,73] Num estudo *in vitro*, Lai *et al*, descreveram suscetibilidade a doxiciclina de 50% das estirpes de *E. coli* resistentes a carbapenemase, que aumenta para 90% quando associada a amicacina, mesmo quando as duas são administradas em concentrações subterapêuticas pelo seu efeito sinérgico.[72]

A tigeciclina, pela sua modificação relativa à minociclina, é também ativa em infecções bacterianas multirresistentes, nomeadamente a MRSA. A sua utilização está aprovada para infecções de tecidos moles, infecções intra-abdominais complicadas e pneumonias adquiridas na comunidade, tendo demonstrado não inferioridade relativamente a vancomicina nas infecções por MRSA.[74] A dose inicialmente usada para o tratamento de infecções sistêmicas era de 50 mg bid, precedido por uma dose de carga de 100 mg. No entanto uma metanálise de 14 estudos, envolvendo cerca de 7,4 mil doentes, comparando a eficácia da tigeciclina comparativa da tigeciclina em infecções bacterianas graves, mostrou quer uma menor taxa de sucesso clínico, quer maior mortalidade, embora essas diferenças fossem não significativas (*odds ratio* 1,45; IC 95%, 1,11 – 1,88 e 1,28; IC 95% 0,97 – 1,69).[75] No entanto, Cunha *et al.* sugerem que esta dose pode levar a concentrações subterapêuticas e indução de resistências, recomendando doses mais elevadas (carga 200 mg e manutenção 100 mg bid).[76] A eficácia clínica parece ser superior com estas dosagens.[77]

Polimixinas

Atuam por efeito "detergente" da membrana citoplasmática dos bacilos Gram-negativo (em particular não fermentadores). Têm potente atividade bactericida *in vitro*. A sua eficácia é comprometida pela má difusão tecidular, pois têm alto peso molecular, pelo que devem ser usadas doses elevadas. A nefro e neurotoxicidade limitam a sua utilização. Embora sejam antibióticos tempo-dependente, são administrados como pró-droga, pelo que a sua posologia deve ser ajustada em função da velocidade de metabolismo.[78]

O aumento progressivo das resistências aos antimicrobianos, particularmente das bactérias Gram-negativo (*enterobacteriaceae* e não fermentadoras), obrigou a recuperar estes fármacos, com atividade *in vitro* conservada, para o armamentário terapêutico.

Estes fármacos foram isolados pela primeira vez no Japão em 1949 e estão disponíveis na prática clínica desde 1959.

Atuam por efeito "detergente" da membrana citoplasmática dos bacilos Gram-negativo (incluindo os não fermentadores), aumentando a sua permeabilidade, o que leva ao desequilíbrio osmótico e à morte celular. Têm potente atividade bactericida *in vitro,* mas a sua eficácia é comprometida pelo seu alto peso molecular e, logo, má difusão tecidular.[79]

A atividade bactericida das polimixinas é aparentemente dependente da sua concentração máxima (fármacos Cmax/MIC dependentes). No entanto, o fato da colistina (polimixina E) ser administrada como pró-droga inativa, isto é metanossulfonato de colistina, torna a PK da mesma mais complexa, pois a biodisponibilidade está dependente do metabolismo hepático e a mesma necessita de sete horas para atingir a concentração máxima.[80] Tendo em atenção estas características, foi proposta a dose de 9.000.000 UI em *bolus* seguido de 4.500.000 UI bid[81] como estando associada ao maior benefício terapêutico.

A colistina base e a polimixina B são reabsorvidas no rim e eliminadas por via não renal, mas este mecanismo está pouco compreendido.

As polimixinas apresentam sinergismo de atividade *in vitro* com os antibióticos betalactâmicos[82,83] (mesmo quando há resistência bacteriana a estes segundos fármacos), mas num estudo recente não se identificou benefício de associar um carbapenêmico à colistina em infecções por bactérias Gram-negativo (diferença de eficácia da terapêutica combinada –5,7%, IC 95% –13,9% a 2,4), (incluindo tratamento de infecções por *Acinectobacter baumanii* (risco relativo 0,97, IC 95% 0,87-1,09).[84]

As polimixinas estão associadas quer a nefrotoxicidade quer a neurotoxicidade,[79,85] o que limita a sua utilização. Tem sido sugerida a sua administração em aerossol na pneumonia causada por bacilos Gram-negativo multirresistentes,[86] particularmente em doentes ventilados, não só para aumentar a eficácia clínica, mas também para diminuir a emergência de bactérias multirresistentes.

Estes fármacos estão indicados no tratamento de infecções sistêmicas graves por bactérias Gram-negativo com susceptibilidade comprovada laboratorialmente, quando não existem alternativas terapêuticas, pneumonia nosocomial, infecções broncopulmonares na fibrose cística e infecções urinárias complicadas. Não têm atividade contra organismos Gram-positivo.

A maioria da resistência à colistina resulta de modificações no segmento do lipídeo A do LPS, mediadas cromossomicamente, levando a uma redução da afinidade para as polimixinas. Este tipo de resistência é comum entre bactérias Gram-negativo e não é transmitida horizontalmente por transferência gênica entre bactérias.

Recentemente fora descobertos plasmídeos responsáveis por resistência da *E. coli* por expressão dos genes *mcr-1* em peças de carne para alimentação, a qual terá já grande expressão na China.[87]

Aminoglicosídeos

São ativos contra a generalidade dos bacilos Gram-negativo incluindo a *Pseudomonas aeruginosa*. Interferem com a síntese ribossomal das proteínas de membrana da bactéria.[88] A sua ototoxicidade e, especialmente, nefrotoxicidade limitam o seu emprego. Por outro lado, a sua má difusão nos tecidos condiciona a sua eficácia bactericida *in vivo*.

Nos últimos anos a introdução da dose de intervalo alargado aumentou o seu potencial terapêutico, limitando ao mesmo tempo a sua toxicidade.[25]

Podem ser usados na bacteriemia, nas infecç*ões intra*-abdominais, do trato urinário e da pele e tecidos moles. Não está recomendado o seu emprego em monoterapia.

Os aminoglicosídeos são antibióticos bactericidas, com velocidade de morte bacteriana, *time to kill* muito rápido, particularmente quando o *ratio* entre a sua Cmax e a MIC bacteriana é elevado.[89] A sua farmacodinâmica (PD), ou seja, a eficácia bactericida, aumenta diretamente com este *ratio*.

Esta eficácia PD tem tradução clínica. Foi demonstrada associação entre uma Cmax de gentamicina superior a 10*MIC (nas primeiras 48 horas de terapêutica) e o aumento da taxa de resolução da infecção ao 7ºdia de evolução,[90] nomeadamente apirexia e normalização da contagem leucocitária.

A posologia ideal desta classe de antibióticos é determinada por estas características PD e também pelo seu efeito pós-antibiótico. Este último, é ele próprio diretamente relacionado com a Cmax, sendo também tão mais prolongado quanto maior a proporção Cmax/MIC. Consequentemente, a posologia deve privilegiar a obtenção de concentrações elevadas, de acordo com este perfil PK/PD, para maximizar a sua eficácia,[91] com intervalos prolongados, para minimizar a sua toxicidade, como se discutirá mais à frente.

Para otimizar a eficácia da gentamicina contra a *Pseudomonas aeruginosa*, foi proposta uma dose de 7 mg/kg, a que corresponderia uma Cmax de 20 mcg/mL, assumindo um Vd de 0,26 L/kg.[92] Esta concentração seria suficiente para ter um Cmax/MIC superior a 10 para 90% das *Pseudomonas aeruginosa* sensíveis a estes fármacos. Foi desenvolvido um nomograma para orientar a posologia, baseado na concentração sérica do antibiótico medida 6 horas após ser atingida a Cmax. De acordo com este modelo, a dose é constante, para assegurar Cmax adequado, variando o intervalo para prevenir acumulação e toxicidade (**Figura 121.1**).

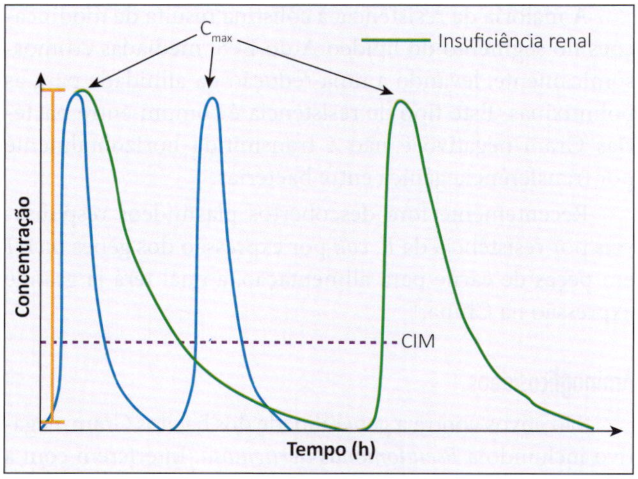

Figura 121.1. Posologia dos aminoglicosídeos de acordo com a sua farmacodinâmica

Quando há insuficiência renal (linha verde) há atraso na eliminação. Deve ser mantida a dose administrada para se assegurar que a proporção entre a concentração máxima (Cmax) e a concentração inibitória mínima (MIC) se mantém adequada. O intervalo deve ser alargado para impedir a acumulação.

Fonte: Acervo da autoria.

A nefrotoxicidade associada aos aminoglicosídeos limita o seu âmbito de utilização. A introdução da *therapeutic drug monitoring* (TDM) e a utilização de instrumentos informáticos para o cálculo da PK, quer individualizada quer baseada em modelos populacionais, tem aumentado a segurança da sua utilização. Num estudo de 373 doentes com endocardite medicados com gentamicina, verificou-se decréscimo de cerca de 0,5% por dia do Cl Cr. Contudo essa alteração reverteu completamente após a suspensão do fármaco, não tendo impacto em qualquer *outcome*, quer assistencial quer da própria função renal.[93]

A otimização PK/PD dos aminoglicosídeos, nomeadamente Cmax elevada e prolongamento do tempo entre administrações pode, paradoxalmente, reduzir a incidência de nefrotoxicidade.[91] Tal é atribuível ao fato de a ligação dos aminoglicosídeos aos tecidos vestibular e renal se processar por meio de um transportador saturável pelo que, quando a concentração ultrapassa esse limiar de saturação, é atingido o máximo de acumulação tecidular. Logo, quando toda a dose é administrada num curto espaço de tempo, fica limitada no tempo a exposição destes tecidos ao fármaco, ao contrário do que acontecia quando o mesmo era administrado em doses menores, de forma intermitente.

O prolongamento do intervalo entre administrações permite também aos tecidos mais tempo para libertarem o aminoglicosídeo acumulado (fase γ da curva concentração-tempo),[88] incluindo o tecido cortical renal.[94] Este tempo deve ser de duas a quatro horas após a concentração do aminoglicosídeos ser inferior ao seu limiar de detecção (quando se inicia a fase γ) para completar esse processo e diminuir a toxicidade.[95]

Esta estratégia de Cmax elevada e intervalos prolongados contribui também para diminuir a resistência adaptativa bacteriana, fenômeno identificado *in vitro* e que consiste na diminuição transitória da sensibilidade dos bacilos Gram-negativo aos aminoglicosídeos após a sua exposição aos mesmos,[96] a qual resolve em cerca de 12-24 horas, desde que cesse a exposição ao antibiótico.

Esta relação entre eficácia e toxicidade foi demonstrada num modelo matemático por Drusano *et al.*[89] Com intervalo mais alargado (pelo menos 24 horas) é possível assegurar a eficácia e diminuir de forma significativa a toxicidade. Com intervalos mais curtos (12 horas), a dose necessária para assegurar eficácia terapêutica, quando a MIC é maior ou igual a 1 mg/L, é também responsável por toxicidade.

Monitorização terapêutica dos aminoglicosídeos

A monitorização da concentração sérica dos aminoglicosídeos foi introduzida como tecnologia *point of care* para facilitar a prevenção da sua toxicidade. A mesma tecnologia foi posteriormente utilizada para, com base na interpretação da PD destes fármacos, otimizar a sua atividade bactericida.[88]

Estes antibióticos, sendo hidrofílicos, têm baixa afinidade pelos tecidos (com a exceção do córtex renal), distribuindo-se predominantemente pelo sangue e líquido intersticial. Logo o seu volume de distribuição (Vd) é relativamente baixo, cerca de 0,2-0,26 L/kg, volume que corresponde a esses dois compartimentos extracelulares. Estes fármacos são eliminados quase exclusivamente por filtração glomerular. Aproximadamente 60% da dose administrada aparece na urina na sua forma ativa até às 6 horas e 85% até às 24 horas, sendo a sua $T_{1/2}$ aproximadamente 2,5 a 3 horas (gentamicina).[88]

A variabilidade interindividual é, no entanto, significativa, particularmente do Vd e da *clearance* (Cl). Nos doentes críticos, o Vd é habitualmente superior ao observado nos voluntários saudáveis,[97] podendo chegar a 0,73 L/kg.[98] Os cálculos de PK que se baseiam exclusivamente na utilização de nomogramas ou de PK populacional, assumindo Vd e Cl fixos, não refletem o comportamento de cada doente crítico e podem levar à sub ou sobrestimação da dose necessária,[99] mesmo quando são doseadas concentrações séricas isoladas.[100]

A monotorização TDM individual dos aminoglicosídeos baseia-se no fato de estes fármacos apresentarem cinética de eliminação de primeira ordem, ou seja, por cada unidade de tempo, a semivida, a concentração diminui de forma proporcional para metade da concentração inicial. Assim o doseamento de dois níveis séricos diferentes, a Cmax e um segundo, medido entre a 8ª e a 12ª hora após a administração do fármaco, permite determinar a curva concentração-tempo e calcular os parâmetros PK relevantes,[101] tal como descrito por Sawchuk e Zaske.[102]

O Vd total é calculado em função da massa corporal. O seu cálculo deve ter em consideração o peso ajustado (peso ideal + (peso total-peso ideal)*0,4), pois no tecido adiposo (que corresponde a essa diferença de peso) a concentração destes fármacos é apenas cerca de 40% da do restante organismo. Em doentes não obesos recomenda-se usar o peso real.[103] Estes cálculos são facilitados por instrumentos informáticos que permitem calcular os parâmetros PK e as curvas de concentração. Por meio deles é possível ajustar a posologia individual e prever as novas concentrações de forma mais eficiente do que a abordagem empírica, guiada ou não por normogramas.[104]

Esta estratégia de monitorização PK individual pode ser usada em conjunto com modelos de PK populacional (por meio de análise Bayesiana), para diminuir o impacto de eventuais erros laboratoriais ou de registo na hora de colheita das amostras.

Estão em desenvolvimento vários fármacos desta classe com os quais se pretende diminuir a sua toxicidade, mantendo o mesmo nível de eficácia,[105] não se conhecendo ainda a sua real eficácia.

Referências bibliográficas

1. Zaffiri L, Gardner J, Toledo-Pereyra LH. History of antibiotics. From salvarsan to cephalosporins. Journal of Investigative Surgery. 2012;25:67-77.
2. Goncalves-Pereira J, Paiva J-A. Dose modulation: A new concept of antibiotic therapy in the critically ill patient? J Crit Care. 2013;28:341-6.
3. Beumier M, Casu GS, Hites M, Seyler L, Cotton F, Vincent J-L, et al. Beta-Lactam Antibiotic Concentrations During Continuous Renal Replacement Therapy. Crit Care. 2014;18:R105.
4. Roberts JA, Paul SK, Akova M, Bassetti M, De Waele JJ, Dimopoulos G, et al. DALI: Defining antibiotic levels in intensive care unit patients: Are current ß-lactam antibiotic doses sufficient for critically ill patients? Clin Infect Dis. 2014;58:1072-83.
5. Ambrose PG, Bhavnani SM, Rubino CM, Louie A, Gumbo T, Forrest A, et al. Pharmacokinetics-pharmacodynamics of antimicrobial therapy: it's not just for mice anymore. Clin Infect Dis. 2007;44:79-86.
6. Gonçalves-Pereira J, Póvoa P. Antibiotics in critically ill patients: a systematic review of the pharmacokinetics of β-lactams. Crit Care. 2011;15:R206.
7. Ulldemolins M, Roberts JA, Lipman J, Rello J. Antibiotic dosing in multiple organ dysfunction syndrome. Chest. 2011;139:1210-20.
8. Butts JD. Intracellular Concentrations of Antibacterial Agents and Related Clinical Implications. Clin Pharmacokinetics. 1994;27:63-84.
9. Jacobs MR, Anon J, Appelbaum PC. Mechanisms of resistance among respiratory tract pathogens. Clin Lab Med. 2004;24:419-53.
10. Bozdogan B, Appelbaum PC. Macrolide resistance in Streptococci and Haemophilus influenzae. Clin Lab Med. 2004;24:455-75.
11. Doern G V. Antimicrobial use and the emergence of antimicrobial resistance with Streptococcus pneumoniae in the United States. Clin Infect Dis. 2001;33 Suppl 3:S187-92.
12. Craig WA. Re-evaluating current antibiotic therapy. Respiratory Med. 2001. 95 (Suppl. A): S12-S19
13. Rodvold KA, Danziger LH, Gotfried MH. Steady-state plasma and bronchopulmonary concentrations of intravenous levofloxacin and azithromycin in healthy adults. Antimicrob Agents Chemother. 2003;47:2450-7.
14. Balfour JA, Figgitt DP. Telithromycin. Drugs. 2001;61:815-29.
15. Sligl WI, Asadi L, Eurich DT, Tjosvold L, Marrie TJ, Majumdar SR. Macrolides and mortality in critically ill patients with community-acquired pneumonia: a systematic review and meta-analysis. Crit Care Med. 2014;42:420-32.
16. Pereira JM, Gonçalves-Pereira J, Ribeiro O, Baptista JP, Froes F, Paiva JA. Impact of antibiotic therapy in severe community-acquired pneumonia : Data from the Infauci study. J Crit Care. 2018;43:183-9.
17. Arnold FW, Summersgill JT, LaJoie AS, Peyrani P, Marrie TJ, Rossi P, et al. A Worldwide Perspective of Atypical Pathogens in Community-acquired Pneumonia. Am J Respir Crit Care Med. 2007;175:1086-93.
18. Waterer GW. Are macrolides now obligatory in severe community-acquired pneumonia? Intensive Care Med. 2010;36:562-4.
19. Giamarellos-Bourboulis EJ. Immunomodulatory therapies for sepsis: unexpected effects with macrolides. Int J Antimicrob Agents. 2008;32(Suppl. 1):39-43.
20. Martin-Loeches I, Lisboa T, Rodriguez A, Putensen C, Annane D, Garnacho-Montero J, et al. Combination antibiotic therapy with macrolides improves survival in intubated patients with community-acquired pneumonia. Intensive Care Med. 2010;36:612-20.
21. Rodríguez A, Mendia A, Sirvent J-MJ-M, Barcenilla F, de la Torre-Prados MVMV, Solé-Violán J, et al. Combination antibiotic therapy improves survival in patients with community-acquired pneumonia and shock. Crit Care Med. 2007;35:1493-8.
22. Gershengorn HB, Keene A, Dzierba AL, Wunsch H. The Association of Antibiotic Treatment Regimen and Hospital Mortality in Patients Hospitalized With Legionella Pneumonia. Clin Infect Dis. 2015;60:e66-79.
23. Giamarellos-Bourboulis EJ, Pechère J-C, Routsi C, Plachouras D, Kollias S, Raftogiannis M, et al. Effect of clarithromycin in patients with sepsis and ventilator-associated pneumonia. Clin Infect Dis. 2008;46:1157-64.
24. Andriole VT. The quinolones: past, present, and future. Clin Infect Dis. 2005;41(Suppl 2):S113-119.
25. Hyatt JM, McKinnon PS, Zimmer GS, Schentag JJ. The importance of pharmacokinetic/pharmacodynamic surrogate markers to outcome. Focus on antibacterial agents. Clin Pharmacokinet. 1995;28:143-60.
26. Drusano GL, Heine HS, Louie A. Clinical pharmacodynamics of quinolones. In: Vinks A, Derendorf H, Mouton J. (eds) Fundamentals of Antimicrobial Pharmacokinetics and Pharmacodynamics. Springer, New York, NY. 2014. p. 323-49.
27. Owens RC, Ambrose PG. Clinical use of the fluoroquinolones. Med Clin N Am. 2000;84:1447-69.
28. Forrest A, Nix DE, Ballow CH, Goss TF, Birmingham MC, Schentag JJ. Pharmacodynamics of intravenous ciprofloxacin in seriously ill patients. Antimicrob Agents Chemother. 1993;37:1073-81.
29. Ambrose PG, Bhavnani SM, Owens RC. Clinical pharmacodynamics of quinolones. Inf Dis Clin N Am. 2003;17:529-43.
30. Feldman C, Anderson R. Antibiotic resistance of pathogens causing community-acquired pneumonia. Semin Respir Crit Care Med. 2012;33:232-43.
31. Jacoby GA. Mechanisms of resistance to quinolones. Clin Infect Dis. 2005;41(Suppl. 2):S120-6.
32. Wolfson JS, Hooper DC. Bacterial Resistance to Quinolones: Mechanisms and Clinical Importance. Rev Infect Dis. 1989;11:S960-8.
33. Ambrose PG, Grasela DM, Grasela TH, Passarell J, Mayer HB, Pierce PF. Pharmacodynamics of Fluoroquinolones against Streptococcus pneumoniae in Patients with Community-Acquired Respiratory Tract Infections. Antimicrob Agents Chemother. 2001;45:2793-7.
34. Carryn S, Chanteux H, Seral C, Mingeot-Leclercq MP, Van Bambeke F, Tulkens PM. Intracellular pharmacodynamics of antibiotics. Infect Dis Clin N Am. 2003;17:615-34.
35. Craig WA. Basic pharmacodynamics of antibacterials with clinical applications to the use of β-lactams, glycopeptides, and linezolid. Vol. 17, Infect Dis Clin N Am. 2003;17:479-501.
36. Rybak MJ. The pharmacokinetic and pharmacodynamic properties of vancomycin. Clin Infect Dis. 2006;42(Suppl.1):S35-9.

37. Rybak M, Lomaestro B, Rotschafer JC, Moellering R, Craig W, Billeter M, et al. Therapeutic monitoring of vancomycin in adult patients: A consensus review of the American Society of Health-System Pharmacists, the Infectious Diseases Society of America, and the Society of Infectious Diseases Pharmacists. Am J Heal Pharm. 2009;66:82-98.
38. Álvarez R, Cortés LEL, Molina J, Cisneros JM, Pachón J. Optimizing the clinical use of vancomycin. Antimicrob Agents Chemother. 2016;60:2601-9.
39. LaPlante KL, Rybak MJ. Impact of high-inoculum Staphylococcus aureus on the activities of nafcillin, vancomycin, linezolid, and daptomycin, alone and in combination with gentamicin, in an in vitro pharmacodynamic model. Antimicrob Agents Chemother. 2004;48:4665-72.
40. Wysocki M, Delatour F, Faurisson F, Rauss A, Pean Y, Misset B, et al. Continuous versus intermittent infusion of vancomycin in severe Staphylococcal infections: prospective multicenter randomized study. Antimicrob Agents Chemother. 2001;45:2460-7.
41. Roberts J a, Taccone FS, Udy A a, Vincent J-L, Jacobs F, Lipman J. Vancomycin dosing in critically ill patients: robust methods for improved continuous-infusion regimens. Antimicrob Agents Chemother. 2011;55:2704-9.
42. Erstad BL. Dosing of medications in morbidly obese patients in the intensive care unit setting. Intensive Care Med. 2004;30:18-32.
43. Vardakas KZ, Mavros MN, Roussos N, Falagas ME. Meta-analysis of randomized controlled trials of vancomycin for the treatment of patients with gram-positive infections: focus on the study design. Mayo Clin Proc. 2012;87:349-63.
44. Svetitsky S, Leibovici L, Paul M. Comparative efficacy and safety of vancomycin versus teicoplanin: Systematic review and meta--analysis. Antimicrob Agents Chemother. 2009;53:4069-79.
45. Saravolatz LD, Billeter M, Zervos MJ, Chen AY, Dalovisio JR, Kurukularatne C. Dalbavancin: a Novel Once-Weekly Lipoglycopeptide Antibiotic. Clin Infect Dis. 2008;46:577-83.
46. Saravolatz LD, Stein GE. Oritavancin: A Long-Half-Life Lipoglycopeptide. Clin Infect Dis. 2015;61:627-32.
47. Stryjewski ME, Graham DR, Wilson SE, O'Riordan W, Young D, Lentnek A, et al. Telavancin Versus Vancomycin for the Treatment of Complicated Skin and Skin-Structure Infections Caused by Gram-Positive Organisms. Clin Infect Dis. 2008;46:1683-93.
48. Andes D, Van Ogtrop ML, Peng J, Craig WA. In vivo pharmacodynamics of a new oxazolidinone (linezolid). Antimicrob Agents Chemother. 2002;46:3484-9.
49. Moellering RC. Linezolid: The first oxazolidinone antimicrobial. Annals Intern Med. 2003;138:135-42.
50. Micek ST. Alternatives to vancomycin for the treatment of methicillin-resistant Staphylococcus aureus infections. Clin Infect Dis. 2007;45 (Suppl.3):S184-90.
51. Fernández-Barat L, Ferrer M, Sierra JM, Soy D, Guerrero L, Vila J, et al. Linezolid limits burden of methicillin-resistant Staphylococcus aureus in biofilm of tracheal tubes. Crit Care Med. 2012;40:2385-9.
52. Boselli E, Breilh D, Rimmelé T, Djabarouti S, Toutain J, Chassard D, et al. Pharmacokinetics and intrapulmonary concentrations of linezolid administered to critically ill patients with ventilator-associated pneumonia. Crit Care Med. 2005;33:1529-33.
53. Cotta MOO, Roberts JAA, Lipman J. Antibiotic dose optimization in critically ill patients. Med Intensiva. 2015;39:563-72.
54. Adembri C, Fallani S, Cassetta MI, Arrigucci S, Ottaviano A, Pecile P, et al. Linezolid pharmacokinetic/pharmacodynamic profile in critically ill septic patients: intermittent versus continuous infusion. Int J Antimicrob Agents. 2008;31:122-9.
55. Morata L, Cuesta M, Rojas JF, Rodriguez S, Brunet M, Casals G, et al. Risk factors for a low linezolid trough plasma concentration in acute infections. Antimicrob Agents Chemother. 2013;57:1913-7.
56. Bally M, Dendukuri N, Sinclair A, Ahern SP, Poisson M, Brophy J. A network meta-analysis of antibiotics for treatment of hospitalised patients with suspected or proven meticillin-resistant Staphylococcus aureus infection. Int J Antimicrob Agents. 2012;40:479-95.
57. Stevens DL, Herr D, Lampiris H, Hunt JL, Batts DH, Hafkin B. Linezolid versus vancomycin for the treatment of methicillin--resistant Staphylococcus aureus infections. Clin Infect Dis. 2002;34:1481-90.
58. Beibei L, Yun C, Mengli C, Nan B, Xuhong Y, Rui W. Linezolid versus vancomycin for the treatment of Gram-positive bacterial infections: meta-analysis of randomised controlled trials. Int J Antimicrob Agents. 2010;35:3-12.
59. Wunderink RG, Niederman MS, Kollef MH, Shorr AF, Kunkel MJ, Baruch A, et al. Linezolid in methicillin-resistant staphylococcus aureus nosocomial pneumonia: A randomized, controlled study. Clin Infect Dis. 2012;54:621-9.
60. Weigelt J, Itani K, Stevens D, Lau W, Dryden M, Knirsch C, et al. Linezolid versus vancomycin in treatment of complicated skin and soft tissue infections. Antimicrob Agents Chemother. 2005;49:2260-6.
61. Singh SR, Bacon AE, Young DC, Couch KA. In vitro 24-hour time-kill studies of vancomycin and linezolid in combination versus methicillin-resistant Staphylococcus aureus. Antimicrob Agents Chemother. 2009;53:4495-7.
62. Rolinson GN, Geddes AM. The 50th anniversary of the discovery of 6-aminopenicillanic acid (6-APA). Int J Antimicrob Agents. 2007;29:3-8.
63. Ohlsen K. Novel antibiotics for the treatment of Staphylococcus aureus. Expert Rev Clin Pharmacology. 2009;2:661-72.
64. Carpenter CF, Chambers HF. Daptomycin: Another Novel Agent for Treating Infections Due to Drug-Resistant Gram-Positive Pathogens. Clin Infect Dis. 2004;38:994-1000.
65. Roveta S, Marchese a., Schito GC. Activity of daptomycin on biofilms produced on a plastic support by Staphylococcus spp. Int J Antimicrob Agents. 2008;31:321-8.
66. Smith K, Perez A, Ramage G, Gemmell CG, Lang S. Comparison of biofilm-associated cell survival following in vitro exposure of meticillin-resistant Staphylococcus aureus biofilms to the antibiotics clindamycin, daptomycin, linezolid, tigecycline and vancomycin. Int J Antimicrob Agents. 2009;33:374-8.
67. Smith K, Gould KA, Ramage G, Gemmell CG, Hinds J, Lang S. Influence of tigecycline on expression of virulence factors in biofilm-associated cells of methicillin-resistant Staphylococcus aureus. Antimicrob Agents Chemother. 2010;54:380-7.
68. Cunha BA, Mickail N, Eisenstein L. E. faecalis vancomycin-sensitive enterococcal bacteremia unresponsive to a vancomycin tolerant strain successfully treated with high-dose daptomycin. Heart Lung J Acute Crit Care. 2007;36:456-61.
69. Speer BS, Shoemaker NB, Salyers AA. Bacterial resistance to tetracycline: Mechanisms, transfer, and clinical significance. Clin Microbiol Rev. 1992;5:387-99.
70. Roberts MC. Tetracycline Therapy: Update. Clin Infect Dis. 2003;36:462-7.
71. Agwuh KN, MacGowan A. Pharmacokinetics and pharmacodynamics of the tetracyclines including glycylcyclines. J Antimicrob Chemother. 2006;58:256-65.
72. Lai CC, Chen CC, Huang HL, Chuang YC, Tang HJ. The role of doxycycline in the therapy of multidrug-resistant E. coli-an in vitro study. Sci Rep. 2016;6:31964
73. Tang HJ, Lai CC, Chen CC, Zhang CC, Weng TC, Chiu YH, et al. Colistin-sparing regimens against Klebsiella pneumoniae carbapenemase-producing K. pneumoniae isolates: Combination of tigecycline or doxycycline and gentamicin or amikacin. J Microbiol, Immunol Infect. 2016; XX:1-9.
74. Florescu I, Beuran M, Dimov R, Razbadauskas A, Bochan M, Fichev G, et al. Efficacy and safety of tigecycline compared with vancomycin or linezolid for treatment of serious infections with methicillin-resistant Staphylococcus aureus or vancomycin-resistant enterococci: a Phase 3, multicentre, double-blind, randomized study. J Antimicrob Chemother. 2008;62 (Suppl.1):17-28.

75. Tasina E, Haidich AB, Kokkali S, Arvanitidou M. Efficacy and safety of tigecycline for the treatment of infectious diseases: A meta-analysis. Lancet Infect Dis. 2011;11:834-44.
76. Cunha BA, Baron J, Cunha CB. Once daily high dose tigecycline – pharmacokinetic/pharmacodynamic based dosing for optimal clinical effectiveness: dosing matters, revisited. Expert Rev Anti-Infect Ther. 2017;15:257-67.
77. De Pascale G, Montini L, Pennisi M, Bernini V, Maviglia R, Bello G, et al. High dose tigecycline in critically ill patients with severe infections due to multidrug-resistant bacteria. Crit Care. 2014;18:R90.
78. McKenzie C. Antibiotic dosing in critical illness. J Antimicrob Chemother. 2011;66 (Suppl.2):25-31.
79. Hermsen ED, Sullivan CJ, Rotschafer JC. Polymyxins: pharmacology, pharmacokinetics, pharmacodynamics, and clinical applications. Infect Dis Clin North Am. 2003;17:545-62.
80. Garonzik SM, Li J, Thamlikitkul V, Paterson DL, Shoham S, Jacob J, et al. Population pharmacokinetics of colistin methanesulfonate and formed colistin in critically ill patients from a multicenter study provide dosing suggestions for various categories of patients. Antimicrob Agents Chemother. 2011;55:3284-94.
81. Plachouras D, Karvanen M, Friberg LE, Papadomichelakis E, Antoniadou A, Tsangaris I, et al. Population Pharmacokinetic Analysis of Colistin Methanesulphonate and Colistin after Intravenous Administration in Critically Ill Patients with Gram-Negative Bacterial Infections. Antimicrob Agents Chemother. 2009;53:3430-6
82. Gunderson BW, Ibrahim KH, Hovde LB, Fromm TL, Reed MD, Rotschafer JC. Synergistic activity of colistin and ceftazidime against multiantibiotic-resistant Pseudomonas aeruginosa in an in vitro pharmacodynamic model. Antimicrob Agents Chemother. 2003;47:905-9.
83. Kroeger LA, Hovde LB, Mitropoulos IF, Schafer J, Rotschafer JC. Colistin methanesulfonate against multidrug-resistant Acinetobacter baumannii in an in vitro pharmacodynamic model. Antimicrob Agents Chemother. 2007;51:3431-3.
84. Paul M, Daikos GL, Durante-Mangoni E, Yahav D, Carmeli Y, Benattar YD, et al. Colistin alone versus colistin plus meropenem for treatment of severe infections caused by carbapenem-resistant Gram-negative bacteria: an open-label, randomised controlled trial. Lancet Infect Dis. 2018;3099:1-10.
85. Markou N, Apostolakos H, Koumoudiou C, Athanasiou M, Koutsoukou A, Alamanos I, et al. Intravenous colistin in the treatment of sepsis from multiresistant Gram-negative bacilli in critically ill patients. Crit Care. 2003;7:R78-83.
86. Valachis A, Samonis G, Kofteridis DP. The role of aerosolized colistin in the treatment of ventilator-associated pneumonia: A systematic review and metaanalysis. Crit Care Med. 2015;43:527-33.
87. Webb HE, Granier SA, Marault M, Millemann Y, Bakker HC den, Nightingale KK, et al. Dissemination of the mcr-1 colistin resistance gene. Lancet Infect Dis. 2016;16:292-3.
88. Turnidge J. Pharmacodynamics and dosing of aminoglycosides. Infect Dis Clin N Am. 2003;17:503-28.
89. Drusano GL, Louie A. Optimization of aminoglycoside therapy. Antimicrob Agents Chemother. 2011;55:2528-31.
90. Kashuba ADM, Nafziger AN, Drusano GL, Bertino JS. Optimizing aminoglycoside therapy for nosocomial pneumonia caused by gram-negative bacteria. Antimicrob Agents Chemother. 1999;43:623-9.
91. Watling SM, Dasta JF, Massari JRM, Rudis M. Aminoglycoside dosing considerations in intensive care unit patients. Annals Pharmacother. 1993;27:351-7.
92. Nicolau DP, Freeman CD, Belliveau PP, Nightingale CH, Ross JW, Quintiliani R. Experience with a once-daily aminoglycoside program administered to 2,184 adult patients. Antimicrob Agents Chemother. 1995;39:650-5.
93. Buchholtz K, Larsen CT, Hassager C, Bruun NE. Severity of gentamicin's nephrotoxic effect on patients with infective endocarditis: a prospective observational cohort study of 373 patients. Clin Infect Dis. 2009;48:65-71.
94. Verpooten GA, Giuliano RA, Verbist L, Eestermans G, De Broe ME. Once-daily dosing decreases renal accumulation of gentamicin and netilmicin. Clin Pharmacol Ther. 1989;45:22-7.
95. Drusano GL, Ambrose PG, Bhavnani SM, Bertino JS, Nafziger AN, Louie A. Back to the future: using aminoglycosides again and how to dose them optimally. Clin Infect Dis. 2007;45:753-60.
96. Xiong YQ, Caillon J, Kergueris MF, Drugeon H, Baron D, Potel G, et al. Adaptive resistance of Pseudomonas aeruginosa induced by aminoglycosides and killing kinetics in a rabbit endocarditis model. Antimicrob Agents Chemother. 1997;41:823-6.
97. Tang GJ, Tang JJ, Lin BS, Kong CW, Lee TY. Factors affecting gentamicin pharmacokinetics in septic patients. Acta Anaesthesiol Scand. 1999;43:726-30.
98. Rea RS, Capitano B, Bies R, Bigos KL, Smith R, Lee H. Suboptimal aminoglycoside dosing in critically ill patients. Ther Drug Monit. 2008;30:674-81.
99. Hansen M, Christrup LL, Jarløv JO, Kampmann JP, Bonde J. Gentamicin dosing in critically ill patients. Acta Anaesthesiol Scand. 2001;45:734-40.
100. Buijk S, Mouton J, Gyssens I, Verbrugh H, Bruining H. Experience with a once-daily dosing program of aminoglycosides in critically ill patients. Intensive Care Med. 2002;28:936-42.
101. Mann HJ, Wittbrodt ET, Baghaie a a, Cerra FB. Effect of pharmacokinetic sampling methods on aminoglycoside dosing in critically ill surgery patients. Pharmacotherapy. 1998;18:371-8
102. Sawchuk RJ, Zaske DE, Cipolle RJ, Wargin WA, Strate RG. Kinetic model for gentamicin dosing with the use of individual patient parameters. Clin Pharmacol Ther. 1977;21:362-9.
103. De Waele JJ, De Neve N. Aminoglycosides for life-threatening infections: A plea for an individualized approach using intensive therapeutic drug monitoring. Minerva Anestesiol. 2014;80:1135-42.
104. Begg EJ, Atkinson HC, Jeffery GM, Taylor NW. Individualised aminoglycoside dosage based on pharmacokinetic analysis is superior to dosage based on physician intuition at achieving target plasma drug concentrations. Br J Clin Pharmacol. 1989;28:137-41
105. Takahashi Y, Igarashi M. Destination of aminoglycoside antibiotics in the "post-antibiotic era." J Antibiot (Tokyo). 2017;71:4-14.

capítulo | 122

Terapêutica para Infecção por Bactérias Gram-Positivo Resistentes

Ivan Leonardo A. França e Silva | João Paulo Marochi Telles

Destaques

Diferenciação entre bactérias Gram-positivo e Gram--negativo: importância da estrutura celular e implicações microbiológicas e clínicas.

No âmbito da microbiologia, a distinção entre bactérias Gram-positivo e Gram-negativo é fundamental para a classificação rápida e precisa. Essa diferenciação, baseada no teste de coloração de Gram, revela características estruturais distintas que têm implicações significativas na biologia, patogenicidade e resposta desses germes aos antibióticos.

Fundamentos da coloração de Gram

O teste de Gram, desenvolvido por Christian Gram em 1884, classifica as bactérias em duas categorias principais: Gram-positivo (+) e Gram-negativo (-). Essa diferenciação é baseada na capacidade das bactérias reterem ou não um corante violeta cristal após serem descoloridas com álcool.

- **Bactérias Gram-positivo:** esses microrganismos exibem uma parede celular espessa e rica em peptidoglicano, que retém a coloração violeta cristal mesmo após a descoloração, o que lhes confere uma cor azul ou púrpura característica, como pode ser observado na **Figura 122.1**, com a imagem fotográfica obtida com microscópio óptico de cocos Gram-positivo (estafilococos).
- **Bactérias Gram-negativo:** esses microrganismo apresentam uma parede celular mais fina, com menor quantidade de peptidoglicano. Durante o teste de Gram, a membrana externa dessas bactérias é permeabilizada pelo álcool, o que permite que a sua parede celular seja descolorida. Na etapa subsequente, observa-se a contracoloração (geralmente safranina ou fucsina) após ser assumida uma coloração avermelhada ou rosa, como pode ser observado na **Figura 122.2**, que apresenta a microscopia óptica de *Pseudomonas aeruginosas,* um Gram-negativo, com a coloração rósea.

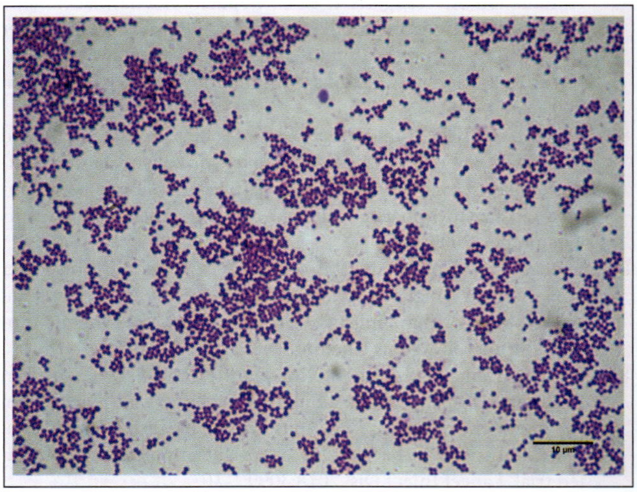

Figura 122.1. Microscopia óptica de cocos Gram-positivo (estafilococos) com a coloração característica em púrpura que apresentam ao reter o corante violeta cristal usado no método.

Fonte: Acervo da autoria.

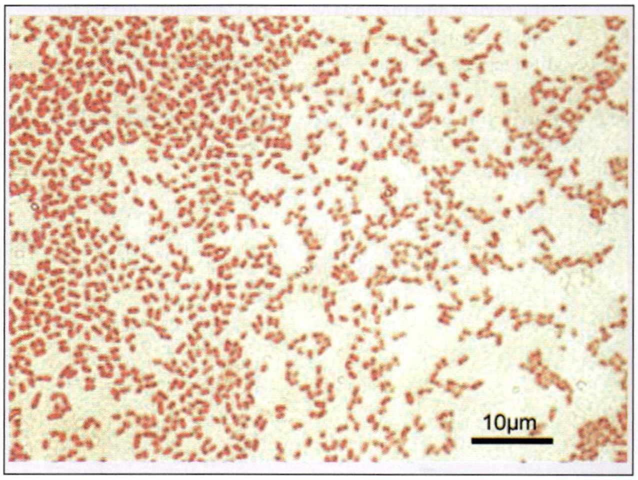

Figura 122.2. Microscopia óptica de bactérias Gram-negativo (*Pseudomonas aeruginosas*), e a coloração rósea após submetidas à técnica de Gram.

Fonte: Acervo da autoria.

A importância da membrana externa

Embora a coloração de Gram seja um método eficiente de classificação, uma distinção mais básica entre Gram-positivo e Gram-negativo pode ser oferecida pela estrutura da parede celular, tendo em vista que essa característica morfológica, responsável pela coloração distinta que essas bactérias assumem ao serem submetidas à técnica de Gram, também define a diferença na susceptibilidade dessas bactérias aos antimicrobianos. Os germes Gram-positivo são também denominados monodérmicos, por serem delineados por uma única membrana plasmática e apresentarem uma espessa camada de peptidoglicano (20-80 nm) na parede celular. Já as bactérias Gram-negativo (denominadas didérmicas), são bordeadas por duas membranas: a membrana plasmática interna e a membrana celular externa, entre as quais há uma fina camada de peptidoglicano (2-3 nm) e o espaço periplasmático (**Figura 122.3**).

Em decorrência dessas diferenças estruturais, as bactérias Gram-positivo são em geral mais suscetíveis a antibióticos que atuam justamente na parede celular, como penicilinas e cefalosporinas, devido à sua espessa camada de peptidoglicano. Em contrapartida, as bactérias Gram-negativo, com sua membrana externa protetora, eventualmente podem ser resistentes à ação desses antibióticos.

Além disso, a membrana externa de muitas das bactérias Gram-negativo apresenta como componentes os lipopolissacarídeos (LPS), endotoxinas que participam na gênese da resposta inflamatória do hospedeiro e, como consequência, da própria sepse.

Conhecendo os inimigos – *Staphylococcus* spp., *Streptococcus* spp. e *Enterococcus* spp.

As principais bactérias Gram-positivo patogênicas aos seres humanos são os *Staphylococcus* spp., *Streptococcus* spp. e os *Enterococcus* spp. Os Gram-positivo comumente relacionados com infecção em assistência à saúde e especialmente em ambiente de unidade de terapia intensiva são os *Staphylococcus* spp.e os *Enterococcus* spp.

Staphylococcus spp. são bactérias gram-positivo aeróbias. As espécies de *Staphylococcus* spp. classificam-se de acordo com a presença ou não da enzima coagulase. Os que possuem a enzima são chamados de coagulases positivas, o *Staphylococcus aureus* é a única espécie desse grupo. No outro grupo estão as espécies chamadas de *Staphylococcus* coagulases negativos (SCN), atualmente esse grupo possui mais de 50 espécies diferentes. Estima-se que até 50% dos indivíduos adultos sejam colonizados persistentes ou intermitentes de *S. aureus*. Ele pode colonizar a pele, narinas, garganta e trato gastrointestinal de indivíduos saudáveis.

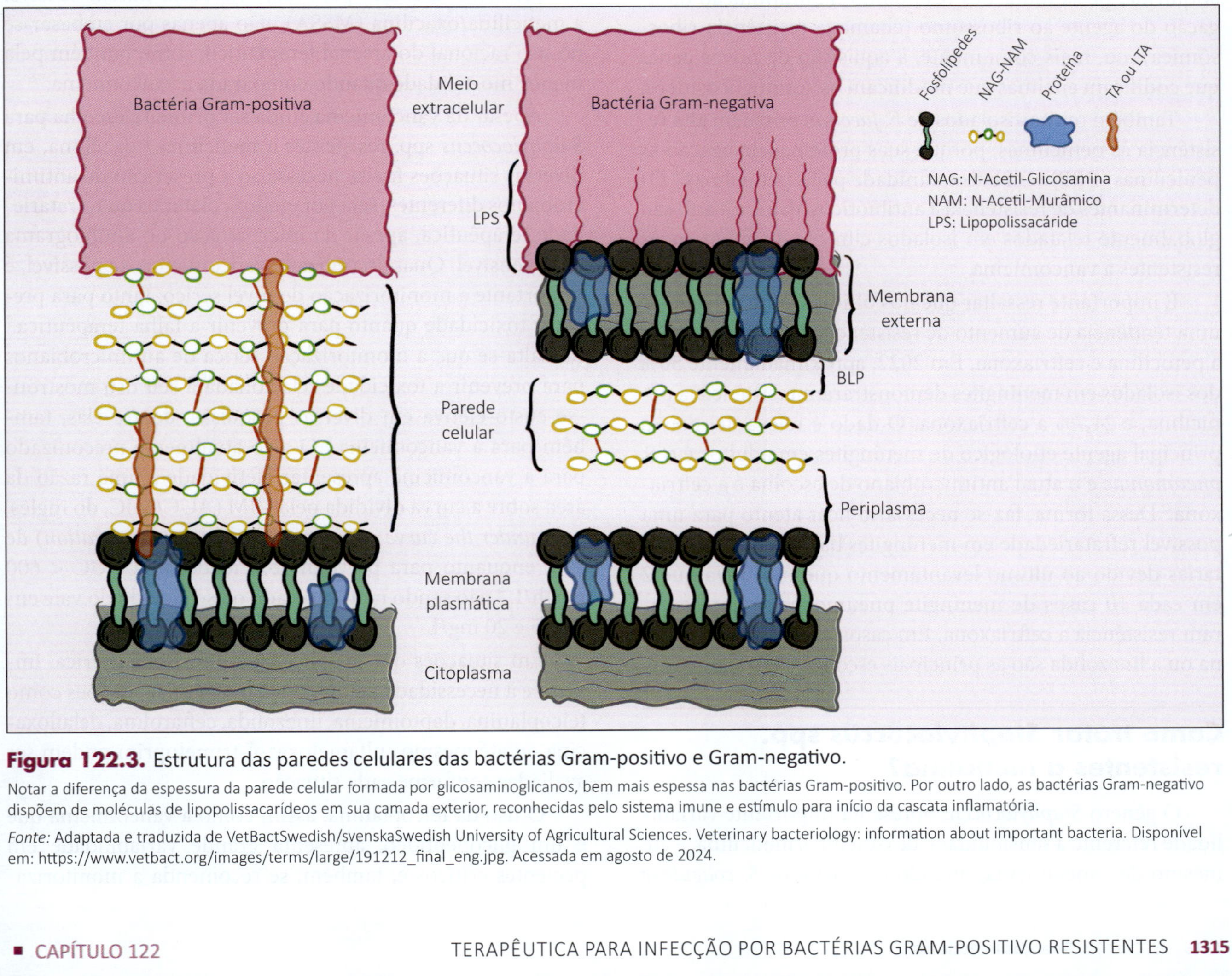

Figura 122.3. Estrutura das paredes celulares das bactérias Gram-positivo e Gram-negativo.

Notar a diferença da espessura da parede celular formada por glicosaminoglicanos, bem mais espessa nas bactérias Gram-positivo. Por outro lado, as bactérias Gram-negativo dispõem de moléculas de lipopolissacarídeos em sua camada exterior, reconhecidas pelo sistema imune e estímulo para início da cascata inflamatória.

Fonte: Adaptada e traduzida de VetBactSwedish/svenskaSwedish University of Agricultural Sciences. Veterinary bacteriology: information about important bacteria. Disponível em: https://www.vetbact.org/images/terms/large/191212_final_eng.jpg. Acessada em agosto de 2024.

Por outro lado, o *S. aureus*, a depender do *status* imunológico do hospedeiro, pode-se tornar altamente patogênico e virulento. Em geral, causa infecções de pele e algumas vezes pneumonia, endocardite e osteomielite. Os SCN fazem parte da microbiota normal principalmente da nossa pele, mas recentemente foram reconhecidos como uma causa significativa de infecções relacionadas a assistência à saúde. Atualmente as infecções por SCN são predominantemente causadas por *Staphylococcus epidermidis*, entretanto cada vez mais, algumas espécies têm demonstrado relevância clínica, tais como *S. saprophyticus, S. haemolyticus, S. capitis, S. hominis e S. lugdunensis.*

Os *Enterococcus* spp. são microrganismos comensais que atuam como patógenos oportunistas e que frequentemente causam infecções em pacientes com longo período de internação e receberam múltiplas terapias antimicrobianas.[1] O principal reservatório humano dos enterococos é o trato gastrointestinal, e também podem colonizar a cavidade oral, vesícula biliar, vagina e uretra masculina. Eles podem sobreviver em condições adversas e são bem adaptados ao ambiente de cuidados de saúde. Duas espécies causam a maioria das infecções enterocócicas: *Enterococcus faecalis e Enterococcus faecium* ambas demonstram resistência intrínseca a muitos antibióticos, como praticamente todas as cefalosporinas e resistência intrínseca a moderadas concentrações de aminoglicosídeos. Observa-se ainda resistência adquirida, pelas mutações resultando na diminuição da ligação do agente ao ribossomo (chamada resistência ribossômica), ou, mais comumente, à aquisição de novos genes que codificam enzimas que modificam os aminoglicosídeos.

Também muitos isolados de *E. faecium* possuem alta resistência às penicilinas, porque suas proteínas de ligação às penicilinas (PBP) têm baixa afinidade pelas penicilinas.[1] Os determinantes de resistência a antibióticos VanA e VanB são globalmente relatados em isolados clínicos de enterococos resistentes à vancomicina.

É importante ressaltar que nos últimos anos percebe-se uma tendência de aumento de resistência do *S. pneumoniae* a penicilina e ceftriaxona. Em 2022, aproximadamente 50% dos isolados em meningites demonstraram resistência a penicilina, e 21,7% a ceftriaxona. O dado é relevante, pois o principal agente etiológico de meningites em adultos é o *S. pneumoniae* e o atual antimicrobiano de escolha é a ceftriaxona.[2] Dessa forma, faz-se necessário ficar atento para uma possível refratariedade em meningites bacterianas comunitárias devido ao último levantamento que mostrava que 2 em cada 10 casos de meningite pneumocócica apresentaram resistência a ceftriaxona. Em casos assim, a vancomicina ou a linezolida são as principais escolhas de tratamento.

Como tratar *Staphylococcus* spp. resistentes a meticilina?

O gênero *Staphylococcus* apresenta importante variabilidade referente a sensibilidade de oxacilina/meticilina, e até mesmo de vancomicina, quando comparados *S. coagulase* positiva (S. aureus) *versus S. coagulase* negativa (*S. epidermidis, S. haemolyticus,* S. *hominis* etc). A distribuição das concentrações inibitórias mínimas (CIMs) para *S. coagulase* negativa isolados no hospital mostram que 75% são resistentes à oxacilina, enquanto menos de 1% é resistente à vancomicina. Quando se avalia *S. aureus*, 50% destes, também isolado no hospital, pode ser resistente a oxacilina, e menos de 1% resistente à vancomicina.[3] Dessa forma, um paciente com resultado parcial de hemocultura positiva para *S. epidermidis*, por exemplo, um dos principais antimicrobianos de escolha seria vancomicina, com baixa probabilidade de errar, mesmo sem o teste de susceptibilidade disponível. Por outro lado, caso o isolado seja *S. aureus*, é importante saber se é adquirido na comunidade ou no hospital. Caso seja uma infecção comunitária, a necessidade da vancomicina não é elevada, tendo em vista a baixa prevalência de resistência a oxacilina em *S. aureus* de comunidade no Brasil, principalmente em São Paulo (< 5%).[4] Caso seja uma infecção relacionada a assistência de saúde, há 50% de chances do *S. aureus* ser sensível a oxacilina, e a adequação terapêutica deve ocorrer o quanto antes. Entender o perfil de distribuição do seu local, seja ele cidade, hospital ou até mesmo da própria unidade de terapia intensiva, aumenta a assertividade na escolha terapêutica empírica. É importante ressaltar, que apesar deste capítulo discorrer sobre terapias para Gram-positivo resistentes, a oxacilina ou cefazolina ainda são primeiras escolhas para *Staphylococcus aureus* sensível a meticilina/oxacilina (MSSA), não apenas por embasar-se no uso racional do arsenal terapêutico, como também pela menor mortalidade quando comparada a vancomicina.[5,6]

Apesar da vancomicina ainda ser primeira escolha para *Staphylococcus* spp. resistentes a meticilina / oxacilina, em diversas situações faz-se necessário a prescrição de antimicrobianos diferentes, seja por efeitos colaterais ou refratariedade terapêutica, apesar da interpretação do antibiograma estar sensível. Quando utilizado vancomicina, se possível, é importante a monitorização de nível sérico, tanto para prevenir toxicidade quanto para prevenir a falha terapêutica.[7] Ressalta-se que a monitorização sérica de antimicrobianos para prevenir a toxicidade relacionada a seu uso mostrou-se custo-efetiva em diversas pesquisas, dentre elas, também para a vancomicina.[8] O alvo atualmente preconizado para a vancomicina apresentar efetividade é uma razão da área sobre a curva dividida pela CIM (AUC/MIC, do inglês, *area under the curve e minimal inhibitory concentration*) de 400, enquanto para prevenir toxicidade uma AUC < 600 mg*h/L,[9] não sendo mais indicado o uso isolado do vale entre 15 e 20 mg/L.

Em situações que apesar da monitorização sérica, impõe-se a necessidade de mudança terapêutica, opções como teicoplanina, daptomicina, linezolida, ceftarolina, delafloxacina ou até mesmo sulfametoxazol-trimetoprim podem ser avaliadas conforme cada situação.

O uso da teicoplanina, assim como a vancomicina que é um glicopeptídeo, apresenta grande variabilidade em pacientes críticos e, também, se recomenda a monitorização sérica frente a imprevisibilidade do alcance do alvo terapêutico necessário.[10-12] Por outro lado, uma das grandes vantagens da teicoplanina é a desospitalização do paciente, considerando que esse perfil de paciente apresenta menor variabilidade de farmacocinética e atinge níveis terapêuticos mais facilmente. De uma forma geral, caso utilizada a monitorização sérica, um alvo de vale entre 15 e 30 mg/L seria o indicado para pacientes críticos, valor correlacionado com alvo de farmacodinâmica de AUC/MIC > 610.[12]

O sítio de infecção deve ser sempre *a priori* avaliado para a prescrição da daptomicina. Isso se dá, pois, pacientes com infecções pulmonares ou de sistema nervoso central devem evitar o uso da droga, uma vez que o surfactante pulmonar inibe a ação da mesma no alvéolo e, também, possui pouca penetração no sistema nervoso central (SNC) devido a presença da barreira hematoencefálica.[13,14] Portanto, infecções de pele e partes moles, ortopédicas, e até mesmo bacteremias se beneficiam tanto quanto do uso da daptomicina como da vancomicina, sendo uma opção para evitar toxicidade renal ou até mesmo facilitar o esquema posológico tendo em vista que é apenas uma vez no dia.[15,16] Assim como os glicopeptídeos, a daptomicina, um lipopeptídeo, possui um alvo de farmacodinâmica atrelado a AUC/MIC, sendo essa razão correlacionada com efetividade se > 666, entretanto, não é enfatizado a necessidade de monitorização sérica para essa escolha terapêutica.[12]

A linezolida, apesar de não ser aprovada em bula para o uso em pacientes com infecção de corrente sanguínea, demonstrou-se não inferior a vancomicina ou demais opções como daptomicina, inclusive em revisões sistemáticas com metanálise.[15] Uma vantagem da linezolida, além da menor toxicidade renal quando comparada com a vancomicina, é a possibilidade de transição para formulação oral e desospitalização precoce do paciente, inclusive em pacientes diagnosticados com bacteremia por *S. aureus*,[17] entretanto, faz-se necessário melhora clínica e hemoculturas de controle negativas para maior segurança. Contrariamente a daptomicina, a linezolida possui uma penetração tecidual boa, incluindo no SNC[18] e mantém-se ativa na presença do surfactante pulmonar. Entretanto, apesar de incomum no Brasil, recomenda-se a monitorização de níveis séricos da linezolida, inclusive para prevenir toxicidade hematológica.[12] Quando avaliado o alvo de farmacodinâmica, objetiva-se AUC/MIC 80-120 mg*h/L, níveis estes correlacionados com vales de 2-7 mg/L, enquanto a toxicidade ocorre usualmente se AUC > 300-350 mg*h/L ou vales > 7-10 mg/L.[12]

Quando o *S. aureus* se torna resistente à oxacilina (ou meticilina), também se torna resistente a todos os outros betalactâmicos, com exceção das chamadas cefalosporinas de quinta geração (ceftarolina e ceftobiprole). Uma opção para o tratamento dos MSSAs e *Staphylococcus aureus* resistente à meticilina (MRSAs) é a ceftarolina, aprovada no Brasil para o tratamento de pneumonia bacteriana adquirida na comunidade (CABP) e infecções bacterianas agudas da pele e da estrutura da pele. Além disso, recentemente recebeu uma aprovação pela *Food and Drugs Administration* (FDA) para o tratamento de bacteremia por *S. aureus* associada a pele e partes moles. A ceftarolina demonstrou eficácia para o tratamento de bacteremia por *Staphylococcus aureus* resistente à meticilina (MRSAB), incluindo isolados com concentrações inibitórias mínimas elevadas à terapia convencional quando usada sozinha ou em combinação com outros agentes. A ceftarolina demonstrou ser eficaz em pacientes que não responderam a outros agentes para MRSAB, tornando-a uma opção atraente para esses pacientes.[19]

No arsenal de antibióticos ativos contra os MRSAs temos também a delafloxacina indicado para tratamento de infecções complicadas de pele e partes moles. Antibiótico da classe das quinolonas, com um maior espectro, inclusive para o MRSA, tem a eficácia e segurança em monoterapia. Por ser uma molécula aniônica, tem boa atuação em pH ácido, como em abscessos, sem necessidade de ajuste de dose para pacientes frequentemente acometidos por essas infecções, como obesos e diabéticos, aprovado pela ANVISA para infecções de pele e partes moles, pela FDA e EMA para PAC.[20]

Como tratar *Enterococcus* spp. resistentes a vancomicina?

Assim como o uso da oxacilina deve ser primeira escolha em MSSA, a ampicilina também deve ser primeira escolha para o tratamento de *Enterococcus* spp. sensíveis a penicilinas. Isso se dá pelo mesmo motivo no cenário dos *Staphylococcus* spp. A vancomicina quando utilizada em infecções por cepas de *Enterococcus* spp. sensíveis a ampicilina, apresenta maior mortalidade quando comparada a aquela.[21,22] Diversas razões podem estar associadas a esses achados, tanto a maior variabilidade de farmacocinética, como a ausência de monitorização pela AUC da vancomicina quando realizados os estudos, e até mesmo a grande amplitude de CIMs da vancomicina consideradas sensíveis em ambos os gêneros: *S. aureus* sensível se < 2 mg/L, e *Enterococcus* spp. se < 4 mg/L (https://www.eucast.org/clinical_breakpoints). Independente, o alvo farmacodinâmico ultimamente demonstrado como efetivo em bacteremias por *Enterococcus* spp. É AUC/MIC > 389 mg*h/L, muito próximo dos 400 mg*h/L quando avaliado vancomicina para *Staphylococcus aureus*.[23,24] Todavia, ainda existem controvérsias se esse alvo para efetividade de AUC de vancomicina deveria ser utilizada também para *Enterococcus* spp., tendo em vista que alguns estudos não encontraram associação com prognóstico baseado na AUC.[25] A despeito de toda a discussão de farmacodinâmica, quando utilizada a vancomicina para *Enterococcus* spp., tem-se a mesma premissa de evitar a toxicidade com monitorização sérica, ou seja, não devendo ultrapassar AUC 600 mg*h/L.

Dessa forma, cepas de *Enterococcus* spp. resistentes a vancomicina, devem ser inicialmente avaliadas quanto a sensibilidade a ampicilina, antimicrobiano de escolha nessas situações confirmando já citado acima. A sensibilidade de *Enterococcus* spp. a vancomicina nas últimas duas décadas (1997-2016), na América Latina, caiu de 98% para 83%, enquanto a sensibilidade a ampicilina de 95% para 78%.[26] Por outro lado, a linezolida manteve sensibilidade acima de 95%. Quando avaliado apenas os VREs, a sensibilidade destes a ampicilina é de 23% na América Latina, enquanto linezolida, daptomicina e tigeciclina mantém > 95% de sensibilidade.[26]

Caso as opções terapêuticas como ampicilina e vancomicina não sejam mais indicadas para o paciente com *Enterococcus* spp., usualmente a escolha terapêutica será seguir o perfil de sensibilidade exposto acima: linezolida, daptomicina ou tigeciclina. Alguns cuidados se fazem necessários: (i) se infecção pulmonar, a daptomicina está contraindicada pela inativação do antimicrobiano pelo surfactante pulmonar; (ii) se a infecção for de sistema nervoso central, a penetração de daptomicina é muito baixa e, também, deve ser evitada, (iii) se a infecção for de corrente sanguínea, recomenda-se evitar a tigeciclina, tendo em vista os baixos níveis séricos com melhor distribuição tecidual.[27,28]

Referências bibliográficas

1. Raza T, Ullah SR, Mehmood K, Andleeb S. Vancomycin resistant Enterococci: A brief review. J Pak Med Assoc. 2018;68(5):768-772. PMID: 29885179.
2. Estado de São Paulo. Instituto Adolfo Lutz. SIREVA, 2022.
3. Zhang H, Xu Y, Jia P, Zhu Y, Zhang G, Zhang J, et al. Global trends of antimicrobial susceptibility to ceftaroline and ceftazidime-avibactam: a surveillance study from the ATLAS program (2012-2016). Antimicrob Resist Infect Control. 2020;9(1):166. d
4. Leme RCP, Bispo PJM, Salles MJ. Community-genotype methicillin--resistant Staphylococcus aureus skin and soft tissue infections in Latin America: a systematic review. Braz J Infect Dis. 2021;25(1):101539.
5. Schweizer ML, Furuno JP, Harris AD, Johnson JK, Shardell MD, McGregor JC, et al. Comparative effectiveness of nafcillin or cefazolin versus vancomycin in methicillin-susceptible Staphylococcus aureus bacteremia. BMC Infect Dis. 2011;11:279.
6. McDanel JS, Roghmann MC, Perencevich EN, Ohl ME, Goto M, Livorsi DJ, et al. Comparative Effectiveness of Cefazolin Versus Nafcillin or Oxacillin for Treatment of Methicillin-Susceptible Staphylococcus aureus Infections Complicated by Bacteremia: A Nationwide Cohort Study. Clin Infect Dis. 2017;65(1):100-106.
7. Ye ZK, Tang HL, Zhai SD. Benefits of therapeutic drug monitoring of vancomycin: a systematic review and meta-analysis. PLoS One. 2013;8(10):e77169.
8. Telles JP, Morales R Jr, Yamada CH, Marins TA, D'Amaro Juodinis V, Sztajnbok J,et al. Optimization of Antimicrobial Stewardship Programs Using Therapeutic Drug Monitoring and Pharmacokinetics-Pharmacodynamics Protocols: A Cost-Benefit Review. Ther Drug Monit. 2023;45(2):200-208.
9. Rybak MJ, Le J, Lodise TP, Levine DP, Bradley JS, Liu C, Mueller BA, et al. Therapeutic monitoring of vancomycin for serious methicillin-resistant Staphylococcus aureus infections: A revised consensus guideline and review by the American Society of Health-System Pharmacists, the Infectious Diseases Society of America, the Pediatric Infectious Diseases Society, and the Society of Infectious Diseases Pharmacists. Am J Health Syst Pharm. 2020;77(11):835-864.
10. Byrne CJ, Roberts JA, McWhinney B, Fennell JP, O'Byrne P, Deasy E, et al. Variability in Trough Total and Unbound Teicoplanin Concentrations and Achievement of Therapeutic Drug Monitoring Targets in Adult Patients with Hematological Malignancy. Antimicrob Agents Chemother. 2017;61(6):e02466-16.
11. Byrne CJ, Roberts JA, McWhinney B, Ryder SA, Fennell JP, O'Byrne P, et al. Population pharmacokinetics of teicoplanin and attainment of pharmacokinetic/pharmacodynamic targets in adult patients with haematological malignancy. Clin Microbiol Infect. 2017;23(9):674.e7-674.e13.
12. Abdul-Aziz MH, Alffenaar JC, Bassetti M, Bracht H, Dimopoulos G, Marriott D, et al. Antimicrobial therapeutic drug monitoring in critically ill adult patients: a Position Paper. Intensive Care Med. 2020;46(6):1127-1153.
13. Silverman JA, Mortin LI, Vanpraagh AD, Li T, Alder J. Inhibition of daptomycin by pulmonary surfactant: in vitro modeling and clinical impact. J Infect Dis. 2005;191(12):2149-52.
14. Piva S, Di Paolo A, Galeotti L, Ceccherini F, Cordoni F, Signorini L, et al. Daptomycin Plasma and CSF Levels in Patients with Healthcare-Associated Meningitis. Neurocrit Care. 2019;31(1):116-124.
15. Kawasuji H, Nagaoka K, Tsuji Y, Kimoto K, Takegoshi Y, Kaneda M, et al. Effectiveness and Safety of Linezolid Versus Vancomycin, Teicoplanin, or Daptomycin against Methicillin-Resistant *Staphylococcus aureus* Bacteremia: A Systematic Review and Meta-Analysis. Antibiotics (Basel). 2023;12(4):697.
16. Telles JP, Cieslinski J, Tuon FF. Daptomycin to bone and joint infections and prosthesis joint infections: a systematic review. Braz J Infect Dis. 2019;23(3):191-196.
17. Willekens R, Puig-Asensio M, Ruiz-Camps I, Larrosa MN, González-López JJ, Rodríguez-Pardo D, et al. Early Oral Switch to Linezolid for Low-risk Patients With Staphylococcus aureus Bloodstream Infections: A Propensity-matched Cohort Study. Clin Infect Dis. 2019;69(3):381-387.
18. Luque S, Grau S, Alvarez-Lerma F, Ferrández O, Campillo N, Horcajada JP, et al. Plasma and cerebrospinal fluid concentrations of linezolid in neurosurgical critically ill patients with proven or suspected central nervous system infections. Int J Antimicrob Agents. 2014;44(5):409-15.
19. Abate G, Wang G, Frisby J. Ceftaroline: Systematic Review of Clinical Uses and Emerging Drug Resistance. Ann Pharmacother. 2022;56(12):1339-1348.
20. Lee A, Lamb YN, Shirley M. Delafloxacin: A Review in Community-Acquired Pneumonia. Drugs. 2022;82(8):913-923.
21. Hemapanpairoa J, Changpradub D, Santimaleeworagun W. Clinical Impact of Vancomycin Treatment in Ampicillin-Susceptible Enterococci Bloodstream Infections. Antibiotics (Basel). 2022;11(12):1698.
22. Foo H, Chater M, Maley M, van Hal SJ. Glycopeptide use is associated with increased mortality in Enterococcus faecalis bacteraemia. J Antimicrob Chemother. 2014;69(8):2252-7.
23. Tochikura N, Matsumoto C, Iwabuchi S, Aso H, Fukushima S, Ootsuka S, et al. Pharmacokinetic/pharmacodynamic analysis of vancomycin in patients with *Enterococcus faecium* bacteraemia: a retrospective cohort study. Eur J Hosp Pharm. 2023:ejhpharm-2022-003672.
24. Jumah MTB, Vasoo S, Menon SR, De PP, Neely M, Teng CB. Pharmacokinetic/Pharmacodynamic Determinants of Vancomycin Efficacy in Enterococcal Bacteremia. Antimicrob Agents Chemother. 2018;62(3):e01602-17.
25. Sohn Y, Rim JH, Cho Y, Hyun J, Baek Y, Kim M, et al. Association of vancomycin trough concentration on the treatment outcome of patients with bacteremia caused by Enterococcus species. BMC Infect Dis. 2021;21(1):1099.
26. Pfaller MA, Cormican M, Flamm RK, Mendes RE, Jones RN. Temporal and Geographic Variation in Antimicrobial Susceptibility and Resistance Patterns of Enterococci: Results From the SENTRY Antimicrobial Surveillance Program, 1997-2016. Open Forum Infect Dis. 2019;6(Suppl 1):S54-S62.
27. O'Driscoll T, Crank CW. Vancomycin-resistant enterococcal infections: epidemiology, clinical manifestations, and optimal management. Infect Drug Resist. 2015;8:217-30.
28. Mercuro NJ, Davis SL, Zervos MJ, Herc ES. Combatting resistant enterococcal infections: a pharmacotherapy review. Expert Opin Pharmacother. 2018;19(9):979-992.

Bibliografia recomendada

Gram-Positive Bacteria. In: Willey JM, Sherwood LM, Woolverton CJ, editors. Prescott's Microbiology. 12th ed. New York: McGraw-Hill Education; 2017. p. 479.

Nonproteobacterial Gram-Negative Bacteria. In: Willey JM, Sherwood LM, Woolverton CJ, editors. Prescott's Microbiology. 12th ed. New York: McGraw-Hill Education; 2017. p. 433.

capítulo | 123

Terapêutica Antibiótica para Infecção por Bactérias Gram-Negativo Resistentes

Ivan Leonardo A. França e Silva | Anna Claudia Turdo

Introdução

A disseminação de bacilos Gram-negativo (BGN) multirresistentes (MR) é uma preocupação mundial. As infecções por esses agentes são muito comuns no ambiente de terapia intensiva, pela gravidade dos pacientes, uso habitual de dispositivos invasivos e da prescrição frequente de antimicrobianos de amplo espectro.[1,2] As infecções relacionadas à assistência à saúde (IRAS) por bactérias MR aumentam a morbimortalidade do paciente na unidade de terapia intensiva (UTI), bem como o custo e o tempo de internação. Para tratamento das IRAS, os antimicrobianos carbapenêmicos têm sido usados amplamente, mas podem não ser mais a melhor escolha terapêutica, a depender do perfil microbiológico da unidade em questão.[2-4]

As bactérias Gram-negativo mais frequentemente isoladas, como *Enterobacterales (Klebsiella pneumoniae, Escherichia coli, Enterobacter* spp.*), Acinetobacter baumannii e Pseudomonas aeruginosa* resistentes aos carbapenêmicos levaram a Organização Mundial da Saúde (OMS) a destacar a necessidade de desenvolver novas opções de antibióticos.[5]

Após o início da pandemia de Covid-19, entre 2020 e 2021, observamos o destaque de novas cepas de bactérias multirresistentes, com mecanismos de resistência combinados que resultam em menores opções terapêuticas, como no caso de BGN produtores de metalo-β-lactamases e *Acinetobacter baumannii* resistente a carbapenêmicos.[2,5,6]

Neste capítulo, discutiremos os principais mecanismos de resistência dessas bactérias e as melhores opções terapêuticas disponíveis para tratar essas infecções.

Epidemiologia

Estima-se que as infecções por agentes MR causem 700 mil mortes a cada ano em todo o mundo. As bactérias isoladas e seus mecanismos de resistência apresentam diferentes distribuições geográficas.[5]

A Rede Latino-americana de Vigilância da Resistência a Antimicrobianos (ReLAVRA) monitora a resistência a carbapenêmicos em bacilos Gram-negativo há mais de 15 anos. No Brasil, até 2019, predominavam bactérias Gram-negativo MR com resistência a carbapenêmicos, em sua maioria *Klebsiella pneumoniae* produtoras de carbapenemases (KPC).[6]

Durante a pandemia causada pelo novo coronavírus SARS-CoV-2, observou-se uma elevada frequência de infecções por *Acinetobacter baumannii* consequente às complicações da Covid-19 (CDC, 2020), havendo estudos que reportam uma frequência superior a 50% de infecções causadas por *A. baumannii.* [2,3] No Brasil, diversos serviços de saúde também reportaram surtos de infecção por este agente. Dados do LACEN-PR demonstram que houve um aumento de 90% no envio de isolados MDR em 2021, quando comparado com dados de 2019.[4,6,7] O aumento foi ainda mais significativo (170%) considerando apenas *A. baumannii.* Aproximadamente 99% desses isolados eram resistentes aos carbapenêmicos (CRAb – Carbapenem-Resistant *A. baumannii*). Além disso, 20% do total de isolados recebidos entre 2018 e 2021 eram resistentes à Polimixina B.[4,6,8]

Conceitos de sensibilidade e resistência no antibiograma dos laboratórios de microbiologia brasileiros

Em dezembro de 2018, por meio de uma portaria do Ministério da Saúde do Brasil, determinou-se que os laboratórios da rede pública e privada de todas as unidades federativas brasileiras deveriam utilizar as normas e interpretações para testes de sensibilidade aos antimicrobianos, com base nos documentos da versão do *European Committee on Antimicrobial Susceptibility Testing* (EUCAST/Versão BrCAST).[9,10]

A principal alteração na interpretação do antibiograma é a mudança na definição da categoria intermediária, que não significa a presença de mecanismos de resistência ou probabilidade de ausência de resposta ao tratamento. Com a definição modificada da categoria "intermediário", a única diferença entre "S" e "I" é a quantidade de fármaco necessária no local da infecção para obter uma resposta clínica adequada. O termo "intermediário" é substituído pela expressão "sensível, exposição aumentada", mas a abreviatura reportada continua a ser "I".[9,10]

Um organismo ainda pode ser reportado como "sensível (S)" e "resistente (R)", mas não pode mais ser reportado utilizando a palavra "intermediário" para um antimicrobiano. Em vez disso, deve ser reportado como "sensível, aumentando exposição", mas ainda com a abreviatura "I".[9,10]

No caso de isolados categorizados como I "sensível, aumentando exposição", uma maior concentração do antimicrobiano deve ser utilizada ou por meio de elevação da dose ou aumento do seu tempo de infusão com o objetivo de atingir uma concentração adequada para maximizar a chance de sucesso clínico. O conceito anteriormente descrito pode ser exemplificado em isolados de *Pseudomonas aeruginosa*. Neste caso, recomendamos para o tratamento de pacientes com quadros graves, sob cuidados intensivos, o uso de antibióticos em doses mais altas e com tempo de infusão prolongado, a fim de obter maiores concentrações séricas e teciduais do fármaco.[10]

Mecanismos básicos de resistência bacteriana

As bactérias Gram-negativo podem desenvolver resistência por meio dos seguintes mecanismos básicos:

- Alteração da parede celular externa.
- Perda de porinas (canais de comunicação externa--interno). Quando o antibiótico é hidrofílico, ele entra por canais.
- Produção de enzimas que hidrolisam antibióticos, como os aminoglicosídeos.
- Modificação do sítio de ação do antibiótico.
- Remoção do antimicrobiano por bombas de efluxo.

Bactérias Gram-negativo e os mecanismos de resistência

As bactérias Gram-negativo são propensas a apresentar vários mecanismos de resistência devido à sua parede celular com dupla camada de fosfolipídios e à presença de um espaço periplasmático entre elas (**Figura 123.1**), ambiente propício para a presença de enzimas degradadoras de moléculas como os betalactâmicos, classe mais importante de antimicrobianos para o tratamento de infecções graves.

Além disso, as bactérias podem apresentar bombas de efluxo, alteração do sítio de ligação da droga e redução da permeabilidade da membrana celular com perda de porinas carreadoras. Algumas bactérias carregam mecanismos combinados de resistência. Essas características genotípicas podem ser intrínsecas ao material genético desses microrganismos ou adquiridas de outro agente. Quando o gene que confere o fenótipo de resistência pode ser passado de uma bactéria para outra, costumamos isolar esses pacientes para evitar contaminação cruzada e o surgimento de novas cepas resistentes.[11-13]

Nos bacilos Gram-negativo, os mecanismos de produção de enzimas de inativação de antimicrobianos são muito importantes. As enzimas apresentam diferentes espectros de hidrólise dos antibióticos, que podem variar desde simples penicilinases, que hidrolisam a penicilina, até metalo-β-lactamases, que conferem resistência à maioria das opções terapêuticas atuais.[11-13]

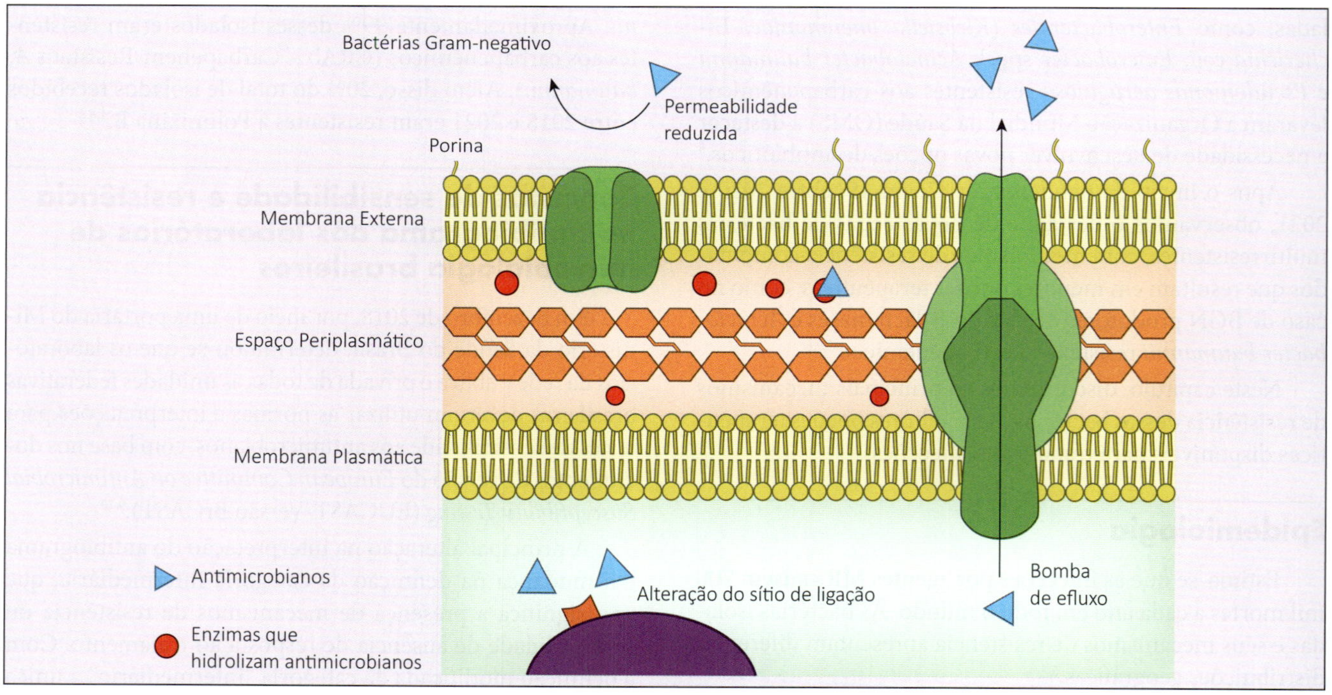

Figura 123.1. Representação da parede celular de bactérias Gram-negativo e seus mecanismos de resistências possíveis.

Fonte: Adaptada de Genome Campus Advanced Courses and Scientific Conferences. Disponível em: https://www.futurelearn.com/. Acessado em agosto de 2024.

A seguir, listamos as classes e principais enzimas betalactamases que conferem multirresistência, bem como os respectivos antibióticos hidrolisados por elas:

- Classe A
  - **Betalactamases de espectro estendido** (*ESBL*: sigla do inglês *Extended Spectrum β-lactamases*): inativam penicilinas e derivados, mesmo quando associadas aos antigos inibidores de betalactamase (e.g. clavulanato), cefalosporinas e aztreonam. Permanecem susceptíveis a carbapenêmicos (Meropenem, Imipenem, Ertapenem) que acabam sendo a principal escolha para infecções graves. São prevalentes em *Escherichia coli, Klebsiella pneumoniae, Klebsiella oxytoca* e *Proteus mirabilis*.[14-16]
  - **Carbapenemases**: têm um maior espectro de inativação e podem hidrolisar todos os betalactâmicos, inclusive os carbapenêmicos. A KPC é o exemplo mais difundido dessa classe. A ordem dos *Enterobacterales* é a que mais expressa carbapenemases, principalmente *Klebsiella pneumoniae.* As opções terapêuticas para infecções graves são restritas aos novos inibidores de betalactamase (Avibactam, Vaborbactam), já que as demais opções como Polimixinas, Tigeciclina e Aminoglicosídeos não são usadas em monoterapia para quadros de sepse e infecção de corrente sanguínea.[14,15]
- Classe B
  - **Metalo-β lactamases (MBL):** são enzimas que utilizam zinco para hidrólise dos betalactâmicos. Várias delas já foram descritas, como a *New-Delhi metallo-β-lactamases (NDM), Verona integron-encoded metallo-β-lactamases (VIMs)* e *imipenem hydrolyzing metallo-β-lactamases (IMPs).* As MBL hidrolisam todas as penicilinas, cefalosporinas (mesmo se associadas aos novos inibidores de betalactamase) e carbapenêmicos. Apenas o Aztreonam apresenta estabilidade à essas enzimas. A *Stenotrophomonas maltophilia, Enterobacterales* e *Pseudomonas aeruginosa,* são os BGN com maior expressão de MBL.[14,15,17]
- Classe C
  - Amp C β-lactamases: são serino-β-lactamases que podem ser produzidas por várias bactérias da ordem dos Enterobacterales, algumas das quais podem ser memorizadas mais facilmente por meio do mnemônico "MY SPACE" (*Morganella, Yersinia, Serratia, Proteus, Providencia, Aeromonas, Citrobacter* e *Enterobacter).* Confere resistência a Penicilinas e cefalosporinas até 3ª geração (Ceftriaxone). Geralmente, a produção ocorre por genes no cromossomo bacteriano, desinibidos pelo uso de betalactâmicos; por isso, um antibiograma pode mostrar multissensibilidade, mas irá se tornar resistente após uma terapia inadequadamente prolongada. Cefepime e carbapenêmicos são as drogas de escolha para tratamento nesses casos.[15,18]
- Classe D
  - **Oxacilinases (OXA):** família de várias enzimas e com espectro de inibição extremamente variável, na qual existem as que inibem a oxacilina e outras enzimas capazes de conferir resistência a todas às Penicilinas, Cefalosporinas (*OXA-type ESBLs*) e até a Carbapenêmicos (*OXA-type Carbapenemases*). O *Acinetobacter baumannii* é o principal BGN produtor de OXA, seguido por *Enterobacterales,* principalmente a *Klebsiella pneumoniae*.[15,17,18]

A diferenciação dessas cepas pelo laboratório de microbiologia é crucial, já que conferem resistências de padrões diferentes e podem determinar diversas opções terapêuticas.[10,15,18]

Importante ressaltar que muitos BGN irão combinar mecanismos de resistência e apresentar fenótipos de difícil tratamento e associados a pior prognóstico. Nesses casos, pode ocorrer cura microbiológica (culturas negativas) e, no entanto, persistir uma alta mortalidade.[18]

Fatores de risco e terapia empírica

O padrão-ouro para a identificação de cepas bacterianas e seus fenótipos de resistência ainda é a realização de culturas e métodos para determinar o antibiograma do microrganismo isolado. Esse processo é eficaz, porém pode levar alguns dias para que o resultado esteja disponível e possamos direcionar a antibioticoterapia adequadamente.[9,10]

Normalmente, não há tempo disponível para escolher de forma assertiva o tratamento antimicrobiano para um paciente crítico. Assim sendo, uma terapia empírica deve ser instituída com base em uma avaliação criteriosa dos fatores de risco do paciente para infecções por bactérias multirresistentes (MR). Se a infecção tiver origem nosocomial, é necessário conhecer o perfil microbiológico da unidade e as melhores opções terapêuticas para os diferentes sítios infecciosos possíveis.[6,7,19]

A escolha da terapia empírica deve ser guiada pelos patógenos mais prováveis, pela gravidade do quadro, pelo provável foco infeccioso e por outros fatores associados ao paciente.[19]

Os fatores de riscos para infecção por microrganismos multirresistentes descritos na literatura são:[1,19]

- Imunocomprometimento.
- Condições subjacentes como diabetes, doença renal crônica ou lesões cutâneas.
- Uso precedente ou prolongado de antimicrobianos.
- Presença de dispositivos invasivos (cateteres venosos, urinário, tubo orotraqueal, entre outros).
- Procedimentos invasivos, inclusive hemodiálise.
- Visitas regulares a serviços de saúde (clínicas de diálise) ou *home-care.*

- Internações prévias recentes.
- Colonização anterior por microrganismo multirresistente.

No momento de decidir o esquema antimicrobiano empírico, uma anamnese direcionada, bem como o resgate da história de internações e culturas prévias podem auxiliar para escolha correta!

Tentar determinar o provável foco infeccioso é essencial para a escolha do antimicrobiano empírico. Por exemplo, um paciente com foco abdominal provável deve ter bactérias Gram-negativo e anaeróbias como principais agentes possíveis para infecção. Assim, o antibiótico a ser escolhido deve respeitar esse espectro de cobertura e ter boa penetração nos órgãos abdominais.[19]

O conhecimento do perfil microbiológico das unidades hospitalares é muito importante e deve ser compartilhado com toda a equipe assistencial. O Serviço de Controle de Infecções Relacionadas à Assistência à Saúde do hospital deve determinar periodicamente o perfil microbiológico das unidades, por meio do registro e análise das cepas isoladas pelas culturas das infecções adquiridas na unidade, no período avaliado. A partir dessas informações, os perfis de resistência mais comuns na unidade poderão ser determinados, o que promove a possibilidade de refinar a escolha da terapia antimicrobiana que garanta a cobertura mais apropriada ao microrganismo responsável.[7,9,19]

Como tratar *Enterobacterales* multirresistentes?

Os principais representantes da ordem *Enterobacterales* são: *Klebsiella pneumoniae*, *Klebsiella aerogenes* e *Escherichia coli*.[3]

Um antibiograma que evidencia resistência às cefalosporinas até 3ª ou 4ª geração e sensibilidade a cefoxitina equivale a um marcador fenotípico de produção de ESBL. Os carbapenêmicos são a primeira linha de tratamento para infecções graves e que não acometam o sistema urinário. Mesmo quando houver sensibilidade à Piperacilina-tazobactam no antibiograma, não existe recomendação ao uso desse antimicrobiano para infecções provocadas por essas cepas, se não houver envolvimento do sistema urinário.[14-16]

Nos casos em que, além da resistência a penicilinas e cefalosporinas, for constatada resistência aos carbapenêmicos no antibiograma, o mecanismo mais provável é a produção de carbapenemases, sendo a KPC a mais comum. Observa-se se há sensibilidade ao aztreonam (monobactâmico), que será resistente nas cepas com carbapenemases e pode ser sensível nas produtoras de metalo-betalactamase (MBL). Muitas vezes, as bactérias que produzem MBL também apresentam ESBL ou carbapenemases e, portanto, também apresentam resistência ao aztreonam. O laboratório de microbiologia pode diferenciar essas cepas por meio da necessidade de zinco pelas MBL.[9,14,15]

Para o tratamento das cepas com carbapenemases, temos as opções dos novos inibidores de betalactamases, sendo a ceftazidima-avibactam uma excelente opção para infecções graves. O uso de aminoglicosídeos (amicacina), tigeciclina ou polimixinas pode ser feito quando associado a outra droga, nunca em monoterapia. Lembrando que, para infecções de corrente sanguínea, a tigeciclina deve ser evitada, pois não atinge nível sérico suficiente para tratamento.[14-17]

Quando confirmada a presença de MBL, usamos ceftazidima-avibactam associado ao aztreonam. A associação dessas duas drogas vem mostrando sucesso no tratamento dessas cepas. O raciocínio está no fato de a MBL não ser hidrolisada pelos novos inibidores de betalactamase, como o avibactam, mas responder ao aztreonam. No entanto, a presença de ESBL ou carbapenemases poderia afetar a ação do aztreonam, mas essas enzimas são hidrolisadas quando esta droga está associada à ceftazidima-avibactam.[14-17]

Como tratar *Pseudomonas* sp. multirresistente?

Se o microrganismo isolado foi uma *Pseudomonas*, temos as seguintes opções terapêuticas:

- Piperacilina + tazobactam.
- Cefalosporina de 4ª geração (Cefepime).
- Carbapenêmicos (exceção do Ertapenem).
- Aztreonam.
- Quinolonas.
- Aminoglicosídeos (Amicacina).
- Polimixinas.
- Fosfomicina.
- Novas cefalosporinas + inibidores de betalactamase (Ceftalozane + tazobactam e Ceftazidima + Avibactam).

Na *Pseudomonas* sp. é muito comum haver mecanismos combinantes de resistência e hiperexpressão de Amp C o que determina multirresistência. O tratamento deve ser realizado com infusões estendidas dos betalactâmicos e doses máximas das drogas escolhidas.[14,18]

Apesar das múltiplas opções terapêuticas, existem estudos que comparam os tratamentos com betalactâmicos a diversas outras classes, como as polimixinas, por exemplo. Nos ensaios mais relevantes e quando usados em pacientes com quadros infecciosos graves, os betalactâmicos mostram superioridade, tanto em termos de menor mortalidade quanto de menos efeitos adversos. Quando comparados à polimixina, houve significativamente menos nefrotoxicidade associada ao uso dos betalactâmicos.[14,17,18]

Assim, novos antimicrobianos, como ceftolozana + tazobactam ou ceftazidima + avibactam, são as principais escolhas para o tratamento de *Pseudomonas* sp. isolada em culturas coletadas de pacientes graves e que demonstram resistência a carbapenêmicos e aos demais betalactâmicos antipseudomonas, sem necessidade de associação com qualquer outro antimicrobiano.[14,17,18]

Já existem cepas descritas com resistência a essas opções terapêuticas, predominantemente devido à presença de

MBL ou bombas de efluxo, o que resulta em alta mortalidade e baixa probabilidade de cura.[14,17,18]

Como tratar *Acinetobacter baumannii* multirresistente?

Durante a pandemia causada pelo novo coronavírus SARS-CoV-2, foi observado um aumento na frequência de infecções por *Acinetobacter* spp. como consequência das complicações da Covid-19.[1,2,5]

Acinetobacter baumannii tem um elevado potencial de resistência. É uma bactéria que permanece no ambiente do paciente infectado ou colonizado, e, por isso, é responsável por surtos com alta mortalidade em ambientes hospitalares.[20]

O tratamento de escolha para esse BGN são os carbapenêmicos como meropenem em monoterapia e dose máxima. Nas cepas resistentes aos carbapenêmicos temos poucas opções para escolha.[18]

Sulbactam em alta dosagem é a segunda opção terapêutica de escolha, chegando a 12 gramas/dia da droga, que deve ser administrada em infusão contínua ou estendida por 4 horas.[10,18]

As polimixinas podem apresentar sensibilidade no antibiograma, mas isso nem sempre é verdadeiro, especialmente em testes automatizados. É importante observar o método de realização do antibiograma, principalmente no caso das polimixinas. Vale lembrar que a polimixina E deve ser priorizada para casos de infecção do trato urinário, em comparação com a polimixina B.[4,9,10,18]

A tigeciclina pode ser uma opção terapêutica em infecções de pele e partes moles, mas jamais deve ser usada em pacientes sépticos e com bacteremia, pois não atinge nível sérico satisfatório.[18]

A rifampicina e a fosfomicina são usadas em tratamentos combinados, geralmente com polimixina, sem alteração significativa na mortalidade. Geralmente, os estudos mostram maior cura microbiológica (cultura negativa).[18]

No Brasil, estamos aguardando a aprovação de um novo antimicrobiano que já está em uso em alguns países, o cefiderocol, uma cefalosporina sideróforo que mostrou menor mortalidade e maior cura clínica em comparação com a polimixina em alguns estudos com pacientes graves apresentando bacteremias, pneumonias associadas à ventilação mecânica, entre outras infecções. Esta droga já foi incluída como escolha para infecção por *Acinetobacter baumannii* refratária aos tratamentos convencionais.[18,21]

Como tratar *Stenotrophomonas maltophilia*

A *Stenotrophomonas maltophilia* é considerada uma bactéria oportunista, afetando principalmente pacientes imunocomprometidos em unidades de terapia intensiva ou com doenças de base, neoplasias e fibrose cística, sendo naturalmente resistente aos carbapenêmicos. Além disso, tem facilidade para adquirir genes de resistência a outros antimicrobianos, como tetraciclina e aminoglicosídeos, por meio de elementos genéticos móveis.[18,22]

A resistência aos β-lactâmicos da *S. maltophilia* deve-se à impermeabilidade da membrana externa. A baixa permeabilidade pode estar relacionada à redução na quantidade de porinas e também pode conferir resistência aos aminoglicosídeos. No entanto, vários sistemas de bombas de efluxo descritos também parecem contribuir para a resistência intrínsecas e a impermeabilidade da membrana externa.[12,22]

A resistência às quinolonas em *S. maltophilia* difere de outros patógenos Gram-negativo não fermentadores de glicose, uma vez que mutações nos genes *gyrA* e *parC* parecem ser pouco frequentes no desenvolvimento da resistência às quinolonas/fluoroquinolonas.[18,22]

Entre os agentes antimicrobianos com maior atividade contra esse microrganismo estão sulfametoxazol-trimetoprima, considerado o antimicrobiano de primeira escolha, assim como minociclina e doxiciclina.[18,22]

Em casos de resistência ao sulfametoxazol-trimetoprima, podem ser utilizadas combinações de drogas alternativas, como ticarcilina-clavulanato, ceftazidima, levofloxacino e moxifloxacino, levando em consideração os resultados da cultura.[18,22]

Conhecer o perfil epidemiológico de resistência antimicrobiana dos microrganismos do seu hospital, da sua unidade de terapia intensiva

O conhecimento da prevalência e do perfil de resistência dos microrganismos na sua UTI é fundamental para o tratamento correto dos pacientes e para a prevenção da disseminação de cepas multirresistentes. A vigilância também tem grande impacto em hospitais, porque o diagnóstico microbiológico não é tão rápido. Métodos automatizados e de biologia molecular não são uma realidade em todos os laboratórios brasileiros. Na maioria dos casos, é necessário iniciar a antibioticoterapia antes de saber os resultados das culturas. Se a infecção for uma IRAS e os médicos já tiverem conhecimento do perfil das bactérias presentes naquele hospital, esse tratamento empírico terá maior chance de sucesso. Portanto, o papel do Serviço de Controle de Infecção Hospitalar e a interação entre o intensivista, o infectologista, a farmácia clínica e o laboratório de microbiologia são fundamentais.

Referências bibliográficas

1. Siegel JD, Rhinehart E, Jackson M, Chiarello L. Management of Multidrug-Resistant Organisms In Healthcare Settings, 2006. the Healthcare Infection Control Practices Advisory Committee. https://www.cdc.gov/infectioncontrol/guidelines/mdro/. Last update: February 15, 2017.
2. Farfour E, Lecuru M, Dortet L, Le Guen M, Cerf C, Karnycheff F, et al. Carbapenemase producing Enterobacterales outbreak: Another dark side of COVID-19. SARS-CoV-2 Hospital Foch study group. Am J Infect Control. 2020;48(12):1533-36.

3. Pendleton JN, Gorman SP, Gilmore BF. Clinical relevance of the ESKAPE pathogens. Expert Rev Anti Infect Ther. 2013;11(3):297-308.
4. Shinohara J, Hanai S, Jung J, Song KH, Iwata M, Terasawa T. Association of Repeated Blood Cultures With Mortality in Adult Patients With Gram-Negative Bacilli Bacteremia: A Systematic Review and Meta-analysis. Open Forum Infect Dis. 2022;9(12):ofac568.
5. Tacconelli E, Carrara E, Savoldi A, Harbarth S, Mendelson M, Monnet DL, et al.; WHO Pathogens Priority List Working Group. Discovery, research, and development of new antibiotics: the WHO priority list of antibiotic-resistant bacteria and tuberculosis. Lancet Infect Dis. 2018;18(3):318-327..
6. Alerta Epidemiológico Surgimento e aumento de novas combinações de carbapenemases em Enterobacterales na América Latina e no Caribe 22 de outubro de 2021. OPAS – Organização Pan-Americana da Saúde.
7. Anvisa. Boletim Segurança do Paciente e Qualidade em Serviços de Saúde nº 20 GVIMS/GGTES/ANVISA NOVEMBRO/2019. Disponível em: https://www.gov.br/anvisa/pt-br/centraisdeconteudo/publicacoes/servicosdesaude/boletim-seguranca-do-paciente/boletim-seguranca-do-paciente-e-qualidade-em-servicos-de-saude-n-20-incidentes-relacionados-a-assistencia-a-saude-2018.pdf
8. Orientações para prevenção e controle da disseminação de microrganismos multirresistentes em serviços de saúde no contexto da pandemia da COVID-19 Gerência de Vigilância e Monitoramento em Serviços de Saúde Gerência Geral de Tecnologia em Serviços de Saúde Agência Nacional de Vigilância Sanitária. NOTA TÉCNICA GVIMS/GGTES/ANVISA Nº 05/2021. Disponível em: https://www.gov.br/anvisa/pt-br/centraisdeconteudo/publicacoes/servicosdesaude/notas-tecnicas/2021/nota-tecnica-gvims-ggtes-anvisa-no-05-2021-resistencia-microbiana-na-pandemia-da-covid-19
9. European Society of Clinical Microbiology and Infectious Disease. Clinical breakpoints – breakpoints and guidance. (www.eucast.org). Disponível em: https://www.eucast.org/fileadmin/src/media/PDFs/EUCAST_files/EUCAST_SOPs/EUCAST_definitions_of_clinical_breakpoints_and_ECOFFs.pdf
10. Comitê Brasileiro de Teste de Sensibilidade aos Antimicrobianos – BrCAST.NovosconceitosdoTestedeSensibilidadeaosAntimicrobianos. https://brcast.org.br/wp-content/uploads/2022/09/Novos_Conceitos_TSA_BrCAST.pdf.
11. Zhao S, Adamiak JW, Bonifay V, Mehla J, Zgurskaya HI, Tan DS. Defining new chemical space for drug penetration into Gram-negative bacteria. Nat Chem Biol. 2020;16(12):1293-1302.
12. Silveira MC, Rocha-de-Souza CM, de Oliveira Santos IC et al. Genetic Basis of Antimicrobial Resistant Gram-Negative Bacteria Isolated From Bloodstream in Brazil. Front Med (Lausanne). 2021;8:635206.
13. Boolchandani M, D'Souza AW, Dantas G. Sequencing-based methods and resources to study antimicrobial resistance. Nat Rev Genet. 2019;20(6):356-370.
14. Tamma PD, Aitken SL, Bonomo RA, Mathers AJ, van Duin D, Clancy CJ. Infectious Diseases Society of America 2023 Guidance on the Treatment of Antimicrobial Resistant Gram-Negative Infections. Clin Infect Dis. 2023:ciad428.
15. Kadri SS, Adjemian J, Lai YL, Spaulding AB, Ricotta E, Prevots DR, et al.; National Institutes of Health Antimicrobial Resistance Outcomes Research Initiative (NIH–ARORI). Difficult-to-Treat Resistance in Gram-negative Bacteremia at 173 US Hospitals: Retrospective Cohort Analysis of Prevalence, Predictors, and Outcome of Resistance to All First-line Agents. Clin Infect Dis. 2018;67(12):1803-1814.
16. Castanheira M, Simner PJ, Bradford PA. Extended-spectrum beta-lactamases: an update on their characteristics, epidemiology and detection. JAC Antimicrob Resist 2021;3(3): dlab092.
17. Kadri SS, Adjemian J, Lai YL, et al. Difficult-to-Treat Resistance in Gram-negative Bacteremia at 173 US Hospitals: Retrospective Cohort Analysis of Prevalence, Predictors, and Outcome of Resistance to All First-line Agents. Clin Infect Dis 2018; 67(12):1803-14
18. Pranita D. Tamma, Samuel L. Aitken, Robert A. Bonomo, Amy J. Mathers, David van Duin, & Cornelius J. Clancy. Guidance on the Treatment of Antimicrobial-Resistant Gram-Negative Infections. Infectious Diseases Society of America Guidance on the Treatment of AmpC β-lactamaseProducing Enterobacterales, Carbapenem-Resistant Acinetobacter baumannii, and Stenotrophomonas maltophilia Infectious Diseases Society of America, 2022.
19. Sears CL, File TM, Alexander BD, McQuillen DP, MacIntyre AT, Allen UD, Colasanti JA, Siddiqui J, Reveles KR, Busky C; Infectious Diseases Society of America (IDSA) Board of Directors. Charting the Path Forward: Development, Goals and Initiatives of the 2019 Infectious Diseases Society of America Strategic Plan. Clin Infect Dis. 2019;69(12):e1-e7.
20. Jernigan JA, Hatfield KM, Wolford H, Nelson RE, Olubajo B, Reddy SC, et al. Multidrug-Resistant Bacterial Infections in U.S. Hospitalized Patients, 2012-2017. N Engl J Med. 2020;382(14):1309-1319.
21. Falcone M, Tiseo G, Nicastro M, Leonildi A, Vecchione A, Casella C, et al. Cefiderocol as Rescue Therapy for Acinetobacter baumannii and Other Carbapenem-resistant Gram-negative Infections in Intensive Care Unit Patients. Clin Infect Dis. 2021;72(11):2021-2024.
22. Angaali N, Roy ND, Chitgupikar SR, Subramanian P, Pabbati JL. Ventilator Associated Pneumonia in an Infant Caused by *Stenotrophomonas maltophila* – A Case Report. J Clin Diagn Res. 2016;10(9):DD01-DD03.

capítulo 124

Antifúngicos

Tiago Miguel Pinheiro Gonçalves Marques | Carla Isabela Mimoso Santos | José Manuel Cordeiro Neves

Polienos

Os antifúngicos poliênicos, com a descoberta da anfotericina B na década de 1950 a partir de culturas de *Streptomyces nodosus*, foram a primeira classe de antifúngicos a alcançar um uso clínico generalizado na terapêutica das infecções fúngicas invasivas que até então não dispunham de tratamento eficaz. O mecanismo de ação dessa classe caracteriza-se pela ligação ao ergosterol da membrana celular fúngica, formando poros e permitindo o influxo de íons, o que leva à lise da célula fúngica (**Figura 124.1**).[1,2] A anfotericina B tem atividade fungicida, mas não possui biodisponibilidade oral. Por ser uma molécula insolúvel em água, várias estratégias foram tentadas para aumentar sua solubilidade. Existem quatro formulações: *anfotericina B desoxicolato* (ou convencional), *anfotericina B lipossômica*, *anfotericina B complexo lipídico* e *anfotericina B dispersão coloidal*, das quais as duas primeiras alcançaram um uso clínico generalizado (**Quadro 124.1**).[1]

A anfotericina B é um antifúngico de primeira linha nas infecções fúngicas invasivas graves, como aspergilose, candidíase invasiva aguda e subaguda, micoses endêmicas, criptococose e mucormicose.[3-5] Quase todos os fungos leveduriformes e filamentosos são sensíveis, com exceção de *Candida lusitaniae*, *Aspergillus terreus*, *Aspergillus ustus* e *Scedosporium apiospermum*, que muitas vezes são resistentes. A sensibilidade de *Fusarium* spp. também é variável (**Quadro 124.2**).[6,7]

A anfotericina B é administrada em dose única diária e deve ser diluída em soro glicosado, devido ao risco de pre-

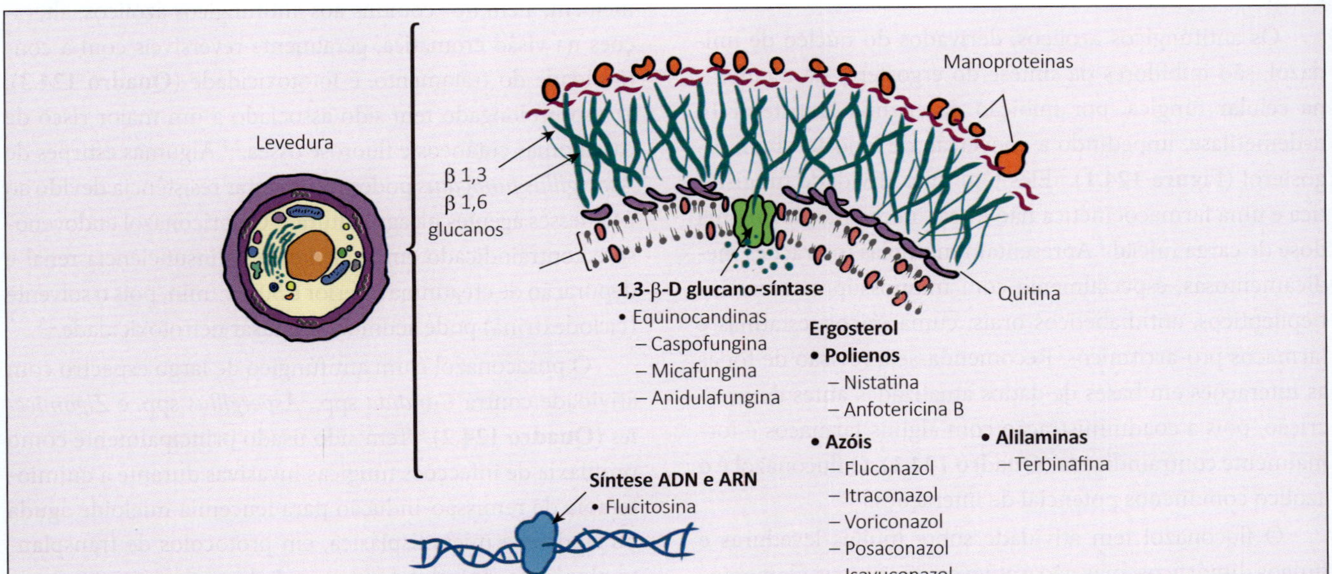

Figura 124.1. Esquema da célula fúngica e locais de ação dos antifúngicos.

Fonte: Adaptada de Dodds Ashley ES, Lewis R, Lewis JS, Martin C, Andes D. Pharmacology of Systemic Antifungal Agents. Clin Infect Dis. 2006;43(Suppl 1):S28-39. & Nett JE, Andes, DR. Antifungal Agents: Spectrum of Activity, Pharmacology, and Clinical Indications. Infect Dis Clin North A 2016;30(1):51-83.

cipitação em soro fisiológico. A posologia varia conforme a forma de apresentação. Além da via endovenosa, a anfotericina B desoxicolato pode ser administrada por via intratecal, intravítrea e ainda por irrigação vesical via cateter urinário. A anfotericina B desoxicolato não está disponível comercialmente em Portugal desde 2010 e é utilizada apenas em raros hospitais, mediante autorização especial. A anfotericina B dispersão coloidal, também deixou de ser comercializada em Portugal a partir de 2016.

A anfotericina B apresenta efeitos colaterais frequentes e graves, como reações infusionais (calafrios e mialgias que tendem a se atenuar com perfusões repetidas), lesão tubular renal com hipocalemia e hipomagnesemia, retenção azotada, flebites, anemia progressiva e pneumonite. O choque anafilático é raro. A anfotericina B lipossômica é menos nefrotóxica do que a formulação convencional e pode ser de primeira escolha em pacientes com comprometimento renal prévio (**Quadro 124.3**).[7-9]

A anfotericina B interage com fármacos nefrotóxicos (cisplatina, citarabina, aminoglicosídeos, tacrolimus, ciclosporina, foscarnet e anti-inflamatórios não esteroides), é antagonista dos azóis[10] e é sinérgica com a flucitosina (5-fluorocitosina), bem como com as equinocandinas. Suas vias de degradação no organismo não são totalmente conhecidas, embora não necessite de ajustes na função hepática ou renal.[1,2]

Outro polieno disponível é a nistatina, que também não tem biodisponibilidade oral e não possui formulações com atividade sistêmica. Seu uso se restringe ao tratamento da candidíase orofaríngea em suspensão oral.

Azólicos

Os antifúngicos azólicos, derivados do núcleo de imidazol, são inibidores da síntese do ergosterol da membrana celular fúngica, por inibição da enzima lanosterol 14 α-demetilase, impedindo a conversão de lanosterol em ergosterol (**Figura 124.1**).[2] Eles têm uma atividade fungistática e uma farmacocinética não linear, necessitando de uma dose de carga inicial.[2] Apresentam múltiplas interações medicamentosas, especialmente com imunossupressores, antiepilépticos, antidiabéticos orais, cumarínicos, estatinas e fármacos pró-arrítmicos. Recomenda-se a revisão de todas as interações em bases de dados atualizadas antes da prescrição, pois a coadministração com alguns fármacos é formalmente contraindicada (**Quadro 124.1**). O fluconazol é o azólico com menos potencial de interações.[2,10]

O fluconazol tem atividade sobre muitas leveduras e fungos dimórficos, mas não é ativo contra fungos filamentosos. São resistentes ao fluconazol *Candida krusei* e frequentemente *Candida glabrata* (**Quadro 124.2**).[6] Uma vantagem do fluconazol é a possibilidade de administração oral e boa difusão nos tecidos, incluindo o sistema nervoso central e o olho. É um dos poucos antifúngicos com boa concentração urinária, tornando-o atraente para o tratamento da candidíase urinária. Seus efeitos colaterais incluem queixas gastrintestinais, hepatotoxicidade e toxidermia (farmacodermia), comuns a todos os azólicos (**Quadro 124.3**).[2,9] É uma escolha de primeira linha para a meningite criptocócica de gravidade moderada ou como terapêutica de consolidação e para candidemia em pacientes clinicamente estáveis.[4,5] É o único azólico que necessita de ajuste de dose em pacientes com insuficiência renal moderada a grave.[2,9]

O itraconazol amplia o espectro do fluconazol para incluir fungos filamentosos, exceto os *Zigomicetos*.[2,6] Pode ser utilizado em infecções fúngicas de gravidade leve a moderada e ainda é uma das primeiras escolhas na esporotricose.[11] A biodisponibilidade oral do itraconazol é baixa e muito variável, dependendo do pH gástrico e da quantidade de gordura na dieta.[2,9] Não necessita de ajuste para a função renal; no entanto, a formulação endovenosa (não disponível em Portugal, mas disponível no Brasil) não é recomendada em pacientes com insuficiência renal (depuração de creatinina inferior a 50 mL/min) devido ao risco de acumulação de ciclodextrina usada como solvente.[2]

O voriconazol mantém o espectro do itraconazol, mas sua absorção oral é muito mais previsível.[2] É o antifúngico de primeira linha para o tratamento da aspergilose invasiva, com boa concentração no sistema nervoso central e no olho.[4,5] Também é útil nas infecções por *Scedosporium* spp. e *Fusarium* spp. (**Quadro 124.2**). Em infecções invasivas graves por *Candida* spp. resistentes ao fluconazol, pode ser uma opção oral interessante como terapêutica sequencial à anfotericina B e/ou equinocandinas.[12] Seus efeitos colaterais incluem, além dos comuns aos antifúngicos azólicos, alterações na visão cromática, geralmente reversíveis com a continuidade do tratamento, e fototoxicidade (**Quadro 124.3**). O uso prolongado tem sido associado a um maior risco de carcinomas cutâneos e fluorose óssea.[2,9] Algumas estirpes de *Aspergillus fumigatus* podem apresentar resistência devido ao uso desses agentes na agricultura.[12] O voriconazol endovenoso é contraindicado em pacientes com insuficiência renal e depuração de creatinina inferior a 50 mL/min, pois o solvente (ciclodextrina) pode acumular e causar nefrotoxicidade.[2,9]

O posaconazol é um antifúngico de largo espectro com atividade contra *Candida* spp., *Aspergillus* spp. e *Zigomicetes* (**Quadro 124.2**).[6] Tem sido usado principalmente como profilaxia de infecções fúngicas invasivas durante a quimioterapia de remissão-indução para leucemia mieloide aguda ou síndrome mielodisplásica, em protocolos de transplante alogênico de células estaminais hematopoiéticas ou na doença do enxerto contra hospedeiro grave.[13,14] Sua atividade contra *Zigomicetes* o torna atraente em associação com anfotericina B ou como terapêutica oral da mucormicose, complementando a cirurgia de excisão das áreas necróticas.[15] O voriconazol não necessita de ajuste para a função renal; no entanto, a formulação endovenosa não é recomendada em pacientes com insuficiência renal (depuração de creatinina inferior a 50 mL/min) devido ao risco de acumulação de ciclodextrina usada como solvente.[2,9]

O *isavuconazol*, um novo antifúngico triazólico, tem atividade semelhante ao posaconazol e a vantagem de ser hidrossolúvel, não necessitando de ciclodextrina para administração em pacientes com insuficiência renal (**Quadro 124.2**).[16,17] É aprovado para terapêutica de resgate na aspergilose invasiva refratária e na mucormicose.[17,18] Diferentemente dos outros antifúngicos azólicos, necessita de seis doses de carga (200 mg a cada oito horas por 48 horas). Sua biodisponibilidade oral é muito elevada, permitindo a administração oral após estabilização clínica.[17]

Equinocandinas

As equinocandinas atuam pela inibição da síntese do 1,3-β-D-glucano, inibindo a enzima 1,3-β-D-glucano-sintase, o que leva à ruptura da parede celular fúngica (**Figura 124.1**).[2] A micafungina, a caspofungina e a anidulafungina são os agentes fungicidas disponíveis da classe; esses três fármacos são bastante equiparáveis na sua ação. Têm uma boa atividade sobre *Candida* spp. (exceto *Candida parapsilosis,* que pode ser resistente) e são ainda ativas sobre *Aspergillus* spp. Entretanto, *Cryptococcus neoformans* e *Zigomicetes* são resistentes (**Quadro 124.2**).[6] Essas drogas não têm biodisponibilidade oral e são administradas por via endovenosa, necessitando de dose de carga (de ataque) (**Quadro 1**). Não necessitam de ajuste para a função renal e são menos hepatotóxicas do que os azóis, podendo ser de interesse no transplante hepático e em pacientes com insuficiência hepática grave preexistente.[2,9] Pelo seu efeito fungicida são de interesse na terapêutica da candidemia em pacientes hemodinamicamente instáveis e são mais ativas do que outros antifúngicos sobre biofilmes, o que as torna potencialmente úteis na endocardite por *Candida* spp.[19,20] Pela sua atividade contra *Aspergillus*, podem ser interessantes como terapêutica empírica na neutropenia febril, uma vez que não apresentam toxicidade tão acentuada como a anfotericina B ou os novos triazólicos.[21] Seus níveis urinários são muito reduzidos, assim como a penetração no sistema nervoso central.[2,9] A toxicidade das equinocandinas é menor que a dos outros antifúngicos, com poucas interações medicamentosas significativas, especialmente com a anidulafungina.[10] Estão descritos casos de icterícia e alteração das provas de função hepática (especialmente com caspofungina associada à ciclosporina A), alteração das provas de coagulação, trombocitopenia e reação de tipo pseudoalérgico (**Quadro 124.3**).[9,10] A micafungina foi associada ao desenvolvimento de tumores hepáticos em ratos, mas o significado desse achado é desconhecido em humanos.[22]

Flucitosina

A *flucitosina (5-fluorocitosina)* é um pró-fármaco do agente citotóxico *5-fluorouracil*, que é transformado na droga ativa no interior da célula fúngica, em que exerce sua ação fungicida por inibição da síntese de DNA e RNA (**Figura 124.1**). Não é comercializada em Portugal há décadas, e é utilizada apenas em raros hospitais mediante autorização especial para uso (no Brasil, a *flucitosina* foi incorporada ao Sistema Único de Saúde – SUS, e disponibilizada no final de 2022). Existe exclusivamente na via oral, tendo atividade sobre uma ampla gama de fungos leveduriformes. No entanto, a rápida aquisição de resistência em monoterapia e sua toxicidade, com necessidade de determinação de níveis séricos, limitam muito seu uso. Tem sido reservada para casos de meningite criptocócica em associação com anfotericina B ou azóis e na endocardite por *"Candida* spp.*"* em associação com anfotericina B, azóis ou equinocandinas. Seus efeitos colaterais incluem mielossupressão, alterações gastrintestinais, hepatotoxicidade e fotossensibilidade (**Quadro 124.3**).[9]

Terbinafina

A terbinafina é o único antifúngico comercializado da classe das alilaminas. Seu mecanismo de ação é a inibição da esqualeno-epoxidase, enzima responsável pela conversão de esqualeno em lanosterol, numa fase precoce da síntese do ergosterol (**Figura 124.1**). Não tem utilidade na terapêutica das micoses invasivas, sendo utilizada no tratamento de dermatófitos.

Quadro 124.1. Apresentações, posologia e contraindicações dos antifúngicos sistémicos[2,6,9,10]

	Fluconazol	Itraconazol	Voriconazol	Posaconazol	Isavuconazol
Apresentações	Cáp. 50, 150 e 200 mg Pó para suspensão oral (40 mg/mL x 35 mL) **Hospitalar:** Solução para perfusão (2 mg/mL x 50 mL)	Cáp. 100 mg Solução oral (10 mg/mL x 150 mL)	**Hospitalar:** Comp. 50 e 200 mg Pó para suspensão oral (40 mg/mL x 75 mL) Pó para solução para perfusão 200 mg	**Hospitalar:** Suspensão oral (40 mg/mL x 105 mL) Comp. gastrorresistente 100 mg Concentrado de solução para perfusão 300 mg	**Hospitalar:** Cáp. 100 mg Pó para concentrado de solução para perfusão 200 mg

(*Continua*)

Quadro 124.1. Apresentações, posologia e contraindicações dos antifúngicos sistémicos[2,6,9,10] *(Continuação)*

	Fluconazol	Itraconazol	Voriconazol	Posaconazol	Isavuconazol
Posologia	Adultos 50 a 800 mg/dia	Adultos 100 a 600 mg/dia	**Adultos, com peso ≥ 40 kg** 1.º dia IV 6 mg/kg de 12/12 horas Oral 400 mg de 12/12 horas Depois IV 4 mg/kg de 12/12 horas Oral 200 mg de 12/12 horas Se insuficiência hepática ligeira e moderada (Classes A e B de Child-Pugh): redução para metade da dose de manutenção	**Adultos** Suspensão oral 400 mg 2x dia, ou 200 mg 4x dia IV ou comprimidos 1.º dia 300 mg de 12/12 horas Depois 300 mg/dia	**Adultos** 1º e 2º dia IV/Oral 200 mg 8/8 horas Depois 200 mg/dia
Contraindicações	Alergia aos azóis Substratos do CYP3A4 (terfenadina se fluconazol ≥ 400 mg/dia, cisaprida, astemizol, pimozida, quinidina e eritromicina)	Alergia aos azóis Substratos do CYP3A4 (terfenadina, astemizol, mizolastina, cisaprida, pimozida, halofantrina e quinidina) Inibidores da HMG-CoA redutase (sinvastatina e lovastatina) Alcalóides da cravagem do centeio (ergotamina e dihidroergotamina) Metadona, triazolam e midazolam	Alergia aos azóis Substratos do CYP3A4 (terfenadina, astemizol, cisaprida, pimozida, quinidina, rifampicina, carbamazepina, fenobarbital, efavirenz ≥ 400 mg/dia, ritonavir (≥ 400 mg 2x dia), sirulimus e hipericão) Alcalóides da cravagem do centeio (ergotamina e dihidroergotamina)	Alergia aos azóis Substratos do CYP3A4 (terfenadina, astemizol, cisaprida, pimozida, halofantrina e quinidina) Inibidores da HMG-CoA redutase (sinvastatina, lovastatina e atorvastatina) Alcalóides da cravagem do centeio (ergotamina e dihidroergotamina)	Alergia aos azóis Síndrome do QT curto familiar Cetoconazol. Ritonavir (> 200 mg 12/12 horas) Substratos do CYP3A4/5 (rifampicina, rifabutina, carbamazepina, barbitúricos de ação prolongada (ex., fenobarbital), fenitoína, hipericão, efavirenz, nafcilina e etravirina)
	Anfotericina B	**Caspofungina**	**Anidulafungina**	**Micafungina**	**Flucitosina**
Apresentações	Hospitalar: AB- Pó para solução para perfusão 50 mg ABCL- Concentrado para suspensão para perfusão 100 mg ABDC- Pó para solução para perfusão 50 e 100 mg ABL- Pó para solução para perfusão 50 mg	Hospitalar: Pó para concentrado para solução para perfusão 50 e 70 mg	Hospitalar: Pó para concentrado para solução para perfusão 100 mg	Hospitalar: Pó para solução para perfusão 50 e 100 mg	Hospitalar: Cáp. 250 e 500 mg Comp. de 500 mg
Posologia	AB- 0,3 a 1 mg/kg/dia ABCL- 5 mg/kg/dia ABDC- 4 mg/kg/dia ABL- 3 a 5 mg/kg/dia	Adultos 1.º dia 70 mg/dia dose única Depois Com peso ≥ 80 kg 70 mg/dia dose única Com peso < 80 kg 50 mg/dia dose única Se insuficiência hepática moderada (Classe B de Child-Pugh) 35 mg/dia dose única	Adultos 1.º dia 200 mg/dia dose única Depois 100 mg/dia dose única	Adultos 100, 150, 200 mg/dia dose única	25 a 37,5 mg/Kg de 6/6 horas oral
Contraindicações	Alergia à anfotericina	Alergia à caspofungina	Alergia à anidulafungina	Alergia à micafungina	Alergia à flucitosina

AB: anfotericina B desoxicolato (ou convencional); ABCL: anfotericina B complexo lipídico; ABDC: anfotericina B dispersão coloidal; ABL: anfotericina B lipossômica.

Fonte: Desenvolvido pela autoria.

Quadro 124.2. Espectro de atividade dos antifúngicos sistêmicos[2,6,7,23-26]								
	AMB	EQC	5FC	FLU	ITR	VOR	POS	ISA
Candida albicans	+	+	+	+	+	+	+	+
Candida parapsilosis	+	±	+	+	+	+	+	+
Candida glabrata	+	±	+	±	±	+	+	+
Candida krusei	+	+	±	–	±	+	+	+
Candida lusitaniae	–	+	+	+	+	+	+	+
Candida tropicalis	+	+	+	+	+	+	+	+
Cryptococcus neoformans	+	–	+	+	+	+	+	+
Aspergillus fumigatus	+	±	–	–	±	+	+	+
Aspergillus flavus	±	±	–	–	±	+	+	±
Aspergillus ustus	±	±	–	–	–	–	+	–
Aspergillus terreus	±	±	–	–	±	+	+	±
Zigomicetes	+	–	–	–	–	–	+	+
Fusarium spp.	±	–	–	–	±	+	+	+
Scedosporium spp.	–	–	–	–	±	+	±	±
Blastomyces dermatitidis	+	–	–	±	+	+	+	+
Coccidioides immitis	+	–	–	+	+	+	+	+
Paracoccidioides brasiliensis	+	–	±	±	+	+	+	+
Histoplasma capsulatum	+	–	–	±	+	+	+	+

AMB: anfotericina B; EQC: equinocandinas; 5FC: flucitosina; FLU: fluconazol; ITR: itraconazol; VOR: voriconazol; POS: posaconazol; ISA: isavuconazol.

Fonte: Desenvolvido pela autoria.

Quadro 124.3. Caracterização dos efeitos secundários principais dos antifúngicos sistêmicos[2,6,9,10]								
Toxicidade	AMB	EQC	5FC	FLU	ITR	VOR	POS	ISA
Gastrintestinal	√	√	√	√	√	√	√	√
Hepática	√	√	√	√	√	√	√	√
Renal	√							
Hematológica	√	√	√					
Neurológica						√		
Cardíaca			√		√	√	√	√
Visual						√		
Cutâneas			√	√	√	√	√	√
Alterações eletrolíticas	√				√			√
Relacionadas com a infusão	√	√					√	

AMB: anfotericina B; EQC: equinocandinas; 5FC: flucitosina; FLU: fluconazol; ITR: itraconazol; VOR: voriconazol; POS: posaconazol; ISA: isavuconazol.

Fonte: Desenvolvido pela autoria.

Referências bibliográficas

1. Stone NR, Bicanic T, Salim R, Hope W. Liposomal Amphotericin B (AmBisome(®)): A Review of the Pharmacokinetics, Pharmacodynamics, Clinical Experience and Future Directions. Drugs. 2016;76(4):485-500.
2. Dodds Ashley ES, Lewis R, Lewis JS, Martin C, Andes D. Pharmacology of Systemic Antifungal Agents. Clin Infect Dis. 2006;43(Suppl 1):S28-39.
3. Leroux S, Ullmann AJ. Management and diagnostic guidelines for fungal diseases in infectious diseases and clinical microbiology: critical appraisal. Clin Microbiol Infect. 2013;19(12):1115-21.
4. Tissot F, Agrawal S, Pagano L, Petrikkos G, Groll AH, Skiada A, et al. ECIL-6 guidelines for the treatment of invasive candidiasis, aspergillosis and mucormycosis in leukemia and hematopoietic stem cell transplant patients. Haematologica 2017;102(3):433-44.
5. Paul M. ESCMID and ECMM Guidelines for the Management of Rare and Emerging Fungal Infections. Clin Microbiol Infect. 2014;20(Suppl. 3):S1-98.
6. Nett JE, Andes, DR. Antifungal Agents: Spectrum of Activity, Pharmacology, and Clinical Indications. Infect Dis Clin North A 2016;30(1):51-83.
7. van der Linden JWM, Warris A, Verweij PE. Aspergillus species intrinsically resistant to antifungal agents. Med Mycol. 2011;49(Suppl. 1):S82-89.
8. Loo AS, Muhsin SA, Walsh TJ. Toxicokinetic and mechanistic basis for the safety and tolerability of liposomal amphotericin B. Expert Opinion on Drug Safety. 2013;12(6):881-95.

9. Mourad A, Perfect JR. Tolerability profile of the current antifungal armoury. J Antimicrob Chemother. 2018;73(Suppl 1):i26-i32.
10. Girmenia C, Iori AP. An update on the safety and interactions of antifungal drugs in stem cell transplant recipients. Expert Opinion on Drug Safety 2017;16(3):329-39.
11. Orofino-Costa R, Macedo PM, Rodrigues AM, Bernardes-Engemann AR. Sporotrichosis: an update on epidemiology, etiopathogenesis, laboratory and clinical therapeutics. Anais Brasileiros de Dermatologia. 2017;92(5):606-20.
12. Wiederhold NP. Antifungal resistance: current trends and future strategies to combat. Infection and Drug Resistance 2017;10:249-59.
13. Baden LR, Swaminathan S, Angarone M, Blouin G, Camins BC, Casper C, et al. Prevention and Treatment of Cancer-Related Infections, Version 2.2016, NCCN Clinical Practice Guidelines in Oncology. J Natl Compr Canc Netw. 2016;14(7):882-913.
14. Mellinghoff SC, Panse J, Alakel N, Behre G, Buchheidt D, Christopeit M, et al. Primary prophylaxis of invasive fungal infections in patients with haematological malignancies: 2017 update of the recommendations of the Infectious Diseases Working Party (AGIHO) of the German Society for Haematology and Medical Oncology (DGHO). Ann Hematol. 2018;97(2):197-207.
15. Seyedmousavi S, Verweij PE, Mouton JW. Isavuconazole, a broad--spectrum triazole for the treatment of systemic fungal diseases. Expert Review of Anti-Infective Therapy 2015;13(1):9-27.
16. Pfaller MA, Messer SA, Rhomberg PR, Jones RN, Castanheira M. In Vitro Activities of Isavuconazole and Comparator Antifungal Agents Tested against a Global Collection of Opportunistic Yeasts and Molds. J Clin Microbiol. 2013;51(8):2608-16.
17. Shirley, M, Scott, LJ, Isavuconazole, a review in invasive aspergillosis and mucormycosis. Drugs. 2016;76(17):1647-57.
18. O'Leary RA, Einav S, Leone M, Madách K, Martin C, Martin-Loeches I. Management of invasive candidiasis and candidaemia in critically ill adults: expert opinion of the European Society of Anaesthesia Intensive Care Scientific Subcommittee. J Hosp Infect. 2018;98(4):382-390.
19. Larkin EL, Dharmaiah S, Ghannoum MA. Biofilms and beyond: expanding echinocandin utility. J Antimicrob Chemother. 2018;73(Suppl 1):i73-i81.
20. Chen K, Wang Q, Pleasants RA, Ge L, Liu W, Peng K, Zhai S. Empiric treatment against invasive fungal diseases in febrile neutropenic patients: a systematic review and network meta-analysis. BMC Infect Dis. 2017 Feb 20;17(1):159.
21. Valerio M, Muñoz P, Bouza E. Liver toxicity of micafungin. Is this drug safe? Enfermedades Infecciosas y Microbiologia Clinica 2011;29(Suppl 2):29-32.
22. Bellmann R, Smuszkiewicz P. Pharmacokinetics of antifungal drugs: practical implications for optimized treatment of patients. Infection 2017;45(6):737-79.
23. Ana Espinel-IngroffIn vitro antifungal activities of anidulafungin and micafungin, licensed agents and the investigational triazole posaconazole as determined by NCCLS methods for 12,052 fungal isolates: review of the literature. Rev Iberoamericana Micol. 2003;20:121-36
24. Cermehol JR, Alvarado P, Mendoza M, Herndndez I, Cuestal D. Sensibilidad in vitro de aislados del complejo Paracoccidioides spp a antifúngicos sistémicos utilizando el método de microdilución [In vitro susceptibility of isolates of Paracoccidioides spp complex to systemic antifungals using the microdilution method]. Invest Clin. 2015;56(3):243-53.
25. Cruz RC, Werneck SM, Oliveira CS, Santos PC, Soares BM, Santos DA, Cisalpino PS. Influence of different media, incubation times, and temperatures for determining the MICs of seven antifungal agents against Paracoccidioides brasiliensis by microdilution. J Clin Microbiol. 2013;51(2):436-43.
26. Thompson GR, Rendon A, Ribeiro dos Santos R, et al. Isavuconazole Treatment of Cryptococcosis and Dimorphic Mycoses. Clin Infect Dis. 2016;63(3):356-62.

capítulo | 125

Antivirais e Antiparasitários

Subcapítulo | 125.1

Antivirais

Joana Alves | André Silva Pinto | Catarina Oliveira Paulo

Destaques

- A maioria dos antivirais apresenta um espectro de atividade estreito.
- Os antivirais não eliminam os vírus, apenas inibem seu desenvolvimento.
- Os alvos-chave dos antivirais são a penetração dos vírus nas células do hospedeiro, a replicação viral e a síntese proteica.

Introdução

Antivirais são uma classe de medicamentos usados para tratar infecções virais. Os vírus são uma causa importante de infecção com morbidade e mortalidade significativas. São organismos intracelulares que necessitam usar a célula do hospedeiro para a replicação. A estrutura do vírus é simples e consiste em genoma DNA ou RNA revestido por proteínas e, por vezes, envelope lipídico (**Figura 125.1.1**).

A idoxuridina foi o primeiro fármaco com características antivirais, aprovado em 1963 para tratar infecções herpéticas; desde então, o desenvolvimento de antivirais para uso clínico cresceu exponencialmente. Cada antiviral é usado para tratar determinado vírus e não o elimina, apenas inibe seu desenvolvimento. Neste capítulo, decidiu-se incluir apenas antivirais usados no contexto da medicina intensiva.

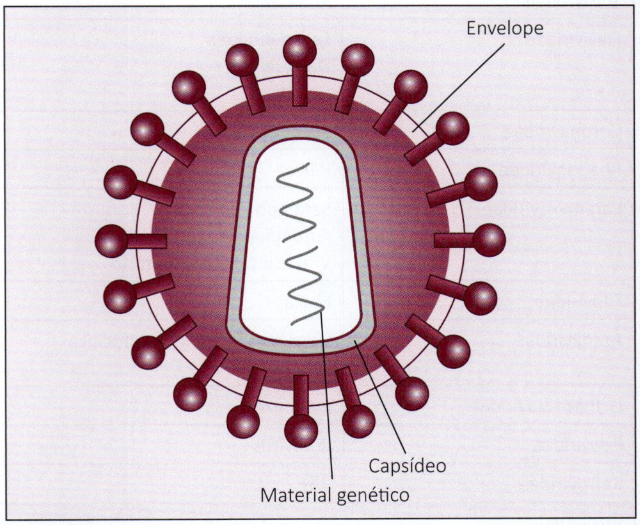

Figura 125.1.1. Estrutura do vírus.

Fonte: PrePara Enem. Disponível em: https://www.preparaenem.com/biologia/virus.htm. Acessado em agosto de 2024.

Classificação dos vírus

Inicialmente, a classificação dos vírus dependia de características de anatomia patológica, como o tropismo para cada órgão, ou características epidemiológicas, como a via de transmissão (p. ex., arbovírus – transmissão por artrópode). Atualmente, a classificação baseia-se no tipo e estrutura do ácido nucleico e mecanismo de replicação, na simetria da capsídeo do vírus e na presença de envelope lipídico (**Quadro 125.1.1**). Existem vírus DNA (ácido desoxirribonucleico) e vírus RNA (ácido ribonucleico); cada um pode conter material genético de cadeia simples ou dupla. Os vírus DNA replicam-se no núcleo da célula. Os vírus de RNA de cadeia simples são divididos em RNA de senso (+) e senso (-) e, normalmente, replicam-se no citoplasma da célula. Os retrovírus usam a transcrição reversa (por meio de uma enzima de transcriptase reversa) para criar uma cópia de DNA de cadeia dupla (pró-vírus) do seu genoma RNA, que é inserida no genoma da célula hospedeira.

Mecanismo de ação

A infecção viral envolve a entrada do vírus na célula hospedeira (adesão e penetração), incorporação do material genético na célula, induzindo a replicação viral, e liberação de novos vírus.

O alvo dos antivirais é o vírus em si ou os receptores do hospedeiro. Os fármacos antivirais podem ser agrupados de acordo com seu mecanismo de ação:

- **Inibidores nucleosídeos da transcriptase reversa:** após a fosforilação por enzimas intracelulares, estes fármacos competem com os nucleosídeos naturais, são incorporados pela transcriptase reversa do DNA viral e impedem o alongamento da cadeia e, consequentemente, sua replicação.
  - Exemplos: tenofovir, lamivudina, abacavir.
- **Inibidores não nucleosídeos:** inibem a enzima transcriptase reversa e incorporam a cadeia de DNA do vírus.
  - Exemplos: efavirenz, etravirina, nevirapina.

Quadro 125.1.1. Classificação de alguns vírus

Família	Exemplo	Tipo RNA/DNA	Envelope	Simetria
Vírus RNA				
Picornaviridae	Poliovírus Coxsackievírus Enterovírus Hepatite A	(+)ssRNA	Não	Icosaédrica
Caliciviridae	Vírus Norwalk Hepatite E	(+)ssRNA	Não	Icosaédrica
Togaviridae	Rubéola	(+)ssRNA	Sim	Icosaédrica
Flaviviridae	Febre Amarela Dengue Hepatite C	(+)ssRNA	Sim	Esférica
Coronaviridae	Coronavírus	(+)ssRNA	Sim	Helicoidal
Rhabdoviridae	Raiva	(-)ssRNA	Sim	Helicoidal
Paramyxoviridae	Sarampo *Parainfluenza* Vírus Sincicial respiratório	(-)ssRNA	Sim	Helicoidal
Filoviridae	Ébola	(-)ssRNA	Sim	Helicoidal
Arenaviridae	Vírus coriomeningite linfocítica Febre Lassa	ssRNA	Sim	Esférica
Orthomyxoviridae	*Influenza*	(-)ssRNA	Sim	Helicoidal
Reoviridae	Rotavírus	csRNA	Não	Icosaédrica
Retroviridae	VIH	(+)ssRNA	Sim	Esférica
Vírus DNA				
Hepadnaviridae	Hepatite B	csDNA circular	Sim	Icosaédrica
Parvoviridae	Parvovírus B19	(+) ou (-) ssDNA	Não	Icosaédrica
Poliomaviridae	Vírus JC	csDNA circular	Não	Icosaédrica
Papillomaviridae	Vírus do papiloma humano	csDNA circular	Não	Icosaédrica
Adenoviridae	Adenovírus	csDNA linear	Não	Icosaédrica
Herpesviridae	Herpes simples Varicela-zóster Vírus Epstein-Barr Citomegalovírus	csDNA linrar	Sim	Icosaédrica

Fonte: Adaptado de Bennet J, Dolin R, Blaser M. Mandell, Douglas e Bennett – Manual de Doenças Infecciosas. 8. ed. Guanabara Koogan; 2019.

- ▶ **Inibidores da protease:** impedem a enzima protease de quebrar as proteínas inertes.
  - Exemplos: darunavir, fosamprenavir, indinavir, ritonavir, lopinavir.
- ▶ **Inibidores da DNA-polimerase:** inibem a síntese do DNA viral e interrompem o alongamento da sua cadeia.
  - Exemplos: aciclovir, penciclovir, foscarnet, cidofovir.
- ▶ **Inibidores da desmontagem da capsíde do vírus.**
  - Exemplos: amantadina, rimantadina.
- ▶ **Inibidores da neuraminidase:** impedem que o vírus se liberte das células infectadas para infectar as células vizinhas.
  - Exemplos: oseltamivir, zanamavir.
- ▶ **Inibidores da integrase:** impedem a incorporação do DNA viral no genoma do hospedeiro.
  - Exemplos: raltegravir, dolutegravir.
- ▶ **Inibidores da entrada viral:** impedem que o vírus entre na célula hospedeira por meio do bloqueio de receptores de superfície.
  - Exemplo: maraviroc.

A **Figura 125.1.2** apresenta o espectro de ação de alguns dos antivirais mais usados.

Antivirais com atividade contra infecções respiratórias virais

As classes de antivirais para tratamento do vírus *Influenza* incluem inibidores da neuraminidase (oseltamivir, zanamivir, peramivir e laninamivir), inibidores da endonuclease (baloxavir) e adamantanos (amantadina e rimantadina). O remdesivir é um análogo nucleotídeo da adenosina com atividade *in vitro* contra o síndrome de dificuldade respiratória aguda pelo Coronavírus 2 (SARS-CoV-2). Neste manual, serão referenciados apenas os fármacos de uso em medicina intensiva.

Oseltamivir, Peramivir

O oseltamivir e o peramivir são inibidores da enzima neuraminidase do vírus *Influenza* A e B. O oseltamivir está indicado na infecção por *Influenza*, incluindo nos pacientes com infecção severa, idealmente até às 48 horas desde o início dos sintomas. O peramivir está indicado no paciente crítico com infecção por *Influenza* em que a administração de oseltamivir está contraindicada por má absorção, estase gástrica ou hemorragia gastrointestinal.

- ▶ **Mecanismo de ação:** a neuraminidase é essencial para a liberação do vírus das células infectadas e disseminação viral por meio das células epiteliais do trato respiratório.
- ▶ **Espectro de atividade:** apresenta atividade contra o vírus *Influenza.*
- ▶ **Mecanismo de resistência:** a resistência antiviral é rara, mas pacientes imunodeprimidos ou com história de profilaxia ou tratamento antiviral prévio têm maior risco de resistência. A mutação da neuraminidase H275Y causa resistência ao oseltamivir. Mutações da hemaglutinina causam resistência ao oseltamivir e zanamivir.
- ▶ **Farmacocinética:** *o* oseltamivir tem boa disponibilidade oral. Em pacientes com entubação orofaríngea, a cápsula pode ser administrada via sonda nasogástrica (dissolver o pó da cápsula em 20 mL de água destilada seguida de *flush* de 10 mL de água destilada).
- ▶ **Dose:**
  - Oseltamivir: 75 mg a cada 12 horas durante cinco dias. Em pacientes com *clearance* renal abaixo de 60 mL/minuto, a dose deve ser ajustada. Usar com precaução no paciente com alteração severa da função hepática.
  - Peramivir: 600 mg EV uma vez ao dia. Em pacientes com *clearance* renal abaixo de 50 mL/minuto, a dose deve ser ajustada.
    - *Duração*: durante de cinco dias. O tratamento pode ser prolongado em pacientes gravemente doentes ou com imunodepressão (até 10 dias).
    - *Toxicidade:* efeitos gastrointestinais são comuns e transitórios; efeitos neuropsiquiátricos como confusão, *delirium* e alucinação foram reportados, mas são raros.

Remdesivir

O remdesivir inibe a replicação viral do SARS-CoV-2 nas células epiteliais respiratórias e está atualmente indicado no tratamento de infecção por SARS-CoV-2 em pacientes internados com hipoxemia confirmada (SpO2 inferior a 90% em ar ambiente) sem necessidade de suporte ventilatório. O remdesivir não tem eficácia comprovada em pacientes ventilados com infecção por SARS-CoV-2.

- ▶ **Mecanismo de ação:** o remdesivir é um pró-fármaco do nucleotídeo de adenosina que é metabolizado

	Remdesivir	Oseltamivir	Peramivir	Zanamavir	Aciclovir	Cidofovir	Famciclovir	Forcarnet	Ganciclovir	Valaciclovir	Valganciclovir
Adenovírus	±					+			±		±
Coronavírus	++										
Citomegalovirus					0	++	0	++	++	0	++
Herpes Simplex	++	0	++	+	++	+	++	+	+	++	+
Influenza		±	++	++							
Varicella-zoster					+	+	+	+	+	++	+

Figura 125.1.2. Espectro de ação antiviral.

Fonte: Adaptada de Gilbert DN. Guia Sanford Para Terapia Antimicrobiana. Rio de Janeiro: GEN, 2015.

nas células do hospedeiro para formar o metabólito ativo nucleosídeo trifosfato. O remdesivir trifosfato atua como análogo da adenosina trifosfato (ATP) e, por meio da RNA polimerase, integra nas cadeias de RNA viral, interrompendo a síntese de RNA.

- **Espectro de atividade:** apresenta atividade contra vírus Ébola, vírus Nipah, vírus sincicial respiratório e coronavírus.
- **Mecanismo de resistência:** a resistência antiviral é rara, sendo descrita diminuição da suscetibilidade ao remdesivir quando existem substituições de aminoácidos na polimerase.
- **Farmacocinética:** o remdesivir é de administração endovenosa, com uma meia-vida de 1 hora; 93% do fármaco liga-se às proteínas plasmáticas e é eliminado por *clearance* renal.
- **Dose:**
  - Dose de ataque de 200 mg EV e manutenção de 100 mg/dia EV (infusão de 30 a 120 minutos). Não é necessário ajuste de dose conforme função renal, mas não é recomendada sua administração quando o *clearance* renal é inferior a 30 mL/min.
    - *Duração:* durante três dias. A duração do tratamento pode ser prolongada até 10 dias no paciente crítico.
    - *Toxicidade:* aumento das transaminases e do tempo de protrombina é frequente; efeitos gastrointestinais são comuns e transitórios. Cefaleia e exantema também são descritos. Estão descritas reações relacionadas com a infusão, como hipotensão, náuseas, sudorese e tremores.

Antivirais com atividade contra infecções por *herpesviridae*

A família *Herpesviridae* engloba 3 subfamílias: a alfa-*herpesviridae*, que inclui o vírus herpes simples (HSV) tipo 1 e 2, vírus varicela-zóster (VZV) e o vírus herpes B; a beta-*herpesviridae*, que inclui o vírus citomegálico (CMV) e vírus herpes humano (HHV) 6 e 7; e a gama-*herpesviridae*, que inclui o vírus Epstein-Barr (EBV) e o HHV 8. Os vírus herpes podem causar uma variedade de síndromes clínicas, como lesões vesiculares na pele, retinite, hepatite e encefalite. Os antivirais com atividade nos vírus herpes inibem a DNA-polimerase e, consequentemente, a replicação viral. Neste manual serão referenciados antivirais de uso endovenoso no paciente crítico.

Aciclovir

O aciclovir é usado no tratamento de infecções por *Herpesviridae*, particularmente nos HSV e VZV. No contexto de Medicina Intensiva, o aciclovir é particularmente usado na encefalite herpética ou na encefalite por varicela-zóster.

- **Mecanismo de ação:** o aciclovir (9-|2-hidroximetil|guanina) é um análogo nucleosídeo que seletivamente inibe a replicação viral. Após entrada celular, é fosforilado em aciclovir monofosfato por meio da timidina quinase viral (permitindo uma concentração nas células infectadas pelo vírus) e, em seguida, em aciclovir trifosfato por enzimas celulares. O aciclovir trifosfato inibe a DNA-polimerase dos vírus herpes.
- **Espectro de atividade:** o aciclovir é ativo contra HSV tipo 1 e 2, VZV e EBV. A atividade contra HHV 6 e 8 é limitada. O CMV é resistente ao aciclovir.
- **Mecanismo de resistência:**
  - Redução ou ausência de timidina quinase.
  - Alteração da atividade da timidina quinase (diminuição da fosforilação do aciclovir).
  - Alteração da DNA-polimerase com menor afinidade para aciclovir trifosfato.
- **Farmacocinética:** o aciclovir tem cerca de 15%-30% de biodisponibilidade, pelo que no paciente crítico deve ser prescrita a formulação endovenosa. O aciclovir é hidrofílico, não se liga ativamente às proteínas e atinge aproximadamente 50% de níveis nos tecidos e nos fluidos (incluindo no líquido cefalorraquidiano). A excreção é predominantemente renal por filtração glomerular e secreção tubular. A meia-vida do fármaco é cerca de 2-3 horas.
- **Dose:**
  - Em Medicina Intensiva, na infecção herpética, a dose recomendada é 10 mg/kg a cada 8 horas.
  - Na infecção grave por VZV, é recomendada dose mais elevada – 15 mg/kg a cada 8 horas.
  - Em pacientes com *clearance* renal abaixo de 50 mL/minuto, a dose deve ser ajustada.
    - *Duração:* 10-21 dias.
    - *Toxicidade:* geralmente, o aciclovir é bem tolerado e com poucos efeitos adversos. A toxicidade mais comum é a lesão renal aguda. A precipitação de cristais de aciclovir nos túbulos renais pode conduzir a lesão renal aguda; esse risco pode ser reduzido por hidratação prévia e aumento da perfusão em 1-2 horas. Foram reportados casos raros de agitação, tremores, *delirium*, alucinações e mioclonias. Esses efeitos adversos são mais comuns em pacientes imunodeprimidos.
    - *Notas:* o valaciclovir é uma pró-droga do aciclovir, pelo que o mecanismo de ação é similar ao aciclovir. Tem apenas formulação oral, com biodisponibilidade 5 vezes maior que o aciclovir.

Cidofovir

O cidofovir é um análogo fosfonato nucleotídeo da citosina. É usado particularmente nas infecções por CMV. Está aprovado para a retinite por CMV no paciente com infecção pelo HIV com falência ao ganciclovir ou foscarnet.

- **Mecanismo de ação:** o cidofovir é fosforilado por enzimas celulares do hospedeiro em cidofovir difosfato, que é um inibidor competitivo da DNA-polimerase viral.
- **Espectro de atividade:** tem atividade contra CMV, HSV, HHV-6, HHV-8, polioma vírus, papiloma vírus, adenovírus, varíola. Tem atividade contra HSV resistentes ao aciclovir por ausência/alteração da timidina quinase. Tem atividade contra isolados CMV resistentes a ganciclovir por mutações UL97 da fosfotransferase, mas os isolados CMV com mutações UL54 são resistentes ao cidofovir. Habitualmente, é ativo contra CMV resistente ao foscarnet.
- **Mecanismo de resistência:** mutação na DNA-polimerase reduz a suscetibilidade do cidofovir ao CMV.
- **Farmacocinética:** pouca biodisponibilidade oral, pelo que a administração é endovenosa. Excreção renal. Semi-vida de 2,6 horas, mas o cidofovir difosfato intracelular tem meia-vida > 48 horas.
- **Dose:** 5 mg/kg semanal e depois 5 mg/kg a cada 15 dias na fase de manutenção. Em pacientes com *clearance* renal abaixo de 55 mL/minuto, o fármaco está contraindicado.
  - *Duração:* 14-21 dias na fase de indução.
  - *Toxicidade:* a lesão tubular renal é frequente e pode ser reduzida por hidratação e associação de probenecida. Também pode ocorrer neutropenia, exantema, intolerância gastrointestinal.

Ganciclovir

O ganciclovir é um análogo do aciclovir e é ativo contra infecções por HSV e VZV, sendo marcadamente superior ao aciclovir nas infecções por CMV. O ganciclovir está aprovado para o tratamento de retinite por CMV e para o tratamento de outros síndromes causados pelo CMV, incluindo pneumonia, esofagite e hepatite.

- **Mecanismo de ação:** nas infecções por CMV, após a fosforilação por quinases virais codificadas pelo gene UL97 (permitindo concentração nas células infectadas por CMV), o ganciclovir trifosfato inibe a DNA-polimerase do CMV e pode ser incorporado no DNA do CMV, interrompendo a elongação do vírus. Nas infecções por HSV ou VZV, o ganciclovir é fosforilado pela timidina quinase do vírus.
- **Espectro de atividade:** tem atividade contra CMV, HSV e VZV.
- **Mecanismo de resistência:** Está descrita resistência nas infecções por CMV em pacientes com exposição prévia ao fármaco devido a mutação do gene UL97 ou mutação da DNA-polimerase.
- **Farmacocinética:** tem disponibilidade oral e endovenosa, mas a biodisponibilidade oral é de apenas 5%-9%. Semi-vida de 3,5 horas. Excreção renal na forma não metabolizada.
- **Dose:** 5 mg/kg a cada 12 horas; dose de manutenção 5 mg/kg ao dia. Pacientes com disfunção renal (*clearance* renal < 69 mL/min) necessitam ajuste de dose.
  - *Duração:* 14-21 dias na fase de indução (pode ser prolongado nos pacientes cuja doença se mantenha clinicamente ativa). Pacientes imunodeprimidos requerem profilaxia secundária com 900 mg ao dia de valganciclovir (ou equivalente se não houver via oral assegurada).
  - *Toxicidade:* supressão severa da medula óssea, particularmente neutropenia, que pode ser potencializada no contexto de lesão renal.
  - *Notas:* o valganciclovir é o 1-valil éster do ganciclovir com uma biodisponibilidade oral de 60%, sendo rapidamente hidrolisado em ganciclovir no intestino e fígado.

Foscarnet

Foscarnet (ácido fosfonofórmico) é um componente de pirofosfato que inibe potencialmente vírus herpes, incluindo CMV. Está aprovado para o tratamento de retinite por CMV e infecções herpéticas resistentes ao aciclovir.

- **Mecanismo de ação:** inibe a DNA-polimerase no local de ligação do pirofosfato.
- **Espectro de atividade:** tem atividade contra HSV, VZV, CMV e HHV-6. Não requer fosforilação, pelo que é ativo contra HSV e VZV resistentes ao aciclovir ou CMV resistentes ao ganciclovir.
- **Mecanismo de Resistência:** mutação no gene UL54 que codifica a DNA-polimerase.
- **Farmacocinética:** fracamente solúvel, pelo que deve ser administrado por via endovenosa por bomba de perfusão. Semi-vida de 3-5 horas, que aumenta com o agravamento da função renal. Estima-se depósito de 10%-28% no osso, persistente durante meses.
- **Dose:** 60 mg/kg a cada 8 horas em perfusão de 1-2 horas; dose de manutenção de 90-120 mg/kg uma vez ao dia. Pacientes com disfunção renal necessitam ajuste de dose.
  - *Duração:* 14-21 dias na fase de indução.
  - *Toxicidade:* lesão renal é o efeito adverso mais frequente, pelo que a hidratação é fundamental. Devido à ligação divalente a íons metálicos, o paciente pode manifestar hipocalcemia, hipomagnesemia, hipocalemia e hipo ou hiperfosfatemia.

Maribavir

O maribavir é um antiviral usado para tratar infecções citomegálicas refratárias a uma ou mais terapias anteriores (ganciclovir, valganciclovir, cidofovir ou foscarnet) em pacientes transplantados (transplante de células estaminais hematopoiéticas ou de órgão sólido).

- **Mecanismo de ação:** inibe competitivamente a proteína quinase UL97 do CMV, inibindo assim a replicação viral.

- **Espectro de atividade:** tem atividade contra CMV; não tem atividade contra HSV e VZV. Possui atividade potencial contra EBV (*in vitro*).
- **Mecanismo de resistência:** Mutações no gene UL97 conferem resistência ao maribavir.
- **Farmacocinética:** tem meia-vida de 4,3 horas. É metabolizado pelo fígado por meio do CYP3A4, tendo várias interações farmacológicas.
- **Dose e duração:** 400 mg por via oral a cada 12 horas. Os comprimidos podem ser esmagados e administrados via sonda nasogástrica. Não é necessário ajuste de dose em pacientes com alterações da função renal.
  - *Duração:* 8 semanas.
  - Toxicidade: disgeusia e efeitos gastrointestinais são os efeitos adversos mais frequentes; também são comuns hepatotoxicidade, lesão renal aguda, cefaleia, astenia e neutropenia.

Conclusão

O alvo dos antivirais é o vírus em si ou os receptores do hospedeiro. Os fármacos antivirais podem ser agrupados de acordo com seu mecanismo de ação: podem inibir a entrada viral na célula hospedeira (adesão e penetração), a incorporação do material genético na célula, consequentemente a replicação viral, e impedir a liberação de novos vírus.

Referências bibliográficas

1. Avery RK, Alain S, Alexander BD, Blumberg EA, Chemaly RF, Cordonnier C, SOLSTICE Trial Investigators et al. Maribavir for Refractory Cytomegalovirus Infections With or Without Resistance Post-Transplant: Results From a Phase 3 Randomized Clinical Trial. Clin Infect Dis. 2022;75(4):690-701.
2. Bennett JE, Dolin R, Blaser MJ. Mandell, Douglas, and Bennett's Principles and Practice of Infectious Diseases. Elsevier Inc.,.; 2015.
3. Clinical and Research Information on Drug-Induced Liver Injury; Bethesda (MD): National Institute of Diabetes and Digestive and Kidney Diseases; 2012–. Maribavir. 2022 Nov 14.
4. Gandhi RG, Kotton CN. Evaluating the Safety of Maribavir for the Treatment of Cytomegalovirus. Ther Clin Risk Manag. 2022;18:223-232.
5. Kasper D.L., & Fauci A.S. Harrison's Infectious Diseases. 3e. McGraw Hill. 2017.
6. Kausar S., Ishaq M., Riaz M., Saleem I., A review: Mechanism of action of antiviral drugs. International Journal of Immunopathology and Pharmacology. 2021.
7. Lamb YN. Remdesivir: First Approval. Drugs. 2020;80:1355-1363.
8. Swierczynska M, Mirowska-Guzel D, Pindelska E, Antiviral Drugs in Influenza. International Journal of Environmental Research and Public Health. MDPI.; 2021.
9. Tompa D, Immanuel A, Srikanth S, Kadhurvel S. Trends and strategies to combat viral infections: A review on FDA approved antiviral drugs. International Journal of Biol ogical Macromolecules. Elsevier; 2021.
10. WHO Solidarity Trial Consortium. Remdesivir and three other drugs for hospitalised patients with COVID-19: final results of the WHO Solidarity randomised trial and updated meta-analyses. Lancet. 2022;399(10339):1941-1953.

Subcapítulo | 125.2

Antiparasitários

Catarina Oliveira Paulo | Joana Alves | André Silva Pinto

Destaques

- Antiparasitários relevantes em contexto de unidade de terapia intensiva (UTI)
- Infecções parasitárias com potencial de gravidade e suas terapias.
- Mecanismo de ação, farmacocinética e farmacodinâmica de alguns antiparasitários.

Introdução

As infecções parasitárias que exigem internação em unidade de terapia intensiva (UTI) como motivo de admissão não são tão comuns quanto as etiologias bacterianas, virais ou fúngicas, e têm impacto e incidência variados conforme a localização geográfica das UTIs. Este texto abordará diversos antiparasitários utilizados para tratar as parasitoses mais comuns em nível mundial, embora não cubra todos eles. Dentre os microrganismos para os quais se descreve a terapêutica antiparasitária, incluem-se alguns do grupo dos helmintos (multicelulares), como nematódeos (p. ex., *Ascaris lumbricoides*), trematódeos (p. ex., *Schistosoma* spp.) e cestódeos (p. ex., *Taenia* spp.); protozoários (unicelulares), como amebas (p. ex., *Entamoeba histolytica*), flagelados (p. ex., *Giardia intestinalis*), esporozoítos (p. ex., *Plasmodium* spp.) e ciliados (p. ex., *Balantidium coli*); e ectoparasitas (vivem fora do hospedeiro), como artrópodes (carrapatos, mosquitos, piolhos, ácaros – escabiose).

Ivermectina

Mecanismo de ação

Ativa canais de cloro, levando à paralisia muscular dos parasitas. Apresenta afinidade muito maior para os tecidos dos nematódeos do que para os tecidos humanos.

Farmacocinética/farmacodinâmica

Metabolizada no fígado pelo citocromo P450 isoenzima CYP3A4, não requer ajuste renal. Em áreas endêmicas de *Loa loa*, a oncocercose deve ser tratada primeiro, antes da utilização da ivermectina, devido ao risco de encefalopatia fatal.

Indicações em contexto de UTI

- Infecção por *Strongyloides stercoralis*
  - Doença disseminada: Ivermectina 200 microgramas/kg, via oral, por um a dois dias, com repetição a cada 15 dias se persistirem larvas nas fezes ou secreções respiratórias e 1 ciclo de finalização.[1,2]
  - Síndrome de hiperinfecção com sepse ou meningite em imunocomprometidos: Ivermectina 200 microgramas/kg/dia até fezes e secreções respiratórias negativas durante duas semanas.[3]
  - Se via oral não for possível, utilizar formulações veterinárias subcutâneas ou em enemas. Outra alternativa, se forma de comprimido, é esmagá-lo e administrar por sonda nasogástrica se não houver estase.
  - Considerar nas grávidas no 3º trimestre se infecção grave; pode ser usado na amamentação se o benefício superar o risco.[1]
- Escabiose norueguesa (ou crostosa): mais comum em imunocomprometiDos (e.g. infeção VIH ou HTLV).
  - Moderada a grave: Ivermectina 200 microgramas/kg/dia em 3 doses (dias 1, 2 e 8).[4]
  - Grave: Ivermectina 200 microgramas/kg/dia em 5 doses (dias 1, 2, 8, 9 e 15) ou em 7 doses (dias 1, 2, 8, 9, 15, 22 e 29).[4]
  - Nota: utilização concomitante de permetrina a 5% tópica ou benzoato de benzila (contraindicado na gravidez e amamentação); essencial isolamento de contato.

Praziquantel

Mecanismo de ação

Ativo contra a maioria dos cestódeos e trematódeos, mas não contra *Fasciola hepatica*. O mecanismo exato não é totalmente claro; destrói camadas externas dos parasitas suscetíveis e pode potencializar a destruição imune concomitante.

Farmacocinética/farmacodinâmica

Metabolizado no fígado, sem necessidade de ajuste renal; administrado com alimentos. A concentração sérica pode diminuir com uso concomitante de glucocorticoides, carbamazepina ou fenitoína. Levetiracetam não interage.

Indicações em contexto de UTI

- Shistosomíase aguda (Febre de Katayama – *Schistosoma* spp.)
  - 1 mg/kg de metilprednisolona durante três a quatro dias com ou sem praziquantel 40-60 mg/kg, via oral, em 2 ou 3 doses no mesmo dia durante três a seis dias.[5]
  - Repetir praziquantel após quatro a seis semanas (quando trematódeos estariam na fase adulta).[5]
- Albendazol em monoterapia (1.200 mg/dia máx.), adequado apenas se houver 1 a 2 cistos presentes na RM.
- Neurocisticercose (*Taenia solium*)
  - Neurocisticercose parenquimatosa – subaracnoidea – intraventricular – espinhal – ocular
    - Avaliar presença de cistos viáveis por tomografia ou ressonância magnética cerebral, cistos em degeneração ou calcificados (estes últimos não necessitam de tratamento antiparasitário).[6]
    - Neurocisticercose parenquimatosa (1-20 cistos viáveis e/ou em degeneração): Praziquantel 50 mg/kg/dia + albendazol 15 mg/kg/dia (máx. 800 mg/dia) + dexametasona 0,1 mg/kg/dia (ou prednisolona 1 mg/kg/dia) – iniciar 1 dia antes dos antiparasitários – durante 10 dias ± anticonvulsivantes durante no mínimo dois anos; diminuição gradual dos corticoides após 10 dias; repetir tratamento após 6 meses se cistos viáveis persistirem.[6]
    - Neurocisticercose parenquimatosa maciça (centenas a milhares de cistos com ou sem sinais inflamatórios): apenas corticoterapia – Dexametasona 0,2 a 0,4 mg/kg/dia, antiparasitários são contraindicados na fase aguda.[6]
    - Neurocisticercose intraventricular: remoção neuroendoscópica.
    - Neurocisticercose subaracnoidea: Albendazol 15 mg/kg/dia (máx. 1.200 mg/dia) + Dexametasona 0,1 mg/kg/dia (ou Prednisolona 1 mg/kg/dia) + *shunt* ventrículo-peritoneal antes da administração do antiparasitário. Terapia durante 30 dias. Repetir tratamento conforme evolução dos exames de imagem e avaliação dos níveis antigênicos. Se necessário, considerar associação com praziquantel.[6] Se necessário, uso prolongado de corticoesteroides, metotrexato até 20 mg por sema-

na poderá permitir diminuição da dose de corticoterapia.
- Monitorar pressão intracraniana durante o tratamento.
- Uso durante a gravidez/amamentação se o risco superar o benefício.
- Contraindicação: presença de cisticercose ocular (realizar fundoscopia antes do tratamento) e contraindicação relativa se neurocisticercose devido a possível exacerbação da doença.[6]

Metronidazol

Mecanismo de ação

Ativo apenas contra bactérias anaeróbias e protozoários. Atua como receptor de elétrons, sendo reduzido rapidamente e produzindo radicais livres que causam lesão ao DNA e macromoléculas.

Farmacocinética/farmacodinâmica

5-nitroimidazol com baixo peso molecular, o que permite rápida difusão para os tecidos, incluindo líquido cefalorraquidiano e abscessos. Metabolizado principalmente no fígado, necessitando de ajuste em função renal se o *clearance* de creatinina for < 10 mL/min (exceto com técnica de substituição renal contínua), com redução de 50% da dose em doença hepática Child-Pugh Classe B ou C. Administração com alimentos não altera a biodisponibilidade.

Indicações em contexto de UTI

- Amebíase (amebíase hepática aguda por *Entamoeba histolytica*)
  - Metronidazol 35 a 50 mg/kg/dia (máx. 750 mg) por 7-10 dias.[7]
  - Alternativa: Tinidazol 50 mg/kg/dia (máx.2 g) dose diária única por 3 dias seguidos de terapêutica endoluminal.
  - Em caso de abscesso hepático ou outra manifestação extra intestinal:
    - Metronidazol 750 mg EV ou PO por 10 dias.
    - Tinidazol 2 mg por 5 dias seguidos de terapêutica endoluminal.
- Giardíase
  - Metronidazol 15 mg/kg/dia (máx. 750 mg) 3 vezes/dia por 5-7 dias
  - **Alternativa:** Tinidazol 2 g em dose única ou nitazoxanida 500 mg PO por 3 dias.
  - Nota: Se refratários à terapêutica, pesquisar hipogamaglobulinemia, imunodeficiência de IgA e infecção VIH.

Permetrina

Mecanismo de ação

Pertence à família dos piretróides, cujo mecanismo de ação é a destruição da função dos neurônios dos *Sarcoptes scabiei* e *Pediculus humanus*.

Indicações em contexto de UTI

- **G. Escabiose nos imunocompetentes ou Pediculose no couro cabeludo ou púbico**
  - Creme de Permetrina a 5% - aplicação em toda a área cutânea, da mandíbula aos membros inferiores, incluindo dedos dos pés e por baixo das unhas. Deve permanecer durante 8 a 14 horas e pode ser preciso repetir em 1 a 2 semanas.
  - Alternativa: Apesar de menos eficaz, poderá ser utilizado o Benzoato de Benzilo (contraindicado na grávida e/ou amamentação). É essencial o isolamento de contato e tratamento de conviventes do doente, com lavagem da roupa a 60°C.

Outras infeções parasitárias relevantes em UTI

- Malária Grave
  - Artesunato IV 2,4 mg/kg/dose de 12/12 horas. Se parasitémia > 1% após as 3 primeiras doses - continuar 2,4 mg/kg/dose a cada 24h até parasitémia inferior. Se parasitémia < 1% após as 3 primeiras doses - continuar com terapêutica oral (iniciar ao menos 4 h após a última dose de artesunato).
  - Nota: Continuar IV se oral não tolerado, até no máximo 8 dias; quando se tratam de parasitémias elevadas é possível que se venha a desenvolver uma síndrome hemolítica tardia pós tratamento (~ 15 dias).
  - Quinina IV
    - Dose de carga: 20 mg/kg (sem doses máximas - risco/benefício) administrar em 500 cc de glicose 5%, a perfundir em 4 horas.
    - Dose de manutenção (a iniciar após 8 horas): 10 mg/kg a cada 8 horas por 7 dias, administrado em 500 cc de glicose 5%, a perfundir em 4 horas.
    - Se houver lesão renal aguda ou sem melhoria clínica em 48 horas. Redução para 10 mg/kg a cada 12 horas. Sem ajustes de dose em caso de hemodiálise ou hemofiltração.
  - Doxiciclina IV / via oral: 100 mg a cada 12 horas por 7 dias. Para grávidas no 1º trimestre, Clindamicina 20 mg/kg/dia, 3 vezes ao dia.
  - Notas:
    - Realizar ECG antes de iniciar Quinino IV e manter monitorização electrocardiográfica.

- Fluidoterapia IV administrada com precaução e vigilância rigorosa para hipervolemia (risco de coinfeção com vírus Dengue).
- Contraindicação relativa à AAS. AINE's não recomendados.

- Quando passar para via oral?
  - Parasitémia negativa ou < 1%
  - Tolerância oral
  - Evolução clínica favorável
  - Terapêuticas possíveis via oral
    - Artemether-lumefantrina: 20 mg/120 mg) – 4 comprimidos (80/480 mg) em dose única; após 8 horas, 4 comprimidos; após a 2ª dose, 4 comprimidos a cada 12 horas por 2 dias (com comida).
    - Artenimol (dihidroartemisina) + Piperaquina por 3 dias
    - Artesunato + amodiaquina
  - Alternativas:
    - Atovaquona + Proguanil por 3 dias.
    - Quinino por 3 dias + doxiciclina 100 mg por 7 dias – em grávidas e crianças < 8 anos, substituir doxiciclina por clindamicina.
  - Notas:
    - Não deve ser usado o mesmo fármaco administrado como profilaxia.
    - É essencial continuar o tratamento oral com derivados de artimisina, seja artesunato ou quinino, completando o tempo recomendado de acordo com o derivado escolhido.
    - Não esquecer que em caso de *Plasmodium vivax* ou *Plasmodium ovale*, é recomendado posterior utilização de primaquina, após exclusão de défice de glicose-6-fosfato-desidrogenase (G6PD). Em países onde estão implementados programas de eliminação da malária, as diretrizes de 2022 da OMS recomenda uma dose única de primaquina 0,25 mg/kg se *Plasmodium falciparum* para eliminação dos gametócitos, sem necessidade de exclusão de deficiência de G6PD.
    - Se doentes com malária grave proveniente de países com elevada taxa de resistência do *Plasmodium falciparum* à artemisina (Camboja, República Democrática Popular do Laos, Myanmar e Tailândia), é recomendada artesunato e quinino EV nas doses normais, mas em conjunto.

▶ Toxoplasmose Cerebral

- Cotrimoxazol (Sulfametoxazol / Trimetoprim): cálculo baseado no trimetoprim, 5 mg de trimetoprim/kg a cada 12 horas IV/oral.
- Alternativa:
  - Pirimetamina: 200 mg via oral (1º dia) 75 mg (≥ 60 kg) 75 mg 50 mg (< 60 kg) nos dias seguintes.
  - + Sulfadiazina: 3.000 mg a cada 12 horas (≥ 60 kg) e 2.000 mg a cada 12 horas (< 60 kg), IV/oral.
  - +Ácido folínico: 10 a 15 mg.

  Ou

  - Pirimetamina: 200 mg via oral (1º dia) 75 mg (≥ 60 kg) 75 mg 50 mg (< 60 kg) nos dias seguintes.
  - + Clindamicina: 600 a 900 mg a cada 6 horas.
  - + Ácido folínico: 10 a 15 mg.

  Ou

  - Pirimetamina: 200 mg (1º dia) e 75 mg (≥ 60 kg) e 50 mg (< 60 kg) nos dias seguintes.
  - +Atovaquona: 1.500 mg a cada 1 horas (com comida para garantir absorção).
  - +Ácido folínico: 10 a 15 mg.
- Notas: Pirimetamina poderá induzir neutropenia; sulfadiazina está associada a cristalúria e poderá levar a disfunção renal; cotrimoxazol tem risco de hipercaliémia e mielotoxicidade.

Conclusão

Os parasitas são microrganismos que podem apresentar-se com quadros clínicos graves e exigir a gestão do doente em contexto de UTI nível II ou III.

A história clínica com uma boa anamnese e o devido cuidado com história epidemiológica e factores de risco para imunossupressão são essenciais para um processo diagnóstico e terapêutico adequados.

Com o aumento de população imunodeprimida (e.g. fármacos, neoplasias) a reemergência de infeções oportunistas e suas manifestações graves serão cada vez mais frequentes. É importante destacar que a eosinofilia não exclui uma infeção parasitária, e o diagnóstico e o tratamentos precoces são essenciais para um bom prognóstico.

No contexto da UTI, questões como interações medicamentosas e efeitos adversos dos fármacos são aspectos fundamentais que sejam identificados de forma ativa/preemptiva, nomeadamente pelas particularidades metabólicas dos doentes internados.

Referências bibliográficas

1. Marcos LA, Terashima A, Dupont HL, Gotuzzo E. Strongyloides hyperinfection syndrome: an emerging global infectious disease. Trans R Soc Trop Med Hyg. 2008;102(4):314-8.
2. Geri G, Rabbat A, Mayaux J, Zafrani L, Chalumeau-Lemoine L, Guidet B, Azoulay E, Pène F. Strongyloides stercoralis hyperinfection syndrome: a case series and a review of the literature. Infection. 2015 Dec;43(6):691-8.
3. Del Brutto OH, Garcia HH. The many facets of disseminated parenchymal brain cysticercosis: A differential diagnosis

with important therapeutic implications. PLoS Negl Trop Dis. 2021;15(11):e0009883.
4. Fürnkranz U, Walochnik J. Nosocomial Infections: Do Not Forget the Parasites! Pathogens. 2021;10:238.
5. Parasitic Infection in the ICU – John Frean – National Institute for Communicable Diseases, National Health Laboratory Service, Johannesburg, South Africa.
6. Bennet JE, Dolin R, Blaser M. Mandell D, and Bennett´s Principles and Practice of Infectious Diseases: 2-Volume Set. 9th ed. Elsevier; 2019.
7. Southwick FA. Infectious Diseases: A Clinical Short Course. 4th ed. Frederick Southwick. McGraw Hill Lange; 2020.
8. Gilbert DN, Chambers HF, Saag M, Pavia AT, Coucher HW. The Sanford Guide to Antimicrobial Therapy; 2022.
9. World Health Organization (WHO). WHO Guidelines for Malaria. 3rd June 2022. Available at:
10. https://www.who.int/publications/i/item/9789240064884
11. EACS European AIDS Clinical Society. European AIDS Clinical Society Guidelines October 2022 update – version 11.1.

capítulo | 126

PK/PD de Antimicrobianos

Catarina Mendes Silva | João Gonçalves Pereira | João Pedro Baptista

Introdução

Antibioterapia no doente crítico

O paciente crítico pode ser admitido na unidade de terapia intensiva (UTI) já com infecção vigente ou pode desenvolvê-la durante a internação na UTI. Segundo o estudo multicêntrico EPIC II (*Extended Prevalence of Infection in Intensive Care*), são prescritos antibióticos a cerca de 70% dos pacientes críticos durante sua estadia na UTI, e 50% dos pacientes internados na UTI estão infectados.[1]

Vários estudos demonstraram que a administração precoce e adequada de antibióticos reduz a morbidade e mortalidade dos pacientes na UTI,[2] e esse princípio mantém-se fundamental para uma terapêutica de sucesso. Na presença de sepse ou choque séptico, cada hora de atraso na administração dos antibióticos apropriados está associada a um aumento significativo da mortalidade.[3] Contudo, os pacientes críticos com infecções graves continuam a ter resultados clínicos desfavoráveis, com elevada taxa de mortalidade. Comparativamente aos pacientes não infectados, a taxa de mortalidade dos pacientes infectados na UTI é mais que o dobro (25% *vs.* 11%).[1] No caso das infecções graves, representadas pela sepse e pelo choque séptico, a mortalidade é, de acordo com as novas definições da *Sepsis-3*, de 10% e superior a 40%, respectivamente.[4]

No processo de desenvolvimento de fármacos, os pacientes críticos estão normalmente pouco representados nos estudos clínicos. Porém, o aumento da gravidade da doença e da agressividade terapêutica aumentam dramaticamente a complexidade do tratamento de infecções graves nas UTI. A antibioterapia adequada é um dos pilares fundamentais no tratamento da sepse, mas frequentemente é dificultada pelos atrasos na identificação dos agentes patogênicos, pelo impacto da doença crítica na ação dos antibióticos e pela elevada prevalência de cepas resistentes.[5] A estratégia de utilização de regimes posológicos convencionais, com base em voluntários saudáveis ou pacientes não críticos, é inapropriada para infecções graves em pacientes críticos.[6,7]

Na presença de doença crítica, observam-se alterações na disposição de muitos fármacos, o que tem como consequência uma maior variabilidade das concentrações entre pacientes e até no mesmo paciente durante diferentes fases da doença, o que determina efeitos farmacológicos e toxicológicos mais imprevisíveis. A exposição adequada a antibióticos é um desafio e, dependendo das características do paciente, da evolução clínica e da terapêutica, a utilização de doses convencionais em pacientes críticos pode resultar em concentrações subterapêuticas no local de ação e insucesso do tratamento, com consequentes piores resultados clínicos. Por outro lado, a obtenção de concentrações supraterapêuticas pode resultar em toxicidade do fármaco.

Existem preocupações atuais quanto ao aumento de resistências aos antibióticos,[8,9] associadas à lentificação no desenvolvimento de novos agentes antimicrobianos.[10] A multiplicação das resistências bacterianas conduziu a uma elevação no tratamento empírico inapropriado das infecções, tanto no contexto comunitário quanto hospitalar, afetando a mortalidade, morbidade e utilização dos recursos de saúde.[11] Uma das estratégias fundamentais para manter a eficácia da terapêutica antibiótica é o aperfeiçoamento nos regimes posológicos dos fármacos disponíveis, que considera o poder da influência de dosagens inadequadas na seleção de mutantes resistentes e na determinação da falha terapêutica.[12] A escolha da antibioterapia ideal depende do conhecimento a respeito do perfil específico de microrganismos mais prováveis, e da resistência a antibióticos em cada UTI, com o intuito de identificar o fármaco correto, mas também de avaliar o estado fisiopatológico do paciente e de como esse processo dinâmico influencia a distribuição do fármaco.

Noções de farmacologia aplicada aos antibióticos

A relação entre a dose de um fármaco, sua concentração nos fluidos e tecidos corporais e o tempo é descrita pela farmacocinética (PK, do inglês *"Pharmacokinetics"*), a qual resulta de quatro processos: absorção, distribuição, metabolismo e excreção (ADME). A PK pode ser definida resumidamente pelo impacto do organismo na distribuição do fármaco administrado. Por outro lado, a relação entre a concentração do fármaco administrado e seu efeito no organismo é definida pela farmacodinâmica (PD, do inglês *"Pharmacodynamics"*), que inclui tanto o efeito farmacológico pretendido quanto as consequências indesejáveis, tais como a toxicidade mediada pelo medicamento. No caso dos antibióticos, seu efeito baseia-se na capacidade de matar ou inibir o crescimento do microrganismo responsável pela infecção. A relação entre PK e PD *(PK/PD)* pode ser descrita como a associação entre a dose de um fármaco e seus efeitos farmacológicos, tendo em conta que as alterações nas concentrações do fármaco conduzem a diferentes efeitos farmacológicos.[7]

Análise PK/PD no paciente crítico

A fisiopatologia particular e variável do paciente crítico dificulta o tratamento das infecções guiadas por protocolos delineados no contexto de pacientes menos graves ou mais saudáveis. A disfunção de órgãos (quer sejam hiperfunções, quer sejam hipofunções cardíaca, renal ou hepática), o suporte artificial, as técnicas extracorpóreas, a interação entre diferentes fármacos ou a resposta de fase aguda provocam alterações na PK e na PD que modificam o efeito dos antibióticos. Qualquer um dos processos de ADME, que caracterizam a PK, pode estar alterado no paciente crítico, como por exemplo, mudanças na motilidade gastrointestinal que alteram a absorção, processos inflamatórios que aumentam a permeabilidade capilar e a distribuição, insuficiência hepática que condiciona o metabolismo e a insuficiência renal que altera a excreção.[13] Por outro lado, o insucesso terapêutico pode ter como consequência a diminuição da suscetibilidade dos microrganismos nessa população e o desenvolvimento de resistências bacterianas.[14]

Em 2006, Rello *et al.* propuseram classificar a antibioterapia em apropriada, adequada e ideal, levando em consideração os fatores que têm um efeito direto na obtenção de eficácia antibiótica ideal.[15] Segundo essa classificação, a antibioterapia apropriada inclui a susceptibilidade *in vitro* e a administração precoce, enquanto a antibioterapia adequada diz respeito às propriedades físico-químicas e à concentração no local da infecção. A antibioterapia ideal é obtida por estratégias posológicas guiadas pela farmacocinética e farmacodinâmica. Esse paradigma teve como intuito maximizar a probabilidade de prescrever antibioterapia ideal em cada caso, controlando os fatores que levam à terapêutica inapropriada.[11]

A análise da PK/PD no paciente crítico surge como uma ferramenta útil para maximizar a terapêutica antibiótica, personalizar a dose e limitar a falta de eficácia por subdosagem ou os efeitos adversos da superdosagem.

Parâmetros essenciais de farmacocinética

Absorção

A absorção é, por definição, o processo de transporte de um fármaco desde o seu local de administração até a circulação sanguínea sistêmica, denominando-se biodisponibilidade à porcentagem da dose total administrada que atinge essa circulação. Apesar de no paciente crítico se usar predominantemente a via intravenosa, na qual a biodisponibilidade para qualquer fármaco é praticamente 100%, a absorção e suas alterações fisiopatológicas devem ser consideradas quando se utilizam formas de administração de antimicrobianos por via enteral ou inalatória.

Além dos fatores intrínsecos do trato digestivo (TD) – como o pH e a superfície de absorção, a interação entre diferentes fármacos e o tipo de tubo entérico usado – os dois fatores mais importantes a considerar no paciente crítico são as alterações da perfusão regional e a modificação da motilidade do trato digestivo.

A hipotensão, associada ou não ao choque circulatório, é comum no paciente crítico e a resposta fisiológica do organismo, nos casos de choque circulatório, é o redirecionamento do fluxo para os órgãos vitais (cérebro e coração), em detrimento da circulação dos territórios vasculares restantes. Essa situação é naturalmente agravada pela utilização de vasopressores que, embora em intensidade variável, afetam negativamente a circulação esplâncnica e diminuem a capacidade de absorção do trato digestório. Do ponto de vista prático, isso pode ser relevante quando se considera a administração de fármacos sem que haja um modo alternativo para ministrá-los (oseltamivir, por exemplo). A disfunção da motilidade do trato digestório é frequente no paciente crítico, seja secundária a fármacos como os opioides, ou resultante de agravos patológicos como íleo paralítico pós-operatório, após politrauma grave, grandes queimaduras ou no contexto da falência gastrointestinal na sepse.[16] A disfunção absortiva é a consequência natural dessas alterações.[17,18]

A via inalatória constitui uma via exequível de administração de antibióticos nas patologias infecciosas broncopulmonares, nomeadamente, da colistina, dos aminoglicosídeos e da ceftazidima. Apesar de formalmente aprovada em pacientes com bronquiectasias, no caso particular de indivíduos submetidos a ventilação pulmonar artificial invasiva a utilização de antibióticos nebulizados apresenta uma eficácia duvidosa, de tal forma que sua recomendação, atualmente, não é consensual.[19] Embora existam dados de ensaios na literatura evidenciando que a deposição broncoalveolar pode ser adequada, tais estudos foram baseados em modelos de pneumonia experimental ou de pulmões saudáveis.[20] A raridade de estudos farmacocinéticos nessa área torna difícil avaliar a eficácia dessa via de administração. No entanto, é previsível que o padrão de deposição seja seriamente prejudicado pela existência de secreções respiratórias, edema, inflamação e de diminuição do calibre das vias aéreas, além do efeito resultante do preenchimento total ou parcial da superfície bronquíolo-alveolar que habitualmente existe nesses pacientes com infecções respiratórias graves.

Distribuição

O parâmetro que mais bem representa a distribuição de um fármaco é o *volume de distribuição (VD)*, que descreve a relação entre a quantidade administrada de um fármaco e a concentração plasmática que tal medicação atinge no organismo. Fármacos hidrofílicos (como os antibióticos ß-lactâmicos, os aminoglicosídeos, a vancomicina e a colistina) tendem a ter uma distribuição semelhante ao componente líquido corporal (próxima a 0,65 litros/kg do peso ideal); por outro lado, os lipofílicos (tais como as quinolonas, os macrolídeos e o metronidazol) caracterizam-se por um VD muito superior, dada a sua afinidade para o tecido adiposo. A distribuição dos fármacos administrados ao paciente crítico está frequentemente afetada, seja como resultado das alterações fisiopatológicas que ocorrem frequentemente nesse grupo de pacientes, seja em decorrência dos tratamentos a que são submetidos (**Figura 126.1**).

As alterações da perfusão regional, qualquer que seja a causa, podem comprometer a disponibilização de fármacos a territórios como pele, tecido celular subcutâneo e músculo esquelético, independentemente de terem sido atingidos níveis séricos adequados, o que diminui a potência do efeito farmacológico de alguns antibióticos (nomeadamente, os hidrofílicos) e a eficácia do tratamento de infecções nesses territórios anatômicos.[21,22] A consequência prática é que, para o mesmo efeito, serão necessárias doses maiores.

Todos os fármacos em circulação têm uma fração livre (FL) e outra ligada às proteínas plasmáticas. Apenas a FL está disponível para ser distribuída pelos tecidos e órgãos (incluindo o excretor), metabolizada e entregue às células-alvo, onde exercerá a sua ação terapêutica. A albumina constitui a principal molécula transportadora sanguínea e o seu nível sérico está habitualmente diminuído no paciente agudo e grave, uma vez que a albumina é um marcador negativo de resposta inflamatória sistêmica. O consequente aumento da FL dos fármacos aumenta o seu respectivo VD, resultando em um menor efeito terapêutico esperado: apesar de teoricamente existir maior disponibilidade para exercer a sua ação terapêutica, o aumento do compartimento intersticial (*"terceiro espaço"*) anula ou inverte esse efeito, ao manter uma baixa concentração tissular. Esse efeito afeta predominantemente os antibióticos hidrofílicos.

Por outro lado, a disponibilidade do fármaco para a eliminação renal pode estar aumentada, enquanto para a metabolização hepática pode estar pouco alterada ou aumentada. Disso resulta que o efeito absoluto da hipoalbuminemia e o sentido desse efeito é difícil de prever. No entanto, a associação frequente entre alto VD e concentrações séricas baixas de antibióticos sugere que o efeito final mais comum

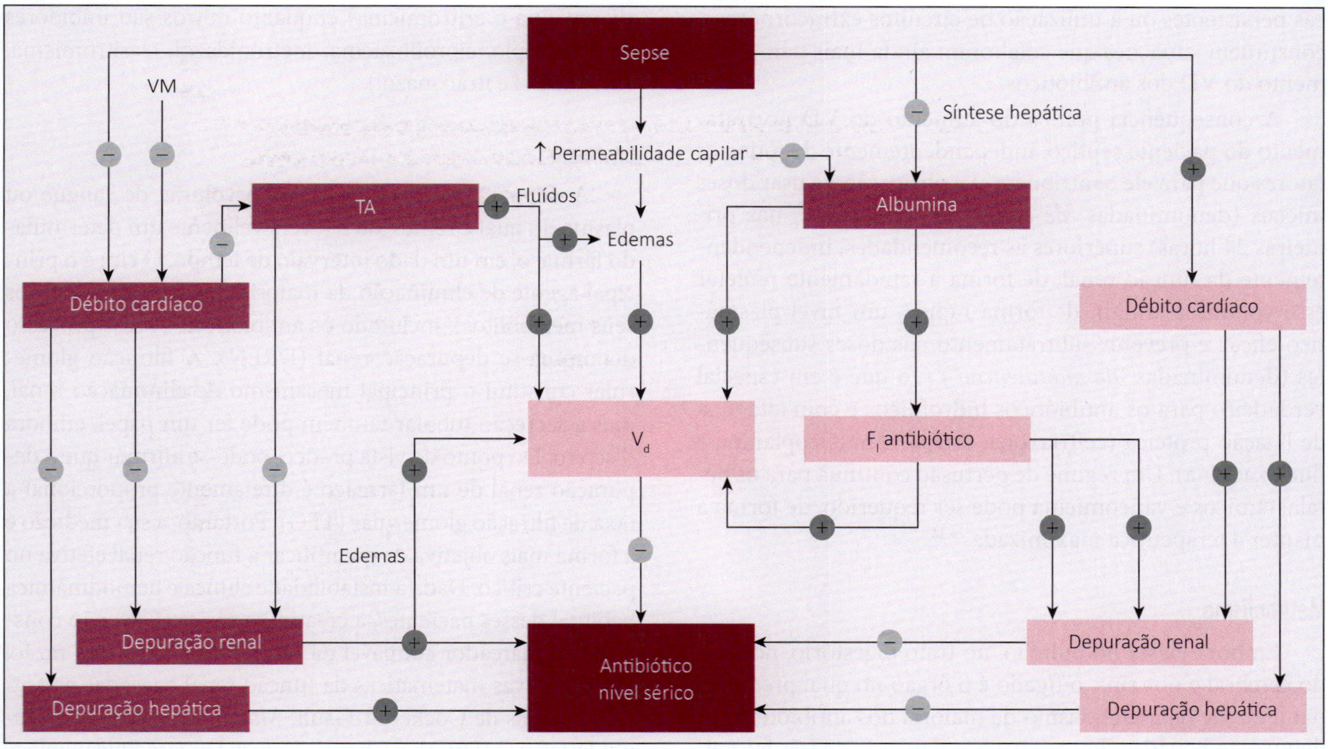

Figura 126.1. Diagrama ilustrando algumas das relações complexas presentes na fisiopatologia da sepse e sua influência (direta ou indireta) no nível sérico/tecidual do antibiótico. Destaque para a distensão do Vd, a hipoalbuminemia e o incremento ou diminuição da depuração renal ou hepática.

VM: ventilação mecânica; TA: tensão arterial; FL: fração livre não ligada à albumina; Vd: volume de distribuição: + traduz influência positiva, estímulo ou incremento; – traduz influência negativa, inibição ou diminuição.

Fonte: Desenvolvida pela autoria.

seja o de subexposição aos antibióticos. Adicionalmente, a avaliação laboratorial da FL dos antibióticos é complexa, de tal forma que, na maioria das vezes, são considerados os níveis totais (livre e ligado às proteínas), corrigindo-se posteriormente essa avaliação, levando em conta a taxa de ligação proteica conhecida em indivíduos saudáveis.

Na sepse, existem profundas alterações em nível celular, uma das quais é o aumento da permeabilidade capilar, levando ao movimento excessivo de fluidos para o compartimento extracelular (intersticial). Esse fluxo é perpetuado pela habitual e recomendada ressuscitação com fluidos no tratamento da hipoperfusão secundária à sepse (30 mL/kg nas primeiras 3 horas),[2,4] e pela menor pressão oncótica intravascular devida à hipoalbuminemia. Por sua vez, a maior permeabilidade capilar gera perda adicional de proteínas plasmáticas, inclusive albumina, o que completa o ciclo.

Os pacientes críticos apresentam muito frequentemente um aumento absoluto da água corporal total, o qual, no contexto de alterações da permeabilidade capilar e estado hipo-oncótico, dá origem ao aumento significativo do VD dos antibióticos, principalmente os hidrofílicos. Por outro lado, intrinsecamente, os antibióticos lipofílicos têm, de forma mais frequente, um elevado VD, de tal maneira que a influência de toda a sequência fisiopatológica associada à sepse e anteriormente descrita é muito menor. Estados clínicos com acúmulo de fluidos, tais como a insuficiência cardíaca congestiva, a oligoanúria por lesão renal aguda, grande extensão de área queimada, drenagens pós-cirúrgicas persistentes ou a utilização de circuitos extracorpóreos, constituem situações que colaboram ainda mais para o aumento do VD dos antibióticos.

A consequência prática do aumento do VD no tratamento do paciente séptico, independentemente de todos os fatores que para ele contribuem, é a obrigação de usar doses iniciais (denominadas *"de carga"* ou *"de ataque"*, nas primeiras 24 horas) superiores às recomendadas, independentemente da função renal, de forma a rapidamente repletar esse volume e atingir, de forma rápida, um nível plasmático eficaz e prevenir subtratamento nas doses subsequentes (denominadas *"de manutenção"*) – o que é em especial verdadeiro para os antibióticos hidrofílicos e com alta taxa de ligação proteica (ceftriaxona, ertapenem, teicoplanina e flucloxacilina). Um regime de perfusão contínua para os betalactâmicos e vancomicina pode ser requerido, de forma a manter a terapêutica maximizada.[23,24]

Metabolismo

Embora exista no pulmão, no trato digestório, no tecido cerebral e nos rins, o fígado é o órgão no qual predominantemente há metabolismo da maioria dos antibióticos. A depuração hepática de um fármaco depende de três fatores: do débito sanguíneo para o fígado, da atividade metabólica intrínseca do tecido hepático, do grau de ligação do fármaco às proteínas plasmáticas e do aporte proteico ao organismo.

Quanto maior for o fluxo sanguíneo para o fígado, maior será a disponibilidade do fármaco para se apresentar ao hepatócito, logo maior também será a sua taxa de metabolização. Esse princípio aplica-se principalmente aos fármacos com elevada taxa de extração hepática (> 0,7), que é definida como a fração do fármaco extraída do sangue durante a primeira passagem pelo fígado. A atividade metabólica hepática intrínseca pode-se encontrar aumentada, como parte da resposta inflamatória inicial à sepse na sua fase hiperdinâmica; em outras situações, encontra-se diminuída, como é o caso na hipovolemia e na hipoperfusão prolongadas ou no contexto da falência hepática aguda. Foi demonstrado, experimentalmente, que a resposta inflamatória sistêmica induzida por lipopolissacarídeos provenientes de bactérias Gram-negativas reduz a capacidade hepática de metabolizar fármacos.[25] Os medicamentos com baixa taxa de extração hepática (< 0,3) são menos sensíveis às variações do fluxo hepático e mais sensíveis às modificações da função intrínseca do fígado. Dado que o hepatócito apenas pode metabolizar os fármacos não ligados às proteínas plasmáticas, os antibióticos que apresentam baixa taxa de extração hepática e moderada ou alta ligação proteica são mais suscetíveis à hipoalbuminemia e mais disponíveis para a metabolização hepática, como são os casos dos antibióticos com alta taxa de ligação proteica. Por último, o aporte nutricional proteico, necessário no paciente séptico hipermetabólico e com balanço nitrogenado negativo, constitui também um multiplicador da atividade metabólica do hepatócito, e dinamizador da degradação de fármacos.[26] Importante ressaltar, ainda, que alguns antibióticos são propulsores das enzimas hepáticas (por exemplo, rifampicina e eritromicina) enquanto outros são inibidores (por exemplo, ciprofloxacina, metronidazol, claritromicina, voriconazol e itraconazol).

Excreção

A depuração é definida como o volume de sangue ou plasma do qual é removido irreversivelmente um determinado fármaco, em um dado intervalo de tempo. O rim é o principal agente de eliminação da maioria dos fármacos (ou dos seus metabólitos), incluindo os antibióticos. A esse processo denomina-se depuração renal (DREN). A filtração glomerular constitui o principal mecanismo de eliminação renal, mas a secreção tubular também pode ter um papel, embora discreto. Do ponto de vista prático, pode-se afirmar que a depuração renal de um fármaco é diretamente proporcional à taxa de filtração glomerular (TFG). Portanto, a sua medição é a forma mais objetiva de quantificar a função renal efetiva no paciente crítico. Dada a instabilidade clínica e hemodinâmica habitual desses pacientes, a creatinina sérica (CrS) não constitui um marcador confiável da função renal. Por essa razão, as estimativas matemáticas da função renal baseadas na CrS [as fórmulas de Cockcroft-Gault, *Modification of Diet in Renal Disease* (MDRD), e *Chronic Kidney Disease Epidemiology Collaboration* (CKD-EPI)], embora úteis e confiáveis no paciente com função renal estável, são inadequadas no paciente crítico.[27] A medição efetiva da depuração renal da creatinina por um determinado intervalo de tempo (2, 6, 8, 12 ou 24 horas) é o único modo fidedigno de avaliar a função renal no paciente crítico, embora com limitações importantes e não constituindo um método "padrão-ouro".[28,29]

A falência renal pode instalar-se de forma aguda, pode existir previamente no paciente crítico sob a forma crônica ou as duas situações podem sobrepor-se. Em todas elas, assiste-se a uma incapacidade parcial ou total para eliminar fármacos, o que leva potencialmente a situações de superdosagem ou intoxicação aguda. A lesão renal aguda (LRA), ou falência aguda de doença crônica, surge com frequência no paciente crítico. Adicionalmente, a sepse é o maior determinante da LRA nesse tipo de pacientes, responsável por 26% a 50% do total da incidência de LRA nos países desenvolvidos.[30] A principal consequência da LRA é a redução da TFG e uma diminuição proporcional da capacidade de eliminação de antibióticos pelos rins. Disso resulta a necessidade prática de ajuste de dose de acordo com a depuração renal medida, para efeito do qual há esquemas posológicos recomendados pelos fabricantes.

Por oposição, no paciente crítico sem LRA, a depuração renal pode aumentar para níveis suprafisiológicos, com uma prevalência descrita entre 33% e 65% dos pacientes internados em UTI.[31-35] Esta condição (*Depuração Renal Aumentada – DRA*) é definida como "um estado de aumento na eliminação renal de solutos em circulação, em relação a um valor-padrão tido como normal", e na vigência do qual um valor superior a 130 mL/min/1,73m^2 é aceito para caracterizar a presença de hiperfiltração em um paciente.[36,37] Apesar de clinicamente silenciosa e não representar diretamente uma ameaça adicional ou qualquer tipo de falência orgânica, essa condição está, no entanto, associada à depuração aumentada de antibióticos, particularmente dos betalactâmicos,[38-41] da vancomicina[33,42-44] e igualmente da levofloxacina,[45] da linezolida[46] e da daptomicina.[47] Essa situação conduz a risco de menor exposição ao antibiótico, diminuição do efeito terapêutico e probabilidade baixa de cura ou erradicação bacteriana. Sob uma perspectiva prática, a DRA implica em utilizar, nesses pacientes, doses superiores ao recomendado, de forma a atingir níveis terapêuticos adequados. Pacientes jovens, do sexo masculino, com existência de trauma grave (particularmente cranioencefálico) e queimaduras extensas são fatores comumente associados à DRA.[48,49]

Parâmetros essenciais da PK/PD: AUC/CIM, CMÁX/CIM, T > CIM

Concentração inibitória mínima

A concentração inibitória mínima (CIM), definida como a concentração mínima de antibiótico que inibe visivelmente o crescimento microbiano em meio de cultura, após um período de incubação predefinido, é determinada na rotina como medida quantitativa da atividade do fármaco contra uma determinada bactéria *in vitro*. Quanto mais baixa a CIM, maior a potência do antibiótico. Porém, é uma medida estática que não reflete a taxa a que ocorre morte bacteriana, nem as condições fisiológicas *in vivo*, ou seja, as flutuações de concentração ao longo do período do intervalo de dose.[50] Além disso, não contabiliza o efeito pós-antibiótico, ou seja, a inibição do crescimento bacteriano mesmo após as concentrações de fármaco terem decrescido abaixo da CIM.[51]

Na prática clínica, é a CIM que permite classificar um microrganismo como suscetível, de sensibilidade intermediária ou resistente a um antibiótico.[52] Esses dados definem os antibióticos adequados para serem usados na clínica, mas não definem a dose ideal para cada indivíduo doente.[53]

Preditores de eficácia

A CIM é frequentemente utilizada como um indicador da atividade antibiótica. No entanto, a avaliação isolada da CIM pode não refletir com precisão a dinâmica complexa da interação fármaco-patógeno *in vivo*. A análise da curva de perfil concentração-tempo, que descreve a variação da concentração do antibiótico no organismo ao longo do tempo, em relação à CIM, fornece informações muito mais completas e permite prever melhor o efeito antibiótico.

Existem três parâmetros farmacodinâmicos reconhecidos como preditores de eficácia: a razão entre a concentração máxima ($C_{MÁX}$) e a CIM ($C_{MÁX}$/CIM), a razão entre a área sob a curva de concentração-tempo em 24 horas (AUC) e a CIM (AUC/CIM) e o tempo em que a concentração do fármaco se mantém acima da CIM durante o intervalo de dose (T > CIM).[54] Esses parâmetros são também designados por índices de PK/PD, pois incorporam fatores da farmacocinética (concentração em função do tempo) e da farmacodinâmica (efeito em função do tempo).[55]

Para cada classe de antibióticos, um ou mais desses parâmetros são mais adequados para descrever a sua eficácia *in vivo*.[54] Por exemplo, os efeitos de antibióticos como os aminoglicosídeos estão geralmente mais associados à razão $C_{MÁX}$/CIM, enquanto a razão AUC/CIM é mais preditiva para outros, como as fluoroquinolonas. Já para os betalactâmicos, o parâmetro T > CIM demonstra melhor correlação com a eficácia. A **Figura 126.2** ilustra esses parâmetros em relação à curva de concentração-tempo.

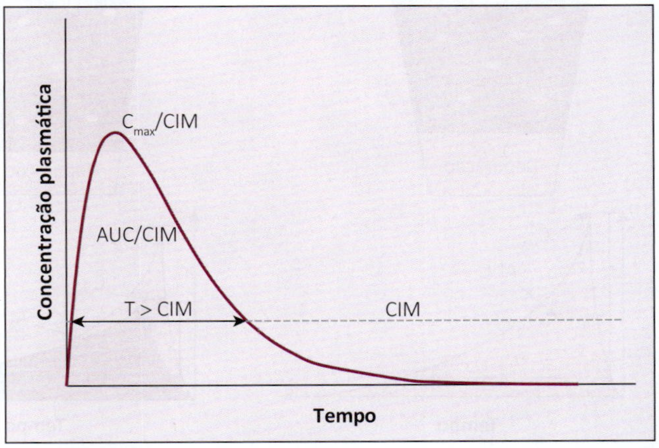

Figura 126.2. Perfil de concentração plasmática *versus* tempo com representação dos preditores de eficácia $C_{MÁX}$/CIM, AUC/CIM e T > CIM.

CIM: concentração inibitória mínima; AUC: área sob a curva; T:tempo.

Fonte: Desenvolvida pela autoria.

Com base nesses índices de PK/PD, podem ser descritos os três principais padrões de atividade antimicrobiana (**Quadro 126.1**):

1. Tempo-dependente, representado por T > CIM.
2. Concentração-dependente, representado por CMAX/CIM; e
3. Concentração-dependente com dependência de tempo, representado por AUC/CIM.[56]

O conhecimento desses índices de PK/PD permite delinear estratégias posológicas que têm como objetivo atingir alvos de PK associados com efeitos antibióticos maximizados para qualquer combinação específica de fármaco/microrganismo.[53] Por exemplo, no caso dos fármacos cuja eficácia é representada por T > CIM, como os betalactâmicos, as alterações na concentração máxima ($C_{MÁX}$) têm pouco efeito nos resultados, mas a redução do intervalo de tempo entre doses ou o aumento do tempo de perfusão permitem a maximização da terapêutica.[57]

Em situações de depuração reduzida, como nos casos de insuficiência renal ou hepática, as adaptações da dose variam em função da classe de antibióticos, ou seja, no caso dos aminoglicosídeos, cuja eficácia é representada por $C_{MÁX}$/CIM, é preferível aumentar o intervalo de dose, enquanto para os betalactâmicos, representados por T > CIM, a estratégia passa por reduzir a quantidade de fármaco administrada por dose (**Figura 126.3**).

Quadro 126.1. Padrões de atividade antimicrobiana em função dos índices de PK/PD e exemplos de antibióticos em cada classe

Classificação	Índice PK/PD	Definição do índice de PK/PD	Exemplos de antibióticos
Tempo-dependente	T > CIM	Percentagem de tempo em que a concentração de fármaco permanece acima da CIM durante o intervalo de dose	Betalactâmicos[58] Linezolide[59] Clindamicina[56]
Concentração-dependente	C_{max}/CIM	Razão entre a concentração máxima e a CIM para um patógeno	Aminoglicosídeos[60]
Concentração-dependente com dependência do tempo	AUC/CIM	Razão entre a AUC da curva de concentração-tempo e a CIM para um patógeno	Fluoroquinolonas[61] Tetraciclinas[62] Vancomicina[63] Tigeciclina[64] Daptomicina[65] Colistina[66] Linezolide[59]

CIM: concentração inibitória mínima; AUC: Área sob a curva; T: Tempo.

Fonte: Desenvolvida pela autoria.

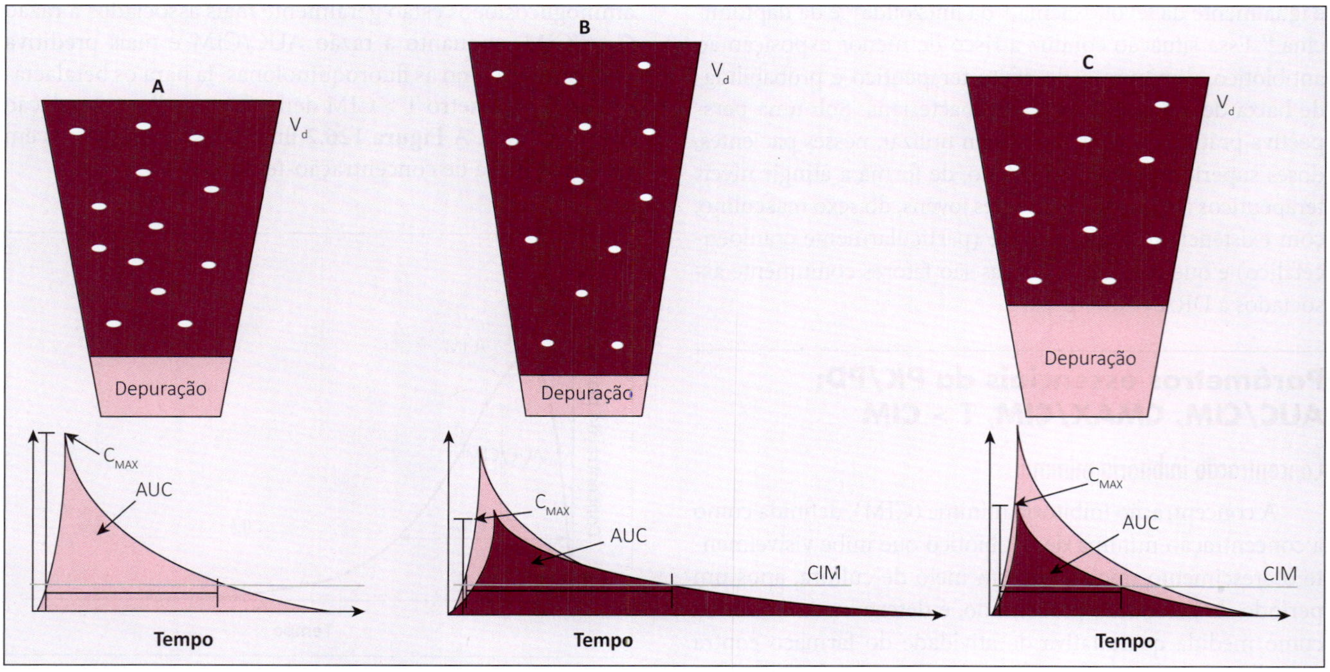

Figura 126.3. – Representação esquemática das alterações no volume de distribuição (VD) e na depuração nos doentes críticos. Qualquer destas alterações tem impacto nos parâmetros PK/PD.

Painel A – Normal; Painel B – VD aumentado; depuração diminuída; Painel C – VD aumentado; depuração aumentada. $C_{MÁX}$: Concentração máxima; CIM: concentração inibitória mínima; AUC: área debaixo da curva concentração-tempo; T > CIM: tempo em que a concentração está acima da CIM; PK: farmacocinética; PD: farmacodinâmica.

Fonte: Desenvolvida pela autoria.

A relação entre a exposição ao fármaco e a CIM é inversamente proporcional. Isso significa que, em relação à CIM, quanto maior o seu valor, menor a exposição ao fármaco. Consequentemente, observa-se uma diminuição nos valores de T > MIC, AUC/CIM e $C_{MÁX}$/CIM. Em unidades de terapia intensiva (UTI), as CIM tendem a ser de duas a quatro vezes maiores em comparação às enfermarias.[7] Considerando que a CIM é o denominador comum nas diversas relações que predizem a eficácia do tratamento, um aumento na CIM exige um incremento proporcional no numerador (exposição ao fármaco) para manter uma relação ideal e alcançar a máxima eficácia clínica.

Aplicação à prática clínica: maximização da eficácia da terapia antibiótica com farmacocinética/farmacodinâmica (PK/PD)

A análise farmacocinética/farmacodinâmica (PK/PD) é crucial para maximizar a eficácia da terapia antibiótica. Para tanto, dois aspectos principais devem ser considerados: a escolha do índice de PK/PD mais adequado como indicador de eficácia e a definição do alvo terapêutico PK/PD, que representa a magnitude do índice que garante a eficácia antimicrobiana. Essa etapa inicial baseia-se em estudos pré-clínicos *in vitro* e *in vivo*. Após a identificação dos índices de PK/PD específicos, o próximo passo é determinar o regime posológico que maximiza a probabilidade de atingir o alvo (PTA), considerando as características farmacocinéticas da droga em uma população similar ao paciente em questão.[10]

Modelos matemáticos, como a simulação de Monte Carlo,[67] são ferramentas valiosas nesse processo. Ao integrar dados de farmacocinética, farmacodinâmica e CIM, a simulação permite delinear regimes de antibióticos com alta probabilidade de atingir o alvo farmacodinâmico contra os agentes patogênicos mais prováveis na prática clínica. A simulação de Monte Carlo incorpora a variabilidade farmacocinética entre os pacientes, simulando a dispersão dos valores de concentração-tempo de exposição após a administração do fármaco e calculando a PTA para diferentes valores de CIM.[68]

A monitorização terapêutica de fármacos (MTF), que fornece os valores de concentração plasmática do antibiótico, é uma ferramenta complementar e fundamental para a individualização e maximização da eficácia da antibioterapia. É importante destacar que a concentração plasmática pode não refletir precisamente a concentração no local de ação do fármaco.[69] Na indisponibilidade de determinar a concentração tecidual, recomenda-se o uso de parâmetros que informem a quantidade de fármaco plasmático que atinge o tecido-alvo, aprimorando a simulação e a aplicabilidade das recomendações da análise PK/PD.[10]

A relevância da terapia individualizada guiada por MTF tem crescido no contexto dos pacientes críticos, dada a variabilidade farmacocinética inerente a essa população. Para alcançar esse objetivo, é crucial ampliar a rotina de dosagem de concentrações dos antibióticos. Fármacos como vancomicina e aminoglicosídeos já são monitorados regularmente na prática clínica. No entanto, estender essa prática para os betalactâmicos, classe frequentemente prescrita e sujeita a grande variabilidade farmacocinética em pacientes críticos, seria altamente benéfico.[70]

Dose de intervalo alargado dos aminoglicosídeos

A eficácia dos aminoglicosídeos está intrinsecamente associada à sua $C_{MÁX}$ e à relação entre essa $C_{MÁX}$ e a CIM bacteriana.[71,72] Há evidências *in vivo* que correlacionam uma $C_{MÁX}$ elevada com a resolução de infecções.[71] Em um modelo experimental de endocardite, foi identificada uma relação inversa entre a dose mínima bactericida eficaz e a cinética de morte bacteriana,[73] resultando em um "tempo de morte" (tempo necessário para a morte de um inóculo predefinido após exposição a uma determinada concentração antibiótica) muito curto. Esse tempo curto está associado a um efeito pós-antibiótico prolongado, o qual aumenta com a razão $C_{MÁX}$/CIM.[74] Portanto, sugere-se uma razão elevada, superior a 10, para otimizar a eficácia desses antibióticos. Considerando essa razão e uma CIM de 2 mg/L para *Pseudomonas aeruginosa*, Nicolau *et al.* sugeriram doses de 7 mg/kg de gentamicina como dose diária ideal em pacientes com função renal normal, assumindo um VD de 0,26 L/kg.[72] Essa dose seria ajustada de acordo com a concentração sérica medida, utilizando um nomograma.

O receio da toxicidade associada a esses fármacos frequentemente impede os clínicos de utilizarem doses elevadas de antibiótico, especialmente em idosos e pacientes com comorbidades. No entanto, em um estudo com 373 pacientes com endocardite tratados com gentamicina, foi observado um decréscimo de 0,5%/dia na depuração da creatinina, uma alteração reversível após a suspensão do fármaco.[75] Essa nefrotoxicidade pode ser ainda menor com o uso de doses elevadas em intervalos prolongados,[74] pois a ligação dos aminoglicosídeos aos tecidos vestibular e renal é um processo saturável. Assim, após um determinado limiar, doses mais elevadas não causam maior ligação, e intervalos prolongados permitem a liberação tecidual do fármaco (fase gama).[76,77] Outro benefício do intervalo alargado dos aminoglicosídeos é a prevenção da resistência adaptativa bacteriana, demonstrada *in vitro*, que consiste na diminuição transitória da sensibilidade dos bacilos Gram-negativos, após a exposição a esses antibióticos, a qual regride após 12 a 24 horas de ausência do antimicrobiano.[78] Portanto, a administração de doses elevadas de aminoglicosídeos em intervalos prolongados permite aproveitar as propriedades farmacodinâmicas (PD) desses antibióticos e minimizar sua toxicidade.[79]

Monitorização terapêutica de fármacos: aminoglicosídeos

A eficácia dos aminoglicosídeos aumenta com a $C_{MÁX}$. No entanto, estes antibióticos são hidrofílicos, distribuem-se no espaço extracelular, sendo mais suscetíveis às variações do VD e da depuração renal. Como apresentam cinética de eliminação de primeira ordem, ou seja, a sua concentração diminui ao longo do tempo sempre na mesma proporção (a cada tempo de meia-vida a sua concentração decai 50%), a monitorização da $C_{MÁX}$ e do vale de concentração permite conhecer a sua PK, otimizar a sua eficácia e diminuir a toxicidade. O VD dos aminoglicosídeos num indivíduo saudável é cerca de 0,2 L/kg do peso ideal, sendo que no tecido adiposo é de 40% desse valor. Isto significa que para esses cálculos da PK é necessário considerar o "peso ajustado", ou seja, o peso seco (ideal) + 40% da massa gorda (peso total – peso ideal). Em doentes desnutridos deve ser usado o peso total. Na doença crítica as alterações da PK tornam prementes a monitorização da PK, quer para a minimização da toxicidade quer para promover a eficácia clínica. As doses convencionais tendem a subestimar a dose necessária.[80] Tal foi demonstrado com a primeira dose da gentamicina.[81] O VD mediano foi de 0,41 L/kg e, consequentemente, apenas 50% dos doentes obtiveram $C_{MÁX}$ superior a 16 μg/mL e 31,3% superior a 20 μg/mL (após uma dose mediana de 7,4 mg/kg). Outros autores encontraram resultados similares, VD muito aumentado, nomeadamente 0,3 L/kg[82] em doentes críticos e 0,32 L/kg em doentes cirúrgicos.[83] Esse aumento é característico dos doentes sépticos,[84] com diferença do VD de 0,43 *vs.* 0,29 L/kg.[85] Estas diferenças estão também presentes em outros aminoglicosídeos, como a amicacina, a qual pode ter VD de 0,41 mL/kg, o que condiciona as concentrações subterapêuticas identificadas numa percentagem significativa de doentes.[86] Tendo atenção a cinética de eliminação de primeira ordem, o doseamento de 2 níveis plasmáticos dos aminoglicosídeos, $C_{MÁX}$ e um outro valor determinado entre a 8ª e a 12ª hora, permite calcular os parâmetros PK e determinar o seu perfil de concentração e dose ideal.[87]

Perfusão contínua de antibióticos betalactâmicos

Os antibióticos betalactâmicos apresentam atividade bactericida lenta, que se inicia após suas concentrações ultrapassarem a CIM bacteriana. Experimentalmente, verifica-se que tanto o aumento da $C_{MÁX}$ quanto da AUC não se correlacionam com a morte bacteriana; apenas o tempo em que a concentração está acima da CIM (T > CIM) determina a sua atividade.[88] Consequentemente, picos elevados de concentração não aumentam a eficácia antibiótica.[88] Além disso, quando a concentração desses fármacos (com exceção dos carbapenêmicos) cai abaixo do valor da CIM, há um rápido reinício da multiplicação bacteriana, especialmente de bacilos Gram-negativos. Portanto, são teoricamente preferíveis posologias que utilizem intervalos curtos e administrações prolongadas. Este é o fundamento para o uso da perfusão contínua, que visa a assegurar a obtenção dos alvos PK/PD dos antibióticos dependentes do tempo.

A integração de dados de farmacocinética (PK) dos antibióticos e suas respectivas curvas de concentração ao longo do tempo com os resultados da vigilância microbiológica na comunidade permite calcular, para cada regime posológico, a probabilidade de o antibiótico ser eficaz *in vivo* contra cada bactéria.[89,90] Tipicamente, a perfusão contínua dos antibióticos betalactâmicos é a posologia que maximiza a probabilidade de se atingirem os objetivos terapêuticos. Isso foi demonstrado para a piperacilina-tazobactam contra a *Pseudomonas aeruginosa*,[91,92] com uma probabilidade superior a 80% de atingir um T > CIM = 100% com a perfusão contínua. Este aumento de eficácia PK com a perfusão contínua também foi verificado para a ceftazidima[22] e o cefepime.[89,93]

Vantagens potenciais da administração em perfusão contínua

Apesar da evidência farmacocinética (PK) de eficácia, a maioria dos estudos publicados não mostra impacto nos desfechos clínicos da perfusão contínua de betalactâmicos. Estes estudos *in vivo* apresentam problemas metodológicos que dificultam a interpretação clínica.

Por um lado, não é simples identificar um quadro infeccioso, devido aos episódios em que não há diagnóstico microbiológico *in vivo* e à dificuldade em diferenciar infecção de colonização. Por outro lado, as doses convencionais de antibióticos (administradas de forma intermitente) são geralmente eficazes contra microrganismos suscetíveis. Apenas em situações onde essas doses não atingem o objetivo PK/PD é possível observar diferenças de eficácia atribuíveis ao esquema posológico, especialmente em casos de subdosagem.

Em uma população de 235 pacientes oncológicos, foi comparada a eficácia da terapia antibiótica empírica com carbenicilina associada ao cefamandol,[94] administrado de forma intermitente ou em perfusão contínua. Não se demonstrou diferença significativa de eficácia (taxas de cura de 57% e 65%, respectivamente), embora nos subgrupos de pacientes com granulocitopenia persistente e nos que houve isolamento de agente suscetível, a perfusão contínua tenha mostrado benefício. Com a mesma metodologia, Nicolau *et al.*[95] compararam 15 pacientes tratados com ceftazidima, em dose intermitente (total de 6 g/dia) ou perfusão contínua (dose total de 3 g/dia), ambos os grupos em associação com a tobramicina. Não houve diferenças estatisticamente significativas nos resultados clínicos, apenas redução dos custos.

A posologia da piperacilina-tazobactam foi igualmente avaliada em diferentes estudos. Em 98 pacientes críticos (com APACHE II de apenas 12),[96] a perfusão contínua de piperacilina-tazobactam reduziu o tempo até a apirexia (de 2,4 para 1,2 dias) sem benefício clínico identificável (resolução da infecção em 94% e 82% dos casos, e erradicação microbiológica em 89% e 73%, respectivamente). Em um estudo comparativo[97] de dose intermitente *vs.* perfusão prolongada (4 horas) em infecções por *Pseudomonas aeruginosa*, foram avaliados 194 pacientes (92 que receberam o antibiótico em 30 minutos e 102 em 4 horas). A mortalidade hospitalar foi de 15,2% e 8,8%, respectivamente. No subgrupo de maior gravidade clínica, houve menor mortalidade nos pacientes que receberam perfusão prolongada (31,6% e 12,2% – p = 0,04). Em outro estudo, foram avaliados 579 pacientes com infecção por microrganismo suscetível a este fármaco, identificando 173 pares de pacientes críticos clinicamente similares, tratados com perfusão contínua ou dose intermitente de piperacilina-tazobactam. A mortalidade foi de 28,3% em ambos os grupos. Nos pacientes mais graves, a mortalidade foi de 31,4% e 35,2%, respectivamente, diferença sem significado estatístico.

Uma série de metanálises mostrou resultados contraditórios, possivelmente relacionados com os critérios de inclusão: Roberts *et al.*[98] e Tamma *et al.*[99] não encontraram evidência de benefício com essa variação da posologia dos antibióticos betalactâmicos. Em oposição, outra metanálise publicada em 2012, que incluiu estudos que tinham por foco diferentes posologias dos carbapenêmicos ou da piperacilina-tazobactam, identificou uma vantagem estatisticamente significativa ao prolongar o tempo de perfusão desses antibióticos.[100] Mais recentemente, estudos randomizados avaliaram essa questão: Chytra *et al.* compararam a eficácia do meropenem em perfusão contínua (4 g/dia) contra o uso de uma dose intermitente (6 g/dia) em 240 pacientes[101] e identificaram maior resolução microbiológica (90,6% *vs.* 78,4%, p = 0,02), embora sem ter sido evidenciada diminuição da mortalidade (83% *vs.* 75%, p = 0,18). O estudo BLING[102] incluiu 60 pacientes recrutados em três UTI e que foram medicados com três antibióticos betalactâmicos diferentes: piperacilina-tazobactam, meropenem ou ticarcilina/clavulanato. Os pacientes que receberam perfusão contínua tiveram maior taxa de cura clínica, mas que não se traduziu como benefício na mortalidade hospitalar (10% *vs.* 20%, p = 0,47). Em vista dessa diferença, decidiu-se repetir o estudo com uma amostra maior, de 432 pacientes distribuídos por 25 unidades. A sobrevida aos 90 dias foi mais uma vez semelhante, 74,3% *vs.* 72,5%, HR 0,91 (intervalo de confiança de 95%: 0,63-1.31; p = 0,61).[103] Mais recentemente, outro estudo randomizou 140 pacientes para receberem betalactâmicos em perfusão contínua ou dose intermitente.[104] Os resultados foram similares, com maior taxa de cura clínica e maior número de vezes com concentrações de antibiótico no alvo desejado, mas sem diferença na mortalidade. Considerando essas pequenas diferenças, não significativas, na mortalidade, optou-se por realizar uma metanálise desses 632 pacientes,[105] que evidenciou menor taxa de mortalidade hospitalar nos pacientes que receberam perfusão contínua desses antibióticos: 19,6% *vs.* 26,3% (RR 0,74 [IC 95%: 0,56-1,00], p = 0,045) e 55,4% *vs.* 46,3% (RR 1,20 [IC 95%: 1,03-1,40], p = 0,021), respectivamente. Ainda outra metanálise recente incluiu apenas estudos de avaliação da piperacilina-tazobactam. No caso dessa última, os autores encontraram um benefício estatisticamente significativo com a perfusão prolongada ou contínua, que se associou a um *odds ratio* de 1,46 na probabilidade de sobrevivência (IC 95%: 1,20-1,77), aumento da taxa de cura clínica (*odds ratio* de 1,77, IC 95%: 1,24-2,54) e microbiológica (*odds ratio* de 1,22, IC 95%: 0,84-1,77).[23]

Administração de antibióticos durante as técnicas de circulação extracorpórea

A oxigenação por membrana extracorpórea (ECMO) tem tido um rápido crescimento da sua utilização clínica,[106] que mais do que quadruplicou em apenas 5 anos. É assim fundamental compreender o impacto que essa técnica tem na PK dos antibióticos, tanto na sua concentração plasmática quanto na velocidade de eliminação.

Durante a ECMO, a passagem de sangue pelo circuito e a sua exposição a materiais estranhos contribuem para a alteração da PK. Primeiramente, ocorre o sequestro do fármaco dentro do próprio circuito, embora esse seja um processo saturável.[107] Em segundo lugar, a entrada em circulação de cerca de 250 mL adicionais (volume do próprio circuito extracorpóreo) contribui para o aumento do volume de distribuição (VD) e para a diminuição da velocidade de eliminação.[108] No entanto, uma vez que esses processos são saturáveis, raramente são necessários ajustes posológicos durante a ECMO, especialmente para fármacos hidrofílicos.[109] Drogas lipofílicas, especialmente aquelas com elevada taxa de ligação às proteínas plasmáticas (por exemplo, voriconazol), podem ser significativamente sequestradas no sistema, o que resulta em eficácia reduzida. Ele não se aplica a fármacos hidrofílicos (tais como os antibióticos betalactâmicos), os quais, após o ajuste inicial pelo aumento do VD, não sofrem variação significativa na sua concentração.

Em pacientes com lesão renal aguda grave e necessidade de técnicas de substituição renal, a exposição do sangue ao filtro e a remoção de solutos e água contribuem para alterar significativamente a PK de vários antibióticos. Dessa forma, a posologia antibiótica durante as técnicas de substituição renal na doença crítica é complexa. Regra geral, antibióticos lipofílicos com VD elevado e alta taxa de ligação às proteínas plasmáticas (> 80%) são eliminados de forma limitada. Contudo, mesmo medicamentos facilmente filtrados por essas técnicas apresentam desafios na posologia, devido à variação nas técnicas utilizadas entre centros, tanto em termos de tempo quanto na quantidade de solutos ou de sangue processado. Além disso, há variações técnicas, como interrupções para mobilizar o paciente ou problemas técnicos, como a coagulação dos filtros. Em alguns estudos recentes, que avaliaram as concentrações de antibióticos como vancomicina, ciprofloxacina e diferentes betalactâmicos, aproximadamente 10% a 50% dos pacientes críticos avaliados não atingiram seus alvos terapêuticos.[110,111]

A posologia antibiótica durante as técnicas de substituição renal deveria idealmente ser específica para o paciente e para o tipo de técnica utilizada, uma vez que a informação existente é escassa. Nas técnicas contínuas, os maiores determinantes da eliminação de cada fármaco são o seu coeficiente de "*sieving*" e a taxa de ultrafiltração. A influência da quantidade de sangue e da área da membrana dialítica é menor.[112] Na hemodiálise intermitente convencional, a posologia antibiótica aferida para pacientes em hemodiálise crônica (com insuficiência renal crônica) pode subestimar a dose necessária para atingir concentrações terapêuticas eficazes. Por outro lado, o aumento indiscriminado da dose também pode facilitar o aparecimento de toxicidade.[113]

Tendo em vista essas características, como princípio geral, devem ser administradas doses de carga elevadas (para compensar o aumento do VD) a pacientes com circulação extracorpórea em curso. São recomendadas doses cerca de 25% a 50% maiores do que o habitual. Em infecções graves, durante as primeiras 24 a 48 horas, é aconselhável manter doses de antibióticos normais (ou próximas do normal), tendo em vista a necessidade de assegurar a eficácia (ainda que à custa de tolerar alguma toxicidade) para corresponder à depuração somada, tanto da técnica quanto de origem extrarrenal, eventualmente aumentada nesta fase.

Tem sido recomendado que, sempre que possível, a concentração antibiótica seja monitorada[114] embora nunca tenha sido demonstrado benefício terapêutico com essa abordagem. Idealmente, a posologia antibiótica individualizada permitirá ajustar a dose do antibiótico às alterações PK que ocorrem em nível individual durante a doença crítica e à suscetibilidade do agente infeccioso. Isso implica uma compreensão profunda das características clínicas individuais, da sua interação com o processo patológico e terapêutico e a influência dessas na PK. Finalmente, é necessário melhorar a compreensão da relação entre a concentração antibiótica ao longo do tempo e a morte bacteriana (ou seja, da farmacodinâmica) para explorar completamente o potencial dessa monitorização.

Próximos desafios para a utilização dos conceitos de farmacocinética na prática clínica

A evidência acumulada tem permitido identificar as diferentes alterações fisiopatológicas no paciente crítico que condicionam o perfil de concentrações antibióticas ao longo do tempo. Tendo em consideração os estudos pré-clínicos e essa mesma evidência, têm sido propostos diferentes alvos terapêuticos para o paciente infectado. Em teoria, essas concentrações de antibióticos estariam associadas à maximização da taxa de morte bacteriana e à otimização dos resultados clínicos.[115]

Alguns estudos,[116,117] ainda que retrospectivos e com importantes problemas metodológicos, sugeriram que esses mesmos alvos terapêuticos para os antibióticos betalactâmicos nos pacientes críticos teriam de ser mais exigentes, isto é, T > CIM de 100% e/ou T > 4*CIM para assegurar a morte bacteriana e impedir a progressão do quadro séptico.

Tendo em vista esses alvos, foi delineado um estudo observacional multicêntrico para avaliar se a sua obtenção estaria associada a melhores resultados clínicos.[118] Em 361 pacientes, foi observado um benefício discreto na mortalidade (ainda que estatisticamente significativo) quando o T > CIM foi superior a 50% (OR 1,03, IC 95% 1,01-1,04) ou mesmo maior que 100% (1,02, IC 95% 1,02-1,04). Cerca de 1/5 dos pacientes não atingiram qualquer um desses objetivos. No entanto, alvos superiores (T > 4*CIM) não se relacionaram com a melhoria dos resultados clínicos.[113] Esse estudo levanta hipóteses interessantes, nomeadamente a de que esses objetivos terapêuticos possam variar com a situação clínica, como a gravidade da infecção, o seu foco, o tipo de bactéria envolvida e o respectivo inóculo, a presença de sepse ou choque séptico e a função do sistema imunológico. Consequentemente, a relação entre a PK e a PD é de difícil valorização, pelo menos no que diz respeito aos antibióticos betalactâmicos. Estudos prévios com os aminoglicosídeos[119] e com a vancomicina,[120] embora também retrospectivos, mostraram uma boa relação entre os parâmetros PK e a PD, traduzida na resposta clínica à infecção.

Por outro lado, a evolução do próprio paciente condiciona as variáveis fisiopatológicas envolvidas nas alterações da PK dos antibióticos. Dessa forma, a dose de antibiótico necessária ao longo do tempo não é seguramente constante.[121] Somando-se a essa dificuldade em interpretar os resultados, mesmo em infecções facilmente identificáveis, como a bacteriemia ou fungemia, os resultados clínicos podem ser pouco influenciados pela adequação da terapêutica antibiótica[122,123] e a toxicidade dos antibióticos pode ser subvalorizada.[124,125]

Outra questão de difícil interpretação é a distribuição dos antibióticos pelos tecidos infectados, a qual pode estar comprometida no paciente crítico.[21,126,127] Esses aspectos têm, no entanto, sido contestados,[128] eventualmente estando mais relacionados com erros técnicos do que com verdadeiras alterações fisiopatológicas. Possivelmente, a quantidade de antibiótico necessária deverá ser ajustada individualmente, levando-se em consideração a resposta à terapêutica. Num estudo recente,[129] foi utilizada uma técnica de microdiálise contínua acoplada a um sensor bioquímico (para determinação da concentração antibiótica em tempo real) e a um sistema de decisão de dose em alça, de forma a aperfeiçoar o perfil PK do antibiótico.

Para a avaliação da resposta clínica, os autores propuseram usar o EC50, ou seja, a concentração do fármaco capaz de induzir uma resposta de 50% no indivíduo, no caso, a morte de 50% das bactérias infectantes. Como não seria praticável a contagem bacteriana, os autores sugeriram a utilização da cinética da proteína C reativa como marcador dessa mesma resposta,[129] tendo em vista que a evolução desse biomarcador parece ter relação significativa com o prognóstico dos pacientes infectados,[130] e já se mostrou previamente relacionada com o inóculo da infecção[131] e sua cinética decrescente relacionada com a exposição a uma concentração bactericida de antibiótico.[132]

Em conclusão, os próximos desafios na utilização de doses dirigidas de antibióticos em pacientes infectados são a compreensão da própria farmacodinâmica e a individualização das doses ao paciente e à sua situação clínica.

Referências bibliográficas

1. Vincent JL, Rello J, Marshall J, Silva E, Anzueto A, Martin CD, et al. International study of the prevalence and outcomes of infection in intensive care units. JAMA. 2009;302(21):2323-9.
2. Rhodes A, Evans LE, Alhazzani W, Levy MM, Antonelli M, Ferrer R, et al. Intensive Care Med. 2017 Mar;43(3):304-377.
3. Ferrer R, Martin-Loeches I, Phillips G, Osborn TM, Townsend S, Dellinger RP, et al. Empiric antibiotic treatment reduces mortality in severe sepsis and septic shock from the first hour: results from a guideline-based performance improvement program. Crit Care Med. 2014;42(8):1749-55.
4. Singer M, Deutschman CS, Seymour CW, Shankar-Hari M, Annane D, Bauer M, et al. The Third International Consensus Definitions for Sepsis and Septic Shock (Sepsis-3). JAMA. 2016;315(8):801-10.
5. Vincent JL, Bassetti M, François B, Karam G, Chastre J, Torres A, et al. Advances in antibiotic therapy in the critically ill. Crit Care. 2016;20(1):133.

6. Elbers PW, Girbes A, Malbrain ML, Bosman R. Right dose, right now: using big data to optimize antibiotic dosing in the critically ill. Anaesthesiol Intensive Ther. 2015;47(5):457-63.
7. Roberts JA, Taccone FS, Lipman J. Understanding PK/PD. Intensive Care Med. 2016;42(11):1797-800.
8. Magiorakos AP, Srinivasan A, Carey RB, Carmeli Y, Falagas ME, Giske CG, et al. Multidrug-resistant, extensively drug-resistant and pandrug-resistant bacteria: an international expert proposal for interim standard definitions for acquired resistance. Clin Microbiol Infect. 2012;18(3):268-81.
9. Kollef MH, Bassetti M, Francois B, Burnham J, Dimopoulos G, Garnacho-Montero J, et al. The intensive care medicine research agenda on multidrug-resistant bacteria, antibiotics, and stewardship. Intensive Care Med. 2017;43(9):1187-97.
10. Asín-Prieto E, Rodríguez-Gascón A, Isla A. Applications of the pharmacokinetic/pharmacodynamic (PK/PD) analysis of antimicrobial agents. J Infect Chemother. 2015;21(5):319-29.
11. Ulldemolins M, Nuvials X, Palomar M, Masclans JR, Rello J. Appropriateness is critical. Crit Care Clin. 2011;27(1):35-51.
12. Olofsson SK, Cars O. Optimizing drug exposure to minimize selection of antibiotic resistance. Clin Infect Dis. 2007;45 Suppl 2:S129-36.
13. Escobar L, Gai MN, Regueira T, Andresen M. [Pharmacokinetic considerations in critically ill patients]. Rev Med Chil. 2012;140(6):780-8.
14. Roberts JA, Abdul-Aziz MH, Lipman J, Mouton JW, Vinks AA, Felton TW, et al. Individualised antibiotic dosing for patients who are critically ill: challenges and potential solutions. Lancet Infect Dis. 2014;14(6):498-509.
15. Rello J, Mallol J. Optimal therapy for methicillin-resistant Staphylococcus aureus pneumonia: what is the best dosing regimen? Chest. 2006;130(4):938-40.
16. Pea F, Pavan F, Furlanut M. Clinical relevance of pharmacokinetics and pharmacodynamics in cardiac critical care patients. Clin Pharmacokinet. 2008;47(7):449-62.
17. Heyland DK, Tougas G, King D, Cook DJ. Impaired gastric emptying in mechanically ventilated, critically ill patients. Intensive Care Med. 1996;22(12):1339-44.
18. Nguyen NQ, Ng MP, Chapman M, Fraser RJ, Holloway RH. The impact of admission diagnosis on gastric emptying in critically ill patients. Crit Care. 2007;11(1):R16.
19. Rello J, Sole-Lleonart C, Rouby JJ, Chastre J, Blot S, Poulakou G, et al. Use of nebulized antimicrobials for the treatment of respiratory infections in invasively mechanically ventilated adults: a position paper from the European Society of Clinical Microbiology and Infectious Diseases. Clin Microbiol Infect. 23. England: 2017 European Society of Clinical Microbiology and Infectious Diseases. Published by Elsevier Ltd; 2017. p. 629-39.
20. Lu Q, Girardi C, Zhang M, Bouhemad B, Louchahi K, Petitjean O, et al. Nebulized and intravenous colistin in experimental pneumonia caused by Pseudomonas aeruginosa. Intensive Care Med. 2010;36(7):1147-55.
21. Joukhadar C, Frossard M, Mayer BX, Brunner M, Klein N, Siostrzonek P, et al. Impaired target site penetration of beta-lactams may account for therapeutic failure in patients with septic shock. Tissue pharmacokinetics of levofloxacin in human soft tissue infections. Crit Care Med. 2001;29(2):385-91.
22. Bellmann R, Kuchling G, Dehghanyar P, Zeitlinger M, Minar E, Mayer BX, et al. Tissue pharmacokinetics of levofloxacin in human soft tissue infections. Br J Clin Pharmacol. 2004;57(5):563-8.
23. Rhodes NJ, Liu J, O'Donnell JN, Dulhunty JM, Abdul-Aziz MH, Berko PY, et al. Prolonged Infusion Piperacillin-Tazobactam Decreases Mortality and Improves Outcomes in Severely Ill Patients: Results of a Systematic Review and Meta-Analysis. Crit Care Med. 2018;46(2):236-43.
24. Baptista JP, Roberts JA, Sousa E, Freitas R, Deveza N, Pimentel J. Decreasing the time to achieve therapeutic vancomycin concentrations in critically ill patients: developing and testing of a dosing nomogram. Crit Care. 2014;18(6):654.
25. Shedlofsky SI, Israel BC, Tosheva R, Blouin RA. Endotoxin depresses hepatic cytochrome P450-mediated drug metabolism in women. Br J Clin Pharmacol. 1997;43(6):627-32.
26. Walter-Sack I, Klotz U. Influence of diet and nutritional status on drug metabolism. Clin Pharmacokinet. 1996;31(1):47-64.
27. Baptista JP, Neves M, Rodrigues L, Teixeira L, Pinho J, Pimentel J. Accuracy of the estimation of glomerular filtration rate within a population of critically ill patients. J Nephrol. 2014;27(4):403-10.
28. Martin JH, Fay MF, Udy A, Roberts J, Kirkpatrick C, Ungerer J, et al. Pitfalls of using estimations of glomerular filtration rate in an intensive care population. Intern Med J. 2011;41(7):537-43.
29. Rahn KH, Heidenreich S, Bruckner D. How to assess glomerular function and damage in humans. J Hypertens. 1999;17(3):309-17.
30. Alobaidi R, Basu RK, Goldstein SL, Bagshaw SM. Sepsis-associated acute kidney injury. Semin Nephrol. 2015;35(1):2-11.
31. Ruiz S, Minville V, Asehnoune K, Virtos M, Georges B, Fourcade O, et al. Screening of patients with augmented renal clearance in ICU: taking into account the CKD-EPI equation, the age, and the cause of admission. Ann Intensive Care. 2015;5(1):49.
32. Udy AA, Baptista JP, Lim NL, Joynt GM, Jarrett P, Wockner L, et al. Augmented Renal Clearance in the ICU: Results of a Multicenter Observational Study of Renal Function in Critically Ill Patients With Normal Plasma Creatinine Concentrations*. Crit Care Med. 2014;42(3):520-7.
33. Campassi ML, Gonzalez MC, Masevicius FD, Vazquez AR, Moseinco M, Navarro NC, et al. [Augmented renal clearance in critically ill patients: incidence, associated factors and effects on vancomycin treatment]. Rev Bras Ter Intensiva. 2014;26(1):13-20.
34. De Waele JJ, Dumoulin A, Janssen A, Hoste EA. Epidemiology of augmented renal clearance in mixed ICU patients. Minerva Anestesiol2015.
35. Grootaert V, Willems L, Debaveye Y, Meyfroidt G, Spriet I. Augmented renal clearance in the critically ill: how to assess kidney function. Ann Pharmacother. 46. United States2012. p. 952-9.
36. Udy AA, Putt MT, Boots RJ, Lipman J. ARC--augmented renal clearance. Curr Pharm Biotechnol. 2011;12(12):2020-9.
37. Baptista JP. Antibiotic Pharmacokinetic/Pharmacodynamic Considerations in the Critically Ill. Chapter 7: Augmented Renal Clearance. Springer Nature Singapore Pte.Ltd. 2018 ed: Adis; 2018.
38. Huttner A, Von Dach E, Renzoni A, Huttner BD, Affaticati M, Pagani L, et al. Augmented renal clearance, low beta-lactam concentrations and clinical outcomes in the critically ill: An observational prospective cohort study. Int J Antimicrob Agents. 2015.
39. Carlier M, Carrette S, Roberts JA, Stove V, Verstraete A, Hoste E, et al. Meropenem and piperacillin/tazobactam prescribing in critically ill patients: does augmented renal clearance affect pharmacokinetic/pharmacodynamic target attainment when extended infusions are used? Crit Care. 2013;17(3):R84.
40. Udy AA, Lipman J, Jarrett P, Klein K, Wallis SC, Patel K, et al. Are standard doses of piperacillin sufficient for critically ill patients with augmented creatinine clearance? Crit Care. 2015;19:28.
41. De Waele JJ, Lipman J, Akova M, Bassetti M, Dimopoulos G, Kaukonen M, et al. Risk factors for target non-attainment during empirical treatment with beta-lactam antibiotics in critically ill patients. Intensive Care Med. 2014;40(9):1340-51.
42. Ocampos-Martinez E, Penaccini L, Scolletta S, Abdelhadii A, Devigili A, Cianferoni S, et al. Determinants of early inadequate vancomycin concentrations during continuous infusion in septic patients. Int J Antimicrob Agents. 2012;39(4):332-7.
43. Baptista JP, Sousa E, Martins PJ, Pimentel JM. Augmented renal clearance in septic patients and implications for vancomycin optimisation. Int J Antimicrob Agents. 2012;39(5):420-3.
44. Minkute R, Briedis V, Steponaviciute R, Vitkauskiene A, Maciulaitis R. Augmented renal clearance--an evolving risk factor to consider during the treatment with vancomycin. J Clin Pharm Ther. 2013;38(6):462-7.

45. Pai MP, Cojutti P, Pea F. Levofloxacin dosing regimen in severely morbidly obese patients (BMI >/=40 kg/m(2)) should be guided by creatinine clearance estimates based on ideal body weight and optimized by therapeutic drug monitoring. Clin Pharmacokinet. 2014;53(8):753-62.
46. Morata L, Cuesta M, Rojas JF, Rodriguez S, Brunet M, Casals G, et al. Risk factors for a low linezolid trough plasma concentration in acute infections. Antimicrob Agents Chemother. 2013;57(4):1913-7.
47. Falcone M, Russo A, Venditti M, Novelli A, Pai MP. Considerations for higher doses of daptomycin in critically ill patients with methicillin-resistant Staphylococcus aureus bacteremia. Clin Infect Dis. 2013;57:1568-76..
48. Baptista JP, Martins PJ, Marques M, Pimentel JM. Prevalence and Risk Factors for Augmented Renal Clearance in a Population of Critically Ill Patients. J Intensive Care Med. 2020;35(10):1044-1052.
49. Udy AA, Roberts JA, Shorr AF, Boots RJ, Lipman J. Augmented renal clearance in septic and traumatized patients with normal plasma creatinine concentrations: identifying at-risk patients. Crit Care. 2013;17(1):R35.
50. Mouton JW, Vinks AA. Pharmacokinetic/pharmacodynamic modelling of antibacterials in vitro and in vivo using bacterial growth and kill kinetics: the minimum inhibitory concentration versus stationary concentration. Clin Pharmacokinet. 2005;44(2):201-10.
51. Lodise TP, Drusano GL. Pharmacokinetics and pharmacodynamics: optimal antimicrobial therapy in the intensive care unit. Crit Care Clin. 2011;27(1):1-18.
52. Mouton JW, Brown DF, Apfalter P, Cantón R, Giske CG, Ivanova M, et al. The role of pharmacokinetics/pharmacodynamics in setting clinical MIC breakpoints: the EUCAST approach. Clin Microbiol Infect. 2012;18(3):E37-45.
53. Tängdén T, Ramos Martín V, Felton TW, Nielsen EI, Marchand S, Brüggemann RJ, et al. The role of infection models and PK/PD modelling for optimising care of critically ill patients with severe infections. Intensive Care Med. 2017;43(7):1021-32.
54. Crandon JL, Nicolau DP. Pharmacodynamic approaches to optimizing beta-lactam therapy. Crit Care Clin. 2011;27(1):77-93.
55. Mouton JW, Dudley MN, Cars O, Derendorf H, Drusano GL. Standardization of pharmacokinetic/pharmacodynamic (PK/PD) terminology for anti-infective drugs: an update. J Antimicrob Chemother. 2005;55(5):601-7.
56. Varghese JM, Roberts JA, Lipman J. Antimicrobial pharmacokinetic and pharmacodynamic issues in the critically ill with severe sepsis and septic shock. Crit Care Clin. 2011;27(1):19-34.
57. MacVane SH, Kuti JL, Nicolau DP. Prolonging β-lactam infusion: a review of the rationale and evidence, and guidance for implementation. Int J Antimicrob Agents. 2014;43(2):105-13.
58. Roberts JA, Paul SK, Akova M, Bassetti M, De Waele JJ, Dimopoulos G, et al. DALI: defining antibiotic levels in intensive care unit patients: are current β-lactam antibiotic doses sufficient for critically ill patients? Clin Infect Dis. 2014;58(8):1072-83.
59. Di Paolo A, Malacarne P, Guidotti E, Danesi R, Del Tacca M. Pharmacological issues of linezolid: an updated critical review. Clin Pharmacokinet. 2010;49(7):439-47.
60. Rea RS, Capitano B, Bies R, Bigos KL, Smith R, Lee H. Suboptimal aminoglycoside dosing in critically ill patients. Ther Drug Monit. 2008;30(6):674-81.
61. Van Bambeke F, Michot JM, Van Eldere J, Tulkens PM. Quinolones in 2005: an update. Clin Microbiol Infect. 2005;11(4):256-80.
62. Agwuh KN, MacGowan A. Pharmacokinetics and pharmacodynamics of the tetracyclines including glycylcyclines. J Antimicrob Chemother. 2006;58(2):256-65.
63. Revilla N, Martín-Suárez A, Pérez MP, González FM, Fernández de Gatta MeM. Vancomycin dosing assessment in intensive care unit patients based on a population pharmacokinetic/pharmacodynamic simulation. Br J Clin Pharmacol. 2010;70(2):201-12.
64. Xie J, Roberts JA, Alobaid AS, et al. Population Pharmacokinetics of Tigecycline in Critically Ill Patients with Severe Infections. Antimicrob Agents Chemother. 2017;61(8):e00345-17.
65. Safdar N, Andes D, Craig WA. In vivo pharmacodynamic activity of daptomycin. Antimicrob Agents Chemother. 2004;48(1):63-8.
66. Bergen PJ, Li J, Nation RL. Dosing of colistin-back to basic PK/PD. Curr Opin Pharmacol. 2011;11(5):464-9.
67. Bonate PL. A brief introduction to Monte Carlo simulation. Clin Pharmacokinet. 2001;40(1):15-22.
68. Roberts JA, Kirkpatrick CM, Lipman J. Monte Carlo simulations: maximizing antibiotic pharmacokinetic data to optimize clinical practice for critically ill patients. J Antimicrob Chemother. 2011;66(2):227-31.
69. Roberts JA, Norris R, Paterson DL, Martin JH. Therapeutic drug monitoring of antimicrobials. Br J Clin Pharmacol. 2012;73(1):27-36.
70. Wong G, Brinkman A, Benefield RJ, Carlier M, De Waele JJ, El Helali N, et al. An international, multicentre survey of β-lactam antibiotic therapeutic drug monitoring practice in intensive care units. J Antimicrob Chemother. 2014;69(5):1416-23.
71. Kashuba AD, Nafziger AN, Drusano GL, Bertino JS, Jr. Optimizing aminoglycoside therapy for nosocomial pneumonia caused by gram-negative bacteria. Antimicrob Agents Chemother. 1999;43(3):623-9.
72. Nicolau DP, Freeman CD, Belliveau PP, Nightingale CH, Ross JW, Quintiliani R. Experience with a once-daily aminoglycoside program administered to 2,184 adult patients. Antimicrob Agents Chemother. 1995;39(3):650-5.
73. Potel G, Chau NP, Pangon B, Fantin B, Vallois JM, Faurisson F, et al. Single daily dosing of antibiotics: importance of in vitro killing rate, serum half-life, and protein binding. Antimicrob Agents Chemother. 1991;35(10):2085-90.
74. Watling SM, Dasta JF. Aminoglycoside dosing considerations in intensive care unit patients. Ann Pharmacother. 1993;27(3):351-7.
75. Buchholtz K, Larsen CT, Hassager C, Bruun NE. Severity of gentamicin's nephrotoxic effect on patients with infective endocarditis: a prospective observational cohort study of 373 patients. Clin Infect Dis. 2009;48(1):65-71.
76. Verpooten GA, Giuliano RA, Verbist L, Eestermans G, De Broe ME. Once-daily dosing decreases renal accumulation of gentamicin and netilmicin. Clin Pharmacol Ther. 1989;45(1):22-7.
77. Drusano GL, Ambrose PG, Bhavnani SM, Bertino JS, Nafziger AN, Louie A. Back to the future: using aminoglycosides again and how to dose them optimally. Clin Infect Dis. 2007;45(6):753-60.
78. Xiong YQ, Caillon J, Kergueris MF, Drugeon H, Baron D, Potel G, et al. Adaptive resistance of Pseudomonas aeruginosa induced by aminoglycosides and killing kinetics in a rabbit endocarditis model. Antimicrob Agents Chemother. 1997;41(4):823-6.
79. Andes D, Anon J, Jacobs MR, Craig WA. Application of pharmacokinetics and pharmacodynamics to antimicrobial therapy of respiratory tract infections. Clin Lab Med. 2004 Jun;24(2):477-502.
80. Hansen M, Christrup LL, Jarløv JO, Kampmann JP, Bonde J. Gentamicin dosing in critically ill patients. Acta Anaesthesiol Scand. 2001;45(6):734-40.
81. Goncalves-Pereira J, Martins A, Povoa P. Pharmacokinetics of gentamicin in critically ill patients: pilot study evaluating the first dose. Clin Microbiol Infect. 2010;16(8):1258-63.
82. Triginer C, Izquierdo I, Fernandez R, Rello J, Torrent J, Benito S, et al. Gentamicin volume of distribution in critically ill septic patients. Intensive Care Med. 1990;16(5):303-6.
83. Chelluri L, Warren J, Jastremski MS. Pharmacokinetics of a 3 mg/kg body weight loading dose of gentamicin or tobramycin in critically ill patients. Chest. 1989;95(6):1295-7.,
84. Tang GJ, Tang JJ, Lin BS, Kong CW, Lee TY. Factors affecting gentamicin pharmacokinetics in septic patients. Acta Anaesthesiol Scand. 1999;43(7):726-30.

85. Buijk SE, Mouton JW, Gyssens IC, Verbrugh HA, Bruining HA. Experience with a once-daily dosing program of aminoglycosides in critically ill patients. Intensive Care Med. 2002;28(7):936-42.
86. Taccone FS, Cotton F, Roisin S, Vincent JL, Jacobs F. Optimal meropenem concentrations to treat multidrug-resistant Pseudomonas aeruginosa septic shock. Antimicrob Agents Chemother. 2012;56(4):2129-31.
87. Mann HJ, Wittbrodt ET, Baghaie AA, Cerra FB. Effect of pharmacokinetic sampling methods on aminoglycoside dosing in critically ill surgery patients. Pharmacotherapy. 1998;18(2):371-8.
88. Hyatt JM, McKinnon PS, Zimmer GS, Schentag JJ. The importance of pharmacokinetic/pharmacodynamic surrogate markers to outcome. Focus on antibacterial agents. Clin Pharmacokinet. 1995;28(2):143-60.
89. Tam VH, Louie A, Lomaestro BM, Drusano GL. Integration of population pharmacokinetics, a pharmacodynamic target, and microbiologic surveillance data to generate a rational empiric dosing strategy for cefepime against Pseudomonas aeruginosa. Pharmacotherapy. 2003;23(3):291-5.
90. Drusano GL. Antimicrobial pharmacodynamics: critical interactions of 'bug and drug'. Nat Rev Microbiol. 2004;2(4):289-300.
91. Kuti JL, Nightingale CH, Quintiliani R, Nicolau D. Pharmacodynamic profiling of continuously infused piperacillin/tazobactam against Pseudomonas aeruginosa using Monte Carlo analysis. Diagn Microbiol Infect Dis. 2002;44(1):51-7.
92. Frei CR, Burgess DS. Continuous infusion beta-lactams for intensive care unit pulmonary infections. Clin Microbiol Infect. 2005;11(5):418-21.
93. Reese AM, Frei CR, Burgess DS. Pharmacodynamics of intermittent and continuous infusion piperacillin/tazobactam and cefepime against extended-spectrum beta-lactamase-producing organisms. Int J Antimicrob Agents. 2005;26(2):114-9.
94. Bodey GP, Ketchel SJ, Rodriguez V. A randomized study of carbenicillin plus cefamandole or tobramycin in the treatment of febrile episodes in cancer patients. Am J Med. 1979;67(4):608-16.
95. Nicolau DP, McNabb J, Lacy MK, Quintiliani R, Nightingale CH. Continuous versus intermittent administration of ceftazidime in intensive care unit patients with nosocomial pneumonia. Int J Antimicrob Agents. 2001;17(6):497-504.
96. Grant EM, Kuti JL, Nicolau DP, Nightingale C, Quintiliani R. Clinical efficacy and pharmacoeconomics of a continuous-infusion piperacillin-tazobactam program in a large community teaching hospital. Pharmacotherapy. 2002;22(4):471-83.
97. Lodise TP Jr, Lomaestro B, Drusano GL. Piperacillin-tazobactam for Pseudomonas aeruginosa infection: clinical implications of an extended-infusion dosing strategy. Clin Infect Dis. 2007;44(3):357-63.
98. Roberts JA, Webb S, Paterson D, Ho KM, Lipman J. A systematic review on clinical benefits of continuous administration of beta-lactam antibiotics. Crit Care Med. 2009;37(6):2071-8.
99. Tamma PD, Putcha N, Suh YD, Van Arendonk KJ, Rinke ML. Does prolonged beta-lactam infusions improve clinical outcomes compared to intermittent infusions? A meta-analysis and systematic review of randomized, controlled trials. BMC Infect Dis. 2011;11:181.
100. Falagas ME, Tansarli GS, Ikawa K, Vardakas KZ. Clinical outcomes with extended or continuous versus short-term intravenous infusion of carbapenems and piperacillin/tazobactam: a systematic review and meta-analysis. Clin Infect Dis. 2013;56(2):272-82.
101. Chytra I, Stepan M, Benes J, Pelnar P, Zidkova A, Bergerova T, et al. Clinical and microbiological efficacy of continuous versus intermittent application of meropenem in critically ill patients: a randomized open-label controlled trial. Crit Care. 2012;16(3):R113.
102. Dulhunty JM, Roberts JA, Davis JS, Webb SA, Bellomo R, Gomersall C, Shirwadkar C, Eastwood GM, Myburgh J, Paterson DL, Lipman J. Continuous infusion of beta-lactam antibiotics in severe sepsis: a multicenter double-blind, randomized controlled trial. Clin Infect Dis. 2013;56(2):236-44.
103. Dulhunty JM, Roberts JA, Davis JS, Webb SA, Bellomo R, Gomersall C, et al. A Multicenter Randomized Trial of Continuous versus Intermittent beta-Lactam Infusion in Severe Sepsis. Am J Respir Crit Care Med. 2015;192(11):1298-305.
104. Abdul-Aziz MH, Lipman J, Akova M, Bassetti M, De Waele JJ, Dimopoulos G, et al. Is prolonged infusion of piperacillin/tazobactam and meropenem in critically ill patients associated with improved pharmacokinetic/pharmacodynamic and patient outcomes? An observation from the Defining Antibiotic Levels in Intensive care unit patients (DALI) cohort. J Antimicrob Chemother. 71. England: The Author 2015. Published by Oxford University Press on behalf of the British Society for Antimicrobial Chemotherapy For Permissions, please e-mail: journals.permissions@oup.com.; 2016. p. 196-207.
105. Roberts JA, Abdul-Aziz MH, Davis JS, Dulhunty JM, Cotta MO, Myburgh J, et al. Continuous versus Intermittent beta-Lactam Infusion in Severe Sepsis. A Meta-analysis of Individual Patient Data from Randomized Trials. Am J Respir Crit Care Med. 2016;194(6):681-91.
106. Sauer CM, Yuh DD, Bonde P. Extracorporeal membrane oxygenation use has increased by 433% in adults in the United States from 2006 to 2011. ASAIO J. 2015;61(1):31-6.
107. Shekar K, Roberts JA, McDonald CI, Fisquet S, Barnett AG, Mullany DV, et al. Sequestration of drugs in the circuit may lead to therapeutic failure during extracorporeal membrane oxygenation. Crit Care. 2012;16(5):R194.
108. Shekar K, Fraser JF, Smith MT, Roberts JA. Pharmacokinetic changes in patients receiving extracorporeal membrane oxygenation. J Crit Care. 2012;27(6):741.e9-18.
109. Donadello K, Roberts JA, Cristallini S, Beumier M, Shekar K, Jacobs F, et al. Vancomycin population pharmacokinetics during extracorporeal membrane oxygenation therapy: a matched cohort study. Crit Care. 2014;18(6):632.
110. Seyler L, Cotton F, Taccone FS, De Backer D, Macours P, Vincent JL, et al. Recommended beta-lactam regimens are inadequate in septic patients treated with continuous renal replacement therapy. Crit Care. 2011;15(3):R137.
111. Lewis SJ, Mueller BA. Antibiotic Dosing in Patients With Acute Kidney Injury: "Enough But Not Too Much". J Intensive Care Med. 2014;31:164-76.
112. Bilgrami I, Roberts JA, Wallis SC, Thomas J, Davis J, Fowler S, et al. Meropenem dosing in critically ill patients with sepsis receiving high-volume continuous venovenous hemofiltration. Antimicrob Agents Chemother. 2010;54(7):2974-8.
113. Braune S, König C, Roberts JA, Nierhaus A, Steinmetz O, Baehr M, Kluge S, Langebrake C. Pharmacokinetics of meropenem in septic patients on sustained low-efficiency dialysis: a population pharmacokinetic study. Crit Care. 2018;22(1):25.
114. Wong G, Sime FB, Lipman J, Roberts JA. How do we use therapeutic drug monitoring to improve outcomes from severe infections in critically ill patients? BMC Infect Dis. 2014;14:288.
115. Ambrose PG, Bhavnani SM, Rubino CM, Louie A, Gumbo T, Forrest A, Drusano GL. Pharmacokinetics-pharmacodynamics of antimicrobial therapy: it's not just for mice anymore. Clin Infect Dis. 2007 Jan 1;44(1):79-86.
116. Ariano RE, Nyhlén A, Donnelly JP, Sitar DS, Harding GK, Zelenitsky SA. Pharmacokinetics and pharmacodynamics of meropenem in febrile neutropenic patients with bacteremia. Ann Pharmacother. 2005;39(1):32-8.
117. McKinnon PS, Paladino JA, Schentag JJ. Evaluation of area under the inhibitory curve (AUIC) and time above the minimum inhibitory concentration (T>MIC) as predictors of outcome for cefepime and ceftazidime in serious bacterial infections. Int J Antimicrob Agents. 2008;31(4):345-51.
118. Roberts JA, Paul SK, Akova M, Bassetti M, De Waele JJ, Dimopoulos G, et al. DALI: Defining Antibiotic Levels in Intensive Care Unit Patients: Are Current beta-Lactam Antibiotic Doses Sufficient for Critically Ill Patients? Clin Infect Dis. 2014.

119. Moore RD, Lietman PS, Smith CR. Clinical response to aminoglycoside therapy: importance of the ratio of peak concentration to minimal inhibitory concentration. J Infect Dis. 1987;155(1):93-9.
120. Moise PA, Sakoulas G, Forrest A, Schentag JJ. Vancomycin in vitro bactericidal activity and its relationship to efficacy in clearance of methicillin-resistant Staphylococcus aureus bacteremia. Antimicrob Agents Chemother. 2007;51(7):2582-6.
121. Goncalves-Pereira J, Paiva JA. Dose modulation: a new concept of antibiotic therapy in the critically ill patient? J Crit Care. 2013;28(4):341-6.
122. Paiva JA, Pereira JM, Tabah A, Mikstacki A, de Carvalho FB, Koulenti D, et al. Characteristics and risk factors for 28-day mortality of hospital acquired fungemias in ICUs: data from the EUROBACT study. Crit Care. 2016;20:53.
123. Tabah A, Koulenti D, Laupland K, Misset B, Valles J, Bruzzi de Carvalho F, et al. Characteristics and determinants of outcome of hospital-acquired bloodstream infections in intensive care units: the EUROBACT International Cohort Study. Intensive Care Med. 2012;38(12):1930-45.
124. Chapuis TM, Giannoni E, Majcherczyk PA, Chiolero R, Schaller MD, Berger MM, et al. Prospective monitoring of cefepime in intensive care unit adult patients. Crit Care. 2010;14(2):R51.
125. Singer M, Glynne P. Treating critical illness: the importance of first doing no harm. PLoS Med. 2005;2(6):e167.
126. Tegeder I, Schmidtko A, Bräutigam L, Kirschbaum A, Geisslinger G, Lötsch J. Tissue distribution of imipenem in critically ill patients. Clin Pharmacol Ther. 2002;71(5):325-33.
127. Karjagin J, Lefeuvre S, Oselin K, Kipper K, Marchand S, Tikkerberi A, Starkopf J, Couet W, Sawchuk RJ. Pharmacokinetics of meropenem determined by microdialysis in the peritoneal fluid of patients with severe peritonitis associated with septic shock. Clin Pharmacol Ther. 2008 Mar;83(3):452-9.
128. Dahyot C, Marchand S, Bodin M, Debeane B, Mimoz O, Couet W. Application of basic pharmacokinetic concepts to analysis of microdialysis data: illustration with imipenem muscle distribution. Clin Pharmacokinet. 2008;47(3):181-9.
129. Rawson TM, O'Hare D, Herrero P, Sharma S, Moore LSP, de Barra E, et al. Delivering precision antimicrobial therapy through closed-loop control systems. J Antimicrob Chemother. England: The Author 2017. Published by Oxford University Press on behalf of the British Society for Antimicrobial Chemotherapy.; 2017.
130. Povoa P, Teixeira-Pinto AM, Carneiro AH. C-reactive protein, an early marker of community-acquired sepsis resolution: a multi-center prospective observational study. Crit Care. 2011;15(4):R169.
131. Lisboa T, Seligman R, Diaz E, Rodriguez A, Teixeira PJ, Rello J. C-reactive protein correlates with bacterial load and appropriate antibiotic therapy in suspected ventilator-associated pneumonia. Crit Care Med. 2008;36(1):166-71.
132. Zander J, Dobbeler G, Nagel D, Maier B, Scharf C, Huseyn-Zada M, et al. Piperacillin concentration in relation to therapeutic range in critically ill patients--a prospective observational study. Crit Care. 2016;20:79.

capítulo | 127

Modificações da Campanha de Sobrevivência a Sepse de 2021 em Relação à Campanha de 2016

Kelson Nobre Veras | Marcos Antonio Cavalcanti Gallindo | Patrícia M. Veiga de C. Mello

Introdução

A sepse é definida como a presença de disfunção orgânica ameaçadora à vida, secundária à resposta desregulada do organismo à infecção. Apesar dos enormes avanços científicos e tecnológicos, a doença é responsável por elevados índices de morbidade e mortalidade mundialmente, sendo hoje reconhecida pela Organização Mundial da Saúde (OMS) como um problema de saúde global.

A Campanha de Sobrevivência a Sepse é uma iniciativa internacional desenvolvida por inúmeras sociedades internacionais entre elas a *Society of Critical Care Medicine* (SCCM), a *European Society of Intensive Care Medicine* (ESICM) e o Instituto Latino-Americano Sepse (ILAS) para promover maior conscientização sobre a doença, e para divulgar de forma ampla as recomendações com base em evidências para a condução assertiva desses casos com otimização de desfechos clínicos.

Desde o seu estabelecimento em 2002, a campanha tem contribuído significativamente para a implementação de práticas de cuidados eficazes, por meio da sistematização das principais recomendações para o manejo clínico desses pacientes, sendo importante um instrumento para a otimização de processos que visam o reconhecimento rápido do paciente com sepse e a condução terapêutica mais assertiva desses casos. Atualizações importantes foram publicadas em 2008, 2012 e em 2021. Neste capítulo, vamos discutir as principais mudanças referentes a condução desses pacientes de acordo com as últimas Recomendações da Campanha de Sobrevivência a Sepse.

Triagem para sepse e protocolos de tratatamento

Para hospitais e sistemas de saúde, recomendamos o uso de um programa de melhoria de desempenho para sepse, incluindo rastreamento de sepse para pacientes de alto risco com doenças agudas, e procedimentos operacionais-padrão para tratamento.

- *Recomendação forte, qualidade de evidência moderada para triagem.*
- *Recomendação forte, qualidade de evidência muito baixa para procedimentos operacionais-padrão.*

Uma metanálise de 50 estudos observacionais sobre o efeito dos programas de melhoria de desempenho (triagem de sepse, educação, medição do desempenho do pacote, desfechos e ações para oportunidades identificadas) mostrou associação desses programas com melhor adesão aos pacotes de sepse, além de redução da mortalidade em pacientes com sepse e choque séptico.[1]

A associação entre a implementação de protocolos de sepse, a adesão ao mesmo e mortalidade pôde ser esclarecida com um grande estudo de coorte retrospectivo após a determinação pelo Estado de Nova York, da obrigatoriedade destes protocolos em maio de 2013. Neste estudo de coorte retrospectivo com mais de 1 milhão de admissões por sepse em 509 hospitais, a mortalidade diminuiu significativamente no estado de Nova York após a implementação dos regulamentos em relação a outros 4 estados de controle.[2]

- Recomendamos contra o uso de qSOFA em comparação com SIRS, NEWS ou MEWS como uma única ferramenta de triagem para sepse ou choque séptico.
- *Recomendação forte, qualidade de evidência moderada.*

Revisões sistemáticas e metanálises compararam o *quick Sequential Organ Failure Assessment* (qSOFA) aos critérios da síndrome da resposta inflamatória sistêmica (SIRS) na capacidade destes de prever a mortalidade em curto prazo em pacientes adultos com suspeita de infecção ou sepse.[3-5] No geral, o qSOFA supera os critérios SIRS na previsão de mortalidade, mas embora o qSOFA seja mais específico, ele é menos sensível em comparação com os critérios SIRS. O critério de SIRS foi significativamente superior ao qSOFA para diagnóstico de sepse.[5] Outros escores como *National*

Early Warning Score (NEWS) e o *Modified Early Warning Score* (MEWS) têm apresentado poder discriminatório tão bom ou melhor que o qSOFA.[6] Desta forma, dada à baixa sensibilidade do qSOFA, o que poderia levar a falha da detecção de casos graves, o painel emitiu uma forte recomendação contra seu uso como uma ferramenta única e isolada para triagem.

Reanimação volêmica inicial

- Para pacientes com hipoperfusão induzida por sepse ou choque séptico, sugerimos que pelo menos 30 mL/kg de fluido cristaloide intravenoso (IV) devem ser administrados nas primeiras três horas de ressuscitação.
- *Recomendação fraca, qualidade de evidência baixa.*

A metanálise PRISM[7] realizada com dados individuais dos pacientes dos estudos ProCESS[8], ARISE[9] e ProMISe[10]identificou que os pacientes do grupo EGDT e aqueles submetidos ao cuidado usual receberam volumes similares na reanimação inicial (respectivamente 27,5 mL *vs.* 27,7 mL), sugerindo que o volume de 30 mL/kg de fluido parece ter sido adotado na prática clínica de rotina.

A evidência indireta a favor do *bolus* de 30 mL/kg de fluido também provém de um estudo de implementação de um pacote de tratamento para pacientes com sepse.[11] Depois de estratificar os pacientes por sua história prévia de insuficiência cardíaca ou renal, os pacientes com história prévia de qualquer uma destas comorbidades apresentaram melhorias estatisticamente significativas na mortalidade hospitalar e com 30 dias no período pós-implementação. Por outro lado, quando avaliados apenas pacientes sem história prévia de insuficiência cardíaca ou renal, a implementação do pacote não foi associada à redução das taxas de mortalidade neste subgrupo. As taxas de adesão ao tempo de antibiótico e reavaliação de lactato foram semelhantes entre estes dois grupos de pacientes antes e depois da implementação. Contudo, o cumprimento das metas de administração de fluidos diferiu substancialmente entre pacientes com e sem história de insuficiência cardíaca ou renal. Mesmo antes da implementação do pacote, cerca de 70% dos pacientes sem histórico de insuficiência cardíaca ou renal já atingiam as metas de fluido da estratégia, enquanto que entre os pacientes com insuficiência cardíaca e/ou renal, a implementação da estratégia foi associada a aumentos substanciais na administração total de fluidos neste subgrupo.

Uma vez que as evidências a favor de um volume fixo mínimo de 30 mL/kg para reanimação inicial, vêm de estudos observacionais, não havendo estudos intervencionais prospectivos comparando diferentes volumes para ressuscitação inicial na sepse ou choque séptico. A diretriz da SSC, de 2021, rebaixou esta conduta para nível de recomendação fraca, daí a modificação de "recomendamos" em 2016 para "sugerimos" na diretriz de 2021.

Diante da falta de estudos de qualidade que ofereçam suporte ao uso de uma quantidade fixa de volume para essa infusão, e do fato de que a maior parte desses pacientes se beneficiam da infusão de fluidos na fase inicial desses quadros clínicos, idealmente, essa intervenção deve ocorrer mediante estratégias de individualização, caso a caso.

Marcadores de perfusão durante a ressuscitação

- Para adultos com sepse ou choque séptico, sugerimos guiar a ressuscitação visando diminuir o lactato sérico em pacientes com nível elevado de lactato, em vez de não usar lactato sérico.
- *Recomendação fraca, qualidade de evidência baixa.*
- **Observações**
  - Durante a fase aguda da ressuscitação, o nível de lactato sérico deve ser interpretado considerando o contexto clínico e outras causas de lactato elevado.
  - Para adultos com choque séptico, sugerimos usar o tempo de enchimento capilar para guiar a ressuscitação como adjuvante de outras medidas de perfusão.
    - *Recomendação fraca, evidência de baixa qualidade.*

Classicamente, a hiperlactatemia nos estados de choque é considerada secundária à hipoxia tecidual induzida pela diminuição da perfusão tecidual. Independentemente do mecanismo de produção, a hiperlactatemia e especialmente a persistência da hiperlactatemia continua a ser um importante fator prognóstico no choque séptico, hemorrágico ou cardiogênico.[12,13] O lactato pode ser usado para monitorar a eficiência da terapia iniciada na medida em que fatores de confusão como catecolaminas e a função hepática são levados em consideração.[14]

As diretrizes da *Surviving Sepsis Campaign* de 2016 recomendavam almejar a normalização do lactato durante a ressuscitação do choque séptico.[15] Metanálises identificaram menor mortalidade na sepse e choque séptico com terapias guiadas pelo clareamento do lactato,[16,17] definido como a redução dos níveis de lactato entre dois pontos no tempo.

Contudo, o estudo ANDROMEDA-SHOCK[18] comparou pacientes distribuídos aleatoriamente para uma estratégia de ressuscitação guiados pelo tempo de enchimento capilar ou pelo clareamento dos níveis séricos de lactato, encontrando que a estratégia guiada por lactato levou a um maior volume de fluidos administrados, maior uso de vasopressores e uso mais frequente de adrenalina, sem que isso se traduzisse em uma melhora nos resultados clínicos. A mortalidade em 28 dias foi de 34,9% no grupo de perfusão periférica e 43,4% no grupo guiado por lactato (razão de risco 0,75; intervalo de confiança de 95% [IC] 0,55 a 1,02; P = 0,06). Essa diferença embora não estatisticamente significativa, foi limítrofe para demonstração de dano associado a uma abordagem de ressuscitação guiada por lactato. De fato, houve significativamente menos disfunção orgânica em 72 horas no grupo de perfusão periférica, o que aponta para uma explicação biologicamente plausível para uma diferença na mortalidade. Ademais, a medida do lactato pode nem sempre estar disponível em alguns locais com recursos limitados. Dessa forma, a *Surviving Sepsis Campaign* emitiu uma sugestão ou recomendação fraca para usar essas duas medidas para guiar a ressuscitação.

Tempo para antibióticos

- Para adultos com possível choque séptico ou alta probabilidade de sepse, recomendamos a administração de antimicrobianos imediatamente, idealmente dentro de uma hora após o reconhecimento.
- *Recomendação forte, qualidade de evidência baixa (choque séptico).*
- *Recomendação forte, qualidade de evidência muito baixa (sepse sem choque).*
- Para adultos com possível sepse sem choque, recomendamos uma avaliação rápida da probabilidade de causas infecciosas *versus* não infecciosas de doença aguda.
- *Declaração de melhores práticas.*
- **Observações**
    - A avaliação rápida inclui história e exame clínico, testes para causas infecciosas e não infecciosas de doença aguda e tratamento imediato para condições agudas que podem mimetizar sepse. Sempre que possível, isso deve ser concluído dentro de três horas da apresentação para que uma decisão possa ser tomada quanto à probabilidade de uma causa infecciosa para a doença do paciente e terapia antimicrobiana oportuna fornecida, se a probabilidade de sepse for considerada alta.

As diretrizes da *Surviving Sepsis Campaign* de 2016 faziam uma recomendação forte para administrar antimicrobianos endovenosos o mais rápido possível após o diagnóstico da sepse e choque séptico, idealmente dentro de uma hora do reconhecimento dessas síndromes.

Um dos desafios na prática, contudo, é que diagnosticar com precisão a sepse é um desafio, uma vez que algumas situações que inicialmente parecem ser sepse acabam sendo condições não infecciosas. Deste modo, as recomendações foram reformuladas para fornecer orientação adicional para quando o diagnóstico é incerto, tendo sido estratificadas conforme a certeza diagnóstica de sepse e se o paciente está em choque.

Quando o profissional de saúde considera que o paciente tem sepse (a diretriz usa os termos "sepse confirmada ou provável"), foi mantida a recomendação das diretrizes de 2016 de administrar antimicrobianos imediatamente, idealmente dentro de uma hora, independentemente de choque estar presente ou não.

No entanto, na ausência de certeza de tratar-se de sepse, havendo a possibilidade de outro diagnóstico alternativo, a recomendação foi estratificada com base na presença de choque. Deste modo, se for um paciente com choque indiferenciado que pode ser devido à sepse, o caso é muito grave para atrasar esses antimicrobianos, uma vez que isso pode potencialmente determinar aumento significativo na mortalidade. Assim, nestes pacientes a administração de antimicrobianos imediatamente, idealmente dentro de uma hora, foi mantida.

Contudo, na ausência de choque, a recomendação agora é realizar uma avaliação rápida das causas infecciosas e não infecciosas da doença aguda. Caso dentro de três horas a suspeita de infecção persistir ou for fortemente suspeitada nesse momento e uma explicação alternativa não houver sido comprovada, deve-se, então, administrar os antimicrobianos.

A justificativa dessa abordagem é que a redução da mortalidade associada à administração precoce de antimicrobianos parece mais forte em pacientes com choque séptico, onde vários estudos relataram uma forte associação entre o tempo para antibióticos e a morte em pacientes com choque séptico, contudo associações mais fracas em pacientes sem choque séptico.[19-21]

Antibioticoterapia empírica

- Para adultos com sepse ou choque séptico e alto risco para *Staphylococcus aureus* resistente à meticilina (MTSA), RECOMENDAMOS o uso empírico de antimicrobianos com cobertura para MRSA em vez do uso de antimicrobianos sem cobertura para MRSA.
- Para adultos com sepse ou choque séptico e baixo risco para MRSA, SUGERIMOS CONTRA o uso empírico de antimicrobianos com cobertura para MRSA.
- *Recomendação fraca, qualidade de evidência baixa.*

- Para adultos com sepse ou choque séptico e alto risco de infecção fúngica SUGERIMOS o uso empírico de terapia antifúngica em vez de nenhum antifúngico.
- Para adultos com sepse ou choque séptico e baixo risco de infecção fúngica, SUGERIMOS CONTRA o uso de terapia antifúngica.
- *Recomendação fraca, qualidade de evidência baixa.*

- Recomendamos terapia empírica de amplo espectro com um ou mais antimicrobianos para pacientes com sepse ou choque séptico para cobrir todos os patógenos prováveis (incluindo cobertura bacteriana e potencialmente fúngica ou viral).
- *Recomendação forte, qualidade de evidência moderada.*

Dessa forma, em pacientes com choque e sepse provável, a recomendação para início imediato de antibioticoterapia endovenosa de amplo espectro é forte. Onde essa avaliação rápida não for possível, a terapia não deve ser postergada. Por outro lado, a reavaliação contínua do paciente se faz necessária visando o descalonamento de antibióticos guiado por culturas, o uso dos antibióticos pelo menor tempo necessário e a suspensão da antibioticoterapia nos casos onde for possível descartar etiologia infecciosa.

O início de cobertura com antibióticos de largo espectro, para cobertura de MRSA e/ou de antifúngicos, deve ser feito somente nos cenários de alto risco para essas infecções. Essas recomendações vêm ao encontro da atual preocupação com o uso racional de antimicrobianos e com o aumento progressivo de resistência bacteriana.

Tipos de fluidos

- Para adultos com sepse ou choque séptico, sugerimos uso de cristaloides balanceados em vez de solução salina para ressuscitação.
- *Recomendação fraca, qualidade de evidência baixa.*

O uso de cristaloides como fluido de primeira linha na reanimação da sepse e choque séptico está bem-estabelecido. Contudo, algumas evidências traziam dúvidas sobre potenciais efeitos deletérios da solução salina a 0,9%, particularmente a acidose metabólica hiperclorêmica, a vasoconstrição renal e a preocupação com lesão renal aguda, comparado com soluções restritivas de cloreto, conhecidas como soluções balanceadas ou tamponadas.

O estudo SMART[22] foi um estudo não cego de centro único que incluiu 15.802 pacientes agrupados, aleatoriamente, de acordo com a unidade em que foram internados para receber cristaloides tamponados ou salina a 0,9% de forma alternada a cada mês. No subgrupo pré-especificado de pacientes internados com sepse, o desfecho composto de mortalidade, terapia renal substitutiva ou disfunção renal foi menor naqueles que receberam soluções balanceadas.

Contudo, os dados do estudo BaSICS[23] não foram publicados a tempo de entrar na metanálise das diretrizes da *Surviving Sepsis Campaign* de 2021. O estudo BaSICS foi um ensaio clínico randomizado, controlado e duplo-cego realizado em 75 unidades de terapia intensiva (UTIs) do Brasil. Os pacientes foram distribuídos aleatoriamente para receber solução balanceada ou solução salina a 0,9%. Qualquer prova volêmica, fluidos de manutenção e infusões de drogas superiores a 100 mL foram realizados usando os fluidos de teste durante a permanência na UTI até 90 dias após a entrada no estudo. No subgrupo pré-especificado de pacientes com sepse, não houve diferença de mortalidade entre os pacientes que receberam os dois tipos de cristaloides (21,8% e 22% para cristaloides tamponados e salina 0,9%, respectivamente; razão de risco 1,00 [IC 95% 0,91-1,09]).

Dessa forma, embora não haja diferença ou superioridade na efetividade com a qual diferentes soluções cristaloides sejam capazes de promover a ressuscitação volêmica, as soluções balanceadas receberam uma recomendação fraca de preferência para uso, com baixa qualidade de evidência, por possuir composição mais próxima do fisiológico e menor potencial de eventos adversos.

Vasopressores por acesso venoso periférico

- Para adultos com choque séptico, sugerimos iniciar vasopressores perifericamente para restaurar a pressão arterial média em vez de atrasar o início até que um acesso venoso central seja garantido.
- *Recomendação fraca, qualidade de evidência muito baixa.*
- **Observação**
    - Ao usar vasopressores perifericamente, eles devem ser administrados apenas por um curto período de tempo e em uma veia na fossa antecubital ou proximal à fossa antecubital.

Ainda não existem grandes estudos que comparem a segurança da infusão inicial de vasopressor através de cateteres venosos centrais e periféricos. A administração de vasopressores através de cateteres inseridos em acessos venosos centrais tornou-se a via preferida devido a preocupações sobre eventos adversos quando estes fármacos são administrados através de veias periféricas, especialmente isquemia tecidual local resultante do extravasamento destas medicações. Contudo, uma revisão sistemática mostrou que o extravasamento ocorreu em apenas 3,4% dos pacientes que receberam vasopressores por cateteres intravenosos periféricos e não foram relatados episódios de necrose tecidual ou isquemia do membro.[24]

Deve-se evitar a infusão de vasopressores por cateter localizado distalmente à fossa antecubital e apenas por um curto período (< 6 horas) a fim de minimizar o risco de extravasamento e a ocorrência de lesão tecidual local.[25]

Dada a baixa taxa de complicações dos vasopressores periféricos e a possibilidade de restaurar a pressão arterial mais rapidamente, os benefícios de iniciar vasopressores por um curto período de tempo em uma veia proximal à fossa antecubital provavelmente superam os riscos. A obtenção de um acesso venoso central para a infusão de vasopressor a longo prazo pode não ser possível em alguns cenários.

A possibilidade de uso de noradrenalina em veia periférica viabiliza seu uso precoce, agregando consideravelmente para uma abordagem de otimização rápida da perfusão. Estudos prospectivos maiores serão necessários para fornecer melhores evidências sobre a adequação e segurança das linhas periféricas neste cenário.

Balanço hídrico

- **Não há evidência suficiente para fazer uma recomendação** sobre o uso de estratégias restritivas *versus* liberais de fluidos nas primeiras 24 horas de ressuscitação em pacientes com sepse e choque séptico que ainda apresentam sinais de hipoperfusão e depleção de volume após a ressuscitação inicial.

- **Observação**
  - A ressuscitação com fluidos deve ser administrada apenas se os pacientes apresentarem sinais de hipoperfusão.

Por ocasião do término dos trabalhos da *Surviving Sepsis Campaign* de 2021, dois importantes estudos sobre uso de estratégias restritivas ou liberais de fluidos em pacientes que ainda apresentam sinais de hipoperfusão após a reanimação inicial com 30 mL/kg ainda não haviam sido publicados. A qualidade das evidências e a variabilidade entre os estudos então existentes não permitiu o painel emitir nenhuma recomendação para o manejo restritivo ou liberal de fluidos nas primeiras 24 horas de ressuscitação após o *bolus* inicial de fluidos em pacientes com sepse e choque séptico.

Com a publicação dos estudos CLASSIC[26] e CLOVERS[27] há dados indicando agora que em pacientes adultos com choque séptico refratário à reanimação volêmica inicial, a restrição de fluidos intravenosos não resulta em menos mortes em 90 dias em comparação com uma estratégia volêmica liberal. É importante destacar, ainda, que nestes dois estudos o volume adicional administrado após a reanimação volêmica inicial era guiado por variáveis clínicas, não sendo exigido avaliação da fluidorreponsividade.

Oxigenação por membrana extracorpórea (ECMO)

- Para adultos com síndrome do desconforto respiratório agudo (SDRA) grave induzida por sepse, **sugerimos** o uso de ECMO venovenosa (VV) quando a ventilação mecânica convencional falha, em centros experientes com infraestrutura para oferecer esse suporte.
- *Recomendação fraca, baixa qualidade de evidência.*

A síndrome do desconforto respiratório agudo (SDRA) está associada a alta mortalidade, apesar do uso de estratégias de ventilação de baixo volume e baixa pressão que visam reduzir a lesão pulmonar induzida pelo ventilador.[28] Nessas situações, alguns centros utilizarão a oxigenação por membrana extracorpórea (ECMO) venovenosa.

O painel sugeriu considerar ECMO em pacientes que não responderam à ventilação mecânica convencional, e esta recomendação foi com base em dados de dois estudos existentes, porém limitados, que analisaram SDRA em pacientes com sepse.[29,30] Obviamente, isso deve ser feito em centros experientes e com infraestrutura para apoiar seu uso.

Resultados a longo prazo e metas do cuidado

Há uma nova seção com doze novas recomendações inteiramente relacionada à recuperação e resultados de longo prazo pós-alta do paciente com sepse, na qual a contribuição dos representantes de pacientes e familiares foi altamente valorizada. Estas novas recomendações tratam da educação, informações ao paciente e cuidados com o paciente após a alta hospitalar. O painel julgou importante destacar a relevância das complicações a longo prazo da sepse.

Entre as recomendações (muitas consideradas com declaração de boas práticas), inclui-se: (a) o uso de um processo de transferência de informações criticamente importantes nas transições de cuidados; (b) a reconciliação medicamentosa tanto na UTI quanto na alta hospitalar; (c) acompanhamento com médicos capazes de apoiar e manejar sequelas novas e de longo prazo naqueles pacientes que desenvolveram novas deficiências; (d) avaliação e acompanhamento de problemas físicos, cognitivos e emocionais após a alta hospitalar, entre outras.

Corticosteroides

- Para adultos com choque séptico e necessidade contínua de vasopressores, **sugerimos** o uso de corticosteroides IV.
- *Recomendação fraca; qualidade da evidência moderada.*
- **Observação**
  - O corticosteroide típico usado em adultos com choque séptico é a hidrocortisona IV de 200 mg/dia administrada na dose de 50 mg por via intravenosa a cada seis horas ou em infusão contínua. Sugere-se que isso seja iniciado com uma dose de norepinefrina ou epinefrina ≥ 0,25 mcg/kg/min pelo menos quatro horas após o início.

Após as diretrizes da *Surviving Sepsis Campaign* de 2016, três grandes estudos randomizados e controlados foram publicados avaliando o uso de corticosteroides em pacientes com choque séptico.[31-33] Uma metanálise conduzida para a diretriz de 2021 encontrou mais dias livres de vasopressores com o uso de corticosteroides, embora às custas de aumento da fraqueza neuromuscular e sem um efeito claro na mortalidade. Devido à qualidade geral das evidências apenas moderada, o painel julgou que a resolução do choque e mais dias livres de vasopressores compensam os efeitos indesejáveis do corticosteroide em dose baixa.

Uma novidade, também, desta diretriz de 2021, foi sugerir o início do corticosteroide no choque séptico em pacientes sob uso de noradrenalina ou adrenalina há pelo menos quatro horas em uma dose de 0,25 mcg/kg/min ou maior. Esta sugestão apoia-se nos critérios de inclusão dos estudos ADRENAL[32] e APROCCHSS.[33]

Dessa forma, com base em novas evidências, recomenda-se o uso de corticosteroides não somente em quadros de choque refratário, mas também em quadros de choque persistente.

Após a publicação do documento da campanha foi publicado um estudo de centro único, prospectivo, randomizado, duplo-cego na China,[34] que avaliou o uso de hidrocortisona na dose de 200 mg ao dia, associado a tiamina (200 mg 12/12 h) e vitamina C (2 g 6/6 h), administrados de forma precoce a pacientes adultos em choque séptico durante cinco dias, comparado com placebo. Não houve diferença entre os grupos com relação ao desfecho primário (mortalidade aos 90 dias) nem secundários. Uma revisão sistemática publicada em 2021[35] avaliou 50 estudos randomizados e controlados e não conseguiu evidenciar nenhum efeito significativo do uso de corticosteroides na sepse sobre a mortalidade aos 28 dias ou em mais de 60 dias. Os autores evidenciaram redução da mortalidade na UTI e no hospital, sugerindo um efeito de curto prazo. Por outro lado, um grupo de autores da Coreia publicou outra revisão sistemática, em 2021,[36] que avaliou 21 estudos com emprego de corticosteroides na sepse. Os autores identificaram redução significativa da mortalidade e tempo de permanência na UTI, sem aumento de efeitos adversos. Esses achados foram mais evidentes nos estudos onde houve combinação de fludrocortisona com hidrocortisona ou dexametasona. Uma revisão sistemática publicada em 2022[37] avaliou os efeitos da vitamina C, dos glicocorticoides e da tiamina em diferentes combinações, comparado com placebo. Não houve diferenças na mortalidade a longo prazo (90 dias a 1 ano). Não houve evidências de que a vitamina C ou a tiamina modificassem as disfunções orgânicas dentro de 72 horas, nem o tempo de permanência na UTI. Adicionar glicocorticoide às outras terapias resultou em menor tempo de uso de vasopressores e menor tempo de permanência na UTI.

Apesar de ainda haver alguma controvérsia quanto aos possíveis desfechos secundários ao emprego dos corticosteroides na sepse e no choque séptico, assim como acerca do papel dos micronutrientes, não parece haver evidências novas que mudem as recomendações da SSC de 2021 a este respeito.

Vitamina C

- Para adultos com sepse ou choque séptico, recomendamos contra o uso de vitamina C intravenosa (IV).
- *Recomendação fraca, qualidade de evidência baixa.*

Um estudo retrospectivo e de centro único, com apenas 47 pacientes, mostrou resultado excepcional com o uso de vitamina C em pacientes com sepse ou choque séptico (mortalidade hospitalar de 8,5% no grupo de tratamento em comparação com 40,4% no grupo-controle).[38] Diversos estudos randomizados e controlados posteriores não confirmaram estes resultados[39-43] contudo nem todos foram publicados por ocasião das recomendações da Surviving Sepsis Campaign de 2021. No entanto, as evidências então disponíveis já apontavam para uma possibilidade de piores desfechos com a vitamina C.

Perspectivas futuras

Nas últimas duas décadas importantes avanços no conhecimento da fisiopatologia da sepse, possibilitaram o desenvolvimento de ferramentas para auxílio ao diagnóstico precoce e estabelecimento de padrões de tratamento ("*Bundles*") os quais estiveram relacionados a melhora de desfechos desses pacientes nos estudos clínicos.

No entanto, persistem importantes lacunas a serem investigadas de forma a viabilizar abordagens diagnósticas mais assertivas e terapias mais específicas que mudem os desfechos clínicos de forma mais significativa. Ao longo dos anos, tem ficado claro que a sepse se apresenta e evolui de forma diferente, seja de acordo com a população estudada e resposta individual, seja de acordo com o agente desencadeante e sua interação com o hospedeiro. Assim, a customização do tratamento parece ser um caminho necessário.[44,45]

Um dos focos de investigação atual tem concentrado-se na busca de novos biomarcadores e ferramentas diagnósticas. Várias moléculas têm sido investigadas e identificadas recentemente como potenciais novos biomarcadores, como por exemplo as chamadas adipocinas (moléculas derivadas do tecido adiposo que se comportam como citocinas e se mostraram como estando relacionadas a desfechos na sepse em alguns estudos) e um grande número de outras moléculas que são produzidas e secretadas durante a sepse.[46] A presepsina, um fragmento do CD14, parece estar envolvida com a ativação da resposta imune inata. A adrenomedulina está ligada à vasodilatação, broncodilatação, diurese e contratilidade miocárdica. Além disso, novas estratégias de emprego marcadores e exames já existentes, como a avaliação do tempo de redução da procalcitonina (delta procalcitonina) a relação neutrófilos/linfócitos e plaquetas/linfócitos parecem ter valor prognóstico como verificado em alguns estudos.[45,46]

Algumas populações são frequentemente excluídas de estudos investigativos como gestantes, extremos de peso e idade, pacientes em terapia renal substitutiva, imunocomprometidos, entre outros. Por outro lado, estes pacientes são acometidos por sepse, e estudos que os incluam podem trazer informações novas sobre ferramentas diagnósticas, fisiopatologia, resposta às terapias-padrão ou novas terapias, podendo influenciar recomendações futuras e facilitar a individualização de condutas.[47]

O aprimoramento do laboratório de microbiologia e a combinação do emprego de testes moleculares para identificação precoce de microrganismos já é uma realidade em alguns serviços no mundo. O emprego mais disseminado destas técnicas diagnósticas, o desenvolvimento de novos antimicrobianos e drogas adjuvantes e o emprego de ferramentas que otimizem a comunicação efetiva entre clínicos, infectologistas e o laboratório, além de melhores estratégias para o uso racional destes recursos, serão cada vez mais importantes para uma abordagem eficiente e individualizada, com foco no Stewardship.[45]

Novos inotrópicos, vasopressores e betabloqueadores poderão surgir nos próximos anos. A angiotensina II foi aprovada para uso no choque distributivo, tendo se mostrado um potente vasopressor, mas ainda há necessidade de esclarecer seu papel em desfechos clínicos e quais serão as melhores combinações com os vasopressores já existentes.[47]

O emprego da inteligência artificial poderá ter impacto no desenvolvimento de novos biomarcadores ou de uma combinação deles, de modo a tornar o diagnóstico mais precoce e preciso. O melhor entendimento das variações de resposta individuais e das questões genéticas envolvidas nesta resposta, pode levar a um diagnóstico e tratamento customizados no futuro, inclusive identificando "tipos" de sepse com tratamento mais específico e, talvez, passível de imunomodulação individualizada e do emprego de técnicas de purificação do sangue.[44-47]

A pandemia de SARS-CoV-2 (Covid-19) evidenciou o quão grave uma sepse viral pode-se tornar. A alta incidência de disfunções orgânicas (com predomínio da SDRA, choque séptico e disfunção renal) em pacientes hospitalizados, particularmente nos admitidos na UTI, nos trouxe uma melhor compreensão sobre sepse viral e evidenciou a possibilidade de coinfecções por outros vírus, bactérias e fungos. Também mostrou que, em situações específicas, há espaço para terapias imunomoduladoras.[48] Atualmente há muitos outros vírus que provocam doenças graves e com potencial pandêmico. É fundamental que todo o conhecimento adquirido na pandemia de Covid-19 possa estimular a ciência para que possamos enfrentar melhor desafios semelhantes no futuro.

A força das evidências existentes permanece modesta e com importantes *gaps* de conhecimento. A mortalidade na sepse permanece alta. Estabelecer um caminho de pesquisa direcionado a responder esses *gaps* é essencial para que possamos transformar esse cenário.

Logo após a publicação das diretrizes da SSC de 2021, 16 especialistas internacionais representando a SCCM e a ESICM discutiram as possibilidades de linhas de pesquisa para obtenção de respostas mais assertivas para questões fundamentais no manejo da sepse.[49]

Os investigadores partiram inicialmente de 81 questões que se consolidaram em 34 questões clínicas e 10 de ciência básica. Selecionaram então as 5 perguntas clínicas e 5 de ciência básica consideradas como prioritárias (**Quadro 127.1**).

Quadro 127.1. Linhas de pesquisa para principais perguntas clínicas e de ciência básica na sepse[49]

Principais perguntas clínicas	Principais perguntas de ciência básica
1. Qual a melhor estratégia de *screening* e identificação de pacientes com sepse? Um modelo preditor poderia conseguir auxiliar em seu reconhecimento imediato?	1. Como podemos melhorar os modelos animais tornando-os mais próximos da sepse em humanos?
2. Quais os mecanismos que levam a dano orgânico e como podemos definir e detectar melhor a disfunção orgânica?	2. Quais variáveis de desfecho otimizam as correlações entre a sepse em humanos e modelos animais tornando seu uso mais apropriado?
3. Como individualizar terapia com fluidos nas diferentes fases do quadro clínico?	3. Como a sepse afeta o cérebro, e como as alterações induzidas pela sepse no cérebro contribuem para disfunção orgânica?
4. Qual a melhor estratégia de uso do vasopressor, qual melhor droga nas diferentes fases do quadro clínico?	4. Como a sepse afeta as interações entre os sistemas neurológico, endócrino e imunológico? Como o microbioma afeta a biopatologia da sepse?
5. Uma abordagem com Medicina de precisão/personalizada poderá ajudar a identificar terapias otimizadas que melhorem o desfecho dos pacientes?	5. Como a genética e a epigenética influencia o desenvolvimento da sepse e a resposta ao tratamento?

Fonte: Desenvolvida pela autoria.

Referências bibliográficas

1. Damiani E, Donati A, Serafini G, Rinaldi L, Adrario E, Pelaia P, et al. Effect of performance improvement programs on compliance with sepsis bundles and mortality: a systematic review and meta-analysis of observational studies. PLoS One. 2015;10(5):e0125827.
2. Kahn JM, Davis BS, Yabes JG, Chang CH, Chong DH, Hershey TB, et al. Association Between State-Mandated Protocolized Sepsis Care and In-hospital Mortality Among Adults With Sepsis. JAMA. 2019;322(3):240-250.
3. Fernando SM, Tran A, Taljaard M, Cheng W, Rochwerg B, Seely AJE, et al. Prognostic Accuracy of the Quick Sequential Organ Failure Assessment for Mortality in Patients With Suspected Infection: A Systematic Review and Meta-analysis. Ann Intern Med. 2018;168(4):266-275.
4. Herwanto V, Shetty A, Nalos M, Chakraborty M, McLean A, Eslick GD, et al. Accuracy of quick sequential organ failure assessment score to predict sepsis mortality in 121 studies including 1,716,017 individuals: a systematic review and meta-analysis. Crit Care Explor. 2019;1(9):e0043.
5. Serafim R, Gomes JA, Salluh J, Póvoa P. A Comparison of the Quick-SOFA and Systemic Inflammatory Response Syndrome Criteria for the Diagnosis of Sepsis and Prediction of Mortality: A Systematic Review and Meta-Analysis. Chest. 2018;153(3):646-655.
6. Liu VX, Lu Y, Carey KA, Gilbert ER, Afshar M, Akel M, et al. Comparison of Early Warning Scoring Systems for Hospitalized Patients With and Without Infection at Risk for In-Hospital Mortality and Transfer to the Intensive Care Unit. JAMA Netw Open. 2020;3(5):e205191.
7. Kuttab HI, Lykins JD, Hughes MD, Wroblewski K, Keast EP, Kukoyi O, et al. Evaluation and Predictors of Fluid Resuscitation in Patients With Severe Sepsis and Septic Shock. Crit Care Med. 2019;47(11):1582-1590.
8. ProCESS Investigators; Yealy DM, Kellum JA, Huang DT, et al. A randomized trial of protocol-based care for early septic shock. N Engl J Med. 2014;370(18):1683-93.
9. Peake SL, Delaney A, Bellomo R; ARISE Investigators. Goal-directed resuscitation in septic shock. N Engl J Med. 2015;372(2):190-1.
10. Mouncey PR, Osborn TM, Power GS, Harrison DA, Sadique MZ, Grieve RD, et al; ProMISe Trial Investigators. Trial of early, goal-directed resuscitation for septic shock. N Engl J Med. 2015;372(14):1301-11.
11. Liu VX, Morehouse JW, Marelich GP, Soule J, Russell T, Skeath M, Adams C, Escobar GJ, Whippy A. Multicenter Implementation of a Treatment Bundle for Patients with Sepsis and Intermediate Lactate Values. Am J Respir Crit Care Med. 2016;193(11):1264-70.
12. Bakker J, Gris P, Coffernils M, Kahn RJ, Vincent JL. Serial blood lactate levels can predict the development of multiple organ failure following septic shock. Am J Surg. 1996;171:221-226.
13. Manikis P, Jankowski S, Zhang H, Kahn RJ, Vincent JL. Correlation of serial blood lactate levels to organ failure and mortality after trauma. Am J Emerg Med. 1995;13:619-622.
14. Levy B. Lactate and shock state: the metabolic view. Curr Opin Crit Care. 2006;12(4):315-21.
15. Rhodes A, Evans LE, Alhazzani W, Levy MM, Antonelli M, Ferrer R, et al. Surviving Sepsis Campaign: International Guidelines for Management of Sepsis and Septic Shock: 2016. Intensive Care Med. 2017;43(3):304-377.
16. Simpson SQ, Gaines M, Hussein Y, Badgett RG. Early goal-directed therapy for severe sepsis and septic shock: A living systematic review. J Crit Care. 2016;36:43-48.
17. Gu WJ, Zhang Z, Bakker J. Early lactate clearance-guided therapy in patients with sepsis: a meta-analysis with trial sequential analysis of randomized controlled trials. Intensive Care Med. 2015;41(10):1862-3.
18. Hernández G, Ospina-Tascón GA, Damiani LP, Estenssoro E, Dubin A, Hurtado J, et al. Effect of a resuscitation strategy targeting peripheral perfusion status vs serum lactate levels on 28-day

mortality among patients with septic shock: the ANDROMEDA-SHOCK Randomized Clinical Trial. JAMA. 2019;321(7):654-664.

19. Seymour CW, Gesten F, Prescott HC, Friedrich ME, Iwashyna TJ, et al. Time to treatment and mortality during mandated emergency care for sepsis. N Engl J Med. 2017;376(23):2235-2244.
20. Kumar A, Roberts D, Wood KE, Light B, Parrillo JE, Sharma S, et al. Duration of hypotension before initiation of effective antimicrobial therapy is the critical determinant of survival in human septic shock. Crit Care Med. 2006;34(6):1589-1596.
21. Liu VX, Fielding-Singh V, Greene JD, Baker JM, Iwashyna TJ, Bhattacharya J, Escobar GJ. The Timing of Early Antibiotics and Hospital Mortality in Sepsis. Am J Respir Crit Care Med. 2017;196(7):856-863.
22. Semler MW, Self WH, Wanderer JP, Ehrenfeld JM, Wang L, Byrne DW, et al; SMART Investigators and the Pragmatic Critical Care Research Group. Balanced Crystalloids versus Saline in Critically Ill Adults. N Engl J Med. 2018;378(9):829-839.
23. Zampieri FG, Machado FR, Biondi RS, Freitas FGR, Veiga VC, Figueiredo RC, et al; BaSICS investigators and the BRICNet members. Effect of Intravenous Fluid Treatment With a Balanced Solution vs 0.9% Saline Solution on Mortality in Critically Ill Patients: The BaSICS Randomized Clinical Trial. JAMA. 2021;326(9):1-12.
24. Tian DH, Smyth C, Keijzers G, Macdonald SP, Peake S, Udy A, Delaney A. Safety of peripheral administration of vasopressor medications: A systematic review. Emerg Med Australas. 2020;32(2):220-227.
25. Loubani OM, Green RS. A systematic review of extravasation and local tissue injury from administration of vasopressors through peripheral intravenous catheters and central venous catheters. J Crit Care.2015;30(3):653e9-17.
26. Meyhoff TS, Hjortrup PB, Wetterslev J, Sivapalan P, Laake JH, Cronhjort M, et al; CLASSIC Trial Group. Restriction of Intravenous Fluid in ICU Patients with Septic Shock. N Engl J Med. 2022;386(26):2459-2470.
27. National Heart, Lung, and Blood Institute Prevention and Early Treatment of Acute Lung Injury Clinical Trials Network; Shapiro NI, Douglas IS, Brower RG, et al. Early Restrictive or Liberal Fluid Management for Sepsis-Induced Hypotension. N Engl J Med. 2023;388(6):499-510.
28. Thompson BT, Chambers RC, Liu KD. Acute respiratory distress syndrome. N Engl J Med 2017;377:562-572.
29. Combes A, Hajage D, Capellier G, Demoule A, Lavoué S, Guervilly C, et al. Extracorporeal membrane oxygenation for severe acute respiratory distress syndrome. N Engl J Med. 2018;378(21):1965-1975.
30. Peek GJ, Mugford M, Tiruvoipati R, Wilson A, Allen E, Thalanany MM, et al. Efficacy and economic assessment of conventional ventilatory support versus extracorporeal membrane oxygenation for severe adult respiratory failure (CESAR): a multicentre randomised controlled trial. Lancet. 2009;374(9698):1351-1363.
31. Gordon AC, Mason AJ, Thirunavukkarasu N, Perkins GD, Cecconi M, Cepkova M, et al. Effect of early vasopressin vs norepinephrine on kidney failure in patients with septic shock: the VANISH randomized clinical trial. JAMA. 2016;316(5):509-518.
32. Annane D, Renault A, Brun-Buisson C, Megarbane B, Quenot JP, Siami S, et al. Hydrocortisone plus Fludrocortisone for Adults with Septic Shock. N Engl J Med. 2018;378(9):809-818.
33. Venkatesh B, Finfer S, Cohen J, Rajbhandari D, Arabi Y, Bellomo R, et al. Adjunctive glucocorticoid therapy in patients with septic shock. N Engl J Med. 2018;378(9):797-808.
34. Lyu QQ, Zheng RQ, Chen QH, Yu JQ, Shao J, Gu XH. Early administration of hydrocortisone, vitamin C, and thiamine in adult patients with septic shock: a randomized controlled clinical trial. Crit Care [Internet]. 2022;26(1):1-11.
35. Liang H, Song H, Zhai R, Song G, Li H, Ding X, Kan Q, Sun T. Corticosteroids for Treating Sepsis in Adult Patients: A Systematic Review and Meta-Analysis. Front Immunol. 2021;12:709155.
36. Son JY, Shin S, Choi YJ. New evidence of potential benefits of dexamethasone and added on therapy of fludrocortisone on clinical outcomes of corticosteroid in sepsis patients: A systematic review and meta-analysis. J Pers Med. 2021;11(6).
37. Fujii T, Salanti G, Belletti A, Bellomo R, Carr A, Furukawa TA, et al. Effect of adjunctive vitamin C, glucocorticoids, and vitamin B1 on longer-term mortality in adults with sepsis or septic shock: a systematic review and a component network meta-analysis. Intensive Care Med [Internet]. 2022;48(1):16-24.
38. Marik PE, Khangoora V, Rivera R, Hooper MH, Catravas J. Hydrocortisone, Vitamin C, and Thiamine for the Treatment of Severe Sepsis and Septic Shock: A Retrospective Before-After Study. Chest. 2017;151(6):1229-1238.
39. Fowler AA 3rd, Truwit JD, Hite RD, Morris PE, DeWilde C, Priday A, et al. Effect of Vitamin C Infusion on Organ Failure and Biomarkers of Inflammation and Vascular Injury in Patients With Sepsis and Severe Acute Respiratory Failure: The CITRIS-ALI Randomized Clinical Trial. JAMA. 2019;322(13):1261-1270.
40. Fujii T, Luethi N, Young PJ, Frei DR, Eastwood GM, French CJ, et al.; VITAMINS Trial Investigators. Effect of Vitamin C, Hydrocortisone, and Thiamine vs Hydrocortisone Alone on Time Alive and Free of Vasopressor Support Among Patients With Septic Shock: The VITAMINS Randomized Clinical Trial. JAMA. 2020;323(5):423-431.
41. Moskowitz A, Huang DT, Hou PC, Gong J, Doshi PB, Grossestreuer AV, et al.; ACTS Clinical Trial Investigators. Effect of Ascorbic Acid, Corticosteroids, and Thiamine on Organ Injury in Septic Shock: The ACTS Randomized Clinical Trial. JAMA. 2020;324(7):642-650.
42. Sevransky JE, Rothman RE, Hager DN, Bernard GR, Brown SM, Buchman TG, et al.; VICTAS Investigators. Effect of Vitamin C, Thiamine, and Hydrocortisone on Ventilator- and Vasopressor-Free Days in Patients With Sepsis: The VICTAS Randomized Clinical Trial. JAMA. 2021;325(8):742-750.
43. Lamontagne F, Masse MH, Menard J, Sprague S, Pinto R, Heyland DK, et al.; LOVIT Investigators and the Canadian Critical Care Trials Group. Intravenous Vitamin C in Adults with Sepsis in the Intensive Care Unit. N Engl J Med. 2022;386(25):2387-2398.
44. Vincent JL. Emerging paradigms in sepsis. eBioMedicine [Internet]. 2022;86:104398.
45. Mirijello A, Tosoni A. Sepsis: New challenges and future perspectives for an evolving disease—precision medicine is the way! Med. 2021;57(10):1-4.
46. Karampela I, Fragkou PC. Future Perspectives in the Diagnosis and Treatment of Sepsis and Septic Shock. Med. 2022;58(7):17–9.
47. Jackson KE, Semler MW. Advances in Sepsis Care. Clin Chest Med. 2022;43(3):489-98.
48. Karakike E, Giamarellos-Bourboulis EJ, Kyprianou M, Fleischmann-Struzek C, Pletz MW, Netea MG, et al. Coronavirus Disease 2019 as Cause of Viral Sepsis: A Systematic Review and Meta-Analysis. Crit Care Med. 2021;49(12):2042-57.
49. De Backer D, Deutschman CS, Hellman J, Myatra SN, Ostermann M, Prescott HC et al, Surviving Sepsis Campaign Research Committee. Surviving Sepsis Campaign Research Priorities 2023. Crit Care Med 2024;52(2):268-296.

capítulo 128

Pacotes de Tratamento da Campanha de Sobrevivência a Sepse: Será que Funcionam?

Thiago Miranda Lopes de Almeida | Flávio Geraldo Rezende de Freitas | Flavia Ribeiro Machado

Destaques

- Recomenda-se que as instituições **de saúde adotem** programas de melhoria de qualidade, incluindo estratégias de triagem rotineiras para pacientes com suspeita de infecção e sepse, visando aumentar a identificação precoce e o início rápido do tratamento.
- Pacotes se refere a um conjunto de intervenções com base em evidências científicas sólidas oriundas de estudos publicados na literatura sobre o tema e que, quando praticadas em conjunto, apresentam maior eficácia do que quando aplicadas individualmente.
- A aplicação de medidas para diagnóstico e tratamento dentro da primeira hora da suspeita de sepse, o pacote da primeira hora, está associada a melhores desfechos.

Introdução

Sepse é definida como a presença de disfunção orgânica ameaçadora a vida em decorrência de resposta inflamatória desregulada secundária a um agente infeccioso.[1] Sua importância em termos de saúde pública tem tido crescente reconhecimento[2] e sua incidência é elevada. Um estudo recente estima que haja 42 milhões de casos de sepse no mundo anualmente, com maior incidência em países com recursos limitados.[3] A sepse ocorre tanto em pacientes em que a doença primária é a infecção quanto em pacientes onde a infecção é complicação de outras doenças como acidentes de trânsito e doenças gestacionais. Grupos de risco para sepse são a população idosa e os pacientes imunossuprimidos (neoplasias, síndrome da imunodeficiência adquirida e transplantes).

A sepse pode ser secundária a infecções adquiridas e manifestas na comunidade ou a infecções associadas a assistência à saúde, podendo estas ocorrer tanto em pacientes da comunidade que frequentam o sistema de saúde (por exemplo, aqueles que necessitam terapia substitutiva renal ou tiveram internação recente) como em pacientes internados. As infecções nosocomiais, causadas ou não por agentes multirresistentes, representam uma parcela importante dos casos de sepse.[4] Assim, pacientes com sepse são atendidos em todos os níveis da assistência à saúde, desde a atenção primária até as unidades de terapia intensiva (UTIs). A necessidade de suporte a disfunções orgânicas e a complexidade da assistência necessária fazem com que os custos relacionados a sepse sejam também elevados. Sobreviventes de sepse comumente têm sequelas importantes tanto físicas quanto psicológicas.

Estima-se que a sepse seja responsável por cerca de 11 milhões de mortes em todo o mundo anualmente,[3] com maior mortalidade também em países com recursos limitados. No Brasil, um estudo conduzido pelo Instituto Latino-Americano de Sepse (ILAS) mostrou que 30% dos leitos de UTI no Brasil estão ocupados com pacientes com sepse ou choque séptico.[5] Nesse estudo, estimou-se cerca de 430 mil casos de sepse somente nas UTIs no Brasil por ano, sendo que desses, 240 mil morrem. As causas para essa letalidade elevada são múltiplas, entre elas, as condições básicas de saúde da população inadequadas; as dificuldades de acesso ao sistema de saúde; a falta de infraestrutura e recursos na rede hospitalar, principalmente nos setores de urgência e emergência; o número inadequado e despreparo de profissionais para atendimento; o desconhecimento entre o público leigo e mesmo dentre os profissionais de saúde, levando a reconhecimento tardio e tratamento inadequado e a dificuldade de acesso a leitos de terapia intensiva.

Esses fatos, por si só, justificam o planejamento de ações voltadas à redução da incidência e da mortalidade. Em 2017, a Organização Mundial da Saúde (OMS) reconheceu a sepse como um problema de saúde pública mundial, por meio de uma resolução visando melhorar a prevenção, o diagnóstico e o tratamento adequado da sepse.[2] Diante do impacto clínico, social e econômico da sepse, é fundamental estabelecer estratégias para o reconhecimento precoce pela equipe de saúde e a pronta instituição das medidas iniciais. A necessidade de reformulação do atendimento a esses pacientes, abordando de forma integrada o paciente séptico e disponibilizando as melhores estratégias de diagnóstico e tratamento conhecidas atualmente. Tal processo exige uma ação conjunta entre os principais atores: gestores, prestadores de serviço e profissionais de saúde.

Existem diretrizes de tratamento bem-estabelecidas para essa população de pacientes, amparadas por diversas sociedades médicas nacionais e internacionais.[6] Há evidências de que a efetiva implementação de protocolos assistenciais gerenciados, com base nas diretrizes da Campanha de Sobrevivência a Sepse, tem impacto na redução da mortalidade desses pacientes.

A campanha de sobrevivência a sepse

Em 2002, foi lançada a Campanha de Sobrevivência a Sepse, com a Declaração de Barcelona, como um apelo à ação para reduzir a mortalidade por sepse em 25% em 5 anos. Na época, havia um certo otimismo com a pesquisa em sepse. Após uma década de estudos mostrando resultados desapontadores, alguns novos estudos deram novo alento ao combate à doença. Em 2001, Rivers *et al.* demostraram que a rápida otimização hemodinâmica de pacientes sépticos com sinais de hipoperfusão tecidual se associava à significativa redução de letalidade.[7] A estratégia de tratamento usada, conhecida como terapia precoce guiada por metas (EGDT), foi um grande passo na história do combate à sepse. Mesmo que o protocolo e as metas hemodinâmicas adotadas na época sejam atualmente questionados, o grande mérito do estudo foi alertar para a necessidade da terapia precoce nas primeiras horas de diagnóstico. Houve também entusiasmo com o uso de corticoides em baixas doses e da proteína C ativada, além de outros ensaios clínicos avaliando controle glicêmico e estratégia ventilatória protetora com resultados animadores.

A CSS foi lançada por três sociedades médicas: o *International Sepsis Forum* (ISF), a *Society of Critical Care Medicine* (SCCM) e a *European Society of Intensive Care Medicine* (ESICM). Inicialmente, o financiamento era da indústria, uma das críticas a essa iniciativa, mas o apoio foi cancelado em 2006. Desde então, todo o financiamento da CSS vem das duas sociedades, SCCM e ESICM. O histórico e as importantes contribuições da CSS foram reconhecidos em artigo comemorativo dos 50 anos da revista *Critical Care Medicine*.[8]

A CSS tem dois componentes principais, o desenvolvimento de diretrizes para o diagnóstico precoce e o tratamento adequado da sepse e a formulação de estratégias para efetiva implementação dessas diretrizes à beira do leito por meio de programas de melhoria de qualidade. A primeira versão das diretrizes foi publicada em 2004. Desde então as diretrizes vendo sendo atualizadas a cada 4 anos, sendo a última versão publicada em outubro de 2021.[6]

Uma vez que inúmeras barreiras podem impedir a adoção das recomendações das diretrizes na prática clínica, a CSS recorreu ao *Institute for Healthcare Improvement* (IHI) para elaborar um programa educacional no sentido de acelerar esse processo. Foram então criados, em 2005, os pacotes (*bundles*) da sepse. Conceitualmente, o pacote se refere a um conjunto de intervenções com base em evidências científicas sólidas oriundas das melhores evidências disponíveis e que, quando praticadas em conjunto, apresentam maior eficácia do que quando aplicadas individualmente. Os elementos foram projetados para serem atualizados conforme indicado por novas evidências. Os pacotes ajudam a identificar elementos-chave do cuidado com o paciente, tanto em relação ao diagnóstico quanto ao tratamento. Visam converter diretrizes complexas em mudanças significativas de comportamento, por meio da aplicação mais consistente e oportuna de intervenções com redução da variabilidade da prática clínica. Inicialmente, foram criados os pacotes de seis e 24 horas. A versão mais atual consiste apenas de um pacote de uma hora.[9]

O pacote da primeira hora

Ao longo da evolução das recomendações da CSS, os pacotes de sepse foram essenciais para a adequada assimilação e implementação de suas sugestões e recomendações. Em sua última revisão, as intervenções a serem feitas em três e seis horas foram combinados em um único pacote a ser iniciado na primeira hora (**Quadro 128.1**).[9]

Quadro 128.1. Elementos do pacote da primeira hora
Dosagem do lactato. Nova dosagem se o lactato inicial for > 2 mmol/L
Coleta de hemoculturas antes da administração de antibióticos
Administração de terapia antimicrobiana de amplo espectro
Início rápido de administração intravenosa de solução cristaloide (30 mL/kg) para pacientes hipotensos ou com lactato ≥ 4 mmol/L
Início de vasopressor em pacientes com hipotensão durante ou após a infusão de fluidos para manter PAM ≥ 65 mmHg

PAM: pressão arterial média.

Fonte: Adaptado Levy MM, Evans LE, Rhodes A. The Surviving Sepsis Campaign Bundle: 2018 Update. Crit Care Med. 2018;46(6):997-1000.

Dosagem de lactato

A dosagem de lactato pode auxiliar tanto no diagnóstico de sepse como na avaliação da presença e intensidade da hipoperfusão. Sua determinação tem valor prognóstico, principalmente no grupo de pacientes em que a lactatemia persiste elevada. Embora os níveis de lactato não tenham sensibilidade e especificidade para, *per se*, afastar ou confirmar a presença de sepse, a dosagem pode ser usada como ferramenta de rastreio para sepse em pacientes adultos suspeitos, atuando como teste adjuvante, que visa modificar a probabilidade pré-teste de sepse em pacientes não confirmados.[1]

A elevação dos níveis de lactato é um marcador de disfunção tecidual e pode refletir hipoperfusão tecidual, embora níveis elevados possam também ser secundários a outros processos biológicos presentes no paciente com sepse, tais como glicólise acelerada e disfunção mitocondrial. Seu uso vem sendo questionado também pela lentidão na redução de seus níveis, sujeita a variáveis não exclusivamente dependentes da melhora da perfusão tecidual.[10] Entretanto, diversos estudos amparam sua utilização como guia para a ressuscitação inicial. Assim, a CSS sugere sua utilização, embora reconheça, que sua normalização nem sempre seja possível haja vista haver outras causas implicadas na elevação dos níveis séricos. Caso o lactato inicial esteja maior que 2 mmol/L, seus níveis devem ser seguidos nas primeiras horas como forma de guiar a ressuscitação.[6]

Em meio à controvérsia, o estudo ANDROMEDA comparou desfechos em ressuscitações guiadas por lactato ou tempo de enchimento capilar (TEC) em pacientes com choque séptico.[11] Não houve diferença significativa em termos de redução de letalidade, embora os pacientes com ressuscitação guiada por TEC apresentaram menos disfunção orgânica no terceiro dia. Dessa maneira, a CSS considera a análise da perfusão periférica uma alternativa adjuvante à dosagem do lactato, sendo útil particularmente em serviços de saúde onde existe limitação de recursos.

Coleta de hemoculturas

A utilização de antimicrobianos de amplo espectro pode levar a aumento de resistência bacteriana. Assim, o descalonamento da terapia é etapa fundamental de um processo de implementação bem executado. Para isso, todos os esforços devem ser feitos no sentido da identificação do agente etiológico. Pacientes com sepse têm frequentemente bacteremia, portanto, na suspeita de sepse está indicada a coleta de hemoculturas. Além disso, devem ser coletadas culturas de todos os sítios pertinentes ao foco suspeito da infecção. Preferencialmente, as culturas devem ser colhidas antes da administração dos antimicrobianos, em razão de sua consequente interferência no crescimento microbiano nos espécimes obtidos.[6] Entretanto, cabe salientar que a coleta das hemoculturas não deverá postergar a infusão do antibiótico.

Administração de terapia antimicrobiana de amplo espectro

A CSS recomenda administração de antimicrobianos imediatamente, idealmente dentro de uma hora, após o reconhecimento de choque séptico ou para pacientes adultos com alta probabilidade de sepse. Já para adultos com possível sepse sem choque, a recomendação é realizar uma rápida (≤ 3 horas) avaliação da probabilidade de causas infecciosas *versus* não infecciosas de doença aguda, incluindo dados clínicos, laboratoriais e de imagem. Por outro lado, a CSS sugere que para adultos com baixa probabilidade de infecção e sem choque pode-se adiar os antimicrobianos enquanto o paciente é monitorizado de maneira próxima.[6] Como, pragmaticamente, a delimitação entre alta e baixa probabilidade de sepse nem sempre é factível, a conduta de postergar a primeira dose de antimicrobianos deve ser vista com ressalvas em locais de recursos limitados, em que o atraso pode estar associado a piores desfechos. Nos casos duvidosos, em que a 1ª dose é administrada, todos os esforços devem ser feitos para confirmar ou descartar o diagnóstico, com suspensão da terapia antimicrobiana nos casos pertinentes.

A adequação ao perfil de sensibilidade do microrganismo em questão também parece impactar positivamente no prognóstico em pacientes sépticos. Em recente estudo foi possível mostrar associação do uso adequado de terapia antimicrobiana empírica com melhores desfechos.[12] Além disso, há evidências de redução de custo.[13]

Administração de cristaloides

Alterações como vasodilatação e aumento de permeabilidade capilar levam a hipovolemia relativa; já a redução de ingesta e aumento das perdas sensíveis ou insensíveis pode também levar a hipovolemia absoluta. A expansão volêmica com cerca de 30 mL/kg de solução cristaloide, preferencialmente soluções balanceadas, visa corrigir o déficit circulatório do paciente com sepse ou choque séptico, reduzindo o comprometimento ao fluxo sanguíneo e melhorando a entrega de oxigênio aos tecidos. Assim, conforme sugerido pela CSS, a infusão volêmica deve ser iniciada tão logo se diagnostique a presença de hipoperfusão ou hipotensão.[6] Preconiza-se ainda, que o fluido seja administrado em até três horas.

A terapia precoce dirigida por metas, com base no primeiro estudo de Rivers,[7] parece ter influenciado a prática da reposição volêmica nos pacientes sépticos nas últimas décadas. Assim, nos estudos mais recentes avaliando novamente a terapia dirigida por metas[14-16] os pacientes já haviam recebido volume considerável de fluidos (próximo a 30 mL/kg) antes da randomização, sugerindo ser essa prática hoje considerada "cuidado usual". Esse fato pode explicar o resultado neutro da metanálise, publicada em 2017, na qual pacientes submetidos a terapia precoce guiada por metas tiveram desfechos semelhantes aos submetidos a cuidado usual.[17]

Há que se comentar que o volume preconizado pela CSS, bem como as demais alíquotas adicionais por vezes necessárias para a reanimação do paciente, podem resultar em sobrecarga hídrica e suas consequências: congestão pulmonar, edema periférico, aumento do tempo em ventilação mecânica, agravamento da lesão renal aguda e aumento da mortalidade. Assim, métodos dinâmicos de avaliação de fluidorresponsividade são sugeridos pela CSS para guiar a estratégia volêmica após a reposição inicial.[6] Exemplos de tais métodos são: resposta a elevação passiva das pernas, variação do volume sistólico, variação da pressão de pulso e mensurações por ecocardiografia à beira do leito.

Uso precoce de vasopressores

A melhora da pressão arterial e, consequentemente, da pressão de perfusão têm papel fundamental na restauração da perfusão tecidual. A maioria dos órgãos e tecidos (exceção por exemplo cérebro e rins) não possui capacidade de autorregulação de fluxo sanguíneo. Sendo assim, o fluxo varia linearmente com a pressão arterial média (PAM). Considerando essa premissa, períodos prolongados de hipotensão devem ser evitados. Assim, a CSS recomenda para pacientes com hipotensão persistente, durante ou após a infusão de 30 mL/kg de cristaloide, o início de vasopressor para manutenção de PAM igual ou maior que 65 mmHg.[6] O vasopressor de escolha é a noradrenalina. Caso seja necessário, a infusão pode ser iniciada em veia periférica, idealmente por curto período (< 6 horas) e, preferencialmente, administrada em veias proximais em relação à fossa antecubital.[6]

Em relação ao alvo pressórico, um estudo randomizado não mostrou diferença significativa de mortalidade entre pacientes em choque séptico submetidos a dois regimes pressóricos diferentes, a saber, PAM 65-70 mmHg *versus* PAM 80-85 mmHg.[18] Outro estudo, em pacientes idosos, também não mostrou diferença em mortalidade em pacientes randomizados para alvos mais baixos de PAM em comparação com terapia usual, embora os submetidos ao menor nível pressórico tenham tido menor exposição ao vasopressor.[19] Como não há clara evidência de superioridade, a CSS sugere como alvo de PAM 65 mmHg para pacientes com choque séptico que necessitem de terapia vasopressora.[6]

Efetividade do pacote da primeira hora

Os pacotes de atendimento ao paciente com sepse, com base nas diretrizes da CSS, são uma estratégia para acelerar a implantação e implementação das recomendações mais importantes ali colocadas. Entretanto, a avaliação da efetividade da adoção desses pacotes, mensurada em termos de adesão aos indicadores tanto de processos como de desfechos centrados no paciente, é complexa. As evidências atualmente disponíveis restringem-se, quase exclusivamente, a estudos observacionais do tipo antes e depois. Um único estudo randomizado, conduzido na Alemanha, tem sérias limitações que dificultam a interpretação de seus resultados.[20]

Desde o lançamento da CSS, diversos estudos observacionais foram publicados, com base nos primeiros pacotes preconizados pela campanha.[21-23] Esses estudos iniciais, inclusive contendo dados brasileiro,[21] mostraram o aumento na adesão aos pacotes de 6 e 24 horas ao longo do processo de implementação bem como a associação com redução de letalidade. Resultados semelhantes foram reportados também por outros países[24] e em iniciativas brasileiras vinculadas ao Instituto Latino-Americano de Sepse.[25]

Mais recentemente, já com a utilização do pacote de três horas, dados americanos mostraram associação significativa do tempo para execução do pacote de três horas com a redução de letalidade no Estado de Nova York,[26] primeiro estado a tornar obrigatória a notificação de adesão aos indicadores do pacote. Numa publicação posterior, os autores mostraram que a adoção do pacote de três horas associou-se a uma redução maior na letalidade por sepse nesse estado, em comparação com demais estados americanos.[27] A expansão da compulsoriedade da notificação a todos os estados americanos, em um programa denominado SEP1, também mostrou posteriormente resultados positivos, com associação significativa entre adesão e redução de letalidade.[28] Entretanto, muitas críticas foram feitas ao aspecto mandatório dos pacotes. Há argumentos em favor de melhor *performance* quando a aderência à implementação de protocolos gerenciados e à publicização de resultados é espontânea e não compulsória. Dados mais recentes mostram que os resultados podem ser variáveis, com melhora de indicadores, mas não necessariamente em desfechos clínicos.[29] Alguns fatores específicos parecem influenciar o sucesso de um processo de implementação. O engajamento dos diversos responsáveis pelo processo, com diversificação das partes interessadas, permitindo a discussão prévia das barreiras, o equilíbrio entre a necessidade de informação e a carga de trabalho com a coleta de dados, com priorização das informações essenciais, focadas em fornecer as instituições as ferramentas necessárias para melhorar o atendimento à sepse parecem ser relevantes para o sucesso.[30]

A já existente resistência com relação a compulsoriedade da notificação e reporte de resultados com o programa SEP1 nos EUA intensificou-se quando houve a modificação do pacote para uma hora. Por um lado, potencialmente há benefícios em tratar a sepse com a mesma celeridade de doenças agudas como o infarto agudo do miocárdio e o acidente vascular cerebral, condições já tidas como de emergência e nas quais se obtém adesão a intervenções complexas como exames radiológicos e trombólise, que envolvem também riscos potenciais aos pacientes. Por outro lado, a premência do tratamento, aliada em muitos casos a ausência de um diagnóstico confirmatório, pode levar a equívocos tanto do ponto de vista de exames desnecessários quanto ao uso excessivo e inadequado de antimicrobianos. A busca por *performance* em termos de aderência a indicadores e o receio de litígios por má prática, também podem contribuir para diagnósticos e tratamentos desnecessários.

Entretanto, a gravidade da sepse justificaria o uso de medidas de urgência, principalmente em cenários onde a morbidade e mortalidade associadas a síndrome, como no nosso país, são elevadas. Dados brasileiros mostram que a implementação de protocolos gerenciados com base em ferramentas de triagem com alta sensibilidade em todos os setores hospitalares, utilizando critérios de síndrome de resposta inflamatória sistêmica, com instrumentos padronizados de triagem, orientação para utilização de antimicrobianos de forma empírica formulados pelas comissões de infecção hospitalar, divulgação ampla do protocolo assistencial aliada a ferramentas como auditoria e *feedback* e treinamento contínuo das equipes resulta em melhora da aderência aos indicadores de qualidade assistencial e redução de letalidade.[25] Nesse processo de implementação foi também possível mostrar que a aderência ao pacote de seis horas associou-se à redução significativa dos custos hospitalares. A implementação em hospitais da rede pública também se mostrou associada a melhores desfechos, nas instituições onde foi possível reduzir o tempo para detecção dos pacientes com disfunção orgânica secundária a sepse.[31]

Conclusão

Não há evidências de malefícios com a utilização dos programas de melhoria de qualidade e com a implementação de protocolos gerenciados com base no pacote de uma hora. O risco potencial existente seria o excesso de diagnóstico de casos, com uso indiscriminado de recursos diagnósticos, como testes de laboratório e culturas, bem como o uso excessivo de antimicrobianos. Entretanto, o estudo brasileiro aponta no sentido de economia, e não desperdício, de recursos com um processo adequado de implementação. Por outro lado, o uso indiscriminado de antimicrobianos é um risco real, podendo levar não somente a malefício individual ao paciente, por modificação de microbiota e outros efeitos colaterais conhecidos dos antibióticos, mas também a malefícios em termos da coletividade e do ambiente, com aumento de resistência bacteriana. Entretanto, não há dados que amparem nesse momento para aumento de resistência com a implementação de protocolos. Ao contrário, a implementação no Estado de Nova York associou-se à redução da incidência de infecção por *Clostridium difficille*.[27] Embora alguns estudos apontem para o aumento do uso de antimicrobianos após o início do programa SEP1,[32] não está claro que esse aumento tenha ocorrido por uso indevido. Além disso, um estudo recente mostrou que não houve aumento significativo do uso de antimicrobianos ou de resistência com a redução do tempo para administração em uma grande rede americana de hospitais.[33] Essa rede possuía políticas de *stewardship* adequadas. Cautela é necessária, visto que os resultados positivos aqui elencados ocorreram em cenários específicos, controlados, onde havia envolvimento dos times no sentido do controle adequado dos possíveis eventos deletérios. A adoção de ferramentas de alta sensibilidade e a ausência de *stewardship* adequado têm potencial para aumentar o uso indevido de antimicrobianos.

Assim, as evidências atuais, embora limitadas, apontam para benefícios potenciais na utilização de protocolos gerenciados e uso de estratégias definidas para triagem de pacientes com sepse nas instituições. A CSS traz como recomendação forte que todas as instituições utilizem programas de melhoria de qualidade para sepse, incluindo estratégias de triagem para pacientes sob risco e procedimentos padronizados para tratamento.

Referências bibliográficas

1. Singer M, Deutschman CS, Seymour CW, Shankar-Hari M, Annane D, Bauer M, et al. The Third International Consensus Definitions for Sepsis and Septic Shock (Sepsis-3). JAMA. 2016;315(8):801-10.
2. WHO WHO. WHA Resolution A70/13 – Improving the prevention, diagnosis and clinical management of sepsis [Available from: http://apps.who.int/gb/ebwha/pdf_files/WHA70/A70_R7-en.pdf?ua=1.
3. Rudd KE, Johnson SC, Agesa KM, Shackelford KA, Tsoi D, Kievlan DR, et al. Global, regional, and national sepsis incidence and mortality, 1990-2017: analysis for the Global Burden of Disease Study. Lancet. 2020;395(10219):200-11.
4. Antimicrobial Resistance C. Global burden of bacterial antimicrobial resistance in 2019: a systematic analysis. Lancet. 2022;399(10325):629-55.
5. Machado FR, Cavalcanti AB, Bozza FA, Ferreira EM, Angotti Carrara FS, Sousa JL, et al.; SPREAD Investigators; Latin American Sepsis Institute Network. The epidemiology of sepsis in Brazilian intensive care units (the Sepsis PREvalence Assessment Database, SPREAD): an observational study. Lancet Infect Dis. 2017;17(11):1180-1189.
6. Evans L, Rhodes A, Alhazzani W, Antonelli M, Coopersmith CM, French C, et al. Surviving sepsis campaign: international guidelines for management of sepsis and septic shock 2021. Intensive Care Med. 2021;47(11):1181-247.
7. Rivers E, Nguyen B, Havstad S, Ressler J, Muzzin A, Knoblich B, et al. Early goal-directed therapy in the treatment of severe sepsis and septic shock. N Engl J Med. 2001;345(19):1368-77.
8. Dellinger RP, Rhodes A, Evans L, Alhazzani W, Beale R, Jaeschke R, et al. Surviving Sepsis Campaign. Crit Care Med. 2023;51(4):431-44.
9. Levy MM, Evans LE, Rhodes A. The Surviving Sepsis Campaign Bundle: 2018 Update. Crit Care Med. 2018;46(6):997-1000.
10. Hernandez G, Luengo C, Bruhn A, Kattan E, Friedman G, Ospina-Tascon GA, et al. When to stop septic shock resuscitation: clues from a dynamic perfusion monitoring. Ann Intensive Care. 2014;4:30.
11. Hernandez G, Ospina-Tascon GA, Damiani LP, Estenssoro E, Dubin A, Hurtado J, et al. Effect of a Resuscitation Strategy Targeting Peripheral Perfusion Status vs Serum Lactate Levels on 28-Day Mortality Among Patients With Septic Shock: The ANDROMEDA-SHOCK Randomized Clinical Trial. JAMA. 2019;321(7):654-64.
12. Ohnuma T, Chihara S, Costin B, Treggiari MM, Bartz RR, Raghunathan K, et al. Association of Appropriate Empirical Antimicrobial Therapy With In-Hospital Mortality in Patients With Bloodstream Infections in the US. JAMA Netw Open. 2023;6(1):e2249353.
13. Zilberberg MD, Nathanson BH, Sulham K, Fan W, Shorr AF. 30-day readmission, antibiotics costs and costs of delay to adequate treatment of Enterobacteriaceae UTI, pneumonia, and sepsis: a retrospective cohort study. Antimicrob Resist Infect Control. 2017;6:124.
14. Investigators A, Group ACT, Peake SL, Delaney A, Bailey M, Bellomo R, et al. Goal-directed resuscitation for patients with early septic shock. N Engl J Med. 2014;371(16):1496-506.
15. Investigators P, Yealy DM, Kellum JA, Huang DT, Barnato AE, Weissfeld LA, et al. A randomized trial of protocol-based care for early septic shock. N Engl J Med. 2014;370(18):1683-93.
16. Mouncey PR, Osborn TM, Power GS, Harrison DA, Sadique MZ, Grieve RD, et al. Trial of early, goal-directed resuscitation for septic shock. N Engl J Med. 2015;372(14):1301-11.
17. Investigators P, Rowan KM, Angus DC, Bailey M, Barnato AE, Bellomo R, et al. Early, Goal-Directed Therapy for Septic Shock – A Patient-Level Meta-Analysis. N Engl J Med. 2017;376(23):2223-34.
18. Asfar P, Meziani F, Hamel JF, Grelon F, Megarbane B, Anguel N, et al. High versus low blood-pressure target in patients with septic shock. N Engl J Med. 2014;370(17):1583-93.
19. Lamontagne F, Meade MO, Hebert PC, Asfar P, Lauzier F, Seely AJE, et al. Higher versus lower blood pressure targets for vasopressor therapy in shock: a multicentre pilot randomized controlled trial. Intensive Care Med. 2016;42(4):542-50.
20. Bloos F, Ruddel H, Thomas-Ruddel D, Schwarzkopf D, Pausch C, Harbarth S, et al. Effect of a multifaceted educational intervention for anti-infectious measures on sepsis mortality: a cluster randomized trial. Intensive Care Med. 2017;43(11):1602-12.
21. Levy MM, Dellinger RP, Townsend SR, Linde-Zwirble WT, Marshall JC, Bion J, et al. The Surviving Sepsis Campaign: results of an international guideline-based performance improvement program targeting severe sepsis. Intensive Care Med. 2010;36(2):222-31.
22. Levy MM, Rhodes A, Phillips GS, Townsend SR, Schorr CA, Beale R, et al. Surviving Sepsis Campaign: association between performance metrics and outcomes in a 7.5-year study. Intensive Care Med. 2014;40(11):1623-33.

23. Shorr AF, Micek ST, Jackson WL, Jr., Kollef MH. Economic implications of an evidence-based sepsis protocol: can we improve outcomes and lower costs? Crit Care Med. 2007;35(5):1257-62.
24. Ferrer R, Artigas A, Levy MM, Blanco J, Gonzalez-Diaz G, Garnacho-Montero J, et al. Improvement in process of care and outcome after a multicenter severe sepsis educational program in Spain. JAMA. 2008;299(19):2294-303.
25. Noritomi DT, Ranzani OT, Monteiro MB, Ferreira EM, Santos SR, Leibel F, et al. Implementation of a multifaceted sepsis education program in an emerging country setting: clinical outcomes and cost-effectiveness in a long-term follow-up study. Intensive Care Med. 2014;40(2):182-91.
26. Seymour CW, Gesten F, Prescott HC, Friedrich ME, Iwashyna TJ, Phillips GS, et al. Time to Treatment and Mortality during Mandated Emergency Care for Sepsis. N Engl J Med. 2017;376(23):2235-44.
27. Kahn JM, Davis BS, Yabes JG, Chang CH, Chong DH, Hershey TB, et al. Association Between State-Mandated Protocolized Sepsis Care and In-hospital Mortality Among Adults With Sepsis. JAMA. 2019;322(3):240-50.
28. Townsend SR, Phillips GS, Duseja R, Tefera L, Cruikshank D, Dickerson R, et al. Effects of Compliance With the Early Management Bundle (SEP-1) on Mortality Changes Among Medicare Beneficiaries With Sepsis: A Propensity Score Matched Cohort Study. Chest. 2022;161(2):392-406.
29. Barbash IJ, Davis BS, Yabes JG, Seymour CW, Angus DC, Kahn JM. Treatment Patterns and Clinical Outcomes After the Introduction of the Medicare Sepsis Performance Measure (SEP-1). Ann Intern Med. 2021;174(7):927-35.
30. Gigli KH, Rak KJ, Hershey TB, Martsolf GR, Kahn JM. A Roadmap for Successful State Sepsis Regulations-Lessons From New York. Crit Care Explor. 2021;3(9):e0521.
31. Machado FR, Ferreira EM, Schippers P, de Paula IC, Saes LSV, de Oliveira FI, Jr., et al. Implementation of sepsis bundles in public hospitals in Brazil: a prospective study with heterogeneous results. Crit Care. 2017;21(1):268.
32. Pakyz AL, Orndahl CM, Johns A, Harless DW, Morgan DJ, Bearman G, et al. Impact of the Centers for Medicare and Medicaid Services Sepsis Core Measure on Antibiotic Use. Clin Infect Dis. 2021;72(4):556-65.
33. Prescott HC, Seelye S, Wang XQ, Hogan CK, Smith JT, Kipnis P, et al. Temporal Trends in Antimicrobial Prescribing During Hospitalization for Potential Infection and Sepsis. JAMA Intern Med. 2022;182(8):805-13.

capítulo 129

Infecção por Sars-Cov-2: Tratamento Individual

Ana Catarina Guerra | Helena Ribeiro Pires | Nuno Miguel Silva Marques

Destaques

- A maioria dos casos de Covid-19 são assintomáticos ou manifestam-se com sintomatologia leve, nos quais a terapêutica sintomática é o suficiente.
- A eficácia da terapêutica antiviral e dos anticorpos monoclonais é moderada e possui diversas limitações relacionadas à administração, sendo reservada para os pacientes com maior risco de desenvolver doença grave.
- Nos casos mais graves de Covid-19, são fortemente recomendadas as medidas de suporte de órgãos e a corticoterapia. A associação de outros imunomoduladores é reservada para os casos mais críticos que se agravam apesar da corticoterapia.

Introdução

O vírus *Severe Acute Respiratory Syndrome Coronavirus 2* (SARS-CoV-2) foi identificado no final de 2019, após um surto de pneumonia atípica em Wuhan, uma cidade da província de Hubei, na China. Em 11 de março de 2020, haviam sido identificados 118 mil casos de infecção em 114 países, o que ocasionou sua classificação como pandemia de Covid-19 pela Organização Mundial de Saúde (OMS).[1]

Tratando-se de um vírus de origem zoonótica, transmissível entre humanos por via respiratória (sobretudo por meio de gotículas e aerossóis de curta distância) e, menos frequentemente, por contato com fômites, para o qual a população não tinha imunidade, teve um impacto significativo em termos de morbidade e mortalidade a nível mundial. Do ponto de vista clínico, estima-se que 33% da população infectada seja assintomática.[2] A infecção sintomática revelou ter um espectro clínico muito variável. Segundo dados relatados pelo Chinese Centre for Disease Control relativos a uma coorte de 44.500 casos confirmados de Covid-19, antes do início da vacinação, 81% dos casos tiveram manifestações leves da doença, 14% evoluíram com doença moderada a grave e 5% tinham doença crítica com falência respiratória, choque e disfunção múltipla de órgãos. A taxa de letalidade global foi de 2,3%,[3] atingindo 11,4% em pacientes com critérios de internação[4] e 20% em pacientes com mais de 90 anos.[5]

Desde o início da pandemia, foram experimentados muitos fármacos com efeito antimicrobiano e imunomodulador de eficácia controversa. O controle de sintomas, suporte de disfunção de órgãos, prevenção e condução de complicações secundárias à infecção tiveram um papel primordial no tratamento dos pacientes mais graves. Atualmente, estão disponíveis fármacos antivirais e anticorpos monoclonais para quadros clínicos leves, moderados e graves, e imunomoduladores no caso de Covid-19 grave.

Neste capítulo, apresenta-se uma revisão das orientações mais recentes sobre o tratamento da Covid-19.

Contexto histórico

A disseminação do vírus SARS-CoV-2 em uma população sem imunidade para a infecção resultou em um aumento muito rápido de pacientes com necessidade de cuidados. As unidades de saúde ficaram sobrecarregadas, não sendo possível garantir, numa primeira fase, resposta a todos os pacientes, condições adequadas de controle de infecção, disponibilidade de aparatos médicos e de equipamentos de proteção individual. Essas circunstâncias potencializaram a transmissão nosocomial da infecção entre pacientes e profissionais de saúde e acentuaram as limitações de resposta dos serviços de saúde, agravando a mortalidade e morbidade da doença.

Em tal contexto, foram implementadas medidas de saúde pública severas para controlar a disseminação da infecção, o que incluiu o confinamento, a limitação de circulação de pessoas e a obrigatoriedade do uso de máscara facial em espaços públicos. Paralelamente, a disponibilidade financeira imediata das principais potências mundiais permitiu que o conhecimento científico sobre o vírus e a infecção, a produção de materiais e equipamentos médicos, o desenvolvimento, disseminação e facilitação do acesso na comunidade de métodos de rastreamento e diagnóstico, a investigação de vacinas e terapêuticas ocorresse a um ritmo vertiginoso. O anúncio da aprovação das primeiras vacinas contra Covid-19, em agosto de 2021,[6] contribuiu decisivamente para a redução do risco de doença grave, internação e mortalidade, assim como para a redução da transmissão interpessoal.[7]

Do ponto de vista do tratamento específico da Covid-19, considerando o mecanismo fisiopatológico da infecção, foram experimentados vários fármacos, inclusive antivirais, antirretrovirais, antimaláricos, antiparasitários, anti-inflamatórios, corticosteroides, imunomoduladores e imunoglobulinas, entre outros.[8]

Em Portugal, as primeiras orientações terapêuticas foram emitidas em 23 de março de 2020 e previam o tratamento sintomático e de suporte, em primeira instância, incluindo oxigenoterapia e suporte ventilatório sempre que necessário, terapêutica broncodilatadora, profilaxia de tromboembolismo com enoxaparina de baixo peso molecular, corticoterapia (dexametasona) nos casos de insuficiência respiratória e antiviral (remdesivir) nos casos de pneumonia hipoxêmica, nos primeiros dias de infecção.[9] Atualmente, estão disponíveis várias opções terapêuticas dirigidas aos mecanismos fisiopatológicos da infecção, incluindo antivirais, anticorpos monoclonais e imunomoduladores, indicadas nos casos mais graves e nos pacientes com maior risco de complicações.[10]

No Brasil, além dos desafios enfrentados por Portugal e pela maioria dos países do globo, teve que contornar problemas específicos, representados por conflitos entre o Governo Federal, o Supremo Tribunal Federal (STF) e os governos estaduais sobre as medidas de contenção. Enquanto os órgãos do governo central minimizavam a gravidade da pandemia, os estados e o STF adotaram medidas rigorosas de saúde pública, como confinamento, restrição de circulação e uso obrigatório de máscaras em espaços públicos, para conter a disseminação do vírus. Esses conflitos dificultaram uma resposta coordenada e unificada à pandemia, o que muito provavelmente foi uma das principais causas para o elevado número de mortes no país, que exibe uma triste cifra de mais de setecentas de mil vidas ceifadas durante a pandemia.

Apesar disso, em março de 2020, o Ministério da Saúde emitiu diretrizes terapêuticas que priorizavam o tratamento sintomático e de suporte, e o Sistema Único de Saúde (SUS) teve um papel fundamental na distribuição de vacinas, expansão de leitos de unidade de terapia intensiva (UTI) e implementação de protocolos de tratamento, apesar das dificuldades.

Conceitos

SASR-CoV-2 é um coronavírus do gênero beta, à semelhança de SARS-CoV e *Middle East Respiratory Syndrome* (MERS-CoV), que resultou da recombinação genética interespécie. Após a infecção, o vírus SARS-CoV-2 liga-se ao receptor de enzima conversora de angiotensina (ECA-2) das células do aparelho respiratório superior e nasofaringe, desencadeando uma resposta imunitária inata e celular. Se a infecção não for controlada a esse nível, o vírus pode atingir os alvéolos pulmonares, induzindo inflamação e limitação das trocas gasosas. A hiperinflamação sistêmica e produção de citocinas pró-inflamatórias como interleucinas IL-1, IL-6, IL-8 e fator de necrose tumoral (TNF) está associada às complicações mais graves da doença, principalmente a síndrome do desconforto respiratório agudo (SDRA), choque, coagulopatia, assim como a lesão vascular e ativação endotelial que favorecem os fenômenos pró-trombóticos.[11]

Para efeitos de sistematização deste capítulo, considere-se a seguinte classificação da terapêutica contra Covid-19:

1. Tratamento sintomático.
2. Tratamento de suporte.
3. Tratamentos específicos.
4. Tratamentos não recomendados.

Durante longos meses após o início da pandemia, na ausência de fármacos com eficácia comprovada para tratar a Covid-19, os esforços clínicos concentraram-se no tratamento de sintomas e no controle das complicações.

O tratamento de sintomas inclui a utilização de antipiréticos e anti-inflamatórios para controle da febre e dos sintomas sistêmicos associados, além de anti-histamínicos e broncodilatadores para alívio dos sintomas respiratórios altos. O tratamento de suporte aplica-se aos doentes mais graves e inclui medidas farmacológicas e não farmacológicas, particularmente: a) instituição prematura de oxigenoterapia e suporte ventilatório; b) cinesoterapia e mobilização precoce dos doentes; c) utilização de enoxaparina de baixo peso molecular para prevenção de tromboembolismo; d) fluidoterapia e suporte vasopressor com aminas nos casos de choque; e) pronação dos doentes com SDRA sob ventilação pulmonar artificial;[12] e f) opioides e sedativos para alívio da sensação de dificuldade respiratória.[13]

Com o curso da pandemia e a evolução do conhecimento científico, foram sendo experimentados vários fármacos com efeito potencial nos mecanismos fisiopatológicos da doença. A utilização de parte dessas terapêuticas baseou-se em estudos observacionais com definições heterogêneas e com pouco suporte científico, motivos pelos quais algumas delas não são, atualmente, recomendadas pelas organizações científicas mais legítimas ou têm um nível de recomendação baixo a moderado.

Genericamente, as opções que estão em utilização na prática clínica têm múltiplas limitações, designadamente a atividade seletiva sobre determinadas variantes de SARS-CoV-2, problemas de tolerância e reações de hipersensibilidade, interações medicamentosas potencialmente graves, seleção de estirpes de vírus resistentes ou novas variantes de SARS-CoV-2. Assim, as principais orientações nacionais e internacionais indicam a sua utilização nos indivíduos com maior benefício potencial: casos de doença grave ou crítica e pacientes com maior risco de progressão para doença grave, como aqueles gravemente imunodeprimido, independentemente do estado vacinal, ou com fatores de risco específico e ausência de esquema vacinal primário completo.[10]

Tratamento

A escolha do tratamento mais adequado depende, em primeira instância, da gravidade do quadro clínico e do tempo de evolução da doença.[10,14-16] Genericamente, os antivirais e anticorpos monoclonais devem ser administrados o mais precocemente possível, de preferência na primeira semana após início dos sintomas. Os imunomoduladores estão indicados nos doentes mais graves, para controle dos desajustes no sistema imunológico responsáveis pelas principais complicações da doença. Essa decisão está ainda sujeita aos fármacos disponíveis no local, à via de administração, ao tipo de drogas coadministrados e às interações medicamentosas, à idade e ao tipo de vírus em circulação (**Quadro 129.1**).[10,14-16]

Em seguida descrevem-se as principais características dos fármacos disponíveis para tratamento de Covid-19 a nível nacional, em Portugal.

Antivirais

■ Nirmatrelvir/Ritonavir

Trata-se de um inibidor de protease viral que bloqueia a replicação do SARS-CoV-2. Os estudos mostraram uma redução significativa de internação ou morte em doentes com doença ligeira a moderada, sem necessidade de oxigenoterapia,

Quadro 129.1. Posicionamento dos fármacos disponíveis em Portugal para tratamento da COVID-19 em Portugal segundo orientações nacionais e internacionais

		OMS	IDSA	ECDC	DGS
Covid-19 leve a moderada					
Antivirais orais	Nirmatrelvir/Ritonavir	Doentes de ambulatório com infecção leve a moderada, com risco de progredir para internação	Doentes de ambulatório com infecção leve a moderada, com risco de progredir para doença grave	Doentes de ambulatório com infecção leve a moderada, com risco de progredir para doença grave	Adultos com doença leve a moderada, sem necessidade de oxigênio suplementar, com risco de evoluir para doença grave (1ª linha) – nível de evidência 1B
	Molnupinavir	Doentes de ambulatório com infecção leve a moderada, com risco de progredir para internação (recomendação condicional)	Doentes de ambulatório com infecção leve a moderada, com risco de progredir para doença grave, sem outra opção terapêutica	Doentes de ambulatório com infecção leve a moderada, com risco de progredir para doença grave	Adultos com doença leve a moderada, sem necessidade de oxigênio suplementar, com risco de evoluir para doença grave (alternativa à 1ª linha terapêutica) – nível de evidência 1C
Antivirais endovenosos	Remdesivir	Doença leve a moderada, com elevado risco de internação (recomendação condicional)	Doença leve a moderada, com elevado risco de progredir para doença grave (recomendação condicional)	Pneumonia e necessidade de oxigênio suplementar (recomendação condicional)	Doença leve a moderada sem necessidade de oxigênio suplementar (nível evidência 1B) ou pneumonia hipoxemiante, sem necessidade de suporte ventilatório (nível evidência 2A)
Anticorpos monoclonais		O mais precocemente possível desde o início dos sintomas. A seleção do anticorpo monoclonal deve depender da variante de SARS-CoV-2 em circulação.			
Covid-19 grave/crítico					
Dexametasona		Paciente grave ou crítico (recomendação forte)	Paciente grave (recomendação condicional) ou crítico (recomendação condicional)	Recomendado	Pacientes internados com Covid-19 e hipoxemia confirmada (nível de evidência 1A)
Tocilizumab		Paciente grave ou crítico (recomendação forte)	Paciente grave ou crítico (recomendação condicional)	Paciente grave, sob corticoterapia sistêmica, com necessidade de oxigênio suplementar ou ventilação mecânica	Pacientes internados com Covid-19 há menos de 5 dias, com agravamento clínico apesar da corticoterapia sistêmica (nível de evidência 2B)
Anacinra		Não incluído	Não incluído	Em avaliação	Pacientes com necessidade de oxigênio, em risco de progredir para doença grave, com níveis de suPAR ≥ 6 ng/mL

Fonte: Adaptado de DGS. Norma 005/2022: Terapêutica Farmacológica para a COVID-19. 28/05/2022; WHO. Therapeutics and COVID-19. 14 July 2022; IDSA. Infectious Diseases Society of America Guidelines on the Treatment and Management of Patients with COVID-19. June 29, 2022; ECDC. Treatment and pharmaceutical prophylaxis of COVID-19. 16 February 2022.

mas com elevado risco de progressão para doença grave, particularmente em doentes sem história de infecção prévia, sem esquema vacinal primário completo e com imunodepressão grave (**Quadro 129.2**).[10,17]

■ Monulpiravir

Trata-se de um pro-fármaco oral da beta-D-N4-hidroxicitidina, um ribonucleosídeo utilizado por ARN-polimerase dependentes de ARN viral, que origina mutações letais em vírus de ARN. Estudos que incluíram doentes não vacinados com Covid-19 ligeira a moderada e sem necessidade de oxigenoterapia, mas com fatores de risco para doença grave, demonstraram redução do risco de i ou morte comparativamente com o placebo, quando administrado nos primeiros cinco dias de doença (**Quadro 129.3**).[10,18]

Quadro 129.2. Informações práticas sobre Nirmatrelvir/Ritonavir	
Utilização	Primeiros cinco dias a partir do início dos sintomas
Dose	300 mg /100 mg (2 comprimidos de 150 mg + 1 comprimido de 100 mg) a cada 12 horas
Duração do tratamento	Cinco dias
Via de administração	Oral
Efeitos colaterais	• Resultantes de interações medicamentosas com outros fármacos metabolizados por CYP3A • A medicação crônica que interage com nirmatrelvir/ritonavir deve ser suspensa durante e até cinco dias após a conclusão do tratamento • Deve ser feito ajuste da dose à função renal
Observações	Não é recomendado na gravidez ou durante a amamentação (até 7 dias após suspensão do fármaco)

CYP3A: Citocromo P4503A.

Fonte: Adaptado de EMA. Resumo das Características do Medicamento – Nirmatrelvir/Ritonavir.

Quadro 129.3. Informações práticas sobre Molnupiravir	
Utilização	Primeiros cinco dias a partir do início dos sintomas
Dose	800 mg (4 comprimidos) a cada 12 horas
Duração do tratamento	Cinco dias
Via de administração	Oral
Efeitos colaterais	Efeitos gastrintestinais, que podem persistir por até duas semanas após a suspensão do tratamento
Observações	Não é recomendado na gravidez, durante a amamentação (até sete dias após a suspensão do fármaco) ou em crianças (toxicidade em cartilagens e óssea; risco de surgimento de resistência e de novas variantes de SARS-CoV-2.

Fonte: Adaptado de EMA. Resumo das Características do Medicamento – Molnupiravir.

■ Remdesivir

Trata-se de um análogo de nucleotídeo da adenosina que inibe a replicação de ácido ribonucleico (ARN) viral pela ARN-polimerase dos coronavírus. Os estudos clínicos que suportam a sua utilização são muito heterogêneos e com alguns resultados contraditórios. Foi relatada uma redução da mortalidade aos 14 dias e 28 dias, assim como a recuperação mais rápida de doentes com Covid-19 grave e hipoxia, mas sem necessidade de dispositivos de alto fluxo ou ventilação não invasiva (**Quadro 129.4**).[1019]

Quadro 129.4. Informações práticas sobre remdesivir	
Utilização	Primeiros sete dias desde o início de sintomas
Dose	200 mg/dia (1º dia – dose de ataque), 100 mg/dia
Duração do tratamento	Três dias, no caso de doença ligeira a moderada; cinco dias, no caso de pneumonia hipoxemiante
Via de administração	Intravenosa
Efeitos colaterais	Reações de hipersensibilidade, nomeadamente as relacionadas à perfusão; não deve ser utilizado se TFG < 30 mL/min
Observações	Pode ser utilizado em crianças com idade maior que 12 anos ou peso superior a 40 kg; ponderar a utilização do fármaco na gravidez ou durante a amamentação de acordo com a relação entre risco e benefício para a mãe e o feto

TFG: taxa de filtração glomerular.

Fonte: Adaptado de EMA. Resumo das Características do Medicamento – Remdesivir.

Imunomoduladores

■ Dexametasona (ou prednisolona, ou metilprednisolona, em doses equivalentes)

A corticoterapia foi utilizada no tratamento de doentes com Covid-19 e pneumonia hipoxemiante desde uma fase muito precoce da pandemia, havendo a essa altura dados consistentes sobre a sua eficácia. O estudo RECOVERY[20] evidenciou que o tratamento com corticoides foi associado a redução da mortalidade global em 17% e, entre aqueles submetidos à ventilação pulmonar artificial invasiva ou sob oxigenação por membrana extracorporal (ECMO), uma diminuição de 36% no número de óbitos. Por outro lado, não demonstrou benefício em doentes sem insuficiência respiratória, salientando-se nesses casos os efeitos colaterais da corticoterapia sistêmica em alta dose (superinfecção bacteriana, hiperglicemia, hipertensão arterial etc.) (**Quadro 129.5**).[21]

Quadro 129.5. Informações práticas sobre dexametasona	
Utilização	Presença de insuficiência respiratória
Dose	6 mg/dia
Duração do tratamento	10 dias ou até alta clínica
Via de administração	Oral

(Continua)

Quadro 129.5. Informações práticas sobre dexametasona (*Continuação*)	
Efeitos colaterais	Infecções fúngicas ou bacterianas sistêmicas; hiperglicemia
Observações	Não é recomendado nos casos de doença leve, sem insuficiência respiratória.

Fonte: Adaptado de EMA. Resumo das Características do Medicamento – Dexametasona.

▪ Tocilizumab

Trata-se de um anticorpo monoclonal recombinante da subclasse imunoglobulina G1 (IgG1), que tem um efeito inibidor da IL-6 e reduz a ativação de linfócitos T e B, monócitos, fibroblastos e a síntese hepática de proteínas de fase aguda. No estudo RECOVERY,[20] quando administrado com corticoides sistêmicos, foi associado a uma redução da mortalidade e da necessidade de suporte ventilatório invasivo em doentes hospitalizados com Covid-19 e rápido agravamento da insuficiência respiratória (**Quadro 129.6**).[22]

Quadro 129.6. Informações práticas sobre tocilizumab	
Utilização	Agravamento da insuficiência respiratória, apesar da corticoterapia
Dose	8 mg/kg (até máximo 800 mg)
Duração do tratamento	Dose única
Via de administração	Intravenosa
Efeitos colaterais	Obstipação, neutropenia, elevação das transaminases, reações associadas à infusão
Observações	Administração em perfusão de 60 minutos, sob monitorização contínua dos sinais vitais Deve ser feito o rastreio de infecções latentes com potencial de reativação e profilaxia de infecções oportunistas

Fonte: Adaptado de EMA. Resumo das Características do Medicamento – Tocilizumab.

▪ Anacinra

Trata-se e um inibidor da IL-1 que controla a ativação dos macrófagos alveolares, evitando a progressão para doença grave. Os estudos demonstraram redução da mortalidade e melhora clínica significativa aos 28 dias entre doentes com pneumonia hipoxemiante, com risco de progressão para falência respiratória sob corticoterapia. A seleção de pacientes para esse fármaco deve ser baseada na medida da concentração plasmática do *receptor do ativador do plasminogênio da uroquinase solúvel* (receptor do ativador do plasminogênio da uroquinase solúvel - suPAR ≥ 6 ng/mL), um importante marcador da resposta inflamatória à infecção ou aos tumores sólidos (**Quadro 129.7**).[23]

Anticorpos monoclonais

As recomendações portuguesas preveem ainda a utilização de anticorpos monoclonais em doentes com imunossupressão grave e contraindicação absoluta para nirmatrelvir/ritonavir.

Quadro 129.7. Informações práticas sobre anacinra	
Utilização	Doença grave e risco de progressão da insuficiência respiratória
Dose	100 mg/dia
Duração do tratamento	10 dias
Via de administração	Subcutânea
Efeitos colaterais	Vômitos e diarreia, infecção (nomeadamente no local da administração), cefaleia, artralgias, febre; citopenia
Observações	Necessidade de ajuste de dose à função renal

Fonte: Adaptado de EMA. Resumo das Características do Medicamento – Anacinra.

A escolha da opção terapêutica depende da relação entre risco e benefício, bem como da disponibilidade de anticorpos com ação neutralizante para as variantes em circulação que predominam.

Genericamente, estes fármacos devem ser administrados o mais precocemente possível, em casos de doença leve a moderada e com risco elevado de progressão para doença grave.

Segundo orientações internacionais, aplica-se ao tratamento de Covid-19 os seguintes anticorpos monoclonais:[14-16]

- Casarivimab/imdevimab.
- Bamlanivimab/etesevimab.
- Sotrovimab.
- Regdanvimab.

Fármacos e intervenções no Brasil

Os fármacos e intervenções aprovados particularmente pelo Ministério da Saúde do governo brasileiro para tratamento de Covid-19 no Brasil são:

1. Remdesivir
2. Favipiravir
3. Dexametasona
4. Tocilizumabe
5. Baricitinibe
6. Casirivimabe + Imdevimabe
7. Sotrovimabe
8. Molnupiravir
9. Nirmatrelvir + Ritonavir (Paxlovid)
10. Heparina
11. Oxigênio suplementar
12. Ventilação pulmonar artificial

Outros fármacos recomendados a nível internacional

Em casos de doença grave, baricitinib em combinação com corticoterapia ou em combinação com remdesivir, demonstrou ter efeito na redução de mortalidade, redução da duração da internação e aumento da rapidez de recuperação. À semelhança de outros imunomoduladores, a sua utilização requer rastreio de infecções latentes e eventual instituição de profilaxia antimicrobiana. Os inibidores da

Janus Cinase não devem ser administrados concomitantemente a inibidores da IL-6.[14]

Fármacos não recomendados

Durante a pandemia de Covid-19 foram recomendados e experimentados vários fármacos que estão *atualmente proscritos para tratamento de Covid-19* nas principais recomendações internacionais:[14,15]

1. Hidroxicloroquina
2. Ivermectina
3. Lopinavir/ritonavir
4. Azitromicina
5. Colchicina
6. Fluvoxamina
7. Famotidina

Precauções durante o tratamento de Covid-19

A utilização de corticoterapia em alta dose, por vezes combinada com outros imunomoduladores, pode aumentar o risco de reativação de infecções latentes ou superinfecção por bactérias (p. ex.: tuberculose), fungos (p. ex.: aspergilose, mucormicose, pneumocistose), parasitas (p. ex.: estrongiloidíase) ou outros vírus latentes (p. ex.: vírus da hepatite B, herpes vírus).[24] A possibilidade de complicações infecciosas por agentes oportunistas deve ser considerada na abordagem dos doentes mais graves e mais suscetíveis, o que justifica o pedido de rastreios sorológicos e a eventual instituição de profilaxia.

A gravidade dos pacientes e a dificuldade no diagnóstico diferencial das principais complicações da doença, particularmente superinfecção bacteriana, tromboembolismo pulmonar, pneumonia organizativa, entre outras, resultaram na supervalorização das causas infecciosas e na utilização desmedida de antimicrobianos. Estima-se que a prevalência de coinfecção bacteriana seja da ordem de 8% e que a superinfecção bacteriana, em contexto nosocomial, possa atingir 20% dos indivíduos doentes, em particular nos casos mais graves, com internações mais prolongadas e maior necessidade de cuidados de suporte.[16,25] Apesar disso, no geral, 59,3% dos pacientes (internados e em ambulatório) foram medicados com antibacterianos. Essa proporção chegou a atingir 74,8% dos hospitalizados e 86,4% entre os que internados em UTIs.[26] As consequências sobre o surgimento de microrganismos multirresistentes foram descritas em todo o mundo.[27,28] Em concordância com as recomendações das principais sociedades científicas, importa reforçar a utilização racional de antibacterianos e outros antimicrobianos, o que corresponde a limitá-los às situações em que há forte evidência clínica e confirmação laboratorial, associada ou não a exames de imagem, da presença de infecção bacteriana ou fúngica.[14-16]

Conclusão

A infecção por SARS-CoV-2 é, na maioria dos casos, assintomática ou cursa com doença leve. Adicionalmente, a vacinação e a imunidade natural da população a nível mundial muito contribuíram para a diminuição da morbidade e da mortalidade da Covid-19.

Nessa perspectiva, à semelhança do que se recomenda em relação à maioria das infecções respiratórias de causa viral, o tratamento dos sintomas e de suporte (na descompensação de comorbidades) são a primeira linha.

Os fármacos com ação específica nos mecanismos fisiopatológicos da infecção por SARS-CoV-2, entre os quais se incluem antivirais e anticorpos monoclonais, podem ser utilizados na abordagem de indivíduos com menor resposta à vacinação e com maior risco de progressão para doença grave. Essa indicação terapêutica deve ser individualizada, e considerar os fármacos disponíveis em nível local, as interações medicamentosas, os efeitos colaterais, a via de administração e as variantes virais em circulação.

A corticoterapia está fortemente recomendada nos doentes com pneumonia hipoxemiante, em associação com outros imunomoduladores, nos casos mais críticos.

Referências bibliográficas

1. Johnson D. WHO Director-General's opening remarks at the media briefing on COVID-19. 2020 March 11. Disponível em: https://www.who.int/director-general/speeches/detail/who-director-general-s-opening-remarks-at-the-media-briefing-on-covid-19---11-march-2020.
2. Oran DP, Topol EJ. The Proportion of SARS-CoV-2 Infections That Are Asymptomatic: A Systematic Review. Ann Intern Med. 2021;174(5):655-662.
3. Wu Z, McGoogan, JM. Characteristics of and Important Lessons From the Coronavirus Disease 2019 (COVID-19) Outbreak in China. JAMA. 2020;323(13):1239-1242.
4. Garg S, Patel K, Pham H, Whitaker M, O'Halloran A, Milucky J, et al. Clinical Trends Among U.S. Adults Hospitalized With COVID-19, March to December 2020. Ann Intern Med. 2021;174(10):1409-1419.
5. COVID-19 Forecasting Team. Variation in the COVID-19 infection–fatality ratio by age, time, and geography during the pre-vaccine era: a systematic analysis. Lancet+ 2022;399:1469-88.
6. FDA News Release. FDA Approves First COVID-19 Vaccine. August 23, 2021. Disponível em: https://www.fda.gov/news-events/press-announcements/fda-approves-first-covid-19-vaccine.
7. WHO. Coronavirus disease (COVID-19): Vaccines. 17 May 2022. Disponível em: https://www.who.int/emergencies/diseases/novel-coronavirus-2019/question-and-answers-hub/q-a-detail/coronavirus-disease-(covid-19)-vaccines?adgroupsurvey={adgroupsurvey}&gclid=EAIaIQobChMIsbOzxKaW-gIViKztCh2r8wHHEAAYASAAEgLesPD_BwE
8. Vegivinti CTR, Evanson KW, Lyons H, Akosman I, Barrett A, Hardy N, et al. Efcacy of antiviral therapies for COVID-19: a systematic review of randomized controlled trials. BMC Infectious Diseases. (2022) 22:107.
9. Direção Geral de Saúde (DGS). Norma 004/2020. Abordagem das Pessoas com Suspeita ou Confirmação de COVID-19. 23/03/2020.
10. Direção Geral de Saúde (DGS). Norma 005/2022: Terapêutica Farmacológica para a COVID-19. 28/05/2022.
11. Lamers MM, Haagmans BL. SARS-CoV-2 pathogenesis. Nature. May 2020;20:270-284.
12. Haleeqa MA, Alshamsi I, Al habib A, Noshi M, Abdullah S, Kamour, A, et al. Optimizing Supportive Care in COVID-19 Patients: A Multidisciplinary Approach. Journal of Multidisciplinary Healthcare. 2020;13:877-880.
13. Bajwah S, Wilcock A, Towers R, Costantini M, Bausewein C, Simon ST, et al. Managing the supportive care needs of those affected by COVID-19. Eur Respir J. 2020 Apr 23;55(4):2000815.

14. World Health Organization (WHO). Therapeutics and COVID-19. 14 July 2022.
15. Bhimraj A, Morgan RL, Shumaker AH, Lavergne V, Baden L, Cheng VC, et al. Infectious Diseases Society of America Guidelines on the Treatment and Management of Patients with COVID-19. Clin Infect Dis. 2020 Apr 27:ciaa478.
16. European Centre for Disease Prevention and Control (ECDC). Treatment and pharmaceutical prophylaxis of COVID-19. 16 February 2022.
17. EMA. Resumo das Características do Medicamento – Nirmatrelvir/Ritonavir.
18. EMA. Resumo das Características do Medicamento – Molnupiravir.
19. EMA. Resumo das Características do Medicamento – Remdesivir.
20. RECOVERY Collaborative Group; Horby P, Lim WS, Emberson JR, Mafham M, Bell JL, et al. Dexamethasone in Hospitalized Patients with Covid-19. N Engl J Med. 2021;384(8):693-704.
21. EMA. Resumo das Características do Medicamento – Dexametasona.
22. EMA. Resumo das Características do Medicamento – Tocilizumab.
23. EMA. Resumo das Características do Medicamento – Anacinra.
24. National Institutes of Health (NIH). COVID-19 Treatment Guidelines. May 31, 2022.
25. Musuuza JS, Watson L, Parmasad V, Putman-Buehler N, Christensen L, Safdar N. Prevalence and outcomes of co-infection and superinfection with SARS-CoV-2 and other pathogens: A systematic review and meta-analysis. PLoS One. 2021;16(5): e0251170.
26. Langford BJ, So M, Raybardhan S, Leung V, Soucy JR, Westwood D, et al. Antibiotic prescribing in patients with COVID-19: rapid review and meta-analysis. Clin Microbiol Infect. 2021;27(4):520-531.
27. Lai CC, Chen SY, Ko WC, Hsueh PR. Increased antimicrobial resistance during the COVID-19 pandemic. Int J Antimicrob Agents. 2021;57(4):106324.
28. Kariyawasam RM, Julien DA, Jelinski DC, Larose SL, Rennert-May E, Conly JM, Dingle TC, Chen JZ, Tyrrell GJ, Ronksley PE, Barkema HW. Antimicrobial resistance (AMR) in COVID-19 patients: a systematic review and meta-analysis (November 2019-June 2021). Antimicrob Resist Infect Control. 2022;11(1):45.

Bibliografia recomendada

Agência Nacional de Vigilância Sanitária (Anvisa). Medicamentos aprovados para tratamento da Covid-19. Disponível em: https://www.gov.br/anvisa/pt-br/assuntos/paf/coronavirus/medicamentos.

Brasil. Ministério da Saúde. Combinação dos antivirais nirmatrelvir e ritonavir é mantida para o tratamento da Covid-19. Disponível em: https://www.gov.br/saude/pt-br/assuntos/noticias/2024/marco/combinacao-dos-antivirais-nirmatrelvir-e-ritonavir-e-mantida-para-o-tratamento-da-covid-19.

capítulo | 130

Preparando-nos para a Doença X

Antero do Vale Fernandes | Rui Moreno | Miguel Castelo-Branco Sousa

Destaques

- Há cerca de seis anos que a Organização Mundial da Saúde (OMS) está atenta à "Doença X", um agente patogênico ainda desconhecido que foi, em 2018, incluído na lista da OMS das doenças que devem ser prioridade.
- De acordo com a OMS, esta "Doença X" representa "o conhecimento de que uma epidemia internacional grave pode ser provocada por um patógeno atualmente desconhecido, capaz de provocar doenças em humanos.
- Pela sua importância deve ser dado uma especial atenção a preparação e resposta dos sistemas de cada país, e neste âmbito vários estudos têm mostrado que na atualidade nenhum país está totalmente preparado para lidar com uma epidemia ou pandemia.
- Com o objetivo de motivar o desenvolvimento de medidas que devem ser implementadas caso haja um eventual surto, a OMS está agora a debater temas relacionadas com a descoberta, a vigilância e a investigação de um agente patogênico sobre o qual nada se sabe, neste momento.
- De acordo com os especialistas, prevenir um possível surto de uma "Doença X" requer um grande investimento em investigação, em desenvolvimento de novos tratamentos e vacinas, e ao mesmo tempo na criação de um grande sistema de vigilância que consiga detectar precocemente as ameaças.
- Apesar dos vários avanços científicos, não é certo que se consiga definir logo à partida um potencial pandêmico, uma vez que existem várias possibilidades. Não se sabe se vai ser um vírus, se vai ser uma bactéria, ou outro tipo de microrganismo, o que se prende muito com o fato do risco de uma pandemia ter evoluído ao longo dos anos.
- É importante discutir as ferramentas que temos hoje, com as tecnologias e conhecimento científico, para estarmos preparados.

Introdução

Existe evidência histórica e epidêmica de surtos, combinada com as circunstâncias sociais, geopolíticas, econômicas e ambientais. Olhando o panoramo, temos: em 2002, combatemos o SARS (também um coronavírus); em 2009/2010, em plena crise financeira, enfrentamos a pandemia de Gripe H1N1; em 2013/2014, a OMS declara o surto de ebola uma epidemia e o estado de Emergência de Saúde Pública de âmbito internacional; em 2015, o surto de Zica.[1,2]

Isto leva-nos a concluir que a natureza é capaz de criar uma pandemia com danos incalculáveis, e a globalização que torna o mundo mais vulnerável aos impactos sociais e econômicos dos surtos de doenças infecciosas, continua com o risco pandêmico ou de surtos epidemiológicos a ser mencionado na atualidade.

Por tudo isto, a OMS criou uma lista de "doenças prioritárias", onde consta a Doença "X" (nome dado a qualquer epidemia internacional séria, causada por um agente desconhecido).

A enigmática "Doença X" foi introduzida pela OMS em 2018, como uma designação fictícia de uma potencial nova pandemia, com impacto global, que poderá ser um vírus, uma bactéria ou um fungo, e para a qual não sabemos se estamos preparados.[3-5]

Numa abordagem holística da inegável interconexão entre a saúde humana, animal e ambiental, a "Doença X" emergirá e exigirá seguramente uma ação coordenada de diferentes entidades mundiais, de forma a implementar estratégias de controle e prevenção de de forma integrada.

Pela sua importância deve ser dado uma especial atenção a preparação e resposta dos sistemas de cada país e, neste âmbito, vários estudos têm mostrado que na atualidade "nenhum país está totalmente preparado para lidar com uma epidemia ou pandemia", em termos de preparação e planificação de resposta a emergências, sobretudo, porque o impacto de uma pandemia não pode circunscrever-se à nossa capacidade, mas sim ao compromisso regional e internacional.[6]

O que é a "Doença X" e o que está sendo feito para o combate

Há cerca de seis anos que a OMS está atenta à "Doença X", um agente patogênico ainda desconhecido que foi, em 2018, incluído na lista da OMS das doenças que devem ser prioridade.[7]

Antes disso, em 2015, após reconhecer a falta de preparação da comunidade internacional para a existência de surtos importantes, criou-se o plano *R&D Blueprint for Action to Prevent Epidemics*, identificando uma lista de agentes patogênicos com os quais o mundo deveria preocupar-se.

Neste momento, a lista inclui, além da "Doença X, também a Covid-19, o Zika, os vírus ebola e Marburg, a febre de Lassa, a febre hemorrágica da Crimeia-Congo, as síndromes respiratórias Sars e Mers, a doença de nifa e a febre de Rift Valley.[8-10]

De acordo com a OMS, esta "Doença X" representa "o conhecimento de que uma epidemia internacional grave pode ser provocada por um patógeno atualmente desconhecido, capaz de provocar doenças em humanos".

Com o objetivo de motivar o desenvolvimento de medidas que devem ser implementadas caso haja um eventual surto, a OMS está agora debatendo temas relacionados com a descoberta, a vigilância e a investigação de um agente patogênico sobre o qual nada se sabe, neste momento.

Depois da pandemia de Covid-19, ninguém pensa na possibilidade de haver uma nova, contudo, há quem esteja completamente focado nessa hipótese, com o objetivo de a conseguir evitar.

Há vários grupos de cientistas em todo o mundo trabalhando nesse sentido, e um dos maiores exemplos é o do Centro de Desenvolvimento e Avaliação de Vacinas de Porton Down, que já começou a desenvolver vacinas como proteção contra uma nova pandemia, eventualmente causada por uma desconhecida e hipotética "Doença X".[11-14]

Os mais de 200 especialistas que trabalham nos laboratórios de Porton Down, em Wiltshire, Inglaterra, elaboraram uma lista de ameaças de vírus, que surgem de animais, capazes de infectar humanos e que podem, no futuro, espalhar-se rapidamente pelo mundo, como aconteceu com o SARS-CoV-2.[15]

E sem poderem adivinhar qual dos agentes patogênicos será o causador da próxima eventual pandemia, os cientistas chamam-lhe "Doença X", afirmando que a doença pode ser 20 vezes mais mortal do que a Covid-19.[16-19]

Ninguém sabe o que é, uma incógnita, cientistas em todo o mundo a trabalhar nela. Porquê?

Para estarmos mais bem preparados para a futura pandemia são necessários esforços para preparar os sistemas de saúde. As respostas ainda não são claras, e, de acordo com os especialistas, prevenir um possível surto de uma "Doença X" requer um grande investimento em investigação e o desenvolvimento de novos tratamentos e vacinas, e ao mesmo tempo a criação de um grande sistema de vigilância que consiga detectar precocemente as ameaças.

Uma agência internacional na dependência da OMS está debatendo temas relacionados com a descoberta, a vigilância e a investigação de um agente patogênico sobre o qual nada se sabe, neste momento.[20]

A antecipação de algo que possa vir a acontecer e preparação para tal, parece ser a melhor estratégia.

A enigmática "Doença X": estratégias que podem revolucionar a saúde

Embora a maior atenção seja sobre a Doença X, ela não representa uma coisa nova. O termo foi utilizado pela primeira vez em 2018, como um substituto para uma doença desconhecida, mas para a qual podemos e devemos nos preparar.

A crescente globalização de pessoas, animais e alimentos; as alterações climáticas, que afetam todos os ecossistemas; a pressão massiva e seletiva da exposição a diferentes substâncias (como antimicrobianos e outros fármacos, pesticidas) a que sujeitamos os microrganismos e o ambiente que os rodeia; o nosso contato crescente com a vida selvagem; a subnutrição, a urbanização, a migração e as deslocações em massa, guerras e conflitos, que contribuem para a evolução constante dos microrganismos que, tal como nós, também têm que se adaptar a novos cenários.[21,22] Esta combinação multifatorial faz com que uma "Doença X" possa propagar-se mais rápido do que nunca.

As doenças infecciosas não têm fronteiras, mas algo pode e deve ser feito para pelo menos, mitigar o impacto das mesmas.

O aumento da vigilância da comunidade científica para futuras pandemias, faz parte da estratégia da OMS, para que a comunidade científica e médica se prepare, de alguma forma, para potenciais epidemias em larga escala, criando ferramentas que permitam uma pronta resposta em caso de ocorrência de uma nova pandemia, cuja resolução adequada dependerá da cooperação em investigação e desenvolvimento, acesso a vacinas e outros produtos e ainda a partilha de informação, tecnologia e amostras biológicas, dentre outros fatores.[23,24]

Um vírus, uma bactéria? O que irá ser a 'Doença X'?

Apesar dos vários avanços científicos, não é certo que se consiga definir incialmente um potencial pandêmico, uma vez que existem várias possibilidades. Não se sabe se vai ser um vírus, se vai ser uma bactéria, ou outro tipo de microrganismo, o que se prende com o fato do risco de uma pandemia ter evoluído ao longo dos anos.

O importante é discutir as ferramentas que temos hoje, com as tecnologias e conhecimento científico, para estarmos preparados.

Os erros cometidos durante a pandemia da Covid-19 deverão servir-nos de exemplo e não ser objeto de repetição.

Parte do problema para o seu aparecimento está no homem que se tem colocado mais exposto às ameaças. São exemplos, as alterações climáticas e a proximidade do homem a ecossistemas, o que aumenta a probabilidade de uma doença emergente.[25]

As pandemias não surgem do nada, e estamos muito mais à espera que seja um vírus pela capacidade de mutação destas formas e também porque sabemos que existem muitos reservatórios na vida selvagem que ainda não passaram a espécie.

Não é o ser humano que está mais suscetível a infecções, é o ser humano que as procura mais, quanto maior a proximidade à vida selvagem e aos reservatórios que nela existem, maior a probabilidade de nos depararmos com vírus que habitualmente não teríamos acesso.[26-28]

Daí a probabilidade de aparecimento da "Doença X" ser "uma questão de quando, e não se". Um novo agente patogênico e uma nova pandemia surgirá!

O mundo ainda está mal preparado para uma nova pandemia

Embora tenham sido feitos alguns progressos, como melhorias na vigilância, a criação de capacidades na produção de vacinas etc., o mundo não está preparado para uma pandemia. As dolorosas lições que aprendemos com a Covid-19 correm o risco de serem esquecidas à medida que a atenção se volta para as muitas outras crises que o nosso mundo enfrenta e, certamente "pagaremos caro na próxima vez, e haverá uma próxima vez".

"A história nos ensina que a próxima pandemia é uma questão de quando, não de se", e o expectável é que possa ser causado por um vírus *influenza*, ou um novo coronavírus ou um novo patógeno que ainda nem conhecemos, por isso apelidamos de Doença X."[29-31]

Referências bibliográficas

1. Kaner J, Schaack S. Understanding Ebola: the 2014 epidemic. Global Health. 2016;12:53.
2. Jones KE, Patel NG, Levy MA, Storeygard A, Balk D, Gittleman JL, Daszak P. Global trends in emerging infectious diseases. Nature. 2008;451(7181):990-3.
3. Rauch S, Jasny E, Schmidt KE, Petsch B. New vaccine technologies to combat outbreak situations. Front Immunol. 2018;9:1963.
4. Johns Hopkins Bloomberg School of Public Health. The characteristics of pandemic pathogens. Disponível em: http://www.centerforhealthsecurity.org/our-work/pubs-archive/pubs.pdfs/2018/180510-pandemic-pathogens-report.pdf. Acesso em 14 fev 2020.
5. Woolhouse ME. Adair K, Brierley L. RNA viruses: a case study of the biology of emerging infectious diseases. Microbiol Spectr+ 2013;1
6. WHO. WHO R&D Blueprint meeting on pathogen genetic sequence data (GSD) sharing in the context of public health emergencies. Disponível em: https://www.who.int/blueprint/meetings-events/ meeting-report-pathogen-genetic-sequence--data-sharing.pdf. Acesso em 14 fev 2020.
7. WHO. Policy statement on data sharing by the World Health Organization in the context of public health emergencies. 2016. Disponível em: https://www.who.int/ihr/procedures/SPG_data_sharing.pdf. Acesso em 14 fev 2020.
8. Eurosurveillance editorial team. Agreement on a pandemic influenza preparedness framework for the sharing of viruses and benefit sharing. Euro Surveil. 2011;16.
9. Graham BS, Mascola JR, Fauci AS. Novel vaccine technologies: essential components of an adequate response to emerging viral diseases. JAMA. 2018;319:1431-32.
10. Johns Hopkins Center for Health Security. Vaccine platforms: state of the field and looming challenges. Disponível em: http://www.centerforhealthsecurity.org/our-work/pubs_archive/pubspdfs/2019/190423-OPP-platform-report.pdf. Acesso em 14 fev 2020.
11. WHO. Evaluation of ideas for potential platforms to support development and production of health technologies for priority infectious diseases with epidemic potential. 2016. Disponível em: https://www.who. int/medicines/ebola-treatment/R-D-Blueprint_Evaluation-of-platformtechnologies-for-priority-patho.pdf?ua=1. Acesso em 14 fev 2020.
12. Maruggi G, Zhang C, Li J, Ulmer JB, Yu D. mRNA as a transformative technology for vaccine development to control infectious diseases. Mol Ther. 2019; 27:757-72.
13. WHO. InterVax Tool: decision support for vaccine efficacy trial design during an emerging outbreak. Disponível em: http://vaxeval.com/. Acesso em 14 fev 2020.
14. Genetic Engineering & Biotechnology News. A small-footprint, integrated, and automated platform for viral production. Disponível em: https://www.genengnews.com/resources/tutorial/a-small-footprint-integrated-and-automated-platform--forviral-production. Acesso em 14 fev 2020.
15. WHO. Good participatory practice guidelines for trials of emerging (and re-emerging) pathogens that are likely to cause severe outbreaks in the near future and for which few or no medical countermeasures exist (GPP-EP). Disponível em: https://www.who.int/blueprint/what/normsstandards/GPP-EPP-December2016.pdf?ua=1. Acesso em 14 fev 2020.
16. Kreuder Johnson C, Hitchens PL, Smiley Evans T, et al. Spillover and pandemic properties of zoonotic viruses with high host plasticity. Sci Rep 2015;5:14830.
17. Morse SS, Mazet JA, Woolhouse M, Parrish CR, Carroll D, Karesh WB, Zambrana-Torrelio C, Lipkin WI, Daszak P. Prediction and prevention of the next pandemic zoonosis. Lancet. 2012 Dec 1;380(9857):1956-65.
18. Salyer SJ, Silver R, Simone K, Barton Behravesh C. Prioritizing zoonoses for global health capacity building—themes from One Health Zoonotic Disease Workshops in 7 countries, 2014-2016. Emerg Infect Dis. 2017;23.
19. Kelly TR, Karesh WB, Johnson CK, et al. One Health proof concept: bringing a transdisciplinary approach to surveillance for zoonotic viruses at the human-wild animal interface. Prev Vet Med. 2017;137(Pt B):112-18.
20. Schwind JS, Goldstein T, Thomas K, Mazet JA, Smith WA. Capacity building efforts and perceptions for wildlife surveillance to detect zoonotic pathogens: comparing stakeholder perspectives. BMC Public Health. 2014;14:684.
21. Woolhouse ME, Howey R, Gaunt E, Reilly L, Chase-Topping M, Savill N. Temporal trends in the discovery of human viruses. Proc Biol Sci 2008;275:2111-15.
22. Coalition for Epidemic Preparedness Innovations. Our platform technology. Disponível em: https://cepi.staging.tegu.hexdigital.com/research_dev/ technology/. Acesso em 14 fev 2020.
23. Nayak S, Blumenfeld NR, Laksanasopin T, Sia SK. Point-of-care diagnostics: recent developments in a connected age. Anal Chem 2017;89:102-23.
24. WHO. Design of vaccine efficacy trials to be used during public health emergencies—points of considerations and key principles. Disponível em: http://www10.who.int/blueprint/what/norms--standards/AP1_guidelines_Online_Consultation.pdf. Acesso em 14 fev 2020.

25. Kim YJ, Cubitt B, Chen E, Hull MV, Chatterjee AK, Cai Y, Kuhn JH, de la Torre JC. The ReFRAME library as a comprehensive drug repurposing library to identify mammarenavirus inhibitors. Antiviral Res. 2019 Sep;169:104558.
26. WHO. Global Coordination Mechanism. 2017. Disponível em: http://www.who.int/ blueprint/what/improving-coordination/global_coordination_ mechanism/en/. Acesso em 14 fev 2020.
27. WHO. An R&D blueprint for action to prevent epidemics. 2016. Disponível em: https://www.who.int/blueprint/what/improving--coordination/ workstream_5_document_on_financing.pdf (accessed Feb 14, 2020). 35 WHO. Financing of R&D preparedness and response to epidemic emergencies 2015. https://apps.who.int/medicinedocs/documents/ s22474en/s22474en.pdf. Acesso em 14 fev 2020.
28. Allio T. Product development under FDA's animal rule: understanding FDA's expectations and potential implications for traditional development programs. Ther Innov Regul Sci. 2016;50: 660-70.
29. US Food and Drug Administration. Emergency use authorization of medical products and related authorities—guidance for industry and other stakeholders. 2017. Disponível em: https://www.fda.gov/regulatoryinformation/search-fda-guidance-documents/emergency-useauthorization-medical-products-and-related-authorities. Acesso em 31 jan 2020.
30. WHO. Emergency Use Assessment and Listing Procedure (EUAL) for candidate vaccines for use in the context of a public health emergency. Disponível em: https://www.who.int/medicines/news/EUALvaccines_7July2015_MS.pdf (accessed Jan 31, 2020). 39 The European Medicines Agency. Support for early access. https://www.ema.europa.eu/en/human-regulatory/overview/ support-early-access. Acesso em 14 fev 2020.
31. Shmona Simpson, Michael C Kaufmann, Vitaly Glozman, Ajoy Chakrabarti. Disease X: accelerating the development of medical countermeasures for the next pandemic. Www.thelancet.com/infection Published online March 17, 2020.

capítulo | 131

Novas/Velhas Doenças Emergentes: Enfrentando uma Emergência

Antero do Vale Fernandes | Rui Moreno

Monkeypox (MPOX): emergência sanitária global

A Organização Mundial da Saúde (OMS) declarou em 2024 um novo surto de *mpox,* uma infecção viral que se espalha por meio do contato próximo, representando uma emergência internacional de saúde pública pela segunda vez em dois anos. A primeira vez tinha sido em 23 de Julho de 2022, vigorando até maio de 2023.[1,2]

Na época, a OMS declarou que a *mpox* era uma emergência quando o vírus começou a espalhar-se por todo o mundo, principalmente entre homossexuais masculinos.[1,2]

Antes designada por varíola dos macacos, ou *monkeypox*, a OMS decidiu mudar o nome da infecção no final de 2022, porque aquela nomenclatura remetia sobretudo para uma doença da África, o que não é exato.[1,2]

Recentemente numa reunião realizada em 14 de agosto de 2024, o Comitê de Emergência para a *mpox* (antes conhecida como varíola dos macacos) declarou que a situação constitui uma emergência de saúde pública de âmbito internacional.[3]

Esta é a segunda vez em dois anos que esta doença infecciosa é considerada uma potencial ameaça para a saúde internacional, tendo o primeiro alerta que foi levantado em maio do ano passado, depois de a sua propagação ter sido contida e a situação ter sido considerada sob controle.

Deparamo-nos atualmente com uma nova estirpe, denominado "clade 1b", detectada na República Democrática do Congo em setembro de 2023, e já foram reportados casos em vários países vizinhos.[3]

Segundo a OMS, esta estirpe provoca doenças mais graves do que a anterior e daí a necessidade de classificar como uma emergência mundial.[1,3]

Esta estirpe e suas variantes estão agora a espalhar-se no Congo em adição à forma endêmica do vírus, clade Ia (ou 1ª). A denominação "clade Ib" (ou 1b), da nova ramificação tem ligação com a forma do vírus.[1,3] Esta nova variante já se deslocou do Leste do Congo para o Ruanda, Uganda, Burundi e Quênia.[1,3]

Com base nessa informação. a OMS resolveu declarar o surto de *mpox* na África como emergência global de saúde, com casos confirmados entre crianças e adultos em mais de uma dezena de países, e com a nova variante em circulação, considerada mais perigosa do que a detectada em 2022.[1,3]

A declaração de emergência tem a ver com a rápida expansão e elevada mortalidade da nova variante na África e de um caso na Suécia, de um viajante que esteve em uma zona do continente africano onde o vírus circula intensamente. Esta variante é diferente da que causou um surto violento na África em 2022 e centenas de casos na Europa, América do Norte e países de outras regiões.[1,3]

Como resultado do primeiro contágio ocorrido na Ásia, a Tailândia confirmou em 22 de agosto de 2024 o primeiro caso da nova variante da *mpox*, em um homem europeu de 66 anos, chegado ao país vindo de África. Foi colocado inicialmente em quarentena, e a investigação confirmou a infecção pela nova variante 1b da *mpox*, tida pela OMS como a mais mortal e mais contagiosa.

Ainda assim, a OMS afasta a necessidade de uma vacinação em massa, como aconteceu com a Covid-19, reforçando a garantia de que o *ortopoxvírus*, estruturalmente relacionado com o vírus da varíola e causador da *mpox*, constitui um vírus diferente do da Covid-19, não estando em causa uma vacinação em massa, mas sim uma campanha direcionada às populações mais vulneráveis. A organização apela às pessoas que evitem contatos diretos com quem tenha contraído *mpox*, explicando que o contágio é feito sobretudo por meio da pele.

Apela à solidariedade mundial para que a vacina chega à população de risco, especificamente no Congo, que concentra agora 90% dos casos ativos mundiais, num total de cerca de 3.500 até ao momento.

Na lusofonia assume particular relevância epidemiológica o fato de Angola partilhar uma fronteira extensa com a

República Democrática do Congo, onde foi detectada uma nova variante do vírus *mpox*.

MPOX: o que é?

É uma doença causada pelo vírus *Monkeypox* do gênero *Orthopoxvirus* e família Poxviridae. O nome deriva da espécie em que a doença foi inicialmente descrita em 1958.[1,3]

Trata-se de uma doença zoonótica viral, em que sua transmissão para humanos pode ocorrer por meio do contato com animal ou humano infectado ou, ainda, com material corporal humano contendo o vírus.[1,3]

Apesar do nome, é importante destacar que os primatas não humanos não são reservatórios do vírus da varíola.

Embora o reservatório seja desconhecido, os principais candidatos são pequenos roedores (p. ex., esquilos) nas florestas tropicais da África, principalmente na África Ocidental e Central. Foram encontradas provas de infecção pelo vírus da *mpox* em animais como esquilos, ratos da Gâmbia, arganazes, diferentes espécies de macacos e outros.

É comumente encontrado nessas regiões, mas há pessoas contaminadas, que estão ocasionalmente fora delas, normalmente relacionadas a viagens para áreas onde a doença é endêmica.[1,3]

Normalmente a transmissão do vírus *mpox* entre humanos ocorre por contato com a pele lesionada, mucosas (ocular, nasal, oral, genital, anal), ou por contato próximo, especialmente face a face sem proteção, e durante relações íntimas prolongadas, incluindo relações sexuais. Além disso, pode ocorrer por meio de objetos contaminados (roupas, utensílios) ou do contato direto com lesões de pele, pus, crostas e fluidos corporais de uma pessoa infectada.[1,3]

Sinais e sintomas

A *mpox* é uma infecção viral que provoca sintomas semelhantes aos da gripe e ainda lesões com pústulas. Os principais sintomas da doença podem incluir, além de lesões com pústulas na pele ou mucosas, queixas anogenitais, febre, dores de cabeça, cansaço, dores musculares e gânglios linfáticos aumentados.[4-8]

As lesões evoluem de manchas planas (máculas) para pápulas, vesículas, pústulas e, por fim, úlceras e crostas que caem, conforme ilustrado nas **Figuras 131.1, 131.2, 131.3**.

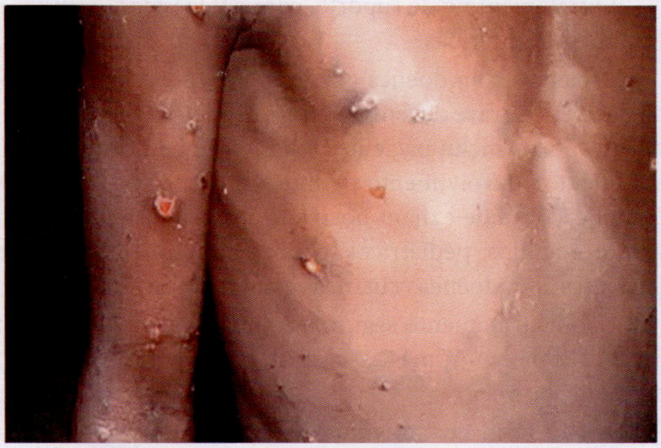

Figura 131.2. Lesões ulcerosas e crostas.
Paciente com lesões na pele provocadas mpox, na República Democrática do congo.
Fonte: CDC/Brian W.J.Mahy.

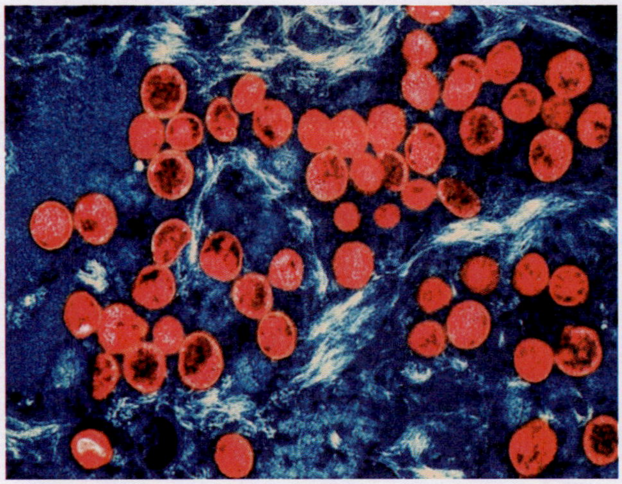

Figura 131.3. Infecção do vírus da *mpox* em células saudáveis.
Fonte: Infect Control Hosp Epidemiol 43(7):920-924, 2022.

Tratamento

A maioria dos pacientes com *mpox* tem doença leve e autolimitada. Isso é particularmente verdadeiro para o clade da África Ocidental responsável pelo atual surto global.

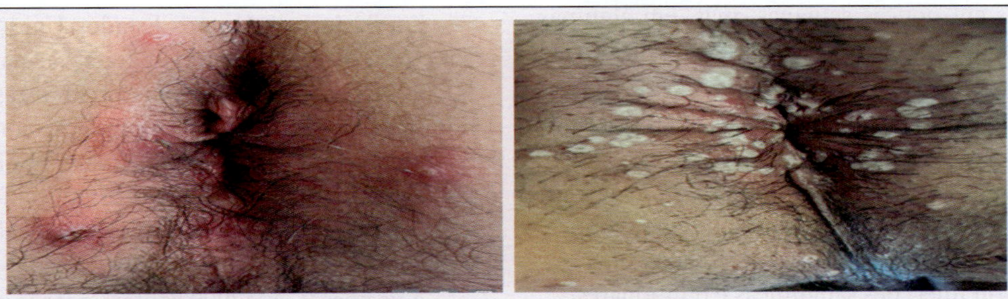

Figura 131.1. Lesões maculopapulovesiculares na região perianal
Fonte: *Gentilmente cedidas pelo Dr. Eugênio Teófilo.

O tratamento é de suporte, com analgésicos, líquidos e tratamento de feridas.

Pacientes com doença grave, complicações ou com risco de doença grave devem ser considerados para tratamento antiviral. Isso inclui pacientes com lesões hemorrágicas ou confluentes, envolvimento da mucosa ou genital ou outras complicações que exijam hospitalização, pacientes imunocomprometidos, pediátricos, gestantes ou amamentando e pacientes com doenças cutâneas esfoliativas ativas.[9-12]

Não há tratamento seguro e comprovado para infecção pelo vírus da *mpox*, mas as seguintes opções de tratamento estão disponíveis:

- O fármaco antiviral tecovirimat: disponível pela *Food and Drug Administration* (FDA) para o tratamento da varíola — disponibilizadas em formulações orais e IV pelo *Centers for Disease Control and Prevention* (CDC) via o protocolo *Expanded Access Investigational New Drug* (IND) para o tratamento empírico primário ou precoce de varíola dos macacos em todas as idades. Está disponível para varíola e varíola dos macacos na União Europeia.
- Os fármacos antivirais cidofovir (comercialmente disponível) ou brincidofovir (CMX001, disponível via protocolo IND – *Investigational New Drug*, isto é, para uso emergencial de um fármaco novo em fase de pesquisa para um único paciente).
- Imunoglobulina (IV) contra vaccinia, disponível pelo CDC por meio de um protocolo de acesso expandido a um fármaco novo em fase de pesquisa (*Investigational New Drug*, IND).
- Solução oftálmica de trifluridina para lesões oculares.

Todos esses fármacos têm atividade contra a varíola *in vitro* e em modelos experimentais, mas ainda não existem dados disponíveis que demonstrem eficácia clínica.[9-12] Eles têm sido utilizados extensivamente durante o surto atual e os ensaios clínicos estão em andamento.[13-14]

O CDC desenvolveu um algoritmo para consideração de tratamento em março de 2023 com base nas evidências e experiência disponíveis.[13-14]

Gravidade e mortalidade

Na maioria dos casos, os sintomas da doença desaparecem sozinhos em poucas semanas, mas, em algumas pessoas, o vírus pode provocar complicações médicas e até mesmo a morte. Recém-nascidos, crianças e pessoas com imunodepressão preexistente correm maior risco de sintomas mais graves e de morte pela infecção.

Quadros graves causados pela *mpox* podem incluir lesões maiores e mais disseminadas (especialmente na boca, nos olhos e em órgãos genitais), infecções bacterianas secundárias de pele ou infecções sanguíneas e pulmonares.

As complicações se manifestam ainda por meio de infecção bacteriana grave causada pelas lesões de pele, encefalite, miocardite ou pneumonia, além de problemas oculares.

Pacientes com *mpox* grave podem precisar de internação em unidade de terapia intensiva (UTI) e medicamentos antivirais para reduzir a gravidade das lesões e encurtar o tempo de recuperação.

Dados disponíveis mostram que entre 0,1% e 10% das pessoas infectadas pelo vírus morreram, sendo que as taxas de mortalidade podem divergir por conta de fatores como acesso a cuidados em saúde e imunossupressão subjacente.

As taxas de mortalidade variam e dependem principalmente dos cuidados de saúde disponíveis para os doentes mais graves.

No Congo, neste surto, a taxa de mortalidade tanto no clade Ia como no clade Ib foi de cerca de 4%. O clade Ia, que se propagou a nível mundial, foi muito menos mortal.

Vacinação

Dados observacionais da África sugerem que a vacina contra varíola é pelo menos 85% eficaz na prevenção da *mpox*, pois o vírus desta doença está intimamente relacionado com o vírus que causa a varíola.[10]

No entanto, a vacinação prévia contra varíola nem sempre fornece imunidade por toda a vida, mas provavelmente reduz a gravidade da doença.

Duas vacinas contra a varíola podem ser utilizadas para a prevenção da doença da varíola: JYNNEOS (MVA-BN) e ACAM2000 (ver WHO: Vacines and immunization for monkeypox: Interim guidance, 16 November 2022).[10-11]

A vacina JYNNEOS contém um vírus vaccinia vivo, mas enfraquecido (atenuado), que não se reproduz na pessoa que a recebe. É indicada para a prevenção da *mpox* (e varíola) em adultos com 18 anos de idade ou mais que tenham alto risco para essas doenças. É a principal vacina utilizada nos Estados Unidos no surto atual. O CDC recomenda a vacina JYNNEOS para pessoas com alto risco de exposição à varíola ou após exposição recente ou presumida à varíola. Se utilizada como profilaxia pós-exposição (PEP), idealmente deve ser administrada dentro de quatro dias após a exposição, mas pode ser benéfica até 14 dias após a exposição. A vacina é administrada como uma série de 2 injeções por via intradérmica ou subcutânea, administradas com intervalo de quatro semanas. Há poucos dados sobre a eficácia da vacina JYNNEOS no surto atual.[10-11]

Em 32 jurisdições nos Estados Unidos, entre homens com 18 a 49 anos elegíveis para a vacinação com a JYNNEOS, a incidência da *mpox* foi 14 vezes mais alta entre homens não vacinados em comparação com aqueles que receberam a primeira dose da vacina ≥ 14 dias antes. Pessoas com um sistema imunológico enfraquecido podem receber a vacina JYNNEOS (ao contrário do ACAM2000), mas podem ter uma resposta diminuída.[10-11]

A vacina ACAM2000 contém o vírus vaccinia vivo, que está relacionado com o vírus da varíola e fornece imunidade cruzada contra os vírus da varíola M e da varíola. Indica-

-se para pessoas com alto risco de *mpox* (ou varíola). Está disponível para uso contra a varíola nos Estados Unidos por meio de um protocolo de acesso expandido a um fármaco novo em fase de pesquisa (Investigational New Drug, IND). Administra-se a ACAM2000 perfurando rapidamente 15 vezes uma pequena área com uma agulha que foi especialmente projetada para isso, tendo sido previamente imersa na vacina. Considera-se isso uma única dose. Em seguida, o local da vacina é coberto com um curativo para evitar que o vírus da vacina se dissemine para outros locais do corpo ou para outras pessoas. Considera-se uma vacinação bem-sucedida se uma pequena bolha se desenvolver cerca de sete dias mais tarde, caso não apareça, outra dose é aplicada.[10-11]

A vacinação com a ACAM2000 é perigosa e não é recomendada para algumas pessoas, especialmente aquelas com os fatores de risco a seguir:

- Sistema imune enfraquecido (como aqueles com Aids ou que utilizam medicamentos que suprimem o sistema imunitário).
- Transtornos de pele (sobretudo dermatite atópica [eczema]).
- Inflamação ocular.
- Cardiopatia.
- Menos de 1 ano de idade.
- Gestação.

Apesar da declaração de emergência sanitária global, a vacinação contra a *mpox*, **não** exige uma estratégia de imunização em massa. Isso acontece, porque a transmissão, historicamente, tem sido concentrada em grupos populacionais específicos. A vacinação pode prevenir novos casos e ajudar a controlar a situação antes que se torne agrave.

Embora uma estratégia de vacinação em massa fora das áreas de transmissão não seja justificável, principalmente devido à baixa disponibilidade de vacinas, aplicando a lógica usada para outras vacinas, a vacinação em larga escala só se justificaria em situações de alto risco, o que não é o caso atual.

Assim, a OMS sugere que apenas indivíduos que estão em risco, designadamente: homossexuais; pessoas com múltiplos parceiros sexuais; diagnóstico de infecção sexualmente transmissível nos últimos seis meses; programa para usuários da profilaxia pré-exposição ao HIV (PrEP); profissionais de laboratórios que atuam em locais de exposição ao vírus, além de pessoas que tiveram contato direto com fluidos e secreções corporais de pessoas suspeitas, devem ser elegíveis para a vacinação.[11]

A vacina pode ser tomada após o contato com casos de *mpox* ou então por pessoas com risco acrescido de terem a infecção, como é o caso de pessoas com múltiplos parceiros sexuais, com diagnóstico de infecção sexualmente transmissível nos últimos seis meses ou pessoas em programa Prep (profilaxia preventiva para o VIH).

Devem idealmente ser administradas as duas doses da vacina com um intervalo de quatro semanas entre elas e, uma vez que sem o esquema completo a proteção é baixa. Quem fez a vacinação completa contra a *mpox* há dois anos também está elegível para um reforço.

Em Portugal, os números da vacinação contra a *mpox* reduziram em 2024 e só cerca de mil pessoas se vacinaram contra a infecção que voltou este mês de agosto à ribalta.

Os baixos números de vacinação são preocupantes, mas o estatuto de emergência internacional de saúde pública, atribuído pela OMS tem reativado o interesse, particularmente nos grupos de risco.

No Brasil, à semelhança de outros países, a imunização contra doença é particularmente dirigida aos grupos de risco para as suas formas graves e profissionais de laboratórios.

Controle de infecção

Pacientes não hospitalizados com *mpox* devem:

- Manter-se isolados em casa até que as lesões tenham desaparecido e as crostas tenham caído e uma nova camada de pele intacta tenha se formado.
- Evitar o contato físico direto com outras pessoas e animais.
- Não compartilhar itens potencialmente contaminados, como roupas de cama, toalhas, roupas, copos ou utensílios de cozinha, e deve limpar e desinfetar as superfícies e os itens comumente tocados.
- Usar uma máscara se for necessário contato próximo com outras pessoas em casa.

Pacientes hospitalizados com *mpox:*

- As medidas de controle de infecção no hospital incluem pacientes em um quarto privado com a porta fechada. Não é necessário o tratamento especial do ar, a menos que sejam realizados (procedimentos com probabilidade de disseminação de secreções orais infecciosas, p. ex., entubação, extubação).
- Atividades que podem resultar na disseminação de materiais secos no ar ou em superfícies (p. ex., uso de ventiladores, sacudir roupas de cama sujas) devem ser evitados.
- Equipamentos de proteção individual (EPI) apropriados incluem capa, luvas, máscara de nível N95 (ou equivalente) e proteção para os olhos.
- Diante de uma suspeita de patógeno viral emergente, desinfetantes de grau hospitalar homologados pela Agência de Proteção Ambiental (EPA) devem ser utilizados para desinfecção-padrão.
- Para pacientes com o clade da África Ocidental, os resíduos podem ser manipulados de acordo com as diretrizes usuais para resíduos médicos infecciosos. Para pacientes com o clade da Bacia do Congo, o lixo hospitalar é classificado como Categoria A sob os Regulamentos de Materiais Perigosos do *Department of Transport* (DOT) dos Estados Unidos e deve ser tratado de acordo (ver CDC: *Infection Prevention and Control of Mpox in Healthcare Settings*).[11-15]

- Todos os profissionais de saúde que cuidam de pacientes com *mpox* devem monitorar os sintomas pelo menos duas vezes ao dia durante 21 dias a partir do último encontro.
- Pessoas com exposições de alto risco devem receber profilaxia pós-exposição via vacinação com JYNNEOS ou ACAM2000. A vacinação deve idealmente ocorrer dentro de quatro dias da exposição, mas pode ser eficaz até 14 dias após a exposição.

Poliomielite: uma velha doença emergente

Poliomielite, ou pólio, é uma doença infecciosa causada pelo poliovírus que afeta a medula espinhal e o tronco cerebral. Apesar de, na maioria dos casos, as infecções por poliovírus serem inofensivas, se ela atingir o *cérebro* ou a *medula espinhal* poderá causar paralisia e até mesmo a morte.

Na metade do século XX, infecções por poliovírus alcançaram proporções epidêmicas. Hoje a ameaça do pólio no mundo desenvolvido foi em grande parte eliminada devido à introdução de vacinas. Entretanto a continuidade de sua existência ainda constitui risco para as pessoas vivendo nos países mais afligidos, com as crianças abaixo de 5 anos de idade sendo particularmente mais vulneráveis à infecção.[18,19]

Embora o último caso confirmado de poliomielite por poliovírus selvagem na Região das Américas tenha ocorrido em 1991, a ameaça continua.[18,19]

Apesar dos esforços para sua erradicação, no momento, em alguns países asiáticos, ainda existem crianças com paralisia permanente por este vírus. Devido ao seu risco de importação, o principal fator de risco para que crianças menores de 5 anos adquiram a doença é a baixa cobertura vacinal.

Na **Figura 131.4** são enumerados os principais fatos da evolução da doença no mundo ao longo do tempo.[19]

Segundo a OMS, o vírus do pólio pode surgir em áreas onde a baixa cobertura de vacinação permite que a forma enfraquecida da cepa do vírus da vacina administrada oralmente sofra mutação para uma versão mais forte, capaz de causar paralisia, não se tratando de um vírus selvagem, mas ainda assim causando consequências.[18,19]

Neste verão de 2024, segundo dados da OMS, a desastrosa situação de saneamento criada pelo conflito do oriente médio, pode predispor ao desencadeamento de um surto epidêmico local, que de uma forma global pode causar graves consequências em oupulações mais vuneráveis, até mesmo em países distantes da zona do conflito.[20,21]

Enquanto houver uma criança infectada, crianças de todos os países correm o risco de contrair a poliomielite. Se a doença não for erradicada, podem ocorrer até 200 mil novos casos no mundo, a cada ano, dentro do período de uma década, tornando-se premente que a maioria dos países desenvolvam esforços mundiais e ampliem as capacidades para combater outras doenças infecciosas, construindo sistemas eficazes de vigilância e imunização.[18,19]

O poliovírus tipo 2 foi identificado em seis locais em amostras de esgoto coletadas em 23 de junho em Kahn Younis e Deir al Balah. Este vírus havia sido erradicado há mais de 25 anos de Gaza graças a uma campanha abrangente de vacinação, com uma cobertura vacinal pré-guerra de 95% em 2022.[16,17]

Fatores como a destruição do sistema de saúde, falta de segurança, obstrução de acesso, deslocamento populacional constante, escassez de suprimentos médicos, má qualidade da água e saneamento ineficiente criaram o "ambiente perfeito" para a disseminação de doenças, como a poliomielite, com consequências graves.[16,17]

O alerta da OMS para o ressurgimento da poliomielite na região europeia deve ser encarado com muita preocupa-

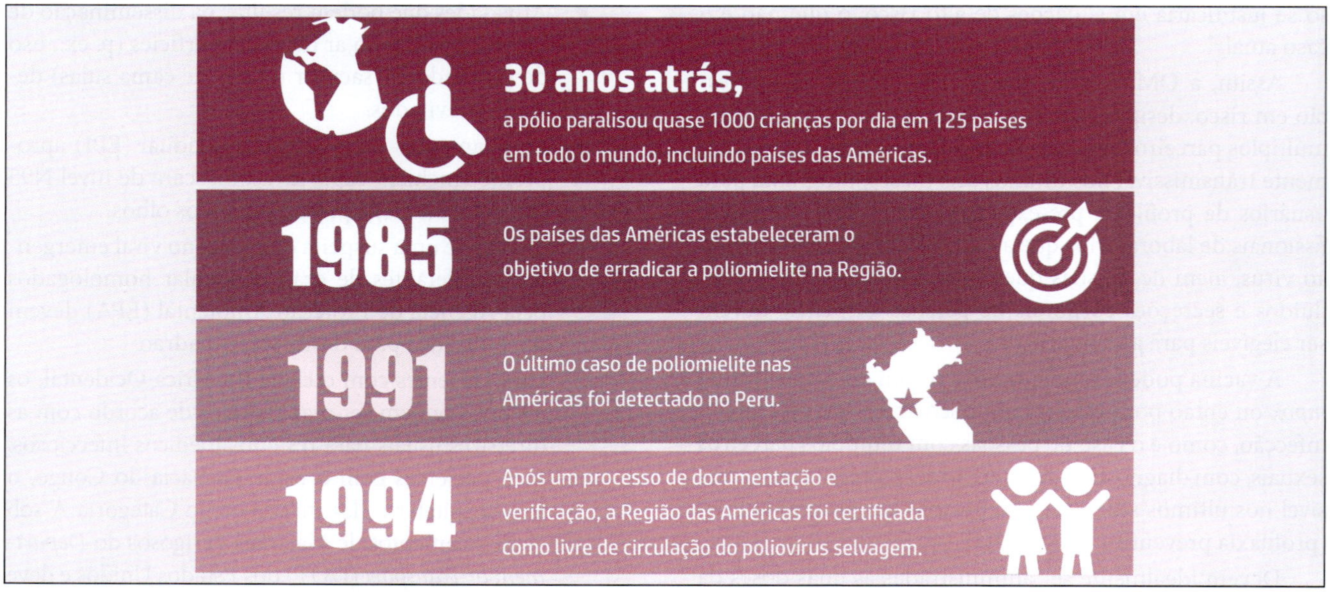

Figura 131.4. Principais fatos da evolução da poliomielite.
Fonte: Desenvolvida pela autoria.

ção, devido a importação do vírus selvagem da polio nessa região.

Torna-se fundamental que os Estados-membros atinjam as mais altas taxas de cobertura vacinal possíveis e garantam que os sistemas de vigilância de alta qualidade estejam no terreno, de forma a detectarem rapidamente a transmissão do vírus da poliomielite e respondam com medidas de controle para a sua cessação.[19-21]

Sarampo: uma velha doença emergente

É uma doença altamente contagiosa causada pelo vírus do sarampo (*Measles morbillivirus*), mas que pode ser prevenida com a vacinação. A OMS deu o sarampo como eliminado praticamente em toda a Europa e em Portugal em 2015. No Brasil a circulação endêmica do vírus do sarampo havia sido interrompida, em julho de 2016.[22-23]

O Brasil ganhou certificado de eliminação do sarampo pela Organização Pan-Americana de Saúde em 2016, lutando na atualidade para manter este certificado, uma vez que dois surtos já foram identificados em 2018, um no Amazonas e outro em Roraima, além de casos em outros Estados (Rio de Janeiro, Rio Grande do Sul, Pará, São Paulo e Rondônia), totalizando 1.053 casos confirmados até agosto de 2018.[23,24]

Em Portugal já foram registados,desde então, três surtos da doença em solo nacional (todos de origem importada), um deles em 2017, que culminou na morte de uma jovem de 17 anos, não vacinada. Em janeiro de 2024, a Direção-Geral da Saúde teve registro de dois casos de sarampo na região de Lisboa e Vale do Tejo, sendo que estas duas infecções estão relacionadas. Os mais recentes casos de sarampo reportados e confirmados em Portugal são casos importados de outros países europeus (Reino Unido, França e Roménia), da África (Angola, África do Sul e Etiópia) ou Ásia (China).[23,24]

Podendo levar a morte, o sarampo pode provocar complicações graves que afetam o sistema nervosos central e os pulmões, causando pneumonia, meningite, cegueira e convulsões.

A OMS tem alertado os países sobre um aumento alarmante da propagação de surtos de sarampo na Europa. Em 2023, os casos de sarampo na Europa subiram cerca de 30 vezes, com o registro de mais de 30 mil infecções face à 2022 em que o número de novos casos foi inferior a 1.000.

Dois em cada cinco casos foram de crianças entre 1 e 4 anos, embora em adultos não vacinados a incidência de novos casos não tenha sido desprezível.[25-31]

Tratando-se de uma doença potencialmente perigosa, a vacinação é a única forma de proteção, e a tendência de aumento de novos casos agravar-se-á, caso não sejam intensificados os esforços a este nível.[32-39] Cinco pessoas em dois países europeus morreram após terem sido infectadas pelo vírus do sarampo, havendo ainda o registro de 21.000 hospitalizações entre janeiro e outubro de 2023.[32-39]

Constitui deste exemplo, o fato de agência de Segurança Sanitária do Reino Unido ter declarado "incidente nacional" alertando para um risco muito real de propagação de surto de sarampo, ao identificar 216 casos confirmados de sarampo e, em consequência, lançar uma campanha que encoraja os pais a vacinarem os filhos contra o sarampo, papeira e rubéola.[23]

O vírus do sarampo é um dos mais contagiosos do mundo, mas pode ser controlado com duas doses da vacina (vacina MMR: sarampo, papeira e rubéola). Apesar de o sarampo ser uma doença altamente contagiosa e transmissível por contato próximo e por via respiratória, há décadas que as duas doses de vacinação são eficazes na proteção contra a doença.

As mortes por sarampo aumentaram quase 50% no último ano em todo o mundo. Uma das explicações para tal aumento é o fato da pandemia da Covid-19 ter perturbado os esforços de imunização a nível global e a recuperação do ritmo de vacinação tem sido lenta.[40]

A OMS, alerta para a urgência da vacinação, dizendo que as viagens na pós-pandemia aumentaram o risco de transmissão transfronteiriça de doenças e a sua propagação, sendo necessária uma ação imediata para aumentar a adesão em áreas de baixa cobertura vacinal.

Febre de oropouche: a ameaça misteriosa

Febre de oropouche é uma doença tropical, causada pelo arbovirose *Oropouche orthobunyavirus* (OROV), e é endêmica na América Central e na América do Sul.[41,42]

Na última década, outras arboviroses têm atingido fortemente a região designadamente: a epidemia do vírus Zika (2015-16), surtos recorrentes de *Chikungunya* e de Dengue. No Brasil, a Dengue assume particular conotação, e neste ano de 2024 continua a ter uma incidência crescente.

A América do Sul enfrenta, neste momento, a reemergência de um outro vírus pouco conhecido, o vírus Oropouche, em uma escala sem precedentes.

Desde 1 de agosto de 2024, foram confirmados 8.078 casos confirmados de febre de Oropouche na região, registrados na Bolívia, Brasil, Colômbia e Peru. Casos de febre de Oropouche foram igualmente relatados pela primeira vez em Cuba, pais onde este vírus que é transmitido por vetores tornou-se endêmico. No continente europeu também foram registrados alguns casos, na Itália e na Espanha, mas limitados á viajantes que regressavam de Cuba.[42-48]

O vírus Oropouche é um vírus emergente, mas não é um vírus novo. Foi detectado pela primeira vez na aldeia de Oropouche, em Trinidad e Tobago, em 1955, e desde então, tem tido uma circulação limitada à várias partes da América do Sul, com relatos de casos, sobretudo, em locais próximos a áreas florestais, como o Amazonas.[41]

O vírus tem um ciclo silvestre com reservatório em preguiças-de-garganta-pálida, primatas não humanos e aves sendo transmitido por mosquitos Culicoides paraensis e *Aedes* spp. Porém, o atual surto infectou pessoas que vivem em regiões distantes de áreas florestais.[41] Embora até ao momento tenham sido registados cerca de 500 mil casos de febre de Oropouche, desde a descoberta do vírus, o conhecimento sobre a doença é muito limitado.[41,42]

A maioria dos casos de febre de Oropouche cursa com sintomas ligeiros, semelhantes aos da dengue, incluindo cefaleias, mialgias, náuseas e erupção cutânea, mas, em alguns casos, o sistema nervoso central é afetado, sendo notórios quadros de meningoencefalite, por vezes fatal.[46]

Em 25 de julho de 2024, foram notificadas pela primeira vez duas mortes causadas pelo vírus Oropouche em duas jovens brasileiras que não apresentavam quaisquer comorbilidades.[48]

De igual modo, a Organização Pan-Americana de Saúde publicou recentemente um relatório salientando a preocupação com a possível transmissão materno-fetal do vírus, estando neste momento em curso investigações sobre a infecção na gravidez, seus potenciais efeitos congênitos e natimortos associados ao vírus Oropouche. No Brasil, há registo de uma morte fetal e de um aborto espontâneo no estado de Pernambuco, bem como 4 casos de recém-nascidos com microcefalia, e ainda pelo menos três outros óbitos fetais estão sendo investigados.

Epidemiologicamente coloca-se a questão de porque o vírus Oropouche surgiu subitamente em áreas onde nunca tinha sido registado? A explicação para o aumento da disseminação, pode estar no fato de, à semelhança de outras doenças transmitidas por vetores, vários fatores podem impulsionar a transmissão, nomeadamente: fatores ambientais, como as alterações climáticas; fatores de origem animal, a desflorestação e a utilização dos solos. Outro fator é de natureza genética, nomeadamente o fato de o genoma viral ser constituído por três segmentos de RNA, contrariamente à maioria dos vírus transmitidos por insetos, cujos genomas são monossegmentares, fato que pode condicionar mutações por troca de segmentos.[41,42]

As alterações genéticas resultantes podem aumentar a virulência do vírus, aumentando o seu potencial de disseminação, causando não só doença clinicamente manifesta, como desenvolvendo resistência aos medicamentos, para além de "confundir "o sistema imunitário.[41,42]

Os especialistas acreditam que um não adequado controle do atual surto de febre de Oropouche, originará a sua expansão e sobrecarregará ainda mais os já frágeis sistemas de saúde da região.

Além disso, o aumento de casos importados na Europa, terá como consequência um maior número de casos, sobretudo em viajantes de outras regiões.

Coloca-se então a questão: como controlar a atual epidemia de febre de Oropouche? Atualmente, não existe vacina específica para prevenir a febre Oropouche, porém estudos estão sendo realizados utilizando análises de imunoinformática, quimeras VSV e sistemas de genética reversa, com o intuito de desenvolver uma proteção contra esse vírus.[43]

O tratamento consiste principalmente no uso de medicamentos para aliviar os sintomas, repouso e hidratação.[43]

Em casos graves pode ser necessária uma terapia antiviral, sendo o mais utilizado a ribavirina.

Do ponto de vista de saúde publica, as típicas intervenções de controle para doenças transmitidas por vetores, como repelentes de insetos e redes mosquiteiras não são ótimas para mitigar a propagação do vírus Oropouche: os mosquitos são demasiado pequenos e podem passar através das redes e ainda parecem ser menos afetados pelos repelentes de insetos habitualmente utilizados. Contudo, inseticidas químicos, como a deltametrina e a N, N-Dietil-meta-toluamida demonstraram ser eficazes no controle das espécies Culicoides e Culex.[41,49-52]

O rápido aumento de casos de febre de Oropouche na América do Sul tornou, pelo menos, evidente a importância de uma maior sensibilização e da necessidade de uma vigilância reforçada para a população que vive em zonas endêmicas e para os viajantes. No Brasil, desde 2023, estão disponíveis os testes de diagnóstico da infecção pelo vírus Oropouche nas unidades de saúde públicas de todo o país para melhorar a detecção destas infecções virais.[41]

Torna-se, no entanto, necessário, investimentos em genotipagem, maior vigilância e investigação que possa melhorar a nossa compreensão a respeito da febre do Oropouche, aspectos considerados essenciais para desenvolver medidas de controle e terapêuticas que possam ajudar a enfrentar esta nova ameaça emergente para a saúde mundial.[41]

Referências bibliográficas

1. Monkeypox. European Centre for Disease Prevention and Control. Diponível em: www.ecdc.europa.eu/en/monkeypox
2. Monkeypox outbreak 2022. World Health Organization. Disponível em: www.who.int/emergencies/situations/monkeypox-oubreak-2022
3. Monkeypox. Centers for Disease Control and Prevention (CDC). Disponível em: www.cdc.gov/poxvirus/monkeypox
4. Reynolds MG, Yorita KL, Kuehnert MJ, Davidson WB, Huhn GD, Holman RC, Damon IK. Clinical manifestations of human monkeypox influenced by route of infection. J Infect Dis. 2006;194(6):773-80.
5. Centers for Disease Control and Prevention (CDC): Newsroom release: CDC and health partners responding to monkeypox case in the U.S, May 2022.
6. CDC: Case Definitions for Use in the 2022 Monkeypox Response.
7. Nolen LD, Osadebe L, Katomba J, Likofata J, Mukadi D, Monroe B, et al. Extended Human-to-Human Transmission during a Monkeypox Outbreak in the Democratic Republic of the Congo. Emerg Infect Dis. 2016;22(6):1014-21.
8. Zachary KC, Shenoy ES. Monkeypox transmission following exposure in healthcare facilities in nonendemic settings: Low risk but limited literature. Infect Control Hosp Epidemiol. 2022;43(7):920-924.
9. Rao AK, Schrodt CA, Minhaj FS, Waltenburg MA, Cash-Goldwasser S, Yu Y, et al. Interim Clinical Treatment Considerations for Severe Manifestations of Mpox – United States, February 2023. MMWR Morb Mortal Wkly Rep. 2023;72(9):232-243.
10. Pittman PR, Hahn M, Lee HS, Koca C, Samy N, Schmidt D, et al. Phase 3 Efficacy Trial of Modified Vaccinia Ankara as a Vaccine against Smallpox. N Engl J Med. 2019;381(20):1897-1908.
11. Petersen BW, Harms TJ, Reynolds MG, Harrison LH. Use of Vaccinia Virus Smallpox Vaccine in Laboratory and Health Care Personnel at Risk for Occupational Exposure to Orthopoxviruses – Recommendations of the Advisory Committee on Immunization Practices (ACIP), 2015. MMWR Morb Mortal Wkly Rep. 2016;65(10):257-62.
12. Grosenbach DW, Honeychurch K, Rose EA, Chinsangaram J, Frimm A, Maiti B, et al. Oral tecovirimat for the treatment of smallpox. N Engl J Med. 2018;5;379(1):44-53.

13. Chittick G, Morrison M, Brundage T, Nichols WG. Short-term clinical safety profile of brincidofovir: A favorable benefit--risk proposition in the treatment of smallpox. Antiviral Res. 2017;143:269-277.
14. Chan-Tack K, Harrington P, Bensman T, Choi SY, Donaldson E, O'Rear J, et al. Benefit-risk assessment for brincidofovir for the treatment of smallpox: U.S. Food and Drug Administration's Evaluation. Antiviral Res. 2021;195:105182.
15. Jezek Z, Grab B, Szczeniowski MV, Paluku KM, Mutombo M. Human monkeypox: secondary attack rates. Bull World Health Organ. 1988;66(4):465-70.
16. Cohen JI. Enteroviruses and Reoviruses. In: Kasper DL, Braunwald E, Fauci AS. Harrison's Principles of Internal Medicine. 16. ed. [S.l.]. McGraw-Hill Professional; 2004.
17. Trevelyan B, Smallman-Raynor M, Cliff AD. The Spatial Dynamics of Poliomyelitis in the United States: From Epidemic Emergence to Vaccine-Induced Retreat, 1910-1971. Ann Assoc Am Geogr. 2005 Jun;95(2):269-293.
18. World Polio Day 2022 and Beyond: A healthier future for mothers and children. 21 – 22 October 2022.
19. Polio, Immunisation and Universal Health Coverage Seminar.25 September 2018
20. 32nd Meeting of the Technical Advisory Group on Immunization and Vaccine-Preventable Diseases in the Western Pacific Region, 20-23 June 2023, Manila, Philippines/Hybrid: meeting report.14 September 2023
21. Primeiro caso de poliomielite em Gaza confirmado. Ministério da Saúde de Gaza. 16 ago. 2024.
22. European Centre for Disease Prevention and Control. Measles. In: ECDC. Annual epidemiological report for 2019. Stockholm: ECDC; 2020.
23. European Centre for Disease Prevention and Control. Measles and rubella monthly report, April 2020. Disponível em: https://www.ecdc.europa.eu/sites/default/files/documents/measles-rubella-monthly-eportapril-2020.pdf
24. Minsitério da Saúde (Brasil). Situação Epidemiológica do Sarampo.Disponível em: https://www.gov.br/saude/pt-br/assuntos/saude-de-a-a-z/s/sarampo/situacao-epidemiologica-do-sarampo
25. Minta AA, Ferrari M, Antoni S, Portnoy A, Sbarra A, Lambert B, et al. Progress Toward Measles Elimination – Worldwide, 2000-2022. MMWR Morb Mortal Wkly Rep. 2023 Nov 17;72(46):1262-1268.
26. Tariku MK, Worede DT, Belete AH, Bante SA, Misikir SW. Attack rate, case fatality rate and determinants of measles infection during a measles outbreak in Ethiopia: systematic review and meta--analysis. BMC Infect Dis. 2023 Nov 2;23(1):756.
27. CDC. Outbreak investigation. Disponível em: https://www.cdc.gov/csels/ dsepd/ss1978/lesson6/section2.html
28. CDC. Global Measles Outbreaks. 2022 Disponivel em: https://www.cdc.gov/ globalhealth/measles/data/global-measles-outbreaks.htm
29. Medić S, Petrović V, Lončarević G, Kanazir M, Begović Lazarević I, Rakić Adrović S, et al. Epidemiological, clinical, and laboratory characteristics of the Measles resurgence in the Republic of Serbia in 2014–2015. PLoS ONE. 2019;14(10):e0224009.
30. Higgins JP, Thompson SG. Quantifying heterogeneity in a meta--analysis. Stat Med. 2002;21(11):1539-58.
31. Girmay A, Dadi AF. Being unvaccinated and having a contact history increased the risk of Measles Infection during an outbreak: a finding from Measles outbreak investigation in rural district of Ethiopia. BMC Infect Dis. 2019;19(1):1-6.
32. Gastañaduy PA, Budd J, Fisher N, Redd SB, Fletcher J, Miller J, et al. A Measles outbreak in an underimmunized Amish community in Ohio. N Engl J Med. 2016;375(14):1343-54.
33. CDC. Measles 2018. Disponível em: https://www.cdc.gov/measles/contagious-infographic.html.
34. Shimizu K, Kinoshita R, Yoshii K, Akhmetzhanov AR, Jung S, Lee H, et al. An investigation of a Measles outbreak in Japan and China, Taiwan, China, March-May 2018. Western Pacific surveillance and response journal. WPSAR. 2018;9(3):25-31.
35. Minta AA, Ferrari M, Antoni S, Portnoy A, Sbarra A, Lambert B, et al. Progress Toward Measles Elimination – Worldwide, 2000-2022. MMWR Morb Mortal Wkly Rep. 2023 Nov 17;72(46):1262-1268.
36. Williams D, Penedos A, Bankamp B, Anderson R, Hübschen J, Mamou M, et al. Update: circulation of active genotypes of measles virus and recommendations for use of sequence analysis to monitor viral transmission. Relevé Épidémiologique Hebdomadaire. 2022;39.
37. Eilertson KE, Fricks J, Ferrari MJ. Estimation and prediction for a mechanistic model of measles transmission using particle filtering and maximum likelihood estimation. Stat Med. 2019;38:4146-58.
38. Sbarra AN, Mosser JF, Jit M, Ferrari M, Ramshaw RE, O'Connor P, et al. Estimating national-level measles case-fatality ratios in low-income and middle-income countries: an updated systematic review and modelling study. Lancet Glob Health. 2023 Apr;11(4):e516-e524.
39. World Health Organization (WHO). Measles vaccines: WHO position paper—April 2017. Geneva, Switzerland: World Health Organization; 2017. Disponível em: https://www.who.int/publications/i/item/who-wer9217-205-227
40. National Center for Immunization and Respiratory Diseases (NCIRD).2024
41. Oropouche fever, the mysterious threat. Lancet Infect Dis 2024;24:e484.
42. Sah R, Srivastava S, Kumar S, Golmei P, Rahaman SA, Mehta R, et al. Oropouche fever outbreak in Brazil: an emerging concern in Latin America. Lancet Microbe. 2024:S2666-5247(24)00136-8.
43. Zhang Y, Liu X, Wu Z, Feng S, Lu K, Zhu W, Sun H, Niu G. Oropouche virus: A neglected global arboviral threat. Virus Res. 2024;341:199318.
44. Wesselmann KM, Postigo-Hidalgo I, Pezzi L, de Oliveira-Filho EF, Fischer C, de Lamballerie X, et al. Emergence of Oropouche fever in Latin America: a narrative review. Lancet Infect Dis. 2024;24(7):e439-e452.
45. Romero-Alvarez D, Escobar LE. Oropouche fever, an emergent disease from the Americas. Microbes Infect. 2018;20:135-46.
46. Sakkas H, Bozidis P, Franks A, Papadopoulou C. Oropouche fever: a review. Viruses 2018;10:175. 4 Vernal S, Martini CCR, da Fonseca BAL. Oropouche virus-associated aseptic meningoencephalitis, Southeastern Brazil. Emerg Infect Dis 2019;25: 380–82.
47. Travassos da Rosa JF, de Souza WM, Pinheiro FP, Figueiredo ML, Cardoso JF, Acrani GO,et al. Oropouche Virus: Clinical, Epidemiological, and Molecular Aspects of a Neglected Orthobunyavirus. Am J Trop Med Hyg. 2017;96(5):1019-1030.
48. Lorenz C, Chiaravalloti-Neto F. Brazil reports an increased incidence of Oropouche and Mayaro fever in the amazon region. Travel Med Infect Dis. 2024;58:102692.
49. Romero-Alvarez D, Escobar LE, Auguste AJ, Del Valle SY, Manore CA. Transmission risk of Oropouche fever across the Americas. Infect Dis Poverty. 2023;12:47.
50. Martins-Filho PR, Soares-Neto RF, de Oliveira-Júnior JM, Alves Dos Santos C. The underdiagnosed threat of Oropouche fever amidst dengue epidemics in Brazil. Lancet Reg Health Am. 2024;32:100718.
51. Rodriguez-Morales AJ, Paniz-Mondolfi AE, Villamil-Gómez WE, Navarro JC. Mayaro, Oropouche and Venezuelan equine encephalitis viruses: following in the footsteps of Zika? Travel Med Infect Dis. 2017;15:72-73.
52. Musso D, Rodriguez-Morales AJ, Levi JE, Cao-Lormeau VM, Gubler DJ. Unexpected outbreaks of arbovirus infections: lessons learned from the Pacific and tropical America. Lancet Infect Dis. 2018;18:e355-61.

SEÇÃO 13

Doenças Hematológicas e Oncológicas

Coordenador: Hélio Penna Guimarães

capítulo | 132

Fisiologia da Coagulação e Alterações Hematológicas em UTI

Francisco Ricardo Marques Lobo | Suzana Margareth Lobo

Introdução

A coagulação é um processo dinâmico e a compreensão do sistema de coagulação sanguínea evoluiu nos últimos anos na prática clínica e laboratorial. No final de século XIX, entendia-se que um precursor inerte, protrombina, poderia ser ativado na presença de 'tromboquinase' e cálcio para produzir trombina, e essa trombina era capaz de converter fibrinogênio em fibrina. Também era conhecido que as plaquetas desempenhavam um papel neste processo. No ano de 1950, Ratnoff e Davie nos EUA e MacFarlane no Reino Unido descreveram a teoria da "cascata da coagulação" do sangue, o que ajudou a explicar a função cada vez mais complexa das proteínas plasmáticas conhecidas como fatores de coagulação.[1] A presença dessas proteínas era muitas vezes revelada pela existência de pacientes com deficiências hereditárias específicas de uma delas, e se tornou evidente que uma série de reações equilibradas e dinâmicas estavam ocorrendo para garantir a formação de um coágulo sanguíneo estável capaz de preceder o processo de cicatrização de feridas, mantendo a circulação. Nos últimos anos houve um crescente interesse nas causas da trombose arterial e venosa e, dessa forma, foi necessário rever o modelo proposto há 60 anos. No entanto, os elementos essenciais da hemostasia permanecem os mesmos: endotélio, plaquetas, coagulação e fibrinólise. O entendimento atual veio com o estudo de Hoffman e Monroe, publicado em 2001, com a Teoria Celular da Hemostasia.[2]

Hemostasia é definida como interrupção do sangramento, vem do grego, *haeme*: sangue e *estase*: parar.[3] Este equilíbrio trombo-hemorrágico é mantido no corpo por complicadas interações entre a coagulação e o sistema fibrinolítico, bem como as plaquetas e o endotélio vascular. Normalmente, o processo de coagulação está sob o controle inibitório de vários componentes que limitam a formação do coágulo, evitando assim a propagação do trombo. Esse delicado equilíbrio é interrompido sempre que a atividade pró-coagulante dos fatores de coagulação aumenta ou a atividade dos inibidores naturais diminui.[4]

A hemostasia consiste em 3 fases: **hemostasia primária**, definida como mecanismos que levam à adesão e agregação plaquetária; **hemostasia secundária**, definida como mecanismo de formação da rede de fibrina e sua estabilização; **hemostasia terciária**, definida como mecanismo responsável pela degradação do coágulo formado, também chamada, fibrinólise. As hemostasias primária e secundária ocorrem simultaneamente e são mecanicamente entrelaçadas. Se a hemostasia terciária (fibrinólise) estiver desregulada, a hemostasia evolui para trombose ou hemorragia.

Hemostasia primária

O termo hemostasia primária envolve, além dos processos de adesão e agregação de plaquetas, alguns componentes da parede vascular, particularmente da matriz subendotelial, como fibras de colágeno e fator de von Willebrand (FvW). Sob condições fisiológicas, as plaquetas circulam, preferencialmente, próximas à parede vascular. Entretanto, elas não interagem com as células endoteliais, as quais oferecem uma resistência natural à trombose por secreção de agentes antitrombóticos como óxido nítrico e prostaglandinas. Em casos de lesão vascular traumática, há estímulo simpático promovendo vasoconstrição, diminuindo assim a luz vascular e reduzindo a perda de sangue. Quando há lesão endotelial, a matriz subendotelial expõe o FvW, uma grande proteína multimérica responsável principalmente pela adesão de plaquetas em regiões de baixa tensão, como a parede endotelial. A exposição do colágeno e de outras proteínas do subendotélio às plaquetas circulantes inicia o processo de ativação plaquetária, o qual, inclui: 1) adesão das plaquetas ao subendotélio; 2) mudança na forma da plaqueta; 3) liberação de conteúdo dos grânulos citoplasmáticos da plaqueta; 4) aparecimento de uma nova superfície fosfolipídica, que é necessária para as reações da coagulação dependentes de superfície; e 5) agregação plaqueta com plaqueta.[2]

As plaquetas aderem ao colágeno por meio da ligação do FvW ao receptor glicoproteico (GP) GPIb. O conteúdo expulso dos grânulos plaquetários, incluído difosfato de adenosina (ADP), atua com mensageiro para a atração de mais plaquetas, permitindo assim, o crescimento do tampão. A superfície fosfolipídica plaquetária continua a ativação, sintetizando tromboxano A2 (TxA2). TxA2 causa a liberação adicional de ADP e produz vasoconstrição local, produzindo dessa forma, desvios de fluxo sanguíneo para longe do trauma. Finalmente, a massa plaquetária, é estabilizada por "pontes" de fibrinogênio ou FvW, ligando as plaquetas entre si, por meio dos receptores GPIIb/IIIa (**Figura 132.1**). O resultado da hemostasia primária é a formação do tampão plaquetário no endotélio lesado, constituído principalmente por plaquetas e FvW. Esse tampão será modificado e estabilizado por filamentos de fibrina.

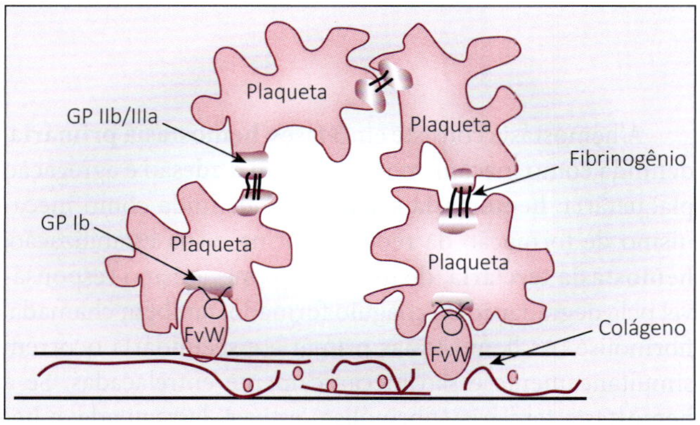

Figura 132.1. Adesão e agregação plaquetária.

FvW: Fator de von Willebrand; GPIb: receptor glicoproteico Ib; GPIIb/IIIa: receptor glicoproteico IIb/IIIa.

Fonte: Desenvolvida pela autoria.

Hemostasia secundária (formação e estabilização rede de fibrina)

O processo de hemostasia secundária envolve várias etapas enzimáticas, resultando na conversão do fibrinogênio em fibrina pela ação da trombina. A rede de fibrina é estabilizada pelo fator XIII ativado. O sistema de coagulação foi considerado por muito tempo constituído unicamente por fatores de coagulação e plaquetas. Hoje, entretanto, tem sido considerado um sistema multifacetado, extremamente balanceado, no qual participam componentes celulares e moleculares. Os principais componentes celulares do sistema de coagulação são as plaquetas, células endoteliais, monócitos e eritrócitos. Os principais componentes moleculares do sistema de coagulação são os fatores de coagulação, os anticoagulantes naturais, os fatores estimuladores e os inibidores da fibrinólise, FvW, proteínas intercelulares, proteínas de fase aguda, imunoglobulinas, íons cálcio, fosfolipídios, prostaglandinas e citocinas.

Em humanos, a regulação da produção das enzimas participantes é vital na manutenção do balanço hemostático.[5] Quando há deficiência congênita ou adquirida das enzimas, há redução ou mesmo ausência na produção de trombina, acarretando síndromes hemorrágicas. Ao contrário, o defeito na regulação, acarretando aumento na produção de trombina, está associado ao risco trombótico.[3] As principais enzimas necessárias para a hemostasia plasmática e o processo de geração de fibrina incluem a família das serina-proteases e cofatores que não têm atividades enzimáticas intrínsecas, mas aumentam as ações das enzimas coagulantes.

Para controlar o sistema de coagulação, há quatro proteínas anticoagulantes com função de modular a coagulação: antitrombina (AT), proteína C ativada (PCa), proteína S (PS) e inibidor da via do fator tecidual (TFPI).[6] Outras proteínas, como fator XII, fator XI, cininogênio de alto peso molecular (HMWK) e pré-calicreína, pertencentes à "via de contato" aparentemente não são essenciais para a resposta pró-coagulante, muito embora desempenham papel suplementar no processo da coagulação.[7] Moléculas como α_1-antitripsina e heparina cofator II também podem desempenhar função anticoagulante no processo.[8] Hoffman e Monroe, em 2001, desenvolveram um modelo de hemostasia e que, hoje é largamente aceito.[2] O modelo da coagulação com base em célula é composto por três etapas distintas que se sobrepõem (**Figura 132.2**).[9]

Iniciação

A coagulação sanguínea é iniciada quando o fator tecidual (FT) é expresso principalmente pelas células endoteliais. A expressão do FT é iniciada por lesão vascular ou por ativação endotelial por meio de substâncias químicas, citocinas ou mesmo processo inflamatório. O FT é uma citocina pertencente ao grupo das glicoproteínas. O FT expressado, liga-se ao fator VIIa (circulando em quantidades diminutas), formando um complexo FT-VIIa, o qual, ativa fator IX em IXa e o fator X em Xa. O FXa liga-se rapidamente ao fator II, produzindo pequena quantidade de trombina (FIIa). Em uma reação muito mais lenta, o FIXa ativa o FX em FXa. A pequena quantidade de trombina formada nessa etapa não é suficiente para conversão do fibrinogênio em fibrina.[10]

Amplificação

Nessa etapa, a trombina, ainda em pequenas quantidades, ativa plaquetas. A ativação plaquetária modifica sua superfície fosfolipídica altamente trombogênica. Dessa forma, o processo de coagulação é catalisado e intensificado. A trombina formada, ativa principalmente fatores V e VIII. Estes, ativados, serão importantes na fase seguinte. O FVIII acelera a ativação do FX pelo FIXa e o cofator FV, acelera a ativação do FII pelo FXa. A trombina também ativa FXI em FXIa, aumentando a produção de FIXa.

Propagação

Para aumentar a produção de trombina, garantindo assim a formação de uma grande quantidade de coágulo, são produzidas grandes quantidades de FXa pelo complexo tenase (FIXa/FVIIIa) e de FIIa pelo complexo protrombinase (FXa/FVa). A enorme quantidade de trombina formada

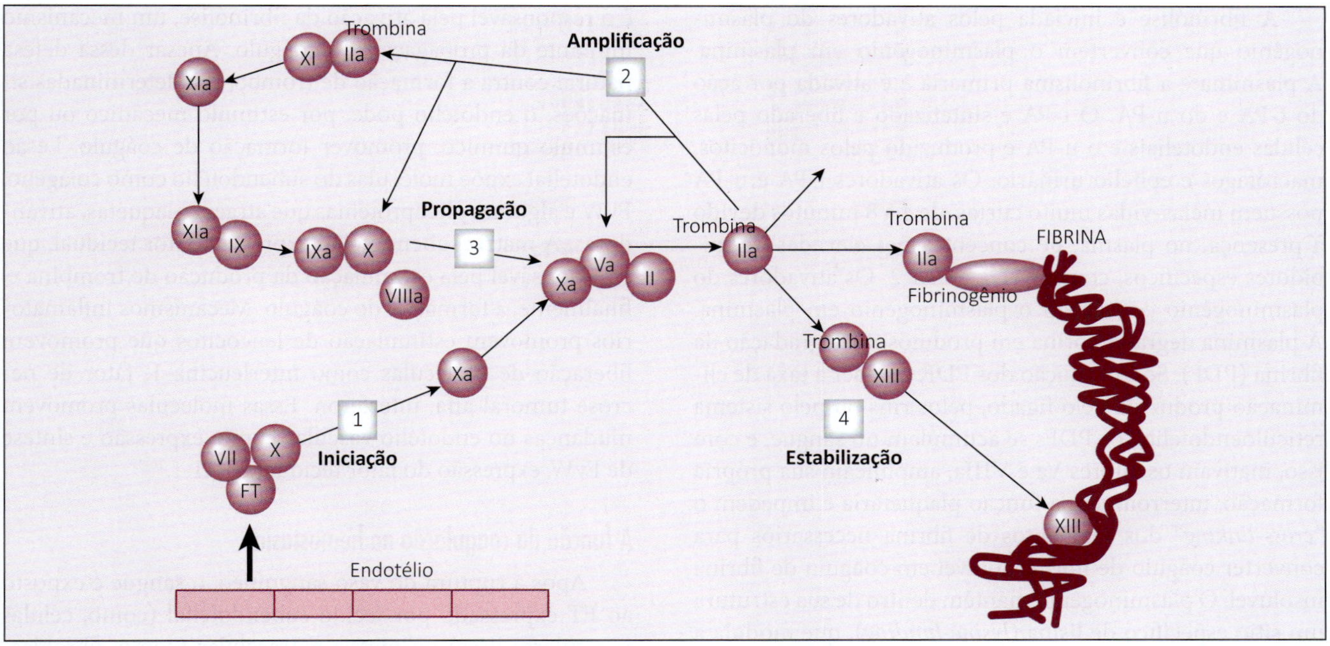

Figura 132.2. Modelo atual da coagulação e fibrinólise.

O processo da coagulação *in vivo* é iniciado por: 1) fase de iniciação, ligação do fator VIIa circulante com o FT expresso (indicado pela seta mais forte) pela célula endotelial, formando o complexo VIIa+FT que ativa os fatores IX e X; 2) fase de amplificação, quando a pequena quantidade de trombina formada, origina alças de *feedbacks*, ativando fatores V, VIII e IX; 3) fase de propagação, contínua produção de trombina e 4) fase de estabilização, formação da fibrina, *cross-linking* dos monômeros de fibrina pelo fator XIIIa e máxima produção de trombina.

Fonte: Desenvolvida pela autoria.

pela etapa (*burst thrombin*) produz uma intensa estimulação da hemostasia e dessa forma, consegue converter fibrinogênio em fibrina. A incipiente rede de fibrina ainda é frágil e chamamos de fibrina solúvel. A fibrina solúvel sofre uma polimerização por ação do FXIIIa e torna-se uma rede de fibrina estável e insolúvel, rede essa, que interrompe o fluxo de sangue alcançando a "hemostasia". Nessa estrutura incorporam-se hemácias, leucócitos e plaquetas. Ao final desse processo, a trombina ativa o TAFI (inibidor da fibrinólise ativado pela trombina).

Para impedir que a produção de trombina escape do controle, a fase de iniciação é controlada pelo TFPI, cujos alvos principais são o FXa e o complexo FT/FVIIa/FXa, enquanto as fases de amplificação e propagação são controladas, principalmente, pela ação da AT.[11] Assim, as combinações de TFPI com AT e TFPI com PCa atuam sinergicamente para limitar a produção de trombina.[12]

Hemostasia terciária (sistema fibrinolítico)

O sistema fibrinolítico (**Figura 132.3**) é composto por um mecanismo ativador (fibrinólise) e por um mecanismo inibidor (antifibrinólise). A fibrinólise é iniciada por uma proteína inativa, chamada plasminogênio que pode ser convertida em uma enzima ativa, chamada plasmina, responsável pela degradação da rede de fibrina. Essa conversão é proporcionada basicamente por dois ativadores, imunologicamente distintos, o ativador do plasminogênio tipo-tecidual (t-PA) e o ativador do plasminogênio tipo-uroquinase (u-PA). A antifibrinólise pode ocorrer por inibidores específicos do t-PA ou u-PA, chamados de inibidores dos ativadores do plasminogênio tipo 1 e tipo 2 (PAI-1 e PAI-2), respectivamente, ou ainda, inibindo a plasmina, por ação da α-2 antiplasmina.[13,14] Poderá ocorrer trombose se ocorrer defeitos na síntese ou na liberação dos ativadores t-PA e/ou u-PA, defeito funcional do plasminogênio ou aumento nos níveis plasmáticos dos inibidores PAI-1, PAI-2 ou α-2 antiplasmina. Do outro lado, poderá ocorrer sangramento intenso por excessiva fibrinólise nas situações de níveis aumentados de t-PA, u-PA ou ainda, por deficiência de PAI-1, PAI-2 ou α-2 antiplasmina.

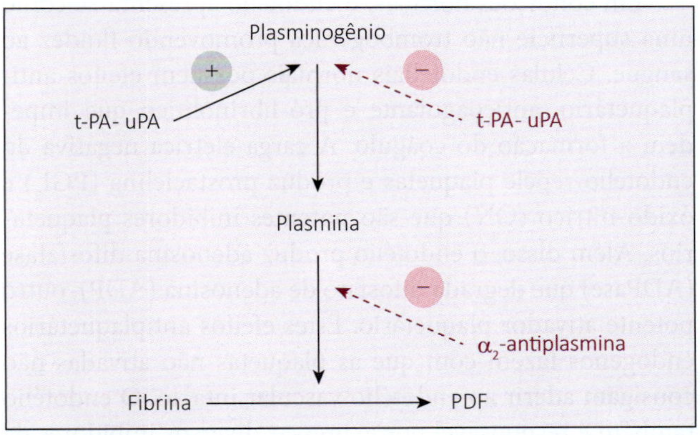

Figura 132.3. O sistema fibrinolítico.

Ativadores e inibidores (fibrinólise e antifibrinólise). t-PA: ativador do plasminogênio tecidual; u-PA: ativador do plasminogênio tipo uroquinase; PA-1: inibidor do ativador do plasminogênio tipo-1; α_2-antiplasmina.

Fonte: Desenvolvida pela autoria.

A fibrinólise é iniciada pelos ativadores do plasminogênio que convertem o plasminogênio em plasmina. A plasmina é a fibrinolisina primária e é ativada por ação do t-PA e do u-PA. O t-PA é sintetizado e liberado pelas células endoteliais e o u-PA é produzido pelos monócitos, macrófagos e epitélio urinário. Os ativadores t-PA e u-PA possuem meias-vidas muito curtas, de 4 a 8 minutos devido à presença, no plasma, de concentrações elevadas de inibidores específicos, como PAI-1 e PAI-2. Os ativadores do plasminogênio convertem o plasminogênio em plasmina. A plasmina degrada fibrina em produtos da degradação da fibrina (PDF). Se a produção dos PDF, exceder a taxa de eliminação produzida pelo fígado, pelos rins ou pelo sistema reticuloendotelial, os PDFs se acumulam no sangue, e com isso, inativam os fatores Va e VIIIa, amplificam sua própria formação, interrompem a função plaquetária e impedem o "*cross-linking*" dos filamentos de fibrina necessários para converter coágulo de fibrina solúvel em coágulo de fibrina insolúvel. O plasminogênio mantém dentro de sua estrutura um sítio específico de lisina (*lysine-binding*), que modula a ligação do plasminogênio à fibrina e, com isso, desempenha um papel importante na regulação da fibrinólise.[11] A ativação do plasminogênio pelo t-PA ocorre, principalmente, quando há uma rede de fibrina formada. A rede de fibrina oferece uma superfície ideal para que plasminogênio e t-PA ajam de uma forma sequencial e ordenada produzindo um complexo terciário: fibrina, plasminogênio e t-PA. O plasminogênio e o t-PA ativados ligam-se a rede de fibrina por uma sequência de aminoácidos tipo-lisina e dessa forma, degradam a fibrina pelo terminal carboxílico (COOH-) da lisina.[15] Poderemos encontrar atividade antifibrinolítica em proteínas que removam o terminal COOH- da lisina do plasminogênio/plasmina. O inibidor da fibrinólise ativada pela trombina (TAFI) é uma dessas proteínas, daí sua característica antifibrinolítica. TAFI é uma proteína de cadeia simples com peso molecular de aproximadamente 60 kDa e que é ativada por plasmina, tripsina ou trombina.[16]

Endotélio vascular na hemostasia

Em condições normais, o endotélio apresenta-se como uma superfície não trombogênica promovendo fluidez ao sangue. Células endoteliais normais possuem efeitos antiplaquetário, anticoagulante e pró-fibrinolítico que impedem a formação do coágulo. A carga elétrica negativa do endotélio repele plaquetas e produz prostaciclina (PGI_2) e óxido nítrico (ON) que são potentes inibidores plaquetários. Além disso, o endotélio produz adenosina difosfatase (ADPase) que degrada difosfato de adenosina (ADP), outro potente ativador plaquetário. Estes efeitos antiplaquetários endógenos fazem com que as plaquetas não ativadas não consigam aderir ao endotélio vascular intacto. O endotélio também é responsável por expressar diversos inibidores da hemostasia, como: trombomodulina (inibidor indireto da trombina), glicosaminoglicanos "*heparina-like*" e inibidor da via fator tecidual (TFPI). Finalmente, o endotélio sintetiza ativador do plasminogênio tipo tecidual (t-PA), o qual, é o responsável pela ativação da fibrinólise, um mecanismo limitante da propagação do coágulo. Apesar dessa defesa natural contra a formação de trombo, em determinadas situações, o endotélio pode, por estímulo mecânico ou por estímulo químico, promover formação de coágulo. Lesão endotelial expõe moléculas do subendotélio como colágeno, FvW e algumas glicoproteínas que atraem plaquetas, ativando-as. A matriz subendotelial expressa o fator tecidual, que é responsável pela estimulação da produção de trombina e, finalmente, a formação do coágulo. Mecanismos inflamatórios promovem estimulação de leucócitos que promovem liberação de moléculas como interleucina-1, fator de necrose tumoral-alfa, interferon. Essas moléculas promovem mudanças no endotélio vascular como: expressão e síntese de FvW, expressão do fator tecidual e PAI-1.[16-17]

A função da coagulação na hemostasia

Após a ruptura do vaso sanguíneo, o sangue é exposto ao FT expressado por tecido subendotelial (como, células musculares lisas) ou matriz extracelular (como, fibroblastos). O FVIIa circulante, liga-se ao FT para formar um complexo binário, FT-FVIIa, o qual inicia a coagulação, ativando FX em FXa. Esse processo, chamado iniciação, origina moléculas de FIIa (trombina) em quantidades irrelevantes para desencadear a formação do trombo, porém, importante para estimular outras reações de ativação de fatores ligados à coagulação. O FIIa, a partir da iniciação, pode ativar FV em FVa; FXI em FXIa e plaquetas, via receptores ativados por trombina (PAR-1 e PAR-2). Esse mecanismo, chamado amplificação, ainda não é suficiente para aumentar a produção de trombina, porém prepara a superfície das plaquetas ativadas por PAR-1 e PAR-2, para aumentar a produção de FIIa. Sobre as plaquetas ativadas, formam-se complexos de fatores ativados chamados: tenase (FXa, FVIIIa, FII) e protrombinase (FXa, FVa, FII), os quais, transformam FII (protrombina) em FIIa (trombina). A produção de trombina cresce rapidamente (*burst*) e, assim, consegue produzir rede de fibrina (coágulo).[18-20] O íon Ca^{++} é essencial para formação dos complexos tenase e protrombinase na superfície aniônica fosfolipídica das plaquetas.[21] No conjunto da coagulação, as evidências mostram que a via de amplificação é menos relevante que a própria via de iniciação.[22-24] Deficiência de FXIIa (amplificação) não está associada a sangramento, porém, reduz o risco de trombose.[25] Alvos terapêuticos com inibição de FXII/FXIIa, promovem proteção contra trombose, sem aumentar o sangramento.[26-28]

Além disso, é essencial localizar a formação do coágulo no local da lesão e prevenir a formação de coágulos em vasos saudáveis. Para isso, o organismo usa a antitrombina, uma proteína anticoagulante natural que bloqueia a propagação do coágulo para regiões não lesadas.[18] Outros anticoagulantes naturais são: alfa-2 macroglobulina, que bloqueia trombina, prevenindo ativação de outros fatores da coagulação e a proteína C ativada (PCa), que se associa ao fator S, ligando-se à superfície das plaquetas ativadas, inativando FVa e FVIIIa.[29] A PCa é ativada pela trombina ligada à trombomodulina (TM), na superfície endotelial. Em grandes vasos sanguíneos há receptores da PC (EPCR) que estimulam ativação e liberação para circulação de PCa. Além desses inibidores naturais, há também o inibidor da via do fator tecidual (TFPI), localizado nas superfícies das plaquetas, na superfície do endotélio e no plasma, o qual, liga-se ao *site* ativo do FXa e o inibe (TFPI-FXa). A proteína S, existente no plasma e nos grânulos alfa das plaquetas, é o cofator para a inibição TFPI-FXa.[30-31]

Principais alterações da hemostasia sanguínea na UTI

A história clínica é de importância fundamental para se avaliar o risco de sangramento do paciente crítico. A compreensão da fisiopatologia e o tratamento adequado estão baseados fundamentalmente nos achados laboratoriais. Deve-se pesquisar sobre sangramentos anormais, como epistaxe, hematomas espontâneos, hemorragia cutânea, hematúria e sangramento anormal durante menstruação. Deve-se pesquisar sobre o uso de anticoagulantes ou antiagregante plaquetário. As alterações da hemostasia podem ser classificadas como hereditárias ou adquiridas. As hereditárias se manifestam em idade precoce e geralmente correspondem ao defeito de um único fator. As adquiridas, normalmente aparecem na idade adulta e afetam mais de um fator.

Além disso, elas também podem ser classificadas de acordo com o envolvimento das plaquetas, fatores de coagulação e/ou presença ou ausência de inibidores. Alterações da hemostasia primária, normalmente, são causadas por alteração na função ou na redução do número de plaquetas e corresponde a um sangramento superficial, em geral, equimoses, petéquias, sangramento contínuo em pequenas lacerações da pele, epistaxes e metrorragia. Alterações da coagulação são associadas com episódios de grande sangramento, incluindo hemartroses ou hematomas após trauma.

Doença de von Willebrand (DvW)

A doença de von Willebrand é caracterizada por uma anormal adesão plaquetária com ou sem atividade do fator VIII. A DvW é a mais comum das doenças congênitas autossômicas relacionadas ao sangramento. Ela é causada por alterações quantitativas e qualitativas do FvW, uma proteína necessária para realizar a adesão das plaquetas ao colágeno (hemostasia primária) e estabilizar o fator VIII no plasma, impedindo-o de uma prematura destruição. A DvW é caracterizada por três tipos: **tipo 1** (aproximadamente 70%), apresenta deficiência quantitativa parcial do FvW e manifesta-se por leve sangramento muco-cutâneo; **tipo 2** (aproximadamente 25%), compreende quatro subtipos de deficiência qualitativa: tipo 2A, com leve a moderado sangramento mucocutâneo, tipo 2B, também com sangramento mucocutâneo, de leve a moderado mas, com trombocitopenia associada, o que pode piorar o sangramento, tipo 2M, com sangramento moderado para grave e tipo 2N, com sangramento grave, simulando hemofilia A; **tipo 3** (< 5%), com deficiência quase total, quantitativa do FvW e com clínica de sangramento grave mucocutâneo e também com sangramento musculoesquelético.

Na DvW grave, tipo 3, a piora das funções do FvW é expressa fenotipicamente por baixos níveis plasmáticos de atividade do fator VIII:c e por um prolongamento no tempo de sangramento. Geralmente, o paciente apresenta sangramento gengival, epistaxe, menorragia, hematomas e sangramento inexplicável após amigdalectomia ou extração dentária.[19] Uma história familiar nem sempre é possível, porque a expressão individual da doença varia consideravelmente.

Na DvW, a contagem de plaquetas, TP e TTPa, pode ser normal, e apesar que a meia-vida do fator VIII:c encontrar-se diminuída, há suficiente quantidade para que o valor do TTPa não sofra alteração.

Para a terapia dos pacientes com DvW, a primeira escolha é a desmopressina (DDAVP), um análogo sintético do hormônio antidiurético da vasopressina. O DDAVP causa liberação do FvW dos grânulos de Palade a partir do endotélio vascular e liberação do fator VIII:c a partir do endotélio sinusoidal das células hepáticas. A dose de DDAVP é de 0,3 µg/kg endovenosa, diluída em 50 a 100 mL de solução salina,[20] suficiente para aumentar fator VIII:c e FvW de 3 a 5 vezes o valor basal na maioria dos pacientes. O efeito máximo é alcançado em 30 minutos, persiste por seis a oito horas e pode ser repetido após 8 a 12 horas.

Hemofilia A e B

Hemofilia clássica é causada por mutações nos genes responsáveis pela produção dos fatores VIII e IX, produzindo a hemofilia A ou hemofilia B, respectivamente. Ambos os genes estão localizados no cromossomo X e a ocorrência é de aproximadamente 1 para 5 mil homens para hemofilia A e de 1 para 35 mil na hemofilia B.[21] Também há defeitos gênicos em outros fatores da coagulação, provocando uma clínica similar às hemofilias, porém com uma incidência muito menor e distinguível por exames laboratoriais específicos. A clínica dos pacientes hemofílicos caracteriza-se por sangramento tecidual profundo, em geral, hemartroses e hematúria. A doença manifesta-se sob forma leve, quando os níveis plasmáticos dos fatores responsáveis estão entre 5% a 25% do valor normal, e o sangramento anormal apresenta-se somente após um trauma. A forma moderada manifesta-se quando os níveis plasmáticos dos fatores estão entre 1% e 5% e o sangramento espontâneo é esporádico. A forma grave está presente em torno de 70% dos hemofílicos e o nível plasmático do fator responsável, está abaixo de 1%, sendo que os episódios de sangramento são comuns.[22]

O diagnóstico é feito com base no prolongamento do teste TTPa e na deficiência laboratorial dos fatores VIII e IX associados com atividade normal para FvW e demais fatores. O tempo de sangramento e o TP são normais. A hemofilia A é tratada com fator VIII liofilizado ou com crioprecipitado ou ainda, com fator VIII recombinante.[23] A hemofilia B é tratada com fator IX recombinante,[24] plasma fresco congelado ou complexo protrombínico.[25]

Deficiência de proteínas C e S

Deficiências hereditárias das proteínas C e S têm contribuído para aumento do risco de trombose. A falência desse sistema inibidor resulta em uma maior ativação do complexo fator Va-Protrombina, resultando um estado de hipercoagulabilidade.[26-27] A presença de 10% a 20% da proteína C ou da proteína S no plasma, em relação à normalidade, é um fator de grande risco de trombose.[26] A ausência completa de proteína C no plasma provoca a morte já na infância e o diagnóstico é feito com testes laboratoriais específicos. A alteração mais comum no sistema Proteína C associada à trombose venosa é a resistência à proteína C ativada, devido a um polimorfismo do fator V, chamado de Fator V de Leiden.[28] Pacientes com deficiência de proteína C ou proteína S, devem receber terapia anticoagulante indefinidamente.

Alterações adquiridas da hemostasia

As alterações adquiridas da coagulação sanguínea são muito mais comuns que as alterações congênitas e ocorrem em uma grande variedade de situações clínicas. A maioria dessas anormalidades estão associadas com um significante potencial de sangramento, algumas com sangramento e/ou trombose e outras são detectadas apenas laboratorialmente. Os testes de rotina podem, na maioria das situações, estabelecer o diagnóstico.

Deficiência vitamina K

A vitamina K é uma vitamina solúvel em gordura, obtida na dieta de vegetais e absorvida ou produzida por síntese bacteriana na parede do intestino delgado. A vitamina K é necessária para a síntese dos fatores da coagulação II, VII, IX e X, os chamados fatores dependentes da vitamina K. A deficiência de vitamina K pode ser causada por dieta inadequada, mal absorção ou drogas, como warfarin, que são antagonistas da vitamina K. Os anticoagulantes naturais como proteínas C e S, também são dependentes da vitamina k e, portanto, também se alteram por deficiência da vitamina k.

Em adultos, a deficiência por dieta instala-se em poucas semanas, porque as reservas corporais são pequenas. Outras situações são doenças sistêmicas, nutrição parenteral, insuficiência hepática, obstrução do canal biliar e tratamento com antibióticos. A clínica é de sangramento e os testes de rotina para coagulação mostram um prolongamento do TP e do TTPa. Os fatores dependentes da vitamina K estão diminuídos. A maioria dos pacientes com deficiência leve e moderada não sangram. A dose de 10 mg de vitamina K corrige TP rapidamente.

Em neonatos, ao nascer, os fatores da coagulação dependentes da vitamina k apresentam um nível plasmático menor que dos adultos e caem ainda mais, nos primeiros dias, porque o leite materno é pobre em vitamina K. Menos de 1% das crianças podem apresentam sangramento entre 2º e 4º dia de vida. O diagnóstico é feito com alargamento do TP. O tratamento é com 1 mg vitamina K, via oral ou intramuscular.

Trombocitopenia

A trombocitopenia é definida como a contagem de plaquetas menor que 150.000/mm³. A trombocitopenia é considerada grave se apresentar contagem abaixo de 30.000/mm³. Na prática clínica, o achado de trombocitopenia é comum e frequentemente, casual. Somente em uma minoria dos casos, ela é encontrada com sangramento clínico concomitante ou paradoxalmente, em casos de eventos tromboembólicos. A primeira hipótese de causa ao encontrarmos trombocitopenia associada a ausência de sangramento é a pseudotrombocitopenia, causada por aglutinação das plaquetas no tubo coletor com EDTA.[26] Trombocitopenia aumenta o risco de sangramento e serve como marcador de morbidade e mortalidade.[27] Há muitas causas de trombocitopenia (**Quadro 132.1**).[29]

Quadro 132.1. Principais causas e frequência estimada de trombocitopenia

Causas	Frequência
Sepse	52%
CIVD	25%
Perda maciça sangue	7,5%
Microangiopatia trombótica	0,7%
Trombocitopenia induzida por heparina	1,2%
Trombocitopenia imune	3,4%
Trombocitopenia induzida por drogas	9,5%

CVID: Coagulação Intravascular Disseminada.

Fonte: Desenvolvido pela autoria.

Coagulação intravascular disseminada (CIVD)

A **coagulação intravascular disseminada** (CIVD) é uma síndrome na qual, uma doença basal desencadeia a formação de trombose na microcirculação. Há um grande número de condições clínicas, incluindo infecções graves, câncer ou doenças associadas a lesões teciduais importantes como trauma, pancreatite aguda e inflamação sistêmica, que causam ativação do sistema de coagulação. Esta ativação da coagulação é frequentemente subclínica e não será detectada por exames de sangue rotineiros, mas pode ser visualizada por análises altamente sensíveis para ativação hemostática, como, ensaios para peptídeos liberados de coagulação ativada por fatores da coagulação ou por complexos entre enzimas de coagulação ativadas e seus inibidores específicos.[30] Caso a ativação hemostática seja mais intensa, a depleção de fatores de coagulação e de plaquetas pode tornar-se perceptível por meio do prolongamento de exames rotineiros, por exemplo, TP, TTPa e plaquetopenia. Uma ativação ainda mais protuberante da hemostasia pode-se manifestar como CIVD. A CIVD é, classicamente, manifestada pela ocorrência sincronizada de extensa formação de microcoágulos na vasculatura e uma maior tendência hemorrágica. O processo de coagulação constante e a subsequente deposição de fibrina dificultam a oferta adequada de oxigênio para a periferia e pode, portanto, ser um fator importante de evolução para lesão de múltiplos órgãos.[31,32] A tendência hemorrágica resulta do consumo e subsequente esgotamento de fatores de coagulação e plaquetas, piorando ainda mais por comprometimento na produção e maior degradação desses componentes e seus reguladores. Como resultado, o risco de tendência a sangramento pode aumentar, às vezes, apresentando-se como espontâneo e generalizado com hemorragia de vários locais. Existem dois tipos distintos de CIVD. Um tipo é caracterizado por forte ativação da coagulação e com supressão da fibrinólise, resultando em deposição de fibrina e complicações hemorrágicas secundárias; enquanto o segundo tipo é com base em fibrinólise excessiva, manifestada por grave complicações hemorrágicas.[31] Órgãos mais afetados em pacientes com CIVD exibem fibrina intravascular em exames patológicos microscópicos.[33] Estudos em animais com CIVD experimental demonstraram deposição de fibrina intra e extravascular em praticamente todos órgãos e a moderação da coagulopatia por meio de intervenções específicas melhoram a falência de órgãos e outras consequências clinicamente relevantes. Investigações clínicas demonstraram que a DIC é um prognosticador independente e controlador de disfunção orgânica e morte.[34,35]

Devemos lembrar que CIVD é sempre uma complicação de outra afecção que leva à ativação hemostática.[36] Os distúrbios clínicos mais frequentemente relacionados à CIVD estão discriminados na **Quadro 132.2**. CIVD pode acompanhar a apresentação clínica de cerca de 30% dos pacientes com septicemia grave.[37] A prevalência de CIVD em pacientes com bactérias Gram-negativas ou Gram-positivas é essencialmente equivalente a infecções sistêmicas por outros microrganismos, incluindo leveduras, fungos, parasitas ou vírus. Constituintes da parede microbiana, como lipopolissacarídeos ou exotoxinas (por exemplo, α-toxina estafilocócica) podem produzir uma intensa reação imunológica e induzir a produção de citocinas e outros componentes pró-inflamatórios. Politrauma é outra situação ligada à CIVD.

Nesta situação, CIVD é um componente de uma síndrome mais ampla, definida de coagulopatia associada ao trauma (CAT) que envolve distúrbio de coagulação após grandes perdas sanguíneas com grande reposição volêmica e com disfunção da parede vascular associada ao trauma.[38] Complicações obstétricas graves, incluindo retenção placentária, embolia de líquido amniótico ou descolamento prematuro da placenta, podem ser complicadas por CIVD fulminante.[39] A magnitude da separação placentária no descolamento prematuro da placenta tem forte correlação com a intensidade da CIVD, o que levou à hipótese de que a liberação de fator tecidual (FT) proveniente de fontes placentárias ou amnióticas para a circulação materna seja a responsável pela ativação da hemostasia e CIVD. Câncer pode ser complicado pela CIVD por expressão de componentes pró-coagulantes pelas células tumorais.[40]

Nenhum teste laboratorial disponível hoje é suficientemente preciso para permitir um diagnóstico definitivo de CIVD. Testes para detecção de fibrina solúvel ou produtos de degradação da fibrina (PDF) desempenham um papel importante no diagnóstico de DIC e têm uma sensibilidade de 90%-100%, mas geralmente uma baixa especificidade.[41] Medição do fibrinogênio é frequentemente defendido como uma ferramenta útil para o diagnóstico de CIVDC, mas de fato não é muito útil. O fibrinogênio atua como um reagente de fase aguda e, apesar do contínuo consumo, os níveis plasmáticos podem permanecer dentro da faixa normal por um longo tempo. Em uma série consecutiva de pacientes, a sensibilidade de um nível baixo de fibrinogênio para o diagnóstico de CIVD foi de apenas 28, e hipofibrinogenemia foi detectado em apenas um número pequeno de casos graves de CIVD.[42] Na prática clínica, um diagnóstico de CIVD pode ser feito por uma combinação de contagem de plaquetas, medição de TP (INR), TTPa, fibrina solúvel e fibrinogênio. Um sistema de pontuação, utilizando os testes laboratoriais, foi desenvolvido pela Sociedade de Trombose e Hemostasia (**Quadro 132.3**),[43] e tem sido validado prospectivamente em vários estudos, indicando uma sensibilidade e uma especificidade em cerca de 95%.

Quadro 132.2. Condições clínicas mais frequentes associadas à CIVD

- Sepse/sepse grave
- Trauma (e.g. Politrauma, neurotrauma, embolia gordurosa)
- Câncer
- Doença mieloproliferativa/linfoproliferativa
- Tumores sólidos
- Obstetrícia (placenta abrupta, embolia amniótica)
- Pancreatite
- Reações imunológicas graves
- Veneno cobra
- Reações transfusionais
- Rejeição ao transplante
- Anormalidades vasculares (síndrome Kasabach-Merrit, grandes aneurismas)
- Cirrose grave

Fonte: Desenvolvido pela autoria.

Quadro 132.3. Algoritmo para diagnóstico de CIVD

Escore global dos testes de coagulação

1. Contagem plaquetas ($>100 \times 10^9/L = 0$; $< 100 \times 10^9/L = 1$; $< 50 \times 10^9/L = 2$)
2. Aumento marcador relacionado à fibrina (e.g. produto degradação fibrina ou D-dímero*)
   nenhum aumento = 0;
   aumento moderado = 2;
   aumento intenso = 3
3. TP prolongado (< 3 s = 0; ≥ 3 s mas < 6 s = 1; ≥ 6 s = 2)
4. Nível plasmático de fibrinogênio (> 100 mg/dL = 0; < 100 mg/dL = 1)

Cálculo do escore:

- Se > 5: compatível com CIVD franca
- Se < 5: não apresenta CIVD; repetir dia seguinte

Valor considerado normal de D-dímero = 500 ng/mL.

Aumento moderado entre 500 e 1.000 ng/mL.

Aumento intenso > 1.000 ng/mL

Fonte: Desenvolvido pela autoria.

A chave para o tratamento da CIVD é o tratamento específico e vigoroso do distúrbio subjacente. No entanto, pode ser necessário tratamento de suporte adicional, especificamente direcionado às anormalidades de coagulação. Baixos níveis de plaquetas e fatores de coagulação podem aumentar o risco de sangramento. No entanto, a terapia de substituição de plasma ou plaquetas não deve ser instituída com base apenas em resultados laboratoriais e é indicado apenas em pacientes com sangramento ativo e naqueles que requerem um procedimento invasivo ou com risco de complicações hemorrágicas. O limite para transfusão de plaquetas depende da situação clínica do paciente. Com base na literatura, o concentrado de plaquetas é, em geral, transfundido para pacientes que sangram e que têm uma contagem de plaquetas de 50.000/mL. Em pacientes sem sangramento, o limite é de 10.000 a 20.000/mL.[44,45]

Para corrigir déficit de fatores da coagulação é indicado Concentrado de Complexo Protrombínico (CCP) comparado a plasma fresco congelado (PFC) por causa da melhor eficácia com menor volume de reposição. Deficiências específicas, como contagem de fibrinogênio sérico menor que 100 mg/dL, pode ser corrigido com crioprecipitado ou concentrado de fibrinogênio purificado.[46] Com base na afirmativa que CIVD é caracterizada por uma intensa ativação da coagulação, tratamento com anticoagulantes pode ser o racional. O uso de fármacos que são capazes de restaurar as vias anticoagulantes disfuncionais, em pacientes com CIVD, tem mostrado bons resultado. Concentrado de antitrombina, proteína C ativada e trombomodulina mostraram algum benefício, porém sem reduzir significativamente a mortalidade.[47-49]

▪ Trombocitopenia induzida por heparina (HIT)

Trombocitopenia induzida por heparina (HIT) é uma complicação imunológica da terapia com heparina. A ativação plaquetária mediada por anticorpos e a consequente geração de trombina resultam em um paradoxo fundamental: apesar da trombocitopenia induzida por um anticoagulante, o principal efeito clínico na HIT é o aumento do risco de trombose venosa e/ou arterial. O diagnóstico rápido e a introdução de anticoagulantes alternativos não heparínicos, são importantes para prevenir complicações. O diagnóstico de HIT pode ser problemático, particularmente em populações de pacientes com alta incidência de trombocitopenia. Os chamados testes de HIT têm um alto valor preditivo negativo, mas um valor preditivo positivo bastante baixo, e devem ser interpretados no contexto clínico. O diagnóstico deve ser com base tanto no quadro clínico quanto na detecção de anticorpos HIT patogênicos, ou seja, HIT é uma síndrome clínico-patológica.[50] A HIT geralmente apresenta uma queda na contagem de plaquetas > 50% (do valor mais alto após o 4º dia de tratamento com heparina) e frequentemente, a trombose, ocorre de 5 a 14 dias após o início da dose profilática ou terapêutica de heparina.[51] As complicações tromboembólicas afetam predominantemente o sistema venoso. Outras complicações raras incluem necrose da pele, necrose hemorrágica adrenal ou reações anafilactoides pós-*bolus* de heparina intravenosa. Em caso de reexposição à heparina dentro de 1 até 3 meses, a HIT pode ocorrer no dia 1º do tratamento com heparina (HIT de início rápido) quando os anticorpos dependentes de heparina ainda estão presentes no plasma do paciente. A HIT de início tardio, que começa vários dias a algumas semanas, após a exposição à heparina, é causada por anticorpos que ativam plaquetas independentemente da heparina, imitando uma doença autoimune.[52]

Mais frequentemente, os antígenos HIT são encontrados no fator plaquetário-4 (FP4) ligado a heparina, formando dímaros.[53] O tamanho, a quantidade e a estabilidade dos complexos FP4/heparina influenciam a imunogenicidade. Os anticorpos anti-PF4/heparina se ligam ao PF4 por meio de seus domínios F(ab). A imunoglobulina (Ig) no HIT clínico é IgG. À medida que as moléculas de PF4 se alinham, várias moléculas de IgG se ligam, levando à formação de grandes complexos imunes que iniciam a agregação plaquetária desencadeando a resposta procoagulante.[54] Assim, a trombocitopenia não resulta da fagocitose do sistema reticuloendotelial, mas sim da ativação plaquetária intravascular, com liberação de micropartículas derivadas de plaquetas pró-coagulantes. A magnitude da trombocitopenia se correlaciona com o risco trombótico. Os anticorpos HIT também se ligam às células endoteliais, levando a alterações pró-coagulantes nas células endoteliais microvasculares.[55]

Há dois tipos distintos de HIT: tipo I e tipo II. HIT tipo I é a forma menos grave e, também, a mais frequente, ocorrendo em aproximadamente em 20% a 25% dos pacientes tratados com heparina.[56] É caracterizada por uma trombocitopenia leve que geralmente inicia precocemente após o uso da heparina, mas que pode ocorrer mais tardiamente. Raramente a contagem de plaquetas atinge valores menores que 100.000/mL. Não há eventos clínicos associados à HIT tipo I, que provavelmente é causada pelo efeito direto da heparina nas plaquetas, resultando na sua agregação.[57] A HIT tipo II ocorre em 2% a 5% dos pacientes que recebem heparina, incluindo aqueles que recebem baixas doses do medicamento e, até mesmo, aqueles que recebem heparina apenas para manter permeável a via de cateteres venosos. É caracterizada por uma trombocitopenia mais grave, frequentemente menor que 100.000/mL, que ocorre de 4 a 14 dias após o início da administração de heparina. Entretanto, pode ocorrer antes desse período em pacientes que tenham sido expostos previamente à heparina nos últimos três meses. Dos pacientes que desenvolvem HIT tipo II, cerca de 10% desenvolverão eventos trombóticos.[58,59] As mais frequentes complicações da HIT tipo II são tromboembolismos venosos, especialmente trombose venosa e embolia pulmonar.[60] As complicações arteriais geralmente envolvem as grandes artérias dos membros inferiores, levando à isquemia aguda das extremidades. Outras complicações arteriais relativamente comuns são acidente vascular encefálico e infarto agudo do miocárdio.[61]

Frente à suspeita de HIT, é mandatória a suspensão imediata da heparina. A contagem de plaquetas geralmente normaliza dentro de 7 a 10 dias após. Entretanto, somente a sua suspensão não é a terapêutica apropriada. Antes de optar pelo tratamento adequado, é importante saber o que deve ser evitado nos casos de TIH.[62] A heparina de baixo peso molecular não é recomendada para tratamento de HIT por apresentar reatividade cruzada *in vitro* com os anticorpos formados em mais de 90% dos casos.[63] Anticoagulantes orais também não devem ser usados como substitutos da heparina nos pacientes com HIT. Eles possuem um lento início de ação e promovem uma queda dos níveis de proteína C que, associada ao aumento na geração de trombina, já existente nesses pacientes, coloca-os em um risco maior de complicações tromboembólicas. Seu uso tem sido associado à gangrena venosa de extremidades. A terapia com anticoagulante oral deve ser postergada até que a trombocitopenia tenha sido resolvida.[54] Sendo, por isso, mandatório o início de uma terapia anticoagulante alternativa, assim, estudos demonstraram que Fondaparinux foi mais efetivo que argatroban, lepirudin e danaparoide na prevenção de complicações trombóticas, prevenção de morte durante internação hospitalar e apresentou menor taxa de sangramento. Esses resultados, compatíveis com outros estudos na literatura, sugerem benefício no uso do fondaparinux como anticoagulação alternativa em pacientes com HIT, embora não exista ainda recomendação formal.[64] Não há evidências para realização de transfusão de plaquetas como terapia antissangramento ou profilaxia secundária para eventos trombocitopênicos. De acordo com as diretrizes do American College of Chest Physicians, a transfusão de plaquetas não deve ser usada de rotina e sua indicação deve-se restringir a pacientes com trombocitopenia grave e sangramento ativo ou àqueles que serão submetidos a procedimentos invasivos e com alto risco de sangramento.[65] Não deve ser realizada terapia com inibidores da vitamina K (p. ex., warfarina) e caso tenha sido iniciada, vitamina K deve ser administrada por via oral ou subcutânea. Os fármacos de escolha para terapia de anticoagulação alternativa são os inibidores diretos da trombina, como argatroban, fondaparinux e lepirudina. Anticoagulantes diretos, via oral, como Rivaroxaban, Apixaban, Edoxabam e Dabigatran são promissores.

▪ Coagulopatia aguda do trauma (CAT)

Coagulopatia do trauma é uma coagulopatia endógena presente no momento em que o paciente sofre um trauma extenso e desenvolve hipoperfusão tecidual.[66,67] Pacientes com CAT têm quatro vezes mais probabilidade de mortalidade e, provavelmente, requerem mais transfusões maciças de hemoderivados e tendem a desenvolver mais falência de múltiplos órgãos.[68] A CAT é induzida pela combinação de trauma e choque e é direcionada pelo grau de hipoperfusão tecidual.[69] CAT está presente precocemente na fase imediatamente pós-trauma, anterior à administração de fluidos e em pacientes normotérmicos.[66] É importante realçar que, somente os pacientes que sofrem choque hipovolêmico é que são coagulopatas na admissão ao hospital.[68] O aumento da gravidade da hipoperfusão é associado com o aumento da trombomodulina plasmática e a redução nos níveis de proteína C, o que sugere que a coagulopatia aguda do trauma é devido à ativação sistêmica da via proteína C.

A CAT ocorre em pacientes que sofreram choque e não por consumo dos fatores da coagulação ou por disfunção provocada pela acidose, hipotermia ou diluição. Estes fatores podem se tornar importantes em fases tardias da evolução clínica da CAT. O mecanismo básico da CAT é a ativação da via anticoagulante proteína C e da via fibrinolítica.[69] Trombomodulina, uma das moléculas participantes do evento é uma proteína presente no endotélio normal. A ativação da trombomodulina pela trombina expressa a proteína C por intermédio do receptor específico da proteína C, liberando a proteína C ativada. A proteína C ativada inibe os fatores Va e VIIIa dificultando, dessa forma, a formação do coágulo. A proteína C aumenta o consumo do inibidor do ativador do plasminogênio tipo-1 (PAI-1). Com níveis séricos de PAI-1 diminuídos há uma exacerbação da atividade do ativador do plasminogênio tipo-tecidual (t-PA). A diminuição de PAI-1 e o aumento de t-PA provocam a hiperfibrinólise.

O glicocálix endotelial é um grupo heterogêneo de proteínas do núcleo proteoglicanos, ligadas a cadeias de glicosaminoglicanos que revestem o lado luminal do endotélio vascular.[70] Um proteoglicano comum no glicocálix é o sindecano-1. Ele foi extensivamente estudado, e as concentrações séricas se correlacionam com a destruição do glicocálix.[71] Vários fatores especificamente relacionados ao trauma, com choque, lesam o glicocálix: trauma tecidual, hipoperfusão, pico de catecolaminas e inflamação.[72,73] As evidências apoiam a destruição do glicocálix como um mediador importante no desenvolvimento do CAT. O fibrinogênio é um componente importante da via hemostática para a formação de coágulos. Contribui para a formação de coágulos por dois mecanismos: facilitando a agregação de plaquetas por meio do receptor de glicoproteína IIb/IIIa e formando uma rede de filamentos de fibrina que estabiliza o coágulo. O fibrinogênio é uma proteína de fase aguda presente em altas concentrações no plasma (150 a 400 mg/dL). A depleção significativa do fibrinogênio ocorre no início da CAT,[74,75] e traz como resultado, a redução na produção de fibrinogênio e degradação acelerada por hiperfibrinólise. Essa produção reduzida de fibrinogênio ocorre em pacientes com hipotermia de 32°C.[75] A hiperfibrinólise pode ocorrer devido ao aumento da liberação do ativador do plasminogênio tecidual (t-PA) e/ou redução do PAI-1 (via PCa).[76] No quadro clínico da CAT, na admissão do paciente com trauma, a concentração baixa do fibrinogênio está associada à gravidade, hipoperfusão e administração excessiva de fluidos no resgate pré-hospital.[77]

As plaquetas têm uma importância fundamental na gênese da CAT, por oferecer uma superfície ativada para múltiplos fatores relacionados a hemostasia sanguínea. Na maioria das situações, no início do quadro clínico, a contagem de plaquetas está dentro da normalidade, porém, com hipofuncionabilidade. Essa disfunção plaquetária é devido inibição de liberação de ADP pelos grânulos denso e foi denominada "síndrome plaquetária exausta", provavelmente por hiperativação plaquetária inicial. Essa característica torna as plaquetas não responsivas, apesar do número adequado presente. A inibição do ADP parece contribuir para a hiperfibrinólise através da via t-PA.[78]

Três fatores principais que estão associados ao desenvolvimento subsequente da CAT pós lesão são: hemodiluição, hipotermia e acidose. Em uma análise de subconjunto de pacientes PROMMTT, a administração pré-hospitalar de cristaloides, déficit de base < -6 e hipotermia < 36°C, foram fatores de risco independentes para o desenvolvimento de CAT.[79] Esses fatores estão associados a CAT, mas também estão associados ao aumento da mortalidade. Assim, se justifica a importância de entender e tratar a "tríade clássica" pré-admissão em um esforço para reduzir tanto a CAT, quanto a mortalidade (**Figura 132.4**).[80]

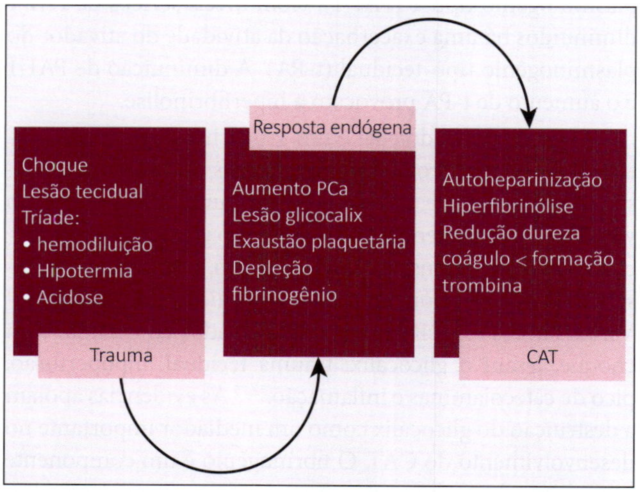

Figura 132.4. Coagulopatia aguda do trauma.
CAT: coagulopatia associada ao trauma.
Fonte: Desenvolvida pela autoria.

São necessárias estratégias de ressuscitação para pacientes com CAT. A transfusão maciça (TM) é uma delas. Há alguns preditores de transfusão maciça: os dois preditores mais fortes para TM nas primeiras 6 horas são INR > 1,5 e déficit de base < 6. Outros fortes preditores incluem, pressão arterial sistólica < 90 mmHg, hemoglobina < 11 g/dL e exame positivo de avaliação focada com sonografia em trauma (FAST). Os preditores mais fracos incluem, frequência cardíaca > 120 bpm e lesão penetrante. O ponto-chave é que, o reconhecimento precoce do paciente que precisa de TM é crítico, devido à estratégia única para ressuscitação e ao ambiente em que eles devem ser ressuscitados. Embora os sistemas de pontuação possam levar a uma identificação precoce, uma limitação, é que eles não conseguem distinguir o mecanismo patogênico real do sangramento. Certas populações de pacientes apresentam coagulopatia exagerada como resultado de mecanismos diferentes da CAT. Pacientes grávidas podem apresentar uma síndrome clínica semelhante à CAT devido à ruptura da placenta. Pacientes com lesão cerebral traumática liberam grandes quantidades de FT em sua circulação, agravando a coagulopatia. Pacientes com queimaduras, desenvolvem uma coagulopatia aguda induzida por queimadura. Finalmente, um número crescente de pacientes com trauma está tomando anticoagulantes para uma variedade de distúrbios clínicos.

A técnica de Ressuscitação de Controle de Danos (RDC) pode ser dividida em componentes: cirurgia de controle de danos, reaquecimento rápido, hipotensão permissiva, transfusão limitada de cristaloides, terapia de componentes sanguíneos com base em fisiologia e correção de hiperfibrinólise. Todas as estratégias de ressuscitação de trauma têm como objetivos comuns, parar o sangramento, restabelecer a hemostasia e restaurar a pressão de perfusão normal. Tanto a microcirculação, quanto a macrocirculação, devem ser consideradas ao monitorar a "perfusão normal": hematócrito, hemoglobina, lactato sérico e déficit de base para monitorar a microcirculação e índices dinâmicos e monitores de débito cardíaco não invasivos, para macrocirculação (**Figura 132.5**).[81]

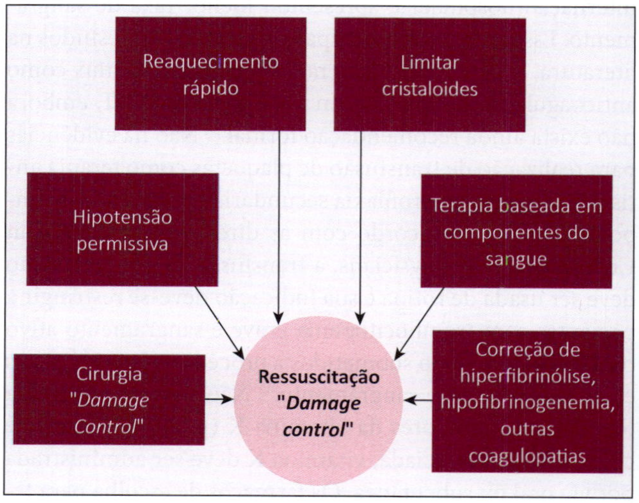

Figura 132.5. Manobras para coagulopatia aguda do trauma
Fonte: Desenvolvida pela autoria.

A conclusão é que, CAT é causada por fatores endógenos, mas pode ser agravada por tratamento médico inadequado. Os pacientes com CAT são dependentes do grau do trauma e do choque perfusional. Embora tenhamos bons marcadores para choque, como lactato e déficit de base, não há marcadores específicos para extensão do trauma. Com isso, limitamos um pouco o poder preditor desses valores. O diagnóstico laboratorial de CAT é difícil de ser realizado. Os testes de rotina TP (INR) e TTPa normalmente, demoram de 30 a 40 minutos para ser realizados e, quando realizados, não trazem informações específicas sobre a patologia. O TP (INR) poderia ser utilizado como "*point-of-care*". Entretanto, esse teste foi desenvolvido para monitorar terapia anticoagulante oral, não sendo referendado como guia para hemorragia do trauma. O que parece mais promissor é a utilização da tromboelastometria rotacional (Rotem®), com vários estudos comprovando sua utilidade no cenário da emergência hospitalar.[82,83]

Referências bibliográficas

1. Butenas S, van't Veer C, Mann KG. "Normal" Thrombin Generation. Blood. 1999;7:2169-2178.
2. Degen SJ, Sun WY. The biology of prothrombin. Crit Rev Eukaryot Gene Express. 1998;8:203-224.
3. Broekmans AW, Veltkamp JJ, Bertina RM. Congenital protein C deficiency and venous thromboembolism. N Engl J Med,1983;309:340-344.
4. Tracy PB, Nesheim ME, Mann KG. Coordinate binding of factor Va and factor Xa to the unstimulated platelet. J Biol Chem. 1981;256:743-751.
5. Walsh PN. Platelet coagulant activities and hemostasis: An hypothesis. Blood. 1974;43:597-605.
6. Travis J, Salvesen GS. Human plasma proteinase inhibitors. Annu Rev Biochem. 1982;52:655-709.
7. Bombeli T, Spahn DR. Updates in perioperative coagulation: physiology and management of thromboembolism and haemorrhage. Br J Anaesth. 2004;93:275-287.
8. Nakazawa F, Kannemeier C, Trusheim H *et al.* A new factor triggering blood coagulation: The long sought natural 'foreign' surface. In: GTH Congress, Innsbruck, 2003: Abstract 19.
9. van't Veer C, Mann KG. Regulation of tissue factor initiated thrombin generation by the stoichiometric inhibitors tissue factor pathway inhibitor, antithrombin-III, and heparin cofactor-II. J Biol Chem. 1997;272:4367-4377.
10. van't Veer C, Golden NJ, Kalafatis M, et al. Inhibitory mechanism of the protein C pathway on tissue factor-induced thrombin generation. J Biol Chem. 1997;272:7983-94.
11. Mahdy AM, Webster NR. Perioperative systemic haemostatic agents. Br J Anaesth. 2004;93(6):842-858.
12. Rodgers RP, Levin J. A critical reappraisal of bleending time. Semin Thromb Hemost. 1990;16:1-16.
13. Vervloet MG, Thijs L G and Hack CE. Derangements of coagulation and fibrinolysis in critically ill patients with sepsis and septic shock. Seminars in thrombosis and hemostasis. 1998;24:33-44.
14. Jackson GN, Ashpole KJ, Yentis SM. The TEG vs the ROTEM thromboelastography/thromboelastometry systems. Anaesthesia, 2009;64:212-215.
15. Lang T, Bauters A, Braun SL, Potzsch B, von Pape KW, Kolde HJ, Lakner M. Multi-centre investigation on reference ranges for ROTEM thromboelastometry. Blood Coagul Fibrinolysis. 2005;16:301-310.
16. Larsen OH, Ingerslev J, Sorensen B. Whole laboratory model of thrombocytopenia for use in evaluation of hemostatic interventions. Ann Hematol. 2007;86:217-221.
17. Flisberg P, Rundgren M, Engstrom M. The effects of platelets transfusions evaluated using rotational thromboelastometry. Anesth Analgesia. 2009;108:1430-1432.
18. Ganter MT, Hofer CK. Point-of-care coagulation monitoring: current status of viscoelastic techniques. In Yearbook of Intensive Care and Emergency Medicine, ed. Vincent JL, Germany: Springer-Verlag Berlin Heidelberg. 2007:834-846.
19. Spiess BD, Gillies BSA, Chandler W, Verrier E. Changes in transfusion therapy and reexploration rate after institution of a blood management program in cardiac surgical patients. J Cardiothorac Vasc Anesth. 1995;9:168-73.
20. Shore-Lesserson L, Manspeizer HE, Deperio M, et al. Throm--boelastography-guided transfusion algorithm reduces transfusions in complex cardiac surgery. Anesth Analg. 1999;88:312-9.
21. Vischer UM, de Moerlose P. von Willebrand factor: from cell biology to the clinical management of von Willebrand's disease. Crit Ver Oncol Hematol. 1999;30:93-109.
22. Mannucci PM, Ruggeri ZM, Pareti FI, Capitanio A. 1-Deamino-8-d-arginine vasopressin: a new pharmacological approach to the management of haemophilia and von Willebrands' diseases. Lancet. 1977;1(8017):869-72.
23. Soucie JM, Evatt B, Jackson D. Occurrence of **hemophilia** in the United States. The **Hemophilia** Surveillance System Project Investigators. Am J Hematol. 1998;59:288 -294.
24. Hoyer LW. **Hemophilia** A. N Engl J Méd. 1994;330:38-47.
25. Pool JG, Hershgold EJ, Pappenhagen AR. High-potency antihaemophilic factor concentrate prepared from cryoglobulin in precipitate. Nature. 1964;203:312-312.
26. Mant MJ, Doery JC, Gaudie J, et al. Pseudothrombocytopenia due to platelet aggregation and degranulation in blood collected en EDTA. Scand J Haeatol. 1975;15:161-170.
27. Drews RE, Weinberger SE. Thrombocytopenic disorders in critically ill patients. Am J Respir Crit Care Med. 2000;162:347-351.
28. Levi M, Schultz M. Coagulopathy and platelet disorders in critically ill patients. Minerva Anestesiol. 2010;76:851-859.
29. Kitchens CS. Thrombocytopenia and thrombosis in disseminated intravascular coagulation (CIVD). Hematology. 2009:240-246.
30. Hunt BJ. Bleeding and coagulopathies in critical care. N Engl J Med. 2014;370:847-59.
31. Gando S, Levi M, Toh CH. Disseminated intravascular coagulation. Nat Rev Dis Prim. 2016;2:16037.
32. Boral BM, Williams DJ, Boral LI. Disseminated intravascular coagulation. Am J Clin Pathol. 2016;146:670-80.
33. Levi M. van der Poll T. Coagulation and sepsis. Thromb Res. 2017;149:38-44.
34. Bakhtiari K, Meijers JC, de Jonge E, et al. Prospective validation of the international society of thrombosis and maemostasis scoring system for disseminated intravascular coagulation. Crit Care Med. 2004;32:2416-21.
35. Dhainaut JF, Shorr AF, Macias WL, Kollef MJ, Levi M, Reinhart K, Nelson DR. Dynamic evolution of coagulopathy in the first day of severe sepsis: relationship with mortality and organ failure. Crit Care Med. 2005;33(2):341-8.
36. Levi M, Scully M. How I treat disseminated intravascular coagulation. Blood. 2017;131:845-54.
37. Hayakawa M, Saito S, Uchino S, Yamakawa K, Kudo D, Iizuka Y, et al. Characteristics, treatments, and outcomes of severe sepsis of 3195 ICU-treated adult patients throughout Japan during 2011-2013. J Intens Care. 2016;4:44.
38. Hayakawa M. Pathophysiology of trauma-induced coagulopathy: disseminated intravascular coagulation with the fibrinolytic phenotype. J Intens Care. 2017;5:14.
39. Thachil J, Toh CH. Disseminated intravascular coagulation in obstetric disorders and its acute haematological management. Blood Rev. 2009;23:167-76.
40. Falanga A, Marchetti M, Vignoli A. Coagulation and cancer: biological and clinical aspects. J Thromb Haemost. 2013;11:223-33.
41. Dempfle CE. The use of soluble fibrin in evaluating the acute and chronic hypercoagulablestate. Thromb Haemost. 1999;82:673-83.
42. Levi M, ten Cate H, van der Poll T. Disseminated intravascular coagulation: State of the art. Thromb Haemost. 1999;82:695-705.
43. Carr JM, McKinney M, McDonagh J. Diagnosis of disseminated intravascular coagulation: Role of D-dimer. Am J Clin Pathol. 1989;91:280-87.
44. Rebulla P, Finazzi G, Marangoni F, et al. The threshold for prophylactic platelet transfusions in adults with acute myeloid leukemia: Gruppo Italiano Malattie Ematologiche Maligne dell'Adulto. N Engl J Med. 1997;337:1870-75.
45. Levi M, Opal SM. Coagulation abnormalities in critically ill patients. Crit Care. 2006;10:222.
46. Lobo FRM, Rabelo AEY. Fisiologia da coagulação, in: Cangiani LM, Carmona MJC, Ferez D, et al. Tratado de Anestesiologia. 9. ed. SAESP, são Paulo, Eireli editores 2021. P. 513-24.
47. Kienast J, Juers M, Wiedermann CJ, Hoffmann JN, Ostermann H, Strauss R, et al. Treatment effects of high-dose, antithrombin without concomitant heparin in patients with severe sepsis with or without disseminated intravascular coagulation. J Thromb Haemost. 2006;4:90-97.
48. Bernard GR, Vincent JL, Laterre PF, LaRosa SP, Dhainaut JF, Lopez-Rodriguez A, et al. Efficacy and safety of recombinant human activated protein C for severe sepsis. N Engl Med. 2001;344:699-709.

49. de Pont AC, Bakhtiari K, Hutten BA, de Jonge E, Vroom MB, Meijers JC, et al: Recombinant human activated protein Cresets thrombin generation in patients with severe sepsis: A case control study. Crit Care. 2005;9:R490-R497.
50. Warkentin TE, Chong BH, Greinacher A. Heparin-induced thrombocytopenia: towards consensus. Thromb Haemost, 1998;79:1-7.
51. Arepally GM, Ortel TL. Clinical practice. Heparin-induced thrombocytopenia. N Engl J Med. 2006; 355:809-17.
52. Warkentin TE, Makris M, Jay RM, Kelton JG. A spontaneous prothrombotic disorder resembling heparin-induced thrombocytopenia. Am J Med. 2008;121:632-6.
53. Rauova L, Zhai L, Kowalska MA, Arepally GM, Cines DB, Poncz M. Role of platelet surface PF4 antigenic Complexes in heparin--induced thrombocytopenia pathogenesis: diagnostic and therapeutic implications. Blood. 2006;107:2346-53.
54. Kelton JG, Sheridan D, Santos A, Smith J, Steeves K, Smith C, et al. Heparin-induced thrombocytopenia: laboratory studies. Blood. 1988;72:925-30.
55. Arepally G, Ponzc M, Cines DB. Immune vascular injury in heparininduced thrombocytopenia. In: Heparin-induced thrombocytopeni. 4th ed. Informa Healthcare. 2007:209-25.
56. Robinson JA, Lewis BE. Plasmapheresis in the management of heparin-induced thrombocytopenia. Semin Hematol. 1999;36 (1suppl):29-32.
57. Chong BH, Eisbacher M. Pathophysiology and laboratory testing of heparin-induced thrombocytopenia. Semin Hematol. 1998;35 (4 suppl 5):3-8.
58. Nand S, Wong W, Yuen B, Yetter A, Schmulbach E, Gross Fisher S. Heparin-induced thrombocytopenia with thrombosis: incidence, analysis of risk factors, and clinical outcomes in 108 consecutive patients treated at a single institution. Am J Hematol. 1997;56(1):12-6.
59. Suh JS, Malik MI, Aster RH, Visentin GP. Characterization of the humoral immune responsein heparin-induced thrombocytopenia. Am J Hematol. 1997;54:196-201.
60. Chong BH, Eisbacher M. Pathophysiology and laboratory testing of heparin-induced Thrombocytopenia. Semin Hematol. 1988;35(4 suppl 5):3-8.
61. Warkentin T.E. Clinical presentation of heparin-induced thrombocytopenia. Semin Hematol. 1998;35 (4 suppl 5):9-16.
62. Greinacher A, Janssens U, Berg G, Böck M, Kwasny H, Kemkes-Matthes B, et al. Lepirudin (recombinant hirudin) for parenteral anticoagulation in patients with heparin-induced thrombocytopenia. Circulation. 1999;100:587-93.
63. Greinacher A, Völpel H, Janssens U, Hach-Wunderle V, Kemkes-Matthes B, Eichler P, et al. Recombinant hirudin (lepirudin) provides safe and effective anticoagulation in patients with heparin--induced thrombocytopenia. A study. Circulation. 1999;99:73-80.
64. Linkins LA, Dans AL, Moores LK, Bona R, Davidson BL, Schulman S, et al. Treatment and Prevention of Heparin-Induced Thrombocytopenia. Chest, 2012;141:e495S-e530S.
65. Linkins LA. Heparin induced thrombocytopenia. BMJ. 2015;350:g7566.
66. Brohi K, Singh J, Heron M, Coats T. Acute traumatic coagulopathy. J Trauma. 2003;54(6):1127-30.
67. Brohi K, Cohen MJ, Ganter MT, Matthay MA, Mackersie RC, Pittet JF. et al. Acute coagulopathy trauma: initiated by hypoperfusion: modulated through the protein C pathway? Ann Surg. 2007;245:812-18.
68. Brohi K, Cohen MJ, Ganter MT, Schultz MJ, Levi M, Mackersie RC, Pittet JF. Acute coagulopathy of trauma: hypoperfusion induces systemic anticoagulation and hyperfibrinolysis. J Trauma. 2008;64(5):1211-7; discussion 1217.
69. Brohi K, Cohen MJ, Davenport A. Acute coagulopathy of trauma: mechanism, identification and effect. Curr Opin Crit Care. 2007;13(6):680-5.
70. Reitsma S, Slaaf DW, Vink H, van Zandvoort MA, oude Egbrink MG. The endothelial glycocalyx: composition, functions, and visualization. Pflugers Arch. 2007;454(3):345-59.
71. Rehm M, Bruegger D, Christ F, Conzen P, Thiel M, Jacob M, et al. Shedding of the endothelial glycocalyx in patients undergoing major vascular surgery with global and regional ischemia. Circulation. 2007;16:1896-1906.
72. Maegele M, Schochl H, Cohen MJ. An update on the coagulopathy of trauma. Shock. 2014;41 (suppl 1):21-5.
73. Rehm M, Bruegger D, Christ F, Conzen P, Thiel M, Jacob M, et al. A high admission syndecan-1 level, a marker of marker of endothelial glycocalyx degradation, is associated with inflammation, protein C depletion, fibrinolysis, and increased mortality in trauma patients. Ann Surg. 2011;254:194-200.
74. Levy JH, Szlam F, Tanaka KA, Sniecienski RM. Fibrinogen and hemostasis: a primary hemostatic target for the management of acquired bleeding. Anesth Analg. 2012;114:261-74.
75. Fries D, Martini WZ. Role of fibrinogen in trauma-induced coagulopathy. Br J Anaesth. 2010;105:16-21.
76. Cardenas JC, Matijevic N, Baer LA, Holcomb JB, Cotton BA, Wade CE. Elevated tissue plasminogen activator and reduced plasminogen activator inhibitor promote hyperfibrinolysis in trauma patients. Shock. 2014;41(6):514-21.
77. Rourke C, Curry N, Khan S, Taylor R, Raza I, Davenport R, Stanworth S, Brohi K. Fibrinogen levels during trauma hemorrhage, response to replacement therapy, and association with patient outcomes. J Thromb Haemost. 2012;10(7):1342-51.
78. Moore HB, Moore EE, Chapman MP, Gonzalez E, Slaughter AL, Morton AP, et al. Viscoelastic measurements of platelet function, not fibrinogen function, predicts sensitivity to tissue-type plasminogen activator in trauma patients. J Haemost Thromb. 2015;13:1878-87.
79. Cohen MJ, Kutcher M, Redick B, Nelson M, Call M, Knudson MM, et al. Clinical and mechanistic drivers of acute traumatic Coagulopathy. J Trauma Acute Care Surg, 2013;75:S40-7.
80. Ferrara A, MacArthur JD, Wright HK, Modlin IM, McMillen MA. Hypothermia and acidosis worsen coagulopathy in the patient requiring massive transfusion. Am J Surg. 1990;160(5):515-8.
81. Kietaibl S, Ahmed A, Afshari A, Albaladejo P, Aldecoa C, Barauskas G, et al. Management of severe perioperative bleeding: guidelines from the European Society of Anaesthesiology. Eur JAnaesthesiol. 2013;30:270-82.
82. Kietaibl S, Ahmed A, Afshari A, Albaladejo P, Aldecoa C, Barauskas G, et al. Revalidation and update of the TASH-Score: a scoring system to predict the probability for massive transfusion as a surrogate for lifethreatening haemorrhage after severe injury. Vox Sang. 2011;100:231-8.
83. Nunez TC, Voskresensky IV, Dossett LA, Shinall R, Dutton WD, Cotton BA. Early prediction of massive transfusion in trauma: simple as ABC (assessment ofblood consumption)? J Trauma. 2009;66:346-2.
84. Beijering RJR, tem Cate H, tem Cate JW. Clinical applications of new antithrombotic agents. 1996;72:177-183.
85. Harper PL, Luddington RJ, Daly M, et al. The incidence of dysfunctional antithrombin variants: Four cases in 210 patients with thromboembolic disease. Br J Haematol,1991;77:360-364.

capítulo | 133

Anemia e Transfusão de Hemácias em Pacientes Gravemente Enfermos: Quando e com quais Gatilhos

André Gulinelli | Fernanda Bianca Paes Gulinelli

Destaques

- Anemia é uma síndrome frequentemente encontrada em pacientes criticamente enfermos com causas variadas.
- Atualmente, estudos clínicos corroboram a estratégia restritiva de transfusão em detrimento à estratégia liberal, utilizada amplamente até a década de 1980.
- Alguns subgrupos de pacientes possuem gatilhos diferenciados para transfusão de concentrados de hemácias.
- É importante associar os sintomas clínicos e a estabilidade hemodinâmica aos níveis de hemoglobina para que a decisão de indicação transfusional seja a mais adequada possível.

Definição

A anemia é uma síndrome encontrada frequentemente na prática clínica do Departamento de Emergência ao Ambulatório. Conceitualmente, é uma condição na qual a concentração de hemoglobina (Hb) no sangue está abaixo dos valores laboratoriais categorizados como normais. O diagnóstico primário exige somente um hemograma, porém a definição etiológica do quadro requer uma investigação aprofundada.

Estima-se que a prevalência no mundo seja da ordem de 25% da população total, com maior prevalência em países em desenvolvimento. Apesar de comuns, os quadros de anemia devem ser entendidos como uma manifestação clínica de um quadro subjacente, não como uma doença *per se*. É preciso levar em conta que, ao diagnosticarmos um quadro de anemia, é preciso analisar as características celulares, sempre em busca da causa de base que levou ao quadro anêmico. Para melhor compreensão do quadro, é necessário conhecer sua fisiopatologia.

Fisiopatologia

As hemácias ou eritrócitos são células anucleadas discoides e bicôncavas, produzidas nos adultos na medula dos ossos longos por meio de um processo chamado eritropoese. Estas células contêm Hb, pigmento que dá a cor avermelhada ao sangue que é responsável pelo transporte de oxigênio do sangue para as células de todos os órgãos e tecidos.

A forma mais comum de apresentação da Hb no adulto é a hemoglobina A (HbA), composta por duas cadeias beta e duas cadeias alfa, com cada cadeia apresentando um grupo proteico Heme, que contém um átomo de ferro (Fe^{2+}) (**Figura 133.1**).

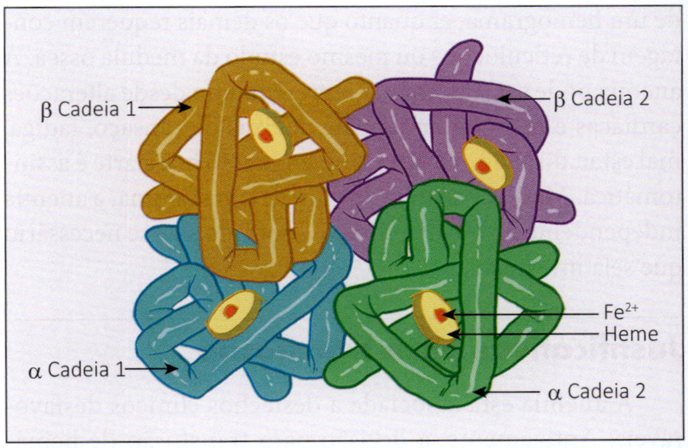

Figura 133.1. Representação esquemática de uma molécula de hemoglobina A.

Fonte: Adaptada de Shafiquea F, Alic S, Almansourid T, Van Eedenb F, Shafia N, Khalid M, *et al*. Thalassemia, a human blood disorder. Braz J Biol. 2023;83:e246062.

Ao grupo heme, formado por Protoporfirina IX + Ferro, liga-se o oxigênio. Deste modo, as condições que levam à produção anormal de qualquer uma dessas cadeias podem alterar tanto a forma da hemácia quanto a sua afinidade pelo oxigênio.

Portanto, a anemia consiste na redução quantitativa ou qualitativa de hemoglobina nas hemácias, podendo cursar com repercussões clínicas ou não. Os valores de referência da Hb variam de acordo com sexo e idade, sendo utilizado os parâmetros: 13 g/dL para homens, 12 g/dL para mulheres e 11 g/dL para gestantes e crianças.

Múltiplos fatores podem levar ao quadro de anemia, tanto por perda, por insuficiência de substrato medular, quanto por diminuição da produção. Os quadros de anemia cursam com características citológicas e padrões proliferativos diferentes, de acordo com o fator etiológico envolvido, sendo de suma importância o conhecimento dessas características para apoio diagnóstico e abordagem terapêutica. Como facilitador do raciocínio clínico, usamos a seguinte classificação (**Quadro 133.1**).

Quadro 133.1. Classificação da anemia

Critério	Classificação da anemia
Volume corpuscular médio (VCM)	• Microcíticas (< 80 fL) • Normocíticas (80-100 fL) • Macrocíticas (> 100 fL)
Hb corpuscular médio (HCM)	• Hipocrômicas • Normocrômicas • Hipercrômicas
Atividade da medula óssea (MO)	• Hipoproliferativas (não há resposta da medula óssea à queda de Hb) • Hiperproliferativas (quando a medula • óssea responde à queda de Hb)

Fonte: Desenvolvido pela autoria.

O primeiro item pode ser facilmente avaliado por meio de um hemograma, enquanto que os demais requerem contagem de reticulócitos ou mesmo estudo da medula óssea. A anemia pode ser sintomática, apresentando desde alterações cardíacas e hemodinâmicas até queixas de cansaço, fadiga, mal estar, dispneia, entre outras; enquanto boa parte é assintomática. Mas, por se tratar de um de um sintoma, a anemia independente do quadro clínico associado, faz-se necessário que seja investigada.

Justificativas para transfusão

A anemia está associada a desfechos clínicos desfavoráveis. Antigamente, a decisão para transfusão de hemácias baseava-se em valores de hemoglobina inferiores a 10 g/dL, com o objetivo de se manter concentração sanguínea de hemoglobina > 10 g/dL e hematócrito > 30%.[1] No entanto, a preocupação com os riscos envolvidos na transmissão de doenças pela transfusão sanguínea nos anos 1980 e os custos envolvidos levaram à investigação e à tentativa de se determinar os gatilhos (*triggers*) ideais para indicar transfusão de hemácias. Foi elemento comum, em todas as diretrizes publicadas desde então, a necessidade de se equilibrar o benefício de tratar a anemia ao desejo de se evitar transfusões desnecessárias, com seus custos e riscos potenciais associados.

O sangue oferta oxigênio (O_2) aos tecidos, e o maior percentual ofertado de O_2 é aquele ligado à hemoglobina presente nas hemácias. Portanto, anemia é uma causa potencial de redução da oferta de O_2 e, consequentemente, de diminuição do uso de O_2 pelos órgãos e tecidos. Pacientes anêmicos podem, em algum grau, exercer mecanismos compensatórios para manter a oferta de O_2, sem que a sua utilização seja prejudicada. Porém, este mecanismo é limitado. A oferta de O_2 (DO_2) é determinada pela fórmula: DO_2 = débito cardíaco x conteúdo arterial de O_2. O débito cardíaco é determinado pelo produto da frequência cardíaca e do volume sistólico. Portanto, em pacientes gravemente enfermos, a DO_2 pode-se tornar mais dependente do conteúdo arterial de O_2 e a utilização de O_2 pelos tecidos torna-se patologicamente dependente da DO_2. A determinação do nível adequado de hemoglobina em várias situações clínicas foi o objetivo de grande número de ensaios clínicos e de estudos randomizados.

No repouso, a taxa de oferta de O_2 normalmente é quatro vezes maior que o consumo. Consequentemente, quando o volume intravascular está mantido durante uma hemorragia e não há comprometimento da *performance* cardiovascular, a oferta de O_2 teoricamente estará adequada até que o hematócrito caia abaixo de 10%, visto que o aumento do débito cardíaco desviará para a direita a curva de dissociação de hemoglobina, e a extração aumentada de O_2 compensará a diminuição do conteúdo arterial de O_2. Porém, a capacidade de carreamento de O_2 pela hemoglobina não é reflexo direto da oferta de O_2 aos tecidos, tampouco da extração de O_2 da hemoglobina pelos tecidos. Isto é o que ocorre em indivíduos hígidos.

Geralmente é prescrita transfusão de concentrado de hemácias a pacientes gravemente enfermos, portadores de uma ou mais comorbidades, nos quais os mecanismos compensatórios descritos acima podem estar comprometidos; isto se aplica, principalmente, a pacientes portadores de doenças cardiovasculares prévias. Acreditou-se, por muito tempo, que este subgrupo de pacientes se beneficiaria de transfusões profiláticas para manter hemoglobina > 10 g/dL, porém não há estudos clínicos que corroborem esta hipótese. Pelo contrário, ensaios clínicos randomizados, controlados e multicêntricos indicam que, comparados à hemoglobina > 10 g/dL, valores de hemoglobina entre 7 e 8 g/dL associam-se a desfechos equivalentes ou melhores na maioria das populações de pacientes.

Grande número de estudos observacionais evidenciaram associação entre anemia e aumento da mortalidade, porém, não conseguiram esclarecer se a correção da anemia melhoraria o desfecho.[2-5] Dados obtidos de ensaios clínicos randomizados evidenciaram que a correção mais agressiva da anemia não necessariamente cursa com diminuição da mortalidade e aumento da sobrevida em 30 dias.[6]

A utilização de estratégia restritiva de transfusão leva a menor quantidade de transfusões, sem aumento das principais complicações da anemia. A proporção de pacientes que teve alta hospitalar com anemia moderada aumentou ao longo do tempo com essa estratégia, porém, a sobrevida foi comparável a dos pacientes que tiveram alta com níveis mais elevados de hemoglobina; as taxas de reinternação foram semelhantes nos dois grupos e análises de subgrupos demonstraram que esses achados persistam por, pelo menos, seis meses após a alta hospitalar.[7]

Estratégia restritiva de transfusão

É importante lembrar que a transfusão é um tratamento de curto prazo com benefício limitado, visto que não substitui a terapêutica específica para a causa adjacente da anemia. O nível de hemoglobina definido como gatilho baseia-se nos resultados de vários ensaios clínicos, porém, a decisão de se indicar transfusão de concentrado de hemácias deve levar em conta o estado clínico do paciente, suas comorbidades e os seus desejos individuais. Níveis menores para gatilhos de hemoglobina não foram testados nos ensaios clínicos, porém, podem ser tolerados por muitos pacientes.[8] Entretanto, pacientes sintomáticos devem receber transfusão, ainda que seus níveis de hemoglobina não tenham atingido o gatilho estabelecido.

Em pacientes clínicos e cirúrgicos, estáveis hemodinamicamente, recomenda-se uma estratégia restritiva, ou seja, transfundir quando a hemoglobina for inferior a 7 ou 8 g/dL, objetivando-se um nível de hemoglobina pós-transfusional mais baixo.[9] O gatilho específico baseia-se no valor estabelecido como seguro no ensaio clínico com população mais próxima ao perfil do paciente.[10] A avaliação do nível de hemoglobina pós-transfusional pode ser realizada após 15 minutos do término da transfusão, desde que o paciente não tenha hemorragia ativa.[11-13]

Nos ensaios clínicos analisados, comparadas à estratégia liberal de transfusão, estratégias restritivas resultaram em menor probabilidade de receber transfusão e falta de diferença estatística em relação a: a) mortalidade em 30 dias; b) taxa de infecção; c) risco de infarto do miocárdio; d) insuficiência cardíaca congestiva; e) acidente vascular encefálico; f) ressangramento; e g) tromboembolia. Mesmo na análise de subgrupos de pacientes submetidos a cirurgias cardíaca, ortopédica e vascular ou pacientes em terapia intensiva, a mortalidade em 30 dias foi semelhante. O único subgrupo de pacientes em que houve diferença de mortalidade entre os grupos foi o de pacientes com hemorragia ativa aguda ou trauma: nele, a mortalidade foi significativamente menor quando utilizou-se estratégia restritiva de transfusão. Os dados não foram conclusivos pelo amplo intervalo de confiança nos subgrupos de pacientes portadores de neoplasias hematológicas malignas e de infarto agudo do miocárdio. Portanto, com base na metanálise de 2021, pode-se usar a estratégia restritiva de transfusão, com limiar de hemoglobina de 7 a 8 g/dL, para a maioria dos pacientes clínicos e cirúrgicos estáveis hemodinamicamente com segurança (**Quadro 133.2**).[10,14]

Quadro 133.2. Recomendações para transfusão de concentrado de hemácias em pacientes estáveis hemodinamicamente, sem hemorragia ativa – estratégia restritiva

Nível de hemoglobina	Recomendação
< 6 g/dL	Transfusão recomendada, salvo raras exceções
6-7 g/dL	Transfusão geralmente indicada
7-8 g/dL	Transfusão indicada em pacientes submetidos à cirurgia cardíaca ou ortopédica, e em pacientes com doença cardiovascular estável, após avaliar a situação clínica
8-10 g/dL	Transfusão geralmente não indicada; considerada se anemia sintomática, hemorragia ativa ou infarto do miocárdio
> 10 g/dL	Transfusão não recomendada, salvo raras exceções

Fonte: Adaptado de Carson JL, Guyatt G, Heddle NM, Grossman BJ, Cohn CS, Fung MK, *et al.* Clinical Practice Guidelines From the AABB: Red Blood Cell Transfusion Thresholds and Storage. JAMA 2016;316:2025.

Exceções ao uso do gatilho de hemoglobina de 7 a 8 g/dL incluem:

- **Pacientes sintomáticos:** nesses pacientes, indica-se transfusão com hemoglobina < 10 g/ dL, desde que os sintomas sejam suficientemente graves e claramente relacionados à anemia. Os sintomas incluem: isquemia miocárdica, hipotensão ortostática, taquicardia não responsiva à reposição volêmica, dispneia ao repouso. Em pacientes que não apresentam sintomas típicos de anemia, pode-se considerar alterações eletrocardiográficas como substitutas dos sintomas clínicos.
- **Pacientes com síndrome coronariana aguda (SCA):** geralmente indica-se transfusão quando hemoglobina < 8 g/dL e considera-se a transfusão quando hemoglobina está entre 8 e 10 g/dL. Recomenda-se manter níveis de hemoglobina > 10 g/dL caso o paciente apresente isquemia em evolução, instabilidade hemodinâmica ou outros sintomas. Resultados iniciais do estudo REALITY (2021) corroboraram estratégia restritiva de transfusão em pacientes com infarto agudo do miocárdio, porém a análise dos sobreviventes em 30 dias evidenciou maior frequência de eventos cardíacos graves no grupo restritivo.[15] Analisando-se, em conjunto, o estudo REALITY a outros dois pequenos ensaios clínicos de pacientes com infarto agudo do miocárdio e anemia, os resultados mostraram tendência favorável à estratégia liberal de transfusão, embora não estatisticamente significante.[10]
- **Pacientes vítimas de trauma ou com hemorragia digestiva grave.**
- **Anemia crônica dependente de transfusão, como, por exemplo, talassemia ou anemia falciforme:** estes pacientes são dependentes de transfusão de concentrado de hemácias por meses ou anos,

o que leva à sobrecarga de ferro. Geralmente, a cada transfusão de um concentrado de hemácias, o paciente recebe em torno de 200 mg de ferro, liberado quando a hemoglobina transfundida é metabolizada após a morte da hemácia transfundida. Recomenda-se utilizar quelantes de ferro após transfusão de 10 a 20 concentrados de hemácias em pacientes sabidamente dependentes de suporte transfusional frequente.[16]

- **Casos específicos de trombocitopenia grave:** As hemácias podem aumentar a responsividade plaquetária, principalmente em pacientes trombocitopênicos.[11,17-19]

Recomenda-se, para evitar transfusões desnecessárias, transfundir um concentrado de hemácias por vez em pacientes hemodinamicamente estáveis sem hemorragia ativa[20,21] e, sempre que possível, iniciar o mais precocemente possível o tratamento da causa subjacente à anemia.

Subgrupos específicos de pacientes

- **Doença arterial coronariana pregressa:** esses pacientes podem precisar de gatilhos diferentes para transfusão que pacientes portadores de doença coronariana estável ou de insuficiência cardíaca congestiva, de modo que não é possível estabelecer um valor determinado de hemoglobina para indicar transfusão. Nesta população, a indicação de transfusão deve considerar os sintomas clínicos, sendo, portanto, individualizada.
- **Insuficiência cardíaca:** em tais pacientes, alterações de citocinas, anemia dilucional e o próprio tratamento clínico para insuficiência cardíaca podem proporcionar a coexistência de insuficiência cardíaca e anemia. Recomenda-se estratégia restritiva em pacientes assintomáticos e transfusão em pacientes sintomáticos quando hemoglobina < 10 g/dL, com atenção especial à sobrecarga volêmica pela transfusão.
- **Cirurgia cardíaca:** estratégia restritiva de transfusão com gatilhos de hemoglobina entre 7,5 e 8 g/dL parece adequada nesse subgrupo de pacientes submetidos a revascularização miocárdica. Não houve diferença de mortalidade em 30 dias e de mortalidade e morbidade intra-hospitalar.
- **Politransfundidos, *politraumatizados e pacientes com hemorragia ativa:*** nesses subgrupos, a transfusão não pode ser guiada isoladamente por níveis de hemoglobina, porém, devem ser considerados a taxa de perda sanguínea e os sintomas que o paciente apresenta.
- **Pacientes em unidades de terapia intensiva (UTI):** estratégia restritiva parece ser segura e tão eficaz quanto a liberal em pacientes clínicos internados em UTI, exceto em casos com SCA. Recomenda-se gatilho de hemoglobina de 7 g/dL nessa população de pacientes.
- **Choque séptico:** gatilho de hemoglobina de 7 g/dL é seguro nesses pacientes.[22] No estudo, transfusões foram realizadas com um concentrado de hemácias desleucotizadas, pré-armazenadas, a cada transfusão. Mostraram-se semelhantes entre as estratégias: a) mortalidade aos 90 dias; b) eventos isquêmicos; c) reações transfusionais; e uso de vasopressores, inotrópicos ou ambos.
- **Hemorragia ativa:** em pacientes com hemorragia de grande volume ou hemodinamicamente instáveis, a indicação de transfusão baseia-se em parâmetros hemodinâmicos, no ritmo de sangramento e na capacidade de se estancar a hemorragia. Em pacientes estáveis e com hemorragia digestiva alta, a estratégia restritiva de transfusão parece ser segura quando há acesso rápido ao tratamento endoscópico. Nos casos de hemorragia em outros locais, com paciente estável hemodinamicamente e sem doença coronariana prévia, a estratégia restritiva também parece ser segura e se associa a desfechos melhores, desde que haja acesso rápido a tratamento cirúrgico, se necessário.[23,24]
- **Cirurgia ortopédica:** o ensaio clínico *FOCUS* avaliou o gatilho transfusional perioperatório ideal em 3.111 pacientes submetidos a cirurgia ortopédica e seus resultados favoreceram a estratégia restritiva, com gatilho de 8 g/dL para pacientes assintomáticos submetidos à cirurgia, inclusive os idosos com doença cardiovascular prévia ou com fatores de risco cardiovascular.[25] Ambos os grupos apresentaram taxas semelhantes de morte ou de incapacidade para deambular dez pés sem auxílio no avaliação realizada 60 dias após a cirurgia; e óbito ou SCA intra-hospitalares. As taxas de mortalidade sem diferença significativa entre ambos os grupos manteve-se inalterada em até três anos de pós-operatório.
- **Doença renal crônica:** nessa população de pacientes, o tratamento da anemia é complexo e pode envolver outros meios para aumentar os níveis de hemoglobina, como a administração de ferro ou de eritropoietina.
- **Pacientes ambulatoriais:** sintomas de anemia crônica nessa população de pacientes são diferentes dos sintomas causados pela queda aguda da hemoglobina em pacientes internados pois, em pacientes ambulatoriais, há tempo suficiente para o organismo compensar e tolerar as alterações dos níveis de hemoglobina sem que o paciente apresente sintomas. Nesse subgrupo, o gatilho transfusional ideal não foi estudado.
- **Pacientes oncológicos:** em pacientes oncológicos na vigência de quimioterapia mielossupressora com objetivo de cura, a indicação de transfusão é semelhante a de outros pacientes clínicos, considerando-se

um gatilho de hemoglobina entre 7 e 8 g/dL, quando assintomáticos. Exceção a essa regra se aplica em pacientes com trombocitopenia grave e risco de hemorragia.[8] Em uma subanálise do estudo *PLADO*, um hematócrito < 25% associou-se a risco aumentado de hemorragia.[26]

- **Pacientes em cuidados paliativos:** nesse subgrupo, devido à ausência de ensaios clínicos, a necessidade de transfusão de concentrados de hemácias deve ser avaliada individualmente, tendo em consideração os sintomas antes e após a transfusão, com o intuito de determinar se o paciente teve benefício com a transfusão e também nortear tratamentos futuros.

Subgrupos de indicação incerta para transfusão

- SCA, inclusive infarto agudo do miocárdio.
- Lesão neurológica, acidente vascular encefálico e lesão cerebral traumática.
- Outras afecções neurológicas.
- Cânceres, inclusive neoplasias malignas hematológicas.
- Cuidados paliativos.

Na ausência de dados para pacientes com os diagnósticos anteriormente listados, mantém-se as recomendações em uso no local onde o paciente encontra-se internado (UTI ou enfermaria) ou semelhantes às usadas para as doenças de base dos grupos de pacientes que tenham dados disponíveis. Na maioria dos casos, o limiar de hemoglobina adequado é aquele entre 7 e 8 g/dL.

Programas hospitalares de vigilância e controle transfusional

Muitos hospitais desenvolveram diretrizes próprias para a indicação adequada de transfusão e estabeleceram um programa de tratamento sanguíneo do paciente (TSP), que não se superpõem ao julgamento clínico nas decisões de se transfundir um paciente ou não, principalmente por clínicos que acompanham o paciente por longo tempo.[27]

Programas TSP possuem intervenções precoces no preparo de pacientes clínicos e cirúrgicos ao tratamento, bem como técnicas e estratégias pré-, intra- e pós-operatórias ou após o término do tratamento.

O programa TSP proporciona a chance de se reduzir transfusões por dois fatores:

1. Rastreamento de anemia suficientemente precoce, no pré-operatório, de forma que haja tempo suficiente para se avaliar a causa e iniciar o tratamento da anemia, se possível.[28]
2. Utilização da estratégia restritiva de transfusão, diminuindo a transfusão para pacientes que não necessitam dela.

Outras estratégias que reduzem a necessidade de transfusão de concentrado de hemácias incluem:

- Interrupção do uso de medicamentos de uso contínuo que interferem na hemostasia sempre que possível e em tempo hábil, como, por exemplo, antiplaquetários e anticoagulantes.
- Reduzir punções venosas e o volume de sangue obtido a cada punção. Utilizar, se possível, tubos pediátricos para coleta dos exames.
- Uso de técnica cirúrgica meticulosa, para redução do sangramento intraoperatório em sítio cirúrgico.

Tais programas tentam reduzir transfusões desnecessárias e podem reduzir a ocorrência de eventos adversos relacionados à transfusão e seus custos associados.[29] Várias medidas foram propostas pelos programas TSP, principalmente durante a pandemia de Covid-19, e implementadas nos hospitais que possuem o programa, e mostraram-se eficazes no aumento da disponibilidade de sangue para transfusões. Entre elas, destacam-se limitar o uso de sangue RhD-negativo a pacientes pediátricos comprovadamente RhD-negativos e a pacientes portadores de anticorpos anti-D; uso de plasma tipo A para transfusões maciças; estabelecer planos de contingência para períodos de baixa disponibilidade de sangue no banco de sangue; uso de *"cell saver"* nas cirurgias para reduzir transfusões intraoperatórias; reduzir os gatilhos transfusionais, encorajando o uso de estratégia restritiva de transfusão sempre que possível.[30]

Riscos e complicações

Infecção é um dos principais riscos associados à transfusão, visto que algumas bactérias, vírus e parasitas podem estar no sangue do doador e não serem detectados no rastreamento da amostra doada. Além disso, a imunossupressão mediada pela transfusão pode levar ao aumento do risco de infecção bacteriana pós-operatória, embora o aumento do risco de infecção não tenha sido detectado em uma metanálise de ensaios clínicos randomizados.[31] Reações transfusionais alérgicas, hemolíticas e de outras causas imunológicas podem ocorrer e são mais comuns em pacientes que receberam várias transfusões no passado. Sobrecarga de volume é um risco preocupante em pacientes idosos, em crianças e em pacientes com redução da fração de ejeção de ventrículo esquerdo. Hipercalemia é uma preocupação em casos de transfusões de grande volume, em pacientes com disfunção renal e em recém-nascidos. Sobrecarga de ferro e suas consequências sistêmicas são uma preocupação em pacientes com anemia crônica que recebem transfusões frequentemente.

Conclusão

Embora seja um diagnóstico comum, a anemia pode ter causas variadas, cujos tratamentos são distintos entre si. Salvo algumas exceções, recomenda-se transfusão de concentrado de hemácias em pacientes sintomáticos ou quando a hemoglobina for inferior a 7 g/dL. Exceções clássicas são pacientes em pós-operatório de cirurgia cardíaca, pacientes com infarto do miocárdio, pacientes instáveis hemodinamicamente, ou com hemorragia aguda. Deve-se sempre levar em consideração, independentemente da dosagem de hemoglobina no sangue, o quadro clínico, as comorbidades e a sintomatologia apresentada pelo paciente antes de se indicar transfusão de concentrado de hemácias (**Quadro 133.3** e **Fluxograma 133.1**).

Quadro 133.3. Gatilhos para transfusão de concentrado de hemácias em pacientes adultos	
Situação clínica	**Gatilho de hemoglobina**
Sintomático: instável hemodinamicamente, infarto agudo do miocárdio	10 g/dL[1]
Pacientes hospitalizados:	
• Doença coronariana prévia	8 g/dL
• Síndrome coronariana aguda	8 a 10 g/dL[2]
• UTI, estável hemodinamicamente	7 g/dL [3]
• Hemorragia digestiva, estável hemodinamicamente	7 a 8 g/dL[4,5]
• Cirurgia cardíaca	7,5 g/dL[6,7]
• Cirurgia ortopédica	8 g/dL
Pacientes ambulatoriais:	
• Paciente oncológico em tratamento	7 a 8 g/dL
• Cuidados paliativos	Gatilhos são os sintomas, verificando-se ou não o benefício após cada transfusão

UTI: unidade de terapia intensiva.

Fonte: Desenvolvido pela autoria.

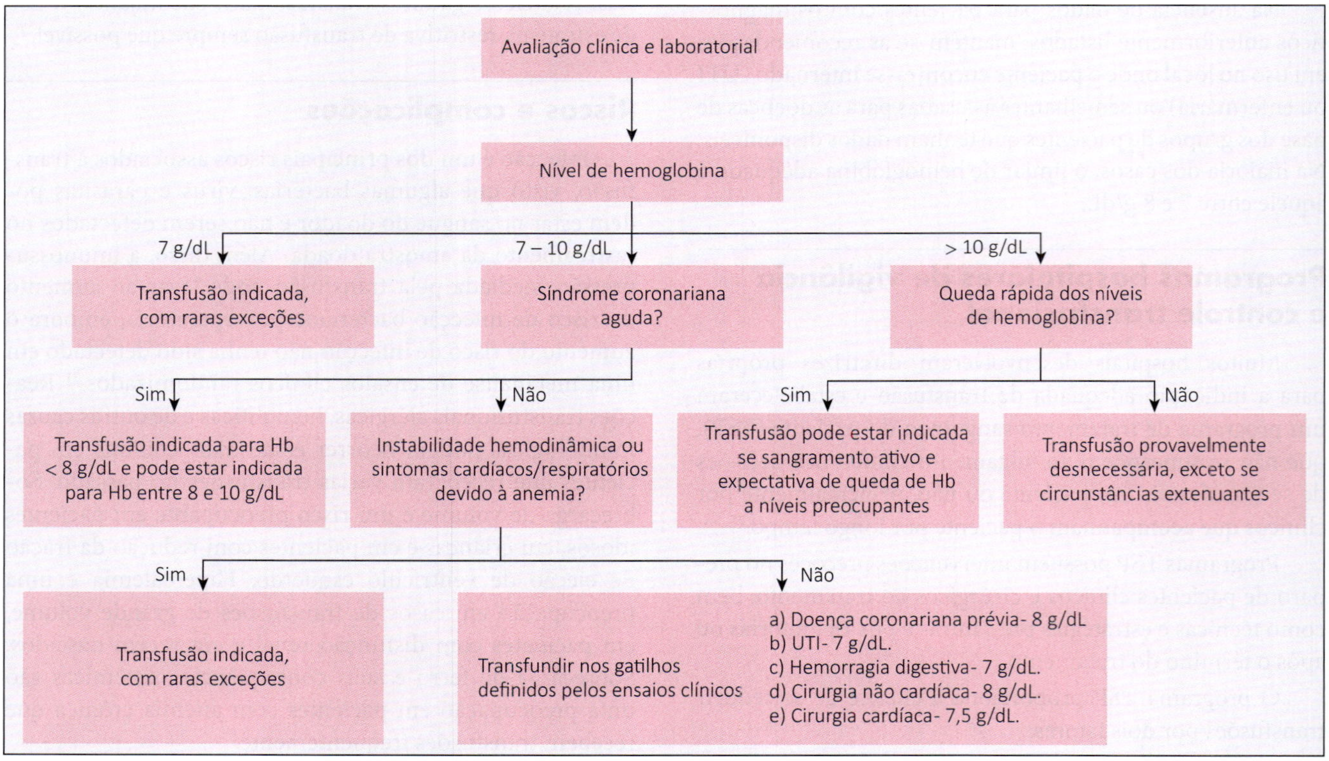

Fluxograma 133.1. Decisão de transfusão de concentrado de hemácias em adultos.

Fonte: Carson JL, Kleinman S. Indications and hemoglobin thresholds for red blood cell transfusion in the adult. Uptodate Aug 29, 2022. https://www.uptodate.com/contents/indications-and-hemoglobin-thresholds-for-red-blood-cell-transfusion-in-the-adult? csi=1a2905ff-32d5-4128-a482-e14e6573525d&source=contentShare

Referências bibliográficas

1. Wang JK, Klein HG. Red blood cell transfusion in the treatment and management of anaemia: the search for the elusive transfusion trigger. Vox Sang. 2010;98:2.
2. Carson JL, Noveck H, Berlin JA, Gould SA. Mortality and morbidity in patients with very low postoperative Hb levels who decline blood transfusion. Transfusion 2002;42:812.
3. Shander A, Javidroozi M, Naqvi S, Aregbeyen O, Caylan M, Demir S, et al. An update on mortality and morbidity in patients with very low postoperative hemoglobin levels who decline blood transfusion (CME). Transfusion. 2014;54:2688.
4. Tobian AA, Ness PM, Noveck H, Carson JL. Time course and etiology of death in patients with severe anemia. Transfusion. 2009;49:1395.
5. Wu WC, Schifftner TL, Henderson WG, Eaton CB, Poses RM, Uttley G, et al. Preoperative hematocrit levels and postoperative outcomes in older patients undergoing noncardiac surgery. JAMA 2007;297:2481.
6. Hanna EB, Alexander KP, Chen AY, Roe MT, Funk M, Saucedo JF. Characteristics and in-hospital outcomes of patients with non--ST-segment elevation myocardial infarction undergoing an invasive strategy according to hemoglobin levels. Am J Cardiol. 2013;111:1099.
7. Roubinian NH, Murphy EL, Mark DG, Triulzi DJ, Carson JL, Lee C, et al. Long-term Outcomes Among Patients Discharged From the Hospital With Moderate Anemia: A Retrospective Cohort Study. Ann Intern Med. 2019;170:81.
8. Carson JL, Guyatt G, Heddle NM, Grossman BJ, Cohn CS, Fung MK, et al. Clinical Practice Guidelines From the AABB: Red Blood Cell Transfusion Thresholds and Storage. JAMA. 2016;316:2025.
9. Hébert PC, Wells G, Blajchman MA, Marshall J, Martin C, Pagliarello G, et al. A multicenter, randomized, controlled clinical trial of transfusion requirements in critical care. Transfusion Requirements in Critical Care Investigators, Canadian Critical Care Trials Group. N Engl J Med 1999;340:409.
10. Carson JL, Stanworth SJ, Dennis JA, Trivella M, Roubinian N, Fergusson DA, et al. Transfusion thresholds for guiding red blood cell transfusion. Cochrane Database Syst Rev. 2021;12:CD002042.
11. Valeri CR, Cassidy G, Pivacek LE, Ragno G, Lieberthal W, Crowley JP, et al. Anemia-induced increase in bleeding time: implications for treatment of nonsurgical blood loss. Transfusion. 2001;41:977.
12. Elizalde JI, Clemente J, Marín JL, Panés J, Aragón B, Mas A, et al. Early changes in hemoglobin and hematocrit levels after packed red cell transfusion in patients with acute anemia. Transfusion. 1997; 37:573.
13. Wiesen AR, Hospenthal DR, Byrd JC, Glass KL, Howard RS, Diehl LF. Equilibration of hemoglobin concentration after transfusion in medical inpatients not actively bleeding. Ann Intern Med. 1994: 121:278.
14. Roubinian NH, Escobar GJ, Liu V, Swain BE, Gardner MN, Kipnis P, et al. Trends in red blood cell transfusion and mortality among hospitalized patients. Transfusion. 2014; 54:2678.
15. Ducrocq G, Gonzalez-Juanatey JR, Puymirat E, Lemesle G, Cachanado M, Durand-Zaleski I, et al. Effect of a Restrictive vs Liberal Blood Transfusion Strategy on Major Cardiovascular Events Among Patients With Acute Myocardial Infarction and Anemia: The REALITY Randomized Clinical Trial. JAMA. 2021;325(6):552-560.
16. Brittenham GM. Iron-chelating therapy for transfusional iron overload. N Engl J Med. 2011; 364:146.
17. Valles J, Santos MT, Aznar J, Marcus AJ, Martinez-Sales V, Portoles M, et al. Erythrocytes metabolically enhance collagen- induced platelet responsiveness via increased tromboxane production, adenosine diphosphate release, and recuitment. Blood 1991; 78:154.
18. Escolar G, Garrido M, Mazzara R, Castillo R, Ordinas A. Experimental basis for the use of red cell transfusion in the management of anemic-thrombocytopenic patients. Transfusion. 1988;28(5):406-11.
19. Bljchman MA, Bordin JO, Bardossy L, Heddle NM. The contribution of the haematocrit to thrombocytopenic bleeding in experimental animals. Br J Haematol. 1994; 86:347.
20. Carson JL, Grossman BJ, Kleinman S, Tinmouth AT, Marques MB, Fung MK, et al. Red blood cell transfusion: a clinical practice guideline from the AABB*. Ann Intern Med. 2012:157:49.
21. Heyes J, Kelly PA, Monaghan K, Lawn M, Dhesi A, Mijovic A. A single unit transfusion policy reduces red cell transfusions in general medical in-patients. QJM. 2017;110(11):735-739.
22. Holst LB, Haase N, Wetterslev J, Wernerman J, Guttormsen AB, Karlsson S, et al. Lower versus higher hemoglobin threshold for transfusion in septic shock. N Engl J Med. 2014; 371:1381.
23. Villanueva C, Colomo A, Bosch A, Concepción M, Hernandez-Gea V, Aracil C, et al. Transfusion strategies for acute upper gastrointestinal bleeding. N Engl J Med. 2013; 368:11.
24. Barkun AN, Almadi M, Kuipers EJ, Laine L, Sung J, Tse F, et al. Management of nonvariceal upper gastrointestinal bleeding: Guideline recommendations from the International Consensus Group. Ann Intern Med. 2019: 171:805.
25. Carson JL, Terrin ML, Noveck H, Sanders DW, Chaitman BR, Rhoads GG, et al. Liberal or restrictive transfusion in high-risk pacients after hip surgery. N Engl J Med. 2011; 365:2453.
26. Uhl L, Assmann SF, Hamza TH, Harrison RW, Gernsheimer T, Slichter SJ. Laboratory predictors of bleeding and the effect of platelet and RBC transfusions on bleeding outcomes in the PLADO trial. Blood. 2017; 130:1247.
27. Sadana D, Pratzer A, Scher LJ, Saag HS, Adler N, Volpicelli FM, et al. Promoting High-Value Practice by Reducing Unnecesary Transfusions With a Patient Blood Management Program. JAMA Intern Med. 2018; 178:116.
28. Gombotz H, Rehak PH, Shander A, Hofmann A. Blood use in elective surgery: the Austrian benchmark study. Transfusion. 2007;47:1468.
29. Mehra T, Seifert B, Bravo-Reiter S, Wanner G, Dutkowski P, Holubec T, et al. Implementation of a patient blood management monitoring and feedback program significantly reduces transfusions and costs. Transfusion. 2015; 55:2807.
30. Pagano MB, Hess JR, Tsang HC, Staley E, Gernsheimer T, Sen N, Clark C, et al. Prepare do adapt: blood supply and transfusion support during the first 2 weeks of the 2019 novel coronavirus (COVID-19) pandemic affecting Washington State. Transfusion. 2020; 60:908.
31. Carson JL, Stanworth SJ, Roubinian N, Fergusson DA, Triulzi D, Doree C, et al. Transfusion thresholds and other strategies for guiding allogeneic red blood transfusion. Cochrane Database Syst Rev. 2016; 10:CD002042.

Bibliografia recomendada

Carson JL, Terrin ML, Noveck H, Sanders DW, Chaitman BR, Rhoads GG, et al. Liberal or restrictive transfusion in high-risk pacients after hip surgery. N Engl J Med. 2011; 365:2453.

Ducrocq G, Gonzalez-Juanatey JR, Puymirat E, Lemesle G, Cachanado M, Durand-Zaleski I, et al. Effect of a Restrictive vs Liberal Blood Transfusion Strategy on Major Cardiovascular Events Among Patients With Acute Myocardial Infarction and Anemia: The REALITY Randomized Clinical Trial. JAMA. 2021; 325:552.

Hébert PC, Wells G, Blajchman MA, Marshall J, Martin C, Pagliarello G, et al. A multicenter, randomized, controlled clinical trial of transfusion requirements in critical care. Transfusion Requirements in Critical Care Investigators, Canadian Critical Care Trials Group. N Engl J Med. 1999; 340:409.

Villanueva C, Colomo A, Bosch A, Concepción M, Hernandez-Gea V, Aracil C, et al. Transfusion strategies for acute upper gastrointestinal bleeding. N Engl J Med 2013; 368:11.

capítulo | 134

Transfusão de Componentes Sanguíneos

Michelle Ariana Ferreira Mateus | Petrus Söderberg Campos | Niklas Söderberg Campos
Roseny dos Reis Rodrigues

Destaques

- **Estratégias transfusionais em sangramento maciço:**
  - Importância de adotar rapidamente estratégias para restaurar a oferta de oxigênio (DO_2) e os fatores de coagulação em pacientes com grande perda de sangue.
- **Reações transfusionais: tipos e diagnóstico diferencial**
  - Abordagem das reações imunológicas e não imunológicas, como reações hemolíticas tardias, febris não hemolíticas, alérgicas simples, lesão pulmonar aguda relacionada à transfusão (TRALI) e à sobrecarga circulatória associada à transfusão (TACO), com critérios para diagnóstico diferencial entre TACO e TRALI.
- **Uso e reposição de fibrinogênio**
  - Indicações para reposição de fibrinogênio em situações de hipofibrinogenemia e hiperfibrinólise, com destaque para as fontes (crioprecipitado e concentrado de fibrinogênio) e as doses recomendadas (25 a 50 mg/kg).
- **Complexo protrombínico (CPP): indicações e contraindicações**
  - Composição e principais indicações do CPP, como a reversão de anticoagulação antes de procedimentos invasivos e tratamento de hemorragias, além das contraindicações como coagulação intravascular disseminada (CIVD) e histórico de trombocitopenia ao uso de heparina.
- **Indicações e tipos de hemocomponentes e hemoderivados**
  - Descrição dos principais hemocomponentes (concentrado de hemácias, plasma fresco, plaquetas e crioprecipitado) e hemoderivados (concentrado de fibrinogênio, complexo protrombínico e fator VII), com suas respectivas indicações e doses recomendadas.

Introdução

A transfusão de hemocomponentes é um procedimento terapêutico bem consolidado na prática clínica ao redor do mundo, tanto para o tratamento de pacientes críticos em cenários de urgência e emergência, quanto para o tratamento de pacientes em situações eletivas.[1] Melhorar a oferta de oxigênio por meio da transfusão de concentrados de hemácias ou tratar os distúrbios da coagulação por transfusão de fatores de coagulação são algumas das indicações comuns à prática transfusional. Entretanto, nos últimos anos, a literatura médica também tem apontado os efeitos adversos associados à transfusão alogênica, como complicações infecciosas, lesão pulmonar aguda, sobrecarga volêmica e reações hemolíticas transfusionais associadas ao sistema Rh e ABO.[1] Esse acúmulo de evidências documentadas indica que, em paralelo aos efeitos *"salvadores"* da transfusão sanguínea, os profissionais de saúde devem atentar-se aos eventos adversos dessa terapêutica.[1]

Há um crescente interesse e maior número de pesquisas sobre o tema, sobretudo no manejo de pacientes instáveis; há também muitas dúvidas e perguntas sem respostas nos pacientes estáveis e fora desse contexto.[2]

Histórico

A transfusão sanguínea é um dos procedimentos mais realizados em pacientes hospitalizados no mundo.[3] Além do concentrado de hemácias, também é comum a transfusão de plaquetas, plasma fresco, crioprecipitado, albumina, globulinas e concentrado de fatores da coagulação.

O primeiro relato de transfusão sanguínea da história foi descrito no século XV, em 1492, pelo Papa Inocêncio VIII. Na ocasião, foram transfundidos sangue de três crianças de dez anos, mas o tratamento não teve sucesso, levando o religioso e as três crianças envolvidas a óbito. Em Paris,

Jean Baptiste Denis, médico do Rei Luís XIV, infundiu um copo de sangue de carneiro em Antoine Mauroy, de 34 anos, que faleceu após a terceira transfusão. Em 1667, Jean Denis relatou transfusões de sangue de animais em seres humanos; em um dos casos, o paciente apresentou pulso acelerado, sudorese, dor nas costas, vômitos, diarreia e urina "escura" – o primeiro relato de uma reação hemolítica pós-transfusional. O sangue de humanos passou a ser utilizado no lugar do sangue animal somente em 1818 pelo obstetra britânico James Blundell, durante o tratamento de hemorragia pós-parto. No ano de 1900, Karl Landsteiner descobriu o sistema de grupos sanguíneos ABO, que passou a explicar a razão do surgimento das reações pós-transfusionais. Aproximadamente quarenta anos mais tarde, em 1937, Landsteiner e Weiner publicaram a descoberta do fator Rh sanguíneo; este foi um grande passo para o entendimento da incompatibilidade sanguínea.[4,5]

Atualmente, as indicações da terapia transfusional à beira do leito ainda são motivos de muitas dúvidas e discussões. A revisão sistemática de Perelman *et al.*, em 2019,[2] descreveu a prevalência, as características dos pacientes e os resultados da transfusão de hemocomponentes, com o objetivo de aumentar a conscientização médica sobre esse tópico. Essa revisão ajuda na tomada de decisões frente ao atendimento do paciente com indicação de terapia transfusional. Ela demonstrou uma enorme variação na indicação de transfusões de hemocomponentes entre as populações de pacientes. Ainda hoje, não há evidências sobre a quantidade de sangue consumida nos centros especializados. O conhecimento da quantidade de hemocomponentes utilizada ajuda a otimizar a alocação e o uso dos hemocomponentes, evitando o desperdício desse recurso limitado, além de garantir um planejamento de consumo futuro.[2]

Fisiopatologia da coagulação

O volume sanguíneo total é calculado a partir da porcentagem do peso corporal total do indivíduo e em média, corresponde a cerca de 5 litros em um homem com peso aproximado de 70 quilos. Desse volume total de sangue, aproximadamente 2 litros são constituídos de células sanguíneas, enquanto os demais 3 litros fazem parte do plasma. A referência para as mulheres é de 4 litros de volume sanguíneo total.[6]

O sangue é composto por elementos celulares envolvidos pela matriz fluida do plasma, que tem como seu principal componente a água, que corresponde a cerca de 92%, seguida pelas proteínas, que ocupam aproximadamente 7% do peso total. As moléculas orgânicas dissolvidas ocupam o 1% restante.[6]

Os elementos encontrados no sangue incluem 3 tipos distintos de células: os glóbulos vermelhos, também conhecidos como eritrócitos ou hemácias; os leucócitos, que são os glóbulos brancos; e os trombócitos ou plaquetas. Os eritrócitos são células anucleadas com sobrevida de 120 dias; eles desempenham uma importante função no transporte de oxigênio e dióxido de carbono, além de participar do tamponamento dos íons hidrogênio. Os leucócitos são células completas, ou seja, possuem citoplasma e núcleo, e são formados na medula óssea e no tecido linfático; sua principal função é participar da resposta imune. As plaquetas são pequenos fragmentos citoplasmáticos anucleados dos megacariócitos, com formato discoide, que fazem parte do arsenal de elementos que atuam na refinada manutenção da hemostasia.[7,8]

A função da hemostasia é manter o equilíbrio entre fatores pró-coagulantes e anticoagulantes, de modo a garantir a homeostasia. A hemorragia ocorre quando um vaso é seccionado ou rompido. Esse reparo é feito por meio da vasoconstrição local, da formação do tampão plaquetário e do coágulo de fibrina. O reparo plaquetário da lesão endotelial depende de várias funções importantes das plaquetas. A formação do tampão plaquetário é dividida em três passos principais: adesão, agregação e ativação plaquetária.[7,8]

A exposição do colágeno na lesão vascular promove a adesão plaquetária à matriz extracelular por intermédio da ligação entre o fator de von Willebrand (FvW), presente na matriz exposta, e a glicoproteína Ib (GPIb) e seus subtipos, presentes na superfície plaquetária. Essa ligação promove a secreção de grande quantidade de fatores de adesão ativos: serotonina, adenosina difosfato (ADP) e fator de ativação plaquetária (PAF), entre outros. O PAF converte os fosfolipídios da membrana em tromboxano A2 (TXAII). A serotonina e o TXAII contribuem para o aumento da agregação plaquetária, juntamente com o ADP e o PAF. Após a liberação dos fatores ativos e a ativação plaquetária, em que o TXAII da superfície da plaqueta ativada promove a ativação de outras plaquetas, ocorre a atração de um número cada vez maior de plaquetas, num processo de retroalimentação positiva, que resulta por fim no tampão hemostático primário.[7]

No processo subsequente, ocorre a deposição de fibrina no tampão plaquetário. Esse processo acontece por meio da interação da trombina, que é uma enzima proteica que promove a conversão do fibrinogênio em fibrina, formando um emaranhado de fibras de fibrina no coágulo que, por meio da associação dos fatores de estabilização de fibrina, aumentam a força de ligação entre a fibrina, promovendo maior estabilidade do coágulo. As fibras de fibrina, além de se aderirem ao coágulo, também se fixam na parede lesada do endotélio, promovendo uma maior estabilidade ao coágulo sanguíneo.[7,8]

Conceito e principais indicações de transfusão

A transfusão de hemocomponentes, hemoderivados ou de ambos faz parte do tratamento clínico de pacientes com disfunção hematológica aguda ou crônica, associados ou não à instabilidade cardiovascular

Hemocomponentes são componentes fracionados ou produtos do sangue obtidos por meio de técnicas de centrifugação. São exemplos de hemocomponentes o concentrado de hemácias, o plasma fresco, o concentrado de plaquetas e o crioprecipitado.

São hemoderivados os produtos derivados do sangue, produzidos a partir de *pools* de plasma de milhares de doadores. O processamento por meios físico-químicos dá origem a produtos utilizados comumente na prática clínica, como albumina, imunoglobulina e fatores de coagulação.[9]

A transição demográfica é uma realidade do mundo contemporâneo, e está diretamente relacionada com a transição epidemiológica e o envelhecimento populacional, relacionados a impactos significativos na sociedade.[10] A mudança do perfil epidemiológico é caracterizada pela redução da incidência das doenças infectocontagiosas ou transmissíveis, seguida pelo aumento da incidência de doenças crônicas ou não transmissíveis. O crescente número da população idosa exige maior refinamento nos estudos epidemiológicos frente aos efeitos adversos nessa população, pois se trata de um grupo com imunidade comprometida, associado a doenças crônicas com ou sem disfunções de órgãos. Dito isso, as pesquisas que visam a relacionar condutas transfusionais e seus efeitos adversos devem levantar os históricos médicos de sua população de estudo para minimizar os vieses.[2]

Na revisão sistemática de Perelman *et al.*, foi evidenciado aumento dos efeitos adversos relacionados à transfusão de hemocomponentes. Entretanto, essa associação deve ser vista com cautela, pois a população selecionada era composta por idosos com presença de diversas comorbidades crônicas, sendo esses fatores passíveis de influenciar erroneamente os resultados sobre os efeitos adversos. Diante dessa situação, Perelman *et al.* indicaram a inclusão de escores de gravidade de comorbidades dos pacientes nos estudos. Além disso, é importante a emissão de notas informativas quanto à passividade dos *"fatores de confusão"* ao interpretar os resultados obtidos. Nas conclusões dessa revisão, houve apontamentos importantes sobre os dados epidemiológicos coletados, como a necessidade de descrever as características do paciente transfundido, assim como a quantificação de unidades consumidas e seus respectivos efeitos adversos, para direcionar tanto a conduta médica quanto a gestão de coleta e estoque dos hemocomponentes nos bancos de sangue e em hospitais.[2]

Concentrado de hemácias

O concentrado de hemácias (CH) é composto predominantemente de hemácias, com hematócrito que varia entre 50% e 80%. Contém ainda leucócitos, plaquetas e plasma em menores quantidades. Ele deve ser conservado em baixa temperatura, de 2 °C a 6 °C, e tem validade de 35 a 42 dias. A infusão de uma unidade de CH normalmente eleva a hemoglobina em 1 g/dL e o hematócrito em 3%, nos adultos. Sua principal indicação é aumentar e melhorar a oferta de oxigênio para os tecidos. A transfusão de CH pode ser com base em decisões clínicas e laboratoriais.[11]

Por muitos anos, a indicação de transfusão de CH era dita como mais "liberal", ou seja, pacientes hemodinamicamente estáveis que apresentassem hemoglobina abaixo de 10 g/dL já teriam indicação de transfusão. Com o decorrer dos anos e o avanço do conhecimento com o acúmulo de novos achados científicos a respeito do assunto, esse limite foi gradualmente modificado.[1] Segundo os estudos mais recentes, está indicada a transfusão de concentrado de hemácias quando:

- Hemoglobina < 7 g/dL, principalmente em pacientes com sangramento gastrointestinal e criticamente enfermos.[4]
- Hemoglobina < 8 g/dL em pacientes com doença arterial coronariana ou que serão submetidos a cirurgia ortopédica, com sangramento ativo ou agudo, em pacientes com sintomas de anemia e hemoglobina < 8 g/dL.[2,6-8]

Estratégia transfusional: liberal x restritiva

Em 1999, Hébert *et al.*[10] realizaram um ensaio clínico randomizado que comparou a estratégia de transfusão sanguínea restritiva, que manteve as concentrações de hemoglobina entre 7,0 e 9,0 g/dL, contra uma estratégia liberal, que manteve os valores de hemoglobina entre 10 e 12 g/dL, e seus desfechos nos pacientes críticos, concluindo então que a estratégia restritiva cursou com melhores desfechos em relação à mortalidade em pacientes normovolêmicos.

Após isso, diversos outros ensaios clínicos randomizados compararam tal estratégia liberal x restritiva, e foram compilados e demonstrados por Franchini *et al.*, em 2017.[1] Após tabular os principais estudos relacionados ao tema, ficou claro que a estratégia de transfusão restritiva não alterava a mortalidade dos pacientes incluídos no tempo de observação da maioria dos estudos. Entretanto, ficou evidente a redução do número de concentrados de hemácia transfundidos, e consequentemente, menor uso de recursos das instituições envolvidas.

Volume de transfusão e desfecho

Entre os estudos compilados por Franchini está o de Hajjar *et al.*, que, ao comparar o desfecho de 502 pacientes transfundidos no perioperatório de cirurgias cardíacas realizadas durante o período de um ano, concluiu que o número de hemocomponentes transfundidos no perioperatório foi um fator de risco independente para complicações clínicas severas. Além disso, a transfusão de 5 ou mais unidades de hemácias foi associada ao aumento da mortalidade nesse subgrupo.[11]

Fora do contexto da cirurgia cardíaca e direcionado ao grupo de pacientes submetidos a transfusão sanguínea com diagnóstico de choque séptico, o estudo TRISS[12] não evidenciou diferença entre o grupo tratado com a estratégia restritiva e o grupo tratado com a estratégia liberal de transfusão de hemocomponentes. O mesmo resultado foi observado no estudo promovido por Villanueva *et al.*, no qual o desfecho foi similar em pacientes submetidos às duas estratégias transfusionais.[13]

Dos diversos estudos citados por Franchini, a ampla maioria não correlaciona o aumento expressivo da morbimortalidade em pacientes do grupo de estratégia transfusional liberal. Entretanto, houve claramente menor necessidade de transfusão de hemocomponentes nos pacientes incluídos no grupo de estratégia restritiva. Dessa forma, apesar de ser um dado frágil, a comunidade científica em sua maioria sugere o uso da estratégia de transfusão restritiva na transfusão de concentrado de hemácias, com níveis de hemoglobina de 6 a 8 g/dL para pacientes cirúrgicos hemodinamicamente estáveis, sendo a estratégia liberal reservada para as populações com perdas sanguíneas contínuas, com comorbidades e sinais de isquemia/hipoxia de órgãos, sempre avaliando caso a caso essa necessidade.[1]

Diante disso, torna-se fundamental adotar uma estratégia constante de individualização ao indicar uma transfusão, que deve ser norteada pela necessidade ou não de corrigir desequilíbrios entre a oferta e o consumo de oxigênio, em circunstâncias específicas.

Plaquetas

Esse hemocomponente, geralmente acondicionado em temperatura ambiente, deve estar em movimento constante no banco de sangue para manter sua qualidade e propriedade hemostática. As plaquetas, também conhecidas como trombócitos, são pequenos fragmentos citoplasmáticos anucleados formados a partir dos megacariócitos na medula óssea. Elas têm uma meia-vida entre 8 e 10 dias em indivíduos saudáveis.[14] As principais funções hemostáticas das plaquetas são adesão, agregação e ativação plaquetária. A adesão de plaquetas ao endotélio vascular é mediada pelo FvW, que funciona como intermediário entre os receptores da superfície plaquetária e o colágeno exposto do endotélio do vaso lesionado.[15,16] Na agregação plaquetária, ocorre a ligação do fibrinogênio ao receptor glicoproteína IIb/IIIa, que sofre alteração conformacional após a adesão, aumentando sua área de superfície.[14] As plaquetas são importantes, sobretudo na hemostasia primária, pois são responsáveis pela formação do tampão plaquetário primário, que sela as lesões vasculares, fornece uma superfície com alto poder de adesão e concentra os fatores de coagulação ativados.[16]

A indicação de transfusão de concentrado de plaquetas pode ser feita de maneira profilática, para pacientes que serão submetidos a procedimentos invasivos com alto risco de sangramento, na prevenção de hemorragias espontâneas, em caso de trombocitopenia grave ou em tratamento quimioterápico. As principais complicações da transfusão de plaquetas são reações febris, reações alérgicas, risco de lesão pulmonar aguda relacionada à transfusão (TRALI) e transmissão de agentes infecciosos, sobretudo bacterianos.[17]

A transfusão de plaquetas pode ser dividida em dois grandes grupos: terapêutica e profilática; a decisão de transfusão deve ser com base no contexto clínico e no número de plaquetas no sangue periférico. A transfusão desse hemocomponente, além de incerta quanto à redução da necessidade dos demais hemocomponentes no paciente crítico,[18] deve ser cautelosa e com base em critérios objetivos, uma vez que essa medida pode desencadear aumento do risco de infecção hospitalar e TRALI.[19]

Transfusão terapêutica[20]

A transfusão terapêutica está indicada quando existe:

- Sangramento grave com número de plaquetas < 50.000/mm³.
- Sangramento grave em pacientes usuários de ácido acetilsalicílico (AAS) (transfusão de 1 unidade).
- Sangramento grave em pacientes usuários de clopidogrel (transfusão de 2 unidades de plaquetas).

Transfusão profilática[20]

A transfusão terapêutica está indicada nas seguintes circunstâncias:

- Plaquetas < 10.000/mm³ em pacientes adultos hospitalizados.
- Plaquetas < 20.000/mm³ para procedimentos de baixo risco (p. ex., implante de cateter venoso central, toracocentese e paracentese).
- Plaquetas < 50.000/mm³ em pacientes candidatos a punção lombar, sangramento ativo maior, cirurgia de grande porte, biópsia renal ou hepática, e para portadores de leucemia promielocítica;
- Plaquetas < 100.000/mm³ em pacientes que serão submetidos a neurocirurgia, portadores de hemorragia intracraniana, pacientes em oxigenação por membrana extracorporal (ECMO) ou pacientes com *bypass* cardíaco.

Plasma fresco

As indicações para as transfusões de plasma fresco estão cada vez mais limitadas, sendo direcionadas aos pacientes que serão submetidos a protocolos de transfusão maciça nos moldes guiados por razões proporcionais 1:1:2, nas situações de pacientes com intoxicação/sangramento devido a anticoagulantes por inibidores de vitamina K e nos pacientes com deficiências específicas de fatores de coagulação.

Os estudos analisados sobre a transfusão de plasma fresco congelado, de maneira empírica e liberal, não demonstraram diferença na mortalidade ou no tempo de internação em pacientes com sangramento não maciço ou com coagulopatia, no contexto de trauma.[7,8]

Entre as complicações da transfusão de plasma estão o TACO (*Transfusion Acute Cardiac Overload*), TRALI (*Transfusion Related Acute Lung Injury*), reações alérgicas, reações febris e transmissão de agentes infecciosos.

Outra complicação que deve ser observada é a intoxicação por citrato, presente no plasma, que pode ser responsável por hipocalcemia e acidose em populações suscetíveis, como hepatopatas e crianças.

Crioprecipitado

O crioprecipitado é obtido a partir do plasma fresco congelado; esse hemocomponente contém a maior porção de fator VIII, fibrinogênio, fator XIII, FvW e fibronectina. Está indicado no tratamento de hipofibrinogenemia congênita ou adquirida, disfibrinogenemia ou deficiência de fator XIII.[7,8]

Apesar de ser proporcionalmente menos usado no ambiente crítico quando comparado aos demais hemocomponentes, o crioprecipitado é um dos componentes de maior importância no arsenal de hemocomponentes. Sua indicação se faz presente quando há necessidade de suplementação de fibrinogênio, que no paciente crítico está atrelado principalmente à hipofibrinogenemia ou disfibrinogenemia.[21,22]

Além da indicação formal de transfusão conforme citado anteriormente, outra importante recomendação ocorre frente a um estado de coagulação intravascular disseminada. De forma prática, a forma de transfundir crioprecipitado para correção de hipofibrinogenemia ou disfibrinogenemia e deficiência de fator XIII é o cálculo de 1 a 1,5 unidades de crioprecipitado para cada 10 kg de peso do paciente, com a intenção de atingir nível de fibrinogênio de 100 g/dL, reavaliando a cada três a quatro dias.

Concentrado de fibrinogênio

O fibrinogênio, ou fator I da coagulação, é o fator mais prevalente na corrente sanguínea. Durante episódios de sangramento, a perda aguda de sangue leva à queda dos valores séricos desse fator. Associados a situações de perda, fenômenos de hiperfibrinólise (consumo exagerado do coágulo, comuns em situações como politraumas e cirurgia cardíaca com CEC) também geram situações de hipofibrinogenemia. A administração de fibrinogênio pode reduzir a necessidade de transfusão de outros produtos do sangue. As melhores fontes para reposição de fibrinogênio são o crioprecipitado ou o concentrado de fibrinogênio. O valor-alvo na corrente sanguínea é em torno de 150 a 200 mg/dL na maioria das especialidades.[23] Embora o papel central do fibrinogênio seja claro e bem descrito na maioria das especialidades, não há recomendação quanto ao uso de reposição empírica ou profilática em pacientes críticos com hemorragia. As doses recomendadas de concentrado de fibrinogênio variam de 25 a 50 mg/kg.

Complexo protrombínico

O concentrado de complexo protrombínico (CPP) é obtido a partir do fracionamento do plasma em escala industrial. É composto por fatores de coagulação dependentes da vitamina K (fatores II, VII, IX e X), além dos anticoagulantes C e S, antitrombina e pequenas quantidades de heparina. Sua principal indicação é a reversão antes de procedimentos invasivos ou tratamento de hemorragias em pacientes anticoagulados terapeuticamente com antagonistas de vitamina K. Também está indicado para pacientes intoxicados com esse tipo de anticoagulante e que estejam sangrando. A dose recomendada é com base na razão normalizada internacional (INR) ou como *"dose fixa"* de 25 UI/kg. Outra indicação do CPP ocorre nas situações de sangramento ativo em que a deficiência de fatores de coagulação é diagnosticada. Os algoritmos transfusionais com base em testes viscoelásticos podem ajudar no diagnóstico diferencial; nesse caso, a dose recomendada é de 10 a 15 UI/kg. O CPP também pode ser usado para o tratamento de pacientes com sangramento secundário ao uso de anticoagulantes diretos (DOAC), desde que o sangramento seja considerado importante e o antídoto específico não esteja disponível para uso. (Importante lembrar que esta última indicação é *off-label*, no Brasil.)[7,24] Define-se "sangramento importante" aquele que cursa com instabilidade hemodinâmica, queda aguda de 2 ou mais pontos de hemoglobina ou sangramento para locais tidos como "nobres" (retroperitônio, sistema nervoso central, saco pericárdico etc.).

O uso do CPP tem contraindicações nos pacientes com coagulação intravascular disseminada (CIVD); histórico de trombocitopenia com o uso de heparina; alto risco de trombose ou embolia aguda; e relato de alergia ao composto.[24]

Fator VII

O fator VII é uma das principais proteínas da cascata de coagulação. É uma glicoproteína sintetizada pelo fígado, dependente da vitamina K. Possui importante papel na via extrínseca para a iniciação da coagulação. O fator VII, em associação ao complexo lipoproteico do fator tecidual e na presença de íons de cálcio, atua enzimaticamente sobre o fator X para a formação do fator X ativado (Xa) da cascata de coagulação.[7]

Estratégias transfusionais em pacientes críticos com sangramento maciço

O tratamento do sangramento em paciente hemodinamicamente instável é um processo mais complexo, que envolve diversas estratégias de monitoramento e controle refinado, entre sangramento e reposição dos fatores de coagulação. Portanto, mesmo que a transfusão de hemocomponentes/hemoderivados seja um dos pilares do tratamento de pacientes críticos, é importante ressaltar também os riscos associados a essa terapêutica. A incidência de sangramento em pacientes internados na unidade de terapia intensiva (UTI) é alta e está diretamente associada a desfechos desfavoráveis.[25]

A condução do paciente crítico com sangramento sempre foi um desafio, e inúmeras definições foram propostas a respeito do sangramento maciço e não maciço. Define-se sangramento maciço como a perda equivalente a 50% da volemia em três horas ou 1,5 mL/kg/min em 20 minutos, ou aquela hemorragia que exige a transfusão de 10 unidades de concentrado de hemácias em um período de 24 horas.[25] O entendimento desses conceitos é importante para a tomada de decisão à beira do leito frente a situações críticas de sangramento. O paciente em sangramento maciço apresenta dois fatores importantes: a grande perda de sangue; e o curto intervalo de tempo em que ocorre. Nesse contexto, estratégias transfusionais devem ser rapidamente adotadas, visto que a gravidade desse paciente o coloca na posição de altíssima prioridade para o tratamento transfusional e para a resolução da causa base do sangramento. Entre as prioridades transfusionais encontram-se não somente a restauração da DO_2 (oferta de oxigênio) por meio do concentrado de hemácias e fluidos, mas também a restauração de elementos fisiológicos fundamentais para restabelecer a coagulação do paciente.

Pacientes que não apresentam perda maciça de sangue devem ter como prioridade a restauração da DO_2 por meio da transfusão de concentrados de hemácias. A reposição dos fatores de coagulação, embora importante, pode ser realizada de modo mais criterioso por meio do estudo de variáveis clínicas, laboratoriais ou por métodos viscoelásticos. Devido à menor gravidade dessa categoria de pacientes, realizar a transfusão de hemocomponentes ou hemoderivados que visam a restabelecer a coagulação deve ser feita com cautela para evitar intervenções desnecessárias (**Quadros 134.1 e 134.2**).

Quadro 134.1. Hemocomponentes

Hemocomponentes	Principal indicação	Dose
Concentrado de hemácias	Melhorar oferta de oxigênio	Dependente do objetivo a alcançar
Plasma fresco	Reverter sangramento por anticoagulante antagonista da vitamina K; reposição de fatores de coagulação específicos; protocolos de transfusão maciça	15 a 20 mL/kg
Plaquetas	Plaquetopenia grave (plaquetas < 10-20 mil) Em casos de sangramento com plaquetopenia (plaquetas < 50 mil)	1 unidade a cada 10 kg
Crioprecipitado	Reposição de fibrinogênio	1 unidade a cada 10 kg

Fonte: Desenvolvido pela autoria.

Quadro 134.2. Hemoderivados

Hemoderivados	Principal indicação	Dose
Concentrado de fibrinogênio	Reposição de fibrinogênio	25-50 mg/dL
Complexo protrombínico	Reverter sangramento com ACO, antagonista de vitamina K	25-50 UI/kg, se for guiado por teste viscoelástico de 10-15 UI/kg
Fator VII		
Crioprecipitado	Reposição de fibrinogênio	1 unidade a cada 10 kg

Fonte: Desenvolvido pela autoria.

Reações transfusionais

As reações transfusionais são eventos adversos associados à transfusão de sangue total ou de um de seus componentes. Essas reações podem variar em gravidade.

Elas podem ocorrer durante uma transfusão, quando são denominadas *reações transfusionais agudas*, ou após dias ou semanas, nesse caso sendo classificadas como *reações transfusionais tardias*. As reações transfusionais podem ser difíceis de diagnosticar, pois são capazes de minifestar-se por meio de sintomas inespecíficos e muitas vezes sobrepostos. Os sinais e sintomas mais comuns incluem febre, calafrios, urticária e prurido. Alguns sintomas podem desaparecer com pouco ou nenhum tratamento. No entanto, sintomas como desconforto respiratório, febre alta, hipotensão e hemoglobinúria podem indicar uma reação mais grave. Todas as suspeitas de reações devem levar à descontinuação imediata da transfusão e notificação ao banco de sangue e ao médico assistente.[18]

As reações transfusionais podem ser divididas basicamente em dois blocos principais: reações imunológicas; e reações não imunológicas.

Neste setor do capítulo serão apresentadas principalmente as reações mais comuns: hemolítica tardia; febril não hemolítica; alérgica simples; lesão pulmonar aguda relacionada à transfusão (TRALI); e sobrecarga circulatória associada à transfusão (TACO).

TACO e TRALI

A TACO ocorre quando existe hipervolemia relacionada ao volume do componente transfundido. Na TRALI, a lesão pulmonar aguda é devida a anticorpos do doador (antígeno leucocitário humano ou antígeno neutrófilo humano) que reagem com antígenos no receptor. O sistema imunológico do receptor responde por meio da liberação de mediadores que levam ao edema pulmonar. Contribuindo para isso estão as condições clínicas que predispõem o paciente, incluindo infecção, cirurgia recente ou inflamação.[19,26]

A seguir, encontram-se tabelados os principais aspectos para diferenciação entre as manifestações da TACO e da TRALI (**Quadro 134.3**).

Quadro 134.3. Diferenciação entre as manifestações da TACO e da TRALI

TACO	TRALI
Febre	-
Pressão arterial	Hipertensão (PAS > 30 mmHg)
FC	Aumentada
Dispneia aguda	+
Turgência jugular	+/-
Ausculta pulmonar	Creptos e estertores
Radiografia de tórax	Infiltrado central bilateral com alargamento da silhueta cardíaca com linhas B de Kerley

(*Continua*)

Quadro 134.3. Diferenciação entre as manifestações da TACO e da TRALI (*Continuação*)	
TACO	**TRALI**
Pressão de oclusão da artéria pulmonar	< 18 mmHg
Pressão venosa central	Incrementada
Edema	Transudato
Leucócitos	Sem alterações
BNP	> 500-1.200 pg/mL

FC: frequência cardíaca; BNP: peptídeo natriurético tipo B.
Fonte: Desenvolvido pela autoria.

■ Reação alérgica

Esta reação é atribuída à hipersensibilidade para a proteína estranha transfundida do doador, e acontece principalmente em associação à transfusão de plasma fresco congelado e plaquetas. A sintomatologia principal envolve prurido, exantema, edema e rubor. Em casos mais graves, pode ocorrer broncoespasmo e até mesmo choque anafilático. O tratamento dessa condição baseia-se em anti-histamínicos e anti-inflamatórios.[19,27]

Conclusão

Apesar de tratar de forma individual cada um dos hemocomponentes e suas peculiaridades, vale ressaltar que deve-se priorizar o tratamento da causa subjacente da doença crítica que está levando à necessidade da hemotransfusão. O cuidado e a checagem devem ser constantes em relação à indicação da hemotransfusão, com o objetivo de mitigar as principais complicações relacionadas a essa terapia.

Referências bibliográficas

1. Franchini M, Marano G, Mengoli C, Pupella S, Vaglio S, Muñoz M, Liumbruno GM. Red blood cell transfusion policy: a critical literature review. Blood Transfus. 2017;15(4):307-317.
2. Perelman I, Khair S, Dermer E, Tinmouth A, Saidenberg E, Fergusson D. The epidemiology of multicomponent blood transfusion: a systematic review. Transfus Med. 2019;29(2):80-94.
3. Hodgen GD. Proceedings from the Symposium. Obstetrical & Gynecological Survey. 1989;44(5):293-296.
4. Garcia K. Stanford blood center. Disponível em: <https://stanfordbloodcenter.org/a-brief-history-of-blood-transfusion-through-the-years/>. Acesso em: 15 out. 2022.
5. History of Blood Transfusion. 2022. Disponível em: <https://www.redcrossblood.org/donate-blood/blood-donation-process/what-happens-to-donated-blood/blood-transfusions/history-blood-transfusion.html#:~:text=The%20first%20recorded%20successful%20blood,transfusing%20blood%20from%20other%20dogs.&text=Jean%2DBaptiste%20Denis%20in%20France,transfusions%20from%20sheep%20to%20humans>. Acesso em: 15 out. 2022.
6. Silverthorn DU. Fisiologia Humana: Uma abordagem integrada. 7. ed. Porto Alegre: Artmed, 2017. p. 50.
7. Hall, JE. Tratado de fisiologia médica. 13. ed. Rio de Janeiro: Elsevier; 2017. p. 6.
8. Robbins SL, Cotran RS. Patologia: bases patológicas das doenças. 9.ed. Rio de Janeiro: Elsevier; 2016. p. 23.
9. Brasil. Agência Nacional de Vigilância Sanitária (ANVISA). Marco Conceitual e Operacional de Hemovigilância: Guia para a Hemovigilância no Brasil. – 1. ed – Brasília: ANVISA, 2015.
10. Hébert PC, Wells G, Blajchman MA, Marshall J, Martin C, Pagliarello G, et al. A multicenter, randomized, controlled clinical trial of transfusion requirements in critical care. Transfusion Requirements in Critical Care Investigators, Canadian Critical Care Trials Group. N Engl J Med. 1999;340(6):409-17.
11. Hajjar LA, Vincent JL, Galas FR, Nakamura RE, Silva CM, Santos MH, et al. Transfusion requirements after cardiac surgery: the TRACS randomized controlled trial. JAMA. 2010;304(14):1559-67.
12. Holst LB, Haase N, Wetterslev J, Wernerman J, Guttormsen AB, Karlsson S, et al. Lower versus higher hemoglobin threshold for transfusion in septic shock. N Engl J Med. 2014;371(15):1381-91.
13. Villanueva C, Colomo A, Bosch A, Concepción M, Hernandez-Gea V, Aracil C, et al. Transfusion strategies for acute upper gastrointestinal bleeding. N Engl J Med. 2013;368(1):11-21.
14. Castro HC, Ferreira BL, Nagashima T, Schueler A, Rueff C, et al. Plaquetas: Ainda um alvo terapêutico. J Bras Patol e Med Lab. 2006;42(5):321-32.
15. Oberbeckmann J, Lautenbach E. Nervenfasern am tierischen und menschlichen Kiefergelenk – II. Teil. ZWR. 1979;88(12):552-7.
16. Palta S, Saroa R, Palta A. Overview of the coagulation system. Indian J Anaesth. 2014;58(5):515-23.
17. Kaufman RM, Djulbegovic B, Gernsheimer T, Kleinman S, Tinmouth AT, Capocelli KE, et al. Platelet transfusion: a clinical practice guideline from the AABB. Ann Intern Med. 2015;162(3):205-13.
18. 1Suddock JT, Crookston KP. Transfusion Reactions. 2022 May 25. In: StatPearls [Internet]. Treasure Island (FL): StatPearls Publishing; 2022 Jan–. PMID: 29489247.
19. Siddon AJ, Kenney BC, Hendrickson JE, Tormey CA. Delayed haemolytic and serologic transfusion reactions: pathophysiology, treatment and prevention. Curr Opin Hematol. 2018;25(6):459-467.
20. Tariket S, Sut C, Hamzeh-Cognasse H, Laradi S, Garraud O, Cognasse F. Platelet and TRALI: From blood component to organism. Transfus Clin Biol. 2018;25(3):204-209.
21. American Society of Anesthesiologists Task Force on Perioperative Blood Management. Practice guidelines for perioperative blood management: an updated report by the American Society of Anesthesiologists Task Force on Perioperative Blood Management*. Anesthesiology. 2015;122(2):241-75
22. Tran HA, Chunilal SD, Tran H. An update of consensus guidelines for warfarin reversal. Med J Aust. 2014;200(2):82.
23. Mengoli C, Franchini M, Marano G, Pupella S, Vaglio S, Marietta M, et al. The use of fibrinogen concentrate for the management of trauma-related bleeding: a systematic review and meta-analysis. Blood Transfus. 2017;15(4):318-324.
24. Abreu EM, Oliveira LS, Menezes PM. Prothrombin Complex Concentrate and its applications in the operating room. Rev Méd Minas Gerais, Minas Gerais, 2014;24(24):37-48.
25. Jennings LK, Watson S. Massive Transfusion. [Updated 2021 Aug 30]. In: StatPearls [Internet]. Treasure Island (FL): StatPearls Publishing; 2022 Jan-. Available from: https://www.ncbi.nlm.nih.gov/books/NBK499929/
26. Tariket S, Sut C, Hamzeh-Cognasse H, Laradi S, Garraud O, Cognasse F. Platelet and TRALI: From blood component to organism. Transfus Clin Biol. 2018;25(3):204-209.
27. Ning S, Barty R, Liu Y, Heddle NM, Rochwerg B, Arnold DM. Platelet Transfusion Practices in the ICU: Data From a Large Transfusion Registry. Chest. 2016;150(3):516-23.

capítulo | 135

Avaliação e Tratamento dos Distúrbios da Coagulação: Papel dos Testes Viscoelásticos

Francisco Ricardo Marques Lobo | Suzana Margareth Lobo

Manuseio das coagulopatias

Os distúrbios da coagulação ocorrem frequentemente em pacientes com doenças graves, acometendo principalmente pacientes com síndrome de disfunção de múltiplos órgãos (SDMO) associada a um prognóstico ruim.[1] Coagulopatia é, portanto, um termo genérico que pode ser definido como qualquer alteração ou distúrbio da hemostasia devido a múltiplas causas que resultam em sangramento, coagulação ou ambos. Exemplos incluem coagulopatia induzida por sepse (CIS) e coagulopatia induzida por trauma (CIT). Essas coagulopatias podem evoluir para coagulação intravascular disseminada (CIVD).

A compreensão das coagulopatias e suas consequências clínicas após trauma grave, por exemplo, criaram uma busca por melhores testes para avaliar a coagulação. Os atuais testes de rotina de coagulação, como o tempo de tromboplastina parcial ativada (TTPa) e o tempo de protrombina (TP), têm utilidade limitada para diagnosticar coagulopatias e direcionar tratamento. Nenhum dos testes prediz a extensão do sangramento em pacientes críticos ou traumatizados. A compreensão da hemostasia com base em células, enfatizando o fator tecidual (FT) como iniciador da coagulação e o papel das plaquetas, desafiou o antigo conceito de cascata de coagulação subjacente aos testes de rotina.[2] O modelo com base em células e na necessidade de menor tempo de resposta para testes a guiar a transfusão em situações hemorrágicas têm impulsionado o interesse em testes viscoelásticos (tromboelastometria (ROTEM®; Tem International GmbH) e tromboelastografia (TEG). O gerenciamento da coagulação nos diversos cenários complexos como sepse, coagulopatia aguda do trauma, hemorragia pós-parto, coagulação intravascular disseminada (CIVD) ou mesmo excesso de anticoagulantes é uma das tarefas mais desafiadoras para médicos em unidades de terapia intensiva (UTIs). O objetivo do gerenciamento da coagulação hoje em dia não é apenas restaurar a pró-coagulação, mas também prevenir complicações tromboembólicas tanto macro como microvascular. O equilíbrio na hemostasia é obtido com testes viscoelásticos (Rotem® ou TEG) de uma forma mais rápida e segura.

Atualmente, há quatro diferentes dispositivos *point-of-care* (POC) para testes viscoelásticos: TEG® (Haemonetics), ROTEM®delta (Tem Innovations GmbH), ClotPro® (Haemonetics) e Rotem sigma® (GmbH). Essencialmente, todos os métodos são com base no mesmo princípio de avaliação de propriedades viscoelásticas e cinética de todo o processo da coagulação utilizando técnicas específicas, por exemplo, o Rotem® usa sensor ótico, o TEG® usa um transdutor eletromecânico.

Tromboelastografia (TEG)

A tromboelastografia é um método laboratorial, originalmente descrito por Hellmut Hartert em 1948,[3] que permite uma avaliação global do processo de iniciação, formação, estabilização e lise do coágulo, documentando a interação das plaquetas e de outras células sanguíneas com as proteínas da coagulação. Apesar de existir desde 1948, apenas recentemente a tromboelastografia passou a ser utilizada na prática clínica; no início dos anos 1980 foi introduzida na anestesia para transplante de fígado, no final dos anos 1980 começou a ser utilizada durante a cirurgia cardíaca e hoje é usada em vários outros procedimentos. A TEG avalia a coagulação interagindo todos os componentes do sistema, as plaquetas, os fatores de coagulação e a fibrinólise. Além dessa análise, a TEG permite uma análise qualitativa do coágulo, medindo assim, as propriedades viscoelásticas do sangue *in vitro*.

Para realizar o teste, colocamos 0,36 mL de sangue natural a 37°C em uma cubeta aquecida. Um cabo suspenso dentro dessa alíquota de sangue registra os movimentos de que a rotação do tubo (4°45") vai impor ao sangue (**Figura 135.1**).

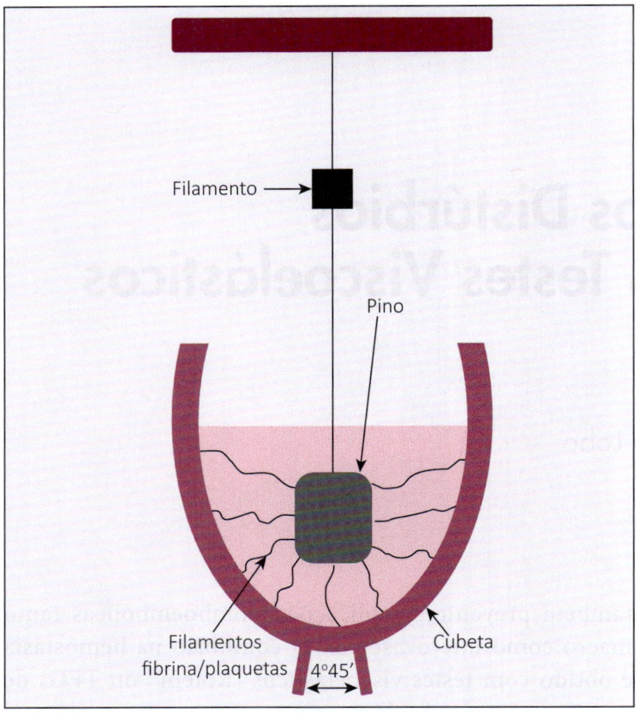

Figura 135.1. Diagrama do aparelho tromboelastográfico.

O diagrama do aparelho mostra o pino mergulhado no sangue total (ou ativado) dentro da cubeta. Fibras compostas de fibrina e plaquetas unem a cubeta ao pino, mantendo a propriedade elástica do coágulo.

Fonte: Acervo da autoria.

À medida que o coágulo começa a se formar, os movimentos de rotação do tubo são transmitidos para o cabo suspenso. Quando ocorre a lise do coágulo, as pontes de fibrina vão se desfazendo e a transmissão do movimento do tubo para o cabo vai diminuindo. Esses movimentos são registrados por uma curva que permite a análise de diversas fases da coagulação, a qualidade do trombo formado e, também, da fibrinólise (**Figura 135.2**).

Tromboelastografia rotacional

No Rotem®, ao contrário da TEG®, é o pino que faz uma rotação de 4°75" em relação à cubeta por meio de uma leitura ótica (**Figura 135.3**). Essa movimentação transmite para

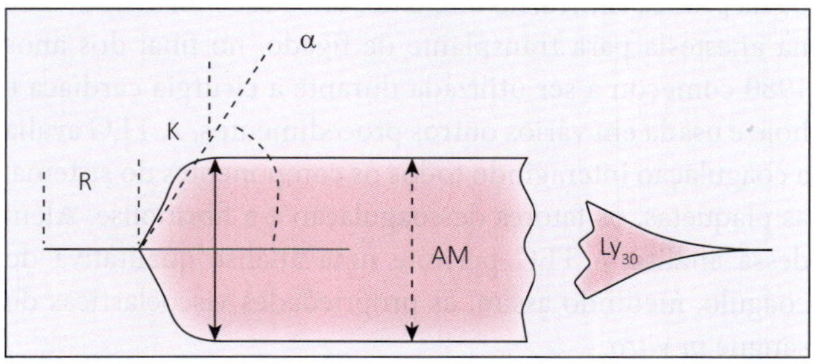

Figura 135.2.Variáveis e valores normais medidos pela tromboelastografia.

R: Tempo de reação, 10 a 14 minutos; *K*: cinética da formação do coágulo, 4 a 6 minutos; *α*: taxa de formação de fibrina, > 50º; *AM*: mede o grau de dureza do coágulo, 50 a 70 mm; Ly_{30}: lise do coágulo, < 7,5%.

Fonte: Acervo da autoria.

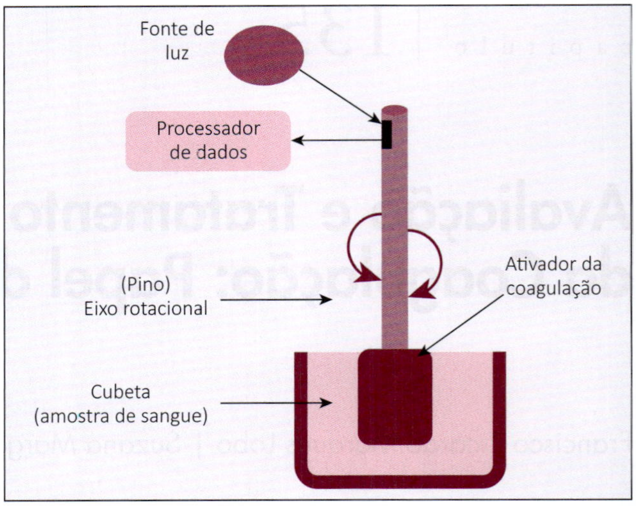

Figura 135.3. Aparelho para tromboelastometria.

Fonte: Acervo da autoria.

um *software* uma representação gráfica de amplitude em relação ao tempo de todo o processo de formação do coágulo e sua lise total (**Figura 135.4**).

O Rotem®, desde a formação do coágulo e sua respectiva lise, apresenta quatro variáveis que refletem o tempo, a dinâmica, o tamanho e a firmeza do coágulo. São elas:

- **CT:** Tempo de coagulação, varia de 0 a 2 mm; corresponde à iniciação da formação do coágulo até as primeiras moléculas de fibrina, representando assim, a formação inicial de trombina e a polimerização do coágulo; nesse período avalia-se os fatores de coagulação e a presença de heparina residual.
- **CFT:** Tempo de formação do coágulo, varia de 2 a 20 mm, período que sucede ao TC e representa a velocidade de formação e estabilização do coágulo; participam dessa fase, plaquetas, fibrinogênio e fator XIII.
- **MFC:** Máximo de firmeza do coágulo, variação de 20 a 30 mm, consistindo na maior estabilização (dureza) do coágulo por polimerização da fibrina; participam dessa fase plaquetas, fibrinogênio e fator XIII. A interação entre esses fatores indica a qualidade do coágulo.
- **A5 e A10, é o mesmo que MCF em tempos de 5 e 10 minutos, respectivamente.**
- **ML:** Máximo de lise é a redução do coágulo após a obtenção do máximo do seu grau de dureza. O coágulo é considerado estável se o ML for menor que 15%.

Podemos usar essas variáveis em cinco testes diferentes, de acordo com o reagente utilizado. São eles: INTEM, EXTEM, FIBTEM, HEPTEM e APTEM.[5]

O Rotem® realiza simultaneamente quatro testes: INTEM (ativação intrínseca), EXTEM (ativação extrínseca), FIBTEM (componente de fibrina do coágulo) e APTEM (avalia a fibrinólise usada com EXTEM).

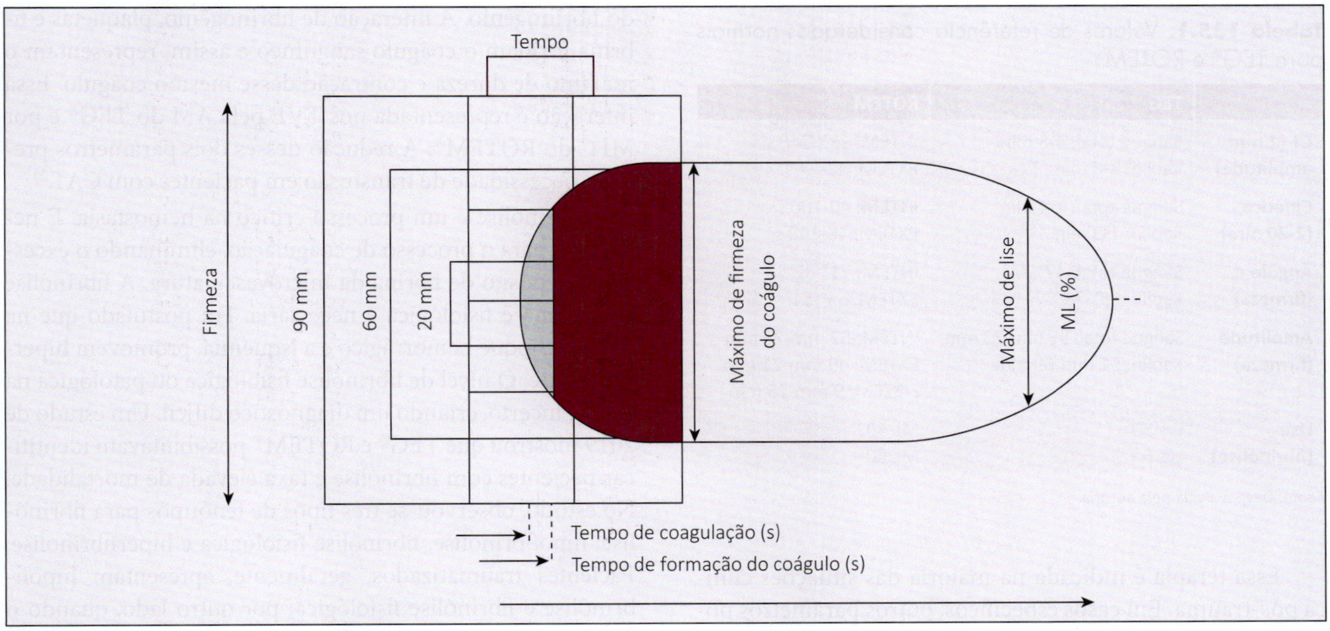

Figura 135.4. Tromboelastometria rotacional.

Fonte: Acervo da autoria.

ROTEM® sigma

Sigma é um sistema automatizado com base em cartucho que utiliza o mesmo mecanismo de cubeta e pino para teste viscoelástico. A amostra de sangue total com citrato (2,7 mL por cartucho) é automaticamente aspirada em 4 câmaras de mistura com diferentes combinações de reagentes liofilizados, e posteriormente, transferido para 4 câmaras de medição. O dispositivo utiliza 2 cartuchos (I e II) de 4 canais. Tipo I (completo) inclui EXTEM, FIBTEM, INTEM e APTEM, que são comumente usados em trauma, hemorragia pós-parto e transplante hepático. O tipo II (completo mais heparinase) inclui: EXTEM, FIBTEM, INTEM e HEPTEM, que se destinam à detecção de heparina em doenças cardiovasculares, procedimentos cirúrgicos e transplante hepático (fase de reperfusão). Apesar do mesmo princípio de funcionamento dos anteriores, os valores considerados normais para ROTEM® sigma diferem um pouco do ROTEM® tradicional. Os valores normais relatados para o sigma foram com base nas amostras de 30 adultos saudáveis, com média de 35 anos, e por isso, os valores de MFC são menores para A5, A10, provavelmente por falta de inflamação relacionada à idade (geralmente, o fibrinogênio é mais elevado).[6]

Coagulopatia aguda por trauma (CAT) – papel do teste viscoelástico

Trauma é uma importante causa de mortalidade, com pelo menos 25% das mortes atribuídas a hemorragia. Assim, sangramento incontrolável é a causa prevenível mais comum de mortes em pacientes traumáticos.[7,8] O grau de lesão e hipoperfusão estão implicados como desencadeantes da coagulopatia aguda do trauma.[9] Pacientes com CAT têm alterações complexas da coagulação, necessitam de número elevado de transfusões, disfunção orgânica, maior tempo de permanência em hospital e pior evolução com alta taxa de mortalidade.[10]

Até alguns anos atrás, o diagnóstico de CAT era realizado por testes convencionais como tempo de protrombina e relação normatizada internacional (TP/INR) e tempo de tromboplastina parcial ativada (TTPa). Esses testes foram desenvolvidos para *screening* de coagulopatias hereditárias e monitorização de terapia anticoagulante.[11] Os testes convencionais não avaliam a evolução do coágulo além das primeiras redes de fibrina, além de que, mostram pobre correlação com risco de sangramento em cirurgias vasculares.[12]

Pacientes com CAT poderiam beneficiar-se do POC por este identificar rapidamente anormalidades da coagulação, permitir guiar o volume e a qualidade das transfusões, reduzir a exposição a hemocomponentes alogênicos e melhorar o desfecho clínico por fazer correção rápida das desordens hemostáticas. O Rotem® tem sido usado para como POC para otimizar ressuscitação hemostática em pacientes com trauma.[13] Estes pacientes, geralmente apresentam uma resposta hemostática ao trauma com ativação da coagulação e fibrinólise.[14] Coagulopatia pós-trauma é descrita como disfunção e/ou consumo de fatores de coagulação e plaquetas devido diluição, hipotermia e acidose e, esses parâmetros têm sido estudados por TVE (**Tabela 135.1**).[15,16,17]

Os TVE guiam a transfusão para alterações específicas no paciente traumatizado. Valor elevado de R/TC na hipocoagulabilidade pode ser corrigido com concentrado de complexo protrombínico (CCP) ou plasma fresco congelado (PFC). Um ângulo alfa diminuído precisará de crioprecipitado (CRIO) ou concentrado de fibrinogênio (CF). Se o paciente apresenta fibrinólise precoce (Lys/ML) a melhor conduta é usar ácido tranexâmico (ATx). Um aumento na firmeza do coágulo (AM/MFC) ou Lys/ML muito baixa pode traduzir em estado de hipercoagulabilidade.[18]

Tabela 135.1. Valores de referência considerados normais para TEG® e ROTEM®

	TEG	ROTEM
CT (2 mm amplitude)	Sangue total: 4-8 min Kaolin: 3-8 min	INTEM: 137-246 s EXTEM: 42-74 s
Cinética (2-20 mm)	Sangue total: 1-4 min Kaolin: 1-3 min	INTEM: 40-100 s EXTEM: 46-148 s
Ângulo α (firmeza)	Sangue total: 47°-74° Kaolin: 55°-78°	INTEM: 71°-82° EXTEM: 63°-81°
Amplitude (firmeza)	Sangue total: 55 mm-73 mm Kaolin: 51 mm-69 mm	INTEM: 52 mm-72 mm EXTEM: 49 mm-71 mm FIBTEM: 9 mm-25 mm
Lise (fibrinólise)	Lys 30 Lys 60	ML 30 ML 60

Fonte: Desenvolvida pela autoria.

Essa terapia é indicada na maioria das situações clínica pós-trauma. Em casos específicos, outros parâmetros podem ser utilizados, dependendo do agente ativador ou inibidor colocado na cubeta do aparelho escolhido (TEG® ou ROTEM®). Os componentes sanguíneos são administrados por algoritmos específicos e dessa forma, a reposição é feita com menor quantidade de unidades e com mais especificidade. *Guidelines* resumidas são mostrados na **Tabela 135.2.**

Tabela 135.2. Valores de corte para TEG® e ROTEM®

TEG® Valor corte	ROTEM® Valor corte	Intervenção
R > 140 s	EXTEM TC > 80 s	CCP/PFC
Ângulo alfa < 45°	EXTEM ângulo α < 63° FIBTEM A10 < 7 mm	Crioprecipitado/ Fibrinogênio
AM < 48 mm	MFC < 45 mm	Plaquetas/ Fibrinogênio
Lys 30 > 7,7%	EXTEM ML < 82%	Ácido tranexâmico

Fonte: Desenvolvida pela autoria.

A reposição de fatores da coagulação com PFC ou com CCP é guiada pelo tempo de coagulação (TC) do ROTEM® ou pelo tempo de reação (R) do TEG®. A definição de CAT pelos testes convencionais é um INR de ≥ 1,6 e TTPa > 60 s. Usando o INR como referência, os valores de A5, A10 e A15 do EXTEM são marcadores sensíveis e específicos de coagulopatia.[19-21]

A medida de deficiência de fibrinogênio utilizando o TVE correlaciona-se com o método convencional de Clauss. O ângulo alfa do TVE não é tão sensível como o de Clauss, porém é mais eficiente. O valor no EXTEM de A5 < 36 mm e, especificamente, o A5 do FIBTEM < 9,5 mm, podem ser usados para diagnóstico de nível plasmático de fibrinogênio abaixo de 150 mg/dL.[22] O FIBTEM do ROTEM® utiliza a citocalasina D para inibir plaquetas da amostra e assim, o valor encontrado prediz a concentração plasmática do fibrinogênio. A interação de fibrinogênio, plaquetas e fibrina formam o coágulo sanguíneo e assim, representam o máximo de dureza e contração desse mesmo coágulo. Essa interação é representada nos TVE pela AM do TEG® e por MFC do ROTEM®. A redução desses dois parâmetros prediz a necessidade de transfusão em pacientes com CAT.[23]

Fibrinólise é um processo crítico na hemostasia. É necessária para o processo de coagulação, eliminando o excesso de depósito de fibrina da microvasculatura. A fibrinólise controlada é fisiológica e necessária. Foi postulado que na CAT, o choque hemorrágico e a isquemia, promovem hiperfibrinólise. O nível de fibrinólise fisiológica ou patológica na CAT é incerto, criando um diagnóstico difícil. Um estudo de 2019 mostrou que TEG® e ROTEM® possibilitavam identificar pacientes com fibrinólise e taxa elevada de mortalidade. No estudo, observou-se três tipos de fenótipos para fibrinólise; hipofibrinólise, fibrinólise fisiológica e hiperfibrinólise. Pacientes traumatizados, geralmente, apresentam hipofibrinólise e fibrinólise fisiológica; por outro lado, quando o trauma é muito grave, com hemorragia extensa, os pacientes desenvolviam a hiperfibrinólise, caracterizada por excessiva quebra da rede de fibrina. Nesse grupo específico encontra-se a taxa de mortalidade mais elevada.[24] A hiperfibrinólise predizendo taxa elevada de transfusão é definida no TEG® por Lys ≥ 7,7% e no ROTEM® por EXTEM com ML60 <82%. A fisiopatologia da hiperfibrinólise envolve a ativação inicial do sistema fibrinolítico com a possibilidade de reversão com o uso precoce de antifibrinolíticos seletivos. Desde 2010, o estudo CRASH-2 propôs o uso do ácido tranexâmico, guiado por TVE para casos de trauma grave.[19]

Coagulopatia por sepse – papel do teste viscoelástico

Anormalidades da coagulação são comuns em pacientes críticos e é um desafio terapêutico diário na UTI. Coagulopatia é altamente prevalente em paciente com sepse e está associada com aumento de mortalidade.[25] A coagulopatia resulta a partir de um desbalanço entre ativação e inibição da coagulação e fibrinólise. O desequilíbrio na hemostasia leva a um quadro clínico variável com tendência a consumo dos fatores da coagulação e de plaquetas, produzindo no final um estado de hipercoagulabilidade com coagulação intravascular disseminada (CIVD) e microtrombose vascular. O consumo excessivo de fatores de coagulação e plaquetas pode desviar o estado hipercoagulante para estado hipocoagulante, implicando em quadro clínico de hemorragia grave.[26] A terapêutica transfusional para estes pacientes com hemorragia grave é com base, principalmente, em testes convencionais como TP/INR e TTPa. Alguns estudos mostram que, resultados dos testes convencionais, não necessariamente representam deficiência de fatores da coagulação, podendo levar à transfusões desnecessárias. Esses testes representam apenas parte do sistema hemostático.[27-28]

TEG® e ROTEM® são dispositivos *point of care* que avaliam as mudanças durante coagulação, oferecendo informações adicionais aos testes convencionais aos pacientes com sepse e sepse grave. Rotem® é muito sensível em detectar um estado de hipercoagulação quando comparado com marcadores convencionais, em sepse e sepse grave, indicando formação mais rápida de coágulo do que em indivíduo normal. Não há alteração no tempo inicial de formação do coágulo, chamado de tempo de coagulação (CT). Há encurtamento no tempo de formação de coágulo (CFT) nos estágios iniciais da sepse, sugerindo alteração mecânica nas propriedades do coágulo. A hipercoagulabilidade é refletida por um ângulo alfa aumentado, como também, aumento do máximo de firmeza do coágulo (MFC). Esse aumento na firmeza do coágulo, deve-se mais ao nível de fibrinogênio que a contagem de plaquetas.[29]

Nos estágios tardios da sepse ou choque séptico, há prolongamento de CT e CFT, indicando estado de hipocoagulabilidade. Definindo ainda mais o estado de hipocoagulação, observamos encurtamento do ângulo alfa e diminuição do MFC por consumo de plaquetas e fibrinogênio. Entretanto, é importante notar que o ROTEM® deve ser interpretado no contexto de dados laboratoriais e clínicos e deve ser usado como um instrumento para ajudar a decisão clínica, não devendo ser usado como marcador isolado único. A coagulopatia da sepse é um processo dinâmico, envolvendo desde subativação até desordem plena. O tempo de realização do ROTEM® influencia muito o resultado final. Medidas sequenciais são mais úteis para detectar desordens da coagulação. Um estado hipocoagulável detectado no ROTEM parece estar associado com aumento da mortalidade em pacientes sépticos.[30,31]

Além de hipo/hipercoagulabilidade, TEG® e ROTEM®, podem detectar piora da fibrinólise, expressado por aumento de índices de lise (Lys/MI). Hipo/hiperfibrinólise têm sido demonstradas em vários estudos em pacientes com sépse.[32,33] Os marcadores da fibrinólise permanecem sem alterações nas fases precoces de sepse, porém na sepse grave (choque séptico) há importante atividade fibrinolítica, medida por aumento de D-dímeros e aumento nos índices de lise. Isso indica formação intravascular contínua de fibrina (consumo aumentado), o que, pode indicar piora dos sistemas pró-coagulante e fibrinolítico.

Referências bibliográficas

1. Hunt BJ. Bleeding and coagulopathies in critical care. N Eng J Med. 2014;370:847-59.
2. Hoffman M, Monroe DM. A cell-based model of hemostasis. Thromb Haemost. 2001;85:958-65.
3. H Hartert. Thrombelastography, a method for physical analysis of blood coagulation. Z Gesamte Exp Med. 1951;117:189-203.
4. Jackson GN, Ashpole KJ, Yentis SM. The TEG vs the ROTEM thromboelastography/thromboelastometry systems. Anaesthesia. 2009;64:212-15.
5. Ganter MT, Hofer CK. Point-of-care coagulation monitoring: current status of viscoelastic techniques. In: Vincent JL.Yearbook of Intensive Care and Emergency Medicine. Germany:Springer-Verlag, Berlin Heidelberg; 32007. p. 834-46.
6. Tanaka KA, Henderson RA, Strauss ER. Evolution of viscoelastic coagulation testing. Expert Rev Hematol. 2020;13(7):697-707.
7. Hess JR, Brohi K, Dutton RP, Hauser CJ, Holcomb JB, Kluger Y, et al. The coagulopathy of trauma: a review of mechanisms. J Trauma. 2008;65(4):748-54.
8. Brohi K, Cohen MJ, Davenport RA. Acute coagulopathy of trauma: mechanism, identification and effect. Curr Opin Crit Care. 2007;13:680-85.
9. Brohi K, Singh J, Heron M, Coats T. Acute traumatic coagulopathy. J Trauma. 2003;54(6):1127-30.
10. MacLeod JB, Lynn M, McKenney MG, Cohn SM, Murtha M. Early coagulopathy predicts mortality in trauma. J Trauma. 2003;55(1):39-44.
11. Owen CA Jr. Historical account of tests of hemostasis. Am J Clin Path. 1990;93:S3-8.
12. Eckman MH, Erban JK, Singh SK, Kao GS. Screening for the risk for bleeding or thrombosis. Ann Intern Med. 2003;138(3):W15-24.
13. Luddington RJ. Thrombelastography/thrombelastometry. Clin Lab Haematol. 2005;27:81-90.
14. Gando S. Disseminated Intravascular Coagulation in trauma patients. Semin Thromb Hemost. 2001;27:585-92.
15. Johansson PI, Stensballe J. Effect of haemostatic control resuscitation in mortality in massive bleeding patients: a before and after study. Vox Sang. 2009;96:111-18.
16. Carroll RC, Craft RM, Langdon RJ, Clanton CR, Snider CC, Wellons DD, et al. Early evaluation of acute traumatic coagulopathy by thrombelastography. Transl Res. 2009;154(1):34-9.
17. Ganter MT, Hofer CK. Coagulation monitoring current techniques and clinical use of viscoelastic point of care coagulation devices. Anesth Anal. 2008;106:1366-75.
18. Kashuk JL, Moore EE, Sabel A, Barnett C, Haenel J, Le T, et al. Rapid thrombelastography (r-TEG) identifies hypercoagulability and predicts thromboembolic events in surgical patients. Surgery. 2009;146(4):764-72; discussion 772-4.
19. Kornblith LZ, Moore HB, Cohen MJ. Trauma-induced coagulopathy: the past, present, and future. J Thromb Haemost. 2019;17:852-62.
20. Dzik WH. Predicting hemorrhage using preoperative coagulation screening assays. Curr Hematol Rep. 2004;3:324-30.
21. Veigas PV, Callum J, Rizoli S, Nascimento B, da Luz LT. A systematic review on the rotational thrombelastometry (ROTEM®) values for the diagnosis of coagulopathy, prediction and guidance of blood transfusion and prediction of mortality in trauma patients. Scand J Trauma Resusc Emerg Med. 2016;24:1-14.
22. Rourke C, Curry N, Khan S, Taylor R, Raza I, Davenport R, et al. Fibrinogen levels during trauma hemorrhage, response to replacement therapy, and association with patient outcomes. J Thromb Haemost. 2012;10(7):1342-51.
23. Johansson PI, Stissing T, Bochsen L, Ostrowski SR. Thrombelastography and tromboelastometry in assessing coagulopathy in trauma. Scand J Trauma Resusc Emerg Med. 2009;17:45.
24. Stettler GR, Moore EE, Moore HB, Nunns GR, Silliman CC, Banerjee A, et al. Redefining postinjury fibrinolysis phenotypes using two viscoelastic assays. J Trauma Acute Care Surg. 2019;86(4):679-685.
25. Walsh TS, Stanworth SJ, Prescott RJ, Lee RJ, Watson DM, Wyncoll D; Writing Committee of the Intensive Care Study of Coagulopathy Investigators. Prevalence, management, and outcomes of critically ill patients with prothrombin time prolongation in United Kingdom intensive care units. Crit Care Med. 2010;38(10):1939-46.
26. Levi M. The coagulant response in sepsis. Clin Chest Med. 2008;29:627-42.
27. Segal JB, Dzik WH. Paucity of studies to support that abnormal coagulation test results predict bleeding in the setting of invasive procedures: an evidence-based review. Transfusion. 2005;45:1413-25.
28. Brummel KE, Paradis SG, Butenas S, Mann KG. Thrombin functions during tissue factor-induced blood coagulation. Blood. 2002;100:48-52.

29. Velik-Salchner C, Haas T, Innerhofer P, Streif W, Nussbaumer W, Klingler A, Ket al. The effect of fibrinogen concentrate on thrombocytopenia. J Thromb Haemost. 2007;5(5):1019-25.
30. Ostrowski SR, Windeløv NA, Ibsen M, Haase N, Perner A, Johansson PI. Consecutive thrombelastography clot strength profiles in patients with severe sepsis and their association with 28-day mortality: a prospective study. J Crit Care. 2013;28(3):317.e1-11.
31. Schmittinger CA, Dunser MW, Torgersen C, Hasibeder WR, Luckner G, Mayr V, Jochberger S. Rotational thromboelastometry to assess the coagulation system in severe sepsis and the systemic inflammatory response syndrome: a prospective, controlled trial [abstract]. Intensive Care Med 2009;conference:S162.
32. Sivula M, Pettila V, Niemi TT, Varpula M, Kuitunen AH: Thromboelastometry in patients with severe sepsis and disseminated intravascular coagulation. Blood Coagul Fibrinol. 2009;20:419-26.
33. Massion PB, Peters P, Ledoux D, Zimermann V, Canivet JL, Massion PP, et al. Persistent hypocoagulability in patients with septic shock predicts greater hospital mortality: impact of impaired thrombin generation. Intensive Care Med. 2012;38(8):1326-35.

capítulo 136

Lesão Tóxica do Tratamento Oncológico

André Torelly | Caroline Facchini

Introdução

Novos quimioterápicos, drogas-alvo e imunobiológicas trouxeram desafios para a terapia intensiva. Além do aumento de sobrevida, secundário a essas novas terapias, houve um aumento na incidência de reações adversas, incluindo reações graves e com necessidade de internação em unidade de terapia intensiva (UTI). A pouca familiaridade do intensivista, que não faz interface com especialistas da área ou que atua em UTIs com baixa incidência de pacientes oncológicos, coloca todos em situação de fragilidade e risco. Conforme demonstrado no estudo Orchestra, os pacientes oncológicos têm menores taxas de mortalidade naquelas unidades com presença de farmacêutico e encontros diários de oncologista com intensivista, reforçando a necessidade de compartilharmos informações mais precisas sobre tratamentos oncológicos e seus paraefeitos.[1]

Neste capítulo abordaremos toxicidade de terapias citotóxicas, de drogas-alvo e imunobiológicos e como situações especiais relacionadas ao escopo do tema síndrome do ATRA (*All Trans Retinoic Acid*) e Lise Tumoral.

Toxicidades associadas a quimioterapia citotóxica

Toxicidade no sistema nervoso central (SNC) (Quadro 136.1)

Quadro 136.1. Toxicidade no Sistema Nervoso Central (SNC)

Toxicidade	Agentes mais comuns	Apresentação
SNC		
Encefalopatia	Altas doses de Citarabina, Ifosfamida	Déficit de atenção, agitação
PRESS	Tacrolimus, Ciclosporina, Cisplatina, 5-FU, Capecitabina	Cefaleia, alteração estado mental, distúrbios visuais e HAS
Síndrome cerebelar	Altas doses de Citarabina	Disartria, nistagmo, ataxia

HAS: hipertensão arterial sistêmica.

Fonte: Desenvolvido pela autoria.

Encefalopatia

Fludarabina e citarabina podem causar encefalopatia, e os sintomas podem incluir sedação e cefaleia.[2] Ifosfamida causa uma encefalopatia resversível, em alguns casos associada com alucinações, convulsões, letargia, alterações cerebelares ou extrapiramidais. Ciclofosfamida também pode estar associada a crises convulsivas e letargia, quando administradas em altas doses.[3]

PRES

PRES (*posterior reversible encephalopathy syndrome*) pode estar associada a várias drogas e sua patogênese deve-se a dano endotelial com microangiopatia e desregulação cerebral, causando edema vasogênico.[4] A síndrome é caracterizada por crises hipertensivas, associadas a cefaleia, alteração de consciência, distúrbios visuais, incluindo amaurose, e convulsões. A confirmação pode ser feita pelos achados de edema na substância branca dos hemisférios posteriores cerebrais, na ressonância magnética.[5] O tratamento é de suporte e com drogas anti-hipertensivas e descontinuação do agente causal.

Toxicidade cardiovascular (Quadro 136.2)

Quadro 136.2. Toxicidade cardiovascular

Cardiotoxicidade	Agentes mais comuns	Tratamento
Cardiomiopatia	Doxirubicina, daunorubicina, epirubicina e mitoxantrona	Diuréticos, betabloqueadores e Inibidores da ECA
Miocardites e pericardites	Ciclofosfamida	Suporte
Isquemia	5 FU, taxanos	Suporte e interrupção da droga
Arritmias	Paclitaxel, rituximab	Suporte, reposição de eletrólitos SN
Hipertensão	Bevacizumab, cisplatinas	Suporte, terapia anti-hipertensiva

ECA: enzima conversora de angiotensina.

Fonte: Desenvolvido pela autoria.

A toxicidade do sistema cardiovascular pode-se apresentar de várias maneiras distintas, desde crises hipertensivas, até infarto agudo do miocárdio levando ao óbito por insuficiência cardíaca, logo pacientes de alto risco, para desenvolvimento de toxicidade cardíaca, devem ser monitorizados antes e durante o tratamento oncológico.[6-9]

Arritmias

Apesar da fibrilação atrial (FA) ser a arritmia mais frequente nos pacientes oncológicos, existe grande dificuldade em estabelecer a relação causal dos eventos arrítmicos com cada quimioterápico, principalmente pela administração simultânea de muitas drogas. Os quimioterápicos mais associados a arritmias são as antraciclinas (doxorrubicina, epirrubicina), os agentes antimicrotúbulos (paclitaxel e docetaxel), os antimetabólitos (5-fluorouracil, capecitabina e gencitabina), os agentes alquilantes (cisplatina e ciclofosfamida) além dos inibidores da tirosina quinase-TKI (ibrutinibe, ponatinibe, sorafenibe e sunitinibe), os anticorpos monoclonais (trastuzumabe e cetuximabe), e dos imunoterápicos.[10] Estes últimos (TKI, anticorpos monoclonais e imunoterápicos) serão abordados na seção seguinte deste capítulo.

Se a FA for secundária a um agente quimioterápico, ou se a arritmia impossibilita a administração de um quimioterápico, deve-se considerar reversão e manutenção do ritmo sinusal, com cardioversão eletiva e/ou terapia antiarrítmica, especialmente naqueles pacientes sintomáticos mesmo após o controle de frequência cardíaca. A decisão de manter o tratamento quimioterápico vai depender do quadro clínico.[11,12]

Isquemia miocárdica

Os principais mecanismos envolvidos em doença coronariana relacionada a terapia oncológica são vasoespasmo, trombose e aterosclerose acelerada. As drogas mais frequentemente associadas são a cisplatina, isolada ou em associação com vincristina ou bleomicina, podendo induzir trombose coronária por meio da disfunção/lesão endotelial, e os antimetabólitos, especialmente o 5-fluorouracil e a capecitabina que levam a um quadro de angina possivelmente por vasoespasmo agudo, toxicidade direta aos miócitos, disfunção endotelial e estado de hipercoagulabilidade causando trombose.

No caso dos antimetabólitos (5-FU e derivados), é importante estabelecer uma relação temporal entre o início da droga e o início da dor torácica, pois os sintomas podem ocorrer durante a infusão da droga e ela deve ser interrompida, seguida de eletrocardiograma (ECG) e monitorização cardíaca até alívio dos sintomas. A da síndrome coronariana aguda, é confirmada com alteração de enzimas cardíacas e deve ser manejada conforme diretrizes já estabelecidas.

Disfunção ventricular

A disfunção ventricular é uma das complicações mais graves do tratamento do câncer, caracterizando-se por altas taxas de morbidade e mortalidade. Pode surgir durante a terapia ou mesmo anos após seu término.[12] A ecocardiografia é o método de imagem de escolha para detectar disfunção miocárdica relacionada com o tratamento do câncer e é definida como uma redução ≥ 10% na FEVE pelo método de Simpson para um valor abaixo do limite inferior da normalidade (FEVE < 50%). A redução da FEVE deve ocorrer durante a evolução, sendo classificada como sintomática ou assintomática, reversível ou irreversível.[11]

O modelo clássico de disfunção ventricular como forma de cardiotoxicidade é secundário ao uso das antraciclinas, quimioterápicos amplamente utilizados no tratamento do sarcoma, linfoma, leucemia e câncer de mama.[14]A toxicidade por antraciclinas é bastante variável, podendo ocorrer em até 50% dos pacientes, a depender de fatores de risco do paciente e relacionados às propriedades farmacológicas dos quimioterápicos, como dose cumulativa. Ela pode ser aguda quando é caracterizada pela presença de arritmia supraventricular, disfunção ventricular esquerda e alterações eletrocardiográficas, que surgem logo após a infusão da antraciclina em até 1% dos pacientes, sendo em geral reversível. A disfunção ventricular aguda pode ser um preditor de insuficiência cardíaca que poderá ocorrer de forma subaguda ou crônica. Não há preditores capazes de identificar se a toxicidade das antraciclinas será reversível ou irreversível. A elevação de biomarcadores e sua persistência podem identificar pacientes de alto risco para a irreversibilidade.[12]

O tratamento farmacológico da disfunção ventricular é o padronizado pela diretriz vigente,[15] muitas vezes necessitando suporte em unidade de terapia intensiva, com drogas vasoativas e ventilação mecânica.

Toxicidade pulmonar (Quadro 136.3)

O diagnóstico de toxicidade pulmonar por drogas anticâncer é muito difícil, devido a ausência de testes diagnósticos, achados clínicos inespecíficos (dispneia, hipoxemia, infiltrado pulmonar) e sobreposição com outras doenças ou até mesmo manifestações da própria neoplasia, como causadas por metástases pulmonares.

Quadro 136.3. Toxicidade pulmonar

Toxicidade	Agentes	Tratamento
SDRA	Antraciclina, citaranina	Suporte
Edema pulmonar não cardiogênico	Citarabina, mitomicina, gencitabina	Suporte
Fibrose pulmonar	Bleomicina	Suspender a droga
Pneumonite	Bleomicina, ciclofosfamida, mitomicina, metotrexato	Suporte, pode ser responsivo a corticoide

SDRA: síndrome do desconforto respiratório.

Fonte: Desenvolvido pela autoria.

As lesões pulmonares podem ser induzidas por inúmeras drogas e são mais comuns em pacientes com doenças hematológicas.[16] Os mecanismos pelos quais os quimioterápicos causam toxicidade pulmonar incluem dano direto ao pneumócito ou endotélio capilar vascular, toxicidade imunomediada e alteração da permeabilidade vascular,[17] e as manifestações clínicas podem ser muito diversas, levando inclusive a insuficiência respiratória aguda.

Pneumonites

As lesões ao parênquima pulmonar podem ser de vários tipos: pneumonite intersticial não específica, pneumonia em organização, pneumonite por hipersensibilidade, dano alveolar difuso/ síndrome do desconforto respiratório (SDRA), hemorragia alveolar e pneumonia eosinofílica podendo levar a quadros de insuficiência respiratória com necessidade de suporte ventilatório e, a longo prazo, evoluírem para fibrose pulmonar. A interrupção da droga e o tratamento sistêmico com corticoides são o tratamento-padrão para lesão pulmonar intersticial induzida por drogas. A dose ideal, o momento ideal e o tempo de tratamento não estão bem-estabelecidos, porém de 0,5 a 1,0 mg/kg/dia de prednisona ou seu equivalente, normalmente é dado pelo período de 8 a 12 semanas. O tratamento de suporte com ventilação mecânica muitas vezes é necessário.

Edema agudo de pulmão não cardiogênico

A citarabina é uma das principais drogas causadoras de edema agudo não cardiogênico, a incidência pode chegar a 28% dos pacientes com leucemia tratados com a droga, seja no período de indução ou consolidação da quimioterapia.[18] Insuficiência respiratória aguda, com hipoxemia, é a manifestação clínica mais grave, necessitando de ventilação mecânica (VM), em alguns casos. O início dos sintomas respiratórios podem ser de 2 a 21 dias após o tratamento. Achados radiográficos, padrão infiltrado intersticial difuso, infiltrado alveolar e até mesmo exame normal. Normalmente as alterações são bilaterais. A mortalidade por citarabina pode chegar até 13% a 69%. O uso de esteroides sistêmicos tem sido com bons resultados, porém não existem evidências definindo a eficácia e a melhor dose.

Gencitabina também é associada com edema agudo de pulmão não cardiogênico, porém muito mais raro e auto-limitada. A toxicidade com gencitabina é progressivamente maior conforme as doses administradas, porém pode acontecer na primeira infusão.[19] O tratamento deve ser a descontinuidade da droga e o uso de corticosteroides.

Síndrome do ácido retinoico ou síndrome ATRA, são entidades à parte e serão abordadas mais adiante no capítulo, na parte de situações específicas.

Toxicidade renal

Os rins e a bexiga são suscetíveis a toxicidade dos quimioterápicos, pois são rota de eliminação para muitos desses agentes. A lesão renal induzida por quimioterápicos pode ser por alteração de permeabilidade vascular, necrose tubular aguda ou obstrução tubular. A presença de comorbidades, tais como diabetes *mellittus* (DM), hipertensão arterial sistêmica (HAS), e o uso de anti-inflamatórios podem aumentar os riscos.

A maioria das complicações renais são moderadas e não necessitam de internação em UTI e o tratamento será de suporte (**Quadro 136.4**).

Quadro 136.4. Toxicidade renal

Toxicidade	Agentes comuns	Tratamento
Necrose tubular	Platina, metotrexato	Diurese forçada, correção de distúrbios eletrolíticos
Síndrome perdedora de sal	Cisplatina, carboplatina, ciclofosfamida	Restauração do volume e correção de sódio
SIADH	Metotrexato, alcaloides da vinca, cisplatina, ifosfamida	Restrição hídrica, correção de sódio, antagonistas do receptor da vasopressina (conivaptan)
Cistite hemorrágica	Ifosfamida, ciclofosfamida	Irrigação vesical, hidratação vigorosa

SIADH: síndrome da secreção inapropriada do hormônio antidiurético.
Fonte: Desenvolvido pela autoria.

Toxicidade do trato gastrointestinal (Quadro 136.5)

Quadro 136.5.Toxicidade do trato gastrointestinal

Toxicidade	Agentes	Tratamento
Mucosite	Antraciclina, taxanos, platina, Radioterapia	Suporte nutricional e hidratação, analgesia, proteção de via aérea.
Elevação de enzimas hepáticas	Carboplatina, 5-FU, taxanos, vincristina	Suporte
Esteato Hepatite	5-FU, platina, taxanos, irinotecano	Suporte
Doença Veno-oclusiva	Agentes alquilantes, antimetabólitos, altas doses de ciclofosfamida, oxaliplatina.	Suporte e interrupção das drogas

Fonte: Desenvolvido pela autoria.

Náuseas e vômitos

Acometendo quase 70% dos pacientes após quimioterapia, náuseas e vômitos podem levar a desidratação e distúrbios de eletrólitos graves e provavelmente são os efeitos mais frequentes pós-quimioterapia.[20] O tratamento normalmente é de suporte com hidratação e reposição eletrolítica, monitorização e ajustes de terapia nutricional, e antagonistas dos receptores 5HT3 (ondansetrona, metoclopramida), antagonistas receptores dopamina (haloperidol) e dexametasona.

Mucosite

A mucosite severa, com presença de lesões ulceradas, odinofagia, disfagia e risco de aspiração, tem incidência variada podendo chegar até 10% dos pacientes tratados com antraciclinas e 15% dos tratados com 5 fluoracil. Em pacientes transplantados de medula a incidência pode chegar de 50% a 60%.[21] A incidência de lesões é maior quando existe associação de quimioterapia com radioterapia, principalmente para tumores de cabeça e pescoço. A mucosite pode acontecer de cinco a sete dias após o tratamento com quimioterapia ou radioterapia, e normalmente se resolve em duas semanas se não estiver em imunossupressão. O tratamento normalmente é de suporte com hidratação, anestésicos tópicos e analgesia. Devido à dificuldade de ingestão oral, assim como para passagem de sonda nasoenteral (SNE) devido às lesões e o risco de sangramentos, algumas vezes é necessário o uso de nutrição parenteral para garantir aporte calórico e proteico adequado.

Colite neutropênica

Colite neutropênica ou tiflite, é um processo necrotizante envolvendo o intestino em consequência de neutropenia, principalmente por tratamentos para leucemia. O início dos sintomas pode acontecer após um mês da quimioterapia manifestando-se com diarreia, dor abdominal e febre. A tiflite é associada a alta mortalidade devido a rápida evolução para isquemia, necrose, hemorragia, perfuração intestinal levando a sepse e disfunção de múltiplos órgãos, principalmente quando o diagnóstico é tardio.[24]

Alterações hepáticas

As alterações hepáticas podem ser leves com alteração de enzimas hepáticas e provas de colestase, porém podem ser graves e potencialmente fatais. A doença hepática veno-oclusiva ou síndrome de obstrução sinusoidal, secundária a doses altas de quimioterapia citotóxica na indução do transplante de medula óssea (TMO), tem incidência de 5% a 60% desses pacientes. O diagnóstico inclui dor abdominal, hepatomegalia, icterícia, ascite, retenção hídrica e ganho de peso. Ocorre dano ao endotélio sinusoidal, hemostasia, obstrução e eventualmente isquemia hepática e necrose. Efeitos secundários são hipertensão portal, insuficiência hepática, encefalopatia, disfunção orgânica e óbito, com mortalidade chegando a 98% a 100 % dos casos graves.[25]

Supressão medular

A supressão medular devido a toxicidade de drogas é um efeito adverso de difícil avaliação pela concomitância do comprometimento neoplásico na medula, sobretudo se tratando de neoplasias hematológicas.

Anemia severa

Níveis de hemoglobina (Hb) < 8 g/dL, podem ser encontrados em aproximadamente 70% dos pacientes com linfoma não Hodgkin recebendo esquema CHOP (ciclofosfamida, doxorrubicina, vincristina e prednisona). As recomendações vigentes com base em terapias restritivas transfusionais, orientam transfusões em pacientes críticos com Hb < 7 mg/dL, ou menos.[27,28]

Trombocitopenia

Pode ser secundária a várias drogas citotóxicas, frequentemente em esquemas de associação de platinas com gencitabina, mas também a outras drogas como agentes alquilantes, ciclofosfamida, rituximabe e bortezomibe. O tratamento de causas agravantes da trombocitopenia, bem como a redução da dose ou frequência da quimioterapia, principalmente nos casos em que os regimes não são curativos, se faz necessário. A transfusão de plaquetas profilática deve ser feita em pacientes com contagens menores que 10.000/uL (ou com contagens menores de 20.000/uL que estiverem com sangramento), porém esse valor pode variar de acordo com diagnóstico, condição clínica e tratamento proposto.[29-31]

Neutropenia severa

Tem por definição contagem absoluta de neutrófilos < 500 cel/mL, predispondo os pacientes a neutropenia febril e infecções oportunistas. É uma emergência oncológica e será abordada em capítulo específico.[33] O risco de neutropenia é maior para neoplasias hematológicas devido a intensidade do tratamento e ao envolvimento da doença na medula óssea.

Toxicidade associada a terapias com droga-alvo (*Target Agents*)

Os **Inibidores da Tirosino-quinase (TKI)** bloqueiam a ação destas enzimas vitais para a sinalização, replicação e metabolismo das células tumorais. Muitos dos seus efeitos tóxicos resultam da inibição de fatores de crescimento endotelial vascular (VEGF) ou epidérmico (EGF) sobre células de órgãos normais. Possui efeitos tóxicos sobre vários órgãos como coração, pulmões, fígado, rins, tireoide, pele, coagulação sanguínea, trato gastrointestinal e sistema nervoso central, podendo ser indicativos de efeito sobre o tumor (**Quadro 136.6**). Assim, hipertensão, hipotireoidismo, reações cutâneas e possivelmente proteinúria são efeitos "de alvo", indicando resposta a terapia.[34] O manejo das manifestações de toxicidade não difere do manejo convencional destas patologias, às vezes necessitando de internação em UTI. As decisões terapêuticas devem ser tomadas pelo intensivista e oncologista assistente.

Toxicidade associada a agentes imunológicos

Diferentemente das quimioterapias citotóxicas, que afetam diretamente as células do tecido imunológico e têm como efeito adverso a diminuição da imunidade, as terapias imunológicas levam a um estado de imunidade exacerbado, resultando em um ataque do sistema imunológico às células e tecidos sãos, chamados efeitos adversos

Quadro 136.6. Toxicidade associada a Inibidores da Tirosino-quinase (TKI)		
Tipos de terapia	**Drogas**	**Toxicidades**
Inibidores da Tirosino-quinase	Sunitinibe, vandetanibe, ibrutinibe, levantinibe, sorafenibe, pazopanibe, axitinibe, ceritinibe, imatinibe, vemurafenibe, dabrafenibe, dasatinibe, ponatinibe, nilotinibbe, bortezomibe, carfilzomibe	• Renal (nefrite intersticial, microangiopatia trombótica, SLT) • Neurotoxicidade (PRES, AVEi e AVEh, convulsões, s. de Guillain-Barre, miastenia *gravis*, edema cerebral, hematoma subdural) • Pulmonar (pneumonite, hipertensão pulmonar, TEP) • Cardíaca (SCA, arritmias cardíacas e prolongamento QT)

SLT: síndrome da lise tumoral; PRES: síndrome da encefalopatia reversível posterior; AVEi: acidente vascular encefálico isquêmico; AVEh: acidente vascular encefálico hemorrágico; TEP: tromboembolismo pulmonar; SCA: síndrome coronariana aguda.

Fonte: Desenvolvido pela autoria.

imunomediados (irAEs). Podem ser provocados pelo uso de anticorpos monoclonais, bloqueadores de correceptores imunes (BCI) (*Imune Checkpoint Inhibitors* – ICI) e terapias com células T com receptor de antígeno quimérico, as chamadas células CAR-T (CAR-T*cell/ChimericAntigen Receptor T-Cell*).

Os eventos adversos imunomediados, secundários ao uso das drogas anteriormente citadas, são expressões inflamatórias em cada órgão, e são classificadas, quanto à gravidade conforme consenso promovido pelo *National Cancer Institute* (https://evs.nci.nih.gov/ftp1/CTCAE/About.html) (**Quadro 136.7**).

De uma forma geral, com base nas diretrizes da ASCO (*American Society of Clinical Oncology*) os eventos adversos que serão objeto de atenção do intensivista são os classificados a partir do grau III,[35] sendo que os principais estão descritos no **Quadro 136.8**, assim como o manejo clínico.

O tratamento medicamentoso, com corticoides e outros imunossupressores, deve ser considerado somente em casos moderados a graves (graus 3 e 4). Uma vez que o sucesso dessas terapias parece estar relacionado justamente com a ativação da imunidade celular contra as células neoplásicas. Nos casos mais severos, como vimos anteriormente, a recomendação é a suspensão do tratamento, porém essa decisão sempre deve ser discutida com a equipe oncológica.

Síndrome de liberação de citoquinas (SLC)

Síndrome de liberação de citoquinas (SLC) é uma síndrome de resposta inflamatória sistêmica que envolve febre com ou sem falência orgânica múltipla frequentemente descrita com o uso de terapia de células T receptor antigênico quimérico (CAR-T), anticorpos terapêuticos e transplante alogênico-haploidêntico.

Esta resposta exacerbada à terapia imunológica é dada pela ativação de células T e/ou outras células imuno ativas, como macrófagos e células endoteliais, resultando na liberação de citoquinas inflamatórias.[39]

- **Manifestações clínicas:** espectro de sintomas que vai de febre, fadiga, cefaleia, *rash*, diarreia, artralgias e mialgias até formas mais severas com comprometimento sistêmico como hipotensão, hipoxia, choque, extravasamento capilar, edema periférico e pulmonar, insuficiência renal e cardíaca, ou ainda falência orgânica múltipla.
- **Diagnóstico diferencial:** infecções (sepse) ou mesmo a própria progressão da doença (progressão tumoral), insuficiência cardíaca, tromboembolismo pulmonar reações alérgicas e Linfo-histiocitose hemofagocítica/síndrome da ativação do macrófago.[40]

Quadro 136.7. Classificação de eventos adversos conforme o *National Cancer Institute*		
Tipos de terapia	**Drogas**	**Toxicidades**
Anticorpos monoclonais	Alentuzomabe, bevacizumabe, blinatumomabe, cetuximab, ramucirumabe, trastuzomabe, bretuximabe, rituximabe	• Reações infusionais • S. de liberação de citoquinas • Pulmonar (pneumonite e eventos tromboembólicos) • Neurotoxicidade (PRES, AVEi e AVE h, meningite asséptica e encefalopatia) • Renal (nefrite intersticial, microangiopatia trombótica, SLT) • Cardíaca (s. de Kounis, miocardiopatia, arritmias, SCA)
Bloqueadores de Correceptores Imunes	Ipilimumabe (anti-CTLA-4), penbrolizumabe (anti-PD-1), nivolumabe (anti-PD-1), atezolizomabe (anti-PD-L1)	• Pulmonar (pneumonite) • Cardíaco (miocardite, pericardite e arritmias) • Renal (nefrite intersticial, glomerulonefrite, SLT, síndrome nefrótica) • Neuro (s. de Guillain-Barré, miastenia *gravis*, meningoencefalite, edema cerebral, convulsões, PRES) • Hepatotoxicidade • Endócrino (hipofisite, insuficiência adrenal e disfunção tireóidea)
CAR-TCell		• Síndrome de liberação de citoquinas (SLC) • Síndrome de neurotoxicidade associada a células efetoras imunes (ICANS)

SLT: síndrome de lise tumoral; PRES: síndrome da encefalopatia reversível posterior; AVEi: acidente vascular encefálico isquêmico; AVEh: acidente vascular encefálico hemorrágico; TEP: tromboembolismo pulmonar; SCA: síndrome coronariana aguda.

Fonte: Adaptado de National Cancer Institute (https://evs.nci.nih.gov/ftp1/CTCAE/About.html).

Quadro 136.8. Principais eventos adversos de acordo com a *American Society of Clinical Oncology*			
Evento adverso	**Critérios diagnósticos de evento severo**	**Diagnósticos antes do tratamento**	**Tratamento**
Colite (1,5%)*	G III: > 7 evacuações ao dia ou aumento do débito da ostomia, incontinência, necessidade de hospitalização e limitações no autocuidado G IV: risco de vida	Painel metabólico e hematológico TSH *Clostridium D.*, CMV e parasitoses TC de abdômen e pelve Endoscopia e biópsia	Considerar suspensão permanente CTAL-4i. Pode-se retomar o tratamento com bloqueadores PD-1/PD-L1 após recuperação Considerar MP 1-2 mg/kg/dia e outros imunossupressores após 3-5 dias de sintomas
Hepatite (1,5%)*	Grau III: disfunção hepática sintomática, fibrose em biópsia, cirrose, reativação de hepatite crônica, elevação de transaminases (5-20 vezes) e bilirrubinas (3-10 vezes) acima do normal Grau IV: descompensação da função hepática, elevação de transaminases (> 20 vezes) e bilirrubinas (> 10 vezes) acima do normal	Hepatites virais, histórico de uso de álcool, estudo de ferro, evento tromboembólico Ultrassom hepático (metástases) Anticorpo antinuclear, anti-músculo liso, ANCA	Interrupção permanente de ICI MP 1-2 mg/kg/dia Considerar o uso de outro imunossupressor Evitar Infliximab
Rash (1,1%)* Dermatoses bolhosas	Grau III: afeta a qualidade de vida se não responde ao tratamento (*rash*). < 30% da superfície corporal com dermatose bolhosa, com dor < 10% da superfície corporal ou envolvimento de mucosas (DRESS ou pustulose) Grau IV: > 30% da superfície corporal e anormalidades eletrolíticas (dermatose bolhosa) >10% da superfície corporal e com anormalidades sanguíneas (provas de função hepática)	Exame físico completo Acesso a drogas, infecções Biópsia de pele	Interrupção permanente do uso de ICI MP 1-2 mg/kg/dia Considerar uso de outro agente imunossupressor em caso de não melhora
Pneumonite: inflamação focal ou difusa do parênquima pulmonar, sem achados patognomônicos (1,1%)*	Grau III: sintomas severos, necessidade de hospitalização, > 50% de comprometimento do parênquima, autocuidado limitado, necessidade de oxigênio Grau IV: insuficiência respiratória aguda com risco de vida	RX de tórax TC de tórax *Swab* nasal, culturas de escarro, sangue e urina Fibrobroncoscopia e LBA c/ ou sem biópsia	Interrupção permanente do uso de ICI Antibióticos empíricos e MP 1-2 mg/kg/dia Considerar uso de outro agente imunossupressor após 2 dias
Hipotireoidismo (0,3%)*	Grau III-IV: sintomas severos, incapacidade para atividades diárias e consequências de risco de vida	Dosagens de TSH e T4	Suspende temporariamente o tratamento Reposição hormonal
Miocardite, pericardite, arritmia, alteração de função ventricular e vasculite	Grau III: testagem anormal moderada ou ocorrência de sintomas com atividade leve Graul V: descompensação moderada ou severa. Consequências de risco de vida.	ECG, troponina, BNP, ecocardiograma, RX de tórax, RM cardíaca, cateterismo cardíaco.	Interrupção permanente do uso de ICI MP 1-2 mg/kg/dia Considerar uso de outro agente imunossupressor ou MP 1g/dia em caso de não melhora

* Incidência relativa destas manifestações em graus avançados (grau III e IV).[37]

MP: Metil prednisolona.

Fonte: Adaptado de Gutierrez C, McEvoy C, Munshi L, Stephens RS, Detsky ME, Nates JL, *et al.* Critical Care Management toxicities associated with targeted agents and immunotherapies for cancer. CritCare Med. 2020;48(1):10-21.

- **Exames laboratoriais:** hemograma (leucocitose, leucopenia, neutropenia ou trombocitopenia), coagulação, eletrólitos, função renal e hepática, ácido úrico, lactato e lactato desidrogenase (LDH), gasometria arterial, marcadores inflamatórios (proteína C reativa, ferritina e dosagens de citoquinas quando disponíveis), importando ressaltar que não temos biomarcadores validados para este fim.[41]
- **Manejo:** definido pela gravidade da síndrome, que depende do agente causal (imunomodulador) e do sistema orgânico envolvido (pele, TGI, endócrino, sistema músculo esquelético, pulmões, rins, coração, oftálmico e neurológico). De acordo com *National Cancer Terminology Criteria for Adverse Events*, conforme **Quadro 136.9**.

Quadro 136.9. Manejo de acordo com a *National Cancer Terminology Criteria for Adverse Events*				
SLC	**GRAU 1**	**GRAU 2**	**GRAU 3**	**GRAU 4**
Febre +	≥ 38,0°C	≥ 38,0°C	≥ 38,0°C	≥ 38,0°C
Hipotensão	Não	Não requer	1 vasopressor com ou sem vasopressina	Mais de 1 vasopressor além da vasopressina
Hipoxia	Não	Cânula nasal de baixo fluxo	CN de alto fluxo, máscara facial ou de Venturi	Requer pressão positiva (CPAP, BIPAP, IMV)

Fonte: Adaptado de https://evs.nci.nih.gov/ftp1/CTCAE/About.html.

Nos casos de SLC graus 3 e 4 a suspensão da terapêutica deve ser feita de maneira temporária no grau 3 e definitiva no grau 4. Se houver persistência dos sintomas a administração de corticosteroides, prednisona via oral ou metilprednisolona endovenoso, ambos na dose de 1 a 2 mg/kg, por dia, no caso de grau 3 e metilprednisolona endovenoso caso de grau 4, na mesma dose.

No seguimento após 24-72 horas, em casos refratários, a recomendação é associar um imunossupressor como Micofenolato (500-1.000 mg 12/12 horas) ou Azatioprina.

SLC severa: considera-se o uso de Tocilizumab (anti-IL-6), administrado intravenoso em uma hora na dose de 12 mg/kg em pacientes com menos de 30 kg e 8 mg/kg naqueles com mais de 30 kg, até a dose máxima de 800 mg. Na ausência de melhora dos sintomas (hipotensão, hipoxemia, febre e outros) pode-se repetir a dose num intervalo mínimo de oito horas, até 4 doses. Nos quadros de toxicidade severa (graus 3 e 4) com risco de vida, após a terapêutica com Tocilizumabe pode-se utilizar Metilprednisolona 2 mg/kg até 1g/dia por 3 dias, porém deve se ter em mente que a associação desses medicamentos, pode diminuir o efeito terapêutico do tratamento com células CAR-T, uma vez que acabam depletando células CAR-T.[42] Reforçando a necessidade de que tais decisões terapêuticas sejam compartilhadas ao menos entre oncologista e intensivista.

Síndrome de neurotoxicidade associada a células efetoras imunes (ICANS)

Trata-se de síndrome clínica e neuropsiquiátrica que ocorre após dias ou semanas de alguns tratamentos imunoterápicos, especialmente aqueles que envolvem células imunoefetoras. Ocorre em graus variados de intensidade e raramente tem desfecho fatal.

Anteriormente denominada como síndrome de encefalopatia de liberação de citoquinas (CRES) e encefalopatia ou neurotoxicidade relacionada a CAR-Tcell.

- **Manifestações clínicas:** confusão e alterações comportamentais, alucinações auditivas e visuais, disfunções de linguagem, alterações de fala e apraxia, cefaleia, fadiga, tremores, disgrafia e outras alterações de movimentos finos, crises convulsivas subclínicas até *status epilepticus*, edema cerebral e coma podendo levar ao óbito. Estes sintomas ocorrem em geral como evolução de síndrome de liberação de citocinas, embora não precise ser precedido por esta se resolvem em 7-10 dias na maior parte dos casos, porém podem-se arrastar por semanas mantendo o paciente com necessidade de monitorização hemodinâmica e ventilação mecânica para proteção de via aérea em ambiente de UTI, podendo evoluir a óbito por edema cerebral maligno refratário.
- **Achados laboratoriais:** indicam inflamação sistêmica, desidrogenase lática elevada como marcador de carga tumoral, plaquetopenia por toxicidade medular pré-tratamento e marcadores inflamatórios elevados como, proteína C reativa, ferritina e velocidade de sedimentação globular, como evidência de liberação de citocinas e ativação imune. Elevados índices de interleucinas (IL-2, 6 e 15) e interferon-gama estão presentes, embora não sendo exames laboratoriais de rotina.[43]
- **EEG:** podem ocorrer achados de lentificação de ondas ou epilepsia, não se estabeleceu ainda uma correlação entre a grau de toxicidade e estes achados.
- **Neuroimagem:** edema cerebral nos casos prolongados e mais graves.
- **Diagnóstico diferencial:** efeitos de medicações (opioides), quadros metabólicos (renais e hepáticos), endocrinológicos (disfunções tireóideas e adrenais), infecciosos, epileptiformes e psiquiátricos. Manifestação tardia de neurotoxicidade e quimioterapia citotóxica como a associada a Fludarabina. A própria progressão da doença (metástase), PRESS e leucoencefalopatia multifocal.
- **Manejo:** em UTI quando rápida progressão para monitoração e eventual proteção de via aérea. Uso de corticosteroides ou aumento da dose, conforme a gravidade.
- **Grau 1:** desatenção com leve desorientação, disfunção de linguagem leve, tanto de expressão como de recepção, mas preservando comunicação.
- **Grau 2:** nível de consciência rebaixado, mas responsivo ao chamado, desorientação no tempo e no espaço.
- **Graus 3 e 4:** severa disfunção de linguagem ou mutismo, despertar difícil e convulsões.[40,44,45]

Situações especiais

- **Síndrome de lise tumoral (SLT):** é a expressão clínica da liberação em grande volume do conteúdo intracelular para o meio circulante. Ocorre nas doenças neoplásicas espontaneamente ou em resposta a tratamentos, principalmente em tumores com elevada capacidade de replicação celular (elevado "*turn over*") ou muito sensíveis às terapêuticas com grandes volumes de doença, por exemplo linfoma de Burkitt e leucemia linfoblástica aguda. É a complicação mais frequente de tratamento de neoplasia hematológicas em adultos e crianças.[48,49]

- **Manifestações clínicas:** estão relacionadas à elevação dos níveis ácido úrico, potássio e fósforo. O depósito de cristais de ácido úrico nos túbulos renais leva a insuficiência, com maior gravidade em usuários de agentes quimioterápicos como Cisplatina e Daunorubicina. A hipercalemia decorrente da citólise maciça fica agravada neste contexto de limitação funcional e pode manifestar-se por fadiga e sérias arritmias cardíacas com manifestações no eletrocardiograma (onda T apiculada, prolongamento do intervalo PR, alargamento do QRS, onda sinusoidal, arritmia grave e parada cardíaca). O fósforo elevado manifesta-se pela hipocalcemia decorrente, podendo causar convulsões, tetania, arritmias cardíacas e óbito. A elevação do fósforo parece ser menos grave na lise espontânea provavelmente pela recaptação do mesmo pelas células tumorais com elevada taxa de replicação.
- **Diagnóstico:** sem formalização de consenso adota-se os parâmetros laboratoriais definidos por Cairo-Bishop em 2004, posteriormente acrescido de classificação, mais aceitos e utilizados. A presença de 2 ou mais critérios laboratoriais abaixo no período de três dias antes até sete dias após o tratamento quimioterápico define SLT.
- **Ácido úrico:** ≥ 8,0 mg/dL (≥ 476 mmol/L).
- **Potássio:** ≥ 6,0 mEq/dL (≥ 6,0 mmol/L).
- **Fósforo:** ≥ 4,5 mg/dL (≥ 1,5 mmol/L) em adultos ≥ 6,5 mg/dL (2,1 mmol/L) em crianças.
- **Cálcio:** ≤ 7,0 mg/dL (≤ 1,75 mmol/L).
- Ou aumento de 25% do basal de ácido úrico, potássio e fósforo ou diminuição de 25% de cálcio.
- SLT clínico é definido pela presença dos critérios de SLT laboratorial acrescido de ao menos um dos seguintes achados:
  - Aumento >1,5 vezes o limite superior de creatinina.
  - Arritmia cardíaca ou morte súbita cardíaca.[50]

Estratificação de risco: maior risco em pacientes hematológicos, mas não uniformemente. São fatores de risco para SLT relacionados aos tumores: alta taxa proliferativa, elevada sensibilidade à quimioterapia, massas tumorais volumosas (> 10 cm de diâmetro ou > 50.000 células/μl, desidrogenase lática (DHL) > 2 vezes o limite superior de normalidade, infiltração orgânica ou comprometimento de medula óssea. Os fatores de risco para SLT relacionados ao paciente são: hiperuricemia (> 7,5 mg/dL), hiperfosfatemia (> 4,5 mg/dL), doença renal ou exposição a nefrotóxicos previamente, pacientes oligúricos, desidratados, depletados volêmicos ou não adequadamente hidratados durante o tratamento. Classifica-se em 3 níveis de risco (baixo, intermediário e alto) definidores de estratégia de prevenção.

Tratamento: monitorar adequada volemia, naqueles pacientes com risco elevado certificar-se de que recebeu 3.000 mL/mm³ precedendo a quimioterapia em 24-48 horas com objetivo de 100 mL/h de diurese, com especial atenção nos pacientes renais e cardíacos. Alopurinol 24-48 horas pré-quimioterapia, na dose de 800 mg/dia divididos em 3 doses ou 100 mg/m² a cada 8 horas. Não tem ação sobre o ácido úrico formado. Requer ajuste de dose com a função renal e pode ser usado endovenoso. Febuxostate ação se equivale ao do alopurinol é alternativa aos pacientes com déficit renal por ter metabolismo hepático.[51,52]

Rasburicase é a única medicação com ação sobre o ácido úrico formado. Uso vetado em deficiência de glicose-6-desidrogenase, em caso suspeito deve ser testado. Usa-se na dose de 0,15 a 0,20 mg/kg/dia por cinco dias. Já existem estudos demonstrando eficácia com doses menores.[53] A hipercalemia é a alteração mais perigosa na SLT devendo ser monitorada precoce e a intervalos frequentes e uso de medidas imediatas mesmo que paliativas (glicoinsulina, uso de betamiméticos, bicarbonato de sódio e gluconato de cálcio), é emergência médica acima de 7,0 mEq/L.

Indicação de cuidados em UTI: monitorização, manejo agudo das alterações eletrolíticas e terapia substitutiva renal, esta última mais provavelmente a mais frequente, dependendo do quanto foi possível fazer-se a prevenção antes da admissão em UTI.

Síndrome de diferenciação (síndrome de ATRA)

A síndrome de diferenciação também conhecida como síndrome do ácido retinóico (ATRA), é uma complicação potencialmente fatal que pode ocorrer principalmente em pacientes com leucemia promielocítica aguda (LPA) tratados com agentes diferenciantes como ácidos transretinoicos (ATRA) e trióxido de arsênico (ATO) e a incidência pode variar na literatura entre 2% a 48% desses pacientes,[54] essa diferença se deve à ausência critérios diagnósticos padronizados.[55]

A patogênese da síndrome do ATRA é complexa e ainda não bem conhecida.[56] A síndrome do ATRA se caracteriza por: 1) levar a uma liberação de uma variedade de citocinas por meio da diferenciação de células blásticas; 2) induzir uma mudança nas propriedades adesivas dos blastos. A combinação de um estado inflamatório sistêmico, aumento da permeabilidade vascular e dano endotelial resulta em hipotensão e hipoperfusão tecidual, levando à falência de múltiplos órgãos.

O diagnóstico de síndrome do ATRA é com base na apresentação clínica e epidemiologia (tratamento com drogas que causam diferenciação), e é suportado pela resposta ao tratamento e exclusão de diagnósticos alternativos, o que pode ser um desafio na UTI tendo em vista achados comuns a outras síndromes clínicas como sepse ou embolia pulmonar.

Nos pacientes com LPA em tratamento com ATRA ou ATO a presença de três ou mais achados clínicos, é suficiente para fechar o diagnóstico na exclusão de outra causa.[56-58]

Os achados principais são:

1. Febre > ou igual a 38°C.
2. Ganho de peso > 5 kg.
3. Hipotensão.
4. Dispneia.
5. Opacidades na radiografia de tórax.
6. Derrames pleurais ou pericárdicos.
7. Insuficiência renal aguda.

Tratamento

O tratamento da síndrome ATRA deve ser iniciado prontamente, uma vez que exista a suspeita clínica, com início precoce de glicocorticoides. A droga de escolha é a dexametasona na dose de 10 mg, oral ou intravenosa, de 12/12 horas, com resposta normalmente acontecendo em 12 a 24 horas.[56] Naqueles pacientes em que não houver uma resposta clínica esperada a dose pode ser aumentada para intervalos de 6/6 horas. Dexametasona (ou seu equivalente), deve ser continuado na dose plena por pelo menos 3 dias ou até a resolução da febre, dispneia e hipoxemia, seguindo de uma dose que deve ser titulada para 50% cada dois ou três dias, podendo haver recorrências da síndrome do ATRA com a interrupção do corticoide.

Tratamento de suporte das disfunções orgânicas na UTI pode ser necessário, como ventilação mecânica, em até 26% dos pacientes,[59] uso de vasopressores e terapia de substituição renal, em até 12% dos casos. A interrupção do uso de agentes diferenciados pode ser considerada, naqueles pacientes com manifestações severas de síndrome ATRA com disfunções orgânicas e essa decisão deve ser tomada em conjunto com a equipe da Oncologia.

Referências bibliográficas

1. Soares M, Bozza FA, Azevedo LC, Silva UV, Corrêa TD, Colombari F, et al. Effects of Organizational Characteristics on Outcomes and Resource Use in Patients With Cancer Admitted to Intensive Care Units. J Clin Oncol. 2016;34(27):3315-24.
2. Kiewe P, Seyfert S, Körper S, Rieger K, Thiel E, Knauf W. Progressive multifocal leukoencephalopathy with detection of JC virus in a patient with chronic lymphocytic leukemia parallel to onset of fludarabine therapy. Leuk Lymphoma. 2003;44(10):1815-8.
3. Rajaram NP, Charlie P, Paul O.Report of Severe Neurotoxicity With Cyclophosphamide. J Pediatr Hematol Oncol. 2000;22(6):5.
4. Chamberlain MC. Neurotoxicity of cancer treatment. Curr Oncol Rep. 2010;12(1):60-7.
5. Schiff D, Wen PY, van den Bent MJ. Neurological adverse effects caused by cytotoxic and targeted therapies. Nat Rev Clin Oncol. 2009;6(10):596-603.
6. Alexandre J, Cautela J, Ederhy S, Damaj GL, Salem JE, Barlesi F, et al. Cardiovascular Toxicity Related to Cancer Treatment: A Pragmatic Approach to the American and European Cardio-Oncology Guidelines. J Am Heart Assoc. 2020;9(18):e018403.
7. Armstrong GT, Oeffinger KC, Chen Y, Kawashima T, Yasui Y, Leisenring W, et al. Modifiable risk factors and major cardiac events among adult survivors of childhood cancer. J Clin Oncol. 2013;31(29):3673-80.
8. Mulrooney DA, Armstrong GT, Huang S, Ness KK, Ehrhardt MJ, Joshi VM, et al. Cardiac Outcomes in Adult Survivors of Childhood Cancer Exposed to Cardiotoxic Therapy: A Cross-sectional Study. Ann Intern Med. 2016;164(2):93-101.
9. Moslehi JJ. Cardiovascular Toxic Effects of Targeted Cancer Therapies. N Engl J Med. 2016;375(15):1457-1467.
10. Guglin M, Aljayeh M, Saiyad S, Ali R, Curtis AB. Introducing a new entity: chemotherapy-induced arrhythmia. Europace. 2009;11(12):1579-86.
11. Lyon AR, López-Fernández T, Couch LS, Asteggiano R, Aznar MC, Bergler-Klein J, et al. 2022 ESC Guidelines on cardio-oncology developed in collaboration with the European Hematology Association (EHA), the European Society for Therapeutic Radiology and Oncology (ESTRO) and the International Cardio-Oncology Society (IC-OS). Eur Heart J. 2022;43(41):4229-4361.
12. Hajjar LA, Costa IBSDSD, Lopes MACQ, Hoff PMG, Diz MDPE, Fonseca SMR, et al. Brazilian Cardio-oncology Guideline – 2020. Arq Bras Cardiol. 2020;115(5):1006-1043.
13. Valgimigli M, Bueno H, Byrne RA, Collet JP, Costa F, Jeppsson A, et al. 2017 ESC focused update on dual antiplatelet therapy in coronary artery disease developed in collaboration with EACTS: The Task Force for dual antiplatelet therapy in coronary artery disease of the European Society of Cardiology (ESC) and of the European Association for Cardio-Thoracic Surgery (EACTS). Eur Heart J. 2018;39(3):213-260.
14. Malato A, Saccullo G, Fazio G, Vergara B, Raso S, Guarneri GP, Russo A, Abbadessa V, Siragusa S. Drug-related cardiotoxicity for the treatment of haematological malignancies in elderly. Curr Pharm Des. 2010;16(26):2872-9.
15. McDonagh TA, Metra M, Adamo M, Gardner RS, Baumbach A, Böhm M, et al. 2021 ESC Guidelines for the diagnosis and treatment of acute and chronic heart failure. Eur Heart J. 2021;42(36):3599-3726. doi: 10.1093/eurheartj/ehab368. Erratum in: Eur Heart J. 2021;42(48):4901.
16. Al Ameri A, Koller C, Kantarjian H, Ravandi F, Verstovsek S, Borthakur G, Pet al. Acute pulmonary failure during remission induction chemotherapy in adults with acute myeloid leukemia or high-risk myelodysplastic syndrome. Cancer. 2010;116(1):93-7.
17. Vahid B, Marik PE. Pulmonary complications of novel antineoplastic agents for solid tumors. Chest. 2008;133(2):528-38.
18. Kopterides P, Lignos M, Mentzelopoulos S, Armaganidis A, Pappa V. Cytarabine-induced lung injury: case report. Anticancer Drugs. 2005;16(7):743-5.
19. Briasoulisand E, Pavlidis N. Noncardiogenic Pulmonary Edema: An Unusual and Serious Complication of Anticancer Therapy. Oncologist. 2001;6(2):153-161.
20. Mitchell EP. Gastrointestinal toxicity of chemotherapeutic agents. Semin Oncol. 2006;33(1):106-20.
21. Sonis ST, Elting LS, Keefe D, Peterson DE, Schubert M, Hauer-Jensen M, et al. Perspectives on cancer therapy-induced mucosal injury: pathogenesis, measurement, epidemiology, and consequences for patients. Cancer. 2004;100(9 Suppl):1995-2025.
22. Peterson DE, Bensadoun RJ, Roila F; ESMO Guidelines Working Group. Management of oral and gastrointestinal mucositis: ESMO Clinical Practice Guidelines. Ann Oncol. 2011;22(Suppl 6):vi78-84.
23. Keefe DM, Schubert MM, Elting LS, Sonis ST, Epstein JB, Raber-Durlacher JE,et al. Updated clinical practice guidelines for the prevention and treatment of mucositis. Cancer. 2007;109(5):820-31.
24. Bertozzi G, Maiese A, Passaro G, Tosoni A, Mirijello A, Simone S, et al. Neutropenic Enterocolitis and Sepsis: Towards the Definition of a Pathologic Profile. Medicina (Kaunas). 2021;57(6):638.

25. van Zelm R, Coeckelberghs E, Sermeus W, Wolthuis A, Bruyneel L, Panella M, et al. A mixed methods multiple case study to evaluate the implementation of a care pathway for colorectal cancer surgery using extended normalization process theory. BMC Health Serv Res. 2021;21(1):11.
26. Richardson PG, Soiffer RJ, Antin JH, Uno H, Jin Z, Kurtzberg J, et al. Defibrotide for the treatment of severe hepatic veno-occlusive disease and multiorgan failure after stem cell transplantation: a multicenter, randomized, dose-finding trial. Biol Blood Marrow Transplant. 2010;16(7):1005-17.
27. Daniel D, Crawford J. Myelotoxicity from chemotherapy. Semin Oncol. 2006;33(1):74-85.
28. Carson JL, Grossman BJ, Kleinman S, Tinmouth AT, Marques MB, Fung MK, et al. Red blood cell transfusion: a clinical practice guideline from the AABB*. Ann Intern Med. 2012;157(1):49-58.
29. Schiffer CA, Bohlke K, Delaney M, Hume H, Magdalinski AJ, McCullough JJ, et al. Platelet Transfusion for Patients With Cancer: American Society of Clinical Oncology Clinical Practice Guideline Update. J Clin Oncol. 2018;36(3):283-299.
30. Apelseth TO, Hervig T, Bruserud O. Current practice and future directions for optimization of platelet transfusions in patients with severe therapy-induced cytopenia. Blood Rev. 2011;25(3):113-22.
31. Estcourt LJ, Stanworth S, Doree C, Trivella M, Hopewell S, Blanco P, Murphy MF. Different doses of prophylactic platelet transfusion for preventing bleeding in people with haematological disorders after myelosuppressive chemotherapy or stem cell transplantation. Cochrane Database Syst Rev. 2015;2015(10):CD010984.
32. D. Wardrop *et al.*, "Antifibrinoliticos e câncer," no. 7, p. 51, 2013.
33. Dale DC. How I diagnose and treat neutropenia. Curr Opin Hematol. 2016;23(1):1-4.
34. Shah DR, Shah RR, Morganroth J. Tyrosine kinase inhibitors: their on-target toxicities as potential indicators of efficacy. Drug Saf. 2013;36(6):413-26.
35. Brahmer JR, Lacchetti C, Schneider BJ, Atkins MB, Brassil KJ, Caterino JM, et al. Management of Immune-Related Adverse Events in Patients Treated With Immune Checkpoint Inhibitor Therapy: American Society of Clinical Oncology Clinical Practice Guideline. J Clin Oncol. 2018;36(17):1714-1768.
36. Lemiale V, Meert AP, Vincent F, Darmon M, Bauer PR, Van de Louw A, Azoulay E; Groupe de Recherche en Reanimation Respiratoire du patient d'Onco-Hématologie (Grrr-OH). Severe toxicity from checkpoint protein inhibitors: What intensive care physicians need to know? Ann Intensive Care. 2019;9(1):25.
37. De Velasco G, Je Y, Bossé D, Awad MM, Ott PA, Moreira RB, Schutz F, Bellmunt J, Sonpavde GP, Hodi FS, Choueiri TK. Comprehensive Meta-analysis of Key Immune-Related Adverse Events from CTLA-4 and PD-1/PD-L1 Inhibitors in Cancer Patients. Cancer Immunol Res. 2017;5(4):312-318.
38. Wang DY, Salem JE, Cohen JV, Chandra S, Menzer C, Ye F, et al. Fatal Toxic Effects Associated With Immune Checkpoint Inhibitors: A Systematic Review and Meta-analysis. JAMA Oncol. 2018;4(12):1721-1728.
39. Lee DW, Gardner R, Porter DL, Louis CU, Ahmed N, Jensen M, et al. Current concepts in the diagnosis and management of cytokine release syndrome. Blood. 2014;124(2):188-95.
40. Lee DW, Santomasso BD, Locke FL, Ghobadi A, Turtle CJ, Brudno JN, et al. ASTCT Consensus Grading for Cytokine Release Syndrome and Neurologic Toxicity Associated with Immune Effector Cells. Biol Blood Marrow Transplant. 2019;25(4):625-638.
41. Gupta S, Seethapathy H, Strohbehn IA, Frigault MJ, O'Donnell EK, Jacobson CA, et al. Acute Kidney Injury and Electrolyte Abnormalities After Chimeric Antigen Receptor T-Cell (CAR-T) Therapy for Diffuse Large B-Cell Lymphoma. Am J Kidney Dis. 2020;76(1):63-71.
42. Brudno JN, Kochenderfer JN. Toxicities of chimeric antigen receptor T cells: recognition and management. Blood. 2016;127(26):3321-30.
43. Karschnia P, Jordan JT, Forst DA, Arrillaga-Romany IC, Batchelor TT, Baehring JM, et al. Clinical presentation, management, and biomarkers of neurotoxicity after adoptive immunotherapy with CAR T cells. Blood. 2019;133(20):2212-2221.
44. Schneider BJ, Naidoo J, Santomasso BD, Lacchetti C, Adkins S, Anadkat M, et al. Management of Immune-Related Adverse Events in Patients Treated With Immune Checkpoint Inhibitor Therapy: ASCO Guideline Update. J Clin Oncol. 2021;39(36):4073-4126.
45. Maus MV, Alexander S, Bishop MR, Brudno JN, Callahan C, Davila ML, et al. Society for Immunotherapy of Cancer (SITC) clinical practice guideline on immune effector cell-related adverse events. J Immunother Cancer. 2020;8(2):e001511.
46. Neelapu SS. Managing the toxicities of CAR T-cell therapy. Hematol Oncol. 2019;37 Suppl 1:48-52.
47. Neelapu SS, Tummala S, Kebriaei P, Wierda W, Gutierrez C, Locke FL, et al. Chimeric antigen receptor T-cell therapy – assessment and management of toxicities. Nat Rev Clin Oncol. 2018;15(1):47-62.
48. Cairo MS, Coiffier B, Reiter A, Younes A; TLS Expert Panel. Recommendations for the evaluation of risk and prophylaxis of tumour lysis syndrome (TLS) in adults and children with malignant diseases: an expert TLS panel consensus. Br J Haematol. 2010;149(4):578-86.
49. Magrath IT, Semawere C, Nkwocha J. Causes of death in patients with burkitt's lymphoma--the role of supportive care in overall management. East Afr Med J. 1974;51(9):623-32.
50. Howard SC, Trifilio S, Gregory TK, Baxter N, McBride A. Tumor lysis syndrome in the era of novel and targeted agents in patients with hematologic malignancies: a systematic review. Ann Hematol. 2016;95(4):563-73.
51. Martin L, Senesse P, Gioulbasanis I, Antoun S, Bozzetti F, Deans C, et al. Diagnostic criteria for the classification of cancer-associated weight loss. J Clin Oncol. 2015;33(1):90-9.
52. Spina M, Nagy Z, Ribera JM, Federico M, Aurer I, Jordan K, et al. FLORENCE: a randomized, double-blind, phase III pivotal study of febuxostat versus allopurinol for the prevention of tumor lysis syndrome (TLS) in patients with hematologic malignancies at intermediate to high TLS risk. Ann Oncol. 2015;26(10):2155-61.
53. Vadhan-Raj S, Fayad LE, Fanale MA, Pro B, Rodriguez A, Hagemeister FB, et al. A randomized trial of a single-dose rasburicase versus five-daily doses in patients at risk for tumor lysis syndrome. Ann Oncol. 2012;23(6):1640-5.
54. Montesinos P, Bergua JM, Vellenga E, Rayón C, Parody R, de la Serna J, et al. Differentiation syndrome in patients with acute promyelocytic leukemia treated with all-trans retinoic acid and anthracycline chemotherapy: characteristics, outcome, and prognostic factors. Blood. 2009;113(4):775-83.
55. Stahl M, Tallman MS. Differentiation syndrome in acute promyelocytic leukaemia. Br J Haematol. 2019;187(2):157-162.
56. Sanz MA, Montesinos P. How we prevent and treat differentiation syndrome in patients with acute promyelocytic leukemia. Blood. 2014;123(18):2777-82.
57. Leblebjian H, DeAngelo DJ, Skirvin JA, Stone RM, Wadleigh M, Werner L, et al. Predictive factors for all-trans retinoic acid-related differentiation syndrome in patients with acute promyelocytic leukemia. Leuk Res. 2013;37(7):747-51.
58. Fathi AT, DiNardo CD, Kline I, Kenvin L, Gupta I, Attar EC,et al. Differentiation Syndrome Associated With Enasidenib, a Selective Inhibitor of Mutant Isocitrate Dehydrogenase 2: Analysis of a Phase 1/2 Study. JAMA Oncol. 2018;4(8):1106-1110.
59. Montesinos P, Sanz MA. The differentiation syndrome in patients with acute promyelocytic leukemia: experience of the pethema group and review of the literature. Mediterr J Hematol Infect Dis. 2011;3(1):e2011059.

SEÇÃO 14

A Paciente Obstétrica na UTI

Coordenador: Hélio Penna Guimarães

capítulo 137

Desordens Hipertensivas na Gravidez

Sofia Escórcio | Margarida Jardim

Destaques

- Os distúrbios hipertensivos da gravidez são responsáveis por morbimortalidades materna e fetal importantes.
- A pré-eclâmpsia é uma entidade com uma fisiopatologia complexa, e a grávida com pré-eclâmpsia deve ser sempre considerada um doente crítico.
- Pela grande probabilidade de uma rápida evolução desfavorável e necessidade de suporte vital, deve ser considerada a admissão em UTI (ou unidade de alta dependência) com capacidade técnica e material adequada à monitorização hemodinâmica e suporte de funções vitais.
- As alterações fisiológicas da gravidez condicionam o suporte ventilatório da grávida crítica, pelo que são necessários ajustes nos parâmetros ventilatórios.
- A prestação de cuidados à grávida crítica deve ser realizada por uma equipa multidisciplinar e multiprofissional.
- A monitorização fetal deve ser realizada em paralelo às intervenções terapêuticas maternas.

Introdução

A admissão de grávidas e puérperas nos Serviços de Medicina Intensiva é rara e constituem menos de 1% de todas as admissões. As alterações fisiológicas e patológicas associadas à gravidez tornam este grupo de doentes críticos muito particular e alvo de cuidados assistenciais muito específicos.[1]

Os distúrbios hipertensivos complicam de 6% a 8% de todas as gravidezes, contribuindo significativamente para a morbidade e mortalidade perinatal e materna. A sua incidência é díspar entre países desenvolvidos e em vias de desenvolvimento, atingindo 4% de todas as gestações nos EUA (onde é a 3ª causa de mortalidade materna na gravidez avançada) e de 2% a 8% em todo o mundo.[1]

Define-se hipertensão crônica como a hipertensão que está presente antes do início da gravidez ou que é diagnosticada antes das 20 semanas de gestação. A pré-eclâmpsia (PE) é definida pela presença de hipertensão associada à proteinúria, ocorrendo geralmente após as 20 semanas de gestação. Em 2019 a definição foi revista, sendo atualmente aceita a proposta pela *International Society for the Study of Hypertension in Pregnancy* (ISSHP).[2]

A hipertensão crônica pode ser complicada com pré-eclâmpsia ou eclâmpsia. A hipertensão gestacional é a hipertensão detectada depois das 20 semanas de gestação, não se acompanha de proteinúria, pode evoluir para PE e desaparece nos primeiros 3 meses de pós-parto.

A pré-eclâmpsia é um distúrbio multissistêmico que tipicamente afeta de 2% a 5% das grávidas, sendo considerada a causa primordial de morbidade e mortalidade materna e perinatal, em especial quando tem início precoce na gestação.[2]

Existem fatores de risco associados ao desenvolvimento da pré-eclâmpsia, sendo ainda pouco claro o contributo real da interação genético-ambiental na incidência desta entidade, com dados recentes sugerindo a existência de um componente genético.

A pré-eclâmpsia precoce está associada a alguns tipos de trombofilia, obrigando o estudo retrospectivo destas entidades no período pós-parto, quando se pressupõe uma normalização dos fatores da coagulação.

Apesar de ainda não ser totalmente conhecida a sua patogênese, postula-se atualmente que se trata de um processo bifásico, como será descrito a seguir.

A sua potencial gravidade e morbimortalidade neonatal e materna associadas implicam a identificação de mulheres em risco de desenvolvimento de pré-eclâmpsia com o objetivo de prevenção, acompanhamento pré-natal e/ou de um diagnóstico e tratamento precoces.[2]

A abordagem de grávidas com PE de início precoce constitui um desafio clínico, baseando-se no equilíbrio entre a maturação fetal desejada *in utero* e o risco da continuação da gravidez com evolução para disfunção de órgão.

Pretende-se neste capítulo, proceder uma revisão sistemática da pré-eclâmpsia e da abordagem das suas complicações graves, com especial enfâse nas questões relacionadas com o suporte de funções vitais.

Epidemiologia

A PE é uma condição obstétrica que tem sido alvo de uma investigação científica massiva nas últimas décadas.[3]

Embora a incidência exata seja desconhecida, estima-se que ocorre em aproximadamente de 3% a 5% de todas as gestações e, se incluirmos os casos de pré- eclâmpsia pós-parto, a incidência varia entre 2% e 8% de todas as gestações no mundo.[3] Apesar da mortalidade materna ser significativamente inferior nos países desenvolvidos, de 14% a 16% de todas as mortes maternas são atribuídas a distúrbios hipertensivos em todo o mundo.[4]

Em 10% dos casos, a PE evolui para apresentações graves, associadas a um maior risco de morbidade e mortalidade materna com instalação de falências de órgão agudas e por vezes, persistentes no médio e longo prazo. A incidência de formas graves de PE ronda os 0,5% nos países desenvolvidos e é superior a 1% nos países em vias de desenvolvimento. De igual forma a PE é responsável por 1/3 dos partos pré-termo nos países desenvolvidos. A incidência de eclâmpsia, também é variável. Na América do Norte e Europa, estimam-se 5 a 7 casos de eclâmpsia em cada 10 mil partos, e nos países em vias de desenvolvimento, a incidência é significativamente maior, estimando-se 1 caso a cada 100 gestações.[5]

Conceito

A pré-eclâmpsia (PE) é um distúrbio hipertensivo induzido pela gravidez, associado a restrição do crescimento fetal, morbidade e mortalidade materna e perinatal.[5]

Hipertensão gestacional é definida como uma pressão arterial sistólica (PAS) ≥ 140 mmHg e/ou uma pressão arterial diastólica (PAD) ≥ 90 mmHg, pelo menos em duas medições com um intervalo de pelo menos 4 horas, após as 20 semanas de gestação em mulheres previamente normotensas.[2]

Segundo a ISSHP[2], define-se *pré-eclâmpsia* como uma pressão arterial sistólica (PAS) ≥ 140 mmHg e/ou uma pressão arterial diastólica (PAD) ≥ 90 mmHg, pelo menos em duas medições com um intervalo de pelo menos quatro horas, após as 20 semanas de gestação em mulheres previamente normotensas, e associadas a um ou mais dos seguintes fatores de início recente:

- Proteinúria (definida por um *ratio* proteína_:_creatinina ≥ 30 mg/mmol (0,3 mg/mg); proteínas ≥ 300 mg/24 horas; ou teste qualitativo: 2+).
- Evidência materna de disfunção de órgão-alvo, incluindo: lesão renal aguda (LRA) definida por uma creatinina sérica ≥ 1 mg/dL; envolvimento hepático (alanina aminotransferase ou aspartato aminotransferase > 40 UI/L) associada ou não a dor no hipocôndrio direito ou epigastro; complicações neurológicas (eclâmpsia, alteração do estado de consciência, alterações da acuidade visual, acidente vascular cerebral, clônus, cefaleia intensa e escotomas visuais persistentes); ou complicações hematológicas (trombocitopenia, definida por uma contagem plaquetária < 150.000/μL, coagulação intravascular disseminada (CID), hemólise); ou
- Disfunção uteroplacentária (como por exemplo, restrição do crescimento fetal, análise Doppler da artéria umbilical anômala ou evidência de natimorto)

A pré-eclâmpsia pode ser classificada em 4 subtipos[5]:

- PE de início precoce, com parto < 34^{+0} semanas de gestação.
- PE pré-termo, com o parto < 37^{+0} semanas de gestação.
- PE de início tardio, com o parto ≥ 34^{+0} semanas de gestação.
- PE de termo, com parto ≥ 37^{+0} semanas de gestação.

A PE de início precoce, está associada a um risco acrescido de morbimortalidade materna e perinatal a curto e longo prazos. A esperança de vida de uma mulher que desenvolve este tipo de PE, é reduzido em média 10 anos e o impacto no longo prazo na saúde da criança não é desprezível, estando documentada a associação com o desenvolvimento de insulinorresistência, doença arterial coronária e hipertensão.[5]

Vinte e cinco por cento das grávidas com hipertensão crônica desenvolvem PE, sendo essa percentagem ainda maior na presença de doença renal e/ou com transplante renal[5] (**Quadro 137.1**).

Nos países desenvolvidos estima-se que 10% dos casos de PE evoluam para quadros graves, isto é, apresentações associadas a disfunção de órgão. Não existe um consenso generalizado quanto à classificação de PE severa. Alguns países (como por exemplo o Reino Unido) não adotam a designação de PE severa, assumindo que a PE é uma entidade única e com uma evolução contínua de gravidade. Outros países, como a França, e algumas sociedades científicas internacionais, fazem essa distinção, baseando-se no agravamento dos marcadores de disfunção de órgão, de forma a estratificar o nível de cuidados assistenciais e as decisões terapêuticas. Todavia, não existe um algoritmo validado de estratificação dos critérios de gravidade que permitam a definição das formas graves. De uma maneira geral, a idade gestacional e o *status* fetal não são considerados na definição sugerida de PE severa. No **Quadro 137.2**, estão descritos os critérios de diagnóstico de PE severa, propostos por Bonnet *et al* (França, 2021).[6]

Estão reconhecidos e estudados vários fatores de risco para PE:[4,5]

- **Nuliparidade:** mulheres multíparas apresentam menor risco, todavia este efeito protetor perde-se quando a conceção ocorre com outro parceiro.

Quadro 137.1. Definição dos distúrbios associados à gravidez, de acordo com as *guidelines* da International Society for the Study of Hypertension in Pregnancy (ISSHP)

Definição dos distúrbios hipertensivos da gravidez (ISSHP, 2021)
 	
Pré-gravidez ou gestação < 20 semanas
• **Hipertensão crônica**: hipertensão detectada pré-gravidez ou antes de 20 semanas de gestação
• **Hipertensão essencial**: HTA sem causa secundária.
• **Hipertensão secundária**: HTA com uma causa secundária conhecida (p. ex.: doença renal).
• **Hipertensão do jaleco branco**: PAS ≥ 140 mmHg e/ou PAD ≥ 90 mmHg, medida no consultório médico, mas PAS < 135/85 mmHg medida no domicílio ou na monitorização 24 horas.
• **Hipertensão mascarada**: PAS ≥ 140 mmHg e/ou PAD ≥ 90 mmHg medida no consultório médico, mas PAS < 135/85 mmHg medida em ambulatório.
 	
Gestação ≥ 20 semanas
Hipertensão gestacional: hipertensão persistente de início recente, definida como uma PAS ≥ 160 mmHg e/ou PAD ≥ 90 mmHg após as 20 semanas de gestação, na ausência de características de PE.
Hipertensão gestacional transitória: HTA detectada ≥ 20 semanas de gestação, mas que deixa de se verificar em medições seguintes
Pré-eclâmpsia: hipertensão gestacional acompanhada por ≥ 1 critérios de início recente às ou após 20 semanas de gestação:
• Proteinúria: ≥ 300 mg na urina 24 horas ou rácio proteína_:_creatinina ≥ 0,30 mg/mg ou teste qualitativo ≥ 1+.
• Outra disfunção de órgão materno:
  • Lesão renal aguda: creatinina sérica ≥ 1 mg/dL.
  • Envolvimento hepático: AST ou ALT > 40 UI/L com ou sem dor no hipocôndrio direito ou epigastro.
  • Complicações neurológicas: eclâmpsia, alteração do estado de consciência, cegueira, AVC, hiperreflexia acompanhada por clônus, cefaleias severas e escotomas visuais persistentes.
  • Complicações hematológicas: trombocitopenia (plaquetas < 150.000/µL), CID, hemólise.
  • Disfunção uteroplacentária: restrição do crescimento fetal, análise Doppler da artéria umbilical anômala ou natimorto.
 	
PE sobreposta à hipertensão crônica
• Mulheres com hipertensão essencial crônica que desenvolvem qualquer um dos critérios de disfunção de órgão consistente com PE.
• Aumento da pressão arterial isoladamente não é suficiente para o disgnóstico de PE sobreposta.
• Na ausência de proteinuria preexistente, a proteinúria de início recente em contexto de pressão arterial elevada, é suficiente para diagnosticar PE sobreposta.

HTA: hipertensão arterial; PAS: pressão arterial sistólica; PAD: pressão arterial diastólica; PE: pré-eclâmpsia; AST: aspartato aminotransferase; ALT: alanina aminotransferase; AVC: acidente vascular cerebral; CID: coagulação intravascular disseminada.

Fonte: Adaptado de Poon LC, Shennan A, Hyett JA, Kapur A, Hadar E, Divakar H, *et al.* The International Federation of Gynecology and Obstetrics (FIGO) initiative on pre-eclampsia: A pragmatic guide for first-trimester screening and prevention. Int J Gynaecol Obstet. 2019;145 Suppl 1(Suppl 1):1-33.

Quadro 137.2. Critérios de diagnóstico de PE Severa
Critérios de diagnóstica de PE severa
Na presença de PE, definida como hipertensão persistente de início recente, definida como uma PAS ≥ 140 mmHg e/ou PAD ≥ 90 mmHg após as 20 semanas de gestação **E** proteinúria ≥ 300 mg na urina de 24 horas, considera-se PE severa se evidência de pelo menos um dos seguintes critérios: Hipertensão severa ou não controlada (PAS ≥ 160 mmHg e/ou PAD ≥ 110 mmHg). Proteinúria > 300 mg/24 horas. Creatinina sérica ≥ 1 mg/dL. Oligúria < 500 cc/24 horas ou < 25 cc/h. Trombocitopenia < 100.000 /µL. Citólise hepática com AST/ALT > 2N. Dor hipocôndrio direito e/ou epigastro intensa e persistente. Dor torácica, dispneia, edema agudo do pulmão. Sinais neurológicos: cefaleia intensa refratária, distúrbios visuais ou auditivos persistentes, hiperreflexia tendinosa.. Síndrome de HELLP (*Hemolysis, Elevated Liver enzymes, Low Platelets*).

PAS: pressão arterial sistólica; PAD: pressão arterial diastólica; PE: pré-eclâmpsia; AST: aspartato aminotransferase; ALT: alanina aminotransferase.

Fonte: Adaptado de Bonnet MP, Garnier M, Keita H, Compère V, Arthuis C, Raia-Barjat T, *et al.* Guidelines for the management of women with severe pre-eclampsia. Anaesth Crit Care Pain Med. 2021 Oct;40(5):100901.

- **História prévia de PE:** parece haver um risco cumulativo de PE de 7 a 10 vezes numa segunda gravidez.
- **História familiar de PE:** filhas e irmãs de mulheres que desenvolveram PE, apresentam um risco 3 a 4 vezes superior de apresentarem PE. Apesar de o fator hereditariedade ser complexo, incluindo inúmeras variantes individualmente com efeito pouco expressivo, parece haver uma correlação com os cromossomas 2p, 2q, 4p, 7p, 9p, 10q, 11q e 22q.
- **Obesidade materna:** definida como a presença de um índice de massa corporal ≥ 30 kg/m². Existe evidência substancial que a obesidade confere um risco 2 a 4 vezes superior de PE, provavelmente pela sua associação a um estado de *low-grade inflamation,* indutor de disfunção endotelial e disfunção

e isquemia placentárias imunomediadas, que promovem a produção de mediadores inflamatórios, resultando em uma resposta inflamatória materna amplificada e o desenvolvimento de PE.

- **Idade materna > 35 anos:** a idade materna avançada, definida como sendo ≥ 35 anos no momento do parto, está associada a um risco de desenvolvimento de PE de 1,2 a 3 vezes superior, comparado com idades maternas mais jovens. Essa probabilidade aumenta se a idade materna for superior a 40 anos, havendo alguma evidência de aumento de 4% de risco acrescido para PE de início tardio para cada ano acima dos 32 anos de idade. Contudo, não parece haver uma associação entre a idade materna e o aumento do risco de PE de início precoce.
- **Gravidez gemelar (ou múltipla).**
- **Intervalo gestacional:** o intervalo entre gravidezes, seja curto ou longo, está associado a um risco aumentado de PE, embora pareça ser evidente que quanto maior o intervalo, maior o risco de PE, provavelmente associado a fatores com a idade materna mais avançada, infertilidade e comorbidades maternas. A associação entre intervalos curtos intergravidez e o risco acrescido de PE parecem estar relacionado com um baixo estrato socioeconômico, *stress* pós-parto, malnutrição e acesso condicionado aos cuidados de saúde.
- **Reprodução medicamente assistida:** a reprodução medicamente assistida parece duplicar o risco de PE, em particular se associada a estimulação ovárica hiperestrogênica, independentemente da técnica utilizada.[5] Os níveis muito elevados de estrogênios durante a implantação parecem promover alterações placentárias e da circulação uteroplacentária, e uma diminuição do número de artérias uterinas espirais com invasão vascular.
- **Comorbidades maternas:** algumas comorbidades predispõem ao desenvolvimento de PE. Neste grupo incluem-se: hiperglicemia gestacional (*diabetes mellitus* tipo 1 ou 2 pré-gestacional), diabetes gestacional, hipertensão crônica, doença renal, doença autoimune (em particular lúpus eritematoso sistêmico (LES) e síndrome dos anticorpos antifosfolipídicos (SAAF). A PE e a *diabetes mellitus* pré-gestacional, partilham alguns fatores de risco, como por exemplo, a idade materna avançada, obesidade pré-gestacional, suscetibilidade étnico-racional e múltiplas gravidezes. Os fenômenos fisiopatológicos associados e partilhados por estas duas condições patológicas incluem a disfunção endotelial, o desequilíbrio nos fatores angiogênicos, o aumento do *stress* oxidativo (baixo *pool* de antioxidantes e maiores níveis de radicais livres de oxigênio) e a dislipidemia (particularmente com aumento dos triglicéridos). Por outro lado, a PE é um fator de risco para o desenvolvimento futuro de *diabetes mellitus* tipo 2. Ambas as entidades estão associadas a insulinorresistência e mulheres com PE têm um risco aumentado de desenvolvimento de síndrome metabólica após o parto.
- **Etnicidade:** existe uma extensa evidência da associação entre etnicidade e o risco de desenvolvimento da PE. Mulheres com origem afrocaribenha apresentam um risco de 20 a 50% para PE. O risco é também maior para mulheres com origem no sudoeste asiático quando comparadas com mulheres de raça branca não hispânicas. A razão subjacente a estes achados pode estar relacionada com o perfil metabólico não gravídico e uma suscetibilidade aumentada para as doenças cardiovasculares, hipertensão arterial crônica e *diabetes mellitus.*

No entanto, esses fatores de risco não são responsáveis por todos os casos, nem pelas suas complicações, como eclâmpsia e síndrome HELLP (um subtipo de pré-eclâmpsia grave caracterizado por hemólise [H], enzimas hepáticas elevadas [EL – *elevated liver*] e trombocitopenia [LP – *low platelets*]).

Apesar de estar habitualmente associada a proteinúria de aparecimento recente, a hipertensão e outros sintomas de pré-eclâmpsia podem não ser acompanhados de proteinúria. Dor epigástrica ou no hipocôndrio direito está associada a necrose focal do parênquima hepático, edema celular hepático e/ou distensão da cápsula de Glisson. Contudo, a presença destes sintomas nem sempre se correlaciona com as alterações laboratoriais e histopatológicas hepáticas.

A PE está associada a complicações perinatais e neonatais a curto e a longo prazo, relacionadas com o peso e idade gestacional à nascença, em particular quando a PE tem início precoce.[5] As alterações vasculares placentárias, o stress oxidativo e as lesões endoteliais subjacentes à PE, condicionam hipoxia e acidose, responsáveis pela restrição do crescimento fetal e potencial sofrimento fetal periparto.

Uma complicação importante é a morte fetal intrauterina. A sua incidência varia com a gravidade da PE e a presença de comorbidades, e é 3 vezes superior nas mulheres com PE de países de baixo-médios recursos.[5] As principais causas de morte fetal intrauterina incluem a hipoxia aguda ou crônica, insuficiência placentária, restrição de crescimento fetal e placenta abrupta. Da mesma forma, o risco de parto pré-termo natural ou medicamente indicado (antes das 37 semanas) é expressivamente maior com o desenvolvimento de PE, em particular com a PE de início precoce e mais grave (25% dos casos).[5] A prematuridade acarreta maior morbidade e mortalidade neonatal pelo risco de desenvolvimento de enterocolite necrotizante, retinopatia da prematuridade, displasia broncopulmonar, hemorragia intraventricular e alterações do neurodesenvolvimento. As complicações a longo prazo em crianças nascidas de mães que desenvolveram PE na gravidez, parecem ser induzidas pelo aporte subótimo de nutrientes devido à insuficiência placentária, que condicionam adaptações metabólicas, hormonais e da morfologia orgânica, que promovem um risco acrescido de insulinorresistência, *diabetes mellitus*, doença arterial coronária e hipertensão arterial.

Estão descritos múltiplos processos inter-relacionados associados à etiologia desta entidade, incluindo desequilíbrio na homeostasia das prostaglandinas, mecanismos imunológicos, aumento hiperdinâmico do débito cardíaco, aumento da reatividade vascular a agentes vasoativos, perda precoce da refratariedade à angiotensina II, e alterações subclínicas da coagulação. Têm sido amplamente estudados o envolvimento do endotélio e o papel do fator de necrose tumoral, β- caroteno, e os níveis reduzidos de antitrombina III, mas que permanecem, ainda, não completamente compreendidos.

Fisiopatologia

Na gravidez normal, há uma queda fisiológica da pressão arterial no início do primeiro trimestre, relacionada com uma redução significativa das resistências vasculares periféricas mediada pelos fatores vasoativos endoteliais, que atinge o seu *plateau* no final do segundo trimestre, e retorna aos valores basais pré-gestacionais ao longo do terceiro trimestre.

Apesar de ainda não totalmente compreendida, o conhecimento atual sobre a fisiopatologia da PE, sugere tratar-se de um distúrbio multissistêmico que se desenvolve em duas fases.[7] A primeira fase relaciona-se diretamente com a implantação placentária, e a segunda fase com a inflamação vascular responsável pelas manifestações clínicas da PE.

Em uma primeira fase, provavelmente aquando da implantação uterina e formação placentária, parece ocorrer uma invasão trofoblástica anômala que promove uma remodelação inadequada das artérias espiraladas uterinas, condicionando uma diminuição da perfusão placentária. A placenta isquêmica induz a libertação de mediadores provocando disfunção endotelial e angiogênese alterada (pelo desequilíbrio entre fatores angiogênicos e antiangiogênicos).

Os mecanismos responsáveis pelo aumento rápido da pressão arterial em grávidas com hipertensão crônica, ainda não são totalmente claros. A gravidade da hipertensão arterial prévia é um fator de risco para o desenvolvimento de crises hipertensivas ou hipertensão maligna durante a gravidez.[7] Um fator crítico na sua patogênese, é o *stress* mecânico na parede vascular. Sob *stress* mecânico, a parede vascular liberta fatores humorais vasoconstritores que induzem uma subida da pressão arterial, responsável pela lesão endotelial e ativação intravascular da cascata da coagulação, condicionando necrose fibrinoide e nova libertação de substâncias vasoconstritoras. Este ciclo vicioso perpetua-se amplificando a lesão vascular, isquemia tecidular e libertação de substâncias vasoconstritoras. A ativação endotelial é intrínseca à resposta inflamatória sistêmica que envolve a ativação leucocitária e do complemento, resposta de fase aguda, alteração da função do complemento e da coagulação, insulinorresistência e hiperlipidemia. A inflamação vascular generalizada, causada pela libertação placentária de fatores de *stress* pró-inflamatórios tem sido postulada como responsável pelas manifestações multissistêmicas da PE.[7] Mulheres portadoras de patologias associadas a inflamação sistêmica crônica, como por exemplo *diabetes mellitus*, obesidade, hipertensão crônica e doenças autoimunes, iniciam a gravidez com um nível elevado de inflamação vascular quando comparado com mulheres saudáveis.[8] Consequentemente, à medida que a gravidez evolui e os níveis de mediadores pró-inflamatórios placentários aumentam, atingem-se mais rapidamente níveis críticos de disfunção inflamatória e o aparecimento dos sinais clínicos de PE, incluindo hipertensão e proteinúria com início recente.

O aumento da pressão arterial promove a natriurese, na tentativa de manter os valores da pressão arterial dentro da normalidade. Todavia, a excreção de sódio acarreta excreção de água. Esta depleção de volume, estimula a libertação de fatores vasoconstritores renais, que parecem desempenhar um papel crucial na fisiopatologia da hipertensão maligna.

A ativação do sistema renina-angiotensina tem sido associada ao início e persistência da lesão vascular na hipertensão severa. Mediadores como a vasopressina, a endotelina e as catecolaminas parecem também contribuir de forma significativa para as emergências hipertensivas.

Nas fases iniciais da hipertensão severa, ocorre vasoconstrição cerebral para que se mantenha a pressão de perfusão cerebral face ao aumento da pressão arterial sistêmica. Quando se excedem os limites da autorregulação, ocorre vasodilatação cerebral reflexa que resulta em hiperperfusão e consequente lesão microvascular, exsudação, microtrombose e aumento da pressão intracraniana, que resultam no quadro de encefalopatia hipertensiva associada à PE.

Nestes contextos, o controle imediato da pressão arterial é imperativo, atendendo ao risco de isquemia cerebral e descolamento placentário.[7]

Estudos em imunologia gestacional sugerem a existência de uma fase pré-concecional da PE.[7,9] A interação materna com aloantigênios fetais (paternos), facilitando a imunotolerância materno-fetal local, é entendida atualmente como essencial para uma normal e robusta implantação placentária. Uma gravidez prévia com o mesmo progenitor masculino, gera células Treg de memória (células T reguladoras deciduais), cujo título se reduz ao longo do tempo, o que poderá explicar a perda do benefício protetor após um intervalo prolongado entre gravidezes. Além do seu papel na imunotolerância, as células Treg têm uma papel anti-inflamatório, conferindo proteção contra a lesão inflamatória. A disfunção das células Treg está associada à invasão disfuncional do trofoblasto e perturbação no *remolding* das células espiraladas uterinas, contribuindo para a disfunção placentária, PE e restrição do crescimento fetal.[7,9,10] Estes achados, vão ao encontro dos dados epidemiológicos que evidenciam maior risco de PE nas gestações medicamente assistidas, nomeadamente por inseminação com dador de esperma ou no período imediatamente após a utilização de métodos contraceptivos de barreira.

Também importante para uma implantação placentária normal e adequada, é a interação das células *natural-killer* uterinas (uNk) com as proteínas fetais HLA-C expressas nos trofoblastos.[7] As uNk podem desenvolver memória após a primeira gravidez, potencialmente promovendo uma implantação placentária mais eficiente em uma futura gravidez, e são essenciais para o *remolding* das artérias espiraladas uterinas. Foi proposta a existência de interação entre as células Treg e uNK, como processo facilitador do *remolding* vascular.[7]

Todas estas alterações descritas, são aceitas como a base fisiopatológica da PE de início precoce. Em 2014, Redman *et al.* sugeriram um modelo explicativo para a PE de início tardio. Este modelo baseia-se na má perfusão placentária no fim da gestação e não associada a má implantação da placenta, mas que ocorre quando o crescimento da placenta excede a capacidade uterina, comprimindo as vilosidades terminais e impedindo a perfusão intervilositária. Este fenômeno condiciona hipoxia do sinciciotrofoblasto e *stress* oxidativo semelhante ao que ocorre na PE de início precoce. Assim, estas duas vias de disfunção placentária, apesar de terem etiologias e *timings* de desenvolvimento diferentes no curso da gravidez, desencadeiam uma resposta materna semelhante, ambas mediadas pelo sinciciotrofoblasto.

A restrição do crescimento fetal está mais associada à PE de início precoce. É uma função da duração da disfunção da perfusão uteroplacentária, mais prolongada no tempo nas situações de má implantação placentária. Na PE de início tardio, a restrição do crescimento fetal pode ocorrer, mas é mitigada pela curta duração do tempo e pelo fato de mais rapidamente poder ser induzido o parto.

Importa reforçar o importante impacto dos fatores maternos (por exemplo, doença arterial crônica, obesidade e algumas doenças autoimunes) nos vários domínios da implantação, dimensão e função placentárias, ao mesmo tempo que amplificam a sensibilidade cardiovascular materna aos fatores produzidos pela placenta e geradores dos sinais clínicos de PE. A PE é uma das várias síndromes placentárias (**Figura 137.1**).

Diagnóstico

O diagnóstico de PE é clinicamente desafiante, em particular na presença de hipertensão crônica. O critério de hipertensão arterial implica uma PAS no mínimo de 140 mmHg e/ou PAD de pelo menos 90 mmHg. Proteinúria significativa é definida como > 300 mg num período de 24 horas. A análise semiquantitativa das proteínas urinárias por meio de tira-teste, é fracamente preditiva do valor real da proteinúria, pelo que um valor > 1+ em um teste semiquantitativo, obriga sempre a confirmação com o doseamento das proteínas em uma amostra de urina de 24 horas.[2]

A presença de edema (e aumento ponderal) foi um dos achados classicamente associado à PE, tendo constituindo com a proteinúria e a hipertensão, a tríade diagnóstica. Todavia, o edema é um achado muito pouco específico de PE, dada a sua natureza ubiquitária quer em gravidezes normais, quer perante uma gravidez associada a patologia,

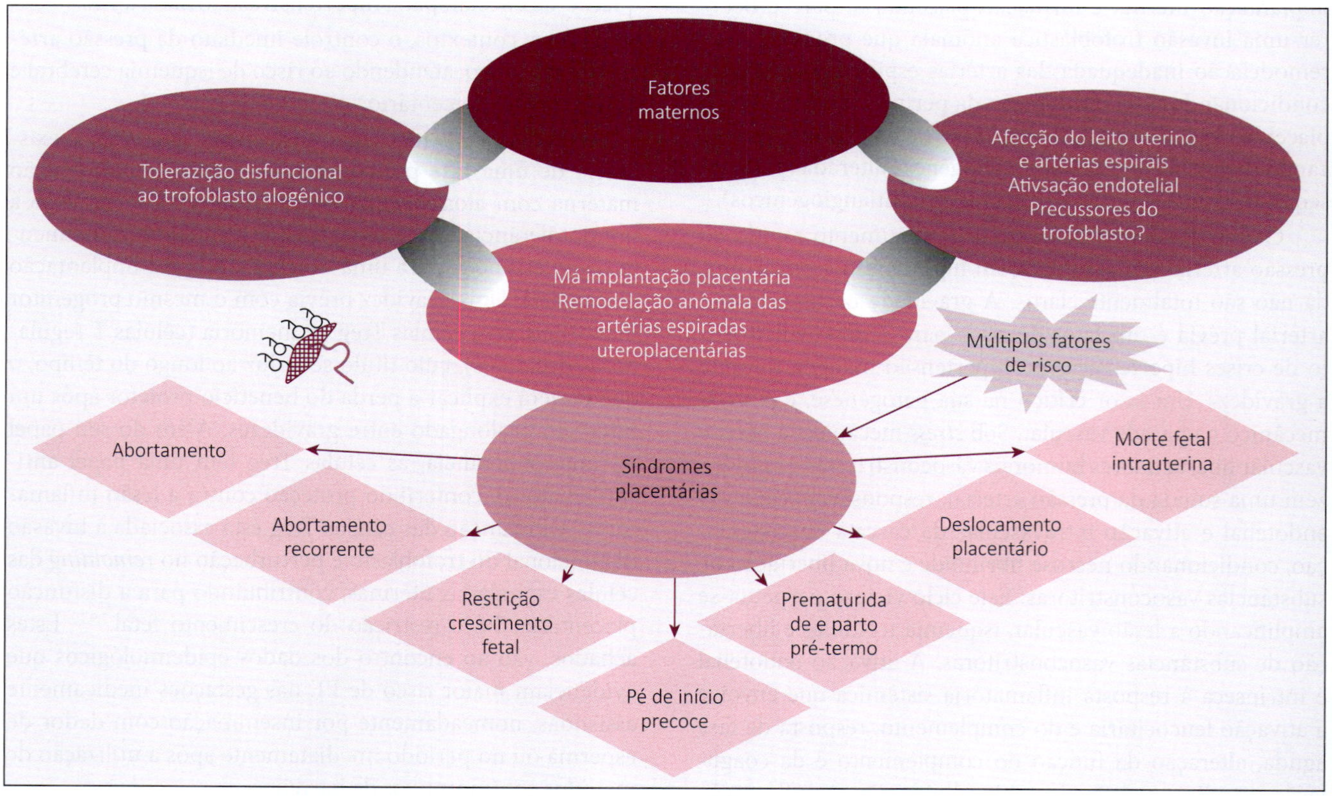

Figura 137.1. Influencia dos fatores maternos no desenvolvimento das síndromas placentárias.
Fonte: Adaptada de Staff AC. The two-stage placental model of preeclampsia: An update. J Reprod Immunol. 2019 Sep;134-135:1-10.

pelo que não deve ser amplamente valorizado.[2] Qualquer distúrbio hipertensivo durante a gravidez ou no puerpério precoce pode desencadear uma emergência hipertensiva, isto é, o início súbito de uma PAS ≥160 mmHg e/ou PAD ≥ 110 mmHg. Pode ocorrer na segunda metade da gravidez na ausência de hipertensão crônica, em grávidas com PE sobreposta a hipertensão crônica, na hipertensão gestacional e na síndrome de HELLP (uma complicação da PE[2]). A lesão cerebral está associada à hipertensão severa, com a PAS > 160 mmHg a desempenhar um papel revelante, provavelmente por comprometer os mecanismos de autorregulação cerebral.

Os sinais e sintomas de uma crise hipertensiva apresentam variabilidade interdoentes. Cefaleias, alteração do estado de consciência e/ou presença de sinais neurológicos focais são comuns nos quadros de encefalopatia hipertensiva. No exame objetivo, é possível identificar retinopatia com alterações arteriolares, hemorragias e exsudados, assim como edema papilar. Em alguns casos, as manifestações cardiovasculares podem predominar, sendo evidente a presença de angina, enfarte agudo do miocárdio ou insuficiência cardíaca esquerda. Em outros, a apresentação dominante é de lesão renal aguda com oligúria e/ou hematúria.

É importante ter sempre presente que a PE é uma doença progressiva e com um curso imprevisível, apresentando um espectro de gravidade e apresentação lato, que na maioria dos casos só são resolvidas com o parto.

No **Quadro 137.3** estão expostas as manifestações clínicas da PE.

A avaliação laboratorial da PE inclui a realização de um hemograma com contagem plaquetária, doseamento da creatinina sérica e provas de função hepática. Se o parto não for iminente, deve ser colhida uma amostra de urina de 24 horas com a avaliação do volume, *clearance* da creatinina e excreção total de proteínas (**Quadro 137.4**).

A avaliação fetal imediata é necessária e deve ser paralela à avaliação materna, contudo não é o foco deste capítulo.

Os sinais e sintomas de PE quando presentes implicam a admissão, avaliação e tratamento numa unidade hospitalar terciária dotada de um serviço de medicina intensiva e de cuidados neonatais.

Quadro 137.4. Avaliação laboratorial da PE
Avaliação laboratorial da PE • Hemograma completo Contagem plaquetária • Provas de função hepática (AST e ALT) • Avaliação da função renal (creatinina, ureia e ácido úrico) Análise da urina e microscopia • Colheita de urina de 24 horas: proteinúria e *clearance* da creatinina Determinação do grupo sanguíneo

ALT: alanina aminotransferase; AST: aspartato aminotransferase.

Fonte: Desenvolvido pela autoria.

Quadro 137.3. Manifestações clínicas da PE	
Manifestações clínicas da pré-eclâmpsia	
Envolvimento de órgão/sistema	**Clínica**
Manifestações maternas	
Renal	• Elevação da creatinina proteinúria • Oligúria
Hematológico	• Trombocitopenia CID • Hemólise
Hepático	• Elevação das transaminases • Dor no hipocôndrio direito ou epigastro • Enfarte hepático • Rutura hepática • Síndrome de HELLP (hemólise, transaminases elevadas e trombocitopenia)
Neurológico	• Convulsões (eclâmpsia) • Hiperreflexia com clônus • Cefaleia intensa • Alterações visuais (fotopsia, escotomas, cegueira cortical, vasoespasmo da retina) • AVC
Pulmonar	• Edema laríngeo • Edema pulmonar
Olho	• Edema da retina • Descolamento da retina
Manifestações fetais	
Restrição do crescimento fetal	• Crescimento fetal < 10%
Descolamento placentário	• Hemorragia vaginal, dor abdom nal ou lombar, • contrações uterinas

CID: coagulação intravascular disseminada; AVC: acidente vascular cerebral.

Fonte: Adaptado de Miller MA, Carpenter M. Hypertensive Disorders of Pregnancy. Medical Management of the pregnant patient: a clinician's handbook. Springer; 2015.

Tratamento

A abordagem e o tratamento das crises hipertensivas na gravidez, em particular na PE severa, assentam no diagnóstico, estabilização clínica, manutenção das funções vitais e programação eletiva do parto. A mortalidade e morbidades materna e perinatal estão diretamente relacionadas com as disfunções cardíaca, renal e cerebrovascular maternas instaladas e de agravamento progressivo. A prioridade na abordagem desta tipologia de doentes críticos, é o controle e a estabilização da pressão arterial, que deve ser executada de forma controlada, com objetivos tensionais bem-definidos, de forma a não condicionar oscilações críticas na perfusão placentária. Na presença de disfunção de órgão, estas grávidas devem ser alocadas a um serviço de medicina intensiva ou, na sua indisponibilidade, uma unidade especializada com capacidade para suporte vital e dotada de uma equipa multidisciplinar, com competência na gestão do doente crítico.

Controle tensional

A abordagem e tratamento da PE está primariamente focada no controle da pressão arterial materna, seguindo o princípio geral de que o *timing* ideal de início e a sua eficácia têm impacto favorável no prognóstico materno e fetal.

O restabelecimento dos valores da pressão arterial para níveis de PAS de 140-150 mmHg e de PAD de 90-100 mmHg, mantém a perfusão placentária, cerebrovascular, renal e cardíaca, sem, contudo, eliminar o risco de enfarte cerebral. A redução abrupta da pressão arterial é deletéria para a mãe e para o feto, estando indicado iniciar terapêutica anti-hipertensora quando se atingem valores de PAS ≥ 160 mmHg e/ou PAD ≥ 90 mmHg em repouso e durante mais de 15 minutos. Esta indicação é consensual nas várias diretrizes internacionais (ISSHP; França; NICE, Reino Unido; ACOG, EUA),[2,6,12,13] no contexto de PE pré ou pós-parto e, independentemente da evidência de terapêutica anti- hipertensora prévia, hipertensão crônica ou analgesia/anestesia do neuroeixo. Na presença de outros critérios de disfunção de órgão (considerando-se PE severa), o objetivo inicial é manter uma pressão arterial de 150/100 mmHg e em situação de crise hipertensiva, a pressão arterial deve ser reduzida 20%-30% inicialmente e posteriormente, em decrementos mais graduais.

Os agentes anti-hipertensores recomendados para o controle tensional na PE severa ou na PE já medicada com anti-hipertensor em mono ou terapia combinada, são o labetalol ou hidralazina por via endovenosa e a nifedipina, administrada por via oral (nunca por via sublingual).

▪ Terapêutica anti-hipertensora

• Labetalol

Nas situações em que está indicado início de terapêutica anti-hipertensora endovenosa, o labetalol é o agente de primeira linha.

O labetalol é um antagonista β-adrenérgico com atividade bloqueadora alfa. Promove vasodilatação por meio da redução das resistências vasculares sistêmicas, reduz o *afterload*, a contratilidade cardíaca e a frequência cardíaca, mantendo o débito cardíaco (ao contrário dos β-bloqueadores puros). A sua administração pode cursar com bradicardia materna e fetal e hipotensão postural. Sofre metabolização é hepático e é excretado sobretudo por via renal, mas também via bílis nas fezes. Apenas uma pequena percentagem é excretada na urina na sua forma inalterada.

Pode ser administrado em *bolus* ou perfusão contínua regulado por bomba perfusora, e permite o controle da pressão arterial em menos de 1 hora. Poderá estar contraindicado nas situações de asma brônquica, doença pulmonar obstrutiva crônica, bradicardia e nos distúrbios da condução elétrica cardíaca.

O labetalol reduz eficazmente a pressão arterial média (PAM) e a frequência cardíaca (FC) sem apresentar efeito sobre o índice cardíaco (IC), e não reduz as resistências vasculares periféricas (RVS) na PE severa.

• Hidralazina

É um vasodilatador arterial periférico, atuando diretamente na musculatura lisa arterial, induzindo uma redução da pressão arterial, predominantemente diastólica. Não exibe efeito depressor da função cardíaca, verificando-se um aumento da frequência cardíaca e do volume sistólico mediados pelos mecanismos de regulação fisiológicos, desde que preservados. Na grávida, pode causar hipotensão e taquicardia especialmente na presença de depleção de volume intravascular. Penetra na barreira placentária, podendo causar taquicardia fetal. Apresenta um início de ação rápido e o pico de concentração atinge-se em uma hora. Sofre metabolização hepática, apresenta uma semivida de duas a três horas e é excretado por via renal quase completamente em 24 horas.

• Nicardipina e urapidilo

A nicardipina e o urapidilo só estão indicadas como agente de primeira linha, nas situações em que a pressão arterial se mantém incontrolada, já sob terapêutica com labetalol ou quando o labetalol está formalmente contraindicado.[6]

Não existem dados de estudos controlados e randomizados testando a eficácia destes fármacos na PE severa. Estudos observacionais demonstraram segurança e eficácia. O controle tensional é conseguido em menos de uma hora com a utilização da nicardipina na PE com hipertensão grave.[6] A nicardipina é um potente bloqueador dos canais de cálcio, tem um pico de ação em 30 minutos, sofre metabolização hepática e excreção renal. A nicardipina (assim como a nifedipina) diminui a PAM e reduz significativamente as RVS maternas ao mesmo tempo que aumenta o IC.

Estudos randomizados revelaram equivalência na eficácia do urapidilo com a hidralazina (controlo tensional em menos de uma hora) sem grande evidência de efeitos adversos maternos ou fetais com a administração do urapidilo.[6] O urapidilo é um antagonista adrenérgico-a1 e agonista dos recetores 5-HT1A (hidroxitriptamina). Pela sua atividade fraca nos antagonistas dos adrenorrecetores-β1, bem como ao seu efeito no impulso vagal cardíaco, não provoca taquicardia reflexa. É parcialmente metabolizado no fígado e é excretado por via renal.

Não parece existir literatura documentando a eficácia da clonidina como terapêutica anti-hipertensora na grávida com hipertensão grave, pelo que não está recomendada a sua utilização.[6]

No **Quadro 137.5**, apresentam-se os protocolos de administração dos fármacos anti- hipertensores recomendados nas emergências hipertensivas da gravidez, em particular na PE severa, que devem ser realizados em unidades clínicas de elevada dependência com capacidade de monitorização hemodinâmica avançada e suporte vital.

Uma vez conseguido o controle tensional (PAS < 160 mmHg e PAS < 110 mmHg), a recomendação é de ser efetuada a mudança da via endovenosa para a via oral, sendo o agente de primeira linha o labetalol. Nas situações de contraindicação do labetalol ou necessidade de associação terapêutica, a indicação é utilizar a nifedipina ou a alfa-metildopa.[2,6]

O documento de consenso francês para a abordagem e tratamento da PE severa, publicado em 2021, recomenda a utilização da nicardipina, pela indisponibilidade da nifedipina oral em França.[6]

Na ausência de outras comorbidades, a recomendação é que a PAS seja controlada e mantida entre 130-155 mmHg e a PAD entre 80-105 mmHg, e aquando da presença de outras comorbidades, a PAS < 140 mmHg e a PAD < 90 mmHg.[2,5,6]

No **Quadro 137.6**, estão expostas as doses e esquemas terapêuticos dos fármacos anti-hipertensores utilizados no controle da pressão arterial na PE severa, administrados por via oral.

Monitorização hemodinâmica e fluidoterapia

A monitorização hemodinâmica é uma componente fundamental na abordagem do doente crítico, em que a mensuração de variáveis hemodinâmicas, a utilização e interpretação de dados clínicos, e sua integração, permitem o diagnóstico, o tratamento e a otimização da disfunção cardiovascular. Tal como em outras tipologias de doentes

Quadro 137.5. Protocolo de administração de fármacos anti hipertensores na PE Severa

Protocolo de administração dos fármacos anti-hipertensores na PE severa			
Fármaco	**Recomendações eprecauções**	**Titulação de *bolus* ev** **Indicação: PAS ≥ 180 mmHg e PAD ≥ 120 mmHg**	**Administração em perfusão contínua regulado por bomba perfusora**
Labetalol	1ª linha Inicio de ação 5-10 min Duração: 3-6 horas • **Contraindicações**: Asma, DPOC, bradicardia, • defeitos da condução elétrica cardíaca, hipersensibilidade ao fármaco. • **Precauções**: Bradicardia e hipoglicemia neonatais	**1º *bolus* EV: 20 mg em > 2 min** Se falência* **2º *bolus* EV: 40 mg em > 2 min**.Se falência* **3º *bolus* EV: 80 mg em > 2 min** Se falência* **4º *bolus* EV: 80 mg em > 2 min** Se falência* **Iniciar perfusão contínua 1 mg/kg/h em bomba perfusorae associar 2º agente anti hipertensor em perfusão contínua por bomba perfusora.**	**0,5- 1 mg/kg/h** **Objetivo**: PAS < 160 mmHg ePAD < 110 mmHg
Nicardipina	2ª linha Terapêutica combinada	***Bolus* de 0,5 mg em > 2 min (até 3 *bolus*)** Se falência* **Perfusão contínua 4 mg/h, em bomba perfusora e associar outro anti-hipertensor em perfusão contínua por bomba perfusora**	**0,5- 4 mg/h** **Objetivo**: PAS < 160 mmHg ePAD < 110 mmHg
Urapidilo	2ª linha Terapêutica combinada	***Bolus* de 6,25 a 12,5 mg em > 2 min (até 3 *bolus*)** Se falência* **Iniciar perfusão contínua a 50 mg/h e associar outro anti-hipertensor em perfusão contínua por bomba perfusora**	**10-60 mg/h** **Objetivo**: PAS < 160 mmHg ePAD < 110 mmHg
Hidralazina	2ª linha, se disponível Inicio de ação: 10-20 min Duração: 3-6 horas Pode estar associado a maior hipotensão materna.	**1º *bolus*: 5 mg EV em 1-2 min** Se falência (10-15 min): **2º *bolus*: 5-10 mg EV em 1-2 min.** **Dose máxima cumulativa em 12 horas de 40 mg**	N/A

*Falência: persistência de PAS ≥ 180 mmHg e PAD ≥ 120 mmHg após 10 minutos da administração do fármaco. Quando a pressão arterial é controlada após 10 minutos de administração do fármaco com PAS < 180 mmHg e PAD < 120 mmHg, deve ser mantida a perfusão contínua, regulada por bomba perfusora, na dose mínima eficaz para manter a PAS < 160 mmHg e PAS < 110 mmHg.

PAS: pressão arterial sistólica; PAD: pressão arterial diastólica; DPOC: doença pulmonar obstrutiva crônica; N/A: não se aplica.

Fonte: Adaptado de Bonnet MP, Garnier M, Keita H, Compère V, Arthuis C, Raia-Barjat T, *et al.* Guidelines for the management of women with severe pre-eclampsia. Anaesth Crit Care Pain Med. 2021;40(5):100901.

Quadro 137.6. Esquema e doses terapêuticas dos anti-hipertensores orais recomendados no tratamento da PE severa						
Fármaco	Precauções	Se PA não controlada:	Dose baixa	Dose média	Se PA não controlada:	Dose alta
Labetalol	Asma, DPCO, arritmias. Pode induzir bradicardia e hipoglicemia neonatal	Iniciar dose média do mesmo anti hipertensor	100 mg 3 a 4 x dia	200 mg 3 a 4x dia	Considerar a ASSOCIAÇÃO DE UM 2" FARMACO em baixa dose, evitando as doses máximas de um agente em monoterapia	300 mg 3 a 4 x dia Máx 1.200 mg/dia
Nifedipina (AP, ou LM)	Contraindicado na estenose aórtica		10 mg 2 a 3x dia	20 mg 2 a 3x dia		30 mg 2 a 3x dia Max: 120 mg/dia
Nifedipina (AL ou XL)			30 mg 1x dia	30 mg 2x dia ou 60 mg 1x dia		30 mg manhã +60 mg à noite Máx: 120 mg/dia
Metildopa	Potencial indutor de S. depressivo materno		250 mg 3 a 4x dia	500 mg 3 a 4x dia		750 mg 3 a 4x dia Max: 2.250 mg/dia

DPOC: doença pulmonar obstrutiva crônica; AP: ação prolongada; LM: libertação modificada; AL: ação longa; XL: *extended realease*.

Fonte: Adaptado de Magee LA, Brown MA, Hall DR, Gupte S, Hennessy A, Karumanchi SA, Kenny LC, McCarthy F, Myers J, Poon LC, Rana S, Saito S, Staff AC, Tsigas E, von Dadelszen P. The 2021 International Society for the Study of Hypertension in Pregnancy classification, diagnosis & management recommendations for international practice. Pregnancy Hypertens. 2022;27:148-169.

críticos, na população obstétrica, a monitorização hemodinâmica demonstrou melhorar a sobrevida, reduzir as complicações pós-operatórias, a falência de órgão e o tempo de internação.[14]

A gravidez está associada a profundas alterações nos sistemas cardiovascular e respiratório que condicionam alterações hemodinâmicas, tornando a grávida um tipo muito particular de doente crítico.

A indicação para a monitorização hemodinâmica é o compromisso circulatório, secundário ao choque e hipoperfusão. Na grávida, o compromisso hemodinâmico pode manifestar-se com hipotensão arterial, em resultado de hemorragia pós-parto ou sépsis, por exemplo, ou hipertensão arterial em contexto de um distúrbio hipertensivo da gravidez.

São indicações formais para a monitorização hemodinâmica na grávida: os distúrbios hipertensivos da gravidez (em particular a pré-eclâmpsia, eclâmpsia, síndrome de HELLP), hemorragia pré-parto, síndrome de descolamento agudo da placenta, choque séptico, cardiomiopatia da gravidez e choque obstrutivo (**Quadro 137.7**).[15]

Quadro 137.7. Indicações formais para monitorização hemodinâmica na grávida
Indicações formais para a monitorização hemodinâmica na gravidez
• Choque cardiogênico (doença valvular severa e cardiomiopatia periparto) • Choque obstrutivo (suspeita de embolia de líquido amniótico ou embolia pulmonar) SDRA • Hipertensão pulmonar • Pré-eclâmpsia com oligúria refratária Choque séptico

SDRA: síndrome de dificuldade respiratória aguda.

Fonte: Desenvolvido pela autoria.

Apesar de não existir um padrão-ouro para a monitorização do débito cardíaco durante a gravidez, a determinação e interpretação dos índices dinâmicos, nalguns dos sistemas de monitorização, obtidos de modo contínuo, permitem uma resposta terapêutica em tempo útil, sobretudo nas fases iniciais da ressuscitação. Este tipo de intervenção tem demonstrado melhorar o prognóstico de todas as populações de doentes críticos, especialmente quando iniciado nas fases iniciais da doença crítica, antes de se instalar falência de órgão.[14]

A monitorização hemodinâmica na grávida crítica deve abranger os domínios clínico, metabólico e hemodinâmico:

1. **Monitorização clínica, baseada em dados recolhidos do exame objetivo:** frequência cardíaca (FC), frequência respiratória (FR), alteração do estado de consciência, débito urinário (DU), perfusão cutânea, tempo de preenchimento capilar. Deve-se levar conta que alguns destes sinais surgem mais tardiamente ou podem ser atribuídas às alterações fisiológicas da gravidez.
2. **Monitorização metabólica, por meio de marcadores laboratoriais de perfusão tecidular:** lactato, saturação venosa mista (SvO_2), diferença venoarterial de CO_2, déficit de bases. Estas variáveis metabólicas auxiliam no diagnóstico da disfunção cardiovascular sem identificar a sua etiologia.
3. **Monitorização hemodinâmica avançada**, com medição do DC, IC, RVS, e variáveis dinâmicas.

Os métodos de monitorização invasivos como o cateter da artéria pulmonar, pela iatrogenia que lhes tem sido associada, têm sido preteridos nos últimos anos por técnicas não invasivas ou minimamente invasivas.[16] O método ideal de monitorização será aquele que garanta a determinação de variáveis relevantes, medições fiáveis, reprodutíveis, de interpretação fácil, prática, rapidamente disponível e operador-independente, isenta de iatrogenia e que permita uma intervenção terapêutica em tempo real. De todos os sistemas de monitorização disponíveis, não podemos considerar que exista o ideal. Todavia, excetuando a ecocardiografia, praticamente todos os métodos permitem uma monitorização contínua de variáveis estáticas e/ou dinâmicas, não estando demonstrado uma verdadeira superioridade de um método sobre o outro.[16]

Os sistemas de monitorização minimamente invasivos baseiam-se na análise da curva de pressão arterial, integrando a análise da área por baixo da curva da pressão sistólica. Baseiam-se no princípio de que a amplitude da fase sistólica da curva arterial é proporcional ao débito cardíaco (DC) e complacência arterial. Têm a vantagem de permitirem uma determinação em tempo real e contínua. Existem dispositivos que requerem calibração, em que a estimativa inicial do DC pela análise da curva arterial é calibrada pelo cálculo do DC por termodiluição ou diluição de lítio transpulmonar (LiDCO®Plus e PiCCO®). Os dispositivos não calibrados (LiDCO® Rapid e FloTrac®), apresentam a limitação de poderem ver a sua acuidade comprometida pelo damping da linha arterial ou por artérias muito periféricas e de pequeno calibre.

Sistema LiDCOâPlus

O sistema LiDCO®, é um sistema que utiliza o método de diluição transpulmonar de lítio. Implica a colocação de um acesso venoso central e uma linha arterial. A calibração é realizada por meio da injeção de 0,3 mmol/L de lítio no cateter venoso central (que não aparenta desencadear efeito tóxico[17]), gerando-se uma curva de concentração-tempo por meio de um sensor de lítio (um elétrodo íon seletivo), localizado ao nível da linha arterial. A curva de concentração-tempo gerada permite a estimativa do débito cardíaco, que é calculado a partir da dose de lítio e a área abaixo da curva, antes da recirculação. Não está validado para a utilização na grávida. Tem sido utilizado no estudo da fisiopatologia da PE, mas não parece ser recomendado em situações de flutuações hemodinâmicas agudas como por exemplo, na cesariana, uma vez que alterações rápidas das variáveis hemodinâmicas comprometem o cálculo do DC. A utilização em doentes sob terapêutica com lítio, deve obedecer a precaução, dado que sua recalibração frequente pode causar alguma acumulação de lítio.

Sistema PiCCO®

O sistema PiCCO® permite a monitorização do DC de forma contínua, baseando- se no método de termodiluição transpulmonar tradicional e análise da onda de pulso. O princípio da termodiluição transpulmonar é o de que após a injeção de um marcador na circulação sistémica, a área abaixo da curva (AUC) correlaciona-se com a taxa de fluxo e volume sistólico, sendo assim possível deduzir o débito cardíaco. Implica a colocação de um cateter venoso central e uma linha arterial colocada, preferencialmente, na artéria femoral. Requer calibração com injeção de soro fisiológico gelado no cateter venoso central, e introdução da altura e peso da doente para o cálculo da superfície corporal. O algoritmo do PiCCO® facilita a recalibração da análise do contorno de pulso, calculando as resistências vasculares sistêmicas e complacência aórtica, que são integradas para o cálculo do débito cardíaco.

Permite a avaliação de parâmetros de *preload* (volume global no fim da diástole, volume de sangue intratorácico, variação do volume sistólico, variação da pressão de pulso), parâmetros de *afterload* (resistências vasculares sistémicas), parâmetros de contractilidade (fração global de ejeção, índice de função cardíaca, contractilidade ventricular esquerda máxima), parâmetros de excesso de água pulmonar (água extravascular pulmonar, índice de permeabilidade vascular pulmonar).[18] Varáveis como a variação da pressão de pulso (VPP) e a variação do volume sistólico (VVS) são variáveis dinâmicas que permitem predizer a resposta ao volume.

A acuidade deste sistema de monitorização pode ficar comprometida na presença de regurgitação valvular, *shunts* intracardíacos, circulação extracorpórea, alterações rápidas na temperatura corporal e nas situações fisiológicas de alteração do débito cardíaco com o ciclo respiratório normal.

Não existe uma recomendação e validação da utilização deste sistema na grávida crítica, embora a sua utilização seja, generalizadamente, sugerida como segura.

FloTrac®e LiDCO Rapid®

A monitorização através do sensor FloTrac® e do monitor Vigileo®, não permite uma monitorização contínua do DC. Implica a colocação de uma linha arterial, habitualmente na artéria radial. Baseia-se na análise da curva de pressão arterial conjugada com as estimativas da complacência arterial, incorporando os dados antropométricos do doente nas suas fórmulas de cálculo. São preferencialmente utilizados em contexto intraoperatório, incluindo cesariana.

O sistema LiDCO Rapid® utiliza o mesmo algoritmo de análise da curva arterial que o sistema LiDCO Plus® para o cálculo do volume sistólico e DC. Utiliza um nomograma para a predição da complacência aórtica, integrando as características demográficas do doente.

Os métodos não invasivos de monitorização hemodinâmica, permitem a monitorização do débito cardíaco por meio da medição do fluxo sanguíneo aórtico (ecocardiografia transtorácica e transesofágica, Doppler transesofágico), por meio de alterações da resistência elétrica induzidas pelo fluxo sanguíneo vascular (bioimpedância e biorreactância) e pela monitorização não invasiva da pressão arterial.

Ecocardiograma transtorácico

O ecocardiograma transtorácico é um método não invasivo, fiável e rapidamente acessível, para a avaliação hemodinâmica e função cardíaca em qualquer população de doentes críticos. Permite a determinação das pressões de enchimento ventricular, o diagnóstico de valvulopatias e de tamponamento cardíaco. O índice da área telediastólica do ventrículo esquerdo (LVEDAi) é considerado um bom preditor do *preload* do ventrículo esquerdo, mas não de resposta ao volume. O cálculo do DC e IC em tempo real, a velocidade do pico fluxo e variação respiratória da veia cava inferior (VCI), permitem predizer a resposta ao volume e iniciar e monitorizar as intervenções terapêuticas.

O diâmetro da VCI varia com o ciclo respiratório. No doente em ventilação espontânea, a pressão negativa gerada com a inspiração, colapsa a VCI reduzindo o seu diâmetro (índice de colapsibilidade da VCI), gerando-se um aumento proporcional na expiração (índice de distensibilidade da VCI).

Assumindo que o esforço respiratório do doente influencia o diâmetro da VCI, assume-se que existam diferentes intervalos de variação que predizem a resposta ao volume em função do tipo de ventilação presente (espontânea *versus* mecânica invasiva). No doente submetido a ventilação mecânica invasiva (com pressão positiva), uma variação respiratória > 12%-18% é preditor de resposta ao volume. Variações respiratórias da VCI mais elevadas, superiores 40%-42% são também preditores de resposta ao volume em doentes em ventilação espontânea (não podendo ser excluída resposta ao volume se a variação for < 40%).

O VS também é influenciado pelo ciclo respiratório. Assume-se que o volume sistólico é diretamente proporcional ao fluxo aórtico. Em doentes com choque séptico, uma variação da velocidade de pico (DVpeak) de pelo menos 12%, medido no anel aórtico, é um preditor de resposta ao volume em doentes submetidos a ventilação mecânica e em ritmo sinusal.[19]

Não permite, contudo, a monitorização contínua do débito cardíaco, é operador-dependente e deve ser realizado repetidamente se a situação clínica se alterar ou se for iniciada uma intervenção terapêutica específica. Apresenta algumas limitações diagnósticas como por exemplo, a avaliação da variação respiratória da veia cava superior, endocardite, massas tumorais auriculares e *cor pulmonale* agudo.

Na PE severa, a conjugação da ecocardiografia transtorácica e ecografia pulmonar aumenta a acuidade na avaliação da resposta à fluidoterapia, por meio não só da determinação do volume sistólico em tempo real, após a manobra da elevação passiva das pernas, como do aumento da água extravascular pulmonar pela monitorização das linhas B.[20]

Ecocardiograma transesofágico

O ecocardiograma transesofágico, está validado para a monitorização hemodinâmica em tempo real e avaliação etiológica do choque refratário e parada cardiorrespiratória de todas as populações de doentes críticos, incluindo a obstétrica, pela possibilidade de determinação das pressões de enchimento, avaliação ventricular e da disfunção valvular. Permite a avaliação das mesmas variáveis que o ecocardiograma transtorácico, estruturas cardíacas, pressões e o índice de colapsibilidade da veia cava superior.

Doppler transesofágico

O Doppler esofágico é considerado um método minimamente invasivo que avalia o débito cardíaco por meio da medição da velocidade de fluxo sanguíneo na aorta descendente. Relativamente ao ecocardiograma transesofágico, tem a vantagem de permitir uma monitorização contínua do débito cardíaco e ser menos operador-dependente. Considera-se preditor positivo de resposta ao volume quando a variação do fluxo aórtico é > 18%.[21] Dado que apenas é medido o fluxo na aorta descendente, não considerando os vasos supra-aórticos, deve ser aplicado um fator de correção.

Bioimpedância e biorreactância

A bioimpedância torácica foi o primeiro método não invasivo a ser utilizado para monitorizar o débito cardíaco e foi utilizado em várias condições obstétricas, pela vantagem de ser operador-independente, associado ao seu baixo custo. É uma técnica não invasiva de detecção da resistência elétrica torácica induzida por alterações do fluxo vascular ao longo do ciclo cardíaco. A impedância torácica é calculada por meio do rácio de voltagem medida nos elétrodos colocados no tórax e a frequência da corrente elétrica. É indiretamente proporcional ao volume de líquido intratorácico e, portanto, a variação da bioimpedância torácica correlaciona-se com as alterações no volume aórtico, de onde é deduzido o volume sistólico. Todavia, é um método pouco preciso em contexto de doença crítica e cirúrgica (por exemplo cesariana), por ser demasiado influenciável por fatores como a posição e movimento corporal, edema pulmonar e ventilação mecânica.

A utilização de sistemas de biorreatância foram desenhados para contornar as limitações da bioimpedância. Têm vindo a ganhar relevância na monitorização hemodinâmica na população obstétrica, por requerer um treino mínimo para a sua utilização e interpretação. São utilizados 4 elétrodos duplos adesivos em torno do tórax, por onde circula uma corrente elétrica de alta frequência, gerando voltagens que são gravadas entre os 4 elétrodos internos. Por meio da análise da alternância de fase relativa da corrente oscilatória que ocorre ao percorrer a cavidade torácica e de um algoritmo e fórmulas de cálculo, são estimados o volume sistólico e o débito cardíaco, que devem ser interpretados numa lógica de tendência e não de valores absolutos. Quando comparada, a biorreatância parece apresentar uma boa correlação com a ecocardiografia na monitorização hemodinâmica, mas apenas no 3º trimestre de gravidez.[22]

No **Quadro 137.8**, estão expostas as indicações, parâmetros mensuráveis e limitações dos vários métodos de monitorização hemodinâmica.

O perfil hemodinâmico da grávida com PE está relativamente bem-estudado. Estão identificados perfis hemodinâmicos diferentes na PE de início precoce e na de início tardio, podendo sugerir etiopatogenias diferentes.[23]

A PE de início precoce apresenta um perfil hemodinâmico hipodinâmico caraterizado por um DC diminuído, RVS aumentadas, FC associa-se a pior prognóstico materno, restrição de crescimento fetal e mesmo a morte fetal. A PE de início tardio, tendencialmente apresenta um perfil hiperdinâmico (DC aumentado e RVS diminuídas) (**Quadro 137.9**).

Quadro 137.8. Indicações, parâmetros e limitações dos métodos de monitorização hemodinâmica					
Método	**Nível de invasividade**	**Mecanismo**	**Parâmetros mensuráveis**	**Indicações**	**Limitações**
Termodiluição pulmonar	Minimamente invasivo	Injeção de um indicador na circulação sistêmica	• DC • EVLW • PVPI • GEDVI • GEF	• Monitorização do DC • Cálculo de parâmetros volumétricos para a gestão da fluidoterapia.	• - Parâmetros volumétricos são influenciados pela embolia pulmonar, derrame pleural ou dilatação câmaras cardíacas
Análise de contorno pulso	Minimamente invasivo	Análise curva de pressão arterial	• PPV • SVV • SPV	• - Avaliação contínua do DC	• Respiração espontânea • Arritmia • Baixo volume-corrente • insuficiência VD • Aumento da pressão intra-abdominal
Ecocardiografia	Não invasivo	Visualização da anatomia cardíaca e medições por Doppler	• VTI • Variação respiratória da VCI e VCS	• Monitorização do DC • Avaliação da função e anatomia cardíaca	• Operador dependente • Não permite uma monitorização contínua • Algumas limitações • diagnósticas
Bioimpedância e biorreactância	Não invasivo	Medição das alterações de corrente elétrica ao longo do tórax	• SVI • CI	• Avaliação contínua do DC • Pode ser utilizado na • presença de arritmias ou ventilação espontânea	• - Influenciado pela posição, movimento e temperatura corporal

DC: débito cardíaco; EVLW: *extra vascular lung water*; PVPI: *pumonary vascular permeability index; GEDVI: global end-diastolic volume index; GEF: global ejection fraction*; PPV: *pulse pressure variation*; SVV: *systolic volume variation*; SPV: *Systolic pressure variation*; VTI: *velocity time index*; VD: ventrículo direito; VCI: veia cava inferior; VCS: veia cava superior; CI: *cardiac index*.

Fonte: Desenvolvido pela autoria.

Quadro 137.9. Perfis hemodinâmicos da PE precoce e tardia					
Perfis hemodinâmicos da PE precoce e tardia*					
	PA	FC	RVS	VS	DC
PE início precoce		-		-	-
PE início tardio		-	-		↑

*Quando comparados com grávidas normais.

PA: pressão arterial; FC: frequência cardíaca; RVS: resistências vasculares sistémicas; VS: volume sistólico; DC: débito cardíaco

Fonte: Desenvolvido pela autoria.

O aumento das RVS na PE precoce tem sido associado a um nível plasmático anormalmente elevado de proteínas anti-angiogênicas derivadas da placenta isquêmica, resposta inflamatória amplificada, disfunção endotelial e hiperreatividade simpática.

A PE acompanha-se frequentemente de depleção de volume intravascular. Apesar do benefício da hidratação endovenosa, existe um risco apreciável de sobrecarga volêmica, pelo que a gestão da fluidoterapia endovenosa deve obedecer a critérios rigorosos.[24]

As grávidas com hipertensão arterial severa, tratadas com agentes vasodilatadores, podem requerer uma otimização do volume intravascular de forma a prevenir hipotensão arterial excessiva. Reduções bruscas e profundas da pressão arterial, condicionam bradicardia e sofrimento fetal, quando a terapêutica vasodilatadora não é acompanhada de uma adequada expansão volêmica.

É sabido que a fluidoterapia endovenosa diminui a pressão oncótica plasmática nas grávidas em trabalho de parto. Na PE, o nível basal da pressão oncótica plasmática está reduzido (pela hipoproteinemia associada à PE, disrupção do endotélio pulmonar que origina aumento da permeabilidade capilar e o aumento do *afterload* por hipertensão severa), podendo sofrer um decréscimo adicional como resultado da mobilização dos fluidos intersticiais, e é relevante no desenvolvimento do edema pulmonar.

Nas populações não obstétricas, a monitorização da expansão volêmica está associada a uma redução significativa da mortalidade, do tempo de internação e dos dias de ventilação mecânica nas unidade de cuidados intensivos (UCI). Na PE severa, a gestão da expansão volêmica tem por objetivo, o equilíbrio entre o risco de hipoperfusão tecidular e o risco de sobrecarga hídrica com desenvolvimento de edema agudo do pulmão.

Assume uma importância particular dado que, uma minoria das doentes grávidas é *preload*-dependente, mesmo na presença de oligúria.[25] Aparentemente, a grávida apresenta uma reserva de resposta ao *preload* e de contratilidade cardíacas limitados, em especial no segundo e terceiro trimestres da gravidez, condicionando uma redução na pressão sanguínea e na contratilidade cardíaca, o que a torna mais suscetível à sobrecarga volêmica e falência cardíaca exacerbadas nem contexto séptico ou de pré-eclâmpsia. A avaliação da resposta ao volume utilizando a elevação passiva das pernas associada à medição do volume sistólico por ecocardiografia, demonstrou um valor preditivo elevado em grávidas com PE severa, antes das 24 semanas de gestação, e deve ser considerada uma alternativa fiável a um *fluid challenge*. A diminuição da variação da pressão de pulso (VPP), durante a manobra de elevação passiva das pernas, sugere resposta ao volume, enquanto a ausência de alteração na VPP pode indicar um ventrículo direito dependente de *afterload*.[26]

A ecocardiografia está validada como método de avaliação do débito cardíaco na gravidez e na PE severa. A utilização de um protocolo de ecocardiografia como o FATE (*Focus Assessed Transthoracic Echocardiography*), permite identificar a causa do compromisso hemodinâmico, auxiliar e monitorizar a decisão terapêutica, requerendo competências técnicas mínimas para a sua execução. Já a utilização do protocolo ROSE (*Rapid Obstetric Sreening Echocardiography*), especificamente desenhado para a população obstétrica, permite juntar a avaliação básica do protocolo FATE a técnicas mais avançadas de medição do DC com a utilização de Doppler em uma imagem de 5 câmaras apical e o cálculo da função diastólica.[27]

Alguns estudos observacionais reportaram que doentes com síndrome intersticial diagnosticada com ecografia pulmonar, apresentam pressões de enchimento aumentadas e não são dependentes de *preload*, não estando indicada a expansão volêmica com administração de fluidos endovenosos.[26] A ecografia pulmonar tem a vantagem de evitar a exposição a radiação, atrasar ou evitar o transporte frequente ao serviço de imagiologia e diagnosticar as alterações de arejamento, pneumotórax, derrame pleural, consolidação pulmonar e edema pulmonar com pressões telediastólicas aumentadas do ventrículo esquerdo na PE.

Apesar da escassez de evidências favorecendo um protocolo específico de fluidoterapia na PE severa, a tendência atual é a favor de uma estratégia restritiva, com administração adicional de fluidos em situações muito selecionadas.

As soluções indicadas para a expansão volêmica na PE severa, são as soluções cristaloides, seja cloreto de sódio a 0,9 ou Lactato de Ringer. A evidência atual sugere não haver benefício materno ou fetal com a utilização de soluções coloides relativamente às soluções cristaloides.[25,26]

A fluidoterapia de manutenção nas situações não complicadas, deve ser iniciada nas horas de jejum durante o trabalho de parto. A taxa de infusão de cristaloides deve variar entre os 60 e os 80 mL/h e ajustada em função do débito urinário, perdas insensíveis ou gastrointestinais.

Na PE severa há um risco potencial de choque hemorrágico secundário a descolamento placentário, hemorragia intraparto ou ruptura de hematoma subcapsular hepático. Nestas situações, deve ser iniciada a ressuscitação volêmica imediata com fluidos endovenosos e hemoderivados (concentrado de eritrócitos, plasma e plaquetas), com o objetivo de manter um PAS > 90 mmHg. A possibilidade de hipervolemia na PE severa submetida a politransfusão deve ser sempre considerada, em especial quando o balanço hídrico excede os 2000 mL. Por outro lado, adotar uma estratégia restritiva pode condicionar a evolução para lesão renal aguda. Assim, a recomendação é que a fluidoterapia na PE severa seja guiada pela monitorização das variáveis hemodinâmicas, independentemente do método utilizado (**Quadro 137.10**).[25]

Eclâmpsia e prevenção das crises convulsivas

A eclâmpsia é a manifestação convulsiva dos distúrbios hipertensivos da gravidez e uma das suas manifestações mais graves. Está associada a mortalidade materna significativa, particularmente em países em vias de desenvolvimento.[28]

Define-se como o início súbito de crises convulsivas tônico-clônicas, focais ou multifocais na ausência de um diagnóstico de epilepsia, isquemia arterial e enfarte cerebral, hemorragia intracraniana ou exposição a fármacos com potencial epileptogênico. Pode ocorrer antes, durante ou após o parto, e até 1/3 das grávidas com este diagnóstico não apresenta hipertensão e proteinúria prévias à instalação das crises convulsivas, o que poderá sugerir que a eclâmpsia não é, necessariamente, um estado evolutivo da pré-eclâmpsia[2,8]

Quadro 137.10. Fluidoterapia endovenosa na PE

Manutenção	
60 a 80 mL/h ou guiada pelo DU, perdas GI ou insensíveis	Monitorização baseada na observação clínica Considerar volume na administração de fármacos
Ressuscitação	
Titulada para PAS > 90 mmHg	Considerar colocação de LA, se PA de difícil controle ou hemorragia considerável Considerar monitorização HD não invasiva.
Ressuscitação pré-anestesia do neuroeixo	
Fluid challenge 300 mL	Não está indicada por rotina Considerar se dose de anestésico elevada ou se terapêutica com hidralazina
Oligúria	
Fluid challenge 300 mL Manter DU ≥ 100 mL/ 4 horas	Não está indicada por rotina Se oligúria persistente, considerar repetir o *fluid challenge* (em caso de BH negativo) Considerar monitorização HD não invasiva

DU: débito urinário; GI: gastrointestinais; PAS: pressão arterial sistólica; LA: linha arterial; HD: hemodinâmica; BH: balanço hídrico.

Fonte: Adaptado Tomlinson M, Cotton D. Fluid management in the complicated obstetric patient. Glob Libr Women's Med. 2008.

As crises convulsivas podem condicionar hipoxemia materna, trauma e pneumonite/pneumonia de aspiração. Apesar da lesão neurológica residual ser rara, não é desprezível a incidência de déficits cognitivos e de memória a curto e longo prazo, em especial nos casos de crises recorrentes, estado de mal convulsivo ou de hipertensão não controlada, que têm potencial de desenvolvimento de edema citotóxico ou enfarte cerebral.[28]

Na grande maioria dos casos, a eclâmpsia é precedida de sintomatologia premonitória de envolvimento cerebral, como por exemplo, cefaleia occipital ou frontal persistentes, visão turva, fotofobia e alteração do estado de consciência. O envolvimento do sistema nervoso central associado à pré-eclâmpsia severa apresenta-se com cefaleia, visão turva, escotomas visuais, hiperreflexia e cegueira transitória (com duração de algumas horas até uma semana), que apesar de pouco frequente, pode coexistir na pré-eclâmpsia e na eclâmpsia. Existem duas síndromes neurológicas a considerar nas grávidas com pré-eclâmpsia severa e eclâmpsia: a síndrome da encefalopatia posterior reversível e a síndrome da vasoconstrição cerebral transitória.

A síndrome da encefalopatia posterior reversível, é uma entidade a ter em conta nas grávidas com pré-eclâmpsia severa e/ou eclampsia. Caracteriza-se pela presença de déficit ou perda visual, convulsões, cefaleias, alterações sensoriais ou confusão mental. O diagnóstico é feito por RMN (ressonância magnética nuclear) cerebral que evidencia edema vasogênico e hiperdensidades cerebrais posteriores.[28]

A síndrome da vasoconstrição cerebral transitória caracteriza-se por cefaleia holocraneana e, menos frequentemente, déficits neurológicos focais relacionados com edema cerebral, isquemia ou convulsões.[28]

O tratamento destas entidades nosológicas, passa invariavelmente pelo controle tensional, prevenção e tratamento das crises convulsivas e acompanhamento neurológico a longo prazo.

Prevenção e tratamento das crises convulsivas

Nas situações de pré-eclâmpsia severa, admite-se que a história natural da doença culmine com o desenvolvimento de crises convulsivas tônico-clônicas, se nenhuma profilaxia for instituída. A prevenção da eclâmpsia (em mulheres com diagnóstico de pré-eclâmpsia), está empiricamente baseada no *timing* do parto e existe evidência substancial da eficácia do sulfato de magnésio na prevenção das crises convulsivas na pré-eclâmpsia severa e na eclâmpsia.[28] Nos casos de hipertensão gestacional e pré-eclâmpsia não severa, não existe consenso relativamente à utilização do sulfato de magnésio na profilaxia das crises convulsivas. A taxa de crises convulsivas nas grávidas com pré-eclâmpsia severa não submetidas a profilaxia, é quatro vezes superior à taxa verificada na pré-eclâmpsia sem critérios de gravidade. Todavia, a decisão de iniciar profilaxia das crises convulsivas nas grávidas com pré-eclâmpsia não severa, deve ser baseada em critérios clínicos, considerando o risco-benefício.[29]

O sulfato de magnésio está indicado e recomendado na profilaxia e tratamento das crises convulsivas em contexto de hipertensão gestacional com critérios de gravidade, na pré-eclâmpsia severa e na eclâmpsia. É mais eficaz que a fenitoína, diazepam ou nimodipina (um bloqueador dos canais de cálcio utilizado no prevenção e controle do vasoespasmo cerebral) no tratamento da eclâmpsia, devendo ser considerado o fármaco de primeira linha na prevenção da eclâmpsia no intra e pós-parto. Está contraindicado nas situações concomitantes de *miastenia gravis*, hipocalcemia, lesão renal moderada e grave, isquemia cardíaca, bloqueio da condução cardíaca ou miocardite, em que a opção terapêutica deve focar-se na fenitoína e/ou benzodiazepinas.

O objetivo do nível terapêutico de magnésio não é consensual. Existe uma relação direta entre níveis plasmáticos e toxicidade do magnésio. Os reflexos tendinosos profundos perdem-se com concentrações plasmáticas de magnésio de 9 mg/dL (> 3,5 mmol/L), depressão respiratória pode ocorrer com concentrações de 12 mg/dL (> 5 mmol/L) e a parada cardíaca com concentrações de 30 mg/dL (> 12 mmol/L). As crises convulsivas podem ocorrer com o magnésio dentro dos níveis plasmáticos terapêuticos (4,8 a 8,4 mg/dL ou 1,97 a 3,28 mmol/L), embora possam estar mais associadas a níveis plasmáticos subterapêuticos. É importante levar em consideração que o intervalo terapêutico é mais facilmente atingido no período pós-parto. Da mesma forma, volumes de distribuição maiores e IMC (índice de massa corporal) mais altos, dificultam a obtenção de níveis terapêuticos circulantes, podendo ser necessárias até 18 horas após a infusão de sulfato de magnésio (a 1,8 g por hora) para que se obtenha a concentração plasmática dentro do intervalo terapêutico.[28]

Está recomendada a administração endovenosa em 20 a 30 minutos de uma dose de carga de 4 a 6 g de sulfato de magnésio, seguida de uma perfusão a 1,2 g por hora. Quer no parto vaginal (com trabalho de parto iniciado), quer no parto cirúrgico (sem ter sido iniciado o trabalho de parto), a perfusão deve ser iniciada, idealmente, antes da cirurgia, mantida durante o procedimento e nas 24 horas após o parto.[2]

Apesar da recomendação da administração ser por via endovenosa, no caso de impossibilidade de obtenção de acessos venosos periféricos ou centrais, o sulfato de magnésio pode ser administrado por via intramuscular. Neste caso, a dose de carga é de 10 g (5 g em cada nádega, podendo ser diluída com 1 mL de xilocaína a 2%, por ser uma injeção dolorosa), seguido de 5 g a cada quatro horas.

Os efeitos adversos do sulfato de magnésio são mais frequentes com a administração intramuscular, estão relacionados com a ação deste íon a nível da musculatura lisa e em situações extremas podem verificar-se depressão respiratória e paragem cardíaca.[2]

A excreção do sulfato de magnésio é quase exclusivamente renal, pelo que na presença de lesão renal aguda ou crônica, existe maior potencial de toxicidade pela menor excreção urinária, devendo a dose de manutenção ser ajustada em função do *status* renal (**Quadro 137.11**) e devem de ser efetuados doseamentos do magnésio plasmático a cada quatro horas.[2]

Quadro 137.11. Prevenção e tratamento das crises convulsivas na PE severa e eclâmpsia	
Sulfato de magnésio ($MgSO_4$)	
• **Dose de carga** 4 a 6 g EV em 20-30 min	4 g $MgSO_4$ em 20 mL SF ev em 20-30 min
Se via EV indisponível: 10 mg IM (5 g cada nádega)	
• **Dose de Manutenção** 5 g $MgSO_4$ em 50 mL SF (0,1g/mL)	Infusão contínua por bomba perfusora a 1-1,2 g/h Iniciado antes e mantido durante o parto por cesariana e até às 24 horas de pós-operatório. Parto vaginal, mantida a perfusão até às 24 horas de pós-parto.
Se via EV indisponível: 5 mg IM a cada 4 horas	Efeitos adversos mais frequentes
Se crises convulsivas refratárias: *Bolus* adicional de 2-4 g EV $MgSO_4$	Infusão contínua de $MgSO_4$ a 1,5 g/h e/ou • Fenitoína 1250 mg EV a 50 mg/min • Tiopental Exame de imagem cerebral
• **Monitorização**	• Débito urinário horário (DU) • Padrão e frequência respiratória (FR) • Oximetria de pulso • Avaliação dos reflexos tendinosos a cada 4 horas. • Doseamento do Mg a cada 4 horas se lesão renal (creatinina sérica 1,0-1,5 mg/dL ou DU < 30 mL/h em 4 horas)
• **Suspensão da perfusão de MgSO4**	- DU < 100 mL em 4 horas
• **Antídoto**	• Ausência de reflexo rotuliano após 5 horas • FR < 12 ciclos/min • $SatO_2$ < 90% Gluconato de cálcio a 10%, 1 ampola de 10 mL EV em 3-10 minutos.

EV: endovenoso; SF: soro fisiológico; IM: intramuscular; DU: débito urinário.
Fonte: Desenvolvido pela autoria.

A monitorização clínica durante a perfusão de sulfato de magnésio deve contemplar a quantificação do débito urinário, a avaliação dos reflexos tendinosos profundos e padrão e frequência respiratória. Níveis tóxicos de magnésio com manifestação clínica devem ser antagonizados com gluconato de cálcio a 10%, 10 mL durante 3 minutos endovenoso, podendo ser considerado a administração de furosemida (se ausência de contraindicação) com o objetivo de acelerar a excreção urinária.

Define-se crise convulsiva eclâmptica refratária quando há recorrência das crises convulsivas 20 minutos após a dose de carga de sulfato de magnésio. Recomenda-se a administração de um segundo *bolus* de 2 a 4 g de sulfato de magnésio por via endovenosa, durante cinco minutos.[28] Na eventualidade de uma segunda recorrência ou persistência das convulsões, poderá ser considerada a administração de barbitúrico ou fenitoína e a indução de sedoanalgesia para a abordagem da via aérea e de ventilação mecânica invasiva. É pertinente a realização de um exame de imagem cerebral nestas circunstâncias, de forma a diagnosticar a causa desta refratariedade.

Perante as crises convulsivas, é fundamental instituir medidas que previnam o trauma materno e a aspiração de secreções, colocando a grávida em decúbito lateral, monitorizar e administrar oxigênio. Só após a instituição destas medidas deve ser iniciada a administração do sulfato de magnésio, que tem por objetivo a prevenção da recorrência das crises convulsivas. A maioria das convulsões eclâmpticas é autolimitada, e está associada a desacelerações da frequência cardíaca fetal, bradicardia fetal, aumento da contratilidade uterina e, eventualmente, aumento do tônus uterino basal. No período pós-crítico, devido à hipoxia e hipercapnia materna, podem ser evidentes desacelerações cardíacas fetais, taquicardia e redução da variabilidade da frequência cardíaca fetal. A eclâmpsia, *per se* não é uma indicação para um parto cirúrgico. O parto só deve ser induzido, seja por via cirúrgica ou vaginal, após a estabilização hemodinâmica materna que se acompanha, em princípio, com a normalização cardíaca fetal. A decisão por um parto cirúrgico está dependente da consideração de fatores como: a idade gestacional, apresentação fetal, avaliação do colo uterino e evolução do trabalho de parto.

O sulfato de magnésio também está recomendado para a neuroproteção fetal, nas situações de parto iminente antes das 33+6 semanas, na ausência de indicação para profilaxia ou tratamento das convulsões maternas.[30]

Abordagem da via aérea

A incidência de uma via aérea difícil na grávida ronda os 0,7%-5% e a falência na intubação orotraqueal está reportada em zero a 0,4% de todas as intubações. [31] O aumento da anestesia neuroaxial durante o trabalho de parto reduziu muito a necessidade de anestesia geral e intubação orotraqueal (IOT). Todavia, a IOT pode ser necessária em grávidas com insuficiência respiratória, eventos neurológicos agudos ou perante complicações da anestesia local.

A via aérea da grávida

A doente grávida apresenta vias aéreas anatômica e fisiológica difíceis.[31] Os efeitos anatômicos incluem uma via aérea superior edemaciada e friável que pode condicionar hemorragia. O diâmetro da orofaringe reduz durante a gravidez e durante o trabalho de parto poderá haver aumento da classe Mallampati. O edema da via aérea pode ser exacerbado pela fluidoterapia endovenosa, PE e manobras de Valsava durante o trabalho de parto.[31]

Fisiologicamente na gravidez, verifica-se uma diminuição da capacidade respiratória total e aumento do consumo de oxigênio, que promovem uma diminuição da reserva de oxigênio, resultando em rápida dessaturação em resposta à apneia ou hipoventilação. Por outro lado, o atraso no esvaziamento gástrico e o aumento da pressão intra-abdominal, característico da gestação, requerem precauções especiais na preparação e abordagem da via aérea neste grupo de doentes.

Intubação orotraqueal da grávida

Como princípio geral da abordagem da via aérea da grávida, as manobras de entubação orotraqueal devem ser sempre da responsabilidade do operador com mais experiência.

Apesar da mortalidade maternal atribuída à aspiração do conteúdo gástrico ser atualmente rara,[31] deve ser uma possibilidade a considerar. Uma grávida deve ser sempre considerada encontrar-se com estômago cheio, atendendo ao atraso fisiológico no esvaziamento gástrico e à diminuição do tônus do esfíncter esofágico inferior. A restrição da ingestão oral durante o trabalho de parto deve ser individualizada, aplicando-se uma maior restrição à grávida com maior probabilidade de parto cirúrgico. De uma maneira geral, uma pequena ingestão de líquidos claros durante o trabalho de parto é aceitável. Todavia, ingestão alimentar está contraindicada.[31]

Para a cesariana eletiva, recomenda-se uma pausa alimentar de seis a oito horas, de líquidos claros nas duas horas anteriores e a administração de antiácidos imediatamente antes da cirurgia.[31]

A via área da grávida deve ser sempre considerada uma via área difícil. O semidecúbito dorsal melhora a mecânica respiratória antes da intubação orotraqueal. Os ombros e cabeça devem estar elevados, para que o esterno e o meato auditivo externo estejam no mesmo plano, facilitando a laringoscopia direta. Devido ao risco de compressão aortocava, deve ser realizado o deslocamento uterino 15 graus para a esquerda (manualmente ou não), embora possa ser necessário utilizar a posição supina para facilitar a intubação.[31,32]

Como já foi referido, a diminuição da capacidade pulmonar total e o aumento do consumo de oxigênio são característicos da gravidez e condicionam uma tolerância apneica francamente menor, relativamente ao estado não gravídico, razão pela qual, deve ser administrado oxigênio por máscara facial bem-adaptada no período pré-intubação. Nas situações em que o tempo para a pré-oxigenação é limitado, pode haver lugar a 6 a 8 insuflações profundas em um minuto.[33] A hiperventilação deve ser evitada, uma vez que a alcalose respiratória pode reduzir o fluxo sanguíneo uterino e placentário. A oxigenação passiva com oxigenoterapia de alto fluxo com cânula nasal é uma possibilidade durante a laringoscopia.

Todo o equipamento para abordagem de uma via aérea difícil deve estar disponibilizado e preparado, incluindo videolaringoscópio, dispositivos supraglóticos e de abordagem cirúrgica. Existem na literatura vários algoritmos de abordagem da via aérea obstétrica. Na **Figura 137.2** está apresentado o algoritmo da *Obstetric Anaesthetist's Association* (OAA) *and Difficult Airway Society* (DAS) do Reino Unido.[34]

Suporte ventilatório na doente grávida

A doente grávida apresenta risco de desenvolvimento de insuficiência respiratória relacionada com a patologia associada à gravidez. A síndrome de dificuldade respiratória

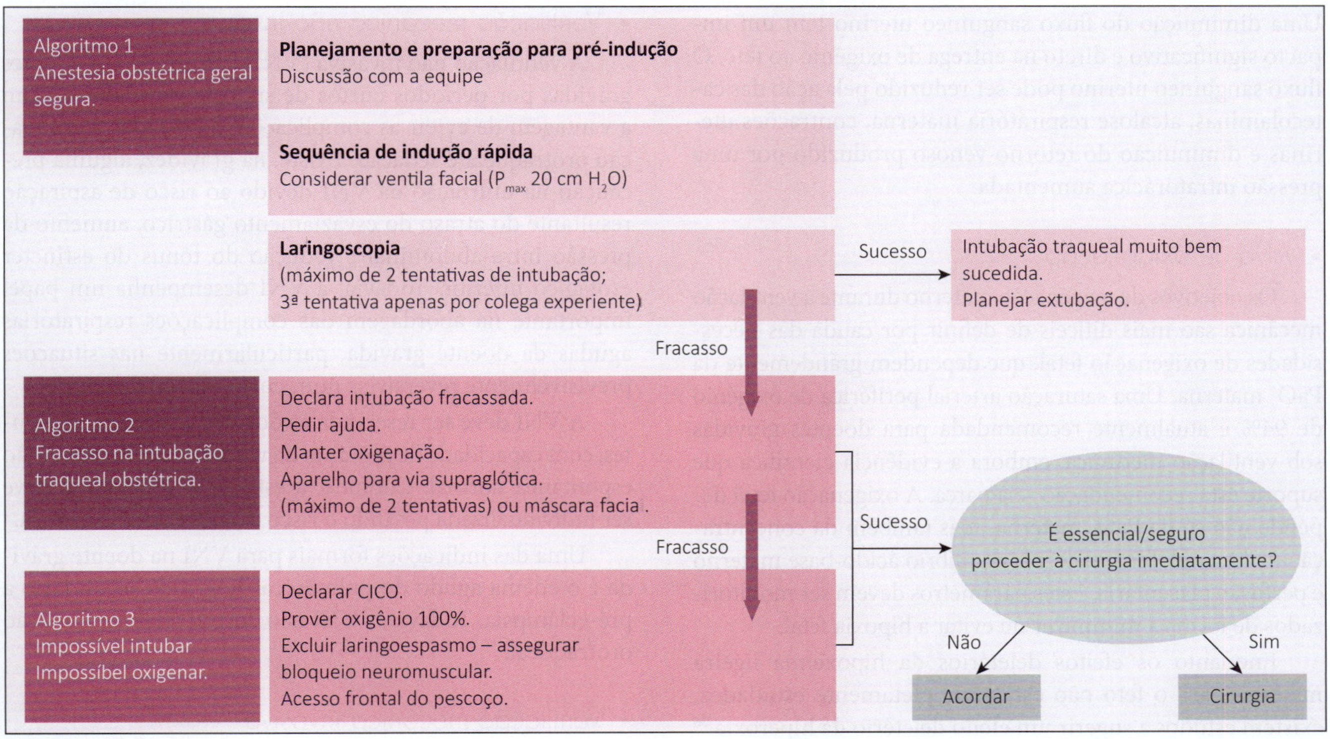

Figura 137.2. Algoritmo de abordagem da via aérea da doente grávida, retirado das recomendações da *Obstetric Anaesthetists' Association (OAA) and Difficult Airway Society (DAS)* do Reino Unido.[34]

Fonte: Desenvolvida pela autoria.

aguda (SDRA) não é incomum na gravidez e é uma das causas de morte materna.[35] A gravidez predispõe ao edema pulmonar por vários mecanismos, incluindo o aumento do volume circulante, a redução da concentração de albumina sérica, uma possível *upregulation* dos marcadores inflamatórios e aumento da permeabilidade capilar.

Para além das causas mais comuns de SDRA na população geral não obstétrica, como por exemplo, pneumonia e sépsis, algumas condições são mais comuns na gravidez. A aspiração do conteúdo gástrico, por aumento da pressão intra-abdominal pelo útero grávido, a redução do tônus do esfíncter esofágico inferior e a posição supina no trabalho de parto, é uma causa importante de lesão pulmonar aguda materna.

PE pode estar associada ao desenvolvimento de edema pulmonar em 2,9% das doentes grávidas com esta condição. O edema pulmonar pode ocorrer no período pós-parto e está relacionado com o retorno de sangue à circulação central pela contração uterina e administração de volume durante o trabalho de parto, e em menor extensão à pressão oncótica baixa e à permeabilidade vascular alterada.

Objetivos de oxigenação e ventilação

Apesar de haver evidência de que a hipoxemia e a hipercapnia maternas são deletérias para o feto, não existe ainda consenso relativamente os objetivos de oxigenação e ventilação na doente grávida sob suporte ventilatório mecânico.

É importante reforçar a noção de que os gases sanguíneos fetais estão na dependência dos gases sanguíneos maternos, mas também da perfusão e função placentárias. Uma diminuição do fluxo sanguíneo uterino tem um impacto significativo e direto na entrega de oxigênio ao feto. O fluxo sanguíneo uterino pode ser reduzido pela ação das catecolaminas, alcalose respiratória materna, contrações uterinas e diminuição do retorno venoso produzido por uma pressão intratorácica aumentada.

Alvo de oxigenação

Os objetivos de oxigenação materno durante a ventilação mecânica são mais difíceis de definir por cauda das necessidades de oxigenação fetal, que dependem grandemente da PaO_2 materna. Uma saturação arterial periférica de oxigénio de 94% é atualmente recomendada para doentes grávidas sob ventilação mecânica, embora a evidência científica que suporte esta recomendação seja parca. A oxigenação fetal depende não só da PaO_2 materna, mas também da concentração de hemoglobina materna, equilíbrio ácido-base materno e perfusão placentária. Estes parâmetros devem ser monitorizados de forma a minimizar ou evitar a hipoxia fetal.

Enquanto os efeitos deletérios da hipoxemia ligeira materna para o feto não estão completamente estudados, existem estudos a sugerir um efeito deletério da hiperoxia.[36] Assim, a suplementação de oxigênio por rotina não está recomendada na grávida sem sinais clínicos ou gasométricos de hipoxemia.[36]

Alvo da ventilação

A $PaCO_2$ materna diminui fisiologicamente para 28-32 mmHg durante a gravidez, favorecendo a existência de um gradiente entre o sangue fetal e materno, facilitando a remoção de CO_2. Esta alteração na $PaCO_2$ é promovida pelo aumento do *drive* respiratório gerado pela ação progestativa. A hipocapnia com alcalose respiratória causa hipoxia fetal por induzir vasoconstrição uteroplacentária, e, portanto, diminuição da perfusão placentária. Estudos sugerem, que a hipocapnia fetal pode comprometer a perfusão cerebral fetal.[37] É, contudo, pouco claro, se a hipocapnia permissiva materna, que é aceita na estratégia ventilatória do SDRA, acarreta prejuízo valorizável para o feto.[35]

Relativamente à hipercapnia, colocam-se questões relativamente à redução do gradiente de excreção de CO_2 fetal e a transferência de CO_2 para o feto, produzindo acidose respiratória fetal, que poderá afetar a oxigenação pela redução da afinidade da hemoglobina fetal para o oxigênio (desvio para a direita na curva de dissociação da hemoglobina).[38] Todavia, acidose respiratória fetal isolada não parece desencadear as mesmas implicações ominosas para o feto que apresenta a acidose lática secundária à asfixia.

Enquanto a alcalose respiratória é problemática para o feto e, portanto, deve ser evitada, a hipercápnia transitória poderá ser relativamente bem tolerada pelo feto.

O objetivo de ventilação na doente grávida submetida a ventilação mecânica é uma $PaCO_2$ de 28 a 32 mmHg e HCO_3^- de 18 a 22 mmol/L[39].

Ventilação mecânica

Ventilação mecânica não invasiva

A ventilação não invasiva (VNI) é utilizada em doentes grávidas por períodos curtos de suporte ventilatório, com a vantagem de evitar as complicações associadas à entubação orotraqueal e sedação. Existe, na gravidez, alguma precaução na utilização da VNI devido ao risco de aspiração resultante do atraso do esvaziamento gástrico, aumento da pressão intra-abdominal e redução do tônus do esfíncter esofágico inferior. Todavia, a VNI desempenha um papel importante na abordagem das complicações respiratórias agudas da doente grávida, particularmente nas situações previsivelmente reversíveis num curto espaço de tempo.

A VNI deve ser reservada às doentes grávidas conscientes, com capacidade de proteção da via aérea e com ventilação espontânea normal. Contudo, a estratégia ventilatória deve ser individualizada pesando o risco e o benefício da técnica.

Uma das indicações formais para VNI na doente grávida é o edema agudo do pulmão cardiogênico secundário a pré-eclâmpsia. Todavia, a VNI não deve atrasar a entubação orotraqueal.

Ventilação mecânica invasiva

As indicações para ventilação mecânica invasiva na grávida são semelhantes à da população geral, incluindo a proteção da via aérea e a inadequação da oxigenação e/ou ventilação, ajustadas às alterações fisiológicas da gravidez. Uma indicação formal para o início de ventilação mecânica invasiva é a insuficiência respiratória aguda secundária a causas obstétricas como pré-eclâmpsia ou causas não obstétricas, e refratária à oxigenoterapia e/ou VNI.[40] Critérios clínicos como dispneia, falência ventilatória, adejo nasal, cianose e aumento do trabalho da musculatura respiratória, são indicadores respiratórios que combinados com as alterações do equilíbrio ácido-base e hemodinâmicas, sugerem necessidade entubação orotraqueal e ventilação mecânica invasiva.

O objetivo da ventilação mecânica invasiva é a redução do trabalho respiratório, redução do consumo de O_2 e metabólico e, simultaneamente, a melhoria das trocas gasosas.

As recomendações relativas à estratégia de ventilação mecânica invasiva na população obstétrica são fundamentadas na extrapolação das recomendações para a população geral combinada com o conhecimento de fisiologia respiratória na gravidez, dados baseados na evidência obtida de pequenos estudos e na opinião de peritos.

As principais alterações fisiológicas da gravidez que têm impacto nas estratégias ventilatórias estão relacionadas com a redução da complacência da parede torácica (gerada pelo aumento do volume uterino e das glândulas mamárias), pelo aumento do volume-corrente (Vc) e alcalose respiratória.

As estratégias ventilatórias que utilizam baixos Vc (6 mL/kg de peso ideal) parecem ser as mais seguras, apesar do volume corrente fisiológico na gravidez aumentar, devendo ser instituídos alguns ajustes na FiO_2, PEEP e Vc, de forma a evitar lesão pulmonar associada à ventilação e maior morbidade e mortalidade materno-fetal.

A FiO_2 programada deve ser a que garanta saturações de oxigênio ($SatO_2$) entre 94 e 98% e pressão parcial de O_2 entre 60 e 100 mmHg. Apesar de não existir evidência específica para a população obstétrica e fetal relativamente aos efeitos nocivos da hipoxemia (risco de isquemia e edema cerebral) e hiperoxia (maior lesão por radicais livres de oxigênio), da extrapolação dos dados obtidos em doentes neurocríticos, recomenda-se ter como objetivo a normoxemia, em particular nas grávidas ventiladas e com complicações neurológicas. Assume-se que a normoxemia contribui para a neuroproteção materna e para a adequação da oxigenação na circulação placentária.[39,41]

A ventilação protetora pode ser indutora de hipercapnia permissiva, cujo real impacto para o feto ainda não está completamente estabelecido. A diminuição da complacência da parede torácica pode implicar pressões inspiratórias mais elevadas para um dado volume-corrente. Dada esta alteração da complacência torácica, apesar de não estar totalmente quantificada, e de o limite da pressão de pico na gravidez não estar estabelecido, deve ser contemplada uma monitorização apertada das pressões, de forma a evitar o barotrauma. Este aumento da pressão (pressão de *plateau* e pressão de oclusão teleinspiratória) não é necessariamente prejudicial, não representa a pressão transpulmonar aplicada ao alvéolo, e não cria obrigatoriamente *lung strain*. A monitorização rotineira da pressão da via aérea não permite a diferenciação entre baixa complacência pulmonar (risco de lesão pulmonar associada à ventilação) e baixa complacência da parede torácica (que é típica da gravidez). Esta diferenciação pode ser conseguida por meio da medição da pressão esofágica, que é utilizada como medida indireta da pressão pleural. A diferença entre a pressão alveolar e a pressão pleural é a pressão transpulmonar, que é a pressão responsável pela insuflação alveolar, a partir da qual a complacência pulmonar pode ser calculada. No modo assistido-controlado por volume (VCV), a pressão de *plateau* (Pplat) pode ser medida durante uma manobra de pausa inspiratória e deve ser mantida entre 25 e 30 cmH_2O.[39,42] Valores mais elevados, estão associados a maior mortalidade em doentes com SDRA. Outro parâmetro a se considerar, dada a sua relação direta com maior mortalidade, é a *driving pressure* (DP). A DP depende do Vc e da complacência do sistema respiratório (CSR). A fórmula da DP é Vc /CSR e pode ser obtido subtraindo a PEEP à Pplat (Pplat – PEEP). Quando o valor de DP é superior a 12 cmH_2O deve ser considerada uma redução do volume-corrente programado.[39,43] No SDRA moderado a grave, a *prone position* deve ser planejada de forma a otimizar a PEEP e, portanto, a redução do *shunt*, à custa de um maior recrutamento alveolar.

O nível da PEEP recomendado não está estabelecido, podendo ser programado inicialmente entre 5 e 8 cmH_2O.[39] A compressão pulmonar exercida pelo útero grávido, aumenta a suscetibilidade ao desrecrutamento alveolar e atelectasia, podendo condicionar a necessidade de utilizar uma pressão positiva no fim da expiração (PEEP) mais alta, de forma a garantir maior recrutamento alveolar. Também o valor da PEEP-ideal na população obstétrica não está definido e toda a precaução é necessária para evitar a lesão pulmonar associada à ventilação. A parametrização da PEEP-ideal (particularmente nas situações graves de PE com evolução para SDRA), pode ser utilizada por meio da medição da pressão esofágica, ainda pouco descrita na gravidez. Manobras de recrutamento e PEEP mais elevada, aparentam ser eficazes na melhoria da oxigenação e complacência pulmonar, em particular durante a cesariana sob anestesia geral. Contudo, são necessárias precauções na sua utilização uma vez que o aumento da pressão intratorácica poderá induzir hipotensão e diminuição do débito cardíaco, potencialmente deletérios para o feto.

Nos modos assistidos-controlados por pressão, a pressão inspiratória (Pinsp) ou a pressão de suporte (Ps), deve ser mantida entre os 12 a 15 cmH_2O de forma a evitar a lesão pulmonar induzida pela ventilação.[39] Os ajustes na Pinsp devem ser efetuados de acordo com a complacência pulmonar e com o esforço inspiratório. Quanto maior a complacência respiratória e o esforço inspiratório, menor a Pinsp programada necessária para obter um determinado Vc. Pelo contrário, quanto menor a complacência e o esforço inspiratório, maior o nível de Pinsp necessário para garantir um determinado Vc inspirado.

A pressão de pico inspiratória (PPinsp) (a pressão máxima atingida na via aérea no fim da inspiração), é determinada pelo Vc, pela resistência da via aérea e pela complacência pulmonar. É a pressão que tem que ser exercida pelo volume de ar para ultrapassar a resistência da via aérea. Tal como na população geral, na grávida submetida a ventilação mecânica invasiva, uma PPinsp elevada sugere obstrução ao fluxo de ar, por exemplo por broncospasmo, rolhão de muco ou oclusão do tubo orotraqueal. Pode também estar relacionado com a presença de pneumotórax ou diminuição severa da complacência pulmonar. PPinsp superior a 35 cmH_2O está associado a barotrauma e pneumotórax.[40]

No **Quadro 137.12**, estão apresentadas as recomendações para o suporte ventilatório na doente grávida e os objetivos de oxigenação e ventilação.

Modos ventilatórios

O sucesso da ventilação mecânica invasiva durante a gravidez está mais relacionado com os objetivos ventilatórios que se adequam à fisiologia da gravidez, do que com um modo ventilatório particular.

Os modos ventilatórios assistido-controlados por volume (VCV) têm a vantagem de garantir a entrega de um volume-corrente programado e uma ventilação-minuto mínima, permitindo um maior controle da ventilação. Na população obstétrica está particularmente recomendado nas situações clínicas com envolvimento/complicação neurológica como por exemplo, hemorragia cerebral, síndrome pós-PCR (parada cardiorrespiratória), isquemia cerebral, trombose venosa central severa, uma vez que as alterações abruptas da $PaCO_2$ podem resultar em agravamento da isquemia cerebral (pela hipocapnia) ou do edema cerebral e hipertensão intracraniana induzida pela hipercapnia.[39]

Este modo de ventilação por volume, pela sua fácil parametrização (Vc, FR, PEEP, FiO_2, rácio inspiração-expiração, pressão/pausa inspiratória, fluxo) pode também ser utilizado nas situações de obstrução da via aérea, agudização grave da asma brônquica ou outra situação indutora de broncospasmo severo e refratário.

Desmame da ventilação e extubação

Não existe um consenso ou uma recomendação específica para o desmame ventilatório e extubação orotraqueal na população obstétrica, pelo que devem ser seguidas as descritas para a população geral de doentes críticos.

Preconiza-se a tentativa de desmame da ventilação mecânica invasiva assim que o motivo etiológico que conduziu à instituição desta medida de suporte vital esteja resolvida ou quando a condição clínica sofreu melhoria, a ponto de permitir a respiração espontânea sem assistência.

Dado que a grávida apresenta fisiologicamente edema laríngeo, o teste de fuga do *cuff*, que é um método preditivo de estridor pós-extubação por edema da laringe ou diminuição do diâmetro traqueal, pode ser realizado antes da extubação. Considera-se um teste positivo se, após a desinsuflação do *cuff*, se assistir a uma diferença superior a 20% de fuga de ar na curva volume-tempo ou uma fuga de ar superior a 110 mL, relativamente aos valores prévios.

Os critérios para extubação que se aplicam nesta população são os recomendados para a população geral.

Quadro 137.12. Recomendações para o suporte ventilatório na doente grávida

Parâmetro da ventilação	SDRA	Pré-eclâmpsia com edema pulmonar
Posicionamento corporal	Decúbito lateral esquerdo para maior benefício hemodinâmico Elevação da cabeceira 30° para minimizar o refluxo gastroesofágico.	
Limite de pressão de *plateau*	~30 cmH_2O *Driving pressure* <15 cmH_2O	~30 cmH_2O *Driving pressure* < 15 cmH_2O
Volume-corrente	6 mL/kg (peso ideal)	6-8 mL/kg (peso ideal)
PEEP	Ajustada para oxigenação ideal: $SatO_2$> 95% e PaO_2 > 70 mmHg.	Potencial de melhoria do DC. Utilidade limitada em doentes dependentes de *preload*.
	Considerar a atelectasia basal pela elevação do diafragma.	
Objetivo de oxigenação	Sat.O_2 > 95% e PaO_2 > 70 mmHg.	
Objetivo de ventilação	Hipocapnia apresenta efeitos deletérios para o feto. Hipercapnia aparentemente segura se < 50 mmHg.	
Hipercapnia permissiva	< 60 mmHg (limite de aparente tolerância e segurança)	Não
VNI	Não recomendada	Recomendada. Ajuste para alvo de oxigenação e ventilação.
Terapias de resgate	1. Bloqueio neuromuscular: considerar potenciais riscos nas perfusões prolongadas). 2. Posicionamento em decúbito ventral. 3. ECMO.	

PEEP: positive end-expiratory pressure; DC: débito cardíaco; VNI: ventilação não invasiva; ECMO: extra-corporeal membrane oxygenation.

Fonte: Desenvolvido pela autoria.

Prognóstico materno-fetal da ventilação mecânica invasiva

Existem poucos estudos focados no prognóstico materno e neonatal após períodos prolongados de ventilação mecânica invasiva (isto é, em contexto não cirúrgico de urgência ou eletivo). Calcula-se que a mortalidade materna ronde os 6% a 14% após períodos de ventilação mecânica invasiva por SDRA.[35]

Relativamente ao prognóstico neonatal a longo prazo após a ventilação mecânica materna na UCI, existem relatos de necessidade de ventilação mecânica neonatal e evidência de défices neurológicos aos seis meses de idade.

Terapias de resgate

A ventilação mecânica em decúbito ventral é uma intervenção de resgate comum nas situações de SDRA moderado a grave e na pneumonia grave a Covid-19 na população de doentes críticos não obstétricos. Melhora o equilíbrio ventilação-perfusão no SDRA pela redução da compressão pulmonar pelas estruturas mediastínicas, aumentando a oxigenação das regiões pulmonares dependentes. Na grávida, este efeito pode ser ainda mais amplificado, pelo alívio que o decúbito ventral promove na compressão do diafragma, pulmão e grandes vasos, permitido também uma melhoria na circulação sanguínea uterina. A autopronação no terceiro trimestre é bem-tolerada em grávidas saudáveis, sem que se verifique um apreciável impacto hemodinâmico materno ou na frequência cardíaca fetal. Nas situações de SDRA moderado a grave com necessidade de ventilação em decúbito ventral por períodos mais prolongados, a segurança deste procedimento ainda não está completamente clarificada.

A decisão de colocar a uma doente grávida em decúbito ventral é sempre clínica, pesando os riscos e os benefícios, e é considerada sempre como uma intervenção de resgate. As indicações são as aplicadas à população geral e o posicionamento deve ser realizado por profissionais experientes, tendo em consideração algumas especificidades como por exemplo, a prevenção da compressão abdominal, utilizando almofadas maiores ou especiais para decúbito ventral na gravidez. A monitorização fetal assume particular importância nestas circunstâncias. A monitorização fetal por meio da cardiotocografia contínua tem sido recomendada em algumas publicações de relato de caso.[44] O fluxo sanguíneo na artéria umbilical deve ser monitorizado antes e depois de cada posicionamento em decúbito ventral.[45] A avaliação da oxigenação por meio de gasometria arterial e cálculo do rácio PaO_2/FiO_2, permite classificar as doentes grávidas em respondedores, se o rácio PaO_2/FiO_2 aumentar 20% ou aumentar 20 mmHg, e em não respondedores. A resposta é habitualmente observável nas primeiras horas de posicionamento ventral. Não existe uma recomendação formal para a duração dos períodos de decúbito ventral aplicados na grávida.

Podem variar entre de 6 a 8 horas/dia e de 16 a 20 horas/dia segundo alguns relatos de caso ou estudos com pequenas séries de doentes.[44]

Nas situações de falência da ventilação mecânica em decúbito ventral, isto é, na ausência de resposta ou se houver agravamento nas trocas gasosas, na mecânica pulmonar ou do ponto de vista hemodinâmico, a doente grávida deve ser reposicionada em decúbito dorsal e consideradas outras estratégias de resgate.

A doente grávida apresenta maior suscetibilidade a algumas das complicações do decúbito ventral que a população não obstétrica, sendo que as mais frequentes estão relacionadas com os pontos de pressão (edema facial e ulcerações) dada a maior fragilidade cutânea. Outras complicações observáveis noutros grupos populacionais[45] também podem ocorrer, como por exemplo, extubação orotraqueal acidental, exteriorização de drenos e cateter vasculares, agravamento da complacência pulmonar e da oxigenação, arritmias transitórias, instabilidade hemodinâmica, compressão nervosa, lesões da retina, pneumotórax iatrogénico, intolerância à nutrição entérica e paragem cardiorrespiratória.

ECMO

A seleção adequada de uma doente grávida que poderá se beneficiar de ECMO (*ExtraCorporeal Membrane Oxygenation*) é crucial para o prognóstico. Existem indicações generalistas para a referenciação, contudo não existe um conjunto de critérios definitivos para a seleção de doentes, sendo que o limiar para o início de ECMO varia entre estudos, diretrizes e centros.[46,47,48] A decisão baseia-se em um equilíbrio entre os potenciais riscos e benefícios em cada caso individual. Existem três princípios essenciais que guiam a seleção adequada de candidatos à ECMO: a identificação de doentes com insuficiência respiratória grave (apesar da utilização de terapêutica convencional e otimizada), o diagnóstico de uma patologia de base potencialmente reversível e a ausência de contraindicações. As indicações e contraindicações para a ECMO-VV no SDRA, segundo a ESLO (*Extracorporeal Life Suport Organization*) são:

- Insuficiência respiratória hipoxémica primária ou secundária, independentemente da etiologia, com risco de mortalidade ≥ 80%. O risco de mortalidade pode ser estimado por meio da utilização do rácio PaO_2/FiO_2 (P/F rácio), *Murray score*, AOI (*age-ajusted oxygenation index*) e APPS (*age,* PaO_2/FiO_2 *e plateau pressure score*):
- PF rácio < 100 mmHg com $FiO_2 > 0,9$ e/ou *Murray score* de 3-4.
- AOI ≥ 80.
- APPS ≥ 8, apesar de terapêutica convencional otimizada durante ≤ 6 horas.
- Insuficiência respiratória hipercápnica ($pCO_2 \geq 60$ mmHg) com acidemia (pH ≤ 7,2) apesar de terapêutica convencional otimizada durante > 6 horas.
- Contraindicações relativas
- VMI (ventilação mecânica invasiva) com parâmetros agressivos durante ≥ 7 dias (Pplat > 30 cmH_2O, $FiO_2 > 0,8$- 0,9).

- Imunossupressão farmacológica major.
- Hemorragia do SNC (sistema nervoso central), recente ou em expansão ativa.
- Comorbidades irreversíveis (p. ex., lesão major SNC, doença maligna terminal).
- Idade avançada.
- Contraindicação a anticoagulação sistêmica.
- Obesidade (IMC > 45 kg/m^2).
- Coma pós-PCR (parada cardiorrespiratória).
- Carência de acesso vascular.
- Contraindicações absolutas
- Futilidade terapêutica.

As complicações durante a ECMO podem ser classificadas em complicações relacionadas com o circuito (mecânicas) e complicações relacionadas com o doente (médicas), sendo o reconhecimento e abordagem precoces determinantes para o prognóstico do doente. A complicação mecânica mais frequente consiste na disfunção do oxigenador, seguindo-se os problemas relacionados com as cânulas. As complicações médicas mais comuns são as hemorrágicas, bem como os eventos tromboembólicos, sendo a hemorragia e a isquemia cerebral as mais devastadoras. Deste modo, é necessário um equilíbrio delicado entre a hemóstase e a trombose, feito por meio da monitorização clinicolaboratorial frequente e com recurso a reposição de componentes sanguíneos quando necessário.[47,49]

A complicação mais comumente descrita na grávida também é a hemorrágica, com uma taxa de sobrevivência materna de 77,8% e fetal 65,1%.[50] O prognóstico materno e fetal parece ser mais favorável se as doentes estiverem ventiladas por um período inferior a sete dias antes da iniciação da ECMO.[50]

Outro importante fator a ter em consideração nas grávidas que necessitem de ECMO é o fato que durante a gravidez tardia, o aumento do útero pode comprimir a veia cava levando a efeitos adversos no débito cardíaco materno e oxigenação fetal.[51]

Esta condição pode explicar a dificuldade por vezes encontrada no avanço da cânula femoral através da veia cava inferior. Ngatchou *et al.* propuseram o uso de um desvio lateral para a esquerda de 15 a 30 graus durante a canulação femoral para reduzir a compressão da veia cava (Figuras 137.3 e 137.4).[51]

Sedoanalgesia

A sedoanalgesia é indispensável para uma estratégia ventilatória eficaz. Garante conforto e promove sincronia entre o doente e o ventilador. Na população geral não obstétrica, é prática comum minimizar a sedação, utilizando um algoritmo terapêutico ou induzindo o desmame diário. Estes protocolos não foram estudados na doente grávida ventilada e a segurança da sedoanalgesia contínua, do ponto de vista materno e do seu impacto no feto, sobretudo ao nível do desenvolvimento neurológico, ainda estão pouco estudadas, não existindo um nível ótimo de sedação recomendado para a doente grávida.

A sedoanalgesia prolongada nos doentes críticos deve basear-se na utilização de estratégias de sedação com a utilização de agentes não benzodiazepínicos, por ter sido demonstrado que estas estratégias promovem menos dias de ventilação, menor tempo de internação na UCI e menor incidência de delírio.[52]

Agentes analgésicos morfina

É um agonista dos recetores opioides-μ, com um efeito analgésico, sedativo e ansiolítico. Apresenta como efeitos laterais a libertação de histamina e venodilatação com hipotensão associada, que é mais expressiva em doentes hipovolêmicos. É metabolizada no fígado, não deve ser administrada nas situações de lesão renal aguda ou crônica, dado que o seu metabolito ativo pode sofrer acumulação e prolongar ou aprofundar a sedação e amplificar os seus efeitos secundários a nível materno e fetal. Se administrada previamente ao parto, é necessário ter em conta a possibilidade de indução de depressão respiratória e síndrome de abstinência neonatal.

Fentanilo

É um agonista dos recetores opioides-μ, cem vezes mais potente que a morfina. Tem metabolização hepática e não possui metabolitos ativos. É a melhor opção quando a morfina está contraindicada, como por exemplo, na lesão renal aguda ou crônica e na instabilidade hemodinâmica grave. Tem uma semivida de 3 horas, é altamente lipossolúvel o que induz um início de ação muito rápido (1 a 2 minutos comparado com os 5 a 10 minutos da morfina). Não apresenta teratogenicidade e pode ser administrada com segurança na doente grávida se necessário. Tem potencial para induzir depressão respiratória e síndrome de abstinência neonatais.

Remifentanilo

É um agonista dos recetores opioides-μ, com uma semivida de apenas 3 minutos. Sofre metabolização plasmática por meio de estearases independentes da função hepática ou renal, o que resulta numa ausência de acumulação mesmo com perfusões prolongadas. Não existe evidência de teratogenicidade associada ao remifentanilo.

Agentes sedativos midazolam

É um agonista γ-aminobutírico, com função ansiolítica, amnésica, hipnótica e sedativa. Não promove analgesia. Está associada a alterações hemodinâmicas mínimas em doentes euvolêmicos. É altamente lipossolúvel e, em consequência, apresenta um rápido início de ação (2 a 5 minutos). Tem uma semivida de 3 a 33 horas. É metabolizado no fígado por oxidação no citocromo P450, originando o metabolito ativo 1-hidroxi-metil midazolam, que posteriormente sofre excreção renal. Pode ser administrado em *bolus* endovenosos de 1 mg a 5 mg a cada uma a duas horas, em situações de controle de agitação psicomotora, ou em perfusão contínua em doses de 1 a 10 mg por hora. Perfusões contínuas prolongadas (superiores a 48 horas) devem ser evitadas por resultarem em sedação residual mais marcada do que com outras benzodiazepinas (por exemplo o lorazepam), por acumulação no tecido adiposo, secundária à sua solubilidade lipídica e maior volume de distribuição.

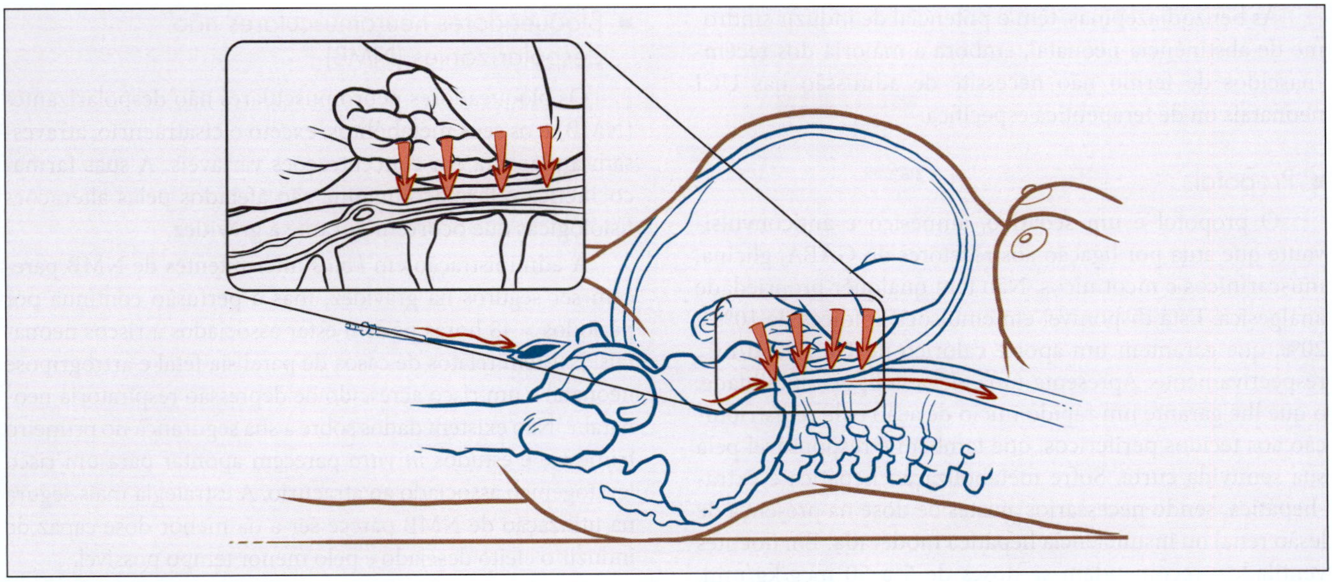

Figura 137.3. Compressão da veia cava inferior impedindo o avanço da cânula femoral.

Fonte: Adaptada de Moore SA, Dietl CA, Coleman DM. Extracorporeal life support during pregnancy. J Thorac Cardiovasc Surg. 2016;151(4): 1154-60.<H

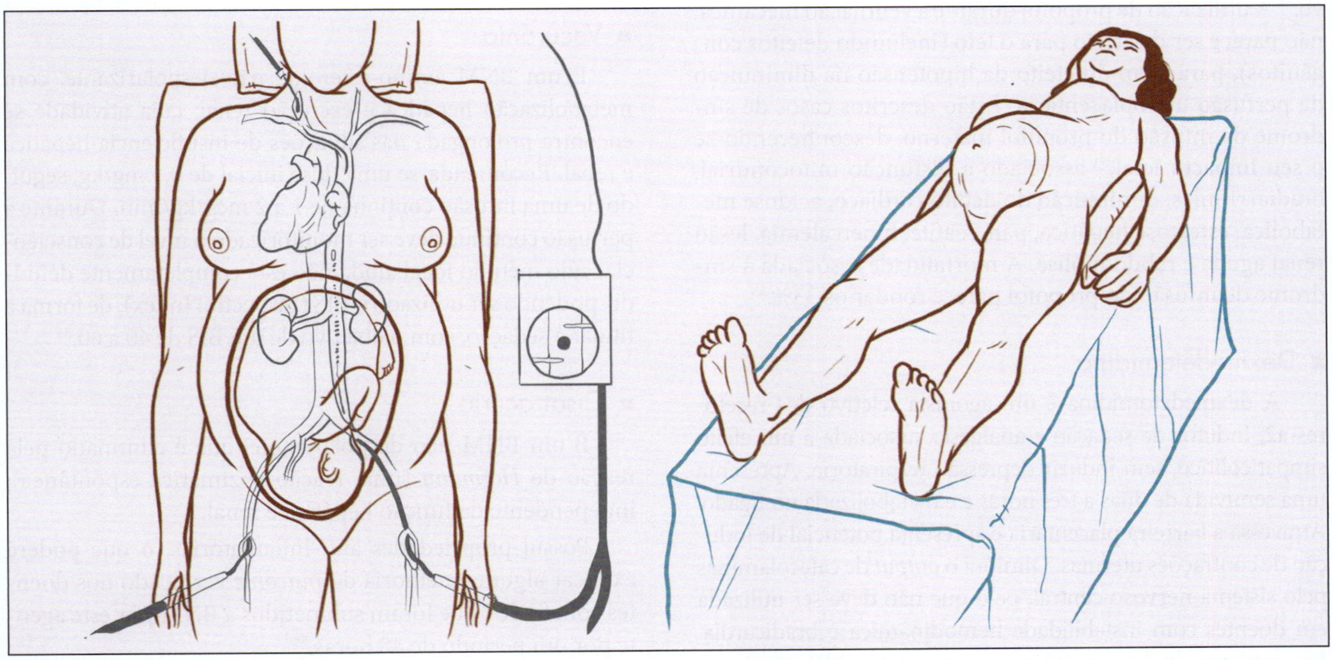

Figura 137.4. Inclinação lateral para a esquerda com almofada em forma de cunha.

Fonte: Adaptada de Moore SA, Dietl CA, Coleman DM. Extracorporeal life support during pregnancy. J Thorac Cardiovasc Surg. 2016;151(4): 1154-60.

■ Lorazepam

Tal como o midazolam, é um agonista γ-aminobutírico, com função ansiolítica, amnésica, hipnótica e sedativa, não promovendo analgesia. Comparado com o midazolam, o lorazepam apresenta um início de ação mais lento (5 a 20 min), uma vez que a sua lipossolubilidade é menor. A semivida do lorazepam é de 8 a 15 horas, sofre metabolização hepática por glucoronidação, não resultando metabolitos ativos. É a escolha preferencial de benzodiazepinas nas situações clínicas que apresentam lesão renal aguda ou crônica. A perfusão contínua está associada a menor sedação residual do que com o midazolam, atendendo à sua menor solubilidade lipídica. Pode ser administrado em *bolus* endovenosos de 1 a 4 mg ou em perfusão contínua de 1 a 10 mg por hora. Perfusões contínuas com doses mais elevadas devem ser evitadas pelo risco de indução de acidemia metabólica com *anion gap* aumentado secundária a intoxicação por propilenoglicol.[53]

As benzodiazepinas, têm o potencial de induzir síndrome de abstinência neonatal, embora a maioria dos recém-nascidos de termo não necessite de admissão nas UCI neonatais ou de terapêutica específica.

Propofol

O propofol é um sedativo, amnésico e anticonvulsivante que atua por ligação aos recetores do GABA, glicina, muscarínicos e nicotínicos. Não tem qualquer propriedade analgésica. Está disponível em emulsões lipídicas de 10% e 20%, que garantem um aporte calórico de 1 e 2 Kcal/mL, respectivamente. Apresenta uma elevada lipossolubilidade, o que lhe garante um rápido início de ação e de redistribuição aos tecidos periféricos, que também é responsável pela sua semivida curta. Sofre metabolização hepática e extra-hepática, sendo necessários ajustes de dose na presença de lesão renal ou insuficiência hepática moderada. Em doentes ventilados, recomendam-se doses de 5 a 50 mcg/kg/min. Durante a perfusão contínua, a semivida do propofol é de 30 minutos. Deve ser utilizado com precaução em doentes com instabilidade hemodinâmica, dada a sua capacidade de indução de vasodilatação periférica e efeito inotrópico negativo.[54] A utilização de propofol durante a ventilação mecânica, não parece ser deletério para o feto (incluindo defeitos congênitos), para além do efeito da hipotensão na diminuição da perfusão uteroplacentária. Estão descritos casos de síndrome da infusão do propofol materno, desconhecendo-se o seu impacto fetal,[55] associado a disfunção mitocondrial, bradiarritmias, diminuição do débito cardíaco, acidose metabólica, esteatose hepática, pancreatite, hipercalemia, lesão renal aguda e rabdomiólise. A mortalidade associada à síndrome de infusão do propofol parece rondar os 33%.[55]

Dexmedetomidina

A dexmedetomidina é um agonista seletivo dos recetores-a2, indutor de sedação e analgesia, associada a um efeito simpaticolítico, sem induzir depressão respiratória. Apresenta uma semivida de duas a três horas e é metabolizada no fígado. Atravessa a barreira placentária e apresenta potencial de indução de contrações uterinas. Diminui o *output* de catecolaminas pelo sistema nervoso central, pelo que não deve ser utilizada em doentes com instabilidade hemodinâmica e bradicardia. Em contexto de doença crítica, a dexmedetomidina pode ser administrada em perfusão contínua de 0,2 a 1,5 mcg/kg/h e em segurança de forma prolongada até uma semana.[54]

Tem vindo a ser utilizada no parto por cesariana ou em perfusão contínua na UCI em doentes grávidas ventiladas.[56] Não existe evidência de um efeito teratogênico da dexmedetomidina.

Não estão recomendados ajustes na dose destes agentes (benzodiazepinas, propofol e dexmedetomidina) na doente grávida, tal como não estão validades escalas de avaliação de sedação e de delírio na população obstétrica. São utilizadas as escalas validadas para a população geral, como por exemplo, a *Confusion Assessment Method for the ICU* (CAM-ICU) e a *Intensive Care Delirium Screening Checklist* (ICDSC).

Bloqueadores neuromusculares não despolarizantes (NMB)

Os bloqueadores neuromusculares não despolarizantes (NMB) e os seus metabólitos, exceto o cisatracúrio, atravessam a placenta em concentrações variáveis. A suas farmacocinética e farmacodinâmia são afetados pelas alterações fisiológicas que ocorrem durante a gravidez.

A administração em *bolus* intermitentes de NMB parecem ser seguros na gravidez, mas a perfusão contínua por períodos > 48 horas podem estar associados a riscos neonatais. Existem relatos de casos de paralisia fetal e artrogripose neonatal e um risco acrescido de depressão respiratória neonatal.[57] Não existem dados sobre a sua segurança no primeiro trimestre e estudos *in vitro* parecem apontar para um risco teratogênico associado ao atracúrio. A estratégia mais segura na utilização de NMB parece ser a da menor dose capaz de induzir o efeito desejado e pelo menor tempo possível.

Nas situações de edema pulmonar associado à PE e com evolução para SDRA, o bloqueio neuromuscular induzido, pode ser exacerbado pela hipermagnesiemia induzida para prevenção de crises convulsivas.[54]

Vecurônio

É um BNM amino-esteroide não despolarizante, com metabolização hepática e excreção renal, cuja atividade se encontra prolongada nas situações de insuficiência hepática e renal. Recomenda-se uma dose inicial de 0,1 mg/kg, seguido de uma infusão contínua de 1 a 2 mcg/kg/min. Durante a perfusão contínua deve ser monitorizado o nível de consciência, cujo método ideal ainda não está completamente definido, podendo ser utilizado o BIS (Bispectral Index), de forma a titular a sedação, com o objetivo de um BIS de 40 a 60.[54]

Cisatracúrio

É um BNM não despolarizante, que é eliminado pela reação de *Hofmann* (uma reação enzimática espontânea), independente da função hepática e renal.

Possui propriedades anti-inflamatórias, o que poderá explicar alguma melhoria do *outcome* verificado nos doentes com SDRA que foram submetidos a BNM por este agente por um período de 48 horas.[54]

Sempre que disponível deve ser o BNM, de preferência, uma vez que não apresenta qualquer interferência com as funções hepática e renal. Tal como com o vecurônio, a utilização do BIS para monitorização da sedação, pode ser um recurso útil. Dos dados existentes, o cisatracúrio parece ser seguro durante a gravidez.

No **Quadro 137.13**, estão expostos os fármacos e as doses utilizadas na doente grávida.

Monitorização Fetal

Todos os processos patológicos maternos têm um efeito potencial no feto. O estado fetal só é otimizado quando o estado materno se encontra otimizado. O envolvimen-

Quadro 137.13. Sedoanalgesia na doente grávida		
Fármaco	**Dose**	**Precauções**
Propofol	5-50 mg/kg/min	• Induz vasodilatação e diminuição do DC. Risco de s. de infusão do propofol com perfusões muito prolongadas. • Perfusão prolongada poderá estar associada a alteração do neurodesenvolvimento, em particular no 3º trimestre. • Não utilizar na insuficiência renal.
Morfina	1-10 mg/h	• Aumento da libertação de histamina com potencial hipotensão arterial. Estudos animais demonstraram efeitos adversos e toxicidade no feto. • Poderá ter utilidade no choque.
Fentanilo	25-100 mg/h	• Libertação mínima de histamina. Risco de rigidez torácica com dose muito elevada. • Ponderar risco de utilização no choque ou falência renal. Risco de síndrome de abstinência e depressão respiratória neonatais.
Remifentanilo	0,5 mg/kg *bolus* Perfusão: 0,5-2 mg/kg/min	• Risco de síndrome de abstinência e depressão respiratória neonatais.
Dexmedetomidina	0,2-1,5 mg/kg/h	• Ideal para a sedação de curta duração. Menor incidência de delírio. • Evitar se hipotensão arterial e bradicardia. • Estudos animais não revelaram teratogenicidade ou alteração na fertilidade. Não induz depressão respiratória.
Midazolan **Lorazepan**	1-10 mg/h	• Benzodiazepinas associam-se a hipotonia, depressão respiratória e hipotermia do recém-nascido, quando utilizadas em doses elevadas durante o trabalho de parto. • Risco de síndrome de abstinência neonatal com administrações prolongadas.
Cisatracúrio	0,2 mg/kg *bolus* Perfusão: 2-4 mg/kg/min	• Não estão descritos efeitos adversos no feto ou neonatais. • Metabolização pela reação *Hofmann*. Seguro na insuficiência hepática e renal. Propriedades anti-inflamatórias.
Vecurónio	0,1 mg/kg *bolus* Perfusão: 1-2 mg/kg/min	• Desconhecido o seu efeito no feto. • Evitar na falência hepática ou renal.

Fonte: Desenvolvido pela autoria.

to e participação ativa do obstetra e do neonatologista na equipa clínica que presta cuidados assistenciais à grávida crítica, é primordial.

A monitorização fetal eletrônica (MFE) pode ser útil na avaliação das alterações induzidas pelo ajuste dos parâmetros ventilatórios, traduzidos por exemplo, em aumento ou diminuição do valor da $PaCO_2$ materna, que pode ser deletéria ou benéfica para o feto. Como já foi referido, a hiperventilação e a alcalose respiratórias prolongadas devem ser evitadas, uma vez que induzem vasoconstrição uterina. Períodos curtos e transitórios, parecem não ter um impacto significativo no bem-estar fetal, desde que a frequência cardíaca basal do feto se mantenha dentro dos limites da normalidade. Todavia, alguns estudos parecem demonstrar impacto das alterações súbitas da $PaCO_2$ materna no padrão respiratório do feto (também um marcador de bem-estar fetal).[38]

A avaliação e otimização do conteúdo arterial de oxigênio (CaO_2) materno e a adequação da perfusão uteroplacentária, são fundamentais na monitorização do bem-estar fetal. A monitorização hemodinâmica e do crescimento fetal intrauterino, podem ser asseguradas pela biometria e Doppler feto-placentário, avaliando o fluxo da artéria umbilical e quantificando o rácio cerebroplacentário (RCP = índice de pulsatilidade da artéria cerebral média/índice de pulsatilidade da artéria umbilical). Este rácio é aparentemente mais sensível na deteção da hipoxia fetal que qualquer um dos dois parâmetros isoladamente. Durante a ventilação mecânica invasiva prolongada, é aceitável (dada a inexistência de recomendações específicas para a grávida crítica) que a MFE seja realizada e registada diariamente para fetos após as 28 semanas de idade gestacional, e que se proceda à avaliação do crescimento intrauterino e estado do líquido amniótico[42]. Nas situações já diagnosticadas de restrição do crescimento intrauterino (peso fetal estimado abaixo do percentil 10), deve ser considerada a avaliação por *doppler* feto-placentário.

Um dos sinais de hipoxémia fetal, utilizando a monitorização cardíaca fetal eletrónica, é a bradicardia fetal sustentada e ausência de variabilidade da frequência cardíaca fetal ou desacelerações tardias. É importante referir, que apesar de uma monitorização contínua do bem-estar fetal, permitir em tese, a identificação de fetos em situação crítica, a informação obtida pela monitorização cardíaca fetal eletrónica, deve ser cuidadosamente interpretada. A decisão de indução de um parto é do obstetra, em colaboração com o intensivista, o anestesiologista e o neonatologista. O objetivo é garantir a melhor estratégia de otimização do suporte vital materno, nomeadamente a relativa à estratégia ventilatória e hemodinâmica, com vista ao melhor desfecho possível do parto (e tipo de parto).

Tipo de parto na pré-eclâmpsia

A decisão do tipo de parto na grávida com hipertensão gestacional ou PE com ou sem critérios de gravidade, é obstétrica. A equipa responsável pela prestação de cuidados assistenciais à grávida com PE severa, deve ser multidisciplinar e multiprofissional, por forma a que se considerem na discussão clínica, todos os aspetos relacionados com o processo patológico e a otimização do suporte vital. Deve ser baseada na probabilidade antecipada de um parto vaginal ou cirúrgico, natureza e progressão da PE e estado fetal. O parto vaginal pode ser induzido e ter boa evolução, apesar de menos provável na PE severa com baixa idade gestacional. A probabilidade de um parto por cesariana na PE severa com idade gestacional inferior a 28 semanas, é quase de 100%, entre 28 e 32 semanas pode rondar os 65%.[28]

As indicações apontadas para o parto, no contexto de qualquer distúrbio hipertensivo da gravidez e independentemente da idade gestacional, são:[2]

- Envolvimento neurológico com eclâmpsia, cefaleia intratável ou escotomas visuais recorrentes.
- Episódios recorrentes de hipertensão severa, apesar da terapêutica anti- hipertensora otimizada com as três classes de agentes farmacológicos recomendados.
- Desenvolvimento de edema agudo do pulmão.
- Agravamento da trombocitopenia ou contagem plaquetária inferior a 50.000 µ/L.
- Necessidade de transfusão de hemoderivados.
- Agravamento da creatininemia.
- Agravamento do nível de transaminases hepáticas.
- Presença de disfunção hepática, caracterizada por um INR (*International Normalized Ratio*) superior a 2 (na ausência de terapêutica com Varfarina ou de coagulação intravascular disseminada), hematoma hepático ou rutura de hematoma hepático.
- Descolamento placentário com compromisso hemodinâmico materno e fetal.
- Estado fetal preocupante (incluindo morte fetal).

Na PE severa com evolução para SDRA, parece haver uma melhoria da oxigenação e menor tempo de ventilação mecânica às 48 horas pós-cesariana, o que não parece se verificar nas situações de SDRA na grávida de causa não obstétrica.[35] Poderá se justificar a antecipação do parto na hipoxemia refratária, se o feto se encontrar em risco significativo, mas com probabilidade de sobrevivência relevante após o parto, e se a condição obstétrica for seguramente reversível com o fim da gestação.

Conclusão

Os distúrbios hipertensivos da gravidez são responsáveis por uma morbimortalidade materna e fetal importantes.

A pré-eclâmpsia é uma entidade com uma fisiopatologia complexa e a grávida com pré-eclâmpsia deve ser sempre considerada um doente crítico, pela grande probabilidade de uma rápida evolução desfavorável e necessidade de suporte vital. Deve ser considerada a admissão em UCI (ou unidade de alta dependência) com capacidade técnica e material adequado à monitorização hemodinâmica e suporte de funções vitais.

A PE pode ser classificada em precoce ou tardia e existem critérios para sua classificação em PE severa, baseados na presença de disfunção de órgão.

Um dos pilares do tratamento assenta no controle tensional, cujo fármaco de primeira linha é o Labetalol.

A monitorização hemodinâmica desta tipologia de doentes críticos é desafiante. São conhecidos padrões hemodinâmicos típicos da PE de início recente e de início tardio. A utilização de protocolos ecocardiográficos específicos para a gravidez (protocolo ROSE) permitem uma melhor interpretação dos achados e a sua integração com outras variáveis de monitorização.

- A fluidoterapia na PE deve ser criteriosa e gerida pela monitorização hemodinâmica, preconizando-se uma estratégia restritiva em detrimento de uma estratégia liberal. Recomenda-se a utilização de soluções cristaloides (e de preferência balanceadas) na fluidoterapia na PE severa.
- As alterações fisiológicas da gravidez condicionam o suporte ventilatório da grávida crítica.
- A VNI tem indicação na insuficiência respiratória aguda hipoxêmica associada ao edema agudo pulmonar secundário à pré-eclâmpsia, mas não deve atrasar a intubação orotraqueal e ventilação mecânica invasiva.
- A grávida deve ser sempre considerada com apresentando uma via aérea difícil, atendendo às alterações fisiológica da via aérea com a gravidez. A IOT deve ser executada pelo elemento mais diferenciado da equipa.
- São necessários ajustes nos parâmetros ventilatórios de ventilação mecânica invasiva, estando recomendados objetivos de ventilação e oxigenação, apesar de não serem consensuais. A *prone position* e a ECMO são sempre terapêuticas de resgate.
- A prevenção das crises convulsivas eclâmpticas só está recomendada na PE severa. Na PE, a decisão de iniciar sulfato de magnésio como prevenção de crises convulsivas, deve ser individualizada pesando risco e benefício. O sulfato de magnésio quando iniciado na prevenção e no tratamento de crises convulsivas, deve ser alvo de monitorização laboratorial, dado o risco de toxicidade. A monitorização clínica deve contemplar o padrão e frequência respiratória, oximetria de pulso, avaliação dos reflexos tendinosos e débito urinário. O gluconato de cálcio é o antídoto em caso de toxicidade.
- Não existem protocolos de sedação e analgesia validados para a população obstétrica. Recomendam-se estratégias de sedação mínima, preferencialmente com a utilização de agente não benzodiazepínicos. Os agentes opioides são os mais recomendados para a analgesia mais prolongada na grávida crítica.
- O bloqueio neuromuscular poderá ser necessário na grávida ventilada por PE severa com evolução

para SDRA. O agente de escolha parece ser o cisatracúrio. Deve ser considerada a possibilidade de exacerbação do bloqueio neuromuscular pela hipermagnesiemia induzida para prevenção das crises convulsivas.

- A monitorização fetal deve ser realizada em paralelo às intervenções terapêuticas maternas.
- A prestação de cuidados à grávida crítica deve ser realizada por uma equipa multidisciplinar e multiprofissional, que inclua intensivista, obstetra, anestesiologista e neonatologista, não esquecendo a prestação de cuidados de enfermagem crítica e obstétrica.
- A decisão pelo momento do parto e tipo de parto é sempre do obstetra.

Referências bibliográficas

1. Koukoubanis K, Prodromidou A, Stamatakis E, Valsamidis D, Thomakos N. Role of Critical Care Units in the management of obstetric patients (Review). Biomed Rep. 2021;15(1):58.
2. Magee LA, Brown MA, Hall DR, Gupte S, Hennessy A, Karumanchi SA et al. The 2021 International Society for the Study of Hypertension in Pregnancy classification, diagnosis & management recommendations for international practice. Pregnancy Hypertens. 2022;27:148-169.
3. Phipps EA, Thadhani R, Benzing T, Karumanchi SA. Pre-eclampsia: pathogenesis, novel diagnostics and therapies. Nat Rev Nephrol. 2019;15(5):275-289.
4. World Health Organization. WHO recommendations: drug treatment for severe hypertension in pregnancy. World Health Organization. License: CC BY-NC-SA 3.0 IGO. 2018
5. Poon LC, Shennan A, Hyett JA, Kapur A, Hadar E, Divakar H, et al. The International Federation of Gynecology and Obstetrics (FIGO) initiative on pre-eclampsia: A pragmatic guide for first--trimester screening and prevention. Int J Gynaecol Obstet. 2019;145 Suppl 1(Suppl 1):1-33.
6. Bonnet MP, Garnier M, Keita H, Compère V, Arthuis C, Raia-Barjat T, et al. Guidelines for the management of women with severe pre-eclampsia. Anaesth Crit Care Pain Med. 2021;40(5):100901.
7. Staff AC. The two-stage placental model of preeclampsia: An update. J Reprod Immunol. 2019;134-135:1-10.
8. Redman CW, Sacks GP, Sargent IL. Preeclampsia: an excessive maternal inflammatory response to pregnancy. Am J Obstet Gynecol. 1999;180(2 Pt 1):499-506.
9. Redman CW, Sargent IL. Immunology of pre-eclampsia. Am J Reprod Immunol. 2010;63(6):534-43.
10. Robertson SA, Care AS, Moldenhauer LM. Regulatory T cells in embryo implantation and the immune response to pregnancy. J Clin Invest. 2018;128(10):4224-4235.
11. Miller MA, Carpenter M. Hypertensive Disorders of Pregnancy. Medical Management of the pregnant patient: a clinician's handbook. Springer; 2015.
12. NICE guideline. Hypertension in pregnancy: diagnosis and management. Published: 25 June 2019.
13. American College of Obstetricians and Gynecologists' Committee on Practice Bulletins—Obstetrics. ACOG Practice Bulletin No. 203: Chronic Hypertension in Pregnancy. Obstet Gynecol. 2019;133(1):e26-e50.
14. Cecconi M, De Backer D, Antonelli M, Beale R, Bakker J, Hofer C, Jaeschke R, Mebazaa A, Pinsky MR, Teboul JL, Vincent JL, Rhodes A. Consensus on circulatory shock and hemodynamic monitoring. Task force of the European Society of Intensive Care Medicine. Intensive Care Med. 2014;40(12):1795-815.
15. Karim HM, Mitra JK, Bhattacharyya P, Roy J. Significance of hemodynamic monitoring in perioperative and critical care management in obstetric practice. Astrocyte. 2015;1(4):295.
16. Jozwiak M, Monnet X, Teboul JL. Less or more hemodynamic monitoring in critically ill patients. Vol. 24, Current Opinion in Critical Care. Lippincott Williams and Wilkins. 2018. p. 309- 15.
17. Poels EMP, Bijma HH, Galbally M, Bergink V. Lithium during pregnancy and after delivery: a review. Int J Bipolar Disord. 2018;6(1):26.
18. Monnet X, Teboul JL. Transpulmonary thermodilution: advantages and limits. Crit Care. 2017 Jun 19;21(1):147.
19. Feissel M, Michard F, Mangin I, Ruyer O, Faller JP, Teboul JL. Respiratory changes in aortic blood velocity as an indicator of fluid responsiveness in ventilated patients with septic shock. Chest. 2001;119(3):867-73.
20. Ambrozic J, Brzan Simenc G, Prokselj K, Tul N, Cvijic M, Lucovnik M. Lung and cardiac ultrasound for hemodynamic monitoring of patients with severe pre-eclampsia. Ultrasound Obstet Gynecol. 2017;49(1):104-109.
21. Monnet X, Rienzo M, Osman D, Anguel N, Richard C, Pinsky MR, Teboul JL. Esophageal Doppler monitoring predicts fluid responsiveness in critically ill ventilated patients. *I*ntensive Care Medicine. 2005;31(9):1195-1201.
22. Vinayagam D, Patey O, Thilaganathan B, Khalil A. Cardiac output assessment in pregnancy: comparison of two automated monitors with echocardiography. Ultrasound Obstet Gynecol. 2017;49(1):32-38.
23. Valensise H, Vasapollo B, Gagliardi G, Novelli GP. Early and late preeclampsia: two different maternal hemodynamic states in the latent phase of the disease. Hypertension. 2008;52:873-80.
24. Thornton CE, von Dadelszen P, Makris A, Tooher JM, Ogle RF, Hennessy A. Acute pulmonary oedema as a complication of hypertension during pregnancy. Hypertens Pregnancy. 2011;30:169-79.
25. Silva WA, Pinheiro AM, Lima PH. Renal and cardiovascular repercussions in preeclampsia and their impact in fluid management: a literature review. Braz J Anesthesiol. 2021;71(4):421-428.
26. Tomlinson M, Cotton D. Fluid management in the complicated obstetric patient. Glob Libr Women's Med. 2008.
27. Griffiths SE, Waught G, Dennis AT. Focused transthoracic echocardiography in obstetrics. BJA Education. 2018;18(9): 71e276.
28. American College of Obstetricians and Gynecologists' Committee on Practice Bulletins—Obstetrics. ACOG Practice Bulletin No. 203: Chronic Hypertension in Pregnancy. Obstet Gynecol. 2019;133(1):e26-e50.
29. Cahill AG, Macones GA, Odibo AO Stamilio DM. Magnesium for seizure prophylaxis in patients with mild pre- eclampsia. Obstet Gynecol. 2007;110:601-7.
30. Magee LA, De Silva DA, Sawchuck D, Synnes A, von Dadelszen P. No. 376-Magnesium Sulphate for Fetal Neuroprotection. J Obstet Gynaecol Can. 2019;41(4):505-522.
31. Djabatey EA, Barclay PM. Difficult and failed intubation in 3430 obstetric general anaesthetics. Anaesthesia. 2009;64;108:357-62.
32. Lee AJ, Landau R, Mattingly JL, Meenan MM, Corradini B, Wang S, et al. Left Lateral Table Tilt for Elective Cesarean Delivery under Spinal Anesthesia Has No Effect on Neonatal Acid-Base Status: A Randomized Controlled Trial. Anesthesiology. 2017;127(2):241-249.
33. Chiron B, Laffon M, Ferrandiere M, Pittet JF, Marret H, Mercier C. Standard preoxygenation technique versus two rapid techniques in pregnant patients. Int J Obstet Anesth. 2004;13(1):11-4.
34. Mushambi MC, Kinsella SM, Popat M, Swales H, Ramaswamy KK, Winton AL, et al. Obstetric Anaesthetists' Association and Difficult Airway Society guidelines for the management of difficult and failed tracheal intubation in obstetrics. Anaesthesia. 2015;70(11):1286-306.

35. Bandi VD, Munnur U, Matthay MA. Acute lung injury and acute respiratory distress syndrome in pregnancy. Crit Care Clin. 2004; 20:577-607.
36. Girardis M, Busani S, Damiani E, Donati A, Rinaldi L, Marudi A, et al. Effect of Conservative vs Conventional Oxygen Therapy on Mortality Among Patients in an Intensive Care Unit: The Oxygen-ICU Randomized Clinical Trial. JAMA. 2016;316(15):1583-1589.
37. Hamel MS, Anderson BL, Rouse DJ. Oxygen for intrauterine resuscitation: of unproved benefit and potentially harmful. Am J Obstetrics Gynecol. 2014; 211:124-7.
38. Tomimatsu T, Kakigano A, Mimura K, Kanayama T, Koyama S, Fujita S, et al. Maternal carbon dioxide level during labor and its possible effect on fetal cerebral oxygenation: mini review. J Obstet Gynaecol Res. 2013;39(1):1-6.
39. Deloya-Tomas E, Mondragon-Labelle T, Lopez-Fermin J, Perez-Nieto OR, et al. Considerations for Mechanical Ventilation in the Critically III Obstetric Patient. Crit Care Obst Gynecol. 2016;6(4):10.
40. Lapinsky SE, Rojas-Suarez JA, Crozier TM, Vasquez DN, Barrett N, Austin K, et al. Mechanical ventilation in critically-ill pregnant women: a case series. Int J Obstet Anesth. 2015;24(4):323-8.
41. Helmerhorst HJ, Roos-Blom MJ, van Westerloo DJ, de Jonge E. Association Between Arterial Hyperoxia and Outcome in Subsets of Critical Illness: A Systematic Review, Meta-Analysis, and Meta-Regression of Cohort Studies. Crit Care Med. 2015;43(7):1508-19..
42. Pham T, Brochard LJ, Slutsky AS. Mechanical ventilation: state of the art. Mayo Clin Proc. 2017;92:1382-1400.
43. Amato MB, Meade MO, Slutsky AS, Brochard L, Costa EL, Schoenfeld DA,et al. Driving pressure and survival in the acute respiratory distress syndrome. N Engl J Med. 2015;372(8):747-55.
44. Ray BR, Trikha A. Prone position ventilation in pregnancy: Concerns and evidence. J Obstet Anaesth Crit Care. 2018;8:7-9.
45. Samanta S, Samanta S, Wig J, Baronia AK. How safe is the prone position in acute respiratory distress syndrome at late pregnancy. Em J Emerg Med 2014;32:687e1-e3.
46. Brodie D, Bacchetta M. Extracorporeal membrane oxygenation for ARDS in adults. N Engl J Med. 2011;365(20):1905-14.
47. Combes A, Hajage D, Capellier G, Demoule A, Lavoue S, Guervilly C. Extracorporeal Membrane Oxygenation for Severe Acute Respiratory Distress Syndrome. N Eng J Med. 2018;378(21):1965-1975.
48. Peek GJ, Clemens F, Elbourne D, Firmin R, Hardy P, Hibbert C, Wilson A. CESAR: conventional ventilatory support vs extracorporeal membrane oxygenation for severe adult respiratory failure. BMC Health Serv Res. 2006;6:163.
49. Combes A, Schmidt M, Hodgson CL, Fan E, Ferguson ND, Fraser JF, et al. Extracorporeal life support for adults with acute respiratory distress syndrome. Intensive Care Med. 2020;46(12):2464-2476.
50. Moore SA, Dietl CA, Coleman DM. Extracorporeal life support during pregnancy. J Thorac Cardiovasc Surg. 2016; 151(4): 1154-60.
51. Ngatchou W, Ramadon ASE, Nooten GV, Antoine M. Left tilt position for easy extracorporeal membrane oxygenation cannula insertion in late pregnancy patients. Interact Cardiovasc and Thorac Surg. 2012;15(2):285-7.
52. Devlin JW, Skrobik Y, Gélinas C, Needham DM, Slooter AJC, Pandharipande PP, et al. Clinical Practice Guidelines for the Prevention and Management of Pain, Agitation/Sedation, Delirium, Immobility, and Sleep Disruption in Adult Patients in the ICU. Crit Care Med. 2018;46(9):e825-e873.
53. Yahwak JA, Riker RR, Fraser GL, Subak-Sharpe S. Determination of a lorazepam dose threshold for using the osmol gap to monitor for propylene glycol toxicity. Pharmacotherapy. 2008;28(8):984-91.
54. Pacheco LD, Saade GR, Hankins GD. Mechanical ventilation during pregnancy: sedation, analgesia, and paralysis. Clin Obstet Gynecol. 2014;57(4):844-50.
55. Hilton G, Andrzejowski JC. Prolonged propofol infusions in pregnant neurosurgical patients. J Neurosurg Anesthesiol. 2007;19(1):67-8.
56. Duan M, Lee J, Bittner EA. Dexmedetomidine for sedation in the parturient with respiratory failure requiring noninvasive ventilation. Respir Care. 2012;57:1967-1969.
57. Jago RH. Arthrogryposis following treatment of maternal tetanus with muscle relaxants. Arch Dis Child. 1970;45:277-279.

capítulo 138

Síndrome HELLP e Esteatose Hepática Aguda da Gravidez

Sofia Escórcio | Margarida Jardim

Subcapítulo | 138.1

Síndrome HELLP

Destaques

- A síndrome HELLP é uma forma de pré-eclâmpsia (PE) severa.
- Apresenta-se com uma clínica diversificada e pouco específica, mas existem critérios de diagnóstico laboratoriais.
- O diagnóstico diferencial da síndrome HELLP faz-se com esteatose hepática aguda da gravidez, púrpura trombocitopénica trombótica, síndrome hemolítico-urêmico atípico e lúpus eritematoso sistêmico associado ou não à síndrome dos anticorpos antifosfolipídicos.
- As bases do tratamento dirigido à hipertensão arterial e à prevenção das crises convulsivas são as que se aplicam à PE severa.
- O tratamento das suas complicações é, essencialmente, de suporte e passa pela correção da coagulopatia com a transfusão de hemoderivados.
- O prognóstico materno é geralmente favorável, com o término da gravidez e associa-se a uma taxa de mortalidade materna de 1% a 2%, sendo a morbimortalidade neonatal dependente da idade gestacional, localização geográfica terreste e acesso aos cuidados de saúde. A decisão do momento e do tipo de parto é sempre do obstetra, que deve ser parte integrante da equipa que presta os cuidados assistenciais à grávida crítica.

Introdução

A síndrome de HELLP caracterizada por hemólise, enzimas hepáticas elevadas e baixa contagem plaquetária é considerada uma complicação grave da gravidez que coexiste em 70% a 80% das grávidas com pré-eclâmpsia; ambas as entidades apresentando um risco familiar. O risco de desenvolvimento desta síndrome gira em torno de 0,2% a 0,8% com uma taxa de mortalidade materna entre 0% e 24% e de até 37% na mortalidade neonatal. Habitualmente, ela é diagnosticada antes das 36 semanas de gestação, cursando com um quadro clínico diversificado e pouco específico composto por mal-estar geral, dor no quadrante superior do abdome, náuseas e/ou vômitos. O desenvolvimento da síndrome HELLP antes das 28 semanas de gestação, que ocorre em 2% a 30% dos casos, associa-se a doença mais grave e de progressão mais rápida e que coexiste com restrição do desenvolvimento fetal.

A etiologia da síndrome HELLP não é totalmente conhecida, estando sugeridas como hipóteses a existência de mutações genéticas maternas e fetais e uma base inflamatória. À luz do conhecimento atual, a síndrome HELLP pressupõe, tal como na pré-eclampsia, uma implantação placentária anômala (com libertação de citoquinas placentárias inflamatórias e mal adaptação imunológica) associada a envolvimento hepático e cascata da coagulação.

A classificação clínica da síndrome HELLP baseia-se em duas definições diagnósticas: a classificação de Tennessee, utilizada de forma generalizada para fins diagnósticos, e a classificação de Martin/Mississípi, com um caráter dinâmico, que sustenta a gravidade da doença com base no valor e agravamento da contagem plaquetária.

Epidemiologia

A síndrome HELLP coexiste em 70% a 80% das grávidas com pré-eclâmpsia, ambas as entidades apresentando um risco familiar. O risco de desenvolvimento desta síndrome ronda os 0,2% a 0,8% com uma taxa de mortalidade materna variável entre 0% e 24%, dependendo da localização geográfica terrestre e acesso aos cuidados de saúde, e de até 37% na mortalidade neonatal [1]

Na maioria das grávidas, ocorre entre as 27 e 37 semanas de gestação, sendo que em 15% a 30% dos casos, a síndrome HELLP manifesta-se no pós-parto.[2-4]

Embora a idade materna avançada (> 35 anos) seja um fator de risco significativo, a idade materna média de apresentação é 23 a 25 anos. Cerca de 10% das grávidas tem gestações múltiplas.[5]

Conceito

A síndrome HELLP é uma expressão de pré-eclâmpsia severa caracterizada por hemólise (*Hemolysis*), enzimas hepáticas aumentadas (*Elevated Liver Enzymes*) e trombocitopenia (*Low Platelets*) em uma mulher grávida ou no puerpério precoce (normalmente até o sétimo dia de pós-parto).

A classificação clínica da síndrome HELLP baseia-se em duas definições diagnósticas: a classificação de Tennessee, utilizada de forma generalizada para fins diagnósticos, e a classificação de Martin/Mississípi, com um caráter dinâmico, que sustenta a gravidade da doença com base no valor e agravamento da contagem plaquetária.[1]

Os critérios de diagnóstico, com base na classificação de Tennessee incluem:

- Transaminases hepáticas aumentadas AST + ALT > 70 IU/L, (aspartato aminotransferase e alanina aminotransferase, respectivamente), ou duas vezes o limite superior da concentração normal.
- Trombocitopenia < 100.000/μL.
- Anemia hemolítica microangiopática: caracterizada por bilirrubina total elevada (> 1,2 mg/dL), LDH (desidrogenase lática) > 600 UI/L, esquizócitos no esfregaço de sangue periférico, hematúria, diminuição da haptoglobina sérica.[6]

As grávidas com a síndrome de HELLP são estratificadas em classes de gravidade, de forma a facilitar a abordagem, estimar o risco de morbilidade *major* materna e comparar a eficácia do seguimento em séries publicadas.[7]

A classificação em três classes foi introduzida em 1991, designada por classificação Martin / Mississípi. Gradua a trombocitopenia em ligeira, moderada ou severa e estratifica em três classes de gravidade de doença materna:[8,9]

- Classe 1: trombocitopenia severa: ≤ 50.000/μL, LDH ≥ 600 IU/L, AST e/ou ALT ≥ 70 IU/L (morbilidade *major* materna 40% a 60%).
- Classe 2: trombocitopenia moderada: > 50.000 a ≤ 100.000/μL, LDH ≥ 600 IU/L, e AST e/ou ALT ≥ 70 IU/L (morbilidade *major* materna 20% a 40%).
- Classe 3: trombocitopenia ligeira: > 100.000 a ≤ 150.000/μL, LDH ≥ 600 IU/L, e AST ≥ 40 IU/L (morbilidade *major* materna 20%).

A classificação de Martin/Mississípi é uma classificação dinâmica, que se altera consoante a doente deteriora ou melhora. A morbilidade e mortalidade materna é significativamente maior nas mulheres que a síndrome de HELLP agrava e transita para a classe 1, independentemente da presença (ou não) de eclâmpsia. [10]

Está descrita uma variante clínica menos severa, descrita como síndrome HELLP incompleta, que se apresenta com apenas dois dos critérios diagnósticos ELLP (*Elevated Liver* – enzimas hepáticas elevadas, e *Low Platelets* – trombocitopenia). [1]

Etiologia

A etiologia permanece por esclarecer. Como a síndrome é considerada uma forma severa de pré-eclâmpsia, as causas, embora ainda hipotéticas, são semelhantes. As causas prováveis incluem:[2,10]

- Implantação anormal do trofoblasto seguido de uma invasão deficitária das artérias espiraladas do trofoblasto e remodelação vascular placentária inadequada no início da gravidez.
- Intolerância imunológica.
- Resposta sistêmica inflamatória materna inapropriada.
- Libertação placentária de fatores antiangiogênicos.
- Predisposição genética.
- Estresse oxidativo e hipoxia.
- Desequilíbrio antiangiogênico periférico.
- Metilação alterada.
- Níveis aumentados de proteosoma.
- Ativação do complemento, relacionada com a implantação placentária anômala.

Existe um subtipo de síndrome HELLP causada por uma desregulação do complemento associado a microangiopatia trombótica, que se pode apresentar com síndrome hemolítico-urêmico da gravidez (HUS).

Fisiopatologia

O gatilho para o processo inflamatório associado a síndrome HELLP é a lesão isquêmica-reperfusão. A falha na remodelação das artérias espiraladas por má invasão do trofoblasto ou inadequada apoptose endotelial, resulta na isquemia da placenta. O resultado é a ativação do endotélio, acompanhado por um aumento da libertação de fatores antiangiogênicos que condicionam lesão microvascular multiorgânica. Por outro lado, a oxidação anômala de ácidos graxos pelo feto e libertação de fatores intermediários metabólicos na circulação materna, conduzem à disfunção vascular e hepática. Este fenômeno ocorre na presença de um defeito hereditário da capacidade de oxidação de ácidos graxos herdada pelo feto. O componente inflamatório inclui um aumento dos leucócitos e citoquinas pró-inflamatórias circulantes, associadas a uma redução das citoquinas anti-inflamatórias. A lesão endotelial ativa a adesão plaquetária, libertando tromboxano A2 e serotonina, causando vasospasmo, agregação plaquetária e progressão da lesão endotelial, o que tem como resultado consumo plaquetário e trombocitopénia e a lesão microangiopática de eritrócitos com anemia hemolítica.

A lesão microangiopática multiorgânica e a necrose hepática conduzem ao desenvolvimento de síndrome HELLP. As alterações vasculares afetam predominantemente o fígado, e a diminuição da perfusão hepática pode ser documentada por Doppler.[11] A lesão pode provocar hemorragia intraparenquimatosa e/ou hematomas hepáticos subcapsulares, e raramente enfarte hepático.

O fígado ocupa um papel importante na patogênese da síndrome HELLP. A disfunção variável e apoptose do hepatócito periportal causa necrose periportal, que tem uma expressão variável entre as grávidas afetadas, iniciando-se precocemente no decorrer do desenvolvimento da síndrome.[12] Estas alterações estão provavelmente relacionadas com a quantidade e o tipo de fatores humorais, inflamatórios e angiogênicos libertados e derivados pela placenta.[13]

As alterações histológicas características incluem: infiltração gordurosa, depósitos intravasculares de fibrina, infiltrados neutrofílicos, congestão vascular intra-hepática, hemorragia e necrose periportal, necrose parenquimatosa focal, depósitos hialinos e de fibrina nos sinusoides hepáticos e permeabilidade da barreira hematoencefálica.[14,15]

A fisiopatologia subjacente a estes achados histopatológicos não é completamente compreendida, estando sugerida a influência de alguns fatores:[7,14,16]

- **Fatores imunológicos:** a exposição do sistema imunológico materno a antigênios fetais, poderá conduzir a um fenômeno de rejeição aguda com agregação plaquetária, hipertensão e disfunção endotelial.[17]
- **Lesão hepática mediada pela placenta:** o ligante CD-95, um mediador da apoptose do hepatócito, tem sido demonstrado em amostras placentárias. *In vitro* o bloqueio do ligante reduz a lesão inflamatória e o efeito hepatotóxico.
- **Síndrome de resposta inflamatória sistêmica:** como em qualquer forma de pré-eclâmpsia severa, a libertação inapropriada de fatores inflamatórios, causam lesão do endotélio, ativação plaquetária e vasoconstrição.
- As doentes com síndrome de HELLP apresentam um estado antiangiogênico e uma resposta inflamatória marcada, em contraste com a dominância de um desvio antiangiogênico característico das doentes com pré-eclâmpsia. [17]

Diagnóstico

Estão identificados como fatores de risco para o desenvolvimento da síndrome de HELLP:[6,18]

- Raça branca.
- Idade materna > 35 anos.
- Obesidade.
- Hipertensão arterial.
- Diabetes *mellitus*.
- Doenças autoimunes.
- Placenta anormal (por exemplo: gravidez molar).
- Gravidez anterior com pré-eclâmpsia com ou sem síndrome de HELLP.[19]
- Gestação múltipla.

O quadro clínico pode ser diversificado, mas estão descritas algumas manifestações clínicas, das quais as mais comumente descritas são:[5,6]

- Náuseas e vômitos: associadas à disfunção hepática, que ocorrem em 29% a 84% das doentes.
- Hipertensão arterial: secundária a vasoconstrição, presente em 33% a 88% dos casos.
- Hiperreflexia tendinosa.

Outros sinais e sintomas observáveis, com uma incidência variável são:[5,6]

- Dor e hipersensibilidade do quadrante superior direito: causado por isquemia hepática e necrose, descrita em 40% a 90% das doentes.
- Mal-estar generalizado: observável em 90% das doentes.
- Cefaleias: referidas em 33% a 61% das doentes.
- Edema: presente em 2/3 das doentes.
- Alterações visuais: ocorrem em < 20% das doentes. Perante a evidência de perda visual, especialmente quando associada a cefaleia, deve ser considerada a possibilidade de síndrome de encefalopatia posterior reversível, havendo um maior risco de convulsões eclâmpticas.
- Icterícia e hemorragia são raras.

Os critérios laboratoriais diagnósticos da síndrome de HELLP variam na literatura, mas os mais comumente utilizados são:[1,2]

- Hemólise: esquizócitos, equinócitos e policromasia no esfregaço de sangue periférico.
- LDH elevada (> 600 IU/L ou 2 vezes o limite superior da concentração normal).
- Bilirrubina total e indireta elevadas (bilirrubina total ≥ 1,2 mg/dL).
- Haptoglobina sérica diminuída.

- Transaminases hepáticas elevadas: aspartato aminotransferase (AST) ou alanina aminotransferase (ALT) 70 UI/L ou mais, ou 2 vezes o limite superior da concentração normal.
- Trombocitopenia: caracteristicamente com plaquetas < 100.000/μL.

Nos **Quadros 138.1.1 e 138.1.2** estão descritas as alterações encontradas nos exames laboratoriais.

Quadro 138.1.1. Exames auxiliares de diagnóstico iniciais

Exame complementar de diagnóstico	Observações
Hemograma com plaquetas	
↓ Hemoglobina, ↓ N Hematócrito Trombocitopenia	• A anemia pode estar presente • Devido à hemoconcentração o hematócrito pode parecer normal • Trombocitopenia por aumento da ativação, agregação e consumo plaquetário
Esfregaço de sangue periférico	
Esquizócitos, equinócitos e policromasia (são diagnósticos)	• Alterações provocadas pela hemólise
Transaminases hepáticas	
AST ≥ 70 IU/L ou ALT ≥ 70 IU/L ou 2x o limite superior da concentração normal	• Alterações secundárias à disfunção hepática e necrose periportal
Bilirrubina sérica	
↑ Bilirrubina total e indireta	• Secundário à anemia hemolítica
LDH sérica > 600 IU/L	
2x o limite superior da concentração normal	• Devido à hemólise e à disfunção hepática
Ácido úrico > 6 mg/dL	
	• Deve ser pesquisado nas doentes com doença severa que possam ter evidência de compromisso renal, descolamento de placenta ou outro distúrbio semelhante
Sedimento urinário e rácio proteína/creatinina urinário	
Proteinúria (> 300 mg/dL) Rácio proteína/creatinina > 0,3	• A proteinúria é causada pela permeabilidade tubular aumentada (presente em 66% a 100% das doentes)
Coagulação	
TP e aPTT prolongados ↓ Fibrinogênio (< 100 mg/dL)	• Associado à trombocitopenia é indicativo de progressão para CID • Devem ser pesquisados nas doentes com doença severa que possam ter evidência de compromisso renal, descolamento de placenta ou outro distúrbio semelhante
Ecografia fetal	
Restrição do desenvolvimento fetal	• Indicado para a avaliação da apresentação fetal, idade gestacional, estado biofisiológico e restrição do desenvolvimento, em que está recomendado efetuar o estudo Doppler do cordão umbilical e do feto.

AST: aspartato aminotransferase; ALT: alanina aminotransferase; LDH: desidrogenase lática; TP: tempo de protrombina; aPTT: tempo parcial de tromboplastina ativado; CID: coagulação intravascular disseminada.

Fonte: Desenvolvido pela autoria.

Quadro 138.1.2. Outros exames auxiliares de diagnóstico

Exame complementar de diagnóstico	Observações
↓ Glucose sérica	Pode ser um indicador de falência hepática
↑ Creatinina sérica **Alterações eletrolíticas**	A creatinina sérica está aumentada em casos de disfunção renal associada, e nesses casos alterações eletrolíticas podem também estar presentes
↓ Antitrombina sérica	Particularmente na doença grave
↓ Haptoglobina	Níveis diminuídos confirmam a hemólise
Rácio LDH/AST • Na síndrome de HELLP: LDH/AST < 22; • Na TTP: LDH/AST >22	Deve ser calculado para excluir TTP
Ecografia abdominal, TC ou RMN	Devem ser realizadas nas doentes com dor no quadrante superior direito ou epigástrio e anemia, para exclusão de hemorragia hepática

TC: tomografia computorizada; RMN: ressonância magnética nuclear; LDH: desidrogenase lática; AST: aspartato aminotransferase; TTP: púrpura trombocitopénica trombótica.

Fonte: Desenvolvido pela autoria.

Os diagnósticos diferenciais da síndrome HELLP, são o fígado gorduroso agudo da gravidez (AFLP), púrpura trombocitopênica trombótica (PTT), síndrome hemolítico-urêmico atípico (aHUS) e lúpus eritematoso sistêmico (LES) associado ou não a síndrome dos anticorpos antifosfolipídicos catastrófica (CAPS).

A esteatose hepática aguda da gravidez, descrita pormenorizada mais adiante neste capítulo, também ocorre no 3º trimestre da gestação ou no período imediato após o parto, podendo apresentar-se associado a HTA e/ou proteinúria, embora não frequentemente. Ao contrário da síndrome HELLP, a hiperbilirrubinêmia é sobretudo à custa da fração direta e a coagulopatia está presente no início da doença e anteriormente ao desenvolvimento da trombocitopenia. As transaminases são habitualmente inferiores 500 UI/L, podendo nos casos mais graves ascender as 1.000 UI/L. Um achado laboratorial muito diferenciador é a hipoglicemia (apenas presentes na síndrome HELLP associada a insuficiência hepática) e a leucocitose > 13.000 µ/L com desvio esquerdo da fórmula leucocitária. Pode também existir hemoconcentração, acidose metabólica, amônia elevada, creatinina sérica (média de 2,3 mg/dL) e ácido úrico elevado (média de 11 mg/dL).[20] A biópsia hepática é o exame-chave para confirmar o diagnóstico, mas raramente é efetuado. A plasmaférese pode ser ponderada, apesar da transfusão de hemoderivados, remoção de produtos vasculares e manutenção do balanço hídrico.

A púrpura trombocitopênica trombótica (TTP) clássica apresenta-se com uma associação de achados como trombocitopenia, anemia hemolítica, alterações neurológicas, febre e alterações renais. As alterações neurológicas podem ser inespecíficas, tais como cefaleias, alterações visuais, fraqueza muscular e convulsões, sendo particularmente difícil de diferenciar clinicamente da síndrome de HELLP. Todavia, a associação de dor abdominal, HTA, náuseas e vômitos associados a icterícia, petéquias, púrpura ou outras alterações hemorrágicas, são mais características. A trombocitopenia é mais severa que na síndrome de HELLP (< 25.000/µL) e muitas vezes necessita de transfusão plaquetária. As transaminases hepáticas aumentam em menor grau que na síndrome HELLP, mas a LDH é habitualmente mais elevada, com um rácio LDH/AST > 22. Habitualmente não há coagulopatia e os níveis de antitrombina III encontram-se dentro da normalidade. Tipicamente, a condição materna não melhora com o parto. Associa-se a um título de ADAMTS 13 (metaloprotease de clivagem do fator Von Willebrand) muito reduzido na maioria das doentes com TTP congênita, embora tenham sido encontrados anticorpos que neutralizam ADAMTS 13 nas doentes com TTP adquirida. Importa referir que a testagem do ADAMTS 13 não está disponível de forma rotineira na maioria dos laboratórios.[21,22]

A síndrome hemolítico-urêmico atípica (aHUS), raramente associada com a gravidez, pode ocorrer no período pós-parto, além das 10 semanas. A apresentação clínica é similar à TTP. Na aHUS a lesão microvascular afeta majoritariamente o rim, sendo a disfunção renal mais significativa que na TTP ou HELLP, e a hemólise muito mais proeminente, frequentemente requerendo transfusão sanguínea. Não se verificam alterações da coagulação e os níveis de antitrombina III estão inalterados.[23,24] As transaminases hepáticas, apesar de elevadas, não atingem os níveis da síndrome HELLP ou da TTP.

O lúpus eritematoso sistêmico (SLE) associado ou não à síndrome dos anticorpos antifosfolipídicos (CAPS), habitualmente está presente antes da gravidez. Nos casos avançados mimetizam a síndrome de HELLP. A pesquisa de anticorpos antifosfolipídicos deve ser efetuada para diagnóstico diferencial. A plasmaférese pode ser necessária para estabilizar a doente enquanto o diagnóstico definitivo é estabelecido.[25]

No **Quadro 138.1.3**, estão apresentadas algumas das características laboratoriais destas entidades.

Quadro 138.1.3. Diagnósticos diferenciais da síndrome de HELLP

Entidade	Achados laboratoriais diagnósticos
Fígado gorduroso agudo da gravidez (AFLP)	• ↑ Bilirrubina total (≥ 4 mg/dL) • ↑ Bilirrubina direta • ↓ Fibrinogênio • ↑ TP • ↓ Antitrombina III • Transaminases hepáticas < 500 IU/L • Hipoglicemia • Leucocitose > 13.000/µL com desvio esquerdo • Hemoconcentração • Acidose metabólica • Amônia elevada • Creatinina sérica elevada (média de 2,3 mg/dL) • Ácido úrico elevado (média 11 mg/dL)[20] • Biópsia hepática (confirmação do diagnóstico) • Plasmaférese pode ser ponderada
Púrpura trombocitopênica trombótica (TTP)	• Trombocitopenia (< 25 000/µL) • ↑ Transaminases hepáticas • ↑↑ LDH • Rácio LDH/AST > 22 • Não há coagulopatia • Antitrombina III normal • ADAMTS 13 muito reduzido
Síndrome hemolítico urêmico atípica (aHUS)	• ↓ função renal • ↑↑ hemólise • Não há alterações da coagulação • Antitrombina III normal • ↑ Transaminases hepáticas
Lúpus eritematoso sistêmico (SLE) com ou sem síndrome de anticorpos antifosfolipídicos catastrófico (CAPS)	• Estudo da CAPS • Plasmaférese pode ser necessária

ALFP: fígado gorduroso agudo da gravidez; HTA: hipertensão arterial; TP: tempo de protrombina; CID: coagulação intravascular disseminada; TTP: púrpura trombocitopênica trombótica; LDH: desidrogenase lática; AST: aspartato aminotransferase; ADAMTS: metaloprotease de clivagem do fator Von Willebrand; aHUS: síndrome hemolítico-urêmico atípica; SLE: lúpus eritematoso sistêmico; CAPS: síndrome de anticorpos antifosfolipídicos catastrófica.

Fonte: Desenvolvido pela autoria.

Tratamento

A síndrome HELLP deve, idealmente, ser gerida numa unidade/serviço de medicina intensiva, numa unidade hospitalar terciária com disponibilidade de cuidados intensivos neonatais.

Os objetivos terapêuticos na abordagem a síndrome HELLP passam por interromper, reverter e diminuir o processo da doença, e o tempo de internação hospitalar, enquanto é efetuada a prevenção da progressão da doença para síndrome HELLP classe 1, do desenvolvimento de novas morbilidades maternas *major* (assim como a prevenção da mortalidade materna), se minimiza a morbilidade e mortalidade perinatal, planeando o tempo e local apropriado para o parto.

Sendo a síndorme HELLP uma forma de apresentação da pré-eclampsia severa, o tratamento é dirigido ao controle tensional, profilaxia das crises convulsivas, e gestão das potenciais complicações hemorrágicas.

A profilaxia das convulsões e o controle hipertensivo devem ser iniciados o mais precocemente possível, em todos os casos suspeitos da síndroma de HELLP. Os exames laboratoriais devem ser repetidos a cada 6 a 12 horas e a monitorização horária do débito urinário e do balanço hídrico, assumem particular relevância. A monitorização fetal contínua é mandatória nestes contextos.

Após a confirmação diagnóstica a estratégia terapêutica visa a estabilização clínica materna e fetal. O *timing* do parto, habitualmente cirúrgico, é uma decisão obstétrica, com base em critérios estritos, podendo ser considerado para a idade gestacional < 30 a 32 semanas na ausência de trabalho de parto iniciado.[26,27]

Profilaxia das crises convulsivas

Aquando da suspeita diagnóstica de síndrome HELLP, risco convulsivo de 10% a 33%[28,29] deve ser considerado, pelo que a recomendação é iniciar uma infusão contínua de sulfato de magnésio, mesmo antes dos resultados analíticos sanguíneos.

Após o parto (vaginal ou cirúrgico), a infusão deve ser continuada por 24 horas. A dose deve ser reduzida em doentes com débito urinário reduzido (< 25 mL/h durante quatro horas), e os níveis de magnésio devem ser avaliados após 4 horas. Se o nível do magnésio for > 9 mg/dL, a infusão deve ser terminada e os níveis monitorizados 2 horas depois. Nas doentes com compromisso renal ou insuficiência renal aguda, uma única dose de sulfato de magnésio pode ser administrada. Os níveis séricos de magnésio devem ser monitorizados nestas doentes, de forma a avaliar a segurança da profilaxia (**Quadro 138.1.4**).

Controle da pressão arterial

A pressão arterial deve ser monitorizada a cada 15 minutos, e se ≥ 160/105 mmHg, PAM > 120 mmHg, é mandatório o início da terapêutica antihipertensora.[30]

Quadro 138.1.4. Prevenção e tratamento das crises convulsivas na PE severa (síndrome HELLP) e eclâmpsia

Prevenção e tratamento das crises convulsivas na PE severa e na Eclampsia	
Sulfato de magnésio ($MgSO_4$)	
• Dose de carga 4 g a 6 g EV em 20-30 min Se via EV indisponível: 10 mg IM (5 g cada nádega)	4 g $MgSO_4$ em 20 mL SF EV em 20-30 min
• Dose de Manutenção 5 g $MgSO_4$ em 50 mL SF (0,1 g/mL)	Infusão contínua por bomba perfusora a 1-1,2 g/h Iniciado antes e mantido durante o parto por cesariana e até as 24 horas pós-operatório. Parto vaginal, mantida a perfusão até as 24 horas pós-parto
Se via EV indisponível: 5 mg IM a cada 4 horas.	Efeitos adversos mais frequentes
Se crises convulsivas refratárias: • *Bolus* adicional de 2-4 g EV $MgSO_4$	Infusão contínua de $MgSO_4$ a 1,5 g/h e/ou • Fenitoína 1250 mg EV a 50 mg/min • Tiopental Exame de imagem cerebral
• Monitorização	• Débito urinário horário (DU) • Padrão e frequência respiratória (FR) • Oximetria de pulso • Avaliação dos reflexos tendinosos a cada 4 horas. • Doseamento do Mg a cada 4 horas se lesão renal (creatinina sérica 1,0-1,5 mg/dL ou DU < 30 mL/h em 4 horas)
• Suspensão da perfusão de $MgSO_4$	• DU < 100 mL em 4 horas • Ausência de reflexo rotuliano após 5 horas • FR < 12 ciclos/min • $SatO_2$ < 90%
• Antídoto	Gluconato de cálcio a 10%, 1 ampola de 10 mL EV em 3-10 minutos.

EV: endovenoso; SF: soro fisiológico; IM: intramuscular; DU: débito urinário; FR: frequência respiratória.

Fonte: Desenvolvido pela autoria.

O objetivo é reduzir a pressão arterial sistólica para níveis inferiores a 160 mmHg, mas não < 130-140 mmHg. Uma diminuição súbita da pressão arterial pode causar sofrimento fetal e hipoperfusão cerebral e cardíaca materna.[31]

O labetalol é recomendado como o fármaco de primeira linha. Deve ser administrado em *bolus* e posteriormente em perfusão contínua. Está contraindicado em doentes com asma brônquica ou doença cardíaca preexistente, particularmente se associada a diminuição da função cardíaca, onde poderá estar indicado a utilização de nicardipina.[29]

A hidralazina é outra opção, especialmente se o labetalol está contraindicado ou é ineficaz. Embora tão eficaz como o labetalol, a hidralazina está associada a desfechos menos favoráveis maternos e fetais (**Quadro 138.1.5**).[32,33]

Parto cirúrgico

Pela exsudação generalizada presente durante o procedimento cirúrgico, a transfusão plaquetária pode ser necessária,

mobilísticos são responsáveis por 45% de todas as lesões traumáticas durante a gravidez, seguidos por violência doméstica e quedas.

Ao cuidar da grávida, que sofreu trauma, o objetivo primário é estabilizar a mãe, pois os desfechos fetais estão diretamente correlacionados com a ressuscitação materna precoce e agressiva.

Gestantes com 20 semanas de gestação devem ser transportadas para um centro que (1) seja capaz de realizar uma avaliação oportuna e completa do trauma; (2) tenha experiência no tratamento de lesões com risco de vida; e 3) seja capaz de fornecer monitorização adequada do feto e cuidados obstétricos de emergência. A avaliação materna inicial (pesquisa primária) deve seguir as diretrizes de não grávida e incluir um histórico completo de trauma e avaliação de sinais vitais. Em casos de hemorragia grave, a transfusão de plasma fresco congelado, plaquetas e concentrado de glóbulos vermelhos na proporção de 1:1:1 reduz a taxa de coagulopatia e pode melhorar a sobrevida.

Uma pontuação na escala de coma de Glasgow < 8 é um fator de risco significativo para morte fetal. O manitol deve ser evitado, mas a solução salina hipertônica pode ser usada.

Se for necessária uma toracostomia com tubo, o ponto de inserção deve ser 1 ou 2 espaços intercostais acima do quinto espaço intercostal para evitar a inserção intra-abdominal. A fratura pélvica é a lesão mais comum associada à morte fetal. Fraturas obstruindo o canal do parto ou fraturas pélvicas instáveis são contraindicações para o parto vaginal.

As indicações para radiografias, tomografias computadorizadas, ultrassonografia de avaliação focada no trauma e lavagem peritoneal diagnóstica são as mesmas que em doentes não grávidas com trauma. A exposição a < 5 rad é considerada segura e não foi associada a anomalias fetais ou perda gestacional.

A cesariana de emergência pode ser realizada por sofrimento fetal, ruptura prematura de membranas e descolamento prematuro da placenta. A cesariana *perimorten* deve ser considerada em qualquer paciente grávida *in extremis* que tenha mais de 24 semanas de gestação e, idealmente, deve começar dentro de quatro minutos após a paragem cardiorrespiratória.

Referências bibliográficas

1. Amos JD, Schorr SJ, Norman PF, Poole GV, Thomae KR, Mancino AT, Hall TJ, Scott-Conner CE. Laparoscopic surgery during pregnancy. Am J Surg. 1996;171(4):435-7.
2. Barone JE, Bears S, Chen S, Tsai J, Russell JC. Outcome study of cholecystectomy during pregnancy. Am J Surg. 1999;177(3):232-6.
3. Biswas S, Gray KD, Cotton BA. Intestinal obstruction in pregnancy: a case of small bowel volvulus and review of the literature. Am Surg. 2006;72(12):1218-21.
4. Diegelmann L. Nonobstetric abdominal pain and surgical emergencies in pregnancy. Emerg Med Clin North Am. 2012;30:885-01.
5. Domínguez-Muñoz JE, Carballo F, García MJ, de Diego JM, Campos R, Yangüela J, de la Morena J. Evaluation of the clinical usefulness of APACHE II and SAPS systems in the initial prognostic classification of acute pancreatitis: a multicenter study. Pancreas. 1993;8(6):682-6.
6. Ducarne G, Maire F, Chatel P, Lutton D, Hammel P. Acute pancreatitis during pregnancy: a review. J Perinatol. 2014;34:87-94
7. Esposito TJ. Trauma during pregnancy. Emerg Med Clin North Am. 1999;12:167.
8. Fildes J, Reed L, Jones N, Martin M, Barrett J. Trauma: the leading cause of maternal death. J Trauma. 1992 May;32(5):643-5.
9. Hansson J, Körner U, Ludwigs K, Johnsson E, Jönsson C, Lundholm K. Antibiotics as first-line therapy for acute appendicitis: evidence for a change in clinical practice. World J Surg. 2012;36(9):2028-36.
10. Harrison DA, D'Amico G, Singer M. The Pancreatitis Outcome Prediction (POP) Score: a new prognostic index for patients with severe acute pancreatitis. Crit Care Med. 2007;35(7):1703-8.
11. Khan AA, Parekh D, Cho Y, Ruiz R, Selby RR, Jabbour N, Genyk YS, Mateo R. Improved prediction of outcome in patients with severe acute pancreatitis by the APACHE II score at 48 hours after hospital admission compared with the APACHE II score at admission. Acute Physiology and Chronic Health Evaluation. Arch Surg. 2002;137(10):1136-40.
12. Khandelwal A, Fasih N, Kieler A. Imaging of acute abdomen in pregnancy. Radiol Clin North Am. 2013;51:1005-1022
13. Larvin M, McMahon MJ. APACHE-II score for assessment and monitoring of acute pancreatitis. Lancet 1989;(8665):201-205.
14. Matos R, Moreno R, Fevereiro T. Severity evaluation in acute pancreatitis: the role of SOFA score and general severity scores. Crit Care. 2000;4(Suppl 1):P242..
15. McAuley DJ. Trauma in pregnancy: anatomical and physiological considerations. Trauma. 2004;6(4):293300.
16. Mendez-Figueroa H, Dahlke JD, Vrees RA, Rouse DJ. Trauma in pregnancy: an updated systematic review. Am J Obstet Gynecol. 2013;209(1):1-10
17. Moreno R. Pancreatite Aguda Grave e Disfunção/Falência Múltipla de Órgãos." Revista Portuguesa de Medicina Intensiva. 2000;9(2):155-158.
18. Papachristou GI, Muddana V, Yadav D, O'Connell M, Sanders MK, Slivka A, Whitcomb DC. Comparison of BISAP, Ranson's, APACHE-II, and CTSI scores in predicting organ failure, complications, and mortality in acute pancreatitis. Am J Gastroenterol. 2010;105(2):435-41; quiz 442.
19. Sakorafas GH, Mastoraki A, Lappas C, Sampanis D, Danias N, Smyrniotis V. Conservative treatment of acute appendicitis: heresy or an effective and acceptable alternative to surgery? Eur J Gastroenterol Hepatol. 2011;23(2):121-7.
20. Varadhan KK, Neal KR, Lobo DN. Safety and efficacy of antibiotics compared with appendicectomy for treatment of uncomplicated acute appendicitis: meta-analysis of randomised controlled trials. BMJ. 2012 5;344:e2156.
21. Vu L, Ambrose D, Vos P, Tiwari P, Rosengarten M, Wiseman S. Evaluation of MRI for the diagnosis of appendicitis during pregnancy when ultrasound is inconclusive. J Surg Res. 2009;156(1):145-9.
22. Wilson C, Heath DI, Imrie CW. Prediction of outcome in acute pancreatitis: a comparative study of APACHE II, clinical assessment and multiple factor scoring systems. Br J Surg. 1990;77(11):1260-4.
23. Wilson SG, White AD, Young AL, Davies MH, Pollard SG. The management of the surgical complications of HELLP syndrome. Ann R Coll Surg Engl. 2014;96(7):512-6.

capítulo | 140

Ressuscitação Cardiopulmonar em Grávidas e Neonatos

Beatriz Santana Watanabe | Hélio Penna Guimarães

Subcapítulo | 140.1

Ressuscitação Cardiopulmonar em Grávidas

De acordo com a Organização Mundial da Saúde (OMS) a prevalência de parada cardiorrespiratória (PCR) na gravidez varia de 1/20.000 a 1/50.000 e está associada a elevadas taxas de mortalidade materna (30%-80%) e neonatal (60%).[1]

O manejo da ressuscitação cardiopulmonar (RCP) em obstetrícia deve considerar aspectos que envolvem a anatomia e fisiologia materna, uma vez que a gestação gera alterações fisiológicas secundárias às ações hormonais provenientes do corpo lúteo e placenta, e a partir do segundo trimestre, também ao crescimento uterino.

As principais modificações da fisiologia materna ocorrem no sistema cardiocirculatório, respiratório e gastrintestinal, além das metabólicas e hematológicas. Na gravidez o coração sofre uma hipertrofia do músculo cardíaco e aumento do volume das câmaras cardíacas; e nos últimos estágios da gestação, o crescimento uterino eleva o diafragma, deslocando o miocárdio para cima e rodando-o lateralmente. Além disso, a frequência cardíaca (FC) aumenta logo nas primeiras semanas de gestação, aumentando gradativamente até atingir o pico máximo entre 28 e 36 semanas, quando volta a diminuir gradativamente a FC, porém não volta aos níveis normais. A principal modificação funcional do sistema cardiovascular das grávidas é o aumento do débito cardíaco (DC) que ocorre a partir do segundo mês de gestação, atingindo um máximo na 28ª a 36ª semanas, estabilizando até o parto, quando ocorre um aumento de mais 30% do DC durante a fase ativa do parto e aumento de 45% durante o período expulsivo. Tal elevação no DC ocorre devido ao aumento da FC junto ao aumento do volume sistólico. No momento do nascimento, o DC pode atingir até 80% dos valores iniciais por conta do mecanismo de autotransfusão, aumento do retorno venoso pela descompressão da cava e involução do corpo uterino. A partir desta fase, o débito cardíaco diminui gradativamente voltando aos valores normais, em aproximadamente duas semanas.[4]

As causas diretas das mortes maternas são bem conhecidas, amplamente evitáveis e tratáveis.[9] Entre as causas de PCR temos a hipovolemia, hipoxia, acidose, desequilíbrio eletrolítico, pneumotórax hipertensivo, trauma, embolia, anafilaxia, envenenamento etc.

Seguindo, de "A" a "H", o mnemônico é desenvolvido pela American Heart Association para causas de parada cardíaca em mulheres grávidas.[7]

a. Complicações anestésicas, acidente/trauma.
b. Sangramento.
c. Causas cardíacas.
d. Drogas.
e. Embolia.
f. Febre.
g. Causas gerais – incluindo hipoxia, distúrbios eletrolíticos etc.
h. Hipertensão.

A prevenção da PCR, por meio da detecção precoce de pacientes gravemente enfermos, é importante para o sucesso da RCP. O monitoramento da pontuação de alerta precoce obstétrico pode ajudar a iniciar o tratamento oportuno e reduzir a mortalidade.

Pontuação de alerta precoce obstétrica (EWS):[10] o EWS é usado para discriminar a sobrevivência ou não de pacientes obstétricas gravemente enfermas na unidade de terapia intensiva (UTI). No EWS são utilizados sinais clínicos como pressão arterial sistólica (PAS), FC, frequência respiratória (FR), oxigênio suplementar necessário para manter a saturação de oxigênio (SpO_2) > 95%, temperatura e alteração da consciência (usando o índice de coma de Glasgow). Todos esses dados são monitorados, e as pontuações são fornecidas. Mães instáveis com pontuação > 6 têm uma taxa de mortalidade de 6,3% (**Tabela 140.1.1**).[11]

Existe também um escore utilizado para prever os resultados maternos graves (SMO) na enfermaria e em locais com recursos limitados.[12] A pontuação é baseada em parâmetros clínicos podendo prever SMO, sendo útil durante a triagem e o acompanhamento dos pacientes. As mulheres com medidas clínicas anormais (inferiores ou superiores ao normal) eram mais propensas a ter SMO do que os controles.

Embora o algoritmo de Umar *et al.* não tenha incluído medição de SpO_2 usando oxímetro de pulso, outros estudos demonstraram que SpO_2 é um valioso preditor de complicações obstétricas graves.[13]

O paciente instável deve receber oxigênio e ser colocado em posição lateral. Um acesso intravenoso deve ser garantido e o tratamento deve ser iniciado o mais rápido possível com a ajuda de especialistas, e o paciente é transferido para a UTI.

Imediatamente após a detecção de falta de resposta, apneia e ausência de pulso carotídeo, o código materno multidisciplinar azul deve ser ativado e o momento da parada cardíaca deve ser documentado. Durante a ressuscitação devemos monitorizar a paciente. Se a circulação espontânea não for restaurada após 4 minutos, a cesárea *perimortem* deve ser realizada.[7]

Para a realização das compressões torácicas em uma paciente grávida, a posição das mãos é igual a de não grávidas, uma vez que não foi identificado nenhum deslocamento vertical significativo do coração na ressonância magnética durante o terceiro trimestre de gravidez em relação a um estado não grávido.[3,14]

Recomenda-se compressões torácicas profundas de 5 a 6 cm no terço inferior do esterno, frequência de 100-120 por minuto e relação compressão:ventilação de 30:2. A paciente deverá estar sobre uma superfície dura (placa cardíaca). As compressões torácicas nunca devem ser interrompidas por mais de 10 segundos.[7]

Devemos lembrar que nas grávidas, além das compressões, devemos realizar o deslocamento uterino lateral esquerdo (LUD) manual independentemente da idade gestacional, uma vez que a veia cava inferior e a aorta são comprimidas pelo útero gravídico na posição supina, particularmente se a altura uterina estiver no umbigo ou acima dele.[15] O LUD manual é idealmente realizado por um profissional no lado esquerdo da paciente usando as duas mãos. O útero é puxado para a esquerda e para cima em direção ao teto. A compressão da veia cava pode ser agravada pela aplicação inadvertida de força descendente. Se não for possível realizar o LUD manual pelo lado esquerdo, ele pode ser aplicado pelo lado direito da paciente, afastando o útero com uma mão, embora proporcionar um deslocamento adequado usando esta abordagem possa ser tecnicamente mais difícil.[13] Um deslocamento de 1,5-2 polegadas ajuda a otimizar o retorno venoso e o volume sistólico durante a RCP.[1]

O desfibrilador deve ser usado assim que estiver disponível. A energia necessária para desfibrilação é semelhante em pacientes grávidas e não grávidas, sendo usado 120 J a 200 para o choque bifásico.[3] O choque DC não tem efeito adverso no feto. Antes de aplicar um choque, o monitor fetal deve ser removido para evitar eletrocussão, embora o risco seja teórico.[15] Um desfibrilador externo automático (DEA) também pode ser usado.

As vias aéreas devem ser abertas usando manobras de inclinação da cabeça e elevação do queixo, a menos que haja probabilidade de lesão cervical. A via aérea orofaríngea pode ser usada. O uso da via aérea nasofaríngea deve ser evitado, pois a mucosa nasal fica congestionada durante a gravidez.

Tabela 140.1.1. Pontuação de alerta precoce obstétrico (EWS)

Sr. Não	Parâmetros	Pontuações*				
		2	1	0	1	2
1	Temperatura (°C)	< 35	35 a < 36	36 a < 38		> 38
2	Taxa de pulso (/min)	< 40	40 a < 50	50 a < 100	100-120	> 120
3	Frequência respiratória (/min)	0-10		11-20	21-30	> 30
4	Pressão arterial sistólica (mmHg)	< 90	90 a < 100	100 a < 150	150-160	> 160
5	Volume de urina (mL/h)	< 20	20-30	> 30		
6	Modo de nascimento	Cesariana		Vaginal		Cesariana
7	Nível de consciência	Resposta à dor / Sem resposta	Resposta à voz	Alerta	Resposta à voz	Resposta à dor / Sem resposta

*Para pontuações de 0 ou 1, repetir a observação como para o paciente pós-operatório; para pontuação de 2, repetir a observação após 30 minutos e, se permanecer 2 ou aumentar, informar o médico em questão; para uma pontuação de 3 ou mais, ligar para o interessado médico imediatamente.

Fonte: Adaptada de Umar A, Manu A, Mathai M, Ameh C. Desenvolvimento e validação de um modelo de sistema de alerta precoce obstétrico para uso em ambiente com poucos recursos. BMC Gravidez e Parto. 2020;20:531-540.

A intubação traqueal precoce protege as vias aéreas da aspiração e facilita a ventilação. Antes de intubar, devemos oxigenar a paciente com oxigênio a 100%. O tamanho do tubo endotraqueal em uma mãe grávida deve ser 0,5 mm a 1,0 mm menor em comparação com uma mulher não grávida. O posicionamento adequado do tubo endotraqueal deve ser confirmado por meio de capnografia. Com compressões torácicas eficazes, as leituras da capnografia serão superiores a 10 mmHg. O uso da pressão cricoide durante a intubação é controverso.[1] Pode ser necessária ajuda especializada para intubação ou máscara laríngea.

Isso porque as grávidas são vulneráveis ao desenvolvimento de hipoxia devido à diminuição da capacidade residual funcional, aumento do consumo de oxigênio e *shunt* intrapulmonar.[1] Portanto, a oxigenação e a ventilação são a prioridade, e o socorrista, que pode não conseguir intubar, deve iniciar a ventilação com bolsa-máscara.[15]

Volumes correntes mais baixos são necessários devido ao diafragma elevado. Ventilação com bolsa-máscara com as duas mãos com bolsa reservatório e suplementação de oxigênio > 15 L/min deve ser usada, pois a resistência das vias aéreas aumenta.[1] A sucção deve ser mantida pronta.

A ventilação a uma frequência de 8 a 10 respirações/min pode prevenir a alcalose respiratória iatrogênica. Grandes volumes correntes diminuem o débito cardíaco, levando à acidose fetal.[1]

O acesso intravenoso deve ser estabelecido com dois cateteres de calibre 14-16 acima do nível do diafragma (extremidade superior), considerando a compressão da veia cava devido ao útero gravídico.

O acesso intraósseo também pode ser utilizado. Se ambas as vias não estiverem disponíveis, uma dose dupla do medicamento (epinefrina, lidocaína, naloxona) diluída em 10 mL de solução salina normal pode ser administrada por meio de tubo endotraqueal. Medicamentos como gluconato de cálcio e bicarbonato de sódio não devem ser administrados através de um tubo endotraqueal.[7]

Dosagens semelhantes de todos os medicamentos são usadas em pacientes grávidas e não grávidas.[3]

Se a parada cardíaca for devida à toxicidade do magnésio, deve-se usar gluconato de cálcio (30 mL, 10%) além de outros medicamentos.

A administração precoce de uma emulsão lipídica a 20% (Intralipid) salva vidas durante a ressuscitação da toxicidade do anestésico local. Ela retém o anestésico local e aumenta o débito cardíaco. Um *bolus* de 1,5 mL/kg de intralipídico é administrado durante um minuto, seguido de infusão de 0,25 mL/kg/min por pelo menos 10 minutos após a estabilidade circulatória. A amiodarona pode ser usada se houver fibrilação ventricular devido à toxicidade da bupivacaína.[16]

Às vezes, os esforços rotineiros de reanimação podem não ser eficazes. Danos cerebrais irreversíveis podem ocorrer após quatro minutos de anoxia em pacientes não grávidas.[1] As diretrizes-padrão[11,13,14] recomendam parto cesárea *perimortem* [PMCD] se a circulação espontânea não for restaurada após quatro minutos, em mães com período gestacional superior a 20 semanas. Também é conhecida como "histerotomia de ressuscitação".[17] Num período gestacional superior a 24-25 semanas, a histerotomia de emergência pode salvar a vida da mãe e do feto.

Fatores como a causa da parada cardíaca, patologia materna, função cardíaca, idade gestacional do feto e recursos disponíveis devem ser levados em consideração ao decidir o PMCD.[3] Uma revisão de 94 casos relatou que 30,7% das mulheres foram beneficiadas e não houve relato de impacto prejudicial do PMCD.[18]

Para conseguir a entrega em cinco minutos, o PMCD precisa ser realizado no local, que pode não ser a sala de operação.[15] Intervalos de tempo mais curtos entre a PCR e o parto parecem melhorar os resultados maternos e neonatais. Um resultado bem-sucedido é relatado aos 30 minutos do PMCD.[3] Apenas PMCD dentro de 10 minutos para parada hospitalar foi preditivo de sobrevivência materna e neonatal.[1]

A decisão de realizar a PMCD será de responsabilidade do obstetra. As compressões torácicas e o LUD devem continuar durante o PMCD. Para realizar o parto cesárea de emergência é necessário ter um *kit* com os instrumentos para a cesárea.[1]

A exposição uterina adequada e o acesso à massagem cardíaca transabdominal podem ser alcançados por meio de uma incisão vertical na pele. Após a saída do bebê e da placenta, a incisão uterina é fechada com sutura absorvível usando pontos de bloqueio contínuos, no local ou na sala de operação, dependendo da condição do paciente.[19] O sangramento pode ser um problema após a restauração da estabilidade hemodinâmica.

O parto vaginal assistido é defendido quando o parto vaginal é iminente e pode ser alcançado cinco minutos após a PCR.[1]

Após a ressuscitação bem-sucedida, a infusão intravenosa de ocitocina (20 miliunidades/minuto) ou dose de 10 unidades no miométrio é administrada para evitar colapso cardiovascular.[1] Além disso, antibióticos de amplo espectro devem ser administrados após o parto. Lembrar de sempre tratar a causa base da PCR.

Massagem cardíaca direta: massagem cardíaca aberta ou transabdominal, quando o abdome já está aberto, pode ser implementada 15 minutos após compressões torácicas fechadas sem sucesso, para obter maior fluxo cerebral e coronário.[1]

O exame de ultrassom cardiopulmonar limitado (CLUE) e a ecocardiografia transesofágica [ETE] são meios rápidos, portáteis e confiáveis de identificar hipovolemia, embolia pulmonar, doença cardíaca não reconhecida, derrame pericárdico, infarto do miocárdio e cardiomiopatia.[20]

A reanimação cardiopulmonar extracorpórea (ECPR) é recomendada em pacientes que desenvolvem parada refratária com causas reversíveis, como toxicidade anestésica local, embolia por líquido amniótico, choque cardiogênico etc. Na ECPR, um oxigenador de membrana extracorpórea portátil é usado para manter a perfusão do órgão-alvo e melhorar a sobrevida em longo prazo e os resultados neurológicos. A histerectomia pode ser necessária para controlar o sangramento maciço, pois são usados anticoagulantes durante a ECPR. Com o uso do ECPR foi identificado aproximadamente 80% de sobrevivência materna e 65%-70% de sobrevivência fetal.[21]

O aumento da idade materna, hipertensão, obesidade e tabagismo podem predispor as mães à insuficiência coronariana. Em caso de infarto agudo do miocárdio (IAM) a intervenção coronária percutânea é preferida à fibrinolítica para infarto do miocárdio com elevação do segmento ST.[1]

No tromboembolismo, a trombólise sistêmica pode ser usada como uma medida que salva vidas para embolia pulmonar maciça e acidente vascular cerebral isquêmico.[22] É essencial observar atentamente a hemorragia pós-parto.

Após a restauração da circulação espontânea, SpO_2 (92%-98%), pressão parcial de dióxido de carbono ($PaCO_2$: 35-45 mmHg), pressão arterial sistólica (> 90 mm) e açúcar no sangue (150-180 mg%) devem ser mantido.[3] Se a mãe permanecer inconsciente, o gerenciamento de temperatura direcionado (TTM) para hipotermia terapêutica (34°C) pode ser considerado.[23] O monitoramento fetal contínuo é necessário durante o TTM se o PMCD ainda não tiver sido realizado. O comprometimento da coagulação durante o período pós-parto deve ser lembrado se o TTM for considerado após PMCD.

A reanimação da mãe é a prioridade, porque pode levar ao aumento da sobrevivência da mãe e do feto. O monitoramento fetal não atinge esse objetivo e pode desviar a atenção dos esforços de ressuscitação materna, como desfibrilação e PMCD.[3] O recém-nascido será cuidado pela equipe de reanimação neonatal após a PMCD.

Atualmente, existe uma lacuna de conhecimento em certos aspectos da reanimação materna. Pesquisas relacionadas a medidas para aliviar eficazmente a compressão aortocava durante a ressuscitação precisam de atenção especial.[24] O momento ideal do PMCD dentro de cinco minutos para otimizar os resultados fetomaternos pode ser difícil de alcançar.[15] O tempo necessário pode variar de acordo com a habilidade do provedor, os recursos disponíveis, bem como os problemas relacionados ao paciente. Além da hemorragia, da eclâmpsia e da sépsis, o número crescente de mães com doenças cardíacas congênitas e o aumento da idade materna constituem desafios adicionais.

Os bancos de dados nacionais são essenciais para a prevenção da parada cardíaca materna, a compreensão da ciência da ressuscitação e dos resultados.[22] O parto institucional de mães de alto risco, o uso de protocolos para emergências obstétricas, especialmente eclâmpsia e transfusão sanguínea maciça, EWS, provisão para PMCD nas enfermarias e serviços médicos de emergência, treinamento repetido dos membros da equipe e simulações são essenciais para melhorar o desempenho feto-materno.[25]

Referências bibliográficas

1. Zelop MC, Brickner B, Parada cardíaca súbita e morte na gravidez. Up ToDate.2021, disponível em: https://www.uptodate.com/contents/sudden-cardiac-arrest-and-death-in-pregnancy.
2. Estado da Saúde Materna na Índia, Mortalidade Materna na Índia. Disponível em: www.azadindia.org/social-issues/maternal-health-in-india.
3. Panchal AR, Presidente JA, José GC, Cabañas JA, e outros Suporte Básico e Avançado de Vida para Adultos. Diretrizes da American Heart Association de 2020 para ressuscitação cardiopulmonar e atendimento cardiovascular de emergência. Circulação. 2020;142 (suplemento 2):S366-S468.
4. Leonardsen AL, Svendsen EJ, Heitmann GB, Dhayyat A, Morris A, Sjøborg KD, Olsen RM, Hardeland C. Development and validation of a questionnaire to assess healthcare personnel competence in cardiac arrest and resuscitation in pregnancy. PLoS One. 2020;15(5):e0232984.
5. Kikuchi J, Deering S. Parada cardíaca durante a gravidez. Semin Perinatol. 2018;42(1):33-38.
6. Brickner-ME. Manejo cardiovascular na gravidez, cardiopatia congênita. Circulação. 2014;130:273-282.
7. Jeejeebhoy FM, Zelop CM, Lipman S, Carvalho B, Joglar J, Mhyre JM, et al. Cardiac Arrest in Pregnancy: A Scientific Statement From the American Heart Association. Circulation. 2015;132(18):1747-73.
8. Mogos MF, Salemi JL, Spooner KK, McFarlin BL, Salihu HM. Differences in Mortality Between Pregnant and Nonpregnant Women After Cardiopulmonary Resuscitation. Obstet Gynecol. 2016;128(4):880-888.
9. Saúde materna | UNICEF Índia. Disponível em: https://www.unicef.org/india/what-we-do/maternal-health.
10. Carle C, Alexander P, Columb M, Johal J. Projeto e validação interna de uma pontuação de alerta precoce obstétrico: análise secundária do banco de dados do programa de combinação de casos do National Audit and Research Center de terapia intensiva. Anestesia. 2013;68:354-367.
11. Paternina-Caicedo A, Miranda J, Bourjeily G, Levinson A, Dueñas C, Bello-Muñoz C, Rojas-Suarez JA. Performance of the Obstetric Early Warning Score in critically ill patients for the prediction of maternal death. Am J Obstet Gynecol. 2017;216(1):58.e1-58.e8.
12. Umar A, Manu A, Mathai M, Ameh C. Desenvolvimento e validação de um modelo de sistema de alerta precoce obstétrico para uso em ambientes com poucos recursos. BMC Gravidez Parto. 2020;20:531-540.
13. Payne BA, Hutcheon JA, Ansermino JM, Hall DR, Bhutta ZA, Bhutta SZ, et al. A risk prediction model for the assessment and triage of women with hypertensive disorders of pregnancy in low-resourced settings: the miniPIERS (Pre-eclampsia Integrated Estimate of RiSk) multi-country prospective cohort study. PLoS Med. 2014;11(1):e1001589.
14. Holmes S, Kirkpatrick ID, Zelop CM, Jassal DS. Avaliação por ressonância magnética do deslocamento cardíaco materno na gravidez: implicações para a ressuscitação cardiopulmonar. Sou J Obstet Gynecol. 2015;213:401.
15. Lipman S, Cohen S, Einav S, Jeejeebhoy F, Mhyre JM, Morrison LJ, Ket al. The Society for Obstetric Anesthesia and Perinatology consensus statement on the management of cardiac arrest in pregnancy. Anesth Analg. 2014;118(5):1003-16.
16. Neal JM, Woodward CM, Harrison TK. Lista de verificação da Sociedade Americana de anestesia regional e analgésicos para o gerenciamento da toxicidade sistêmica do anestésico local: versão 2017. Reg Anesth Pain Med. 2018;43:150.
17. Rose CH, Faksh A, Traynor KD, Cabrera D, Arendt KW, Brost BC. Desafiando a regra dos 4 a 5 minutos: da cesariana perimortem à histerotomia de reanimação. Sou J Obstet Gynecol. 2015;213:653-656.
18. Einav S, Kaufman N, Sela HY. Parada cardíaca materna e parto cesáreo perimortem: baseado em evidências ou em especialistas? Reanimação. 2012;83:1191-1200.
19. Zelop CM, Einav S, Mhyre JM et al. Parada cardíaca durante a gravidez: enigma clínico contínuo. Sou J Obstetr Gynecol [Internet]. 2018. Disponível em: http://linkinghub.elsevier.com/retrieve/pii/S00029378173280.

20. Kapoor PM, Goyal S, Irpachi K, Smita B. Importância da ecocardiografia transesofágica na cardiomiopatia periparto submetida a cesariana de secção inferior sob anestesia regional. J Anestesiol Clin Pharmacol. 2014;30:427-429.
21. Sharma NS, Wille KM, Bellot SC, Diaz-Guzman E. Uso moderno de suporte extracorpóreo de vida na gravidez e pós-parto. ASAIO J. 2015;61(1):110-114.
22. Gomes MS. Mariana Guimarães, Nuno Montenegro Trombólise na gravidez: uma revisão da literatura. J Matern Fetal Neonatal Med. 2019;32 (14):2418-2428.
23. Chauhan A, Musunuru H, Donnino M, McCurdy MT, Chauhan V, Walsh M. O uso de hipotermia terapêutica após parada cardíaca em paciente gestante. Ann Emerg Med. 2012;60:786-789.
24. Vencken PM, Hooff MHV, Weiden RMVD. Melhor desempenho da equipe de medicina materno-fetal após treinamento baseado em simulação de parada cardíaca materna. Sou J Obstetr Gynecol. 2012;206 (4):e4.
25. Einav S, Mhyre JM, Martin S. Parada cardíaca durante a gravidez: enigma clínico contínuo. Sou J Obstet Gynecol. 2018;219(1):52-61.

Subcapítulo | 140.2

Ressuscitação Neonatal

A ressuscitação neonatal envolve abordagens semelhantes à ressuscitação cardiorrespiratória de adultos para alcançar o retorno da circulação espontânea (RCE), porém apresenta algumas diferenças em diagnósticos diferenciais, dosagem de medicamentos, procedimentos e continuação dos cuidados.

Os pacientes neonatais diferem dos adultos, tanto anatômica quanto fisiologicamente, portanto alguns passos na ressuscitação são diferentes. Por exemplo: a mandíbula de um recém-nascido (RN) é mais curta do que a dos adultos, reduzindo o espaço disponível para manobras. A hipofaringe é mais curta e estreita, com localização mais anterior das cordas vocais, complicando a abordagem. A visão limitada é ainda mais reduzida com a presença de amígdalas e adenoides grandes.[1,2]

Alguns fatores como a prematuridade, complicações congênitas e fatores maternos podem aumentar a dificuldade na ressuscitação de neonatos. Em um adulto que sofreu um acidente, as principais causas de PCR são trauma, tamponamento, pneumotórax e choque devido a perda de sangue ou infecção. Em neonatos, além das causas de PCR em adultos, também devem ser incluídas como diagnóstico diferencial as cardiomiopatias e a miocardite. Além disso, distúrbios metabólicos secundários a processos de doenças internas, como sepse ou ingestão tóxica, podem resultar em arritmias; sendo assim, nesses casos devemos realizar a RCP e corrigir a causa-base.[3]

O treinamento dos membros da equipe é vital para alcançar o RCE de um paciente. Este treinamento deve consistir na promoção da familiaridade com as doses dos medicamentos, na designação de funções em um código e no fortalecimento da capacidade de realizar RCP de alta qualidade. Um líder de equipe é responsável pela coordenação dos indivíduos envolvidos na ressuscitação, e as instituições devem ter protocolos educacionais em vigor para atingir o treinamento de nível básico para todo o pessoal. A preparação antecipada a um evento, uma boa liderança e uma comunicação clara e concisa são indicadores elevados da qualidade da RCP e, por extensão, de uma maior probabilidade de um resultado positivo.[4]

Ao nascer, devemos secar o corpo e a fontanela, desprezar os campos úmidos e aquecer o bebê para evitar a hipotermia. Apesar de o contato pele a pele entre mãe e bebê ser considerado a forma padrão de aquecimento inicial, ajudar na alimentação e no controle da temperatura, pode ser necessário aquecimento adicional. Se forem necessários métodos adicionais de controle de temperatura, podem ser utilizados envoltórios, aquecedores radiantes, salas quentes e ar aquecido e umidificado. Se o nascimento ocorrer em um ambiente com poucos recursos, um saco plástico pode ser colocado ao redor do corpo do recém-nascido até o pescoço (deixando a cabeça exposta) e depois o bebê deve ser embrulhado.

Para reduzir o risco de descompensação, o tempo do clampeamento do cordão umbilical vai depender da vitalidade e idade gestacional (IG) do neonato. Em neonatos com IG ≥ 34 semanas, se tiver uma boa vitalidade, o clampeamento do cordão umbilical deve ser realizado no mínimo após 60 segundos; em neonatos < 34 semanas o clampeamento deve ser mais precoce, após 30 segundos. Independente da idade gestacional, caso não tenham uma boa vitalidade, devemos clampear o cordão imediatamente após o estímulo tátil sem resposta para não atrasar a ressuscitação. Isso diminui a necessidade de suporte cardiovascular e é uma medida preventiva simples. Embora a ordenha do cordão umbilical tenha sido ocasionalmente defendida no passado, estudos mais recentes mostraram que não é benéfica. Em neonatos prematuros, a ordenha do cordão umbilical pode causar danos significativos e aumentar a mortalidade.[5,6]

O próximo passo deve ser a manutenção das vias aéreas. Se suspeita de obstrução devemos realizar a aspiração. Devemos então checar a frequência cardíaca (FC), respiração e saturação (avaliada no membro superior direito). É importante lembrar que inicialmente todos os neonatos estarão hipóxicos; a SpO_2 até cinco minutos após o nascimento é de aproximadamente 70% a 80%, de 5 a 10 min após o nascimento a SpO_2 já sobe para 80% a 90% e após 10 min sobe para 85% a 95%.[7,21] Porém, até 10% dos recém-nascidos necessitam de assistência médica para começar a respirar ao nascer, e aproximadamente 1% necessita de apoio intensivo. Se a saturação de O_2 do neonato não aumentar adequadamente, a administração de O_2 através de cânula nasal é recomendada como primeira linha. O fornecimento de O_2 pode ser iniciado em 30% e titulado para uma saturação de SpO_2 acima de 94%.[8] Se o paciente não melhorar rapidamente, o método de tratamento da hipoxia deve ser alterado e diagnósticos diferenciais, incluindo malformações cardíacas, malformações congênitas das vias aéreas e anormalidades metabólicas, devem ser considerados.

As manobras de ressuscitação devem ser iniciadas caso FC < 100 bpm ou respiração ausente ou irregular. Nestes pacientes, a ventilação com pressão positiva (VPP) deve ser iniciada com oxigênio a 21%; se a saturação pré-ductal estiver abaixo do alvo, devemos aumentar a concentração de O_2 em 20% a cada 30 segundos. A VPP deve ser iniciada nos primeiros 60 segundos. Caso a saturação esteja acima do alvo, diminuir a concentração em 20%.[7,9] Para a realização da VPP é necessário um balão autoinflável ou um ventilador mecânico manual com peça T (preferível) e as interfaces que podem ser com máscara facial, máscara laríngea ou cânula traqueal. Enquanto isso, devemos monitorizar a FC pelo monitor e a SpO_2 pelo oxímetro.

Caso seja optado por utilizar o ventilador mecânico manual com peça T, usamos um fluxo de 10 L/min, limitando a pressão máxima em 30 a 40 cmH_2O, a pressão inspiratória em 20 a 25 cmH_2O e PEEP em 5 cmH_2O; ventilando 40 a 60 movimentos/min com a técnica "oclui, solta, solta".

Independe do equipamento utilizado, na ausência de resposta, sempre verificar se a técnica está correta.

Se isso falhar, a intubação pode ser necessária. Devido à cabeça proporcionalmente maior da criança em relação ao seu corpo, um rolo de toalha sob os ombros pode facilitar a abordagem das vias aéreas.[8]

Para a escolha da cânula traqueal e lâmina reta para realizar a intubação nos neonatos, devemos levar em consideração o peso dele (**Tabela 140.2.1**). Também levamos em consideração a IG e o peso para realizar a fixação da cânula no lábio superior (**Tabela 140.2.2**).

Tabela 140.2.1. Cânula traqueal e lâmina de acordo com o peso

Peso estimado	Cânula	Lâmina reta
1.000 g-2.000 g	3	0
2.000 g-3.000 g	3,5	1
> 3.000 g	3,5/ 4	1

Fonte: Desenvolvida pela autoria.

Tabela 140.2.2. Fixação da cânula no lábio superior de acordo com a idade gestacional e o peso

IG	Peso	Marca no lábio superior
33-34	1.500-1.800	7,5
35-37	1.900-2.400	8,0
38-40	2.500-3.100	8,5
> 40	3.200-4200	9,0

Fonte: Desenvolvida pela autoria.

Após 30 segundos de VPP por cânula com técnica adequada e FC < 60 bpm, devemos iniciar as compressões. Os métodos de compressões torácicas com dois dedos ou dois polegares são meios aceitáveis de realização de RCP. A relação compressão/ventilação é de 3 para 1 (15 para 2 somente para PCR com provável origem cardíaca).

Caso o RN mantenha FC < 60, mesmo com VPP efetiva por cânula traqueal a 100% e massagem cardíaca, devemos administrar adrenalina EV 0,2 mL/kg ou via traqueal 1 mL/kg. A diluição deve ser de 1 mL da ampola de adrenalina diluído em 9 mL de soro fisiológico 0,9%. Caso não ocorra reversão da bradicardia, assegurar que VPP e massagem cardíaca estejam sendo feitas com técnicas corretas, repetindo a administração EV de adrenalina a cada 3 a 5 minutos. Além da adrenalina, pode ser necessária a expansão de volume para reanimar RN com hipovolemia. Pensamos em hipovolemia no neonato quando há histórico de hemorragia materna e/ou fetal aguda, como descolamento prematuro de placenta, laceração placentária, prolapso ou nó verdadeiro de cordão ou perda de sangue pelo cordão umbilical. A expansão volêmica nos neonatos é realizada com SF 0,9% na dose de 10 mL/kg, deixando correr lentamente (5 a 10 minutos).

A dosagem de medicamentos para crianças quase sempre é com base no peso. O uso de fitas com base no comprimento pode auxiliar em cálculos rápidos se o peso real não puder ser obtido. A via de administração apresenta mais variabilidade do que os adultos. Em neonatos com menos de 14 dias de idade, 5 F IV na veia umbilical é uma opção confiável e de primeira linha. Epinefrina, atropina, vasopressina, naloxona e lidocaína podem ser administradas através de um tubo endotraqueal, embora ambas as vias IV (intravenosa) e IO (intraóssea) sejam preferidas.[8] A adenosina só pode ser administrada através de um acesso IV ou IO. Se forem necessários medicamentos vasopressores, eles podem ser administrados perifericamente, assim como acontece com os adultos, se esse for o único ponto de acesso. No entanto, a conversão para acesso central será eventualmente necessária. Embora a desfibrilação seja recomendada na taquicardia ventricular sem pulso e na fibrilação ventricular, a amiodarona e a lidocaína são opções antiarrítmicas adequadas se a arritmia não responder à desfibrilação. As taquiarritmias que não respondem também podem ser tratadas com amiodarona e com procainamida antes da cardioversão. Utilize monitoramento e reavaliações frequentes do paciente pós-intervenção como faria com um adulto.

A naloxona não deve ser usada, a menos que haja suspeita de overdose de opioides.[8] Hipertensão pulmonar e/ou insuficiência cardíaca direita são situações nas quais a prostaciclina ou o óxido nítrico inalado podem ser benéficos. Em pacientes com ventrículo único funcionante, a hipertensão pulmonar é comum (2% a 20%) devido a malformação congênita ou correção cirúrgica.[7] Nesses casos, vasodilatadores sistêmicos (incluindo prostaciclinas e inibidores da fosfodiesterase) também podem auxiliar nos esforços de ressuscitação.[10] Esses pacientes também podem necessitar de heparina na dose de 50-100 U/kg para reabrir ou manter a patência de *shunts*, como o canal arterial.[8] A consulta de um cardiologista pediátrico deve continuar sendo fundamental na orientação do manejo.

Estudos demonstraram que muitas vezes pode ser benéfico ter membros da família presentes durante a ressuscitação de um filho ou ente querido. Isso tem a ressalva de que os membros da família sejam cooperativos e não perturbadores. A *American Heart Association* (AHA) recomenda que seja dada à família a opção de estar presente e sugere que um membro da equipe, se a equipe for suficiente para fazê-lo, seja nomeado para ser o principal ponto de contato para as dúvidas da família e para a comunicação de informações.[8] Todas as precauções de segurança devem ser tomadas para evitar lesões e/ou infecção de familiares e funcionários se a criança tiver uma doença transmissível grave, incluindo Covid-19.

Embora exista o instinto de fazer tudo o que estiver ao seu alcance para salvar a vida de uma criança, em recém-nascidos e bebês que sofrem de má formação congênita ou doença que reduza significativamente a esperança de vida ou a qualidade de vida, como a prematuridade extrema, considera-se razoável suspender medidas de ressuscitação.[7,8]

Apesar de não haver limites de tempo recomendados para discutir o fim da ressuscitação, em neonatos, os estudos não avaliaram taxas de sobrevivência significativas quando a RCP se estende além de 20 minutos e, portanto, os esforços de ressuscitação podem ser interrompidos a qualquer momento após esse período.[8] Entretanto, por se tratar de uma decisão de fim de vida, tanto a família quanto a equipe de saúde devem ser envolvidos para determinar o curso correto do cuidado do paciente de forma ética.

Pacientes com causas de morte desconhecidas devem ser submetidos a autópsia com possível análise genética posterior. Embora não seja obrigatório, isto deve ser enfatizado à família como sendo importante, a fim de ser proativa na prevenção de novas mortes familiares se a causa for determinada como sendo genética.[8,11]

Referências bibliográficas

1. Farhadi R, Mehrpisheh S, Ghaffari V, Haghshenas M, Ebadi A. Curso clínico, achados radiológicos e resultado tardio em bebê prematuro com suspeita de transmissão vertical nascido de mãe com pneumonia grave por COVID-19: relato de caso. J Med Case Rep. 2021;15(1):213.
2. Harless J, Ramaiah R, Bhananker SM. Manejo das vias aéreas pediátricas. Int J Crit Illn Inj Sci. 2014;4(1):65-70.
3. Mick NW, Williams RJ. Reanimação em Parada Cardíaca Pediátrica. Emerg Med Clínica Norte Am. 2020;38(4):819-839.
4. Fernandez Castelao E, Russo SG, Riethmüller M, Boos M. Efeitos da coordenação da equipe durante a ressuscitação cardiopulmonar: uma revisão sistemática da literatura. J Crítico Cuidado. 2013;28(4):504-21.
5. Chandrasekharan P, Vento M, Trevisanuto D, Partridge E, Underwood MA, Wiedeman J, et al. Reanimação neonatal e cuidados pós-ressuscitação de bebês nascidos de mães com suspeita ou confirmação de infecção por SARS-CoV-2. Sou J Perinatol. 2020;37(8):813-824.
6. Kim SY, Shim GH, O'Reilly M, Cheung PY, Lee TF, Schmölzer GM. Leitões recém-nascidos femininos e masculinos asfixiados apresentam resultados semelhantes com diferentes intervenções de reanimação cardiopulmonar. Pediatria Frontal. 2020;8:602228.
7. Aziz K, Lee CHC, Escobedo MB, Hoover AV, Kamath-Rayne BD, Kapadia VS, et al. Reanimação Neonatal 2020 Diretrizes da American Heart Association para Reanimação Cardiopulmonar e Cuidados Cardiovasculares de Emergência. Pediatria. 2021;147(Suplemento 1).
8. Topjian AA, Raymond TT, Atkins D, Chan M, Duff JP, Joyner BL, et al. Diretrizes da American Heart Association de 2020 para Ressuscitação Cardiopulmonar e Cuidados Cardiovasculares de Emergência. Circulação. 2020;142(16_suppl_2):S469-S523.
9. Saugstad OD. O papel do oxigênio na reanimação neonatal. Clin Perinatol. 2004;31(3):431-43
10. Knebel SM, Elrick MM, Bowles EA, Zdanovec AK, Stephenson AH, Ellsworth ML, Sprague RS. Efeitos sinérgicos de análogos da prostaciclina e inibidores da fosfodiesterase no acúmulo de adenosina 3',5' monofosfato cíclico e na liberação de adenosina 3'5' trifosfato de eritrócitos humanos. Exp Biol Med (Maywood). 2013;238(9):1069-74.
11. Boscarino G, Conti MG, De Luca F, Di Chiara M, Deli G, Bianchi M, et al. Emulsões lipídicas intravenosas afetam o resultado respiratório em recém-nascidos prematuros: um caso-controle Estudar. Nutrientes. 2021;13(4).

Bibliografia recomendada

Almeida MFB, Guinsburg R; Coordenadores Estaduais e Grupo Executivo PRN-SBP; Conselho Científico Departamento Neonatologia SBP. Reanimação do recém-nascido ≥ 34 semanas em sala de parto: diretrizes 2022 da Sociedade Brasileira de Pediatria. Rio de Janeiro: Sociedade Brasileira de Pediatria; 2022. https://doi.org/10.25060/PRN-SBP-2022-2

Berg RA, Sutton RM, Reeder RW, Berger JT, Newth CJ, Carcillo JA, et al. Associação entre pressão arterial diastólica durante reanimação cardiopulmonar pediátrica hospitalar e sobrevivência. Circulação. 2018;137(17):1784-1795.

Cheifetz IM. SDRA pediátrica. Cuidados respiratórios. 2017;62(6):718-731.

King BR, Baker MD, Braitman LE, Seidl-Friedman J, Schreiner MS. Seleção do tubo endotraqueal em crianças: comparação de quatro métodos. Ann Emerg Med. 1993;22(3):530-4.

Mendelson J. Gerenciamento do Departamento de Emergência de Choque Pediátrico. Emerg Med Clínica Norte Am. 2018;36(2):427-440.

Neumar RW, Otto CW, Link MS, Kronick SL, Shuster M, Callaway CW, et al. Diretrizes da American Heart Association para Ressuscitação Cardiopulmonar e Cuidados Cardiovasculares de Emergência de 2010. Circulação. 02 2010;122(18 Suplemento 3):S729-67.

Patel RM, Rysavy MA, Bell EF, Tyson JE. Sobrevivência de bebês nascidos em idades gestacionais periváveis. Clin Perinatol. 2017;44(2):287-303.

Topjian AA, Berg RA, Nadkarni VM. Reanimação cardiopulmonar pediátrica: avanços na ciência, técnicas e resultados. Pediatria. 2008;122(5):1086-98

Weiss SL, Keele L, Balamuth F, Vendetti N, Ross R, Fitzgerald JC, Gerber JS. Escolha do fluido cristalóide e resultados clínicos na sepse pediátrica: um estudo de coorte retrospectivo correspondente. J Pediatr. 2017;182:304-310.e10.

SEÇÃO 15

Farmacologia e Toxicologia em UTI

Coordenadores: Hélio Penna Guimarães | Fernando Suparregui Dias

capítulo 141

Manejo da Dor Aguda no Paciente Crítico

Beatriz Craveiro Lopes | Raquel de Sousa Almeida

Contextualização

A dor, sendo complexa e subjetiva, está presente mesmo em pacientes incapazes de comunicá-la, como ocorre frequentemente no contexto dos cuidados intensivos. Os doentes críticos, seja pela patologia que motivou sua internação, seja por procedimentos invasivos ou intervenções cirúrgicas, frequentemente sentem dor, mas é difícil estimar a real incidência do fenômeno doloroso nesses pacientes, uma vez que os protocolos de avaliação e abordagem da dor não são utilizados com frequência.

Estudos retrospectivos estimam que 50% dos pacientes internados em unidade de terapia intensiva (UTI) sentem dor em repouso, e 80% durante a realização de procedimentos como aspiração endotraqueal, mobilização e remoção de linha arterial.[1] Outro estudo evidenciou que 63% dos pacientes não receberam qualquer analgesia antes ou durante os procedimentos invasivos neles realizados.[2] Quinze por cento dos pacientes relataram dor moderada a intensa em pelo menos metade do tempo de interna**ção.**[3] A analgesia adequada é um aspecto crucial dos cuidados prestados na UTI e permite, **não** apenas melhorar o conforto, como também têm um papel significativo na recuperação e na reintegração dos pacientes.

Causas de dor na UTI

As três principais apresentações da dor do paciente crítico são a dor aguda decorrente de traumatismo ou cirurgia, a dor no contexto de procedimentos realizados na UTI ou a agudização de dor crônica. Os procedimentos mais dolorosos, realizados nesse contexto, são a remoção de drenos (torácicos e cirúrgicos) e a colocação de linha arterial.[4] O fato de o paciente estar acamado com mobilização reduzida é, por si só, uma causa de dor. Além disso, os pacientes com dor crônica são muitas vezes tratados de forma ineficaz. Isso ocorre por não ser feito um ajuste analgésico adequado no momento da admissão, visto que necessitam de doses analgésicas mais elevadas que os demais pacientes, e ainda por não ser considerada a medicação analgésica prévia à internação, o que pode ocasionar risco de abstinência, com agravamento de todo o quadro clínico.[5]

Qual a importância do controle de dor no doente crítico?

A *International Association for The Study of Pain* (IASP) reconhece o alívio da dor como um direito humano fundamental.[6] Além do princípio ético de controle da dor para a melhoria da qualidade de vida do paciente, também se verifica um impacto positivo na sua recuperação. As respostas fisiológicas à dor, como hipermetabolismo, aumento do consumo de oxigênio, estado pró-coagulante e alterações da função imunológica, são minimizadas quando se consegue diminuir a intensidade da dor. Apesar de ser impossível evitar todos os estímulos dolorosos na UTI, a abordagem adequada da dor permite limitar as suas consequências a longo prazo. A avaliação regular e o tratamento adequado estão associados à diminuição do risco de pneumonia associada ao ventilador e à redução da duração da ventilação mecânica não invasiva. Além disso, a mobilização precoce, facilitada pelo controle adequado da dor, diminui o tempo de internação na UTI e hospitalar, reduzindo a morbidade e mortalidade associadas.[7]

Desafios à abordagem de dor na UTI

Além dos desafios comuns a todos os pacientes com dor pela sua natureza complexa e subjetiva, os profissionais de saúde da UTI enfrentam obstáculos inerentes ao paciente crítico. Essas barreiras começam com o grave contexto clínico em que esses pacientes se encontram e que, compreensivelmente, desvia as atenções e prioridades da equipe para outros problemas. Além disso, existe dificuldade na avaliação da dor pela incapacidade de comunicação, devido à patologia, à sedação ou à presença de tubo endotraqueal.

Existem também ideias erradas pré-concebidas, como a crença de que a sedação pode substituir a analgesia, que a dor não tratada não tem consequências e que a dor é necessária como estímulo respiratório e estado de alerta. A existência de poucas opções farmacológicas para analgesia desse grupo particular de pacientes constitui também um obstáculo importante ao controle da dor. Além da limitação nas vias de administração, esses pacientes frequentemente têm lesões de órgãos que dificultam a administração de doses analgésicas eficazes e apresentam alto risco de interações medicamentosas e efeitos colaterais. Um exemplo disso é a limitação do uso de opioides em pacientes com delirium ou encefalopatia; a disfunção renal e hepática que exige ajuste de dose ou contraindica medicamentos como anti-inflamatórios não esteroides (AINE) ou paracetamol; e a limitação de realização de técnicas invasivas na presença de sepse, coagulopatia ou uso de anticoagulantes[8].

Avaliação da dor

A dor é equiparada a um sinal vital, de modo que a sua avaliação deve ser contínua e regular, com vista à maximização da terapêutica e melhoria da qualidade de vida do paciente.[9] A sua caracterização detalhada é essencial para determinar a causa da dor e definir um plano terapêutico integrado, independentemente do cenário clínico. Idealmente, deve incluir a descrição da localização (irradiada ou referida), descritores, intensidade, tempo (início, duração e progressão) e fatores de agravamento e de alívio. No entanto, a avaliação da dor no paciente crítico pode ser um desafio pelo uso de sedação, alteração da consciência e barreiras de comunicação. Apesar de a dor poder causar alterações nos sinais vitais, como aumento da frequência cardíaca, da pressão arterial e da frequência respiratória, essas mudanças são também influenciadas por muitos outros fatores, motivo pelo qual não devem ser utilizadas para a avaliação da dor.[8]

Na maioria dos pacientes em UTI não é possível utilizar as escalas de dor mais comuns, como a *escala numérica* ou *escala visual analógica*, pois requerem resposta verbal do paciente. *O Plano Nacional de Avaliação da Dor* da *Sociedade Portuguesa de Cuidados Intensivos* verificou que apenas 25% das UTI utilizavam instrumentos de avaliação da dor adequados para o paciente sedado e ventilado. Por consenso, as escalas de avaliação de dor consideradas mais adequadas no paciente que não se comunica, sujeito a sedação ou ventilação pulmonar artificial invasiva são a *Behavioral Pain Scale* (BPS) e a *Critical Care Pain Observation Tool* (CPOT). Ambas estão traduzidas e validadas em Portugal e no Brasil.[11-15]

A BPS foi desenvolvida especificamente para o paciente crítico sob sedação e ventilação pulmonar artificial (VM). Baseia-se em três parâmetros essenciais: *a expressão facial*, a *mobilidade dos membros superiores* e a tolerância à VM. Cada um desses parâmetros é avaliado numa escala de 1 a 4, o que resulta numa pontuação total entre 3 e 12. Um resultado igual ou superior a 5 indica presença de dor; uma pontuação mais alta sugere dor mais intensa.[16] Quanto maior for a pontuação, maior se assume a intensidade da dor presente (**Quadro 141.1**).

A *CPOT* avalia 4 componentes comportamentais: a expressão facial e a tolerância à VM (também avaliados na *BPS*), a tensão muscular e o movimento corporal. Cada item é pontuado de 0 a 2 e o resultado da pontuação total pode variar de 0 a 8. Um resultado igual ou superior a 3 indica dor e, ao contrário da *BPS*, uma pontuação mais alta não implica maior intensidade (**Quadro 141.2**). Existe uma adaptação em ambas as escalas para pacientes sem intubação endotraqueal, na qual se substitui a avaliação da tolerância à VM pela vocalização.[17] Nenhuma dessas escalas é válida em casos de lesão cerebral, em pacientes com alterações da função motora ou outras situações em que o seu comportamento não possa ser avaliado.

Terapêutica analgésica

Princípios gerais da analgesia na UTI

Dada a complexidade do paciente crítico que apresenta dor, é essencial uma abordagem multidisciplinar que inclua médicos de diversas especialidades, enfermeiros, fisiotera-

Quadro 141.1. ***Behavioral Pain Scale***

Indicador	Item	Pontuação
Expressão facial	Relaxada	1
	Parcialmente contraída; sobrancelhas franzidas	2
	Completamente contraída; pálpebras fechadas	3
	Careta; esgar facial	4
Movimentos corporais*	Ausência de movimentos	1
	Parcialmente fletidos	2
	Muito fletidos com flexão dos dedos	3
	Retraído; resistência aos cuidados	4
Adaptação ao ventilador	Tolera ventilação	1
	Tosse, mas tolera a ventilação a maior parte do tempo	2
	Luta contra o ventilador, mas a ventilação ainda é possível	3
	Incapaz de controlar a ventilação	4
Total		**3 – 4 sem dor** **5 – 12 dor (com intensidade crescente)**

* Se em repouso avaliar tônus muscular.

Fonte: Adaptado de Batalha LMC, Figueiredo AM, Marques M, Bizarro V. Adaptação cultural e propriedades psicométricas da versão Portuguesa da escala Behavioral Pain Scale – Intubated Patient (BPS-IP/PT). Revista de Enfermagem Referência. 2013;9:7-16.

Quadro 141.2. *Critical Care Pain Observation Too l*		
Indicador	**Item**	**Pontuação**
Expressão facial	Relaxada	0
	Tensa	1
	Esgar/careta	2
Movimentos corporais	Ausência de movimentos	0
	Movimentos de proteção	1
	Inquietação	2
Tensão muscular	Relaxada	0
	Tenso ou rígido	1
	Muito tenso ou muito rígido	2
Adaptação ao ventilador/ vocalização (doentes extubados)	Tolera o ventilador ou movimento/fala em tom normal ou sem som	0
	Tosse, mas tolerando o ventilador/suspiros ou gemidos	1
	Luta contra o ventilador/choro	2
Total		**0 – 2 sem dor** **3 – 8 dor**

Fonte: Adaptado de Pinheiro ARPQ, Marques RMD. Behavioral Pain Scale and Critical Care Pain Observation Tool for pain evaluation in orotracheally tubed critical patients. A systematic review of the literature. Rev Bras Ter Intensiva. 2019;31(4):571-8.

peutas, farmacêuticos e outros profissionais de saúde. Essa equipe deve desenvolver protocolos para avaliação, seleção de analgésicos e monitorização contínua da dor, visando a minimizar variações na prática clínica. A preferência deve ser dada à analgesia em detrimento da sedação. O tratamento para a dor deve ser multimodal, combinar métodos farmacológicos e não farmacológicos, e levar em consideração as particularidades de populações especiais como pacientes com dor crônica, idosos, grávidas, dependentes químicos e aqueles com disfunções orgânicas. A estratégia analgésica deve ser maximizada por meio da administração de medicamentos em horários regulares, com doses suplementares em bolus disponibilizadas antes e durante procedimentos dolorosos e para a dor *irruptiva* — uma exacerbação dolorosa transitória que pode ocorrer espontaneamente ou ser desencadeada por fatores específicos, previsíveis ou imprevisíveis.[18] Essa administração em *bolus* pode ser realizada manualmente ou por equipamento próprio – analgesia controlada pelo paciente (ACP) ou analgesia controlada pela enfermeira (ACE). Nos pacientes cognitivamente íntegros e colaborativos, a opção de administração por ACP deve ser considerada por permitir autonomia no controle do volume de droga injetada em *bolus* até um limite definido pela equipe médica. Essa via permite também, por meio da informação obtida com a administração total do fármaco em 24 horas e da proporção de *bolus* pedidos e administrados, um ajuste terapêutico mais adequado. A via de administração de ACP/ACE na UTI pode ser intravenosa (IV) ou por meio dos cateteres usados nas técnicas locorregionais. A via subcutânea, apesar de possível, não se enquadra nos cuidados prestados na UTI.[19]

A hipotensão secundária à utilização de opioides ocorre geralmente por redução da resposta do sistema nervoso simpático, motivo pelo qual devem ser escolhidos fármacos de curta ação e os *bolus* devem ser administrados lentamente.

Há ainda a necessidade da profilaxia e eventual tratamento dos efeitos secundários, tal como a utilização de laxantes para a obstipação induzida por opioides.

Em suma, o principal objetivo da terapia analgésica no paciente crítico é a redução da intensidade da dor para o mínimo possível com o menor grau de efeitos secundários e interações medicamentosas.[19]

Sedoanalgesia

O paciente crítico necessita, habitualmente, de sedação para tolerar a ventilação pulmonar artificial, particularmente a invasiva. Para evitar níveis de sedação desnecessários, é recomendada uma estratégia que privilegia a analgesia. Em tal estratégia, a dor é abordada e tratada, habitualmente com um opioide, previamente à sedação. Deve-se pesar cuidadosamente os riscos da sedoanalgesia com opioides em relação àqueles de *delirium* e outros efeitos adversos.

Terapêutica farmacológica

O fármaco ideal teria uma ação rápida e curta, seria excretado completamente e não teria tendência a causar alodinia, hiperalgesia ou dependência, nem ocasionaria quaisquer efeitos secundários ou toxicidade. Infelizmente, nenhum fármaco reúne todas essas características. Na UTI, nos pacientes sob VM, os opioides administrados por via IV são habitualmente a escolha inicial para o tratamento da dor não neuropática. No entanto, nos casos em que os pacientes, apesar de graves, conseguem se comunicar e têm dor ligeira a moderada, analgésicos não opioides podem ser suficientes, sem a necessidade adicional de opioides.[18]

Opioides

Os opioides, quer sejam agonistas, antagonistas ou agonistas-antagonistas mistos, exercem seus principais efeitos analgésicos por meio da ligação aos receptores μ (Nota do editor: *letra grega mu*) no sistema nervoso central (SNC). Sua disponibilidade, potência, rápida ação e a capacidade de serem administrados por várias vias tornam essa classe farmacológica item fundamental no alívio da dor. Além disso, têm a vantagem de possuir antagonistas. Em um contexto como o das UTI, em que a instabilidade cardiovascular é comum e o risco de disfunção orgânica progressiva é elevado, sua correta utilização torna-se ainda mais relevante pelos efeitos mínimos na hemodinâmica e no funcionamento hepático e renal. No entanto, a maioria dos opioides tem metabolização hepática e excreção renal, sendo necessária uma seleção criteriosa do fármaco a utilizar e um ajuste de dose para reduzir o risco de acumulação de metabólitos e, consequentemente, efeitos adversos (**Quadro 141.3**).[5,18,21]

Os efeitos colaterais incluem depressão respiratória, sonolência, potencialização dos fármacos hipnóticos, prurido, náuseas, vômitos, obstipação, íleo e retenção urinária. A tolerância à ação analgésica e a alguns efeitos secundários dos opioides pode surgir mesmo após curta utilização e parece ser independente da potência da droga, sendo mais observada com opioides de ação rápida. O aumento da dose ou o revezamento com outro opioide mitigam os sintomas associados à tolerância. Na *hiperalgesia induzida por opioides*, ao contrário da tolerância, o aumento da dose agrava a dor. Nesses casos, os bloqueadores dos receptores NMDA são utilizados para prevenção ou atenuação dos seus sintomas. Com o uso prolongado, pode ocorrer dependência física e serem verificados sintomas de abstinência, quando a interrupção da droga é feita de forma abrupta.[22]

Não opioides

Esses fármacos (que se encontram resumidos no **Quadro 141.4**[5,18,21]) são normalmente utilizados como terapêutica

Quadro 141.3. Fármacos opioides[5,21]

Fármaco (EV)	Farmacocinética		Doses		Vantagens	Desvantagens	Comentário
	Início ação	T1/2	Carga	Perfusão			
Morfina	5-10 min	3-4 h	2-4 mg	0,04-0,2 mg/kg/h	• Metabolização hepática por glucoronidação; útil em doentes sob terapêuticas que interagem com CYP3A4 e, portanto, com interação com fentanil	• Acumulação de metabólitos ativos M6G na disfunção hepática ou renal, prolongando os seus efeitos • Libertação de histamina • Bradicardia e hipotensão	• Alternativa ao fentanil e seus derivados quando os seus efeitos hemodinâmicos são desejáveis e/ou toleráveis • Ajuste de dose na IH e IR; evitar em disfunção/descompensação grave por neurotoxicidade
Fentanil	1-2 min	2-4 h	0,25-0,5 mcg/kg/h	0,7-10 mcg/kg/h	• Analgésico potente (50 a 100x mais potente que morfina) • Efeitos hemodinâmicos mínimos • Não liberta histamina • Metabolização hepática por CYP3A4 em metabolito inactivo (norfentanil)	• Acumulação no tecido adiposo e outros tecidos pelo seu perfil lipofílico após exposição prolongada. Após descontinuação pode continuar a haver libertação de fármaco por estas reservas. • Rigidez da parede torácica em doses elevadas	• Boa escolha para a maioria dos doentes
Remifentanil	1 min	3-10 min	0,5-1,5 mcg/kg **Bolus* não recomendado	0,03-0,2 mcg/kg/min	• Ação ultrarrápida • Metabolização por esterases plasmáticas não específicas • Não acumula na IR ou IH • A descontinuação reverte rapidamente a sua ação	• Descontinuação abrupta pode causar desconforto e dor.	• Útil em doentes cuja extubação está prevista pouco tempo após UCI • Útil em doentes que necessitam de avaliações neurológicas frequentes • Útil em casos de falência multiorgânica

EV: endovenoso; $T_{1/2}$:tempo de semivida; IR: insuficiência renal, IH: insuficiência hepática; M6G: morfina-6-glucorónido; CYP: citocromo P450.

Fonte: Desenvolvido pela autoria.

Quadro 141.4. Fármacos não opioides[5,21]							
Fármaco	**Farmacodinâmica**		**Doses**		**Vantagens**	**Desvantagens**	**Comentário**
	Início ação	**T1/2**	**Carga**	**Perfusão**			
Paracetamol (EV)	15-30 min	2-4 h	-	650 mg q 4 h 1000 mg q 6 h (máx. 4 g/dia) Administrar lentamente (~15 min)	• Sem efeitos adversos de tolerância e dependência dos opioides • Sem efeitos gastrointestinais e antiplaquetários dos AINEs	• Sem efeito anti-inflamatório significativo • Sobredosagem aguda ou crônica pode causar hepatotoxicidade • Interage com a varfarina (pode prolongar o INR • Interage com fármacos com metabolização via CYP	• Primeira escolha na dor ligeira a moderada e na febre • Dose máxima 4g/dia • Redução de dose nos idosos ou doentes com risco de toxicidade (alcoolismo e/ou malnutrição) (< 2g/dia) • Útil como medicação complementar permite a redução de dose de opioides
Keterolac (EV)	20-30 min	2-8 h	30 mg (uma única vez)	15-30 mg q 8 h (máx. 5 dias)	• Sem efeitos adversos de tolerância e dependência dos opioides • Anti-inflamatório eficaz	• Pode causar ou agravar a IR • Efeitos gástricos (dose-dependente) • Inibição plaquetária (reversível) • Pode alterar o efeito cardioprotetor do AAS	• Útil como medicação adjuvante permite a redução de dose de opioides • Ajuste de dose em idosos e IR • Evitar na IR, hemorragia GI, disfunção plaquetária, isquemia cardíaca, IC, estado hipovolêmico, asma ou cirrose
Gabapentina	Variável	-	100 mg q8 h	900-3600 mg/dia em 3x diárias	• Eficaz no tratamento da dor neuropática • Baixa probabilidade de interações farmacológicas	• Administração entérica • Titulação lenta • Baixa biodisponibilidade (< 60%), inversamente proporcional à dose • Efeitos adversos: sedação, tonturas e ataxia • Sintomas de privação e risco de convulsão na descontinuação abrupta	• Ajuste de dose na IR • Útil na dor neuropática (p. ex., Guillain-Barré) • Útil como medicação adjuvante permite a redução de dose de opioides
Pregabalina	Variável	-	75 mg q 12-24 h	150-300 mg q 12h	• Eficaz no tratamento da dor neuropática • Baixa probabilidade de interações farmacológicas • Biodisponibilidade (> 90%) superior a gabapentina • Inicio de ação e titulação mais rápidos que gabapentina	• Administração entérica • Titulação lenta • Efeitos adversos: sedação, visão turva, xerostomia, tonturas e ataxia • Sintomas de privação e risco de convulsão na descontinuação abrupta	• Ajuste de dose na IR • Útil na dor neuropática (p. ex., Guillain-Barré) • Útil como medicação adjuvante permite a redução de dose de opioides

(*Continua*)

Quadro 141.4. Fármacos não opioides[5,21] *(Continuação)*							
Fármaco	**Farmacodinâmica**		**Doses**		**Vantagens**	**Desvantagens**	**Comentário**
	Início ação	**T1/2**	**Carga**	**Perfusão**			
Ketamina (EV)	1-2 min	2-3 h	0,1--0,5 mg/kg (opcional)	0,05-0,4 mg/kg/h	• Potente anestésico dissociativo com efeito analgésico • Sem alterações hemodinâmicas • Sem inibição do estímulo respiratório • Pode reverter a tolerância e hiperalgesia por opioides	• Efeitos adversos: alucinações, ***delirium*** na descontinuação, experiências dissociativas, movimentos tônico-clônicos, náuseas e vômitos • Metabolismo hepático complexo • Acumulação de metabolito ativo (norketamina) na IR e IH	• Útil como medicação adjuvante em dor intensa refratária • Útil na hiperalgesia a opioides
Dexmedetomidina (EV)	5-10 min	2 h	1 mcg/kg (opcional, raramente utilizado) Administração em 10 minutos	0,2-0,7 mcg/kg/h	• Potente agonista α2 adrenérgico central com efeito sedativo simpaticolítico • Menor probabilidade de causar ***delirium***	• Hipotensão e bradicardia • Metabolização hepática via CYP2A6 • Administração rápida associada a instabilidade cardiovascular	• Redução de dose na IR e IH
Lidocaína (IV)	10-15 min	1,5-3 h	1,5 mg/kg	1-2 mg/kg/h	• Utilização em perfusão confere algum efeito analgésico	• Toxicidade cardiovascular e neurológica em doses elevadas • Monitorização contínua	• Útil na dor neuropática refratária

EV: endovenoso; min: minutos; h: horas; $T_{1/2}$: tempo de semivida; AINEs: anti-inflamatórios não esteroides; INR: *international normalized ratio*; IR: insuficiência renal, IH: insuficiência hepática; AAS: ácido acetilsalicílico; GI: gastrointestinal; IC: insuficiência cardíaca; CYP: citocromo P450.

Fonte: Desenvolvido pela autoria.

complementar ou adjuvante, embora alguns tenham potência analgésica suficiente para serem utilizados individualmente, em casos de manifestação dolorosa leve a moderada ou na dor neuropática.

O *paracetamol* atua por inibição às prostaglandinas, no sistema nervoso central (SNC). Sua formulação IV confere rapidamente analgesia moderada. A dose diária máxima está limitada a 4 gramas, devido ao risco de lesão hepática (ou inclusive inferior a essa dosagem, nos casos em que tal disfunção já existe).

Anti-inflamatórios não esteroides (AINE): essas drogas têm como principal mecanismo a inibição periférica de prostaglandinas. Sua utilização no paciente crítico é limitada, em decorrência dos seus potenciais efeitos adversos, principalmente as lesões na mucosa gástrica e as disfunções renal e plaquetária. O cetorolaco é o AINE mais utilizado nas UTIs em Portugal por estar disponível para administração IV (com relação às UTIs brasileiras, os dados a esse respeito ainda precisariam ser verificados).

Metamizol (dipirona): a utilização dessa droga é motivo de controvérsia, em particular no paciente crítico. Não existe evidência científica robusta que suporte sua utilização e pouco se sabe sobre seu mecanismo de ação.[23]

Nota dos Editores:
Uma metanálise recente, envolvendo ensaios clínicos randomizados que compararam o uso de AINE isoladamente ou como adjuvantes aos opioides em pacientes adultos críticos em pós-operatório, evidenciou que esses fármacos reduziram a utilização de opioides e provavelmente diminuíram os escores de dor. Quanto aos efeitos colaterais, foi observado que os AINEs aparentemente não aumentaram a incidência de náuseas e vômitos, nem a perda de sangue. Em relação à lesão renal aguda, a maioria dos estudos não encontrou aumento significativo na ocorrência de LRA ou oligúria com o uso de AINE, exceto por um estudo que relatou aumento de oligúria tratada com diuréticos, sem progressão para terapia renal substitutiva. Os autores concluíram que os AINEs podem ser seguros no contexto analisado, mas que pesquisas adicionais são necessárias para definir adequadamente a prevalência de desfechos adversos relacionados a esses medicamentos.

Fonte. Ma CH, Twerek KB, Kung JY, Kilcommons S, Wheeler K, Parker A, *et al.* Systemic Nonsteroidal Anti-Inflammatories for Analgesia in Postoperative Critical Care Patients: A Systematic Review and Meta-Analysis of Randomized Control Trials. Crit Care Explor. 2023 Jun 28;5(7):e0938.

Gabapentinóoides (gabapentina e pregabalina): esses fármacos são análogos do ácido aminobutírico (GABA), no entanto, não parecem ter sua ação por meio de receptores gabaérgicos. São antiepilépticos com utilização em dor neuropática, e seu efeito analgésico deve-se a diferentes mecanismos,

Nota dos Editores:
Na América do Sul, especialmente no Brasil, o metamizol é amplamente utilizado e está disponível sem prescrição médica. É um dos analgésicos e antipiréticos de uso mais comum em todos os cenários clínicos e frequentemente utilizado para tratar dores leves a moderadas, inclusive cefaleias, cólicas menstruais e dor pós-operatória, isoladamente ou em associação. Apesar das preocupações com a agranulocitose, a incidência relatada dessa condição é relativamente baixa. Estudos epidemiológicos locais sugerem que fatores genéticos específicos podem influenciar a menor incidência de agranulocitose observada na população brasileira. Em uma reunião promovida pela Agência Nacional de Vigilância Sanitária (ANVISA), no início deste século, sobre segurança da dipirona, concluiu-se que, quando comparada a outros analgésicos e antipiréticos disponíveis no mercado, essa droga possuía a segurança e a eficácia necessárias para continuar sendo comercializada no Brasil como medicamento isento de prescrição (MIP).

Fonte: Malheiro L., Viana AS, Nascimento JO de S, Apolonio JS, Silva Júnior RT da, *et al.* One hundred years of dipyrone (metamizole): the recent evidence on its safety. Peer Review. 2023;(10):89-122.; Agência Nacional de Vigilância Sanitária (ANVISA). Painel internacional de avaliação da segurança da dipirona [relatório]. Brasília (DF): ANVISA; 2001. Disponível em: http://www.pharmanet.com.br/pdf/relatoriodipirona2.pdf. Acesso em 10 jul 2024.

tais como: a) inibir a liberação de neurotransmissores mediados por canais de cálcio; b) diminuir a facilitação serotoninérgica na via descendente; c) inibir mediadores inflamatórios; e d) influenciar nos componentes afetivos da dor.[24] Essas drogas existem apenas em formulação oral e a sua titulação deve ser lenta para não agravar a sedação e a dose ajustada à função renal.

Cetamina: a cetamina é um derivado do cloridrato de fenciclidina e atua em nível central nos receptores N-metil-D-aspartato (NMDA). É um anestésico potente que, em doses baixas, permite analgesia sem risco de depressão respiratória ou hemodinâmica. No contexto da UTI é muito útil em pacientes submetidos a procedimentos dolorosos. Além disso, é também vantajosa nos casos de hiperalgesia a opioides e em usuários crônicos ou dependentes de opioides, cuja analgesia pós-cirúrgica é, muitas vezes, um desafio.

Dexmedetomidina: esse fármaco é um agonista α2 adrenérgico central utilizado principalmente para sedação, cujo efeito analgésico sem risco de depressão respiratória torna-o útil como adjuvante para realização de procedimentos na UTI. No entanto, sua utilização está limitada a 24 horas de duração, pela possibilidade de desencadear hipotensão e bradicardia graves.

Lidocaína: a lidocaína é um anestésico local pertencente ao grupo amida, com metabolismo hepático, por vezes utilizado como antiarrítmico. Sua utilização em perfusão confere algum efeito analgésico, mas apresenta grandes limitações, pelo risco de toxicidade (cardiovascular e neurológica), o que obriga a monitorização contínua durante sua administração. Os adesivos de lidocaína tópica a 5% são particularmente úteis para dor neuropática localizada, especialmente no local de inserção de drenos torácicos ou incisão cirúrgica, desde que a pele esteja íntegra.

Técnicas de anestesia regional

A realização de procedimentos como bloqueio neuroeixo (epidural ou intratecal) e bloqueios de plexo ou nervo periférico com anestésicos locais, tanto em aplicação única quanto em infusão contínua por meio de cateter, permite uma analgesia eficaz com menores efeitos colaterais. Utilizar essas vias de administração adjuvantes no âmbito da analgesia multimodal possibilita a redução ou suspensão dos opioides sistêmicos. Esses procedimentos são majoritariamente utilizados em pacientes internados, no contexto pós-operatório, como também depois de cirurgias torácica, abdominal e de membros. Essas técnicas geralmente combinam opioide em baixa dose com anestésico local em baixa concentração.[25]

Terapêutica não farmacológica

A utilização de técnicas não farmacológicas na UTI ainda possui pouca evidência científica. No entanto, a musicoterapia é uma área cada vez mais estudada nesse contexto e pode ser benéfica em pacientes selecionados. A privação de sono reduz o limiar da dor e aumenta o desconforto; portanto, é importante minimizar, sempre que possível, os estímulos que interferem no ciclo sono/vigília, como ruídos, iluminação artificial, temperatura ambiente e medições desnecessárias dos sinais vitais.[26]

O posicionamento adequado e a mobilização precoce, por meio de programas de fisioterapia, ajudam a evitar o descondicionamento, reduzem a dor e a disfunção musculoesquelética, previnem a atrofia muscular e minimizam o risco de úlceras de pressão.[27]

Monitorização

O acúmulo de opioides e sua interação com outros receptores no SNC podem causar efeitos colaterais. Monitorizar os pacientes em uso dessas drogas de forma rigorosa e frequente, com protocolos baseados em escalas validadas, é fundamental para a segurança e a eficácia analgésica. A equipe deve estar atenta aos possíveis efeitos colaterais, sinais de toxicidade e interações medicamentosas.[22]

Dor crônica pós-UTI

O paciente crítico, além da dor aguda experienciada durante a internação na UTI, pode manter queixas álgicas meses ou anos após a alta. Essa evolução para dor crônica faz parte da síndrome de pós-internação em cuidados intensivos. Os fatores de risco para a dor crônica pós-UTI ainda não estão totalmente estabelecidos, mas incluem antecedentes de ansiedade, síndromes depressivas ou estresse pós-traumático (SPT), sepse grave, síndrome de dificuldade respiratória, dor pós-cirúrgica, elevada intensidade de dor, tempo prolongado de internamento ou com ventilação, e a utilização de corticosteroides ou bloqueadores neuromusculares não despolarizantes. A dor não controlada também está associada a ansiedade, depressão ou SPT nos sobreviventes à UTI.[28]

Pontos-chave

- A dor está presente no paciente crítico.
- A dor é frequentemente subvalorizada e não tratada corretamente na UTI devido a lacunas de conhecimento e falta de protocolos.
- A dor mal controlada (não tratada, subtratada ou excessivamente tratada) tem consequências deletérias a curto e longo prazo.
- Os sinais vitais, por si só, não devem ser utilizados para a avaliação da dor.
- A avaliação regular e proativa da dor (presença, gravidade e causa) deve ser feita utilizando ferramentas validadas como BPS e CPOT.
- Deve-se priorizar a analgesia em relação à sedação.
- É crucial uma abordagem terapêutica analgésica multimodal adequada, geralmente com administrações regulares e doses suplementares antes de procedimentos dolorosos e em casos de dor irruptiva.
- A otimização da analgesia deve incluir a profilaxia proativa e o controle de efeitos colaterais (por exemplo, a obstipação causada por opioides).
- No ajuste terapêutico, deve-se considerar a coexistência de dor crônica e as particularidades de populações especiais.

Referências bibliográficas

1. Chanques G, Sebbane M, Barbotte E, Viel E, Eledjam J, Jaber S. A Prospective Study of Pain at Rest: Incidence and Characteristics of an Unrecognized Symptom in Surgical and Trauma versus Medical Intensive Care Unit Patients. Anesthesiology. 2007;107(5):858-60.
2. Puntillo KA, Wild LR, Morris AB, Stanik-Hutt J, Thompson CL, White C. Practices and predictors of analgesic interventions for adults undergoing painful procedures. Am J Crit Care. 2002;11(5):415-29; quiz 430-1.
3. Desbiens NA, Wu AW, Broste SK, Wenger NS, Connors AF, Lynn J, et al. Pain and satisfaction with pain control in seriously ill hospitalized adults. Critical Care Medicine. 1996;24(12):1953-61.
4. Puntillo KA, Max A, Timsit J, Vignoud L, Chanques G, Robleda G, et al. Determinants of Procedural Pain Intensity in the Intensive Care Unit. The Europain® Study. Am J Respir Crit Care Med. 2014;189(1):39-47.
5. Udeh C. Pain in Critically Ill patient. In Cheng J. Rosenquist RW, editors. Fundamentals of Pain Medicine. 1st ed. Springer International Publishing; 2018 p. 339-347.
6. International Pain Summit of The International Association For The Study Of Pain. Declaration of Montréal: declaration that access to pain management is a fundamental human right. J Pain Palliat Care Pharmacother. 2011;25(1):29-31.
7. Pota V, Coppolino F, Barbarisi A, Passavanti MB, Aurilio C, Sansone P, et al. Pain in Intensive Care: A Narrative Review. Pain Ther. 2022;11(2):359-67.
8. Barr J, Fraser GL, Puntillo K, Ely EW, Gélinas C, Dasta JF, et al. Clinical practice guidelines for the management of pain, agitation, and delirium in adult patients in the intensive care unit. Crit Care Med. 2013;41(1):263-306.
9. Direção-Geral da Saúde. Circular Normativa No 09/DGCGA-Dor como 5º sinal vital. Registo sistemático da intensidade da dor. (2003).Lisboa: Direção-Geral da Saúde.
10. Gélinas C, Fillion L, Puntillo KA, Viens C, Fortier M. Validation of the critical care pain observation tool in adult patients. Am J Crit Care. 2006;15(4):420-7.
11. Batalha LMC, Figueiredo AM, Marques M, Bizarro V. Adaptação cultural e propriedades psicométricas da versão Portuguesa da escala Behavioral Pain Scale – Intubated Patient (BPS-IP/PT). Revista de Enfermagem Referência. 2013;9:7-16.
12. Azevedo-Santos IF, Alves IGN, Cerqueira Neto MLd, Badauê-Passos D, Santana-Filho VJ, de Santana JM. Validation of the Brazilian version of Behavioral Pain Scale in adult sedated and mechanically ventilated patients. Brazilian Journal of Anesthesiology (English Edition). 2017;67(3):271-7.
13. Marques R, Araújo F, Fernandes M, Freitas J, Dixe MA, Gélinas C. Validation Testing of the European Portuguese Critical-Care Pain Observation Tool. Healthcare (Basel). 2022;10(6):1075.
14. Pinheiro ARPQ, Marques RMD. Behavioral Pain Scale and Critical Care Pain Observation Tool for pain evaluation in orotracheally tubed critical patients. A systematic review of the literature. Rev Bras Ter Intensiva. 2019;31(4):571-81.
15. Klein C, Caumo W, Gélinas C, Patines V, Pilger T, Lopes A, et al. Validation of Two Pain Assessment Tools Using a Standardized Nociceptive Stimulation in Critically Ill Adults. J Pain Symptom Manage. 2018;56(4):594-601.
16. Reardon DP, Anger KE, Szumita PM. Pathophysiology, assessment, and management of pain in critically ill adults. Am J Health Syst Pharm. 2015;72(18):1531-43.
17. McGuire DB, Kaiser KS, Haisfield-Wolfe ME, Iyamu F. Pain Assessment in Non-Communicative Adult Palliative Care. Nurs Clin North Am. 2016;51(3):397-431.
18. Devlin JW, Skrobik Y, Gélinas C, Needham DM, Slooter AJC, Pandharipande PP, et al. Clinical Practice Guidelines for the Prevention and Management of Pain, Agitation/Sedation, Delirium, Immobility, and Sleep Disruption in Adult Patients in the ICU. Critical Care Medicine. 2018;46(9):e825-e873.
19. Chou R, Gordon DB, de Leon-Casasola OA, Rosenberg JM, Bickler S, Brennan T, et al. Management of Postoperative Pain: A Clinical Practice Guideline From the American Pain Society, the American Society of Regional Anesthesia and Pain Medicine, and the American Society of Anesthesiologists' Committee on Regional Anesthesia, Executive Committee, and Administrative Council. J Pain. 2016;17(2):131-57.
20. Duprey MS, Dijkstra-Kersten SMA, Zaal IJ, Briesacher BA, Saczynski JS, Griffith JL, et al. Opioid Use Increases the Risk of Delirium in Critically Ill Adults Independently of Pain. Am J Respir Crit Care Med. 2021;204(5):566-72.
21. Pratik, P. Pain control in the critically ill adult patient. In: UpToDate, Polly, EP (Ed), UpToDate, Wellesley, MA, 2023.
22. Lee M, Silverman SM, Hansen H, Patel VB, Manchikanti L. A comprehensive review of opioid-induced hyperalgesia. Pain Physician. 2011;14(2):145-61.
23. Stueber T, Buessecker L, Leffler A, Gillmann HJ. The use of dipyrone in the ICU is associated with acute kidney injury: A retrospective cohort analysis. Eur J Anaesthesiol. 2017;34(10):673-80.
24. Chincholkar M. Analgesic mechanisms of gabapentinoids and effects in experimental pain models: a narrative review. Br J Anaesth. 2018 Jun;120(6):1315-34.
25. Schulz-Stübner S, Boezaart A, Hata JS. Regional analgesia in the critically ill. Crit Care Med. 2005;33(6):1400-7.
26. Tembo AC, Parker V. Factors that impact on sleep in intensive care patients. Intensive and Critical Care Nursing. 2009;25(6):314-22.
27. Morris PE, Goad A, Thompson C, Taylor K, Harry B, Passmore L, et al. Early intensive care unit mobility therapy in the treatment of acute respiratory failure. Crit Care Med. 2008;36(8):2238-43.
28. Bourdiol A, Legros V, Vardon-Bounes F, Rimmele T, Abraham P, Hoffmann C, et al. Prevalence and risk factors of significant persistent pain symptoms after critical care illness: a prospective multicentric study. Crit Care. 2023;27(1):199.

capítulo 142

Sedativos, Analgésicos e Bloqueadores Neuromusculares

José Mário Meira Teles | Jener Guerra de Macedo | Rodrigo de Sá Figueiredo

Destaques

- Mais importante do que um agente analgésico e sedativo é a estratégia a ser utilizada para uma meta definida com avaliação constante à beira do leito.
- Não existem analgésicos e sedativos ideais para pacientes de UTI.
- Em pacientes adultos criticamente enfermos sob ventilação mecânica o uso de sedação leve tem demostrado benefícios de curto prazo.
- O uso de bloqueadores neuromusculares tem uso restrito à situações especificas e de forma individualizada.

Introdução

As medicações analgésicas e sedativas têm sido indicadas quando o tratamento da causa do sofrimento e as intervenções não farmacológicas não conseguem controlar de forma suficiente a dor, ansiedade e agitação dos pacientes. A Sociedade Americana de Medicina Intensiva (SCCM) reúne periodicamente um grupo de especialistas que revisam as melhores evidencias e publicam recomendações sobre a seleção e início de medicamentos analgésico-sedativos em pacientes críticos. A mais recente diretriz publicada da SCCM[1] favorece o uso dos agentes não benzodiazepínicos devido às evidências de melhores desfechos clínicos de curto prazo, mas o agente ideal ainda não é conhecido. A seleção do medicamento deve ser individualizada de acordo com as características do paciente e da situação clínica. Considerações importantes devem ser feitas no momento de selecionar um agente analgésico-sedativo que incluem a etiologia da angústia, duração esperada da terapia, estado clínico do paciente e as possíveis interações com outros medicamentos.

Muitos elementos da diretriz da SCCM foram organizados em uma abordagem interprofissional, multifacetada e baseada em evidências,[2] para a coordenação de cuidados multidisciplinares, com potencial de transformar radicalmente a maneira de como os cuidados são prestados a pacientes que necessitam de sedação e/ou ventilação mecânica, capacitando os membros da equipe multiprofissional para a implementação das melhores práticas, de forma segura, eficaz e de maneira centrada no paciente. Esta abordagem foi denominada de pacote (*bundle*) do ABCDEF (*A to F*), que inclui: (A) Avaliar, Prevenir e Gerenciar a Dor, (B) Realização do teste de despertar diário (IDS) seguido do teste de respiração espontânea (TRE), (C) Escolha da analgesia e sedação, (D) *Delirium*: Avaliar, prevenir e gerenciar, (E) Mobilidade e exercício precoces e (F) Família engajamento e empoderamento. Veremos neste capítulo o ABC do pacote e em outro capítulo específico será abordado o *delirium*.

Em relação aos bloqueadores neuromusculares em unidade de terapia intensiva (UTI), é de uso restrito e limitado a condições clínicas específicas para pacientes neurológicos agudos ou com insuficiência respiratória aguda grave que dependem de uma sedação profunda associada, e que não deverá ser o foco deste capítulo. Iremos discutir quais os sedativos, analgésicos e bloqueadores neuromusculares que devem ser utilizados para o tratamento dos pacientes internados na UTI.

Analgésicos

Na letra "A" do pacote, mesmo antes de gerenciar e abordar o tratamento da dor, é necessário que seja utilizada de forma sistemática escalas simples, validadas e confiáveis para avaliação da dor nos pacientes críticos. As escalas de dor unidimensionais são as escolhidas para serem utilizadas em UTI, porque podem ser aplicadas de forma rápida e fácil se o paciente for comunicativo. A escala visual analógica (EVA), tem uma classificação numérica de 0 a 10 pontos na qual 10 representa a pior dor. Os pacientes escolhem o número que melhor descrevem sua dor. A escala comportamental de dor (BPS)[3] e a *critical-care pain observation tool* (CPOT) são escalas para avaliação da dor em pacientes gravemente enfermos, que não conseguem se comunicar e são as recomendadas pela diretriz atual.[1] Em um recente estudo que avaliou as práticas de sedação e analgesia[4] entre os médicos que trabalham em UTIs adulto em todo o mundo, antes e durante a pandemia de Covid-19, a maioria dos médicos (86,7%) avaliaram a dor em pacientes que conseguiram se comunicar com a EVA e com a escala numérica de avaliação oral (NRS Oral). No entanto, apenas 67,4% dos médicos avaliaram a dor em pacientes que não conseguiram se comunicar, e a principal ferramenta utilizada foi a BPS apresentada no **Quadro 142.1**.

Quadro 142.1. Escala comportamental de dor (BPS[3])

Item	Descrição	Pontuação
Expressão facial	Relaxada	1
	Parcialmente contraída (p. ex.: abaixamento palpebral)	2
	Completamente contraída (p. ex.: olhos fechados)	3
	Contorção facial	4
Movimento dos membros superiores	Sem movimento	1
	Movimentação parcial	2
	Movimentação completa com flexão dos dedos	3
	Permanentemente contraídos	4
Conforto com o ventilador mecânico (VM)	Tolerante	1
	Tosse, mas tolerante à VM a maior parte do tempo	2
	Brigando com o ventilador	3
	Sem controle da ventilação	4

Fonte: Adaptado de Payen JF, Bru O, Bosson JL, Lagrasta A, Novel E, Deschaux I, Lavagne P, Jacquot C. Assessing pain in critically ill sedated patients by using a behavioral pain scale. Crit Care Med. 2001 Dec;29(12):2258-63.

Protocolos que façam avaliações sistemáticas com escalas validadas de dor e sedação demonstraram reduzir, de forma consistente, o consumo de opioides e sedativos. A analgesia por cateter epidural, anestésicos locais e bloqueio nervoso em UTI serão apresentados em outro capítulo específico.

Analgésicos não opioides

Os opioides são considerados como um dos pilares para o controle da dor na maioria das situações em UTI. Entretanto, existem muitas preocupações relacionadas com a questões de segurança devido aos principais efeitos colaterais relacionados ao uso de opioides como sedação, *delirium*, depressão respiratória, íleo e imunossupressão, o que podem prolongar o tempo de internação na UTI e piorar os desfechos clínicos pós-UTI destes pacientes.

Diante da grande experiência nos pacientes cirúrgicos, tem sido oferecido uma abordagem de "analgesia multimodal" para reduzir o uso de opioides no período perioperatório, otimizando a analgesia, diminuindo a ocorrência de íleo e favorecendo uma reabilitação pós-operatória mais rápida. A terapia multimodal é componente de primeira abordagem da analgesia para diminuir o consumo dos opioides e sedativos nos pacientes de UTI.

Entre os analgésicos não opioides temos o paracetamol, dipirona, nefopam, cetamina, agentes neuropáticos e anti-inflamatórios não esteroides (AINEs) que foram avaliados em uma população de adultos de UTI com o objetivo de poupar o uso de opioides e melhorar o controle da dor. Estas alternativas analgésicas não opioides podem ser combinadas com anestésicos regionais e diversas intervenções não farmacológicas para reduzir a dor. A dose, a duração e a eficácia farmacológica precisam ser avaliadas quando as estratégias de multimodais estão sendo avaliadas. A farmacologia dos analgésicos não opioides está na **Tabela 142.1**.

Apesar de pouca qualidade de evidência, o paracetamol (1 g, IV cada seis horas) e a dipirona (1 g, IV cada seis horas) devem ser utilizados como terapia adjuvante com um opioide para o tratamento da dor em pacientes de UTI. Têm como objetivo diminuir a intensidade da dor e o consumo de opioides. No estudo que demonstrou a maior redução no consumo de opioides em pacientes pós-cirurgias abdominais de grande porte na UTI, o tempo até a extubação, a sedação e a taxa de náusea foram todos significativamente melhorados no grupo que fez uso de paracetamol. O risco de hipotensão associada ao paracetamol venoso (queda da pressão arterial média (PAM) > 15 mmHg pode ocorrer em até 50% dos pacientes) pode impedir seu uso em alguns pacientes. O custo de aquisição e a disponibilidade do paracetamol IV variam amplamente entre os países e provavelmente influenciarão a decisão de usar essa formulação em adultos graves de UTI, mas se o trato digestivo estiver liberado, doses equivalentes podem ser administradas por esta via. Em pacientes com disfunção hepática o paracetamol deve ser utilizado com critério. Apesar do grande uso na América do Sul, a dipirona foi proibida nos EUA e grande parte da Europa pelos riscos de agranulocitose. Atualmente, existe uma grande dificuldade da aquisição no mercado da dipirona venosa, por falta de matéria-prima.

O uso de nefopam é sugerido, se possível, como adjuvante para reduzir o uso de opioides e suas preocupações com segurança no controle da dor em pacientes adultos de UTI. O nefopam exerce seu efeito inibindo a recaptura de dopamina, noradrenalina e serotonina nos espaços espinhal e supraespinhal. A dose de 20 mg tem um efeito analgésico comparável a 6 mg de morfina, IV. O nefopam não tem efeitos prejudiciais para hemostasia, função renal, para mucosa gástrica, nem interfere no nível de consciência, no *drive* ventilatório ou na motilidade intestinal. No entanto, o uso do nefopam pode estar associado com a taquicardia, glaucoma, convulsões e *delirium*. O nefopam é um medicamento considerado de baixo custo e se encontra disponível em grande parte dos países.

A cetamina também é uma boa opção como analgésico e deve ser considerada como adjuvante ao opioide para

Tabela 142.1. Farmacologia dos analgésicos não opioides

Não opioides	Início	Eliminação meia-vida	Via metabólica	Metabolitos ativos	Dose	Efeitos colaterais e outras informações
Paracetamol (IV)	5-10 min	2 h	Glucuronidação, sulfonação	Nenhum	650 mg IV a cada 4 h – 1000 mg IV a cada 6; Dose máx ≤ 4 g/dia	
Paracetamol (PO)	30-60 min variável	2-4 h	Glucuronidação, sulfonação	Nenhum	325-1.000 mg a cada 4-6 horas; Dose máxima ≤ 4 g/dia	Pode ser contraindicado em pacientes com disfunção hepática significativa
Cetamina (IV)	30-40 seg	2-3 h	N-demethylation	Norcetamina	Dose de ataque 0,1-0,5 mg/kg IV seguida de 1 a 2 mcg/kg/min	Atenua o desenvolvimento de tolerância aguda aos opioides. Pode causar alucinações e outros distúrbios psicológicos
Ibuprofeno AINH (IV)	N/A	2,2-2,4 hr	Oxidação	Nenhum	400 mg-800 mg IV a cada 6 h ser infundido > 30 mins; Dose máx = 3,2 g/dia	Evitar na disfunção renal; sangramento gastrointestinal; anormalidade plaquetária; terapia concomitante com inibidores da enzima de conversão da angiotensina, ICC, cirrose, asma. Contraindicado para o tratamento da dor perioperatória em cirurgia de revascularização do miocárdio
Gabapentina (VO)	N/A	5-7 h	Excreção renal	Nenhum	Dose inicial = 100 mg VO três vezes ao dia; Dose de manutenção = 900-3600 mg/dia em 3 doses divididas	Comuns são sedação, confusão, tontura, ataxia. Ajustar a dosagem em pacientes com insuficiência renal. Descontinuação abrupta associada ao medicamento, síndrome de abstinência e convulsões.

Fonte: Adaptada de Barr J, Fraser GL, Puntillo K, Ely EW, Gélinas C, Dasta JF; American College of Critical Care Medicine: Clinical practice guidelines for the management of pain, agitation, and delirium in adult patients in the intensive care unit. Crit Care Med 2013; 41:263-306.

otimizar o tratamento da dor em pacientes de UTI. A baixa dose de cetamina de 0,5 mg/kg em *bolus*, seguida da infusão de 1-2 mcg/kg/min reduz o consumo de opioides em adultos pós-cirúrgicos admitidos na UTI, além de reduzir o risco de hiperalgesia com opioide. Em um estudo duplo-cego com pacientes pós-cirurgia abdominal, utilizando as doses recomendadas anteriores, houve redução no consumo de morfina, mas sem diferença na intensidade da dor autorreferida pelos pacientes ou de efeitos colaterais entre os grupos cetamina e opioide sozinho.[6]

A análise das medicações para controle da dor neuropática é restrita em populações específicas de pacientes com síndrome de Guillain-Barré e no pós-operatório de cirurgia cardíaca. Dois estudos realizados há mais de 18 anos foram em pacientes de UTI com síndrome de Guillain-Barré, e a dose usada de gabapentina em um dos estudos foi de 15 mg/kg/dia. A carbamazepina foi utilizada na dose de 100 mg/dia e comparada com o grupo que recebeu gabapentina na dose de 300 mg/dia, obtendo uma intensidade significativamente menor de dor do que nos pacientes que receberam carbamazepina. A população da síndrome de Guillain-Barré é considerada uma das melhores populações para avaliar a eficácia da medicação para a dor neuropática.

O grupo de medicações, AINEs seletivo para COX-1, não são sugeridas para uso rotineiro como terapia adjuvante com opioides para o manejo da dor dos pacientes adultos criticamente enfermos. Devido a um pequeno efeito benéfico que possa ser percebido, como a redução significativa do consumo de morfina em 24 horas, deve ser pesado contra sérias preocupações de segurança, como lesão renal aguda e sangramento excessivo, principalmente quando administrados em doses múltiplas. Deve ser individualizado o uso em casos para uma análise de risco-benefício.

Ainda em relação ao estudo que avaliou as práticas de analgesia[4] entre os médicos que trabalham em UTIs, o fentanil foi o principal medicamento utilizado para o controle da dor, seguido pela morfina. Entre os medicamentos não opioides, o paracetamol foi o mais utilizado analgésico, com 66,6% em todos os continentes, exceto a América do Sul, onde a dipirona foi a principal droga de escolha, com 75,7%. Essas características foram independentes associado ao monitoramento da dor usando ferramentas estruturadas em pacientes que foram capazes ou não de se comunicar.

Analgésicos opioides

Fentanil, hidromorfona, morfina, metadona e o remifentanil, são os principais medicamentos para o controle da dor em pacientes críticos de UTI.[7] A meperidina deixou de ser utilizada devido ao seu potencial de neurotoxicidade. A escolha ideal de opioides e o regime de dosagem a ser utilizado depende de muitos fatores, incluindo a farmacocinética da droga e propriedades farmacodinâmicas.[8] A farmacologia dos analgésicos opioides está na **Tabela 142.2**.

Embora o fentanil seja um opioide frequentemente administrado na UTI, não existem evidências da superioridade dele em relação aos outros. Em uma revisão sistemática e metanálise recente,[9] sete ensaios clínicos randomizados (ECR) foram incluídos com um total de 534 pacientes, 251 foram tratados com fentanil, 242 com remifentanil e 41 com morfina. Entre 191 participantes de 2 ensaios clínicos randomizados, o fentanil não foi associado à mortalidade. Em relação aos desfechos secundários, o fentanil também não reduziu a duração da ventilação mecânica ou a duração da permanência na UTI em comparação com outros opioides. O fentanil não aumentou a incidência de eventos adversos graves ou *delirium*. Estudos maiores controlados e randomizados são necessários para confirmar estas conclusões.

Sedativos

Sedativos são frequentemente administrados em pacientes criticamente enfermos para aliviar a ansiedade, reduzir o estresse da ventilação mecânica e para um melhor controle da agitação. Esses medicamentos podem predispor ao aumento da morbimortalidade dos pacientes, por isso, se o sedativo for realmente necessário, o nível de sedação deve ser avaliado e reavaliado com a frequência necessária para alcançar uma meta definida para evitar sedação excessiva ou insuficiente, utilizando escalas validadas e confiáveis. As diretrizes anteriores da SCCM,[5] para controle da agitação, sugeriram buscar níveis leves de sedação ou usar interrupções diárias de sedação para o despertar e minimizar o uso dos benzodiazepínicos para melhorar os desfechos de curto prazo, como a redução da duração da ventilação mecânica e permanência na UTI.[10] **Na letra "B" do pacote**, a evidência foi de um estudo que comparou um grupo de pacientes que realizou o teste de despertar espontâneo (ou a interrupção diária de sedativos) seguido do teste de respiração espontânea (TRE),[11] com um grupo com sedação por cuidados habituais mais um TRE diário. O grupo-intervenção teve mais dias livres de ventilação mecânica, média de menos 3,1 dias (p = 0,02), recebeu alta mais cedo da UTI e do hospital, e teve maior taxa de sobrevida de 1 ano, com NNT de 7. Vicent *et. al.*, em uma publicação europeia, também nesta mesma linha de recomendações, implementaram pelo mnemônico E-CASH,[12] um conceito que significa otimizar o conforto precoce dos pacientes usando analgesia, com mínimos sedativos evitando a sedação profunda com o máximo do cuidado humano.

Tabela 142.2. Farmacologia dos analgésicos opioides

Opioides	Dose analgésica equivalente (mg) IV-VO	Início (IV)	Eliminação meia-vida	Meia-vida contexto sensitiva	Via metabólica	Metabólitos Ativos
Fentanil	0,1-N/A	1-2 min	2-4 h	200 min (6 h infusão); 300 min (12 h infusão)	N-dealquilação CYP3A4/5 substrato	Nenhum
Hidromorfona	1,5-7,5	5-15 min	2-3 h	N/A	Glucuronidação	Nenhum
Morfina	10-30	5-10 min	3-4 h	N/A	Glucuronidação	6- e 3-glicuronídeo metabólito
Metadona	N/A-N/A	1-3 dias	15-60 h	N/A	N-demetilação CYP3A4/5, 2D6, 2B6, 1A2 substrato	Derivado N-desmetilado
Remifentanil	N/A-N/A	1-3 min	3-10 min	3-4 min	Hidrolise por plasma esterases	Nenhum

Opioides	Dosagem intermitente	Taxas de infusão (IV)	Efeitos colaterais e outras informações
Fentanil	0,35-0,5 µg/ kg IV q0,5-1 h	0,7-10 µg/kg/ h	Menos hipotensão do que com morfina. Acúmulo com insuficiência hepática.
Hidromorfona	0,2 mg-0,6 mg IV q1-2 h	0,5-3 mg/h	Opção terapêutica em pacientes tolerantes à morfina/ fentanil. Acúmulo com insuficiência hepática/renal.
Morfina	2 mg-4 IV q1-2 h	2-30 mg/h	Hipotensão por liberação de histamina. Acúmulo com insuficiência hepática/renal.
Metadona	IV/VO: 10 mg-40 mg q6-12 h IV: 2,5 mg-1,0 mg q8-12 h	Não recomendado	Pode ser usado para retardar o desenvolvimento de tolerância onde há um aumento de dosagem dos opioides. Farmacocinética e farmacodinâmica imprevisíveis em pacientes virgens de opioides. Monitorar QTc.
Remifentanil	N/A	Dose ataque: 1,5 µg/ kg IV; Dose manutenção: 0,5-15 µg/kg/ h IV	Sem acumulo na insuficiência hepática ou renal.

Fonte: Adaptada de Barr J, Fraser GL, Puntillo K, Ely EW, Gélinas C, Dasta JF; American College of Critical Care Medicine: Clinical practice guidelines for the management of pain, agitation, and delirium in adult patients in the intensive care unit. Crit Care Med 2013; 41:263-306.

Estratégias de sedação

Na ausência de uma definição universal de sedação leve ou profunda, é desconhecida qual o nível de sedação que proporciona melhores desfechos clínicos. Estudos descrevendo uma tentativa de despertar espontâneo diário não foram considerados indicativos de sedação leve porque relataram redução da sedação em um único ponto no tempo, em vez de durante todo o dia. Para os estudos que utilizaram escalas de sedação, como a RASS[13] (*Richmond Agitation-Sedation Scale*, **Quadro 142.2**), considerou-se sedação leve entre os níveis de −2 a +1. Entretanto, as diretrizes mais recentes da SCCM[1] afirmam que atingir um RASS de -3 é muito profundo e pode levar à sedação excessiva, com recuperação tardia de muitos pacientes, eliminando inclusive a oportunidade de mobilização precoce. Em contraste, uma proporção de pacientes pode necessitar de um nível muito profundo de sedação e analgesia para controlar a agitação ou a dor. Observamos isso na prática, principalmente nos pacientes em situações de abstinência alcoólica e por drogas ilícitas. Uma abordagem que seja centrada no paciente, orientada por um médico e enfermeira à beira do leito, é a melhor forma para determinar o ajuste adequado da sedação.

Estudos controlados e randomizados demonstraram que o efeito da sedação leve esteve associado a um menor tempo para extubação e taxa de traqueostomias realizadas, quando comparada com sedação profunda. A sedação leve não reduziu a incidência de delirium, TEPT, depressão ou auto extubação, mas deve ser levado em consideração que níveis leves de sedação são necessários para facilitar importantes intervenções, como o teste de respiração espontânea (TRE) e a mobilização precoce. Nenhum destes estudos avaliaram o impacto do nível de sedação no funcionamento cognitivo ou motor.

Em um importante estudo de coorte publicado recentemente (SPICE)[14] foi demonstrado que a intensidade da sedação nas primeiras 48 horas, avaliada pela soma das medições negativas do RASS pelo número de avaliações, em uma relação de dose-dependência crescente, foi capaz de predizer em aumento no risco de morte em 180 dias, tempo prolongado para extubação e de *delirium*. Foram quantificados a relação entre a intensidade crescente da sedação nas primeiras 48 horas de ventilação mecânica com estes três importantes desfechos clínicos. Essas observações sugerem que manter o nível de sedação leve equivalente a um RASS 0 dentro das primeiras 48 horas de ventilação mecânica, é uma meta clinicamente desejável para alcançar melhores desfechos clínicos.

Em adultos gravemente enfermos, que estão intubados sob ventilação mecânica, tanto protocolos de interrupção diária de sedação (IDS) como o protocolo de sedação controlada pela enfermagem (PS) podem alcançar e manter um nível de sedação leve. Uma IDS é definida como um período de tempo, a cada dia, durante o qual a medicação sedativa é interrompida e os pacientes podem acordar e alcançar o despertar e/ou ficar em alerta, que são definidas por ações objetivas como abrir olhos em resposta ao chamado, seguir comandos simples, e/ou ter uma pontuação de RASS de −1 a +1. O PS é definido como um protocolo implementado por enfermeiros à beira do leito para determinar as escolhas sedativas e titular esses medicamentos pela prescrição para atingir escores de sedação guiadas por metas. Os médicos devem ter como alvo um nível de sedação leve como meta e não profundo, a menos que uma sedação mais profunda esteja clinicamente indicada. Os protocolos de IDS e PS são seguros e não existem diferenças entre eles na obtenção e manutenção de um nível leve de sedação. Embora esses estudos indiquem que a IDS é benéfica, a adesão aos protocolos pode ser desafiadora e o benefício pode ser menor ou ausente se um PS também estiver sendo usado concomitantemente. Isso foi bem demonstrado por um estudo multicêntrico, no qual 430 pacientes ventilados mecanicamente foram randomizados para receber sedação protocolizada sozinha (PS) ou sedação protocolizada mais interrupção diária (PS + DI) de uma infusão sedativo-analgésica contínua.[15] Uma vez o PS implementado e o paciente dentro da faixa alvo de sedação, não deve ser acrescentada a IDS,

Quadro 142.2. Escala de sedação *Richmond Agitation-Sedation Scale* – RASS

Escore	Termos	Descrição
+4	Combativo	Francamente combativo, violento, levando a perigo imediato da equipe de saúde
+3	Muito agitado	Agressivo, pode puxar tubos e cateteres
+2	Agitado	Movimentos não intencionais frequentes, briga com o respirador (se estiver em ventilação mecânica)
+1	Inquieto	Ansioso, inquieto, mas não agressivo
0	Alerta e calmo	
-1	Torporoso	Não completamente alerta, mas mantém os olhos abertos e contato ocular ao estímulo verbal por ≥ 10 segundos
-2	Sedado levemente	Acorda rapidamente e mantém os olhos abertos com contato ocular ao estímulo verbal por < 10 segundos
-3	Sedado moderadamente	Movimentos ou abertura dos olhos, mas sem contato ocular com o examinador
-4	Sedado profundamente	Sem resposta ao estímulo verbal, mas tem movimentos ou abertura dos olhos ao estímulo tátil/físico
-5	Coma	Sem resposta aos estímulos verbais ou ao exame físico

Fonte: Adaptado de Sessler CN, Gosnell M, Grap MJ, Brophy GT, O'Neal PV, Keane KA *et al.* The Richmond Agitation Sedation Scale: validity and reliability in adult intensive care patients. Am J Respir Crit Care Med 2002; 166:1338-1344.[13]

sob pena de aumento da carga de trabalho da enfermagem e maiores doses médias de infusões de midazolam e fentanil, bem como maior número de bolus de benzodiazepínicos e opioides, do que o grupo PS. Se a UTI tem liderança, recursos humanos e materiais para implementar um PS, acompanhando a aderência ao protocolo, a recomendação é que não seja acrescentado a IDS.

Uma outra estratégia para minimizar o uso de sedativos em pacientes de UTI sob ventilação mecânica é a "não sedação". Inicialmente proposta por um estudo de centro único que randomizou 140 pacientes para receber a estratégia de "não sedação" seguida de reconforto verbal contínuo e tranquilização ou de sedação contínua inicial pós intubação e interrupção diária.[16] Somente quando as intervenções não farmacológicas falharam, os pacientes eram submetidos a uma infusão de sedativos contínuos associados com a interrupção diária da sedação. O estudo demonstrou que o grupo de pacientes que foram tratados com a estratégia "não sedação" tiveram mais dias sem ventilação e uma diminuição do tempo de permanência na UTI, de internação hospitalar e na incidência de *delirium*. Em uma publicação posterior para avaliação de desfechos de longo prazo após dois anos da randomização, não houve diferença entre os grupos em relação ao transtorno do estresse pós-traumático (TEPT), na qualidade de vida, depressão ou recordação da experiência na UTI nestes sobreviventes.[17] Para uma validação externa destes resultados e pela falta de dados se a estratégia "não sedação" em comparação com sedação leve teria um efeito sobre a mortalidade, foi publicado recentemente um estudo multicêntrico,[18] com 710 pacientes de UTI sob ventilação mecânica (VM) randomizados para o grupo "não sedação" ou grupo de sedação leve a um nível em que o paciente era despertável, definido pela escala RASS com pontuação -2 a -3, com interrupção diária. O resultado primário foi a mortalidade aos 90 dias. Os desfechos secundários eram eventos tromboembólicos, dias livres de coma ou *delirium*, lesão renal aguda de acordo com gravidade, de dias livres da VM e da UTI. Os pacientes do grupo sedação receberam uma infusão de propofol seguido de midazolam, enquanto os pacientes do grupo "não sedação" receberam analgesia intermitente com morfina intravenosa e sedados apenas se necessário, se os métodos não farmacológicos e a analgesia com morfina falhassem. A pontuação RASS média esteve dentro do alvo em ambos os grupos, mas com um ponto a menos tanto no 1° como no 7° dia no grupo sedação leve. Embora a mortalidade em 90 dias tenha sido de 42,4% no grupo "não sedação", e de 37% no grupo sedação leve, não foi estatisticamente significativa, e não houve diferença em nenhum dos desfechos secundários, apenas mais eventos tromboembólicos no grupo sedação de 2,8%, quando comparado ao grupo sem sedação de 0,3%, mas não foi ajustado para comparações múltiplas, e com taxa total baixa de apenas 11 eventos em 710 pacientes. Os critérios de inclusão foram muito específicos, sugerindo que a abordagem "não sedação" não é generalizável para todos os pacientes sob VM, além de 1/3 dos pacientes do grupo "não sedação" receberam sedação nas primeiras 24 horas após a randomização e continuou a receber morfina intermitente durante o estudo. O estudo pode não ter tido poder para detectar uma diferença na mortalidade. Mais estudos são necessários antes de indicar de forma rotineira a estratégia "não sedação" para pacientes ventilados mecanicamente na UTI.

Escolha de sedativo

A letra "C" do pacote, corresponde a escolha do sedativo a ser utilizado nos pacientes e a mais recente diretriz da SCCM[1] no manejo da dor, agitação e *delirium*, sugerem o uso de propofol ou dexmedetomidina sobre benzodiazepínicos para sedação em adultos gravemente enfermos e sob VM, devido a um menor tempo para alcançar a sedação leve, em pelo menos -4 horas, e menor tempo para extubação, em pelo menos -8 a -12 horas, o que foi considerado clinicamente significativo, mesmo que com base em baixa qualidade de evidências. Embora alguns estudos tenham demonstrado que dexmedetomidina quando comparada a midazolam apresentou menor duração da ventilação mecânica, menor tempo de permanência na UTI e incidência de delirium, que inclusive haviam sido consideradas nas diretrizes anteriores[5], a análise combinada de todos os estudos avaliados não mostrou um benefício significativo da dexmedetomidina. Os desfechos de longo prazo, como mortalidade em 90 dias, funcionalidade física e cognitiva, institucionalização e distúrbios psicológicos não foram devidamente avaliadas e não existem evidências suficientes para oferecer recomendações. A farmacologia dos sedativos está na **Tabela 142.3**.

Propofol

O propofol é um sedativo intravenoso que se liga a múltiplos receptores no sistema nervoso central para interromper a transmissão neural, incluindo GABAA, glicina, receptores nicotínicos e muscarínicos M1. O propofol tem propriedades sedativas, hipnóticas, ansiolíticas, amnésicas, antieméticas e anticonvulsivantes, mas não tem efeitos analgésicos. Em pacientes de UTI, os efeitos amnésicos do propofol em níveis de sedação leve são menores que os de benzodiazepínicos.[19] O propofol é altamente lipossolúvel e atravessa rapidamente a barreira hematoencefálica, resultando no rápido início da sedação. Por causa de sua curta duração de efeito sedativo, pode ser útil em pacientes que necessitam frequentes avaliações neurológicas e pode facilitar o despertar na interrupção diária da sedação. No entanto, administração a longo prazo pode levar à saturação de tecidos periféricos e sedação prolongada. Propofol causa depressão respiratória dose-dependente e hipotensão por vasodilatação sistêmica. É dissolvido em uma emulsão lipídica a 10% contendo lecitina de ovo e óleo de soja, e podem levar a reações alérgicas. A síndrome de infusão de propofol (PRIS) é condição rara e potencialmente fatal, com elevada

Tabela 142.3. Farmacologia dos sedativos

Agentes	Início após a dose de ataque IV	Eliminação meia-vida	Metabolitos ativos	Dose de Ataque (IV)	Dose de manutenção (IV)	Eventos Adversos
Propofol	1-2 min	Uso a curto prazo = 3-12 h Uso a longo prazo = 50 ± 18,6 h	Nenhum	5 µg/kg/min durante 5 min	5-50 µg/kg/min	Dor à injeção, hipotensão, depressão respiratória, hipertrigliceridemia, pancreatite, reações alérgicas, síndrome de infusão relacionada ao propofol; sedação profunda com propofol está associada a tempos de despertar significativamente mais longos do que com sedação leve
Dexmedetomidine	Nenhuma	1.8-3.1 h	Nenhum	Nenhuma	0,2-1,5µg/kg/h	Bradicardia, hipotensão; perda de reflexos das vias aéreas
Midazolan	2-5 min	3-11 h	Sim	0,01-0,05mg/kg durante 5 minutos	0,02-0,1 mg/ kg/h	Depressão respiratória, hipotensão
Lorazepan	15-20 min	8-15 h	Nenhum	0,02-0,04mg/kg (≤ 2 mg)	0,02-0,06mg/ kg q2-6 h prn ou 0,01-0,1 mg/kg/h (≤10 mg/h)	Depressão respiratória, hipotensão; acidose relacionada ao propilenoglicol, nefrotoxicidade
Diazepan	2-5 min	20-120 h	Sim	5-10 mg	0,03-0,1mg/kg q0,5-6 h prn	Depressão respiratória, hipotensão, flebite

Fonte: Adaptada de Barr J, Fraser GL, Puntillo K, Ely EW, Gélinas C, Dasta JF; American College of Critical Care Medicine: Clinical practice guidelines for the management of pain, agitation, and delirium in adult patients in the intensive care unit. Crit Care Med 2013; 41:263-306.

taxa de mortalidade, com apresentação clínica mais prevalente a acidose metabólica de início recente ou piora não justificada, hipertrigliceridemia, hipotensão com aumento das necessidades de vasopressor e arritmias. Lesão renal aguda, hipercalemia, rabdomiólise e disfunção hepática também foram relatadas. A PRIS geralmente está associada à administração prolongada de propofol, por mais de 48 horas, em doses maiores do que 70 µg/kg/min ou 5 mg/kg/h, mas também pode ocorrer com infusões baixas. Reconhecimento precoce e descontinuação do propofol em pacientes com suspeita de PRIS são extremamente importantes.

Devido as diferenças entre sedativos não benzodiazepínicos no despertar, na imunidade e inflamação, e o quanto essas diferenças poderiam afetar desfechos clínicos em adultos ventilados mecanicamente com sepse submetidos sedação leve, um estudo multicêntrico,[20] duplo-cego, randomizou pacientes para receber dexmedetomidina ou propofol, com desfecho primário dias livres de *delirium* ou coma durante os 14 dias de intervenção, e secundários dias livres de VM em 28 dias, taxa de mortalidade em 90 dias, e estado cognitivo (TICS-T) aos 6 meses. A pontuação média do RASS foi de -2 em ambos os grupos, mas não foram encontrados nenhuma diferença entre dexmedetomidina e propofol nos desfechos primários e secundários, com desfechos de segurança semelhantes nos dois grupos.

Dexmedetomidina

A dexmedetomidina é um agonista alfa-2 seletivo do receptor adrenérgico com propriedades simpatolíticas, que promovem economia de sedativos, analgésicos e opioides, sem ação anticonvulsivante. Os pacientes sedados com dexmedetomidina são mais facilmente despertáveis e interativos, com mínima depressão respiratória. Por não afetar significativamente o *drive* respiratório, é um sedativo seguro para ser administrado em pacientes não intubados na UTI, mas devido a possível perda do tônus muscular orofaríngeo é necessário o monitoramento respiratório contínuo. Estudos demonstraram segurança e eficácia na infusão de dexmedetomidina por mais de 24 horas por até 28 dias e em doses mais altas.[22] Ela deve ser iniciada na dose intravenosa de 1 µg/kg/h sem dose de ataque e ajustada até o máximo de 1,5 µg/kg/h. A dexmedetomidina é rapidamente redistribuída nos tecidos periféricos e é metabolizada pelo fígado. Os efeitos colaterais mais comuns são hipotensão e bradicardia. Os estudos SEDCOM[21] e MENDS[22] demonstraram uma maior incidência de bradicardia no grupo dexmedetomidina, mas em nenhum desses estudos houve a necessidade de intervenção por bradicardia. Tem efeito poupador de opioides que pode reduzir as necessidades de opioides.

Recentemente, Shehabi *et al.*[23] conduziram um estudo randomizado, controlado, multicêntrico, aberto, considerado mundo real (SPICE 3), para investigar o efeito da dexmedetomidina como agente primário, se possível, único para sedação precoce ou cuidados habituais de sedação com propofol, midazolam ou outros sedativos, sendo o desfecho primário a mortalidade por todas as causas em 90 dias. Foram selecionados pacientes críticos sob VM na UTI por menos de 12 horas e expectativa de permanecer em suporte ventilatório invasivo por mais de 24 horas. A taxa de mortalidade foi de 29,1% em ambos os grupos. Para atingir o nível de sedação prescrito, os pacientes do grupo dexmedetomidina receberam propofol suplementar em 64%, midazolam em 3%, ou ambos em 7% durante os primeiros 2 dias após a randomização, embora em doses menores do que o grupo cuidados habituais. Essa realidade demonstrou a baixa capacidade para fornecer um nível de sedação leve no grupo dexmedetomidina. Os médicos escolheram a sedação profunda em mais de metade dos pacientes. Mais eventos adversos foram relatados no grupo dexmedetomidina do que no grupo cuidados habituais, mais comumente bradicardia, hipotensão e assistolia, em 0,7% e 0,1%, respectivamente, com P = 0,003. Parece implausível biologicamente que uma intervenção de sedação, centrada nos interesses do paciente que é utilizada para dar conforto possa reduzir a mortalidade em 4,4% até o dia 90. Uma interpretação é de que o resultado pode ter sido diluído já que 11,5% dos pacientes do grupo de cuidados usuais receberam dexmedetomidina. Foram um dia a menos no ventilador, com *delirium* ou coma no grupo dexmedetomidina, mas esses resultados não foram ajustados para comparações múltiplas.

Benzodiazepínicos

Os sedativos benzodiazepínicos ativam os receptores neuronais ácido gama-aminobutírico (GABAA) no cérebro. Têm efeitos ansiolíticos, amnésicos, sedativos, hipnóticos e anticonvulsivantes, mas nenhuma atividade analgésica. Seus efeitos amnésicos se estendem além de seus efeitos sedativos. Pacientes idosos são mais sensíveis aos benzodiazepínicos. O midazolam é o mais utilizado e estudado. Não temos disponível no Brasil o lorazepam por via intravenosa. Os efeitos colaterais mais comuns são depressão respiratória e hipotensão arterial, especialmente quando administrado em conjunto com opioides. A administração de longo prazo leva a tolerância e todos os benzodiazepínicos são metabolizados pelo fígado. A depuração é reduzida na disfunção hepática, nos idosos, e quando administrado com medicamentos que inibem os sistemas enzimáticos do citocromo P450 e/ou conjugação de glicuronídeos no fígado. Os metabólitos ativos de midazolam podem-se acumular com a administração prolongada, especialmente em pacientes com disfunção renal. O retardo no despertar devido a administração prolongada de benzodiazepínicos é devido à saturação dos tecidos periféricos, idade avançada, disfunção ou insuficiência renal.

Cetamina

Apesar do uso da cetamina, um anestésico dissociativo, está sendo utilizada nos últimos anos como opção de sedativo para uso de longo prazo em pacientes adultos sob VM, inclusive durante a pandemia de Covid-19, faltam estudos randomizados controlados demonstrando segurança e eficácia no uso desta droga. Na secção de analgesia deste capítulo o papel da cetamina é bem mais definido. Como só foram encontrados estudos de coorte retrospectivos ou de avaliação fisiológica, enquanto não forem publicados novos estudos com metodologia adequada para avaliar os benefícios da cetamina como sedativo nos desfechos de curto e longo prazo, a recomendação deve ser de uso de forma individualizada e não rotineira.

Bloqueadores neuromusculares

Os bloqueadores neuromusculares (BNMs) são drogas que interrompem a transmissão dos impulsos nervosos nas junções neuromusculares, causando a paralisia dos músculos. São medicamentos utilizados nas UTIs porque oferecem aos médicos uma capacidade única de manejo do paciente em situações especificas. Entretanto, o uso de BNMs teve uma grande diminuição nas últimas décadas, devido aos efeitos adversos da medicação, principalmente relacionados pela fraqueza muscular adquirida na UTI, seja pelo desenvolvimento da miopatia ou polineuropatia do doente crítico, mas também por tromboses venosas, interações autonômicas, entre outras.[24]

Entre as indicações mais comuns para o uso de BNMs, a intubação é a mais frequente e indicada em qualquer situação em que se precisa ter controle definitivo das vias aéreas do paciente, e em muitas vezes, o uso de um agente bloqueador neuromuscular é necessário para facilitar o procedimento. O uso de BNMs está associado com menor prevalência de hipoxemia, complicações relacionadas ao procedimento e melhores condições de intubação.[25] Os dois agentes mais utilizados quando se deseja facilitar rapidamente a intubação orotraqueal são a succinilcolina e o rocurônio. Enquanto a succinilcolina tem meia vida curta, fornecendo bloqueio neuromuscular rápido e confiável, doses mais altas de rocurônio, 1,2 mg/kg ou 4x a dose efetiva, pode ter um tempo de início próximo, o que possibilita que este agente seja adequado para sequência rápida de intubação (SRI).

Outra indicação que deve ser considerada e que faz parte das atuais diretrizes de prática clínica para bloqueio neuromuscular sustentado no paciente adulto crítico da SCCM,[26] é que seja administrado por infusão intravenosa contínua no início da síndrome do desconforto respiratório agudo (SDRA) moderada a grave definido para pacientes com relação pressão parcial de oxigênio arterial e fração inspirada de oxigênio (PaO_2/ FiO_2) < 150 mmHg. Os três estudos randomizados multicêntricos que embasam esta recomendação avaliaram o papel dos BNMs no tratamento da SDRA, e todos eles mostraram melhorias significativas na oxigenação em pacientes que receberam BNMs, em comparação com grupos-controle. Os resultados entre os estudos mostraram que uma infusão de cisatracúrio por 48 horas, reduziu o risco de morte em 28 dias e na alta hospitalar, reduziu o risco de barotrauma e não houve aumento do risco de fraqueza adquirida na UTI. Pappazian *et al.* no estudo ACURASYS[27], que foi incluído na diretriz[26] demonstraram de forma adicional que pacientes com SDRA grave, a administração precoce de cisatracúrio por infusão continua na dose de 37,5 mg/h por 48 horas, melhorou a sobrevida ajustada de 90 dias, e aumentou o livre de VM.

Entretanto, como os benefícios do bloqueio neuromuscular contínuo precoce em pacientes com SDRA sob VM não estavam claros o suficiente, houve a necessidade do estudo ROSE,[28] que randomizou pacientes com SDRA moderada a grave com uma pressão expiratória final positiva (PEEP) ≥ 8 cmH_2O, usando o mesmo protocolo do estudo ACURASYS, incluindo o cisatracúrio com o mesmo regime de dosagem e duração do tratamento. Uma diferença fundamental foi o uso de sedação mais leve no grupo-controle mais consistentes com as recomendações e práticas atuais. Foram adotadas as mesmas estratégias de ventilação mecânica em ambos os grupos, incluindo uma estratégia envolvendo o PEEP alto. O desfecho primário foi mortalidade hospitalar por qualquer causa em 90 dias. O estudo foi interrompido na segunda análise interina por futilidade. Aos 90 dias, 213 pacientes (42,5%) do grupo-intervenção e 216 (42,8%) no grupo-controle morreram antes da alta hospitalar. Os pacientes do grupo de intervenção eram fisicamente menos ativos e tiveram mais eventos adversos cardiovasculares do que os pacientes do grupo-controle. Durante as primeiras 48 horas após a randomização, apenas 17% do grupo-controle necessitou receber um BNM, com dose mediana baixa de apenas 38 mg. Portanto, o uso de BNMs deve ser individualizado e não utilizado de rotina nos pacientes com SDRA moderada a grave, em que a estratégia envolvendo um PEEP alto com uma abordagem de cuidados habituais com alvos de sedação mais leves pode ser muito bem utilizado e com segurança.

Como indicação adicional o bloqueio neuromuscular tem sido utilizado em pacientes com estado de mal asmático. No entanto, o uso desta aplicação específica diminuiu devido a preocupações de fraqueza grave e miopatia do doente crítico. Novas investigações sugerem que a substituição do BNM por regimes de sedação profunda contínua não alterou a incidência de fraqueza muscular nesses pacientes, indicando que a imobilização prolongada e a inatividade são os principais contribuintes clínicos para essa complicação e não apenas devido à administração de BNMs.

As diretrizes atuais da SCCM[26] não fazem nenhuma recomendação específica sobre o uso rotineiro de BNMs para pacientes em hipotermia terapêutica pós-parada cardíaca pré-hospitalar. Uma das complicações da hipotermia é o tremor, que acarreta problemas como o aumento da taxa metabólica e da pressão intracraniana (PIC), produção de calor, inflamação e diminuição dos níveis de oxigênio no tecido cerebral,[24] logo as diretrizes sugerem como declaração de boas práticas que os BNMs possam ser usados para controlar os tremores evidentes na hipotermia terapêutica.

Uma recomendação forte pelas diretrizes do SCCM[26] foram os cuidados oftalmológicos que incluem o uso de gotas ou gel lubrificante juntamente com o fechamento das pálpebras para pacientes em uso de infusões contínuas de BNMs. A farmacologia dos bloqueadores neuromusculares está na **Tabela 142.4**.

Agentes bloqueadores neuromusculares específicos

Esses agentes são classificados pelo seu mecanismo de ação e estrutura química. Com base em seus métodos para estabelecer bloqueio neuromuscular, existem dois tipos: os bloqueadores neuromusculares despolarizantes e não despolarizantes. O grupo de BNMs não despolarizantes é ainda subdividido em benzilisoquinolínio (atracúrio e cisatracúrio) e aminoesteroides (rocurônio, vecurônio, pancurônio).

Agentes despolarizantes

A succinilcolina é o bloqueador neuromuscular despolarizante de escolha. Esta medicação produz bloqueio neuromuscular competindo com a acetilcolina (ACh) nos receptores nicotínicos pós-sinápticos. Após a administração, a succinilcolina produz um bloqueio rápido e confiável e pode ser usada para facilitar a indução de sequência rápida

Tabela 142.4. Farmacologia dos BNMs

Agentes	DE95 (mg/kg)	Tempo de ação	Dose de infusão (µg/kg/min)	Duração clínica	Efeitos colaterais e outras informações
Succinilcolina	0,5-0,6	30-60 seg	NR	Depende da dose; 3 x ED95 dura 12-15 min	Aumenta transitoriamente os níveis séricos de K+ em 0,5 mEq; pode ser usado para SRI; metabolizado pela colineasterese plasmática
Rocurônio	0,3	1,5-3 min	5-12	20-70 min	Pode ser usado para SRI em doses 1,2 mg/kg ou 4x a dose efetiva; eliminado pelo fígado (90%) e rins (10%)
Vencurônio	0,05	3-4 min	1-2	25-50 min	Metabólitos ativos; associados com fraqueza adquirida na UTI
Cisatracúrio	0,05	4-7 min	1-3	35-50 min	Eliminação de Hofmann
Atracúrio	0,25	3-5 min	10-20	30-45 min	Metabolizado por esterase plasmática e eliminação de Hofmann; associada à liberação de histamina
Pancurônio	0,07	2-4 min	20-40 (não recomendado)	60-120 min	Metabólitos ativos; associados à fraqueza adquirida na UTI; efeito vagolítico causa taquicardia

Fonte: Adaptada de Sturgess DJ, Greenland KB, Senthuran S, Ajvadi FA, van Zundert A, Irwin MG. Tracheal extubation of the adult intensive care patient with a predicted difficult airway- a narrative review. Anaesthesia. 2017 Feb;72(2):248-261.

e a intubação orotraqueal (SRI). Seu uso está associado a fasciculações do músculo esquelético após a administração, e esperar pelo menos 30 segundos após a cessação das fasciculações deve fornecer bloqueio ideal para intubação. O uso da succinilcolina pode levar a hipertermia maligna, e isso causa um aumento transitório nos níveis plasmáticos de potássio (0,5 a 1,0 mEq/L). Os médicos devem estar cientes da concentração sérica recente de potássio e histórico relevante do paciente em relação à patologia neuromuscular antes da administração de succinilcolina na UTI.

Agentes não despolarizantes (benzilisoquinolínio)

O atracúrio é um BNM de ação intermediária, e sua degradação ocorre independente da função hepática e renal, tornando possível o uso desse agente na UTI em pacientes com disfunção renal ou com disfunção hepática. Doses de intubação de atracúrio (0,5 mg/kg) devido a maior liberação de histamina clinicamente relevante, tem uso limitado em pacientes críticos devido aos efeitos adversos como hipotensão arterial e taquicardia.

O cisatracúrio é o isômero cis-cis do atracúrio, o que aumenta sua potência em quatro vezes, sem a liberação de histamina, entretanto, é necessária uma dose menor para intubação orotraqueal (0,1 mg/kg). Este agente de ação intermediária também é metabolizado por meio de mecanismos independentes de órgãos pela reação de eliminação de Hofmann, tornando esta droga a preferida para pacientes com SDRA moderada a grave.

Agentes não despolarizantes (aminoesteroides)

O rocurônio é um BNM de ação intermediária e o único fármaco não despolarizante atualmente utilizado em uma SRI. Uma dose de 1,2 mg/kg produz um tempo de início médio semelhante ao da succinilcolina, embora as respostas individuais do paciente possam variar. A administração não está associada à liberação de histamina e tem pouco impacto na hemodinâmica. As reações alérgicas podem ser uma preocupação com o uso de rocurônio, pois a frequência de tais eventos é maior do que com outros BNM não despolarizantes e semelhante à succinilcolina.

O vecurônio, é um BNM de ação intermediária com perfil hemodinâmico muito estável. Ao contrário do rocurônio, doses mais altas não resultam em tempo de início significativamente menor, não sendo indicado para SRI. Pacientes com insuficiência hepática ou renal podem apresentar efeitos prolongados do vecurônio. Embora o vecurônio não esteja associado a perturbações hemodinâmicas, seus metabólitos ativos e a associação com fraqueza adquirida na UTI exigem cuidados e por isso pouco utilizada em UTI.

O pancurônio é um BNM aminoesteroide de ação prolongada que pode ter efeitos prolongados em pacientes com disfunções orgânicas. Este agente causa estimulação simpatomimética direta e antagoniza os receptores muscarínicos cardíacos, resultando muitas vezes em taquicardia. Portanto, o uso de pancurônio também deve ser desencorajado no ambiente de UTI.

Conclusão

Se a extubação mais rápida, menores tempos de permanência na VM, na UTI e no hospital juntamente com aumento da sobrevida, embora sejam considerados os blocos de construção para outros resultados de longo prazo, não são mais considerados os suficientes como resultados centrados no paciente. Melhorias em muitos aspectos da sobrevivência, incluindo a qualidade de vida, independência funcional e retorno ao emprego, são os desfechos clínicos significativos que devemos objetivar em novos estudos.[30]

Referências bibliográficas

1. Devlin JW, Skrobik Y, Gélinas C, Needham DM, Slooter AJC, Pandharipande PP, et al. Clinical Practice Guidelines for the Prevention and Management of Pain, Agitation/Sedation, Delirium, Immobility, and Sleep Disruption in Adult Patients in the ICU. Crit Care Med. 2018;46:e825.
2. Marra A, Ely EW, Pandharipande P, Patel MB. The ABCDEF Bundle in Critical Care Crit Care Clin. 2017 April; 33(2):225-243.
3. Payen JF, Bru O, Bosson JL, Lagrasta A, Novel E, Deschaux I, Lavagne P, Jacquot C. Assessing pain in critically ill sedated patients by using a behavioral pain scale. Crit Care Med. 2001;29(12):2258-63..
4. Luz M, Brandão Barreto B, de Castro REV, Salluh J, Dal-Pizzol F, Araujo C, et al. Practices in sedation, analgesia, mobilization, delirium, and sleep deprivation in adult intensive care units (SAMDS-ICU): an international survey before and during the COVID-19 pandemic. Ann Intensive Care. 2022;12(1):9.
5. Barr J, Fraser GL, Puntillo K, Ely EW, Gélinas C, Dasta JF, et al; American College of Critical Care Medicine. Clinical practice guidelines for the management of pain, agitation, and delirium in adult patients in the intensive care unit. Crit Care Med. 2013;41(1):263-306.
6. Wang L, Johnston B, Kaushal A, Cheng D, Zhu F, Martin J. Ketamine added to morphine or hydromorphone patient-controlled analgesia for acute postoperative pain in adults: a systematic review and meta-analysis of randomized trials. Can J Anaesth. 2016;63(3):311-25.
7. Payen JF, Chanques G, Mantz J, Hercule C, Auriant I, Leguillou JL, et al. Current practices in sedation and analgesia for mechanically ventilated critically ill patients: a prospective multicenter patient-based study. Anesthesiology. 2007;106(4):687-95; quiz 891-2.
8. Erstad BL, Puntillo K, Gilbert HC, Grap MJ, Li D, Medina J, et al. Pain management principles in the critically ill. Chest. 2009;135(4):1075-1086.
9. 9. Aoki Y, Kato H, Fujimura N, Suzuki Y, Sakuraya M, Doi M. Effects of fentanyl administration in mechanically ventilated patients in the intensive care unit: a systematic review and meta-analysis. BMC Anesthesiol. 2022;22(1):323.
10. Kress JP, Pohlman AS, O'Connor MF, Hall JB. Daily interruption of sedative infusions in critically ill patients undergoing mechanical ventilation. N Engl J Med. 2000;342(20):1471-7.
11. Girard TD, Kress JP, Fuchs BD, Thomason JW, Schweickert WD, Pun BT, et al. Efficacy and safety of a paired sedation and ventilator weaning protocol for mechanically ventilated patients in intensive care (Awakening and Breathing Controlled trial): a randomised controlled trial. Lancet. 2008;371(9607):126-34.
12. Vincent JL, Shehabi Y, Walsh TS, Pandharipande PP, Ball JA, Spronk P, et al. Comfort and patient-centred care without ex-

cessive sedation: the eCASH concept. Intensive Care Med. 2016;42(6):962-71.

13. Sessler CN, Gosnell MS, Grap MJ, Brophy GM, O'Neal PV, Keane KA, et al. The Richmond Agitation-Sedation Scale: validity and reliability in adult intensive care unit patients. Am J Respir Crit Care Med. 2002;166(10):1338-44.
14. Shehabi Y, Bellomo R, Kadiman S, Ti LK, Howe B, Reade MC, et al. Sedation Intensity in the First 48 Hours of Mechanical Ventilation and 180-Day Mortality: A Multinational Prospective Longitudinal Cohort Study. Crit Care Med. 2018;46(6):850-859.
15. Mehta S, Burry L, Cook D, Fergusson D, Steinberg M, Granton J, et al. Daily sedation interruption in mechanically ventilated critically ill patients cared for with a sedation protocol: a randomized controlled trial. JAMA. 2012;308(19):1985-92.
16. Strøm T, Martinussen T, Toft P. A protocol of no sedation for critically ill patients receiving mechanical ventilation: a randomised trial. Lancet. 2010;375(9713):475-80.
17. Strøm T, Stylsvig M, Toft P. Long-term psychological effects of a no--sedation protocol in critically ill patients. Crit Care. 2011;15:R293.
18. Olsen HT, Nedergaard HK, Strøm T, Oxlund J, Wian KA, Ytrebø LM, et al. Nonsedation or Light Sedation in Critically Ill, Mechanically Ventilated Patients. N Engl J Med. 2020;382(12):1103-1111.
19. Zhou Y, Jin X, Kang Y, Liang G, Liu T, Deng N. Midazolam and propofol used alone or sequentially for long-term sedation in critically ill, mechanically ventilated patients: a prospective, randomized study. Crit Care. 2014;18(3):R122.
20. Hughes CG, Mailloux PT, Devlin JW, Swan JT, Sanders RD, Anzueto A, et al. Dexmedetomidine or Propofol for Sedation in Mechanically Ventilated Adults with Sepsis. N Engl J Med. 2021;384(15):1424-1436.
21. Pandharipande PP, Pun BT, Herr DL, Maze M, Girard TD, Miller RR, et al. Effect of sedation with dexmedetomidine vs lorazepam on acute brain dysfunction in mechanically ventilated patients: the MENDS randomized controlled trial. JAMA. 2007;298(22):2644-53.
22. Riker RR, Shehabi Y, Bokesch PM, Ceraso D, Wisemandle W, Koura F,et al. Dexmedetomidine vs midazolam for sedation of critically ill patients: a randomized trial. JAMA. 2009;301(5):489-99.
23. Shehabi Y, Howe BD, Bellomo R, Arabi YM, Bailey M, Bass FE, et al. Early Sedation with Dexmedetomidine in Critically Ill Patients. N Engl J Med. 2019;380(26):2506-2517.
24. Renew JR, Ratzlaff R, Hernandez-Torres V, Brull SJ, Prielipp RC. Neuromuscular blockade management in the critically Ill patient. J Intensive Care. 2020;8:37.
25. Wilcox SR, Bittner EA, Elmer J, Seigel TA, Nguyen NT, Dhillon A, et al. Neuromuscular blocking agent administration for emergent tracheal intubation is associated with decreased prevalence of procedure-related complications. Crit Care Med. 2012;40(6):1808-13.
26. Murray MJ, DeBlock H, Erstad B, Gray A, Jacobi J, Jordan C, et al. Clinical Practice Guidelines for Sustained Neuromuscular Blockade in the Adult Critically Ill Patient. Crit Care Med. 2016;44(11):2079-2103.
27. Papazian L, Forel JM, Gacouin A, Penot-Ragon C, Perrin G, Loundou A, J et al. Neuromuscular blockers in early acute respiratory distress syndrome. N Engl J Med. 2010 363(12):1107-16.
28. National Heart, Lung, and Blood Institute PETAL Clinical Trials Network, Early Neuromuscular Blockade in the ARDS, N Engl J Med. 2019;380:1997-2008.
29. Sturgess DJ, Greenland KB, Senthuran S, Ajvadi FA, van Zundert A, Irwin MG. Tracheal extubation of the adult intensive care patient with a predicted difficult airway – a narrative review. Anaesthesia. 2017;72(2):248-261.
30. Turnbull AE, Sepulveda KA, Dinglas VD, Chessare CM, Bingham CO 3rd, Needham DM. Core Domains for Clinical Research in Acute Respiratory Failure Survivors: An International Modified Delphi Consensus Study. Crit Care Med. 2017;45(6):1001-1010.

capítulo | 143

Reposição Volêmica: Fluidoterapia com Soluções Cristaloides

Antero do Vale Fernandes | Paula Cristina Raminha Mendes | Lúcio José de Lara Santos

Destaques

- O volume intravascular é um dos determinantes-chave do débito cardíaco e, consequentemente, da entrega de oxigênio aos tecidos.
- A hipovolemia intravascular leva a consequências graves relacionadas com a circulação insuficiente e distribuição diminuída de oxigênio aos tecidos periféricos e órgãos, e em última análise à disfunção de órgão e choque.
- A fluidoterapia intravenosa é uma das intervenções mais comuns na prática médica utilizada com o objetivo de se conseguir uma aproximação aos fluidos corporais fisiológicos, e pode dividir-se em 2 categorias de soluções: cristaloides e coloides.
- Um melhor conhecimento anatomofisiológico da macro e microcirculação tem permitido a criação de novos fluidos com significativo impacto no *outcome* dos doentes em que são administrados.
- Todavia, embora a administração de fluidos seja uma das intervenções mais comumente realizadas em doentes graves, o tipo de fluido mais apropriado para ser utilizado permanece controverso e incerto.
- Embora inter-relacionados, osmolaridade e tonicidade são conceitos distintos, medindo a osmolaridade a concentração de solutos por unidade de volume de solução independentemente da membrana semipermeável, e a tonicidade, por sua vez, está associada à permeabilidade ou não da membrana aos solutos da solução.
- Os compostos iônicos, como os sais por exemplo, podem dissociar-se nos seus íons constituintes quando em solução, de forma que não há uma relação um-para-um (função) entre as duas medidas.
- Os cristaloides e os coloides têm diferentes composições, que afetam a sua distribuição pelos diferentes compartimentos corporais e orientam o seu uso clínico.
- Por definição, cristaloides são soluções de eletrólitos em água classificados quanto à tonicidade (hipotônicos, isotônicos e hipertônicos) e quanto à presença de tampões (balanceados e não balanceados).
- De acordo com os estudos clínicos mais recentes, os cristaloides são os fluidos de escolha para serem utilizados na ressuscitação inicial de doentes com choque séptico.
- A concentração usual das soluções cristaloides é expressa em mililitros percentuais, ou seja no valor de 100 mL se insere o peso de uma substância expressa em gramas. Por exemplo, NaCl a 0,9%, corresponde 0,9 gramas em 100 mililitros.
- 1 grama de NaCl equivale a 17 mEq de sódio e 17 mEq de cloro, sendo que, em 1 litro de NaCl 0,9%, estão presentes 9 gramas de NaCl equivalentes a 154 mEq de sódio e 154 mEq de cloro.
- A solução salina a 0,9%, erroneamente intitulada de soro fisiológico, apesar de ainda ser a solução mais prescrita no mundo vem tendo o seu uso reduzido e indicações cada vez mais restritas devido ao risco aumentado de hipercloremia e acidose.
- As soluções cristaloides balanceadas possuem vantagens teóricas em relação as não balanceadas, porém ainda não há evidências suficientes para indicá-las como tratamento de primeira escolha.
- De uma maneira geral, as soluções cristaloides balanceadas atualmente disponíveis possuem uma osmolaridade total inferior à osmolaridade do NaCl a 0,9% e uma concentração de sódio e de cloro mais baixa.
- A ressuscitação de doentes críticos sépticos e não sépticos com soluções cristaloides não balanceados, principalmente o NaCl a 0,9%, tem sido associada a uma maior incidência de alterações do equilíbrio ácido-base e a distúrbios eletrolíticos,

além de se poder associar à maior incidência de lesão renal aguda, à maior necessidade de terapêutica de substituição renal e à mortalidade.

- Soluções balanceadas, como o Plasma-Lyte® e o Ringer Lactato, têm na sua composição tampões e ânions fracos, são mais fisiológicas e associam-se a melhores desfechos clínicos.
- Os trabalhos mais atuais vêm reforçando os malefícios da hipercloremia e da acidose os benefícios das soluções balanceadas, cujas composições se aproximam das do plasma humano, se bem que, apesar de as soluções balanceadas tentarem mimetizar a composição do plasma, nenhuma é perfeitamente fisiológica.
- Colateralmente, os cristaloides podem causar aumento do edema tecidular em tecidos complacentes, como o pulmão, intestino, e nos tecidos moles, especialmente quando as soluções são infundidas em doentes normovolêmicos.
- A soluções de bicarbonato incluem quantidades variáveis do íon HCO_3 que aumenta o pH da solução para níveis fisiológicos ou suprafisiológicos. **São** isotônicas a 1,4%, sendo que 1 grama de base equivale a 16,3 mEq. Nas soluções a 8,4%, apesar de serem hipertônicas em relação ao plasma, 1 mL equivale a 1 mEq.
- As soluções hipertônicas de sódio são hiperosmolares e estimulam o movimento de água dos espaços para os vasos sanguíneos, aumentando a pressão arterial, o débito e a frequência cardíaca, para além de diminuírem a resistência vascular sistêmica.
- Vários ensaios em humanos avaliaram os efeitos imunológicos/anti-inflamatórios da ressuscitação hipertônica em doentes com choque hemorrágico pós-traumático. demonstrando que a resposta inflamatória decorrente do choque, e a sua evolução para disfunção multiorgânica era atenuada.

Introdução

Cristaloides são soluções que contêm água, eletrólitos (sódio, potássio, cálcio, cloro...), e comparadas ao plasma sanguíneo podem ser hipotônicas, isotônicas ou hipertônicas. São geralmente administradas por via intravenosa com a finalidade de repor líquidos e restabelecer o equilíbrio eletrolítico.[1]

Historicamente, a pandemia de cólera em Sunderland no nordeste da Inglaterra, em outubro de 1831, estimulou o desenvolvimento das primeiras terapias com fluidos intravenosos.[1]

Jakob Hamburger em meados de 1890 descreveu a composição da solução salina a 0,9%, desconhecendo-se, contudo, a origem do termo "normal" ou "fisiológico" da mesma, até porque a solução em causa não é fisiologicamente "normal", sendo composta por elevadas concentrações de cloro, para além de terem uma diferença de íons fortes (DIF) diferente do plasma.[1]

Sidney Ringer em estudos *in vitro* sobre a influência da composição dos cristaloides na contratilidade cardíaca, demonstrou potenciais benefícios na adição de outros constituintes inorgânicos nas soluções salinas.[2]

Alexis Hartmann modificou a solução de Ringer acrescentando o lactato de sódio com o objetivo de balancear a concentração de cloro e tornar a solução mais próxima do fisiológico.[2]

Diferentemente das clássicas soluções salinas a 0,9%, ditas não balanceadas, as soluções balanceadas possuem lactato, acetato, malato e/ou gluconato, que agem como precursores de bicarbonato.

A solução de Ringer Lactato por exemplo, possui uma DIF de 29, aproximando-se mais da DIF do plasma que a solução salina 0,9%, e em contraste, o Plasma-Lyte® possui uma DIF de 50 mEq/L. Porém, apesar de tentarem mimetizar a composição do plasma, nenhuma das soluções balanceadas é perfeitamente fisiológica, como demonstrado na **Tabela 143.1**.[2]

Tabela 143.1. Características das soluções cristaloides comuns comparadas ao plasma humano

	Plasma humano	Salina 0,9%	Ringer simples	Ringer lactato	Plasma-Lyte©
Sódio (mmol/L)	136-145	154	147-147,5	130	140
Potássio (mmol/L)	3,5-5,0		4,0-4,47	4	5
Magnésio (mmol/L)	0,8-1,0				1,5
Cálcio (mmol/L)	2,2-2,6		4,47-4,5	3	
Cloro (mmol/L)	98-106	154	155,5-156	109	98
Acetato (mmol/L)					27
Gluconato (mmol/L)					23
Lactato (mmol/L)				28	
DIFe (mEq/L)	42	0	0	28	50
Osmolaridade teórica (mmol/L)	291	308	309-310	273	295
Osmolaridade atual ou mensurada (mOsmol/kgH_2O)	287	286		256	271
pH	7,35-7,45	4,5-7,0	5,0-7,5	5,0-7,0	4,0-8,0

Fonte: Adaptada de Silva WA, Costa DA. Comparison Between Saline And Buffered Solutions: Bibliographic Review. J Surg Cl Res. 2020;11(2):113-127.

O uso da solução salina a 0,9% vem-se tornando cada vez mais restrito devido ao risco aumentado de acidose metabólica hiperclorêmica na pós-ressuscitação volêmica, condição amplamente discutida em contexto de choque séptico, particularmente.[3,4]

Pedoto *et al.* observaram um importante papel da acidose hiperclorêmica na indução do aumento da atividade da enzima oxido nítrico sinetasse (ONS) e, o surgimento de hipotensão sistêmica e vasoplegia a ele associado.[5-7] Além disso, a redução do pH devido ao excesso de cloro parece estar relacionada a um efeito proinflamatório, redução da função renal, lesão pulmonar, redução da motilidade intestinal e aumento da mortalidade na sépsis.[8]

A composição eletrolítica e a osmolaridade dos compartimentos intracelular (CIC) e extracelular (CEC) são diferentes, e as propriedades físico-químicas e biológicas dos seus componentes podem explicar diferentes desfechos clínicos. Assim, recordamos na **Tabela 142.2**, a composição dos referidos compartimentos.

Tabela 142.2. Composição dos Compartimentos de Líquidos Intracelular e Extracelular (em mOsm/L de água)

		Extracelular	
	Intracelular	**Intravascular**	**Intersticial**
Cátions			
Sódio	10	142	145
Potássio	157	4	4
Cálcio	0,5*	2,5	2,5
Magnésio	20	0,8	0,7
Ânions			
Cloro	10	103	117
Bicarbonato	7	25	27
Fosfato	11	2	2
Sulfato	1	0,5	0,5
Ácidos orgânicos			
		6	6
Proteínas			
	4	1,2	0,2

Fonte: Adaptada de Silva WA, Costa DA. Comparison Between Saline And Buffered Solutions: Bibliographic Review. J Surg Cl Res. 2020;11(2):113-127.

Os cristaloides têm sido recomendados como fluidos de primeira linha a serem administrados na ressuscitação dos quadros de choque, no entanto, à luz da natureza inconclusiva da literatura disponível, não se podem fazer recomendações definitivas quanto à solução cristaloide mais apropriada.[8,9]

A ressuscitação de doentes críticos sépticos e não sépticos com cristaloides não balanceados, principalmente a solução salina a 0,9%, tem sido associada a uma maior incidência de alterações do equilíbrio ácido-base e a distúrbios eletrolíticos, além de se poder associar à maior incidência de lesão renal aguda, à maior necessidade de terapêutica de substituição renal e à mortalidade.

Por tudo isto, tem sido proposta o uso de soluções cristaloides balanceadas como uma alternativa às soluções de cristaloides não balanceados, para mitigar seus efeitos deletérios.[10,11]

Entretanto, a segurança e a eficácia dos cristaloides balanceados para ressuscitação do choque séptico necessitam ser mais bem exploradas em estudos clínicos bem delineados, randomizados e controlados, multicêntricos e pragmáticos.[11]

Farmacologia e farmacodinamia das soluções cristaloides

Conforme anteriormente referido, os cristaloides são soluções de eletrólitos em água classificados quanto à tonicidade (hipotônicos, isotônicos e hipertônicos) e quanto à presença de tampões (balanceados e não balanceados).

Referências antigas indicavam que apenas 20% dos cristaloides infundidos permaneciam no espaço intravascular (EIV), mas isso é hoje muito questionado por grandes ensaios clínicos e pelo conhecimento atual da manipulação microvascular de fluidos, que sugerem que os cristaloides isotônicos podem ter um efeito de expansão do volume intravascular maior do que isso, especialmente em doentes com baixa pressão hidrostática capilar. Talvez até 70% de uma infusão de cristaloide permaneça no compartimento intravascular, no final de uma infusão contínua de 20 minutos, diminuindo para 50% após 30 minutos.[11,12]

Os cristaloides podem causar aumento do edema tecidular em tecidos complacentes, tais como o pulmão, intestino, e nos tecidos moles, especialmente quando as soluções são infundidas em doentes normovolêmicos. Para além disso as infusões de grandes volumes estão associadas a estados de hipocoagulabilidade causados pela diluição de fatores anticoagulantes circulantes.[12]

Tipos de soluções cristaloides

Sendo soluções que contêm água e íons livremente permeáveis, principalmente sódio e cloreto, algumas soluções cristaloides têm na sua composição outros íons, como potássio, cálcio ou magnésio, e tampões, mais comumente bicarbonato, lactato, acetato ou gluconato para manter neutralidade elétrica (um balanço entre íons positivos e negativos).[3]

Já o referimos anteriormente que as soluções cristaloides podem ser hipotônicas, isotônicas ou hipertônicas em relação ao plasma humano e consideram-se soluções balanceadas pois têm uma diferença de íons fortes (SID, sigla do inglês *strong ion difference*) próxima a 24 mEq/L, o que se pode obter pela substituição de quantidades variáveis de cloreto da solução salina a 0,9% por bicarbonato, lactato ou acetato.[13,14]

Soluções cristaloides não balanceadas

■ Soro fisiológico ou cloreto de sódio a 0,9%

Também chamado de solução fisiológica, ou soro fisiológico é uma solução isotônica, com uma SID igual a zero, que tem na sua composição 154 mEq/L de sódio e 154 mEq/L de cloro, possui uma osmolaridade 308 mOsm/L. A sua administração excessiva pode causar edema periférico, edema pulmonar e acidose hiperclorêmica.[15,16]

Estudos experimentais sugerem que a ressuscitação com solução salina a 0,9% tem efeitos deletérios sobre os rins, equilíbrio ácido-base assim como na homeostasia eletrolítica, afetando a perfusão tecidular,[17] a resposta inflamatória,[14] a coagulação por efeito dilucional e/ou acidose metabólica hiperclorêmica profunda.[18,19]

A expansão do LEC é mais persistente do que com soluções cristaloides balanceados e o excesso de carga de sal e água pode levar vários dias para ser excretado até mesmo para um sujeito saudável.

Cloreto de sódio a 0,45%

Trata-se de uma solução salina seminormal (NaCl 0,45%). A osmolaridade é aproximadamente ½ do plasma normal, sendo hipotônico em relação ao plasma.

0,45% = 4,5 g NaCl em 1.000 g de H_2O.

- 77 mmol/L Na + 77 mmol/L Cl = 154 mmol/L no total.
- Exemplo: 1 L NaCl 0,45%:
  - Igual a 500 mL de água livre de soluto + 500 mL de NaCl 0,9%
  - 500 mL de NaCl a 0,9% permanece apenas no FEC:
    - 125 mL (¼) no volume intravascular.
    - 375 mL (¾) no espaço intersticial.
  - 500 mL de água livre de soluto são distribuídos por todo a ACT (FIC + FEC):
    - 333 mL (⅔) no FIC.
    - 167 mL (⅓) no FEC (42 mL no espaço intravascular + 125 mL no espaço intersticial).
- Conjunto: apenas 167 mL no espaço intravascular.

Cloreto de sódio a 0,225%

Trata-se de uma solução salina a ¼ do normal (NaCl 0,225%). A osmolaridade é aproximadamente ¼ do plasma normal, sendo hipotônico em relação ao plasma.

- 0,225% = 2,25 g NaCl em 1.000 g H_2O.
- 38,5 mmol/L Na + 38,5 mmol/L Cl = 77 mmol/L no total.
- Exemplo: perfusão de 1 L de NaCl 0,225%.
  - Igual a 750 mL de água livre de soluto + 250 mL de NaCl 0,9%.
  - 250 mL de NaCl 0,9% permanecem apenas no FEC:
- 62,5 mL (¼) no volume intravascular.
- 187,5 mL (¾) no espaço intersticial.
  - 750 mL de água livre de soluto são distribuídos por toda a ACT (FIC + FEC):
    - 500 mL (⅔) no FIC.
    - 250 mL (⅓) no FEC (62,5 mL no volume intravascular + 187,5 mL no espaço intersticial).

Conjunto: apenas 125 mL no espaço intravascular.

Tem um pH de aproximadamente 5,7, uma osmolaridade de aproximadamente 579 mOsm/L, contendo 50 mg/mL de glucose, o que corresponde a cerca de 170 Kcal/L.

Soluções de bicarbonato a 1,4 e 8,4 %

Soluções cristaloides que incluem quantidades variáveis de bicarbonato (HCO_3). O HCO_3↑ o pH da solução para níveis fisiológicos ou suprafisiológicos.

A osmolaridade e tonicidade das soluções pode ser ajustada dependendo da combinação do fluido inicial (geralmente dextrose 5% em água ou NaCl 0,45%) e da quantidade de HCO_3 adicionado.

O HCO_3 é isotônico a 1,4%, sendo que 1grama equivale a 16,3 mEq.

As soluções de HCO_3 a 8,4% são hipertônicas em relação ao plasma e 1 mL equivale a 1 mEq.

Soluções cristaloides hipertônicas – cloreto de sódio a 3%, 5%, 7%,5%, 20%

Conceitualmente têm uma concentração de NaCl superior a 0,9%.

Estimulam o movimento de água dos espaços para os vasos sanguíneos, aumentam a pressão arterial, diminuem a resistência vascular sistêmica, aumentam o débito e a frequência cardíaca. De igual forma aumentam o fluxo hepático e esplénico, não aumentando em demasia a pressão intracraniana.[3,18,19]

São soluções hiperosmolares e geralmente utilizadas como agentes de expansão de volume na reanimação de doentes em choque hipovolêmico, no traumatismo cranioencefálico e hipotensão severa, entre outras entidades clínicas.

Na prática clínica são normalmente utilizadas soluções hipertônicas a 3%, 5%, 7,5% e 20%, pese embora o seu uso esteja restrito a determinadas situações clínicas e reposições pontuais.

Vários ensaios em humanos avaliaram os efeitos imunológicos/anti-inflamatórios da ressuscitação hipertônica em doentes com choque hemorrágico pós-traumático demonstrando que a resposta inflamatória decorrente do choque e a sua evolução para disfunção multiorgânica pode ser atenuada.[20]

Podem causar lesão endotelial em concentrações superiores a 7,5%, e em concentração superior a 11,7% pode ser utilizado como agente esclerosante.[21]

A solução de cloreto de sódio a 20% tem um papel importante na manutenção da tensão osmótica do sangue e dos tecidos, contribuindo de forma mais rápida para a recuperação ou manutenção da volemia. Cada mililitro da solução de cloreto de sódio a 20% apresenta a composição expressa na **Tabela 143.3**.

Tabela 143.3. Conteúdo eletrolítico da solução de cloreto de sódio a 20%

Cada mL da solução contém:	
Cloreto de sódio	200 mg
Veículo q.s.p.	1 mL
Na+	3,4 mEq/mL
Cl-	3,4 mEq/mL
Osmolaridade	6845 mOsml/L
pH	4,5-7,0

Fonte: Adaptada de Farmace Indústria Químico-Farmacêutica Cearense Ltda.. BulasMed, Bulário Digital de Medicamentos. Disponível em: https://www.bulas.med.br/p/bulas-de-medicamentos/bula/374370/cloreto-de-sodio-20-iv.htm. Acessado em agosto de 2024.

Soluções cristaloides balanceadas

Os cristaloides balanceados foram propostos como alternativa para as soluções não balanceadas, para aliviar seus efeitos deletérios.[3]

De uma maneira geral, as soluções cristaloides balanceadas atualmente disponíveis possuem osmolaridade total inferior à osmolaridade do NaCl a 0,9%, com menor concentração de sódio (Na^+) e de cloro (Cl^-) (**Tabela 143.4**).

A redução do teor aniônico é compensada pela adição de tampões aniônicos orgânicos estáveis, tais como lactato, gluconato ou acetato.

A osmolalidade medida destas soluções equilibradas é 265 mOsm/kg, ligeiramente menor do que a do plasma, sendo, portanto, ligeiramente hipotônicas.[14]

O lactato sofre oxidação predominantemente hepática ou gliconeogênese para produzir bicarbonato a uma taxa máxima de 200 mmol/h. O acetato está normalmente presente em quantidades vestigiais no plasma sendo rapidamente oxidado pelo fígado, músculo e coração para produzir bicarbonato a um volume máximo de 300 mmol/h. O metabolismo do gluconato está menos bem caracterizado, em termos de localização e cinética, mas ele é convertido em glicose como produto final.[22]

Os cristaloides balanceados não reduzem a DIF plasmática no mesmo grau que soluções de NaCl e, por conseguinte, não provocam acidose.

No entanto, alguns efeitos negativos potenciais foram identificados com soluções cristaloides equilibrados. Por exemplo, as soluções de Ringer Lactato contêm lactato racêmico (D- e L-), e, embora o D-lactato seja encontrado somente em quantidades vestigiais *in vivo*, não deixa de constituir preocupação o fato de que, como demonstrado em estudos em animais, grandes doses de D-lactato possam estar associadas com encefalopatia e toxicidade cardíaca em doentes com insuficiência renal.[22]

Os cristaloides balanceados mais comumente disponíveis são:

■ Solução de Ringer lactato

É produzida pelo acréscimo de lactato de sódio como tampão a uma solução de Ringer, reduzindo desta forma a concentração de cloreto.

As preocupações de que as infusões de grandes quantidades de Ringer lactato poderiam aumentar os níveis plasmáticos de lactato, levaram a desenvolvimento do Ringer acetato, no qual o tampão com lactato foi substituído por acetato.[23-26] Ambas as soluções têm uma composição quase idêntica, com exceção do tampão adicionado (lactato ou acetato, respetivamente).

Normalmente tem a seguinte composição:

- Sódio 130 mEq/L; potássio 4 mEq/L; lactato 28 mEq/L; cloro 109 mEq/L e cálcio 3 mEq/L Totalizam 276 mOsm/L de osmolaridade e é isotônica.

É normalmente indicada para a substituição de água e eletrólitos, constituindo uma das primeiras escolhas quando há necessidade de substituição de quantidades de líquidos,

Tabela 143.4. Composição dos cristaloides balanceados e não balanceados disponíveis

	Soluções						
Composição/propriedades	**Plasma humano**	**Solução salina 0,9%**	**Solução de Ringer**	**Solução de Hartmann**	**Ringer lactato**	**Ringer acetato**	**Plasma-Lyte©**
pH	7,35-7,45	5,5	6,0	6,5	6,5	6,7	7,4
Osmolaridade (mOsm/L)	291	308	310	279	273	270	294
Sódio (mmol/L)	135-145	154	147	131	130	131	140
Potássio (mmol/L)	4,5-5,5		4	5	4	4	5
Cálcio (mmol/L)	2,2-2,6		2,2	2	1,5	2	
Magnésio (mmol/L)	0,8-1,0					1	1,5
Cloreto (mmol/L)	94-111	154	156	111	109	110	98
Bicarbonato (mmol/L)	23-27						
Lactato (mmol/L)	1,0-2,0			29	28		
Acetato (mmol/L)						30	27
Gluconato (mmol/L)							23

Fonte: Adaptada de Silva WA, Costa DA. Comparison Between Saline And Buffered Solutions: Bibliographic Review. J Surg Cl Res. 2020;11(2):113-127.

por exemplo, em grandes cirurgias, fraturas, hemorragias, queimados etc.

Está contraindicado na insuficiência hepática e insuficiência renal, pois o excesso de lactato não metabolizado nem excretado causa dano cerebral.[24]

Plasma-Lyte©

É similar ao Ringer lactato, mas inclui na sua composição magnésio, acetato e gluconato.

Tem uma osmolaridade de 294 mOsm/L e concentrações de sódio e cloreto de, respetivamente, 140 mmol/L e 98 mmol/L. Os outros eletrólitos e tampões que a compõem são: potássio, magnésio, acetato e gluconato. O pH é 7,4 o mesmo do sangue normal.[27,28]

Está indicado para grandes reposição de fluidos (queimados, grandes hemorragias ou desidratação avançada), inclusive no intraoperatório e na acidose.

Solução polieletrolítica

A sua composição tem habitualmente como substâncias ativas, os íons: sódio, potássio, magnésio e cálcio. Cada mililitro da solução contém: 5,85 mg de cloreto de sódio; 0,30 mg de cloreto de potássio; 0,25 mg de cloreto de magnésio hexahidratado; 0,37 mg de cloreto de cálcio di-hidratado; 5,17 mg de acetato de sódio tri-hidratado, que corresponde em mmol/L a composição eletrolítica representada na **Tabela 143.5.** A solução polieletrolítica tem um pH de aproximadamente 6,5 e uma osmolaridade de aproximadamente 295 mOsm/L.

Tabela 143.5. Composição eletrolítica da solução eletrolítica

Na+	141,2 mEq/L	141,2 mmol/L
K+	4,0 mEq/L	4,0 mmol/L
Mg2+	2,5 mEq/L	5,0 mmol/L
Ca2+	5,0 mEq/L	10,0 mmol/L
Cl-	111,6 mEq/L	111,6 mmol/L
CH3COO-	38,0 mEq/L	38,0 mmol/L

Fonte: Adaptada de Silva WA, Costa DA. Comparison Between Saline And Buffered Solutions: Bibliographic Review. J Surg Cl Res. 2020;11(2):113-127.

A seleção de soluções cristaloides na prática clínica

Neurocirurgia

A barreira hematoencefálica possui seletividade quanto ao tamanho e carga das partículas que podem atravessá-la. A pressão oncótica do plasma é influenciada principalmente pelas proteínas, na sua grande maioria, com alto peso molecular. Isso faz com que os impactos das oscilações na pressão oncótica do plasma influenciem pouco o encéfalo e a osmolaridade seja mais importante na sua dinâmica de fluidos. Dessa forma, a escolha de soluções iso ou hiperosmolares é mais indicada para pacientes em que o objetivo seja a manutenção ou redução da pressão intracraniana (PIC), acreditando-se que soluções hipo-osmolares podem aumentar a PIC.[29,31]

Doentes submetidas à neurocirurgia são propensas a riscos maiores de hiponatremia, hipertensão intracraniana e edema cerebral, logo, as soluções hipotônicas costumam ser evitadas pelo risco teórico de causar tais complicações.

Essa conduta esta sendo questionada há alguns anos e trabalhos recentes vêm demonstrando desfechos melhores e menos complicações com o uso de soluções balanceadas em comparação à salina 0,9%.

Um estudo clínico randomizado controlado, único centro, comparou o uso de cristaloides balanceados e solução salina 0,9% em 36 pacientes com hemorragia subaracnoide, nos quais a solução balanceada reduziu a incidência de hipercloremia sem aumentar o risco de hiponatremia ou hiposmolaridade.[32-34]

Nos doentes com trauma cranioencefálico (TCE), a indicação de soluções iso e hiperosmolares foi unanimidade durante algum tempo. À luz do conhecimento mais atual, essa indicação passou a ser questionada devido ao risco aumentado de hipercloremia e suas complicações associadas. Cooper *et al.* selecionaram aleatoriamente 229 pacientes com hipotensão (pressão arterial sistólica < 100 mmHg) e TCE severo para receberem uma infusão intravenosa rápida de solução salina hipertônica a 7,5% (250 mL) ou Ringer Lactato (250 mL) no atendimento pré-hospitalar. A sobrevivência à alta hospitalar e função neurológica em 6 meses, avaliada pela escala estendida de desfecho de Glasgow (GOSE – *Glasgow Outcome Scale Extended*), foram similares em ambos os grupos.[35-38]

Lima *et al.* realizaram um ensaio clínico randomizado cujo objetivo foi avaliar o impacto do tipo de cristaloide (salina 0,9% *versus* soluções balanceadas) utilizado em neurocirurgias de ressecção tumoral e concluíram que a infusão de salina 0,9% causou variações maiores no cloro sérico antes e depois da cirurgia. Observou ainda que as soluções balanceadas tinham um perfil mais seguro de eletrólitos e ácido-base quando comparado à salina 0,9%, não havendo variações da pressão intracraniana e/ou da avaliação do edema cerebral.[39-41]

Em doentes com tumores intracranianos, durante o período perioperatório, a terapia hiperosmolar com recurso a soluções hipertônicas de NaCl é comumente usada no intuito de reduzir o edema cerebral e colaborar diretamente com o procedimento cirúrgico. Um estudo randomizado controlado comparou 5 mL/kg de manitol a 20% e 5 mL/kg de solução salina a 3% em tumores supratentoriais, sendo a PIC monitorizada durante o procedimento e 30 minutos após a infusão da solução, e observou-se que a redução da PIC foi maior quando utilizou-se solução salina hipertônica.[18]

Pese embora seja necessário uma comparação efetiva dos desfechos clínicos a médio e longo prazo, bem como as suas possíveis repercussões, como a hipercloremia que pode ser ocasionada e os desfechos finais, caso a intenção seja unicamente reduzir a PIC, acredita-se que a solução salina hipertônica se apresenta superior ao manitol e às soluções isosmolares.[42,43]

Doentes transplantados renais

O tipo e o volume da solução empregue na reposição volêmica durante em doentes transplantados renais tem sido muito debatida, razão pela qual a escolha do fluido intravenoso adequado tem recebido uma maior atenção, principalmente pelas repercussões que pode causar ao doente, em especial os doentes renais crônicos que previamente apresentam importantes distúrbios metabólicos e sobrecarga volêmica. Além disso, no transplante renal ocorre um processo de isquemia e reperfusão do enxerto, e classicamente, a solução salina 0,9% era utilizada nos doentes renais crônicos em especial nos estadios terminais, devido à ausência de potássio na solução.

A maior concentração de cloro na solução salina 0,9% é associada a um risco aumentado de acidose metabólica hiperclorêmica, que, por conseguinte, se associa à hipercaliemia, por deslocamento do potássio para o meio extracelular. As soluções eletrolíticas balanceadas possuem menor concentração de cloro nas suas composições, sendo, portanto, mais fisiológicas.

O Ringer lactato e o Plasma-Lyte® são exemplos disto, pois, a concentração reduzida de cloro pode evitar a necessidade de diálise por hipercalemia no pós-operatório imediato.[44,45]

Num estudo prospectivo em 2012 com 760 doentes críticos, Yunos *et al.* compararam os cristaloides convencionais com as soluções balanceadas e encontrou uma menor taxa de injúria renal aguda, além de menor necessidade de terapia de substituição renal, no grupo que recebeu um regime de infusão com cloreto reduzido.[46]

Doentes com doença renal em fase terminal submetidos ao transplante renal podem ser especialmente propensos aos efeitos da hipercloremia devido a dois mecanismos: em primeiro lugar, devido à função limitada desse órgão com uma capacidade reduzida para se adaptar à hipercloremia; em segundo lugar, decorrente da possível hipercloremia induzida pela infusão de solução salina normal durante a fase perioperatória.[44] Portanto, as soluções balanceadas, as quais apresentam uma composição mais próxima ao plasma humano, são consideradas seguras para uso durante o transplante renal, quando se avalia o perfil do equilíbrio eletrolítico e ácido-base. No entanto, existem poucas evidências que avaliem desfecho a longo prazo, principalmente em relação ao sucesso do enxerto.

Perioperatório

A reposição volêmica perioperatória continua sendo alvo de inúmeros trabalhos, ainda que, á luz da evidência atual os cristaloides sejam os fluidos de reposição preferenciais, em detrimento das soluções coloides.

O debate assenta sobre qual a solução salina mais adequada, bem como numa estratégia de reposição restritiva ou liberal.[47]

O trauma operatório ao causar uma resposta endócrino-metabólica proporcional à sua magnitude, gera uma resposta inflamatória, para além de uma diminuição da pressão coloidosmótica do plasma e um aumento da permeabilidade capilar, do qual resulta a transferência de líquidos do espaço intravascular para o intersticial.

É muito importante normalizar e manter a volemia no período perioperatório, e quando está diminuída em consequência de alterações no intra e no pós-operatório, os principais objetivos da sua reposição devem ser a otimização da pré-carga e da capacidade de transportar O_2.

Devemos sempre lembrar-nos de que "*otimizar não significa maximizar*", e para além da necessária estabilidade hemodinâmica, um adequado balanço hidroeletrolítico e ácido-base, a otimização das trocas gasosas e da oxigenação dos tecidos, bem como a proteção da microvasculatura, são igualmente objetivos fundamentais.[47-49]

Teoricamente, os cristaloides jogam um importante papel na reposição das perdas fisiológicas, porém a sobrecarga salina é deletéria, podendo causar acidose hiperclorêmica, estados hiperosmolares, vasoconstrição renal, libertação de ADH, retenção de fluidos, hiperventilação etc.[50-53]

Nos casos de lesão cerebral com aumento da PIC e edema, os cristaloides hipertônicos estão preconizados, existindo a tendência da sua utilização nos casos de traumatismo fechado com lesão cerebral na tentativa de diminuir o edema cerebral e manter a pressão arterial, para uma adequada pressão de perfusão cerebral.

Entretanto, trabalhos mais recentes não confirmam a vantagem dos cristaloides hipertônicos sobre os isotônicos.[54,55]

A comparação entre a fluidoterapia restritiva e liberal é bastante difícil devido à falta de padronização entre os trabalhos científicos publicados na literatura,[50] e o que em alguns estudos é considerada fluidoterapia restritiva, é classificada como *standard* em outros, para além de que em outros trabalhos, a comparação entre restritiva e liberal não passa da comparação de hipovolemia com normovolemia.[50,51]

A evidência atual mostra-nos que o uso de soluções salinas balanceadas, como o Plasma-Lyte®, Ringer lactato, entre outros, que utilizam tampões e ânion fracos na sua composição, têm se mostrado mais fisiológicas e com desfechos clínicos melhores em uma variedade de doentes do foro cirúrgico.[50,51]

Contudo, as descobertas da anatomia e fisiologia da microcirculação, as alterações hidroeletrolíticas e ácido-base específicas de cada doença, a hipercloremia e os seus malefícios continuam a gerar uma discussão ampla e importante na indicação de cada cristaloide.[50-51,56-58] Daí que, o tipo e a quantidade de fluido a ser administrada no perioperatório, para além de poderem ter um impacto favorável no *outcome* dos doentes, particularmente quando são usadas soluções balanceadas, as quais se vão afirmando cada vez mais como uma alternativa superior à solução salina a 0,9% no contexto perioperatório.[56-60]

Conclusão

A administração de fluidos é uma das intervenções mais realizadas no contexto do paciente grave. O potencial de dano associado à administração excessiva pode ser representado por degradação do glicocálix e injúria endotelial. Fluidos devem ser considerados como drogas, levando em conta suas indicações, contraindicações e efeitos potenciais adversos.

O tipo e a quantidade de soluções cristaloides devem ser selecionados de forma criteriosa.

As lacunas literárias existentes fazem com que na atualidade, ainda não se possa atribuir uma superioridade clínica absoluta ao uso de soluções cristaloides balanceadas em detrimento das soluções não balanceadas.[60-63]

Porém, é crescente a evidência da preferência daquelas, face aos efeitos deletérios da acidose hiperclorêmica associada aos cristaloides não balanceados.[60-63]

Uma abordagem restritiva de fluidos[64-65] é sempre preferível, porém é recomendável levar em consideração as recomendações de:

- Evitar o uso exagerado de soluções cristaloides não balanceadas.
- Aderir ao modelo das 4 fases da fluidoterapia no doente critico: **R**essuscitação, **O**timização, **E**stabilização, **E**vacuação (ROSE).[66,67] "Derressuscitação" volêmica na UTI é pois um conceito moderno introduzido na fluidoterapia moderna.

Perspectivas futuras

Embora pareça que todas as soluções cristaloides tenham efeitos hemodinâmicos similares, o impacto no fluxo sanguíneo regional e microcirculatório, na perfusão tissular, função mitocondrial, inflamação sistêmica e coagulação, a expansão do volume intravascular com soluções balanceadas[68-79] precisa ser melhor avaliado, tanto em estudo experimentais quanto clínicos.

Referências bibliográficas

1. Awad S, Allison SP, Lobo DN. The history of 0,9% saline. Clin Nutrion J. 2008;27:179-88
2. Reddy S, Weinberg L, Young P. Crystalloid fluid therapy. Critical Care. 2016;20:59.
3. O'Dell E, Tibby SM, Durward A, Murdoch IA. Hyperchloremia is the dominant cause of metabolic acidosis in the postresuscitation phase of pediatric meningococcal sepsis. Crit Care Med. 2007;35(10):2390-4.
4. Noritomi DT, Soriano FG, Kellum JÁ. Metabolic acidosis in patients with severe sepsis and septic shock: a longitudinal quantitative study. Crit Care Med. 2009;37:2733-9.
5. Nava E, Palmer RMJ, Moncada S. Inhibition of nitric oxide synthesis in septic shock: how much is benficial? Lancet. 1991;338:8782-3.
6. Pedoto A, Nandi J, Oler A, Camporesi EM, Hakim TS, Levine RA. Role of nitric oxide in acidosis-induced intestinal injury in anesthetized rats. J Lab Clin Med. 2001;138(4):270-6.
7. Pedoto A, Caruso JE, Nandi J, Oler A, Hoffmann SP, Tassiopoulos AK, et al. Acidosis stimulates nitric oxide production and lung damage in rats. Am J Respir Crit Care Med. 1999;159(2):397-402.
8. Filis C, Valiseiadis I, Koutsouku A. Hyperchloraemia in sepsis. Ann Intensive Care. 2018;8:43.
9. Miller RD. Miller Anestesia Tradução da 8ª edição. Rio de Janeiro: Elsevier; 2019.
10. Barash PG. Fundamentos de Anestesiologia Clínica. Porto Alegre: Artmed; 2017;8:43.
11. Comparison between saline and buffered solutions: bibliographic review Costa DAA; Silva WA J Surg Cl Res. 2020;11(2):113-127.
12. Hahn RG. Volume kinetics for infusion fluids. Anesthesiology. 2010;113:470-81.
13. Myburgh JA, Mythen MG. Resuscitation fluids. *N Engl J Med.* 2013;369(13):1243-1251.
14. Cecconi M, Hofer C, Teboul JL, Pettila V, Wilkman E, Molnar Z, et al. ESICM Trial Group Fluid challenges in intensive care: the FENICE study: A global inception cohort study. Intensive Care Med. 2015;41(9):1529-1537.
15. Raghunathan k, Singh M, Lobo DN. Fluid Management in Abdominal Surgery. What, When, and When Not Administer. Anesthesiology Clin. 2015;33:51-64.
16. Myburgh JA, Mythen MG. Resuscitation fluids. N Engl J Med. 2013;369(13):1243-51.
17. Gruartmoner G, Mesquida J, Ince C. Fluid therapy and the hypovolemic microcirculation. Curr Opin Crit Care. 2015;21(4):276-84.
18. Smith CA, Gosselin RC, Utter GH, Galante JM, Young JB, Scherer LA, et al. Does saline resuscitation affect mechanisms of coagulopathy in critically ill trauma patients? An exploratory analysis. Blood Coagul Fibrinolysis. 2015;26(3):250-4.
19. Kozek-Langenecker SA. Fluids and coagulation. Curr Opin Crit Care. 2015;21(4):285-91.
20. Sandro B. Rizoli, * Shawn G. Rhind, Pang N. Shek, Kenji Inaba, Dennis Filips, * Homer Tien, * Fred Brenneman, Ori Rotstein. The Immunomodulatory Effects of Hypertonic Saline Resuscitation in Patients Sustaining Traumatic Hemorrhagic Shock. Ann Surg. 2006;243(1):47-57.
21. Semler MW, Self WH, Wanderer JP, Ehrenfeld JM, Wang L, Byrne DW, et al. Balanced Crystalloids versus Saline in Critically Ill Adults. N Engl J Med. 2018;378(9):829-39.
22. George A. Brooks. Lactate as a fulcrum of metabolismo. Redox Biology. 2020;35:10145.
23. Iqbal U, Anwar H, Scribani M. Ringer's lactate versus normal saline in acute pancreatitis: A systematic review and meta-analysis. J Dig Dis. 2018;19(6):335-341.
24. Gladden LB. Lactate metabolism: a new paradigm for the third millennium. J Physiol. 2004;558(Pt 1):5-30.
25. Ichai C, Orban JC, Fontaine E. Sodium lactate for fluid resuscitation: the preferred solution for the coming decades? Crit Care. 2014;18(4):163.
26. Piper GL, Kaplan LJ. Fluid and electrolyte management for the surgical patient. Surg Clin North Am. 2012;92(2):189-205.
27. Laurence Weinberg, Neil Collins, Kiara Van Mourik, Chong Tan, Rinaldo Bellomo. Plasma-Lyte 148: A clinical review. World J Crit Care Med 2016;5(4):235-250.
28. Burdett E, Dushianthan A, Bennett-Guerrero E, Cro S, Gan TJ, Grocott MP, et al. Perioperative buffered versus non-buffered fluid administration for surgery in adults. Cochrane Database Syst Rev 2012.
29. Peters NA, Farrell LB, Smith JP. Hyperosmolar Therapy for the Treatment of Cerebral Edema. US Pharm. 2018;43:HS8-HS112.
30. Fink M.E. Osmotherapy for Intracranial Hypertension: Mannitol Versus Hypertonic Saline. Continuum. 2012;18:640-654.
31. Nau R. Osmotherapy for Elevated Intracranial Pressure: A critical reappraisal. Clin Pharmacokinet. 2000;38:23-40.
32. Young P. Saline is the solution for crystalloid resuscitation. Crit Care Med. 2016;44(8):1538-40.

33. Yunos NM, Bellomo R, Hegarty C, Story D, Ho L, Bailey M. Association between a chloride-liberal vs chloride-restrictive intravenous fluid administration strategy and kidney injury in critically ill adults. Jama. 2012;308(15):1566-72
34. Padua AP, Macaraya JR, Dans LF. Isotonic versus hypotonic saline solution for maintenance intravenous fluid therapy in children: a systemic review. Pediatri Nephol. 2015;30:1163-72.
35. Boase K, Machamer J, Temkin NR, Dikmen S, Wilson L, Nelson LD, et al. Central Curation of Glasgow Outcome Scale-Extended Data: Lessons Learned from TRACK-TBI. J Neurotrauma. 2021;38(17):2419-2434.
36. Wilson JT, Pettigrew LE, Teasdale GM. Structured interviews for the Glasgow Outcome Scale and the extended Glasgow Outcome Scale: guidelines for their use. J Neurotrauma. 1998;15:573-585.
37. Wang J, Xu E, Xiao Y. Isotonic versus hypotonic maintenance IV fluids in hospitalized children: a meta-analysis. Pediatrics. 2014;133:105-113.
38. Lima MF, Neville IS, Cavalheiro S. Balanced Crystalloid Versus Saline for Perioperative Intravenous Fluid Administration in Children Undergoing Neurosurgery: A randomized Clinical Trial. J Neurosurg Anesthesol. 2018;31:30-35
39. Wan S, Roberts MA, Mount P. Normal saline versus lower-chloride solutions for kidney transplantation. Cochrane Database of Syst Rev. 2016;9:8:21.
40. Lehmann L, Bendel S, Uehlinger DE, Takala J, Schafer M, Reinert M, et al. Randomized, double-blind trial of the effect of fluid composition on electrolyte, acid-base, and fluid homeostasis in patients early after subarachnoid hemorrhage. Neurocrit Care. 2013;18(1):5-12.
41. Cooper DJ, Myles PS, McDermott FT, Murray LJ, Laidlaw J, Cooper G, et al. Prehospital hypertonic saline resuscitation of patients with hypotension and severe traumatic brain injury: a randomized controlled trial. JAMA. 2004;291(11):1350-7.
42. Raghava A, Bidkar PU, Prakash MV, Hemavathy B. Comparison of equiosmolar concentrations of hypertonic saline and mannitol for intraoperative lax brain in patients undergoing craniotomy. Surg Neurol Int. 2015;6:73.
43. Ali A, Tetik A, Sabanci PA, Altun D, Sivrikoz N, Abdullah T, et al. Comparison of 3% Hypertonic Saline and 20% Mannitol for Reducing Intracranial Pressure in Patients Undergoing Supratentorial Brain Tumor Surgery: A Randomized, Double-blind Clinical Trial. J Neurosurg Anesthesiol. 2018;30(2):171-178.
44. Wan S, Roberts MA, Mount P. Normal saline versus lower-chloride solutions for kidney transplantation. Cochrane Database of Syst Rev. 2016;9:8.
45. Potura E, Lindner G, Biesenbach P, Funk GC, Reiterer C, Kabon B, et al. An acetate-buffered balanced crystalloid versus 0.9% saline in patients with end-stage renal disease undergoing cadaveric renal transplantation: a prospective randomized controlled trial. Anesth Analg. 2015 Jan;120(1):123-129.
46. Yunos NM, Bellomo R, Hegarty C, Story D, Ho L, Bailey M. Association between a chloride-liberal vs chloride-restrictive intravenous fluid administration strategy and kidney injury in critically ill adults. JAMA. 2012;308(15):1566-72.
47. Grocott MP, Mythen MG, Gan TJ. Perioperative Fluid Management and Clinical Outcomes in Adults. Anest Analg. 2005;100:1093-106.
48. Subramaniam B, Subramaniam K, Park KW. Volume Replacement Strategies and Outcome. Int Anesthesiol Clin. 2010;1:115-25.
49. Chappell D, Jacobb M, Hofman KK, Conzen P, Rehm M. A rational approach to perioperative fluid management. Anaesthesiology. 2008;109:723-40.
50. Brandstrup B, Tonnesen H, Beier-Holgersen R, Hjortso E, Ording H, Lindorfi-Larsen K, et al. Effects of intravenous fluid restriction on pos operative complications. Comparison of two perioperative fluid regimens – A radomized assessor blinded multicenter trial. Ann Surg. 2003;238:641-8.
51. Rahhari K, Zimmermann JB, Schmidt T. Meta-analysis of standard, restrictive and supplemental fluid adiministration in colorrectal surgery. Br J Surg. 2009;96:331-41.
52. Holte K, Sharrock NE, Kehlet H. Pathophysiology and clinical implications of perioperative fluid excess. Br J Anaesth. 2002;89:622-32.
53. Kellum J, Mingchen S, Venkataraman R. Effects of hypercloremic acidosis on arterial pressure and circulation inflammatory molecules in experimental sepsis. Chest. 2004;125:243-8.
54. Diringer MN. The evolution of the clinical use of osmotic therapy in the treatment of cerebral edema. Acta Neurochir Suppl. 2016;121:3-6.
55. Boone MD, Oren-Grinberg A, Robinson TM, Chen CC, Kasper EM. Mannitol or hypertonic saline in the setting of traumatic brain injury: What have we learned? Surg Neurol Int. 2015;6:177.
56. McFarlane C, Lee A. A comparison of Plasmalyte 148 and 0.9% saline for intra-operative fluid replacement. Anaesthesia. 1994; 49:779-81.
57. Young JB, Utter GH, Schermer CR, Galante JM, Phan HH, Yang Y, et al. Saline versus Plasma-Lyte A in initial resuscitation of trauma patients: a randomized trial. Ann Surg. 2014; 259:255-62.
58. Jagt VD. Fluid management of the neurological patient: a concise review. Critical Care. 2016; 20:126.
59. Handy JM, Soni N. Physiological effects of hyperchloraemia and acidosis. Br J Anaesth. 2008; 101:141-50.
60. Magder S. Balanced versus unbalanced salt solutions: What difference does it make? Best Pract Res Clin Anaesthesiol. 2014;28:235-47.
61. Aksu U, Bezemer R, Yavuz B, Kandil A, Demirci C, Ince C. Balanced vs unbalanced crystalloid resuscitation in a near-fatal model of hemorrhagic shock and the effects on renal oxygenation, oxidative stress, and inflammation. Resuscitation. 2012;83(6):767-73.
62. Handy JM, Soni N. Physiological effects of hyperchloraemia and acidosis. Br J Anaesth. 2008;101(2):141-50.
63. Ince C. The great fluid debate: when will physiology prevail? Anesthesiology. 2013;119(2):248-9.
64. Gruartmoner G, Mesquida J, Ince C. Fluid therapy and the hypovolemic microcirculation. Curr Opin Crit Care. 2015;21(4):276-84.
65. Jessen MK, Andersen LW, Thomsen MH, Kristensen P, Hayeri W, Hassel RE, et al. Restrictive fluids versus standard care in adults with sepsis in the emergency department (REFACED): A multicenter, randomized feasibility trial. Acad Emerg Med. 2022 Oct;29(10):1172-1184.
66. Malbrain ML, Marik PE, Witters I, Cordemans C, Kirkpatrick AW, Roberts DJ, Van Regenmortel N. Fluid overload, de-resuscitation, and outcomes in critically ill or injured patients: a systematic review with suggestions for clinical practice. Anaesthesiol Intensive Ther. 2014;46(5):361-80.
67. Joseph N. Monteiro, Shwetal U. Goraksha. 'ROSE concept' of fluid management: Relevance in neuroanaesthesia and neurocritical care. J Neuroanaesthesiol Crit Care. 2017;4:10-6.
68. Marik PE, Linde-Zwirble WT, Bittner EA, Sahatjian J, Hansell D. Fluid administration in severe sepsis and septic shock, patterns and outcomes: an analysis of a large national database. Intensive Care Med. 2017;43(5):625-632
69. Boyd JH, Forbes J, Nakada TA, Walley KR, Russell JA. Fluid resuscitation in septic shock: a positive fluid balance and elevated central venous pressure are associated with increased mortality. Crit Care Med. 2011;39(2):259-265
70. Kelm DJ, Perrin JT, Cartin-Ceba R, Gajic O, Schenck L, Kennedy CC. Fluid overload in patients with severe sepsis and septic shock treated with early goal-directed therapy is associated with increased acute need for fluid-related medical interventions and hospital death. Shock. 2015;43(1):68-73.
71. Manu LNG. Malbrain, Niels Van Regenmortel, Bernd Saugel, Brecht De Tavernier, PieterJan Van Gaal, Olivier JoannesBoyau, JeanLouis Teboul, Todd W. Rice, Monty Mythen and Xavier

Monnet. Principles of fluid management and stewardship in septic shock: it is time to consider the four D's and the four phases of fluid therapy. Annals of Intensive Care volume 8, Article number: 66 (2018).
72. Corrêa TD, Cavalcanti AB, Assunção MS. Balanced crystalloids for septic shock resuscitation. Rev Bras Ter Intensiva. 2016;28(4):463-471.
73. Diego Orbegozo Fuhong Su, Carlos Santacruz, Xinrong He, Koji Hosokawa, Jacques Creteur, Daniel De Backer, Jean-Louis Vincent. Effects of Different Crystalloid Solutions on Hemodynamics, Peripheral Perfusion, and the Microcirculation in Experimental Abdominal Sepsis. Anesthesiology. 2016;125(4):744-754.
74. Orbegozo Cortés D, Rayo Bonor A, Vincent JL. Isotonic crystalloid solutions: A structured review of the literature. Br J Anaesth. 2014;112:968-81.
75. Raghunathan K, Shaw A, Nathanson B, Stürmer T, Brookhart A, Stefan MS, Setoguchi S, Beadles C, Lindenauer PK: Association between the choice of IV crystalloid and inhospital mortality among critically ill adults with sepsis. Crit Care Med. 2014;42:1585-91.
76. Reid F, Lobo DN, Williams RN, Rowlands BJ, Allison SP: (Ab) normal saline and physiological Hartmann's solution: A randomized double-blind crossover study. Clin Sci (Lond). 2003;104:17-24.
77. Scheingraber S, Rehm M, Sehmisch C, Finsterer U. Rapid saline infusion produces hyperchloremic acidosis in patients undergoing gynecologic surgery. Anesthesiology. 1999;90:1265-70.
78. Kiraly LN, Differding JA, Enomoto TM, Sawai RS, Muller PJ, Diggs B, Tieu BH, Englehart MS, Underwood S, Wiesberg TT, Schreiber MA. Resuscitation with normal saline (NS) vs. lactated ringers (LR) modulates hypercoagulability and leads to increased blood loss in an uncontrolled hemorrhagic shock swine model. J Trauma. 2006;61:57–64–5.
79. Curran JD, Major P, Tang K, Bagshaw SM, Dionne JC, Menon K, Rochwerg B. Comparison of Balanced Crystalloid Solutions: A Systematic Review and Meta-Analysis of Randomized Controlled Trials. Crit Care Explor. 2021;3(5):e0398.

capítulo 144

Reposição Volêmica: Coloides

Antero do Vale Fernandes | Paula Cristina Raminha Mendes | João Prosil Sampaio
José Segurado Seoane | Inês Pimenta Rodrigues | Lúcio José de Lara Santos

Destaques

- O termo solução coloide é usado para referir-se a moléculas de grande peso molecular (peso molecular > 30.000 daltons) presentes numa solução.
- No plasma sanguíneo normal, as proteínas são os principais coloides presentes.
- A osmose refere-se ao movimento passivo de um líquido de um meio menos concentrado em solutos para um mais concentrado, e a pressão oncótica ou pressão osmótica coloidal (POC) é a pressão osmótica gerada pelas proteínas no plasma sanguíneo, especialmente pela albumina e pelas globulinas.
- Também existe uma pressão oncótica exercida pelas proteínas nos tecidos e dentro das células, e que varia com a permeabilidade do capilar, porém muito menor que a pressão oncótica capilar.
- A pressão oncótica total de um capilar é de cerca de 28 mmHg, variando entre 25 e 30 mmHg, com a albumina a contribuir aproximadamente com 70% a 80% desta pressão.
- A fluidoterapia com soluções coloides tem como principal objetivo a reposição volêmica com expansão rápida e duradoura do volume plasmático no intuito de otimizar variáveis hemodinâmicas e melhorar a perfusão com o menor compromisso orgânico.
- Em junho de 2013, o *Pharmacovigilance Risk Assessment Committee* da Agência Europeia de Medicamentos (EMA), com base em estudos efetuados em doentes com sépsis, concluiu que os benefícios do uso de fluídos coloides (hidroxietilamidos [HEA]) eram menores do que seus riscos.
- Da mesma maneira, a *Food and Drug Administration* (FDA), recomendou evitar o uso de soluções coloides em doentes com sépsis e/ou insuficiência renal (IRA).
- Algumas revisões sistemáticas e metanálises, ao compararem soluções coloides com diferentes tipos de outras soluções, concluem, por exemplo, que o uso de HEA pode não aumentar a mortalidade, o tempo de internação hospitalar, bem como a incidência de IRA e/ou a necessidade de depuração extrarrenal.
- As soluções coloides de última geração, em especial os derivados do milho (HEA 6%: 130/0,4), são os mais usados no aprimoramento hemodinâmico em contexto de fluidoterapia guiada por objetivos (FGO), havendo mesmo algumas séries que as associam à uma diminuição de complicações pós-operatórias (CPO) e da mortalidade.
- Existe ainda alguma controvérsia em relação ao tipo de fluido a ser utilizado como primeira escolha na ressuscitação de doentes, em particular no choque séptico, sendo que as evidências mostram que soluções cristaloides, balanceadas ou não, são a escolha mais aconselhável.
- As soluções de albumina hipo-oncóticas podem ser utilizadas como alternativa para os doentes que precisam de grande quantidade de fluidos cristaloides durante a fase inicial de ressuscitação.
- Os hidroxietilamidos não devem ser prescritos para essa população devido os seus efeitos deletérios, no entanto são necessárias novas evidências sobre o uso de albumina e soluções balanceadas nestes de doentes.

O essencial da fisiologia dos líquidos corporais

Composição dos compartimentos corporais de fluidos

Sendo a água um bem essencial, indispensável para manter a homeostasia, é importante que se compreenda a sua distribuição e quais os mecanismos existentes no organismo para a sua regulação.

Apesar de ser o principal componente do corpo humano (cerca de 60% do peso corporal total corresponde a água), existe uma distribuição relativamente fixa nos diferentes compartimentos orgânicos: compartimento intracelular e extracelular.

No compartimento intracelular está a água presente no interior das células – líquido intracelular (LIC) – correspondendo a cerca de 2/3 de água corporal total. O volume absoluto de água tende a manter-se relativamente estável por meio dos distintos mecanismos regulatórios do organismo.

O líquido extracelular (LEC) representa todo o líquido presente fora da membrana plasmática celular, podendo existir alguma variação da quantidade total caso a pessoa se apresente em situação de desidratação ou hipervolemia. Dependendo da sua distribuição, pode-se ainda subdividir em líquido plasmático ou líquido intersticial, que corresponde a cerca de 10% e 25% da água corporal total, respetivamente (**Figura 144.1**).[1]

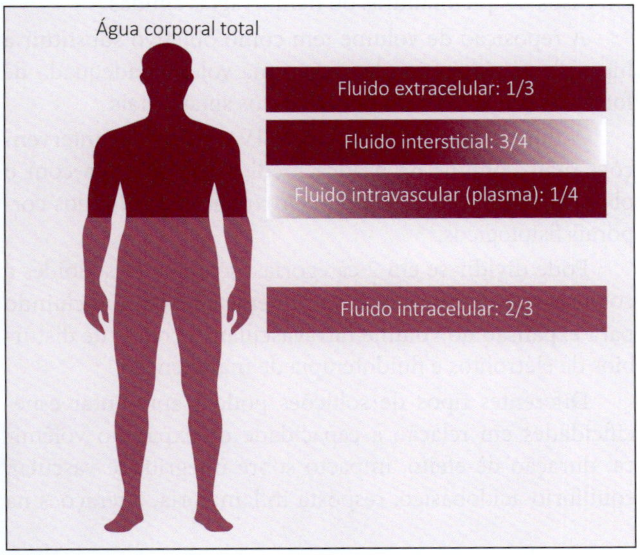

Figura 144.1. Distribuição da água corporal total (ACT): ⅔ da água corporal corresponde ao fluido intracelular (FIC) e ⅓ corresponde ao fluido extracelular (FEC). Do FEC, ¾ é fluido intersticial e apenas ¼ é fluido intravascular .

Fonte: Adaptada de Guyton, Arthur; Hall, John (2006). Textbook of Medical Physiology (Book). 11th ed. Philadelphia, Pennsylvania: Elsevier Inc.; 2006. p. 187–188

Líquido intracelular (LIC):

- Todo o fluido está contido nas células através das membranas plasmáticas.
- Cerca de 60%-65% (⅔) da água corporal total (ACT).
- O volume do fluido tende a ser bastante estável dado que a quantidade de água nas células vivas é regulada de forma rigorosa.

Líquido extracelular (LEC):

- Fluido fora das células.
- 2 constituintes principais:
  - Plasma (o componente líquido do sangue): cerca de 10% da ACT.
  - Fluido intersticial (FI) envolvendo todas as células: cerca de 25% da ACT.
- **ACT** = 60% do peso corporal total = LIC + LEC

Movimento da água nos compartimentos

Na inexistência de qualquer mecanismo regulatório, a água corporal iria mover-se livremente pelo organismo. No entanto, como foi dito previamente, e assumindo uma adequada homeostasia, a quantidade de água presente nos diferentes compartimentos mantém-se constante ao longo do tempo, que só é possível pelo equilíbrio de vetores, com forças e direções distintas, presentes dentro e fora da membrana celular.

Esses vetores podem dividir-se em dois grandes grupos, ambos presentes no interior e exterior celular: pressão hidrostática, que é exercida pela água para o exterior de um determinado compartimento, e pressão oncótica, exercida por substâncias de elevado peso molecular que não conseguem ultrapassar a membrana celular ou capilar e que exercem pressão para o interior do compartimento em questão. O somatório dessas forças, conhecidas como equação de Starling, nome do fisiologista inglês que as descreveu pela primeira vez no final do século XIX, inclui a pressão hidrostática e oncótica intra e extracelular e tende a ser próximo de zero.

Além das forças em lados opostos de uma membrana, existe ainda, na porção endoluminal das células endoteliais, uma rede justamembranar de glicoproteínas e proteoglicanos conhecida como Glicocálix. Esta camada é determinante para a permeabilidade vascular nos vários órgãos e sistemas. A integridade do Glicocálix está comprometida em diversas patologias e estados inflamatórios como sépsis, cirurgia *major* e trauma, contribuindo para formação de edema intersticial.[1]

Movimento do plasma para o LEC

- A pressão hidrostática capilar (Pc) empurra o fluido para fora dos capilares.
- A pressão hidrostática do fluido intersticial (Pfi) empurra o fluido para os capilares.
- A pressão coloide osmótica (oncótica) plasmática (πc) puxa o fluido para dentro dos capilares.
- A pressão coloide osmótica do fluido intersticial (πfi) puxa o fluido para fora dos capilares.
- Influenciado pela integridade do Glicocálix.

Movimento do LIC para o LEC

- Ocorre por osmose através da membrana celular de permeabilidade seletiva.
- Fluxo de água: da solução menos concentrada para a mais concentrada.

Osmolaridade, osmolalidade e tonicidade

Sendo o principal componente do organismo, o movimento da água no corpo tem uma elevada importância, fazendo com que pequenas alterações da sua composição levem e mudanças metabólicas significativas.[1]

No entanto, alguns solutos corporais são também relevantes na manutenção da homeostasia. Para compreender a sua importância, é necessário clarificar alguns conceitos:

Osmose:

- Movimento espontâneo da água através de uma membrana semipermeável.
- A água move-se de uma região com ↓ concentração de solutos → uma região de ↑ concentração de solutos.
- Tende a equalizar as concentrações de solutos em ambos os lados da membrana.

Pressão osmótica:

- Pressão hidrostática necessária para contrariar o processo de osmose.

Osmolaridade e osmolalidade:

- Concentração osmolar de uma solução.
- Os termos osmolaridade e osmolalidade podem ser utilizados indistintamente:
  - A tonicidade não é necessariamente igual.
  - Valores normais: 275-295 mOsm/kg.
- 80% da osmolaridade total do FI e plasma deve-se aos íons de Na e Cl.
- ½ da osmolaridade total do FIC deve-se aos íons de K; o restante é devido a outras substâncias intracelulares.

Gradiente osmótico:

- Diferença na osmolaridade entre 2 soluções de cada lado de uma membrana semipermeável.

Tonicidade (Figura 144.2):

- A medição do gradiente osmótico efetivo entre 2 fluidos separados por uma membrana semipermeável.
- Considera apenas solutos osmoticamente ativos (não conseguem atravessar uma membrana semipermeável).
- A glicose é osmoticamente ativa, mas o efeito é temporário:
  - A glicose é rapidamente metabolizada na célula → remove a atividade osmótica.
  - O resultado final é a adição de água sem soluto.
  - As osmoses temporárias de glicose não são consideradas na tonicidade final da solução.

A importância da fluidoterapia intravenosa

A perda aguda de volume intravascular pode levar a situações fatais. Podem tratar-se de perdas relativas, como em casos de choque anafilático ou séptico, em que a vasodilatação patológica leva a uma redução significativa da pressão arterial ou de perdas de volume absolutas, como acontece em casos de queimaduras ou hemorragias agudas.

A reposição de volume tem como objetivo substituir a hipovolemia intravascular para uma volemia adequada de forma a manter a hemodinâmica e os sinais vitais.

A fluidoterapia intravenosa (FIV) é uma das intervenções mais comuns na prática médica e é utilizada com o objetivo de se conseguir uma aproximação aos fluidos corporais fisiológicos.[2-4]

Pode dividir-se em 2 categorias: soluções cristaloides e coloides e está indicada em inúmeras situações, incluindo para expansão do volume intravascular, correção de distúrbios de eletrólitos e fluidoterapia de manutenção.[5-8]

Diferentes tipos de soluções podem apresentar especificidades em relação à capacidade de expansão volêmica, duração de efeito, impacto sobre integridade vascular, equilíbrio acidobásico, resposta inflamatória, alterações na

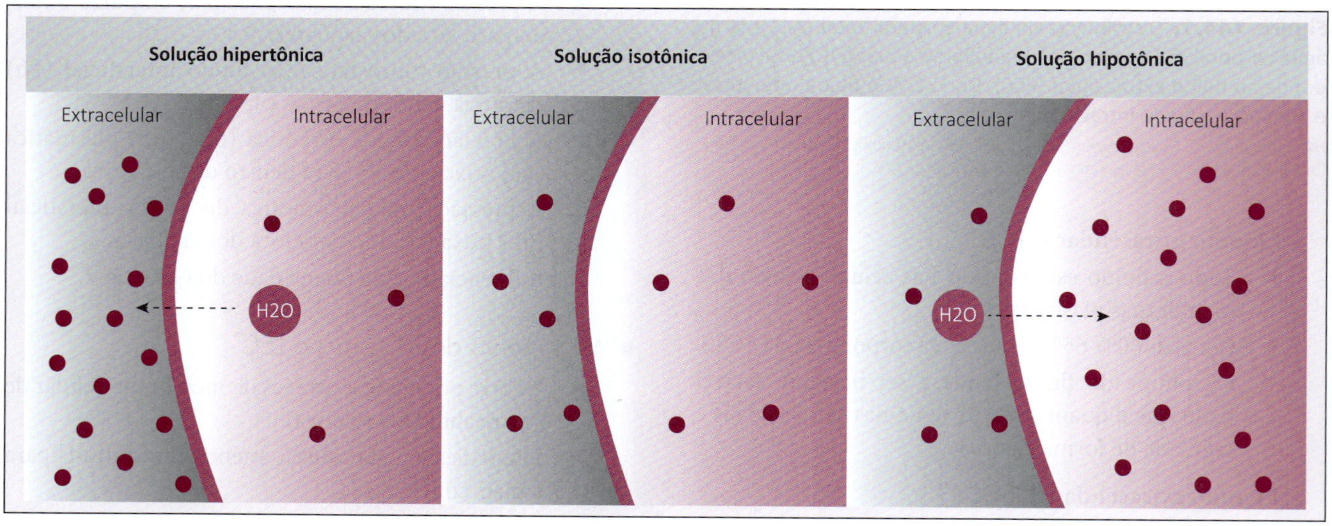

Figura 144.2. Tonicidade: o movimento da água devido à osmose de uma célula (apresentado em 3 soluções diferentes). Na solução hipertônica, a água move-se para fora da célula. Na solução isotônica, não há movimento efetivo da água. Na solução hipotônica, a água move-se para dentro da célula.

Fonte: Adaptada de Guyton A, Hall J. Textbook of Medical Physiology (Book). 11th ed. Philadelphia, Pennsylvania: Elsevier Inc.; 2006. p. 187-188.

reologia de hemácias e na hemostase. Essas alterações podem resultar em efeitos benéficos ou deletérios, dependendo das características do doente e do fluido, e orientam o seu uso clínico.[9]

Terapia de infusão com fluidos e reposição da volemia

Deve escolher-se o tipo de fluidoterapia com base na situação clínica e nas melhores evidências disponíveis e todos os doentes a quem se administra FIV devem ser monitorizados de forma apertada para determinar o objetivo e o estado da fluidoterapia

As soluções cristaloides são normalmente utilizadas em doentes hipovolêmicos, desidratados ou com perda contínua de fluidos, e as soluções coloides podem ser utilizadas em casos de diminuição da pressão oncótica.[8,10,11]

Na atualidade a comparação de soluções coloides e cristaloides deve idealmente ser efetuada em contexto de fluidoterapia guiada por objetivos (FGO) em várias situações clínicas, de âmbito médico e cirúrgico, utilizando distintos de tipos de monitorização hemodinâmica e algoritmos com objetivos determinados.[12-16]

A premissa básica de uma FGO é o assegurar um volume circulante ideal, identificando a pré-carga ideal nos doentes em que o volume sistólico (VS) pode aumentar mediante uma carga de volume (respondedores a líquidos) em contexto de hipovolemia relativa.[15]

A FGO baseia-se no aprimoramento da pré-carga com o uso de líquidos, inotrópicos e/ou vasoconstritores mediante algoritmos projetados para esse fim, para alcançar um determinado objetivo de volume sistólico (VS), índice cardíaco ou transporte de oxigênio, no intuito final de evitar a sobrecarga de líquidos, assim como a hipoperfusão tecidular e a hipoxia.[17-20]

A proporção de fluidos necessários para alcançar o objetivo de estabilização hemodinâmica é geralmente muito variável.

A rápida correção da hipovolemia para assegurar uma perfusão tecidular correta é muito importante, e *a priori* pode ser efetuada mais rapidamente com fluidos coloides, conforme alguns estudos efetuados em doentes saudáveis e em modelos animais. As soluções coloides, geralmente com base em gelatina ou amido, geram uma POC e são retidas essencialmente nos compartimentos intravasculares enquanto que as soluções cristaloides ultrapassam rapidamente a membrana capilar e o Glicocálix, ficando em maior quantidade retidas no espaço extravascular. Estudos efetuados em voluntários saudáveis demonstraram que apenas cerca de 30% dos cristaloides administrados por perfusão permaneceram no compartimento-alvo, o espaço intravascular.[21]

Em dependência da patologia subjacente, podem ser necessários volumes substancialmente superiores de cristaloides para atingir efeitos volumétricos comparáveis com os coloides.[3]

Contudo, várias metanálises demonstram uma tendência no aumento da mortalidade e nefrotoxicidade mesmo na FGO com uso de fluídos coloides comparativamente a fluidos cristaloides.[13,22,23]

Apesar das importantes limitações encontradas em alguns estudos, o uso de coloides de última geração, em particular os derivados do milho (HEA 6%: 130/0,4) em FGO com algoritmos nos quais se aprimora a pré-carga para evitar situações de hipovolemia relativa que poderiam dar lugar a hipoperfusão tecidular, não parece estar associado a diferenças na incidência de complicações pós-operatórias (CPO).[12]

Os resultados são, porém, discrepantes de vários estudos e metanálises, o que se pode dever ao fato de, em muitos dos estudos analisados, não se determinar a insuficiência renal (IRA) como resultado primário de acordo com critérios internacionalmente aceitos, o que não torna possível tirar conclusões relativas a IRA associada ao uso de coloides. É preciso destacar que o número elevado de complicações que se indicam em vários estudos correspondem em grande. parte a complicações *minor*, e a grande maioria dos estudos efetuados têm como desfecho primário o tempo de permanência hospitalar, não tendo sido sequer analisadas as complicações *major* como eventuais causas de morte.[24,25]

Assim sendo, embora tenha sido demonstrado uma tendência ao aumento da mortalidade, dado o baixo número de estudos controlados randomizados (ECR) e de doentes neles incluídos, essa conclusão deve ser tomada com cautela e para a sua confirmação torna-se imprescindível a realização de mais ECR, com potência estatística suficiente, comparando coloides com cristaloides balanceados e não balanceados em contexto de protocolos de FGO.

Após a decisão da Agência Europeia de Medicamentos (AEM), existe ainda alguma controvérsia sobre o uso de coloides seus benefícios e sua possível contribuição para a falência renal. O principal objetivo das revisões sistemáticas e metanálises futuras deverá ser a comparação do uso de coloides de última geração, derivados de milho e outros (batata), com cristaloides em contexto de FGO para determinar a magnitude das complicações e a mortalidade associada.

De acordo com as mais recentes recomendações publicadas em matéria de terapia volêmica, as perdas de volumes, quer em perioperatório quer na UCI, devem ser inicialmente tratadas com soluções cristaloides, idealmente com soluções cuja composição seja tão semelhante quanto possível ao plasma sanguíneo, as chamadas soluções balanceadas.[26,27]

Caso as soluções cristaloides não sejam consideradas suficientes, não está aconselhado o uso de soluções coloides como por exemplo o HES, exceptuando-se a albumina como complemento no intuito de minimizar o volume de cristaloides.[21,23,24,28,29]

Soluções coloides

Coloides são definidos como substâncias homogêneas não cristaloides formadas por moléculas grandes ou partículas ultramicroscópicas de uma substância dispersas através da molécula de uma segunda substância com alto peso molecular.[30]

Esses fluidos têm duração de efeito relativamente maior e capacidade de expansão intravascular com menores volumes, ou seja, uma pressão oncótica mais alta quando comparada à dos cristaloides. Os coloides não conseguem atravessar a membrana vascular devido ao seu alto peso molecular.[30-33]

Há dois tipos de coloides: naturais e semissintéticos:

A albumina humana em solução salina é a solução coloidal de referência e representa um coloide natural derivado do plasma humano.

Os coloides semissintéticos, por outro lado, consistem de derivados de três grupos moleculares principais: gelatinas, dextranos e amidos. Para produzir um coloide, essas moléculas são suspensas em um solvente, que pode ser uma solução salina isotônica ou hipertônica, glicose hipertônica, ou uma solução isotônica balanceada de eletrólitos, sendo que a solução salina isotônica é o solvente mais comum utilizado em soluções coloidais.[25,34-36]

De modo geral, na ausência de lesão endotelial significativa, são necessários três volumes de solução cristaloide para promover um efeito equivalente a 1 volume de solução coloide em expansão do intravascular ("regra 3:1"). Esta distribuição modifica-se muito no choque distributivo de etiologia séptica.

O estado da arte atual evidencia alguma controvérsia em torno da escolha da solução mais adequada a ser administrada em situações especiais.[37,38] Genericamente as soluções coloides não integram o tratamento de 1ª linha para expansão de volume, podendo, por vezes, ser utilizadas em estados de hipervolemia à custa do aumento do compartimento extravascular, mas com diminuição do volume efetivo de sangue no compartimento intravascular.

▪ Albumina

As soluções de albumina são utilizadas em todo o mundo para o tratamento de doentes graves.

Uma metanálise de 1998 associou o uso de albumina a alta taxa de mortalidade.[39] Nesse contexto, a segurança do uso da albumina foi questionada até que o estudo SAFE (*Saline versus Albumin Fluid Evaluation*) foi publicado, demonstrando que as soluções de albumina, em comparação com cristaloides, não aumentavam a mortalidade.[40]

A administração de albumina pode ser justificada com base em seus efeitos fisiológicos, principalmente ligação e transporte de várias substâncias no sangue (drogas e hormonas, por exemplo); propriedades antioxidantes; modulação de óxido nítrico; e capacidade de tamponamento, que pode ser particularmente relevante em doentes graves e não apenas para regular a pressão osmótica.[41] Além disso, o nível reduzido de albumina sérica, um achado comum em doentes graves, está associado a piores resultados, apesar deste fato, por si só não ser indicação para o uso de albumina.[42]

A análise de um subgrupo de doentes em choque séptico incluídos no estudo SAFE apresentou uma tendência à redução na mortalidade a favor da albumina, em comparação com a solução salina normal (OR ajustado 0,71; IC95%: 0,52-0,97; p = 0,03).[43]

Mais recentemente, o estudo ALBIOS (*Volume Replacement With Albumin in Severe Sepsis*) randomizou 1.818 doentes em sépsis grave ou choque séptico para receberem 300 mL de albumina a 20% mais cristaloide, ou para receberem apenas cristaloide do momento da randomização até o 28º dia ou a alta da unidade de cuidados intensivos (UCI), com meta de manutenção da albumina sérica ≥ 30g/L.[44]

Embora mais pacientes tenham atingido a pressão arterial média (PAM) alvo dentro de 6 horas no grupo da albumina quando comparado ao grupo dos cristaloides, nem a mortalidade em 28 dias nem a taxa de mortalidade em 90 dias (RR = 0,94; IC95%: 0,85-1,05; p = 0,29) diferiram entre os grupos.[44]

Conclui-se que é necessário um ensaio clínico comparando uma solução de albumina a 4% com cristaloides para ressuscitar pacientes com choque séptico. Por exemplo, a solução de albumina é a única solução coloidal recomendada pelas diretrizes da Surviving Sepsis Campaign para pacientes sépticos que não respondem à infusão de cristaloides.[45]

Por outro lado, há algumas limitações para o uso amplo de soluções de albumina, designadamente, o seu alto custo, o risco potencial de transmissão de microrganismos e os efeitos alergénicos, quando comparadas com as soluções cristaloides.

Até o momento, nenhum ensaio clínico randomizado demonstrou um benefício real para a administração de albumina, se bem que em algumas subpopulações, como as vítimas de trauma cranioencefálico, podem apresentar maior risco de morte ao receberem soluções de albumina (**Quadro 144.1**).[46]

Em resumo, as principais características da albumina são:

- É a principal proteína do soro, contribuindo com 80% da pressão oncótica do plasma.
- Existe normalmente em solução a 4%, 5%, 6%, 10 %, 20% e 25%.
- ↑ Pressão oncótica plasmática → troca osmótica de fluido do espaço intersticial para o volume intravascular.
- A duração do efeito da expansão de volume é de 12-24 horas.
- A meia-vida intravascular da albumina é de 16 horas.
- Doses acima de 20 mL/kg causam maior aumento no intravascular que o volume infundido, pois o incremento na pressão oncótica provoca movimento de líquido para o intravascular.
- É um efetivo expansor de volume no trauma e choque.
- São argumentos contra seu uso a possibilidade de transmissão de doenças infecciosas (hepatite e SIDA) e a ocorrência de eventuais reações anafiláticas.
- A albumina é o único coloide comummente utilizado na prática clínica:
  - Utilizada sobretudo em indicações específicas, em vez da expansão de volume.

- Mais cara do que cristaloides e sem benefícios proporcionais.

▶ Entre as indicações específicas para o seu uso encontram-se:

- Tratamento da hipovolemia refratária a cristaloides.
- Prevenção de lesão renal aguda associada a paracentese de grande volume.
- Terapêutica de *Síndrome do desconforto respiratório agudo (SDRA)* comhipoproteinemia.
- Tratamento do edema refratário (adicionado aos diuréticos da ansa).
- Troca de fluidos por plasmaférese.
- Síndrome hiperestimulação ovárica (apenas albumina 25%).
- Expansão de volume em estados hipervolêmicos com ↓ volume efetivo de sangue arterial (ou seja, hipoalbuminemia da cirrose).
- Tratamento da síndrome hepatorrenal.
- Tratamento da lesão renal aguda relacionada com a peritonite bacteriana espontânea.
- Tratamento de queimaduras graves.

Quadro 144.1. Resumo da solução coloidal de albumina e sua composição

Solução	Albumina	
Concentração da solução	4%, 5%	20%, 25%
Peso molecular	69	
Osmolalidade (mOsm/L)	300	1.500
Pressão oncótica (mmHg)	19-30	74-120
Expansão plasmática (%)	70-100	200-300
Duração da expansão plasmática (H)	< 24	
Meia-vida plasmática (H)	16-24	
Possíveis efeitos adversos	Alto custo, risco de infecção e reações anafiláticas	

Fonte: Adaptado de Corrêa TD, Rocha LL, Pessoa CM, Silva E, Assunção MS. Fluid therapy for septic shock resuscitation: which fluid should be used? EINSEinstein (São Paulo),. 2015;13(3):462-468.

■ Coloides sintéticos (HES, dextranos e gelatinas)

As soluções coloides não são clinicamente superiores às soluções cristaloides para a expansão de volume (apesar de permanecerem exclusivamente no espaço intravascular). São caras e algumas delas, o hidroxietilamido (HES), têm sido associadas a lesão renal aguda.

Ao contrário da albumina, os coloides sintéticos não possuem outras indicações específicas para o seu uso.

• Hidroxietil-amido (HES)

O hidroxietilamido (HES), é uma solução sintética produzida por meio da manipulação de amilopectina cerosa ou de batata (um polímero multirramificado da glicose). Tem um número variável de resíduos hidroxietil ligados às partículas de glicose anidra no polímero. Essa substituição aumenta a solubilidade do amido em água e, em graus variáveis, inibe a taxa de degradação do polímero de amido pelas amilases.[35]

Esses parâmetros são muito relevantes para a farmacocinética dos HES. A semivida da solução de amido depende de seu peso molecular, do grau de substituição, e da proporção de grupos hidroxietil no carbono C2, em comparação com o carbono C6 do monômero de glicose. Os grupos hidroxietil na posição do átomo C2 inibem o acesso da alfa-amilase ao substrato de forma mais efetiva do que os grupos hidroxietil na posição C6. Assim, espera-se que os HES produzidos com altas proporções C2/C6 sejam degradados mais lentamente.[34]

Os HES são identificados por três números, por exemplo, 10% HES 200/0,5 ou 6% HES 130/0,4, sendo classificados de acordo com o peso molecular médio (variação de 70 a 670 kiloDalton) e a frequência de grupos hidroxietil por monômero de glicose (variação de 0,4 a 0,7). O primeiro número indica a concentração da solução, o segundo representa o peso molecular médio em kiloDalton (kDa), e o terceiro, e mais significativo, é a substituição molar (MS - *molar substitution*).[35]

O HES tornou-se um dos expansores plasmáticos coloidais mais utilizados em todo o mundo, principalmente devido a seu custo mais baixo em comparação com a albumina. Em geral, o HES era utilizado para estratégias restritivas de fluidos, devido a uma alta capacidade de expansão plasmática com administração menor de volume.

No entanto, atualmente, os HES vêm sendo evitados no tratamento de doentes graves, especialmente nos doentes sépticos. Dados clínicos recentes indicam que os coloides não melhoram o *outcome* destes doentes, podendo até ser prejudiciais, em dependência do contexto e do tipo de coloide.[25,36]

Um ensaio clínico prospectivo multicêntrico foi realizado para avaliar a frequência de insuficiência renal aguda em casos de sépsis grave e choque séptico em doentes ressuscitados com HES a 6% (200kDa, 0,60; substituição 0,66) ou gelatina fluida modificada 3%. A frequência de insuficiência renal aguda e oligúria, e o pico da concentração de creatinina sérica foram significativamente mais altos no grupo HES em comparação com o grupo gelatina. Nesse estudo, observou-se que a ressuscitação com HES foi um fator de risco independente para insuficiência renal aguda (OR = 2,57; IC95%: 1,13-5,83; p = 0,026) em doentes com sépsis grave ou choque séptico.[47]

Em outros estudos foram avaliados amidos com peso molecular alto ou intermediário (200 kDa ou 450 kDa) e maior grau de substituição molar (0,5 a 0,7), e foi maior a incidência de insuficiência renal e de complicações relacionadas a hemorragia.[31]

Defendeu-se muito a ideia de que os HES de terceira geração, com menor peso molecular e menor grau de substituição molar, teriam um perfil mais seguro e, portanto, estariam associados a menor incidência de eventos adversos (especialmente complicações por hemorragia e lesão renal aguda), podendo ser utilizados para o tratamento de doentes críticos. No entanto, essa hipótese não foi confirmada nos ensaios clínicos mais recentes. Nesses estudos, a ressuscitação com HES de terceira geração foi associada a maior risco de morte, insuficiência renal aguda e necessidade de terapia de substituição renal, especialmente entre os doentes sépticos.[32,33,38]

Os resultados relatados foram bastante semelhantes, independente da comparação de amidos derivados da batata ou do milho, sendo que a literatura mais recente não corrobora o uso do HES durante a ressuscitação de doentes com sépsis ou choque séptico.[37]

Em resumo, as principais características do hidroxietil-amido são:

- É um polímero ramificado da glicose, com peso molecular e *clearance* variáveis.
- É um expansor efetivo de volume.
- Desenvolvidos para utilizar como expansor de volume devido ao benefício hipotético de permanecer no volume intravascular.
- Não é utilizado habitualmente na prática clínica.
- Acima de 20 mL/kg pode causar coagulopatia.
- Não possui o risco de transmitir infeções.
- A possibilidade de reações anafiláticas é pequena.

• Dextranos

Os dextranos são misturas de polímeros da glicose, de vários tamanhos e pesos moleculares (dextran 40 e dextran 70).

Como a maioria dos polímeros solúveis em água, as moléculas administradas com baixo peso molecular (menor que 10 KDa) são eliminados do organismo por filtração glomerular pelos rins. Para os dextranos com peso molecular superiores a 40 KDa, a sua metabolização é conseguida pela ação da enzima dextranase (dextrano 1,6-glucosidase presente em órgãos como o fígado, baço, rins e cólon) que os degrada a glicose.

Os dextranos são vastamente utilizados para aplicações biomédicas devido à sua biocompatibilidade, relativo baixo custo, e facilidade na sua modificação.

A expansão de volume causada por estas soluções depende do peso molecular, quantidade, velocidade de administração e taxa de eliminação. A infusão de *dextran 70* causa expansão mais prolongada e efetiva que o *dextran 40*.[48,49]

Estas soluções modificam as propriedades reológicas do sangue na microcirculação (diminuem a viscosidade), podendo melhorar o consumo de oxigênio em doentes críticos.[50,51]

Como os outros coloides sintéticos, pode causar reações de hipersensibilidade e efeitos sobre a coagulação.

• Gelatinas

Constituem exemplos de gelatinas o *Haemacel* e *Hisocel* a 3,5%.

O nível e a duração de seu efeito sobre o volume plasmático dependem da taxa de infusão. Experimentalmente, demonstrou-se que esta solução pode extravasar para o compartimento intersticial com certa rapidez.[52]

De modo geral não alteram a coagulação e são eliminadas inalteradas pelos rins e intestino.

Hemoderivados

Os hemoderivados também são exemplos de soluções coloides e são utilizados para expansão de volume apenas em circunstâncias específicas:

- Glóbulos vermelhos: hemorragia aguda ou anemia grave.
- Plaquetas: hemorragia associada a ↓ contagem de plaquetas ou disfunção plaquetária.
- Plasma fresco congelado: hemorragia associada a déficit de fatores de coagulação.

Comparação entre soluções cristaloides e coloides (Quadro 144.2)

Quadro 144.2. Comparação entre cristaloides e coloides

	Cristaloides	Coloides
Vantagens	Barato	Semivida mais longa
	Acessível	Necessário menos volume para expansão volêmica
Desvantagens	Semivida mais curta	Caro
	Necessário um maior volume para expansão plasmática	Risco de reação alérgica

Fonte: Desenvolvido pela autoria.

Conclusão

As evidências mostram que soluções cristaloides, balanceadas ou não, são a escolha mais aconselhável para a ressuscitação de doentes com choque séptico.

Soluções de albumina hipo-oncóticas podem ser utilizadas como alternativa para os doentes que precisam de grande quantidade de fluido durante a fase inicial de ressuscitação.

Os hidroxietilamidos não devem ser prescritos nos doentes críticos devido a seus efeitos deletérios.

São necessárias novas evidências sobre o uso de albumina e soluções balanceadas nessa população de doentes.

Referências bibliográficas

1. Hall JE. Guyton and Hall Textbook of Medical Physiology. 13th ed. W B Saunders; 2015.
2. ARISE Investigators; ANZICS Clinical Trials Group; Peake SL, Delaney A, Bailey M, Bellomo R, et al. Goal-directed resuscitation for patients with early septic shock. N Engl J Med. 2014;371(16):1496-506..
3. Myburgh JA, Mythen MG. Resuscitation Fluids. N Engl J Med. 2013;369(13):1243-1251.
4. Marx G. Fluid therapy in sepsis with capillary leakage. Eur J Anaesthesiol. 2005;20(6):429-442.

5. Seifter JL. Integration of acid-base and electrolyte disorders. N Engl J Med. 2014;371(19):1821-31.
6. Morgan TJ. Clinical review: The meaning of acid-base abnormalities in the intensive care unit – Effects of fluid administration. Crit Care. 2005;9(2):204-211.
7. Kellum JA. Saline-induced hyperchloremic metabolic acidosis. Crit Care Med. 30(1):259-261.
8. Smorenberg A, Ince C, Groeneveld ABJ. Dose and type of crystalloid fluid therapy in adult hospitalized patients. Perioper Med. 2014;3(1):1-10.
9. Corrêa TD, Rocha LL, Pessoa CM, Silva E, de Assuncao MS. Fluid therapy for septic shock resuscitation: which fluid should be used? Einstein (Sao Paulo). 2015;13(3):462-8.
10. Perel P, Roberts I, Ker K. Colloids versus crystalloids for fluid resuscitation in critically ill patients. Cochrane Database Syst Rev. 2013;2013(2).
11. Lobo DN, Dube MG, Neal KR, Simpson J, Rowlands BJ, Allison SP. Problems with solutions: drowning in the brine of an inadequate knowledge base. Clin Nutr. 2001;20(2):125-30.
12. Feldheiser A, Pavlova V, Bonomo T, Jones A, Fotopoulou C, Sehouli J, Wernecke KD, Spies C. Balanced crystalloid compared with balanced colloid solution using a goal-directed haemodynamic algorithm. Br J Anaesth. 2013;110(2):231-40.
13. Mutter TC, Ruth CA, Dart AB. Hydroxyethyl starch (HES) versus other fluid therapies: Effects on kidney function. Cochrane Database Syst Rev. 2013;2013(7).
14. Trial ARAM. Effects of Intravenous Fluid Restriction on Postoperative Complications : Comparison of Two Perioperative Fluid Regimens. Ann Surg. 2003;238(5):1-5.
15. Nisanevich V, Felsenstein I, Almogy G, Weissman C, Einav S MI. Effect of intraoperative fluid management on outcome after intraabdominal surgery. Anesthesiology. 2005;(103):25-32.
16. James MFM, Michell WL, Joubert IA, Nicol AJ, Navsaria PH, Gillespie RS. Resuscitation with hydroxyethyl starch improves renal function and lactate clearance in penetrating trauma in a randomized controlled study: The FIRST trial (Fluids in Resuscitation of Severe Trauma). Br J Anaesth. 2011;107(5):693-702.
17. Weil MH, Gazmuri RJ. Shock: new developments in the management of shock. Appl Cardiopulm Pathophysiol. 1991;4(2):103-107.
18. Russell A, Rivers EP, Giri PC, Jaehne AK, Nguyen HB. A physiologic approach to hemodynamic monitoring and optimizing oxygen delivery in shock resuscitation. J Clin Med. 2020;9(7):1-18.
19. Bentzer P, Griesdale DE, Boyd J, MacLean K, Sirounis D, Ayas NT. Will This Hemodynamically Unstable Patient Respond to a Bolus of Intravenous Fluids? JAMA. 2016;316(12):1298.
20. Kalantari K, Chang JN, Ronco C, Rosner MH. Assessment of intravascular volume status and volume responsiveness in critically ill patients. Kidney Int. 2013;83(6):1017-1028.
21. Orso D, Vetrugno L, Federici N, Copetti R, Bove T. Controversial supremacy: Are colloids better than crystalloids? J Crit Care. 2020;58:114-115.
22. Zarychanski R, Abou-Setta AM, Turgeon AF, et al. Association of Hydroxyethyl Starch Administration With Mortality and Acute Kidney Injury in Critically Ill Patients Requiring Volume Resuscitation. JAMA. 2013;309(7):678.
23. Martin GS, Bassett P. Crystalloids vs. colloids for fluid resuscitation in the Intensive Care Unit: A systematic review and meta--analysis. J Crit Care. 2019;50:144-154.
24. Lewis SR, Pritchard MW, Evans DJ, Butler AR, Alderson P, Smith AF, Roberts I. Colloids versus crystalloids for fluid resuscitation in critically ill people. Cochrane Database Syst Rev. 2018;8(8):CD000567.
25. Hartog CS, Kohl M, Reinhart K. A systematic review of third-generation hydroxyethyl starch (HES 130/0.4) in resuscitation: Safety not adequately addressed. Anesth Analg. 2011;112(3):635-645.
26. Hammond NE, Zampieri FG, Di Tanna GL, Garside T, Adigbli D, Cavalcanti AB, et al. Balanced Crystalloids versus Saline in Critically Ill Adults — A Systematic Review with Meta-Analysis. NEJM Evid. 2022;1(2):1-12.
27. Levin M, Cunnington AJ, Wilson C, Nadel S, Lang HJ, Ninis N, et al. Effects of saline or albumin fluid bolus in resuscitation: evidence from re-analysis of the FEAST trial. Lancet Respir Med. 2019;7(7):581-593
28. Giordano G, Pugliese F, Bilotta F. Hydroxyethyl starch and fluid resuscitation: Patient-oriented outcome is the "right way." J Crit Care. 2019;51:227.
29. Raghunathan K, Kempker JA, Davis EA, Sindhwani NS, Telang S, Lodaya K, et al. Early Albumin Infusion Is Associated With Greater Survival to Discharge Among Patients With Sepsis/Septic Shock Who Develop Severe Acute Kidney Injury Among Patients With Sepsis/Septic Shock Who Develop Severe Acute Kidney Injury. Crit care Explor. 2022;4(12):e0793.
30. Niemi TT, Miyashita R, Yamakage M. Colloid solutions: a clinical update. J Anesth. 2010;24(6):913-925.
31. O'Neil P, Cuthbertson B, Cairns C. Intensive Insulin Therapy and Pentastarch Resuscitation in Severe Sepsis. J Intensive Care Soc. 2008;9(1):70-71.
32. Myburgh JA, Finfer S, Bellomo R, Billot L, Cass A, Gattas D, et al. Hydroxyethyl Starch or Saline for Fluid Resuscitation in Intensive Care. N Engl J Med. 2012;367(20):1901-1911.
33. Guidet B, Martinet O, Boulain T, Philippart F, Poussel JF, Maizel J, et al. Assessment of hemodynamic efficacy and safety of 6% hydroxyethylstarch 130/0.4 vs. 0.9% NaCl fluid replacement in patients with severe sepsis: The CRYSTMAS study. Crit Care. 2012;16(3):R94.
34. Treib J, Baron J-F, Grauer MT, Strauss RG. An international view of hydroxyethyl starches. Intensive Care Med. 1999;25(3):258-268.
35. Westphal M, James MFM, Kozek-Langenecker S, Stocker R, Guidet B, Van Aken H. Hydroxyethyl starches: different products--different effects. Anesthesiology. 2009;111(1):187-202.
36. Serpa Neto A, Veelo DP, Peireira VG, de Assunção MS, Manetta JA, Espósito DC, et al. Fluid resuscitation with hydroxyethyl starches in patients with sepsis is associated with an increased incidence of acute kidney injury and use of renal replacement therapy: A systematic review and meta-analysis of the literature. J Crit Care. 2014;29(1):185.e1-185.e7.
37. Patel A, Waheed U, Brett SJ. Randomised trials of 6 % tetrastarch (hydroxyethyl starch 130/0.4 or 0.42) for severe sepsis reporting mortality: systematic review and meta-analysis. Intensive Care Med. 2013;39(5):811-822.
38. Perner A, Haase N, Guttormsen AB, Tenhunen J, Klemenzson G, Åneman A, et al. Hydroxyethyl Starch 130/0.42 versus Ringer's Acetate in Severe Sepsis. N Engl J Med. 2012;367(2):124-134.
39. Reviewers CIGA. Human albumin administration in critically ill patients: Systematic review of randomised controlled trials. Br Med J. 1998;317(7153):235-240.
40. Finfer S, Bellomo R, Boyce N, French J, Myburgh J NRSSI. A Comparison of Albumin and Saline for Fluid Resuscitation in the Intensive Care Unit. N Engl J Med. 27(350(22)):2247-56.
41. Vincent J-L. Relevance of albumin in modern critical care medicine. Best Pract Res Clin Anaesthesiol. 2009;23(2):183-191.
42. Vincent JL, Russell JA, Jacob M, Martin G, Guidet B, Wernerman J, et al. Erratum to: Albumin administration in the acutely ill: What is new and where next? [Crit Care, 18, (2014), 231]. Crit Care. 2014;18(6):1-10.
43. Impact of albumin compared to saline on organ function and mortality of patients with severe sepsis. Intensive Care Med. 2011;37(1):86-96.
44. Caironi P, Tognoni G, Masson S, Fumagalli R, Pesenti A, Romero M, et al. Albumin Replacement in Patients with Severe Sepsis or Septic Shock. N Engl J Med. 2014;370(15):1412-1421.
45. Rhodes A, Evans LE, Alhazzani W, Levy MM, Antonelli M, Ferrer R, et al. Surviving Sepsis Campaign: International Guidelines for Management of Sepsis and Septic Shock: 2016. Vol 43. Springer Berlin Heidelberg; 2017.

46. SAFE Study Investigators; Australian and New Zealand Intensive Care Society Clinical Trials Group; Australian Red Cross Blood Service; George Institute for International Health; Myburgh J, Cooper DJ, Finfer S, Bellomo R, Norton R, Bishop N, Kai Lo S VS. Saline or Albumin for Fluid Resuscitation in Patients with Traumatic Brain Injury. N Engl J Med. 2007;357(9):874-884.
47. Schortgen F, Lacherade JC, Bruneel F, Cattaneo I, Hemery F, Lemaire F, et al. Effects of hydroxyethylstarch and gelatin on renal function in severe sepsis: a multicentre randomised study. Lancet. 2001;357(9260):911-916.
48. Kim D, Robyt JF, Lee S-Y, Lee J-H, Kim Y-M. Dextran molecular size and degree of branching as a function of sucrose concentration, pH, and temperature of reaction of Leuconostoc mesenteroides B-512FMCM dextransucrase. Carbohydr Res. 2003;338(11):1183-1189.
49. Cheetham NWH, Fiala-Beer E, Walker GJ. Dextran structural details from high-field proton NMR spectroscopy. Carbohydr Polym. 1990;14(2):149-158.
50. Terg R, Miguez CD, Castro L, Araldi H, Dominguez S, Rubio M. Pharmacokinetics of Dextran-70 in patients with cirrhosis and ascites undergoing therapeutic paracentesis. J Hepatol. 1996;25(3):329-333.
51. Mehvar R. Dextrans for targeted and sustained delivery of therapeutic and imaging agents. J Control Release. 2000;69(1):1-25.
52. Hayakawa M, Sawamura A, Sugano M, Uegaki S, Kubota N, Gando S, Jesmin S. Thrombin-activatable fibrinolysis inhibitor and organ dysfunction in disseminated intravascular coagulation associated with sepsis. Crit Care. 2011;15(Suppl 3):P1.

capítulo | 145

Drogas Vasoativas e Inotrópicas

Filipe André Gonzalez | Ricardo Meireles de Mateus | Jacobo Bacariza Blanco
Cristina Martins | Rita Varudo

Introdução

Os vasopressores e inotrópicos são classes de agentes farmacológicos usados para melhorar a perfusão tecidular em pacientes críticos em choque. Este capítulo descreve os principais vasoconstritores e inotrópicos usados na prática atual, os seus mecanismos de ação, vantagens, limitações e aplicações clínicas com evidências médicas atualizadas, quando disponível.

O principal papel dos vasopressores é melhorar a pressão arterial média (PAM) e, desejavelmente, a perfusão tecidular, aumentando o tônus vasomotor arterial, visto que: PAM = débito cardíaco *vs.* resistência periférica total.

Pode haver necessidade de aumentar a PAM por várias razões, incluindo o manejo do choque, manutenção da perfusão cerebral na lesão cerebral e otimização da perfusão renal na lesão renal aguda (LRA) e na síndrome hepatorrenal. A principal distinção entre vasopressores e inotrópicos reside na falta de um efeito direto sobre o débito cardíaco (DC), embora muitas vezes ocorram alterações cardiovasculares "reflexas" indiretas. Além disso, vários fármacos apresentam características inotrópicas e vasopressoras.

A vasoconstrição pode ser mediada por várias classes de receptores, e os vasopressores podem ser classificados com base na sua ação em receptores adrenérgicos ou outros. Alguns conceitos essenciais devem ser considerados com todos os agentes vasoativos:

1. Antes de iniciar a terapia vasoconstritora, deve-se realizar ressuscitação volêmica adequada para restaurar o volume circulante, melhorar o DC e otimizar a perfusão.
2. A maioria dos vasopressores segue relações dose-resposta variáveis e os seus efeitos dependem da concentração do fármaco e dos fatores intrínsecos ao paciente. Isto é especialmente relevante dado as complicações que podem ocorrer, que são discutidas mais adiante neste capítulo.
3. A dose de vasopressores pode ser desafiadora. Como regra geral, pode ser apropriado administrar doses iniciais baixas e aumentar gradualmente. Isso deve ser baseado na resposta do paciente, resultado desejado e monitorização de efeitos colaterais, em vez de ter como objetivo uma dose de perfusão pré-determinada. A maioria dos vasopressores tem uma semivida relativamente curta, pelo que a sua dose pode ser ajustada conforme necessário.
4. A administração geralmente é realizada por acesso venoso central, mas pode ser por via periférica, respeitando concentrações máximas do fármaco, limite na titulação da dose e usado de forma temporal.

Receptores adrenérgicos e agentes vasoativos

A maioria dos agentes vasoativos usados na prática clínica exerce os seus efeitos cardiovasculares interagindo com receptores adrenérgicos (RAs) no coração e vasos (**Quadro 145.1**).[1] A ativação simpática restaura a PAM, aumentando DC, resistências vasculares sistêmicas (RVS) e retorno venoso (RV), ao desviar sangue da circulação venosa e mesentérica para os músculos, coração e cérebro durante o estresse e o exercício.[2] Os RAs α1 (A1Rs) aumentam a RVS por vasoconstrição mesentérica da pele e arteríolas renais, bem como as artérias coronárias, redistribuindo o volume sanguíneo venoso esplâncnico e periférico para a circulação arterial.[1,2] A capacidade de resposta do sistema vascular A1R está diminuído em estados de sépsis e choque quente/vasoplégico, exigindo doses vasopressoras mais altas para manter a RVS quando comparados a pacientes com choque frio (especialmente em choque cardiogênico).[2] A estimulação dos receptores vasculares de vasopressina 1a (V1aRs) imitam e aumentam os efeitos vasoconstritores de A1R por meio de vários mecanismos.[2,3] Os RAs β1 miocárdicos (B1Rs) e, em menor grau, os RAs β2 (B2Rs), aumentam a frequência cardíaca (FC) (cronotropismo) e a contratilidade

Quadro 145.1. Resumo farmacológico dos principais agentes vasoativos				
Fármaco	**Receptor**	**Efeito**	**Dose**	**Efeitos secundários**
Noradrenalina	α1 (>), β1, β2	Aumenta a contratilidade, a pré-carga, o DC, a FC e diminui a dependência da pré-carga	0,01-3,3 μg/kg/min (incremento) 0,1 a 0,3 μg/kg/min cada 5 min até alcançar o efeito desejado)	Bradicardia arritmia cardíaca, isquemia periférica
Dopamina	D1 (outros receptores D), α1, β1	Aumenta a contratilidade, a FC e a PA. Vasoconstrição a nível renal e mesentérico. Vasodilatação	< 5 μg/kg/min D1; 5-10 μg/kg/min β1, > 10 μg/kg/min α1 (incremento μg/kg/min cada 10-30 minutos até alcançar o efeito desejado)	Fibrilação auricular, bradicardia, taquicardia, arritmia ventricular, taquiarritmias
Adrenalina	α1 (>) β1, β2	Aumento do DC, do VS e da PAM. Aumenta as RVS	0,05-1 μg/kg/min (incremento 0,05-0,2 μg/kg/min cada 10-15 minutos até alcançar o efeito desejado)	Hiperlactacidemia, hiperglicemia, taquiarritmias, isquemia periférica, diminuição do fluxo esplâncnico
Vasopressina	V1 (a y b), V2, V3	Vasoconstrição, aumenta a sensibilidade às catecolaminas, diminui a FC, diminui o VS, diminui o DC. Retenção hidrossalina, aumento de fatores pró-coagulantes, estimula libertação de NO e corticosteroides	0,01-0,04 UI/min	Bradicardia, arritmia cardíaca, urticária, cefaleia, broncoconstrição, diminuição do fluxo sanguíneo esplâncnico, isquemia e necrose em doses altas (> 0,06 UI/min)
Terlipressina	V1a, V1b (>), V2	Vasoconstrição periférica e esplâncnica, diminuição do DC, incremento do consumo de O_2	1 mg/6-8 h *bolus*	Arritmias (torsade de pointes), necrose, isquemia cardíaca, intestinal ou cutânea em doses elevadas
Selepressina	V1a	Vasoconstrição periférica	1,7; 2,5 e 3,5 ng/kg/min	Fibrilação auricular, bradicardia, hipertensão
Fenilefrina	α1	Aumento da PAM, diminui FC, vasoconstrição, diminuição de DC	0,5-8,0 μg/kg/min; incremento de 0,5 a 1,0 μg/kg/min cada 5 minutos até alcançar o efeito desejado	Arritmias, isquemia periférica, bradicardia, acidose metabólica, diminuição do fluxo sanguíneo renal e esplâncnico
Angiotensina II	AT-I	Vasoconstrição, aumento da ADH, ACTH e aldosterona	20-200 ng/kg/min; incrementos de até 15 ng/kg/min cada 5 minutos até alcançar o efeito desejado	Trombose, taquicardia, trombocitopenia, acidose, *delirium*
Azul de metileno	Guanilato ciclasa	Inibição da vasodilatação, aumento da PAM, diminui a permeabilidade capilar pulmonar	1-2 mg/kg *bolus* iv ± infusão. Incrementar gradualmente 0,25, 0,5, 1, 2 mg/kg/h	Meta-hemoglobinemia, vasoconstrição pulmonar, falsa descida da SpO_2 na monitorização oximétrica do pulso
Dobutamina	β1 >, β2 >, α (débil)	Aumenta contratilidade, DC e transporte de O_2 Cronotrópico leve Inodilatador	5-20 μg/kg/min	Taquiarritmias, incremento do consumo miocárdico de oxigênio, tolerância farmacológica quando a perfusão se prolonga mais de 5 dias, febre, eosinofilia
Levosimendan	Sensibilizador do cálcio	Aumenta contratilidade, potente vasodilatador Aumenta DC sem incrementar a necessidade de O_2 Efeito lusitrópico	0,05-0,2 μg/kg/min	Cefaleia, hipotensão, taquiarritmias em doses altas, alcalose metabólica, hipocaliemia

ACTH: hormônio adrenocorticotrófico; ADH: hormônio antidiurético; DC: débito cardíaco; FC: frequência cardíaca; Min: minutos; NO: óxido nítrico; O2: oxigênio; PA: pressão arterial; PAM: pressão arterial média; RVS: resistências vasculares sistêmicas; V1: receptor de vasopressina 1; V2: receptor de vasopressina 2; V3: receptor de vasopressina 3; VS: volume sistólico.
Fonte: Desenvolvido pela autoria

cardíaca (inotropismo) para aumentar o volume sistólico (VS) e DC para uma determinada pré-carga.[2,3] Os B2Rs vasculares (e, em menor grau, B1Rs) opõem-se à ação vasoconstritora dos A1Rs e reduzem o tônus vascular, especialmente no músculo esquelético para facilitar o fluxo sanguíneo muscular e retorno venoso durante o exercício.[2]

A estimulação hepática B2R aumenta a produção de glicose e lactato para fornecer combustível para o metabolismo muscular. Pacientes com insuficiência cardíaca (IC) crônica apresentam uma sensibilidade reduzida à estimulação B1R pela sua desregulação crônica com efeito de *feedback* negativo sobre os B1R.[2]

Agentes vasoativos e choque

Os vasopressores restauram a PAM aumentando a RVS por vasoconstrição arteriolar (aumento da sinalização A1R/V1aR).[1,2,4] Os inotrópicos aumentam o DC e o VS pela melhoria da contratilidade cardíaca via estimulação B1R/B2R e aumentam a FC (efeito cronotrópico positivo), que pode aumentar ainda mais o DC, embora o agravamento da taquicardia possa limitar aumentos adicionais de DC em alguns pacientes. Vasodilatadores e vasoconstritores exercem efeitos cardíacos que ocorram por reflexos. Os vasodilatadores reduzem a RVS sem efeitos inotrópicos diretos e os vasoconstritores aumentam a RVS sem efeitos inotrópicos diretos. Os inodilatadores reduzem a RVS e estimulam a contratilidade cardíaca, enquanto os inoconstritores aumentam RVS e estimulam a contratilidade cardíaca. Vasodilatadores e inodilatadores tendem a reduzir as pressões de enchimento cardíaco reduzindo a RVS, enquanto os vasoconstritores e inoconstritores tendem a aumentar as pressões de enchimento cardíaco aumentando a RVS. Vasodilatadores, inodilatadores e inoconstritores podem aumentar o DC, embora os inodilatadores tendam a ter o maior efeito devido à redução combinada da RVS e aumento da contratilidade cardíaca. Vasoconstritores e inoconstritores são vasopressores e aumentam a PAM, com maior efeito dos inoconstritores devido aos aumentos combinados na RVS e no DC (**Figura 145.1**).[5]

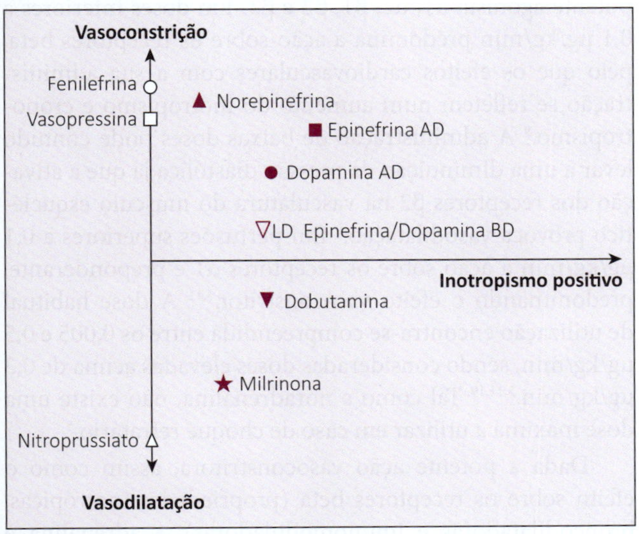

Figura 145.1. Resposta vascular às drogas vasoativas.

AD: alta dosagem; BD: baixa dosagem.

Fonte: Adaptada de Jentzer JC, Coons JC, Link CB, Schmidhofer M. Pharmacotherapy Update on the Use of Vasopressors and Inotropes in the Intensive Care Unit. J Cardiov Pharmacol Therap. 2015;20(3):249-60.

A compreensão dessas diferenças é fundamental para a seleção apropriada de agentes vasoativos em diferentes estados fisiopatológicos. Os efeitos fisiológicos de cada droga descrita aqui são apenas teóricos, pois pode haver marcada variabilidade interindividual na resposta a uma determinada dose de um determinado medicamento com base na reserva cardiovascular subjacente, doença primária subjacente, fisiopatologia e responsividade intrínseca à droga. As comparações dos efeitos hemodinâmicos de drogas vasoativas observados em estudos podem ser confundidas por outras drogas concomitantes. As drogas vasoativas exibem uma resposta não linear à titulação da dose, em que o incremento de resposta clínica alcançada com doses crescentes, diminui com doses progressivamente maiores (**Quadro 145.1**).[6]

Vasopressores adrenérgicos

Do armamentário terapêutico disponível na abordagem terapêutica ao doente em choque, os fármacos que atuam sobre o sistema nervoso simpático, nomeadamente as substâncias vasoativas com propriedades vasopressoras, possuem um papel de destaque por meio da ação sobre os receptores adrenérgicos.

Os receptores adrenérgicos são receptores transmembranares pertencentes ao grupo de receptores acoplados à proteína G, encontrando-se presentes em vários órgãos e sistemas no corpo humano.[7,8] De acordo com a sua estrutura molecular, estes dividem-se tipicamente em receptores alfa-1 ($\alpha 1$), alfa-2 ($\alpha 2$), beta-1 ($\beta 1$), beta-2 ($\beta 2$) e beta-3 ($\beta 3$).[7,9] A ativação de cada um destes receptores provoca ações excitatórias ou inibitórias consoante o órgão em que se encontrem.[9] No **Quadro 145.2** encontram-se resumidas as principais ações e localização destes receptores no sistema cardiovascular.

Atualmente encontram-se disponíveis vários vasopressores adrenérgicos, nomeadamente catecolaminas endógenas como a noradrenalina, adrenalina e a dopamina, assim como simpaticomiméticos sintéticos tais como a efedrina, fenilefrina, metaraminol e a midodrina.

Noradrenalina

A noradrenalina (ou norepinefrina) é uma catecolamina endógena e neurotransmissor secretada majoritariamente pelos neurônios pós-ganglionares do sistema nervoso simpático e, em menor quantidade, pela medula da suprarrenal para a circulação sistêmica.[10] É primariamente um agonista direto dos receptores $\alpha 1$, com moderada atividade sobre os receptores $\beta 1$ e mínima sobre os receptores $\beta 2$, pelo que o seu efeito hemodinâmico predominante é de vasoconstritor.[5,8] Apesar da ação sobre os receptores $\beta 1$, o aumento das resistências periféricas pode provocar bradicardia reflexa.[8] Contudo, o efeito sobre a pós-carga e por conseguinte da pressão diastólica levam a uma melhoria do fluxo coronário.[11] Para além disso, o efeito vasopressor nos vasos de capacitância leva ao recrutamento do volume não estressado para volume estressado, melhorando a pré-carga,

Quadro 145.2. Localização dos receptores adrenérgicos no sistema cardiovascular e seu efeito quando ativados(2-4)		
Receptor adrenérgico	**Localização**	**Efeito**
α1	Músculo liso vasculatura periférica arterial e venosa	Vasoconstrição periférica
	Músculo liso artérias coronárias	Vasoconstrição coronária
	Miocárdio	Inotropismo
α2	Predominantemente no SNC Neurônios pré-sinápticos	*Feedback* inibitório da libertação de catecolaminas na fenda sináptica»»» redução tônus simpático
	Músculo liso artérias coronárias	Vasoconstrição coronária
β1	Nó sinoatrial, nó auriculoventricular, miocárdio	Cronotropismo, dromotropismo e inotropismo
β2	Nó sinoatrial, miocárdio	Cronotropismo e inotropismo
	Músculo liso artérias coronárias	Vasodilatação coronária
	Músculo liso vasculatura do músculo esquelético	Vasodilatação periférica
β3	Miocárdio	Ativado na presença de elevadas concentrações de catecolaminas. Efeito inotrópico negativo

SNC: sistema nervoso central.

Fonte: Desenvolvido pela autoria.

o que, juntamente com a ativação β1 e aumento da perfusão coronária, poderá resultar numa ligeira melhoria do volume sistólico e do DC.[5,7,12] No entanto, apesar de no doente com disfunção miocárdica o uso de noradrenalina poder manter um DC adequado, o aumento considerável das resistências periféricas pode resultar em diminuição do DC.[5]

A dose habitual de administração de noradrenalina é de 0,01 a 1,0 μg/kg/min, com valores superiores a 0,5 μg/kg/min a serem considerados elevados, apesar de no caso do choque refratário não estar estipulada uma dose máxima de utilização.[5,7,13] Contudo, de acordo com diretrizes recentes, no doente em choque séptico com valores de noradrenalina superiores a 0,25-0,5 μg/kg/min, deverá ser adicionado um segundo vasopressor como a vasopressina em vez de escalada do fármaco.[14] A noradrenalina possui um pico de ação rápido com uma semivida de cerca de dois a sete minutos.[13] O seu efeito vasopressor é aproximadamente 100 vezes superior ao da dopamina, três a cinco vezes superior à fenilefrina e é relativamente equipotente em relação à adrenalina.[5]

A noradrenalina é atualmente o fármaco vasopressor de primeira linha no doente em choque séptico.[14] Vários estudos compararam a noradrenalina com outros agentes como a adrenalina, dopamina, vasopressina, fenilefrina, terlipressina e o placebo, e nenhum mostrou superioridade relativamente a esta.[15,16] Para além disso, vários estudos sugerem uma menor mortalidade com o uso de noradrenalina *vs.* a dopamina no doente em choque.[17] No entanto, numa revisão sistemática e metanálise recentemente publicada de Ruslan *et al.*,[16] na qual se incluíram 4.803 doentes de 11 estudos randomizados, não se identificou diferença estatisticamente significativa com o uso da noradrenalina em comparação com outros vasopressores na mortalidade por todas as causas aos 28 e 90 dias, assim como na incidência de enfarte do miocárdio. Os mesmos autores referem, contudo, que em comparação com o placebo e outros vasopressores, esta reduz significativamente a incidência de arritmias em respetivamente 45% e 36%, o que torna a noradrenalina o agente vasopressor mais seguro a utilizar em caso de choque séptico.[16]

Em outros tipos de choque como o choque cardiogênico sob suporte inotrópico com manutenção de hipotensão grave, a noradrenalina é o agente vasopressor de eleição a utilizar dado o menor risco de efeitos adversos, nomeadamente disritmias e hiperlactacidemia. O seu uso no choque hemorrágico após ressuscitação volêmica encontra-se também validada, acima de tudo pelo recrutamento de volume sanguíneo do leito vascular esplâncnico com consequentes efeitos positivos na circulação sistêmica.[18] Em doses habituais a noradrenalina não atravessa a barreira hematoencefálica, pelo que a sua utilização no doente neurocrítico é segura por manter uma adequada perfusão de perfusão cerebral.[8,11]

Adrenalina

A adrenalina (ou epinefrina) endógena, ao contrário da noradrenalina, é majoritariamente produzida pela medula da glândula suprarrenal.[9] Possui no entanto um maior espectro de ação sobre os receptores adrenérgicos, sendo um potente agonista α1, α2, β1, β2 e β3. Em doses inferiores a 0,1 μg/kg/min predomina a ação sobre os receptores beta, pelo que os efeitos cardiovasculares com a sua administração se refletem num aumento do inotropismo e cronotropismo.[9] A administração de baixas doses pode contudo levar a uma diminuição da pressão diastólica já que a ativação dos receptores β2 na vasculatura do músculo esquelético provoca vasodilatação.[9] Em perfusões superiores a 0,1 μg/kg/min a ação sobre os receptores α1 é preponderante, predominando o efeito vasoconstritor.[5,11] A dose habitual de utilização encontra-se compreendida entre os 0,005 e 0,5 μg/kg/min, sendo consideradas doses elevadas acima de 0,3 μg/kg/min.[5,11,19] Tal como a noradrenalina, não existe uma dose máxima a utilizar em caso de choque refratário.[5]

Dada a potente ação vasoconstritora, assim como o efeito sobre os receptores beta (propriedades inotrópicas, broncodilatadoras e imunomoduladoras), a adrenalina é considerada o fármaco de primeira linha em caso de choque anafilático, estando recomendada a administração por via intramuscular (IM) em doses de 0,5 mg a cada 5 minutos ou *bolus* EV de 20-50 μg de acordo com a resposta clínica.[20]

Este fármaco é também considerado de primeira linha no caso de ressuscitação cardiopulmonar, já que o marcado efeito vasopressor e por conseguinte aumento da pressão diastólica, promovem uma melhoria na pressão de perfusão coronária, a qual está marcadamente relacionada com o retorno à circulação espontânea.[21,22] Estudos recentes demonstraram que a adrenalina efetivamente melhora o retorno à circulação espontânea, sobrevida à alta hospitalar e a três meses na parada cardiorrespiratória em ambiente extra-hospitalar, com um ganho mais pronunciado na sobrevida dos doentes que se apresentam em ritmo não desfibrilável.[23,24] No entanto, relativamente ao placebo, o uso de adrenalina não demonstrou um benefício claro no *outcome* neurológico dos sobreviventes.[24] Neste contexto, as sociedades internacionais recomendam, no doente em ritmo não desfibrilável, 1 mg de adrenalina logo que possível, e no ritmo desfibrilável, após o 2º (diretrizes americanas) ou 3º choque (diretrizes europeias), com administrações subsequentes de 1 mg a cada 3-5 minutos.[21,25]

No caso do choque cardiogênico, Levy *et al.* demonstraram que relativamente à melhoria do índice cardíaco e PAM o efeito é semelhante entre a adrenalina e a noradrenalina, no entanto o uso de adrenalina está associado a uma maior incidência de choque refratário, hiperlactacidemia e taqui-disritmias. Neste sentido, o inotrópico de primeira linha a utilizar no choque cardiogênico deverá ser a dobutamina, associada com a noradrenalina como agente vasopressor.[26]

Na presença de bradicardia com critérios de instabilidade, a adrenalina encontra-se recomendada pelas diretrizes internacionais como agente de segunda linha em doses de 2 a 10 μg/min.[21] Adrenalina é também considerada um fármaco de segunda linha no choque séptico, podendo ser utilizada particularmente nos doentes em que o uso concomitante da noradrenalina e vasopressina é insuficiente para a manutenção de uma PAM adequada.[14] Em comparação com a noradrenalina, as principais limitações desta catecolamina prendem-se com o maior risco de arritmias, elevada vasoconstrição, designadamente no território esplâncnico (com consequente maior probabilidade de isquemia mesentérica), e efeitos metabólicos pronunciados, como um aumento do consumo de oxigênio tecidular, hiperglicemia e maior produção de ácido lático.[5,8,13] Apesar da hiperlactacidemia resultante, o seu aumento não aparenta estar associado a um pior *outcome*.[1] Contudo, o uso da adrenalina e o seu efeito sobre o lactato, torna limitada a avaliação seriada como marcador fisiológico na ressuscitação do doente em choque.[11,13]

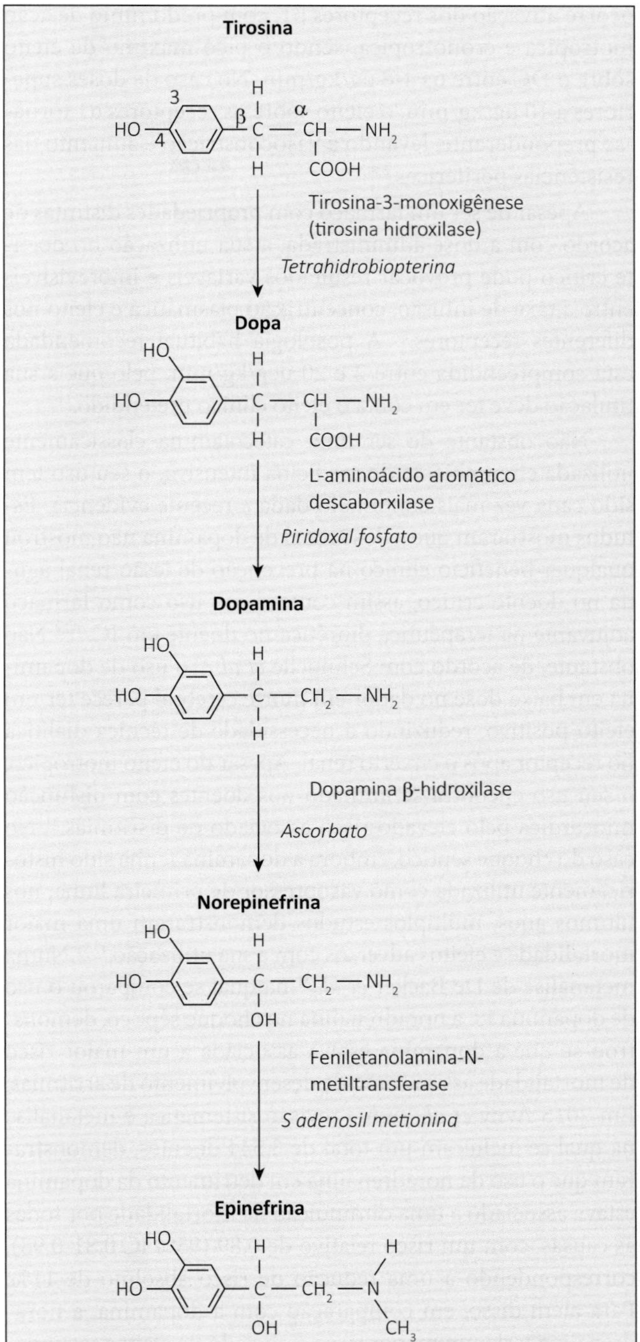

Figura 145.2. Etapas enzimáticas na síntese de catecolaminas endógenas. De (3) feniletanolamina-N-metiltransferase.

Fonte: Desenvolvida pela autoria.

Dopamina

A dopamina é o precursor metabólico da noradrenalina e adrenalina (**Figura 145.2**).[9] É também um agonista direto dos receptores adrenérgicos, no entanto, ao contrário das restantes catecolaminas endógenas, possui ainda atividade sobre os receptores dopaminérgicos D1 e D2.[9] A ativação do receptor D1 promove vasodilatação cerebral, coronária, esplâncnica e renal. Este receptor encontra-se também presente nas células do túbulo contornado proximal renal, pelo que a sua ativação inibe a reabsorção de Na+.[9] No caso do receptor D2, este encontra-se presente no botão pré-sináptico, promovendo um mecanismo de *feedback* negativo na libertação de neurotransmissores para a fenda sináptica.

A ação da dopamina sobre os diversos receptores é dependente da dose administrada.[27] Em baixas doses de até 3 μg/kg/min, predomina a ação sobre os receptores dopaminérgicos, pelo que o efeito final é o de vasodilatação e natriurese.[5,11,27] Em doses intermédias (de 4 a 10 μg/kg/min), ocorre ativação dos receptores β1, com predomínio de ação inotrópica e cronotrópica, sendo o pico máximo de efeito sobre o DC entre os 4-8 μg/kg/min. No caso de doses superiores a 10 μg/kg/min, o efeito sobre os receptores α1 torna-se preponderante, levando a vasoconstrição e aumento das resistências periféricas.[5,8,27]

Apesar de ser um fármaco com propriedades distintas de acordo com a dose administrada, a sua utilização no doente crítico pode provocar resultados variáveis e imprevisíveis entre a taxa de infusão, concentração plasmática e efeito nos diferentes receptores.[27] A posologia habitual recomendada está compreendida entre 2 e 20 ucg/kg/min, pelo que a sua titulação deve ter em conta o efeito clínico pretendido.[11]

Não obstante de ser uma catecolamina classicamente utilizada em ambiente de medicina intensiva, o seu uso tem sido cada vez mais contestado dada a recente evidência. Estudos mostraram que a dose renal de dopamina não mostrou qualquer benefício clínico na prevenção de lesão renal aguda no doente crítico, assim como o seu uso como fármaco adjuvante na terapêutica diurética no doente em IC.[28,29] Não obstante, de acordo com Schnuelle *et al.*,[30] o uso de dopamina em baixa dose no dador em morte cerebral parece ter um efeito positivo, reduzindo a necessidade de técnica dialítica no receptor após o enxerto renal. Apesar do efeito inotrópico, o seu uso encontra-se limitado nos doentes com disfunção miocárdica pelo elevado risco associado de disritmias.[31] No caso do choque séptico, embora a dopamina tenha sido historicamente utilizada como vasopressor de primeira linha, nos últimos anos, múltiplos estudos demonstraram uma maior mortalidade e efeitos adversos com a sua utilização.[17,31] Numa metanálise de De Backer *et al.*,[31] na qual se comparou o uso de dopamina *vs.* a noradrenalina no choque séptico, demonstrou-se que a dopamina estava associada a um maior risco de mortalidade assim como de desenvolvimento de arritmias. Em 2015 Avny *et al.*, numa revisão sistemática e metanálise na qual se incluíram um total de 3.544 doentes, demonstraram que o uso da noradrenalina em detrimento da dopamina estava associado a uma diminuição da mortalidade por todas as causas, com um risco relativo de 0,89 (95% IC 0,81-0,98), correspondendo a uma redução de risco absoluto de 11%. Para além disso, em comparação com a dopamina, a noradrenalina teria um menor risco associado de efeitos secundários *major* e de arritmias cardíacas.[17] Um estudo prospectivo revelou ainda que no caso do choque séptico hiperdinâmico, a dopamina era menos eficaz na reversão de distúrbios metabólicos e hemodinâmicos em comparação com a noradrenalina.[15] De acordo com as diretrizes atuais da *Surviving Sepsis Campaign*, a dopamina deverá somente ser utilizada como fármaco vasopressor de segunda linha, em contextos em que a noradrenalina não se encontra disponível, devendo-se ter especial atenção no seu uso dado o risco de desenvolvimento de arritmias.[14]

Efedrina

A efedrina é um fármaco sintetizado para uso médico, encontrando-se naturalmente presente em certas plantas do gênero *Ephedra* sp.[32] Com propriedades semelhantes à adrenalina, possui ação direta sobre os receptores alfa, β1 e β2, sendo, contudo, menos potente.[10] É ainda um agonista indireto ao atuar no botão pré-sináptico, promovendo a libertação de noradrenalina na fenda sináptica e inibindo a sua reabsorção.[1,9,10] Neste sentido, o seu uso encontra-se contraindicado nos doentes sob antidepressivos inibidores da a oxidase devido ao risco exacerbado de efeitos simpaticomiméticos. Para além disso, ao possuir propriedades como agonista indireto, o uso prolongado deste fármaco está associado a taquifilaxia, justamente pela depleção da noradrenalina das vesículas sinápticas.[1]

Este agente simpaticomimético é utilizado principalmente na hipotensão no perioperatório, sendo frequentemente o fármaco de eleição na hipotensão associada à anestesia do neuroeixo.[10,11,33] Ao contrário das catecolaminas endógenas, tem um tempo de ação prolongado podendo persistir por 60-90 minutos.[10] É habitualmente administrado em *bolus* de 3 a 10 mg, a cada 3-5 minutos, até perfil tensional e perfusão adequados.[10,11]

Fenilefrina

A fenilefrina é um agente simpaticomimético seletivo sobre os receptores α1, contudo, em elevadas doses, possui alguma ação sobre os receptores β1.[27] Na dose habitual, provoca marcada vasoconstrição arterial e venosa, com potencial redução da perfusão renal e esplâncnica.[1,13] Devido à ação sobre a pós-carga, pode induzir ainda bradicardia reflexa e consequente diminuição do DC.[13]

É habitualmente utilizada na reversão da hipotensão de instalação súbita associada à vasoplegia, podendo ainda ser utilizada em situações como a estenose aórtica ou a miocardiopatia hipertrófica obstrutiva, como forma de redução do gradiente do trato de saída do ventrículo esquerdo.[1,11]

A fenilefrina possui um pico de ação rápido, com uma duração de ação de cerca de 20 minutos quando administrada em *bolus* (no caso da noradrenalina é inferior a 2 min).[27] A posologia habitual é de *bolus* de 50 a 100 μg ou em caso de perfusão contínua entre 0,1 e 1,5 μg/kg/min.[5,27] Doses superiores poderão estar associadas a isquemia tecidular.[5] Um estudo prospetivo relativo ao uso da noradrenalina e da fenilefrina em doentes com choque séptico, constatou que o uso da fenilefrina estava associada a uma maior incidência de disfunção renal e vasoconstrição hepatoesplênica.[34] Para além disso, o estudo de Vail *et al.*,[35] acerca do *outcome* dos doentes em choque séptico num período de escassez de noradrenalina nos Estados Unidos, mostrou claramente que o uso da fenilefrina estava associado a um aumento da mortalidade.

Metaraminol

O metaraminol (ou *aramin*) é uma amina sintética utilizada desde os anos 1950.[36] É um agente simpaticomimético com propriedades mistas, sendo predominantemente agonista direto dos receptores α1. No entanto, possui também ação indireta ao atuar no botão pré-sináptico, promovendo a libertação de noradrenalina na fenda sináptica, o que lhe confere para além do agonismo α1 alguma ação sobre os receptores β1.[9] A pesar da ligeira atividade beta, tal como a fenilefrina, o potente efeito vasoconstritor e consequente aumento das resistências periféricas podem provocar bradicardia reflexa assim como diminuição do débito cardíaco.[1,33]

Esta substância é utilizada habitualmente por períodos curtos, em *bolus* EV de 0,5 a 2 mg, na prevenção ou reversão da hipotensão no serviço de urgência, durante os procedimentos cirúrgicos, ou na estabilização inicial do doente crítico.[1,9] Um estudo recentemente publicado sobre as práticas do uso de metaraminol nas unidades hospitalares no Reino Unido, demonstrou que este é o agente vasopressor de 1ª linha utilizado no doente hipotenso quer em ambiente pré-UCI quer na UCI.[37] Contudo, apesar de alguns estudos revelarem que a ação do metaraminol poderá ser semelhante à da noradrenalina,[38,39] até a data não estão descritos ensaios clínicos randomizados que evidenciem os reais riscos, benefícios e *outcome* dos doentes críticos sob metaraminol.[37]

Midodrina

A midodrina é um agonista α1 de administração oral indicado habitualmente para o tratamento da hipotensão ortostática.[9] Trata-se de um fármaco que sofre biotransformação, pelo que é o seu metabolito ativo, a desglimidodrina, a responsável pelo efeito vasopressor.[40] Após cerca de uma ou duas horas de administração atinge o pico plasmático, apresentando uma semivida de cerca de 3 horas e duração de ação de quatro a seis horas.[9] A posologia habitual está compreendida entre os 2,5 e 10 mg 3x/dia.[9] Os efeitos secundários mais comuns são a hipertensão e bradicardia, estando descritos também alterações gastrointestinais, isquemia intestinal, piloereção, prurido e disúria.[40,41] Para além da indicação mencionada, esta tem sido usada *off-label* em situações como síndrome hepatorrenal, hipotensão induzida pela diálise, disfunção autonômica e hipotensão associada à presença de *stent* na artéria carótida.[40,41] Recentemente tem sido usada na abordagem do doente crítico como fármaco poupador de agentes vasopressores ou por forma a acelerar o desmame de noradrenalina e tempo de internação.[40,42] No entanto, em uma metanálise de Al-Abdouh *et al.* de 2021,[41] o uso de midodrina não teve qualquer impacto no desmame de noradrenalina, reinstituição de vasopressor, tempo de internação em UCI ou hospitalar, assim como na diminuição da mortalidade.

Vasopressores não adrenérgicos

Choque séptico e vasopressores

O choque séptico (CS) é uma das principais causas de internação na UCIs a nível mundial. A vasodilatação distributiva condiciona uma hipotensão, que pode ir desde os estádios leves a os mais graves e refratários. Nas formas mais severas a mortalidade pode atingir níveis de 40%[43] razão pela qual, esta situação clínica, é uma emergência médica. O tratamento da hipotensão é realizado com fluidoterapia e vasopressores. Segundo a *Surviving Sepsis Campaing* (SSC)[44] os vasopressores de primeira linha são os vasopressores adrenérgicos (VA), isto é a noradrenalina. No entanto, assim que a refratariedade hemodinâmica está estabelecida, será preciso novas alternativas terapêuticas a serem associadas a noradrenalina, os vasopressores não adrenérgicos (VnA).

Os VnA são a arginine vasopressina, com os seus derivados, terlipressina e selegilina, e angiotensina II.

Vasodilatação refrataria no choque séptico

A hipotensão vascular do choque séptico, tem como origem não somente a libertação excessiva de mediadores de vasodilatação, como também a falta de resposta aos vasoconstritores.

Entre os mediadores da vasodilatação estão o óxido nítrico, as prostaglandinas, o fator de necrose tumoral, e as quininas. Paralelamente no CS vai haver um aumento de produção do peróxido nítrico endógeno, do ânion superóxido, e uma inibição da Rho-quinase das cadeias ligeiras de fosfatase da miosina.[45]

No que diz respeito a ausência de resposta aos VA e VnA, no choque séptico existe uma redução significativa dos receptores adrenérgicos, funcional, deixam de responder ao estímulo das drogas vasopressoras, e estrutural, queda do número desses receptores, nomeadamente o tipo 1 da angiotensina[46] e da vasopressina[47].

O resultado é uma vasodilatação central e periférica pouco responsiva ou irresponsiva aos vasopressores.

Para além do vasopressor adrenérgico de eleição, noradrenalina, existe a adrenalina e dopamina. No entanto, quando comparadas noradrenalina e adrenalina, em contexto de choque séptico refratário, ambas resultam válidas na estabilização tensional, sem melhor eficiência para a adrenalina.[17] No mesmo tempo foi revisada a combinação adrenalina, noradrenalina sem grande efeito no que diz respeito as doses usadas ou redução nos efeitos negativos. Quando comparada adrenalina e dopamina, acontecia o mesmo, não existe melhor controle tensional com a dopamina e sim mais potencial iatrogênico secundário às arritmias, condicionando uma maior mortalidade.[45]

Os vasopressores adrenérgicos têm um efeito preferivelmente alfa, mas também beta. O efeito alfa a altas doses adrenérgicas, é responsável pela vasoconstrição central e periférica severa, condicionando isquemia cutânea, esplâncnica e miocárdica, além da subsequente elevação do ácido láctico. Também aumenta o consumo de oxigênio o qual pela sua vez agrava o risco de enfarte agudo de miocárdio. Aumenta também a pós-carga do ventrículo esquerdo, e reduz o seu débito cardíaco. Em termos elétricos o potente efeito cronotrópico pode provocar disritmias malignas. Por último, condiciona alterações metabólicas hepáticas que levam a hiperglicemia. O efeito beta, consegue contrabalançar levemente a vasoconstrição esplâncnica e periférica, assim como otimizar a contratilidade miocárdica, mas de forma muito leve.

Resumindo, os VA são grandes vasoconstritores embora com muitos e graves efeitos adversos, sendo esta a principal razão pela qual pondera-se a associação de outros vasopressores, os não adrenérgicos.

Vasopressina (VP) ou hormônio antidiurético

A vasopressina é um nona-aminopeptídeo endógeno, produzido no hipotálamo como pré-hormônio, sendo transformado e hormônio e armazenado na glândula pituitária. A sua libertação responde a mudanças na osmolaridade do plasma, por meio do efeito do seu decréscimo nos osmorreceptores hipotalâmicos; e as alterações da tensão arterial ou volemia do doente, pelo efeito destes na estimulação dos barorreceptores carotídeos e os receptores auriculares da volemia. O efeito na osmolaridade é muito mais potente em termos de libertação do que as mudanças volêmicas.[48] De salientar que apenas o 20% da reserva de vasopressina é libertada em caso de necessidade, além de que, no choque séptico, verifica-se uma redução nas concentrações deste hormônio

A vasopressina tem uma vida média plasmática curta entre 5 e 15 minutos e é metabolizada pelo rim e o fígado.

Os efeitos da vasopressina são o resultado da estimulação de três receptores diferentes. Receptores V1 localizados no músculo liso, V1b localizados na pituitária e no pâncreas e V2 localizados nas células tubulares renais. A ativação V1 condiciona a contração do músculo liso vascular, e com isto a vasoconstrição. A ativação V1b 2 produz uma estimulação pituitária que libera hormônio adrenocorticotrófico (ACTH) e posteriormente o cortisol, além do aumento da insulina. A estimulação V2, esta principalmente condicionada pelas alterações volêmicas e tem um potente efeito antidiurético por meio da estimulação da reabsorção hídrica renal. Além disto. tem algum efeito vasodilatador e estimula a liberação de produtos da coagulação, sendo esta a razão de potenciais tromboses.[49] (**Figura 145.3**)

As doses usadas em contexto de choque séptico variam entre 0,01 e 0,06 U/min.

Dos diferentes estudos realizados salientar:

O estudo VASST[50] comparou vasopressina *vs.* noradrenalina no choque séptico tendo como *endpoint* primário a redução da mortalidade. Não foram encontradas quaisquer diferenças, não somente no contexto de mortalidade, mas também na disfunção orgânica. No entanto, naqueles doentes menos graves, com perfusões de noradrenalina inferiores a 15 mcg/min, foi observada uma redução significativa da mortalidade no braço da vasopressina.

Do VASST inicial foram realizados dois estudos *post-hoc,* um comparou a utilização de vasopressina e hidrocortisona *vs.* hidrocortisona.[50] Foi demostrado uma redução da mortalidade no braço da hidrocortisona + vasopressina. Um segundo *post-hoc*[51] comparou os efeitos da vasopressi-

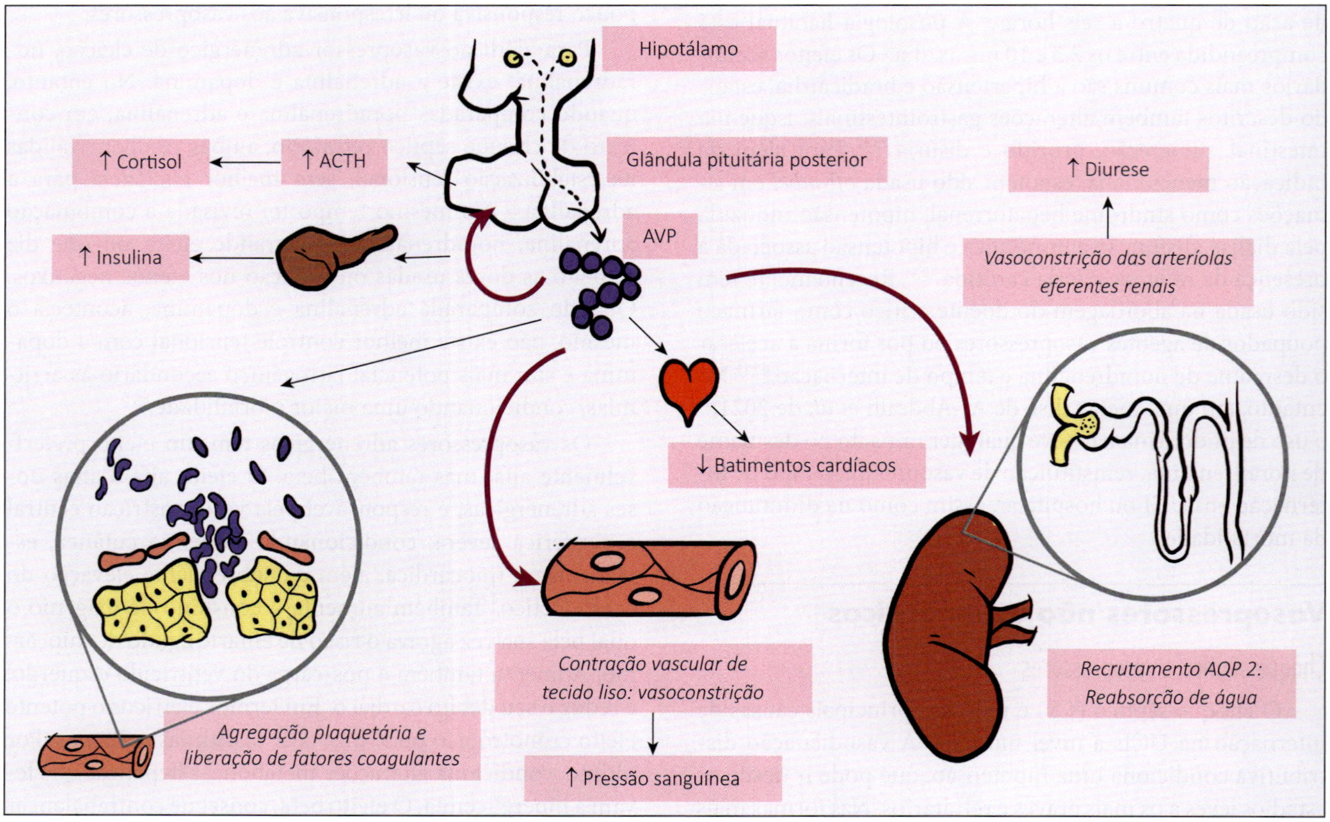

Figura 145.3. Efeitos vasopressina.

ACTH: hormônio adrenocorticotrófico; AVP: arginina-vasopressina.

Fonte: Acervo da autoria.

na *vs.* noradrenalina nos rins. O resultado foi uma redução muito relevante na insuficiência renal aguda quando utilizada a vasopressina.

O estudo VANISH[52] comparou o efeito renal da vasopressina + hidrocortisona com a noradrenalina + hidrocortisona. O resultado foi que tanto na mortalidade, quanto na disfunção renal secundária a utilização do suporte aminérgico não surtiu diferenças.

Nenhum dos estudos demonstrou superioridade vasopressora na vasopressina sob a noradrenalina. No entanto, ficou demonstrada a capacidade vasopressora do hormônio antidiurético, ao nível da noradrenalina e sem tantos efeitos adversos. Além disto foi comprovada a redução dos requerimentos do suporte noradrenérgicos, permitindo um desmame dos vasopressores adrenérgicos, mas célere, quando associada a vasopressina. Desta forma introduz-se um novo conceito, ainda em desenvolvimento, o conceito de "descatelocaminização".[53]

Finalmente o estudo VANCS[54] compara a utilização da vasopressina em primeira opção *vs.* noradrenalina no choque pós-cirúrgica cardíaca. Nos seus resultados foram observadas redução do tempo de utilização de vasopressores, tempos de estadia na UCI, assim como diminuição de intercorrências secundárias tais como arritmias malignas, cardiopatia isquêmica e insuficiência renal ou necessidade de técnica de substituição renal.

Análogos da vasopressina

Os análogos da vasopressina são a terlipressina e selepresina.

Basicamente são análogos sintéticos e mais seletivos pelos receptores V1. Isto confere-lhes grandes qualidades vasopressoras por meio da sua ação sob o músculo liso, reduzindo significativamente os efeitos secundários a ativação V1b e V2, isto é, os efeitos sob os rins e a pituitária e o pâncreas.

A/Terlipressina

A terlipressina tem uma semivida mais alta do que a vasopressina, entre quatro e seis horas. Sua vida média é elevada, e normalmente é realizada em *bolus* de 1 mg cada quatro a seis horas. No entanto não existe um consenso sobre as doses no choque séptico, sendo a dose de 1,3 mcg/kg/h a mais consensual.

A luz da evidência científica atual temos dois grandes estudos a referir: o estudo TERLIVAP[55] e o estudo de Liu *et al.*[56]

No estudo TERLIVAP,[55] Morelli *et al.* compararam a utilização da terlipressina *vs.* vasopressina no choque séptico. O estudo identificou uma redução em relação a elevação de frequência cardíaca, disritmias, ácido láctico e das necessidades de vasopressores adrenérgicos, no braço da terlipressina. Sendo assim, sugerem a terlipressina em doses baixas 1,3 mcg/kg/H como alternativa válida na hipotensão refratária no choque séptico, em associação com vasopressores adrenérgicos. No entanto deve ser apenas usada em casos de refratariedade e após ponderação cautelosa.

No estudo multicêntrico, randomizado, duplo-cego, de Liu *et al.*[56] com mais de 600 doentes, foi comprado a terlipressina *vs.* noradrenalina. O estudo não observou nenhum impacto na redução da mortalidade. Foi identificada uma redução na incidência a nível renal com níveis de creatinina mais baixos no grupo da terlipressina. No entanto o braço da terlipressina teve mais intercorrências graves do que no braço da noradrenalina. Com isto propõe a terlipressina como droga válida no choque séptico refratário com falência de noradrenalina, embora, mais uma vez em casos selecionados e com cautela.

B/Selepresina

A selepresina é mais um análogo sintético da vasopressina. Tal como a terlipressina é especialmente seletivo pelos receptores V1 face ao qual o seu efeito hemodinâmico está focalizado na vasoconstrição. São poucos os estudos e a evidência científica até a data.

O *Sepsis Act Trial*, estudo randomizado duplo-cego, com controle e placebo multicêntrico, falhou na sua hipótese inicial que era a redução nos dias de ventilação e o suporte aminérgico, mortalidade e necessidade de técnica de substituição renal. De fato, o estudo foi suspenso antes do fim dada a sua futilidade.[57]

Com isto não existe nenhuma evidência que justifique a utilização deste fármaco vasopressor no choque séptico.

Angiotensina II

A angiotensina II é o metabólito resultante do sistema renina angiotensina aldosterona. Tal como todo o eixo supracitado responde a estímulo hipovolêmico e aos hipotensores produzindo vasoconstrição.

Novamente a evidência científica atual é baixa. No estudo ATHOS, "*The intravenous Angiotensin II for the Treatment of severe hypotension in High Output Shock* (ATHOS), foi analisado o efeito da angiotensina II no choque séptico. O vasopressor foi comparado com o placebo nas doses de 20 ng/kg/min em associação com outro vasopressor, noradrenalina, vasopressina ou adrenalina. Os *endpoints* foram: o primário: a capacidade de aumento da tensão arterial média (TAM,) aumento de 10 mmHg ou TAM superior a 75 mmHg; o secundário: variação no escore SOFA, e finalmente um *endpoint* residual que foi o impacto na mortalidade. O estudo confirmou a capacidade vasopressora do fármaco assim como a redução nas doses dos outros vasopressores quando associados com a angiotensina II. No foi verificado nenhum efeito comparativamente no que diz respeito a mortalidade.[58]

Mais uma vez não existe até a data de hoje uma evidência científica minimamente sólida que sustente a utilização da angiotensina II no choque séptico.

Pontos relevantes:

1. A vasoplegia distributiva do choque séptico é secundária a liberação de agentes vasodilatadores na

sequência da síndrome de resposta inflamatória sistêmica e da ausência de resposta aos vasopressores.

2. Os vasopressores adrenérgicos são potentes vasoconstritores com efeito preferencialmente alfa, mas também beta, sendo este efeito alfa o que condiciona muitas das grandes intercorrências do fármaco.
3. Os vasopressores não adrenérgicos em associação com os adrenérgicos potenciam o efeito vasopressor permitindo a redução das doses dos vasopressores adrenérgicos como tal as suas intercorrências, a "descatelocaminização".
4. A vasopressina permite a vasoconstrição vascular pelo efeito dos receptores V1 localizados no músculo liso, V1b localizados na pituitária e no pâncreas, V2 localizados nas células tubulares renais.
5. A estimulação pituitária dos receptores V1b 2 pela vasopressina condiciona a liberação do hormônio adrenocorticotrófico (ACTH) e posteriormente o cortisol, além do aumento da insulina.
6. A capacidade vasopressora da vasopressina não é superior à da noradrenalina.
7. Existem dois análogos da vasopressina, a terlipressina e a selepresina, mas nenhum deles têm a evidência científica suficiente que sugira a sua utilização no choque séptico.
8. A terlipressina não é indicada até data de hoje no choque séptico perante a ausência de evidência científica sólida.

Terapêutica complementar da vasoplegia

A vasodilatação generalizada, definida como vasoplegia, ocorre no choque distributivo decorrente de diversas patologias, sendo a mais comum a sépsis. Os vasopressores são a primeira linha na abordagem terapêutica, mas outras estratégias podem complementar a sua ação. Para além do uso no choque séptico, existe também interesse destas terapêuticas no síndrome vasoplégica pós-cirúrgica cardiotorácica.[59]

Azul de metileno

Um dos mecanismos que perpetua a vasoplegia ao nível intracelular, é a maior expressão da sintaxe de óxido nítrico induzível (iNOS) e consequente aumento da produção de óxido nítrico (NO) estimulados pelo estado proinflamatório. Daí resulta uma maior produção de cGMP (monofosfato de guanosina cíclico), potenciando o relaxamento do músculo liso vascular.[63]

O azul de metileno é comummente utilizado no tratamento da metahemoglobulinemia, mas a sua ação nas vias anteriormente descritas tornou-o apelativo no choque distributivo refratário. Esta molécula inibe a atividade da iNOS, diminuindo a concentração de NO disponível e reduzindo a produção de cGMP, com o objetivo de restaurar o tônus vascular.

Em estudos randomizados e observacionais, o azul de metileno no contexto de choque séptico demonstrou aumentar a PAM e reduzir a necessidade de vasopressores em 2 a 24 horas.[60-62] Porém, a metanálise realizada por Belleti *et al.* não demonstrou diferença na mortalidade.[64]

A hipótese da "janela de oportunidade" para o uso desta terapêutica no choque séptico, parte do princípio de que nas primeiras oito horas de choque existe um aumento da atividade da iNOS e da expressão da enzima guanilato ciclase. Isto é, de que este seria o momento ideal para a aplicar, funcionando não como uma terapêutica de resgate, mas antes como uma terapêutica adjuvante.[65]

É um agente também utilizado na vasoplegia pós-cirurgia cardíaca, como no *bypass* cardiopulmonar.[66] A extensão deste agente a outros choques distributivos, como o choque anafilático, baseia-se apenas em casos clínicos.[67]

Dose e farmacocinética

Na análise dos diferentes estudos e casos clínicos que fizeram uso desta terapêutica, verifica-se inconsistência na dose e na forma de administração.[62] No entanto, a dose transversalmente utilizada é semelhante à prescrita para o tratamento da meta-hemoglobinemia (1-2 mg/kg), podendo ser dado em *bolus* durante 10-20 minutos ou em infusão contínua (0,25-0,5 mg/kg/h até um máximo de 2 mg/kg/h) se hipotensão persistente. Na farmacocinética por via endovenosa, apresenta um início de ação de 30-60 minutos com pico de concentração aos 30 minutos, com um largo volume de distribuição e uma ligação preferencialmente proteica (94%). A excreção ocorre por via biliar, fecal e renal.[62]

Efeitos adversos e contraindicações

Os efeitos adversos do azul de metileno são dose-dependente, sendo bem tolerado nas doses referidas anteriormente.[62] O efeito relatado mais comum é a coloração azul das mucosas, pele e urina, o qual é reversível em dias, mas pode comprometer a leitura por oximetria. Outros sintomas inespecíficos são as tonturas, cefaleias, náuseas e vômitos. O **Quadro 145.3** correlaciona os efeitos adversos mais comuns associados à dose utilizada.[62]

O azul de metileno inibe a enzima monoamina oxidase A (MAO), o que pode potenciar toxicidade à serotonina nos doentes sob medicação antidepressiva.[68]

Quadro 145.3. Efeitos adversos do azul de metileno consoante a dose (Puntillo *et al.* 2020)

Dose	Efeitos adversos
2-4mg/kg	Vasoconstrição mesentérica
> 4mg/kg	Risco de meta- hemoglobulinemia paradoxal pelo efeito oxidativo na hemoglobina (conversão do íon ferroso em férrico)
> 7mg/kg	Náuseas, vômitos, hipertensão e toracalgia
> 20mg/kg	Hemólise intravascular, hiperbilirrubinemia, morte

Fonte: Desenvolvido pela autoria.

Pela sua metabolização hepática e renal, a disfunção de um destes sistemas aumenta o risco de toxicidade e de interações medicamentosas.

O seu uso está contraindicado na gravidez pelo risco de hipoxia fetal, pois existe uma elevada expressão de NO na placenta. Está também contraindicado na deficiência de glucose-6-fosfato desidrogenase pelo risco de anemia hemolítica aguda.[69]

Apesar de controversa, existe a hipótese deste agente agravar a oxigenação arterial ao inibir a vasoconstrição hipóxica pulmonar e alterar as trocas gasosas pela membrana alvéolo-capilar, podendo ser deletério em casos de síndrome de dificuldade respiratória aguda (SDRA).[70]

Glucocorticoides

Nos doentes em cuidados intensivos, a doença crítica está associada a uma insuficiência adrenérgica que muitas vezes perpetua a vasoplegia e o choque.[71] A fisiopatologia proposta para esta insuficiência implica diferentes mecanismos, entre eles: a síntese insuficiente de cortisol; uma resposta excessiva do eixo hipotálamo-hipófise-suprarrenal (HHS); a resistência tecidual à ação dos corticosteroides. A corticoterapia surge assim como terapêutica adjuvante como forma de equilibrar o eixo HHS e restaurar a resposta vascular aos vasopressores.

O papel dos glucocorticoides é amplamente estudado na sépsis e no choque séptico, pelo seu efeito na redução da resposta inflamatória e melhoria na pressão arterial, uma vez que aumenta a expressão de receptores adrenérgicos.[63] Metanálises recentes demonstraram que a corticoterapia promove uma resolução mais rápida do choque com reversão da disfunção multiorgânica, mas sem benefício na mortalidade.[72,73] No entanto, este último ponto é ainda pouco consensual entre os diferentes estudos. Os estudos CORTICUS[74] e ADRENAL[75] não demonstraram benefícios na mortalidade, enquanto o estudo APROCCHHS[76] apresentou uma redução na mortalidade aos 90 dias, com a ressalva de ter adicionado o mineralocorticoide fludrocortisona.

O glucocorticoide consensualmente utilizado é a hidrocortisona em doses baixas (< 400 mg/dia) por um período longo (≥ 3 dias).[70] As Diretrizes de Sépsis de 2021 recomendam a sua utilização nos casos de choque séptico refratário à terapêutica vasopressora, sugerindo iniciar se as doses dos vasopressores ultrapassaram os 0,25 mcg/kg/min 4 horas após o seu início.[76] A dose endovenosa é de 200 mg/dia como infusão contínua ou 50 mg de 6/6h. Não existe consenso quanto à duração e desmame da terapêutica, mas os estudos apontam para um uso durante 5 a 7 dias, com suspensão após este período de tempo ou redução gradual ajustada à resposta clínica (*i.e.*, estabilidade hemodinâmica com redução da terapêutica vasopressora).

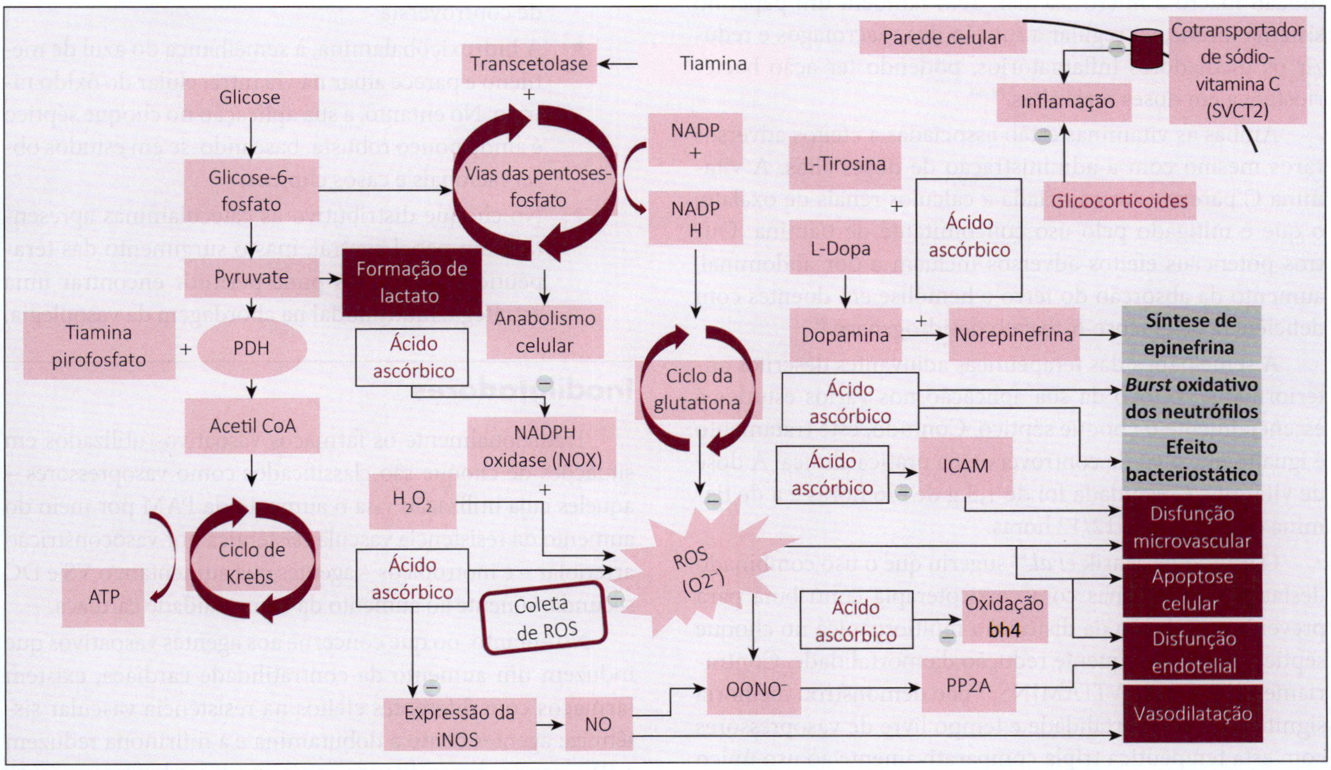

Figura 145.4. Mecanismos de atuação da tiamina, do ácido ascórbico e dos corticosteroides na sépsis. PDH: piruvato desidrogenase; ATP: adenosina trifosfato; NADPH: fosfato de dinucleótido de adenina; PP2A: proteína fosfatase 2; ROS: espécies reativas de oxigênio; BH4: tetra-hidrobiopterina; ICAM: molécula de adesão intracelular. O sinal de menos indica uma ação inibitória; as caixas cinzas indicam um efeito benéfico da medicação; as caixas de fundo magenta indicam um efeito prejudicial que é atenuado pela terapêutica.[23]

Fonte: Desenvolvida pela autoria.

Como referido anteriormente, a adição da fludrocortisona como forma de complementar o efeito mineralocorticoide da hidrocortisona é ainda alvo de debate.

- Efeitos adversos

Dos estudos e metanálises realizados com as doses referidas, os efeitos adversos da corticoterapia foram raros e apresentaram uma correlação pouco robusta. Essencialmente está associada a hipernatremia e hiperglicemia, assim como pode contribuir para a fraqueza muscular e hemorragia gastrointestinal. Todavia, não parece existir correlação entre esta terapêutica e o risco de sobreinfecção.[73]

Ácido ascórbico (vitamina C) e tiamina (vitamina B1)

A tiamina é uma vitamina hidrossolúvel que atua como cofator do piruvato desidrogenase, uma enzima que converte o piruvato em acetil-coenzima A, permitindo a execução do ciclo de Krebs e a respiração aeróbia celular (**Figura 145.4**). Os doentes críticos podem apresentar um déficit de vitamina B1,[77] o que condiciona a passagem para a respiração anaeróbia e aumento da produção de lactato.[78]

O ácido ascórbico também é uma vitamina hidrossolúvel, que atua como cofator na produção de catecolaminas endógenas e que apresenta importantes propriedades antioxidantes (**Figura 145.4**). Ao reduzir o estresse oxidativo, diminui a disfunção endotelial e contribui para uma melhor função macro e microvascular. Tem também um papel no sistema imune, ao regular a função dos macrófagos e reduzir os mediadores inflamatórios, podendo ter ação bacteriostática em doses mais altas.[78-80]

Ambas as vitaminas estão associadas a efeitos adversos raros mesmo com a administração de doses altas. A vitamina C parece estar associada a cálculos renais de oxalato, o que é mitigado pelo uso concomitante de tiamina. Outros potenciais efeitos adversos incluem a dor abdominal, aumento da absorção do ferro e hemólise em doentes com deficiência de glucose-6-fosfato desidrogenase.[81]

À semelhança das terapêuticas adjuvantes descritas anteriormente, o foco da sua aplicação nos vários estudos é essencialmente o choque séptico. Contudo, este tratamento é igualmente alvo de controvérsia na prática clínica. A dose de vitamina C estudada foi de 1,5 g de 6/6 horas e a de tiamina de 200 mg de 12/12 horas.

O estudo de Marik *et al.*[82] sugeriu que o uso combinado destas duas vitaminas com corticoterapia contribuía para prevenir a evolução da disfunção multiorgânica no choque séptico, com consequente redução da mortalidade. Contrariamente, o estudo VITAMINS,[83] não demonstrou melhoria significativa na mortalidade e tempo livre de vasopressores com esta terapêutica tripla comparativamente ao uso único de hidrocortisona.

Hidroxicobalamina

A vitamina B12 é utilizada na intoxicação por cianeto e por monóxido de carbono, mas a sua ação como inibidor do NO e da iNOS torna-a um agente apelativo no controlo da vasoplegia.[84]

Os estudos existentes são observacionais e baseiam-se em séries de casos clínicos, tanto em contexto de vasoplegia associada a cirurgia cardíaca[85] como de choque séptico refratário.[86] A dose utilizada foi de 5 g em 15 minutos por via endovenosa, idêntica à aprovada na intoxicação por cianeto.

Os efeitos adversos descritos incluem cromatúria, náuseas, eritema, nefrolitíase (por cristais de oxalato), linfocitopenia e reações locais no acesso venoso.[84]

Pontos relevantes:

- O azul de metileno atua nas vias de óxido nítrico, inibindo a atividade da iNOS e reduzindo a concentração de NO. A dose de 1-2 mg/kg foi estudada em contexto de choque séptico tendo demonstrado aumentar a pressão arterial e reduzir a dose de vasopressores.
- A doença crítica associa-se a uma insuficiência adrenérgica na qual os glucocorticoides parecem ter um papel. As diretrizes de sépsis recomendam a sua utilização no choque séptico refratário à terapêutica vasopressora.
- A utilização de vitamina C e B1 no choque séptico, como adjuvantes na resolução da disfunção multiorgânica e redução da mortalidade, é ainda alvo de controvérsia.
- A hidroxicobalamina, à semelhança do azul de metileno e parece atuar na via intracelular do óxido nítrico. No entanto, a sua aplicação no choque séptico é ainda pouco robusta, baseando-se em estudos observacionais e casos clínicos.
- No choque distributivo as catecolaminas apresentam um papel central, mas o surgimento das terapêuticas adjuvantes pode permitir encontrar uma estratégia multimodal na abordagem da vasoplegia.

Inodilatadores

Tradicionalmente os fármacos vasoativos utilizados em situações de choque são classificados como vasopressores – aqueles cuja utilização visa o aumento da PAM por meio do aumento da resistência vascular sistêmica por vasoconstrição arteriolar – e inotrópicos – agentes que aumentam o VS e DC secundariamente ao aumento da contratilidade cardíaca.

No entanto, no que concerne aos agentes vasoativos que induzem um aumento da contratilidade cardíaca, existem fármacos com diferentes efeitos na resistência vascular sistêmica: agentes como a dobutamina e a milrinona reduzem a RVS sendo denominados como inodilatadores, enquanto a noradrenalina, adrenalina e dopamina são consideradas agentes inoconstritores, uma vez que aumentam a RVS e estimulam a contratilidade miocárdica. Ao induzirem não só o aumento da contratilidade cardíaca como também a redução das pressões de enchimento cardíacas secundariamente à redução da RVS, os inodilatadores induzem um aumento mais significativo do DC. Assim, os inodilatadores deverão ser considerados em situações em que a hipoperfusão tecidular seja atribuível a um baixo DC por compromisso da contratilidade miocárdica.[5]

Alguns fármacos apresentam também efeito cronotrópico positivo, contribuindo adicionalmente para aumento do DC. No entanto, é geralmente preferível o aumento do DC consequente ao aumento do VS do que predominantemente por meio do aumento da FC, especialmente em doentes com cardiopatia isquêmica.

A dobutamina e a milrinona são os inodilatadores mais frequentemente utilizados no doente crítico, particularmente no choque cardiogênico. A hipotensão secundária à vasodilatação excessiva, disritmias e isquemia por aumento do consumo energético miocárdico, constituem efeitos adversos potenciais de todos os inodilatadores.[87] Assim, os inodilatadores devem ser reservados para situações em que o DC é inadequado para manutenção da adequada perfusão sistêmica. Na ausência de hipotensão grave, a utilização de um inodilatador deve ser priorizada relativamente aos inoconstritores com o intuito de aumentar o DC pelo seu efeito favorável na diminuição da pós-carga e das pressões de enchimento e melhoria do fluxo sanguíneo miocárdico.[5]

Podem atuar pelo aumento da atividade da adenilciclase, como os agentes inotrópicos adrenérgicos (dobutamina), por meio da inibição da fosfodiesterase III (milrinona) ou fármacos que aumentam a sensibilidade das proteínas contráteis do músculo liso cardíaco ao cálcio citosólico, como o levosimendan.

Inodilatadores adrenérgicos

Os agentes com fortes propriedades beta-adrenérgicas têm efeito inotrópico positivo. A adrenalina e dopamina têm predominantemente propriedades alfa-adrenérgicas e, consequentemente, são considerados primeiramente como agentes vasopressores do que como agentes inotrópicos, não sendo abordados nesta seção. A isoprenalina e a dobutamina são principais agonistas beta-adrenérgicos utilizados pelas suas propriedades inotrópicas.[88] (**Figura 145.5**)

▪ Dobutamina

A dobutamina é um agonista adrenérgico sintético derivado da dopamina, com potente efeito inotrópico e vasodilatador. Os seus efeitos nos receptores adrenérgicos são complexos. A dobutamina ativa simultaneamente diferentes receptores adrenérgicos com potenciais efeitos opostos, sendo um forte agonista beta-1 (β1) com efeito dose-dependente e, em menor grau, agonista dos receptores β2 e alfa-1 (α1).[5,89]

O efeito inotrópico da dobutamina resulta predominantemente da estimulação dos receptores β1 das células miocárdica, com posterior ativação da adenilciclase que aumenta a conversão da adenosina-trifosfato em adenosina monofosfato cíclica (cAMP). Níveis elevados de cAMP no miocárdio estimulam o influxo e consequente aumento de cálcio intracitosólico, promovendo a contratilidade. A resultante estimulação da contratilidade cardíaca induz um aumento significativo dose-dependente do VS e DC.[90,91,92]

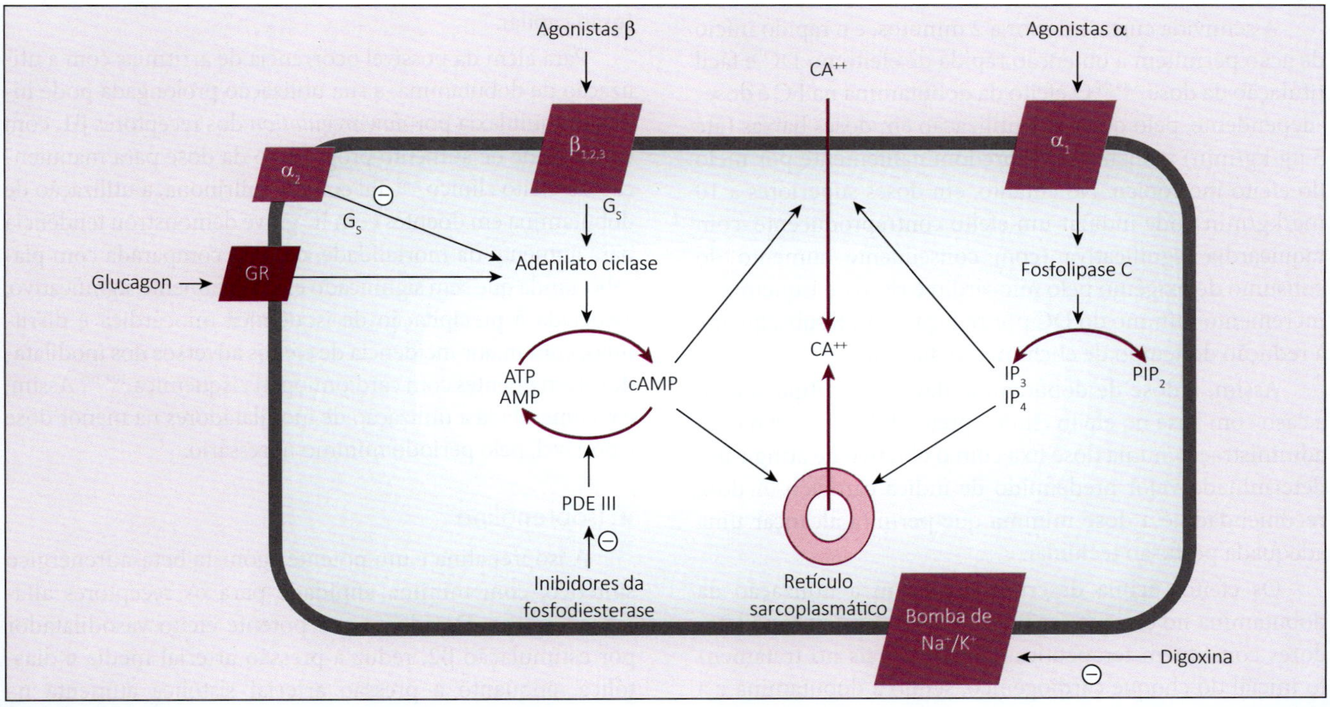

Figura 145.5. Representação esquemática do mecanismo de ação dos inotrópicos adrenérgicos e inibidores da fosfodiesterase. AMP: adenosina monofosfato; cAMP: AMP cíclica; GR: receptor do glucagon; Gs: complexo proteína G; IP3: inositol fosfato 3; PDE III: fosfodiesterase III; PIP2: difosfato fosfoinositol.

Fonte: Desenvolvida pela autoria.

Adicionalmente, embora em menor grau, a dobutamina exerce também efeito sobre o tônus vascular, pelo efeito ligeiro a moderado sobre receptores β2 e ligeiro sobre os receptores α1 da musculatura lisa com consequente vasodilatação e redução da pós-carga ventricular esquerda.[90] A redução significativa da RVS ocorre geralmente quando utilizada a dobutamina em doses elevadas (>10-15 µg/kg/min), situação em que o efeito dose-dependente da estimulação dos receptores α1 se torna mais significativo.[5] O efeito global sobre a PAM decorrente da utilização de dobutamina dependente das variações induzidas no DC e RVS relativamente ao estado hemodinâmico basal do doente, sendo possível um aumento ligeiro da PAM em doentes com disfunção miocárdica como fator preponderante, ou uma redução da PAM em doentes com RVS baixa.[5,89,93]

No choque cardiogênico, situação em que o DC se encontra francamente reduzido e a RVS elevada, a utilização de dobutamina pode aumentar significativamente o DC e provocar uma redução modesta da RVS com resultante aumento da PAM. A dobutamina pode, no entanto, agravar a hipotensão quando ocorre um aumento moderado no DC e vasodilatação significativa, tal como no choque distributivo em que o DC pode estar relativamente elevado e a RVS baixa.[5,94]

A dobutamina é utilizada por via endovenosa em perfusão contínua, geralmente iniciada na dose de 2,5-5 µg/min e com dose de manutenção recomendada de 2-15 mcg/min.[95] Apesar de doses superiores a 10 µg/min geralmente não se associarem a benefício adicional sendo raramente utilizadas, no caso particular dos doentes sob beta-bloqueantes de forma crônica, poderão ser necessárias doses elevadas para obtenção de efeito inotrópico.[5,89,93,94,96]

A semivida curta, inferior a 2 minutos, e o rápido início de ação permitem a obtenção rápida de efeito no DC e fácil titulação da dose.[5,89,94] O efeito da dobutamina na FC é dose-dependente, pelo que a sua utilização em doses baixas (até 5 µg/kg/min) aumenta o VS predominantemente por meio do efeito inotrópico. No entanto, em doses superiores a 10 mg/kg/min pode induzir um efeito contraproducente, com taquicardia significativa (com consequente aumento do consumo de oxigênio pelo miocárdio e risco de isquemia) e incremento mínimo do DC por redução do VS subsequente à redução do tempo de enchimento diastólico.[5,97]

Assim, a dose de dobutamina deverá ser titulada caso a caso com base no efeito clínico pretendido, em vez da sua administração numa dose fixa com o objetivo de atingir um determinado valor predefinido de índica cardíaco. A dose recomendada é a dose mínima que permita alcançar uma adequada perfusão tecidular.

Os efeitos acima descritos justificam a utilização da dobutamina no choque cardiogênico. De fato, os inodilatadores constituem terapêuticas fundamentais no tratamento inicial do choque cardiogênico, sendo a dobutamina e a milrinona os mais frequentemente utilizados. O benefício teórico dos inodilatadores neste contexto resulta não só do efeito inotrópico e cronotrópico com melhoria do VS após estabilização hemodinâmica com um inopressor, bem como da redução da pós-carga ventricular esquerda por meio da RVS e redução de pré-carga por diminuição das pressões de enchimento ventricular.[95,98] Para além de aumentar o índice cardíaco, a dobutamina demonstrou reduzir o nível de lactato e a pressão de encravamento capilar pulmonar.[96,99] Do conhecimento dos autores, até à data não foram realizados grandes ensaios clínicos controlados e randomizados que comparem os resultados clínicos de doentes em choque cardiogênico submetidos à ação farmacológica de diferentes inodilatadores. Dos estudos disponíveis realizados em doentes com IC congestiva, verifica-se que a utilização de um inodilatador em detrimento de outro, ou mesmo a razão que condiciona a substituição por um fármaco alternativo, são essencialmente motivadas por efeitos adversos do inodilatador, sem diferença significativa no efeito sobre o DC e *outcome* clínico dos doentes. De fato, foi demonstrada maior frequência de arritmia com a dobutamina e maior incidência de hipotensão significativa com a milrinona.[100,101] Devido ao seu efeito cronotrópico e menor influência na RVS, a dobutamina é, assim, preferível em doentes com bradicardia relativa ou situações de choque associadas a vasoplegia, sendo o inodilatador mais frequentemente utilizado no choque cardiogênico. Por outro lado, a milrinona poderá beneficiar particularmente doentes com hipertensão pulmonar, disfunção diastólica ou arritmias, pela redução da RVS, efeito lusitrópico positivo e menor ação arritmogênica.[89,98]

A dobutamina é recomendada como agente inotrópico de primeira linha para aumentar o DC nas situações de choque séptico com hipoperfusão sistêmica persistente apesar de adequada ressuscitação volêmica e PAM com recurso a suporte vasopressor, com o objetivo final de melhorar a perfusão capilar.[76]

Para além da possível ocorrência de arritmias com a utilização de dobutamina, a sua utilização prolongada pode induzir taquifilaxia por *downregulation* dos receptores β1, com necessidade de aumento progressivo da dose para manutenção do efeito clínico.[5,89] Tal como a milrinona, a utilização de dobutamina em doentes com IC grave demonstrou tendência para aumento da mortalidade, quando comparada com placebo, ainda que sem significado estatisticamente significativo, associada à precipitação de isquêmica miocárdica e disritmias, com maior incidência de efeitos adversos dos inodilatadores em doentes com cardiomiopatia isquêmica.[102,103] Assim, é recomendada a utilização de inodilatadores na menor dose e possível, pelo período mínimo necessário.

Isoprenalina

A isoprenalina é um potente agonista beta-adrenérgico sintético, com mínima afinidade para os receptores alfa-adrenérgicos. Devido ao seu potente efeito vasodilatador por estimulação β2, reduz a pressão arterial média e diastólica, enquanto a pressão arterial sistólica aumenta na sequência do aumento do VS induzido pela estimulação β1. Este aumento do VS associadamente ao aumento significativo da FC provocam o aumento do DC. Uma vez que o resultante aumento do consumo miocárdico de oxigênio não é compensado por aumento do fluxo sanguíneo coronário, a infusão de isoprenalina pode induzir isquemia miocárdica, particularmente nos doentes com doença arterial coronária. Devido ao risco de isquemia e efeito hipotensor, a isoprenalina não é atualmente utilizada como inodilatador na prática clínica na ausência de bradicardia.[88,104]

■ Dopexamina

A dopexamina é uma catecolamina sintética, estruturalmente relacionada com a dopamina, com atividade sobre os receptores β2 e dopaminérgicos e, em menor grau, sobre os receptores adrenérgicos β1. A sua administração induz efeito inotrópico positivo com aumento do VS e vasodilatação condicionando redução da pós-carga ventricular esquerda, sendo útil na abordagem da descompensação da IC congestiva. A sua administração por via endovenosa caracteriza-se por rápido início e curta duração de ação e em doses 1-4 μg/kg/min provoca essencialmente aumento no VS, sem influência significativa na pressão arterial. No caso da sépsis, tal como o efeito sobre o DC, também a redução da RVS é dose-dependente, pelo que não se recomenda a sua utilização nos casos de choque séptico na ausência de um vasopressor. Nestas circunstâncias, a sua administração até 4 mcg/kg/min pode melhorar o DC sem variação significativa na pressão arterial.[104-106]

Inibidores da fosfodiesterase 3

As fosfodiesterases (PDE) constituem uma família de enzimas que inativam a adenosina monofosfato cíclica (cAMP). Os inibidores da PDE aumentam os níveis de cAMP e, consequentemente, o aumento da contratilidade miocárdica e relaxamento da musculatura lisa. Atualmente são conhecidos 5 subtipos de PDE com relevância clínica em humanos. As isoformas (A e B) do subtipo 3 encontram-se em variados tecidos, nomeadamente no cardíaco, músculo liso vascular e plaquetas.[90]

No do sistema cardiovascular, a inibição da isoenzima PDE 3 é responsável pelos efeitos terapêuticos. Os inibidores da PDE3 aumentam a concentração intracelular de cálcio (por inibição da degradação do cAMP, resultando no aumento da contratilidade do músculo cardíaco (efeito inotrópico). Adicionalmente, existe evidência de que a taxa de recaptação do cálcio pelo retículo sarcoplasmático das células miocárdicas aumenta pela utilização de inibidores PDE3, uma vez que se trata de uma atividade cAMP-dependente. Como resultado, potência o relaxamento miocárdico durante a diástole (efeito lusitrópico), com particular benefício em doentes com redução da complacência ventricular esquerda.[90,92] A nível vascular, o aumento da concentração intracelular de cAMP provocada pelos inibidores da PDE3, induz um potente efeito vasodilatador do sistema arterial e venoso pelo relaxamento do músculo liso vascular. Como consequência, a utilização de inibidores da PDE3 resulta na diminuição da pré-carga ventricular esquerda mais significativa do que com a dobutamina, bem como diminuição da resistência vascular pulmonar. Outras ações incluem a inibição da agregação plaquetar e redução da lesão isquêmica pós-reperfusão.[90,92]

A farmacocinética dos inibidores da PDE3 difere profundamente das catecolaminas. As suas semividas são mais prolongadas e a eliminação predominantemente renal. Pode ocorrer hipotensão consequente à vasodilatação e a sua utilização combinada com catecolaminas (por exemplo com noradrenalina) pode ser necessária para manter adequada a PAM. Os inibidores da PDE que têm sido utilizados na prática clínica são a milrinona, amrinona e enoximona, com efeitos cardiovasculares semelhantes.[92]

■ Milrinona

A milrinona é o inibidor da PDE3 mais frequentemente utilizado na prática clínica, apresentando um efeito vasodilatador significativo que condiciona redução da RVS e resistência vascular pulmonar (RVP). Os doentes com baixo DC e elevada RVS tipicamente mantêm a PAM após a administração de milrinona. No entanto, em doentes com vasoplegia marcada ou hipovolêmicos pode ocorrer redução significativa da PAM, o que pode comprometer a utilização de milrinona em situações de choque.[5,94]

Na prática clínica recomenda-se a dose inicial de 0,25 mcg/kg/min, com dose de manutenção entre 0,35 e 0,75 μg/kg/min, devendo esta ser titulada com incrementos de 0,02 a 0,05 μg/kg/min a cada 5-15 minutos para obtenção do efeito hemodinâmico desejado. A dose de carga de 50 μg/kg em 10 minutos pode induzir hipotensão, sendo frequentemente omitida em doentes hemodinamicamente instáveis.[5,96]

A semivida da milrinona pode aumentar de duas a três horas para quatro a seis horas em doentes com disfunção renal, sendo necessária redução da dose quando a *clearance* da creatinina é inferior a 50 mL/min por risco de acumulação do fármaco.[87,96]

A milrinona mantem efeito inotrópico positivo podendo ser utilizada em doentes com IC em que os receptores ß1 estão dessensibilizados ou sujeitos a bloqueio farmacológico recente. Assim, ao apresentar um mecanismo de ação independente dos receptores beta-adrenérgicos, a milrinona pode ser utilizada como agente inotrópico particularmente em situações de choque cardiogênico em doentes previamente expostos a beta-bloqueantes.[5,89,107]

Como referido anteriormente, não se verificaram diferenças nos *outcomes* dos doentes com IC aguda expostos a dobutamina e milrinona. Comparativamente, a dobutamina induz maior estimulação da contratilidade miocárdica, enquando a milrinona maior vasodilatação e redução das pressões de enchimento ventriculares. Ao reduzir a resistência vascular pulmonar de forma mais significativa, a milrinona é o agente preferencial em doentes com disfunção ventricular direita significativa, em doentes com IC crônica particularmente na presença de hipertensão pulmonar e em doentes sob beta-bloqueantes cronicamente.[87,94,101,107,108]

Em doentes hospitalizados com IC aguardando transplante, a utilização de dobutamina ou milrinona associou-se a resultados semelhantes no que concerne a resultados e eventos adversos.[100] Nos casos de choque séptico, a milrinona apenas é recomendada em doentes sob terapêutica crônica com beta-bloqueantes ou com IC crônica com dessensibilização dos receptores adrenérgicos.[96]

Tal como outros agentes vasodilatadores, a milrinona também se associa a eventos adversos cardiovasculares. Em doentes hemodinamicamente estáveis com IC descompensada, a utilização de 0,5 μg/kg/min de milrinona não foi superior ao placebo na redução da mortalidade ou de hospitalização por IC e foi associada a aumento da taxa de hipotensão.[103,109] A sua semivida longa, particularmente em caso de disfunção renal, torna mais complexa a titulação da dose de milrinona, com possibilidade de acumulação do fármaco, devendo ser privilegiada a infusão em baixa dose nos doentes em choque.[93]

■ Enoximone

Tal como a milrinona é um inibidor da PD3 com efeito inotrópico e vasodilatador. Apesar de ser mais rapidamente metabolizado, origina um metabolito ativo que mantem os efeitos cardiovasculares durante algumas horas. A dose para perfusão endovenosa recomendada é de 0,125 a 0,75 μg/kg/min.[91,92]

Sensibilizadores ao cálcio

■ Levosimendan

Os sensibilizadores ao cálcio aumentam a força e duração da contração dos cardiomiócitos por sensibilização da troponina C à concentração intracelular de cálcio existente. O levosimendan é o grande representante desta classe farmacológica. Para além da sensibilização do aparato contrátil miocárdico ao cálcio, o seu efeito inotrópico é também mediado pela ação inibitória seletiva sobre a PDE3. Para além do efeito na contratilidade miocárdica, induz também vasodilatação pela ativação dos canais de potássio dependentes de ATP da vasculatura arterial periférica.[90,91,96,104]

Uma vantagem do levosimendan face a outros inotrópicos é o aumento da contratilidade cardíaca na ausência de alteração da concentração do cálcio intracitosólico e, consequentemente, redução do risco de arritmias relacionadas com variação de concentrações iónicas. Esta propriedade torna-se atrativa para a população de alto risco em choque cardiogênico. As propriedades anti-inflamatórias do levosimendan constituem outro efeito potencialmente benéfico nos doentes em choque cardiogênico. Demonstrou reduzir as citocinas pró-inflamatórias e o nível de marcadores de estresse oxidativo em doentes com IC aguda.[90,91,104,110]

O mecanismo de ação do levosimendan que motiva o efeito inotrópico positivo não envolve receptores adrenérgicos e, consequentemente, tal como a milrinona, é preferível comparativamente aos inotrópicos beta-adrenérgicos em doentes em choque cardiogênico expostos cronicamente a agentes beta-bloqueantes. Por último, a ausência de taquifilaxia constitui outra propriedade farmacológica favorável do levosimendan.[90,91]

A administração por via endovenosa está recomendada na dose de 0,05 a 0,2 μg/kg/min durante 24 horas após uma dose de carga inicial de 6 a 12 μg/kg infundida em 10 minutos.[91] O levosimendan tem uma semivida aproximada de uma hora, mas origina um metabólito ativo com uma semivida mais prolongada sendo possível a persistência do seu efeito por até 10 dias, após a administração em perfusão durante um período de 24 horas. Se por um lado a sua farmacocinética o torna atrativo para ser utilizado no desmame de inotrópicos endovenosos, por outro lado, uma vez iniciado, torna-se difícil a sua titulação nas situações agudas de choque e poderá ser difícil conseguir obter uma reversão rápida do seu efeito vasodilatador.[91]

Apesar do inicial benefício atribuído ao levosimendan em relação à dobutamina em doentes com IC aguda,[111,112] tal superioridade não foi demonstrada em estudos subsequentes. Comparativamente à dobutamina, o levosimendan não demonstrou reduzir significativamente a mortalidade, associando-se a maior efeito vasodilatador periférico.[113] O conhecimento disponível sobre a possível utilização do levosimensan no choque cardiogênico é apenas proveniente de revisões sistemáticas e metanálises envolvendo pequenas amostras e, apesar de ter demonstrado melhorar os parâmetros hemodinâmicos, não existem estudos comparativos com a dobutamina que demonstrem a tradução desse efeito na melhoria de *endopoints* clínicos.

Nos doentes em choque séptico, a administração de levosimendan não demonstrou estar associado a menor grau de disfunção orgânica (avaliado pelo score SOFA diário) e a sua administração associou-se a maior incidência de instabilidade hemodinâmica e maior duração de ventilação invasiva. O levosimendan não está recomendado no choque séptico.[96,114]

Assim, o levosimendan é considerado um agente inotrópico de segunda linha que pode ser utilizado em doentes selecionados em choque cardiogênico, com potencial benefício em particular nos doentes com hipoperfusão medicados cronicamente com fármacos beta-bloqueantes, bem como em doentes com choque cardiogênico e falência ventricular direita ou hipertensão pulmonar, considerando o seu efeito benéfico na resistência vascular pulmonar.[115]

Como escolher o vasopressor mais adequado

Alvos de ressuscitação

Quando o choque não é revertido precocemente com fluidoterapia para recuperar as pressões de enchimento cardíacas adequadas, os agentes vasoativos podem aumentar a PAM e/ou DC para melhorar a perfusão tecidular.[1,93,94,116] Os vasopressores (inoconstritores e vasoconstritores) são titulados para atingir um nível sistêmico adequado de pressão arterial (PA) que permite a autorregulação da perfusão do órgão, consensualmente aceite como uma PA sistólica de 90 mmHg e/ou uma PAM de 65 a 70 mmHg.[93,94,116] A titulação de vasopressores para atingir alvos de PAM superiores a 65 mm Hg não melhora consistentemente as medidas da função do órgão ou o *outcome* global.[117] O ensaio SEPSIS-PAM randomizou 779 pacientes com choque séptico dependente de vasopressor para uma meta de PAM entre 65 e 70 mm Hg *versus* 80 a 85 mm Hg, não mostrando diferença significativa na mortalidade com um alvo de PAM mais alto (36,6% vs 34,0%, HR 1,07).[118] Os pacientes com hipertensão arterial crônica randomizados para o alvo de PAM mais alto tiveram menos eventos adversos renais atribuídos à melhor perfusão renal, mas à custa de mais eventos adversos atribuídos a doses vasopressoras mais altas.

Após restabelecer as pressões de enchimento cardíaco e a PAM, aumentar o DC com inotrópicos pode melhorar a entrega sistêmica de oxigênio e a perfusão tecidular.[1,94] Os inotrópicos (inodilatadores ou inoconstritores) podem ser titulados para atingir DC de 5 L/min e/ou índice cardíaco (IC, o DC dividido pela área de superfície corporal) de 2,2 a 2,5 L/min/m^2, mas é preferível usar marcadores de perfusão e de entrega de oxigênio sobre metas arbitrárias de DC/IC para titulação de terapêutica inotrópica.[94] As medidas de ressuscitação devem restaurar a perfusão de órgãos-alvo, refletida por débito urinário > 0,5 mL/kg/h, lactato normal ou em diminuição e uma saturação venosa de oxigênio próxima dos valores normais.[94,116]

Embora o lactato seja um dos marcadores de prognóstico de doença crítica e choque mais utilizados, a renina sérica está a surgir rapidamente como um preditor de mortalidade potencialmente superior, em vários estados de choque na UTI. Dois estudos separados mostraram que um limiar absoluto da concentração da renina e uma taxa de aumento da renina foram superiores ao lactato em associações com UTI e mortalidade hospitalar em pacientes críticos.[119,120] É importante destacar que a renina pareceu ser estável e as concentrações não foram significativamente influenciadas pela utilização de técnica de substituição renal ou drogas que alteram a cascata renina-angiotensina (ou seja, inibidores da ECA e bloqueadores dos receptores da angiotensina).[120] A administração de angiotensina II exógena demonstrou beneficiar favoravelmente os resultados de sobrevida naqueles com choque de renina elevada.[121,122] Uma das maiores barreiras clínicas para o uso deste biomarcador, em conjunto com ou como alternativa ao lactato, é a falta de um verdadeiro ensaio *point-of-care* que permitiria ressuscitação direcionada à beira do leito em resposta às concentrações em tempo útil.[123,124]

Escolha do vasopressor de primeira linha

Para 97% dos participantes numa pesquisa recente entre 839 médicos de 83 países, a noradrenalina foi a droga vasopressora de primeira escolha no choque séptico.[125] A *Sepsis Surviving Campaign* de 2021 recomenda seu uso como vasopressor de primeira linha.[76] Se por algum motivo a noradrenalina não estiver disponível, poder-se-á usar a dopamina, tendo em especial atenção com o risco de arritmias. Nos casos de choque séptico refratário sob noradrenalina, pode continuar-se a aumentar a dose de noradrenalina ou adicionar um segundo vasopressor com um mecanismo de ação diferente, o que faz mais sentido do ponto de vista fisiopatológico. Nesta situação pode haver uma resposta a vasopressores não catecolaminérgicos, como vasopressina, terlipressina ou angiotensina II (ATII).[126] Com base na evidência disponível, a SSC recomenda a adição de vasopressina em doses baixas (< 0,03 UI/min) quando a dose de noradrenalina atinge 0,25-0,5 g/kg/min. O uso de adrenalina pode ser considerado se noradrenalina ou dopamina não estiverem disponíveis, ou como droga de terceira linha se com noradrenalina + vasopressina o MAP alvo não for alcançado.

Uma metanálise de 43 ensaios clínicos que avaliaram diferentes vasopressores e suas combinações no choque séptico mostrou que o uso de noradrenalina + dobutamina estava associado a menor mortalidade em 28 dias, especialmente em pacientes com baixo DC.[127] Atualmente, o inotrópico a ser utilizado em caso de choque séptico com IC é a dobutamina. Nesta situação, as últimas diretrizes do SSC posicionam a adrenalina como alternativa à noradrenalina + dobutamina, não recomendando o uso de levosimendan com base nos resultados dos ensaios clínicos.[114,128,129]

Quando iniciar o vasopressor

O início precoce de vasopressores para atingir PAMs alvo no choque séptico é uma medida essencial. A discussão tem-se dividido no início adiado após concluir a ressuscitação volêmica ou se deve iniciar o mais precocemente possível. A evidência atual aponta para a segunda opção, que parece estar associada a um melhor prognóstico. Um ensaio clínico randomizado[130] e seis estudos retrospectivos[131-136] avaliaram o impacto prognóstico do início precoce de vasopressores (principalmente noradrenalina) em pacientes com choque séptico e os resultados concordam com o efeito benéfico (diminuição mortalidade ou falência de órgãos) do início precoce do vasopressor, mesmo sem ter completado a ressuscitação volêmica. Uma metanálise[137] que incluiu 929 pacientes concluiu que o tratamento precoce com noradrenalina no choque séptico foi associado com uma diminuição da mortalidade a curto prazo, menor duração para atingir a PAM alvo e uma carga menor de líquidos nas primeiras seis horas. É bem conhecido que a ressuscitação volêmica agressiva resulta em aumento do edema tecidular com os consequentes efeitos deletérios. O início precoce de vasopressores melhora a perfusão tecidual e previne a progressão para disfunção orgânica. Adicionalmente, a noradrenalina potência o efeito hemodinâmico da expansão de volume (por meio do recrutamento de volume não estressado do sistema venoso com hipercapacitância, nomeadamente do território esplâncnico e cutâneo) como demonstrado num estudo com 30 pacientes com choque séptico submetidos a elevação passiva das pernas.[138]

Os vasopressores devem ser administrados sempre que possível, por meio de um acesso venoso central. Porém, a inserção deste pode atrasar o tratamento, especialmente se houver dificuldades técnicas na cateterização ou no paciente com coagulopatia que requer correção. A SSC sugere a administração de vasopressores mesmo por um acesso venoso periférico para não atrasar o seu início, até cateterização de um acesso central. Vários trabalhos confirmam que o início de vasopressores por via periférica é viável, sem aumento de complicações, e facilita o atingimento mais rápido das metas hemodinâmicas.[139,140]

Conclusões

Torna-se cada vez mais importante fazer uma abordagem multimodal precoce de terapêutica vasopressora, com descalação posterior dos denominados "vasopressores de amplo espectro" por outros mais dirigidos ao quadro fisiopatológico específico do choque (**Quadro 145.4**). Isso é análogo ao uso de antimicrobianos de amplo espectro e precoce na sépsis suspeita e confirmada. Embora não existam dados convincentes atualmente, como existem para a analogia com os antimicrobianos, certamente há uma premissa fisiológica para o uso de doses mais baixas de várias classes diferentes de vasopressores à medida que progredimos no tratamento do choque vasodilatador. Para tal, será necessário combinar o uso complementar de biomarcadores que possam dirigir o uso de um agente preferencial, face aos restantes vasopressores. Por exemplo, um paciente com choque séptico em que os níveis de vasopressina são desproporcionalmente baixos em comparação com o aumento do lactato e aumento da angiotensina II (ou seja, renina baixa), e onde o uso inicial de vasopressina mostrou benefício clínico, a correção laboratorial dessa anomalia pode ocorrer lentamente transitando para uma abordagem de vasopressina em alta dose, após uma estratégia inicial de amplo espectro, atingindo rapidamente os alvos de perfusão de órgão. Da mesma forma, uma excelente resposta à angiotensina II sintética no cenário de renina sérica elevada seria uma razão óbvia para continuar uma abordagem vasopressora predominante da angiotensina II.

Quadro 145.4. Escolha de vasopressor dirigido à situação clínica

Situação clínica	Vasopressores
Choque séptico	Noradrenalina é a primeira linha Adicione vasopressina ou adrenalina se necessário para aumentar o MAP Adicione vasopressina se necessário para reduzir a dose de noradrenalina Considere adicionar dobutamina se hipoperfusão persistente
Choque cardiogênico	Noradrenalina e/ou dobutamina
Anafilaxia	Adrenalina (IM, a não ser que haja experiência com uso i.v.)
Hemorragia digestiva baixa	Terlipressina, se suspeita de varizes esofágicas
Síndrome hepatorrenal tipo 1	Terlipressina Considere a noradrenalina se estiver na definição de cuidados adequado e/ou terlipressina contraindicada
Parada cardíaca	Adrenalina, se ritmo não desfibrilável ou desfibrilável persistente
Lesão cerebral	Noradrenalina, se apropoiado

Fonte: Desenvolvido pela autoria.

De fato, o valor de testar a responsividade da angiotensina II foi comprovado em estudos clínicos e prediz um excelente prognóstico em pacientes escolhidos adequadamente.[141] Haverá também aqueles pacientes com choque benigno, em que doses muito baixas de catecolaminas podem ser suficientes, não necessitando de uma estratégia de combinação de vasopressores.

Finalmente, o uso de adjuvantes não vasoconstritores (por exemplo, corticosteroides) direcionados à patologia subjacente, como estratégias poupadoras de catecolaminas, deve ser considerado para uma abordagem integrada da ressuscitação do choque vasodilatador.[142,143]

Conclusão

Os vasopressores e inotrópicos são os agentes farmacológicos usados para melhorar a perfusão tecidular periférica contrabalanceando os efeitos deletérios da disoxia, no doente critico em choque. No entanto não deve-se iniciar a ressuscitação com vasopressores e inotropos sem previamente ter assegurado a ressuscitação volêmica do doente.

Existem dois tipos de drogas vasoconstritoras, as adrenérgicas e as não adrenérgicas. São dose-dependente, têm semivida curta, efeitos negativos a considerar na avaliação dinâmica para guiar a sua administração, e por último são saturáveis no que diz respeito ao seu efeito. São administradas por um acesso central preferencialmente, embora podem também ser administradas por via periférica em doses baixas se inexistência de cateter central.

1/Adrenérgicas: com efeito hemodinâmico secundário a estimulação de receptores adrenérgicos RAs α1 (A1Rs). São três, adrenalina, noradrenalina e dopamina. São preferencialmente vasoconstritores que elevam as resistências vasculares periféricas movimentando o sangue venoso para o ramo arterial do sistema circulatório otimizando a perfusão tecidular. Também têm efeito ao nível da contabilidade e débito cardíaco. São as mais comuns, mais estudadas, e mais usadas. São muito arritmogênicas, especialmente a dopamina, a qual está quase limitada a situação de choque com bradicardia extrema.

2/ Não adrenérgicas: com efeito hemodinâmico secundário a estimulação de receptores não adrenérgicos (V1aRs). São as vasopressina, terlipressina, selepressina, fenilefrina, angiotensina II. São também preferencialmente vasoconstritores que mimentizan o efeito dos adrenérgicos. São menos comuns, menos estudadas. A evidência científica até agora, apenas revelou eficiência na redução das doses de drogas adrenérgicas, quando usadas em simultâneo e de forma sinérgica.

As drogas inotrópicas desenvolvem o efeito hemodinâmico por meio das estimulação dos receptores B1R/B2R. A estimulação B conduz a um aumento da contratilidade e da frequência cardíaca. Como efeito negativo no doente em choque está a vasodilatação periférica. São a dobutamina e o levosimendano. São muito arritmogênicos e podem aumentar o consumo de O_2 miocárdico condicionando isquemia miocárdica.

Como drogas coadjuvantes temos os glucocorticoides, o ácido ascórbico (vitamina C) e tiamina (vitamina B1),a cianocobalamina e o azul de metileno. No entanto todos os estudos estão focalizados no doente em choque séptico e são resultados muito controversos com pouco sustento clínico a data de hoje.

A abordagem do doente em choque, especialmente o choque quente deve ser integrada, associativa, e gradativa em base a ponderação dos riscos e benefícios. Os alvos terapêuticos são PA sistólica de 90 mmHg e/ou uma PAM de 65 a 70 mmHg,o início é o mais precoce possível após a ressuscitação volêmica, e quase sempre como vasopressor inicial a noradrenalina. As terapêuticas coadjuvantes não têm suficiente evidência científica para a sua utilização clínica.

Referências bibliográficas

1. Bangash MN, Kong ML, Pearse RM. Use of inotropes and vasopressor agents in critically ill patients. Br J Pharmacol. 2012;165(7):2015-2033.
2. Triposkiadis F, Karayannis G, Giamouzis G, Skoularigis J, Louridas G, Butler J. The sympathetic nervous system in heart failure physiology, pathophysiology, and clinical implications. J Am Coll Cardiol. 2009;54(19):1747-1762.
3. Russell JA. Bench-to-bedside review: Vasopressin in the management of septic shock. *Crit Care*. 2011;15(4):226.
4. Hollenberg SM. Vasoactive drugs in circulatory shock. *Am J Respir Crit Care Med*. 2011;183(7):847-855.
5. Jentzer JC, Coons JC, Link CB, Schmidhofer M. Pharmacotherapy update on the use of vasopressors and inotropes in the intensive care unit. J Cardiovasc Pharmacol Ther. 2015;20(3):249-260.
6. Sumner DJ, Elliott HL. The pressor dose-response in clinical cardiovascular pharmacology. *Br J Clin Pharmacol*. 1987;23(5):499-503.
7. Annane D, Ouanes-Besbes L, de Backer D, et al. A global perspective on vasoactive agents in shock. *Intensive Care Med*. 2018;44(6):833-846.
8. Motiejunaite J, Amar L, Vidal-Petiot E. Adrenergic receptors and cardiovascular effects of catecholamines. *Ann Endocrinol (Paris)*. 2021;82(3-4):193-197.
9. Brunton LL, Hilal-Dandan R, Knollmann BC. As Bases Farmacológicas da Terapêutica de Goodman e Gilman. Porto Alegre: AMGH. 2018.
10. Becker DE. Basic and clinical pharmacology of autonomic drugs. Anesth Prog. 2012;59(4):159-68.
11. Fiorini F, Antcliffe D, Gordon AC. Lessons from the ICU: Choosing the Right Vasopressor. In: Pinsky, M.R., Teboul, JL., Vincent, JL. (eds) Hemodynamic Monitoring. Lessons from the ICU. Springer, Cham. 2019.
12. Persichini R, Silva S, Teboul JL, et al. Effects of norepinephrine on mean systemic pressure and venous return in human septic shock. *Crit Care Med*. 2012;40(12):3146-3153.
13. Dalimonte MA, DeGrado JR, Anger KE. Vasoactive Agents for Adult Septic Shock: An Update and Review. *J Pharm Pract*. 2020;33(4):523-532.
14. Evans L, Rhodes A, Alhazzani W, et al. Surviving sepsis campaign: international guidelines for management of sepsis and septic shock 2021. *Intensive Care Med*. 2021;47(11):1181-1247.
15. Agrawal A, Gupta A, Consul S, Shastri P. Comparative study of dopamine and norepinephrine in the management of septic shock. *Saudi J Anaesth*. 2011;5(2):162-6.
16. Ruslan MA, Baharuddin KA, Noor NM, Yazid MB, Noh AYM, Rahman A. Norepinephrine in Septic Shock: A Systematic Review and Meta-analysis. West J Emerg Med. 2021;22(2):196-203.
17. Avni T, Lador A, Lev S, Leibovici L, Paul M, Grossman A. Vasopressors for the Treatment of Septic Shock: Systematic Review and Meta-Analysis. *PLoS One*. 2015;10(8):e0129305.
18. Spahn DR, Bouillon B, Cerny V, et al. The European guideline on management of major bleeding and coagulopathy following trauma: fifth edition. *Crit Care*. 2019;23(1):98.
19. Bassi E, Park M, Azevedo LC. Therapeutic strategies for high-dose vasopressor-dependent shock. *Crit Care Res Pract*. 2013;2013:654708.
20. Lott C, Truhlář A, Alfonzo A, et al. European Resuscitation Council Guidelines 2021: Cardiac arrest in special circumstances [published correction appears in Resuscitation. 2021;167:91-92.
21. Soar J, Böttiger BW, Carli P, et al. European Resuscitation Council Guidelines 2021: Adult advanced life support [published correction appears in Resuscitation. 2021;167:105-106.
22. Paradis NA, Martin GB, Rivers EP, et al. Coronary perfusion pressure and the return of spontaneous circulation in human cardiopulmonary resuscitation. *JAMA*. 1990;263(8):1106-1113.
23. Holmberg MJ, Issa MS, Moskowitz A, et al. Vasopressors during adult cardiac arrest: A systematic review and meta-analysis. *Resuscitation*. 2019;139:106-121.
24. Perkins GD, Ji C, Deakin CD, et al. A Randomized Trial of Epinephrine in Out-of-Hospital Cardiac Arrest. *N Engl J Med*. 2018;379(8):711-721.
25. Panchal AR, Bartos JA, Cabañas JG, et al. Part 3: Adult Basic and Advanced Life Support: 2020 American Heart Association Guidelines for Cardiopulmonary Resuscitation and Emergency Cardiovascular Care. *Circulation*. 2020;142(16_suppl_2):S366-S468.
26. Levy B, Bastien O, Karim B, et al. Experts' recommendations for the management of adult patients with cardiogenic shock. Ann Intensive Care. 2015;5(1):26.
27. Russell JA, Gordon AC, Williams MD, Boyd JH, Walley KR, Kissoon N. Vasopressor Therapy in the Intensive Care Unit. *Semin Respir Crit Care Med*. 2021;42(1):59-77.
28. Triposkiadis FK, Butler J, Karayannis G, et al. Efficacy and safety of high dose versus low dose furosemide with or without dopamine infusion: the Dopamine in Acute Decompensated Heart Failure II (DAD-HF II) trial. *Int J Cardiol*. 2014;172(1):115-121.
29. Friedrich JO, Adhikari N, Herridge MS, Beyene J. Meta-analysis: low-dose dopamine increases urine output but does not prevent renal dysfunction or death. *Ann Intern Med*. 2005;142(7):510-524.
30. Schnuelle P, Gottmann U, Hoeger S, et al. Effects of donor pretreatment with dopamine on graft function after kidney transplantation: a randomized controlled trial. *JAMA*. 2009;302(10):1067-1075.
31. De Backer D, Aldecoa C, Njimi H, Vincent JL. Dopamine versus norepinephrine in the treatment of septic shock: a meta-analysis*. Crit Care Med. 2012;40(3):725-730.
32. Limberger RP, Bemvenuti Jacques AL, Schmitt G, Arbo MD. Pharmacological Effects of Ephedrine. In: Natural Products, 1217–37. Berlin, Heidelberg: Springer Berlin Heidelberg. 2013.
33. Peck T, Harris B. Pharmacology for Anaesthesia and Intensive Care. Cambridge University Press. 2021.
34. Morelli A, Lange M, Ertmer C, Dünser M, Rehberg S, Bachetoni A, D'Alessandro M *et al*. Short-term effects of phenylephrine on systemic and regional hemodynamics in patients with septic shock. *Shock*. 2008;29 (4): 446–51.
35. Vail E, Gershengorn HB, Hua M, Walkey AJ, Rubenfeld G, Wunsch H. Association Between US Norepinephrine Shortage and Mortality Among Patients With Septic Shock. *JAMA*. 2017;317(14):1433-1442.
36. Sarnoff SJ, Case RB, Berglund E, Sarnoff LC. Ventricular function. V. The circulatory effects of aramine; mechanism of action of vasopressor drugs in cardiogenic shock. *Circulation*. 1954;10(1):84-93.
37. Grauslyte L, Bolding N, Phull M, Jovaisa T. The Use of Metaraminol as a Vasopressor in Critically Unwell Patients: A Narrative Review and a Survey of UK Practice. *J Crit Care Med (Targu Mures)*. 2022;8(3):193-203.

38. Ruchti VE, Wibrow BA, Seet J, Jacques A, Jha N, Anstey MH. A prospective comparison of peripheral metaraminol versus dilute noradrenaline in the intensive care unit. *Anaesth Intensive Care.* 2021;49(2):144-146.
39. Natalini G, Schivalocchi V, Rosano A, Taranto M, Pletti C, Bernardini A. Norepinephrine and metaraminol in septic shock: a comparison of the hemodynamic effects. *Intensive Care Med.* 2005;31(5):634-637.
40. Rizvi MS, Trivedi V, Nasim F, et al. Trends in Use of Midodrine in the ICU: A Single-Center Retrospective Case Series. *Crit Care Med.* 2018;46(7):e628-e633.
41. Al-Abdouh A, Haddadin S, Matta A, et al. Impact of Adjuvant Use of Midodrine to Intravenous Vasopressors: A Systematic Review and Meta-Analysis. *Crit Care Res Pract.* 2021;2021:5588483.
42. Santer P, Anstey MH, Patrocínio MD, et al. Effect of midodrine versus placebo on time to vasopressor discontinuation in patients with persistent hypotension in the intensive care unit (MIDAS): an international randomised clinical trial. *Intensive Care Med.* 2020;46(10):1884-1893.
43. Vincent JL, Jones G, David S, Olariu E, Cadwell KK. Frequency and mortality of septic shock in Europe and North America: a systematic review and meta-analysis. *Crit Care.* 2019;23(1):196.
44. Rhodes A, Evans LE, Alhazzani W, et al. Surviving Sepsis Campaign: International Guidelines for Management of Sepsis and Septic Shock: 2016. *Intensive Care Med.* 2017;43(3):304-377.
45. Antonucci E, Fiaccadori E, Donadello K, Taccone FS, Franchi F, Scolletta S. Myocardial depression in sepsis: from pathogenesis to clinical manifestations and treatment. *J Crit Care.* 2014;29(4):500-511.
46. Bucher M, Ittner KP, Hobbhahn J, Taeger K, Kurtz A. Downregulation of angiotensin II type 1 receptors during sepsis. *Hypertension.* 2001;38(2):177-182.
47. Treschan TA, Peters J, Warltier DC. The Vasopressin System. Anesthesiology. 2006;105(3):599–612.
48. Dunn FL, Brennan TJ, Nelson AE, Robertson GL. The role of blood osmolality and volume in regulating vasopressin secretion in the rat. J Clin Invest. 1973;52(12):3212-3219.
49. Demiselle J, Fage N, Radermacher P, Asfar P. Vasopressin and its analogues in shock states: a review. *Ann Intensive Care.* 2020;10(1):9.
50. Russell JA, Walley KR, Singer J, et al. Vasopressin versus norepinephrine infusion in patients with septic shock. *N Engl J Med.* 2008;358(9):877-887.
51. Gordon AC, Russell JA, Walley KR, et al. The effects of vasopressin on acute kidney injury in septic shock. *Intensive Care Med.* 2010;36(1):83-91.
52. Gordon AC, Mason AJ, Thirunavukkarasu N, et al. Effect of Early Vasopressin vs Norepinephrine on Kidney Failure in Patients With Septic Shock: The VANISH Randomized Clinical Trial. JAMA. 2016;316(5):509-518.
53. Lesur O, Delile E, Asfar P, Radermacher P. Hemodynamic support in the early phase of septic shock: a review of challenges and unanswered questions. Ann Intensive Care. 2018 29;8(1):102.
54. Hajjar LA, Vincent JL, Barbosa Gomes Galas FR, et al. Vasopressin versus Norepinephrine in Patients with Vasoplegic Shock after Cardiac Surgery: The VANCS Randomized Controlled Trial. *Anesthesiology.* 2017;126(1):85-93.
55. Morelli A, Ertmer C, Rehberg S, Lange M, Orecchioni A, Cecchini V, Bachetoni A, D'Alessandro M, Van Aken H, Pietropaoli P, Westphal M. Continuous terlipressin versus vasopressin infusion in septic shock (TERLIVAP): a randomized, controlled pilot study. Crit Care. 2009;13(4):R130.
56. Liu ZM, Chen J, Kou Q, et al. Terlipressin versus norepinephrine as infusion in patients with septic shock: a multicentre, randomised, double-blinded trial. Intensive Care Med. 2018;44(11):1816-1825.
57. Laterre PF, Berry SM, Blemings A, et al. Effect of Selepressin vs Placebo on Ventilator- and Vasopressor-Free Days in Patients With Septic Shock: The SEPSIS-ACT Randomized Clinical Trial [published correction appears in JAMA. 2019;322(18):1830.
58. Chawla LS, Busse L, Brasha-Mitchell E, et al. Intravenous angiotensin II for the treatment of high-output shock (ATHOS trial): a pilot study. Crit Care. 2014;18(5):534.
59. Busse LW, Barker N, Petersen C. Vasoplegic syndrome following cardiothoracic surgery-review of pathophysiology and update of treatment options. *Crit Care.* 2020;24(1):36.
60. Kirov MY, Evgenov OV, Evgenov NV, Egorina EM, Sovershaev MA, Sveinbjørnsson B, et al. Infusion of Methylene Blue in Human Septic Shock: A Pilot, Randomized, Controlled Study. *Critical Care Medicine.* 2001;29(10):1860–67.
61. Memis D, Karamanlioglu B, Yuksel M, Gemlik I, Pamukcu Z. The influence of methylene blue infusion on cytokine levels during severe sepsis. Anaesth Intensive Care. 2002;30(6):755-762.
62. Puntillo F, Giglio M, Pasqualucci A, Brienza N, Paladini A, Varrassi G. Vasopressor-Sparing Action of Methylene Blue in Severe Sepsis and Shock: A Narrative Review. Adv Ther. 2020;37(9):3692-3706.
63. Levy B, Fritz C, Tahon E, Jacquot A, Auchet T, Kimmoun A. Vasoplegia treatments: the past, the present, and the future. *Crit Care.* 2018;22(1):52.
64. Belletti A, Musu M, Silvetti S, et al. Non-Adrenergic Vasopressors in Patients with or at Risk for Vasodilatory Shock. A Systematic Review and Meta-Analysis of Randomized Trials. *PLoS One.* 2015;10(11):e0142605.
65. Évora PRB, Ribeiro PJF, Vicente WVA, Reis CL, Rodrigues AJ, Menardi AC. Methylene blue for vasoplegic syndrome treatment in heart surgery: fifteen years of questions, answers, doubts and certainties. Rev Bras Cir Cardiovascular. 2009;24(3):279-288.
66. Leyh RG, Kofidis T, Strüber M, et al. Methylene blue: the drug of choice for catecholamine-refractory vasoplegia after cardiopulmonary bypass?. J Thorac Cardiovasc Surg. 2003;125(6):1426-1431.
67. Jang DH, Nelson LS, Hoffman RS. Methylene blue for distributive shock: a potential new use of an old antidote. J Med Toxicol. 2013;9(3):242-9.
68. Bužga M, Machytka E, Dvořáčková E, Švagera Z, Stejskal D, Máca J, Král J. Methylene blue: a controversial diagnostic acid and medication? Toxicol Res (Camb). 2022;11(5):711-717.
69. Paciullo CA, McMahon Horner D, Hatton KW, Flynn JD. Methylene blue for the treatment of septic shock. *Pharmacotherapy.* 2010;30(7):702-715.
70. Weingartner R, Oliveira E, Oliveira ES, et al. Blockade of the action of nitric oxide in human septic shock increases systemic vascular resistance and has detrimental effects on pulmonary function after a short infusion of methylene blue. *Braz J Med Biol Res.* 1999;32(12):1505-1513.
71. Annane D, Pastores SM, Rochwerg B, et al. Guidelines for the Diagnosis and Management of Critical Illness-Related Corticosteroid Insufficiency (CIRCI) in Critically Ill Patients (Part I): Society of Critical Care Medicine (SCCM) and European Society of Intensive Care Medicine (ESICM) 2017. *Crit Care Med.* 2017;45(12):2078-2088.
72. Rochwerg B, Oczkowski SJ, Siemieniuk RAC, et al. Corticosteroids in Sepsis: An Updated Systematic Review and Meta-Analysis. *Crit Care Med.* 2018;46(9):1411-1420.
73. Rygård SL, Butler E, Granholm A, et al. Low-dose corticosteroids for adult patients with septic shock: a systematic review with meta-analysis and trial sequential analysis. *Intensive Care Med.* 2018;44(7):1003-1016.
74. Sprung CL, Annane D, Keh D, et al. Hydrocortisone therapy for patients with septic shock. *N Engl J Med.* 2008;358(2):111-124.
75. Venkatesh B, Finfer S, Cohen J, et al. Adjunctive Glucocorticoid Therapy in Patients with Septic Shock. N Engl J Med. 2018;378(9):797-808.
76. Evans L, Rhodes A, Alhazzani W, et al. Surviving sepsis campaign: international guidelines for management of sepsis and septic shock 2021. *Intensive Care Med.* 2021;47(11):1181-1247.

77. Donnino MW, Carney E, Cocchi MN, et al. Thiamine deficiency in critically ill patients with sepsis. J Crit Care. 2010;25(4):576-581.
78. Moskowitz A, Andersen LW, Huang DT, et al. Ascorbic acid, corticosteroids, and thiamine in sepsis: a review of the biologic rationale and the present state of clinical evaluation. *Crit Care.* 2018;22(1):283.
79. Oudemans-van Straaten HM, Man AMS, Waard MC. 2014. Vitamin C Revisited. Critical Care. 2014;18(4):460.
80. Marik PE, Hooper MH. Doctor-your septic patients have scurvy! Crit Care. 2018;22(1):23.
81. Levine M, Rumsey SC, Daruwala R, Park JB, Wang Y. Criteria and recommendations for vitamin C intake. *JAMA.* 1999;281(15):1415-1423.
82. Marik PE, Khangoora V, Rivera R, Hooper MH, Catravas J. Hydrocortisone, Vitamin C, and Thiamine for the Treatment of Severe Sepsis and Septic Shock: A Retrospective Before-After Study. Chest. 2017;151(6):1229-1238.
83. Fujii T, Luethi N, Young PJ, et al. Effect of Vitamin C, Hydrocortisone, and Thiamine vs Hydrocortisone Alone on Time Alive and Free of Vasopressor Support Among Patients With Septic Shock: The VITAMINS Randomized Clinical Trial. *JAMA.* 2020;323(5):423-431.
84. Muhammad R, Dharmadjati BB, Mulia EPB, Rachmi DA. Vasoplegia: Mechanism and Management Following Cardiopulmonary Bypass. Eurasian J Med. 2022;54(1):92-99.
85. Shah PR, Reynolds PS, Pal N, Tang D, McCarthy H, Spiess BD. Hydroxocobalamin for the treatment of cardiac surgery-associated vasoplegia: a case series. L'hydroxocobalamine pour le traitement de la vasoplégie associée à la chirurgie cardiaque: une série de cas. *Can J Anaesth.* 2018;65(5):560-568.
86. Sacco AJ, Cunningham CA, Kosiorek HE, Sen A. Hydroxocobalamin in Refractory Septic Shock: A Retrospective Case Series. Crit Care Explor. 2021;3(4):e0408.
87. Petersen JW, Felker GM. Inotropes in the Management of Acute Heart Failure. *Critical Care Medicine* 2008;36(Suppl):S106–11.
88. De Backer D, Arias Ortiz J, Levy B. The medical treatment of cardiogenic shock: cardiovascular drugs. *Curr Opin Crit Care.* 2021;27(4):426-432.
89. Jentzer JC, Hollenberg SM. Vasopressor and Inotrope Therapy in Cardiac Critical Care. *J Intens Care Med.* 2021;36(8):843–56.
90. Polyzogopoulou E, Arfaras-Melainis A, Bistola V, Parissis J. Inotropic Agents in Cardiogenic Shock." Current Opinion in Critical Care Publish Ahead ofrint (June 2020) ahead of print.
91. Levy B, Buzon J, Kimmoun A. Inotropes and Vasopressors Use in Cardiogenic Shock. Current Opinion in Critical Care 2019;25(4):384–90.
92. Bersten AD, Handy JM. Oh's Intensive Care Manual: Expert Consult. 8a ed. Filadelfia: Elsevier. 2018.
93. Vincent JL, De Backer D. Circulatory shock. *N Engl J Med.* 2013;369(18):1726-1734.
94. Hollenberg SM. Vasoactive drugs in circulatory shock. Am J Respir Crit Care Med. 2011;183(7):847-855.
95. Mebazaa A, Combes A, van Diepen S, et al. Management of cardiogenic shock complicating myocardial infarction. *Intensive Care Med.* 2018;44(6):760-773.
96. Manolopoulos PP, Boutsikos I, Boutsikos P, Iacovidou N, Ekmektzoglou K. Current Use and Advances in Vasopressors and Inotropes Support in Shock. J Emerg Cri Care Med. 2020;4:20–20.
97. Romson JL, Leung JM, Bellows WH, Bronstein M, Keith F, Moores W, et al. Effects of Dobutamine on Hemodynamics and Left Ventricular Performance after Cardiopulmonary Bypass in Cardiac Surgical Patients. Anesthesiology. 1999.91(5):1318–1318.
98. Lewis TC, Aberle C, Altshuler D, Piper GL, Papadopoulos J. Comparative Effectiveness and Safety Between Milrinone or Dobutamine as Initial Inotrope Therapy in Cardiogenic Shock. *J Cardiovasc Pharmacol Ther.* 2019;24(2):130-138.
99. den Uil CA, Lagrand WK, van der Ent M, et al. Conventional hemodynamic resuscitation may fail to optimize tissue perfusion: an observational study on the effects of dobutamine, enoximone, and norepinephrine in patients with acute myocardial infarction complicated by cardiogenic shock. *PLoS One.* 2014;9(8):e103978.
100. Aranda JM Jr, Schofield RS, Pauly DF, et al. Comparison of dobutamine versus milrinone therapy in hospitalized patients awaiting cardiac transplantation: a prospective, randomized trial. Am Heart J. 2003;145(2):324-329.
101. Karlsberg RP, DeWood MA, DeMaria AN, Berk MR, Lasher KP; The Milrinone-Dobutamine Study. Comparative Efficacy of Short-Term Intravenous Infusions of Milrinone and Dobutamine in Acute Congestive Heart Failure Following Acute Myocardial Infarction. *Clin Cardiol.* 1996;19(1):21–30.
102. Tacon CL, McCaffrey J, Delaney A. Dobutamine for patients with severe heart failure: a systematic review and meta-analysis of randomised controlled trials. *Intensive Care Med.* 2012;38(3):359-367.
103. Cuffe MS, Califf RM, Adams KF Jr, et al. Short-term intravenous milrinone for acute exacerbation of chronic heart failure: a randomized controlled trial. *JAMA.* 2002;287(12):1541-1547.
104. Vincent JL, Abraham E, Moore FA, Kochanek PM, Fink MP. Textbook of Critical Care. 7a ed. Filadelfia: Elsevier. 2017.
105. Fitton A, Benfield P. Dopexamine hydrochloride. A review of its pharmacodynamic and pharmacokinetic properties and therapeutic potential in acute cardiac insufficiency *Drugs.* 1990;39(2):308-330.
106. Colardyn FC, Vandenbogaerde JF, Vogelaers DP, Verbeke JH. Use of Dopexamine Hydrochloride in Patients with Septic Shock. Crit. Care Med. 1989;17(10):999–1003.
107. Lowes BD, Tsvetkova T, Eichhorn EJ, Gilbert EM, Bristow MR. Milrinone versus Dobutamine in Heart Failure Subjects Treated Chronically with Carvedilol. Int J Cardiol. 2001;81(2–3):141–49.
108. Eichhorn EJ, Konstam MA, Weiland DS, Roberts DJ, Martin TT, Stransky NB, Salem DN. Differential Effects of Milrinone and Dobutamine on Right Ventricular Preload, Afterload and Systolic Performance in Congestive Heart Failure Secondary to Ischemic or Idiopathic Dilated Cardiomyopathy. Am J Cardiol. 1987;60(16):1329–33.
109. Felker GM, Benza RL, Chandler AB, et al. Heart failure etiology and response to milrinone in decompensated heart failure: results from the OPTIME-CHF study. *J Am Coll Cardiol.* 2003;41(6):997-1003.
110. Herpain A, Bouchez S, Girardis M, Guarracino F, Knotzer J, Levy B, et al. Use of Levosimendan in Intensive Care Unit Settings: An Opinion Paper. J Cardiovasc Pharmacol. 2019;73(1):3-14.
111. Follath F, Cleland JG, Just H, et al. Efficacy and safety of intravenous levosimendan compared with dobutamine in severe low--output heart failure (the LIDO study): a randomised double--blind trial. Lancet. 2002;360(9328):196-202.
112. Moiseyev VS, Põder P, Andrejevs N, et al. Safety and efficacy of a novel calcium sensitizer, levosimendan, in patients with left ventricular failure due to an acute myocardial infarction. A randomized, placebo-controlled, double-blind study (RUSSLAN). *Eur Heart J.* 2002;23(18):1422-1432.
113. Mebazaa A, Nieminen MS, Packer M, et al. Levosimendan vs dobutamine for patients with acute decompensated heart failure: the SURVIVE Randomized Trial. *JAMA.* 2007;297(17):1883-1891.
114. Gordon AC, Perkins GD, Singer M, et al. Levosimendan for the Prevention of Acute Organ Dysfunction in Sepsis. *N Engl J Med.* 2016;375(17):1638-1648.
115. Chioncel O, Parissis J, Mebazaa A, et al. Epidemiology, pathophysiology and contemporary management of cardiogenic shock – a position statement from the Heart Failure Association of the European Society of Cardiology *Eur J Heart Fail.* 2020;22(8):1315-1341.
116. Dellinger RP, Levy MM, Rhodes A, et al. Surviving sepsis campaign: international guidelines for management of severe sepsis and septic shock: 2012. *Crit Care Med.* 2013;41(2):580-637.
117. Bourgoin A, Leone M, Delmas A, Garnier F, Albanèse J, Martin C. Increasing mean arterial pressure in patients with septic shock: effects on oxygen variables and renal function. Crit Care Med. 2005;33(4):780-786.

118. Asfar P, Meziani F, Hamel JF, et al. High versus low blood--pressure target in patients with septic shock. *N Engl J Med.* 2014;370(17):1583-1593.
119. Jeyaraju M, McCurdy MT, Levine AR, et al. Renin Kinetics Are Superior to Lactate Kinetics for Predicting In-Hospital Mortality in Hypotensive Critically Ill Patients. *Crit Care Med.* 2022;50(1):50-60.
120. Gleeson PJ, Crippa IA, Mongkolpun W, et al. Renin as a Marker of Tissue-Perfusion and Prognosis in Critically Ill Patients. *Crit Care Med.* 2019;47(2):152-158.
121. Bellomo R, Forni LG, Busse LW, et al. Renin and Survival in Patients Given Angiotensin II for Catecholamine-Resistant Vasodilatory Shock. A Clinical Trial. *Am J Respir Crit Care Med.* 2020;202(9):1253-1261.
122. Bellomo R, Wunderink RG, Szerlip H, et al. Angiotensin I and angiotensin II concentrations and their ratio in catecholamine-resistant vasodilatory shock. *Crit Care.* 2020;24(1):43. Published 2020 Feb 6.
123. Khanna AK. Tissue Perfusion and Prognosis in the Critically Ill—Is Renin the New Lactate?*. *Crit Care Med.* 2019;47(2):288–90.
124. Khanna AK Renin Kinetics and Mortality—Same, Same But Different?*. *Crit Care Med.* 2022;50(1):153–57.
125. Scheeren TWL, Bakker J, De Backer D, et al. Current use of vasopressors in septic shock. *Ann Intensive Care.* 2019;9(1):20.
126. Chawla LS, Ostermann M, Forni L, Tidmarsh GF. Broad Spectrum Vasopressors: A New Approach to the Initial Management of Septic Shock? *Critical Care* 2019;23(1):124.
127. Cheng L, Yan J, Han S, et al. Comparative efficacy of vasoactive medications in patients with septic shock: a network meta-analysis of randomized controlled trials. *Crit Care.* 2019;23(1):168.
128. Antcliffe DB, Santhakumaran S, Orme RML, et al. Levosimendan in septic shock in patients with biochemical evidence of cardiac dysfunction: a subgroup analysis of the LeoPARDS randomised trial. *Intensive Care Med.* 2019;45(10):1392-1400.
129. Chang W, Xie JF, Xu JY, Yang Y. Effect of levosimendan on mortality in severe sepsis and septic shock: a meta-analysis of randomised trials. *BMJ Open.* 2018;8(3):e019338.
130. Permpikul C, Tongyoo S, Viarasilpa T, Trainarongsakul T, Chakorn T, Udompanturak S. Early Use of Norepinephrine in Septic Shock Resuscitation (CENSER). A Randomized Trial. *Am J Respir Crit Care Med.* 2019;199(9):1097-1105.
131. Bai X, Yu W, Ji W, et al. Early versus delayed administration of norepinephrine in patients with septic shock. *Crit Care.* 2014;18(5):532.
132. Beck V, Chateau D, Bryson GL, et al. Timing of vasopressor initiation and mortality in septic shock: a cohort study. *Crit Care.* 2014;18(3):R97.
133. Waechter J, Kumar A, Lapinsky SE, et al. Interaction between fluids and vasoactive agents on mortality in septic shock: a multicenter, observational study. *Crit Care Med.* 2014;42(10):2158-2168.
134. Ospina-Tascón GA, Hernandez G, Alvarez I, et al. Effects of very early start of norepinephrine in patients with septic shock: a propensity score-based analysis. *Crit Care.* 2020;24(1):52.
135. Colon Hidalgo D, Patel J, Masic D, Park D, Rech MA. Delayed Vasopressor Initiation Is Associated with Increased Mortality in Patients with Septic Shock. *J Crit Care* 2020;55(Feb):145–48.
136. Black LP, Puskarich MA, Smotherman C, Miller T, Fernandez R, Guirgis FW. Time to vasopressor initiation and organ failure progression in early septic shock. J Am Coll Emerg Physicians Open. 2020;1(3):222-230.
137. Li Y, Li H, Zhang D. Timing of norepinephrine initiation in patients with septic shock: a systematic review and meta-analysis. *Crit Care.* 2020;24(1):488.
138. Adda I, Lai C, Teboul JL, Guerin L, Gavelli F, Monnet X. Norepinephrine potentiates the efficacy of volume expansion on mean systemic pressure in septic shock. *Crit Care.* 2021;25(1):302.
139. Delaney A, Finnis M, Bellomo R, et al. Initiation of vasopressor infusions via peripheral versus central access in patients with early septic shock: A retrospective cohort study. *Emerg Med Australas.* 2020;32(2):210-219.
140. Keijzers G, Macdonald SP, Udy AA, et al. The Australasian Resuscitation In Sepsis Evaluation: Fluids or vasopressors in emergency department sepsis (ARISE FLUIDS), a multi-centre observational study describing current practice in Australia and New Zealand. *Emerg Med Australas.* 2020;32(4):586-598.
141. Ham KR, Boldt DW, McCurdy MT, et al. Sensitivity to angiotensin II dose in patients with vasodilatory shock: a prespecified analysis of the ATHOS-3 trial. *Ann Intensive Care.* 2019;9(1):63.
142. Jentzer JC, Vallabhajosyula S, Khanna AK, Chawla LS, Busse LW, Kashani KB. Management of Refractory Vasodilatory Shock. *Chest.* 2018;154(2):416-426.
143. Venkatesh B, Khanna AK, Cohen J. Less is more: catecholamine-sparing strategies in septic shock. *Intensive Care Med.* 2019;45(12):1810-1812.

capítulo | 146

Uso de Drogas em Condições Especiais

Subcapítulo | 146.1

Uso de Drogas no Doente com Falência Hepática

Tiago Isidoro Duarte | Filipe Sousa Cardoso

Destaques

- A insuficiência hepática altera a metabolização e eliminação da maioria dos fármacos usados em doentes críticos.
- Alguns destes fármacos têm adicionalmente potencial hepatotóxico ou de agravar complicações da insuficiência hepática.
- A ponderação judiciosa da indicação e ajuste de doses permite a utilização da maioria dos fármacos na insuficiência hepática.

Introdução

O fígado é o órgão responsável pela metabolização da maioria dos fármacos utilizados nas unidades de terapia intensiva (UTI), sobretudo pela conversão de compostos lipossolúveis em compostos hidrossolúveis.[1]

O metabolismo dos fármacos ocorre por reações de fase I e/ou II. A reação mais importante da fase I é a oxidação, sendo catalisada pelo sistema CYP (famílias 1, 2 ou 3). Este sistema, com as suas diversas variantes genéticas, é ainda relevante para as inúmeras possibilidades de interações medicamentosas que podem modificar a eficácia e segurança da ação de múltiplos fármacos.[2]

O desenvolvimento de insuficiência hepática com morte de hepatócitos e colangiócitos, eventualmente acompanhada de resposta inflamatória sistêmica, altera a farmacocinética de múltiplos fármacos. A morte celular hepática pode reduzir a metabolização e excreção de muitos fármacos. A consequente subprodução de albumina pode alterar o transporte plasmático de muitos fármacos. A resposta inflamatória sistêmica pode resultar em incremento do volume de distribuição. Assim, uma escolha judiciosa do tipo e da dose dos fármacos a utilizar nestes doentes reveste-se de especial importância como forma de optimizar a sua eficácia e segurança.

Adicionalmente, alguns dos fármacos utilizados nas UTI podem ter potencial hepatotóxico dose-dependente (por. ex., paracetamol) ou idiossincrático. A plataforma LiverTox constitui um repositório internacional para o registo destas toxicidades.

Em seguida, descrevem-se particularidades importantes das classes de fármacos mais utilizadas na UTI em doentes com insuficiência hepática, exceto os antimicrobianos. Nota-se, que a quase totalidade dos estudos farmacocinéticos foram realizados em doentes com doença hepática crônica ou cirrose, e não em doentes com falência hepática aguda. A gravidade da cirrose é habitualmente designada com base na classificação de Child-Pugh: classe A para cirrose compensada e classes B ou C para cirrose descompensada. Tendo em conta as diferenças fisiopatológicas entre estas síndromes, a translação direta das alterações farmacocinéticas em doentes com doença hepática crônica ou cirrose para doentes com falência hepática aguda pode não ser a mais correcta.

Quadro 146.1.1. Farmacocinética					
Fármacos	**Ligação a proteínas**	**Volume de distribuição**	**Metabolismo**	**Semivida**	**Excreção**
Diazepam	98%	0,8-1 L/kg	Fígado (CYP2C19, CYP3A4)	20-70 h	Urina
Midazolam	97%	226,5 L	Fígado, intestino (CYP3A4)	2,1-6,2 h	Urina
Lorazepam	85%-93%	1,3 L/kg	Fígado (glucoronidação)	14 h	Urina
Fenobarbital	20%-45%	0,6 L/kg	Fígado (CYP1A2, CYP2B6, CYP2C19, CYP2C9/10, CYP3A4)	50-140 h	Urina
Pentobarbital	45%-70%	1 L/kg	Fígado (CYP1A2, CYP2C9/10, CYP3A4, glucuronidação)	15-50 h	Urina
Propofol	97%-99%	20-40 L	Fígado (glucuronidação)	0,7h-72 h	Urina, fezes
Etomidato	76%	2-4,5 L/kg	Fígado, plasma esterases	2-5 h	Urina
Clonidina	20%-40%	2,9 L/kg	Fígado	12-16 h	Urina
Dexmedetomidina	94%	118L	Fígado (CYP2A6, glucuronidação)	< 2 h	Urina
Paracetamol	10%-25%	1 L/kg	Fígado (conjugação)	2-3 h	Urina, fezes
Ibuprofen	99%	0,3 L/kg	Fígado (CYP2C9)	2,2-2,4 h	Urina, fezes
Gabapentina	3%	76 L	Mínima	5-6 h	Urina, fezes
Pregabalina	0%	0,5 L/kg	Mínima	6 h	Urina
Tramadol	20%	2,6-2,9 L/kg	Fígado (CYP2D6, CYP3A4)	7,6-10 h	Urina
Morfina	36%	1-4,7 L/kg	Fígado (glucuronidação)	2-13 h	Urina, fezes
Petidina	65%-75%	200-300 L	Fígado (hidrólise, glucuronidação, demetilação)	2,5-4 h	Urina
Codeína	25%	2,6-3,5 L/kg	Fígado (CYP2D6, glucoronidação, demetilação)	3-4 h	Urina, fezes
Fentanil	80%-85%	4-6 L/kg	Fígado (CYP3A4)	2-4 h	Urina, fezes
Sulfentanil	93%	350 L	Fígado (CYP3A4)	2,7-13 h	Urina, fezes
Remifentanil	70%	0,1 L/kg	Esterases plasmáticas	0,05-0,33 h	Urina
Cetamina	54%	0,4-4,1 L/kg	Fígado (glucoronidação, outras)	3,1 h	Urina, fezes
Succinilcolina	NA	NA	Pseudocolinesterases plasmáticas	NA	Urina
Atracurium	82%	0,2 L/kg	Eliminação de Hofmann	0,03-0 33 h	Urina, fezes
Rocuronium	30%	0,3 L/kg	Fígado (desacetilação)	1-1,2 h	Fezes, urina
Noradrenalina	NA	NA	Tecidos, fígado	2-3 min	Urina
Adrenalina	NA	NA	Tecidos, fígado	2-3 min	Urina
Terlipressina	30%	NA	Peptidases endoteliais	50 min	Urina
Dobutamina	NA	0,2 L/kg	Tecidos, fígado	2 min	Urina
Atropina	19%-22%	NA	Fígado	2,5 h	Urina
Isoprenalina	NA	NA	Fígado, tecidos	2,5-5 min	Urina
Fenitoína	90%	0,8 L/kg	Fígado (CYP2C9)	10-22 h	Urina
Ácido valpróico	80%-90%	11 L	Fígado (glucuronidação, outras)	13-19 h	Urina
Levetiracetam	10%	0,5-0,7 L/kg	Mínima	6-8 h	Urina
Lacosamida	15%	0,6 L/kg	Fígado (CYP2C19)	13 h	Urina
Heparina	NA	NA	Fígado, sistema reticuloendotelial	1,5 h	Urina
Enoxaparina	80%	4,3 L	Fígado (desulfatação, polimerização)	4,5 h	Urina
Varfarina	99%	0,14 L/kg	Fígado (CYP1A2, CYP2C19, CYP3A4, CYP2C9)	0,25-1 h	Urina, fezes
Dabigatran	35%	50-70 L	Fígado (hidrólise)	12-17 h	Urina
Rivaroxaban	92%-95%	50 L	Fígado (CYP3A4/5, CYP2J2, hidrólise)	5-9 h	Urina, fezes
Aspirina	50%-90%	0,2L/kg	Fígado	2-30 h	Urina
Clopidrogel	98%	NA	Fígado (CYP3A4, CYP2C19)	6 h	Urina, fezes

Fonte: Desenvolvido pela autoria.

Quadro 146.1.2.Toxicidade potencial e ajuste de dose na insuficiência hepática		
Fármacos	**Probabilidade de lesão hepática tóxica**	**Ajuste de dose na insuficiência hepática**
Diazepam	Improvável (E)	Reduzir
Midazolam	Improvável (E)	Reduzir
Lorazepam	Improvável (E)	Semelhante
Fenobarbital	Rara mas provável (B)	Reduzir
Pentobarbital	Improvável (E)	Reduzir
Propofol	Provável (A) em doses > 4 mg/kg/h; rara mas possível (D) em doses convencionais	Semelhante
Etomidato	NA	NA
Clonidina	Improvável (E)	Reduzir
Dexmedetomidina	NA	NA
Paracetamol	Provável (A) em doses > 4 g/dia	Reduzir
Ibuprofeno	Rara mas provável (A)	Semelhante
Gabapentina	Rara mas provável (C)	Semelhante
Pregabalina	Rara mas provável (C)	Semelhante
Tramadol	Improvável (E)	Reduzir
Morfina	Improvável (E)	Reduzir
Petidina	Improvável (E)	Reduzir
Codeína	Improvável (E)	Reduzir
Fentanil	Improvável (E)	Reduzir
Sulfentanil	Improvável (E)	Reduzir
Remifentanil	Improvável (E)	Semelhante
Cetamina	Rara mas provável (B)	Reduzir se utilização recorrente
Succinilcolina	NA	Semelhante
Atracurium	NA	Semelhante
Rocuronium	NA	Reduzir
Noradrenalina	NA	Semelhante
Adrenalina	NA	Semelhante
Terlipressina	NA	Semelhante
Dobutamina	NA	Semelhante
Atropina	NA	Semelhante
Isoprenalina	NA	Semelhante
Fenitoína	Provável (A)	Reduzir
Ácido valpróico	Provável (A)	Reduzir
Levetiracetam	Rara mas provável (C)	Semelhante
Lacosamida	Rara mas possível (D)	Semelhante
Heparina	Improvável (E)	Semelhante (monitorização adicional)
Enoxaparina	Improvável (E)	Semelhante (monitorização adicional)
Varfarina	Rara mas provável (C)	Semelhante (monitorização adicional)
Dabigatran	Rara mas possível (D)	Semelhante (monitorização adicional)
Rivaroxaban	Rara mas provável (B)	Semelhante (monitorização adicional)
Aspirina	Provável (A)	Semelhante
Clopidrogel	Rara mas provável (B)	Semelhante

Fonte: Desenvolvido pela autoria.

Sedativos e hipnóticos

Benzodiazepinas

As benzodiazepinas são agentes sedativos, hipnóticos e antiepilépticos que atuam como agonistas dos receptores do ácido gama-aminobutírico (GABA). São fármacos com elevada ligação às proteínas plasmáticas e de metabolização hepática.[3]

Na insuficiência hepática, o diazepam e o midazolam sofrem aumento do volume de distribuição e diminuição da eliminação, com aumento do tempo de semivida, pelo que as suas doses deverão ser menores (**Quadro 146.1.1**). Contrariamente, o lorazepam não sofre oxidação citocrômica no fígado, pelo que a sua eliminação não é substancialmente alterada na doença hepática.[3,4]

As benzodiazepinas constituem causa improvável de lesão hepática, mas podem agravar a encefalopatia hepática (**Quadro 146.1.2**).[5]

Barbitúricos

Os barbitúricos são também agentes sedativos, hipnóticos e antiepilépticos, que atuam nos receptores GABA. São menos seletivos do que as benzodiazepinas, uma vez que também deprimem as ações dos neurotransmissores excitatórios. São fármacos com menor ligação às proteínas plasmáticas e de metabolização hepática, majoritariamente por oxidação.[4]

Na insuficiência hepática, sofrem aumento do volume de distribuição e diminuição da eliminação, com aumento do tempo de semivida, pelo que as suas doses deverão ser reduzidas (**Quadro 146.1.1**).[4,6]

Os barbitúricos são causas raras de reação de hipersensibilidade, podendo ocorrer lesão hepática, com padrão hepatocelular e/ou colestático (**Quadro 146.1.2**).[5] Estes agentes podem também agravar a encefalopatia hepática.

Propofol

O propofol é um fármaco sedativo e hipnótico, cuja ação depende da ligação aos receptores GABA. É uma substância lipofílica, com forte ligação às proteínas plasmáticas, sendo rapidamente difundida pelo cérebro, músculo e tecido adiposo. A sua metabolização é por glucuronidação no fígado (**Quadro 146.1.1**).[4]

Aparentemente, trata-se de um fármaco seguro a ser administrado em doses convencionais em doentes com insuficiência hepática, incluindo a ausência de relação com o desenvolvimento de encefalopatia hepática.[7]

A síndroma de infusão do propofol é uma complicação rara, e ocorre geralmente em perfusões superiores a 48 horas e com velocidade de 4 mg/kg/h, podendo associar-se ao desenvolvimento de insuficiência hepática, por lesão mitocondrial provavelmente (**Quadro 146.1.2**).[4,5]

Etomidato

O etomidato é um fármaco frequentemente utilizado como sedativo e hipnótico, sendo a sua principal vantagem a capacidade de provocar menor depressão cardiovascular. Após administração, liga-se substancialmente às proteínas plasmáticas e é rapidamente hidrolisado no plasma e no fígado (**Quadro 146.1.1**).[4]

Em doentes com insuficiência hepática, a sua eliminação permanece largamente inalterada.[4] Vários estudos têm levantado a questão acerca da relação entre a utilização deste fármaco e o aumento da mortalidade em doentes cirróticos críticos, possivelmente associada ao seu efeito supressor das glândulas suprarrenais, que tende a perpetuar-se por mais de 72 horas, mesmo após administração única. Deste modo, a sua utilização rotineira tem sido pouco recomendada.[5]

O potencial hepatotóxico do etomidato é desconhecido.

Agonistas alfa-2

A clonidina é um agonista alfa-2-adrenérgico de ação central utilizado sobretudo como coadjuvante no tratamento da hipertensão arterial, bem como sedativo e analgésico, sem provocar depressão respiratória. Apresenta baixa ligação às proteínas plasmáticas e sofre metabolização hepática (**Quadro 146.1.1**).[4]

A dexmedetomidina, o mais recente agonista alfa-2-adrenérgico, apresenta elevada ligação às proteínas plasmáticas e metabolização hepática.

Na insuficiência hepática, sofrem aumento do volume de distribuição e diminuição da eliminação, com aumento do tempo de semivida, pelo que as suas doses deverão ser reduzidas (**Quadro 146.1.1**).[9-12]

A clonidina não tem descrita hepatoxicidade associada (**Quadro 146.1.2**).[5] O potencial hepatotóxico da dexmedetomidina é desconhecido.

Analgésicos

Paracetamol

O paracetamol é um dos fármacos mais utilizados no tratamento da dor e da febre. Trata-se de um inibidor fraco da enzima cicloxigenase (COX) 1 e 2 nos tecidos periféricos, não possuindo efeito anti-inflamatório substancial.

Durante a sua metabolização, o paracetamol é submetido à ação das glicuroniltransferases e sulfotransferases hepáticas, convertido em substâncias farmacologicamente inativas, e posteriormente excretado na urina (**Quadro 146.1.1**). Cerca de 5% a 10% é metabolizado através do CYP2E1 em *N*-acetil-*p*-benzoquinona (NAPQI) – metabolito nocivo que forma ligações covalentes com outras proteínas intracelulares.[10,11] Estas ligações são prevenidas por meio de reações de conjugação pela glutationa, permitindo a sua excreção por via biliar. A ingestão de doses geralmente superiores a 10 g/dia provoca saturação das glicuroniltransferases e sulfotransferases hepáticas, divergindo a metabolização do paracetamol sobretudo para o sistema CYP. Deste modo, há formação de grandes quantidades de NAPQI, que ao se acumularem nos hepatócitos irão provocar necrose hepatocelular (**Quadro 146.1.2**).[13]

Recomenda-se a administração de paracetamol até 4 g/dia. Em doentes com menos de 50 kg de peso corporal ou com disfunção hepática, sugere-se redução da dose para um máximo de 2 grama/dia.[5,14,15] A utilização em doentes com falência hepática deverá ser cautelosa, sobretudo se existirem alternativas viáveis.

Anti-inflamatórios não esteroides

Os anti-inflamatórios não esteroides (AINEs), de que é exemplo o ibuprofeno, são analgésicos e antipiréticos que inibem a enzima COX, influenciando a síntese de prostaglandinas e de tromboxano A2.

São fármacos com elevada ligação às proteínas plasmáticas, metabolização hepática e excreção renal e biliar (com recirculação entero-hepática) (**Quadro 146.1.1**).

A utilização desta classe de analgésicos pode contribuir para o agravamento das funções plaquetária e renal na doença hepática, pelo que são desaconselhados neste contexto.[16]

Os AINEs podem originar lesão hepática aguda, com padrão hepatocelular e/ou colestático, por um mecanismo múltiplo, mas que inclui a reação de hipersensibilidade idiossincrática (**Quadro 146.1.2**).[5]

Gabapentinoides

Os gabapentinoides, como a gabapentina e a pregabalina, são análogos dos receptores GABA com efeito analgésico e anticonvulsivante.

São fármacos sem ligação substancial às proteínas plasmáticas e com metabolização mínima, e no contexto de insuficiência hepática não necessitam de ajuste de dose (**Quadro 146.1.1**).

Os gabapentinoides são causas raras de lesão hepatotóxica (**Quadro 146.1.2**).[5]

Opioides

Apesar da maioria dos opioides ser facilmente absorvida quando administrados por via oral, a sua biodisponibilidade encontra-se reduzida pelo metabolismo na parede intestinal e hepático (efeito de primeira passagem). Estes fármacos atuam por meio da sua ligação a receptores específicos acoplados à proteína G (recetores μ, δ e κ), tendo um potencial analgésico diverso.

Apesar da sua ligação às proteínas plasmáticas com afinidade variável, os opioides distribuem-se rapidamente pelos diferentes tecidos, sobretudo naqueles ricamente perfundidos, como o cérebro, os pulmões, o fígado e os rins. A sua metabolização é predominantemente hepática, excepto o remifentanil que tem metabolização pelas esterases plasmáticas (**Quadro 146.1.1**).[17]

De uma forma geral, a administração de fármacos opioides em contexto de doença hepática deve ser cautelosa. Recomenda-se reduzir as doses a administrar e/ou prolongar o intervalo entre administrações, titulando para o melhor efeito analgésico e o menor número de efeitos nocivos (**Quadro 146.1.2**).[18,19] O remifentanil poderá ser usado em doses convencionais dada a sua metabolização extra-hepática.

O tramadol é um analgésico central com baixa afinidade pelos recetores opioides. O seu efeito analgésico resulta majoritariamente da ativação de vias espinhais inibitórias monoaminérgicas. É um fármaco com reduzida ligação às proteínas plasmáticas, sendo metabolizado no fígado (**Quadro 146.1.1**). Em doentes com disfunção hepática, sofre aumento do volume de distribuição e diminuição da eliminação, com aumento do tempo de semivida, pelo que a sua dose deverá ser reduzida (**Quadro 146.1.2**).

Os opioides são causas improváveis de lesão hepatotóxica (**Quadro 146.1.2**).[5]

Cetamina

A cetamina é um anestésico antagonista do recetor n-metil-d-aspartato (NMDA), responsável pela indução de efeitos dissociativo, analgésico e amnésico, sem depressão respiratória.

É um fármaco com reduzida ligação às proteínas plasmáticas, sendo metabolizado no fígado por glucuronidação (**Quadro 146.1.1**).

Em utilização pontual, a cetamina não requer ajuste de dose. No entanto, a utilização recorrente pode causar lesão biliar, com padrão colestático e, eventualmente, hepatocelular, pelo que poderá ser necessário reduzir a dose ou mesmo utilizar alternativas viáveis (**Quadro 146.1.2**).[5,20]

Bloqueadores neuromusculares

Fármacos despolarizantes

Os bloqueadores neuromusculares (BNM) de tipo despolarizante, como por exemplo a succinilcolina, ocupam o seu recetor na placa motora do músculo esquelético e bloqueiam o canal causando despolarização persistente. A sua duração de ação é extremamente curta e a sua metabolização ocorre por meio de pseudocolinesterases no plasma (**Quadro 146.1.1**).

Em contexto de doença hepática, pode ocorrer diminuição da atividade das colinesterases, prolongando o tempo sob bloqueio neuromuscular.[21] A sua utilização não está contraindicada, embora se recomende que seja cautelosa e titulada para o efeito pretendido.

O potencial hepatotóxico da succinilcolina é desconhecido (**Quadro 146.1.2**).[5]

Fármacos não despolarizantes

Os BNM não despolarizantes, como o atracurium, o rocuronium e o vecuronium, impedem a abertura do canal iônico por meio da sua ligação ao receptor da placa motora do músculo esquelético. Após administração, caracterizam-se por uma rápida fase inicial de distribuição, seguida de uma fase de eliminação mais lenta.

O atracurium sofre inativação pela reação de Hofmann, levando à formação de um metabolito, a laudanosina, que não apresenta atividade neuromuscular (**Quadro 146.1.1**). A utilização deste fármaco em doentes com disfunção hepática é considerada segura nas doses convencionais.[22,23]

O rocuronium e o vecuronium dependem do metabolismo hepático para a sua eliminação.[24] Estes distribuem-se amplamente pelo espaço extracelular dada a sua elevada hidrossolubilidade. Por consequência, após a sua administração em doentes com disfunção hepática, verifica-se uma subida mais lenta na concentração plasmática em comparação com outros doentes, com consequente prolongamento no tempo de eliminação (**Quadro 146.1.1**).[23,24] Assim, recomenda-se uma titulação cautelosa da dose para o efeito pretendido (**Quadro 146.1.2**).

O potencial hepatotóxico dos BNM não despolarizantes é desconhecido (**Quadro 146.1.2**).[5]

Vasopressores

A insuficiência hepática é acompanhada geralmente pela presença de débito cardíaco aumentado com diminuição do tônus vascular.

A noradrenalina atua nos receptores alfa e beta-1, produzindo um efeitos vasoconstritores periférico, inotrópico e cronotrópico positivos cardíacos. A sua utilização melhora a perfusão dos órgãos, minimizando a taquicardia e preservando o fluxo sanguíneo na circulação esplânica e renal.[25]

A adrenalina atua também em receptores alfa e beta, provocando uma potente vasoconstrição periférica e efeitos inotrópico e cronotrópico positivos cardíacos. A sua ativação dos receptores beta-2 de alguns vasos provoca vasodilatação. Pelos seus efeitos deletérios na circulação esplânica e no equilíbrio ácido-base, não se recomenda a sua utilização como primeira opção.[26,27]

A terlipressina, um análogo da vasopressina, liga-se a receptores $V_{1a\text{-}b}$ e V_2, originando vasoconstrição esplânica, o que pode comprometer o fluxo sanguíneo hepático. Na síndrome hepatorrenal, vários estudos demonstratam a eficácia da terlipressina em melhorar a perfusão renal.[28] Em relação à encefalopatia hepática, o seu efeito vasodilatador cerebral poderá agravar a hipertensão intracraniana.[29]

Em geral, os vasopressores são fármacos com tempo de semivida curto e com algum grau de metabolização hepática (**Quadro 146.1.1**). Assim, em contexto de insuficiência hepática, deve-se ter atenção às doses necessárias para atingir o efeito terapêutico pretendido (**Quadro 146.1.2**). O seu potencial hepatotóxico é geralmente desprezível.[5]

Antiepiléticos

A encefalopatia hepática pode cursar com risco acrescido de convulsões. Além dos fármacos sedativos, outros com potencial antiepiléptico primário podem ser usados para tratar convulsões.

O ácido valproico, que atua inibindo canais de sódio e cálcio em células do sistema nervoso central, bem como ativando o receptor GABA, apresenta elevada ligação às proteínas plasmáticas e metabolização predominantemente hepática (**Quadro 146.1.1**).

A fenitoína atua estabilizando a condutividade de canais de sódio em células do sistema nervoso central. É um fármaco com elevada ligação às proteínas plasmáticas e metabolização majoritariamente hepática (**Quadro 146.1.1**).

Quer o ácido valproico quer a fenitoína tem potencial de toxicidade hepática relevante, podendo cursar com hiperamoniemia, lesão hepatocelular e/ou colestática.[5] Estas lesões hepáticas são frequentemente reversíveis com a suspensão atempada dos fármacos. Ainda assim, a sua utilização em menor dose em doentes com disfunção hepática é desaconselhada ou deve ser monitorizada frequentemente (**Quadro 146.1.2**).

O levetiracetam atua inibindo canais de cálcio em células do sistema nervoso central, bem como ativando o receptor GABA. Apresenta reduzida ligação às proteínas plasmáticas e metabolização reduzida (**Quadro 146.1.1**). É um fármaco com interações mínimas e bom perfil de segurança para administrar em doentes com disfunção hepática (**Quadro 146.1.2**).[5]

A lacosamida atua reduzindo a atividade de canais de sódio de células do sistema nervoso central. Tem também baixa ligação a proteínas plasmáticas (**Quadro 146.1.1**). Apesar de sofrer metabolização pelo sistema CYP, não apresenta interações de relevo e os seus metabolitos são inativos, tendo sido considerada uma opção segura em contexto de doença hepática (**Quadro 146.1.2**).[5]

Antitrombóticos

Os doentes com insuficiência hepática apresentam um balanço pró-coagulante (pela diminuição da produção de proteína C e de antitrombina) *versus* anticoagulante (redução na síntese de fatores da coagulação, exceto do fator VIII e fator de von Willebrand e pela trombocitopenia) difícil de estabelecer na prática clínica diária. A escolha do fármaco antitrombótico mais adequado neste contexto ainda não está firmemente estabelecida, uma vez que a maioria destes não foram estudados em doentes com insuficiência hepática.

As heparinas tendem a ter ligação a proteínas plasmáticas diversa e alguma metabolização hepática (**Quadro 146.1.1**). A utilização da heparina não fracionada ou da heparina de baixo peso molecular (HBPM), cujo mecanismo de ação consiste na inibição do factor Xa e da trombina (IIa), esta última em menor extensão pela HBPM, parece ser segura na insuficiência hepática. Existem casos de alteração ligeira das transaminases após tratamento com heparina, mas em geral sem repercussão clínica (**Quadro 146.1.2**).[5]

Os antagonistas da vitamina K (por exemplo, a varfarina e o acenocumarol) apresentam elevada ligação às proteínas plasmáticas e a sua metabolização é predominantemente hepática, sendo convertida em metabólitos inativos (**Quadro 146.1.1**). Assim, em doentes com disfunção hepática, não só podem contribuir para a subprodução de fatores da coagulação, como a sua metabolização pode reduzir-se, resultando em risco acrescido de hipocoagulação. Neste contexto, é mandatório um monitorização mais apertada do tempo de protrombina alvo. Os antagonistas da vitamina K podem causar lesão hepatocelular e/ou colestática por mecanismo desconhecido (**Quadro 146.1.2**).[5]

Na última década, foram introduzidos na prática clínica novos anticoagulantes orais. Enquanto o dabigatran, pró-fármaco inibidor direto da trombina, tem baixa ligação às proteínas plasmáticas e metabolização independente do sistema CYP, o rivaroxaban e outros do mesmo subtipo, inibidores do factor Xa, têm maior ligação às proteínas plasmáticas e metabolização pelo sistema CYP (**Quadro 146.1.1**). Estes fármacos podem induzir alteração das transaminases, geralmente sem repercussão clínica substancial (**Quadro 146.1.2**).[5]

De acordo com a literatura atual, em doentes com doença hepática moderada (Child-Pugh B) a utilização dos novos anticoagulantes orais pode ser considerada com precaução, especialmente se a utilização da varfarina não for apropriada. Em situações de doença hepática severa (Child-Pugh C), a varfarina é o anticoagulante oral mais estudado.[30]

Quanto à terapêutica antiagregante plaquetária, quer a aspirina (inibidor da enzima COX), quer o clopidrogel (inibidor da adenosina difosfato), têm substancial ligação às proteínas plasmáticas e metabolização hepática (**Quadro 146.1.1**). Vários estudos sugerem que a sua utilização em dose convencionais em doentes com disfunção hepática é segura, embora possa resultar em risco adicional de hemorragia gastrointestinal ou insuficiência renal.[31] Ambos podem induzir lesão hepatocelular e/ou colestática por mecanismos mal esclarecidos. A aspirina deve mesmo ser evitada em crianças dado o risco de síndrome de Reye (**Quadro 146.1.2**).[5]

Conclusão

A insuficiência hepática altera a metabolização e eliminação da maioria dos fármacos usados em doentes críticos. Genericamente, os fármacos com alta ligação às proteínas plasmáticas e/ou metabolização predominantemente hepática, sobretudo na dependência do sistema CYP, requerem ajuste do dose e/ou monitorização apertada dos seus níveis ou efeitos terapêuticos.

Muitos dos fármacos usados em doentes críticos têm adicionalmente potencial hepatotóxico. Evitar a utilização daqueles com maior risco de hepatotoxicidade, sobretudo se houver alternativas de menor risco, poderá permitir proteger melhor a segurança dos doentes.

Referências bibliográficas

1. McDonnell AM, Dang CH. Basic Review of the Cytochrome P450 System. J Adv Pract Oncol. 2013;4(4):263-268.
2. Zanger UM, Schwab M. Cytochrome P450 enzymes in drug metabolism: Regulation of gene expression, enzyme activities, and impact of genetic variation. Pharmacology & Therapeutics. 2013;138(1):103-141.
3. Rodighiero V. Effects of Liver Disease on Pharmacokinetics. Clin Pharmacokinet. 1999;37(5):399-431.
4. Soleimanpour H, Safari S, Rahmani F, Rouhi AJ. Intravenous Hypnotic Regimens in Patients With Liver Disease: A Review Article. Anesth Pain Med. 2015;5(1):1-5.
5. National Institute of Diabetes and Digestive and Kidney Diseases. LiverTox. Clinical and Research Information on Drug-Induced Liver Injury.Disponível em:. https://www.ncbi.nlm.nih.gov/books/NBK547852/. Acesso em 17 Dez 2020.
6. Vidaurre J, Gedela S, Yarosz S. Antiepileptic Drugs and Liver Disease. Pediatr Neurol. 2017;(77):23-36.
7. Suh SJ, Yim HJ, Yoon EL, Lee BJ, Hyun JJ, Jung SW, et al. Is propofol safe when administered to cirrhotic patients during sedative endoscopy? Korean J Intern Med. 2014;29(1):57-65.
8. Cherfan AJ, Tamim HM, Aljumah A, Rishu AH, Al-abdulkareem A, Knawy BA Al, et al. Etomidate and mortality in cirrhotic patients with septic shock. BMC Clin Pharmacol. 2011;11(1):22.
9. Ventura-Cots M, Santos B, Genescà J. Alpha-1 and 2-adrenergic agonists on cirrhotic patients with refractory ascites. Liver Int. 2016;177-80.
10. Albillos A, Bañares R, Barrios C, Rossi I, Escartin P, Bosch J. Oral Administration of Clonidine in Patients With Alcoholic Cirrhosis. Gastroenterology. 1992;102:248-54.
11. Bittencourt PL, Terra C, Parise ER. Intensive Care management of patients with liver disease: proceedings of a single-topic conference sponsored by the Brazilian Society of Hepatology. Arq Gastroenterol. 2015;52:55-72.
12. Soleimanpour H, Nia KS, Sanaie S, Ghojazadeh M, Alavian M. Use of Dexmedetomidine in Liver Disease: A Systematic Review and Meta-Analysis. Hepat Mon. 2019;19(10).
13. Chun LJ, Tong MJ, Busuttil RW, Hiatt JR. Acetaminophen Hepatotoxicity and Acute Liver Failure. J Clin Gastroenterol. 2009;43(4):342-9.
14. Imani F, Motavaf M, Safari S, Alavian SM. The Therapeutic Use of Analgesics in Patients With Liver Cirrhosis: A Literature Review and Evidence-Based Recommendations. Hepat Mon. 2014;14(10):e23539.
15. Hayward KL, Powell EE, Irvine KM, Martin JH. Can paracetamol (acetaminophen be administered to patients with liver impairment? Br J Clin Pharmacol. 2015;81(2):210-22.
16. Murphy EJ. Acute Pain Management Pharmacology for the Patient with Concurrent Renal or Hepatic Disease. Anaesth Intensive Care. 2005;33(3):311-22.
17. Tegeder I, Lötsch J, Geisslinger G. Pharmacokinetics of Opioids in Liver Disease. Clin Pharmacokinet. 1999;37(1):17-40.
18. Soleimanpour H, Safari S, Nia KS, Sanaie S, Alavian SM. Opioid Drugs in Patients With Liver Disease: A Systematic Review. Hepat Mon. 2016;16(4).
19. Chandok N, Watt KDS. Pain Management in the Cirrhotic Patient: The Clinical Challenge. Mayo Clin Proc. 2010;85(May):451-8.
20. Gales A, Maxwell S. Ketamine: Recent Evidence and Current Uses. Anaesth Tutor Week. 2018;(June):1-7.
21. Craig RG, Hunter JM. Neuromuscular blocking drugs and their antagonists in patients with organ disease. J Assoc Anaesth Gt Britain Irel. 2009;64:55-65.
22. Bion JF, Bowden MI, Chow B, Honisberger L, Weatherley BC. Atracurium infusions in patients with fulminant hepatic failure awaiting liver transplantation. Intensive Care Med. 1993;19:94-8.
23. Vaja R, McNicol L, Imogen S. Anaesthesia for patients with liver disease. Anaesthesia, Crit Care Pain. 2010;10(1):15–9.
24. Khalil M, D'Honneur G, Duvaldestin P, Gomeni R. Pharmacokinetics and Pharmacodynamics of Rocuronium in Patients with Cirrhosis. Anesthesiology. 1994;1241-7.

25. Lenz K. Noradrenaline in the treatment of patients with hepatorenal syndrome – Back to the roots? J Hepatol. 2012;57(4):925.
26. Wang D, Yin Y, Yao Y. Advances in the management of acute liver failure. World J Gastroenterol. 2013;19(41):7069-77.
27. Auzinger G, Wendon J. Intensive care management of acute liver failure. Curr Opin Crit Care. 2008;179-88.
28. Arora V, Maiwall R, Rajan V, Jindal A, Sarin S, Jain P. Terlipressin Is Superior to Noradrenaline in the Management of Acute Kidney Injury in Acute on Chronic Liver Failure. Hepatology. 2019;0.
29. Eefsen M, Dethloff T, Frederiksen H, Hauerberg J, Hansen BA, Larsen FS. Comparison of terlipressin and noradrenalin on cerebral perfusion, intracranial pressure and cerebral extracellular concentrations of lactate and pyruvate in patients with acute liver failure in need of inotropic support. J Hepatol. 2007;47:381-6.
30. Qamar A, Mph MV, Greenberger NJ, Sm RPG. Oral Anticoagulation in Patients With Liver Disease. J Am Coll Cardiol. 2018;71(19):2162-75.
31. Patel SS, Guzman L, Lin F, Pence T, Reichman T, John B, et al. Utilization of Aspirin and Statin in Management of Coronary Artery Disease in Patients with Cirrhosis Undergoing Liver Transplant Evaluation. Liver Transplant. 2018;1-29.

Subcapítulo | 146.2

Falência Hepática no Doente Crítico

Luis Bagulho | Filipe Sousa Cardoso

Definições

O doente crítico com falência hepática pode desenvolver falência hepática aguda (FHA) ou falência hepática aguda-em-crônica (FHAC). Mecanisticamente, enquanto os doentes com FHA sofrem um insulto num fígado previamente saudável, ou pelo menos sem cirrose, os doentes com FHAC desenvolvem complicações de um fígado com cirrose subjacente, iniciadas mais frequentemente por uma infecção ou hemorragia digestiva. Assim, o potencial de regeneração hepática é, a priori, provavelmente maior nos doentes com FHA do que nos doentes com FHAC.

As etiologias da FHA são diversas, incluindo toxicidade medicamentosa (por exemplo, paracetamol, amoxicilina-clavulanato, ou isoniazida), infecções virais (por exemplo, hepatite A, B ou E), hepatite autoimune, doença de Wilson, ou doenças vasculares hepáticas (por exemplo, a síndrome de Budd-Chiari), entre outras. As causas de cirrose mais frequentes continuam a ser a doença hepática alcoólica, as infecções virais (nomeadamente, hepatite B ou C), ou a doença hepática metabólica, entre outras.

A definição de FHA inclui as seguintes características: *international normalized ratio* (INR) > 1,5, qualquer grau de encefalopatia hepática (EH) (mais frequentemente por meio da classificação de West Haven), ausência de cirrose, e curso temporal da doença aguda < 26 semanas.[1] A FHA cursa com síndrome inflamatória sistêmica e disfunções ou falências de órgãos suplementares (**Figura 146.2.1**).

A definição de FHAC pressupõe a existência de cirrose descompensada que evoluiu com disfunções ou falências de órgãos adicionais (**Figura 146.2.1**).[2] O sistema de classificação da FHAC segundo a fundação CLIF (*Chronic Liver Failure*) tem sido o mais usado mundialmente. Este define as disfunções ou falências de órgãos com base no sistema CLIF – *Sequential Organ Failure Assessment* (SOFA), uma adaptação do sistema SOFA convencional (**Quadro 146.2.1**).[3] O sistema CLIF-SOFA está na base do desenvolvimento do sistema CLIF-C FHAC que define a probabilidade de mortalidade aos 28 dias para doentes com FHAC (ver Prognóstico).[4]

Dadas as diferenças demográficas, epidemiológicas, e fisiopatológicas substanciais entre estes 2 conjuntos de doentes, é importante a sua diferenciação na prática clínica diária (**Quadro 146.2.2**).[5]

Genericamente, os doentes com FHA são mais novos e têm menos comorbilidades do que os doentes com FHAC. No entanto, nem sempre é fácil distinguir entre estes doentes. Nomeadamente, doentes com FHA subaguda (com mais de um mês de evolução) podem cursar com colapso hepático progressivo, desenvolvendo inclusive hipertensão portal, um quadro clínico semelhante ao da cirrose hepática.

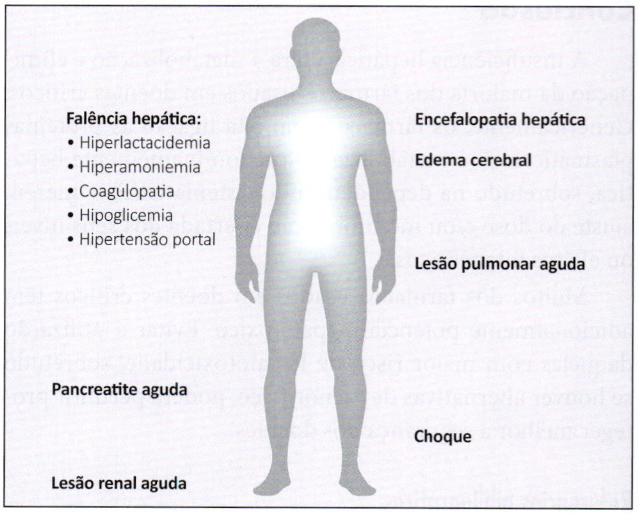

Figura 146.2.1. Falência hepática e de órgãos adicionais.
Fonte: Acervo da autoria.

Quadro 146.2.1. Sistemas CLIF-SOFA e CLIF-C FHAC			
CLIF-C FHAC*			
Parâmetros		**Falência de órgão**	
CLIF-SOFA	Bilirrubina sérica (mg/dL)	CLIF-OF	≥ 12
	Creatinina sérica (mg/dL)		≥ 2,0
	INR		≥ 2,5
	Vasopressor		Sim
	PaO_2/FiO_2 (mmHg)		≤ 200
	EH (West Haven)		Grau 3/4
Idade (anos)		Não aplicável	
Leucócitos séricos (10^9/L)		Não aplicável	

Escore CLIF-C FHAC = 10[0,33*CLIF-OFs + 0,04*Idade + 0,63*Ln(Leucócitos) – 2]. O valor do escore está associado a uma probabilidade de morte aos 28 dias.

CLIF-C FHAC: sistema de prognóstico da Fundação CLIF; CLIF-SOFA: *Sequential Organ Failure Assessment* da Fundação CLIF; CLIF-OF: definição de falência de órgãos da Fundação CLIF; INR: *international normalized ratio*; EH: encefalopatia hepática.

Fonte: Desenvolvido pela autoria.

Quadro 146.2.2. Características de doentes com falência hepática aguda ou falência hepática aguda-em crônica		
Características típicas	**Falência hepática aguda**	**Falência hepática aguda-em-crônica**
Idade (anos)	40-45	55-60
Comorbilidades	Incomum	Comum
Cirrose	Não	Sim
Hipertensão portal	Não ou incomum	Comum
Amônia sanguínea	Elevada	Elevada ou moderada
Edema cerebral	Incomum	Incomum
Hipertensão intracraniana	Incomum	Não
Disfunção renal	Comum	Comum
Sarcopenia	Incomum	Comum
Transplante hepático	25%-50%	< 25%
Sobrevivência aos 90 dias	60%-80%	30%-40%

Fonte: Desenvolvido pela autoria.

A presença de cirrose subjacente em qualquer doente com falência hepática deve ser suportada com base em dados clínicos, analíticos, imagiológicos (ecografia, tomografia computorizada, ou ressonância magnética), ou histopatológicos (biopsia hepática).

Prognóstico

O prognóstico de doentes com FHA ou FHAC depende não só da gravidade da disfunção hepática em evolução, mas também da gravidade das disfunções ou falências de órgãos suplementares. Atendendo às diferenças demográficas, epidemiológicas, e fisiopatológicas entre estes doentes, os sistemas de prognóstico usados na FHA e FHAC divergem (**Quadro 146.2.2**).

Em doentes com FHA, a probabilidade de morte na ausência de transplante pode ser estimada pelos critérios King's College (KCC) ou pelo sistema do grupo de estudo da FHC dos Estados Unidos (USALFSG) (**Tabela 146.2.1**).[6] Nos doentes com FHAC, o sistema CLIF-C FHAC constitui o modelo mais preconizado de prognosticação da mortalidade global aos 28 dias (**Quadro 146.2.1**).[3,4]

Devido às políticas atuais de estratificação do risco de morte sem transplante e de alocação de órgãos, os doentes com FHA tendem a aceder mais frequentemente ao transplante hepático (TH) emergente do que os doentes com FHAC.[7]

Genericamente, os doentes com FHA têm uma sobrevivência global (incluindo com TH) a curto prazo rondando de 60% a 80%, enquanto os doentes com FHAC podem ter uma sobrevivência aos 90 dias de 30%-40% apesar do TH (**Quadro 146.2.2**).[6,8]

Tratamento

Tratamentos específicos na falência hepática aguda

Na FHA, a utilização de pelo menos uma dose única de vitamina K (10 mg oral ou intravenosa) poderá ajudar a corrigir o INR caso exista déficit absortivo de vitaminas lipossolúveis ou efeito anticoagulante de medicamento em curso previamente.[1] Desta maneira, o INR observado refletirá melhor o grau de disfunção sintética do fígado.

Na FHA, a N-acetilcisteína tem sido usada como um antídoto para a intoxicação por paracetamol ao repletar as reservas hepáticas de glutationa.[9] Nos indivíduos adultos,

Tabela 146.2.1. Sistemas de prognóstico de mortalidade sem transplante na falência hepática aguda

King's College*		USALFSG**
Paracetamol	**Não paracetamol**	**Todas as etiologias**
1) Critério único: • pH sérico < 7,30 após ressuscitação	1) Critério único: • INR > 6,5	Todos os critérios: • EH grau 3/4 (West Haven) • Etiologia (paracetamol *versus* não paracetamol) • Vasopressor • INR • Bilirrubina sérica
2) Ou todos os critérios: • INR > 6,5 • Creatinina sérica > 3,4mg/dL • EH grau 3/4 (West Haven)	2) Ou 3 critérios: • Etiologia não hepatite A ou B, DILI, ou indeterminada • Evolução > 7 dias • Idade < 10 ou > 40 anos • INR > 3,5 • Bilirrubina sérica > 17,4 mg/dL	

*Escore USALFSG = 2,67 – 0,95(EH) + 1,56(Etiologia) – 1,25(Vasopressor) – 0,70 (ln bilirrubina) – 1,35 (ln INR). Para EH grau 0-2 inserir 0, para EH grau 3/4 inserir 1; para etiologia não paracetamol inserir 0, para etiologia paracetamol inserir 1; para ausência de vasopressor inserir 0, para vasopressor inserir 1. O valor do escore está associado a uma probabilidade de sobreviv ência sem transplante. **A presença de um critério único ou critérios adicionais está associada a uma probabilidade de morte sem transplante. USALFSG: United States Acute Liver Failure Study Group; INR: *international normalized ratio;* EH: encefalopatia hepática; DILI: *drug-induced liver injury*.

Fonte: Desenvolvida pela autoria.

há evidência de que poderá reduzir a inflamação hepática em doentes com outras etiologias de FHA, preferencialmente se administrada aquando de EH de baixo grau (1 ou 2 na classificação de West Haven).[10]

O tratamento dirigido à causa é potencialmente eficaz nos seguintes casos de FHA: tenofovir ou entecavir na hepatite B; ribavirina na hepatite E; esteroides na hepatite autoimune; penicilamina ou trientina na doença de Wilson; ou silibinina ou penicilina na intoxicação por *Amanita phalloides*.[11]

Em doentes com FHA e choque de difícil controle, a plasmaferese de alto-volume (8-12 L) mostrou benefício hemodinâmico e na sobrevivência.[12] Estudos semelhantes na FHAC continuam em falta.

Tratamentos específicos na falência hepática aguda-em-crônica

Na FHAC, as complicações da hipertensão portal podem requer abordagens dirigidas tais como: vasopressor e endoscopia digestiva alta na suspeita de rotura de varizes esofagogástricas; paracentese e albumina intravenosa na ascite com peritonite bacteriana espontânea; albumina e vasopressor na lesão renal aguda tipo síndrome hepatorrenal; oxigenoterapia e vasodilatador pulmonar na hipertensão portopulmonar; anticoagulação na trombose venosa portal; *shunt* intra-hepático portocava (TIPS) na hemorragia digestiva portal recidivante ou ascite refratária; ou esteroides na hepatite alcoólica.[13]

Infecção

Na FHA, a infecção surge mais frequentemente como complicação da permanência no hospital (nosocomial), podendo protelar o TH ou aumentar o risco de mortalidade. Um alto índice de suspeição e a realização de culturas de líquidos biológicos frequentemente são essenciais. A utilização sistemática de antibióticos profiláticos é duvidosa, no entanto, o agravamento da EH ou choque sugerem a presença de infecção e podem fundamentar a decisão de iniciar antibióticos empíricos.[14]

Na FHAC, a infecção constitui a causa mais frequente de descompensação da cirrose, podendo conduzir a choque e mortalidade acrescida. A infecção por microrganismos multirresistentes tem sido um problema mais frequente.[15] A realização de culturas e o início atempado de antibióticos empíricos são mandatórios. A exclusão de focos infecciosos drenáveis, nomeadamente torácicos ou abdominais, com ecografia ou tomografia computorizada pode auxiliar no controle da infecção.[16]

A escolha dos antibióticos empíricos deve ser feita de acordo com a localização da infecção e os microrganismos mais provavelmente envolvidos segundo a carta microbiológica local. As doses de antibióticos devem ser adaptadas ao grau de disfunção renal (disfunção hepática raramente limitativa), sobretudo após as primeiras 24 horas de administração. A suspeita de infecção fúngica deve ter em conta fatores de risco conhecidos, como por exemplo a colonização fúngica prévia, a instrumentação biliar prévia, a dependência de técnica de substituição da função renal (TSR), ou a utilização prévia de esteroides.[17]

Suporte de órgãos na falência hepática

▪ Encefalopatia hepática e edema cerebral

Na FHAC e, por analogia, na FHA, a EH deve ser tratada tão precocemente quanto possível com laxantes e rifaximina.[18] A evolução para EH grau 3/4 (West Haven) pode cursar com risco de intubação orotraqueal para proteção da via aérea.

Na FHA, na presença de hiperamoniemia > 100-150 µmol/L, pode desenvolver-se edema cerebral com risco de hipertensão intracraniana.[19] A realização de tomografia computorizada cerebral é fundamental para estabelecer o diagnóstico diferencial e pode aferir a presença de edema cerebral.[20] Métodos complementares não invasivos de avaliação do risco de hipertensão intracraniana, como a ultrassonografia Doppler de artéria cerebral ou da bainha do nervo óptico, podem ser úteis.[21] Na FHAC, o risco de edema cerebral clinicamente significativo é reduzido.

Na FHA, mas possivelmente na FHAC também, a TSR contínua mostrou-se eficaz no controle da hiperamoniemia e ajudou a melhorar os resultados clínicos destes doentes.[22]

▪ Insuficiência respiratória

A insuficiência respiratória com necessidade de ventilação mecânica invasiva (VMI) constitui um fator de risco para mortalidade quer na FHA quer na FHAC, podendo contraindicar o TH emergente.[23] O tratamento atempado da EH, pneumonia, derrame pleural, ou hipertensão pulmonar ou intra-abdominal, pode ser decisivo para evitar a VMI e suas consequências negativas.[24]

▪ Choque

A definição e o diagnóstico diferencial do choque segue os preceitos gerais do doente crítico, incluindo sinais de má perfusão periférica, lactato sérico, e ecocardiografia à beira do leito.[13]

O choque distributivo pode ocorrer na falência hepática, mimetizando um quadro de sépsis.[1] O tratamento vasopressor estandardizado inclui mais frequentemente a noradrenalina.[25] A adição de terlipressina pode ser útil, quer pelo seu tropismo para a circulação esplânica quer pela potencial redução da dose de noradrenalina.[26] Do ponto de vista da segurança, a terlipressina pode aumentar o risco de hipoxemia e isquemia digital.[27] Na presença de choque cardiogênico, de qualquer etiologia, incluindo a miocardiopatia alcoólica, a utilização de dobutamina pode ser determinante.

▪ Lesão renal aguda

A lesão renal aguda (LRA) é a disfunção de órgão extra-hepática mais comum em doentes com falência hepática.[28] O diagnóstico etiológico diferencial inclui mais frequentemente a hipovolemia, a necrose tubular aguda, a lesão séptica, a lesão tóxica, ou a síndrome hepatorrenal (cirrose com ascite).[13]

Os princípios de tratamento da LRA são: (a) identificar o tipo de lesão renal aguda; (b) tratar o fator desencadeante; (c) suspender os diuréticos e realizar uma prova de expansão de volume com albumina; (d) iniciar vasopressor para melhorar a perfusão renal.[27] Os critérios para início de TSR são os mesmos aplicados à generalidade dos doentes críticos. Nestes doentes, do ponto de vista da segurança, a TSR contínua pode ser mais adequada do que a TSR intermitente ao evitar hipotensão e desequilíbrios ácido-base ou hidroeletrolíticos, bem como no controle da hiperamoniemia.[29]

▪ Coagulopatia

Na falência hepática observa-se mais frequentemente um reequilíbrio dos fatores pró e anticoagulantes, pelo que não há necessariamente um risco aumentado de hemorragia nestes doentes.[30] Contudo, contagens plaquetárias > 20 x 10^9/L previnem hemorragia espontânea e > 50 x 10^9/L evitam hemorragia pós-procedimentos. A correção extemporânea do INR, na ausência de hemorragia ativa, pode mascarar um dos indicadores prognósticos mais relevantes na falência hepática.[1] A correcção do fibrinogênio para valores > 1,5 g/L é igualmente importante para controle do risco hemorrágico.

A tipagem do grupo sanguíneo ABO é mandatória dado poder ser necessário o TH emergente. Os protocolos de transfusão de componentes sanguíneos nestes doentes seguem genericamente as recomendações para o doente crítico típico. A utilização de testes viscoelásticos de *point-of-care* pode ajudar a racionalizar a realização de transfusões.[31]

Sistemas de suporte da função hepática

Existem múltiplos sistemas de suporte da função hepática acelulares, sendo os mais célebres o *Molecular Absorbent Recirculating System* (MARS) e o Prometheus.[32] Apesar de terem mostrado eficácia na remoção de toxinas ligadas à albumina, o seu impacto na sobrevivência dos doentes permanece duvidoso.[33]

Transplante hepático (TH)

O transplante hepático TH constitui o tratamento definitivo para a falência hepática em doentes com FHA ou FHAC que não evidenciem contraindicações absolutas, tais como a sépsis ou hemorragia não controlada, doença cardiopulmonar grave (rácio PaO_2/FiO_2 < 100-200 mmHg ou choque cardiogênico), ou malignidade extra-hepática metastizada ou não tratada ou hepática fora de critérios de segurança.[34]

O TH de doente crítico tem risco acrescido pelo que a janela temporal de oportunidade ideal deverá combinar a estabilização da homeostasia com a disponibilidade do melhor órgão possível.[35]

Antimicrobianos profiláticos, incluindo antifúngicos em doentes de alto risco, e fármacos imunossupressores deverão ser discutidos em equipa multidisciplinar. A utilização da TSR contínua durante a cirurgia do transplante pode beneficiar a estabilidade hemodinâmica e o equilíbrio ácido-base ou hidroeletrolítico.[36]

Conclusões

O doente crítico com falência hepática representa um desafio para qualquer intensivista. A admissão deste tipo de doente nos cuidados intensivos, nomeadamente em centros de transplante, tem sido crescente. O suporte atempado de órgãos tem permitido melhorar os seus resultados clínicos. A candidatura a TH emergente deve ser aferida atempadamente no contexto de uma equipa multidisciplinar.

Referências bibliográficas

1. Cardoso FS, Karvellas CJ. Managing the patient with acute liver failure. Clin Liver Dis (Hoboken). 2017;9(4):89-93.
2. Perricone G, Artzner T, De Martin E, Jalan R, Wendon J, Carbone M. Intensive care management of acute-on-chronic liver failure. Intensive Care Med. 2023;49(8):903-921.
3. Moreau R, Jalan R, Gines P, Pavesi M, Angeli P, Cordoba J, et al. Acute-on-chronic liver failure is a distinct syndrome that develops in patients with acute decompensation of cirrhosis. Gastroenterology. 2013;144(7):1426-37, 1437.e1-9.
4. Karvellas CJ, Garcia-Lopez E, Fernandez J, Saliba F, Sy E, Jalan R, Pavesi M, et al. Dynamic Prognostication in Critically Ill Cirrhotic Patients With Multiorgan Failure in ICUs in Europe and North America: A Multicenter Analysis. Crit Care Med. 2018;46(11):1783-1791.
5. Duarte T, Fidalgo P, Karvellas CJ, Cardoso FS. What every Intensivist should know about... Ammonia in liver failure. J Crit Care. 2024;81:154456.
6. Koch DG, Tillman H, Durkalski V, Lee WM, Reuben A. Development of a Model to Predict Transplant-free Survival of Patients With Acute Liver Failure. Clin Gastroenterol Hepatol. 2016;14(8):1199-1206.e2.
7. Sundaram V, Shah P, Wong RJ, Karvellas CJ, Fortune BE, Mahmud N, et al. Patients With Acute on Chronic Liver Failure Grade 3 Have Greater 14-Day Waitlist Mortality Than Status-1a Patients. Hepatology. 2019;70(1):334-345.
8. Cardoso FS, Abraldes JG, Sy E, Ronco JJ, Bagulho L, Mcphail MJ, et al. Lactate and number of organ failures predict intensive care unit mortality in patients with acute-on-chronic liver failure. Liver Int. 2019;39(7):1271-1280.
9. Bass SN, Lumpkin M, Mireles-Cabodevila E, Lindenmeyer CC, Dolan B, Pickett C, et al. Impact of Duration of N-Acetylcysteine in Non-Acetaminophen-Induced Acute Liver Failure. Crit Care Explor. 20214;3(5):e0411.
10. Lee WM, Hynan LS, Rossaro L, Fontana RJ, Stravitz RT, Larson AM, et al. Intravenous N-acetylcysteine improves transplant-free survival in early stage non-acetaminophen acute liver failure. Gastroenterology. 2009 Sep;137(3):856-64, 864.e1.
11. Fix OK, Liou I, Karvellas CJ, Ganger DR, Forde KA, Subramanian RM, et al. Development and Pilot of a Checklist for Management of Acute Liver Failure in the Intensive Care Unit. PLoS One. 2016;11(5):e0155500.
12. Larsen FS, Schmidt LE, Bernsmeier C, Rasmussen A, Isoniemi H, Patel VC, et al. High-volume plasma exchange in patients with acute liver failure: An open randomised controlled trial. J Hepatol. 2016;64(1):69-78.
13. Nanchal R, Subramanian R, Karvellas CJ, Hollenberg SM, Peppard WJ, Singbartl K, et al. Guidelines for the Management of Adult Acute and Acute-on-Chronic Liver Failure in the ICU:

Cardiovascular, Endocrine, Hematologic, Pulmonary, and Renal Considerations. Crit Care Med. 2020;48(3):e173-e191.
14. Bernal W, Hyyrylainen A, Gera A, Audimoolam VK, McPhail MJ, Auzinger G, et al. Lessons from look-back in acute liver failure? A single centre experience of 3300 patients. J Hepatol. 2013;59(1):74-80.
15. Kim M, Cardoso FS, Pawlowski A, Wunderink R, Ladner DP, Abraldes JG, et al. The impact of multidrug-resistant microorganisms on critically ill patients with cirrhosis in the intensive care unit: a cohort study. Hepatol Commun. 2023;7(2):e0038.
16. Maiwall R, Piano S, Singh V, Caraceni P, Alessandria C, Fernandez J, et al. Determinants of clinical response to empirical antibiotic treatment in patients with cirrhosis and bacterial and fungal infections-Results from the ICA "Global Study" (EABCIR-Global Study). Hepatology. 2024;79(5):1019-1032.
17. Otero Sanchez L, Karakike E, Njimi H, Putignano A, Degré D, Hites M, et al. Clinical Course and Risk Factors for Infection in Severe Forms of Alcohol-Associated Liver Disease. Hepatology. 2021;74(5):2714-2724.
18. Sanyal AJ, Kowdley KV, Reau NS, Pyrsopoulos NT, Allen C, Heimanson Z, et al. Rifaximin plus lactulose versus lactulose alone for reducing the risk of HE recurrence. Hepatol Commun. 2024;8(6):e0436.
19. Bernal W, Hall C, Karvellas CJ, Auzinger G, Sizer E, Wendon J. Arterial ammonia and clinical risk factors for encephalopathy and intracranial hypertension in acute liver failure. Hepatology. 2007;46(6):1844-52.
20. Basak B, Ersin A, Sefer O, Gucluhan U, Sebnem S, Colak N. The independent risk factors for abnormal head computed tomography in patients with hepatic encephalopathy. Medicine (Baltimore). 2022;101(51):e32469.
21. Cardoso FS, Pereira R, Moreno R, Karvellas CJ, Germano N. Optic Nerve Sheath Diameter in Acute Liver Failure: A Prospective Cohort Study. GE Port J Gastroenterol. 2021;28(3):170-178.
22. Cardoso FS, Gottfried M, Tujios S, Olson JC, Karvellas CJ; US Acute Liver Failure Study Group. Continuous renal replacement therapy is associated with reduced serum ammonia levels and mortality in acute liver failure. Hepatology. 2018;67(2):711-720.
23. Dong V, Sun K, Gottfried M, Cardoso FS, McPhail MJ, Stravitz RT, Lee WM, Karvellas CJ. Significant lung injury and its prognostic significance in acute liver failure: A cohort analysis. Liver Int. 2020;40(3):654-663.
24. Cardoso FS, Karvellas CJ. Respiratory Complications Before and After Liver Transplant. J Intensive Care Med. 2019;34(5):355-363.
25. Sharma P, Kumar A, Shrama BC, Sarin SK. An open label, pilot, randomized controlled trial of noradrenaline versus terlipressin in the treatment of type 1 hepatorenal syndrome and predictors of response. Am J Gastroenterol. 2008;103(7):1689-97.
26. Arora V, Maiwall R, Rajan V, Jindal A, Muralikrishna Shasthry S, Kumar G, Jain P, Sarin SK. Terlipressin Is Superior to Noradrenaline in the Management of Acute Kidney Injury in Acute on Chronic Liver Failure. Hepatology. 2020;71(2):600-610.
27. Wong F, Pappas SC, Curry MP, Reddy KR, Rubin RA, Porayko MK, Gonzalez SA, Mumtaz K, Lim N, Simonetto DA, Sharma P, Sanyal AJ, Mayo MJ, Frederick RT, Escalante S, Jamil K; CONFIRM Study Investigators. Terlipressin plus Albumin for the Treatment of Type 1 Hepatorenal Syndrome. N Engl J Med. 2021;384(9):818-828.
28. Cardoso FS, Fidalgo P, Bagshaw SM, Gottfried M, Tujios S, Olson JC, et al. Acute Liver Failure Study Group. Persistent But Not Transient Acute Kidney Injury Was Associated With Lower Transplant-Free Survival in Patients With Acute Liver Failure: A Multicenter Cohort Study. Crit Care Med. 2022;50(9):1329-1338.
29. Davenport A, Will EJ, Davison AM. Effect of renal replacement therapy on patients with combined acute renal and fulminant hepatic failure. Kidney Int Suppl. 1993;41:S245-51.
30. Roberts LN, Bernal W. Incidence of Bleeding and Thrombosis in Patients with Liver Disease. Semin Thromb Hemost. 2020;46(6):656-664.
31. Goyal S, Jadaun S, Kedia S, Kumar-Acharya S, Varma S, Nayak B, Thakur B, M D S. Thromboelastography Parameters in Patients with Acute on Chronic Liver Failure. Ann Hepatol. 2018;17(6):1042-1051.
32. Laleman W, Wilmer A, Evenepoel P, Elst IV, Zeegers M, Zaman Z, et al. Effect of the molecular adsorbent recirculating system and Prometheus devices on systemic haemodynamics and vasoactive agents in patients with acute-on-chronic alcoholic liver failure. Crit Care. 2006;10(4):R108.
33. Karvellas CJ, Subramanian RM. Current Evidence for Extracorporeal Liver Support Systems in Acute Liver Failure and Acute-on-Chronic Liver Failure. Crit Care Clin. 2016;32(3):439-51.
34. Nanchal R, Subramanian R, Alhazzani W, Dionne JC, Peppard WJ, Singbartl K, et al. Guidelines for the Management of Adult Acute and Acute-on-Chronic Liver Failure in the ICU: Neurology, Peri-Transplant Medicine, Infectious Disease, and Gastroenterology Considerations. Crit Care Med. 2023;51(5):657-676.
35. Fernández J, Blasi A, Hidalgo E, Karvellas CJ. Bridging the critically ill patient with acute to chronic liver failure to liver transplantation. Am J Transplant. 2024;26:S1600-6135(24)00223-5.
36. Karvellas CJ, Taylor S, Bigam D, Kneteman NM, Shapiro AMJ, Romanovsky A, Gibney RTN, Townsend DR, Meeberg G, Özelsel T, Bishop E, Bagshaw SM. Intraoperative continuous renal replacement therapy during liver transplantation: a pilot randomized-controlled trial (INCEPTION). Can J Anaesth. 2019;66(10):1151-1161.

capítulo 147

Intoxicações e Envenenamentos

Subcapítulo | 147.1

Acidentes por Animais Peçonhentos

Gerson Luiz de Macedo | Aparecida Carmem de Oliveira | Marcos Antonio Cavalcanti Gallindo

Introdução

Os acidentes por animais peçonhentos representam importante causa de intoxicação exógena no Brasil (**Figura 147.1.1**).

Os casos graves, que necessitam de tratamento intensivo, ocorrem com maior frequência em áreas onde o acesso à soroterapia específica é mais difícil ou pela demora de chegada do acidentado em um hospital de referência.

As serpentes do gênero *Bothrops* (jararacas) são responsáveis pela maioria dos casos de acidente ofídico em todo o território nacional (cerca de 80%). Por sua vez, as serpentes do gênero *Crotalus* (cascavéis) causam acidentes com maior índice de letalidade. Antes da introdução do soro antiofídico, a mortalidade decorrente de acidentes por serpentes ocorria em 10% a 35% dos casos.

Cerca de 70% dos pacientes que sofrem acidentes por animais peçonhentos são do sexo masculino. Isso se deve à

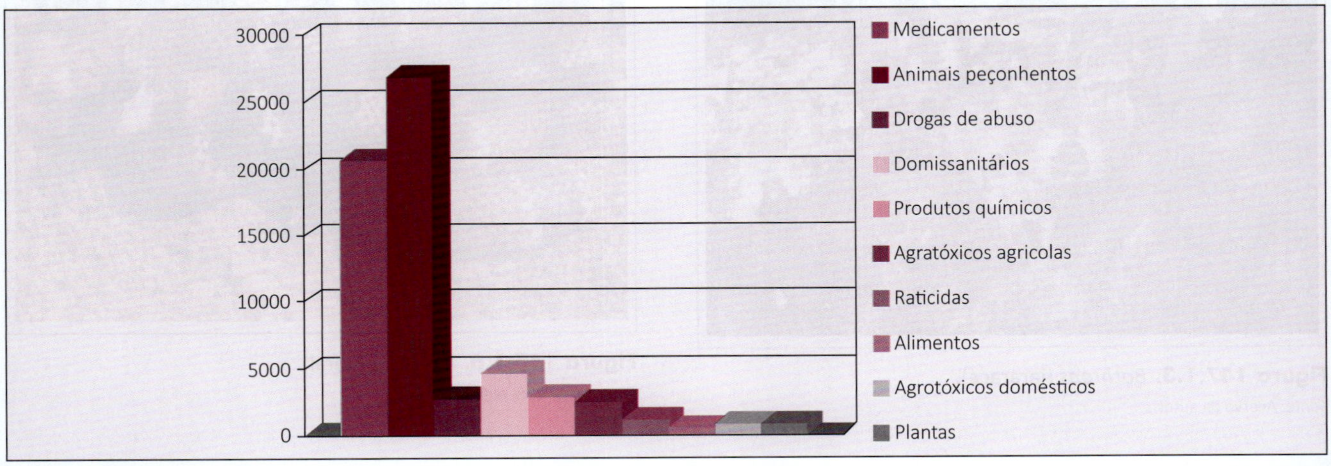

Figura 147.1.1. Casos de intoxicação humana por agente tóxico, Brasil, 2017.

Fonte: Adaptada de Fiocruz. ICICT – Instituto de Comunicação e Informação Científica e Tecnológica em Saúde. Sinitox – Sistema Nacional de Informações Tóxico-Farmacológicas. Tabela 5. Casos Registrados de Intoxicação Humana Por Agente Tóxico E Trimestre. Brasil, 2017. Disponível em: https://sinitox.icict.fiocruz.br/sites/sinitox.icict.fiocruz.br/files/Brasil51.pdf. Acesso em agosto de 2024.

maior frequência de atividade profissional no campo e nas lavouras. A faixa etária predominante se situa entre 15 e 50 anos. Os acidentes por animais peçonhentos em crianças sempre devem ser considerados graves.

Etiologia

Serpentes

A distribuição por gênero dos acidentes ofídicos notificados é a seguinte (**Figura 147.1.2**):

- *Bothrops* (jararaca [**Figura 147.1.3**], jararacuçu, urutu) – cerca 80%.
- *Crotalus* (cascavel; **Figura 147.1.4**) –7%.
- *Lachesis* (surucucu) – [**Figura 147.1.5**]-1,5%.
- *Micrurus* (coral-verdadeira; [**Figura 147.1.6**] – menos de 1%.

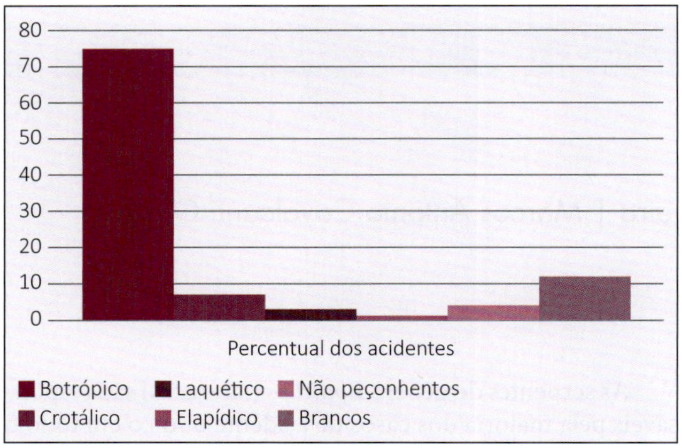

Figura 147.1.2. Acidentes ofídicos no Brasil.
Fonte: Adaptada de PAIVA, 2020.

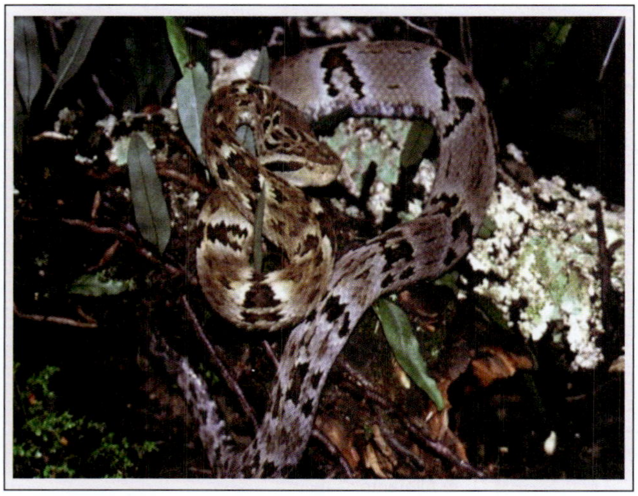

Figura 147.1.3. *Bothrops* (jararaca).
Fonte: Acervo da autoria.

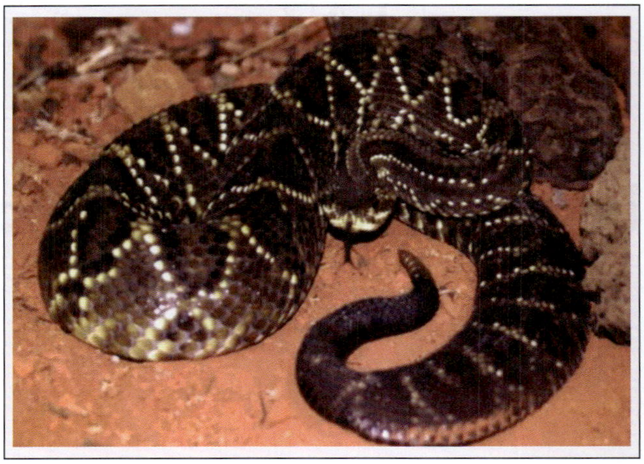

Figura 147.1.4. *Crotalus* (cascavel).
Fonte: Acervo da autoria.

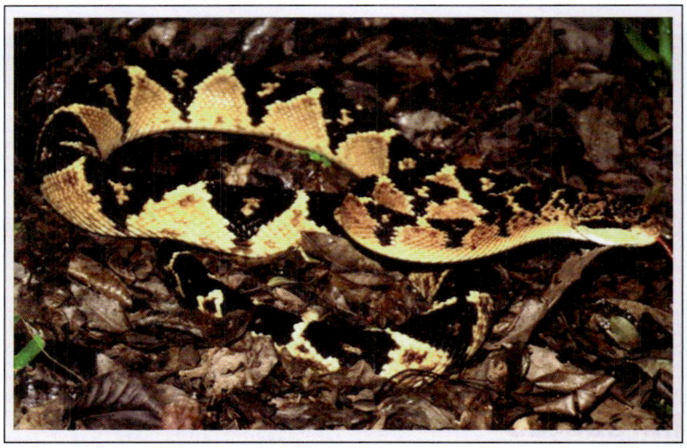

Figura 147.1.5. *Lachesis* (surucucu).
Fonte: Acervo da autoria.

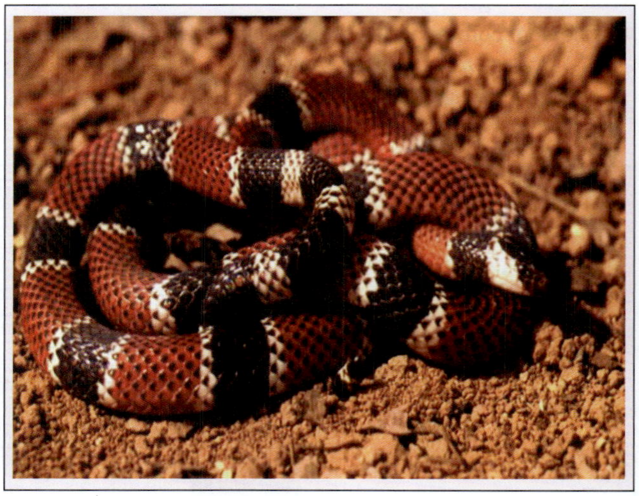

Figura 147.1.6. *Micrurus* (coral).
Fonte: Acervo da autoria.

Do Tupi *suruku'ku,* e significa literalmente "o que dá muitas dentadas, é a maior serpente peçonhenta encontrada no Brasil, podendo chegar a 3 metros, sendo uma serpente considerada vulnerável na lista de faunas ameaçadas.

Escorpiões

Os acidentes escorpiônicos graves são pouco frequentes. Sua gravidade está relacionada com a quantidade de veneno injetado e à área de superfície corpórea. Por isso, os casos mais graves são observados em crianças. As espécies Tityus bahiensis **(escorpião-marrom)** e Tityus serrulatus **(escorpião-amarelo)** são as principais responsáveis por esses acidentes.

O escorpião-amarelo é o mais perigoso, com notificações de casos letais. A insuficiência respiratória por edema pulmonar cardiogênico e o choque são as manifestações mais graves, decorrentes da hipertonia do sistema nervoso autônomo (**Figura 147.1.7**).

Aranhas

Os acidentes por aranhas são os menos graves dentre os causados por animais peçonhentos. A maioria dos casos é notificada nas regiões Sul e Sudeste (**Figura 147.1.8**).

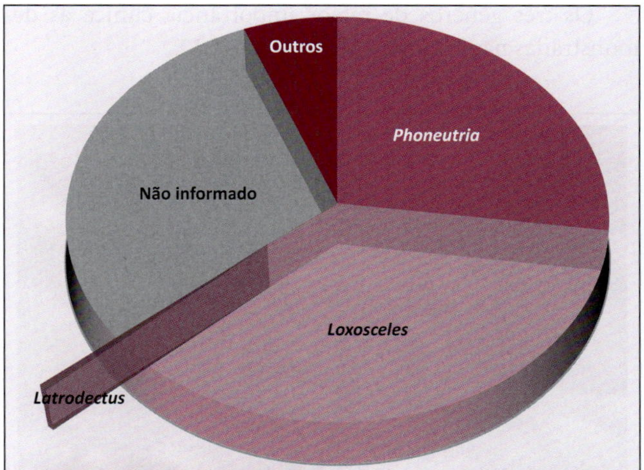

Phoneutria	27,0%
Loxosceles	36,6%
Latrodectus	0,4%
Não informado	29,9%
Outros	6,0%

Figura 147.1.8. Araneísmo – distribuição por gênero.
Fonte: Acervo da autoria.

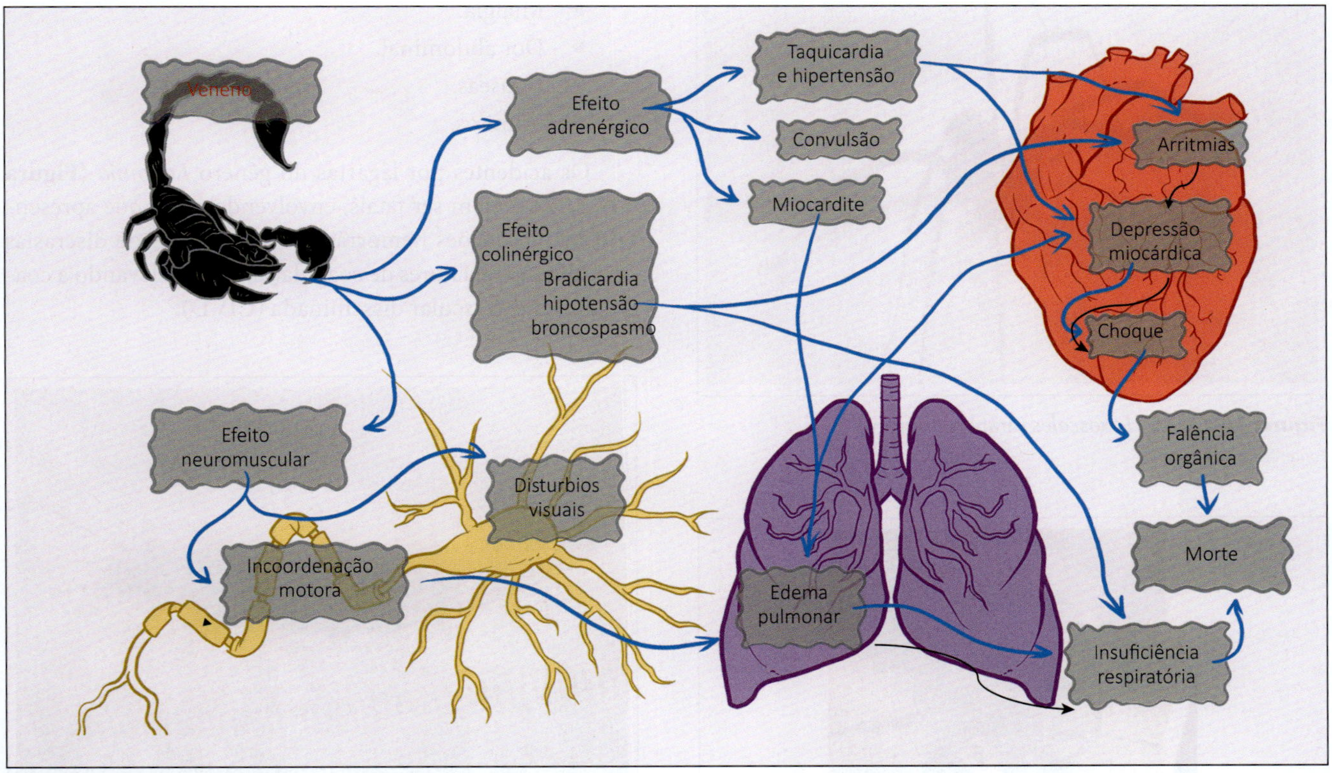

Figura 147.1.7. Efeitos clínicos e fisiológicos do envenenamento por escorpião.
Fonte: Adaptada de Isbister, GK, Bawaskar HS. Scorpion Envenomation. N Eng J Med. 2014;371:457-463.

Os três gêneros de maior importância clínica as demonstradas nas **Figuras 147.1.9 a 147.1.11**.

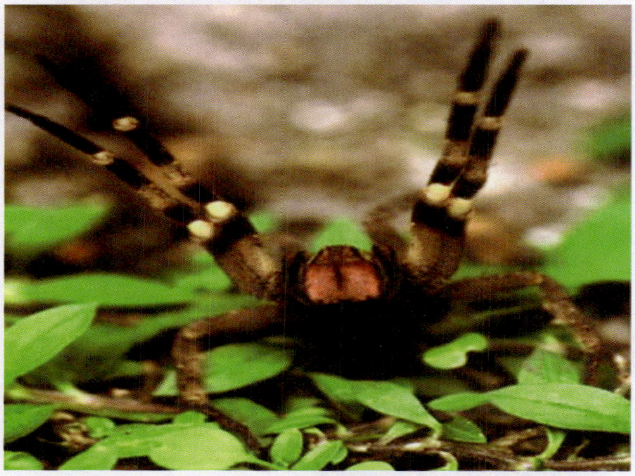

Figura 147.1.9. *Phoneutria* (aranha-armadeira).
Fonte: Acervo da autoria.

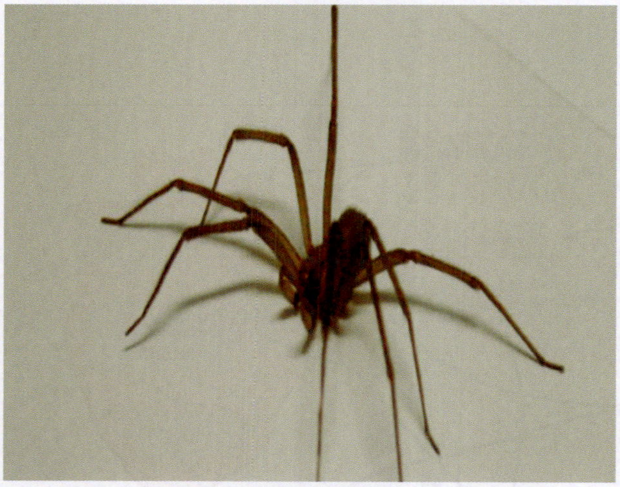

Figura 147.1.10. *Loxosceles* (aranha-marrom).
Fonte: Acervo da autoria.

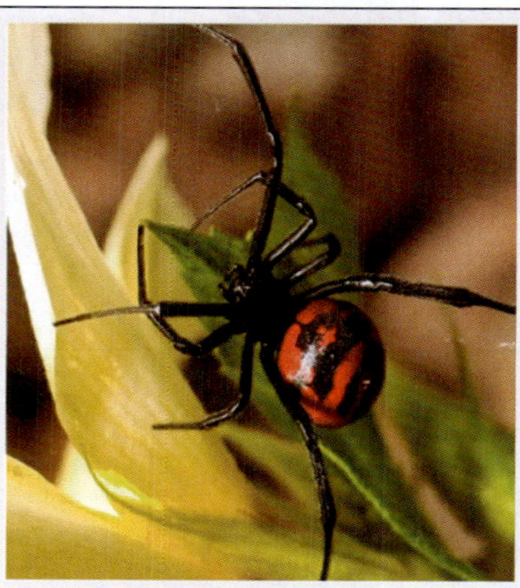

Figura 147.1.11. *Latrodectus* (viúva-negra).
Fonte: Acervo da autoria.

Casos graves de acidentes por aranhas são muito raros. Quando ocorrem, atingem crianças, que apresentam os seguintes sinais:

- Bradicardia.
- Hipotensão.
- Arritmias.
- Edema pulmonar.
- Choque circulatório.

Himenópteros

As abelhas do gênero *Apis*, as vespas e os marimbondos são os himenópteros mais perigosos.

A morbidade desses acidentes está relacionada com o número de ferroadas. Casos letais, acontecem por choque circulatório distributivo e insuficiência renal aguda.

Lepidópteros

Os acidentes por lagartas do gênero *Lonomia* (taturana) geram manifestações locais de hiperemia e queimação, habitualmente de evolução benigna. Casos graves podem cursar com manifestações sistêmicas, como:

- Cefaleia.
- Mialgia.
- Dor abdominal.
- Náuseas.
- Vômitos.

Os acidentes por lagartas do gênero *Lonomia* (**Figura 147.1.12**) podem ser fatais, envolvendo casos que apresentam manifestações hemorrágicas decorrentes de discrasias por ativação de fatores de coagulação (II e X) levando a coagulação intravascular disseminada (CIVD).

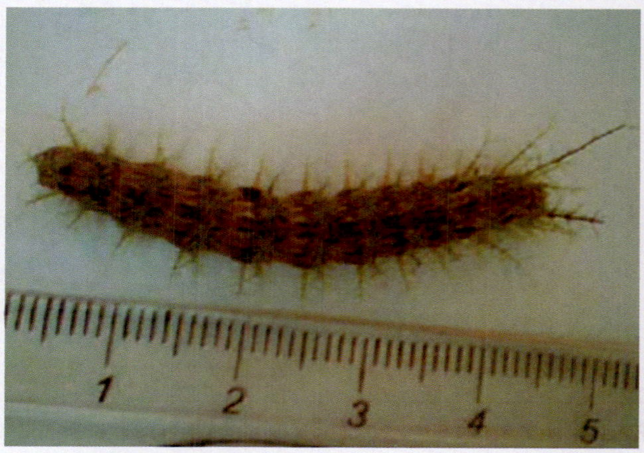

Figura 147.1.12. Gênero *Lonomia*.
Fonte: Acervo da autoria.

Animais aquáticos

Os acidentes graves por animais aquáticos peçonhentos são raros. Seus principais representantes são:

- Celenterados (águas-vivas).
- Poríferos (esponjas).
- Equinodermos (ouriços).
- Peixes (arraias).

Tais acidentes resultam, habitualmente, em manifestações locais de contato (queimaduras e necrose mediadas por enzimas ou espinhos).

A diferença entre animais venenosos e peçonhentos está no fato de os primeiros não possuírem aparelho inoculador de veneno, como alguns anfíbios (sapos) e animais marinhos (peixes, como o baiacu, e o polvo-de-anéis-azuis).

O baiacu apresenta uma das neurotoxinas mais potentes da natureza, chamada de "tetrodotoxina". Ela é capaz de bloquear canais de sódio (Na+) dependentes da voltagem na superfície das células nervosas, nos níveis periférico e central, e receptores ionotrópicos. Isso pode levar a bradiarritmias letais e paralisia da musculatura respiratória e à consequente insuficiência respiratória aguda.

Patogenia

O veneno inoculado (peçonha) nos seres humanos ocasiona repercussões locais e/ou sistêmicas, dependendo das características do tipo de acidente. De maneira geral, os venenos apresentam os seguintes efeitos:

- Neurotóxico.
- Proteolítico.
- Coagulante.
- Miotóxico.
- Histamínico.

Ação neurotóxica

Uma das mais importantes repercussões dos venenos inoculados em seres humanos decorre do bloqueio da transmissão colinérgica na junção neuromuscular. Esse efeito está ligado aos acidentes por serpentes dos gêneros, s endo o bloqueio colinérgico pré-sináptico ocorrendo nos acidentes por *Crotalus* (cascavel) caracterizando o *facies* neurotóxico e pós-sinápticos bloqueando o receptor nicotínico nos acidentes por serpentes do gênero *Micrurus* (coral).

Os acidentes por serpentes do gênero *Lachesis* (Surucucu), além dos efeitos proteolítico e coagulantes, também apresentam efeito neurotóxico vagal com hipertonia colinérgica, podendo resultar em dor abdominal, vômitos, diarreia, hipotensão e choque circulatório sendo considerado o veneno mais letal, considerando o somatório dos efeitos sistêmicos.

Outra manifestação neurotóxica é a hipertonia do sistema nervoso autônomo, por ativação de canais de sódio (**Figura 147.1.13**) com liberação excessiva de neurotransmissores adrenérgicos e colinérgicos na fenda sináptica, ativando receptores pré-sinápticos como acontece nos acidentes com os escorpiões e as aranhas do gênero *Phoneutria* e *Latrodectus*.

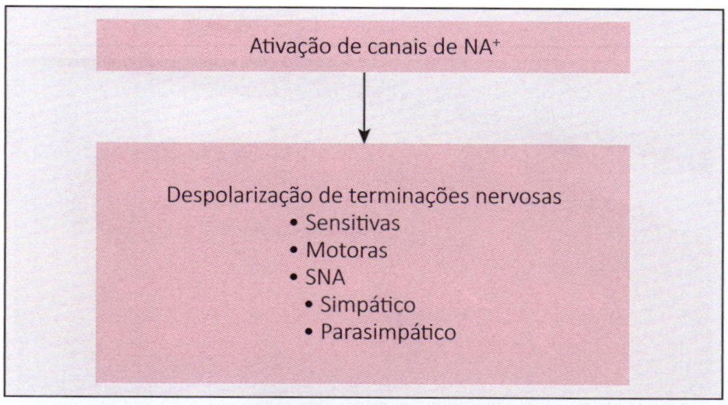

Figura 147.1.13. Ativação de canais de sódio.
Fonte: Acervo da autoria.

Os acidentes por aranhas dos gêneros *Phoneutria* (armadeira) e *Latrocetus* (viúva-negra), em virtude do baixo peso molecular do veneno, têm efeito neurotóxico possivelmente rápido, levando a insuficiência respiratória aguda.

Ação proteolítica

O efeito proteolítico é característico dos acidentes por serpentes do gênero *Bothrops* (jararaca ou jararacuçu) e laquéticos (surucucu). Essa ação, também denominada "citotóxica", caracteriza-se pelo desenvolvimento de liponecrose e mionecrose no local da mordida, com gravidade variável, dependendo da quantidade de veneno inoculado. A atividade proteolítica decorre de proteases responsáveis pela endotelite, que geram uma resposta inflamatória local.

A necrose desenvolvida no acidente botrópico é seca (**Figura 147.1.14**). Pode evoluir para uma infecção bacteriana secundária (não é comum), quando as presas das serpentes estão contaminadas por germes habitualmente Gram-positivos e anaeróbios (*Clostridium* sp.).

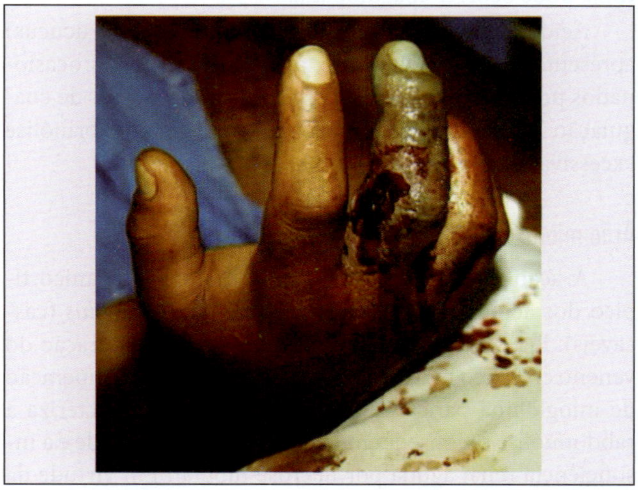

Figura 147.1.14. Necrose seca decorrente de acidente botrópico.
Fonte: Acervo da autoria.

As aranhas *Loxosceles* apresentam efeito dermonecrótico. A evolução não é aguda como no caso das serpentes. Habitualmente, a vítima procura assistência médica horas depois do acidente loxoscélico (**Figura 147.1.15**).

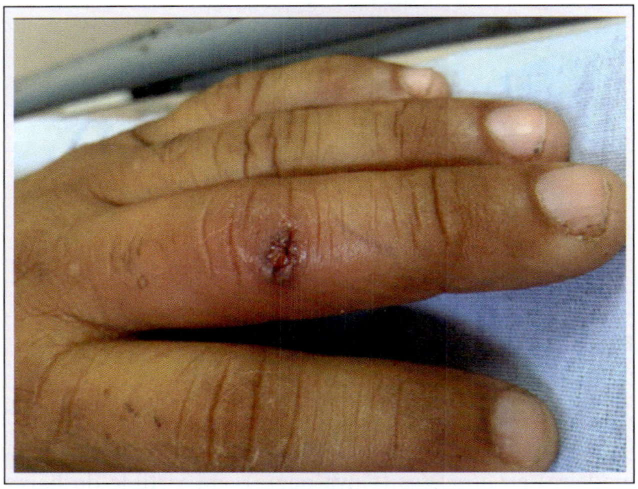

Figura 147.1.15. Efeito proteolítico decorrente de acidente loxoscélico.

Fonte: Acervo da autoria.

Ação coagulante

A fração coagulante do veneno da jararaca foi demonstrada pela primeira vez em 1958. No ano seguinte, sua purificação foi obtida. O mecanismo de ação do veneno se dá pela ativação do fator X da cascata de coagulação.

Estudos em cobaias (cães) mostram uma atividade *trombina-like* exacerbada como efeito predominante da ação coagulante do veneno dessas serpentes.

Nos acidentes por jararacas, pode ocorrer plaquetopenia e CIVD com fibrinólise excessiva, em virtude da interação da lesão endotelial (vasculotóxica) sistêmica.

Em até 30% dos casos dos acidentes por cascavéis, quando o veneno é inoculado em grande quantidade na vítima, pode ocorrer coagulopatia.

Acidentes por serpentes do gênero *Lachesis* (surucucus) apresentam efeito coagulante, assim como aqueles ocasionados por lepidópteros (*Lonomia*), ativando o fator de coagulação X ou mimetizando plasmina, o que gera fibrinólise excessiva (*Lonomia*).

Ação miotóxica

A ação miotóxica consiste em um efeito sistêmico típico dos acidentes por serpentes do gênero *Crotalus* (cascavéis). Ela decorre da ação da crotoxina, que é a fração do veneno crotálico mais conhecida, responsável pela liberação de mioglobina para o sangue e a urina. Isso caracteriza a rabdomiólise e, consequentemente, a nefrotoxicidade e a insuficiência renal aguda por necrose tubular. Em virtude da mioglobinúria, a urina adota uma coloração característica (**Figura 147.1.16**).

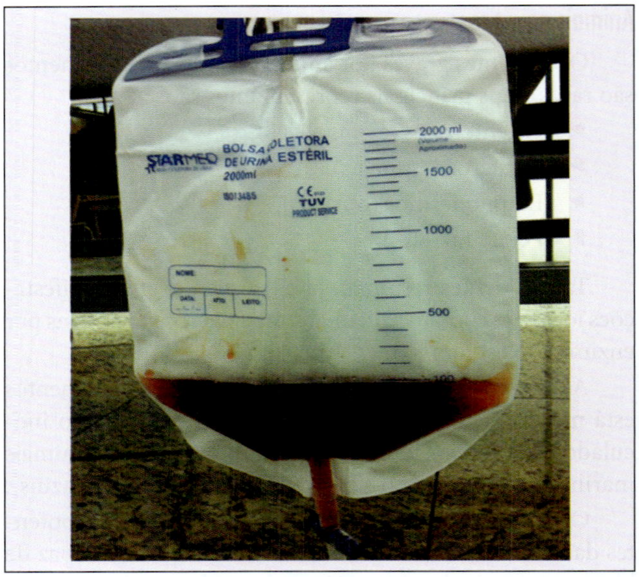

Figura 147.1.16. Urina de um paciente com acidente crotálico: aspecto típico de mioglobinúria.

Fonte: Acervo da autoria.

Ação histamínica

A ação histamínica é um efeito característico dos acidentes por himenópteros (abelhas, vespas, marimbondos e formigas). O veneno (com seu componente, o peptídeo desgranulador de mastócitos) libera histamina, serotonina e fator ativador plaquetário. Esse efeito habitualmente é mínimo em indivíduos que não são hipersensíveis. Porém, quando o veneno é inoculado em pessoas alérgicas ou em grande quantidade, ele pode ser responsável por um quadro grave de broncospasmo, edema de glote e hipotensão.

Na forma tóxica severa com centenas de ferroadas, o veneno dos himenópteros (abelhas) acarreta rabdomiólise, insuficiência renal, choque distributivo, síndrome da angústia respiratória aguda (SARA) e CIVD, levando muitos pacientes ao óbito.

Manifestações clínicas

As manifestações clínicas decorrentes de acidentes por animais peçonhentos dependem dos seguintes fatores:

- Tipo de acidente.
- Sensibilidade do paciente ao veneno.
- Quantidade de veneno inoculado.

Os casos mais graves de acidentes por animais peçonhentos habitualmente ocorrem em crianças e nos indivíduos que não tiveram acesso rápido à soroterapia (em menos de 6 horas após o acidente).

Manifestações locais

No local da mordida, a **dor**, o **edema** e a **hiperemia** são as principais manifestações dos acidentes por *Bothrops* (jararaca, urutu ou jararacuçu). Alerta-se para a ausência desses achados nos acidentes por cobras dos gêneros *Crotalus* (cascavel) e *Micrurus* (coral). Nos casos mais graves de acidentes botrópicos, pode haver **necrose tecidual** (**Figura 147.1.17**). Esse efeito é dependente da quantidade de veneno inoculado.

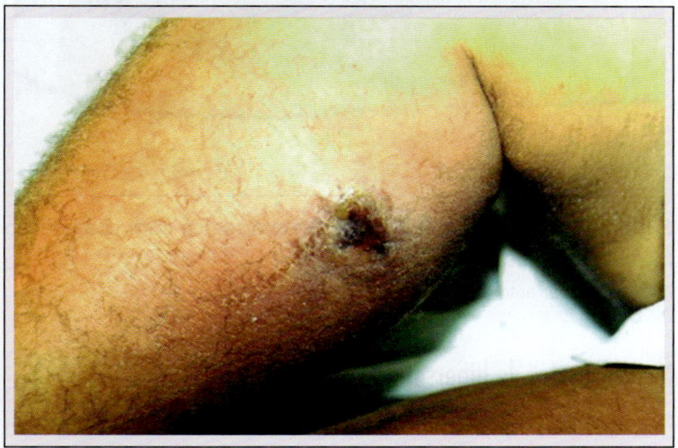

Figura 147.1.17. Hiperemia e necrose central no acidente botrópico.
Fonte: Acervo da autoria.

A jararacuçu é muito temida, pois pode inocular até cerca de 5,5 cm^3 de veneno de uma só vez (a média de veneno inoculado fica em torno de 0,5 cm^3, dependendo da serpente (**Figura 147.1.18**).

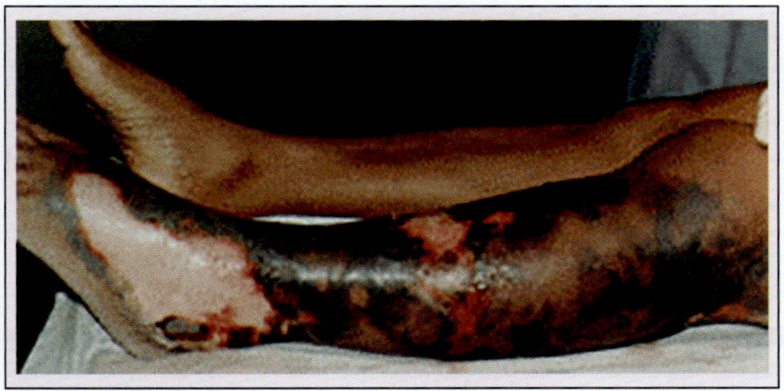

Figura 147.1.18. Paciente com 5,5 cm^3 de veneno de jararacuçu inoculado.
Fonte: Hospital Vital Brazil, 2019.

Os acidentes por escorpiões, aranhas-caranguejeiras e aranhas-armadeiras causam basicamente muita **dor** no local da picada, não apresentando ação proteolítica.

As aranhas do gênero *Loxosceles* podem ser responsáveis por casos de **necrose tecidual** no local da picada.

Nos acidentes por lepidópteros, as manifestações são dermatológicas e dependem da intensidade e da extensão do contato. Os principais sinais são:

- Dor local intensa em queimação.
- Edema.
- Eritema.
- Prurido local (eventualmente).
- Infarto ganglionar regional.

Nas primeiras 24 horas após o acidente por lepidóptero, a lesão pode evoluir com **vesiculações**. Raramente, podem ocorrer **mal-estar**, **náuseas**, **vômitos** e **diarreia**. O quadro regride geralmente em dois a três dias, no máximo.

Manifestações neurológicas

A **fácies neurotóxica** (**Figura 147.1.19**) é típica dos acidentes por serpentes dos gêneros *Crotalus* (cascavel) e *Micrurus* (coral). As manifestações mais marcantes são:

- Visão turva.
- `Ptose palpebral bilateral.
- Midríase com diminuição do reflexo fotomotor.
- Sonolência.
- Obnubilação.

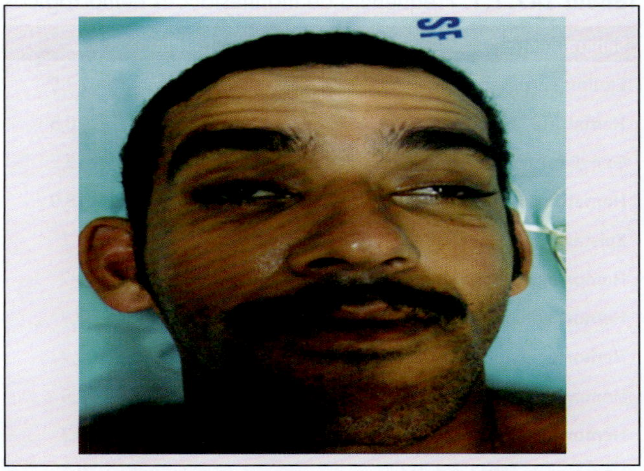

Figura 147.1.19. Fácies neurotóxica decorrente de acidente crotálico.
Fonte: Acervo da autoria.

Nos casos mais graves, principalmente de acidentes micrúricos, pode haver insuficiência respiratória aguda do tipo I (hipoventilação alveolar) e morte, se o paciente não tiver acesso rápido à soroterapia específica e ao suporte avançado de vida.

A **dor intensa** e a **hipertonia autonômica simpática e parassimpática** caracterizam os acidentes mais graves por aranhas dos gêneros *Phoneutria* (aranha-armadeira) e *Latrodectus* (viúva-negra).

Os acidentes escorpiônicos podem levar às seguintes manifestações:

- Arritmias.
- Edema pulmonar.
- Insuficiência respiratória.
- Choque cardiogênico.

Manifestações hemorrágicas

Epistaxes e **gengivorragias** são as manifestações clínicas frequentemente encontradas em acidentes ofídicos, principalmente por serpentes dos gêneros *Bothrops e Lache-*

sis. Em virtude da maior quantidade de veneno inoculado, a jararacuçu é a principal responsável por esses sinais.

Também podem ocorrer manifestações hemorrágicas nos casos mais graves de acidente por serpentes do gênero *Crotalus* (Cascavel).

Nas regiões onde o acesso ao antídoto é rápido e fácil (principalmente nas primeiras três horas após o acidente), o sinal hemorrágico mais frequente dos acidentes por serpentes é a **alteração do tempo de coagulação** (TC). O sangue apresenta-se incoagulável, porém, sem manifestação hemorrágica.

Os acidentes graves por *Lonomia* podem ocasionar manifestação hemorrágicas (**Tabela 147.1.1** e **Figura 147.1.20**), levando à **CIVD**.

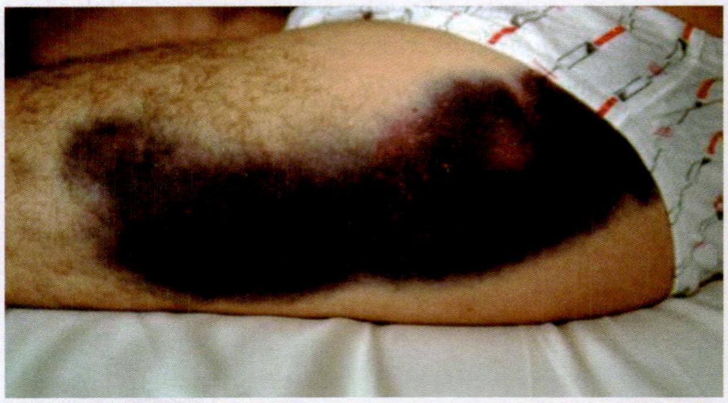

Figura 147.1.20. Manifestação hemorrágica com coagulação intravascular disseminada.

Fonte: Acervo da autoria.

Tabela 147.1.1. Frequência de manifestações hemorrágicas

Sangramentos	Freq.	%
Equimose/petéquia	94	32,9
Hematúria	58	20,3
Gengivorragia	56	19,6
Hematoma pós-punção	54	18,9
Epistaxe	26	9,1
Hemorragia intracraniana	2	0,7
Hemorragia digestiva	2	0,7
Hemorragia pulmonar	2	0,7
Hemoptise	1	0,3
Hemorragia peritoneal	1	0,3
Hemorragia intramedular	1	0,3
Hemorragia tireoide	1	0,3

Fonte: Desenvolvida pela autoria.

Manifestações de hipersensibilidade

As manifestações de hipersensibilidade são vistas, principalmente em acidentes por picadas de insetos (abelhas, vespas).

Lesões urticariformes, **broncospasmo**, **edema de glote** e **hipotensão** podem surgir em indivíduos hipersensíveis ou quando há muitas picadas, com inoculação de uma grande quantidade de veneno.

Casos de acidentes por picadas de insetos com 500 ou mais ferroadas são muito graves, evoluindo para óbito em quase 100% dos casos.

Manifestações miotóxicas

Mialgias generalizadas são manifestações comuns em acidentes por cobras do gênero *Crotalus* (cascavéis). Nos casos graves, ocorre **rabdomiólise com insuficiência renal aguda oligúrica** (**Quadros 147.1.1 e 147.1.2**).

Sinais e sintomas de acidentes por serpentes

Quadro 147.1.1. Sinais e sintomas em acidentes ofídicos

Gênero	Ações do veneno		Sinais e sintomas precoces (até 6 h após o acidente)	Sinais e sintomas tardios (6-12 h após o acidente)
Bothops	Proteolítica Coagulante Hemorrágica	Alterações locais evidentes	• Dor • Edema • Calor e rubor no local da picada (imediatamente) • Aumento do TC • Hemorragias • Choque (nos casos graves	• Bolhas • Equimose • Necrose • Oligúria • Anúria (insuficiência renal aguda)
Lachesis	Proteolítica Coagulante Hemorrágica Neurotóxica		• Manifestações clínicas semelhantes às do acidente por Bothops • Sinais de excitação vagal (bradicardia, hipotensão arterial e diarreia)*	
Crotalus	Neurotóxica	Alterações locais discretas ausentes	• Ptose palpebral (fáceis miastênica ou neurotóxica) • Diplopia • Oftalmoplegia • Visão turva por acomodação visual • Insuficiência respiratória aguda (nos casos graves)	
	Miotóxica		• Dor muscular generalizada • Urina avermelhada ou marrom • Edema discreto no local da picada	• Urina avermelhada ou marrom-escura (hemoglobinúria e mioglobinúria) • Oligúria e anúria (insuficiência renal aguda)

(*Continua*)

Quadro 147.1.1. Sinais e sintomas em acidentes ofídicos (*Continuação*)				
Gênero	**Ações do veneno**		**Sinais e sintomas precoces (até 6 h após o acidente)**	**Sinais e sintomas tardios (6-12 h após o acidente)**
Crotalus	Hemolítica coagulante	Alterações locais discretas ausentes	Urina avermelhada	
• Micrurus	• Neurotóxica		• Ptose palpebral (fácies miastênica ou neurotóxica) • Diplopia • Oftalmoplegia • Sialorreia • Dificuldade de deglutição • Insuficiência respiratória aguda da instalação precoce	

* Há poucos casos estudados sobre os sinais e sintomas do acidente laquético.

Fonte: Desenvolvido pela autoria .

Sinais e sintomas de acidentes por aranhas e escorpiões

Quadro 147.1.2. Sinais e sintomas em acidentes aracnídeos e escorpiônicos	
Gênero	**Sinais e sintomas**
Phoneutria (aranha-armadeira)	• Dor local intensa, frequência irradiada • Edema discreto • Eritema • Sudorese local
Latrodectus (viúva-negra)	• Dor local intensa, irradiada para os gânglios regionais • Contraturas musculares • Fasciculação • Opistótono • Rigidez da parede abdominal • Trismo • Sudorese • Hipertençãoarterial • Taquicardia com evolução para bradicardia • Priapismo • Choque (nos casos graves)
Loxosceles (aranha-marrom)	• Cefaleia • Febre • Equimose no local da picada com eritema e edema duro, com possibilidade de evolução para bolha e necrose loca, deixando úlcera de contornos nítidos*
Tityus (escorpião-amarelo, escorpião-marrom, escorpião-preto)	• Dor local intensa, frequentemente irradiada • Edema discreto • Sudorese local • Alterações cardiovasculares (nos casos graves) • Edema aguda de pulmão (nos casos graves)

* Os sinais e sintomas decorrentes de acidentes loxoscélicos geralmente iniciam após 6-12 horas.

Fonte: Desenvolvido pela autoria.

Diagnóstico

O diagnóstico dos acidentes por animais peçonhentos é clínico. Ele pode ser feito pela identificação do animal, quando trazido pelo paciente, ou pelas características clínicas do acidente (como ocorre na

Em casos de acidentes por animais peçonhentos, os exames complementares servem principalmente para a avaliação prognóstica do caso. Como rotina, devem ser solicitados **coagulograma** e **contagem de plaquetas**.

A hipofibrinogenemia é característica dos acidentes com manifestações hemorrágicas (hiperfibrinólise)

Provas de função renal (ureia e creatinina), lactato desidrogenase (DHL) e creatinofosfoquinase (CPK) são importantes principalmente quando há a suspeita de o acidente ser por cobra do gênero *Crotalus*, responsável por casos de insuficiência renal aguda por mioglobinúria.

Complicações

No **Quadro 147.1.3** estão reunidas as principais complicações relacionadas a animais peçonhentos.

(*Continua*)

Quadro 147.1.3. Principais complicações associadas a acidentes por animais peçonhentos	
Choque circulatório	Pode ser hipovolêmico ou do tipo distributivo Ocorre em acidentes pelos seguintes animais: • Cobras (jararacas, jararacuçus) • Insetos (abelhas, vespas) • Escorpiões (em casos graves envolvendo crianças)
Insuficiência respiratória aguda	Ocorre em acidentes pelos seguintes animais: • Corais • Escorpiões (em casos graves envolvendo crianças) • Aranhas (em casos graves envolvendo crianças)
Insuficiência renal aguda	É um marcador de gravidade dos acidentes por abelhas A necrose tubular aguda isquêmica (por hemorragias) ou tóxica (por mioglobinúria) representa a principal causa de mortalidade nos acidentes por cobras do gênero Crotalus (cascavéis)
Necrose com gangrena seca do membro lesionado	É observada em acidentes por serpentes dos gêneros Bothrops e Lachesis, pelo efeito proteolítico do veneno ou por uma infecção bacteriana secundária Apresenta como fator predisponente importante o uso inadvertido de torniquete e/ou sucção labial A síndrome compartimental é uma complicação associada, devendo ser reconhecida e tratada de forma agressiva cirúrgica e clinicamente, em virtude da possibilidade de amputação do membro afetado
Escorpionismo grave (em crianças)	É observada habitualmente em crianças com menos de 7 anos de idade Representa uma emergência médica, podendo levar à óbito Seus principais sinais e sintomas são: • Irritabilidade • Distúrbios de comportamento, com dificuldade de articular palavras • Palidez cutaneomucosa • Sudorese Os seguintes sinais podem acompanhar o quadro: • Taquicardia • Taquipneia • Hiper ou hipotensão Os casos de extrema gravidade são definidos pelas manifestações a seguir: • Insuficiência cardíaca congestiva (pelo efeito miocardiotóxico do veneno) • Choque • Insuficiência respiratória aguda.

Fonte: Desenvolvido pela autoria.

Tratamento

Na grande maioria dos casos de acidentes por animais peçonhentos, os pacientes são tratados no departamento de emergência, pois a medida terapêutica realmente eficaz é soroterapia antipeçonha específica.

Emergência

A principal medida em caso de acidente por animal peçonhento é a **aplicação do soro indicado**, em quantidade suficiente para neutralizar o veneno circulante, de acordo com a gravidade dos sintomas (Quadros-FONTE:MS) (**Quadro 147.1.4**).

Quadro 147.1.4. Indicação de soro para casos de acidente por animal peçonhento

Acidentes	Soros	Gravidade	Nº de ampolas
Botrópico	Antibotrópico (SAB)	Leve: quadro local discreto, sangramento em pele ou mucosas; pode haver apenas distúrbio na coagulação	2 a 4
	Antiborotrópico-laquético (SABL)	Moderado: edema equimose evidentes, sangramento sem comprometimento do estado geral; pode haver distúrbio na coagulação	5 a 8
		Grave: alterações locais intensas, hemorragia grave, hipotensão, anúria	12
Laquético	Antiborotrópico-laquético (SABL)	Moderado: quadro local presente, pode haver sangramentos, sem manifestações vagais	10
		Grade: quadro local presente, pode haver manifestações vagais	20
		Leve: Alterações neuroparalíticas discretas; sem mialgia, escurecimento da urina ou oligúria	5
Crotálico	Anticrotálico (SAC)	Moderado: alterações neuroparalíticas evidentes, mialgia e mioglobinúria (urina escura)	10
		Grave: alterações neuroparalíticas evidentes, mialgia e mioglobinúria intensas, oligúria	20
Elapídico	Antielapídico (SAE)	Considerar todos os casos potencialmente graves pelo risco de insuficiência respiratória	10

SAB: soro antibotrópico; SABL: soro antibotrópico/laquético; SAC: soro anticrotálico; SAE: soro antielapídico.
Fonte: Desenvolvido pela autoria.

A via de administração ideal para o soro é a intravenosa (IV). Toda a quantidade calculada deve ser aplicada em dose única.

A diluição do soro específico em soro fisiológico, a fim de reduzir a possibilidade de reação anafilática, é uma prática frequente, mas não universalmente aceita. A prova intradérmica, que visava detectar pacientes suscetíveis à reação anafilática, não é mais recomendada pelo Ministério da Saúde, em virtude de seu baixo valor preditivo (**Quadro 147.1.5**).

Não devem ser utilizados sedativos na abordagem terapêutica inicial do paciente acometido por acidente por animal peçonhento.

Nos acidentes ofídicos botrópicos (por jararaca ou jararacuçu) e laquéticos (por surucucu), a ação proteolítica do veneno pode predispor o paciente a uma infecção bacteriana secundária.

Por isso, recomenda-se uma **limpeza rigorosa no local da mordida** e o **não rompimento das bolhas**. Não está indicado o uso rotineiro de antibioticoterapia sistêmica profilática. Essa medida fica reservada aos pacientes que, apesar de serem devidamente tratados, apresentarem febre, piora ou nova hiperemia acompanhada de dor e adenite ganglionar regional de 12 a 24 horas após o acidente.

Em caso de infecção bacteriana secundária, recomenda-se o uso de cefalotina como terapia antimicrobiana inicial, em virtude de sua atividade contra germes Gram-positivos aeróbios (*Streptococcus* sp. e *Staphylococcus aureus*). A clindamicina e a cefoxitina são excelentes alternativas como terapia antibiótica. Quando ocorre abscesso, a drenagem cirúrgica é imperativa.

A profilaxia do tétano não deve ser feita rotineiramente nos acidentes ofídicos, a não ser que haja mionecrose com lesão cutânea extensa e o paciente não esteja devidamente imunizado. Deve-se lembrar que o surgimento do tétano depois de uma mordida de serpente é muito raro.

Os acidentes por escorpiões e aranhas são inicialmente tratados somente com **analgesia local (infiltração de lidocaína) ou sistêmica**. A soroterapia específica fica reservada para crianças e adultos com manifestações clínicas sistêmicas ligadas principalmente aos aparelhos cardiovascular e respiratório.

Unidade de terapia intensiva

O **choque circulatório** e a **insuficiência respiratória aguda** são os principais e mais frequentes motivos para a admissão de pacientes acometidos por animais peçonhentos na unidade de terapia intensiva (UTI). De maneira geral, as principais medidas a serem adotadas junto a esses pacientes não diferem da abordagem habitual dessas duas situações clínicas (**Quadro 147.1.6**).

Quadro 147.1.5. Acidentes aracnídeo e escorpiônico

Acidente	Soro	Gravidade	Nº de ampolas
Escorpiônico	Antiescorpiônico (SAEsc) ou Antiaracnídico (SAA)	Leve: dor e parestesia local	-
		Moderado: dor local intensa associada a uma ou mais manifestações; náuseas, vômitos, sudorese, sialorreia discretos, agitação taquipneia e taquicardia	2 a 3
		Grave: além das citadas na forma moderada, presença de uma ou mais das seguintes manifestações: vômitos profusos ou incoercíveis, sudorese profunda, sialorreia intensa, prostração, convulsão, coma, bradicardia, insuficiência cardíaca, edema pulmonar agudo e choque	4 a 6
Foneutrismo	Antiaracnídico (SAA)	Leve: dor local, edema, eritema, sudorese, piloreção	-
		Moderado: dor local intensa, sudorese, vômitos ocasionais, agitação psicomotora, hipertensão arterial	2 a 4
		Grave: sudorese profunda, sialorreia, vômitos profusos, priapismo, choque, edema pulmonar agudo	5 a 10
Loxascelismo	Antiloxoscélico (SAALox) ou Antiaracnídio (SAA)	Leve: aranha identificada, lesão incaracterística. Ausência de comprometimento sistêmico	-
		Moderado: independente da identificação do agente, lesão sugestiva ou característica, manifestações sistêmicas inespecíficas (exantema, febre) ausência de hemólise	5ª
		Grave: lesão característica, manifestações clínicas e/ou evidências laboratoriais e homólise intravascular	10ª
Lonômico	Antilonômico (SALon)	Leve: quadro local apenas, sem sangramento ou distúrbio na coagulação	-
		Moderado: quadro local presente ou não, presença de distúrbio na coagulação, sangramento em pele e/ou mucosas	5
		Greve: independente do quadro loca, presença de sangramento em víscera ou complicações em risco de morte ao paciente	10

SAA: soro antiaracnídico; SAALox: soro antiloxoscélico; SALon: soro antilonômico; SAEsc: soro antiescorpiônico.

Fonte: Desenvolvido pela autoria.

Quadro 147.1.6. Acidentes por animais peçonhentos e abordagem terapêutica		
Complicação	**Etiologia**	**Tratamento**
Choque hipovolêmico (hemorragia)	Serpentes do gênero *Bothrops* (jararacas e jararacuçus)	Reposição volêmica Dopamina ou noradrenalina (nos casos refratários)
CIVD	Serpentes do gênero *Bothrops* (jararacas e jararacuçus)	Plasma fresco Ciopreciptado Antitrombina III
Insuficiência respiratória aguda do tipo I (shunt pulmonar)	Escorpiões (em crianças) Himenópteros (abelhas e vespas)	Suporte ventilatório em pressão positiva expiratória final (PEEP) Propranolol ou esmolol (para hipertensão e taquicardia)
Insuficiência respiratória aguda do tipo II (hipoventilação alveolar)	Serpentes do gênero *Micrurus* (corais)	Suporte ventilatório mecânico
Choque anafilático	Himenópteros (abelhas e vespas) Soro heterólogo antipeçonha	Adrenalina Hidrocortisona Prometazina
Mionecrose e/ou síndrome compartimental	Serpentes do gênero *Bothrops* (jararacas e jararacuçus) Serpentes do gênero *Lachesis* (surucucus)	Desbridamento Fasciotomia Terapia hiperbárica
Insuficiência renal aguda	Serpentes do gênero *Crotalus* (cascavéis) Abelhas	Hemodiálise
Edema pulmonar, hipotensão, choque cardiogênico e/ou severa excitação neuromuscular	Escorpiões (casos graves em crianças)	Nitroglicerina (no edema agudo de pulmão não hipotensivo) Dobutamina e noradrenalina (na hipotensão e no choque) Benzodiazepínicos

CIVD: coagulação intravascular disseminada.

Fonte: Desenvolvido pela autoria.

A noradrenalina é a droga de escolha como terapia vasopressora, substituindo a dopamina.

Conclusão

Apesar de constituírem a segunda causa mais frequente de intoxicação exógena no Brasil, os acidentes por animais peçonhentos são motivos de admissão em UTI. Os casos graves geralmente ocorrem em indivíduos que não utilizaram o soro em tempo hábil ou em crianças. No Brasil, os acidentes por escorpiões são os mais comuns dentre aqueles causados por animais peçonhentos, seguidos por serpentes. A jararaca e a cascavel são as serpentes responsáveis por mais de 80% dos casos notificados.

Os efeitos proteolítico e coagulante do veneno da jararaca e neurotóxico e miotóxico da cascavel são os principais responsáveis pelas manifestações clínicas desses acidentes. Mionecrose no local da mordida e hemorragias por coagulopatia de consumo são as complicações mais importantes dos acidentes por jararaca. Por sua vez, a insuficiência renal aguda é a principal complicação dos acidentes por cascavel.

Os acidentes por coral-verdadeira são raramente notificados. Apesar disso, o veneno dessa serpente gera o efeito mais temido dentre todos os acidentes, que é a insuficiência respiratória aguda por hipoventilação alveolar.

O escorpionismo grave em crianças se traduz clinicamente por edema pulmonar com insuficiência respiratória e instabilidade hemodinâmica A gravidade dos acidentes por abelhas e vespas depende do número de picadas. As aranhas raramente são responsáveis por admissões de pacientes em UTIs.

Não se deve subestimar os acidentes por animais peçonhentos. Na avaliação inicial, eles sempre devem ser considerados emergências médicas.

Referências bibliográficas

1. Brasil. Ministério da Saúde. Fundação Oswaldo Cruz. Dados de intoxicação. In: SINITOX; 2014. Disponível em: https://sinitox.icict.fiocruz.br/dados-nacionais. Acesso em 12 jul 2018.
2. Rio de Janeiro. Aranhas [internet]. In: Instituto Vital Brasil; 2018]. Disponível em: http://www.vitalbrazil.rj.gov.br/aranhas.html. Acesso em 24 abril 2018.
3. Isbister GK, Bawaskar HS. Scorpion envenomation. N Engl J Med. 2014;371:457-63.
4. Biller J, Ferro JM. Neurologic aspects of systemic disease part II. Handb Clin Neurol. 2014;120:2-1185.
5. Leis LB, Chebado A. Universidade Federal do Rio de Janeiro, Serviço de Doenças Infecciosas e Parasitárias do Hospital Universitário Clementio Fraga Filho. Diretrizes diagnósticas de acidentes com animais peçonhentos Disponível em: file:///C:/Users/apaula/Downloads/diretrizes%20de%20acidentes%20com%20animais%20peonhentos%20-%20hucff%20 (1).pdf. Acesso em 12 jul 2018.

Bibliografia recomendada

Amaral CFS, Rezende NA, Pedrosa TMG, Pedroso JMN, Magalhaes RA, Carneiro JG, et al. Tratamento. Análise de 35 casos. In: XXV Congresso da Sociedade Brasileira de Medicina Tropical. Florianópolis; 1989.

Amaral CFS, Rezende NA, Silva AO, Ribeiro MMF, Magalhaes RA, Reis RJ, et al. Insuficiência renal aguda secundária a acidentes ofídicos botrópico e crotálico. Análise de 63 casos. Rev Inst Med Trop São Paulo. 1986;(4):220-7.

Azevedo-Marques MM, Coimbra TM, Laure CJ, Lachat JJ, Fujii AA. Ação miotóxica sistêmica do veneno crotálico total cotamina-positivo (VCTC+) e crotamina-negativo (VCTC-) em ratos. Rev Soc Bras Med Trop. 1986;19 (Suppl):30.

Azevedo-Marques MM, Cupo P, Coimbra TM, Hering SE, Rossi MA, Laure CJ. Myonecrosis, myoglobinuria and acute renal failure induced by south american rattlesnake (Crotalus durissus terrificus) envenomation in Brazil. Toxicon. 1985;23 (4):631-6.

Balk R, Bone RC. Classification of acute respiratory failure. Med Clin North Am. 1983;67 (3):551-6.

Belluomini HE. Conhecimentos sobre as serpentes brasileiras e medidas de prevenção de acidentes. Rev Bras Saúde Ocup. 1984;45 (12):82-96.

Bucaretchi F. Análise das principais diferentes clínicas e epidemiológicas dos acidentes por escorpiões das espécies T. bahiensis e T. serrulatus, e por aranhas do gênero Phoneutria, atendidos no CCI-HC-UNICAMP, no período de janeiro de 1984 a julho de 1988 [dissertação]. Campinas: Universidade Estadual de Campinas; 1990.

Campos JA. Soroterapia em acidentes por animais peçonhentos: experiência de 13 anos: anotações de protocolos de casos atendidos no Hospital João XXIII. Belo Horizonte: Hospital João XXIII; 1985.

Chang CC, Lee JD. Crotoxin, the neurotoxin of south america rattlesnake venom, is a presynaptic toxin acting like beta-bungarotoxin. Naunyn Schmiedebergs Arch Pharmacol. 1977;296 (2):159-68.

Christopher DG, Rodning CB. Crotalidae envenomation. South Med J. 1986 Feb;79 (2):159-62.

Brasil. Ministério da Saúde. Guia de vigilância epidemiológica. 7. ed. Brasília: MS; 2009.

Heinig JH, Engel T, Weeke ER. Allergy to venom from bee or wasp: the relation between clinical and immunological reactions to insect stings. Clin Allergy. 1988 Jan;18 (1):71-8.

Levi M, Cate HT. Disseminated intravascular coagulation. N Engl J Med. 1999;341 (8):586-92.

Magalhães RA. Contribuição ao estudo da rabdomiólise no acidente ofídico crotálico [dissertação]. Belo Horizonte: Faculdade de Medicina da UFMG; 1986.

Gonzalo M, Arbelaez M, Henao J, Sus AA, Arango JL. Acute renal failure due to multiple sing by africanized bees. Ann Intern Med. 1986;104 (2):210-1.

Brasil. Ministério da Saúde. Fundação Nacional de Saúde. Araneísmo. Análise epidemiológica. Brasília: MS; 1991.

World Health Organization. Progress in the characterization of venoms and standardization of antivenoms. Geneva: WHO; 1981.

Pereira FAG. Contribuição ao estudo do tratamento dos acidentes por B. Jararaca [tese]. Niterói: Universidade Federal Fluminense; 1975.

Reid HA, Theakston RDG. The management of snake bite. Bull World Health Organ. 1983;61 (6):885-95.

Rodrigues DS, Nunes TB. Latrodectismo na Bahia. Rev Bahiana Saúde Pública. 1985;12 (1-3):38-43.

Simon TL, Grace TC. Envenomation coagulapathy in wounds from pit vipers. New Engl J Med. 1981;305:443-7.

Tibbles PM, Edelsberg JS. Hyperbaric-oxygen therapy. N Engl J Med. 1996;334(25):1642-8.

Ware LB, Matthay MA. The acute respiratory distress syndrome. N Engl J Med. 2000 May;342 (18):1334-49.

Subcapítulo | 147.2

Intoxicações Exógenas: Etanol, Metanol e Etilenoglicol

Camilla Vasconcellos Ferreira | Gerson Luiz de Macedo

Introdução

Quando estudamos o capítulo de álcool tóxico consideramos indiscutivelmente o metanol e etilenoglicol como substâncias tóxicas independente da quantidade a ser ingerida ou inalada.

O etanol apesar de ser considerado uma droga lícita, e de inicialmente não ser tóxica se ingerida de forma recreativa e moderada, a medida que há o aumento de seu consumo, principalmente em jejum prolongado, ela se tornará tóxica podendo levar ao êxito letal decorrente de cetoacidose alcoólica, caracterizada por desidratação importante, hipercetonemia, acidose metabólica com ânion *gap* alargado (**Figura 147.2.1**) sem hiperglicemia em virtude da escassez de gliconeogênese e lipólise excessiva.

Ânion GAP

$$AG = [Na^+] - ([HCO_3^-] + [Cl^-])$$

- Valor normal: 4 – 12 mEq/L
- AG > → ácidos orgânicos

Figura 147.2.1. Ânion Gap.

Fonte: Acervo da autoria.

O estado de embriaguez já é considerado tóxico, mostrando que há considerada ocupação nos receptores gabaérgicos, também alvo inicial do metanol e do etilenoglicol.

Etanol

Introdução

O consumo de etanol é um problema de saúde pública, já que está associado não só a intoxicações agudas, mas também a acidentes de trânsito, heteroagressividade e violência, homicídio e suicídio,[1,2] bem como o transtorno por abuso de álcool no contexto de dependência.[3]

No Brasil, em 2021, cerca de 400 mil indivíduos foram atendidos por meio do Sistema Único de Saúde (SUS) por problemas correlatos ao uso e abuso de etanol – um aumento de 12% em relação ao ano anterior. A maior parte dos atendimentos não são hospitalares, porém os números são significativos, conforme a **Tabela 147.2.1**.[4]

A nível mundial, o número de intoxicações agudas aumentou mais de 50% nas últimas duas décadas,[1,2] com um aumento de 60% do número de atendimentos nos setores de emergência envolvendo álcool. Nos Estados Unidos, dois terços dos adultos consomem bebidas contendo etanol e cerca de 15% das pessoas com mais de 12 anos têm transtorno por uso de álcool.

Tabela 147.2.1. Atendimentos pelo SUS devido ao uso e abuso de etanol

Nível de atenção	Feminino		Masculino	
	2020	2021	2020	2021
Primária	41.429	30.301	87.025	62.906
Ambulatorial	34.048	46.442	106.922	173.766
Hospitalar	14.866	15.893	71.723	71.066
Total	**90.343**	**92.636**	**265.670**	**307.738**

Fonte: Ministério da Saúde. Secretaria de Vigilância em Saúde. Vigitel Brasil 2021: vigilância de fatores de risco e proteção para doenças crônicas por inquérito telefônico. https://bvsms.saude.gov.br/bvs/publicacoes/vigitel_brasil_2021.pdf. https://bvsms.saude.gov.br/bvs/publicacoes/vigitel_brasil_2023.pdf

Tais dados evidenciam o aumento exponencial nos números de intoxicações e das consequências geradas por elas, as quais não afetam apenas a vida do indivíduo e sim seu contexto socioeconômico cultural.

Fisiopatologia

Uma bebida-padrão contém aproximadamente 14 gramas de etanol. Isso corresponde a 348 mL de cerveja normal, 145 mL de vinho ou 44 mL de bebidas destiladas,[5] quantificar o consumo de álcool é importante para determinar o grau de intoxicação. O consumo excessivo de álcool, que é definido como o consumo de cinco ou mais bebidas alcoólicas para homens e quatro ou mais bebidas para mulheres em uma única ocasião, geralmente resulta em intoxicação aguda.[10]

O etanol (CH_3CH_2OH) é um álcool solúvel em água que atravessa rapidamente as membranas celulares.[6] A absorção de etanol ocorre por meio do sistema gastrointestinal, principalmente no duodeno e restante do intestino delgado (cerca de 80%) e do estômago (cerca de 20%).[7] A via primária do metabolismo do etanol ocorre no fígado, no citosol dos hepatócitos, onde, por meio da enzima álcool desidrogenase, o etanol é convertido em acetaldeído que é posteriormente metabolizado em acetato, um processo que

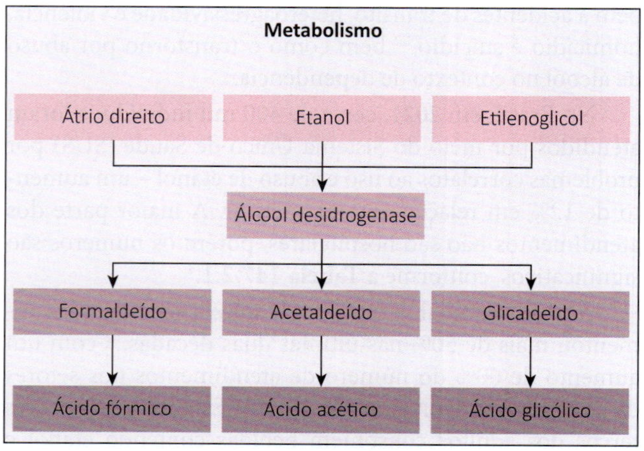

Figura 147.2.2. Metabolismo.
Fonte: Acervo da autoria.

ocorre nas mitocôndrias e é catalisado por uma enzima diferente, a acetaldeído desidrogenase.[8] Embora a maior parte do metabolismo do etanol seja hepático, outros tecidos também contribuem para metabolização do etanol, como a mucosa gástrica, que também produz álcool desidrogenase (**Figura 147.2.2**).

A maior vulnerabilidade a complicações agudas da intoxicação por etanol em mulheres, é corroborada pelo fato que a enzima álcool desidrogenase é encontrada em quantidades diminuída, neste subgrupo. Gerando menos metabolismo de primeira passagem, combinado com um menor volume de distribuição.[9]

Manifestações clínicas

Os sinais e sintomas de intoxicação aguda por etanol variam amplamente e têm relação com a genética do indivíduo, do tipo e da quantidade ingerida etanol além da frequência e do padrão de uso de álcool.[13] Tais sinais e sintomas podem incluir fala arrastada, nistagmo, comportamento desinibido, incoordenação, marcha instável, comprometimento da memória, estupor ou coma. Hipotensão e taquicardia podem ocorrer como resultado da vasodilatação periférica induzida pelo etanol ou secundária à perda de volume.[11,12]

A intoxicação aguda por etanol também pode induzir múltiplos distúrbios metabólicos, incluindo hipoglicemia, hiperlactatemia, hipocalemia, hipomagnesemia, hipocalcemia e hipofosfatemia.[6]

Como já foi dito, os efeitos da intoxicação dependem do padrão e da frequência do uso de etanol. Em indivíduos que usam álcool em baixa frequência, os efeitos são mais previsíveis. Em contrapartida, os efeitos da embriaguez em indivíduos com história de uso crônico de álcool são mais imprevisíveis e variados, e tais pacientes podem demonstrar pouca evidência clínica de intoxicação, mesmo com alcoolemia acima de 400 mg/dL (88 mmol/L). A taxa de alcoolemia apesar de ajudar quantificando a concentração de álcool, não é um critério absoluto para determinação dos sinais e sintomas da intoxicação, visto que eles podem **não** se correlacionar com tal taxa, pois dependem dos fatores descritos anteriormente e, também, se a concentração está aumentando ou diminuindo. Também é importante a identificação da coingestão de outras substâncias, como simpaticomiméticos, opioides, benzodiazepínicos, barbitúricos que podem antagonizar ou aumentar os efeitos do etanol, tornando a alcoolemia um preditor não confiável de sintomas clínicos (**Tabela 147.2.2**).[11]

É válido ressaltar que apenas a alteração do estado mental na intoxicação aguda por etanol, pode ser sim aventada, porém, após a exclusão de outras condições mais graves, como traumatismo cranioencefálico, hipoxia, hipoglicemia, hipotermia, encefalopatia hepática e outros distúrbios metabólicos, e principalmente se não houver história da doença atual bem relatada.[11]

Tabela 147.2.2. Intoxicação de adultos por etanol

Concentração de álcool no sangue	Efeitos clínicos
20-50 mg/dL (4,4-11 mmol/L)	Coordenação motora fina diminuída
50-100 mg/dL (11-22 mmol/L)	Julgamento prejudicado; coordenação prejudicada
100-150 mg/dL (22-33 mmol/L)	Dificuldade de marcha e equilíbrio
150-250 mg/dL (33-55 mmol/L)	Letargia; dificuldade em sentar-se ereto sem ajuda
300 mg/dL (66 mmol/L)	Coma no bebedor não habituado
400 mg/dL (88 mmol/L)	Depressão respiratória

Fonte: Adaptada de Cowan E, Su MK. Ethanol intoxication in adults. UpToDate. Disponível em: Ethanol intoxication in adults – UpToDate. Acesso em agosto de 2024.

Tratamento

Uma vez feito o diagnóstico de intoxicação por álcool, por meio dos sinais e sintomas clínicos além da história clínica compatível, o tratamento é basicamente de suporte, com monitorização dos sinais vitais (pressão arterial, frequência cardíaca, frequência respiratória, saturação de oxigênio e glicemia capilar) e identificação de fatores de gravidade, como por exemplo perviabilidade de vias aéreas e rebaixamento do nível de consciência. Se for identificada hipoglicemia, a glicose hipertônica deverá ser administrada de forma imediata. Pacientes que apresentam coma secundário devem receber pelo menos 100 mg de tiamina parenteral para prevenir ou tratar a encefalopatia de Wernicke, juntamente com a glicose. Todos os pacientes que apresentam intoxicação aguda por álcool devem ser avaliados quanto a lesões traumáticas ocultas, e devem ser indagados se ingeriram outros medicamentos ou substâncias potencialmente nocivas.[12]

Em caso de agitação ou violência, podem ser utilizados benzodiazepínicos ou antipsicóticos típicos, porém devem ser utilizados com cautela, pois podem piorar a depressão respiratória.[14,15] A cetamina, como agente único ou adjuvante de outros medicamentos, pode ser útil no tratamento da agitação induzida pelo etanol.[16,17]

As intoxicações podem ser divididas em leve, moderada e grave, e o tratamento depende da classificação desse grau, em intoxicações leves em pacientes com histórico claro de ingestão de etanol, sem sinais de depleção de volume ou anormalidades significativas nos sinais vitais, a administração intravenosa de fluidos são desnecessárias, e tais pacientes podem receber alta com segurança quando não estiverem mais intoxicados clinicamente e não forem considerados pelo médico como perigosos para si ou para outras pessoas. Na intoxicação moderada, os pacientes podem necessitar de hidratação intravenosa, principalmente aqueles com hipotensão ou desnutrição. No nível de intoxicação moderada a grave, qualquer alteração no nível de consciência deve ser investigada mais detalhadamente.

Se houver uma história clara de consumo de etanol e exames seriados demonstrarem melhora no estado mental do paciente, investigações adicionais e exames laboratoriais de rotina podem não ser necessários. Se houver qualquer dúvida diagnóstica ou se não houver uma história da doença atual bem detalhada, outras causas devem ser aventadas, principalmente em paciente com rebaixamento do nível de consciência, que possivelmente necessitarão de uma imagem do crânio.[18]

Na intoxicação grave por etanol todos os pacientes deverão receber monitorização, obtenção de um acesso intravenoso e avaliação de vias aéreas e padrão respiratório. Se o paciente não conseguir proteger suas vias aéreas ou tiver oxigenação ou ventilação inadequada, será necessária intubação traqueal e ventilação mecânica.

Em pacientes com evidência de depleção de volume ou hipotensão, é preconizado a administração intravenosa de cristaloide isotônico, além da administração intravenosa de glicose de hipoglicemia. O carvão ativado e a lavagem gástrica geralmente **não** são úteis devido à rápida taxa de absorção do etanol pelo trato gastrointestinal.[18]

Metanol e Etilenoglicol

Introdução

O metanol e o etilenoglicol são substâncias que causam dezenas de intoxicações fatais anualmente, mesmo se ingeridos em pequenas quantidades podem gerar desfechos devastadores. Eles são encontrados em líquidos anticongelantes automotivos e soluções de descongelamento, fluidos de limpador de para-brisa, solventes, produtos de limpeza, combustíveis e outros produtos industriais. As intoxicações mais graves ocorrem após ingestão, inalação, e exposições dérmicas raramente causam toxicidade.[19] A ingestão dessas substâncias pode ocorrer como substituição do etanol, para causar lesões autoprovocadas ou por acidente.

Fisiopatologia

Esses álcoois simples, metanol e o etilenoglicol, possuem rápida absorção após ingestão oral. As concentrações máximas de álcool sérico são geralmente atingidas em uma hora. A oxidação em duas etapas via álcool desidrogenase (ADH) e aldeído desidrogenase leva à produção de metabólitos tóxicos (**Figura 147.2.3**).

O metabólito formado a partir do metanol e os metabólitos do etilenoglicol acumulam-se após grandes ingestões. Acima dos níveis plasmáticos de aproximadamente 20 mg/dL (aproximadamente 6 mmol/L de metanol ou 3 mmol/L de etilenoglicol), esses metabólitos podem causar danos específicos aos órgãos-alvo,[19,20] no caso do metanol a sua ingestão pode causar lesão na retina com hiperemia do disco óptico, edema, podendo causar até cegueira permanente bem como lesão isquêmica ou hemorrágica nos gânglios da base. Já a ingestão de etilenoglicol atinge o rim e leva à lesão renal aguda oligúrica ou anúrica reversível. A insuficiência renal é principalmente devida ao dano nos túbulos induzido pelo glicolato, embora a obstrução dos túbulos por cristais de oxalato precipitados possa contribuir.[21,22] A ingestão de qualquer um dos dois álcoois leva a produção de metabólitos tóxicos, desenvolvendo-se uma acidose metabólica profunda com hiato aniônico. A acidemia aumenta a capacidade

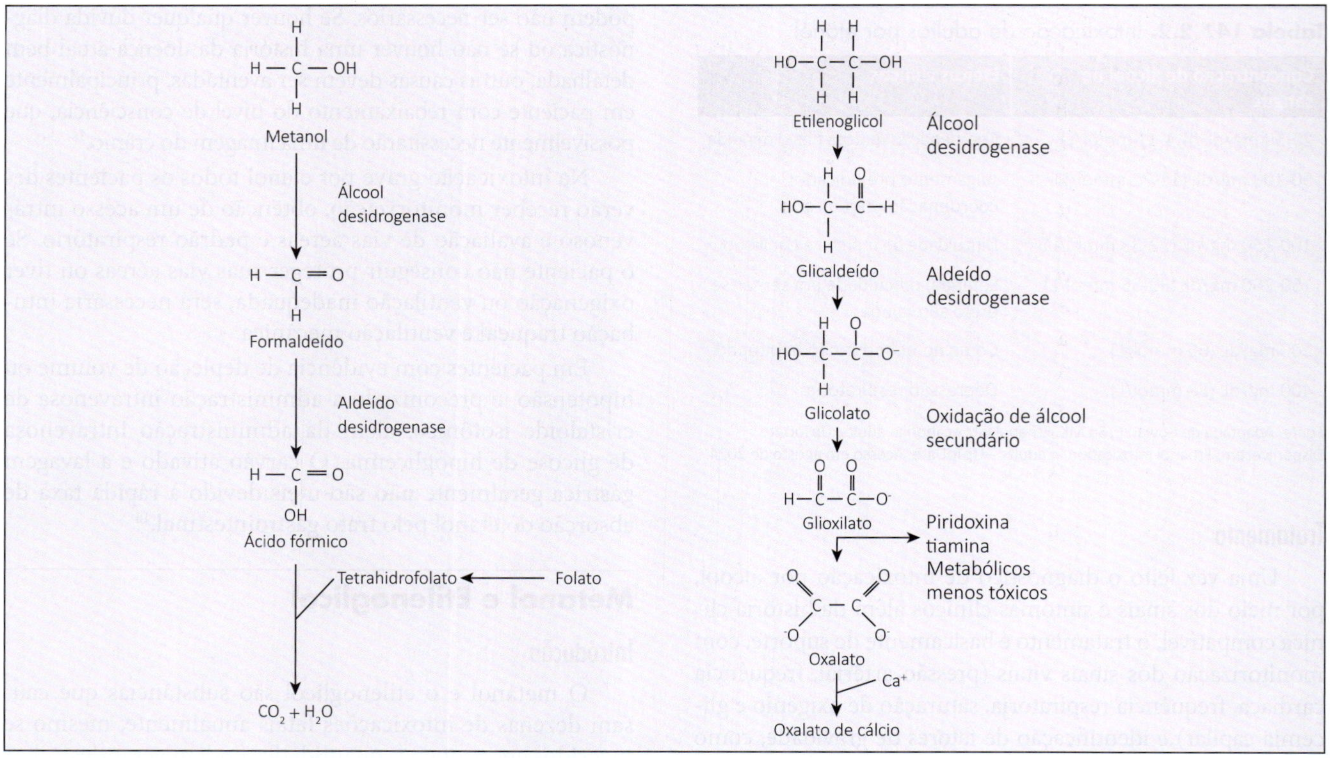

Figura 147.2.3. Envenenamento por metanol e etilenoglicol: farmacologia, manifestações clínicas e diagnóstico.

Fonte: Acervo da autoria.

dos metabólitos tóxicos de penetrar nas células, deprimindo ainda mais a função do sistema nervoso central e causando uma rápida espiral descendente de hipoxia e acidemia.[25]

Manifestações clínicas

A intoxicação por metanol e etilenoglicol geralmente é diagnosticada clinicamente, pacientes atendidos logo após grandes ingestões podem apresentar apenas sedação ou embriaguez, e apresentar um grande *gap* osmolar e acidose mínima, posteriormente ocorre surgimento de uma acidose metabólica profunda, se não houver ingestão concomitante de etanol. Nesses casos, coma, hiperpneia de Kussmaul, convulsões e hipotensão estão frequentemente presentes.[26] O metanol leva a sintomas relacionadas com a visão, muito frequentemente a queixa de turvação visual está presente, além de escotoma central, midríase fixa, hiperemia do disco óptico, podendo levar até a cegueira. Já o etilenoglicol está mais relacionado com queixas do sistema geniturinário como dor nos flancos, hematúria e oligúria. Paralisia dos nervos cranianos e tetania também podem ocorrer nas intoxicações por tal álcool. Contudo, a presença de ingestão de etanol, ingestões menores ou escalonadas e doença concomitante podem afetar os sintomas clínicos.

A coingestão de etanol pode retardar a toxicidade em 48 a 72 horas, em virtude da maior afinidade da álcool desidrogenase ao etanol, sendo deslocada para o seu metabolismo.

Na neuroimagem, a hemorragia em um ou ambos os putâmen ou necrose da substância branca do subcórtex insular sugere toxicidade avançada do metanol e um mau prognóstico (**Quadro 147.2.1**).[27]

Diagnóstico

É de suma importância uma boa anamnese com relato do próprio paciente ou de pessoas que presenciaram a ingestão, indagando quando ocorreu e, também, se foi ingerido etanol concomitantemente. Como investigação primária de qualquer intoxicação, devem ser solicitados exames básicos, como glicemia capilar, eletrocardiograma, eletrólitos, função renal e gasometria arterial. A medição das concentrações séricas de metanol e etilenoglicol é geralmente realizada por cromatografia gasosa, mas tais testes não estão amplamente disponíveis e frequentemente devem ser realizados em um laboratório de referência.[20,28] Pacientes com intoxicação por etilenoglicol podem apresentar eleva-

Quadro 147.2.1. Características clínicas da toxicidade de envenenamento por metanol e etilenoglicol

Características clínicas
• Toxicidade precoce: sedação e embriaguez do SNC semelhante à intoxicação por etanol
• Toxicidade tardia: acidose metabólica com hiato aniônico elevado; taquipneia/hiperpneia compensatória; coma em casos graves, acompanhado de toxicidade ocular (metanol) ou insuficiência renal (etilenoglicol)
SNC: Sistema nervoso central.

Fonte: Desenvolvido pela autoria.

ções na concentração sérica de lactato,[29] esse aumento pode ser real ou uma falsa elevação, pois alguns laboratórios não tem a capacidade de diferenciar o lactato com o glicolato e o glioxilato, dois metabólitos do etilenoglicol que são estruturalmente semelhantes ao lactato.[29,30] O lactato elevado pode ser um dos primeiros resultados disponíveis em um paciente envenenado por etilenoglicol apresentando acidose grave, porém tal achado sugere diagnósticos alternativos (por exemplo hipoxia tecidual, intoxicação por metformina), mas não podendo excluir a intoxicação por tal álcool como uma possível causa de acidose, principalmente se história compatível. O exame de urina pode ser solicitado buscando informações adicionais, porém a formação de cristais de oxalato (cristalúria) na urina é um achado após a ingestão de etilenoglicol.[21,31] O cálculo do *gap* osmolal é a diferença entre a osmolalidade medida e a osmolalidade plasmática calculada. Uma grande *gap* osmolal inexplicável é uma evidência de exposição recente ao metanol ou etilenoglicol em ambiente clínico apropriado, desde que uma ingestão significativa de etanol tenha sido excluída. A osmolalidade medida e a osmolalidade calculada devem ser semelhantes (geralmente dentro de aproximadamente 6 mOsmol/kg), quando há um intervalo osmolar sérico elevado (maior que 10 mOsmol/kg) é consistente, mas não diagnóstico, de intoxicação por metanol ou etilenoglicol (**Quadro 147.2.2**).[32]

Tratamento

A rápida tomada de decisão é fundamental no manejo do paciente envenenado com metanol ou etilenoglicol, um breve exame de triagem inicial, com coleta da história clínica e avaliação dos sinais vitais, estado mental e pupilas, deve ser realizado para identificar medidas imediatas necessárias para estabilizar o paciente. Com todo paciente grave devem ser feitas as medidas principais que são monitorização, obtenção de acesso venoso periférico calibroso e avaliação das vias aéreas, para proteção da mesma, avaliação da respiração e circulação, se necessário intubação orotraqueal e uso de drogas vasoativas para estabilização clínica.

A lavagem gástrica ou o uso de carvão ativado não são benéficos, pois esses álcoois são rapidamente absorvidos pelo trato gastrointestinal. A inibição da álcool desidrogenase bloqueia a bioativação do álcool original em seus metabólitos tóxicos e deve ser feita de forma precoce, visto que o que já foi metabolizado não é revertido. O fomepizol ou etanol podem ser utilizados. O limite mínimo de tratamento da Academia Americana de Toxicologia Clínica de 20 mg/dL de metanol (equivalente SI 6,2 mmol/L) ou etilenoglicol (equivalente SI 3,2 mmol/L) não é com base em evidências e é necessariamente conservador.[33,34-35] As concentrações de álcool devem ser interpretadas no contexto clínico, não sendo definidoras para o tratamento. O fomepizol tem sido usado com sucesso há anos para tratar o envenenamento por metanol e etilenoglicol[36,37]e é um antídoto superior ao etanol.[33,38-39]

Quadro 147.2.2. Exames diagnósticos para casos de metanol e etilenoglicol
Gasometria arterial ou venosa (para determinar a extensão da acidose)
Química básica (para determinar o hiato aniônico e a função renal)
Osmolalidade sérica (para ajudar a determinar o diagnóstico)
Concentração sérica de etanol (para ajudar a determinar a lacuna osmolal)
Concentração sérica de cálcio (para descartar hipocalcemia associada ao etilenoglicol)
Concentrações séricas de metanol, etilenoglicol e isopropanol (para estabelecer o diagnóstico)
Urinálise (para cristais de oxalato)

Fonte: Desenvolvido pela autoria.

É fácil de dosar e administrar, e os efeitos adversos clinicamente significativos são raros,[40,41] sua principal desvantagem é o alto custo. A dose recomendada é 15 mg/kg IV, seguido de 10 mg/kg a cada 12 horas, com ajuste de acordo com a função renal, ou após mais de dois dias de terapia, o tempo de tratamento deve ser até o PH plasmático voltar taxa de normalidade ou até que a concentração sérica de álcool seja inferior a 20mg/dL na presença de lesão retiniana ou renal. O etanol também pode ser utilizado nesses casos, pois é um inibidor competitivo da álcool desidrogenase (ADH), pois ela tem uma maior afinidade pelo etanol do que pelo metanol ou etilenoglicol, porém o etanol é difícil de dosar e requer uma manipulação adequada, sendo que seus efeitos sedativos e comportamentais também são fatores limitantes para seu uso. Sendo assim o fomepizol é preferível, caso não esteja disponível, é indicado o etanol intravenoso. Ele deve ser utilizado preferencialmente em cateter venoso central, para evitar flebite e desconforto ao paciente, e seu alvo é uma concentração de pelo menos um quarto a um terço da concentração sérica de metanol ou etilenoglicol expressa em mg/dL; a dose de ataque feita com 10 mL/kg do etanol a 10% aumentará as concentrações séricas de etanol em cerca de 100 mg/dL e deve ser infundida em 60 minutos para minimizar os efeitos colaterais como hipotensão, depressão respiratória e sonolência. A dose de manutenção é de 1 mL/kg da mesma solução de etanol a 10%. Ao tratar pacientes que ingeriram etanol concomitantemente, esta dose de ataque pode ser reduzida proporcionalmente à sua concentração sérica atual de etanol, essa taxa de manutenção pode ser ajustada de acordo com as concentrações seriadas de etanol e aumentada em cerca de 50% durante a hemodiálise. As concentrações de etanol devem ser medidas inicialmente a cada uma a duas horas, após qualquer alteração na dose ou taxa de infusão, durante e após a hemodiálise. Uma vez iniciada, a inibição do hormônio antidiurético (ADH) com etanol deve ser continuada até que o diagnóstico de ingestão tóxica de álcool seja descartado ou até que o pH do sangue esteja normal e a concentração sérica de álcool seja inferior a 20 mg/dL (unidades SI: metanol 6,2 mmol/L e etilenoglicol 3,2 mmol/L) na presença de lesão retiniana ou renal.

Em último caso, se o fomepizol e o etanol intravenoso não estiverem disponíveis, o etanol também pode ser administrado por via oral ou via sonda nasogástrica, porém tem menor eficácia e efeitos colaterais como vômitos são frequentes.

Além desses dois antídotos citados, não menos importante, falaremos por último sobre a hemodiálise que é o tratamento mais rápido para remoção dos metabólitos de ácidos tóxicos e os álcoois parenterais, e é de suma importância nos pacientes mais graves. É recomendado tratamento dialítico imediato em caso de ingestão conhecida de metanol ou etilenoglicol em caso de acidose metabólica com ânion *gap* elevada, independente do nível sérico ou evidência de lesão de órgão-alvo. No caso de suspeita de ingestão desses álcoois tóxicos, caso apresente acidose metabólica grave com ânion *gap* e *gap* osmolal plasmático elevados, a hemodiálise é indicada por um pH limite de 7,3 em casos de forte suspeita de ingestão e por um pH de 7,1 em caso de baixa suspeita. A interpretação das informações clínicas disponíveis (por exemplo, natureza e intenção da exposição, pH, osmolaridade) para decidir se deve iniciar a hemodiálise pode ser um desafio quando as concentrações confirmatórias de metanol e etilenoglicol não estão disponíveis.[42] No caso de ausência de acidose, a hemodiálise pode ser usada para remover o álcool original e abreviar o curso da terapia com antídotos, nesse caso há menos urgência para seu início. Há menos urgência no tratamento com hemodiálise se a inibição do ADH for adequada. A hemodiálise muitas vezes é desnecessária em pacientes com etilenoglicol não metabolizado, desde que o fomepizol tenha sido administrado, o pH sérico esteja normal ou próximo ao normal e a creatinina permaneça também normal. O tratamento com hemodiálise ainda é recomendado para grandes ingestões de metanol, porque a eliminação sérica do metanol torna-se extremamente lenta quando o ADH é inibido.[31,43,44]

O uso de bicarbonato de sódio para pacientes com acidose é muito controverso e indicado para aqueles pacientes com pH abaixo de 7,15 (acidose metabólica grave). Além disso todos os pacientes com metanol tratados com inibição do ADH também devem receber terapia com ácido folínico 50 mg IV ou ácido fólico 50 mg IV a cada seis horas.[31,45,46] Não se sabe se a suplementação de tiamina (100 mg IV) ou piridoxina (50 mg IV) beneficia os pacientes intoxicados com etilenoglicol, mas administramos ambos rotineiramente, principalmente se o estado nutricional do paciente for suspeito (**Quadro 147.2.3**).

Quadro 147.2.3. Indicações para terapia antídota com fomepizol ou etanol
Concentração sérica documentada de metanol ou etilenoglicol > 20 mg/dL (equivalente a metanol 6,2 mmol/L ou etilenoglicol 3,2 mmol/L)
ou
História recente documentada de ingestão de quantidades tóxicas de metanol ou etilenoglicol e intervalo osmol sérico > 10
ou
Forte suspeita clínica de intoxicação por metanol ou etilenoglicol e pelo menos dois dos seguintes: • pH arterial < 7,3 • Bicarbonato sérico < 20 mEq/L (mmol/L) • Intervalo osmol > 10 • Cristais de oxalato urinário presentes

Fonte: Adaptado de Sivilotti MLA. Methanol and ethylene glycol poisoning: Management. UpToDate. Disponível em: https://www.uptodate.com/contents/methanol-and-ethylene-glycol-poisoning-management?search=intoxica%C3%A7%C3%A3o%20por%20metanol&source=search_result&selectedTitle=2~40&usage_type=default&display_rank=2. Acesso em agosto de 2024.

Referências bibliográficas

1. Kanny D, Brewer RD, Mesnick JB, Paulozzi LJ, Naimi TS, Lu H. Vital signs: alcohol poisoning deaths – United States, 2010-2012. MMWR Morb Mortal Wkly Rep. 2015;63(53):1238-42.
2. Spillane S, Shiels MS, Best AF, Haozous EA, Withrow DR, Chen Y, et al. Trends in Alcohol-Induced Deaths in the United States, 2000-2016. JAMA Netw Open. 2020;3(2):e1921451.
3. American Psychiatric Association (APA). Manual diagnóstico e estatístico de transtornos mentais: DSM-5. 5. ed. Porto Alegre: Artmed; 2014.
4. Brasil (2022). Ministério da Saúde. Secretaria de Vigilância em Saúde. Vigitel Brasil 2021: vigilância de fatores de risco e proteção para doenças crônicas por inquérito telefônico. Brasília: Ministério da Saúde. 2022.
5. Nutrição e suas diretrizes dietéticas de saúde para a América. Boletim de casa e jardim, 4ª ed, não. 232, Departamento de Saúde e Serviços Humanos dos EUA e Departamento de Agricultura dos EUA (USDA), Washington, DC 1995.
6. Vonghia L, Leggio L, Ferrulli A, Bertini. M, Gasbarrini G, Addolorato G. Intoxicação alcoólica aguda. Eur J Estagiário Med 2008;19:561.
7. Norberg A, Jones AW, Hahn RG, Gabrielsson JL. Papel da variabilidade na explicação da farmacocinética do etanol: pesquisa e aplicações forenses. Clin Pharmacokinet. 2003;42:1.
8. Lieber CS. Metabolismo do etanol. In: Distúrbio médico do alcoolismo, Lieber CS (Ed), WB Saunders, Filadélfia 1982.
9. Frezza M, di Padova C, Pozzato G, et al. Níveis elevados de álcool no sangue em mulheres. O papel da diminuição da atividade da álcool desidrogenase gástrica e do metabolismo de primeira passagem. N Engl J Med 1990;322:95.
10. Naimi TS, Brewer RD, Mokdad A, Denny C, Serdula MK, Marks JS. Binge drinking among US adults. JAMA. 2003;289(1):70-5.
11. Seu DA. Cuidados agudos na intoxicação alcoólica. Esteja preparado para considerar dilemas clínicos. Pós-Graduação Med. 2002;112:14.
12. Boba A. Manejo da intoxicação alcoólica aguda. Am J Emerg Med. 1999;17:431.
13. Sullivan JB Jr, Hauptman M, Bronstein AC. Ausência de intoxicação observável em humanos com altas concentrações plasmáticas de álcool. J Ciência Forense. 1987;32:1660.
14. Chase PB, Biros MH. Uma revisão retrospectiva do uso e segurança do droperidol em uma grande população de pacientes do departamento de emergência do centro da cidade, de alto risco. Acad Emerg Med. 2002;9:1402.
15. Nobay F, Simon BC, Levitt MA, Dresden GM. Um estudo prospectivo, duplo-cego e randomizado de midazolam versus haloperidol versus lorazepam na contenção química de pacientes violentos e gravemente agitados. Acad Emerg Med. 2004;11:744.
16. Hopper AB, Vilke GM, Castillo EM, et al. Uso de cetamina para agitação aguda no pronto-socorro. J Emerg Med. 2015;48:712.
17. Isbister GK, Calver LA, Downes MA, Page CB. Cetamina como tratamento de resgate para distúrbios comportamentais agudos graves e difíceis de sedar no pronto-socorro. Ann Emerg Med. 2016;67:581.
18. Azevedo LCP de, Taniguchi LU, Ladeira JP, Martins HS, Velasco IT. Medicina intensiva: abordagem prática. 2018;[citado 2023 nov. 07].
19. Wallace EA, Verde AS. Toxicidade do metanol secundária ao abuso de inalantes em homens adultos. Clin Toxicol (Phila). 2009;47:239.
20. Fraser AD. Implicações toxicológicas clínicas do envenenamento por etilenoglicol e ácido glicólico. Ther Drug Monit. 2002;24:232.
21. Jacobsen D, Hewlett TP, Webb R, Brown ST, Ordinario AT, McMartin KE. Intoxicação por etilenoglicol: avaliação da cinética e cristalúria. Sou J Med. 1988;84:145.
22. Bove KE. Toxicidade do etilenoglicol. Sou J Clin Pathol. 1966;45:46.

23. Kerns W 2º, Tomaszewski C, McMartin K, et al. Cinética do formato no envenenamento por metanol. J Toxicol Clin Toxicol. 2002;40:137.
24. Moreau CL, Kerns W 2º, Tomaszewski CA, et al. Cinética do glicolato e depuração da hemodiálise no envenenamento por etilenoglicol. Grupo de Estudos META. J Toxicol Clin Toxicol. 1998;36:659.
25. McMartin K, Jacobsen D, Hovda KE. Antídotos para envenenamento por álcoois que formam metabólitos tóxicos. Br J Clin Pharmacol. 2016;81:505.
26. Kraut JA, Mullins ME. Álcoois Tóxicos. N Engl J Med. 2018;378:270.
27. Taheri MS, Moghaddam HH, Moharamzad Y, et al. O valor dos achados da tomografia computadorizada do cérebro na toxicidade aguda do metanol. Eur J Radiol. 2010;73:211.
28. Igreja AS, Witting MD. Testes de laboratório em toxicidades de etanol, metanol, etilenoglicol e isopropanol. J Emerg Med. 1997;15:687.
29. Gabow PA, Clay K, Sullivan JB, Lepoff R. Ácidos orgânicos na intoxicação por etilenoglicol. Ann Intern Med. 1986;105:16.
30. Hauvik LE, Varghese M, Nielsen EW. Lacuna de lactato: um suporte diagnóstico na acidose metabólica grave de origem desconhecida. Caso Rep Med. 2018;2018:5238240.
31. Barceloux DG, Krenzelok EP, Olson K, Watson W. Diretrizes práticas da Academia Americana de Toxicologia Clínica sobre o tratamento da intoxicação por etilenoglicol. Comitê Ad Hoc. J Toxicol Clin Toxicol. 1999;37:537.
32. Lynd LD, Richardson KJ, Purssell RA, et al. Uma avaliação do intervalo osmol como teste de triagem para intoxicação por álcool tóxico. BMC Emerg Med. 2008;8:5.
33. McMartin K, Jacobsen D, Hovda KE. Antídotos para envenenamento por álcoois que formam metabólitos tóxicos. Br J Clin Pharmacol. 2016;81:505.
34. Kostic MA, Dart RC. Repensando o nível tóxico de metanol. J Toxicol Clin Toxicol. 2003;41:793.
35. De Leacy EA, Moxon LN, Ellis VM, et al. Um relato de ingestão acidental de etilenoglicol em 2 irmãos. Patologia. 1995;27:273.
36. Baud FJ, Galliot M, Astier A, et al. Tratamento da intoxicação por etilenoglicol com 4-metilpirazol intravenoso. N Engl J Med. 1988;319:97.
37. Brent J, McMartin K, Phillips S, et al. Fomepizol para o tratamento de intoxicação por metanol. N Engl J Med. 2001;344:424.
38. Revisões de Shannon M. Toxicologia: fomepizol – um novo antídoto. Pediatr Emerg Care. 1998;14:170.
39. Dardo RC, Borron SW, Caravati EM, et al. Diretrizes consensuais de especialistas para estoque de antídotos em hospitais que prestam atendimento de emergência. Ann Emerg Med. 2009;54:386.
40. Lepik KJ, Levy AR, Sobolev BG, et al. Eventos adversos a medicamentos associados aos antídotos para intoxicação por metanol e etilenoglicol: uma comparação entre etanol e fomepizol. Ann Emerg Med. 2009;53:439.
41. Rasamison R, Besson H, Berleur MP, et al. Análise da segurança do fomepizol com base em uma experiência pós-comercialização de 16 anos na França. Clin Toxicol (Phila). 2020;58:742.
42. Roberts DM, Yates C, Megarbane B, et al. Recomendações para o papel dos tratamentos extracorpóreos no tratamento da intoxicação aguda por metanol: uma revisão sistemática e declaração de consenso. Crit Care Med. 2015;43:461.
43. Queimaduras MJ, Graudins A, Aaron CK, et al. Tratamento da intoxicação por metanol com 4-metilpirazol intravenoso. Ann Emerg Med. 1997;30:829.
44. Bekka R, Borron SW, Astier A, et al. Tratamento da intoxicação por metanol e isopropanol com fomepizol intravenoso. J Toxicol Clin Toxicol. 2001;39:59.
45. Ghosh A, Boyd R. Leucovorin (folinato de cálcio) em envenenamento por "anticongelante". Emerg Med J. 2003;20:466.
46. McMartin KE, Martin-Amat G, Makar AB, Tephly TR. Envenenamento por metanol. V. Papel do metabolismo do formato no macaco. J Pharmacol Exp Ther. 1977;201:564.

Subcapítulo | 147.3

Intoxicação por Lítio

Marcos Antonio Cavalcanti Gallindo

Introdução

Os sais de lítio são largamente utilizados para o tratamento do distúrbio bipolar. Outras indicações são a prevenção e o tratamento de estados agudos de mania, assim como droga adjuvante no tratamento da depressão. Seu índice terapêutico é muito estreito (0,6-1,0 mmol/L)[1] e para que seus efeitos tóxicos não superem os benefícios, deve haver monitoramento regular dos níveis séricos.[2,3] Para o lítio, 1 mmol/L é igual a 1 mEq/L. Isso ocorre porque o lítio tem apenas uma carga elétrica positiva (+1), portanto, sua concentração em milimoles por litro é igual à sua concentração em miliequivalentes por litro. Assim, ao monitorar os níveis de lítio no sangue, geralmente se expressa a concentração como mmol/L ou mEq/L de lítio, dependendo da preferência do laboratório. Ambas as unidades são comumente usadas e são equivalentes para o lítio.

O lítio é quimicamente muito próximo do sódio, e o cloreto de lítio chegou a ser usado nos EUA em portadores de insuficiência cardíaca como substituto do cloreto de sódio, mas esse uso foi posteriormente proibido exatamente pelos efeitos adversos graves identificados.[4] Os efeitos tóxicos sobre o sistema nervoso central, rins e coração têm sido descritos há décadas.[5] O lítio é eliminado exclusivamente pelos rins, de forma que qualquer situação que aumente o risco de disfunção renal, aumenta também os riscos de intoxicação.[6]

Em um estudo retrospectivo na Suécia,[6] que coletou dados como parte de um outro coorte retrospectivo

(LISIE) para comparar efeitos adversos do lítio *versus* outros estabilizadores do humor, pacientes acima de 18 anos expostos ao lítio entre 1997 e 2013 foram avaliados quanto a frequência de intoxicação, fatores associados, curso clínico e tratamento. Os autores definiram como "exposição ao lítio" pelo menos uma dosagem sérica ≥ 0,2 mmol/L; "intoxicação por lítio" níveis ≥ 1,2 mmol/L e "risco de intoxicação clinicamente significativa" níveis ≥ 1,5 mmol/L. Foram identificados 1340 pacientes expostos ao lítio no período do estudo, sendo detectados níveis acima de 1,5 mmol/L em 7,16% (96 episódios). Os principais fatores associados aos episódios de intoxicação foram infecções (9,9%) e interações medicamentosas (12,1%). As principais classes de drogas com interação desfavorável foram os anti-inflamatórios não esteroides, diuréticos (tiazídicos, diuréticos de alça e espironolactona), bloqueadores do sistema renina angiotensina aldosterona (BRA), inibidores da enzima conversora da angiotensina (IECA) e bloqueadores dos receptores da angiotensina. O principal sintoma foi alteração do estado mental. Em 34% dos episódios de intoxicação houve lesão renal aguda, e 34,1% dos episódios necessitaram de internação em unidade de terapia intensiva (UTI). Hemodiálise foi indicada em 15,6%. Doze pacientes foram tratados com diurese forçada (infusão de cloreto de sódio 0,9% e furosemida) e 3 pacientes apresentaram diabetes *insipidus* nefrogênico. Não houve fatalidades neste coorte. Os autores identificaram que outros estabilizadores de humor foram mais seguros que o lítio na população estudada.

Farmacologia

O lítio, por ser um elemento químico muito semelhante, compete com o sódio em vários mecanismos celulares, incluindo a despolarização neuronal. Seu mecanismo de ação ainda não é muito bem compreendido. Acredita-se que seja capaz de exercer influência sobre o glutamato (um neurotransmissor excitatório) e aumentar a liberação de serotonina, o que poderia ser uma das explicações para seu efeito estabilizador do humor. Também há indícios que possa atuar em receptores nucleares, aumentando ou reduzindo a síntese de neurotransmissores ou seus receptores. O lítio parece ser capaz de modificar o relógio biológico hipotalâmico. Atua nos receptores n-metil-d-aspartato (NMDA) e em vias ligadas ao óxido nítrico (NO). Inibe a enzima inositol monofosfatase causando aumento dos níveis de trifosfato de inositol e redução nos níveis de inositol livre no intracelular, uma outra via que pode estar ligada à estabilização do humor. Finalmente, por meio de sua interação com a adenosina 3,5-monofosfato cíclico (AMPc), bloqueia receptores neuronais para catecolaminas no sistema nervoso central (SNC) – acredita-se que no distúrbio bipolar, exista hipersensibilidade destes receptores.[7]

Na **Tabela 147.3.1**, podemos evidenciar as doses comumente empregadas em adultos, o nível sérico de lítio habitualmente associado a seus efeitos terapêuticos, bem como os níveis relacionados aos efeitos tóxicos. No **Quadro 147.3.1** estão listadas as principais interações medicamentosas.[7]

Considerando o baixo limiar terapêutico, o seu emprego em pacientes portadores de distúrbios psiquiátricos (que sabidamente possuem risco aumentado de intoxicação), as interações medicamentosas e as doenças agudas ou crônicas que possam levar a disfunção renal, a intoxicação por lítio deve sempre estar entre as hipóteses diagnósticas de pacientes usuários de sais de lítio admitidos em serviços de saúde.

Tabela 147.3.1. Dados farmacológicos relacionados à terapia para intoxicação por lítio

Dose terapêutica diária para adultos (gramas)	Dose inicial (titration) para adultos (gramas)	Nível sérico terapêutico (mmol/L)	Níveis séricos limites (overdose) (mmol/L)	Níveis séricos de toxicidade de lítio (mmol/L)	Li+ clearance (plasma) *vs.* CrCl b
[a]0,4-2,0	0,4	0,5-1,0	1,8-2,5	3-10	0,2 de CrCl

[a] Depende do estado da função renal.

[b] CrCl: é o volume de plasma que é livre de creatinina por unidade de tempo e é uma medida útil para aproximação da taxa de filtro glomerular.

Fonte: Adaptada de Oruch R, Elderbi MA, Khattab HA, Pryme IF, Lund A. Lithium: A review of pharmacology, clinical uses, and toxicity. Eur J Pharmacol [Internet]. 2014;740(June):464-73.

Quadro 147.3.1. Algumas interações de lítio com outras drogas

Drogas que aumentam a toxicidade de lítio, mesmo em doses terapêuticas	Drogas que reduzem a liberação renal de lítio	Drogas que aumentam a liberação renal de lítio
Amitriptilina	Diuréticos: tiazídicos, combatente de K+ (e.g. espironolactona)	Acetazolamida
Pancurônio		Cisplatina
Antipsicóticos	AINEs: ibuprofeno, cetoprofeno, naproxeno	Bicarbonato de sódio
Succinilcolina		Teofilina
	Outros: tetraciclina, metildopa, fenitoína	Verapamil

AINEs: anti-inflamatórios não esteroides.

Fonte: Adaptado de Oruch R, Elderbi MA, Khattab HA, Pryme IF, Lund A. Lithium: A review of pharmacology, clinical uses, and toxicity. Eur J Pharmacol [Internet]. 2014;740(June):464-73.

Apresentações clínicas da intoxicação por lítio

São descritas as seguintes formas de intoxicação por lítio: aguda, crônica agudizada e crônica. Habitualmente, intoxicação aguda refere-se à ingesta intencional de lítio por um indivíduo que não faz uso rotineiro da medicação. A intoxicação crônica agudizada está relacionada a ingesta de dose excessiva de lítio em paciente que já faz uso habitual, mas pode ocorrer também por piora súbita da função renal, levando a aumento repentino dos níveis séricos. A intoxicação crônica costuma ocorrer em indivíduos debilitados ou que vinham apresentando efeitos colaterais da droga ou ainda portadores de comorbidades ou doenças concomitantes, que provoquem hipovolemia (reduzindo a excreção da droga) ou piora progressiva da função renal.[2,8,9]

As intoxicações podem, portanto, ser intencionais ou acidentais (quando da ingesta de doses excessivas), ou ainda ocorrer por aumento progressivo dos níveis séricos em vigência de doses terapêuticas habituais (neste caso, frequentemente associado a interações medicamentosas ou a eventos clínicos agudos ou crônicos que provoquem algum grau de disfunção renal). Do ponto de vista clínico, também é importante saber a formulação farmacêutica em uso: se de liberação imediata ou de liberação prolongada, pois isto pode impactar na interpretação dos resultados das dosagens de nível sérico.

Manifestações clínicas e laboratoriais de intoxicação por lítio

Sintomas gastrointestinais incluem náuseas, vômitos e diarreia. Frequentemente levam a desidratação e hipovolemia que, por sua vez, intensificam os efeitos tóxicos do lítio por aumentar o nível sérico.

Sintomas neurológicos são comuns, costumam surgir mais tardiamente no curso da intoxicação, podem deixar sequelas e variam desde lentificação, sonolência, torpor e coma, a confusão mental, ataxia, agitação, nistagmo, clônus, tremores, abalos musculares, fasciculações, crises convulsivas, estado de mal não convulsivo, encefalopatia e até mesmo uma síndrome chamada de neurotoxicidade irreversível induzida por lítio (SILENT).[7-9]

Alguns autores relatam predominância dos sintomas gastrointestinais nas intoxicações agudas, enquanto os neurológicos predominam nas crônicas.[10]

Nos rins, o lítio pode induzir diabetes *insipidus* nefrogênico e disfunção renal. Pacientes conscientes e com acesso a água podem compensar a perda excessiva de água livre aumentando a ingesta oral. Entretanto, caso apresentem sintomas neurológicos ou sejam privados de água, costumam evoluir com hipernatremia.

O uso crônico de lítio pode induzir hipotiroidismo e hiperparatiroidismo.[2,7]

No coração, o lítio pode provocar alterações eletrocardiográficas inespecíficas como achatamento das ondas T, prolongamento do intervalo QT e bradicardia. Apesar de não serem comuns elevações dos biomarcadores cardíacos, arritmias graves e disfunção ventricular esquerda, há relatos de casos que cursaram com choque cardiogênico, seja por arritmias, seja por disfunção miocárdica.[7,11-13] Em uma experiência pessoal recente, numa intoxicação por lítio com choque circulatório, pode-se observar refratariedade ao uso de norepinefrina, com excelente resposta a vasopressina, porém não foram identificados casos semelhantes relatados em literatura médica.

Diagnóstico da intoxicação

O diagnóstico é presuntivo, com base no histórico de consumo de sais de lítio e sintomatologia apresentada. Conforme descrito previamente, doenças agudas, associação de novos medicamentos com consequente interação medicamentosa, hipovolemia, infecções e disfunção renal, são fatores predisponentes.

A dosagem laboratorial do nível sérico do lítio é muito importante para confirmação diagnóstica, identificação de casos potencialmente graves e acompanhamento da resposta ao tratamento. Sintomas moderados a graves são esperados com níveis séricos entre 2,5 e 3,5 mmol/L e sintomas graves com níveis > 3,5 mmol/L. Entretanto é sabido que a correlação entre o nível sérico e a sintomatologia é muito pobre, podendo haver casos com apresentação grave e níveis séricos dentro da faixa terapêutica ou pouco elevados (intoxicação crônica ou crônica agudizada), assim como pacientes com poucos sintomas neurológicos e níveis séricos elevados (intoxicação aguda). Isso ocorre porque os níveis séricos não necessariamente se correlacionam com a concentração de lítio no SNC. Assim, o tratamento deve-se basear mais na sintomatologia que nos níveis séricos.[3,7,9,14,15]

O diagnóstico diferencial inclui meningoencefalites, encefalopatias, síndrome neuroléptica e serotoninérgica, abstinência, *status epilepticus* e outras intoxicações.[9]

Abordagem e tratamento

Como em qualquer intoxicação, a abordagem inicial deve ser voltada para avaliar e corrigir rapidamente as principais disfunções orgânicas e proteger as vias aéreas, se indicado. Uma abordagem do tipo "ABCD" costuma ser apropriada, considerando a sequência de avaliação das vias aéreas, ventilação (e necessidade de suporte ventilatório), ritmo cardíaco, circulação e diagnóstico.

O paciente deve ser admitido em leito de UTI para monitorização e suporte. Após a estabilização inicial do paciente, é importante tentar obter mais informações sobre o caso, incluindo se houve ingestão intencional de dose potencialmente tóxica ou se os sintomas iniciaram espontaneamente em vigência de dose habitual, após ajuste recente da dose ou após algum evento clínico recente, particularmente quando houver risco de hipovolemia e piora da função renal.

Um exame físico mais detalhado é importante neste momento, para identificar se os sinais e sintomas apresentados são compatíveis com a intoxicação por lítio, uma vez que pode haver outras substâncias envolvidas, e é preciso confirmar que se está, de fato, diante de uma intoxicação por lítio.

Exames complementares devem ser solicitados conforme a gravidade e avaliação clínica. Minimamente, dosagem do nível sérico de lítio, hemograma completo, eletrólitos, ureia e creatinina devem ser solicitados. Dosagens seriadas do nível sérico do lítio costumam ser necessárias para avaliar a dinâmica da intoxicação e resposta ao tratamento. A intoxicação por lítio pode promover leucocitose, mas não costuma provocar distúrbios ácido-base.[9]

Descontaminação gástrica não tem indicação nas intoxicações crônicas, mas pode ser considerada em algumas situações agudas. Medidas provocadoras de vômitos podem ter alguma utilidade para os casos de ingestão até 2 horas, que mantenham bom nível de consciência (devido ao risco de broncoaspiração) e estejam distantes de unidades de saúde. Em ambiente hospitalar, para pacientes acordados e colaborativos, irrigação intestinal total com solução de polietilenoglicol costuma ser indicada para ingestão de doses potencialmente tóxicas de apresentações de liberação prolongada de lítio, mesmo várias horas após a ingestão. O carvão ativado não é útil para o lítio e só deve ser considerado se houver ingestão de outros tóxicos. Não há antídoto ou quelante de uso clínico, apesar de alguns autores recomendarem o poliestirenossulfonato de sódio por via oral como quelante.[7,9]

Hidratação vigorosa com cristaloides venosos é uma etapa importante do tratamento, considerando que a intoxicação por lítio costuma estar associada a hipovolemia e disfunção renal. O uso de diuréticos ou manitol deve ser evitado por induzir o efeito oposto: desidratação com consequente aumento nos níveis séricos do lítio e risco de provocar distúrbios eletrolíticos e piorar a função renal.[7,9]

Considerando a correlação descrita em literatura entre o tempo em que o nível sérico de lítio permanece elevado e o risco de dano neurológico grave e eventualmente irreversível (SILENT), o emprego de técnicas de remoção corpórea do lítio poderiam melhorar desfechos clínicos. Por ser uma molécula pequena, com baixa ligação proteica e baixo volume de distribuição, o lítio é facilmente removido por hemodiálise.[10]

Apesar de não haver dúvidas na literatura sobre a eficácia da hemodiálise na remoção corporal do lítio, poucos estudos avaliaram este procedimento comparando riscos e benefícios.

Em 2015 o grupo de trabalho para tratamentos extracorpóreos em intoxicações (*Extracorporeal Treatments in Poisoning Workgroup* – EXTRIP), após revisão da literatura existente e usando metodologia Delphi, concluiu que o lítio é dialisável e recomendou esta terapia nas seguintes situações: (1) presença de disfunção renal e nível sérico de lítio ≥ 4,0 mmol/L; (2) presença de rebaixamento do nível de consciência, crises convulsivas ou arritmias cardíacas ameaçadoras à vida, independentemente do nível sérico de lítio. O grupo também sugeriu hemodiálise se nível sérico de lítio > 5,0 mmol/L, confusão mental significativa ou se o tempo estimado para que o nível sérico de lítio caia a < 1,0 mmol/L for > 36 horas.[16]

Em 2016 Vodovar *et al.* realizaram um estudo de coorte retrospectivo que incluiu todos os pacientes admitidos em uma UTI de um hospital universitário com intoxicação por lítio. Neste estudo, os fatores preditores de gravidade e necessidade de hemodiálise foram: o escore da escala de coma de Glasgow na admissão ≤ 10, o pico de creatinina sérica ≥ 2,26 mg/dL e um nível sérico de lítio ≥ 5,2 mmol/L (conhecidos como critérios de Paris).[17]

Em 2021, DiSalvo *et al.* publicaram um estudo comparativo entre os critérios do grupo EXTRIP e os critérios de Paris para neurotoxicidade induzida pelo lítio. Os autores compararam os desfechos das intoxicações por lítio com base nos dois critérios com o desfecho primário de piora neurológica nos casos em que os dois critérios eram discordantes. Foram analisados os bancos de dados dos centros de informação toxicológica para identificar os pacientes com intoxicação por lítio submetidos ou que receberam indicação de hemodiálise. Pacientes com nível sérico de lítio < 1,2 mmol/L ou sem informação sobre sintomas neurológicos foram excluídos. Foi observado que quando ambos os critérios foram concordantes em não indicar hemodiálise, todos os pacientes apresentaram boa evolução clínica. Os pacientes que preenchiam indicação de hemodiálise pelos critérios do grupo EXTRIP, mas não pelos de Paris e não foram dialisados, apresentaram piora clínica, com registro de um óbito. Finalmente, os pacientes que receberam indicação de hemodiálise pelos critérios de Paris, mas não pelos do grupo EXTRIP e foram dialisados, evoluíram bem. Os autores concluem que quando os dois critérios são discordantes, o emprego dos critérios do grupo EXTRIP superou os critérios de Paris na identificação de pacientes potencialmente graves que se beneficiam da hemodiálise para a intoxicação por lítio.[10]

No **Quadro 147.3.2**, estão listados os critérios do grupo EXTRIP e de Paris para indicação de hemodiálise na intoxicação por lítio.[10]

Quadro 147.3.2. Tratamento extracorporal para envenenamento (EXTRIP) e critério Paris para hemodiálise e envenenamento por lítio

EXTRIP	Paris
Hemodiálise recomendada	Tratamento extracorporal indicado se:

• [Li] > 4,0 mmol/L com função renal comprometida
  • Taxa de filtro glomerular estimado > 45 mL/min/1,73m², ou
  • Insuficiência renal reflete em resultados globais de injúria renal aguda em estágio 2 ou 3, ou
  • Se não houver *baseline*, creatinina sérica ≥ 177 µmol/L em adultos, ou ≥ 133 µmol/L em pacientes ≥ 65 anos, ou > 2 vezes o limite da idade normal em crianças
	• [Li] ≥ 5,2 mmol/L, ou
	• Creatinina sérica ≥ 200 mmol/L

• Redução de consciência, tontura ou disritmias	
Hemodiálise sugerida	
• [Li] > 5,0 mmol/L • Confusão • Tempo estimado para obter [Li] < 1,0 mmol/L em > 36 horas	

Fonte: Desenvolvido pela autoria.

Conclusão

Uma abordagem com base nos critérios do grupo EXTRIP parece mais prudente, sendo também extremamente importante o julgamento clínico na indicação da hemodiálise. A consulta a um toxicologista ou centro de informação toxicológica pode auxiliar nas tomadas de decisão à beira do leito.

Considerando que o lítio é um tóxico intracelular, há risco de nova elevação (rebote) dos níveis séricos horas após o término da sessão de hemodiálise. Assim, a terapia dialítica deve ser mantida, de acordo com opinião de especialistas, até obter um nível sérico < 1 mmol/L em coleta de amostra 6 a 8 horas após o término da sessão de hemodiálise. Para a maior parte dos casos, uma a duas sessões de hemodiálise são suficientes.[9]

Por fim, quando houver melhora clínica suficiente, sugerimos iniciar suporte da psiquiatria, adicionalmente ao suporte já prestado pela equipe multiprofissional da UTI, com ênfase na individualização do cuidado e planejamento para alta da unidade e reabilitação do paciente.

Referências bibliográficas

1. Goel S, Nasa P, Gupta A, Gupta R, Taneja S. of Kidney Diseases and Transplantation Case Report Lithium Overdose : Early Hemodialysis is the Key. Saudi J Kidney Dis Transpl. 2015;26(1):122-4
2. Reimann F, Whyte I. Chronic lithium toxicity. Aust Prescr. 2022;45(3):93-4.
3. Brooks DE, Levine M, O'Connor AD, French RNE, Curry SC. Toxicology in the ICU: Part 2: Specific toxins. Chest. 2011;140(4):1072-85.
4. Corcoran AC, Taylor rd, Page IH. Lithium poisoning from the use of salt substitutes. J Am Med Assoc [Internet]. 1949;139(11):685-8.
5. Hansen HE AA. Lithium Intoxication. QJMed. 1978;186(47):123-44.
6. Ott M, Stegmayr B, Salander Renberg E, Werneke U. Lithium intoxication: Incidence, clinical course and renal function – A population-based retrospective cohort study. J Psychopharmacol. 2016;30(10):1008-19.
7. Oruch R, Elderbi MA, Khattab HA, Pryme IF, Lund A. Lithium: A review of pharmacology, clinical uses, and toxicity. Eur J Pharmacol [Internet]. 2014;740(June):464-73.
8. Burguera Vion V, Montes JM, Manuel Del Rey J, Rivera-Gorrín M, Rodao JM, Tenorio M, et al. NOTA CLÍNICA Epidemiología, características clínicas y tratamiento de la intoxicación aguda por litio. Emergencias [Internet]. 2017;29:46-8.
9. Perrone J, Mudan A. Lithium poisoning [Internet]. UpToDate. 2022. Disponível em: https://www.uptodate.com/contents/lithium-poisoning
10. DiSalvo PC, Furlano E, Su MK, Gosselin S, Hoffman RS. Comparison of the Extracorporeal Treatments In Poisoning (EXTRIP) and Paris criteria for neurotoxicity in lithium poisoned patients. Br J Clin Pharmacol. 2021;87(10):3871-7.
11. Anantha Narayanan M, Mahfood Haddad T, Bansal O, Baskaran J, Azzouz MS, Akinapelli A, et al. Acute cardiomyopathy precipitated by lithium: Is there a direct toxic effect on cardiac myocytes? Am J Emerg Med [Internet]. 2015;33(9):1330.e1-1330.e5.
12. Chien SC, Liu KT, Wu YH. Lithium intoxication presenting as altered consciousness and arrhythmia with cardiogenic shock: A case report. Med (United States). 2018;97(45):0-2.
13. Truedson P, Ott M, Lindmark K, Ström M, Maripuu M, Lundqvist R, et al. Effects of Toxic Lithium Levels on ECG—Findings from the LiSIE Retrospective Cohort Study. J Clin Med. 2022;11(19).
14. Amdisen A. Clinical features and management of lithium poisoning. Med Toxicol Adverse Drug Exp [Internet]. 1988;3(1):18-32.
15. Vermeire S, Vanbrabant P, Van Boxstael P, Sabbe M. Severity (and treatment) of chronic lithium poisoning: clinical signs or lab results as a criterion?. Acta Clin Belg. 2010;65(2):127-128.
16. Decker BS, Goldfarb DS, Dargan PI, Friesen M, Gosselin S, Hoffman RS, et al. Extracorporeal treatment for lithium poisoning: Systematic review and recommendations from the EXTRIP workgroup. Clin J Am Soc Nephrol. 2015;10(5):875-87.
17. Vodovar D, El Balkhi S, Curis E, Deye N, Mégarbane B. Lithium poisoning in the intensive care unit: predictive factors of severity and indications for extracorporeal toxin removal to improve outcome. Clin Toxicol (Phila). [Internet]. 2016;54(8):615-23.

Subcapítulo | 147.4

Intoxicações Exógenas: Antipsicóticos

Daniel Nobrega Medeiros | Gerson Luiz de Macedo

Introdução

A drogas classificadas como antipsicóticos são agrupadas em dois grupos: típicas ou atípicas – ou de primeira e segunda geração, respectivamente. Têm em comum o bloqueio de vias dopaminérgicas no sistema nervoso central, sendo que as drogas de primeira geração são menos seletivas quanto às vias bloqueadas, de modo que estão mais associadas à efeitos colaterais potencialmente graves e fatais.[1] Os antipsicóticos de segunda geração, por sua vez, estão mais associados à efeitos metabólicos e de sedação, embora a intoxicação pelos mesmos também possa causar desfechos graves.[2]

Antipsicóticos típicos dividem-se, ainda, quanto à potência – alta, moderada ou baixa potência. Esta classificação refere-se principalmente à tendencia de causar efeitos extrapiramidais, que ocorrem por bloqueio dopaminérgico da via nigroestriatal. Por sua vez, as drogas de menor potência têm maior tendência à efeitos sedativos.[1]

As vias dopaminérgicas centrais dividem-se em quatro: via nigroestriatal, via tuberoinfundibular, via mesocortical e mesolímbica. A via responsável pelos transtornos psicóticos positivos (delírio e alucinações, por exemplo) é a via mesolímbica. Porém, muitos fármacos antipsicóticos bloqueiam não seletivamente estas vias, de modo a causar efeitos de bloqueio em outras vias. Incluindo manifestações extrapiramidais com a via nigroestriatal e hiperprolactinemia com o bloqueio da via tuberoinfundibular (**Figura 147.4.1**).[1]

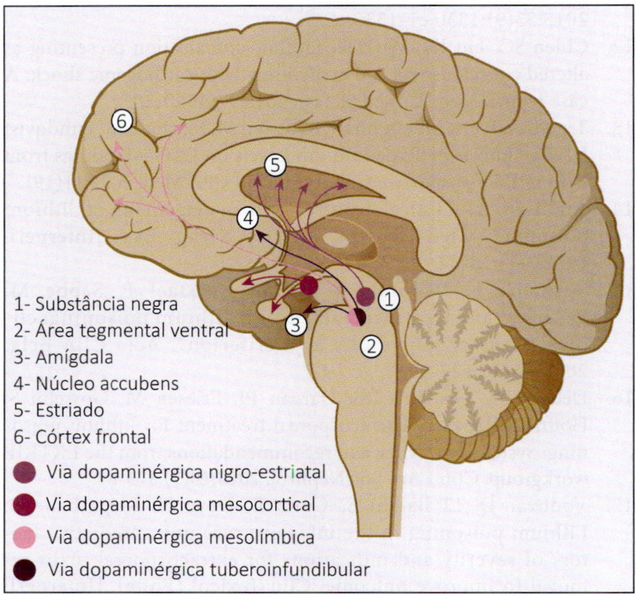

Figura 147.4.1. Vias dopaminérgicas centrais.
Fonte: Editora Atheneu.

Antipsicóticos atípicos tendem a causar menos efeitos colaterais motores extrapiramidais, todavia, por bloquearem com maior intensidade que os de primeira geração outros neurotransmissores além da própria dopamina, como histamina, além de bloquear receptores muscarínicos e noradrenérgicos.[3] São caracteristicamente mais associados a efeitos metabólicos, ganho de peso e menor aderência, conforme demonstrado pelo estudo CATIE.[4]

São usados, primordialmente, para tratamento de agitação psicomotora, alterações de pensamento e sensoperceptivas em doenças primariamente psiquiátricas, como esquizofrenia paranoide e, também, em manifestações psicóticas secundárias, como na doença de Parkinson ou doença de Alzheimer. Há também uso para manifestações não psiquiátricas, especialmente as drogas de primeira geração, incluindo náuseas e vômitos refratários, prurido refratário, migrânea, síndrome de Tourette, soluços refratários e neuralgias pós-virais.[5]

Essas drogas – de primeira ou segunda geração – estão mais frequentemente associadas a intoxicações fatais em um contexto de tentativa de suicídio.[6] Embora efeitos colaterais menores e não associados a desfechos graves sejam frequentes[7]. Um estudo *post-mortem* conduzido na Suécia entre os anos 1992 e 2010 mostrou, por exemplo, níveis de antipsicóticos em vasos femorais de 17,6% de necrópsias de pacientes que cometeram suicídio e nos quais não havia informações precisas sobre as substâncias utilizadas para este fim.[8]

Desfechos graves, como óbito, acontecem principalmente por repercussões da síndrome neuroléptica maligna, de convulsões, de insuficiência respiratória após broncoaspiração, de eventos cerebrovasculares em idosos, de distúrbios eletrolíticos e de arrítmicos. O risco é maior em idosos, crianças e quando há associação entre antipsicóticos ou com substâncias neurodepressoras, como álcool ou benzodiazepínicos.[1,9]

Antipsicóticos típicos

Não há dados brasileiros robustos no que se refere à intoxicação específica por antipsicóticos típicos – problema semelhante ocorre no caso dos atípicos. Porém, o CDC (*Center for Disease Control*) americano tem em seus dados mais recentes cerca de 5800 pacientes tratados anualmente em Salas de Emergência por efeitos indesejáveis de antipsicóticos de primeira geração, destacando-se o haloperidol como principal fármaco responsável pelas intoxicações intencionais e não intencionais.[7]

Os dois principais representantes desta classe no nosso meio são o haloperidol e a clorpromazina, sendo o primeiro de alta potência e o segundo de baixa potência.[10]

O haloperidol tem como posologia usual 5 mg a 20 mg por dia, considerando a via oral. Intoxicações podem ocorrer principalmente a partir de 40 mg em um dia, ou então com uso prolongado, mesmo em doses fisiológicas, em alguns pacientes.[11,1]

Os efeitos da intoxicação por haloperidol incluem acatisia, sedação, tontura, xerostomia, constipação, retenção urinária, visão borrada, hipotensão, arritmias, agranulocitose e eventos cerebrovasculares em idosos. Porém, caracteristicamente, os efeitos anticolinérgicos são mais raros.[11,12] Contudo, os efeitos extrapiramidais, incluindo hipertonias graves como síndrome neuroléptica maligna, são particularmente frequentes, o que está muito associado a sobredose da medicação na prática clínica.[1,12]

A síndrome neuroléptica maligna é caracterizada por hipertonia grave, com risco de rabdomiólise, além de distúrbios autonômicos graves – incluindo simpáticos e parassimpáticos, hipertermia e risco de óbito em até 30% dos casos. A síndrome ocorre entre 0,02% e 0,03% dos indivíduos que usam antipsicóticos.[13]

A clorpromazina, por sua vez, tem maior espectro de dose terapêutica, entre 100 e 1000 mg por dia.[11] Tem efeito sedativo particularmente proeminente, podendo induzir *delirium* principalmente em idosos. Sintomas extrapiramidais são raros, porém possíveis.[14] Efeitos fatais incluem síndrome neuroléptica maligna[15], além de prolongamento do intervalo QT.[16] Doses tóxicas variam de acordo com o paciente, mas de modo geral a intoxicação deve ser considerada a partir de 1 grama em 24 horas.[11]

Antipsicóticos atípicos

Nesta categoria incluem-se mais drogas utilizadas no nosso meio, como clozapina, risperidona, olanzapina, quetiapina e aripiprazol.[10] Como classe, estão associados ao desencadeamento de cetoacidose em pacientes diabéticos, bem como sedação, crises convulsivas e, mais raramente, síndrome neuroléptica maligna.[11,12]

Atualmente, são mais frequentemente recomendados como terapia de primeira linha para distúrbios psiquiátricos primários, especialmente esquizofrenia, visto que tratam tanto sintomas positivos, quanto sintomas negativos desta patologia. Desse modo, a tendência é que essa classe substitua progressivamente o uso rotineiro das drogas de primeira geração e, por consequência, o número de caso de intoxicações. Embora, de fato, o número de intoxicações por estas drogas venham aumentando, a letalidade e mortalidade geral permanece baixa.[5] Ainda não há dados consistentes na literatura estrangeira ou nacional sobre a frequência deste tipo de intoxicação.

A apresentação clínica mais comum de intoxicações exclusivamente por agentes atípicos inclui letargia e sedação devido a bloqueio não seletivo histamínico H1, miose, taquicardia e hipotensão ortostática devido a bloqueio alfa-adrenérgico e, por último, a síndrome anticolinérgica, que será abordada com mais detalhes adiante.[5,12]

A olanzapina pode causar, como efeito independente da dose ingerida, reação sistêmica, com possibilidade de falência orgânica, mediada por eosinofilia (DRESS).[17] A quetiapina é, dentro de sua classe, a droga com maior potencial sedativo, talvez por isso sendo mais associada a insuficiência respiratória e intubação orotraqueal.[18,19] A Clozapina é o fármaco, a princípio, com maior potencial de gravidade, estando relacionada a neutropenia, agranulocitose, íleo paralítico, crises convulsivas refratárias, e há relatos de miocardite imunomediada.[12]

A olanzapina tem dose terapêutica de até 30 mg por dia e a quetiapina de 800 mg por dia. Já a clozapina, até 600 mg em 24 horas (**Quadro 147.4.1**).[1]

Diagnóstico

A história clínica é a prioridade na intoxicação exógena por antipsicóticos, frequentemente colhida com familiares, e, geralmente, suficiente para diagnóstico e manejo.[5,19] Em tentativas de autoextermínio, é mais comum a associação de múltiplos antipsicóticos e, também, destes com outras drogas.[6,8] Portanto, a prioridade é estabelecer diagnósticos sindrômicos, particularmente síndrome extrapiramidal aguda, síndrome neuroléptica maligna, QT prolongado e síndrome anticolinérgica.

Quadro 147.4.1. Intoxicação por antipsicótico típicos
Clínica e laboratório
A manifestação cardinal é o rebaixamento do nível de consciência
A maioria dos pacientes têm taquicardia moderada; raramente há manifestações se síndrome anticolinérgica aguda
Síndromes extrapiramidais agudas são relativamente incomuns na *overdose*
Pupilas podem estar mióticas ou midriáticas
Prolongamento do QT é comum, mas Torsades de Pointes é raro
Avaliação diagnóstica
Nenhum teste laboratorial específico é necessário
Obtenha um eletrocardiograma assim que possível para avaliar intervalo QT
Exclua outros diagnósticos diferenciais de rebaixamento do nível de consciência
Exclua, conforme indicação clínica, intoxicações conjuntas, como aspirina, álcool, benzodiazepínicos e paracetamol
Tratamento
Não existe antídoto específico, o tratamento é de suporte
Síndrome extrapiramidal aguda pode ser tratada com difenidramina, benzotropina ou benzodiazepínicos
Para síndrome do QT longo • Corrija anormalidades eletrolíticas • Retire e evite medicações que prolonguem o intervalo QT ainda mais

Fonte: Adaptado de Eric J Lavonas, First-generation (typical) antipsychotic medication poisoning 2023. Disponível em: www.uptodate.com/contents/first-generation-typical-antipsychotic-medication-poisoning?source=history_widget. Acesso 28 out 2023.

No que se refere às alterações clínicas, algumas alterações devem levantar a possibilidade de intoxicações por antipsicóticos típicos ou atípicos, apesar de não excluírem outras causas. Inclui-se:[5,11,12,19]

- Miose, ataxia, disartria, distonia, hipotonia, parkinsonismo, acatisia, flutuação do nível de consciência, agitação psicomotora ou rebaixamento do nível de consciência, coma.
- Taquicardia, instabilidade hemodinâmica, hipotensão postural, hipertensão grave aguda.
- Febre, hipertermia, sudorese profusa, hiperemia profusa, miose, midríase.
- Hipoperistaltismo, retenção urinária.
- Alucinações visuais ou auditivas, delírio de conteúdo variável.

As substâncias podem ter níveis séricos e urinários dosados,[1,5,19] porém, a avaliação laboratorial da presença e do nível dos fármacos no organismo do paciente não está disponível na maior parte dos serviços no nosso meio e, mais importante, requerem tempo e, de forma geral, não vão alterar a conduta clínica no contexto de Sala de Emergência ou Terapia Intensiva (**Quadro 147.4.2**).[5,12,19,20]

Quadro 147.4.2. Sinais e sintomas mais específicos para intoxicação por antipsicóticos atípicos
Bloqueio alfa-1 adrenérgico Tontura, hipotensão ortostática, taquicardia, miose, congestão nasal
Bloqueio do receptor histamínico H-1 Hipotensão, polifagia e rebaixamento do nível de consciência
Bloqueio do receptor muscarínico M1 Central • Agitação, alucinações, alterações cognitivas Periféricos • Pele e mucosa secas, hipertensão, constipação, midríase, visão borrada, taquicardia e retenção urinária

Fonte: Adaptado de Raffi Kapitanyan, Second-generation (atypical) anitpsychotic medication poisoning. 2022. Disponível em: https://www.uptodate.com/contents/second-generation-atypical-antipsychotic-medication-poisoning?source=mostViewed_widget#. Acesso em 28 out 2023.

Tratamento

A abordagem inicial deve seguir a propedêutica habitual das intoxicações exógenas, com triagem inicial de gravidade do paciente. Pacientes graves devem ter a via aérea avaliada, bem como ventilação espontânea, monitorização cardiovascular e nível de consciência. Deve haver obtenção de via aérea avançada em caso de indicação e, sempre, obtenção de acesso venoso periférico, oxigenioterapia se a saturação periférica de oxigênio for menor que 90%-92%, além de hemoglicoteste à beira do leito, especialmente em casos de manifestações neurológicas.[12,20] As crises convulsivas são relativamente frequentes e devem ser tratadas com benzodiazepínicos, sem drogas usuais de maior meia-vida usadas rotineiramente em ambiente de terapia intensiva, como fenitoína, visto que a etiologia destas crises, até prova contrária, é a intoxicação e, portanto, transitória.[5,19]

As opções de descontaminação imediata do trato gastrointestinal disponíveis são lavagem gástrica ou uso de carvão ativado.

A lavagem gástrica, embora frequentemente utilizada após intoxicações orais, via de regra não está recomendada, com riscos bem-estabelecidos de broncoaspiração, insuficiência respiratória aguda, laringoespasmo, perfuração de esôfago, distúrbios hidroeletrolíticos e pneumonite química – especialmente em paciente sem proteção de via aérea efetiva, o que é frequente nestes casos. Por outro lado, os potenciais benefícios falando de mudança de desfecho são escassos e inconsistentes na literatura.[5,13,15,19]

Já o uso de dose única de carvão ativado tem melhores evidências de benefícios, exceto com algumas substâncias, como álcool. É mais eficiente quanto mais precoce for administrado, com sua capacidade de inibir a absorção de fármacos caindo vertiginosamente após 2 a 3 horas da ingestão oral. As contraindicações envolvem também incapacidade de proteger vias aéreas, como rebaixamento do nível de consciência, *delirium* ou agitação psicomotora importante.[5,13,19]

Não há antídoto específico para nenhum antipsicótico típico, ou atípico.[5,19,20] Além disso, não há evidências na literatura médica para eliminação via hemodiálise de nenhuma destas medicações.[5,13,19] Sendo assim, a hemodiálise de urgência, nos casos de intoxicação, segue as mesmas indicações que em quaisquer emergências clínicas, como hipercalemia e acidose metabólica refratárias.[20]

Síndrome extrapiramidal aguda

A síndrome extrapiramidal aguda ocorre com maior frequência nas intoxicações por antipsicóticos de primeira geração.[5,12] O sistema extrapiramidal tem papel de neuromodulação sobre os movimentos voluntários, bem como seu controle fino.[1,11] As manifestações da síndrome extrapiramidal aguda, ou parkinsonismo agudo, incluem rigidez e hipertonia, movimentos involuntários estereotipados, tremores de característica variável, posições fixas atípicas, acatisia e bradicinesia.[1,12,15] Esta síndrome será aqui abordada por ser causa frequente de procura de Pronto-Socorro por uso de antipsicóticos, além de ser efeito comum com uso prolongado, porém não há associação forte e direta entre manifestações extrapiramidais, mesmo agudas, e desfechos graves.[5,6,15] O diagnóstico é eminentemente clínico, com exame físico, em especial neurológico, e anamnese.[5,11,12,19,20]

O tratamento de primeira linha é a difenidramina. Em adultos de 25 a 50 mg por via endovenosa, em crianças 0,5 a 1 mg/kg, também por via endovenosa. Também pode-se usar benzotropina na dose de 1 a 2 mg endovenoso em adultos e 0,05 mg/kg em crianças (crianças com mais de 3 anos). A benzotropina pode ser usada de início ou após difenidramina em caso de falha terapêutica. Embora a via endovenosa seja preferível, a via intramuscular também é validada. Ambas as drogas devem ser continuadas por via oral por duas a três semanas para prevenir recorrências, assim como, se possível, o antipsicótico deve ser descontinuado.[13]

Terapias mais disponíveis, porém com menor evidência em literatura médica, incluem benzodiazepínicos, amantadina ou biperideno. Mais recentemente, alguns estudos mostraram benefício parcial com propranolol e mesmo com trazodona, ambos por via oral – preferencialmente em casos mais leves.[5,13]

Síndrome anticolinérgica

A síndrome anticolinérgica pode ser identificada por meio de agitação, alucinações, midríase, sudorese, hiperemia profusa e taquiarritmias, por exemplo.[1,11,19] Porém, pode haver apresentação como coma sem causa aparente. Neuroimagem e exames laboratoriais gerais estão frequentemente inalterados.[5,19,20]

Há tratamento específico com agentes pró-colinérgicos, sendo a fisostigmina classicamente indicada, na dose de 0,5 a 2 mg EV, em cinco minutos.[21] A terapia parassimpática está indicada apenas em casos potencialmente fatais, já que pode vir a evoluir com intoxicação colinérgica e necessidade de atropina.[21]

A agitação frequentemente é tratada com benzodiazepínicos, com resposta satisfatória, via de regra.[5,11,12,19,20] Já no caso das taquiarritmias, recomenda-se o manejo conforme às causadas por outras etiologias e descrito pelo Advanced Cardiovascular Life Support.[23] A principal taquiarritmia encontrada é a taquicardia sinusal, que, na maioria dos casos, não requer abordagem específica.[19,23] A prioridade deve ser a manutenção do paciente até que a substância seja eliminada de seu organismo, com suporte intensivo conforme as necessidades clínicas do mesmo.[20]

Síndrome neuroléptica maligna

A síndrome neuroléptica maligna talvez seja a emergência clínica de maior interesse neste capítulo, muito pela sua alta letalidade. Não há escore diagnóstico bem-estabelecido em literatura médica, porém há alguns bons preditores diagnósticos, que incluem:[13,15]

- Exposição à fármacos antipsicóticos (antidopaminérgicos) nos 3 dias antecedentes à abertura do quadro.
- Aumento de temperatura corporal (> 38°C) identificada em pelo menos 2 ocasiões.
- Estigmas de hipertonia, principalmente rigidez muscular.
- Alteração do nível e/ou alteração do nível de consciência, seja rebaixamento, seja flutuação.
- Instabilidade autonômica com tendências simpaticomiméticas com a presença de pelo menos dois desses seguintes parâmetros:
  1. Aumento de pressão sistólica e/ou diastólica em pelo menos 25% acima do nível basal.
  2. Flutuação da pressão sistólica em > 20 mmHg ou pressão diastólica em pelo menos 25 mmHg ocorrendo dentro de 24 horas.
  3. Diaforese.
  4. Incontinência urinária.
- Hipermetabolismo, definido aqui como aumento de > 25% da frequência cardíaca basal e > 50% da frequência respiratória basal.
- Exclusão de outras etiologias mais prováveis dentro de um contexto clínico, como quadro infecciosos ou tireotoxicose.

É importante salientar que todas estas alterações auxiliam no diagnóstico clínico e não há número mínimo de critérios bem-definidos para fechar o diagnóstico de síndrome neuroléptica maligna. São, na verdade, auxiliares dentro de uma suspeita clínica para auxiliar o emergencista e o intensivista. Exceto a exclusão de outras etiologias mais prováveis, que é recomendada para um diagnóstico formal.[13]

Laboratorialmente, as alterações mais comuns, que não devem ser levadas exclusivamente para diagnóstico, incluem:[5,13,19]

- Leucocitose com ou sem desvio à esquerda.
- Acidose metabólica.
- Hipoxemia em até 75% dos casos.
- Aumento da CPK sérica em 95% dos casos.
- Mioglobinúria em 67% dos casos.
- Eletroencefalograma mostrando atividade elétrica lentificada em até 54% dos casos.

Fatores de risco bem-estabelecidos incluem altas doses de antipsicóticos, exaustão física, desnutrição e desidratação sendo que a maior parte dos casos ocorrem em jovens adultos do sexo masculino.[12,13,20]

Na maior parte das vezes, a retirada do agente intoxicante é suficiente para o tratamento da síndrome, embora haja necessidade de boa estabilização deste paciente neste meio tempo e de evitar complicações potencialmente fatais.[5,19] Todavia, é de grande importância salientar que este diagnóstico, ou mesmo suspeita, é indicação de monitorização e manejo em leito de Terapia Intensiva.[20]

A reposição volêmica, classicamente, é agressiva, especialmente em pacientes que é identificada a hipovolemia, o que é frequente. Existem, ainda, algumas evidências de menor tolerância à acidose metabólica, com relatos de prevenção de injúria renal aguda com uso de soluções bicarbonatadas – desde que sejam isotônicas. [13,15]

A hipertermia deve ser tratada ativamente, especialmente a partir de 38°C de temperatura oral ou axilar. Incluindo aqui mantas térmicas e bolsas de gelo.[5,13,15]

Embora não haja aprovação da *Food and Drug Administration* (FDA) para nenhum fármaco específico para manejo da síndrome neuroléptica maligna, séries de caso parecem mostrar benefícios com o uso de certas drogas, em situações específicas. Agentes benzodiazepínicos, particularmente o lorazepam, 1 a 2 mg EV a cada quatro a seis horas parecem reduzir principalmente a febre e a rigidez nas primeiras 48 horas.[5,13,19]

Há opiniões de especialistas que advogam pelo uso de agentes dopaminérgicos, como bromocriptina, amantadina e dantrolene.[13] Bromocriptina e amantadina poderiam reduzir o tempo de recuperação e diminuir na metade a mortalidade geral.[13,21]

- A bromocriptina é usada inicialmente na dose de 2,5 mg VO ou enteral 2 a 3 vezes ao dia, podendo chegar, a princípio, até 45 mg por dia. Este fármaco pode ainda causar piora da psicose, dos vômitos e da hipotensão. O fármaco mantido 10 dias após resolução da síndrome neuroléptica maligna parece diminuir a recorrência.
- A amantadina seria administrada na dose entre 200 e 400 mg por dia, dividido entre 2 e 4 vezes por dia, sem grandes adversos relatados.

O dantrolene pode ser considerado nos casos de rigidez muscular e hipertermia graves e potencialmente fatais. Pode ser associado a benzodiazepínicos, bromocriptina ou amantadina. Deve-se evitar o uso concomitante do dantrolene com bloqueadores de canal de cálcio, com risco de choque cardiogênico.[5,13,15]

- O dantrolene é tipicamente administrado com início de de 1,0 a 2,5 mg\kg EV em *bolus*, seguido de 1 mg\kg administrado nas seis horas seguintes enquanto a rigidez e hipertermia se mantêm.

- Assim como na bromocriptina, o dantrolene deve ser mantido 10 dias após resolução da síndrome, já que a descontinuação precoce está associada a maior risco de recorrência.

É importante ressaltar que, todas estas recomendações farmacológicas são baseadas em série de casos e orientação de especialistas e, portanto, não há consenso real e bem-estabelecido para tais práticas.[13] Além disso, os casos sempre devem ser individualizados e o manejo avançado de vida com as medidas habituais e aguardar a eliminação do agente causador é a prioridade[5,11,12,19].

Síndrome de QT longo

Muitos dos antipsicóticos possuem como manifestação de sua intoxicação o prolongamento do intervalo QT, ainda que, nestes casos, a evolução com Torsades de Pointes seja rara.[5,24] O manejo envolve, principalmente, manejo dos distúrbios eletrolíticos associados ao prolongamento do QT, que, nestas intoxicações, é o que acaba por causar a alteração eletrocardiográfica em questão.[5,12,20,24]

A hipocalemia e hipomagnesemia são os distúrbios observados nestes casos com maior frequência, embora hipocalcemia também possa ocorrer. A recomendação é a correção do distúrbio eletrolítico, todavia, não há benefício em correção profilática de potássio ou magnésio encontrada na literatura médica atual.[5]

Além disso, deve-se, naturalmente, interromper quaisquer intervenções, além do próprio antipsicótico, que potencialmente aumentem ainda mais o intervalo QT, como amiodarona, ibutilida, levetiracetam, escitalopram, claritromicina, azitromicina e dexmedetomedina.[5,24]

Em caso de evolução para Torsades de Pointes ou outro tipo de taquicardia ventricular polimórfica, recomenda-se o manejo habitual, com infusão de 1 a 2 g de sulfato de magnésio por via intravenosa.[23]

Conclusão

A intoxicação exógena por antipsicóticos típicos, ou atípicos, intencional ou não, deve ter como prioridade o manejo clínico geral, já que medidas e síndromes específicas ocorrem na minoria dos casos. Porém, tratam-se de síndromes e alterações potencialmente fatais, incluindo a síndrome anticolinérgica, prolongamento do intervalo QT com taquicardia ventricular polimórfica e, principalmente, síndrome neuroléptica maligna e suas consequências – rabdomiólise, hipertermia, distúrbios eletrolíticos etc.[5,11,12,19,20]

A maior parte das intoxicações são assintomáticas, ou oligossintomáticas, com predomínio de rebaixamento do nível de consciência que, raramente, requer via aérea avançada.[5,19] Apesar disto, a história clínica deve receber atenção, bem como a suspeição para as síndromes mais graves, especialmente nas intoxicações com altas doses ou por múltiplas substâncias, deve ser alta.[12]

O prognóstico destes pacientes é, usualmente, positivo. Raramente há necessidade de seguir em monitorização intensiva após manterem-se assintomáticos por seis horas, excetuando-se os casos em que se façam presentes as complicações descritas no corpo deste texto.[5,12] Os casos que evoluem para intubação orotraqueal prolongada, broncoaspiração com pneumonite química, *status epilepticus* ou parada cardiorrespiratória por distúrbios arrítmicos têm pior prognóstico, por vezes saindo do contexto de intoxicação exógena e entrando em um contexto de pacientes críticos crônicos.[20] Felizmente, no caso de antipsicóticos, são a minoria dos casos.

Referências bibliográficas

1. Kaplan HI, Sadock BJ. Compêndio de Psiquiatria- Ciências do Comportamento e Psiquiatria Clínica. 11.ed. Editora Artes Médicas, Porto Alegre; 2017.
2. Orsolini L, Tomasetti C, Valchera A, Vecchiotti R, Matarazzo I, Vellante F, et al. An update of safety of clinically used atypical antipsychotics. Expert Opin Drug Saf. 2016;15(10):1329-47.
3. Seeman P. Atypical antipsychotics: mechanism of action. Can J Psychiatry. 2002;47:27.
4. Meyer JM, Nasrallah HA, McEvoy JP, Goff DC, Davis SM, Chakos M, et al. The Clinical Antipsychotic Trials Of Intervention Effectiveness (CATIE) Schizophrenia Trial: clinical comparison of subgroups with and without the metabolic syndrome. Schizophr Res. 2005;80(1):9-18.
5. Lavonas E. First generation (typical) antipshycotic medication poisoning. In Hendrickson, RG (ED.), *UpToDate*. Acessado em outubro 28, 2023, por www.uptodate.com/contents/first-generation-typical-antipsychotic-medication-poisoning?search=antipsic%C3%B3ticos%20t%C3%ADpicos&source=search_result&selectedTitle=3~124&usage_type=default&display_rank=2#references
6. Gummin DD, Mowry JB, Beuhler MC, Spyker DA, Brooks DE, Dibert KW, et al. 2019 Annual Report of the American Association of Poison Control Centers' National Poison Data System (NPDS): 37th Annual Report. Clin Toxicol (Phila). 2020;58(12):1360-1541.
7. Hampton LM, Daubresse M, Chang HY, Alexander GC, Budnitz DS. Emergency department visits by adults for psychiatric medication adverse events. JAMA Psychiatry. 2014;71(9):1006-14.
8. Kriikku P, Ojanperä I. Fatal concentrations of antidepressant and antipsychotic drugs in postmortem femoral blood. J Anal Toxicol. 2023;47(7):615-622.
9. Huhn M, Nikolakopoulou A, Schneider-Thoma J, Krause M, Samara M, Peter N, et al. Comparative efficacy and tolerability of 32 oral antipsychotics for the acute treatment of adults with multi-episode schizophrenia: a systematic review and network meta-analysis. Lancet. 2019;394(10202):939-951.
10. Cordeiro DM, Pereira GA, Borges RN. Revisão clínica: introdução de antipsicóticos na atenção primária à saúde. Rev Bras Med Fam Comunidade. 2023;18(45)2930.
11. Jameson JL, Fauci AS, Kasper DL, Hauser SL, Longo DL, Loscalzo J, eds. Harrison's Principles of Internal Medicine. 20th ed. McGraw Hill; 2018.
12. Velasco IT, Brandão Neto RA, Souza HP de, Marino LO, Marchini JFM, Alencar JCG de. Medicina de emergência: abordagem prática. 2019. Citado em outubro 28, 2023
13. Ware MR, Feller DB, Hall KL. Neuroleptic Malignant Syndrome: Diagnosis and Management. Prim Care Companion CNS Disord. 2018;20(1):17r02185.
14. Huhn M, Nikolakopoulou A, Schneider-Thoma J, Krause M, Samara M et al. Comparative efficacy and tolerability of 32 oral antipsychotics for the acute treatment of adults with multi-episode

schizophrenia: a systematic review and network meta-analysis. Lancet. 2019;394(10202):939-951.
15. White, SR. Acute dystonic reaction and the neuroleptic malignant syndrome. J Pharm Practice. 2005;18:175.
16. Berling I, Isbister GK. Prolonged QT Risk Assessment in Antipsychotic Overdose Using the QT Nomogram. Ann Emerg Med. 2015;66:154.
17. Sohi MK, Towne D, Mogallapu R, Chalia A, Ang-Rabanes M. A Case of Olanzapine-Induced Cutaneous Eruption. Am J Case Rep. 2023;24:e941379.
18. Ngo A, Ciranni M, Olson KR. Acute quetiapine overdose in adults: a 5-year retrospective case series. Ann Emerg Med. 2008;52:541.
19. Kapitanyan et al. 2023. Seconda generation (atypical) antipshycotic medication poisoning. In Burns, MM (ED.), *UpToDate*. Disponível em: www.uptodate.com/contents/second-generation-atypical-antipsychotic-medication-poisoning?source=mostViewed_widget#references. Acesso em 28 out 2023.
20. Azevedo LCP de, Taniguchi LU, Ladeira JP, Martins HS, Velasco IT. Medicina intensiva: abordagem prática. 2018. em citado outubro 28, 2023.
21. Strawn JR, Keck PE Jr, Caroff SN. Neuroleptic malignant syndrome. Am J Psychiatry. 2007;164(6):870-6.
22. Saadi R, Bohnenberger K. Physostigmine for Antimuscarinic Toxicity. J Emerg Nurs. 2020;46(1):126-128.
23. Berg KM, Soar J, Andersen LW, et al. Adult advanced life support collaborators. Adult advanced life support: 2020 international consensus on cardiopulmonary resuscitation and emergency cardiovascular care science with treatment recommendations. Circulation. 2020;142(16; suppl 1):S92-S139.
24. Berling I, Isbister GK. Prolonged QT Risk Assessment in Antipsychotic Overdose Using the QT Nomogram. Ann Emerg Med 2015;66:154.

Subcapítulo | 147.5

Pesticidas e Herbicidas

Paula Cristina Raminha Mendes | Antero do Vale Fernandes | Liliana Santos | Dário Batista
João Paulo Gouveia | José Serra | António Rocha | Lúcio José de Lara Santos

Destaques

- A Organização Mundial de Saúde (OMS) define pesticida ou praguicida como toda substância capaz de controlar uma praga que possa oferecer risco às populações e ao meio ambiente.
- Tendo em conta a sua especificidade, podem ser definidos como substâncias ou misturas de substâncias destinadas a impedir a ação ou matar diretamente insetos (inseticidas), ácaros (acaricidas), moluscos (moluscicidas) roedores (rodenticidas), fungos (fungicidas), ervas daninhas (herbicidas) e formas de vida animal ou vegetal prejudiciais à saúde pública e à agricultura.
- Apesar do aumento na produtividade agrícola proporcionado pelos pesticidas, o uso inadequado dessas substâncias traz impactos negativos à saúde humana e ambiental.
- Organofosforados (OF) e Carbamatos (Carbm) são classes de pesticidas comumente associadas a casos de intoxicação aguda tanto em animais quanto em humanos, acidentais ou não, são altamente tóxicos e facilmente adquiridos por comporem produtos de uso agrícola, veterinário e doméstico.
- A utilização irregular de substâncias carbamatos (Carbm) e organofosforados (OF) como raticidas, alguns dos quais classificados como extremamente tóxicos, fazem dos inseticidas um importante problema de saúde pública, causando inúmeras mortes.
- A intoxicação por OF tem como principal mecanismo de ação a inibição da acetilcolinesterase (AChE).
- Os inseticidas OF e Carbm são absorvidos pelo organismo, pelas vias oral, respiratória e cutânea.
- A absorção por via oral ocorre nas intoxicações agudas acidentais, nas tentativas de suicídio, sendo, portanto, a principal via implicada nos casos atendidos nos serviços de emergência.
- A via dérmica contudo, é a via mais comum de intoxicações ocupacionais, seguida da via respiratória.
- Após absorvidos, os organofosforados e seus produtos de biotransformação são rapidamente distribuídos por todos os tecidos.
- Os compostos mais lipofílicos podem alcançar concentrações significativas no tecido nervoso, e/ou outros tecidos ricos em lipídios,
- As reações de biotransformação de OF em mamíferos ocorrem de maneira acelerada incrementando a detoxificação desses compostos.
- Fatores metabólicos e toxicocinéticos determinam a toxicidade e resistência aos OF.
- Dependendo da persistência da forma bioativada no organismo, pode-se inferir que poderá interagir

com seus sítios de ação vários dias após a última exposição.

- Os OF dependendo de sua solubilidade nos tecidos, podem desenvolver imediatamente ou tardiamente sinais clínicos da intoxicação.
- A absorção prolongada e insidiosa das substâncias OF pode determinar a agudização da resposta à doses baixas do produto.
- Na intoxicação por OF por via inalatória os primeiros sintomas aparecem em poucos minutos, enquanto que pela ingestão oral ou exposição dérmica pode haver um aparecimento tardio dos sintomas.
- Na exposição cutânea localizada, o efeito tende a restringir-se a área exposta, contudo se houver lesão cutânea ou dermatite a reação pode exacerbar-se.
- Os Carbm são bastante tóxicos, têm baixo poder residual (decompostos em até quatro dias), e o seu mecanismo de ação é semelhante ao dos OF, ocorrendo inibição da acetilcolinesterase (AChE), porém nestes casos reversíveis.
- A maioria dos Carbm, em geral, não causa sintomatologia exuberante a nível de sistema nervoso central (SNC), mas quando presentes são considerados sinais de gravidade.
- O tratamento clínico contra intoxicação por OF é com base no uso de atropina e a reativação da AChE com uso de obidoxima, porém, ambos demonstram eficácia controversa.
- A reversão dos efeitos muscarínicos é feita única e exclusivamente pelo antídoto atropina.
- A reversão dos efeitos nicotínicos, dos efeitos do SNC e a regeneração da AChE é feita pelas oximas, cujo papel na reativação depende da sua estrutura química e molecular, do agente tóxico.
- A obidoxima parece ser o reativador da AChE mais efetivo, com claro benefício na mitigação dos efeitos da intoxicação por OF.

Introdução

As substâncias agrotóxicas surgiram na Segunda Guerra Mundial com o propósito de funcionarem como arma química, mas com o pós-guerra passaram a ser utilizados como defensivos agrícolas.[1]

Desde a década de 1950, com a chamada "Revolução verde" e as grandes mudanças introduzidas na prática agrícola, estes produtos ficaram conhecidos como substâncias pesticidas, praguicidas ou produtos fitossanitários.

Também conhecidos como agroquímicos, são na atualidade largamente usados, sobretudo em monoculturas, como forma de combater as doenças e pragas das produções agrícolas.

De acordo com a Organização Mundial da Saúde (OMS) e várias agências nacionais de vigilância sanitária, o amplo uso de agrotóxicos pode estar associado a problemas ambientais e até de saúde, razão pela qual no rótulo de apresentação para além de serem classificados toxicologicamente segundo determinada metodologia, é assinalado obrigatoriamente o potencial de risco à saúde humana.[1,2]

A classificação toxicológica é feita por meio da diferenciação em cores e da dose letal média (DL50) de cada um, sendo normalmente classificados em quatro classes:

- **Extremamente tóxicos**, indicados pela cor vermelha.
- **Altamente tóxicos**, indicados pela cor amarela.
- **Moderadamente,** indicados pela cor azul.
- **Levemente tóxicos**, indicados pela cor verde.

A maior parte dos casos de intoxicação por agrotóxicos deve-se à falta de controle do uso desses compostos tóxicos e à ausência de conscientização da população em relação aos riscos para a saúde humana.

As intoxicações exógenas agudas, em particular por inseticidas carbamatos (Carbm) e organofosforados (OF) têm sido um problema frequente nos serviços de emergência em alguns países da Lusofonia, seja por ingestão acidental ou por tentativa de suicídio.

A OMS calcula que para cada caso noticiado de intoxicação por agrotóxicos, outros 50 não são notificados.

A intoxicação pode ocorrer de forma direta (contato direto) ou indireta (ingestão de alimentos ou água contaminada, por exemplo).

A ação dos agrotóxicos na saúde humana costuma ser nociva, podendo em muitos casos ser fatal. [3,4]

Intoxicação por agrotóxicos

Classificação dos agrotóxicos

Calcula-se que no mundo lusófono existam mais de 300 princípios ativos em várias formulações comerciais, os quais podem apresentar vários riscos durante a sua manipulação. [5-10]

Quanto à ação e ao grupo químico, classificam-se em:

a. **Inseticidas organofosforados (OF):** p. ex., Malathion, Diazinon, Nuvacrom, Parathion (Folidol, Rhodiatox), Diclorvos (DDVP), Metamidofos (Tamaron), Monocrotophos (Azodrin), Fentrothion, Coumaphós, outros (*forte odor à alho*).
b. **Inseticidas carbamatos (carbm):** p. ex., Aldicarb, Carbaril, Carbofuram, Metomil, Propoxur e outros.
c. **Inseticidas organoclorados (Ocl):** uso progressivamente restringido ou proibido. p. ex., Aldrin, Endrin, BHC, DDT, Endossulfan, Heptacloro, Lindane, Mirex, Dicofol, Clordane, outros.
d. **Inseticidas piretróides (Piret):** p. ex., Aletrina, Cipermetrina, Piretrinas, Tetrametrina, outros.
e. **Inseticidas fungicidas:** os principais grupos químicos são: Etileno-bis-ditiocarbamatos (Maneb, Mancozeb, Dithane (Manzate), Zineb, Thiram); Trifenil estânico (Duter, Brestan, Mertin); Captan (Orthocide e Merpan); Hexaclorobenzeno.
f. **Inseticidas herbicidas (Herbc):** os principais representantes são: Paraquat: (Gramoxone, Gramocil); Glifosato (Round-up, Glifosato Nortox);

Pentaclorofenol; Derivados do Ácido Fenóxiacético: (2,3 diclorofenoxiacético (Tordon 2,4 D) e 2,4,5 triclorofenoxiacético (2,4,5 T). A mistura de 2,4 D com 2,4,5 T é o agente laranja; Dinitrofenóis: Dinoseb e DNOC.

g. **Outros grupos importantes compreendem:** raticidas, acaricidas, nematicidas, molusquicidas, fumigantes (fosfatos metálicos e brometo de metilo.

De acordo com a dose letal mediana (**DL50**), e a cor indicativa do grau de toxicidade, os agrotóxicos são divididos em 4 classes principais que estão descritas no **Quadro 147.5.1**.

Quadro 147.5.1. Classificação dos agrotóxicos de acordo com a DL50 e respetiva cor do rótulo

Classe	Grupo	Cor do rótulo
Classe I	Extremamente tóxicos	Vermelho
Classe II	Altamente tóxicos	Amarelo
Classe III	Moderadamente tóxicos	Azul
Classe IV	Levemente tóxicos	Verde

Fonte: Desenvolvido pelos autores.

Normalmente a toxicidade aguda oral, dérmica (DL50) e inalatória (CL50) das substâncias praguicidas é estudada para amimais de laboratório (ratos), e com base nela a OMS elaborou uma classificação toxicológica de acordo com o perigo que as mesmas representam para os animais estudados. Os valores de DL50 dérmica tiveram uma forma de classificação mais rígida do que os valores da DL50 oral. No **Quadro 147.5.2** apresenta-se a respectiva classificação.

Quadro 147.5.2. Classificação toxicológica, segundo a OMS

Classe	Categoria	DL50 (mg/kg)			
		Oral		Dérmica	
		Formulações		Formulações	
		Sólidas	Líquidas	Sólidas	Líquidas
Ia	Extremamente tóxico (tarja vermelha)	< 5	> 20	< 10	< 40
Ib	Altamente tóxico (tarja amarela)	5 a 50	20 a 200	10 a 100	40 a 400
II	Moderadamente tóxico (tarja azul)	50 a 500	200 a 2.000	100 a 1.000	400 a 4.000
III	Levemente tóxico (tarja verde)	> 500	> 2.000	> 1.000	> 4.000

Fonte: Desenvolvido pelos autores.

A extrapolação exata dos valores da DL50 obtidos em animais de laboratório para o ser humano é impraticável. No **Quadro147.5.3** representado, apesar de não ter fundamentação científica adequada, é bem conhecido em toxicologia, permitindo uma estimativa grosseira da quantidade suficiente de produtos diversos para matar uma pessoa adulta.

Quadro 147.5.3. DL50 oral para animal de laboratório e dose letal provável para o homem

DL50 oral para animal de laboratório mg/kg	Dose letal provável o homem
< 1	algumas gotas
1-50	uma colher de chá (5mL)
50-500	30 g ou 30 mL
0,5 – 5 g	500 g ou 500 mL
5 g – 15 g	1 kg ou 1 L
> 15 g	> 1 kg ou > 1 L

Fonte: Desenvolvido pelos autores.

Aspectos clínicos

Inseticidas: OF, Carbm e Ocl

Os OF são compostos orgânicos que a princípio foram utilizados com fins bélicos principalmente durante a Segunda Guerra Mundial (gás Sarin, Tabun e Soman), conhecidos por terem características neurotóxicas. Pela sua atividade pesticida, são amplamente utilizados no setor agrícola, dado possuírem maior potencial tóxico comparativamente às outras classes de agrotóxicos, e terem capacidade de se manterem por tempo prolongado no meio ambiente sem degradação.[11,12]

São classificados como anticolinesterásicos, pois inibem a degradação do neurotransmissor acetilcolina na fenda sináptica por meio do bloqueio da enzima acetilcolinesterase (AChE), responsável pela degradação da acetilcolina. Uma vez bloqueada a AChE não degrada a acetilcolina das fendas sinápticas, o que provoca acúmulo da mesma nesses locais de sinalização celular, aumentando a excitação neuronal e a transmissão de um impulso nervoso de um neurônio a outro.[11,12]

Os Carb também chamados de **uretanos**, são compostos orgânicos derivados do ácido carbâmico (compostos nitrogenados) com ação anticolinesterásica, ou seja, capaz de inibir de forma reversível a ação da enzima AchE, tornando-a, muito mais ativa nas fendas sinápticas e causando hiperexcitação celular. Também são utilizados como inseticidas, fungicidas e parasiticidas no setor agrícola.[11,12]

Os Ocl também chamados de **organocloretos** são substâncias orgânicas utilizadas em grande maioria no controle de pragas no setor agropecuário e são os primeiros da lista de agrotóxicos mais utilizados seguidos dos organofosforados e dos carbamatos.

■ Mecanismos de ação

Os inseticidas OF ligam-se ao centro esterásico da acetilcolinesterase (AChE), impossibilitando-a de exercer sua função de hidrolisar o neurotransmissor acetilcolina em colina e ácido acético.[11,12]

Os inseticidas Carbm agem de modo semelhante aos OF, mas formam um complexo menos estável com a colinesterase, permitindo a recuperação da enzima mais rapidamente.

A AChE presente no sistema nervoso central (SNC), sistema nervoso periférico (SNP) e também nos eritrócitos, inativa a acetilcolina, responsável pela transmissão do impulso nervoso no SNC, nas fibras pré-ganglionares simpáticas e parassimpáticas e na placa mioneural.

A gravidade da intoxicação e a duração dos efeitos depende das propriedades do composto OF, da sua lipossolubilidade, da estabilidade da ligação acetilcolinesterase-organofosforado e do processo de *aging*.[13]

Manifestações clínicas

Os principais sinais e sintomas da intoxicação aguda por inseticidas inibidores da colinesterase podem ser agrupados didaticamente da seguinte forma:

- Síndrome colinérgica aguda
  - Manifestações muscarínicas (parassimpáticas):

Os efeitos muscarínicos podem ser relembrados pela mnemónica **DUMBELS**:

- **D**iaforese e **D**iarreia.
- **U**rina (descontrole da micção.
- **M**iose.
- **B**radicardia, broncospasmo e broncorreia.
- **E**mese.
- **L**acrimejo.
- **S**ialorreia.

- Manifestações Nicotínicas (ganglionares, simpáticas e somatomotoras)
  - Fasciculações musculares, parésia/paralisia, taquicardia, hipertensão.

- Manifestações do sistema nervoso central:

Excitabilidade, confusão, agitação, letargia, convulsões, coma.

- Síndrome intermédia (paralisia tipo II)

Após 24 a 96 horas da exposição a alguns OF, pode surgir fraqueza ou paralisia muscular proximal (membros superiores e pescoço).

Outros grupos musculares também podem ser afetados, inclusive a musculatura respiratória (respiratórios acessórios), levando à paragem respiratória.

A recuperação pode levar de 4 a18 dias. Pode ocorrer em intoxicações graves e está relacionado à inibição irreversível da acetilcolinesterase.[14-18]

- Polineuropatia tardia

Este quadro desenvolve-se duas a quatro semanas após exposição a inseticidas OF ocorrendo após a fase de hiperestimulação colinérgica.

Caracteriza-se por fraqueza muscular distal, câimbras musculares dolorosas, reflexos diminuídos e um quadro caracterizado por descoordenação motora, hipertonia ou espasticidade, reflexos exageradamente aumentados e tremores (síndrome de libertação extrapiramidal - parkinsonismo). A recuperação é variável.

Esse quadro não tem relação com a inibição das colinesterases e relaciona-se com exposições a alguns OF.

Diagnóstico diferencial

Intoxicação por fungos de ação muscarínica, barbitúricos, medicamentos de acção colinérgica e opioides.

Tratamento da intoxicação moderada a grave

Medidas gerais[19-24]

- É importante o manuseio do doente com **luvas e avental de borracha** durante a descontaminação do doente, feita em local ventilado.
- **Ventilação adequada** por meio da desobstrução das vias aéreas, aspiração das secreções e, se necessário, ventilação assistida.
- **Na exposição dérmica**, fazer descontaminação, lavando áreas atingidas com água fria e sabão neutro, por 20 a 30 minutos. Pode-se usar solução de bicarbonato (os fosforados são instáveis em meio alcalino). Atenção especial a cabelos, unhas e dobras cutâneas (não esfregar a pele com força).
- **Na exposição ocular**, lavar com água ou solução salina morna, durante 15 a 20 min (pode ser usado colírio anestésico previamente para facilitar procedimento).
- **Na ingestão**, descontaminar o trato gastrointestinal com lavagem gástrica até quatro a seis horas após, entubando o paciente, não provocar vômitos pelo risco de aspiração de derivados de petróleo (solventes utilizados nos inseticidas) e que podem evoluir para pneumonia química.
- Uso de **carvão ativado** pelo seu efeito adsortivo.
- Uso de **laxativos** como sulfato de sódio ou hidróxido de magnésio, para forçar a eliminação do tóxico (não usar laxantes oleosos, leite ou alimentos gordurosos, pois aumentam absorção (agentes tóxicos são lipossolúveis)
- **Contraindicado**: evitar o uso de: teofilina, aminofilina, morfina, reserpina e fenotiazínicos, podem aumentar a depressão central, colaborar para inibição da colinesterase ou provocar arritmias cardíacas.

Resumo de protocolo de atuação

- **Lavagem corporal e gástrica.**
- **Não induzir vômito.**
- **Carvão ativado (50 g 4/4 horas).**
- **Sulfato de Na ou Mg (10 a 30 g 4/4 h).**
- **Enemas de limpeza.**

Medidas específicas[25,26]

- **Atropinização:** bloqueio dos efeitos da acetilcolina nos receptores muscarínicos:
- **Indução:** bolus de 1 mg- 5 mg até sinal de atropinização.
- **Manutenção:** dose mínima necessária.
- **Perfuração contínua (dose:** balanço de toxicidade/ atropinização).
- **Suspensão:** critérios clínicos (sem sinais muscarínicos).

A midríase não é um bom indicador de atropinização, devendo-se monitorizar os outros sinais muscarínicos (broncorreia, sialorreia, lacrimejo etc.).

Nas intoxicações graves podem ser necessárias doses maciças de atropina (> 20 mg/h) em perfusão contínua (utilizar os frascos de 250 mL com 500 mg de atropina).

As doses sugeridas de atropina podem ser aumentadas ou reduzidas se necessário, garantindo um estado de atropinização moderada com o objetivo de eliminar a secreção pulmonar e o broncoespasmo, otimizando a função respiratória e como consequência, melhorando no estado de agitação e taquicardia.

Regenera as colinesterases e está indicada nas intoxicações moderadas e graves, para reversão dos efeitos nicotínicos e do SNC.

Não deve ser usada em intoxicações por inseticidas carbamatos (Carbm), pois não atua na carbamil – colinesterase e o processo inibitório reverte espontaneamente.[27]

Dose:

- Até 1995: 250 mg 6/6 horas.
- Desde 1995: 15 mg /kg/dia.
- Pode ser necessário manter terapêutica com obidoxima durante vários dias duração ?

medidas

a. Hipotensão: fluidos, vasopressores.
b. Convulsões: diazepam.
c. Alimentação parentérica total (não há necessidade de restrição lipídica).

Laboratório

Os parâmetros bioquímicos mais utilizados para avaliação de intoxicação aguda por OF e Carb são:

Colinesterase (Che)

Duas enzimas conhecidas integram este grupo, a acetilcolinesterase (AChE) ou colinesterase verdadeira, e a butirilcolinesterase (ButChe), ou pseudocolinesterase, e ambas apresentam os mesmos ativadores e inibidores, diferenciando-se principalmente pelo local onde são produzidas.

A AChE é uma enzima integrante da junção mioneural, existindo igualmente na substância branca do cérebro, fígado, pâncreas e mucosa intestinal.

A AChE serve para fazer o diagnóstico diferencial entre as substâncias tóxicas, uma vez que não tem uma relação muito grande com a gravidade dos sinais clínicos.[28]

A intoxicação por OF causa uma inibição relativamente estável da enzima, enquanto que aquela causada por carbamatos é muito lábil.

Perante uma suspeita de intoxicação por OF ou Carbm, a AChE é normalmente solicitada e, o significado clínico é dado pela diminuição da atividade enzimática no sangue.

A diminuição da atividade enzimática das colinesterases também pode ocorrer por má nutrição, anemia ou doenças hepáticas e poderão ser vistos aumentos da AChE em lesões cerebrais (abscessos) ou nas hiperlipoproteinemias.[28]

O doseamento das colinesterases eritrocitárias é mais sensível e específico que o doseamento das colinesterases séricas.

- **Intoxicação latente:** níveis de colinesterases 50%-90%.
- **Intoxicação ligeira:** níveis de colinesterases 20%-50%.
- **Intoxicação moderada:** níveis de colinesterases 10%-20%.
- **Intoxicação grave:** níveis de colinesterases inferiores a 10 %.

Para além do diagnóstico, a monitorização diária da AChE continua a ser útil na monitorização da evolução clínica, e o seu valor das primeiras 24 horas não tem signifcado prognóstico.

Na intoxicação por Carbm a AchE tem um valor diagnóstico reduzido devido a sua rápida reversão e a rápida normalização dos níveis alterados (minutos a algumas horas).

Existem inúmeras variáveis que aumentam a actividade da AChE: alcoolismo, artrite, asma brônquica, bócio nodular, diabetes, esquizofrenia, estados de ansiedade, hiperlipidemia, hipertensão, nefrose, obesidade, psoríase, tireotoxicose, exposição a organoclorados.

Outras variáveis podem diminuir atividade AChE: anemias crônicas, carcinoma, desnutrição, doenças hepáticas, epilepsias, febre reumática, enfarte do miocárdio, infecções agudas, anticoncepcionais orais, clorpromazina, corticoides, drogas anticâncer, fisostigmina, neostigmina, Raios X, outros).[29,30]

Creatina-fosfoquinase (CK) e Mioglobina

Normalmente há dano muscular por miotoxicidade na intoxicação por OF e em resultado pode haver um aumento da *creatina-fosfoquinase* (CK) e da mioglobina.

O aumento da CK deve-se sobretudo da isoenzima CK--MM presente no músculo esquelético. Porém, por efeito direto do SNC, a CK pode aumentar em resultado da isoenzima CK-BB, o mesmo acontecendo em consequência da isoenzima Ck-MB dependente do músculo cardíaco, desta feita por toxicidade direta.

Eletromiografia (EMG)

O estudo eletroneuromiográfico pode revelar-se importante para a caracterização de déficits motores associado a sintomas sensitivos, muito comum na polineuropatia tardia dos OF, que ocorre após a fase de hiperestimulação colinérgica.

Na maioria dos casos o EMG demonstra um padrão axonal motor podendo contudo haver sinais de compromisso do SNC.

Na intoxicação por OF com compromisso da musculatura respiratória e necessidade de ventilação mecânica (VM) o EMG pode revelar-se uma ferramenta importante na avaliação da função respiratória em doentes ventilados, ao identificarmos o momento apropriado para o início dos testes de respiração espontânea (procedimentos de desmame), e para monitorizar em tempo real a atividade dos músculos respiratórios.

Fica assim enfatizada a potencial aplicação do EMG de superfície como indicador de recuperação no processo de desmame ventilatório em doentes submetidos a VM.[31]

Outros exames complementares

Hemograma, radiografia de tórax, ionograma, gasimetria arterial, ureia, creatinina, eletrocardiograma, PCR, PCT, de entre outros.

Evolução e prognóstico

As primeiras quatro a seis horas são as mais críticas na intoxicação aguda. O prognóstico vai depender de vários fatores: quantidade, toxicidade e via de administração do OF; do tempo de ingestão até os primeiros socorros; do episódio de vômito imediato após a ingestão do produto; da ocorrência de parada cardiorrespiratória (PCR), sua duração e tempo de reanimação e da transferência do doente para uma unidade de cuidados intensivos (UCI), para monitorização intensiva e suporte orgânico adequado.

De uma maneira geral, a morte após uma única exposição aguda pode ocorrer dentro de minutos a horas (5 minutos a 24 horas), dependendo da dose, da via de administração e do agente.

A principal causa de morte é a insuficiência respiratória, sendo que a pneumonia de aspiração é muito frequente e pode evoluir para quadros de sépsis.

As arritmias constituem uma causa de morte igualmente importante. O intervalo QT está comummente alargado e, quando excede a 50 % do intervalo RR, dever-se-á ponderar a colocação de um *pacing* provisório.

A lesão renal aguda (LRA) pode ocorrer em cerca de 20% dos casos, sendo prudente evitar a hipovolemia e tratar precocemente a mioglobinúria quando acentuada.

O uso da obidoxima obriga a um controle apertado das enzimas hepáticas e da amilase dada a potencial toxicidade para o fígado e o pâncreas.

As manifestações do SNC são flutuantes e não têm valor prognóstico na fase inicial da doença.

Resumidamente, a mortalidade na intoxicação por OF continua muito elevada, ocorrendo usualmente por insuficiência respiratória devido a fraqueza muscular e depressão respiratória do SNC, agravados por broncoconstrição e excessiva secreção brônquica (efeitos muscarínicos), fatores que propiciam a infecção, sépsis e disfunção múltipla de órgãos.

Referências bibliográficas

1. Junior JF, Alves ME, Guerreiro AS. Intoxicação por organofosforados. Medicina Interna. 1999;6(2):88-91.
2. Reiner E. Organophosphorus compounds and esterases: current research topics concerning toxicity of, and protection against organophosphates, Institute for Medical Research and Occupational Health, Arh Hig Rada Toksikol. 2001;52: 323-331.
3. Kallel H, Charfeddine A, Khlaf-Bouaziz N, Hergafi L, Bahloul M, Hamida CB, et al. Curious fatal intentional poisoning case with organophosphate pesticide. Med Sci Monit. 2007;13(1):CS1-3.
4. Aardema H, Meertens JH, Ligtenberg JJ, Peters-Polman OM, Tulleken JE, Zijlstra JG. Organophosphorus pesticide poisoning: cases and developments. Neth J Med. 2008;66(4):149-53.
5. Karki P, Ansari JA, Bhandary S, Koirala S. Cardiac and electrocardiographical manifestations of acute organophosphate poisoning. Singapore Med J. 2004;45(8):385-9.
6. Singh G, Khurana D. Neurology of acute organophosphate poisoning. Neurol India. 2009;57(2):119-25.
7. Li C, Miller WT, Jiang J. Pulmonary edema due to ingestion of organophosphate insecticide. AJR Am J Roentgenol. 1989;152(2):265-6.
8. Steenland K, Jenkins B, Ames RG, O'Malley M, Chrislip D, Russo J. Chronic neurological sequelae to organophosphate pesticide poisoning. Am J Public Health. 1994;84(5):731-6.
9. Kamanyire R, Karalliedde L. Organophosphate toxicity and occupational exposure. Occup Med (Lond). 2004;54(2):69-75.
10. Ahlgren JD, Manz HJ, Harvey JC. Myopathy of chronic organophosphate poisoning: a clinical entity? South Med J. 1979;72(5):555-8, 563.
11. Ariëns AT, Meeter E, Wolthuis OL, van Benthem RM. Reversible necrosis at the end-plate region in striated muscles of the rat poisoned with cholinesterase inhibitors. Experientia. 1969;25(1):57-9.
12. Bright JE, Inns RH, Tuckwell NJ, Griffiths GD, Marrs TC. A histochemical study of changes observed in the mouse diaphragm after organophosphate poisoning. Hum Exp Toxicol. 1991;10(1):9-14.
13. De Bleecker J, Willems J, De Reuck J, Santens P, Lison D. Histological and histochemical study of paraoxon myopathy in the rat. Acta Neurol Belg. 1991;91(5):255-70.
14. De Bleecker JL, van den Abeele KG, De Reuck JL. Variable involvement of rat skeletal muscles in paraoxon-induced necrotizing myopathy. Res Commun Chem Pathol Pharmacol. 1992;75(3):309-22.
15. De Reuck J, Willems J. Acute parathion poisoning: myopathic changes in the diaphragm. J Neurol. 1975;208(4):309-13.
16. de Reuck J, Colardyn F, Willems J. Fatal encephalopathy in acute poisoning with organophosphorus insecticides. A clinico-pathologic study of two cases. Clin Neurol Neurosurg. 1979;81(4):247-54.
17. Dekleva A, Sket D, Sketelj J, Brzin M. Attenuation of soman--induced lesions of skeletal muscle by acetylcholinesterase reactivating and non-reactivating antidotes. Acta Neuropathol. 1989;79(2):183-9.
18. Dettbarn WD. Pesticide induced muscle necrosis: mechanisms and prevention. Fundam Appl Toxicol. 1984;4(2 Pt 2):S18-26
19. Dubowitz V. Muscle biopsy: a practical approach. 2nd ed. London, Bailliere Tindall; 1985.
20. Ecobichon DJ, Joy RM. Pesticides and neurological diseases. In: Casarett, L. J. & Doull, J. Toxicology the basic science of poisons. 4th ed. Boca Raton: CRC Press; 1991. p. 565-622.

21. Ellman GL, Courtney KD, Andres V Jr, Feather-Stone RM. A new and rapid colorimetric determination of acetylcholinesterase activity. Biochem Pharmacol. 1961;7:88-95.
22. Fenichel GM, Kibler WB, Olson WH, Dettbarn WD. Chronic inhibition of cholinesterase as a cause of myopathy. Neurology. 1972;22(10):1026-33.
23. Gupta RC, Patterson GT, Dettbarn WD. Mechanisms of toxicity and tolerance to diisopropylphosphorofluoridate at the neuromuscular junction of the rat. Toxicol Appl Pharmacol. 1986;84(3):541-50.
24. Laskowski MB, Olson WH, Dettbarn WD. Ultrastructural changes at the motor end-plant produced by an irreversible cholinesterase inhibitor. Exp Neurol. 1975;47(2):290-306.
25. Wecker L, Dettbarn WD. Paraoxon-induced myopathy: muscle specificity and acetylcholine involvement. Exp Neurol. 1976;51(2):281-91.
26. Wecker L, Mrak RE, Dettbarn WD. Evidence of necrosis in human intercostal muscle following inhalation of an organophosphate insecticide. J Environ Pathol Toxicol Oncol. 1985;6(2):171-5.
27. Wilhelm K. Determination of human plasma cholinesterase activity by adapted Ellman's method. Arh Hig Rada Toksikol. 1968;19(2):199-207.
28. Osweiler GD. Inseticidas e Moluscidas. In:Toxicologia Veterinári a. Porto Alegre: Artes Médicas; 1998, cap. 19, p. 259-282.
29. Fenik J., Tankiewicz M., Biziuk M. Properties and determination of pesticides in fruits and vegetables. TrAC Trends Anal. Chem. 2011;30:814–826.
30. Masson P. Evolution of and perspectives on therapeutic approaches to nerve agent poisoning. Toxicol Lett. 2011;206(1):5-13.
31. Vasconcellos LF, Leite AC, Nascimento OJ. Organophosphate-induced delayed neuropathy: case report. Arq Neuropsiquiatr. 2002;60(4):1003-7.

Bibliografia recomendada

Ribeiro JL, Pereira C, Fernandes LG, Medeiros PD. Organophosphate poisoning: nursing diagnoses and interventions. J Res. 2013;5(3):218-226.

Subcapítulo | 147.6

Intoxicações Exógenas: Cianeto e Monóxido de Carbono

Daniel Nobrega Medeiros | Gerson Luiz de Macedo

Cianeto

Introdução

O cianeto é uma molécula que poder ser veiculada sob forma de gás (cianeto hidrogênico ou gás prússio), diluível em água (sódio de cianeto e potássio de cianeto), além da forma sólida em pó não solúvel em água, como é o caso dos cianetos de ouro, prata e bronze.[1] Considerado um dos venenos mais letais, foi usado de forma criminosa na Segunda Guerra Mundial nos campos de concentração de judeus na Alemanha e na Polônia (**Figura 147.6.1**).

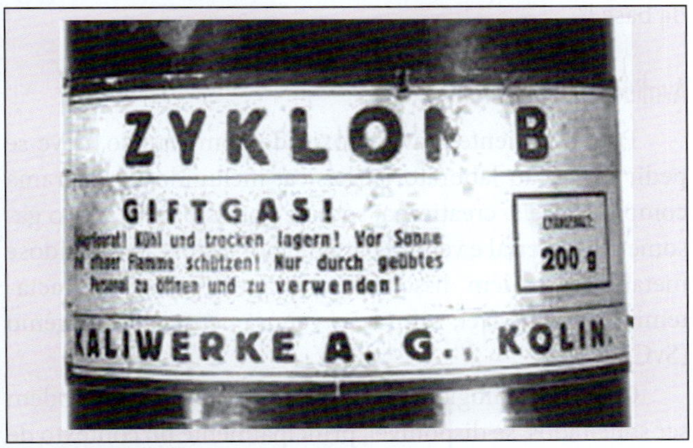

Figura 147.6.1. Gás da morte.
Fonte: Acervo da autoria.

São registrados, anualmente, 150 a 200 exposições nos Estados Unidos[2] e 255 apenas em Seul, na Coreia do Sul, entre 2005-2010.[3] A maior parte dos casos são por ingestão não intencional.[2,3] As fontes não intencionais de exposição ao cianeto incluem: indústrias de plástico, pesticidas, borracha sintética, entre outras. Além disso, o cianeto também está presente na produção de cigarros e, e está associado à droga vasoativa muito usada em unidades de terapia intensiva (UTI), o nitroprussiato de sódio.[4]

Eleita pela Organização das Nações Unidas (ONU) como o alimento do século XXI, a mandioca (macaxeira, aipim) pelo seu potencial nutritivo, tem uma forma branda, e a forma intensa, que possui o ácido cianídrico e pode levar a intoxicação.

Habitualmente quando é ingerida na forma crua ou malcozida, a mandioca intensa tem um gosto amargo e é tóxica.

Mecanismo farmacodinâmico de ação do cianeto

A nível celular, a molécula de cianeto se liga ao Fe^{+2}, com o qual tem grande afinidade. Porém, este íon encontra-se em grande quantidade no citocromo oxidase. A ligação do cianeto ao quarto complexo da cadeia transportadora de elétrons, impede sua evolução na cadeira respiratória normal da mitocôndria de células eucarióticas (**Figura 147.6.2**), de forma que, mesmo com um microambiente repleto de oxigênio, este não é utilizado e a célula entra em anaerobiose. A anaerobiose causa produção excessiva de prótons H+, entrando no organismo do paciente em um estado de acidose metabólica e choque citotóxico.

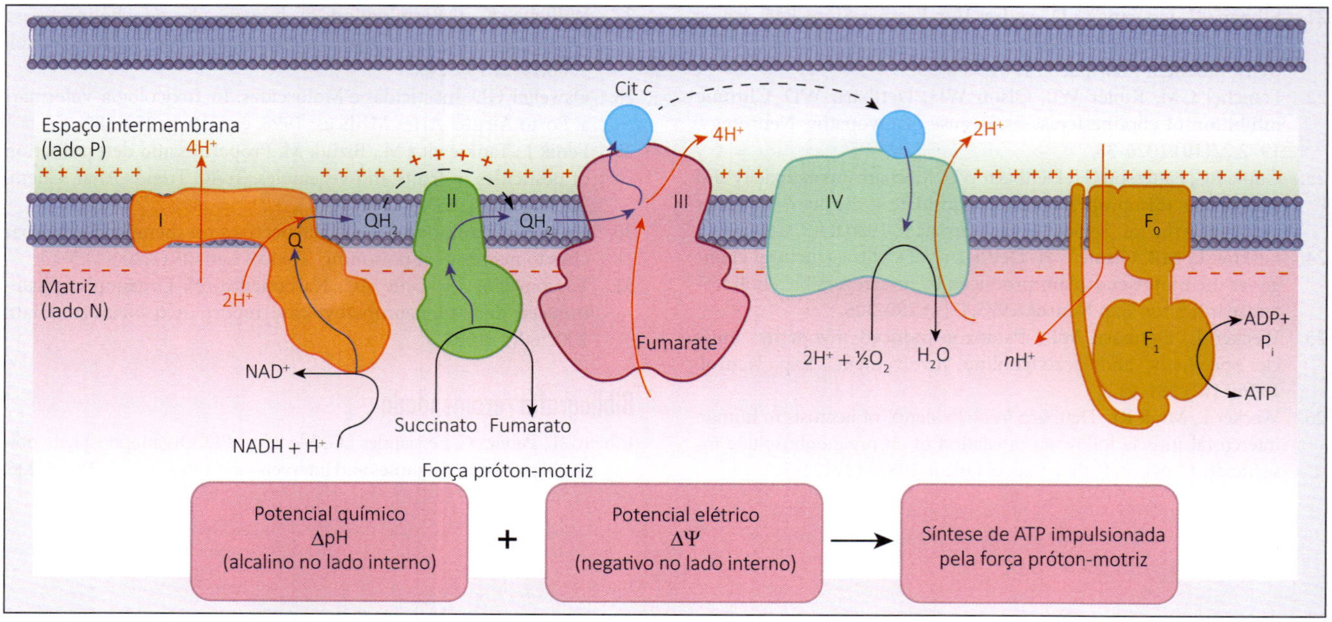

Figura 147.6.2. Cadeia transportadora de elétrons.

ADP: adenosina difosfato; ATP: adenosina trifosfato; Cit *c*: citocromo *c*; NDA: dinucleotídeo de nicotinamida e adenina; NADH: nicotinamida adenina dinucleotídeo; P_i: fosforilação oxidativa; QH_2: forma reduzida da coenzima Q.

Fonte: Editora Atheneu.

Em uma outra via, a afinidade do cianeto pelo ferro é causa de hipoxemia. O cianeto se une ao Fe^{+2} na hemoglobina, formando o complexo ciano-hemoglobina, que, por ter afinidade excessiva com a molécula de oxigênio, causa hipoxemia.

Tanto a acidose metabólica, quanto a hipoxemia, são fatais se não forem revertidas adequadamente.[5]

Quadro clínico

As manifestações são sistêmicas e dose-dependentes, sendo as mais letais e comórbidas.[6,8,9] O início dos sintomas sob a forma inalada é imediato, enquanto a via oral leva minutos a horas (**Quadro 147.6.1**).[10]

As manifestações clínicas da intoxicação aguda incluem:[10]

- Sistema nervoso central (SNC): dor de cabeça, ansiedade, confusão, vertigem, perda de consciência, convulsões.
- **Cardiovascular:** inicialmente taquicardia e hipertensão, depois bradicardia e hipotensão e disritmias.
- **Respiratório:** taquipneia inicial seguida de bradipneia, edema pulmonar.
- **Gastrointestinal:** vômitos, dor abdominal.
- **Pele:** rubor (cor "vermelho cereja"), cianose, dermatite irritante (coceira, eritema, edema, vesículas resultantes da exposição da pele).
- **Renal:** insuficiência renal.
- **Hepática:** necrose hepática.
- **Musculoesquelético:** rabdomiólise.

Pacientes podem desenvolver sequelas após exposição aguda ao cianeto, principalmente de natureza neurológica, já que o SNC é particularmente sensível às lesões por cianeto. As manifestações são predominantemente distúrbios de movimento, relativos a parkinsonismo e lesão de núcleos da base.[10]

Quadro 147.6.1. Envenenamento por cianeto

Via de administração	Dose tóxica
Inalação	100 ppm x 30 min
	300 ppm x 5 min
Oral	1,52 mg/kg
Dérmica	100 mg/kg
Intravenosa	5-10 µg/kg per minute x 3-10 hr

Fonte: Adaptado de Candide Desai S, Su MK. poisoning. UpToDate. Disponível em: https://sso.uptodate.com/contents/cyanide-poisoning?source=history_widget#H616261319,. Acesso em agosto de 2024.

Avaliação laboratorial

Para o paciente grave intoxicado com cianeto, deve-se pedir avaliação laboratorial básica, incluindo hemograma completo, ureia, creatinina, sódio e potássio, bem como gasometrias arterial e venosa para melhor avaliação de acidose metabólica.[11] Além disso, é interessante avaliar hiperlactatemia e, se possível, saturação venosa central de oxigênio (SvCo2).[10]

Carboxi-hemoglobinemia e metemoglobinemia podem ser solicitados, se disponível, principalmente no contexto de excluir intoxicação por monóxido de carbono, que pode ter manifestações bem parecidas com a de cianeto.[11]

Diagnóstico

Devido à indisponibilidade da mensuração de cianeto sérico em rápida disposição, o diagnóstico da intoxicação é, a princípio via história clínica de ingestão, com alta suspeição. No caso de não haver história disponível, considera-se um paciente rebaixado, especialmente com acidose metabólica, possivelmente intoxicado por cieaneto.[4,11]

Manejo

A abordagem do paciente intoxicado por cianeto é a abordagem de um paciente grave, que potencialmente evoluirá com óbito em minutos até horas caso terapias antídoto não sejam administradas – além disso, o manejo envolve ressuscitação de descontaminação.[10]

A ressuscitação envolve as manobras de suporte básico e avançado à vida, conforme ACLS, ou seja, garantir via aérea avançada, se necessário for – em caso de não haver necessidade, recomenda-se dispositivo de oxigênio em alto fluxo profilático. Após, garantir que o paciente esteja ventilando adequadamente, de preferência com monitorização cardíaca e acesso venoso calibroso já no início. Segue-se, então, avalição do *status* cardiovascular do paciente, com uso de cristaloides e/ou drogas vasoativas conforme necessidade. Por fim avalia-se marcas externas no corpo do paciente e déficits neurológicos.[13]

A descontaminação é o ato de isolar o paciente de todas as possíveis fontes de perpetuação da intoxicação. É importante esclarecer que, até o fim do processo de descontaminação, os profissionais responsáveis por fazê-la devem estar protegidos com vestes de autoisolamento. Em primeiro lugar, deve-se tirar as roupas do paciente e mantê-las devidamente isoladas, posteriormente o paciente deve ser submetido a banho de água e sabão exaustivamente.[13]

A descontaminação também envolve uso de carvão ativado por via oral, especialmente após as primeiras horas da ingestão – em caso exposição por via oral. Recomenda-se dose única na posologia de 50 gramas em adultos e 1 g/kg em crianças. Não há benefícios em novas administrações de carvão ativado, nem de lavagem nasogástrica com NaCl 0,9%.[10,13]

A hidroxicobalamina é a droga de escolha para o tratamento da intoxicação por cianeto.

Preconiza-se uma dose inicial de 5 g de hidroxocobalamina em infusão de 15-30 min, administrada em aproximadamente 20 min após o contato com o serviço de emergência ainda em âmbito pré-hospitalar, com a possibilidade de doses adicionais em pacientes não responsivos (máximo de 15 g).

O mecanismo de ação da hidroxicobalamina, se dá pela afinidade do antídoto ao cianeto, o deslocando da enzima citocromo-oxidase que ao se ligar a hidroxicobalamina forma cianocobalamina (vitamina B12), sendo excretada na urina (**Figura 147.6.3**).

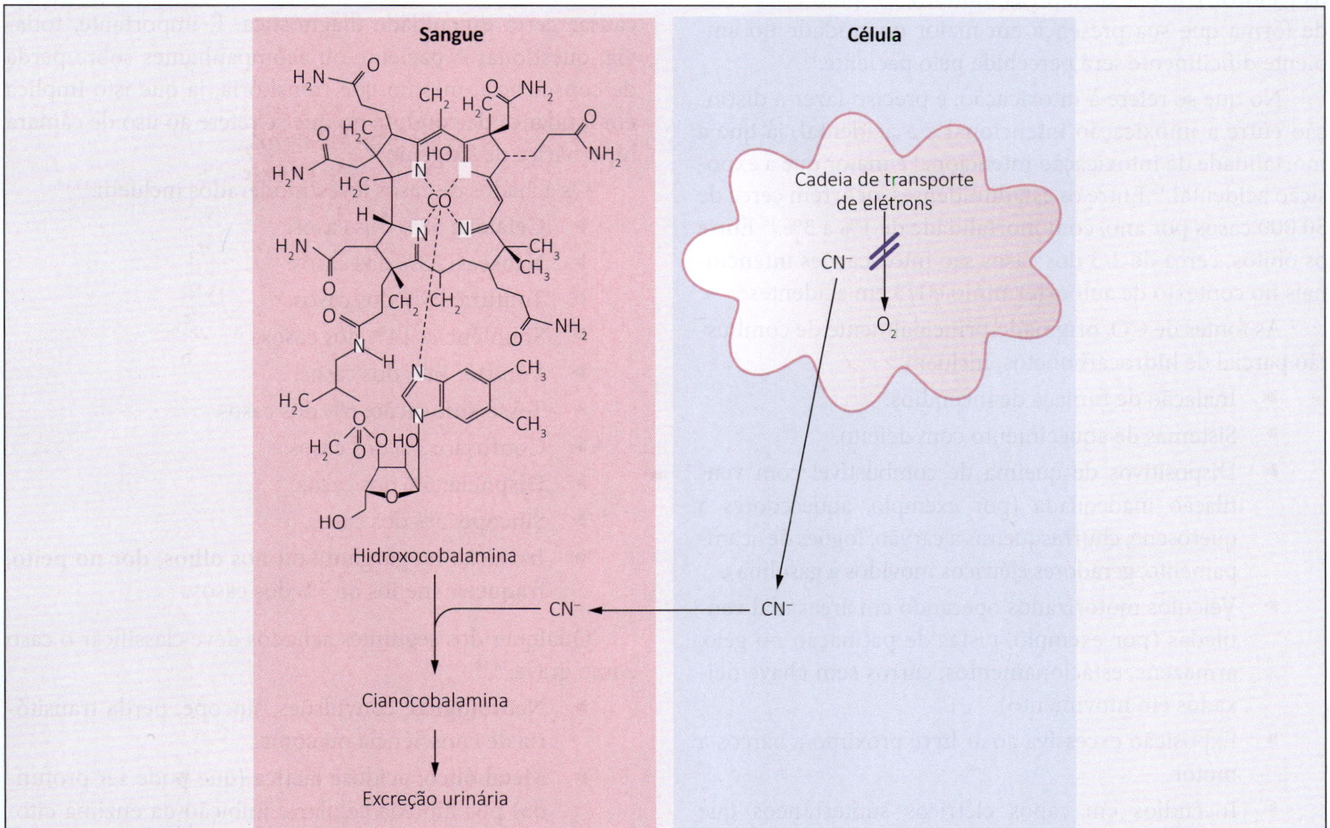

Figura 147.6.3. Tratamento da intoxicação por cianeto com hidroxicobalamina.

Fonte: Desenvolvida pela autoria.

Na indisponibilidade da hidroxicobalamina, potentes vasodilatadores que com a administração rápida pode levar a hipotensão, seriam a opção de recurso terapêutico.

Os nitratos orgânicos, nitrito de amila e o nitrato de sódio são responsáveis por atuar na formação da metemoglobina, que implica na oxidação da porção ferrosa (Fe^{2+}) na hemoglobina para a forma férrica (Fe^{3+}). Essa forma proporciona uma ligação do cianeto a metemoglobina, que compete diretamente com o sítio de ligação no complexo do citocromo. Estabelecendo a formação da cianometemoglobina, a mesma sofre ação da rodanase, uma enzima endógena falada anteriormente, facilitando a formação do tiocianato, sendo por sua vez, uma substância menos tóxica que é excretada pelos rins. Em alguns casos, pode ser inevitável a administração de azul de metileno para tratar a metemoglobinemia, favorecendo a redução do íon férrico (CETOX, 2013).

Monóxido de carbono (CO)

Introdução

O monóxido de carbono é um gás que compõe uma pequena parcela da atmosfera. No organismo, ao contrário do gás carbônico (CO_2), não é depurado adequadamente – liga-se a hemoglobina com intensa afinidade, formando o complexo carboxi-hemoglobina (COHB) que, pela afinidade do CO à hemoglobina, não distribui oxigênio (O_2) para os tecidos. Trata-se de um gás inodoro, insípido e sem cor, de forma que sua presença em maior quantidade no ambiente dificilmente será percebida pelo paciente.[14]

No que se refere à intoxicação, é preciso fazer a distinção entre a intoxicação intencional e a acidental, já que a mortalidade da intoxicação intencional é maior que a exposição acidental.[15] Entre os estadunidenses, ocorrem cerca de 50.000 casos por ano, com mortalidade de 1% a 3%.[16] Entre os óbitos, cerca de 2/3 dos casos são intoxicações intencionais no contexto de autoextermínio e 1/3 em acidentes.[17]

As fontes de CO, originado principalmente de combustão parcial de hidrocarbonetos, incluem[18]:

- Inalação de fumaça de incêndios.
- Sistemas de aquecimento com defeito.
- Dispositivos de queima de combustível com ventilação inadequada (por exemplo, aquecedores a querosene, churrasqueiras a carvão, fogões de acampamento, geradores elétricos movidos à gasolina).
- Veículos motorizados operando em áreas mal ventiladas (por exemplo, pistas de patinação no gelo, armazéns, estacionamentos, carros sem chave deixados em movimento).
- Exposição excessiva ao ar livre próximo a barcos a motor.
- Incêndios em cabos elétricos subterrâneos que produzem grandes quantidades de CO, que podem infiltrar-se em edifícios e casas adjacentes.
- Uso de narguilé.
- O cloreto de metileno (diclorometano), um solvente industrial e um componente do removedor de tinta, inalado ou ingerido é metabolizado hepaticamente em CO e pode causar toxicidade por CO na ausência de CO ambiente. Em 2012, a União Europeia proibiu os decapantes contendo cloreto de metileno e, em 2019, foi banido de todos os removedores de tinta e revestimento para uso pelo consumidor nos Estados Unidos. Contudo, o cloreto de metileno pode ainda estar disponível em alguns produtos para aplicações industriais.

Mecanismo de ação do monóxido de carbono

O CO tem afinidade pela hemoglobina 270 vezes maior do que o O_2, de modo que este não consegue acesso e distribuição pelos tecidos orgânicos. O resultado, em termos fisiopatológicos, é anoxia ou hipoxia tissular, causando disfunção orgânica rapidamente progressiva e, eventualmente, disfunção mitocondrial, com consequências irreversíveis.[19]

Dentre as disfunções orgânicas, chama-se atenção para lesão de substância branca encefálica, o que corrobora com sequelas à longo prazo em parte dos indivíduos que sobrevivem à exposição.[18,19]

Quadro clínico

A clínica da intoxicação por CO é inespecífica, o que, em conjunto com a dificuldade de se identificar o gás, pode causar certa dificuldade diagnóstica. É importante, todavia, questionar o paciente ou acompanhantes sobre perda de consciência, mesmo que transitória, já que isto implica em mudança de conduta no que se refere ao uso de câmara hiperbárica de oxigênio.[20]

Os achados de casos leves/moderados incluem:[14,18]

- **Cefaleia:** 58% dos casos.
- **Náuseas:** 33% dos casos.
- **Tontura:** 29% dos casos.
- **Sonolência:** 14% dos casos.
- **Vômito:** 14% dos casos.
- **Tosse/sufocação:** 6% dos casos.
- **Confusão:** 5% dos casos.
- **Dispneia:** 5% dos casos.
- **Síncope:** 5% dos casos.
- **Irritação na garganta ou nos olhos, dor no peito, fraqueza:** menos de 5% dos casos.

Qualquer dos seguintes achados deve classificar o caso como grave:[14,18]

- **Neurológico:** convulsões, síncope, perda transitória de consciência ou coma.
- **Metabólico:** acidose láctica (que pode ser profunda) por hipóxia celular e inibição da enzima citocromo oxidase.
- **Cardiovascular:** isquemia miocárdica aguda, lesão miocárdica, arritmias ventriculares e edema pulmonar.

No que se refere às sequelas, dá-se especial atenção para a síndrome neuropsiquiátrica tardia (SNT), que se caracteriza por comprometimento cognitivo, déficits focais, distúrbios do movimento variados (mioclonias, distonias, parkinsonismo etc.) e alteração comportamental. A SNT pode ocorrer até 240 dias da exposição, embora a média seja de 20 dias.[21]

Diagnóstico

Embora haja possibilidade de quantificação da proporção de CO no ar, o diagnóstico da intoxicação é eminentemente clínico. Pacientes encontrados em ambientes fechados com presença de fumaça, bem como história ocupacional ou recreativa às exposições anteriormente descritas devem levar à suspeita diagnóstica e tratamento.[18]

Alguns serviços dispõem de quantificação da COHB por meio da gasometria arterial ou venosa,[22] porém, essa não é a realidade na maior parte dos serviços brasileiros.[11] Os níveis de COHB obtidos via gasometria são úteis para diagnóstico, mas não quantificam bem o grau de intoxicação, principalmente se obtido após muito tempo da exposição suspeita. O que quantifica o grau de intoxicação é a clínica do paciente.[18,22] Além disso, não há uso para oximetria de pulso para avaliar hipo/anoxia nestes pacientes, já que o oxímetro não diferencia COHB de Oxi-hemoglobina.[23]

Manejo

O princípio do manejo da intoxicação por CO é a retirada do paciente da fonte de exposição, seguido de oxigenioterapia de alto fluxo (preferencialmente máscara não reinalante). Nos pacientes que se encaixam como casos graves devido às alterações clínicas – especialmente se há acidemia, alterações eletrocardiográficas, elevações dos marcadores de injúria miocárdica, dor torácica refratária ou rebaixamento do nível de consciência –, a equipe assistente deve tentar transferência para algum serviço com câmara hiperbárica de oxigênio, caso a unidade não a disponha.[11] O benefício da câmara é maior se o paciente for à ela submetido nas primeiras seis horas da exposição.[18]

Pode haver exposição simultânea de cianeto e de CO nos casos de incêndios em locais fechados. Dessa forma, há recomendação para administração profilática de hidroxicobalamina na dose de 70 mg/kg.[18]

Em relação às indicações formais de uso de câmara hiperbárica de oxigênio, têm-se as seguintes:[11,18]

- Nível de COHb >25% em gasometria.
- Nível de COHb >15% em gasometria em caso de gestante.
- Perda de consciência.
- Acidose metabólica grave (pH < 7,25).
- Evidência de isquemia de órgão-alvo (por exemplo, alterações no ECG, biomarcadores cardíacos elevados, insuficiência respiratória, déficit neurológico focal ou estado mental alterado)

No que se refere à SNT, o uso de câmara hiperbárica de oxigênio pode prevenir seu surgimento e a gravidade.[24] O manejo da síndrome varia de acordo com sua manifestação – se predominantemente cognitiva, motora ou psicótica, com uso de medicações de acordo com as manifestações do paciente. A SNT dura em média pouco mais de um ano.[11,18]

Referências bibliográficas

1. Greenfield RA, Brown BR, Hutchins JB, Iandolo JJ, Jackson R, Slater LN, et al. Microbiological, biological, and Chemical weapons of warfare and terrorism. Am J Med Sci. 2002;323(6):326-40.
2. Bronstein AC, Rivers LJ, Pham NPT, Weber J. 2020 Annual Report of the American Association of Poison Control Centers' National Poison Data System (NPDS): 38th Annual Report. Clin Toxicol (Phila). 2021;59(12):1282-1501.
3. Hendry-Hofer TB, Ng PC, Witeof AE, Mahon SB, Brenner M, Boss GR, Bebarta VS. A Review on Ingested Cyanide: Risks, Clinical Presentation, Diagnostics, and Treatment Challenges. J Med Toxicol. 2019;15(2):128-133.
4. The New York Poision Control Center. An Intensive Review Course in Clinical Toxicology, 2005. p.141.
5. Mohan A, Lee T, Sachdev P. Surviving acute cyanide poisoning: a longitudinal neuropsychological investigation with interval MRI. BMJ Case Rep 2014; 2014.
6. Fortin JL, Desmettre T, Manzon C, et al. Cyanide poisoning and cardiac disorders: 161 cases. J Emerg Med. 2010;38:467.
7. Rajashekar Ts, Okade R. Irritant contact dermatitis to accidental exposure of cyanide. Indian J Dermatol 2013;58:162.
8. Greenberg, MI, Hamilton, et al. Occupational, Industrial, and Environmental Toxicology, Mosby, St. Louis; 1997. p.165.
9. Parker-Cote JL, Rizer J, Vakkalanka JP, Rege SV, Holstege CP. Challenges in the diagnosis of acute cyanide poisoning. Clin Toxicol (Phila). 2018;56(7):609-617.
10. Desai S, et al. Cyanide Poisoning. In: Ganetsk M, ed. *UpToDate*
11. Azevedo LCP de, Taniguchi LU, Ladeira JP, Martins HS, Velasco IT. Medicina intensiva: abordagem prática. Manoele; 2018.
12. Mokhlesi B, Corbridge T. Toxicology in the critically ill patient. Clin Chest Med. 2003;24:689.
13. Houston M, Hendrickson RG. Decontamination. Crit Care Clin. 2005;21:653.
14. Shin M, Bronstein AC, Glidden E, Malone M, Chang A, Law R, Boehmer TK, Strosnider H, Yip F. Morbidity and Mortality of Unintentional Carbon Monoxide Poisoning: United States 2005 to 2018. Ann Emerg Med. 2023;81(3):309-317.
15. Hampson NB. U.S. Mortality Due to Carbon Monoxide Poisoning, 1999-2014. Accidental and Intentional Deaths. Ann Am Thorac Soc. 2016;13:1768.
16. Tibbles PM, Perrotta PL. Treatment of carbon monoxide poisoning: a critical review of human outcome studies comparing normobaric oxygen with hyperbaric oxygen. Ann Emerg Med. 1994; 24:269.
17. Sircar K, Clower J, Shin MK, Bailey C, King M, Yip F. Carbon monoxide poisoning deaths in the United States, 1999 to 2012. Am J Emerg Med. 2015;33(9):1140-5.
18. Manaker S, et al. Carbon monoxide poisoning. In: Burns MM, ed. *UpToDate*
19. Rose JJ, Wang L, Xu Q, McTiernan CF, Shiva S, Tejero J, Gladwin MT. Carbon Monoxide Poisoning: Pathogenesis, Management, and Future Directions of Therapy. Am J Respir Crit Care Med. 2017;195(5):596-606.
20. Harper A, Croft-Baker J. Carbon monoxide poisoning: undetected by both patients and their doctors. Age Ageing. 2004;33:105.
21. Kwon OY, Chung SP, Ha YR, Yoo IS, Kim SW. Delayed postanoxic encephalopathy after carbon monoxide poisoning. Emerg Med J. 2004;21(2):250-1.
22. Lopez DM, Weingarten-Arams JS, Singer LP, Conway EE Jr. Relationship between arterial, mixed venous, and internal jugular carboxyhemoglobin concentrations at low, medium, and high concentrations in a piglet model of carbon monoxide toxicity. Crit Care Med. 2000;28:1998.
23. Barker SJ, Curry J, Redford D, Morgan S. Measurement of carboxyhemoglobin and methemoglobin by pulse oximetry: a human volunteer study. Anesthesiology. 2006;105:892.
24. Buckley NA, Juurlink DN, Isbister G, Bennett MH, Lavonas EJ. Hyperbaric oxygen for carbon monoxide poisoning. Cochrane Database Syst Rev. 2011;2011(4):CD002041.

SEÇÃO 16

Gestão e Organização em UTI

Coordenadores: Fernando Suparregui Dias | Rui Moreno

capítulo 148

Atendimento Inicial na UTI

Ederlon Rezende | Lara Beatriz Alves de Melo

Introdução

O atendimento inicial de pacientes na unidade de terapia intensiva (UTI) é uma fase crítica que frequentemente define o curso clínico e o desfecho dos pacientes mais graves. A UTI é um ambiente complexo, onde decisões rápidas e precisas são necessárias para estabilizar pacientes que chegam com condições de risco iminente de morte. Nessa fase inicial, o reconhecimento imediato das condições mais críticas, seguido pela aplicação de intervenções terapêuticas apropriadas, pode ter um impacto direto na mortalidade e no prognóstico do paciente.

Este capítulo tem como objetivo fornecer um guia detalhado sobre as etapas essenciais do atendimento inicial na UTI, destacando a importância de uma abordagem sistemática e bem estruturada. A intenção é estabelecer as bases para intervenções subsequentes, garantindo que as primeiras ações tomadas na admissão de um paciente crítico sejam adequadas para estabilizar as funções vitais e prevenir complicações futuras. Ao compreender e aplicar os princípios discutidos, os intensivistas estarão mais bem equipados para manejar as situações críticas que frequentemente caracterizam o cuidado intensivo.

A primeira hora de admissão na UTI é frequentemente referida como a "hora de ouro" para pacientes críticos. Durante esse período, intervenções oportunas e bem direcionadas podem reverter condições ameaçadoras à vida e melhorar significativamente os desfechos a longo prazo. Diversos estudos demonstram que o atendimento precoce e agressivo de condições como choque séptico, insuficiência respiratória aguda e instabilidade hemodinâmica estão associados a menores taxas de mortalidade. Portanto, o conhecimento aprofundado e a aplicação eficaz dos protocolos de atendimento inicial são fundamentais para todos os profissionais que atuam em UTIs.[1-4]

Além disso, a complexidade dos pacientes admitidos na UTI exige uma abordagem multidisciplinar e integrativa. A capacidade de coordenar cuidados, desde a estabilização inicial até o estabelecimento de um plano terapêutico abrangente, é essencial para garantir a continuidade e a qualidade do tratamento. Este capítulo visa não apenas guiar a prática clínica, mas também enfatizar a importância do julgamento clínico e da tomada de decisão com base em evidências durante esse período crítico de atendimento.

Avaliação Inicial

A avaliação inicial do paciente crítico na UTI é um processo fundamental para a identificação rápida de problemas que ameaçam a vida e para a priorização das intervenções terapêuticas. Essa avaliação deve ser sistemática, abrangente e guiada por protocolos que garantam que nenhum aspecto essencial seja negligenciado. A combinação de uma anamnese direcionada, um exame físico completo e o uso de ferramentas objetivas de classificação de risco permitem, ao intensivista, estabelecer um diagnóstico preciso e formular um plano de manejo adequado nas primeiras horas de admissão.

Anamnese e exame físico

Embora muitas vezes limitada, especialmente em pacientes que chegam à UTI em estado crítico, a anamnese desempenha um papel crucial na identificação de diagnósticos diferenciais e na orientação do manejo inicial. Quando possível, é fundamental obter informações sobre a história médica pregressa, medicações em uso, alergias, eventos precipitados e o contexto clínico imediato. A colaboração com a equipe de emergência ou com o médico referenciador pode fornecer detalhes importantes, como eventos ocorridos durante o transporte ou intervenções prévias.

O exame físico inicial deve ser direcionado, focando em sinais vitais e sintomas prioritários. A avaliação dos sistemas respiratório, cardiovascular, neurológico e abdominal deve ser rápida e minuciosa. A detecção precoce de sinais como taquicardia, hipotensão, taquipneia, confusão mental e extremidades frias pode indicar condições críticas como choque, insuficiência respiratória ou sepse. Além disso, a avaliação física pode revelar pistas importantes sobre a causa subjacente, como sopros cardíacos em casos de insuficiência valvar ou distensão jugular em pacientes com insuficiência cardíaca descompensada.

Em uma avaliação secundária, pode-se lançar mão do histórico SAMPLA (Sinais e sintomas; Alergias; Medicamentos, Passado Médico; Última refeição; Eventos relacionados), uma ferramenta originalmente utilizada na avaliação pré-hospitalar do paciente politraumatizado que, no entanto, deve ser utilizada para uma melhor e mais rápida compreensão do paciente que dá entrada na UTI.[5]

Classificação de risco

A classificação de risco é uma ferramenta essencial no manejo do paciente crítico, permitindo a estratificação das condições clínicas de acordo com sua gravidade e o potencial de deterioração. Diversos escores de gravidade estão disponíveis para uso em UTIs, como o APACHE II (*Acute Physiology and Chronic Health Evaluation*), SOFA (*Sequential Organ Failure Assessment*) e SAPS III (*Simplified Acute Physiology Score*). Esses escores são úteis para avaliar o risco de mortalidade e determinar a necessidade de intervenções mais agressivas ou monitorização intensiva.[6-8]

Além dos escores tradicionais, a avaliação de parâmetros fisiológicos críticos, como frequência cardíaca, pressão arterial média, saturação de oxigênio e lactato sérico, pode ajudar a identificar rapidamente pacientes que requerem intervenções imediatas. A integração desses dados permite uma priorização eficiente das intervenções terapêuticas, otimizando o manejo precoce e melhorando os resultados clínicos.

Identificação de condições críticas

O reconhecimento imediato de condições críticas é talvez o aspecto mais importante da avaliação inicial na UTI. Síndromes como choque (de qualquer etiologia), insuficiência respiratória aguda, parada cardíaca iminente, e sepse exigem intervenções rápidas e específicas. Diagnósticos diferenciais devem ser formulados de maneira expedita, e as intervenções terapêuticas devem ser iniciadas de imediato, muitas vezes antes que todos os exames complementares estejam disponíveis.

- **Choque:** identificar rapidamente o tipo de choque (hipovolêmico, cardiogênico, distributivo ou obstrutivo) é crucial, pois o manejo varia significativamente de acordo com a etiologia. Sinais como pressão arterial baixa, taquicardia e perfusão tecidual inadequada (extremidades frias, baixo débito urinário) devem ser reconhecidos prontamente.
- **Insuficiência respiratória:** a insuficiência respiratória aguda, que pode se manifestar como hipoxemia ou hipercapnia, requer intervenção imediata. O reconhecimento de sinais como taquipneia, uso de musculatura respiratória acessória e cianose é vital para a aplicação rápida de suporte ventilatório.
- **Sepse:** a sepse é uma das principais causas de admissão em UTIs e está associada a uma alta mortalidade. A identificação precoce de sinais de infecção, como febre, leucocitose, hipotensão e aumento do lactato, permite a implementação rápida de terapias antimicrobianas e suporte hemodinâmico adequado.

Em suma, a avaliação inicial na UTI deve ser abrangente e sistemática, com o objetivo de identificar condições críticas que necessitam de intervenção imediata. O sucesso do atendimento inicial depende da capacidade do intensivista de combinar dados clínicos com julgamento rápido e preciso, garantindo que as primeiras intervenções estejam alinhadas com as necessidades do paciente.

Estabilização inicial

Controle de vias aéreas e ventilação: procedimentos para manejo das vias aéreas e suporte ventilatório

À admissão, o objetivo inicial da avaliação é assegurar de maneira efetiva a via aérea do paciente, para prosseguirmos com as demais etapas de sua estabilização.

A análise assertiva e precoce da necessidade de suporte ventilatório, do tipo de suporte ventilatório necessário para o paciente em insuficiência respiratória hipoxêmica ou hipercápnica (cateter nasal; ventilação não invasiva; cânula nasal de alto fluxo; ventilação mecânica) deve ser prontamente realizada para garantir o melhor cuidado ao paciente crítico, atentando para o fato de caso necessária, a via aérea definitiva não ser postergada.[9,10]

Deve-se, primeiramente, compreender as indicações de intubação orotraqueal, sendo elas: rebaixamento do nível de consciência, ausência de proteção adequada de via aérea, obstrução de via aérea e insuficiência respiratória.

Caso haja evolução para uma via aérea definitiva, esta deve ser realizada imediatamente, com o ambiente controlado e plena atenção da equipe multiprofissional. A intubação orotraqueal é caracterizada como um dos procedimentos mais delicados a ser realizado na UTI, uma vez que necessita de preparação, atenção e destreza.

Para uma intubação bem-sucedida, é necessário o entendimento da anatomia da via áerea, técnica a ser aplicada e passos subsequentes como posicionamento, pré-oxigenação, medicação a ser realizada e planos subsequentes caso a primeira laringoscopia não tenha sido efetiva, como o auxílio do *bougie*, videolaringoscopia ou máscara laríngea.[11]

A decisão do tipo de medicação a ser utilizada na indução anestésica deve levar em consideração o *status* clínico e hemodinâmico do paciente, como neurocríticos, pacientes com choque circulatório ou alterações hidroeletrolíticas como hipercalemia.[11]

Reanimação volêmica e uso de vasopressores: protocolos para reposição de fluidos, tipos de fluido e uso de drogas vasoativas

Após adequada avaliação e potenciais intervenções da via aérea, a análise inicial do paciente é voltada para a ressuscitação volêmica, quando necessária. Um reconhecimento rápido da hipoperfusão tecidual e necessidade de expansão volêmica é de suma importância no manejo do paciente crítico, visto a possibilidade de redução de estadia na UTI e de lesão renal aguda caso essa estratégia seja instituída nas horas iniciais.[12,13]

Uma estratégia inicial com base em Terapia Guiada por Metas deve ser instituída, levando em consideração o objetivo desta abordagem (clareamento de lactato; melhora de hipoperfusão periférica; incremento de pressão arterial), com atenção para a sobrecarga de fluidos e seus possíveis efeitos deletérios, como lesão renal aguda, edema pulmonar e maior tempo de ventilação mecânica.[14]

Quanto à escolha do fluido a ser utilizado, deve-se dar preferência à utilização de cristaloides, na qual a solução balanceada pode ser a ideal, por estar relacionada a menor incidência de eventos adversos como acidose hiperclorêmica, por ser uma solução mais próxima ao plasma sanguíneo. A exceção para esta escolha é o paciente neurocrítico por trauma cranioencefálico, no qual a solução salina é recomendada, visto a solução balanceada ser hipotônica em comparação à salina.[15,16]

Caso a expansão volêmica inicial não seja efetiva, deve-se iniciar prontamente vasopressor, sendo a noradrenalina o vasopressor de primeira escolha. Há um consenso quanto ao uso da vasopressina como segundo vasopressor em casos de choque séptico, no entanto, ainda não há um corte específico para o seu início, sendo o seu início precoce cada vez mais difundido.[17,18]

Em pacientes que evoluam nas primeiras horas de admissão com choque refratário, ou seja, noradrenalina em doses superiores a 0,25 mcg/kg/min, deve-se considerar a introdução de glicocorticoide associado a mineralocorticoide, como hidrocortisona endovenosa junto à fludrocortisona por via oral. Esta combinação pode, principalmente no choque séptico, melhorar desfechos como dias livres de vasopressor e dias livres de disfunção orgânica.[19]

Correção de distúrbios metabólicos: abordagem para acidose, hiperglicemia, eletrólitos etc.

Outro fator importante que devemos estar atentos no momento de chegada do paciente à UTI, é a existência de distúrbios metabólicos como acidose, hiper ou hipoglicemia, além de alterações hidroeletrolíticas como hipercalemia, hipo/hipernatremia e hipocalcemia, visto que alguns destes distúrbios, caso não sejam corrigidos prontamente, podem levar a deterioração clínica importante, inclusive ao óbito.

Nas alterações glicêmicas, deve-se estar atento, principalmente, à hiperglicemia que, em paciente diabético, pode estar associado a acidose, em uma patologia amplamente conhecida como cetoacidose diabética, condição grave, que envolve terapêutica guiada e individualizada para melhor reversão deste distúrbio. A aferição da glicemia no momento de admissão da UTI contribui para uma rápida correção de eventuais alterações, seja hipoglicemia ou hiperglicemia, visto esta última, quando não controlada, estar associada a piores desfechos.[20,9]

Na admissão na UTI, caso seja evidenciada em gasometria uma acidose, é imprescindível procurar a causa deste distúrbio para sua resolução, excetuando-se algumas situações de condição grave e ameaçadora a vida, na qual deve-se realizar sua correção com bicarbonato, usado com cautela, visto seus potenciais efeitos deletérios caso hipercorreção e surgimento de alcalose metabólica.[21]

O manejo de distúrbios hidroeletrolíticos deve ser conduzido conforme sua urgência. Pacientes com hipercalemia grave necessitam de correção rápida e eficaz, com potencial evolução para urgência dialítica caso as medidas clínicas iniciais não tenham sido efetivas, principalmente quando associada a alterações eletrocardiográficas. A hipocalemia também necessita de uma rápida reposição quando em níveis ameaçadores à vida.[9]

Quanto aos distúrbios do sódio, seja hipernatremia ou hiponatremia, uma abordagem mais agressiva é reservada apenas para os casos considerados sintomáticos, visto que a sua correção, se realizada de forma errônea, pode levar a alterações a nível de sistema nervoso central potencialmente irreversíveis, como a mielinólise pontínea e edema cerebral.[9]

A hipocalcemia ganha destaque principalmente em situações em que há sangramento, uma vez que este eletrólito é membro importante da cascata de coagulação, tanto da via extrínseca, quanto intrínseca e a sua não correção pode perpetuar o sangramento.

Monitorização hemodinâmica e laboratorial

Uma vez admitido no ambiente de terapia intensiva, o paciente deve receber a monitorização adequada de acordo com a gravidade. Inicialmente, pode-se lançar mão de monitorização não invasiva, a qual inclui a própria monitorização multiparamétrica, além de "pistas" que o próprio exame físico inicial pode fornecer, como a avaliação do nível de consciência, diurese e tempo de enchimento capilar.[22]

Com o avanço tecnológico nos últimos anos, a evolução da ultrassonografia *point of care* e inserção da ferramenta no cotidiano do intensivista, tornou-se cada vez mais comum. Desta maneira, utilizar o ultrassom como estratégia de avaliação e monitorização inicial torna-se fundamental. Como análise rápida e inicial, pode-se usar o protocolo RUSH no paciente admitido com disfunção orgânica e instabilidade hemodinâmica.[2]

Além disso, existem outras ferramentas não invasivas de monitorização hemodinâmica que podem ser utilizadas inicialmente na UTI, como o *cuff* digital, uma ferramenta útil no paciente cirúrgico não complicado.[24] A tomografia por bioimpedância elétrica ganhou um importante espaço por sua possibilidade de monitorização de ventilação alveolar, principalmente em paciantes com síndrome do desconforto respiratório agudo (SDRA).[25]

Em paciente com maior gravidade ou que evoluam para uma deterioração clínica nas primeiras horas de internação, pode-se utilizar métodos minimamente invasivos de monitorização, como o contorno de onda de pulso arterial, no qual é necessário a aquisição de uma pressão arterial invasiva (PAI), ou a utilização de métodos de termodiluição transpulmonar.[24]

O cateter de artéria pulmonar (CAP) constitui o método padrão-ouro de ferramenta diagnóstica e de monitorização hemodinâmica. Por ser um modo invasivo e nem sempre disponível nas diversas instituições hospitalares, seu uso atualmente está reservado a casos específicos como em pacientes em pós-operatório de transplante hepático, pacientes com hipertensão pulmonar e em pacientes com disfunção de ventrículo direito, além de pacientes que sejam admitidos em pós-operatório de cirurgia cardíaca e choque cardiogênico. A possibilidade de aferição acurada de débito cardíaco de forma intermitente ou contínua, além de outras variáveis como pressões de enchimento, volume diastólico final do ventrículo direito (VD), fração de ejeção do VD e saturação de oxigênio venoso misto (SvO_2) permitem a determinação do *status* hemodinâmico do paciente, e o estabelecimento de estratégias terapêuticas, o que torna o CAP uma ferramenta importante na monitorização do paciente grave.[26-28]

Além de ferramentas de monitorização hemodinâmica, deve-se utilizar parâmetros laboratoriais para o paciente crítico admitido na UTI, como a realização de gasometria arterial, com mensuração de lactato, além de gasometria venosa central (veia jugular ou subclávia) ou de oxigênio venoso misto (via distal do CAP), com mensuração de GAP de CO_2, como recurso para estabelecer o grau de hipoperfusão do paciente.[2]

Definição do plano terapêutico

Uma vez realizada a avaliação e estabilização inicial do paciente e determinando-se o tipo de suporte que ele deverá receber, devemos instituir um plano terapêutico adequado.

Desse modo, pacientes que dão entrada por insuficiência respiratória (**Figura 148.1**) e necessidade de suporte ventilatório avançado como intubação endotraqueal, avaliar prontamente mecânica ventilatória, além de estabelecer uma ventilação protetora com volume corrente inferior a 6 mL/kg.[30] Além disso, na presença de SDRA, avaliar necessidade de pronação ou, em caso de não responsividade e falência ventilatória, considerar suporte de oxigenação por membrana extracorpórea (ECMO) em centros especializados.[31,32]

Os pacientes que dão entrada por instabilidade hemodinâmica devem ter sua avaliação inicial voltada para a determinação da causa do choque circulatório (sepse, hipovolemia, colapso cardíaco) e ressuscitação primária realizada guiada de acordo com a patologia de admissão. Dessa maneira, pacientes com choque cardiogênico, com perfusão periférica diminuída, além de incremento de lactato e índice cardíaco reduzido, devem ter a sua terapêutica guiada para a otimização destes parâmetros por meio do uso de inotrópicos e vasopressores ou vasodilatadores, quando indicados. A meta de PAM deve ser individualizada, com tolerância a 60 a 65 mmHg caso os demais parâmetros apresentem uma curva de melhora.[33]

Pacientes com evidência de choque séptico (**Figura 148.2**) após avaliação inicial, devem ser conduzidos com metas claras e objetivas. Dessa maneira, antibioticoterapia precoce, ressuscitação volêmica adequada e uso de vasopressor quando necessário formam o pilar no manejo do paciente que dá entrada na UTI por esta patologia. Avaliação de *clearance* de lactato (queda de 25% dos níveis séricos após intervenção), de redução do tempo de enchimento capilar e objetivo de PAM > 65 mmHg são metas a serem atingidas nas primeiras horas do paciente crítico.[22]

Além disso, o paciente admitido com alterações metabólicas consideráveis como acidose, hipercalemia ou hipervolemia refratária, devem ser prontamente avaliados quanto a necessidade de terapia renal substitutitutiva (TRS), visto estas condições serem potencialmente ameaçadoras a vida e uma intervenção rápida e eficaz deve ser realizada em caráter de urgência.[3]

Comunicação e documentação

A equipe multiprofissional desempenha um papel crucial na avaliação inicial do doente crítico desde o momento de sua entrada na UTI. A comunicação efetiva e assertiva entre os profissionais é indispensável para garantir um cuidado de alta qualidade e mitigar erros que possam comprometer o tratamento. No passado, as equipes trabalhavam de maneira compartimentalizada, enquanto hoje o trabalho em equipe é imprescindível. Médicos, fisioterapeutas e enfermeiros devem atuar de forma integrada para assegurar que intervenções precoces e precisas sejam realizadas, mudando o curso do tratamento e o desfecho dos pacientes no ambiente de terapia intensiva.

Para alcançar essa sinergia, a comunicação precisa ser calma, assertiva e direcionada a cada membro da equipe. Delegar funções de maneira clara e objetiva garante que o paciente seja mantido como o foco central do cuidado. Uma abordagem colaborativa não apenas otimiza o fluxo de trabalho, mas também assegura que as decisões críticas sejam tomadas com base nas melhores informações disponíveis, reduzindo assim a margem de erro durante o atendimento inicial.[35]

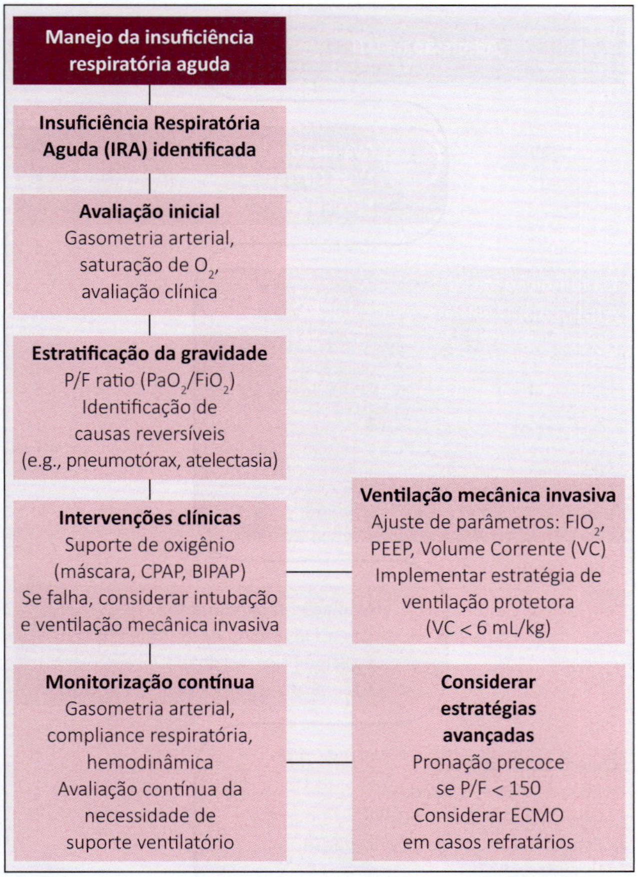

Figura 148.1. Manejo da insuficiência respiratória aguda.
Fonte: Desenvolvida pela autoria.

Além da comunicação verbal, a documentação clínica é uma ferramenta vital para garantir a continuidade e a consistência do cuidado. O prontuário do paciente deve conter informações sucintas e direcionadas, relacionadas ao motivo da admissão na UTI, bem como aos eventos que ocorreram durante a permanência na unidade. Uma documentação clara e precisa não só facilita o acompanhamento do caso pelos diferentes membros da equipe, como também serve como um registro legal e ético do cuidado prestado.

Outro momento de extrema importância para a comunicação efetiva é a passagem de plantão, considerada um ponto crítico para a continuidade da condução do plano terapêutico. Durante esse processo, a troca de informações deve ser estruturada e completa, minimizando a perda de detalhes importantes que possam impactar o cuidado subsequente. Ferramentas como o SBAR (Situação, *Background*, Avaliação e Recomendação) foram desenvolvidas para padronizar essa comunicação, promovendo a clareza e a eficiência na troca de informações. O uso do SBAR não apenas facilita a transmissão de dados essenciais, mas também fortalece a cultura de segurança do paciente, ao reduzir ambiguidades e mal-entendidos durante as transições de cuidado.[36]

Em suma, a comunicação eficaz e a documentação precisa são pilares fundamentais para o sucesso do atendimento inicial na UTI. Esses elementos garantem que a equipe multiprofissional trabalhe de forma coesa, proporcionando um cuidado centrado no paciente e alinhado com as melhores práticas clínicas.

Considerações éticas e de prognóstico

No contexto do atendimento em UTI, as considerações éticas são fundamentais para orientar as decisões terapêuticas, especialmente quando o prognóstico do paciente é desfavorável. Uma vez estabelecida a disfunção orgânica, caso não haja reversão do quadro clínico ou ocorra uma piora significativa nas 48 a 72 horas seguintes à admissão na UTI, mesmo após a implementação de uma terapêutica otimizada, deve-se considerar a limitação do suporte para esse paciente. Essa decisão se torna crucial quando há evidências de encefalopatia anóxica, pois a recuperação nesses casos é difícil e pode prolongar o sofrimento sem oferecer benefícios reais ao paciente.[37]

A presença de comorbidades, assim como o grau de funcionalidade e cognição do paciente, devem ser sempre avaliados e ponderados para que se possa oferecer um tratamento que seja ao mesmo tempo eficaz e ético. O reconhecimento da futilidade terapêutica em pacientes com prognóstico reservado é uma medida que visa não apenas evitar intervenções desnecessárias, mas também respeitar a dignidade do paciente em seus momentos finais.[13]

Essas decisões devem ser compartilhadas com os familiares, que muitas vezes enfrentam dilemas difíceis ao verem seus entes queridos em estado crítico. Manter uma linha de comunicação aberta e transparente com a família é essencial para garantir que eles compreendam a situação clínica e participem de maneira informada no processo de tomada de decisão. Isso não só assegura a qualidade do cuidado, mas também reduz o surgimento de conflitos entre a equipe multiprofissional e os familiares, que podem resultar da falta de entendimento ou expectativas não realistas.[38]

É importante também que a equipe médica tenha sensibilidade ao abordar temas como a limitação de suporte terapêutico e a possibilidade de cuidados paliativos. A comunicação deve ser clara, empática e respeitosa, considerando as crenças e valores dos pacientes e seus familiares. A introdução precoce de cuidados paliativos, quando apropriado, pode aliviar o sofrimento e proporcionar um cuidado mais alinhado com os desejos do paciente, enfatizando a qualidade de vida em vez de uma extensão desnecessária da sobrevida.

Em resumo, as considerações éticas e de prognóstico são parte integral do manejo do paciente crítico na UTI. Avaliar a futilidade terapêutica e envolver a família nas decisões não apenas garante a prática de um cuidado centrado no paciente, mas também promove uma abordagem mais humana e compassiva em momentos de extrema vulnerabilidade.

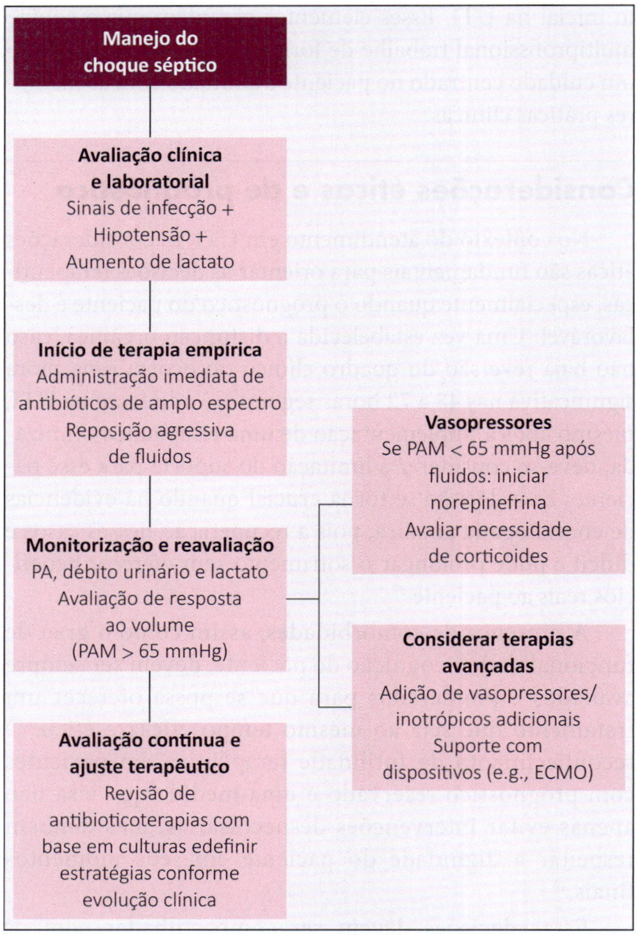

Figura 148.2. Manejo do choque séptico.

Fonte: Desenvolvida pela autoria.

Conclusão

O atendimento inicial na UTI é uma etapa crítica que determina em grande parte o prognóstico dos pacientes críticos. Desde a rápida avaliação inicial, passando pela estabilização das funções vitais, até a definição de um plano terapêutico, cada etapa desempenha um papel essencial na melhoria dos desfechos clínicos. A importância da comunicação eficaz e da documentação precisa é central para garantir a continuidade do cuidado, enquanto as considerações éticas ajudam a orientar decisões complexas em casos de prognóstico reservado. As estratégias de monitorização e intervenção precoce discutidas ao longo do capítulo são fundamentais para guiar os intensivistas na condução segura e eficaz do atendimento ao paciente crítico (**Figura 148.3**).

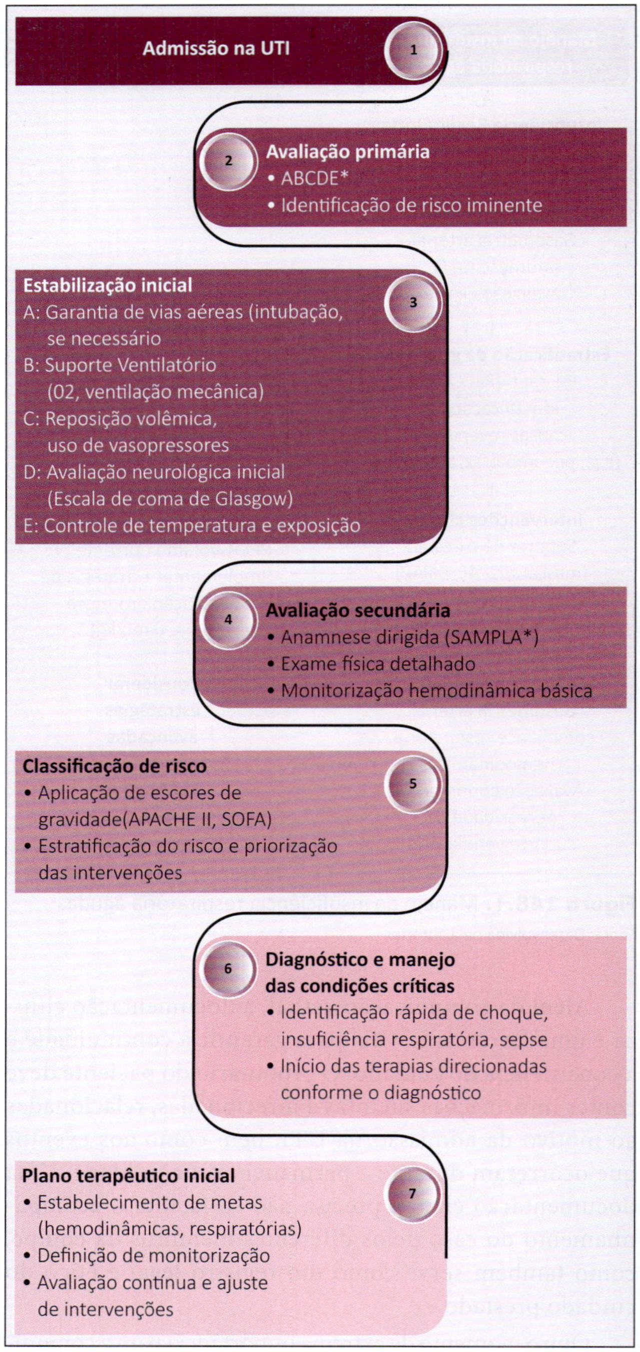

Figura 148.3. Atendimento inicial na UTI.

ABCDE (Vias aéreas, respiração, circulação, deficiência neurológica, exposição); SAMPLA (sinais e sintomas, alergias, medicamentos, passado médico, última refeição, eventos relacionados).

Fonte: Desenvolvida pela autoria.

O campo da terapia intensiva continua a evoluir, impulsionado por avanços tecnológicos, como a introdução de novas ferramentas de monitorização hemodinâmica e técnicas de imagem à beira do leito. A prática com base em evidências e o desenvolvimento de protocolos mais refinados para o atendimento inicial na UTI devem continuar a guiar a evolução da medicina intensiva. Além disso, o foco crescente em abordagens multidisciplinares e no aprimoramento da comunicação entre equipes e familiares é fundamental para o futuro do cuidado centrado no paciente. A incorporação de novas tecnologias e a manutenção de práticas éticas e compassivas continuarão a ser pilares no manejo de pacientes em estado crítico.

Referências bibliográficas

1. Kumar A, Roberts D, Wood KE, Light B, Parrillo JE, Sharma S, et al. Duration of hypotension before initiation of effective antimicrobial therapy is the critical determinant of survival in human septic shock. Crit Care Med. 2006;34(6):1589-96.
2. Abhilash KP, Sivanandan, A. Early Management of Trauma: The Golden Hour. Current Medical Issues. 2020;18(1): 36-39.
3. Okada K, Matsumoto H, Saito N, Yagi T, Lee M. Revision of 'golden hour' for hemodynamically unstable trauma patients: an analysis of nationwide hospital-based registry in Japan. Trauma Surg Acute Care Open. 2020;5(1):e000405.
4. Rivers EP, Ander DS, Powell D. Central venous oxygen saturation monitoring in the critically ill patient. Curr Opin Crit Care. 2001;7(3):204-11.
5. American College of Surgeons. Suporte Avançado de vida no Trauma (ATLS). 9ª edição. Chicago, 2012.
6. Knaus WA, Draper EA, Wagner DP, Zimmerman JE. APACHE II: a severity of disease classification system. Crit Care Med.
7. Vincent JL, Moreno R, Takala J, Willatts S, De Mendonça A, Bruining H, et al. The SOFA (Sepsis-related Organ Failure Assessment) score to describe organ dysfunction/failure. On behalf of the Working Group on Sepsis-Related Problems of the European Society of Intensive Care Medicine. Intensive Care Med. 1996;22(7):707-10.
8. Moreno RP, Metnitz PG, Almeida E, Jordan B, Bauer P, Campos RA, et al. SAPS 3--From evaluation of the patient to evaluation of the intensive care unit. Part 2: Development of a prognostic model for hospital mortality at ICU admission. Intensive Care Med. 2005;31(10):1345-55.
9. Marino PL. The ICU Book (4th ed.). Lippincott Williams & Wilkins; 2014.
10. Durr KM, Yadav K, Rosenberg H. Effect of noninvasive respiratory strategies on intubation or mortality among patients with acute hypoxemic respiratory failure and COVID-19: The RECOVERY-RS randomized clinical trial. CJEM. 2022;24(6):582-584.
11. Higgs A, McGrath BA, Goddard C, Rangasami J, Suntharalingam G, Gale R, Cook TM. Difficult Airway Society; Intensive Care Society; Faculty of Intensive Care Medicine; Royal College of Anaesthetists. Guidelines for the management of tracheal intubation in critically ill adults. Br J Anaesth. 2018;120(2):323-352.
12. Gordon D, Spiegel R. Fluid Resuscitation: History, Physiology, and Modern Fluid Resuscitation Strategies. Emerg Med Clin North Am. 2020;38(4):783-793.
13. Spiegel R, Hockstein M, Waters J, Goyal M. The Survival of the Surviving Sepsis Campaign. Med Clin North Am. 2022;106(6):1109-1117.
14. Kuttab HI, Lykins JD, Hughes MD, Wroblewski K, Keast EP, Kukoyi O, et al. Evaluation and Predictors of Fluid Resuscitation in Patients With Severe Sepsis and Septic Shock. Crit Care Med. 2019;47(11):1582-1590.
15. Semler MW, Self WH, Wanderer JP, Ehrenfeld JM, Wang L, Byrne DW, et al. Balanced Crystalloids versus Saline in Critically Ill Adults. N Engl J Med. 2018;378(9):829-839.
16. Zampieri FG, Machado FR, Biondi RS, Freitas FGR, Veiga VC, Figueiredo RC, et al. Effect of Intravenous Fluid Treatment With a Balanced Solution vs 0.9% Saline Solution on Mortality in Critically Ill Patients: The BaSICS Randomized Clinical Trial. JAMA. 2021;326(9):1-12.
17. Russell JA, Walley KR, Singer J, Gordon AC, Hébert PC, Cooper DJ, et al. Vasopressin versus norepinephrine infusion in patients with septic shock. N Engl J Med. 2008;358(9):877-87.
18. Sacha GL, Bauer SR. Optimizing Vasopressin Use and Initiation Timing in Septic Shock: A Narrative Review. Chest. 2023;164(5):1216-1227.
19. Annane D, Renault A, Brun-Buisson C, Megarbane B, Quenot JP, Siami S, et al. Hydrocortisone plus Fludrocortisone for Adults with Septic Shock. N Engl J Med. 2018;378(9):809-818.
20. NICE-SUGAR Study Investigators, Finfer S, Chittock DR, et al. Intensive versus conventional glucose control in critically ill patients. N Engl J Med. 2009;360(13):1283-1297.
21. Jaber S, Paugam C, Futier E, Lefrant JY, Lasocki S, Lescot T, et al. Sodium bicarbonate therapy for patients with severe metabolic acidaemia in the intensive care unit (BICAR-ICU): a multicentre, open-label, randomised controlled, phase 3 trial. Lancet. 2018;392(10141):31-40.
22. Hernández G, Ospina-Tascón GA, Damiani LP, Estenssoro E, Dubin A, Hurtado J, et al. Effect of a Resuscitation Strategy Targeting Peripheral Perfusion Status vs Serum Lactate Levels on 28-Day Mortality Among Patients With Septic Shock: The ANDROMEDA-SHOCK Randomized Clinical Trial. JAMA. 2019;321(7):654-664.
23. Perera P, Mailhot T, Riley D, Mandavia D. The RUSH exam: Rapid Ultrasound in SHock in the evaluation of the critically lll. Emerg Med Clin North Am. 2010;28(1):29-vii.
24. Kan CFK, Skaggs JD. Current Commonly Used Dynamic Parameters and Monitoring Systems for Perioperative Goal-Directed Fluid Therapy: A Review. Yale J Biol Med. 2023;96(1):107-123.
25. [Bayford R, Sadleir R, Frerichs I. Advances in electrical impedance tomography and bioimpedance including applications in COVID-19 diagnosis and treatment. *Physiol Meas.* 2022;43(2):10.1088/1361-6579/ac4e6c.
26. Bootsma IT, Boerma EC, Scheeren TWL, de Lange F. The contemporary pulmonary artery catheter. Part 2: measurements, limitations, and clinical applications. J Clin Monit Comput. 2022;36(1):17-31.
27. Harvey S, Harrison DA, Singer M, Ashcroft J, Jones CM, Elbourne D, et al. Assessment of the clinical effectiveness of pulmonary artery catheters in management of patients in intensive care (PAC-Man): a randomised controlled trial. Lancet. 2005;366(9484):472-7.
28. Arias-Ortiz J, Vincent JL. The pulmonary artery catheter. Curr Opin Crit Care. 2023;29(3):231-235.
29. Vincent JL, De Backer D. Circulatory shock. N Engl J Med. 2013;369(18):1726-1734.
30. Acute Respiratory Distress Syndrome Network, Brower RG, Matthay MA, et al. Ventilation with lower tidal volumes as compared with traditional tidal volumes for acute lung injury and the acute respiratory distress syndrome. N Engl J Med. 2000;342(18):1301-1308.
31. Guérin C, Reignier J, Richard JC, Beuret P, Gacouin A, Boulain T, et al. Prone positioning in severe acute respiratory distress syndrome. N Engl J Med. 2013;368(23):2159-2168.
32. Combes A, Hajage D, Capellier G, Demoule A, Lavoué S, Guervilly C, et al. Extracorporeal Membrane Oxygenation for Severe Acute Respiratory Distress Syndrome. N Engl J Med. 2018;378(21):1965-1975.
33. Lamontagne F, Richards-Belle A, Thomas K, Harrison DA, Sadique MZ, Grieve RD, et al. Effect of Reduced Exposure to Vasopressors on 90-Day Mortality in Older Critically Ill Patients With Vasodilatory Hypotension: A Randomized Clinical Trial. JAMA. 2020;323(10):938-949.
34. Gaudry S, Hajage D, Schortgen F, Martin-Lefvre L, Pons B, Boulet E, et al. Initiation Strategies for Renal-Replacement Therapy in the Intensive Care Unit. N Engl J Med. 2016;375(2):122-133.
35. Baker DP, Day R, Salas E. Teamwork as an essential component of high-reliability organizations. Health Serv Res. 2006;41(4 Pt 2):1576-1598.
36. De Meester K, Verspuy M, Monsieurs KG, Van Bogaert P. SBAR improves nurse-physician communication and reduces unexpected death: a pre and post intervention study. Resuscitation. 2013;84(9):1192-1196.
37. Hall, John E. Guyton and Hall Textbook of Medical Physiology. 13th ed., WB Saunders; 2015.
38. Curtis JR, Treece PD, Nielsen EL, Gold J, Ciechanowski PS, Shannon SE, et al. Randomized Trial of Communication Facilitators to Reduce Family Distress and Intensity of End-of-Life Care. Am J Respir Crit Care Med. 2016;193(2):154-162.

capítulo | 149

Como Organizar, Liderar e Gerir uma UTI

Ederlon Rezende | Giulliana Martines Moralez | Rubens Antonio Bento Ribeiro

Introdução

A unidade de terapia intensiva (UTI) é um ambiente complexo e desafiador, onde a gestão eficaz define a qualidade do cuidado ao paciente e a eficiência operacional da unidade. Nesse contexto, o intensivista não atua apenas como médico, mas também como líder, gestor e facilitador de processos, garantindo que a equipe multidisciplinar funcione de forma coesa e que os pacientes recebam cuidados seguros, com base em evidências e centrados no paciente.

O sucesso da UTI depende de uma combinação harmoniosa entre tecnologia, conhecimento clínico e liderança eficaz. A gestão de uma UTI vai muito além do tratamento médico; envolve a coordenação de equipes multidisciplinares, a garantia de que os protocolos sejam seguidos de maneira consistente e a adaptação rápida às mudanças nas condições dos pacientes e nas demandas do ambiente. O intensivista, neste cenário, precisa assumir um papel de liderança que transcende a atuação clínica. Ele deve ser capaz de motivar a equipe, solucionar conflitos e implementar melhorias contínuas que assegurem a eficiência dos processos e a segurança dos pacientes.

Um bom gestor de UTI consegue equilibrar as demandas operacionais com a necessidade de inovar e adaptar-se às novas tecnologias e práticas. Isso inclui a aplicação de ferramentas de gestão, a análise de indicadores de desempenho e o planejamento estratégico que alinhe os objetivos da unidade com as necessidades dos pacientes e as expectativas da instituição.

Este capítulo traz uma abordagem objetiva para os desafios enfrentados na organização de uma UTI, além de ferramentas e estratégias para enfrentá-los. Além disso, o capítulo abordará a importância da resiliência organizacional e da inovação, destacando como essas qualidades podem ser cultivadas para assegurar a sustentabilidade e a qualidade do cuidado a longo prazo. Este capítulo servirá como um guia para intensivistas que desejam aprimorar suas habilidades de liderança e gestão, garantindo que a UTI não seja apenas um local de tratamento de doenças críticas, mas também um ambiente onde a excelência clínica e operacional coexistam.

A complexidade da gestão de UTIs

A demanda por assistência a pacientes críticos tem experimentado um crescimento exponencial, impulsionado por fatores como o aumento da expectativa de vida e a maior prevalência de doenças crônicas degenerativas.[1] Paralelamente, vivemos uma rápida evolução tecnológica, que tem elevado o custo e a complexidade da gestão das UTIs.[2] Incorporar tecnologias requer investimentos em medicamentos e equipamentos, bem como treinamento contínuo dos profissionais. Nesse contexto complexo e dinâmico, os gestores de UTIs enfrentam o desafio de aliar excelência na assistência à eficiência operacional.

As UTIs recebem um público heterogêneo (pacientes com diferentes idades, condições clínicas e gravidade da doença aguda), o que exige uma abordagem individualizada e multidisciplinar. Assim, não basta ter recursos e seguir normas e regulamentações para garantir a qualidade e a segurança da assistência. A equipe multiprofissional da UTI, sua formação, integração e interações são os pilares da qualidade do cuidado.

A gestão eficaz, portanto, estimula a excelência assistencial, promove a eficiência operacional e o desenvolvimento contínuo da equipe para garantir a qualidade e a segurança da assistência.[3]

Desafios da gestão de UTIs (Quadro 149.1)

Segurança do paciente

A segurança do paciente é uma prioridade nas UTIs.[4] A implementação de protocolos de segurança, a

Quadro 149.1. Principais desafios na gestão das UTIs: como mitigar		
Desafio	**Descrição**	**Ação para mitigar o desafio**
Segurança do paciente	Garantir a proteção dos pacientes contra eventos adversos e erros na UTI	Implementação de protocolos de segurança, *checklists* e promoção de uma cultura de segurança liderada por intensivistas
Satisfação do paciente e da família	Manter a confiança e o bem-estar por meio de comunicação clara e suporte emocional	Estabelecimento de rotinas de comunicação proativa, suporte emocional e participação ativa nas decisões de tratamento
Gerenciamento de custos	Equilibrar a qualidade do cuidado com a sustentabilidade financeira	Análise detalhada dos custos, estratégias de otimização do tempo de permanência e implementação de protocolos com base em evidências
Gestão de crises	Preparar e responder adequadamente a crises, como pandemias ou catástrofes	Elaboração de planos de contingência, simulações e treinamentos contínuos para a equipe
Gestão eficiente dos leitos	Otimizar o uso dos leitos para maximizar o acesso e a eficiência do atendimento	Centralização de informações, definição de critérios de admissão e alta, e otimização do fluxo de pacientes

Fonte: Desenvolvido pela autoria.

realização de auditorias periódicas, a promoção de uma cultura de não culpabilização e a comunicação efetiva entre os membros da equipe são medidas indispensáveis para prevenir eventos adversos. Além disso, a utilização de *checklists* e a padronização dos procedimentos são estratégias eficazes para garantir a segurança dos pacientes.

Pacientes são expostos diariamente a intervenções e erros. Estima-se que até um terço dos erros resulte em evento adverso. Efeitos adversos geram novas intervenções, piores desfechos e aumentam o risco de óbito. A primeira etapa na busca da segurança é a transparência na identificação e no registro dos erros.[5] Razões descritas para subnotificação dos erros incluem falta de definições claras de erros, medo de punição, ênfase insuficiente na segurança do paciente e ausência de *feedback* sobre os efeitos dos erros.[6]

Oportunidades para mitigação de riscos: infecções hospitalares e erros de medicação

A UTI é um ambiente onde a alta densidade de intervenções invasivas e a gravidade dos pacientes aumentam o risco de infecções nosocomiais, como pneumonia associada à ventilação mecânica, infecção da corrente sanguínea associada a um cateter venoso central e infecção do trato urinário associada a um cateter. A implementação de *bundles* de prevenção, a vigilância contínua e o monitoramento de taxas de infecção são medidas orientadas para a redução da incidência dessas complicações.

Erros de medicação também representam uma ameaça significativa à segurança do paciente em UTIs. A complexidade dos esquemas terapêuticos, a necessidade de ajustes frequentes de doses e a introdução de novos medicamentos em situações críticas aumentam o risco de erros. Para mitigar esses riscos, a adoção de práticas como a dupla checagem de medicamentos, a padronização de protocolos de administração e o uso de tecnologias, como bombas de infusão inteligentes e sistemas de prescrição eletrônica com suporte à decisão, podem ser utilizados em conjunto.[7]

Implementação de *checklists* e protocolos de segurança

A utilização de *checklists* e protocolos de segurança é uma estratégia comprovada para reduzir a variabilidade no cuidado e assegurar que todas as etapas críticas do processo assistencial sejam realizadas de maneira correta.[3] As indústrias de alto risco, como a aviação, onde *checklists* são rotineiramente usados para garantir a segurança em cada etapa do voo tem inspirado as práticas em nossas unidades. Na UTI, *checklists* para procedimentos como a inserção de cateteres, prevenção de infecções e gestão de sedação podem ajudar a estruturar o cuidado, prevenindo omissões e erros.[3] Além disso, a adoção de protocolos padronizados, como os *bundles* de prevenção de pneumonia associada à ventilação (PAV), assegura que todas as práticas recomendadas sejam implementadas de forma consistente e com a máxima aderência pela equipe.

O papel do líder na cultura de segurança

A criação de uma cultura de segurança depende diretamente da atuação do líder da UTI. Assim como na aviação, onde o comandante da aeronave é responsável por estabelecer e manter uma cultura de segurança entre os tripulantes, o intensivista também deve liderar pelo exemplo. Alguns pontos que uma liderança pode estimular:

- Encorajar a equipe a reportar incidentes e quase-erros sem medo de represálias, promovendo um ambiente de aprendizado contínuo.
- Promover treinamentos regulares sobre segurança do paciente, simulações de cenários de crise e revisões de incidentes críticos.
- Liderar a análise de eventos adversos e a implementação de mudanças necessárias para prevenir a recorrência.
- Reconhecer e valorizar o esforço da equipe em manter a segurança, criando um senso de responsabilidade compartilhada.

Uma liderança eficaz tem o potencial de melhorar os resultados clínicos das UTIs, afetando não apenas a qualidade dos cuidados prestados, mas também o ambiente de trabalho e a satisfação da equipe.[8]

Satisfação do paciente e da família

A satisfação do paciente e da família é um indicador importante da qualidade da assistência prestada em UTIs. A comunicação clara e transparente com os familiares, a humanização do cuidado e a participação dos pacientes nas decisões sobre seu tratamento são fundamentais para promover a satisfação e o bem-estar.

A comunicação é um dos pilares para garantir a satisfação do paciente e da família.[7] Em um ambiente de UTI, onde a complexidade dos casos e a gravidade das condições muitas vezes dificultam a compreensão e a aceitação dos acontecimentos, a clareza e a empatia na comunicação são fundamentais. Estratégias para melhorar a comunicação incluem:

- Fornecer informações claras e precisas sobre o estado do paciente, os planos de tratamento e as expectativas realistas. A equipe deve ser treinada para usar uma linguagem acessível, evitando termos técnicos que possam confundir os familiares.
- Empatia e sensibilidade: reconhecer as emoções dos pacientes e familiares, oferecendo suporte emocional de forma empática. É importante escutar suas preocupações, responder a perguntas com paciência e oferecer conforto em momentos de incerteza.
- Iniciativas de comunicação proativa: estabelecer rotinas para manter os familiares informados, como reuniões regulares, onde a equipe multidisciplinar se reúne com a família para discutir o plano de cuidados e responder a perguntas. Esses encontros podem ser realizados diariamente ou conforme a necessidade do paciente e da família.

O suporte emocional é igualmente crucial, especialmente para os familiares que enfrentam a angústia de ver um ente querido em estado crítico. Proporcionar apoio psicológico, facilitado por psicólogos ou assistentes sociais, pode reduzir o estresse e a ansiedade dos familiares, melhorando sua experiência geral durante a internação na UTI.

Para garantir uma melhor experiência do paciente e da família, podemos incluir:

- Implementação de pesquisas de satisfação direcionadas aos familiares após a alta ou transferência do paciente, avaliando aspectos como a clareza das informações fornecidas, a qualidade do atendimento e o suporte emocional recebido.
- *Feedback* em tempo real: criar canais de comunicação onde os familiares possam expressar suas preocupações e sugestões durante a internação do paciente. Isso permite que a equipe responda rapidamente a problemas e melhore a experiência em tempo real.
- Análise e melhoria de processos: utilizar o *feedback* coletado para identificar áreas de melhoria nos processos de comunicação e atendimento. Por exemplo, se os familiares reportam dificuldades em entender o plano de cuidados, a UTI pode revisar e simplificar suas práticas de comunicação.

Além disso, a satisfação do paciente e da família podem ser melhoradas por meio da personalização do cuidado. Isso envolve considerar as expectativas e preferências do paciente e da família e assegurar que suas vozes sejam ouvidas e respeitadas nas decisões de cuidado.[8]

A satisfação do paciente e da família está diretamente ligada à qualidade do cuidado. Pacientes e familiares que se sentem ouvidos e apoiados tendem a confiar mais na equipe de saúde, o que pode melhorar a adesão ao tratamento e, em última análise, os desfechos clínicos. Portanto, a satisfação deve ser vista não apenas como um objetivo em si, mas como parte integral de uma estratégia mais ampla de qualidade e segurança na UTI.

Gerenciamento de custos

O gerenciamento de custos na UTI é uma tarefa complexa que exige um equilíbrio cuidadoso entre a manutenção da qualidade do cuidado e a sustentabilidade financeira. Esse desafio é particularmente relevante devido ao alto custo operacional das UTIs, que inclui despesas fixas significativas e custos indiretos elevados. Nos Estados Unidos, as UTIs consomem aproximadamente 4,1% do total dos gastos com saúde, representando 0,66% do PIB. Essa realidade destaca a importância de estratégias eficazes de gestão de custos, que devem preservar a qualidade dos cuidados sem comprometer a viabilidade financeira.

Equilíbrio entre qualidade do cuidado e sustentabilidade financeira

Os custos na UTI são predominantemente fixos, com altos custos indiretos associados. Esses custos fixos incluem despesas com infraestrutura, equipamentos e salários de profissionais especializados, que são essenciais para a operação contínua da unidade. Além disso, os custos variáveis, como o consumo de materiais descartáveis e medicamentos, também têm um impacto significativo no custo total. Para garantir a sustentabilidade financeira, é crucial adotar uma abordagem que equilibre a necessidade de cuidados de alta qualidade com o controle rigoroso dos gastos.[9]

Abordagens '*top down*' e '*bottom up*' na análise de custos

A abordagem '*Top Down*' calcula os custos dividindo o orçamento total da UTI pelo número de pacientes ou dias de internação, oferecendo uma visão geral do custo por dia de leito. Embora seja simples e facilite comparações entre UTIs, essa metodologia não considera as diferenças no uso de recursos entre pacientes com diferentes perfis clínicos e tratamentos, limitando sua precisão. Por outro lado, a abordagem '*Bottom Up*' aloca custos detalhadamente para cada paciente com base no uso específico de recursos, como medicamentos, consumíveis e serviços de suporte clínico. Essa metodologia é mais precisa, pois permite a análise dos custos em relação à gravidade da doença e aos resultados clínicos. No entanto, ela consome tempo e mão de obra e muitas vezes é difícil de aplicar em larga escala.

■ Otimização do tempo de permanência

A relação custo-benefício na UTI melhora com internações mais curtas. Embora os custos iniciais de uma internação na UTI sejam elevados, devido ao uso intensivo de recursos variáveis como exames diagnósticos e medicamentos, internações prolongadas tendem a acumular custos adicionais que superam os benefícios terapêuticos. Assim, a gestão eficaz do tempo de permanência, sem postergar a saída do paciente que tem estabilidade clínica, é uma estratégia para otimizar custos e melhorar os desfechos.[10]

■ Estratégias para redução de desperdícios e otimização de recursos

- Análise por blocos de custo: dividir os custos da UTI em blocos distintos, como pessoal, consumíveis, serviços clínicos de apoio e equipamentos, permite uma melhor compreensão de onde os recursos estão sendo consumidos e onde há oportunidades de economia. Por exemplo, os custos de pessoal representam mais de 50% do total das despesas, sugerindo que mudanças na composição da equipe podem ter um impacto significativo nos custos gerais.

Implementação de protocolos com base em evidências: a padronização de tratamentos por meio de protocolos com base em evidências pode reduzir a variabilidade na prática clínica e, consequentemente, os custos associados ao uso excessivo ou inadequado de recursos.

O gerenciamento de custos na UTI deve ser visto como um processo contínuo de avaliação e ajuste, e é fundamental para garantir que as UTIs possam continuar a oferecer cuidados de alta qualidade em um ambiente economicamente viável.

Gestão de crises

A gestão de crises é inerente à gestão de UTIs, especialmente em situações como pandemias ou catástrofes. A elaboração de planos de contingência, a realização de simulações e o treinamento da equipe para lidar com situações de emergência são fundamentais para garantir a continuidade da assistência e a segurança dos pacientes. Discorreremos adiante sobre essas situações no tópico: "A UTI Resiliente"

Gestão eficiente dos leitos

A gestão eficiente dos leitos de UTI tem como objetivo garantir o acesso dos pacientes às UTIs e otimizar a utilização dos recursos disponíveis. A implementação de sistemas de gerenciamento de leitos é essencial para garantir a fluidez do fluxo de pacientes. É uma tarefa que depende não só da administração dos leitos em si, mas da gestão das pessoas, procedimentos e serviços envolvidos nessa dinâmica.

A indisponibilidade de leitos resulta no atraso do atendimento, piores desfechos e perda de pacientes que não recebem atendimento.[11] Uma gestão eficaz dos leitos pode reduzir o tempo de espera, garantir maior acessibilidade aos leitos para pacientes críticos, o que aumenta globalmente a eficiência do sistema.

Como calcular o número de leitos necessários para atender à demanda em uma UTI? O número de pacientes atendidos em um período tem relação direta com a ocupação esperada e com relação inversa ao tempo médio de permanência dos pacientes em cada leito. Assim, para uma mesma taxa de ocupação e mesmo número de leitos, podemos atender a um número maior de pacientes se o tempo de permanência for otimizado.

Existem barreiras para o fluxo de pacientes no hospital,[12] atrasando admissões na UTI e contribuindo para piores desfechos. As mais frequentes podem ser categorizadas em déficits na "estrutura" e nos "processos de trabalho" que envolvem não só a UTI, mas todo o hospital. Diante dessas barreiras, podemos sugerir a revisão de alguns pontos que podem melhorar o fluxo de pacientes e a disponibilização oportuna de leitos de UTI:

- Definições claras de critérios de admissão e alta.
- Centralização das informações e transparência nos processos.
- Notificação em tempo real de solicitação de vaga, com alocação dos pacientes por critérios de priorização da admissão previamente estabelecidos.
- Limpeza e disponibilização dos leitos em tempo. Otimizar esse processo afeta diretamente o recebimento de pacientes.
- Comunicação entre times para redução de tempo de espera entre solicitação, transporte do paciente e admissão na UTI.
- Sistemas de manutenção preventiva e disponibilidade de equipes para garantir que leitos tenham total capacidade para uso.
- Disponibilidade de leitos para receber os pacientes egressos da UTI e estrutura para reabilitar pacientes crônicos.
- Pessoas suficientes e treinadas para garantir a continuidade dos processos.

Estratégias para uma gestão eficiente em UTI

O gerenciamento de UTIs possibilita promover assistência médica segura e eficiente, implantar melhorias contínuas em paralelo ao uso racional e sustentável de recursos. Para conduzir uma gestão qualificada, são necessárias avaliações regulares da qualidade das UTIs. O gestor monitora a UTI de forma comparável à atuação do intensivista na abordagem de sistemas orgânicos. As informações obtidas podem orientar as intervenções gerenciais. Ao observar as tendências dos dados em resposta às intervenções, o gestor pode reorientar suas diretivas.[13]

O que devemos monitorar em uma UTI?

Um bom indicador de qualidade deve ser:

a. Importante: abordar uma estrutura (como dimensionamento e padrões de pessoal da UTI), um processo comum com grande efeito no resultado (como o manejo de sepse) ou um resultado clinicamente significativo (como uma complicação relacionada a uma prática frequente da UTI, como a pneumonia associada à ventilação mecânica).
b. Relevante: por exemplo, indicadores relacionados à assistência segura (como falha de extubação) ou relacionados a processos centrados no paciente (como controle da dor).
c. Viável: a coleta de dados não deve consumir mais tempo e custo do que os benefícios gerados.
d. Válido: apoiado por evidências robustas que o vinculam a melhores práticas e resultados.
e. Interpretável: expresso em métricas que garantam comparabilidade (com outros períodos na mesma UTI ou com UTIs diferentes).
f. Reprodutível.[14]

Como monitorar a qualidade de uma UTI?

A qualidade em saúde pode ser descrita a partir de três atributos: estrutura, processos e resultados (denominada "tríade de Donabedian"[15]). A inspeção de cada um desses domínios pode orientar a melhoria da qualidade de uma UTI (**Figura 149.1**):

- **Estrutura:** descreve a organização, as instalações e a equipe. Indicadores relacionados à estrutura inspecionam as condições sob as quais o cuidado é promovido. Geralmente, descrevem aspectos que podem ser melhorados com aumento de investimentos.
- **Processos:** refletem métodos pelos quais o cuidado é oferecido. Normalmente, os indicadores de processos descrevem aspectos que podem ser modificados mais rapidamente.
- **Resultados:** correspondem a desfechos atribuíveis ao cuidado em saúde. Há inúmeros resultados obtidos a partir da interação entre cada paciente crítico e o cuidado oferecido na UTI: taxa de reinternações, mortalidade em médio e longo prazo, funcionalidade após a alta, qualidade de vida, custo, satisfação da família, satisfação das equipes assistenciais.

Considerando a necessidade do uso regular de indicadores em saúde e o fato de não haver um método isolado para avaliação que represente o desempenho de todo um sistema, Birkmeyer[16] propõe que a seleção dos indicadores deve ser com base na frequência de intervenções e no risco associado.

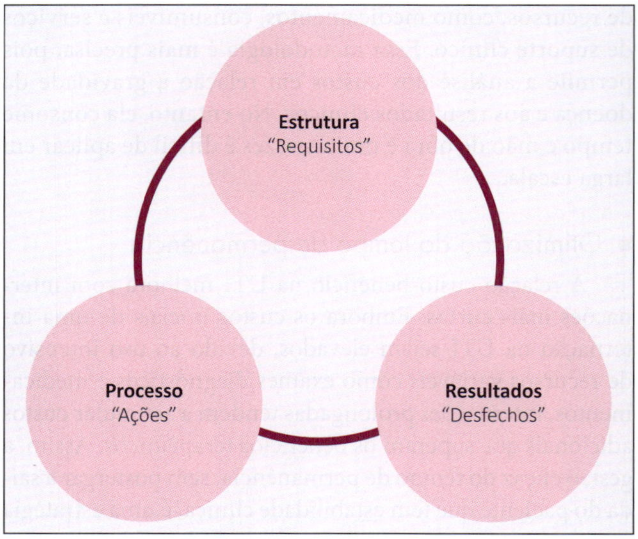

Figura 149.1. A Tríade de Donabedian.
Fonte: Desenvolvida pela autoria.

Assim, sistemas com baixa frequência de intervenções e alto risco devem ter avaliações inicialmente associadas à estrutura, enquanto sistemas com alta frequência de intervenções e baixo risco devem focar no monitoramento de processos. Já os sistemas com alta frequência de intervenções e alto risco necessitam de avaliações regulares inicialmente atreladas a desfechos. Um bom indicador pode levar à identificação de áreas com potencial de melhoria.

Como interpretar indicadores de desfecho?

Métricas como a "proporção de pacientes críticos que obtêm ou não alta hospitalar" e o "tempo médio de internação na UTI e hospital" têm sido rotineiramente utilizadas na obtenção de indicadores globais de desempenho. Interpretá-las é uma tarefa desafiadora. Os pacientes atendidos, apesar de terem em comum uma condição clínica aguda, têm características muito diversas (idades, diagnósticos, doenças de base) e passam por intervenções e cuidados heterogêneos. Assim, a interpretação dos indicadores de desfecho deve ser parametrizada pela gravidade da doença aguda (considerando características dos indivíduos atendidos e das suas doenças).

Diante da necessidade de avaliação objetiva da gravidade do paciente crítico, diversos instrumentos têm sido aplicados. São os chamados "modelos preditivos" – ferramentas que estimam a probabilidade de ocorrência de um evento ou fenômeno. Na gestão de uma UTI utilizamos modelos prognósticos que estimam a gravidade do paciente de uma forma global. Entre eles, podemos citar os escores APACHE (*Acute Physiology and Chronic Health Evaluation*),[17] SAPS (*Simplified Acute Physiology Score*)[18,19] e MPM (*Mortality Probability Models*),[20] modelos que consideram variáveis fisiológicas, mas também condições mórbidas prévias e informações referentes à doença atual. Os escores prognósticos usados em Terapia Intensiva foram propostos no início dos anos 1980.[21] Como cada faixa de gravidade está relacionada a uma probabilidade de óbito, esta seria uma referência para verificar se uma UTI teve resultados acima ou abaixo dos esperados. Os escores passaram então a ser utilizados na avaliação do desempenho das UTIs, o que possibilitou a execução dos primeiros estudos comparando resultados obtidos por diferentes centros.[22] Desde então, os escores prognósticos vêm sendo incorporados às práticas gerenciais.[23]

A disponibilidade de novos métodos diagnósticos, terapêuticos e prognósticos[24] tem motivado a revisão periódica dos modelos (e algumas vezes a customização de modelos para determinadas regiões geográficas) de forma a aprimorar sua acurácia preditiva.[25]

Por que fazer *benchmarking*?

Ao utilizar as mesmas métricas, é possível comparar UTIs, o que chamamos de *benchmarking*.[26] É importante comparar UTIs com perfis semelhantes, considerando características como perfil de casos, estrutura e financiamento. O *benchmarking* pode fornecer, aos gerentes de UTI e hospital, uma visão mais ampla e diferentes perspectivas sobre a melhoria da qualidade.[27] Atualmente, é possível fazer *benchmarking* em tempo real usando plataformas multinacionais eletrônicas como Epimed,[28]ANZICS[29] e ICNARC.[30]

Além disso, as métricas de eficiência da UTI são uma ferramenta valiosa para o *benchmarking*. Rothen *et al.* avaliaram a eficiência da UTI usando a mortalidade (ajustada por gravidade) e o uso de recursos (também ajustados pela gravidade) combinados.[31] Domínios de desempenho da UTI adequados para *benchmarking* incluem mortalidade, adesão aos processos de cuidado, segurança do paciente, resultados econômicos e satisfação do paciente ou da família.

E por que fazer *benchmarking*? Um dos motivos é a necessidade de identificar e compreender as relações entre as práticas organizacionais e os resultados obtidos. Ao comparar sua UTI com outras de alto desempenho, podemos identificar processos, tecnologias e estratégias que podem ser adaptadas à sua realidade. Além disso, com base nos resultados do *benchmarking*, podem-se definir metas mais realistas e ambiciosas para a sua equipe, incentivando a busca constante por melhorias. Finalmente, dados obtidos por meio do *benchmarking* podem ser utilizados para justificar investimentos em novas tecnologias, treinamento de equipe e outras iniciativas de melhoria da qualidade.[32]

Gestão estratégica com base em dados

Algumas etapas iniciais do planejamento estratégico tornam mais claros os objetivos estratégicos do gestor. Inicialmente, o gestor precisa saber: quem são os pacientes atendidos? Trata-se de UTI geral ou especializada? Quais as causas de admissão mais frequentes na UTI? De onde vêm os pacientes, quais suas características clínicas e demográficas? Com que frequência usam suporte orgânico invasivo?

O próximo passo é reconhecer a Missão da UTI (qual a razão de sua existência? Qual o seu foco?), definir qual a proposta para o futuro da UTI e como ela vai ser reconhecida (sua Visão) e quais os princípios norteiam essa jornada e moldam a cultura e comportamento de todos os colaboradores (os Valores).[33] Gerenciar a estratégia é sinônimo de gerenciar a mudança. A visão estratégica serve como bússola, definindo o rumo da mudança, justificando os esforços de transformação e impulsionando a mobilização da equipe.

Sequencialmente, executamos o diagnóstico situacional. A análise da matriz SWOT *(strengths, weaknesses, opportunities, threats)* proporciona uma compreensão do cenário interno e externo. Esta ferramenta permite identificar os pontos fortes internos (para alcançar seus objetivos), as fraquezas (áreas que necessitam de investimento), as oportunidades (condições externas favoráveis ao crescimento) e as ameaças (fatores externos que podem representar riscos para atingir os objetivos). Conhecendo as condições e desafios da UTI, podemos aproveitar ao máximo as capacidades e recursos disponíveis, trabalhar para superar os pontos fracos e reduzir vulnerabilidades, além de identificar e explorar novas oportunidades, antecipando riscos externos e ameaças à execução do projeto.[34]

A partir desse reconhecimento, o gestor define os objetivos estratégicos, que são as metas a serem perseguidas para o cumprimento da missão da UTI e o alcance de sua visão de futuro.

Para garantir que os objetivos sejam eficazes, é fundamental que eles sigam o critério SMART (*specific, measurable, attainable, relevant, and time-bound*):[35]

- Específico: claro e objetivo, evitando generalizações.
- Mensurável: permitem acompanhar o progresso.
- Atingível: realista e possível de ser alcançado com os recursos disponíveis.
- Relevante: alinhado à missão da UTI e às prioridades estratégicas.
- Prazo.

Os objetivos estratégicos definem o rumo da organização, transformando sua missão e visão em metas tangíveis. Ao adotar o modelo SMART, os objetivos do gestor ficam mais claros e factíveis, contribuindo para o sucesso de suas iniciativas estratégicas. Finalmente, combinamos a análise de dados com a definição de objetivos estratégicos.

Gestão de processos

A complexidade e a criticidade das operações em uma UTI exigem que tanto os processos clínicos quanto os administrativos sejam otimizados para garantir a qualidade do cuidado, a segurança do paciente e a eficiência operacional. A aplicação de metodologias estruturadas de gestão de processos, pode proporcionar melhorias contínuas e sustentáveis, promovendo um ambiente de cuidado mais organizado e eficaz.[36] Alguns aspectos fundamentais a considerar na melhoria de processos são:

- **Padronização:** implementação de protocolos e diretrizes com base em evidências que minimizem a variabilidade na prática clínica, garantindo que todos os pacientes recebam cuidados consistentes e de alta qualidade.

- **Redução de desperdícios:** identificação e eliminação de atividades que não agregam valor ao cuidado, como atividades desnecessárias, tempos de espera e duplicação de esforços, permitindo que a equipe se concentre em atividades críticas.
- **Fluxo de informações:** melhorias na comunicação e na documentação, garantindo que todas as informações relevantes sejam acessíveis e precisas, facilitando a tomada de decisões rápidas e informadas.

Ferramentas de melhoria contínua

A implementação de metodologias de melhoria contínua é crucial para sustentar as mudanças e promover uma cultura de excelência. As seguintes ferramentas são particularmente úteis na gestão de processos em UTIs:

- **5S:** essa metodologia japonesa se concentra na organização e padronização do ambiente de trabalho, dividida em cinco etapas: *Seiri* (Classificação), *Seiton* (Ordenação), *Seiso* (Limpeza), *Seiketsu* (Padronização) e *Shitsuke* (Disciplina). Na UTI, o 5S pode ser aplicado para organizar e manter os espaços de trabalho limpos e eficientes, minimizando o tempo gasto na busca por materiais e equipamentos, o que resulta em uma maior produtividade e segurança.[37]
- **PDCA (*Plan, Do, Check, Act*):** o ciclo PDCA é uma ferramenta de gestão que promove a melhoria contínua por meio de um processo iterativo de planejamento, execução, verificação e ação. Na UTI, o PDCA pode ser utilizado para implementar novos protocolos ou revisar processos existentes, garantindo que as mudanças resultem em melhorias tangíveis na prática clínica e nos resultados dos pacientes.[38]
- **Diagrama de Ishikawa (espinha de peixe):** este diagrama é usado para identificar e analisar a causa-raiz de um problema específico, categorizando-as em diferentes áreas, como pessoas, processos, materiais e equipamentos. Na UTI, o Diagrama de Ishikawa pode ser utilizado para abordar problemas complexos, como a alta taxa de infecções nosocomiais, permitindo que a equipe identifique e corrija as causas subjacentes.[39]
- **5W2H:** essa ferramenta auxilia no planejamento e na resolução de problemas, abordando sete questões fundamentais: *What* (O que), *Why* (Por quê), *Where* (Onde), *When* (Quando), *Who* (Quem), *How* (Como) e *How much* (Quanto). O 5W2H é especialmente útil na UTI para estruturar planos de ação detalhados e garantir que todas as etapas sejam consideradas e executadas.[40]
- **Kaizen:** a filosofia Kaizen promove a melhoria contínua por meio de pequenas mudanças incrementais. Na UTI, a aplicação do Kaizen pode ser vista em iniciativas como a melhoria do fluxo de pacientes ou a otimização do uso de recursos, onde pequenas mudanças acumulativas resultam em ganhos significativos de eficiência e qualidade.[41]
- **Six Sigma:** focada na redução de variabilidade e na eliminação de defeitos, a metodologia Six Sigma utiliza análise estatística para melhorar os processos. Na UTI, o Six Sigma pode ser empregado para melhorar a qualidade dos cuidados, por exemplo, na padronização de procedimentos para reduzir erros de medicação ou variabilidade no manejo clínico.[42]

A integração dessas ferramentas cria um ambiente de trabalho onde a melhoria contínua é parte da cultura organizacional da UTI. Os processos clínicos e administrativos são constantemente avaliados e ajustados para atender às demandas de um ambiente de cuidados intensivos, garantindo que a equipe possa concentrar-se no que mais importa: o cuidado ao paciente.

Ao utilizar essas ferramentas de forma estratégica, a UTI pode alcançar um nível elevado de eficiência operacional, melhorar a satisfação da equipe e, principalmente, proporcionar cuidados de alta qualidade e seguros aos pacientes.

Desenvolvimento de equipes

O desenvolvimento de equipes é um elemento central para a gestão eficiente de uma UTI. Uma equipe bem-desenvolvida, coesa e que se comunica bem é essencial para garantir a qualidade do cuidado e a segurança do paciente.[43] A seguir, abordaremos as estratégias de liderança e comunicação que são fundamentais para o fortalecimento das equipes na UTI.

A **liderança** eficaz é a base do desenvolvimento de equipes na UTI. O intensivista, como líder, deve promover um ambiente de confiança e respeito, onde todos os membros da equipe se sintam valorizados e capacitados para contribuir com o cuidado ao paciente. As principais estratégias de liderança incluem:

- **Liderança situacional:** adaptar o estilo de liderança às necessidades da equipe e da situação, sabendo quando ser mais diretivo e quando permitir maior autonomia aos membros da equipe.
- **Desenvolvimento de habilidades:** identificar e fomentar as habilidades individuais de cada membro da equipe, promovendo um crescimento contínuo. Isso inclui proporcionar oportunidades de treinamento, educação continuada e participação em simulações e *workshops*.
- **Empoderamento:** confiar e delegar responsabilidades aos membros da equipe, permitindo que eles tomem decisões dentro de suas áreas de competência. O empoderamento é crucial para o desenvolvimento da autoconfiança e da responsabilidade dentro da equipe.

- *Feedback*: fornecer *feedback* regular, tanto positivo quanto construtivo, para guiar o desenvolvimento da equipe e manter o foco nos objetivos comuns.

A **comunicação** eficaz é fundamental para o funcionamento harmonioso da equipe e para a segurança do paciente. Em uma UTI, onde as condições dos pacientes podem mudar rapidamente, a clareza e a rapidez na comunicação são vitais. As estratégias para melhorar a comunicação incluem:

- **Comunicação estruturada:** implementação de ferramentas como SBAR (Situação, *Background*, Avaliação, Recomendação) para padronizar a passagem de informações críticas entre os membros da equipe e durante as transições de cuidados, como durante passagens de plantão.
- **Rondas multidisciplinares:** conduzir rondas que incluam todos os membros da equipe multidisciplinar, promovendo a troca de informações e a tomada de decisão conjunta. Isso assegura que todos estejam alinhados com os planos de cuidado e que possíveis preocupações sejam abordadas de forma colaborativa.
- **Ambiente de comunicação aberta:** Estabelecer uma cultura onde todos os membros da equipe sintam-se à vontade para expressar preocupações, levantar dúvidas e compartilhar ideias. A comunicação aberta é fundamental para a identificação precoce de problemas e para a prevenção de erros.
- **Uso de tecnologia:** utilizar sistemas de comunicação avançados, como prontuários eletrônicos e plataformas de mensagens seguras, para facilitar o fluxo de informações e garantir que todos os dados relevantes estejam disponíveis em tempo real.

Liderança e comunicação

A liderança e a comunicação estão intrinsecamente ligadas no desenvolvimento de equipes eficazes. Um líder forte não só orienta e apoia sua equipe, mas também estabelece as bases para uma comunicação eficiente. Isso inclui:

- **Reuniões regulares:** organizar reuniões de equipe regulares para revisar o desempenho, discutir desafios e compartilhar sucessos. Essas reuniões promovem o alinhamento da equipe e permitem ajustes rápidos nas estratégias de cuidado.
- **Treinamento em equipe:** implementar treinamentos focados em melhorar as habilidades de comunicação e colaboração, como simulações de cenários críticos e *workshops* de resolução de conflitos.
- **Promover a coesão de equipe:** incentivar atividades que fortaleçam os laços entre os membros da equipe, criando um ambiente de trabalho positivo e colaborativo.

O desenvolvimento de equipes na UTI, por meio de liderança eficaz e comunicação estruturada, é um investimento que resulta em uma maior eficiência operacional, melhor qualidade do cuidado e, fundamentalmente, em melhores resultados para os pacientes.

A UTI resiliente (Figura 149.2)

A "resiliência organizacional" refere-se à capacidade de uma organização de se adaptar, resistir, recuperar-se e evoluir positivamente diante de situações adversas, desafios, mudanças abruptas ou eventos disruptivos. Envolve a habilidade de uma organização não apenas de sobreviver a crises, mas também de aprender com essas experiências, fortalecer-se e emergir mais preparada para enfrentar futuros desafios.

A pandemia de Covid-19 testou a capacidade das UTIs de responder a uma crise e demonstrou sua fragilidade. Não surpreendentemente, ocorreram taxas de mortalidade, tempos de internação e complicações adquiridas na UTI mais altos do que o habitual durante a pandemia. No entanto, houve uma variação significativa nos resultados, demons-

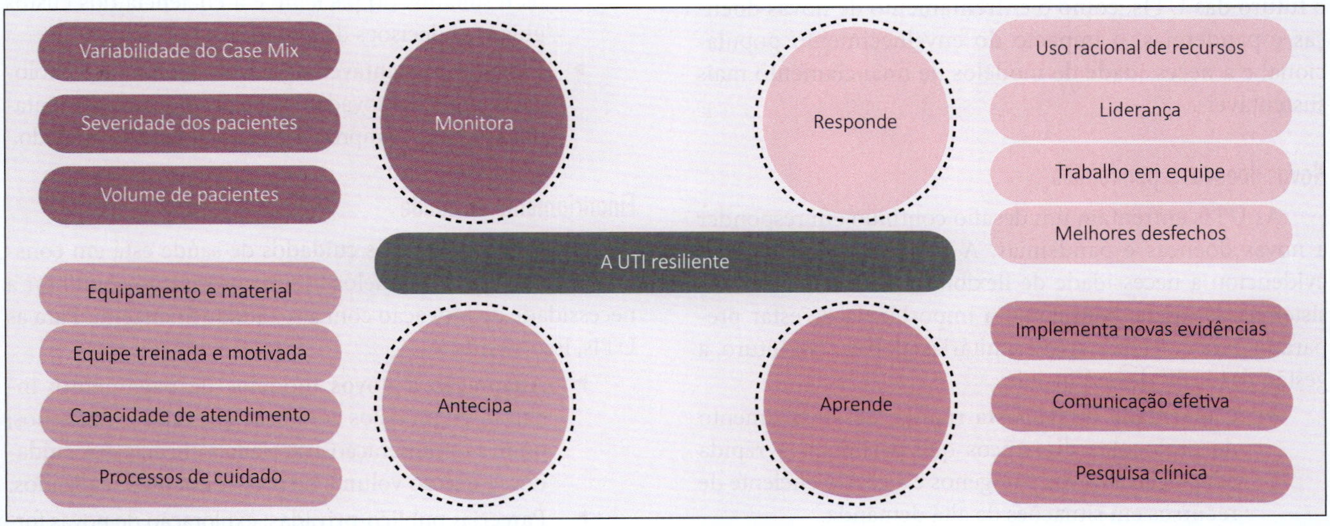

Figura 149.2. A UTI resiliente.

Fonte: Adaptada com permissão de Salluh JIF, Kurtz P, Bastos LSL, Quintairos A, Zampieri FG, Bozza FA. The resilient intensive care unit. Ann Intensive Care. 2022 Apr 26;12(1):37.

trando que algumas UTIs conseguiram gerenciar mais adequadamente o aumento da demanda por leitos, a gravidade dos pacientes e os déficits de equipe e descontinuidade arsenal terapêutico.[44]

A resiliência organizacional começa com uma avaliação antecipada dos riscos potenciais. As organizações resilientes realizam análises detalhadas para identificar ameaças emergentes, permitindo a implementação de estratégias preventivas antes que os desafios se tornem crises.

Além disso, a capacidade de se adaptar a mudanças inesperadas é fundamental para a resiliência organizacional. Práticas que promovem a flexibilidade operacional incluem planos de contingência bem elaborados e treinamentos regulares.

A capacidade de aprender com experiências passadas e implementar melhorias contínuas fortalece a resiliência organizacional. Isso envolve a realização de revisões pós-evento, a identificação de lições aprendidas e a aplicação desses *insights* para fortalecer os processos e procedimentos existentes. Esse processo é impulsionado pelo empoderamento dos membros da equipe. Isso inclui, promover uma cultura que incentiva a autonomia, a tomada de decisões descentralizada e a confiança nas habilidades individuais dos colaboradores (**Figura 149.2**).

O Futuro da gestão de unidade de UTIs

O futuro da gestão de UTIs está profundamente ligado à evolução das tecnologias, à adaptação a mudanças demográficas e epidemiológicas, e à busca por sustentabilidade em um sistema de saúde cada vez mais pressionado por custos. Embora o prontuário eletrônico (PE) seja uma ferramenta consolidada, sua utilização ainda está longe de atingir todo o seu potencial. A integração de *Big Data*, aprendizado de máquina e outras inovações tecnológicas promete transformar a gestão da UTI, oferecendo suporte à decisão clínica mais preciso e personalizado. No entanto, além da tecnologia, outros fatores cruciais moldarão o futuro das UTIs, como o enfrentamento de novas doenças e pandemias, o impacto do envelhecimento populacional e a necessidade de modelos de financiamento mais sustentáveis.

Novas doenças e pandemias

As UTIs enfrentam um desafio contínuo em responder a novas doenças e pandemias. A pandemia de Covid-19 evidenciou a necessidade de flexibilidade e resiliência nos sistemas de saúde, bem como a importância de estar preparado para enfrentar crises sanitárias globais. No futuro, a gestão das UTIs deverá incluir:

- **Capacidade de resposta rápida:** desenvolvimento de protocolos dinâmicos que permitam a rápida adaptação a novos patógenos e a gestão eficiente de recursos em situações de alta demanda.
- **Integração de dados em tempo real:** uso de sistemas de informação para monitoramento epidemiológico e alocação de recursos, permitindo uma resposta coordenada e eficiente.
- **Pesquisa e inovação:** investimento em pesquisa para o desenvolvimento de terapias inovadoras e vacinas, bem como em métodos de contenção de surtos.

Envelhecimento da população e novas doenças

O envelhecimento da população é uma realidade global, trazendo um aumento na prevalência de doenças crônicas e multimorbidades. O intensivista é desafiado a lidar com pacientes cada vez mais complexos e frágeis, o que exige:

- **Modelos de cuidado personalizado:** desenvolvimento de abordagens que considerem as necessidades específicas dos pacientes idosos, como o manejo de polifarmácia e a prevenção de síndromes geriátricas.
- **Educação contínua e especialização:** treinamento contínuo dos profissionais de saúde para lidar com as *nuances* do cuidado de pacientes idosos e com doenças raras ou emergentes.
- **Planejamento de recursos:** adequação dos recursos e infraestrutura para suportar o aumento da demanda por cuidados intensivos em uma população que envelhece.

Sustentabilidade

A sustentabilidade na gestão de UTIs é um tema cada vez mais urgente, dado o crescente custo dos cuidados intensivos e a pressão por práticas mais ecológicas. Para garantir a viabilidade a longo prazo das UTIs, será necessário:

- **Eficiência energética e redução de resíduos:** implementação de práticas de gestão que minimizem o desperdício de materiais e energia, além da adoção de tecnologias de baixo impacto ambiental.
- **Cuidado com base em valor:** transição de um modelo de volume para um modelo de valor, onde os resultados do paciente e a eficiência dos custos guiam as decisões de gestão.
- **Inovação sustentável:** desenvolvimento de tecnologias e práticas inovadoras que promovam a sustentabilidade sem comprometer a qualidade do cuidado.

Financiamento da saúde

O financiamento dos cuidados de saúde está em constante evolução, e os modelos futuros precisarão equilibrar a necessidade de inovação com a realidade financeira. Para as UTIs, isso significa:

- **Adaptação a novos modelos de pagamento:** inclusão de modelos com base em valor e desfechos, onde a remuneração é atrelada à eficácia dos cuidados, e não ao volume de procedimentos realizados.
- **Parcerias público-privadas:** exploração de novas formas de colaboração entre o setor público e o privado para financiar e melhorar a infraestrutura das UTIs.

- **Avaliação econômica e alocação de recursos:** uso de ferramentas de avaliação econômica para a tomada de decisões sobre investimentos em tecnologia e infraestruturas, garantindo que os recursos sejam alocados onde terão maior impacto.

O futuro da gestão de UTIs será moldado por essas forças, exigindo uma abordagem adaptativa e proativa dos líderes de cuidados intensivos. A capacidade de antecipar mudanças, implementar inovações sustentáveis e responder eficazmente a novas ameaças será fundamental para assegurar que as UTIs continuem a fornecer cuidados de alta qualidade em um cenário de saúde cada vez mais desafiador.

Conclusão

A gestão de UTIs envolve desafios significativos que demandam uma abordagem multidisciplinar e integrada. Neste capítulo, exploramos a complexidade da gestão, desde a diversidade de pacientes e a adoção de novas tecnologias até a necessidade de equilibrar qualidade do cuidado com sustentabilidade financeira. Discutimos a importância de processos otimizados, utilizando ferramentas que são fundamentais para promover a melhoria contínua e garantir a eficiência operacional. Destacamos a segurança do paciente como prioridade, enfatizando a necessidade de uma cultura de segurança sólida liderada por intensivistas comprometidos. A comunicação eficaz e o suporte emocional foram abordados como elementos essenciais para a satisfação do paciente e da família, reforçando a qualidade e a segurança do cuidado.

No gerenciamento de custos, abordamos a importância de equilibrar despesas com a qualidade assistencial, utilizando metodologias de análise de custos que permitam uma alocação eficiente dos recursos. Além disso, discutimos a preparação para o futuro, considerando o impacto do envelhecimento populacional, novas doenças e a necessidade de sustentabilidade.

Em suma, a gestão de UTIs exige uma abordagem integrada e adaptativa, que combina excelência clínica, liderança eficaz, inovação contínua e responsabilidade financeira. Ao adotar essas estratégias, as UTIs podem não apenas atender às necessidades atuais, mas também se preparar para os desafios futuros, garantindo a entrega de cuidados de alta qualidade de forma sustentável e eficiente.

Referências bibliográficas

1. Chin-Yee N, D'Egidio G, Thavorn K, Heyland D, Kyeremanteng K. Cost analysis of the very elderly admitted to intensive care units. Crit Care. 2017;21(1):109.
2. Bruyneel A, Larcin L, Martins D, Van Den Bulcke J, Leclercq P, Pirson M. Cost comparisons and factors related to cost per stay in intensive care units in Belgium. BMC Health Serv Res. 2023;23(1):986.
3. Hales BM, Pronovost PJ. The checklist--a tool for error management and performance improvement. J Crit Care. 2006;21(3):231-5.
4. Moreno RP, Rhodes A, Donchin Y. Patient safety in intensive care medicine: the Declaration of Vienna. Intensive Care Med. 2009;35(10):1667-72.
5. Leape LL. Reporting of Adverse Events. N Engl J Med. 2002;347(20):1633-8.
6. Garrouste-Orgeas M, Timsit JF, Vesin A, Schwebel C, Arnodo P, Lefrant JY, et al. Selected Medical Errors in the Intensive Care Unit. Am J Respir Crit Care Med. 2010;181(2):134-42.
7. Álvarez-Maldonado P, Reding-Bernal A, Hernández-Solís A, Cicero-Sabido R. Impact of strategic planning, organizational culture imprint and care bundles to reduce adverse events in the ICU. Int J Qual Health Care. 2019;31(6):480-4.
8. Brewster DJ, Butt WW, Gordon LJ, Rees CE. Leadership in intensive care: A review. Anaesth Intensive Care. 2020;48(4):266-76.
9. Karabatsou D, Tsironi M, Tsigou E, Boutzouka E, Katsoulas T, Baltopoulos G. Variable cost of ICU care, a micro-costing analysis. Intensive Crit Care Nurs. 2016;35:66-73.
10. Kılıç M, Yüzkat N, Soyalp C, Gülhaş N. Cost Analysis on Intensive Care Unit Costs Based on the Length of Stay. Turk J Anaesthesiol Reanim. 2019;47(2):142-5.
11. Kiekkas P, Tzenalis A, Gklava V, Stefanopoulos N, Voyagis G, Aretha D. Delayed Admission to the Intensive Care Unit and Mortality of Critically Ill Adults: Systematic Review and Meta-analysis. Biomed Res Int. 2022;2022:4083494.
12. Åhlin P, Almström P, Wänström C. When patients get stuck: A systematic literature review on throughput barriers in hospital-wide patient processes. Health Policy. 2022;126(2):87-98.
13. Murphy DJ, Ogbu OC, Coopersmith CM. ICU director data: using data to assess value, inform local change, and relate to the external world. Chest. 2015;147(4):1168-78.
14. Jawad I, Rashan S, Sigera C, Salluh J, Dondorp AM, Haniffa R, et al. A scoping review of registry captured indicators for evaluating quality of critical care in ICU. J Intensive Care. 2021;9:48.
15. Donabedian A. Evaluating the quality of medical care. 1966. Milbank Q. 2005;83(4):691-729.
16. Birkmeyer JD, Dimick JB, Birkmeyer NJO. Measuring the quality of surgical care: structure, process, or outcomes? J Am Coll Surg. 2004;198(4):626-32.
17. Zimmerman JE, Kramer AA, McNair DS, Malila FM. Acute Physiology and Chronic Health Evaluation (APACHE) IV: hospital mortality assessment for today's critically ill patients. Crit Care Med. 2006;34(5):1297-310.
18. Moreno RP, Metnitz PGH, Almeida E, Jordan B, Bauer P, Campos RA, et al. SAPS 3--From evaluation of the patient to evaluation of the intensive care unit. Part 2: Development of a prognostic model for hospital mortality at ICU admission. Intensive Care Med. 2005;31(10):1345-55.
19. Metnitz PGH, Moreno RP, Almeida E, Jordan B, Bauer P, Campos RA, et al. SAPS 3--From evaluation of the patient to evaluation of the intensive care unit. Part 1: Objectives, methods and cohort description. Intensive Care Med. 2005;31(10):1336-44.
20. Higgins TL, Kramer AA, Nathanson BH, Copes W, Stark M, Teres D. Prospective validation of the intensive care unit admission Mortality Probability Model (MPM0-III). Crit Care Med. 2009;37(5):1619-23.
21. Zimmerman JE, Kramer AA. A history of outcome prediction in the ICU. Curr Opin Crit Care. 2014;20(5):550-6.
22. Knaus WA, Draper EA, Wagner DP, Zimmerman JE. An evaluation of outcome from intensive care in major medical centers. Ann Intern Med. 1986;104(3):410-8.
23. Keegan MT, Soares M. What every intensivist should know about prognostic scoring systems and risk-adjusted mortality. Rev Bras Ter Intensiva. 2016;28(3):264-9.
24. Vincent JL, Moreno R. Clinical review: scoring systems in the critically ill. Crit Care. 2010;14(2):207.
25. Ferrando-Vivas P, Jones A, Rowan KM, Harrison DA. Development and validation of the new ICNARC model for prediction of acute hospital mortality in adult critical care. J Crit Care. 2017;38:335-9.
26. Camp RC, Tweet AG. Benchmarking applied to health care. Jt Comm J Qual Improv. 1994;20(5):229-38.

27. Su L, Ma X, Gao S, Yin Z, Chen Y, Wang W, et al. Evaluation of ICUs and weight of quality control indicators: an exploratory study based on Chinese ICU quality data from 2015 to 2020. Front Med. 2023;1-10.
28. Zampieri FG, Soares M, Borges LP, Salluh JIF, Ranzani OT. The Epimed Monitor ICU Database®: a cloud-based national registry for adult intensive care unit patients in Brazil. Epimed Monitor ICU Database®: um registro nacional baseado na nuvem, para pacientes adultos internados em unidades de terapia intensiva do Brasil. *Rev Bras Ter Intensiva*. 2017;29(4):418-426.
29. Paul E, Bailey M, Kasza J, Pilcher DV. Assessing contemporary intensive care unit outcome: development and validation of the Australian and New Zealand Risk of Death admission model. Anaesth Intensive Care. 2017;45(3):326-43.
30. Harrison DA, Parry GJ, Carpenter JR, Short A, Rowan K. A new risk prediction model for critical care: the Intensive Care National Audit & Research Centre (ICNARC) model. Crit Care Med. 2007;35(4):1091-8.
31. Rothen HU, Stricker K, Einfalt J, Bauer P, Metnitz PGH, Moreno RP, et al. Variability in outcome and resource use in intensive care units. Intensive Care Med. 2007;33(8):1329-36.
32. Willmington C, Belardi P, Murante AM, Vainieri M. The contribution of benchmarking to quality improvement in healthcare. A systematic literature review. BMC Health Serv Res. 2022;22(1):139.
33. Qin X, Wang BL, Zhao J, Wu P, Liu T. Learn from the best hospitals: a comparison of the mission, vision and values. BMC Health Serv Res. 2023;23:792.
34. Ifediora O, Nzekwe J. Organization's stability and productivity: the role of SWOT analysis an acronym for strength, weakness, opportunities and threat. International Journal of Innovative and Applied Research. 2014;2:23-32.
35. Ogbeiwi O. Why written objectives need to be really SMART. British Journal of Healthcare Management. 2017 Jul 2;23:324-36.
36. Gurvich I, Mutharasan RK, Van Mieghem JA. Approaching Process Improvement. Heart Fail Clin. 2020;16(4):369-77.
37. Kanabar B, Piparva KG, Pandya D, Kanabar RB. The Impact and Challenges of the Implementation of 5S Methodology in Healthcare Settings: A Systematic Review. Cureus. 2024;16(7):e64634.
38. Li Y, Wang H, Jiao J. The application of strong matrix management and PDCA cycle in the management of severe COVID-19 patients. Crit Care. 2020;24:157.
39. Pietrantonio F, Rosiello F, Alessi E, Pascucci M, Rainone M, Cipriano E, et al. Burden of COVID-19 on Italian Internal Medicine Wards: Delphi, SWOT, and Performance Analysis after Two Pandemic Waves in the Local Health Authority "Roma 6" Hospital Structures. Int J Environ Res Public Health. 2021;18(11):5999.
40. Braga FAC de O, Lins SM de SB, Christovam BP, Souza OAB de. Quality management in the COVID-19 pandemic: nursing action plan. Rev Bras Enferm. 2023;76:e20220272.
41. Gershengorn HB, Kocher R, Factor P. Management strategies to effect change in intensive care units: lessons from the world of business. Part II. Quality-improvement strategies. Ann Am Thorac Soc. 2014;11(3):444-53.
42. Wessel RJ, Rivera CG, Ausman SE, Martin N, Braga SA, Hagy NT, et al. Use of the DMAIC Lean Six Sigma quality improvement framework to improve beta-lactam antibiotic adequacy in the critically ill. Int J Qual Health Care. 2024;36(3):mzae062.
43. Gershengorn HB, Kocher R, Factor P. Management Strategies to Effect Change in Intensive Care Units: Lessons from the World of Business. Part III. Effectively Effecting and Sustaining Change. Annals ATS. 2014;11(3):454-7.
44. Salluh JIF, Kurtz P, Bastos LSL, Quintairos A, Zampieri FG, Bozza FA. The resilient intensive care unit. Ann Intensive Care. 2022;12(1):37.

Bibliografia recomendada

Kynoch K, Chang A, Coyer F, McArdle A. The effectiveness of interventions to meet family needs of critically ill patients in an adult intensive care unit: a systematic review update. JBI Database System Rev Implement Rep. 2016;14(3):181-234.

Thiedke CC. What Do We Really Know About Patient Satisfaction? fpm. 2007;14(1):33-6.

capítulo 150

A Transversalidade da Medicina Intensiva: Pré-Hospitalar, Sala de Emergência e Equipes Médicas de Emergência Intra-Hospitalar

Joana Melo da Silva Manuel | Joana Maria Rosa Pimenta Jardim Ferreira | Ricardo Meireles de Mateus

Introdução

O paradigma da Medicina Intensiva está em mudança. Cada vez mais se defendem unidades de cuidados intensivos (UCIs) sem barreiras e uma atuação do médico intensivista sobre o doente crítico onde quer que ele se encontre. O objetivo é uma intervenção precoce e um *continuum* de cuidados ao mais alto nível de diferenciação desde a medicina pré-hospitalar, serviço de urgência (SU) até às UCIs, focado na multiplicidade de necessidades do doente crítico, traduzindo-se ultimamente numa resposta mais eficiente. O fracionamento de cuidados limitados e balizados por locais específicos perdeu a sua pertinência. Contudo, é importante salientar que este novo paradigma é também mais exigente e carece de formação específica, recursos humanos, técnicos e organizacionais que o suportem.

Evolução da medicina no que concerne à especialização de cuidados

Do ponto da história é sabido que os hospitais existem há mais de 1000 anos.[1] Inicialmente eram sobretudo estruturas de caridade destinadas aos pobres e doentes. Os monastérios dirigidos por religiosos eram refúgio para viajantes e doentes. Estes lugares eram constituídos por um *infirmatorium*, uma farmácia e um jardim com plantas medicinais. Na idade média criaram os primeiros hospitais com uma estrutura semelhante e uma abordagem generalista ao doente.

Porém, com as transformações sociais e econômicas ocorridas ao longo dos séculos aliadas ao desenvolvimento da Medicina como ciência e ao ensino formal da medicina e enfermagem, estas estruturas sofreram profundas alterações. Atualmente a Medicina encontra-se compartimentada em diferentes áreas de atuação e especialidades, e os hospitais encontram-se organizados por diferentes serviços clínicos e não clínicos, criando uma organização setorial.

Este fato contribui para uma maior responsabilização e eficiência a nível individual e uma melhor *performance* global de acordo com os mais altos padrões científicos para cada área específica.

A especialização em medicina intensiva

A especialidade de Medicina Intensiva é recente. Emerge de necessidades urgentes (trauma grave e infecção) na II Guerra Mundial, Camboja e Vietnam, e da epidemia da poliomielite em 1952 na Dinamarca onde apareceram as primeiras unidades de cuidados intensivos com utilização de suporte ventilatório. Foi das conquistas mais marcantes da Medicina do século XX, nomeadamente pela capacidade adicional de suporte artificial de órgão e de funções vitais, reformulando completamente o conceito e os limites de intervenção médica.

O desenvolvimento desta especialidade dá-se na interação com as outras especialidades. Se por um lado, as características das UCIs de um hospital são determinadas pelas necessidades de outras especialidades, também é verdade que muitas especialidades cirúrgicas como a cirurgia cardiotorácica, neurocirurgia e cirurgia geral complexa, bem como muitas especialidades médicas como a Neurologia, Cardiologia, Pneumologia e Gastroenterologia não poderiam existir sem UCIs sofisticadas. De fato, a capacidade de resposta da Medicina Intensiva é determinante na natureza de funcionamento de um hospital e na garantia de continuidade de cuidados dos doentes.

Em Portugal, as primeiras unidades de cuidados intensivos surgiram nos anos 1950, assim como a formação dos primeiros médicos intensivistas. Em 1989, a formação em Medicina Intensiva, enquanto subespecialidade, ficou legislada com a publicação do Ministério da Saúde das normas regulamentadoras do Ciclo de Estudos em Cuidados Intensivos. Desde então, tem sido elaborado um conjunto normativo regulador desta subespecialidade, refletindo os avanços científicos e técnicos ocorridos na área e definindo objetivos formativos teóricos e técnicos concretos. Em agosto de 2015, pela publicação dos novos estatutos da Ordem dos Médicos (*Decreto-lei nº 117/2015 do Diário da República Portuguesa*), a Medicina Intensiva é reconhecida como especialidade primária.

Inicialmente, esta especialidade estava direcionada apenas para o trabalho desenvolvido nas UCIs. Contudo, nos últimos anos assiste-se a um progressivo desenvolvimento desta área da Medicina e atualmente o seu foco é o doente crítico dentro ou fora das unidades. Pode-se dizer, portanto, que ao contrário de outras especialidades o desenvolvimento da Medicina Intensiva segue um necessário movimento de ampliação e não de encerramento.

Dificuldades na capacidade de intervenção no doente crítico

A nível hospitalar, pode-se afirmar que existe uma perspetiva "vertical" de abordagem dos doentes, por especialidades e de acordo com os diagnósticos de admissão e outra, "horizontal", transversal a todas as especialidades e focada no doente, nos seus sintomas e sinais. A especialização da Medicina nas suas diversas áreas fragiliza a abordagem hospitalar do doente em deterioração clínica: a capacidade de entendimento médico fica mais frequentemente limitada a um só problema, ao da especialidade, e não à globalidade de problemas clínicos dos doentes, tornando a capacidade de atuação no doente agudo e urgente muito limitada.[2-7] Por sua vez, a abordagem caracteristicamente mais "horizontal" do doente crítico, a englobar o conjunto de sinais e sintomas da doença em agravamento e patologia de base, torna a Medicina Intensiva uma especialidade de alcance transversal no funcionamento de um hospital, colmatando as insuficiências resultantes de uma abordagem mais compartimentalizada, por especialidade, do doente crítico (**Figura 150.1**).

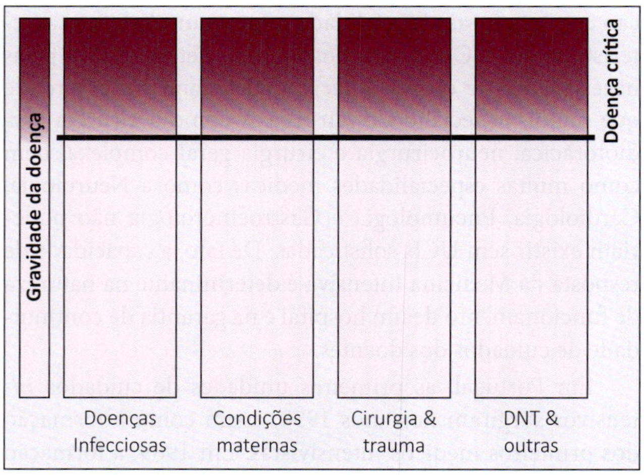

Figura 150.1. Doença crítica: Uma perspetiva horizontal da severidade da doença.

Fonte: Adaptada de Schell CO, Gerdin Wärnberg M, Hvarfner A, Höög A, Baker U, Castegren M, *et al.* The global need for essential emergency and critical care. Critical care (London, England). 2018;22(1):284.

Existem, contudo, limitações na atuação da Medicina Intensiva, relativas quer às características de funcionamento das próprias unidades de cuidados intensivos, bem como dos serviços de Medicina Intensiva fora das unidades.

Relativamente às heterogeneidades existentes a nível do funcionamento das unidades de cuidados intensivos, sabe-se, por exemplo, que o custo associado destas unidades pode chegar a 1% do produto interno bruto num país desenvolvido,[8] o que significa que o fator econômico pode ter também impacto na capacidade de intervenção nestes doentes.

A nível estrutural existe, igualmente, uma desigualdade acentuada no número de camas de cuidados intensivos entre vários países, incluindo Portugal, como o reporta o estudo europeu realizado por Rhodes *et al.*[9] em 2012. Neste estudo os resultados denotam uma enorme disparidade no número de camas entre os países europeus, mesmo quando corrigidos para o tamanho da população e distribuição etária, produto interno bruto, gastos com cuidados de saúde e número total de camas de cuidados agudos. Como se constatará, Portugal encontrava-se com 4,2 camas para cada 100 mil habitantes, contrastando com a Alemanha com 29,2 camas por cada 100 mil habitantes.[9] Esses números para o caso Português já foram corrigidos para a realidade de 2016, no documento emitido pela Ordem dos Médicos, Rede de Referenciação de Medicina Intensiva, cifrando-se o rácio em 6,4 camas por 100 mil habitantes, portanto ainda marcadamente abaixo da média europeia (11,5 por 100 mil habitantes) e pouco suficiente para as necessidades de cobertura da rede de cuidados críticos.[3]

Esta discrepância ultimamente limitativa da prestação de cuidados intensivos, sobretudo nos países de baixa renda e em pré-pandemia por Covid-19, ficou alargada mesmo aos países ditos desenvolvidos, de média e elevada renda, durante a pandemia por Covid-19. O rápido aumento de doentes infectados, com necessidade de internação hospitalar e em UCIs culminou em rápida saturação dos recursos hospitalares e ruptura de sistemas de saúde robustos, não só no que diz respeito à limitação do número de camas de internamento em UCI, mas também no esgotamento dos recursos humanos e técnicos para a manutenção do doente crítico.

Fora das UCI surgem também diferenças como vamos falar mais adiante, quer nos critérios para identificação do doente crítico, orientações para o tratamento destes doentes, modelos de intervenção do Serviço de Medicina Intensiva no hospital, funcionamento dos serviços de urgência e sua interação com a Medicina Intensiva e diferenças na orgânica estrutural dos sistemas de emergência pré-hospitalar.

Estas diferenças de funcionamento resultam nas dificuldades verificadas na robustez de evidência dos estudos comparativos de modelos de organização desta especialidade. É provável que o caminho a nível global seja um funcionamento adaptado às necessidades de cada país e suficientemente robusto para responder a um aumento agudo das necessidades dentro e fora das unidades, como foi exemplo, a pandemia por Covid-19. É fundamental a análise contínua de vários modelos de funcionamento e seus resultados de forma a se poder melhorar e investir cada vez mais nesta área fundamental da Medicina atual – a Medicina Intensiva.

Expansão dos cuidados ao doente crítico fora das unidade de cuidados intensivos (UCIs)

A doença crítica pode ocorrer em qualquer lugar (fora ou dentro do hospital) e afeta todo o tipo de paciente, independentemente da idade, gênero, *status* social, não respeitando a tradicional divisão das especialidades médicas. A doença crítica requer, por isso, uma ação imediata, rápida, focada na ressuscitação de pacientes instáveis e suporte vital de órgãos durante o tempo necessário para a recuperação da doença de base e das doenças associadas a internação.

De acordo com Escobar e Dellinger[10] os limites entre doença leve, grave e crítica entrecruzam-se. Se definirmos doença grave como a presença de doença aguda em que a melhoria do estado clínico está dependente de tratamento hospitalar dedicado, mas que não está relacionada necessariamente com aumento da mortalidade, morbidade ou perda de autonomia, e definirmos doença crítica toda e qualquer doença com elevado risco *a priori* de mortalidade, morbidade e perda parcial/total de autonomia, percebemos que entre as duas existe um limiar estreito e que muitas formas de doença crítica podem ser prevenidas ou mitigadas pela detecção precoce, identificação e tratamento, em vez de atrasar terapêuticas fundamentais para o doente no momento de admissão na UCI.[10-12]

Este princípio começa inclusivamente a nível pré-hospitalar, com a ativação e intervenção de equipas médicas diferenciadas logo no início da deterioração fisiológica do doente.

Vários modelos funcionais têm sido propostos de forma a garantir o cuidado ao doente crítico de acordo com o anteriormente referido.

Um destes modelos foi o descrito por Schell *et al.*[3] e que define o conceito de *Essential Emergency and Critical Care* (EECC), o nível mais baixo de cuidados críticos a doentes em todo o tipo de ambientes hospitalares, antes dos cuidados avançados limitados a ambiente de unidade de cuidados intensivos (**Figura 150.2**). Trata-se de um conceito de baixo custo, aplicável a todos os países, direcionado para todos os doentes independentemente de idade, sexo, diagnóstico de base, especialidade ou local onde se encontram. Distingue dois planos de atuação, o da identificação do doente crítico e o dos cuidados ao doente, com o objetivo final de cobertura efetiva de cuidados essenciais, e no pressuposto de uma melhoria na sobrevivência e no *outcome*. Este conceito e modelo de atuação não é novo e tem implementação em hospitais, como por exemplo na aplicação de sistemas de triagem nos serviços de urgência e na organização da emergência médica pré-hospitalar, com a estratificação dos pacientes por gravidade e nível de cuidados necessários.[13-17]

Em 2019, Jean-Louis Vincent[18] propõe um novo modelo integrativo que reforça a necessidade da Medicina Intensiva atuar de acordo com um novo paradigma de *continuum* de cuidados, que vão desde a fase pré-hospitalar, fase intra-hospitalar pré-UCI, intra-UCI até a pós-UCI.

O autor admite que em muitos hospitais as unidades de cuidados intensivos falham em estar integradas ao restante

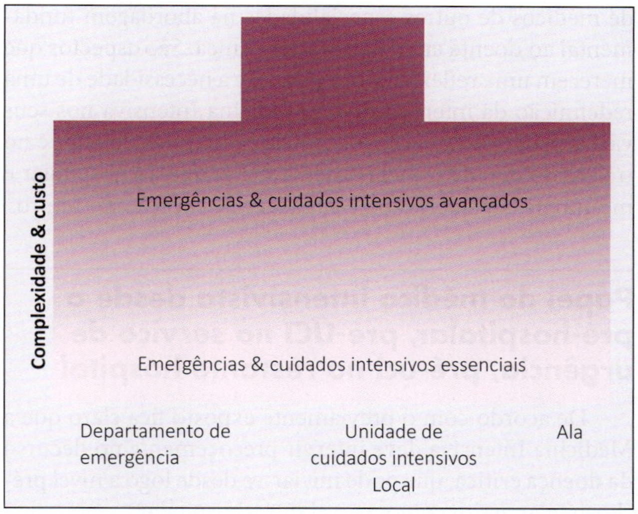

Figura 150.2. Relação entre o modelo EECC, emergência, cuidados ao doente crítico e a localização no hospital.

Fonte: Adaptada de Schell CO, Gerdin Wärnberg M, Hvarfner A, Höög A, Baker U, Castegren M, *et al.* The global need for essential emergency and critical care. Critical care (London, England). 2018;22(1):284.

estrutura da hospitalar, defendendo que, sendo a estadia do doente crítico na UCI apenas uma parte de toda a sua trajetória hospitalar, se aquele for adequadamente identificado e tratado antes de chegar à UCI, durante a UCI e após sair da UCI, isso poderá influenciar positivamente os resultados obtidos (**Figura 150.3**).

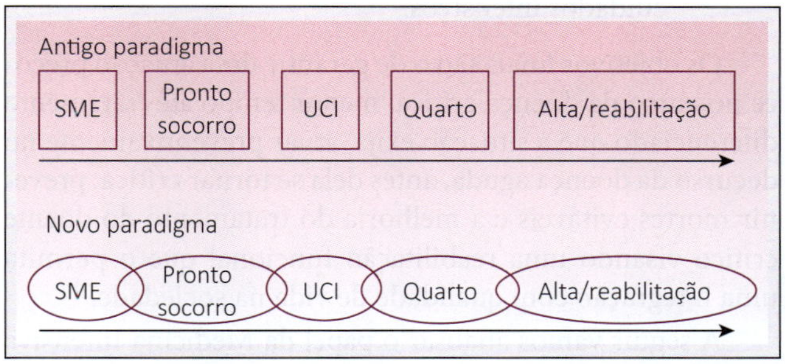

Figura 150.3. Representação esquemática dos antigos e novos paradigmas da doença crítica, com fronteiras entre unidades e fases, tornando-se estas menos definidas à medida que a comunicação e colaboração melhora durante a trajetória do doente.

SME: serviço médico de emergência; UCI: unidade de cuidados intensivos.

Fonte: Adaptada de Vincent JL. The continuum of critical care. Critical care (London, England). 2019;23(Suppl 1):122.

É certo que a pandemia por Covid-19 foi uma situação excepcional, mas a necessidade de expansão de cuidados intensivos para fora das unidades foi bem patente e reforçou o papel desta especialidade, nomeadamente, com a integração de médico intensivista em equipas estruturadas de intervenção na sala de reanimação e de emergência intra-hospitalar para o doente crítico, em atividade de consultadoria aos serviços de internação para definição de estratégia terapêutica e detecção precoce do doente a carecer de cuidados intensivos e suporte artificial de órgão, na formação de médicos de outras especialidades na abordagem fundamental ao doente em deterioração clínica. São aspectos que merecem uma reflexão sobre o papel e a necessidade de uma redefinição da intervenção da Medicina Intensiva nos seus vários planos de atuação, no funcionamento hospitalar e no trajeto do doente crítico, desde a sua admissão hospitalar e mesmo na consideração de situações de exceção no futuro.

Papel do médico intensivista desde o pré-hospitalar, pré-UCI no serviço de urgência, pré-uci no restante hospital

De acordo com o previamente exposto fica claro que a Medicina Intensiva deve intervir precocemente no decurso da doença crítica, que pode iniciar-se desde logo a nível pré-hospitalar assim como a nível intra-hospitalar.

Esta filosofia horizontal de atuação do doente crítico fora das unidades de cuidados intensivos encontra-se sobretudo focada na situação clínica do doente, mais do que em um diagnóstico específico e visa:

a. Identificar o doente em risco, mediante escores de gravidade.
b. Atuar precocemente do médico intensivista em colaboração com as outras especialidades hospitalares.
c. Cuidar do doente de forma diferenciada até ao encaminhamento para a UCI.
d. Tratar o doente na UCI.
e. Garantir continuação de cuidados após alta dos cuidados intensivos.

Os objetivos finais são o de garantir uma atuação precoce no curso da doença crítica, menor tempo até tratamento diferenciado que a situação exija, atuar preventivamente no decurso da doença aguda, antes dela se tornar crítica, prevenir mortes evitáveis e a melhoria do tratamento do doente crítico visando uma reabilitação funcional que o permita uma integração com qualidade de vida na sociedade.

A seguir vamos analisar o papel da Medicina Intensiva nas diferentes fases.

Pré-UCI: emergência pré-hospitalar

Em primeiro lugar, quando falamos em emergência pré-hospitalar é importante reforçar a relevância da sua articulação com a comunidade e com os hospitais. Em Portugal a emergência pré-hospitalar é regulada pelo Instituto Nacional de Emergência Médica (INEM) que coordena o Sistema Integrado de Emergência Médica (SIEM). Este é composto por um conjunto de meios e ações de abrangência extra-hospitalar, hospitalar e inter-hospitalar, com a intervenção ativa dos vários componentes de uma comunidade. Tem como base o símbolo da "Estrela da Vida", que cada uma das suas pontas corresponde a uma fase (detecção, alerta, pré-socorro, socorro, transporte e tratamento na unidade de saúde) e todas elas funcionam na dependência umas das outras. Pode-se afirmar que o processo se inicia na comunidade por meio de vários mecanismos, como por exemplo, as estratégias para a formação massiva em Suporte Básico de Vida (SBV) e formação comunitária sobre sinais de gravidade. De fato, o SBV quando iniciado o mais precocemente possível, mesmo por pessoa leiga tem uma tradução positiva nos resultados a curto prazo e a longo prazo para os doentes.[19] Para além disso, a formação comunitária em sinais de deterioração clínica com potencial gravidade é particularmente importante, pois promove a detecção adequada, alerta e o pré-socorro do doente de forma mais eficaz.

Outro exemplo que espelha esta articulação entre as várias componentes são as Vias Verdes. Estas são estratégias organizativas que visam promover o atendimento de situações críticas, o mais precocemente possível, no local mais adequado, com recursos e tecnologia especializada para o melhor tratamento. Envolvem a formação comunitária para sinais de gravidade precoce, a ativação das equipas de emergência médica e a decisão de transporte para o hospital mais adequado para o doente. Em Portugal existem 4 Vias Verdes: Via Verde Coronária (doentes com enfarte agudo do miocárdio e encaminhamento, sempre que possível, para hospitais com capacidade para intervenção coronária percutânea); Via Verde de AVC (para doentes com sinais de acidente vascular cerebral (AVC) e encaminhamento para o hospital mais adequado a esta situação clínica e, se enquadrável, para serviços capazes de tratamento endovascular); Via Verde de Trauma (para doentes vítimas de trauma com necessário encaminhamento dos mesmos para os serviços de urgência com capacidades técnica e humana na abordagem do trauma *major* ou politrauma); Via Verde Sépsis (para o doente em sépsis, com posterior encaminhamento hospitalar onde se dará seguimento ao conjunto de terapêuticas iniciadas). As vias verdes são geridas pelos Centros de Orientação de Doentes Urgentes (CODU) do INEM, que têm um papel fundamental na comunicação entre as equipas pré-hospitalares e a preparação das unidades hospitalares para a recepção dos pacientes. Desta forma, possibilita-se um tratamento diferenciado e precoce aos doentes, bem como um encaminhamento adequado para os centros hospitalares capazes de fornecer o tratamento definitivo. As vias verdes constituem um exemplo claro do *continuum* de cuidados quebrando as barreiras entre os hospitais e a comunidade. Para além destas, a implementação do programa de encaminhamento de doentes com parada cardiorrespiratória refratária para centros com capacidade para realização de oxigenação por membrana extracorporal (ECMO) – (que tem como objetivos a preservação/suporte de órgãos em dador de parada cardiorrespiratória, suporte/tratamento de doentes com parada cardiorrespiratória refratária cuja causa pode ser reversível e com indicação para manobras de ressuscitação prolongadas) é outro exemplo dos vários que traduzem a integração dos múltiplos componentes do SIEM.

O papel do médico intensivista na emergência pré-hospitalar é facilmente defensável muito embora não seja consensual na comunidade médica. Existem diferentes abordagens nos vários países sobre a forma como estão organizados os serviços de emergência pré-hospitalar. Em Portugal nos CODU são recebidas as chamadas do número nacional de emergência, 112, e os meios são selecionados para o local de acordo com a gravidade apresentada pelos doentes, podendo ser ativadas equipas com capacidade de Suporte Avançado de Vida (SAV) e equipas de Suporte Básico de Vida por meio de vários tipos de meios. Relativamente aos meios de suporte avançado de vida, a Viatura Médica de Emergência e Reanimação (VMER) é um veículo de intervenção pré-hospitalar concebido para o transporte rápido de uma equipa constituída por um médico e um enfermeiro diretamente ao local onde se encontra o doente. Esta equipa dispõe de equipamento necessário para o SAV e atua em todo o tipo de situações de emergência (trauma, médica, obstétrica, multivítimas) desde a idade pediátrica até à idade adulta. As VMER têm base hospitalar, mas respondem diretamente ao CODU. Fazem parte destas equipas médicos e enfermeiros que tenham obtido aprovação por parte do INEM em curso especializado para o efeito. O recrutamento é realizado pelos hospitais que selecionam os profissionais para realizar curso da VMER, tendo como preferência no processo de seleção médicos de Medicina Intensiva, Anestesiologia e Medicina Interna. Pretende-se que estas equipas sejam diferenciadas e com capacidade de atuação em todo o tipo de situações de emergência médica e situações de catástrofe. Relativamente aos helicópteros de emergência médica do INEM, tal como as VMER possuem equipamento de SAV, encontrando-se disponíveis em todo o território português 24 horas por dia, 365 dias por ano. Para além de dois pilotos que navegam a aeronave, a tripulação é composta por médico e enfermeiro, sendo apenas aceitos médicos da especialidade de Anestesia ou com experiência em cuidados intensivos, experiência prévia em emergência pré-hospitalar, assim como terão que possuir um curso de fisiologia de voo e segurança em heliportos. O sistema de helitransporte do INEM é utilizado em situações de ativação primária (em que a equipa médica é colocada no local da ocorrência), assim como em ativação secundária (transporte de doentes críticos entre instituições de saúde) tendo ainda como missão o transporte de órgãos. Desta forma pode-se dizer que o sistema de emergência médica em Portugal corresponde ao "Modelo Europeu-centrado em Médicos", em contraste com o modelo "Anglo-Americano", formado com paramédicos, sem médicos na sua constituição. Acredita-se, por isso, que a emergência pré-hospitalar quando realizada por profissionais de elevada diferenciação teórica e técnica garante mais segurança na abordagem do doente crítico e continuidade de cuidados com o hospital.

Muito se tem discutido sobre qual dos dois sistemas de emergência pré-hospitalar é mais eficaz (modelo centrado em médicos ou com paramédicos), mas essa determinação é muito difícil. Se por um lado existem diferenças estruturais acentuadas entre ambos os sistemas, por outro, mesmo dentro do mesmo sistema o modelo organizacional varia bastante de país para país. Por outro lado, a avaliação dos efeitos benéficos a longo prazo destes sistemas nunca poderia ser determinada na medida em que o tratamento da emergência pré e intra-hospitalar estão intimamente ligados. Sabe-se que os recursos médicos são limitados, com custos inerentemente mais elevados, mesmo nos países cuja a emergência médica é "centrada no médico". Seriam necessários mais estudos para identificar as características dos pacientes que se beneficiam deste tipo de cuidado mais diferenciado, por forma a canalizar estes recursos apenas para aqueles cujo *know-how* revelasse um verdadeiro impacto na sobrevivência.[20] Se forem analisados alguns exemplos específicos é facilmente compreensível que um sistema de emergência com base em médicos para as situações mais críticas é benéfico para os doentes. Contudo, é muito difícil ou praticamente impossível que esta se torne uma recomendação de nível I, pois isso implicaria estudos prospectivos randomizados, duplamente cegos envolvendo muitos pacientes.

Relativamente à abordagem da via aérea existem vários estudos que reportam uma incidência de via aérea cirúrgica (p. ex.: cricotiroidectomia) entre 10% a 15%[21-24] quando são paramédicos a abordar a via aérea, valor muito superior ao encontrado para médicos não anestesistas cuja incidência é de apenas de 2,1%.[25] Além disso, cerca de 25% das entubações orotraqueais realizadas por paramédicos são entubações falhas (com o tubo orotraqueal em localização hipofaríngea ou esofágica), em comparação com 6,7% das entubações realizadas por médicos (mesmo quando efetuadas por não anestesiologistas).[26,27] Se levarmos em consideração que a mortalidade às 24 horas dos doentes corretamente entubados orotraquealmente é de 10%, em comparação nos doentes com tubos orotraqueais mal posicionados ocorre um aumento alarmante da mortalidade associada, com valores de cerca de 70%-90% às 24 horas pós-entubação.[28,29]

No que concerne aos doentes vítimas de trauma, um estudo retrospectivo com 207 pacientes determinou que em cada 100 doentes observa-se um aumento de 8 a 19 pacientes quando são tratados por médicos, comparativamente aos tratados por paramédicos.[30] No mesmo estudo mencionado, que incluía pacientes sujeitos a traumatismo fechado e com o escore de gravidade de lesão acima de 10, o grupo de doentes tratados por médicos foi entubado orotraquealmente em uma proporção maior em comparação com os doentes entubados pelo grupo de paramédicos (51% *versus* 10%), incluindo pacientes com escala de coma de Glasgow (ECG) inferior a 9. Além disso, o grupo de médicos realizou descompressão torácica em mais doentes (12% *versus* 1%).[30] Em um estudo observacional prospectivo realizado por Osterwalder[31] concluiu-se que os médicos podem prevenir até 23% de todas as mortes relacionadas por traumatismo fechado. Um outro estudo constatou que quando o helitransporte era ativado (com equipa médica) a probabilidade de sobrevida era duas a três vezes superior em doentes politraumatizados em comparação com a abordagem quando realizada com paramédicos, e que estes resultados não eram atribuídos ao tipo e rapidez do modo de transporte.[32] Em 2020, um estudo retrospectivo concluiu que a emergência pré-hospitalar em trauma, quando realizada por uma equipa médica de Medicina Intensiva está associada a uma melhor taxa de sobrevida aos 30 dias quando comparada com as equipas de técnicos de ambulância/paramédicos.[33] Uma metanálise de 2016 sugere ainda, que a reanimação cardiorrespiratória quando realizada por equipas constituídas por médicos apresentam melhores resultados em comparação com a efetuada por paramédicos (**Tabela 150.1**).[34]

Tabela 150.1. Comparação dos resultados da reanimação cardiorrespiratória em ambiente pré-hospitalar realizada por médicos e por paramédicos

Estudo	Resultado	Estatística de cada estudo					Odds ratio e IC 95%
Retorno à circulação espontânea							
		Odds ratio	Limite mín.	Limite máx.	Valor de Z	Valor de P	
Olasveengen	ROSC	1.065	0.779	1.454	0.394	0.694	
Fischer	ROSC	4.209	3.591	4.932	17.748	0.000	
Kojima	ROSC	2.679	2.273	3.157	11.755	0.000	
Eisenburger	ROSC	0.695	0.219	2.207	-0.618	0.537	
Dickenson	ROSC	4.667	0.998	21.814	1.958	0.050	
Hagihara	ROSC	1.958	1.827	2.098	19.008	0.000	
Mitchell	ROSC	1.376	1.041	1.819	2.239	0.025	
Fischer 2	ROSC	1.480	1.097	1.995	2.568	0.010	
		1.892	1.362	2.629	3.799	0.000	

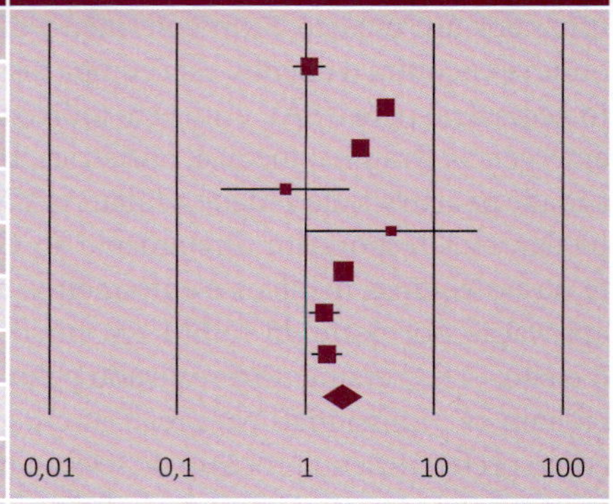

Estudo	Resultado	Odds ratio	Limite mín.	Limite máx.	Valor de Z	Valor de P
Sobrevivência à admissão hospitalar						
Olasveengen	Admissão	0.934	0.690	1.266	-0.438	0.661
Yen	Admissão	0.293	0.131	0.655	-2.992	0.003
Oshige	Admissão	2.256	1.398	3.641	3.333	0.001
Fischer	Admissão	5.655	4.765	6.709	19.850	0.000
Soo	Admissão	1.734	0.959	3.137	1.821	0.069
Hampton	Admissão	4.275	1.314	13.912	2.413	0.016
Mitchell	Admissão	1.233	0.903	1.683	1.318	0.188
Frandsen	Admissão	1.762	0.890	3.488	1.626	0.104
Fischer 2	Admissão	3.084	2.222	4.281	6.735	0.000
		1.779	0.967	3.273	1.852	0.064

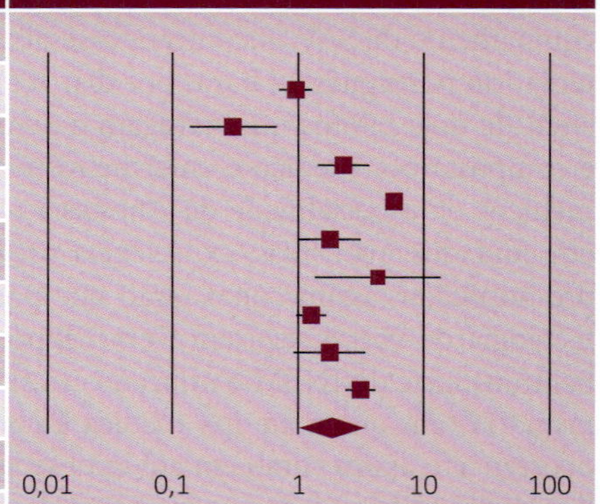

Estudo	Resultado	Odds ratio	Limite mín.	Limite máx.	Valor de I	Valor de P
Sobrevivência na alta hospitalar						
Olasveengen	Alta	1.311	0.840	2.046	1.192	0.233
Yen	Alta	0.261	0.056	1.219	-1.708	0.088
Fischer	Alta	4.144	3.224	5.327	11.102	0.000
Soo	Alta	3.024	1.448	6.313	2.946	0.003
Eisenburger	Alta	0.935	0.237	3.682	-0.096	0.923
Dickenson	Alta	15.200	2.192	105.416	2.754	0.006
Hagihara	Alta	1.276	1.174	1.386	5.737	0.000
Yasunaga	Alta	1.805	1.633	1.995	11.587	0.000
Hampton	Alta	4.125	0.630	26.992	1.479	0.139
Mitchell	Alta	1.854	1.192	2.883	2.741	0.006
Frandsen	Alta	4.430	1.813	10.824	3.265	0.001
		2.030	1.477	2.791	4.362	0.000

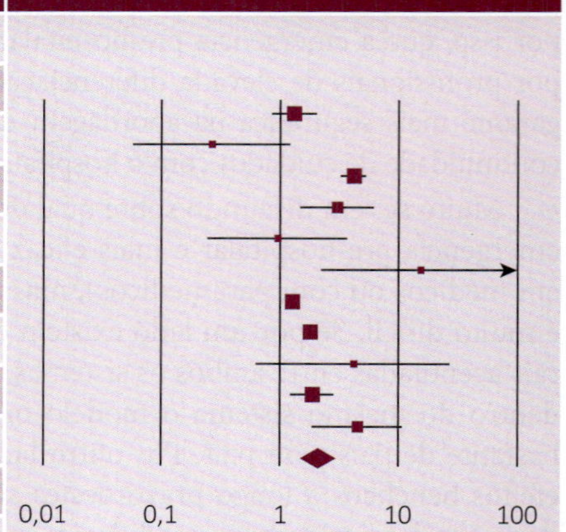

Fonte: Adaptada de Fischer M, Kamp J, Garcia-Castrillo Riesgo L, Robertson-Steel I, Overton J, Ziemann A, *et al.* Comparing emergency medical service systems--a project of the European Emergency Data (EED) Project. Resuscitation. 2011;82(3):285-93.

É sugerido que a qualificação técnica das equipas médicas se associe a melhores resultados em doentes com queixas de dor, dispneia, doentes de trauma e doentes em parada cardiorrespiratória, na medida em que é mais amplo quer o leque terapêutico quer as capacidades técnicas destas equipas.[35,36] Em um estudo retrospectivo Francês publicado em 2019, a intervenção das equipas médicas com intensivista teve um impacto na diminuição da mortalidade ao 28º dia nos pacientes com sépsis.[37]

Pode-se concluir que existem evidências fortes que, em determinadas situações, a medicina pré-hospitalar, quando realizada por médicos, associa-se a melhores resultados em comparação com a realizada por paramédicos, contudo a robustez dos estudos não permite tornar uma recomendação de elevado nível de evidência. Independentemente do modo e da estrutura organizacional da emergência médica em cada país, não existem dúvidas que a emergência pré-hospitalar e intra-hospitalar devem funcionar em harmonia e continuidade de forma a poderem serem obtidos os melhores resultados possíveis.

O médico intensivista tem conhecimento e experiência únicos que o tornam muito útil na emergência pré-hospitalar, mas é necessário capacitar os serviços de emergência de tecnologia avançada de monitorização e terapêutica para poder rentabilizar o trabalho das equipas.

Por fim, a emergência pré-hospitalar também tem algo a oferecer não só aos pacientes, mas também aos profissionais que a constituem, nomeadamente o desenvolvimento da capacidade de atuação em diferentes tipos de ambientes, cenários e condições, assim como competências em racionamento de meios sem que exista o apoio clínico e estrutural que um hospital poderia fornecer; capacidades essas que podem ser muito importantes para o desenvolvimento profissional do intensivista. A aquisição deste tipo de competências foi certamente útil para se conseguir lidar com o enorme afluxo de doentes que existiu nos hospitais durante a pandemia por Covid-19.

Pré-UCI: sala de emergência

A Sala de Reanimação ou Sala de Emergência constitui a interface entre a emergência pré-hospitalar e a urgência hospitalar, sendo por isso uma área fundamental para a mais correta abordagem do doente emergente, grave e crítico. O tratamento destes doentes na sala de emergência ocorre numa fase crucial e determinante no decurso da doença aguda, e pode ter um impacto significativo na morbidade e mortalidade.[38,39] Apesar de sabermos que o tratamento e suporte de órgãos quanto mais precocemente iniciado maior é o efeito benefício para o paciente, no entanto, a realidade em muitas salas de emergência revela que estas não estão capacitadas para providenciar todo o tipo de cuidados, nomeadamente o uso de diversas técnicas de suporte de órgão que inerentemente poderão estar associadas a elevados recursos humanos e materiais. Em estudo retrospetivo publicado em 2009 por Green e MacIntyre,[40] que incluiu pacientes admitidos em unidade de cuidados intensivos cuja proveniência fora a sala de emergência, concluiu-se que a maioria das intervenções relacionadas com a via aérea ocorreram em ambiente pré-hospitalar e na sala de emergência, e poucos pacientes foram submetidos a procedimentos invasivos.[40]

Alguns estudos referem que o atraso na transferência dos doentes das salas de emergência para as UCIs está associado ao aumento do tempo de internação e a mortalidade hospitalar.[41,42] É descrito um aumento de 1,5% de risco de morte em UCI e 1% de morte hospitalar por cada hora de atraso de transferência do doente da sala de emergência para a UCI.[43] Contudo, este efeito não se verificou em um estudo, revelando que quando os doentes aguardavam vaga nas unidades de recobro pós-anestésico não existiu qualquer impacto na taxa de mortalidade.[44] Pode-se então inferir que o impacto negativo do atraso para a transferência para as UCI está relacionado com outros motivos que não apenas a celeridade da transferência. Corroborando a ideia anterior, Svenson *et al.*[39] referem ainda. que o atraso na transferência para a UCI (majoritariamente motivado por ausência de vagas nessas unidades) pode ser contrabalançado se todo o tipo de procedimento de monitorização e terapêutica necessários forem realizados na sala de emergência, exatamente como seria feito na UCI. Desta forma, pode-se concluir que o aumento da mortalidade associada ao atraso para a transferência para as UCIs deve-se fundamentalmente à ausência de tratamento adequado para a situação clínica, e de meios técnicos e humanos para o concretizar, e que isso é independente do tempo de espera até à transferência.[45,46]

Face ao exposto fica claro que é fundamental que exista um adequado apoio diferenciado ao doente crítico na sala de emergência por meio da presença de médicos intensivistas assim como de condições técnicas que possibilitem a correta abordagem destes doentes.

A intervenção da Medicina Intensiva na Sala de Emergência pode existir mediante vários modelos de atuação. Contudo, de uma maneira global, esta resulta da aplicação de dois tipos de modelos.[47]

Ativação secundária da equipa do serviço de medicina intensiva à sala de emergência de acordo com critérios de gravidade do doente

Neste tipo de modelo de funcionamento, a equipa do serviço de Medicina intensiva é ativada à sala de reanimação para doentes graves que necessitem de cuidados intensivos. A forma como é realizada a ativação é determinante na obtenção dos resultados finais, pois só assim é garantido um apoio diferenciado e eficaz a todos os pacientes que o necessitem. A ativação é realizada mediante vários tipos de protocolos hospitalares e frequentemente guiada por *Early Warning Scores (*EWS – Escore de Alerta Precoce*)*. Estes escores baseiam-se no princípio que a deterioração de pacientes é precedida de alterações nos sinais vitais 6 a 24 horas antes da ocorrência de um evento adverso, e têm como objetivo a identificação precoce dos pacientes em risco.[48] O escore ideal de prognóstico deverá ser fácil de calcular, de preferência sem a necessidade de resultados laboratoriais devendo ainda mostrar um bom valor preditivo positivo.

Um artigo de revisão de 2017 sobre a aplicação de escores de prognóstico na sala de emergência, determinou que os escores que melhor predizem a mortalidade hospitalar são o *Modified Early Warning Score* (MEWS - Escores de Alerta Precoce Modificados) para a população em geral, o *National Early Warning Score* (NEWS - Escala Nacional de Alerta Precoce) para os doentes com pneumonia adquirida na comunidade e o *Mortality in Emergency Department Score* (MEDS - Escore de Mortalidade no Serviço de Emergência) para doentes com infecção.[49] A mortalidade a curto prazo é melhor prevista pelo NEWS na população médica, pelo MEDS nos doentes com sépsis e pelo *Pneumonia Severity Index* (PSI - Índice de Gravidade de Pneumonia) nos doentes com pneumonia adquirida na comunidade.[49] O escore de MEWS parece ter uma melhor *performance* global na previsão do *composite outcome* dos doentes tanto na população geral como nos doentes com infecção e sépsis.[49]

O valor preditivo de muitos escores prognósticos para a admissão na UCI em pacientes com infecção foi estudado por Innocenti *et al.*[50] concluindo-se que todos os escores prognósticos têm uma correlação com a admissão nas UCIs.

Contudo, neste estudo não foram incluídos outros estudos em que o NEWS superou o *Quick Sequencial Organ Failure Assessment* (qSOFA - Rápida Avaliação da Insuficiência Orgânica Sequencial).[51,52] Assim pode-se concluir que o NEWS tem uma forte correlação com os escores prognósticos para a admissão em unidade de cuidados intensivos na população geral e em doentes com pneumonia. Escores mais simples como o *Revised Trauma Score* (RTS - Escore Reavaliado do Trauma), *Confusion, Urea, Respiratory Rate, Blood Pressure, Age* (CURB-65 - Confusão, Ureia, Frequência Respiratória, Tensão Arterial, Idade) ou o q-SOFA, são muito apelativos, fáceis de usar, contudo pouco precisos, sendo que escores mais elaborados como NEWS ou MEDS são superiores aos escores simples.

Contudo, não existe uniformidade entre os diferentes hospitais na aplicação destes escores. Salienta-se que apesar de serem ferramentas importantes na identificação dos doentes em risco, não existe nenhum escore que detecte todos os pacientes em risco de um evento adverso. Desta forma, os escores de prognóstico não devem substituir um adequado julgamento clínico.[49]

Outro aspecto é que a identificação dos pacientes em deterioração por si só não tem interferência nos resultados, já que os hospitais devem definir estratégias que permitam o tratamento adequado destes pacientes. Assim, é importante que as salas de emergência sejam capacitadas com todo o apoio logístico e meios técnicos que possibilitem a intervenção das equipas de Medicina Intensiva para que o objetivo final, tratamento precoce ao doente crítico semelhante ao providenciado numa UCI, seja conseguido sem risco e ao mais alto nível. Por fim é igualmente importante que sejam criadas condições para a transferência destes doentes para as UCIs na fase precoce no percurso da doença crítica.

Criação de unidades de cuidados intensivos híbridas no serviço de urgência, geridas por profissionais do serviço de medicina intensiva

Alguns hospitais optam por criar áreas dedicadas para a ressuscitação de doentes críticos, com pessoal médico e de enfermagem com formação em Medicina Intensiva dedicado a estes locais. Estas áreas são capacitadas com material e equipamento semelhantes a uma UCI, permitindo que o tratamento altamente diferenciado destas equipas seja iniciado precocemente e com todas as condições, no serviço de urgência.

Por vezes, são encaminhados para estas unidade, além dos doentes em risco do serviço de urgência, doentes que deterioram no hospital e que são estabilizados inicialmente pelas equipas de emergência intra-hospitalar.

A chave do sucesso destas unidades é a existência de pessoal médico dedicado, ou seja, responsável unicamente pelos doentes verdadeiramente críticos do SU.[47] Quanto à equipa de enfermagem pretende-se que possua treino em UCIs e o rácio de enfermeiro doente deve ser de 1:2 e em alguns casos 1:1. Os recursos materiais e a capacidade de monitorização e terapêutica devem ser semelhantes às UCI tal qual como o definem Weingart *et al.*[47]

Este tipo de modelo parece proteger melhor os doentes críticos em hospitais em que o atraso para a transferência para as UCI é mais significativo. Contudo é necessário para que funcione adequadamente, que as equipas do Serviço de Medicina Intensiva sejam numerosas o suficiente de forma a poder ter ao longo de 24 horas pessoal dedicado às unidades do Serviço de Urgência.

Por fim, a título de exemplo, existem alguns cenários em que as competências técnicas e científicas destes profissionais são mais evidentes:

- A abordagem da via área (pela formação para técnicas avançadas, entubação com fibroscopia e abordagem cirúrgica da via aérea).
- A abordagem do doente em insuficiência respiratória (pelo conhecimento técnico e científico em modos avançados de ventilação invasiva e não invasiva, bem como em desmame ventilatório e extubação).
- A abordagem do doente em choque - pelos conhecimentos avançados sobre monitorização hemodinâmica, agentes vasoativos e outras técnicas avançadas como ecocardiografia, colocação de *pacemaker*, ECMO e outros procedimentos de monitorização e terapêutica.
- No doente em sépsis - pelos conhecimentos avançados sobre antibioticoterapia, ressuscitação inicial e monitorização avançada em pacientes críticos.
- Nos pacientes de trauma - pela formação e capacidade de liderança na abordagem destes doentes, (podendo libertar as equipas de cirurgia para o bloco operatório quando é necessária intervenção) coordenando todas as restantes decisões.

- No caso de pacientes elegíveis para doação de órgãos e tecidos – pela formação e experiência na manutenção de potencial doador e na integração de programas de doadores com parada cardiorrespiratória com recurso a meios técnicos e conhecimentos só acessíveis a intensivistas, como o início de ECMO na Sala de Emergência.

Assim, independentemente do modelo de intervenção da Medicina Intensiva na Sala de Emergência, a sua existência tem possibilitado um tratamento adequado e precoce a doentes em risco e esse fato tem um impacto significativo no resultado final dos doentes, espelhando a necessária continuidade de tratamento do doente crítico em todas as fases, desde a entrada no hospital até à UCI.

Pré-UCI hospital: papel das equipas de emergência médica intra-hospitalares

Para além do importante papel do médico intensivista no pré-hospitalar, UCIs e sala de emergência, a sua integração nas chamadas Equipas de Emergência Médica Intra-hospitalar (EEMI) tem um impacto importante no percurso do doente crítico.

Kause *et al.*[6] estudaram a incidência de alterações dos parâmetros fisiológicos precedentes a eventos primários (morte intra-hospitalares, parada cardiorrespiratória – PCR e admissão não previsíveis em UCI) em 90 hospitais do Reino Unido, Austrália e Nova Zelândia, e concluíram que 60% destes tinham alterações fisiológicas documentadas nas 24 horas anteriores (sendo que as mais frequentes são a diminuição da pressão arterial sistólica e a diminuição na escala de Glasgow). Modificações dos sinais vitais antecedem 79% das paragens cardíacas intra-hospitalares e 54% das mortes intra-hospitalares e internações urgentes na UCI.[6] Outros autores corroboram o anteriormente referido, sugerindo que a PCR intra-hospitalar geralmente é precedida de alterações nos sinais vitais relativamente semelhantes, independentes da doença subjacente e refletem falência de órgão estabelecida ou iminente (80% dos doentes com PCR intra-hospitalar apresentaram nas 8 horas anteriores alterações nos sinais vitais).[48,53,54] Assim, a identificação precoce dessas alterações pode ajudar a prevenir a progressão para PCR. Foi neste contexto que se desenvolveram os Sistemas de Resposta Rápida, como as equipas de emergência médica intra-hospitalar, implementadas originalmente na Austrália na década de 90 e rapidamente difundidas como *standard of care* na generalidade dos países, que visam exatamente melhorar o reconhecimento e a resposta à deterioração dos doentes nas enfermarias, com o objetivo de reduzir a incidência de PCR e a mortalidade hospitalar total, para servir também como método de referenciação do doente agudo e crítico para as UCIs.

Os conceitos de EEMI e Equipa de Resposta Rápida (ERR) são frequentemente utilizados como sinônimos, contudo são distintos. O primeiro refere-se a uma equipa liderada por médico, habitualmente intensivista, com capacidade de abordagem de via aérea, obtenção de acesso vascular central e disponibilização de intervenção específica de cuidados intensivos. Por sua vez, as ERR, como por exemplo as equipas de *Outreach* de Cuidados Intensivos no Reino Unido, fazem parte de uma resposta escalonada ao doente em deterioração fora da UCI e são habitualmente lideradas por enfermeiros, sendo a decisão clínica suportada por médico.[55]

A implementação das EEMI é constituída por 3 componentes

A equipa de emergência médica intra-hospitalar

A equipa é muito variável na sua constituição conforme os países e também dentro das várias unidades hospitalares, contudo, na maioria tem na sua constituição um médico e um enfermeiro com competência reconhecida e certificada em SAV.[56] Em Portugal, na maioria dos hospitais, o Serviço de Medicina Intensiva encarrega-se por toda a atividade da EEMI, a qual deve estar capacitada de todo o material necessário para situações de parada cardiorrespiratória e periparada. A articulação desta equipa com o restante hospital é fundamental a todos os níveis, e na sua forma mais ampla esta equipa atua tanto em áreas clínicas como em áreas não clínicas de forma a poder abranger todo o tipo de situações de urgência que possam ocorrer em um hospital, mais uma vez expandido os cuidados intensivos para fora do limite físico das unidades.

Critérios de ativação

Tal como referido, doentes que experienciam uma PCR e/ou que são admitidos em UCI, têm alterações precedentes de parâmetros fisiológicos que serviram de fundamento para o desenvolvimento dos sistemas de alerta precoce (*Early Warning Systems*) e utilização como critério de ativação das EEMI. Como a resposta da EEMI em muitos hospitais é extensível à vítima não internada e aos espaços não clínicos, os critérios de ativação devem ser adaptados conforme as áreas do hospital. Em hospitais em que a EEMI atua também em áreas não clínicas (todas as áreas do hospital não monitorizadas, sem presença física permanente de pessoal médico, de enfermagem ou técnico de diagnóstico e terapêutica), os critérios de ativação devem ser amplos utilizando-se uma linguagem capaz de um leigo poder entender, e a EEMI poder ser ativada por qualquer pessoa (p. ex.: doente inconsciente que não respira). Nas áreas clínicas, os critérios de ativação normalmente têm como base manifestações de alterações fisiológicas na avaliação dos sinais vitais, podendo ser de parâmetro único (ativação das equipas com 1 critério), parâmetros múltiplos (ativação quando dois ou mais critérios são observados) ou de parâmetros compostos (ativação das equipas segundo escores). Os critérios de ativação de parâmetro único foram descritos pela primeira vez em 1995, associado ao conceito de *Medical Emergency Team* (MET).[57] Cerca de um terço dos pacientes com um critério MET experiencia um evento adverso e essa percentagem sobe para 75% se forem encontrados dois ou mais critérios.[58] Um artigo de revisão de

2013 conclui que não há evidência de que a implementação dos sistemas de parâmetro único, por si só, aumente a sobrevida hospitalar, existindo fraca evidência de que as taxas de PCR diminuem.[59] Os critérios de ativação por parâmetros compostos funcionam por meio da atribuição de pontos de acordo com as alterações encontradas relativamente a valores predefinidos, e traduzem-se no cálculo de um escore total (EWS). Estes baseiam-se na premissa de que um escore elevado ou uma subida no mesmo prediz um evento adverso.[60,61] As alterações simultâneas em múltiplos parâmetros vitais são mais comuns do que uma alteração significativa em um único parâmetro, daí que a agregação do total de alterações tenha maior valor preditivo na severidade da doença aguda. Por sua vez, existe a evidência de que a sua aplicação diminui a mortalidade hospitalar, as admissões não esperadas em UCI e o número de PCR.[62]

Ao longo dos últimos anos têm sido criados vários escores em todo o mundo. No **Quadro 150.1** encontra-se uma breve comparação entre o NEWS,[63,64] MEWS,[65,66] o *Scottish* (ou *Standardised) Early Warning Score* (SEWS),[67] e o *Wellington Early Warning Score* (WEWS).[68]

Relativamente ao escore de NEWS, Smith *et al*[69] concluíram que este tem uma melhor *performance* global comparando com outros 33 escores testados na identificação de pacientes em risco combinado de parada cardiorrespiratória, admissão não planejada em cuidados intensivos e morte às 24 horas. Em outro estudo de Mitchell *et al.*[70] constatou-se que uma intervenção multifacetada que incluía a aplicação do escore de MEWS, conduziu a uma diminuição das admissões não planejadas em unidades de cuidados intensivos, morte, melhoria da documentação de sinais vitais e dos registos clínicos. E Paterson *et al.*[67] determinaram que a aplicação do SEWS melhorou a documentação de parâmetros fisiológicos, tem uma correlação com a mortalidade hospitalar e ajuda a prever o tempo de internação hospitalar. Em junho de 2011, o Wellington Regional Hospital na Nova Zelândia introduziu um novo EWS com base no NEWS que inclui a avaliação da gravidade da doença e propõe intervenções adequadas a esta, nomeadamente aumento da frequência das observações e início de terapêuticas para a reversão do quadro clínico com recurso à equipa médica responsável pelo doente, equipa de enfermagem e EEMI, conforme a situação.[68] Com este sistema a EEMI é ativada apenas para os pacientes mais graves, mas é garantida a vigilância e terapêutica dos pacientes menos graves. Durante o primeiro ano em que este sistema foi aplicado verificou-se uma diminuição em 30% das PCR.[68] O escore de NEWS 2 introduziu novas ponderações para saturações periféricas mais baixas (inferiores a 88-92% *versus* inferiores a 95% no escore de NEWS) e para a utilização de oxigênio suplementar para níveis superiores de saturação periférica de O_2 (superiores a 93%-94%), refletindo a preocupação com a hipercapnia induzida por hiperoxia e nos doentes em risco e/ou em insuficiência respiratória do tipo 2. Pimentel *et al.*[71] não mostraram contudo superioridade do escore NEWS 2 relativamente ao original, no que diz respeito à predição de paragens cardíacas ou admissões não planejadas em UCI, tanto no grupo de doentes com ou em risco de insuficiência respiratória do tipo 2, como na generalidade de doentes hospitalizados, Para mais, os autores questionam igualmente a eficácia do desenvolvimento e aplicação de sistemas de alerta para populações de doentes específicas e sua operacionalidade na prática clínica.

Da análise de vários protocolos hospitalares que definem a ativação da EEMI, concluiu-se que independentemente do EWS que os hospitais escolham para a detecção dos pacientes em risco, o que é fundamental é a existência de uma estrutura transversal ao hospital que permita a identificação e tratamento destes doentes. Não importa apenas definir critérios de ativação para as equipas, é necessário também que haja uma melhoria na monitorização e no registo clínico, uma maior vigilância e ativação de mecanismos que possibilitem resposta à situação de acordo com a gravidade da doença. Por exemplo, utilização destes escores de alerta precoce em um sistema automatizado de monitorização do doente e ativação de EEMI, parecem relacionar-se com um menor tempo para ativação da EEMI e um *outcome* clínico melhorado.[72] Ou seja, mesmo os pacientes que não cumprem critérios para ativação das EEMI podem apresentar já algumas alterações dos sinais vitais que justifiquem

Quadro 150.1. Sistemas de alerta precoce

Parâmetros incluídos no cálculo do escore	NEWS	NEWS 2	MEWS	SEWS	WEWS
Frequência respiratória	x	x	x	x	x
Frequência cardíaca	x	x	x	x	x
Pressão arterial sistólica	x	x	x	x	x
Saturação de oxigênio	x	x		x	
Oxigênio suplementar	x	x			
Nível de consciência	x	x	x	x	x
Temperatura	x	x	x	x	
Débito urinário			x		X

MEWS: *Modified Early Warning Score*; NEWS: *National Early Warning Score*; SEWS: *Scottish* (ou *Standardised*) *Early Warning Score*; WEWS: *Wellington Early Warning Score*.
Fonte: Desenvolvido pela autoria.

um aumento da monitorização ou terapêutica médica. Desta forma é necessário cada vez mais envolver a EEMI na estrutura hospitalar definindo os limites da sua atuação, mas também estabelecendo linhas orientadoras para todos os pacientes.

Componente de melhoria administrativa e de qualidade

É fundamental que todos os eventos sejam registados numa ficha clínica que deverá estar definida de acordo com os resultados que se pretende analisar, e com os indicadores de qualidade a monitorizar.

A qualidade da atividade da EEMI diz respeito não apenas à diminuição da PCR, mas também da mortalidade intra-hospitalar total e não esperada. Pode incluir medidas relacionadas como o tempo desde a detecção do doente em risco até à admissão em UCI ou início de intervenção de cuidados intensivos na enfermaria, duração da internação em UCI, definição de limitação do esforço terapêutico, organização de recursos humanos no hospital, ou racionalização de custo (relativos por exemplo ao custo de formação de uma equipa dedicada *vs.* de toda uma equipa hospitalar).[73,74] A qualidade pode ainda ser avaliada pela adequação do nível de cuidados segundo estratificação de risco para cada doente.[75]

Na revisão do *outcome* às 24 horas de ativação da EEMI, a tabela de MAELOR (*Multi-disciplinary Audit Evaluating Outcomes of Rapid Response*) tem sido utilizada em vários estudos multicêntricos a propósito das EEMI e referida como possível ferramenta de *benchmarking*.[76,77] Esta ferramenta dicotomiza os resultados para o doente em positivos ou negativos, de acordo com os critérios de admissão em UCI, vivo na enfermaria, falecido ou outro *outcome* especificado.

Para as PCR, Nolan *et al.*[78] reviram o modelo de Utstein de registo estandardizado que envolve 6 domínios: fatores hospitalares, variáveis de paciente, eventos prévios à PCR, processo de reanimação e pós-reanimação e resultados obtidos. Esta pode ser uma ferramenta muito importante no registo das PCRs e análise de resultados.

Devem existir auditorias frequentes às ativações bem como simulações e simulacros em todo o hospital de forma a poderem ser identificadas as fragilidades da instituição e das equipas, com o objetivo final de melhorar a performance global.

A avaliação da qualidade pelas suas várias vertentes é, por isso, essencial na melhoria contínua dos resultados, garantia de segurança aos cuidados e otimização dos processos.

A introdução das EEMI mostrou reduzir a incidência de PCR nas enfermarias, a mortalidade e as admissões em UCI.[58,59,79,80] No entanto estes fatos não foram concordantes com o estudo multicêntrico MERIT em que não foi demonstrado benefício claro em nenhum destes resultados.[81] O estudo SOCCER sugeriu que a eficácia da EEMI não foi demonstrada no estudo MERIT possivelmente devido à baixa sensibilidade dos critérios de ativação que corresponderam a sinais tardios de deterioração.[82]

Por sua vez, em uma metanálise conduzida pela *Cochrane Collaboration* em 2007, a efetividade da EEMI não pode ser determinada de forma conclusiva pela heterogeneidade nos estudos que utilizaram metodologia inadequada ou tiveram baixo nível de evidência.[83] Por outro lado, Mitchell *et al.*[16] demonstraram existir uma diferença significativa na estrutura e no funcionamento das EEMI, bem como no manuseio dos doentes durante e pós-PCR, o que torna difícil a comparação da eficácia destas equipas.

Em 2017, Rocha *et al.*[84] numa metanálise, concluíram que as EEMI podem reduzir a mortalidade hospitalar e a ocorrência de PCR, embora a qualidade para as evidências seja baixa.

A organização destes sistemas de resposta rápida intra-hospitalares, nomeadamente das EEMI, ainda que amplamente recomendada como melhor prática hospitalar, reveste-se ainda de várias inconsistências, nomeadamente:

- **Na composição da equipa:** se liderada por enfermeiro ou por médico, se enquanto parte de uma equipa específica de reanimação cardiorrespiratória ou como entidade separada.
- **Modalidade de acesso à equipa:** relativa à variabilidade de critérios de ativação entre instituições e desconhecimento sobre a sua *performance.*
- **Limite de atuação:** relativa à identificação da situação clínica em deterioração e potencialmente reversível ou como parte de um processo de doente terminal; deve a equipa ser responsável por decisão de limitação de esforço terapêutico ou de não reanimação.
- **Operacionalidade das equipas:** dependente das condições de recursos humanos e técnicos e *expertise* de cada instituição, determinando ou não uma equipa de atuação dedicada, a funcionar 24 horas por dia, sete dias por semana ou por apenas no período noturno, por exemplo.

Conceitualmente, o conceito da EEMI é atrativo, teórico e eticamente justificável, e em muito tem contribuído para a mudança de atitude clínica relativa ao doente crítico fora da UCI. Saliente-se também, a este propósito, a atuação das mesmas durante a pandemia por Covid-19, que implicou inclusivamente em muitos hospitais a constituição de equipas exclusivas para estes doentes. Contudo, a operacionalização atual que existe destas equipas permanece ainda muito heterogênea, sendo necessários mais estudos que clarifiquem as lacunas referidas e que descrevam qual a melhor forma de otimizar a eficácia destas equipas naqueles que são os seus objetivos fundamentais, de evitar a PCR e diminuir a mortalidade hospitalar total.

Conclusão

O desenvolvimento da especialização em Medicina permitiu ampliar o conhecimento em diferentes áreas específicas. Com isso, os hospitais passaram a estar setorizados em serviços refletindo as especificidades de cada especialidade.

No que concerne à capacidade de tratamento do doente agudo e crítico, a segmentação por especialidades e a estrutura "vertical" de organização hospitalar, nem sempre garante um adequado tratamento para estes doentes.

Atualmente, a Medicina Intensiva tem um papel determinante fora das UCIs, procurando atuar no doente crítico onde quer que ele se encontre.

Neste sentido, conclui-se que esta especialidade evolui em interação com as especialidades hospitalares e estas evoluem de acordo com a capacidade da Medicina Intensiva, na medida em que os limites de atuação de diversas especialidades prendem-se com a capacidade do hospital em cuidar do doente crítico. Esta filosofia horizontal de cuidados da Medicina Intensiva, permite atualmente uma medicina focada no doente e nos seus sinais de gravidade, o que sido determinante no decurso da doença crítica.

Por fim é com muito orgulho que estamos a desenvolver uma Medicina Intensiva sem fronteiras, capacitando os nossos médicos a atuar em todo o tipo de ambientes, desde o pré-hospitalar a todos os níveis do hospital, com a certeza que essa capacidade nos torna médicos mais preparados para todo o tipo de situação, saindo da zona de conforto das UCIs e tornando possível chegar a mais doentes em qualquer circunstância. Possivelmente esta capacidade tornou todos os médicos intensivistas mais capazes para atuar na situação de pandemia atual por Covid-19, na qual ficou claro que o número de leitos das UCIs se revelaram claramente inferiores às necessidades, o que implicou o desenvolvimento de unidades de cuidados intensivos e intermédios em vários tipos de ambientes hospitalares, envolveu também espírito de resiliência, trabalho de equipa e organização e integração objetiva e rigorosa na estrutura hospitalar. Provavelmente o caminho deverá ser aumentar a capacidade para tratamento hospitalar do doente crítico e aumentar a formação nesta área, na medida em que mais profissionais devem estar aptos a tratar destes doentes em todas as fases, desde a sua gênese e durante a sua evolução.

É possível que o movimento de expansão da Medicina Intensiva para fora das UCIs dos últimos anos, tenha ajudado à adaptação a tempos tão difíceis como os que o mundo experimentou, e o papel da Medicina Intensiva nunca mais será o mesmo depois desta crise.

Referências bibliográficas

1. Nemes CN. The medical and surgical treatment of the pilgrims of the Jacobean Roads in medieval times: Part 1. The caminos and the role of St. Anthony's order in curing ergotism. International Congress Series. 2002;1242:31-42.
2. Hillman KM. Reducing preventable deaths and containing costs: the expanding role of intensive care medicine. The Medical journal of Australia. 1996;164(5):308-9.
3. Schell CO, Gerdin Wärnberg M, Hvarfner A, Höög A, Baker U, Castegren M, et al. The global need for essential emergency and critical care. Critical care (London, England). 2018;22(1):284.
4. Levy MM, Rhodes A, Phillips GS, Townsend SR, Schorr CA, Beale R, et al. Surviving Sepsis Campaign: association between performance metrics and outcomes in a 7.5-year study. Critical Care Medicine. 2015;43(1):3-12.
5. Baelani I, Jochberger S, Laimer T, Otieno D, Kabutu J, Wilson I, et al. Availability of critical care resources to treat patients with severe sepsis or septic shock in Africa: a self-reported, continent-wide survey of anaesthesia providers. Critical care (London, England). 2011;15(1):R10.
6. Kause J, Smith G, Prytherch D, Parr M, Flabouris A, Hillman K. A comparison of antecedents to cardiac arrests, deaths and emergency intensive care admissions in Australia and New Zealand, and the United Kingdom--the ACADEMIA study. Resuscitation. 2004;62(3):275-82.
7. McQuillan P, Pilkington S, Allan A, Taylor B, Short A, Morgan G, et al. Confidential inquiry into quality of care before admission to intensive care. BMJ (Clinical research ed). 1998;316(7148):1853-8.
8. Halpern NA, Pastores SM, Greenstein RJ. Critical care medicine in the United States 1985-2000: an analysis of bed numbers, use, and costs. Critical Care Medicine. 2004;32(6):1254-9.
9. Rhodes A, Ferdinande P, Flaatten H, Guidet B, Metnitz PG, Moreno RP. The variability of critical care bed numbers in Europe. Intensive Care Medicine. 2012;38(10):1647-53.
10. Escobar GJ, Dellinger RP. Early detection, prevention, and mitigation of critical illness outside intensive care settings. J Hospital Med. 2016;11 Suppl 1:S5-s10.
11. Schell CO, Castegren M, Lugazia E, Blixt J, Mulungu M, Konrad D, et al. Severely deranged vital signs as triggers for acute treatment modifications on an intensive care unit in a low-income country. BMC. 2015;8:313.
12. Thwaites BC, Shankar S, Niblett D, Saunders J. Can consultants resuscitate? J R Coll Physicians Lond. 1992;26(3):265-7.
13. Farrohknia N, Castrén M, Ehrenberg A, Lind L, Oredsson S, Jonsson H, et al. Emergency department triage scales and their components: a systematic review of the scientific evidence. Scand J Trauma Resusc Emerg Med. 2011;19:42.
14. Chan PS, Jain R, Nallmothu BK, Berg RA, Sasson C. Rapid Response Teams: A Systematic Review and Meta-analysis. Arch Internal Med. 2010;170(1):18-26.
15. Winters BD, Weaver SJ, Pfoh ER, Yang T, Pham JC, Dy SM. Rapid-response systems as a patient safety strategy: a systematic review. Ann Internal Med. 2013;158(5 Pt 2):417-25.
16. Mitchell OJL, Motschwiller CW, Horowitz JM, Friedman OA, Nichol G, Evans LE, et al. Rapid Response and Cardiac Arrest Teams: A Descriptive Analysis of 103 American Hospitals. Critical Care Explorations. 2019;1(8):e0031.
17. Ko BS, Lim TH, Oh J, Lee Y, Yun I, Yang MS, et al. The effectiveness of a focused rapid response team on reducing the incidence of cardiac arrest in the general ward. Medicine. 2020;99(10):e19032.
18. Vincent JL. The continuum of critical care. Critical care (London, England). 2019;23(Suppl 1):122.
19. Kragholm K, Wissenberg M, Mortensen RN, Hansen SM, Malta Hansen C, Thorsteinsson K, et al. Bystander Efforts and 1-Year Outcomes in Out-of-Hospital Cardiac Arrest. N England J Med. 2017;376(18):1737-47.
20. Levy MM, Evans LE, Rhodes A. The Surviving Sepsis Campaign Bundle: 2018 update. Intensive Care Med. 2018;44(6):925-8.
21. Boyle MF, Hatton D, Sheets C. Surgical cricothyrotomy performed by air ambulance flight nurses: a 5-year experience. J Emergency Med. 1993;11(1):41-5.
22. Fortune JB, Judkins DG, Scanzaroli D, McLeod KB, Johnson SB. Efficacy of prehospital surgical cricothyrotomy in trauma patients. J Trauma. 1997;42(5):832-6; discussion 7-8.
23. Hawkins ML, Shapiro MB, Cué JI, Wiggins SS. Emergency cricothyrotomy: a reassessment. The American surgeon. 1995;61(1):52-5.
24. Jacobson LE, Gomez GA, Sobieray RJ, Rodman GH, Solotkin KC, Misinski ME. Surgical cricothyroidotomy in trauma patients: analysis of its use by paramedics in the field. J Trauma. 1996;41(1):15-20.
25. Gerich TG, Schmidt U, Hubrich V, Lobenhoffer HP, Tscherne H. Prehospital airway management in the acutely injured pa-

tient: the role of surgical cricothyrotomy revisited. J Trauma. 1998;45(2):312-4.
26. Katz SH, Falk JL. Misplaced endotracheal tubes by paramedics in an urban emergency medical services system. Ann Emergency Med. 2001;37(1):32-7.
27. Silvestri S, Ralls GA, Krauss B, Thundiyil J, Rothrock SG, Senn A, et al. The effectiveness of out-of-hospital use of continuous end-tidal carbon dioxide monitoring on the rate of unrecognized misplaced intubation within a regional emergency medical services system. Ann Emergency Med. 2005;45(5):497-503.
28. Timmermann A, Russo SG, Eich C, Roessler M, Braun U, Rosenblatt WH, et al. The out-of-hospital esophageal and endobronchial intubations performed by emergency physicians. Anesth Analg. 2007;104(3):619-23.
29. Wirtz DD, Ortiz C, Newman DH, Zhitomirsky I. Unrecognized misplacement of endotracheal tubes by ground prehospital providers. Prehospital Emergency Care. 2007;11(2):213-8.
30. Garner A, Rashford S, Lee A, Bartolacci R. Addition of physicians to paramedic helicopter services decreases blunt trauma mortality. Austr N Zealand J Surg. 1999;69(10):697-701.
31. Osterwalder JJ. Mortality of blunt polytrauma: a comparison between emergency physicians and emergency medical technicians--prospective cohort study at a level I hospital in eastern Switzerland. J Trauma. 2003;55(2):355-61.
32. Frankema SP, Ringburg AN, Steyerberg EW, Edwards MJ, Schipper IB, van Vugt AB. Beneficial effect of helicopter emergency medical services on survival of severely injured patients. Br J Surg. 2004;91(11):1520-6.
33. Maddock A, Corfield AR, Donald MJ, Lyon RM, Sinclair N, Fitzpatrick D, et al. Prehospital critical care is associated with increased survival in adult trauma patients in Scotland. Emerg Med J. 2020;37(3):141-5.
34. Böttiger BW, Bernhard M, Knapp J, Nagele P. Influence of EMS-physician presence on survival after out-of-hospital cardiopulmonary resuscitation: systematic review and meta-analysis. Critical care (London, England). 2016;20:4.
35. Fischer M, Kamp J, Garcia-Castrillo Riesgo L, Robertson-Steel I, Overton J, Ziemann A, et al. Comparing emergency medical service systems--a project of the European Emergency Data (EED) Project. Resuscitation. 2011;82(3):285-93.
36. Mikkelsen S, Krüger AJ, Zwisler ST, Brøchner AC. Outcome following physician supervised prehospital resuscitation: a retrospective study. BMJ open. 2015;5(1):e006167.
37. Jouffroy R, Saade A, Philippe P, Carli P, Vivien B. Impact of Prehospital Mobile Intensive Care Unit Intervention on Mortality of Patients with Sepsis. Turk J Anaesthesiol Reanim. 2019;47(4):334-41.
38. Trzeciak S, Dellinger RP, Abate NL, Cowan RM, Stauss M, Kilgannon JH, et al. Translating research to clinical practice: a 1-year experience with implementing early goal-directed therapy for septic shock in the emergency department. Chest. 2006;129(2):225-32.
39. Svenson J, Besinger B, Stapczynski JS. Critical care of medical and surgical patients in the ED: length of stay and initiation of intensive care procedures. Am J Emergency Med. 1997;15(7):654-7.
40. Green RS, MacIntyre JK. Critical care in the emergency department: an assessment of the length of stay and invasive procedures performed on critically ill ED patients. Scand J Trauma Resusc Emerg Med. 2009;17:47.
41. Chalfin DB, Trzeciak S, Likourezos A, Baumann BM, Dellinger RP. Impact of delayed transfer of critically ill patients from the emergency department to the intensive care unit. Critical Care Medicine. 2007;35(6):1477-83.
42. Hung SC, Kung CT, Hung CW, Liu BM, Liu JW, Chew G, et al. Determining delayed admission to intensive care unit for mechanically ventilated patients in the emergency department. Critical Care (London, England). 2014;18(4):485.
43. Cardoso LT, Grion CM, Matsuo T, Anami EH, Kauss IA, Seko L, et al. Impact of delayed admission to intensive care units on mortality of critically ill patients: a cohort study. Critical Care (London, England). 2011;15(1):R28.
44. Zhou JC, Pan KH, Huang X, Yu WQ, Zhao HC. Delayed admission to ICU does not increase the mortality of patients post neurosurgery. Internat J Neuroscie. 2015;125(6):402-8.
45. Pronovost PJ, Angus DC, Dorman T, Robinson KA, Dremsizov TT, Young TL. Physician staffing patterns and clinical outcomes in critically ill patients: a systematic review. JAMA. 2002;288(17):2151-62.
46. Nguyen HB, Rivers EP, Havstad S, Knoblich B, Ressler JA, Muzzin AM, et al. Critical care in the emergency department: A physiologic assessment and outcome evaluation. Acad Emerg Med. 2000;7(12):1354-61.
47. Weingart SD, Sherwin RL, Emlet LL, Tawil I, Mayglothling J, Rittenberger JC. ED intensivists and ED intensive care units. Am J Emergency Med. 2013;31(3):617-20.
48. Franklin C, Mathew J. Developing strategies to prevent inhospital cardiac arrest: analyzing responses of physicians and nurses in the hours before the event. Critical Care Medicine. 1994;22(2):244-7.
49. Nannan Panday RS, Minderhoud TC, Alam N, Nanayakkara PWB. Prognostic value of early warning scores in the emergency department (ED) and acute medical unit (AMU): A narrative review. Eur J Internal Med. 2017;45:20-31.
50. Innocenti F, Tozzi C, Donnini C, De Villa E, Conti A, Zanobetti M, et al. SOFA score in septic patients: incremental prognostic value over age, comorbidities, and parameters of sepsis severity. Internal Emergency Med. 2018;13(3):405-12.
51. Corfield AR, Lees F, Zealley I, Houston G, Dickie S, Ward K, et al. Utility of a single early warning score in patients with sepsis in the emergency department. EMJ. 2014;31(6):482-7.
52. Singer AJ, Ng J, Thode HC, Jr., Spiegel R, Weingart S. Quick SOFA Scores Predict Mortality in Adult Emergency Department Patients With and Without Suspected Infection. Ann Emergency Med. 2017;69(4):475-9.
53. Subbe CP, Slater A, Menon D, Gemmell L. Validation of physiological scoring systems in the accident and emergency department. EMJ. 2006;23(11):841-5.
54. Alam N, Hobbelink EL, van Tienhoven AJ, van de Ven PM, Jansma EP, Nanayakkara PW. The impact of the use of the Early Warning Score (EWS) on patient outcomes: a systematic review. Resuscitation. 2014;85(5):587-94.
55. Jones D, Bellomo R, DeVita MA. Effectiveness of the Medical Emergency Team: the importance of dose. Critical Care (London, England). 2009;13(5):313.
56. Braithwaite RS, DeVita MA, Mahidhara R, Simmons RL, Stuart S, Foraida M. Use of medical emergency team (MET) responses to detect medical errors. Qual Saf Health Care. 2004;13(4):255-9.
57. Lee A, Bishop G, Hillman KM, Daffurn K. The Medical Emergency Team. Anaesth Intensive Care. 1995;23(2):183-6.
58. Lighthall GK, Markar S, Hsiung R. Abnormal vital signs are associated with an increased risk for critical events in US veteran inpatients. Resuscitation. 2009;80(11):1264-9.
59. McNeill G, Bryden D. Do either early warning systems or emergency response teams improve hospital patient survival? A systematic review. Resuscitation. 2013;84(12):1652-67.
60. Subbe CP, Kruger M, Rutherford P, Gemmel L. Validation of a modified Early Warning Score in medical admissions. QJM. 2001;94(10):521-6.
61. Smith GB, Prytherch DR, Schmidt PE, Featherstone PI, Kellett J, Deane B, et al. Should age be included as a component of track and trigger systems used to identify sick adult patients? Resuscitation. 2008;78(2):109-15.
62. Smith GB, Prytherch DR, Schmidt P, Featherstone PI, Knight D, Clements G, et al. Hospital-wide physiological surveillance-a new approach to the early identification and management of the sick patient. Resuscitation. 2006;71(1):19-28.

63. Jones M. NEWSDIG: The National Early Warning Score Development and Implementation Group. Clinical Med (London, England). 2012;12(6):501-3.
64. RCP, editor Royal College of physicians. National early warning score (news) 2: standardising the assessment of acute-illness severity in the NHS. updated report of a working Party2017: RCP London.
65. Morgan R, Williams F, Wright MJCIC. An early warning scoring system for detecting developing Critical Illness. 1997;8(2):100.
66. Stenhouse C, Coates S, Tivey M, Allsop P, Parker T. Prospective evaluation of a modified Early Warning Score to aid earlier detection of patients developing critical illness on a general surgical ward. Br J Anaesthesia. 2000;84(5):663P.
67. Paterson R, MacLeod DC, Thetford D, Beattie A, Graham C, Lam S, et al. Prediction of in-hospital mortality and length of stay using an early warning scoring system: clinical audit. Clin Med (London, England). 2006;6(3):281-4.
68. Wellington ICU. Early warning scores & medical emergency teams Wellington (NZ): Wellington Intensive Care Unit 2011 [updated August 2018; cited 2019 November]. Available from: https://www.wellingtonicu.com/AboutUs/Services/EWS/.
69. Smith GB, Prytherch DR, Meredith P, Schmidt PE, Featherstone PI. The ability of the National Early Warning Score (NEWS) to discriminate patients at risk of early cardiac arrest, unanticipated intensive care unit admission, and death. Resuscitation. 2013;84(4):465-70.
70. Mitchell IA, McKay H, Van Leuvan C, Berry R, McCutcheon C, Avard B, et al. A prospective controlled trial of the effect of a multi-faceted intervention on early recognition and intervention in deteriorating hospital patients. Resuscitation. 2010;81(6):658-66.
71. Pimentel MAF, Redfern OC, Gerry S, Collins GS, Malycha J, Prytherch D, et al. A comparison of the ability of the National Early Warning Score and the National Early Warning Score 2 to identify patients at risk of in-hospital mortality: A multi-centre database study. Resuscitation. 2019;134:147-56.
72. Na SJ, Ko RE, Ko MG, Jeon K. Automated alert and activation of medical emergency team using early warning score. J Intensive Care. 2021;9(1):73.
73. Oglesby KJ, Durham L, Welch J, Subbe CP. 'Score to Door Time', a benchmarking tool for rapid response systems: a pilot multi--centre service evaluation. Critical Care (London, England). 2011;15(4):R180.
74. DeVita MA, Hillman K. Potential sociological and political barriers to medical emergency team implementation. Medical Emergency Teams: Springer; 2006. p. 91-103.
75. Yoder JC, Yuen TC, Churpek MM, Arora VM, Edelson DP. A prospective study of nighttime vital sign monitoring frequency and risk of clinical deterioration. JAMA. 2013;173(16):1554-5.
76. Morris A, Owen HM, Jones K, Hartin J, Welch J, Subbe CP. Objective patient-related outcomes of rapid-response systems – a pilot study to demonstrate feasibility in two hospitals. Crit Care Resusc. 2013;15(1):33-9.
77. Bannard-Smith J, Lighthall GK, Subbe CP, Durham L, Welch J, Bellomo R, et al. Clinical outcomes of patients seen by Rapid Response Teams: A template for benchmarking international teams. Resuscitation. 2016;107:7-12.
78. Nolan JP, Berg RA, Andersen LW, Bhanji F, Chan PS, Donnino MW, et al. Cardiac Arrest and Cardiopulmonary Resuscitation Outcome Reports: Update of the Utstein Resuscitation Registry Template for In-Hospital Cardiac Arrest: A Consensus Report From a Task Force of the International Liaison Committee on Resuscitation (American Heart Association, European Resuscitation Council, Australian and New Zealand Council on Resuscitation, Heart and Stroke Foundation of Canada, InterAmerican Heart Foundation, Resuscitation Council of Southern Africa, Resuscitation Council of Asia). Circulation. 2019;140(18):e746-e57.
79. Goldhill DR, McNarry AF, Mandersloot G, McGinley A. A physiologically-based early warning score for ward patients: the association between score and outcome. Anaesthesia. 2005;60(6):547-53.
80. Buist MD, Moore GE, Bernard SA, Waxman BP, Anderson JN, Nguyen TV. Effects of a medical emergency team on reduction of incidence of and mortality from unexpected cardiac arrests in hospital: preliminary study. BMJ (Clinical research ed). 2002;324(7334):387-90.
81. Hillman K, Chen J, Cretikos M, Bellomo R, Brown D, Doig G, et al. Introduction of the medical emergency team (MET) system: a cluster-randomised controlled trial. Lancet (London, England). 2005;365(9477):2091-7.
82. Jacques T, Harrison GA, McLaws ML, Kilborn G. Signs of critical conditions and emergency responses (SOCCER): a model for predicting adverse events in the inpatient setting. Resuscitation. 2006;69(2):175-83.
83. McGaughey J, Alderdice F, Fowler R, Kapila A, Mayhew A, Moutray M. Outreach and Early Warning Systems (EWS) for the prevention of intensive care admission and death of critically ill adult patients on general hospital wards. The Cochrane database of systematic reviews. 2007(3):Cd005529.
84. Rocha HAL, Alcântara ACC, Rocha S, Toscano CM. Effectiveness of rapid response teams in reducing intrahospital cardiac arrests and deaths: a systematic review and meta-analysis. Rev Bras Ter Intensiva. 2018;30(3):366-75.

capítulo 151

Gestão de Pessoas e Conflitos

Caio V. G. Jaoude | Guilherme Benevenuto Hasebe | Ederlon Rezende

Introdução

Visão geral da gestão de pessoas e resolução de conflitos na unidade de terapia intensiva (UTI)

A unidade de terapia intensiva (UTI) é um ambiente complexo e dinâmico, onde a gestão eficaz de pessoas e a resolução de conflitos são cruciais para o funcionamento harmonioso e eficiente da equipe. Esse ambiente é composto por profissionais de diversas especialidades, como médicos intensivistas, enfermeiros, fisioterapeutas, farmacêuticos e outros profissionais de saúde, cada um trazendo habilidades e perspectivas únicas para o cuidado do paciente. A liderança situacional desses profissionais é essencial, pois a interdependência entre eles é evidente, exigindo um canal de comunicação sempre aberto e acessível. A comunicação deve ser clara, eficaz e empática, garantindo que todos os membros da equipe estejam alinhados com os objetivos de tratamento e cuidado do paciente crítico.[1,2]

Esse processo torna-se ainda mais desafiador quando incluímos o paciente e seus familiares no contexto da UTI. É imprescindível que um elo de confiança seja estabelecido, não apenas entre o médico intensivista e o paciente, mas também entre toda a equipe e os familiares. A confiabilidade no processo de comunicação e a segurança no atendimento são pilares fundamentais da prática intensivista e estão entre as maiores responsabilidades da equipe multidisciplinar.

Importância no contexto da terapia intensiva

Diante de um contexto de alta pressão, estresse e demandas rápidas, em que as decisões têm consequências imediatas e significativas para a vida dos pacientes, é essencial que a equipe trabalhe de forma coesa e apoiada mutuamente. A gestão de pessoas e a resolução de conflitos são atividades fundamentais para elevar o ânimo e a moral da equipe, assegurando que o cuidado ao paciente seja de alta qualidade. Resolver conflitos de maneira construtiva, buscando aprender com as fraquezas e fortalecer as qualidades, é essencial para promover um ambiente de trabalho positivo, com propósito e senso de pertencimento. Isso é crucial não apenas para o bem-estar dos profissionais de saúde, mas também para a segurança dos pacientes.[1,3]

Objetivos do capítulo

Neste capítulo, serão abordadas as melhores práticas em gestão de pessoas e resolução de conflitos na UTI, com ênfase na comunicação eficaz e empática e na liderança inspiradora. Serão fornecidas ferramentas e estratégias para alcançar esses objetivos, destacando-se:

- Demonstrar como a comunicação eficaz pode ser utilizada como uma ferramenta poderosa para melhorar o cuidado ao paciente e a coesão da equipe.
- Elencar ferramentas de comunicação essenciais para a passagem de plantões, negociações, *rounds* e reuniões diárias.
- Destacar a importância de uma liderança que inspire confiança e segurança, em vez de ser baseada apenas em autoridade ou obrigação.
- Oferecer estratégias práticas para a resolução de conflitos, promovendo um ambiente de trabalho onde todos os membros da equipe se sintam valorizados e respeitados.

Este capítulo servirá como um guia para intensivistas e outros profissionais de saúde que desejam aprimorar suas habilidades de gestão e comunicação na UTI, contribuindo para um ambiente de trabalho mais harmonioso e eficaz.

Entendendo a gestão de pessoas na UTI

Princípios fundamentais de liderança eficaz

Um dos componentes cruciais na gestão de equipes, especialmente em terapia intensiva, é a liderança. No entanto, não se trata de qualquer liderança, mas de uma liderança eficaz, focada nas necessidades da equipe.[1,2] Esse tipo de liderança influencia diretamente a dinâmica do grupo, a satisfação no ambiente de trabalho e o senso de pertencimento. Uma equipe unida, motivada e com propósito alcança maior qualidade no cuidado ao paciente.[3,4]

É importante lembrar que todos podem exercer liderança, dependendo do momento e da situação apresentados. Por isso, é essencial compreender a diferença entre ser um líder e ser um chefe (**Quadro 151.1**).

Quadro 151.1. Distinções entre líder e chefe

Aspecto	Chefe	Líder
Autoridade	Baseada na hierarquia	Baseada na influência e inspiração
Foco	Tarefas e resultados	Desenvolvimento e bem-estar da equipe
Comunicação	Unidirecional, dá ordens	Bidirecional, aberta, retroalça
Reação à mudança	Resistência, manter *status quo*	Abraça a mudança e a inovação
Resolução de conflitos	Autoritária e evitativa	Construtiva, vê como oportunidade
Relação com a equipe	Membros como subordinados	Membros como colaboradores
Motivação da equipe	Ordens, prazos e controle	Exemplo, inspiração e empoderamento
Tomada de decisão	Centralizada (autocrática)	Colaborativa e inclusiva
Visão e estratégia	Foca curto prazo	Desenvolve visão a longo prazo
Prioridades	Prioriza resultados	Prioriza ética e cuidado com a equipe
Responsabilidade	Tende a culpar os outros pelas falhas	Assume responsabilidade pelos resultados
Desenvolvimento da equipe	Secundário aos objetivos organizacionais	Investe em mentoria de sucessores

Fonte: Desenvolvido pela autoria.

Princípios norteadores de uma liderança eficaz

A liderança eficaz segue alguns princípios norteadores que devem ser continuamente desenvolvidos:

- **Visão e inspiração[7]:** líderes eficazes são capazes de articular uma visão clara e inspiradora que motiva a equipe a alcançar objetivos comuns. Eles transformam a visão em realidade, influenciando positivamente o comportamento e a atitude dos membros da equipe.

  Exemplo do cotidiano: implementação de um novo protocolo em que o líder comunica claramente os pontos críticos e incentiva o propósito coletivo, tomando a iniciativa e envolvendo a equipe no processo.

- **Inteligência emocional[8]:** envolve a capacidade de reconhecer, entender e gerenciar as próprias emoções e as dos outros. Líderes com alta inteligência emocional constroem relacionamentos saudáveis e resolvem conflitos de forma eficaz.

  Exemplo do cotidiano: Identificar sinais de estresse e burnout na equipe e intervir com empatia, oferecendo suporte e recursos.

- **Comunicação eficaz[1]:** mais do que falar de forma clara e objetiva, a escuta ativa é fundamental para um líder eficaz.

  Exemplo do cotidiano: realizar reuniões regulares em que todos têm a oportunidade de expressar preocupações e ideias, garantindo uma comunicação bidirecional.

- **Flexibilidade e adaptabilidade[7]:** líderes devem ajustar seu estilo às necessidades da equipe e às circunstâncias específicas.

  Exemplo do cotidiano: durante uma crise, adotar um estilo mais diretivo para ações rápidas, enquanto em situações de rotina, permitir mais autonomia à equipe.

- **Tomada de decisão ética[3]:** decisões devem ser éticas e considerar o bem-estar de todos os envolvidos. Isso exige integridade e responsabilidade.

  Exemplo do cotidiano: ao tomar decisões sobre tratamentos complexos, considerar os aspectos clínicos e os valores dos pacientes e suas famílias.

- **Desenvolvimento e capacitação da equipe[8]:** investir no desenvolvimento contínuo da equipe, proporcionando aprendizado e crescimento profissional.

  Exemplo do cotidiano: oferecer treinamentos regulares sobre novas tecnologias ou práticas clínicas, promovendo o desenvolvimento da equipe.

Estilos de liderança em ambientes de saúde

A literatura sobre liderança em saúde, especialmente em UTIs, identifica diferentes estilos de liderança, divididos didaticamente em dois grupos: Lideranças Construtivas e Lideranças Destrutivas. Compreender esses estilos ajuda a identificar onde estamos e a definir onde queremos chegar.

Lideranças construtivas

- **Líder transformacional:**[1,7]

  Inspira a equipe, estimulando o desenvolvimento, a inovação e as mudanças positivas.

  Exemplo: incentivar a equipe a adotar novas abordagens para resolver problemas crônicos, promovendo o pensamento crítico.

- **Líder autêntico:**[7,8]

  Preza pela transparência e ética, promovendo confiança e respeito. Lidera pelo exemplo e aborda conflitos de forma justa.

Exemplo: discutir questões éticas abertamente, criando um ambiente de segurança e respeito.

- **Líder situacional:**[7]

  Adapta-se às situações e necessidades da equipe, demonstrando resiliência e flexibilidade.

  Exemplo: em uma UTI, diferentes membros assumem a liderança conforme a *expertise* ou a situação.

- **Líder servidor:**[7]

  Prioriza o bem-estar e o desenvolvimento da equipe, investindo em mentoria e suporte individual.

  Exemplo: prover apoio contínuo e treinamento para o crescimento da equipe.

Lideranças destrutivas

- **Líder autoritário excessivo:**[3]

  Controlador e centralizador, sufoca a iniciativa da equipe.

  Exemplo: imposição de protocolos rígidos sem considerar o *feedback* da equipe.

- **Líder Laissez-faire Extremo:**[3,7]

  Evita decisões e conflitos, fornecendo pouca orientação.

  Exemplo: ausência de intervenção em conflitos internos da equipe.

- **Líder narcisista:**[3,8]

  Foca em *status*, ignora a equipe e toma créditos indevidos.

  Exemplo: atribuir o sucesso da equipe a si mesmo e culpar outros por falhas.

- **Líder abusivo:**[3]

  Usa intimidação e humilhação, criando um ambiente tóxico.

  Exemplo: crítica pública e degradante, em vez de oferecer *feedback* construtivo.

Construção e liderança de equipes de alto desempenho

Equipes de alto desempenho na UTI são compostas por profissionais interdependentes que colaboram sinergicamente para alcançar objetivos comuns, superando consistentemente as expectativas em termos de eficiência e qualidade.[7-9]

Características de equipes de alto desempenho na UTI:

- Comunicação eficaz e transparente.
- Objetivos claros e compartilhados.
- Papéis e responsabilidades bem definidos.
- Adaptabilidade e resiliência.
- Confiança mútua e respeito.
- Colaboração interdisciplinar efetiva.
- Foco na melhoria contínua da qualidade.
- Liderança compartilhada e empoderamento dos membros.

Como formar uma equipe de alto desempenho na UTI:

- Seleção cuidadosa de membros com habilidades complementares.[10]
- Treinamento contínuo em habilidades técnicas e não técnicas.[4]
- Estabelecimento de protocolos claros e processos de trabalho.[2]
- Fomento de uma cultura de segurança e aprendizado.[7]
- Implementação de sistemas de *feedback* e avaliação regulares.[3]
- Promoção de oportunidades para construção de relacionamentos.[11]

Papel das lideranças:

- Definir e comunicar uma visão clara.[1]
- Modelar comportamentos desejados.[2]
- Facilitar a resolução de conflitos.[12]
- Promover o desenvolvimento profissional da equipe.[3]
- Criar um ambiente que encoraje a inovação.[7]
- Reconhecer e celebrar os sucessos da equipe.[6]

Estratégias para promover colaboração e confiança:

- Implementar programas de mentoria e *coaching*.[13]
- Realizar exercícios regulares de *team-building*.[10]
- Estabelecer canais de comunicação abertos e acessíveis.[4]
- Promover transparência na tomada de decisões.[1]
- Incentivar a rotação de papéis e responsabilidades.[8]
- Criar espaços para *feedback* construtivo.[5]
- Implementar práticas de decisão compartilhada.[3]
- Fomentar um ambiente de apoio psicológico e emocional.[6]

Identificação e tratamento dos conflitos comuns na UTI

Fontes de conflito em ambientes de alto estresse

Em um ambiente de UTI, as fontes de conflito são variadas e frequentemente inter-relacionadas, refletindo a complexidade e a alta pressão características desse contexto. Entre as principais fontes de conflito estão a hierarquia e a dinâmica de poder, a ambiguidade de papéis e responsabilidades, o estresse e o *burnout*, os conflitos de interesse e prioridades, a comunicação ineficaz e a gestão de recursos limitados.

A estrutura hierárquica rígida nas UTIs pode gerar tensões entre médicos, enfermeiros e outros profissionais de saúde. A autoridade centralizada dos médicos e a falta de consulta à equipe podem criar conflitos, especialmente quando há discordância sobre o tratamento ou a gestão de recursos. Para mitigar esses conflitos, é essencial promover uma cultura de respeito mútuo e comunicação aberta.

A implementação de equipes interdisciplinares ajuda a garantir que todos os membros da equipe sejam ouvidos e que suas opiniões sejam consideradas. Reuniões regulares de equipe para discutir decisões e abordagens podem facilitar uma compreensão compartilhada e reduzir tensões hierárquicas. Conflitos hierárquicos podem ser identificados observando interações durante reuniões e discussões, além de realizar entrevistas ou pesquisas com membros da equipe para avaliar sentimentos sobre a estrutura hierárquica e a tomada de decisões.[14]

A falta de clareza sobre papéis e responsabilidades pode levar à sobreposição de tarefas e mal-entendidos, resultando em frustrações e disputas. Clarificar papéis e responsabilidades por meio de descrições detalhadas de funções e protocolos claros é crucial. Implementar sessões de treinamento e *briefings* regulares ajuda a garantir que todos os membros da equipe compreendam suas funções e as dos outros, prevenindo conflitos relacionados à ambiguidade de papéis. Esses conflitos podem ser identificados revisando descrições de trabalho e responsabilidades para verificar sobreposições e lacunas, bem como analisando incidentes em que tarefas foram realizadas incorretamente ou onde ocorreram mal-entendidos.[10]

O estresse e o *burnout* são comuns nas UTIs e podem afetar a comunicação e a colaboração, exacerbando conflitos. Implementar programas de suporte e bem-estar para a equipe, como sessões de aconselhamento e atividades de gerenciamento de estresse, pode ajudar a reduzir o burnout. Revisar a carga de trabalho e garantir padrões adequados de descanso e recuperação também são fundamentais para manter a equipe saudável e menos propensa a conflitos. Sinais visíveis de estresse, como irritação, cansaço extremo ou comportamento desatento, devem ser observados, e pesquisas ou entrevistas sobre níveis de estresse e satisfação no trabalho podem ajudar a identificar problemas relacionados ao estresse e *burnout*.[11]

Conflitos podem surgir quando diferentes membros da equipe têm interesses ou prioridades divergentes sobre tratamentos e alocação de recursos. Estabelecer um processo de tomada de decisão colaborativa pode ajudar a resolver disputas de interesse. Discussões regulares sobre prioridades e a implementação de protocolos de consenso podem alinhar expectativas e reduzir o potencial para conflitos. Facilitar um diálogo aberto sobre as decisões de tratamento e a alocação de recursos é crucial. Esses conflitos podem ser identificados observando discussões sobre a alocação de recursos e prioridades de tratamento, além de revisar decisões e alocações de recursos para identificar disputas ou insatisfações entre os membros da equipe.[15]

A comunicação ineficaz, como instruções vagas ou incompletas, pode levar a erros e mal-entendidos, aumentando o potencial para conflitos. Implementar técnicas de comunicação clara e estruturada, como o uso de *checklists* e protocolos de comunicação, como o SBAR, que será apresentado mais adiante, pode melhorar a precisão da comunicação. Realizar sessões de treinamento em comunicação e promover uma cultura de *feedback* contínuo também são estratégias eficazes. A comunicação ineficaz pode ser identificada avaliando como as informações são transmitidas e se há falhas na clareza ou precisão, além de coletar *feedback* dos membros da equipe sobre a eficácia das comunicações e experiências de mal-entendidos ou erros decorrentes de comunicações inadequadas.[16]

A disputa por recursos limitados, como equipamentos e pessoal, pode causar rivalidades e tensões entre equipes e departamentos. Desenvolver protocolos de alocação de recursos que sejam justos e transparentes é crucial. Estabelecer um comitê de revisão de recursos para avaliar as necessidades e prioridades pode ajudar a minimizar disputas. Promover uma abordagem colaborativa para a gestão de recursos e garantir que todos os membros da equipe compreendam os critérios utilizados na alocação pode reduzir tensões. A identificação de conflitos relacionados à gestão de recursos pode ser feita revisando como os recursos são distribuídos e se há disputas sobre a alocação, além de identificar incidentes em que a alocação de recursos gerou tensões entre departamentos ou equipes.[17]

Identificar conflitos em uma UTI envolve uma combinação de observação direta, análise de processos e *feedback* contínuo da equipe. Ao reconhecer os sinais e fontes de conflito, é possível implementar estratégias de resolução apropriadas para melhorar o ambiente de trabalho e a qualidade do atendimento ao paciente.

Estratégias para gestão de conflitos

Estratégias preventivas de conflito

A prevenção de conflitos é uma abordagem proativa que busca identificar e mitigar potenciais fontes de desentendimento antes que se transformem em disputas abertas. No ambiente de terapia intensiva, onde a pressão e o estresse são elevados, adotar estratégias preventivas é essencial para manter a harmonia e a colaboração dentro da equipe. As principais estratégias preventivas incluem o estabelecimento de papéis e responsabilidades claras e a adoção de práticas eficazes de comunicação.

Estabelecimento de papéis e responsabilidades claras

Uma das causas mais comuns de conflitos em qualquer ambiente de trabalho, especialmente em UTIs, é a ambiguidade quanto aos papéis e responsabilidades dos membros da equipe. Quando as funções não estão claramente definidas, há um risco maior de sobreposição de tarefas, mal-entendidos e frustração.

- **Definição de papéis:** cada membro da equipe deve ter uma descrição de trabalho detalhada, que delineie suas responsabilidades específicas, expectativas e a quem se reportar. Essas descrições devem ser revisadas e atualizadas regularmente para refletir mudanças na dinâmica da equipe ou nas exigências do trabalho.

- **Protocolos claros:** implementar protocolos e diretrizes específicas para diferentes situações clínicas ajuda a garantir que todos os membros da equipe saibam o que se espera deles em situações críticas. Isso é particularmente importante em UTIs, onde as decisões precisam ser tomadas rapidamente e de forma coordenada.
- **Treinamento regular:** além de definir papéis e responsabilidades, é importante realizar sessões de treinamento e orientações regulares para garantir que todos compreendam suas funções e as dos outros membros da equipe. Isso ajuda a prevenir mal-entendidos e garante que todos estejam preparados para agir de acordo com as expectativas.
- **Exemplo:** em uma UTI, o enfermeiro responsável pela administração de medicamentos deve estar ciente de seu papel específico, assim como o médico que prescreve e monitora os efeitos. Se ambos os papéis forem claramente definidos e compreendidos, a chance de erros ou conflitos diminui significativamente.

Práticas eficazes de comunicação

A comunicação é o alicerce das relações interpessoais, e, quando realizada de maneira inadequada, pode gerar desconfiança, falhas na transmissão de informações e condutas, além de contribuir para conflitos. Em um ambiente colaborativo, como uma equipe de saúde, a comunicação eficaz e a construção de laços entre os membros são essenciais para garantir um cuidado de qualidade ao paciente. A adoção de técnicas de comunicação não agressiva pode melhorar significativamente a dinâmica de trabalho, reduzindo conflitos e aumentando a produtividade. A seguir, são apresentadas algumas técnicas-chave para a comunicação não agressiva, acompanhadas de explicações e exemplos práticos.

- **Uso da linguagem "Eu":** essa técnica foca na expressão das próprias experiências e sentimentos sem acusar ou criticar os outros. Utilizar frases que começam com "Eu sinto", "Eu penso" ou "Eu percebo", em vez de "Você sempre" ou "Você nunca", permite que a outra pessoa se sinta menos atacada e, portanto, mais receptiva. Isso evita a escalada do conflito e promove uma comunicação mais aberta e honesta.

  Exemplo: em vez de afirmar "Você nunca escuta o que eu digo", pode-se dizer "Eu me sinto frustrado quando minhas ideias não parecem ser consideradas".[18]
- **Manter a calma e a neutralidade:** usar um tom de voz sereno e neutro ajuda a evitar que a comunicação se torne agressiva, contribuindo para uma conversa mais produtiva. Essa abordagem reduz o risco de provocar hostilidade ou defensividade por parte do interlocutor, promovendo uma atmosfera mais tranquila e colaborativa. Dessa forma, as discussões permanecem focadas na resolução do problema.[19]
- **Escuta ativa:** escutar ativamente envolve dedicar total atenção ao interlocutor, demonstrando que suas palavras são valorizadas e que há engajamento na conversa. Fazer perguntas esclarecedoras e fornecer *feedback* são práticas que garantem a compreensão plena da mensagem. Quando a escuta ativa é praticada, confirma-se o entendimento correto da mensagem, evitando mal-entendidos e erros de interpretação.

  Exemplo: "parece que você está dizendo que se sente sobrecarregado com a carga de trabalho. Pode me dar mais detalhes sobre o que está acontecendo?".[20]
- **Reformulação:** reformular significa repetir a mensagem do interlocutor com suas próprias palavras para garantir compreensão e validar seus sentimentos. Ao repetir o que foi dito, o ouvinte confirma a precisão de sua compreensão e permite que qualquer mal-entendido seja corrigido imediatamente. Isso facilita uma comunicação mais clara e precisa.

  Exemplo: "Então, o que eu entendi é que você está preocupado com a falta de recursos para concluir o projeto a tempo?".[21]
- ***Feedback* construtivo:** deve ser fornecido de maneira a ajudar o receptor a melhorar, focando no comportamento e não na pessoa. Quando dado adequadamente, o *feedback* construtivo orienta o receptor sobre como aprimorar suas habilidades, promovendo crescimento pessoal e profissional.

  Exemplo: "Quando você entrega os relatórios com atraso, isso afeta o cronograma da equipe. Vamos discutir como podemos melhorar o prazo para evitar isso no futuro".[22]
- **Evitar generalizações:** afirmações absolutas como "sempre" ou "nunca" podem aumentar a defensividade e a agressividade. Quando alguém ouve frases como "Você nunca faz isso corretamente" ou "Você sempre se atrasa", é comum que a pessoa se sinta atacada ou injustamente criticada, levando a uma resposta defensiva. Esse tipo de defensividade pode bloquear a comunicação eficaz e impedir a resolução construtiva de problemas.

  Exemplo: em vez de dizer "Você nunca entrega os relatórios no prazo", é mais eficaz afirmar "Eu notei que o relatório chegou atrasado ontem".[23]

Essas técnicas são fundamentais para promover uma comunicação respeitosa e eficaz, essencial para a colaboração e a resolução de conflitos em qualquer ambiente profissional.

Protocolo SBAR (situação, *background*, avaliação e recomendação)

O protocolo SBAR é uma ferramenta estruturada de comunicação utilizada principalmente em ambientes de saúde para melhorar a clareza e a eficiência na transmissão de informações críticas sobre pacientes. Ele visa garantir que a comunicação seja direta, completa e organizada, minimizando o risco de mal-entendidos e assegurando que todas as partes envolvidas tenham a mesma compreensão da situação e das ações necessárias. O SBAR é particularmente útil em contextos de alta pressão, como UTIs, onde a clareza e a precisão são cruciais para a segurança e o cuidado do paciente.[24]

Situação: refere-se à descrição concisa e clara da situação atual do paciente ou do problema em questão. Isso inclui a razão pela qual a comunicação está sendo feita, como uma alteração no estado do paciente ou uma preocupação urgente.[25]

***Background*:** fornece o contexto necessário para entender a situação. Isso inclui informações relevantes sobre a história clínica do paciente, diagnósticos prévios, tratamentos em curso e qualquer dado pertinente que ajude a contextualizar a situação atual.[25]

Avaliação: envolve a análise crítica da situação. Aqui, o profissional deve expressar seu julgamento ou interpretação sobre o estado do paciente, incluindo qualquer conclusão que tenha sido tirada com base nas observações e dados disponíveis.[25]

Recomendação: parte em que são propostas ações específicas ou soluções para o problema apresentado. É aqui que o profissional sugere o que precisa ser feito para resolver a situação ou melhorar o estado do paciente, como uma nova abordagem no tratamento ou uma consulta com um especialista.[25]

Exemplo: um *briefing* matinal em uma UTI pode incluir a revisão do estado dos pacientes, as tarefas prioritárias do dia e quaisquer preocupações que a equipe possa ter. Isso estabelece uma base comum e minimiza o risco de desentendimentos ao longo do turno. O quadro a seguir mostra um exemplo de passagem de plantão usando esta ferramenta. A seguir outro Exemplo (**Quadro 151.2**).

Ferramenta I-PASS

A ferramenta I-PASS é uma abordagem estruturada desenvolvida para melhorar a qualidade da comunicação durante a passagem de plantão em ambientes de UTI. Seu objetivo principal é garantir que informações críticas sobre pacientes sejam transmitidas de forma clara e completa, minimizando o risco de erros e melhorando a continuidade do cuidado. I-PASS é um acrônimo que representa os componentes essenciais do processo de comunicação:

- **I – *Illness Severity* (gravidade da doença):** o foco está na gravidade da condição do paciente. Deve-se fornecer uma visão geral sobre a gravidade da doença, explicando o estado atual e qualquer risco iminente. Essa etapa ajuda a priorizar o atendimento e a assegurar que as informações sobre a condição crítica do paciente sejam compreendidas.
- **P – *Patient Summary* (resumo do paciente):** este passo envolve a apresentação de um resumo detalhado do paciente, incluindo histórico médico relevante, diagnósticos prévios, tratamentos em curso e quaisquer questões pertinentes que ajudem a contextualizar a situação atual. O objetivo é fornecer uma visão clara e concisa do paciente, para que o novo profissional tenha uma compreensão completa de seu estado e do plano de tratamento.
- **A – *Action List* (lista de ações):** a lista de ações inclui as tarefas e intervenções que precisam ser realizadas ou monitoradas. Isso abrange procedimentos a serem seguidos, medicações a serem administradas, testes a serem realizados e quaisquer outras ações críticas. A clareza nesta seção assegura que nada seja negligenciado e que as responsabilidades sejam bem definidas.
- **S – *Situational Awareness and Contingency Planning* (consciência situacional e planejamento de contingência):** este componente aborda a conscientização situacional, ou seja, o entendimento do contexto atual do paciente e do ambiente. Inclui também o planejamento de contingências, ou seja, as ações a serem tomadas caso a condição do paciente mude ou surja algum problema inespera-

Quadro 151.2. Passagem de plantão com o SBAR (Situação, *Background*, Avaliação e Recomendação)

Exemplo completo de passagem de plantão SBAR	
Situação	Paciente Maria Oliveira, 54 anos, internada com infarto agudo do miocárdio, apresenta dor torácica intensa e palpitações. A pressão arterial está elevada a 180/110 mmHg e a frequência cardíaca está a 110 bpm.
Background	A paciente foi admitia há dois dias com diagnóstico de infarto do miocárdio. Está em tratamento com anticoagulantes e antiagregantes plaquetários. Tem histórico de hipertensão e colesterol elevado. A angioplastia foi realizada ontem com sucesso.
Avaliação	A dor torácica persistente e a dor arterial elevada indicam que a condição cardiovascular da paciente pode não estar totalmente estabilizada. A taquicardia e a dor podem sugerir a necessidade de ajuste na medicação ou uma complicação pós-procedimento.
Recomendação	Recomendo ajustar medicação anti-hipertensiva para controlar a pressão arterial e monitorar a resposta. Solicitar uma avaliação cardiológica adicional para investigar a persistência da dor torácica. Continuar a monitorar de perto os sinais vitais e ajustar o tratamento conforme necessário.

Fonte: Desenvolvido pela autoria.

do. Esta seção é crucial para preparar a equipe para possíveis mudanças no estado do paciente e para garantir que há planos de ação apropriados.

- **S - Synthesis by Receiver (síntese pelo receptor):** finalmente, o receptor da informação deve sintetizar e confirmar a compreensão do que foi transmitido. Esta etapa garante que todas as informações foram compreendidas corretamente e que o receptor tem a mesma percepção da situação que o remetente. Pode envolver a repetição de informações-chave ou a formulação de perguntas para esclarecer dúvidas.

No **Quadro 151.3** há um exemplo de passagem de plantão utilizando a ferramenta I-PASS.

Implementação de cultura de respeito e colaboração

Além das práticas formais, promover uma cultura de respeito mútuo e colaboração contínua é essencial para prevenir conflitos.

- **Valorização da diversidade:** a UTI é composta por profissionais de diferentes formações e especialidades. Reconhecer e valorizar essa diversidade, aproveitando as diversas perspectivas, fortalece o trabalho em equipe e reduz o risco de conflitos decorrentes de diferenças de opinião.
- **Promoção de um ambiente aberto ao diálogo:** Estimular um ambiente onde os membros da equipe se sintam à vontade para expressar suas preocupações, fazer perguntas e propor sugestões é fundamental. Isso reduz a probabilidade de ressentimentos não expressos que podem crescer e se transformar em conflitos.

A adoção de estratégias preventivas eficazes é um passo fundamental para evitar conflitos na UTI. Ao estabelecer papéis e responsabilidades claros, implementar práticas de comunicação estruturadas e fomentar uma cultura de respeito e colaboração, os líderes de UTI podem reduzir significativamente o potencial de conflitos e melhorar a coesão da equipe. Essas medidas não apenas contribuem para um ambiente de trabalho mais harmonioso, mas também garantem um cuidado ao paciente de maior qualidade.

Estratégias de intervenção após o conflito instalado

Identificação precoce de conflitos:

- **Pesquisas de clima:** em uma empresa de tecnologia, uma pesquisa trimestral revelou uma percepção crescente de falta de reconhecimento. A administração usou os dados para implementar um programa de reconhecimento de funcionários e ajustar as políticas de *feedback*.[26]
- ***Feedbacks* regulares:** um gerente realiza reuniões mensais com a equipe e descobre que um funcionário está sobrecarregado devido à falta de suporte. O gerente reorganiza a carga de trabalho e oferece suporte adicional para resolver a questão.[27]
- **Observação atenta:** um líder de projeto nota uma redução na colaboração entre dois membros da equipe e organiza uma reunião para entender a raiz do problema e promover uma sessão de mediação.[28]

Técnicas de mediação e negociação

A mediação e a negociação são essenciais para resolver conflitos e restaurar a colaboração. A mediação envolve um terceiro imparcial que facilita a comunicação entre as partes em disputa, ajudando-as a explorar as causas do conflito e a encontrar um acordo mutuamente aceitável.[29] Por exemplo, em uma empresa de manufatura, a administração contrata um mediador externo para ajudar dois departamentos a chegar a um acordo sobre a alocação de recursos. Já a negociação, onde as partes discutem diretamente suas diferenças, pode ser observada em uma renegociação de contrato de fornecimento, onde a empresa e o fornecedor chegam a um acordo sobre preço e condições de entrega, focando nos interesses comuns de qualidade e eficiência.[30]

Quadro 151.3. Exemplo de passagem de plantão com o I-PASS

Componente	Exemplo da passagem de plantão
I – *Illness Severity* (gravidade da doença)	Paciente João Silva está com choque séptico severo, apresentando pressão arterial de 80/50 mmHg e sinais de disfunção orgânica múltipla. É crítico e requer monitoramento intensivo.
P – *Patient Summary* (histórico do paciente)	João Silva, 58 anos, com histórico de diabetes e hipertensão. Admitido com septicemia originada de uma infecção urinária. Está em uso de antibióticos e vasopressores desde ontem. Não tem alergias conhecidas.
A – *Action List* (pontos de ação)	1. Continuar com a administração de noradrenalina e ajustar a dose conforme necessário. 2. Monitorar a pressão arterial a cada 30 minutos. 3. Administrar fluidos intravenosos conforme prescrição. 4. Agendar hemoculturas adicionais para reavaliar a infecção.
S – *Situational Awareness and Contingency Planning* (estado atual e plano de contingência)	A pressão arterial está baixa apesar dos vasopressores, e o paciente está desenvolvendo sinais de insuficiência renal. Se a pressão não melhorar, considerar a possibilidade de terapia de substituição renal. Preparar para possível intubação se a condição respiratória piorar.
S – *Synthesis by Receiver* (resumo para receptor)	Então, para resumir. João Silva está em choque séptico com pressão arterial muito baixa. Devemos continuar com os vasopressores e monitorar de perto. Se a pressão não subir, vamos considerar iniciar diálise. Você pode confirmar que entendeu essas orientações?

Fonte: Desenvolvido pela autoria.

Táticas de descalonamento

Descalonar a situação durante um conflito é fundamental para criar um ambiente mais seguro para a resolução. Isso pode ser alcançado mantendo a calma, reconhecendo e validando os sentimentos das partes envolvidas e utilizando uma linguagem neutra.[7] Por exemplo, em uma discussão acalorada entre dois funcionários, um participante controla sua linguagem corporal e usa um tom de voz calmo, o que ajuda a reduzir a tensão e permite uma conversa mais produtiva.

Protocolo de Thomas-Kilmann

O Protocolo de Thomas-Kilmann identifica cinco estilos principais de resolução de conflitos: competição, colaboração, compromisso, evasão e acomodação.

- **Competição:** é uma abordagem assertiva onde a pessoa defende seus próprios interesses, frequentemente à custa dos outros. É eficaz em situações que exigem decisões rápidas, mas pode prejudicar relacionamentos se utilizada excessivamente.[31]
- **Colaboração:** busca uma solução que satisfaça ambas as partes, sendo ideal para resolver conflitos complexos onde a cooperação é possível e desejada. Esse estilo fortalece relacionamentos e resulta em soluções mutuamente benéficas, mas pode exigir mais tempo e esforço.[31]
- **Compromisso:** é um meio-termo onde cada parte cede em alguns aspectos para chegar a uma solução intermediária. É útil quando o tempo é limitado e uma resolução rápida é necessária, embora possa não satisfazer completamente nenhuma das partes.[31]
- **Evasão:** envolve evitar o confronto direto, adiando a resolução ou ignorando o problema. É apropriado para questões menores ou quando o custo da resolução é alto, mas pode levar a problemas não resolvidos.[31]
- **Acomodação:** prioriza os interesses dos outros em vez dos próprios, buscando manter a harmonia. É adequado quando a manutenção de boas relações é mais importante do que a própria solução do conflito. No entanto, pode causar ressentimento se usado em excesso.[31]

Cada estilo tem suas vantagens e desvantagens e deve ser escolhido com base nas circunstâncias do conflito e nos objetivos desejados (**Quadro 151.4**).

Técnicas avançadas de negociação

Negociação com base em interesses: durante a renegociação de um contrato, uma empresa e um fornecedor discutem não apenas o preço, mas também a flexibilidade nas entregas e o suporte técnico, chegando a um acordo que melhora a qualidade e as condições de pagamento.[32]

BATNA (melhor alternativa a um acordo negociado): Para determinar seu BATNA, identifique e liste alternativas fora da negociação, como outros fornecedores ou a decisão de não negociar. Avalie essas opções considerando custo, tempo e impacto. Escolha a alternativa que oferece o melhor resultado caso a negociação não seja bem-sucedida e prepare-se para usá-la, utilizando-a como referência para avaliar os acordos propostos (**Quadro 151.5**).

Exemplo: um funcionário com uma oferta de trabalho externa usa essa alternativa para fortalecer sua posição na negociação de um aumento salarial com sua empresa atual, que acaba oferecendo um aumento e benefícios adicionais.[33]

Mediação formal e informal

- **Mediação formal:** dois departamentos em uma empresa de manufatura têm um conflito sobre recursos. A administração contrata um mediador externo para conduzir sessões estruturadas de mediação.[34]
- **Mediação informal:** em uma pequena empresa, um gerente realiza uma conversa informal para resolver um desentendimento sobre a divisão de tarefas entre dois colegas.[35]

Quadro 151.4. Protocolo de Thomas-Kilmann

Estilo de conflito	Descrição	Quando usar	Vantagens	Desvantagens
Competição	Enfatiza a defesa dos próprios interesses, frequentemente às custas dos outros.	Quando é necessário tomar uma decisão rápida ou assertiva.	Decisivo e pode levar a soluções rápidas.	Pode criar ressentimento e aumentar o conflito.
Colaboração	Procura uma solução que satisfaça ambas as partes.	Quando a cooperação é possível e desejada para resolver o conflito.	Produz soluções mutuamente benéficas e fortalece relacionamentos.	Requer tempo e esforço significativo para encontrar uma solução.
Compromisso	Cada parte cede em algum aspecto para chegar a uma solução intermediária.	Quando o acordo rápido é necessário e o tempo é limitado.	Soluções rápidas que permitam uma solução em tempo hábil.	Pode não satisfazer completamente nenhuma das partes.
Evasão	Evita o conflito, ignorando a questão para chegar a uma solução intermediária.	Quando o problema é menor ou o custo de resolução é alto.	Permite tempo para reflexão e evita conflito imediatos.	Pode resultar em problemas não resolvidos que se acumulam.
Acomodação	Coloca os interesses dos outros à frente dos próprios.	Quando é mais importante manter a harmonia ou quando o outro tem razão.	Pode melhorar relacionamentos e reduzir tensões.	Pode levar a ressentimento e a uma sensação de injustiça.

Fonte: Desenvolvido pela autoria.

Quadro 151.5. Preparação para o BATNA

Passo	Descrição	Decisão/resultado
1. Identificar alternativas	Liste todas as opções fora da negociação.	Opções alternativas identificadas.
2. Avaliar alternativas	Analise as alternativas em termos de custo, tempo e impacto.	Avaliação concluída para cada alternativa.
3. Escolher a melhor alternativa	Selecione a alternativa que oferece melhor resultado possível.	Melhor alternativa escolhida.
4. Preparar para usar o BATNA	Esteja pronto para aplicar sua alternativa e use-a para avaliar acordos.	BATNA pronto para uso.

BATNA: *Best Alternative to a Negotiated Agreement* (Melhor Alternativa a um Acordo Negociado).

Fonte: Desenvolvido pela autoria.

Uso de facilitadores externos

Uma organização com conflitos frequentes entre equipes de diferentes regiões contrata um consultor externo para realizar *workshops* de resolução de conflitos e melhorar a colaboração. Em um projeto de desenvolvimento de produto, um mediador externo é contratado para ajudar a resolver disputas entre as equipes de design e engenharia, facilitando a comunicação e a colaboração.[36]

Gestão de emoções no conflito

- **Inteligência emocional:** durante uma reunião tensa, um gerente utiliza autoconsciência e empatia para entender as preocupações da equipe e criar um ambiente mais colaborativo.[37]
- **Técnicas de regulação emocional:** em um confronto acalorado, um membro da equipe usa respiração profunda para manter a calma e facilita uma conversa mais construtiva.[38]

Descalonamento e comunicação não violenta

- **Técnicas de descalonamento:** em uma discussão acalorada, um funcionário controla sua linguagem corporal e usa um tom de voz calmo para reduzir a tensão.[38]
- **Comunicação não violenta (CNV):** durante um conflito sobre a carga de trabalho, um mediador utiliza CNV para expressar preocupações de forma não acusatória, facilitando uma conversa mais empática e respeitosa.[38]

Resolução de conflitos com pacientes e familiares

- **Mediação de conflitos com familiares:** em um hospital, um mediador interno ajuda a resolver insatisfações da família de um paciente com o plano de tratamento, ajustando as expectativas de todos.[34]
- **Comunicação empática com pacientes:** um médico enfrenta resistência de um paciente e usa a comunicação empática para entender e ajustar o plano de tratamento conforme as preferências do paciente.[37]

A gestão eficaz de conflitos envolve a aplicação de técnicas de mediação e negociação durante o conflito, o uso de táticas de descalonamento e comunicação não violenta, além da implementação de estratégias de *feedback* e reconstrução da coesão da equipe após a resolução. Essas abordagens não apenas ajudam a resolver disputas de forma eficiente, mas também contribuem para o desenvolvimento contínuo e a harmonia da equipe.

Estratégias pós-conflito

Feedback e aprendizado

Após a resolução de um conflito, é essencial aprender com a experiência e restaurar a harmonia na equipe. A análise pós-conflito envolve a revisão das causas do problema e das estratégias de resolução adotadas, proporcionando *insights* valiosos para aprimorar os processos futuros.[8] O *feedback* deve ser construtivo, focando no comportamento e não na pessoa, a fim de ajudar a equipe a compreender melhor as dinâmicas que levaram ao conflito e como preveni-las no futuro.

Reconstrução da coesão da equipe

A restauração da coesão da equipe requer esforços para fortalecer as relações interpessoais e garantir que o grupo funcione de maneira coesa. Atividades de *team building*, discussões abertas sobre os aprendizados adquiridos e a reafirmação dos objetivos e valores compartilhados são cruciais para consolidar a confiança e a colaboração entre os membros.[9] Por exemplo, uma empresa pode organizar atividades de *team building* para reforçar a harmonia e a colaboração após um conflito significativo.

Avaliação e melhoria contínua do processo de resolução de conflitos:

- **Revisão pós-conflito:** após a resolução de um conflito orçamentário, a administração realiza uma reunião para discutir o que funcionou e o que pode ser melhorado, ajustando políticas e práticas para situações futuras.[28]
- **Aprimoramento contínuo:** uma empresa implementa um sistema de *feedback* anônimo para aprimorar as práticas de resolução de conflitos e promover um ambiente de trabalho mais colaborativo.[32]

Impacto dos conflitos não resolvidos:

- **Efeitos a longo prazo:** uma empresa observa um aumento na rotatividade e uma queda na moral devido a conflitos não resolvidos, o que leva à realização de uma análise para identificar e resolver as causas subjacentes.[28]
- **Prevenção de ressurgimento de conflitos:** após um conflito significativo, a organização estabelece

novos procedimentos e treinamentos contínuos para prevenir a reincidência de problemas semelhantes e promover uma cultura de resolução proativa de conflitos.[28]

Conclusão

Neste capítulo, abordamos a importância crítica da gestão de pessoas e da resolução de conflitos na UTI, um ambiente marcado por sua complexidade e alta pressão. Discutimos os princípios fundamentais de uma liderança eficaz, enfatizando a necessidade de uma comunicação clara, empática e orientada por objetivos comuns. Exploramos diferentes estilos de liderança, tanto construtivos quanto destrutivos, e analisamos como eles impactam a dinâmica da equipe e a qualidade do cuidado ao paciente. Também examinamos as fontes comuns de conflito em UTIs, como hierarquia rígida, ambiguidade de papéis e estresse, oferecendo estratégias preventivas e de intervenção para mitigar esses problemas. Técnicas de comunicação, como o uso da linguagem "eu" e a escuta ativa, foram destacadas como ferramentas essenciais para a prevenção e resolução de conflitos.

O futuro da gestão de pessoas e da resolução de conflitos na UTI dependerá de uma abordagem cada vez mais integrada e proativa. Investir no desenvolvimento contínuo das habilidades de liderança e comunicação dos profissionais de saúde será essencial. Além disso, a criação de ambientes que promovam o respeito mútuo e a colaboração entre as diversas especialidades da UTI ajudará a prevenir conflitos antes que eles surjam. Ferramentas estruturadas, como o protocolo SBAR, continuarão a desempenhar um papel vital na melhoria da clareza e eficiência da comunicação. Finalmente, à medida que as UTIs se tornam mais complexas e interdisciplinares, a necessidade de estratégias de gestão que priorizem tanto o bem-estar da equipe quanto a qualidade do atendimento ao paciente será mais importante do que nunca.

Referências bibliográficas

1. Vincent JL, Boulanger C, van Mol MMC, Hawryluck L, Azoulay E. Ten areas for ICU clinicians to be aware of to help retain nurses in the ICU. Crit Care. 2022;26:310.
2. Azoulay E, Timsit JF, Sprung CL, et al. Prevalence and factors of intensive care unit conflicts: The conflicus study. Am J Respir Crit Care Med. 2009;180:853-860.
3. Ervin JN, Kahn JM, Cohen TR, Weingart LR. Teamwork in the intensive care unit. Am Psychol. 2019;74(4):362-375.
4. Embriaco N, Azoulay E, Barrau K, et al. High level of burnout in intensivists: Prevalence and associated factors. Am J Respir Crit Care Med. 2007;175:686-692.
5. Northouse PG. Leadership: Theory and Practice. 8th ed. Sage Publications; 2018.
6. Goleman D. Emotional Intelligence: Why It Can Matter More Than IQ. Bantam; 2016.
7. Deutsch M, Coleman PT. The Handbook of Conflict Resolution: Theory and Practice. Jossey-Bass; 2012.
8. Jeong HW. Understanding Conflict and Conflict Analysis. Sage Publications; 2008.
9. Tjosvold D. The Conflict-Positive Organization: Stimulating Creativity and Encouraging Change. Wiley; 2008.
10. Rizzo JR, House RJ, Lirtzman SI. Role conflict and ambiguity in complex organizations. Administrative Science Quarterly. 1970;15(2):150-163.
11. Prendergast TJ, Claessens MT, Luce JM. A national survey of end-of-life care for critically ill patients. Am J Respir Crit Care Med. 1998;158:1163-1167.
12. Angus DC, Barnato AE, Linde-Zwirble WT, et al. Use of intensive care at the end of life in the United States: An epidemiologic study. Crit Care Med. 2004;32:638-643.
13. Shanafelt TD, Noseworthy JH. Executive summary: Evidence-based interventions for reducing burnout in physicians. J Clin Oncol. 2017;35(21):2452-2455.
14. Pondy LR. Organizational conflict: Concepts and models. Administrative Science Quarterly. 1967;12(2):296-320.
15. Baker DP, Day R, Salas E. Teamwork as an essential component of high-reliability organizations. Health Serv Res. 2006 Aug;41(4 Pt 2):1576-98.
16. Schramm W. How communication works. In The Process and Effects of Mass Communication (pp. 3-26). Urbana: University of Illinois Press; 1954.
17. Knaus WA, Draper EA, Wagner DP. APACHE II: A severity of disease classification system. Crit Clin Med. 1986;13(10):818-829.
18. Rosenberg MB. Nonviolent Communication: A Language of Life. Encinitas, CA: PuddleDancer Press; 2003.
19. Burgoon JK, Guerrero LK, Floyd K. Nonverbal Communication. Routledge; 2016.
20. Brownell J. Dealing with Difficult People. New York: Wiley; 2012.
21. Egan G. The Skilled Helper: A Problem-Management and Opportunity-Development Approach to Helping. Belmont, CA: Brooks/Cole; 2013.
22. Stone D, Patton B, Heen S. Difficult Conversations: How to Discuss What Matters Most. New York: Penguin Books; 2010.
23. Bavelas JB, Coates L, Johnson T. Effects of "You" versus "I" Messages on the Conversation of Group Members. Communication Research; 2000;27(1):94-120.
24. Lehman HB, Tepper M. Communication in Health Care Settings: An Overview of Structured Tools. J Healthcare Management. 2011;56(2):110-120.
25. Baker DP, Day R, Salas, E. Teamwork as an Essential Component of High-Reliability Organizations. Health Services Research. 2006;1(4p2):1576-1592.
26. Zohar D, Luria G. The Effects of Leadership and Climate on Safety Outcomes: An Examination of Safety Climate as a Mediator. J Applied Psychol. 2003;88(2):188-196.
27. Harvard Business Review Press. HBR Guide to Managing Up and Across; 2014.
28. Schaufeli WB, Bakker AB. Job Demands, Job Resources, and Their Relationship with Burnout and Engagement: A Multi-Sample Study. J Organizational Behavior. 2004;25(3):293-315.
29. Fisher R, Ury WL, Patton B. Getting to Yes: Negotiating Agreement Without Giving In. Penguin Books; 2001.
30. Raiffa H. The Art and Science of Negotiation. Harvard University Press; 1982.
31. Thomas KW, Kilmann RH. Thomas-Kilmann Conflict Mode Instrument. Xicom; 1974.
32. Fisher R, Ury WL, Patton B. Getting to Yes: Negotiating Agreement Without Giving In. Penguin Books; 2001.
33. Raiffa H. The Art and Science of Negotiation. Harvard University Press; 1982.
34. Moore CW. Mediation: Principles and Practice. Jossey-Bass; 2014.
35. Bush RAB, Folger JP. The Promise of Mediation: The Transformative Approach to Conflict. Jossey-Bass; 2003.
36. External Facilitation and Conflict Resolution. In Managing Conflict and Negotiation. Routledge; 2006.
37. Bradberry T, Greaves J. Emotional Intelligence 2.0. TalentSmart; 2009.
38. The Handbook of Conflict Resolution. Jossey-Bass. 2012.

Bibliografia recomendada

De Dreu CKW, Weingart LR. Task versus Relationship Conflict, Team Performance, and Team Member Satisfaction: A Meta-Analysis. J Applied Psychol. 2003;88(4):741-749.

Kelley HH, Thibaut JW. Interpersonal Relations: A Theory of Interdependence. New York: Wiley; 1978.

Stone D, Patton B, Heen S. Difficult Conversations: How to Discuss What Matters Most. New York: Penguin Books; 2010.

capítulo | 152

Efetividade e Segurança – os Dois Pilares da Qualidade

Rui Moreno

"Good doctors use both individual clinical expertise and the best available external evidence and neither alone is enough. Without clinical expertise, practice risks becoming tyrannized by external evidence, for even excellent external evidence may be inapplicable to or inappropriate for an individual patient"

David Sackett

Introdução

A conscientização pública e a atualidade do problema da segurança do doente que resultou da publicação, em 1999, do relatório do *Institute of Medicine* (IOM) intitulado *To err is human: building a safer health system*[1] chamou a atenção dos profissionais de saúde para a necessidade para que todos os intervenientes nos cuidados de saúde procurassem oportunidades para prestar melhores cuidados. Este assunto foi também abordado de forma muito cuidadosa pela Organização Mundial da Saúde, em que a segurança é descrita como a redução do risco de danos desnecessários para um mínimo aceitável.[2] A segurança dos doentes é uma parte integrante da agenda da qualidade; é difícil prestar cuidados efetivos quando a segurança está comprometida.[3,4]

Os intensivistas, que lidam com doentes frágeis, com um número crescente de doentes idosos e crônicos incapacitados, com elevada fragilidade, muitas vezes com doenças agudas ou crônicas agudizadas potencialmente fatais, em que os minutos podem fazer a diferença entre a vida e a morte, e que enfrentam um problema de oferta e procura de serviços – uma vez que o desequilíbrio entre a oferta e a procura de cuidados de saúde tem-se acentuado de forma crescente[5,6] e com o aumento da escassez de recursos[7] há uma preocupação cada vez mais com esse tipo de problema.

Por outro lado, desde os tempos heroicos em que Vladimir Negovsky e alguns outros colegas criaram a primeira instituição científica dedicada à reanimatologia,[8] seguidos, entre outros, pelos feitos mundialmente famosos de Bjørn Ibsen e Hans Christian Larssen em 1952 no Blegdams Fever Hospital em Copenhaga,[9] os intensivistas não podem se dar ao luxo de formular hipóteses e aplicar tratamentos inovadores à beira do leito, com base apenas em alguns vagos dados fisiológicos.

Uma consequência desta mudança é a pressão crescente exercida sobre os cientistas no sentido de produzirem a melhor evidência científica possível, utilizando os procedimentos e métodos mais avançados, traduzindo este conhecimento para o leito do paciente, educando os clínicos e adaptando a evidência a uma utilização mais generalizada (o que implica, por vezes, a sua aplicação a diferentes populações) e, finalmente, avaliando os resultados da sua avaliação na prática clínica. Em outras palavras, voltar aos sete pilares da qualidade, tal como definidos há muitos anos por Avedis Donabedian:[10] eficácia, efetividade, eficiência, otimização, aceitabilidade, legitimidade e equidade. Esta definição foi posteriormente seguida de um apelo à ação por parte do IOM, na publicação do relatório "Crossing the Quality Chasm", que apelava a uma mudança a nível nacional das infraestruturas das tecnologias da informação (TI) como forma de diminuir os erros médicos, melhorar a qualidade dos cuidados e promover a evolução dos hospitais dos EUA para instituições de cuidados de saúde do século XXI.[11] Neste relatório, o Instituto de Medicina propôs 6 domínios de qualidade: segurança (evitar que os doentes sofram lesões devido aos cuidados que se destinam a ajudá-los), eficácia (prestar serviços com base em conhecimentos científicos a todos os que possam beneficiar e abster-se de prestar serviços àqueles que não têm probabilidades de beneficiar), centralização no doente (prestar cuidados que respeitem e respondam às preferências, necessidades e valores individuais dos doentes e assegurar que seus valores orientam todas as decisões clínicas), oportunidade (reduzir as esperas e, por vezes, os atrasos prejudiciais, tanto para quem recebe como para quem presta cuidados, eficiência (evitar o desperdício, incluindo o desperdício de equipamento, materiais, ideias e energia) e equidade (prestar cuidados que não variem em termos de qualidade devido a caraterísticas pessoais como o sexo, a etnia, a localização geográfica e o estatuto socioeconômico).[12] O objetivo deste capítulo é abordar os dois primeiros pilares – eficácia e efetividade – e discutir como a ligação entre eles é uma das questões-chave para garantir a qualidade das práticas e intervenções médicas. Pois sem entender estes conceitos não conseguimos perceber que não pode existir qualidade sem segurança ou qualidade sem efetividade das práticas clínicas.

Estabelecer a eficiência na medicina

Durante muitos anos, o padrão de prática para a produção de provas na medicina moderna tem sido o ensaio clínico aleatório (RCT), em que os doentes (ou grupos de doentes) são aleatorizados para duas (ou mais) intervenções, normalmente sem que o investigador e o doente saibam em que grupos foram incluídos (dupla cegueira). A limpeza e análise dos dados são efetuadas de forma cega, sem quebrar a identificação dos grupos. Todos estes esforços são feitos para minimizar o viés e usar apenas o acaso para distribuir – entre os vários grupos de pacientes – variáveis desconhecidas que poderiam eventualmente atuar – como fatores de confusão ou modificadores de efeito – na relação entre a intervenção e o resultado de interesse.[13] Além disso, foi demonstrado que outros tipos de desenho, como a metanálise, não podem prever com exatidão o resultado de um RCT subsequente.[14] Hoje, esperamos convictamente que a análise semiautomática ou automática de bases de dados maciços possa ajudar a otimizar estes processos, em especial por meio de técnicas de Inteligência Artificial Generativa.

Infelizmente, existem grandes problemas na conceção de RCT, especialmente no doente com doença crítica, tal como descrito de forma muito clara há alguns anos por Paul C. Hébert:[15] dificuldades na definição de doenças e síndromes, populações heterogêneas de doentes submetidos a uma variedade de intervenções terapêuticas e resultados que podem não ser capazes de discriminar entre terapias benéficas e de risco. Estas dificuldades são agravadas pela heterogeneidade dos locais de estudo e pelo fato de, para aumentar a probabilidade de um resultado positivo (economicamente desejável), as empresas adotarem geralmente critérios de elegibilidade muito rigorosos (tanto para a inclusão como para a exclusão) e optarem por resultados que nem sempre são os mais importantes do ponto de vista clínico. Além disso, a eficácia biológica da intervenção não é medida de forma sistemática, o que pode explicar alguns dos resultados negativos em muitos estudos aleatorizados. Podem surgir ainda problemas adicionais relacionados com a viabilidade do ensaio clínico randomizado, nomeadamente em termos de custo-eficácia e em termos éticos.

Por todas estas razões, apesar do fato de os ensaios clínicos aleatórios serem atualmente considerados como a evidência de nível superior disponível em Medicina, é essencial considerar sempre a qualidade do estudo, a consistência dos resultados entre estudos e a direção da evidência, bem como a adequação do desenho do estudo ao problema em análise. Todos os quatro componentes (conceção do estudo, qualidade do estudo, consistência entre os estudos e consistência na direção do efeito) devem ser sempre considerados e ponderados antes de chegar a uma conclusão.[16] Por todas estas razões, as agências de medicamentos exigem normalmente mais do que um ensaio clínico randomizado para autorizar a introdução de um novo medicamento em doentes graves, e a experiência tem demonstrado que esta é provavelmente uma decisão muito sensível e sensata.[17] É evidente que também é necessária mais investigação para aprender a compreender precocemente o potencial de aquecimento durante os ensaios clínicos aleatórios, tal como salientado por vários investigadores, quer por meio de Conselhos de Revisão Institucionais mais ativos,[18] quer por meio de diferentes conceções de estudo[19] ou da utilização de técnicas estatísticas mais complexas.[20,21]

Podem ocorrer problemas adicionais, mesmo após a conclusão do ensaio clínico aleatório, devido a enviesamentos na publicação e no processo de divulgação, tendo sido claramente demonstrado que os estudos negativos terão uma probabilidade significativamente menor de serem publicados numa revista de grande impacto ou num período de tempo razoável,[22,23] com relatos de viés nos resultados[24] e a sua última utilização como parte de uma publicação resumida, seja uma revisão sistemática, uma metanálise ou uma diretriz.[25-27]

Passar para o mundo real: da eficácia à eficiência

No final do processo, deve ser dada uma resposta definitiva sobre a relação risco-benefício da nova intervenção e deve ser feita uma recomendação para uma utilização mais generalizada (ou um apelo a mais investigação antes de ser feita uma recomendação). Não devemos esquecer que esta relação é fortemente influenciada pelos benefícios esperados (que não são iguais para todas as doenças, dependendo da sua gravidade e da existência de alternativas) e pelos riscos esperados (que podem variar desde um pequeno desconforto até à morte). E este equilíbrio não foi adequadamente ponderado no passado, como o famoso caso da talidomida que deve estar sempre presente nas nossas mentes. Também o grau de segurança exigido deve depender dos valores dos doentes, devendo os grupos de doentes mais frágeis ser submetidos a uma proteção particular (por exemplo, pessoas nos extremos da vida, com doenças graves, doentes imunodeprimidos etc.). As recomendações devem, por conseguinte, ser específicas para um determinado grupo de doentes e para um determinado contexto de prática, o que pode não ser do interesse da empresa que está a introduzir a terapêutica no mercado e que, obviamente, pretende a utilização mais generalizada permitida pelas autoridades reguladoras.

Nesta fase, o enviesamento dos ensaios clínicos aleatórios tornou-se cada vez mais evidente, uma vez que as muitas pessoas selecionadas antes de algumas serem escolhidas para serem incluídas em um estudo tornam a população muito diferente da vida real. A população estudada nos ensaios clínicos randomizados tende a ser jovem, do sexo masculino, raça branca, que sofre de uma única doença e utiliza um único tratamento, majoritariamente proveniente de países de elevada renda, enquanto a maioria dos doentes nas nossas unidade de cuidados intensivos (UCI) tem normalmente várias doenças, toma vários medicamentos e é demasiado jovem ou demasiado velha para ter sido incluída nos ensaios clínicos. Por conseguinte, eficácia não é o mesmo que efetividade.[28] Um tratamento é efetivo apenas e só se funcionar na vida real em circunstâncias não ideais. Na vida real, os medicamentos serão utilizados em doses e frequências nunca estudadas e em grupos de doentes nunca avaliados nos ensaios, muitas vezes em combinação com outros medicamentos que não foram testados quanto a interações, e sem indicação.[29,34] Por estas razões, e devido a um preconceito inato entre a avaliação das provas e as suas próprias experiências e crenças passadas,[35] a maior parte da Medicina ortodoxa não se baseia em provas[36] e as anedotas são frequentemente utilizadas como provas.[37]

Por último, o processo não termina quando a nova intervenção está no mercado. O efeito da utilização não indicada (ou utilização *off-label*), os diferentes níveis de doenças coexistentes, o aparecimento de efeitos secundários muito raros (mas por vezes fatais) podem alterar o equilíbrio contra a intervenção e as indicações ou contraindicações das intervenções podem ser consideradas negativas. Em casos extremos, este processo pode levar à necessidade de retirar a intervenção do mercado após um determinado período de tempo. E os nossos sistemas não estão provavelmente bem-concebidos para lidar sempre de forma adequada com este problema, como o demonstra uma longa lista de medicamentos.[20] A eficácia, que foi definida por Donabedian como "*a medida em que um medicamento atinge o efeito pretendido no contexto clínico habitual*", pode ser avaliada por meio de estudos observacionais da prática real. E para isso precisamos de registos, precisamos de sistemas de acompanhamento, precisamos de ensaios de fase IV etc.

Em nome dos nossos doentes, lembrem-se sempre da talidomida e das anomalias congênitas, do rofecoxib e dos ataques cardíacos e acidentes vasculares cerebrais, da rosiglitazona e dos ataques cardíacos, da trovafloxacina e da insuficiência hepática e de tantos, tantos outros erros passados. E isto aplica-se também a intervenções mais recentes, como o controle (muito) apertado da glicemia, a utilização de amidos na ressuscitação dos doentes em choque e muitas outras intervenções que aplicamos aos nossos doentes. Tal como muito bem-estudado e documentado nos estudos SEE.[38,39] Lembrem-se sempre de Hipócrates, citado possivelmente por Galeno, que o primeiro dever de um médico é "*Primeiro, não fazer mal*".

Só assim, assegurando a efetividade e a segurança das nossas práticas podemos atingir o nosso objetivo na sua plenitude: A QUALIDADE. E a partir daí desenvolver os indicadores cuja monitorização nos permite introduzir precocemente as medidas de correção quer da da efetividade quer da segurança das nossas práticas.[40]

Referências bibliográficas

1. Kohn LT, Corrigan JM, Donaldson MS, eds. To err is human: building a safer health system. Washington DC: National Academy Press. 2000.
2. Sherman H, Castro G, Fletcher M, Hatlie M, Hibbert P, Jakob R, et al. Towards an international classification for patient safety: the conceptual framework. International journal for quality in health care: journal of the International Society for Quality in Health Care. 2009;21:2-8.
3. Brennan TA, Gawande A, Thomas E, Studdert D. Accidental Deaths, Saved Lives, and Improved Quality. New England JMed. 2005;353:1405-9.
4. Brennan A, Sampson F, Deverill M. Can we use routine data to evaluate organizational change? Lessons from the evaluation of business process re-engineering in a UK teaching hospital. Health Serv Manage Res. 2005;18.
5. Angus DC, Kelley MA, Schmitz RJ, White A, Popovich J, for the Committee in Manpower for Pulmonary and Critical Care Societies (COMPACCS). Caring for the critically ill patient. Current and projected workforce requirements for care of the critically ill and patients with pulmonary disease: can we meet the requirements of an aging population? 284 2000;21.
6. Rhodes A, Moreno RP. Intensive care provision: a global problem [Prestação de terapia intensiva: um problema global]. Braz J Intensive Care. 2012;24:322-5.
7. Rhodes A, Ferdinande P, Flaatten H, Guidet B, Metnitz PG, Moreno RP. The variability of critical care bed numbers in Europe. Intensive Care Med. 2012;38:1647-53.
8. Negovsky V. A. Essays on Reanimatology. Moscow: MIR Publishers; 1986.
9. Ibsen B. The anaesthetist's viewpoint on the treatment of respiratory complications in poliomyelitis during the epidemic in Copenhagen, 1952. Proceedings of the Royal Society of Medicine. 1954;47:72-4.
10. Donabedian A. The seven pillars of quality. Arch Pathol Laboratory Med. 1990;114:1115-8.
11. Weir CR, Hicken BL, Rappaport HS, Nebeker JR. Crossing the Quality Chasm: The Role of Information Technology Departments. Am J Medical Quality. 2006;21:382-93.
12. Committee on Quality of Healthcare in America I. o. M. Crossing the quality chasm: a new health system for the 21st century. Washington: National Academy Press; 2001.
13. Greenland S, Morgenstern H. Ecological bias, confounding, and effect modification. Internat J Epidemiol. 1989;18:269-74.
14. LeLorier J, Gregoire G, Benhaddad A, Lapierre J, Derderian F. Discrepancies between meta-analysis and subsequent large randomized, controlled trials. N England J Med. 1997;337:536-42.
15. Hébert PC, Cook DJ, Wells G, Marshall J. The Design of Randomized Clinical Trials in Critically Ill Patients. Chest. 2002;121:1290–300.
16. GRADE Working Group. Grading quality of evidence and strength of recommendations. Br Med J. 2004;328:1-8.
17. Carlet J. Prescribing indications based on successful clinical trials in sepsis: a difficult exercise. Crit Care Med. 2006;34:525-9.

18. Matot I, Pizov R, Sprung CL. Evaluation of Institutional Review Board review and informed consent in publications of human research in critical care medicine. Crit Care Med. 1998;26:1596-602.
19. Minneci PC, Eichacker PQ, Danner RL, Banks SM, Natanson C, Deans KJ. The importance of usual care control groups for safety monitoring and validity during critical care research. Intensive Care Med. 2008;34:942-7.
20. Liu JP. Rethinking statistical approaches to evaluating drug safety. Yonsei Med J. 2007;48:895-900.
21. Fleming TR. Identifying and Addressing Safety Signals in Clinical Trials. N England J Med. 2008;359:1400-2.
22. Stern JM, Simes RJ. Publication bias: evidence of delayed publication in a cohort study of clinical research projects. Br Med J. 1997;315:640-5.
23. Easterbrook PJ, Berlin JA, Gopalan R, Matthews DR. Publication bias in clinical research. Lancet. 1991;337:867-72.
24. Chan AW, Altman DG. Identifying outcome reporting bias in randomised trials on PubMed: review of publications and survey of authors. Br Med J. 2005;330:753.
25. Grégoire G, Derderian F, Le Lorier J. Selecting the language of the publications included in a meta-analysis: is there a tower of babel bias? J Clin Epidemiol. 1995;48:159-63.
26. Singer M. The Surviving Sepsis guidelines: evidence-based...or evidence-biased? Crit Care Resuscitat. 2006;8:244-5.
27. Detsky AS. Sources of bias for authors of clinical practice guidelines. Canadian Med Associat J. 2006;175:1033,5.
28. Haynes B. Can it work? Does it work? Is it worth it? Br Med J. 1999;319:652-3.
29. Beil M, Moreno R, Fronczek J, Kogan Y, Moreno RPJ, Flaatten H, et al. Prognosticating the outcome of intensive care in older patients—a narrative review. Ann Intensive Care. 2024;14:97.
30. De Lange DW, Soliman IW, Leaver S, Boumendil A, Haas LEM, Watson X, et al. The association of premorbid conditions with 6-month mortality in acutely admitted ICU patients over 80 years. Ann Intensive Care. 2024;14.
31. Wernly B, Bruno RR, Beil M, Flaatten H, Kelm M, Sigal S, et al. Frailty's influence on 30-day mortality in old critically ill ICU patients: a bayesian analysis evaluating the clinical frailty scale. Ann Intensive Care Med. 2023;13.
32. Wernly B, Flaatten H, Leaver S, Guidet B, Jung C, Fjølner J, et al. Improving frailty assessment: the task is not finished. Crit Care. 2023;27:218.
33. Bruno RR., Wernly B, Kelm M, Boumendil A, Morandi A, Andersen FH, et al. Management and outcomes in critically ill nonagenarian versus octogenarian patients. BMC Geriatr. 2021;21:576.
34. Flaatten H, De Lange DW, Morandi A, Andersen FH, Artigas A, Bertolini G, et al. The impact of frailty on ICU and 30-day mortality and the level of care in very elderly patients (≥ 80 years). Intensive Care Med. 2017;43:1820-8.
35. Grol R. Beliefs and evidence in changing clinical practice. Br Med J. 1997;315:418-21.
36. Garrow JS. How much of orthodox medicine is evidence based? British Medical Journal 2007;335.
37. Aronson J. K. Anecdotes as evidence. We need guidelines for reporting anecdotes of suspected adverse drug reactions. Br Med J. 2003;326.
38. Valentin V, Capuzzo M, Guidet B, Moreno., Metnitz B, Bauer P, Metnitz P. On behalf of the Research Group on Quality Improvement of the European Society of Intensive Care Medicine (ESICM) and the Sentinel Events Evaluation (SEE) study investigators Errors in the administration of parenteral drugs-- an urgent safety issue in intensive care units. Results from a multinational, prospective study. Br Med J. 2009;338.
39. Valentin A, Capuzzo M, Guidet B, Moreno RP, Dolanski L, Bauer, et al. Patient safety in intensive care: results from the multinational Sentinel Events Evaluation (SEE) study. Intensive Care Med. 2006;32:1591-8.
40. Rhodes A, Moreno RP, Azoulay E, Capuzzo M, Chiche JD, Eddleston J, et al. Prospectively defined indicators to improve the safety and quality of care for critically ill patients: a report from the Task Force on Safety and Quality of the European Society of Intensive Care Medicine (ESICM). Intensive Care Med. 2012;38:598-605.

capítulo | 153

A Equipe Multidisciplinar

Renata Andréa Pietro Pereira Viana

Destaques

- O conceito de equipe multidisciplinar implica em uma visão coletiva, com ações sincronizadas e de continuidade.
- Conhecimentos, habilidades e atitudes são competências extremamente importantes para todos os membros da equipe multiprofissional.
- Para um bom trabalho em grupo, a comunicação é uma das ferramentas mais importantes.
- Na equipe multidisciplinar deve existir, além do espírito coletivo, o respeito mútuo entre os membros.
- As constantes situações de emergência exigem rapidez de raciocínio e ação por parte da equipe multidisciplinar.
- O objetivo comum da equipe multidisciplinar deve ser a promoção do atendimento das necessidades individuais de cada paciente crítico.

Equipe multidisciplinar: suporte indispensável ao paciente crítico

Na unidade de terapia intensiva (UTI), o objetivo comum de todos os membros da equipe multidisciplinar é a recuperação do paciente em tempo hábil.[1] Nesse cenário, a atitude desempenhada por cada indivíduo que compõe a equipe, somada às facilidades técnicas existentes e aliadas a um bom relacionamento humano, promove um ambiente físico e psicológico saudável. Ao mesmo tempo, propicia uma assistência segura ao paciente e seus familiares, o que facilita a ocorrência de um desfecho benéfico.

Uma equipe é constituída por um grupo de pessoas que adquiriram um determinado nível de afinidade em sua interação. Consequentemente, o grupo passa por um processo de identificação, integração e desenvolvimento de habilidades, em que todas as atividades serão executadas de acordo com determinada pauta, numa estrutura com metas bem-definidas diariamente para cada membro da equipe.[2]

Nesse contexto, torna-se necessária uma revisão periódica da produtividade em que se examinem os objetivos, a organização, a dinâmica e a realização das tarefas, bem como a quem compete determinada ação e atribuição. É requisito indispensável que toda a equipe esteja apta a cooperar no desenvolvimento das atividades, norteada por uma filosofia de trabalho anteriormente delineada, em função das necessidades do paciente, e voltada para os objetivos e finalidades da unidade.

Merece destaque o fato de que, para oferecer todo o suporte necessário ao paciente crítico, uma grande variedade de profissionais necessita estar envolvida, direta ou indiretamente. Por isso, a equipe multidisciplinar de uma UTI pode ser constituída por assistente social, enfermeiro, farmacêutico, fisioterapeuta, fonoaudiólogo, médico, nutricionista, psicólogo, odontólogo, sociólogo, técnico de enfermagem, teólogo, além da equipe de apoio técnico e administrativa.

No ambiente de cuidado ao paciente crítico, a gama de profissionais necessários para uma assistência com segurança e qualidade demonstra que a multidisciplinaridade requer cooperação e colaboração, de maneira ética, com práticas participativas e de relacionamentos pessoais mútuos e recíprocos entre os profissionais da saúde.[3]

Comunicação: a melhor ferramenta para o sucesso da equipe multidisciplinar

Certamente, uma das competências mais importantes para o sucesso do trabalho em equipe é a comunicação. A boa comunicação facilita a análise dos múltiplos problemas que podem afetar o desenvolvimento das atividades na terapia intensiva.

O ambiente da terapia intensiva, infelizmente, nem sempre propicia a troca de informações adequadas. Esse fato se deve ao alto nível de estresse emocional, à sobrecarga de trabalho, além do grande número de informações trocadas a respeito de inúmeros dados de diferentes naturezas, que são característicos da atividade nas UTI. Não é surpresa, portanto, que a má comunicação possa ser responsável por até 32% dos erros e das falhas na assistência ao paciente crítico.[4]

O fato de ser um ambiente de assistência caracterizado pelo alto nível de exigência com a segurança do paciente, pela sobrecarga de funções de toda a equipe multidisciplinar, pela elevada responsabilidade na assistência ao doente, pelo frequente contato com a dor, o sofrimento e a morte iminente, e pela dupla jornada de trabalho (comum entre os profissionais), aos quais somam-se o barulho, os alarmes, as situações inesperadas e o constante inter-relacionamento entre os mesmos indivíduos durante todo o turno, faz da Terapia Intensiva um local pouco propício à comunicação aberta, clara e contínua.[5]

A comunicação é definida como um processo contínuo de compartilhamento de informações composto por elementos que se inter-relacionam, dando sentido aos objetivos das mensagens.[6] Para o alcance dos propósitos, os dados sobre o paciente devem ser completos, claros e objetivos, apresentando informações que possibilitem o monitoramento, a avaliação e o planejamento do cuidado pela equipe multidisciplinar.[7]

A comunicação efetiva entre a equipe da UTI é considerada um elemento importante que contribui para a promoção da cultura de segurança,[8] na qual falhas podem comprometer a continuidade da assistência e colocar em risco a vida do paciente.[9] Um estudo de coorte, realizado durante 18 meses, em uma UTI de um hospital particular, constatou que a falha de comunicação entre a equipe multidisciplinar acarretou eventos adversos com potencial para o aumento da taxa de mortalidade.[10]

Autores apontam a existência de dificuldades entre os profissionais para manter uma comunicação efetiva no trabalho em equipe, e atribuem tal condição à formação diversificada desses indivíduos, à hierarquização e às diferenças na frequência da comunicação entre as categorias.[11] Para a diminuição de eventos adversos ao paciente, a Organização Mundial da Saúde aponta, como prioridade, o aperfeiçoamento da comunicação entre os profissionais de saúde.[12] No Brasil, o Programa Nacional de Segurança do Paciente aponta que a comunicação efetiva entre a equipe multidisciplinar é um ponto crítico,[13] principalmente em relação às prescrições verbais, às informações de resultados de exames e ainda, à interlocução entre as equipes de nutrição, farmácia, enfermagem e médica. Tais condições geram a suspensão de procedimentos, os atrasos na dietoterapia e ainda reações adversas a medicamentos, eventos que poderiam ser evitados por meio de uma comunicação mais assertiva entre os membros da equipe multidisciplinar.

Consequentemente, pode-se perceber que o sucesso da terapêutica instituída ao paciente crítico é consequência do trabalho em equipe, em que a comunicação e a troca de informações devem ocorrer continuamente. O emprego de treinamento com base em simulação pode ser efetivo no desenvolvimento das habilidades de comunicação e do trabalho multidisciplinar, identificando e aperfeiçoando as fragilidades dos diferentes profissionais da equipe.[9]

Finalmente, a comunicação é uma importante ferramenta para que não ocorra distorções e falhas no atendimento, pois as informações contribuem para o conhecimento uniforme entre a equipe multidisciplinar, removendo obstáculos e promovendo a melhoria da qualidade do cuidado.

O desenvolvimento de conhecimentos, habilidades e atitudes para o bom desempenho da equipe multidisciplinar

As constantes situações de emergência exigem rapidez de raciocínio e ação por parte da equipe multidisciplinar. O fato de a UTI ser uma unidade fechada e geralmente restrita aos que nela trabalham, somada à complexidade tecnológica e científica, além do enfrentamento frequente da morte, são fatores que podem ameaçar a atmosfera da terapia intensiva, tornando-a ainda mais estressante, tanto para os profissionais quanto para os pacientes e familiares.[14]

Além disso, os profissionais precisam lidar continuamente com o aumento da demanda de aprendizagem e a necessidade de desenvolver novas habilidades, somadas às diferentes formas de trabalho, exigências cada vez maiores por uma alta produtividade e máxima qualidade dos cuidados, prestados em tempo reduzido, devido à quantidade de atividades presentes no cotidiano da equipe multiprofissional e, em algumas das vezes, somando condições laborais precárias.[15]

Assim, a realidade vivenciada pela equipe multidisciplinar em UTI é permeada por variados conflitos, sentimentos e emoções, o que requer uma excelente capacitação técnico-científica, preparo profissional e emocional, exigindo de cada membro da equipe o desenvolvimento de habilidades para gerenciar tais condições. Consequentemente, o desenvolvimento de ações que possam resultar na integração entre os profissionais e a efetivação da interdisciplinaridade torna o trabalho em equipe mais sistemático, eficiente e menos oneroso.[3,16]

Para que um grupo se transforme em uma equipe multidisciplinar de sucesso, são necessários, o desenvolvimento de conhecimentos, habilidades e a construção de fatores atitudinais, sendo também importante o engajamento da alta liderança (**Quadro 153.1**).

Também são considerados fatores importantes e que contribuem para o sucesso da equipe multidisciplinar: compromisso, desenvolvimento e reconhecimento da equipe (pares e liderança), desenvolvimento de atividades de foco relacional, engajamento, intercooperação, reuniões semanais e valorização profissional. Existem também fatores importantes para o sucesso da equipe multidisciplinar que estão atrelados à gestão administrativa institucional, e devem ser almejados pelo grupo, como, por exemplo, a elaboração de um plano de carreira e a luta por melhores salários e condições de trabalho.

Quadro 153.1. Desenvolvimento de conhecimentos, habilidades e atitudes para o bom desempenho da equipe multidisciplinar		
Conhecimentos		
Conhecimento técnico/tecnológico		
Conhecimento científico		
Atitudes		
Comportamento ético		
Proatividade		
Habilidades		
Comunicação verbal	**Trabalho em equipe**	**Liderança**
Relacionamento interpessoal	Comunicação não verbal	Tomada de decisão
Dinamismo	Comprometimento	Organização
Disponibilidade	Planejamento	Empatia
Visão sistêmica	Equilíbrio emocional	Criatividade
Saber ouvir		

Fonte: Desenvolvido pela autoria.

Neste sentido, a organização do grupo e reuniões periódicas da equipe com as lideranças internas são fundamentais. Os encontros podem promover discussões para a melhoria da estrutura física (criando espaços para reuniões do grupo e o atendimento das famílias), melhoria do dimensionamento das equipes e ainda um maior conhecimento sobre o trabalho de todo o time.[17]

Propostas para o desenvolvimento de competências da equipe multidisciplinar em Terapia Intensiva

No cuidado ao doente crítico, certamente, as condições clínicas do paciente são um grande desafio para a equipe multidisciplinar. Ao olharmos para o time que luta pelo cuidado, a gestão dos recursos da equipe também é um grande desafio. Desta forma, gerenciar recursos em terapia intensiva requer capacidade para:

- Dirigir pessoas.
- Desenvolver atividades.
- Gerenciar recursos.
- Gerir informações.

Frente ao processo de gestão, Chiavenato[19] afirma que "Estrutura, tecnologia, recursos financeiros e materiais são aspectos meramente físicos e inertes que precisam ser administrados inteligentemente por meio de pessoas que constituem a organização", e refere ainda que "(...) assim, o fator que realmente constitui a dinâmica das organizações (...) são as pessoas". Cabe salientar, que na terapia intensiva, a vida de um paciente depende não apenas de diagnósticos, de exames, da qualidade e da disponibilidade de diversos fatores, como a estrutura física, os recursos materiais e financeiros, mas também e, sobretudo, de fatores meramente humanos, ou seja, do engajamento da equipe multidisciplinar.

Contudo, a implementação de sistemas de gestão de pessoas é fundamental, principalmente quando se tem como objetivo o cuidado seguro sem perder a qualidade do serviço prestado.[20] Paralelamente, um dos problemas na implementação de um plano de ação consiste na intenção de alcançar a melhor qualidade em todo o processo assistencial, o que pode dificultar a previsão de recursos materiais assim como o estabelecimento da relação oferta de serviços/necessidades de saúde.

A identificação dessas dificuldades permite redirecionar recursos e atividades aos grupos mais problemáticos ou de maior risco, o que certamente levaria a uma redução dos recursos despendidos.[21] Já foi citado neste capítulo, mas merece destaque o fato de que não deixa de ser importante considerarmos a forma como a instituição está estruturada e organizada internamente, ou seja, as condições de trabalho oferecidas para a equipe multidisciplinar (com mais ou menos possibilidades de desempenho intelectual e manual), a facilidade de acesso a recursos, o tipo de relacionamento hierárquico, bem como os níveis de satisfação versus desgaste que os profissionais são submetidos.[22]

A administração institucional deve sempre estar atenta aos recursos humanos, pois este forma a base de sustentação institucional e são o bem mais precioso de uma empresa. Consequentemente, o dimensionamento adequado para a equipe multidisciplinar está diretamente relacionado com questões de responsabilidades, segurança do profissional e segurança do paciente. Assim, "Uma quantidade apropriada de pessoal com uma combinação adequada de níveis de aptidão (...), disponível a todas as alturas para assegurar a satisfação das necessidades de cuidados dos doentes e a manutenção de condições de trabalho isentas de riscos"[23] são de fundamental importância.

Nos dias atuais, em muitas das unidades de terapia intensiva, o cenário da prestação dos cuidados, somados aos recursos disponíveis, é limitado, e muitas vezes insuficiente para cobrir todas as necessidades. Este panorama de escassez de recursos exige dos profissionais uma nova postura face à gestão de recursos humanos, com base no rigor e na fundamentação criteriosa das necessidades do doente crítico.

Devido à complexidade do cuidado, a equipe multiprofissional deve ser altamente qualificada, a competência técnica sendo uma habilidade importante, pois a evolução tecnológica tem crescido ao longo dos anos de forma exponencial, evidenciando um incremento do número de UTIs, que foram marcados pela relação custo/benefício, onde em alguns casos acompanhamos os gastos exuberantes com procedimentos invasivos e alta tecnologia e, outrora, presenciamos a contenção dos custos na assistência direta.[24]

Com isso, os crescentes desafios no mundo do trabalho, somados à competitividade e à exigência de qualidade, fazem emergir a constante necessidade de aperfeiçoamento profissional. A equipe multidisciplinar deve manter uma formação contínua, não só devido aos avanços tecnológicos que ocorrem de forma quase que exponencial, mas também focados em uma constante busca pela melhoria que envolve visão, reflexão, ação e o agir com coerência.[25] Neste sentido, a equipe multidisciplinar pode desenvolver suas competências a partir de estratégias apontadas no **Quadro 153.2**.

Quadro 153.2. Propostas para o desenvolvimento de competências da equipe multidisciplinar em Terapia Intensiva

Competência	Qualidades/estratégias necessárias para competência
Conhecimento e desempenho técnico/ tecnológico	• Desenvolver habilidades e técnicas • Conhecer os diferentes materiais, equipamentos e a rotina dos cuidados que envolvem o paciente na terapia intensiva • Manusear matérias e equipamentos da unidade • Criar estratégias no serviço para que ocorra a atualização e o domínio da tecnologia por todos os profissionais, suplantadas pela educação em serviço
Conhecimento científico	• Criar grupos de estudos na UTI • Estimular a participação em eventos científicos e congressos • Buscar estar sempre atualizado
Liderança	• Treinar e orientar a equipe em diferentes situações • Saber antecipar-se às necessidades do time • Coordenar os profissionais
Relacionamento interpessoal	• Evitar atrito com outros membros da equipe • Criar harmonia e um ambiente saudável • Oferecer ajuda sempre que necessário
Comunicação	• Conhecer os processos e as rotinas • Ser articulado • Trabalhar em sincronia e com atenção • Desenvolver a linguagem verbal e não verbal com os membros da equipe
Planejamento	• Conhecer os processos e as rotinas • Participar das atividades da unidade junto à equipe multidisciplinar • Manter proximidade com pacientes e familiares • Manter atualização técnica e científica
Tomada de decisão	• Ser proativo • Dialogar com diferentes profissionais da UTI • Desenvolver uma visão global do cuidado • Saber coordenar a equipe • Modificar e reavaliar os processos sempre que necessário
Organização	• Realizar ações coletivas • Apresentar rotinas a toda equipe • Direcionar tarefas aos membros da equipe • Conscientizar quanto à necessidade de padronização da rotina e dos protocolos
Trabalho em equipe	• Prestar os cuidados à beira do leito • Desenvolver parcerias • Interagir com atenção e gentileza • Demonstrar prontidão para colaborar com o outro
Equilíbrio emocional	• Desenvolver sensibilidade e tato • Trabalhar incertezas • Manter a calma diante de situações adversas

Fonte: Desenvolvido pela autoria.

De imediato, verifica-se uma permanente necessidade de capacitação para a equipe multidisciplinar, sendo prevista como estratégia institucional a otimização de tempo e produtividade de recursos. A instituição tem o dever de agrupar esforços no sentido de recrutar, selecionar e capacitar profissionais e incorporá-los de maneira que possam atender às necessidades e às expectativas da Terapia Intensiva.

Por isso, a integração entre os profissionais da equipe é fundamental para que estes atuem de acordo com a filosofia e os objetivos institucionais, caminhando ao encontro do sistema de valores, normas e padrões de comportamentos requeridos pela organização/serviço.

Conclusão

O cuidado na terapia intensiva é marcado pelo fluxo dinâmico e constante de profissionais da saúde, pela instabilidade dos pacientes e pela necessidade do manejo com terapias, sistemas de informação e equipamentos de alta complexidade. Para o sucesso da assistência prestada pelo time multidisciplinar, a comunicação é a chave para as práticas de trabalho em equipe. No entanto, são frequentes as dificuldades como o estresse de lidar com a morte, a escassez de recursos materiais e até mesmo humanos.

Além disso, o excesso de demanda, somando-se a um ambiente estressante e, às vezes, a falta de capacitação da equipe, dificultam a assistência segura. Por isso, é de extrema importância a compreensão de que as ações a serem desenvolvidas são de responsabilidade da equipe multidisciplinar como um todo, e não de um indivíduo apenas.

Por fim, a multidisciplinaridade exige qualificação permanente das equipes, estimulando a reflexão constante sobre a prática e a construção do conhecimento, não apenas no âmbito da utilização de materiais, bem como de equipamentos especializados e o desenvolvimento de diferentes competências.[26]

Referências bibliográficas

1. Purin N, Puri V, Dellinger RP. History of technology in the intensive care unit. Crit Care Clin. 2009;25(1):185- 200.
2. Rose L. Interprofessional collaboration in the ICU: how to define? Nurs Crit Care. 2011;16(1):5-10
3. Pirolo SM, Ferraz CA, Gomes R. A integralidade do cuidado e ação comunicativa na prática interprofissional da terapia intensiva. Rev Esc Enferm USP. 2011;45(6):1396-402.
4. Reader TW, Flin R, Cuthbertson BH. Communication skills and error in the intensive care unit. Curr Opin Crit Care. 2007;13(6):732-6.
5. Camelo SHH. Professional competence of nurse to work in Intensive Care Units: as integrative review. Rev Latino Am Enferm [Internet]. 2012;20(1):192-200.
6. Berlo DK. O processo de Comunicação. Rio de Janeiro: Fundo de Cultura; 2003.
7. Bueno BRM, Moraes SS, Suzuki K, Gonçalves FAP, Barreto RASS, Gebrim CFL. Characterization of handover from the surgical center to the intensive care unit. Cogitare Enferm [Internet]. 2015; 20(3):512-8.
8. MinuzziAP, SalumNC, LocksMOH, AmanteLN, MatosE. Contributions of healthcare staff to promote patient safety in intensive care. Esc Anna Nery [Internet]. 2016;20(1):121-9.

9. NogueiraJWS, RodriguesMCS. Effective communication in teamwork in health: a challenge for patient safety. Cogitare Enferm [Internet]. 2015;20(3):636-40.
10. Abraham J, Kannampallil T, Patel B, Almoosa K, Patel VL. Ensuring patient safety in care transitions: an empirical evaluation of a handoff intervention tool. AMIA Annu Symp Proc [Internet]. 2012;2012:17-26.
11. Starmer AJ, Spector ND, Srivastava R, West DC, Rosenbluth G, Allen AD, et al. Changes in medical errors after implementation of a handoff program. N Engl J Med [Internet]. 2014;371:1803-12.
12. Spooner AJ, Chaboyer W, Corley A, Hammond N, Fraser JF. Understanding current intensive care unit nursing handover practices. Int J Nurs Pract [Internet]. 2013;19(2):214-20.
13. Ministério da Saúde (BR). Agência Nacional de Vigilância Sanitária. Assistência Segura: uma reflexão teórica aplicada à prática. Brasília (DF): Ministério da Saúde; 2013.
14. Leite MA, Vila VSC. Dificuldades vivenciadas pela equipe multiprofissional na Unidade de Terapia Intensiva. Rev Latino Am Enferm. 2005;13(2):145-50.
15. InoueI KC, Versa GLGS, Murassaki ACM, Melo WA, Matsuda LM. Estresse ocupacional em enfermeiros intensivistas que prestam cuidados diretos ao paciente crítico. Rev Bras Enferm. 2013;66(5):722-9.
16. Peres RS, Anjos ACY, Rocha MA, Guimarães AGC, Borges GM, Souza KG et al. O Trabalho em Equipe no Contexto Hospitalar: reflexões a partir da experiência de um programa de residência multiprofissional em saúde. Em Extensão (Uberlândia, MG). 2011;10(1):113-20.
17. Oderich C, Avelino LPRS, Queiroz MSF. Visão sistêmica interdisciplinar em grupo multiprofissional: estudo de caso em Foz do Iguaçu. RECC Rev Eletr Cienc CRA-PR [Internet]. 2015;2(2):31-47.
18. Abreu RMD, Gonçalves RMDA, Simões ALS. Motivos atribuídos por profissionais de uma Unidade de Terapia Intensiva para ausência ao trabalho. Rev Bras Enferm. 2014;67(3):386-93
19. Chiavenato, I. Gerenciando pessoas. São Paulo: Makron Books, 1992.
20. Lourenço KG, Castilho V. Classificação ABC dos materiais: uma ferramenta gerencial de custos em enfermagem. Rev Bras Enferm. 2006;59(1):52-5.
21. Costal CMA, Guimarães RM. Considerações sobre a administração de recursos materiais em um hospital universitário. Rev Enferm UERJ. 2004;12(2):205-10.
22. Oliniski SR, Lacerda MR. As diferentes faces do ambiente de trabalho em saúde. Cogitare Enferm. 2004;9(2):43-52.
23. American Federation of Teachers. (1995). Making standards matter: A fifty-state progress report on efforts to raise academic standards. Washington, DC: Author.
24. Queijo AF. Tradução para o português e validação de um instrumento de medida de carga de trabalho de enfermagem em unidade de terapia intensiva: NURSING ACTIVITIES SCORE (N.A.S.). [Dissertação]. São Paulo (SP): Universidade de São Paulo, Escola de Enfermagem; 2002.
25. Viana RAP, Vargas MA de O, Carmagnani MIS, Tanaka LH, Luz KR, Schmitt PH. Perfil do enfermeiro de terapia intensiva em diferentes regiões do Brasil. Texto contexto --enferm. [Internet]. 2014;23(1):151-159.
26. Viana, Renata Andréa Pietro Pereira. Competências do enfermeiro de terapia intensiva: construção e proposições para o desenvolvimento profissional. Tese Doutorado – Universidade Federal de São Paulo. Escola Paulista de Medicina. Programa de Pós Graduação em Enfermagem da Escola de Enfermagem. São Paulo, 2013. Xv,184f.

capítulo | 154

O Relacionamento com a Família e a Política de Visitas na UTI

Rubens Antonio Bento Ribeiro

Introdução

A unidade de terapia intensiva (UTI) é a área hospitalar que se destina à internação de pacientes graves e ou de risco, sejam clínicos ou cirúrgicos, que requerem atenção profissional especializada de forma contínua, materiais específicos e tecnologias necessárias ao diagnóstico, monitorização e terapia, durante 24 horas por dia, além da assistência de uma equipe multidisciplinar.[1-2]

De forma geral é inegável a contribuição do desenvolvimento tecnológico em saúde nos últimos anos, gerando importante impacto na saúde de populações a nível mundial. Em particular, na Medicina Intensiva, a introdução de novas tecnologias trouxe melhorarias na monitorização dos pacientes, assim como aumentou assertividade no tratamento e cura de muitas doenças. Contudo, o tecnicismo decorrente de tais avanços tornou o ambiente da UTI mais complexo, fazendo com que a atenção ao paciente, muitas vezes seja mitigada pela observância excessiva aos parâmetros fornecidos pelos diversos equipamentos utilizados no dia a dia, tornando às pessoas indiferentes. Por outro lado, todos estes avanços, ao mesmo tempo que causam perplexidade à família e ao próprio paciente, trouxe o sentimento e expectativa de infinitude de vida, o que tem levado, em muitos casos, ao prolongamento do sofrimento do paciente e aumento da angústia da família.

Nas últimas décadas, tem sido grande o esforço para melhorar os cuidados prestados aos pacientes internados nas UTIs, por meio de uma abordagem mais humanizada e holística,[3] denotando cada vez mais que, a despeito de ser um local de alta complexidade com uso de equipamentos e recursos tecnológicos avançados, a UTI é feita de pessoas e é dependente de recursos humanos.

A UTI na visão da família

Para a família, de forma geral, a UTI é um ambiente estranho, frio, hostil e angustiante, em que a internação de um ente próximo representa uma situação de grande estresse e ansiedade, impostos por incertezas, medo da morte, sofrimento, informações insuficientes, visitação restrita e distanciamento da equipe assistente.[4-5] Tal experiência pode resultar em um desequilíbrio no seio familiar, denotando a importância da aproximação da família de seu parente durante sua internação na UTI.

Estar próximo ao paciente e receber informações completas e compreensíveis por parte do time de cuidados, são estratégias essenciais para amenizar o estresse e angústia da família, ao mesmo tempo que torna o atendimento mais humanizado e com uma visão holística. Esse suporte recebido na UTI pelo time de cuidados impacta significativamente na satisfação dos familiares.[6]

Um ponto importante para entender melhor as necessidades da família dentro de uma UTI, é compreender o conceito de família, que na sociedade contemporânea inspira novos valores e pode ser definida como a relação afetiva entre as pessoas que tenham ou não laços sanguíneos, que se baseia no respeito mútuo, na proteção de suas individualidades, no amor e no sentimento em compartilhar e ajudar. O fundamental da família, nesse ambiente, é o afeto, pouco importando o tipo de formação familiar que a pessoal encontra-se inserida, não sendo mais o biológico que impera.[7]

Ao deixar um membro da família em uma UTI, muitas são as expectativas geradas, e entre elas uma das mais esperada é poder reencontrar o seu ente querido e/ou estar ao seu lado. Outro ponto de suma importância e aguardado com ansiedade é a comunicação sobre o que está acontecendo, o que foi feito e quais são os próximos passos. Para isso a comunicação clara, concisa, com linguagem simples e acolhedora, permite que a família expresse seus sentimentos e tire suas dúvidas, diminuindo assim os sintomas de ansiedade e depressão, aumentando sua satisfação com os cuidados prestados.[8]

Um estudo que correlacionou os níveis de satisfação dos familiares e sua percepção sobre a forma como as informações foram oferecidas durante a permanência do paciente na UTI, demonstrou que a satisfação e a compreensão melhoram quando os médicos e equipe são mais acessíveis e prontos para dar informações e explicar melhor a condição do paciente.[9]

Durante a permanência de um ente querido na UTI, além do estresse e da angústia, a família vivencia mudanças importantes em sua dinâmica familiar. É importante que a equipe assistencial esteja atenta às demandas relacionadas neste processo, uma vez que durante a internação na UTI a presença de familiares e até mesmo de amigos passa a fazer parte do ciclo do cuidado e da convivência com os diversos membros da equipe multiprofissional em seus turnos de trabalho.

A presença da família na UTI reafirma os laços afetivos e fortalece o reencontro com a vida, impactando a retomada de sua identidade.[10]

A UTI na visão do paciente

Para o paciente a UTI representa um ambiente estranho e agressivo, intimidador, rodeado de mistérios que remete ao sofrimento e ao medo da morte. É um local de exposição da pessoa, de privação sensorial, de limitações para tocar o próprio corpo, para se comunicar verbalmente e de separação da família, além de trabalho contínuo com rotinas geralmente rígidas e inflexíveis.[6,9,11,12,13]

Por ser percebida como um ambiente desconhecido e pouco acolhedor, seja pelo espaço físico em si, ou mesmo pelas rotinas intensas de trabalho e o uso crescente de tecnologias utilizadas, a UTI acaba sendo um local gerador de ansiedade e insegurança para o paciente, além estar associada à doença grave e ao risco de morte. Tal percepção, em geral, está associada à falta de compreensão sobre a real função das UTIs, as quais são vistas como relacionadas com tristeza, com a angústia, dor, dependência física e perda da noção de tempo.[14] Entretanto, um estudo que avaliou a percepção de pacientes após internação em uma UTI, demonstrou que ao mesmo tempo em que eles associam a UTI com doença grave e morte, também percebem esta unidade como um local de recuperação e reencontro com a vida, em que equipes especializadas e recursos tecnológicos se complementam, e são necessários à reversão de situações ameaçadoras da vida.[13]

A despeito das várias iniciativas a nível mundial para se minimizar o estresse do paciente durante sua passagem por uma UTI, não se pode deixar de reconhecer que a internação nestas unidades é geradora de estresse aos pacientes, sendo os fatores mais estressantes: ter dor, não conseguir dormir, sentir falta do marido/esposa, ver a família por apenas alguns minutos e não poder mexer os braços. A identificação desta situação demonstra que a assistência prestada nas UTIs, deve ser melhor planejada pela adoção de ações de humanização voltada a atender não apenas as necessidades assistenciais dos pacientes, mas principalmente as que sejam de seu interesse, incluindo suas necessidades pessoais, inclusão nas tomadas de decisões e o reencontro junto a seus familiares e amigos.[14,15]

Como fatores estressores ambientais e hábitos em UTI, na percepção do paciente estão luz acesa, luminosidade intensa, interrupção do sono pela equipe, monitorização contínua, presença de equipamentos, ficar parado e falta de privacidade para as necessidades fisiológicas, causando tanto estresse físico como psicológico.[14-16]

Um estudo que avaliou os fatores estressantes para o paciente sob a ótica da equipe de enfermagem, evidenciou que os fatores são coincidentes com aqueles percebidos pelos pacientes quando de sua internação na UTI.[17]

Ao ser internado em uma organização de saúde, em especial em uma UTI, a despeito de todos os receios, o que o paciente mais espera é que sua jornada ali seja breve e que seu problema de saúde seja esclarecido, e de preferência resolvido com igual rapidez. Neste ponto, é importante a atenção do time de cuidados aos anseios do paciente e seus familiares, buscando sempre dar suporte e alinhar as expectativas entre o que é esperado e o que está sendo oferecido pela equipe.

A UTI visão da equipe de cuidados

Na perspectiva da equipe multiprofissional a UTI é vista como um ambiente especializado que tem como propósito salvar vidas. Contudo, a própria concepção da UTI acaba trazendo uma contradição quanto ao seu real papel estes profissionais, visto que, para alguns é um local para se morrer, enquanto para outros, a UTI é uma unidade de tecnologias e ciência com grande capacidade de reverter situações difíceis, incluindo as relacionadas com a finitude da vida, convicção que acaba, em muitos casos, levando à perda do senso e aumento do sofrimento do paciente, familiares e da própria equipe.[18]

Para o time de cuidados, aliar os recursos tecnológicos disponíveis dentro da UTI aos valores do paciente e políticas de humanização, tem sido um grande desafio, em especial por estarem em um espaço em que a luta para a manutenção da vida é imprescindível.[12]

Nesse contexto, a atuação profissional na UTI representa, no dia a dia, um trabalho com alto nível de estresse, elevada carga de trabalho, além do sentimento de conviver com o morrer, mesmo quando, por questões culturais, não se quer pensar na morte ou mesmo sentir sua presença. A negação e o uso de mecanismos para esquecer o acontecido, são subterfúgios da equipe em relação à morte desenvolvidos em nome do profissionalismo, condição que acaba por estimular a impessoalidade, afastando os profissionais da realidade de dor e sofrimento.[19]

Desse processo difícil de se lidar surgem sentimentos de medo, insegurança, frustrações e questionamentos diversos que permeiam, além da equipe, o próprio paciente e sua família,[18] vivências que resultam amiúde em reações de distanciamento de membros da equipe dos familiares e até mesmo do paciente em si.

Em meio a vários equipamentos, fios, cateteres, sondas e técnicas complexas de cuidado e tratamento, é necessário buscar o ser humano ali presente, não apenas como um paciente que requer monitoramento, mas sim como um ser único que se encontra em um processo de doença, e deve ser visto de maneira integral, incluindo seus medos e necessidades.[10] Nesse cenário está a família do paciente que demanda atenção também especial e frequentemente esquecida pela equipe atuante.[19]

Entender as diferentes formas com que a família percebe o ambiente da UTI com suas rotinas de trabalho, a interpretação dos parâmetros dos aparelhos e o próprio clínico do paciente, facilita a comunicação entre os membros do time de cuidados e a família. Situações corriqueiras e comuns dentro da UTI para a equipe podem não ser para a família que as enxerga como adversas e inesperadas. Assim, por mais simples que uma situação pareça aos olhos dos profissionais, a visão da família precisa ser considerada, sem julgamentos do que é certo ou errado apenas com base na percepção do profissional. Valores e esperanças de vida devem ser respeitados durante o processo de tratamento do paciente.[10]

Políticas de visitação em UTI

Historicamente as UTIs surgem como áreas especializadas onde se lida constantemente com elevado nível de estresse tanto para o paciente, como família e equipe, o que se deve, em particular, às situações de risco iminente, internações de pacientes mais graves e vulneráveis e o uso de tecnologias de alta complexidade. Nesse contexto as UTIs passaram a ser vistas como ambientes fechados, restritos e de acesso limitado às famílias e visitantes, levando com isso ao afastamento do paciente de seus familiares e pessoas de seu convívio e apoio, pilar tão importante no seu processo de recuperação.[20]

Nas últimas décadas as UTIs evoluíram em todo o mundo e junto a isso a demanda pela humanização dessas unidades torna-se uma realidade. A inclusão da família no ambiente UTI passa a ser vista como uma necessidade e não mais como uma opção.

Mesmo com o desenvolvimento dessas unidades ao longo do tempo e o reconhecimento da importância da presença da família junto ao paciente dentro da UTI, as políticas de visitação nessas unidades ainda não são um consenso e o estabelecimento de uma visitação aberta ou mais flexível permanece pouco frequente nas UTIs para adultos.[3]

No Brasil a visitação aberta em unidades de internação dos serviços de saúde é uma proposta da Política Nacional de Humanização do Ministério da Saúde, que tem como objetivo ampliar o acesso aos familiares e visitantes, e assegurar ao paciente o apoio necessário à manutenção de seu projeto de vida.[22]

Apesar da Política de Humanização do Ministério da Saúde, nas UTIs de adultos a legislação não é clara e não há uma política de visitação bem-estabelecida. As regras específicas de visitas nessas unidades não seguem uma padronização e a normatização para a visitação nessas unidades fica a cargo dos gestores de cada instituição de saúde.[2] Assim, as normas para visitas são definidas muito mais em função da realidade das organizações hospitalares e das rotinas de trabalho das unidades em si, do que com base nas necessidades do paciente e da sua família.

Evidências mostram que a introdução de uma política de visitação aberta, além de ampliar o apoio dos familiares ao paciente, também melhora a comunicação entre familiares e os membros do time de cuidados, o que impacta positivamente na satisfação da família em relação aos cuidados prestados ao paciente.[3,22] Mesmo assim, a maior parte das UTIs nos Estados Unidos e na Europa ainda seguem políticas de visitação restrita,[3] realidade que não é diferente nas UTIs brasileiras, sejam elas públicas ou privadas.

Mesmo se adequando bem às necessidades do paciente e da família, a visitação aberta, definida como uma política que não impõe restrições quanto ao horário, duração das visitas e/ou número de visitantes, frequentemente não é implementada por barreiras e limitações que merecem ser discutidas,[23] já que suas motivações, em grande parte, não se justificam e ultrapassam o racional.

A princípio a visitação de familiares aos pacientes internados em UTI sempre considerou as perspectivas dos enfermeiros, as preferências dos pacientes e o olhar das famílias. No entanto, poucas pesquisas foram feitas sobre o tema[24] e a visitação restrita é a prática mais comum nas UTIs, tornando evidente que o assunto precisa ser melhor estudado e compreendido sob a visão do paciente e da família.

Um estudo que teve sobre a política de visitação predominante nas UTIs no Brasil, identificou que apenas 2,6% das UTIs tinham política liberal de visitação, enquanto 45,1% das UTIs promoviam dois períodos distintos de visitação, e a maioria das unidades, 69,1%, permitia vistas em um intervalo de tempo que variava de 31 a 60 minutos por dia. Porém, 98,7% das UTIs eram flexíveis nos horários de visitação, em particular nos casos de fim de vida.[3]

Estabelecer diretrizes e novas políticas de visitação aberta nas UTIs ainda constitui um grande desafio para os gestores das instituições de saúde e as equipes assistentes, em todas partes de todo o mundo. Estratégias de visitação aberta nas UTIs ainda é um tema que merece ser melhor estudado e compreendido.[23]

Sabemos que o caminho a ser percorrido para se ter uma política de visitação aberta na maioria das UTIs no Brasil, ainda é longo e muitas barreiras ainda precisam ser vencidas para se atingir essa estratégia, principalmente aquelas que não são embasados a nível da razão.

Outros pontos importantes a serem considerados e igualmente longe de ser alcançado são as recomendações quanto às comodidades a serem oferecidas aos visitantes, já que atualmente, as legislações não são claras quanto a essas demandas.

Barreiras e estratégia para implementação de visitação aberta na UTI

A presença e participação da família ou de uma pessoa de apoio definida pelo paciente na UTI de adultos pode melhorar a segurança do cuidado e aumentar a satisfação do paciente e da família.[11,25] A visitação aberta pode melhorar ainda a comunicação entre a família e a equipe assistencial, além de promover o cuidado centrado na pessoa, aumentando a satisfação da equipe.

A implementação de uma visitação aberta na UTI de adultos requer, da equipe multiprofissional, o reconhecimento dos benefícios desse projeto, assim como os visitantes e demais envolvidos devem estar cientes da necessidade de privacidade do paciente e das particularidades do ambiente UTI. Diferenças individuais entre pacientes e famílias como idade, questões relacionadas à doença, cultura, personalidade, entre outros,[23-24] devem ser consideradas.

Evidências mostram que na prática 78% dos enfermeiros de UTI preferem políticas de visitação aberta, contudo, estudos mostram que 70% dos hospitais adotam políticas de visitação restrita na UTI, situação que acaba favorecendo conflitos de comunicação entre a família e a equipe assistente.[3]

A adoção de visitas irrestritas na UTI de adultos é um tema complexo e que precisa ser mais bem compreendido sob as várias perspectivas, principalmente as do paciente e de sua família. Alguns estudos indicam que as visitas devem ser possíveis a qualquer momento e são necessárias, enquanto outros afirmam que é imperativo preservar a privacidade dos pacientes e a dignidade de seus visitantes. Essas diferentes visões reforçam a necessidade de se buscar um modelo estratégico de visitação que estimule um cuidado integral e voltado à família.[23-24]

Na última década, muitos foram os avanços na política de visitação nas UTIs de adultos no mundo todo, no entanto é necessário reconhecer que muito ainda necessita ser feito. Nos Estados Unidos, os dados mostram baixa adesão à visitação aberta desde sua recomendação pela primeira vez pela *Society for Critical Care Medicine* em 2007 e pela *American Association of Critical Care Nurses* (AACN) em 2012. Um estudo nacional em 2013 mostrou que apenas 10,4% das UTIs de adultos tinham visitação aberta e, apesar das melhorias ao longo da última década, a visitação aberta em hospitais norte-americanos reconhecidos pela excelência é de apenas 18,6%.[26]

Mesmo recomendada pela Federação Mundial de Enfermeiros de Cuidados Intensivos,[27] pesquisas feitas com enfermeiros descrevem possíveis barreiras para a implementação da visitação aberta na UTI de adultos.[26] São citadas a percepção de que a visitação aberta afeta negativamente o atendimento ao paciente, aumenta a carga de trabalho, além de levar a possíveis interrupções à assistência. Há ainda o receio de um "livre para todos" e preocupações com a segurança pessoal dos enfermeiros.[26] Para os médicos, as barreiras se relacionam com a possível violação dos direitos do paciente e o risco à segurança do paciente.[26,28] Ainda aparecem como barreiras as características estruturais e arquitetônicas da UTI por limitação de espaço para acolhimento dos visitantes.[26] Conflitos de comunicação e aumento do estresse dos familiares por sentirem-se obrigados a estarem dentro da UTI também surgem como possíveis barreiras.[3]

Entre as estratégias para superar as barreiras apresentadas está o uso da empatia, a prática com base em evidências, a busca por um modelo de cuidado centrado na pessoa, a adoção de uma governança compartilhada, e a implementação de medidas para garantir a segurança e o espaço aos familiares.[26]

A implantação de uma política de visitação aberta na UTI de adultos permeia três fases que são complementares e importantes para a adesão à nova regra. A primeira delas é a elaboração de um diagnóstico situacional da unidade e seu contexto institucional para analisar a estrutura, os processos operacionais e as possíveis barreiras ou resistências à nova política. A segunda fase é a elaboração de um projeto que contemple um plano de ação exequível, com base na análise do diagnóstico situacional e das causas raízes encontradas. Nessa fase os gestores devem compreender claramente os objetivos do projeto, sua amplitude dentro da organização e suas possíveis consequências. Um estudo mostrou que durante essa fase as atitudes negativas da enfermagem relativas ao papel da família e dos visitantes na UTI foi a barreira mais relatada, enquanto a prática com base em evidências e a governança compartilhada foram os facilitadores do processo. Uma preocupação foi a interferência da família e dos visitantes na capacidade da equipe para cuidar de seus pacientes críticos.[26]

A terceira fase é garantir a sustentabilidade do projeto de visitação aberta na UTI. Nessa fase, evidências apontam barreiras clínicas e não clínicas que devem ser consideradas criticamente para o sucesso do projeto. Entre as barreiras clínicas podem ser citadas pandemias e situações de risco coletivo que pode levar à alterações impactantes e importantes no processo de visitação como a suspensão da visita aberta para a proteção de todos os envolvidos, em especial os pacientes mais frágeis. Outras barreiras clínicas incluem o não cumprimento das medidas sanitárias exigidas por parte do visitante, mesmo após instruído, o que pode acarretar descontinuidade da visitação aberta ao paciente. Como barreiras não clínicas foram identificadas mudanças no ambiente UTI por situações que coloquem em risco a segurança da equipe e do próprio paciente, como por exemplo, atos de perturbação da ordem por parte do visitante e ou uma dinâmica familiar disfuncional, impondo-se a necessidade de descontinuar o acesso irrestrito à UTI.[26] Nesse contexto, a proatividade para se antever aos conflito mediante a identificação precoce de potenciais situações de conflito, a atuação para mediar os possíveis conflitos existentes, bem como a constante reavaliação das ações implementadas por meio dos seus resultados obtidos e *feedback* junto à equipe assistente, constituem passos decisivos para aumentar a adesão dos diversos membros da equipe multiprofissional, assim como assegurar o êxito do projeto de visitação aberta.

Uma vez instituída a visitação aberta na UTI como uma política, é importante a disponibilização de um memorial descritivo à família, contendo normas e orientações para a visitação irrestrita. Esse documento favorece uma melhor comunicação entre os familiares e os membros da equipe assistente, passo importante para fortalecer a parceria entre a equipe, o paciente e o visitante.

O documento deve contemplar orientações básicas de segurança do paciente e do visitante, o comportamento esperado durante a permanência do visitante no ambiente UTI, o que se pode fazer, o que não é permitido sem o consentimento da equipe como, por exemplo, o manuseio de equipamentos (monitores, ventiladores pulmonares, bombas de infusão, máquina de diálise, monitorização invasiva), cateteres e ou medicações do paciente e as razões para isso. Deve-se incluir ainda informações sobre o espaço destinado ao visitante, indicando os locais corretos de frequência do visitante para alimentações e uso de banheiros. A criação de um descritivo, claro e de fácil acesso a todos os envolvidos, incluindo equipe, pacientes e visitantes é um facilitador ao empoderamento e autonomia da equipe quando para a solução de situações de conflito mediante tomada de decisões mais assertivas.

O **Quadro 154.1** desse capítulo traz como sugestão um guia de orientações para uma visitação aberta e ou permanência de acompanhantes de forma irrestrita dentro da UTI. O documento descritivo faz referência a orientações gerais, normativas para a segurança do paciente e pode ser customizado para cada unidade individualmente, considerando as características da unidade e condições para a adoção da política.

Quadro 154.1. Guia de orientações ao paciente internado na UTI
PRESENÇA INTEGRAL DO VISITANTE/ACOMPANHANTE NA UTI: • O paciente pode receber visitação e ou acompanhamento integral durante todo o tempo de sua internação na UTI. A presença do visitante reduz o estresse e ansiedade tanto do paciente como da própria família. • Por se tratar de uma unidade de alta complexidade e destinada a pacientes mais graves e críticos, solicitamos que os acompanhantes/visitantes tenham idade maior ou igual a 18 anos. Não é recomendado pessoas em tratamento de doenças agudas e ou infectocontagiosas, ou portadoras de doença psiquiátrica. Situações especiais serão avaliadas pela equipe. • Para a visitação e ou acompanhamento é necessário realizar cadastro a ser feito na área indicada pela organização de saúde. O procedimento é simples e pode ser feito via ***on-line***, devendo o visitante fazer apenas a confirmação na instituição. Após o cadastro, o visitante receberá etiqueta/crachá para sua identificação. • Não há número estabelecido de pessoas para a visitação do paciente na UTI. Por se tratar de um ambiente complexo e com espaço reduzido, recomendamos que a visitação aconteça com a presença de no máximo duas pessoas simultaneamente.
ORIENTAÇÕES GERAIS AOS VISITANTES/ACOMPANHANTES: • O visitante/acompanhante deve fazer a higienização das mãos ao entrar e sair da UTI, antes e após tocar no paciente, friccionando com álcool gel ou utilizando água e sabão, conforme disponibilidade. • A área física destinada aos visitantes/acompanhantes compõe do quarto privativo do paciente, sala de recepção da UTI e a sala de conforto dos familiares que dispõe de filtro de água, mesa para refeição, poltronas e banheiro com chuveiro. • Durante a permanência no quarto do paciente o acionamento da equipe assistente pode ser feita a qualquer momento. • O uso de aparelho celular é permitido em modo silencioso ou em "vibracall". Não recomendamos exposição de vídeos e ou músicas no ambiente UTI. • As janelas do quarto do paciente devem permanecer fechadas sempre, para evitar entrada de insetos, poluição e objetos estranhos. • Durante o atendimento a eventuais intercorrências sofridas pelo paciente, será solicitado que o visitante/acompanhante aguarde na recepção da UTI. A equipe comunicará o momento em que o procedimento finalizar. • Para a realização de procedimentos como intubação, implante de cateteres, higiene íntima, banho e todo aquele que o paciente deseja privacidade, o visitante/acompanhante será convidado a aguardar na recepção da UTI. A equipe comunicará o término do procedimento. • Diariamente o médico intensivista estará à disposição dos visitantes/acompanhantes para informações e ou orientações sobre o estado de saúde do paciente. O horário desse atendimento é das 11 horas às 13 horas.
SEGURANÇA DO PACIENTE: **Para segurança do paciente NÃO são permitidos:** • Retirar a pulseira de identificação do paciente. Ela deve permanecer durante toda a internação, sendo retirada somente no momento da alta hospitalar. Ela é um importante aliado à segurança do paciente. • Visitar outros pacientes e outros leitos, mesmo que desocupados, nem permanecer em áreas externas ao leito, exceto as de circulação comum. • Fazer qualquer tipo de refeição dentro do quarto do paciente, bem como oferecer alimentos ou bebidas ao paciente sem autorização da equipe assistente. • Fumar e consumir bebidas alcoólicas, bem como acender velas ou qualquer outro objeto que possa causar risco de incêndio nas dependências da UTI e do hospital. • Filmar ou fotografar qualquer ambiente e ou pessoas da equipe sem autorização, conforme artigo 20 do código civil de 2002, sujeito a penalidades administrativas e legais. • Manusear qualquer um dos equipamentos que se encontram à beira do leito do paciente. Em caso de dúvidas, a enfermagem deve ser acionada. • Mudar altura da cabeceira da cama do paciente sem o consentimento da enfermagem, devido a riscos de aspiração de alimentos para os pulmões. • Abaixar as grades da cama sem o consentimento da equipe devido ao risco de queda. • Utilizar a cama do paciente para se deitar, sentar ou quaisquer outros fins. • Levantar o paciente sozinho ou andar com o paciente pelos corredores sem auxílio da enfermagem e ou da fisioterapia. • Oferecer qualquer medicação ao paciente, sem o conhecimento da equipe assiste, ainda que sejam os de uso habitual, para não haver duplicidade de administração medicamentosa. • Manter objetos de valor como joias, aparelhos eletrônicos, bolsas, carteiras dentre outros na UTI. Caso necessário, o hospital dispõe de cofre para pequenos objetos.
IMPORTANTE: Todo acompanhante deve seguir as orientações visando à segurança do paciente e controle das infecções hospitalares. O não cumprimento das orientações acima descritas poderá implicar na suspensão da permanência do acompanhante.

Fonte: Desenvolvido pela autoria.

Atualmente, a legislação brasileira que trata das edificações dos estabelecimentos de saúde cita as áreas mínimas exigidas na UTI para a assistência ao paciente, acolhimento da família e ou visitante e a área de conforto da equipe. Não há referência ou sugestão quanto à disponibilidade de quartos de repouso para os familiares. No entanto, para o acolhimento e conforto da família e ou visitante na UTI, a disponibilização de um espaço com comodidades, como poltronas, banheiros, telefones, televisores e mesa para refeição torna-se importante em uma política de visitação aberta.

A *European Society of Intensive Care Medicine* (ESICM), em 2008, criou um conjunto de orientações e recomendações para o planejamento ou reforma de UTIs, referentes aos aspectos organizacionais e estruturais dessas unidades. O documento consiste em diretrizes operacionais e recomendações de projeto, e fornece uma estrutura detalhada para o planejamento ou reforma de UTIs. Entre os itens, está previsto uma sala de 10 m^2 para unidades com mais de 12 leitos, próxima à recepção, reservada à família e com comodidades com intercomunicação, telefone e computador.[29]

Um estudo que avaliou as comodidades oferecidas aos visitantes em UTIs no Brasil, mostrou que 50,8% das UTIs não é oferecido qualquer comodidade e apenas 46,9% das unidades tem salas de reunião familiares. Um pouco mais da metade (55,6%) oferecia algum tipo de material informativo sobre a unidade e cerca 63% das UTIs dispunha de sala de espera.[3]

Um ponto importante na instituição de uma política de visitação aberta é o treinamento permanente de toda equipe assistente nos temas de comunicação assertiva, ferramentas e técnicas de comunicação, relacionamento interpessoal, acolhimento e outros. Essa estratégia permite que a constituição de um ambiente favorável ao acolhimento e uma relação humana respeitosa para com o paciente e todos as pessoas de seu convívio, em especial aquelas de sua escolha. Evidências mostram que 50% das falhas na comunicação entre a família e a equipe na UTI se deve pela ausência de treinamento da equipe.[3] Neste sentido, faz-se necessário compreender que a arte de se comunicar é uma habilidade que deve ser desenvolvida e treinada tanto quanto qualquer outra área de conhecimento técnico.

Em relação ao tempo de visitação nas UTIs o habitual é a limitação de tempo para que ela ocorra, no entanto, evidências mostram que a duração da visitação não impacta na mortalidade e nem no tempo de hospitalização.[30] O que se tem de citação é que a permanência da família junto ao paciente na UTI reduz seu grau de ansiedade e diminui complicações incluindo as cardiovasculares.[24] Mesmo não se impondo restrição à visitação, momentos como de higiene íntima e mesmo procedimentos mais complexos devem ser considerados como de privacidade para o paciente, em especial se for essa sua vontade.[28] A equipe assistente deve estar atenta às necessidades do paciente e aos seus anseios, procurando flexibilizar os horários de visitação dentro da vontade manifestada do paciente. Casos em que o paciente esteja inconsciente dentro da UTI e a equipe desconhece sua vontade, o mais importante nesse momento é o envolvimento dos familiares e ou pessoa escolhida pelo paciente para se identificar seus desejos e vontades e, assim, buscar atender o que ele espera que seja feito.

Considerações finais

A instituição de ações de humanização dentro das UTIs com projetos para adoção de uma visitação aberta ainda não é uma realidade na maioria das unidades a nível mundial, embora na percepção dos envolvidos nos cuidados dos pacientes essa é uma necessidade que precisa ser levada à frente. Neste contexto, quebrar barreiras e vencer os obstáculos e as resistências relacionadas ao tema torna-se imperioso para a implantação de políticas de visitação aberta, em particular nas UTIs de adultos.

Para o desenvolvimento de ações mais amplas dentro das unidades de saúde, em particular as UTIs, ainda se faz necessário o desenvolvimento de políticas de visitação aberta que contemple as demandas e necessidades descritas neste capítulo, bem como é importante a conscientização das equipes assistentes dos benefícios que se tem com a permanência da família junto ao paciente na UTI. Ponto crucial é contemplar dentro de novas políticas de visitação espaços destinados ao acolhimento do visitante e que atenda suas necessidades pessoais.

A implementação de uma visitação aberta na UTI traz benefícios relevantes ao paciente, à família e também ao time de cuidados, além de contribuir para uma mudança de cultura dos cuidados intensivos, passando de um modelo centrado no provedor para um cuidado centrado no paciente e na família.

Referências bibliográficas

1. Ministério da Saúde, Portaria nº 895, de 31 de março de 2017; Diário Oficial da União, publicada em 03/04/2017, Edição 64, Seção 1, página 78.
2. Agência Nacional de Vigilância Sanitária, Resolução da Diretoria Colegiada – RDC nº 7, de 24 de fevereiro de 2010; publicada no Diário Oficial da União nº 37 de 25 de fevereiro de 2010, seção 1, p. 48.
3. da Silva Ramos FJ, Fumis RR, Azevedo LC, Schettino G. Políticas de visitação em unidades de terapia intensiva no Brasil. Rev Bras Ter Intensiva. 2014;26(4):339-346.
4. Gotardo GIB, Silva CAD. O cuidado dispensado aos familiares na unidade de terapia intensiva. Rev. enfermagem UERJ. 2005.
5. Proença MDO, Agnolo CMD. (Internação em unidade de terapia intensiva: percepção de pacientes. Rev Gaúcha Enferm. 2011;32(2):279-286.
6. Azoulay E, Chevret S, Leleu G, Pochard F, Barboteu M, Adrie C, et al. Half the families of intensive care unit patients experience inadequate communication with physicians. Crit Care Med. 2000;28(8):3044-9.
7. Azeredo CT. O conceito de família: origem e evolução. Instituto Brasileiro de Direito da Família. Publicado em 14 de dezembro, 2020.
8. Lautrette A, Darmon M, Megarbane B, Joly LM, Chevret S, Adrie C, et al. A communication strategy and brochure for relatives of patients dying in the ICU. N Engl J Med. 2007;356(5):469-78.
9. Fumis RR, Nishimoto IN, Deheinzelin D. Families' interactions with physicians in the intensive care unit: the impact on family's satisfaction. J Crit Care. 2008;23(3):281-6.

10. Guirardello E de B. et al. Apercepção do paciente sobre sua permanência na Unidade de Terapia Intensiva. Rev Esc Enf USP. 1999;33(2):123-9.
11. Cintra EA, Nishide VM, Nunes WA. Assistência de enfermagem ao paciente gravemente enfermo. 2. ed. São Paulo: Atheneu; 2003.
12. Passos SSS, Silva JO, Santana VS, Santos VMN, Pereira A, Santos LM. O acolhimento no cuidado à família numa unidade de terapia intensiva. Rev Enferm Uerj. 2015;23(3):368-74.
13. Severo GC, Girardon-Perlini NMO. Estar internado em unidade de terapia intensiva: percepção de pacientes. Sci Med. 2005;15(1):21-9.
14. Proença MO, Dell Agnolo CM. Internação em Unidade de Terapia Intensiva: percepção de pacientes. Rev Gaúcha Enferm., Porto Alegre (RS) 2011 jun;32(2)
15. Marostil CA, Dantas RAS. Avaliação dos pacientes sobre os estressores em uma unidade coronariana. Acta Paul Enferm. 2006;19(2):190-5
16. Bitencourt AGV, Neves FBCS, Dantas MP, Albuquerque LC, Melo RMV, Almeida AM, et al. Análise de estressores para o paciente em Unidade de Terapia Intensiva. Rev Bras Ter Intensiva. 2007; 19(1): 53-9
17. Gois CFL, Dantas RAS. Estressores em uma unidade pós-operatória de cirurgia torácica: avaliação da enfermagem. Rev Latino-Am Enfermagem. 2004; 12(1):22-7
18. Vicensi MC. Reflexão sobre a morte e o morrer na UTI: a perspectiva do profissional. Rev.Bioét. (Impr.). 2016; 24 (1): 64-72.
19. Urizzi F, Carvalho LM, Zampa HB, Ferreira GL,Grion CMC, Cardoso LTQ. Vivência de familiares em terapia intensiva. Rev Bras Ter Intensiva. 2008; 20(4): 370-375
20. Goularte PN, Gabarra LM, Moré CLOO. A Visita em Unidade de Terapia Intensiva Adulto: Perspectiva da Equipe Multiprofissional. Rev Psicologia e Saúde. 2020;12(1):157-170.
21. Brasil. Ministério da Saúde. Secretaria de Atenção à Saúde. Núcleo Técnico da Política Nacional de Humanização. HumanizaSUS: visita aberta e direito a acompanhante/Ministério da Saúde, Secretaria de Atenção à Saúde, Núcleo Técnico da Política Nacional de Humanização. – 2. ed. – Brasília: Ministério da Saúde, 2007.
22. Garrouste-Orgeas M, Philippart F, Timsit JF, Diaw F, Willems V, Tabah A, et al. Perceptions of a 24-hour visiting policy in the intensive care unit. Crit Care Med. 2008;36(1):30-5.
23. Spreen AE, Schuurmans MJ. Visiting policies in the adult intensive care units: A complete survey of Dutch ICUs. Intensive Crit Care Nurs. 2011;27(1):27-30.
24. Khaleghparast S, Joolaee S, Ghanbari B, Maleki M, Peyrovi H, Bahrani N. A Review of Visiting Policies in Intensive Care Units. Glob J Health Sci. 2016;8(6):267-276.
25. Family Visitation in the Adult Intensive Care Unit. (2016). Critical Care Nurse. 36(1):e15-e18.
26. K.A. Milner et al. Implementation and sustainment strategies for open visitation in the intensive care unit: A multicentre qualitative study. Intensive & Critical Care Nursing. 2021;62:102927.
27. WFCCN Review Group, 2019. This Position Statement on the Provision of a Critical Care Nursing Workforce was prepared by a WFCCN Review Group
28. Riley BH, White J, Graham S, Alexandrov A. Traditional/restrictive vs patient-centered intensive care unit visitation: perceptions of patients' family members, physicians, and nurses. Am J Crit Care. 2014;23(4):316-324.
29. Valentin A, Ferdinande P; ESICM Working Group on Quality Improvement. Recommendations on basic requirements for intensive care units: structural and organizational aspects. Intensive Care Med. 2011;37(10):1575-87
30. Eriksson T, Bergbom I. Visits to intensive care unit patients-frequency, duration and impact on outcome. Nurs Crit Care. 2007;12(1):20-6

capítulo 155

Critérios de Admissão e Alta em Unidade de Cuidados Intensivos

Rui Moreno | Fernando Suparregui Dias

Introdução

A Medicina Intensiva (MI) é a ciência e a arte de detectar e gerir doentes críticos e prevenir uma maior deterioração da situação do doente, a fim de alcançar os melhores resultados possíveis. A prestação de cuidados de alto nível a estes doentes exige a combinação perfeita de vários fatores:

Uma atenção e uma abordagem o mais precoce possível do doente em risco de ou com doença crítica, começando idealmente no pré-hospitalar e acompanhando o paciente ao longo de todo o seu percurso, por vezes estendendo-se até ao pós-hospitalar.

Uma abordagem aberta e holística do intensivista, procurando detectar, avaliar, integrar e desenvolver um conjunto de prioridades e objetivos de cuidados ao doente, tanto a curto, quanto a médio e longo prazos; sempre efetuada por meio do diálogo com a família e com os desejos (expressos ou presumidos) do próprio doente.

Uma área dedicada, na qual todos os dispositivos de monitorização e terapêutica necessários estão imediatamente disponíveis, juntamente com uma equipa de profissionais multidisciplinar e altamente especializada, com uma elevada relação enfermeiro-doente e médico-doente: a unidade de cuidados intensivos.

Ainda hoje, em que os conhecimentos e as competências em cuidados intensivos são cada vez mais necessários fora da UCI, desde os cuidados pré-hospitalares até às clínicas de acompanhamento a longo prazo, (um processo que Ken Hillman imortalizou nas palavras "Critical Care without walls"[1]), a UCI continua a ser necessária como unidade independente dentro do hospital.

Do conceito de leitos de alta vigilância a leitos de terapia intensiva

A enfermeira Florence Nightingale, que ficou conhecida para a história como "A Dama com a Lâmpada" por seu hábito de fazer rondas à noite para cuidar de soldados feridos durante a guerra da Crimeia (de outubro de 1853 a fevereiro de 1856) talvez tenha sido a fundadora de um dos aspectos cruciais da MI: a monitorização e detecção precoce do doente crítico. Talvez sua contribuição mais importante para o desenvolvimento da Medicina Intensiva tenha sido o seu reconhecimento de que alguns doentes precisam de um acompanhamento mais frequente e cuidadoso do que outros. Como consequência, ela começou a colocar esses doentes mais perto do posto de enfermagem.[2] Essa percepção também apareceu no final do século XIX em outros lugares do mundo.[3] Posteriormente, como consequência do tratamento da insuficiência respiratória associada à epidemia de poliomielite de Copenhaga de 1952,[4,5] os hospitais começaram a criar os primeiros espaços especificamente concebidos e adaptados para fornecer este tipo de suporte de órgão. A introdução deste novo ramo da ciência médica (tanto fisiológica como organizacional e tecnológica), rapidamente exigiu o desenvolvimento de um novo cenário para essas práticas, e a subsequente criação de uma área designada no hospital, conhecida hoje como UCI.

Esta área do hospital foi concebida para fornecer monitorização contínua e terapia intensiva, conforme necessário, por exemplo, no caso daqueles doentes com poliomielite que necessitam de ventilação artificial, a substituição de uma função fisiológica (neste caso, a respiração). Este processo representou uma revolução organizacional para os hospitais. O que seguiu no desenvolvimento da Medicina Intensiva é bem conhecido: Vladimir Negovsky,[6] Peter Safar, Max Harry Weil entre outros criaram a ciência da reanimatologia[7] no final da década de 1950 e início da década de 1960, da qual somos herdeiros. Estes pioneiros, juntamente com as gerações subsequentes de clínicos e enfermeiros, continuaram a desenvolver novos conhecimentos e habilidades, bem como a tecnologia necessária para transformar esta série diversificada de competências num pacote integrado de cuidados, agora conhecido como a arte e ciência da Medicina Intensiva.

A Unidade de terapia intensiva de hoje

Tendo em conta os objetivos e a abrangência dos Cuidados Intensivos, a UCI está criticamente envolvida com muitas áreas e especialidades dentro do hospital. O local escolhido para a UCI, no entanto, geralmente reflete a necessidade de proximidade com as áreas mais agudas, como o serviço de urgência e o bloco operatório, bem como instalações de diagnóstico necessárias, como o departamento de radiologia, minimizando as distâncias que os doentes graves têm que percorrer. Além disso, é obrigatória a disponibilidade de testes biológicos 24 horas por dia, 7 dias por semana, e o fácil acesso a instalações de transfusão de sangue. A maioria das UCIs hoje possui instalações e equipamentos localizados dentro da unidade para realizar a análise imediata de amostras de gasometria arterial e algumas análises básicas de bioquímica e hematologia.

Uma vez que a maioria das situações na Medicina Intensiva são criticamente tempo-dependentes, a prestação bem-sucedida de cuidados depende de boas relações e comunicações entre a UCI e os outros serviços e departamentos do hospital; isso é necessário tanto para otimizar o tempo de encaminhamentos e admissões dos doentes na UCI, quanto para a alta segura e eficaz dos doentes para uma área menos intensiva do hospital, processo no qual a monitorização da disfunção/falência orgânica é muito importante.[8] É necessário um nível mais elevado de vigilância com estes doentes recentemente recebidos, tanto pelos médicos de enfermaria como pelos enfermeiros, a fim de identificar e prevenir precocemente qualquer deterioração; não o fazer pode comprometer todos os benefícios da permanência na UCI.[9-11] Outro risco para o paciente de terapia intensiva em recuperação é a alta precoce inadequada para a enfermaria, devido à falta de leitos ou restrições de tempo,[12] e embora seja controverso,[13,14] foi demonstrado que há espaço para melhorias.[15] Esta necessidade de uma interface eficaz entre a UCI e os outros departamentos do hospital não tem apenas implicações físicas e arquitetônicas, mas também tem um impacto crucial nos fatores de recursos humanos, tanto fora quanto dentro da UCI, como na gestão do estresse, no profissionalismo em enfrentar e lidar com padrões de trabalho rotativos[16] e na fadiga dos profissionais.[17,18] Todas estas questões estão agora sendo cada vez mais abordadas e divulgadas, uma atitude que era quase impossível a duas de décadas atrás e que terá um grande impacto na organização do nosso trabalho.

O fato de as primeiras recomendações europeias sobre requisitos mínimos para os Departamentos de Cuidados Intensivos[19] terem sido publicadas em 1999 (e revistas em 2011[20]), em uma campo que muda tão rapidamente, indica quão baixo este assunto tem estado na agenda científica dos profissionais de cuidados intensivos e na agenda política das agências reguladoras e dos gestores de cuidados de saúde. Felizmente, na maioria dos países europeus existem algumas recomendações, embora geralmente limitadas e concebidas localmente, não integradas e desenvolvidas utilizando geralmente técnicas de consenso subótimas.

O conceito de níveis de cuidados

O conceito de níveis de cuidados (LOC) foi inicialmente proposto por Lockward em 1960[21] e definido pela primeira vez por uma conferência de consenso do *National Institute of Health* (NIH) sobre Medicina Intensiva, a Conferência de Bethesda em 1983.[22] Com base nas diferenças de pessoal, tecnologia disponível e estruturas organizacionais profissionais das UTIs, a Conferência de Bethesda propôs a divisão das instalações de terapia intensiva em quatro grupos, dos cuidados intensivos polivalentes aos cuidados de vigilância (geralmente não considerados mais como uma UTI).

Nesta classificação foram utilizados dois critérios principais: a disponibilidade de recursos tecnológicos (tipo e intensidade de utilização de monitorização específica e intervenções terapêuticas) e a disponibilidade de recursos humanos (formação e cobertura por liderança médica e rácio enfermeiro/doente). Subjacente a esta classificação estava o conceito de complexidade dos cuidados: os doentes eram deslocados pelo sistema de acordo com a complexidade dos cuidados de que necessitavam em um determinado momento da sua internação.

Do lado europeu, também durante a década de 1980, uma força-tarefa da Sociedade Europeia de Medicina Intensiva presidida por Dinis Reis Miranda considerou essa classificação insuficiente para fins de decisões organizacionais e políticas. Argumentando que não fornecia informações suficientes para comparar UTIs e era inadequada para fins de regionalização efetiva dos cuidados intensivos, esta força-tarefa propôs uma nova classificação com base inteiramente na quantidade de mão de obra de enfermagem requerida pelos doentes: foram propostos três níveis de cuidados (LOC), nível I com uma relação paciente/enfermeiro (P/N) de 4:1, nível II, com uma relação P/R de 2,5:1 e nível III com uma relação P/R de 1:1. A lógica subjacente à escolha deste critério foi que os enfermeiros representam a maior parte dos recursos fixos alocados às UCIs e, consequentemente, são o elemento mais comparável do quadro permanente de uma UCI. Além disso, apesar da utilização de pessoal de enfermagem estar dependente das diversas atividades prestadas a cada paciente em cada UCI, essas atividades dependem, em grande medida, do número e da tipologia dos doentes internados e das práticas e políticas permanentes de cuidado em cada UCI. Consequentemente, a carga de trabalho de enfermagem pode ser vista como o fator limitante mais importante e quantificável na prestação de cuidados dentro da UCI. Vários anos mais tarde, este conceito desenvolveu-se para integrar o fato de que dentro de uma mesma UCI coexistiam doentes que necessitam de diferentes relações Paciente/Profissional. Assim, as UCIs devem ser classificadas pelo nível médio de cuidados que prestam e não pela quantidade máxima de cuidados que podem prestar (como é o caso se o tipo e a quantidade de tecnologia disponível for usada para classificar as UCIs).[23]

Esta metodologia foi posteriormente testada por Dinis Reis Miranda *et al.*, em um grande estudo nacional realizado na Holanda no início da década de 1990. Neste estudo, três LOCs foram identificados após a determinação das razões P/R para as UCIs participantes. Esses LOCs correlacionaram-se com o tamanho e o tipo de hospital em que as respectivas UCIs estavam operando e discriminaram significativamente as diferentes atividades médicas desenvolvidas em cada LOC. Outro dado interessante foi que, ao comparar as unidades sob a definição clássica de cuidados intensivos e intermédios, as UCIs classificadas como "cuidados intermédios" poderiam ter uma organização maior e fornecer uma maior frequência e intensidade de cuidados do que outras UCIs identificadas como "cuidados intensivos". Uma implicação importante desta situação foi a constatação da afetação inadequada de pessoal a algumas unidades e o consequente desfasamento entre os recursos disponíveis e necessários em muitas UCIs.

Um desenvolvimento adicional destes conceitos foi derivado da análise da base de dados da Fundação para a Investigação em Cuidados Intensivos na Europa (FRICE) relativa aos dados recolhidos durante uma Ação Concertada do Programa Biomed 1 da Comissão das Comunidades Europeias, denominada EURICUS-I (BMH1-CT93-1340), que aborda os efeitos da organização e da gestão na eficácia e eficiência das UCIs na Europa.[24] Esta base incluiu dados de 89 UCIs em 12 países europeus. Neste estudo, a avaliação do uso da mão de obra de enfermagem foi feita utilizando o *Nine Equivalents of Nursing Manpower use Score* (NEMS), desenvolvido e validado para essa finalidade específica.[25] Uma vez que o *Therapeutic Intervention Scoring System* (TISS) demonstrou estar relacionado com precisão da quantidade de carga de trabalho de enfermagem utilizada[26] e que o NEMS já se mostrou altamente relacionado com o TISS,[25] eles compartilham a mesma limitação: medem a quantidade de carga de trabalho de enfermagem utilizada e não a quantidade de carga de trabalho de enfermagem necessária ou a adequação de seu uso. Isso pode ser visto como uma limitação de todos os métodos de classificação e avaliação da UCI com base no uso da carga de trabalho de enfermagem. Com base no número disponível de enfermeiros, na quantidade de trabalho que um enfermeiro pode realizar em cada turno (o equivalente a 46 pontos NEMS em 24 horas) e na quantidade de pontos NEMS utilizados durante o período do estudo, a eficiência do uso da mão de obra de enfermagem foi avaliada pela razão de utilização do trabalho (WUR).[27] Esta medida, pode ser definida como a relação entre a carga de trabalho produzida e a carga de trabalho disponível na UCI, e é calculada como:

$$\text{Work utilisation ratio} = \frac{\Sigma\text{NEMS points used during one year}}{\text{Number of nurses} \times 200 \times \frac{46}{3}}$$

em que 200 é o número anual de dias de trabalho para cada enfermeiro, 46 é o número máximo de pontos NEMS que um enfermeiro pode realizar num dia e 3 é o número habitual de turnos de enfermagem (8 horas) por 24 horas.

Durante o mesmo estudo, o nível de cuidado planejado das UCIs foi calculado com base no número de enfermeiros designados em relação ao número de leitos. Resumidamente, o número planejado de leitos a serem assistidos por um enfermeiro (relação paciente/enfermeiro planejado) foi calculado para cada UCI de acordo com a fórmula:

$$\frac{\text{Number of beds assisted}}{\text{by one nurse}} = \frac{A \times B \times C \times D \times E}{F \times G}$$

Em que:

R: Número de turnos por dia (definido para 3)

B: Número de leitos na unidade

C: Número de dias em que a unidade está funcionando por semana (definido para 7)

D: Taxa de ocupação (fixada em 85 %)

E: Mão de obra suplementar para férias, doença etc. (fixada em 25%, ou seja, E = 1,25)

F: Número de enfermeiros na UTI

G: Número de dias que cada profissional está trabalhando por semana

Com base nesses dados, os três LOCs propostos pela reunião da *Bethesda Consensus Conference*[22] foram calculados e comparados com o nível operatório de cuidados das UCIs, calculado para cada UCI dividindo-se o número de pontos NEMS equivalente às atividades de enfermagem de um enfermeiro por turno (46 pontos diários) pelo valor médio do NEMS diário na UTI durante o período do estudo.

Este trabalho tem a vantagem de substituir uma classificação subjetiva. Além disso, a classificação das UCIs de acordo com a complexidade da assistência define cada LOC como uma área de "competência médica dos cuidados". De acordo com este critério, algumas UCIs deveriam ter competência para a implementação de todas as técnicas e terapias, outras apenas para um conjunto limitado delas. Esta distinção vai contra a lógica subjacente ao conceito de boas práticas de cuidados intensivos, independentemente do nível de cuidados. O desenvolvimento da Medicina Intensiva na Europa baseia-se no conceito de que os cuidados intensivos devem ser praticados onde e quando necessários, por profissionais com a quantidade certa de conhecimentos e competências. Em 1988 propôs-se que o fator limitante na prática de cuidados intensivos a nível de UCI é a quantidade e não a complexidade do trabalho que pode ser feito. Este conceito implica que duas UCIs com a mesma quantidade de mão de obra de enfermagem disponível podem tratar grupos de doentes com gravidades diferentes da doença (exigindo cuidados de complexidade distinta) se outras variáveis como a taxa de ocupação e/ou tempo de permanência também forem levadas em conta. Isso nada mais é do que o que acontece na prática diária, quando o grau de disfunção fisiológica e a complexidade dos doentes costumam diminuir ao longo do tempo durante a permanência na UCI. Portanto, uma UCI operando em um LOC baixo pode ser capaz de tratar um novo paciente internado que requer muito mais cuidados de enfermagem do que o paciente médio nessa UTI. É a quantidade diária global de trabalho (que depende do número total e da proporção relativa de doentes em cada categoria) que limita a prestação de cuidados mais diferenciados (e que consomem mais carga de trabalho de enfermagem).[23] A aplicação desse conceito também ajuda os gestores a abordar o objetivo da classificação das UCIs em LOCs: a fim de adequar a oferta e a demanda de recursos. Por fim, sendo facilmente quantificável, possibilita a avaliação e comparação dos níveis planejados *versus* operatórios das UCIs que nada mais é do que a efetividade na utilização dos recursos de carga de trabalho de enfermagem em cada UCI. Em qualquer caso, a relação paciente/enfermeiro mais adequada para cada paciente e para cada condição clínica deve ser encontrada, caso contrário, podemos acabar com uma taxa alta inaceitável de infecções hospitalares, mortalidade, complicações pós-operatórias e taxas de extubação não planejada.[28] Como em todos os domínios da vida, o equilíbrio certo, a combinação ideal entre o que é necessário e o que deve ser fornecido é a chave, nem sempre capaz de identificar, mas crucial para a optimização do sistema, tal como definido por Donabedian, o ponto onde existe o equilíbrio ótimo entre custo e eficácia. Também é importante dividir conceitualmente dois conceitos importantes que se misturam indevidamente na classificação atual das UCIs: a sua capacidade operatória e a sua competência clínica. A capacidade operatória é uma medição contínua que pode ser menor ou maior do que a média de qualquer UCI. A competência clínica é uma questão bastante dicotômica (sim/não), que deve ser avaliada pelos mecanismos reguladores profissionais vigentes. Criar graus intermédios de competência implica conceitualmente que alguns doentes podem não obter o suficiente. Então, onde colocar o corte? Um doente deve ser tratado com, pelo menos, 70% (ou 60% ou 80%) de competência médica? M. Fisher levantou a questão[29] "os intensivistas importam?" A resposta é: sim, se lhes for permitido aplicar os seus conhecimentos no local onde trabalham.

Uma vez que o método proposto por Moreno e Miranda era visto como complexo, Iapichino *et al.* tentaram classificar os doentes em apenas dois grupos (também com base na quantidade de carga de trabalho de enfermagem utilizada) em doentes de alta e baixa dependência.[30,31] Isso altera o número de LOC de três para dois, como proposto anteriormente por outros autores (com base em diferentes argumentos).[32,33] Independentemente do método escolhido é essencial que cada doente admitido, o seja no nível adequado, de modo não só a otimizar recursos como a ser tratado no nível que no momento da admissão mais lhe adeque (o que não obsta a posteriores transferências inter-UCIs de níveis diferentes).

Das unidades de cuidados intensivos "fechados" às unidades de cuidados intensivos "abertos"

Sendo, como descrito, a UCI uma unidade hospitalar que presta vigilância contínua e cuidados altamente especializados a doentes agudos, médicos ou cirúrgicos, cujas condições são potencialmente fatais e requerem cuidados integrais. Os intensivistas que cuidam desses doentes não são especialistas de órgão ou aparelho, mas são especialistas em acuidade, ou seja, gravidade da doença e risco do paciente.[34]

Os modelos de organização da UCI são comumente descritos como "abertos" ou "fechados".[3] No primeiro modelo, que é mais comum nos Estados Unidos, o médico assistente escolhe se quer admitir o paciente, prescreve tratamentos, manter a responsabilidade por quaisquer decisões de gestão do paciente e requerer a consulta de outros especialistas, incluindo o intensivista, se necessário. Neste último modelo ("fechado"), o intensivista assume o papel sênior, enquanto o médico principal do paciente atua como consultor durante o período em que o paciente passa na UCI. Este modelo "fechado" é utilizado na maioria dos países europeus, bem como na Austrália e na Nova Zelândia.[35] No entanto, se as decisões de admissão e alta na UCI forem tomadas por diferentes médicos nas unidades "abertas" ou "fechadas", devem existir critérios comuns para garantir a equidade no interesse do paciente e da sociedade.

Regras para admissão em unidade de cuidados intensivos (UCI)

O primeiro artigo com ampla divulgação que estabelece regras para a admissão de doentes adultos em UCI foi publicado em 1988[36] e revisto em 1999,[37] e outro criando uma estrutura para o desenvolvimento de políticas multidisciplinares de admissão e alta para UCIs pediátricas publicado no mesmo ano.[38] Algumas Sociedades Nacionais relataram diretrizes em seus sites [www.sfar.org] ou revista,[39] mas o tema não parece ser um grande ponto de discussão. Todas essas diretrizes para adultos enfatizam que as categorias de doentes que não se beneficiam de tratamento em UCI são aqueles "muito bem para beneficiar" e aqueles "muito doentes para beneficiar". Infelizmente, a avaliação médica da gravidade da doença subjacente é potencialmente suscetível a uma série de vieses potencialmente relevantes. Para além disso, a decisão de internar um paciente na UCI pode ser influenciada não apenas pelos desejos do paciente e da sua família, mas também pelas características do médico e do ambiente de trabalho. Uma exceção notável a esta regra é a necessidade de admissão em UCI na maioria (se não todos) os doentes em morte encefálica ou nos quais se espera que a morte encefálica/cerebral ocorra em breve, que devem ser admitidos e gerenciados em ambiente de Terapia Intensiva para maximizar a qualidade dos órgãos e melhor interação com os familiares. Um excelente estudo utilizando a metodologia Delphi foi publicado em 1922 – durante o Covid – no que respeita aos critérios de alta do doente crítico.[40]

Considerando o tipo de cura que uma UCI pode oferecer aos doentes, os doentes aptos para admissão na UCI são aqueles que estão ou podem vir a ficar gravemente doentes, ou seja, aqueles que precisam ou podem precisar de qualquer suporte de órgão não dado nas outras enfermarias do hospital. O critério geralmente utilizado para decidir se deve ou não ser admitido **na UCI é o modelo de priorização**, que define uma ordem dos doentes que mais se beneficiarão da UCI (Prioridade 1), para aqueles que não se beneficiarão de todo (Prioridade 4) da admissão na UCI.[38] A prioridade 1 diz respeito aos doentes críticos, instáveis, que necessitam de tratamento intensivo e monitorização que não podem ser prestados fora da UCI. Geralmente, não são impostos limites à extensão da terapêutica que estes doentes podem receber. Pessoalmente, penso que, embora o manuscrito original não o refira, que os doentes perto da morte encefálica/cerebral deveriam ser incluídos neste grupo pelas dificuldades em fazer o diagnóstico e manter um potencial dador multiorgânico com qualidade para transplante fora do ambiente de Medicina Intensiva.

- Os doentes prioritários 2 são os que necessitam de monitorização intensiva e podem potencialmente necessitar de intervenção imediata. Esta categoria inclui, por exemplo, doentes que estão em risco de intubação e ventilação mecânica invasiva. Geralmente, não são colocados limites terapêuticos para estes doentes.
- Os doentes prioritários 3 têm doença subjacente e/ou doença aguda com uma probabilidade reduzida de recuperação. Devido ao seu resultado a longo prazo, eles podem receber tratamento intensivo para aliviar a doença aguda, mas limites nos esforços terapêuticos podem ser estabelecidos.
- Os doentes prioritários 4 são aqueles que geralmente não são apropriados para admissão na UCI. Estes doentes podem ser classificados como "demasiado bem para se beneficiar" (com baixo risco de intervenção ativa) ou "demasiado doentes para se beneficiar" (com doença terminal e irreversível que enfrenta morte iminente, mas também doentes em estado vegetativo persistente ou com cancro metastático). Os doentes conscientes e capazes de tomar decisões que recusam tratamentos agressivos estão no grupo prioritário 4, pois os cuidados de conforto de que necessitam podem ser oferecidos na maioria das enfermarias gerais do hospital ou outras estruturas específicas quando presentes.

Outro critério para decidir se deve ou não ser admitido em UCI é o **modelo de diagnóstico**.[41] Este modelo utiliza condições ou doenças específicas para determinar a adequação da admissão na UTI. Para cada sistema ou categoria de doença, existem doenças específicas (exemplos para o sistema cardíaco são: infarto agudo do miocárdio com complicações ou choque carcinogênico).

Um terceiro critério para decidir a admissão na UCI é o **modelo de parâmetros objetivos**.[41] Por conseguinte, existe uma longa lista de critérios, que são, necessariamente, arbitrários. No entanto, os parâmetros objetivos são geralmente incorporados como parte dos critérios de admissão e incluem sinais vitais, valores laboratoriais, dados de radiografia/ultrassonografia/tomografia, eletrocardiograma, encontrados no exame físico de início agudo ou crônico agudizado.

Seja qual for o modelo escolhido, a admissão de um paciente na UCI é fortemente influenciada pela disponibilidade de um leito de UCI, que depende principalmente do número de leitos hospitalares dedicados à terapia intensiva e das características demográficas da população coberta pelo hospital, que como sabemos variam extraordinariamente entre países[42] ou mesmo dentro do mesmo país.[43] De fato, parece bastante óbvio que quanto mais leitos de UTI existir, maior a probabilidade de ter leito livre ou, alternativamente, um paciente em condições para ter alta quando um novo paciente precisa de um leito de UCI. Além disso, a oportunidade também pode desempenhar um papel, porque o número de pedidos por vez não é estável, mas pode mudar de uma forma relativamente previsível.[44] Por exemplo, são admitidos menos doentes durante o verão do que em outas estações do ano em alguns hospitais em regiões onde o clima é substancialmente estável,[45] e também um elevado número de leitos de UCI pode tornar-se inadequado na altura de uma gripe sazonal. Isso aconteceu por exemplo no Canadá, onde a capacidade de atendimento de doentes graves foi seriamente desafiada no pico do surto de gripe H1N1 pandêmica A em junho de 2009, com ocupação total de todos os leitos de UCI regionais,[46] ou mais recentemente com a pandemia de SARS-CoV-2. Em Portugal, ocorre quase previsivelmente todos os anos. Devemos sempre recordar que para patologias frequentes, de prognóstico potencialmente grave, mas muito variável existem e devem ser utilizadas linhas orientadoras específicas, que existem para a maioria das patologias críticas, embora de qualidade muito variável e com diferenças consideráveis entre diferentes países e entre os hemisférios norte e sul.[47]

O forte efeito da disponibilidade de leitos de UCI na decisão de admissão explica porque o modelo mais utilizado é o modelo de priorização, que define a ordem de admissão de acordo com o benefício que os doentes podem ter com a admissão na UCI. No entanto, há um estudo demonstrando melhor resultado para os doentes admitidos na UCI em comparação com aqueles não admitidos.[48] De acordo com critérios consensuais de admissão na UCI, que incluíram parâmetros diagnósticos e objetivos, os autores realizaram um processo de triagem simultaneamente em cinco hospitais ao longo de 16 dias, para identificar os doentes elegíveis, ou seja, aqueles admitidos no serviço de urgência com deterioração clínica, bem como aqueles que apresentavam nova deterioração clínica enquanto estavam na enfermaria. Apenas uma pequena proporção de doentes elegíveis (13%) chegou à UCI em 24 horas, e o benefício de sobrevida precoce da admissão na UCI foi confirmado pelo modelo de sobrevida de Cox (taxa de risco 0,247). A mensagem final deste estudo foi que a admissão precoce na UCI é imperativa para a vantagem de sobrevivência, concordando com as conclusões de Chen *et al.*[49] que encontraram uma relação inversa entre a proporção de chamadas precoces da equipa de emergência e a taxa de paragens cardíacas e mortes inesperadas. O planejamento deste processo de admissão na UCI parece ser muito eficaz e dever ser aplicado sempre que as circunstâncias clínicas o permitam,[50] permitindo melhorar de forma importante o fluxo de doentes.[51]

Do mesmo modo, o nosso grupo demonstrou há pouco tempo a importância da hora de do dia de admissão na mortalidade na UCI, fatores muitas vezes desprezados ou menosprezados.[52]

Triagem

Triagem, termo vindo da língua francesa e originado durante as Guerras Napoleônicas, é um **processo de priorização dos doentes com base na gravidade de sua condição.** O princípio é que a gravidade clínica do paciente deve permitir fazer uma previsão aproximada do resultado, racionar o tratamento do paciente de forma eficiente quando os recursos são insuficientes para que todos sejam tratados imediatamente. Portanto, a triagem resulta na determinação da ordem e prioridade do tratamento de emergência, transporte e destino, com base nas necessidades especiais do paciente ou no equilíbrio da distribuição do paciente em um ambiente de vítimas em massa. Claramente, quanto mais precocemente e eficazmente este processo de detecção da gravidade (ou da deterioração) da situação do doente for feita melhores serão os resultados.[53]

A triagem permite a alocação e o racionamento de cuidados intensivos escassos em epidemias e vítimas em massa. Diante de um evento catastrófico, a presença de um plano para resolver questões de triagem resultará em justiça e perceção de alocação correta de recursos. Por exemplo, para estar preparada para a pandemia de gripe A N1H1, a *Task Force for Mass Critical Care* propôs uma orientação para alocar recursos de cuidados intensivos em sistemas sobrecarregados. Uma das sugestões apresentadas pelo grupo de trabalho dizia respeito à utilização de um processo de triagem equitativo utilizando o sistema de pontuação SOFA (*Sequential Organ Failure Assessment*) escore.[54] De acordo com esta sugestão, o documento "Pandemic Flu: Surge Capacity and Prioritisation" do Ministério da Saúde do Reino Unido[55] recomendou a utilização de um plano que incluísse os critérios de triagem desenvolvidos por Christian *et al.*[56] e com base no trabalho do painel de especialistas em cuidados de saúde para a triagem de admissões em unidades de cuidados intensivos. Este plano utilizou o escore SOFA combinado com uma lista de critérios de inclusão e exclusão para admissão na unidade de terapia intensiva como ferramenta de triagem para complementar o julgamento clínico.

Esquemas similares foram propostos durante o Covid,[57-59] mas felizmente não utilizados, pois existe evidência que o escore SOFA poderia levar à retirada do suporte de vida em doentes críticos que poderiam sobreviver com um tempo de internação aceitavelmente baixo na UCI.[60] As recomendações dadas pela *Task Force* da Sociedade Europeia de Medicina Intensiva[61] para fazer face a picos de doentes em UCI sublinham que os critérios de triagem devem ser objetivos, éticos, transparentes, aplicados equitativamente e divulgados publicamente.[62] Critérios de inclusão e exclusão são relatados, e sugere-se a reavaliação dos doentes. A Força-Tarefa também relata o SOFA como ferramenta de priorização, enfatizando que ele tem limitações e não foi validado como instrumento de triagem.[62] Além disso, um instrumento de triagem a ser usado em uma situação de pandemia deve permitir que o médico discrimine os doentes com base no tempo previsto de internação e não apenas na UCI ou na mortalidade hospitalar. Caso contrário, não poderá aceder ao impacto da admissão de um determinado doente na utilização dos recursos disponíveis. Estes princípios parecem estar em um documento recente do Comité de ética da Sociedade Francesa de Cuidados Intensivos, datado de 2021, já em plena pandemia.[63]

No momento atual de recursos escassos, o número de potenciais doentes de UCI pode frequentemente exceder os leitos disponíveis, também na ausência de qualquer epidemia ou de vítimas em massa. Como consequência, a triagem dos doentes é necessária em muitos casos, e o modelo de priorização parece ser o candidato natural para ordenar a admissão de acordo com o benefício que os doentes podem ter com a admissão na UCI. No entanto, foi proposta a admissão segundo o princípio do "primeiro a chegar, primeiro a ser servido"

As políticas de triagem para uma instituição devem ser escritas com antecedência e notificadas publicamente, de preferência com o envolvimento das associações de doentes e das forças sociais do país, conforme recomendado pelas declarações de consenso para triagem de doentes críticos fornecidas há mais de uma década pelo Comitê de Ética da Sociedade de Medicina Intensiva.[64] Os prestadores de cuidados devem defender os doentes, os membros da equipa de prestadores devem colaborar, os cuidados devem ser restringidos em um sistema equitativo, as decisões de prestar cuidados devem basear-se no benefício esperado, devem ser planejados mecanismos para cuidados alternativos. Origem étnica, raça, sexo, *status* social, preferência sexual ou condição financeira nunca devem ser considerados nas decisões de triagem. Apesar dessas obrigações éticas, disparidades raciais têm sido relatadas no tempo de permanência no departamento de emergência antes da admissão na UCI em um grupo de hospitais dos EUA.[65]

A triagem implica forçadamente a recusa de alguns doentes. Estudos realizados na França,[66] encontraram uma incidência de recusa devido a "demasiado bem para se beneficiar" de 16% e 13%, e uma incidência de recusa devido a "demasiado doente para beneficiar" de 9% em ambos os estudos. No entanto, doentes ou familiares estiveram envolvidos em apenas 28% das decisões de renunciar a tratamentos que sustentam a vida , e as taxas de recusa de UCI variaram muito entre unidades,[66] dependendo também de fatores organizacionais. É necessário todavia que esta identificação dos doentes "demasiado bem para se beneficiarem da UCI" seja de forma rápida e precisa.[67]

Alta da unidade de cuidados intensivos

O estado dos doentes admitidos em uma UCI deve ser revisto continuamente para identificar doentes que podem não precisar mais de cuidados na UCI.[41] No entanto, Goldfrad e Rowan[12] ou Zajic *et al.*[52] demonstraram que os doentes que recebem alta noturna da UCI apresentam um desfecho substancialmente pior do que aqueles que recebem alta durante o dia. Este achado foi relatado também na Austrália e na Nova Zelândia,[68] onde as altas após o expediente aumentaram entre 2000 e 2004, sugerindo alta não planejada devido à necessidade de leitos de UCI.

Idealmente, a alta da UCI para um nível inferior de cuidados é apropriada quando o estado fisiológico do paciente está estabilizado e a necessidade de monitoramento e cuidados na UCI não é mais necessária, ou quando o estado fisiológico do paciente se deteriorou e as intervenções ativas não são mais planejadas. Portanto, a adequação clínica da alta da UCI pode ser baseada na seguinte fórmula: (reversão da condição patológica aguda OU falta de expectativas de reversão) E benefícios esperados da transferência. Estes últimos incluem um ambiente mais confortável e um melhor sono para o paciente, mas também um menor custo do tratamento. As decisões de alta parecem ser influenciadas por fatores institucionais, pois a decisão de transferir um paciente pode depender também da disponibilidade de instalações de alta, como unidades de cuidados intermediários ou unidades de *step-down*, que podem dar um nível de cuidados superior ao de enfermaria para os doentes em UCI que recebem alta com qualquer disfunção residual de órgãos. Foi sugerido que essas instalações podem reduzir a mortalidade pós-UCI, mas nenhum estudo demonstrou isso de forma conclusiva. Este processo necessita todavia ser estudado de modo científico, como vem acontecendo.[40]

Seja qual for o local de transferência, um relatório de transferência editado na alta da UCI constitui a principal fonte de informação para a enfermaria que assumirá o comando após a UTI. Erros nos relatórios de transferência de UCI foram encontrados em 28% dos 123 relatórios de transferência de médicos verificados por enfermeiros de UCI e podem ser potencialmente prejudiciais.[69] E sabemos que a avaliação da falência residual de órgãos e da necessidade de cuidados de enfermagem é um dos principais determinantes da readmissão na UCI.[8,70]

Conclusão

As decisões de admissão e alta de doentes da UCI dependem de múltiplas variáveis, referentes aos doentes, a estrutura e aos médicos. No entanto, a admissão precoce do doente crítico na UCI é benéfica. De fato, a admissão precoce requer a detecção precoce da deterioração clínica do paciente pela equipe da enfermaria, que também tem que comunicar informações confiáveis sobre o histórico e desejos do paciente ao médico da UCI. Não sabemos se a admissão precoce de doentes pode aumentar os custos, e análises futuras devem investigar não apenas os resultados dos doentes, mas também o resultados nas famílias e nos cuidadores (formais ou informais) parâmetros econômicos.

Todos estes fatores vêm sendo cada mais valorizados e constituem hoje parte fundamental das recomendações para admissão e alta na UCI.[71,72] Processo que deve ser realizado sempre e acima de tudo com respeito pelo ser humano e com bom senso.[73]

Referências bibliográficas

1. Hillman K. Critical care without walls. Curr Opin Crit Care. 2002;8:594-9.
2. Nightingale F. Notes on hospitals. 3rd ed. London: Longman, Green, Longman, Roberts, and Green, 1863:89.
3. Takala J. Organisation of intensive care. In: Kuhlen R, Moreno R, Ranieri M, Rhodes A, eds. 25 Years of Progress and Innovation in Intensive Care Medicine. Berlin: Medizinisch Wissenschaftliche Verlagsgesellschaft. 2007:343-50.
4. Lassen HC. A preliminary report on the 1952 epidemic of poliomyelitis in Copenhagen with special reference to the treatment of acute respiratory insufficiency. Lancet. 1953;1:37-41.
5. Ibsen B. The anaesthetist's viewpoint on the treatment of respiratory complications in poliomyelitis during the epidemic in Copenhagen, 1952. Proc R Soc Med. 1954;47(1):72-4.
6. Negovsky V. A. Some Physiopathologic Regularities in the Process of Dying and Resuscitation. Circulation Et Metabolisme Du Cerveau. 1961;23:452-7.
7. Negovsky V. A. Essays on Reanimatology. Moscow: MIR Publishers; 1986.
8. Moreno R, Miranda DR, Matos R, Fevereiro T. Mortality after discharge from intensive care: the impact of organ system failure and nursing workload use at discharge. Intensive Care Med. 2001;27:999-1004.
9. Moreno R., Agthé D. ICU discharge decision-making: are we able to decrease post-ICU mortality? Intensive Care Med. 1999;25:1035-6.
10. Iapichino G, Morabito A, Mistraletti G, Ferla L, Radrizzani D, Miranda RR. Determinants of post-intensive care mortality in high-level treated critically ill patients. Intensive Care Med. 2003;29:1751-6.
11. Capuzzo M, Volta CA, Tassinati T, Moreno RP, Valentin A, Guidet B, et al. Hospital mortality of adults admitted to Intensive Care Units in hospitals with and without Intermediate Care Units: a multicentre European cohort study. Critical Care. 2014;18.
12. Goldfrad C, Rowan K. Consequences of discharges from intensive care at night. Lancet 2000;355:1138-42.
13. Bell CM, Redelmaier DA. Mortality among patients admitted to hospitals on weekends as compared with weekdays. N England J Med. 2001;345:663-8.
14. Arabi Y, Alshimemeri A, Taher S. Weekend and weeknight admissions have the same outcome of weekday admissions to an intensive care unit with onsite intensivist coverage. Critical Care Med. 2006;34:605-11.
15. Perren A, Conte P, De Bitonti N, Limoni C, Merlani P. From the ICU to the ward: cross-checking of the physician's transfer report by intensive care nurses. Intensive Care Med.2008;34:2054-61.
16. Harrocks N, Pounder R. Working the night shift: preparation, survival and recovery-- a guide for junior doctors. Clinical Med. 2006;6:61-7.

17. West CP, Tan AD, Habermann TM, Sloan JA, Shanafelt TD. Association of Resident Fatigue and Distress With Perceived Medical Errors. J Am Med Associat. 2009;302:1294-300.
18. Gaba DM, Howard SK. Fatigue among clinicians and the safety of patients. N England J Med. 2002;347:1249-55.
19. Ferdinande P, Members of the Task Force of the European Society of Intensive Care Medicine. Recommendations on minimal requirements for Intensive Care Departments. Intensive Care Med. 1997;23:226-32.
20. Valentin A, Ferdinande P. Recommendations on basic requirements for intensive care units: structural and organizational aspects. Intensive Care Med. 2011;37:1575-87.
21. Lockward HJ, Giddings L, Thoms EJ. Progressive patient care: a preliminary report. J Am Med Associat. 1960;172:132-7.
22. NIH Consensus Development Conference on Critical Care Medicine. Critical Care Med.1983;11:466-9.
23. Moreno R, Reis Miranda D. Nursing staff in intensive care in Europe. The mismatch between planning and practice. Chest. 1998;113:752-8.
24. Miranda DR, Rivera-Fernández R, Nap R. E. Critical care medicine in the hospital: lessons from the EURICUS-studies. Med Intensiva. 2007;31:194-203.
25. Reis Miranda D, Iapichino G, Moreno R. Nine Equivalents of Nursing Manpower use Score (NEMS). Validation on the EURICUS-I database [abstract]. Intensive Care Med. 1996;22:S296.
26. Reis Miranda D, de Rijk A, Schaufeli W. Simplified Therapeutic Intervention Scoring System: The TISS 28 items-- Results from a multicenter study. Critical Care Med. 1996;24:64-73.
27. Reis Miranda D, Gimbrere J. The Netherlands. New Horizons. 1994;2:357-63.
28. Aragon Penoyer D. Nurse staffing and patient outcomes in critical care: A concise review. Critical Care Med. 2010;38:1521-8.
29. Fisher M. Intensive care: do intensivists matter ? Intensive Care W. 1995;12:71-2.
30. Iapichino G, Radrizzani D, Ferla L, Pezzi A, Porta F, Zanforlin G, Miranda DR. Description of trends in the course of illness of critically ill patients. Markers of intensive care organization and performance. Intensive Care Med. 2002;28:985-9.
31. Guccione A, Morena A, Pezzi A. I carichi di lavoro infermieristico [The assessment of nursing workload]. Minerva Anestesiol. 2004;70:411-6.
32. Haupt MT, Bekes CE, Bayly RW, Brilli RJ, Carl LC, Diringer MN, et al. Critical care services and personnel. Recommendations based on a system of categorization into two levels of care. American College of Critical Care Medicine of the Society of Critical Care Medicine. Critical Care Med. 1999;27:422-6.
33. Haupt MT, Bekes CE, Brilli RJ, Carl LC, Gray AW, Jastremski MS, et al. Guidelines on critical care services and personnel: Recommendations based on a system of categorization of three levels of care. Critical Care Med. 2003;31:2677-83.
34. Domínguez-Roldán JM. Specialty of intensive care: Primary specialty vs. supraspecialty. In: Kuhlen R, Moreno R, Ranieri M, Rhodes A, eds. Controversies in Intensive Care Medicine. Berlin: Medizinisch Wissenschaftiche Verlagsgesellschaft. 2008:421-9.
35. Capuzzo M, Valentin A, Alvisi R. Open versus closed units. In: Chice J-D, Moreno R, Putensen C, Rhodes A, eds. Patient Safety and Quality of Care In Intensive Care Medicine. Berlin: Medizinisch Wissenschaftiche Verlagsgesellschaft. 2009:177-88.
36. Lockrem JD. Recommendations for Intensive Care Unit Admission and Discharge Criteria [Letter]. Critical Care Med. 1989;17:597-8.
37. Task Force on Guidelines. Society of Critical Care Medicine. Recommendations for intensive care unit admission and discharge criteria. Critical Care Med. 1999;27:633-8.
38. American Academy of Pediatrics Committee on Hospital Care and Section on Critical Care, Society of Critical Care Medicine Pediatric Section Admission Criteria Task Force. Guidelines for Developing Admission and Discharge Policies for the Pediatric Intensive Care Unit. Pediatrics. 1999;193:840-2.
39. Gruppo di studio ad hoc della Commissione di Bioetica della Società Italiana di Anestesia Analgesia Rianimazione e Terapia Intensiva. SIAARTI guidelines for admission to and discharge from Intensive Care Units and for the limitation of treatment in intensive care. Minerva Anestesiol. 2003;69:101-18.
40. Hiller M, Wittmann M, Bracht H, Bakker J. Delphi study to derive expert consensus on a set of criteria to evaluate discharge readiness for adult ICU patients to be discharged to a general ward--European perspective. BMC Health Services Res. 2022;22:773.
41. Task Force of the American College of Critical Care Medicine S. o. C. C. M. Guidelines for intensive care unit admission, discharge and triage. Critical Care Med. 1999;27:633-8.
42. Rhodes A, Ferdinande P, Flaatten H, Guidet B, Metnitz PG, Moreno RP. The variability of critical care bed numbers in Europe. Intensive Care Med. 2012;38:1647-53.
43. Rhodes A, Moreno RP. Intensive care provision: a global problem [Prestação de terapia intensiva: um problema global]. Braz J Intensive Care. 2012;24:322-5.
44. Santana Cabrera L, Sánchez-Palacios M, Uriarte Rodriguez A, et al. Seasonal influence in characteristics of patients admitted to an intensive care unit. Med Intensiva. 2010;34:102-106. Med Intensiva 2010;34.
45. Garfield M, Ridley S, Kong A, Burns A, Blunt M, Gunning K. Seasonal variation in admission rates to intensive care units. Anaesthesia. 2001;56(12):1136-40.
46. Zarychanski R, Stuart TL, Kumar A, Doucette S, Elliott L, Kettner J, Plummer F. Correlates of severe disease in patients with 2009 pandemic influenza (H1N1) virus infection. CMAJ. 2010;182(3):257-64.
47. Volovici V, Pisică D, Gravesteijn BY, Dirven CMF, Steyerberg EW, Ercole A, et al. Comparative effectiveness of intracranial hypertension management guided by ventricular versus intraparenchymal pressure monitoring: a CENTER-TBI study. Acta Neurochir (Wien). 2022;164(7):1693-1705.
48. Volovici V, Pisică D, Gravesteijn BY, Dirven CMF, Steyerberg EW, Ercole A, et al. CENTER-TBI investigators, participants for the ICU stratum. Comparative effectiveness of intracranial hypertension management guided by ventricular versus intraparenchymal pressure monitoring: a CENTER-TBI study. Acta Neurochir (Wien). 2022;164(7):1693-1705.
49. Chen J, Bellomo R, Flabouris A, Hillman K, Finfer S; MERIT Study Investigators for the Simpson Centre; ANZICS Clinical Trials Group. The relationship between early emergency team calls and serious adverse events. Crit Care Med. 2009;37(1):148-53.
50. Machado FP, Aliberti MJR, Silva VBO, Morinaga CV, Avelino-Silva TJ, Curiati PK. Unplanned ICU admissions and implications for adverse outcomes in a prospective cohort of older patients admitted through the emergency department. J Critical Care. 2023;78:154370.
51. Parry-Jones J. Improving critical care flow: admissions, discharges, and systemic pressures. BMJ. 2023;p1363.
52. Zajic P, Bauer P, Rhodes A, Moreno R, Fellinger T, Metnitz B, Posch M, Metnitz PGH. Time of Day and its Association with Risk of Death and Chance of Discharge in Critically Ill Patients: A Retrospective Study. Sci Rep. 2019;9(1):12533.
53. Shepherd SJ. Criteria for intensive care unit admission and the assessment of illness severity. Surgery. 2018;36:171-9.
54. Devereaux AV, Dichter JR, Christian MD, Dubler NN, Sandrock CE, Hick JL, et al., Rubinson L. Definitive Care for the Critically Ill During a Disaster: A Framework for Allocation of Scarce Resources in Mass Critical Care. From a Task Force for Mass Critical Care Summit Meeting, January 26–27, 2007, Chicago, IL. Chest. 2008;133:51S-66S.
55. Department of Health. Pandemic Flu – A national framework for responding to an influenza pandemic. London. 2007

56. Christian MD, Hawryluck L, Wax RS, Cook T, Lazar NM, Herridge MS, et al. Development of a triage protocol for critical care during an influenza pandemic. CMAJ. 2006;175(11):1377-81.
57. Cuartas PA, Tavares Santos H, Levy BM, Gong MN, Powell T, Chuang E. Modeling Outcomes Using Sequential Organ Failure Assessment (SOFA) Score-Based Ventilator Triage Guidelines During the COVID-19 Pandemic. Disaster medicine and public health preparedness 2022;1-11.
58. Gershengorn HB. Inequitable Resource Allocation Amidst a Pandemic—A Crisis Within a Crisis. JAMA Network Open. 2022;5:e221751-e.
59. Raschke RA, Agarwal S, Rangan P, Heise CW, Curry SC. Discriminant Accuracy of the SOFA Score for Determining the Probable Mortality of Patients With COVID-19 Pneumonia Requiring Mechanical Ventilation. JAMA. 2021.
60. Sprung CL, Joynt GM, Christian MD, Truog RD, Rello J, Nates JL. Adult ICU Triage During the Coronavirus Disease 2019 Pandemic: Who Will Live and Who Will Die? Recommendations to Improve Survival. Critical Care Med. 2020;Online First.
61. Khan Z, Hulme J, Sherwood N. An assessment of the validity of SOFA score based triage in H1N1 critically ill patients during an influenza pandemic. Anaesthesia. 2009;64:1283-8.
62. Sprung CL, Zimmerman JL, Christian MD, Joynt GM, Hick J L, Taylor B, et al. Recommendations for intensive care unit and hospital preparations for an influenza epidemic or mass disaster: summary report of the European Society of Intensive Care Medicine's Task Force for intensive care unit triage during an influenza epidemic or mass disaster. Intensive Care Med. 2010;36.
63. Lesieur O, Quenot JP, Cohen-Solal Z, David R, De Saint Blanquat L, Elaz M, et al. Admission criteria and management of critical care patients in a pandemic context: position of the Ethics Commission of the French Intensive Care Society, update of April 2021. Ann Intensive Care. 2021;11:66.
64. Society of Critical Care Medicine Ethics Committee. Consensus statement on the triage of critically ill patients. J Am Med Association. 1994;271:1200-3.
65. Pines JM, Russell Localio A, Hollander JE. Racial disparities in emergency department length of stay for admitted patients in the United States. Acad Emerg Med. 2009;16.
66. Garrouste-Orgeas M, Montuclard L, Timsit JF, Reignier J, Desmettre T, et al. Predictors of intensive care unit refusal in French intensive care units: A multiple-center study. Critical Care Med. 2005;33:750-5
67. Sridharan G, Fleury Y, Hergafi L, Doll S, Ksouri H. Triage of Critically Ill Patients: Characteristics and Outcomes of Patients Refused as Too Well for Intensive Care. J Clin Med. 2023;12(17):5513.
68. Pilcher DV, Duke GJ, George C, Bailey MJ, Hart G. After-hours discharge from intensive care increases the risk of readmission and death. Anaesth Intensive Care. 2007;35(4):477-85.
69. Perren A, Conte P, De Bitonti N, Limoni C, Merlani P. From the ICU to the ward: cross-checking of the physician's transfer report by intensive care nurses. Intensive Care Med. 2008;34(11):2054-61.
70. Metnitz PG, Fieux F, Jordan B, Lang T, Moreno R, Le Gall JR. Critically ill patients readmitted to intensive care units--lessons to learn? Intensive Care Med. 2003;29(2):241-8.
71. Metnitz PG, Fieux F, Jordan B, Lang T, Moreno R, Le Gall JR. Critically ill patients readmitted to intensive care units--lessons to learn? Intensive Care Med. 2003;29(2):241-8.
72. Ministry of Health & Family Welfare Government of India. Guidelines for intensive care unit admission and discharge criteria. 2023.
73. Batten JN, Caruso P, Metaxa V. More than patient benefit: taking a broader view of ICU admission decisions. Intensive Care Med. 2023;49:556-8.

capítulo | 156

Transporte de Doentes Críticos Adultos

Jorge Nunes

Destaques

- Fases do transporte.
- Avaliação de risco/benefício do transporte do doente crítico.
- Decisão, planejamento e efetivação do doente crítico.

Introdução

O transporte de doentes pode acontecer em diferentes contextos e por várias razões: dentro ou fora das unidades de saúde, por razões clínicas, de recursos, econômicas ou outras.

A movimentação do doente, com a sua deslocação de um lugar para outro, condiciona alteração da sua situação clínica global, em resultado das alterações fisiológicas condicionadas pelo movimento, o risco associado à saída de ambiente controlado, a falhas de equipamentos e dispositivos, assim como ao nível de preparação da equipa de transporte. Todos estes fatores condicionam a alteração da situação de risco do doente, que deve ser cuidadosamente minimizada e balanceada face aos benefícios esperados.

Todas estes aspectos ganham magnitude no doente gravemente doente, quer seja pela reserva fisiopatológica presente, pela necessidade de medidas de suporte de órgão ou pela necessidade de ser capaz de responder a alterações da situação clínica.

Perspectiva histórica

O problema da localização e movimentação de doentes tem as suas mais antigas referências históricas nos campos de batalha, onde os soldados feridos tinham que ser retirados das frentes de combate para os locais de prestação de cuidados.

Os primeiros escassos relatos sobre o tema remontam à Grécia antiga e ao Império Romano.

O tema da retirada dos feridos ganha importância no período da Guerra Civil Americana, com progressivos níveis de organização e estruturas dedicadas, assim como a definição de requisitos para equipamentos. Esta maior estruturação do transporte foi sendo desenvolvida depois nos grandes conflitos mundiais.

A responsabilidade pelo cuidado no transporte dos feridos em combate remonta também na Grécia antiga, sobre a qual existem relatos de julgamento e execuções dos generais que falharam no salvamento dos sobreviventes (**Figuras 156.1 e 156.2**).

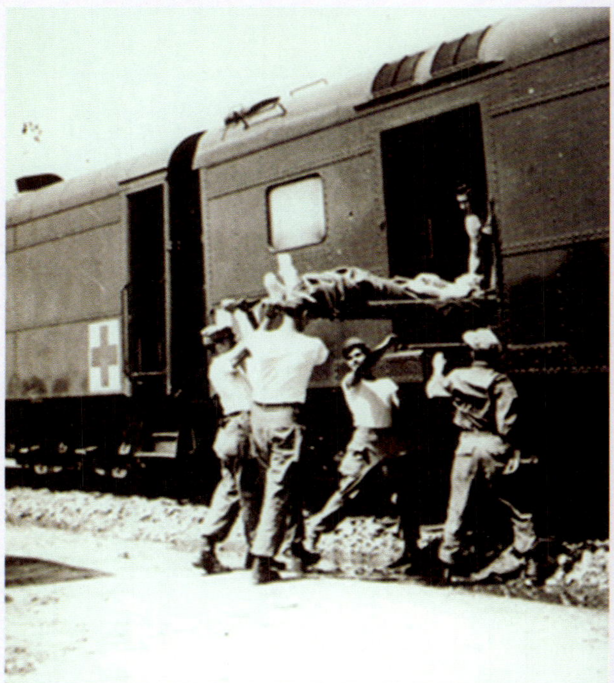

Figura 156.1. Paciente embarcado em vagão hospital do exército – *"A patient is loaded into an Army hospital car"*.
Fonte: NC Transportation Museum. http://www.nctrans.org/restoration_projects/hospital_car.php.

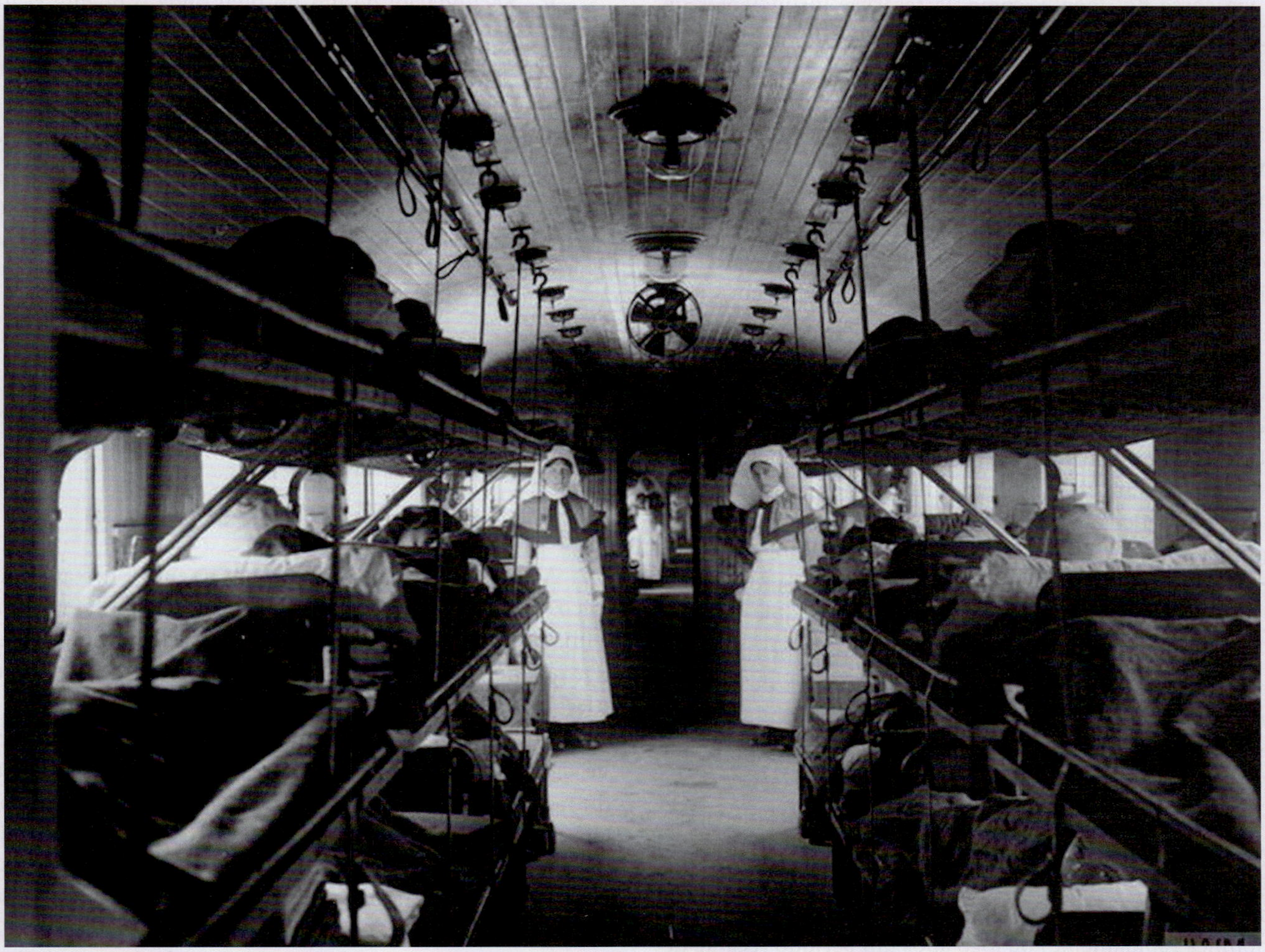

Figura 156.2. Comboio de ambulância com enfermeiras – I Guerra Mundial.

Fonte: Evacuation of the wounded in World War I – The History Press. https://www.thehistorypress.co.uk/articles/evacuation-of-the-wounded-in-worl-war-i/.

Impacto fisiológico do transporte

Os doentes em situação crítica são afetados pelo transporte de dois modos principais.

A mobilização do doente durante o transporte origina movimentos de aceleração e desaceleração, alterações posturais e passagem entre superfícies de suporte. Todos estas variáveis representam risco de implicar alterações respiratórias, hemodinâmicas, neurológicas, psicológicas e no nível de dor.

Por outro lado, a saída do ambiente protegido da Unidade de Terapia Intensiva (UTI), a mudança de equipamentos (como o ventilador), o ruído, o desconforto das mesas de procedimentos e da própria intervenção, são todos causas de estresse acrescido no doente crítico.

Todos estes fatores devem não só ser antecipados, como adequadamente abordados durante o transporte (estabilizar adequadamente o doente e antecipar as necessidades de analgesia/sedação, por exemplo) de modo a limitar qualquer alteração no estado clínico do doente que possa resultar em algum evento adverso.

Complicações frequentes durante o transporte

Fatores de risco para a ocorrência de eventos adversos durante o transporte

Os fatores de risco para a ocorrência de eventos adversos durante o transporte, podem ser divididos em:

- Relacionados com o equipamento.
- Relacionados com a equipa e organização.
- Relacionados com o doente.
- Relacionados com a gravidade clínica do doente.

Os fatores relacionados com o equipamento, ou fatores técnicos, incluem não só os próprios dispositivos, como também a correta utilização. Por exemplo, em relação aos ventiladores, é necessário conseguir fazer a sua adequada parametrização (com maior complexidade nos equipamentos mais recentes e/ou de turbina), assim como dos alarmes, sendo ainda necessário saber lidar com a falta de fornecimento de gases ou de energia eléctrica. Neste também podem ser incluídos os temas relacionados com a via aérea do doente, como as reservas insuficientes de oxigênio, a parametrização inadequada do ventilador, a obstrução de traqueias e tubos, mau posicionamento de dispositivos de permeabilização de via aérea ou a extubação acidental. Ainda no tema equipamentos, é necessário atenção à possível exteriorização de linhas/acessos vasculares, tubos de drenagem e cabos de monitorização. Assim como ao número necessário de seringas e/ou bombas infusoras. Quanto maior o número de equipamentos necessários envolvidos no transporte, maior o risco de ocorrência de eventos.

Nos fatores humanos/equipa de transporte, são inconsistentes os dados que associam a ocorrência de eventos adversos com a inexperiência/juventude dos médicos que acompanham os doentes no transporte. Contudo, existem inúmeros relatos de ocorrências resultantes de falta de supervisão inadequada de toda ou parte da equipa de transporte, dando ênfase à falta de treino adequado. O registo mais consistente de eventos adversos é Australiano (AIMS) e relata que 83% destes resultam do fator humano.

Os fatores coletivos ou relacionados com a organização, que podem também condicionar a ocorrência de eventos adversos, incluem, por exemplo, as falhas de comunicação entre a UTI e os locais de destino, que condicionam tempo de espera elevados e, logo, do tempo total de transporte.

Em termos de fatores relacionados com o doente, grande parte das adversidades ocorre quando o transporte acontece no período de admissão inicial na UTI (no contexto de emergência, quando a situação clínica do doente ainda se modifica rapidamente) ou logo após um período recente de instabilidade. O mesmo acontece quando o transporte acontece em situação de emergência em oposição ao programado. São ainda fatores de risco para eventos adversos durante o transporte relacionados com o doente: a gravidade clínica do doente; a necessidade de uso de aminas simpaticomiméticas ou outro suporte cardiovascular; a necessidade de ventilação mecância, nomeadamente com utilização de pressão expiratória final positiva (PEEP); o contexto de emergência (doente instável).

Apesar dos múltiplos fatores de risco relacionados com o equipamento e os fatores humanos, a ocorrência de eventos adversos é habitualmente multifatorial.

Assim, fica claro que o doente crítico com necessidade de transporte tem risco acrescido de declínio fisiológico devido ao equipamento (fatores técnicos) e/ou ao *status* clínico (fatores do doente), para além dos fatores humanos e coletivos envolvidos.

Definições e classificação

O transporte pode ser classificado como primário ou secundário:

- **Primário:** desde o local de surgimento da doença ou acidente, por exemplo, do local de um atropelamento para o hospital.
- **Secundário:** de um hospital onde o doente já foi admitido, mas que por razões de recursos ou outras, se torna necessário proceder à sua transferência para outra unidade hospitalar

Estas duas formas representam o transporte inter-hospitalar, mas o transporte acontece também dentro da unidade hospitalar (transporte intra-hospitalar), onde todos os princípios que orientam o transporte de doentes se aplicam.

Fases do transporte

- Decisão
- Planejamento
- Efetivação

Indicações e tomada de decisão

A decisão de transporte de um doente é um ato médico, com responsabilidade partilhada com a hierarquia clínica do serviço. Para a decisão, devem ser consideradas as indicações para o mesmo, assim como a relação risco/benefício.

O médico que acompanha o doente em um transporte em quaisquer circunstâncias (primário, secundário ou intra-hospitalar), é responsável pelos cuidados ministrados até à sua entrega no serviço/instituição de destino. As instituições são responsáveis pela organização dos meios necessários, para que o transporte de doentes siga as normas de boa prática médica vigentes, prevenindo a necessidade de contato prévio com o serviço/instituição de destino, de forma a garantir condições de acolhimento idênticas às de que o doente era alvo, no momento da transferência.

Avaliação de risco

Para a tomada de decisão é necessário ter em conta a relação risco/benefício entre a indicação para a realização do transporte e os riscos associados a esse mesmo transporte. Para a ponderação dos riscos devem ser considerados fatores como:

- Localização do doente à partida e no destino.
- Tempo de deslocação ou permanência fora da unidade.
- Condições ambientais, tais como: luminosidade, temperatura, movimento, vibração, altitude, meios de transporte e condições climatéricas.
- Recursos: humanos, necessidade de mecanismos de suporte de órgão, disponibilização de fontes de energia, gases medicinais e fármacos.

Para além destes fatores externos é preciso levar em conta conta o próprio doente:

- Compromissos de ABC.
- Reserva fisiológica.
- Reserva terapêutica.
- Suporte de órgão.

Por fim, é necessário atenção aos fatores relacionados com a própria equipa de transporte:

- Formação e competências adequadas.
- Capacidade de resposta a alterações da situação clínica do doente.

Planejamento e estratégias de redução de risco

O planejamento do transporte tem que ser feito pela equipa médica e de enfermagem do serviço ou unidade de partida e deve levar em consideração os seguintes aspectos: coordenação, comunicação, estabilização, equipa, equipamento, transporte e documentação. Este planejamento deverá incluir:

Definição e contato prévio com o serviço/local de destino

De modo a garantir a disponibilidade e aceitação do doente, devendo ser registado o nome do responsável que aceita a recepção do doente no local de destino.

Avaliação da distância a percorrer/minimização do tempo fora da UTI

O percurso deve ser planejado de modo a que o tempo de trajeto estimado seja o menor possível.

Escolha da equipa de transporte

Deve ter em conta o doente a transportar, a equipa disponível e o nível adequado de suporte (equipa e equipamentos); para tal deve usar-se instrumento de medição do *status* clínico do doente, para definição da constituição da equipa que deve acompanhar o doente; na escolha da equipa deve ter-se em conta não só a tipologia da sua constituição, como também o adequado nível de formação (**Quadro 156.1**).

Toda a equipa envolvida no transporte de doentes críticos deve receber formação adequada, devendo ainda ter a oportunidade de adquirir experiência enquanto supranumerários. A qualificação técnica, aspecto intimamente relacionado com a formação e a experiência clínica, constitui um dos aspectos mais importantes para a promoção e para a garantia da segurança durante o transporte. Para todos, mesmo para os profissionais que, habitualmente, tratam de doentes críticos, deve promover-se a formação específica em transporte desses doentes. No mínimo, a preparação da equipa de transporte deve incluir o suporte avançado de vida e, desejavelmente, o suporte avançado de trauma. As equipas específicas de pediatria, ou as que poderão ter necessidade de transportar crianças, devem ter preparação e recomendações específicas.

No caso do transporte aéreo, apenas devem fazer o acompanhamento os profissionais habilitados em suporte avançado de vida e que encontram-se, especificamente treinados em fisiologia de voo e nas regras de segurança durante o helitransporte e nos heliportos.

Escolha do meio de transporte a utilizar

A escolha do meio de transporte deve levar em conta a natureza da doença e urgência da transferência, disponibilidade do transporte e tempo total de mobilização, geografia, tráfico, condições climatéricas e custo.

O transporte por via terrestre, tem a vantagem do custo de operação mais baixo, rápido tempo de mobilização, menos limitações climatéricas, menor potencial de indução de alterações fisiológicas e maior facilidade de utilização. As equipas também estão mais familiarizados com o meio.

O transporte por meio aéreo deve ser considerado para distâncias mais longas, em locais onde o acesso rodoviário é difícil ou quando, por quaisquer outras razões, for mais rápido. Contudo, a suposta maior velocidade quando em voo deve ser ponderada em relação ao tempo de transporte total, considerando as demoradas que resultam da logística necessária, assim como as múltiplas transferências entre diversos veículos, frequentemente necessárias no início e fim do transporte. Apesar de existirem diversas tipologias de aeronaves, os meios aéreos são em geral menos confortáveis, com maior limitação de espaço comparativamente às ambulâncias (e aeronaves de asa fixa). A vibração e as variações de velocidade afetam deleteriamente a hemodinâmica e a monitorização dos doentes. Adicionalmente, têm um custo de operação aumentado.

Definição do nível adequado de monitorização e suporte

Deve ter em conta as necessidades do doente; para tal deve usar-se instrumento de medição do *status* clínico do doente, como por exemplo a *check-list* definida por Etxebarría *et al.* A existência de dados objetivos, com a utilização de escalas de pontuação para a definição das necessidades logísticas do acompanhamento durante o transporte, bem como a consignação de metodologias tipificadas para os registos clínicos, permitirão a avaliação do nível de desempenho e do rigor assistencial.

Antecipação de possíveis complicações

Proativamente, deve ser equacionado o risco de possíveis acidentes e tomadas medidas para a respectiva prevenção, especialmente nas fases de maior risco: nos primeiros 5 minutos do transporte, na passagem do doente e no transporte prolongado (> 30 minutos). Deve ter-se atenção, nomeadamente, a extubação endotraqueal, a perda de acessos venosos, a reserva inadequada de oxigênio, a avaria de ventilador de transporte, a exteriorização ou "clampagem" inadvertida de dreno torácico e/ou a falta de bateria/carga elétrica de equipamentos.

Conhecer detalhadamente o estado do doente

A história clínica, a evolução clínica e estabilidade no momento, nível de suporte ABC, dispositivos inseridos (tubos, drenos, acessos vasculares).

Determinar as medidas de contenção e proteção adequadas.

Quadro 156.1. Exemplo de avaliação de risco e determinação de meios necessários para o transporte			
1. Via aérea artificial		**8. Marcapasso**	
Não	0	Não	0
Sim (tubo de Guedel)	1	Sim, definitivo	1
Sim (se intubado ou com traqueotomia recente)	2	Sim, provisório (externo ou endocavitário)	2
2. Frequência respiratória (FR)		**9. Estado de consciência**	
FR entre 10 e 14/min	0	Escala de Glasgow = 15	0
FR entre 15 e 35/min	1	Escala de Glasgow > 8 e < 14	1
Apneia; ou FR < 10/min; ou FR > 35/min; ou respiração irregular	2	Escala de Glasgow ≤ 8	2
3. Suporte respiratório		**10. Suporte respiratório e farmacológico**	
Não	0	Nenhum dos abaixo indicados	0
Sim (oxigenoterapia)	1	Grupo I	1
Sim (ventilação mecânica)	2	Naloxona Corticosteroides Manitol a 20% Analgésicos	
4. Acessos venosos			
Não	0		
Acesso periférico	1		
Acesso central em doente instável	2	Grupo II	2
5. Avaliação hemodinâmica		Inotrópicos Vasodilatadores Antiarrítmicos Bicarbonatos Trombolíticos Anticonvulsivante Anestésicos gerais Dreno torácico	
Estável	0		
Moderadamente estável (requer < 15 mL/min)	1		
Instável (inotrópico ou sangue)	2		
6. Monitorização do ECG			
Não	0		
Sim (desejável)	1		
Sim (em doente instável)	2		
7. Risco de arritmias		**Total:** ______________	
Não	0		
Sim, baixo risco* (e EAM > 48 h)	1		
Sim, alto risco* (e EAM < 48 h)	2		

*baixo risco = sem risco imediato de vida ou sem necessidade de intervenção terapêutica imediata.

*alto risco = risco imediato de vida ou necessitando intervenção terapêutica imediata.

Pontos	Nível	Acompanhamento	Monitorização	Equipamento
0-2 (apenas com O_2 e linha EV)	A	Auxiliar	Nenhum	Nenhum
3-6 (sem nenhum item com pontuação 2)	B	Enfermeiro	Sat, O_2, ECG, FC, TA não invasiva	Insuflador manual + máscara + Guedel
≥ 7 ou < 7, se item com pontuação 2	C	Médico + enfermeiro	Sat, O_2, ECG, FC, TA, e capnografia se indicado	Monitor de sinais de vida + ventilador transparente + material para via aérea avançada

ECG: ecocardiograma; Sat: saturação; FC: frequência cardíaca; TA: tensão arterial .

Fonte: Recomendações da Ordem dos Médicos para o Transportes de Doentes Críticos e adaptação de Etexbarria *et al.*

Antecipar as necessidades durante o transporte:

- **Equipamento:** seu funcionamento, *backup*, baterias e/ou fontes de alimentação, conhecimento sobre o seu funcionamento e parametrização.
- **Fármacos:** quais, em curso e de reserva, preparados ou não.
- **Documentação:** notas completas, exames complementares, consentimentos, contato com familiares.

Possuir meios de comunicação que permitam o contato com o hospital de partida, de chegada ou para pedir ajuda em caso de necessidade.

Efetivação do transporte do doente

A efetivação do transporte fica a cargo da equipa de transporte, cujas responsabilidades técnica e legal só cessam no momento da entrega do doente ao médico do serviço destinatário ou, no regresso, ao serviço de origem (no caso da deslocação ser justificada pela realização de exames complementares ou atos terapêuticos). Idênticas responsabilidades cabem aos médicos, que decidiram o transporte. O nível de cuidados, durante o transporte, não deve ser inferior ao verificado no serviço de origem, devendo estar prevista a eventual necessidade de o elevar.

As complicações graves, durante o transporte, acontecem, normalmente, na passagem do doente do serviço de origem para a maca do transporte, no início do trajeto, nos transportes de longa duração, ou na recepção do doente no hospital/serviço de origem

Antes de iniciar o transporte, deve-se proceder à verificação incluindo o *status* ABC e a última gasometria.

Para a movimentação do doente, o responsável deve dar instruções claras, com base na definição prévia de funções (controle da cabeça, via aérea, circuitos etc.).

À caminho, devem ser realizados avaliações e registos seriados, *standardizados*, em suporte específico e nunca inferiores aos efetuados no local de partida.

Chegada ao destino

No caso de realização de procedimentos ou exames de diagnóstico, a equipa deve antecipar alterações na situação clínica do doente, decorrentes do próprio procedimento em si e/ou do posicionamento e colocação em equipamentos específicos (para a realização de uma tomografia, por exemplo).

No caso da transferência para outra unidade, a equipa de transporta o doente deve confirmar a estabilidade ou fazer os ajustes necessários (no momento da chegada é a equipa de transporte que tem mais conhecimento sobre a situação clínica do doente). Deve efetuar um *handover* adequado, com transmissão de informação de forma estruturada, assim como prodeceder à entrega de toda a documentação.

Entregue o doente, de volta ao serviço de origem, devem ser efetuados e arquivados todas as informações relacionadas, assim como um *briefing* do transporte, de modo a identificar necessidades e oportunidades de melhoria. O serviço deverá ainda utilizar esta documentação para efeitos de controle da qualidade e auditoria das normas de boa prática.

Conclusão

O transporte do doente em situação crítica, obriga sempre a uma avaliação pormenorizada da relação risco/benefício para o doente.

Em caso de necessidade de transporte, este deve ser precedido de um planejamento pormenorizado, de modo a reduzir o risco associado, antecipando necessidades durante a sua realização. Para tal, o uso de registos estruturados e *check-lists* permitem não só a garantia de cuidados adequados, a minimização de possibilidade de ocorrência de eventos adversos como também a realização de controle de qualidade.

Dependendo da realidade de organização local, regional e nacional, com disponibilização de equipas dedicadas de transporte, os hospitais que abordam doentes agudos devem possuir os recursos que permitam a ressuscitação, estabilização e transporte do doente em situação crítica. incluindo um clínico designado pelo estabelecimento de protocolos locais, ensino e supervisão de equipamentos.

Bibliografia recomendada

Etxebarría MJ, Serrano S, Ruiz Ribó D, Cía MT, Olaz F, López J. Prospective application of risk scores in the interhospital transport of patients. Eur J Emerg Med. 1998;5(1):13-7.

Fanara B, Manzon C, Barbot O, Desmettre T, Capellier G. Recommendations for the intra-hospital transport of critically ill patients. Crit Care. 2010;14(3):R87.

Guidelines for the transport of the critically ill adult (3rd Edition 2011). Intensive Care Society. 2011.

Lovell MA, Mudaliar MY, Klineberg PL. Intrahospital transport of critically ill patients: complications and difficulties. Anaesth Intensive Care. 2001;29:400-405

Rachel Sternberg. The Transport of Sick and Wounded Soldiers in Classical Greece. September 1999 Phoenix 53(3/4):191

Snook R. Transport of the injured patient: Past, present and future. Br J Anaesth. 1977;49:651.

Transportes de Doentes Críticos: Recomendações 2008. Ordem dos Médicos (Comissão da Competência em Emergência Médica) e Sociedade Portuguesa de Cuidados Intensivos.

capítulo 157

Medicina Intensiva em Situações de Recursos Limitados

Maria Lina de Menezes Antunes

Destaques

- Em países de recursos limitados, a escolha para a localização e disposição estrutural da unidade de cuidados intensivos no hospital deverá levar em conta alguns requisitos relacionados com as dificuldades no fornecimento de energia elétrica, no fornecimento regular dos gases medicinais e na manutenção dos equipamentos.
- Os recursos humanos, na sua maioria com uma base acadêmica menos diferenciada, deverão merecer um plano contínuo de atualização de conhecimentos e formação dirigida aos problemas identificados pelas chefias da unidade.
- É essencial fomentar o trabalho de equipa por níveis de intervenção com a divulgação dos referenciais de tarefas e responsabilidades para cada grupo de profissionais.
- Os equipamentos e medicamentos devem ser disponibilizados de acordo com a capacidade de diagnóstico do hospital e as habilidades dos médicos especialistas existentes.
- O fluxograma da referência e contrarreferência deve estar bem-delineado para garantir a transferência adequada de doentes e deverá ainda ser estimulada a contrarreferência regular como uma forma de permitir a troca de conhecimentos entre os profissionais e a melhoria do sistema.

Introdução

O conceito de cuidado intensivo foi desenvolvido como uma extensão das salas de recuperação, e também como consequência de especialização e formação de peritos que estabeleceram unidades de tratamento de doenças epidêmicas, como a poliomielite.[1] Entre os anos de 1920 e 1930, alguns hospitais alemães criaram unidades especiais ("Abteilung fur Frischoperierte und Schwerkranke") que possibilitavam vigilância constante e concentravam os investimentos em equipamentos terapêuticos. No início dos anos 1970, desde a sua concessão nos moldes mais modernos, a unidade de terapia intensiva (UTI) ou de cuidado intensivo tornou-se a unidade com maior complexidade dentro da estrutura assistencial hospitalar, pelo fato de ter sido designada ao atendimento médico de pacientes mais gravemente doentes.[1]

Neste capítulo pretende-se abordar a estruturação, a organização e o funcionamento da Medicina Intensiva em situação de recursos limitados. A maior parte dos países com baixos recursos têm um grande setor de economia informal e elevado número de pessoas que não podem contribuir para as despesas em saúde. Em muitos países africanos, por exemplo, são os governos que procuram reunir o máximo de recursos para assegurar o acesso das populações desfavorecidas aos cuidados de saúde considerados mínimos.[2] Neste contexto, se propõe rever todos os constrangimentos que geralmente surgem no cotidiano e, apontar algumas soluções simples, mas eficazes que podem fazer a diferença na qualidade do atendimento hospitalar de doentes graves.

Poderá parecer um texto grotesco ou mesmo chocante, mas quem vive ou já conviveu com a realidade de muitos países de baixa renda, com certeza se identificar com muitas situações aqui descritas.

Os constrangimentos não se resumem apenas na dificuldade de garantir o acesso aos serviços de saúde, aos dispositivos médicos, medicamentos ou reagentes, ou mesmo recursos humanos diferenciados, mas também em estruturas físicas inapropriadas, mal delineadas, quebras frequentes de energia elétrica, avarias dos equipamentos por falta de manutenção, falhas no fornecimento de água corrente etc.

Algumas vezes os gestores (ou mesmo o especialista) são consultados ainda na fase de projeção do hospital ou da UTI, mas não é raro que se edifique ou se destine um local para o funcionamento de uma UTI já com destino ao fracasso, porque não são considerados determinados requisitos básicos. É importante que, para além dos peritos, os próprios profissionais de saúde participem ainda na fase da edificação da estrutura da unidade.[3]

Em 1995, a Sociedade Americana de Medicina Intensiva publicou um guia para o desenho de uma UTI, concebido pelo Comité de Guias e Parâmetros Práticos de Colegiado Americano de Medicina Intensiva.[1]

Mais recentemente, em 2020, a Sociedade Indiana de Medicina Intensiva publicou orientações de consenso sobre a estrutura e a organização das UTIs no seu país,[4] que em termos genéricos se adaptam melhor ao atual panorama dos países com baixos recursos. Em Portugal também existem tais recomendações feitas pelo Governo.

Os assuntos construção, reforma e administração da dinâmica ideal de uma UTI e as ocorrências infecciosas e suas estratégias de prevenção e controle estão definidos em cada capítulo desse guia que iremos usar como base principal de consulta para este trabalho.

Estrutura

Localização da Unidade de terapia intensiva

Dentro de um hospital a localização de uma UTI é importante. Deve-se priorizar um acesso facilitado para a admissão de doentes em estado crítico, portanto no desenho do fluxograma do hospital, a UTI deve ficar próxima ao Serviço de Urgências (principal porta de entrada de doentes graves) e ao bloco operatório.[4] Se o hospital tiver uma estrutura vertical, a UTI deverá ficar localizada de preferência no meu piso em que estão estes dois serviços, evitando a utilização de elevador de acesso. As falhas de energia aliadas à deficiente manutenção dos elevadores que se repetem no cotidiano da maioria dos hospitais de recursos limitados, irão interferir, dificultar e até impossibilitar o transporte de doentes críticos em tempo adequado.

Também dever-se-á pensar na proximidade da UTI à fábrica de oxigênio existente (ou mais frequentemente apenas à rampa de gases). Muitas vezes, por várias razões técnicas, há necessidade temporária ou não de transportar as garrafas de oxigênio para junto do leito do doente. É óbvio que este constrangimento, não tão raro, pode perigar a vida de um doente dependente de oxigênio sujeito à demora na mudança da garrafa de oxigênio.

Ventilação, iluminação e proteção contra insetos

Outra determinante importante quando se pretende edificar ou organizar uma UTI é a ventilação e a iluminação natural do local.

A circulação de ar externo melhora a qualidade do ar ambiental.

Pelas mesmas razões expostas no parágrafo anterior, deixar que esta unidade fique completamente dependente do controle térmico por ar condicionado ou sistema de AVAC (que obriga também à manutenção regular dos filtros que são onerosos), é um erro. A unidade deve ter espaço amplo interior e não se recomenda unidades-doente fechadas.

A maior parte dos países com UTI com recursos limitados têm climas quentes e úmidos onde os insetos proliferam. Naturalmente, que as janelas devem ter redes protetoras exteriores evitando a invasão dos insetos e, no seu interior, um sistema de abertura alternativa para ventilação.

Piso, energia e água corrente

O piso deve ser de limpeza fácil, não deve ter fendas ou veios para garantir segurança no controle da infecção, e deve aguentar carrinhos com grande peso e com rodas de metal ou borracha. Opção como vinil ultrapassa na maior parte das vezes o orçamento permitido e não tem uma vida longa, portanto deve-se procurar outras alternativas.[4]

A questão do fornecimento de energia sem interrupções é ainda problemática na maior parte destas unidades. Tratando-se de países com climas favoráveis para a captação de energia solar durante todo o ano, se recomenda que esta seja a fonte de energia alternativa a priorizar com a instalação de painéis solares em vez da aquisição de geradores que obrigam a realização de manutenções de forma mais frequente, e ao abastecimento regular de combustível que torna esta opção muito mais onerosa e falível.

A garantia de água corrente na UTI, assim como a existência de mais do que um lavatório dentro do espaço de cuidado dos doentes parece óbvio, mas infelizmente é muitas vezes negligenciado em situações de recursos limitados ou climas adversos. Deverá ser acautelada como prioridade máxima durante a sua edificação.[2]

Fluxograma de circulação na Unidade de terapia intensiva

O fluxograma de uma UTI deve sempre ser bem definido para minimizar a ocorrência da infecção nosocomial.[5] A circulação dentro da UTI deverá ser limitada. Os profissionais devem ter uma antecâmara de entrada para troca de roupa e banho que deve ser diferente da entrada dos doentes e familiares.

Os doentes devem entrar por uma porta larga de batentes alto, localizada o mais próximo possível do corredor de acesso ao Serviço de Urgência do mesmo lado da entrada dos profissionais.

A sala limpa e a de expurgo devem ser separadas e nunca interconectadas. A sala limpa pode ser usada para estoque de todos os suprimentos limpos e estéreis e para a roupa limpa. A circulação de materiais sujos deverá ser bem-desenhada no sentido caudal. Todo o lixo recolhido deve sair unicamente por uma porta no outro extremo da unidade, de preferência em saco do lixo fechado e recolhido mais do que uma vez ao dia. Portanto, é importante definir, na estrutura, um quarto de "sujos" com esta localização.

A entrada de familiares e saída de falecidos preferencialmente deverá ser feita também por esta porta.

É importante definir também uma área coberta para a permanência das visitas junto ao extremo caudal da unidade.

Capacidade instalada

O número de camas/leitos na De preferência a deve ser limitado entre seis e oito leitos, número considerado ideal dentro de uma perspectiva funcional. Nos países de baixa renda enfatiza-se esta média de leitos, face ao número reduzido de profissionais com diferenciação suficiente para cuidar adequadamente destes doentes graves.

Projetar maior número de leitos e não conseguir no mínimo um rácio de um enfermeiro mais diferenciado para cada 3 leitos vai diminuir a qualidade dos cuidados prestados.

Deve-se considerar que o fato de se tratar de uma população majoritariamente jovem com maior prevalência de doenças agudas e infecciosas, irá favorecer um tempo médio de estadia mais curto e maior índice de rotação de leitos.

Os módulos dos doentes devem ter pelo menos 23 m^2 de área para cada leito.

Os pacientes devem ficar situados de maneira que uma visualização direta ou indireta pelos profissionais ocorra de maneira ininterrupta.

Recursos humanos

Na maior parte dos países de baixa renda muitos dos médicos que cuidam de doentes graves/críticos não são intensivistas, ou seja, não possuem um diploma formal de especialização, mas são capazes de fazer procedimentos *life saving* (acesso a veia profunda, pleurotomia, entubação endotraqueal, cricoidetomia, traqueostomia etc.) e programar até dois modos de ventilação invasiva mais usuais.

De igual modo, a maior parte dos enfermeiros têm um nível médio de formação técnica não possuindo uma licenciatura. Existe ainda a figura do vigilante/auxiliar que possuindo apenas uma formação básica em enfermagem complementa a equipa de trabalho ajudando na arrumação da cama, banho do doente, mudança de posição, alimentação, recolha dos materiais sujos etc...

As equipas de trabalho devem ser delineadas em formato de pirâmide, isto é, geralmente se procura em cada turno de trabalho garantir a presença de profissionais dos vários níveis de desempenho com diferentes níveis de responsabilidade.

Mas o segredo da funcionalidade deve residir na criação de verdadeiras equipas de trabalho onde a comunicação é vital.[6]

Outro fator de sucesso consiste na ênfase da formação contínua/permanente dirigida à correção das não conformidades identificadas pelos chefes da unidade (médico e enfermeiro-chefe). Esta formação não deve depender da gestão de topo do hospital, mas sim fazer parte do plano de formação obrigatório da unidade. Têm sido delineadas muitas estratégias diferentes para elevar o nível de desempenho dos profissionais com menor diferenciação em países de baixa renda. Parece não existir consenso sobre os resultados nem capacidade de aferir os custos/benefícios dos programas implementados.[7]

Equipamentos

Embora a quantidade e qualidade dos recursos humanos seja um dos elementos cruciais que definem a classificação das UTIs, é natural que os equipamentos existentes geralmente correspondam com a diferenciação dos procedimentos efetuados (subentende-se a preparação dos profissionais) e a qualidade dos serviços prestados.[4]

A monitorização do estado clínico do paciente pela vigilância constante dos sinais vitais constitui o principal requisito de uma UTI. A maior parte das unidades não faz monitorização invasiva não sendo um elemento *sine quo non* para a garantia do sucesso.

Para além dos monitores de sinais vitais básicos devem estar disponíveis alguns oxímetros digitais e tensiômetros, porque, infelizmente, muitas vezes até os eletrodos não estão disponíveis durante meses, não permitindo utilizar os monitores de sinais vitais.

A unidade deve ter capacidade de ventilação invasiva assistida para no mínimo um terço ou mesmo metade da capacidade instalada.

Do mesmo modo, deve existir um número de seringas elétricas/bombas infusoras para poder tratar um terço ou metade da capacidade instalada.

Uma das grandes limitações em unidades que não têm rampa de gases é o desgaste dos redutores de oxigênio (por trocas constantes de garrafas) e a incapacidade de os substituir rapidamente quando começam a mostrar fugas ou simplesmente quando quebram.

Também é importante a disponibilidade de pelo menos um glucômetro e respectivas fitas reativas.

Devem existir aspiradores de secreções (a maior parte das UTIs não dispõe de rampa de vácuo) e um ou dois nebulizadores e pelo menos um carro de emergência devidamente equipado com um desfibrilador bifásico.

Outros equipamentos de apoio às disfunções de órgãos, tais como equipamentos para hemodiálise já requerem um especialista e devem ser ponderados em unidades que se consideram de referência regional. Nestas unidades de referência regional, de igual modo se deverá ponderar a existência de um ecógrafo desde que se identifique um especialista que possa ser capacitado com esta diferenciação e de gasômetro, equipamento mais oneroso, porque requer a aquisição regular dos cartuchos para realização dos exames.

Regulamentos internos

Se um serviço de Medicina Interna ou mesmo um serviço cirúrgico não requer obrigatoriamente a elaboração e cumprimento de um regulamento interno, uma UTI não terá êxito, por mais simples que seja, se não respeitar determinadas regras de funcionamento.

No capítulo da estrutura já se identificaram algumas regras básicas, nomeadamente os fluxogramas de circulação que exigem entradas diferentes para os doentes, profissionais e familiares.

Também já se referiu a circulação caudal do lixo que deverá ser cumprida rigorosamente, já que não existe recirculação de ar por sistema de AVAC nem isolamentos com pressão negativa.

Por escassez de roupa hospitalar (que não é considerada uma prioridade face a tantas outras necessidades) muitas vezes se verifica que existe tolerância à entrada das roupas que o doente traz do seu domicílio, o que é inadmissível.

No capítulo da organização dos recursos humanos é essencial que sejam descritos e divulgados em ações de formação quais as tarefas e responsabilidades de cada elemento da equipa de trabalho e naturalmente quais os limites de prescrição e da execução dos procedimentos.

Outros quesitos que devem constar no regulamento são os critérios de admissão e alta da unidade, a taxa de ocupação esperada e os critérios de referência para unidades de atendimento com mais recursos, após a estabilização do doente.

A avaliação da gravidade do doente de acordo com as disfunções de órgãos presentes à admissão permite também ter uma escala prognóstica, e ao mesmo tempo poderá servir para definir o critério de referência para outra unidade mais capacitada. Recomenda-se a utilização do escore SOFA (*Sequential Organ Failure Assessment*) que poderá ser aplicado facilmente em unidades onde se realiza o doseamento dos parâmetros bioquímicos, considerados básicos.

A boa interligação entre a UTI e o serviço de urgência assim como com o bloco operatório é imprescindível.

Quanto maior for a comunicação entre os profissionais e a garantia da intervenção precoce melhor será o desfecho clínico do doente.[1] Por exemplo, a preparação precoce do leito na unidade é dos meios para assegurar um bom pós-operatório, que pode salvar a vida de um paciente grave.

Por outro lado, devem ser bem-identificados e relacionados os serviços de apoio, nomeadamente a farmácia, laboratório clínico, radiologia, serviços de manutenção técnica etc.

Protocolos

Embora a maior parte dos doentes graves internados nas UTI dos países com poucos recursos continuam sendo portadores de doenças infecciosas (destacando-se a malária grave como uma das principais causas de internação nestas unidades), a transição epidemiológica para as doenças crônicas e degenerativas já é uma realidade. As complicações agudas e crônicas da diabetes *mellitus*, a sépsis de várias origens, os acidentes vasculares cerebrais e os traumas por acidentes de viação já começam a preencher o cotidiano.

As unidades devem ter os protocolos médicos bem-definidos para cada uma das patologias mais frequentes, e o médico-chefe deve zelar pelo cumprimento rigoroso destes protocolos.

A maior parte destes protocolos já existem, foram criados internacionalmente ou elaborados pelos organismos sanitários nacionais. Existe apenas a necessidade de se adaptar aos meios de diagnóstico e medicamentos existentes em cada unidade hospitalar.

Um dos constrangimentos existentes na área cirúrgica é a diversidade das técnicas utilizadas pelos médicos-cirurgiões, provenientes de diferentes países no âmbito dos acordos de cooperação a nível central. Muitas vezes não têm experiência suficiente em doenças tropicais e as técnicas cirúrgicas que utilizam não mostram resultados satisfatórios obrigando a várias relaparotomias e contribuindo para situações complicadas de desnutrição, sépsis abdominais e deiscências sucessivas de suturas mesmo em doentes adultos. As perfurações intestinais por febre tifoide são um exemplo clássico destas complicações frequentes e com desfecho menos bom.

Não menos importante, os procedimentos de enfermagem devem ser também protocolados e supervisionados, fruto de formação contínua regular para os profissionais da área.

A questão da possibilidade de infecção adquirida na unidade deve ser abordada sistematicamente mesmo em UTIs de hospitais pequenos com menor complexidade. Paradoxalmente, o uso indiscriminado de antibióticos assim como tratamentos com subdosagem já são um fato também nos países com recursos limitados com o surgimento de flora multirresistente.[1,8]

Apoio ao diagnóstico

O apoio ao diagnóstico médico é outro grande constrangimento na maior parte das UTIs com recursos limitados, principalmente pela dificuldade em manter um laboratório clínico de apoio sem falhas dos reagentes.

É também necessário garantir uma manutenção regular dos equipamentos, por mais simples que sejam e, fazer regularmente o controle de qualidade de acordo com as normas do equipamento.

O **Quadro 157.1** mostra as análises que devem ser garantidas em um pacote considerado mínimo para funcionamento de uma UTI em países com recursos limitados, onde a frequência das patologias infecciosas é ainda predominante.

Quadro 157.1. Equipamento mínimo para funcionamento de uma UTI

Hematologia	Bioquímica	Serologia	Parasitologia	Outros
Hemograma	Ureia	Antígenio HbS	Pesquisa Plasmódio	Urina II
Lâmina periférica	Creatinina	Antígenio HC		Citoquímico LCR
Grupo sanguíneo	Bilirrubina total, direta	VDRL		Coloração Gram
Ácido láctico	TGO	Leptospirose		
Ionograma	TGP	Dengue		
	Glicemia	TDR malária		

VDRL: estudo laboratorial de doenças venéreas; LCR: líquido cefalorraquidiano; TDR: teste de diagnóstico rápido.

Fonte: Desenvolvido pela autoria.

As UTIs de nível II (províncias e ou regionais) devem ainda ter capacidade de dosar Troponina I, D- Dímeros, proteínas totais/albumina, amílase e colesterol total e triglicerídeos.

A radiografia do tórax e a ecografia abdominal são também requisitos básicos assim como o eletrocardiograma. Geralmente estes equipamentos são utilizados para todos os doentes do hospital, não estando limitados ao uso particular dos doentes internados na UTI.

Medicamentos indispensáveis

Neste capítulo, para além dos medicamentos que constam obrigatoriamente de um processo de reanimação cardiorrespiratória, nomeadamente: adrenalina, sulfato de magnésio, atropina, gluconato de cálcio e bicarbonato de sódio se apontam no quadro abaixo as outras drogas indispensáveis para tratar doentes críticos, considerando que são as drogas mínimas e essenciais em países de recursos limitados. O **Quadro 157.2** tem como base os procedimentos mínimos que devem ser garantidos em uma UTI, nomeadamente ressuscitação cardiopulmonar (RCP), suporte hemodinâmico, oxigenação e tratamento do broncoespasmo, controle de convulsões e hemorragia.

No que se refere à classe dos antibióticos, infelizmente existem poucos estudos que possam orientar os médicos para a sua utilização racional e dirigida aos germes mais frequentes por região geográfica.

Considerando o capítulo 161 (Uso de Protocolo e Diretrizes), se recomenda a utilização limitada e três classes de antibióticos: penicilina cristalizada/amoxicilina, uma cefalosporina de 3ª geração e pelo menos um antimicrobiano dirigido para as bactérias anaeróbicas, este mais direcionado para as infeções intra-abdominais e abcessos da flora comensal da boca e orofaringe. O objetivo desta proposta é garantir o acesso regular a antibióticos de preço menos oneroso e evitar, desta forma, as falhas por incapacidade de aquisição por parte do hospital contribuindo para um programa de profilaxia de resistência antibiótica.[8,9]

Quadro 157.2. Procedimentos mínimos essenciais para uma UTI

Grupo farmacológico	Descrição	Grupo farmacológico	Descrição
Cardiotônicos	Digoxina Dopamina Dobutamina Adrenalina ou noradrenalina	Soluções de grande volume	Cloreto sódio 0,9%
Analgésicos	Paracetamol Tramadol		Lactato de Ringer
Miorrelaxantes/ Sedativos	Diazepan Midazolam		Dextrose a 5% e a 30%
Anticonvulsivantes	Fenitoina ou ácido valproico	Outros	Manitol 20%
Diuréticos	Furosemida		Salbutamol
Anti-inflamatórios	Hidrocortisona Dexametasona		Carvão ativado
Anticoagulantes	Heparina sódica		
Antieméticos	Metocropramida		
Inibidores de bomba de prótons	Omeprazol		
Hormônios	Insulina rápida		
Vitaminas	Vitamina K		

Fonte: Desenvolvido pela autoria.

Dispositivos médicos e outros materiais

Os equipamentos de proteção individual devem estar garantidos, em particular as luvas de procedimento.

As sondas de aspiração de secreções e as máscaras de oxigênio são também imprescindíveis. A unidade deverá ter ainda tubos endotraqueais e cânulas de traqueostomia de vários tamanhos.

A aquisição de cateteres para veias centrais é mais onerosa e requer decisão e controle da direção da direção do hospital, limitando-se a maior parte destas unidades a gerir apenas cateteres para abordagem de veias periféricas de maior calibre.

Também devem existir drenos torácicos e sistemas de drenagem subaquática (muitas vezes improvisados).

Referência e contrarreferência

A classificação das UTIs por grau de competências em função dos recursos humanos e equipamentos que possuem, deve ser uma preocupação por parte do ministério de tutela e do colégio da ordem de Medicina Intensiva.

Os hospitais com maior número de especialistas e maior capacidade diagnóstica devem procurar responder á referência das UTIs de menor capacidade de resposta.

A transferência de doentes exige conhecimento de transporte de doente crítico/grave e aviso prévio para uma remoção adequada.

Hoje em dia, a comunicação ficou mais fácil com o advento dos celulares pessoais. A criação de grupos no aplicativos de mensagens para discussão prévia dos doentes pelos pares é um instrumento que pode ser utilizado com muito bons resultados nos países de recursos limitados assim como outras experiências na área da Telemedicina.

Conclusão

A prática da Medicina Intensiva em situações de recursos limitados apresenta desafios únicos que exigem criatividade, adaptabilidade e um profundo compromisso com o cuidado centrado no paciente. Embora a escassez de equipamentos, medicamentos e pessoal qualificado possa dificultar a prestação de cuidados ideais, é possível implementar estratégias eficazes que maximizem o uso dos recursos disponíveis.

A triagem eficaz, com base em critérios clínicos claros, é essencial para priorizar pacientes que mais se beneficiarão das intervenções disponíveis. O uso judicioso de protocolos simplificados e a implementação de cuidados básicos de alta qualidade podem melhorar significativamente os desfechos dos pacientes. Além disso, a capacitação contínua da equipe de saúde e o fortalecimento da comunicação e da colaboração entre os profissionais são fundamentais para otimizar a eficácia das intervenções.

A inovação tecnológica, mesmo em ambientes com recursos limitados, pode desempenhar um papel crucial. Soluções como telemedicina, dispositivos médicos de baixo custo e sistemas de monitoramento simplificados podem expandir a capacidade de cuidado intensivo. A cooperação internacional e as parcerias com organizações de saúde podem fornecer suporte adicional e acesso a recursos indispensáveis.

Por fim, a promoção de práticas sustentáveis e a adaptação de protocolos com base em evidências às realidades locais são essenciais para a manutenção de um sistema de saúde resiliente. A pesquisa contínua e a troca de experiências entre profissionais de diferentes contextos podem contribuir para o desenvolvimento de estratégias inovadoras e eficazes.

Em suma, a Medicina Intensiva, em contextos de recursos limitados, requer um equilíbrio delicado entre ciência, compaixão e pragmatismo. Com um enfoque colaborativo e adaptativo, é possível proporcionar cuidados de alta qualidade mesmo nas circunstâncias mais desafiadoras, garantindo que todos os pacientes tenham a melhor chance de recuperação e sobrevivência.

Referências bibliográficas

1. Society of Critical Care Medicine, Guidelines/Practice Parameters Committee of the American College of Critical Care Medicine. Crit Care Med. 1995;23:582-88.
2. Ly MS, Bassoum O, Faye A. Universal health insurance in Africa: a narrative review of the literature on institutional models. BMJ global health. 2022;7(4):e008219.
3. Fracchia C, Ambrosino N.. Location and architetural structure of ICU. Monaldi Arch Chest Dis. 1994;49(6):496-98.
4. Indian Society of Critical Care Medicine Experts Committee. Consensus Statement on ICU Planning and Designing. 2020
5. Du Moulin G. Minimizing the potential for nosocomial pneumonia: architectural, engineering, and environmental considerations for the intensive care unit, Eur J Clin Microbiol Infectious Dis. 1989;8:69-74.
6. Deussom R, Mwarey D, Bayu M, Abdullah SS, Marcus R. Systematic review of performance-enhancing health worker supervision approaches in low- and middle-income countries. Human Resources Health. 2022;20(1):2.
7. Rowe SY, Peters DH, Holloway KA, Chalker J, Ross-Degnan D, Rowe AK. A systematic review of the effectiveness of strategies to improve health care provider performance in low- and middle-income countries: Methods and descriptive results. PloSone. 2019;14(5):e0217617.
8. Shafiq N, Pandey AK, Malhotra S, Holmes A, Mendelson M, Malpani R, et al. Shortage of essential antimicrobials: a major challenge to global health security. BMJ; 2021;6(11):e00696.
9. Pierce J, Apisarnthanarak A, Schellack N, Cornistein W, Maani AA, Adnan S, Steven, MP. Global Antimicrobial Stewardship with a Focus on Low- and Middle-Income Countries. Internat J Infectious Dis. 2020: IJID: official publication of the International Society for Infectious Diseases. 2020;96:621-629.

capítulo | 158

Índices de Prognósticos Gerais

Rui Moreno

"It appears to me a most excellent thing for the physician to cultivate Prognosis; for by foreseeing and foretelling, in the presence of the sick, the present, the past, and the future, and explaining the omissions which patients have been guilty of, he will be the more readily believed to be acquainted with the circumstances of the sick; so that men will have confidence to intrust themselves to such a physician. And he will manage the cure best who has foreseen what is to happen from the present state of matters. For it is impossible to make all the sick well; this, indeed, would have been better than to be able to foretell what is going to happen; but since men die, some even before calling the physician, from the violence of the disease, and some die immediately after calling him, having lived, perhaps, only one day or a little longer, and before the physician could bring his art to counteract the disease; it therefore becomes necessary to know the nature of such affections, how far they are above the powers of the constitution; and, moreover, if there be anything divine in the diseases, and to learn a foreknowledge of this also. Thus a man will be the more esteemed to be a good physician, for he will be the better able to treat those aright who can be saved, having long anticipated everything; and by seeing and announcing beforehand those who will live and those who will die, he will thus escape censure."

Hippocrates of (460 – c. 370 BC)

Introdução

O objetivo da Medicina Intensiva (MI) é proporcionar a mais elevada qualidade de tratamento, de modo a obter os melhores resultados nos doentes em estado crítico. Embora a MI tenha se desenvolvido rapidamente ao longo dos anos, existem ainda poucas provas científicas quanto aos tratamentos e práticas que são realmente eficazes no mundo real. Além disso, ela enfrenta atualmente grandes desafios econômicos, o que aumenta a necessidade de fornecer provas não só da sua eficácia e efetividade, mas também da eficiência das suas práticas. A MI, é no entanto, um processo complexo realizada em populações muito heterogêneas e influenciada por diversas variáveis que incluem o contexto cultural e as diferentes estruturas, e por organizações dos sistemas de saúde em que está inserida. É, por isso, extremamente difícil reduzir a qualidade da MI a algo mensurável, quantificá-la e depois compará-la entre diferentes instituições. Além disso, nos últimos anos, a da segurança do doente como uma dimensão necessária na avaliação da qualidade dos cuidados prestados tornou-se obrigatória, o que levou a grandes mudanças na forma como a avaliação comparativa do desempenho (denominada "benchmarking") deve ser avaliada e relatada.[1]

Embora a qualidade envolva uma variedade de dimensões, o principal interesse até agora centraliza-se na eficácia e na eficiência: é evidente que as outras questões são menos relevantes se os cuidados prestados forem ineficazes ou prejudiciais. Por conseguinte, a prioridade deve ser a avaliação da eficiência. Os instrumentos disponíveis para medir a efetividade em MI derivam da ciência da avaliação dos resultados. O ponto de partida para esta ciência foi originado pelo elevado grau de variabilidade nas práticas médicas, que se verificou durante a primeira parte do século XX, quando a investigação epidemiológica estava a desenvolver-se. A variação nas práticas médicas – incluindo, mas não se limitando à variação inadequada – levou à procura da terapia "*ótima*" para cada síndrome ou doença, por meio da realização de repetidos ensaios clínicos aleatórios (RCT). No entanto, a realização de RCT em doentes críticos está repleta de dificuldades éticas e outras. Por esta razão, os estudos observacionais para avaliar os efeitos do tratamento de cuidados intensivos continuam a ser frequentemente utilizados e, por vezes, são mais informativos do que os RCT anteriores.[2] A investigação dos resultados fornece os métodos necessários para comparar diferentes doentes ou grupos de doentes, especialmente entre instituições diferentes. O ajuste do risco (também designado ajuste do "*case-mix*") é o método de eleição para normalizar a gravidade de um indivíduo ou de um grupo de doentes. O objetivo do ajuste do risco é considerar todas as características dos doentes que possam seu resultado, de modo a compreender as diferenças devidas ao tratamento recebido e às condições (momento, contexto, normalização) em que esse tratamento foi administrado. Normalmente e conceitualmente, a quantificação de doentes individuais deve ser feita por meio da utilização de pontuações de gravidade, e a avaliação de grupos de doentes deve ser feita por meio da soma das probabilidades de morte dadas pelo modelo para cada doente individual e a sua comparação com a mortalidade real.

Este capítulo pretende descrever os diferentes métodos e sistemas que estão disponíveis para aceder e comparar a gravidade da doença e o resultado em doentes críticos. Começando com uma breve descrição histórica do desenvolvimento dos sistemas de escore ao longo do tempo, o leitor deverá familiarizar-se com a forma como esses sistemas foram concebidos e construídos. Em seguida, descreveremos os sistemas disponíveis com as suas principais aplicações e limitações. Por fim, focaremos nas potenciais aplicações destes sistemas, tanto a nível do doente como a nível da unidade de terapia intensiva (UTI).

Perspectiva histórica

Os sistemas de escore têm sido amplamente utilizados na Medicina há várias décadas. Em 1953, Virginia Apgar[3] publicou uma ferramenta de pontuação muito simples, o primeiro escore de gravidade geral concebido para ser aplicado a uma população geral de recém-nascidos. Era composto por 5 variáveis, facilmente avaliadas à beira do leito, que refletem a função cardiopulmonar e do sistema nervoso central. A sua simplicidade e precisão nunca foram melhoradas e, atualmente, qualquer criança nascida em um hospital recebe escore de Apgar 1 e 5 minutos após o nascimento. Há quase 50 anos, a Drª Apgar comentou sobre o estado da investigação em reanimação neonatal: "*Seldom have there been such imaginative ideas, such enthusiasms and dislikes, and such unscientific observations and study about one clinical picture*" She suggested that part of the solution to this problem would be a "*simple, clear classification or grading of newborn infants which can be used as the basis for discussion and comparison of the results of obstetric practices, types of maternal pain relief and the effects of resuscitation*". Trinta anos mais tarde, os médicos que trabalhavam em UTIs desejam as mesmas ferramentas e queriam aplicá-las da mesma forma.

Os esforços para melhorar a avaliação de risco durante as décadas de 1960 e 1970 visavam melhorar a nossa capacidade de selecionar rapidamente os doentes com maior probabilidade de se beneficiar de novos tratamentos promissores. Por exemplo, Child em 1964[4] criou um escore para medir a gravidade da doença hepática e estimar o risco de mortalidade para os doentes submetidos a derivação. Em 1967, Kilipp classificou a gravidade do enfarte agudo do miocárdio pela presença e gravidade dos sinais de insuficiência cardíaca congestiva.[5] Em 1974, Teasdale e Jennett introduziram a escala de coma de Glasgow (ECG) para avaliar, de forma reprodutível, a gravidade do coma.[6] A utilidade da ECG foi confirmada pela relação consistente entre um mau resultado e uma pontuação reduzida em doentes com uma variedade de doenças. A ECG é fiável e fácil de realizar, mas problemas com o momento da avaliação, o uso de sedação, a variabilidade inter- e intraobservador e a sua utilização no prognóstico têm causado fortes controvérsias.[7] No entanto, a ECG continua a ser a medida neurológica mais utilizada para avaliação de risco.

A década de 1980 assistiu a um aumento explosivo da utilização de novas tecnologias e terapêuticas na UTI. A rapidez da mudança e o grande e crescente investimento nestes serviços de alto custo levaram à procura de melhores provas das indicações e dos benefícios dos cuidados intensivos. Por este motivo, vários investigadores desenvolveram sistemas para avaliar e comparar a gravidade da doença e os resultados dos doentes em estado crítico. O primeiro destes sistemas foi o sistema de avaliação da fisiologia aguda e da saúde crônica (APACHE), publicado por Knaus *et al.* em 1981,[8] seguido pouco depois por Le Gall *et al.* com o *simplified acute physiological score* (SAPS).[9] O sistema APACHE foi posteriormente atualizado – APACHE II[10] e um novo sistema – o modelo de previsão da mortalidade (MPM) – juntou-se ao grupo.[11] No início da década de 1990, estavam disponíveis diferentes sistemas para descrever e classificar a população das UTIs para comparar a gravidade da doença e para prever a mortalidade dos seus doentes. Estes sistemas tinham um bom desempenho, mas havia preocupações quanto aos erros de previsão causados por diferenças na seleção dos doentes. Também havia preocupações quanto à dimensão e à representatividade das bases de dados utilizadas para desenvolver os três sistemas e quanto à fraca calibração em alguns subgrupos de doentes e em algumas localizações geográficas. Estas preocupações levaram, em parte, ao desenvolvimento das suas versões subsequentes, como o APACHE III,[12] o SAPS II[13] e o MPM II,[14] todos eles publicados entre 1991 e 1993.

Em meados dos anos noventa, a necessidade de quantificar não só a mortalidade, mas também a morbidade em grupos específicos de doentes tornou-se evidente e levou ao desenvolvimento das chamadas pontuações de disfunção orgânica, tais como o *multiple organ dysfunction score* (MODS),[15] o *logistic organ dysfunction* (LOD) [16] e o *sequential organ failure assessment* (SOFA),[17] que serão abordados em outro capítulo.

A avaliação da gravidade da doença e a predição do prognóstico

A avaliação da gravidade da doença no doente crítico é feita por meio da utilização de escores de gravidade e de modelos de previsão de resultados. Esta destituição é fundamental para compreender as suas diferenças, limitações de utilização e objetivos de cada um.

- Os escores de gravidade são instrumentos que visam estratificar os doentes com base na sua gravidade, atribuindo a cada doente uma pontuação crescente à medida que aumenta a gravidade da sua doença.
- Os modelos de previsão de resultados, para além da sua capacidade de estratificar os doentes de acordo com a sua gravidade, têm como objetivo prever um determinado resultado (normalmente o estado vital à data da alta hospitalar) com base num determinado conjunto de variáveis prognósticas e em uma determinada equação de modelação.

O desenvolvimento deste tipo de sistemas, aplicáveis a grupos heterogêneos de doentes em estado crítico, teve início na década de 1980 (**Tabela 158.1**). A primeira escala geral de gravidade da doença aplicável à maioria dos doentes em estado crítico foi a escala APACHE.[8] Desenvolvido no Centro Médico da Universidade George Washington em 1981 por William Knaus *et al.*, o sistema APACHE demonstrou ser capaz de avaliar, de forma exata e reprodutível, a gravidade da doença nesta população.[18-20] Dois anos mais tarde, Jean-Roger Le Gall *et al.* publicaram uma versão simplificada deste modelo, o *simplified acute physiology score* (SAPS).[21] Este modelo tornou-se rapidamente muito popular na Europa, especialmente na França. Outra atualização e simplificação do sistem[a] APACHE original, o APACHE II, foi publicada em 1985 pelos mesmos autores do modelo original.[10] Este sistema introduziu a possibilidade de prever a mortalidade, necessitando para o efeito da seleção de um motivo principal de admissão na UTI a partir de uma lista de 50 diagnósticos operatórios e não operatórios. Contribuições adicionais para a previsão do prognóstico incluem os modelos de previsão da mortalidade (MPM),[22] desenvolvidos por Stanley Lemeshow utilizando técnicas de regressão logística. Outros desenvolvimentos neste domínio incluem a terceira versão do sistema APACHE (APACHE III)[12] e as segundas versões do SAPS (SAPS II)[13] e MPM (MPM II).[14] Todos eles utilizaram a regressão logística múltipla para selecionar e ponderar as variáveis e são capazes de calcular a probabilidade de mortalidade hospitalar em grupos de doentes críticos. Foi demonstrado que têm um desempenho melhor do que os seus antigos homólogos,[23,24] e representam o estado da arte neste domínio no final do século passado.

Desde o início da década de 1990, e devido à progressiva falta de calibração destes modelos, o desempenho destes instrumentos começou a deteriorar-se lentamente com o passar do tempo. As diferenças nas características de base dos doentes admitidos, nas circunstâncias da admissão na UTI e na disponibilidade de medidas terapêuticas gerais e específicas, introduziram uma diferença crescente entre a mortalidade real e a mortalidade prevista.[25] De uma forma geral, nos últimos anos do século, assistimos a um aumento da idade média dos doentes internados, a um maior núme-

Tabela 158.1. Índices Prognósticos gerais

Características	APACHE	SAPS	APACHE II	MPMa	APACHE III	SAPS II	MPM IIb	SAPS 3	APACHE IV	MPMo III
Ano	1981	1984	1985	1988	1991	1993	1993	2005	2006	2007
Países	1	1	1	1	1	12	12	35	1	1
UCIs	2	8	13	1	40	137	140	303	104	135
Doentes	705	679	5815	2783	17440	12997	19124	16784	110558	124855
Seleção das variáveis e dos seus efeitos	Painel de peritos	Painel de peritos	Painel de peritos	Regressão Logística Múltipla	Regressão Logística Múltipla	Regressão Logística Múltipla	Regressão Logística Múltipla	Regressão Logística Múltipla	Regressão Logística Múltipla	Regressão Logística Múltipla
Variáveis:										
• Idade	Não	Sim	Sim	Sim	Sim	Sim	Sim	Sim	Sim	Sim
• Origem	Não	Não	Não	Não	Sim	Não	Não	Sim	Sim	Não
• Cirurgia	Não	Não	Sim	Sim	Sim	Sim	Sim	Sim	Sim	Sim
• Estado crônico de saúde	Sim	Não	Sim	Sim	Sim	Sim	Sim	Sim	Sim	Sim
• Fisiologia	Sim	Sim	Sim	Sim	Sim	Sim	Sim	Sim	Sim	Sim
• Diagnóstico agudo	Não	Não	Sim	Não	Sim	Não	Sim	Sim	Sim	Sim
Número de variáveis	34	14	17	11	26	17	15e	20	142	16 (+1)
Pontuação	Sim	Sim	Sim	Não	Sim	Sim	Não	Sim	Sim	Não
Mortalidade	Não	Não	Sim	Sim	Sim	Sim	Sim	Sim	Sim	Sim

a: Estes modelos são baseados em versões prévias, desenvolvidos pelos mesmos autores.[11,175].

b: Os números apresentados são os do componente de admissão do modelo (MPM II_0). O MPM II_{24}, foi desenvolvido baseado em dados de 15925 doentes das mesmas UTIs.

c: O MPM II_{24} utiliza apenas 13 variáveis.

Fonte: APACHE, Acute Physiology and Chronic Health Evaluation; SAPS, Simplified Acute Physiology Score; MPM, Mortality Probability Models.

ro de doentes crônicos e imunodeprimidos e a um aumento do número de internações em UTI por sépsis.[26,27] Embora a maioria dos modelos mantivesse uma discriminação aceitável, a sua calibração (ou precisão prognóstica) deteriorou-se a um ponto em que foi necessário introduzir alterações importantes.

Uma utilização inadequada destes instrumentos fora do seu espaço de amostragem foi também responsável por uma má aplicação dos instrumentos, especialmente para o ajustamento do risco em ensaios clínicos.[28-30]

No início da década de 2000, foram efetuadas várias tentativas para melhorar os modelos antigos.

Foi assim construída uma nova geração de modelos de predição de resultados gerais, que incluiu modelos como o MPM III desenvolvido na base de dados IMPACT nos Estados Unidos,[31] novos modelos com base em análise computorizada por regressão logística com efeitos hierárquicos desenvolvidos por alguns dos autores dos sistemas APACHE,[32] o APACHE IV,[33] e o modelo de admissão SAPS 3, desenvolvido por regressão logística com efeitos hierárquicos numa base de dados mundial.[34,35] Foram propostos modelos com base em outras técnicas estatísticas, como as redes neuronais artificiais e os algoritmos genéticos, mas, para além da sua utilização acadêmica, nunca foram amplamente utilizados.[36,37]

Estas abordagens foram revistas mais de uma vez,[38] mas serão resumidas em seguida.

A recalibração de modelos existentes

Todos os modelos de previsão de resultados gerais existentes utilizaram equações de regressão logística para estimar as probabilidades de um determinado resultado em um doente com um determinado conjunto de variáveis preditivas.[39] Consequentemente, a primeira abordagem para melhorar a calibração de um modelo, quando o modelo original não é capaz de descrever adequadamente a população é personalizar.[40] Vários métodos e sugestões têm sido propostos para este exercício,[41] com base, geralmente, em uma de duas estratégias:

- Modificação de primeiro nível, ou seja, a personalização do logit, desenvolvendo uma nova equação que relaciona a pontuação com a probabilidade de tal, como proposto por Le Gall ou Apolone.[42,43]
- Modificação de segundo nível, ou seja, a modificação dos coeficientes das variáveis no modelo, tal como descrito para o modelo MPM II_0,[40] e pode ser feita mantendo inalterado o peso relativo das variáveis no modelo, ou, eventualmente, alterando também esses pesos (sendo esta última técnica o limite da modificação de segundo nível: a partir deste ponto, o investigador está desenvolvendo um novo modelo e não modificando um modelo existente). Assim, normalmente, o investigador que modifica um modelo existente assume que o peso relativo das variáveis no modelo é constante.

Ambos os métodos foram utilizados no passado com um sucesso parcial no aumento da capacidade prognóstica dos modelos.[40,44] No entanto, ambos falham quando o problema do wscore está na discriminação ou no seu fraco desempenho em subgrupos de doentes (fraca uniformidade do ajuste.[45] Este fato pode ser justificado pela falta de variáveis adicionais, mais preditivas neste contexto específico. A adição de novas variáveis a um modelo existente já foi feita anteriormente[46,47] e pode ser uma abordagem apropriada em alguns casos. Pode conduzir a modelos muito complexos, exige a recolha de dados especiais e é também mais dispendiosa e morosa. A melhor relação entre o peso da recolha de dados e a exatidão deve ser adaptada caso a caso. É de notar que o objetivo da modificação de primeiro nível, que não é mais do que uma tradução matemática do logit original para obter uma probabilidade de mortalidade diferente, é melhorar a calibração de um modelo e não melhorar a discriminação. Por conseguinte, não deve ser considerada quando a melhoria deste parâmetro é considerada importante.

Podemos imaginar um terceiro nível de modificação, por meio da introdução no modelo de novas variáveis de prognóstico e do novo cálculo dos pesos e coeficientes para todas as variáveis, mas – como já foi dito – esta técnica atravessa as fronteiras da modificação de um modelo *versus* a construção de um novo modelo preditivo.

Nos últimos anos, todas estas abordagens foram experimentadas com resultados altamente variáveis.[48,50]

Construindo novos modelos

Nos últimos anos, foram desenvolvidos e, finalmente publicados, três modelos gerais de previsão de resultados: o modelo de admissão SAPS 3 em 2005, o APACHE IV em 2006 e o MPM III em 2007.[51]

O modelo de admissão SAPS 3

Desenvolvido por Rui Moreno, Philipp Metnitz, Eduardo Almeida e Jean-Roger Le Gall em nome *do SAPS 3 Outcomes Research Group*, o modelo SAPS 3 foi publicado em 2005.[34,35]

O estudo utilizou um total de 19.577 doentes admitidos consecutivamente em 307 UTIs de todo o mundo entre 14 de outubro e 15 de dezembro de 2002. Esta base de dados multinacional de alta qualidade foi construída para refletir a heterogeneidade da mistura de casos e da tipologia atual das UTIs em todo o mundo, tentando não se concentrar apenas na Europa Ocidental e nos Estados Unidos. Consequentemente, a base de dados SAPS 3 reflete melhor as diferenças importantes nas características de base dos doentes e dos sistemas de saúde que afetam os resultados. Estas incluem, por exemplo, diferentes composições genéticas, diferentes estilos de vida ou uma distribuição heterogênea das principais doenças nas diferentes regiões, bem como questões como o acesso ao sistema de saúde em geral e aos cuidados intensivos em particular, ou diferenças na disponibilidade e utilização das principais medidas de diagnóstico e terapêuticas nas UTIs. Embora a integração de UTIs fora da Europa e dos EUA tenha certamente aumentado a sua representatividade, deve reconhecer-se que ainda não é possível determinar em que medida a base de dados SAPS 3 reflete a mistura de casos nas UTIs de todo o mundo.

Com base nos dados recolhidos na admissão na UTI (mais ou menos 1 hora), os autores desenvolveram coeficientes de regressão utilizando a regressão logística hierárquica para estimar a probabilidade de morte hospitalar. O modelo final, composto por vinte variáveis, apresentou boa discriminação, sem grandes diferenças entre as tipologias de pacientes, e a calibração também foi satisfatória. Foram calculadas equações personalizadas para as principais zonas do mundo, que demonstram uma boa adequação global. É interessante notar que os determinantes da mortalidade hospitalar mudaram notavelmente desde o início dos anos 1990,[12] sendo o estado de saúde crônico e as circunstâncias da admissão na UTI responsáveis por quase ¾ do poder prognóstico do modelo.

Para permitir a todos os interessados o cálculo do SAPS 3, que é aberto e totalmente gratuito, foi publicado um extenso material eletrônico suplementar (www.springer.com) juntamente com os relatórios do estudo: inclui a descrição completa e detalhada de todas as variáveis, bem como informações adicionais sobre o desempenho do SAPS 3. Além disso, o SORG disponibiliza no *site* do projeto (www.saps3.org) vários recursos adicionais: em primeiro lugar, está disponível uma folha do Microsoft Excel que se destina a calcular um SAPS 3 em tempo real. Em segundo lugar, uma pequena base de dados Microsoft Access permite o cálculo, o armazenamento e a exportação de elementos de dados relacionados com o SAPS 3.

No entanto, como todos os modelos de previsão de resultados, está perdendo lentamente a calibração, como demonstrado recentemente por vários grupos,[52-56] parece manter uma boa fiabilidade e discriminação, o que ajuda a que um processo de recalibração possa ser relativamente fácil de realizar, devendo o mesmo ser feito no próximo ano.

■ O modelo APACHE IV

No início de 2006, Jack E. Zimmerman, um dos autores originais dos modelos APACHE originais, publicou, em colaboração com colegas da *Cerner Corporation* (Vienna, VA), o modelo APACHE IV.[33]

O estudo baseou-se numa base de dados de 110.558 admissões consecutivas durante 2002 e 2003 em 104 unidades de cuidados intensivos em 45 hospitais nos EUA que participam na base de dados APACHE III. O modelo APACHE IV utiliza os piores valores durante as primeiras 24 horas na UTI e um procedimento de regressão logística multivariada para estimar a probabilidade de mortalidade hospitalar.

As variáveis preditivas eram semelhantes às do APACHE III, mas foram adicionadas novas variáveis e foi utilizada um modelo estatístico diferente. A exatidão das previsões do APACHE IV foi analisada na base de dados global e nos principais subgrupos de doentes. O APACHE IV teve uma boa discriminação e calibração. Para 90% dos 116 diagnósticos de admissão na UTI, o rácio entre a mortalidade observada e a prevista não foi significativamente diferente de 1,0. As previsões foram comparadas com as versões do APACHE III desenvolvidas 7 e 14 anos antes: houve poucas alterações na discriminação, mas a mortalidade agregada foi sistematicamente sobrestimada à medida que a idade do modelo aumentava. Quando examinada a doença, a precisão da previsão manteve-se para alguns diagnósticos, mas para outros pareceu refletir alterações na prática ou na terapêutica. O mesmo grupo publicou também um modelo preditivo para o tempo de internação na UTI ajustado ao risco.[57]

Mais informações sobre o modelo e a possibilidade de calcular a probabilidade de morte para pacientes individuais estão disponíveis no *site* da *Cerner Corporation* (www.criticaloutcomes.cerner.com).

■ O modelo MPMO III

O MPM0 III foi descrito por Tom Higgins *et al.* em 2007.[51] Foi desenvolvido com base em dados de UTI dos EUA que participaram no projeto IMPACT, mas quase não existem dados publicados para avaliar o seu comportamento fora da coorte de desenvolvimento. Tal como os modelos MPM anteriores, o MPM0 III não permite o cálculo de um escore, mas estima diretamente a probabilidade de morte no hospital (**Tabela 158.1**).

O desenvolvimento de modelos preditivos

A seleção da população-alvo

Embora designados "gerais", a maioria dos modelos existentes não é aplicável a todos os doentes internados em UTI. Os doentes queimados, admitidos com isquemia coronária (ou para excluir enfarte do miocárdio), jovens (menos de 16 ou 18 anos), no pós-operatório de cirurgia cardíaca ou com um tempo de permanência na UTI muito curto foram explicitamente excluídos do desenvolvimento da maioria dos sistemas. Esta limitação é especialmente importante quando avaliamos UTI especializadas, com um tipo de doentes particular, mas também pode ser importante em UTIs gerais. Em muitos casos, a aplicação de critérios de exclusão pode implicar a análise de apenas uma pequena proporção dos doentes admitidos, resultando em erros significativos.

■ A seleção do resultado

A seleção do resultado identifica o parâmetro de interesse e, no mínimo, o resultado selecionado deve ser:

- Um evento relativamente comum.
- Facilmente definido, reconhecido e medido.
- Clinicamente relevante.
- Independente das decisões terapêuticas.

A mortalidade preenche todos os critérios anteriormente referidos; no entanto, existem fatores que podem introduzir confusão e que devem ser considerados quando se utiliza a mortalidade como um resultado. A localização do paciente no momento da morte pode reduzir consideravelmente as taxas de mortalidade hospitalar. Por exemplo, num estudo com 116.340 doentes internados em UTI, atribuiu-se um declínio significativo no rácio entre a mortalidade observada e a prevista a uma diminuição da mortalidade hospitalar como resultado da alta mais precoce de doentes com elevada gravidade da doença para instalações de enfermagem especializadas.[58] No estudo APACHE III, uma diferença regional significativa na mortalidade foi inteiramente secundária a variações no tempo de permanência hospitalar.[59] As melhorias na terapêutica, como a utilização de trombólise no enfarte do miocárdio ou de corticosteroides na pneumonia por *Pneumocystis* e na síndrome da imunodeficiência adquirida[60] podem reduzir drasticamente a mortalidade hospitalar. O aumento da utilização de diretivas antecipadas, ordens de não reanimar e a limitação ou retirada da terapêutica aumentam a mortalidade hospitalar.

As variações em qualquer um dos fatores anteriormente referidos conduzirão a diferenças entre a mortalidade observada e a prevista, que pouco têm a ver com a combinação de casos ou a eficácia da terapêutica. Os instrumentos preditivos orientados para a mortalidade a longo prazo fornecem estimativas prognósticas precisas no primeiro mês após a alta hospitalar, mas a sua precisão diminui consideravelmente a partir daí, porque outros fatores, como a infecção pelo vírus da imunodeficiência humana (HIV) ou a malignidade, dominam o padrão de sobrevivência a longo prazo. Devido a estas advertências, a mortalidade é o resultado mais útil para a conceção de pontuações gerais de gravidade da doença e de instrumentos preditivos.

Outras medidas de resultados representam questões importantes para melhorar os cuidados na UTI. Estes incluem os seguintes:

- Taxas de morbilidade e de complicações.
- Disfunção orgânica.
- Utilização de recursos.
- Duração da ventilação mecânica, utilização de cateteres da artéria pulmonar.
- Qualidade de vida após a alta da UTI/hospitalar.
- Tempo de permanência na UTI.

O ajuste do *case-mix* é indispensável para estudar a morbidade, a utilização de recursos e o tempo de internação. Embora estes resultados sejam difíceis de se definir e sejam sensíveis às condições locais, estão relacionados com o custo dos cuidados e, por conseguinte, têm sido úteis para medir e comparar a eficiência das UTIs.

Todos os modelos atuais de previsão de resultados têm como objetivo prever o estado vital no momento da alta hospitalar. Por conseguinte, é incorreto utilizá-los para prever outros resultados, como o estado vital à data da alta da UTI. Isto resultará em uma subestimação grosseira das taxas de mortalidade.[61]

A coleção dos dados

O passo seguinte no desenvolvimento de um modelo geral de previsão de resultados é a avaliação, seleção e registo das variáveis preditivas. Nesta fase, deve ser dada grande atenção às definições das variáveis, bem como aos períodos de tempo para a recolha das mesmas.[62-64] Muito frequentemente os modelos têm sido aplicados incorretamente, sendo o erro mais comum relacionado com:

- As definições das variáveis.
- Os prazos para a avaliação e registo dos dados.
- A frequência de medição e registo das variáveis.
- Os critérios de exclusão aplicados.
- O tratamento dos dados antes da análise.

É de notar que todos os modelos existentes foram calibrados para uma recolha de dados não automatizada, ou seja, manual. Foi demonstrado que a utilização de sistemas eletrônicos de gestão de dados de doentes (com taxas de amostragem que podem ser bem elevadas) tem um impacto significativo nos resultados:[65,66]quanto mais elevada for a taxa de amostragem, mais valores anômalos serão encontrados e, por conseguinte, as pontuações serão mais elevadas, o que inflaciona a gravidade e consequentemente a mortalidade prevista.

A avaliação da fiabilidade intra- e interobservador deve ser sempre descrita e comunicada, juntamente com a frequência dos valores em falta.

A seleção das variáveis

O número de variáveis utilizadas nos sistemas de gravidade e prognóstico é influenciado pela carga da recolha de dados, por considerações estatísticas, pela fiabilidade da medição e pela frequência. A seleção de variáveis reflete um equilíbrio entre a adição de variáveis com um impacto decrescente no resultado e a limitação das variáveis aos preditores mais fortes para facilitar a recolha de dados e minimizar os erros de processamento. As variáveis devem ter as seguintes características:

- Prontamente disponíveis e clinicamente relevantes.
- Relação plausível com o resultado e facilmente definida e medida.
- Independente dos processos de tratamento
- Verificável por meio de controles da exatidão dos dados

A seleção inicial das variáveis pode ser dedutiva (subjetiva), utilizando termos que se sabe ou se suspeita influenciarem o resultado, ou indutiva (objetiva), utilizando qualquer desvio da homeostase ou do estado de saúde normal. A abordagem dedutiva recorre a uma revisão sistemática ou à opinião de um grupo de peritos, que fornecem um consenso sobre as medições e os eventos mais fortemente associados ao resultado. Esta abordagem é mais rápida e requer menos trabalho computacional; o APACHE I e o SAPS I começaram ambos por esta via. Uma estratégia puramente indutiva, utilizada pelo MPM0, começa com a base de dados e testa variáveis candidatas com uma relação plausível com o resultado. No modelo SAPS 3, foram utilizados vários métodos complementares, tais como a regressão logística em categorias mutuamente exclusivas, construída utilizando curvas suavizadas com base em LOWESS,[67] e as árvores de regressão (MART).[68]

Na prática, nenhuma das técnicas é utilizada exclusivamente; todos os sistemas utilizam atualmente uma combinação destas técnicas. As variáveis que têm sido utilizadas em sistemas de gravidade e prognóstico incluem as seguintes:

- Estado de doença crônica ou comorbilidades.
- Circunstâncias da admissão na UTI.
- Medidas fisiológicas.
- Razões para a admissão na UTI e diagnósticos de admissão.
- RCP, ventilação mecânica antes da admissão na UTI.
- Localização e duração da estadia antes da admissão.
- Cirurgia de emergência e estado operatório.

As variáveis preditivas devem ser facilmente definidas e medidas de forma fiável para garantir uma recolha de dados uniforme e minimizar as variações de pontuação. Para fins estatísticos, as variáveis são consideradas dicotômicas (por exemplo, cirurgia sim ou não), categóricas (por exemplo, classificação da doença ou localização do doente antes da admissão) ou contínuas (pressão arterial ou frequência cardíaca). Com amostras de dimensão muito grande, algumas variáveis contínuas podem tornar-se dicotômicas ou categóricas caso se descubra que existem valores-limite fortes e biologicamente sólidos para além dos quais o seu valor numérico não tem significado adicional.

A ponderação do diagnóstico de admissão na UTI ou do motivo de admissão na UTI (por exemplo, asma *vs.* síndrome do desconforto respiratório agudo – SDRA) aumenta significativamente a precisão do prognóstico, uma vez que um grau semelhante de desarranjo fisiológico reflete variações substanciais no risco de mortalidade para diferentes doenças. Curiosamente, foi demonstrado que as circunstâncias da admissão na UTI, tais como o caráter planejado ou não planejado da admissão, são muito importantes. Os sistemas que incluem ponderações para o diagnóstico de admissão devem ter um número suficiente de doentes em cada categoria de doença para permitir efetuar análises estatísticas. Os instrumentos preditivos que ignoram o diagnóstico de admissão reduzem a carga de recolha de dados, mas têm um desempenho fraco em UTI com uma mistura de casos que difere significativamente da base de dados de desenvolvimento.

A localização e o tempo de permanência antes da admissão na UTI são responsáveis, pelo menos em parte, pelo viés de tempo de espera, que tem um impacto importante no resultado. Por exemplo, um doente tratado durante 2 dias e depois admitido na UTI corre um maior risco de morte do que um doente com o mesmo diagnóstico e gravidade da doença admitido no serviço de urgência.

A exatidão de qualquer sistema de pontuação depende da qualidade da base de dados a partir da qual foi desenvolvido. Mesmo com variáveis bem definidas, há relatos de variabilidade interobservador significativa.[69,70]

Ao calcular as pontuações, há várias questões práticas que devem ser discutidas.[71,72] Em primeiro lugar, qual é exatamente o valor de qualquer parâmetro que deve ser considerado? É verdade que, para muitas das variáveis mais simples, serão efetuadas várias medições durante um período de 24 horas. Deverá o valor mais baixo, o mais alto ou uma média ser considerado como o valor representativo desse dia? Existe um consenso geral de que, para efeitos da pontuação, deve ser considerado o pior valor em um período de 24 horas. Em segundo lugar, o que acontece com os valores em falta? O último valor conhecido deve ser repetidamente considerado como representativo até se obter um novo valor, ou deve ser considerado o valor médio entre dois valores sucessivos? Ambas as opções partem de pressupostos que podem influenciar a fiabilidade da pontuação. A primeira opção pressupõe que não temos conhecimento da evolução dos valores ao longo do tempo e a segunda pressupõe que as alterações são geralmente bastante previsíveis e regulares. No entanto, preferimos esta segunda opção porque os valores podem estar em falta durante vários dias e a repetição do último valor conhecido pode implicar erros de cálculo consideráveis. Além disso, as alterações na maioria das variáveis medidas (contagem de plaquetas, bilirrubina, ureia) são, de fato, geralmente bastante regulares, subindo ou descendo de forma sistemática.

A Validação do modelo

Todos os modelos preditivos desenvolvidos para a previsão de resultados têm, naturalmente, de ser validados, ou seja, têm de demonstrar a sua capacidade para prever o resultado em avaliação externa. Neste contexto, devem ser avaliados três aspectos: o primeiro aspecto é a calibração, ou o grau de correspondência entre as previsões do modelo e os resultados observados. O segundo é a discriminação, ou seja, a capacidade do modelo para distinguir as observações com um resultado positivo das que têm um resultado negativo. O terceiro é a uniformidade do ajuste do modelo, ou seja, o desempenho do mesmo em vários subgrupos de doentes.

A avaliação da calibração e da discriminação foi designada por "goodness-of-fit". A avaliação do desempenho do modelo nos principais subgrupos foi designada por uniformidade de ajuste.

■ *Goodness-of-fit*

A avaliação do *goodness-of-fit* compreende a avaliação da calibração e da discriminação na população analisada.

A calibração avalia o grau de correspondência entre as probabilidades estimadas de mortalidade e a mortalidade observada na amostra analisada. Vários métodos são usualmente propostos: razão de mortalidade observada/estimada (O/E), escore Z de Flora,[73] testes de adequação de Hosmer-Lemeshow,[74-76] cintos de calibração[77] regressão de calibração de Cox e curvas de calibração.

Os rácios de mortalidade observada/estimada são calculados dividindo a mortalidade observada (em outras palavras, o número de mortes) pela mortalidade prevista (em outras palavras, a soma das probabilidades de mortalidade de todos os doentes da amostra). Em um modelo perfeitamente calibrado, este valor deve ser um.

Os testes de adequação de Hosmer-Lemeshow são duas estatísticas de qui-quadrado propostas para a avaliação formal da calibração de modelos preditivos.[74-76] No teste Ĥ, os doentes são classificados em 10 grupos de acordo com as suas probabilidades de morte. Em seguida, utiliza-se uma estatística de qui-quadrado para comparar o número observado de mortes e o número previsto de sobreviventes com o número observado de mortes e o número observado de sobreviventes em cada um dos grupos. A fórmula é a seguinte:

$$\hat{C}_g = \hat{H}_g = \sum_{1=l}^{g} \frac{(o_l - e_l)^2}{e_l\,(1 - \bar{\pi}_l)}$$

sendo o número de grupos (geralmente 10), o número de eventos observados no grupo l, e o número de eventos esperados no mesmo grupo e a probabilidade média estimada, sempre no grupo l. A estatística resultante é então comparada com uma tabela de qui-quadrado com 8 graus de liberdade (desenvolvimento do modelo) ou 10 graus de liberdade (validação do modelo), para saber se as diferenças observadas podem ser explicadas exclusivamente por flutuação aleatória. O teste de Hosmer-Lemeshow Ĉ é semelhante, com os 10 grupos contendo igual número de pacientes. Hosmer e Lemeshow demonstraram que o método de agrupamento utilizado na estatística Ĉ se comporta melhor quando a maioria das probabilidades são baixas.[78]

Estes testes são hoje considerados obrigatórios para a avaliação da calibração,[79]embora sujeitos a críticas. [80,81] É de salientar que a amostra analisada deve ser suficientemente grande para ter o poder de detectar a falta de concordância entre as taxas de mortalidade previstas e observadas.[41]

Os testes de Hosmer-Lemeshow são muito sensíveis ao tamanho da amostra. Quando a amostra é pequena, o teste tem geralmente pouco poder para detectar um mau ajuste; quando o tamanho da amostra é muito grande, mesmo diferenças pequenas e insignificantes entre a mortalidade prevista e a observada resultarão num qui-quadrado significativo. Por esta razão, cada vez mais investigadores, especialmente os que lidam com grandes bases de dados, preferem utilizar os cintos de calibração (disponíveis gratuitamente com o programa R Package GiViTiR[82] e a regressão de calibração de Cox, em que a relação entre as probabilidades previstas e as observadas é avaliada por regressão logística, sendo a mortalidade hospitalar a variável dependente e o logaritmo natural das probabilidades dadas pelo modelo a variável independente. Se a interseção for zero e o declive do modelo 1, então a calibração é perfeita.[50]

Este é um dos melhores métodos para fornecer ao utilizador uma medida quantitativa da calibração, mas não indica completamente os desvios entre a mortalidade observada e a prevista, em particular a direção, a extensão e as classes de risco afetadas por esses desvios. Esta última informação é mais ou menos fornecida pelo gráfico de calibração tradicional, que, no entanto, não é uma curva real (os pontos individuais são teoricamente independentes uns dos outros), não é um método estatístico formal e, consequentemente, não fornece a incerteza da estimativa. Outro ponto fraco dos métodos de avaliação da calibração mais utilizados – ou seja, as estatísticas Homer-Lemeshow combinadas com o gráfico de calibração tradicional – é o fato de calcularem a média do risco dos doentes em cada decil, não utilizando assim toda a informação transportada por cada doente. Estas deficiências foram recentemente resolvidas por uma nova abordagem estatística, o cinto de calibração GiViTI,[54] recentemente utilizado por Poole *et al.* na comparação da calibração do SAPS II e 3.[54] No entanto, também não é perfeita, porque na maioria das vezes há um desvio à esquerda (baixo risco) da distribuição dos riscos e o teste torna-se menos útil e informativo. As curvas de calibração também são utilizadas para descrever a calibração de um modelo preditivo. Estes tipos de gráficos comparam a mortalidade observada e prevista. Podem induzir em erro, uma vez que o número de doentes diminui normalmente da esquerda para a direita (quando passamos de probabilidades baixas para probabilidades altas) e, consequentemente, mesmo pequenas diferenças em grupos de gravidade elevada parecem visualmente mais importantes do que pequenas diferenças em grupos de probabilidades baixas. É de salientar que as curvas de calibração não são consideradas um teste estatístico formal.

A discriminação avalia a capacidade do modelo para distinguir entre os doentes que morrem e os que sobrevivem. Esta avaliação pode ser efetuada através de um teste não paramétrico, como o índice C de Harrell, utilizando a ordem de grandeza do erro.[83] Este índice mede a probabilidade de, para quaisquer dois doentes escolhidos aleatoriamente, aquele que tem maior probabilidade de ter o resultado de interesse (morte). Foi demonstrado que este índice está diretamente relacionado com a área sob a curva das características de funcionamento do receptor (ROC) e que pode ser obtido como o parâmetro da estatística de Mann-Whitney-Wilcox.[84] Podem ser efetuados cálculos adicionais para calcular o intervalo de confiança desta medida.[85]

O conceito da área sob a *receiver operating curve* (aROC) deriva dos testes psicofísicos. Em uma curva ROC, é construída uma série de tabelas de contingência duas a duas, variando do valor de pontuação menor para o maior. Para cada tabela, são calculadas a taxa de verdadeiro-positivos (ou sensibilidade) e a taxa de falso-positivos (ou 1 menos a especificidade). O gráfico final de todos os pares possíveis de taxas de verdadeiro-positivos *versus* falso-positivos dá então a representação visual da curva ROC.

A interpretação da área sob a curva ROC é fácil: um modelo virtual com uma discriminação perfeita teria uma área de 1,0, um modelo com uma discriminação pior do que o acaso teria uma área de 0,5. As capacidades de discriminação são consideradas satisfatórias quando a curva ROC é > 0,70. Os modelos de previsão de resultados gerais têm geralmente áreas superiores a 0,80.

Foram descritos vários métodos para comparar as áreas sob duas (ou mais) curvas ROC,[86-88] mas podem induzir em erro se a forma das curvas for diferente.[89]

Foram utilizadas outras medidas com base em tabelas de classificação, com descrição da sensibilidade, especificidade, valores preditivos positivos e negativos e taxas de classificação correta. No entanto, uma vez que estes cálculos têm de utilizar um ponto de corte fixo (normalmente 10, 50 ou 90 %), o seu valor é limitado.

A importância relativa da calibração e da discriminação depende da utilização prevista do modelo. Alguns autores aconselham que, para a comparação de grupos, a calibração é especialmente importante[90] e que, para decisões que envolvem doentes individuais, ambos os parâmetros são importantes.[91]

A Uniformidade do ajuste

A avaliação da calibração e da discriminação na amostra analisada é uma prática corrente nos dias de hoje. Mais complexa é a identificação de subgrupos de doentes em que o comportamento do modelo não é ótimo. Estes subgrupos podem ser vistos como observações influentes na construção do modelo e a sua contribuição para o erro global do modelo pode ser muito grande.[92]

Os subgrupos mais importantes estão relacionados com as características do *case-mix* que podem eventualmente estar relacionadas com o resultado de interesse:

- A localização intra-hospitalar antes da admissão na UTI.
- O estado cirúrgico.
- O grau de reserva fisiológica (idade, comorbilidades).
- O diagnóstico agudo (incluindo a presença, o local e a extensão da infeção na admissão na UTI).

Apesar de alguns autores como Rowan e Goldhill no Reino Unido[93,94] e Apolone e Sicignano em Itália[43,95] terem sugerido que o comportamento de um modelo pode depender significativamente do *case-mix* da amostra, não existe consenso sobre as subpopulações que devem obrigatoriamente ser analisadas.[45]

Atualizando índices prognósticos

As mudanças nas características das populações, as alterações na terapia das principais doenças ou a introdução de novos métodos de diagnóstico implicam modificações que resultam em atualizações necessárias. Além disso, a utilização de um modelo fora da sua população de desenvolvimento pode eventualmente implicar a sua modificação e adaptação.

Utilizando um índice prognóstico

Calculando o valor do índice

Utilizando as folhas de pontuação originais (ou um programa informático, bem-desenvolvido e validado), é atribuída uma pontuação a cada variável, dependendo do seu desvio dos valores normais. A soma aritmética das pontuações destas variáveis (a pontuação da soma) representa a pontuação de gravidade para esse doente, que é depois utilizada na equação para prever a mortalidade hospitalar. Como descrito acima, esta abordagem não foi escolhida pelos sistemas MPM, onde as variáveis são diretamente utilizadas para calcular uma probabilidade de morte no hospital através de uma equação de regressão logística.

Transformando o índice numa probabilidade de mortalidade

A transformação da pontuação de gravidade numa probabilidade de morte no hospital utiliza uma equação de regressão logística. A variável dependente (mortalidade hospitalar) "y" está relacionada com o conjunto de variáveis independentes (preditivas) por meio da equação:

$$Y = b0 + b1x1 + b2x2 \ldots bkxk$$

sendo b0 a interseção do modelo, x1 a xk as variáveis preditivas e b1 a bk os coeficientes de regressão estimados. A probabilidade de mortalidade é então dada por:

$$\text{Probability of death} = \frac{e^{logit}}{1 + e^{logit}}$$

com o logit a ser "y", como descrito anteriormente. A transformação logística incluída nesta equação permite que a relação em forma de "s" entre as duas variáveis se torne linear (na escala logit). Nos extremos da pontuação (valores muito baixos ou muito altos), as alterações na probabilidade de morte são pequenas; para valores intermédios, mesmo pequenas alterações na pontuação estão associadas a alterações muito grandes na probabilidade de morte. Isto garante que os valores atípicos não influenciam demasiado a previsão.

Aplicações dos modelos prognósticos gerais

Todos os modelos existentes visam prever um resultado (estado vital à data da alta hospitalar) com base num determinado conjunto de variáveis: estimam o resultado de um doente com uma determinada condição clínica (definida pelas variáveis registadas), tratado numa hipotética UTI de referência. No entanto, é necessário ponderar várias questões para aplicar um dos modelos acima descritos a outra população:

- Seleção dos doentes.
- Avaliação e registro das variáveis preditivas.

- Avaliação e registo do resultado.
- Cálculo da pontuação de gravidade.
- Transformação da pontuação numa probabilidade de morte.

Após a validação, a utilidade e a aplicabilidade de um modelo devem ser avaliadas. A literatura está repleta de modelos desenvolvidos em grandes populações que falharam, quando aplicados em outros contextos.[43,44,93,96-100] Assim, esta questão só pode ser respondida por meio da validação do modelo na sua população final. As potenciais aplicações de um modelo – e consequentemente a sua utilidade – são diferentes para doentes individuais e para grupos.[101]

Avaliando pacientes individuais

Existem algumas evidências que sugerem que os métodos estatísticos se comportam melhor do que os clínicos na previsão de resultados,[102-109] ou que podem ajudar os clínicos no processo de tomada de decisão.[110-112] Esta opinião é, no entanto, controversa,[113-115] especialmente no que diz respeito às decisões de retirar ou manter a terapêutica.[116] Para além disso, a aplicação de diferentes modelos ao mesmo doente resulta frequentemente em previsões muito diferentes.[117] Assim, a aplicação destes modelos a doentes individuais para a tomada de decisões não é recomendada.[118]

Não se deve esquecer que estes modelos estatísticos têm uma natureza probabilística. Um modelo bem calibrado, aplicado a um doente individual, pode, por exemplo, prever uma mortalidade hospitalar de 46% para esse indivíduo; isto, no entanto, significa apenas que, para um grupo de, por exemplo, 100 doentes com uma gravidade de doença semelhante, se prevê que 46 doentes morram; não é feita qualquer afirmação sobre se o doente individual está incluído nos 46% que acabarão por morrer ou nos 54% que acabarão por sobreviver.

É de notar que as pontuações de gravidade foram propostas para utilizações tão diversas como a determinação do uso de nutrição parentérica total[119] ou a identificação de futilidade em Medicina Intensiva.[120] Alguns autores demonstraram que o conhecimento de informação preditiva não terá um efeito adverso na qualidade dos cuidados, ajudando ao mesmo tempo a diminuir o consumo de recursos e a aumentar a disponibilidade de leitos.[121]

Um domínio em que a comunidade científica está de acordo é o da estratificação de doentes para inclusão em ensaios clínicos e para comparação do equilíbrio aleatório em diferentes grupos.[122]

Avaliando grupos de pacientes

Ao nível do grupo, foram propostos modelos gerais de previsão de resultados para dois objetivos: distribuição de recursos e avaliação do desempenho. Foram publicados vários estudos que descrevem métodos para identificar e caracterizar os doentes com baixo risco de mortalidade.[123-127] Este tipo de doente, que requer apenas monitorização básica e cuidados gerais, pode eventualmente ser transferido para outras áreas do hospital.[122,128] No entanto, também se pode argumentar que estes doentes só têm uma baixa mortalidade, porque foram monitorizados e tratados em uma UIT.[129] Além disso, a utilização dos instrumentos atuais não é recomendada como instrumento de triagem no serviço de urgência.[130]

Além disso, os custos dos doentes na UTI dependem da quantidade de carga de trabalho de enfermagem necessária (e utilizada). As características do doente (diagnóstico, grau de disfunção fisiológica) não são, portanto, os únicos fatores determinantes: os custos dependem também das práticas e políticas de uma dada UTI. Centrar a nossa atenção na utilização efetiva da carga de trabalho de enfermagem[131] ou na evolução dinâmica do doente[132,133] parece assim uma estratégia mais promissora do que as abordagens com base exclusivamente no estado dos doentes durante as primeiras horas na UTI ou no tempo de permanência O/E na UTI.[59,134,135]

Por outro lado, modelos de previsão de resultados gerais têm sido propostos para identificar pacientes que requerem mais recursos.[136] Infelizmente, esses pacientes raramente podem ser identificados na admissão na UTI, uma vez que seu grau de disfunção fisiológica durante as primeiras 24 horas na UTI tende geralmente a ser moderado, embora muito variável.[137-139] E, mesmo que um dia, esses pacientes possam ser bem-identificados, a questão do que fazer com essa informação permanece.

Outra área importante onde este tipo de modelos tem sido utilizado é a avaliação do desempenho das UTIs. Vários investigadores propuseram a utilização de rácios de mortalidade padronizados (SMR) para a avaliação do desempenho, partindo do princípio de que os modelos atuais podem ponderar principais determinantes da mortalidade.[140] A SMR é calculada dividindo a mortalidade observada pela mortalidade média prevista (a soma das probabilidades individuais de mortalidade de todos os pacientes da amostra). Podem ser efetuados cálculos adicionais para estimar o intervalo de confiança deste rácio.[76]

A interpretação do SMR é fácil: um rácio inferior a 1 implica em desempenho melhor do que a população de referência e um rácio superior a 1 está associado a um desempenho pior do que a população de referência. Esta metodologia tem sido utilizada para a comparação internacional de UTIs,[19,70,93,97,141,142] comparação de hospitais,[18,59,98,99,134,140,143,144] avaliação da UTI,[145-148] avaliação da gestão[144,149,150] ou a influência de fatores organizacionais e de gestão no desempenho da UTI.[151]

Antes de aplicar esta metodologia, seis perguntas devem ser sempre respondidas:

- Podemos avaliar e registrar todos os dados necessários para o cálculo dos modelos?
- Os modelos podem ser usados na grande maioria dos nossos pacientes?

- Os modelos existentes são capazes de controlar as principais características dos pacientes relacionadas à mortalidade?
- A população de referência foi bem escolhida e os modelos estão bem calibrados para esta população?
- O tamanho da amostra é suficiente para estabelecer diferenças significativas?
- O estado vital na alta da UTI é o principal indicador de desempenho?

Cada uma dessas suposições foi questionada nos últimos anos e não há uma resposta definitiva neste momento. Contudo, a maioria dos investigadores acredita que o desempenho é multidimensional e consequentemente que deve ser avaliado em diversas dimensões.[25,152] O problema do tamanho da amostra parece especialmente importante no que diz respeito ao risco de um erro do tipo II (em outras palavras, dizer que não há diferenças quando existem).

Além disso, a comparação entre a mortalidade observada e a prevista pode fazer mais sentido se for feita separadamente em pacientes de baixo, intermédio e alto risco, uma vez que o desempenho de uma UTI pode mudar de acordo com a gravidade dos pacientes internados. Esta abordagem foi defendida no passado com base em preocupações teóricas,[153-155] mas utilizada apenas num pequeno número de estudos. A modelagem multinível, com inclinações variadas, pode ser uma resposta para os desenvolvedores de tais modelos.[25,156]

Deve ser referido que a maioria destes modelos têm demonstrado uma boa validação inicial. [52,157-173] Todavia, a maioria dos registos mundiais com recursos e capacidade de elaborar e reportar relatórios regulares sobre o desempenho das UTIs que o constituem tem vindo a evoluir no sentido de todos os anos recalibrar o modelo, de modo às variações inter-UTIs não serem devidas à inexorável perda de calibração com o tempo.[174]

Olhando para o futuro

No início desta década, assistimos ao desenvolvimento de uma nova geração de modelos gerais de previsão de resultados. Mais complexos que os seus antigos congêneres, apoiando-se fortemente no registo e análise informatizados de dados (embora o modelo SAPS 3 ainda possa ser calculado manualmente), incorporando de forma mais extensiva os motivos e circunstâncias responsáveis ou associados à admissão na UTI, estes instrumentos têm agora de ser avaliados fora de suas populações em desenvolvimento.

A escolha entre eles permanece em grande parte subjetiva e depende da base de dados de referência que o usuário deseja utilizar: os centros dos EUA participantes da base de dados APACHE III ou uma amostra mais heterogênea de UTIs em todas as principais regiões do globo. A ausência de qualquer taxa relativa ao modelo SAPS 3 e a existência de equações específicas para cada região do mundo devem ser ponderadas com a participação remunerada num programa de base de dados contínuo, proporcionando um suporte e análise mais profissional dos dados.

Independentemente do modelo escolhido, os usuários devem ter em mente que a precisão desses modelos é dinâmica e deve ser testada novamente periodicamente, e que quando a precisão se deteriora eles devem ser revisados e/ou atualizados. Além disso, há também um ponto importante a lembrar: estes instrumentos foram desenvolvidos para serem utilizados em populações de pacientes com doenças críticas e não em pacientes individuais; consequentemente, seu uso em pacientes individuais deve ser sempre complementar e não alternativo ao uso da avaliação clínica, uma vez que os métodos estatísticos preditivos são propensos a erros, especialmente no paciente individual.

Referências bibliográficas

1. Rhodes A, Moreno RP, Azoulay E, Capuzzo M, Chiche JD, Eddleston J, et al. Prospectively defined indicators to improve the safety and quality of care for critically ill patients: a report from the Task Force on Safety and Quality of the European Society of Intensive Care Med (ESICM). Intensive Care Med. 2012;38:598-605.
2. Poole D, Bertolini G, Garattini S. Errors in the approval process and post-marketing evaluation of drotrecogin alfa (activated) for the treatment of severe sepsis. Lancet Infect Dis. 2008;9:67-72.
3. Apgar V. A proposal for a new method of evaluation of the newborn infant. Anesth Analg. 1953;32:260-7.
4. Child C., Turcotte JG. Surgery and portal hypertension. Major Problems In Clin Surg. 1964;1:1-85.
5. Killip 3rd T, Kimball JT. Treatment of myocardial infarction in a coronary care unit. Am J Cardiol. 1967;20:457-64.
6. Teasdale G, Jennett B. Assessment of coma and impaired consciousness. Lancet. 1974;2:81-4.
7. Bastos PG, Sun X, Wagner DP, Wu AW, Knaus WA. Glasgow coma scale score in the evaluation of outcome in the intensive care unit: findings from the acute physiology and chronic health evaluation III study. Critical Care Med. 1993;21:1459-65.
8. Knaus W, Zimmerman J, Wagner D, Draper E, Lawrence D. APACHE-- Acute Physiology and Chronic Health Evaluation: a physiologically based classification system. Crit Care Med. 1981;9:591-7.
9. Le Gall JR, Loirat P, Alperovitch A. Simplified acute physiological score for intensive care patients. Lancet. 1983;ii:741.
10. Knaus WA, Draper EA, Wagner DP, Zimmerman JE. APACHE II: a severity of disease classification system. Crit Care Med. 1985;13:818-29.
11. Lemeshow S, Teres D, Pastides H, Avrunin JS, Steingrub JS. A method for predicting survival and mortality of ICU patients using objectively derived weights. Crit Care Med. 1985;13:519-25.
12. Knaus WA, Wagner DP, Draper EA, Zimmerman JE, Bergner M, Bastos PG, et al. The APACHE III prognostic system. Risk prediction of hospital mortality for critically ill hospitalized adults. Chest. 1991;100:1619-36.
13. Le Gall JR, Lemeshow S, Saulnier F. A new simplified acute physiology score (SAPS II) based on a European/ North American multicenter study. J Am Med Associat. 1993;270:2957-63.
14. Lemeshow S, Teres D, Klar J, Avrunin JS, Gehlbach SH, Rapoport J. Mortality Probability Models (MPM II) based on an international cohort of intensive care unit patients. J Am Medical Associat. 1993;270:2478-86.
15. Marshall JC, Cook D. A, Christou N. V, Bernard G. R, Sprung C. L, Sibbald W. J. Multiple organ dysfunction score: a reliable descriptor of a complex clinical outcome. Critical Care Med 1995;23:1638-52.

16. Le Gall JR, Klar J, Lemeshow S, Saulnier F, Alberti C, Artigas A, Teres D, The ICU scoring group. The logistic organ dysfunction system. A new way to assess organ dysfunction in the intensive care unit. J Am Medical Associat. 1996;276:802-10.
17. Bruining H, et al. The SOFA (Sepsis-related Organ Failure Assessment) score to describe organ dysfunction/failure. On behalf of the Working Group on Sepsis-Related Problems of the European Society of Intensive Care Med. Intensive Care Med. 1996;22:707-10.
18. Knaus WA, Draper EA, Wagner DP, Zimmerman JE, Birnbaum ML, Cullen D.J, et al. Evaluating outcome from intensive care: A preliminary multihospital comparison. Crit Care Med. 1982;10:491-6.
19. Knaus WA, Le Gall JR, Wagner DP, Draper EA, Loirat P, Campos RA, et al. A comparison of intensive care in the U.S.A. and France. Lancet 1982;642-6.
20. Wagner DP, Draper EA, Abizanda Campos R, et al. Initial international use of APACHE: an acute severity of disease measure. Medical Decision Making. 1984;4:297.
21. Le Gall JR, Loirat P, Alperovitch A, et al. A Simplified Acute Physiologic Score for ICU patients. Crit Care Med. 1984;12:975-7.
22. Lemeshow S, Teres D, Avrunin J, Gage R. W. Refining intensive care unit outcome by using changing probabilities of mortality. Crit Care Med. 1988;16:470-7.
23. Castella X, Artigas A, Bion J, Kari A, The European/ North American Severity Study Group. A comparison of severity of illness scoring systems for intensive care unit patients: results of a multicenter, multinational study. Crit Care Med 1995;23:1327-35.
24. Bertolini G, D'Amico R, Apolone G, Cattaneo A, Ravizza A, Iapichino G, et al. Predicting outcome in the intensive care unit using scoring systems: Is new better? A comparison of SAPS and SAPS II in a cohort of 1,393 patients. Med Care. 1998;36:1371-82.
25. Moreno R, Matos R. The "new" scores: what problems have been fixed, and what remain. Current Opinion Crit Care. 2000;6:158-65.
26. Angus DC, Linde-Zwirble WT, Lidicker J, Clermont G, Carcillo J, Pinsky MR. Epidemiology of severe sepsis in the United States: analysis of incidence, outcome and associated costs of care. Crit Care Med. 2001;29:1303-10.
27. Martin G. S, Mannino D. M, Eaton S, Moss M. The epidemiology of sepsis in the United States from 1979 through 2000. N Engl J Med. 2003;348:1546-54.
28. Bernard GR, Vincent J-L, Laterre P-F, LaRosa SP, Dhainaut J-F, Lopez-Rodriguez A, et al., for the Recombinant Human Activated Protein C Worldwide Evaluation in Severe Sepsis (PROWESS) Study Group. Efficacy and Safety of Recombinant Human Activated Protein C for Severe Sepsis. N Engl J Med. 2001;344:699-709.
29. Ely EW, Laterre P-F, Angus DC, Helterbrand JD, Levy H, Dhainaut J-F, et al. Drotrecogin alfa (activated) administration across clinically important subgroups of patients with severe sepsis. Crit Care Med. 2003;31:12-9.
30. Moreno R, Metnitz P, Jordan B, Einfalt J, PB. SAPS 3 28 days score: a prognostic model to estimate patient survival during the first 28 days in the ICU [Abstract]. Intensive Care Med. 2006;32:S203.
31. Higgins T, Teres D, Copes W, Nathanson B, Stark M, Kramer A. Preliminary update of the Mortality Prediction Model (MPM0) [abstract]. Crit Care 2005;9:S97.
32. Render ML, Kim M, Deddens J, Sivaganesin S, Welsh DE, Bickel K, et al. Variation in outcomes in Veterans Affairs intensive care units with a computerized severity measure. Crit Care Med 2005;33:930-9.
33. Zimmerman JE, Kramer AA, McNair DS, Malila FM. Acute Physiology and Chronic Health Evaluation (APACHE) IV: Hospital mortality assessment for today's critically ill patients. Crit Care Med 2006;34:1297–310.
34. Metnitz PG, Moreno RP, Almeida E, Jordan B, Bauer P, Campos RA, et al. SAPS 3. From evaluation of the patient to evaluation of the intensive care unit. Part 1: Objectives, methods and cohort description. Intensive Care Med 2005;31:1336-44.
35. Moreno RP, Metnitz PG, Almeida E, Jordan B, Bauer P, Campos RA, et al. SAPS 3. From evaluation of the patient to evaluation of the intensive care unit. Part 2: Development of a prognostic model for hospital mortality at ICU admission. Intensive Care Med 2005;31:1345-55.
36. Dybowski R, Weller P, Chang R, Gant V. Prediction of outcome in critically ill patients using artificial neural network, synthesised by genetic algorithm. Lancet 1996;347:1146-50.
37. Engoren M, Moreno R, Reis Miranda D. A genetic algorithm to predict hospital mortality in an ICU population. Critical Care Med 1999;27:P52.
38. Moreno R, Afonso S. Ethical, legal and organizational issues in the ICU: prediction of outcome. Current Opinion in Crit Care. 2006;12:619-23.
39. Teres D, Lemeshow S. As American as apple pie and APACHE. Critical Care Med. 1998;26:1297-8.
40. Moreno R, Apolone G. The impact of different customization strategies in the performance of a general severity score. Crit Care Med. 1997;25:2001-8.
41. Zhu B.-P, Lemeshow S, Hosmer D. W, Klarm J, Avrunin J, Teres D. Factors affecting the performance of the models in the mortality probability model and strategies of customization: a simulation study. Crit Care Med. 1996;24:57-63.
42. Le Gall J.-R, Lemeshow S, Leleu G, Klar J, Huillard J, Rué M, Teres D, Artigas A. Customized probability models for early severe sepsis in adult intensive care patients. J Am Med. Association. 1995;273:644-50.
43. Apolone G, D'Amico R, Bertolini G, Iapichino G, Cattaneo A, De Salvo G, Melotti R. The performance of SAPS II in a cohort of patients admitted in 99 Italian ICUs: results from the GiViTI. Intensive Care Med. 1996;22:1368-78.
44. Metnitz P. G, Valentin A, Vesely H, Alberti C, Lang T, Lenz K, Steltzer H, Hiesmayr M. Prognostic performance and customization of the SAPS II: results of a multicenter Austrian study. Intensive Care Med.+ 1999;25:192-7.
45. Moreno R, Apolone G, Reis Miranda D. Evaluation of the uniformity of fit of general outcome prediction models. Intensive Care Med. 1998;24:40-7.
46. Knaus W. A, Harrell F. E, Fisher C. J, Wagner D. P, Opal S. M, Sadoff J. C, Draper E. A, Walawander C. A, Conboy K, Grasela T. H. The clinical evaluation of new drugs for sepsis. A prospective study design based on survival analysis. J Am Med Associat. 1993;270:1233-41.
47. Knaus WA, Harrell FE, LaBrecque JF, Wagner DP, Pribble JP, Draper EA, et al. Use of predicted risk of mortality to evaluate the efficacy of anticytokine therapy in sepsis. Crit Care Med. 1996;24:46-56.
48. Le Gall J-R, Neumann A, Hemery F, Bleriot JP, Fulgencio JP, Garrigues B, et al. Mortality prediction using SAPS II: an update for French intensive care units. Crit Care. 2005;9:R645-R52.
49. Aegerter P, Boumendil A, Retbi A, Minvielle E, Dervaux B, Guidet B. SAPS II revisited. Intensive Care Med. 2005;31:416-23.
50. Harrison DA, Brady AR, Parry GJ, Carpenter JR, Rowan K. Recalibration of risk prediction models in a large multicenter cohort of admissions to adult, general critical care units in the United Kingdom. Crit Care Med. 2006;34:1378-88.
51. Higgins TL, Teres D, Copes WS, Nathanson BH, Stark M, Kramer AA. Assessing contemporary intensive care unit outcome: An updated Mortality Probability Admission Model (MPM0-III). Crit Care Med. 2007;35:827-35.
52. Ledoux D, Canivet J-L, Preiser JC, Lefrancq J, Damas P. SAPS 3 admission score: an external validation in a general intensive care population. Intensive Care Med. 2008;34:1873-7.
53. Poole D, Rossi C, Anghileri A, Giardino M, Latronico N, Radrizzani D, Langer M, Bertolini G. External validation of the Simplified Acute Physiology Score (SAPS) 3 in a cohort of 28,357

patients from 147 Italian intensive care units. Intensive Care Med. 2009.

54. Poole D, Rossi C, Latronico N, Rossi G, Finazzi S, Bertolini G. Comparison between SAPS II and SAPS 3 in predicting hospital mortality in a cohort of 103 Italian ICUs. Is new always better? Intensive Care Med. 2012;38:1280-8.
55. Khwannimit B, Bhurayanontachai R. The performance and customization of SAPS 3 admission score in a Thai medical intensive care unit. Intensive Care Med. 2010;36:342-6.
56. Metnitz B, Schaden E, Moreno R, Le Gall J.-R, Bauer P, Metnitz PGH, on behalf of the ASDI Study Group. Austrian validation and customization of the SAPS 3 Admission Score. Intensive Care Med. 2009;35:616-22.
57. Zimmerman JE, Kramer AA, McNair DS, Malila FM, Shaffer VL. Intensive care unit length of stay: Benchmarking based on Acute Physiology and Chronic Health Evaluation (APACHE) IV. Crit Care Med. 2006;34:2517-29.
58. Sirio CA, Shepardson LB, Rotondi AJ, et al. Community-wide assessment of intensive care outcomes using a physiologically based prognostic measure: implications for critical care delivery from Cleveland Health Quality Choice. Chest. 1999;115:793-.
59. Knaus WA, Wagner DP, Zimmerman JE, Draper EA. Variations in mortality and length of stay in Intensive Care Units. Ann Internal Med. 1993;118:753-61.
60. Montaner JSG, Lawson LM, Levitt N, et al. Corticosteroids prevent early deterioration in patients with moderate severe Pneumocystis carinii pneumonia and the acquired immunodeficiency syndrome. Ann Internal Med. 1990;113:14-20.
61. Moreno R, Miranda D. R, Matos R, Fevereiro T. Mortality after discharge from intensive care: the impact of organ system failure and nursing workload use at discharge. Intensive Care Med. 2001;27:999-1004.
62. Abizanda Campos R, Balerdi B, Lopez J, Valle F. X, Jorda R, Ayestaran I, Rubert C. Fallos de prediccion de resultados mediante APACHE II. Analisis de los errores de prediction de mortalidad en pacientes criticos. Medicina Clinica. 1994;102:527-31.
63. Fery-Lemonnier E, Landais P, Loirat P, Kleinknecht D, Brivet F. Evaluation of severity scoring systems in the ICUs: translation, conversion and definitions ambiguities as a source of inter-observer variability in APACHE II, SAPS, and OSF. Intensive Care Med. 1995;21:356-60.
64. Rowan K. The reliability of case mix measurements in intensive care. Current Opinion in Critical Care 1996;2:209-13.
65. Bosman RJ, Oudemane van Straaten HM, Zandstra DF. The use of intensive care information systems alters outcome prediction. Intensive Care Med. 1998;24:953-8.
66. Suistomaa M, Kari A, Ruokonen E, Takala J. Sampling rate causes bias in APACHE II and SAPS II scores. Intensive Care Med. 2000;26:1773-8.
67. Cleveland W. S. LOWESS: a program for smoothing scatterplots by robust locally weighted regression. Am Statistician. 1981;35:54.
68. Ridgeway G. The state of boosting. Computing Scvience and Statistics 1999;31:172-81.
69. Damiano AM, Bergner M, Draper EA, Knaus WA, Wagner DP. Reliability of a measure of severity of illness: acute physiology and chronic health evaluation -II. J Clin Epidemiol. 1992;45:93-101.
70. Moreno R, Reis Miranda D, Fidler V, Van Schilfgaarde R. Evaluation of two outcome predictors on an independent database. Cri Care Med. 1998;26:50-61.
71. Guyatt GH, Meade M. O. Outcome measures: methodologic principles. Sepsis. 1997;1:21-5.
72. Marshall JD, Bernard G, Le Gall J-R, Vincent J-L. The measurement of organ dysfunction/failure as an ICU outcome. Sepsis. 1997;1:41.
73. Flora JD. A method for comparing survival of burn patients to a standard survival curve. J Trauma. 1978;18:701-5.
74. Hosmer DW, Lemeshow S. A goodness-of-fit test for the multiple logistic regression model. Communications in Statistics. 1980;A10:1043-69.
75. Hosmer DW, Lemeshow S, Klar J. Goodness-of-fit Testing for the Logistic Regression Model when the Estimated Probabilities are Small. Biometrics J. 1988;8:911-24.
76. Hosmer DW, Lemeshow S. Confidence interval estimates of an index of quality performance based on logistic regression estimates. Statistics in Med. 1995;14:2161-72.
77. Finazzi S, Poole D, Luciani D, Cogo PE, Bertolini G. Calibration Belt for Quality-of-Care Assessment Based on Dichotomous Outcomes. PLoS ONE. 2011;6:e16110.
78. Hosmer DW, Lemeshow S. Applied logistic regression. New York, NY: John Wiley & Sons, Inc, 1989.
79. Hadorn DC, Keeler EB, Rogers WH, Brook RH. Assessing the performance of mortality prediction models. Santa Monica, CA, RAND/UCLA/Harvard Center for Health Care Financing Policy Research, 1993.
80. Champion HR, Copes WS, Sacco WJ, Frey CF, Holcroft JW, Hoyst DB, Weigelt JA. Improved predictions from a severity characterization of trauma (ASCOT) over trauma and injury severity score (TRISS): results of an independent evaluation. J Trauma. 1996;40:42-9.
81. Bertolini G, D'Amico R, Nardi D, Tinazzi A, Apolone G. One model, several results: the paradox of the Hosmer-Lemeshow goodness-of-fit test for the logistic regression model. J Epidemiol Biostatistics. 2000;5:251-3.
82. Nattino G, Finazzi S, Bertolini G. A new test and graphical tool to assess the goodness of fit of logistic regression models. Statistics in Med 2016;35:709-20.
83. Harrell Jr. FE, Califf RM, Pryor DB, Lee KL, Rosati R. A. Evaluating the yield of medical tests. J Am Med Associat. 1982;247:2543-6.
84. Hanley J, McNeil B. The meaning and use of the area under a receiver operating characteristic (ROC) curve. Radiology. 1982;143:29-36.
85. Ma G, Hall WJ. Confidence bands for receiver operating characteristic curves. Medical Decision Making 1993;13:191-7.
86. Hanley J, McNeil B. A method of comparing the areas under receiver operating characteristic curves derived from the same cases. Radiology. 1983;148:839-43.
87. McClish DK. Comparing the areas under more than two independent ROC curves. Med Decision Mak. 1987;7:149-55.
88. DeLong ER, DeLong DM, Clarke-Pearson DL. Comparing the areas under two or more correlated receiver operating characteristic curves: a nonparametric approach. Biometrics. 1988;44:837-45.
89. Hilden J. The area under the ROC curve and its competitors. Med Decision Mak. 1991;11:95-101.
90. Schuster DP. Predicting outcome after ICU admission. The art and science of assessing risk. Chest 1992;102:1861-70.
91. Kollef MH, Schuster DP. Predicting intensive care unit outcome with scoring systems. Underlying concepts and principles. Crit Care Clin. 1994;10:1-18.
92. Miller ME, Hui SL. Validation techniques for logistic regression models. Statistics in Med. 1991;10:1213-26.
93. Rowan KM, Kerr JH, Major E, McPherson K, Short A, Vessey MP. Intensive Care Society's APACHE II study in Britain and Ireland II: Outcome comparisons of intensive care units after adjustment for case mix by the American APACHE II method. Br Med J. 1993;307:977-81.
94. Goldhill D. R, Withington P. S. The effects of casemix adjustment on mortality as predicted by APACHE II. Intensive Care Med 1996;22:415-9.
95. Sicignano A, Carozzi C, Giudici D, Merli G, Ariati C, Pullci M, on behalfe of ARCHIDIA. The influence of length of stay in the ICU on power of discrimination of a multipurpose severity score (SAPS). Intensive Care Med. 1996;22:1048-51.
96. Castella X, Gilabert J, Torner F, Torres C. Mortality prediction models in intensive care: Acute Physiology and Chronic Health

Evaluation II and Mortality Prediction Model compared. Critical Care Med. 1991;19:191-7.
97. Sirio CA, Tajimi K, Tase C, Knaus WA, Wagner WA, Hirasawa H, et al. An initial comparison of intensive care in Japan and United States. Crit Care Med. 1992;20:1207-15.
98. Bastos PG, Sun X, Wagner DP, Knaus WA, Zimmerman JE, The Brazil APACHE III Study Group. Application of the APACHE III prognostic system in Brazilian intensive care units: a prospective multicenter study. Intensive Care Med. 1996;22:564-70.
99. Moreno R, Morais P. Outcome prediction in intensive care: results of a prospective, multicentre, Portuguese study. Intensive Care Med. 1997;23:177-86.
100. Rivera-Fernandez R, Vazquez-Mata G, Bravo M, Aguayo-Hoyos E, Zimmerman J, Wagner D, et al. The Apache III prognostic system: customized mortality predictions for Spanish ICU patients. Intensive Care Med. 1998;24:574-81.
101. Moreno R. From the evaluation of the individual patient to the evaluation of the ICU. Réanimation. 2003;12:47s-8s.
102. Perkins HS, Jonsen AR, Epstein WV. Providers as predictors: using outcome predictions in intensive care. Crit Care Med. 1986;14:105-10.
103. Silverstein MD. Prediction instruments and clinical judgement in critical care. J Am Med Associat. 1988;260:1758-9.
104. Dawes RM, Faust D, Mechl PE. Clinical versus actuarial judgement. Science. 1989;243:1674-88.
105. Kleinmuntz B. Why we still use our heads instead of formulas: toward an integrative approach. Psychological Bulletin 1990;107:296-310.
106. McClish DK, Powell SH. How well can physicians estimate mortality in a medical intensive care unit? Med Decision Mak. 1989;9:125-32.
107. Poses RM, Bekes C, Winkler RL, Scott WE, Copare FJ. Are two (inexperienced) heads better than one (experienced) head? Averaging house officers prognostic judgement for critically ill patients. Arch Internal Med. 1990;150:1874-8.
108. Poses RM, Bekes C, Copare FJ, et al. The answer to "what are my chances, doctor?" depends on whom is asked: prognostic disagreement and inaccuracy for critically ill patients. Crit Care Med. 1989;17:827-33.
109. Winkler RL, Poses RM. Evaluating and combining physicians' probabilities of survival in an intensive care unit. Management science. 1993;39:1526-43.
110. Chang RWS, Lee B, Jacobs S, Lee B. Accuracy of decisions to withdraw therapy in critically ill patients: clinical judgement versus a computer model. Crit Care Med. 1989;17:1091-7.
111. Knaus WA, Rauss A, Alperovitch A, Le Gall J.-R, Loirat P, Patois E, et al. Do objective estimates of chances for survival influence decisions to withhold or withdraw treatment? Med Decision Mak. 1990;10:163-71.
112. Zimmerman JE, Wagner DP, Draper EA, Knaus WA. Improving intensive care unit discharge decisions: supplementary physician judgment with predictions of next day risk for life support. Crit Care Med. 1994;22:1373-84.
113. Branner AL, Godfrey LJ, Goetter WE. Prediction of outcome from critical illness: a comparison of clinical judgement with a prediction rule. Arch Internal Med. 1989;149:1083-6.
114. Kruse J. A, Thill-Baharozin MC, Carlson RW. Comparison of clinical assessment with APACHE II for predicting mortality risk in patients admitted to a medical intensive care unit. J Am Med Associat. 1988;260:1739-42.
115. Marks RJ, Simons RS, Blizzard RA, et al. Predicting outcome in intensive therapy units-- a comparison of APACHE II with subjective assessments. Intensive Care Med. 1991;17:159-63.
116. Knaus WA, Wagner DP, Lynn J. Short-term mortality predictions for critically ill hospitalized adults: science and ethics. Science. 1991;254:389-94.
117. Lemeshow S, Klar J, Teres D. Outcome prediction for individual intensive care patients: useful, misused, or abused ? Intensive Care Med 1995;21:770-6.
118. Suter P, Armagandis A, Beaufils F, Bonfill X, Burchardi H, Cook D, Fagot-Lereault A, Thijs L, Vesconi S, William A. Predicting outcome in ICU patients: consensus conference organized by the ESICM and the SRLF. Intensive Care Med. 1994;20:390-7.
119. Chang R. W, Jacobs S, Lee B. Use of APACHE II severity of disease classification to identify intensive-care-unit patients who would not benefit from total parenteral nutrition. Lancet. 1986;1:1483-6.
120. Atkinson S, Bihari D, Smithies M, Daly K, Mason R, McColl I. Identification of futility in intensive care. Lancet. 1994;344:1203-6.
121. Murray LS, Teasdale GM, Murray GD, Jennett B, Miller JD, Pickard JD, et al. Does prediction of outcome alter patient management? Lancet. 1993;341:1487-91.
122. Gattinoni L, Brazzi L, Pelosi P, Latini R, Tagnoni G, Pesenti A, Fumagalli R, for the SVO2 Collaborative Group. A trial of goal--orientated hemodynamic therapy in critically ill patients. N Eng J Med. n1995;333:1025-32.
123. Henning R. J, McClish D, Daly B, et al. Clinical characteristics and resource utilization of ICU patients: implementation for organization of intensive care. Crit Care Med. 1987;15:264-9.
124. Wagner DP, Knaus WA, Draper EA. Identification of low-risk monitor admissions to medical-surgical ICUs. Chest. 1987;92:423-8.
125. Wagner DP, Knaus WA, Draper EA, et al. Identification of low--risk monitor patients within a medical-surgical ICU. Med Care. 1983;21:425-33.
126. Zimmerman JE, Wagner DP, Knaus WA, Williams JF, Kolakowski D, Draper EA. The use of risk predictors to identify candidates for intermediate care units. Implications for intensive care unit utilization. Chest. 1995;108:490-9.
127. Zimmerman JE, Wagner DP, Sun X, Knaus WA, Draper EA. Planning patient services for intermediate care units: insights based on care for intensive care unit low-risk monitor admissions. Crit Care Med. 1996;24:1626-32.
128. Strauss MJ, LoGerfo JP, Yeltatzie JA, Temkin N, Hudson LD. Rationing of intensive care unit services. An everyday occurrence. J Am Med Associat. 1986;255:1143-6.
129. Civetta JM, Hudson-Civetta JA, Nelson LD. Evaluation of APACHE II for cost containment and quality assurance. Ann Surg. 1990;212:266-76.
130. Jones AE, Fitch MT, Kline JA. Operational performance of validated physiologic scoring systems for predicting in-hospital mortality among critically ill emergency department patients. Crit Care Med. 2005;33:974-8.
131. Moreno R, Reis Miranda D. Nursing staff in intensive care in Europe. The mismatch between planning and practice. Chest. 1998;113:752-8.
132. Moreno R, Vincent J-L, Matos R, Mendonça A, Cantraine F, Thijs L, et al. The use of maximum SOFA score to quantify organ dysfunction/failure in intensive care. Results of a prospective, multicentre study. Intensive Care Med 1999;25:686-96.
133. Clermont G, Kaplan V, Moreno R, Vincent JL, Linde-Zwirble WT, Van Hout B, Angus DC. Dynamic microsimulation to model multiple outcomes in cohorts of critically ill patients. Intensive Care Med. 2004;30:2237- 44.
134. Zimmerman JE, Shortell SM, Knaus WA, Rousseau DM, Wagner DP, Gillies RR, et al. Value and cost of teaching hospitals: a prospective, multicenter, inception cohort study. Crit Care Med. 1993;21:1432-42.
135. Rapoport J, Teres D, Lemeshow S, Gehlbach S. A method for assessing the clinical performance and cost-effectiveness of intensive care units: a multicenter inception cohort study. Crit Care Med. 1994;22:1385-91.
136. Teres D, Rapoport J. Identifying patients with high risk of high cost. Chest. 1991;99:530-1.

137. Cerra FB, Negro F, Abrams J. APACHE II score does not predict multiple organ failure or mortality in post-operative surgical patients. Arch Surg. 1990;125:519-22.
138. Rapoport J, Teres D, Lemeshow S, Avrunin JS, Haber R. Explaining variability of cost using a severity of illness measure for ICU patients. Med Care. 1990;28:338-48.
139. Oye R. K, Bellamy P. F. Patterns of resource consumption in medical intensive care. Chest 1991;99:685-9.
140. Knaus WA, Draper EA, Wagner DP, Zimmerman JE. An evaluation of outcome from intensive care in major medical centers. Ann Internal Med. 1986;104:410-8.
141. Rapoport J, Teres D, Barnett R, Jacobs P, Shudtack A, Lemeshow S, Norris C, Hamilton S. A comparison of intensive care unit utilization in Alberta and Western Massachusetts. Crit Care Med. 1995;23:1336-46.
142. Wong DT, Crofts SL, Gomez M, McGuire GP, Byrick RJ. Evaluation of predictive ability of APACHE II system and hospital outcome in Canadian intensive care unit patients. Crit Care Med. 1995;23:1177-83.
143. Le Gall JR, Loirat P, Nicolas F, Granthil C, Wattel F, Thomas R, et al. Utilisation d'un indice de gravité dans huit services de réanimation multidisciplinaire. Presse Médicale 1983;12:1757-61.
144. Zimmerman JE, Rousseau DM, Duffy J, Devers K, Gillies RR, Wagner DP, et al. Intensive care at two teaching hospitals: an organizational case study. Am J Crit Care. 1994;3:129-38.
145. Chisakuta AM, Alexander JP. Audit in Intensive Care. The APACHE II classification of severity of disease. Ulster Medical J. 1990;59:161-7.
146. Marsh HM, Krishan I, Naessens JM, Strickland RA, Gracey DR, Nobrega FT, et al. Assessment of prediction of mortality by using the APACHE II scoring system in intensive care units. Mayo Clinic Proceedings 1990;65:1549-57.
147. Turner JS, Mudaliar YM, Chang RW, Morgan CJ. Acute physiology and chronic health evaluation (APACHE II) scoring in a cardiothoracic intensive care unit. Crit Care Med. 1991;19:1266-9.
148. Oh T. E, Hutchinson R, Short S, Buckley T, Lin E, Leung D. Verification of the acute physiology and chronic health evaluation scoring system in a Hong Kong intensive care unit. Critical Care Med. 1993;21:698-705.
149. Zimmerman J. E, Shortell S. M, Rousseau D. M, Duffy J, Gillies R. R, Knaus W. A, Devers K, Wagner D. P, Draper E. A. Improving intensive care: observations based on organizational case studies in nine intensive care units: a prospective, multicenter study. Crit Care Med. 1993;21:1443-51.
150. Shortell SM, Zimmerman JE, Rousseau DM, Gillies RR, Wagner DP, Draper EA, et al. The performance of intensive care units: does good management make a difference? Medical care. 1994;32:508-25.
151. Fair allocation of intensive care unit resources. American Thoracic Society. American Journal of Respiratory and Critical Care Med 1997;156:1282-301.
152. Moreno R, Matos R. New issues in severity scoring: interfacing the ICU and evaluating it. Current Opinion in Critical Care. 2001;7:469-74.
153. Teres D, Lemeshow S. Using severity measures to describe high performance intensive care units. Crit Care Clin. 1993;9:543-54.
154. Teres D, Lemeshow S. Why severity models should be used with caution. Critical Care Clinics 1994;10:93-110.
155. Teres D, Lieberman S. Are we ready to regionalize pediatric intensive care? Crit Care Med. 1991;19:139-40.
156. Goldstein H, Spiegelhalter DJ. League tables and their limitations: statistical issues in comparisons of institutional performance. Journal of the Royal Statistical Society. Series A General. 1996;159:385-443.
157. Soares M, Salluh JIF. Validation of the SAPS 3 admission prognostic model in patients with cancer in need of intensive care. Intensive Care Med. 2006;32:1839-44.
158. Aguirre Serrato CA, Cerón Díaz UW, Sierra Unzueta A. Comparación del rendimiento de 2 modelos predictivos de mortalidad: SAPS 3 vs APACHE II, en una unidad de terapia intensiva mexicana. Medicina Critica y Terapia Intensiva. 2007;21:119-24.
159. Sakr Y, Krauss C, Amaral AC, Réa-Neto A, Specht M, Reinhart K, Marx G. Comparison of the performance of SAPS II, SAPS 3, APACHE II, and their customized prognostic models in a surgical intensive care unit. Br J Anaesth 200.8;101:798-803.
160. Capuzzo M, Scaramuzza A, Vaccarini B, Gilli G, Zannoli S, Farabegoli L, Felisatti G, Davanzo E, Alvisi R. Validation of SAPS 3 Admission Score and comparison with SAPS II. Acta Anaesthesiol Scand 2009;53:589-94.
161. Poole D, Rossi C, Anghileri A, Giardino M, Latronico N, Radrizzani D, Langer M, Bertolini G. External validation of the Simplified Acute Physiology Score (SAPS) 3 in a cohort of 28,357 patients from 147 Italian intensive care units. Intensive Care Med 2009;35:1916-24.
162. Strand K, Søreide E, Aardal S, Flaatten H. A comparison of SAPS II and SAPS 3 in a Norwegian intensive care unit population. Acta Anaesthesiol Scand 2009;53:595-600.
163. Silva Junior JM, Malbouisson LM, Nuevo HL, Barbosa LG, Marubayashi LY, Teixeira IC, et al. Applicability of the simplified acute physiology score (SAPS 3) in Brazilian hospitals. Rev Bras Anestesiol 2010;60:20-31.
164. Costa e Silva VT, de Castro I, Liaño F, Muriel A, Rodríguez-Palomares JR, Yu L. Performance of the third-generation models of severity scoring systems (APACHE IV, SAPS 3 and MPM-III) in acute kidney injury critically ill patients. Nephrol Dial Transplant. 2011;26:3894-901.
165. Keegan MT, Gajic O, Afessa B. Comparison of APACHE III, APACHE IV, SAPS 3, and MPM0III and influence of resuscitation status on model performance. Chest 2012;142:851-8.
166. de Oliveira AMRR, Silva JM, Rocha H, Sá Malbouisson LM, Carmona MJC. SAPS 3 as a predictor admission of surgical patients in the ICU. Crit Care. 2013;17:P14.
167. Oliveira VM, Brauner JS, Rodrigues Filho E, Susin RG, Draghetti V, Bolzan ST, Vieira SR. Is SAPS 3 better than APACHE II at predicting mortality in critically ill transplant patients? Clinics. (Sao Paulo) 2013;68:153-8.
168. Nunes R.S, Nicolini EA, Menegueti MG, Ferez MA, Auxiliadora-Martins M, Basile-Filho A. Comparison between saps 3 and APACHE II in surgical patients admitted to a brazilian ICU. Intensive Care Med Experimental. 2015;3:A836.
169. Silva JM, Jr, Rocha HMC, Katayama H, Dias LF, de Paula M. B, Andraus L. M. R, Silva J. M. C, Malbouisson L. M. S. SAPS 3 score as a predictive factor for postoperative referral to intensive care unit. Ann Intensive Care. 2016;6:42.
170. Falcão ALE, Barros AG. d. A, BezerraAM, Ferreira NL, Logato CM, Silva FP, et al. The prognostic accuracy evaluation of SAPS 3, SOFA and APACHE II scores for mortality prediction in the surgical ICU: an external validation study and decision-making analysis. Annals of intensive care 2019;9:18-.
171. van der Merwe E, Kapp J, Pazi S, Aylward R, Van Niekerk M, Mrara B, Freercks R. The SAPS 3 score as a predictor of hospital mortality in a South African tertiary intensive care unit: A prospective cohort study. PLoS One. 2020;15:e0233317.
172. Metnitz PGH, Moreno RP, Fellinger T, Posch M, Zajic P. Evaluation and calibration of SAPS 3 in patients with COVID-19 admitted to intensive care units. Intensive Care Med. 2021;47:910-2.
173. Kurtz P, Bastos LL, Salluh JIF, Bozza FA, Soares M. SAPS-3 performance for hospital mortality prediction in 30,571 patients with COVID-19 admitted to ICUs in Brazil. Intensive Care Med. 2021;47:1047-9.
174. Zampieri FG, Granholm A, Møller MH, Scotti AV, Alves A, Cabral MM, Sousa MF, et al. Customization and external validation of the Simplified Mortality Score for the Intensive Care Unit (SMS-ICU) in Brazilian critically ill patients. J Crit Care 2020;59:94-100.
175. Lemeshow S, Teres D, Avrunin J. S, Pastides H. A comparison of methods to predict mortality of intensive care unit patients. Crit Care Med. 1987;15:715-22.

capítulo | 159

Avaliação de Desempenho em UTI

Rui Moreno

Introdução

A Medicina Intensiva (MI) é a ciência e a arte de detectar e gerir doentes com situações agudas ou crônicas agudizadas em situação crítica, prevenindo uma maior deterioração do doente, a fim de alcançar os melhores resultados possíveis.

A prestação de cuidados adequados a estes doentes exige a combinação perfeita de vários fatores:

A detecção e abordagem o mais precoce possível do doente em risco de ou com doença crítica, começando idealmente no pré-hospitalar e acompanhando o paciente ao longo de todo o seu percurso, muitas vezes estendendo-se até ao pós-hospitalar.

Uma abordagem aberta e holística do intensivista, procurando detectar, avaliar, integrar e desenvolver um conjunto de prioridades e objetivos dos cuidados a prestar ao doente, tanto a curto, médio como a longo prazo; sempre por meio do diálogo com a família e respeitando integralmente os desejos (expressos ou presumidos) do próprio doente.

Uma área dedicada do hospital, na qual todos os dispositivos de monitorização e terapêutica necessários e adequados estão imediatamente disponíveis, juntamente com uma equipa de profissionais multidisciplinar e altamente especializada, com uma elevada relação enfermeiro-doente e médico-doente consonante com a gravidade da situação e com possibilidade de recorrer aos meios de diagnóstico e terapêuticos adequados 24 horas por dia, 7 dias por semana: a unidade de terapia intensiva (UTI).

Para além destes pressupostos, deve-se sempre lembrar, como já referido em outro capítulo, mais que um LOCAL e um CONJUNTO DE PROFISSIONAIS o intensivismo é uma ATITUTE. Em tempos em que os conhecimentos e as competências em cuidados intensivos são cada vez mais necessários fora da UTI, desde os cuidados pré-hospitalares até às clínicas de acompanhamento a longo prazo – pois um número considerável dos doentes mais críticos sofrem (por vezes para toda a vida) de um conjunto de alterações residuais físicas, cognitivas e mentais que os nosso colegas anglo-saxônicos chamam de síndrome pós-cuidados intensivos (PICS – do inglês, *post-intensive care syndrome*[1]). Este processos foi imortalizado nas palavras que o nosso colega Ken Hilllman escreveu "Critical Care without walls"[2]); todavia, a UTI enquanto local físico continua a ser necessária como unidade independente dentro do hospital.

Do conceito de leitos de alta vigilância a leitos de terapia intensiva

A enfermeira Florence Nightingale, que ficou conhecida para a história como "A Dama com a Lâmpada" pelo seu hábito de fazer rondas à noite para cuidar de soldados feridos durante a guerra da Crimeia (outubro de 1853 – fevereiro de 1856), e a ideia de colocar os doentes mais instáveis mais perto do posto de enfermagem, talvez tenha sido a fundadora de um dos aspectos cruciais da Medicina Intensiva: a monitorização e detecção precoce do doente crítico. Talvez sua contribuição mais importante para o desenvolvimento da Medicina Intensiva tenha sido o seu reconhecimento do fato de nem todos os doente serem iguais e que alguns doentes precisam de um acompanhamento mais frequente e cuidadoso do que outros. Como consequência, ela começou a colocar esses doentes mais próximos do posto de enfermagem.[3] Essa perceção também apareceu no final do século XIX em outros lugares do mundo.[4] Posteriormente, como consequência do tratamento da insuficiência respiratória associada à epidemia de poliomielite de Copenhaga de 1952,[5,6] os hospitais começaram a criar os primeiros espaços especificamente concebidos e adaptados para fornecer este tipo de suporte de órgão. A introdução deste novo ramo da ciência médica (tanto fisiológica como organizacional e tecnológica), rapidamente exigiu o desenvolvimento de um novo cenário para essas práticas, e a subsequente criação de uma área designada no hospital, conhecida hoje como UTI.

Esta área do hospital foi concebida para fornecer monitorização contínua e terapia intensiva, conforme necessário, por exemplo, no caso daqueles doentes com poliomielite que necessitam de ventilação artificial, a substituição de uma função fisiológica (neste caso, a respiração). Este processo representou uma revolução organizacional para os hospitais. O que se seguiu no desenvolvimento da Medicina Intensiva é bem conhecido: Vladimir Negovsky,[7] Peter Safar, Max Harry Weil entre outros criaram a ciência da reanimatologia[8] no final da década de 1950 e início da década de 1960, da qual somos herdeiros.

A unidade de terapia intensiva (UTI) na atualidade

Levando em conta os objetivos e a abrangência dos cuidados intensivos, a UTI está profundamente envolvida com muitas áreas e especialidades dentro do hospital. O local escolhido para a UTI, no entanto, geralmente reflete a necessidade de proximidade com as áreas onde se encontram os doentes mais agudos, como o serviço de urgência e o bloco operatório, bem como instalações de diagnóstico necessárias, como o departamento de radiologia e o bloco operatório, minimizando as distâncias que os doentes graves têm que percorrer. Além disso, é obrigatória a disponibilidade de testes biológicos 24 horas por dia, sete dias por semana, e o fácil acesso a instalações de transfusão de sangue. A maioria das UTIs hoje possui ainda (tendência que vai seguramente aumentar com os novos métodos de diagnóstico baseados na terapêutica molecular) instalações e equipamentos localizados dentro da unidade para realizar a análise imediata de amostras de gasometria arterial e algumas análises básicas de bioquímica e hematologia.

Uma vez que a maioria das situações na Medicina Intensiva são criticamente tempo-dependentes, a prestação bem-sucedida de cuidados depende de boas relações e comunicações entre a UTI e os outros serviços e departamentos do hospital (e por vezes mesmo do pré-hospitalar); isso é necessário tanto para otimizar o tempo de encaminhamentos e admissões dos doentes na UTI, quanto para a alta segura e eficaz dos doentes para uma área menos intensiva do hospital, processo no qual o monitoramento da resolução da disfunção/falência orgânica é muito importante,[9], mais do que a carga de trabalho residual ainda requerida por estes doentes.[10] É necessário um nível mais elevado de vigilância com estes doentes recentemente recebidos, tanto pelos médicos de enfermaria como pelos enfermeiros, a fim de identificar e prevenir precocemente qualquer deterioração; não o fazer pode comprometer todos os benefícios da permanência na UTI.[11-13] Outro risco para o paciente de terapia intensiva em recuperação é a alta precoce inadequada para a enfermaria, devido à falta de leitos ou restrições de tempo ou de pessoal,[14] e embora seja controverso,[15,16] foi demonstrado que há espaço para melhorias.[17] Esta necessidade de uma interface eficaz entre a UTI e os outros departamentos do hospital não tem apenas implicações físicas e arquitetônicas, mas também tem um impacto crUTIal nos fatores de recursos humanos, tanto fora quanto dentro da UTI, como na gestão do estresse, no profissionalismo em enfrentar e lidar com padrões de trabalho rotativos[18] e na fadiga dos profissionais.[19,20] Todas estas questões estão agora sendo crescentemente abordadas e divulgadas, uma atitude que era quase impossível a duas décadas e que terá um grande impacto na organização do nosso trabalho. Situações que há poucos anos eram terminais são atualmente tratadas por rotina na UTI. Esta mudança teve um preço, sendo a UTI atualmente responsável por uma percentagem crescente do orçamento hospitalar e dos cuidados de saúde. Assim, a avaliação da eficácia da UTI tornou-se uma questão importante e atual, com os intensivistas a serem confrontados com uma pressão crescente para analisar criticamente e justificar a adequação das práticas utilizadas.[21] Uma parte importante deste problema é a avaliação do desempenho, ou, em outras palavras, quão bem estamos tratando nossos doentes

O conceito de níveis de cuidados

O conceito de níveis de cuidados (LOC) – como explicado em outro capítulo deste livro – é um dos aspectos fundamentais no desenho e operação de uma UTI adequada e eficaz no tratamento dos doentes que trata. Qualquer desvio neste especto pode conduzir a uma subutilização dos recursos – com aumento inapropriado e inaceitável dos custos (e até mesmo um aumento da irrealidade pelo emprego de técnicas desproporcionais às que a sua gravidade necessita[22]) – pela falta de recursos que comprometa as necessidades do doente – em leitos, recursos humanos e materiais.

Felizmente, possuímos hoje meios de medir a adequação das necessidades aos cuidados necessários – a razão de utilização do trabalho (WUR).[23]

A avaliação do desempenho das unidades de terapia intensiva (UTIs)

A avaliação da eficácia da UTI com métodos científicos rigorosos é uma tarefa muito difícil. De acordo com os critérios metodológicos habituais, essa avaliação deve basear-se, de preferência, em estudos formais, aleatórios e duplamente cegos, por exemplo, comparando a eficácia dos cuidados na UTI com os cuidados habituais nas enfermarias gerais. No entanto, tais propostas de estudo deparam-se com oposição com base em argumentos éticos, ponderando a convicção generalizada, de que o tratamento na UTI é adequado e obrigatório. De fato, mesmo a avaliação adequada de certos procedimentos da prática diária na UTI tem sido dificultada por essas objeções, como demonstraram Connors *et al.*[24] Foram aplicadas outras abordagens, como estudos que utilizam controles históricos, mas que podem e devem ser legitimamente criticados por razões metodológicas.

Estes fatos implicam que temos de viver com o pressuposto geral de que o desenvolvimento dos cuidados intensivos, no que diz respeito às suas atividades médicas e indicações, seguiu o caminho de múltiplas experiências naturais. Consequentemente, devemos comparar a eficácia dos cuidados intensivos ao nível de cada UTI. Ou seja, a questão a ser respondida é se o resultado dos doentes tratados em uma UTI está de acordo com o resultado esperado. Com esta abordagem, o resultado real da população em análise é comparado com o resultado de uma população de referência, controlando simultaneamente os fatores de combinação de casos, utilizando modelos gerais de previsão de resultados. Substituímos a pergunta "quão bons são os nossos resultados" por "os nossos resultados são melhores (ou piores) do que os de outros". A população de referência pode ser escolhida como padrão-padrão, se o modelo utilizado para a previsão se basear em dados de UTI excepcionais, ou apenas como uma população de referência, se o modelo se basear em UTIs não selecionadas ou não representativas do conjunto das facilidades existentes.[25]

Vários investigadores propuseram a utilização do rácio entre a mortalidade observada e a mortalidade prevista (a razão de mortalidade padronizada, a célebre razão de mortalidade padronizada (RMP) do inglês, *Standardized Mortality ratio* – SMR dos anglo-saxônicos) como um indicador da eficácia dos cuidados na UTI.[26] O pressuposto é que, embora as UTIs possam admitir grupos muito heterogêneos de doentes no que diz respeito a marcadores de resultados relevantes, tais como grandes diferenças de idade, estado prévio de saúde ou disfunção aguda de órgão, os modelos de previsão de resultados atualmente existentes podem dar conta da maior parte destas características.[26] A utilização desta metodologia exige, em primeiro lugar, que o resultado de interesse seja relevante, claramente definido e suscetível de ser medido com precisão e, em segundo lugar, que o modelo de previsão de resultados seja capaz de controlar para as características basais mais importantes do doente que, por sua vez, estão relacionadas com o resultado de interesse (geralmente utilizada a mortalidade à saída do hospital). Assim, a plena compreensão dos modelos de previsão, incluindo as suas limitações metodológicas, é essencial para os clínicos e gestores que utilizam esses modelos como uma ferramenta no processo de avaliação e controle da qualidade na UTI.

A utilização de modelos gerais de previsão de resultados na avaliação do desempenho

Desenvolvidos há mais de 20 anos, os modelos de previsão de resultados gerais são atualmente uma pedra angular metodológica no processo de avaliação do desempenho, uma vez que permitem prever a mortalidade de um determinado doente, com base na gravidade da sua doença.

A gravidade da doença é avaliada por meio da utilização de um sistema de pontuação da gravidade da doença, que considera os fatores mais importantes relacionados com o prognóstico, por exemplo, a idade, o estado de saúde anterior, o diagnóstico e a presença e grau de perturbação fisiológica. Para cada um dos parâmetros analisados é atribuído um valor numérico, dependendo do grau de desvio da normalidade. O resultado final ou pontuação é a soma dos pontos atribuídos a cada um dos parâmetros analisados (**Figura 159.1**).[28] Em seguida, uma equação transforma a pontuação em uma probabilidade de mortalidade, com base na população de referência (**Figura 159.2**).[28] A população de referência é geralmente escolhida a partir de uma grande base de dados multinacional obtida de milhares de pacientes. Os modelos mais utilizados são o *New Simplified Acute Physiologic Score* (SAPS II)[27] e SAPS 3[28] e o *Acute Physiology and Chronic Health Evaluation* (APACHE II, III e IV).[29-31]

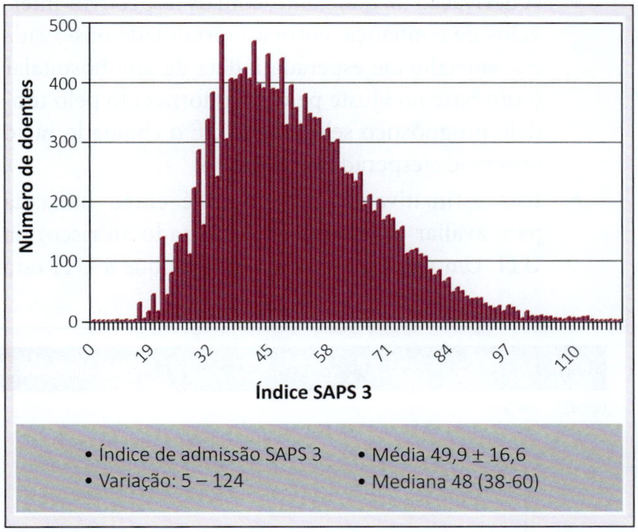

Figura 159.1. Distribuição de pontos do SAPS 3 original. SAPS: *New Simplified Acute Physiologic Score*.

Fonte: Adaptada de Moreno R. P., *et al.* SAPS 3. From evaluation of the patient to evaluation of the intensive care unit. Part 2: Development of a prognostic model for hospital mortality at ICU admission. Intensive Care Med. 2005;31:1345-55.

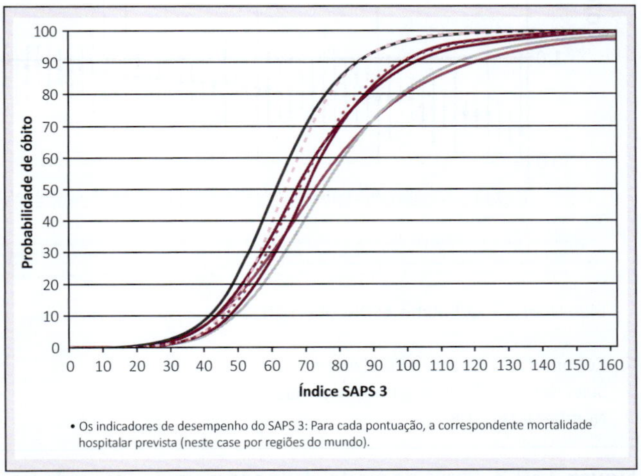

Figura 159.2. Curvas de regressão logística relacionando a pontuação SAPS 3 com a mortalidade esperada em várias regiões do mundo. SAPS: *New Simplified Acute Physiologic Score*.

Fonte: Adaptada de Moreno RP, Metnitz PG, Almeida E, Jordan B, Bauer P, Campos RA, *et al.* SAPS 3--From evaluation of the patient to evaluation of the intensive care unit. Part 2: Development of a prognostic model for hospital mortality at ICU admission. Intensive Care Med. 2005 Oct;31(10):1345-55.

A maioria dos modelos tem sido utilizada para calcular um indicador do desempenho da UTI, o rácio entre a mortalidade observada e a prevista (O/E) ou o rácio de mortalidade normalizado (SMR). Para desenvolver este rácio, foram utilizadas várias abordagens semelhantes, que incluem:

- Um modelo prognóstico geral desenvolvido a partir de uma base de dados específica e utilizado para normalizar a mortalidade de acordo com os elementos do *case-mix* incluídos no modelo.
- A aplicação deste modelo a quase todos os doentes internados na UTI durante um determinado período (excluindo apenas algumas tipologias específicas de doentes, como queimados, crianças etc.).
- A derivação do quociente, com os respectivos intervalos de confiança, entre a mortalidade observada e a mortalidade esperada à data da alta hospitalar (com base no ajuste pelo risco fornecido pelo modelo prognóstico selecionado). É o chamado rácio observado/esperado ou SMR.
- Esta estimativa de um ponto é então utilizada para avaliar o desempenho (ajustado ao risco) da UTI. Um valor inferior a 1 implica que a UTI está com desempenho melhor do que a coorte em que o modelo prognóstico geral foi derivado e, se for superior a 1, o desempenho da UTI é considerado pior. Uma discussão atual entre os peritos é se os modelos prognósticos gerais devem ser derivados externamente ou derivadas da coorte analisada. O que só tem resolução em grandes registos nacionais, altamente representativos das várias tipologias de doentes. Para além de apresentar a razão de mortalidade padronizada para cada Unidade (**Figura 159.3**), este tipo de gráfico permite agrupar as unidades e estudar-- por exemplo – o desempenho ajustado à gravidade de várias áreas do mundo (**Figura 159.4**).[28]

Esta metodologia tem sido amplamente utilizada desde 1985 com várias bases de dados e modelos prognósticos gerais diferentes, por exemplo, APACHE II,[29] APACHE III,[30] APACHE IV,[31] SAPS II[27] ou o SAPS 3.[28] A utilização destas bases de dados para diferentes regiões geográficas ou socioeconômicas tem sido proposta por alguns grupos, mas frequentemente com a conclusão de que é necessário um novo modelo prognóstico geral calibrado para as

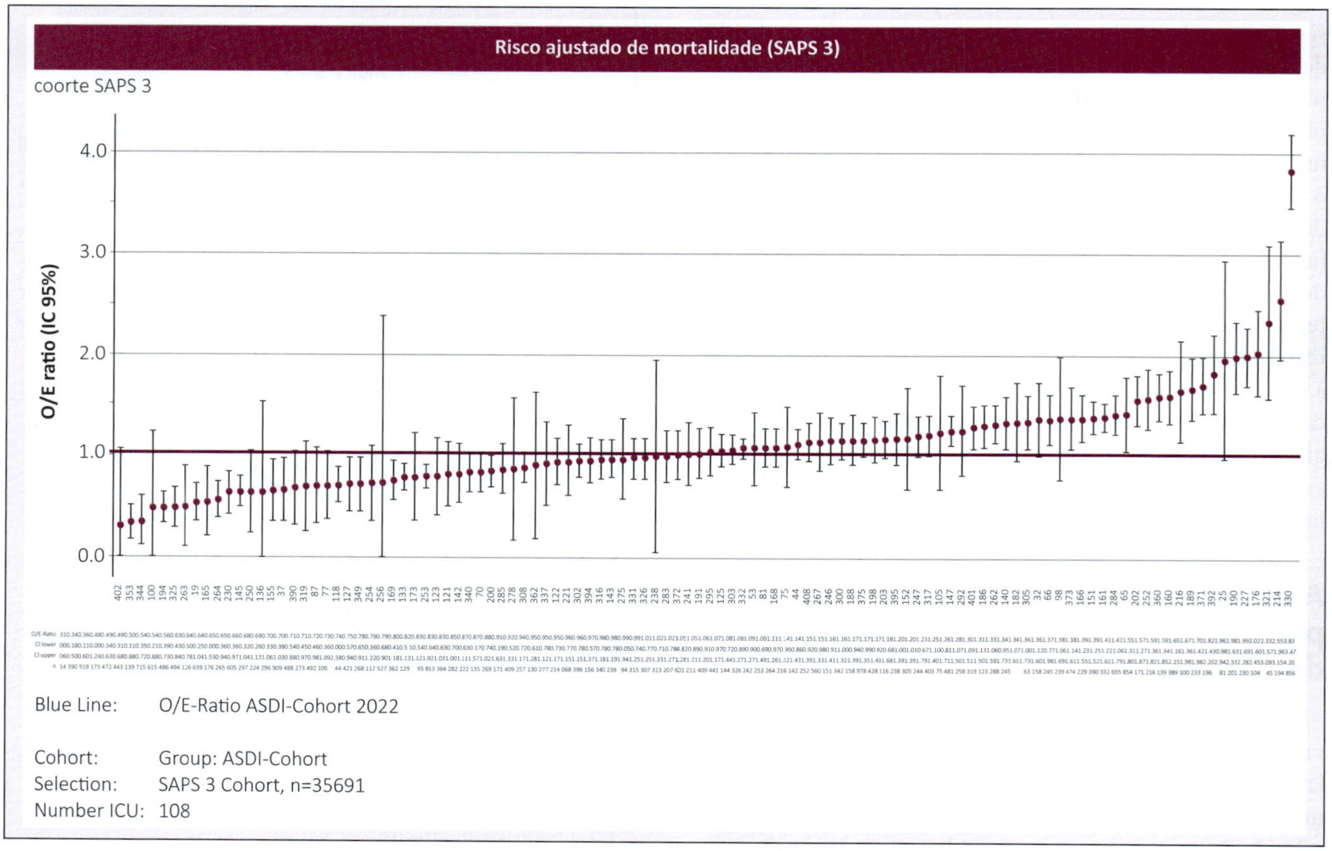

Figura 159.3. Razão de mortalidade padronizada nas unidades que contribuíram para o registro do Centro Austríaco de Documentação e Garantia de Qualidade em Medicina Intensiva (ASDI –*Österreichisches Zentrum für Dokumentation und Qualitätssicherung in der Intensivmedizin*). Uma unidade cuja mortalidade observada seja maior que a esperada pelo modelo (mau desempenho) pode ser vista acima da linha que representa o global do banco de dados. Uma unidade cuja mortalidade observada seja menor que a esperada pelo modelo (bom desempenho) pode ser vista abaixo da linha que representa o global do banco dos dados. O/E: observado/esperado; SAPS: *New Simplified Acute Physiologic Score*.

Fonte: Adaptada de ASDI Benchmarking Centre, 2022 (com autorização).

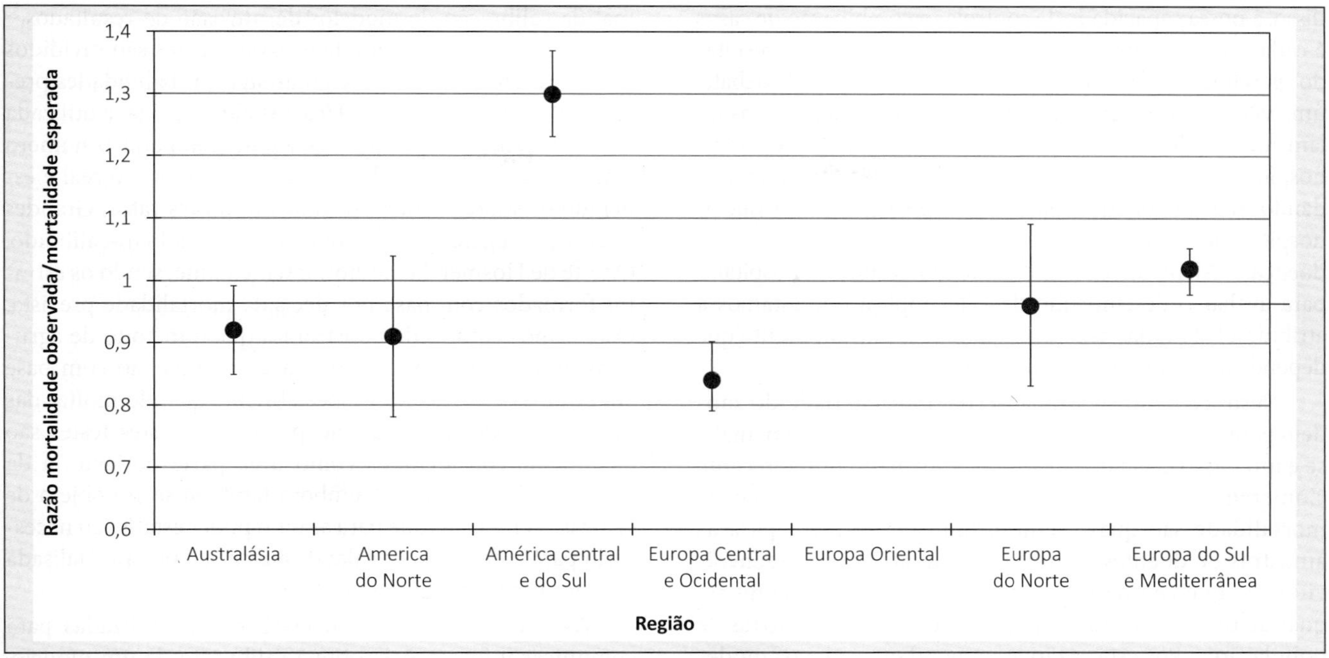

Figura 159.4. Razão de mortalidade padronizada nas unidades que contribuíram para o SAPS 3 agrupadas por áreas geográficas. SAPS: *New Simplified Acute Physiologic Score*.

Fonte: Adaptada de Moreno RP, Metnitz PG, Almeida E, Jordan B, Bauer P, Campos RA, *et al*. SAPS 3--From evaluation of the patient to evaluation of the intensive care unit. Part 2: Development of a prognostic model for hospital mortality at ICU admission. Intensive Care Med. 2005 Oct;31(10):1345-55.

circunstâncias específicas em avaliação, para refletir melhor a base de dados global utilizada como comparativa,[32,33] o que já vem acontecendo em registos nacionais com recursos financeiros, técnicos e humanos para o fazerem (Austrália, Brasil etc.).

Embora esta metodologia seja fácil de compreender e forneça, de forma simplificada, um número direto que pode ser utilizado para comparação, talvez seja demasiado simplista, como veremos adiante. Metnitz *et al.*[34] descreveram várias limitações a esta abordagem. O pressuposto básico subjacente a esta abordagem é que a mortalidade ajustada ao risco (ou desempenho) é independente da gravidade da doença dos doentes internados. A gravidade da doença (e o *case-mix*) difere obviamente entre as diferentes UTIs, no entanto, os autores anteriores sempre assumiram que o desempenho é constante ao longo de todo o espectro de gravidade da doença. Presume-se que uma UTI com um "bom" desempenho (RMP baixo) é uniformemente boa tanto para os doentes de baixo risco como para os de alto risco; do mesmo modo, presume-se que uma UTI com um "mau" desempenho (RMP elevado) é uniformemente má. Este pressuposto não é provavelmente verdadeiro, uma vez que o desempenho pode diferir claramente ao longo do espectro, desde os doentes graves até os menos doentes. A principal preocupação é que uma RMP global de 1,0 pode ocultar o fato de uma UTI ter problemas muito graves com a gestão dos doentes graves, uma vez que o número global é mascarado por um melhor desempenho na gama menos doente. A perda destes dados está, portanto, mascarando potenciais problemas que poderiam ser remediados em benefício da unidade e dos seus doentes. Isto ajudará o utilizador final a transformar um instrumento de medição do desempenho em instrumento de alteração do desempenho (apontando para os pontos fracos da UTI). As razões para estas possíveis mudanças no desempenho em diferentes níveis de gravidade são inúmeras, mas podem incluir, pelo menos padrões de pessoal e carga de trabalho,[35,36] disponibilidade e uso de tecnologia,[37] as relações volume-resultado, hoje claras para todos,[38-41] o tratamento excessivamente agressivo de doentes de baixo risco,[42,43] ou o subtratamento de doentes de muito alto risco.[24,44] O desajuste como diria Hanna Wunsh entre a curva de Frank-Starling do doente e a da unidade.[22]

É de notar que a utilização desta metodologia pressupõe que a relação entre a gravidade da doença e o desempenho é constante. Em outras palavras, que o desempenho de uma UTI é o mesmo em doentes de baixo e de alto risco. Foi defendido no passado, com base em fundamentos teóricos, que o desempenho da UTI pode variar de acordo com a gravidade dos doentes admitido,[25,45] mas esta abordagem foi utilizada apenas em um estudo, contendo um número de doentes nos grupos de médio e alto risco muito pequeno para permitir uma análise definitiva.[45] Esta abordagem foi recentemente utilizada no estudo EURICUS-I por V. Fidler *et al.* que demonstraram claramente que o desempenho pode variar dentro de cada UTI de acordo com o grau de gravidade dos doentes admitidos.

Os pressupostos subjacentes à utilização da SMR têm sido questionados várias vezes nos últimos anos.[46-48] Definições diversas das variáveis utilizadas, fiabilidade inadequada intra- e interavaliadores dos dados recolhidos e má calibração dos modelos utilizados têm demonstrado afetar o desempenho das equações utilizadas para prever a mortalidade. Além disso, a nossa capacidade de controlar a combinação de casos é cada vez mais questionada.[49] Mesmo a escolha do resultado (geralmente a mortalidade hospitalar) é objeto de debate, uma vez que pode ser suscetível de enviesamento (alguns falam mesmo de manipulação). Foi demonstrado que alguns hospitais tendem a mudar o local das mortes (por exemplo, dando alta aos doentes para morrerem), enquanto outros hospitais dão alta aos doentes muito cedo no decurso da sua doença.[50] Além disso, a utilização do resultado hospitalar para avaliar o desempenho da UTI implica que estamos a atribuir à UTI todas as responsabilidades por um evento que depende também dos cuidados pós-UTI.[51]

Neste processo, a avaliação da aplicabilidade do modelo geral de previsão de resultados à população em análise é um passo crucial. Tal como foi afirmado numa recente Conferência de Consenso,[52] "os modelos de previsão de mortalidade são quase sempre muito específicos para as amostras de doentes com base nas quais foram desenvolvidos, já que seu desempenho se deteriora normalmente quando os modelos são aplicados a diferentes amostras de população.... Por esta razão, recomendamos que os modelos de previsão de mortalidade sejam sempre testados em amostras de doentes distintas daquelas em que os modelos foram desenvolvidos".

A principal questão a ser respondida nesta fase é a adequação das previsões de resultados quando comparadas com os resultados efetivos. Devem ser avaliadas três questões principais.[53] A primeira é a calibração ou a fiabilidade do modelo, ou seja, a comparação entre as previsões do modelo e os resultados observados. A segunda é a discriminação, o refinamento ou a dispersão do modelo, ou a forma como o modelo distingue entre observações com um resultado positivo ou negativo. Uma terceira fonte de desvio do modelo pode ser a existência, no conjunto de teste, de subconjuntos de observações em que o modelo não tem um bom desempenho. Ao contrário dos dois primeiros, em que muita investigação foi feita e surgiram técnicas consensuais, há pouca literatura sobre como identificar estas observações ou o que fazer quando o ajuste é insatisfatório em alguns grupos.[53] A avaliação da calibração e da discriminação na população em geral foi designada por bondade global da adaptação. A avaliação da adequação das previsões nos subgrupos foi designada por uniformidade da adaptação. Estas questões serão analisadas em maior pormenor mais adiante.

Os rácios globais de mortalidade O/E são calculados dividindo a taxa global de mortalidade observada (ou seja, o número real de mortes) pelo número previsto de mortes (resultante da soma das probabilidades individuais de mortalidade atribuídas pelo modelo); podem ser efetuados cálculos adicionais para estimar o intervalo de confiança para o rácio.[54] Em um modelo perfeitamente calibrado, este valor deve ser um. Uma vez que este teste avalia o rácio de mortalidade observada/esperada na amostra global, não pode detectar desvios apenas em um determinado subconjunto de observações, por exemplo, em doentes de alto risco.

Os testes de adequação de Hosmer-Lemeshow são duas estatísticas de qui-quadrado propostas para a avaliação formal da calibração de modelos de previsão de resultados.[55] No teste de Hosmer-Lemeshow, os pacientes são divididos em 10 estratos, de acordo com as suas probabilidades previstas: 0,0 a 0,1, 0,1 a 0,2... 0,9 a 1,0. Em seguida, é utilizada uma estatística de qui-quadrado para comparar o número real e o número esperado de mortes e o número real e esperado de sobreviventes em cada um dos estratos. Grandes diferenças sugerem que o modelo não está bem-calibrado. O teste de Hosmer-Lemeshow é semelhante, sendo os estratos formados com base nos decis da mortalidade prevista. Os mesmos autores demonstraram que o método de agrupamento com base na estatística é preferível ao com base em pontos de corte fixos, especialmente quando muitas das probabilidades estimadas são pequenas.[55] Estes testes são atualmente considerados como uma parte obrigatória da avaliação da calibração,[52] embora também sejam objeto de críticas.[56] Fica claro que para se ter o poder estatístico necessário para a detecção de falta de ajuste, a amostra analisada deve ter uma certa dimensão.[57]

As curvas de calibração também são utilizadas para comunicar informações sobre a calibração de um modelo. Este tipo de gráficos compara a taxa de mortalidade observada com a esperada pelo modelo. Podem induzir em erro, uma vez que o número de doentes em cada grupo tende a diminuir da esquerda para a direita (ou seja, quando passamos de probabilidades baixas para probabilidades altas de morte) e, consequentemente, mesmo pequenas diferenças não significativas nos grupos de maior gravidade parecem visualmente mais importantes do que diferenças significativas nos grupos de baixa probabilidade. Não constituem um teste estatístico formal da adequação do modelo, sendo utilizadas apenas para fins informativos. No entanto, a publicação das curvas de calibração foi recomendada como parte da avaliação-padrão da validação de um modelo. Têm vindo a ser progressivamente distribuídos pelos chamados "cintos de calibração".[58]

A discriminação avalia a capacidade do modelo para distinguir entre observações com um resultado positivo ou negativo. Esta avaliação pode ser efetuada por meio de um teste não paramétrico como o índice "c" de Harrell, utilizando a classificação da magnitude do erro de avaliação. Este índice mede a probabilidade; dois doentes escolhidos aleatoriamente, o que tiver a previsão probabilística mais elevada tem o resultado de interesse. Foi demonstrado que este índice se relaciona diretamente com a área sob uma curva de análise de característica de operação do receptor (ROC – *receiver operating characteristic*) e pode ser obtido como o parâmetro da estatística do teste de soma de pontos de Mann-Whitney-Wilcoxon.[59]

O conceito da área sob a curva ROC deriva da psicofísica e tem sido aplicado no processamento de sinais. Em uma curva ROC, é construída uma série de tabelas duas a duas com pontos de corte que variam entre o valor mais baixo possível e o valor mais alto possível da pontuação. Para cada tabela, são calculadas a taxa de verdadeiros positivos (ou sensibilidade) e a taxa de falso-positivos (ou 1 menos especificidade). O gráfico final de todos os pares de taxas de verdadeiros positivos *versus* taxas de falso-positivos é a representação visual da curva ROC. A interpretação da área sob a curva ROC é fácil: um modelo com uma discriminação perfeita tem uma área de 1,0, e um modelo cuja discriminação não é melhor do que o acaso tem uma área de 0,5. Para os modelos de previsão de resultados mais utilizados, esta área é geralmente superior a 0,80. Foram descritos métodos para comparar as áreas sob as curvas ROC,[60] mas podem levar a conclusões errôneas se a forma das curvas for diferente.[61] Foi demonstrado que este método não é tão afetado pela dimensão da amostra como as medidas de calibração.[57]

Foram utilizadas outras medidas, com base em tabelas de classificação, com os autores a comunicarem a sensibilidade, a especificidade, os valores preditivos positivos e negativos e as taxas globais de classificação correta. No entanto, têm uma utilidade limitada na validação de um modelo, porque têm de utilizar um ponto de corte fixo (normalmente 10%, 50% ou 90%). Além disso, dependem da taxa de mortalidade da amostra, sendo que os modelos têm normalmente valores baixos de sensibilidade quando a amostra analisada tem uma proporção relativamente elevada de doentes com baixas probabilidades de mortalidade, uma vez que relativamente poucos doentes terão uma probabilidade de mortalidade superior ao critério de decisão escolhido.

A importância relativa da calibração e da discriminação varia com a utilização que será dada ao modelo, com alguns autores a defenderem que para fins de investigação ou de garantia de qualidade (comparações de grupos) a calibração é especialmente importante e que para decisões sobre doentes individuais ambos os descritores são muito relevantes.[62] De um ponto de vista metodológico, a má calibração de um modelo pode ser corrigida. No entanto, não há quase nada que possa ajustar um modelo quando este apresenta uma fraca discriminação.[53]

A importância da uniformidade do ajuste

Até à data, a validação centrou-se principalmente em medidas de discriminação e calibração globais. A avaliação do impacto da combinação de casos não diretamente relacionada com a gravidade da doença no desempenho dos modelos de previsão de resultados tem sido objeto de menos investigação. Embora alguns autores, como Rowan e Goldhill no Reino Unido,[49,63] e Apolone na Itália[47] tenham sugerido que o desempenho de um modelo pode depender em grande medida da composição da população em estudo, não existe consenso quanto à forma de definir ou avaliar o comportamento de um modelo em subpopulações.

Propusemos a avaliação destas questões por meio de um teste formal de desempenho, compreendendo discriminação, calibração e rácios de mortalidade O/E em subgrupos clinicamente relevantes, de modo a identificar se o desempenho do modelo é idêntico em todos os grupos (uniformidade de ajuste). Para estratificar os doentes, utilizamos duas estratégias diferentes: critérios relacionados com os doentes incluídos nos modelos e para os quais é de esperar que os modelos os tenham em conta (grupo etário e tipo de doente) e outros critérios não incluídos nos modelos (localização no hospital antes da admissão na UTI e categoria diagnóstica). Estes dois últimos foram escolhidos por representarem características importantes dos doentes presentes no momento da admissão na UTI e não dependerem de aspectos terapêuticos. Juntamente com a gravidade da doença, este conjunto de variáveis define as categorias básicas das características dos doentes.

Quando os pacientes foram estratificados de acordo com o local de internação antes da admissão na UTI, ambos os modelos apresentaram melhor poder discriminativo nos pacientes admitidos na sala de cirurgia/sala de pós-anestesia e no departamento de emergência do que nos pacientes admitidos na enfermaria. Os testes de Hosmer-Lemeshow revelaram uma calibração fraca em todos os grupos, embora menor nos doentes admitidos no bloco operatório/sala de pós-anestesia. A avaliação dos rácios de mortalidade O/E mostrou que ambos os modelos sobrestimaram a mortalidade nos doentes admitidos no bloco operatório/sala de pós-anestesia e no serviço de urgência e subestimaram a mortalidade nos doentes admitidos na enfermaria.

O que precede põe seriamente em causa a lógica subjacente à utilização do SMR para efeitos de avaliação do desempenho. Como podemos concluir que o desempenho das UTI na base de dados EURICUS-I foi mal nos doentes admitidos na enfermaria e muito bom quando trataram doentes admitidos noutros locais? Obtiveram-se resultados semelhantes quando escolheram outras estratégias de agrupamento, por exemplo, a categoria diagnóstica de admissão. Problemas na construção dos modelos, por exemplo, a omissão de variáveis importantes na equação de regressão, são explicações mais prováveis para este fenômeno do que variações no desempenho.

O desempenho díspar dos modelos em subgrupos mutuamente exclusivos pode assumir proporções graves, uma vez que há uma tendência para o agrupamento de tipos semelhantes de pacientes em determinadas UTIs. Por exemplo, UTIs que lidam principalmente com pacientes clínicos serão mais propensas a receber pacientes da enfermaria do que do centro cirúrgico, com diagnósticos não operatórios do que com diagnósticos pós-operatórios, e com um tempo de permanência (TP) na UTI maior do que UTIs que lidam principalmente com pacientes de cirurgia programada. Mesmo o tempo de permanência mais longo de certos tipos de doentes pode influenciar as capacidades de previsão dos modelos, uma vez que afeta drasticamente as suas capacidades de discriminação.

Influência do tempo de permanência na unidade de terapia intensiva na capacidade de previsão dos modelos de previsão de resultados gerais

Ao analisar os fatores que determinam o tempo de internação dos doentes críticos, foi possível demonstrar uma influência mista das características do doente e do hospital, para além da gravidade da doença. Após a correção para a gravidade da doença, avaliada pela pontuação SAPS II, o tempo de internação foi mais longo nos doentes médicos, nos doentes admitidos de outras UTI/outros hospitais ou da enfermaria, nos doentes com diagnósticos respiratórios não operatórios ou traumáticos (não operatórios ou pós-operatórios) e nos doentes admitidos em hospitais universitários.[64]

A relação entre o TP e a gravidade seguiu um padrão não linear, resultando numa relação diferente entre o TP nos sobreviventes e não sobreviventes. A maior preocupação é a queda no poder discriminativo do modelo SAPS II com o aumento do tempo de internação, com o modelo sendo dificilmente melhor que o acaso em pacientes com mais de uma semana na UTI.

Este trabalho complementa a nossa análise anterior da uniformidade do ajuste. Mais uma vez, foi visível um agrupamento de determinados tipos de doentes em determinadas UTI, com diferentes combinações de casos de doentes que implicam diferentes desempenhos e validade das pontuações em diferentes contextos. Mas será que uma calibração perfeita dos modelos pode resolver os problemas?

Personalizar um modelo

Há alguns anos deparamo-nos com esta situação quando analisamos os dados do estudo EURICUS-I. Uma vez que o MPM II_0 não foi capaz de descrever adequadamente a população,[65] adaptamos o modelo para compreender melhor as razões subjacentes a este mau ajuste.[65] Foram escolhidas duas estratégias diferentes: a personalização do logit (personalização de primeiro nível) e a personalização das variáveis (personalização de segundo nível). O impacto destas duas estratégias diferentes foi avaliado por meio de uma análise formal da qualidade do ajuste, tanto na amostra global como nos subgrupos relevantes.

Para a personalização de primeiro nível, desenvolvemos uma nova equação de regressão logística com o resultado hospitalar como variável dependente e o logit original do MPM II0 como variável independente. A equação foi estabelecida da seguinte forma:

$$P_1 = \frac{e^{-0.4926+0.7502(\text{logit})}}{1 + e^{-0.4926+0.7502(\text{logit})}}$$

onde P1 é a probabilidade de mortalidade hospitalar calculada após esta personalização de primeiro nível, logit é is $\beta_0 + \beta_1 x_1 + \beta_2 x_2 ... \beta_{15} x_{15}$, and β_0, β_1, ... β_{15}, são os coeficientes no modelo MPM II0 original.

Para a customização de segundo nível, novas estimativas de máxima verossimilhança para cada uma das 15 variáveis originais foram computadas na amostra de desenvolvimento e um novo logit foi calculado. A probabilidade de mortalidade hospitalar, P2, foi estabelecida como:

$$P_2 = \frac{e^{\text{New Logit}}}{1 + e^{\text{New Logit}}}$$

em que o novo logit é $\beta'_0 + \beta'_1 x_1 + \beta'_2 x_2 ... \beta'_{15} x_{15}$ and β'_0, β'_1, ... β'_{15} são os novos coeficientes. Duas variáveis (disritmia cardíaca e frequência cardíaca) deixaram de ser significativas a nível multivariado, mas foram mantidas para manter a comparabilidade com o modelo original. Após o desenvolvimento das novas equações e o cálculo das probabilidades estimadas de morte associadas, a discriminação e a calibração foram avaliadas tanto na amostra de desenvolvimento como na de validação.

Para estimar o poder discriminativo dos modelos, foi utilizada a área sob a curva ROC. A capacidade discriminativa dos modelos foi apenas ligeiramente afetada pela personalização de segundo nível, mantendo-se inferior à da descrição original do MPM II_0 (0,824). Ao comparar o modelo personalizado com o modelo original, observou-se uma pequena melhoria com a personalização de segundo nível, mas apenas na amostra de desenvolvimento.

As curvas de calibração demonstram que a personalização – quer de primeiro quer de segundo nível – foi capaz de corrigir os desvios do modelo original. O teste de adequação de Hosmer-Lemeshow revela o mesmo resultado. As estatísticas do qui-quadrado após o segundo nível de personalização foram mais baixas do que após o primeiro nível de personalização, sugerindo um melhor ajuste geral.

A aplicação do modelo original produziu um rácio de mortalidade global O/E com intervalos de confiança a 95% que não abrangem 1,0 (amostra de desenvolvimento 0,86, intervalo de confiança a 95% 0,82 a 0,89; amostra de validação 0,89, intervalo de confiança a 95% 0,84 a 0,94); este fato implica que o modelo sobrestima a mortalidade global. Após a customização, esse problema foi corrigido.

Relativamente à uniformidade de ajuste, a customização corrigiu a maioria, embora não todos os desvios resultantes da aplicação do MPM II_0 original. Os problemas mantiveram-se em alguns grupos, nomeadamente nos doentes admitidos na enfermaria ou com diagnósticos respiratórios pós-operatórios.

Conclusões

Serão os resultados dos estudos anteriormente referidos resultados isolados? Se fizermos uma revisão da literatura, a maioria dos estudos publicados, independentemente do modelo de predição de resultados utilizado, revelaram resultados semelhantes. Exemplos recentes são a aplicação do SAPS II em Itália[47] e Portugal,[66] da versão anterior do MPM no Reino Unido,[67] do APACHE II no Reino Unido,[63] Japão[68] e Portugal,[66] ou do APACHE III no Brasil.[69]

Isto implica que mesmo os modelos desenvolvidos em grandes bases de dados multinacionais falharam mais tarde quando aplicados fora da sua população de desenvolvimento. Em alguns casos, é possível encontrar uma explicação potencial, por exemplo, assimetrias na disponibilidade de tecnologia;[37] em outros, apenas subsistem eventuais diferenças nas definições utilizadas e na combinação de casos medidos e não medidos. Mas provavelmente a explicação está na deriva constante que existe nas características basais da população (envelhecimento, novas doenças...) e nos métodos diagnósticos e terapêuticos utilizados no seu tratamento.

Atualmente, os resultados acima referidos implicam que a aplicação de um modelo de previsão de resultados a uma população independente só deve ser feita após a validação do modelo nessa população.[70-84] Se o modelo não descrever corretamente a população, é necessário investigar as causas subjacentes a este fato, complementado eventualmente pela adaptação do modelo. Esta abordagem limitará a avaliação do desempenho da UTI a contextos experimentais ou quase experimentais. A alternativa é correr o risco de atribuir diferenças no *mix* de casos a diferenças no desempenho e na qualidade dos cuidados das UTIs analisadas. E isso é algo que as nossas faculdades e a sociedade esperam que não façamos.

A relação entre o desempenho de uma unidade de terapia intensiva e a gravidade da doença dos doentes internados

No passado, foram feitas tentativas para compreender esta relação, analisando o rácio de risco em pontos de gravidade discretos. Por exemplo, o estudo EURICUS-I analisou três variáveis de desempenho que foram calculadas para cada UTI: P20 (desempenho em doentes de baixo risco, avaliado no percentil 20 da distribuição da gravidade), P50 (desempenho com doentes de risco médio, avaliado na mediana da distribuição da gravidade) e P80 (desempenho com doentes de alto risco, avaliado no percentil 80 da distribuição da gravidade). Este método utilizou uma personalização de segundo nível do índice SAPS II na base de dados EURICUS-I, utilizando regressão logística com efeitos aleatórios. Permitiu a comparação do desempenho de uma UTI em três pontos diferentes, embora não para o *continuum* de gravidade da doença. Foram obtidos resultados semelhantes durante o desenvolvimento do modelo SAPS 3, quando se verificou que a relação entre a gravidade da doença e a mortalidade observada diferia muito entre as diferentes áreas geográficas, conforme publicado em 2005.[34]

Utilizando a base de dados do *Austrian Center of Documentation and Quality As-surance in Intensive Care Medicine* (ASDI), uma organização austríaca sem fins lucrativos de avaliação comparativa dos cuidados intensivos,[85] Moreno *et al.* publicaram um modelo para descrever a relação entre o desempenho e a gravidade da doença, o RPM. Para esta análise descritiva, foram incluídos 102.561 doentes, após a exclusão de todos os doentes que tinham sido readmitidos na UTI, que tinham menos de 18 anos de idade, que tinham dados de resultados incompletos ou que não tinham uma pontuação SAPS II completa. A fim de evitar uma possível sobrestimação ou subestimação dos riscos relativos para pacientes em zonas de risco extremamente baixo ou alto, os pacientes também foram excluídos se tivessem uma mortalidade hospitalar prevista de < 5% ou > 95%.

O índice de gravidade geral de referência utilizado foi o modelo SAPS II, tal como descrito originalmente por Le Gall *et al.* em 1993.[27] Este modelo foi então recalibrado para cada unidade para a relação atual entre a gravidade da doença e o resultado, a fim de desenvolver uma função "observada e ajustada" da mortalidade hospitalar que poderia então ser comparada com a lista de referência publicada originalmente. O rácio entre esta função observada e a função referenciada foi então utilizado para descrever o "risco" de morrer ao longo do *continuum* de gravidade de 5% a 95% de risco previsto para cada UTI. Esta função específica da UTI, derivada da análise de regressão logística, foi então representada como uma curva suavizada juntamente com os seus intervalos de confiança de 95%, calculados utilizando os modelos personalizados e assumindo que o risco esperado do modelo original estava a ocorrer de forma não aleatória. Este gráfico fornece essencialmente um perfil de risco para cada UTI individual ao longo de toda a gama de gravidade da doença, permitindo assim comparações diretas e, potencialmente, a gestão desse risco de acordo com o padrão observado.

A **Figura 159.5** mostra a associação entre a probabilidade esperada e observada de morte para uma UTI individual, em que o risco (razão entre a probabilidade observada e a probabilidade prevista) varia muito pouco ao longo do espectro de gravidade, sendo sempre inferior ao global da amostra.

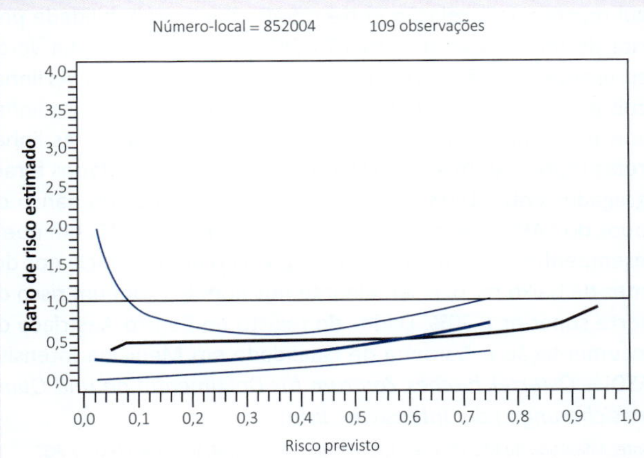

UCI 852004, em que o desempenho é sempre melhor do que o da população de referência, independentemente da gravidade da doença.
(Exemplo das relações entre o desempenho da UCI e a gravidade da doença dos pacientes admitidos. As linhas azuis grossas representam o modelo de perfil de risco. As linhas azuis mais finas representam os intervalos de confidência de 95%. As linhas pretas representam a curva LOWESS associada).

Figura 159.5. Associação entre o índice SAPS 3 e a mortalidade prevista na coorte de referência e em uma única UTI. A linha azul representa a relação entre o SAPS II e a probabilidade prevista de morte usando a função SAPS 3 original. A linha verde representa a função personalizada para a UTI específica. As linhas azuis grossas representam o modelo de perfil de risco. As linhas azuis mais finas representam o intervalo de confiança. As linhas pretas representam a curva LOWESS associada.[87] Os dados foram agregados entre 1998 e 2007 com base nos dados do banco de dados do SAPS 3.

Pode-se ver o resultado da UTI 852004, em que o desempenho foi sempre melhor do que o da população de referência, quase independente da gravidade a doença. Dados do registo do Centro Austríaco de Documentação e Garantia de Qualidade em Medicina Intensiva (ASDI – *Österreichisches Zentrum für Dokumentation und Qualitätssicherung in der Intensivmedizin*).

Fonte: Adaptada de Moreno RP, Hochrieser H, Metnitz B, Bauer P, Metnitz PG. Characterizing the risk profiles of intensive care units. Intensive Care Med. 2010 Jul;36(7):1207-12.

Já na **Figura 159.6**, podemos observar o RPMN de uma UTI cujo desempenho é inferior à população de referência nos doentes de baixo risco, mas similar naqueles com um risco de mortalidade maior que 30%.

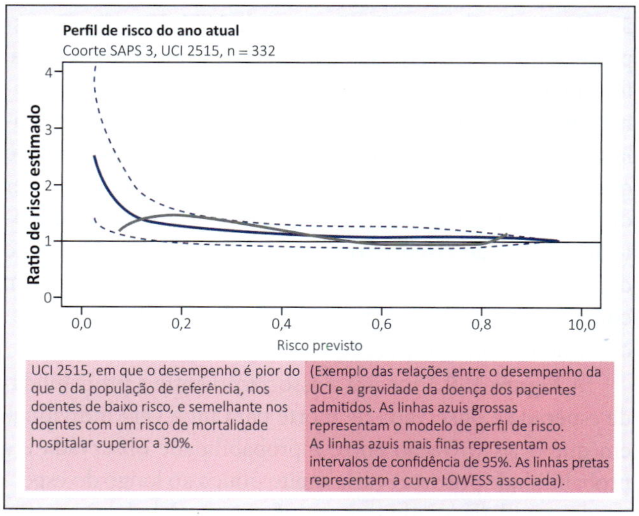

Figura 159.6. Associação entre o índice SAPS 3 e a mortalidade prevista na coorte de referência e em uma única UTI. A linha azul representa a relação entre o SAPS II e a probabilidade prevista de morte usando a função SAPS 3 original. A linha verde representa a função personalizada para a UTI específica. As linhas azuis grossas representam o modelo de perfil de risco. As linhas azuis mais finas representam o intervalo de confiança. As linhas pretas representam a curva LOWESS associada.[87] Os dados foram agregados entre 1998 e 2007 com base nos dados do banco de dados do SAPS 3. Pode-se ver o resultado da UTI 2515, em que o desempenho é pior do que o da população de referência nos doentes de baixo risco, e semelhante nos doentes com um risco de morte superior a 30%. Dados do registo do Centro Austríaco de Documentação e Garantia de Qualidade em Medicina Intensiva (ASDI – *Österreichisches Zentrum für Dokumentation und Qualitätssicherung in der Intensivmedizin*).

Fonte: Adaptada de Moreno RP, Hochrieser H, Metnitz B, Bauer P, Metnitz PG. Characterizing the risk profiles of intensive care units. Intensive Care Med. 2010 Jul;36(7):1207-12.

Mas o desempenho é apenas uma melhor mortalidade ajustada para o risco?

Todos os métodos aqui referidos focam o desempenho de uma UTI de acordo com a sua mortalidade ajustada para o risco de mortalidade dos doentes admitidos. Outros fatores – como o custo/efetividade são ignorados de forma muitas vezes propositada. E são indicadores cada vez mais importantes em um planeta sobrepovoado e onde as assimetrias se agravam.

Esta preocupação levou Hans U. Rothen *et al.*[86] a examinar a variabilidade dos resultados e da utilização de recursos entre as UTI, tentando avaliar se os resultados e a utilização de recursos estão relacionados com a estrutura e o processo da UTI e explorar os fatores associados à utilização eficiente dos recursos. Com base nos dados do SAPS 3 em 275 UTIs em todo o mundo (16.560 pacientes adultos) o resultado foi definido pela RMP. O uso padronizado de recursos (SRU) foi calculado com base no tempo de permanência na UTI, ajustado para a gravidade da doença aguda. A cada unidade foi atribuída a um de quatro grupos: "mais eficiente" (RMP e SRU < mediana); "menos eficiente" (RMP, SRU > mediana); "super-realizada" (RMP baixa, SRU alta), "não realizada" (SMR alta, SRU baixa). Foram utilizadas a análise univariada e a regressão logística progressiva para testar os fatores que separam as unidades "mais" das "menos eficientes". Havia, na descrição original, 91 UTIs "mais eficientes", 91 "menos eficientes", 47 "com desempenho superior" e 46 "com desempenho inferior". O número de médicos, de especialistas em tempo integral e de enfermeiros por leito, *rounds* clínicos, disponibilidade de médicos, presença de departamento de emergência e região geográfica foram significativos na análise univariada. Na análise multivariada, apenas os *rounds* interprofissionais, a existência de um departamento de emergência e a região geográfica entraram no modelo como significativos. Um exemplo na vida real retirado do relatório anual do Centro Austríaco de Documentação e Garantia de Qualidade em Medicina Intensiva (ASDI – *Österreichisches Zentrum für Dokumentation und Qualitätssicherung in der Intensivmedizin*) pode ser encontrado na **Figura 159.7**.

Conclusões

Estes novos sistemas de modelação permitem-nos avaliar o desempenho de uma UTI, não apenas como um ponto único em toda a população de doentes estudados, mas como uma visão gráfica que permite uma estimativa em todo o espectro de gravidade. Isto dá-nos uma visão muito mais clara do que está realmente a acontecer numa determinada unidade e permite-nos explorar vias para aumentar o desempenho.

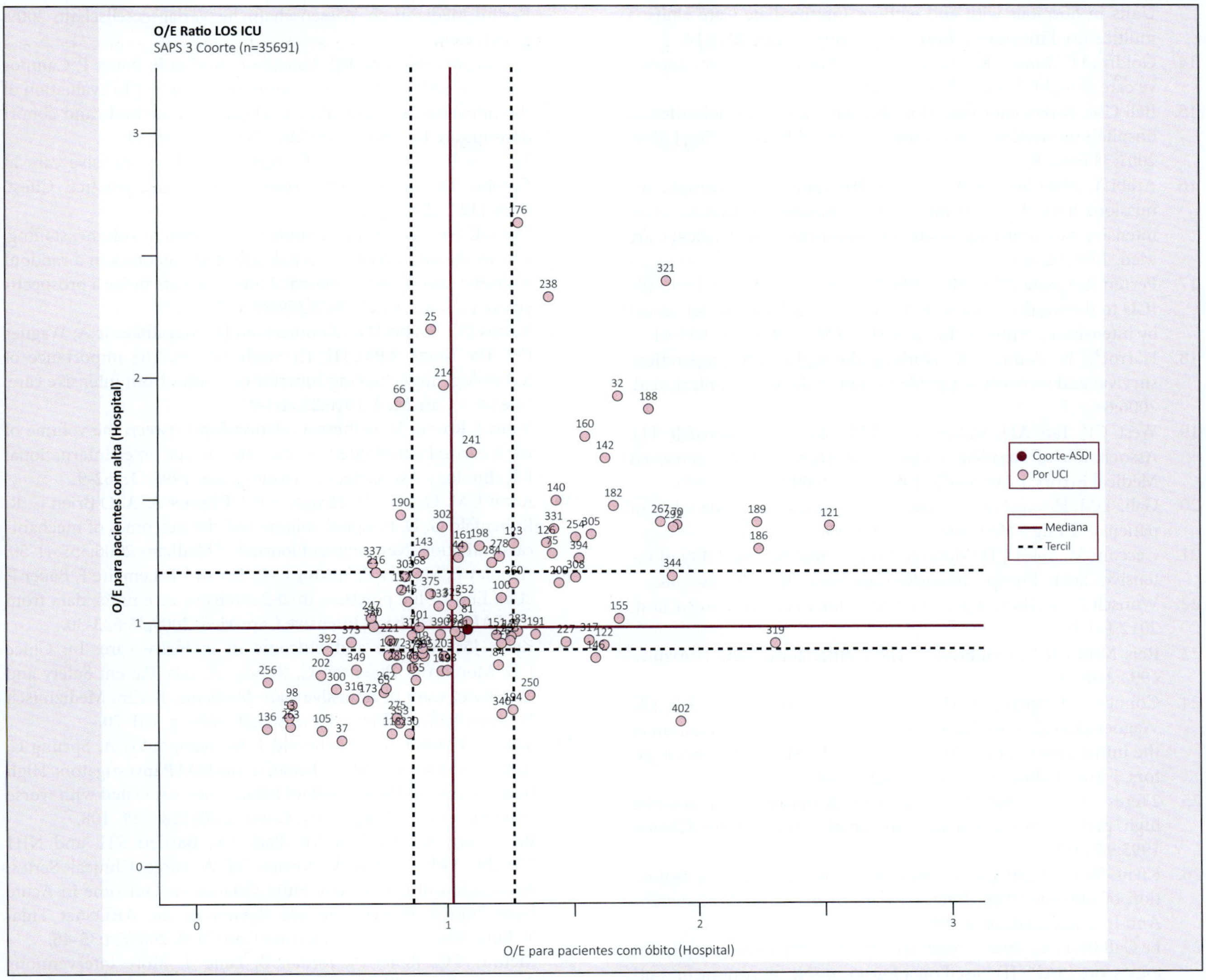

Figura 159.7. Dados do relatório anual do Centro Austríaco de Documentação e Garantia de Qualidade em Medicina Intensiva (ASDI – *Österreichisches Zentrum für Dokumentation und Qualitätssicherung in der Intensivmedizin*).

Fonte: Adaptada de ASDI Benchmarking Centre, 2022 (com autorização).

Referências bibliográficas

1. Nakanishi N, Liu K, Hatakeyama J, Kawauchi A, Yoshida M, Sumita H, Miyamoto K, Nakamura K. Post-intensive care syndrome follow-up system after hospital discharge: a narrative review. J Intensive Care. 2024;12:2.
2. Hillman K. Critical care without walls. Current Opinion in Critical Care. 2002;8:594-9.
3. Nightingale F. Notes on hospitals. 3rd ed. London: Longman, Green, Longman, Roberts, and Green; 1863. p. 89.
4. Takala J. Organisation of intensive care. In: Kuhlen R, Moreno R, Ranieri M, Rhodes A, eds. 25 Years of Progress and Innovation in Intensive Care Medicine. Berlin: Medizinisch Wissenschaftliche Verlagsgesellschaft; 2007. p. 343-50.
5. Lassen HCA. A preliminary report on the 1952 epidemic of poliomyelitis in Copenhagen with special reference to the treatment of acute respiratory insufficiency. Lancet. 1953;1:37-41.
6. Ibsen B. The anaesthetist's viewpoint on the treatment of respiratory complications in poliomyelitis during the epidemic in Copenhagen, 1952. Proceedings of the Royal Society of Med. 1954;47:72-4.
7. Negovsky VA. Some Physiopathologic Regularities in the Process of Dying and Resuscitation. Circulation Et Metabolisme Du Cerveau. 1961;23:452-7.
8. Negovsky VA. Essays on Reanimatology. Moscow: MIR Publishers; 1986.
9. Moreno R, Miranda DR, Matos R, Fevereiro T. Mortality after discharge from intensive care: the impact of organ system failure and nursing workload use at discharge. Intensive Care Med. 2001;27:999-1004.
10. Smith L, Orts CM, O'Neil I, Batchelor AM, Gascoigne AD, Baudouin SV. TISS and mortality after discharge from intensive care. Intensive Care Med. 1999;25:1061-5.
11. Moreno R, Agthé D. ICU discharge decision-making: are we able to decrease post-ICU mortality? Intensive Care Med. 1999;25:1035-6.
12. Iapichino G, Morabito A, Mistraletti G, Ferla L, Radrizzani D, Miranda RR. Determinants of post-intensive care mortality in high-level treated critically ill patients. Intensive Care Med. 2003;29:1751-6.
13. Capuzzo M, Volta CA, Tassinati T, Moreno RP, Valentin A, Guidet B, et al. Hospital mortality of adults admitted to Intensive Care

Units in hospitals with and without Intermediate Care Units: a multicentre European cohort study. Critical Care. 2014;18.
14. Goldfrad C, Rowan K. Consequences of discharges from intensive care at night. Lancet. 2000;355:1138-42.
15. Bell CM, Redelmaier DA. Mortality among patients admitted to hospitals on weekends as compared with weekdays. N Eng J Med. 2001;345:663-8.
16. Arabi Y, Alshimemeri A, Taher S. Weekend and weeknight admissions have the same outcome of weekday admissions to an intensive care unit with onsite intensivist coverage. Critical Care Med. 2006;34:605–11.
17. Perren A, Conte P, De Bitonti N, Limoni C, Merlani P. From the ICU to the ward: cross-checking of the physician's transfer report by intensive care nurses. Intensive Care Med. 2008;34:2054-61.
18. Harrocks N, Pounder R. Working the night shift: preparation, survival and recovery – a guide for junior doctors. Clinical Med. 2006;6:61-7.
19. West CP, Tan AD, Habermann TM, Sloan JA, Shanafelt TD. Association of Resident Fatigue and Distress With Perceived Medical Errors. J Am Medical Associat. 2009;302:1294-300.
20. Gaba DM, Howard SK. Fatigue among clinicians and the safety of patients. N Eng J Med. 2002;347:1249-55.
21. Cecconi M, Spies CD, Moreno R. Economic sustainability of intensive care in Europe. Intensive Care Med. 2024;50:136-- 40.
22. Wunsch H. Is There a Starling Curve for Intensive Care? Chest. 2012;141:1393-9.
23. Reis Miranda D, Gimbrere J. The Netherlands. New Horizons. 1994;2:357-63.
24. Connors AF, Speroff T, Dawson NV, Thomas C, Harrell Jr. FE, Wagner D, et al. The effectiveness of right heart catheterization in the initial care of critically ill patients. The SUPPORT investigators. J Am Medical Associat. 1996;276:889-97.
25. 2Teres D, Lemeshow S. Using severity measures to describe high performance intensive care units. Critical Care Clinics. 1993;9:543-54.
26. Knaus WA, Draper EA, Wagner DP, Zimmerman JE. An evaluation of outcome from intensive care in major medical centers. Ann Internal Med. 1986;104:410-8.
27. Le Gall JR, Lemeshow S, Saulnier FA new simplified acute physiology score (SAPS II) based on a European/North American multicenter study. J Am Medical Associat. 1993;270:2957-63.
28. Moreno RP, Metnitz PG, Almeida E, Jordan B, Bauer P, Campos RA, et al. From evaluation of the patient to evaluation of the intensive care unit. Part 2: Development of a prognostic model for hospital mortality at ICU admission. Intensive Care Med. 2005;31:1345-55.
29. Knaus W. A, Draper E. A, Wagner D. P, Zimmerman J. E. APACHE II: a severity of disease classification system. Critical Care Med. 1985;13:818-29.
30. Knaus WA, Wagner DP, Draper EA, Zimmerman JE, Bergner M, Bastos PG, et al. The APACHE III prognostic system. Risk prediction of hospital mortality for critically ill hospitalized adults. Chest. 1991;100:1619-36.
31. Zimmerman JE, Kramer AA, McNair DS, Malila FM. Acute Physiology and Chronic Health Evaluation (APACHE) IV: Hospital mortality assessment for today's critically ill patients. Critical Care Med. 2006;34:1297-310.
32. Poole D, Bertolini G. Outcome-based benchmarking in the ICU Part II: Use and limitations of severity scores in critical care. In: Chiche J-D, Moreno R, Putensen C, Rhodes A, eds. Patient Safety and Quality of Care in Intensive Care Medicine. Berlin: Medizinisch Wissenschaftiche Verlagsgesellschaft; 2009. p. 151-60.
33. Poole D, Bertolini G. Outcome-based benchmarking in the ICU Part I: Statistical tools for the creation and validation of severity scores. In: Chice J-D, Moreno R, Putensen C, Rhodes A, eds. Patient Safety and Quality of Care In Intensive Care Medicine. Berlin: Medizinisch Wissenschaftiche Verlagsgesellschaft; 2009. p. 141-150).
34. Metnitz PG, Moreno RP, Almeida E, Jordan B, Bauer P, Campos RA, et al. SAPS 3. From evaluation of the patient to evaluation of the intensive care unit. Part 1: Objectives, methods and cohort description. Intensive Care Med. 2005;31:1336-44.
35. Moreno R, Reis Miranda D. Nursing staff in intensive care in Europe. The mismatch between planning and practice. Chest. 1998;113:752-8.
36. The UK Neonatal Staffing Study Group. Patient volume, staffing, and workload in relation to risk adjusted outcomes in a random stratified sample of UK neonatal intensive care units: a prospective evaluation. Lancet. 2002;359:99-107.
37. Bastos PG, Knaus WA, Zimmerman JE, Magalhães Jr A, Wagner DP, The Brazil APACHE III Study Group. The importance of technology for achieving superior outcomes from intensive care. Intensive Care Med. 1996;22:664-9.
38. Jones J, Rowan K. Is there a relationship between the volume of work carried out in intensive care and its outcome? International J Technology Assessment In Health Care. 1995;11:762-9.
39. Kahn J. M, Goss C. H, Heagerty P. J, Kramer A. A, O'Brien C. R, Rubenfeld G. D. Hospital volume and the outcomes of mechanical ventilation. New England Journal of Medicine 2006;355:41-50.
40. Azoulay E, Metnitz B, Sprung C-L, Timsit J-F, Lemaire F, Bauer P, et al. End-of-life practices in 282 intensive care units: data from the SAPS 3 database. Intensive Care Med. 2009;35:623-30.
41. Kahn JM. Volume and outcome in intensive care. In: Chice J-D, Moreno R, Putensen C, Rhodes A, eds. Patient Safety and Quality of Care In Intensive Care Medicine. Berlin: Medizinisch Wissenschaftiche Verlagsgesellschaft; 2009. p. 161-70.
42. Sakr Y, Vincent JL, Groeneveld J, Michalopoulos A, Sprung C, Artigas A, Ranieri VM, on behalf of the SOAP investigators. High tidal volume and positive fluid balance are associated with worse outcome in acute lung injury. Chest. 2003;128:3098-108.
43. Rosenberg AL, Dechert RE, Park PK, Bartlett RH, and NIH NHLBI ARDS Network. Review of A Large Clinical Series: Association of Cumulative Fluid Balance on Outcome in Acute Lung Injury: A Retrospective Review of the ARDSnet Tidal Volume Study Cohort. J Intensive Care Med. 2009;24:35-46.
44. Metnitz PG, Reiter A, Jordan B, Lang T. More interventions do not necessarilly improve outcome in critically ill patients. Intensive Care Med. 2004;30:1586-93.
45. Pollack MM, Alexander SR, Clarke N, et al. Improved outcomes from tertiary center pediatric intensive care: a statewide comparison of tertiary and nontertiary care facilities. Critical Care Med. 1990;19:150-9.
46. Rowan K. The reliability of case mix measurements in intensive care. Current Opinion in Critical Care. 1996;2:209-13.
47. Apolone G, D'Amico R, Bertolini G, Iapichino G, Cattaneo A, De Salvo G, Melotti R. The performance of SAPS II in a cohort of patients admitted in 99 Italian ICUs: results from the GiViTI. Intensive Care Med. 1996;22:1368-78.
48. Moreno R. Performance of the ICU. Are we able to measure it? Groningen, The Netherlands: Rijksuniversiteit Groningen; 1997.
49. Goldhill D. R, Withington P. S. The effects of casemix adjustment on mortality as predicted by APACHE II. Intensive Care Medicine 1996;22:415-9.
50. McKee M, Hunter D. What can comparisons of hospital death rates tell us about the quality of care? In: Delamothe T, ed. Outcomes in clinical practice. London: British Medical Journal Press, 1994:108-15.
51. Reis Miranda D, Moreno R. ICU models and their role in management and utilization programs. Current Opinion in Critical Care 1997;3:183-7.
52. Hadorn DC, Keeler EB, Rogers WH, Brook RH. Assessing the performance of mortality prediction models. Santa Monica, CA, RAND/UCLA/Harvard Center for Health Care Financing Policy Research; 1993.

53. Miller ME, Hui SL. Validation techniques for logistic regression models. Statistics in medicine 1991;10:1213-26.
54. Hosmer DW, Lemeshow S. Confidence interval estimates of an index of quality performance based on logistic regression estimates. Statistics Med. 1995;14:2161-72.
55. Hosmer D. W, Lemeshow S. Applied logistic regression. New York, NY: John Wiley & Sons, Inc, 1989
56. Champion HR, Copes WS, Sacco WJ, Frey CF, Holcroft JW, Hoyst DB, et al. A. Improved predictions from a severity characterization of trauma (ASCOT) over trauma and injury severity score (TRISS): results of an independent evaluation. J Trauma. 1996;40:42-9.
57. Zhu B-P, Lemeshow S, Hosmer DW, Klarm J, Avrunin J, Teres D. Factors affecting the performance of the models in the mortality probability model and strategies of customization: a simulation study. Critical Care Med. 1996;24:57-63.
58. Finazzi S, Poole D, Luciani D, Cogo PE, Bertolini G. Calibration Belt for Quality-of-Care Assessment Based on Dichotomous Outcomes. PLoS ONE. 2011;6:e16110.
59. Hanley J, McNeil B. The meaning and use of the area under a receiver operating characteristic (ROC) curve. Radiology. 1982;143:29-36.
60. Hanley J, McNeil B. A method of comparing the areas under receiver operating characteristic curves derived from the same cases. Radiology. 1983;148:839-43.
61. Hilden J. The area under the ROC curve and its competitors. Medical Decision Mak. 1991;11:95-101.
62. Schuster DP. Predicting outcome after ICU admission. The art and science of assessing risk. Chest. 1992;102:1861-70.
63. Rowan KM, Kerr JH, Major E, McPherson K, Short A, Vessey MP. Intensive Care Society's APACHE II study in Britain and Ireland-- II: Outcome comparisons of intensive care units after adjustment for case mix by the American APACHE II method. Br Med J. 1993;307:977-81.
64. Moreno R, Reis Miranda D. Length of stay in the ICU and severity of illness [abstract]. 7th World Congress of Intensive & Critical Care Medicine. Ottawa, Canada, 1997:72.
65. Moreno R, Apolone G. The impact of different customization strategies in the performance of a general severity score. Critical Care Med. 1997;25:2001-8.
66. Moreno R, Morais P. Outcome prediction in intensive care: results of a prospective, multicentre, Portuguese study. Intensive Care Med. 1997;23:177-86.
67. Rowan KM, Kerr JH, Major E, McPherson K, Short A, Vessey MP. Intensive Care Society's Acute Physiology and Chronic Health Evaluation (APACHE II) study in Britain and Ireland: A prospective, multicenter, cohort study comparing two methods for predicting outcome for adult intensive care patients. Critical Care Med. 1994;22:1392-401.
68. Sirio C. A, Tajimi K, Tase C, Knaus W. A, Wagner W. A, Hirasawa H, et al. An initial comparison of intensive care in Japan and United States. Critical Care Med. 1992;20:1207-15.
69. Bastos PG, Sun X, Wagner DP, Knaus WA, Zimmerman JE, The Brazil APACHE III Study Group. Application of the APACHE III prognostic system in Brazilian intensive care units: a prospective multicenter study. Intensive Care Med. 1996;22:564-70.
70. Metnitz PGH, Moreno RP, Fellinger T, Posch M, Zajic P. Evaluation and calibration of SAPS 3 in patients with COVID-19 admitted to intensive care units. Intensive Care Med. 2021;47:910-2.
71. van der Merwe E, Kapp J, Pazi S, Aylward R, Van Niekerk M, Mrara B, Freercks R. The SAPS 3 score as a predictor of hospital mortality in a South African tertiary intensive care unit: A prospective cohort study. PLoS One. 2020;15:e0233317.
72. Falcão ALE, Barros AG, Bezerra AAM, Ferreira NL, Logato CM, Silva FP, et al. The prognostic accuracy evaluation of SAPS 3, SOFA and APACHE II scores for mortality prediction in the surgical ICU: an external validation study and decision-making analysis. Ann Intensive Care. 2019;9:18-.
73. Kapoor D, Srivastava M, Singh J, Aggarwal K, Singh M. Prognostic applicability of simplified acute physiology score (saps 3) in critically ill adult surgical patients in a tertiary Indian hospital: A preliminary study. Indian J Clinical Anaesth. 2018;5:114-9.
74. Poncet A, Perneger TV, Merlani P, Capuzzo M, Combescure C. Determinants of the calibration of SAPS II and SAPS 3 mortality scores in intensive care: a European multicenter study. Critical Care. 2017;21.
75. Moralez GM, Rabello L, Lisboa TC, Lima M, Hatum RM, De Marco FVC, et al. External validation of SAPS 3 and MPM(0)-III scores in 48,816 patients from 72 Brazilian ICUs. Ann Intensive Care. 2017;7:53.
76. Silva JM, Jr, Rocha HMC, Katayama HT, Dias LF, de Paula MB, Andraus LMR, et al. SAPS 3 score as a predictive factor for postoperative referral to intensive care unit. Ann Intensive Care. 2016;6:42.
77. Oliveira VM, Brauner JS, Rodrigues Filho E, Susin RG, Draghetti V, Bolzan ST, et al. Is SAPS 3 better than APACHE II at predicting mortality in critically ill transplant patients? Clinics (Sao Paulo). 2013;68(2):153-8. Clinics (São Paulo) 2013;68:153-8.
78. Nassar Junior AP, Mocelin AO, Andrade FM, Brauer L, Giannini FP, Nunes AL, Dias CA. SAPS 3, APACHE IV or GRACE: which score to choose for acute coronary syndrome patients in intensive care units? Sao Paulo Medical J Paulista de Med. 2013;131:173-8.
79. Keegan MT, Gajic O, Afessa B. Comparison of APACHE III, APACHE IV, SAPS 3, and MPM0III and influence of resuscitation status on model performance. Chest. 2012;142:851-8.
80. Strand K, Søreide E, Aardal S, Flaatten H. A comparison of SAPS II and SAPS 3 in a Norwegian intensive care unit population. Acta Anaesthesiol Scand. 2009;53:595-600.
81. Poole D, Rossi C, Anghileri A, Giardino M, Latronico N, Radrizzani D, Langer M, Bertolini G. External validation of the Simplified Acute Physiology Score (SAPS) 3 in a cohort of 28,357 patients from 147 Italian intensive care units. Intensive Care Med. 2009;35:1916-24.
82. Capuzzo M, Scaramuzza A, Vaccarini B, Gilli G, Zannoli S, Farabegoli L, Felisatti G, Davanzo E, Alvisi R. Validation of SAPS 3 Admission Score and comparison with SAPS II. Acta Anaesthesiol Scand. 2009;53:589-94.
83. Sakr Y, Krauss C, Amaral AC, Réa-Neto A, Specht M, Reinhart K, Marx G. Comparison of the performance of SAPS II, SAPS 3, APACHE II, and their customized prognostic models in a surgical intensive care unit. Br J Anaesth. 2008;101:798-803.
84. Soares M, Salluh J. I. F. Validation of the SAPS 3 admission prognostic model in patients with cancer in need of intensive care. Intensive Care Med. 2006;32:1839-44.
85. Moreno R. P, Hochrieser H, Metnitz B, Bauer P, Metnitz P. G. H. Characterizing the risk profiles of intensive care units. Intensive Care Medicine 2010;36:1207-12.
86. Rothen HU, Stricker K, Einfalt J, Bauer P, Metnitz PGH, Moreno RP, Takala J. Variability in outcome and resource use in intensive care units. Intensive Care Med. 2007;33:1329-36.
87. Cleveland WS. LOWESS: a program for smoothing scatterplots by robust locally weighted regression. American Statistician. 1981;35:54.

capítulo 160

A Avaliação da Carga de Trabalho de Enfermagem e dos Níveis de Cuidados em Terapia Intensiva

Rui Moreno | Fernando Suparregui Dias

Introdução

O desenvolvimento em 1974 do *Therapeutic Intervention Scoring System* (TISS) por David Cullen *et al.*[1] introduziu na prática clínica, a quantificação da carga de trabalho de enfermagem em Medicina Intensiva como instrumento de avaliação da gravidade da doença. Uma década antes de William Knaus e de Jean-Roger Le Gall descreverem instrumentos específicos para este efeito como o *Acute Physiology and Chronic Health Evaluation* (APACHE)[2] ou o *Simplified Acute Physiology Score* (SAPS)[3] e destes terem se tornado familiares aos intensivistas, Cullen introduzia assim na prática clínica a avaliação e quantificação da gravidade da doença. Este sistema, sujeito a uma grande revisão e simplificação em 1983 por Keene *et al.*[4] compreendia agora 76 atividades terapêuticas selecionadas (TISS-76), avaliadas diariamente (ou mais raramente por turno de enfermagem[5]). Posteriormente foi publicada uma adaptação deste sistema para utilização em unidades de cuidados intermédios.[6]

Outros autores, publicaram duas simplificações do TISS original: o TISS-28[7] e o *Nine Equivalents of Nursing Manpower Use score* (NEMS).[8] Junto com o sistema OMEGA,[9] quase exclusivamente utilizado na França, constituem os principais sistemas utilizados atualmente para a quantificação da carga de trabalho de enfermagem em Medicina Intensiva, embora outros sistemas tenham sido propostos como o *Time oriented score system* (TOSS)[10] e o *Nursing Activities Score* (NAS) por Reis Miranda *et al.*[11]

Concebidos inicialmente como instrumentos de avaliação da gravidade da doença, este tipo de métodos rapidamente foram utilizados exclusivamente para a quantificação da carga de trabalho da enfermagem e dos níveis de cuidados requeridos pelos pacientes, tornando possível a avaliação da utilização das unidades de cuidados intensivos,[4] a correção do número de leitos de Medicina Intensiva disponíveis,[12,13] e a definição dos níveis de cuidados prestados.[14-16]

Este tipo de instrumento apresenta alguma correlação com a gravidade da doença, mas insuficiente para poderem ser utilizados para este fim. Este fato é bem visível na relação entre o TISS-28 e o SAPS II durante as primeiras 24 horas de internação na UCIP do Hospital de St. António dos Capuchos em 1169 doentes.[17] A relação entre estas variáveis ($R = 0{,}575$), embora significativa ($p < 0{,}001$) é insuficiente para a sua utilização para estimar a gravidade da doença ($R^2 = 33\%$).

Therapeutic intervention scoring system (TISS-76)

O TISS (sistema de pontuação para intervenção terapêutica, tradução livre) foi descrito em 1974 por Cullen *et al.*[1] Revisto em 1983 por Keene e Cullen,[4] compreende, neste momento, 76 atividades de enfermagem classificadas de 1 a 4 pontos de acordo com a carga de trabalho envolvida. É ainda hoje muito utilizado, sendo o sistema de referência a partir do qual foram desenvolvidos os sistemas subsequentes. Geralmente é realizado uma vez por dia, refletindo o trabalho efetuado nas 24 horas prévias (**Tabela 160.1**).

Tabela 160.1. *Therapeutic Intervention Scoring System* (TISS-76)[4]

	Pont.
Monitorização ECG contínua	1
Sinais vitais horários	1
Balanço hídrico – *Standard* (24/24 horas)	1
Balanço hídrico – Complexo (*a*)	3
Pressão venosa central	2
Tratamento de hipotermia	3

(*Continua*)

Tabela 160.1. *Therapeutic Intervention Scoring System* (TISS-76)[4] (*Continuação*)

	Pont.
Pensos complicados, irrigação de fístula, enterostomia	1
Cateteres venosos periféricos = 1	1
Cateteres venosos periféricos > 1	2
Linha arterial	3
Algaliação	1
Aspiração gástrica/sonda enteróclise	1
Cuidados de úlceras e escaras de decúbito (b)	1
Mudanças de roupa – Rotina	1
Mudanças de roupa – Frequentes	2
Drenagens torácicas	3
Antibióticos e antifúngicos EV 2	1
Antibióticos e antifúngicos EV > 2	3
Tração ortopédica – Simples	1
Tração ortopédica – Complexa	3
Diurese forçada por sobrecarga de volume ou edema cerebral	3
Substituição de fluidos (para além do nível de manutenção programado)	2
Cirurgia de urgência nas 24 horas precedentes	4
Medicamentos em bolus EV – Programados	1
Medicamentos em bolus EV – Não programados	3
Análises de sangue – Bioquímica	1
Análises de sangue – Gasometria, coagulação e/ou bioquímica frequentes (4/turno)	3
Transfusões sob pressão	4
Transfusão frequentes de derivados do sangue (> 5/24 horas)	3
Transfusão de plaquetas	4
Flebotomia por sobrecarga de volume	3
Cinesioterapia respiratória	1
Sinais vitais neurológicos horários	2
Monitorização da pressão intracraniana	4
Trat. de convulsões/encefalopatia metabólica (início < 48 horas)	3
Hipotermia induzida (< 33°C) (c)	4
Hiperalimentação EV – Via central	3
Hiperalimentação EV – Via periférica	1
Alimentação entérica	2
Tratamento da acidose metabólica	3
Tratamento da alcalose metabólica	3
Potássio concentrado por cateter central (d)	3
Quimioterapia parentérica	2

	Pont.
(os itens seguintes são mutuamente exclusivos assinalando-se o mais pontuado)	
Ventilação controlada, com ou sem PEEP	4
IMV ou ventilação assistida	3
CPAP	3
Respiração espontânea por tubo (traqueostomia ou intubação nasotraqueal/orotraqueal)	2
Oxigênio terapia (máscara ou sonda)	1
Ventilação controlada com relaxantes musculares intermitentes ou contínuos	4
Intubação orotraqueal/nasotraqueal na UTI (< 24 horas)	3
Traqueostomia recente	2
Cuidados de traqueostomia	1
Aspiração endotraqueal em doente não entubado	3
Endoscopia digestiva/brônquica de urgência	4
Paracentese urgente (tórax, abdómen, pericárdio)	3
Diálise peritoneal	4
Hemodiálise instável (e)	4
Hemodiálise estável	2
Cateter artéria pulmonar	4
Pacemaker auricular ou ventricular – ativo mesmo nos *pacemakers* crônicos	4
Pacemaker auricular ou ventricular – em standby	3
Balão de contrapulsação aórtica	4
Drogas vasoativas EV = 1	3
Drogas vasoativas EV > 1	4
Antiarrítmicos EV contínuos	3
Digitalização (dose de impregnação nas 48 horas precedentes)	3
Cardioversão (excluindo desfibrilação)	3
Parede cardíaca ou desfibrilação há menos de 48 horas	4
Medição do débito cardíaco (qualquer método)	3
Calças antichoque	4
Anticoagulação aguda (48 horas) (f)	3
Anticoagulação crônica	1
Perfusão contínua intra-arterial (p. ex., vasopressina via artéria mesentérica) (g)	4
Tamponamento por balão de varizes esofágicas ou gástricas (Sengstaken-Blackemore, Linton)	4
Vasopressina EV	2
Lavagem gástrica por hemorragia	4

(a) O balanço hídrico complexo inclui a medição dos entrados e saídos para além da rotina normal de 24/24 horas, com ajuste frequente do aporte de acordo com as percas totais; (b) Os cuidados a úlceras e escaras de decúbito exigem a presença de úlcera, não incluindo a terapêutica preventiva; (c) A hipotermia induzida pontua apenas o arrefecimento corporal contínuo ou intermitente para conseguir uma temperatura inferior a 33°C; (d) Considera-se potássio concentrado > 60 mEq/L; (e) A hemodiálise instável inclui as primeiras duas sessões de hemodiálise. Inclui ainda diálise em doentes crônicos cuja situação clínica a torna instável e hemofiltração; (f) A anticoagulação aguda inclui o Rheomacrodex; (g) A perfusão contínua intra-arterial não inclui o "flush" de heparina para manter a permeabilidade do cateter.

ECG: ecocardiograma; EV: endovenoso; PEEP: pressão expiratória final positiva; IMV: ventilação mandatória intermitente.

Fonte: Desenvolvida pela autoria.

Simplified therapeutic intervention scoring system (TISS-28)

O TISS simplificado ou TISS-28 foi descrito em 1996 por Reis Miranda *et al.*[7] Foi desenvolvido por meio de técnicas estatísticas complexas numa amostra de 10.000 registos do TISS-76 da *Foundation for Research on Intensive Care in Europe* (FRICE) e validado noutra amostra de 10.000 fichas da mesma organização. Posteriormente, a sua validade externa na prática clínica foi avaliada em 1.820 pares válidos de TISS-76 e TISS-28 em 22 UTIs Holandesas.

Foi validado em Portugal em 1994/95 em 19 UTIs.[17] É geralmente avaliado uma vez por dia, refletindo o trabalho efetuado nas 24 horas prévias (**Tabela 160.2**).

Tabela 160.2. *Simplified Therapeutic Intervention Scoring System* (TISS-28)[7]

	Pont.
Atividades básicas	
Monitorização básica: sinais vitais horários, avaliação e registro regular do balanço hídrico	5
Análises: bioquímicas e microbiológicas	1
Medicação única, EV, IM, SC e/ou oral (por exemplo por SNG)	2
Medicação múltipla EV: mais de um fármaco, em *bolus* ou perfusão contínua	3
Mudança de roupa simples: tratamento e prevenção de decúbito e mudanças diárias de pensos	1
Mudança de roupa complexa: mudança frequente de pensos (pelo menos uma vez por turno de enfermagem) e/ou cuidados importantes a feridas	1
Drenagens: todas (exceto SNG)	3
Suporte respiratório	
Ventilação artificial: qualquer forma de ventilação mecânica ou assistida, invasiva ou não invasiva, com ou sem PEEP, com ou sem relaxantes musculares	5
Suporte ventilatório: respiração espontânea por tubo endotraqueal sem PEEP; suplementação de oxigênio por qualquer método exceto se por ventilação mecânica	2
Cuidados de via aérea: tubo endotraqueal ou traqueostomia	1
Medidas de suporte da função pulmonar: cinesioterapia respiratória, espirometria incentiva, terapêutica inalatória e aspiração endotraqueal	1
Suporte cardiovascular	
Fármaco vasoativo único: qualquer fármaco vasoativo EV	3
Fármacos vasoativos múltiplos: mais do que um fármaco vasoativo EV	4
Substituição de volume: administração de fluídos > 3 L/m^2/dia, independentemente do tipo de fluido administrado	4
Linha arterial periférica	5
Monitorização hemodinâmica: cateter da artéria pulmonar, com ou sem medição do débito cardíaco	8
Cateter venoso central	2
Ressuscitação cardiorespiratória após parada nas 24 horas prévias (não incluí a simples percussão precordial)	3
Suporte renal	
Técnicas dialíticas: todas	3
Monitorização do débito urinário	2
Diurese forçada	3
Suporte neurológico	
Monitorização da pressão intracraniana	
Suporte metabólico	
Tratamento da alcalose/acidose metabólica complicadas	4
Hiperalimentação parentérica	3
Alimentação através de SNG ou outra via gastrointestinal (por exemplo jejunostomia)	2
Intervenções específicas	
Intervenção específica única na UTI: intubação naso ou orotraqueal, introdução de *pacemaker*, cardioversão, endoscopias, cirurgia de emergência nas 24 horas prévias, lavagem gástrica. Não estão incluídas intervenções de rotina sem consequências diretas na condição clínica do doente tais como radiografias, ecografias, eletrocardiogramas, pensos ou introdução de cateteres venosos ou arteriais	3
Intervenções específicas múltiplas na UTI: mais do que uma, como descrito acima	5
Intervenções específicas fora da UTI: procedimentos diagnósticos ou cirurgia	5

Notas: (1) "Medicação EV múltipla" exclui "Medicação única"; (2) "Ventilação mecânica" exclui "Suporte ventilatório"; (3) "Fármacos vasoativos múltiplos" exclui "Fármaco vasoativo único"; (4) "Intervenções específicas múltiplas na UTI" exclui "Intervenção específica única na UTI". SNG: sonda nasogástrica; PEEP: pressão expiratória final positiva; EV: endovenoso.

Fonte: Desenvolvida pela autoria.

Nine equivalents of nursing manpower use score (NEMS)

O NEMS (nove equivalentes na pontuação de uso de enfermeiros, tradução livre) foi descrito em 1997 por Reis Miranda *et al.*[7] Foi desenvolvido com base nos mesmos registos da FRICE que serviram para o desenvolvimento do TISS-28 e sujeito posteriormente a validação externa durante o estudo EURICUS-I em 453 pares TISS-28 – NEMS registados em 64 unidade de terapia intensiva (UTIs) europeias.[8]

Constituído por apenas 9 itens, está especialmente indicado, segundo os autores, para ser utilizado na avaliação da carga de trabalho ao nível da UTI, para estudos multicêntricos, como instrumento de gestão, para comparação da carga de trabalho entre UTIs e para predição da carga de trabalho e planejamento das necessidades de enfermeiros ao nível da UTI. Devido ao pequeno número de itens avaliados, o NEMS não está provavelmente indicado para medir a carga de trabalho ao nível do doente individual (**Tabela 160.3**).[18]

Nursing activities score (NAS)

O NAS (pontuação de atividades em enfermagem, tradução livre) foi publicado em 2003 face ao criticismo dos enfermeiros que parte das suas atividades (principalmente as que se referem ao suporte à família e à atividade administrativa) se encontrava excluída do TISS ou do NEMS (esquecendo, todavia, que a carga de trabalho associada a essas atividades se encontrava repartida pelos outros itens do escore).[11]

Tabela 160.3. *Nine Equivalents of Nursing Manpower use Score* (NEMS)[8]

	Pont.
Monitorização básica: sinais vitais horários, avaliação e registro regular do balanço hídrico	9
Medicação EV: em *bolus* ou perfusão contínua, não incluindo fármacos vasoativos	6
Ventilação artificial: qualquer forma de ventilação mecânica ou assistida, invasiva ou não invasiva, com ou sem PEEP, com ou sem relaxantes musculares	12
Suporte ventilatório: respiração espontânea por tubo endotraqueal sem PEEP; suplementação de oxigênio por qualquer método exceto se por ventilação mecânica	3
Fármaco vasoativo único: qualquer fármaco vasoativo EV	7
Fármacos vasoativos múltiplos: mais do que um fármaco vasoativo EV	12
Técnicas dialíticas: todas	6
Intervenções específicas na UTI: intubação naso ou orotraqueal, introdução de *pacemaker*, cardioversão, endoscopias, cirurgia de emergência nas 24 horas prévias, lavagem gástrica. Não estão incluídas intervenções de rotina sem consequências diretas na condição clínica do doente, como radiografias, ecografias, eletrocardiogramas, pensos ou introdução de cateteres venosos ou arteriais	5
Intervenções específicas fora da UTI: procedimentos diagnósticos ou cirurgia	6

PEEP: pressão expiratória final positiva; EV: endovenoso.

Fonte: Desenvolvida pela autoria.

Com base na colheita de dados ao longo de uma semana em 99 UTIs de 15 países, o sistema compreende um total de 5 novos itens e 14 subitens para além dos presentes anteriormente. Estas novas atividades representam 60% do tempo de enfermagem e explicam cerca de 81% do tempo de enfermagem (*vs.* 43% no TISS-28).

Os seus itens não foram derivados do tempo de enfermagem utilizado em cada tarefa.

Foi traduzido e validado para Português por Alda Ferreira Queijo, da Escola de Enfermagem de São Paulo, e publicado como Tese de Mestrado desde 2002.[19]

Pouco utilizado, dado ser longo e complexo, não demonstrou ser melhor que os sistemas mais simples.[20-26]

Existem ainda outros sistemas, mas com reduzida expressão, como o *Time-oriented score system* (TOSS) (sistema de pontuação temporal, tradução livre).[10]

Que sistema utilizar?

Na escolha do sistema de quantificação da carga de trabalho de enfermagem a utilizar em cada UTI, são essenciais três fatores:

- Características do instrumento.
- Facilidade e fiabilidade de utilização.
- Adaptação e validação numa determinada realidade.

Dos instrumentos descritos anteriormente, quer o TISS original quer o TISS-28 foram construídos para serem utilizados tanto ao nível do doente individual quanto ao nível da UTI. O NEMS, pelo contrário, apresenta um número de itens demasiado pequeno para a sua utilização ser recomendada ao nível do doente individual, destinando-se a ser um instrumento de gestão ao nível da UTI.[18]

Quanto à facilidade e fiabilidade de utilização, temos por ordem crescente o TISS-76, o NAS, o TISS-28, e o NEMS.

Quanto à adaptação à nossa realidade, o único destes sistemas validado de forma multicêntrica em Portugal é o TISS-28.[17] No mesmo estudo revelou ainda uma boa fiabilidade de utilização. No Brasil, como já referido, existe uma excelente tradução e validação do NAS,[20] à semelhança de Portugal.[26] embora vários outros sistemas tenham sido adaptados e validados de forma mais universal.

O OMEGA, pelo contrário, embora conceitualmente atrativo, nunca foi utilizado praticamente entre nós, não podendo a sua utilização ser recomendada antes de uma validação adequada.

Dado o exposto, a recomendação possível neste momento no nosso país é:

- Para utilização como instrumento de gestão e avaliação do global da UTI, o TISS-28 ou o NEMS.
- Para utilização ao nível do doente individual, cada vez que pretendemos relacionar o consumo de recursos de enfermagem com um determinado doen-

te (ou grupo de doentes, por exemplo com uma determinada patologia), o TISS-28.

Da carga de trabalho de enfermagem à gestão da unidade de terapia intensiva: níveis de cuidados

Em um mundo que enfrenta uma competitividade crescente, é hoje clara a noção de que os gastos associados aos cuidados de saúde não podem manter o crescimento verificado nas últimas décadas. Este problema é especialmente grave no mundo ocidental. Os médicos e administradores com responsabilidade no planejamento e gestão dos cuidados de saúde vêm-se assim confrontados, pelo público, pelo governo e pelas agências reguladoras, com uma pressão crescente para documentar e justificar as suas práticas.

A UTI, parte pequena, mas em crescimento rápido e muito dispendiosa para o hospital e o plano de saúde, seja ele público ou privado, não escapou a esta evolução,[27] e tem agravado.[28] Parte deste processo passa por uma gestão com base em objetivos, previamente discutidos e orçamentados e por uma verificação clara das metas atingidas. Utilizados de forma quase universal nas UTIs os índices de gravidade e de avaliação de carga de trabalho de enfermagem têm sido frequentemente propostos, neste contexto, como instrumentos de gestão.

Neste processo, os escores de carga de trabalho de enfermagem podem ajudar-nos neste processo e são, neste momento, um dos instrumentos fundamentais no planejamento e na avaliação das UTIs.

No início dos anos 1960, Lockward *et al.* Propuseram, pela primeira vez, o conceito dos níveis de cuidados,[29] mais tarde, em 1983, uma conferência de consenso em Bethesda nos Estados Unidos operacionalizou este conceito criando a chamada classificação de Bethesda das UTIs.[30] Nesta classificação, as UTIs eram classificadas em quatro grupos (*intensive care*, *high care*, *medium care* e *low care*) de acordo com dois critérios fundamentais:

- Recursos tecnológicos (tipo e frequência da utilização de determinadas intervenções de monitorização e de terapêutica).
- Recursos humanos (treino e cobertura médica e relação doente-enfermeiro).

Nos anos 1980 esta definição foi considerada insuficiente por um grupo de trabalho da Sociedade Europeia de Cuidados Intensivos,[2,31] que propôs uma nova classificação com base exclusivamente na relação doente--enfermeiro:

- **Nível I:** relação doente-enfermeiro de 4:1.
- **Nível II:** relação doente-enfermeiro de 2.5:1.
- **Nível III:** relação doente-enfermeiro de 1:1.

Esta classificação apresentava o grande atrativo de permitir a utilização de vários níveis de cuidados dentro da mesma unidade, levando em conta o nível médio de cuidados que são prestados a cada doente e não o nível máximo de cuidados que podem ser prestados.

Testada inicialmente na Holanda no final dos anos 1980,[32,33] e início dos anos 1990,[34] esta metodologia foi posteriormente validada por um grande estudo multicêntrico Europeu.[16] Neste estudo, foram utilizadas duas medidas.

O nível de cuidados planejado

O nível de cuidados planejado pode ser calculado para cada UTI a partir do número de enfermeiros e do número de leitos, de acordo com as definições de Bethesda.[30] O cálculo do número de leitos assistido por um enfermeiro pode ser facilmente calculado de acordo com a fórmula:

$$\frac{\text{Número de leitos assistidos}}{\text{por um enfermo}} = \frac{A \times B \times C \times D \times E}{F \times G}$$

onde:

A: número de turnos de enfermagem em um dia (geralmente 3).

B: número de leitos na UTI.

C: número de dias da semana em que a UTI trabalha (geralmente 7).

D: taxa de ocupação (geralmente utilizada 85%).

E: trabalho extra necessário para férias, baixas etc. (geralmente utilizada 25%, isto é, 1,25).

F: número de enfermeiros na UTI.

G: número de dias de trabalho em cada semana (geralmente 5).

O nível de cuidados utilizado

Calculado para cada UTI dividindo o número de pontos TISS ou NEMS equivalente às atividades de um enfermeiro por turno[46] pelo valor médio do TISS ou NEMS diário da UTI.

Quando essas medidas se confrontam, observa-se que apenas uma minoria das UTIs (24%) funciona ao nível planejado. Na sua maioria (73%) o nível de funcionamento é inferior ao nível planejado e apenas numa pequena proporção (3%) o nível de funcionamento é superior ao nível planejado (**Tabela 160.4**).[35] Este fato pode ser explicado pela existência simultânea dentro de cada UTI e em cada dia de diferentes números de doentes em cada nível de cuidados. Dado a maioria das UTIs terem sido planejadas para funcionar a um nível elevado de cuidados, a discrepância entre este valor e o valor médio efetivamente utilizado é responsável por estes grandes desperdícios de recursos. Resulta também a necessidade de se planejarem as UTIs em função do nível médio de cuidados que se pretendem prestar e não em função do nível máximo de cuidados que podem eventualmente ser prestados.

Uma medida complementar que deve ser utilizada para a avaliação da eficiência do uso de recursos de cada unidade é a razão da utilização do trabalho (*work utilisation ratio*, WUR).[16]

Tabela 160.4. Nível de cuidados planejado *versus* nível de cuidados utilizado nas UTIs do estudo EURICUS-I

		Nível de cuidados utilizados			Global
Nível de cuidados planejado		I	II	III	
	I	3	3	-	6
	II	6	16	-	22
	III	14	45	2	61
Global		23	64	2	89

Fonte: Adaptada de Moreno R., Reis Miranda D., Iapichino G. Variations in the utilisation of nursing manpower according to European areas [abstract]. Intensive Care Med. 1996;22:S304.

O WUR é com base no número de enfermeiros disponíveis, na quantidade de trabalho que um enfermeiro pode desenvolver em cada turno (o equivalente a 46 pontos TISS ou NEMS em 24 horas) e no número de pontos TISS ou NEMS efetivamente utilizados durante esse período. O cálculo do WUR pode ser feito utilizando a equação seguinte:

$$\text{WUR} = \frac{\Sigma \text{ pontos TISS ou NEMS utilizados durante um ano}}{\text{Número de enfermeiros} \times 200 \times \frac{46}{3}}$$

em que 200 é o número médio de dias de trabalho anual de cada enfermeiro, 46 é o número máximo de pontos TISS ou NEMS que um enfermeiro pode desenvolver num dia e 3 é o número de turnos de enfermagem (cada um com 8 horas) existentes num período de 24 horas. A equação pode ser facilmente ajustada para outros períodos de tempo variando o número de dias de trabalho de cada enfermeiro.

Esta medida pode ser utilizada para avaliar o nível global de eficiência no uso dos recursos de enfermagem disponíveis. No estudo referido anteriormente,[35] concluiu-se que esta eficiência é globalmente baixa (73%), embora muito variável.

Este tipo de instrumentos pode ser ainda utilizado em cada UTI para avaliar a carga de trabalho efetuada ou a eficiência na sua utilização.

O TISS e os métodos relacionados foram ainda propostos para a estimativa dos custos da UTI. Todavia, eles permitem apenas a avaliação com algum grau de rigor dos custos relacionados com o pessoal de enfermagem, que são, na grande maioria das unidades portuguesas, custos fixos. Quando se utiliza este tipo de instrumentos para se avaliar os custos variáveis, o grau de correlação encontrado é demasiado baixo para permitir a sua utilização generalizada. E um estudo por nós efetuado, as duas variáveis apresentam-se relacionadas de modo significativo ($R = 0,616$, $p < 0,001$), mas a percentagem da variância explicada (37,8%) é insuficiente para permitir o seu uso clínico. Esta metodologia tem todavia os seus defensores[36,37] bem como os seus detratores.[38]

Hoje, existe uma tendência para alterar estas classificações, atribuindo a responsabilidade das UTIs de nível II e III exclusivamente à Medicina Intensiva e as de nível I aos respectivos serviços de origem.

Conclusão

É crucial e o ponto-chave em toda esta polêmica, o número de pontos TISS-76, TISS-28 ou NEMS (o NAS utiliza uma escala própria) que um enfermeiro em condições regulares pode realizar por turno. Na descrição original do TISS-28 este número é de 46,35 pontos por turno, (em UTIs) em que a relação enfermeiro/doente era de 1:1, mas atingia 57,2 ± 13,4 pontos em UTIs em que a alocação de pessoal era de 1 enfermeiro para 2 doentes, e atingia mesmo 66,4 ± 15,9 quando a relação era de 1 enfermeiro para 3 doentes. É assim extremamente importante observar a realidade local quando se tenta extrapolar dados objetivos em realidades completamente diferentes e em que a repartição do trabalho entre médicos, enfermeiros e outros profissionais de saúde varia.

Este problema – a alocação da carga de trabalho de enfermagem (e porque não médica ou de fisioterapeuta) às necessidades de cada doente – que podem variar de hora para hora ou de dia para dia – leva ao aparecimento de novas UTIs, com base em novos conceitos; em que o nível de cuidados não é idêntico para todos os pacientes internados na unidade, mas varia com as necessidades de cada um (bem como os respectivos rácios de enfermagem) sem necessidade de transferência para outra unidade. Ou seja, a UTIs centradas no doente e – alvo de todos os cuidados – e não em regras fixas de alocação de pessoal e de meios humanos e tecnológicos num determinado espaço físico com uma determinada conotação: Unidade Intensiva, semi-intensiva ou intermediária. Todas devem ser capazes (dentro dos limites dos recursos disponíveis) de albergar e providenciar os cuidados que o doente necessita, sem a criação de hierarquias artificiais, mais concebidas a pensar nos profissionais do que nos doentes.

Concluindo, gostaria de referir que desde que estre instrumentos foram validados e desenvolvidos modificaram-se de forma marcada as técnicas de monitorização e terapêutica no doente crítico, as estratégias de manuseamento e mesmo as definições de "Enfermeiro" em diferentes países. A sua última calibração adequada contra o tempo dispendido em cada atividade é também bastante antiga. Assim, a sua utilização requer extremo cuidado se queremos ter a certeza que continuam a refletir aquilo para que foram desenhados – a carga de trabalho de enfermagem em Terapia Intensiva.

Referências bibliográficas

1. Cullen DJ, Civetta JM, Briggs BA, Ferrara LC. Therapeutic intervention scoring system: a method for quantitative comparison of patient care. Critical Care Medi. 1974;2:57-60.
2. Knaus WA, Draper EA, Wagner DP, Zimmerman JE. APACHE II: a severity of disease classification system. Critical Care Med. 1985;13:818-29.
3. Le Gall JR, Lemeshow S, Saulnier F. A new simplified acute physiology score (SAPS II) based on a European/North American multicenter study. J Am Medical Associat. 1993;270:2957-63.
4. Keene AR, Cullen DJ. Therapeutic intervention scoring system: update 1983. Critical Care Med. 1983;11:1-3.

5. Debergh DP, Myny D, Herzeele IV, Maele GV, Miranda DR, Colardyn F. Measuring the nursing workload per shift in the ICU. Intensive Care Med. 2012;38:1438-44.
6. Cullen DJ, Nemeskal AR, Zaslavsky AM. Intermediate TISS: a new therapeutic intervention scoring system for non-ICU patients. Critical Care Med. 1994;22:1406-11.
7. Reis Miranda D, de Rijk A, Schaufeli W. Simplified Therapeutic Intervention Scoring System: The TISS 28 items – Results from a multicenter study. Critical Care Med. 1996;24:64-73.
8. Reis Miranda D, Moreno R, Iapichino G. Nine equivalents of nursing manpower use score (NEMS). Intensive Care Med. 1997;23:760-5.
9. Commission d'Évaluation de la Société de Réanimation de Langue Française. Utilisation de l'indice de gravité simplifié et du systéme OMEGA. Réan Soins Intens Méd Urg. 1986;2:219-21.
10. Italian Multicenter Group of ICU Research (GIRTI). Time oriented score system (TOSS): a method for direct and quantitative assessment of nursing workload for ICU patients. Intensive Care Med. 1991;17:340-5.
11. Miranda DR, Nap R, de Rijk A, Schaufeli W, Iapichino G, and the members of the TISS Working Group. Nursing activities score. Critical Care Med. 2003;31:374-82.
12. Schwartz S, Cullen DJ. How many intensive care beds does your hospital need? Critical Care Medicine 1981;9:625-9.
13. Knaus WA, Wagner DP, Draper EA, Lawrence DE, Zimmerman JE. The range of intensive care services today. J Am Medical Associat. 1981;246:2711-6.
14. Reis Miranda D, Langreh D. National and regional organisation. In: Reis Miranda D, Williams A, Loirat P, eds. Management of Intensive Care – Guidelines for better use of resources. Kluwer Academish Publishers; 1990. p. 83-102.
15. Reis Miranda D, Gimbrere J. The Netherlands. New Horizons. 1994;2:357-63.
16. Moreno R, Reis Miranda D. Nursing staff in intensive care in Europe. The mismatch between planning and practice. Chest. 1998;113:752-8.
17. Moreno R, Morais P, on behalf of the Severity Scoring Systems Study Groups of the Portuguese Intensive Care Society and the Portuguese Society of Internal Medicine. Validation of the simplified therapeutic intervention scoring system on an independent database. Intensive Care Med. 1997;23:640-4.
18. Reis Miranda D, Moreno R. ICU models and their role in management and utilization programs. Curr Opinion Crit Care. 1997;3:183-7.
19. Queijo AF. Tradução para o português e validação de um instrumento de medida de carga de trabalho de enfermagem em Unidade de Terapia Intensiva: Nursing Activities Score (N.A.S.). São Paulo: São Paulo: Escola de Enfermagem, University of São Paulo; 2002.
20. Conishi RMY, Gaidzinski RR. Nursing Activities Score (NAS) como instrumento para medir carga de trabalho de enfermagem em UTI adulto. Revista da Escola de Enfermagem de São Paulo; 2007;41:346-54.
21. Padilha KG, de Sousa RM. C, Queijo AF, Mendes AM, Miranda DR. Nursing Activities Score in the intensive care unit: Analysis of the related factors. Intensive Crit Care Nurs. 2008;24:197-204.
22. Padilha KG, Stafseth S, Solms D, Hoogendoom M, Monge FJC, Gomaa OH, et al. Nursing Activities Score: an updated guideline for its application in the Intensive Care Unit. Revista da Escola de Enfermagem da USP; 2015;49.
23. Sánchez-Sánchez MM, Arias-Rivera S, Fraile-Gamo MP, Thuissard-Vasallo IJ, Frutos-Vivar F. [Validating the Spanish version of the Nursing Activities Score]. Enfermeria intensiva. 2015;26:63-71.
24. Bruyneel A, Tack J, Droguet M, Maes J, Wittebole X, Miranda DR, Pierdomenico LD. Measuring the nursing workload in intensive care with the Nursing Activities Score (NAS): A prospective study in 16 hospitals in Belgium. J Crit Care. 2019;54:205-11.
25. Margadant C, Wortel S, Hoogendoorn M, Bosman R, Spijkstra JJ, Brinkman S, de Keizer N. The Nursing Activities Score Per Nurse Ratio Is Associated With In-Hospital Mortality, Whereas the Patients Per Nurse Ratio Is Not*. Crit Care Med. 2020;48:3-9.
26. Sardo PMG, Macedo RPA, Alvarelhão JJM, Simões JFL, Guedes JAD, Simões CJ, Príncipe F. Nursing workload assessment in an intensive care unit: A retrospective observational study using the Nursing Activities Score. Nurs Crit Care. 2022.
27. Reis Miranda D, Gyldmark M. Evaluating and understanding of costs in the intensive care unit. In: Ryan DW, ed. Current practice in critical illness. London: Chapman & Hall. 1996:129-49.
28. Cecconi M, Spies CD, Moreno R. Economic sustainability of intensive care in Europe. Intensive Care Med. 2024;50:136 – 40.
29. Lockward HJ, Giddings L, Thoms EJ. Progressive patient care: a preliminary report. J Am Medical Associat. 1960;172:132-7.
30. NIH Consensus Development Conference on Critical Care Medicine. Critical Care Med. 1983;11:466-9.
31. Management of intensive care: guidelines for better use of resources. Dordrecht, the Netherlands: Kluwer; 1990
32. Bams J. L, Reis Miranda D. Outcome and costs of intensive care. A follow-up study on 238 ICU-patients. Intensive Care Med. 1985;11:234-41.
33. Reis Miranda D. Regional organization of intensive care medicine. Calculating the number of beds and manpower. Arq Med. 1989;3:148-51.
34. Reis Miranda D. Critically examining intensive care. International Journal of Technology Assessment In Health Care 1992;8.
35. Moreno R, Reis Miranda D, Iapichino G. Variations in the utilisation of nursing manpower according to European areas [abstract]. Intensive Care Med. 1996;22:S304.
36. Malstam J, Lind L. Therapeutic intervention scoring system (TISS) – a method for measuring workload and calculating costs in the ICU. Acta Anaesthesiologica Scandinavica 1992;36:758-63.
37. Dickie H, Vedio A, Dundas R, Treacher DF, Leach RM. Relationship between TISS and ICU cost. Intensive Care Med. 1998;24:1009-17.
38. Stevens VG, Hibbert CL, Edbrook DL. Evaluation of proposed casemix criteria as a basis for costing in the adult general intensive care unit. Anaesthesia. 1998;53:944-50.

capítulo 161

Uso de Protocolo e Diretrizes

Ciro Leite Mendes | Ederlon Rezende | Fernando Suparregui Dias

"Todo sistema é perfeitamente projetado para obter os resultados que obtém."
Paul Batalden

Taxonomia

O emprego de diretrizes e protocolos tem como objetivo principal reduzir a variabilidade do cuidado com base em evidências, derivadas de estudos bem-delineados, preferencialmente ensaio clínico randomizado (ECR), multicêntrico e controlado por placebo, quando for o caso. É fundamental conhecermos as diferenças existentes entre diretrizes, protocolos, *bundles* e *checklists*, para sua utilização correta.

Diretrizes são normas sistematizadas de condutas, regras ou princípios, que têm por objetivo nortear o manejo clínico de um modo em geral,[1] para uso à beira do leito por médicos com elevada carga de trabalho.[2] O Instituto Nacional de Saúde dos EUA define diretrizes como "orientações para auxiliar o médico e o paciente na tomada de decisões para um cuidado apropriado em situações clínicas específicas".[3]

Protocolos são planos detalhados para orientar o tratamento, visando um cuidado seguro e com qualidade. Podem variar em complexidade e orientam para um padrão uniforme de conduta,[4] incluindo a área de diagnóstico e tratamento.[2] Como existem diferenças entre as doenças demandantes de cuidados críticos, do perfil epidemiológico das unidades de tratamento intensivo (UTI) e das características e recursos locais, é interessante que os protocolos sejam ajustados de acordo com esses fatores. *Checklists* são alertas simples para facilitar a rotina de cuidado-padrão, e os *bunldles* são um conjunto de informações derivados de diretrizes, com base em evidências, com o objetivo de tratar patologias específicas.[1]

Como desenvolver diretrizes e protocolos

O desenvolvimento de diretrizes para a prática médica é uma iniciativa complexa, com o objetivo de transferir o conhecimento científico em tomada de decisões para o cuidado dos pacientes.[5] A primeira "ferramenta-padrão" foi uma conferência de consenso do Instituto Nacional de Saúde dos EUA, no final dos anos 1970,[3] e, a partir da década de 1990, houve um grande interesse no desenvolvimento de diretrizes para uniformizar a assistência, reduzir a realização de procedimentos desnecessários e custos,[6] sendo que hoje fazem parte da rotina de cuidados, em especial na terapia intensiva. Muitos métodos podem ser utilizados para transformar evidência em recomendações para a prática clínica, incluindo consensos de *experts* ou a metodologia Delphi. Deve-se levar em consideração que essas metodologias não estão livres de viés,[7] o que requer do usuário atenção na sua factibilidade para aplicação em seu meio. O número de participantes para compor uma diretriz pode influenciar significativamente o resultado. Deve haver equilíbrio entre os participantes no que diz respeito ao componente científico, a vivência prática e aos aspectos políticos, geralmente contando com 10 a 20 participantes.[8] A composição deve envolver médicos que podem ser especialistas em uma área ou não, originários de hospitais, universidades ou da assistência privada, pesquisadores ou epidemiologistas. Os profissionais da saúde não médicos podem ser enfermeiros, fisioterapeutas ou farmacêuticos e de outras áreas, como advogados, economistas estatísticos, bioéticos, além de usuários, como associações de pacientes e representantes de corporações relacionadas à saúde pública.[3]

As orientações para as recomendações de diretrizes devem ser com base em evidências sustentadas por revisões sistemáticas, a partir de pesquisa bibliográfica em base de dados como o MEDLINE e a revisão de estudos bem-delineados.[8] A escolha de uma condição clínica para o desenvolvimento de uma diretriz, deve considerar a sua prevalência, seu impacto clínico e econômico, a disponibilidade de recursos para sua aplicação e sua capacidade de modificar a prática de cuidado usual.[9] Por outro lado, é importante entender a complexidade da doença crítica, sua natureza não linear e as necessidades individuais de cada paciente, o que pode limitar seu uso disseminado.[10] Outro aspecto a considerar na elaboração de diretrizes é que não leva em consideração os custos para determinadas recomendações,[7] o que atualmente não é possível em muitos centros, em virtude da limitação de recursos para financiar a saúde.

É fundamental que haja instrumentos que avaliem as diretrizes antes de sua implementação, visto a existência de heterogeneidade em sua qualidade. Uma ferramenta útil nesse sentido é a utilização do AGREE (*Appraisal of Guidelines for Research and Evaluation Instrument*), que consiste em 23 itens distribuídos em 6 domínios: (1) escopo e propósito; (2) envolvimentos dos interessados; (3) rigor na elaboração; (4) clareza na apresentação; (5) aplicabilidade; (6) independência editorial.[11]

Estratégias para implementação

A melhor estratégia para implementar e manter atualizados diretrizes e protocolos é por meio da mudança de comportamento do médico. Somente com essa mudança de comportamento será possível melhorar o processo assistencial e os desfechos.[2]

Para que um programa de mudança em um ambiente complexo seja possível, é preciso que as intervenções criem um ambiente favorável às mesmas. A combinação de estratégias que facilitem a adoção de um novo comportamento ou facilitem a prática de novas habilidades com estratégias focadas na manutenção das novas atitudes, provavelmente irão interferir de modo positivo na prática dessa nova política.[2]

Como o sucesso na implementação de diretrizes e protocolos depende de uma gama de fatores, é importante que seja considerada sua relevância clínica em uma determinada instituição.[2] A disseminação é um dos principais fatores para determinar o sucesso de uma diretriz. O envio de mala direta, divulgação em eventos, nas sociedades científicas, universidades e em pós-graduação, são de extrema importância[3] para que os potenciais usuários tenham acesso e passem a utilizá-las.

Em um ambiente complexo como a unidade de terapia intensiva (UTI), inúmeros fatores estão implicados nos desfechos. Por exemplo, um resultado abaixo da expectativa pode ser em decorrência da efetividade dos processos, do nível de exigência da diretriz ou protocolo, do sucesso na adesão, do envolvimento dos responsáveis pela sua implementação ou dos pacientes referenciados.[2]

A tecnologia pode ser uma ferramenta na implementação de protocolos. Estudo multicêntrico com um número pequeno de pacientes, testou a simultaneidade da aplicação de três protocolos (manejo cardiovascular, sedação e liberação da ventilação mecânica), utilizando um *software*. Os resultados demonstraram que este formato pode facilitar os processos de cuidado, mas sem impactar nos desfechos.[12]

Desafios e barreiras na adesão e utilização

Transformar em cuidado as evidências derivadas da pesquisa clínica é um desafio, em particular no doente crítico. Como são com base em evidência da literatura, para que o resultado da aplicação de um protocolo seja custo-efetivo, é importante que sua utilização seja em grupos de pacientes iguais à população a qual foram estudados.[13] Existem diretrizes e protocolos para inúmeras condições clínicas com base em evidências e que podem ser customizados, de acordo com a realidade local. Para que as diretrizes e protocolos tenham seus efeitos maximizados, é preciso um desenvolvimento e uma implementação cuidadosos, aplicados à uma população específica e que seus usuários estejam devidamente treinados.[13]

Uma estratégia efetiva para modificar o comportamento dos médicos e obter sucesso na implantação e adesão ao uso de diretrizes e protocolos, consiste na utilização de lembretes, a participação da liderança local e auditorias com *feedback*, tanto de forma individual como coletiva, além de reuniões didáticas e conferências.[2] É importante a seleção e o momento propício para a implantação de uma diretriz ou protocolo, com um formato prático e de fácil disseminação por via eletrônica.[14]

Apesar das evidências de assistência com base em diretrizes e protocolos serem custo-efetivas quando assimiladas pelos profissionais, ainda não existe unanimidade na adoção dessas recomendações. Em pacientes com sepse/choque séptico, um programa nacional que avaliou a adesão às recomendações do *Surviving Sepsis Campaign*,[15] mostrou redução de mortalidade hospitalar em um período de quatro anos.[16] Por outro lado, um estudo multicêntrico mostrou que ainda existe variabilidade na adesão de algumas diretrizes, sendo a observância mais rigorosa no uso de estratégia protetora na VM de pacientes com SARA e insuficiente na profilaxia de úlcera de estresse ou transfusão de concentrado de hemácias,[17] indicando que não existe consistência na cultura do uso de recomendações com base em evidências. A atualização frequente, à medida que novos conhecimentos são incorporados, é importante para a que adesão às mudanças seja mantida.[2]

Entre as barreiras frequentes para a adesão de diretrizes e protocolos estão a carga de trabalho dos profissionais, a gravidade e complexidade dos pacientes, o número de diretrizes e protocolos utilizados, divergências entre as recomendações e o quadro clínico dos pacientes, além da complexidade das recomendações.[14]

Cuidado protocolizado x personalizado

Os protocolos têm o potencial de reduzir erros, diminuir a probabilidade de eventos adversos, aumentar a segurança e melhorar os desfechos, diminuindo inconsistências no cuidado de pacientes com patologias semelhantes. A variabilidade no comportamento dos médicos é fruto da diversidade na sua formação e experiência. Face a esse contexto, os protocolos são importantes quando utilizados de forma judiciosa, em grupos de pacientes com características ou patologias semelhantes.[13] Outros benefícios com o uso de protocolos são a redução em inconsistências assistenciais pela diminuição da variabilidade no cuidado, a rápida incorporação de novas evidências, a redistribuição da carga de trabalho entre os membros da equipe e a educação médica,[13,18] resultando na melhor utilização de recursos e redução de custos.[13]

O impacto do uso de protocolos em UTI tem sido avaliado em alguns estudos.[19,20] Em estudos observacionais, a adesão a implementação de protocolos não é unanimidade[19] e não existe relação entre o tratamento dirigido pelo número de protocolos e os desfechos.[19,20]

Tomando-se a ventilação mecânica como exemplo para uma avaliação no uso de protocolos em UTI, podemos extrair vários ensinamentos para uma abordagem personalizada. Primeiro, a simples implementação de protocolos pode não impactar na melhoria de desfechos em UTIs que tenham uma dinâmica bem-estruturada. Algumas variáveis associadas a essa constatação são unidades fechadas, com muitos médicos e que utilizam de rotina de *checklists* para o cuidado dos pacientes. Segundo, a aderência e o uso efetivo de protocolos no manejo de pacientes em ventilação mecânica (VM) é influenciada pela carga de trabalho a ser realizado pela equipe. Terceiro, a qualidade do cuidado da equipe multidisciplinar, em especial no processo de liberação da VM, é um componente essencial para desfechos favoráveis.[21] Esses achados indicam que a mudança na cultura local, equipes capacitadas e em número suficiente de acordo com o perfil da unidade, são elementos fundamentais para impactar nos desfechos.

Como a VM não é uma terapia dirigida a uma única doença, deve-se levar em conta a presença de comorbidades e os diferentes fenótipos de cada paciente. Isso é de extrema importância na síndrome do desconforto respiratório agudo (SDRA), onde vários aspectos devem ser considerados no estabelecimento da estratégia ventilatória personalizada, visando reduzir o trabalho respiratório excessivo e melhorar as trocas gasosas, sem agravar a condição hemodinâmica ou provocar lesão induzida pela VM (VILI). Como nos pacientes com SDRA os volumes pulmonares não se correlacionam de modo preciso com o peso corporal predito, em virtude da distribuição heterogênea da lesão pulmonar, o volume-corrente (VC) deveria ser titulado de acordo com o volume pulmonar no final da expiração ou pela capacidade inspiratória mensurada com uma pressão de 30 cm H_2O. Além do VC, na VM personalizada na SDRA deve-se estabelecer um limiar para a pressões de platô e de distensão pulmonar, ajustar a pressão transpulmonar de acordo com as características de cada paciente (considerar hipertensão intra-abdominal, obesidade mórbida) e a potência mecânica, para não aumentar o risco de VILI. A VM personalizada na SDRA deve levar em conta a fisiologia e morfologia pulmonar, sua etiologia e os fenótipos biológicos[22], para reduzir os riscos, prevenir complicações e obter-se melhores desfechos.

Referências bibliográficas

1. Mazer J, Levy MM. Policies, bundles, and bundles in critical care. In Webb A, Angus D, Finfer S, Gattinoni L, Singer M. 2nd ed. Oxford University Press; 2016.
2. Sinuff T, Cook DJ. Guidelines in the intensive care unit. Clin Chest Med. 2003;24:739-749.
3. Roche N, Durieux P. Clinical practice guidelines: from methodological to practical issues. Intensive Care Med. 1994;20:593-601.
4. Levinson AT, Levy MM. Protocols, Policies, and Procedures: Tools for Quality Improvement in Critica Care. In Hidalgo J, Pérez-Fernández J, Rodríguez-Vega G. Critical Care Administration. Springer Nature, Switzerland; 2020.
5. Cook DJ. Practice guidelines – an emerging synthetic Science. Intensive Care Med. 1994;20:540-541.
6. Woolf SH. Practice Guidelines: A New Reality in Medicine. Arch Intern Med. 1990;150:1811-1818.
7. Grimshaw J, Freemantle N, Wallace S, Russell I, Hurwitz B, Watt I, Long A, Sheldon T. Developing and implementing clinical practice guidelines. Qual Health Care. 1995;4(1):55-64.
8. Berg AO, Atkins D, Tierney W. Clinical Practice Guidelines in Practice and Education. J Gen Intern Med. 1997;12(Suppl 2):S25-S33.
9. Cook DJ, Greengold NL, Ellrodt AG, Weingarten SR. The Relation between Systematic Reviews and Practice Guidelines. Ann. Intern Med. 1997;127:210-216.
10. Delaney A, Hammond N, Litton E. Checklists and protocols in the ICU: less variability in care or more unnecessary intervention? Intensive Care Med. 2020;46:1249-1251.
11. Kumpf O, Balzer F, Spies C. Use of guidelines and bundles. In Guidet B, Valentin A, Flaatten H. Quality Management in Intensive Care – A practical guide. Cambridge, UK: Cambridge University Press; 2016.
12. Takala J, Dellinger RP, Koskinen K et al. Development and simultaneous application of multiple care protocols in critical care: a. multicenter feasibility study. Intensive Care Med. 2008;34:1401-1410.
13. Chang SY, Sevransky J, Martin GS. Protocolos in the management of critical illness. Crit Care.2012;16:306.
14. Sinuff T, Cook D, Giacomini M, Heyland D, Dodek P. Facilitating clinician adherence to guidelines in the intensive care unit: A multicenter, qualitative study. Crit Care Med. 2007;35(9):2083-9.
15. Evans L, Rhodes A, Alhazzani W, Antonelli M, Coopersmith CM, French C, et al. Surviving sepsis campaign: international guidelines for management of sepsis and septic shock 2021. Intensive Care Med. 2021;47:1181-1247.
16. van Zanten AR, Brinkman S, Arbous MS, Abu-Hanna A, Levy MM, de Keizer NF; Netherlands Patient Safety Agency Sepsis Expert Group. Guideline bundles adherence and mortality in severe sepsis and septic shock. Crit Care Med. 2014;42(8):1890-8.
17. Quenot JP, Mentec H, Feihl F, Annane D, Melot C, Vignon P, Brun-Buisson C; TECLA Study Group. Bedside adherence to clinical practice guidelines in the intensive care unit: the TECLA study. Intensive Care Med. 2008;34(8):1393-400.
18. Fessler HE, Brower RG. Protocols for lung protective ventilation. Crit Care Med. 2005;33[Suppl.]:S223-S227.
19. Sevransky JE, Checkley W, Herrera P, Pickering BW, Barr J, Brown SM, et al. Protocols and Hospital Mortality in Critically Ill Patients: The United States Critical Illness and Injury Trials Group Critical Illness Outcomes Study. Crit Care Med. 2015;43(10):2076-84.

20. Michetti CP, Newcomb AB, Liu C. Protocol Use in surgical Intensive Care Units. J Surg Res. 201;264:242-248.
21. Kollef MH, Miceck ST. Using Protocols to Improve Patient Outcomes in the Intensive Care Unit: Focus on Mechanical Ventilation and Sepsis. Sem Respir Crit Care Med. 2010;31:19-30.
22. Pelosi P, Ball L, Barbas CSV et al. Personalized mechanical ventilation in acute respiratory distress syndrome. Crit Care. 2021;25:250.

Bibliografia recomendada

Sevransky JE, Checkley W, Herrera P, Pickering BW, Barr J, Brown SM, et al. Protocols and Hospital Mortality in Critically Ill Patients: The United States Critical Illness and Injury Trials Group Critical Illness Outcomes Study. Crit Care Med. 2015;43(10):2076-84.

capítulo | 162

O Prontuário Eletrônico na Terapia Intensiva

Cassiano Teixeira | Régis Goulart Rosa

Introdução

Nos cuidados intensivos, assim como em outras áreas da saúde, os profissionais que atuam nesse segmento são confrontados com os custos crescentes da assistência devidos ao envelhecimento da população e à necessidade de admissão de pacientes cada vez mais complexos.[1] Somado a isso, o rápido avanço do conhecimento médico, o grande volume de pesquisas clínicas e a ênfase constante na redução do erro assistencial impõem obstáculos crescentes ao gerenciamento de informações relevantes para o atendimento rotineiro dos pacientes.[2-6]

Antes do desenvolvimento do prontuário eletrônico do paciente (PEP), o trabalho dos profissionais de saúde na confecção de prescrições, evoluções e fluxogramas dos pacientes eram transcritos à mão, o que consumia incontáveis horas de trabalho médico especializado e um tempo precioso das equipes assistências (enfermagem, fisioterapia, psicologia, nutrição, farmácia, terapia ocupacional e odontologia) em um esforço para dar sentido ao grande volume de informação que era gerado pela trajetória hospitalar do paciente.[7,8] O PEP é (ou deveria ser) um modelo padronizado e digitalizado no qual diversos profissionais da área da saúde podem acrescentar dados clínicos (tanto de saúde quanto administrativos) dos pacientes, propiciando a integração do cuidado e a centralização das informações dos pacientes.[9] Essa ferramenta tem a capacidade de armazenar o histórico médico do indivíduo e, assim, facilitar o processo de tomadas de decisão relacionado a tratamentos e procedimentos médicos e assistenciais. O que antes era apenas uma troca de informações entre os médicos, é agora uma fonte de dados para as várias partes interessadas: profissionais assistenciais, fontes pagadoras, pesquisadores, potenciais litigantes, entre outros.[10,11]

Desde 2002, o PEP é regulamentado no Brasil pelo Conselho Federal de Medicina (CFM), pela Resolução 1.638.[12] Já em 2007, o CFM autorizou o uso de sistemas de gestão médica para armazenar informações dos pacientes na Resolução 1.821.[13] O sucesso do PEP dentro do sistema de saúde deveu-se primordialmente à satisfação imediata do usuário. As principais razões para isto foram: (a) centralização das informações clínicas, (b) facilidade do uso da ferramenta, (c) familiaridade da interface e (d) possibilidade de crescimento exponencial do sistema.[14] As inúmeras e imediatas vantagens advindas da utilização do PEP foram: (a) acesso mais veloz às informações sobre problemas de saúde e intervenções, (b) uso simultâneo, legibilidade, eliminação da redundância de dados e pedidos de exames, (c) fim da redigitação de informações, (d) processamento contínuo dos dados, (e) organização sistemática dos dados e (f) melhoria da efetividade do cuidado, com consequente melhor resultado dos tratamentos.

No entanto, o PEP também possui desvantagens tais como: (a) necessidade de grandes investimentos de *hardware*, *software* e treinamento, (b) resistência dos profissionais de saúde ao uso de sistemas informatizados e (c) ocorrência de falhas que podem deixar o sistema inoperante.[14]

Assim, os objetivos deste capítulo são: (a) descrever as características básicas de um PEP; (b) descrever as normas brasileiras para uso do PEP, (c) descrever as ferramentas utilizadas pelo PEP visando aumentar a segurança da trajetória hospitalar do paciente e (d) descrever quais seriam as características de um PEP ideal centrado nas necessidades do paciente crítico.

Características legais do prontuário eletrônico do paciente no Brasil

O PEP, desenvolvido inicialmente para documentar as informações de saúde e de doença, tornou-se progressivamente mais complexo, passando a ter um papel fundamental na saúde moderna. No passado, o médico detinha conhecimento suficiente para dispensar quase todo o cuidado necessário ao paciente. Com o crescimento de diversas especialidades e os avanços tecnológicos em saúde, a responsabilidade do cuidado do paciente passou a ser dividida por diferentes especialidades médicas e outros profissionais da área da saúde. A Resolução CFM nº 1.638/2002 (CONSELHO FEDERAL DE MEDICINA, 2002a, p. 184), em seu Art. 1º, define o prontuário médico como: documento único constituído de um conjunto de informações, sinais e imagens registradas, geradas a partir de fatos, acontecimentos e situações sobre a saúde do paciente e a assistência prestada, de caráter legal, sigiloso e científico, comunicação entre equipe multiprofissional e a continuidade da assistência prestada ao indivíduo.[12] A Resolução CFM nº 1.639/2002 (CONSELHO FEDERAL DE MEDICINA, 2002b), em seu Artigo 4°, estabelece que o prazo mínimo a partir do último registro para a preservação dos prontuários médicos em suporte de papel é de 20 anos. O tempo de guarda do prontuário em papel é um fator desestimulante para as unidades hospitalares, que precisam investir em dois modos de armazenamento: papel e sistema digital.[12]

O PEP permite o compartilhamento de informações entre diferentes profissionais de saúde, como base legal para as ações médicas, fonte de pesquisas clínicas, estudos epidemiológicos, avaliações da qualidade do cuidado do paciente, vigilância a reações adversas de intervenções e, também, como fonte de educação e reciclagem médica continuada. As normas técnicas para o uso de sistemas informatizados para a guarda e manuseio dos prontuários médicos são bastante complexas. Exigem que o sistema tenha:[14]

- **Integridade da informação e qualidade do serviço:** com métodos robustos de autenticação, do controle do acesso conforme a norma ISO/IEC 15408, para segurança dos processos de sistema.
- **Cópia de segurança:** a qual deverá ser feita a cada 24 horas. O procedimento de *backup* deve seguir as recomendações da norma ISO/IEC 17799;
- **Privacidade e confidencialidade:** garantia do sigilo profissional, com acesso restrito e limitado a cada perfil de usuário, de acordo com a sua função no processo assistencial, com uso de senhas de no mínimo 5 caracteres, compostos por letras e números.
- **Autenticação:** o sistema de informação deverá ser capaz de identificar cada usuário por meio de algum método de autenticação. É obrigatória a utilização de senhas com no mínimo 5 caracteres, compostos por letras e números e trocas periódicas no período máximo de 60 (sessenta) dias.
- **Auditoria:** o sistema de informações deverá possuir registro (*log*) de eventos.

Além disso, é necessária a obtenção da Certificação dos Sistemas Informatizados para Guarda e Manuseio do Prontuário Médico. Todas as pessoas físicas, organizações ou empresas desenvolvedoras de sistemas informatizados para a guarda e manuseio do prontuário médico devem obter a certificação do CFM e da SBIS (CONSELHO FEDERAL DE MEDICINA, 2002b).[12]

Características legais do prontuário eletrônico do paciente na União Europeia

Assim como no Brasil, uma regulamentação jurídica abrangente teve que ser desenvolvida pela União Europeia para garantir a proteção dos dados eletrônicos dos pacientes. Portugal, como membro desta comunidade, criou uma legislação coerente com as regulamentações emanadas pelo Parlamento Europeu. O principal marco regulatório da UE para a proteção de dados é o "Regulamento Geral sobre a Proteção de Dados (GDPR)", implementado em 25 de maio de 2018. Este regulamento representa a legislação central da União Europeia sobre proteção de dados, incluindo dados de saúde. Seus princípios fundamentais servem como pilares para o tratamento responsável das informações dos pacientes e podem ser resumidos nos seguintes tópicos:

1. **Legalidade, equidade e transparência:** os dados pessoais devem ser processados de forma legal, justa e transparente em relação ao seu titular. Os pacientes devem ter conhecimento claro sobre como seus dados estão sendo coletados, utilizados e compartilhados, além de ter o direito de contestar e solicitar explicações sobre o processamento realizado.[1]
2. **Limitação de finalidade:** os dados devem ser coletados para finalidades específicas, explícitas e legítimas, e não devem ser processados de outra forma que não para atender a essas finalidades. Isso implica que os profissionais de saúde só devem coletar os dados de saúde dos pacientes que forem estritamente necessários para o diagnóstico, tratamento, acompanhamento e outras atividades relacionadas à garantia da saúde do indivíduo.[1]
3. **Minimização dos dados:** apenas os dados pessoais necessários para as finalidades do processamento devem ser coletados. Esta restrição é crucial para reduzir o risco de violações e garantir que os pacientes não sejam expostos a coleta desnecessária de suas informações.[1]
4. **Exatidão:** os responsáveis por coletar e processar os dados devem garantir sua atualização e exatidão para assegurar a qualidade do cuidado à saúde e evitar erros que possam comprometer a saúde dos pacientes.[1]
5. **Limitação de armazenamento:** os dados pessoais devem permitir a identificação dos seus titulares apenas durante o tempo necessário para as finalidades para as quais foram coletados e estão sendo processados. Isso significa que os PEP devem ter políticas claras de retenção de dados, os quais devem ser manipulados apenas pelo tempo necessário ao cuidado do paciente e, posteriormente, descartados de forma segura.[1]
6. **Integridade e confidencialidade:** os dados pessoais devem ser processados sob segurança ade-

quada, incluindo proteção contra processamento não autorizado ou ilegal e perda, destruição ou dano acidental.[1]

Como complementação ao GDPR, foi estabelecida a "Diretiva ePrivacy", que se concentra na privacidade e na proteção de dados em comunicações eletrônicas. Dessa forma, abrange serviços como telefonia e internet. No contexto dos PEPs e dados de saúde, a Diretiva ePrivacy garante que as comunicações eletrônicas que envolvam os dados dos PEPs sejam protegidas por medidas técnicas e organizacionais adequadas, tais como:

- **Criptografia:** feita de ponta a ponta para garantir que somente os destinatários autorizados possam acessar as comunicações eletrônicas que envolvam dados de saúde, evitando a interceptação e o acesso não autorizado.[2]
- **Controle de acesso rigoroso:** a diretiva estabelece que sejam garantidos controles de acesso robustos, tais como autenticação de vários fatores e gerenciamento de autorizações granulares. Esses controles devem garantir que apenas profissionais de saúde autorizados e qualificados tenham acesso aos PEP e seus dados.[2]
- **Proteção contra *Spam* e *Malware*:** o objetivo é proteger os PEP e os sistemas de saúde contra ataques cibernéticos que possam comprometer a segurança e a confidencialidade dos dados de saúde.[2]

Em Portugal, a implantação do GDPR e a proteção dos dados de saúde dos pacientes são regidas pelas Leis nº 58/2019 e nº 59/2019, além de regulamentações específicas como o Despacho nº 8293/2018:

1. **Lei nº 58/2019:** assegura a execução do GDPR em Portugal e define as regras nacionais para proteção de dados pessoais. Ela reforça as disposições do GDPR e estabelece as competências da Comissão Nacional de Proteção de Dados (CNPD) como a autoridade supervisora responsável pela aplicação do regulamento. Também aborda questões específicas sobre o processamento de dados de saúde, tais como a exigência de que os prontuários eletrônicos garantam a segurança e a confidencialidade dos dados. Isso inclui a necessidade de medidas técnicas e organizacionais robustas, avaliações de impacto sobre a proteção de dados e notificações de violações de dados à CNPD e aos indivíduos afetados.[3]
2. **Lei n.º 59/2019:** complementa a Lei n.º 58/2019 e adapta outras legislações nacionais ao GDPR. Esta lei inclui disposições sobre a utilização de dados de saúde no contexto da prestação de cuidados médicos, permitindo o processamento de dados sensíveis para finalidades específicas, como a prestação de cuidados de saúde, gestão de sistemas e serviços de saúde e investigação científica.[4]
3. **Despacho n.º 8293/2018:** estabelece normas específicas para o Sistema de Informação dos Certificados de Incapacidade Temporária (SICI) e outros sistemas de informação em saúde. Este despacho define os requisitos para a segurança e confidencialidade de saúde, inclusive cópia de segurança dos dados a cada 24 horas, o uso de métodos robustos de autenticação e controle de acesso previstos no GDPR e o direito legal do paciente de ter acesso a todos os seus dados constantes do PEP.[5]

Cuidados na implementação do prontuário eletrônico do paciente

A implementação do PEP nas unidades críticas hospitalares abre uma discussão quanto a mudanças históricas dos processos de trabalho, rotinas médico-assistenciais, conceitos éticos, armazenamentos dos dados exigidos em lei, informatização de todos os setores prioritários, planejamento e treinamento de todos os envolvidos no processo da assistência médico-hospitalar. O PEP idealmente deveria contemplar todos os atendimentos e internações, inclusive os de emergência, permitindo o acompanhamento de cada evento com uma visão detalhada da história e da evolução clínica dos pacientes. Neste sentido, é fundamental que haja a integração dos diferentes sistemas desenvolvidos para as áreas assistencial e da gestão hospitalar. Isto possibilita que hospital, pacientes, gestores e seguradoras de saúde interajam de forma eficiente, com meios de armazenar o histórico dos atendimentos, imagens diagnósticas, dados importantes dos tratamentos anteriores, como tratamentos prescritos e informações clínicas pertinentes.[11]

A implantação do PEP precisa estar inserida em uma política institucional, porque envolve, além do cuidado ao paciente, os setores administrativos e de auditoria. Os sistemas de informatização das unidades devem obedecer às normas da Resolução do CFM e da Sociedade Brasileira de Informática em Saúde, sendo submetidos a critérios de segurança da informação com *software* e *hardware* adequados aos perfis de cada unidade hospitalar. No início do processo de informatização de uma unidade hospitalar, deve haver um planejamento envolvendo os profissionais de saúde, administrativos, técnicos de informática, enfim, todos aqueles que trabalham em setores-chave na coleta de dados dos pacientes. Neste contexto, é importante que seja observado e avaliado todo o processo de registro dos eventos realizado durante os atendimentos médicos ou internações dos pacientes. A padronização dos formulários, o estabelecimento dos fluxos do processo da informação médica, o treinamento de todos envolvidos e o controle e avaliação dos resultados são passos relevantes que deveriam ser considerados.

No momento da implantação do prontuário eletrônico há necessidade de um grande esforço e empenho de todos os profissionais, especialmente os ligados à assistência médica. Ao final do processo, esperam-se muitas as contribuições para as unidades hospitalares e pacientes, a saber: rapidez, qualidade da informação clínica, confiabilidade dos dados que podem ser usados tanto na gerência, quanto na assistência direta ao paciente, nas pesquisas clínicas, nas auditorias, permitindo a criação de indicadores administrativos, médicos assistenciais, gerenciais, possibilitando o controle e avaliação das ações [2]. Nos últimos anos, as organizações hospitalares, de um modo geral, têm se preocupado com a integração dos dados administrativos, clínicos e aqueles relacionados aos cuidados dos pacientes. No entanto, os frequentes insucessos dos sistemas de informatização hospitalares podem ser, em parte, atribuídos à falta de conhecimento dos planejadores de sistemas a respeito dos fluxos internos das informações médicas. Os profissionais de saúde e as associações médicas precisariam ter um papel mais decisivo na definição de sistemas de informatização adequados à sua realidade, especificando as informações necessárias para a implantação do PEP.

Características de um prontuário eletrônico do paciente crítico

O PEP divide-se em: (a) sistema de registros eletrônicos de medicação e (b) sistema de registro eletrônico de saúde.[15,16] Quando aplicado aos cuidados intensivos pode ser, didaticamente, separado em 3 sistemas: (a) sistema integrado de informações de relatórios e de resultados (SIIRR), (b) entrada computadorizada de solicitações médicas (ECPM - em inglês, *CPOE - computerized provider/physician order entry*) e (c) sistemas de apoio à decisão (SAD).[2] Os três sistemas visam fornecer informações centradas no paciente (dados laboratoriais, dados radiológicos, dados dos laboratórios de cardiologia, da farmácia e de outros departamentos clínicos), o que transforma, facilita e abrevia o processo de recuperação de informações, de desenvolvimento de relatórios e de integração das informações hospitalares do paciente.[2] Sempre que cumpridas as orientações anteriores, o PEP traz grandes vantagens ao setor de tratamento intensivo do hospital: (a) melhora a qualidade no cuidado dos pacientes, (b) permite o aumento da produtividade dos profissionais de saúde, (c) facilita o acesso aos serviços disponíveis e (d) reduz os custos administrativos.[2]

Objetivos do prontuário eletrônico no paciente crítico

Ferramentas de tecnologia da informação já demonstraram melhorias na segurança, na eficácia/eficiência, no foco no paciente, na pontualidade, e na equidade na entrega de cuidados de saúde.[2] Há mais de 30 anos, dados referentes a redução de eventos adversos previsíveis relacionados a fármacos[17] e uma maior adequação da prescrição de antibióticos[18] já foram comprovadamente relacionados ao uso dos sistemas computadorizados de apoio a decisão. A partir daqui, descrevemos as diferentes estratégias oferecidas pelo PEP visando o aumento na segurança dos processos de cuidado do paciente (**Quadro 162.1**).

Quadro 162.1. Objetivos do prontuário eletrônico do paciente

Domínios	
Meio ambiente	Redução do impacto ambiental por menor consumo de papel
Staff da UTI	Agilidade no preenchimento de informações, especialmente quando utilizada a transcrição por voz ou documentos parametrizados
	Redução do tempo gasto com revisão de prontuário, quando as informações do paciente estão todas centralizadas e organizadas
	Detecção imediata de violações de normas e protocolos institucionais
	Acesso remoto aos dados do paciente (prescrições, evoluções e exames complementares)
Paciente	Redução de eventos adversos preveníveis relacionados a fármacos
	Alerta quanto a situações de alto risco (p. ex.: intubação difícil, administração de opioides em dependentes etc.)
Familiar	Fornecimento de orientações sobre as rotinas hospitalares
Hospital	Fornecimento de indicadores em tempo real
	Fechamento de contas hospitalares em tempo real
	Segurança no armazenamento de dados
	Redução dos erros de legibilidade e transcrição
	Capacidade de personalização dos documentos
Pesquisa clínica	Fonte de dados para pesquisa clínica

Fonte: Desenvolvido pela autoria.

Sistemas de apoio a decisão clínica

A segurança do paciente internado é aprimorada pelo apoio efetivo à decisão das equipes (na UTI, isso inclui enfermeiros, médicos, farmacêuticos, fisioterapeutas, entre outros). A forma de como a equipe trabalha em conjunto com o sistema de apoio a decisão clínica (SAD) é importante, pois um SAD eficaz aumenta a colaboração entre os membros do *staff*.[2,19,20] O SAD pode fornecer suporte à decisão integrando dados para revisão em telas e relatórios. Além disso, ele pode fornecer informações hemodinâmicas, respiratórias e dados laboratoriais para apoiar na decisão, bem como realizar o gerenciamento de fármacos. O SAD pode, ainda, fornecer *links* de informações contextuais ou "infobotões" referenciando o usuário para informações, diretrizes ou outros dados relacionados,[2] contribuindo para maior adequação na prescrição de antimicrobianos[21],[22] e de anticoagulantes.[23]

O SAD, também, pode fornecer os dados para mensuração do desempenho da UTI (indicadores assistenciais), quando avaliada pelos organismos de controle de qualidade e segurança.

Sistema de alertas críticos

Embora a maioria dos hospitais tenha políticas e procedimentos em vigor para proteger os pacientes de erros assistenciais, essas políticas podem conter "lacunas" por meio das quais os erros podem transitar livremente.

Um substancial corpo de evidências[23-25] tem sugerido que os sistemas de alerta computadorizados podem melhorar a segurança e a sobrevida dos pacientes internados, diminuir os erros, o tempo de internação e os custos hospitalares.[2,24]

Os sistemas de alertas críticos têm sido desenvolvidos usando dados hemodinâmicos, ventilatórios e do nível sensorial como dados de entrada.[26,27] Estes sistemas têm sido desenvolvidos e aplicados com intuito de predição de deterioração clínica dos pacientes no hospital. Os sistemas mais comumente utilizados são: *Early Warning Scoring Systems* (EWS), EWS modificado (MEWS) e EWS nacional (NEWS).[26,28,29] Além de indicar quando chamar o Time de Resposta Rápida (TRR), estes sistemas também incorporam recomendações sobre a frequência da necessidade de avaliação assistencial e médica à beira do leito.[28,30] Uma revisão sistemática demonstrou que estes sistemas têm forte valor preditivo para parada cardíaca, e seu uso aumenta as chamadas de TRRs. No entanto, o seu impacto na prevenção da mortalidade do paciente, transferências para a UTI, ou o tempo de internação hospitalar ainda é incerto.[31] A sepse e o choque séptico constituem quadros de difícil diagnóstico e de gravidade extrema. Portanto, formas de detecção automática de sepse em ambiente hospitalar já vêm sendo estudadas.[32] Conceitos e estratégias emergentes que podem aumentar a utilidade clínica dos alertas de sepse incluem dispositivos vestíveis, dispositivos de monitoramento fisiológico, ergonomia cognitiva, *design* de interface centrado no ser humano, uso de modelagem matemática mais sofisticada e técnicas de aprendizado de máquina, e prevenção integrada, educação do paciente e conscientização pública.[32]

Certos tipos de *softwares* interpretam os dados, não de forma pontual, mas sob forma de tendência ao longo do tempo, visando determinar se alertas de tendência devem ser gerados. Neste sentido, o *software* de alerta contém um mecanismo de regras para detectar eventos críticos e outro notificando o profissional (médico, por exemplo) sobre os eventos à medida que eles vão ocorrendo. Quando uma condição de alerta é detectada, o mecanismo de alerta formata uma mensagem e a transmite para vários destinatários, com base em uma tabela de destinatários, e conforme o tipo de mensagem. Os usuários podem ser notificados de diferentes maneiras, dependendo dos recursos do SAD e da urgência do alerta. Para um alerta de baixa prioridade, pode ser suficiente esperar por um usuário que faça o *login* antes de exibir o alerta. Alternativamente, uma mensagem de e-mail que contém o alerta pode ser enviada. Para um SAD *on-line*, uma mensagem de alerta pode ser exibida sempre que um profissional da saúde da área estiver visualizando o registro do paciente afetado. Para alertas urgentes ou de alta prioridade, a mensagem e o ID do paciente podem ser exibidos sempre que um profissional esteja conectado a qualquer paciente. Nestes casos de alertas críticos, o método mais rápido e efetivo parece ser o de lançar uma mensagem para telefones celulares de destinatários específicos.[2,26]

Certos resultados laboratoriais são apropriados para alertas de valor crítico, porque estas anormalidades podem levar à maior morbidade ou mortalidade. Alertas de tendências complexas já foram criados para hemoglobina, hematócrito e eletrólitos, utilizando algoritmos que analisam o tamanho da mudança entre dois valores, a velocidade de mudança, o intervalo de tempo entre as amostras e a proximidade do valor atual para um limite de valor crítico.[2] Uma segunda forma de alerta baseia-se na ocorrência de condições clínicas "excepcionais". Estas condições são definidas como: (a) eventos clínicos únicos incomuns, (b) um conjunto de eventos clínicos que ocorrem ao mesmo tempo ou (c) eventos clínicos que ocorrem durante um determinado período. As condições destes alertas são definidas em uma tabela configurável, em um formato que permita a adição de novas condições à medida que elas ocorram.[2] Uma terceira forma de alerta refere-se as medicações. Nestes casos, o sistema de alerta verifica todas as entradas de laboratório e compara com os medicamentos prescritos para o paciente. O sistema de alerta de medicação também pode avaliar continuamente as medidas fisiológicas à beira do leito (p. ex.: diurese, frequência cardíaca e pressão arterial) e alertará se estas medidas fisiológicas indicarem que um evento adverso do medicamento pode ser iminente.[2] Mensagens de "Aconselhamento" são transmitidas ao farmacêutico da UTI quando os valores laboratoriais relacionados aos medicamentos atuais de um paciente são recebidos pelo SAD (p. ex.: um tempo parcial de tromboplastina elevado ou um registro de sangramento em um paciente que está recebendo heparina profilática).

Problemas atuais com os prontuários eletrônicos de pacientes

Contrabalançando todos os seus benefícios, o ônus do sistema de PEP também está bem documentado.[33-36] A prevalência de *burnout* é maior entre médicos e enfermeiros que usam um sistema de registro eletrônico em saúde quando comparado àqueles que não o fazem.[35,37] Particularmente, tempo insuficiente gasto para documentação das suas ações durante a jornada de trabalho e o maior uso do PEP em casa (fora da jornada de trabalho) aumentaram a probabilidade de *burnout*.[34] Somado a isso, uma seção do PEP que logicamente seria mais útil na descrição de condições crônicas relevantes é a lista de problemas. No entanto, muitos PEPs exigem revisões manuais da lista de problemas pelos médicos e estão repletos de imprecisões e incompletude, gerando um excesso de carga de trabalho.[35] Dados prévios mostram que quando a carga de trabalho dos profissionais de saúde foi comparada à de trabalhadores da indústria com bem-estabelecido padrão de eficiência, ficou nítido o excesso de carga de trabalho dos profissionais da saúde.[35] Provavelmente, contramedidas ancoradas em resiliência, compaixão e empatia não consigam prevenir ou tratar o *burnout* destes profissionais, mas melhorias do sistema operacional, com foco no paciente e nos profissionais de saúde, sim.[38] Em diversos locais do mundo, contramedidas com base no uso de escribas estão se tornando cada vez mais frequentes.[39] Estudos com escribas têm demonstrado maior satisfação do médico, melhora da qualidade da documentação registrada e um maior equilíbrio entre vida profissional e pessoal dos profissionais de saúde com a implementação de um programa de escribas hospitalares.[10]

Antigamente, com o prontuário manuscrito, a enfermeira à beira do leito podia escrever à mão livremente uma nota de enfermagem, descrevendo a avaliação e os achados de enfermagem. Essa escrita livre permitiu a expressão de pensamentos e ideias usando um SOAP (Subjetivo, Objetivo, Avaliação, Plano). Usando o PEP, os enfermeiros muitas vezes encontram-se pesquisando no banco de dados de avaliação e em múltiplo menus predeterminados, procurando assim, a maneira precisa de descrever os achados ou as intervenções que fomos realizadas.[15,40] Isto tem gerado um fenômeno conhecido pelos enfermeiros como "duplo registro". Um padrão da prática de enfermagem é que o profissional à beira do leito tenha apenas que documentar os achados em um local dentro do registro de saúde. Com a instituição do PEP, as alterações precisam ser mapeadas em vários locais devido à sobreposição nos sistemas do corpo e de modalidades de tratamento. Assim, a prática de registros duplos pode representar uma grande frustração para a equipe de enfermagem e desviar o tempo do atendimento ao paciente pela necessidade de navegar no sistema de registros.[15] Uma recente metanálise mostrou que com a implementação do registro eletrônico, o tempo de documentação dos médicos aumentou de 16% [intervalo de confiança de 95% (IC) 11%-22%] para 28% (IC 95% 19%-37%), dos enfermeiros de 9% (IC 95% 6%-12%) para 23% (IC 95% 15%-32%) e dos estagiários de 20% (IC 95% 7%-32%) para 26% (IC 95% 10%-42%).[34]

Os benefícios dos sistemas de informação clínica com captura automatizada de dados de dispositivos de UTI reduzem erros comuns de omissão de registros e erros de medicação nos hospitais, porém podem aumentar a incidência de erros relacionados a própria tecnologia.[41,42] Chama a atenção que apesar de todos os problemas relacionados com o tempo e uso do PEP, dificuldades relacionadas a comunicação entre médicos e pacientes não tem sido encontradas.[43]

Características de um prontuário eletrônico ideal para o paciente crítico

Os PEPs estão em constante desenvolvimento e aprimoramento, permitindo com que necessidades dos usuários possam ser constantemente inseridas (**Quadro 162.2**).

Quadro 162.2. Característcas do prontuário eletrônico ideal
Gerenciar a estadia do paciente no hospital
Proporcionar as melhores práticas com base em evidências
Integrar dados de monitorização fisiológica do paciente
Facilitar a comunicação
Orientar e organizar o trabalho do profissional de saúde
Reduzir gastos desnecessários
Reduzir erros assistenciais
Facilitar a pesquisa clínica
Permitir o acesso remoto do PEP para tomada de decisões

Fonte: Desenvolvido pela autoria.

Gerenciar a estadia do paciente no hospital

O prontuário eletrônico deveria gerenciar todos os horários do paciente, visando impedir a colisão de horários de aplicação de fármacos, visitas familiares, realização de exames complementares, visitas dos profissionais de saúde, entre outras atividades.

Proporcionar as melhores práticas com base em evidências

Os PEPs deveriam ter a capacidade de oferecer a melhor evidência médica aos pacientes, tanto do ponto de vista investigativo quanto terapêutico.[4,25] Para isto, seria necessário que o médico gastasse menos tempo na máquina (computador) e mais tempo com o paciente, visando a introdução no sistema do código [CID ("*International Classification of Diseases*"), DRG ("Diagnosis-Related Groups"), entre outros] mais adequado da doença, síndrome ou do sintoma, para que o sistema pudesse oferecer ao paciente os protocolos e terapêuticas corretos para o caso. Alguns aspectos seriam fundamentais para o sucesso da ferramenta:

a. Codificação adequada. Os codificadores hospitalares de internação são responsáveis por identificar o diagnóstico principal ou a condição principal responsável pela admissão do paciente no hospital. Embora um diagnóstico possa parecer óbvio para o médico, os codificadores não estão autorizados a interpretar um achado clínico ou fazer suposições sobre um diagnóstico. Além disso, indefinições diagnósticas de certas doenças (p. ex.: choque, insuficiência renal aguda, fraqueza muscular, entre outras) poderiam constituir barreiras importantes na oferta desta ferramenta.[10]
b. O PEP deveria ajustar automaticamente (preferencialmente) ou alertar diretamente os responsáveis pelo processo sobre indicações, riscos, sobre ou subdosagens e contraindicações de exames e fármacos.

Após a classificação adequada da situação clínica do paciente, o PEP deveria vincular a melhor evidência científica e protocolar diretamente na prescrição do paciente, por meio da solicitação dos exames mais adequados, oferta de fármacos dirigidos para o tratamento da doença ou do sintoma (obviamente com doses já ajustadas com base no peso, presença de insuficiência renal ou hepática e associação com outras drogas que interfiram no metabolismo da mesma) (**Quadro 162.3**).[44]

Quadro 162.3. Exemplo teórico do uso de vancomicina

Etapas	Conduta
1	Realização da prescrição médica de vancomicina
2	PEP ajusta a dose com base no peso e na disfunção renal
3	Na 5ª dose o PEP solicita nível sérico de vancomicina automaticamente
4	O PEP avisa o farmacêutico sobre o nível sérico
5	O farmacêutico faz o ajuste da dose diária da vancomicina

Fonte: Desenvolvido pela autoria.

Integração de dados

Links integrados para dados do paciente que são gerados dentro e fora da UTI são requisitos essenciais para um sistema de informações clínicas (SIC) de UTI bem-sucedido. Esses *links* devem direcionar os dados clinicamente relevantes para as estações de trabalho da UTI à beira do leito. Este padrão define o *hardware*, o *software* e a comunicação de dados entre monitores fisiológicos, ventiladores, bombas intravenosas (IV), balão intra-aórtico e uma ampla variedade de outros dispositivos.[45] Com *links* de dados totalmente implementados, o SIC serve como ponto focal para aquisição de dados em tempo real, validação e exibição.[1] O ideal seria que estes dados fossem expressos de forma gráfica e com análises automáticas de tendências para que o profissional da UTI consiga, por meio da visualização, avaliar o caminho clínico que o paciente está tomando.

As vantagens de segurança de um dispositivo deste nível resumem-se na redução na transcrição de dados, onde os dados à beira do leito não são perdidos se um enfermeiro estiver ocupado com outro paciente. A maioria dos SICs detém dados brutos à beira do leito para revisão e aprovação do enfermeiro quando conveniente. Alarmes e alertas sofisticados podem ser criados para infusões de medicamentos para evitar *overdoses*.

Facilitação da comunicação

Comunicação multidisciplinar e trabalho em equipe fazem parte da essência de uma UTI de qualidade. Além disso, problemas de comunicação geram aumento dos custos, desenvolvimento de um ambiente tóxico de trabalho e aumento da morbidade dos pacientes.[1,46] Estratégias que concentrem em um único ambiente todas as informações dos pacientes e as distribuam seletivamente para os diversos profissionais da UTI, bem como pacientes e familiares, talvez gerassem maior satisfação, reduzindo a possibilidade de conflitos entre as partes. Quanto a este aspecto, devemos lembrar que informação é a chave do sucesso nas relações humanas.[43]

Orientação e organização do trabalho do profissional de saúde

O prontuário eletrônico poderia guiar e organizar o trabalho do médico intensivista de múltiplas formas. Inicialmente, evoluções parametrizadas (com campos de preenchimento obrigatório) poderiam conduzir todos os médicos a disponibilizarem as informações mínimas necessárias na avaliação multiorgânica dos pacientes que permitissem a formulação de uma impressão diagnóstica e, consequentemente, da definição das condutas a serem tomadas naquele dia.[47]

Redução de gastos desnecessários

Os diversos setores do sistema de saúde raramente se comunicam entre si, isto é, consultas ambulatoriais, exames realizados em clínicas externas e prontuários hospitalares não trocam informações entre si. Isto gera desperdício de dinheiro por necessidade de repetição de exames e atraso em diagnósticos potencialmente importantes. O PEP deveria reunir estas informações em uma fonte única visando resolução deste problema. Provavelmente para a resolução deste problema, o paciente deveria carregar continuamente seu PEP (p. ex.: *pendrive*, *chip* intradérmico).

Além disso, o PEP deveria capturar, durante a solução, exames repetidos e provavelmente sem necessidade, realizados em curto espaço de tempo. Provavelmente a informação automática de que o paciente está urinando adequadamente no momento da solicitação de uma creatinina em um intervalo de 48 horas, traria uma segurança para o médico em não solicitar o exame.

Redução de erros

Com relação a este tópico, partimos de uma questão central: Quantos erros estão ocorrendo em nossas UTIs? Uma das limitações mais comumente observadas com a implementação de sistemas de informação tem sido esta informação de comparação de linha de base que prova ou refuta o valor do sistema em questão na qualidade do atendimento. Por exemplo, embora nacionalmente as taxas de erros de medicação relatados variam pouco (de 3% a 6% em geral), quando métodos automatizados de relatório de eventos de erro são usados, as taxas aumentam mais de 80 vezes.[42] A identificação de erros no ambiente de cuidados intensivos é mais complicada devido a: (a) acuidade dos pacientes envolvidos, (b) infinidade de dados que são gerados de sistemas à beira do leito, estudos laboratoriais, testes de radiologia e medicamentos administrados, e (c) desafios de integrar a entrada de muitas equipes de cuidados que participam do cuidado do paciente (p. ex.: consultores, enfermagem, fisioterapia, farmácia, fonoaudiologia). Já se sabe, portanto, que a solução para os erros na assistência médica é a melhoria dos sistemas assistenciais, não dos indivíduos. Embora este seja um sentimento digno de nota, muitas vezes não é a primeira consideração em um acidente que ocorre nos cuidados intensivos onde a responsabilidade individual, litígio, medos e a gestão de riscos vêm rapidamente à tona. Considerando a complexidade do manejo do paciente crítico, surge como nenhuma surpresa que o sistema de gerenciamento de banco de dados da UTI seja um dos elementos mais comumente implementados – demonstra alto valor e pouca resistência a implementação.

Os problemas mais comuns referentes a erros de medicamentos podem ser agrupados em dois domínios: (a) erros de informação (**Quadro 162.4**) e (b) falhas de interface homem-máquina (**Quadro 162.5**).

Quadro 162.4. Erros de informação: fragmentação e falha de integração do sistema[42]	
Falhas de descontinuação de medicação	Iniciar um novo medicamento ou modificar um já existente é geralmente um processo separado da descontinuação dele. Sem descontinuar a dose atual, o médico pode aumentar ou diminuir a medicação (dando uma dose total "dupla", por exemplo, a cada 6 horas e a cada 8 horas), mas também pode iniciar uma medicação nova em duplicidade
Descontinuação de medicação vinculada a um procedimento	Procedimentos (p. ex.: inserção de cateter venoso central) ou exames (p. ex.: tomografia computadorizada) são frequentemente acompanhados por medicamentos. Se os procedimentos forem cancelados ou adiados, nenhum *link* de *software* automaticamente cancela medicamentos
Início (urgência) ou término imediato de medicações ou uso conforme orientação	Estas formas de oferta de medicações são desvinculadas da oferta de medicações de rotina e geralmente, a fragmentação do sistema, não permite um registro adequado deles
Falha na renovação do antibiótico	Para maximizar a prescrição adequada de antibióticos, os intensivistas são obrigados a obter aprovação dos especialistas em doenças infecciosas ou de farmacêuticos especializados. A falta de coordenação entre as informações do sistema, no entanto, pode produzir lacunas na terapia porque antibióticos são geralmente aprovados por tempos predeterminados, e falhas nas renovações de pedidos podem impedir ou retardar o uso deles. Muitos destas barreiras são intencionalmente (porém equivocadamente) implementadas pelos gestores hospitalares
Erros de diluente	Poucos diluentes interagem com antibióticos, gerando precipitados ou outros problemas. Muitos funcionários do hospital desconhecem as combinações inadmissíveis. Farmacêuticos clínicos capturam estes erros, porém frequentemente tardiamente
Atraso na informação de alergias	Os sistemas fornecem *feedback* sobre alergias a medicamentos, mas somente após a prescrição do medicamento. Alguns funcionários do hospital frequentemente ignoraram os avisos de alergia por causa da rolagem rápida das telas, necessidade de pedir muitos medicamentos, dificuldades de descontinuidade e reordenação de medicamentos e possibilidade de informações falsas sobre alergia. Além disso, geralmente, os funcionários confiam nos farmacêuticos, transferindo implicitamente a responsabilidade aos mesmos
Medicamentos conflitantes ou duplicados	Em muitos hospitais, apenas o computador da farmácia oferece as informações sobre interações medicamentosas e avisos de limite de vida útil. Assim, os farmacêuticos necessitam ligar para os setores do hospital para esclarecer dúvidas ou sugerir ajustes, fato que custa tempo e aumenta o potencial de erro

Fonte: Desenvolvido pela autoria.

Quadro 162.5. Falhas na interface homem-máquina: regras de máquina que não correspondem à organização do trabalho ou aos comportamentos usuais[42]	
Seleção do paciente	É fácil selecionar o arquivo de paciente errado, porque os nomes e os medicamentos estão próximos, a fonte é pequena e, mais importante, os nomes dos pacientes não aparecem em todas as telas
Seleção de medicação errada	As informações sobre as medicações de um paciente raramente são sintetizadas na tela inicial
Log-on ou *Log-off* pouco claros	Médicos podem solicitar medicamentos no computador, em terminais ainda não "desconectados" pelo médico anterior, o que pode resultar em pacientes não intencionais recebendo medicamentos ou em pacientes que não recebem o medicamento pretendido
Não fornecimento de medicamentos após cirurgias	Quando os pacientes são submetidos cirurgias, o sistema ou o médico cancela sua lista de medicamentos do dia. Estas suspensões geralmente não são temporárias com risco de não retorno destas a próxima prescrição
Perda de dados, tempo e foco quando sistema operacional não funciona	Sistemas de *backup* visam evitar a perda de dados inseridos anteriormente. No entanto, as ordens que estão sendo inseridas no momento da falha do sistema são perdidas e não podem ser reinseridas até que o sistema seja reiniciado
Envio de medicamentos a setores ou salas erradas quando o sistema de computador falha	Os medicamentos são enviados para a "velha" sala, sendo assim perdidos ou atrasados. Além disso, medicamentos errados podem ser administrados a "novos" pacientes em quartos "velhos"
Pedidos no final do dia perdidos por 24 horas	Quando os pacientes saem da cirurgia ou são admitidos no final do dia, medicamentos e ordens de laboratório podem ser solicitadas para "amanhã". No entanto, quando o médico insere os pedidos, porém, já pode ser "amanhã" (ou seja, depois da meia-noite). Portanto, os pacientes não recebem medicamentos ou testes para um dia extra
Registro e administração de medicamentos	Os enfermeiros são obrigados a registrar a administração de medicamentos. No entanto, o mapeamento contemporâneo requer tempo e geralmente há pouco tempo disponível. Para registrar a administração de um medicamento, o enfermeiro deve parar de administrar o medicamento, encontrar um terminal, fazer *logon* no computador, localizar o registro do paciente e, individualmente, inserir a administração de cada medicamento separadamente

Fonte: Desenvolvido pela autoria.

Facilitação da pesquisa clínica

Estudos de banco de dados devem ser facilitados pela presença do PEP.[48] O crescente uso de dados de mundo real para geração de evidência científica constitui um exemplo de aplicabilidade. Contudo, para que isso ocorra, o preenchimento e armazenamento dos dados devem ser internamente realizados de forma que planilhas e indicadores sejam facilmente recuperados e analisados.

Considerações finais

A UTI é um ambiente rico em dados e em pessoas. Assim, parece óbvio que a tecnologia de computação é benéfica em gerenciar esta grande quantidade de dados gerados por cada paciente e transmiti-las especificamente para cada pessoa que trabalha neste local.[41] No entanto, poucos estudos avaliaram formalmente os efeitos da introdução de um sistema de informação na UTI.[1] Alguns estudos abordaram os benefícios da informação clínica sistemas com captura automatizada de dados de dispositivos de UTI, demonstrando uma redução na carga de trabalho de enfermagem. Além disso, a redução em erros comuns de omissão e comissão pode ser substituído por novos erros facilitados pela própria tecnologia.[42] Até o momento, as intervenções eletrônicas aplicadas na UTI não têm demonstrado efeito substancial na mortalidade, no tempo de permanência ou no custo.[49]

Cinco intervenções revolucionaram os cuidados intensivos nos últimos anos:[50] (a) Adoção de *checklists*, protocolos e *bundles* de cuidados, (b) estratégias multicêntricas de colaboração, (c) estratégias diagnósticas *point-of-care*, (d) organização e gerenciamento da UTI e (e) desenvolvimento de tecnologia da informação. Esta última vem se desenvolvendo ao longo dos anos, impulsionada pela necessidade de uma utilização mais responsável dos recursos, melhoria da qualidade dos cuidados, redução de eventos adversos de medicamentos, delineamento claro de funções operacionais, aprimoramento da equipe, satisfação do paciente e da equipe e redução da mortalidade hospitalar. Avanços tecnológicos, no entanto, devem melhorar as habilidades e a eficiência do profissional da saúde, e não ser usados para substituí-lo ou substituir seu pensamento crítico.[51] A tecnologia dos computadores criou formas novas e inovadoras para melhorar a avaliação e acessibilidade dos dados, gerenciar muitos pacientes simultaneamente, identificar problemas clínicos emergentes, e alertar sobre possíveis erros no plano de tratamento. Ainda está longe de ser perfeita, mas aos poucos vem melhorando, tornando-se mais confiável e trazendo benefícios para todos que a usam. Quem ainda não aderiu, está perdendo tempo.[52-54]

Referências bibliográficas

1. Lapinsky SE. Clinical information systems in the intensive care unit: primum non nocere. Crit Care. 2009;13(1):107.
2. Bria WF, Shabot MM. The electronic medical record, safety, and critical care. Crit Care Clin. 2005;21(1):55-79.
3. Kauffman MB, Liu J, Urman RD, Fields KG, Yao D. A comparison of difficult intubation documentation practices with existing guidelines in the advent of video laryngoscopy. J Clin Anesth. 2020;65:109807.
4. DeMellow J, Kim TY. Technology-enabled performance monitoring in intensive care: An integrative literature review. Intensive Crit Care Nurs. 2018;48:42-51.
5. Lai YS, Afseth JD. A review of the impact of utilising electronic medical records for clinical research recruitment. Clin Trials. 2019;16(2):194-203.
6. Uslu A, Stausberg J. Value of the Electronic Medical Record for Hospital Care: Update from the Literature. J Med Internet Res. 2021;23(12):e26323.
7. Gillum RF. From papyrus to the electronic tablet: A brief history of the clinical medical record with lessons for the digital age. Am J Med. 2013;126(10):853-857.
8. Toledo PP da S, Dos Santos EM, Cardoso GCP, de Abreu DMF, de Oliveira AB. Electronic health record: A systematic review of the implementation under the national humanization policy guidelines. Cienc e Saude Coletiva. 2021;26(6):2131-2140.
9. Ben-Assuli O. Electronic health records, adoption, quality of care, legal and privacy issues and their implementation in emergency departments. Health Policy (New York). 2015;119(3):287-297.
10. Sanderson AL, Burns JP. Clinical documentation for intensivists: The impact of diagnosis documentation. Crit Care Med. Published online 2020:579-587.
11. Daphtary K, Baloglu O. Clinical Informatics and Quality Improvement in the Pediatric Intensive Care Unit. Pediatr Clin North Am. 2022;69(3):573-586.
12. Conselho Federal de Medicina. RESOLUÇÃO CFM no 1.638/2002 – Define prontuário médico e torna obrigatória a criação da Comissão de Revisão de Prontuários nas instituições de saúde.
13. Conselho Federal de Medicina (Brasil). Resolução CFM no 1.638/2002, de 10 de julho de 2002. Define prontuário medico e torna obrigatória a criação da Comissão de Revisão de Prontuários nas instituições de saúde. Diário Oficial [da República Federativa do Brasil.
14. Bezerra SM. Patient Electronic Record: A tool to improve the quality of health services. Meta Aval. 2009;1(1):73-82.
15. Smallheer BA. Technology and Monitoring Patients at the Bedside. Nurs Clin North Am. 2015;50(2):257-268.
16. Clemmer TP. Computers in the ICU: Where we started and where we are now. J Crit Care. 2004;19(4):201-207.
17. Bates DW, Leape LL, Cullen DJ, et al. Effect of computerized physician order entry and a team intervention on prevention of serious medication errors. J Am Med Assoc. 1998;280(15):1311-1316.
18. Pestotnik SL, Classen DC, Evans RS, Burke JP. Implementing antibiotic practice guidelines through computer-assisted decision support: Clinical and financial outcomes. Ann Intern Med. 1996;124(10):884-890.
19. Manias E, Kinney S, Cranswick N, Williams A, Borrott N. Interventions to Reduce Medication Errors in Pediatric Intensive Care. Ann Pharmacother. 2014;48(10):1313-1331.
20. Rudolf JW, Dighe AS. Decision Support Tools within the Electronic Health Record. Clin Lab Med. 2019;39(2):197-213.
21. Parzen-Johnson S, Kronforst KD, Shah RM, et al. Use of the Electronic Health Record to Optimize Antimicrobial Prescribing. Clin Ther. 2021;43(10):1681-1688.
22. Kane-Gill SL, Achanta A, Kellum JA, Handler SM. Clinical decision support for drug related events: Moving towards better prevention. World J Crit Care Med. 2016;5(4):204.
23. Austin J, Barras M, Sullivan C. Interventions designed to improve the safety and quality of therapeutic anticoagulation in an inpatient electronic medical record. Int J Med Inform. 2020;135(August 2019):104066.
24. Anto A, Sousa-Pinto B, Bousquet J. Anaphylaxis and digital medicine. Curr Opin Allergy Clin Immunol. 2021;21(5):448-454.

25. Rosa RG, Teixeira C, Sjoding M. Novel approaches to facilitate the implementation of guidelines in the ICU. J Crit Care. 2020;60:1-5.
26. Rush B, Celi LA, Stone DJ. Applying machine learning to continuously monitored physiological data. J Clin Monit Comput. 2019;33(5):887-893.
27. Bulgarelli L, Deliberato RO, Johnson AEW. Prediction on critically ill patients: The role of "big data." J Crit Care. 2020;60:64-68.
28. Wong Lama KM, DeVita MA. Trigger Criteria: Big Data. Crit Care Clin. 2018;34(2):199-207.
29. Fu LH, Schwartz J, Moy A, et al. Development and validation of early warning score system: A systematic literature review. J Biomed Inform. 2020;105:103410.
30. DeVita MA, Smith GB, Adam SK, et al. "Identifying the hospitalised patient in crisis"-A consensus conference on the afferent limb of Rapid Response Systems. Resuscitation. 2010;81(4):375-382.
31. Smith MEB, Chiovaro JC, O'Neil M, et al. Early warning system scores for clinical deterioration in hospitalized patients: A systematic review. Ann Am Thorac Soc. 2014;11(9):1454-1465.
32. Harrison AM, Gajic O, Pickering BW, Herasevich V. Development and Implementation of Sepsis Alert Systems. Clin Chest Med. 2016;37(2):219-229.
33. Harris DA, Haskell J, Cooper E, Crouse N, Gardner R. Estimating the association between burnout and electronic health record-related stress among advanced practice registered nurses. Appl Nurs Res. 2018;43:36-41.
34. Baumann LA, Baker J, Elshaug AG. The impact of electronic health record systems on clinical documentation times: A systematic review. Health Policy (New York). 2018;122(8):827-836.
35. Lilly CM, Cucchi E, Marshall N, Katz A. Battling Intensivist Burnout: A Role for Workload Management. Chest. 2019;156(5):1001-1007.
36. Kruse CS, Kristof C, Jones B, Mitchell E, Martinez A. Barriers to Electronic Health Record Adoption: a Systematic Literature Review. J Med Syst. 2016;40(12):252.
37. Gazarian P, Dykes P, Gesner E. The burden and burnout in documenting patient care: An integrative literature review. Stud Health Technol Inform. 2019;264:1194-1198.
38. Chi J, Artandi M, Kugler J, et al. The Five-Minute Moment. Am J Med. 2016;129(8):792-795.
39. Heaton HA, Castaneda-Guarderas A, Trotter ER, Erwin PJ, Bellolio MF. Effect of scribes on patient throughput, revenue, and patient and provider satisfaction: a systematic review and meta-analysis. Am J Emerg Med. 2016;34(10):2018-2028.
40. Hardiker NR, Dowding D, Dykes PC, Sermeus W. Reinterpreting the nursing record for an electronic context. Int J Med Inform. 2019;127:120-126.
41. Garland A. Improving the ICU: Part 2. Chest. 2005;127(6):2165-2179.
42. Koppel R, Cohen A, Abaluck B, Localioa R, Kimmel SE, Strom BL. Role of Computerized Physician Order Entry Systems in Facilitating Medication Errors. J Am Med Assoc. 2005;293(10):1197-1203.
43. Alkureishi MA, Lee WW, Lyons M, Press VG, Imam S, Nkansah-Amankra A, Werner D, Arora VM. Impact of Electronic Medical Record Use on the Patient-Doctor Relationship and Communication: A Systematic Review. J Gen Intern Med. 2016 May;31(5):548-60.
44. Sutherland SM. Electronic Health Record–Enabled Big-Data Approaches to Nephrotoxin-Associated Acute Kidney Injury Risk Prediction. Pharmacotherapy. 2018;38(8):804-812.
45. Smallwood CD. Monitoring big data during mechanical ventilation in the icu. Respir Care. 2020;65(6):894-910.
46. Bernacki RE, Block SD. Communication about serious illness care goals: A review and synthesis of best practices. JAMA Intern Med. 2014;174(12):1994-2003.
47. Huber MT, Highland JD, Krishnamoorthi VR, Tang JWY. Utilizing the Electronic Health Record to Improve Advance Care Planning: A Systematic Review. Am J Hosp Palliat Med. 2018;35(3):532-541.
48. Callahan A, Shah NH, Chen JH. Research and reporting considerations for observational studies using electronic health record data. Ann Intern Med. 2020;172(11):S79-S84.
49. Thompson G, O'Horo JC, Pickering BW, Herasevich V. Impact of the Electronic Medical Record on Mortality, Length of Stay, and Cost in the Hospital and ICU: A Systematic Review and Metaanalysis. Crit Care Med. 2015;43(6):1276-1282.
50. Bauman KA, Hyzy RC. ICU 2020: Five interventions to revolutionize quality of care in the ICU. J Intensive Care Med. 2014;29(1):13-21.
51. Alexis Ruiz A, Wyszyńska PK, Laudanski K. Narrative Review of Decision-Making Processes in Critical Care. Anesth Analg. 2019;128(5):962-970.
52. Rumball-Smith J, Ross K, Bates DW. Late adopters of the electronic health record should move now. BMJ Qual Saf. 2020;29(3):238-240.
53. Evans RS. Electronic Health Records: Then, Now, and in the Future. Yearb Med Inform. Published online 2016:S48-S61.
54. Fritz F, Tilahun B, Dugas M. Success criteria for electronic medical record implementations in low-resource settings: A systematic review. J Am Med Informatics Assoc. 2015;22(2):479-488.

Bibliografia recomendada

Regulamento (UE) 2016/679 do Parlamento Europeu e do Conselho, de 27 de abril de 2016, relativo à proteção das pessoas singulares no que diz respeito ao tratamento de dados pessoais e à livre circulação desses dados (Regulamento Geral sobre a Proteção de Dados - GDPR).

Diretiva 2002/58/CE do Parlamento Europeu e do Conselho, de 12 de julho de 2002, relativa ao tratamento de dados pessoais e à proteção da privacidade no setor das comunicações eletrônicas (Diretiva ePrivacy).

Lei n.º 58/2019, de 8 de agosto de 2019. Assegura a execução do Regulamento (UE) 2016/679, relativo à proteção das pessoas singulares no que diz respeito ao tratamento de dados pessoais e à livre circulação desses dados. Diário da República, 1.ª série — N.º 151.

Lei n.º 59/2019, de 8 de agosto de 2019. Diário da República, 1.ª série — N.º 151.

Despacho n.º 8293/2018, de 29 de agosto de 2018. Diário da República, 2.ª sére — N.º 164.

SEÇÃO 17

Ética e Terminalidade

Coordenador: Rui Moreno

capítulo | 163

Cuidar do Paciente Terminal na UTI

Paulo Azevedo Maia | Ana Vigário

Destaques

- Muitos pacientes na UTI podem vir a ser pacientes terminais; outros, mesmo sobrevivendo, terão sequelas físicas, psicológicas, emocionais e até espirituais, assim como seus familiares. Assim sendo, aceita-se cada vez mais que os Cuidados Paliativos são parte integrante do cuidar do paciente crítico, ultrapassando o âmbito dos cuidados de fim de vida.
- O paciente terminal na UTI merece abordagem adequada, beneficiando-se de cuidados paliativos de qualidade, o que ultrapassa largamente o âmbito do controle sintomático isolado.
- O uso efetivo de Cuidados Paliativos pressupõe conhecimento, competências e atitudes integradas que frequentemente médicos e enfermeiros desconhecem: os modelos organizacionais devem ser adaptados de modo a ultrapassar as limitações identificadas em cada contexto.
- O controle sintomático é fundamental nesta circunstância: as intervenções individualizadas exigem perícia, contextualização e humanização.
- A sedação paliativa é um instrumento precioso, ético e legalmente justificado em situações específicas; a sedação terminal, aproximando-se na intenção da morte medicamente assistida, exige prudência na sua aplicação.
- O paciente está acompanhado pelos seus familiares neste caminho; os médicos têm nos enfermeiros e eventualmente em outros profissionais, imprescindível colaboração.
- O impacto da morte do paciente ultrapassa esse momento: evitar o luto patológico, que exige dos profissionais conhecimentos e competências específicas, deve ser individualizado e monitorizado em consulta de acompanhamento.

Introdução

As unidades de terapia intensiva (UTIs) foram criadas com o objetivo de salvar a vida dos doentes que, sem o suporte transitório de órgão/sistema (mais frequentemente respiratório) morreriam a curto prazo; os critérios de admissão foram sendo alargados, admitindo-se cada vez mais pacientes mais velhos, com mais comorbilidades e mais frágeis. A morte tornou-se mais frequente na UTI (cerca de 10% a 20% na maioria das unidades, atingindo valores superiores a 80% durante a pandemia Covid-19[1]) e os profissionais tiveram que adaptar-se a esta nova realidade. A abordagem do paciente terminal na UTI passou a incluir muitos conceitos e intervenções próprios dos Cuidados Paliativos, centrada na satisfação das necessidades do paciente e da sua família, procurando aliviar mais eficazmente o sofrimento e, também, melhorar a qualidade de vida do paciente nos seus últimos dias. Esta integração (dos "Cuidados Paliativos" na prática dos "Cuidados Intensivos") foi considerada paradoxal e até aberrante, dado que os primeiros se destinavam a pacientes em quem os cuidados curativos falharam e os segundos a pacientes com potencial de reversibilidade e regresso a uma vida com qualidade próxima da prévia ao evento agudo ou, pelo menos, com uma qualidade de vida aceitável e por um período de tempo razoável; acrescia a concepção que os pacientes em que a intenção curativa falhou deveriam então ser transferidos para outra tipologia de enfermaria. A evolução dos conceitos e a maior integração da família no dia a dia da UTI, aproximaram os Cuidados Paliativos e os Cuidados Intensivos, alterando a prática clínica da terminalidade na terapia intensiva. A aceitação que o âmbito da Cuidados Paliativos é mais abrangente que os tradicionais cuidados de fim de vida na UTI e que a formação em Cuidados Paliativos deve ser incluída na formação em Medicina Intensiva, facilitou a integração. Assim, o conhecimento na avaliação e no tratamento de sintomas, a comunicação de prognóstico e de alternativas terapêuticas, o processo de decisão partilhada que inclui o paciente e a integração dos seus valores, melhoraram a prática de cuidados de fim de vida na UTI.[2]

A melhoria das competências em Cuidados Paliativos dos profissionais de saúde que trabalham na UTI facilita a sua aplicação no dia a dia. A tipificação das intervenções em Cuidados Paliativos, em 5 categorias,[3] recentemente proposta por Victoria Metaxa *et al.*, a saber, 1. Intervenções a nível de comunicação, focadas primariamente em reuniões estruturadas com a família, acompanhadas por brochuras informativas para a família, 2. Intervenções educacionais, em sessões didáticas dedicadas, material de suporte para clínicos e treino de simulação, 3. Envolvimento de especialistas de Cuidados Paliativos na equipa, para identificar as necessidades dos doentes e seus familiares, e ainda participar nas reuniões com familiares e nas passagens de turno, 4. Aceitação da Consultoria em ética sempre que necessário e 5. Planejamento avançado de cuidados, que tem como objetivos últimos o empoderamento do doente e sua família no processo de decisão, por meio da melhoria da qualidade de cuidados. De notar que frequentemente os familiares desenvolvem sintomas associados ao estresse (57% estresse traumático, 70%-80% ansiedade e depressão, outros sintomas físicos e emocionais[4]) o que valoriza ainda mais a precocidade das intervenções paliativas.

Modelos organizacionais diferentes podem ajudar a atingir os mesmos objetivos: cada instituição deverá encontrar o modelo que mais se adequa às suas circunstâncias. Os modelos mais comummente aplicados de integração dos Cuidados Paliativos na UTI[5] são:

1. Modelo de consultoria, em que os especialistas dos Cuidados Paliativos colaboram apenas nas situações mais complexas e a pedido dos médicos da UTI.
2. Modelo integrativo, em que os médicos da UTI integram nas suas funções e responsabilidades os Cuidados Paliativos de forma autônoma, desde a admissão até a alta (ou óbito).

Seja qual for o modelo escolhido, a formação continuada dos diferentes grupos profissionais da UTI melhora a abordagem em Cuidados Paliativos na prática clínica. Para tal efeito, devem ser organizadas reuniões periódicas que incluam partilha de conhecimento, treino e reflexão sobre aspectos como comunicação, ética, resolução de conflitos, intervenções farmacológicas e outras; a presença de especialistas em Cuidados Paliativos deve ser considerada nestes momentos e regularmente nas visitas médicas.

Os benefícios podem ser múltiplos a incluir, no modelo integrativo[6]: melhoria da qualidade de vida, mais formalização de diretivas avançadas de vida, menor uso de terapêuticas que prolongam a vida em doentes em final de vida.

Controle sintomático do paciente terminal na unidade de terapia intensiva

Os Cuidados Paliativos têm como missão manter o conforto, a dignidade e a personalidade da pessoa doente. Trata-se de uma abordagem multidisciplinar que tem como objetivo melhorar a qualidade de vida dos pacientes e suas famílias durante qualquer fase da doença crítica. Tenta prevenir e aliviar o sofrimento, por meio da identificação precoce e do tratamento dos sintomas físicos, psicológicos, emocionais e espirituais.[7]

Para que tal seja possível é preciso garantir uma gestão ótima, que inclui uma avaliação regular dos sintomas que geram desconforto ao paciente, como a dor, a dispneia ou os sintomas neuropsicológicos.

No paciente acordado esta gestão deve envolvê-lo sempre que possível e, é mais fácil para a equipa de saúde identificar quais os sintomas que estão a ser disruptivos, bem como categorizá-los segundo as escalas de avaliação disponíveis e, proceder à sua reavaliação. Não raras vezes, na UTI este não é o caso. No doente sedado, paralisado ou em *delirium*, este processo torna-se bem mais complexo, o que requer atenção e sensibilidade adicionais por parte dos profissionais de saúde. Quando o paciente não é capaz de comunicar as suas preferências, é fundamental identificar e respeitar as suas diretivas médicas antecipadas e considerá-las na tomada de decisão.[7]

Os sintomas experienciados pelos pacientes terminais em cuidados intensivos são inúmeros, optou-se por abordar os mais frequentes e os mais frequentemente esquecidos.

Dor

A dor é um sintoma muito frequente no paciente em UTI, seja qual for a sua tipologia. Associa-se à própria doença, mas também às rotinas habituais da UTI: procedimentos invasivos, posicionamentos, a própria falta de descanso que se associa a um limiar mais baixo para a dor. A presença de dor associou-se a um desenvolvimento mais frequente de *delirium*, maior dificuldade no desmame ventilatório e pior colaboração nos cuidados.[8] Assim, a avaliação da dor deve fazer parte da monitorização básica do doente crítico e, portanto, do doente crítico em fim de vida. Esta deve ser reavaliada frequentemente, caracterizada e registada, para facilitar a comunicação entre profissionais.[9] Nos pacientes que não são capazes de verbalizar/comunicar, devem ser utilizados outros instrumentos para aferir a presença de dor e avaliar o sucesso das intervenções que lhe são dirigidas. A utilização de ferramentas de avaliação comportamental à dor pode auxiliar no reconhecimento da dor nestas situações desafiantes. O uso de ferramentas válidas, confiáveis, e estandardizadas, fornece confiança aos profissionais de saúde e confere consistência e reprodutibilidade nestas avaliações, bem como facilita a comunicação entre pares, nomeadamente na tomada de decisões terapêuticas.[9] Ainda assim, deve ser feita uma avaliação integrada e adaptada a cada paciente e não uma leitura cega e descontextualizada de uma escala. Existem várias escalas validadas para avaliação da dor no doente sedado. *A Escala Comportamental de Dor* (BPS do inglês, *Behavioral Pain Scale*) e a Ferramenta de Observação da Dor em Cuidados Intensivos (CCPOT do inglês, *Critical-Care Pain Observation Tool*) – são as escalas comportamentais de dor mais validadas e confiáveis para monitorizar a dor no paciente adulto (médico, pós-operatório ou vítima de trauma – exceto lesão cerebral), que não seja capaz de reportar os próprios sintomas, desde que a função motora esteja intacta e os seus comportamentos sejam observáveis.[10] Adicionalmente os sinais vitais, o lacrimejo, a sudorese, o aumento do tônus muscular e uma *facies* de dor, podem ser usados como "pistas" que indicia que o paciente está a sentir dor, e motivar uma avaliação dirigida.[10]

Os tratamentos dirigidos ao alívio sintomático, nomeadamente à dor, têm de ter em conta as questões farmacológicas e fisiológicas complexas que acompanham a doença crítica e a disfunção múltipla de órgão. Efeitos laterais dos fármacos utilizados como hipotensão, sedação, depressão respiratória, *delirium* e outras alterações do estado de consciência podem complicar ainda mais a gestão do paciente.[11] Com base nas recomendações da Society of Critical Care Medicine[10] propõe-se as seguintes orientações terapêuticas:

i. Recomenda-se que analgesia preventiva e/ou intervenções não farmacológicas devem ser administradas para aliviar a dor no paciente adulto em UTI antes de qualquer procedimento invasivo, ou não invasivo, mas passível de provocar dor.
ii. Os opioides endovenosos devem ser considerados como primeira linha para tratamento da dor não neuropática no paciente crítico. Todos os opioides endovenosos são igualmente eficazes quando titulados de acordo com a sua equivalência de potência.
iii. Os analgésicos não opioides (anti-inflamatórios, cetamina) devem ser considerados para diminuir a quantidade de opioide administrado e, consequentemente, os efeitos colaterais que lhe estão associados.
iv. A gabapentina, a pregabalina ou a carbamazepina devem ser considerados em associação aos opioides, para tratamento da dor neuropática.
v. Para a dor ligeira a moderada, pode ser administrado um analgésico não opioide primeiro. Se noção de ausência de melhoria da dor, pode tentar-se uma dose baixa de opioide de ação curta e observar o efeito, se mantiver ausência de melhoria, titular a dose em 25%-50% e observar o efeito, e manter a titulação até se conseguir o controle eficaz da dor. Quando se prevê uma dor moderada a severa deve ser considerado incluir o opioide logo no esquema terapêutico inicial.
vi. Considerar os respectivos efeitos colaterais da titulação de dose dos opioides, pesando o risco-benefício da sua utilização e tomando medidas para minimizar complicações, nomeadamente na obstipação, depressão respiratória e sedação.
vii. A administração de analgesia e sedação em *bolus* pode ser usada de forma antecipada, quando se prevê uma intervenção que possa causar dor ou desconforto.
viii. A manutenção com perfusões contínuas, permite um melhor controle da dor e uma dose total inferior de medicação.

A via de administração de fármacos também deve ser levada em conta, lembrando a prioridade de não causar sofrimento adicional ao paciente. Se este já tem um cateter venoso central colocado, ou periférico, ou até um cateter epidural, estes poderão ser utilizados. Se não for o caso, considerar a via oral, a colocação de um cateter subcutâneo ou um penso transdérmico disponível para alguns fármacos.

Intervenções não farmacológicas como massagens, terapia musical ou técnicas de relaxamento custam muito pouco, têm um custo associado baixo, são seguras e fáceis de providenciar. No entanto, a efetividade destas intervenções não está ainda claramente estabelecida pela evidência empírica.[12]

Dispneia

Os sintomas respiratórios estão também entre os mais frequentes no paciente terminal em UTI, se destacando a dispneia, seja pela sua prevalência e associação a diferentes patologias, seja pelo impacto significativo que tem no bem-estar do paciente. As causas podem ser múltiplas e, sempre que possível, deve-se tentar perceber a sua etiologia e o tratamento deve ser dirigido a esta.

A avaliação do desconforto respiratório nos doentes ventilados e sem capacidade de verbalizar é sempre desafiante e está dependente da capacidade de reconhecer indicadores comportamentais desse mesmo desconforto, que incluem:

- Taquipneia e taquicardia.
- Expressão facial apreensiva, inquietude.
- Utilização dos músculos acessórios, adejo nasal.
- Respiração paradoxal (diafragmática), dissincronia ventilatória.

Estes indicadores estão na base da *Respiratory Distress Observation Scale (RDOS* – Escala de Observação da Angústia Respiratória – tradução livre) – que é a única escala comportamental conhecida, para avaliação de dispneia.[13]

A presença de um tubo orotraqueal bem como a própria adaptação ao ventilador estão associadas a desconforto, principalmente na doença aguda e grave. Estes pacientes necessitam sempre de algum grau de sedação, de forma a manterem o conforto que merecem e que é essencial ao processo de recuperação mais rápido e livre de complicações adicionais. O propofol e a dexmedetomidina são agentes utilizados para este efeito.[10] As benzodiazepinas (como o midazolam) apesar de comummente utilizadas, não são fármacos de primeira-linha, uma vez que estão associadas a períodos de ventilação mecânica mais prolongados e maior incidência de *delirium* e disfunção cognitiva.[10,11] Os opioides e sedativos permitem um maior controle da função respiratória com a ventilação mecânica e diminuem o desconforto inerente ao suporte de órgão.

O posicionamento do paciente, como a alternância do decúbito lateral, ou a elevação da cabeceira, por exemplo na presença de derrame pleural ou edema pulmonar, ou na presença de secreções abundantes, pode ter um papel determinante no alívio da dispneia. Por vezes pode ser necessário proceder à drenagem de um derrame pleural, pesando sempre o risco-benefício do alívio sintomático face ao desconforto adicional a que se vai expor o paciente com o procedimento invasivo.

A instituição de ventilação mecânica não invasiva (ou invasiva em situações muito particulares), pode ser considerada com o objetivo de aliviar o trabalho respiratório, aliviando assim a sensação de dispneia e permitindo o conforto do paciente.[11]

Agitação e delirium

A agitação e a ansiedade são sintomas habituais nos pacientes em UTI e associam-se a piores *outcomes* clínicos. A agitação pode ser despoletada por múltiplos mecanismos incluindo a dor, o *delirium*, a hipoxemia, a hipoglicemia, a hipotensão ou a abstinência de substâncias como o álcool, a nicotina ou outras drogas (incluindo as utilizadas na UTI). Muitas vezes o controle destes sintomas passa pela sedação, mas, antes de recorrer a esta ferramenta, devem ser feitos alguns esforços alternativos para controle destes sintomas, nomeadamente otimização do conforto do paciente, revisão da adequação da terapêutica analgésica, aplicação de manobras de reorientação frequente (tempo, espaço, pessoa e situação clínica), minimização de barulho, promoção de existência de luz natural e eliminação das luzes desnecessárias durante o período noturno, bem como a regularização do ciclo de sono-vigília.[7]

Sempre que seja necessária a sedação farmacológica, esta deve ser titulada com o objetivo de manter o nível de sedação mínimo capaz de controlar a agitação. A escala RASS (*The Richmond Agitation- Sedation Scale* - Sessler *et al.*, 2002) e a SAS (*Sedation-Agitation Scale* - Riker *et al.*, 1999; Ryder - Lewis and Nelson, 2008) são as mais válidas e confiáveis ferramentas de avaliação da qualidade e profundidade de sedação no paciente adulto em UTI.[7]

O *delirium* é um síndrome caracterizada pela instalação aguda de disfunção cerebral com alteração ou flutuação no estado mental habitual, inatenção e, pensamento desorganizado ou nível de consciência alterado.[10] Está associado a um aumento da dependência do ventilador, a um prolongamento da estadia em UTI e a um aumento da mortalidade a curto e a longo prazo.[14] É muitas vezes subdiagnosticado, nomeadamente no doente ventilado invasivamente, pela dificuldade que está implícita à avaliação do estado neurológico destes doentes. O CAM-ICU (*The Confusion Assessment Method - Intensive Care Unit*) é uma ferramenta de avaliação que foi especificamente desenhada para os doentes em UTI incapazes de verbalizar, mas com algum nível de consciência que permita a comunicação, e é o método validado para diagnosticar *delirium* em UTI.

Tal como descrito para a agitação, primeiro devem ser pesquisados sinais de desconforto e deve-lhes ser dirigido tratamento. A abordagem não farmacológica deve incluir a remoção de contenção física, a promoção do sono, redução do barulho e das luzes, bem como a presença frequente de família ou elementos familiares que auxiliem na reorientação e tranquilização do doente. Os profissionais também podem ter um papel neste ponto, garantindo cuidados humanizados e personalizados.

O recurso a antipsicóticos é muitas vezes necessário. O uso de haloperidol, embora frequente, é controverso e não está devidamente fundamentado na literatura.[10,14] Existe informação limitada relativamente ao uso de antipsicóticos atípicos, como a quetiapina, que possam reduzir a duração do *delirium* no paciente adulto em UTI.[11,14] Estes devem ser utilizados com cautela nos pacientes com risco para *torsade de points* (prolongamento do intervalo QT, concomitância de outras medicações também associadas a prolongamento do QT, ou com história prévia desta arritmia). A dexmedetomidina pode ser uma opção preferida para o *delirium* não relacionado com a abstinência de álcool ou drogas.[10]

Ansiedade e depressão

A ansiedade e depressão são extremamente comuns na sociedade atual, sendo que há muitos pacientes que farão dos antidepressivos e ansiolíticos sua medicação habitual. Na maioria das situações (exceto na presença de *delirium)*, os antidepressivos devem ser mantidos durante a internação em UTI, já que a sua cessação abrupta pode gerar sintomas de abstinência.[8]

Não são raras vezes que se torna necessário iniciar antidepressivos na UTI, para permitir uma melhor adaptação ao processo de doença. A seleção do antidepressivo deve levar em conta o seu perfil de efeitos colaterais e o tipo de distúrbio depressivo em causa. Os inibidores seletivos da recaptação da serotonina (SSRIs), os inibidores não seletivos da recaptação da serotonina (sNRIs), a mirtazapina e a bupropiona estão entre os fármacos de primeira linha. Tipicamente, a estratégia inicial passa pela monoterapia, começando com doses baixas que vão sendo tituladas gradualmente de acordo com a necessidade, evitando assim efeitos colaterais. Poderá ser necessário o apoio da Psiquiatria quando esta gestão se torna mais complexa.

A ansiedade é também um sintoma muito frequente e multifatorial, e pode ser precipitada pelas próprias rotinas da UTI, a sedação e a sua suspensão, as alterações do ciclo de sono-vigília bem como a incerteza perante a evolução da doença crítica. A maioria dos doentes ventilados invasivamente em UTI recebem fármacos sedativos que lhes conferem conforto e permitem e melhoram a tolerância do paciente ao ambiente em UTI,[8] que é intrinsecamente hostil. Os principais fármacos utilizados em UTI com efeito ansiolítico (mas também sedativo) são as benzodiazepinas como o midazolam e o lorazepam, a dexmedetomidina e o propofol.

Sede e xerostomia

A sede e a xerostomia são sintomas muito frequentes nos pacientes terminais em UTI, estão entre os mais incomodativos, mas são também relativamente fáceis de aliviar se lhes dedicarmos alguma atenção. Foram identificados vários métodos para aliviar a sede e a xerostomia.

A **manutenção de uma boa higiene oral** alivia de forma importante a sensação de sede e o desconforto que lhe está associado.[7] Nos pacientes que mantenham a ingestão oral de alimentos, recomenda-se a realização da higiene oral após as refeições.

Manter os lábios e gengivas umedecidos, nomeadamente por meio da utilização de saliva artificial (produzida por algumas farmácias comunitárias e hospitalares); produtos tópicos que contenham azeite, hidrocloreto de betaína e xilitol, bem como estimulantes da salivação, mostraram-se eficazes.[15]

Também a **ingestão frequente de líquidos** ligeiramente ácidos, sugar cubos de gelo aromatizados ou de fruta congelada. Consumir alimentos moles ou pastosos, evitar alimentos secos, muito quentes ou muito acondimentados; mastigar pastilhas elásticas sem açúcar.

Nos pacientes em cânula de alto fluxo, a utilização de umidificadores aquecidos *versus* humidificadores simples mostrou reduzir de forma significativa a secura da boca e garganta.[16]

Obstipação

A obstipação é um sintoma desagradável que conduz a uma série de complicações: hemorroidas, fissura anal, náuseas, vômitos e potencialmente obstrução intestinal.[17]

Os opioides estão entre as causas mais frequentes de obstipação e são uma classe de fármacos utilizada em ambiente de UTI, mas outros fármacos como os antieméticos, nomeadamente os antagonistas 5-HT3 (p. ex.: ondansetron), os antiácidos, os anticolinérgicos, os neurolépticos, os diuréticos, o ferro e os antidepressivos podem também contribuir para esta condição.[7] Outros fatores podem contribuir para a obstipação como questões estruturais como massas abdominais ou pélvicas, sequelas radicaisintra-abdominais, bridas cirúrgicas; alterações metabólicas como desidratação, hipocalemia, hipercalcemia, uremia; as doenças neurológicas, nomeadamente a disfunção neuromuscular; a dieta pobre em fibras, a baixa ingestão de fluidos, a anorexia. Outros fatores como a própria falta de privacidade do doente internado em UTI, a imobilização, a dor, a miopatia de cuidados intensivos, a idade, a depressão, têm um papel relevante na gênese e perpetuação da obstipação.[7]

A prescrição de laxantes deve acontecer quer na prevenção, como no alívio sintomático. Sabe-se que os doentes em UTI, pelas inúmeras razões anteriormente nomeadas, têm elevado risco para a obstipação, pelo que devem ser tomadas medidas preventivas desde o início. Medidas como a evicção da medicação obstipante, quando possível, o levante precoce, sempre que possível, a hidratação e correção dos distúrbios hidroeletrolíticos, a pesquisa frequente de fecalomas, são medidas que podem ativamente ajudar no controle desta sintomatologia.

Há pouca evidência que suporte o uso de um laxante em detrimento de outro. Por princípio, qualquer regime de laxantes deve levar conta a propulsão (estimulante da mobilização das fezes ao longo do cólon) e o relaxamento (um amaciante das fezes que permita o restabelecimento do padrão habitual de defecação), evitando a purgação (expulsão excessiva e por vezes dolorosas de fezes).[7]

Os supositórios e os enemas são úteis, particularmente com a acumulação de fecalomas no reto e na impactação fecal. Estes agentes permitem aumentar o conteúdo de água no reto e estimulam a peristalse por meio do reflexo ano--cólico para expulsão das fezes, no entanto, acabam por ser invasivos, e especialmente nos pacientes acordados, só se passa para esta hipótese após esgotar as opções orais.

Náuseas e vômitos

As náuseas e os vômitos são sintomas frequentes nas doenças crônicas avançadas como o cancro, a insuficiência cardíaca e a insuficiência renal.[7] As etiologias nos pacientes com doença avançada e no doente crítico são múltiplas, entre as situações mais frequentes estão:

- Estase gástrica.
- Dismotilidade intestinal.
- Pressão intracraniana aumentada.
- Tratamento com opioides e hipnóticos (utilizados no intraoperatório ou mesmo na sedação de manutenção utilizada na UTI, bem como no controle de outros sintomas).
- Quimioterapia.
- Radioterapia (especialmente abdome, tórax e cabeça).

O medo, o desgosto e a ansiedade associados à situação de doença, a antecipação e os cheiros são todos os sintomas que contribuem para náuseas e vômitos,[18] e o tratamento pode também melhorar o controle destes sintomas.

As náuseas e os vômitos podem ser tratados de acordo com a sua etiologia mais provável ou de forma empírica. No doente crítico muitas vezes estes sintomas têm etiologia multifatorial pelo que se torna mais difícil dirigir o tratamento a uma causa específica. Entre os fármacos de primeira linha, mais frequentemente utilizados, estão os antagonistas da dopamina como a metoclopramida e a domperidona, os antagonistas da serotonina (5-HT3) como o ondansetron e depois os corticoides como a dexametasona, muito utilizada também na prevenção das náuseas e dos vômitos do perioperatório. As benzodiazepinas também têm sido utilizadas no tratamento e prevenção das náuseas e dos vômitos antecipatórios, isto é, quando há um componente antigênico a contribuir para estes.[7]

A revisão detalhada das diferentes opções da terapêutica antiemética vai além do âmbito deste capítulo.

Sedação paliativa e sedação terminal

A sedação é frequentemente usada na UTI para que o paciente tolere a ventilação e outros tratamentos e dispositivos. Em contexto de terminalidade a sedação pode adquirir outro significado. Para além dos motivos anteriormente descritos, a sedação tem, frequentemente, como objetivo reduzir/controlar sintomas que não são o alvo da sedação, mas que se tornarão toleráveis com a sua associação à terapêutica dirigida. Neste contexto, a sedação será uma intervenção adjuvante em situações em que os fármacos adequados não são eficazes, ainda que usados nas dosagens máximas. A redução do nível de consciência do paciente, por meio da associação de sedativos, permitirá controlar sintomas indesejados.

As indicações para prescrever sedação na UTI podem acompanhar o paciente durante toda a internação e eventualmente podem acompanhá-lo até a morte; na UTI, é pouco comum ter pacientes sem sedação e iniciá-la como adjuvante do controle sintomático apenas na fase terminal da vida. Neste último caso, em que a sedação é iniciada na UTI na fase final da vida do paciente (que estava sem sedação apesar de internado na UTI), importa distinguir sedação paliativa de sedação terminal,[19] quer pelo significado, quer pelo intuito, quer pelas potenciais implicações legais. Assim, se a sedação é iniciada para ajudar a controlar sintomas não diretamente tratáveis com sedativos, podemos considerar que se trata de sedação paliativa ou de sedação terminal, distinguíveis por vários aspectos, que ora se descrevem.

A sedação paliativa é titulada para um determinado objetivo e deve ser suspensa quando o objetivo principal for atingido; a sedação terminal é contínua, intencionalmente profunda e não reversível. Outros aspectos distinguem estas duas formas de sedação: a sedação paliativa não pretende antecipar a morte e, portanto, não se aproxima operacionalmente ou conceitualmente de morte assistida; a sedação terminal pode intencionalmente antecipar a morte, pelo que é por vezes chamada de "eutanásia lenta".

A sedação paliativa não pretende que o doente fique inconsciente: logo não impede o doente de se relacionar com as outras pessoas e não condiciona a sua "morte biográfica"[20] que assim se dissocia e antecipa à "morte biológica". Esta dissociação assume assim distintos aspectos clínicos, éticos, legais e filosóficos.[21]

A prescrição da sedação é da responsabilidade do médico: importa, no entanto, lembrar que quer no caso da sedação paliativa quer da sedação terminal a iniciativa da sua proposta deve pertencer ao doente ou sua família; poderá ser uma exceção a situação de asfixia iminente (hemorragia ou rápido crescimento tumoral). Acresce que em algumas situações só especialistas em Cuidados Paliativos poderão intervir, melhorando a clínica do doente e porventura adiar ou anular a necessidade de início de sedação paliativa ou sedação terminal.

Mas uma vez aqui chegados, alguns passos devem ser respeitados,[22-24] salientando-se:

1. Pré-requisitos:
   - i. Doença terminal, prognóstico do paciente inferior a duas semanas de vida independentemente do tratamento.
   - ii. Sintomas significativos não controlados por doses máximas dos fármacos certos.
   - iii. Paciente com plano avançado de cuidados atualizado e pormenorizado (alimentação, hidratação, esforços de reanimação etc.).
   - iv. Consentimento informado firmado pelo doente e documentação do processo no prontuário conforme protocolo local.
2. A prescrição:
   - i. Nome do fármaco, dose, via, objetivo terapêutico e alertas.
   - ii. Comunicação dos pormenores da prescrição a toda a equipa envolvida no cuidado do paciente, incluindo as responsabilidades de cada um.
3. O início da sedação:
   - i. O médico prescritor está presente até o paciente e a dose de sedativo estarem estáveis.
   - ii. A resolução de potenciais conflitos deve estar prevista localmente e aprovada institucionalmente, respeitando o código de conduta profissional. A objeção de consciência deve ser respeitada, o sofrimento moral dos profissionais evitado!
4. A manutenção da sedação:
   - i. É acompanhada pela equipa de enfermagem, que efetuará os registos habituais, incluindo o uso de escalas de sedação conforme protocolo local.
   - ii. O médico manterá acompanhamento e reavaliação pelo menos uma vez por turno, ajustando fármacos (incluindo doses de resgate ou reduções de perfusão) e intervenções paliativas.
5. Fim da sedação ou manutenção até a morte:
   - i. Logo que a razão para iniciar a sedação estiver controlada, deve ser ensaiada a suspensão da sedação: se como consequência da retirada da sedação os sintomas reaparecerem a sedação também deve ser retomada.
   - ii. Se após várias tentativas para suspender a sedação se confirmar a perpetuação dos motivos clínicos, então a sedação paliativa pode ser mantida e passará a "sedação terminal".
   - iii. É obrigação do médico manter a equipa informada e manter a comunicação com a família: é fundamental apoiar todos nas suas incertezas, dúvidas, dilemas e sentimentos opostos.

O papel do enfermeiro e de outros profissionais com o paciente terminal

O papel dos enfermeiros, dos psicólogos e de outros profissionais que assistem doentes em cuidados de fim de vida, ultrapassa em diversas dimensões o âmbito das intervenções habituais; desde logo, porque nestas circunstâncias o exercício de funções tem impacto nos profissionais e, porque a abordagem do doente se torna efetivamente holística e mais exigente! Aparentemente existe variabilidade regional e desequilíbrio entre as percepções de participação e envolvimento dos enfermeiros nas decisões de fim de vida: os médicos acham que os enfermeiros estão frequentemente envolvidos (em quase 80% das decisões, apesar de em apenas cerca de 6% tomarem a iniciativa de iniciar a sua discussão), os enfermeiros acham que apenas são informados das mesmas; depois de tomada a decisão há uma concordância elevada entre ambos.[25] O muito tempo dedicado ao manuseamento de sintomas, ao suporte emocional ao doente e à família e aos ajustes frequentes do plano diário de cuidados, a necessidade de ser proativo e não apenas reativo, podem condicionar negativamente os profissionais que devem encontrar, na instituição onde trabalham, apoio para evitar efeitos nefastos como o síndrome de burnout. O tipo mais comum de cuidado inapropriado na UTI é o excesso de esforço terapêutico,[26] que é mais reportado por enfermeiros; estes também consideram que são pouco envolvidos nas discussões de fim de vida, que a comunicação e a qualidade do cuidado são insuficientes – logo são os que sentem mais desgaste moral e maior percepção de aumento desproporcionado de carga de trabalho. Esta realidade condiciona maior intenção dos enfermeiros de abandonar o trabalho na UTI.[27] A criação de um bom ambiente ético,[28] que permita ativamente reflexão interdisciplinar e processo de decisão participado, liderada por médico sênior, com respeito mútuo e com capacidade para identificar e agir tendo por base aspectos éticos, pode permitir melhoria da identificação dos doentes recebendo tratamento excessivo e melhoraria da qualidade dos cuidados no final da vida;[29] no extremo oposto, o não envolvimento dos enfermeiros cria uma percepção negativa no ambiente ético – e deve ser considerado um ponto a ser trabalhado e melhorado na UTI. A colaboração de psiquiatras em reuniões multidisciplinares e multiprofissionais (de morbimortalidade, análise de caso, de *briefing*), em consultoria regular ou pontualmente, pode ter efeito positivo no trabalho de equipa, na autoestima e na satisfação profissional. No entanto, se for dada excessiva atenção aos problemas dos profissionais, corre-se o risco de mover o foco do doente terminal, em sofrimento, para os profissionais – fato esse também indesejável.

Preparar a família para lidar com a morte e o luto

Perante a perda iminente de um dos seus elementos, a família tem de se readaptar e reorganizar. O profissional de saúde deve ter um papel ativo nesta adaptação, e para tal, é importante perceber as relações entre os seus vários elementos. Este envolvimento deve acontecer de acordo com a vontade do doente, sempre que seja possível conhecê-la.

A UTI é um local de nível superior de cuidados, onde o paciente é tantas vezes suportado desafiando os limites da viabilidade fisiológica. Quer para a família, quer para os profissionais, que fizeram todo um investimento técnico e emocional no sentido de reverter determinada condição crítica, torna-se difícil aceitar que chegou o momento de irreversibilidade clínica e é necessário transitar de uma intenção curativa, para uma situação de tratamento de sintomas e alívio de sofrimento.

Deste modo, as unidades que gerem doentes críticos são constantemente confrontadas com a morte e com o luto e, inevitavelmente os profissionais têm de estar habilitados a lidar com estas, da mesma forma que deverão facilitar a forma como o doente e a família vivem a morte. Os desafios na comunicação são amplificados quando os doentes morrem numa fase precoce da doença crítica ou antes de ter sido estabelecido um diagnóstico[30] e sem que a família tenha tido tempo de se preparar ou se despedir, o que por si só dificulta o processo de luto. Estas circunstâncias exigem uma abordagem ainda mais cuidada por parte dos profissionais de saúde. Por outro lado, a experiência de ter um familiar internado na UTI pode acionar um mecanismo adaptativo, descrito como luto antecipatório, no qual os familiares se preparam cognitiva e emocionalmente para a morte iminente (morte em cena na UTI). Antes do desenvolvimento da doença crítica, as percepções dos pacientes sobre o que é mais importante para cuidados de fim de vida variam, mas as conexões humanas são fundamentais.[30]

Comunicar em fim de vida

A comunicação implica a construção de uma relação com a família. Requer sincronização das mensagens não verbais entre a equipa de saúde e as famílias, para benefício do paciente e da família como um todo. Como cada paciente e família tem as suas próprias necessidades e preferências de comunicação, é importante que os profissionais de saúde sejam capazes de adaptar a comunicação de forma personalizada.[31] Relativamente às técnicas de comunicação há um conjunto de intervenções que facilitam o processo de aceitação por parte da família, que se sumariam:[30,32,33] 1. Ouvir primeiro, perceber que informação têm que querem saber; 2. Fornecer informação prognóstica: esclarecer, desmistificar mitos relacionados com a doença e complicações; 3. Dizer a verdade respeitando a esperança: *"hoping for the best but preparing for the worst"*; 4. Reconhecer o sofrimento, permitir o silêncio e que a família se adapte à nova situação.

De entre os fatores que facilitaram a aceitação e o enfrentamento desse momento difícil estão: o suporte social e familiar, a percepção de que o paciente viveu bem a sua vida, a qualidade dos vínculos entre familiares e paciente, a boa relação com a equipa de saúde, a percepção de que o paciente não está a sofrer, e, finalmente, a presença da religião ou da espiritualidade.[34]

O treino e a formação relativamente às capacidades comunicativas são fundamentais para desenvolver estas competências nas equipas. É assim necessário que os próprios profissionais de saúde reconheçam e identifiquem as suas dificuldades na comunicação com os pacientes e famílias, pois só assim poderão procurar formação e adotar estratégias que os tornem mais aptos e disponíveis para a prática da medicina mais humanizada.[32]

"Ensuring that patients are helped to die with dignity begs for reflection, time, and space to create connections that are remembered by survivors long after a patient's death. It calls for humanism from all clinicians in the ICU to promote peace during the final hours or days of a patient's life and to support the bereaved family members. Ensuring death with dignity in the ICU epitomizes the art of medicine and reflects the heart of medicine. It demands the best of us."[30]

Conclusão

Os Cuidados Paliativos estão cada vez mais presentes na UTI; o reconhecimento da sua importância na abordagem das necessidades de pacientes e familiares desde a admissão conduz a maior satisfação de todos os envolvidos.

Os modelos organizativos (consultoria, integrativo, misto) têm impacto na interação entre os diversos participantes; cada instituição deve escolher o que melhor se adapta às necessidades.

O controle sintomático ainda que fundamental não é o único aspecto relevante da participação dos Cuidados Paliativos na UTI; a sedação é uma ferramenta útil neste contexto, sendo imperioso o conhecimento pelos profissionais dos aspectos éticos, legais e clínicos da sua utilização.

Todos os profissionais envolvidos no cuidar do paciente são em simultâneo autores e alvo; a manutenção do foco certo é fundamental no momento presente e no futuro (incluindo o período de luto).

O apoio às famílias durante o processo de luto, nomeadamente disponibilizando o seguimento em consulta de *follow-up*, permitirá adequar o acompanhamento necessário em cada situação e evitar o luto patológico.

Referências bibliográficas

1. Ñamendys-Silva SA. Case fatality ratio of COVID-19 patients requiring invasive mechanical ventilation in Mexico: an analysis of nationwide data. Critical Care. 2021;25(1):68.
2. Truog RD, Campbell ML, Curtis JR, Haas CE, Luce JM, Rubenfeld GD, et al. Recommendations for end-of-life care in the intensive care unit: a consensus statement by the American College [corrected] of Critical Care Medicine. Crit Care Med. 2008;36(3):953-63.
3. Metaxa V, Anagnostou D, Vlachos S, Arulkumaran N, Besemmane S, van Dusseldorp I, et al. Palliative care interventions in intensive care unit patients. Intensive Care Med. 2021;47(12):1415-25.
4. McAdam JL, Dracup KA, White DB, Fontaine DK, Puntillo KA. Symptom experiences of family members of intensive care unit patients at high risk for dying. Crit Care Med. 2010;38(4):1078-85.
5. Billings JA, Keeley A, Bauman J, Cist A, Coakley E, Dahlin C, Montgomery P, Thompson BT, Wise M; Massachusetts General Hospital Palliative Care Nurse Champions. Merging cultures: palliative care specialists in the medical intensive care unit. Crit Care Med. 2006;34(11 Suppl):S388-93.
6. O'Mahony S, McHenry J, Blank AE, Snow D, Eti Karakas S, Santoro G, et al. Preliminary report of the integration of a palliative care team into an intensive care unit. Palliative Med 2009;24(2):154-65.
7. Cherny NI. Oxford Textbook of Palliative Medicine SIXTH EDITION. Japanese Journal of Lung Cancer. 2021.
8. Andrew Webb, Derek Angus, Simon Finfer, Luciano Gattinoni MS. Oxford Textbook of Critical Care; 2016.
9. Gordon DB, Dahl JL, Miaskowski C, McCarberg B, Todd KH, Paice JA, et al. American Pain Society Recommendations for Improving the Quality of Acute and Cancer Pain Management: American Pain Society Quality of Care Task Force. Arch Internal Med. 2005;165(14):1574-80.
10. Barr J, Fraser GL, Puntillo K, Ely EW, Gélinas C, Dasta JF, et al. Clinical practice guidelines for the management of pain, agitation, and delirium in adult patients in the intensive care unit. Crit Care Med. 2013;41(1):263-306.
11. Puntillo K, Nelson JE, Weissman D, Curtis R, Weiss S, Frontera J, et al. Palliative care in the ICU: Relief of pain, dyspnea, and thirst- A report from the IPAL-ICU Advisory Board. Intensive Care Medicine. 2014;40(2):235-48.
12. Erstad BL, Puntillo K, Gilbert HC, Grap MJ, Li D, Medina J, Mularski RA, Pasero C, Varkey B, Sessler CN. Pain management principles in the critically ill. Chest. 2009 Apr;135(4):1075-1086.
13. ML C. Psychometric testing of a respiratory distress observation scale. J Palliative Med. 2008;11(1):44-50.
14. Kotfis K, Marra A EE. ICU delirium- a diagnostic and therapeutic challenge in the intensive care unit. Anaesth Intensive Ther. 2018;50(2):160-7.
15. Ship JA, McCutcheon JA, Spivakovsky S, Kerr AR. Safety and effectiveness of topical dry mouth products containing olive oil, betaine, and xylitol in reducing xerostomia for polypharmacy-induced dry mouth. J Oral Rehabilitat. 2007;34(10):724-32.
16. Chanques G, Constantin JM, Sauter M, Jung B, Sebbane M, Verzilli D, et al. Discomfort associated with underhumidified high-flow oxygen therapy in critically ill patients. Intensive Care Med. 2009;35(6):996-1003.
17. Thorpe DM. Management of opioid-induced constipation. Current Pain and Headache Reports. 2001;5(3):237-40.
18. Stern RM, Koch KL., Andrews PL. Nausea: Mechanisms and Treatment. New York: Oxford Press; 2011.
19. RE E. Drug-induced terminal sedation for symptom control. Am J Hosp Palliat Care. 1991;8(5):3-5.
20. Rady MY VJ. Continuous deep sedation until death: palliation or physician-assisted death? Am J Hosp Palliat Care. 2010;27(3):205-14.
21. Twycross R. Reflections on palliative sedation. Palliative Care: Research and Treatment. 2019;12:1178224218823511.
22. Verkerk M, van Wijlick E, Legemaate J de GA. A national guideline for palliative sedation in the Netherlands. J Pain Symptom Manage. 2007;34(6):666-70.
23. Janssens R, Delden JJM van, Widdershoven GAM. Palliative sedation: not just normal medical practice. Ethical reflections on the Royal Dutch Medical Association's guideline on palliative sedation. Journal of Medical Ethics. 2012;38(11):664 LP-668.
24. Heino L, Stolt M HE. The practices and attitudes of nurses regarding palliative sedation: A scoping review. Int J Nurs Stud. 2021;117.
25. Benbenishty J, Ganz FD, Lippert A, Bulow H-H, Wennberg E, Henderson B, et al. Nurse involvement in end-of-life decision making: the ETHICUS Study. Intensive Care Medicine. 2006;32(1):129-32.
26. Piers RD, Azoulay E, Ricou B, DeKeyser Ganz F, Max A, Michalsen A, et al.; Appropricus Study Group of the Ethics Section of the European Society of Intensive Care Medicine. Inappropriate care in European ICUs: confronting views from nurses and junior and senior physicians. Chest. 2014;146(2):267-275.
27. Piers RD, Azoulay E, Ricou B, Dekeyser Ganz F, Decruyenaere J, Max A, et al.; APPROPRICUS Study Group of the Ethics Section of the ESICM. Perceptions of appropriateness of care among European and Israeli intensive care unit nurses and physicians. JAMA. 2011;306(24):2694-703.
28. Van den Bulcke B, Piers R, Jensen HI, Malmgren J, Metaxa V, Reyners AK, et al. Ethical decision-making climate in the ICU: theoretical framework and validation of a self-assessment tool. BMJ Quality & Safety. 2018;27(10):781-9.

29. Van den Bulcke B, Metaxa V, Reyners AK, Rusinova K, Jensen HI, Malmgren J, et al. Ethical climate and intention to leave among critical care clinicians: an observational study in 68 intensive care units across Europe and the United States. Intensive Care Med. 2020;46(1):46-56.
30. Cook D, Rocker G. Dying with Dignity in the Intensive Care Unit. N Engl J Med. 2014;370(26):2506-14.
31. Akkermans A, Prins S, Spijkers AS, Wagemans J, Labrie NHM, Willems DL, et al. Argumentation in end-of-life conversations with families in Dutch intensive care units: a qualitative observational study. Intensive care medicine. 2023.
32. Vida AC. Comunicação e importância da verdade em Cuidados Paliativos. 2017;27.
33. Schram AW, Hougham GW, Meltzer DO, Ruhnke GW. Palliative Care in Critical Care Settings: A Systematic Review of Communication-Based Competencies Essential for Patient and Family Satisfaction. American Journal of Hospice and Palliative Medicine®. 2016;34(9):887-95.
34. Monteiro MC, Magalhães AS. Death on stage in the ICU: family facing terminal condition. Temas em Psicologia. 2017;25(3):1285-99.

capítulo | 164

Como Comunicar Más Notícias

Carolina Menezes | Paulo Martins

Destaques

- A comunicação com familiares e pacientes é fundamental em Medicina Intensiva (MI), devendo ser incluída nos currículos pós-graduados.
- As circunstâncias em que se encontram os pacientes internados em MI fazem dos familiares os interlocutores privilegiados para entenderem a evolução e o prognóstico da situação clínica dos pacientes, preparando-os para situações menos favoráveis.
- Os familiares próximos devem ser envolvidos nas decisões que cabem na esfera de autonomia do paciente.
- O médico procurará integrar as vontades do paciente no seu modelo de decisão terapêutica.
- A transmissão de más notícias deve ser feita em ambiente apropriado, seguindo um padrão definido (p. ex.: SPIKES) que garanta uma compreensão adequada da mensagem transmitida.

Introdução

Más notícias alteram a perspectiva futura do paciente para pior e não se limitam à iminência de morte; envolvem igualmente as notícias de agravamento do estado clínico e a prorrogação de procedimentos ou de terapias que comprometem o futuro do paciente. Como tal, necessitam ser preparadas cuidadosamente, pois se forem transmitidas de maneira incauta, o efeito que exercem no estado mental dos pacientes ou dos seus familiares permanece muito além do provocado no choque inicial.

Tendo em vista a instabilidade e a incerteza que acompanha a doença crítica, o intensivista é frequentemente o arauto de más notícias para pacientes ou familiares, já que aproximadamente 35% dos indivíduos que estiveram internados em unidades de terapia intensiva (UTI) vêm a falecer durante a internação hospitalar.[1] A morte nesse cenário ocorre frequentemente por limitação de medidas terapêuticas ou por decisão de não progredir o suporte a falências orgânicas. Essa decisão é frequentemente tomada pelo intensivista, discutida com a equipe e comunicada aos familiares.[2] A comunicação entre intensivistas, pacientes e familiares ajuda a entender a evolução e o prognóstico da situação clínica do paciente e permite que os médicos percebam a vontade dos pacientes, diretamente ou por meio dos familiares, de forma a envolvê-los nas decisões de limitação terapêutica, e prepará-los para enfrentar a iminência da morte. Essas conclusões foram evidenciadas pelo estudo Ethicus 1,[3,4] que destacou a necessidade de melhorar a comunicação e o envolvimento das famílias.

A transmissão inadequada de más notícias causa desconforto e ansiedade aos familiares, além de, ocasionalmente, gerar situações de conflito e condicionar ao estresse pós-traumático. Muitos dos pacientes internados em UTI encontram-se incapacitados de compreender as informações transmitidas devido a sedação, *delirium* ou mesmo coma, o que torna os familiares os interlocutores entre médico e paciente. Os familiares frequentemente desejam saber sobre o estado do parente, sua evolução e seu prognóstico. Portanto, no modelo de transmissão de más notícias é importante inquirir sobre o que já sabem, permitir que falem livremente, registrar o que já conhecem acerca da situação e quais tópicos preferem evitar, pois isso será útil em abordagens futuras. Ao informar a família sobre a real situação do paciente, a linguagem deve ser clara. Se as notícias forem ruins, o momento adequado[5] e a forma mais apropriada para transmitir as informações devem ser planejados de acordo com a família em questão.[6]

Os familiares geralmente enfrentam mais ansiedade, dúvidas e incertezas devido ao medo de não atender às expectativas do que o ente querido desejaria nessas circunstâncias e receio de não compreender corretamente a mensagem transmitida. Sua postura muitas vezes é defensiva e buscam que se faça tudo o que é clinicamente e tecnicamente possível. Nessas circunstâncias, o papel do intensivista é destacar a gravidade da situação, considerando as medidas empregadas e a ausência de respostas clínicas satisfatórias, o que frequentemente resulta em uma morte inevitável. Esse papel exige tempo para elaborar as explicações envolvidas na mensagem e para que os familiares processem e integrem as informações de forma apropriada.

Embora nos últimos anos tenham aumentado, entre os profissionais de saúde, o interesse e a formação nessa área,[7] a verdade é que ambos estão ainda muito aquém das necessidades. Um estudo recente[8] evidenciou que a maioria dos envolvidos nesses processos nunca recebeu treinamento para dar más notícias. Entre os diversos grupos profissionais, os médicos eram os que haviam recebido mais formação, seguidos pelos enfermeiros e pelos jovens médicos. Paradoxalmente, são esses últimos que geralmente assumem o papel de transmitir más notícias. É necessário incluir no currículo de formação, tanto dos graduandos quanto dos pós-graduados, uma preparação adequada para que estejam aptos a executar eficientemente essas funções, quando se fizerem necessárias.

O envolvimento da família do paciente

A família no centro da relação médico-paciente

Quando o paciente internado na UTI está impossibilitado de interagir e transmitir sua vontade, é fundamental envolver um familiar próximo nas decisões pertinentes à esfera da autonomia do paciente. O conceito de envolvimento é fluido e, por isso, tentar-se-á defini-lo no contexto dos cuidados de saúde e caracterizá-lo no âmbito das más notícias:

1. A relação médico-paciente é central à prática da Medicina.[9] A investigação e a prática clínica têm, de modo consistente, evidenciado que a aliança com o paciente é fundamental para o sucesso do processo terapêutico, paliativo ou de fim de vida. Essa aliança resulta da noção de reciprocidade na relação médico-paciente, pela compreensão do paciente de que o médico entende sua situação e suas necessidades únicas.[10]
2. Na relação com o médico, o envolvimento do paciente se manifesta pela vontade e capacidade de participar ativamente nos cuidados à sua saúde, de uma forma que lhe é exclusivamente adequada, em cooperação com o prestador, com o objetivo de maximizar os resultados ou melhorar a experiência do atendimento.[11]
3. O envolvimento da família consiste na colaboração entre os familiares e o médico, para apoiar e sustentar as decisões sobre os cuidados à saúde do paciente. Especificamente, essa participação muda o foco da prática intensivista de "tomar medidas para melhorar a saúde e o atendimento das pessoas" para "tomar medidas com as pessoas".[12]
4. O envolvimento da família do paciente crítico é uma parte essencial na relação médico-paciente e nas boas práticas de cuidados centrados no paciente. Consiste no trabalho conjunto para:
   a. Oferecer uma experiência de conforto e dignidade ao paciente, incluindo o respeito pela sua vontade, seja ela expressa no testamento vital/diretiva antecipada de vontade em cuidados de saúde, seja em outros aspectos sociais, religiosos ou espirituais.
   b. Proporcionar à família, na UTI, um ambiente de dignidade e colaboração, alinhado ao respeito pelo paciente e suas vontades, que favoreça a troca de informações e a tomada de decisões conjuntas, no que for pertinente à esfera da autonomia do paciente.

Envolver a família do paciente

O envolvimento da família deve ocorrer o mais próximo possível do momento da admissão do paciente na UTI. A urgência no envolvimento familiar advém do estado de saúde do paciente e do reconhecimento de que é parte integrante dos cuidados centrados no paciente. Nesse contexto, Jorge Cunha, na tese "A autonomia e a Tomada de decisão no Final da Vida", menciona: "O Conselho da Europa (1999), na recomendação intitulada *"Proteção dos direitos humanos e da dignidade dos pacientes em fase terminal e dos que estão a morrer"*, declara: *"O que os pacientes em final de vida mais querem é morrer em paz e com dignidade, se possível, com o conforto e o apoio da sua família e amigos"*.

As necessidades dos familiares do paciente em relação ao seu engajamento são muito variáveis.[13] Pessoas de culturas diferentes têm modos diversos de dar sentido, de se relacionar e de experimentar a vida, o fim da vida e a morte; e ainda que em uma mesma cultura, as variáveis demográficas e as características individuais irão estabelecer o mérito de individualizar o envolvimento. Há, no entanto, uma variável comum às diferentes culturas: por natureza, somos seres sociais e a ligação afetiva ou socioemocional tem particular relevância. O modo como nos vinculamos aos outros pode ser definido por um *continuum* que, em um extremo, assume a forma da desvinculação afetiva e, no outro, a expressão do apego.[14] Esses limites encerram inúmeras matizes nas relações humanas, o que torna cada uma delas única em seus laços afetivos e emocionais. Apesar de raros os casos extremos, é possível encontrar situações de desligamento afetivo, como o abandono de idosos pelos familiares nos serviços hospitalares, ou situações de apego extremado refletidas na obstinação da família em exigir que tudo deva ser feito para manter o paciente vivo. Geralmente, a família quer o bem do paciente e busca ajudar, muitas vezes sem saber como fazer. A colaboração médico-familiar desempenha aqui um papel fundamental, para que o final de vida ocorra com dignidade e conforto para o paciente, e com entendimento e aceitação pelos familiares.

O contexto do envolvimento

O envolvimento da família do paciente em final de vida

O envolvimento dos familiares do paciente em fim de vida geralmente ocorre:

a. Em um ambiente altamente adverso, com elevado nível de ruído, movimentação constante de profissionais de saúde, máquinas de suporte de vida ligadas, doentes com estado de consciência alterado, às vezes em coma ou *delirium*, o que pode ser um cenário desolador.

b. Em um espaço de conversação marcado pela irreversibilidade do quadro clínico e pela aproximação da morte, conhecer o estado de saúde do paciente pode ser uma fonte de angústia para o familiar, mas *"não saber"* é com certeza uma fonte de grande angústia. Esse espaço de conversação pode ser, por sua vez, motivo de ansiedade para o intensivista, que antecipa o sofrimento que causará ao falar de forma honesta e, eventualmente, se debate com o dilema entre ser franco ou agir com benevolência (de forma bondosa, compassiva) na sua comunicação.

Neste contexto adverso e de sofrimento humano, de desconforto emocional intenso, e onde as opções de recuperação estão esgotadas, o envolvimento do familiar requer que o intensivista promova um ambiente seguro. Sentindo-se seguro, o familiar tende a estar mais receptivo à troca de informações e mais aberto para colocar suas dúvidas e questões. Caso contrário, não se abre à conversação e à colaboração.

Parceria com o familiar

O ambiente seguro atende a necessidades fundamentais do ser humano, como:

a. Sentir-se fisicamente seguro.
b. Perceber-se incluído e aceito.
c. Compreender e ser compreendido.
d. Ter autonomia e sentir que controla sua própria vida.

O texto apresenta uma análise com base em neurociência sobre a interação das necessidades humanas e a resposta do sistema nervoso a diferentes contextos de segurança. A seguir, está uma versão revisada e ajustada para maior clareza e precisão:

> A neurociência evidencia que não existe uma hierarquia fixa de necessidades humanas, como preconizado na pirâmide de Maslow, mas sim que essas necessidades interagem entre si em um jogo dinâmico de influências. Circuitos neuronais, especialmente entre a amígdala e o hipotálamo, são ativados quando nos sentimos ameaçados, resultando na resposta automática conhecida como *"lutar-fugir-congelar"* (do inglês, *fight-flight-freeze*). Essa resposta inibe os circuitos neuronais responsáveis pelo pensamento racional, assim como a empatia e a criatividade. Portanto, criar um ambiente seguro é essencial para promover o envolvimento familiar e estabelecer uma relação de confiança recíproca.

Stephen Porges, neurocientista, declara:

> "Em contextos seguros, quando nossos circuitos vagais mamíferos estão ativos, a função do nosso sistema nervoso é maximizada para suportar processos relacionados à saúde, crescimento, restauração, bem como conectividade e intimidade. Mas quando não nos sentimos mais seguros, os circuitos mais novos ficam *offline*, e somos mais propensos a nos defender e nos desconectar. Caímos na presa do estresse do sistema nervoso simpático – o *reflexo de luta ou fuga* – que desativa grande parte do nosso cérebro social superior e muitos de seus benefícios para a saúde".[15]

Para construir uma relação humana precisamos de um ambiente onde nos sentimos acolhidos, aceitos e respeitados. A criação das condições de segurança é, portanto, muito necessária, mas simultaneamente muito desafiadora para o intensivista e o familiar, dado o contexto adverso em que ocorre e o estado emocional dos interlocutores. Por isso, a preparação do encontro e a preparação pessoal são fatores muito importantes. A preparação do encontro inclui: reservar um local privado, reservar tempo suficiente para a conversa, saber quem da família vai estar na conversa – pessoas e nomes corretos; recolher os dados clínicos relevantes e planejar a reunião, incluindo procurar aconselhamento junto de outros membros da equipe. A preparação pessoal passa por gerir as emoções, para entrar na relação de modo atento, cuidadoso, com uma presença calma e linguagem clara, compreensível para o familiar.

O envolvimento pode ser descrito como um processo que inclui quatro componentes:

- Criar o ambiente seguro.
- Dar apoio socioemocional.
- Gerar a compreensão mútua.
- Colaborar nos cuidados e na tomada de decisão (**Figura 164.1**).

Componentes Socioemocionais

O ambiente seguro e o apoio afetivo e emocional prestado ao familiar são componentes fundamentais do envolvimento. Ao mesmo tempo, reduzem os riscos de uma experiência traumática, que pode dificultar a aceitação da morte, resultar em um luto mais penoso e causar problemas de saúde mental no futuro.

■ Ambiente seguro

Criar as condições para acolher o familiar é o primeiro passo. Esse momento marca o "tom da conversa", que visa a aprofundar a relação de parceria para o benefício do doente. As condições físicas onde a conversa vai ocorrer devem ser acolhedoras e permitir privacidade: um local reservado, tanto quanto possível longe de interferências (ruído, interrupções), dotado de cadeiras confortáveis, para acolher e convidar o familiar a uma conversa calma.

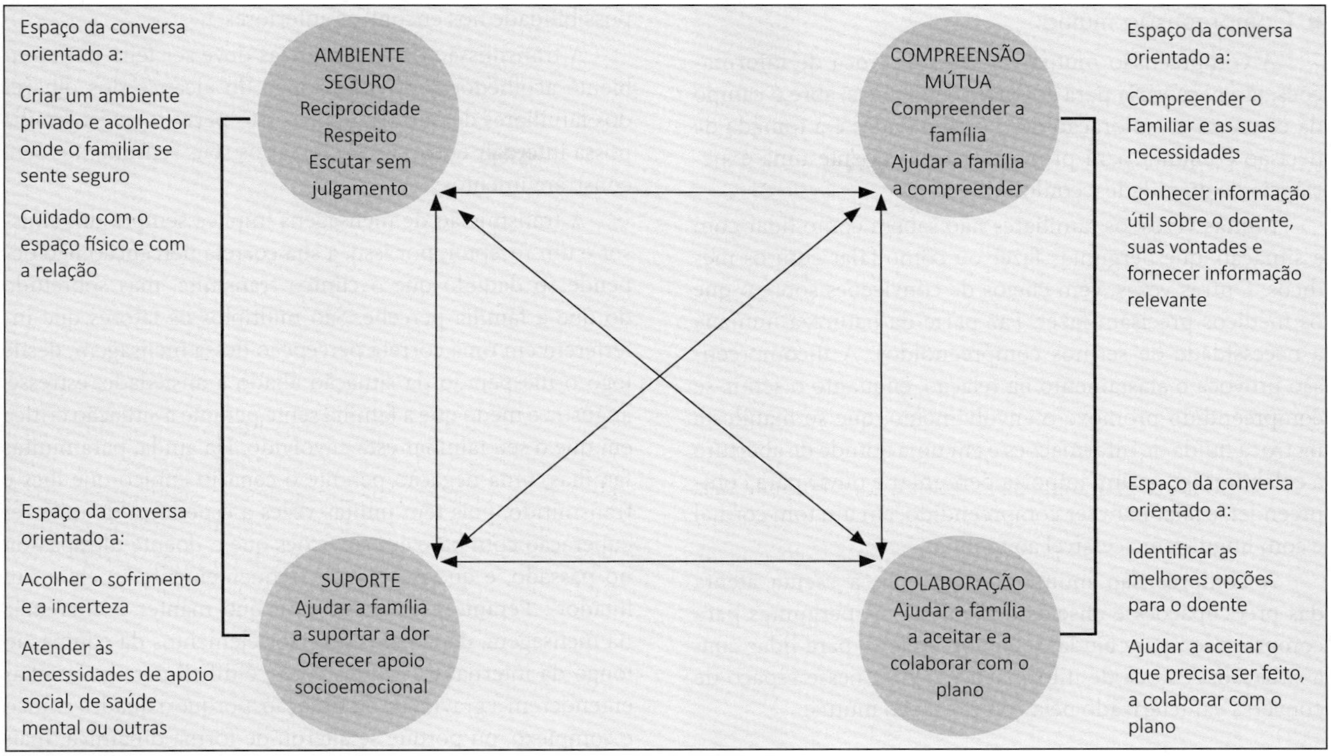

Figura 164.1. Envolvimento do familiar do doente – Componentes.
Fonte: Acervo da autoria.

A criação desse espaço seguro para a troca de informações é o primeiro sinal de privacidade e cuidado na relação de reciprocidade que está se iniciando.

O respeito pelo familiar do doente é um componente da segurança e uma condição necessária para entrar em uma relação voltada à participação e à colaboração. Trata-se de demonstrar o reconhecimento da pessoa, independentemente de sua raça, sexo, credo, posição social, econômica etc.

A atenção dada à pessoa do familiar, independentemente de concordar com o que ela diz, é reconfortante e induz sentimentos de aceitação e valorização. Quando nos sentimos aceitos e respeitados, estamos mais dispostos a nos envolver. A disposição para aceitar o outro ser humano, tal como ele é, desperta sentimentos positivos na relação. O respeito pelo familiar reflete o respeito pelo doente e pela sua vontade.

Ouvir é uma competência abrangente que engloba a linguagem verbal e, sobretudo, a linguagem não verbal. Ouvir sem julgamento é uma prática que permite: 1. que o familiar se abra e transmita o que pensa, sente, suas dúvidas e medos; 2. conhecer as necessidades e vontades do doente e detalhes significativos trazidos pelo familiar; 3. extrair inferências adequadas com base nas declarações, que devem ser sempre confirmadas pelo familiar. Escutar sem julgar é um exercício difícil, que se aprende, e permite reduzir a interferência de vieses cognitivos e sociais na conversação.

▪ Apoio socioemocional

Essencialmente, necessitamos ter um sentido de propósito, de significado para nossas vidas e de controle sobre elas. Queremos que nosso modelo interno do mundo faça sentido e queremos poder controlar a prossecução de nossos propósitos. Quando não conseguimos ver opções para perseguir nossos objetivos, sentimos que não temos qualquer controle. Enquanto alguns lidam com essa situação de forma construtiva, outros reagem com grande ansiedade, tornando necessário o apoio socioemocional.

Estar atento aos sinais emocionais emitidos pelo familiar permite avançar com o apoio adequado. Entre as formas de apoio direto estão o silêncio de compreensão pelo sentimento que o familiar está vivenciando, a oferta de água, de alguns minutos a sós, entre outros. Quando surgem sinais de que a vivência está sendo experimentada como uma perturbação ou uma crise pessoal, deve-se considerar o encaminhamento para outros profissionais de saúde. A compreensão da necessidade de apoio nasce da própria vivência e experiência do intensivista. De acordo com a investigação, "nos últimos anos, abundantes evidências de estudos comportamentais e cognitivos e experiências de imagem funcional indicaram que as pessoas compreendem os estados emocionais e afetivos expressos pelos outros com a ajuda da arquitetura neural que produz tais estados em si mesmos."[16]

Componentes de progressão

As componentes de progressão do envolvimento incluem a compreensão mútua e a colaboração. Este segundo grupo de ações gira em torno das formas como os médicos e os familiares se aliam para prestar cuidados personalizados, de acordo com a história, necessidades e preferências do doente.

■ Compreensão mútua

A compreensão mútua vai além da troca de informações, tão necessária para as partes envolvidas; abre o campo da conversa à exploração das possibilidades e à tomada de decisão conjunta para proporcionar ao doente uma experiência de dignidade e conforto.

Muitas vezes, os familiares não sabem como lidar com a situação, que perguntas fazer ou como falar com os médicos. Outras vezes, vêm cheios de convicções sobre o que os médicos precisam fazer. Faz parte da natureza humana a necessidade de sermos compreendidos. A incompreensão provoca o afastamento na relação, enquanto o sentir-se compreendido promove o envolvimento, que se manifesta na troca fluida de informações e em uma atitude de abertura à colaboração. Assim, importa perguntar e ouvir para compreender, e falar para ser compreendido, em um tom cordial e com linguagem acessível ao familiar.

A compreensão mútua começa com a escuta atenta das preocupações e anseios do familiar, as perguntas para compreender, para ajudar a compreender e para lidar com a situação. A troca de informações ocorre nesse espaço de conversa caracterizado pela compreensão mútua.

■ Progredir na parceria médico-familiar

As oportunidades para fortalecer o envolvimento do familiar nos cuidados de saúde do doente estão ligadas à promoção de uma maior participação do familiar na prestação de cuidados e na tomada de decisões, onde os valores e preferências do doente têm um papel determinante.

O processo de envolvimento pode ser caracterizado pela quantidade de informação que flui entre o familiar do doente e o intensivista, quão ativo é o papel do familiar nas decisões dos cuidados, e como este influencia as decisões da organização de saúde, das práticas e políticas. Um *continuum* onde, na parte inferior, os familiares estão envolvidos na troca de informação, mas têm poder limitado na tomada de decisão. No extremo mais alto do *continuum*, o envolvimento caracteriza-se pelo poder e pela responsabilidade partilhados, com os familiares a serem parceiros ativos na tomada de decisões.[17]

Como comunicar más notícias

A internação de um doente no SMI constitui motivo de ansiedade para a família, uma carga emocional e psíquica centrada na incerteza, mas também na esperança de que, apesar da agressão sofrida e do ambiente adverso, o doente possa recuperar. Por isso, a notícia de que a situação clínica se agravou constitui um fardo adicional com o qual a família tem de lidar. Estudos demonstram que 73% das famílias de doentes internados em MI têm elevados níveis de ansiedade e desenvolvem sintomas de depressão em 32% dos casos.[18,19]

O intensivista tem aqui um papel crucial na transmissão de informação e na preparação da família para receber esta notícia, pois, muitas vezes, tem a noção antecipada desse potencial agravamento, o que permite ir referindo essa possibilidade nos encontros anteriores.

A transmissão de más notícias deve ser feita num ambiente acolhedor e privado, longe do alcance dos olhares dos familiares de outros doentes. Isto permite que a família possa interagir entre si e expressar os seus sentimentos sem constrangimentos.

A transmissão de mensagens implica sempre um emissor e um receptor, por isso, a sua correta percepção não depende só daquilo que o clínico transmite, mas sobretudo do que a família percebe. São múltiplos os fatores que interferem em uma correta percepção dessa mensagem, desde logo o inesperado da situação aliado à ansiedade, estresse, angústia e medo que a família sente perante a situação crítica em que o seu familiar está envolvido. Há ainda, para muitas famílias, uma negação perante o cenário clínico que lhes é transmitido, pois têm muitas vezes a esperança de uma recuperação com base em situações que o doente ultrapassou no passado, e que expressam frequentemente "...ele é um lutador". Perante este quadro, há que manter a coerência na mensagem, dada pelos diversos elementos da equipa, ao longo da internação. Muitas vezes, é difícil para as famílias entenderem a gravidade da situação, porque o quadro clínico é complexo, ou porque se alterou de forma dinâmica, mais do que uma vez; nestas circunstâncias, é importante garantir que a mensagem principal foi de fato percebida, contrariando a tendência das famílias para se fixarem em pormenores.

Uma das técnicas usadas na transmissão de informação é o *ask-tell-ask*,[20] na qual se começa por perguntar ao familiar o que atualmente sabe; em seguida, transmite-se a situação clínica, o eventual prognóstico e pergunta-se sobre a necessidade de saber algo mais; e, por fim, pede-se para o familiar resumir o que acabou de ouvir. Este tipo de abordagem permite, depois, evoluir na conversa com o familiar para o plano do doente, isto é, aquilo que vamos fazer.

Na tentativa de ultrapassar o desafio de dar más notícias, os clínicos desenvolveram uma série de ferramentas, de entre elas, a mais utilizada é o protocolo SPIKES, cujo objetivo é estruturar a transmissão de más notícias, passo a passo (*Setting up* – preparando o cenário da entrevista; *Perception* – tentar perceber aquilo que o doente ou familiar já sabe; *Invitation* – convidando o doente ou familiar a dizer-nos aquilo que gostaria de saber; *Knowledge* – transmitindo a nossa informação clínica em palavras simples; *Emotions* – deixar o doente/familiar expressar as suas emoções e responder de forma empática; *Strategy ou Summary* – resumindo o quadro e estabelecendo um plano de atuação). A maioria dos estudos realizados para validar esta ferramenta, tornando-a uma diretriz[21,22] em muitos países de todo o mundo, foram realizados na perspectiva do médico transmissor,[23] havendo muito poucos estudos que analisem a ferramenta na perspectiva do doente ou familiares. Alguns deles[24] mostram que o SPIKES é uma boa ferramenta para que as famílias possam perceber a transmissão de más notícias, salientando alguns pontos importantes, como o aviso prévio de que as notícias que iremos transmitir não são as melhores, garantindo o tempo suficiente para a sua percepção,[25] pois muitas vezes os médicos, porque estão muito ocupados com tarefas variadas ou por simples defesa, tendem a apressar esta conversa. A maioria dos doentes e familiares dá muito valor à empatia dos médicos para com os seus sentimentos. Menos consensual é a forma de demonstrar empatia, pois muitos dos doentes/familiares não desejam que seja transmitido um sentimento de pena ou comiseração, preferindo uma transmissão mais profissional dessa empatia, através do contato visual em vez do toque físico.[26] O grupo de Marburg mostrou no seu estudo que as características do interlocutor são importantes, com os idosos, as mulheres e as pessoas menos instruídas querendo maior clareza na mensagem, mais tempo para se expressarem e mais suporte emocional. Paradoxalmente, os doentes mais deprimidos querem menos suporte emocional quando a mensagem é transmitida, talvez porque não querem expor os seus sentimentos perante o médico naquele momento triste. (**Figura 164.2**)

S (*setting*)	Escolher sala confortável, privada e simples
P (*perception*)	Tentar perceber aquilo que o doente/familia já sabe
I (*invitation*)	Convidar o doente/familia a dizer-nos o que gostariam de saber
K (*knowledge*)	Explicar o que se passa com o doente usando linguagem simples
E (*emotion*)	Respeitar a expressão de emoções, mostrando empatia
S (*summarize*)	Resumir o que acabou de ser dito e estabelecer um plano

Figura 164.2. Protocolo SPIKES para transmissão de más notícias.
Fonte: Desenvolvida pela autoria.

Muitas famílias necessitam de tempo para integrar as más notícias. Outras vezes, a família recusa aceitar a realidade da situação.

Nestes cenários, de transmissão de más notícias, o clínico tem de estar preparado para a resposta emocional das famílias. Muitos médicos receiam este momento pois têm de estar, também eles, emocionalmente preparados para acolher os familiares de forma empática, ler e interpretar os sinais não verbais, fazê-los sentir que partilhamos a sua dor. Isto é feito de forma diversa, desde o silêncio mantendo o contato visual, permitindo que a família integre emocionalmente este momento dramático, até ao conforto das palavras cuidadosamente escolhidas para transmitir compreensão, respeito e suporte. O clínico nunca deve ceder à tentação de minorar a informação transmitida, sob pena de reduzir a credibilidade desta.

Na maioria das vezes, quando transmitimos más notícias, não há discussão acerca do plano, do prognóstico e dos objetivos que têm por base os valores e as preferências do doente. A opção de realizar esses tratamentos com base nessas características ocorre em 8,2% dos casos. A discussão sobre os valores e as preferências do doente é mais frequente do que a sua inclusão no plano terapêutico.

Comunicar notícias de fim de vida

É notória a dificuldade que existe na comunicação e integração dessas notícias. Mais de metade dos familiares de doentes internados nas UTI não têm percepção acerca do diagnóstico, estado clínico ou prognóstico do doente,[27] pois muitas vezes o médico, nas conversas prévias, usou uma linguagem técnica encriptada, refugiada em resultados de exames complementares, sem nunca partilhar com a família as decisões que foram tomadas ao longo do internamento.[28] Outras vezes, os clínicos usam linguagem metafórica (p. ex.: "o doente está estável" ou "vamos fazer um tratamento de resgate" – que a família interpreta como algo positivo), na qual não existe identidade entre aquilo que o médico transmite (ao evitar falar da possibilidade de morte) e aquilo que o familiar entende, o que confunde e dá falsas esperanças aos familiares.

Quando o clínico toma a decisão de limitação terapêutica (a esmagadora maioria das mortes em doentes de UTI acontecem por este motivo[29]), já envolveu anteriormente a família neste processo de partilha de decisão e já procurou saber quais os valores e preferências do paciente, para os incluir na decisão clinicamente sustentada de limitação terapêutica.

O problema surge quando o clínico não envolveu a família na tomada de decisão, nem a preparou para tal desfecho e passa então a enfrentar várias adversidades, como a sobrecarga emocional, tanto da família quanto dos profissionais de saúde. A melhor forma de superar essa sobrecarga é envolver a família, criar nos diversos encontros uma relação de abertura e empatia, geradora de confiança, que permite aos familiares expressarem livremente os seus sentimentos, dúvidas e angústias.[30] Apesar de sabermos o quão atarefado e sobrecarregado está o intensivista, a disponibilidade de tempo e a abertura de espírito são fundamentais para que surja essa empatia.

Nos enfermos em que a morte é previsível, a par da evolução clínica que habitualmente reportamos à família, na qual reforçamos a gravidade do quadro, devemos incluir informação de caráter prognóstico, para que a família consiga integrar a possibilidade do seu parente não sobreviver à internação. Apesar da clareza da mensagem, ficamos sempre desconcertados, quando, no fim da conversa, a família nos diz "...então quando acordar ele vai ficar melhor...". É importante, por isso, pedir à família que nos relate o que interiorizou, de modo a garantir que houve uma correta percepção da mensagem.

O envolvimento dos familiares na decisão final é importante. Durante as conversas prévias, o intensivista procurou perceber os valores e preferências pelas quais se rege o doente. Muitas vezes, essa informação é referida abertamente pelo familiar "o meu pai sempre disse que quando chegasse o momento final não gostaria que fosse prolongado artificialmente", outras vezes, tem de ser inquirida pelo clínico.

A vontade do doente, transmitida pelos familiares, associa-se à decisão clínica, tendo em conta a irreversibilidade do quadro em uma perspectiva do melhor interesse do paciente.

Na maioria das vezes, essas regras não são tidas em conta. Um estudo recente, multicêntrico,[31] evidenciou que as decisões de fim de vida só são discutidas com familiares em 35,7% dos casos e que os médicos só em 13,5% das vezes tomam decisões com base nos valores e preferências do paciente.

Diante da incapacidade do paciente, em plena consciência, decidir, há uma grande variabilidade acerca de quem deve ser responsável pela deliberação, a depender do país, do grau de cultura, das crenças religiosas e até da legislação.

Há variações regionais importantes quanto à existência de decisões antecipadas de fim de vida, porque a maioria dos pacientes (sobretudo fora dos EUA) não tem testamento vital. Quando esse documento existe, a abordagem das decisões de limitação terapêutica torna-se mais frequente e mais fácil a sua compreensão por parte da família.[32]

Muitas vezes, o que nos é referido pelos familiares é a decisão de não reanimação em contexto de parada cardiorrespiratória; nesses casos, o clínico interpreta a decisão como a de não oferecer suporte orgânico em situações de irreversibilidade clínica.

Nolan[33] refere que 39% dos doentes, que ao anteciparem a possibilidade de estarem cognitivamente incapacitados de definir sua vontade, preferem atribuir aos médicos essa prerrogativa. Assim, a maior parte das decisões de fim de vida têm por base aquilo que o intensivista pensa ser melhor para o doente.

Quando o caminho para a limitação terapêutica não foi planejado nem estruturado, a família pede, por vezes, mais tempo; em outras vezes, é a sensibilidade do intensivista que, face ao despreparo da família para o eventual desfecho, opta por reforçar a informação de forma clara e oferecer mais tempo para que seja devidamente integrada.

Há famílias que não querem participar dessa partilha, pois entendem que colaborar na decisão de limitação terapêutica é uma responsabilidade que não querem suportar. Outras vezes, pretendem prolongar o tempo de suporte orgânico na expectativa de uma eventual recuperação.[34] Cabe ao intensivista explorar a contradição entre a vontade da família que pretende o melhor para o doente *versus* a incapacidade de recuperação do enfermo e explicar que, em tal contexto, o princípio a ser aplicado é o da não maleficência, para que tratamentos fúteis não sejam mantidos e dos quais o doente não se beneficia. Mais benefício há, em vez disso, em se garantir analgesia e conforto nos momentos finais. A maioria das famílias aceita esses argumentos.

Comunicar notícia de morte na sala de emergência

Esse é um momento difícil para qualquer profissional de saúde, pois não há boas formas de transmitir a notícia da morte súbita de um familiar. A metodologia sugerida é a da técnica SPIKES, juntamente à garantia de um lugar digno e confortável, à tentativa de entender aquilo que o familiar já sabe por meio de questionamentos a respeito do que necessita saber; em seguida, explicar o contexto de gravidade do quadro para em seguida esclarecer sobre os todos esforços feitos e que, apesar disso, seu familiar *morreu*. Em relação a esse aspecto, é importante não usar eufemismos para se referir ao evento e adotar uma linguagem concreta, ou seja, usar a palavra "morte".

Por vezes, nas situações mais dramáticas, sobretudo em acidentes que envolveram pessoas jovens, existe a tendência em se contemporizar a transmissão da notícia da morte, o que inclui comunicar que o doente está em "estado muito grave", com o intuito de oferecer algum tempo para que a família se adapte à ideia da irreversibilidade do quadro para, só depois, comunicar efetivamente a morte.

As reações a esse momento de choque são muito diversas, desde as violentas até o mutismo incrédulo. É importante, nessa circunstância, mostrar empatia com o sofrimento do outro, disponibilizar-se a ajudar no que for necessário e oferecer conforto ou eventualmente medicar os casos de consternação mais graves.

É importante que os hospitais tenham profissionais treinados no apoio psicológico e disponíveis no serviço de urgência para ajudar nestas circunstâncias.

Ensino de técnicas de comunicação de más notícias

O texto está claro, mas pode ser ajustado para maior fluidez e correção gramatical. Segue a revisão:

O ensino da arte de se comunicar com familiares, pacientes e outros elementos do sistema de saúde só agora começa a integrar os currículos pré e pós-graduados. A especialidade de Medicina Intensiva inclui, em sua matriz de formação curricular, a necessidade de aquisição de competências em comunicação e liderança, o que, infelizmente, a torna uma das únicas especialidades a fazê-lo. Por isso, o que se nota, de maneira geral, é que essa é uma enorme lacuna na formação dos jovens médicos, que se traduz na dificuldade em estruturar uma comunicação eficaz de más notícias, bem como em transmitir adequadamente as informações.

Concretamente, quando se refere à transmissão de más notícias, o déficit de formação médica revela-se de múltiplas formas – como o medo de ser responsabilizado, o temor em desencadear uma reação negativa, o receio em expressar emoções, a apreensão em expor a sua ignorância, a inquietação frente ao espectro da morte ou da doença – e todos esses medos fazem com que os médicos se desconectem emocionalmente dos seus pacientes e evitem a transmissão de más notícias.

Há diversas ferramentas que podem ajudar a melhorar essa formação – *workshops*, discussão de cenários clínicos que incluam transmissão de más notícias, uso de metodologias de *role playing*, sessões de simulação com familiares fictícios, supervisão de encontros com familiares e reflexão com discussão final e *debriefing*.[35] Os objetivos devem dar ênfase para a melhor forma de transmitir informações nos encontros com os familiares, sobretudo se serão transmitidas más notícias, aprender a gerir as emoções despertadas por tal momento delicado e identificar barreiras que impeçam a correta transmissão de informações. Importa, nessa formação orientada, treinar também competências não técnicas, como o comportamento não verbal.

O uso do SPIKES, integrado em modelos de simulação intercalados com cenários clínicos reais, aumenta a confiança dos profissionais de saúde e melhora a transmissão de más notícias.[36,37]

Em artigo didático, Rita Dadiz[38] explicita como treinar formadores na arte de manter conversas difíceis com familiares de pacientes, procurando perceber as dificuldades sentidas pelos profissionais de saúde naquelas situações e ensinando-os a usar ferramentas para estruturarem os encontros com as famílias. Relata também que faz uso de muitas das metodologias mencionadas anteriormente, salientando a vontade da maioria dos participantes em integrá-las nos seus futuros currículos.

Conclusão

A comunicação com doentes e familiares é crucial em Medicina Intensiva, sendo útil para reduzir a ansiedade das famílias, ajudando-as a perceber o que se passa, dando-lhes informações atualizadas, permitindo-lhes conhecer o prognóstico e o plano estruturado para o paciente ao longo da internação e, preparando-os para as más notícias quando se faz necessário.

O que pode melhorar a comunicação de más notícias nos serviços de Medicina Intensiva é a incorporação do ensino da comunicação nos currículos pré e pós-graduados, com a perspectiva de capacitar para a comunicação com doentes, familiares e outros elementos dos serviços de medicina intensiva, desenvolver técnicas de empatia, saber criar momentos de partilha entre intensivista e família durante as visitas e promover a decisão partilhada.

Referências bibliográficas

1. Gutierrez K. Prognostic communication of critical care nurses and physicians at end of life. Dimens Crit Care Nurs. 2012;31:170-182.
2. Feldman C, Sprung CL, Mentzelopoulos SD, Pohrt A, Hartog CS, Danbury C, et al. Global Comparison of Communication of End-of-Life Decisions in the ICU. Chest. 2022;162(5):1074-1085.
3. Sprung CL, Cohen SL, Sjokvist P, Baras M, Bulow HH, Hovilehto S, et al. End-of-life practices in European intensive care units: the Ethicus Study. JAMA. 2003;290(6):790-7.
4. Cohen S, Sprung C, Sjokvist P, Lippert A, Ricou B, Baras M, et al. Communication of end-of-life decisions in European intensive care units. Intensive Care Med. 2005;31(9):1215-21.
5. Clayton JM, Butow PN, Tattersall M. When and how to initiate discussion about prognosis and end-of-life issues with terminally ill patients. J Pain Symptom Manag 2005;30(2):132–44.
6. Back AL, Arnold RM. Discussing prognosis: "How much do you want to know?" Talking to patients who are prepared for explicit information. J Clin Oncol. 2006;24(25):4209-13.
7. Baile WF, Buckman R, Lenzi R, Glober G, Beale EA, Kudelka AP. SPIKES-A six-step protocol for delivering bad news: application to the patient with cancer. Oncologist. 2000;5(4):302-11.
8. Alshami A, Douedi S, Avila-Ariyoshi A, Alazzawi M, Patel S, Einav S, Surani S, Varon J. Breaking Bad News, a Pertinent Yet Still an Overlooked Skill: An International Survey Study. Healthcare (Basel). 2020;8(4):501.
9. Hojat M, Gonnella JS, Nasca TJ, Mangione S, Vergare M, Magee M. Physician empathy: definition, components, measurement, and relationship to gender and specialty. Am J Psychiatry. 2002;159(9):1563-9.
10. Mohammadreza Hojat. Physician empathy in medical education and practice: experience with the Jefferson scale of physician empathy. Academia.edu
11. Higgins T, Larson E, Schnall R. Unraveling the meaning of patient engagement: A concept analysis. Patient Educ Couns. 2017;100(1):30-36.
12. Burns KEA, Misak C, Herridge M, Meade MO, Oczkowski S. Patient and Family Partnership Committee of the Canadian Critical Care Trials Group. Patient and Family Engagement inthe ICU. Untapped Opportunities and Underrecogniz ed Challenges. Am J Respir Crit Care Med. 2018;198(3):310-319.
13. Scott, P, Thomson, P, Shepherd, A. Families of patients in ICU: A Scoping review of their needs and satisfaction with care. Nursing Open. 2019;6:698-712.
14. Seltzer LF. Attachment vs. Detachment: Finding the Golden Mean (Part 1). Disponível em: https://www.psychologytoday.com/.
15. Nalanda Instituite. Loves brain a conversation with Stephen Porges. Disponível em: https://nalandainstitute.org/.
16. Decety J, Jackson L. A Social-Neuroscience Perspective on Empathy. Current Directions in Psychological Science. 2006;15(2):54-58.
17. Carman KL, Dardess P, Maurer M, Sofaer S, Adams K, Bechtel C, Sweeney J. Patient and family engagement: a framework for understanding the elements and developing interventions and policies. Health Aff (Millwood). 2013;32(2):223-31.
18. Pochard F. Symptoms of anxiety and depression in family members of intensive care unit patients before discharge or death. A prospective multicenter study. J Crit Care. 2005;20:90-6.
19. Levin TT, Moreno B, Silvester W, Kissane DW. End-of-life communication in the intensive care unit. General Hospital Psychiatry. 2020;32:433-442.
20. Back AL, Arnold RM, Baile WF, Tulsky JA, Fryer-Edwards K. Approaching difficult communication tasks in oncology. CA Cancer J Clin. 2005;55(3):164-77.
21. Mirza RD, Ren M, Agarwal A, Guyatt GH. Assessing Patient Perspectives on Receiving Bad News: A Survey of 1337 Patients With Life-Changing Diagnoses. AJOB Empir Bioeth. 2019;10(1):36-43.
22. Teike Lüthi F, Cantin B. Annonce de mauvaises nouvelles: une pointe d'EPICES dans l'apprentissage [Breaking bad news: "EPICES", a French style as a learning method]. Rev Med Suisse. 2011;7(277):85-7.
23. Schmitz FM, Schnabel KP, Bauer D, Bachmann C, Woermann U, Guttormsen S. The learning effects of different presentations of worked examples on medical students' breaking-bad-news skills: A randomized and blinded field trial. Patient Educ Couns. 2018;101(8):1439-1451.
24. von Blanckenburg P, Hofmann M, Rief W, Seifart U, Seifart C. Assessing patients´ preferences for breaking Bad News according to the SPIKES-Protocol: the MABBAN scale. Patient Educ Couns. 2020;103(8):1623-1629.
25. Becker G, Kempf DE, Xander CJ, Momm F, Olschewski M, Blum HE. Four minutes for a patient, twenty seconds for a relative – an observational study at a university hospital. BMC Health Serv Res. 2010;10:94.
26. Martins RG, Carvalho IP. Breaking bad news: patients' preferences and health locus of control. Patient Educ Couns. 2013;92(1):67-73.

27. Azoulay E, Chevret S, Leleu G, Pochard F, Barboteu M, Adrie C, et al. Half the families of intensive care unit patients experience inadequate communication with physicians. Crit Care Med. 2000;28:3044-9.
28. Deep K, Griffith C, Wilson J. Communication and decision making about life-sustaining treatment: examining the experiences of residente physicians and seriously-ill hospitalized patients. J Gen Intern Med. 2008;23:1877-82.
29. Sprung CL, Ledoux D, Bulow HH, Lippert A, Wennberg E, Baras M, et al. Relieving suffering or intentionally hastening death: where do you draw the line? Crit Care Med. 2008;36:8-13.
30. Selph RB. Empathy and life support decisions in intensive care units. J Gen Intern Med. 2008;23:1311–7.
31. Scheunemann LP, Ernecoff NC, Buddadhumaruk P, Carson SS, Hough CL, Curtis JR, et al. Clinician-Family Communication About Patients' Values and Preferences in Intensive Care Units. JAMA Intern Med. 2019;179(5):676-684.
32. Houben CHM, Spruit MA, Groenen MTJ, Wouters EFM, Janssen DJA. Efficacy of advance care planning: a systemati review and meta-analysis. J Am Med Dir Assoc. 2014;15:477-489.
33. Nolan MT, Hughes M, Narendra DP, Sood JR, Terry PB, Astrow AB, Kub J, Thompson RE, Sulmasy DP. When patients lack capacity: the roles that patients with terminal diagnoses would choose for their physicians and loved ones in making medical decisions. J Pain Symptom Manage. 2005;30(4):342-53.
34. Hsieh HF, Shannon SE, Curtis JR. Contradictions and communication strategies during end-of-life decision making in the intensive care unit. J Crit Care. 2006;21(4):294-304.
35. Hsieh HF, Shannon SE, Curtis JR. Contradictions and communication strategies during end-of-life decision making in the intensive care unit. J Crit Care. 2006;21(4):294-304.
36. Park I, Gupta A, Mandani K, Haubner L, Peckler B. Breaking bad news education for emergency medicine residents: A novel training module using simulation with the SPIKES protocol. J Emerg Trauma Shock. 2010;3(4):385-8.
37. Kiluk JV, Dessureault S, Quinn G. Teaching medical students how to break bad news with standardized patients. J Cancer Educ. 2012;27(2):277-80.
38. Dadiz R, Spear ML, Denney-Koelsch E. Teaching the Art of Difficult Family Conversations. J Pain Symptom Manage. 2017;53(2):157-161.e2.

capítulo 165

Doação de Órgãos e Transplante: Aspectos Éticos e Legais

João Paulo Almeida e Sousa | Paula Cristina Casanova Almeida

Destaques

- Importância dos princípios da bioética na doação e transplante de órgãos.
- Equilíbrio entre a procura de órgãos para transplante e as respostas éticas.
- Preocupações éticas nos diferentes tipos de doadores de órgãos.
- Barreiras éticas e legais de cada país.
- Obrigatoriedade do consentimento, informado ou presumido, prévio à doação.
- Ilegalização do comércio e tráfico de órgãos pela comunidade internacional.
- A doação de órgãos como opção de cuidados de fim de vida.

Introdução

Nos últimos 50 anos a então nova definição de morte por critérios neurológicos, os avanços médicos com melhores cuidados intensivos, as novas terapêuticas imunossupressoras e o desenvolvimento das técnicas cirúrgicas, fizeram do transplante uma consolidada estratégia terapêutica, com evidentes benefícios nas situações clínicas em fase de falência terminal de órgãos.

O transplante de órgãos tornou-se uma prática generalizada e nas últimas décadas tem-se assistido a um aumento desse procedimento com enorme benefício para os milhares de doentes em todo mundo. Apesar disso, muitos são os doentes que aguardam em uma "lista de espera" pela efetivação do transplante, porque a nível global a necessidade de órgãos excede a procura, registando-se uma acentuada escassez de órgãos que faz aumentar cada vez mais essa lista.

De acordo com os dados internacionais, apenas 10% dos transplantes de órgãos sólidos cobrem as necessidades globais.[1] Apesar de se ter verificado um aumento do número de transplantes de 7,25%, entre 2015 e 2017, há cada vez mais doentes que morrem aguardando um transplante de órgão. Em 2017 segundo a Organização Mundial da Saúde (OMS), foram realizados 139.024 transplantes, a partir de 37.447 doadores falecidos (21,3% em "morte circulatória"), 36% dos transplantes foram de rim com doador vivo.[2] Na Europa em 2018 estavam registados 150.000 doentes na lista de espera, apenas 41.000 passaram pelo transplante e 6.000 morreram aguardando um órgão.[3]

A procura de órgãos é maior do que a oferta, o que constitui um problema a nível global que lança diversos desafios pela disparidade entre o número de doadores e o número de receptores nas listas de espera. Em primeiro lugar as autoridades públicas devem estabelecer programas de doação de órgãos, depois, atender à evolução e o desenvolvimento da Medicina e por fim a nível ético, face às dúvidas levantadas pelas sucessivas respostas que se vão desenhando para encontrar doadores e solucionar a falta de órgãos.

As autoridades de saúde dos diversos países têm que desenvolver políticas que promovam uma melhor organização, visando aumentar a doação, mas simultaneamente prevenir o aparecimento de cada vez mais doenças que conduzem à falência terminal de órgãos, com indicação para transplante. A doação de órgãos deve ser vista como um gesto cívico de solidariedade, seja a doação *post mortem*, seja a doação *in vivo*. Os países têm a obrigatoriamente de encontrar as estratégias que lhes permitam tendencialmente ter autossuficiência, como aponta a "Resolução de Madrid" (2010), com um sistema público de transplantes.[4]

No campo da ética, os desafios assentam em desenvolver um sistema de doação que procure os equilíbrios necessários entre as respostas da Medicina e a incorporação da inovação científica, com o objetivo de ir ao encontro das necessidades dos receptores e simultaneamente salvaguardar os interesses e a autonomia do doador.[5]

É importante recordar que "a bioética, entendida como o conjunto de preocupações, princípios, discursos e práticas, decorre da necessidade de prevenir e denunciar o abuso da experimentação em seres humanos, fazer respeitar os referências culturais, filosóficas, hipocráticas e até religiosas tantas vezes postos em prova com o avanço tecnológico e suas putativas práticas".[6]

Os 4 princípios fundamentais da bioética são estruturadas do pensamento e das reflexões éticas no que diz respeito à doação e transplantes: autonomia, beneficência, não maleficência e justiça.

A diversidade de patologias candidatas a transplante tem feito aumentar as indicações para esta terapêutica. Os objetivos de ter mais doadores não podem ultrapassar as barreiras éticas e as normas legais de cada país, no absoluto respeito pelas liberdades e garantias dos cidadãos, mesmo depois da morte ter ocorrido.

Sob o ponto de vista ético, não se colocam apenas as questões do consentimento, ou autorização para a extração de órgãos. A proveniência, a qualidade dos órgãos e as capacidades técnicas e logísticas nos centros transplantadores devem ser avaliadas e reconhecidas.

A importância complementar da doação *in vivo* é inquestionável, mas a pressão sobre um cidadão para fazer a doação de um órgão é intolerável em qualquer circunstância. O fenômeno da comercialização e o tráfico de órgãos devem ser rejeitados pela comunidade internacional. O turismo do transplante não deve ser tolerado pelos países, não só nos países onde os transplantes são realizados, mas sobretudo nos países de maior rendimento, cujos cidadãos se deslocam com aquele objetivo.

Só com um local legal adequado e com uma organização eficiente de doação e transplante em cada país, transparente e credível, a par de um permanente alerta à sociedade sobre a necessidade de doar órgãos, se podem dar as respostas às dúvidas e incertezas que ainda pairam sobre as questões relacionadas com a doação de órgãos e o transplante.

A necessidade de aumentar o número de doadores passa pela utilização de novas estratégias que permitam aproveitar todas as oportunidades de doação. É o caso da colheita de órgãos de doadores em morte encefálica com critérios "expandidos" e pela extensão destes critérios aos doadores de risco não *standard*.[7,8] Com a mesma preocupação, a crônica carência de órgãos levou à implementação, na última década, de programas de transplante com órgãos de doadores em parada circulatória, em vários países, nomeadamente nos Estados Unidos e na Europa. Trata-se de uma evolução que resultou da necessidade de se encontrarem mais órgãos, face à escassez proveniente de doadores em morte cerebral.

Toda a organização e todos os profissionais envolvidos na área da doação devem ter presente a preocupação com o seu desempenho, no sentido de conseguirem mais órgãos para transplante, porque a sua obtenção é um dever ético! Os nossos cidadãos que necessitam de um órgão para viver com qualidade, dependem da assertividade dos gestos e procedimentos desde a identificação dos possíveis doadores, ao processo de doação e colheita.

É dever dos médicos preservar a vida dos seus doentes, baseando as decisões nos seus conhecimentos clínicos, mas também em valores e princípios éticos, de acordo com os interesses do doente e respeitando as suas decisões. Contudo, perante situações clínicas com caráter de irreversibilidade e que conduzirão à morte, a doação de órgãos deve constituir uma opção de cuidados de fim de vida.[9]

Cinquenta anos após a Ciba Foundation ter promovido a primeira conferência sobre questões éticas e legais do transplante, muitas dos problemas éticos permanecem. Assim como a escassez de órgãos vai previsivelmente continuar, seremos confrontados com mais desafios éticos.[10]

O essencial

Dos princípios da bioética, importa relevar o princípio da autonomia que impõe que a colheita de tecidos ou órgãos tem de passar sempre pelos consentimentos do doador e do receptor.

As questões éticas em torno do transplante de órgãos existem desde que foi transplantado o primeiro órgão.[10] Contudo, ao longo dos anos, essas questões são cada vez mais complexas de acordo com os novos desafios que foram colocados: desafios clínicos, organizacionais, na gestão dos doadores e técnicos.

Durante a 70ª Assembleia da OMS em 2017, foram estabelecidos Princípios, tendo em atenção a dignidade e os direitos de doadores e receptores, e as desigualdades no acesso a tecidos e órgãos face à procura. Este documento baseou-se na resolução da WHA 63.22 de 2010 que aprovou um conjunto de princípios orientadores. Na mesma ocasião, foi criada uma "*Task-Force*" para a doação e o transplante de órgãos, tecidos e células que acompanha a implementação daqueles princípios, garantindo práticas eticamente adequadas em todo o mundo.[11]

O transplante ao utilizar apenas órgãos retirados do corpo de outra pessoa, seja falecida ou viva, coloca logo a princípio vários desafios éticos associados a esta prática, desde os critérios de morte, ao seu diagnóstico, até à colheita e utilização dos órgãos e em que circunstâncias. Os doadores falecidos ou preenchem critérios neurológicos – doadores em morte encefálica, ou preenchem critérios de morte circulatória – com os seus diferentes tipos (classes de Maastricht).[12] Em qualquer circunstância pelo fato de manusearmos e utilizarmos órgãos humanos, deve ser feito respeitando direitos fundamentais e respeitando o corpo humano, de acordo com a legislação local e os princípios éticos. Constituem documentos importantes a ter presentes nas questões de ordem ética a Convenção de Oviedo dos direitos humanos e biomedicina (1997)[13] e o respectivo Protocolo adicional de transplante de órgãos e tecidos de origem humana (2002),[14] os princípios orientadores do transplante de células, tecidos e órgãos humanos da OMS,[15] a Convenção do Conselho da Europa contra o tráfico de órgãos humanos de Santiago de Compostela (2015)[16] e a Declaração de Istambul sobre tráfico de órgãos e turismo de transplante (2008)[17] revista e reeditada em 2018.

As questões éticas distribuem-se por dois pontos principais: as questões éticas relacionadas com a doação de órgãos e as questões éticas relacionadas com a distribuição e a alocação de órgãos. As principais preocupações éticas surgem nos diferentes tipos de doadores de órgãos, designadamente em doadores vivos, doadores em morte encefálica, doadores em morte circulatória e nas situações com doadores com critérios expandidos. Em comum e com este enquadramento, estão questões éticas merecem discussão e permanente atualização de conceitos. Isto acontece face aos sucessivos novos problemas e respostas às necessidades que vão surgindo, pelos novos conhecimentos clínicos e as novas práticas organizacionais e capacidades técnicas, e à mediatização destes fenômenos que vai colocando várias interrogações.

Na atividade de doação encontramos pontos de reflexão importantes, decorrentes de alguns dos princípios anteriormente referidos que merecem atenção: os eventuais conflitos de interesses dos intervenientes, o consentimento à doação e as suas vertentes, o comércio e o tráfico de órgãos, a confidencialidade dos principais visados, a transparência nos diversos momentos do processo de doação. Um ponto de reflexão também relevante são os cuidados de fim de vida e a doação.

Conflitos de interesse

Os médicos que certificam a morte não devem estar envolvidos na colheita dos órgãos, na sua alocação, nem no transplante. Do mesmo modo não podem ser responsáveis pelo tratamento dos potenciais receptores de órgãos ou tecidos.[18] Tem sido questionada a existência de muitos coordenadores de doação, ou coordenadores de transplante, conforme a designação local, que são médicos intensivistas, apontando-se por esse fato eventuais conflitos de interesse, uma vez que a maioria dos doadores são provenientes das áreas da Medicina Intensiva. Tal é o entendimento de países como o Canadá.[19] Contudo, o coordenador, sendo intensivista é apenas um elemento da equipa do Serviço de Medicina Intensiva/Unidade de Cuidados Intensivos (SMI/UCI) onde a prática da doação tem que ser uma atividade de rotina. É o que acontece na Espanha com os coordenadores hospitalares de doação, com os resultados conhecidos, pois é o país com mais doadores por milhão de população (pmp) em todo o mundo.[20] Há vantagens no modelo espanhol: o rigor exigido, a "*expertise*" existente e os critérios de seleção de doadores, traduzem-se numa melhor identificação de doadores e no aumento dos doadores efetivos, com evidente benefício pelo maior número de órgãos disponíveis para transplante; por outro lado, o cumprimento rigoroso dos normativos disponíveis em relação aos procedimentos de diagnóstico da morte evita a existência de eventuais conflitos de interesse.

Consentimento

A Convenção de Oviedo (1997) estabelece que qualquer intervenção na área da saúde só deve ser efetuada após a pessoa em causa ter dado o seu consentimento livre e informado, podendo retirá-lo livremente em qualquer ocasião. No caso da doação de órgãos após a morte, se o indivíduo não deixou expresso de qualquer modo qual a sua vontade, o consentimento pode ser dado pelos familiares que conhecem, ou podem inferir qual a vontade da pessoa falecida, isto é, uma vez que a vontade da pessoa falecida não é conhecida, os familiares podem dar o consentimento com base naquele que é o seu próprio entendimento. A "*dead-donor rule*" encerra um princípio basilar que deve ser rigorosamente respeitado: os doentes têm de ser declarados mortos antes da colheita de qualquer órgão vital ou tecido para transplante. Os órgãos não devem ser removidos do corpo humano de uma pessoa falecida sem que a morte dessa pessoa seja certificada, de acordo com a lei nacional e a autorização, ou consentimento prévio tenha sido obtido.[10] Se a pessoa falecida declarou ser contra, por qualquer meio, a colheita não pode ser efetuada. Deve-se dar enfoque que, para desenvolver e manter a credibilidade do que se faz na área da doação de órgãos, é fulcral o consentimento, para que o público em geral e mesmo os profissionais de saúde não diretamente implicados, acreditem em todo o processo. O consentimento e os seus limites devem ser escrupulosamente respeitados. A desconfiança e a pouca transparência nos processos de doação podem criar resistências à doação de órgãos e tecidos, dentro e fora dos hospitais, que depois de instaladas podem levar muito tempo para se recuperar.[18]

O consentimento para a doação de órgãos e tecidos de doadores falecidos, está sujeita à legislação nacional de cada país. O consentimento antes da doação pode ser dado pelo próprio em vida, por diversas formas, de acordo com o normativo do país (registo de doadores, cartão de doador, registo de não doador ou pela família do potencial doador). Há dois modelos diferentes de obtenção do consentimento à doação: o modelo de consentimento informado ("*opting-in*") e o modelo de consentimento presumido ("*opting-out*").[21] No primeiro, a pessoa falecida expressou de forma explícita ainda em vida, a sua vontade de ser doador; caso não haja informação sobre essa vontade, deve ser a família do falecido a tomar a decisão, isto é, pode haver doação se a família der o seu consentimento. No caso de consentimento presumido, o falecido não expressou em vida o desejo de não ser doador, pelo que pode ser realizada a colheita de órgãos; parte-se do princípio que será normal para os cidadãos doar órgãos após a morte, confirmada a não existência de expressão da vontade que por qualquer forma, diga o contrário. Na Europa há 12 países com "*opting-in*" e 22 países com "*opting-out*", como é o caso de Portugal que desde 1993 possui um Registo Nacional de Não Doadores (**Figura 165.1**). Há três países com sistema misto (variação conforme as regiões do país, como no Reino Unido).

Contudo, em muitos países onde existe o consentimento presumido é sempre perguntado à família qual era a vontade do falecido e se existe alguma disposição indicadora dessa vontade. Caso exista contradição entre a vontade do falecido e a posição da família, esta é habitualmente respeitada, aceitando-se a recusa prévia oral do falecido, se os familiares o referirem.

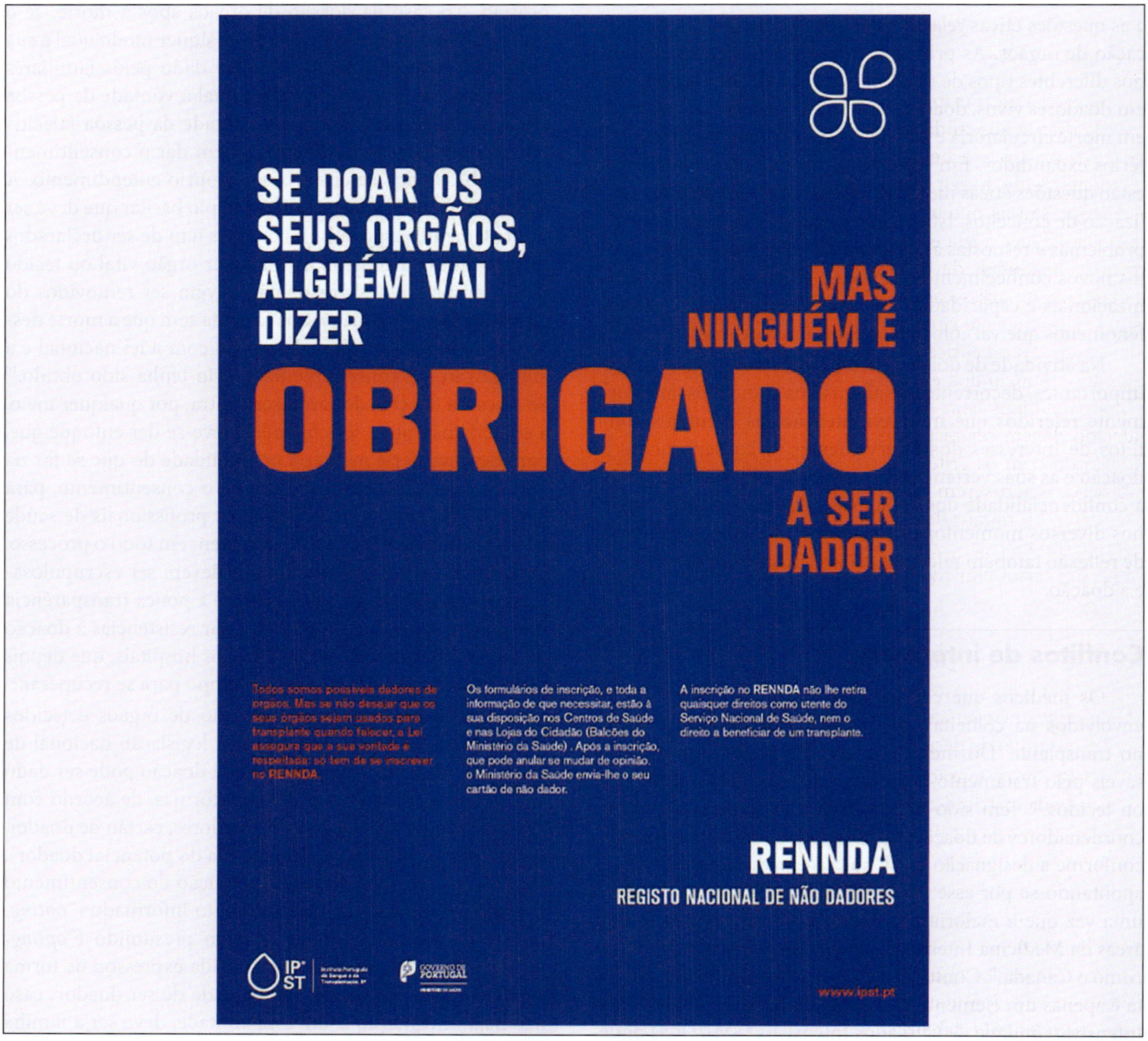

Figura 165.1. Poster de divulgação do Registo Nacional de Não Doadores (Portugal).

Fonte: Reprodução.

No consentimento informado estabelece-se que só pode haver doação após consentimento explícito (do próprio em vida, ou da família). No consentimento presumido, presume-se o consentimento para a doação e a doação avançará uma vez que não haja evidência de objeção legalmente aceita.

A recusa familiar, ainda é em muitos países do mundo a principal causa para a perda de doadores. É o caso do Brasil que apesar de ser o segundo país do mundo em número absoluto de transplantes, o desempenho efetivo ainda é baixo sendo a recusa familiar o maior motivo de perda de doadores. Em 2018 foram notificados 10.779 potenciais doadores, dos quais 3.531 foram doadores efetivos, registando-se 2.753 casos de recusa familiar à doação, o que corresponde a uma taxa de não autorização familiar de 43%.[22] "A preocupação com a vulnerabilidade social justifica em parte restrições legislativas como a que existe na lei brasileira vigente, segundo a qual familiares ainda têm a prerrogativa de determinar, após a morte do ente querido, se seus órgãos serão ou não doados, mesmo que o sujeito a tenha autorizado em vida".[23]

Também em relação ao receptor do órgão se colocam questões éticas a salvaguardar. Deve ser informado das circunstâncias da colheita e características e qualidade do órgão (se for caso disso) a transplantar, tipo de doador e suas consequências e riscos, dando seguimento o seu consentimento.

No caso de doador vivo, a avaliação inicial do doador deve assegurar que o seu consentimento foi livre e verdadeiro e deve ser informado de todos os procedimentos, evolução, riscos e direitos assistenciais (*Vidé* Questões Éticas na Doação em Vida).

Equidade no acesso ao transplante e na doação

O acesso ao transplante deve ser encarado na perspectiva do direito aos cuidados de saúde que qualquer cidadão deve ter para o seu bem-estar e qualidade de vida, independentemente do seu "*status*" social e econômico. Conhecidas que são as dificuldades na obtenção de órgãos para transplante face à sua escassez, devem, as respectivas organizações nacionais de transplante de cada país, promover a equidade no acesso a estes cuidados de saúde diferenciados. Os doentes em situação de falência terminal de órgão, cuja solução terapêutica indicada é o transplante, devem ser avaliados e incluídos em "lista de espera" de acordo com critérios clínicos bem-definidos. Os órgãos de um doador falecido devem ser disponibilizados para serem utilizados de acordo com os critérios estabelecidos de distribuição e alocação, e não serem direcionados para um receptor em particular. Os órgãos devem ser alocados com regras transparentes, objetivas e devidamente justificadas de acordo com os critérios clínicos.[18]

As normas para a alocação, definidas por grupos de trabalho constituídos para o efeito em cada país, devem ser equitativas, transparentes e passíveis de escrutínio. A alocação é uma das questões mais sensíveis neste processo e é gerador de controvérsia, não só nos agentes envolvidos, mas também motivo de desconfiança no público em geral.

Existe uma tensão crescente entre os princípios da igualdade da distribuição e o princípio do melhor benefício clínico. Deve haver a preocupação de que não há desperdício de órgãos; por isso há que ter presente aquele princípio na alocação dos órgãos de doadores com critérios expandidos, olhando as melhores indicações para transplante e a qualidade dos órgãos para além da compatibilidade HLA.[24]

A escassez de órgãos levanta uma das maiores questões éticas – o princípio da justiça distributiva – existindo modelos que podem estabelecer um sistema de distribuição: o melhor benefício clínico (conseguir a mais longa sobrevida, ou seja o doente mais adequado), a justa distribuição (assegurar igual oportunidade para todos) e a urgência clínica.

A nível internacional quando há dificuldade na obtenção de doadores compatíveis, quando existem apelos urgentes, ou quando há disponibilidade de órgãos para ceder por razões conhecidas e transparentes, pode-se promover o intercâmbio de órgãos. O transplante renal é uma prática comum em todo o mundo e por razões justificadas aceita-se a prática da troca de rins entre países, dado que o rim é o órgão em que se regista a maior carência a nível global. Estes procedimentos devem estar firmados por acordos bilaterais, ou multilaterais entre os países participantes que prevejam a troca de órgãos de forma objetiva, prevendo os cenários para a sua concretização e as regras para a sua justificação e efetiva distribuição, tendo sempre presente, o princípio de solidariedade dentro de cada país. Na doação, a equidade refere-se à inexistência de desigualdades entre cidadãos, grupos sociais quaisquer que sejam, em razão da sua caracterização econômica, racial, étnica ou religiosa. Na realidade, podemos estar perante a eventual dominação de grupos sociais sobre outros, com a fragilidade econômica de estratos populacionais e a ausência de cuidados de saúde de muitos, mas não é tolerável que, sob o ponto de vista do *status* socioeconômico haja diferenças na atitude perante a doação.[18]

O Estado deve facilitar a doação, criando e operacionalizando as estruturas adequadas para que sejam aproveitadas as oportunidades de doação, nas suas diferentes modalidades, maximizando-as para que todos os cidadãos que precisam possam ter igual acesso a um órgão, para viver com qualidade. Há que ter em atenção exemplos de modelos que podem abrir boas perspectivas nos sistemas de saúde, com recursos limitados, como nos países com baixo rendimento.[25]

Confidencialidade

A identidade do doador e do receptor deve ser mantida no mais estrito anonimato. Trata-se de uma medida de precaução e de proteção dos familiares do doador e do receptor. Deste modo se evitam eventuais comportamentos abusivos da parte da família do doador, na busca de compensações materiais, de envolvimento emocional com o receptor ou a sua família, ou da sua culpabilização. Do mesmo modo da parte da família do receptor evitam-se os sentimentos criados e a carga emocional que transporta identificar o doador e a eventual vontade de vir a compensar, de alguma forma, a outra parte.[18]

Transparência

A organização, a estrutura e a operacionalização da atividade de doação e transplante de órgãos e tecidos, têm que ser publicamente conhecidas. A sua ação deve desenvolver-se de forma transparente e ser passível de ser escrutinada, bem como de poder ter o seu desempenho e atividade devidamente auditadas.[18] As auditorias no âmbito destas atividades devem aferir e certificar as condições técnicas e logísticas dos diversos serviços envolvidos, mas sobretudo, saber se o esforço de doação está a ser realizado e se o potencial de doação está a ser conseguido na plenitude nos diversos hospitais, onde há colheita de órgãos, cumprindo-se o desiderato permanente de maximização da doação de órgãos.

A transparência consegue-se mantendo o acesso público aos resultados da atividade, regularmente publicados *on-line* e atualizados em relação aos números de transplantes e de doações (fazendo-os chegar ao "grande público" por meio da sua apresentação, com a regularidade que for entendida por conveniente. Os dados analisados, devem ser o mais amplos possível e estabelecer o perfil evolutivo dos diversos dados. Devem ser reportados o número de doadores, de órgãos e tecidos colhidos, o número de transplantes realizados e a "lista de espera" para transplante por órgão e a respectiva mortalidade. Estes dados permitem avaliar o funcionamento do sistema, a capacidade de resposta e a eficiência conseguida.

A comercialização de órgãos

A discussão acerca dos ganhos financeiros e da comercialização de órgãos para transplante está na ordem do dia. A falta de órgãos para transplante, pode conduzir a comportamentos abusivos de quem está interessado em adquirir um órgão e de quem pretende vender diretamente, ou por intermediação. Este comércio de órgãos é um problema em escala global que preocupa várias organizações e países, em todo o mundo. A escassez de órgãos disponíveis para transplante tem estimulado o tráfico de seres humanos para efeitos de remoção de órgãos e de tráfico de órgãos humanos. A OMS estimava que 5% a 10% dos transplantes de órgãos realizados anualmente resultam de comércio de órgãos. No entanto, a verdadeira dimensão do tráfico de órgãos permanece desconhecida.

A Convenção de Oviedo aponta claramente que o corpo humano, ou as suas partes não devem dar origem a ganhos financeiros. A Convenção do Conselho da Europa contra o tráfico de órgãos, identifica as diferentes atividades que constituem "tráfico de órgãos humanos", cujos estados que a retifiquem devem ser obrigados a criminalizar. O que está em causa é a "remoção ilícita de órgãos" quer a partir de doador vivo em que é oferecida e recebida, uma vantagem ou ganho financeiro ao próprio, e ou a uma terceira parte, quer a remoção de órgão em doador falecido, com ganhos financeiros, ou vantagens para uma terceira parte (*vide* Tráfico de Órgãos).

Contudo deve ser ressaltado que na doação *in vivo* não deve ser considerado vantagem, ou ganho financeiro, as compensações por perdas diretas, ou indiretas relacionadas com a disponibilidade e o ato da doação; são o caso da compensação por perda de salário, em relação ao tempo despendido com a realização de exames complementares e de internação de doador vivo para a remoção do órgão, bem como o reembolso dos custos com exames complementares efetuados ao doador, relacionados com a doação.[18] O pagamento destas despesas nunca pode ser considerado um incentivo, porque é estritamente limitado a cobrir despesas e perda de rendimentos, o que é justo.

A remoção de obstáculos à doação, de que as compensações acima referidas são exemplo, deve acontecer, na perspectiva de facilitar a doação altruísta, a quem está interessado no bem-estar do receptor. A doação voluntária e altruísta de órgãos, de que o rim é a situação mais frequente, tem um papel cada vez mais importante face à escassez de órgãos para transplante, e essa possibilidade de doação deve, por isso, ser divulgada.

Deve ser proibida a publicidade para oferecer, ou procurar um órgão tendo em vista a sua comercialização, ou obtenção de outras vantagens, ou ganhos financeiros para o doador no caso de doador vivo. Da mesma forma, não deve acontecer com os familiares no caso de doador falecido.

Os médicos e outros profissionais nunca devem assumir o transplante se o órgão em causa tiver sido obtido de forma ilícita em quaisquer circunstâncias, seja por pagamento, coação ou outro tipo de exploração do doador.

O tráfico de órgãos

Os sistemas de saúde à escala mundial vivem um cenário, cada vez mais preocupante com a escassez de órgãos para transplante.

Muitos doentes acabam por morrer à espera de um órgão compatível. Alguns doentes procuram uma oportunidade de transplante fora do quadro normativo-organizacional do sistema nacional de transplante e mesmo fora do seu país. Por isso o tráfico de órgãos humanos assume uma dimensão mundial, principalmente o tráfico de rim, e ocorre no âmbito do chamado "turismo de transplante". Neste contexto, simultaneamente nos países com baixo rendimento, ou com baixas taxas de doação, assiste-se a um fenômeno de comercialização e tráfico de órgãos. O desespero de quem precisa de um órgão para viver, ou ter melhor qualidade de vida e desesperadamente vê passar o tempo sem o conseguir dentro da respectiva estrutura e organização do seu país, conduz ao recurso a estas formas ilícitas de obtenção de órgãos. Estes caminhos privilegiam os doentes que têm capacidade financeira, procurando comprar o órgão de que necessitam geralmente em países de baixo *income* junto de pessoas pertencentes aos seus estratos socioeconômicos mais vulneráveis. Exploram-se as fragilidades de quem vive em situação de pobreza ou de absoluta carência econômica. O tráfico de órgãos é um "negócio" eticamente inaceitável. É humilhante para o ser humano que alguém tenha de vender um órgão, geralmente um rim para conseguir um pequeno pecúlio que lhe permita mitigar fugazmente uma necessidade identificada, ou as necessidades de todos os dias.

A existência de um comércio ilícito de órgãos humanos à escala mundial para fins de transplante é um fato bem-estabelecido, e várias medidas têm sido adotadas pelo Conselho de Europa, em particular a recente Convenção contra o Tráfico de Órgãos Humanos, para combater esta atividade criminosa. Atualmente a Convenção está assinada por 24 países e ratificada por 8, incluindo Portugal, oferece uma resposta universal, harmonizada e punitiva contra este fenômeno. É o primeiro instrumento jurídico internacional destinado a prevenir e combater o tráfico, capacitando os países a lidar especificamente com este tipo de crime. O tráfico de órgãos humanos constitui uma violação dos direitos humanos e liberdades fundamentais e uma ameaça séria à saúde individual e coletiva.[26]

Uma vez que os órgãos obtidos sejam por meio de práticas ilícitas como a compra e venda são provenientes de doadores que não são adequadamente estudados e selecionados do ponto de vista clínico, podendo ser portadores de doenças transmissíveis, constituindo uma ameaça grave para a saúde dos doentes e para a saúde pública. O tráfico de órgãos tem sido profundamente debatido a nível internacional e é uma das prioridades do Conselho da Europa nas áreas da saúde e da justiça. Além da Convenção contra o Tráfico de Órgãos Humanos, aberta à assinatura em março de 2015 em Santiago de Compostela, destaca-se a criação de uma rede europeia de pontos focais para a implementação de medidas de prevenção e combate ao tráfico de órgãos. A Convenção Contra o Tráfico de Órgãos Humanos tem competência extraterritorial, abrangendo os atos cometidos no estrangeiro por nacionais ou residentes; criminaliza a tentativa e a cumplicidade no cometimento de tais atos; criminaliza todas as práticas ilícitas de transplante, complementando a Convenção contra o Tráfico de Seres Humanos: comércio de órgãos, recrutamento de doadores e receptores, incitamento à compra de órgãos, extração de órgãos sem consentimento, transplante de órgãos obtidos ilicitamente. A Organização das Nações Unidas, por meio de documentação e resoluções aprovadas, tem tido nas suas preocupações prevenir e conter estes fenômenos.[27]

A Declaração de Istambul sobre Tráfico de Órgãos e Turismo de Transplante surge em 2008, logo seguinte ao ano em que segundo a OMS estimava que mais de 10% dos transplantes realizados em todo o mundo, aconteceriam no contexto do tráfico de pessoas com o propósito da remoção de órgãos ou do "turismo de transplante". Segundo a *Global Financial Integrity* (GFI) 10% de todos os transplantes incluindo pulmões, coração e fígado, são realizados com órgãos provenientes do respectivo tráfico.[28]

Os rins são os órgãos mais comercializados ilicitamente, com a OMS calculando que 10.000 rins são vendidos no mercado negro em todo o mundo anualmente.[29]

Uma das formas de combater o tráfico de órgãos é cortar a sua raiz de origem, ou seja, aumentando a oferta de órgãos para transplante, fomentando estratégias de doação neste sentido e fazendo com que os países promovam e implementem eficientes programas de transplante, com estruturas adequadas. Este esforço organizacional é possível, podendo-se apontar o exemplo do Brasil ao ter o maior sistema público de transplantes de órgãos do mundo.

Os profissionais e o tráfico de órgãos

Os profissionais de saúde que tratam doentes pré e pós-transplante, encontram-se em uma posição única para prevenir, detectar e denunciar eventuais casos de tráfico de órgãos. Na sua prática diária, acompanham doentes que podem estar considerando a hipótese de recorrer à compra de um rim (situação mais comum), avaliam potenciais doadores vivos e receptores (par doador-receptor), e fazem o seguimento de doentes que possam ter sido transplantados no exterior em circunstâncias consistentes com o tráfico de órgãos e regressaram ao centro de transplante de origem para receber o necessário acompanhamento médico pós-transplante (*follow-up*).

A comunicação de eventuais casos suspeitos ou confirmados de tráfico de órgãos por parte dos médicos às autoridades competentes é fundamental para a perseguição criminal e erradicação das redes de tráfico. No entanto, os profissionais de saúde confrontam-se com dilemas éticos e legais quando se deparam com estes casos devido ao seu dever de preservar o sigilo médico.[26]

A doação de órgãos e os cuidados de fim de vida

A doação a partir de doadores falecidos, seja em morte encefálica, seja em parada circulatória, deve ser integrada nas decisões de fim de vida mais apropriadas. Um possível ou potencial doador de órgãos é um doente cuja morte é eminente e inevitável, pelo que após a morte, a doação de órgãos pode e deve ser considerada incorporando-se no planejamento de fim de vida. Por isso cada vez mais se aceita incorporar os cuidados paliativos como parte dos cuidados de fim de vida no SMI/UCI, melhorando a qualidade desses cuidados.[30]

Nas situações de lesão cerebral catastrófica o primeiro objetivo é conseguir a estabilização clínica, mas, previsivelmente a maioria dos casos vai progredindo para a morte encefálica. O planejamento de fim de vida deve começar no momento da admissão no Serviço de Urgência ou no SMI/UCI, em vez de ser no momento da decisão de retirar os meios de suporte, ou no diagnóstico de morte encefálica, permitindo melhor comunicação com a família e a oferta de cuidados de fim de vida individualizados, considerando a doação de órgãos quando apropriada. A família deve ser informada de forma objetiva sobre a situação e respectivo prognóstico, a morte ou grave incapacidade mesmo que o doente sobreviva, apesar de nas fases precoces, em alguns casos, ser difícil essa avaliação. A hipótese de doação não deve ser colocada à família até que esta aceite a futilidade terapêutica e as razões para se retirarem os meios de suporte de vida e consequentemente a inevitabilidade da morte, ou após a confirmação da morte por critérios neurológicos.[9]

Na morte encefálica

O primeiro dever de um médico tratando de um doente com lesões cerebrais graves, ou até "catastróficas" é preservar-lhe a vida. Contudo, quando a morte encefálica sobrevem ou é reconhecido que a continuação da terapêutica não traz benefício clínico algum, isto é, não é do melhor interesse do doente, entra-se no campo da futilidade terapêutica. Neste caso o médico tem o dever de orientar-se para a paliação e cuidados de fim de vida, onde a doação se enquadra.

Quando em 1990 no Reino Unido o *Royal Devon and Exeter Hospital* publicou um protocolo sobre "ventilação eletiva não terapêutica" tendo em vista a doação de órgãos, levantou-se uma controvérsia e subsequente debate que acabou na sua aceitação.[20] Trata-se de uma prática que garante que as questões éticas sejam aceitas hoje em dia, para se aproveitar oportunidades de doação em possíveis doadores que antes não eram encarados como tal. Os argumentos a favor assentam nos princípios da Bioética; a admissão no SMI com ventilação artificial ("cuidados intensivos eletivos não terapêuticos"), não viola o princípio da beneficência, uma vez que há vantagens pelas garantias da otimização do tratamento incluindo os cuidados de fim de vida e, também, porque a ventilação eletiva pode fazer parte do processo de morte mantendo a dignidade e a ausência de sofrimento;

neste caso a vontade dos doentes que previamente expressaram o desejo de não serem ressuscitados deve ser cumprida. Contudo, na ausência de instruções neste sentido, a admissão no SMI está eticamente justificada pelos benefícios dos receptores que vão ser transplantados. Dado que o objetivo desta internação é a doação de órgãos, a família deve estar devidamente informada e ser ouvida a propósito. O princípio da não maleficência também é observado, porque se o doente não evolui para a morte encefálica durante um período acordado com a família, devem ser suspensas todas as medidas de suporte para evitar o estado vegetativo. O princípio da justiça também está suportado pelo fato da doação de órgãos contribuir para dar vida ou melhorar a qualidade de vida de quem é transplantado.

Os conceitos que encaram a doação como uma componente dos cuidados de fim de vida permitem que o médico faça esta transição da intervenção terapêutica curativa, para os cuidados de fim de vida com objetivos de doação de órgãos.[30] Estes conceitos requerem uma reflexão e um debate a começar no SMI/UCI e em todo o hospital, ou mesmo publicamente.

Os cuidados de fim de vida e a doação de órgãos são fortemente influenciados pela estrutura legal e ética que refletem os valores religiosos, culturais e sociais prevalentes.

Esta atitude de alguma forma pragmática no sentido do aproveitamento de órgãos, está salvaguardada eticamente pelo fato de que a estes doentes seriam retirados os meios de suporte, pelo que viriam a falecer e os órgãos se perderiam, o que representa não podermos salvar todos os que poderiam necessitar desses órgãos, contribuindo para o seu desperdício e aumentar a mortalidade em lista de espera para transplante. Um estudo multicêntrico realizado na Catalunha evidenciou que 7,7% de todos os indivíduos em que o suporte ventilatório foi suspenso como parte do protocolo de "limitação do suporte de vida", poderiam ter sido doadores em parada circulatória controlada.[31]

O conceito de "cuidados intensivos para facilitar a doação de órgãos", que recentemente foi desenvolvido, compreende a ventilação eletiva não terapêutica e o suporte hemodinâmico, implementados como medidas de suporte em doentes com graves lesões neurológicas, sem possibilidade de sobrevivência, declaradamente para incorporar a doação de órgãos no planejamento dos cuidados de fim de vida) e evitar a perda destes doadores. Os cuidados de fim de vida podem ser melhorados utilizando "cuidados intensivos para facilitar a doação de órgãos", ao garantir um modelo de cuidados ao doente em ambiente de medicina intensiva.[32-34] Os benefícios desta atitude para a sociedade são evidentes, pelo número de transplantes que será possível realizar. Um estudo pertinente, mas já com alguns anos, estimava que uma só doação multiorgânica de 6 órgãos pode gerar mais de 55,8 anos de vida para os receptores desses órgãos.[35]

Na Austrália foi efetuado um estudo para avaliar se a admissão numa unidade de cuidados intensivos (UCI) de um doente portador de lesão neurológica irreversível para cuidados de fim de vida, tendo em vista a doação de órgãos, se traduzia em benefício, em anos de vida ajustados pela qualidade (QALYs), comparado com a admissão de outro doente não paliativo, para tratamento ativo; conclui-se que essa admissão produz uma média de mais de sete vezes (7.3 QALYs) por leito-dia da UCI em ganhos para a comunidade, comparado com a média de benefício dos doentes internados que se espera que sobrevivam. Quando for possível não se deve recusar oferecer cuidados de fim devida em uma UCI naquele contexto, tendo por base o argumento da ausência de benefícios, ou a utilização inapropriada de recursos.[36]

Na morte cardíaca

A necessidade de aumentar o número de órgãos disponíveis, levou à implementação de programas de transplante em doadores em parada circulatória (PC) em vários países do mundo e o número de transplantes com órgãos com esta proveniência continua a aumentar.

A decisão de iniciar os procedimentos tendo em vista a doação em parada circulatória, acontece pelo fato do doente estar chegando ao fim de vida.[37] Nestas circunstâncias, as decisões de cuidados de fim de vida devem ter atenção as diferentes vias para a doação em parada circulatória, seja em PC controlada, ou em PC não controlada. O desenvolvimento da doação em PC não controlada, ou controlada levantou novas questões éticas, e torna necessário à sua regulamentação legislativa e a criação de normas designadamente, com protocolos institucionais e para a prática clínica.[38] Toda esta regulamentação deve ter uma estrutura própria, forte e consolidada. Há uma condição muito importante na doação em parada circulatória: todas as decisões que dizem respeito ao tratamento do ainda doente, incluindo a decisão de retirar, ou limitar a terapêutica de suporte de vida na doação controlada, ou a cessação das manobras de ressuscitação na doação não controlada, devem ser com base no que é entendido ser o melhor interesse do doente.[37]

Os quatro princípios da Bioética são válidos e essenciais na abordagem das questões éticas da doação em PC: o primeiro e principal é a autonomia dos doentes que deve ser respeitada de forma a que as opções do doente sejam feitas de acordo com os seus valores e com a sua vontade; o princípio da beneficência suporta o doente naquela que foi a sua manifestação de vontade de doar órgãos, o princípio da não maleficência reflete-se em não causar dor, ou sofrimento ao doador, o quarto princípio, da justiça social, ou seja a distribuição justa dos benefícios e dos encargos da doação a todos os membros da sociedade.

Em 1995 em Maastrich (Holanda) por ocasião do primeiro *Workshop* Internacional sobre o tema, foi efetuada a primeira classificação por categorias, dos doadores em morte circulatória[12] que veio a ser modificada em Paris em 2013 (**Quadro 165.1**).[39] Na prática, as categorias II e III são as mais utilizadas. A expressão não controlada (categoria II) refere-se a doadores vítimas de parada cardiorrespiratória súbita, declarados mortos após ressuscitação infrutífera. Na categoria III a doação ocorre depois da declaração da morte

Quadro 165.1. Classes de Maastricht de doadores em morte circulatória		
Doadores em morte circulatória – Classificação de Maastricht		
Classes	**Descrição**	**Tipo**
I	Morto à chegada	Não controlado
II	Ressuscitação infrutífera	Não controlado
III	Parada cardíaca aguardada após suspensão de suporte de funções vitais	Controlado
IV	Parada cardíaca de doador em morte cerebral	Controlado

Fonte: Adaptado de Kootstra G, Daemen JH, Oomen AP. Categories of non-heart-beating donors. Transplant Proc. 1995; 27(5):2893-4.

por parada cardíaca, após a prévia retirada da terapêutica de suporte de vida o que por norma, acontece em ambiente de cuidados intensivos.

Há uma diferença na determinação da morte na doação por PC não controlada e na PC controlada: na primeira as manobras de ressuscitação foram infrutíferas, enquanto na segunda, a morte acontece após a retirada das medidas terapêuticas de suporte. Por eventuais conflitos de interesses, os profissionais que fazem a manutenção do doador são diferentes da equipa de doação, da equipa que faz a colheita e da que faz o transplante; particularmente na doação em PC não controlada, quem executa a ressuscitação cardiopulmonar, não deve ter qualquer interesse na doação, pois isso pode condicionar a sua atuação, as manobras devem ser suspensas por juízo estritamente clínico e não com o fim da doação. Pode ser considerado conflito de interesse se o coordenador de transplante, ou o coordenador hospitalar de doação estiveram envolvidos no tratamento do possível doador, igualmente nas situações de parada circulatória controlada. Não se deve também proceder à consulta dos registos da vontade do doente, nem avançar com procedimentos tendo em vista a doação, antes da morte ser declarada.

A prática da doação em parada circulatória, não controlada ou controlada é diferente nos diversos países. A opção por uma ou outra modalidade, reside nas diferenças na legislação, nos conceitos éticos, na prática de cuidados de fim de vida e nas capacidades de resposta pré-hospitalares às situações de PCR.

Não sendo uma prática generalizada na Bélgica e na Holanda, a doação em PC controlada é permitida após eutanásia, exigindo-se grande rigor nas decisões e de acordo com os respectivos protocolos nacionais.[40]

Doação em parada circulatória não controlada

Após uma parada cardíaca, o principal objetivo dos profissionais de saúde é salvar a vida do doente, mas quando tal não é possível a doação de órgãos em PC não controlada é uma opção; trata-se de uma oportunidade para haver lugar à doação, se essa for a vontade do doente de acordo com o consentimento previamente expresso.

A primeira preocupação ética é a determinação do caráter irreversível da parada cardíaca. A parada cardíaca deve ser tratada de acordo com os protocolos locais alinhados com as normas internacionais, devendo a PC não controlada ser uma opção, quando a ressuscitação avançada for considerada infrutífera. De notar que as compressões cardíacas e a ventilação artificial são prolongadas durante o transporte para o hospital com o único objetivo de se preservarem os órgãos e a monitorização é mantida, o que permite salvaguardar o retomar da autonomia cardíaca, se tal acontecer. À chegada ao hospital, a morte deve ser confirmada de forma independente por outro, ou outros médicos que reavaliam a não indicação de outras medidas terapêuticas e fazem respeitar um período sem haver qualquer procedimento (*"no touch"*) que é variável de país para país (geralmente 5 minutos),[41] confirmando a ausência de circulação e respiração espontâneas e certificando a morte em seguida. Os aspectos éticos ligados aos eventuais conflitos de interesse dos médicos envolvidos dissipam-se perante a separação das equipas dos prestadores de cuidados no hospital em três equipas, a equipa que recebe e trata, a equipa de doação e a equipa de colheita, com diferentes papéis bem-definidos, o que é internacionalmente reconhecido.

Os critérios de doação em PC não controlada devem ser rigorosamente observados, designadamente os tempos estabelecidos para os procedimentos, observando a qualidade dos órgãos submetidos aos efeitos deletérios da isquemia quente. Nesta categoria de doação em PC levantam-se outras questões éticas: os riscos inerentes à impossibilidade de ter uma história clínica e antecedentes conhecidos, face ao curto espaço de tempo disponível para os procedimentos necessários.

Por razões éticas tem de se avaliar se existem critérios para o suporte de vida com circulação extracorpórea, antes de se considerar a possibilidade da doação em morte circulatória não controlada.[42] Deve existir um protocolo para esse fim no hospital que recebe este tipo de possíveis doadores. Sob o ponto de vista ético não faz sentido utilizar a técnica de oxigenação extracorpórea, nos hospitais onde está disponível, tendo em vista apenas a doação de órgãos. Os programas de ressuscitação cardiopulmonar com circulação extracorpórea podem coexistir com sucesso e de forma complementar com a doação em PC não controlada.[41]

Nestas condições os receptores dos órgãos, devem ser avisados previamente para esta hipótese de doação, para os eventuais riscos ligados à qualidade dos órgãos e darem previamente o seu consentimento informado.

Doação em parada circulatória controlada

O aumento da prática de colheita de órgãos em doadores em PC controlada aumentou a discussão acerca das questões éticas que lhe estão subjacentes, procurando-se o equilíbrio que compatibilize o interesse em ter mais órgãos disponíveis para transplante e a intervenção que a Medicina pode ter nos cuidados de fim de vida. O fato de ter que intervir no doente que está morrendo, com o objetivo de melhorar a qualidade dos órgãos para transplante e os tempos para respeitar para a colheita de órgãos após a declaração da morte, são geradores de controvérsia.[43] Nas questões éticas na doação em parada circulatória controlada, devem constar os respectivos protocolos do hospital e da prática que estiver institucionalizada. As ações individuais dos elementos da equipa que tratam o doente devem ser estabelecidas de forma a impedir que haja risco de conflito entre os interesses do potencial doador e os interesses do receptor: o médico que declara a morte não deve participar nem na colheita de órgãos, nem do transplante, nem do tratamento do receptor. Os riscos ligados à qualidade dos órgãos, os benefícios da colheita de órgãos e do transplante e os resultados dos programas de doação em parada circulatória, devem ser discutidos com os receptores; o receptor deve ter autonomia na decisão para aceitar ou recusar os órgãos e o decisor clínico deve pesar os riscos e os potenciais benefícios nestas circunstâncias.

Ter em atenção o "princípio do duplo efeito" que diz que um ato que pretende ser um benefício para um doente, não pode ser realizado, causando em simultâneo efeito adverso ou prejuízo a outrem (neste caso abreviar a morte do possível doador). Deve ser respeitada a norma conhecida como "a regra do doador morto" ("*dead donor rule*") que não permite que seja feita a colheita de órgãos sem a morte do doador estar declarada. O debate pode focar-se nesta última questão: saber se a doação em PC controlada viola a interpretação mais alargada desta norma argumentando-se que os doentes com vida não devem ser tratados "pensando que estão mortos" e por sua vez saber se os potenciais doadores recebem os adequados cuidados de fim de vida. A administração de fármacos como por exemplo a utilização de heparina que é geralmente administrada antes da morte ocorrer, pode ser controverso, teoricamente porque pode agravar a hemorragia cerebral e abreviar a morte, ao que é contraposto que como é administrada na fase agônica não é provável que abrevie a morte. Também, o tempo de espera para remoção dos órgãos após parada cardíaca, pode ser controverso, quando o chamado período de agonia se prolonga para além do desejável e o processo de doação precisa ser interrompido: se a morte não acontece em 60 minutos após a retirada do suporte ventilatório, usualmente não é feita a colheita, porque a hipotensão e a hipoxemia podem deteriorar os órgãos.[10]

As respostas para estas questões devem encontrar-se na legislação e nas normas que devem existir, ou ser publicadas para o efeito[43] e que focam na importância da avaliação do melhor interesse do doente que está morrendo, justificando as intervenções *ante mortem* para facilitar a doação em PC controlada, "subentendendo-se" que o doente que está morrendo gostaria fazer a doação e que mais tratamentos para suportar a vida já não lhe trazem benefício, o que para alguns constitui uma presunção controversa. Cada país deve produzir essas normas, estabelecendo que intervenções *ante mortem* são aceitáveis e quais requerem o consentimento da família para serem aceitas.[40] A apresentação da doação em PC controlada como uma preocupação bioética que pode ser mitigada pela produção e implementação de normas clínicas, demonstra a dificuldade em encontrar as necessárias justificações éticas para os procedimentos que lhe estão inerentes.

Outra questão ética é o consentimento informado que deve ser obtido e documentado *ante mortem* nos respectivos registros, antes dos procedimentos a realizar no potencial doador em PC controlada. Muito importante é o respeito pela autonomia do doente, quanto à vontade de doar, seja por registro prévio, qualquer que seja a modalidade, ou por manifestação de vontade antecipada.

Nos procedimentos conducentes à doação em PC controlada, um aspecto a reter, é a possibilidade de um médico poder evocar a objeção de consciência na sua participação neste processo.

Antes da discussão sobre a doação de órgãos, a retirada da terapêutica de suporte deve ser discutida e acordada com a família, documentando a decisão nos registros clínicos de acordo com o prognóstico e a ausência de benefício clínico com a continuação da terapêutica, tendo presente os cuidados de fim de vida. A doação de órgãos deve ser consequência da decisão de retirar a terapêutica e não constituir o objetivo dessa retirada. A família (ou os decisores que lhe sejam próximos) não deve ser abordada até ser tomada a decisão de suspender a terapêutica de suporte. A declaração da morte na PC controlada é efetuada após a determinação da irreversibilidade das paradas circulatória e respiratória, confirmadas por exame físico e eventualmente exames complementares de acordo com os protocolos existentes.[38]

Doadores expandidos

A necessidade de aumentar o número de órgãos disponíveis conduziu à utilização de doadores com critérios expandidos cuja qualidade dos órgãos e a sua alocação pode colocar problemas éticos em relação ao receptor e à decisão clínica. O conceito de doador com critérios "expandidos" permite que cada vez mais se reconheçam como doadores efetivos, aqueles com idade mais avançada e portadores de comorbilidades diversas, mas que não constituem contraindicação à colheita, estando assim assegurada a qualidade desses órgãos para transplante. Incluem-se também, neste grupo, os doadores em PC controlada pelos eventuais diminuídos bons resultados no transplante com a utilização destes órgãos, apesar de se saber que os resultados dos órgãos de doadores em PC controlada se igualam aos de doadores *standard*.[5]

A existência de doadores com idade cada vez mais avançada, coloca mais vezes a questão da utilização dos seus órgãos em transplante. Por exemplo, no caso do transplante de rim, pelo eventual efeito negativo da idade do doador na sobrevida do transplante, há que ter atenção a sua aplicação em receptores jovens, trata-se de uma questão ética e clínica.

A desvantagem clínica desta situação pode ser ultrapassada, se os rins forem transplantados em receptores da mesma idade ou mais velhos, atendendo ao previsível benefício clínico e retirando o problema ético que pode existir de se colocar em um jovem, um enxerto de um doador com muito mais idade. Face à presente mais elevada média de idades dos doadores, tem sido defendida uma estratégia de alocação de órgãos conhecida por "*old for old*", em que os rins de doadores com mais idade devem preferencialmente ser alocados a receptores mais idosos ultrapassando-se a compatibilidade HLA.[5,24]

Perante a crônica falta de órgãos, os órgãos de doadores com critérios expandidos são um potencial benefício para o receptor, porque as alternativas que se colocam são, por exemplo uma vida a fazer diálise com pouca qualidade de vida, ou a morte em "lista de espera "para transplante; por isso esta opção é clínica e eticamente justificada.

Com o objetivo de diminuir a diferença entre o número de órgãos disponíveis e as necessidades para transplante, os critérios de seleção dos doadores têm vindo a ser cada vez mais expandidos, com extensão dos critérios aos denominados doadores de risco "não *standard*". Pretende-se evitar o desperdício de órgãos para transplante que reúnam as condições exigíveis para a sua aplicação, face aos conhecimentos científicos atuais, e as capacidades terapêuticas.

Os doadores de risco não *standard*, são os doadores portadores de uma situação clínica que aumenta o risco do transplante no receptor; essa situação (doença maligna, infecção ativa ou intoxicação) é identificada durante a avaliação do doador previamente ao transplante e é assumida pela equipa médica.[8,24] Em alguns países aceita-se esta possibilidade da extensão dos critérios aos doadores de risco não *standard*, o que coloca questões éticas acrescidas, porque se tratam de doadores com risco de transmissão de doença. Os avanços da Medicina e das recomendações internacionais permitem que não sejam excluídos. A decisão para usar doadores com determinadas infecções, designadamente hepatite B (HBV) e hepatite C (HCV) pode ser equacionada para doadores selecionados, caso a caso, com um risco aceitável de morbidade e mortalidade que pode ser mitigada pela monitorização e pela prévia intervenção ou profilaxia. Tem que ser avaliado doente a doente, se a profilaxia ou o tratamento são possíveis. Um bom exemplo é o que acontece com o advento dos novos fármacos antivirais para o HCV e os dados disponíveis na sua segurança e eficácia no tratamento em receptores de transplantes infectados por HCV; as consequências da transmissão do HCV mudaram pelo que pode ser considerada a utilização de doadores com risco aumentado para HCV.[7,44]

Um estudo realizado na Espanha (2013-junho 2017) avaliou 1.306 transplantes efetuados com órgãos de doadores de risco não *standard* (7% do total dos transplantes realizados) com resultados positivos. Não se verificou nenhuma morte nem perda de enxerto, registando-se apenas um único caso de transmissão em um transplantado com coração de um doador HCV, situação que foi alvo de prévia discussão do risco-benefício e três anos depois o receptor continuava vivo, com o enxerto funcionante, tendo recebido tratamento antiviral. Deste estudo conclui-se que a utilização de doadores de risco não *standard* fornece bons resultados em termos de qualidade e segurança, além de contribuir para diminuir a escassez de órgãos; estes aspectos asseguram algumas reservas que sob o ponto de vista ético possam existir quanto à utilização daquele tipo de órgãos.[8]

Neste contexto é importante a existência de um registro de dados específico sobre a utilização de doadores de risco não *standard* que ajuda ao acompanhamento e seguimento clínico prospectivo dos receptores transplantados com órgãos provenientes daqueles doadores. A Organização Nacional de Transplante da Espanha desenvolveu um registro deste tipo, cuja informação contribui para aumentar o nível de evidência que guiará a avaliação, no futuro, do risco para os receptores com os órgãos destes doadores.[24]

Os princípios da Bioética estão presentes na decisão que permite o transplante a partir de doadores com critérios expandidos de risco não *standard*: o benefício face ao risco; a autonomia de acordo com o consentimento dos receptores; a justiça na alocação, na gestão da lista de espera, no seguimento clínico e dos cuidados de saúde ao receptor. Os princípios da beneficência e da não maleficência estão também acautelados. A autonomia do receptor é de primordial importância, com base em um consentimento informado bem-consolidado, o médico tem o dever de fornecer toda a informação ao receptor, para que este possa elaborar um consentimento informado livre, tendo a responsabilidade de avaliar se quer assumir o risco de permanecer em lista de espera ou o risco de receber um órgão que pode eventualmente transmitir uma doença. Neste caso de transplante de órgãos com critérios expandidos com risco não *standard*, é por alguns, recomendado um duplo consentimento na aceitação do órgão, ou seja, em diferentes momentos: no momento do registo na "lista de espera" e quando houver um órgão disponível para o transplante.[7]

Questões éticas a montante da doação

A realidade da transplante de órgãos a nível mundial deve fazer com que os governos dos diversos países se preocupem com a organização dos sistemas públicos de doação e transplante. Neste âmbito deve ser estruturada a legislação e a regulamentação daquelas atividades ao nível dos países e, simultaneamente, nos hospitais devem ser criados programas internos de doação e programas de coordenação de transplante. A oferta vai continuar muito aquém da procura, independentemente do desenvolvimento de estratégias que levem os diferentes países a pensarem na obrigação de obterem a sua tendencial autossuficiência e encontrarem respostas nestas áreas para os seus cidadãos. Os Estados têm aqui um papel fundamental, promovendo medidas de prevenção e de assistência clínica que melhorem a saúde das populações, evitando muitas doenças que possam vir a evoluir para situações de falência terminal de órgão, cuja única terapêutica adequada é o transplante. Por isso as sociedades organizadas têm que dar atenção à prevenção da doença, também com o objetivo de diminuir a morbilidade conducente a falência terminal de órgãos e consequentemente à diminuição dos candidatos a transplante de órgão (**Figura 165.2**).

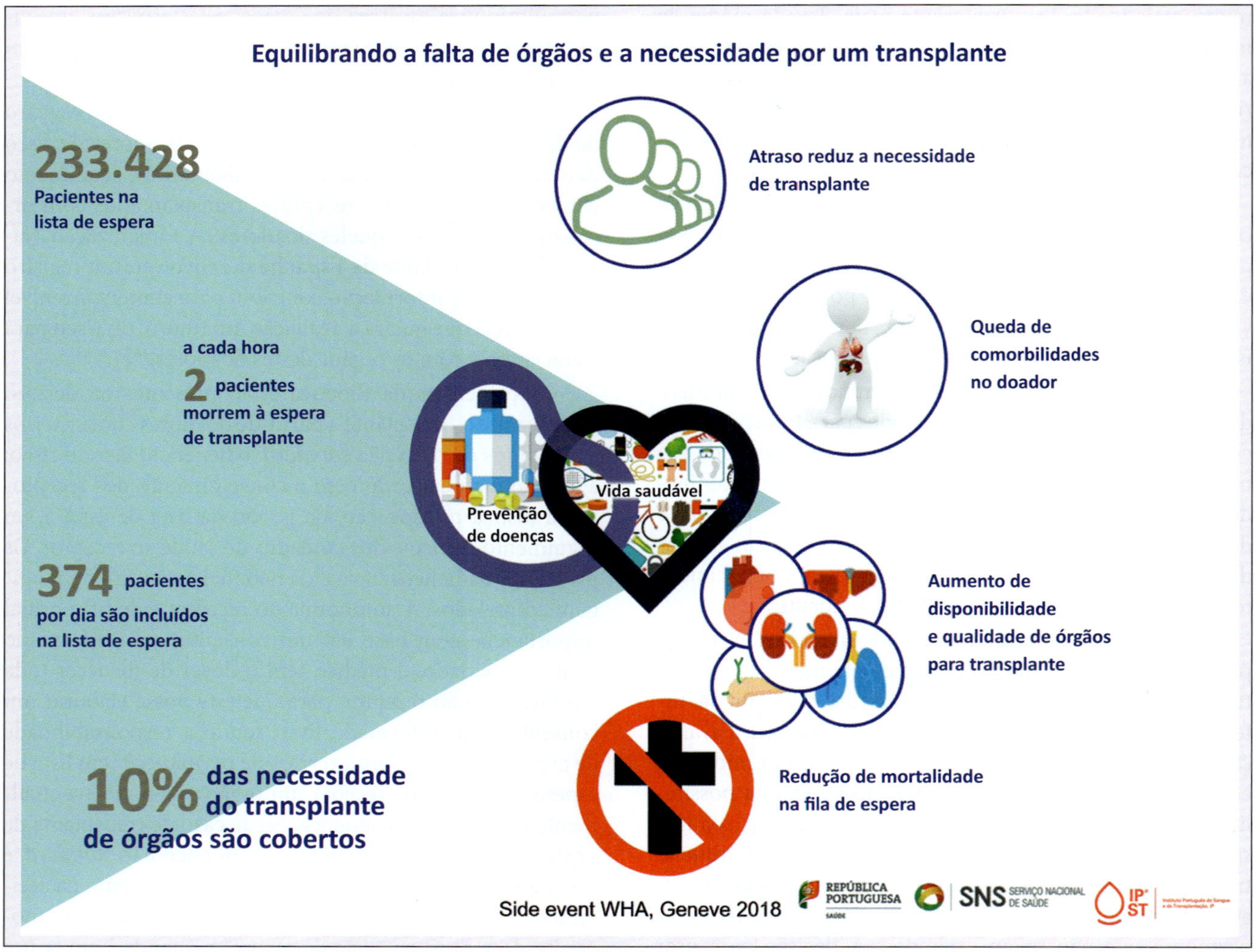

Figura 165.2. O papel da prevenção face à escassez de órgãos.
Fonte: Reprodução Side event WHA, Geneve 2018.

Esta é a resposta mais adequada e eficaz que tem que ser vista muito seriamente, porque face ao constante aumento das "listas de espera" para transplante, não é possível continuar a aumentar o número de doadores e o número de órgãos disponíveis para transplante, por melhor que sejam as estratégias neste sentido.

Este é o caminho, caso contrário vamos continuar a assistir ao aumento da mortalidade dos que se "desesperam" por um órgão. Não tenhamos ilusões: face à penúria de órgãos que se verifica, a uma procura que não para de crescer e a uma oferta que vai diminuindo, tem que ser pensado a nível global um forte investimento nas causas de falência terminal de órgão. É um grave problema de saúde pública. No caso da insuficiência renal terminal, deve ser encarada pelas autoridades de saúde de cada país e pela OMS como uma autêntica "epidemia" que não tem solução à vista, se não se colocar um ponto preventivo, de forma organizada às causas da insuficiência renal crônica! É um dever ético de quem "pensa saúde"!

Questões éticas na doação em vida

A maior parte dos órgãos disponíveis, são provenientes de doadores em morte encefálica; contudo a promoção da doação a partir de doador vivo faz parte das estratégias para aumentar a transplante de órgãos. A doação a partir de doadores falecidos e de doadores vivos são complementares. Em todo o mundo 42% dos transplantes renais e 18% dos transplantes hepáticos são efetuados com órgãos provenientes de doadores vivos. Este tipo de doação contribui para 35% de toda a atividade de doação.[45]

Quem doa um órgão, doador vivo, deve ser informado de todo o procedimento, evolução, riscos e direitos assistenciais. Na doação em vida pode estar em causa um princípio basilar do exercício da Medicina: *primum non noncere*, primeiro não causar dano, o que está consubstanciado no princípio da Bioética de não maleficência. Contudo é essencial refletirmos também sobre os outros três princípios: beneficência (fazer bem), respeito pela autonomia e respeito pela justiça (promovendo a equidade), colocando o altruísmo como princípio fundamental da doação de doador vivo!

De notar que o transplante deste tipo ao envolver um doador vivo, de plena saúde que é submetido a uma intervenção cirúrgica, não pode deixar obrigatoriamente de prever a possibilidade de vir a causar qualquer dano físico, com riscos a curto e a longo prazo. Para tal, deve ser, antecipadamente, avaliado esse risco. Por causa desses riscos reais e potenciais, os doadores devem ser criteriosamente selecionados, a fim de os minimizar. Inclui-se a avaliação psicológica e da real manifestação de vontade de fazer a doação.

Na admissibilidade à doação em vida é imperativo fazer convergir a autonomia individual - expressa por meio do consentimento livre e esclarecido - com a solidariedade social, testemunhada pela dimensão altruísta da graciosidade da dádiva, legitimando-se assim a doação em vida pela preservação e promoção da dignidade humana.

A doação devendo ser livre e espontânea, isto é, sem vícios da vontade; pressupõe o consentimento informado e esclarecido, por parte tanto do doador quanto do receptor e será sempre uma solução de *ultima ratio*, perante a ausência de outra modalidade terapêutica com equivalente probabilidade de sucesso e uma vez esgotada a oportunidade de recurso a órgão de doador falecido. O alargamento das possibilidades de doação a doadores não aparentados pressupõe, contudo, que estes mantenham uma "relação pessoal próxima", orientação expressa no Protocolo Adicional à Convenção sobre os Direitos do Homem e da Biomedicina, relativo ao transplante de órgãos e tecidos de origem humana, tornando possível a admissibilidade da existência de doadores voluntários não familiares, familiares por adoção, unidos de fato e do cônjuge.[6]

Em muitos países, após o consentimento do doador é necessária a aprovação de uma Comissão de Ética independente das equipas de transplante. Em alguns países, o assentimento desta Comissão de Ética, é apenas exigida para a doação entre aqueles que não são parentes.[45]

Na doação de doador vivo, deve estabelecer-se que todos os doadores, qualquer que seja a sua origem e condição recebem igual tratamento e seguimento clínico após a doação. Para evitar situações de abuso em eventuais doadores vivos provenientes de outros países ou regiões, deve haver cuidado na sua rastreabilidade, assegurando que a avaliação inicial do doador é assegurada, que o seu consentimento foi livre e verdadeiro, para despistar qualquer situação que prefigure qualquer ato ilícito, quer de coação quer de ganho financeiro ou outra vantagem material e que, após o transplante, o seu seguimento clínico é adequado e está assegurado.

Como em muitos outros aspetos da prática médica, a uniformização de procedimentos pode ter vantagens para todos os envolvidos: no caso dos cuidados de fim de vida, estas vantagens podem prolongar-se no tempo e se estender a familiares e amigos do falecido. Parece assim ser justificado destacar reflexões e recomendações baseadas em graus de evidência pelo papel pedagógico e pelo impacto no modelo organizativo. Apesar de poucas destas reflexões obterem o grau de evidência elevado, merecendo a inclusão generalizada nas orientações locais, tal abordagem ajuda a relativizar a importância da sua implementação universal.[46]

Conclusões

Pelo fato de manusearmos e utilizarmos órgãos humanos para transplante, todo o processo deve ser feito respeitando direitos fundamentais e respeitando o corpo humano, de acordo com os preceitos legais e os princípios éticos.

A falta de órgãos é um problema a nível global que lança diversos desafios também a nível ético. As sucessivas respostas da Medicina que se vão construindo para encontrar doadores e solucionar a crônica falta de órgãos, levantam novas e complexas questões éticas.

A obtenção de órgãos para transplante é um dever ético da parte de todos envolvidos neste processo, seja a nível organizativo dos Estados, seja a nível hospitalar, para minorar o sofrimento de quem precisa de um órgão para viver com qualidade!

Apesar da escassez de órgãos na doação, não podem ser ultrapassadas as barreiras éticas e as normas legais de cada país, no absoluto respeito pelas liberdades e garantias dos cidadãos, mesmo depois da morte ter ocorrido.

O consentimento informado, ou o consentimento presumido têm de existir, previamente a qualquer colheita de órgãos, cumprindo-se a vontade do possível doador e a legislação existente, credibilizando todo o processo de doação.

Na atividade de doação devem ser aprofundados pontos de reflexão importantes: os eventuais conflitos de interesse dos intervenientes, o consentimento à doação, a confidencialidade dos principais visados, a transparência em todo o processo de doação, os interesses financeiros e o comércio de órgãos.

A falta de órgãos à escala global, incentiva a comercialização e o tráfico de órgãos, práticas que devem ser rejeitados e ilegalizados pela comunidade internacional, tal como o turismo do transplante que não deve ser tolerado.

É dever dos médicos preservar a vida dos seus doentes, baseando as decisões nos seus conhecimentos clínicos e em valores e princípios éticos, respeitando os interesses do doente e as suas decisões.

A doação de órgãos deve ser encarada como uma opção de cuidados de fim de vida, perante situações clínicas com caráter de irreversibilidade que irão conduzir à morte, designadamente em ambiente de cuidados intensivos. Neste caso, os deveres do médico deverão desviar-se para a paliação e cuidados de fim de vida onde a doação se enquadra.

Os "cuidados intensivos eletivos não terapêuticos" tendo em vista a doação de órgãos que engloba a "ventilação eletiva não terapêutica" e o suporte hemodinâmico são uma prática aceita, para se aproveitarem as oportunidades de doação em possíveis doadores que antes não eram encarados como tal, e se perdiam. Os argumentos a seu favor não levantam questões quanto ao seu enquadramento na plenitude nos princípios da bioética.

A necessidade de se encontrarem mais órgãos, levou à implementação de programas de transplante com órgãos de doadores em parada circulatória que têm especificidades éticas e normativas, conforme a doação, seja ela controlada ou não controlada.

A necessidade de aumentar o número de órgãos disponíveis conduziu à utilização de doadores com critérios expandidos, cuja qualidade dos órgãos e a sua alocação pode colocar problemas éticos em relação ao receptor e à decisão clínica. Estes problemas estão majorados com os doadores com critérios expandidos de risco não *standard* ou risco aumentado, porque está em causa a possibilidade de transmissão de doença.

O previsível aumento da escassez de órgãos para transplante, deve sensibilizar as autoridades de saúde em todo o mundo, para um maior investimento na área da prevenção, de forma a mitigar o número de cidadãos portadores de falências terminais de órgão que vêm a necessitar de ser transplantados.

Glossário

- **Lesão Cerebral Catastrófica:** qualquer situação neurológica cuja avaliação na admissão no hospital revela ser ameaçadora de vida ou incompatível com uma boa recuperação funcional, e em que é considerada a limitação terapêutica precoce.
- **Classes de Maastricht:** categorias aceitas, internacionalmente, para classificação dos diferentes tipos de doadores em morte circulatória.
- **Coordenador hospitalar de doação:** médico com formação específica para a detecção e avaliação de potenciais doadores de órgãos e tecidos para transplante, preferencialmente das áreas de cuidados intensivos, urgência, emergência ou anestesia.
- **Doador com critérios "expandidos":** corresponde a doadores com idade mais avançada e/ou portadores de comorbilidade diversas, mas que não constituem contraindicação à colheita, estando assim assegurada a qualidade dos órgãos para transplante.
- **Doador expandido de risco não standard:** doadores com história de doença neoplásica ou risco aumentado de patologia infecciosa de acordo com as suas características comportamentais e demográficas.
- **Doador efetivo:** a quem foi feita uma incisão cirúrgica com intenção de colher órgãos para transplante ou de quem se colheu pelo menos um órgão para transplante.
- **Possível doador:** indivíduo com lesões cerebrais graves, ou catastróficas, ou com falência circulatória apresentando situação clínica passível da doação de órgãos.
- **Potencial doador:** indivíduo falecido em situação clínica compatível com morte encefálica ou parada circulatória sem contraindicação médica para a doação de órgãos.
- **Potencial de doação do hospital:** relação entre o número de mortes cerebrais no hospital e o número total de óbitos no hospital.
- **pmp:** por milhão de população.
- **Taxa de utilização de órgãos:** relação entre o número de órgãos transplantados e número de órgãos recolhidos.
- **Ventilação eletiva não terapêutica (VENT):** início de ventilação mecânica com o objetivo de possibilitar a doação de órgãos.

Referências bibliográficas

1. World Health Organizatiom (WHO). Transplantation. Disponível em: https://www.who.int/transplantation/donation/taskforce-transplantation/en/.
2. Global Observatory on Donation na TRansplatation (GODT). Who-Ont. Disponível em> http://www.transplant-observatory.org/reports/.
3. Council of Europe. Transplatation. Disponível em: https://www.coe.int/en/web/human-rights-channel/organ-donation
4. The Madrid resolution on organ donation and transplantation: national responsibility in meeting the needs of patients, guided by the WHO principles. Transplantation. 2011;91 Suppl 11:S29-31.
5. Antonia J. Cronin. Ethics of Transplantation, Anesthesiology Clin. 2013;31(2013):675-687.
6. Costa RP. Aspectos Jurídicos da Transplante de Órgãos. Dissertação em Ciências Juridico-Civilistas – Menção em Direito Civil, Julho 2017, Universidade de Coimbra
7. Petrini C, Trapani S, Riva L, Floridia G, Gainotti S, Lombardini L, et al. Organ Transplantation From Nonstandard Risk Donors: Midway Between Rigid and Flexible Rules. Transplant Proc. 2019;51(9):2856-9.
8. Mahillo B, Coll M, Martin C, Dominguez-Gil B. Spanish Non Standard Risk Donor Project (Period 2013-June 2017), Transplantion. 2018;102:S381
9. Harvey D, Butler J, Groves J, Manara A, Menon D, Thomas E, Wilson M. Management of perceived devastating brain injury after hospital admission: a consensus statement from stakeholder professional organizations. Br J Anaesth. 2018;120(1):138-145.
10. Richard J. Howard and Danielle L. Cornell, Ethical Issues in Organ Procurement and Transplantaton, 2017; Chapter 7

11. World Health Organization, WHO Task Force on Donation and Transplantation of Human Organs and Tissues.
12. Kootstra G, Daemen JH, Oomen AP. Categories of non-heart--beating donors. Transplant Proc. 1995;27(5):2893-4. Sixty-Third World Health Assembly, Human organ and tissue transplantation, WHA63.22, 21 May, 2010
13. Council of Europe. Convention for the protection of Human Rights and Dignity of the Human Being with regard to the Application of Biology and Medicine: Convention on Human Rights and Biomedicine (ETS No. 164), Oviedo, 4 April 97. Disponível em: https://www.coe.int/en/web/conventions/full-list/-/conventions/treaty/164
14. Council of Europe. Additional Protocol to the Convention on Human Rights and Biomedicine concerning Transplantation of Organs and Tissues of Human Origin (ETS No. 186), Strasbourg, 1 May 2006. Disponível em: https://www.coe.int/ en/web/conventions/full-list/-/conventions7treaty/186/
15. Sixty-Third World Health Assembly. WHO Guiding Principles on Human Cell, Tissue and Organ Transplantation, endorsed in Resolution WHA63.22, 21 May 2010. Disponível em: http://www.who.int/transplantation/en/
16. Council of Europe. Convention against Trafficking in Human Organs (ETS No. 216), Santiago de Compostela, 25 March 2015. Disponível em: https://www.coe.int/ en/web/conventions/full-list/-/conventions/treaty/216/
17. The Declaration of Istanbul on Organ Trafficking and Transplant Tourism (2018 Edition) Steering Committee of the Istanbul Summit. Organ trafficking and transplant tourism and commercialism: the Declaration of Istanbul. The Lancet. 2008; 372 (9632): 5-6
18. Council of Europe. Guide to the quality and safety of Organs for Transplantation, European Committee (Partial Agreement) on Organ Transplantation (ICD-P-TO), EDQM: 7th Edition, 2018, cap.1.4.
19. Rodriguez-Arias D, Final de Vida y Donación de órganos: Una Relacion Tensa, Anuario de la Facultad de Derecho de la Universidade Autónoma de Madrid. 2014;351-391.
20. Escudero D, Otero J. Intensive care medicine and organ donation: exploring the last frontiers? Med Intensiva. 2015;39(6):373-81.
21. Council of Europe. Guide to the quality and safety of Organs for Transplantation, European Committee (Partial Agreement) on Organ Transplantation (ICD-P-TO), EDQM: 7th Edition, 2018, chapetr 4.
22. Dimensionamento dos transplantes no Brasil e em cada Estado (2012-2019). Registo Brasileiro de Transplantes, Ano XXV nº4, Associação Brasileira de Transplante de Órgãos.
23. Coelho GHF, Bonella AE. Doação de Órgãos e tecidos humanos: a transplante na Espanha e no Brasil. Rev bioética. 2019;27(3):419-29.
24. Matesanz R, Domínguez-Gil B, Coll E, Mahíllo B, Marazuela R. How Spain Reached 40 Deceased Organ Donors per Million Population. Am J Transplant. 2017;17(6):1447-54
25. Pestana, JM. Excellence and Efficiency Through a Structured Large Scale Approach: The Hospital do Rim in São Paulo, Brazil. Transplantation. 2017;101(8): 1735-1737.
26. Silva, Ana Pires. Tráfico de Órgãos Humanos. Revista do Centro de Estudos Judiciários, 2019-1.
27. United Nations General Assembly. Strengthening and promoting effective measures and international cooperation on organ donation and transplantation to prevent and combat trafficking in persons for the purpose of organ removal and trafficking in human organs, endorsed in Resoluion 71/33, 8 September 2017. Disponível em: https://www.un.org/en/ga/search/view_doc.asp?symbol= A/RES/ 71/322
28. Globa Financial Integrity. Transnational Crime and the Developing World. Disponível em: http://www.gfintegrity.org/wp-ontent/uploads/2017/03/Transnational_Crime-final.pdf
29. Denis Campbell and Nicola Davison, "Illegal kidney trade booms as new organ is sold 'every hour' " The Guardian, May 27, 2012. Disponível em: https://www.theguardian. com/world/2012/may/27/kidney-trade-illegal-operations-who
30. Connolly C, Miskolci O, Phelan D, Buggy DJ. End-of-life in the ICU: moving from 'withdrawal of care' to a palliative care, patient-centred approach. Br J Anaesth. 2016 Aug;117(2):143-5.
31. Sandiumenge A L-SM, Masnou N, Oliver E, Ibanet M, Basque MD, et al. DCD Study Group. Live support therapy limitation practices in Spain. 27th Annual Congress of the European Society of Intensive Care Medicine. 2014:40 Suppl 1;308.
32. Manara A, Procaccio F, Domínguez-Gil B. Expanding the pool of deceased organ donors: the ICU and beyond. Intensive Care Med. 2019;45(3):357-360.
33. Domingues-Gil B, Coll E, Pont T, Lebrón M, Minambre E, Coronil A en representación del Consorcio ACCORD-España. End-of-life Practices in Patients With Devastating Brain Injury in Spain: Implications for Organ Donation. 2017;41 (3):162-73.
34. Martin-Delgado MC, Martinez-Soba F, Masnou N, JPérez-Villares JM, Pont T, María José, et al. Summary of Spanish recommendations on intensive care to faciltate organ donation, Am J Transplant. 2019; 19:1782-1791.
35. Schnitzler MA, Whiting JF, Brennan DC, Lentine KL, Desai NM, Chapman W, Abbott KC, Kalo Z. The life-years saved by a deceased organ donor. American Journal of Transplantation; Am J. Transplant. 2005;5:2289-96
36. Nunnink, Leo; Cook,David A. Palliative ICU beds for potencial organ donors: An effective use of resources based on quality-adjusted life-years gained. Crit Care Ressuscitat. 2016;18(issue 1).
37. Hease B, Bos M, Boffa C, Lewis P, Rudge C, Valero R, et al. Ethical, legal, and societal issues and recommendations for controlled and uncontrolled DCD. Transplant Internat. 2016; 29:771-779
38. Jericho BG. Organ Donation After Circulatory Death: Ethical Issues and International Practices, Patient Safety, February 2019; 128(2):280
39. Thuong M, Ruiz A, Evrard P, Kuiper M, Boffa C, Akhtar MZ, et al. New classification of donation after circulatory death donors definitions and terminology. Transpl Int. 2016;29(7):749-59
40. Council of Europe. Guide to the quality and safety of Organs for Transplantation, European Committee (Partial Agreement) on Organ Transplantation (ICD-P-TO), EDQM: 7th Edition, 2018, chapter 12.
41. Molina M, Dominguez-Gil B, Pérez-Villares JM, Andrés A. Uncontrolled donation after circulatory death: ethics of implementation, Curr Opin Organ Transplant. 2019;24:358-363.
42. Roncon-Albuquerque R, Gaião S, Figueiredo P, Príncipe N, Basílio C, Mergulhão P, et al. An integrated program of extracorporeal membrane oxygenation (ECMO) assisted cardiopulmonary resuscitation and uncontrolled donation after circulatory determination of death in refractory cardiac arrest. Resuscitation. 2018;133:88-94.
43. Jessie Cooper. Organs and organisations: Situating ethics in organ donation after circulatory death in the UK, Social Science & Medicine. 209 (2018);104-110.
44. Council of Europe. Guide to the quality and safety of Organs for Transplantation, European Committee (Partial Agreement) on

Organ Transplantation (ICD-P-TO), EDQM: 7th Edition, 2018, chapter 8.
45. Council of Europe. Guide to the quality and safety of Organs for Transplantation, European Committee (Partial Agreement) on Organ Transplantation (ICD-P-TO), EDQM: 7th Edition, 2018, chapter 13.
46. 46. Kesecioglu J, Rusinova K, Alampi D, Arabi Y, Benbenishty J, Benoit D, et al. European Society of Intensive Care Medicine guidelines on end of life and palliative care in the intensive care unit. Intensive Care Med. 2024 Oct 3. Doi:10.1007/s00134-024-07579-1 Online ahead of print.

capítulo 166

Cuidados de Final de Vida na UTI: Aspectos Éticos e Legais

Paulo Azevedo Maia

Destaques

- Os cuidados de fim de vida na unidade de terapia intensiva (UTI) podem ter diversos enquadramentos éticos e legais. O médico deve ter conhecimentos básicos de ética médica e da legislação em vigor no local onde atua para otimizar a sua prática clínica.
- A ortotanásia é frequentemente defensável; já a distanásia e a eutanásia, raramente.
- A limitação terapêutica é comum na UTI. Sua prática deve ser regida por uma abordagem integrada, respeitando os valores do doente e sem conflituar com os valores do médico.
- Cada UTI (e cada médico) deve ter um procedimento para limitação terapêutica, que deve culminar com a documentação do processo do doente, da fundamentação e dos passos para a decisão.
- Seja qual for a decisão tomada em terminalidade, o plano elaborado para o doente deve incluir as intervenções curativas e paliativas, contextualizadas na sua situação e sua família.

Introdução

A abordagem ética mais comum em Medicina é a "Principialista",[1] que considera que existem quatro princípios éticos fundamentais – Beneficência, Não Maleficência, Autonomia e Justiça Distributiva. O equilíbrio entre os quatro princípios é a essência para a análise e resolução de dilemas e problemas em Bioética. Apesar de ser apenas uma das muitas abordagens possíveis, é a mais utilizada por ser pedagógica, permitir facilmente a análise dos dilemas e por ser bem aceita nos estados democráticos e laicos. A sua aplicação é no entanto frequentemente adulterada pelos profissionais de saúde que, por considerarem ter mais informação e melhor avaliação da situação clínica do doente, e ainda, por se terem comprometido a proteger a vida (Código Deontológico, "Juramento de Hipócrates"), fazem prevalecer a Beneficência sobre a Autonomia, abordagem conhecida como "Paternalista".

Dentre as outras abordagens mais comuns, destaca-se aquela que privilegia a Sacralidade da Vida, menosprezando os princípios da Autonomia e da Qualidade de Vida. Por considerar a vida um estatuto sagrado, nunca os agentes poderão sobrepor outros conceitos ao valor absoluto da vida. Sendo uma abordagem comumente associada a convicções religiosas poderosas, é também comum entre profissionais de saúde experientes, sem convicções religiosas. Estes profissionais mais experimentados, considerando a vida irrepetível, tendo eles próprios assistido a casos de doentes com recuperações muito acima do esperado, e testemunhando os próprios doentes felizes por estarem vivos (ainda que com sequelas), tendem a fazer prevalecer o valor da vida sobre todos os outros.

Muitas outras abordagens foram defendidas ao longo do tempo por diversos pensadores: algumas tiveram maior impacto, como a Ética Deontológica, de Immanuel Kant, baseada em Deveres, em que o valor moral de uma ação reside em si mesma e não nas consequências; ou a Ética da Responsabilidade, de Hans Jonas, sendo esse princípio intimamente ligado à virtude e às relações do homem com o outro e com o meio ambiente, e intimamente ligado aos princípios de Liberdade, Razão e Autonomia, entre outras. No limite, todas as pessoas podem ter juízos de valor aceitáveis e, nessa perspectiva, nenhuma abordagem pode ser imposta. Desse modo, muitos consideram que não é possível determinar qual é a abordagem superior. Assim, surge o Relativismo Ético, como forma de expressão do respeito pela diferença cultural, social, religiosa etc.[2,3] Sendo o ser humano capaz de distinguir o que é certo e o que é errado, o Relativismo Ético pode ter implicações importantes na prática clínica. Se considerarmos que muitas decisões no contexto do doente crítico são difíceis e são tomadas sem consenso entre os diferentes intervenientes, seja para evitar aumentar conflitos entre a equipe de cuidadores ou com ou entre a família e o doente, podemos considerar que esse ambiente ético facilita a desistência de lutar pelo melhor para o doente, o que pode implicar uma morte evitável. Poderemos, então, concluir que o Relativismo Ético pode prejudicar os doentes mais vulneráveis em todas as dimensões da vulnerabilidade: física, emocional, social, económica etc. Essa postura, frequente nos profissionais de saúde, ainda que socialmente aceita e respeitada, não defende o melhor interesse do doente no momento mais difícil de sua vida.

Morte na UTI

A morte é um acontecimento frequente na UTI (cerca de 10% a 30% dos doentes admitidos morrem na UTI), embora outros tantos terminem seus dias no hospital durante o mesmo episódio de internamento. Esse fenômeno tem se agravado ao longo do tempo, sendo tão mais frequente quanto maior é a possibilidade de suportar as funções vitais, e é perturbador para os doentes e para seus familiares e amigos, assim como para os profissionais de saúde. A essa evolução tecnológica e científica foi associada uma alteração da escala de valores – privilegiando cada vez mais a qualidade de vida em prejuízo da quantidade de vida, em um contexto de menor convicção da natureza Divina da Vida –, relevando cada vez mais o papel da autonomia. Os avanços na ciência e na tecnologia tiveram como efeito colateral o surgimento de novos dilemas resultantes da institucionalização e desumanização da morte, e do enorme aumento dos recursos de saúde alocados aos cuidados de fim de vida.

Podemos considerar três situações bem distintas:

1. **Ortotanásia:** a morte é consequência da doença e não de intervenção humana, protegendo a dignidade do doente por nem atrasar nem antecipar o momento da morte de forma artificial.
2. **Distanásia:** prolongamento do processo de morrer, inútil e que pode ser acompanhado de sofrimento, com o objetivo de adiar o momento da morte sem benefício para o doente, por meio de intervenções que não alcançarão os objetivos para os quais foram iniciadas.
3. **Eutanásia:** antecipação artificial do momento da morte a pedido do doente, a partir da administração de fármacos por um médico (para distinguir do suicídio assistido, que é operacionalizado pelo doente). A administração de fármacos para antecipar a morte do doente sem seu pedido ou autorização e sem indicação médica (p. ex., administração de doses elevadas de morfina a doentes sem dor e sem dispneia), para antecipar a sua morte, pode ser considerado homicídio e não terá as atenuantes previstas em alguns países que toleram a ajuda na antecipação da morte.

   Nota: Apesar de serem diferentes em muitos aspectos, desde logo, na intenção das intervenções e na valorização da qualidade e da quantidade de tempo de vida, distanásia e eutanásia têm em comum a tentativa de manipulação do momento da morte natural.

Frequentemente, as questões relacionadas com a morte do doente não são colocadas após um longo e penoso internamento: na proposta de admissão, a avaliação do prognóstico, da presença de comorbilidades terminais e da reserva funcional do doente, levam os profissionais a elaborar um plano de cuidados com proposta de limitação terapêutica precoce (um *ICU trial*, ou "ensaio em UTI"), com mudança de paradigma de cuidados com intenção curativa para cuidados de conforto.

Importa, então, precocemente no internamento na UTI ponderar se o benefício potencial das intervenções propostas justifica o sofrimento do ganho em tempo de vida sem qualidade para o doente. As perspectivas são frequentemente diferentes: a avaliação (por meio de um questionário) das preferências de médicos e enfermeiros que trabalham em UTI, doentes que sobreviveram à UTI e familiares de doentes internados em UTI, relativamente à possibilidade de prolongar a vida tanto quanto possível, usando todos os meios disponíveis e em quaisquer circunstâncias, permitiu verificar que quase 1/5 dos respondentes desejavam essa possibilidade:[4] apenas 6% dos médicos, 9% dos enfermeiros comparados com 40% dos doentes e 32% dos familiares. Outros autores reportam que as expectativas dos representantes dos doentes são irrealisticamente otimistas, seja em relação à sobrevida, à recuperação funcional ou à qualidade de vida.[5] Pode, então, concluir-se que, em uma avaliação, a qualidade de vida é mais importante para os médicos e enfermeiros do que para os doentes e seus familiares, sendo que estes têm uma expectativa mais otimista e estão mais frequentemente disponíveis para receber tratamento em uma UTI do que os profissionais (ou seja, nem tudo o que poderá ser considerado distanásia na avaliação pelos profissionais terá idêntica avaliação pelos doentes e seus representantes). Acresce de dificuldade nessa valorização a falta de consenso quanto ao conceito de autonomia: para os que, como Kant, considerem que a expressão da autonomia implica que a decisão seja racional, contrastando com os que, como J. S. Mill, consideram que é suficiente que expresse a preferência, podendo ser "errada". Uma intervenção será adequada se tiver indicação médica ("de acordo com o estado da arte") e se for consentida pelo doente: perante a possibilidade de tratamentos com baixa probabilidade de sucesso (avaliado pela quantidade de tempo de vida ganho ou pela qualidade de vida durante esse mesmo tempo), a preferência do doente (aceitação e/ou desejo de a eles se submeter) fará a distinção entre o desejo de preservar a vida como bem supremo e a distanásia. Em uma abordagem humanista da Medicina, compreende-se que situações clínicas semelhantes possam ter aproximações completamente diferentes pelos mesmos profissionais, sem que isso represente má prática clínica ou deontológica.

O princípio da Dignidade da pessoa humana é um valor moral e espiritual inerente à pessoa: hoje, tende a se valorizar a perspectiva da sua relação com o respeito pela vontade do paciente e, portanto, a se aproximar da Autonomia. No entanto, pode ter uma visão mais próxima de Immanuel Kant, isto é, um valor acima de qualquer preço e, portanto, não comparável a nenhum outro valor. Sendo a vida um direito fundamental que não pode ser limitado nem pela sua possível duração nem por deficiências inatas ou adquiridas, muitas decisões de limitação terapêutica podem ser atentatórias à dignidade da vida humana e, nesse sentido, discriminatórias e ilegais.

Limitação terapêutica na UTI

O objetivo do tratamento de doentes em UTI foi, desde a sua criação, suportar as funções em falência e que colocam a vida em risco, para ganhar tempo para o doente poder retomar uma vida próxima da que tinha previamente, e não suportar o que é tecnicamente possível. Portanto, a possibilidade de limitação terapêutica aos doentes internados em UTI sempre esteve no horizonte.

Desde a sua primeira descrição, em 1960, a Ressuscitação Cardiopulmonar (RCP)[6] tem tido sucessivas atualizações e, apesar dos progressos na eficácia na recuperação da atividade cardíaca espontânea, sua utilização tem sido cada vez mais limitada nas UTI.

Para a sua utilização generalizada, inicialmente contribuíram a cultura da supremacia do "imperativo tecnológico", em que, por defeito, se uma tecnologia está disponível, deve ser usada.[7] O fato de ser um procedimento de emergência e, portanto, suportado pelo princípio de Beneficência ("dispensando a necessidade de consentimento informado"), associada a tentativas de desresponsabilização dos profissionais pela morte dos doentes e, ainda, a interesses econômicos, morrer no hospital equivalia a ter sido alvo de esforço de reanimação.

Para limitar sua utilização abusiva, a *American Medical Association* (AMA) propôs nos hospitais, em 1974, a introdução de Ordens de Não Reanimar (DNR) para tornar a decisão mais transparente (evitando códigos de comportamento em que os profissionais simulavam fazer esforços de reanimação, mas que, na realidade, desejavam que fossem ineficazes – *slow codes*), mais próxima da vontade do doente, que deveria ser incluído sempre que possível na decisão, permitindo uma melhor gestão de recursos. Fundamentados no pressuposto da autodeterminação, os procedimentos para DNR implicavam o consentimento do doente, o que conduziu a novo debate, uma vez que médicos, outros profissionais de saúde e até familiares de doentes defendiam que não tinha sentido tentar a RCP em todos os doentes que o desejassem. Sendo o *standard of care*, a RCP era o único tratamento que exigia uma ordem específica para poder ser suspenso (DNR). Assim, prescrever uma DNR implicava que era a única limitação terapêutica (todas as outras potenciais limitações terapêuticas teriam enquadramento diferente), era distinta de DNT (*Do Not Treat*, ou seja, não tratar) e o médico mantinha o dever de prestar todos os cuidados necessários ao doente, resultante da obrigação deontológica de não abandono. Assim entendida, a DNR era frequentemente a única limitação terapêutica ou aquela que precedia todas as outras; no entanto, muitos médicos consideravam que doente com DNR já não era candidato à admissão na UTI. Mas os esforços de reanimação foram sendo reduzidos ao longo do tempo: em Portugal, por exemplo, da quase totalidade de doentes sujeitos à RCP nos anos 1980, assistimos a uma redução para cerca de 30% no final dos anos 1990, e para menos de 10% atualmente. As práticas de cuidados de fim de vida na Europa alteraram-se significativamente: a *repetição* do estudo prospectivo ETHICUS-1[8] (ETHICUS-2)[9] demonstra isso. Apesar de apenas uma parte das unidades que participaram no ETHICUS-1 terem participado no ETHICUS-2, das mudanças de profissionais e de legislação em alguns países, as limitações terapêuticas aumentaram significativamente, enquanto a morte sem qualquer limitação no uso de terapêuticas que prolongam a vida foi reduzido de cerca de 31,7% para 10,3%. A alteração nas práticas dos cuidados de fim de vida não foram apenas quantitativas: assistiu-se a uma mudança qualitativa também. O decréscimo de esforços de RCP e de casos de morte por verificação de critérios de morte cerebral foi acompanhado por um aumento de casos de morte após retirada de terapêutica em curso ou decisão de não iniciar terapêuticas de suporte de vida. Os casos de encurtamento do processo de morrer, apesar da aprovação de legislação que o permite em alguns dos países participantes, mantiveram valores muito baixos. No entanto, o impacto de alterações legislativas, como na França,[10] pode ultrapassar o âmbito das próprias alterações legislativas, nomeadamente pela intensificação do uso de fármacos com o intuito de antecipar a morte (opioides, benzodiazepinas), que não estão abrangidos pelas alterações legislativas; importa relevar que, em alguns (raros) casos, isso ocorreu sem pedido do doente (0,6% dos casos). Importante realçar ainda que, em apenas 20% dos casos, os doentes foram considerados competentes quando as decisões foram tomadas. Se o sentido fosse "fazer tudo que é possível", a decisão era discutida com o doente em 40% das situações, mas se o objetivo fosse intensificar o alívio dos sintomas, já era discutida em 86% dos casos. Os requisitos para limitação terapêutica em doentes incompetentes para participar na decisão raramente eram cumpridos. Os autores concluem que, apesar do cumprimento da lei ser muito comum, nem sempre isso acontecia, o que deveria pressupor melhorar muito a educação da população e dos profissionais de saúde para compatibilizar a prática com a lei, promover o dever dos médicos de cuidar adequadamente dos doentes e melhorar o respeito pelos direitos dos doentes. Assim, podemos concluir que o princípio da Autonomia é desrespeitado não só no sentido de atrasar o momento da morte, como de o antecipar, ambas as práticas potencialmente contrárias à vontade e ao interesse dos doentes.

As Diretivas Antecipadas de Vontade (DAV) são possíveis em vários países, no entanto, com condicionantes legais e números de utilização efetiva muito variáveis. Podem ter valor indicativo ou comprometer os médicos a respeitá-las independentemente das condições e das potenciais consequências. Em Portugal, são reguladas pela Lei nº 25, de 16 de julho de 2012, que pressupõe registo no Registro Nacional do Testamento Vital (RENTEV)[i] e pretendem permitir ao signatário que registe, em um documento legalmente válido, de forma antecipada, a manifestação da vontade consciente, livre e esclarecida, no que diz respeito aos cuidados de saúde que deseja, ou não, receber, no caso de, por qualquer razão, se encontrar incapaz de expressar a sua vontade pessoal e autonomamente. Prevê ainda a possibilidade de nomeação de procurador de cuidados de saúde. As DAV não devem ser respeitadas quando for essa a vontade do doente, quando se verifique que estão desatualizadas relativamente ao progresso dos meios terapêuticos, ou quando não correspondam às circunstâncias previstas no momento da sua assinatura. Acresce ainda que, em caso de urgência ou de perigo imediato para a vida do paciente, a equipe responsável pela prestação de cuidados de saúde não tem o dever de levar em consideração as diretivas antecipadas de vontade, se isso implicar uma demora que agrave, previsivelmente, os riscos para a vida ou a sua saúde. Seja qual for a decisão, esta deve ser registada. Apesar de muitos médicos preferirem elaborar um plano avançado de cuidados, discutido e aprovado pelo doente, nem sempre isso é possível e, portanto, as DAV poderão corresponder a um consentimento diferido. As DAV são válidas durante cinco anos; após esse período, devem ser reconfirmadas, exceto se o doente já não estiver capaz de o fazer.

No Brasil, as **DAV** foram oficialmente aprovadas pelo Conselho Federal de Medicina (CFM) em 2012, por meio da resolução CFM nº 1.995/2012, e trazem um artigo menos minucioso, mas que, no essencial, defende os mesmos princípios e valores.

Em qualquer dos países, a vontade do doente, atualmente expressa, prevalece sobre o conteúdo do documento escrito previamente. Apesar de não terem um caráter vinculativo, devem ser respeitadas e prevalecer sobre as opiniões/desejos da família do doente. São, portanto, variáveis as circunstâncias em que as DAV são efetivadas. Assim, a interpretação dos diversos estudos quanto à sua utilização, cumprimento pelos profissionais de saúde das opções previstas, número de doentes aderentes, e manifestações de vontade expressas, entre outros aspectos, merece cuidadosa análise.

Procedimento para limitação terapêutica na UTI

Qualquer decisão de limitação terapêutica merece ponderação: cada vida é única e irrepetível. No âmbito de uma relação médico/doente ou médico/representante do doente, é uma decisão que vai deixar marcas, quer o doente morra, quer o doente sobreviva. Essas marcas podem ser positivas para todos os intervenientes ou, então, potenciadoras de conflitos e de lutos difíceis para os familiares, ou de *burnout* para os profissionais de saúde. Por isso, uma boa decisão deve ser estruturada, explicada e, se possível, participada a diversos níveis (quer no universo do doente, quer no universo dos profissionais de saúde).

Propõe-se uma metodologia em várias etapas para otimizar o que de bom houver e minimizar o que de mau surgir.

1. **Determinar os fatos médicos**
   A determinação dos fatos médicos é o primeiro e o mais importante passo: não pode haver boas decisões a partir de avaliação clínica errada. Para iniciar qualquer procedimento para limitação terapêutica, é necessário que haja segurança no diagnóstico e, caso isso não seja possível, absoluta certeza no prognóstico. O conhecimento da história do episódio atual, dos antecedentes relevantes e das comorbilidades, bem como da presença de limitações funcionais recentes, podem ajudar na determinação da evolução provável do doente e da doença (interface doente/doença, sempre único).
2. **Avaliar prognóstico, capacidade funcional e qualidade de vida**
   A avaliação do prognóstico geralmente é fundamentada em índices de prognóstico resultantes do estudo de grupos de doentes com determinadas características e que nem sempre são extrapoláveis para um caso concreto ou o são com um grau de incerteza muito variável. A perspectiva em que o prognóstico é analisado também depende do papel do interveniente (profissional de saúde, gestor, doente e/ou seus representantes), da expectativa pessoal, dos limites de aceitação de alteração da qualidade de vida e de capacidade funcional. São ainda relevantes o momento em que ocorrem e a duração previsível dessas alterações. A esta incerteza acresce frequentemente uma difícil avaliação funcional por falta de colaboração do doente ou incapacidade da família de a caracterizar.
   Está bem documentada[4,11] a discrepância entre a valoração das expectativas dos doentes e seus familiares, por um lado, e dos profissionais de saúde, por outro, no que diz respeito à sobrevivência, à qualidade de vida e ao estado funcional após internamento na UTI, sendo muito mais favoráveis em todas as dimensões as dos doentes e seus familiares. Assim, pode-se concluir que essa análise de prognóstico só faz sentido se incorporada a um modelo de decisão centrado no doente.
3. **Aplicar princípios éticos**
   Frequentemente, a análise dos possíveis dilemas éticos ao considerar uma decisão de limitação terapêutica é fundamentada na Ética Principialista. Nessa abordagem, os médicos consideram os princípios da Beneficência, Não-Maleficência e Autonomia como os mais relevantes para iniciar

i. Para saber mais sobre o RENTEV, acesse: https://servicos.min-saude.pt/utente//Repo/feeds/files/ Rentev_form_v0.5.pdf.

a discussão sobre essa decisão. No entanto, em sociedades laicas e democráticas, outras perspectivas devem ser igualmente aceitas e respeitadas, desde que bem fundamentadas. As decisões devem ser realistas: por vezes, a aplicação do conceito de futilidade, seja na vertente da quantidade de tempo de vida ganho, s na vertente de aceitação da perda da qualidade de vida em que um ou ambos não atingem os objetivos propostos, pode ser fator de conflito e não resultar no entendimento desejável. Nessa fase, deve ser continuado o tratamento para melhorar a percepção das diferentes perspectivas e poder avançar no plano de cuidados.

4. **Identificar os decisores e suas responsabilidades**

   A identificação dos decisores no âmbito da limitação terapêutica é de fundamental importância, porque pode fazer pender a decisão em diferente sentido.

   A participação dos profissionais de saúde é inevitável; no entanto, o peso da sua opinião na decisão não é minimamente consensual: estudos em culturas diferentes apontam para relevâncias diferentes. Na Suécia, Sjokvist *et al.* consultaram médicos, enfermeiros e a população geral: no caso de o doente estar competente, em 48% das situações estes pretendem tomar a decisão sem a participação dos médicos, enquanto 87% dos médicos inquiridos querem participar na decisão; já no caso de o doente estar incompetente, a família aceita a participação dos médicos em cerca de 73% das situações e os médicos querem decidir em 60% dos casos.[12] Acontece que, quando se avalia a coincidência entre o desejo do doente e a preferência pelo seu representante, em casos simulados, a coincidência é baixa, o que remete para a dificuldade de aceitar a opinião do representante quando esta pode ser interpretada como contrária ao "melhor interesse do doente" na opinião do médico.[13] Na França, um estudo permitiu concluir que os familiares participam dessas decisões muito mais frequentemente do que os doentes; o mesmo estudo revelou que a maioria dos profissionais de UTI deseja que os familiares dos doentes participem nos cuidados aos doentes, mas a maioria destes deseja declinar essa hipótese, o que pode ser considerado uma incongruência do empoderamento dos familiares no acompanhamento de doentes críticos.[14]

5. **Desenvolver consenso**

   Na maioria dos casos de limitação terapêutica, o consenso entre familiares e profissionais de saúde surge "espontaneamente", dada a evidência da deterioração clínica do doente e de irreversibilidade da sua situação clínica. No entanto, estão descritos fatores que podem condicionar essas decisões:[15] dentre os mais comuns, devem ser destacados a incerteza, o medo de litígio, a falta de assertividade na comunicação, descrever a situação como fútil, presença de crenças poderosas nos familiares, o imperativo tecnológico (se está disponível, por que não tentar?), o "mito americano" da imortalidade ligado à Medicina ou indicar motivações de natureza econômica. Quando essas decisões foram estudadas prospectivamente,[16] foram considerados os fatores mais relevantes à condição clínica do doente e à falta de resposta à terapêutica; outros fatores com impacto real na decisão foram a presença de doença crônica (12%) e má qualidade de vida (4%), enquanto a idade avançada e o pedido da família foram raros. Foi, ainda, considerado que não houve dificuldades na tomada de decisão em mais de 80% dos casos.

6. **Comunicar com clareza e verdade**

   A comunicação é fundamental na UTI, seja com os doentes ou seus familiares. Ela constitui provavelmente a habilidade interpessoal mais importante em Medicina Intensiva e tem importante impacto não só em relação à vivência atual como futura.[17] Cohen *et al.*[18] observaram que 95% dos doentes na UTI têm falta de capacidade de decisão no momento da decisão relativa aos cuidados de fim de vida e que, em apenas 20% dos casos, estes eram conhecidos. Observaram ainda que os desejos dos doentes eram mais bem conhecidos no Norte da Europa do que no Centro ou no Sul. Há, no entanto, uma evolução no sentido de aumentar a discussão com os doentes das decisões no final de vida na UTI, documentada na Europa,[19] ainda que com diferenças regionais, e merecedora de empenho dos médicos para uniformizar a melhor prática. Prática muito diferente é relatada em Hong Kong,[20] onde a sedação e a analgesia foram usadas durante o processo de limitação terapêutica em apenas 73% dos doentes, para satisfazer o pedido da família, de modo que o doente e a família pudessem "ouvir do outro as suas últimas palavras".

7. **Reconhecer e resolver os conflitos**

   A resolução dos conflitos no contexto de limitação terapêutica pode ser alcançada em diferentes níveis. Assim, conflitos éticos poderão ser resolvidos com consultoria ética (por intervenção das Comissões de Ética para a Saúde), conflitos de âmbito legal com recurso a tribunais ou, simplesmente, no caso de preferência de âmbito clínico (seja diagnóstica ou terapêutica), recorrendo a uma segunda opinião técnica. Historicamente, o primeiro caso que chegou ao Supremo Tribunal para que fosse decidida a limitação terapêutica (no caso, retirar a necessidade de ventilação mecânica) ocorreu nos Estados Unidos em 1975 (caso Karen Ann Quinlan),[21] tendo finalmente sido decidido que os pais tinham o direito de solicitar a remoção de tratamentos (direito à privacidade). Karen viveu ainda 9 anos alimentada por meio de sonda nasogástrica. Como consequências desse caso, passou a ser possível recusar meios extraordinários de tratamento, pelo próprio paciente ou por seu representante. Foram instituídas as primeiras comissões de ética em hospitais e asilos. Pelo resultado da autópsia, foi possível compreender melhor o papel do tálamo na consciência. Em 1990, o caso de Nacy Cruzan teve como consequência que o Tribunal, ultrapassando o âmbito do caso em julgamento, fez importantes declarações: a primeira, explicitamente, reconheceu o direito de doentes competentes a recusar tratamentos ainda que com a consequência direta da morte; a segunda, que retirar a alimentação por sonda não diferia de retirar qualquer outro tipo de suporte de função vital, terminando com a distinção entre suspender ventilação e nutrição artificial, o que passou a ser inconstitucional.[22]

As questões éticas são comuns nos hospitais, assim como a existência de dilemas éticos quando da tomada de decisões no final da vida dos doentes. Apesar desses aspectos serem considerados como a principal dificuldade na tomada de decisão relativa à limitação terapêutica nas UTI, em apenas cerca de 4% dos casos (os médicos reportam que em 87% dos casos não sentem dificuldades, em 5% a dificuldade é legal, em 0,4% religiosa),[16] a consultoria em ética é ainda uma raridade em muitos hospitais. Nas instituições onde a consultoria é praticada, de acordo com resultado de uma avaliação por questionário,[23] as decisões no final de vida são o principal motivo de consultoria, seguido de questões ligadas à autonomia do paciente e conflito entre as partes envolvidas no processo de decisão. A consultoria pode ser muito útil (a maioria pensa voltar a solicitá-la no futuro), mas 29% dos respondedores consideram que consome muito tempo e, ainda, que em 11% dos casos o consultor não estava preparado para ajudar com eficácia. A legislação que regulamenta as Comissões de Ética para a Saúde em Portugal[24] não prevê essa possibilidade (prevê que qualquer pedido de parecer ético nesse âmbito seja respondido em reunião plenária da comissão, após aprovação de parecer elaborado para o efeito, sem vincular qualquer das partes), o que dificulta o seu uso em tempo oportuno. No Brasil, a Recomendação do CFM nº 8/2015 estabelece a criação, o funcionamento e a participação dos médicos nos Comitês de Bioética, definindo como funções desse Comitê:[25]

a. Dispor sobre e subsidiar decisões sobre questões de ordem moral.
b. Sugerir a criação e a alteração de normas ou de documentos institucionais em assuntos que envolvam questões bioéticas.
c. Promover ações educativas em Bioética.

São excluídas as seguintes funções:

a. Impor decisões.
b. Assumir a responsabilidade do consulente.
c. Emitir juízos de valor sobre práticas profissionais.
d. Exercer controle sobre práticas profissionais.
e. Realizar perícias.

Podemos concluir que, apesar das diferenças relativas à consultoria, a prática será semelhante nos dois países.

O pedido, por parte do doente, de segunda opinião está previsto no Código Deontológico dos Médicos[25] e é um direito do doente (artigo 111º).

8. **Documentar processo e resultado**

Documentar no processo do doente tudo o que é decidido sobre ele é uma obrigação profissional dos médicos, seja por motivos legais, seja morais, e porque a confiança que a sociedade neles deposita assim o exige.[26] No entanto, verifica-se que mesmo em locais com longa tradição de respeito pela autonomia dos doentes, cultura de honestidade e transparência, o registo falha em quase 50% das situações de limitação terapêutica.[27] O registo estruturado e fundamentado (do qual se deve dar conhecimento à família do doente e a este se estiver em condições e quiser), incluindo os nomes dos participantes nas decisões, é ainda um importante instrumento para que a família compreenda os fatos e, caso o doente venha a falecer posteriormente, resolva adequadamente o luto.

9. **Concluir processo e aplicar a decisão: elaborar o plano para o doente**

Importa concluir o processo e aplicar a decisão: nessa fase, podemos então:

a. Manter as medidas de suporte (total ou parcial), programando reavaliação se houver alterações do estado do doente que o justifiquem;
b. Transitar para cuidados de conforto, iniciando intervenções para providenciar alívio sintomático em doente próximo da morte.

Apesar de o doente continuar a ser o centro da nossa atenção, devemos começar a preparar a família para o fim de vida do seu familiar, implementando um conjunto de intervenções nesse sentido, como permitir visita aberta (mais familiares por mais tempo junto do doente), propor cuidados espirituais e religiosos, otimizar a privacidade, permitir que o doente se despeça se estiver cognitivamente apto e que escolha com quem partilhar os seus últimos momentos.

As intervenções nessa fase serão ditadas pelas circunstâncias, pelos sintomas, pelo acordo estabelecido entre as diferentes partes e podem incluir sedação paliativa, incremento de analgesia com aplicação do princípio do duplo efeito, extubação terminal, não iniciar novas medidas de suporte ou retirar algumas em curso (incluindo ventilação, drogas vasoativas, alimentação artificial etc.). A administração de fármacos com o único intuito de antecipar o momento da morte é controverso nesses casos, mesmo nos países onde a legislação permite a eutanásia e o suicídio assistido. Nos países onde é legalmente permitida a doação de órgãos por doadores em parada cardíaca da classe III de Maastricht, essa prática pode ser considerada. Atualmente, essa possibilidade ainda não existe em Portugal ou no Brasil.

Conclusão

- O doente terminal na UTI merece os cuidados adequados à sua situação clínica e social, como em qualquer outro local do hospital. O enquadramento ético e legal pode diferir, seja pela essência da doença ou pelo motivo de internamento, seja pelas intervenções de suporte em curso no momento da deliberação.
- Dadas as consequências das decisões tomadas nesse contexto, tanto para o doente ou para os "sobreviventes", quanto para os profissionais de saúde, todos os passos do processo descrito são igualmente importantes e merecedores da mesma atenção.
- A ortotanásia, a distanásia e a eutanásia podem ser possíveis, mas, do ponto de vista legal ou ético, têm diferentes implicações que os médicos devem forçosamente conhecer.
- Seja qual for a decisão tomada em terminalidade, o plano elaborado para o doente deve incluir as intervenções a manter (curativas e paliativas), contextualizadas na sua situação e com sua família. O não abandono do paciente nessas condições é distintivo da qualidade dos cuidados prestados ao paciente.

Referências bibliográficas

1. Beauchamp TL, Childress JF. Principles of biomedical ethics. 1. ed. New York: Oxford, 1979.
2. Bracanovic T. Respect for cultural diversity in bioethics. Empirical, conceptual, and normative constraints. Medicine, Health Care and Philosophy. 2011;14(3):229-36.
3. Have H T, Gordijn B. Travelling bioethics. Medicine Health Care and Philosophy. 2011;14(1):1-3.
4. Sprung CL, Carmel S, Sjokvist P, Baras M, Cohen SL, Maia P, et al. Attitudes of European Physicians, Nurses, patients, and families regarding end-of-life decisions: the ETHICATT study. Intensive Care Med. 2007;33(1):104-10.
5. Cox CE, Martinu T, Sathy SJ, Clay AS, Chia J, Gray AL, et al. Expectations and outcomes of prolonged mechanical ventilation. Crit Care Med. 2009;37:2888-94.
6. Kouwenhoven WB, Jude JR, Knickerbocker GG: Closed-chest cardiac massage. JAMA. 1960;173:1064-7.
7. Weir RF. Abating treatment with critically ill patients. New York: Oxford University Press, 1989.
8. Sprung CL, Cohen SL, Sjokvist P, Baras M, Bulow HH, Hovilehto S, et al. Ethicus Study Group. End-of-life practices in european intensive care units: the Ethicus Study. JAMA. 2003;290(6):790-7.
9. Sprung CL, Ricou B, Hartog CS, Maia P, Mentzelopoulos SD, Weiss M, et al. Changes in end-of-life practices in European intensive care units from 1999 to 2016. JAMA. 2019;322(17):1-12.
10. Pennec S, Monnier A, Pontone S, Aubry R. End-of-life medical decisions in France: a death certificate follow-up survey 5 years after the 2005 act of parliament on patients' rights and end of life. BMC Palliat Care. 2012;11:25.
11. Cox CE, Martinu T, Sathy SJ, Clay AS, Chia J, Gray AL, et al. Expectations and outcomes of prolonged mechanical ventilation. Crit Care Med. 2009;37:2888-94.
12. Sjokvist P, Nilstun T, Svantesson M, Berggren L. Withdrawal of life support- who should decide? Differences in attitudes among the general public, nurses and physicians. Intensive Care Medicine. 1999;25(9):949-54.
13. Suhl J, Simons P, Reedy T, Garrick T. Myth of substituted judgement. Surrogate decision making regarding life support is unreliable. Arch Intern Med. 1994;154(1):90-6.
14. Ferrand E, Robert R, Ingrand P, Lemaire F, French LG. Withholding and withdrawal of life support in intensive care units in France: a prospective survey. French LATAREA Group. Lancet. 2001;357(9249):9-14.
15. Factors compelling treatment even in the likelihood of a negative outcome. Young EWD. Life and death in the ICU: Ethical considerations. In: Civetta, Taylor, Kirby (Eds.) Critical Care. NY: Lippincott-Raven.1997:63-79.
16. Sprung CL, Woodcock T, Sjokvist P, Ricou B, Bulow HH, Lippert A, et al. Reasons, considerations, difficulties and documentation of end-of-life decisions in european intensive care units:the ETHICUS Study. Intensive Care Med. 2008;34:271-7.
17. Myhren H, Ekeberg Ø, Stokland O. Satisfaction with communication in ICU patients and relatives: comparisons with medical staffs' expectations and the relationship with psychological distress. Patient Educ Couns. 2011;85(2):237-44.
18. Cohen S, Sprung C, Sjokvist P, Lippert A, Ricou B, Baras M, et al. Communication of end-of-life decisions in European intensive care units. Intensive care med. 2005;31(9):1215-21.
19. Hartog C, Maia P, Ricou B, Danbury C, Galarza L, Schefold JC, et al. Changes in communication of end-of-life decisions in European ICUs from 1999 to 2016 (Ethicus-2) – a prospective observational study. J Crit Care. 2022;68:83-8.
20. Buckley TA, Joynt GM, Tan PYH, Cheng CAY, Yap FHY Limitation of life support: frequency and practice in a Hong Kong intensive care unit. Crit Care Med. 2004;32:415-20.
21. Quinlan J, Quinlan J. Karen Ann: The Quinlans Tell Their Story. New York: Doubleday & Company; 1977:343.
22. Fine, RL. From Quinlan to Schiavo: medical, ethical, and legal issues in severe brain injury. Proc (Bayl Univ Med Cent). 2005;18(4):303-10.
23. Duval G, Clarridge B, Gensler G, Danis M. A national survey of US Internists' experiences with ethical dilemmas and ethics consultation. J Gen Intern Med. 2004;19:251-8.
24. Portugal. Decreto-lei nº 80/2018. Diário da República, I Série, nº 198 (2018/10/15). 4965-70.
25. Conselho Federal de Medicina (CFM). Recomendação CFM nº 8/2015. Disponível em: https://portal.cfm.org.br/images/Recomendacoes/8_2015.pdf.
26. Portugal. Regulamento nº 707/2016. Diário da República, nº 139/2016, Série II (2016-07-21). 22575-88.
27. Melltrop G, Nilstun T. Decisions to forego life-sustaining treatment and the duty of documentation. Intensive Care Med. 1996;22:1015-19.

SEÇÃO 18

Planejamento, Educação e Pesquisa

Coordenadores: Rui Moreno | António João Sant'Anna Gandra Leite d'Almeida

capítulo | 167

Medicina de Catástrofe

Rui Moreno | António João Sant'Anna Gandra Leite d'Almeida | Ederlon Rezende

Medicina de Catástrofe: Uma Ameaça Emergente para a Humanidade e um Novo Desafio para o Intensivista

"Let's think the unthinkable, let's do the undoable. Let us prepare to grapple with the ineffable itself, and see if we may not eff it after all."
Douglas Adams
Dirk Gently's Holistic Detective Agency

As situações de exceção ou catástrofe são tão antigas como a história do Universo. A nossa própria raça já esteve várias vezes à beira da extinção de-vido a eventos deste tipo. Todavia, nos últimos séculos (e especialmente nas últimas décadas) a prevalência destes eventos tem aumentado (**Figura 167.1**). Vários fatores explicam este fato:

- O aumento da população, especialmente desde a revolução industrial, tornando a competição por recursos cada vez mais acesa; situação que se vai agravar com uma população em mudança demográfica rápida, cada vez mais idosa e desesperada, como bem-exemplificada pelas crescentes mortes em processos de imigração ilegal em praticamente todo o mundo, da Europa à América do Norte; e pela disseminação cada vez maior de agentes biológicos a partir das suas zonas habituais e circulados em horas devido à destruição dos seus *habitats* e à facilidade das viagens. Para não falar dos milhares de novos agentes, a maioria desconhecida da ciência, que estão congelados nas regiões árticas e no *permafrost* e que hoje começam a aparecer, com consequências que ainda não somos sequer capazes de imaginar.
- O aumento crescente das situações de conflito, levando a um número crescente de situações de guerra (clássica ou não convencional): existem hoje segundo a Organização das Nações Unidas cerca de 57 conflitos armados em curso; e cada vez assistimos e esses conflitos cada vez mais violentos e imorais. Se o confronto armado no campo de batalha é sempre uma tragédia – a evitar – o uso de agentes químicos e biológicos, a fome, a falta de água e mesmo, como recentemente vimos, a restrição de vacinas essenciais contra populações civis são fatos que já existem. Nunca pensamos em voltar a ver a poliomielite no mediterrâneo. Mas ela já existe por falta de acesso das crianças de colo a vacinação adequada, apesar de existe e barata.
- O desenvolvimento e uso de materiais bélicos cada vez mais acentuado, muito deles utilizando agentes não pilotados por seres humanos, mas por complexos algoritmos de inteligência artificial.
- As alterações climáticas, o aumento da temperatura, à míngua de recursos como água e comida em muitas partes do mundo, agravadas pela subida do nível do mar, com profundas alterações em áreas

costeiras ou ainda o eventual desaparecimento de alguns países (vidé Vanadu); mas este aquecimento global também leva ao desaparecimento dos glaciares, que contribui para o aumento da subida da água do mar e provoca alterações profundas como pode-se verifica nos alpes do centro da Europa.

- A migração de doenças infecciosas, como a dengue, para regiões previamente não afetadas, onde estas doentes não existiam ou tinham sido erradicadas no passado, como a malária ou o dengue em Portugal, tem sido atribuída ao aquecimento global e às mudanças climáticas. O aumento das temperaturas globais cria condições favoráveis para a proliferação de vetores, como o mosquito *Aedes aegypti*, que transmite a dengue. Regiões antes consideradas temperadas, agora enfrentam surtos dessas doenças, desafiando os sistemas de saúde locais e exigindo novas estratégias de controle e prevenção. Além disso, o derretimento dos glaciares e a alteração nos padrões de precipitação podem intensificar a disseminação de doenças, pois alteram o *habitat* natural dos vetores e a disponibilidade de água, fundamental para o ciclo de vida desses organismos.

Estamos cientes de todos estes fatos, mas, por vezes ignoramos a sua extensão. bem como o efeito das medidas de mitigação que podemos tomar. Para uniformizar a linguagem – e do ponto de vista do médico – consideram-se habitualmente três grandes tipos de situações:

- As situações de **emergência externa** como os acidentes graves, catástrofes ou calamidades, ocorridas fora das instalações do hospital e sem o afetarem diretamente, mas sim na sua área de influência e ainda nas áreas dos hospitais que servem de base.
- Os **acidentes graves** são os acontecimentos repentinos e imprevistos, provocados pelo homem ou pela natureza, com efeitos limitados no tempo e no espaço, suscetíveis de atingir as pessoas, os bens e o ambiente.
- As **catástrofes ou desastres** são os acontecimentos de características similares, que também conduzem de modo súbito ou continuado a um declínio nas condições de vida das pessoas e área socioeconômica do país (ou de parte dele), e com os quais a comunidade não é capaz de responder de modo adequado.

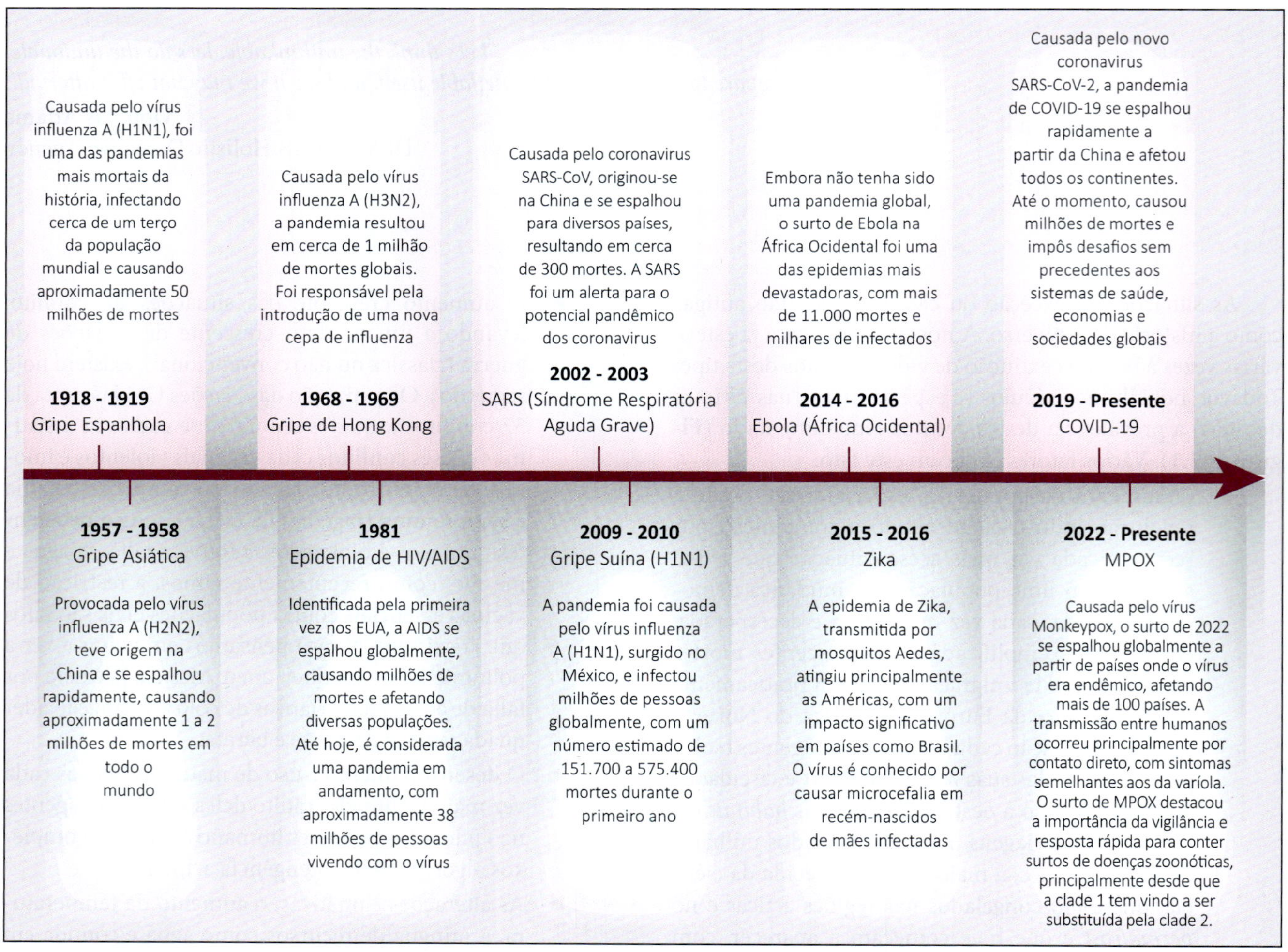

Figura 167.1. Linha do tempo com as principais pandemias das últimas décadas.
Fonte: Desenvolvida pela autoria.

- As **calamidades** ou série de acontecimentos, com efeitos prolongados no espaço e no tempo, em regra previsíveis, suscetíveis de provocarem vítimas e prejuízos materiais, afetando as condições de vida da população e a área socioeconômico de extensas áreas do país.

Todas estas situações podem ocorrer naturalmente ou por ação (propositada ou acidental) do homem.

Uma outra classificação importante é o padrão da sua ocorrência, considerando-se geralmente dois tipos de situações:

1. As situações de alta intensidade, mas de curta duração:
   - Situações em que o hospital tem de responder de modo imediato (ou com um pré-aviso mínimo) à necessidade de avaliar e tratar um grande número de vítimas, mas em que este aumento da procura se esgota ao fim de poucas horas (embora muitos dos doentes admitidos possam necessitar de cuidados durante um grande período de tempo.
   - São elementos cruciais na resposta a este tipo de situações a existência de um planejamento prévio que possa ser ativado de modo rápido e eficaz, maximizando a capacidade de resposta do Hospital em curto espaço de tempo, enquanto são tomadas medidas para a manutenção do nível de cuidados a médio prazo; neste tipo de ocorrência o fator crucial para o hospital é o número de vítimas admitidas por unidade de tempo (p. ex.; números de admitidos por hora);
2. As situações de curta ou moderada intensidade, mas de longa duração:
   - Como as pandemias (naturais ou disseminadas pelo homem) e algumas catástrofes radiológicas ou nucleares com contaminação de parte importante da população ou do território, e compromisso das suas linhas de abastecimento básicas (água, alimentos, energia), cujas consequências podem durar meses ou anos.
   - Inclui a maioria dos ataques terroristas (exceto potencialmente se houver recurso à utilização de armas radioativas, nucleares ou biológicas).
   - Situações que se deve estar preparado para funcionar em condições de pressão continuada durante vários dias ou semanas.
   - Aqui, mais do que a capacidade de resposta imediata, é crucial o planejamento das ações destinadas à manutenção de um estado de exceção de longa duração, em que a continuidade dos cuidados e da resposta não pode ser posta em causa.
   - Neste tipo de ocorrência o fator crucial é a capacidade do hospital em manter a prestação do nível de cuidados exigido em número muito superior ao habitualmente praticado por meio da modificação dos fluxos de doentes e da interferência às novas necessidades de áreas habitualmente utilizadas para outras situações, enquanto assegura a proteção dos outros utentes e dos seus trabalhadores, com um pré-aviso mínimo).

Muitas das respostas a estas situações só pode ser levada em consideração pela humanidade como um todo, independente da raça, religião ou riqueza. Mas nós, homens e mulheres intensivistas, temos as nossas responsabilidades profissionais (além das de membros da humanidade). Nos capítulos seguintes, o Dr. António Marques abordará em pormenor a nossa reação (possível) na mitigação destes dois tipos de situações, exemplificadas pelos incidentes multivítimas e pelos incidentes provocados pelo uso deliberado de armas biológicas. Que não é novo (o ataque turco a Veneza na idade média catapultando os mortos de peste para dentro da cidade e levando ao seu abandono é um bom exemplo); mas com o tempo fomos evoluindo para uma maior selvajaria, como está bem patente na Ucrânia ou na faixa de Gaza, A utilização de agentes como a dioxina e o gás Sarim em vários conflitos, e novos agentes químicos e biológicos, nos esperam.

Mas em qualquer destas situações, é fundamental estarmos preparados. Como médicos, especialmente como intensivistas, é nossa obrigação:

- Manter o Hospital funcional de acordo com as necessidades da população; isto implica:
  - Estruturar e criar as condições para o empenhamento rápido, eficiente e coordenado de todos os seus meios e recursos.
  - Garantir, em permanência, a direção e coordenação das ações a desenvolver pelas suas estruturas em particular pelo Serviço de Emergência e pelas unidades de terapia intensiva (UTIs).
  - Necessidade eventual de proteção dos funcionários.
  - Apoio psicossocial.
  - Absentismo.
  - Manter os suprimentos em medicamentos e consumíveis.
  - Aumentar o pessoal para manter o nível de cuidados (muito dependente da gravidade da doença).

Só deste modo, estando preparados e treinados, e com testes frequentes, poderemos maximizar a nossa eficácia em lidar com estas situações. Assim, é nosso dever – de acordo com as caraterísticas do local onde trabalhamos e da análise de risco, estarmos preparados e treinados para oferecer os melhores cuidados a quem necessita. A nossa arma fundamental é o plano de catástrofe, o treino dos profissionais na sua utilização e a nossa consciência que estas situações ocorrem. Mesmo não os reconhecendo, mais cedo ou mais tarde acontecerão. A nossa sobrevivência enquanto sociedade depende da nossa preparação, da nossa resposta e da solidariedade e do trabalho nas redes dos diferentes países.

Somos membros de uma só espécie, habitando um só globo, cujos recursos estamos exaurindo para além de qualquer limite sustentável.

É uma situação que tem que acabar, como tem sido dito pela Assembleia Geral das Nações Unidas e o seu Secretário

Geral. Mas até esse dia temos de estar preparados para mitigar o mitigável. E para o fazer, como dizia Douglas Adams: temos de pensar no impensável, fazer o que não pode ser feito. Se não for tarde demais.

Bibliografia sugerida

Morens & Fauci (2020), em *Emerging pandemic diseases: how we got to COVID-19*, revisam o surgimento de doenças pandêmicas e destaca os fatores que contribuem para pandemias, incluindo mudanças climáticas e a mobilidade humana.[1]

Weiss & McMichael (2004), em *Social and environmental risk factors in the emergence of infectious diseases*, discutem o impacto das mudanças ambientais e sociais no surgimento de novas doenças infecciosas, incluindo a disseminação de vetores devido às mudanças climáticas.[2]

Patz & Olson (2006), em *Climate change and health: global to local influences on disease risk*, examinam como as mudanças climáticas estão afetando a distribuição de doenças infecciosas, como a dengue, e explora as implicações para a saúde pública.[3]

Watts *et al.* (2018), em *The 2018 report of the Lancet Countdown on health and climate change: shaping the health of nations for centuries to come*, abordam como as mudanças climáticas afetam a saúde global, com foco em doenças transmissíveis e a migração de doenças para novas regiões.[4]

Githeko *et al.* (2000), em *Climate change and vector-borne diseases: a regional analysis*, analisam as mudanças na distribuição de doenças transmitidas por vetores, como a dengue e malária, em resposta ao aquecimento global.[5]

Na publicação The Lancet Infectious Diseases (2024), *Oropouche fever, the mysterious threat*, o artigo discute a febre Oropouche como uma ameaça emergente de potencial pandêmico, destacando a necessidade de vigilância e preparação para controlar sua disseminação, especialmente em áreas tropicais, onde surtos vêm ocorrendo com mais frequência.[6]

Gostin *et al.* (2024), em *The Mpox Global Health Emergency — A Time for Solidarity and Equity*, abordam a emergência global de saúde causada pelo MPOX (Monkeypox), destacando a importância de uma resposta equitativa e solidária para conter a disseminação da doença e proteger populações vulneráveis.[7]

Referências bibliográficas

1. Morens DM, Fauci AS. Emerging Pandemic Diseases: How We Got to COVID-19 [published correction appears in Cell. 2020;183(3):837.
2. Weiss RA, McMichael AJ. Social and environmental risk factors in the emergence of infectious diseases. Nat Med. 2004;10(12 Suppl):S70-S76.
3. Patz JA, Olson SH. Climate change and health: global to local influences on disease risk. Ann Trop Med Parasitol. 2006;100(5-6):535-549.
4. Watts N, Amann M, Arnell N, et al. The 2018 report of the Lancet Countdown on health and climate change: shaping the health of nations for centuries to come. Lancet. 2018;392(10163):2479-2514.
5. Githeko AK. Climate change and vector-borne diseases: a regional analysis. Bulletin of the World Health Organization, 2000;78(9):1136-1147. Disponível em: https://www.who.int.
6. The Lancet Infectious Diseases. Oropouche fever, the mysterious threat. Lancet Infect Dis. 2024;24(9):935.
7. Gostin LO. Jha AK. Finch A. The Mpox Global Health Emergency — A Time for Solidarity and Equity. N Engl J Med. 2024;391:1265-1267.

capítulo | 168

Casos Multivítimas

António Marques da Silva

A catástrofe define-se como o acidente ou incidente grave suscetível de provocar elevados prejuízos materiais e, eventualmente, vítimas, afetando intensamente as condições de vida e o poder socioeconômico em uma determinada área geográfica. Por sua vez, o acidente ou incidente grave corresponde a uma situação inusitada com efeitos relativamente limitados no tempo e no espaço, suscetível de atingir as pessoas e outros seres vivos, os bens e o ambiente.[1] Poderá ainda, a situação natural ou provocada pelo homem sobrecarregar o sistema de socorro de uma forma mais limitada no seu âmbito e implicação, de forma passível de ser gerida com a mobilização de meios adicionais (*limited mass casualty incident*), ou representar uma ruptura completa da capacidade de resposta, apesar da mobilização de meios adicionais (a situação catastrófica).[2] Todas essas tipologias implicam o desequilíbrio entre as necessidades de socorro e os recursos disponíveis, sendo, por definição, este o conceito fundamental e subjacente à definição de uma catástrofe.

A Medicina de Catástrofe têm por objetivo minorar o impacto das situações de exceção na mortalidade e morbidade. Portanto, tem como objetivo primordial salvar o maior número de vidas. Para concretizar esse objetivo, a existência de triagem (entendida como um instrumento de classificação e de gestão de risco) constitui o primeiro passo de um percurso de gestão clínica, que é por vezes emocionalmente difícil e tecnicamente exigente. Consequentemente, o tratamento de vítimas em situações de catástrofe é tendencialmente minimalista, com o objetivo de salvar a vida por meio da estabilização de um conjunto de parâmetros designados por ABCDE (A – via aérea com controle cervical, B – ventilação, C – circulação com controle da hemorragia, D – disfunção neurológica, E – exposição com controle da temperatura).[3] Neste contexto, impera o conceito de controle de dano, tanto na vertente cirúrgica como médica, respectivamente, remetendo para momento posterior o tratamento definitivo.

Assim, o sistema de emergência pré-hospitalar e a rede hospitalar têm a responsabilidade institucional de prever um plano para resposta às situações em que as solicitações ultrapassam a capacidade instalada habitual. É precisamente quando a demanda sobre o sistema de socorro ultrapassa essa capacidade instalada que se impõe a adoção de medidas que implicam a reorganização de recursos e a adoção de novas metodologias de trabalho, com o objetivo de mitigar as consequências da sobrecarga anormal verificada.

A presente sistematização de informação reporta-se às regras gerais de índole clínica para a boa gestão em situação de catástrofe, no contexto genérico (*all hazards*), podendo existir áreas específicas que impliquem a necessidade de adendas à planificação geral (por exemplo, para situações envolvendo agentes químicos, biológicos, radiológicos ou outros).[4] Assim, é fundamental efetuar uma análise de risco local na área de influência considerada sobre possíveis riscos acrescidos resultantes da realidade geográfica e demográfica, bem como, motivadas pela existência de infraestruturas industriais ou de transporte (rodoviário, aéreo e marítimo), ou outras características locais.

Nesse contexto, independentemente de a proveniência de doentes ser externa ou interna à instituição hospitalar, a planificação incide sobre a resposta a múltiplas vítimas centrada no serviço de urgência/pronto-socorro, apoiada na logística específica de resposta imediata em áreas-chave como a Medicina Intensiva e o bloco operatório/centro cirúrgico. Necessariamente, também, terá de haver uma planificação integrada de meios pré-hospitalares e inter-hospitalares, pois, obrigatoriamente, a resposta será no mínimo regional e muito dependente da capacidade de articulação e coordenação em rede. Assim, assume especial relevância o sistema de transporte de doente crítico, diferenciado, entre as unidades de saúde.

São princípios gerais a prever no plano de contingência de resposta a situações com múltiplas vítimas:[5]

- A planificação deve ter por base a necessidade da existência de um plano que seja intemporal, que perdure para além de um determinado evento, ainda que com atualização periódica mediante a alteração dos pressupostos locais em meios e organização.

- Essa planificação deve ser integrada, na vertente pré-hospitalar e hospitalar, com igual ênfase na capacidade de comunicação e transporte inter-hospitalar nas situações clínicas mais complexas e específicas.
- A planificação da organização hospitalar requer a compreensão que, embora as soluções concretas possam ser diversas, os princípios assumidos e os aspectos básicos tratados nos diversos planos hospitalares de uma mesma região devem ser uniformes a nível dos conceitos básicos e, consequentemente, das fases de resposta: recepção hospitalar, tratamento e recuperação. A recepção refere-se à triagem e ao subsequente encaminhamento inicial, com medidas de estabilização. O tratamento implica a vertente médica e cirúrgica, com a distinção clara entre as medidas de controle de dano (iniciais), *versus* as de tratamento definitivo (muito provavelmente diferidas no tempo). A recuperação implica a normalização do trabalho no hospital, com uma reflexão precoce sobre o ocorrido seguida da realização posterior de uma auditoria sistemática a todo o processo no intuito de identificar oportunidades de melhoria.

No contexto hospitalar, de uma forma mais detalhada, a planificação aconselha ainda a sistematização das seguintes fases sequenciais:

- Recepção no pronto-socorro, com registro dos doentes e a sua respectiva alocação a 4 áreas consoante o nível de prioridade clínica com base em um sistema de triagem específico para situações de exceção: vermelha (que requer tratamento imediato), amarela (que requer tratamento logo que possível), verde (que não requer tratamento imediato, mas implica vigilância e reavaliação periódica) e falecidos (habitualmente identificados pela cor branca ou preta). Poderá ainda ser acrescentada uma área de expectantes (vítimas sem indicação para investimento clínico face à extrema gravidade das lesões sofridas, mediante determinação médica, habitualmente identificadas pela cor cinzenta).
- Tratamento inicial, com atitudes *life-saving* (ABCDE), mediante uma gestão clínica norteada por princípios médicos e cirúrgicos de gestão de risco e de controle de dano.
- Resolução hospitalar, com vista ao encerramento do período de ativação do plano de contingência e o progressivo retorno à normalidade do funcionamento do pronto-socorro e o restante do hospital.
- Reflexão imediata, com *debriefing* estruturado e obrigatório das chefias com os profissionais envolvidos, antes da desmobilização dos mesmos.
- Auditoria formal, com uma análise crítica posterior, implicando a elaboração de um relatório descritivo do evento e a enumeração de lições apreendidas a incorporar posteriormente na melhoria do plano de contingência.

Assim, a planificação exige que a organização preveja a catalogação prévia de recursos, sejam esses humanos no contexto da equipa multiprofissional e multidisciplinar (com distinção das especialidades e das valências médicas e cirúrgicas) ou materiais, bem como, muito importantemente, a preparação de diversas áreas de trabalho. Estas implicam as alterações funcionais previstas nos espaços do serviço de urgência/ pronto-socorro, nos blocos operatórios e nas internações (incluindo as medidas específicas respeitantes aos cuidados intensivos/unidades de medicina intensiva e aos cuidados intermédios/unidades intermediárias).

De forma a viabilizar o previsto, a planificação assume a capacidade de comunicar como um componente fundamental da estrutura logística, seja na sistematização da arte de comunicar (quem comunica, o que se comunica e como se comunica), como, também, no domínio dos meios e sistemas de comunicação entre o hospital e os seus parceiros, ou entre os diversos setores do próprio hospital.

Torna-se claro que a planificação interna exige a participação alargada no hospital existindo a necessidade de envolver os diversos grupos profissionais, com a identificação das suas capacidades técnicas específicas.

Para o sucesso, a planificação implica igualmente a existência de um plano de formação inicial e contínua dos profissionais, bem como, de uma estratégia de divulgação interna do plano, com acesso ao mesmo por parte de todas as direções intermédias.

A planificação tem ainda que prever soluções para a gestão inesperada de situações que determinado tipo de acidentes específicos podem implicar, como, por exemplo, doentes queimados, envolvimento de crianças, incidentes químicos, biológicos, radiológicos ou até nucleares (consoante a análise de risco prévia da região considerada).

A abrangência dessa planificação implica a possibilidade de participação de toda a capacidade operacional e logística hospitalar, por fases, correspondentes a níveis de envolvimento sequenciais. O nível I é aquele que é gerível no âmbito estrito do serviço de urgência/pronto-socorro, o nível II requer a mobilização dos meios existentes em toda a unidade hospitalar e, no nível III, existe a indicação para o "convocação" de recursos externos (incluindo profissionais do próprio hospitalar que não estão de serviço) para reforçar a resposta e, assim, maximizar a capacidade instalada do sistema de socorro.

Portanto, é fundamental uma planificação apoiada em uma vertente fortemente operacional e em função das necessidades decorrentes da situação de exceção ocorrida, o que implica um esforço prévio da respectiva organização estrutural e funcional. Esse exercício de gestão constitui ainda um investimento face ao inerente benefício prático para o funcionamento normal e rotineiro do hospital a nível do seu respectivo comando e controle, segurança, comunicações, avaliação inicial/triagem, tratamento e transporte de doentes.

De uma forma mais abrangente, a planificação implica a possibilidade de participação de todas as instituições hospitalares que dispõem de uma resposta urgente. Como tal, essas unidades de saúde devem possuir um plano de contingência com base nos mesmos princípios de forma a promover a desejável interoperabilidade no âmbito de uma rede regional de resposta à catástrofe (pública, social e privada). Assim, existe necessidade de definir responsáveis/interlocutores hospitalares no momento da ocorrência da emergência e, também, de definir responsáveis nos diversos níveis de decisão regionais na coordenação global da resposta pré, intra e inter-hospitalar.

São aspectos específicos a consignar no plano de contingência de resposta a situações com múltiplas vítimas:[6]

- É obrigatória a existência de normas formais com critérios e metodologias para a efetivação da alerta (preparação e pré-ativação), para a ativação (ordem de acionamento, por níveis I, II ou III) e a desativação (encerramento de atividade) do plano de emergência.
- É fundamental a definição e organização da cadeia de responsabilidade, nomeadamente do comando e controle da resposta na passagem da fase extra para a fase intra-hospitalar, na fase hospitalar propriamente dita e no que se concerne à fase inter-hospitalar.
- Consequentemente, é necessário definir e organizar as comunicações internas (na instituição) e externas (com os parceiros na comunidade, sejam esses operacionais no socorro, administrativos na cadeia logística, políticos na hierarquia de decisão ou intervenientes na comunicação social).
- É necessário sistematizar as questões referentes à segurança dos profissionais no serviço de urgência/pronto-socorro e à segurança e acessibilidade dos profissionais, dos doentes e dos acompanhantes destes nas imediações do hospital.
- Imediatamente após o acionamento do plano, é de proceder com a reorganização interna do serviço de urgência/pronto-socorro, com a triagem de prioridades inicial, o esvaziamento do espaço de doentes, a organização de áreas de resposta de acordo com a prioridade relativa dos doentes em situação de catástrofe, bem como, a gestão de equipamentos e *stocks*, entre outros.
- Essa reorganização implica a redefinição dos postos de trabalho-chave a serem assumidos de imediato, com a inerente redistribuição de recursos humanos consoante a respectiva aptidão para os diversos desafios técnicos. Para esse fim, são importantes os denominados *cartões de ação* enquanto instrumentos de gestão para a designação de tarefas dos profissionais alocados aos diversos postos de trabalho, com implicações no conteúdo funcional de cada um.
- Nos níveis II e III é relevante compreender como se processa a convocação de mais profissionais, com regras e metodologias previamente definidas. Esse levantamento da situação requer a imediata rentabilização dos meios em áreas especialmente estratégicas, como será o caso do bloco operatório, da Medicina Intensiva ou de outras unidades especiais (por exemplo, de queimados, pediátricas ou outras).
- Nesse contexto, é ainda importante a sistematização de critérios e meios para a efetivação de transporte de doentes, no âmbito intra e inter-hospitalar.
- Globalmente, mobilizam-se os serviços de apoio clínico (por exemplo, meios complementares de diagnóstico e terapêutica) e não clínicos (por exemplo, farmácia, aprovisionamento, serviços hoteleiros, entre outros).
- São ainda cruciais as áreas de apoio específico, como será o caso dos serviços de ligação com a comunicação social, de resposta a altas individualidades, de apoio a familiares, ou a prestação de informações, entre outros.
- Para o melhor controle e acompanhamento, são sistematizados no conteúdo e na forma os registros iniciais e contínuos, os balanços periódicos e o relatório final.
- Finalmente, não pode ser menosprezada a fase de encerramento do plano, com uma ação de *debriefing* sobre a resposta verificada e o agendamento posterior de uma auditoria sobre a resposta global à ocorrência.
- Todos esses aspectos, gerais e específicos, devem ser integrados no âmbito de uma matriz organizativa com base nos princípios de um sistema de comando unificado. Este reforça a hierarquia funcional global, respeitando contudo a particularidade técnica de cada interveniente, conforme previsto no conceito do sistema de gestão *Incident Command System*.[7] No topo da hierarquia existe um comando único que é assessorado por coordenações específicas respeitantes à segurança, à comunicação e à ligação entre entidades (*Unified Command with Safety Officers, Communication Officers and Laison Officers*), que, de uma forma global e integrada, superintende as seguintes áreas de trabalho: Operações, Logística, Planificação e Finanças (*Operations, Logistics, Planning and Finance*).

A planificação geral e específica deve obedecer aos requisitos identificados no âmbito de uma análise prévia de risco local e regional, valorizando o seguinte: [8]

- O plano, ainda que genérico na sua natureza de forma a prever a resposta aos mais diversos tipos de ocorrências, deve ser ajustado às circunstâncias da realidade local de forma a melhor responder aos riscos mais prementes e importantes. Assim, é justificada a realização programada de uma avaliação de risco, que valorize os elementos de risco e os fenômenos locais de perigo.

- Os elementos de risco incluem infraestruturas e construções, vias rodoviárias, aeroportos, portos marítimos, áreas industriais, ou tipos de populações e a respectiva organização social que possam originar vulnerabilidades.
- Os fenômenos de perigo incluem tempestades, inundações, atividade vulcânica e sísmica, ou outras circunstâncias que possam implicar perigosidade.
- Essas dimensões de vulnerabilidade e perigosidade, analisadas à luz da probabilidade da sua ocorrência e da previsível gravidade em causa, possibilitam a criação de uma matriz de risco. Assim, será possível identificar situações concretas que justificam o investimento na elaboração de adendas específicas ao plano geral, ou ainda planos especialmente dirigidos a situações particulares face à importância do risco.

Na resposta à catástrofe, são áreas fundamentais de intervenção e coordenação:[9]

- As áreas de trabalho devem ser estratificadas por níveis de risco e, consequentemente, a correspondente resposta pretendida, de forma semelhante aos dos demais hospitais na rede local, regional e nacional. Dessa forma, haverá o indicado entendimento de todos os intervenientes no âmbito da rede em que as instituições terão de se articular.
- Deve ser previsto um modelo de triagem especialmente indicado para o efeito, que preveja uma avaliação primária (abordagem inicial para a determinação da prioridade clínica) e secundária (reavaliação periódica para a identificação de alterações na prioridade relativa), ajustada à realidade no contexto da catástrofe.[10]

Existe, no âmbito da triagem primária, o princípio assumido de que é mandatório a presença de um médico (com diferenciação em emergência médica, preferencialmente não cirúrgica, dado que a capacidade cirúrgica será requerida em outras funções específicas respeitantes aos procedimentos de avaliação e intervenção cirúrgica), além de um enfermeiro, à entrada do serviço de urgência/pronto-socorro.

Existe, no âmbito da triagem secundária, o princípio assumido de que é mandatório a concentração das situações classificadas com a cor verde (não urgentes) num espaço único, apenas com triagem periódica de 15/15 ou de 30/30 minutos (sendo esse valor meramente indicativo), sem a prestação ativa de cuidados não emergentes nesse local.

Por sua vez, em função da citada triagem/classificação de risco, as áreas de recepção de doentes são:

- Área Vermelha, que compreende à sala de emergência inicial localizada no serviço de urgência/pronto-socorro (designada de sala de emergência 1 ou A), com capacidade para os primeiros doentes críticos que entrarem. Ultrapassada a sua capacidade, a recepção de subsequentes casos de prioridade vermelha exige a abertura da uma segunda sala de emergência (designada de sala de emergência 2 ou B), que se localizará em local predefinido que disponha de logística apropriada (rede de oxigênio, ar comprimido, vácuo e tomadas elétricas) para a monitorização de sinais vitais e a ventilação mecânica. Os recursos humanos para essa área serão recrutados de uma área de Medicina Intensiva e/ou do bloco operatório (consoante a organização local e o tipo de patologias em causa). A capacidade de ventilação mecânica requer a organização prévia de um parque de equipamentos, onde deve ser valorizado o investimento em ventiladores de transporte e de reserva.
- Área Amarela, que compreende as habituais áreas de observação inicial no serviço de urgência/pronto-socorro e eventuais áreas adjacentes de internamento de curta duração. Existe a necessidade de prever um local para a recepção e a monitorização de vítimas de trauma, incluindo a capacidade para pequenas cirurgias. Os recursos humanos serão os da equipa de urgência e os provenientes do recrutado das enfermarias de internamento em uma primeira fase. Devem existir *kits de catástrofe* com a organização do material previsivelmente mais necessário (para a oxigenoterapia, a gestão da via aérea, os acessos venosos, a perfusão endovenosa, a drenagem torácica e a feitura de pensos, entre outros). Em caso de falta de macas no serviço de urgência/pronto-socorro, deve existir *stock* de macas empilháveis móveis, num número predefinido e num local de armazenamento constante no plano.

Existe ainda a assunção do princípio de que, no âmbito do plano, na altura da resposta à catástrofe haverá uma diminuição dos rácios de profissionais nos locais de internamento, para que se possa reforçar a resposta a nível do serviço de urgência/pronto-socorro. Essa diminuição será da estrita responsabilidade da chefia do pronto-socorro.

- Área Verde, que compreende uma área próxima do serviço de urgência/pronto-socorro, mas preferencialmente, fora do espaço do mesmo. Os recursos humanos serão os da equipa de urgência e os provenientes das enfermarias de internamento em uma primeira fase, em um número e de acordo com rácio profissional/doente reduzido. Nesta área, têm de existir meios para a realização da triagem secundária (monitores de sinais vitais) e material de emergência para estabilizar o eventual doente que se agrave com risco de vida.
- Área de Falecidos, que compreende área da morgue ou de isolamento predefinido para o efeito.
- Área de Expectantes onde, eventualmente, consoante a organização do plano, existe a possibilidade de prever doentes denominados expectantes, que, face à extrema gravidade das lesões sofridas,

não é viável o investimento clínico mediante decisão estritamente médica. Coloca-se essa eventualidade não apenas pela inevitabilidade do falecimento, mas, também, pelo infrutífero gasto de recursos que contribuirá para a perda de outras vítimas onde a disponibilidade desses mesmos recursos poderia ser vital. São possíveis e eventuais exemplos: a ferida craniana transfixada por arma de fogo em doente em coma, o choque hemorrágico grau IV em fratura da bacia com hemorragia incontrolável, a ainda a amputação traumática de membros por explosão, entre outros, mediante parecer médico.

- No caso de situações especiais, onde existe o envolvimento de crianças, de doentes queimados, ou de outra especificidade relevante, como será o caso da necessidade de descontaminação química, impõe-se a alocação de uma área dedicada e fisicamente delimitada, em local pré-definido, com *kits* contendo o material previsivelmente mais necessário para a proteção individual e o tratamento. No caso de recepção de vítimas contaminadas com químicos nocivos, devem existir procedimentos operacionais e mecanismos instalados para proceder com a descontaminação com chuveiros exteriores ao serviço de urgência/pronto-socorro. Este incluem equipamentos de proteção individual dos profissionais envolvidos na abordagem inicial das vítimas, nomeadamente, com fatos completos de nível C, máscaras com filtros HEPA (*high efficiency particulate air filter*) nos respiradores e viseiras, conforme *stock* mantido no hospital. Os referidos equipamentos são armazenados em número predefinido e em local de armazenamento próprio.
- Adicionalmente, o plano de contingência deve ter uma adenda especial para pessoas com proteção especial no contexto específico do previsto ao abrigo do Protocolo de Estado (designadas como altas individualidades), onde é importante prever a necessária segurança (incluindo, a proteção policial) e os devidos cuidados acrescidos relativamente aos registos e ao acesso aos mesmos (onde impera a necessidade de confidencialidade absoluta).

São ainda premissas basilares do plano de contingência:

- Em geral, deve a segurança dos profissionais e dos doentes ser uma prioridade inalienável, sendo o isolamento das entradas/portarias uma prioridade em caso de ativação do plano.
- Existe uma cadeia de comunicação clara respeitante aos assuntos de segurança, mediante contato telefônico ou direto entre a chefia de equipa do serviço de urgência/pronto-socorro e a segurança ou a polícia, consoante o aplicável.
- A unidade de recuperação no centro cirúrgico/unidade de cuidados pós-anestésicos do bloco operatório deve ser transformada em área de doentes que requeiram ventilação mecânica, destinada prioritariamente a doentes recém-operados que necessitem estritamente de ventilação invasiva. A capacidade de ventilação será por ventiladores existentes no local, ventiladores de transporte e/ou equipamentos disponíveis no parque de equipamentos (de reserva, previamente organizada, no contexto de serem rentabilizados os meios do hospital).
- A unidade de Medicina Intensiva/Terapia Intensiva tem de desenvolver todos os esforços para autonomizar os doentes que estejam com apoio ventilatório, de forma que, assim que possível, eles possam transitar para enfermarias gerais ou unidades intermédias. As últimas receberão os doentes recém-autonomizados.
- Existe, no âmbito do plano, a premissa criteriosa que são assumidos como doentes de Medicina Intensiva/Terapia Intensiva aqueles que necessitam de ventilação invasiva e, como doentes de cuidados intermédios, os que necessitarem de fármacos cardio/vasoativos intravenosos em infusão contínua (sem ventilação mecânica invasiva).
- Em caso de se encontrar esgotada a capacidade de ventilação mecânica, existe um procedimento previsto com critérios para a triagem de situações para ventilação mecânica, especialmente em caso de catástrofe de origem biológica, com ruptura da capacidade de Medicina Intensiva/Terapia Intensiva.
- Em situação de catástrofe, não existe o conceito de vaga (espaço habitual de leito individualizado) na enfermaria geral. Portanto, não existirão limitações de vagas nas enfermarias, que receberão todos os doentes que puderem ser lá colocados. Posteriormente ao momento da catástrofe, será reposta a reorganização indicada com a identificação formal do destino e da realocação dos diversos doentes.
- De imediato, uma enfermaria cirúrgica em proximidade física do bloco operatório deve ser transformada em enfermaria designada de perioperatória, que será imediatamente evacuada, sendo todos os doentes colocados nos átrios e nas áreas comuns conforme plano predefinido. Esta enfermaria receberá do serviço de urgência/pronto-socorro os doentes com indicação cirúrgica a aguardar a disponibilidade do bloco operatório e, em simultâneo, os doentes recém-operados que necessitem de recobro/ recuperação antes de irem para a respectiva enfermaria (pois, a área habitual de recobro/ recuperação, foi transformada em mais uma unidade de terapia intensiva).
- Existe a articulação do plano com o serviço de imuno-hemoterapia relativamente à reserva hospitalar de hemoderivados (de forma predefinida), com um procedimento formal de contato com outras entidades em caso de ruptura de *stock*.

- Importa ainda prever uma zona delimitada para a recepção dos familiares e dos acompanhantes, predefinida, preferencialmente com acesso a bebidas e local de repouso (sem interferir com a atividade normal do refeitório em apoio aos profissionais). Neste local estarão profissionais que organizarão o fornecimento da informação relevante a ser comunicada.
- É muito importante prever uma zona específica para a recepção da comunicação social, em espaço de apoio predefinido, afastado da porta de acesso ao serviço de urgência/pronto-socorro e da área de acolhimento de familiares e acompanhantes. Desejavelmente, existirão condições de apoio ao trabalho da imprensa, como será o caso de uma rede de internet. Será neste local que se farão os comunicados à imprensa. O comunicado incluirá: o número de admissões, as prioridades clínicas atribuídas na triagem, o número de operados, o número de doentes em observação e tratamento, bem como, o número de falecidos. Por princípio, será efetuado de 2 em 2 horas, salvo determinação superior contrária, sendo o interlocutor que representa a instituição o respectivo diretor, ou em quem este delegar essa função, com o registo das presenças, da data e da hora de cada conferência de imprensa.
- Paralelamente, de forma a facilitar o convocação de profissionais que se encontrem fora do hospital, deve existir uma zona de apoio aos filhos dos funcionários. Caso existam funcionários imprescindíveis para o tratamento de determinados doentes (normalmente críticos, cirúrgicos, ou outros) que, sendo chamados, se vejam impossibilitados de vir para o hospital por terem filhos pequenos à sua guarda, deverá estar previsto um local onde poderão deixar os seus filhos, com a vigilância de acompanhantes/cuidadores previamente designados para o efeito.
- Existe uma política definida para a convocação de profissionais, onde, em uma primeira fase, além de pessoal que preste serviço no serviço de urgência/pronto-socorro, serão chamados enfermeiros e técnicos/assistentes operacionais das enfermarias de internamento, mediante a ordem e o critério da chefia de equipe do serviço de urgência/pronto-socorro. Não serão chamados profissionais que não sejam necessários, sendo o critério a respeitar da estrita responsabilidade da chefia de equipe do pronto-socorro. Em uma segunda fase, para a efetivação de tratamentos poderá ser necessário a convocação específica de profissionais das várias áreas funcionais e técnicas especializadas. Para tal, será aconselhável um plano de envio de mensagens telefônicas dedicadas, conforme listagem de destinatários e texto predefinido. No caso de convocação de profissionais do exterior, o parque de estacionamento no hospital deve ser aberto e disponibilizado mediante ordem da chefia de equipe do serviço de urgência/pronto-socorro. Existe prioridade assumida no papel dos telefonistas, ficando estes poupados e reservados para as chamadas do exterior para o hospital.
- Existe a disponibilidade de meios de comunicação portátil tipo *walkie-talkies* como mecanismo de redundância e *backup* do sistema de telefones fixos e de telemóveis/celulares em utilização, mediante lista predefinida (junta aos equipamentos) e segundo o critério de prioridade definido pela chefia de equipe do serviço de urgência/pronto-socorro. Os referidos equipamentos, em número predefinido, encontram-se armazenados em local próprio para o efeito.
- Para a melhor organização dos recursos humanos, existe um local designado como ponto de encontro de profissionais, em área central de apoio às operações de socorro no hospital. É aqui que devem reportar os profissionais chamados ao hospital para, consoante a indicação da chefia de equipa do serviço de urgência/pronto-socorro, serem distribuídos pelos locais de trabalho consoante as suas competências profissionais e as necessidades dos serviços.

Existe a assunção de uma política organizacional com base no princípio de que o plano poderá ser ativado em qualquer altura, sendo assumido o conceito de *hierarquias colapsáveis*, ou seja, ativar-se-á o plano e as funções decorrentes do mesmo com quem estiver de serviço, até à chegada de recursos diferenciados e apropriados para as funções específicas eventualmente em causa. Portanto, por esse motivo, os *cartões de ação* (CA) descritivos das tarefas e das responsabilidades individuais poderão ser realocados mediante indicação da chefia de equipa do serviço de urgência/pronto-socorro, tendo por exemplo o seguinte (a ser adaptado à realidade local): [11]

- **CAnº01:** Chefe de Equipa do Pronto-Socorro.
- **CAnº02:** Enfermeiro Coordenador de Turno do Pronto-Socorro.
- **CAnº03:** Médico da Triagem.
- **CAnº04:** Enfermeiro da Triagem.
- **CAnº05:** Assistente da Triagem.
- **CAnº06:** Médico Coordenador da Área Vermelha – Sala de Emergência.
- **CAnº07:** Médico da Área Vermelha – Sala de Emergência.
- **CAnº08:** Enfermeiro Coordenador da Área Vermelha – Sala de Emergência.
- **CAnº09:** Enfermeiro da Área Vermelha – Sala de Emergência.
- **CAnº10:** Assistente da Área Vermelha – Sala de Emergência.
- **CAnº11:** Médico Coordenador da Área Amarela Médica.

- **CAnº12:** Enfermeiro Coordenador da Área Amarela Médica.
- **CAnº13:** Equipas de Tratamento da Área Amarela Médica.
- **CAnº14:** Médico Coordenador das Enfermarias Médicas.
- **CAnº15:** Médico Coordenador da Área Amarela Cirúrgica.
- **CAnº16:** Enfermeiro Coordenador da Área Amarela Cirúrgica.
- **CAnº17:** Equipas de Tratamento da Área Amarela Cirúrgica.
- **CAnº18:** Médico Coordenador das Enfermarias Cirúrgicas.
- **CAnº19:** Médico Coordenador Geral do Centro Cirúrgico.
- **CAnº20:** Médico Anestesiologista Coordenador do Centro Cirúrgico.
- **CAnº21:** Médico Anestesiologista do Centro Cirúrgico.
- **CAnº22:** Enfermeiro Coordenador do Centro Cirúrgico.
- **CAnº23:** Assistente do Centro Cirúrgico.
- **CAnº24:** Médico Coordenador da Cirurgia Enfermaria Perioperatória,
- **CAnº25:** Médico Anestesiologista da Enfermaria Perioperatória.
- **CAnº26:** Enfermeiro Coordenador da Enfermaria Perioperatória.
- **CAnº27:** Médico 1 da Área Verde.
- **CAnº28:** Enfermeiro 1 da Área Verde.
- **CAnº29:** Médico 2 da Área Verde.
- **CAnº30:** Enfermeiro 2 da Área Verde.
- **CAnº31:** Coordenador da Logística – Instalações e Equipamentos.
- **CAnº32:** Coordenador do Aprovisionamento – Almoxarifado.
- **CAnº33:** Coordenador da Segurança.

Compete sempre à chefia de equipa do serviço de urgência/pronto-socorro a distribuição das tarefas inerentes ao plano pelos profissionais, respeitando a necessária competência técnica dos elementos alocados às funções, mediante o referido sistema de *cartões de ação* descritivos das ações e das responsabilidades no contexto das principais áreas operacionais do hospital durante a resposta à situação de exceção. Funcionalmente, a hierarquia é única e centralizada na chefia de equipa do pronto-socorro, que, sempre que entender, pode delegar tarefas consoante o indicado e requerido pela situação. Os referidos meios de auxílio na distribuição de tarefas e responsabilidades encontram-se armazenados em local predefinido.

Assim, a resposta hospitalar é centrada no serviço de urgência/pronto-socorro, circunstância que realça a importância da formação específica da chefia de equipa na liderança funcional da operação, em representação do conselho de administração. Mediante procedimento superiormente aprovado, existe o reconhecimento de que chefia de equipa do serviço de urgência/pronto-socorro tem a responsabilidade e a competência para proceder com a ativação do plano de contingência nos moldes predefinidos, mas, também, de decretar o encerramento do plano e o retorno ao funcionamento normal e rotineiro (assegurando a interação sempre indicada com a administração do hospital).

É fundamental a existência de uma cadeia de comunicação clara respeitante a assuntos clínicos, entre o centro de gestão de chamadas de emergência pré-hospitalar e o hospital, nomeadamente via contato telefônico direto com chefia de equipa do serviço de urgência/pronto-socorro e, também, via rádio de emergência localizado no pronto-socorro (periodicamente testado pela central de emergência, sem aviso prévio).

Nesse contexto, a ativação do plano é assumida pela chefia de equipa do pronto-socorro após contato com a central de coordenação da emergência pré-hospitalar e não por qualquer outra instituição.

O sistema de comunicação do hospital exige redundância, dai a existência de uma rede telefônica celular para além da rede telefônica fixa, sem dispensa do equipamento de rádio previamente instalado pela coordenação regional de emergência para o contato em caso de falência da rede telefônica. Em algumas circunstâncias, nomeadamente em hospitais centrais de referência, poderá ser aconselhável a redundância adicional com um telefone de satélite. Adicionalmente, dentro do hospital, realça-se que, para além da rede telefônica fixa e da rede institucional celular (com celulares atribuídos a elementos/especialidades/áreas de trabalhos especificas), é aconselhável a existência simultânea de *walkie-talkies* para a garantia da comunicação em caso de falha telefônica, conforme procedimento previamente organizado. O investimento em meios de comunicação é justificado na medida em que, se falhar a capacidade de comunicação, então, de forma grave, será anulada a capacidade de manter a hierarquia de comando e perdida a capacidade de controlar a situação. Será de realçar que, obrigatoriamente, é preciso comando, controle e comunicação para haver coordenação.

Se necessário, compete ao chefia de equipa do serviço de urgência/pronto-socorro articular-se com o representante do serviço de aprovisionamento/almoxarifado e/ou do serviço de instalações e equipamentos de forma a estabelecer a coordenação indicada entre o plano de contingência de natureza clínica e o respeitante ao risco não clínico.

Será ainda da responsabilidade da chefia de equipa do serviço de urgência/pronto-socorro a organização, obrigatória, de um *debriefing* com os profissionais envolvidos na resposta antes destes se ausentarem após o encerramento do plano.

São modificações importantes na organização do hospital perante a ativação do plano de contingência: [12]

- O plano estruturado segundo a filosofia *all hazard*, ou seja, genérico de resposta à generalidade das situações, poderá adaptar-se às características de cada situação concreta na sua respectiva especificidade.

- Por defeito, deve prever a capacidade de receber (triagem e encaminhamento, sem tratamento) um número máximo de vítimas aproximadamente igual a 20% da lotação da unidade hospitalar em 60 a 90 minutos.
- Consoante o tipo de ocorrência, é de pressupor um número máximo de doentes críticos igual a 15% das vítimas entradas no serviço de urgência/pronto-socorro (sendo ainda de, nesse contexto, prever a resposta inicial simultânea a 5 a 10 politraumatizados).
- A percentagem máxima de internamento inicial será calculada como sendo igual a 40% das vítimas entradas no serviço de urgência/pronto-socorro.
- Para a abordagem e gestão desta realidade, existe uma planificação estruturada em 3 níveis, sendo o nível I resolvido no pronto-socorro (o primeiro patamar corresponde a um aumento de procura especialmente elevada), o nível II uma situação multivítimas que requer recurso a convocação de profissionais de serviço no restante hospital (portanto, para além do pronto-socorro, com a mobilização de recursos nos serviços de internamento, consultas externas, ou outros) e o nível III correspondendo à situação de catástrofe que requer o recurso e a ajuda externa aos meios disponíveis no hospital no momento em causa (com convocação de profissionais que não se encontram de serviço).
- No caso do nível II ou III, as portarias serão encerradas à entrada de não doentes ou não profissionais do hospital, com o reforço dos meios de segurança e de polícia mediante protocolo predefinido.
- Ainda no nível II ou III, serão efetivados os registos de entrada de doentes em papel (impresso tipo *triage tag* próprio para situação de exceção, com uma etiquetagem numérica sequencial). Os referidos meios de etiquetagem e o registo encontram-se disponíveis em número predefinido, num local de armazenamento apropriado para a manutenção de uma reserva de meios de apoio ao plano de catástrofe.
- Em qualquer altura do dia ou da noite, será expectável que se encontre um determinado número de doentes em trânsito no serviço de urgência/pronto-socorro. Em caso de ativação do plano, o espaço do pronto-socorro terá de ser evacuado para permitir a entrada dos doentes que irão chegar oriundos do evento/local da ocorrência da situação de exceção. Consoante o tipo de ocorrência, frequentemente, os primeiros doentes a chegar ao pronto-socorro são os menos graves, que se deslocam por meios próprios, sendo que, seguidamente, chegarão os mais graves transportados pelos meios de socorro. Pelo exposto, é importante alocar os doentes aos espaços próprios em função da prioridade estabelecida na triagem e, com a maior brevidade, efetivar o desimpedimento do espaço do pronto-socorro.
- Essa libertação de espaço será concretizada segundo a seguinte metodologia: doentes que possam ter alta serão enviados para o domicílio, com as respectivas recomendações clínicas e administrativas. Doentes em maca na área médica (previsivelmente a mais numerosa) serão distribuídos primariamente para uma área predefinida no hospital, fora do serviço de urgência/pronto-socorro. Os diversos espaços devem ser ocupados, não prevalecendo o critério de existência de vaga fixa. Doentes em maca das restantes especialidades serão alocados ao respectivo serviço de internamento, igualmente segundo a norma que os diversos espaços devem ser ocupados, não prevalecendo o critério de existência de vaga.
- Quanto à denominada enfermaria perioperatória, como referido anteriormente, torna-se premente retirar doentes do espaço do serviço de urgência/pronto-socorro, mesmo aqueles que, tendo indicação cirúrgica, ficarão prontos e a aguardar em local menos tumultuoso do que o pronto-socorro. Acresce que os doentes já operados e que precisam de recobro/recuperação, sem precisarem de ventilação mecânica invasiva, terão de ter acesso ao mesmo espaço de vigilância que será a enfermaria perioperatória.
- Quanto aos registos clínicos, por norma, mediante o acionamento do plano, é legítimo e aceito que os registos clínicos iniciais sejam efetuados em suporte físico, nomeadamente em *triage tags* previsto para o efeito, disponíveis em número predefinido, com posterior atualização do registo eletrônico (sempre com a anotação do tempo de resposta inicial). Realça-se ainda a pertinência de um cuidado especial com a confidencialidade e o acesso aos registos respeitantes a casos enquadrados no âmbito do Protocolo de Estado (altas individualidades), que requerem soluções especificas, de acesso vedado à generalidade dos profissionais.

Em resumo, todas as unidades hospitalares têm a obrigação de prever um plano de contingência para a resposta a situações inesperadas com múltiplas vítimas.[13] A estrutura do plano deve ser publicada e divulgada em quadro descritivo das áreas funcionais do hospital e em organograma clarificador da hierarquia prevista. É primordial a garantia do comando, do controle e da comunicação, pelo que a sistematização detalhada do plano é fundamental, como será a formação dos intervenientes no mesmo.

Considerando a missão da Medicina Intensiva, na abordagem e no tratamento do doente crítico, bem como, considerando a evolução da sua intervenção no atendimento imediato e na gestão da grande emergência (incluindo no serviço de urgência/pronto-socorro), torna-se evidente o papel crucial do Intensivista e da sua respectiva unidade assistencial na resposta à situação de catástrofe.[14]

É especialmente relevante a formação da chefia de equipe do serviço de urgência/pronto-socorro que assume funções de liderança que ultrapassam largamente as habituais responsabilidades assistenciais clínicas. Essa centralidade no pronto-socorro promoverá a disponibilidade para a adequada gestão da situação em permanência, o que exige a clara delegação de funções e poderes pela hierarquia hospitalar.

O plano deve ser organizado segundo uma filosofia *all hazards*, abrangente na sua dimensão, oferecendo ainda soluções específicas para alguns tipos de cenários respeitantes a ocorrências muito particulares. Assim, é igualmente relevante a formação na resposta a situações específicas, incluindo as que habitualmente se encontram fora do âmbito rotineiro da resposta hospitalar (mas que podem acontecer), nos termos do descrito no plano.

Delineado numa lógica resumida que descreve o essencial num formato de fácil acesso, leitura e compreensão, o plano clarifica procedimentos e atitudes de uma forma de apresentação esquemática e concisa.

Considerando a relevância da sua divulgação aos profissionais (via intranet e por meio de reuniões dedicadas), uma vez aprovado o plano, o mesmo deve ser alvo de partilha entre pares e de teste periódico. Face à dinâmica hospitalar, deve ser periodicamente atualizado no seu conteúdo, de 3 em 3 anos, ou sempre que uma ativação (ou simulacro/simulado) demonstre uma oportunidade de melhoria. Deve igualmente ser testado de forma regular (desejavelmente, na base anual), em formato de *table-top exercise* com as chefias da equipa multiprofissional e multidisciplinar.[15] Posteriormente, segundo uma calendarização a ser estabelecida com os interlocutores locais, deve periodicamente haver um exercício *livex* ou *full scale exercise* (FSEx, com empenho de meios reais), integrador da emergência pré e intra-hospitalar, em coordenação com a central de emergência local/regional.[16]

Salienta-se a importância da aprovação formal do plano pelo conselho de administração do hospital, com a aposição da respectiva chancela, tratando-se de uma política institucional. Idealmente, a sua formalização deve igualmente ser prevista no contexto das políticas de qualidade e segurança da instituição.

O plano constitui uma ferramenta de mitigação de riscos e melhoria de desempenho, com o objetivo de evitar a morte evitável. Assim, o plano constitui um imperativo que desafia as instituições e os profissionais na sua resposta às necessidades das populações, especialmente em situações de exceção particularmente exigentes. Pelo descrito, mais do que um exercício de boa gestão ou de uma obrigação legal, constitui um dever ético. [17]

Referências bibliográficas

1. Diariodarepublica.pt. Catástrofe. 2024. Disponível em: https://diariodarepublica.pt/dr/lexionario/termo/catastrofe
2. Lee CH. Disaster and Mass Casualty Triage. AMA Journal of Ethics [Internet]. 2018;12(6):466-70.
3. Resuscitation Council UK. The ABCDE Approach [Internet]. Resuscitation Council UK. 2024. Disponível em: https://www.resus.org.uk/library/abcde-approach
4. Survey & Certification Group Frequently Asked Questions (FAQs) Emergency Preparedness Regulation Clarifications on Definitions [Internet]. 2017. Disponível em: https://www.cms.gov/Medicare/Provider-Enrollment-and-Certification/SurveyCertEmergPrep/Downloads/FAQ-Round-Four-Definitions.pdf
5. DeNolf RL, Kahwaji CI. EMS, Mass Casualty Management [Internet]. Nih.gov. StatPearls Publishing; 2019. Disponível em: https://www.ncbi.nlm.nih.gov/books/NBK482373/
6. Guia para Elaboração de Planos de Contingência. Ministério da Saúde Brasília, DF 2024 [Internet]. Disponível em: https://www.gov.br/saude/pt-br/centrais-de-conteudo/publicacoes/svsa/emergencia-em-saude-publica/guia-para-elaboracao-de-planos-de-contingencia
7. Federal Emergency Management Agency. ICS organizational structure and elements [Internet]. 2018 Mar. Disponível em: https://training.fema.gov/emiweb/is/icsresource/assets/ics%20organizational%20structure%20and%20elements.pdf
8. Piloto V. Reforço das Leis, Políticas e Planos para uma Gestão Abrangente do Risco de Catástrofes Diretrizes de Gestão dos Riscos de Catástrofes [Internet]. Disponível em: https://disasterlaw.ifrc.org/sites/default/files/media/disaster_law/2023-12/VF-Guidelines%20on%20Disaster%20Risk%20Governance%20-%20Pilot%20Version%20for%20Comments_Portuguese.pdf
9. Direção-Geral da Saúde. Orientação 007/2010: Elaboração de um Plano de Emergência nas Unidades de Saúde. Lisboa: DGS; 2010.
10. Bazyar J, Farrokhi M, Salari A, Khankeh HR. The Principles of Triage in Emergencies and Disasters: A Systematic Review. Prehospital and Disaster Medicine [Internet]. 2020;35(3):305-13.
11. Guidance for Hospitals to Prepare and Train for Mass Casualty Incidents [Internet]. Disponível em: https://www.gnyha.org/wp-content/uploads/2019/04/MCI_Toolkit_digital.pdf
12. Valipoor S, Hakimjavadi H, De Portu G. Design Strategies to Improve Emergency Departments' Performance During Mass Casualty Incidents: A Survey of Caregivers. HERD: Health Environments Research & Design Journal. 2019;13(1):206–20.
13. Portugal. Despacho no 10319, de 11 de agosto de 2014. Determina a estrutura do Sistema Integrado de Emergência Médica (SIEM) ao nível da responsabilidade hospitalar e sua interface com o pré-hospitalar, os níveis de responsabilidade dos Serviços de Urgência (SU), bem como estabelece padrões mínimos relativos à sua estrutura, recursos humanos, formação, critérios e indicadores de qualidade e define o processo de monitorização e avaliação. Revoga os Despachos nos 18459/2006, de 30 de julho, 24681/2006, de 25 de outubro e 727/2007, de 18 de dezembro de 2006 Diário da República n.º 153/2014, Série II de 2014-08-11, páginas 20673 – 20678
14. Sousa JP. A Resposta da Medicina Intensiva em Situações de Múltiplas Vítimas e Catástrofe. Acta Med Port.2012;25(1):37-43.
15. Ready.gov. Exercises | Ready.gov [Internet]. www.ready.gov. 2023. Disponível em: https://www.ready.gov/business/training/testing-exercise/exercises
16. Weinstein ES, Bortolin M, Lamine H, Herbert TL, Hubloue I, Pauwels S, et al. The Challenge of Mass Casualty Incident Response Simulation Exercise Design and Creation: A Modified Delphi Study. Disaster Medicine and Public Health Preparedness [Internet]. 2023;17:e396.
17. Egodage T, Doucet J, Purvi Pravinchandra Patel, Martin MJ. Ethics in disaster, mass casualty care, and critical care. Trauma surgery & acute care open [Internet]. 2024;9(Suppl 2):e001389-9.

capítulo | 169

Os Agentes Biológicos como Armas de Guerra

António Marques da Silva

O conceito de arma biológica corresponde à utilização de microrganismos como vírus, bactérias e fungos, bem como toxinas, capazes de causar danos a pessoas, animais e plantas, provocando a doença e morte de populações-alvo. A sua relevância como ameaça é reconhecida pela Organização Mundial da Saúde.[1]

Desde o início da história humana, o homem utiliza microrganismos como forma de se defender e para atacar os seus inimigos.[2] Mais recentemente, com o avanço no estudo da microbiologia e da engenharia genética, essas armas se tornaram cada vez mais eficazes e perigosas.

Diferentemente de outro tipo de armas, como explosivos, as armas biológicas não causam danos à infraestrutura do local atingido. Nos seres vivos, podem provocar danos imediatos ou de instalação lenta, muito exuberantes ou praticamente silenciosos, onde os sintomas da doença podem não surgir de forma imediata, mas sim lenta e inespecífica. Muito importantemente, os portadores assintomáticos podem contaminar terceiros, pelo que, até a situação ser identificada, muitos poderão encontrar-se infectados.

Além de causarem a doença, as armas biológicas constituem uma forma de fomentar o terror, promovendo o sentimento de insegurança, potencialmente com graves prejuízos econômicos e perturbações da ordem social.

Nem sempre as armas biológicas correspondem a criações complexas desenvolvidas em laboratórios, conforme o imaginário de alguns. Frequentemente, seres bastante simples foram usados desde a antiguidade como forma de atacar uma população inimiga, apesar de nenhum conhecimento sobre a microbiologia. A utilização de fezes nas flechas para aumentar a capacidade mortífera constitui um bom exemplo disso. Outros colocavam carcaças de animais dentro dos poços de água dos seus inimigos a fim de contaminá-los. Mais recentemente, ainda no século passado, existiram relatos do seu uso na segunda guerra mundial com a liberação de pulgas contaminadas pela peste (*yersinia pestis*) em regiões de combate (exemplificado pelo ocorrido em Kaimingjie).[3] Também, em 1979, existiu o relato de um surto de Antraz (*bacillus anthracis*), decorrente da liberação acidental de instalações militares na Rússia.[4] Mais tarde, em 2001, verificou-se a tentativa de assassinato premeditado com o envio de correio contaminado nos Estados Unidos.[5]

Apenas em 1972, foi assumida a Convenção sobre a Proibição de Desenvolvimento, Produção e Armazenamento de Armas Bacteriológicas e Tóxicas, conhecida como a Convenção de Armas Biológicas, tendo em vista a proibição da produção, do armazenamento e da utilização de armas biológicas, objetivo esse ainda não completamente atingido.[6]

Existem diferentes tipos de armas biológicas que se diferenciam pelo agente em causa, pela forma como esse agente é utilizado como uma arma, isto é, principalmente na forma como o microrganismo é disseminado e nos tipos de patologias provocadas.

Presentemente, o avanço considerável no domínio da engenharia genética constitui ainda outro grande risco, pois é possível proceder à modificação dos agentes e torná-los ainda mais eficazes na sua capacidade de causar doença e morte, inclusivamente por meio da criação de resistência à antibioterapia ou de uma maior agressividade da infecção.

Face ao risco de uma grande quantidade de pessoas ser contaminada antes mesmo da ameaça ter sido adequadamente identificada, é aconselhável que os sistemas de saúde estejam preparados, especialmente no contexto da Saúde Pública, das Doenças Infecciosas, da Microbiologia e da Medicina Intensiva/Terapia Intensiva para lidar com essas situações.

O Centro de Controle e Prevenção de Doenças (CDC), dos Estados Unidos, classifica os agentes biológicos nas categorias A, B e C, nos seguintes termos:[7]

A categoria A é formada por agentes de alta prioridade e perigosidade, com elevado risco para a segurança das populações e países, por serem facilmente transmitidos na população e por implicarem uma mortalidade elevada, com grande impacto na saúde pública. Nomeadamente, incluem-se neste grupo os agentes causadores de botulismo, antraz, varíola, tularemia, febre hemorrágica e peste.

A categoria B é formada por agentes que se caracterizam por serem moderadamente fáceis de disseminar, terem uma taxa moderada de morbidade e baixa mortalidade, ainda que dependentes de uma capacidade de diagnóstico e de vigilância epidemiológica para o seu controle. Nomeadamente, incluem-se neste grupo os agentes causadores da encefalite, brucelose, febre do tifo e cólera.

A categoria C é formada por agentes que futuramente poderão ser utilizados na disseminação em massa devido à respectiva disponibilidade, facilidade de produção e potencial para causar elevadas taxas de mortalidade e morbidade. Nomeadamente, incluem-se neste grupo agentes como o vírus Nipah e o hantavírus.

A maior prioridade é a categoria A, onde o uso deliberado de agentes microbianos como armas biológicas pode ser catastrófico mediante a respectiva facilidade de propagação na forma de aerossóis. Por exemplo, o carbúnculo por inalação e a peste pneumônica são as doenças mais prováveis de serem propagadas nestas circunstâncias, onde poderá ser difícil diferenciar a situação do seu uso enquanto arma biológica de um surto natural da doença. São situações suspeitas de existência de doença por motivo de uso de microrganismos como armas biológicas: [8]

- Casos de doença normalmente não observados em determinada área geográfica.
- Distribuição incomum de casos entre segmentos de determinada população.
- Surtos separados em áreas geograficamente muito diversas.
- Surtos múltiplos simultâneos.
- Série de doenças diferentes na mesma população.
- Surtos de doença em humanos que normalmente afetam sobretudo animais.
- Surtos de doença que normalmente afetam animais em área geográfica onde essa espécie não está presente.
- Índices de doença significativamente diferentes entre o interior e o exterior de edifícios.
- Vias de exposição incomuns, como será o caso da inalatória.
- Gravidade incomum da doença.
- Estirpes incomuns dos agentes microbianos infecciosos.
- Falta de resposta da doença à terapêutica antibiótica-padrão.

São doenças de alto risco especialmente suscetíveis de serem utilizadas como armas biológicas as que, segundo o Exército dos Estados Unidos de América, reúnem as seguintes características: [9]

- Devem, de forma significativa, originar a morte, a incapacidade ou a lesão.
- Devem ser capazes de ser produzidas em quantidades adequadas para fins militares, de uma forma economicamente viável a partir de recursos existentes.
- Devem permanecer estáveis durante as fases de produção, armazenamento, transporte e nas munições utilizadas.
- Devem ser capazes de ser disseminadas de uma forma eficiente utilizando técnicas, equipamentos e munições existentes.
- Devem permanecer estáveis e viáveis após dispersão por munição militar.

Existe um leque diversificado de potenciais agentes que podem ser utilizados como armas biológicas, realçando-se os seguintes da categoria A: o Carbúnculo, a Peste, a Varíola, a Tularemia e as Febres Hemorrágicas.[10]

O Carbúnculo é uma infecção causada pelo *bacillus anthracis*, uma bactéria gram-positiva. Pode afetar a pele, os pulmões ou, mais raramente, o trato gastrointestinal, sendo potencialmente fatal.

É uma doença rara nos seres humanos, que geralmente resulta do contato com a pele, mas pode ser causada pela inalação de esporos. Pode ainda resultar da ingestão de carne contaminada ou, muito raramente, por injeção de drogas contaminadas.

Os esporos são, potencialmente, a via mais perigosa no contexto da arma biológica, produzindo uma infecção caracterizada pelo aparecimento de nódulos e vesículas após o contato com a pele, dispneia e dor torácica após inalação dos esporos e dor abdominal, diarreia e hemorragia digestiva após ingestão de carne contaminada (de vaca, ovelha ou cavalo). A bactéria produz esporos que podem permanecer intactos no solo durantes anos, sendo resistentes às variações de temperatura. Ao pastarem, os animais ingerem os esporos. Além da ingestão de carne, pode acontecer a transmissão para o ser humano via o contato com animais infectados, ou produtos animais como a lã ou peles. Contudo, a doença é rara em humanos e por norma não é contagiosa de pessoa para pessoa. Mas, em casos raros, o Carbúnculo cutâneo pode ser disseminado entre pessoas por contato direto. Recentemente, a doença transmitida por injeção endovenosa surgiu em toxicodependentes no norte da Europa com heroína contaminada.

O isolamento e a identificação da bactéria nas amostras clínicas de tecido infectado confirma o diagnóstico. Existe urgência na antibioterapia e na vacinação logo após a exposição para reduzir o risco de doença grave ou morte. Quem estiver em alto risco de exposição ao Carbúnculo deve igualmente ser vacinado.

O quadro clínico varia consoante a forma como a infecção é adquirida:

- Pela pele (na maioria dos casos).
- Por inalação (habitualmente mais grave, com insuficiência respiratória).
- Pelo trato gastrointestinal (muito raramente).

- Por injeção (recentemente descrita em casos isolados).

No caso do Carbúnculo cutâneo surge um nódulo avermelhado com prurido, mas sem dor. Posteriormente, forma-se uma vesícula que rompe dando origem a uma escara negra. A sintomatologia geral inclui, por vezes, mialgias, cefaleias, tosse seca, desconforto torácico, náusea e vômito, durante semanas. Ao exame físico é frequente a adenopatia regional, bem como, a hipertermia (habitualmente baixa). A mortalidade ascende até cerca de 20% das pessoas não tratadas, mas, com tratamento, a morte é rara.

O Carbúnculo adquirido por inalação de esporos (designado de doença de Woolsorter) é mais frequente em pessoas que trabalham com produtos animais contaminados (por exemplo, peles), sendo esta a forma de infecção mais grave. Do pulmão, os esporos podem entrar nos macrófagos, onde existe crescimento bacteriano e disseminação para os gânglios linfáticos. As adenopatias resultantes podem romper face ao edema, implicando a conspurcação das estruturas adjacentes. Após alguns dias com sintomatologia ligeira e inespecífica (mialgias, tosse e febrícula), a respiração torna-se difícil com dispneia, dor torácica, sudorese e hipertermia (mais alta), acompanhada de hipotensão arterial (possivelmente choque, resultante da libertação de toxinas bacterianas) e alteração do estado de consciência (podendo entrar em coma). No caso de existir infecção do sistema nervoso central (meningoencefalite) a mortalidade é ainda mais elevada, possivelmente com morte em 24 a 36 horas após o início dos sintomas graves. A mortalidade é 100% se o Carbúnculo causado por inalação de esporos não for tratado. Se for tratado, morrem 45% dos infectados.

O Carbúnculo gastrointestinal é raro, quando existe ingestão de carne contaminada. Existe crescimento bacteriano na boca, na garganta e no intestino, com libertação de toxinas que causam hemorragia importante e necrose tecidular. A sintomatologia inclui dor de garganta, dor abdominal, diarreia e hemorragia digestiva alta e/ou baixa, acompanhada de hipertermia. Neste caso, a mortalidade é de cerca de 40%, apesar da terapêutica.

O Carbúnculo por injeção é muito raro, com sintomatologia no local da injeção da heroína contaminada semelhante à doença cutânea. Pode ainda surgir um abcesso local e/ou a disseminação bacteriana pelo corpo, sendo o diagnóstico difícil sem uma presunção clínica que dê origem à pesquisa bacteriana nas amostras de sangue, outros líquidos colhidos, ou fezes e respetivas culturas, bem como, anticorpos contra as toxinas. As lesões características da pele associadas à história sugestiva de contato com animais é frequentemente fundamental para a suspeita do diagnóstico.

Além do tratamento sintomático, é fundamental o início precoce da antibioterapia, ainda que apenas sob mera suspeita, podendo ser utilizada a ciprofloxacina, levofloxacina, moxifloxacina, doxiciclina ou clindamicina administrada, por via oral, durante dez dias. A antibioterapia deve ser mantida durante dois meses se houver suspeita de inalação de esporos (incluindo nos casos de suspeita da existência do uso deste agente infeccioso enquanto arma biológica). No caso de Carbúnculo cutâneo grave ou atingimento gastrointestinal, é preconizada a associação de antibióticos por via endovenosa, seguida da administração de um dos antibióticos indicados por via oral durante dois meses. O Carbúnculo por inalação pode, também, ser tratado com uma combinação de antibióticos e anticorpos monoclonais contra as toxinas (nomeadamente, a raxibacumabe ou o obiltoxaximabe). Poderá haver indicação para a drenagem pleural, bem como, a ventilação mecânica ou a administração de aminas vasoativas, se indicadas, mediante a existência de insuficiência respiratória ou de choque séptico, respectivamente.

A vacina contra o Carbúnculo pode ser administrada no caso de situação de alto risco de infecção, como por exemplo, a técnicos de laboratório, militares ou veterinários, entre outros. É requerida a administração intramuscular de um mínimo de três doses (às 0, 2 e 4 semanas), com dose de reforço anual. Aos animais pode ser administrada uma vacina específica.

A Peste é uma infecção muito grave originada pela *yersinia pestis*, uma bactéria gram-negativa. A transmissão é mais frequentemente realizada por uma pulga de roedores selvagens (por exemplo, ratos, esquilos e marmotas), dando origem a infecção manifestada por tosse e dispneia (Peste pneumônica), associada a vômito e diarreia, acompanhada por cefaleias e hipertermia. É frequente a adenomegalia. É possível identificar a bactéria em amostras sanguíneas, na expectoração ou no pus de gânglios linfáticos.

Os antibióticos podem reduzir o risco de morte, e o isolamento de pessoas infectadas ajuda a impedir a transmissão. É fundamental a antibioterapia precoce, com estreptomicina ou gentamicina, podendo ainda ser utilizada a ciprofloxacina ou a doxiciclina.

No passado, más condições sanitárias em grandes aglomerados urbanos, infestados por ratos, originaram epidemias como a Peste Negra da Idade Média.[11]

Presentemente, ocorrem casos esporádicos ou em surtos limitados. A maioria dos casos ocorrem na África.

As bactérias são transmitidas por uma pulga e causam doença no ser humano ou em roedores que, quando morrem, podem passar a infecção para animais domésticos, especialmente gatos. Além da mordedura pela pulga, a infecção pode ser facilitada pelo contato do animal infectado com uma ferida aberta no ser humano. Muito raramente, a infecção pode ser transmitida entre pessoas pela inalação de gotículas disseminadas por doente com tosse (o que acarreta risco para os cuidadores dos doentes). As partículas de menor dimensão irão alojar-se no pulmão causando a Peste pneumônica, enquanto as partículas maiores irão alojar-se na garganta originando a Peste faríngea. Assim, a Peste pode manifestar-se de diversas formas: Peste pneumônica, Peste menor, Peste septicêmica e Peste bubônica. A sintomatologia irá variar consoante a forma da doença.

A forma mais comum é a Peste bubônica onde os sintomas podem surgir entre algumas horas e até 12 dias após a exposição (mais frequentemente, nos primeiros 5 dias). Surge a hipertermia alta e, no local da mordedura da pulga, forma-se um nódulo ulcerado com crosta negra, com adenomegalia regional (sendo os gânglios nas regiões mais visíveis e palpáveis, como na região axilar ou inguinal, designados de "bubões"). Estes são duros, quentes e muito doloridos, com eritema da pele. Pode igualmente surgir a hepatomegalia e a esplenomegalia, bem como, evolução para o choque com hipotensão arterial e taquicardia. São ainda frequentes as alucinações, o delírio, a confusão e a falta de coordenação nos movimentos.

Morrem mais do que 60% dos doentes não tratados, mais frequentemente dentro dos primeiros 5 dias.

Na Peste menor existe uma forma mais leve da Peste bubônica, onde os sintomas e sinais (febre, cefaleia e adenomegalia) desaparecem em uma semana.

Na Peste pneumônica, os sintomas iniciam-se de forma abrupta dois a três dias após a exposição. Surge a hipertermia, com taquicardia e cefaleia intensa. Dentro de 24 horas, existe dispneia e tosse com expectoração, frequentemente hemorrágica, que evolui para uma cor rosada intensa. A possibilidade de transmissão da doença exige medidas de isolamento de contato, com utilização de equipamento de proteção individual que deve incluir máscara, proteção ocular, bata descartável e luvas.

A maioria dos doentes não tratados morrem nas primeiras 48 horas após o início da sintomatologia. O tratamento deve ser iniciado imediatamente, dentro de 24 horas, podendo reduzir o risco de morte para 11% com antibioterapia endovenosa com estreptomicina ou gentamicina, durante um mínimo de 10 dias, ou até 3 dias após o desaparecimento da febre. A doxiciclina, levofloxacina, moxifloxacina e a ciprofloxacina são possíveis alternativas.

Na Peste septicêmica existe disseminação sanguínea, com dor abdominal, náusea, vômito e diarreia. Surge a coagulopatia disseminada, com consumo de fatores de coagulação e hemorragia. A obstrução vascular pode originar a gangrena nos membros, daí a designação de morte negra. Os doentes não tratados morrem.

A bactéria pode ser isolada em amostras de sangue, secreções brônquicas ou pus, sendo possível pesquisar anticorpos no sangue, ou ainda realizados testes para a detecção de material genético bacteriano.

De uma forma preventiva, deve haver controle de pulgas nos animais domésticos e podem ser utilizados repelentes, como o DEET (dietiltoluamida), quando houver possível exposição a pulgas de roedores (por exemplo, durante caminhadas e acampamentos). Quem viajar para destinos com surtos de Peste deve tomar um antibiótico, como a doxiciclina.

Caso haja exposição à Peste, deve ser avaliada a temperatura de quatro em quatro horas e administrada antibioterapia, com doxiciclina ou ciprofloxacina no adulto e trimetoprima/sulfametoxazol na criança.

A Varíola é altamente contagiosa com uma mortalidade elevada causada pelo vírus da Varíola. Não existem relatos da doença desde 1977, e em 1980 foi considerada eliminada pela Organização Mundial da Saúde.[12] Contudo, permanecem amostras em laboratórios (um nos Estados Unidos e outro na Rússia).[13] Ao longo dos anos, a doença matou milhões, sendo que, há mais de 200 anos, foi desenvolvida uma vacina (a primeira de todas as vacinas), que posteriormente se demostrou muito eficaz. Foi descontinuada a sua administração nos anos 1980. Considerando que o efeito protetor da vacina desaparece gradualmente, uma grande parte da população, incluindo a previamente vacinada, encontra-se suscetível de contrair a Varíola. Portanto, o seu potencial como arma biológica é altamente preocupante.

Existe uma vacina que contém vírus vivo (ACAM2000) que causa uma infecção leve e protege a pessoa contra a Varíola, e uma alternativa (JYNNEOS) com vírus atenuado que não se reproduz no recipiente.[14]

Na ACAM2000, a agulha perfura rapidamente a pele 15 vezes em uma área de cerca de 5 mm de diâmetro, onde se desenvolve uma bolha no local dentro de uma semana. Esta deve ser coberta com um penso de forma a evitar a disseminação do vírus. É frequente surgir hipertermia, mialgias e astenia durante a semana após a vacinação. A vacinação pode ser útil até 7 dias após a exposição à Varíola, mas não é recomendada em situações de risco, nomeadamente: imunodeficiência, dermatite atópica, inflamação ocular, gravidez ou idade inferior a 1 ano.

Globalmente, cerca de 1 em cada 10.000 pessoas saudáveis não vacinadas anteriormente tem complicações sérias, e 1 em cada milhão morre. Por sua vez, 1 em cada 4 milhões de pessoas saudáveis vacinadas anteriormente morre da vacina. Em caso de reação grave à vacina, podem ser administrados antivirais, como o tecovirimat, cidofovir ou brincidofovir.

A vacina JYNNEOS é administrada a pessoas com mais do que 19 anos de idade, com 2 injeções num intervalo de 4 semanas, podendo constituir uma alternativa à vacina ACAM2000 quando a última é considerada de alto risco.

Face às possíveis reações adversas, a vacinação contra a Varíola é apenas recomendada quando existe risco de exposição, como, por exemplo, o caso de técnicos de laboratório ou profissionais de saúde em ambiente de risco.

A infecção pode ser contraída ao respirar o ar contaminado com vírus em partículas expiradas, sendo que o vírus apenas sobrevive em seres humanos (não em animais). O contato com o vestuário do doente infectado pode disseminar a doença, sendo que o vírus sobrevive apenas dois dias em ar ambiente. Surge hipertermia, astenia, cefaleia, dor dorso-lombar, dor abdominal e uma erupção cutânea. É importante instituir medidas de isolamento de contato de forma a evitar a propagação da doença. O diagnóstico é confirmado com a identificação do vírus ou o material genético do mesmo em amostra obtida das bolhas ou pústulas da erupção cutânea. A vacinação precoce poderá reduzir a gravidade da doença.

O tratamento é sintomático, com hidratação, analgesia e, se necessário, oxigenoterapia, apoio ventilatório e tratamento do choque. A sua forma grave (Varíola grave) é a mais comum. A forma de Varíola menor é mais rara e muito menos grave.

Na Varíola grave, os sintomas começam entre 7 e 17 dias depois da infecção, podendo haver disseminação do vírus para o cérebro, a árvore respiratória e/ou os ossos.

Depois de 2 ou 3 dias, surgem manchas planas e vermelhas na boca e na face. Estas vão espalhar-se para o tronco e os membros proximais e, depois, para as mãos e os pés. Existe capacidade de contágio somente após o início da erupção cutânea, especialmente nos primeiros 7 a 10 dias após o aparecimento da erupção. Dentro de 1 a 2 dias, surgem bolhas com pus formando pústulas que depois se convertem em crostas após oito ou nove dias.

Morrem cerca de 30% dos doentes infectados, mais frequentemente na segunda semana da doença. Quem sobrevive pode ficar com cicatrizes desfigurantes. Mais raramente, surge a Varíola hemorrágica (com hemorragia na pele), mais grave, que é mortífera em 5 ou 6 dias. Na Varíola menor os sintomas são semelhantes, mas a doença é mais branda e a erupção cutânea mais limitada, com apenas 1% de mortalidade.

Não é conhecido o impacto de medicamentos antivirais dado que estes não existiam na altura da prevalência da doença. Existe especulação sobre a possibilidade de medicamentos como o tecovirimat, cidofovir ou brincidofovir serem úteis nesta situação. Contudo, o tecovirimat e o cidofovir fazem parte da reserva estratégica nos Estados Unidos (*Strategic National Stockpile*).[15]

A Tularemia é uma infecção causada pela *francisella tularensis*, uma bactéria gram-negativa. A infecção é contraída mediante a mordedura de uma pulga ou um carrapato infectado, ou ainda durante o contato direto com animais selvagens infectados, mais frequentemente coelhos. Pode ainda o manuseamento de carcaças de animais, a inalação de partículas de aerossol contaminadas ou a ingestão de carne animal contaminada causar a infecção (por exemplo, carne de coelho malcozida). O quadro clínico inclui ulcerações acompanhadas de hipotermia e adenomegalia. São importantes para o diagnóstico as amostras sanguíneas ou de tecido infectado. A antibioterapia é habitualmente eficaz, com estreptomicina durante 10 dias ou, como alternativa, a gentamicina, cloranfenicol, ciprofloxacina ou a doxiciclina. A exposição acidental, ainda que sem doença, aconselha a toma de doxiciclina ou ciprofloxacina.

A Tularemia é potencialmente uma arma biológica face à possibilidade de doença ser transmitida por meio da inalação de partículas aerotransportadas. As partículas de menor dimensão originam pneumonia e as de maior dimensão infecção faríngea ou ocular. Contudo, não existe transmissão direta entre pessoas. Poderá haver disseminação sanguínea com envolvimento cerebral e das meninges (com meningite), do pulmão (com pneumonia), do pericárdio (com pericardite), do coração (com endocardite), bem como, do peritoneu (com peritonite).

A Tularemia ulceroglandular constitui o tipo mais comum, com feridas e ulcerações dolorosas no local de entrada da bactéria em caso de mordedura ou arranhão, mais frequentemente nas mãos e dedos, ou na região axilar ou inguinal, com adenopatias igualmente dolorosas. Podem surgir abcessos com necessidade de drenagem cirúrgica.

A Tularemia glandular caracteriza-se por adenopatias dolorosas, mas sem formação de ulcerações ou feridas cutâneas.

A Tularemia oculoglandular manifesta-se com um olho edemaciado, eritematoso e doloroso, frequentemente com exsudação purulenta (provavelmente pela conspurcação direta com gotículas infectadas). Existem ainda adenopatias dolorosas. Além da antibioterapia, será de colocar colírio adequado, compressas mornas no olho e usar óculos de sol.

A Tularemia orofaríngea apresenta uma inflamação importante da faringe, com adenopatia cervical. Pode ser acompanhada de náusea, vômito, diarreia e dor abdominal. Esta forma de doença é geralmente causada pela ingestão de carne contaminada.

A Tularemia tifoide apresenta-se com hipertermia alta e dor abdominal, mas sem ulceração cutânea ou adenopatias. Desenvolve-se quando existe disseminação sanguínea.

A Tularemia pneumônica manifesta-se com tosse seca, dispneia e dor torácica e, por vezes, uma erupção cutânea. É causada pela inalação da bactéria ou pela disseminação sanguínea para os pulmões. Verifica-se ainda esta forma da doença em cerca de 10% a 15% dos doentes com Tularemia ulceroglandular e em cerca de 50% dos casos de Tularemia tifoidal.

A Tularemia septicêmica é rara, mas muito grave, com choque, coagulação intravascular disseminada e falência múltipla de órgãos.

Assim, consoante o tipo de exposição e doença, a sintomatologia e a respectiva gravidade podem variar. Habitualmente, a sintomatologia inicia-se pelo segundo ou terceiro dia após a exposição, podendo o período assintomático estender-se até os 10 dias. Os sintomas costumam aparecer dois a quatro dias após a exposição à bactéria, mas podem levar até 10 dias.

Existe recuperação em quase todas os casos adequadamente tratados, exceto na circunstância da septicemia. Em geral, sem tratamento, a taxa de mortalidade varia de 6% no caso da Tularemia ulceroglandular e de 33% na Tularemia tifoide, pneumônica ou septicêmica.

É importante o exame microbiológico e as culturas de amostras sanguíneas, secreções brônquicas, pus ou outros líquidos biológicos infectados, embora a clínica sugestiva enquadrada em uma história típica poderá ser altamente sugestiva. É ainda possível pesquisar anticorpos.

No caso de permanência em local geográfico de risco, é recomendada a utilização de repelente de insetos, contendo 25% a 30% de dietiltoluamida (DEET) e a utilização de roupa comprida de forma a cobrir pernas e braços. Devem ser procurados e removidos os carrapatos, se aplicável. Não deve haver imersão ou ingestão de água que possa estar contaminada. Os cuidadores de animais de risco devem utilizar roupa e equipamento de proteção individual adequada, incluindo luvas de borracha e máscara facial.

As febres hemorrágicas são infecções causadas por muitos tipos diferentes de vírus (incluindo arbovírus, arenavírus e filovírus), com um quadro clínico caracterizado por fenômenos hemorrágicos. O vírus Ebola e o vírus Margurg, ambos filovírus, constituem as causas mais frequentes, com episódios importantes registados em áreas de África Central e Ocidental. Existem também casos de infecção pelo vírus Febre de Lassa (na África Ocidental) e pelo vírus Junin (na América do

Sul), ambos arenavírus. Podem ainda estar em causa o vírus da dengue, o hantavírus e o vírus da febre amarela.

A forma de transmissão varia, desde o contato com a pele ou com líquidos biológicos (saliva, urina, fezes ou sangue), excrementos ou urina de roedores infectados, bem como, a picagem de insetos ou o consumo de alimentos contaminados.

A sintomatologia, que habitualmente aparece entre 5 e 15 dias após a exposição, inclui astenia, mialgias, cefaleias, náuseas, vômitos e diversas formas de hemorragia (boca, nariz, tubo digestivo alto e baixo, vagina, entre outros). A combinação frequente de hipertermia e hemorragias diversas origina a designação de Febre Hemorrágica.

É possível detectar os vírus ou os anticorpos específicos em amostras sanguíneas.

O tratamento é sintomático, com importância para a reposição volêmica e a manutenção de estabilidade dos parâmetros vitais, onde é frequente a hipotensão arterial. Impõe-se a necessidade de isolamento de contato dos doentes e uma política rigorosa de utilização de equipamentos de proteção individual por parte dos profissionais de saúde.

Diversos antivirais poderão ser eficazes contra alguns dos vírus em causa. O antiviral ribavirina reduz a mortalidade na febre de Lassa. Existe uma vacina experimental para a febre hemorrágica causada pelo vírus Junin (verificada na América do Sul).

A mortalidade poderá ser significativa, embora, no caso da febre de Lassa, cerca de 80% dos casos são relativamente leves e podem nem ser diagnosticados. Contudo, cerca de 20% a 30% das vítimas desta última infecção perdem a audição, por vezes de forma permanente.

Em resumo, existem diversos tipos de doenças, sobretudo bacterianas e virais, que, pela sua transmissibilidade e gravidade, reúnem características propícias para serem consideradas potenciais armas biológicas.[16] Em alguns casos, a história já demonstrou que esse risco é real, seja pela atitude de alguns países (que mantêm agentes patogênicos armazenados em laboratórios de alta segurança militar), ou a verificação da ocorrência de atos de terrorismo.[17]

Algumas situações possuem tratamento, o que implica a reserva estratégica de antibióticos, antivirais e vacinas. Frequentemente, exigem medidas de isolamento e de proteção individual, com implicações na disponibilidade de equipamento de proteção, ou até de logísticas para a quarentena. Todas estas considerações implicam um investimento importante, tendo o Pentágono dos Estados Unidos alocado cerca de 1,7 mil milhões de dólares por ano.[18]

O fato de algumas doenças serem raras, ou apenas mais prevalentes em áreas geográficas restritas, exige uma atenção redobrada quanto à preparação dos profissionais e dos sistemas de saúde para lidar com qualquer eventual ocorrência.[19] A gravidade clínica da maioria das situações muito provavelmente implicará a intervenção precoce e mantida da Medicina Intensiva.[20] Portanto, os planos de contingência para situações de exceção devem, além do seu carácter eminentemente genérico e "*all hazard*", prever soluções específicas para a gestão de um número anormalmente elevado de casos clínicos graves de origem infeciosa.

Referências bibliográficas

1. United Nations. What are Biological Weapons? – UNODA [Internet]. Disponível em: https://disarmament.unoda.org/biological-weapons/about/what-are-biological-weapons/
2. Frischknecht F. The history of biological warfare. EMBO Reports. 2003;4(Suppl1):S47-52.
3. Pacific Atrocities Education. Germ Warfare Attacks [Internet]. Disponível em: https://www.pacificatrocities.org/germ-warfare-attacks.html
4. The National Security Archive. Anthrax at Sverdlovsk, 1979 [Internet]. Disponível em: https://nsarchive2.gwu.edu/NSAEBB/NSAEBB61/. Acesso em 27 maio 2021.
5. FBI. Amerithrax or Anthrax Investigation [Internet]. Federal Bureau of Investigation. 2016. Disponível em: https://www.fbi.gov/history/famous-cases/amerithrax-or-anthrax-investigation
6. Convenção sobre a Proibição do Desenvolvimento, Produção e Estocagem de Armas Bacteriológicas (Biológicas) e à base de Toxinas e sua Destruição [Internet]. Disponível em: http://www.vertic.org/media/assets/nim_docs/Treaty/bw/BWC-text-Portuguese.pdf. Acesso em 13 ago 2024.
7. Centers for Disease Control and Prevention. (CDC). Bioterrorism Agents/Diseases (by category). Emergency Preparedness & Response [Internet]. Cdc.gov. 2018. Disponível em: https://emergency.cdc.gov/agent/agentlist-category.asp
8. Centers for Disease Control and Prevention. (CDC). Suspected Intentional Use Of Biologic And Toxic Agents – Epidemic Intelligence Service. Disponível em: https://www.cdc.gov/eis/field-epi-manual/chapters/Biologic-Toxic-Agents.html
9. Clark DP, Pazdernik NJ. Biological Warfare: Infectious Disease and Bioterrorism. Biotechnology. 2016;687-719.
10. Minnesota Dept. of Health. Bioterrorism Diseases [Internet]. www.health.state.mn.us. 2022. Disponível em: https://www.health.state.mn.us/diseases/bioterrorism/btdiseases.html
11. F rith J. The History of Plague – Part 1. The Three Great Pandemics [Internet]. Jmvh.org. 2011. Disponível em: https://jmvh.org/article/the-history-of-plague-part-1-the-three-great-pandemics/
12. Fiocruz. Varíola: a única doença humana erradicada no planeta [Internet]. Invivo. Disponível em: http://www.invivo.fiocruz.br/saude/variola-erradicacao/
13. 13. Research [Internet]. 2019. Available from: https://www.cdc.gov/smallpox/research/index.html
14. Centers for Disease Control and Prevention (CDC). Vaccines | Smallpox | CDC [Internet]. www.cdc.gov. 2019. Disponível em: https://www.cdc.gov/smallpox/clinicians/vaccines.html
15. Strategic National Stockpile | SNS | HHS/ASPR [Internet]. aspr.hhs.gov. Disponível em: https://aspr.hhs.gov/SNS/Pages/default.aspx
16. Medscape. CBRNE – Biological Warfare Agents: Historical Aspects of Biological Warfare Agents, Delivery, Dissemination, and Detection of Biological Warfare Agents, Bacterial Agents [Internet]. 2019. Disponível em: https://emedicine.medscape.com/article/829613-overview
17. Army University Press. Da Guerra Biológica [Internet]. Army University Press. 2014 [cited 2024 Aug 13]. Disponível em: https://www.armyupress.army.mil/Journals/Edicao-Brasileira/Arquivos/Segundo-Trimestre-2022/Mauroni/
18. Pentagon Biological Defense Programs at "Pivot Point" [Internet]. www.nationaldefensemagazine.org. Disponível em: https://www.nationaldefensemagazine.org/articles/2022/7/28/pentagon-biological-defense-programs-at-pivot-point
19. Flora SJ, Pachauri V. Handbook on biological warfare preparedness. London, United Kingdom: Academic Press; 2020.
20. Stephens RS, Wiener CM, Rubinson L. Bioterrorism and the Intensive Care Unit. Elsevier eBooks [Internet]. 2006 Jan 1 [cited 2024 Aug 13];685–95. Available from: https://www.ncbi.nlm.nih.gov/pmc/articles/PMC7152203/

capítulo | 170

Educação Contínua em Terapia Intensiva

Renata Andréa Pietro Pereira Viana | José Melquiades Ramalho Neto

Educação contínua: a evolução histórica da terapia intensiva

Antes do nascimento de Cristo, a prestação de cuidados já acontecia, em especial para aqueles com algum tipo de deficiência e para os mais idosos, pois eram as medidas que garantiam a sobrevivência humana na época. Não existiam treinamentos, e o cuidado ao doente crítico era considerado uma prática simples, com tentativas de aperfeiçoamento no decorrer da sua história, que possui uma trajetória bastante antiga.[1,2]

Durante a Guerra da Criméia, surge o que viria a ser a unidade de terapia intensiva (UTI), pensada pela Enfermeira Florence Nightingale, com a finalidade de manter os pacientes gravemente enfermos, com maior risco de morte, próximos ao posto de trabalho, propiciando, dessa forma, a observação contínua e a oferta de cuidados imediatos. Além dessas medidas, houve também a redução das taxas de infecção de 42,7% para 2,2%, com a implementação de cuidados básicos de higiene, também praticados pela própria Florence Nightingale.[3] Desde então, a terapia intensiva passou a ser o ambiente composto por um conjunto de elementos agrupados e destinados ao atendimento de pacientes graves ou em risco, que necessitam de cuidados e de assistência ininterruptas.

Consequentemente, a evolução histórica da UTI acompanhou os avanços tecnológicos e, com estes, surgiu a necessidade de aperfeiçoamento técnico das equipes que atuam neste ambiente por meio de treinamentos.

Dentre as unidades de cuidados intensivos que surgiram e começaram a capacitar seus profissionais, podemos destacar, no ano de 1923, a unidade neurocirúrgica no Hospital John Hopkins. Essa iniciativa de treinamento para a equipe de profissionais colocou em prática o conceito de recuperação pós-operatória, tornando as enfermeiras as primeiras especialistas em cuidados críticos à beira do leito, sob a direção de neurocirurgiões.[1,2]

Em 1940, após um incêndio em uma casa noturna, em Boston, surgiu a unidade para cuidados à pacientes com queimaduras extensas. De 1947 até 1952, período em que ocorreu uma epidemia de poliomielite, foram criadas as primeiras unidades de terapia intensiva na França, Suíça e Dinamarca, onde a educação em serviço ainda não ocupava grandes destaques.[4]

Com o advento das unidades de cuidados intensivos, exigiu-se dos profissionais de saúde uma maior busca por conhecimento técnico-científico especializado, já que, até então, esse conhecimento era proveniente de experiências rotineiras e do autoaprendizado, que ocorria por meio de repetições dos cuidados realizados e da modesta base teórica em disciplinas fundamentais, não havendo, por exemplo, equiparação das condições clínicas do paciente com sua patologia, pois pouco se sabia a respeito de cuidados ao paciente gravemente enfermo e sobre treinamentos e educação em serviço.[5,6]

No decorrer dos anos, o progresso tecnológico em adição à alta complexidade dos procedimentos e intervenções terapêuticas, suscitaram a busca por mais conhecimentos científicos, ultrapassando os limites do "fazer rotineiro", somente por experiência de autoaprendizado, conhecimentos científicos que, até então, eram de competência e privilégio apenas da classe médica.[7]

Diante deste cenário, os profissionais na Terapia Intensiva vivenciaram uma nova era, onde além da observação contínua do paciente crítico, foi necessária a busca por conhecimento e domínio de todo aparato técnico e tecnológico para o aperfeiçoamento da prática diária. Essas mudanças intensificaram os processos de educação em serviço e, a partir daí, toda a equipe multiprofissional que atua no ambiente de cuidados intensivos vem aprimorando seus conhecimentos, por meio da educação em serviço, norteada por evidências cientificas e avanços tecnológicos, com o objetivo de ofertar a melhor assistência e garantir cada vez mais segurança e precisão em suas ações.[8,9]

Educação contínua deve ser permanente

Para abordar o tema educação em serviço, é imperioso falar um pouco sobre a formação educacional e a qualificação profissional, sendo que ambas sempre estarão ligadas à educação escolar e esta, por sua vez, transforma a realidade dos indivíduos e, consequentemente, do mundo em que vivemos. Por intermédio da educação se inicia o processo de formação do caráter, dos costumes, dos valores éticos, morais e culturais dos seres humanos. Neste período da vida também são oferecidos subsídios (conhecimentos, valores e habilidades) necessários para o processo de formação, preparando o indivíduo, e futuro profissional, para viver em sociedade.[10]

A educação em si é um processo vasto e complexo, que exige do educador um olhar que vai além das necessidades do serviço. É preciso enxergar o profissional em sua totalidade (de maneira humanizada), levando em consideração suas crenças, os seus valores e as suas necessidades.

Somente dessa forma será possível iniciar uma relação de confiança com a equipe de colaboradores, já que a principal finalidade da educação dentro do serviço de saúde é estimular o pensamento crítico, a reflexão e a mudança de atitudes, ações que podem ocorrer por meio de treinamentos e de reuniões (com o levantamento de problemas) para que, desta maneira, o aprendizado seja permanente, contribuindo com a melhoria da qualidade das condições de trabalho e da assistência prestada.

Atualmente, a segurança do paciente e a qualidade da assistência ofertada ganharam destaque, principalmente devido ao grande aparato tecnológico disponível e ao acesso à informação, onde a sociedade tem exigido melhores condições de atendimento e, assim, as instituições vêm buscando alternativas para atender tais exigências. Com isso, a qualificação profissional, de modo especial no ambiente de terapia intensiva, torna-se extremamente necessária, tendo em vista que a educação em serviço nesse contexto se torna uma ferramenta essencial para alcançar qualidade e segurança.[9,11]

Merece destaque o fato de que a educação em serviço, continuada e permanente, são processos que se confundem muito não só na teoria, como também na prática. Porém, são caracterizadas pela continuidade de suas ações e, quando implementadas conjuntamente, propiciam o desenvolvimento de competências e habilidades necessárias à evolução profissional e ao fortalecimento do processo de trabalho.[12]

Por isso, a educação em serviço é um processo contínuo que assegura domínio científico e desenvolvimento de competências profissionais, que, por sua vez, engloba tanto a educação permanente como a educação continuada. À vista disso, a educação continuada consiste em uma atualização técnico-científica, com conhecimentos específicos e, de um modo geral, pode ser aplicada para todo o grupo na UTI, representando o cenário do conhecimento já adquirido, mas que por algum motivo, necessita de modificações ou ser relembrado.

Já a educação permanente envolve uma análise mais abrangente do processo de trabalho e propõe a transformação de práticas técnicas e sociais, treinamentos e cursos de atualização, e estes passam a fazer parte da própria rotina de trabalho da equipe de saúde. Independente de ser educação continuada ou permanente, não devem ser vistas separadamente, pois, tanto na terapia intensiva, quanto em qualquer unidade de atendimento à saúde, o foco sempre será a contribuição para a qualidade da assistência e o desenvolvimento de competências profissionais.[8]

Desenvolvimento de competências a partir da educação permanente na prática assistencial da terapia intensiva

A educação permanente é realizada a partir do levantamento de problemas que são enfrentados no cotidiano da unidade pela equipe multiprofissional, levando em consideração as experiências que cada indivíduo já possui, baseando-se na aprendizagem significativa e na oportunidade de modificar, ou melhor, transformar as práticas diárias e a organização do trabalho, ou seja, deve acontecer todos os dias durante o próprio processo de trabalho.

Portanto, a educação permanente favorece a união entre a teoria e prática, cuja principal meta é a de capacitar os profissionais, trazer uma visão crítica e ampliada de suas ações, propiciando um cuidado com maior qualidade e segurança para a tríade paciente-família-profissional.

Diversos estudos apontam que a educação permanente tem sido considerada uma das ferramentas que levam à transformação e ao aperfeiçoamento do atendimento em saúde, proporcionando, dessa forma, um cuidado mais qualificado e seguro, bem como uma mudança gradual nas práticas cotidianas e na organização do trabalho.[11-13]

Essas transformações, por sua vez, repercutem nos modos de assistir aos pacientes, nos diferentes campos dos serviços de saúde e contribuem para amenizar condições desgastantes, por meio da valorização do profissional e da tentativa de promover um ambiente que propicie maior satisfação e capacitação pessoal, melhorando a qualidade do atendimento e, também, a satisfação do paciente e da família com os cuidados oferecidos por toda a equipe profissiona.[11,13-15]

Com a implantação da educação permanente, espera-se que as condições e o ambiente de trabalho sejam modificados e transformados, proporcionando a valorização e a satisfação dos profissionais que nele atuam, reduzindo os conflitos e as situações de estresse.[16]

Para que os resultados esperados sejam alcançados, deve haver um profissional responsável pela educação permanente, e este colaborador necessita elaborar estratégias dinâmicas, incentivando o envolvimento e a participação ativa de toda a equipe no processo educativo, para que eles sejam sujeitos deste processo e não objetos dele, pois as situações complexas que envolvem o cuidado do paciente grave exigem tomada de decisão e reivindicam a necessidade de um profissional preparado para o enfrentamento, consciente de sua responsabilidade em detectar e atuar precocemente às complicações de forma imediata e eficaz,[2] conforme mostra a **Figura 170.1**.

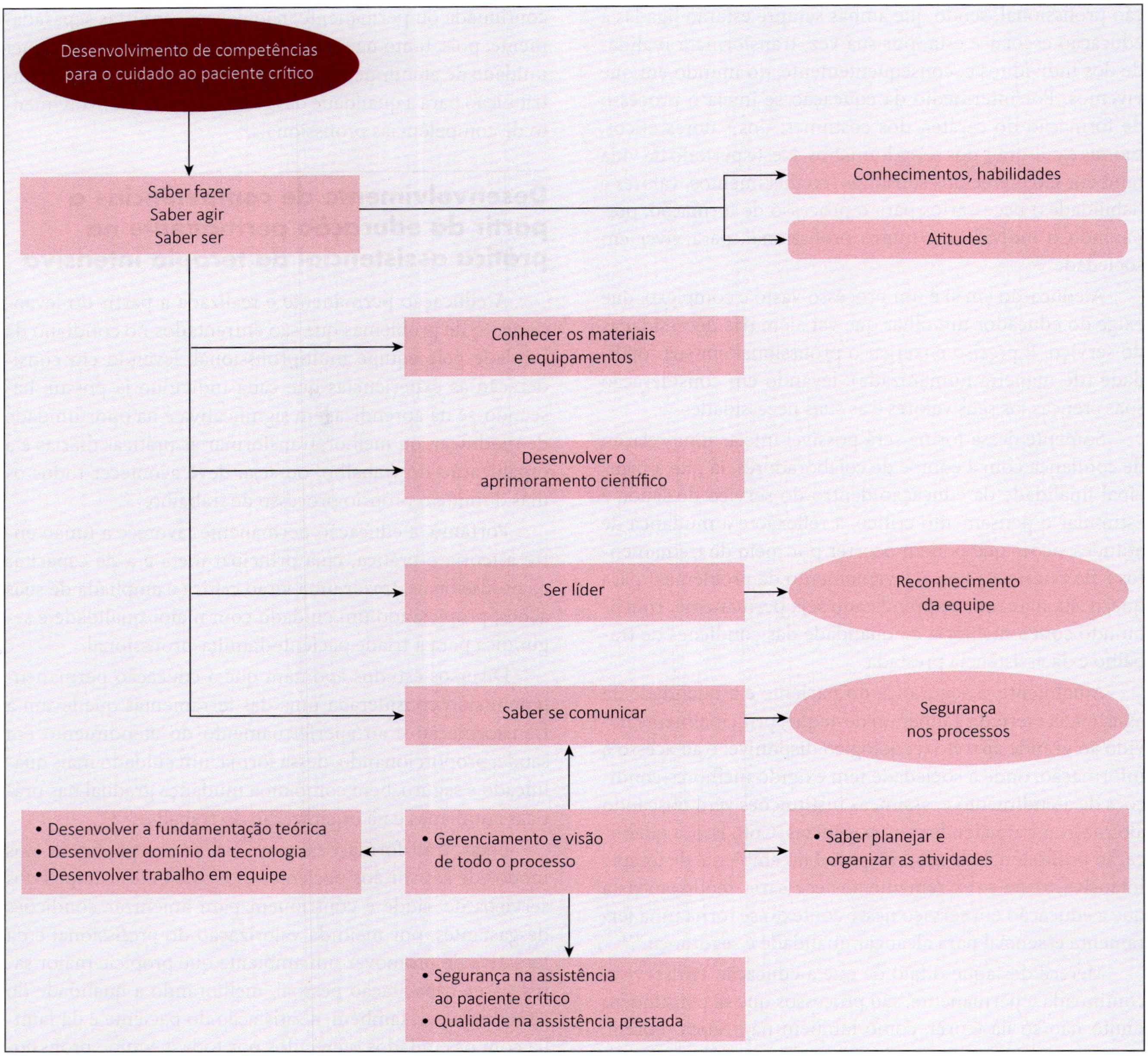

Figura 170.1. Desenvolvimento das competências necessárias para a assistência ao paciente crítico.

Fonte: Desenvolvida pela autoria.

Dessa forma, a construção do conhecimento e a transformação das atividades práticas cotidianas serão os indicadores de sucesso para a implantação da educação permanente no cotidiano da terapia intensiva.[17]

Quando se fala em assistência segura, em indicadores de sucesso, merece destaque a ideia de que o quantitativo adequado de profissionais está diretamente relacionado a melhor qualidade da assistência e ao cuidado efetivo, fatores que refletem significativamente na diminuição dos erros e da mortalidade hospitalar.[18]

Para atender as demandas atuais, as instituições exigem de seus colaboradores um perfil em constante desenvolvimento de saberes. Esses saberes evidenciam a necessidade dos profissionais em acompanharem as contínuas mudanças frente às inovações técnicas e tecnológicas; desenvolverem a capacidade para a resolução de problemas e conflitos; além de atuarem com resiliência e proatividade, condições que podem ser desenvolvidas com a educação contínua.[2]

As competências do profissional na terapia intensiva quando alicerçadas na aquisição de conhecimentos e habilidades, refletem em suas práticas o atitudinal necessário para o desenvolvimento de ações seguras.

Otimizar as ações e garantir a efetividade no cuidado são pontos extremamente importantes. Para o sucesso da equipe, a elaboração de um instrumento de controle, mapeamento e checagem das tarefas, pode beneficiar o time multidisciplinar e facilitar a rotina na terapia intensiva.

Um bom exemplo de otimização das ações ocorre no procedimento de intubação orotraqueal do paciente crítico.

Neste momento, devem estar presentes apenas profissionais treinados e capacitados, para que de maneira segura e eficiente ocorra a potencialização das ações de modo sincronizado, atentando-se para o fato de que toda a equipe deva utilizar equipamento de proteção individual (EPI), e no local estarem prontamente disponíveis todos os equipamentos e medicamentos para o procedimento, na tentativa de uma abordagem segura para o paciente e para os profissionais.[19,20]

Nos serviços públicos e privados de saúde, a gestão moderna encontra-se alicerçada no pilar custo *versus* qualidade, o que representa um desafio substancial para coordenar a assistência.[2] Nesta condição, em razão da multiplicidade de facetas, agregando prática e teoria, o intensivista necessita cada vez mais aprofundar seu conhecimento teórico e prático, para que possa agir e promover suas ações de maneira segura e assertiva.

Por isso, o cuidar caracteriza-se pela observação, o levantamento dos problemas e o planejamento das ações para o encontro de soluções pertinentes e eficazes de maneira individualizada e humanizada. Nesta ótica, a evolução, a avaliação e a interação entre o paciente e os profissionais são fundamentais e essenciais.

Frente à educação contínua em terapia intensiva, não existe uma solução "tamanho único", pois todos aprenderão a agir, construindo o cuidado e o conhecimento norteados pelas respostas com base nos contextos sociais e científicos.

Ainda merece destaque o fato de que há uma evidente carência de apoio dos profissionais que atuam na terapia intensiva em virtude do seu trabalho exaustivo, e muitas vezes esta questão não é levada em consideração pela instituição. Em alguns casos, tais profissionais não possuem espaços para falar, conversar e dialogar sobre seus medos e anseios dentro de seus estabelecimentos de trabalho[21] e a necessidade de uma escuta profissional e qualificada beneficia e apoia quem está cuidando e também deve ser parte da educação em serviço.

Não somente de tecnologia e processos de trabalho se faz uma Unidade de Terapia Intensiva. Os profissionais que atuam no atendimento ao paciente crítico se identificam com o trabalho que realizam, porém convivem com angústias intensas consequentes às demandas que envolvem uma significativa complexidade no raciocínio clínico e na entrega do cuidado, além da necessidade de conhecer e manusear equipamentos e saber realizar atividades com iniciativa e segurança. Deve-se, ainda, somar o contato intenso com pacientes e familiares que despertam os mais variados pensamentos e sentimentos individuais em cada um dos profissionais.

Temos muito ainda que discutir e agir frente à educação na terapia intensiva, por isso, não podemos mais esperar!

Considerações finais

A UTI, por sua alta complexidade e especificidade, torna a educação permanente uma prática de extrema relevância, pois é nesse setor que os profissionais devem atuar de maneira resolutiva e reflexiva frente às mais diversas e desafiadoras situações para as quais a equipe deve estar sempre pronta e alinhada, prevenindo complicações, poupando tempo, reduzindo gastos e proporcionando qualidade e segurança na assistência.

A educação permanente, configura-se, portanto, como uma estratégia necessária para propiciar transformações no processo de trabalho da terapia intensiva e no desenvolvimento de competências e habilidades profissionais, bem como coopera para a construção de um ambiente de trabalho onde a opinião e o relato de experiência vivenciada por cada membro da equipe são considerados importantes e contribuirão para aperfeiçoar ou desenvolver novas propostas, no cenário da terapia intensiva, fazendo com que cada profissional se sinta realmente valorizado e altamente capacitado a exercer cuidados de excelência ao paciente grave.

Finalmente, no mundo moderno e globalizado, as mudanças ocorrem de forma rápida, por isso elementos das novas práticas que configurem o modelo de um cuidado seguro devem estar focados na gestão de pessoas, ou seja, os profissionais da terapia intensiva necessitam de cuidados e educação contínua em serviço, cada um dentro das suas competências e conhecimentos próprios, até mesmo por razões legais.

Referências bibliográficas

1. Viana RAPP. Competências do enfermeiro de terapia intensiva: construção e proposições para o desenvolvimento profissional. 2013. São Paulo, 202p. Tese (Doutorado em Enfermagem) – Escola Paulista de Enfermagem (EPE), Universidade Federal de São Paulo (UNIFESP), São Paulo, 2013.
2. Viana RAPP, Vargas MAO, Carmagnani MIS, Tanaka LH, Luz KR, Schmitt PH. Perfil do enfermeiro de terapia intensiva em diferentes regiões do Brasil. Texto Contexto-Enferm. 2014;(23)1:151-9.
3. Allen FL, Binkley CJ, Mc Curren C, Carrico R. Factors affecting quality of oral care in intensive care units. Journal of Advanced Nursing. 2004;(48)5:454-62.
4. Lemos RCA, Rossi LA. O significado cultural atribuído ao centro de terapia intensiva por clientes e seus familiares: um elo entre a beira do abismo e a liberdade. Revista Latino-Americana de Enfermagem. 2002;(10)3:345-57.
5. Carvalho LF. Unidade de Tratamento Intensivo: Planejamento e Organização. 4. ed. Petrópolis: Vozes; 1982.
6. Pereira MER, Bueno SMV. Lazer – um caminho para aliviar tensões no ambiente de trabalho em UTI. Revista Latino-Americana de Enfermagem. 1997;(5)4:75-83.
7. Fairman J. Watchful Vigilance: Nursing Care, Technology, and the Development of Intensive Care Units. Nursing Research. 1992;(41)1:56-60.
8. Fairman J, Lynaugh J. Critical care nurse. A history. Philadelphia: University of Pennsylvania Press; 2000.
9. Viana RAPP, Gomes TO. Educação Permanente: desenvolvendo competências necessárias para a equipe de enfermagem. In: Viana RAPP, Ramalho Neto JM. Enfermagem em Terapia Intensiva: Práticas baseadas em evidências. 2. ed. São Paulo: Atheneu; 2021.
10. Barbosa ML. Educação continuada em enfermagem e a qualidade da assistência. Universidade de Guarulhos (Ung). 2014. Guarulhos, 71p. Dissertação (Mestrado em Enfermagem), Guarulhos, 2014.
11. Tonet I. Educação e formação humana. Revista do Centro de Educ. e Letras da Unioste. 2006;(8)9:9-21.
12. Costa ALNMR. Educação permanente em saúde e suas relações com o processo de qualificação profissional: percepções e enfrentamentos dos técnicos de enfermagem no Hospital Universitário Pedro Ernesto. 2014. Rio de Janeiro, 97p. Dissertação (Mestrado Profissional

em Educação Profissional em Saúde) – Escola Politécnica de Saúde Joaquim Venâncio, Fundação Oswaldo Cruz, Rio de Janeiro, 2014.
13. Peixoto LS, Gonçalves LC, Costa TD, Tavares CMM; Cavalcanti ACD, Cortez EA. Educação permanente, continuada e em serviço: desvendando seus conceitos. Enfermería Global [Internet]. 2013;29:324-40.
14. Amestoy SC et al. Paralelo entre educação permanente em saúde e administração complexa. Rev. Gaúcha Enferm. 2010;(312):383-7.
15. Azevedo IC, Azevedo DM, Silva ER. Práticas de educação permanente em saúde como instrumento transformador da assistência de enfermagem. In: Colóquio do imaginário: novos desafios, novas epistemologias, 2, 2011, Natal. Anais...Colóquio do imaginário. Disponível em: http://2coloquiodoimaginario.blogspot.com/. Acesso em 11 out 2022.
16. Azevedo IC et al. Educação continuada em Enfermagem no âmbito da educação permanente em saúde: revisão integrativa de literatura. Revista Saúde e Pesquisa. 2015;(8)1:131-40.
17. Paschoal AS. A Educação Permanente em Enfermagem: subsídios para a prática profissional. Rev. Gaúcha Enferm. 2006;(27)3:336-43.
18. Cho SH, June KJ, Kim YM, Cho YA, Yoo CS, Yun SC, Sung YH. Nurse staffing, quality of nursing care and nurse job outcomes in intensive care units. J Clin Nurs. 2009;(18)12:1729-37.
19. Zuo MZ, Huang YG, Ma WH, Xue ZG, Zhang JQ, Gong YH, Che L; Chinese Society of Anesthesiology Task Force on Airway Management; Airway Management Chinese Society of Anesthesiology Task Force on. Expert Recommendations for Tracheal Intubation in Critically ill Patients with Noval Coronavirus Disease 2019. Chin Med Sci J. 2020;(35)2:105-9.
20. Yang X, Yu Y, Xu J, Shu H, Xia J, Liu H, Wu Y, Zhang L, Yu Z, Fang M, Yu T, Wang Y, Pan S, Zou X, Yuan S, Shang Y. Clinical course and outcomes of critically ill patients with SARS-CoV-2 pneumonia in Wuhan, China: a single-centered, retrospective, observational study. Lancet Respir Med. 2020;(8)5:475-481.
21. Monteiro JK, Oliveira ALL, Ribeiro CS, Grisa GH, Agostini N. Adoecimento psíquico de trabalhadores de unidades de terapia intensiva. Psicol Cienc Prof. 2013;(33)2:366-79.

capítulo 171

Interpretando Estudos Terapêuticos e Diagnósticos

Alexandre Biasi Cavalcanti

Introdução

A formação do médico gera, há quase dois séculos, problemas importantes na interpretação dos eventos da natureza. A simples observação de eventos nos remete a conclusões que podem estar, na realidade, erradas. Para corrigir essa visão distorcida da realidade e conseguir aprender os verdadeiros fenômenos que ocorrem de forma causal das meras associações, precisamos de metodologia e do uso de conhecimentos básicos de probabilidade. Como disse no final do século XIX Sir. William Osler, "A medicina é a ciência da incerteza e a arte da probabilidade". O bom médico tem que abraçar esses 4 componentes: ciência, incerteza, arte e probabilidade na sua prática diária.

A pandemia de Covid-19 nos mostrou a importância de um conhecimento sólido em epidemiologia clínica e os riscos da falta deste conhecimento. Mais do que nunca o raciocínio mecanicista, que em geral simplifica mecanismos complexos, foi muito utilizado como justificativa para uso de drogas com baixa probabilidade pré-teste de terem o efeito desejado. Vimos desde suplementação vitamínica até protocolos com trombólise propostos, alguns deles profiláticos. Essas terapias intempestivas poderiam ter sido evitadas com conhecimentos dos conceitos básicos da chamada Medicina (ou Prática) Baseada em Evidências (MBE ou PBE). Para além da pandemia, a MBE deve permear as decisões clínicas no dia a dia e seu conhecimento muda a forma que o médico entende os mecanismos de doença, diagnósticos e terapias. Trata-se da aplicação da melhor evidência de forma consciente, considerando a experiência dos profissionais, além dos valores do paciente e da família (**Figura 171.1**).

De forma didática esse capítulo foi dividido entre interpretação de estudos diagnósticos e terapêuticos. Vamos abordar a validade dos estudos, o que eles significam e como aplicar aos pacientes.

Breve histórico

Ao cirurgião escocês da Marinha Real Britânica, James Lind, é atribuído o primeiro ensaio clínico, no século XVIII, envolvendo 16 marinheiros alocados para receber 8 dietas diferentes com intuito de prevenir o escorbuto. Porém, o conceito de randomização foi descrito por Ronald Fisher, matemático inglês, no início do século XX. Segundo Fisher, para eliminar vários tipos de vieses nos resultados de ensaios seria essencial à aleatorização na alocação da amostra.

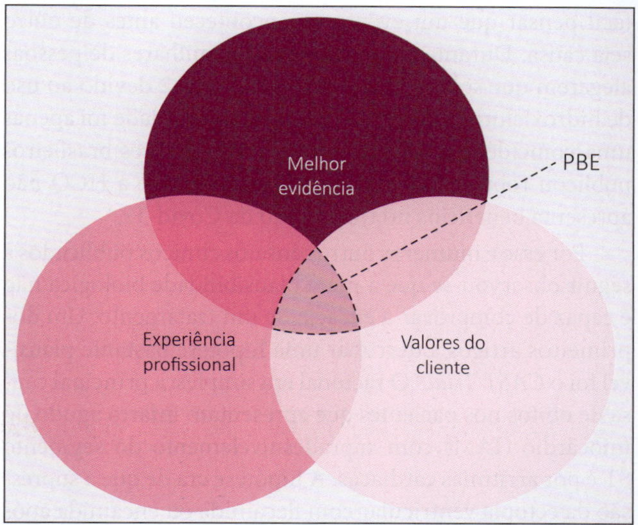

Figura 171.1. Componentes da prática baseada em evidências (PBE).

Fonte: Desenvolvida pela autoria.

O primeiro ensaio clínico aleatorizado (ECA) na medicina publicado foi conduzido pelo Sir. Austin Bradford Hill, que avaliou o efeito da estreptomicina e do repouso no leito *versus* repouso no leito, para tratamento da tuberculose. O estudo foi publicado em 1948 na British Medical Journal.[1]

Em 1981, um grupo de epidemiologistas clínicos da McMaster University, liderado por Dave Sackett, publicou o primeiro de uma série de artigos orientando como os médicos deveriam ler artigos científicos. Em 1990, Gordon Guyatt assumiu o cargo de diretor de residência do

Programa de Medicina Interna da McMaster. Por meio da liderança de David Sackett, a avaliação crítica dos artigos científicos evoluiu para uma filosofia da prática médica com base no conhecimento e compreensão da literatura médica (ou falta de tal conhecimento e compreensão) apoiando cada decisão clínica. Foi o Dr. Guyatt que cunhou o nome Medicina Baseada em Evidência pela primeira vez, para descrever essa filosofia de avaliação criteriosa dos estudos científicos publicados.[2]

Mas porque precisamos de estudos clínicos?

A mente humana está muito sujeita a interpretações fáceis para eventos complexos. Desde os primórdios da humanidade, os humanos que acreditavam em explicações mais simples tinham maior probabilidade de sobreviver. Diante de um leão, aqueles que ficavam parados pensando se o leão realmente era carnívoro...não saíam vivos. Essa característica nos impulsionou pela evolução e aqui estamos. É muito fácil pensar que um evento que aconteceu antes de outro seja causa. Durante a pandemia vimos milhares de pessoas alegarem que sobreviveram ao SARS-CoV-2 devido ao uso de hidroxicloroquina (HCQ), quando na verdade foi apenas uma coincidência. Um grupo de pesquisadores brasileiros publicou robusto trabalho demonstrando que a HCQ não apresenta benefícios no tratamento da Covid-19.[3]

Por esse e inúmeros outros ensaios clínicos publicados a seguir observou-se que a mera plausibilidade biológica não é capaz de comprovar a eficácia de um tratamento. Um dos primeiros artigos a derrubar uma hipótese bastante plausível foi o *CAST Trial*.[4] O racional era simples: a principal causa de óbitos nos pacientes que apresentam infarto agudo do miocárdio (IAM) com supradesnivelamento do segmento ST é por arritmias cardíacas. A hipótese era de que a supressão da ectopia ventricular com flecainida ou encainida após um infarto do miocárdio reduziria a incidência de morte súbita. Pois a grande surpresa, à época, foi que o grupo que usou a droga apresentou aumento na mortalidade, apesar da melhoria no holter e ECG.

Há vários outros artigos derrubando essas hipóteses plausíveis, o que nos leva à conclusão de que precisamos de estudos clínicos robustos, bem desenhados, para comprovar a eficácia de uma terapia. O mesmo raciocínio cabe para exames diagnósticos, sejam eles laboratoriais ou de imagem. Além de avaliar se uma terapia ou exame funcionam, vamos abordar neste capítulo como interpretar esses resultados e se eles são aplicáveis ao seu paciente.

Precisamos de estudos para comprovar tudo?

Diante do exposto até aqui o leitor pode ter a impressão de que precisamos de estudos randomizados, duplo-cegos, controlados por placebo para comprovar a eficácia de todas as intervenções. A resposta é NÃO. Algumas terapias não precisam ou não podem ser submetidas a estudos clínicos por motivos éticos, em que há uma plausibilidade extrema. Um artigo da BMJ aborda bem esse tema, quando avalia o benefício do uso de paraquedas durante a queda livre.[5] É óbvio para todos que pularem de um avião em alta altitude sem uso de paraquedas (ou qualquer outro equipamento equivalente) trará elevadíssimos riscos de óbito. Mas há casos assim na medicina? Podemos encontrar nos eventos extremos, como numa parada cardíaca (PCR). Não haveria qualquer possibilidade de se estudar um grupo controle *sem massagem* cardíaca, durante uma PCR. Ou avaliar se, diante de uma fibrilação ventricular, *não desfibrilar* seria mais eficaz do que a desfibrilação. Saindo do campo das condições extremas, podemos seguir para casos de drogas que são sintomáticas e a resolução esperada ocorre em minutos. Não caberia hoje avaliar se cabe ou não fixar uma fratura diante de um osso quebrado e desalinhado (mas é perfeitamente possível e ético avaliar a melhor forma de fixar essa fratura!). Diante de um paciente com dor intensa após trauma, avaliar se o uso da morfina *versus* placebo seria igualmente antiético (mas cabe avaliar doses diferentes de morfina ou comparar morfina com outros analgésicos). Reparem, nenhuma dessas condições entram nas categorias de uso *off-label* de uma droga ou terapia; em outras palavras, se houver plausibilidade extrema, a indicação estará presente na bula da droga. O uso *off-label* ou compassivo, refere-se a situações de elevadíssimo risco de morte somados (a) ausência de tratamento conhecido e (b) a elevadíssima probabilidade de êxito com aquela terapia.

Neste sentido, os críticos aos preceitos da MBE usam uma frase de Douglas Autman de que "a ausência da evidência não significa evidência da ausência" (da eficácia de uma droga, por exemplo).[6] Isso é um fato e deve ser levado em consideração diante de um ensaio clínico que não alcançou o valor de $p < 0,05$: pode tratar-se de um falso-negativo. Entretanto, isso não nos autoriza a iniciar a usar aquela droga! Isso nos deve guiar a fazer mais estudos, pois mesmo que a referida medicação ou terapia seja benéfica, ela não é tão boa para a maioria dos pacientes, caso contrário o resultado seria positivo de forma inquestionável. No decorrer deste capítulo iremos discutir como interpretar bem os artigos.

Estudo diagnóstico

Os resultados são realmente válidos?

Os estudos de acurácia diagnóstica possuem muitas especificidades, tornando-os bastantes distintos dos estudos de intervenção. Um item relevante para diferenciação é o desfecho considerado, uma vez que os testes diagnósticos diferem dos testes de triagem pelo tipo de população que está sendo testada.

Em testes diagnósticos buscamos ratificar ou rejeitar o diagnóstico de uma doença em pessoas com sintomas já estabelecidos ou que estejam em grupos de risco para a doença. Ressalta-se que o objetivo é predizer desfechos clínicos, como mortalidade, alterando o curso do tratamento da uma doença e limitando-se ao quadro clínico apresentado pelo paciente. Os testes de triagem visam populações assintomáticas ou o momento pródromo à manifestação. Conquanto, dependendo da intenção de um teste, os desfechos serão medidas de desempenho definidas para compreensão dos resultados.

Estudos de acurácia diagnóstica possuem natureza transversal, também designados como *cross-sectional*, ou *single-gate design*. Exatamente por considerarem que a fonte de população no estudo cumpre os critérios de elegibilidade de forma equânime. Um desenho bastante comum e que minimiza risco de viés de seleção é o recrutamento seriado consecutivo de pessoas que estão em dilema diagnóstico; e, submetê-las ao teste índice e ao teste de referência (padrão-ouro).

O objetivo desta seção é discutir itens relacionados ao tema e que sejam pertinentes à prática clínica do intensivista. As dúvidas sobre validade dos dados obtidos; quais resultados podem e devem ser considerados; e, como podemos aplicar os resultados no atendimento ao paciente, serão elencados a seguir.

Recomenda-se fortemente que o teste índice e o teste de referência sejam interpretados por pessoas cegas aos resultados entre si. Vejamos: após a descoberta da insulina, em 1923, o tratamento do diabetes *mellitus* mudou rapidamente, tornando-se a principal terapia quando associada ao controle dietético. A validade da glicose urinária como um teste de triagem-padrão sempre foi conhecido por ser baixo por causa de sua baixa sensibilidade, que é estimado em 16,7% para valores em jejum e 72,7% para valores pós-carga de duas horas.[7]

Após uma série de modificações, atualmente, o teste oral de tolerância à glicose (TOTG) foi desenvolvido para levar em conta que a duração da curva de tolerância é mais importante do que seu pico. Exatamente por compreender que a ordem da cascata das alterações metabólicas ocorre, mas em tempo variado (inter-sujeitos): o equilíbrio complexo da produção hepática de triglicerídeos entre o aumento da conversão do excesso de glicose e a redução da reesterificação dos ácidos graxos livres, entre outras; tendo sido considerado padrão-ouro para o diagnóstico do diabetes *mellitus*.[8]

Partindo da premissa de que há teste de referência para comparação dos achados, a segunda etapa que deve ser levada em consideração é o nível de cegamento do estudo. Questione dois motivos: 1) o conhecimento prévio do resultado do padrão de referência pode influenciar a interpretação do teste em questão?; 2) O padrão de referência é fixo ou pode depender da interpretação do avaliador? Se a resposta for sim para qualquer um dos dois, então o cegamento é obrigatório e deve ser mencionado no texto, pois a ausência do texto gera risco de viés (relatório seletivo).

O ponto que merece destaque são os valores preditivos positivos e negativos, sensibilidade e especificidades dos testes. A partir da aplicação dos critérios de inclusão da amostra, no contexto da população total, espera-se que haja uma sensibilidade perfeita. Esta amostra restante possuindo a característica analisada, e aplicando os critérios de exclusão, espere-se a especificidade perfeita. Mas, detalharemos mais a seguir.

Quais são os resultados?

Quando o clínico está diante de uma suspeita diagnóstica a principal contribuição que o teste diagnóstico pode dar é permitir estimar a probabilidade do diagnóstico sob suspeição. Estudos que avaliam novos testes diagnósticos costumam comparar os resultados do novo teste contra um padrão-ouro e apresentar diversas medidas de *performance* do teste. Estas medidas de *performance* incluem sensibilidade, especificidade, acurácia, área sobre a curva ROC e razão de verossimilhança. Dentre estas, a que permite estimar diretamente a probabilidade do diagnóstico sob suspeição é a razão de verossimilhança (em inglês é chamada *likelihood ratio*). Por isso, vamos iniciar esta seção tratando das razões de verossimilhança, mas abordaremos as demais medidas na sequência.

Razões de verossimilhança

O que é razão de verossimilhança? A razão de verossimilhança para um determinado valor de um teste diagnóstico é definida como a probabilidade deste resultado de teste em pessoas com a doença dividido pela probabilidade do mesmo resultado em pessoas sem a doença. Por exemplo, considere um paciente com dispneia em um pronto atendimento para o qual foi solicitado peptídeo natriurético cerebral (BNP) e o resultado é de 650 pg/mL. A razão de verossimilhança para BNP com valores entre 600 e 800 pg/mL é 4,1.[9] Ou seja, um valor de 650 pg/mL de BNP é 4,1 vezes mais provável em pacientes com insuficiência cardíaca congestiva do que em pacientes sem insuficiência cardíaca congestiva. Por outro lado, se o valor de BNP fosse inferior a 100 pg/mL a razão de verossimilhança seria 0,14. Isto significa que a probabilidade de um BNP abaixo de 100 pg/mL em um paciente com insuficiência cardíaca é igual a 0,14 vezes a probabilidade de encontrar valores similares em pacientes sem insuficiência cardíaca (7 vezes menos provável em pacientes com insuficiência cardíaca do que pacientes sem) (**Tabela 171.1**).

Tabela 171.1. Valores de razão de verossimilhança para intervalos de valor de peptídeo natriurético cerebral.

Valor do BNP (pg/mL)	Razão de verossimilhança
0-100	0,14
100-200	0,29
200-300	0,89
300-400	1,34
400-500	2,05
500-600	3,50
600-800	4,13
800-1000	5,00
1000-1500	7,12
1500-2500	8,33
> 2500	8,91

BNP: peptídeo natriurético cerebral.

Fonte: Adaptada de Martindale JL, Wakai A, Collins SP, Levy PD, Diercks D, Hiestand BC, *et al*. Diagnosing Acute Heart Failure in the Emergency Department: A Systematic Review and Meta-analysis. Acad Emerg Med. 2016 Mar;23(3):223-42.

Que valores de razão de verossimilhança podem ser considerados suficientemente grandes? E quais valores suficientemente pequenos? Não há um limiar definitivo, mas em geral valores de 10 ou mais confirmam o diagnóstico sob suspeição, enquanto valores de 0,1 ou inferiores afastam. Valores iguais ou maiores do que 5 ou iguais ou menores do que 0,2 costumam contribuir bastante para apoiar ou afastar o diagnóstico sob suspeição (**Quadro 171.1**).

Quadro 171.1. Interpretação de razões de verossimilhança (*likelihood ratios*)

Razão de verossimilhança	Interpretação
> 10	Grande aumento na probabilidade de doença (geralmente conclusiva)
5 a 10	Moderado aumento na probabilidade de doença
2 a 5	Pequeno aumento na probabilidade de doença
> 1 a 2	Mínimo aumento na probabilidade de doença
1	Não altera probabilidade de doença
0,5 a < 1,0	Mínima redução na probabilidade de doença
0,2 a 0,5	Pequena redução na probabilidade de doença
0,1 a 0,2	Moderada redução na probabilidade de doença
< 0,1	Grande redução na probabilidade de doença (geralmente conclusiva)

Fonte: Desenvolvido pela autoria.

No entanto, é possível usar ainda melhor as razões de verossimilhança e calcular a probabilidade de que um paciente tenha a doença sob suspeição incorporando o resultado do teste diagnóstico. Para isto, a primeira etapa é ter uma estimativa da probabilidade da doença antes de se obter o teste diagnóstico, a probabilidade pré-teste. Por exemplo, considere dois cenários:

Paciente de 71 anos, masculino, com antecedente de cardiopatia isquêmica, insuficiência cardíaca, revascularização prévia do miocárdio, fração de ejeção do ventrículo esquerdo de 38% em exame realizado há 18 meses, que apresentava cansaço para grandes esforços, mas que há cinco dias passou a ter dispneia progredindo para pequenos esforços e ortopneia. Ao exame apresenta frequência respiratória de 23 respirações por minuto e crepitantes bibasais. Radiografia de tórax demonstra aumento de área cardíaca e sinais de congestão venosa pulmonar e edema intersticial moderado.

Paciente de 82 anos, feminino, antecedentes de hipertensão arterial sistêmica e tabagismo. Há sete dias com sintomas gripais (coriza, espirros), tosse produtiva, febrícula e dispneia. Ao exame, discretos roncos. Radiografia de tórax com edema intersticial discreto e imagem sugestiva de broncopneumonia inferior direita.

A causa da dispneia pode ser insuficiência cardíaca nos dois casos, mas a probabilidade não é igual. No primeiro caso, a probabilidade de que a causa da dispneia seja insuficiência cardíaca é muito alta. Vamos considerar uma probabilidade pré-teste de 80%. No segundo caso, é possível que a causa da dispneia seja insuficiência cardíaca, mas a probabilidade pré-teste é menor. Possivelmente 40%.

A partir da probabilidade pré-teste e do resultado do BNP pode-se calcular a probabilidade pós-teste. Considere que o valor de BNP foi de 650 pg/mL. A razão de verossimilhança para este nível de BNP é 4,1. As etapas para calcular a probabilidade pós-teste, incorporando o resultado do BNP, são:

1) Transformar a probabilidade pré-teste em odds. *Odds* é uma forma alternativa de representar o risco e é igual a probabilidade de ter a doença dividida pela probabilidade de não a doença.

$$\text{Odds} = \frac{\text{probabilidade da doença}}{\text{probabilidade de não ter a doença}}$$

Para o primeiro caso com probabilidade pré-teste de 80%

$$\textit{Odds}\ \text{pré-teste} = \frac{\text{probabilidade da doença}}{\text{probabilidade de não ter a doença}} = \frac{80\%}{20\%} = 4$$

2) Multiplicar *odds* pré-teste pela razão de verossimilhança.

Odds pós-teste = odds pré-teste * razão de verossimilhança = 4 * 4,1 = 16,4

3) Transformar *odds* pós-teste em probabilidade.

$$\text{Probabilidade} = \frac{\text{odds}}{1 + \text{odds}} = \frac{16,4}{1 + 1,64} = 94\%$$

Então, para o primeiro paciente onde estimamos uma probabilidade pré-teste de 80% de insuficiência cardíaca congestiva, após o resultado do BNP, a probabilidade pós-teste passou a ser 94%. As estimativas de probabilidade pré-teste variam entre os clínicos e mesmo você pode ter algum grau de incerteza sobre o valor de probabilidade. Mas é possível calcular as probabilidade pós-teste para um intervalo de valores de probabilidade pré-teste.

E se o valor de BNP fosse inferior a 50 pg/mL, qual seria a probabilidade de insuficiência cardíaca no primeiro caso? A razão de verossimilhança para BNP abaixo de 100 pg/mL é 0,14. Então:

1) Transformar a probabilidade pré-teste em *odds*.

$$\textit{Odds}\ \text{pré-teste} = \frac{\text{probabilidade da doença}}{\text{probabilidade de não ter a doença}} = \frac{80\%}{20\%} = 4$$

2) Multiplicar *odds* pré-teste pela razão de verossimilhança.

Odds pós-teste = *odds* pré-teste ∗ razão de verossimilhança = 4 ∗ 0,14 = 0,56

3) Transformar *odds* pós-teste em probabilidade.

$$\text{Probabilidade} = \frac{\text{odds}}{1 + \text{odds}} = \frac{0{,}56}{1 + 0{,}56} = 36\%$$

E para o segundo caso, que inicia com probabilidade pré-teste de insuficiência cardíaca mais baixa, de 40%, como fica a probabilidade pós-teste com um valor de BNP de 650 pg/mL? E com um valor de 80 pg/mL? Tente calcular desta vez. Após seguir este processo umas poucas vezes, torna-se bem rápido e fácil.

Há outras formas de se estimar as probabilidades pós-teste além do método explicado acima. Uma das formas é usar um nomograma (**Figura 171.2**).[10] Basta utilizar uma régua e traçar uma linha entre a probabilidade pré-teste e o valor da razão de verossimilhança para determinar a probabilidade pós-teste. Há também calculadoras em *sites* na Internet (p. ex., www.sample-size.net) e aplicativos para celulares.

Onde encontrar razões de verossimilhança para os testes diagnósticos? *Papers* avaliando *performance* de testes diagnósticos geralmente publicam as razões de verossimilhança. Há uma série do JAMA chamada "*The Rational Clinical Examination*" que são revisões sistemáticas sobre testes diagnósticos (incluindo dados da história, exame físico, exames laboratoriais e de imagem) que reporta razões de verossimilhança.

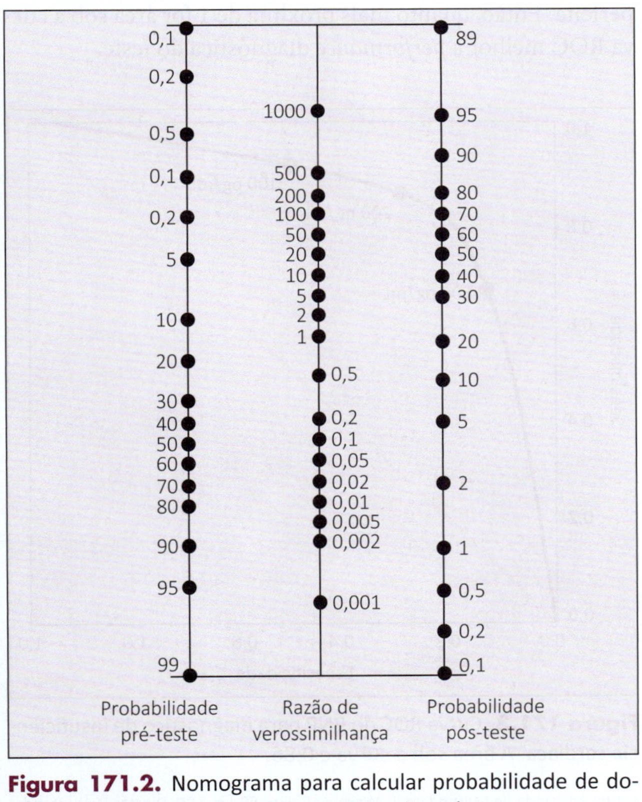

Figura 171.2. Nomograma para calcular probabilidade de doença utilizando o resultado de um teste diagnóstico.

Fonte: Adaptada de Fagan TJ. Nomogram for Bayes's theorem. (Fagan 1975).

O que fazer se a razão de verossimilhança não estiver disponível, mas somente sensibilidade e especificidade? Alguns estudos sobre testes diagnósticos publicam apenas os valores de sensibilidade e especificidade do teste. É possível calcular a razão de verossimilhança da seguinte forma:

$$\text{Razão de verossimilhança positiva} = \frac{\text{sensibilidade}}{1 - \text{especificidade}}$$

$$\text{Razão de verossimilhança negativa} = \frac{1 - \text{sensibilidade}}{\text{especificidade}}$$

Sensibilidade, especificidade, acurácia e área sob a curva ROC

Muito frequentemente estudos avaliando testes diagnósticos reportam e focam a discussão em medidas de *performance* como sensibilidade, especificidade, acurácia e áreas sob a curva ROC. Estas medidas são calculadas classificando os resultados do teste em duas possibilidades: positivo (alterado) e negativo (não alterado). E é necessário também classificar os participantes dos estudos como tendo a doença de interesse ou não.

Vamos explicar estes conceitos utilizando a **Tabela 171.2**[11] com valores obtidos de um estudo que avaliou o teste de BNP (Triage, Biosite) para diagnóstico de insuficiência cardíaca em 1586 pacientes com dispneia atendidos em pronto-atendimento.[11] No estudo, todos os pacientes fizeram teste de BNP na admissão. Valores acima de 100 pg/mL foram considerados elevados. A causa da dispneia final foi classificada como insuficiência cardíaca (n = 744) ou não (n = 842) por dois especialistas que desconheciam os resultados do BNP.

Sensibilidade é a proporção de doentes que têm um teste positivo. Considerando a **Tabela 171.3**, a sensibilidade é igual ao número de pacientes com insuficiência cardíaca que têm teste positivo (n = 670) dividido por todos os casos com insuficiência cardíaca (n = 744), ou seja

Tabela 171.2. Relação entre os resultados de um teste diagnóstico e presença de uma doença

		Doença Insuficiência cardíaca		
		Presente	Ausente	Total
Teste BNP	Positivo	670	208	878
	Negativo	74	634	708
	Total	744	842	1586

Fonte: Adaptada de Maisel AS, Krishnaswamy P, Nowak RM, McCord J, Hollander JE, Duc P, *et al*. Rapid measurement of B-type natriuretic peptide in the emergency diagnosis of heart failure. N Engl J Med. 2002 Jul 18;347(3):161-7.

Tabela 171.3. Comparação dos estudos utilizados como exemplos

Estudo	IC 95%	Interpretação
PROSEVA	0,39 (0,25-0,63) HR < 1,0 IC não ultrapassa 1,0	Benefício da posição PRONA
ART	1,20 (1,01- 1,42) HR > 1,0 IC não ultrapassa 1,0	Dano da manobra de recrutamento alveolar com titulação decremental da PEEP
ADRENAL	0,95 (0,82-1,10) OR < 1,0 IC ultrapassa 1,0	Resultado neutro entre hidrocortisona e placebo

Fonte: Desenvolvida pela autoria.

670/744 = 0,90, ou 90%. Um teste com alta sensibilidade é positivo na maior parte dos pacientes que de fato têm a doença. De modo complementar, um teste com alta sensibilidade raramente será negativo em um paciente doente.

O PROSEVA tem HR 0,39, com efeito médio mostrando benefício em favor da intervenção. O intervalo de confiança varia entre 0,25 e 0,63. Ou seja, o limite superior do IC é menor do que 1,0. Com isso, mostra-se que a intervenção trouxe benefício de forma significativa do ponto de vista estatístico. Já o ART, tem como HR 1,20, que significa maior risco de apresentar o desfecho (morte) no grupo intervenção. O limite inferior do intervalo de confiança não cruza a nulidade (1,0), de modo que os resultados são consistentes com dano da intervenção, do ponto de vista estatístico. Já no ADRENAL, o efeito médio é reportado como OR de 0,95. Por ser menor que 1,0, significa menor chance de morte do que o grupo controle. No entanto, o limite superior do intervalo de confiança é 1,10 (ultrapassa o 1,0), de modo que o efeito verdadeiro pode estar entre o benefício e o dano, o que torna o estudo neutro em relação ao efeito da hidrocortisona na mortalidade de pacientes com choque séptico em relação ao placebo.

Especificidade é a proporção dos não doentes que têm um teste negativo. Na **Tabela 171.2**, especificidade é igual ao número de pessoas que não tinham insuficiência cardíaca e com teste negativo (n = 634) dividido por todas as pessoas sem insuficiência cardíaca (n = 842), ou seja 634/842 = 76%. Um teste com alta especificidade tem resultado negativo na maioria das pessoas sem a doença. De modo complementar, um teste com alta especificidade incomumente é "positivo" nas pessoas sem doença.

Acurácia é a proporção de testes classificados corretamente. Na **Tabela 171.2** são os casos com insuficiência cardíaca e BNP positivo (n = 670), os verdadeiros-positivo, mais os casos sem insuficiência cardíaca e com BNP negativo (n = 634), os verdadeiros-negativo, divididos por todos os casos. Ou seja, (670 + 634)/1586 = 82,2%.

Sensibilidade, especificidade e acurácia são propriedades importantes dos testes diagnósticos. No entanto, para o clínico o maior valor é poder definir a probabilidade de seu paciente ter ou não a doença sob suspeição. E a sensibilidade e especificidade não têm utilidade direta para calcular a probabilidade de doença. Por isso, as razões de verossimilhança acabam sendo mais úteis para a prática clínica.

Outra desvantagem da utilização de sensibilidade e especificidade é que exigem que se classifique um teste diagnóstico em duas categorias, positivo (alterado) e negativo (normal). No entanto, testes diagnósticos quase sempre são imperfeitos em classificar os doentes. Além disso, para testes que são medidas quantitativas como valor de BNP, a probabilidade de doença aumenta com a elevação do marcador. Razões de verossimilhança podem ser calculadas para diferentes faixas de valores do teste, uma vantagem substancial em comparação com sensibilidade e especificidade que usam dados dicotômicos. Ou seja, com razões de verossimilhança, é possível usar informação de diferentes faixas do teste diagnóstico, por exemplo, níveis de BNP de 201 pg/mL e de 3.000 pg/mL são alterados (se considerarmos corte em 100 pg/mL), porém a probabilidade do diagnóstico de insuficiência cardíaca pouco se altera com um BNP de 201 pg/mL (razão de verossimilhança de 0,89), porém aumenta bastante com um BNP de 3.000 pg/mL (razão de verossimilhança de 8,91).

Curvas ROC (de *receiver-operator characteristic*) (**Figura 171.3**) são gráficos que representam a sensibilidade *versus* a taxa de falso-positivo (1-especificidade) para diferentes níveis de corte do teste diagnóstico. A área sob a curva ROC (em inglês abreviado AUROC) indica a *performance* global do teste diagnóstico. Área sob a curva ROC de 0,5 indica que o teste não é melhor do que o acaso em classificar doentes e não doentes. E uma área sob a curva de 1 indica classificação perfeita. Então, quanto mais próxima de 1 for área sob a curva ROC melhor a *performance* diagnóstica do teste.

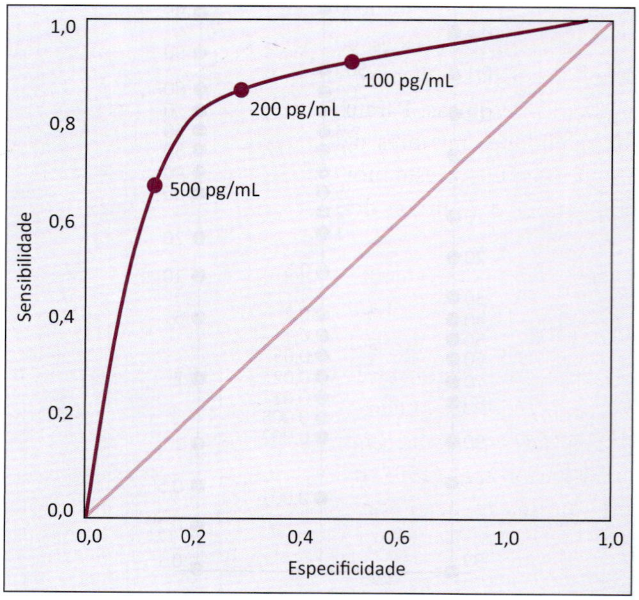

Figura 171.3. Curva ROC do BNP para diagnóstico de insuficiência cardíaca. A área sob a curva é 0,86.

Fonte: Adaptada de Martindale JL, Wakai A, Collins SP, Levy PD, Diercks D, Hiestand BC, *et al.* Diagnosing Acute Heart Failure in the Emergency Department: A Systematic Review and Meta-analysis. Acad Emerg Med. 2016 Mar;23(3):223-42.

Os resultados são aplicáveis ao meu paciente?

Como podemos inferir a partir das explicações do tópico anterior, o valor obtido como resultado de qualquer teste diagnóstico depende da sua capacidade de reprodutibilidade, especialmente na população no qual ele é aplicado (pacientes estáveis).

Quanto mais o resultado do teste depender da interpretação do avaliador, menor será a sua reprodutibilidade. Citamos como exemplo os achados obtidos a partir de exames dinâmicos da deglutição (tempo de etapa a ser analisada < 2 segundos), como vídeo-fluoroscopia, vídeo-endoscopia ambas da deglutição – requerem observação precisa e ágil para avaliação e preenchimento dos requisitos dos testes diagnósticos; ou, ultrassonografia ou tomografia computadorizada, mesmo quando todos os avaliadores são especialistas.

Cabe destacar que idealmente um teste diagnóstico deve corrigir a concordância por acaso, minimizando as questões oriundas da interpretação. Caso haja discordância entre os avaliadores consultados e/ou observamos um cenário de estudo ruim (número baixo de sujeitos selecionados, critérios de seleção pouco claros, pouca robustez), o teste visa segregar participantes com e sem a condição estudada, sendo bastante adequá-lo aplicado no ambiente clínico.

Em contrapartida, quando há alta reprodutibilidade existem duas situações possíveis: quando relacionado à qualificação do teste ou do avaliador. Quando relacionado ao teste: ele é assertivo e inequívoco ou é simples demais; e, quando os avaliadores são altamente qualificados. Por isso, recomenda-se fortemente que haja treinamento apropriado para as pessoas designadas para avaliação estejam afinadas com o instrumento. Outra opção é selecionar um teste robusto de fácil aplicação.

Ao realizar decisões de manejo clínico do distúrbio-alvo em questão, deve-se alinhar à probabilidade encontrada nas pesquisas. Para qualquer distúrbio-alvo, existem probabilidades menores das quais o clínico rejeitaria um diagnóstico e, por este motivo, não solicitaria mais exames (chamamos de o limiar do teste). Outrossim, existem probabilidades maiores com as quais o clínico consideraria o diagnóstico confirmado e abandonaria o teste a fim de iniciar o tratamento (chamamos de o limiar do tratamento).

O uso dos trocadores de calor e umidade (HMEs, do inglês *heat and moisture exchangers*) está associado a um risco misto reduzido de pneumonia associada à ventilação (PAV, do inglês *ventilator-associated pneumonia*). Somente o estudo de Kirton *et al.* (1997) dos seis estudos publicados encontraram uma redução estatisticamente significativa na PAV com uso de HMEs (RR 0,41, IC 95% 0,20-0,86, P = 0,02).

Ao considerar os dados obtidos por meio de uma revisão sistemática de Cook *et al.* (1998) e nos dados de um ensaio randomizado Kollef (1998) mostra que os HMEs reduzem o risco de PAV em 38% (RR 0,62, IC 95% 0,43-0,89, P = 0,012), mantendo a manutenção de recomendação quanto ao uso orientada por Collard (1998); e, sendo prontamente recomendado pelo *Canadian Critica Care Trials Group* (Dodek *et al.*, 2004) Apesar de órgão federal dos EUA (que fornece orientações em relação à prática de controle de infecções e estratégias de vigilância), não ter realizado nenhuma recomendação quanto ao uso do HMEs. Isto embasa-se no entendimento de que cinco dos seis ensaios publicados falharam em demonstrar uma redução estatisticamente significativa na taxa de PAV (Tablan *et al.*, 2004).

A partir do ponto de vista clínico, observamos que os filtros que permitem troca de calor tornam-se rapidamente ocluídos em pacientes com hemorragia das vias aéreas e/ou grande quantidade de secreção pulmonar, aumentando a resistência das vias aéreas e ser colonizados por bactérias (Dodek *et al.*, 2004). Ainda de acordo com as diretrizes atuais, devem ser substituídos semanalmente.

O ordenamento relacionado à predição clínica permite ao clínico a possibilidade de combinação de resultados, exatamente por haver falta de independência de uma série de testes. Um exemplo clássico observamos no *Blue Dye Test* modificado utilizado em pacientes mecanicamente ventilados por longos períodos.[12]

Consiste em um teste realizado à beira do leito que visa identificar a presença de broncoaspiração de saliva e ou alimentos. Basta corar a cavidade oral ou oferecer alimentos corados de azul ao sujeito com dúvida diagnóstica. O problema é que a sensibilidade e a especificidade para toda a coorte de 30 participantes foram de 82% e 38%, respectivamente.[13]

Dada a natureza heterogênea para a indicação e realização da traqueostomia, e por conseguinte a realização da decanulação, Béchet *et al.*[14] observaram que as estimativas de sensibilidade variaram amplamente entre os estudos (38%-95%), indicando que este teste não é confiável na detecção de disfagia, conquanto, com valores globais de alta especificidade, variaram de 79% a 100%.

Poucos estudos robustos, divergências quanto ao resultado da avaliação pós-extubação e dúvidas quanto ao manejo e verificação da segurança da proteção das vias aéreas são algumas das dificuldades encontradas. A partir de uma revisão sistemática[15] buscaram determinar a acurácia diagnóstica (especificidade e sensibilidade) dos testes realizados à beira do leito, que tinham como finalidade a detecção de broncoaspiração, em pacientes em fase aguda após acidente vascular cerebral (AVC). Como resultado, apenas 25 estudos foram selecionados. Os testes diagnósticos que usaram água combinada com outras consistências (sensibilidade entre 0,75 a 1; especificidade entre 0,69 a 1) geralmente eram mais precisos do que os testes de triagem que usaram apenas água (sensibilidade entre 0,46 a 1; especificidade de 0,43 a 1).

Enfatizamos que o critério final para a utilidade de um teste diagnóstico se pautará entre o balanço entre os benefícios acumulados para os pacientes ser maior do que os riscos associados. Afinal, como podemos estabelecer os benefícios e riscos da aplicação de um teste diagnóstico? A resposta é: pensar em um teste diagnóstico como uma manobra terapêutica! Seu paciente atende a todos os critérios de elegibilidade do estudo? Se sim, há chances enormes de os resultados serem reprodutíveis.

Senão, você deve fazer um julgamento, exatamente como ocorre nas intervenções terapêuticas e resolução diferencial das condutas: existem razões convincentes pelas quais os resultados não devem ser aplicados aos pacientes em sua prática? Tem a ver com a gravidade da doença nesses pacientes? As condições concorrentes são heterogêneas demais é que inviabilizam a generalização?

Estudos terapêuticos

Os resultados são válidos?

Estudos clínicos tentam estimar a verdade absoluta ou oculta. Infelizmente, porém, nunca saberemos qual é essa verdade. Os estudos podem ser falhos em seu projeto ou condução e introduzir erro sistemático (viés). Mesmo que um estudo pudesse ser perfeitamente projetado e executado, permaneceríamos incertos se havíamos chegado à verdade absoluta.

Segundo o filósofo do século II d.C. Epicteto, "as aparências para a mente são de quatro tipos. (a) As coisas são o que parecem ser; (b) ou não são, nem parecem ser; (c) ou são e não parecem ser; (d) ou não são, mas parecem ser. Posicionar-se corretamente frente a todos esses casos é a tarefa do homem sábio". Nessa citação, Epicteto descreveu, respectivamente, o verdadeiro-positivo, verdadeiro-negativo, falso-negativo e falso-positivo. Como descobrir a verdade por traz de um conjunto de informações? A verdade absoluta fica mais próxima à medida que nos aproximamos dos 2 primeiros cenários. Quando diante de um artigo precisamos analisá-lo e classificá-lo nessas quatro possibilidades.

O primeiro passo para avaliar a validade dos resultados é verificar a probabilidade pré-teste daquela pesquisa. Para isso precisamos nos despir de todos os nossos vieses internos referentes àquele tema. Digamos que estamos avaliando um artigo sobre a eficácia da HCQ + Azitromicina (Azi) contra Covid-19.[3] Antes de ler os resultados, o leitor atento deve se perguntar: "qual a probabilidade de um antimalárico e um antibiótico combaterem uma doença viral". A probabilidade de o resultado ser positivo, *a priori*, é baixa. Ao ler o artigo observamos que o resultado é negativo: o uso de HCQ com ou sem Azi, não reduziu a mortalidade dos pacientes. Diante da probabilidade pré-teste esse resultado parece verdadeiro. Vamos seguir na análise.

Vamos imaginar os resultados possíveis de um estudo concluído. Dois fatores podem explicar a imprecisão do *ponto de estimativa* entre as hipóteses testadas no estudo (chamadas H1 e H0, ou hipótese nula): erro aleatório (ou seja, pelo acaso) ou erro sistemático (também chamado de viés).

O erro aleatório é reduzido por meio do uso judicioso dos métodos estatísticos. Eles são necessários, pois em estudos científicos utilizamos uma amostra da população e não a população inteira. Desta forma, para estimar a precisão dos resultados (ou quão imprecisos eles são), utilizamos o *valor de p e intervalo de confiança*, que avaliam os erros tipo I (ou alfa); também avaliamos o poder estatístico do estudo, que vai determinar o erro tipo II (ou Beta). Esses parâmetros (erros alfa e beta) serão discutidos mais adiante.

Um estudo randomizado controlado (RCT) mostra que 10 de 100 pacientes tratados com a droga A morrem durante o tratamento, assim como 20 de 100 pacientes de controle. O tratamento realmente reduz a taxa de mortalidade em 50%? Talvez, mas a consciência do acaso nos deixará com uma incerteza considerável sobre a magnitude do efeito do tratamento – e talvez sobre se o tratamento ajuda de alguma forma. É nesses casos que utilizamos os *valores de p* e/ou os intervalos de confiança (explicados em detalhes a seguir). Desta forma, mediante padrões preestabelecidos, podemos afirmar que a probabilidade de aquele resultado *não ser explicado pelo acaso* é menor que 5% (famoso $p < 0,05$), e assim consideramos como verdadeiro.

Em contraste com o erro aleatório, o viés leva a desvios sistemáticos (ou seja, o erro tem direção) da verdade subjacente. Esses, em geral, induzem aos erros para um determinado lado, a depender do tipo de viés.[16] A análise de viés também deve levar em consideração se o estudo foi positivo ou negativo. Para exemplificar, se estivermos analisando um RCT em que a intervenção não foi cega e o desfecho primário poderia ser operado- dependente (avaliação de dor ou internação em UTI, por exemplo), um resultado negativo tem altíssima probabilidade de ser verdadeiro, tendo em vista que este tipo de viés favorece o resultado positivo.

O viés pode surgir como explicação para os resultados, além da intervenção em estudo, entre os pacientes nos grupos de tratamento e controle no momento que entram em um estudo. No início de um estudo, cada paciente, se não for tratado, está destinado a se sair bem ou mal. Ir mal significa ter um evento adverso – digamos, morte – durante o curso do estudo. Muitas vezes nos referimos ao evento adverso que é o foco de um estudo como o desfecho primário. O viés acontecerá se os pacientes dos grupos intervenção e controle diferirem em maneiras substanciais e isso gerar mudanças no resultado do estudo. Por exemplo, se os pacientes do grupo controle tiverem aterosclerose mais grave ou forem mais velhos do que seus pares, seu destino será ter uma proporção maior de eventos adversos do que aqueles no grupo intervenção ou tratamento e os resultados do estudo serão tendenciosos a favor do grupo de tratamento; ou seja, o estudo produzirá uma estimativa sistematicamente maior do efeito do tratamento do que seria obtido se os grupos de estudo fossem semelhantes quanto ao prognóstico. Esse viés é corrigido por meio da randomização, em que cada paciente será alocado a um grupo apenas pela chance. Se o estudo for grande o suficiente dizemos que os grupos são comparáveis e é possível afirmar que os resultados não poderiam ser explicados pelas condições prévias de cada paciente.

Mesmo que os pacientes dos grupos intervenção e controle iniciem o estudo com o mesmo prognóstico por meio de randomização bem-feita, o resultado ainda pode ser tendencioso. Isso ocorrerá se, por exemplo, intervenções eficazes forem administradas de forma diferenciada para grupos de tratamento e controle, no caso de estudos abertos (ou não cegos). Por exemplo, em um estudo que esteja avaliando a ressuscitação volêmica na sepse para a redução de mortalidade, se for aberto, o grupo de intervenção pode receber terapia de forma mais intensiva do que o grupo de controle, mesmo que de forma inconsciente.

Finalmente, os grupos podem começar de forma homogênea, com prognósticos semelhantes e permanecer com prognósticos semelhantes por meio do cegamento adequado, mas o estudo pode terminar com um resultado tendencioso. Isso pode ocorrer se o estudo perder pacientes na fase de seguimento ou porque um estudo foi interrompido precocemente devido a um aparente grande efeito do tratamento.

Esses três exemplos anteriores de vieses são os mais comuns e devem gerar questionamentos de imediato durante a leitura de um artigo. Admite-se estudos abertos, a depender da natureza da intervenção, como por exemplo intervenções que avaliem estratégias ventilatórias. Neste caso, para minimizar a falta de cegamento, utilizamos desfecho duros (que não dependem da interpretação do profissional), centrados no paciente. Nesses casos o ideal é avaliar a mortalidade como desfecho primário.

Uma forma de perda dos benefícios da randomização acontece quando não há a chamada *análise por intenção de tratar* e sim *per protocol*. Mesmo sendo randomizado, pacientes podem receber tratamentos diferentes a depender do interesse do pesquisador, pois ele pode entender que aquele paciente em particular iria se beneficiar do tratamento X em detrimento do Y. Se a análise for de acordo com o tratamento efetivamente recebido, acaba-se com a randomização, pois os grupos não serão mais iguais.

O último exemplo de viés, pela perda de seguimento, acontece mais frequentemente do que se imagina. Estudos truncados ou interrompidos precocemente por suposto benefício, podem esconder resultados neutros ou tamanho de efeito maiores do que a realidade.[17,18] Um dos exemplos mais marcantes na Terapia Intensiva foi o do uso de proteína C ativada humana recombinante (rhAPC) em pacientes críticos com sepse. O estudo original, publicado em 2001,[19] foi interrompido logo após a segunda análise interina devido a uma aparente diferença na mortalidade.

A perda de seguimento pode enviesar os resultados, porque pacientes mais graves, se perdidos, irão gerar distorção nos resultados; pacientes com formas leves, por serem assintomáticos/oligossintomáticos podem se perder; pacientes que apresentem efeitos adversos podem desistir de participar do estudo. Esses desfechos são particularmente importantes para a real estimativa do efeito do tratamento ou mesmo de eventos adversos relacionados ao tratamento.

Outro tipo de viés é aquele encontrado quando o resultado de um estudo, em geral patrocinado pela indústria farmacêutica, é negativo. Considerando que a indústria investiu milhões de dólares no desenvolvimento da droga, é natural que haja interesse no retorno sobre esse investimento. Se diante de um resultado negativo opta-se pela não publicação desses resultados, temos um viés de publicação.

A participação da indústria farmacêutica ou de biotecnologias no financiamento de uma pesquisa não invalida os resultados. Mas o leitor precisa ficar atento aos resultados e ser muito criterioso nesses resultados. Os conflitos de interesse (COI) podem alterar resultados mesmo no momento do desenho de um estudo científico. E ao contrário do que se pensa, não existem apenas COI de ordem financeira. Por vezes, pesquisadores que têm uma hipótese por anos dificilmente aceitarão resultados adversos à suas convicções.

Como interpretar os resultados?

Como vimos na seção anterior, ensaios clínicos randomizados são as melhores ferramentas para avaliarmos o efeito de um tratamento ou de uma intervenção. A interpretação dos resultados é um passo fundamental para incorporá-los ou não na prática diária. E essa habilidade de interpretação requer a compreensão de certos aspectos metodológicos, sobretudo medidas de associação de risco (redução de risco relativo, redução do risco absoluto) e intervalo de confiança.

A intervenção trouxe benefício ou dano? Qual o efeito médio do tratamento?

O PROSEVA, estudo multicêntrico, randomizado, controlado e aberto, publicado no NEJM em 2013, avaliou o efeito da aplicação precoce da posição prona em pacientes com síndrome do desconforto respiratório agudo (SDRA) grave a moderada. Foram incluídos 229 pacientes do grupo posição supina (controle) e 237, no grupo posição prona (intervenção). O desfecho primário avaliado foi mortalidade em 28 dias. Este evento (morte em 28 dias) aconteceu em 75 pacientes dos 229 do grupo-controle e em 38 dos 237 participantes do grupo-intervenção.[20]

A medida mais simples (e mais direta) de associação de risco é a redução do risco absoluto. Para calcularmos a redução do risco absoluto, precisamos antes obter o risco absoluto de cada grupo apresentar o desfecho. Esse cálculo é feito, dividindo a quantidade de eventos (p. ex.: 75) pela quantidade de expostos (p. ex.: 229). Logo, o risco absoluto de morte em 28 dias do grupo-controle é 75/229 = 0,32 = 32%. Enquanto no grupo-intervenção, o risco absoluto é 38/237 = 0,16 = 16%. Então, subtraindo o risco absoluto do grupo-intervenção do risco absoluto do grupo-controle, temos a redução do risco absoluto. Neste caso, 32,8% -16% = 16,8%.[21]

O risco relativo, por sua vez, significa o risco de evento do grupo que recebeu a intervenção, em relação ao grupo-controle.[3] Utilizando novamente o PROSEVA como exemplo, o risco relativo é: 0,16/0,32 = 0,5 = 50%. Ou seja, os pacientes que foram pronados conforme a metodologia do trabalho tiveram 50% do risco de morte em 28 dias daqueles que permaneceram em posição supina.

Já a redução do risco relativo (RRR) expressa quanto a intervenção reduz o risco de evento, em relação ao grupo controle.[22] Considerando que a hipótese nula é de que a intervenção não reduz risco de evento em relação ao controle, temos a premissa de um risco relativo de 1,0 (ou 100%). Por esta razão, calculamos a redução do risco relativo subtraindo o risco relativo encontrado do risco relativo esperado. A fórmula então é: RRR = 1 - RR. Novamente no PROSEVA, o RR é 0,5. Logo a RRR será: 1 - 0,5 = 0,5 (50%). Em outras palavras, a posição prona reduziu em 50% o risco de óbito em relação ao risco do grupo-controle.

Nesse caso, os números são idênticos porque o RR é 0,5. Mas se utilizarmos outro exemplo, com RR 0,3, teríamos a RRR de 0,7 (1 - 0,3 = 0,7). Nesse caso, podemos interpretar da seguinte maneira:

- **RR:** os pacientes do grupo-intervenção tiveram 30% do risco de apresentar o desfecho primário, em relação aos pacientes do grupo-controle.
- **RRR:** a intervenção reduziu o risco do desfecho primário em 70%, em relação ao controle.

E como podemos interpretar a RR quando o valor é maior do que 1,0? O ensaio clínico ART, estudo multicêntrico, randomizado, controlado e aberto, publicado no JAMA em 2017, testou uma manobra de recrutamento alveolar com titulação decrementai da PEEP pela melhor complacência (intervenção) *versus* ajuste da PEEP pela PEEP *table* (controle), também em pacientes com SDRA grave a moderada. O desfecho primário foi mortalidade em 28 dias, com 501 pacientes incluídos no grupo intervenção e 509, no grupo controle.[23]

Como resultado, 277 dos 501 pacientes apresentaram o desfecho primário no grupo-intervenção e no grupo-controle, 251 dos 509. Logo, o risco absoluto do grupo-intervenção é 0,55 (277/501 = 0,55 = 55%) e do grupo controle, 0,49 (251/509 = 0,49 = 49%). A redução do risco absoluto é de -6%. Ou seja, a terapia aumentou o risco de morte em 6% em termos absolutos.

Já o RR é 1,12 (0,55 / 0,49 = 1,12) e a RRR é -0,12 (1 - 1,12). O valor do RR maior que 1 significa que a intervenção resultou em mais eventos do desfecho primário, em relação ao grupo-controle, denotando malefício (maior mortalidade).

No exemplo do ART,[23] o risco de morte do grupo-intervenção é 6% maior ou 12% maior? Essa pergunta é interessante para reforçarmos o conceito de risco absoluto e risco relativo. O risco de morte é 6% maior, uma vez que o risco do grupo-intervenção é 55% e do grupo-controle 49%. No entanto, em relação ao risco "intrínseco" do grupo-controle, o risco do grupo-intervenção é 12% maior. Uma medida nos traz o valor cru, absoluto, e a outra traduz o risco de um em relação ao outro.

Além das medidas citadas anteriormente, podemos considerar o tempo até o evento na análise do risco relativo. Essa medida é chamada de "*hazard ratio*" e é frequentemente utilizada em ECAs.[24] Uma discussão a respeito do cálculo do *hazard ratio* está além do escopo deste capítulo, mas a sua interpretação ocorre de forma semelhante ao que foi descrito para o RR. Dessa maneira, valor de HR < 1,0 significa benefício da intervenção e valores > 1,0 significa dano.

Revisando os conceitos:

- **Risco absoluto (AR):** é a probabilidade de desenvolver o desfecho em cada grupo.
- **Redução do risco absoluto (RAR):** é a diferença de risco absoluto entre o grupo-controle e o grupo-tratado.
- **Risco relativo (RR):** é o risco dos eventos entre pacientes do grupo-tratado em relação ao risco nos pacientes do grupo-controle.
- **Redução do risco relativo (RRR):** é uma estimativa da proporção do risco basal que é removido pelo tratamento experimental.
- ***Hazard ratio* (HR):** é uma estimativa semelhante ao risco relativo, porém considerando o tempo até evento.

Quão precisa é a estimativa do efeito do tratamento?

As medidas de associação de risco que discutimos anteriormente são essenciais para interpretar ensaios clínicos randomizados sobre intervenções terapêuticas. No entanto, é fundamental compreender que tais medidas traduzem o efeito médio do tratamento. Mesmo com um RR que mostre benefício em favor da intervenção testada, é possível que tenha havido dano em uma quantidade significativa de pacientes.

O estudo ADRENAL foi um ensaio clínico multicêntrico, placebo-controlado, duplo-cego, que avaliou o efeito da hidrocortisona na mortalidade em 90 dias de pacientes com choque séptico em ventilação mecânica.[25] A mortalidade foi 27,9% no grupo hidrocortisona *versus* 28,8% no grupo-controle. Essa diferença resulta num *odds ratio* de 0,95. Em outras palavras, o tratamento com hidrocortisona resultou em um efeito médio de redução de 5% na chance de óbito, em relação ao controle.

Para estimar a precisão do efeito do tratamento, é necessário analisar o intervalo de confiança. Habitualmente, os estudos clínicos reportam o intervalo de confiança de 95% e trazem um intervalo da medida de associação de risco utilizada, com o melhor (i.e: mais próximo do efeito benéfico) e o pior (i.e., mais próximo do efeito de dano) efeito de tratamento encontrado. Significa, portanto, que se esse teste fosse repetido diversas vezes, em 95% delas o efeito médio do tratamento estaria entre os valores reportados.[26]

Utilizando o ADRENAL novamente como exemplo, o IC 95% é de 0,82 a 1,10. Então, se o estudo fosse replicado 100 vezes, em 95 delas o *odds ratio* para mortalidade em 90 dias estaria entre 0,82 e 1,10.[25] Neste estudo, temos a interpretação de o efeito verdadeiro estar entre mortalidade 18% menor ou 10% maior, de um grupo em relação ao outro. Logo, percebemos que, analisando o resultado do desfecho primário, não temos certeza se esse tratamento traz benefício ou não aos pacientes estudados, já que varia de benefício a dano.

Retomando o que discutimos no tópico anterior, o valor de nulidade do efeito do tratamento considerando medidas de associação de risco é 1,0. O risco relativo de 1,0 significa que os grupos-intervenção e controle têm exatamente o mesmo risco e, com isso, a intervenção não altera o desfecho.[27]

Portanto, quando o intervalo de confiança ultrapassa o valor de 1,0 consideramos que o efeito médio encontrado não tem relevância do ponto de vista estatístico. Quando o efeito médio encontrado é menor do que 1,0 e o intervalo de confiança não ultrapassa este valor, a intervenção trouxe benefício à população estudada. Ao passo que, quando o efeito médio é maior que 1,0 e o intervalo de confiança não ultrapassa essa marca, a intervenção trouxe dano aos pacientes. Para recapitular os exemplos utilizados até agora, veja a **Tabela 3.**

Outro aspecto fundamental na interpretação do intervalo de confiança é a precisão. Quanto mais amplo este intervalo for, menos precisa é a estimativa do efeito médio da intervenção. Quanto mais estreito, mais preciso é o resultado. O principal determinante da precisão da estimativa do efeito (i.e., amplitude do intervalo de confiança) é o número de eventos. E o principal determinante do número de eventos de um ensaio clínico é o tamanho amostral.[2,7]

Vamos ilustrar esse conceito com dois artigos (**Figura 171.4**) que avaliaram o momento de indicação (precoce *versus* tardia) de hemodiálise em pacientes com lesão renal aguda. O ELAIN, estudo unicêntrico, publicado no JAMA em 2016, randomizou 231 pacientes, sendo 112 para o grupo diálise precoce e 119 para o grupo diálise tardia, com desfecho primário de mortalidade em 90 dias.[9]

Ocorreram 44 mortes no grupo diálise precoce (39,3%) e 65, no grupo diálise tardia (54,7%). O *hazard ratio* foi de 0,66, com intervalo de confiança variando de 0,45 a 0,97. Nesse caso, o efeito médio estimado é de 44% de redução risco relativo, mas oscila de 55% a 3% (variação de 52%).

O STARRT-AKI, por sua vez, é um estudo multicêntrico, também randomizado, que avaliou a mesma questão: diálise precoce ou tardia? Foram randomizados 3019 pacientes, sendo 1465 para o grupo diálise precoce e 1462 para o grupo diálise tardia. O número de eventos também foi consideravelmente maior: 643 (43,9%) óbitos no grupo precoce *versus* 639 (43,7%), no grupo tardio. O risco relativo foi de 1,0, que denota efeito neutro, e o intervalo de confiança oscilou de 0,93 a 1,09. Ou seja, no STARRT-AKI a estratégia de diálise acelerada (intervenção), o efeito real do tratamento pode estar entre uma redução do risco relativo de 7% até um incremento de 9% (10).

Apesar do resultado neutro, que é consistente com outros estudos, o intervalo de confiança é mais estreito em comparação com o ELAIN, denotando maior precisão nos resultados (variação de 16%).

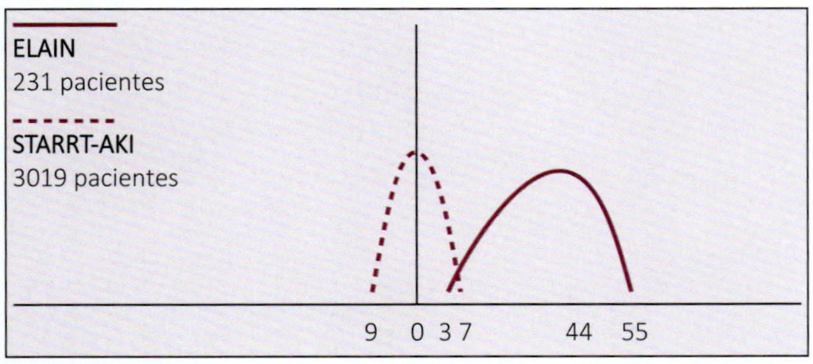

Figura 171.4. Influência do tamanho amostral e número de eventos na precisão da estimativa do efeito do tratamento.

A linha contínua representa o intervalo de confiança do ELAIN (231 pacientes incluídos), que varia de 3% a 55%. Já a linha pontilhada representa o intervalo de confiança do STARRT-AKI, com 3019 pacientes randomizados, variando de-9 a 7%.

Fonte: Desenvolvida pela autoria.

Referências bibliográficas

1. STREPTOMYCIN treatment of pulmonary tuberculosis. Br Med J. 1948;2(4582):769-82.
2. Guyatt G. Users' Guides to the Medical Literature: Essentials of Evidence-Based Clinical Practice, Third Edition. McGraw-Hill Education; 2015. 544 p.
3. Cavalcanti AB, Zampieri FG, Rosa RG, Azevedo LCP, Veiga VC, Avezum A, et al. Hydroxychloroquine with or without Azithromycin in Mild-to-Moderate Covid-19. N Engl J Med. 2020;383(21):2041-52.
4. Echt DS, Liebson PR, Mitchell LB, Peters RW, Obias-Manno D, Barker AH, et al. Mortality and morbidity in patients receiving encainide, flecainide, or placebo. The Cardiac Arrhythmia Suppression Trial. N Engl J Med. 1991;324(12):781-8.
5. Smith GCS, Pell JP. Parachute use to prevent death and major trauma related to gravitational challenge: systematic review of randomised controlled trials. BMJ. 2003;327(7429):1459-61.
6. Altman DG, Bland JM. Absence of evidence is not evidence of absence. BMJ. 1995;311(7003):485.
7. Forrest RD, Jackson CA, Yudkin JS. The glycohaemoglobin assay as a screening test for diabetes mellitus: the Islington Diabetes Survey. Diabet Med. 1987;4(3):254-9.
8. Blotner H, Marble A. Diabetes control: detection, public education and community aspects. N Engl J Med. 1951;245(15):567-75.
9. Martindale JL, Wakai A, Collins SP, Levy PD, Diercks D, Hiestand BC, et al. Diagnosing Acute Heart Failure in the Emergency Department: A Systematic Review and Meta-analysis. Acad Emerg Med. 2016;23(3):223-42.
10. Tj F. Nomogram for Bayes's theorem. N Engl J Med. 1975;293:257.
11. Maisel AS, Krishnaswamy P, Nowak RM, McCord J, Hollander JE, Duc P, et al. Rapid measurement of B-type natriuretic peptide in the emergency diagnosis of heart failure. N Engl J Med. 2002;347(3):161-7.
12. Enrichi C, Battel I, Zanetti C, Koch I, Ventura L, Palmer K, et al. Clinical Criteria for Tracheostomy Decannulation in Subjects with Acquired Brain Injury. Respir Care. 2017;62(10):1255-63.
13. Belafsky PC, Blumenfeld L, LePage A, Nahrstedt K. The accuracy of the modified Evan's blue dye test in predicting aspiration. Laryngoscope. 2003;113(11):1969-72.
14. Béchet S, Hill F, Gilheaney Ó, Walshe M. Diagnostic Accuracy of the Modified Evan's Blue Dye Test in Detecting Aspiration in Patients with Tracheostomy: A Systematic Review of the Evidence. Dysphagia. 2016;31(6):721-9.
15. Boaden E, Burnell J, Hives L, Dey P, Clegg A, Lyons MW, et al. Screening for aspiration risk associated with dysphagia in acute stroke. Cochrane Database Syst Rev. 2021;10(10):CD012679.
16. Guyatt GH, Brian Haynes R, Jaeschke RZ, Cook DJ, Green L, David Naylor C, et al. Users' Guides to the Medical Literature. Vol. 284, JAMA. 2000. p. 1290.

17. Bassler D, Briel M, Montori VM, Lane M, Glasziou P, Zhou Q, et al. Stopping randomized trials early for benefit and estimation of treatment effects: systematic review and meta-regression analysis. JAMA. 2010;303(12):1180-7.
18. Guyatt GH, Briel M, Glasziou P. The dangers of stopping trials early. BMJ (Overseas and [Internet]. 2012; Available from: https://pascal-francis.inist.fr/vibad/index.php?action=getRecordDetail&idt=26136081
19. Bernard GR, Vincent JL, Laterre PF, LaRosa SP, Dhainaut JF, Lopez-Rodriguez A, et al. Efficacy and safety of recombinant human activated protein C for severe sepsis. N Engl J Med. 2001;344(10):699-709.
20. Guérin C, Reignier J, Richard JC, Beuret P, Gacouin A, Boulain T, et al. Prone positioning in severe acute respiratory distress syndrome. N Engl J Med. 2013;368(23):2159-68.
21. Livingston EH, Lewis RJ. JAMA Guide to Statistics and Methods. McGraw Hill Professional; 2019.
22. Guyatt G. Users' Guides to the Medical Literature: A Manual for Evidence-Based Clinical Practice, 3E. McGraw-Hill Education; 2014. 736 p.
23. Writing Group for the Alveolar Recruitment for Acute Respiratory Distress Syndrome Trial (ART) Investigators, Cavalcanti AB, Suzumura ÉA, Laranjeira LN, Paisani D de M, Damiani LP, et al. Effect of Lung Recruitment and Titrated Positive End-Expiratory Pressure (PEEP) vs Low PEEP on Mortality in Patients With Acute Respiratory Distress Syndrome: A Randomized Clinical Trial. JAMA. 2017;318(14):1335-45.
24. Spruance SL, Reid JE, Grace M, Samore M. Hazard ratio in clinical trials. Antimicrob Agents Chemother. 2004;48(8):2787-92.
25. Venkatesh B, Finfer S, Cohen J, Rajbhandari D, Arabi Y, Bellomo R, et al. Adjunctive Glucocorticoid Therapy in Patients with Septic Shock. N Engl J Med. 2018;378(9):797-808.
26. Hawkins AT, Samuels LR. Use of Confidence Intervals in Interpreting Nonstatistically Significant Results. JAMA. 2021;326(20):2068-9.
27. Rabideau DJ, Kim DH, Wei LJ. Using Confidence Intervals to Quantify Statistical and Clinical Evidence for the Treatment Effect in a Comparative Study—Moving Beyond P Values. JAMA Otolaryngol Head Neck Surg. 2020;146(1):5-6.

Bibliografia recomendada

Kirton OC, DeHaven B, Morgan J, Morejon O, Civetta J. A prospective, randomized comparison of an in-line heat moisture exchange filter and heated wire humidifiers: rates of ventilator-associated early-onset (community-acquired) or late-onset (hospital-acquired) pneumonia and incidence of endotracheal tube occlusion. Chest. 1997;112(4):1055-9.

Cook DJ, Walter SD, Cook RJ, et al. Incidence of and risk factors for ventilator-associated pneumonia in critically ill patients. Ann Intern Med. 1998;129(6):433-440.

Kollef MH. Prolonged use of ventilator circuits and ventilator-associated pneumonia: a model for identifying the optimal clinical practice. Chest. 1998;113(2):267-9.

Dodek P, Keenan S, Cook D, Heyland D, Jacka M, Hand L et al.; Canadian Critical Care Trials Group; Canadian Critical Care Society. Evidence-based clinical practice guideline for the prevention of ventilator-associated pneumonia. Ann Intern Med. 2004;141(4):305-13.

Tablan OC, Anderson LJ, Besser R, et al. Guidelines for preventing health-care--associated pneumonia, 2003: recommendations of CDC and the Healthcare Infection Control Practices Advisory Committee. MMWR Recomm Rep. 2004;53(RR-3):1-36.

Índice Remissivo

A

B

C

D

E

F

G

H

I

J

K

L

M

N

O

P

Q

R

S

T

U

V